W0247744

Springer Lexikon Medizin

Springer

Berlin
Heidelberg
New York
Hongkong
London
Mailand
Paris
Tokio

P. REUTER

Springer Lexikon Medizin

Mit 2804 Abbildungen und Tabellen

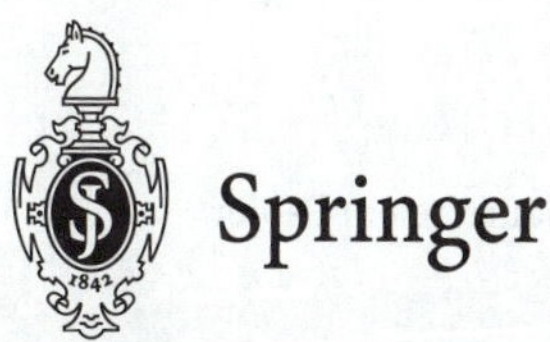

Springer

PETER REUTER, Dr. med.
Fort Myers
Florida, USA
reutermedical@comcast.net

ISBN 3-540-20412-1 Springer-Verlag Berlin Heidelberg New York

Bibliografische Information Der Deutschen Bibliothek

Die Deutsche Bibliothek verzeichnet diese Publikation in der Deutschen Nationalbibliografie; detaillierte bibliografische Daten sind im Internet unter *http://dnb.ddb.de* abrufbar

Springer Science+Business Media GmbH

Herstellung: Frank Krabbes, Heidelberg
Umschlaggestaltung: Künkel + Lopka Werbeagentur GmbH, Heidelberg
Reproduktion: AM-productions, Wiesloch
Satz: wiskom e.K., Friedrichshafen
SPIN: 10831055 14/3109 - 5 4 3 2 1 0 - Gedruckt auf säurefreiem Papier

Vorwort

Von allen Fachwörterbüchern haben medizinische Wörterbücher das potenziell größte Benutzerspektrum. Dazu zählen nicht nur die mehr als 4 Millionen Beschäftigten im Gesundheitswesen, sondern praktisch alle Einwohner im deutschsprachigen Bereich, die alle zu einem oder mehreren Zeitpunkten ihres Lebens Fragen zu einem Thema aus dem Bereich Gesundheit/Medizin haben. Ein Lexikon für ein derartig breites Benutzerspektrum zu konzipieren und zu kompilieren, stellt eine große Herausforderung für Redaktion und Autoren dar. Diese Aufgabe wurde in den letzten 10 Jahren durch das Internet noch erschwert, weil es die Ansprüche und Erwartungen vieler Benutzer von Wörterbüchern radikal verändert hat. Früher mussten sich die meisten Leser mit einer relativ kleinen Anzahl an Informationsquellen begnügen, und Wörterbuchredaktionen konnten es sich oft erlauben, die Information in einer Art Monokultur anzubieten, d.h., Inhalt und Umfang der meisten Stichwörter lagen auf etwa demselben Niveau. Heute erwarten Benutzer aber, dass ihnen die gesuchte Information auf verschiedenen Niveaustufen angeboten wird, und dass Inhalt und Struktur der Einträge und Abbildungen den aktuellen Wissensstand adäquat widerspiegeln.

Bei der Erarbeitung des Konzeptes für das **Springer Lexikon Medizin** waren sich Herausgeber und Redaktion bewusst, dass es weder möglich ist, ein für alle Benutzer optimales Lexikon zu kompilieren, noch ein Werk zu veröffentlichen, das den gesamten Bereich Gesundheit/Medizin vollständig abdeckt. Anstatt eine Quadratur des Kreises zu versuchen, haben wir uns deshalb darauf konzentriert, einen größtmöglichen gemeinsamen Nenner zu finden, der möglichst vielen Benutzern ein Maximum an Information in zeitgemäßer Form und Darstellung bietet. Auf dieser Basis entstand das Konzept eines enzyklopädischen Lexikons, das neben ca. 60.000 kurzen Stichwörtern mit einfacher Definition und/oder Verweis/Hinweis auf ein anderes Stichwort, auch noch rund 20.000 längere Einträge mit umfassenderen Erläuterungen oder Definitionen sowie 2.500 Abbildungen und Tabellen enthält. Der Schritt von einem „Standardwörterbuch" zu einem enzyklopädischen Lexikon wurde aber durch 44 Essays, d.h. von Fachautoren verfasste umfangreiche Übersichtsartikel, und ihrer Verknüpfung mit dem Lexikonteil erreicht. Je nach Thema und Autor bieten sie sowohl Laien als auch medizinisch vorgebildeten Lesern und Ärzten/Ärztinnen eine Informationsfülle und ein Informationsniveau, die bisher nicht in medizinischen Lexika angeboten wurden.

Damit war es auch möglich, das inhaltliche Spektrum des Werkes über die klinische und vorklinische Medizin sowie die angrenzenden Fächer hinaus zu erweitern und in Bereiche vorzustoßen, die in der aktuellen Diskussion innerhalb der Medizin und in den Medien eine zentrale Rolle einnehmen. Themen wie z.B. Klonierung von Menschen, Gentherapie oder Euthanasie verlangen von uns allen zu irgendeinem Zeitpunkt unseres Lebens oder unserer beruflichen Karriere eine direkte oder indirekte Stellungnahme. Gleichzeitig handelt es sich aber um zum Teil extrem komplexe Themen, und selbst Ärztinnen und Ärzte sind sich vieler Aspekte nicht voll bewusst oder haben keinen umfassenden Überblick über den aktuellen Stand der Diskussion. Wir hoffen, dass unsere Leser diese Essays als einen konstruktiven und positiven Beitrag zur Diskussion anerkennen, und würden uns freuen, wenn wir Feedback und Anregungen für weitere Themen für folgende Auflagen erhalten würden.

Das **Springer Lexikon Medizin** ist das neueste Werk in einer Reihe von Springer Wörterbüchern, die alle auf der Basis einer ständig wachsenden Datenbank der Medizin und angrenzender Bereiche entstanden sind. Wie schon bei den vorausgegangenen Werken auch, haben sich Redaktion und Autoren bemüht, ein Maximum an Information, sowohl aus dem medizinischen als auch dem linguistischen Bereich anzubieten. Hauptstichwörter führen Silbentrennpunkte, Wortart bzw. Geschlecht und unregelmäßige Pluralformen auf, soweit dies inhaltlich sinnvoll ist. Für alle Hauptstichwörter und Untereinträge, mit Außnahme von Abkürzungen, Präfixen, Suffixen und Einträgen mit Verweisen auf ein Synonym, wird die englische Übersetzung (amerikanisches Englisch) angegeben. Synonyme werden ebenfalls für alle Hauptstichwörter und Untereinträge aufgeführt, solange die Stichwörter nicht in den Text integriert wurden. Soweit es die Beschränkung des Umfanges zuließ, haben wir uns bei der Verfassung der Texte bemüht, Abkürzungen und Trunkierungen zu vermeiden. Die Einträge sind damit fließender und einfacher lesbar und oft besser verständlich.

Besonders große Mühe haben wir uns bei der Gestaltung von Verweisen und Hinweisen (siehe auch „Hinweise zur Benutzung") sowie dem Design und der Integration der Abbildungen und Tabellen in den Text gegeben. Vor allem bei der Auswahl der fotografischen Abbildungen wurde Wert darauf gelegt, dass die Bilder aussagekräftig sind, aber auch sicher stellen, dass die Würde der Patienten gewahrt bleibt.

Teil des Konzeptes war es auch, vermehrt Stichwörter aus den Bereichen Naturheilkunde und alternative Medizin aufzunehmen und zu erläutern. Dazu gehören natürlich auch Heilpflanzen und -kräuter, die in Deutschland bzw. dem deutschsprachigen Raum eine wesentlich größere Rolle in der Medizin, auch der sog. Schulmedizin, spielen als in vielen anderen Ländern.

Trotz aller Bemühungen um Objektivität und Vollständigkeit, sind Auswahl und Bearbeitung der Stichwörter und Essaythemen für ein enzyklopädisches Lexikon letztendlich immer subjektiv und Fehler unvermeidbar, vor allem in einer Erstauflage. Es ist uns deshalb bewusst, dass nicht alle Benutzer mit allen Einträgen zufrieden sein werden oder Stichwörter nicht finden, die sie erwartet hätten. Für Hinweise und Anregungen, Korrekturen und Verbesserungs- oder Ergänzungsvorschläge für kommende Auflagen sind wir deshalb jederzeit dankbar.

Mit der Veröffentlichung dieses Werkes kommt ein wichtiger Abschnitt meines Lebens zu einem vorläufigen Abschluss. Seit 1989 habe ich in meiner Eigenschaft als Autor, Herausgeber, Mitarbeiter, Übersetzer und Redakteur ein- und mehrsprachiger Wörterbuchprojekte viele Kollegen und Kolleginnen kennengelernt, die mich in meiner Arbeit, aber auch meiner persönlichen Entwicklung positiv beeinflusst oder unterstützt haben. Mein besonderer Dank gilt Herrn Achim Menge, der mir bei meinen ersten Schritten in der Lexikographie half und mir damit die Tür zu einer unerwarteten Karriere öffnete. Die Zusammenarbeit mit Dr. Thomas Mager über die letzten Jahre, kann von meiner Seite her nur als ideal bezeichnet werden. Der Aufbau der Datenbank und die Bearbeitung der bereits erschienenen Werke, vor allem aber des Lexikons Medizin, hat zu jeder Zeit großen Spaß gemacht, und ich freue mich auf die weitere Arbeit an und Zusammenarbeit bei den kommenden Projekten.

Mein größter Dank gilt aber meinen Eltern Helmuth und Magdalene Reuter, deren Andenken dieses Werk gewidmet ist. Meine Töchter Kim, Ann und Lauren haben mehr zum Gelingen beigetragen als ihnen bewusst ist oder ich ihnen bisher gesagt habe.

Fort Myers, Florida
im Januar 2004 — Peter Reuter

Für ihre Mithilfe sei besonders gedankt:

Dr. Sylvia Blago
Hr. Frank Krabbes
Dr. Thomas Mager
Dr. Claus Puhlmann
Dr. Walter Reuss

Inhaltsverzeichnis

Mitarbeiterverzeichnis ix

Hinweise zur Benutzung xiii

Abkürzungsverzeichnis xiv

Lexikonteil 1

AIDS (R. Zangerle, P. Fritsch) 31
Allergie (H. Renz) 69
Asthma bronchiale (C. Kroegel) 173
Autoimmunität (G. Eger, J.R. Kalden) 201
Bakterien (H. Hahn) 217
Chemotherapie (H.-H. Wolf, H.-J. Schmoll) 349
Chronisch entzündliche Darmerkrankungen (S. Nikolaus, S. Schreiber) 403
Diabetes mellitus (F. Rinninger, E. Standl) 481
Elektroenzephalogramm (G. Schumann) 563
Elektrokardiogramm (K.M. Heinroth, K. Werdan) 571
Epilepsie (G. Schumann) 617
Euthanasie (F. Oduncu) 649
Gentransfer und Gentherapie (K. Brand) 761
Geschlechtskrankheiten – Genitale Kontaktinfektionen (P. Fritsch, R. Zangerle, A. Stary) 781
Glaukom (F. Grehn) 797
Gleichgewichtssinn (H.P. Zenner) 817
Hören/auditives System (H.P. Zenner) 939
Immunität (S.H.E. Kaufmann) 1009
Infektion (S.H.E. Kaufmann) 1027
Infertilität und Sterilität (M. Ludwig) 1041
Kardiotokographie (K.T.M. Schneider) 1089
Klonierung von Menschen I – Biologische Grundlagen und Rechtslage in Deutschland (F. Oduncu) 1135
Klonierung von Menschen II – Ethische Aspekte (B. Gordijn) 1147
Migräne (G. Schumann) 1363
Mykosen (E. Engelmann) 1427
Myokardinfarkt (B.E. Strauer, T. Moysidis) 1441
Neurosen (G. Schumann, P. Reuter) 1501
Non-Hodgkin-Lymphome (D. Huhn) 1517
Verfahren zur Sicherung der Atemwege (A. Thierbach) 1533
Mechanismen der Entstehung genetisch bedingter Krebsformen (K. Kölble, S. Scherneck) 1561
Parkinson-Syndrome (W. Hacke) 1631
Pilze (E. Engelmann) 1697
Psychosen (G. Schumann, P. Reuter) 1777

Riechen/Geruchssinn (H. Hatt) 1863
SARS (S.H.E. Kaufmann) 1893
Schlaf und Schlafstörungen (K.-H. Rühle) 1915
Schmecken/Geschmackssinn (H. Hatt) 1927
Schock (F.-J. Kretz) 1937
Sportmedizin – Arbeits- und Sportphysiologie (W. Hollmann) 2011
Stammzellen – therapeutisches Klonen (F. Oduncu) 2021
Syphilis (P. Fritsch, R. Zangerle, A. Stary) 2077
Tuberkulose (N. Konietzko) 2171
Virus und Tumor – Grundbegriffe der Onkologie (D. Falke, K. Mölling, C. Dietrich) 2185
Viren (D. Falke, J. Podlech) 2273

Anhang 2359

Kurzbiographien der Essayautoren 2361
Quellenverzeichnis der Abbildungen und Tabellen 2377

Mitarbeiterverzeichnis

Priv.-Doz. Dr. Karsten Brand
Molekulare Zellbiologie
Humboldt Universität Berlin
Max Delbrück Zentrum für Molekulare Medizin
Robert Rössle Straße 10
D-13125 Berlin

Priv.-Doz. Dr. Cornelia Dietrich
Institut für Toxikologie
Johannes Gutenberg-Universität
Hochhaus am Augustusplatz
D-55101 Mainz

Dr. Gerhard Eger
Medizinische Klinik III mit Poliklinik der Friedrich-Alexander-Universität Erlangen-Nürnberg
Krankenhausstr. 12
D-91054 Erlangen

Dr. Elisabeth Engelmann
Universitätsklinikum Benjamin Franklin
Institut für Infektionsmedizin (WE 13)
Abt. Virologie
Hindenburgdamm 27
D-12203 Berlin

Prof. Dr. Dietrich Falke
Institut für Virologie
Johannes Gutenberg-Universität
Hochhaus am Augustusplatz
D-55101 Mainz

Prof. Dr. Peter Fritsch
Universitätsklinik für Dermatologie und Venerologie
Anichstraße 35
A-6020 Innsbruck

Dr. Bert Gordijn
Katholische Universität Nijmegen
Fachbereich Ethik, Philosophie und Geschichte der Medizin
Postfach 9101
NL-6500 HB Nijmegen

Prof. Dr. Dr. h.c. Franz Grehn
Universitäts-Augenklinik
Josef-Schneider-Str. 11
D-97080 Würzburg

Prof. Dr. Werner Hacke
Universitätsklinikum Heidelberg
Neurologische Universitätsklinik
Im Neuenheimer Feld 400
D-69120 Heidelberg

Prof. Dr. Helmut Hahn
Universitätsklinikum Benjamin Franklin
Institut für Infektionsmedizin (WE 13)
Abteilung für Medizinische Mikrobiologie und Infektionsimmunologie
Hindenburgdamm 27
D-12203 Berlin

Prof. Dr. Dr. Dr. Hanns Hatt
Fakultät für Biologie
Lehrstuhl für Zellphysiologie
Universitätsstr. 150, Geb. ND 4/125
D-44780 Bochum

Dr. Konstantin M. Heinroth
Martin-Luther-Universität Halle-Wittenberg
Klinik und Poliklinik für Innere Medizin III
Ernst-Grube Str. 40
D-06120 Halle/Saale

Prof. Dr. Dr. Wildor Hollmann
Institut für Kreislaufforschung und Sportmedizin
Deutsche Sporthochschule Köln
D-50933 Köln

Prof. Dr. Dieter Huhn
Facharzt für Innere Medizin – Hämatologie und Internistische Onkologie
Giesebrechtstraße 20
D-10629 Berlin

Prof. Dr. Dr. h.c. Joachim Robert Kalden
Medizinische Klinik III mit Poliklinik der Friedrich-Alexander-Universität Erlangen-Nürnberg und Institut für Klinische Immunologie
Krankenhausstr. 12
D-91054 Erlangen

Prof. Dr. Stefan H. E. Kaufmann
Max-Planck-Institut für Infektionsbiologie
Abteilung Immunologie
Campus Charité Mitte
Schumannstr. 21/22
D-10117 Berlin

Dr. Dr. Konrad Kölble
Max-Delbrück-Centrum für Molekulare Medizin (MDC)
Robert-Rössle-Straße 10
D-13122 Berlin

Prof. Dr. Nikolaus Konietzko
Universitätsklinik
Zentrum für Pneumologie und Thoraxchirurgie
Abteilung Pneumologie
Tüschener Weg 40
D-45239 Essen

Prof. Dr. Franz-Josef Kretz
Klinik für Anästhesiologie und Operative Intensivmedizin
Klinikum Stuttgart
Bismarkstraße 8
D-70176 Stuttgart

Prof. Dr. Dr. Claus R. O. Kroegel
Friedrich-Schiller-Universität
Medizinische Klinik IV, Pneumologie & Allergologie
Erlanger Allee 101
D-07740 Jena

Priv.-Doz. Dr. Michael Ludwig
Zentrum für Hormon- und Stoffwechselerkrankungen
Gynäkologische Endokrinologie und Reproduktionsmedizin
Endokrinologikum Hamburg
Lornsenstr. 6
D-22767 Hamburg

Prof. Dr. Karin Mölling
Universität Zürich
Institut für Medizinische Virologie
Gloriastrasse 30
CH-8028 Zürich

Dr. Theodoros Moysidis
Universitätsklinikum Düsseldorf
Medizinische Klinik und Poliklinik
Klinik für Kardiologie, Pneumologie und Angiologie
Moorenstraße 5
D-40225 Düsseldorf

Dr. Susanna Nikolaus
Klinikum der Christian-Albrechts-Universität zu Kiel
Klinik für Allgemeine Innere Medizin
I. Medizinische Klinik
Schittenhelmstr. 12
D-24105 Kiel

Dr. Fuat S. Oduncu
Klinikum der Universität München
Medizinische Klinik – Innenstadt
Ziemssenstraße 1
D-80336 München

Dr. Jürgen Podlech
Institut für Virologie
Johannes Gutenberg-Universität
Hochhaus am Augustusplatz
D-55101 Mainz

Prof. Dr. Harald Renz
Clinical Chemistry and Molecular Diagnostics
Central Laboratory
Universitätskrankenhaus
Baldingerstr.
D-35033 Marburg

Dr. Peter Reuter
Reuter medical, Inc.
12721 Dresden Court
Fort Myers, FL 33912
USA

Prof. Dr. Franz Rinninger
Universitätsklinikum Hamburg-Eppendorf
Zentrum für Innere Medizin
Medizinische Klinik I
Martininstraße 52
D-20246 Hamburg

Prof. Dr. Karl-Heinz Rühle
Klinik für Pneumologie, Allergologie und Schlafmedizin
Klinik Ambrock
Ambrocker Weg 60
D-58091 Hagen

Prof. Dr. Siegfried Scherneck
Max-Delbrück-Centrum für Molekulare Medizin (MDC)
Robert-Rössle-Straße 10
D-13122 Berlin

Prof. Dr. Hans-Joachim Schmoll
Martin-Luther-Universität Halle-Wittenberg
Klinik für Innere Medizin IV
Abteilung Hämatologie/Onkologie
Ernst-Grube-Str. 40
D-06120 Halle/Saale

Prof. Dr. K.-T. M. Schneider
Frauenklinik und Poliklinik
des Klinikums rechts der Isar der Technischen Universität München
Abteilung Perinatalmedizin
Ismaninger Str. 22
D-81675 München

Prof. Dr. Stefan Schreiber
Klinikum der Christian-Albrechts-Universität zu Kiel
Klinik für Allgemeine Innere Medizin
I. Medizinische Klinik
Schittenhelmstr. 12
D-24105 Kiel

Dr. Günther Schumann
Arzt für Neurologie und Psychiatrie,
Psychotherapie
Castroper Hellweg 537
D-44805 Bochum

Prof. Dr. Eberhard Standl
Städt. Krankenhaus
München-Schwabing
II. Medizinische Abteilung
Kölner Platz 1
D-80804 München

Univ. Doz. Dr. Angelika Stary
Ambulatorium für Pilzinfektionen und andere
infektiöse venerodermatologische Erkrankungen
Franz Jonas-Platz 8/2/3
A-1210 Wien

Prof. Dr. Bodo-Eckehard Strauer
Universitätsklinikum Düsseldorf
Medizinische Klinik und Poliklinik
Klinik für Kardiologie, Pneumologie und
Angiologie
Moorenstraße 5
D-40225 Düsseldorf

Dr. Andreas R. Thierbach
Klinik für Anästhesiologie
Johannes Gutenberg-Universität
Langenbeckstraße 1
D-55131 Mainz

Prof. Dr. Karl Werdan
Martin-Luther-Universität Halle-Wittenberg
Klinik und Poliklinik für Innere Medizin III
Ernst-Grube Str. 40
D-06120 Halle/Saale

Dr. Hans-Heinrich Wolf
Martin-Luther-Universität Halle-Wittenberg
Klinik für Innere Medizin IV
Abteilung Hämatologie/Onkologie
Ernst-Grube-Str. 40
D-06120 Halle/Saale

Prof. Dr. Robert Zangerle
Universitätsklinik für Dermatologie und
Venerologie
Anichstraße 35
A-6020 Innsbruck

Prof. Dr. Hans-Peter Zenner
Universitäts-Hals-Nasen-Ohren-Klinik
Elfriede-Aulhorn-Str. 5
D-72076 Tübingen

Hinweise zur Benutzung des Lexikons

Hauptstichwörter werden auf der Grundlage eines Buchstaben-für-Buchstaben-Systems eingeordnet. Bei mehrsilbigen Stichwörtern [Ausnahme: Komposita] wird die Silbentrennung angezeigt.

Haupteinträge erhalten eine Geschlechts- oder Wortartangabe [siehe auch „Abkürzungsverzeichnis"]. Alternative Schreibweisen und unregelmäßige Pluralformen werden aufgeführt, soweit dies inhaltlich sinnvoll ist.

Umlaute werden bei der Alphabetisierung nicht besonders berücksichtigt, d.h., ä, ö, ü werden als a, o bzw. u eingeordnet. Kursiv geschriebene Vorsilben, numerische Präfixe, griechische Buchstaben und die Präfixe L, D, l, d werden bei der alphabetischen Einordnung nicht beachtet.

Mehrworteinträge erscheinen in der Regel als Untereinträge zu einem logischen Überbegriff. Untereinträge werden genauso wie Hauptstichwörter alphabetisch eingeordnet.

Folgende **Schriftarten und Farben** werden zur Gliederung der Einträge eingesetzt:

Halbfett für den Haupteintrag

Auszeichnungsschrift für Untereinträge und wichtige Termini im Eintragstext

Grundschrift für die englische Übersetzung und den Eintragstext

Kursiv für Synonyme, Sachgebietsangaben und zusätzliche Informationen

Blau für Verweise und Hinweise auf andere Stichwörter [siehe weiter unten]

Rotbraun für Verweise und Hinweise auf Essaythemen [siehe auch „Inhaltsverzeichnis"]

Die **Übersetzung** von Hauptstichwörtern und Untereinträgen steht in Klammern unmittelbar hinter dem Stichwort bzw. der Wortartangabe und ist durch Ⓔ markiert.

Verweise und Hinweise

→ Verweis auf ein mit dem Eintrag synonymes Stichwort

s.u. Hinweis auf einen Eintrag, unter dem das Stichwort aufgeführt und evtl. definiert ist

s.a. Hinweis auf ein Stichwort, das zusätzliche oder ergänzende Informationen enthält

☆ Hinweis auf ein Stichwort, das eine Definition inhaltlich ergänzt

Abkürzungsverzeichnis

adj	Adjektiv	nt	neutrum, sächlich
anatom.	anatomisch	NW.	Nebenwirkung(en)
Anw.	Anwendung	ophthal.	augenheilkundlich, ophthalmologisch
bakteriol.	bakteriologisch		
biochem.	biochemisch	pädiat.	kinderheilkundlich, pädiatrisch
biolog.	biologisch	patholog.	pathologisch
bzw.	beziehungsweise	pharmakol.	pharmakologisch
ca.	circa	physik.	physikalisch
chem.	chemisch	physiolog.	physiologisch
chirurg.	chirurgisch	pl	Plural, Mehrzahl
DD	Differentialdiagnose	präf.	Präfix, Vorsilbe
dermatol.	dermatologisch	psychiat.	psychiatrisch
embryolog.	embryologisch	psychol.	psychologisch
evtl.	eventuell	radiolog.	radiologisch
f	femininum, weiblich	s.a.	siehe auch
genet.	genetisch	s.u.	siehe unter
gynäkol.	gynäkologisch	sog.	so genannt
hämatolog.	hämatologisch	statist.	statistisch
histolog.	histologisch	suf.	Suffix, Nachsilbe
HNO	Hals-Nasen-Ohrenheilkunde	u.a.	unter anderem; und andere
i.d.R.	in der Regel	u.ä.	und ähnliche(s)
i.e.S.	im eigentlichen Sinne	u.U.	unter Umständen
immunolog.	immunologisch	urolog.	urologisch
kardiol.	kardiologisch	usw.	und so weiter
Kontraind.	Kontraindikation(en)	v	Verb
labor.	labormedizinisch	v.a.	vor allem
m	masculinum, männlich	zahnmed.	zahnmedizinisch
mathemat.	mathematisch	z.B.	zum Beispiel
mikrobiolog.	mikrobiologisch	z.T.	zum Teil
neurol.	neurologisch	z.Z.	zur Zeit

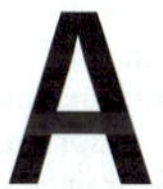

A *Abk.*: **1.** Absorbanz **2.** →*Acetum* **3.** →*Adenin* **4.** →*Adenosin* **5.** →*Adrenalin* **6.** Aktivität **7.** →*Akzeleration* **8.** →*Akzeptor* **9.** →*Alanin* **10.** →*Albumin* **11.** →*Ampere* **12.** →*Ampicillin* **13.** →*Androsteron* **14.** →*Angiotensin* **15.** Ångström **16.** →*Anode* **17.** →*Arbeit* **18.** →*Argon* **19.** →*Arteria* **20.** →*Arterie* **21.** →*Blutgruppe A* **22.** Fläche **23.** Massenzahl

a *Abk.*: **1.** →*anterior* **2.** →*asymmetrisch* **3.** spezifischer Extinktionskoeffizient

A *Abk.*: Alpha

α *Abk.*: **1.** alpha **2.** Bunsen-Löslichkeitskoeffizient

A-, a- *präf.*: Wortelement mit der Bedeutung **1.** „nicht" **2.** „weg von/entfernt von"

Å *Abk.*: Ångström

A^- *Abk.*: →*Anion*

A. *Abk.*: **1.** →*Aqua* **2.** →*Arteria*

A1 *Abk.*: 1. Aortenton

A2 *Abk.*: 2. Aortenton

a_k *Abk.*: Ausdehnungskoeffizient

AA *Abk.*: **1.** →*Alloantigene* **2.** Aminosäurearylamidase **3.** Anionenaustauscher **4.** Anonyme Alkoholiker **5.** →*Aortenaneurysma* **6.** Aortenareal **7.** →*aplastische Anämie* **8.** Ara-C, Adriamycin

aa *Abk.*: ana partes aequales

Aa. *Abk.*: Arteriae

A.a. *Abk.*: →*Alopecia areata*

AÄ *Abk.*: →*Atemäquivalent*

ÄA *Abk.*: →*Äthylalkohol*

AA-Amyloid *nt* (Ⓔ amyloid A): *Syn*: *Amyloid A*; *s.u. Amyloid*

AAC *Abk.*: →*Antibiotika-assoziierte Colitis*

AAD *Abk.*: **1.** Alloxazinadenindinucleotid **2.** Alpha-Acetyldigoxin **3.** alveoloarterieller Druckgradient

AADP *Abk.*: Aminopyridinadenindinucleotidphosphat

AAE *Abk.*: **1.** akute allergische Enzephalitis **2.** akute Atemwegserkrankung

AAF *Abk.*: **1.** 2-Acetylaminofluoren **2.** →*Antiatelektasefaktor*

AAG *Abk.*: Aortoarteriographie

AAI-Stimulation *f* (Ⓔ AAI stimultation): *s.u. Herzschrittmacher*

AAK *Abk.*: **1.** →*Anti-Antikörper* **2.** →*Antigen-Antikörper-Komplex* **3.** Atemluft-Alkoholkonzentration **4.** →*Autoantikörper*

AAM *Abk.*: angeborener Auslösemechanismus

AAME *Abk.*: N-Acetylargininmethylester

AAN *Abk.*: Aminoacetonitrilbisulfat

AANMT *Abk.*: Alkylaminaryl-N-methyltransferase

AAP *Abk.*: **1.** Alaninaminopeptidase **2.** alkoholbedingte akute Pankreatitis **3.** 4-Aminoantipyrin **4.** Apotheken-Abgabepreis

ÄAppO *Abk.*: Ärztliche Approbationsordnung

ÄApprO *Abk.*: Ärztliche Approbationsordnung

AAR *Abk.*: →*Antigen-Antikörper-Reaktion*

Aarskog: Dagfinn Charles Aarskog; geb. 1928; norwegischer Kinderarzt (Bergen)

Aarskog-Syndrom *nt* (Ⓔ Aarskog's syndrome): *Syn*: *faziogenito-digitales Syndrom*; Fehlbildungssyndrom mit Kleinwuchs und Fehlbildungen im Gesichts-, Extremitäten- und Genitalbereich

AAS *Abk.*: **1.** →*Acidum acetylosalicylicum* **2.** Alkylarylsulfonat **3.** →*allgemeines Anpassungssyndrom* **4.** →*Atomabsorptionsspektrometrie*

Aase: Jon Morton Aase; geb. 1936; amerikanischer Kinderarzt (Albuqerque)

Aase-Syndrom *nt* (Ⓔ Aase syndrome): autosomal-rezessiv vererbte Blutbildungsstörung mit Skelettanomalien

AAT *Abk.*: **1.** Aachener Aphasie Test **2.** →*alpha*$_1$*-Antitrypsin* **3.** →*Aspartataminotransferase*

AA-tRNA *Abk.*: Aminoacyl-Transport-Ribonucleinsäure

AAV *Abk.*: **1.** →*adeno-assoziiertes Virus* **2.** AIDS-assoziierte Viren

AaZ *Abk.*: Atemanhaltezeit

AB *Abk.*: **1.** →*Akkommodationsbreite* **2.** →*Antibiotikum* **3.** →*Atembeutel*

Ab. *Abk.*: →*Abortus*

AB0 *Abk.*: →*ABNull-Blutgruppen*

Ab-, ab- *präf.*: Wortelement mit der Bedeutung „weg von/entfernt von"

A|ba|ca|vir *nt* (Ⓔ abacavir): nukleosidanaloger Reverse-Transkriptase-Hemmer; *s.u. Essay AIDS S. 31*

Abadie: Charles Abadie; 1842–1932; französischer Augenarzt (Paris)

Abadie-Zeichen *nt* (Ⓔ Abadie's sign): *Syn*: *Dalrymple-Zeichen*; Spasmus des Musculus* levator palpebrae superioris bei Morbus* Basedow; führt zur Sichtbarwerdung eines Sklerastreifens oberhalb der Hornhaut beim Geradeausblicken

a|bak|te|ri|ell *adj* (Ⓔ abacterial): frei von Bakterien, bakterienfrei; (*Krankheit*) nicht von Bakterien verursacht

AB-Amyloid *nt* (Ⓔ amyloid B): *Syn*: *Amyloid B*; *s.u. Amyloid*

A-Band *nt*: →*A-Bande*

A-Bande *f* (Ⓔ A band): *Syn*: *A-Zone, anisotrope Bande, A-Band, A-Streifen*; A-Streifen; *s.u. Muskelfaser*

A|ba|ro|gno|sis *f* (Ⓔ abarognosis): *Syn*: *Baragnosis*; Verlust des Gewichtssinns

a|ba|ro|gno|tisch *adj* (Ⓔ abarognotic): Abarognosis betreffend

ab|ar|tig *adj* (Ⓔ abnormal): von der Norm abweichend, nicht normal

A|ba|sia *f*: →*Abasie*

A|ba|sie *f* (Ⓔ abasia): *Syn*: *Abasia*; Gehunfähigkeit; kann sowohl psychisch als auch organisch bedingt sein

a|ba|tisch *adj* (Ⓔ abatic): Abasie betreffend, durch sie bedingt, gehunfähig

Ab|bau|in|to|xi|ka|ti|on *f* (Ⓔ endogenic toxicosis): Autointoxikation* durch Abbau körpereigener Substanzen

Ab|bau|stoff|wech|sel *m*: →*Katabolismus*

Abbé: Ernst Abbé; 1840–1905; deutscher Physiker (Jena)

Abbé-Zählkammer *f* (Ⓔ Abbé-Zeiss counting cell): *Syn*: *Thoma-Zeiss-Zählkammer*; Zählkammer für Blutkörperchen

Ab|bruch|blu|tung *f* (Ⓔ withdrawal bleeding): Menstruationsblutung ohne vorhergehende Ovulation, z.B. bei anovulatorischem Zyklus*

Ab|bruch|ko|don *nt*: →*Abbruchskodon*

Ab|bruchs|ko|don *nt* (Ⓔ termination codon): *Syn*: *Abbruchkodon*; Kodon, das zum Kettenabbruch bei der Proteinsynthese* führt

ABC *Abk.*: **1.** Adriamycin, BCNU, Cyclophosphamid **2.** antigenbinding capacity **3.** atomar, biologisch, chemisch **4.** Avidin-Biotin-Peroxidase-Komplex

ABCD *Abk.*: Adriamycin, Bleomycin, CCNU, Dacarbazin

Ab|ci|xi|mab *nt* (Ⓔ abciximab): Fab-Fragment eines Antikörpers gegen den Glykoprotein-IIb/IIIa-Rezeptor; wirkt als Thrombozytenaggregationshemmer*

ABCM *Abk.*: Adriamycin, Bleomycin, Cyclophosphamid, Mitomycin-C

ABC-Schema *nt* (Ⓔ ABC of resuscitation): Reihenfolge der lebensrettenden Maßnahmen nach Safar und Gordon: Airway [Freimachen der Atemwege], Breathing [Beatmung], Circulation [Wiederherstellung der Kreislauffunktion]; *s.a. kardiopulmonale Reanimation*

ABD *Abk.*: Adriamycin, Bleomycin, DTIC

abd. *Abk.*: →*abdominal*

Abd. *Abk.*: **1.** →*Abdomen* **2.** →*Abduktion* **3.** →*Abduktor*

Abdeck-Aufdecktest *m* (Ⓔ cover-uncover test): Kombination von Abdecktest und Aufdecktest zur Prüfung des latenten Schielens; *s.u. Heterophorie*

Ab|deck|test *f* (Ⓔ cover test): *Syn*: *Cover-Test*; Test zur Prüfung des latenten Schielens; *s.u. Heterophorie*

Abderhalden: Emil Abderhalden; 1877–1950; schweizer Bio-

A

chemiker und Physiologe (Zürich)

Abderhalden-Fanconi-Lignac-Syndrom *nt*: *→Abderhalden-Fanconi-Syndrom*

Abderhalden-Fanconi-Syndrom *nt* (Ⓔ Lignac-Fanconi disease): ***Syn***: *Zystinspeicherkrankheit, Lignac-Syndrom, Lignac-Fanconi-Krankheit, Cystinose, Zystinose, Abderhalden-Fanconi-Lignac-Syndrom, Fanconi-Abderhalden-Syndrom*; zu den lysosomalen Speicherkrankheiten* gehörende, autosomal-rezessiv vererbte Erkrankung mit Cystinspeicherung in u.a. Kornea, Konjunktiva, Knochenmark, Niere, Lymphozyten; v.a. die Nierenschädigung bestimmt das klinische Bild und die Prognose; **Therapie**: systemische oder lokale [Auge] Behandlung mit Cysteamin*; symptomatische Behandlung der Niereninsuffizienz

Ab|do|men *nt* (Ⓔ abdomen): Bauch, Unterleib

akutes Abdomen: *→Akutes Abdomen*

operationspflichtiges/perakutes/subakutes/unklares Abdomen: *s.u. Akutes Abdomen*

ab|do|mi|nal *adj* (Ⓔ abdominal): ***Syn***: *abdominell*; Abdomen/Bauch(höhle) betreffend

Ab|do|mi|nal|a|or|ta *f*: *→Aorta abdominalis*

Ab|do|mi|nal|at|mung *f* (Ⓔ abdominal breathing): ***Syn***: *abdomineller Atmungstyp, Bauchatmung, Zwerchfellatmung, basale Atmung*; Atmungstyp, bei dem die Einatmung durch Anspannung des Zwerchfells erfolgt und die Ausatmung durch Anspannung der Bauchwandmuskeln [Bauchpresse] unterstützt wird

Ab|do|mi|nal|gie *f* (Ⓔ abdominalgia): Bauchschmerzen, Leibschmerzen, Abdominalschmerzen

Ab|do|mi|nal|gra|vi|di|tät *f* (Ⓔ abdominal pregnancy): ***Syn***: *abdominale Schwangerschaft, Abdominalschwangerschaft, Bauchhöhlenschwangerschaft, Graviditas abdominalis*; Extrauteringravidität mit Einnistung der Frucht in der Bauchhöhle; relativ selten; meist im Anschluss an eine Adnexitis* mit Verklebung der Tube; die meisten Bauchhöhlenschwangerschaften sterben früh ab und bleiben klinisch unerkannt; implantiert sich der Keim aber im Bereich eines Gefäßbettes und gewinnt Anschluss an die mütterliche Blutzufuhr, kann sich eine intakte Schwangerschaft entwickeln, die unerkannt eine Letalität von bis zu 20 % hat; **Diagnose**: Ultraschall, Probelaparotomie; **Therapie**: Laparotomie und chirurgische Entfernung; bei ungünstigem Sitz der Plazenta wird sie in situ belassen und mit hoch dosierter Methotrexat-Therapie zur Regression gebracht

Ab|do|mi|nal|ho|den *pl* (Ⓔ abdominal testis): ***Syn***: *Bauchhoden*; Form des Maldescensus* testis, bei der die Hoden im Bauchraum bleiben

Ab|do|mi|nal|la|vage *f* (Ⓔ peritoneoclysis): ***Syn***: *Bauchhöhlenspülung*; Spülung/Lavage der Bauchhöhle

Ab|do|mi|nal|schwan|ger|schaft *f*: *→Abdominalgravidität*

Ab|do|mi|nal|trau|ma *nt*: *→Bauchtrauma*

Ab|do|mi|nal|ty|phus *m*: *→Typhus abdominalis*

ab|do|mi|nell *adj*: *→abdominal*

Abdomino-, abdomino- *präf.*: Wortelement mit der Bedeutung „Bauch(höhle)/Unterleib"

Ab|do|mi|no|hys|te|ro|to|mie *f* (Ⓔ abdominal hysterotomy): ***Syn***: *transabdominelle Hysterotomie, Laparohysterotomie, Zöliohysterotomie*; Gebärmuttereröffnung [Hysterotomie*] durch den Bauchraum

ab|do|mi|no|in|gui|nal *adj* (Ⓔ ventroinguinal): Bauch und Leistenregion betreffend oder verbindend

ab|do|mi|no|kar|di|al *adj* (Ⓔ abdominocardiac): Bauch und Herz betreffend

ab|do|mi|no|pel|vin *adj* (Ⓔ abdominopelvic): Bauchhöhle und Beckenhöhle/Cavitas pelvis betreffend oder verbindend

ab|do|mi|no|pe|ri|ne|al *adj* (Ⓔ abdominoperineal): Bauch und Damm/Perineum betreffend oder verbindend

ab|do|mi|no|tho|ra|kal *adj* (Ⓔ abdominothoracic): ***Syn***: *thorakoabdominal*; Bauch und Brust(korb)/Thorax betreffend oder verbindend

ab|do|mi|no|va|gi|nal *adj* (Ⓔ abdominovaginal): Bauch und Scheide/Vagina betreffend oder verbindend

ab|do|mi|no|ve|si|kal *adj* (Ⓔ abdominovesical): ***Syn***: *vesikoabdominal*; Bauch und Harnblase/Vesica urinaria betreffend oder verbindend

Ab|do|mi|no|zen|te|se *f* (Ⓔ abdominocentesis): ***Syn***: *Zöliozentese, Bauchpunktion, Bauchhöhlenpunktion*; Punktion der Bauchhöhle, z.B. zur Aszitesdrainage oder Peritoneallavage*

Ab|du|cens *m*: *→Nervus abducens*

Ab|du|cens|kern *m* (Ⓔ abducens nucleus): ***Syn***: *Nucleus nervi abducentis*; motorischer Ursprungskern des Nervus* abducens unter dem Colliculus* facialis

Ab|du|cens|pa|re|se *f* (Ⓔ abducens paralysis): ***Syn***: *Abduzensparese, Abduzenslähmung*; Lähmung des Nervus* abducens; führt zum Sehen von Doppelbildern und Schielen des betroffenen Auges

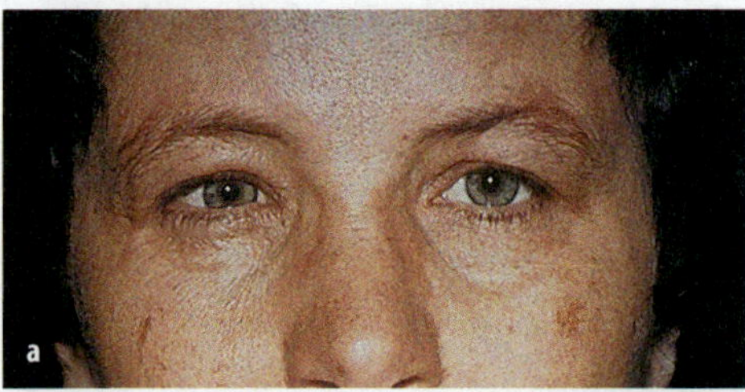

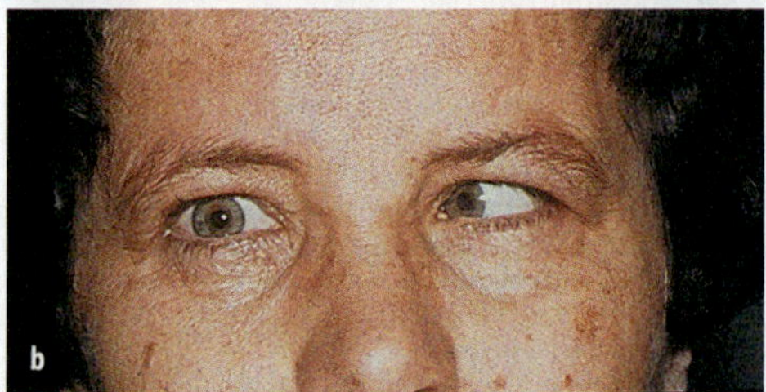

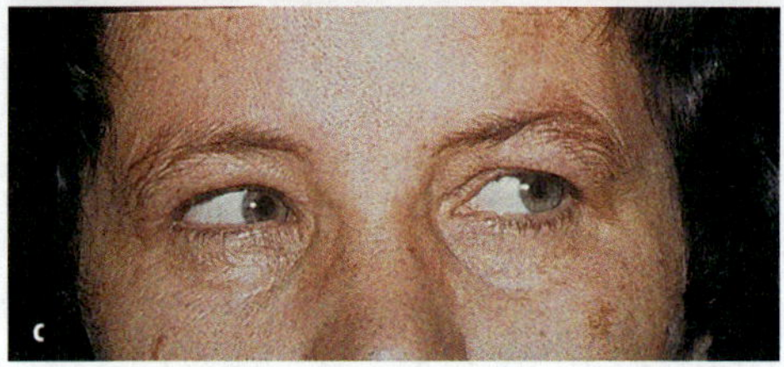

Abb. A1. Rechtsseitige Abducensparese. **a** Blick geradeaus: rechtes Auge in leichter Konvergenzstellung, **b** Blick nach rechts: das gelähmte rechte Auge abduziert nur bis zur Mittellinie, **c** Blick nach links: keine Abweichung

Ab|duk|ti|on *f* (Ⓔ abduction): Wegbewegung von der Längsachse

Ab|duk|ti|ons|frak|tur *f* (Ⓔ abduction fracture): Knochenbruch, bei dem es zur Bildung einer Valgusfehlstellung [Dislocatio* ad axim mit nach außen offenem Winkel] kommt

Ab|duk|ti|ons|kon|trak|tur *f* (Ⓔ abduction contracture): Kontraktur* in Abduktionsstellung

Ab|duk|ti|ons|mus|kel *m*: *→Abduktor*

Ab|duk|tor *m* (Ⓔ abductor): ***Syn***: *Abduktionsmuskel, Abziehmuskel, Abzieher, Musculus abductor*; Muskel, der eine Abduktion* bewirkt

Ab|du|zens *m*: *→Nervus abducens*

Ab|du|zens|kern *m*: *→Abducenskern*

Ab|du|zens|läh|mung *f*: *→Abducensparese*

Ab|du|zens|pa|re|se *f*: *→Abducensparese*

ab|du|zie|rend *adj* (Ⓔ abducent): von der Längsachse wegbewegend

ABDV *Abk.*: Adriamycin, Bleomycin, DTIC, Vinblastin

ABE *Abk.*: akute bakterielle Endokarditis

ab|er|rant *adj* (Ⓔ **1.–2.** aberrant): **1.** an atypischer Stelle liegend, atypisch gebildet **2.** anomal, von der Norm abweichend

Ab|er|ra|ti|on *f* (Ⓔ **1.–2.** aberration): **1.** Abweichung, Lageanomalie, Formanomalie; *s.a. Chromosomenaberration* **2.** Abbildungsfehler, durch den ein Bild verzerrt dargestellt wird [**sphärische Aberration**] oder von einem farbigem Randsaum [**chromatische Aberration**] umgeben ist

A|be|ta|li|po|pro|te|in|ä|mie *f* (Ⓔ abetalipoproteinemia): ***Syn***: *A-Beta-Lipoproteinämie, Bassen-Kornzweig-Syndrom*; autosomal-rezessiv vererbter Mangel an β-Lipoprotein*, Cholesterin* und Chylomikronen* im Serum; der Mangel führt zu milder Steatorrhoe*, Triglyzerideinlagerung in Enterozyten und Hepatozyten sowie neurologischen und hämatologischen Störungen

A-Beta-Lipoproteinämie *f*: *→Abetalipoproteinämie*

ABF *Abk.*: androgenbindende Fraktion

Ab|fluss, tra|be|ku|lä|rer *m* (Ⓔ trabecular drainage): *s.u. Essay Glaukom S. 797*

Ab|fluss|bahn, a|xil|lä|re *f* (Ⓔ axillary route): *s.u. Brust*

Ab|fluss|bahn, in|ter|kos|ta|le *f* (Ⓔ intercostal route): *s.u. Brust*

Abfluss-Systeme *pl* (Ⓔ drainage systems): *s.u. Essay Glaukom S. 797*

Ab|fluss, u|ve|o|skle|ra|ler *m* (Ⓔ uveoscleral drainage): *s.u. Essay Glaukom S. 797*

Ab|führ|mit|tel *nt* (Ⓔ laxative): ***Syn***: *Laxativum, Laxans, Purgativum, Kathartikum, Purgativ*; Mittel zur Förderung und Erleichterung des Stuhlganges; nach dem Wirkungsgrad eingeteilt in Abführmittel mit schwacher [**Aperitivum**], mittelstarker [**Laxativum**], starker [**Kathartikum**] und extrem starker Wirkung [**Drastikum**]; nach dem Wirkungsmodus unterscheidet man **1. Gleitmittel**, die die Stuhlpassage erleichtern **2. Füllmittel** und **Quellsubstanzen**, die das Stuhlvolumen erhöhen und damit die Darmtätigkeit anregen; dazu gehören z.B. Ballaststoffe **3. Osmolaxantien** sind isotone oder hypotone Lösungen von Salzen [Glaubersalz*, Bittersalz*] oder Polyhydroxyverbindungen [Sorbitol*, Lactulose*] **4. wasseranziehende und antiresorptive Substanzen** regen die Darmperistaltik dadurch an, dass sie die Resorption von Natrium und Wasser verhindern und zusätzlich den Einstrom von Wasser in den Darm fördern **5. Substanzen, die den Stuhlentleerungsreflex fördern**, dazu gehören Glycerin* oder Sorbitol*, die als Zäpfchen oder Einlauf appliziert werden

Ab|führ|mit|tel|ab|u|sus *m* (Ⓔ laxative abuse): ***Syn***: *Abführmittelmissbrauch, Laxanzienabusus, Laxanzienmissbrauch*; zu häufige Einnahme von Abführmitteln; führt u.a. zu Störungen des Elektrolythaushaltes [v.a. Hypokaliämie*, Hypomagnesiämie*] und dadurch bedingter Verstopfung; findet sich v.a. bei Anorexia nervosa, Bulimie oder Münchhausen-Syndrom

Ab|führ|mit|tel|miss|brauch *m*: *→Abführmittelabusus*

ABG *Abk.*: arterielle Blutgase

Ab|hän|gig|keit *f* (Ⓔ **1.–2.** dependence): **1.** allgemeine Bezeichnung für einen Zustand des [physischen oder psychischen] Angewiesenseins auf eine andere Person, Ideen, Arzneimittel, Drogen etc. **2.** ***Syn***: *Drogensucht, Dependence, Drogenabhängigkeit*; durch regelmäßigen Konsum eines Suchtmittels hervorgerufene physische und/oder psychische Abhängigkeit; die Weltgesundheitsorganisation unterscheidet acht Formen: **Morphin-Typ; Cannabis**- oder **Marihuana-Typ, Barbiturat-Alkohol-Tranqilizer-Typ, Kokain-Typ, Amphetamin-Typ, Khat-Typ, Halluzinogen-Typ** und **Morphin-Antagonisten-Typ**; bei Amphetamin-, Kokain-, Halluzinogen- und Cannabis-Abhängigkeit besteht eine vorwiegend psychische Abhängigkeit, bei den anderen Formen eine physische und psychische Abhängigkeit

Ab|här|tung *f* (Ⓔ hardening): Verbesserung oder Optimierung der Widerstandsfähigkeit gegen physische und psychische Belastungen; kann z.B. durch Bewegungstherapie, Ernährungsumstellung, hydrotherapeutische Maßnahmen, Sauna, Sport usw. erreicht werden

A|bi|es *f*: *→Fichte*

Abies alba/pectinata/sachalinensis/sibirica: *s.u. Fichte*

A-Bild *nt* (Ⓔ A-mode): ***Syn***: *A-Mode, A-Methode, A-Scan*; *s.u. Sonographie*

A|bi|o|ge|ne|se *f* (Ⓔ abiogenesis): ***Syn***: *Urzeugung, Abiogenesis*; (*biolog.*) Entstehung von Leben aus toter Materie

A|bi|o|ge|ne|sis *f*: *→Abiogenese*

a|bi|o|ge|ne|tisch *adj* (Ⓔ abiogenetic): Abiogenese betreffend

A|bi|o|se *f* (Ⓔ abiosis): Abwesenheit von Leben; auch gleichgesetzt mit Abiotrophie*

a|bi|o|tisch *adj* (Ⓔ abiotic): Abiose betreffend, von ihr betroffen oder gekennzeichnet, ohne Leben; leblos

a|bi|o|troph *adj* (Ⓔ abiotrophic): ***Syn***: *abiotrophisch*; Abiotrophie betreffend

A|bi|o|tro|phie *f* (Ⓔ abiotrophy): progressiver Vitalitätsverlust von Organen

a|bi|o|tro|phisch *adj*: *→abiotroph*

ABK *Abk.*: Albuminbindungskapazität

Ab|klatsch|me|tas|ta|se *f* (Ⓔ contact metastasis): ***Syn***: *Kontaktmetastase*; Metastase*, die durch direkte Berührung und Übertragung von Tumorzellen entstanden ist

Abklatsch-Sklerose *f*: *s.u. Essay Syphilis S. 2077*

Ab|kling|quo|te *f* (Ⓔ **1.** elimination rate **2.** decay rate): **1.** Wirkungsverlust eines Arzneimittels pro Tag, v.a. von Herzglykosiden; beträgt z.B. für Digitoxin ca. 7 %, für Digoxin ca. 30 % und für Strophanthin ca. 40 % **2.** der Anteil eines radioaktiven Stoffes, der durch radioaktiven Zerfall innerhalb eines bestimmten Zeitraums in ein anderes Nuklid* umgewandelt wird

Ab|lac|ta|tio *f* (Ⓔ ablactation): ***Syn***: *Ablaktation*; Abstillen

Ab|lak|ta|ti|on *f* (Ⓔ ablactation): ***Syn***: *Ablactatio*; Abstillen

Ab|lak|ta|ti|ons|dys|pep|sie *f* (Ⓔ weaning dyspepsia): ***Syn***: *Abstilldyspepsie*; Verdauungsstörung des Säuglings nach dem Abstillen

Ab|la|tio *f* (Ⓔ **1.–2.** ablation): **1.** Ablösung, Abtrennung, Abhebung, Ablation **2.** (operative) Entfernung, Abtragung, Amputation

Ablatio chorioideae (Ⓔ detachment of the choroid): ***Syn***: *Aderhautabhebung, Amotio chorioideae*; Abhebung der Aderhaut durch Exsudat oder Einblutung; *s.a. Ablatio retinae*

Ablatio mammae: *→Mastektomie*

Ablatio mammae simplex: *→einfache Mastektomie*

Ablatio placentae (Ⓔ premature detachment of the placenta): ***Syn***: *vorzeitige Plazentalösung, Abruptio placentae*; eine vorzeitige Lösung der Plazenta kann die gesamte Plazenta [**Ablatio placentae totalis**] oder nur Teile betreffen [**Ablatio placentae partialis**]; meist erfolgt die Lösung vor der Geburt [am häufigsten nach der 32. SSW], in seltenen Fällen aber auch unter der Geburt; die Ätiologie ist unklar, wahrscheinlich wird sie durch degenerative Veränderungen kleiner Arterien und Einblutungen mit Entwicklung eines retroplazentaren Hämatoms gefördert; das Wiederholungsrisiko liegt bei 5–15 %; für den Feten stellt die vorzeitige Plazentalösung eine Notfallsituation dar, weil die Sauerstoffversorgung akut unterbrochen werden kann; für die Mutter besteht v.a. die Gefahr eines massiven Blutverlustes; die **Klinik** ist meist nur schwach ausgeprägt und unspezifisch; oft kommt es aber zu progredienter Steigerung der Schmerzen, deren Intensität die eines Vernichtungsschmerzes erreichen kann; durch die Reduktion der Plazentadurchblutung und des Sauerstofftransfers finden sich im CTG* Zeichen eines fetalen Stresszustandes [Bradykardie]; **Therapie**: Schnittentbindung

Ablatio placentae partialis (Ⓔ partial premature detachment of the placenta): *s.u. Ablatio placentae*

Ablatio placentae totalis (Ⓔ total premature detachment of the placenta): *s.u. Ablatio placentae*

Ablatio retinae (Ⓔ retinal detachment): ***Syn***: *Netzhautablösung, Amotio retinae*; durch verschiedene Ursachen hervorgerufene Trennung von Netzhaut und Pigmentepithel; relativ selten, aber wichtig, weil das Sehvermögen akut bedroht ist und es ohne Behandlung fast immer zur Erblindung kommt; am häufigsten ist die **primäre Ablatio retinae**, die durch einen Netzhautriss [im Alter, bei Myopie oder nach Kataraktoperation] verursacht wird; sie entsteht häufig in der oberen Hälfte und hat meist eine Hufeisenform; eine Sonderform davon ist die **Riesenrissablation** im Zentrum der Netzhaut, die mehr als die Hälfte der Netzhaut umfassen kann

die **sekundäre Ablatio retinae** entsteht nach stumpfer oder perforierender Augenverletzung, Entzündung oder Aderhautmelanom, und kann bei den traumatischen Formen

A

noch Jahre nach der Verletzung auftreten; **Klinik:** anfangs bemerken die Patienten Lichtblitze, die durch den Einriss der Netzhaut entstehen; danach nehmen sie einen **Schwarm von schwarzen Mücken** oder **Rußflocken** wahr; die Netzhautablösung wird als schwarzer Schatten wahrgenommen, der sich allmählich zum Zentrum vorschiebt; **Therapie:** Ziel ist es, den Riss zu verschließen und die Netzhaut wieder anzulegen; der Verschluss erfolgt mit Laser oder Kryosonde; die entstehende Narbe verhindert eine spätere Wiederablösung

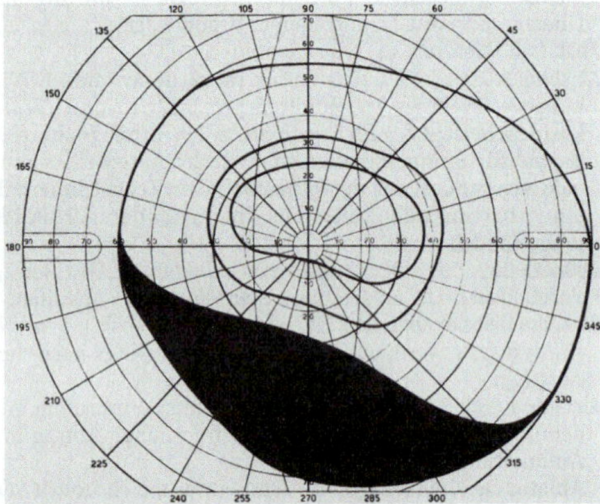

Abb. A2. Gesichtsfeldausfall bei Ablatio retinae

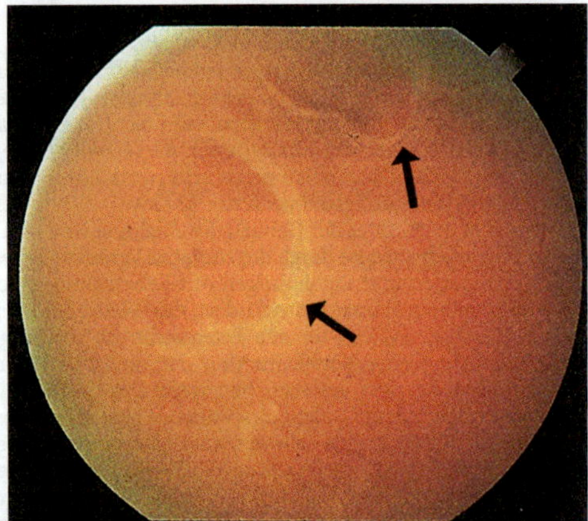

Abb. A3. Ablatio retinae. Temporale Abhebung der Netzhaut mit Pfeilen am zentralen Rand der Ablatio

ab|la|tiv *adj* (Ⓔ ablative): (*chirurg.*) entfernend, amputierend

Ab|lei|tung *f* (Ⓔ recording): Registrierung der Aktionsströme des Herzens an bestimmten Oberflächenpunkten mittels Elektroden; *s.a. Essay Elektrokardiogramm S. 571*

bipolare Ableitung, Ableitung gegen eine Durchschnittsreferenzelektrode, unipolare Ableitung: *s.u. Essay Elektroenzephalogramm S. 563*

Ab|lei|tungs|e|lek|tro|de *f* (Ⓔ recording needle): *Syn: differente Elektrode, aktive Elektrode*; bei Ableitung von elektrischen Potentialen die Elektrode*, die verglichen mit einer Nullelektrode eine Potentialdifferenz hat

A|ble|pha|rie *f* (Ⓔ ablephary): angeborenes oder erworbenes Fehlen des Augenlids

Ab|ma|ge|rung *f* (Ⓔ emaciation): extremer Gewichtsverlust

ABMP *Abk.*: 2-Amino-5-bromo-6-methyl-4(3H)-pyrimidinon

Ab|na|bel|ung *f* (Ⓔ cutting of the cord): *Syn: Omphalotomie, Nabelschnurschnitt*; Durchtrennung der Nabelschnur nach der Geburt; eine sterile Einmalnabelschnurklemme wird ca. 1 cm vom Nabelschnuransatz entfernt angelegt und die Nabelschnur ca. 1 cm distal davon mit einer sterilen Schere durchtrennt; die Nabelpflege geschieht offen, d.h. ohne Verband, weil dadurch die Mumifizierung und das Abfallen des Nabelschnurrestes nach 7–14 Tagen begünstigt wird

ab|norm *adj* (Ⓔ **1.–2.** abnormal): **1.** von der Norm abweichend, anormal, ungewöhnlich **2.** ungewöhnlich hoch oder groß

ab|nor|mal *adj*: *→abnorm*

ABNull-Blutgruppen *pl* (Ⓔ ABO blood groups): *Syn: AB0-System, AB0-Blutgruppen*; von Landsteiner* 1901 entdecktes klassisches Blutgruppensystem, das vier Hauptgruppen und mehrere Untergruppen hat; die Zugehörigkeit zu einer Gruppe innerhalb des Systems ist genetisch bedingt; die Erythrozyten können das Agglutinogen A [**Blutgruppe A**], B [**Blutgruppe B**], A und B [**Blutgruppe AB**] oder H [**Blutgruppe 0**] tragen; die Blutgruppe A kann noch in die Untergruppen A_1 [80 %] und A_2 [20 %] unterteilt werden; die Blutgruppeneigenschaften A und B sind dominant über 0, d.h., sowohl der Genotyp AA als auch der Typ A0 bewirken den Phänotyp A; in Mitteleuropa haben ca. 40 % der Bevölkerung die Blutgruppe A, knapp 40 % die Gruppe 0, 10 % die Gruppe B und ca. 6 % die Gruppe AB

im Laufe des ersten Lebensjahres kommt es zur Bildung von Antikörpern gegen die Blutgruppenantigene, die der Körper nicht besitzt, wobei keine Antikörper gegen das Agglutinogen H gebildet werden, da es nur schwach antigen ist; das Serum der Blutgruppe A enthält damit Anti-B und umgekehrt; im Serum der Blutgruppe 0 findet man Anti-A und Anti-B, dagegen enthält das Serum bei Blutgruppe AB weder Anti-A noch Anti-B; die Blutgruppenantigene kommen außer auf der Erythrozytenmembran auch im Se-

Tab. A4. Antigene und Antikörper der ABNull-Blutgruppen

Blutgruppe (Phänotyp)	Genotyp	Agglutinogene (an den Erythrozyten)	Agglutinine (im Serum)
0	00	H (praktisch unwirksam)	Anti-A Anti-B
A	0A oder AA	A	Anti-B
B	0B oder BB	B	Anti-A
AB	AB	A und B	–

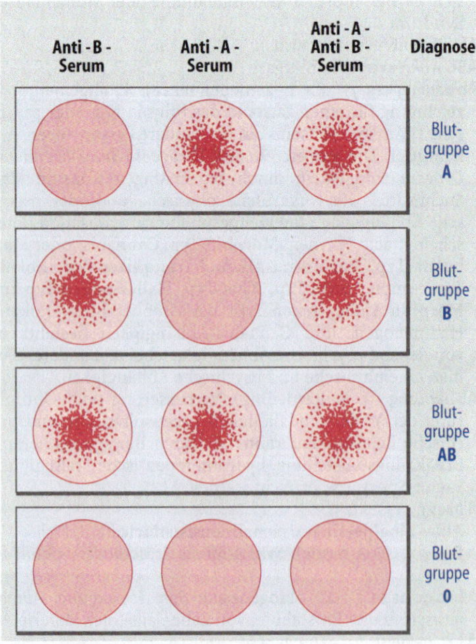

Abb. A5. Bestimmung der ABNull-Blutgruppen

rum und auf anderen Zellen vor und werden bei den so genannten Sekretoren auch als Glykolipide in Speichel, Urin und Schweiß gefunden; *s.a. fetale Erythroblastose*

ABNull-Erythroblastose *f* (Ⓔ ABO erythroblastosis): AB0-Erythroblastose; *s.u. fetale Erythroblastose*

ABNull-Inkompatibilität *f* (Ⓔ ABO incompatibility): ***Syn***: *AB0-Unverträglichkeit, AB0-Inkompatibilität*; Unverträglichkeit zwischen den verschiedenen ABNull-Blutgruppen*

Ab|nut|zungs|der|ma|to|se *f*: *→chronisch toxisches Kontaktekzem*

Ab|nut|zungs|kan|te *f* (Ⓔ cutting edge of nail): ***Syn***: *Schnittkante, Margo liber unguis*; vorderer/freier Nagelrand; *s.u. Nagel*

Ab|nut|zungs|pig|ment *nt* (Ⓔ wear and tear pigment): ***Syn***: *Lipofuszin*; bräunliches Pigmentgemisch, das beim Abbau von Zellbestandteilen anfällt und in der Zelle abgelagert wird

ABO *Abk.*: Apothekenbetriebsordnung

ABOB *Abk.*: Anhydro-bis-hydroxyäthylbiguanid

AB0-Blutgruppen *pl*: *→ABNull-Blutgruppen*

AB0-Erythroblastose *f* (Ⓔ ABO erythroblastosis): ***Syn***: *ABNull-Erythroblastose*; *s.u. fetale Erythroblastose*

AB0-Inkompatibilität *f*: *→ABNull-Inkompatibilität*

ab|o|rad *adj* (Ⓔ aborad): vom Mund weg (führend)

ab|o|ral *adj* (Ⓔ aboral): vom Mund entfernt (liegend), mundfern

A|bort *m* (Ⓔ miscarriage): ***Syn***: *Abortus, Fehlgeburt, Spontanabort*; Abgang einer Frucht vor dem Erreichen der Lebensfähigkeit; die Grenze der Lebensfähigkeit wurde früher bei 28 Schwangerschaftswochen oder 1000 g Geburtsgewicht gezogen, heute wird sie aber bei 22.–24. SSW oder 500 g Geburtsgewicht angesetzt; jenseits dieser Grenze spricht man entweder von Frühgeburt [wenn das Kind lebt] oder Totgeburt

die Häufigkeit von Aborten ist nur schwer bestimmbar, da viele Fehlgeburten in der Frühphase der Schwangerschaft [bis zur 8. SSW] unerkannt bleiben; deshalb wird die Häufigkeit je nach Autor zwischen 10 und 70 % angegeben; die häufigsten Ursachen sind Chromosomenanomalien [60 %] und Corpus-luteum-Insuffizienz, die zu **Frühaborten** führen, und die Zervixinsuffizienz, die i.d.R. zu **Spätaborten** im zweiten Trimester führt; andere Ursachen [Infektionen, Diabetes mellitus, Medikamente, Rauchen] spielen eine geringere Rolle; **Klinik:** Kardinalsymptome sind vaginale Blutung, die in der Früphase oft nur schwach ausgeprägt ist, bei Spätaborten aber massiv und u.U. lebensbedrohlich sein kann, und Unterbauchschmerzen, die meist wie starke Menstruationsschmerzen empfunden werden; vom Ablauf her kann man zwischen **drohendem Abort** [Abortus imminens], **beginnendem Abort** [Abortus incipiens], **unvollständigem Abort** [Abortus incompletus] und **vollständigem Abort** [Abortus completus] unterscheiden; unterbleibt das Ausstoßen der abgestorbenen Frucht, spricht man von **verhaltenem Abort** [missed abortion]

Therapie: bei der drohenden Fehlgeburt ist die wichtigste therapeutische Maßnahme Bettruhe bzw. körperliche Schonung; bei Zervixinsuffizienz evtl. Cerclage; da die Wahrscheinlichkeit, dass eine Fehlgeburt vollständig abläuft, nach der 6. SSW abnimmt, ist jenseits der 6. SSW ein aktives Vorgehen angebracht; i.d.R. ist eine instrumentelle Ausräumung [Gebärmutterauskratzung, Kürettage] in Narkose oder Regionalanästhesie die Methode der Wahl

artifizieller Abort: *→Abortus artificialis*

habitueller Abort: *→Abortus habitualis*

idiopathischer Abort (Ⓔ idiopathic abortion): Fehlgeburt ohne erkennbare Ursache

induzierter Abort: *→Abortus artificialis*

inkompletter Abort: *→unvollständiger Abort*

kompletter Abort: *→vollständiger Abort*

septischer Abort (Ⓔ septic abortion): Fehlgeburt mit Infektion der Fruchthöhle und der Frucht, die zu einer septischen Aussaat und Gefährdung der Mutter führt; findet sich v.a. bei illegalen Schwangerschaftsabbrüchen mit unsterilen Instrumenten; **Klinik:** eitriger übelriechender Ausfluss, druckschmerzhafter Uterus und systemische Infektzeichen [Leukozytenerhöhung, Fieber, Schüttelfrost]; **Therapie:** i.v.-Antibiotika, instrumentelle Uterusausräumung, i.v.-Heparin zur Verhinderung einer disseminierten intravaskulären Gerinnung*

tubarer Abort (Ⓔ tubal abortion): ***Syn***: *Tubarabort*; Ausstoßung einer Eileiterschwangerschaft* in die Bauchhöhle

unvollständiger Abort (Ⓔ incomplete abortion): ***Syn***: *inkompletter Abort, Abortus incompletus*; Abort, bei dem die Frucht nur unvollständig ausgestoßen wird; *s.a. Abort*

verhaltener Abort (Ⓔ missed abortion): ***Syn***: *missed abortion*; Abort ohne Ausstoßung der abgestorbenen Frucht; *s.a. Abort*

vollständiger Abort (Ⓔ complete abortion): ***Syn***: *kompletter Abort, Abortus completus*; Abort mit vollständiger Ausstoßung der abgestorbenen Frucht; *s.a. Abort*

A|bor|ti|fa|ci|ens *nt, pl* **-en|zi|en, -en|ti|en:** *→Abortivum*

A|bort|in|duk|ti|on *f* (Ⓔ induction of an abortion): Einleitung eines Schwangerschaftsabbruches

a|bor|tiv *adj* (Ⓔ **1.** abortive **2.–3.** aborted): **1.** eine Fehlgeburt verursachend **2.** unfertig, unvollständig entwickelt, verkümmert, zurückgeblieben **3.** abgekürzt (verlaufend), vorzeitig, verfrüht, gemildert

A|bor|tiv|ei *nt* (Ⓔ blighted ovum): ***Syn***: *Molenei, Windei*; Ei, das keine Keimanlage enthält oder sich nur für wenige Wochen weiterentwickelt; *s.a. Abort*

A|bor|tiv|mit|tel *nt*: *→Abortivum*

A|bor|ti|vum *nt, pl* **-va** (Ⓔ abortifacient): ***Syn***: *Abortivmittel, Abortifaciens, Abtreibemittel*; zur Einleitung eines Schwangerschaftsabbruches verwendete Substanz

A|bor|tus *m, pl* **-tus**: *→Abort*

Abortus artificialis (Ⓔ artificial abortion): ***Syn***: *induzierter/artifizieller Abort, Schwangerschaftsabbruch, Abtreibung*; künstlich herbeigeführte Fehlgeburt; die gesetzliche Regelung [§ 218 und 219 des Strafgesetzbuches] erlaubt die Durchführung eines Schwangerschaftsabbruchs innerhalb von 12 Wochen nach der Empfängnis und nach einer Beratung; nach dieser Frist darf die Schwangerschaft nur bei Vorliegen medizinischer Indikationen [z.B. schwere gesundheitliche Gefährdung der Schwangeren] terminiert werden; vor der 12. SSW wird der Schwangerschaftsabbruch meist operativ vorgenommen [Zervixdilatation mit Prostaglandin, Absaugkürettage]; danach wird i.d.R. eine Kombination aus hoch dosierter Prostaglandinapplikation [führt zum Absterben der Frucht und zur Ausstoßung] und instrumenteller Ausräumung gewählt

Abortus completus (Ⓔ complete abortion): ***Syn***: *kompletter/vollständiger Abort*; Abort mit vollständiger Ausstoßung der abgestorbenen Frucht

Abortus criminalis (Ⓔ criminal abortion): illegaler/krimineller Schwangerschaftsabbruch

Abortus febrilis (Ⓔ febrile abortion): fieberhafter Abort*; *s.a. septischer Abort*

Abortus habitualis (Ⓔ habitual abortion): ***Syn***: *habitueller Abort*; wiederholt auftretende Frühgeburten

Abortus imminens (Ⓔ imminent abortion): drohender Abort; *s.a. Abort*

Abortus incipiens (Ⓔ incipient abortion): beginnender Abort; *s.a. Abort*

Abortus incompletus (Ⓔ incomplete abortion): ***Syn***: *inkompletter/unvollständiger Abort*; Abort, bei dem die Frucht nur unvollständig ausgestoßen wird

Abortus spontaneus: *→Abort*

Abortus-Bang-Infektion *f* (Ⓔ Bang's disease): Infektion mit Brucella* abortus; meist von Rindern auf den Menschen übertragen; *s.a. Brucellose, Bang-Krankheit*

AB0-System *nt*: *→ABNull-Blutgruppen*

AB0-Unverträglichkeit *f*: *→ABNull-Inkompatibilität*

ABP *Abk.*: **1.** Adriamycin, Bleomycin, Prednison **2.** akute biliäre Pankreatitis **3.** androgenbindendes Protein

ABPA *Abk.*: *→allergische bronchopulmonale Aspergillose*

ABPP *Abk.*: 2-Amino-5-bromo-6-phenyl-4(3H)-pyrimidinon

abPV *Abk.*: aberrierende Pulmonalvene

ABR *Abk.*: **1.** Abortus-Bang-Ringprobe **2.** absolute Bettruhe

A.br. *Abk.*: *→Asthma bronchiale*

A|bra|chie *f* (Ⓔ abrachia): angeborenes Fehlen der Arme

Ab|ra|sio *f, pl* **-si|o|nes** (Ⓔ abrasion): (Haut-)Abschürfung, Ab-

A

lederung

Abrasio corneae (Ⓔ abrasion of the cornea): Abschabung des Hornhautepithels des Auges

Abrasio dentium (Ⓔ tooth abrasion): physiologischer Abrieb der Kauflächen der Zähne

Abrasio uteri (Ⓔ uterine curettage): *Syn*: *Gebärmutterausschabung*; sowohl zu therapeutischen als auch diagnostischen Zwecken [Blutungen] durchgeführte Kürettage der Gebärmutterhöhle; wichtig ist, dass sich der Operateur vor dem Eingriff ein genaues Bild von der Größe und Lage [Anteflektion, Retroflektion] macht; v.a. beim graviden Uterus ist die Gefahr einer Gebärmutterperforation groß

Ab|ra|si|ons|zy|to|lo|gie *f* (Ⓔ abrasion cytology): zytodiagnostische Untersuchung von Zellen, die durch Abschabung [Probeabrasio, Bürstenabstrich] gewonnen wurden

Ab|raum|zel|len *pl*: *→Abräumzellen*

Ab|räum|zel|len *pl* (Ⓔ scavenger cells): *Syn*: *Abraumzellen*; Bezeichnung für Makrophagen*, insbesondere Hortega*-Zellen

Abrikossoff: Alexej Iwanowitch Abrikossoff; 1875–1955; russischer Pathologe (Moskau)

Abrikossoff-Geschwulst *f*: *→Abrikossoff-Tumor*

Abrikossoff-Tumor *m* (Ⓔ Abrikossoff's tumor): *Syn*: *Myoblastom, Myoblastenmyom, Abrikossoff-Geschwulst, Granularzelltumor, Myoblastoma granulocellularis*; seltener, gutartiger Tumor, der von der quergestreiften Muskulatur oder den Schwann*-Zellen von Nervenscheiden ausgeht; findet sich meist in der Speiseröhre oder Lunge; entartet nur selten

Ab|riss|frak|tur *f* (Ⓔ avulsion fracture): *Syn*: *Ausrissfraktur*; Abriss von Knochenteilen am Ansatz von Sehnen oder Bändern, z.B. Schipperfraktur*

Ab|rup|tio *f, pl* **-tio|nes** (Ⓔ abruption): Lösung, Ablösung

Abruptio graviditatis (Ⓔ induced abortion): Schwangerschaftsunterbrechung; *s.a. Abortus artificialis*

Abruptio placentae: *→Ablatio placentae*

ABS *Abk.*: **1.** adaptatives Biosignal **2.** Alkylbenzolsulfonat **3.** *→Aortenbogensyndrom*

abs. *Abk.*: **1.** *→absolut* **2.** absolutus

Abs-, abs- *präf.*: *→Ab-*

Abs|ces|sus *m, pl* **-sus**: *→Abszess*

Abscessus acutus: *→Abscessus calidus*

Abscessus calidus (Ⓔ hot abscess): *Syn*: *heißer Abszess, Abscessus acutus*; durch Eitererreger hervorgerufener akuter Abszess

Abscessus frigidus (Ⓔ cold abscess): *Syn*: *kalter Abszess*; meist durch Mycobacterium* tuberculosis verursachter chronischer Abszess; enhält kaum Eiter, dafür aber käsige Massen

Ab|schäl|lungs|frak|tur *f* (Ⓔ flake fracture): Absprengung eines schalenförmigen Fragments im Gelenkbereich

Ab|schei|dungs|throm|bus *m, pl* **-ben** (Ⓔ washed clot): *Syn*: *Konglutinationsthrombus, weißer/grauer Thrombus*; an der geschädigten Gefäßwand entstehender Thrombus*, der außen von einer weiß-grauen Leukozytenschicht umgeben ist

Ab|scher|frak|tur *f* (Ⓔ shearing fracture): durch Scherkräfte verursachte komplette Fraktur*

Ab|sence *f* (Ⓔ absence): plötzlich einsetzender, kurzzeitiger Bewusstseinsverlust mit Amnesie*; Form der Petit-mal-Epilepsie; *s.a. Essay Epilepsie S. 617*

Ab|sen|tia *f* (Ⓔ absence): Geistesabwesenheit

Ab|setz|phä|no|men *nt* (Ⓔ rebound): *Syn*: *Reboundphänomen*; plötzliches Absetzen eines Medikamentes nach Dauereinnahme kann zu einer überschießenden, der Wirkung des Medikamentes entgegengesetzten Reaktion führen, z.B. Tachykardie und Blutdruckanstieg nach Absetzen von Betablockern

Ab|si|dia *f* (Ⓔ Absidia): Pilzgattung, die Erreger vom Mukormykosen* sein kann

Ab|sie|de|lung *f*: *→Metastase*

Ab|sinth *m*: *→Artemisia absinthium*

ab|so|lut *adj* (Ⓔ **1.–2.** absolute): **1.** uneingeschränkt, unumschränkt **2.** rein, unvermischt, z.B. absoluter Alkohol

Ab|sor|bens *nt, pl* **-ben|zi|en, -ben|ti|en** (Ⓔ absorbent): *Syn*: *Absorber*; saugfähiger Stoff, absorbierende Struktur/Substanz; z.B. der mit Kalk gefüllte Absorber für Kohlendioxid in halbgeschlossenen Narkosesystemen

Ab|sor|ber *m*: *→Absorbens*

ab|sor|bie|rend *adj* (Ⓔ absorbent): saugfähig, einsaugend, aufsaugend

Ab|sorp|ti|o|me|trie *f*: *→Absorptionsanalyse*

Ab|sorp|ti|on *f* (Ⓔ **1.–3.** absorption): **1.** Aufnahme, Aufsaugen von Gasen/Flüssigkeiten durch eine Grenzfläche **2.** Aufnahme von Substanzen über die Haut oder Schleimhaut **3.** Schwächung von Strahlung, Licht oder Wellen

Ab|sorp|ti|ons|a|na|ly|se *f* (Ⓔ absorption analysis): *Syn*: *Absorptiometrie*; quantitatives Analyseverfahren, das die Absorption* von Lichtstrahlen [einschließlich UV-Strahlen] misst

Ab|sorp|ti|ons|ban|de *f* (Ⓔ absorption band): *Syn*: *Absorptionsstreifen*; *s.u. Absorptionsspektrum*

Ab|sorp|ti|ons|li|ni|en *pl* (Ⓔ absorption lines): *s.u. Absorptionsspektrum*

Ab|sorp|ti|ons|spek|tro|pho|to|me|ter *nt* (Ⓔ absorption spectrophotometer): *Syn*: *Absorptionsspektrofotometer*; Photometer* zur Absorptionsspektrophotometrie

Ab|sorp|ti|ons|spek|tro|pho|to|me|trie *f* (Ⓔ absorption spectrophotometry): *Syn*: *Absorptionsspektrofotometrie*; quantitatives Analyseverfahren, das photometrisch das Absorptionsspektrum* einer Probe misst

ab|sorp|ti|ons|spek|tro|pho|to|me|trisch *adj* (Ⓔ absorption spectrophotometric): *Syn*: *absorptionsspektrofotometrisch*; Absorptionsspektrophotometrie betreffend, mittels Absorptionsspektrophotometrie oder Absorptionsspektrophotometer

Ab|sorp|ti|ons|spek|trum *nt, pl* **-spek|ten** (Ⓔ absorption spectrum): viele Substanzen absorbieren Licht unterschiedlicher Wellenlängen; diese spezifische Absorption kann zur quantitativen oder qualitativen Bestimmung von Substanzen im Spektralphotometer* verwendet werden; stellt man das durch die Probe gestrahlte Licht als Spektrum dar, so erscheinen die absorbierten Wellenlängen entweder als feine **Absorptionslinien** [Linienspektrum] oder als breitere **Absorptionsbanden** [Bandenspektrum], deren Muster typisch das jeweilige Atom, Ion, Molekül etc. ist

Ab|sorp|ti|ons|strei|fen *m* (Ⓔ absorption band): Absorptionsbande; *s.u. Absorptionsspektrum*

ab|sorp|tiv *adj* (Ⓔ absorptive): Absorption betreffend, aufsaugend, absorbierend

Ab|still|dys|pep|sie *f* (Ⓔ ablactation dyspepsia): *Syn*: *Ablaktationsdyspepsie*; Verdauungsstörung des Säuglings nach dem Abstillen

abs|ti|nent *adj* (Ⓔ abstinent): enthaltsam; auf Geschlechtsverkehr verzichtend

Abs|ti|nen|tia *f*: *→Abstinenz*

Abstinentia sexualis (Ⓔ abstinence): sexuelle Enthaltsamkeit

Abs|ti|nenz *f* (Ⓔ abstinence): *Syn*: *Abstinentia*; Enthaltung, Enthaltsamkeit; sowohl die Enthaltsamkeit von Genussmitteln [v.a. Alkohol, Drogen] als auch die sexuelle Enthaltsamkeit [**Abstinentia sexualis**]

Abs|ti|nenz|er|schei|nun|gen *pl*: *→Abstinenzsyndrom*

Abs|ti|nenz|syn|drom *nt* (Ⓔ withdrawal syndrome): *Syn*: *Entzugserscheinungen, Entzugssyndrom, Entziehungserscheinungen, Entziehungssyndrom, Abstinenzerscheinungen*; Bezeichnung für die beim Entzug eines Suchtmittels auftretende körperliche Symptomatik, deren Ausprägung vom Suchtmittel und dem Allgemeinzustand des Patienten abhängt; i.d.R. kommt es zu Kopfschmerzen, Schwitzen, Kreislaufbeschwerden, Hitzewallungen, Unruhe, Schlafstörungen usw.; in Extremfällen kann es zu Delir oder akuten Psychosen [Alkoholentzug], schweren Depressionen und Selbstmordgefährdung kommen

Ab|sto|ßung *f* (Ⓔ rejection): *s.u. Abstoßungsreaktion*

Ab|sto|ßungs|re|ak|ti|on *f* (Ⓔ rejection): *Syn*: *Abstoßung, Rejektion*; Abstoßung eines Transplantates durch den Wirt; in Abhängigkeit vom Zeitpunkt des Auftretens der Abstoßungsreaktion, spricht man von **hyperakuter**, **akuter**, **beschleunigter** oder **chronischer Abstoßung**; nach dem Abwehrmechanismus unterscheidet man **zelluläre** und **humo-**

rale **Abstoßung** und nach dem histologischen Bild **interstitielle** und **vaskuläre Abstoßung**
am häufigsten ist die **akute Abstoßung** mit Beginn nach 4–5 Tagen, bei der es zur Infiltration des Transplantates mit T-Lymphozyten kommt [**zelluläre interstitielle Abstoßung**]; hoch dosierte Steroide oder Antilymphozytenserum können diesen Typ der Abstoßungsreaktion meist gut beeinflussen; schlechter ist die Prognose, wenn es zur Mitbeteiligung der Gefäße kommt, da damit die Blutversorgung beeinträchtigt ist und es zu Ischämie kommt [**weiße Abstoßung**]; die **chronische Abstoßung** verläuft über Wochen, Monate oder Jahre und führt zu einer schleichenden Zerstörung des Transplantates; *s.a. Immunsuppression*

Ab|strich *m* (Ⓔ smear): Entnahme von Probematerial von der Oberfläche von Haut oder Schleimhaut zur diagnostischen Untersuchung

Ab|stütz|plat|te *f* (Ⓔ buttress plate): *s.u. Plattenosteosynthese*

abs|ze|die|ren *v* (Ⓔ form an abscess): einen Abszess bilden, zu einer Abszessbildung führen

abs|ze|die|rend *adj* (Ⓔ abscess-forming): einen Abszess bildend, zu einer Abszessbildung führend, abszessbildend

Abs|ze|die|rung *f* (Ⓔ abscess formation): Abszessbildung

Abs|zess *m* (Ⓔ abscess): ***Syn***: *Abscessus*; von einer **Abszessmembran** abgekapselte Eiteransammlung in einem durch Gewebeeinschmelzung entstandenen Hohlraum [**Abszesshöhle**]; typische **Erreger** sind Staphylokokken*, Streptokokken* und Escherichia* coli; häufig findet man aber auch Mischinfektionen durch die lokale Bakterienflora; die **Symptomatik** hängt von der Lokalisation, der Art des Abszesses, dem Erreger, dem Ausmaß der Nekrose usw. ab; kalte Abszesse* sind i.d.R. klinisch unauffällig und treten erst durch Folgeschäden [z.B. Fistelbildung] in Erscheinung; die **Therapie** umfasst chirurgische Eröffnung und Ausräumung, evtl. verbunden mit Drainage und Fistelspaltung; Antibiotikatherapie

anorektaler Abszess (Ⓔ anorectal abscess): ***Syn***: *After-Mastdarmabszess*; Abszess in der After-Mastdarmgegend, aus dem häufig anorektale Fisteln* hervorgehen; die Mehrzahl der Abszesse liegt innerhalb des Afterschließmuskelsystems und wird als **intersphinktärer Abszess** bezeichnet; vom ihm ausgehende Fisteln können nach außen führen [intersphinktäre Fistel] oder in die ischiokruralen Weichteile durchbrechen und dort einen Abszess bilden [**ischiokruraler Abszess**]; **extrasphinktäre** oder **supralevatorische Abszesse** liegen oberhalb der Levatorschlinge und können Ausgangsort für suprasphinktäre Fisteln sein

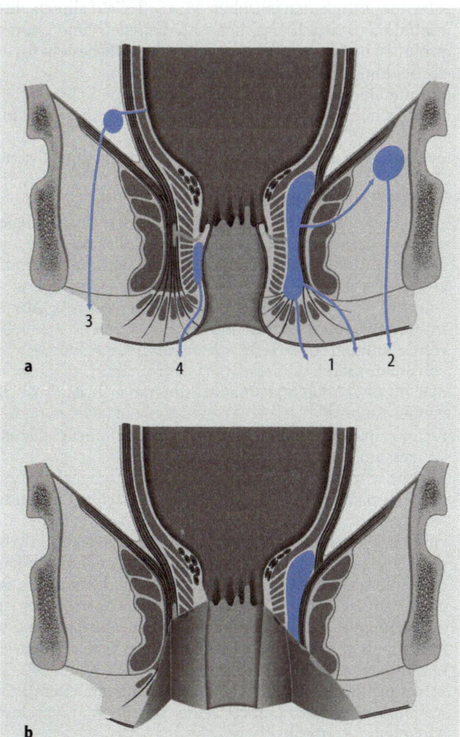

Abb. A6. Typische Lage und Ausbreitung anorektaler Abszesse und Fisteln

appendizealer Abszess (Ⓔ appendiceal abscess): ***Syn***: *periappendizealer Abszess*; Abszess in der Gegend der Appendix* vermiformis

appendizitischer Abszess (Ⓔ appendicular abscess): Begleitabszess bei einer Entzündung der Appendix* vermiformis

bartholinischer Abszess (Ⓔ bartholinian abscess): ***Syn***: *Bartholin-Abszess*; Pseudoabszess bei Bartholinitis*; wird heute richtiger als Bartholin-Empyem bezeichnet

biliärer Abszess (Ⓔ biliary abscess): ***Syn***: *biliärer Leberabszess, biliogener Leberabszess, cholangitischer Leberabszess, biliogener Abszess, cholangitischer Abszess, chologener Leberabszess*; meist durch aufsteigende Darmbakterien verursachter Leberabszess bei Cholangitis* oder Cholestase*

biliogener Abszess: *→ biliärer Abszess*

cholangitischer Abszess: *→ biliärer Abszess*

embolischer Abszess (Ⓔ embolic abscess): durch einen septischen Embolus* verursachter Abszess; meist als Leberabszess*

epiduraler Abszess (Ⓔ epidural abscess): ***Syn***: *extraduraler Abszess, Epiduralabszess*; meist hämatogen entstehender Abszess im Epiduralraum; die häufigsten Erreger sind Staphylokokken*; die meisten Abszesse sitzen im Bereich der mittleren Brust- oder oberen Lendenwirbelsäule [**spinaler Epiduralabszess**]; durch den Druck auf das Rückenmark und die Behinderung der Zirkulation kommt es zu Schmerzen, Fieber und leichter Nackensteifigkeit; im Verlauf der nächsten Tage [bis zu 2 Wochen] kommt es zur Ausbildung eines subakuten Querschnittssyndroms*; die **Therapie** besteht aus chirurgischer Eröffnung und Drainage sowie Antibiotikatherapie

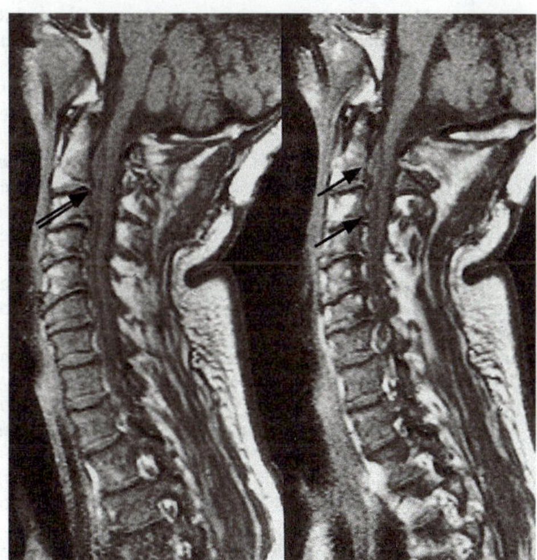
Abb. A7. Epiduraler Abszess im MRT

epinephritischer Abszess: *→ paranephritischer Abszess*

epiploischer Abszess (Ⓔ epiploic abscess): Abszess des Bauchnetzes

extraduraler Abszess: *→ epiduraler Abszess*

extrasphinktärer Abszess (Ⓔ extrasphincteral abscess): *s.u. anorektaler Abszess*

hämatogener Abszess (Ⓔ hematogenous abscess): durch hämatogene Streuung von Erregern entstandener Abszess

heißer Abszess (Ⓔ hot abscess): *Syn*: *Abscessus calidus/acutus*; durch Eitererreger hervorgerufener akuter Abszess
hepatischer Abszess: *→Leberabszess*
intersphinktärer Abszess (Ⓔ intersphincteral abscess): *s.u. anorektaler Abszess*
intraabdominaler Abszess (Ⓔ intra-abdominal abscess): Abszess im Bauchraum/in der Bauchhöhle
intraabdomineller Abszess: *→intraabdominaler Abszess*
intraduraler Abszess (Ⓔ intraduraler abscess): zwischen den Durablättern liegender Abszess
intrahepatischer Abszess: *→Leberabszess*
intrakranieller Abszess (Ⓔ intracranial abscess): Abszess innerhalb der Schädelhöhle
intramuraler Abszess (Ⓔ intramural abscess): Abszess in einer Organwand
intraperitonealer Abszess (Ⓔ intraperitoneal abscess): in der Peritonealhöhle liegender Abszess
intrapulmonaler Abszess: *→Lungenabszess*
intrarenaler Abszess (Ⓔ intrarenal abscess): *Syn*: *Nierenabszess*; Abszess im Nierengewebe; entsteht meist hämatogen durch Staphylo- oder Streptokokken, manchmal auch als aufsteigende Infektion bei Pyelonephritis*; kann zur Ausbildung einer Urosepsis führen
intrazerebraler Abszess: *→Hirnabszess*
ischiorektaler Abszess (Ⓔ ischiorectal abscess): tiefer Abszess zwischen Rektum und Sitzbein; *s.u. anorektaler Abszess*
kalter Abszess (Ⓔ cold abscess): *Syn*: *Abscessus frigidus*; meist durch Mycobacterium* tuberculosis verursachter chronischer Abszess; enthält kaum Eiter, dafür aber käsige Massen
metastatischer Abszess (Ⓔ metastatic abscess): *Syn*: *metastatisch-pyämischer Abszess*; bei Pyämie* entstehender Abszess durch i.d.R. hämatogene Streuung der Erreger
metastatischer tuberkulöser Abszess (Ⓔ metastatic tuberculous abscess): *Syn*: *tuberkulöses Gumma*; solitäre oder multiple subkutane Knoten mit Einschmelzung und Fistelbildung; entstehen durch hämatogene Streuung, v.a. bei Kindern mit schlechter Ernährungs- und Abwehrlage
metastatisch-pyämischer Abszess: *→metastatischer Abszess*
mykotischer Abszess (Ⓔ mycotic abscess): im Rahmen einer Pilzinfektion entstehender Abszess
otogener Abszess (Ⓔ otogenic abscess): vom Ohr [i.d.R. Otitis* media] ausgehender Abszess; tritt meist als Hirnabszess* in Erscheinung
parametraner Abszess (Ⓔ parametrial abscess): meist durch eine Parametritis* ausgelöster Abszess im Parametrium*
paranephritischer Abszess (Ⓔ paranephric abscess): *Syn*: *epinephritischer Abszess*; Abszess des Nierenlagers bzw. der Nierenkapsel; kann Ursache einer Urosepsis* sein
pelvirektaler Abszess (Ⓔ pelvirectal abscess): Abszess der Beckengewebe um das Rektum
perforierender Abszess (Ⓔ perforating abscess): in das umliegende Gewebe infiltrierender Abszess oder Durchbruch in eine Körperhöhle
perianaler Abszess (Ⓔ perianal abscess): Abszess in unmittelbarer Nähe des Afters
perianastomotischer Abszess (Ⓔ perianastomotic abscess): um eine chirurgisch kreierte Anastomose herum entstehender Abszess
periappendizealer Abszess (Ⓔ periappendiceal abscess): *Syn*: *appendizealer Abszess*; Abszess in der Gegend der Appendix* vermiformis
periappendizitischer Abszess (Ⓔ periappendicular abscess): Abszess in unmittelbarer Nähe einer entzündeten Appendix* vermiformis; kann zum Bild eines akuten Abdomens* führen
periareolarer Abszess (Ⓔ periareolar abscess): Abszess in unmittelbarer Nähe des Warzenvorhofs der Brust
pericholangiolärer Abszess (Ⓔ pericholangiolar abscess): Abszess in unmittelbarer Nähe der Gallenwege
pericholezystischer Abszess (Ⓔ pericholecystic abscess): Abszess in unmittelbarer Nähe der Gallenblase; meist bei perforierender Cholezystitis*; kann zum Bild eines Akuten Abdomens* führen
periduktaler Abszess (Ⓔ periductal abscess): Abszess in unmittelbarer Nähe eines Milchganges der Brustdrüse
perinephritischer Abszess (Ⓔ perinephric abscess): Abszess zwischen Niere und Nierenkapsel
peripleuritischer Abszess (Ⓔ peripleuritic abscess): Abszess als Begleiterscheinung bei einer Pleuritis*; abszedierende Pleuritis
periproktitischer Abszess (Ⓔ perianal abscess): Abszess in unmittelbarer Nähe des Rektums bei Periproktitis*; abszedierende Periproktitis
perirektaler Abszess (Ⓔ perirectal abscess): *Syn*: *Perirektalabszess*; Abszess in unmittelbarer Nähe des Rektums; *s.a. anorektaler Abszess*
perirenaler Abszess (Ⓔ perinephric abscess): Abszess in unmittelbarer Nähe der Niere
perisinuöser Abszess (Ⓔ perisinuous abscess): Abszess in unmittelbarer Nähe eines Hirn- oder Lebersinus
perityphlitischer Abszess (Ⓔ pericecal abscess): Abszess in unmittelbarer Nähe des Blinddarms [Zäkum]; oft bei perforierender Appendizitis*; kann zum Bild des Akuten Abdomens* führen
periurethraler Abszess (Ⓔ periurethral abscess): *Syn*: *Periurethralabszess*; Abszess in unmittelbarer Nähe der Harnröhre, Abszess im Harnröhrenbereich; häufigste Ursache ist die Harnröhrenverletzung bei unsachgemäßer Katheterisierung
perivertebraler Abszess (Ⓔ perivertebral abscess): Abszess in unmittelbarer Nähe eines Wirbelkörpers; meist als kalter Abszess [Senkungsabszess*] bei Tuberkulose*
pilonidaler Abszess (Ⓔ pilonidal fistula): *Syn*: *Steißbeinfistel, Steißbeinzyste, Sinus pilonidalis, Pilonidalfistel, Kokzygealfistel, Haarnestfistel, Haarnestgrübchen, Pilonidalzyste, Sakraldermoid, Fistula coccygealis, Fistula pilonidalis*; epithelausgekleideter Fistelgang in der medianen Steißbeingegend/Analfalte; durch einen persistierenden embryonalen Neuroporus oder [häufiger] durch Eindringen von Haaren und Oberflächenepithel in die Haut bedingt; betrifft meist jüngere, stark behaarte Männer, die vorwiegend sitzende Tätigkeiten ausüben [Taxi-, LKW-Fahrer]; **differentialdiagnostisch** kommen v.a. Analfistel* und ein periproktitischer Abszess* infrage; die **Therapie** besteht in Ausschneidung und Sekundärheilung*
pulmonaler Abszess: *→Lungenabszess*
pyämischer Abszess (Ⓔ pyemic abscess): Abszessbildung bei Pyämie*
pyelophlebitischer Abszess (Ⓔ pyelophlebitic abscess): *Syn*: *pyelophlebitischer Leberabszess*; Leberabszess durch Erreger aus dem Pfortadergebiet
pyogener Abszess (Ⓔ pyogenic abscess): durch Absiedlung aus einem Eiterherd entstandener Abszess
rektaler Abszess (Ⓔ rectal abscess): *Syn*: *Mastdarmabszess*; Abszess der Rektumwand; *s.a. anorektaler Abszess*
retrobulbärer Abszess (Ⓔ retrobulbar abscess): Abszess im Gewebe hinter dem Augapfel
retroglandulärer Abszess: *→retromammärer Abszess*
retromammärer Abszess (Ⓔ retromammary abscess): *Syn*: *retroglandulärer Abszess*; hinter der Brustdrüse liegender Abszess
retroperitonealer Abszess (Ⓔ retroperitoneal abscess): Abszess im Retroperitonealraum
retropharyngealer Abszess (Ⓔ retropharyngeal abscess): *Syn*: *Retropharyngealabszess*; Abszess zwischen Rachenhinterwand und Halswirbelsäule; entsteht meist bei Abszedierung von retropharyngealen Lymphknoten nach Entzündungen des Nasen-Rachen-Raums bei Kleinkindern; kann als Senkungsabszess* nach unten ins Mediastinum* wandern; **klinisch** fällt eine prallelastische Vorwölbung der Schleimhaut der Rachenhinterwand auf; die **Therapie** besteht in einer Inzision und Drainage am liegenden Patienten und der Gabe von Antibiotika
retrotonsillärer Abszess (Ⓔ retrotonsillar abscess): *Syn*: *Retrotonsillarabszess*; durch eine Tonsillitis* ausgelöster Abszess im Retrotonsillargewebe
retrozäkaler Abszess (Ⓔ retrocecal abscess): hinter dem Zäkum* liegender Abszess; meist als periappendizitischer

Abszess*
steriler Abszess (Ⓔ sterile abscess): Abszess, aus dem kein Erreger isoliert werden kann
subareolärer Abszess (Ⓔ subareolar abscess): Abszess im Subkutangewebe des Warzenvorhofs der Brust
subduraler Abszess (Ⓔ subdural abscess): Abszess im Subduralraum
subepidermaler Abszess (Ⓔ subepidermal abscess): unter der Epidermis liegender Abszess
subfaszialer Abszess (Ⓔ subfascial abscess): unter einer Aponeurose/Faszie liegender Abszess
subhepatischer Abszess (Ⓔ subhepatic abscess): unterhalb der Leber liegender Abszess
subkutaner Abszess (Ⓔ subcutaneous abscess): Abszess des Unterhautgewebes
submammärer Abszess (Ⓔ submammary abscess): unterhalb der Brustdrüse liegender Abszess
subpektoraler Abszess (Ⓔ subpectoral abscess): unter einem Pektoralmuskel liegender Abszess
subperiostaler Abszess (Ⓔ subperiosteal abscess): Abszess unter der Knochenhaut; entsteht entweder endogen aus einer hämatogenen Osteomyelitis* oder posttraumatisch bzw. postoperativ durch exogene Keimeinschleppung
subphrenischer Abszess (Ⓔ subphrenic abscess): unterhalb des Zwerchfells liegender Abszess; häufigster Abszess des Bauchraums; die **Ursache** ist meist eine hämatogene Streuung [z.B. bei Appendizitis*] oder die traumatische oder iatrogene [Operation] Einbringung von Keimen; daneben spielen auch Darmperforationen eine wichtige Rolle
subskapulärer Abszess (Ⓔ subscapular abscess): Abszess unterhalb des Schulterblattes
subungualer Abszess (Ⓔ subungual abscess): Abszess unter einem Nagel
suprahepatischer Abszess (Ⓔ suprahepatic abscess): oberhalb der Leber liegender Abszess
supralevatorischer Abszess (Ⓔ supralevator abscess): *s.u. anorektaler Abszess*
tuberkulöser Abszess (Ⓔ tuberculous abscess): Abszessbildung im Rahmen einer Tuberkulose*; meist gleichgesetzt mit kaltem Abszess*
verkäsender Abszess (Ⓔ caseous abscess): i.d.R. tuberkulöser Abszess mit Verkäsung des nekrotischen Gewebes

Ab|szess|fie|ber *nt* (Ⓔ abscess fever): *Syn*: *septisches Fieber*; intermittierendes Fieber* durch schubweise Erreger- oder Toxineinschwemmung ins Blut

Ab|szess|fis|tel *f* (Ⓔ abscess fistula): von einem Abszess ausgehende Fistel*

Ab|szess|höh|le *f* (Ⓔ abscess cavity): *s.u. Abszess*

Ab|szess|mem|bran *f* (Ⓔ abscess membrane): *s.u. Abszess*

Abt: Arthur Frederik Abt; 1867–1955; amerikanischer Kinderarzt (Chicago)
Abt-Letterer-Siwe-Krankheit *f* (Ⓔ Letterer-Siwe disease): *Syn*: *Morbus Letterer-Siwe, Letterer-Siwe-Krankheit, akute/maligne Säuglingsretikulose, maligne generalisierte Histiozytose*; bevorzugt Kleinkinder betreffende generalisierte Variante der Histiozytosis* X mit Granulomen in Haut, Milz, Lymphknoten, Leber, Lunge und Knochen; akuter Verlauf mit hoher Sterberate [90 %]; **Therapie**: Zytostatikatherapie und hoch dosierte Corticoide; Antibiotikaabdeckung und Bluttransfusionen

Ab|trei|be|mit|tel *nt*: *→Abortivum*

Ab|tre|ibung *f*: *→Abortus artificialis*

Ab|tropf|ungs|nä|vus *m*, *pl* **-vi**: *→Junktionsnävus*

ABTS *Abk.*: 2,2'-Azino-di-(3-äthylbenz-thiazolinsulfonat)

A|bu|lie *f* (Ⓔ abulia): krankhafte Willenlosigkeit oder Entschlusslosigkeit

Ab|u|sus *m* (Ⓔ abuse): Missbrauch, missbräuchliche Anwendung, z.B. Abführmittelabusus*

ABV *Abk.*: **1.** Actinomycin-D, Bleomycin, Vincristin **2.** Adriamycin, Bleomycin, Vinblastin

ABVD *Abk.*: Adriamycin, Bleomycin, Vinblastin, Dacarbazin

ABVE *Abk.*: Adriamycin, Bleomycin, Vincristin, Etoposid

Ab|wehr *f* (Ⓔ defense): Immunsystem, Immunabwehr

ab|wehr|ge|schwächt *adj* (Ⓔ immunocompromised): mit geschwächter (Immun-)Abwehr

Ab|wehr|re|fle|xe *pl* (Ⓔ defense reflexes): Reflexe, die dem Schutz des Körpers dienen [z.B. Fluchtreflex]

ABZ *Abk.*: antikörperbildende Zellen

Ab|zie|her *m*: *→Abduktor*

Ab|zieh|mus|kel *m*: *→Abduktor*

AC *Abk.*: **1.** *→Acetylcholin* **2.** Adenylatcyclase **3.** Adriamycin, Carmustin **4.** Adriamycin, CCNU **5.** Adriamycin, Cisplatin **6.** Adriamycin, Cyclophosphamid **7.** *→Amniozentese*

Ac *Abk.*: Actinium

Ac. *Abk.*: *→Acidum*

Ac-, ac- *präf.*: Wortelement mit der Bedeutung „zu.../hinzu.../an"

ACA *Abk.*: **1.** *→ε-Aminocapronsäure* **2.** *→Akrodermatitis chronica atrophicans* **3.** *→Arteria cerebri anterior*

A.c.a. *Abk.*: *→Arteria cerebri anterior*

A|ca|ci|a se|ne|gal *f* (Ⓔ Acacia senegal): *s.u. Gummi arabicum*

Acanth-, acanth- *präf.*: *→Acantho-*

A|can|tha|moe|ba *f* (Ⓔ Acanthamoeba): *Syn*: *Akanthamöbe*; freilebende Amöben, die v.a. bei abwehrgeschwächten Patienten Infektionen [Amöbenenzephalitis, Amöbenkeratitis] hervorrufen können

Acantho-, acantho- *präf.*: Wortelement mit der Bedeutung „Stachel/Dorn"

A|can|tho|ce|pha|la *pl* (Ⓔ Acanthocephala): *Syn*: *Kratzer, Kratzwürmer*; zu den Rundwürmern [Nemathelminthen*] gehörende Darmparasiten, die beim Menschen nur selten Erkrankungen auslösen

A|can|tho|ly|sis *f*, *pl* **-ses**: *→Akantholyse*

A|can|tho|ma *nt*, *pl* **-ma|ta** (Ⓔ acanthoma): *Syn*: *Akanthom*; gutartige Hyperplasie* der Epidermis* und Hautpapillen

A|can|tho|pa|nax sen|ti|co|sus *m*: *→Eleutherococcus senticosus*

A|can|tho|sis *f*, *pl* **-ses** (Ⓔ acanthosis): *Syn*: *Akanthose*; Verdickung der Epidermis* durch Zellvermehrung, z.B. bei chronischem Ekzem*, Psoriasis*
Acanthosis circumporalis pruriens (Ⓔ apocrine miliaria): *Syn*: *Fox-Fordyce-Krankheit, apokrine Miliaria, Apocrinitis sudoripara pruriens, Hidradenoma eruptivum*; zu Juckreiz und Papelbildung führender Verschluss der Ausführungsgänge apokriner Schweißdrüsen; tritt v.a. bei Frauen nach der Pubertät auf und betrifft die Achseln, Mamillen und die Genitalregion; **Therapie**: lokale Antiseptika
Acanthosis nigricans (Ⓔ acanthosis nigricans): *Syn*: *Schwarzwucherhaut*; grau-braune, papillomatöse Wucherung der Haut der großen Gelenkbeugen; klassische Paraneoplasie*, die wahrscheinlich zu 100 % mit inneren Tumoren [v.a. Adenokarzinome des Magens] korreliert

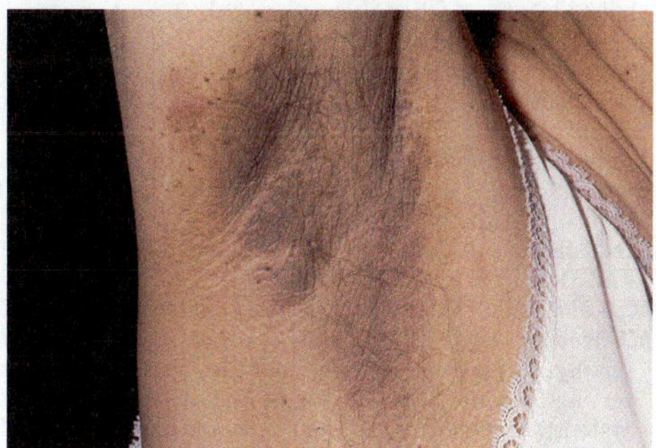

Abb. A8. Acanthosis nigricans

Acar-, acar- *präf.*: *→Acaro-*

A|car|bo|se *f* (Ⓔ acarbose): α-Glucosidasehemmer; führt durch Hemmung von α-Glucosidasen zu einer verzögerten Verdauung von Kohlenhydraten [v.a. Glucose] und dadurch zu einer Verminderung des postprandialen Blutzuckeranstiegs; **Anw.**: Diabetes* mellitus

A|car|di|cus *m*: *→Akardius*

A|car|di|us *m*: *→Akardius*

A|ca|ri *pl* (Ⓔ acaridians): allgemeiner Begriff für Milben* und Zecken*

A|ca|ri|a|sis *f, pl* **-ses**: →*Akariosis*

A|ca|ri|do|sis *f, pl* **-ses**: →*Akariosis*

A|ca|ri|na *f* (Ⓔ Acarina): Unterklasse der Spinnentiere [Arachnidae], die die Milben* und Zecken* umfasst

A|ca|ri|no|sis *f, pl* **-ses**: →*Akariosis*

Acaro-, acaro- *präf.*: Wortelement mit der Bedeutung „Milbe"

A|ca|ro|der|ma|ti|tis *f, pl* **-ti|ti|den** (Ⓔ acarodermatitis): *Syn*: *Milbendermatitis, Akarodermatitis*; durch Milben hervorgerufene Dermatitis*; *s.a. Skabies*

Acarodermatitis urticarioides (Ⓔ acarodermatitis urticarioides): *Syn*: *Gerstenkrätze, Getreidekrätze*; Milbendermatitis durch die **Kugelbauchmilbe** [Pyemotes], die auf Stroh oder Getreide lebt; **Klinik**: Quaddelbildung und Juckreiz; evtl. Allgemeinsymptome [Fieber, Lymphknotenschwellung, Proteinurie, Ödeme]; **Therapie**: intern Antihistaminika, extern Corticoidsalbe oder -lotion

a|ca|ro|der|ma|ti|tisch *adj* (Ⓔ acarodermatitic): *Syn*: *akarodermatitisch*; Acarodermatitis betreffend

A|ca|rus *m* (Ⓔ Acarus): kleine Milbenart, die oft als Ektoparasit auftritt; sie verursacht u.a. die Krätze [Skabies*]

Acarus scabiei: →*Skabiesmilbe*

ACAT *Abk.*: Acyl-CoA-Cholesterin-Acyltransferase

ACC *Abk.*: **1.** Accelerin-Convertin **2.** Acidocillin

A.c.c. *Abk.*: →*Arteria carotis communis*

acc. *Abk.*: →*Akkommodation*

Ac|ce|le|ra|tor|glo|bu|lin *nt*: →*Akzeleratorglobulin*

Ac|ce|le|rin *nt*: →*Akzelerin*

acceptable daily intake *nt* (Ⓔ acceptable daily intake): *s.u. ADI-Wert*

Ac|cep|tor *m* (Ⓔ acceptor): *Syn*: *Akzeptor*; aufnehmende Substanz, z.B. Protonenakzeptor

AcCh *Abk.*: →*Acetylcholin*

AcCoA *Abk.*: →*Acetyl-Coenzym A*

Ac|cre|tio *f, pl* **-ti|o|nes** (Ⓔ accretion): pathologische Verwachsung, Verklebung, Adhäsion

Accretio cordis: →*Accretio pericardii*

Accretio pericardii (Ⓔ pericardial accretion): *Syn*: *Accretio cordis*; Verklebung des parietalen Blattes des Herzbeutels [Perikard*] mit der Pleura*; meist Folge einer abgelaufenen Herzbeutelentzündung; *s.a. Concretio pericardii*

ACD *Abk.*: **1.** →*Actinomycin D* **2.** →*Arteria coronaria dextra*

A.c.d. *Abk.*: →*Arteria coronaria dextra*

ACD-Stabilisator *m* (Ⓔ ACD solution): gerinnungshemmende Lösung, die als Zusatz für Blutkonserven verwendet wird; enthält Natriumcitrat, Zitronensäure [Acidum citricum] und Dextrose

ACE *Abk.*: **1.** Adriamycin, Cyclophosphamid, Etoposid **2.** Alkohol-Chloroform-Äther-Narkosegemisch **3.** →*Angiotensin-Converting-Enzym*

A.c.e. *Abk.*: →*Arteria carotis externa*

A|ce|bu|to|lol *nt* (Ⓔ acebutolol): kardioselektiver Betablocker*

A|ce|car|bro|mal *nt* (Ⓔ acecarbromal): *Syn*: *1-Acetyl-3-(2-brom-2-ethylbutyryl)urea, Acetylcarbromal*; Bromharnstoffderivat; Sedativum*, Hypnotikum*

A|ce|cli|din *nt* (Ⓔ aceclidine): Parasympathomimetikum*; **Anw.**: lokal am Auge bei Glaukom*

ACED *Abk.*: anhidrotische kongenitale ektodermale Dysplasie

ACE-Hemmer *pl* (Ⓔ ACE inhibitors): *Syn*: *Angiotensin-Converting-Enzym-Hemmer*; Hemmer des Angiotensin-Converting-Enzyms*, das im Renin-Angiotensin-Aldosteron-System* Angiotensin I in Angiotensin II umwandelt; ACE-Hemmer [z.B. Captopril, Enalapril] werden bei arterieller Hypertonie* und bei koronarer Herzkrankheit zur Blutdrucksenkung eingesetzt

A|ce|me|ta|cin *nt* (Ⓔ acemetacin): Carboxymethylester von Indometacin*; **Anw.**: Antiphlogistikum*, Antirheumatikum*; **NW**: *s.u. Indometacin*

A|ce|no|cou|ma|rol *nt* (Ⓔ acenocoumarol): *Syn*: *4-Hydroxy-3-(α-p-nitrophenyl-3-oxo-butyl)-cumarin, Nicumalon*; Cumarinderivat, Vitamin-K-Antagonist; Antikoagulans*

A|ce|phal|lie *f* (Ⓔ acephalia): *Syn*: *Azephalie*; angeborenes Fehlen des Kopfes

A|cer|vu|lus *m* (Ⓔ acervulus): *Syn*: *Sandkörner, Psammomkörner, Hirnsand, Corpora arenacea*; vor allem in der Zirbeldrüse und anderen Geweben im Zentralnervensystem vorkommende weißliche, sandartige Konkremente unbekannter Bedeutung

A|ce|ta|bu|lum *nt, pl* **-la** (Ⓔ acetabulum): *Syn*: *Hüftpfanne, Hüftgelenkspfanne, Azetabulum*; Gelenkpfanne des Hüftgelenks*; wird von den drei Knochen des Hüftbeins* [Darmbein, Sitzbein, Schambein] gebildet; der äußere Rand wird durch den Limbus* acetabuli verstärkt, in der Tiefe der Pfanne liegt die Fossa* acetabuli, die unten-vorne in die Incisura* acetabuli übergeht; die Fossa acetabuli wird sichelförmig von der **Facies lunata** umfasst, deren hyaliner Knorpel als Gelenkfläche für den Femurkopf* dient

A|ce|ta|bu|lum|dys|pla|sie *f*: →*Hüftdysplasie*

A|ce|ta|bu|lum|frak|tur *f* (Ⓔ acetabular fracture): *Syn*: *Hüftpfannenbruch, Hüftpfannenfraktur, Azetabulumfraktur*; Fraktur der Hüftpfanne [Acetabulum]; am häufigsten als Fraktur des dorsokranialen Pfannenrandes; andere Bruchformen sind die Fraktur des vorderen oder hinteren Pfeilers oder die Querfraktur der Pfanne

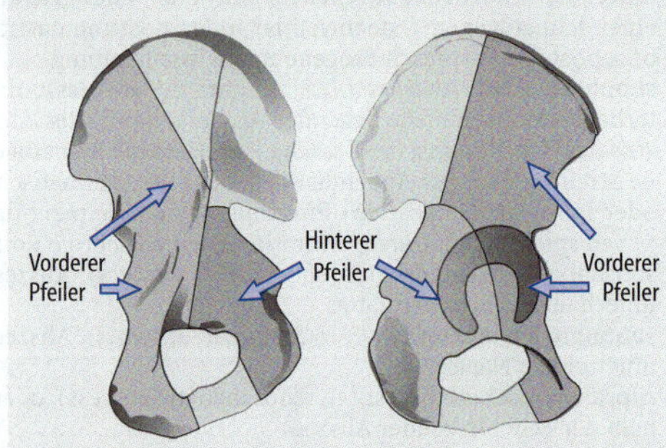

Abb. A9. Typische Acetabulumfrakturen

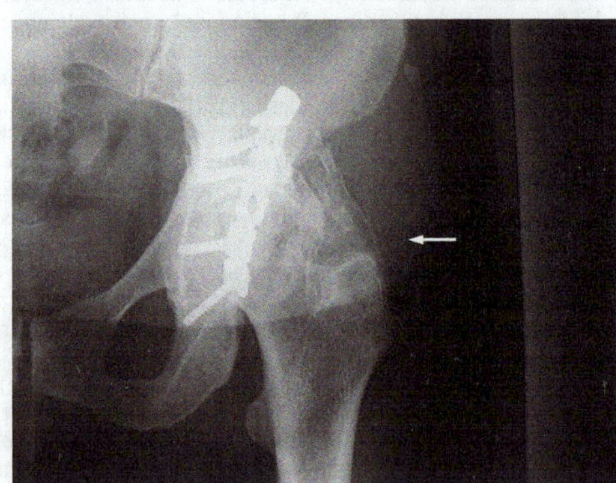

Abb. A10. Acetabulumfraktur. Heterotope Ossifikation mit Einsteifung nach operativer Stabilisierung

A|ce|t|a|ce|tat *nt*: →*Acetoacetat*

A|cet|al|de|hyd *m* (Ⓔ acetaldehyde): *Syn*: *Azetaldehyd, Äthanal, Ethanal*; im Intermediärstoffwechsel [v.a. Alkoholabbau] entstehender Aldehyd mit stechendem Geruch; ist z.T. Ursache der chronischen Leberzellschädigung bei langdauerndem Alkoholabusus

A|cet|a|mi|no|phen *nt*: →*Paracetamol*

A|ce|tat *nt* (Ⓔ acetate): *Syn*: *Azetat*; Salz der Essigsäure*

A|ce|ta|zol|a|mid *nt* (Ⓔ acetazolamide): *Syn*: *N-(5-Sulfamoyl-1,3,4-thiadiazol-2-yl)acetamid*; Carboanhydrasehemmer*; **Anw.**: Diuretikum*, Glaukombehandlung, akute Pankreatitis; **NW**: Hyperurikämie*, Verschlechterung eines Diabetes* mellitus; **Kontraind.**: Hypokaliämie, Niereninsuffizienz

A|cet|es|sig|säu|re *f* (Ⓔ acetoacetic acid): *Syn*: *β-Ketobuttersäure, Azetessigsäure*; Zwischenprodukt beim Abbau von

Fettsäuren und ketoplastischen Aminosäuren; wird bei gestörtem Kohlenhydratstoffwechsel [u.a. Diabetes* mellitus] vermehrt in der Leber gebildet

Alceltolalceltat *nt* (Ⓔ acetoacetate): ***Syn***: *Azetoazetat, Acetacetat, Azetazetat*; Salz der Acetessigsäure*

Alceltolbaclter *m* (Ⓔ Acetobacter): ***Syn***: *Essigbakterien, Essigsäurebakterien*; essigsäurebildende Bakterien; ohne medizinische Bedeutung

Alceltollylse *f* (Ⓔ acetolysis): ***Syn***: *Azetolyse*; kombinierte Hydrolyse und Acetylierung

Alcelton *nt* (Ⓔ acetone): ***Syn***: *Azeton, Dimethylketon, Propanon*; farblose, mit Wasser mischbare Flüssigkeit; einfachstes Keton; wird im Stoffwechsel aus Acetoacetat gebildet und über den Citratzyklus abgebaut; bei gestörtem Kohlenhydratstoffwechsel [u.a. Diabetes* mellitus] vermehrt in der Leber gebildet; *s.a. Ketonkörper*

Alcetonlälmie *f* (Ⓔ acetonemia): ***Syn***: *Azetonämie, Ketonämie*; erhöhter Aceton- oder Ketonkörpergehalt des Blutes

alcetonlälmisch *adj* (Ⓔ acetonemic): ***Syn***: *azetonämisch, ketonämisch*; Acetonämie betreffend, durch sie bedingt

Alcetonlchlolrolform *nt*: → *Chlorobutanol*

Alceltolniltril *nt* (Ⓔ acetonitrile): ***Syn***: *Methylcyanid, Azetonitril*; giftige Flüssigkeit; als Lösungs- und Extraktionsmittel verwendet

Alcetonlkörlper *pl*: → *Ketonkörper*

Alcetonlulrie *f* (Ⓔ acetonuria): ***Syn***: *Ketonurie, Azetonurie*; Ausscheidung von Aceton* bzw. Ketonkörpern* im Urin; ist meist Symptom einer Stoffwechselentgleisung [Hunger, Diabetes* mellitus], kann aber auch in der Schwangerschaft auftreten

alcetonlulrisch *adj* (Ⓔ acetonuric): ***Syn***: *ketonurisch, azetonurisch*; Acetonurie betreffend, durch sie bedingt

Alceltum *nt* (Ⓔ acetum): Essig

Alceltyllalmeilsenlsäulre *f* (Ⓔ pyruvic acid): ***Syn***: *Brenztraubensäure, α-Ketopropionsäure*; Ketocarbonsäure; wichtiges Zwischenprodukt des Kohlenhydrat- und Aminosäurestoffwechsels

Alceltyllbenlzolyllalcolnin *nt*: → *Aconitin*

Alceltyllcarlbrolmal *nt*: → *Acecarbromal*

Alceltyllchollin *nt* (Ⓔ acetylcholine): ***Syn***: *Azetylcholin*; Cholinester der Essigsäure*; Neurotransmitter im ZNS und in cholinergen Synapsen [motorische Endplatte]; im parasympathischen Nervensystem wird Acetylcholin von prä- und postganglionären Neuronen ausgeschüttet, im sympathischen System nur von präganglionären Neuronen; entsteht aus Cholin* und Acetyl-CoA* unter Katalyse durch Cholinacetylase und wird durch Hydrolasen [Acetylcholinesterase] der postsynaptischen Membran abgebaut; der größte Teil des Cholins wird resorbiert und erneut zur Acetylcholinsynthese verwendet

bei den **Acetylcholinrezeptoren** unterscheidet man zwischen **muskarinergen Rezeptoren [m-Rezeptoren]**, die durch Muskarin* stimulierbar sind, und **nicotinergen Rezeptoren [n-Rezeptoren]**, die auf Nicotin* ansprechen; bisher sind mindestens 4 nicotinerge Rezeptoren und mindestens 5 muskarinerge Rezeptoren in verschiedenen Geweben beschrieben worden; *s.a. Acetylcholinesterasehemmer*

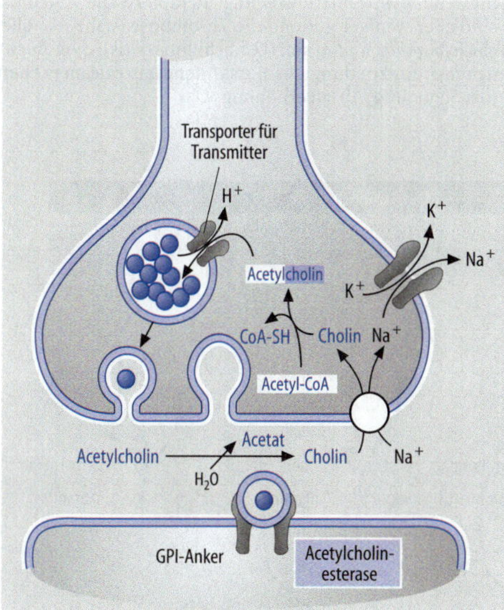

Abb. A11. Abbau und Wiederaufnahme von Acetylcholin in der Synapse

Alceltyllchollinlchlolrid *nt* (Ⓔ acetylcholine chloride): ***Syn***: *β-Acetoxy-ethyl-trimethylammonium-chlorid*; Parasympathomimetikum*

Alceltyllchollinlesltelralse *f* (Ⓔ acetylcholinesterase): ***Syn***: *echte Cholinesterase*; die Spaltung von Acetylcholin* in Cholin und Acetat katalysierendes Enzym

Alceltyllchollinlesltelralselhemlmer *pl* (Ⓔ acetylcholinesterase inhibitors): ***Syn***: *Cholinesterasehemmer, Cholinesteraseinhibitoren, Acetylcholinesteraseinhibitoren*; Pharmaka, die die Aktivität der Acetylcholinesterase hemmen und eine (toxische) Anreicherung von Acetylcholin bewirken; werden z.T. als Insektizide, z.T. als indirekte Parasympathomimetika* verwendet

Alceltyllchollinlesltelralselinlhilbiltolren *pl*: → *Acetylcholinesterasehemmer*

Acetyl-CoA *nt* (Ⓔ acetyl-CoA): ***Syn***: *Acetylcoenzym A, aktivierte Essigsäure*; energiereiche Thioverbindung von Essigsäure und Coenzym* A; zentraler Metabolit des Stoffwechsels der Zelle

Alceltyllcolenlzym A *nt*: → *Acetyl-CoA*

Acetyl-Coenzym A *nt*: → *Acetyl-CoA*

Alceltyllcysltelin *nt* (Ⓔ acetylcysteine): ***Syn***: *Azetylzystein, N-Acetyl-L-cystein*; Mukolytikum*; spaltet Disulfidbrücken und verringert damit die Viskosität von Schleim; **Anw.**: akute und chronische Atemwegserkrankungen mit Schleimbildung, Bronchiektasen, Bronchitis, Sinusitis, Paracetamolvergiftung; **NW**: allergische Reaktionen, anaphylaktische Reaktionen [3 %], gastrointestinale Symptome, Bronchospasmen, Hustenanfälle, Tachykardie

N-Acetyl-L-cystein *nt*: → *Acetylcystein*

α-Alceltylldilgolxin *nt* (Ⓔ α-acetyldigoxin): Herzglykosid*; **Anw.**: Herzinsuffizienz

β-Alceltylldilgolxin *nt* (Ⓔ β-acetyldigoxin): ***Syn***: *Beta-Acetyldigoxin*; Herzglykosid*; **Anw.**: Herzinsuffizienz, supraventrikuläre Tachykardie, Vorhofflimmern und -flattern bei absoluter Arrhythmie

Alceltyllen *nt* (Ⓔ acetylene): ***Syn***: *Ethin, Äthin*; einfachster Kohlenwasserstoff mit einer Dreifachbindung [H-C≡C-H]; giftiges, brennbares Gas

N-Alceltyllglulcoslalmin *nt* (Ⓔ N-acetylglucosamine): von Glucose* abgeleiteter Aminozucker*; Bestandteil von Murein*

Alceltyllhyldrolxylprollin *nt*: → *Oxaceprol*

Alceltyllielrung *f* (Ⓔ acetylation): ***Syn***: *Azetylierung*; Einführung eine Acetylrests in eine Verbindung

N-Alceltyllmulralminlsäulre *f* (Ⓔ N-acetylmuramic acid): Glucosederivat; Bestandteil von Murein*

N-Alceltyllsallilcyllalmid *nt*: → *Salacetamid*

Alceltyllsallilcyllsäulre *f* (Ⓔ acetylsalicylic acid): ***Syn***: *Azetylsalizylsäure, Acidum acetylosalicylicum; Aspirin*; Salicylsäureester mit antipyretischer, analgetischer, antiphlogistischer und thrombozytenaggregationshemmender Wirkung; wirkt über eine Hemmung der Cyclooxygenase*, die für die Biosynthese von Prostaglandinen* und Thromboxanen*, verantwortlich ist; **Anw.**: Analgetikum*, Antirheumatikum*, Antipyretikum*, Thrombozytenaggregationshemmer*

Alceltylltranslfelralse *f* (Ⓔ acetyltransferase): die Acetylgruppe übertragendes Enzym

ACG *Abk.*: Acycloguanosin

ACh *Abk.*: **1.** → *Acetylcholin* **2.** aktive chronische Hepatitis

Alchallalsie *f* (Ⓔ **1.** achalasia **2.** esophageal achalasia): **1.** neuromuskuläre Störung der glatten Muskulatur von Hohlorganen **2.** ***Syn***: *Ösophagusachalasie, Kardiaachalasie, Kardio-*

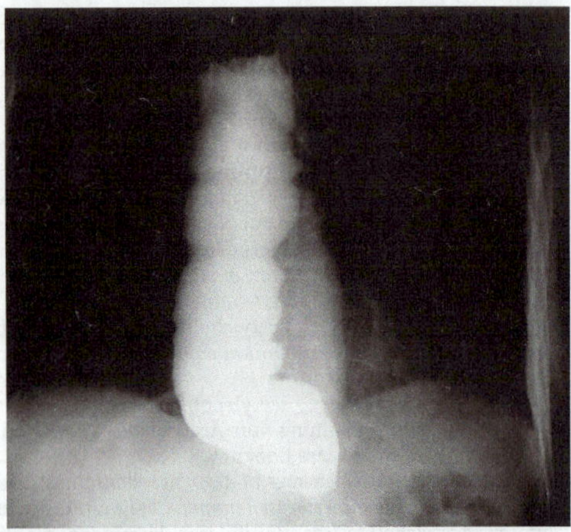

Abb. A12. Typisches Bild der Achalasie in der Kontrastmittelaufnahme

spasmus; Störung des unteren Speiseröhrensphinkters mit fehlender oder ungenügender Erschlaffung während des Schluckaktes; eine Sonderform ist die **hypermotile Achalasie** [*vigorous achalasia*] mit hypotonen Kontraktionen; wahrscheinlich handelt es sich um eine Übergangsform von diffusem Ösophagusspasmus und Achalasie; **Klinik**: Leitsymptome sind Schluckbeschwerden [Dysphagie*] und Regurgitation von Speiseresten; bei der **Ösophagusmanometrie** findet man ein Fehlen der schluckreflektorischen Erschlaffung des unteren Ösophagussphinkters, eine komplette Aperistalsis der Speiseröhre und einen erhöhten Ruhedruck in der Speiseröhre; die Öffnungsstörung führt im Laufe der Zeit zu einer zunehmenden Ausdehnung der Speiseröhre, die die Grundlage für die Klassifikation der Achalasie [*siehe Abb. A13*] bildet; **Therapie**: bei Stadium I und II ist eine pneumatische Dilatation des Ösophagussphinkters die Methode der Wahl; bei Versagen oder Stadium III ist eine Myotomie mit Längsspaltung der terminalen Ösophagusmuskulatur indiziert

Achard: Émile Charles Achard; 1860–1944; französischer Internist (Paris)

Achard-Marfan-Syndrom *nt*: → *Marfan-Syndrom*

Achard-Syndrom *nt* (Ⓔ Achard's syndrome): genetisch bedingte, umschriebene Vergrößerung der Akren

Achard-Thiers-Syndrom *nt* (Ⓔ Achard-Thiers syndrome): nur Frauen betreffende endokrine Störung mit Diabetes* mellitus, Fettsucht, Hirsutismus* und evtl. Hypertonie*, Amenorrhö* und Akne*

AChE *Abk.*: → *Acetylcholinesterase*

A|chei|lie *f* (Ⓔ acheilia): *Syn*: *Achilie*; angeborenes Fehlen einer oder beider Lippen

A|chei|rie *f* (Ⓔ acheiria): *Syn*: *Achirie*; angeborenes Fehlen einer oder beider Hände

Achenbach: Walter Achenbach; deutscher Internist (Köln) im 20. Jahrhundert

Achenbach-Syndrom *nt* (Ⓔ Achenbach's syndrome): *Syn*: *paroxysmales Fingerhämatom, paroxysmales Handhämatom, Fingerapoplexie*; paroxysmale, schmerzhafte, kleine Hämatome mit Ödembildung auf der Handinnenfläche oder Palmarseite der Finger; betrifft i.d.R. Frauen; kann spontan oder nach Belastung auftreten; die Ätiologie ist ungeklärt, evtl. liegt eine allergische Reaktion vor

A|chi|lie *f*: → *Acheilie*

A|chil|lea mil|le|fo|li|um *f*: → *Schafgarbe*

A|chil|les|seh|ne *f* (Ⓔ Achilles tendon): *Syn*: *Tendo calcaneus*; die am Tuber* calcanei ansetzende Sehne des Musculus* triceps surae

A|chil|les|seh|nen|naht *f*: → *Achillorrhaphie 1.*

A|chil|les|seh|nen|raff|lung *f*: → *Achillorrhaphie 2.*

A|chil|les|seh|nen|re|flex *m* (Ⓔ Achilles jerk): *Syn*: *Triceps-surae-Reflex*; Dorsalflexion des Fußes bei Schlag auf die Achillessehne*; wird am liegenden Patienten untersucht; am besten legt man das zu untersuchende Bein schräg über den anderen Unterschenkel des Patienten; fehlt oder ist abgeschwächt bei Rückenmarksschädigung [z.B. Bandscheibenvorfall] oberhalb von L_5–S_1; verstärkt bei Pramidenbahnschädigung

A|chil|les|seh|nen|riss *m*: → *Achillessehnenruptur*

A|chil|les|seh|nen|rup|tur *f* (Ⓔ rupture of the Achilles tendon): *Syn*: *Achillessehnenriss*; bei den Achillessehnenrupturen unterscheidet man **traumatische Rupturen** [direkt: Tritt, Schlag; indirekt: plötzliche Maximalbeanspruchung] von **Spontanrupturen** [v.a. bei Cortisontherapie]; die Ruptur kann vollständig oder partiell sein; **Klinik**: die Patienten verspüren einen plötzlichen Ruck verbunden mit starken Schmerzen; bei der Palpation fühlt man eine Delle am Übergang von der Sehne zum Muskel; die Patienten können sich nicht mehr auf die Fußspitze stellen; **Therapie**: vorübergehende Immobilisierung in Spitzfußstellung; möglichst frühe Naht der Sehne, evtl. mit Verstärkung durch Sehnen- oder Faszientransplantat; nach der Operation Ruhigstellung im Oberschenkelgipsverband in Spitzfußstellung für ca. 4 Wochen, dann Gehgips oder Spezialschuh für 3–4 Wochen; z.T. wird auch konservativ, d.h. nur mit Ruhigstellung in Spitzfußstellung therapiert; die Ergebnisse sind aber weniger gut und die Thrombosegefahr ist höher

A|chil|lo|bur|si|tis *f, pl* **-ti|den** (Ⓔ achillobursitis): *Syn*: *Bursitis achillea*; Entzündung der Bursa* tendinis calcanei; **Therapie**: Schonung, Absatzerhöhung

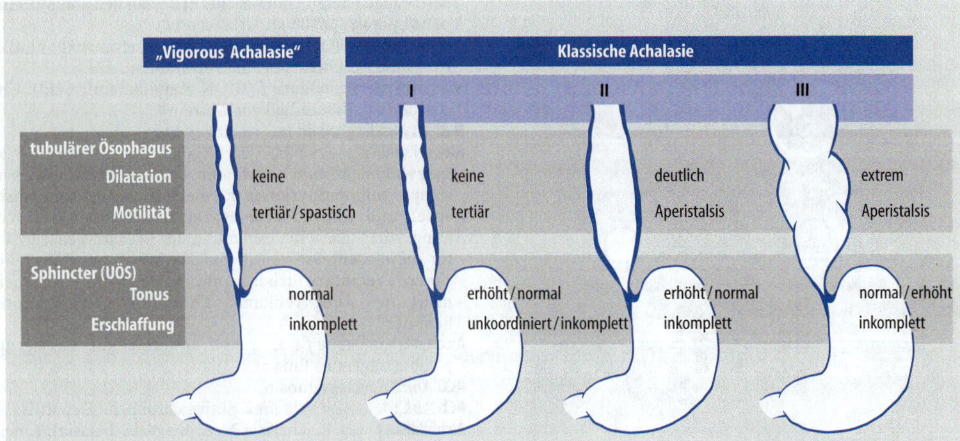

Abb. A13. Klassifikation der Achalasie

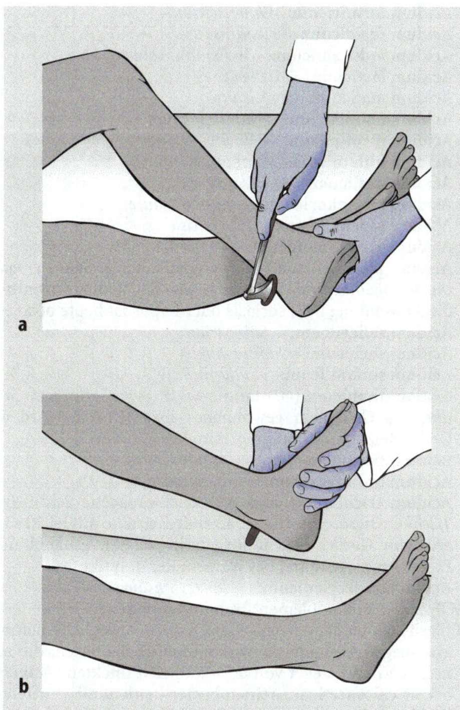

Abb. A14. Auslösen des Achillessehnenreflexes

a|chil|lo|bur|si|tisch *adj* (Ⓔ achillobursitic): Achillobursitis betreffend

A|chil|lo|dy|nie *f* (Ⓔ achillodynia): Schmerzen in der Achillessehne

A|chil|lo|rrha|phie *f* (Ⓔ **1.–2.** achillorrhaphy): **1.** ***Syn:*** *Achillessehnennaht*; Naht der Achillessehne, z.B. bei Achillessehnenruptur **2.** ***Syn:*** *Achillessehnenraffung*; operative Verkürzung der Achillessehne

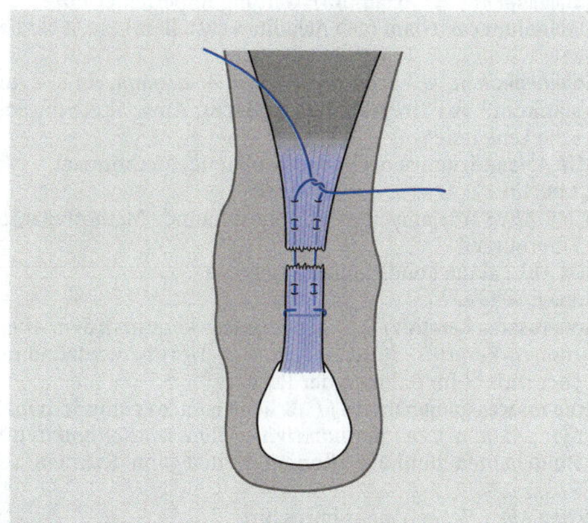

Abb. A15. End-zu-End-Naht bei Achillessehnenruptur

A|chil|lo|te|no|to|mie *f* (Ⓔ achillotenotomy): Durchtrennung der Achillessehne [Tendo calcaneus]

A|chi|rie *f*: →*Acheirie*

A|chlor|hy|drie *f* (Ⓔ achlorhydria): ***Syn:*** *Magensäuremangel, Magenanazidität*; absoluter Mangel an Magensäure, meist im Rahmen eines allgemeinen Magensaftmangels [Achylia gastrica]; kommt bei chronisch atrophischer Gastritis, perniziöser Anämie, Magenkrebs und im Senium vor; der Säuremangel führt zu Verdauungsbeschwerden und einer bakteriellen Fehlbesiedlung, die zu Malabsorption, Gewichtsverlust und Diarrhö führen kann

a|chlor|hy|drisch *adj* (Ⓔ achlorhydric): Achlorhydrie betreffend, durch sie bedingt

A|cho|lie *f* (Ⓔ acholia): ***Syn:*** *Gallenmangel*; mangelhafte oder fehlende Gallenausscheidung durch intra- oder extrahepatischen Gallestau [Cholestase*]; führt i.d.R. zu Ikterus*, hellem [acholischem] Stuhl und Steatorrhö*

a|cho|lisch *adj* (Ⓔ acholic): Acholie betreffend, frei von Galle

A|cho|lu|rie *f* (Ⓔ acholuria): Fehlen von Gallenpigment im Harn

a|cho|lu|risch *adj* (Ⓔ acholuric): Acholurie betreffend, ohne Ausscheidung von Gallenpigment im Harn

A|chon|dro|ge|ne|sie *f* (Ⓔ achondrogenesis): Oberbegriff für Fehlbildungssyndrome mit Störung der Knorpelbildung

A|chon|dro|pla|sie *f* (Ⓔ achondroplasia): ***Syn:*** *Parrot-Krankheit, Parrot-Syndrom, Parrot-Kauffmann-Syndrom*; autosomal-dominantes Fehlbildungssyndrom, das auf einer Mutation des Fibroblasten-Wachstumsfaktor-Rezeptors beruht; führt zu großem Kopf, Sattelnase, Verkürzung der langen Röhrenknochen, kleinen Händen und Füßen, bei normaler Intelligenzentwicklung; die Patienten erscheinen als typische Liliputaner mit einer Größe von ca. 130 cm; oft führt der enge Spinalkanal zu neurologischen Beschwerden oder Ausfällen

a|chon|dro|plas|tisch *adj* (Ⓔ achondroplastic): Achondroplasie betreffend, von ihr betroffen oder gekennzeichnet, durch sie bedingt

AChR *Abk.*: Acetylcholinrezeptor

AChR-AK *Abk.*: Acetylcholinrezeptor-Antikörper

A|chro|ma|sie *f* (Ⓔ **1.** achromia **2.** achromatopsia): **1.** Pigmentmangel **2.** →*Achromatopsie*

A|chro|ma|tin *nt* (Ⓔ achromatin): ***Syn:*** *Euchromatin*; im Ruhekern der Zelle nicht anfärbbares Chromatin*

a|chro|ma|tisch *adj* (Ⓔ **1.** achromatic **2.** not staining): **1.** unbunt, farblos **2.** nicht oder schwer anfärbbar

a|chro|ma|to|phil *adj* (Ⓔ achromatophil): schwer anfärbend, achromatophil

A|chro|ma|to|pie *f*: →*Achromatopsie*

A|chro|ma|top|sie *f* (Ⓔ achromatopsia): ***Syn:*** *Achromatopie, Monochromasie, (totale) Farbenblindheit, Achromasie*; totaler Ausfall des Farbensehens durch Fehlen der Zapfenfunktion; entweder autosomal-rezessiv vererbt [**primäre Achromatopsie**] oder erworben [**sekundäre Achromatopsie**] bei Erkrankungen der Netzhaut oder des Sehnervs; das Dämmerungssehen ist normal, die Tagessehschärfe aber auf 1/10 herabgesetzt

A|chro|ma|to|sis *f, pl* **-ses** (Ⓔ achromatosis): fehlendes Färbevermögen von Zellen

A|chro|mat|u|rie *f* (Ⓔ achromaturia): Ausscheidung eines farblosen Harns, z.B. bei Diabetes* insipidus

A|chro|mo|bac|ter *m* (Ⓔ Achromobacter): anaerobe, stäbchenförmige Bakterien; selten Erreger von Harnwegsinfekten

A|chro|mo|re|ti|ku|lo|zyt *m*: →*Achromozyt*

A|chro|mo|zyt *m* (Ⓔ achromocyte): ***Syn:*** *Achromoretikulozyt, Halbmondkörper, Schilling-Halbmond*; bei Anämien vorkommender, halbmondförmiger Zellschatten

Ach|sel *f* (Ⓔ axilla): Axilla; meist gleichgesetzt mit Achselhöhle* [Fossa axillaris]

Ach|sel|drü|sen|abs|zess *m*: →*Schweißdrüsenabszess*

Ach|sel|fal|te, hin|te|re *f* (Ⓔ posterior axillary fold): *s.u. Achselhöhle*

Ach|sel|fal|te, vor|de|re *f* (Ⓔ anterior axillary fold): *s.u. Achselhöhle*

Ach|sel|ge|gend *f* (Ⓔ axillary region): ***Syn:*** *Achselregion, Regio axillaris*; Region über der Achselhöhle*

Ach|sel|gru|be *f*: →*Achselhöhle*

Ach|sel|haa|re *pl* (Ⓔ hairs of axilla): Hirci; *s.u. Terminalhaar*

Ach|sel|höh|le *f* (Ⓔ arm pit): ***Syn:*** *Achselhöhlengrube, Achselgrube, Fossa axillaris*; von der **vorderen** und **hinteren Achselfalte** begrenzte Grube, die oft mit Axilla* oder Regio*

axillaris gleichgesetzt wird; in der **vorderen Achselfalte** [Plica axillaris anterior] verläuft der Musculus* pectoralis major, in der **hinteren Achselfalte** [Plica axillaris posterior] der Musculus* latissimus dorsi; in der Tiefe der Achselhöhle verlaufen periphere Leitungsbahnen zum Oberarm; die Haut ist behaart und enthält große und kleine Schweißdrüsen

Achlsellhöhllenlablszess, alpolkrilner *m*: → *Schweißdrüsenabszess*

Achlsellhöhllenlgrulbe *f*: → *Achselhöhle*

Achlsellhöhllenlhaalre *pl* (Ⓔ hairs of axilla): Hirci; *s.u. Terminalhaar*

Achlsellllymphlknolten *pl* (Ⓔ axillary lymph nodes): ***Syn***: *Nodi lymphoidei axillares*; 20–30 Lymphknoten im Fettgewebe im Bereich der Achselhöhle und angrenzender Bezirke, die die Lymphe von Arm, Schulter, Brustwand, Brust und oberer Bauchwand sammeln; zusammen mit den sie verbindenden Lymphgefäßen bilden sie den **Plexus lymphaticus axillaris**; man unterscheidet **1. oberflächliche Achsellymphknoten** [Nodi lymphoidei axillares superficiales], die in oder direkt unter der Faszie liegen; dazu gehören die Nodi lymphoidei axillares laterales, pectorales und subscapulares **2. tiefe Achsellymphknoten** [Nodi lymphoidei axillares profundi] in der Tiefe der Achselhöhle; diese Gruppe umfasst die Nodi lymphoidei axillares centrales, apicales, humerales und Nodi lymphoidei brachiales; die Lymphe der Achsellymphknoten fließt in den Truncus* subclavius

Achlsellrelgilon *f*: → *Achselgegend*

Achlsellschlaglalder *f*: → *Arteria axillaris*

Achlsellvelne *f* (Ⓔ axillary vein): ***Syn***: *Vena axillaris*; aus den Oberarmvenen [Venae* brachiales, Vena* basilica] entstehende kräftige Vene; geht am Außenrand der 1. Rippe in die Vena* subclavia über

Achlsellvelnenlthromlbolse *f*: → *Paget-Schroetter-Syndrom*

Achlsenlhylperlmeltrolpie *f*: → *Achsenhyperopie*

Achlsenlhylperlolpie *f* (Ⓔ axial hyperopia): ***Syn***: *Achsenhypermetropie*; Weitsichtigkeit [Hyperopie*] durch eine zu kurze Augenachse

Achlsenlmylolpie *f* (Ⓔ axial myopia): Kurzsichtigkeit [Myopie*] durch eine zu lange Augenachse

Achlsenlskellett *nt* (Ⓔ appendicular skeleton): ***Syn***: *Skeleton appendiculare*; *s.u. Skeleton*

Achlsenlzyllinlder *m*: → *Axon*

Alchyllia *f* (Ⓔ achylia): Fehlen der Verdauungssekrete

Achylia gastrica (Ⓔ gastric achylia): ***Syn***: *Magensaftmangel*; Fehlen der Magensekretion; *s.a. Achlorhydrie*

Achylia pancreatica (Ⓔ pancreatic achylia): ***Syn***: *Pankreasachylie*; fehlende Pankreassekretion

ACI *Abk.*: → *Arteria carotis interna*

A.c.i. *Abk.*: → *Arteria carotis interna*

Alcilclolvir *nt* (Ⓔ acyclovir): ***Syn***: *Acyclovir, 9-[(2-Hydroxyethoxy)methyl]guanin*; Virostatikum*; hemmt die virusspezifische DNA-Polymerase; **Anw.**: Herpes-Virus- oder Varicella-Zoster-Virus-Infektionen, v.a. von Haut, Schleimhaut und Auge

ACID *Abk.*: Adriamycin, Cyclophosphamid, Imidazol, Dactinomycin

alcildolphil *adj*: → *azidophil*

Alcildolse *f*: → *Azidose*

Alcildum *nt* (Ⓔ acid): Säure*

Acidum aceticum: → *Essigsäure*

Acidum aceticum glaciale (Ⓔ glacial acetic acid): ***Syn***: *Eisessig*; hochkonzentrierte [95 %] Essigsäurelösung mit stechendem Geruch; wird als Reagens und Lösungsmittel verwendet

Acidum acetylosalicylicum: → *Acetylsalicylsäure*

Acidum alginicum: → *Alginsäure*

Acidum ascorbicum: → *Vitamin C*

Acidum barbituricum: → *Barbitursäure*

Acidum benzoicum: → *Benzoesäure*

Acidum carbolicum: → *Karbolsäure*

Acidum carbonicum: → *Kohlensäure*

Acidum cholalicum: → *Cholsäure*

Acidum citricum: → *Citronensäure*

Acidum etacrynicum: → *Etacrynsäure*

Acidum etidronicum: → *Etidronat*

Acidum formicicum: → *Ameisensäure*

Acidum fusidicum: → *Fusidinsäure*

Acidum iodoxamicum: → *Iodoxaminsäure*

Acidum lacticum: → *Milchsäure*

Acidum malicum: → *Apfelsäure*

Acidum nalidixicum: → *Nalidixinsäure*

Acidum nicotinicum: → *Niacin*

Acidum niflumicum: → *Nifluminsäure*

Acidum oxalicum: → *Oxalsäure*

Acidum phosphoricum: → *Phosphorsäure*

Acidum pipemidicum: → *Pipemidsäure*

Acidum pseudomonicum: → *Mupirocin*

Acidum pyrogallicum (Ⓔ pyrogallic acid): ***Syn***: *Pyrogallin, Pyrogallussäure, Pyrogallol*; starkes Reduktionsmittel; die Anwendung bei Psoriasis oder Lupus ist heute obsolet

Acidum salicylicum: → *Salicylsäure*

Acidum sorbicum: → *Sorbinsäure*

Acidum sulfanilicum: → *Sulfanilsäure*

Acidum tannicum (Ⓔ tannic acid): ***Syn***: *Gerbsäure, Tannin*; aus Galläpfeln gewonnenes Estergemisch; wird als Gerb-, Beiz- und Imprägniermittel verwendet

Acidum tiaprofenicum: → *Tiaprofensäure*

Acidum tranexamicum: → *Tranexamsäure*

Acidum trichloraceticum (Ⓔ trichloroacetic acid): ***Syn***: *Trichloressigsäure*; farblose, ätzende Kristalle mit leicht säuerlichem Geruch; leicht löslich in Wasser, Ethanol und Ether; **Anw.**: Ätzmittel bei Warzen; Keratolytikum*

Acidum undecylenicum: → *Undecylensäure*

ACIF *Abk.*: Antikomplement-Immunfluoreszenz

Alcilneltolbaclter *m* (Ⓔ Acinetobacter): unbewegliche, aerobe, gramnegative, ubiquitär vorkommende Bakterien, die zunehmend als Erreger von nosokomialen Infekten [**Acinetobacter calcoaceticus, Acinetobacter baumannii**] auftreten; Problemkeime, die nicht auf Penicilline oder Cephalosporine reagieren; Imipenem* ist meist erfolgreich

Alcilnus *m, pl* **-ni** (Ⓔ **1.–2.** acinus): ***Syn***: *Azinus*; **1.** traubenförmiges Endstück von Drüsen* **2.** Gesamtheit der Alveolen eines Bronchiolus terminalis; *s.a. Lunge*

Alcilnuslzellle *f* (Ⓔ acinar cell): Epithelzelle eines Acinus*, v.a. der Bauchspeicheldrüse

Alciltreltin *nt* (Ⓔ acitretin): ***Syn***: *Etretin*; aromatisches Retinoid; **Anw.**: Psoriasis, Hyperkeratosen; **NW**: teratogen, embryotoxisch, Schleimhautaustrocknung, Hautschuppung

Alckerlminlze *f* (Ⓔ Japanese peppermint): ***Syn***: *Mentha arvensis var. piperscens*; *s.u. japanisches Pfefferminzöl*

Aclalcilnolmylcin A *nt*: → *Aclarubicin*

Alclaldilum *nt* (Ⓔ Acladium): Gattung imperfekter Pilze

Acladium castellani (Ⓔ Acladium castellani): *s.u. Akladiose*

Aclalrulbilcin *nt* (Ⓔ aclarubicin): ***Syn***: *Aclacinomycin A*; Zytostatikum* aus **Streptomyces galilaeus**; **Anw.**: akute myeloische Leukämie*

ACM *Abk.*: Adriamycin, Cyclophosphamid, Methotrexat

A.c.m. *Abk.*: → *Arteria cerebri media*

ACMF *Abk.*: Adriamycin, Cyclophosphamid, Methotrexat, 5-Fluorouracil

ACN *Abk.*: akute konditionierte Nekrose

Aclne *f*: → *Akne*

Acne-rosacea-Keratitis *f* (Ⓔ acne rosacea keratitis): ***Syn***: *Akne-rosacea-Keratitis, Rosazea-Keratitis*; Hornhautentzündung [Keratitis*] im Rahmen der Rosazea*

Acne-rosacea-Konjunktivitis *f* (Ⓔ acne rosacea conjunctivitis): ***Syn***: *Akne-rosacea-Konjunktivitis, Rosazea-Konjunktivitis*; Bindehautentzündung [Konjunktivitis*] im Rahmen der Rosazea*

AcNeu *Abk.*: N-Acetylneuraminsäure

ACO *Abk.*: Adriamycin, Cyclophosphamid, Oncovin

ACOAP *Abk.*: Adriamycin, Cyclophosphamid, Vincristin (*engl.* oncovin), Cytosin-arabinosid, Prednison

Alcoelrullolplaslminlälmie *f* (Ⓔ aceruloplasminemia): ***Syn***: *Azäruloplasminämie, Azöruloplasminämie*; verminderte Serumkonzentration von Coeruloplasmin*, z.B. bei Morbus* Wilson

Alcolkanlthelra *f* (Ⓔ Acokanthera): Gattung der Hundsgiftgewächse [Apocynaceae], deren Holz und Samen herzwirksame Glykoside [z.B. g-Strophanthin*] enthalten

A|co|ni|tin *nt* (Ⓔ aconitine): ***Syn***: *Akonitin, Aconitinum, Acetylbenzoylaconin*; stark giftiges Hauptalkaloid von Aconitum* napellus

A|co|ni|ti|num *nt*: →*Aconitin*

A|co|ni|tum na|pel|lus *nt* (Ⓔ Aconitum napellus): ***Syn***: *blauer Eisenhut*; zu den Hahnenfußgewächsen [Ranunculaceae] gehörende Pflanze, die u.a. das giftige Alkaloid Aconitin* enthält; die frische Pflanze und die Wurzelknollen [**Aconitum e radice**] werden in der Homöopathie zur Behandlung von akuten Fieberzuständen, Neuralgien und Myalgien verwendet

ACOP *Abk.*: Adriamycin, Cyclophosphamid, Vincristin (*engl.* oncovin), Prednison

ACOPP *Abk.*: Adriamycin, Cyclophosphamid, Vincristin (*engl.* oncovin), Prednison, Procarbazin

A|co|rus ca|la|mus *m*: →*Kalmus*

ACP *Abk.*: **1.** →*Acyl-Carrier-Protein* **2.** →*akutes Cor pulmonale* **3.** amorphes Calciumphosphat

A.c.p. *Abk.*: →*Arteria cerebri posterior*

ACPP *Abk.*: Adrenocorticopolypeptid

acquired immunodeficiency syndrome *nt*: →*AIDS*

Acr-, acr- *präf.*: →*Acro-*

A|cra|nia *f*: →*Akranie*

a|cra|ni|al *adj* (Ⓔ acranial): ***Syn***: *akranial*; Akranie betreffend, von ihr betroffen oder gekennzeichnet, ohne Schädel, schädellos

A|cre|mo|ni|o|se *f* (Ⓔ acremoniosis): ***Syn***: *Akremoniose, Cephalosporiose, Cephalosporium-Mykose, Acremonium-Infektion*; durch **Cephalosporium acremonium** hervorgerufene Mykose* der Haut; verursacht phlegmonöse, gummöse, rhagadiforme oder hyperkeratotisch-verruköse Läsionen

Acremonium-Infektion *f*: →*Acremoniose*

A|cri|din *nt* (Ⓔ acridin): ***Syn***: *Akridin*; Anthracenderivat; Grundstoff vieler Farbstoffe

A|cri|fla|vi|ni|um|chlo|rid *nt* (Ⓔ acriflavinium chloride): ***Syn***: *Neutroflavin, Akrinflavinchlorid*; Desinfiziens*, Antiseptikum*

Acro-, acro- *präf.*: Wortelement mit der Bedeutung „Spitze/Extremität/Gipfel"

A|cro|a|sphy|xia *f*: →*Akrozyanose*

A|cro|chor|dom *nt*: →*Stielwarze*

A|cro|cy|a|no|sis *f, pl* **-ses**: →*Akrozyanose*

A|cro|der|ma|ti|tis *f, pl* **-ti|ti|den** (Ⓔ acrodermatitis): ***Syn***: *Akrodermatitis*; Dermatitis* der Extremitäten

Acrodermatitis chronica atrophicans (Ⓔ acrodermatitis chronica atrophicans): ***Syn***: *Akrodermatitis atrophicans Herxheimer, Akrodermatitis chronica atrophicans, Herxheimer-Krankheit, Morbus Herxheimer, Atrophia cutis idiopathica, Dermatitis atrophicans chronica progressiva, Pick-Herxheimer-Krankheit*; chronische Borreliose* [Spätstadium des Lyme-Disease*] der unteren Extremität, die [meist] einseitig auftritt und zu schwerer Atrophie der Haut und Weichteile führt; kann in der Frühphase, dem infiltrativen Stadium, noch mit Antibiotika [Minocyclin*, Amoxicillin*] aufgehalten werden; das atrophische Stadium ist aber ein Endzustand, der nicht mehr durch Antibiotika zu heilen ist

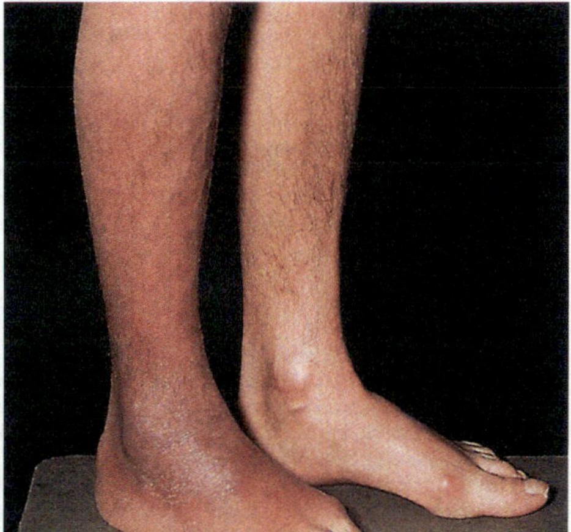

Abb. A16. Acrodermatitis chronica atrophicans

Acrodermatitis enteropathica (Ⓔ enteropathic acrodermatitis): ***Syn***: *Danbolt-Closs-Syndrom, Brandt-Syndrom, hereditäres Zinkmangelsyndrom, Akrodermatitis enteropathica*; seltene, autosomal-rezessiv vererbte Störung der Zinkabsorption mit Ekzemen an den Akren, Nageldystrophie, Erythemen, Haarausfall; **Therapie**: orale Zinksubstitution

Acrodermatitis papulosa eruptiva infantilis: →*Gianotti-Crosti-Syndrom*

Acrodermatitis perstans: →*Hallopeau-Krankheit 1.*

Acrodermatitis continua suppurativa: →*Hallopeau-Krankheit 1.*

a|cro|der|ma|ti|tisch *adj* (Ⓔ acrodermatitic): ***Syn***: *akrodermatitisch*; Acrodermatitis betreffend

A|cro|dy|nia *f*: →*Akrodynie*

A|cro|ke|ra|to|e|las|to|i|do|sis *f, pl* **-ses**: →*Akrokeratoelastoidose*

A|cro|ke|ra|to|sis *f, pl* **-ses**: →*Akrokeratose*

Acrokeratosis paraneoplastica: →*Akrokeratose Bazex*

Akrokeratosis verruciformis (Ⓔ acrokeratosis verruciformis): ***Syn***: *Hopf-Syndrom, Hopf-Keratose*; autosomal-dominante Verhornungsanomalie mit warzenartigen Papeln v.a. an Hand- und Fußrücken; z.T. wird ein Übergang in ein spinozelluläres Karzinom* beschrieben; **Therapie**: lokale Keratolytika

A|cro|le|in *nt* (Ⓔ acrolein): ***Syn***: *Akrolein, Acrylaldehyd, Allylaldehyd*; wasserklare, brennbare Flüssigkeit mit unerträglich starkem Geruch; wird zur Kunststoffherstellung sowie als Tränengas und Insektizid verwendet

A|cro|mi|on *nt, pl* **-mia**: →*Akromion*

A|cro|scle|ro|sis *f*: →*Akrosklerose*

A|cryl|al|de|hyd *m*: →*Acrolein*

A|cryl|a|mid *nt* (Ⓔ acrylamide): ***Syn***: *Propenamid, Akrylamid*; zur Kunststoffherstellung verwendet; in der Labormedizin Trägersubstanz für die Polyacrylamid-Gelelektrophorese

A|cryl|ni|tril *nt* (Ⓔ acrylonitrile): ***Syn***: *Acrylsäurenitril, Vinylnitril*; zur Kunststoffherstellung verwendete, stechend riechende Flüssigkeit; wirkt als Atemgift und Karzinogen

A|cryl|säu|re|ni|tril *nt*: →*Acrylnitril*

ACS *Abk.*: automatisiertes Herzkatheter-Laborsystem

ACS *Abk.*: antiretikulär-zytotoxisches Serum

A.c.s. *Abk.*: →*Arteria coronaria sinistra*

7-ACS *Abk.*: 7-Aminocephalosporansäure

ACTA *Abk.*: automatische computergestützte transversale Axialtomographie

Act-D *Abk.*: →*Actinomycin D*

ACTH *Abk.*: →*adrenocorticotropes Hormon*

ACTH-Belastungstest *m*: →*ACTH-Test*

ACTH-bildende-Zellen *pl* (Ⓔ ACTH cells): ***Syn***: *ACTH-Zellen*; basophile Zellen der Adenohypophyse*, die ACTH bilden

ACTH-Stimulationstest *m*: →*ACTH-Test*

ACTH-Test *m* (Ⓔ ACTH test): ***Syn***: *ACTH-Belastungstest, ACTH-Stimulationstest*; Funktionstest für die Nebennierenrinde bei Verdacht auf Nebennierenrindeninsuffizienz; der Cortisolspiegel des Blutes wird vor ACTH-Injektion [250 μg i.v.] und nach 60 Minuten bestimmt; beurteilt werden Anstieg und Maximalwert; steigt das Cortisol auf > 550 nmol/l an, ist eine NNR-Insuffizienz praktisch ausgeschlossen; bei Werten zwischen 250 und 550 nmol/l ist eine partielle NNR-Insuffizienz möglich, bei Werten < 250 nmol/l liegt eine NNR-Insuffizienz vor

ACTH-Zellen *pl*: →*ACTH-bildende-Zellen*

Ac|tin *nt*: →*Aktin*

Actino-, actino- *präf.*: Wortelement mit der Bedeutung „Strahl/Strahlung"

Ac|ti|no|ba|cil|lus *m, pl* **-li** (Ⓔ Actinobacillus): ***Syn***: *Aktinobazillus*; Gattung gramnegativer Bakterien, die nur selten als Krankheitserreger in Erscheinung tritt

Actinobacillus actinomycetemcomitans (Ⓔ Actinobacillus actinomycetemcomitans): gilt als Erreger von Endokar-

A

ditis*, Periodontitis* und Wundinfektionen nach Tierbissen; *s.a. HACEK-Gruppe*

Actinobacillus mallei: → *Pseudomonas mallei*

Actinobacillus pseudomallei: → *Pseudomonas pseudomallei*

Ac|ti|no|i|de *pl* (Ⓔ actinides): *s.u. Element*

Ac|ti|no|my|ces *m* (Ⓔ Actinomyces): *Syn*: *Aktinomyzet*; Gattung anaerober bis mikroaerophiler, grampositiver Stäbchenbakterien; von den ca. 20 Arten sind nur wenige [Actinomyces israelii, neaslundii, odontolyticus] von humanmedizinischer Bedeutung

Actinomyces israelii (Ⓔ Actinomyces israelii): *Syn*: *Strahlenpilz*; häufigster Erreger der Aktinomykose*

Ac|ti|no|my|ce|ta|ceae *pl* (Ⓔ Actinomycetaceae): Familie gramnegativer, unbeweglicher Fadenbakterien, die nur selten als Krankheitserreger in Erscheinung treten; *s.a. Actinomyces*

Ac|ti|no|my|ce|ta|les *pl* (Ⓔ Actinomycetales): Ordnung grampositiver, unbeweglicher Fadenbakterien mit echten Verzweigungen

Ac|ti|no|my|ci|ne *pl* (Ⓔ actinomycin): von Streptomyces*-Species gebildete Antibiotika*

Actinomycin C (Ⓔ actinomycin C): *Syn*: *Cactinomycin*; von **Streptomyces chrysomallus** gebildetes Antibiotikum, mit zytostatischer und bakteriostatischer Wirkung; wird kaum noch verwendet

Actinomycin D (Ⓔ actinomycin D): *Syn*: *Dactinomycin, Meractinomycin*; von Streptomyces*-Species gebildetes Antibiotikum mit antineoplastischer Wirkung; **Anw.**: als Zytostatikum bei Wilms-Tumor, Rhabdomyosarkom, Hodenkarzinom

Ac|ti|no|my|co|sis *f, pl* **-ses:** → *Aktinomykose*

Ac|ti|no|qui|nol *nt* (Ⓔ actinoquinol): *Syn*: *8-Ethoxy-5-chinolinsulfonsäure*; Lichtschutzmittel; **Anw.**: in Augentropfen gegen UV-Schäden

Ac|ti|no|spec|ta|cin *nt*: → *Spectinomycin*

ACTN *Abk.*: Adrenocorticotropin

ACTP *Abk.*: adrenocorticotropes Polypeptid

ACV *Abk.*: → *Aciclovir*

a|cy|clisch *adj*: → *azyklisch*

A|cy|clo|vir *nt*: → *Aciclovir*

A|cyl|a|mi|no|pe|ni|cil|li|ne *pl* (Ⓔ acyl amino penicillins): *Syn*: *Ureidopenicilline*; Gruppe parenteraler Penicilline* mit breitem Wirkungsspektrum gegen grampositive und gramnegative Erreger; enthält Apalcillin, Azlocillin, Mezlocillin, Piperacillin

Acyl-Carrier-Protein *nt* (Ⓔ acyl carrier protein): niedermolekulares, hitzestabiles, globuläres Protein*; Träger der Fettsäureketten während der Fettsäuresynthese

A|cyl|gly|ce|rin *nt*: → *Glycerid*

AD *Abk.*: **1.** adenoide Degeneration **2.** → *Alkoholdehydrogenase* **3.** Alzheimer-Demenz **4.** → *Antidepressivum* **5.** → *Antigendeterminante* **6.** Ara-C, Daunorubicin

A.d. *Abk.*: → *Atrium cordis dextrum*

Ad-, ad- *präf.*: Wortelement mit der Bedeutung „zu.../hinzu.../an..."

ADA *Abk.*: → *Adenosindesaminase*

A|dak|ty|lie *f* (Ⓔ adactylia): angeborenes Fehlen einzelner oder aller Finger oder Zehen

ADA-Mangel *m*: → *Adenosindesaminasemangel*

1-Adamantanamin *nt*: → *Amantadin*

A|da|man|tin *nt*: → *Zahnschmelz*

A|da|man|ti|nom *nt* (Ⓔ adamantinoma): *Syn*: *Ganoblastom, Ameloblastom*; meist im Unterkiefer auftretende zystische Geschwulst, die von Epithelresten ausgeht; neigt nach Resektion zur Rezidiven, bildet aber keine Metastasen

Adamanto-, adamanto- *präf.*: Wortelement mit Bezug auf „Zahnschmelz/Enamelum"

A|da|man|to|blast *m* (Ⓔ adamantoblast): *Syn*: *Zahnschmelzbildner, Schmelzbildner, Ameloblast, Ganoblast*; den Zahnschmelz bildende Zelle

1-A|da|man|tyl|a|min *nt*: → *Amantadin*

Adams: Robert Adams; 1791–1875; irischer Internist (Dublin)

Adams-Operation *f*: → *Alexander-Adams-Operation*

Adams-Stokes-Anfall *m* (Ⓔ Adams-Stokes syndrome): *Syn*: *Adams-Stokes-Morgagni-Syndrom, Morgagni-Adams-Stokes-Anfall, Adams-Stokes-Synkope, Adams-Stokes-Syndrom*; durch bradykarde oder extrem tachykarde Herzrhythmusstörungen hervorgerufene akute, lebensbedrohliche Bewusstlosigkeit mit Minderdurchblutung des Gehirns; findet sich v.a. bei hochgradiger valvulärer Aortenstenose, Subclavian-steal-Syndrom, Karotis-sinus-Syndrom, Hypovolämie und als Lach-, Husten- oder Miktionssynkope

Adams-Stokes-Morgagni-Syndrom *nt*: → *Adams-Stokes-Anfall*

Adams-Stokes-Synkope *f*: → *Adams-Stokes-Anfall*

A|dams|ap|fel *m* (Ⓔ Adam's apple): *Syn*: *Prominentia laryngea*; Vorwölbung in der Mitte des Halses über der Incisura thyroidea superior des Schildknorpels [Cartilago* thyroidea]; ist beim Mann stäker ausgeprägt als bei der Frau

A|dap|ta|ti|on *f* (Ⓔ adaptation): *Syn*: *Adaption*; Anpassung, Gewöhnung

A|dap|ta|ti|ons|hy|per|pla|sie *f* (Ⓔ adaptation hyperplasia): *Syn*: *Anpassungshyperplasie*; Hyperplasie* eines Organs oder Muskels als Anpassung an eine physiologische oder pathologische Belastung

A|dap|ta|ti|ons|syn|drom *nt* (Ⓔ adaptation syndrome): *Syn*: *allgemeines Anpassungssyndrom, Selye-Syndrom*; Bezeichnung für die unspezifische Reaktion des Körpers auf Stressoren [z.B. Schwerstarbeit, Kälte, Hitze, Infektion, Operation, Lärm, Schreck, Angst]; zuerst kommt es zur Ausschüttung von Adrenalin* und Noradrenalin*, dann wird über eine Vermehrung der ACTH-Ausschüttung die Glucocorticoidsekretion angeregt; die erste Phase des Adaptationssyndroms wird als **Alarmreaktion** bezeichnet; bei Weiterbestehen des Stresses entwickelt sich daraus das **Stadium der Resistenz**, in dem der Körper alle ihm zur Verfügung stehenden Abwehrmaßnahmen mobilisiert; lang anhaltender Stress kann schließlich zum **Stadium der Erschöpfung** führen, in dem es u.U. zu tödlicher Nebennierenrindeninsuffizienz kommen kann; ein besonders stark ausgeprägtes Adaptationssyndrom wird als **Notfallreaktion** bezeichnet

A|dap|ti|on *f*: → *Adaptation*

a|dap|tiv *adj* (Ⓔ adaptive): auf Adaptation beruhend; anpassungsfähig

A|dap|to|me|ter *nt* (Ⓔ adaptometer): Gerät zur Messung der Dunkelanpassung des Auges [Adaptometrie*]

A|dap|to|me|trie *f* (Ⓔ adaptometry): *Syn*: *Nyktometrie*; Messung der Dunkelanpassung [Adaptation] des Auges und der geringsten Lichtempfindlichkeit; wird bei Nyktalopie* sowie Störungen des Stäbchen- oder Zapfensehens eingesetzt

a|dap|to|me|trisch *adj* (Ⓔ adaptometric): *Syn*: *nyktometrisch*; Adaptometrie betreffend, mittels Adaptometrie oder Adaptometer

ADBC *Abk.*: Adriamycin, DTIC, Bleomycin, CCNU

ADC *Abk.*: **1.** → *AIDS-Demenz-Komplex* **2.** Albumin-Dextrose-Katalase-Nährboden

ADCC *Abk.*: **1.** antibody-dependent cell-mediated cytotoxicity **2.** antibody-dependent cellular cytotoxicity

Add. *Abk.*: **1.** → *Adduktion* **2.** → *Adduktor*

Addis: Thomas Addis; 1881–1949; amerikanischer Arzt (San Francisco)

Addis-Count *nt* (Ⓔ Addis count): *Syn*: *Addis-Hamburger-Count, Addis-Test*; Bestimmung, der über einen bestimmten Zeitraum [meist 12 h] im Harn ausgeschiedenen Zellen und Zylinder; 1 Million Leukozyten und 500.000 Erythrozyten gelten als normal für 12 Stunden

Addis-Hamburger-Count *nt*: → *Addis-Count*

Addis-Test *m*: → *Addis-Count*

Addison: Sir Thomas Addison; 1793–1860; englischer Arzt (London)

Addison-Anämie *f*: → *perniziöse Anämie*

Addison-Krankheit *f* (Ⓔ Addison's disease): *Syn*: *Morbus Addison, Bronzekrankheit, Bronzehautkrankheit, primäre chronische Nebenniereninsuffizienz, primäre chronische Nebennierenrindeninsuffizienz*; durch eine fehlende oder verminderte Hormonproduktion der Nebennierenrinde ausgelöstes Krankheitsbild mit u.a. Müdigkeit, Schwäche, Gewichtsverlust, Hyperpigmentierung der Haut, Hypotonie mit Kollapsneigung und abdominellen und gastrointestinalen Beschwerden; als Ursache findet man am häufigsten Autoantikörper [deshalb oft eine Kombination mit Diabetes* mellitus Typ I], aber auch Infektionen, wie z.B. Tuberkulose; **Diagnose:** Anamnese und klinisches Bild, Blutbild, ACTH-Test*, Bestimmung von NNR-Antikörpern; **Therapie:** Substitution mit Glucocorticoiden und Mineralocorticoiden [z.B. Hydrocortison und Fludrocortison]; bei Infektion Therapie des Erregers; *s.a. Addison-Krise*

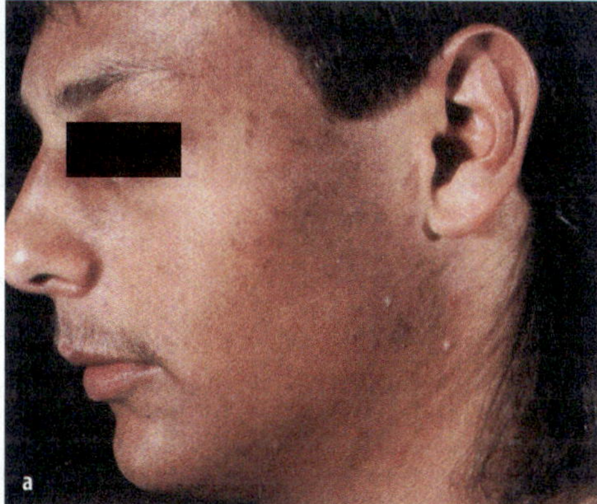

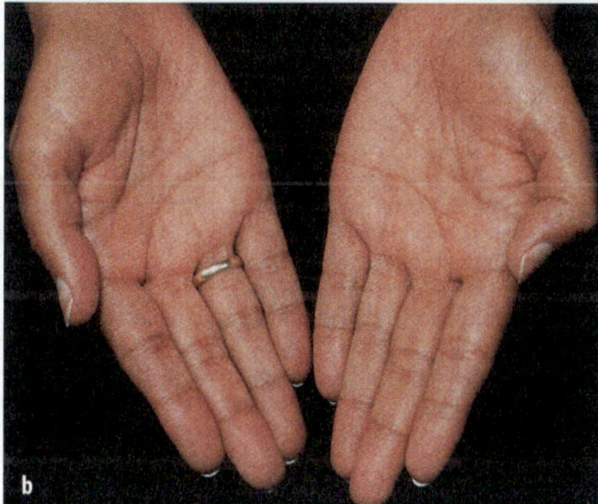

Abb. A17. Addison-Krankheit. **a** diffuse Hyperpigmentierung der Gesichtshaut, **b** typische Pigmentierung der Handfurchen

Addison-Krise *f* (Ⓔ addisonian crisis): ***Syn:*** *akute Nebenniereninsuffizienz/Nebennierenrindeninsuffizienz/Nebennierenrindenkrise*; sich aus einer chronischen Nebennierenrindeninsuffizienz* entwickelnde akute Nebennierenrindenkrise mit Zeichen eines hypovolämischen Schocks mit ausgeprägter Hypotonie, Tachykardie, Erbrechen und Diarrhoe, Adynamie und Bewusstseinsstörung, die sich zum Koma steigern kann; **Therapie:** rasche Zufuhr von NaCl- und Glucoselösung [2–4 l/24 h]; hoch dosierte Glucocorticoidgabe i.v.

Ad|di|ti|ons|al|ka|lo|se *f* (Ⓔ addition alkalosis): metabolische Alkalose* durch übermäßige Zufuhr von z.B. Bicarbonat

Ad|di|ti|ons|di|ät *f* (Ⓔ addition diet): *s.u. Nahrungsmittelallergie*

ad|di|tiv *adj* (Ⓔ additive): zusätzlich, hinzukommend

Ad|duc|tor *m*: *→Adduktor*

Ad|duk|ti|on *f* (Ⓔ adduction): Hinbewegung zur Längsachse

Ad|duk|tions|frak|tur *f* (Ⓔ adduction fracture): Knochenbruch, bei dem es zur Bildung einer Varusfehlstellung [Dislocatio* ad axim mit nach innen offenem Winkel] kommt

Ad|duk|ti|ons|kon|trak|tur *f* (Ⓔ adduction contracture): Kontraktur* in Adduktionsstellung

Ad|duk|ti|ons|mus|kel *m*: *→Adduktor*

Ad|duk|tor *m* (Ⓔ adductor): ***Syn:*** *Adduktionsmuskel, Musculus adductor, Adductor*; Muskel, der eine Adduktion* bewirkt

Ad|duk|to|ren|ka|nal *m* (Ⓔ adductor canal): ***Syn:*** *Canalis adductorius*; Kanal an der medialen Seite des Oberschenkels, in dem Arteria* und Vena* femoralis verlaufen

Ad|duk|to|ren|läh|mung *f* (Ⓔ adductor paresis): Lähmung der Musculi* arytenoideus obliquuus und transversus mit Weitstellung der Stimmritze

Ad|duk|to|ren|re|flex *m* (Ⓔ adductor reflex): Adduktion des Oberschenkels bei Schlag auf die mediale Femurkondyle; Seitendifferenz oder gekreuzte Reflexantwort sind Zeichen einer Pyramidenbahnschädigung

Ad|duk|to|ren|te|no|to|mie *f* (Ⓔ adductor tenotomy): Durchtrennung der Ursprungssehnen der Oberschenkeladduktoren; wird v.a. zur Behebung einer Adduktionskontraktur des Hüftgelenkes durchgeführt

ad|du|zie|rend *adj* (Ⓔ adductive): zur Längsachse hinbewegend

ADE *Abk.*: **1.** akute disseminierte Enzephalitis **2.** Ara-C, Daunorubicin, Etoposid

Ade *Abk.*: *→Adenin*

ADEM *Abk.*: akute disseminierte Enzephalomyelitis

A|de|me|ti|o|nin *nt* (Ⓔ ademetionine): Antirheumatikum*

Aden-, aden- *präf.*: *→Adeno-*

a|dend|ri|tisch *adj* (Ⓔ adendritic): ohne Dendriten*

A|de|nek|to|mie *f* (Ⓔ adenectomy): ***Syn:*** *Drüsenentfernung, Drüsenresektion*; Entfernung/Resektion* einer Drüse

A|de|nin *nt* (Ⓔ adenine): ***Syn:*** *6-Aminopurin*; Purinbase*; Baustein von Nucleinsäuren und Coenzymen

Adenin-Arabinosid *f* (Ⓔ adenine arabinoside): ***Syn:*** *Vidarabin, Ara-A*; gegen Herpesviren und Varicella-Zoster-Virus wirksames topisches Virostatikum*

A|de|nin|des|o|xy|ri|bo|sid *nt*: *→Desoxyadenosin*

A|de|ni|tis *f, pl* **-ti|den** (Ⓔ **1.** adenitis **2.** lymphadenitis): **1.** Drüsenentzündung **2.** *→Lymphadenitis*

a|de|ni|tisch *adj* (Ⓔ adenitic): Adenitis betreffend

Adeno-, adeno- *präf.*: Wortelement mit der Bedeutung „Drüse"

A|de|no|car|ci|no|ma *nt, pl* **-ma|ta**: *→Adenokarzinom*

A|de|no|cel|lu|li|tis *f, pl* **-ti|den** (Ⓔ adenocellulitis): ***Syn:*** *Adenozellulitis*; Entzündung einer Drüse und des umliegenden Gewebes

A|de|no|dy|nie *f* (Ⓔ adenodynia): ***Syn:*** *Drüsenschmerz*; Schmerzen in einer Drüse

A|de|no|e|pi|the|li|om *nt* (Ⓔ adenoepithelioma): ***Syn:*** *Adenoepithelioma*; gutartiger Mischtumor aus Drüsen- und Epithelgewebe

A|de|no|e|pi|the|li|o|ma *nt, pl* **-ma|ta**: *→Adenoepitheliom*

A|de|no|fi|brom *nt* (Ⓔ adenofibroma): ***Syn:*** *Adenofibroma*; gutartiger Mischtumor aus Drüsen- und Bindegewebe, bei dem die Drüsenkomponente überwiegt; findet sich z.B. als Eierstocktumor und kann dort auch entarten [**malignes Adenofibrom**]

A|de|no|fi|bro|ma *nt, pl* **-ma|ta**: *→Adenofibrom*

A|de|no|fi|bro|se *f* (Ⓔ adenofibrosis): zu Fibrosierung führende degenerative Drüsenerkrankung

a|de|no|fi|bro|tisch *adj* (Ⓔ adenofibrotic): Adenofibrose betreffend

a|de|no|gen *adj* (Ⓔ adenogenous): von Drüsengewebe abstammend

a|de|no|gra|fisch *adj*: *→adenographisch*

A|de|no|gra|phie *f* (Ⓔ adenography): ***Syn:*** *Adenografie*; Röntgenkontrastdarstellung* einer oder mehrerer Drüsen

a|de|no|gra|phisch *adj* (Ⓔ adenographic): ***Syn:*** *adenografisch*; Adenographie betreffend, mittels Adenographie

a|de|no|hy|po|phy|sär *adj* (Ⓔ adenohypophysial): die Adenohypophyse betreffend, aus ihr stammend

A|de|no|hy|po|phy|se *f* (Ⓔ adenohypophysis): ***Syn:*** *Hypophysenvorderlappen, Adenohypophysis, Lobus anterior hypophysis*; aus drei Teilen [**Pars distalis, Pars tuberalis, Pars intermedia**] bestehender vorderer Teil der Hypophyse*; je nach dem Färbeverhalten werden die Zellen der Adenohypophyse in **chromophobe** und **chromophile** [azidophile oder basophile] **Zelltypen** unterteilt; die **chromophilen Zellen** können aufgrund der von ihnen gebildeten Hormone noch in funktionell verschiedene Zelltypen [**somatotrope,**

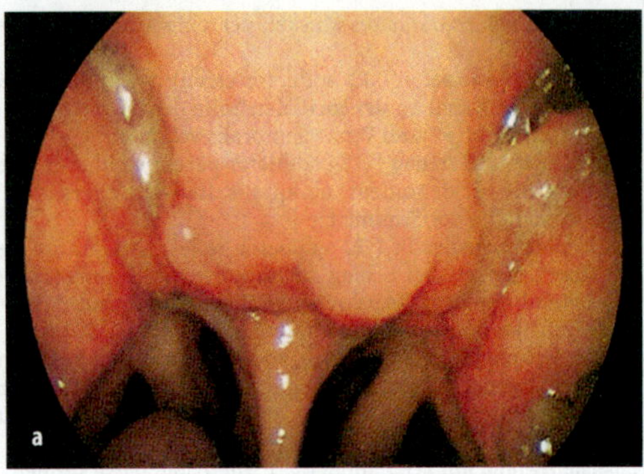

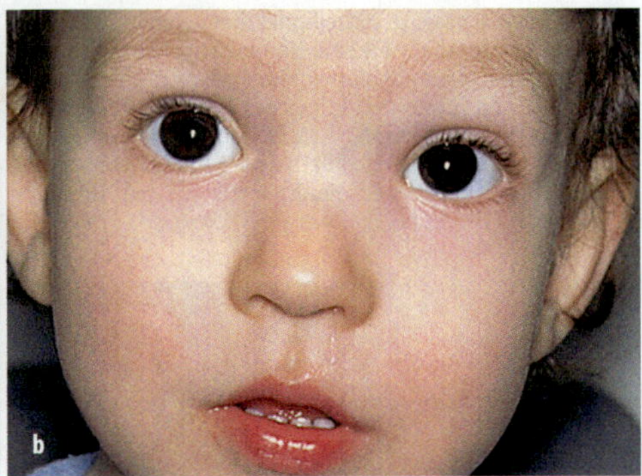

Abb. A18. Adenoide. **a** Adenoide **b** typische Facies adenoidea

mammotrope, **gonadotrope**, **thyrotrope** und **kortikotrope Zellen**] unterteilt werden; die Adenohypophyse bildet u.a. die Hypophysenhormone **Somatotropin**, **Prolactin**, **Melanotropin**, **Thyrotropin** und **follikelstimulierendes Hormon**

A|de|no|hy|po|phy|sek|to|mie *f* (Ⓔ adenohypophysectomy): Entfernung/Resektion der Adenohypophyse*

A|de|no|hy|po|phy|sis *f, pl* **-ses**: *→Adenohypophyse*

a|de|no|id *adj* (Ⓔ adenoid): drüsenähnlich, von drüsenähnlichem Aufbau

A|de|no|ide *pl* (Ⓔ adenoids): *Syn*: *Rachenmandelhyperplasie, adenoide Vegetationen, Polypen*; im Kindesalter häufige Wucherung der Rachenmandel, die zu Atembeschwerden, krankhafter Mundatmung, Mundgeruch und Mittelohrbeschwerden [rezidivierende Mittelohrentzündungen, Seromukotympanum] führen kann; **Therapie**: Adenotomie*

A|de|no|i|dek|to|mie *f*: *→Adenotomie*

A|de|no|i|di|tis *f, pl* **-ti|den** (Ⓔ adenoiditis): Entzündung des lymphatischen Gewebes des Nasopharynx*

a|de|no|i|di|tisch *adj* (Ⓔ adenoiditic): Adenoiditis betreffend

A|de|no|kar|zi|nom *nt* (Ⓔ adenocarcinoma): *Syn*: *Adenocarcinoma, Carcinoma adenomatosum*; von Drüsengewebe ausgehendes Karzinom*; findet sich z.B. in Dickdarm, Vagina und Zervix; am häufigsten aber wahrscheinlich als **bronchioalveoläres Adenokarzinom** von Lunge und Bronchien

A|de|no|kys|tom *nt* (Ⓔ adenocystoma): *Syn*: *Cystadenom, Kystadenom, Zystadenom, zystisches Adenom*; Adenom* mit zystischer Erweiterung der Drüsenlichtungen

A|de|no|li|pom *nt* (Ⓔ adenolipoma): *Syn*: *Lipoadenom*; gutartiger Mischtumor aus Drüsen- und Fettgewebe

A|de|no|li|po|ma|to|se *f* (Ⓔ adenolipomatosis): Auftreten multipler Adenolipome

symmetrische Adenolipomatose: *→multiple symmetrische Lipomatose*

A|de|no|lym|phom *nt* (Ⓔ adenolymphoma): *Syn*: *Warthin-Tumor, Warthin-Albrecht-Arzt-Tumor, Cystadenoma lymphomatosum, Cystadenolymphoma papilliferum*; Mischtumor der Ohrspeicheldrüse aus drüsigem und lymphatischem Gewebe; kann beidseitig auftreten; es handelt sich um zystisch-papilläre, gutartige, abgekapselte Tumoren, die v.a. ältere Männer betreffen

A|de|nom *nt* (Ⓔ adenoma): *Syn*: *Adenoma*; von Drüsengewebe ausgehender gutartiger Tumor; nach der Form kann man u.a. papilläre, zystische, tubuläre und pleomorphe Adenome unterscheiden

autonomes Adenom: *→autonomes Schilddrüsenadenom*

metastasierendes Adenom (Ⓔ metastasizing thyroid adenoma): *s.u. Schilddrüsenadenom*

pleomorphes Adenom: *→Speicheldrüsenmischtumor*

zystisches Adenom: *→Adenokystom*

A|de|no|ma *nt, pl* **-ma|ta**: *→Adenom*

Adenoma corporis uteri: *→Korpuspolyp*

Adenoma insulocellulare: *→Inselzelladenom*

Adenoma sebaceum (Ⓔ sebaceous adenoma): Bezeichnung für multiple Angiofibrome* bei tuberöser Hirnsklerose*; typisch sind multiple, kleine, rötliche Papeln im Bereich der Nasolabialfalten und Wange, die i.d.R. in der späten Kindheit oder Pubertät auftreten

Adenoma sudoriparum: *→Hidradenom*

a|de|no|ma|tisch *adj* (Ⓔ adenomatous): Adenomatose betreffend

A|de|no|ma|to|id|tu|mor *m* (Ⓔ adenomatoid tumor): gutartiger Tumor mit drüsenähnlichen Spalten

a|de|no|ma|tös *adj* (Ⓔ adenomatous): Adenomatose betreffend

A|de|no|ma|to|se *f* (Ⓔ adenomatosis): *Syn*: *Adenomatosis*; durch die Entwicklung multipler Adenome* gekennzeichnete Erkrankung

multiple endokrine Adenomatose: *→multiple endokrine Neoplasie*

pluriglanduläre Adenomatose: *→multiple endokrine Neoplasie*

A|de|no|ma|to|sis *f, pl* **-ses** (Ⓔ adenomatosis): *Syn*: *Adenomatose*; durch die Entwicklung multipler Adenome* gekennzeichnete Erkrankung

Adenomatosis coli: *→familiäre adenomatöse Polypose*

hereditäre Adenomatosis (Ⓔ hereditary adenomatosis):

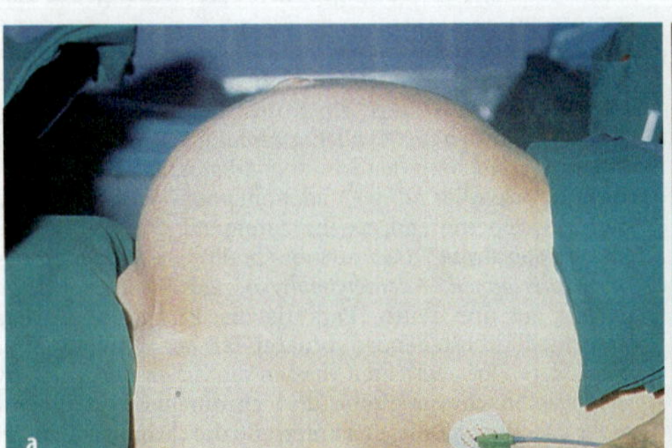

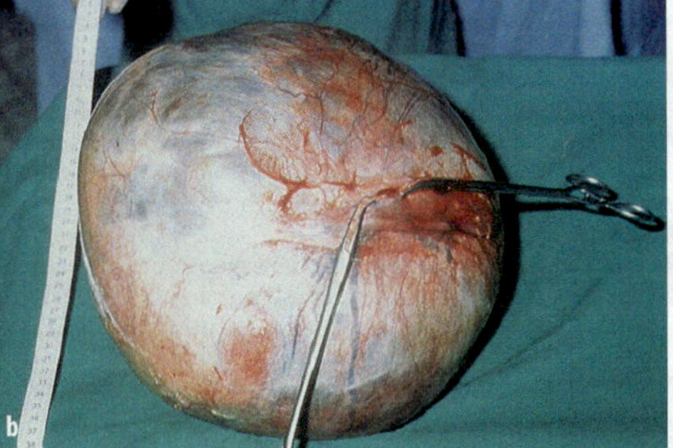

Abb. A19. Adenokystom. **a** aufgetriebenes Abdomen der Patientin vor der Operation, **b** 12,5 kg schweres, seröses Adenokystom nach Entfernung

Syn: *Gardner-Syndrom*; autosomal-dominante mesenchymale Dysplasie mit intestinaler Polypose* sowie Osteomen*, Atheromen*, Fibromen* und Sebozystadenomen*; bei ca. 50 % Entartung der Polypen

adenomatous polyposis coli-Gen *nt* (Ⓔ adenomatous polyposis coli gene): *Syn*: *APC-Gen*; *s.u. Essay Mechanismen der Entstehung genetisch bedingter Krebsformen S. 1561*

A|de|no|me|ga|lie *f* (Ⓔ adenomegaly): Drüsenvergrößerung, Drüsenschwellung

A|de|no|my|o|fi|brom *nt* (Ⓔ adenomyofibroma): Fibrom* mit Drüsen- und Muskelgewebe

A|de|no|my|om *nt* (Ⓔ adenomyoma): *Syn*: *Adenomyoma*; gutartiger Mischtumor aus Drüsengewebe und glatter Muskulatur

A|de|no|my|o|ma *nt, pl* **-mal|ta**: →*Adenomyom*

a|de|no|my|o|ma|tisch *adj* (Ⓔ adenomyomatous): Adenomyomatose betreffend

a|de|no|my|o|ma|tös *adj* (Ⓔ adenomyomatous): an ein Adenomyom erinnernd

A|de|no|my|o|ma|to|se *f* (Ⓔ adenomyomatosis): durch multiple Adenomyome* in der Uteruswand hervorgerufene Erkrankung

Adenomyomatose der Prostata: →*Prostatahypertrophie*

A|de|no|my|o|rhab|do|sar|kom der Niere *nt*: →*Wilms-Tumor*

A|de|no|my|o|sar|kom *nt* (Ⓔ adenomyosarcoma): bösartiger Mischtumor aus Drüsengewebe und quergestreifter Muskulatur

embryonales Adenomyosarkom: →*Wilms-Tumor*

A|de|no|my|o|se *f* (Ⓔ adenomyosis): *Syn*: *Endometriosis uteri interna*; Endometriosis* genitalis interna mit Sitz in der Gebärmuttermuskulatur

A|de|no|my|o|sis in|ter|na *f*: →*Adenomyose*

A|de|no|pa|thie *f* (Ⓔ **1.–2.** adenopathy): **1.** allgemeine Bezeichnung für eine Erkrankung endokriner oder exokriner Drüsen **2.** →*Lymphadenopathie*

multiple endokrine Adenopathie: →*multiple endokrine Neoplasie*

a|de|no|pa|thisch *adj* (Ⓔ adenopathic): Adenopathie betreffend, durch sie bedingt

A|de|no|pha|ryn|gi|tis *f, pl* **-ti|den** (Ⓔ adenopharyngitis): Entzündung der Adenoide* und des Pharynx*

a|de|no|pha|ryn|gi|tisch *adj* (Ⓔ adenopharyngitic): Adenopharyngitis betreffend, durch sie bedingt

a|de|nös *adj* (Ⓔ adenous): Drüse betreffend, drüsig, drüsenartig

A|de|no|sar|co|ma *nt, pl* **-ma|ta**: →*Adenosarkom*

A|de|no|sar|kom *nt* (Ⓔ adenosarcoma): *Syn*: *Adenosarcoma*; bösartiger Mischtumor aus drüsigen und sarkomatösen Anteilen; kommt z.B. in Endometrium* und Ovar* vor

embryonales Adenosarkom: →*Wilms-Tumor*

A|de|no|se *f* (Ⓔ adenosis): *Syn*: *Adenosis*; degenerative Drüsenerkrankung; oft gleichgesetzt mit Adenopathie*

sklerosierende Adenose (Ⓔ sclerosing adenosis): *Syn*: *Korbzellenhyperplasie, sklerosierende Adenosis, Adenosis Schimmelbusch, Schimmelbusch-Krankheit*; mit Sklerosierung* der Drüsen einhergehende Form der Mastopathie*

A|de|no|sin *nt* (Ⓔ adenosine): aus Adenin* und Ribose* aufgebautes Nucleosid*; Baustein der Nucleinsäuren; *s.a. Adenosindiphosphat, Adenosinmonophosphat, Adenosintriphosphat*

A|de|no|sin|des|a|mi|na|se *f* (Ⓔ adenosine deaminase): intrazelluläres Enzym, das Adenosin* im Rahmen des Purinabbaus zu Inosit umwandelt; **Adenosindesaminidasemangel** ist die Ursache eines schweren Immundefektes [schwerer kombinierter Immundefekt], der unbehandelt zum Tode führt

A|de|no|sin|des|a|mi|na|se|man|gel *m* (Ⓔ adenosine deaminase deficiency): *Syn*: *ADA-Mangel*; autosomal-rezessive Enzymopathie mit Störung der zellulären und humoralen Immunabwehr; ist die Ursache eines schweren Immundefektes [schwerer kombinierter Immundefekt], der unbehandelt zum Tode führt; Adenosindesaminidasemangel war die erste Erkrankung die erfolgreich durch Gentherapie geheilt wurde; *s.a. Essay Gentransfer und Gentherapie S. 761*

A|de|no|sin|di|phos|phat *nt* (Ⓔ adenosine diphosphate): *Syn*:

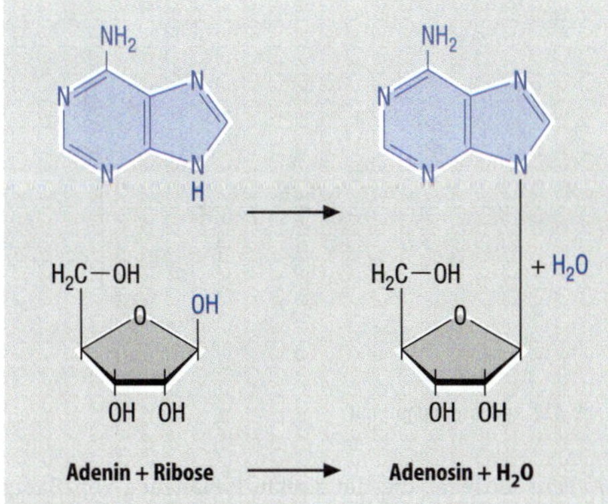

Abb. A20. Bildung von Adenosin

Adenosin-5'-diphosphat, Adenosin-5'-pyrophosphat; im Stoffwechsel aus Adenosinmonophosphat* oder Adenosintriphosphat* gebildet; stellt zusammen mit Adenosintriphosphat eine Schlüsselsubstanz des Energiestoffwechsels dar

Adenosin-5'-diphosphat *nt*: →*Adenosindiphosphat*

A|de|no|sin|mo|no|phos|phat *nt* (Ⓔ adenosine monophosphate): *Syn*: *Adenylsäure, Adenosin-5'-monophosphat*; Mononucleotid; Monophosphorsäureester des Adenosins*; Vorstufe von Adenosindiphosphat* und Adenosintriphosphat*

zyklisches Adenosinmonophosphat (Ⓔ cyclic adenosine monophosphate): *Syn*: *zyklisches Adenosin-3',5'-Phosphat, Zyklo-AMP, Cyclo-AMP*; aus Adenosintriphosphat* gebildete Ringverbindung, die als extra- und intrazelluläre Botensubstanz [second messenger] von Bedeutung ist; spielt u.a. eine Rolle bei der Glykogenolyse*, Glykogenese*, Glykolyse*, Gluconeogenese* und Lipolyse*; *s.a. Cyclo-AMP-Rezeptorprotein*

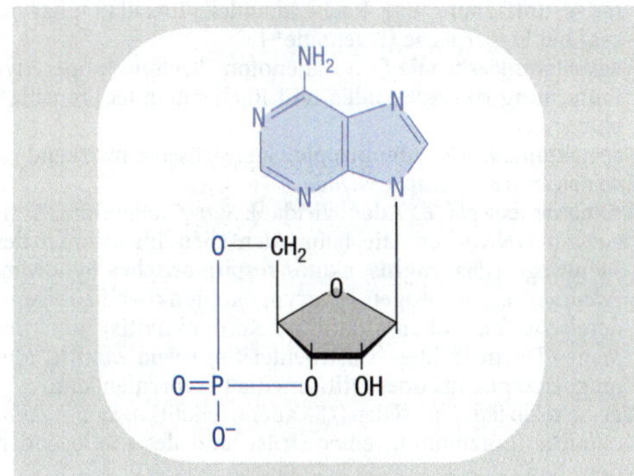

Abb. A21. Zyklisches Adenosinmonophosphat

Adenosin-5'-monophosphat *nt*: →*Adenosinmonophosphat*

Adenosin-3',5'-Phosphat, zyklisches *nt*: →*zyklisches Adenosinmonophosphat*

Adenosin-5'-pyrophosphat *nt*: →*Adenosindiphosphat*

A|de|no|sin|tri|phos|phat *nt* (Ⓔ adenosine triphosphate): *Syn*: *Adenosin-5'-triphosphat*; wichtigster Energielieferant des Stoffwechsels; wird bei praktisch allen energieverbrauchenden Reaktionen der Zelle in Adenosindiphosphat* umgewandelt [*siehe Abb. A22*]

Adenosin-5'-triphosphat *nt*: →*Adenosintriphosphat*

A|de|no|sin|tri|phos|pha|ta|se *f* (Ⓔ adenosine triphosphatase): *Syn*: *ATPase*; Enzym, das die Spaltung von Adenosintriphosphat* in Adenosindiphosphat* katalysiert; so hat z.B. die Kopfregion der Myosinmoleküle der Muskelfasern ein

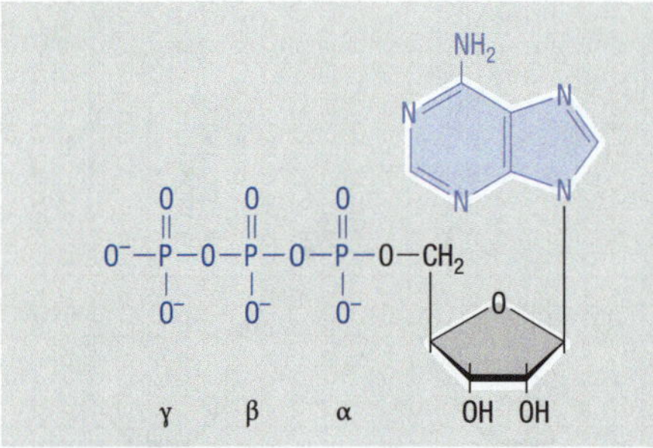

Abb. A22. Adenosintriphosphat

ATPase-Aktivität, die die direkte Freisetzung von Energie während der Kontraktion ermöglicht

A|de|no|sis *f, pl* **-ses** (Ⓔ adenosis): ***Syn:*** *Adenose*; degenerative Drüsenerkrankung; oft gleichgesetzt mit Adenopathie*

Adenosis Schimmelbusch: *→sklerosierende Adenosis*

sklerosierende Adenosis (Ⓔ sclerosing adenosis): ***Syn:*** *Korbzellenhyperplasie, sklerosierende Adenose, Adenosis Schimmelbusch*; mit Sklerosierung* der Drüsen einhergehende Form der Mastopathie*

A|de|no|skle|ro|se *f* (Ⓔ adenosclerosis): ***Syn:*** *Drüsensklerose*; zu Sklerosierung* führende degenerative Drüsenerkrankung

a|de|no|skle|ro|tisch *adj* (Ⓔ adenosclerotic): Adenosklerose betreffend, von ihr betroffen oder gekennzeichnet, durch sie bedingt

S-Adenosylmethionin *nt* (Ⓔ S-adenosylmethionine): ***Syn:*** *aktives Methionin*; entsteht aus Methionin* und ATP; einer der wichtigsten Methylgruppendonatoren des Zellstoffwechsels

a|de|no|tisch *adj* (Ⓔ adenotic): Adenose betreffend, von ihr betroffen oder gekennzeichnet, durch sie bedingt

A|de|no|tom *nt* (Ⓔ adenotome): ringförmiges Messer zur Adenotomie*

A|de|no|to|mie *f* (Ⓔ adenotomy): ***Syn:*** *Adenoidektomie*; operative Entfernung der Rachenmandel [Tonsilla* pharyngea] bei Hyperplasie [Adenoide*]

A|de|no|ton|sil|lek|to|mie *f* (Ⓔ adenotonsillectomy): operative Entfernung von Adenoiden und Rachenmandel [Tonsilla* pharyngea]

a|de|no|trop *adj* (Ⓔ adenotropic): aus Drüsen einwirkend

A|de|no|vi|ren *pl*: *→Adenoviridae*

A|de|no|vi|ri|dae *pl* (Ⓔ Adenoviridae): ***Syn:*** *Adenoviren*; Familie von DNA-Viren, die beim Menschen Infektionen der Atemwege [Pharyngitis, akutes respiratorisches Syndrom, Pneumonie], der Augen [Pharyngokonjunktivalfieber, epidemische Keratokonjunktivitis, Konjunktivitis] und des Magen-Darm-Traktes [Gastroenteritis] sowie Zystitis, Meningoenzephalitis oder Otitis media hervorrufen kann

A|de|no|zel|lu|li|tis *f, pl* **-ti|den** (Ⓔ adenocellulitis): ***Syn:*** *Adenocellulitis*; Entzündung einer Drüse und des umliegenden Gewebes

a|de|no|zel|lu|li|tisch *adj* (Ⓔ adenocellulitic): Adenozellulitis betreffend, von ihr betroffen oder gekennzeichnet, durch sie bedingt

A|de|ny|lat|ki|na|se *f* (Ⓔ adenylate kinase): ***Syn:*** *Myokinase, AMP-Kinase, A-Kinase*; Enzym, das im Muskel die Reaktion ATP + AMP → 2 ADP katalysiert

A|de|nyl|säu|re *f*: *→Adenosinmonophosphat*

A|deps *m* (Ⓔ lard): Fett*

Adeps lanae anhydricus (Ⓔ anhydrous lanolin): ***Syn:*** *Lanolinum anhydricum*; als Salbengrundlage verwendet

Adeps lanae hydricus (Ⓔ adeps lanae hydosus): ***Syn:*** *Lanolin*; als Salbengrundlage verwendete Mischung aus Wollwachs [**Adeps lanae**], Wasser und flüssigem Paraffin

A|der *f* (Ⓔ vessel): Blutgefäß

A|der|haut *f* (Ⓔ choroid): ***Syn:*** *Chorioidea, Choroidea*; gefäß- und pigmentreicher hinterer Abschnitt der mittleren Augenhaut [Tunica* vasculosa bulbi]; die äußerste Schicht [**Lamina suprachoroidea**] verbindet sie mit der Sklera*, die innerste Schicht [**Lamina basalis choroideae**] setzt sie von der Retina* ab; dazwischen liegen die gefäßreiche **Lamina vasculosa** und die **Lamina choroidocapillaris**, deren Kapillarnetz die Retina ernährt; an der Ora* serrata retinae geht die Choroidea in den Ziliarkörper [Corpus* ciliare] über

A|der|haut|ab|he|bung *f* (Ⓔ detachment of the choroid): ***Syn:*** *Amotio chorioideae, Ablatio chorioideae*; Abhebung der Aderhaut durch Exsudat oder Einblutung; *s.a. Ablatio retinae*

A|der|haut|a|tro|phie, pe|ri|pa|pil|lä|re *f* (Ⓔ peripapilary atrophy): *s.u. Myopia maligna*

A|der|haut|ent|zün|dung *f*: *→Chorioiditis*

A|der|haut|er|kran|kung *f*: *→Chorioidose*

A|der|haut|ko|lo|bom *nt* (Ⓔ coloboma of the choroid): angeborene Spaltbildung der Aderhaut, i.d.R. unterhalb der Papille; imponiert als ausgedehnter weißer Fleck, oft mit pigmentierten Rändern; da die Störung primär die Netzhaut betrifft, wird sie oft als **Netzhaut-Aderhaut-Kolobom** bezeichnet

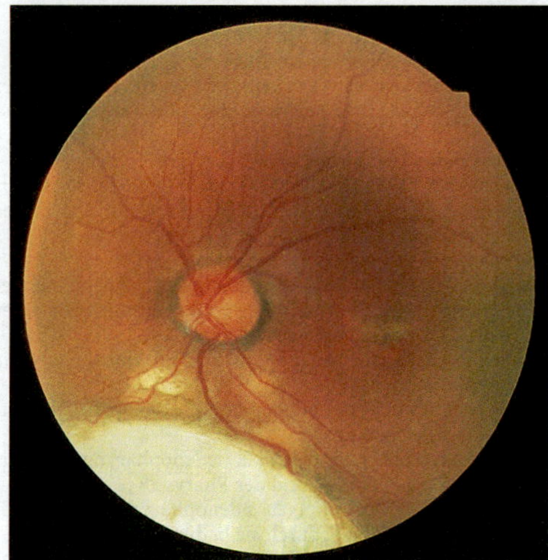
Abb. A23. Aderhautkolobom

A|der|haut|skle|ro|se *f* (Ⓔ choroidal sclerosis): ***Syn:*** *Chorioideasklerose*; altersbedingte [**senile Chorioideasklerose**], primäre [ohne erkennbare Ursache] oder sekundäre [nach Entzündung oder Verletzung] Sklerose der Aderhaut; führt zu zunehmender Verschlechterung der zentralen Sehschärfe

A|der|lass *m* (Ⓔ bloodletting): künstliche Eröffnung eines Blutgefäßes zur Blutentnahme; heute kaum noch zu therapeutischen Zwecken durchgeführt

unblutiger Aderlass (Ⓔ phlebostasis): Verminderung des venösen Rückstroms durch Stauung der Gliedmaßen für maximal 30 Minuten; nur noch selten durchgeführte Maßnahme bei Lungenödem; heute durch schnell wirkende Diuretika* ersetzt

A|der|min *nt*: *→Vitamin B_6*

A|der|mo|ge|ne|se *f* (Ⓔ adermogenesis): unvollständige Hautentwicklung

ADGO *Abk.*: Allgemeine Deutsche Gebührenordnung

ADGP *Abk.*: Albumin-Dextrose-Gelatine-Phosphat

ADH *Abk.*: **1.** *→Alkoholdehydrogenase* **2.** *→antidiuretisches Hormon*

ad|hä|rent *adj* (Ⓔ adherent): (an-)klebend, (an-)haftend; verklebt, verwachsen

Ad|hä|sin *nt* (Ⓔ adhesin): *s.u. Essay Bakterien S. 217, Essay Infektion S. 1027*

Ad|hä|si|o|ly|se *f* (Ⓔ adhesiolysis): ***Syn:*** *Adhäsiotomie*; Durchtrennung von Verwachsungen, v.a. im Bauchraum

Ad|hä|si|on *f* (Ⓔ **1.–3.** adhesion): **1.** (An-)Kleben, (An-)Haften,

Adhärenz **2.** Verklebung, Verwachsung; die Verwachsung von Darmteilen miteinander oder mit anderen Eingeweiden kann zur Entwicklung eines **Adhäsionsileus** führen; *s.a. Ileus* **3.** Anhaften von Bakterien oder Viren auf der Schleimhautoberfläche als erster Schritt der Infektion

Ad|hä|si|ons|il|e|us *m* (Ⓔ adhesive strangulation of intestines): *s.u. Adhäsion 2.*

Ad|hä|si|o|to|mie *f* (Ⓔ adhesiotomy): ***Syn***: *Adhäsiolyse*; Durchtrennung von Verwachsungen, v.a. im Bauchraum

ad|hä|siv *adj* (Ⓔ adhesive): (an-)haftend, klebend

Ad|he|si|o in|ter|tha|la|mi|ca *f* (Ⓔ interthalamic adhesion): ***Syn***: *Massa intermedia*; schmale Gliabrücke, die rechten und linken Thalamus* miteinander verbindet

ADH-Methode *f* (Ⓔ alcohol dehydrogenase assay): enzymatische Bestimmung von Alkohol in Blut oder Urin unter Verwendung von Alkoholdehydrogenase*

ADH-Sekretion, inadäquate *f*: →*Syndrom der inadäquaten ADH-Sekretion*

ADI *Abk.*: **1.** →*acceptable daily intake* **2.** artifizielle donogene Insemination

A|di|a|do|cho|ki|ne|se *f* (Ⓔ adiadochokinesia): Unfähigkeit, koordinierte Bewegungen schnell abwechselnd auszuführen

A|di|a|spi|ro|my|ko|se *f* (Ⓔ adiaspiromycosis): ***Syn***: *Lungenadiaspiromykose*; durch **Emmonsia**-Species hervorgerufene Pilzerkrankung der Lunge

a|di|a|ther|man *adj* (Ⓔ adiathermal): ***Syn***: *atherman*; wärmeundurchlässig

ADIC *Abk.*: Adriamycin, DTIC

Adie: William John Adie; 1886–1935; englischer Neurologe

Adie-Pupille *f* (Ⓔ Adie's pupil): ***Syn***: *Pupillotonie*; fehlende Pupillenreaktion bei Änderung der einfallenden Lichtmenge; harmloses Symptom, das auf einer parasympathischen Innervationsstörung beruht; *s.a. reflektorische Pupillenstarre*

Adie-Pupillotonie *f*: →*Adie-Syndrom*

Adie-Syndrom *nt* (Ⓔ Adie's syndrome): ***Syn***: *Adie-Pupillotonie, pupillotonische Pseudotabes, Pseudotabes pupillotonica, Pseudo-Argyll Robertson-Syndrom, Pseudo-Robertson-Syndrom*; meist einseitige Pupillotonie* mit Hypo- oder Areflexie*

Adipo-, adipo- *präf.*: Wortelement mit der Bedeutung „Fett"

A|di|po|ci|re *f* (Ⓔ adipocere): ***Syn***: *Fettwachs, Leichenwachs*; aus den Körperfetten entstehendes wachsähnliches Fett in Leichen, die längere Zeit im Wasser oder feuchten Boden liegen; verlangsamen den Zerfall des Körpers

A|di|po|ki|ne|se *f* (Ⓔ adipokinesis): Fettmobilisation im Gewebe

a|di|po|ki|ne|tisch *adj* (Ⓔ adipokinetic): Adipokinese betreffend oder fördernd

A|di|po|me|ter *nt* (Ⓔ adipometer): Gerät zur Bestimmung der Hautdicke und indirekt zur Bestimmung der Fettleibigkeit [Adipositas*]

A|di|po|ne|cro|sis *f, pl* **-ses** (Ⓔ adiponecrosis): ***Syn***: *Fettgewebsnekrose, Fettnekrose, Adiponekrose*; meist das Unterhautgewebe betreffende Nekrose* des Fettgewebes; häufig als Folge einer Erfrierung

Adiponecrosis subcutanea neonatorum (Ⓔ pseudosclerema): ***Syn***: *symmetrische Fettsklerose, subkutane Fettnekrose der Neugeborenen*; durch eine Kombination von geburtstraumatischer Schädigung und verminderter Hautdurchblutung hervorgerufene subkutane Fettgewebsnekrose im Bereich von Schulter, Wange und Gesäß

A|di|po|ne|kro|se *f*: →*Adiponecrosis*

a|di|pös *adj* (Ⓔ **1.** fat **2.** obese): **1.** fetthaltig, fettig **2.** fett, fettleibig

A|di|pos|al|gie *f* (Ⓔ adiposalgia): ***Syn***: *Lipalgie, Dercum-Krankheit, Adipositas dolorosa, Lipomatosis dolorosa*; ätiologisch ungeklärte, lokalisierte, schmerzhafte Fettgewebsvermehrung; betrifft meist Frauen in der Menopause; am Rumpf und den Akren entstehen spontan schmerzhafte Fettwülste, die von einer blauroten Haut bedeckt sind; eine kausale Therapie ist nicht bekannt

A|di|po|si|tas *f* (Ⓔ obesity): ***Syn***: *Fettleibigkeit, Fettsucht, Obesität, Obesitas*; übermäßige Vermehrung des Gesamtfettgewebes; i.d.R. durch zu hohe Kalorienzufuhr und zu geringen Energieverbrauch bedingt; krankheitsbedingte oder idiopathische Formen sind selten, dafür aber schwerer zu therapieren; die Patienten sind in einem Zyklus von Gewichtsabnahme und erneuter Zunahme gefangen, der nur schwer zu durchbrechen ist; unabhängig von der Genese stellt Adipositas einen [schwachen] Risikofaktor für Herzinfarkt, Schlaganfall und Nierenversagen dar; von den beiden Adipositasformen, **androide Adipositas** [Apfelform] und **gynoide Adipositas** [Birnenform], hat die androide Form ein wesentlich höheres Arterioskleroserisiko

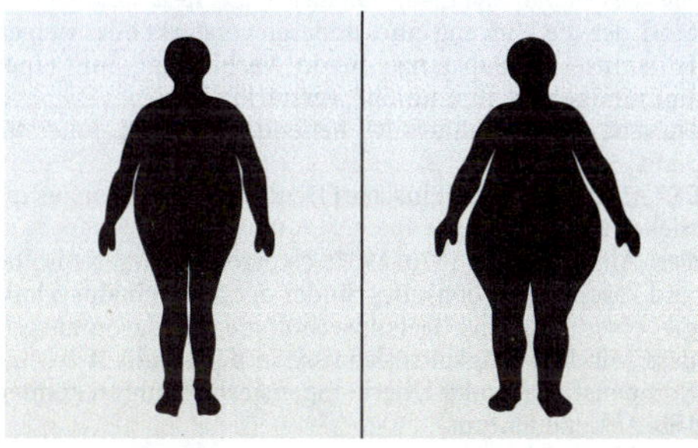

Abb. A24. Adipositastypen

Adipositas cordis (Ⓔ fat heart): ***Syn***: *Fettherz, Cor adiposum*; subepikardiale Fetteinlagerung; z.B. bei diphtherischer Myokardschädigung

Adipositas dolorosa: →*Adiposalgie*

Adipositas-Hypothermie-Oligomenorrhoe-Parotis-Syndrom *nt* (Ⓔ adiposity-hypothermia-oligomenorrhea-parotid syndrome): ***Syn***: *AHOP-Syndrom*; *s.u. Adipositas-Oligomenorrhoe-Parotis-Syndrom*

Adipositas-Oligomenorrhoe-Parotis-Syndrom *nt* (Ⓔ adiposity-oligomenorrhea-parotid syndrome): ***Syn***: *AOP-Syndrom*; durch Regulationsstörungen der Regio infundibularis des Hypothalamus* verursachtes Syndrom, das durch Adipositas*, Oligomenorrhoe* und Parotisschwellung gekennzeichnet ist; oft treten auch intermittierende Hypothermien auf [**Adipositas-Hypothermie-Oligomenorrhoe-Parotis-Syndrom**]

A|di|po|so|gi|gan|tis|mus *m* (Ⓔ adiposogenital puberal obesity): ***Syn***: *konstitutionelle Fettsucht*; Riesenwuchs kombiniert mit Pubertätsfettsucht*

A|di|pos|u|rie *f* (Ⓔ adiposuria): ***Syn***: *Lipurie, Lipidurie*; Fett-/Lipidausscheidung im Harn

A|di|po|ze|le *f* (Ⓔ adipocele): ***Syn***: *Fettbruch, Liparozele, Lipozele*; Hernie* mit Fettgewebe im Bruchsack

a|di|po|zel|lu|lär *adj* (Ⓔ adipocellular): aus Bindegewebe und Fett bestehend

A|di|po|zyt *m* (Ⓔ adipocyte): ***Syn***: *Fettspeicherzelle, Fettzelle, Lipozyt*; fettspeichernde Zellen; **univakuoläre Fettzellen** des weißen Fettgewebes enthalten nur ein Fetttröpfchen, **plurivakuoläre Fettzellen** des braunen Fettgewebes mehrere Tröpfchen

A|dip|sie *f* (Ⓔ adipsia): Durstlosigkeit, mangelndes Durstgefühl

A|di|tus *m, pl* **-tus** (Ⓔ aditus): Zugang, Eingang

Aditus ad antrum mastoideum (Ⓔ aditus ad antrum): Eingang ins Antrum* mastoideum im Kuppelraum der Paukenhöhle

Aditus laryngis (Ⓔ aperture of larynx): Kehlkopfeingang; wird vom oberen Rand des Kehldeckels [Epiglottis*], der rechten und linken Plica* aryepiglottica und der Incisura* interarytenoidea umfasst; *s.a. Larynx*

Aditus orbitalis (Ⓔ orbital aperture): vordere Öffnung der Augenhöhle; wird von Stirnbein*, Maxilla* und Jochbein* gebildet; am Oberrand befindet sich die scharfe Margo* supraorbitalis orbitae, am Unterrand die weniger stark ausgeprägte Margo* infraorbitalis orbitae; *s.a. Orbita*

A|di|u|re|tin *nt* (Ⓔ antidiuretic hormone): ***Syn***: *antidiureti-*

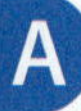

sches Hormon, Vasopressin; im Hypothalamus* gebildetes Hormon*, das die Rückresorption von Wasser in der Niere reguliert; wird zur Behandlung von Diabetes* insipidus verwendet

ADI-Wert *m* (Ⓔ acceptable daily intake): international verwendete Bezeichnung für die Dosis einer potentiell schädigenden Substanz, die bei lebenslanger täglicher Aufnahme als für die Gesundheit unbedenklich angesehen wird [**a**cceptable **d**aily **i**ntake]; wird in mg/kg Körpergewicht angegeben; die Festlegung erfolgt aus dem experimentell [i.d.R. Tierversuch] ermittelten NOEL-Wert*, geteilt durch einen Sicherheitsfaktor

Adljulvans *nt, pl* **-vanlzilen, -vanltilen** (Ⓔ **1.–2.** adjuvant): **1.** Stoff, der die Wirkung eines anderen verstärkt oder steigert; Hilfsmittel **2.** Substanz, die in Verbindung mit einem Immunogen die Immunität* verstärkt

adljulvant *adj* (Ⓔ adjuvant): helfend, förderlich, unterstützend

ADKA *Abk.*: Arbeitsgemeinschaft Deutscher Krankenhausapotheker

Adler: Alfred Adler; 1870–1937; österreichischer Neurologe und Psychiater (Wien); Begründer der **Individualpsychologie**, einer Form der Tiefenpsychologie, die davon ausgeht, dass Minderwertigkeitserlebnisse in der Kindheit zu einer Kompensierung oder Überkompensierung führen können

ad lib. *Abk.*: ad libitum

ADM *Abk.*: *→Adriamycin*

ADMA *Abk.*: Aldehyddimethylacetat

Adlmilnilcullum *nt, pl* **-la** (Ⓔ adminiculum): Sehnenverstärkung, Sehnenverbreiterung

Adminiculum lineae albae (Ⓔ triangular ligament of linea alba): dreieckige Sehnenplatte, die die Linea* alba an ihrer Anheftungsstelle an der Beckensymphyse auf der Rückseite verstärkt

ADNase *Abk.*: Antidesoxyribonuclease

Adlnekltolmie *f* (Ⓔ adnexectomy): *Syn*: *Adnexektomie*; operative Entfernung einer Adnexe; oft gleichgesetzt mit Salpingo-Oophorektomie*

Adlnelxe *f* (Ⓔ adnexa): *Syn*: *Adnexum*; Anhangsgebilde; z.B. die **weiblichen Adnexe** [Eileiter, Eierstock, Epoophoron, Bänder, Ligamente] oder **männlichen Adnexe** [Hoden, Nebenhoden, Samenleiter, Samenblase, Prostata]

Adlnexlekltolmie *f*: *→Adnektomie*

Adlnelxiltis *f, pl* **-tilden** (Ⓔ adnexitis): akute oder chronische Entzündung der weiblichen Adnexe; meist eine aufsteigende Entzündung der Eileiter [Salpingitis*], die sich auf die anderen Adnexen ausdehnt; als Erreger kommen v.a. Gonokokken* und Chlamydia*-Species vor [zusammen 60 %]; **Klinik**: die Entzündung kann symptomarm verlaufen oder zu einem Akuten* Abdomen führen; **Diagnose**: Ultraschall, Pelvioskopie; **DD**: *s.u. Akutes Abdomen*; **Therapie**: Antibiotika

Adlnexltulberlkullolse *f* (Ⓔ adnexal tuberculosis): Befall der Adnexe [Eierstock und Eileiter] bei der Genitaltuberkulose*

Adlnexltulmor *m* (Ⓔ adnexal tumor): Tumor von Eierstock oder Eileiter

Adlnelxum *nt, pl* **-nelxa**: *→Adnexe*

AdOAP *Abk.*: Adriamycin, Vincristin (*engl.* oncovin), Ara-C, Prednison

aldolleslzent *adj* (Ⓔ adolescent): Adoleszenz betreffend, in der Adoleszenz, heranwachsend, heranreifend, jugendlich

Aldolleslzenltenlallbulminlulrie *f* (Ⓔ adolescent albuminuria): *Syn*: *Adoleszentenproteinurie, Pubertätsalbuminurie, Pubertätsproteinurie*; Eiweißausscheidung im Harn während der Pubertät; ohne pathologischen Wert

Aldolleslzenltenlkylpholse *f*: *→Scheuermann-Krankheit*

Aldolleslzenltenlproltelinlulrie *f*: *→Adoleszentenalbuminurie*

Aldolleslzenltenlskollilolse *f* (Ⓔ adolescent scoliosis): sich in der Adoleszenz herausbildende skoliotische Veränderung der Wirbelsäule

Aldolleslzenltenlstrulma *f* (Ⓔ juvenile goiter): *Syn*: *Juvenilstruma, Struma adolescentium, Struma juvenilis*; in der Adoleszenz auftretende euthyreote Struma*; betrifft meist junge Frauen und ist i.d.R. durch einen Iodmangel bedingt; **Therapie**: Iodidsubstitution, selten Hormonsubstitution

Aldolleslzenz *f* (Ⓔ adolescence): *Syn*: *Adolescens*; Jugendalter; Zeitraum zwischen Beginn der Pubertät und Erwachsenenalter [11.–18. Lebensjahr]

Aldolnildis herlba *f* (Ⓔ Adonis herb): *s.u. Adonisröschen*

Aldolnislröslchen *nt* (Ⓔ Adonis vernalis): *Syn*: *Adonis vernalis, Frühlingsadonisröschen*; Pflanze aus der Familie der Hahnenfußgewächse [Ranunculaceae]; die oberirdischen blühenden Pflanzenteile [**Adonidis herba**] enthalten herzwirksame Glykoside, v.a. Adonitoxin* und Cymarin*, mit positiv inotroper Wirkung; **Anw.**: Extrakte bei leichter Herzinsuffizienz, traditionell auch bei Ödemen; in der Homöopathie Verwendung der frischen, ganzen, blühenden Pflanze, z.B. bei nervösen Herz-Kreislauf-Störungen

Aldolnis verlnallis *f*: *→Adonisröschen*

Aldolniltolxin *nt* (Ⓔ adonitoxin): herzwirksames Glykosid* mit positiv inotroper Wirkung; *s.a. Adonisröschen*

Aldonltie *f*: *→Anodontie*

AdOP *Abk.*: Adriamycin, Vincristin (*engl.* oncovin), Prednison

adlolral *adj* (Ⓔ adoral): in der Nähe des Mundes (liegend), zum Mund hin

ADP *Abk.*: **1.** *→Adenosindiphosphat* **2.** antidiuretisches Prinzip

ADPG *Abk.*: Adenosindiphosphat-Glucose

ADPR *Abk.*: Adenosindiphosphat-Ribose

Adr. *Abk.*: *→Adrenalin*

Adren-, adren- *präf.*: *→Adreno-*

adlrelnal *adj* (Ⓔ adrenal): die Nebenniere(n) betreffend

Adlrelnallekltolmie *f* (Ⓔ adrenalectomy): *Syn*: *Nebennierenentfernung, Nebennierenresektion, Epinephrektomie*; operative Entfernung einer oder beider Nebennieren; indiziert bei Hyperplasie bei Morbus* Cushing, primärer Hyperplasie oder Karzinom; der Zugang kann paravertebral, transabdominal oder von lateral erfolgen; die **laparoskopische Adrenalektomie** ist schonend, aber zeitaufwendig

pharmakologische Adrenalektomie (Ⓔ medical adrenalectomy): Ausschaltung der Nebennieren durch eine pharmakologische Hemmung

Adlrelnallin *nt* (Ⓔ adrenaline): *Syn*: *Epinephrin*; im Nebennierenmark und den Paraganglien der Grenzstrangkette gebildetes Hormon, das v.a. bei Stress, Muskeltätigkeit, Sauerstoffmangel und im Prämenstruum ausgeschüttet wird; die Ausschüttung führt zu Zittern, Schwäche, kaltem Schweiß, Tachykardie und Angstgefühl; **Wirkung**: α_1- und α_2-Sympathomimetikum*, Erhöhung von Herzfrequenz, Herzminutenvolumen, arteriellem Mitteldruck; Verminderung der Darmperistaltik; Erschlaffung der Bronchialmuskulatur und Erweiterung der Bronchien; Erweiterung der Pupillen und Aufrichten der Haare; insulinantagonistische Wirkung [Mobilisierung der Glykogenreserven der Leber, Abbau von Muskelglykogen]; **therapeutisch** wird Adrenalin bei Kreislaufstillstand, anaphylaktischem Schock, Bronchospasmus, Asthma bronchiale und als Zusatz zu Lokalanästhetika verwendet; *s.a. Catecholamin*

Adlrelnallinlälmie *f* (Ⓔ adrenalinemia): *Syn*: *Hyperadrenalinämie*; erhöhter Adrenalingehalt des Blutes, z.B. bei Stress oder Phäochromozytom*

Adlrelnallinlanltalgolnist *m*: *→Adrenolytikum*

Adlrelnallinldilalbeltes *m* (Ⓔ epinephrine glycosuria): *Syn*: *Adrenalinhyperglykämie*; Anstieg des Blutzuckerspiegels nach Adrenalininjektion; kann zu Zuckerausscheidung im Harn führen [Adrenalinglukosurie*]

Adlrelnallinlglulkoslulrie *f* (Ⓔ epinephrine glycosuria): Zuckerausscheidung im Harn nach Adrenalininjektion; beruht auf der Hemmung der Insulinsekretion durch Adrenalin

Adlrelnallinlhyperlglyklälmie *f*: *→Adrenalindiabetes*

Adlrelnallinloxildalse *f* (Ⓔ monoamine oxidase): *Syn*: *Monoaminooxidase, Monoaminoxidase, Tyraminoxidase, Tyraminase*; Enzym, das die Oxidation von primären, sekundären und tertiären Aminen katalysiert; spielt z.B. eine Rolle beim Abbau von Adrenalin*, Noradrenalin*, Tyramin* und Serotonin*

Adlrelnallinlumlkehr *f* (Ⓔ adrenaline reversal): Adrenalin erregt sowohl α- als auch β-Rezeptoren im kardiovaskulärem

Bereich; da die Erregung der α-Rezeptoren überwiegt, kommt es zu einem Blutdruckanstieg; blockiert man aber die α-Rezeptoren mit Phentolamin*, kommt es bei Adrenalininjektion zu einer Blutdrucksenkung durch Aktivierung der β-Rezeptoren

Ad|re|na|lin|u|rie *f* (Ⓔ adrenalinuria): Adrenalinausscheidung im Harn

Ad|re|na|li|tis *f, pl* **-ti|den** (Ⓔ adrenalitis): ***Syn***: *Nebennierenentzündung*; Entzündung der Nebenniere, z.B. als Autoimmunerkrankung oder Begleiterkrankung bei Zytomegalie; am häufigsten ist aber die **tuberkulöse Adrenalitis** oder **Nebennierentuberkulose**, die zur Ausbildung einer Nebenniereninsuffizienz führen kann

ad|re|na|li|tisch *adj* (Ⓔ adrenalitic): Adrenalitis betreffend, von ihr betroffen oder gekennzeichnet, durch sie bedingt

ad|re|na|lo|trop *adj* (Ⓔ adrenalotropic): auf die Nebenniere(n) einwirkend

Ad|ren|ar|che *f* (Ⓔ adrenarche): Beginn der erhöhten Androgenbildung in der Nebennierenrinde am Anfang der Pubertät*

ad|ren|erg *adj* (Ⓔ adrenergic): ***Syn***: *adrenergisch*; durch Adrenalin bewirkt, Adrenalin ausschüttend, auf Adrenalin ansprechend

ad|ren|er|gisch *adj*: *→adrenerg*

Adreno-, adreno- *präf.*: Wortelement mit der Bedeutung „Nebenniere"

ad|re|no|cor|ti|cal *adj*: *→adrenokortikal*

ad|re|no|cor|ti|co|trop *adj* (Ⓔ adrenocorticotropic): ***Syn***: *corticotrop, corticotroph, adrenocorticotroph, kortikotrop, kortikotroph, adrenokortikotrop, adrenokortikotroph*; auf die Nebennierenrinde einwirkend

ad|re|no|cor|ti|co|troph *adj*: *→adrenocorticotrop*

ad|re|no|gen *adj* (Ⓔ adrenogenic): durch die Nebenniere(n) verursacht, von ihr ausgelöst oder ausgehend

ad|re|no|ki|ne|tisch *adj* (Ⓔ adrenokinetic): die Nebenniere stimulierend

ad|re|no|kor|ti|kal *adj* (Ⓔ adrenocortical): ***Syn***: *adrenocortical*; Nebennierenrinde betreffend, von ihr ausgehend

ad|re|no|kor|ti|ko|mi|me|tisch *adj* (Ⓔ adrenocorticomimetic): mit ähnlicher Wirkung wie Nebennierenrindenhormone

ad|re|no|kor|ti|ko|trop *adj*: *→adrenocorticotrop*

ad|re|no|kor|ti|ko|troph *adj*: *→adrenocorticotrop*

Ad|re|no|kor|ti|ko|tro|pin *nt*: *→Corticotropin*

Ad|re|no|leu|ko|dys|tro|phie *f* (Ⓔ adrenoleukodystrophy): ***Syn***: *Siemerling-Creutzfeld-Syndrom, Schiller-Addison-Syndrom, Fanconi-Prader-Syndrom*; X-chromosomal-rezessive Erkrankung mit Atrophie der Nebennierenrinde und herdförmiger Entmarkung im Gehirn; manifestiert sich z.T. schon im Schulkindalter [40 %] oder in unterschiedlicher Ausprägung in der Adoleszenz oder im Erwachsenenalter; **klinisch** fallen Steifheit und Ungeschicktheit beim Gehen, Gewichtsverlust, generalisierte Muskelschwäche, Schwindelanfälle und vermehrte Hautpigmentation auf; im Kindesalter verläuft die Erkrankung rasch progredient und führt innerhalb von wenigen Jahren zu Erblindung, Taubheit und geistiger Retardierung; bei Erwachsenen beginnt in ca. 20 % der Fälle die neurologische Symptomatik spät und verläuft milde; **Therapie**: Knochenmarkstransplantation hat einen guten Einfluss auf Krankheitsverlauf und -schwere; der Versuch einer alimentären Therapie [**Lorenzos Öl**] hat die anfänglichen Erwartungen nicht erfüllt

Ad|re|no|ly|ti|kum *nt, pl* **-ka** (Ⓔ adrenolytic): ***Syn***: *Sympatholytikum, Sympathikolytikum, Adrenorezeptorenblocker, Adrenorezeptorantagonist, Antiadrenergikum*; die Wirkung von Adrenalin* aufhebende Substanz; bindet sich an adrenerge Rezeptoren und hemmt damit die Wirkung von Adrenalin und Noradrenalin und von Adrenomimetika* an den Zielorganen

ad|re|no|ly|tisch *adj* (Ⓔ adrenolytic): ***Syn***: *sympatholytisch*; die Wirkung von Adrenalin aufhebend

ad|re|no|me|dul|lo|trop *adj* (Ⓔ adrenomedullotropic): das Nebennierenmark stimulierend

Ad|re|no|me|ga|lie *f* (Ⓔ adrenomegaly): Nebennierenvergrößerung

Ad|re|no|mi|me|ti|kum *nt, pl* **-ka** (Ⓔ adrenomimetic): ***Syn***: *Sympathomimetikum, Sympathikomimetikum, Adrenozeptoragonist*; das sympathische System anregende Substanz; **direkte Adrenomimetika** wirken wie Adrenalin* oder Noradrenalin*; **indirekte Adrenomimetika** fördern die Freisetzung von Noradrenalin aus den präsynaptischen Vesikeln adrenerger Neurone

ad|re|no|mi|me|tisch *adj* (Ⓔ adrenomimetic): ***Syn***: *sympathomimetisch*; das sympathische System anregend, mit stimulierender Wirkung auf das sympathische System

ad|re|no|priv *adj* (Ⓔ adrenoprival): durch einen Mangel an Nebennierenhormonen bedingt

ad|re|no|re|zep|tiv *adj* (Ⓔ adrenoceptive): ***Syn***: *adrenozeptiv*; auf adrenerge Transmitter ansprechend

A|dre|no|re|zep|tor|an|ta|go|nist *m*: *→Adrenolytikum*

Ad|re|no|re|zep|to|ren|blo|cker *m*: *→Adrenolytikum*

α-Ad|re|no|re|zep|to|ren|blo|cker *m*: *→Alphablocker*

β-Ad|re|no|re|zep|to|ren|blo|cker *m*: *→Betablocker*

Ad|re|no|sta|ti|kum *nt, pl* **-ka** (Ⓔ adrenostatic): die Nebennierenfunktion hemmende Substanz

ad|re|no|sta|tisch *adj* (Ⓔ adrenostatic): die Nebennierenfunktion hemmend

ad|re|no|trop *adj* (Ⓔ adrenotropic): auf die Nebenniere(n) einwirkend, mit besonderer Affinität zur Nebenniere

ad|re|no|zep|tiv *adj*: *→adrenorezeptiv*

Ad|re|no|zep|tor|a|go|nist *m*: *→Adrenomimetikum*

Ad|re|no|zep|tor|ant|a|go|nist *m*: *→Adrenomimetikum*

A|dre|no|zep|to|ren *pl* (Ⓔ adrenoceptors): durch Adrenalin*, Noradrenalin* und andere Catecholamine* erregte Rezeptoren des sympathischen Nervensystems; Oberbegriff für Alpharezeptoren* und Betarezeptoren* [*siehe Tab. A25*]

Ad|ri|a|my|cin *nt* (Ⓔ doxorubicin): ***Syn***: *Doxorubicin*; von **Streptomyces penceticus** gebildetes zytostatisches Antibiotikum*; **Anw.**: Leukämien, maligne Lymphome, solide Tumoren; **NW**: Alopezie, Übelkeit, Erbechen, Knochenmarks- und Herzmuskelschädigung; *s.a. Essay Non-Hodgkin-Lymphome S. 1517*

ADS *Abk.*: **1.** antidiuretische Substanz **2.** Antidonor-Serum

ADSA *Abk.*: arterielle digitale Subtraktionsangiographie

ad sat. *Abk.*: ad saturationem

Ad|sor|bens *nt, pl* **-ben|zi|en, -ben|ti|en** (Ⓔ adsorbent): ***Syn***: *Adsorber*; adsorbierende Substanz; Substanz, die eine andere Substanzen [Festkörper, Flüssigkeiten, Gase] an ihre Oberfläche binden kann

Ad|sor|ber *m*: *→Adsorbens*

ad|sor|bie|ren *v* (Ⓔ adsorb): an der Oberfläche anreichern oder festhalten

ad|sor|bie|rend *adj* (Ⓔ absorbent): ***Syn***: *adsorptiv*; mittels Adsorption

Ad|sorp|ti|on *f* (Ⓔ adsorption): Bindung an die Oberfläche, Anreicherung auf der Oberfläche; *s.a. Essay Viren S. 2273*

Ad|sorp|ti|ons|chro|ma|to|gra|phie *f* (Ⓔ adsorption chromatography): ***Syn***: *Adsorptionschromatografie*; Chromatographie*, bei der die Auftrennung der verschiedenen Bestandteile durch Verwendung einer adsorbierenden Substanz [stationäre Phase*] erzielt wird

ad|sorp|tiv *adj*: *→adsorbierend*

Ad|strin|gens *nt, pl* **-gen|zi|en, -gen|ti|en** (Ⓔ astringent): blutstillendes Mittel, das durch eine Ausfällung von Eiweißen wirkt, z.B. Formaldehyd, Gerbstoffe, Metallsalze

ad|strin|gie|rend *adj* (Ⓔ **1.** astringent **2.** hematostatic): **1.** zusammenziehend **2.** blutstillend, hämostyptisch, styptisch

ADT *Abk.*: **1.** *→Agardiffusionstest* **2.** Arbeitsgemeinschaft Deutscher Tumorzentren

ÄDTA *Abk.*: Äthylendiamintetraacetat

ÄDTE *Abk.*: *→Äthylendiamintetraessigsäure*

a|dult *adj* (Ⓔ adult): erwachsen

adult respiratory distress syndrome *nt* (Ⓔ adult respiratory distress syndrome): ***Syn***: *Schocklunge, adultes respiratorisches Distress-Syndrom, schockbedingte Lungenfunktionsstörung*; meist im Rahmen von Sepsis*, Trauma* oder Schock* auftretendes akutes Lungenversagen mit alveolärer Hypoventilation* und Hypoxämie*; das **klinische Bild** variiert von Fall zu Fall; in der Frühphase dominiert die interstitielle und alveoläre Ödembildung mit nur mäßiger Störung der Gasaustauschfunktion; bei anderen Verlaufs-

A

Tab. A25. Adrenorezeptoren. Effekte von Parasympathikus und Sympathikus

Organ oder Organsystem	Reizung des Parasympathikus	Reizung des Sympathikus	Adrenozeptoren
Herzmuskel	Abnahme der Herzfrequenz	Zunahme der Herzfrequenz	β_1
	Abnahme der Kontraktionskraft (nur Vorhöfe)	Zunahme der Kontraktionskraft (Vorhöfe, Ventrikel)	β_1
Arterien in Haut und Mukosa	0	Vasokonstriktion	α_1
im Abdominalbereich	0	Vasokonstriktion	α_1
im Skelettmuskel	0	Vasokonstriktion	α_1
		Vasokonstriktion	β_2
		Vasodilatation (nur durch Adrenalin)	
		Vasodilatation (cholinerg)	
im Herzen (Koronarien)	0	Vasokonstriktion	α_1
		Vasodilatation (nur durch Adrenalin)	β
im Penis/Klitoris	Vasodilatation	Vasokonstriktion	α_1
Venen	0	Vasokonstriktion	α_1
Gehirn	Vasodilatation (?)	Vasokonstriktion	α_1
Gastrointestinaltrakt:			
Longitudinale und zirkuläre Muskulatur	Zunahme der Motilität	Abnahme der Motilität	α_2 und β_1
Sphinkteren	Erschlaffung	Kontraktion	α_1
Milzkapsel	0	Kontraktion	
Harnblase:			
Detrusor vesicae	Kontraktion	Erschlaffung (gering)	β_2
Trigonum vesicae (Sphincter internus)	0	Kontraktion	α_1
Genitalorgane:			
Vesica seminalis, Prostata	0	Kontraktion	α_1
Ductus deferens	0	Kontraktion	α_1
Uterus	0	Kontraktion	α_1
		Erschlaffung (abhängig von Spezies und hormonalem Status)	β_2
Auge:			
Musculus dilatator pupillae	0	Kontraktion (Mydriasis)	α_1
Musculus sphincter pupillae	Kontraktion (Miosis)	0	
Musculus ciliaris	Kontraktion Nahakkomodation		
Musculus tarsalis	0	Kontraktion (Lidstraffung)	
Musculus orbitalis	0	Kontraktion (Bulbusprotrusion)	
Tracheal-/Bronchialmuskulatur	Kontraktion	Erschlaffung (vorwiegend durch Adrenalin)	β_2
Musculi arrectores pilorum	0	Kontraktion	α_1
Exokrine Drüsen			
Speicheldrüsen	Starke seröse Sekretion	Schwache muköse Sekretion (Glandula submandibularis)	α_1
Tränendrüsen	Sekretion	0	
Drüsen im Nasen-Rachen-Raum	Sekretion	0	
Bronchialdrüsen	Sekretion	?	
Schweißdrüsen	0	Sekretion (cholinerg)	
Verdauungsdrüsen (Magen, Pankreas)	Sekretion	Abnahme der Sekretion oder 0	
Mukosa (Dünn-, Dickdarm)	Sekretion	Flüssigkeitstransport aus Lumen	
Glandula pinealis (Zirbeldrüse)	0	Anstieg der Synthese von Melatonin	β_2
Braunes Fettgewebe	0	Wärmeproduktion	β_2
Stoffwechsel:			
Leber	0	Glykogenolyse, Gluconeogenese	β_2
Fettzellen	0	Lipolysis (freie Fettsäuren im Blut erhöht)	β_1
Insulinsekretion (aus β-Zellen der Langerhans-Inseln)	Sekretion	Abnahme der Sekretion	α_2

formen gibt es schwere Störungen der Gasaustauschfunktion bei radiologisch nur mäßig erhöhter interstitieller und alveolärer Flüssigkeitseinlagerung; **Therapie**: Ziel ist es, die weitere Einwirkung von Noxen auf das Lungengewebe zu verhindern und die Entzündungsreaktion, die zu Ödembildung und Störungen des Gasaustausches führt, zu unterdrücken; dazu kommen symptomatische Maßnahmen und die Vermeidung von Komplikationen; *s.a. Essay Schock S. 1937*

ad us. *Abk.*: ad usum

ad us. ext. *Abk.*: ad usum externum

ad us. int. *Abk.*: ad usum internum

ad us. pr. *Abk.*: ad usum proprium

ADV *Abk.*: → *Adenoviridae*

Ad|ven|ti|tia *f* (Ⓔ adventitia): *Syn*: *Tunica adventitia*; äußere Bindegewebsschicht von Gefäßen und Organen, z.B. des Samenleiters [**Tunica adventitia ductus deferentis**], der Bläschendrüse [**Tunica adventitia glandulae vesiculosae**], der

Tab. A26. Ursachen des ARDS

Direkte Lungenparenchymaffektionen
Diffus ausgebreitete pulmonale Infektion (Auslöser Bakterien, Viren, Pilze, Protozoen): „parapneumonisches ARDS"
Aspiration von Mageninhalt
Aspiration von Süßwasser/Salzwasser (Ertrinken)
Lungenkontusion
Inhalation toxischer Gase (NO_2, Ozon, Rauchgase)
Exposition gegenüber hohen O_2-Partialdrücken
Chemische Agenzien mit bevorzugter Verteilung in die Lunge (z.B. Paraquat, Bleomycin, Amiodaron)
Rascher Aufstieg in große Höhen („Höhenödem")
„interstitieller Unterdruck": Reexpansion; schwere obere Atemwegsobstruktion
Indirekte Lungenparenchymaffektionen
Sepsis; Endo-, Exotoxinämie
SIRS („Systemic inflammatory response syndrome")
Polytrauma
Blutungsschock mit Massentransfusion
TRALI („Transfusion related acute lung injury")
DIC (disseminierte intravasale Gerinnung/Verbrauchskoagulopathie)
Operationen mit langen kardiopulmonalen Bypasszeiten
Pankreatitis
Verbrennungen
Embolie (Fruchtwasser, Fett)
Narkotikaintoxikationen (z.B. Heroin, Barbiturate)
Schädel-Hirn-Trauma; intrakranielle Drucksteigerung
Sichelzellkrise; schwere Verlaufsform der Malaria

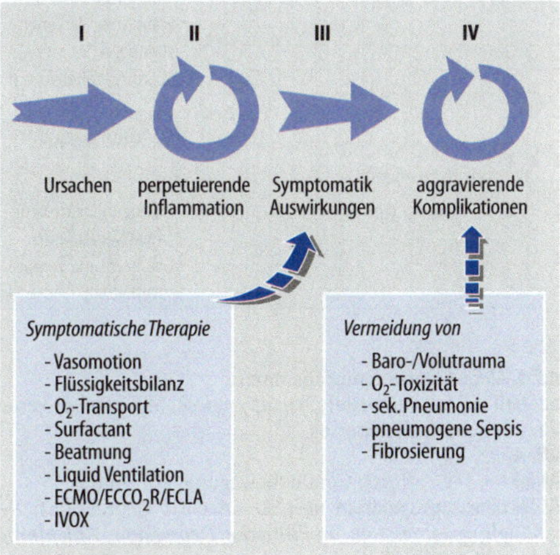

I II III IV

Ursachen | perpetuierende Inflammation | Symptomatik Auswirkungen | aggravierende Komplikationen

Symptomatische Therapie
- Vasomotion
- Flüssigkeitsbilanz
- O_2-Transport
- Surfactant
- Beatmung
- Liquid Ventilation
- ECMO/$ECCO_2R$/ECLA
- IVOX

Vermeidung von
- Baro-/Volutrauma
- O_2-Toxizität
- sek. Pneumonie
- pneumogene Sepsis
- Fibrosierung

Abb. A27. Therapieansätze bei ARDS

Speiseröhre [**Tunica adventitia oesophageae**], des Nierenbeckens [**Tunica adventitia pelvis renalis**] oder der Harnleiter [**Tunica adventitia ureteris**]

Ad|ven|ti|ti|al|zel|len *pl* (Ⓔ adventitial cells): Makrophagen* der Gefäßwand

ad|ven|ti|ti|ell *adj* (Ⓔ adventitial): die Adventitia betreffend

ad vitr. *Abk.*: ad vitrum

ADX *Abk.*: Acetyldigoxin

A|dy|na|mia *f.*: →*Adynamie*

Adynamia episodica hereditaria (Ⓔ type II periodic paralysis): ***Syn***: *Gamstorp-Syndrom, periodische hyperkaliämische Lähmung*; autosomal-dominante Erkrankung mit anfallsweiser schlaffer Lähmung der Muskeln von Stamm und Extremitäten, die meist schon vor dem 20. Lebensjahr beginnt; **Klinik**: die Anfälle sind nur kurz [Minuten bis 1 Stunde] und kommen meist tagsüber vor; Kälte, Fasten und Ruhe nach körperlicher Anstrengung wirken als Auslöser; die im EKG sichtbare Verlängerung der PQ-Zeit und Abflachung der P-Welle bleiben asymptomatisch; **Therapie**: im Anfall Calciumgluconat i.v.; Carboanhydrasehemmer* zur Prophylaxe

A|dy|na|mie *f* (Ⓔ adynamia): ***Syn***: *Asthenie, Adynamia*; Kraftlosigkeit, Schwäche, Muskelschwäche

a|dy|na|misch *adj* (Ⓔ adynamic): kraftlos, schwach; ohne Schwung

ADZ *Abk.*: Arbeitsgemeinschaft Deutscher Zahnärztekammern

AE *Abk.*: **1.** acetonämisches Erbrechen **2.** Agar-Elektrophorese **3.** Aktivierungsenergie **4.** →*akute Erythrämie* **5.** Angström-Einheit **6.** Antigen-Einheit **7.** Antitoxineinheit **8.** Arbeitseinheit **9.** →*Arzneimittelexanthem* **10.** aviäre Enzephalomyelitis

A.E. *Abk.*: Antitoxineinheit

AEA *Abk.*: Alkohol-Äther-Aceton

AEACA *Abk.*: Acetyl-Epsilonaminocapronsäure

AE-Amyloid *nt* (Ⓔ amyloid E): ***Syn***: *Amyloid E*; *s.u. Amyloid*

A|e|des *f* (Ⓔ Aedes): weit verbreitete Wald- und Wiesenstechmücke, die Krankheiten übertragen kann

Aedes aegypti (Ⓔ yellow-fever mosquito): ***Syn***: *Gelbfiebérfliege*; in tropischen und subtropischen Gebieten u.a. Überträger des Gelbfiebers

AeDH *Abk.*: Äpfelsäuredehydrogenase

AeDTE *Abk.*: →*Äthylendiamintetraessigsäure*

AEE *Abk.*: Apoerythrein-Einheit

AEF *Abk.*: allogener Effektor-Faktor

AEI *Abk.*: atrialer Ejektionsindex

AEL *Abk.*: akute erythroblastische Leukämie

AEM *Abk.*: ambulantes EKG-Monitoring

-aemia *suf.*: →*-ämie*

AEP *Abk.*: →*akustisch evoziertes Potential*

Aequi-, aequi- *präf.*: →*Äqui-*

AER *Abk.*: **1.** abnorme Erlebnisreaktion **2.** akustisch evozierte Reaktion **3.** Albumin-Exkretionsrate **4.** Aldosteron-Exkretionsrate

Aer-, aer- *präf.*: →*Aero-*

A|er|ä|mie *f* (Ⓔ aeremia): Bildung von Gasbläschen im Blut bei plötzlicher Dekompression [Caissonkrankheit*]

Aeri-, aeri- *präf.*: →*Aero-*

Aero-, aero- *präf.*: Wortelement mit der Bedeutung „Luft/Gas/Nebel"

A|e|ro|al|ler|gen *nt* (Ⓔ aeroallergen): Allergen*, das über die Luft mit dem Körper in Kontakt kommt, z.B. Pollen, Hausstaubmilben

A|e|ro|al|ler|ge|ne *pl* (Ⓔ airborne allergens): *s.u. Allergen*

Aeroallergen-Patch-Test *m*: →*Atopie-Patch-Test*

a|e|rob *adj* (Ⓔ aerobic): (*biolog.*) mit Sauerstoff lebend, auf Sauerstoff angewiesen; (*chem.*) in Gegenwart von Sauerstoff ablaufend, auf Sauerstoff angewiesen

A|e|ro|bi|er *m* (Ⓔ aerobe): ***Syn***: *aerober Mikroorganismus, Aerobiont, Oxybiont*; Mikroorganismus, dessen Stoffwechsel auf die Anwesenheit von Sauerstoff angewiesen ist; **fakultative Aerobier** können unter bestimmten Bedingungen auch ohne Sauerstoff überleben, **obligate Aerobier** dagegen brauchen unbedingt Sauerstoff

A|e|ro|bi|lie *f* (Ⓔ aerobilia): ***Syn***: *Pneumobilie*; Vorkommen von Luft/Gas in den Gallenwegen

A|e|ro|bi|ont *m*: →*Aerobier*

A|e|ro|bi|o|se *f* (Ⓔ aerobiosis): ***Syn***: *Oxibiose*; sauerstoffabhängige Lebensweise

a|e|ro|bi|o|tisch *adj* (Ⓔ aerobiotic): ***Syn***: *oxibiotisch*; Aerobiose betreffend

A|e|ro|cele *f.*: →*Aerozele*

A|e|ro|em|bo|lis|mus *m* (Ⓔ aeroembolism): ***Syn***: *Ebullation, Ebullismus*; Freisetzung von Gasblasen in Blut und Körpergeweben bei Druckabfall

a|e|ro|gen *adj* (Ⓔ **1.** aerogenic **2.** air-borne): **1.** gasbildend,

A

luftbildend **2.** (*Erreger*) durch die Luft übertragen

A|e|ro|mo|nas *f* (Ⓔ Aeromonas): Gattung gramnegativer Stäbchenbakterien mit einer einzigen polaren Geißel; **Aeromonas hydrophila** bildet ein Exotoxin und tritt als Erreger von Durchfallerkrankungen, Harnwegsinfektionen und Hautgeschwüren in Erscheinung

A|e|ro|o|ti|tis *f, pl* **-ti|ti|den** (Ⓔ aero-otitis): *Syn*: *Fliegerotitis, Aerotitis, Barotitis, Barootitis, Otitis barotraumatica*; durch eine (plötzliche) Luftdruckänderung hervorgerufene Mittelohrentzündung [Otitis* media]

a|e|ro|o|ti|tisch *adj* (Ⓔ aero-otitic): Aerootitis betreffend, von ihr betroffen oder gekennzeichnet, durch sie bedingt

A|e|ro|pa|thie *f* (Ⓔ aeropathy): durch eine Luftdruckänderung hervorgerufener pathologischer Zustand [z.B. Aerootitis*]

A|e|ro|pha|gie *f* (Ⓔ aerophagy): *Syn*: *Luftessen, Luftschlucken*; krankhaftes Luft(ver)schlucken, das durch die Luftüberfüllung von Magen und Darm Völlegefühl, Herzklopfen und Herzschmerzen verursachen kann

a|e|ro|phil *adj* (Ⓔ aerophilic): mit Sauerstoff lebend, auf Sauerstoff angewiesen

a|e|ro|phob *adj* (Ⓔ aerophobic): Aerophobie betreffend

A|e|ro|pho|bie *f* (Ⓔ **1.** aerophobia **2.** irrational fear of flying): **1.** *Syn*: *Luftscheu*; krankhafte Angst vor frischer Luft **2.** *Syn*: *Flugangst*; krankhafte Angst vor dem Fliegen

A|e|ro|si|nu|si|tis *f, pl* **-ti|den** (Ⓔ aerosinusitis): *Syn*: *Fliegersinusitis, Barosinusitis*; durch eine (plötzliche) Luftdruckänderung hervorgerufene Entzündung der Nasennebenhöhlen [Sinusitis*]

a|e|ro|si|nu|si|tisch *adj* (Ⓔ aerosinusitic): Aerosinusitis betreffend, von ihr betroffen oder gekennzeichnet, durch sie bedingt

A|e|ro|sol *nt* (Ⓔ aerosol): Dispersion, bei der feste **[Staub]** oder flüssige **[Nebel]** Teilchen fein in einem Gas verteilt sind; dementsprechend unterscheidet man **Staub-** oder **Puderaerosole** und **Nebelaerosole**; ist die Tröpfchen- bzw. Korngröße klein genug [kleiner als 10 µm] können sie bis in die unteren Atemwege eingeatmet werden [**Inhalationsaerosole**]; gröbere Aerosole werden z.B. zur Raumluftverbesserung oder als Raumdesinfektionsmittel verwendet

A|e|ro|sol|ke|ra|ti|tis *f, pl* **-ti|ti|den** (Ⓔ aerosol keratitis): durch Aerosol(e) hervorgerufene Hornhautentzündung [Keratitis*]

a|e|ro|sol|ke|ra|ti|tisch *adj* (Ⓔ aerosol keratitic): Aerosolkeratitis betreffend, von ihr betroffen oder gekennzeichnet, durch sie bedingt

A|e|ro|sol|the|ra|pie *f* (Ⓔ aerosol therapy): Inhalationstherapie mit vernebelten Medikamenten; *s.a. Aerosol*

A|e|ro|ti|tis *f, pl* **-ti|ti|den**: *→Aerootitis*

a|e|ro|ti|tisch *adj*: *→aerootitisch*

a|e|ro|to|le|rant *adj* (Ⓔ aerotolerant): in Anwesenheit von Sauerstoff wachsend; sauerstofftolerant

A|e|ro|ze|le *f* (Ⓔ aerocele): *Syn*: *Aerocele, Luftzyste*; lufthaltige Zyste*

AERP *Abk.*: atriale Erregungsrepolarisierungsphase

AES *Abk.*: **1.** Aminoäthylisothiuroniumchlorid **2.** *→atriale Extrasystole*

Aes|cin *nt* (Ⓔ escin): *Syn*: *Escin*; Glykosidgemisch aus dem Samen der Rosskastanie [Aesculus* hippocastanum]; **Anw.**: Behandlung von Ödemen oder anderen Schwellungszuständen, v.a. der Beine; **NW**: Schleimhautreizung

Aes|cu|le|tin *nt* (Ⓔ esculetin): *Syn*: *Esculetin*; Aglykon* von Aesculin*

Aes|cu|lin *nt* (Ⓔ esculin): *Syn*: *Aesculinum, Esculin*; aus Rinde und Samen der Rosskastanie [Aesculus* hippocastanum] gewonnenes Cumarinderivat; **Anw.**: in Lichtschutzsalben; Zusatz zu Differenzierungsnährböden für Bakterien

Aes|cu|li|num *nt*: *→Aesculin*

Aes|cu|lus hip|po|cas|ta|num *f*: *→Rosskastanie*

Aes|ti|vo|au|tum|nal|fie|ber *nt*: *→Malaria tropica*

AET *Abk.*: Anelektrotonus

Ae|ther *m*: *→Äther*

Aether pro narcosi (Ⓔ anesthetic ether): *s.u. Äther 2.*

AEV *Abk.*: aviäres Erythroblastose-Virus

AF *Abk.*: **1.** Akanthose-Faktor **2.** albuminfrei **3.** Aldehydfuchsin **4.** *→Amaurosis fugax* **5.** Ammoniumformiat **6.** Angiogenese-Faktor **7.** arbeitsfähig **8.** Arbeitsfähigkeit **9.** *→Atemfrequenz* **10.** *→Auswurffraktion*

A.f. *Abk.*: *→Arteria femoralis*

Af-, af- *präf.*: Wortelement mit der Bedeutung „zu.../hinzu.../an..."

AFA *Abk.*: automatische Frequenzanpassung

AfA *Abk.*: Arzt für Allgemeinmedizin

ÄfA *Abk.*: Ärztin für Allgemeinmedizin

AFAE *Abk.*: akute fieberhafte Atemwegserkrankung

AFAFP *Abk.*: *→Alphafetoprotein in der Amnionflüssigkeit*

AF-Amyloid *nt* (Ⓔ amylod F): *Syn*: *Amyloid F*; *s.u. Amyloid*

A-Fasern *pl* (Ⓔ A fibers): markhaltige Nervenfasern* mit hoher Leitungsgeschwindigkeit; je nach Durchmesser und Leitungsgeschwindigkeit unterscheidet man Aα-Fasern, Aβ-Fasern, Aγ-Fasern und Aδ-Fasern

Tab. A28. Einteilung der Nervenfasern

Gruppe	Faserdurchmesser	Leitungsgeschwindigkeit (Warmblüher)	Beispiele
Markhaltige Nervenfasern			
I a Aα	10–20 µm	60–120 m/sec	Efferenzen zu quergestreiften Muskelfasern (Skelettmuskulatur), Afferenzen aus Muskelspindeln
I b Aβ	6–12 µm	30–70 m/sec	Sehnenorgan
II	9 µm	25–70 m/sec	Afferenzen aus der Haut und von Haarfollikeln (Berührungsempfindungen, Vibration)
III Aγ	4–8 µm	15–30 m/sec	Efferenzen zu intrafusalen Muskelfasern von Muskelspindeln
Aδ	3–5 µm	12–30 m/sec	Afferenzen aus der Haut (freie Nervenendigungen, Schmerz-, Wärme-, Kälteleitung)
III B	1–3 µm	3–15 m/sec	Präganglionäre vegetative Nervenfasern
Markfreie Nervenfasern			
IV C	0,3–1 µm	0,5–2 m/sec	Postganglionäre vegetative Nervenfasern, Schmerz- und Temperaturleitung

A.f.d. *Abk.*: Arteria femoralis dextra

a|feb|ril *adj* (Ⓔ afebrile): *Syn*: *apyretisch*; ohne Fieber verlaufend, fieberfrei, fieberlos

aff. *Abk.*: *→afferent*

Af|fekt *m* (Ⓔ affect): Gemütsbewegung, Stimmung

Af|fekt|ent|zugs|syn|drom *nt* (Ⓔ anaclitic depression): *Syn*: *Säuglingsdepression, anaklitische Depression, Anlehnungsdepression*; durch die Trennung von Bezugspersonen verursachtes Depressionssyndrom bei Kindern; v.a. Kinder, die ein gutes emotionales Verhältnis zur Bezugsperson hatten, neigen zur Entwicklung; ist reversibel, wenn der Kontakt innerhalb von 3 Monaten wieder hergestellt wird

Af|fekt|hand|lung *f* (Ⓔ emotional act): im Affekt begangene strafbare Handlung

Af|fek|ti|on *f* (Ⓔ affliction): Befall, Erkrankung

af|fek|tiv *adj* (Ⓔ affective): Affekt betreffend, emotional, affektbetont, gefühlsbetont

Af|fekt|la|bi|li|tät *f* (Ⓔ labile affect): Unausgeglichenheit des Gefühlslebens

Af|fekt|psy|cho|sen *pl*: *→affektive Psychosen*

Af|fen|hand *f* (Ⓔ ape hand): meist durch eine Medianuslähmung oder eine progressive spinale Muskelatrophie* vom Typ Duchenne-Aran ausgelöste Atrophie des Daumenballens und die dadurch bedingte Unfähigkeit den Daumen zu opponieren

Af|fen|kopf *m* (Ⓔ cebocephaly): *Syn*: *Kebozephalie, Zebozephalie, Cebozephalie*; Entwicklungsanomalie mit affenähnlichem Schädel

Af|fen|lü|cke *f* (Ⓔ true distema): *Syn*: *Primatenlücke*; physiologische Lücke zwischen oberem Schneidezahn und Eckzahn im Milchgebiss

af|fe|rent *adj* (Ⓔ afferent): (*Nerv, Gefäß*) hinführend, zuführend

Afferent-loop-Syndrom *nt* (Ⓔ afferent loop syndrome): *Syn*: *Syndrom der zuführenden Schlinge*; Beschwerdekomplex durch eine Abflussbehinderung der zuführenden Darmschlinge nach Magenresektion* [Billroth II]; damit kommt es zu Stauung von Pankreas- und Gallenflüssigkeit in der zuführenden Schlinge, die sich explosionsartig in den Magen entleert; **Therapie**: Korrektur durch Resektion der Stenose und Neuanlage der Gastrojejunostomie*

Af|fi|ni|tät *f* (Ⓔ affinity): Neigung, z.B. einer Struktur zu einem bestimmten Färbemittel

Af|fi|ni|täts|chro|ma|to|gra|phie *f* (Ⓔ affinity chromatography): *Syn*: *Affinitätschromatografie*; Chromatographie*, bei der die Auftrennung der verschiedenen Bestandteile durch Verwendung einer Substanz [stationäre Phase*] erzielt wird, die eine spezifische Affinität für eine oder mehrere Substanzen der Analysensubstanz hat

af|fi|ziert *adj* (Ⓔ affected): befallen; betroffen, berührt

AFG *Abk*.: **1.** Arbeitsförderungsgesetz **2.** Arbeits- und Forschungsgemeinschaft

AFI *Abk*.: **1.** amaurotische familiäre Idiotie **2.** atrialer Füllungsindex

A|fi|bri|no|gen|ä|mie *f* (Ⓔ afibrinogenemia): *Syn*: *Faktor-I-Mangel, Fibrinogenmangel*; angeborener [autosomal-rezessiv] oder erworbener absoluter Mangel an Fibrinogen*, der zu Gerinnungsstörungen führt; **labor.**: TPZ, PTT und PTZ sind verlängert, bei der Fibrinogenbestimmung ist kein oder nur wenig Fibrinogen nachweisbar

erworbene Afibrinogenämie (Ⓔ acquired afibrinogenemia): die wichtigsten Ursachen sind gesteigerte Fibrinolyse* [z.B. postoperativ], Verbrauchskoagulopathie* und Einschränkungen der Leberfunktion

kongenitale Afibrinogenämie (Ⓔ congenital afibrinogenemia): seltener Defekt, der schon postpartal durch eine verlängerte Blutung aus der Nabelschnur auffallen kann

AFL *Abk*.: *→Antifibrinolysin*

Af|la|to|xi|ne *pl* (Ⓔ aflatoxins): von Schimmelpilzen der Gattung Aspergillus* gebildete Toxine, die in hoher Konzentration tödlich sein können; wirken in niedriger Dosierung krebserregend

AFM *Abk*.: Adriamycin, 5-Fluorouracil, Methotrexat

a|fon *adj*: *→aphon*

a|fo|nisch *adj*: *→aphon*

AFP *Abk*.: *→Alphafetoprotein*

αFP *Abk*.: *→α_1-Fetoprotein*

AFR *Abk*.: **1.** Antifibrinolysin-Reaktion **2.** ascorbinfreies Radikal

AFS *Abk*.: Atomfluoreszenzspektroskopie

A.f.s. *Abk*.: Arteria femoralis sinistra

AFT *Abk*.: **1.** Antifbrinolysin-Test **2.** Antigen-Fixationstest

AFT_4 *Abk*.: absolutes freies Thyroxin

Af|ter *m* (Ⓔ anus): *Syn*: *Anus*; unteres, auf dem Damm mündendes Darmende

After-Blasen-Fistel *f* (Ⓔ anovesical fistula): *Syn*: *anovesikale Fistel, Fistula anovesicalis*; innere Analfistel* mit Mündung in die Blase

Af|ter|ent|zün|dung *f*: *→Anusitis*

Af|ter|ju|cken *nt* (Ⓔ anal pruritus): *Syn*: *Analpruritus, Pruritus ani*; starker Juckreiz der Haut um den After; wird z.B. durch Hämorrhoiden, Analekzeme, Analprolaps, Pilz- oder Wurminfektionen, Kontaktallergien [Waschmittel, Toilettenpapier] ausgelöst; häufig aber auch psychogen bedingt

Af|ter|ka|nal *m*: *→Analkanal*

Af|ter|krebs *m*: *→Analkarzinom*

Af|ter|load *nt* (Ⓔ afterload): *Syn*: *Nachlast, Nachbelastung*; Kraftaufwand der Herzmuskulatur zur Überwindung der Widerstände in der Ausstrombahn des linken Ventrikels und des peripheren Kreislaufs; die Wirkung von Vasodilatanzien [Ca-Antagonisten, Nitraten, Dihydralazin usw.] beruht im Wesentlichen auf einer Senkung der Nachlast, die zu einer Entlastung der linksventrikulären Muskulatur führt

af|ter|loa|ding *nt*: *→Afterloading-Verfahren*

Afterloading-Verfahren *nt* (Ⓔ afterloading): *Syn*: *Nachladetechnik, afterloading*; Verfahren der lokalen Strahlentherapie von Tumoren; im ersten Schritt werden leere Applikatoren [Kanülen, Kunststoffschläuche] direkt in den Tumor oder in den intrakavitären Raum gebracht; die Beladung mit Radionukliden erfolgt über ein Nachladegerät, d.h., die Strahlenbelastung des Personals wird auf fast null gesenkt; verglichen mit Radiumbestrahlung verkürzt das Verfahren die Behandlungsdauer um den Faktor 3,5

After-Mastdarmabszess *m*: *→anorektaler Abszess*

After-Mastdarm-Fistel *f* (Ⓔ anorectal fistula): *Syn*: *Anorektalfistel, Anus-Rektum-Fistel, Fistula anorectalis*; innere Analfistel* mit Mündung in das Rektum

Af|ter|plas|tik *f* (Ⓔ anoplasty): *Syn*: *Anusplastik, Anoplastik*; Plastik des Afterschließmuskels

AG *Abk*.: **1.** *→Allergen* **2.** *→Angiographie* **3.** *→Antigen* **4.** *→Antiglobulin* **5.** *→Arteriographie* **6.** *→Atemgeräusch* **7.** Atomgewicht

Ag *Abk*.: **1.** *→Allergen* **2.** *→Antigen* **3.** *→Argentum* **4.** *→Silber*

A/G *Abk*.: Albumin-Globulin-Quotient

Ag-, ag- *präf*.: Wortelement mit der Bedeutung „zu.../hinzu.../an..."

A|ga|lak|tie *f* (Ⓔ agalactia): fehlende Milchsekretion

A|ga|lak|tos|u|rie *f* (Ⓔ agalactosuria): Fehlen von Galaktose* im Harn

A|gam|ma|glo|bu|lin|ä|mie *f* (Ⓔ agammaglobulinemia): *Syn*: *Antikörpermangelsyndrom*; angeborener oder erworbener, vollständiger Mangel an Gammaglobulin*

autosomal-rezessive Agammaglobulinämie: *→kongenitale Agammaglobulinämie*

Bruton-Typ der Agammaglobulinämie: *→kongenitale Agammaglobulinämie*

erworbene Agammaglobulinämie (Ⓔ acquired agammaglobulinemia): *Syn*: *sekundäre Agammaglobulinämie*; v.a. bei jungen Mädchen und Frauen im höheren Alter auftretender Mangel an IgA, IgG und IgM, der eine familiäre Häufung zeigt

gemeine variable Agammaglobulinämie (Ⓔ common variable agammglobulinemia): unterschiedlich stark ausgebildeter Immundefekt mit Störung der B-Lymphozyten-Entwicklung, von der unterschiedliche Ig-Klassen betroffen sein können; z.T. treten auch T-Lymphozyten-Defekte auf; *s.a. Essay Immunität S. 1009*

infantile X-chromosomale Agammaglobulinämie: *→kongenitale Agammaglobulinämie*

kongenitale Agammaglobulinämie (Ⓔ congenital agammaglobulinemia): *Syn*: *Bruton-Typ der Agammaglobulinämie, infantile X-chromosomale Agammaglobulinämie, kongenitale geschlechtsgebundene Agammaglobulinämie, autosomal-rezessive Agammaglobulinämie, Morbus Bruton, Bruton-Syndrom*; X-chromosomal-rezessiv vererbtes Antikörpermangelsyndrom; durch die Störung der Differenzierung der B-Lymphozyten kommt es zu einem Fehlen aller Immunglobulinklassen; nach dem Verschwinden der mütterlichen IgG-Antikörper aus dem Blut der Säuglinge im Alter von 3–5 Monaten kommt es zu (meist bakteriellen) Pneumonien, Sinusitiden, Mittelohrentzündungen und gastrointestinalen Erkrankungen; **Diagnose**: Blutbild [Fehlen reifer B-Lymphozyten], Immunglobulinmangel in der Elektrophorese; **Therapie**: i.v. Immunglobulinsubstitution, Knochenmarktransplantation

kongenitale geschlechtsgebundene Agammaglobulinämie: *→kongenitale Agammaglobulinämie*

Agammaglobulinämie mit erhöhtem IgM (Ⓔ immunodeficiency with elevated IgM): *Syn*: *Hyper-IgM-Syndrom*; X-chromosomaler Immunglobulinmangel mit niedrigen IgG-

A

und IgA-Spiegeln und Neutrozytopenie* bei normalen oder erhöhten IgM-Werten; basiert auf einer Störung der Umschaltung von IgM-Sekretion zu IgG- und IgA-Sekretion; bessert sich unter Immunglobulinsubstitutionstherapie

Schweizer-Typ der Agammaglobulinämie (Ⓔ Swiss type agammaglobulinemia): *Syn*: *schwerer kombinierter Immundefekt*; autosomal-rezessiv vererbter schwerer Immundefekt mit Fehlen der Immunglobuline, hochgradiger Hypoplasie der lymphatischen Gewebe und Fehlen der B- und T-Lymphozyten; ohne Knochenmarkstransplantation meist tödlicher Verlauf im 1. Lebensjahr

sekundäre Agammaglobulinämie: *→ erworbene Agammaglobulinämie*

Algalmolgelnelse *f* (Ⓔ agamogenesis): *Syn*: *Agamogenie, Apomixis*; ungeschlechtliche Fortpflanzung, z.B. durch Zellteilung

Algalmolgelnie *f*: *→ Agamogenese*

alganlglilolnär *adj* (Ⓔ aganglionic): ohne Ganglien

Alganlglilolnolse *f* (Ⓔ aganglionosis): *Syn*: *Aganglionosis*; fehlende Entwicklung von (Nerven-)Ganglien; *s.a. Morbus Hirschsprung*

Alganlglilolnolsis *f, pl* **-ses**: *→ Aganglionose*

Algar *m/nt* (Ⓔ agar): *Syn*: *Agar-Agar*; aus Rotalgen gewonnenes Polysaccharid, das als Geliermittel für Nährböden [Agarnährböden] verwendet wird; Agar ist praktisch inert gegen Mikroben, hat eine niedrige Toxizität, einen hohen Schmelz- und Erstarrungspunkt und ist klar

Agar-Agar *m/nt*: *→ Agar*

Algarldiflfulsilonsltest *m* (Ⓔ agar diffusion test): Test zur Bestimmung der bakteriostatischen oder bakteriziden Wirksamkeit von Antibiotika auf einen bestimmten Erreger; antibiotika-haltige Testblättchen werden auf eine inokulierte Agarplatte aufgelegt; das Antibiotikum diffundiert ringförmig in den Agar, wodurch ein radiärer Konzentrationsquotient entsteht; die Bakterien werden in dem Bereich um das Blättchen, in dem die minimale Hemmkonzentration* überschritten wird, am Wachstum gehindert, d.h., es bildet sich ein Hemmhof um das Antibiotikablättchen

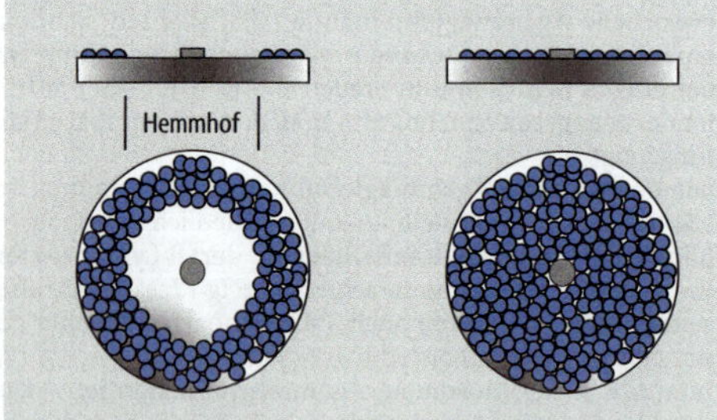

Abb. A29. Agardiffusionstest

Algarlnährlbolden *m* (Ⓔ agar medium): mit Agar* gelierter Nährboden, der spezifische Nährstoffe oder Zusätze enthält; *s.a. Kulturmedien*

Algasltrie *f* (Ⓔ agastria): angeborenes Fehlen des Magens

algasltrisch *adj* (Ⓔ agastric): ohne Magen

AGD *Abk.*: Agar-Geldiffusion

Algelnelsia *f*: *→ Agenesie*

Agenesia corporis callosi (Ⓔ callosal agenesis): *Syn*: *Balkenmangel, Balkenagenesie*; angeborenes Fehlen des Balkens [Corpus* callosum]; führt u.a. zu zerebralen Krampfanfällen und geistiger Retardierung

Agenesia ovarii (Ⓔ ovarian agenesis): *Syn*: *Ovarialagenesie*; angeborenes Fehlen eines oder beider Eierstöcke, z.B. beim Ullrich*-Turner-Syndrom

Algelnelsie *f* (Ⓔ agenesis): *Syn*: *Agenesia*; vollständiges Fehlen einer Organ- oder Gewebeanlage

anorektale Agenesie: *→ Rektumatresie*

sakrokokzygeale Agenesie (Ⓔ sacral agenesis): *Syn*: *Syndrom der kaudalen Regression, Symptom der kaudalen Regression, kaudale Regression*; Fehlbildungssyndrom mit Unterentwicklung von unterer Wirbelsäule und Becken, kombiniert mit anderen Fehlbildungen [Darm, Herz]

Algens *nt, pl* **-genlzilen, -genltilen** (Ⓔ agent): wirksames Mittel, wirksame Substanz; pathogener Faktor

AGEPC *Abk.*: Acetylglyceryletherphosphorylcholin

Algeulsie *f* (Ⓔ ageusia): Geschmacksverlust, Geschmackslähmung; tritt als **reversible Ageusie** bei längerfristiger Einnahme verschiedener Medikamente [z.B. Penicillamin] auf; *s.a. Essay Schmecken/Geschmackssinn S. 1927*

AGF *Abk.*: Antigammaglobulin-Faktor

AGG *Abk.*: **1.** *→ Agammaglobulinämie* **2.** Antigammaglobulin

Alger *m* (Ⓔ agger): Vorsprung, Wulst

Agger nasi (Ⓔ nasal ridge): Schleimhautwulst an der Seitenwand der Nasenhöhle über der Basis der Crista* ethmoidalis maxillae

Agger perpendicularis (Ⓔ eminence of triangular fossa): *Syn*: *Eminentia fossae triangularis*; dreieckiger Vorsprung an der Rückfläche der Ohrmuschel

Aggl. *Abk.*: *→ Agglutination*

Aglglolmelrat *nt* (Ⓔ agglomerate): Anhäufung, (Zusammen-)Ballung von Zellen oder Molekülen

Aglglolmelraltilon *f* (Ⓔ agglomeration): Zusammenballung, Anhäufung

aglglolmelriert *adj* (Ⓔ agglomerate): zusammengeballt, angehäuft

aglglultilnalbel *adj* (Ⓔ agglutinable): agglutinierbar

Aglglultilnaltilon *f* (Ⓔ agglutination): Zusammenkleben, Verkleben, Zusammenballung, Verklumpen; *s.a. Hämagglutination*

Aglglultilnaltilonslprolbe *f*: *→ Agglutinationsreaktion*

Aglglultilnaltilonslrelaktilon *f* (Ⓔ agglutination assay): *Syn*: *Agglutinationsprobe, Agglutinationstest*; auf einer Antigen-Antikörper-Reaktion und Agglutination der Komplexe beruhender Labortest; *s.a. Hämagglutination*

Aglglultilnaltilonsltest *m*: *→ Agglutinationsreaktion*

aglglultilniert *adj* (Ⓔ agglutinate): zusammengeklebt, verbunden

Aglglultilnin *nt* (Ⓔ agglutinin): *Syn*: *Immunagglutinin*; spezifische [Antikörper*] oder unspezifische [Lektin*] Substanz, die korpuskuläre Antigene agglutiniert

Aglglultilnolgen *nt* (Ⓔ agglutinogen): agglutinable Substanz; meist Bezeichnung für auf der Zelloberfläche sitzende Strukturen [Antigene], die mit Agglutininen reagieren, wodurch es zu Agglutination kommt

Aglgralvaltilon *f* (Ⓔ aggravation): Verschlimmerung, Erschwerung, Verschärfung

aglgralvielrend *adj* (Ⓔ aggravating): verschlimmernd, erschwerend, verschärfend

Aglgrelgaltilon *f* (Ⓔ aggregation): (An-)Häufung, Ansammlung

Aglgrelgaltilonslhemlmer *pl* (Ⓔ aggregation inhibitors): *Syn*: *Thrombozytenaggregationshemmer*; Substanzen, die die Zusammenballung von Blutplättchen [Thrombozyten] verhindern oder hemmen; v.a. Hemmer der Prostaglandinsynthese werden zur Verhütung von Thrombosen verwendet

aglgrelgiert *adj* (Ⓔ aggregate): (an-)gehäuft, vereinigt

Aglgreslsilne *pl* (Ⓔ aggressins): von Bakterien gebildete Enzyme, die die Interzellulärsubstanz des Bindegewebes andauen, z.B. Hyaluronidase*, Neuraminidase*

AgHT *Abk.*: Agglutinationshemmungstest

Algiltaltio *f, pl* **-tiolnes** (Ⓔ agitation): *Syn*: *Agitation, Agitiertheit*; Aufregung, Erregung, körperliche Unruhe

Algiltaltilon *f*: *→ Agitatio*

algiltiert *adj* (Ⓔ agitated): aufgeregt, erregt, unruhig

Algiltiertlheit *f*: *→ Agitatio*

AGKT *Abk.*: **1.** AGK-Test **2.** Antiglobulin-Konsumptionstest

alglanldulär *adj* (Ⓔ eglandular): ohne Drüsen, drüsenlos

Algloslsie *f* (Ⓔ aglossia): angeborenes Fehlen der Zunge

Aglossie-Adaktylie-Syndrom *nt* (Ⓔ aglossia-adactylia syndrome): *Syn*: *Hypoglossie-Hypodaktylie-Syndrom*; seltenes Fehlbildungssyndrom mit Beteiligung der Zunge, des Kiefers, der Zähne und der Finger oder Zehen

Algloslsolstolmie *f* (Ⓔ aglossostomia): Hemmungsfehlbildung, bei der die Zunge und die Mundöffnung fehlen

A|glu|ko|sä|mie *f*: → *Aglykämie*

a|glu|ko|su|risch *adj* (Ⓔ aglycosuric): ohne Glukosurie (verlaufend)

A|gly|con *nt* (Ⓔ aglycon): *Syn*: *Aglykon, Genin*; Nichtkohlenhydratanteil eines Glykosids*

A|gly|kä|mie *f* (Ⓔ aglycemia): *Syn*: *Aglukosämie*; absoluter Zuckermangel des Blutes; *s.a. Hypoglykämie*

A|gly|kon *nt* (Ⓔ aglycon): *Syn*: *Aglycon, Genin*; Nichtkohlenhydratanteil eines Glykosids*

AGN *Abk.*: akute Glomenulonephritis

a|gnath *adj* (Ⓔ agnathous): Agnathie betreffend, von ihr betroffen oder gekennzeichnet, durch sie bedingt

A|gna|thie *f* (Ⓔ agnathia): angeborenes Fehlen von Ober- oder Unterkiefer

A|gni cas|ti fruc|tus *m* (Ⓔ chaste tree fruit): Steinbeeren von Mönchspfeffer*

$AgNO_3$ *Abk.*: **1.** → *Argentum nitricum* **2.** → *Silbernitrat*

A|gno|sie *f* (Ⓔ agnosia): Nichterkennen von wahrgenommenen Sinnesreizen; der primäre Reiz wird wahrgenommen, durch eine Störung der betreffenden Assoziationsfelder im Gehirn kann der Reiz aber nicht adäquat verarbeitet werden

akustische Agnosie: → *auditive Agnosie*

auditive Agnosie (Ⓔ auditive agnosia): *Syn*: *akustische Agnosie, Seelentaubheit, Worttaubheit, Aphasia auditoria/acustica*; Nichterkennen von gehörten Tönen oder Geräuschen

optische Agnosie (Ⓔ optic agnosia): *Syn*: *Seelenblindheit, visuelle Agnosie, visuelle Amnesie*; Nichterkennen von optisch wahrgenommenen Objekten

taktile Agnosie (Ⓔ tactile agnosia): *Syn*: *Astereognosie, Tastlähmung, Stereoagnosie, Astereognosis*; Verlust der Fähigkeit, Formen durch Betasten zu Erkennen

visuelle Agnosie: → *optische Agnosie*

a|gnos|tisch *adj* (Ⓔ agnostic): Agnosie betreffend, von ihr betroffen oder gekennzeichnet, durch sie bedingt

A|gom|phi|a|sis *f, pl* **-ses** (Ⓔ agomphiasis): *Syn*: *Anodontie, Anodontia*; völlige Zahnlosigkeit, Fehlen aller Zähne

a|go|na|dal *adj* (Ⓔ agonadal): ohne Keimdrüsen/Gonaden

A|go|na|dis|mus *m* (Ⓔ agonadism): angeborenes oder erworbenes Fehlen der Keimdrüsen [Hoden, Eierstöcke]

a|go|nal *adj* (Ⓔ agonal): Agonie betreffend

A|go|nie *f* (Ⓔ agony): Todeskampf

A|go|nist *m* (Ⓔ **1.–2.** agonist): **1.** Substanz mit gleicher Wirkung **2.** Muskel mit gleicher Funktion

a|go|nis|tisch *adj* (Ⓔ agonistic): Agonist oder Agonismus betreffend, auf Agonismus beruhend

a|go|ra|phob *adj* (Ⓔ agoraphobic): Platzangst/Agoraphobie betreffend, durch sie gekennzeichnet

A|go|ra|pho|bie *f* (Ⓔ agoraphobia): *Syn*: *Platzangst*; krankhafte Angst vor öffentlichen Plätzen; die betroffenen Patienten weigern sich oft, alleine die Wohnung zu verlassen, sind aber in Begleitung einer beschützenden Person [Eltern, Partner] in der Lage, auszugehen

AGP *Abk.*: **1.** alkalische Granulozytenphosphatase **2.** Alpha-Glycerinphosphat **3.** α_1-Glykoprotein

AGPD *Abk.*: Alpha-Glycerinphosphatdehydrogenase

A|gra|fie *f*: → *Agraphie*

a|gra|fisch *adj*: → *agraphisch*

A|gram|ma|tis|mus *m* (Ⓔ agrammatism): Sprachstörung mit ausgeprägten grammatischen Fehlern, z.B. bei Schizophrenie*, aber auch sensorischer oder motorischer Aphasie*

a|gra|nu|lär *adj* (Ⓔ agranular): ohne Granula; glatt

A|gra|nu|lo|zyt *m* (Ⓔ agranulocyte): *Syn*: *agranulärer Leukozyt*; selten verwendete Bezeichnung für nicht-granulierte Leukozyten

A|gra|nu|lo|zy|to|se *f* (Ⓔ agranulocytosis): *Syn*: *perniziöse/maligne Neutropenie*; allergische oder toxische, hochgradige Verminderung der Granulozyten

infantile hereditäre Agranulozytose (Ⓔ infantile genetic agranulocytosis): *Syn*: *Kostmann-Syndrom*; autosomal-rezessiv vererbte familiäre Granulozytopenie*

a|gra|nu|lo|zy|to|tisch *adj* (Ⓔ agranulocytic): Agranulozytose betreffend, von ihr betroffen oder durch sie bedingt

A|gra|phie *f* (Ⓔ agraphia): *Syn*: *Schreibunfähigkeit, Agraphia, Agrafie*; Unfähigkeit zu schreiben, die nicht auf einer Störung der Motorik oder des Intellekts beruht; ist i.d.R. mit Apraxie* kombiniert [**apraktische Agraphie**]; bei der **absoluten Agraphie** sind Patienten noch nicht einmal in der Lage, einzelne Buchstaben zu schreiben

a|gra|phisch *adj* (Ⓔ agraphic): *Syn*: *agrafisch*; Agraphie betreffend, durch sie bedingt, schreibunfähig

A|gr|mo|ni|ae her|ba *f* (Ⓔ agrimony): Kraut von Odermennig*

A|gri|mo|nia eu|pa|to|ria *f*: → *Odermennig*

A|gri|mo|nia pro|ce|ra *f*: → *Odermennig*

A|gro|py|ri re|pen|tis rhi|zo|ma *nt* (Ⓔ couch grass root): *Syn*: *Graminis rhizoma*; Wurzelstock der Quecke*

A|gro|py|ron re|pens *nt*: → *Quecke*

A|gryp|nie *f* (Ⓔ agrypnia): Schlaflosigkeit*

AGS *Abk.*: → *adrenogenitales Syndrom*

AGT *Abk.*: → *Antiglobulintest*

AGTH *Abk.*: adrenoglomerulotropes Hormon

AGTT *Abk.*: abnormer Glukosetoleranttest

AGU *Abk.*: Aspartylglucosaminurie

AgV *Abk.*: Antigenverdünnung

AGW *Abk.*: → *Atemgrenzwert*

a|gy|ral *adj* (Ⓔ agyral): Agyrie betreffend, durch sie bedingt

A|gy|rie *f* (Ⓔ agyria): *Syn*: *Agyrismus*; angeborenes Fehlen der Großhirnwindungen

A|gy|ris|mus *m*: → *Agyrie*

AH *Abk.*: **1.** → *abdominale Hysterektomie* **2.** → *akute Hepatitis* **3.** → *Antihistamin* **4.** → *arterielle Hypertonie*

Ah *Abk.*: **1.** Amperestunde **2.** hypermetroper Astigmatismus

AHA *Abk.*: → *autoimmunhämolytische Anämie*

AH-AK *Abk.*: Antihämagglutinin-Antikörper

A|hap|to|glo|bin|ä|mie *f*: → *Ahaptoglobulinämie*

A|hap|to|glo|bu|lin|ä|mie *f* (Ⓔ ahaptoglobinemia): *Syn*: *Ahaptoglobinämie*; angeborener [selten] oder erworbener [gesteigerte Hämolyse, Leberinsuffizienz] Mangel an Haptoglobin* im Blut

AHB *Abk.*: Anschlussheilbehandlung

AHC *Abk.*: **1.** akute hämorrhagische Konjunktivitis **2.** Aminohexylcellulose **3.** → *antihämophiler Faktor C*

AHD *Abk.*: **1.** angeborene Hüftdysplasie **2.** → *Antihyaluronidase*

AHE *Abk.*: **1.** akute hämorrhagische Enzephalitis **2.** akute hypertensive Enzephalopathie **3.** Antihyaluronidase-Einheit

AHF *Abk.*: **1.** angeborener Herzfehler **2.** → *Antihämophiliefaktor* **3.** → *argentinisches hämorrhagisches Fieber*

AHG *Abk.*: **1.** ambulante Herzgruppe **2.** → *antihämophiles Globulin* **3.** → *Antihumanglobulin*

AHGS *Abk.*: **1.** akute herpetische Gingivostomatitis **2.** Antihumanglobulinserum

AHG-Test *m*: → *Antiglobulintest*

AHH *Abk.*: Arylhydrocarbonhydroxylase

AHI *Abk.*: → *Apnoe-Hypopnoe-Index*

Ahlfeld: Johann Friedrich Ahlfeld; 1843–1929; deutscher Gynäkologe (Marburg)

Ahlfeld-Nabelschnurzeichen *nt* (Ⓔ Ahlfeld's sign): ein um die Nabelschnur gelegtes Band wandert während der Plazentalösung in der Nachgeburtsperiode nach vorne; ein Abstand von 10 cm zwischen Vulva* und Band ist Zeichen einer vollständigen Plazentalösung

AHLG *Abk.*: Antihumanlymphozytenglobulin

AHLS *Abk.*: Antihumanlymphozytenserum

Ähn|lich|keits|prin|zip *nt* (Ⓔ similarity doctrine): *s.u. Homöopathie*

AHOP-Syndrom *nt* (Ⓔ AHOP syndrome): *Syn*: *Adipositas-Hypothermie-Oligomenorrhoe-Parotis-Syndrom*; *s.u. Adipositas-Oligomenorrhoe-Parotis-Syndrom*

A|horn|rin|den|krank|heit *f* (Ⓔ coniosporosis): *Syn*: *Koniosporose, Ahornrindenschälerkrankheit, Towey-Krankheit*; durch den Schimmelpilz **Coniosporium** verursachte exogen-allergische Alveolitis* bei Holzarbeitern

A|horn|rin|den|schä|ler|krank|heit *f*: → *Ahornrindenkrankheit*

Ahornsirup-Syndrom *nt* (Ⓔ maple syrup urine disease): *Syn*: *Ahornsirup-Krankheit, Verzweigtkettendecarboxylase-Mangel, Verzweigtkettenkrankheit, Leuzinose, Leucinose, Valin-*

L-Isoleucin ⇌ (Transaminierung) L-α-Keto-β-methylvalerianat ⇌ (Racemisierung) D-α-Keto-β-methylvalerianat ⇌ (Transaminierung) L-Alloisoleucin

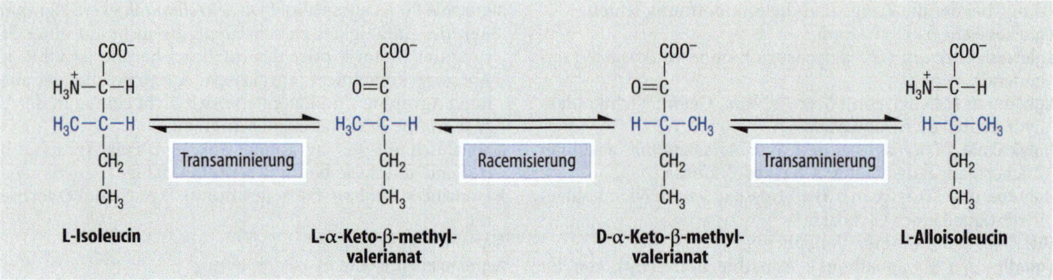

Abb. A30. Bildung von L-Alloisoleucin bei Ahornsirup-Syndrom

Leucin-Isoleucinurie; autosomal-rezessiv vererbte Störung des Stoffwechsels der verzweigtkettigen Aminosäuren Valin*, Leucin* und Isoleucin*; führt zu Ernährungs- und Entwicklungsstörungen sowie geistiger Retardierung; charakteristisch ist der typische Uringeruch nach Ahornsirup oder Maggi; bei der **intermittierenden Verzweigtkettenkrankheit** tritt der Enzymmangel nur spät und dann auch nur intermittierend auf; bei schwerer Verlaufsform kommt es schon bei 5–7 Tage alten Säuglingen zu Trinkschwäche, Muskelhypotonie, Krämpfen, Opisthotonus* und Bewusstseinseintrübung; **Therapie**: Leucin-, Isoleucin- und Valinarme Diät mit Kontrolle der Leucinkonzentration des Blutes führt zu Vermeidung der meisten Schäden

AHP *Abk.*: **1.** akute hämorrhagische Pankreatitis **2.** antihämophiles Plasma

AHR *Abk.*: **1.** Agglutinationshemmungsreaktion **2.** Antihyaluronidase-Reaktion

AHT *Abk.*: **1.** →*Antihyaluronidasetest* **2.** Antihyaluronidasetiter **3.** →*arterielle Hypertonie*

AHTG *Abk.*: Antihuman-Thymozyten-Globulin

AHTP *Abk.*: Antihuman-Thymozyten-Plasma

Ahumada: Juan Carlos Ahumada; zeitgenössischer argentinischer Arzt

Ahumada-Syndrom *nt* (Ⓔ Ahumada-Del Castillo syndrome): ***Syn***: *Argonz-Del Castillo-Syndrom, Argonz-Del Castillo-Ahumada-Syndrom*; idiopathische Form des Galaktorrhoe-Amenorrhoe-Syndroms* bei Nullipara*

AI *Abk.*: **1.** Adhäsionsindex **2.** Anaphylatoxininaktivator **3.** →*Aorteninsuffizienz* **4.** Atemwegsinfekt **5.** atherogener Index

A.I. *Abk.*: →*artifizielle Insemination*

AIB *Abk.*: Aminoisobuttersäure

Aicardi: J. Aicardi; französischer Neurologe im 20. Jahrhundert

Aicardi-Goutieres-Syndrom *nt*: →*Aicardi-Syndrom*

Aicardi-Syndrom *nt* (Ⓔ Aicardi's syndrome): ***Syn***: *chorioidoretinale Dysplasie, Aicardi-Goutieres-Syndrom*; X-chromosomal-dominant vererbtes Syndrom mit Agenesie* des Corpus callosum, Chorioretinopathie* und tonisch-klonischen Krampfanfällen; verläuft rasch progredient

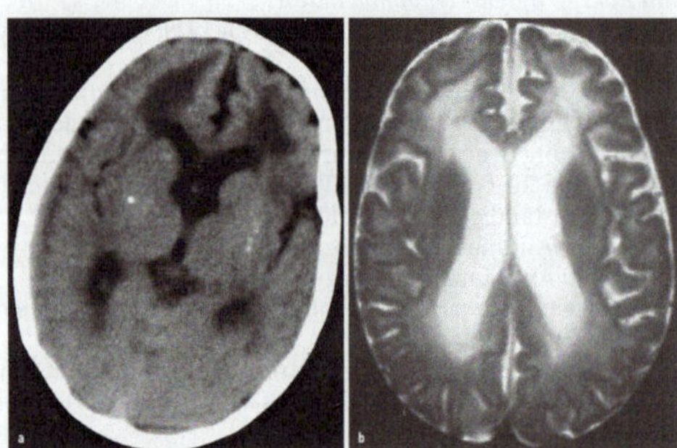

Abb. A31. Aicardi-Syndrom

AICD *Abk.*: automatischer implantierbarer Cardioverter-Defibrillator

AICF *Abk.*: Autoimmun-Complement-Fixation

aich|mo|phob *adj* (Ⓔ aichmophobic): Aichmophobie betreffend, durch sie gekennzeichnet

Aich|mo|pho|bie *f* (Ⓔ aichmophobia): ***Syn***: *Nadelangst*; krankhafte Angst vor spitzen oder scharfen Gegenständen, insbesondere Nadeln

AID *Abk.*: Adriamycin, Ifosfamid, Dacarbazin

AIDS *nt* (Ⓔ AIDS): ***Syn***: *erworbenes Immundefektsyndrom, acquired immunodeficiency syndrome*; durch das HIV-Virus hervorgerufenes Immunmangelsyndrom [**a**cquired **im**muno**d**eficiency **s**yndrome] mit rezidivierenden Infektionen durch opportunistische Erreger und Bildung spezifischer Tumoren [Kaposi-Sarkom]; *s.a. Essay AIDS S. 31*

AIDS-Demenz *f* (Ⓔ AIDS-related dementia): ***Syn***: *HIV-assoziierter kognitiv-motorischer Komplex, AIDS-Demenz-Komplex*; durch die AIDS-Enzephalopathie* hervorgerufenes Nachlassen der geistigen Leistungsfähigkeit im Spätstadium der Erkrankung; *s.a. Essay AIDS S. 31*

AIDS-Demenz-Komplex *m*: →*AIDS-Demenz*

AIDS-Enzephalopathie *f* (Ⓔ AIDS-related encephalopathy): ***Syn***: *HIV-Enzephalopathie*; subakut verlaufende Enzephalitis*, die im Spätstadium zu einer AIDS-Demenz führt; *s.a. Essay AIDS S. 31*

AIDS-Phobie *f* (Ⓔ AIDS phobia): krankhafte Angst davor, an AIDS* zu erkranken

AIDS-Retinopathie *f* (Ⓔ AIDS-related retinopathy): ***Syn***: *HIV-Retinopathie*; Netzhauterkrankung im Rahmen einer HIV-Infektion; diffuse Mikroangiopathie mit Cotton-wool-Flecken und Mikroaneurysmen; am häufigsten ist die **Zytomegalieretinitis** mit Blutungen und ischämischen Nekrosen der Netzhaut, gefolgt von **Herpesretinitis** und **Toxoplasmoseretinochorioiditis**; *s.a. Essay AIDS S. 31*

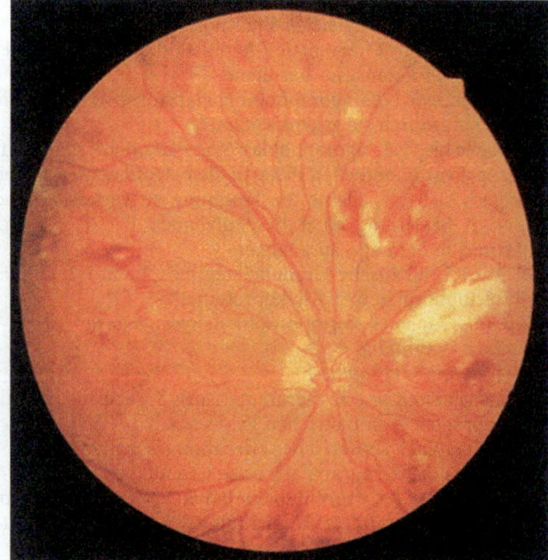

Abb. A32. AIDS-Retinopathie

AIDS

Syn: acquired immunodeficiency syndrome

R. Zangerle, P. Fritsch

Definition

AIDS ist ein fast immer zum Tod führendes Syndrom – ein Spektrum klinischer Merkmale, die Folge der Störung wesentlicher Teile des Immunsystems sind: opportunistische Infektionen, maligne Tumoren, HIV-Auszehrungssyndrom und HIV-Enzephalopathie. Ursache von AIDS ist die chronische Infektion mit dem Retrovirus HIV [human immunodeficiency virus], das durch Geschlechtsverkehr, Blut-Blut-Kontakt und vertikal von der Mutter auf das Kind übertragbar ist.

Allgemeines

AIDS ist auf absehbare Zeit nicht heilbar und stellt deshalb für die biomedizinische Wissenschaft eine enorme Herausforderung dar. Bei kaum einer anderen Krankheit ist der zum Tod führende körperliche Verfall mit einer ähnlichen sozialen Stigmatisierung verbunden, wie sie der Diagnose einer HIV-Infektion häufig folgt. Für viele Entwicklungsländer ist AIDS eine Katastrophe. Das Bevölkerungswachstum ist zwar trotz der hohen Zahl an AIDS-Erkrankter nicht rückläufig, doch verlieren die betroffenen Länder einen substantiellen Teil ihrer Arbeitsproduktivität.

Wesentliche biologische Eigenschaften der HIV-Infektion sind:

- lebenslanger Verbleib des Virus im Wirtsgenom
- lebenslange Infektiosität
- sehr lange Zeit von der Infektion bis zur Manifestation von AIDS [unbehandelt im Mittel 10 Jahre]
- außerordentlicher Polymorphismus des Virus, der die Aussichten auf eine Vakzine trübt

Historisches

Mehrere Gruppen in den USA beschrieben 1981 ein neues erworbenes Immundefektsyndrom, anfangs bei homosexuellen Männern, 1982 auch bei injizierenden Drogenbenützern, Transfusionsempfängern, Hämophilen, Säuglingen und Immigranten aus bestimmten Ländern. 1983 gelang Luc Montagnier am Institut Pasteur [Paris] die erstmalige Isolierung eines humanen Retrovirus; ein Jahr später isolierte Robert Gallo ebenfalls das Virus.

1984 gelang der Nachweis von Antikörpern gegen das neu entdeckte Retrovirus, das später [1986] humanes Immundefektvirus [HIV] genannt wurde. 1984 wurde auch das CD4-Molekül als wichtigster Virusrezeptor identifiziert, 1985 wurde das Virus erstmals geklont und seine Nukleotidsequenz bestimmt. Ein zweites, biologisch unterscheidbares HIV, nämlich HIV-2, wurde 1986 gefunden.

1996 zeigten erste Studien die dramatische Wirksamkeit von Kombinationsregimen, bestehend aus zwei Nukleosidanaloga und einem Proteaseinhibitor [Tripletherapie] und die für die Infektion von CD4+T-Lymphozyten* und Makrophagen* notwendige Korezeptoren [Chemokinrezeptoren] wurden entdeckt.

Herkunft von HIV-1 und HIV-2

Der Virusstamm SIVmac, entstanden durch einen unbeabsichtigten Transfer von SIVsm von natürlich infizierten Mangaben [„Sooty Mangabey"] auf in Gefangenschaft gehaltene Makaken, führt zu einer AIDS-ähnlichen Erkrankung. Diese Beobachtung legt nahe, dass Primaten-Lentiviren in ihren natürlichen Wirten apathogen sind, und dass eine cross-species-Übertragung eine Änderung ihrer Virulenz bewirken kann. HIV-Infektionen resultierten ebenfalls aus einer cross-species-Übertragung.

Für HIV-2 ist dieser Nachweis leicht zu führen:

- HIV-2 und SIVsm haben eine identische Genomstruktur, und nur diese beiden Viren haben vpx als akzessorisches Gen
- HIV-2 und SIVsm sind phylogenetisch eng verwandt und können entsprechend ihrem Ursprung nicht in entfernte phylogenetische Linien getrennt werden
- Sooty-Mangaben kommen zahlreich in Westafrika vor und sind in freier Wildbahn stark mit SIVsm durchseucht
- das natürliche Habitat dieser Mangaben koinzidiert klar mit Regionen, wo HIV-2 endemisch ist
- Sooty-Mangaben werden wegen ihres Fleisches häufig gejagt und gelegentlich als Haustiere gehalten – somit bestehen genügend Gelegenheiten zu einer Übertragung.

Der Nachweis der Herkunft von HIV-1 gestaltete sich schwieriger, und wichtige Fragen sind noch ungeklärt. Viren, die aus *Pan troglodytes troglodytes*, einem im westlichen Äquatorialafrika heimischen Schimpan-

sensubtyp, isoliert wurden, bilden ein phylogenetisch sehr nahe verwandtes Cluster mit HIV-1-Isolaten der Gruppe N, welches nur bei Personen aus dieser Region gefunden wurde. Die Jagd auf Schimpansen und das Hantieren mit Schimpansenfleisch und -blut zum Verzehr ist im westlichen Äquatorialafrika durchaus üblich. Das östliche Äquatorialafrika, woher die AIDS-Pandemie beim Menschen ihren Ausgang genommen hat, ist das natürliche Habitat vom Schimpansensubtyp *P. t. schweinfurtii*. Die Prävalenz von SIVcpz bei wildlebenden *P.t. schweinfurtii* ist jedoch sehr niedrig, und Isolate aus diesen Schimpansen zeigen auch keine nahe phylogenetische Verwandtschaft mit HIV-1 Gruppe M [Main], O [Outlier] oder N [non-M, non-O].

Zur präzisen Bestimmung des geografischen Ursprungsortes für die Infektionen mit den HIV-1 Gruppen M und O sind weitere Analysen von Viren wildlebender Schimpansen notwendig. Die erste humane HIV-1-Infektion, durch Antikörper in eingefrorenem Spenderplasma nachgewiesen, ist für 1959 in Zentralafrika dokumentiert. Die Prävalenzraten stiegen in Zentralafrika erst in den 80er Jahren dramatisch an. Beigetragen zur epidemischen Verbreitung von AIDS haben vor allem gesellschaftliche Veränderungen [Urbanisierung, Krieg]. Trotz wiederholter Übertragungen von SIVcpz vom Schimpansen auf den Menschen im Lauf der Zeit entspringt die „Hauptepidemie" offenbar einer einzigen solchen, die für das Jahr 1930 berechnet wurde [Konfidenz ± 20 Jahre]. Somit ist inzwischen auch die alternative Erklärung entkräftet, dass die Epidemie der HIV-1 Gruppe M über den in den späten 50-er Jahre in Zentralafrika verwendeten Polioimpfstoff massenhaft verbreitet wurde.

Übertragung

Sexualverkehr: Analverkehr ist in der Übertragung von HIV wirksamer als Vaginalverkehr. Das geschätzte Risiko eines einzelnen Vaginalverkehrs für eine HIV-Übertragung ist wesentlich kleiner als 1 %, kann allerdings durch bestimmte Risikofaktoren stark erhöht sein [Tab. 1]. Das größte Risiko einer HIV-Übertragung besteht beim rezeptiven [„passiven"] Analverkehr. Beim Vaginalverkehr erfolgt die Übertragung Frau-Mann weniger häufig als umgekehrt. Oralverkehr kann, wenngleich sehr selten, gleichfalls zur HIV-Übertragung führen. Kondome, von guter Qualität und richtig angewendet, schützen vor der HIV-Infektion [wenn auch nicht absolut].

Tab. 1. Risikofaktoren bei der sexuellen Übertragung der HIV-Infektion

Expositionsrisiko	Übertragungsrisiko
▸ Häufigkeit des Partnerwechsels ▸ Zahl der gleichzeitigen Partner ▸ Grad der sexuellen Durchmischung der Gesellschaftschichten	▸ sexuelle Praktiken (Analverkehr!) ▸ andere STD („genital ulcer disease"!) ▸ Krankheitsstadium ▸ Virussubtyp (?) ▸ Defekt des Viruskorezeptors (CCR5) ▸ Kondomgebrauch ▸ Zirkumzision

Blut zu Blut: Eine Stichverletzung mit einer [durch unmittelbar vorhergehende Benutzung] HIV-kontaminierten Nadel bei medizinischem Personal führt in etwa 0,4 % der Fälle zur HIV-Infektion, Kontakt von HIV-kontaminiertem Blut mit Schleimhäuten [Konjunktiven!] durch Blutspritzer in etwa 0,1 %. Das Risiko einer HIV-Infektion durch gemeinsames Benützen des Injektionsbestecks bei Drogenbenützern [*needle-sharing*] dürfte ein bis einige Prozente betragen, das einer HIV-kontaminierte Bluttransfusion über 90 %.

Übertragung von Mutter auf Kind: Intrauterin bzw. perinatal werden etwa 15–25 % der Kinder HIV-positiver Mütter infiziert. Alle Säuglinge HIV-positiver Mütter haben jedoch 18 bis 24 Monate nach der Geburt mütterliche Antikörper [der HIV-Test fällt in diesem Zeitraum „positiv" aus, auch wenn keine Infektion vorliegt].

Persönliche Kontakte wie Händeschütteln, Abschieds- und Begrüßungsküsse oder gemeinsames Benutzen von Toiletten führen zu keiner HIV-Übertragung. Auch eine Übertragung durch Insekten ist praktisch nicht möglich.

Epidemiologie

Im Jahr 2002 haben sich nach Schätzungen der WHO 5 Millionen Menschen mit HIV infiziert und sind 3,1 Millionen Menschen an AIDS verstorben, darunter 800.000 Kinder. Ende 2002 lebten weltweit 42 Millionen HIV-infizierte Personen, allein 29,4 Millionen in Afrika südlich der Sahara. Ende 2001 wurde die Zahl der Infizierten in Westeuropa auf 570.000, in Deutschland auf 41.000, in Österreich auf 6.000 und in der Schweiz auf 19.000 geschätzt.

Die Ausbreitung der HIV-Infektion ist sehr heterogen, die Variation zwischen und innerhalb der verschiedenen Länder groß. In vielen Ländern der Welt ist die HIV-Epidemie noch in einem frühen Stadium. Ende 1999 hatten 119 Länder weltweit eine Prävalenz bei Erwachsenen von < 1 %, 16 afrikanische Länder hingegen von > 10 %.

Weltweit ist der heterosexuelle Geschlechtsverkehr die häufigste Übertragungsart der HIV-Infektion; in Westeuropa wird HIV meist über homosexuelle Kontakte übertragen, in Südeuropa durch intravenösen Drogenkonsum.

Mitte der 90-er Jahre stabilisierte sich die HIV-Prävalenz. Seit dem breiten Einsatz der antiretroviralen Kombinationstherapie 1997 kam es zu einem eindrucksvollen Rückgang der Mortalität, sodass bei gleichbleibender Zahl an Neuinfektionen seither die Prävalenz zwangsläufig ansteigt. Seit dem Jahr 2000 beobachtet man vor allem in den Metropolen eine Zunahme des *„unsafe sex“* unter homosexuellen Männern [*„AIDS ist keine Gefahr mehr“*]: in diesen Populationen kam es zunächst zum Anstieg von Syphilisinfektionen, letztens auch von HIV-Neuinfektionen. Die Übertragung medikamentenresistenter Viren spielt derzeit in Europa noch keine große Rolle, im Jahre 2005 rechnet man jedoch mit einer Rate von 15 % bei Neuinfektionen. In vielen Ländern Europas geht bereits der größte Anteil der Neuinfektionen auf heterosexuelle Übertragung zurück, viele dieser Patienten oder deren Partner stammen aus Endemiegebieten [Afrika, Thailand u.a.].

Die Infektiosität korreliert mit dem Ausmaß der Virämie. Sie ist während der akuten HIV-Infektion am höchsten. Unbeantwortbar ist derzeit auch der Einfluss der verschiedenen Subtypen von HIV-1, von denen 11 in der Hauptgruppe M [Subtypen A–K] zusammengefasst werden. Der in den USA und Westeuropa vorherrschende Subtyp B ist möglicherweise bei heterosexueller Übertragung weniger wirksam. So wird vom Subtyp C behauptet, dass dieser leichter sexuell und von der Schwangeren auf das Kind übertragen wird.

Eine Minderzahl von Personen bleibt, trotz häufigem ungeschütztem Verkehr, von einer HIV-Infektion verschont; bei diesen wurde ein Defekt des Chemokin-Rezeptors 5 [CCR 5] beschrieben [s. unter Virusrezeptoren]. Ein homozygoter CCR5-Defekt [bei etwa 1 % der Kaukasier] macht die Träger gegen die sexuelle Übertragung des Virus weitgehend resistent.

Virologie

HIV-1 ist der Prototyp eines Lentivirus [Untergruppe der Retroviren*]. Diese verursachen charakteristisch träge Infektionen, die häufig das Zentralnervensystem betreffen, eine lange klinische Latenzzeit haben und, bei persistierender Virämie*, eine nur schwache Immunantwort hervorrufen.

Lentiviren haben ein komplexes Genom; dies unterscheidet sie von anderen Retroviren, die meistens nur die drei essentiellen Strukturgene *gag*, *pol* und *env* besitzen. gag und env kodieren für die Nukleokapsidproteine des Kerns und die Hüllproteine, pol für die reverse Transkriptase* und die anderen Enzyme. Das Genom von HIV-1 enthält in seinem 9 Kilobasen langen RNA-Strang jedoch noch mindestens sechs weitere proteinkodierende Gene, die vermutlich alle eine kritische Rolle in der Pathogenität *in vivo* spielen [Abb. 1].

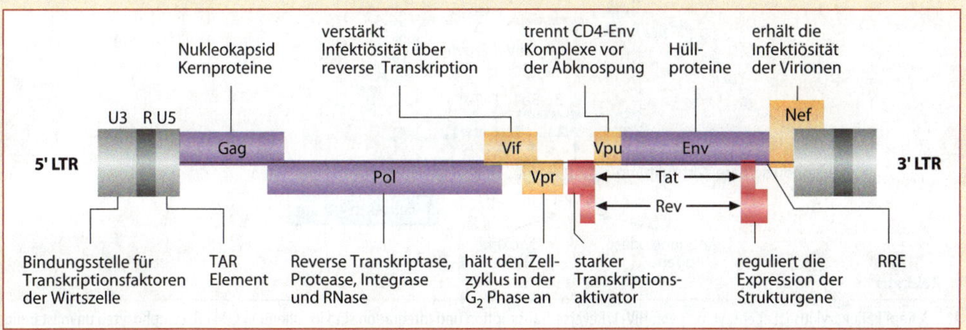

Abb. 1. HIV-1-Genom

Morphologie: Im Elektronenmikroskop zeigt das HIV-1-Virion eine Ikosaeder-Struktur, aus der 72 Zacken [Spikes*] ragen [Abb. 2]. Diese entsprechen Tri- oder Tetrameren des Hüllglykoproteins gp 120, das über das gp 41 in der doppellagigen Lipidhülle verankert ist. Die letztere stammt von der Wirtszelle und enthält auch deren Proteine, einschließlich der MHC I- und MHC II-Antigene. Der Kern von HIV-1 enthält vier Nukleokapsidproteine [p24, p17, p9 und p6] und zwei Kopien einer Einzelstrang-RNA, die wieder mit präformierten viralen Enzymen assoziiert sind [reverse Transkriptase, Ribonuklease H, Integrase und HIV-Protease].

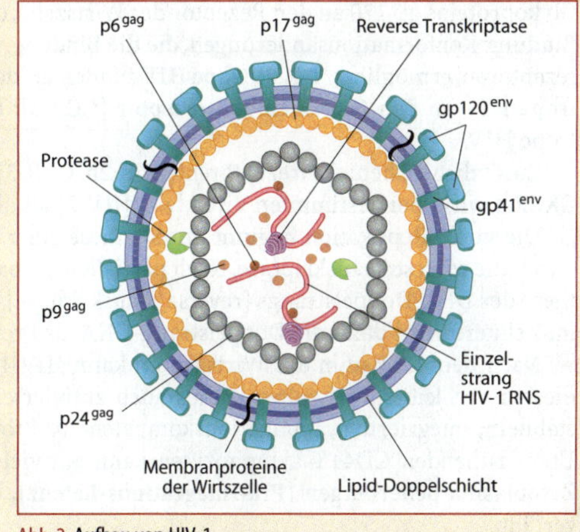

Abb. 2. Aufbau von HIV-1

Replikationszyklus [**Lebenszyklus**, Abb. 3]: Der erste Schritt der Infektion mit HIV-1 ist die Bindung des

A

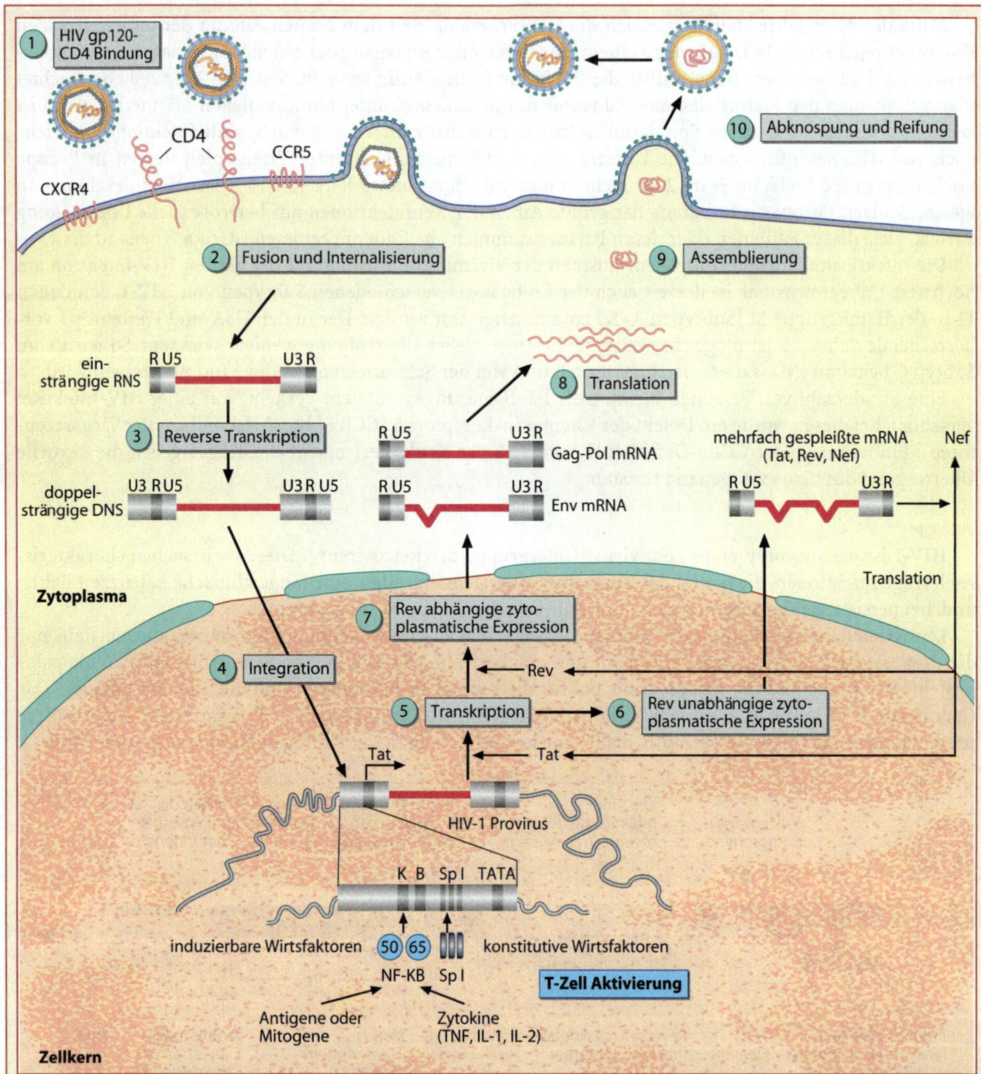

Abb. 3. Replikationszyklus („Lebenszyklus") von HIV-1. Reverse Transkription und Integration sind in ruhenden CD4+ T-Lymphozyten unvollständig

Glykoproteins gp 120 an den Rezeptor der Wirtszelle, das CD4-Molekül. Gp 120 und CD4 erfahren durch ihre Bindung Konformationsänderungen, die die Bindung von gp 120 an weitere Rezeptoren, nämlich Chemokinrezeptoren, ermöglicht. **T-Zell-trope HIV** binden an den **C-X-C-Chemokinrezeptor** [CXCR4], **Makrophagen-trope HIV** an den **C-C-Chemokinrezeptor** [CCR 5]; die sexuelle Übertragung erfolgt über Makrophagen-trope HIV.

Zusätzliche Chemokinrezeptoren [CCR 2b, CCR 3] können gleichfalls als Korezeptoren für HIV dienen; CXCR 4 wirkt bei bestimmten Viren [z.B. HIV-2] als alleiniger primärer Rezeptor [„*Promiskuität von HIV*"].

Die virale Replikation beginnt mit Synthese einer Einzelstrang-DNA-Kopie der viralen RNA, katalysiert durch die **reverse Transkriptase**. Nach partiellem Abbau der RNA-Vorlage [**Ribonuclease H**] beginnt die Synthese des DNA-Doppelstrangs [reverse Transkriptase]. Diese Schritte laufen im Zytoplasma der Wirtszelle ab; im Zellkern wird dann die Doppelstrang-DNA als Provirus in das Wirtsgenom eingebaut [Integrase].

Nach dem Einbau in das Wirtsgenom kann HIV-1 im Sinne einer latenten, persistierenden Infektion in diesem verbleiben. Bei ruhenden als auch aktivierten CD4+T-Lymphozyten ist der Anteil der Zellen mit stabilem, integriertem, replikationskompetentem Provirus sehr klein [< 0.1 %, **Post-Integrations-Latenz**]. Unter ruhenden CD4+T-Lymphozyten kann ein viel höherer Anteil [1 %] nicht-integrierte HIV-DNA im Zytoplasma beherbergen [**Prä-Integrations-Latenz**], die, wenn die Zelle längere Zeit nicht aktiviert wird, zerfällt.

Viele Viren replizieren nicht in ruhenden T-Zellen, da dann vermutlich kritische Wirtsfaktoren fehlen. Die Aktivierung der CD4+-Zellen durch Antigene, Mitogene, bestimmte Zytokine [TNF-α, IL-1] oder Genprodukte verschiedener Viren [HTLV-I, Herpes simplex-, Epstein-Barr-, Zytomegalie-, Hepatitis B- und humanes Herpesvirus 6] schafft ein permissives zelluläres Milieu, das die HIV-1-Replikation nach sich zieht.

Viele dieser immunaktivierenden Agentien induzieren bestimmte Transkriptionsfaktoren des Wirtes [**induzierbare Transkriptionsfaktoren**], v.a. Proteine der NFk-B Familie. Diese Proteine, die normalerweise die Expression zellulärer Gene regulieren, binden und aktivieren die zwei B-Verstärkerelemente [Enhancer] der proviralen LTR-Region – ein wichtiger initialer Stimulus für den Übergang von der latenten in die produktive Infektion.

Darüber hinaus werden zur Transkription bestimmter HIV-1-Gene konstitutive Faktoren der Wirtszelle [**konstitutive Transkriptionsfaktoren**, z.B. Sp1 und TATA Faktor] benötigt.

Die Bindung von induzierbaren und konstitutiven Transkriptionsfaktoren der Wirtszelle an die LTR-Region von HIV-1 führt zu einer niedrigen, aber wichtigen Expression von HIV-1-Genen. Zuerst werden lediglich die **Regulatorgene tat, rev** und **nef** transkribiert. In weiterer Folge werden **env, gag,** und **pol** transkribiert und in die entsprechenden Struktur- und Enzymproteine translatiert. Der virale Kern [gag- und pol-kodierte Proteine] wird im Zytoplasma zusammengesetzt; die [env-kodierten] Hüllproteine werden in die Wirtszellmembran eingelagert. Beim Verlassen der Wirtszelle [Abknospen] umhüllt sich der Viruskern mit der Wirtszellmembran und bildet auf diese Weise ein neues, intaktes Virus.

Die Zeit zwischen initialer Infektion und Manifestation der Erkrankung wird oft als **Latenzzeit** bezeichnet. Die HIV-Infektion ist jedoch auch in dieser Phase keine latente Infektion, sondern der Prototyp einer chronischen Infektion mit ständiger und hoher Virusreplikation. Im Rahmen der akuten HIV-Infektion ist die Virämie am höchsten, die Zahl zellfreier Virionen [sog. **Plasma-RNA**] beträgt dann oft $>10^6$ Kopien/ml [Abb. 4]. In den folgenden 3–6 Monaten fällt die Viruskonzentration stark ab und pendelt sich auf ein individuell unterschiedlich hohes Niveau ein [*set-point*], das über Monate anhält. Pro Tag werden etwa 10^{10} Viren gebildet, die Halbwertszeit beträgt < 1 Stunde. Kurzfristige Abweichungen von diesem Gleichgewicht [steady state level] zwischen Replikation und Clearance treten bei Infektionen oder Schutzimpfungen auf.

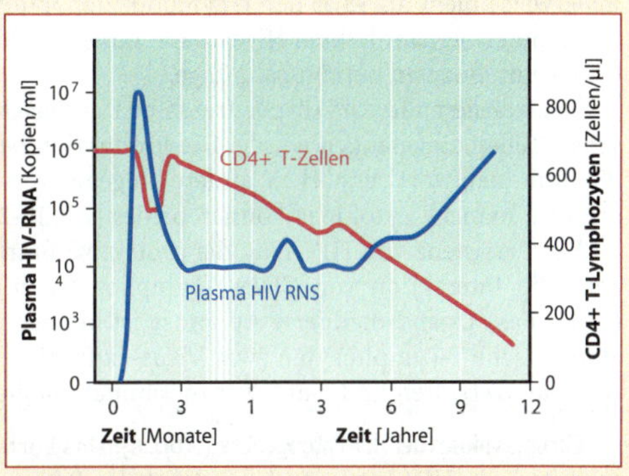

Abb. 4. Plasma HIV-RNA und CD4+ T-Lymphozyten im Verlauf der HIV-Infektion

Immunpathogenese

Die fundamentale pathologische Auffälligkeit bei HIV-Infizierten ist die Dysfunktion der CD4+T-Lymphozyten*, sowohl quantitativ als auch qualitativ. Die opportunistischen Infektionen bei fortgeschrittener HIV-Infektion sind primär Folge des Defekts in Zahl und Funktion der CD4+T-Lymphozyten.

Hypothesen: Die wichtigsten **Ursachen für die Verminderung der CD4+T-Lymphozyten** sind einerseits deren **verkürzte Lebenszeit**, andererseits die **gestörte Erneuerung** der T-Lymphozyten in Knochenmark, Thymus und Peripherie [Abb. 5].

Für die Verkürzung der Lebenszeit ist ein direkter zytopathischer Effekt ein wichtiger, aber nicht der alleinige Faktor, denn der Abfall der CD4+T-Lymphozyten setzt bereits ein, wenn nur sehr wenige Zellen aktiv HIV replizieren [„*viele Tote, wenig Munition*“]. Weitere durch in-vitro-Daten belegte Mechanismen sind: Synzytienbildung; Zerstörung HIV-infizierter CD4+T-Lymphozyten durch spezifische zytotoxische T-Lymphozyten, Apoptose*.

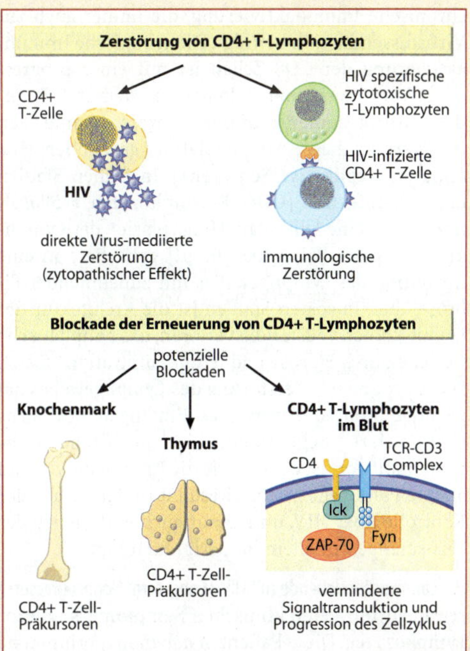

Abb. 5. Mechanismen der Depletion der CD4+ T-Lymphozyten [nach G. Pantaleo, Nature Medicine 1999]

Der Defekt der Hämatopoese im Knochenmark wird durch die Wirkung von viralen Proteinen und HIV-induzierten Zytokinen* auf das Überleben und das klonogene Potential der CD34+ Vorläuferzellen mediiert. Weiterhin tragen eine Störung im *„microenvironment"* des Thymus* und eine Verminderung von Thymozyten* zur mangelhaften Erneuerung der CD4+T-Lymphozyten bei. Schließlich ist die Proliferation naiver CD4+T-Lymphozyten im Blut durch einen gestörten Zellzyklus gehemmt [virale Proteine beeinträchtigen Signaltransduktion via den T-Zell Rezeptor].

Dass einer dieser Mechanismen das primäre pathologische Ereignis darstellt, ist allerdings weniger wahrscheinlich, als dass sie alle Epiphänomene einer generalisierten Immunaktivierung sind.

Duale Rolle der Immunaktivierung: HIV-Infizierte befinden sich vom Zeitpunkt der akuten, primären Infektion an in einem Zustand chronischer Immunaktivierung, wobei jede Komponente des aktivierten Immunsystems potentiell **protektive** oder **schädliche** Auswirkungen auf die HIV-Infektion haben kann.

Bestimmte Komponenten der primären Immunantwort, z.B. komplementbindende Antikörper, tragen signifikant zur Clearance von HIV durch Einfangen [*„trapping"*] im Netzwerk der follikulären dendritischen Zellen des Lymphknotens bei. Dort kommt HIV extrazellulär in Immunkomplexen zu liegen und stellt eine Quelle kontinuierlicher de novo-Infektion dar. Diese kontinuierliche virale Aktivität ist bedeutsam, da normalerweise mehr als 98 % der T-Lymphozyten in den lymphatischen Organen lokalisiert sind. Die Virusreplikation erfolgt auf hohem Niveau und mit schnellem Turnover; die Halbwertszeit von HIV-replizierenden CD4+Lymphozyten beträgt ca. 2 Tage.

Neutralisierende Antikörper treten erst auf, nachdem das Virus im Netzwerk der follikulären dendritischen Zellen eingefangen wurde. Die Produktion bestimmter Zytokine* mag antiviralen Effekt haben und die Immunantwort verstärken, andere hingegen verstärken die Virusexpression und schwächen die Immunantwort; manche Zytokine* können beides [z.B. IL-2, Interferon-γ].

Die Persistenz von HIV mag die protektive Immunantwort stimulieren, umgekehrt können virale Antigene die Interaktion von CD4+T-Lymphozyten mit antigenpräsentierenden Zellen beeinträchtigen. Die CD95 (Fas) Ligand-mediierte Apoptose ist bei der HIV-Infektion deutlich vermehrt. Nicht zuletzt können zytotoxische T-Lymphozyten zwar Virus-exprimierende Zellen eliminieren, aber auch antigenpräsentierende Zellen zerstören und damit zur Immunpathologie beitragen.

Circulus vitiosus der HIV-Pathogenese [Abb. 6]: Das Fortschreiten der HIV-Infektion basiert auf der Redundanz der pathogenetischen Prozesse in einem *circulus vitiosus*: die Persistenz von HIV induziert eine chronische Immunaktivierung, die immer auch zur Virusdissemination beiträgt. Die chronische Immunaktivierung der CD8-Zellen ist mit einer progressiven Verkürzung der Telomere assoziiert [*„Ende"* der Chromosomen]; dieser Prozess könnte den Wirkverlust dieser Subpopulation gegenüber HIV erklären [**replikative Seneszenz**]. In frühen Stadien der HIV-Infektion [CD4+T-Lymphozyten > 500/µl] findet man eine follikuläre Hyperplasie* der Lymphknoten; später [CD4 200–500/µl] geht diese in eine Involution des Lymphgewebes mit zunehmender Fibrose über. In späten Stadien ist die Architektur der Lymphknoten vollständig verloren, das lymphatische Gewebe durch Fibrose und fettige Infiltration ersetzt. Diese progressive Zerstörung des Lymphgewebes hat wichtige Konsequenzen: Das Einfangen des Virus funktioniert nicht mehr, die spezifische HIV-Immunantwort ist ebenso wie die Immunantwort auf andere Pathogene gestört. Resultat ist der Verlust der Kontrolle über HIV, und damit auch ein Anstieg der Virusmenge, vor allem im peripheren Blut.

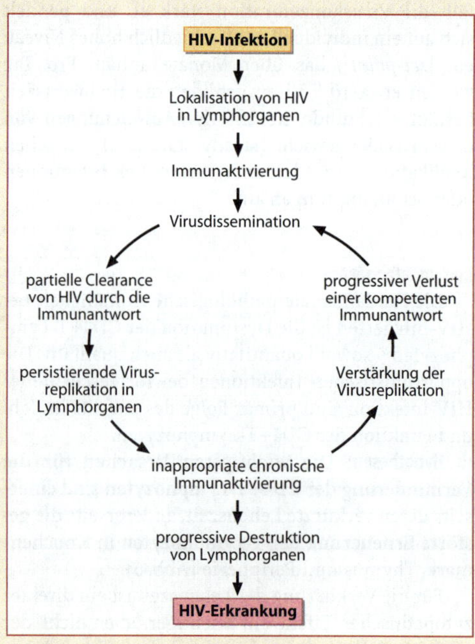

Abb. 6. Der Circulus vitiosus der HIV-Pathogenese

Langzeitüberlebende mit HIV [Long-term Nonprogressors]: Etwa 5 % der HIV-Infizierten haben auch nach 10 Jahren nicht nur keine klinischen Symptome, sondern auch eine im Normbereich liegende Zahl von CD4+T-Lymphozyten. Diese Patienten haben im peripheren Blut und im Lymphknoten nur eine geringe virale Replikation. Das Virus ist bei den meisten Long-term Nonprogressors replikationskompetent und infektiös, nur vereinzelt wurden bei ihnen attenuierte Virusmutanten gefunden. Die dominante Rolle spielen Wirtsfaktoren für die Nicht-Progression. Diese Patienten zeigen eine starke spezifische humorale wie zellvermittelte Immunität, die offenbar so kompetent ist, dass keine inappropriate Immunaktivierung folgt.

Immunität gegen HIV: Manche Personen, die wiederholten Kontakt mit HIV gehabt haben [homosexuelle Männer, Prostituierte in Afrika, Kinder von HIV-positiven Müttern], bleiben HIV-Antikörper-negativ. Im Blut dieser Personen finden sich häufig zytotoxische T-Zellen gegen HIV-Antigene, oder ihre Lymphozyten reagieren in vitro nach Exposition mit HIV-Antigenen mit der Produktion von Zytokinen*. Daraus folgerten viele, dass es Individuen gibt, die eine HIV-Infektion erfolgreich abwehren können.

Serodiagnostik: Der HIV-Test ist eine differentialdiagnostische Hilfe zur Abklärung von Symptomen und Erkrankungen. Als Suchtest wird der empfindliche Enzymimmunoassay* [ELISA*] eingesetzt. Die derzeit zugelassenen HIV-Tests sind sog. Kombinationstests, d.h. es können Antikörper gegen HIV-1 und HIV-2 nachgewiesen werden.

Ein im ELISA erhobenes positives Testergebnis muss in einem zweiten Testverfahren bestätigt werden, i.d.R. geschieht dies mit Hilfe der Westernblot-Technik*.

Verlauf der HIV-Infektion: Ohne antiretrovirale Therapie dauert es durchschnittlich 10 Jahre, bis die Dysfunktion des Immunsystems so weit fortgeschritten ist, dass Folgekrankheiten auftreten, die die Manifestation von AIDS definieren [Abb. 7]. Im Laufe von 20 Jahren würden mindestens 90% der HIV-Infizierten AIDS entwickeln. Die Rate der Progression der HIV-Infektion wird beeinflusst von:

- **Lebensalter:** dieses ist der stärkste bestimmende Faktor für die Progression, und zwar über das gesamte Altersspektrum [außer Säuglingen]: 30-Jährige erkranken rascher als 20-Jährige, 40-Jährige rascher als 30-Jährige etc.
- **Genetische Faktoren:** der heterozygote Defekt im Korezeptor CCR 5 verzögert die Progression mäßig. Raschere Progression zeigen hingegen Patienten, die bestimmte Allele des HLA-B35 tragen [HLA-B35-Px].
- **Keinen (unabhängigen) Einfluss auf den Verlauf** haben die ethnische Herkunft, das Geschlecht [bei Frauen sind allerdings aus ungeklärten Gründen die Virusmengen im peripheren Blut in den ersten Jahren nach der HIV-Infektion niedriger] und die Route der Infektion [außer perinatale Übertragung in den ersten Lebensjahren].
- Eine **GB Virus C-Virämie** verzögert die Progression der HIV-Infektion; unklar ist, ob die Virämie dafür direkt verantwortlich ist oder nur einen Marker für eine nicht definierte protektive Wirtseigenschaft darstellt. Studien über die Rollen von Alkohol und depressiver Verstimmung auf den Abfall der CD4+T-Lymphozyten kamen zu widersprüchlichen Ergebnissen – offenbar sind diese Einflüsse nur von marginaler Bedeutung.

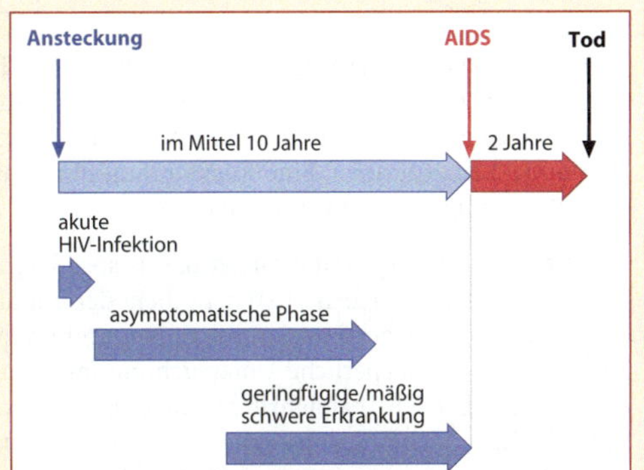

Abb. 7. Verlauf der HIV-Infektion ohne antiretrovirale Kombinationstherapie

Progressionsparameter sind Marker, die Aussagen über das erreichte Stadium der HIV-Infektion [siehe Klassifikation] sowie über den in den nächsten Monaten [bis wenigen Jahren] zu erwartenden Verlauf zulassen. Sie dienen zur Hilfe bei der Entscheidung, ob und welche therapeutischen Maßnahmen zu ergreifen sind.

- **Klinische Marker:** Zahlreiche Prädiktoren [„Marker"] der Progression der HIV-Infektion wurden untersucht. So gibt es Hinweise, dass Individuen mit einem ausgeprägten akuten retroviralen Syndrom [siehe unten] rascher progredient sind als solche, die mit wenigen Symptomen serokonvertieren. Der zuverlässigste klinische Marker ist die orale Kandidiasis, weitere Hinweise sind persistierendes Fieber, Diarrhoen unklarer Ursache, Gewichtsverlust, die orale haarige Leukoplakie und Herpes zoster oder Lymphadenopathie. Klinische Marker sind insgesamt als wenig sensitiv zu werten, weil sie keine Messgröße sind, die bei allen HIV-Infizierten zu einem gegebenen Zeitpunkt erhoben werden können.
- **Virologische Marker:** Die Plateaukonzentration von Plasma-HIV-RNA, die sich ca. 6 Monate nach Infektion einstellt, hat einen prädiktiven Wert für den Zeitpunkt der Manifestation von AIDS [Abb. 8]. Die direkte quantitative Messung von HIV-RNA im Plasma ist zum Standardmarker des antiretroviralen Therapieeffekts geworden.
- **Immunologische Marker:** Die quantitative Bestimmung der CD4+T-Lymphozyten im peripheren Blut ist seit Beginn der HIV-Epidemie die zentrale Methode. Häufig ist zur Beurteilung der Progression der HIV-Infektion der Prozentanteil der CD4-Zellen oder die Rate des CD4-Abfalls [„*slope*"] wertvoller als die

absolute Zahl der CD4-Lymphozyten. Der durchschnittliche Abfall der CD4+T-Lymphozyten beträgt 60–80 Zellen/µl/Jahr, doch haben viele Patienten über längere Zeiträume stabile Werte; andere dagegen machen einen jähen Abfall durch. Patienten mit niedrigem Hämoglobin – Ausdruck einer generellen Immunaktivierung – zeigen eine raschere Progression zu AIDS, unabhängig von der Zahl der CD4+T-Lymphozyten und der Menge der Plasma HIV-RNA. Lösliche Marker der Immunaktivierung, z.B. Neopterin und lösliche Rezeptoren für Tumor-Nekrose-Faktor [sTNFR], haben an Bedeutung verloren, bringen aber in gewissen Konstellationen zusätzliche Information.

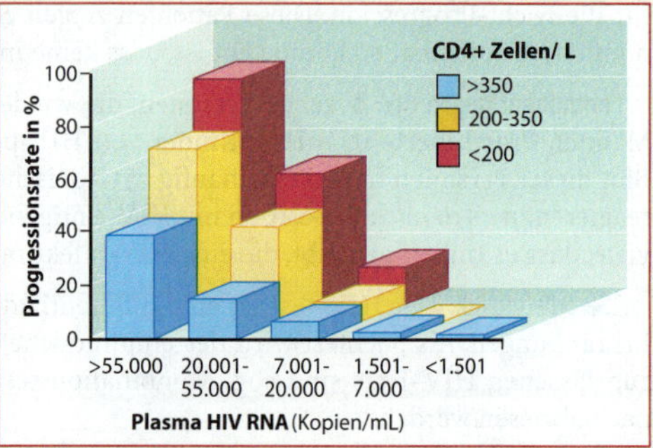

Abb. 8. Wahrscheinlichkeit, innerhalb von 3 Jahren von der asymptomatischen HIV-Infektion zu AIDS fortzuschreiten [modifiziert nach MACS-Kohorte USA, 1996]

Klassifikation der HIV-Infektion: Eine 1993 von der CDC modifizierte Klassifikation ist immer noch in Gebrauch [Tab. 2, Tab. 3], doch ist ihre klinische Nützlichkeit begrenzt. Diese Klassifikation sieht vor, die Patienten in eine von drei klinischen Kategorien [A, B und C] und eine von drei CD4-Lymphozyten-Kategorien [1, 2 und 3] einzuordnen. Eine Rückstufung innerhalb sowohl der klinischen als auch der Laborkategorien nach Besserung ist *nicht* vorgesehen.

Initiale Untersuchung von HIV-Infizierten: Das sog. Staging hilft Patient und Arzt eine prognostische und therapeutische Strategie zu formulieren. Es dient der initialen Bestandsaufnahme und zur Abschätzung des individuellen Risikos für bestimmte Infektionen und umfasst die Erhebung des Immunstatus [s.u. Progressionsparameter], eine körperliche Untersuchung mit Anamnese und Laboruntersuchungen. Bei Frauen kommt ein Zervikalabstrich [halbjährlich] hinzu. Erfasst werden sollten auch Koinfektionen mit Syphilis*, Hepatitis* B, Hepatitis* C, Zytomegalievirus*, Toxoplasma* gondii und Mycobacterium* tuberculosis [Intrakutantest].

Klinische Manifestationen

Das klinische Spektrum HIV-bedingter Krankheitsbilder ist fachüberschreitendend und mannigfaltig. Im Folgenden werden nur die wichtigsten und häufigsten dargestellt.

Akute („primäre") HIV-Infektion [akutes retrovirales Syndrom]: Die akute HIV-Infektion ist ein polymorphes virales Syndrom, das typischerweise 2 Wochen nach Infektion mit HIV auftritt. Das Spektrum reicht von Symptomlosigkeit [10 %?] über ein Mononukleose-ähnliches Syndrom bis, extrem selten, zu einem lebensbedrohlichen Krankheitsbild. Sie wird meist nicht diagnostiziert – einerseits wegen ihrer unspezifischen Symptomatik, andererseits weil an die HIV-Infektion nicht gedacht wird.

Dennoch ist die akute HIV-Infektion ein *erkennbares klinisches Syndrom*. Die Diagnose sollte stets bei *akuten* fieberhaften Episoden erwogen werden, wenn eine HIV-Exposition möglich war. Klinische Manifestationen, die die Verdachtsdiagnose unterstützen, sind: das Exanthem [Abb. 9], mukokutane Erosionen, Lymphadenopathie und eine nicht-eitrige Pharyngitis.

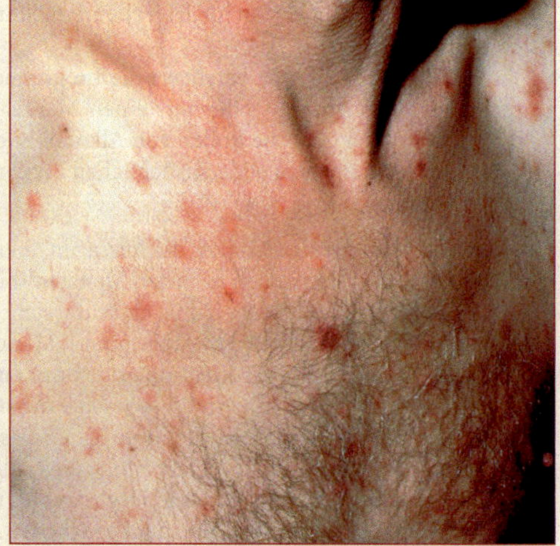

Abb. 9. Varicelliformes Exanthem bei akuter HIV-Infektion

Die Diagnose erfolgt wegen des in der symptomatischen Phase noch häufigen Fehlens der IgG/IgM-Antikörper durch den p24 HIV-Antigentest aus dem Serum [in 80 % positiv] bzw. durch molekularbiologische Amplifizierung von Plasma-RNA, z.B. mit der PCR-Technik [100 %].

Das Erkennen einer akuten HIV-Infektion ist für den Betroffenen, aber auch epidemiologisch sehr bedeutsam: Die Beratung Betroffener über Schutzmaßnahmen kann so bereits Jahre früher stattfinden. Ein kurz zurückliegender Kontakt erleichtert auch die Untersuchung des Partners.

Tab. 2. Klassifikation der HIV-Infektion [CDC 1993 und europäische AIDS-Falldefinition für Meldezwecke 1993]

Kategorie A
- asymptomatische HIV-Infektion
- persistierende generalisierte Lymphadenopathie (LAS)
- akute („primäre") HIV-Infektion (auch in der Anamnese)

Kategorie B (früher „ARC")
Krankheitssymptome oder Erkrankungen, die nicht in die AIDS-definierende Kategorie C fallen aber dennoch der HIV-Infektion zuzuordnen sind. Hierzu zählen:
- bazilläre Angiomatose
- oropharyngeale Kandida-Infektionen
- vulvovaginale Kandida-Infektionen: chronisch (länger als ein Monat) oder schlecht therapierbar
- zervikale Dysplasien oder Carcinoma in situ
- konstitutionelle Symptome wie Fieber über 38,5 °C (> 1 Monat) oder Diarrhoe (> 1 Monat)
- orale Haarleukoplakie
- Herpes Zoster: Befall mehrerer Dermatome oder Rezidive in einem Dermatom
- idiopathische thrombozytopenische Purpura
- Listeriose
- Entzündungen des kleinen Beckens besonders bei Komplikationen (Tuben-, Ovarialabszess)
- periphere Neuropathie
- viszerale Leishmaniose

Kategorie C (= AIDS)
AIDS-definierende Erkrankungen
- Kandidiasis von Trachea, Bronchien oder Lungen
- Kandidiasis des Ösophagus
- invasives Zervixkarzinom
- disseminierte Kokzidioidomykose (an anderer Lokalisation als oder zusätzlich zu den Lungen, den zervikalen oder Hiluslymphknoten)
- extrapulmonale Kryptokokkose
- chronische intestinale Kryptosporidiose, > als ein Monat persistierend
- Zytomegalievirus-Erkrankung bei Patienten, die älter als ein Monat sind
- Zytomegalievirus-Retinitis mit Visusverlust
- HIV-Enzephalopathie oder „subakute HIV-Enzephalitis"
- Herpes-simplex-Virus (Ulkus > 1 Monat persistierend) oder Pneumonie/Ösophagitis unbestimmter Dauer bei Patienten, die älter als ein Monat sind
- disseminierte Histoplasmose (andere Lokalisation als oder zusätzlich zu Lungen-, zervikalen oder Hiluslymphknoten)
- chronische intestinale Isosporiasis, > als ein Monat persistierend
- Kaposi-Sarkom
- Lymphom: Burkitt- oder Nicht-Burkitt-Typ
- Lymphom: immunoblastischer Typ
- Lymphom des ZNS
- jede disseminierte, durch andere Mykobakterien als M. tuberculosis verursachte mykobakterielle Erkrankung
- extrapulmonale Tuberkulose: an zumindest einer anderen Lokalisation außer den Lungen, ohne Berücksichtigung auf gleichzeitige pulmonale Beteiligung
- Lungentuberkulose
- Pneumocystis-carinii-Pneumonie
- rezidivierende Pneumonie
- progressive multifokale Leukenzephalopathie
- wiederkehrende Salmonellenseptikämie (nontyphoid)
- Toxoplasmose des Gehirns
- HIV-Auszehrungssyndrom (HIV-Kachexie)

bei Kindern unter 13 Jahren:
- lymphoide interstitielle Pneumonie und/oder pulmonale lymphoide Hyperplasie (LIP/PLH-Komplex)
- multiple oder wiederkehrende schwere bakterielle Infektionen, und zwar jede Kombination von mindestens 2, die innerhalb einer Periode von 2 Jahren liegen: Septikämie, Pneumonie, Meningitis, Knochen- oder Gelenksinfektion oder Abszess eines inneren Organs oder einer Körperhöhle (ausgeschlossen Otitis media, oberflächliche Haut- und Schleimhautinfektionen und Katheter-assoziierte Infektionen)

Tab. 3. Klassifikation der HIV-Infektion [CDC 1993]. Zusammenfassung

	Klinische Stadien		
CD4 Lymphozyten	A asymptomatisch Lymphadenopathie	B symptomatisch	C AIDS-definierende Erkrankungen
(1) > 500/µl (> 28 %)	A1	B1	C1
(2) 200–499/µl (14–28 %)	A2	B2	C2
(3) < 200/µl (< 14 %)	A3	B3	C3

Die Symptome der akuten HIV-Infektion dauern Tage bis wenige Wochen und es kommt meist zu einer vollständigen klinischen Restitution. In seltenen Fällen fällt die CD4-Zellzahl so stark ab, sodass opportunistische Infektionen auftreten können [typischerweise orale Candidiasis].

Opportunistische Infektionen: werden durch [meist ubiquitär vorkommende] Erreger verursacht, die Immungesunden wenig bis nichts anhaben können. Die vorwiegend betroffenen Organe sind Haut/Schleimhaut, Lunge, ZNS, Auge und Darm. Durch Verbesserung der Expositions- und medikamentösen Prophylaxe, sowie der Immunrekonstition infolge der antiretroviralen Kombinationstherapie, hat die Inzidenz dieser Infektionen dramatisch abgenommen.

A

Expositions- und Primärprophylaxe für opportunistische Infektionen

- **Pneumocystis-carinii-Pneumonie:** Die Prophylaxe erfolgt sobald die Zahl der CD4+T-Lymphozyten auf < 200/µl gefallen ist. *Mittel der Wahl*: Trimethoprim/Sulfamethoxazol. Die Prophylaxe kann abgesetzt werden, wenn die CD4+T-Lymphozyten ≥ 3 Monate > 200/µl liegen.
- **Toxoplasmose:** Primäre Prophylaxe ist bei CD4+-Zellen < 200/µl indiziert, *Mittel der Wahl* ist Trimethoprim/Sulfamethoxazol [wie oben]. Bei Fehlen von Antikörpern beschränkt man sich auf die Expositionsprophylaxe [kein ungenügend erhitztes Fleisch; Meiden von Katzenkot etc.]. Die Prophylaxe kann abgesetzt werden, wenn die CD4+-Zellen ≥ 3 Monate >200/µl liegen.
- **Mycobacterium avium complex:** Bei CD4+T-Lymphozyten <50/µl ist eine primäre Prophylaxe mit Clarithromycin oder Azithromycin indiziert. Sie kann abgesetzt werden, wenn die CD4+-Zellen ≥ 3 Monate >100/µl liegen.
- **Tuberkulose:** Bei positivem Tuberkulintest [Knötchen > 5 mm bei 5 IE PPD] wird eine INH-Prophylaxe für 9 Monate empfohlen Die Rate falsch negativer Tuberkulinreaktionen nimmt mit der Progression der HIV-Infektion zu.
- **Zytomegalie [CMV]:** Komplikationen durch CMV kommen fast nur vor, wenn die CD4+-Zellen auf < 50/µl abgefallen sind. Eine primäre Prophylaxe mit antiviralen Medikamenten wird nicht empfohlen, üblich ist eine so genannte präemptive Therapie bei Virämie.
- **Kryptosporidiose:** Die Übertragung erfolgt über die fäkal-orale Route. Prophylaktische Maßnahmen: Handhygiene und Verwendung nur von deklariertem Trinkwasser.
- **Syphilis:** Seltene Fälle von Neurolues sind trotz adäquater Behandlung aufgetreten. Deshalb wird nach Behandlung eine Liquorpunktion empfohlen.
- **Hepatitis B:** Bei Fehlen von Antikörpern gegen HBV Impfung.
- **Hepatitis A:** Eine Impfung wird empfohlen für homosexuelle Männer und Patienten mit Lebererkrankungen.
- **Pneumokokken:** Impfung alle 5 Jahre.
- **Influenza:** Jährliche Grippeimpfung empfohlen.

Für alle Impfungen gilt: Die Impfantwort kann durch die Immundefizienz fehlen, weshalb Impfungen erst bei einer CD4-Zellzahl > 200/µl empfohlen werden.

Infektionen der Lunge

- **Pneumocystis-carinii-Pneumonie** ist die vorherrschende Infektion der Lunge und in etwa 30–40 % immer noch die initiale Erkrankung bei AIDS. Ihr Beginn ist schleichend, mit fortschreitender Dauer kann sie einen fulminanten Verlauf nehmen. Zum Erregernachweis sind Spezialuntersuchungen [Bronchiallavage] erforderlich.
- **Bakterielle Pneumonien** werden, besonders bei Drogenbenützern, häufig beobachtet. Hauptsächliche Erreger sind Pneumokokken und bei weit fortgeschrittener HIV-Infektion Pseudomonas aeroguinosa und Staphylokokken.
- In bestimmten Regionen und Bevölkerungskreisen, z.B. Drogenkonsumenten und sozial Benachteiligten, steigen die **Tuberkuloseerkrankungen** unter den HIV-Infizierten an. Sie manifestiert sich meist als extrapulmonale Tuberkulose, oft jedoch in Verbindung mit Lungentuberkulose*. Die Behandlung erfolgt mit den gängigen Tuberkulostatika*, das Ansprechen ist gut.

Infektionen des Verdauungstraktes

- Die häufigste opportunistische Infektion ist die **Soorstomatitis** und die **Soorösophagitis.** Der Erreger ist meist Candida albicans. Häufigkeit und Schwere korreliert mit der Schwere der Immundefizienz [Abb. 10].
- **Ösophagitis mit Ulkusbildung** kann, außer durch Candida*, auch durch HSV* oder CMV* verursacht werden. Die Ulzera sind meist riesig und reaktionslos. CMV ist auch Erreger einer Gastritis* und in vielen Fällen einer Kolitis*.
- **Diarrhöen:** Homosexuelle AIDS-Patienten haben häufiger Durchfälle als Drogenbenützer. Die Durchfälle können bei Dünndarmbefall [Kryptosporidiose] überaus massiv sein [Wasserverlust bis zu >10 Liter täglich]. Die Abklärung einer Diarrhoe erfolgt in Stufen:

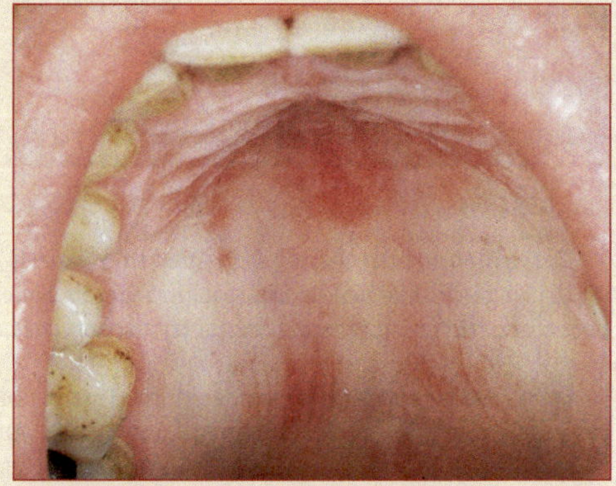

Abb. 10. Soorstomatitis bei HIV-Infektion. Atrophe Form: flächige glatte Erytheme, Beläge fehlen

- bei akuter Diarrhoe: Salmonellen, Shigellen, Kampylobakter und, bei vorhergehender Antibiotikaeinnahme, Clostridium difficile
- bei chronischer Diarrhoe [>1 Monat] zusätzlich: Kryptosporidien, Mikrosporidien, CMV, atypische Mykobakterien, sowie – routinemäßig – Wurmeier und Parasiten]

- Das **hepatobiliäre System** nimmt bei der HIV-Infektion zunehmend eine zentrale Rolle ein, weisen doch fast alle HIV-Infizierten im Verlauf ihrer Erkrankung [meist bei CD4+-Zellen < 200/µl] pathologische Leberfunktionsparameter auf. Die Ursachen sind vielschichtig: die Leber kann sowohl das Reservoir oft vorbestehender, mit unterschiedlichen Risikosituationen assoziierter Infektionen [Hepatitis B und C] als auch Zielorgan bestimmter opportunistischer Infektionen sein [Mykobakteriosen, CMV, Kryptokokkose, Krypto- und Mikrosporidiosen]; schließlich manifestieren sich dort nicht selten Medikamentennebenwirkungen [Stavudin, Didanosin, Nevirapin]. Vor allem die Hepatitis C ist inzwischen zu einer der Hauptursachen für Morbidität und Mortalität bei HIV-Infizierten geworden. Die HIV-Infektion ist ein wichtiger Risikofaktor für eine raschere Progression der Hepatitis C, insbesondere wenn die CD4+-Zellen unter 200/µl abgefallen sind. Die Gallenwege, einschließlich der Gallenblase, sind in fortgeschrittenen Stadien der HIV-Infektion [CD4 < 50/µl] häufig von Cryptosporidien, Mikrosporidien und/oder CMV befallen. Im Ultraschall zeigt sich eine Erweiterung der intra- und/oder extrahepatischen Gallenwege und Gallenblase und Wandverdickung [**sklerosierende Cholangitis**].

Infektionen des zentralen Nervensystems

- Häufigste Manifestation ist die **zerebrale Toxoplasmose.** Sie ist fast immer Folge der Reaktivierung einer latenten Infektion; Antikörper sind daher nachweisbar. Sie präsentiert sich meist mit lokalen Herdzeichen [üblicherweise Lähmung einer Gliedmaße], Kopfschmerz, Anfällen, Fieber und Bewusstseinsstörungen. Die Diagnose beruht auf der Computertomographie [typische, meist mehrere ringspeichernde Raumforderungen] *und* deren Ansprechen auf eine antitoxoplasmotische Therapie.
- Die **progressive multifokale Leukoenzephalopathie** [PML] kann meist durch typische klinische [fokale!] und radiologische [vielgestaltige, nichtanspeichernde Läsionen ohne Raumforderung] Merkmale diagnostiziert werden. Der Nachweis von JC-Virus im Liquor mittels PCR gelingt in 80–90 % der Patienten. Eine gesicherte Therapie steht nicht zur Verfügung, viele Patienten sprechen jedoch auf eine antiretrovirale Therapie an.
- **Kryptokokkenmeningitis** ist seit der häufigen Verwendung von Fluconazol* zur Behandlung der Soorstomatitis/-ösophagitis selten geworden. Sie kann bei AIDS-Patienten ein sehr uncharakteristisches Bild zeigen: meist nur Kopfschmerzen und Fieber, Fehlen von Meningismus und Entzündungszeichen im Liquor. Ein Antigennachweis aus dem Blut ist > 90 % positiv, im Liquor zu 100 %.
- **CMV-Enzephalitis** führt, zumindest unbehandelt, zu einem dementiellen Syndrom. Die PCR-Technologie ermöglicht eine frühe Entdeckung und Behandlung.

Komplikationen durch das Zytomegalievirus [CMV]

Bei bis zu 90 % der Patienten mit HIV/AIDS besteht eine latente CMV-Infektion [Vorhandensein von IgG Antikörpern]. Vor Einführung der HAART entwickelten 20–40 % aller AIDS-Patienten manifeste CMV-Erkrankungen. CMV-Komplikationen sind heute aber auch wegen des Einsatzes einer **präemptiven Therapie** bei CMV-Virämie [Nachweis von pp65 Antigen oder CMV-DNA] sehr selten geworden.

Die häufigste Manifestation ist **CMV-Retinitis.** Sie beginnt meist unilateral mit Schleiersehen, Flimmerskotome oder Gesichtsfeldausfälle. Die Diagnose erfolgt klinisch: am Augenhintergrund zeigen sich weißgelbliche, wolkig-fleckige Exsudate und Hämorrhagien entlang der Gefäße. Die Läsionen treten zuerst meist in der Peripherie auf, schreiten unbehandelt aber nach zentral fort, führen zu schweren Sehstörungen und schließlich zur Blindheit.

Eine antivirale Therapie [Mittel der Wahl ist Valganciclovir] bewirkt in der Regel Stillstand, selten auch Rückbildung der Herde. Ohne HAART treten trotz Supprimierungstherapie immer wieder Rezidive auf und nach ca. einjährigem Bestand kommt es in 50 % zur Netzhautablösung. Seit Einführung der HAART sind Rezidive viel seltener geworden, doch werden infolge der Immunrekonstitution auch hier neue klinische Bilder [**paradoxe Reaktionen**] beobachtet: Vitritis und das zystoide Makulaödem. Die Supprimierungstherapie wird solange fortgeführt, bis die CD4+T-Lymphozyten > 6 Monate >100–150/µl liegen.

Disseminierte Infektion mit Mycobacterium avium-intracellulare

Diese zählte vor Einführung der HAART zu den wichtigsten opportunistischen Infektionen bei AIDS-Patienten mit CD4+T-Lymphozyten < 50/µl [30–50 %], ist aber wie die CMV-Infektion zu einer Rarität geworden: die primäre Prophylaxe ist sehr effektiv [siehe oben]. M. avium-intracellulare kommt ubiquitär vor. Die Besiedlung erfolgt vorwiegend über den Gastrointestinaltrakt; die disseminierte Infektion wird über Blutkulturen nachgewiesen. Die Dissemination erfolgt über das MPS mit einer exzessiven Erregerzahl.

A

Behandlung: Kombinationstherapie aus Clarithromycin [oder Azithromycin] und Ethambutol. Diese Therapie in Kombination mit der antiretroviralen Therapie machen das Management durch Medikamenteninteraktionen und **„paradoxe Reaktionen"** sehr komplex [s.a. Tuberkulose]. Die Therapie wurde bis zur Einführung der HAART lebenslang fortgeführt und dauert jetzt in der Regel 12 Monate.

Maligne Tumoren

Die Disposition von Immundefizienten zur Entwicklung von Neoplasien ist bekannt. Bei AIDS-Patienten ist diese Neigung in besonderer Weise ausgeprägt.

Kaposi-Sarkom ist der häufigste HIV-assoziierte Tumor [Abb. 11]. Vor dem Einsatz der HAART entwickelten homosexuelle Patienten im Lauf ihrer Erkrankung sehr häufig [ca. 30 %] Kaposi-Sarkome, Drogenkonsumenten, Hämophile oder heterosexuell Infizierte hingegen nur selten [weniger als 5 %]. Diese unterschiedliche Inzidenz nährte seit langem die Vermutung, dass ein sexuell [und über transplantierte Gewebe] übertragbarer Erreger im Spiel ist. Inzwischen ist sowohl beim HIV-assoziierten Kaposi-Sarkom als auch bei den übrigen Typen ein neues Herpesvirus, **Kaposi-Sarkom-assoziiertes Herpesvirus** [KSHV] oder **humanes Herpesvirus 8** [HHV-8], isoliert und kultiviert worden. Es besitzt 30–50 % Homologien mit EBV sowie Homologien zum humanen IL-6- und Cyclin D-Gen. HHV-8 gilt als notwendige, aber nicht ausreichende Voraussetzung zur Entstehung des Kaposi-Sarkoms; Kofaktoren sind das HIV tat-Protein und Zytokine* [Interferon-γ]. Androgene und Glucocorticoide stimulieren das Wachstum. Die Wahl der **Therapie** richtet sich nach der Ausdehnung der Tumoren und dem Ausmaß der HIV-bedingten Immunstörung. Häufig bilden sich die Kaposi Läsionen unter HAART allein zurück.

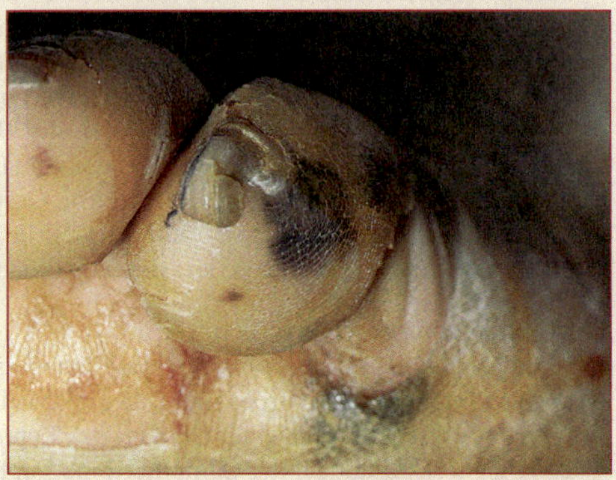

Abb. 11. Kaposi-Sarkom bei HIV-Infektion. Fleckförmige akrale hämorrhagische Läsionen, Gelbfärbung der Haut bei Hepatitis B. Die Biopsie dieses unscheinbaren M. Kaposi-Herdes führte zur Diagnose des 1. Falles von AIDS in Tirol (1983)

Non-Hodgkin-Lymphome treten bei bis zu 10 % aller AIDS-Patienten auf. In der Mehrzahl handelt es sich um hochmaligne B-Zell-Lymphome, etwa gleich häufig lymphoblastische [Burkitt- und Non-Burkitt-Typen], großzellige und immunoblastische Lymphome. Ihre Entstehung beruht nicht nur auf dem HIV-bedingten Immundefekt, sondern vor allem auf der kontinuierlichen Aktivierung von B-Lymphozyten durch HIV und EBV, die zur Translokation des c-myc-Onkogens und schließlich zur unkontrollierten Proliferation führen kann. In 50 % der Lymphome kann das EBV-Genom nachgewiesen werden. Eine klinische Besonderheit dieser **AIDS-assoziierten Lymphome** ist ihr häufiges primär extranodales Vorkommen; bevorzugt sind ZNS, Gastrointestinaltrakt und Knochenmark sowie ansonsten atypische Lokalisationen [Hoden, Lunge, Muskeln u.a.]. Der Einsatz der HAART führt zu einer Aufhebung der HIV-assoziierten Hämatosuppression, wodurch die Chemotherapien besser vertragen und voll dosiert werden können. Zur Anwendung kommen das CHOP- oder ein modifiziertes m-BACOD-Schema, beide zuletzt in Kombination mit Rituximab, wenn der Tumor CD20 exprimiert.

Anogenitale Plattenepithelkarzinome. Die Assoziation von Immundefizienz mit anogenitalen Plattenepithelkarzinomen ist lange bekannt; obwohl dies in den Statistiken bislang noch keinen Niederschlag findet. Dies war bisher vermutlich nur die Folge der verkürzten Lebenszeit HIV-Infizierter; bei deren Ansteigen ist auch mit gehäuftem Auftreten von Analkarzinomem* zu rechnen. Ein Hinweis darauf ist, dass High-risk-HPV-DNA und intraepitheliale Neoplasien* in der Analhaut homosexueller Männer viel häufiger gefunden wird, wenn sie HIV-positiv als wenn sie HIV-negativ sind. Ähnlich ist bei HIV-infizierten Frauen das Risiko einer zervikalen intraepithelialen Neoplasie* deutlich erhöht, jedoch wurden bisher nur wenige Fälle invasiver Zervixkarzinome* beschrieben. Seit 1993 gehört das Zervixkarzinom zur Definition von AIDS.

Dermatologische Manifestationen

Die meisten HIV-Infizierten entwickeln Hautläsionen, sofern sie über einen längeren Zeitraum beobachtet werden. Einige Dermatosen sind „neu" und [fast] pathognomonisch [z.B. orale haarige Leukoplakie, bazilläre Angiomatose, eosinophile Follikulitis], die Mehrzahl sind hingegen unspezifisch [z.B. seborrhoische Dermatitis, chronische bakterielle Follikulitis, Xerosis/Pseudoichthyosis].

- **Seborrhoische Dermatitis** tritt bei etwa 80 % der HIV-Infizierten auf und ist nicht selten das erste klinische Zeichen der HIV-Infektion.
- **Psoriasis** ist bei HIV-Infizierten häufig. Oft triggert die HIV-Infektion eine Erstmanifestation, präexistente Psoriasis exazerbiert.
- **Papular dermatitis of AIDS** Nicht ungewöhnlich bei der HIV-Infektion sind schlecht definierbare, Neurodermitis- oder auch Psoriasis-ähnliche Bilder, die bei hoher Immundefizienz auftreten [CD4+T-Lymphozyten < 200/µl].
- **Hyperpigmentierungen** sind ein häufiger Befund bei HIV-Infizierten. Sie manifestieren sich als diffuse, fleckige Läsionen des Gesichts [ähnlich dem Melasma], vorwiegend bei weit fortgeschrittener Infektion [CD4+-Lymphozyten < 50/µl]; sie sind meist mit generalisierter Xerosis* assoziiert.
- **Staphylococcus aureus** ist der häufigste kutane Erreger bei der HIV-Infektion. Er kann eine Vielzahl von Läsionen hervorrufen: Follikulitis* [häufigste Manifestation; Prädilektionsstellen Gesicht, Stamm, Leistenregion], bullöse Impetigo, Furunkel, Phlegmone, Hidradenitis suppurativa-ähnliche Plaques.
- Sehr häufig sind Infektionen sowohl mit **HSV** und **VZV**. Beide sind durch ihren schweren, nekrotisierenden und langwierigen Verlauf gekennzeichnet. Herpes simplex tritt bei HIV-Infektion häufig als Herpes genitalis bzw. perianalis in Erscheinung.
- **Mollusca contagiosa** sind bei fortgeschrittener HIV-Infektion sehr häufig; Prädilektionsstellen Gesicht, Genitalregion und Stamm.
- **Skabies** stellt bei der HIV-Infektion oft ein besonderes Problem dar. Bei fortgeschrittener HIV-Infektion stellen sich atypische Bilder ein: **disseminierte Papeln ohne Juckreiz** [anergische Form], oder **generalisierter Befall mit disseminierten Papeln** ähnlich einem Arzneimittelexanthem [exazerbierte Form] und schließlich eine **generalisierte krustig-schuppige Form** [Scabies* norvegica].
- Bedeutsam sind ferner **Läsionen der Mundschleimhaut.** Die **orale haarige Leukoplakie** kommt nur selten außerhalb der HIV-Infektion vor [Transplantatempfänger, Chemotherapie]. Sie wird als eine EBV-induzierte benigne epitheliale Hyperplasie interpretiert. Ihre Bedeutung ist eine diagnostische [fast pathognomonisch für HIV-Infektion] und eine prognostische [Hinweis auf baldige Progression zu AIDS].
- **Erkrankungen des gingivoparodontalen Gewebes** werden bei bis zu 50% der HIV-Infizierten gefunden: **HIV-assoziierte Gingivitis** [Rötung der Gingiva entlang einer oder mehrerer Zahngruppen, auch in Abwesenheit von Plaques] und **HIV-assoziierte Periodontitis** [rascher und gleichzeitiger Verlust von Schleimhaut und Knochen mit nachfolgender Zahnlockerung und -ausfall].

Neurologische Erkrankungen

HIV-assoziierte Enzephalopathie. Vor Einführung der HAART entwickelte etwa ein Drittel der Patienten mit AIDS eine Enzephalopathie als direkte Folge der HIV-Infektion. Die HIV-Enzephalopathie ist ein langsam progressiver Prozess, die CD4+T-Lymphozytenzahl ist üblicherweise unter 200/µl. Die resultierenden neurologischen Störungen sind zunächst Einschränkung des Kurzzeitgedächtnisses, psychomotorische Verlangsamung und Beeinträchtigung koordinierter Bewegungen, in späten Stadien globale Demenz. Patienten mit Demenz sind in der Regel nicht imstande, sich ohne Gehhilfe fortzubewegen.

HIV wird schon in frühen Stadien der Infektion über periphere Monozyten in das Gehirn verbracht [HIV ist neuroinvasiv]. Im Unterschied zu anderen viralen Enzephalitiden entstehen die schwerwiegenden Symptome jedoch nicht durch Infektion der Neurone [HIV ist *nicht neurotrop*]. Infiziert werden Makrophagen, Mikroglia und vielkernige Riesenzellen; die Schädigung der Neurone erfolgt indirekt und wird erst in späten Stadien der HIV-Infektion manifest [HIV ist *neurovirulent*]. Die Schädigung erfolgt wahrscheinlich über die chronische Aktivierung der Makrophagen mit Freisetzung von deren Stoffwechselprodukten und Zytokinen. Die antiretrovirale Kombinationstherapie führt üblicherweise zur Unterdrückung der viralen Replikation in allen Kompartimenten [„antiretrovirale Therapie ist *neuroprotektiv*"].

Die **Diagnose** der HIV-Enzephalopathie wird **klinisch gestellt.** Die klinisch-neurologische Untersuchung zeigt keine fokalen Läsionen, im MRT findet man in fortgeschrittenen Fällen eine Atrophie und in der T-2 Gewichtung flockige Ödeme der weißen Substanz ohne Masseneffekt und ohne Kontrastmittelanspeicherung. Im Liquor korreliert der Schweregrad der Enzephalopathie mit der Menge an HIV-RNA und Zeichen der Immunaktivierung. Die HIV-assoziierte Enzephalopathie ist im Anfangsstadium – das durchaus auch mit massiven Symptomen einhergehen kann – durch antiretrovirale Therapie reversibel.

Vakuoläre Myelopathie. Eine meist gemeinsam mit der HIV-assoziierten Enzephalopathie auftretende subakute, langsam progrediente Erkrankung des Rückenmarks. Klinisch finden sich relativ früh schwere Gangstörungen mit Ataxie* und Spastik*, Harn- und Stuhlinkontinenz. Diese Erkrankung ähnelt den degenerativen Veränderungen bei Vitamin-B12-Mangel [Vitamin-B12-Spiegel sind allerdings normal].

Periphere Polyneuropathien. Verschiedene Formen von Polyneuropathien werden je nach dem Stadium der HIV-Infektion gefunden. **Mononeuritis multiplex** oder **akute demyelinisierende Polyneuropathie** treten [wenngleich selten] in frühen Stadien auf. In späten Stadien findet man sehr häufig eine distal betonte, vorwiegend sensorische **axonale Neuropathie**, ähnlich der Neuropathie bei Diabetes mellitus. Die Behandlung ist symptomatisch; ein Ansprechen auf die antiretrovirale Therapie ist nicht beschrieben. Manche dieser Medikamente [Stavudin und Didanosin] lösen vielmehr eine Polyneuropathie aus.

HIV-Auszehrungssyndrom

Gewichtsverlust ist ein sehr charakteristisches Symptom der HIV-Infektion und kann enorme Ausmaße annehmen [> 20% des Körpergewichts]; bei mehr als 10% spricht man von einem HIV-assoziierten Auszehrungssyndrom. Hauptfaktor ist die verminderte Nahrungsaufnahme. Eine solche ist zwar generell für systemische Infektionen typisch, aber meist von nur kurzer Dauer; bei der HIV-Infektion besteht sie jedoch entweder permanent oder wiederholt sich bei jeder Episode opportunistischer Infektionen ohne zwischenzeitliche Normalisierung des Gewichts. Biochemische Mediatoren der Auszehrung wurden bisher nicht identifiziert. Zahlreiche therapeutische Maßnahmen brachten bis zur Ära der HAART nur bescheidene Erfolge. Seither ist dieses Krankheitsbild in den meisten Fällen reversibel.

Das HIV-Auszehrungssyndrom ist nicht mit einem schweren Lipodystrophiesyndrom [Verlust des subkutanen Fettgewebes in den Extremitäten und Gesicht – s. unten] zu verwechseln. Beim HIV-Auszehrungssyndrom nimmt die gesamte Körperzellmasse ab. Die allgemeine Leistungsfähigkeit ist beim Lipodsytrophiesyndrom nicht oder nicht wesentlich eingeschränkt, während beim HIV-Auszehrungssydrom eine massive Leistungseinbuße wichtiger Teil der Erkrankung ist.

Hyperinflammatorische und Autoimmunphänomene

Die chronische HIV-Infektion ist nicht nur durch **Immundefizienz**, sondern auch durch **Immundysregulation** charakterisiert, das Auftreten vieler Autoimmunphänomene daher nicht verwunderlich:

- **Diffuses infiltratives Lymphozytose-Syndrom.** Gehäuft bei Personen mit bestimmten HLA-Merkmalen [HLA-DRB1 1102, HLA-DRB1 1301, HLA-DRB1 1302,] wird eine HIV-getriebene Expansion von CD8+T-Lympohozyten beobachtet, die zu einem oder mehreren der folgenden Krankheitsbilder führen kann: Vergrößerung der Speicheldrüsen, meist verknüpft mit milder Sicca-Symptomatik; Polyarthralgien, Myopathien; Neuropathien, lymphozytäre interstitielle Pneumonie*, lymphozytäre Hepatitis*; Fazialisparese*; Nierensymptome. Selten erfolgt eine diffuse Infiltration der Haut unter dem Bild eines Sezary-Syndroms*.
- **HIV-assoziierte Thrombozytopenie.** Inzidenz korreliert nicht mit dem Fortschreiten der HIV-Infektion. Im Gegensatz zur idiopathischen Thrombozytopenie bei HIV-Negativen findet man meist eine mäßige Splenomegalie* – es ist die Thrombozytenproduktion und das Überleben der Thrombozyten vermindert. Antiretrovirale Therapie korrigiert die Werte meist soweit, dass keine weiteren Maßnahmen erforderlich sind.

Therapie der HIV-Infektion

Prinzipien der antiretroviralen Therapie. Zidovudin, ein Nukleosidanalogon, wurde erstmals 1986 eingesetzt. Bereits 1989 wurde klar, dass Monotherapien rasch zu Resistenzen führen. Große Veränderungen gab es 1996 durch die Einführung von **Proteasehemmern**, die gemeinsam mit 2 Nukleosiden in Form von so genannten **Tripletherapien** eingesetzt wurden. Da gleichzeitig auch die Messung der Plasma-HIV-RNA möglich wurde, konnte die Wirkung der Medikamente direkt in vivo beurteilt werden. Die antivirale Replikationshemmung einer solchen Tripletherapie ist in der Regel so stark, dass keine HIV-RNA mehr im Plasma nachweisbar sind [daher in Abgrenzung zu den bisherigen Mono- oder Dualtherapien als **highly active antiretroviral therapy – HAART** bezeichnet]. Wichtige Forschergruppen vertraten noch Ende der 90-er Jahre die Ansicht, dass HIV eradiziert werden könne, wenn HAART für einige Jahre konsequent fortgeführt wird. Inzwischen hat man erkannt, dass die Eradikation des *„latenten Reservoirs“* [d.h. Zellen, in denen das HIV-Genom als Provirus eingebaut ist] nicht möglich ist. Die HIV-Infektion ist also nicht heilbar, aber sie wurde zu einer behandelbaren chronischen Krankheit.

Ziele der antiretroviralen Therapie sind:

- Reduktion der HIV-assoziierten Morbidität und Mortalität
- Verbesserung der Lebensqualität

Erreicht werden können diese Ziele, wenn die Zahl der CD4+T-Lymphozyten erhöht [oder auf hohem Niveau gehalten] wird. Dies wiederum erfordert eine „maximale“ Unterdrückung der Virusreplikation, um die Bildung von medikamentenresistenten Mutanten zu verhindern und so eine Langzeitkontrolle der HIV-Replikation zu ermöglichen. Das Risiko des Auftretens von medikamentenresistenten Mutanten ist hoch, weil

- der virale „turn-over“ sehr hoch ist und
- die Replikation von RNA-Viren [via reverse Transkriptase] sehr fehleranfällig ist.

Mehrere Stellen des Lebenszyklus von HIV sind Angriffspunkte therapeutischen Eingreifens [Abb. 3]. Die derzeit geeignetsten sind die reverse Transkriptase und die Protease. Vielversprechend sind Ergebnisse klinischer Studien mit den Fusionsinhibitoren. In frühen Phasen von klinischen Studien befinden sich Medikamente , die die Virus-Korezeptoren CCR5 und CXCR4 blockieren und die Integrase hemmen. Die Erwartungen nicht erfüllt haben Inhibitoren von tat und Versuche zur Beeinflussung der Abknospung [*„Budding“*].

Nukleosidanaloge reverse Transkriptase-Hemmer [NRTI]. Die **reverse Transkiptase** von HIV ist eine RNA-abhängige DNA-Polymerase. Nukleosidanaloga werden durch Enzyme der Wirtszelle zu Triphosphaten phosphoryliert und erst dadurch zu aktiven Medikamenten: sie konkurrieren mit den natürlich vorkommenden Nukleotiden um die Bindungsstelle an der reversen Transkriptase und werden als falsche Bausteine in die DNA eingebaut. Zidovudin, das erste dieser Medikamente, wurde vor mehr als 30 Jahren entwickelt. Es ist ein Dideoxynukleosid, in dessen 3'-Position eine Hydroxylgruppe fehlt, wodurch eine weitere Polymerisation der DNA-Kette verhindert wird [*„Kettenabbruch“*]. Derzeit stehen acht Substanzen zur Verfügung: **Abacavir, Didanosin, Emtricitabin, Lamivudin, Stavudin, Tenofovir, Zalcitabin** und **Zidovudin** [Tab. 4].

Die Nebenwirkungen der Nukleoside sind zahlreich und teilweise überlappend, viele davon Folge ihrer mitochondrialen Toxizität.

Nicht-nukleosidanaloge reverse Transkriptase-Hemmer [NNRTI]. Diese hemmen durch nicht-kompetitive Bindung an eine hydrophobe Tasche des Enzyms. NNRTI wirken wesentlich stärker hemmend auf die HIV-Replikation als Nukleosidanaloga, führen in Monotherapie aber sehr rasch [in wenigen Wochen] zur Resistenz; man spricht von einer sogenannten *„niederen genetischen Barriere“*. Alle NNRTI verursachen sehr häufig Exantheme [siehe unten].

HIV-Proteasehemmer [PI]. Die **HIV-Protease** ist ein Dimer aus zwei identen, gefalteten Untereinheiten aus je 99 Aminosäuren. Ihr Substrat sind virale Proteinpräkursoren, die sie hydrolytisch an einer Phenylalanin-Prolin-Peptidbindung zu funktionsfähigen HIV-Enzymen und Kapsidproteinen spaltet. Dieses Spaltungsmuster ist für retrovirale Proteasen spezifisch, was die Synthese hochselektiver HIV-Proteasehemmer ermöglichte. PI wirken in der Posttranslationsphase der HIV-Replikation; sie sind meist *„peptidomimetische“* Moleküle, ähneln dem natürlichen Substrat des Enzyms und binden wie dieses an die HIV-Protease, können jedoch nicht hydrolysiert werden und blockieren daher das Enzym. Dies führt zur Bildung unreifer, nicht-infektiöser Virionen und damit zur Unterbrechung der Virusausbreitung. Derzeit stehen sieben Substanzen zur Verfügung: **Atazanavir, (Fos)Amprenavir, Indinavir, Lopinavir, Nelfinavir, Ritonavir** und **Saquinavir; Tipranavir** steht vor der Zulassung. Sämtliche PI werden vom Zytochrom-p450-3A-System metabolisiert [*„first pass effect“*]. Entscheidender wirkt sich auf die Bioverfügbarkeit jedoch aus, dass PI das Zytochrom-p450-3A-System hemmen. Medikamente mit *„niedriger therapeutischer Breite“*, die durch Zytochrom p450 3A metabolisiert werden, sind daher kontraindiziert [z.B. Astemizol, Cisaprid, Midazolam, Simvastatin und Ergotalkaloide].

Ritonavir ist der stärkste Hemmer des Zytochrom-p450-3A-Systems. Diese Eigenschaft wird in der antiretroviralen Therapie eingesetzt, um die Plasmaspiegel [inbesondere Talspiegel – Cmin] anderer PI zu heben und damit sowohl die Potenz der Medikation zu steigern als auch die Annehmlichkeit der Einnahme zu verbessern [Tab. 4]. Das Zytochrom-p450-3A-System stark induzierende Medikamente, wie Johanniskrautpräparate sind wegen Senkung der PI-Spiegel kontraindiziert.

Eine Abnahme der Empfindlichkeit gegen PI [phänotypische Resistenz] erfordert in der Regel die Akkumulation mehrerer Mutationen von HIV [genotypische Resistenz], die schrittweise erfolgt. PI sind [mit Ausnahme von Nelfinavir und Atazanavir] deshalb Substanzen mit hoher genetischer Barriere.

Welche Kombination soll gewählt werden? Es sollten immer drei antiretrovirale Medikamente kombiniert werden. Folgende Therapieformen stehen zur Auswahl:

- 2 NRTI + 1 PI
- 2 NRTI + 1 NNRTI
- 3 NRTI
- 1-2 NRTI + 1 NNRTI + 1 PI

Die initiale antiretrovirale Therapie sollte mit 2 NRTI und 1 NNRTI, oder mit 2 NRTI und 1 PI erfolgen. Ein Wechsel der antiretroviralen Therapie auf 3 NRTI erfolgt gelegentlich bei erfolgreicher Unterdrückung der viralen Replikation und NNRTI- oder PI-assoziierten Nebenwirkungen. Eine Kombination von Medikamenten aller Klassen [NRTI+NNRTI+PI] wird meist nur bei eingeschränkter Wirksamkeit [Resistenz] einzelner Medikamente gegeben. Fast jede antiretrovirale Therapie enthält die Kombination von 2 NRTI. Manche Kombinationen sind nicht erlaubt: z.B. Zidovudin + Stavudin [Antagonismus!].

Was ist der beste Zeitpunkt des Therapiebeginns? Eine klare Indikation für eine antiretrovirale Therapie besteht bei Patienten mit AIDS oder schweren Symptomen. Bei asymptomatischer HIV-Infektion ist ein lang-

Tab. 4. Antiretrovirale Substanzen [Dosierungen sind für Patienten mit mehr als 60 kg Körpergewicht angegeben]

Medikament	Dosis	Einnahmeart	Toxizität
Fusionsinhibitoren			
Enfuvirtid		subcutan	Lokalreaktion (Rötung, Knoten), Pneumonie
Reverse Transkriptase (RT)-Inhibitoren			
Nukleosidanaloga (NRTI)			
Abacavir	300 mg b.i.d.	± Mahlzeit	Hypersensitivitätssyndrom in 3–7 %
Didanosin*	400 mg q.d.	nüchtern	Pankreatitis, Polyneuropathie
Lamivudin	300 mg q.d.	± Mahlzeit	Keine signifikante!
Stavudin*	40 mg b.i.d.	± Mahlzeit	Polyneuropathie, Pankreatitis
Zaicitabin	0,75 mg t.i.d.	± Mahlzeit	Polyneuropathie, Aphthen, Kardiomyopathie
Zidovudin	300 mg b.i.d.	± Mahlzeit	Anämie, Granulozytopenie, Übelkeit, Myopathie
Tenofovir (NtRTI*)	300 mg q.d.	mit Mahlzeit	Nephrotoxizität (Fanconi Syndrom)
Nicht-Nukleoside (NNRTI)			
Delavirdin	400 mg t.i.d.	± Mahlzeit	Exanthem
Efavirenz	600 mg q.d.	± Mahlzeit	Exanthem, ZNS-Symptome (Schwindel, Schlaf- und Konzentrationsstörungen)
Nevirapin	200 mg b.i.d.	± Mahlzeit	Exanthem, Stevens-Johnson Syndrom (0,3–1 %), Hypersensitivitätssyndrom mit Hepatitis (1–10 %)
Proteaseinhibitoren (PI)			
Atazanavir	400 mg q.d.	mit Mahlzeit	Hyperbilirubinämie, QT-Verlängerung
Fosamprenavir	700 mg b.i.d.	± Mahlzeit	Exanthem, Übelkeit, Erbrechen, Diarrhoe
Indinavir	800 mg t.i.d.	nüchtern	Nephrolithiasis und -pathie; retinoidartige Effekte (Xerosis, Cheilitis, Unguis incarnatus, Effluvium); Hyperbilirubinämie, Insulinresistenz
Nelfinavir	1250 mg b.i.d.	mit Mahlzeit	Diarrhoe (häufig)
Ritonavir	600 mg b.i.d.	mit Mahlzeit	Starke Übelkeit, Erbrechen, zirkumorale Hypästhesie, Hypertriglyceridämie
Saquinavir	1200 mg t.i.d.	mit Mahlzeit	Übelkeit, diffuse abdominelle Beschwerden, Diarrhoe
Mit 100 mg Ritonavir versstärktes („boosted") Regime			
Atazanavir	300 mg q.d.	mit Mahlzeit	Siehe Atazanavir
Fosamprenavir	700 mg b.i.d.	± Mahlzeit	Siehe Amprenavir
Indinavir	800 mg b.i.d.	± Mahlzeit	Siehe Indinavir
Lopinavir	400 mg b.i.d.	mit Mahlzeit	Diarrhoe, Nausea
Saquinavir	1000mgb..i.d.	mit Mahlzeit	Siehe Saquinavir

* Tenofovir ist ein Nukleotidanalogon

fristiger Nutzen durch randomisierte kontrollierte Studien belegt, sofern die CD4+T-Lymphozytenzahlen < 200/µl liegen; für Patienten mit CD4-Zellzahlen > 200/µl liegen kontrollierte Studien mit klinischen Endpunkten nicht vor. Soll „früh" behandelt werden, um irreversible Schäden möglichst zu vermeiden, oder „spät", um Wirkverluste durch Resistenzbildung [oder Nebenwirkungen] zu verhindern? Hier ergibt sich ein methodisches Problem: je wirksamer die Therapie, desto länger dauert es, bis Daten über klinische Langzeitfolgen vorliegen. Deshalb dienen zunehmend Beobachtungsstudien an großen Kohorten als Kriterium für den Einsatz der antiretroviralen Medikamente.

Die **Entscheidung über den Beginn** einer antiretroviralen Therapie hängt ab von:

- dem Risiko der Progression zu AIDS, bestimmt durch die Zahl der CD4+T-Lymphozyten und der HIV-RNA im Plasma [Abb. 8].
- Nutzen und individuellen Risiken der antiretroviralen Therapie
- der Fähigkeit des Patienten „zu nahezu perfekter" Compliance. Die Behandlungsziele und die Notwendigkeit der Compliance müssen vom Patienten verstanden und unterstützt werden.

Der **Behandlungsbeginn** ist anzustreben

- bei CD4+T-Lymphozyten persistierend auf < 350/µl

Bei CD4+T-Lymphozytenzahlen > 200/µl sollten zusätzliche Risikofaktoren für raschere Progression berücksichtigt werden [z.B. hohe Viruslast, Zeichen erhöhter Immunaktivierung, höheres Alter]. Zu bedenken ist auch, dass der Beginn einer HAART im Allgemeinen keine Notfallsentscheidung ist.

Monitoring der antiretroviralen Therapie. Essentielle Begleitmaßnahme jeder Therapie ist ein adäquates Monitoring. Jede Therapie muss klare Veränderungen der Labormarker bewirken, nämlich:

- Abfall der HIV-RNA unter die Nachweisbarkeitsgrenze innerhalb von 6–9 Monaten [je nach Viruslast vor Therapie]
- Anstieg der CD4+T-Lymphozyten
- Rückgang/Normalisierung der Immunaktivierung

Wiederauftreten nachweisbarer HIV-RNA ist Anlass für eine Änderung der Art und Häufigkeit des Monitoring, nicht jedoch zwangsläufig für eine Therapiemodifikation. Bei Plasma HIV-RNA über 1000/ml wird eine Resistenzbestimmung durchgeführt. Der Anstieg der CD4+T-Lymphozyten im Blut erfolgt meist wenige Wochen nach Beginn der HAART, zunächst als Folge der Normalisierung der Verteilung der Lymphozyten in den Kompartmenten [vom Lymphgewebe ins periphere Blut]. In den folgenden Monaten kommt es zur Expansion von Memory CD4+T-Lymphozyten, die Neubildung von naiven CD4+T-Lymphozyten beginnt häufig erst nach einem halben Jahr. Der Prozess der Immunrekonstitution kann Jahre dauern. Er führt nicht nur zur dramatischen Abnahme opportunistischer Infektionen sondern macht auch das Absetzen der primären und sekundären Prophylaxen gegen diese möglich.

In den ersten Wochen bis wenige Monate nach Beginn einer HAART können durch die einsetzende Immunrekonstitution sog. **inflammatorische Erkrankungen** auftreten [auch als **paradoxe Reaktionen** oder **Immunrekonstitutionserkrankungen** bezeichnet]. Hierbei kommt es entweder zur Verschlechterung einer vorhandenen oder zur Manifestation einer bisher subklinischen opportunistischen Infektion. Charakteristisch sind solche Reaktionen bei aktiver Hepatitis B oder C, Komplikationen durch das Zytomegalievirus, Mykobakteriosen und Systemmykosen. Auch das relativ häufige Auftreten eines Herpes zoster [etwa 15 %] und der eosinophilen Follikulitis in den ersten Monaten einer HAART wird als Immunrekonstituionsphänomen erklärt. Die Reaktionen sind im Prinzip selbstlimitiert, doch kann im Einzelfall eine Therapie mit nichtsteroidalen Antiphlogistika und/oder Kortikosteroiden indiziert sein.

Die Compliance spielt eine zentrale Rolle bei der antiretroviralen Therapie: die virale Replikation wird nur dann langfristig unterdrückt, wenn die Medikamenteneinnahme zu > 80–90 % korrekt erfolgt. Bei vielen anderen chronischen Erkrankungen sind vorübergehende Fehler der Medikamenteneinnahme nachträglich korrigierbar, HIV verzeiht Fehler jedoch kaum [sondern speichert die dadurch entstandenen HIV-Mutationen im Genom].

Kann (soll) die antiretrovirale Therapie unterbrochen werden? Therapieunterbrechungen können aus unterschiedlichen Motiven vorgenommen werden:

- Nebenwirkungen
- Therapiemüdigkeit des Patienten
- beabsichtigter Wechsel zum Wildtyp bei multipler Resistenz
- Stärkung der Immunantwort gegen HIV in der Behandlung der akuten HIV-Infektion

Während die beiden ersten Motive nahe liegend sind, sind die letzteren mehr theoretischer Natur, und die erwünschte Wirkung durch Studien schwach belegt. Die Therapie kann ohne Gefahr von Mutationen unterbrochen werden, wenn die verwendeten Medikamente eine ähnliche Halbwertszeit haben und gleichzeitig abgesetzt werden.

Wenn Patienten mit multiplen Resistenzmutationen in ihrer Plasma-HIV-RNA die antiretrovirale Therapie absetzen, können diese Mutationen nach 12 Wochen nur mehr selten nachgewiesen werden. Ohne antiretrovirale Therapie besteht kein Selektionsdruck für resistente Mutanten, sodass der Wildtyp HIV, der im „*Archiv*" der proviralen DNA überdauerte, wieder überhand nimmt. Dieser Prozess wird durch die meist größere „*Fitness*" des Wildtyps noch verstärkt. Ganz analog werden jedoch auch resistente Mutanten in der proviralen DNA archiviert, sodass – bei neuer Therapie – die resistenten Mutanten selektiert werden können. Eine „*strukturierte*" Therapieunterbrechung [s. unten] ist daher vor allem dann effektiv, wenn nach der Unterbrechung zumindest ein voll wirksames Medikament zur Verfügung steht.

Therapieunterbrechungen [strukturierte Therapie-Interruption, STI], die zu einer Stärkung der Immunantwort [„*Autovakzine*"] führen sollen, zeigten in der Behandlung der akuten HIV-Infektion nur sehr bescheidene Erfolge. Die Gefahren einer frühzeitigen Resistenzbildung und von Nebenwirkungen machen ein solches Vorgehen jedoch zu einem Experiment mit Risiko. Bei chronischer HIV-Infektion haben STIs, zumindest bei den Patienten, die eine antiretrovirale Therapie benötigen, keinen klaren Nutzen.

Ein sehr interessantes Konzept vergleicht eine kontinuierliche antiretrovirale Therapie mit einer solchen, die bei CD4-Lymphozyten > 350/µl unterbrochen, und bei < 250/µl wiederaufgenommen wird, und so fort.

Resistenz gegen antiretrovirale Medikamente. Resistenzentwicklung mit Verlust antiretroviraler Aktivität ist das wesentliche Limit für die Langzeitwirksamkeit sämtlicher Medikamente gegen HIV. Da die HIV-Replikation

A

sehr hoch ist [täglich 1010 Viruspartikel] und ständig Mutationen auftreten, lag der Schluss nahe, dass resistente Mutanten auch schon vor einer Therapie vorhanden sind [*Quasispezies*]. Diese *„natürlich"* vorkommenden Resistenzmutationen [*Polymorphismen*] existieren vermutlich innerhalb eines einzelnen Genoms jeweils nur als singuläre [selten als zweifache] Mutation. Erworbene, durch die antiretrovirale Therapie selektionierte Resistenzmutationen treten hingegen innerhalb eines Genoms oft multipel auf. Für Polymorphismen sind in einer Kombinationstherapie daher fast immer Medikamente enthalten, die die virale Replikation ausreichend hemmen, während zusätzlich erworbenen Mutationen im selben Genom die Wirksamkeit wesentlich beeinträchtigen können. Darauf basiert das Konzept der antiretroviralen Therapie: die Virusreplikation so lange und so stark wie möglich zu senken, um die Mutationsrate zu reduzieren.

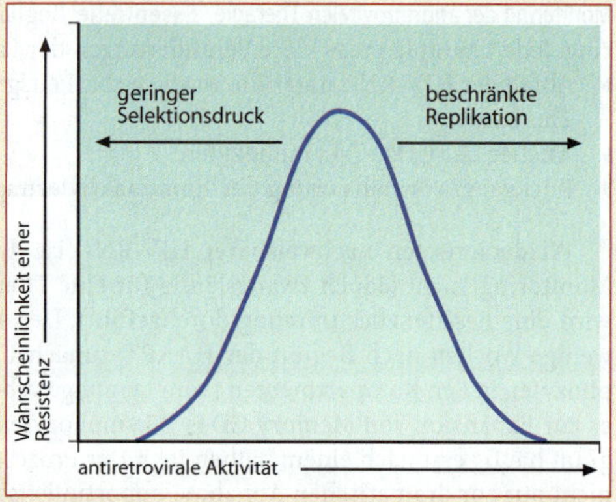

Abb. 12. Die Selektion von resistenten Mutanten als Funktion der antiretroviralen Therapie

Nach diesem Konzept ist die Entwicklung von Resistenzmutationen dann am wahrscheinlichsten, wenn sich der Selektionsdruck durch die antiretrovirale Aktivität und die Virusreplikation, die in reziprokem Verhältnis zur antiretroviralen Aktivität steht, die Waage halten [Abb. 12]. Bei starker antiretroviraler Aktivität können vorbestehende resistente Virusmutanten keinen höheren Resistenzgrad entwickeln, weil dazu meist – s. oben – die Anhäufung mehrerer genotypischer Mutationen notwendig ist, die wieder eine höhere Virusreplikation voraussetzt. Der Prozess der Entstehung dieser Mutationen wird daher gebremst.

Die bisherige klinische Erfahrung bestätigt die Richtigkeit dieses Konzepts. Wenn die initiale antiretrovirale Therapie die Plasma-HIV-RNA unter die Nachweisbarkeitsgrenze abgesenkt hat, so ist die Wahrscheinlichkeit eines virologischen *„Rebounds"* in den nächsten Jahren als klein einzuschätzen. Hingegen entwickelten Patienten, die Mitte der 90-er Jahre lediglich 1-2 NRTI erhalten hatten, häufig Therapieversagen und resistente Mutanten.

Eine Abnahme der Empfindlichkeit gegen antiretrovirale Medikamente kann mit Viruskulturen beurteilt werden [**phänotypische Resistenzbestimmung**]. Für diesen Zweck werden [bis auf die reverse Transkriptase und Protease] vollständige, definierte HIV-Genome mit dem Genom für reverse Transkriptase und Protease vom Patienten rekombiniert. Diese Testung ist technisch anspruchsvoll, teuer und dauert einige Wochen, weshalb zur Erfassung einer Resistenz meist die Genomsequenz für die reverse Transkriptase und Protease bestimmt wird [**genotypische Resistenzbestimmung**]. Innerhalb der Medikamentenklassen besteht eine beträchtliche Kreuzresistenz, sodass die Therapieauswahl nicht selten bereits nach erstem virologischem Therapieversagen eingeschränkt sein kann.

Manche Mutatuionen, wie die M184V-Mutation der reversen Transkriptase und die meisten Mutationen des Proteasegens, sind mit biologischen Nachteilen für das Virus assoziiert [Verlust an *„Fitness"*] – mit dem Ergebnis, dass trotz *„virologischen"* Therapieversagens eine anhaltende Immunrekonstitution zu beobachten ist [*„diskrepantes"* Ansprechen]. Deshalb wird in solchen Fällen, bei eingeschränkten Optionen, die antiretrovirale Therapie trotz Resistenzbildung beibehalten. Durch weitere Evolution und supplemtentäre Mutationen kann sich die Fitness des Virus jedoch [nach einigen Jahren] wieder regenerieren, sodass die Zahl der CD4-Zellen wieder sinkt.

Management der Therapie-assoziierten Toxizität. Die enorm eindrucksvolle Wirksamkeit der HAART impliziert lange – ein normales Leben lange? – Therapien, weshalb das Augenmerk zunehmend auf Nebenwirkungen gelenkt wird. Nebenwirkungen [und nicht die Entwicklung von Resistenzmutationen] sind der häufigste Grund von Therapiemodifikationen [im ersten Jahr 50 %!] oder -unterbrechungen. Eine Therapieänderung kann sich auf den Austausch desjenigen Medikaments beschränken, welches ursächlich für die Nebenwirkungen ist.

Der gemeinsame pathogenetische Nenner der Toxizität von **NRTI** ist die Schädigung von Mitochondrien: NRTI hemmen auch die Polymerase-γ der Wirtszellen – ein essentielles Enzym für die Synthese der mitochondrialen DNA. Viele Organstörungen können durch mitochondriale Toxizität der NRTI erklärt werden; am besten dokumentiert sind Laktazidosen mit Lebersteatose, Pankreatitis, Myopathie und Polyneuropathie. Mit großer Wahrscheinlichkeit spielen NRTI eine Rolle in der Entwicklung des Lipodystrophiesyndroms.

NNRTI verursachen sehr häufig Exantheme [> 20%], insbesondere Nevirapin. Nevirapin, vor allem aber das NRTI Abacavir, sind auch Ursache für ein generalisiertes **Hypersensitivitätssyndrom**. Ein erhöhtes Risiko für das Abacavir-induzierte Hypersensitivitätssyndrom haben Patienten mit mit der gemeinsamen Eigenschaft HLA-B 5701, HLA-DR7 und HLA-DQ3, oder Patienten, die Abacavir als initiale Therapie erhalten.

Das auffälligste mit der HIV-Therapie assoziierte Phänomen ist zweifellos das **Lipodystrophiesyndrom.** Eindrucksvoll ist der Verlust des subkutanen Fettgewebes an Extremitäten [Abb. 13] und oft auch im Gesicht mitunter kombiniert mit abdominaler Korpulenz. Trotz dieser Sichtbarkeit stehen allgemeingültige diagnostische Kriterien für dieses Syndrom noch aus. Unklar ist auch, ob es sich um eine oder mehrere Entitäten handelt, weil Lipoatrophie und Lipoakkumulation gemeinsam oder getrennt auftreten können. Beide Zustände sind sehr häufig mit Hypertriglyzeridämie* mit oder ohne Insulinresistenz assoziiert; allerdings können diese metabolischen Störungen auch ohne Lipodystrophie auftreten. Objektiviert werden können Fettverteilungsstörungen mit morphometrischen Methoden [DEXA Scan in Verbindung mit CT/MRI.].

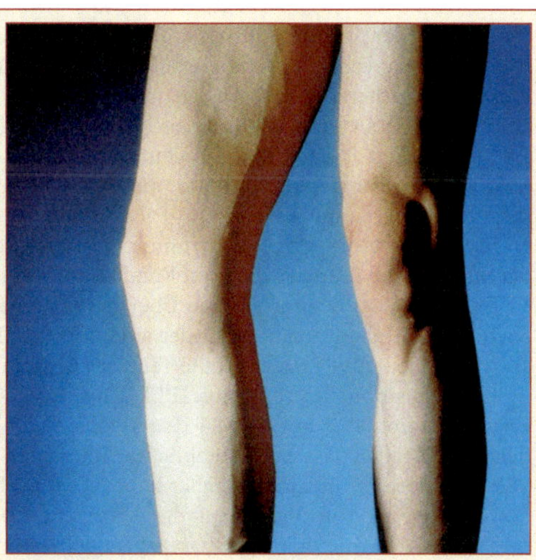

Abb. 13. 36-jährige Frau mit subkutanem Fettverlust [subjektive Beschwerde: „große Venen"]

Das Risiko eines Lipodystrophiesyndroms nimmt mit Alter, Krankheitsdauer und Schweregrad der Immundefizienz zu. Lipoatrophie ist weiters mit dem Gebrauch von Stavudin und Proteasehemmer, Lipoakkumulation mit dem Ausmaß der Immunrekonstituion und familiärer Disposition assoziiert. Eine spezifische Behandlung der Lipodystrophie ist nicht bekannt; Unterspritzung mit Milchsäurepolymeren erscheint vielversprechend.

Immunmodulation. Die Rekonstitution des gestörten Immunsystems bleibt auch in der Ära der HAART ein wichtiges Ziel, da die Wiederherstellung der Immunfunktionen durch Unterdrückung der HIV-Replikation selbst bei längerfristiger Dauer unvollständig bleiben oder mit schweren Nebenwirkungen erkauft sein kann. Bisherige Studien verliefen jedoch unbefriedigend. Mancherorts wird bei mangelndem Anstieg der CD4+T-Lymphozyten Interleukin-2 verabreicht; dies ist jedoch nicht durch Studien mit klinischen Endpunkten belegt und sollte als experimentell gelten.

Sonstige Therapien. Die Therapie der mit AIDS assoziierten Kompliaktionen umfasst das gesamte Spektrum der chemotherapeutischen, chirurgischen, radiologischen und supportiven Behandlungsmaßnahmen.

- **Ernährung:** Zahlreiche Mangelzustände wurden im Verlauf der HIV-Infektion beschrieben, z. B. an Zink, Selen, Vitamin A, Vitamin B6 und Vitamin B12. Zur deren Behebung wurden ebenso zahlreiche Nahrungszusätze und Diäten entwickelt, ohne dass ein klarer Nutzen dokumentiert wurde. Patienten, denen Zink verabreicht wurde, hatten sogar in mehreren Studien eine schlechtere Prognose; Ähnliches gilt für Vitamin-A-Mangel. Vitamin C und E wurde zur günstigen Beeinflussung des „*oxydativen Stress*" aktivierter Lymphozyten empfohlen; Ergebnisse randomisierter klinischer Studien liegen nicht vor. Derzeit ist keine Diät bekannt, die die HIV-Infektion selbst günstig beeinflusst. Die Ernährung spielt jedoch eine wichtige Rolle in der Prävention und Mitigierung metabolischer Störungen im Rahmen der HAART.
- **Impfungen** können als zusätzliche Maßnahme wichtig sein [s. oben]. Folgende Impfungen sind kontraindiziert: BCG, orale Polioimpfung, Gelbfieber und Typhus-Lebendimpfstoff.
- Andere Therapiemodalitäten wie Psychotherapie, Sport oder Vorschläge zur Lebensgestaltung sind ein Beitrag zum allgemeinen Wohlbefinden, haben jedoch nach derzeitigen Wissensstand keinen Einfluss auf die Progression der HIV-Infektion.

Prävention von HIV-Infektionen

Blut-zu-Blut Übertragung. Die Einführung des HIV-Tests zum Screening von Blutspenden hat das Risiko einer Übertragung von HIV im Transfusionswesen drastisch vermindert. Die Wahrscheinlichkeit, in Deutschland oder Österreich eine HIV-Antikörper-negative, aber dennoch HIV-kontaminierte Transfusion zu erhalten, wurde mit 1:500.000 berechnet.

Prinzipiell sollte jedes Blut [bzw. sämtliche Blutbestandteile wie Serum, Plasma u.a.] als potentiell infektiös angesehen werden, ebenso Samen, Vaginalsekret, Liquor, Gelenks-, Pleura-, Perikard-, Peritonealflüssigkeit [Aszites], Fruchtwasser und alle Gewebe. Alles andere [Harn, Stuhl, Speichel, Nasensekret, Tränen, Erbrochenes] hat – außer wenn sichtbare Blutbeimengungen enthalten sind – für die Übertragbarkeit von HIV und HBV [Hepatitis-B-Virus] keine praktische Bedeutung.

Nadeln oder Skalpelle dürfen nie in die Hülle zurückgesteckt werden, sondern müssen sofort in einem stichfesten und verschließbaren Behälter entsorgt werden. Postexpositionelle Prophylaxe mit antiretroviraler Kombinationstherapie nach Nadelstichverletzungen oder schwerer Kontamination mit HIV wird generell empfohlen. Deren Art richtet sich nach dem Risiko der Exposition.

Umgang mit Drogen und Drogenabhängigen im Sinne einer Politik der Schadensbegrenzung [*harm reduction*]. Folgen dieser Politik war die Legalisierung der Nadel- und Spritzenabgabe, Nadelaustausch- und Methadonprogramme

Sexuelle Übertragung. Hauptinstrument der Prävention ist die Aufklärung, die die Idee des sog. **safer sex** durchsetzen soll [Verwendung von Kondomen, Vermeidung von Kontakt mit dem infektiösen Sperma etc.].

Das Risiko der heterosexuellen Übertragung einer HIV-Infektion ist erhöht für Personen, deren Sexualpartner Drogenbenützer waren oder sind oder aus Endemiegebieten stammen; ein erhöhtes Risiko haben auch Personen mit STD, der größte Teil der Heterosexuellen hingegen ein außerordentlich geringes.

Postexpositionelle Prophylaxe [PEP]. Der Nutzen einer 4-wöchigen medikamentösen PEP ist außer Streit gestellt. Da trotz PEP mit HAART [≥ 3 Medikamente] drei gesicherte berufliche HIV-Infektionen dokumentiert sind, ist klar, dass auch Kombinationstherapien Übertragungen nicht absolut verhindern können. Eine PEP wird auch bei nicht-beruflicher Exposition mit HIV durchgeführt.

Übertragung von Mutter auf das Kind. Die Kombination von Zidovudin mit einer elektiven Sectio caesarea [zur Vermeidung des Blasensprungs] reduziert das Risiko einer Übertragung weiter auf etwa 2 %. Da Monotherapien rasch zu Resistenzen führen können, die die zukünftigen Therapieoptionen einschränken, werden Schwangere mit Plasma-HIV-RNA Konzentrationen > 1000/ml mit gängigen Tripletherapien behandelt. Seither sind Übertragungen von HIV auf das Kind extrem selten geworden. Bei natürlicher Geburt muss auf alle Fälle verhindert werden, dass zwischen Blasensprung und Entbindung mehr als 4 Stunden verstreichen. Empfohlen wird weiterhin das Unterlassen des Stillens.

Impfungen gegen HIV. Die prinzipielle Möglichkeit einer Impfung mit **attenuierten Viren** wurde an SIVMAC -Varianten mit entferntem nef-Gen an Makaken gezeigt. Allerdings birgt ein attenuierter Impfstoff die Gefahr der Rückmutation in den Wildtyp in sich. Deshalb wurden solche Impfstoffe am Menschen bisher nicht verwendet.

Subunit-Vakzine. Eine Vielzahl von Impfstoffen aus bestimmten viralen Proteinen oder Antigenen [meist gp 160 oder gp 120] wurden getestet. Schutz konnte im Tiermodell nur für bestimmte Laborstämme erreicht werden, nie für das Wildtyp-Virus. Solche Impfpräparate werden bereits an HIV-negativen Personen getestet, bisher ohne Erfolg. Auf Proteinen basierende Impfungen, die eine Infektion über Bildung neutralisierender Antikörper verhindern sollen [„*sterilisierende Immunität*"], werden als wenig aussichtsreich eingeschätzt. Beobachtungen sprechen dafür, dass bei einer erfolgreichen Impfung auch zytotoxische CD8+T-Lymphozyten eine zentrale Rolle spielen könnten: Die Impfstoffentwicklung hat sich deshalb auf Impfstoffe konzentriert, die zytotoxische CD8+T-Lymphozyten generieren. Mit einer solchen Immunantwort könnte zwar nicht die Infektion, aber doch das Auftreten von Krankheitssymptomen verhindert/verzögert werden.

HIV-Infektionen im Kindesalter

HIV-assoziierte Symptome sind bei Geburt nur selten vorhanden, doch ohne antiretrovirale Therapie erkranken 25 % der infizierten Kinder schon im ersten Lebensjahr an AIDS. Anschließend vermindert sich die Progressionsrate. Eine frühe Diagnose der HIV-Infektion erfordert den direkten Virusnachweis mittels Kultur oder PCR. Ein negativer Ausfall aller Virustests bis zum 2. oder 3. Lebensmonat bei HIV-Infizierten wäre sehr ungewöhnlich; zum Ausschluss einer Infektion bedarf es allerdings negativer Antikörperbefunde *nach* dem Verschwinden der mütterlichen Antikörper [nach 18 Monaten].

HIV-infizierte Kinder sind auch primären Infektionen mit opportunistischen Erregern ausgesetzt, die sich in ihrer Symptomatik von reaktivierten Infektionen bei Erwachsenen unterscheiden. Ebenfalls im Gegensatz zu Erwachsenen ist die absolute Zahl der CD4+T-Lymphozyten bei Säuglingen und Kleinkindern ein schlechter Marker für das Ausmaß der Immundefizienz. Auch neurologische Manifestationen sind bei rasch fortschreitender HIV-Infektion häufig. Rezidivierende bakterielle Infekte und LIP sind wichtige Manifestationen bei Kleinkindern, Wachstumsrückstand und Verzögerung der Pubertät bei älteren Kindern. Die antiretrovirale Therapie hebt viele Unterschiede zwischen Erwachsenen und Kindern weitgehend auf, die Mehrheit der behandelten Kinder gedeiht fast normal.

HIV-infizierte Kinder sollen alle Routineimpfungen erhalten. Die Indikation für eine antiretrovirale Therapie wird in den ersten 12 Lebensmonaten „*großzügig*" gestellt und generell empfohlen. Ab dem ersten Lebensjahr wird eine antiretrovirale Therapie erst gegeben, wenn Symptome vorhanden oder die CD4+T-Lymphozyten auf < 25% abgefallen sind.

Quellenhinweise

Abb. 1–13, Tab. 1–4: Fritsch P (2004) Dermatologie und Venerologie, 2. Aufl. Springer-Verlag, Berlin Heidelberg New York

Aids-Virus *nt* (Ⓔ AIDS virus): HIV-Virus*; *s.a. Essay AIDS S. 31*
AIG *Abk.*: Anti-Immunoglobulin
AIHA *Abk.*: → *autoimmunhämolytische Anämie*
AIL *Abk.*: → *angioimmunoblastische Lymphadenopathie*
AILD *Abk.*: angioimmunoblastische Lymphadenopathie mit Dysproteinämie
ai|lu|ro|phob *adj* (Ⓔ ailurophobic): Ailurophobie betreffend, durch sie gekennzeichnet
Ai|lu|ro|pho|bie *f* (Ⓔ ailurophobia): *Syn*: *Katzenangst*; krankhafte Angst vor Katzen
AIM *Abk.*: L-Asparaginase, Ifosfamid, Methotrexat
Ain|hum *nt*: → *Ainhum-Syndrom*
Ainhum-Syndrom *nt* (Ⓔ ainhum): *Syn*: *Ainhum, Dactylosis spontanea*; ätiologisch ungeklärte, primär in Afrika vorkommende, meist die Kleinzehen betreffende zirkuläre Konstriktion mit folgender Spontanamputation
AIO *Abk.*: Arbeitsgemeinschaft Internistische Onkologie
AION *Abk.*: → *anteriore ischämische Optikusneuropathie*
AIP *Abk.*: **1.** → *akute intermittierende Porphyrie* **2.** akute interstitielle Pneumonie **3.** automatisierte Immunpräzipitation
AiP *Abk.*: Arzt/Ärztin im Praktikum
AIR *Abk.*: Aminoimidazolribonucleotid
Air-Block-Syndrom *nt* (Ⓔ air block): Kombination von Atemnot und Zyanose bei Kompression der Vena cava inferior und superior durch Luftansammlung im Mediastinum und Lungengewebe
Air-block-Technik *f* (Ⓔ air-block technique): Vorinjektion von Luft bei einer Varizenverödung*
AIS *Abk.*: **1.** adrenerges Inhibitionssystem **2.** → *Aortenisthmusstenose*
AIT *Abk.*: **1.** Agglutinationsimmobilisationstest **2.** akute Intensivtherapie **3.** analytischer Intelligenztest **4.** arbeitsplatzbezogener Inhalationstest
Aitken: Aitken-Klassifikation *f* (Ⓔ Aitken classification): *s.u. Epiphysenfraktur*
AIVR *Abk.*: akzelerierter idioventrikulärer Rhythmus
Aj|ma|lin *nt* (Ⓔ ajmaline): *Syn*: *Ajmalinum, Rauwolfin*; aus **Rauwolfia serpentia** gewonnenes Alkaloid; **Anw.**: Antiarrhythmikum mit chinidinartiger Wirkung; paroxysmale Tachykardien, Kammertachykardie, Präexzitationssyndrom; **Kontraind.**: AV-Block, Bradykardie, Schenkelblock, kardiogener Schock
Aj|ma|li|num *nt*: → *Ajmalin*
AJR *Abk.*: akzelerierter junktionaler Rhythmus
AK *Abk.*: **1.** Absorptionskoeffizient **2.** Acetatkinase **3.** → *Adenylatkinase* **4.** → *Antikoagulans* **5.** → *Aortenklappe*
Ak *Abk.*: → *Antikörper*
ÄK *Abk.*: Ärztekammer
Ak-, ak- *präf.*: Wortelement mit der Bedeutung „zu.../hinzu.../an..."
A|kal|ku|lie *f* (Ⓔ acalculia): *Syn*: *Rechenunfähigkeit*; Unfähigkeit zu rechnen; bei normaler Intelligenz u.U. Zeichen einer Herdstörung im linken Schläfenlappen
Akanth-, akanth- *präf.*: → *Akantho-*
A|kanth|a|mö|be *f*: → *Acanthamoeba*
Akantho-, akantho- *präf.*: Wortelement mit der Bedeutung „Stachel/Dorn"
A|kan|tho|ly|se *f* (Ⓔ acantholysis): *Syn*: *Acantholysis*; Auflösung des epidermalen Zellverbandes mit Spalt- und Blasenbildung, z.B. bei Pemphigus* vulgaris, Impetigo* contagiosa
a|kan|tho|ly|tisch *adj* (Ⓔ acantholytic): Akantholyse betreffend, durch sie bedingt
A|kan|thom *nt* (Ⓔ acanthoma): *Syn*: *Acanthoma*; gutartige Hyperplasie* von Epidermis* und Hautpapillen
A|kan|tho|se *f* (Ⓔ acanthosis): *Syn*: *Acanthosis*; Verdickung der Epidermis* durch Zellvermehrung, z.B. bei chronischem Ekzem*, Psoriasis*
a|kan|tho|tisch *adj* (Ⓔ acanthotic): Akanthose betreffend, von ihr betroffen oder gekennzeichnet, durch sie bedingt
A|kan|tho|ze|pha|li|a|sis *f, pl* **-ses** (Ⓔ acanthocephaliasis): durch Würmer der Gattung **Acanthocephala** hervorgerufene Infektionskrankheit
A|kan|tho|zyt *m* (Ⓔ acanthocyte): *Syn*: *Stechapfelform, stechapfelförmiger Erythrozyt*; stechapfelförmige Erythrozyten kommen z.B. bei hämolytischen Anämien*, Leberzirrhose*, Urämie* und Abetalipoproteinämie* vor

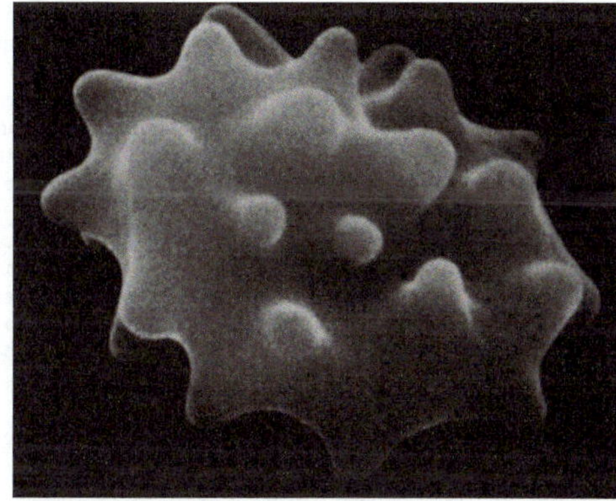

Abb. A33. Akanthozyt

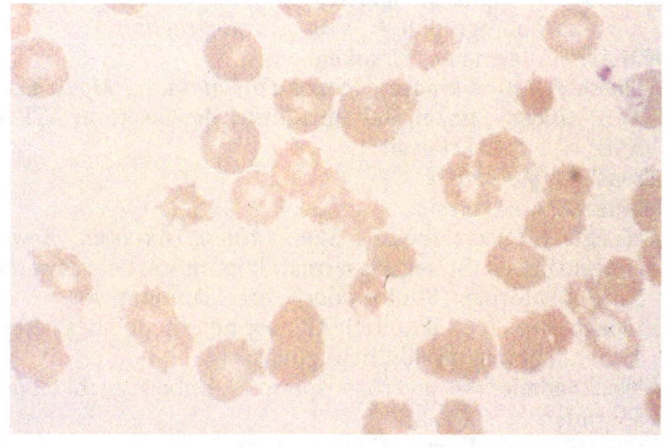

Abb. A34. Akanthozyten

A|kan|tho|zy|to|se *f* (Ⓔ acanthocytosis): (vermehrtes) Auftreten von Akanthozyten* im Blut; meist bei Abetalipoproteinämie*
a|kan|tho|zy|to|tisch *adj* (Ⓔ acanthocytotic): Akanthozytose betreffend, von ihr betroffen oder gekennzeichnet, durch sie bedingt
A|kap|nie *f* (Ⓔ acapnia): verminderter Kohlendioxidgehalt des Blutes
a|kap|no|isch *adj* (Ⓔ acapnic): Akapnie betreffend, durch sie bedingt
Akar-, akar- *präf.*: → *Akaro-*
a|kar|di|al *adj* (Ⓔ acardiac): Akardie betreffend, von Akardie betroffen, ohne Herz
A|kar|die *f* (Ⓔ acardia): angeborenes Fehlen des Herzens
A|kar|di|er *m*: → *Akardius*
A|kar|di|kus *m*: → *Akardius*
A|kar|di|us *m* (Ⓔ acardius): *Syn*: *Acardius, Akardikus, Acardicus, Akardier*; Doppelfehlbildung mit nur einem Herz
A|ka|ri|a|sis *f, pl* **-ses**: → *Akariosis*
A|ka|ri|no|se *f*: → *Akariosis*
A|ka|ri|o|sis *f, pl* **-ses** (Ⓔ acariasis): *Syn*: *Akarinose, Acariasis, Acarinosis, Acaridosis*; durch Milben* [meist Acarus*] hervorgerufene Hauterkrankung; oft gleichgesetzt mit Skabies*
a|ka|ri|o|tisch *adj* (Ⓔ acariotic): Akariosis betreffend, durch sie bedingt
A|ka|ri|zid *nt* (Ⓔ acaricide): milbenabtötendes Mittel
a|ka|ri|zid *adj* (Ⓔ acaricide): milbenabtötend
Akaro-, akaro- *präf.*: Wortelement mit der Bedeutung „Milbe"
A|ka|ro|der|ma|ti|tis *f, pl* **-ti|ti|den** (Ⓔ acarodermatitis): *Syn*: *Acarodermatitis*; durch Milben hervorgerufene Dermatitis*
a|ka|ro|der|ma|ti|tisch *adj* (Ⓔ acarodermatitic): *Syn*: *acarodermatitisch*; Akarodermatitis betreffend, von ihr betroffen oder gekennzeichnet, durch sie bedingt

A

A|ka|ta|la|sä|mie *f* (Ⓔ acatalasemia): ***Syn***: *Takahara-Krankheit, Akatalasie*; autosomal-dominante Enzymopathie* mit Fehlen von Katalase* in Blut und Geweben, die v.a. in Japan und Korea vorkommt; **Klinik**: rezidivierende Geschwüre und Nekrosen im Mund- und Rachenbereich, da das von vergrünenden Streptokokken der Mundhöhle gebildete Peroxid nicht gespaltet wird; **Therapie**: Antibiotikaabdeckung, Ulkusbehandlung, Zahnextraktion

A|ka|ta|la|sie *f*: *→ Akatalasämie*

A|ka|thi|sie *f* (Ⓔ akathisia): Unvermögen ruhig zu sitzen, das zu einem quälenden und unstillbaren Bewegungsdrang der oberen und unteren Extremitäten führt; relativ häufige unerwünschte Nebenwirkung von Neuroleptika* und Thymoleptika*

AKB *Abk.*: *→ aortokoronarer Bypass*

AKDÄ *Abk.*: Arzneimittelkommission der Deutschen Ärzteschaft

AKE *Abk.*: *→ allergisches Kontaktekzem*

A-Kette *f* (Ⓔ A chain): *s.u. Insulin*

AKEZ *Abk.*: allgemeiner Kräfte- und Ernährungszustand

AKG *Abk.*: **1.** Alpha-Ketoglutarat **2.** *→ Angiokardiographie* **3.** Aortokoronarographie **4.** *→ Apexkardiographie*

AKH *Abk.*: Allgemeines Krankenhaus

A-Kinase *f* (Ⓔ A-kinase): ***Syn***: *Adenylatkinase, Myokinase, AMP-Kinase*; Enzym, das im Muskel die Reaktion ATP + AMP → 2 ADP katalysiert

A|ki|ne|se *f*: *→ Akinesie*

A|ki|ne|sia *f*: *→ Akinesie*

A|ki|ne|sie *f* (Ⓔ akinesia): ***Syn***: *Akinese, Akinesia*; Bewegungslosigkeit, Bewegungsarmut; kommt v.a. bei schweren Parkinsonformen, Stupor oder Schrecklähmung vor

a|ki|ne|tisch *adj* (Ⓔ akinetic): Akinese betreffend oder verursachend, bewegungslos, bewegungsarm

A|ki|no|sper|mie *f* (Ⓔ necrozoospermia): Unbeweglichkeit der Spermien

AKKG *Abk.*: Apex-Karotis-Kardiogramm

Ak|kli|ma|ti|sa|ti|on *f* (Ⓔ acclimatization): Eingewöhnung, Anpassung, Akklimatisierung

Ak|kom|mo|da|ti|on *f* (Ⓔ **1.–2.** accommodation): **1.** Einstellung, Angleichung, Anpassung an die Anforderungen **2.** Anpassung des Auges an Fern- oder Nahsehen; durch Anspannung des Ziliarmuskels und Entspannung der Zonulafasern wird die Wölbung der Linse verändert, wodurch die Brechkraft zunimmt; mit zunehmendem Alter verliert die Linse an Elastizität und die Akkommodationsfähigkeit nimmt immer mehr ab; jenseits des 60. Lebensjahres ist praktisch keine Akkommodation mehr möglich; auffällig wird diese Einschränkung aber erst, wenn das Akkommodationsvermögen auf 3 dpt abgesunken ist, d.h., das Auge kann sich noch auf einen Leseabstand von 33 cm einstellen, kann aber Kleingedrucktes nicht näher an das Auge heranführen; diese Einschränkung wird meist mit etwa 45 Jahren manifest und wird als **Alterssichtigkeit** oder **Presbyopie** bezeichnet

Ak|kom|mo|da|ti|ons|brei|te *f* (Ⓔ amplitude of accommodation): Bereich der Akkommodationsfähigkeit des Auges; *s.a. Akkommodation*

Ak|kom|mo|da|ti|ons|fä|hig|keit *f* (Ⓔ accommodative capacity): *Syn*: *Akkommodationsvermögen*; *s.u. Akkommodation*

Ak|kom|mo|da|ti|ons|krampf *m* (Ⓔ accommodation spasm): *Syn*: *Ziliarmuskelkrampf, Akkommodationsspasmus, Zyklospasmus*; Krampf des Ziliarmuskels mit bleibender Naheinstellung und evtl. Schielen; wird meist durch die lokale Applikation von Miotika* verursacht; bei Kindern [v.a. Mädchen] kommt der Akkommodationskrampf als **psychogene Sehstörung** zusammen mit Einwärtsschielen bei Schulschwierigkeiten oder Schulangst vor

Ak|kom|mo|da|ti|ons|läh|mung *f* (Ⓔ paralysis of accommodation): ***Syn***: *Zykloplegie*; Lähmung des Ziliarmuskels; am häufigsten als frühes Zeichen bei einer Botulinusintoxikation, bei Diphtherie* [zusammen mit Gaumensegellähmung], Okulomotoriusparese* [die Pupille ist ebenfalls gelähmt] oder Atropinvergiftung

Ak|kom|mo|da|ti|ons|re|flex *m* (Ⓔ accommodation reflex): *Syn*: *Naheinstellungsreaktion, Naheinstellungsreflex*; automatische Veränderung der Pupillengröße beim Übergang von Fernsehen zu Nahsehen; *s.a. Akkommodation 2.*

Ak|kom|mo|da|ti|ons|spas|mus *m*: *→ Akkommodationskrampf*

Ak|kom|mo|da|ti|ons|ver|mö|gen *nt* (Ⓔ breadth of accommodation): ***Syn***: *Akkommodationsfähigkeit*; *s.u. Akkommodation*

Ak|ku|mu|la|ti|on *f* (Ⓔ accumulation): Ansammlung, Aufhäufung, Anhäufung; Speicherung

ak|ku|mu|lie|rend *adj* (Ⓔ accumulative): (an-)wachsend, anhäufend, aufhäufend

A|kla|di|o|se *f* (Ⓔ acladiosis): durch **Acladium castellani** hervorgerufene Dermatomykose*, die v.a. in den Tropen und Subtropen auftritt

Ak|me *f* (Ⓔ acme): Höhepunkt, Kulminationspunkt

Ak|ne *f* (Ⓔ acne): ***Syn***: *Finnenausschlag, Acne*; Oberbegriff für Erkrankungen der Talgdrüsenfollikel mit Knötchen- und Pustelbildung; die meisten akneiformen Dermatosen entstehen durch eine Okklusion des Follikelinfundibulums und der dadurch bedingten Sekretstauung; meist gleichgesetzt mit Akne* vulgaris

Akne aestivalis (Ⓔ Mallorca acne): ***Syn***: *Mallorca-Akne, Frühjahrsakne, Sommerakne*; meist Frauen betreffende Akne sonnenexponierter Hautareale

Akne chlorica (Ⓔ chlorine acne): ***Syn***: *Chlorakne, Chlorarylakne*; durch Kontakt mit chlorhaltigen Naphthalinen hervorgerufene akneartige Veränderungen der Haut von Gesicht und Extremitäten

Akne comedonica (Ⓔ acne comedonica): ***Syn***: *Akne vulgaris comedonica*; *s.u. Akne vulgaris*

Akne conglobata (Ⓔ conglobate acne): ***Syn***: *Akne vulgaris conglobata, Akne nodulocystica, nodulozystische Akne*; *s.u. Akne vulgaris*

Akne cosmetica (Ⓔ acne cosmetica): ***Syn***: *Kosmetikaakne*;

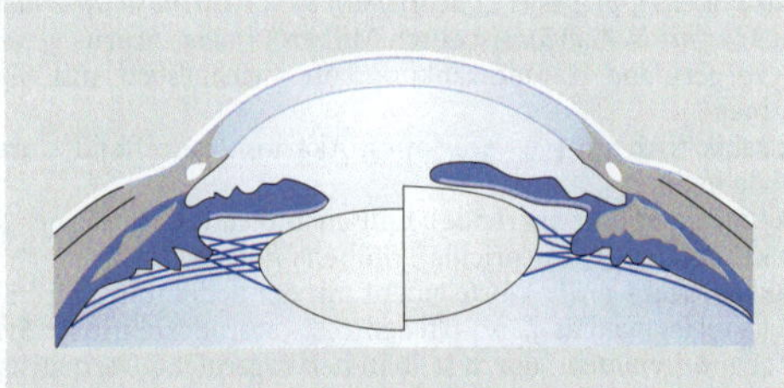

Abb. A35. Akkommodation. Ruhendes Auge [links] und Auge bei Akkommodation [rechts]

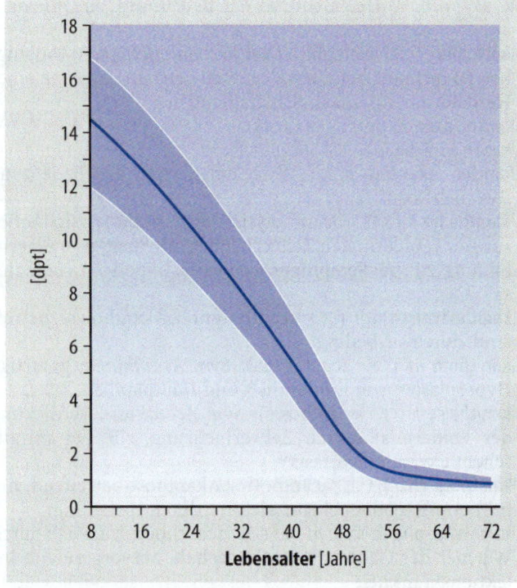

Abb. A36. Verlust der Akkommodationsbreite mit zunehmendem Alter

durch Kosmetika verursachte Kontaktakne
Akne mechanica (Ⓔ mechanical acne): durch mechanische Reizung verschlimmerte Akne* vulgaris
Akne neonatorum (Ⓔ neonatal acne): *Syn*: *Neugeborenenakne*; bei Neugeborenen auftretende leichte Akneform, die spontan abheilt
Akne nodulocystica (Ⓔ nodulocystic acne): Akne conglobata; *s.u. Akne vulgaris*
nodulozystische Akne (Ⓔ nodulocystic acne): Akne conglobata; *s.u. Akne vulgaris*
Akne occupationalis (Ⓔ occupational acne): *Syn*: *Berufsakne, Gewerbeakne*; berufsbedingte Kontaktakne, z.B. Teer- oder Ölakne
Akne papulopustulosa (Ⓔ acne papulopustulosa): *Syn*: *Akne vulgaris papulopustulosa*; *s.u. Akne vulgaris*
Akne picea (Ⓔ tar acne): *Syn*: *Teerakne*; durch Hautkontakt mit Teer ausgelöste Akne
Akne rosacea: *→Rosazea*
Akne rosacea demodes (Ⓔ demodicosis): *Syn*: *Demodikose, Demodicidose, Pityriasis folliculorum*; durch Haarbalgmilben [Demodex*] hervorgerufene Entzündung der Talgdrüsenfollikel mit Erythembildung und Schuppung der Wangenhaut
Akne vinenata (Ⓔ contact acne): *Syn*: *Kontaktakne*; durch Kontakt mit chemischen Stoffen ausgelöste Akne, z.B. Teer- oder Ölakne
Akne vulgaris (Ⓔ common acne): durch verschiedene Faktoren [Steigerung der Lipidsynthese unter dem Einfluss von Androgenen, Keimproliferation usw.] ausgelöste häufige Akne mit Seborrhoe*, Mitessern*, entzündlichen Pusteln und evtl. Abszessbildung; die Akne vulgaris ist eine extrem häufige, selbstlimitierte, entzündliche Dermatose der Adoleszenz und des frühen Erwachsenenalters; die Ausprägung ist sehr variabel und hängt von vielen Faktoren ab; schwere Formen treten i.d.R. familiär gehäuft auf
Klinik: man kann verschiedene Entwicklungsstadien unterscheiden: **Akne comedonica** [mehr oder minder zahlreiche Komedonen an Stirn, Nase, nasolabial und am Kinn], **Akne papulopustulosa** [die Pusteln sind anfangs oberflächlich, können später aber in tiefe, furunkulöse Läsionen übergehen] und **Akne conglobata** [Abszessbildung mit multiplen Fistelöffnungen, die im Extremfall große Hautbezirke von Gesicht, Brust und Rücken erfassen können]; bei schwerer Akne vulgaris treten meist alle Stadien gleichzeitig auf und es finden sich noch auffällige atrophe oder hypertrophe Narben [**Aknekeloid**], die nach Abheilung ein pockennarbiges Aussehen annehmen; die **Therapie** umfasst komedolytische [Isotretinoin systemisch; Vitamin A-Säure lokal], antibiotische [lokal mit Erythromycin*, Clindamycin*, Benzoylperoxid*; systemisch mit Tetracyclinen oder Minocyclin] und antiandrogene Komponenten [Cyproteronacetat]; alle anderen Behandlungsansätze [Diäten, Schälkuren, lokale Desinfektion, Hautsäuberung, Peeling-Präparate, UV-Bestrahlung] haben keinen oder einen kaum nachweisbaren Nutzen

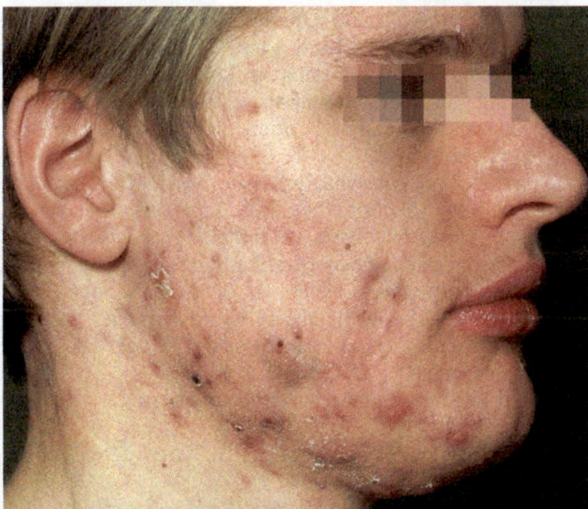

Abb. A37. Akne vulgaris. Übergang von Akne papulopustulosa zu Akne conglobata

Akne vulgaris comedonica (Ⓔ acne comedonica): Akne comedonica; *s.u. Akne vulgaris*
Akne vulgaris conglobata (Ⓔ conglobate acne): Akne conglobata; *s.u. Akne vulgaris*
Akne vulgaris papulopustulosa (Ⓔ acne papulopustulosa): Akne papulopustulosa; *s.u. Akne vulgaris*
Ak|ne|gen *nt* (Ⓔ acnegenic agent): Akne-verursachende Substanz
ak|ne|gen *adj* (Ⓔ acnegenic): Akne verursachend oder auslösend
Ak|ne|ke|lo|id *nt* (Ⓔ acne keloid): *s.u. Akne vulgaris*
Ak|ne|pha|skopie *f* (Ⓔ twilight blindness): Schwäche des Dämmerungssehens
Akne-rosacea-Keratitis *f*: *→Acne-rosacea-Keratitis*
Akne-rosacea-Konjunktivitis *f*: *→Acne-rosacea-Konjunktivitis*
ak|ni|form *adj* (Ⓔ acneform): Akne ähnlich, aknefömig
A|ko|ni|tin *nt*: *→Aconitin*
A|ko|rie *f* (Ⓔ **1.** acorea **2.** acoria): **1.** angeborenes oder erworbenes Fehlen der Pupille **2.** *→Bulimie*
Akr-, akr- *präf.*: *→Akro-*
a|kral *adj* (Ⓔ acral): die Akren betreffend
a|kra|ni|al *adj* (Ⓔ acranial): *Syn*: *acranial*; Akranie betreffend, durch sie bedingt, ohne Schädel, schädellos
A|kra|nie *f* (Ⓔ acrania): *Syn*: *Acrania*; angeborenes Fehlen des knöchernen Schädels; oft in Kombination mit Anenzephalie*
A|kre|mo|ni|o|se *f*: *→Acremoniose*
A|kren *pl* (Ⓔ acral parts): hervorstehende Körperteile, z.B. Nase, Kinn, Finger(spitzen)
A|kri|din *nt* (Ⓔ acridin): *Syn*: *Acridin*; Anthracenderivat; Grundstoff vieler Farbstoffe
A|krin|fla|vin|chlo|rid *nt*: *→Acriflaviniumchlorid*
A|kri|nie *f* (Ⓔ acrinia): Fehlen der Drüsensekretion
Akro-, akro- *präf.*: Wortelement mit der Bedeutung „Spitze/Extremität/Gipfel"
A|kro|an|äs|the|sie *f* (Ⓔ acroanesthesia): Empfindungslosigkeit in den Akren; z.B. bei Lepra*, Durchblutungsstörungen
A|kro|an|gi|o|der|ma|ti|tis *f, pl* **-ti|ti|den** (Ⓔ pseudo-Kaposi sarcoma): *Syn*: *Kaposi-forme Akroangiodermatitis, Akroangiodermatitis Mali, Mali-Syndrom*; an ein Kaposi*-Sarkom erinnernde, bräunlich-livide Flecken an Unterschenkel und Füßen
A|kro|as|phy|xie *f*: *→Akrozyanose*
A|kro|bra|chy|ze|pha|lie *f* (Ⓔ acrobrachycephaly): kombinierter Kurzschädel [Brachyzephalie*] und Spitzschädel [Akrozephalie*]

Tab. A38. Gradeinteilung der Akne

	Mild	Mäßig	Schwer	Sehr schwer
Komedonen	Wenige (<20)	Zahlreich (>20)	Zahlreich (>20)	Fistelkomedonen
Papeln/Pusteln	Keine oder wenige (<10)	Wenige bis zahlreich (10–20)	Zahlreich bis sehr zahlreich (>20)	Sehr zahlreich (>30)
Knotige Infiltrate	Keine	Keine	Wenige (<5)	Wenig bis zahlreich (>5)
„Zysten"	Keine	Keine	Wenige (<5)	Wenig bis zahlreich (>5)
Fisteln	Keine	Keine	Wenige (<5)	Wenig bis zahlreich (>5)
Narben	Keine	Keine	Vorhanden	Zahlreich

Akro|ce|pha|lie *f*: →*Akrozephalie*

Akro|chor|don *nt*: →*Stielwarze*

Akro|der|ma|ti|tis *f, pl* **-ti|ti|den** (Ⓔ acrodermatitis): *Syn*: *Acrodermatitis*; Dermatitis* der Extremitäten

Akrodermatitis atrophicans Herxheimer: →*Acrodermatitis chronica atrophicans*

Akrodermatitis chronica atrophicans: →*Acrodermatitis chronica atrophicans*

Akrodermatitis continua suppurativa: →*Hallopeau-Krankheit 1.*

Akrodermatitis enteropathica: →*Acrodermatitis enteropathica*

infantile papulöse Akrodermatitis: →*Gianotti-Crosti-Syndrom*

Akrodermatitis papulosa infantum: →*Gianotti-Crosti-Syndrom*

akro|der|ma|ti|tisch *adj* (Ⓔ acrodermatitic): *Syn*: *acrodermatitisch*; Akrodermatitis betreffend, durch sie bedingt

Akro|der|ma|to|se *f* (Ⓔ acrodermatosis): auf die Haut der Extremitäten begrenzte Dermatose*

Akro|dy|nie *f* (Ⓔ acrodynia): *Syn*: *Feer-Krankheit, Rosakrankheit, vegetative Neurose der Kleinkinder, Swift-Syndrom, Selter-Swift-Feer-Krankheit, Feer-Selter-Swift-Krankheit, Acrodynia*; vermutlich durch eine Quecksilbervergiftung verursachte Schädigung des Stammhirns bei Kleinkindern; führt zu Haut- und Organsymptomen

Akro|ke|ra|to|elas|to|i|do|se *f* (Ⓔ acrokeratoelastoidosis): *Syn*: *Acrokeratoelastoidosis*; autosomal-dominante Verhornungsanomalie mit z.T. hyperkeratotischen Papeln im Übergangsbereich von Handrücken in Handteller und Fußrücken in Fußsohle

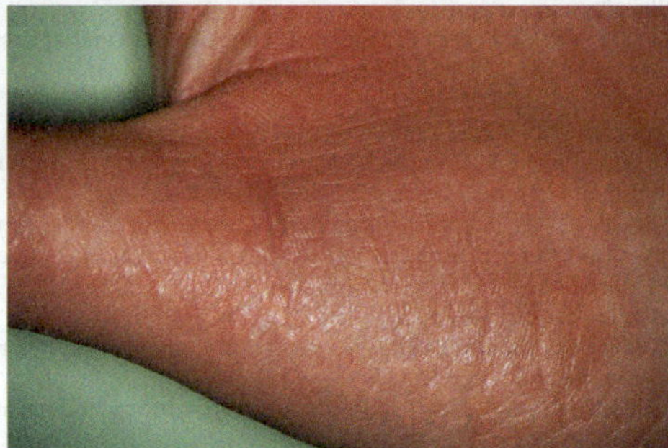

Abb. A39. Akrokeratoelastoidose

Akro|ke|ra|to|se *f* (Ⓔ acrokeratosis): *Syn*: *Acrokeratosis, Akrokerarosis*; auf die Haut der Extremitäten begrenzte, zu Verhornung führende Erkrankung

Akrokeratose Bazex (Ⓔ Bazex's syndrome): *Syn*: *Bazex-Syndrom, Acrokeratosis paraneoplastica, Acrokeratosis paraneoplastica, paraneoplastische Akrokeratose*; im Rahmen einer Malignomerkrankung [meist Plattenepithelkarzinom*] auftretende plattenförmige Hyperkeratose* der Akren

paraneoplastische Akrokeratose: →*Akrokeratose Bazex*

akro|ke|ra|to|tisch *adj* (Ⓔ acrokeratotic): Akrokeratose betreffend, von ihr betroffen oder gekennzeichnet, durch sie bedingt

Akro|le|in *nt*: →*Acrolein*

akro|me|gal *adj* (Ⓔ acromegalic): Akromegalie betreffend, von ihr betroffen oder gekennzeichnet, durch sie bedingt

Akro|me|ga|lie *f* (Ⓔ acromegaly): *Syn*: *Marie-Krankheit, Marie-Syndrom*; durch einen erhöhten Wachstumshormonspiegel verursachte Vergrößerung der Akren [Ohren, Nase, Kinn, Finger, Füße] nach dem Abschluss des Wachstumsalters; weitere Symptome sind Diabetes* mellitus, Amenorrhoe*, Hirsutismus*, Impotenz*; die Ursache ist meist ein Hypophysenadenom*, das auch zu bitemporaler Hemianopsie* und Stauungspapille führen kann

akro|me|ga|lo|id *adj* (Ⓔ acromegaloid): einer Akromegalie ähnlich

Akro|mel|al|gie *f* (Ⓔ acromelalgia): *Syn*: *Gerhardt-Syndrom, Mitchell-Gerhardt-Syndrom, Weir-Mitchell-Krankheit, Erythromelalgie, Erythralgie, Erythermalgie*; anfallsartige Hyperämie* der Akren nach Wärmeexposition; kommt als idiopathische Form, aber auch bei Diabetes* mellitus, Polyzythämie*, Endangiitis* obliterans und verschiedenen neurologischen Krankheitsbildern vor; **Therapie**: Abkühlung [Eisbad] bessert die akuten Symptome; Aspirin und andere Schmerzmittel intern; evtl. paravertebrale Grenzstrangblockade

akro|mi|al *adj* (Ⓔ acromial): Akromion betreffend

Akro|mi|krie *f* (Ⓔ acromikria): abnorme Kleinheit der Akren

akro|mi|o|hu|me|ral *adj* (Ⓔ acromiohumeral): Akromion und Oberarmknochen/Humerus betreffend oder verbindend

akro|mi|o|kla|vi|ku|lar *adj* (Ⓔ acromioclavicular): Akromion und Schlüsselbein/Klavikula betreffend oder verbindend

Akro|mi|o|kla|vi|ku|lar|ge|lenk *nt* (Ⓔ acromioclavicular joint): *Syn*: *Schultereckgelenk, äußeres Schlüsselbeingelenk, Articulatio acromioclavicularis*; Gelenk zwischen Acromion* und Schlüsselbein

Akro|mi|on *nt, pl* **-mia** (Ⓔ acromion): *Syn*: *Acromion, Schulterhöhe*; äußeres Ende der Spina* scapulae

Akro|mi|on|ek|to|mie *f* (Ⓔ acromionectomy): *Syn*: *Akromionentfernung, Akromionresektion*; (Teil-)Entfernung des Akromions*

Akro|mi|on|ent|fer|nung *f*: →*Akromionektomie*

Akro|mi|on|frak|tur *f* (Ⓔ acromion fracture): Abrissfraktur des Akromions

Akro|mi|on|re|sek|ti|on *f*: →*Akromionektomie*

akro|mi|o|ska|pu|lar *adj* (Ⓔ acromioscapular): Akromion und Schulterblatt betreffend oder verbindend

akro|mi|o|tho|ra|kal *adj* (Ⓔ acromiothoracic): Akromion und Brust(korb)/Thorax betreffend oder verbindend

Akro|neu|ro|se *f* (Ⓔ acroneurosis): durch Störung der Vasomotorik hervorgerufene Durchblutungsstörungen der Akren; kann zu Akrozyanose* oder Akrotrophoneurose* führen

akro|neu|ro|tisch *adj* (Ⓔ acroneurotic): Akroneurose betreffend, von ihr betroffen oder gekennzeichnet, durch sie bedingt

Akro|os|teo|ly|se *f* (Ⓔ acro-osteolysis): Osteolyse* von Mittel- und Endgliedern von Fingern und Zehen; verläuft anfangs symptomlos oder symptomarm; kommt als familiäre Erkrankung vor; häufiger aber als sekundäre Erkrankung bei Hyperparathyreoidismus* oder nach Langzeitexposition mit Vinylchlorid

Akro|pa|chie *f* (Ⓔ acropachy): *Syn*: *Marie-Bamberger-Syndrom, Bamberger-Marie-Syndrom, Bamberger-Pierre-Marie-Syndrom, hypertrophische pulmonale Osteoarthropathie*; durch chronische Lungenerkrankungen ausgelöste schmerzhafte Schwellung von Gelenken [Knie, Ellenbogen, Füße, Handgelenke], hyperplastische Periostitis der Diaphyse langer Röhrenknochen, Trommelschlegelfinger und Weichteilschwellungen

Akro|pa|chy|der|mie mit Pachydermoperiostose *f*: →*Pachydermoperiostose*

Akro|pa|ra|ly|se *f* (Ⓔ acroparalysis): Extremitätenlähmung; *s.a. Lähmung*

Akro|par|äs|the|sie *f* (Ⓔ acroparesthesia): Empfindungsstörung [Kribbeln, Taubheitsgefühl, Pelzigkeit] an Händen und Füßen bei peripherer Nervenschädigung oder vasomotorischer Störung

idiopathische Akroparästhesie (Ⓔ Wartenberg's symptom): *Syn*: *Wartenberg-Syndrom, Brachialgia statica paraesthetica*; meist bei älteren Frauen auftretende nächtliche Akroparästhesie unbekannter Genese

akro|phob *adj* (Ⓔ acrophobic): Akrophobie betreffend, durch sie gekennzeichnet

Akro|pho|bie *f* (Ⓔ acrophobia): Angst- oder Schwindelgefühl bei großen Höhenunterschieden; oft gleichgesetzt mit Höhenangst*

Akro|skle|ro|der|mie *f*: →*Akrosklerose*

Akro|skle|ro|se *f* (Ⓔ acrosclerosis): *Syn*: *Acrosclerosis, Akrosklerodermie*; Unterform der Sklerodermie* mit haupt-

Tab. A40. Akrozephalosyndaktylien

Krankheit	Klinik	Mutation	Erbgang	Bemerkung
Apert-Syndrom	Kraniosynostose, symmetrische Syndaktylie von Händen und Füßen	FGFR2	AD	50% geistige Behinderung
Pfeiffer-Syndrom	Kraniosynostose, breite Daumen und Großzehen, evtl. Kleeblattschädel, Schwerhörigkeit	FGFR1 FGFR2 FGFR3	AD	Evtl. mit Kleeblattschädel und Ankylose der Ellenbogen
Jackson-Weiss-Syndrom	Tarso-/metatarsale Fusion, breite Großzehen, teilweise Kraniosynostose	FGFR2	AD	Breites Spektrum, Identität fraglich
Crouzon-Syndrom (Dysostosis craniofacialis)	Kraniosynostose, Mittelgesichtshypoplasie, Exophthalmus	FGFR2	AD	Hydrozephaus bei 25%
Saethre-Chotzen-Syndrom	Kraniosynostose, Plagiozephalus, asymmetrisches Gesicht, Brachydaktylie	FGFR2 FGFR3 TWIST	AD	Häutige Syndakylien
Carpenter-Syndrom	Oxyakrozephalie, Mittelgesichtshypoplasie, Polydaktylie		AR	Häufig Herzfehler, geistige Behinderung
Muenke-Syndrom	Koronare Synostose isoliert oder mit karpotarsaler Fusion, phalangealen Anomalien	FGFR3	AD	Auch einseitige koronare Synostose

FGFR „fibroblast growth factor receptor"; **AD** autosomal-dominant, **AR** autosomal-rezessiv; **TWIST** Gen für Helix-loop-helix Transkriptionsfaktor

sächlichem Befall der Akren* und des Nackens; oft gleichgesetzt mit Sklerodaktylie*

a|kro|skle|ro|tisch *adj* (Ⓔ acrosclerotic): Akrosklerose betreffend, von ihr betroffen oder gekennzeichnet, durch sie bedingt

A|kro|som *nt* (Ⓔ acrosome): Kopfkappe des Spermiums*

a|kro|so|mal *adj* (Ⓔ acrosomal): Akrosom betreffend

a|krot *adj* (Ⓔ acrotic): pulslos

A|kro|tie *f* (Ⓔ acrotism): ***Syn***: *Akrotismus, Pulslosigkeit*; Fehlen oder Nichtregistrierbarkeit eines periphren Pulses

A|kro|tis|mus *m*: *→Akrotie*

A|kro|tri|chom *nt* (Ⓔ inverted follicular keratosis): ***Syn***: *follikuläres Porom, invertierte follikuläre Keratose, Keratosis follicularis inversa*; gehäuft ältere Männer betreffende Keratose* mit nach innen wachsenden, gutartigen, follikulären Tumoren

A|kro|tro|pho|neu|ro|se *f* (Ⓔ acrotrophoneurosis): durch Störung der Vasomotorik* hervorgerufene Durchblutungs- und Ernährungsstörungen der Akren

a|kro|tro|pho|neu|ro|tisch *adj* (Ⓔ acrotrophoneurotic): Akrotrophoneurose betreffend, von ihr betroffen oder gekennzeichnet, durch sie bedingt

a|kro|ze|phal *adj* (Ⓔ acrocephalic): ***Syn***: *spitzschädelig, turmschädelig, oxyzephal, turrizephal, turricephal, hypsicephal, hypsizephal*; Akrozephalie betreffend, von ihr betroffen oder gekennzeichnet

A|kro|ze|pha|lie *f* (Ⓔ acrocephaly): ***Syn***: *Spitzschädel, Turmschädel, Akrocephalie, Oxyzephalie, Oxycephalie, Hypsizephalie, Hypsicephalie, Turrizephalie, Turricephalie*; anomale Schädelform mit turmartigem Wachstum; meist durch einen vorzeitigen Verschluss der Kranznaht* bedingt

Akrozephalopolysyndaktylie-Syndrom *nt* (Ⓔ acrocephalopolysyndactyly syndrome): Oberbegriff für Syndrome mit Schädelfehlbildung [Turmschädel, Akrozephalie], überzähligen Fingern oder Zehen und Verwachsung von Zehen oder Fingern

A|kro|ze|pha|lo|syn|dak|ty|lie *f* (Ⓔ acrocephalosyndactylia): ***Syn***: *Apert-Syndrom*; Oberbegriff für Fehlbildungssyndrome mit den Leitsymptomen Akrozephalie* und Syn- oder Polydaktylie*

Akrozephalosyndaktylie Ia (Ⓔ Apert syndrome): ***Syn***: *Apert-Syndrom*; Akrozephalie* mit Syn- oder Polydaktylie* der Finger und Zehen, Mittelgesichtsdysmorphie und geistiger Retardierung

Akrozephalosyndaktylie II (Ⓔ acrocephalopolysyndactyly II): ***Syn***: *Carpenter-Syndrom, Akrozephalopolysyndaktylie II*; Fehlbildungssyndrom mit Akrozephalie* und Polydaktylie* von Händen und Füßen

Akrozephalosyndaktylie Typ IIa (Ⓔ acrocephalosyndactyly type IIa): ***Syn***: *Apert-Crouzon-Syndrom*; autosomal-dominantes Fehlbildungssyndrom mit Akrozephalie*, Gesichtsfehlbildungen, Hypertelorismus* und Syndaktylie* von Händen und Füßen

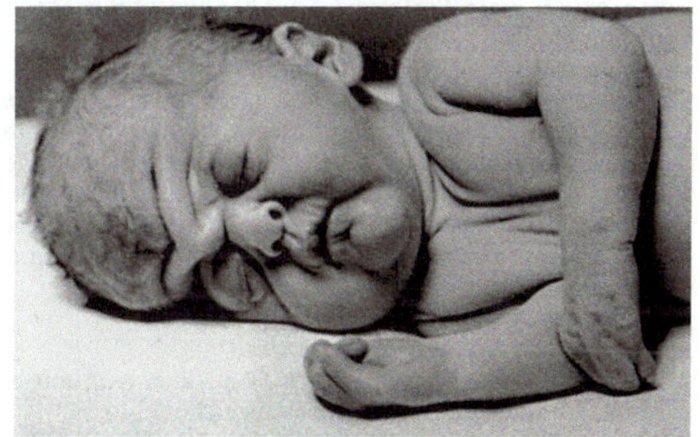

Abb. A41. Akrozephalosyndaktylie Typ Ia

Akrozephalosyndaktylie III (Ⓔ acrocephalosyndactyly type III): ***Syn***: *Chotzen-Syndrom, Chotzen-Saethre-Syndrom, Saethre-Chotzen-Syndrom*; autosomal-dominante Form der Akrozephalosyndaktylie mit Fehlbildungen von Schädel, Gesicht und Fingern

Akrozephalosyndaktylie V (Ⓔ acrocephalosyndactyly V): ***Syn***: *Pfeiffer-Syndrom*; autosomal-dominante Akrozephalosyndaktylie mit Syndaktylie II, III und IV sowie Akrozephalie*

Akrozephalosyndaktylie-Syndrom *nt* (Ⓔ acrocephalosyndactyly syndrome): Oberbegriff für Syndrome mit Schädelfehlbildung [Turmschädel, Akrozephalie] und Verwachsung von Zehen oder Fingern

A|kro|zy|a|no|se *f* (Ⓔ acrocyanosis): ***Syn***: *Akroasphyxie, Acroasphyxia, Acrocyanosis*; durch Störung der Mikrozirkulation hervorgerufene zyanotische Verfärbung der Akren; harmlose Disposition, die meist bei jungen Frauen zusammen mit Cutis* marmorata auftritt; Hände und Füße sind permanent eiskalt und livide verfärbt; in der Kälte wird der Zustand noch schlimmer; im Laufe des Lebens kommt es meist zur Besserung

a|kro|zy|a|no|tisch *adj* (Ⓔ acrocyanotic): Akrozyanose betreffend, von ihr betroffen oder gekennzeichnet, durch sie bedingt

A|kryl|a|mid *nt*: *→Acrylamid*

Ak|tin *nt* (Ⓔ actin): ***Syn***: *Actin*; Muskelprotein, das zusammen mit Troponin und Tropomyosin die dünnen Filamente der Muskelfasern* bildet; das kugelförmige **globuläre Aktin [G-Aktin]** lagert sich durch hydrophobe Wechselwirkungen zu fadenförmigem **F-Aktin [fibrilläres Aktin]** zusammen; jeweils zwei Aktinstränge winden sich umeinander; Troponin und Tropomyosin liegen in den Rillen der

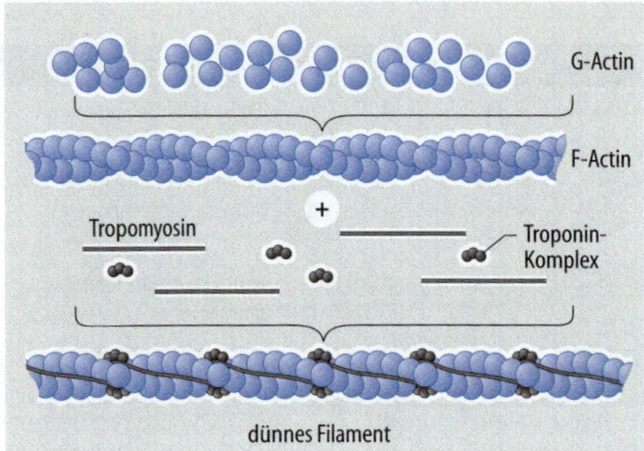

Abb. A42. Assoziation von Actin, Tropomyosin und Troponin zum dünnen Filament

Windungen

Ak|tin|fi|la|ment *nt* (Ⓔ actin filament): *s.u. Muskelfaser*

ak|ti|nisch *adj* (Ⓔ actinic): Strahlen/Strahlung betreffend, durch Strahlen/Strahlung bedingt

Aktino-, aktino- *präf.*: Wortelement mit der Bedeutung „Strahl/Strahlung"

Ak|ti|no|ba|zil|lus *m, pl* **-li**: *→ Actinobacillus*

Ak|ti|no|der|ma|ti|tis *f, pl* **-ti|ti|den** (Ⓔ actinodermatitis): *Syn*: *aktinische Dermatitis, Dermatitis actinica, Aktinodermatosis*; durch (Sonnen-, Wärme-, Röntgen-)Strahlung hervorgerufene Dermatitis*; *s.a. Dermatitis solaris, Radiodermatitis*

ak|ti|no|der|ma|ti|tisch *adj* (Ⓔ actinodermatitic): Aktinodermatitis betreffend, von ihr betroffen oder gekennzeichnet, durch sie bedingt

Ak|ti|no|der|ma|to|se *f*: *→ Aktinodermatitis*

Ak|ti|no|graf *m*: *→ Aktinograph*

Ak|ti|no|graph *m* (Ⓔ actinograph): *Syn*: *Aktinograf*; mit einem Aktinometer* verbundenes Aufzeichnungsgerät

Ak|ti|no|kar|di|o|gra|phie *f* (Ⓔ electrokymography): *Syn*: *Fluorokardiographie, Elektrokymographie, Fluorokardiografie, Elektrokymografie, Aktinokardiografie*; Registrierung der Herzrandbewegung und der Bewegung der großen Gefäße bei der Röntgendurchleuchtung; die Pulsation des Herzens verursacht Helligkeitsunterschiede auf dem Bildschirm, die von Photozellen in Stromschwankungen umgewandelt werden; wird heute nur noch selten eingesetzt, da Ultraschallverfahren [z.B. Echokardiographie*] einfacher sind und keine Strahlenbelastung mit sich bringen

Ak|ti|no|me|ter *nt* (Ⓔ actinometer): Apparat zur Strahlungsmessung/Aktinometrie

Ak|ti|no|me|trie *f* (Ⓔ actinometry): *Syn*: *Strahlungsmessung*; Messung der von Lichtquellen [insbesondere der Sonne] auf eine Fläche eingestrahlte Energie pro Zeiteinheit

ak|ti|no|me|trisch *adj* (Ⓔ actinometric): Aktinometrie betreffend, mittels Aktinometrie oder Aktinometer

Ak|ti|no|my|kom *nt* (Ⓔ actinomycoma): hartes, schmerzloses Infiltrat der Haut bei Aktinomykose*

Ak|ti|no|my|ko|se *f* (Ⓔ actinomycosis): *Syn*: *Strahlenpilzkrankheit, Actinomycosis*; durch Infektion mit Actinomyces* hervorgerufene Erkrankung; bleibt in 95 % der Fälle auf die Haut beschränkt [ca. 80 % **zervikofaziale Aktinomykose**, ca. 15 % **thorakale Aktinomykose**, ca. 3 % **abdominale Aktinomykose**]; ein Befall innerer Organe ist selten, betrifft dann aber meist die Lunge [**Lungenaktinomykose**]; kennzeichnend ist eine bretthart e, blau-rote Weichteilinduration mit Abszess- und Fistelbildung; aus den Fisteln entleert sich ein dünnflüssiger Eiter, der typische **Drusen** oder **Schwefelkörnchen** enthält; **Diagnose**: klinisches Bild, mikroskopischer Nachweis von Drusen, der kulturelle Nachweis ist oft schwierig; **Therapie**: Penicillin G oral; evtl. Erythromycin* oder Tetracyclin; chirurgische Sanierung des Fistelganges

ak|ti|no|my|ko|tisch *adj* (Ⓔ actinomycotic): Aktinomykose betreffend, von ihr betroffen oder gekennzeichnet, durch sie bedingt

Ak|ti|no|my|zet *m*: *→ Actinomyces*

Ak|ti|no|my|ze|tom *nt* (Ⓔ actinomycetoma): Myzetom* durch Actinomycetes-Species

Ak|ti|no|re|ti|ku|lo|se *f* (Ⓔ actinic reticuloid): *Syn*: *aktinisches Retikuloid, aktinische retikuläre Hyperplasie*; auf dem Boden einer Lichtdermatose* entstehende chronisch ekzematöse Hauterkrankung, die zu den Pseudolymphomen* gerechnet wird; kann leicht mit einer Mycosis* fungoides verwechselt werden

Ak|ti|ons|po|ten|ti|al *nt* (Ⓔ action potential): *Syn*: *Aktionspotenzial*; kurzzeitige Änderung des Membranpotentials bei Erregung; im Prinzip handelt es sich um eine schnelle Depolarisation vom Ruhepotential zu einem positiven Potential und einer selbsttätigen Rückkehr [Repolarisation] zum Ruhepotential; der Verlauf der Repolarisation ist typisch für verschiedene Zellen

ein Aktionspotential wird ausgelöst, wenn die Membran vom Ruhepotential ausgehend auf etwa -50 mV depolarisiert wird; sobald das **Schwellenpotential** erreicht wird, setzt Erregung ein und das Aktionspotential läuft stereotyp ab [Alles-oder-Nichts-Gesetz der Erregung]; die erste Phase des Aktionspotentials, die **Depolarisationsphase**, dauert ca. 0,2–0,5 ms und ist damit wesentlich kürzer als die **Repolarisationsphase**, die bis zu 200 ms [Herzmuskel] dauern kann

Ak|ti|ons|strom *m* (Ⓔ action current): durch Spannungsänderung der Nerven-/Muskelmembran erzeugter Strom; Grundlage der bei der Elektrokardiographie*, Elektromyographie*, Elektroneurographie*, Elektroenzephalographie* usw. registrierten elektrischen Ströme

Ak|ti|ons|tre|mor *m* (Ⓔ action tremor): *Syn*: *Bewegungstremor*; Tremor* bei einer willkürlichen oder unwillkürlichen Bewegung

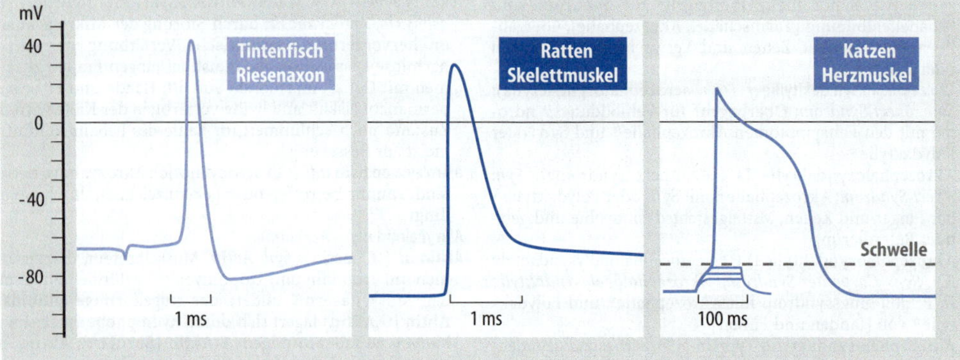

Abb. A43. Aktionspotentiale

ak|tiv *adj* (Ⓔ active): tätig; rege, lebhaft; wirksam, wirkend

Ak|ti|va|tor *m* (Ⓔ **1.–2.** activator): **1.** *Syn*: *Promotor*; (*chem.*) Stoff, der die Katalysatorwirkung verstärkt, ohne selbst als Katalysator zu wirken **2.** kieferorthopädisches Behandlungsgerät zur Kieferregulierung

ak|ti|vie|ren *v* (Ⓔ activate): anregen; (*physik.*) radioaktiv machen

Ak|ti|vie|rungs|a|na|ly|se *f* (Ⓔ activation analysis): *Syn*: *Neutronenaktivierungsanalyse*; physikalische Untersuchungsmethode, bei der Probesubstanzen mit Neutronen* bombadiert werden; die dadurch entstehenden Anregungszustände erlauben Rückschlüsse auf die Struktur der Substanz

Ak|ti|vi|täts|hy|per|tro|phie *f* (Ⓔ work hypertrophy): *Syn*: *Arbeitshypertrophie*; durch eine Belastung ausgelöste Vergrößerung eines Organs oder Muskels

Ak|ti|vi|täts|in|dex *m*: *→Karnofsky-Index*

Ak|tiv|koh|le *f* (Ⓔ activated charcoal): *Syn*: *medizinische Kohle, Carbo medicinalis/activatus/adsorbens*; aus pflanzlichen Substanzen gewonnene Kohle, die gelöste Teilchen absorbiert; **Anw.**: intern bei Meteorismus, Flatulenz und zur Adsorption von Bakterien im Darm; extern als Wundstreupulver

Ak|tiv|pha|se *f* (Ⓔ active period): *s.u. Eröffnungsperiode*

Ak|to|my|o|sin *nt* (Ⓔ actomyosin): aus Aktin* und Myosin* bestehendes Muskelprotein, das für die Muskelkontraktion von Bedeutung ist

Ak|tu|al|neu|ro|se *f* (Ⓔ actual neurosis): Neurose, deren Symptome Ausdruck eines aktuellen Konfliktes sind; nach Freud gehören dazu Angstneurose*, Neurasthenie* und Hypochondrie*; *s.a. Psychoneurose*

A|ku|pres|sur *f* (Ⓔ acupressure): traditionelle chinesische Therapie, bei der Druck auf definierte Körperpunkte ausgeübt wird; *s.a. Akupunktur*

A|ku|punk|tur *f* (Ⓔ acupuncture): traditionelle chinesische Therapie, bei der Nadeln an definierten Körperpunkten eingestochen werden; die Therapie soll Yin-Yang regulieren, Organsysteme beruhigen oder anregen und Blockierungen innerhalb des Organismus ausgleichen
der Erfolg der Akupunktur beruht wahrscheinlich auf einer Freisetzung endogener Opioide, einer Aktivierung segmentaler Hemmmechanismen und Autosuggestion [Akupunktur von Placebopunkten führt zu ähnlich guten Erfolgen]; die Erfolge der Akupunktur bei Kopfschmerzen, Migräne [bis zu 60 %], chronischen Schmerzen und gastrointestinalen Beschwerden sind nicht abzustreiten; da es praktisch keine Nebenwirkungen gibt, kann die Akupunktur großzügig angewandt werden

A|kus|tik *f* (Ⓔ acoustics): Lehre vom Schall

A|kus|ti|kus *m*: veraltet für *→Nervus vestibulocochlearis*

A|kus|ti|kus|neu|ri|nom *nt* (Ⓔ acoustic neurinoma): vom Nervus* vestibulocochlearis ausgehendes Neurinom* im Kleinhirn-Brücken-Winkel; **Klinik**: schleichender Beginn mit Hörstörungen oder Ohrgeräuschen; später Schwindel mit Fallneigung zur betroffenen Seite, Nystagmus*, Kopfschmerzen und zunehmende Hirndruckzeichen; unbehandelt kommt es zu Einklemmung des Stammhirns und Tod; **Diagnose**: CT, MRT; **Therapie**: operative Entfernung

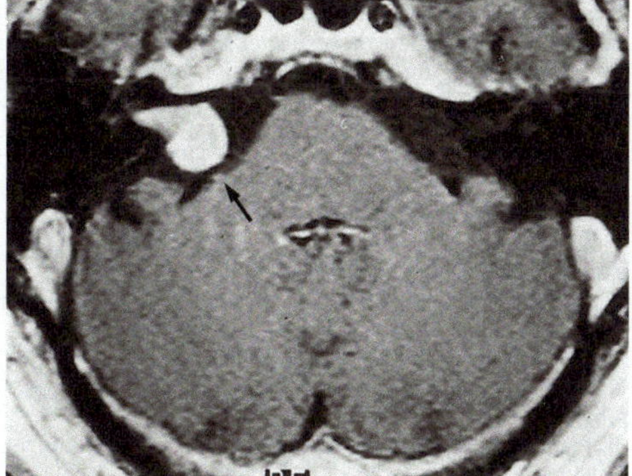

Abb. A44. Akustikusneurinom im MRT

a|kus|tisch *adj* (Ⓔ acoustical): das Gehör betreffend, mit dem Gehör wahrnehmbar; den Schall betreffend

a|kut *adj* (Ⓔ acute): plötzlich einsetzend; schnell/kurz verlaufend

Akute-Phase-Proteine *pl* (Ⓔ acute-phase proteins): *Syn*: *Akutphasenproteine*; Eiweiße, die bei akut entzündlichen Prozessen in der Leber gebildet werden; trotz ihrer unterschiedlichen Funktion [*siehe Tab. A45*] ist ihnen gemeinsam, dass ihre Konzentration innerhalb von 6–48 h nach dem Auftreten einer lokalen Entzündungsreaktion um ein Vielfaches zunimmt; ihre Aufgabe ist es, die Entzündung zu lokalisieren, ihre Ausbreitung zu verhindern bzw. dem Körper zu helfen, einer sich ausbreitenden Entzündung Herr zu werden; ausgelöst wird die Synthese der Akute-Phase-Proteine durch Interleukine und Tumornekrosefaktor, die von Makrophagen, Endothelzellen und Fibroblasten im Entzündungsgebiet freigesetzt werden

Tab. A45. Akute-Phase-Proteine

Gruppe	Protein	Funktion
Gerinnungsfaktoren	Prothrombin Fibrinogen	Blutgerinnung, Reparatur, Hemmung der Ausbreitung der Entzündung
Komplementsystem	Komponenten C1–C9	Opsonierung
Kallikrein-Kinin-System	Präkallikrein	Vasodilatation, Gefäßpermeabilität
Proteinaseinhibitoren	α_1-Antitrypsin α_1-Antichymotrypisin	Antiproteolyse
Opsonine	C-reaktives Protein	Opsonierung
Transportproteine	Cöruloplasmin	Radikalfänger

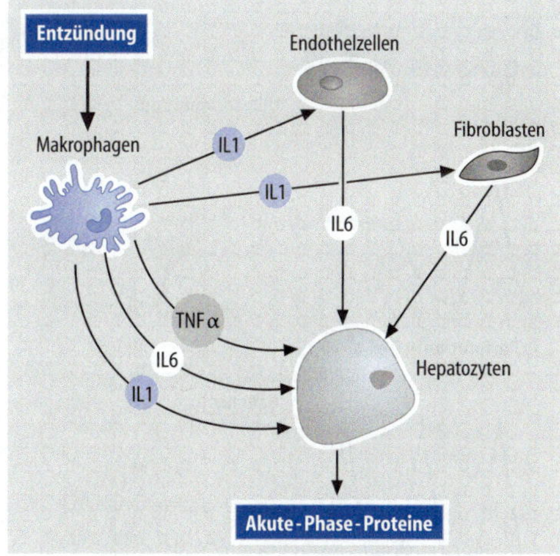

Abb. A46. Auslösung der Sekretion der Akute-Phase-Proteine

Akute-Phase-Reaktion *f* (Ⓔ acute-phase reaction): unspezifische Reaktion des Körpers bei akut entzündlichen Prozessen, z.B. Fieber, Appetitlosigkeit, Krankheitsgefühl; *s.a. Akute-Phase-Proteine*

A|ku|tes Ab|do|men *nt* (Ⓔ acute abdomen): *Syn*: *akuter Bauch*; klinische Bezeichnung für ein akut einsetzendes, massives Krankheitsbild mit den Leitsymptomen Leibschmerzen, Erbrechen, Meteorismus, Bauchdeckenspannung und evtl. Kreislaufstörung und Schock; man unterscheidet meist drei Schweregrade: **perakutes Abdomen** [Vollbild mit Vernichtungsschmerz, brettharter Bauchdecke und Kreislaufschock], **akutes Abdomen** [die Schmerzsymptomatik ist noch erträglich; es besteht eine peritoneale Symptomatik sowie Kreislaufinstabilität] und **unklares** oder **subakutes**

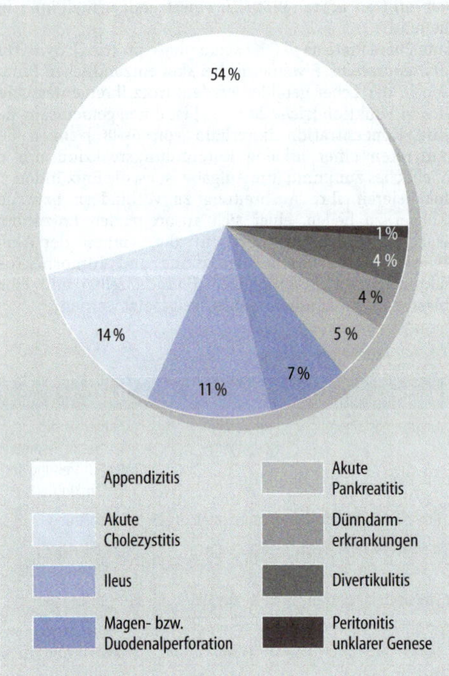

Abb. A47. Ursachen des Akuten Abdomens

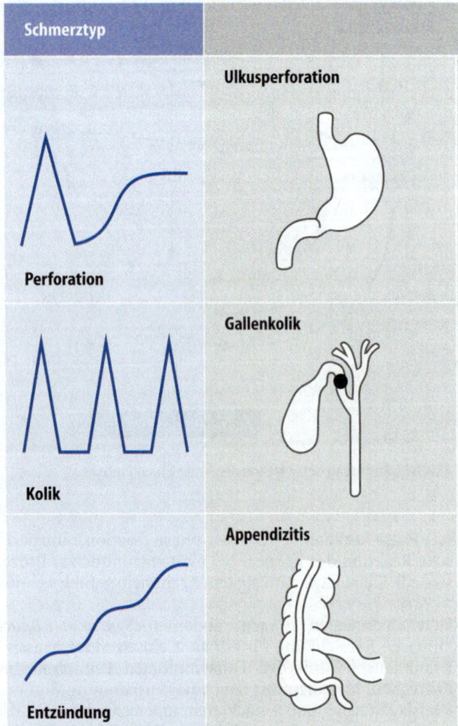

Abb. A48. Schmerztypen akuter abdominaler Erkrankungen

Abdomen [abdominale Schmerzsymptomatik, diskrete Peritonealbeschwerden, kompensierter Kreislauf]; **Diagnostik**: der Umfang der diagnostischen Verfahren hängt primär von Stadium und klinischem Bild ab; beim perakuten Abdomen ist meist eine sofortige Laparotomie indiziert [**operationspflichtiges Abdomen**], während beim akuten Abdomen und besonders beim unklaren Abdomen Zeit für eine diagnostische Abklärung und evtl. einen konservativen Behandlungsversuch gegeben ist; körperliche Untersuchung und v.a. die Schmerzanamnese führen meist schon zur Erstellung einer Arbeitsdiagnose, die durch apparative Verfahren [Labor, Sonographie, Abdomenleeraufnahme, a.p.-Thoraxaufnahme, Endoskopie, CT, NMR, Angiographie] oder eine Probelaparotomie* bestätigt werden kann; **Therapie**: die meisten Fälle erfordern einen chirurgischen Eingriff, wobei i.d.R. eine mediane Oberbauch- oder Unterbauchlaparotomie durchgeführt wird; nur bei sicherer Diagnose einer spezifischen Ursache [z.B. Appendizitis] kann ein anderer Zugang oder ein anderes Verfahren [z.B. minimal invasive Chirurgie] gewählt werden

A|kut|mit|tel *nt* (Ⓔ acute remedy): homöopathisches Arzneimittel zur Behandlung der Symptome einer akuten oder interkurrenten Erkrankung; i.d.R. ein sog. kleines Arzneimittel*, dessen Arzneimittelbild* nicht über die vorliegende Symptomatik hinausreicht bzw. dieser entspricht

Akut|pha|sen|pro|te|ii|ne *pl*: *→Akute-Phase-Proteine*

AKV *Abk.*: Aminosäuren-Kohlenhydrat-Vitamin

Ak|ze|le|ra|ti|on *f* (Ⓔ **1.–2.** acceleration): **1.** Beschleunigung **2.** beschleunigtes und vermehrtes Längenwachstum in den Industrieländern **3.** Beschleunigung der fetalen Herzfrequenz von mindestens 15 Schläge/Minute über mindestens 15 s bis zu maximal 10 Minuten Dauer; *s.a. Essay Kardiotokographie S. 1089*

Ak|ze|le|ra|tor *m* (Ⓔ accelerant): ***Syn***: *Beschleuniger; Katalysator*; Substanz, die den Ablauf einer chemischen Reaktion beschleunigt

Ak|ze|le|ra|tor|glo|bu|lin *nt* (Ⓔ accelerator globulin): ***Syn***: *Proakzelerin, Proaccelerin, Acceleratorglobulin, labiler Faktor, Faktor V, Plasmaakzeleratorglobulin*; thermolabiler Blutgerinnungsfaktor; ist an der Umwandlung von Prothrombin* zu Thrombin* beteiligt; *s.a. Blutgerinnung*

ak|ze|le|rie|rend *adj* (Ⓔ accelerant): beschleunigend

Ak|ze|le|rin *nt* (Ⓔ accelerin): ***Syn***: *Accelerin, Faktor VI*; zur Blutgerinnungskaskade gehörender Faktor, der dort aus Akzeleratorglobulin gebildet wird; *s.a. Blutgerinnung*

Ak|zep|tor *m* (Ⓔ acceptor): ***Syn***: *Acceptor*; aufnehmende Substanz, z.B. Protonenakzeptor

ak|zes|so|risch *adj* (Ⓔ accessory): zusätzlich, begleitend, ergänzend

Ak|zes|so|ri|us *m*: *→Nervus accessorius*

Ak|zes|so|ri|us|kern *m* (Ⓔ nucleus of accessory nerve): ***Syn***: *Nucleus nervi accessorii*; motorischer Ursprungskern des Nervus* accessorius, der teils in der Medulla* oblongata und teils im Rückenmark [C_{1-5}] liegt

spinaler Akzessoriuskern (Ⓔ spinal nucleus of accessory nerve): ***Syn***: *Nucleus spinalis nervi accessorii*; veraltete Bezeichnung für den unteren Teil des Akzessoriuskerns

Ak|zes|so|ri|us|läh|mung *f* (Ⓔ accessory nerve palsy): Lähmung des Nervus* accessorius; einseitige Lähmung führt zu Kopfneigung und Schiefhals; bei Trapeziuslähmung ist die Skapula von der Mittellinie weggerückt und nach außen rotiert; es besteht ein Ruhe- und Bewegungsschmerz in der ganzen Schulterregion; ist meist eine Folge eines chirurgischen Eingriffs im lateralen Halsdreieck [neck dissection*] oder seltener eines metastatischen Tumors im Foramen* jugulare

ak|zi|den|tell *adj*: *→akzidentiell*

ak|zi|den|ti|ell *adj* (Ⓔ accidental): zufällig (hinzukommend oder eintretend), versehentlich

AL *Abk.*: **1.** Adeps lanae **2.** *→akute Leukämie*

Al *Abk.*: *→Aluminium*

A.l. *Abk.*: *→Arteria lienalis*

Al-, al- *präf.*: Wortelement mit der Bedeutung „zu.../hinzu.../an..."

Ala *Abk.*: *→Alanin*

Tab. A49. Ursachen und Symptome beim Akuten Abdomen

Organdiagnose	Schmerzentwicklung	Kardinalsymptome	Diagnosesicherung
Akute Appendizitis	Zuerst paraumbilikal, dann in den rechten Unterbauch wandernder Dauerschmerz	Erbrechen, Klopf- und Loslassschmerz, Psoasschmerz, rektaler Druckschmerz, Leukozytose	Klinischer Befund bzw. Verlauf, Sonographie, Laparoskopie
Akute Cholezystitis	Dauerschmerz mit vagem Beginn, Steigerung innerhalb weniger Stunden, in rechte Schulter ausstrahlend	Lokaler Klopf- und Druckschmerz, Leukozytose, Fieber	Sonographie
Brideneileus	Plötzlicher Beginn, kolikartig, anfänglich manchmal lokalisierbar (z.B. im Bereich einer Operationsnarbe)	Erbrechen, Hyperperistaltik	Abdomenleeraufnahme im Stehen oder Seitenlage Sonographie, Magen-Darm-Passage
Inkarzerierte Inguinal- oder Femoralhernie	Plötzlicher Beginn, kolikartig, Maximum an Bruchpforte	Erbrechen, Hyperperistaltik Lokalbefund an Bruchpforte	Lokalbefund, Abdomenleeraufnahme im Stehen
Mechanischer Dickdarmileus	Langsam zunehmend, kolikartig, diffus	Fehlender Stuhl- und Windabgabe, Misere	Abdomenleeraufnahme im Stehen, rektale Untersuchung, vorsichtiger Kolonkontrasteinlauf
Perforiertes Gastroduodenalulkus	Plötzlicher Beginn mit oder ohne Ulkusanamnese, freies Intervall, lokalisierbar, Ausstrahlung in die rechte Schulter	Bretthartes Abdomen	Abdomenleeraufnahme (im Stehen oder in Linksseitenlage) Luftinsufflation über Magensonde, KM-Schluck oder Gastroskopie
Sigmadivertikulitis	Zunehmender Schmerz, besonders im linken, manchmal im mittleren Unterbauch	Deutlicher Druckschmerz, evtl. Abwehrspannung	Sonographie (orientierend), KM-Einlauf, CT (bei Verdacht auf Abszess)
Akute Pankreatitis	Plötzlicher Beginn, Dauerschmerz, Vernichtungscharakter, diffus im Oberbauch, gürtelförmig mit Ausstrahlung in den Rücken oder in die linke Schulter	Oberbauchperitonismus, Urin- und Serumamylase- und -lipaseerhöhung, niedriges Serumkalzium	Computertomographie (Sonographie)
Mesenterialinfarkt	Plötzlicher Beginn, manchmal kolikartig, häufig freies Intervall, diffus	Diskrepanz zwischen heftigem Schmerzbild, schlechtem Allgemeinzustand, hoher Leukozytose und geringem Peritonismus	Angiographie, Computertomographie mit i.v. Kontrastierung, Laparoskopie
Stielgedrehte Ovarialzyste	Plötzlicher Beginn, lokalisierbar	Keine	Sonographie, Laparoskopie
Extrauteringravidität	Plötzlicher Beginn, häufig mit Kollaps, Unterbauch	Allgemeine Blutungszeichen bis zum Schock, Schwangerschaftstest positiv, retrouterine Hämatozele	Sonographie, transvaginale Punktion, Laparoskopie
Spontane oder sekundäre Milzruptur	Plötzlicher Beginn, diffus	Allgemeine Blutungszeichen bis zum Schock	Sonographie mit Punktion, Peritoneallavage
Perforierte Aneurysmen	Plötzlicher Beginn, bei Bauchaortenaneurysma Dauerschmerz mit Vernichtungscharakter, gürtelförmig in den Rücken ausstrahlend	Allgemeine Blutungszeichen bis zum Schock, pulsierender Abdominaltumor	Sonographie, Computertomographie, Angiographie

ALA *Abk.*: **1.** → *δ-Aminolävulinsäure* **2.** antilymphozytäre Antikörper

Alla *f, pl* **Allae** (Ⓔ ala): Flügel, flügelförmige Struktur

Ala cristae galli (Ⓔ wing of crista galli): vorderer, flügelartiger Rand der Crista* galli, der sich beidseitig der Crista* frontalis des Stirnbeins anlagert

Ala lobuli centralis cerebelli (Ⓔ ala of central lobule of cerebellum): Verbindung von Lobulus* centralis cerebelli und Kleinhirnhemispären

Ala major ossis sphenoidalis (Ⓔ greater wing of sphenoid bone): *Syn*: *großer Keilbeinflügel*; vom Oberrand des Keilbeins ausgehende, paarige Knochenplatte, die am Aufbau der mittleren Schädelgrube beteiligt ist; in der Ala major liegen das Foramen* rotundum, Foramen* ovale und Foramen* spinosum

Ala minor ossis sphenoidalis (Ⓔ lesser wing of sphenoid bone): *Syn*: *kleiner Keilbeinflügel*; paarige Knochenplatte des Keilbeins, die am Aufbau der vorderen Schädelgrube beteiligt ist; durch die Wurzel der Ala minor zieht der Canalis* opticus, der Schädelgrube und Orbita verbindet

Ala nasi (Ⓔ nasal wing): Nasenflügel; *s.u. Nase*

Ala ossis ilii (Ⓔ ala of ilium): *Syn*: *Beckenschaufel, Darmbeinschaufel*; oberer, verbreiterter Teil des Darmbeins; Ansatzstelle der Glutealmuskeln

Ala ossis sacri (Ⓔ sacral ala): *Syn*: *Kreuzbeinflügel*; seitlicher Teil der Kreuzbeinbasis

Ala vomeris (Ⓔ ala of vomer): Flügel des Pflugscharbeins

ALAD *Abk.*: δ-Aminolävulinatdehydrase

Alagille: Daniel Alagille; geb. 1925; französischer Kinderarzt

Alagille-Syndrom *nt* (Ⓔ Alagille's syndrome): *Syn*: *arteriohepatische Dysplasie*; Fehlbildungssyndrom mit Hypoplasie der Gallengänge, Pulmonalstenose, Gesichtsfehlbildungen und Wirbelkörperanomalien; die Prognose ist i.d.R. gut, da sich nur selten eine Leberzirrhose entwickelt

Allakltalsie *f* (Ⓔ alactasia): *Syn*: *Lactasemangel, Laktasemangel*; durch einen angeborenen Mangel an Laktase* in der Darmschleimhaut verursachte Laktoseintoleranz*; häufigste Form des primären Disaccharidasemangels, die in zwei Varianten auftritt, dem extrem seltenen **kongenitalen Laktasemangel** und dem **primären Laktasemangel**, bei dem zum Zeitpunkt der Geburt eine normale Laktaseaktivität vorliegt, die im Laufe der Jahre langsam abnimmt; **Therapie**: Vermeidung von Milch und Milchprodukten

Allallia *f*: → *Alalie*

Allallie *f* (Ⓔ **1.–2.** alalia): *Syn*: *Alalia*; **1.** gestörte Lautbildung, z.B. bei angeborener Taubheit **2.** Oberbegriff für Sprach- und Sprechstörungen; z.T. identisch mit Aphasie*

AL-Amyloid *nt* (Ⓔ amyloid L): *Syn*: *Amyloid L*; *s.u. Amyloid*

AL anhydr. *Abk.*: → *Adeps lanae anhydricus*

Allalnin *nt* (Ⓔ alanine): *Syn*: *Aminopropionsäure*; natürlich

A

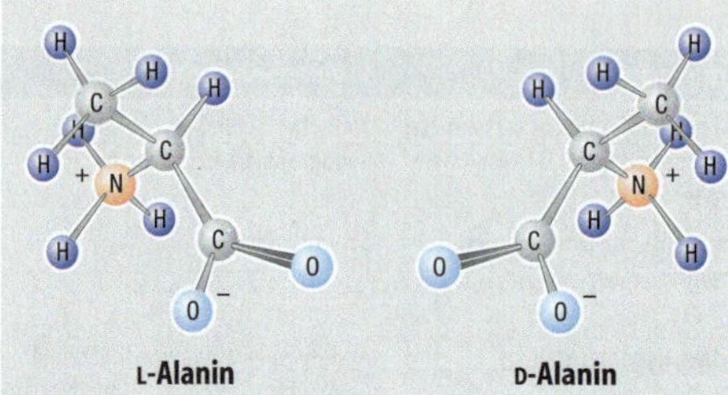

Abb. A50. L- und D-Alanin

vorkommende, glucoplastische, nicht-essentiele Aminosäure*; *s.a. Alaninzyklus*

D-Alanin (Ⓔ D-alanine): nur bei Prokaryonten vorkommende Aminosäure*

β-Allalninlälmie *f* (Ⓔ β-alaninemia): ***Syn***: *Hyperbetaalaninämie*; erhöhter β-Alaningehalt des Blutes

Allalninlalmilnoltranslfelralse *f* (Ⓔ alanine aminotransferase): ***Syn***: *Alanintransaminase, Serum-Glutamatpyruvattransaminase, Glutamatpyruvattransaminase*; Aminotransferase*, die die Umwandlung von Glutamat und Pyruvat zu L-Alanin und Alphaketoglutarat katalysiert; Zellenzym der Leberzellen, das bei Erkrankungen, die zu einer Schädigung des Lebergewebes führen, ins Blutplasma austritt und dort vermehrt nachgewiesen werden kann

β-Alanin-L-Histidin *nt* (Ⓔ carnosine): ***Syn***: *Karnosin, Carnosin*; im Muskel vorkommendes Dipeptid

Allalninltranslalmilnalse *f*: *→ Alaninaminotransferase*

Allalninlzylklus *m* (Ⓔ alanine cycle): Alanin entsteht in Muskelzellen bei der Glykolyse* aus Lactat* bzw. Pyruvat*; Alanin gelangt dann über das Blut zur Leber, wo es in die Gluconeogenese* eingeschleust wird; die entstehende Glucose gelangt über das Blut zur Muskulatur und kann dort wieder zu Pyruvat oder Lactat abgebaut werden

Allant *m* (Ⓔ elecampane): ***Syn***: *Inula helenium, echter Alant*; Pflanze aus der Familie der Korbblütler [Asteraceae], dessen getrockneter Wurzelstock [**Helenii rhizoma**] 1–3 % ätherische Öle [**Alantolacton, Isoalantolacton**], Pektine* und Inulin* [bis zu 45 %] enthält; **Anw.**: traditionell bei Erkrankungen der Atemwege, des Magen-Darm-Traktes, der Nieren und ableitenden Harnwege; in der Homöopathie bei chronischem Husten, Ulcus* ventriculi und Scheidenausfluss

Allantlkamplfer *m* (Ⓔ helenine): ***Syn***: *Helenin*; im ätherischen Öl der Helenkrautwurzel [Helenii rhizoma] vorkommende Substanz; wird als Expektorans* und Antiseptikum* verwendet

Allanltollaclton *nt* (Ⓔ alantolactone): *s.u. Alant*

Allarmlrelakltilon *f* (Ⓔ alarm reaction): die erste Phase des allgemeinen Anpassungssyndroms

Allarmlzyltolkilne *pl* (Ⓔ proinflammatory cytokines): ***Syn***: *proinflammatorische Zytokine*; Bezeichnung für Zytokine*, die die Entzündungsreaktion fördern; dazu gehören z.B. die Interleukine* 1, 6 und 8

ALAS *Abk.*: δ-Aminolävulinatsynthetase

Allasltrim *nt* (Ⓔ alastrim): ***Syn***: *weiße Pocken, Variola minor*; heute nicht mehr auftretende meldepflichtige Pockenkrankheit durch das **Alastrimvirus**; der Verlauf ist mild und ohne Narbenbildung

Allasltrimlvilrus *nt, pl* **-ren** (Ⓔ alastrim virus): *s.u. Alastrim*

ALAT *Abk.*: *→ Alaninaminotransferase*

Allaun *m* (Ⓔ alum): ***Syn***: *Kalium-Aluminium-Sulfat, Alumen*; Doppelsalz von Kalium und Aluminium mit blutstillender Wirkung

Alb. *Abk.*: *→ Albumin*

Albarrán: Joaquin Albarrán y Dominguez; 1860–1912; kubanischer Urologe (Paris)

Albarrán-Ormond-Syndrom *nt* (Ⓔ Ormond's syndrome): idiopathische Form der Retroperitonealfibrose*

Allbenldalzol *nt* (Ⓔ albendazole): Breitbandanthelmintikum; wirkt v.a. gegen Nematoden und ihre Finnen

Albers-Schönberg: Heinreich Albers-Schönberg; 1865–1921; deutscher Radiologe und Chirurg (Hamburg)

Albers-Schönberg-Krankheit *f* (Ⓔ Albers-Schönberg disease): ***Syn***: *Marmorknochenkrankheit, Osteopetrose, Osteopetrosis*; seltene, angeborene Störung der normalen Knochenbildung mit generalisierter Sklerose und Verhärtung der Knochen, Anämie, extramedullärer Blutbildung und Splenomegalie

Allbidlulrie *f* (Ⓔ albiduria): Ausscheidung von weißem Harn

Allbilnislmus *m* (Ⓔ albinism): ***Syn***: *Weißsucht*; angeborener Pigmentmangel von Augen, Haut und Haaren; meist gleichgesetzt mit Albinismus* totalis

Albinismus circumscriptus (Ⓔ circumscribed albinism): ***Syn***: *partieller/umschriebener Albinismus, Piebaldismus, Weißscheckenkrankheit, Albinismus partialis*; angeborene [autosomal-dominant], umschriebene, pigmentlose Hautflecken; innerhalb der depigmentierten Areale sind die Haare weiß [z.B. „white forelock" im Stirnbereich]

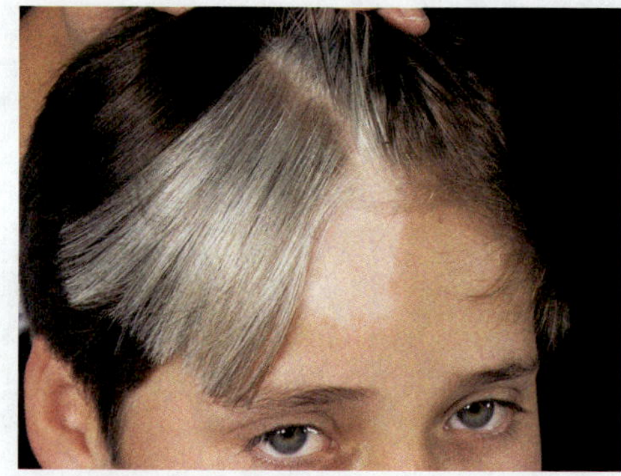

Abb. A51. Albinismus circumscriptus

kompletter Albinismus: *→ Albinismus totalis*

okulokutaner Albinismus: *→ Albinismus totalis*

Albinismus partialis: *→ Albinismus circumscriptus*

partieller Albinismus: *→ Albinismus circumscriptus*

Albinismus totalis (Ⓔ complete albinism): ***Syn***: *kompletter Albinismus, okulokutaner Albinismus, Albinismus universalis*; Albinismus mit vollständigem Fehlen von Pigment, aufgrund einer reduzierten oder fehlenden Biosynthese von Melanin*; insgesamt umfasst die Gruppe 11 Unterformen, von den aber nur der Tyrosinase-negative und der Tyrosinase-positive okulokutane Albinismus* eine Rolle spielen; allen Formen gemeinsam ist ein universelles Fehlen oder eine Verminderung des Melanins in Haut, Haaren und

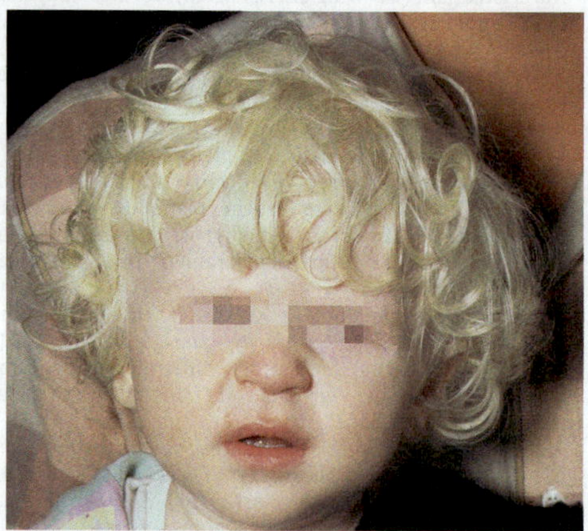

Abb. A52. Tyrosinase-negativer okulokutaner Albinismus

Augen; auffällig sind auch Nystagmus, Photophobie und Sehschwäche; **Therapie**: keine kausale Therapie möglich; wegen der erhöhten Tumorgefahr ist die Prophylaxe von UV-Schäden besonders wichtig

Tyrosinase-negativer okulokutaner Albinismus (Ⓔ tyrosinase-negative oculocutaneous albinism): Albinismus* totalis mit autosomal-rezessivem Defekt der Tyrosinasebildung

Tyrosinase-positiver okulokutaner Albinismus (Ⓔ tyrosinase-positive oculocutaneous albinism): *Syn*: *Albinoidismus*; Albinismus* totalis mit verminderter Melaninsynthese

umschriebener Albinismus: *→Albinismus circumscriptus*

Albinismus universalis: *→Albinismus totalis*

Al|bi|no *m/f* (Ⓔ albino): Patient/in mit Albinismus*

Al|bi|no|i|dis|mus *m*: *→Tyrosinase-positiver okulokutaner Albinismus*

Albright: Fuller Albright; 1900–1969; amerikanischer Arzt (Boston)

Albright-Butler-Bloomberg-Syndrom *nt* (Ⓔ phosphate diabetes): autosomal-dominant vererbte Störung des Phosphatstoffwechsels, die zu einem chronischen Phosphatdiabetes* führt

Albright-McCune-Syndrom *nt*: *→McCune-Albright-Syndrom*

hereditäre Albright-Osteodystrophie *f* (Ⓔ Albright hereditary osteodystrophy): autosomal-dominant vererbte Störung des Phosphatstoffwechsels, die zu Gesichtsdysmorphie, Kleinwuchs, mentaler Retardierung, hypergonadotropem Hypogonadismus*, Hypothyreose* und generalisierter Osteopenie führt

Albright-Syndrom *nt*: *→McCune-Albright-Syndrom*

Al|bu|gi|nea *f* (Ⓔ albuginea): *Syn*: *Tunica albuginea testis*; *s.u. Hoden*

Al|bu|gi|ne|o|to|mie *f* (Ⓔ albugineotomy): Eröffnung der Tunica* albuginea des Hodens

Al|bu|gi|ni|tis *f, pl* **-ti|den** (Ⓔ albuginitis): Entzündung der bindegewebigen Hodenhülle [Tunica albuginea testis]

al|bu|gi|ni|tisch *adj* (Ⓔ albuginitic): Albuginitis betreffend, durch sie bedingt

Al|bu|go *f, pl* **-gi|nes** (Ⓔ albugo): *Syn*: *Leukom, Leukoma, Leucoma*; weißer Hornhautfleck

Al|bu|men *nt* (Ⓔ albumen): *Syn*: *Hühnereiweiß*; das Eiweiß des Hühnereies

Al|bu|min *nt* (Ⓔ albumin): wasserlösliches, globuläres Eiweiß, das vorwiegend in der Leber gebildet wird; die täglich produzierte Albuminmenge beträgt beim Erwachsenen 120–200 mg/kg Körpergewicht; wichtigstes Eiweiß des Blutplasmas [ca. 50–60 % der Plasmaproteine]; allerdings befinden sich nur ca. 40 % des Gesamtalbumins im Blutplasma, der Rest ist zum größten Teil im Extrazellularraum verteilt; Albumine kommen wahrscheinlich in allen Körperflüssigkeiten vor; ihre Hauptaufgaben im Blut sind der Transport von nicht-veresterten Fettsäuren, Pharmaka, Vitaminen, Magnesium, Calcium, Spurenelementen sowie die Konstanthaltung des kolloidosmotischen Drucks; *s.a. Plasmaprotein*

Al|bu|mi|nat *nt* (Ⓔ albuminate): basische Eiweißverbindung

Al|bu|mi|nat|u|rie *f* (Ⓔ albuminaturia): Albuminatausscheidung im Harn

Albumin/Globulin-Quotient *m* (Ⓔ albumin-globulin ratio): *Syn*: *Eiweißquotient*; Verhältnis von Albumin zu Globulin im Serum oder Liquor* cerebrospinalis; für Serum beträgt der Normalwert 1–2, für Liquor 0,1–0,4

Al|bu|mi|no|cho|lie *f* (Ⓔ albuminocholia): Vorkommen von Albumin in der Galle

Al|bu|mi|no|id *nt* (Ⓔ albuminoid): *Syn*: *Gerüsteiweiß, Skleroprotein, Strukturprotein*; wasserunlösliches, fibrilläres Eiweiß, das primär eine Funktion beim Aufbau von Strukturen hat, z.B. Kollagen*, Keratin*

al|bu|mi|no|id *adj* (Ⓔ albuminoid): eiweißähnlich, eiweißartig, albuminähnlich, albuminartig

Al|bu|mi|no|ly|se *f* (Ⓔ albuminolysis): Albuminspaltung

Al|bu|mi|nor|rhoe *f, pl* **-rho|en** (Ⓔ albuminorrhea): extreme Albuminurie*, z.B. beim nephrotischen Syndrom*

al|bu|mi|nös *adj* (Ⓔ albuminous): eiweißhaltig, albuminhaltig; serös

al|bu|min|u|re|tisch *adj* (Ⓔ albuminuretic): Albuminurie betreffend oder fördernd

Al|bu|min|u|rie *f* (Ⓔ albuminuria): Albuminausscheidung im Harn; meist gleichgesetzt mit Proteinurie*

febrile Albuminurie: *→Fieberproteinurie*

al|bu|min|u|risch *adj* (Ⓔ albuminuric): *Syn*: *proteinurisch*; Albuminurie betreffend, durch sie bedingt

Al|bu|mo|sen *pl* (Ⓔ albuminoses): Abbauprodukte des Albumins

Al|ca|li|ge|nes *f* (Ⓔ Alcaligenes): *Syn*: *Alkaligenes*; gramnegative, bewegliche Stäbchen- oder Kugelbakterien; obligat pathogene Erreger von Harnwegsinfektionen [meist **Alcaligenes faecalis** oder **Alcaligenes xylosoxidans**]

Alc. dil. *Abk.*: Alcohol dilutus

Alc|e|ae flos *m* (Ⓔ hollyhock flower): *Syn*: *Malvae arboreae flos*; *s.u. Stockmalve*

Al|ce|a ro|se|a *f*: *→Stockmalve*

Al|che|mil|la al|pi|na *f*: *→Alpenfrauenmantel*

Al|che|mil|la con|junc|ta *f*: *→Alpenfrauenmantel*

Al|che|mil|lae al|pi|nae her|ba *f* (Ⓔ Alpine lady's-mantle herb): *s.u. Alpenfrauenmantel*

Al|che|mil|lae her|ba *f* (Ⓔ lady's-mantle): Kraut von Frauenmantel*

Al|che|mil|la vul|ga|ris *f*: *→Frauenmantel*

Al|che|mil|la xan|tho|chlo|ra *f*: *→Frauenmantel*

Al|clo|me|ta|son *nt* (Ⓔ alclometasone): halogeniertes Glucocorticoid*; **Anw.**: lokaler Entzündungshemmer; v.a. bei Dermatosen

Al|clo|xa *nt* (Ⓔ alcloxa): Chlortetrahydroxyaluminiumverbindung des Allantoins*; **Anw.**: Adstringens*, Keratolytikum*

Alcock: Benjamin Alcock; irischer Anatom und Physiologe im 19. Jahrhundert

Alcock-Kanal *m* (Ⓔ Alcock's canal): *Syn*: *Canalis pudendalis*; Duplikatur der Faszie des Musculus* obturatorius internus, durch den Arteria* und Vena* pudenda interna und Nervus* pudendus ziehen

Al|co|hol|us *m*: *→Alkohol*

Alcoholus absolutus (Ⓔ absolute alcohol): *Syn*: *absoluter Alkohol*; wasserfreier Alkohol

Alcoholus benzylicus: *→Benzylalkohol*

Al|cu|ro|ni|um|chlo|rid *nt* (Ⓔ alcuronium chloride): nicht-depolarisierendes, peripheres Muskelrelaxans*; 5-mal so wirksam wie Tubocurarin

ALD *Abk.*: **1.** *→Adrenoleukodystrophien* **2.** *→Aldolase*

Al|de|hyd *m* (Ⓔ aldehyde): chemische Verbindung, die die Aldehydgruppe [-CHO] enthält

Al|de|hyd|al|ko|hol *m* (Ⓔ aldol): *Syn*: *Aldol*; Verbindung, die eine Aldehydgruppe und eine oder mehrere Alkoholgruppen enthält

Al|de|hyd|de|hy|dro|ge|na|se *f* (Ⓔ aldehyde dehydrogenase): in Leber, Magen-Darm-Trakt, Lunge und Niere vorkommendes Enzym, das Aldehyde zu Säuren oxidiert; wichtig ist v.a. ihre Funktion beim Abbau von Acetaldehyd zu Acetat im Rahmen des Alkoholabbaus in der Leber

Al|de|hyd|grup|pe *f* (Ⓔ aldehyde group): *s.u. Aldehyd*

al|de|hy|disch *adj* (Ⓔ aldehydic): Aldehyd betreffend

Al|de|hyd|ly|a|se *f*: *→Aldolase*

Al|de|hyd|o|xi|da|se *f* (Ⓔ aldehyde oxidase): Molybdän-haltiges Enzym der Lebermitochondrien, das aliphatische Aldehyde zu Säure oxidiert

Al|de|hyd|zu|cker *m*: *→Aldose*

Alder: Albert Alder; 1888–1951; schweizer Hämatologe (Aarau)

Alder-Granulationsanomalie *f*: *→Alder-Reilly-Granulationsanomalie*

Alder-Körperchen *pl*: *→Alder-Reilly-Granulationsanomalie*

Alder-Reilly-Anomalie *f*: *→Alder-Reilly-Granulationsanomalie*

Alder-Reilly-Granulationsanomalie *f* (Ⓔ Reilly granulations): *Syn*: *Alder-Körperchen, Alder-Reilly-Körperchen, Alder-Granulationsanomalie, Alder-Reilly-Anomalie, Reilly-Granulationsanomalie*; azurophile Granula in Leukozyten

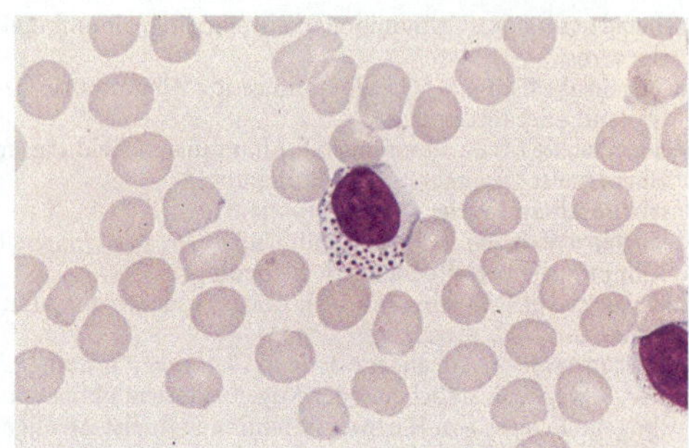
Abb. A53. Alder-Reilly-Granulationsanomalie

bei Mukopolysaccharidosen*

Alder-Reilly-Körperchen *pl*: *→Alder-Reilly-Granulationsanomalie*

ALDH *Abk.*: *→Aldehyddehydrogenase*

Al|di|min *nt* (Ⓔ aldimine): Aldehydderivat, bei dem das Sauerstoffatom der Aldehydgruppe durch Stickstoff ersetzt ist

Al|di|o|xa *nt* (Ⓔ aldioxa): Dihydroxyaluminiumverbindung des Allantoins*; **Anw.**: Adstringens*, Keratolytikum*

ALD-L *Abk.*: Leber-Aldolase

ALD-M *Abk.*: Muskel-Aldolase

Al|do|hep|to|se *f* (Ⓔ aldoheptose): Aldose* mit 7 Kohlenstoffatomen

Al|do|he|xo|se *f* (Ⓔ aldohexose): Aldose* mit 6 Kohlenstoffatomen

Al|dol *nt* (Ⓔ aldol): ***Syn***: *Aldehydalkohol*; Verbindung, die eine Aldehydgruppe und eine oder mehrere Alkoholgruppen enthält

Al|do|la|se *f* (Ⓔ aldolase): ***Syn***: *Fructosediphosphataldolase, Fructosebisphosphataldolase, Fruktosediphosphataldolase, Fruktosebisphosphataldolase, Aldehydlyase*; Schlüsselenzym des Embden-Meyerhof-Wegs*; katalysiert die Umwandlung von Fructose-1,6-diphosphat zu Dihydroxyacetonphosphat und D-Glycerinaldehyd-3-phosphat; man unterscheidet zwei Formen: **Aldolase A**, die sog. muskeltypische Form, die in den meisten Geweben vorliegt, und **Aldolase B**, die nur in Leber und Niere nachweisbar ist; die Blutspiegel der Aldolase sind erhöht bei Leberschädigung [Hepatitis, Zirrhose], Herzerkrankungen, Muskelschäden u.a.

Al|do|la|se|man|gel *m* (Ⓔ aldolase deficiency): autosomal-rezessive Enzymopathie* mit Störung der Gluconeogenese*, die im Hungerzustand zur Ausbildung einer Laktatazidose führt

Al|do|oc|to|se *f* (Ⓔ aldooctose): Aldose* mit 8 Kohlenstoffatomen

Al|do|pen|to|se *f* (Ⓔ aldopentose): Aldose* mit 5 Kohlenstoffatomen

Al|do|se *f* (Ⓔ aldose): ***Syn***: *Aldehydzucker*; Einfachzucker [Monosaccharid*] mit terminaler Aldehydgruppe; nach der Anzahl der Kohlenstoffatome unterscheidet man Aldotriose [3 Kohlenstoffatome], Aldotetrose [4 Kohlenstoffatome] usw.

Al|dos|te|ron *nt* (Ⓔ aldosterone): zu den Mineralocorticoiden* zählendes Hormon der Nebennierenrinde*; reguliert zusammen mit Angiotensin* die Natrium- und Wasserrückresorption in Niere, Ileum und Kolon und hat damit wesentlichen Einfluss auf den Wasser- und Elektrolythaushalt; *s.a. Renin-Angiotensin-Aldosteron-System, Hyperaldosteronismus*

Al|do|ste|ron|an|ta|go|nis|ten *pl* (Ⓔ aldosterone antagonists): harntreibende Mittel; blockieren Aldosteronrezeptoren in den Tubuluszellen; dadurch werden Wasser, Natrium- und Hydrogencarbonat-Ionen vermehrt, Kalium-Ionen vermindert ausgeschieden; Gefahr von Hyperkaliämie*, Gynäkomastie*, Potenzstörungen, Hirsutismus* und Amenorrhö*; *s.a. Diuretikum*

Al|dos|te|ro|nis|mus *m*: *→Hyperaldosteronismus*

Al|do|ste|ron|man|gel *m*: *→Hypoaldosteronismus*

Al|dos|te|ro|nom *nt* (Ⓔ aldosteronoma): aldosteronbildender Tumor; *s.a. Hyperaldosteronismus*

Al|dos|te|ron|u|rie *f* (Ⓔ aldosteronuria): Aldosteronausscheidung im Harn

Al|do|tet|ro|se *f* (Ⓔ aldotetrose): Aldose* mit 4 Kohlenstoffatomen

Al|do|tri|o|se *f* (Ⓔ aldotriose): Aldose* mit 3 Kohlenstoffatomen

Aldrich: Robert Anderson Aldrich; geb. 1917; amerikanischer Kinderarzt (Portland)

Aldrich-Syndrom *nt*: *→Wiskott-Aldrich-Syndrom*

Al|drin *nt* (Ⓔ aldrin): polychloriertes Insektizid*; in vielen Ländern verboten

a|lek|tisch *adj* (Ⓔ alexic): Alexie betreffend, durch sie bedingt

A|lep|po|beu|le *f*: *→Hautleishmaniose*

a|leu|kä|misch *adj* (Ⓔ aleukemic): ohne typische Leukämiezeichen (verlaufend)

A|leu|kie *f* (Ⓔ aleukia): seltenes Krankheitsbild mit Fehlen der Granulozyten und Lymphozyten

a|leu|ko|zy|tär *adj* (Ⓔ aleukocytic): ***Syn***: *aleukozytisch*; ohne Leukozyten

a|leu|ko|zy|tisch *adj*: *→aleukozytär*

A|leu|ko|zy|to|se *f* (Ⓔ aleukocytosis): absoluter Leukozytenmangel; oft gleichgesetzt mit Leukopenie*

a|leu|ko|zy|to|tisch *adj* (Ⓔ aleukocytotic): Aleukozytose betreffend, von ihr betroffen oder gekennzeichnet, durch sie bedingt

Alexander: **1.** William Alexander; 1844–1919; englischer Chirurg **2.** W. Stewart Alexander; zeitgenössischer englischer Pathologe

Alexander-Adams-Operation *f* (Ⓔ Alexander-Adams operation): ***Syn***: *Adams-Operation*; Fixierung der Gebärmutter in Anteversionslage durch Verkürzung des runden Mutterbandes [Ligamentum* teres uteri]

Alexander-Technik *f* (Ⓔ Alexander's method): ***Syn***: *Eutonie*; von G. Alexander entwickelte Entspannungstechnik*; das Erlernen von bewusst durchgeführten Bewegungsabläufen führt zur Entwicklung eines dem Individuum eigenen Rhythmus

Alexandriner-Senna *f* (Ⓔ Alexandrian senna): ***Syn***: *Khartum-Senna, Cassia senna*; *s.u. Sennesblätter*

A|le|xie *f* (Ⓔ alexia): ***Syn***: *Leseunfähigkeit, Leseunvermögen*; Unfähigkeit zu lesen; im Prinzip eine optische Agnosie*, bei der Buchstaben [**literale Alexie**] oder ganze Wörter [**verbale Alexie**] nicht erkannt werden; kommt z.B. bei Infarkten im Versorgungsgebiet der linken Arteria cerebri posterior vor

A|le|xi|thy|mie *f* (Ⓔ alexithymia): Unvermögen, Gefühle wahrzunehmen oder zu beschreiben; kommt v.a. bei psychosomatischen Erkrankungen vor

a|le|zi|thal *adj* (Ⓔ alecithal): ohne Dotter, dotterlos

Al|fa|cal|ci|dol *nt* (Ⓔ alfacalcidol): ***Syn***: *1-α-Hydroxycholecalciferol*; Calciferolmetabolit; wird bei erster Leberpassage zu 1,25-Dihydroxycolecalciferol [Calcitriol*] aktiviert; **Anw.**: Substitutionstherapie bei Vitamin-D-Stoffwechselstörungen, renaler Osteopathie* und Osteoporose*

Al|fen|ta|nil *nt* (Ⓔ alfentanil): ***Syn***: *Alfentanilum*; starkes Schmerzmittel; **Anw.**: Neuroleptanalgesie*

Al|fen|ta|ni|lum *nt*: *→Alfentanil*

ALFT *Abk.*: Aluminium-Formol-Toxoid

Al|fu|zo|sin *nt* (Ⓔ alfuzosin): ***Syn***: *(RS)-N-{3-[(4-Amino-6,7-dimethoxy-2-chinazolinyl)methylamino]propyl}tetrahydro-2-furamid*; Alphablocker*; **Anw.**: benigne Prostatahyperplasie*

ALG *Abk.*: *→Antilymphozytenglobulin*

Alg-, alg- *präf.*: Wortelement mit der Bedeutung „Schmerz"

Al|ge|he|do|nie *f* (Ⓔ algohedonia): ***Syn***: *Schmerzlust*; lustvolles Erleben von Schmerzreizen; Teilaspekt des Masochismus*

Al|gen|pil|ze *pl* (Ⓔ algal fungi): ***Syn***: *niedere Pilze, Phykomyzeten, Phycomycetes*; zu den echten Pilzen gehörende Erreger von Mukormykose* und Phykomykose*

Al|gen|säu|re *f*: *→Alginsäure*

Algesi-, algesi- *präf.*: *→Algesio-*

Al|ge|sia *f*: *→Algesie*

A

Al|ge|sie *f* (Ⓔ algesia): ***Syn***: *Algesia*; Schmerzempfindlichkeit, Schmerzhaftigkeit
Algesio-, algesio- *präf.*: Wortelement mit der Bedeutung „Schmerz"
Al|ge|si|o|lo|gie *f* (Ⓔ algesiology): Lehre von der Schmerzentstehung und Schmerztherapie
al|ge|tisch *adj* (Ⓔ algetic): schmerzhaft, schmerzend
Algi-, algi- *präf.*: →*Algio-*
-algia *suf.*: →*-algie*
-algie *suf.*: Wortelement mit der Bedeutung „Schmerz"
Al|gin *nt* (Ⓔ algin): ***Syn***: *Natriumalginat*; Natriumsalz der Alginsäure*; *s.u. Alginat*
Al|gi|nat *nt* (Ⓔ alginate): Salz der Alginsäure*; Alginate sind in Wasser unbegrenzt quellbar und werden in der Chemie und Pharmazie als Quell-, Gelier- und Emulsionsmittel verwendet; sie sind in Schlankheitsdiätika enthalten, da sie im Magen aufquellen und ein Sättigungsgefühl hervorrufen, werden als Antazidum* verwendet und dienen der Herstellung von Verband- und Nahtmaterial
Al|gin|säu|re *f* (Ⓔ alginic acid): ***Syn***: *Algensäure, Acidum alginicum*; aus Algen [v.a. Braunalgen] gewonnene Säure, deren Salze [Alginate*] als Verdickungsmittel und Gelbildner verwendet werden; kann bis zum 300-fachen ihres Gewichtes an Wasser aufnehmen
Algio-, algio- *präf.*: Wortelement mit der Bedeutung „Schmerz"
-algisch *suf.*: in Adjektiven verwendetes Wortelement mit der Bedeutung „schmerzhaft/schmerzend"
Algo-, algo- *präf.*: Wortelement mit der Bedeutung „Schmerz"
Al|go|dys|tro|phie *f.*: →*Algodystrophie-Syndrom*
Algodystrophie-Syndrom *nt* (Ⓔ algodystrophy): ***Syn***: *Algodystrophie*; idiopathische oder sekundäre, schmerzhafte Funktionseinschränkung der oberen oder unteren Extremitäten durch vasomotorische oder trophische Störungen; meist gleichgesetzt mit Sudeck*-Syndrom
al|go|gen *adj* (Ⓔ algogenic): Schmerz(en) verursachend
Al|go|lag|nie *f* (Ⓔ algolagnia): ***Syn***: *Schmerzwollust*; sexuelle Lust am Zufügen oder Erleiden von Schmerzen oder Demütigungen; Oberbegriff für Sadismus* [**aktive Algolagnie**] und Masochismus* [**passive Algolagnie**]
Al|go|ma|nie *f* (Ⓔ algomania): krankhaftes Verlangen nach Schmerzreizen
Al|go|pa|reu|nie *f* (Ⓔ dyspareunia): ***Syn***: *Dyspareunie*; schmerzhafter Geschlechtsverkehr/Koitus; kann sowohl organische Ursachen haben [z.B. Endometriose] als auch psychisch bedingt sein
al|go|phob *adj* (Ⓔ algophobic): ***Syn***: *odynophob*; Algophobie betreffend, durch sie gekennzeichnet
Al|go|pho|bie *f* (Ⓔ algophobia): ***Syn***: *Odynophobie*; krankhafte Angst vor Schmerzen
Al|gor *m* (Ⓔ cold): Kälte
Algor mortis (Ⓔ death chill): Leichenkälte, Totenkälte
Al|gu|ria *f.*: →*Algurie*
Al|gu|rie *f* (Ⓔ alginuresis): ***Syn***: *Alguria*; schmerzhaftes Wasserlassen, Schmerzen beim Wasserlassen
al|gu|risch *adj* (Ⓔ alginuretic): Algurie betreffend, von ihr betroffen
$Al(HO)_3$ *Abk.*: →*Aluminiumhydroxid*
ALI *Abk.*: anterolateraler Infarkt
Alibert: Jean-Louis Alibert; 1766–1837; französischer Hautarzt (Paris)
Alibert-Bazin-Krankheit *f.*: →*Mycosis fungoides*
Alibert-Krankheit *f.*: →*Mycosis fungoides*
A|li|bi|di|nie *f* (Ⓔ chronic lack of sexual desire): chronisches Fehlen des Geschlechtstriebs
a|li|bi|di|nös *adj* (Ⓔ alibidinic): Alibidinie betreffend, ohne Geschlechtstrieb
Alice-in-Wonderland-Syndrom *nt* (Ⓔ Alice-in-Wonderland syndrome): Depersonalisationssyndrom* mit Störung der optischen Wahrnehmung und der Zeit- und Raumerkennung
a|li|cy|c|lisch *adj*: →*alizyklisch*
A|li|e|na|ti|on *f* (Ⓔ alienation): ***Syn***: *Entfremdung*; das Fremdwerden mit der eigenen Person, der Umgebung, Familie, Gesellschaft usw.; oft mit Depersonalisation gleichgesetzt
alien hand *nt*: *s.u. Essay Parkinson-Syndrome S. 1631*
A|li|e|nie *f* (Ⓔ alienia): angeborenes Fehlen der Milz; selten; als Einzelsymptom ohne klinische Bedeutung
Ali-Krogius-Kapselplastik *f.*: *s.u. Krogius*
A|li|me|ma|zin *nt* (Ⓔ alimenazine): ***Syn***: *Methylpromazin, Trimeprazine*; Neuroleptikum*, Antihistaminikum*
a|li|men|tär *adj* (Ⓔ alimentary): durch die Nahrung bedingt, mit der Nahrung aufgenommen, ernährungsbedingt
A|li|men|tär|psa|thy|ro|se *f* (Ⓔ alimentary osteopathy): durch eine Fehl- oder Mangelernährung verursachte Brüchigkeit der Knochen
A|li|men|ta|ti|on *f* (Ⓔ alimentation): Ernährung*
a|li|pha|tisch *adj* (Ⓔ aliphatic): ***Syn***: *azyklisch*; (*chem.*) offenkettig
a|li|po|gen *adj* (Ⓔ alipogenic): nicht fettbildend
a|li|po|trop *adj* (Ⓔ alipotropic): ohne Einfluss auf den Fettstoffwechsel
A|li|quor|rhoe *f, pl* **-rho|en** (Ⓔ aliquorrhea): Fehlen des Liquor* cerebrospinalis
A|li|za|prid *nt* (Ⓔ alizapride): ***Syn***: *N-[(1-Allyl-2-pyrrolidinyl)-methyl]-6-methoxy-1H-benzotriazol-5-carboxamid*; Dopaminantagonist; **Anw.**: Antiemetikum*
A|li|za|rin *nt* (Ⓔ alizarin): aus der Krappwurzel [Rubia tinctorum] gewonnener Farbstoff und Indikator [violett im Alkalischen, gelb im Sauren]
a|li|zy|klisch *adj* (Ⓔ alicyclic): ***Syn***: *alicyclisch*; (*chem.*) sowohl aliphatisch als auch zyklisch
Alk. *Abk.*: **1.** →*Alkalose* **2.** →*Alkohol*
alk. *Abk.*: →*alkalisch*
Al|ka|lä|mie *f* (Ⓔ alkalemia): ***Syn***: *Alkaliämie*; Erhöhung des pH-Wertes des Blutes; Alkalivermehrung im Blut; oft gleichgesetzt mit dekompensierter Alkalose*
al|ka|les|zent *adj* (Ⓔ alkalescent): leicht alkalisch
Al|ka|li *nt* (Ⓔ alkali): Hydroxid* eines Alkalimetalls, z.B. Natriumhydroxid [NaOH]
Al|ka|li|ä|mie *f.*: →*Alkalämie*
al|ka|li|gen *adj* (Ⓔ alkaligenous): alkalibildend
Al|ka|li|ge|nes *m*: →*Alcaligenes*
Al|ka|li|me|tall *nt* (Ⓔ alkali metal): (*chem.*) Element der ersten Hauptgruppe des Periodensystems*
Al|ka|li|me|ter *nt* (Ⓔ alkalimeter): Apparat zur Alkalimetrie
Al|ka|li|me|trie *f* (Ⓔ alkalimetry): quantitative Bestimmung des Basengehalts einer Lösung durch Titration* mit Säure
al|ka|li|me|trisch *adj* (Ⓔ alkalimetric): Alkalimetrie betreffend, mittels Alkalimetrie
Al|ka|li|re|ser|ve *f* (Ⓔ alkali reserve): Kohlendioxidbindungsvermögen des arteriellen Blutes; früher als wichtige Kenngröße zur Beteilung des Säure-Basen-Haushaltes verwendet, heute aber durch Standardbicarbonat u.a. ersetzt
al|ka|lisch *adj* (Ⓔ alkaline): ***Syn***: *basisch*; Alkali(en) enthaltend, basisch reagierend
Al|ka|li|tät *f* (Ⓔ alkalinity): ***Syn***: *Basizität, Basität*; basischer Zustand
Al|ka|li|u|rie *f* (Ⓔ alkaluria): ***Syn***: *Alkalurie*; Ausscheidung von alkalischem Harn; kann durch die Nahrung bedingt sein; oft Zeichen einer Blasenentzündung [Zystitis*]
al|ka|lo|id *adj* (Ⓔ alkaloid): alkaliähnlich
Al|ka|lo|i|de *pl* (Ⓔ alkaloids): stickstoffhaltige Pflanzenbasen, die als Genuss-, Rausch- und Heilmittel verwendet werden; ursprünglich enthielt die Gruppe nur Verbindungen mit mindestens einem heterozyklisch gebundenen Stickstoffatom, heute werden aber auch andere stickstoffhaltige Naturstoffe, wie z.B. Colchicin und Ephedrin, dazu gerechnet; insgesamt umfasst die Gruppe mehr als 2000 Substanzen, die nach ihrer Struktur [z.B. Proteoalkaloide, Steroidalkaloide, Terpenalkaloide] und Herkunft [z.B. Secale-, Vinca-, Solanum-Alkaloide] bezeichnet werden
Al|ka|lo|se *f* (Ⓔ alkalosis): durch einen Anstieg des Blut-pH-Wertes auf mehr als 7,44 charakterisierte Störung des Säure-Basen-Haushaltes*; solange der Körper in der Lage ist, den pH-Wert wieder in den Normalbereich zurückzuführen oder dem Normalbereich anzunähern, spricht man von **kompensierter Alkalose**; sind die Kompensationsmechanismen erschöpft, kommt es zum Bild der **dekompensierten Alkalose** [*siehe Abb. A54*]
atmungsbedingte Alkalose: →*respiratorische Alkalose*
kongenitale Alkalose mit Diarrhoe: →*Chlorid-Diarrhoe*

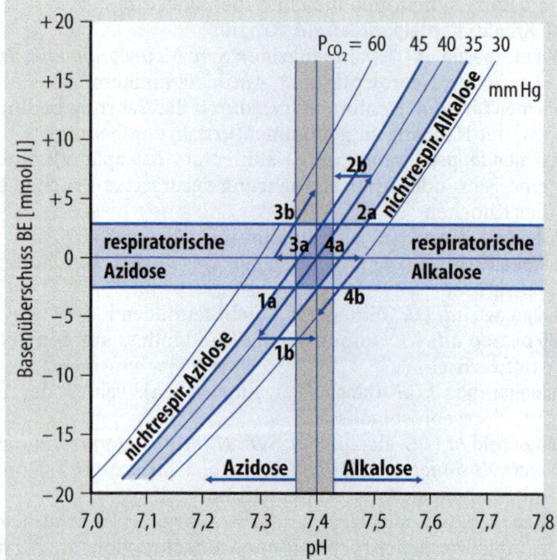

Abb. A54. Primäre Säure-Basen-Störungen

metabolische Alkalose (Ⓔ metabolic alkalosis): *Syn*: *stoffwechselbedingte Alkalose, nichtrespiratorische Alkalose*; Alkalose durch Stoffwechselstörungen, Verminderung der nicht-flüchtigen Säuren, erhöhte Basenzufuhr etc.

nichtrespiratorische Alkalose: *→metabolische Alkalose*

respiratorische Alkalose (Ⓔ respiratory alkalosis): *Syn*: *atmungsbedingte Alkalose*; Alkalose als Folge einer Hyperventilation* [willkürliche Hyperventilation, Sauerstoffmangel, Lungenerkrankungen]

stoffwechselbedingte Alkalose: *→metabolische Alkalose*

al|ka|lo|tisch *adj* (Ⓔ alkalotic): Alkalose betreffend, von ihr betroffen oder gekennzeichnet, durch sie bedingt

Al|kal|u|rie *f*: *→Alkaliurie*

Al|kan|nae ra|dix *f* (Ⓔ alkanet root): *s.u. Alkanna (tinctoria)*

Al|kan|na|rot *nt* (Ⓔ alkannin): *s.u. Alkanna (tinctoria)*

Al|kan|na (tinc|to|ria) *f* (Ⓔ alkanet): Staude aus der Familie der Rauhblattgewächse [Boraginaceae]; die getrockneten unterirdischen Teile [**Alkannae radix**] enthalten Naphthochinone* und Pyrrolizidinalkaloide [v.a. in der Rinde]; **Anw.**: als Farbstoff [**Alkannarot**] in Kosmetika und in der Mikroskopie zum Nachweis von fetten Ölen; traditionell bei Diarrhö [intern] und äußerlich bei Hauterkrankungen und -wunden

Al|ka|nol *nt*: *→Alkohol*

Al|kap|ton *nt* (Ⓔ alkapton): schwarz-braunes Abbauprodukt der Homogentisinsäure; *s.u. Alkaptonurie*

Al|kap|ton|u|rie *f* (Ⓔ alkaptonuria): *Syn*: *alkaptonurische Ochronose*; seltene, autosomal-rezessive Störung des Tyrosinabbaus mit Alkaptonausscheidung im Harn; die Homogentisinsäure im Harn polymerisiert beim Stehen oder nach Alkalizusatz zu dunklen Pigmenten; dieses sog. **ochronotische Pigment** wird in Bindegewebe und Knorpel abgelagert und führt zu degenerativen Veränderungen von v.a. Nase, Ohren, Nägel, Trommelfell, Gelenkknorpel, Bandscheiben usw.

Klinik: im Kindesalter verläuft die Erkrankung meist unauffällig; die dunkle Verfärbung der Windel führt meist zur Verdachtsdiagnose; jenseits des 30. Lebensjahres kommt es dann verstärkt zu Symptomen, die aber von Patient zu Patient unterschiedlich schwer sind; **Therapie**: bisher ist keine kausale Therapie bekannt

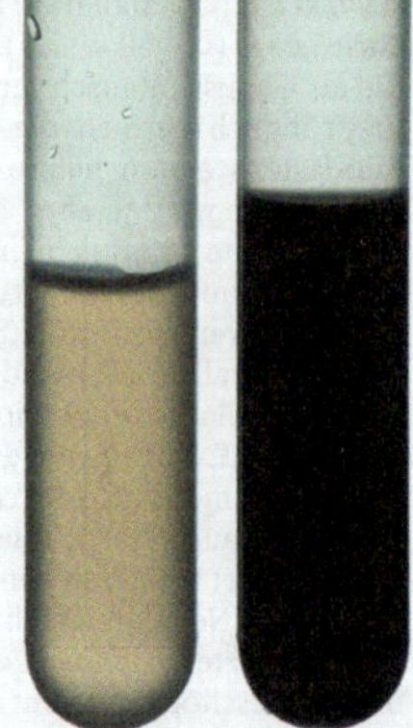

Abb. A55. Alkaptonurie. Braunfärbung des Urins nach Alkalisierung

al|kap|ton|u|risch *adj* (Ⓔ alkaptonuric): Alkaptonurie betreffend, durch sie bedingt

Al|ken *nt* (Ⓔ alkene): *Syn*: *Olefin*; aliphatischer Kohlenwasserstoff mit einer oder mehreren Doppelbindungen

Al|kin *nt* (Ⓔ alkyne): Kohlenwasserstoff mit einer Dreifachbindung zwischen zwei Kohlenstoffatomen; allgemeine Formel: R_1-C≡C-R_1; Verbindungen mit mehr als einer Dreifachbindung werden als **Polyine** bezeichnet; *s.a. Acetylen*

Al|ko|hol *m* (Ⓔ alcohol): *Syn*: *Alkanol, Hydroxyalkan, Alcoholus*; Kohlenwasserstoff mit einer oder mehreren Hydroxylgruppen; je nach Anzahl der OH-Gruppen unterscheidet man **einwertige, zweiwertige, dreiwertige Alkohole** usw.; bei **primären Alkoholen** [-C_2-OH] ist die OH-Gruppe endständig, bei **sekundären Alkoholen** liegt sie in der Molekülkette [-CHOH-]; Alkohole können zu Säuren, Aldehyden [primäre Alkohole] oder Ketonen [sekundäre Alkohole] oxidiert werden; je nach der Art des Kohlenwasserstoffs unterscheidet man **aliphatische Alkohole, aromatische Alkohole** usw.; oft gleichgesetzt mit Ethanol*

absoluter Alkohol (Ⓔ absolute alcohol): *Syn*: *Alcoholus absolutus*; wasserfreier Alkohol

denaturierter Alkohol (Ⓔ denatured alcohol): *Syn*: *vergällter Alkohol*; durch Zusatz schlecht schmeckender oder riechender Substanzen ungenießbar gemachter Alkohol

vergällter Alkohol: *→denaturierter Alkohol*

Al|ko|hol|ab|hän|gig|keit *f*: *→Alkoholismus*

Al|ko|hol|ab|u|sus *m* (Ⓔ alcohol abuse): Alkoholmissbrauch

Al|ko|hol|ä|mie *f* (Ⓔ alcoholemia): erhöhter Alkoholspiegel im Blut

Al|ko|hol|a|se *f*: *→Alkoholdehydrogenase*

Al|ko|hol|de|hy|dro|ge|na|se *f* (Ⓔ alcohol dehydrogenase): *Syn*: *Alkoholase*; Dehydrogenase* in u.a. Leber und Hefe, die Alkohol zu Acetaldehyd oxidiert

Al|ko|hol|de|lir *nt* (Ⓔ alcoholic delirium): *Syn*: *Delirium tremens/alcoholicum*; Entzugssyndrom bei chronischem Alkolkonsum; entsteht frühestens nach etwa 5jährigem Alkoholabusus; ist durch eine Kombination von psychotischen [Desorientiertheit, Halluzinationen, Illusionen, Euphorie, Angst] und somatischen Symptomen [starker Tremor, Unruhe, Schlaflosigkeit, profuses Schwitzen, Fieber] gekennzeichnet; unbehandelt kommt es nach 2–10 Tagen zu einem Terminalschlaf, der bis zu 30 Stunden dauern kann; bei Fortsetzung des Alkoholmissbrauchs kann das Delirium wiederholt auftreten; vor Einführung der intensivmedizinischen Behandlung lag die Mortalität bei ca. 20 %

Al|ko|hol|de|pra|va|ti|on *f* (Ⓔ alcoholic depravation): Bezeichnung für den Persönlichkeitsverfall [v.a. für den Verfall der sittlichen Werte] bei chronischem Alkoholismus

Al|ko|hol|em|bry|o|pa|thie *f*: *→Alkoholembryopathiesyndrom*

Al|ko|hol|em|bry|o|pa|thie|syn|drom *nt* (Ⓔ fetal alcohol syndrome): *Syn*: *embryofetales Alkoholsyndrom, Alkoholembryopathie, Embryopathia alcoholica, Embryofetopathia alcoholica*; durch chronischen Alkoholgenuss der Mutter hervorgerufene Schädigung mit Fruchttod [30–50 %], Minderwuchs, Mikrozephalus, Muskelhypotonie, Gesichtsfehlbildung und geistiger Retardierung

Al|ko|hol|hal|lu|zi|no|se *f* (Ⓔ alcoholic hallucinosis): *Syn*: *alkoholische Halluzinose, Alkoholwahnsinn*; bei langjährigem, chronischem Alkoholismus* auftretende Psychose* mit starken Halluzinationen, v.a. Dermatozoenwahn*, Verfolgungswahn*

Al|ko|hol|he|pa|ti|tis *f, pl* **-ti|ti|den** (Ⓔ alcoholic hepatitis): *Syn*: *chronische Alkoholhepatitis, alkoholische Hepatitis, alkoholtoxische Hepatitis*; durch chronischen Alkoholabusus hervorgerufene (chronische) Leberentzündung, die zu Verfettung der Hepatozyten [**Fettleberhepatitis**] führt, aus der sich eine Leberzirrhose* entwickeln kann

Al|ko|hol|in|to|xi|ka|ti|on *f*: *→Alkoholvergiftung*

al|ko|ho|lisch *adj* (Ⓔ alcoholic): Alkohol betreffend, alkoholartig, alkoholhaltig

Al|ko|ho|lis|mus *m* (Ⓔ alcoholism): *Syn*: *Alkoholkrankheit, Trunksucht, Alkoholabhängigkeit, Äthylismus, Alkoholsucht*;

chronischer Alkoholmissbrauch mit oder ohne Suchterscheinungen; nach der WHO ist Alkoholismus eine chronische Verhaltensstörung, die durch das wiederholte Genießen von Alkohol über das übliche Maß hinaus gekennzeichnet ist, und die die Gesundheit und soziale Eingliederung in die Familie, Arbeitswelt usw. stört
nach E. M. Jellinek (1960) unterscheidet man zwischen **1. Alphaalkoholismus**: rein psychologische Gewöhnung; Alkohol wird zur Erleichterung von körperlichen oder psychischen Störungen getrunken; der Patient hat aber Kontrolle über das Trinken **2. Betaalkoholismus**: Gewohnheitstrinken, das bereits zu Schädigungen [Magengeschwür, Leberzirrhose] führt, ohne das aber eine physische oder psychische Abhängigkeit bestünde **3. Gammaalkoholismus**: klassische und häufigste Form bei der eine psychische und physische Abhängigkeit besteht und der Alkoholiker die Kontrolle über sein Trinkverhalten verloren hat; neben den körperlichen Schäden durch den chronischen Alkoholmissbrauch und die Fehlernährung, treten auch die Folgeerscheinungen der Depravation [Verfall der sittlichen Werte] und die Probleme mit der sozialen Umwelt mehr und mehr in Erscheinung **4. Deltaalkoholismus**: der Alkoholiker kann maximal 1–2 Tage ohne Alkohol sein, ohne dass Entzugserscheinungen auftreten; die Patienten trinken täglich, Exzesse oder Räusche sind aber selten; findet sich v.a. in Weinbaugebieten oder [früher] bei Bauarbeitern u.ä., die zu jeder Mahlzeit Wein oder Bier tranken; wegen des Fehlens von akuten Exzessen wird diese Form oft von den Patienten und ihrem sozialen Umfeld nicht als Alkoholkrankheit erkannt oder akzeptiert **5. Epsilonalkoholismus**: periodisch auftretende Trunksucht, die von Wochen oder Monaten absoluter oder relativer Abstinenz unterbrochen werden kann

Al|ko|hol|krank|heit *f*: *→Alkoholismus*

Al|ko|hol|le|ber|syn|drom *nt* (Ⓔ alcoholic liver disease): durch chronischen Alkoholmissbrauch verursachte Leberschädigung; oft gleichgesetzt mit Alkoholhepatitis*

Al|ko|hol|me|ter *nt* (Ⓔ alcoholometer): Messgerät zur Bestimmung des Alkoholgehaltes einer Lösung

Al|ko|hol|my|o|pa|thie *f* (Ⓔ alcoholic myopathy): durch chronischen Alkoholmissbrauch verursachte Muskelschädigung

Al|ko|hol|pan|kre|a|ti|tis *f*, *pl* **-ti|ti|den** (Ⓔ alcoholic pancreatitis): *Syn*: *alkoholische Pankreatitis*; in ihrem Pathomechanismus noch ungeklärte Entzündung der Bauchspeicheldrüse bei langjährigem, schwerem Alkoholabusus; kann u.U. zu Ausbildung einer akuten Pankreasnekrose führen; *s.a. Pankreatitis*

Al|ko|hol|pa|ra|noia *f* (Ⓔ alcoholic paranoia): *Syn*: *Alkoholwahn*; chronische Wahnbildung bei Alkoholikern; am häufigsten ist der Eifersuchtswahn

Al|ko|hol|psy|cho|se *f* (Ⓔ alcoholic psychosis): Psychose* bei chronischem Alkoholabusus*; häufigste Formen sind Delirium* tremens, Alkoholhalluzinose* und Alkoholparanoia*

Al|ko|hol|rausch *m*: *→Alkoholvergiftung*

Al|ko|hol|schmerz *m* (Ⓔ alcohol-induced pain): bei Patienten mit Lymphogranulomatose* auftretende Schmerzen in Lymphknoten und anderen befallenen Geweben nach Alkoholgenuss; die Ursache dieses Phänomens ist ungeklärt

Al|ko|hol|sucht *f*: *→Alkoholismus*

Al|ko|hol|syn|drom, em|bry|o|fe|ta|les *nt*: *→Alkoholembryopathiesyndrom*

Al|ko|hol|ther|mo|me|ter *nt* (Ⓔ alcohol thermometer): mit Alkohol gefülltes Thermometer

Al|ko|hol|tre|mor *m* (Ⓔ alcohol tremor): toxischer Tremor* bei chronischem Alkoholismus; bessert sich durch Alkoholgabe; wird z.T. als verstärkter physiologischer Tremor abgesehen

Al|ko|hol|u|rie *f* (Ⓔ alcoholuria): Alkoholausscheidung im Harn

Al|ko|hol|ver|gif|tung *f* (Ⓔ alcohol intoxication): *Syn*: *Betrunkenheit, Alkoholrausch, Alkoholintoxikation*; akute Vergiftung durch einen überhöhten Alkoholkonsum; beginnt meist schleichend mit Verminderung der Schmerzempfindung, Bewegungsdrang bei gleichzeitiger Bewegungsstörung [zerebellare Ataxie], Störung der Artikulation, Denkstörungen und psychischer Enthemmung; im weiteren Verlauf kommt es zu Störungen der Ziel- und Haltemotorik und im Endstadium zum Koma; da die Schutzreflexe aufgehoben sind, kommt es häufig zum Erstickungstod durch Aspiration von Erbrochenem; die letale Blutalkoholkonzentration liegt im Bereich von 4–5 ‰, kann bei Nichttrinkern aber wesentlich niedriger sein; Blutalkoholkonzentrationen in dieser Größenordnung werden v.a. bei Trinkwetten erreicht, wenn innerhalb einer kurzen Zeit 1,5–2,5 g Alkohol pro kg Körpergewicht konsumiert werden; der Tod erfolgt durch zentrale Atemlähmung

Tab. A56. Alkoholgehalt verschiedener Getränke

Spirituosen	Vol. %	g Alkohol in 20 ml	g Alkohol in 0,7 l
Kirsch und Whisky	30	5	167
Doppelkorn	38	6	210
Gin	40	6	224
Cognac	42	7	233
Whisky, Wodka	43	7	238
Magenbitter	49	8	271
Obstler	50	8	277
Rum	70	11	388
Alkoholhaltige Volksheilmittel	**Vol. %**	**g Alkohol**	**g Alkohol in 150 ml**
Melissengeist	70	2,5 (1 Teelöffel	83
Medizinalweine	15	2,0 (1 Esslöffel)	20
Biere	**Vol. %**	**g Alkohol in 0,3 l**	**g Alkohol in 0,5 l**
Alkoholfreie Biere	0,5	1,1	2
Pils	4	9	16
Weizenbier	5	2	21
Diätbier	6	13	24
Starkbier	bis 8,5	20	34
Kölsch	3–4	8	14
Weine	**Vol. %**	**g Alkohol in 150 ml**	**g Alkohol in 0,7 l**
Wein	15	18	83
Süßweine	16	19	89
Sherry, Portwein	22	26	122
Sekt, Champagner	9–14	14	70
Wermut	22	26	122

Al|ko|hol|wahn *m*: *→Alkoholparanoia*

Al|ko|hol|wahn|sinn *m*: *→Alkoholhalluzinose*

Al|ko|hol|zir|rho|se *f* (Ⓔ alcoholic cirrhosis): *Syn*: *Cirrhosis alcoholica*; durch einen chronischen Alkoholabusus* hervorgerufene (häufigste) Form der Leberzirrhose*

Al|ky|lan|zi|en *pl* (Ⓔ alkylating agents): *Syn*: *alkylierende Substanzen*; als Zytostatika* und Immunsuppressiva* verwendete Substanzgruppe mit hemmender Wirkung auf die Zellteilung; *s.a. Essay Chemotherapie S. 349*

ALL *Abk*.: **1.** *→akute lymphatische Leukämie* **2.** *→Allorhythmie*

All. *Abk*.: *→Allergie*

All-, all- *präf*.: *→Allo-*

All|ach|äs|the|sie *f*: *→Allästhesie*

Al|lan|ti|a|sis *f*, *pl* **-ses** (Ⓔ allantiasis): *Syn*: *Wurstvergiftung*; Lebensmittelvergiftung durch in Fleisch- oder Wurstwaren enthaltene Botulinustoxine*

Al|lan|to|ge|ne|se *f* (Ⓔ allantogenesis): Harnsackbildung während der Embryonalentwicklung

Al|lan|to|in *nt* (Ⓔ allantoin): *Syn*: *Glyoxylsäurediureid, 5-Ureidohydantoin*; Endprodukt des Purinabbaus* bei verschiedenen Säugetieren und den Reptilien

Al|lan|to|in|u|rie *f* (Ⓔ allantoinuria): Allantoinausscheidung im Harn

Al|lan|to|is *f* (Ⓔ allantois): *Syn*: *Allantoisdivertikel*; embryonaler Harnsack; tritt nur vorübergehend auf; ist ein Rudi-

A

ment der Allantois niederer Wirbeltiere
al|lan|to|isch *adj* (Ⓔ allantoic): Allantois betreffend
Al|lan|to|is|di|ver|ti|kel *m*: →*Allantois*
All|äs|the|sie *f* (Ⓔ allesthesia): *Syn*: *Allachästhesie*; Fehlwahrnehmung von taktilen Reizen
akustische Allästhesie (Ⓔ acoustic allesthesia): Störung des Richtungshörens
visuelle Allästhesie (Ⓔ visual allesthesia): Wahrnehmung optischer Illusionen mit räumlicher Verlagerung von Objekten, z.B. bei Migraine*
Al|lel *nt* (Ⓔ allele): *Syn*: *Allelomorph*; alternative Zustandsform eines Gens; Allele nehmen immer denselben Locus auf dem Chromosom ein, d.h., sie können als Mutation eines Gens angesehen werden, die sich durch ein oder mehrere mutative Veränderungen unterscheiden; das Allel, das für den Normaltyp kodiert, wird als **Wildtyp-Allel** bezeichnet; eine Person kann nur zwei Allele eines Gens haben, innerhalb der Gesamtbevölkerung können aber mehr als zwei Allele eines Gens auftreten [**multiple Allelie**]; ein Beispiel dafür sind die Blutgruppensysteme
stummes Allel (Ⓔ silent allele): Allel, das sich dem (biochemischen) Nachweis entzieht
al|lel *adj* (Ⓔ allelic): Allel(e) betreffend
Al|le|lie *f* (Ⓔ allelism): *Syn*: *Allelomorphismus*; Vorkommen verschiedener Allele bzw. die dadurch bedingten verschiedenen Zustandsformen
multiple Allelie (Ⓔ multiple alleles): *s.u. Allel*
Al|le|lo|morph *nt*: →*Allel*
al|le|lo|morph *adj* (Ⓔ allelomorphic): Allel(e) oder Allelomorphismus betreffend
Al|le|lo|mor|phis|mus *m*: →*Allelie*
Allen: 1. Dudley Peter Allen; 1852–1915; amerikanischer Chirurg (Cleveland) **2.** William M. Allen; amerikanischer Frauenarzt (St. Louis) im 20. Jahrhundert
Allen-Masters-Syndrom *nt* (Ⓔ Allen-Masters syndrome): *Syn*: *Masters-Allen-Syndrom*; Schädigung des Beckenbindegewebes, v.a. der Mutterbänder während der Schwangerschaft und Geburt führt zu orthostatischen Schmerzen in Unterbauch und Becken, Menstruationsstörungen [Dysmenorrhoe*, Metrorrhagie*] sowie Schmerzen beim Geschlechtsverkehr; **klinisch** findet man eine Retroversio* uteri, einen Mobilisationsschmerz des Uterus und eine abnorme Beweglichkeit der Zervix
Allen-Spitz-Nävus *m*: →*Spitz-Nävus*
Al|ler|gen *nt* (Ⓔ allergen): eine Allergie verursachende oder auslösende Substanz; prinzipiell kann jede natürlich vorkommende oder künstlich hergestellte Substanz als Allergen wirken; am häufgsten sind **Aeroallergene** [z.B. Hausstaub], **Nahrungsmittelallergene** [z.B. Eiweiß] und **Kontaktallergene** [z.B. Nickel]
al|ler|gen *adj* (Ⓔ allergenic): eine Allergie verursachend, als Allergen wirkend
Al|ler|gen|no|men|kla|tur *f* (Ⓔ allergen nomenclature): *s.u. Essay Allergie S. 69*
Al|ler|gen|stan|dar|di|sie|rung *f* (Ⓔ allergen standardization): *s.u. Essay Allergie S. 69*
Al|ler|gie *f* (Ⓔ allergy): durch eine Überempfindlichkeit(sreaktion) gegen ein Allergen* ausgelöstes Krankheitsbild; der Begriff ist nicht klar definiert, was z.T. auch daran liegt, dass eine klinische Unterscheidung zwischen allergischen [z.B. allergisches Kontaktekzem] und pseudoallergischen Erkrankungen [z.B. toxisches Kontaktekzem] oft nur schwer möglich ist
die allergischen Überempfindlichkeitsreaktion wurden von Gell und Coombs (1969) in vier Grundtypen unterschieden, von denen aber nur zwei Typen klassische Allergien verursachen: **1. anaphylaktischer Reaktionstyp** oder **Überempfindlichkeit vom Soforttyp**: die klinische Erkrankung wird als **Sofortallergie** bezeichnet und die Patienten besitzen eine Prädisposition zur Entwicklung der Allergie [**Atopie**]; zu diesem Typ zählen u.a. Heuschnupfen, Asthma bronchiale, Nesselsucht, Nahrungsmittelallergie, Allergie gegen Insektenstiche usw. **2. Überempfindlichkeit vom verzögerten Reaktionstyp** oder **zellvermittelte Überempfindlichkeit**: zytotoxische T-Lymphozyten führen beim Zweitkontakt mit einem Allergen zu einer verzögerten Reaktion, die ihren Höhepunkt nach 48–72 h erreicht; die allergische Kontaktdermatitis und der Tuberkulintest sind Beispiel für diese Überempfindlichkeit; *s.a. Überempfindlichkeitsreaktion, Essay Allergie S. 69*
Allergie-Impfung *f* (Ⓔ hyposensitization): Hyposensibilisierung; *s.u. Essay Asthma bronchiale S. 173*
al|ler|gisch *adj* (Ⓔ allergic): Allergie betreffend, durch Allergie verursacht, von Allergie betroffen, überempfindlich
Al|ler|go|lo|ge *m* (Ⓔ allergologist): Arzt für Allergologie*
Al|ler|go|lo|gie *f* (Ⓔ allergology): Teilgebiet der Medizin, das sich mit Entstehung, Diagnose und Therapie von Allergien befasst
Al|ler|go|lo|gin *f* (Ⓔ allergologist): Ärztin für Allergologie*
Al|ler|go|se *f* (Ⓔ allergosis): *Syn*: *allergische Erkrankung*; durch eine allergische Überempfindlichkeit hervorgerufene Erkrankung; nicht klar von Allergie* zu trennen
Al|les|che|ri|a|sis *f, pl* **-ses**: →*Allescheriose*
Al|les|che|ri|o|se *f* (Ⓔ allescheriasis): *Syn*: *Allescheriasis, Pseudallescheriose*; durch Pseudallescheria* boydii hervorgerufene Hautpilzerkrankung
All|ge|mein|an|äs|the|sie *f* (Ⓔ general anesthesia): *Syn*: *Allgemeinnarkose, Vollnarkose, Narkose*; durch Narkotika herbeigeführte reversible, künstliche Bewusstlosigkeit und Schmerzlosigkeit; im präoperativen Stadium steht die Anxiolyse* im Vordergrund, intraoperativ müssen Bewusstlosigkeit, Schmerzfreiheit [Analgesie] und Muskelentspannung erzielt werden; postoperativ geht es primär um Erzielung von Schmerzfreiheit [Analgesie]
auch wenn diese Ziele mit Monosubstanzen [Inhalationsanästhetika*] erreicht werden können, werden heute Kombinationen mehrerer Komponenten [Hypnotikum*, Analgetikum*, Muskelrelaxanz*] eingesetzt, weil sich damit die unerwünschten Wirkungen vermindern lassen; diese Form der Allgemeinnarkose wird als **balanced anesthesia** oder **Kombinationsnarkose** bezeichnet; dazu gehört auch die **totale intravenöse Anästhesie**, die ohne Inhalationsanästhetika arbeitet [*siehe Abb. A57, S. 75*]
All|ge|mein|an|äs|the|ti|kum *nt, pl* **-ka** (Ⓔ general anesthetic): in der Allgemeinanästhesie* verwendetes Betäubungsmittel; kann injiziert [Injektionsnarkose] oder eingeatmet werden [Inhalationsnarkose]
All|ge|mein|in|fek|ti|on *f* (Ⓔ systemic infection): den ganzen Körper befallende Infektion; oft gleichgesetzt mit Sepsis; Allgemeininfektionen haben i.d.R. einen zyklischen Verlauf; zuerst gelangen die Erreger vom Eintrittsort zu einem lokalen Lymphknoten; dort vermehren sie sich während des symptomlosen oder symptomarmen **Inkubationsstadiums** [auch Stadium 1]; anschließend brechen sie in die Blutbahn ein und breiten sich über den Körper aus [**Generalisation** oder Stadium 2], bevor sie sich in ihrem/ihren typischen Zielorgan(en) ansiedeln [**Stadium der Organmanifestation** oder Stadium 3]; *s.a. Essay Infektion S. 1027*
All|ge|mein|me|di|zin *f* (Ⓔ general medicine): durch ihre Zentralstellung bei der Erstversorgung und in der Koordination von [medizinischen, sozialen, psychischen] Leistungen ist die Allgemeinmedizin die Basis des Gesundheitssystems und ist mehr als jeder andere Bereich der Medizin für das lebenslange Wohlbefinden der Bevölkerung verantwortlich; in der allgemeinmedizinischen Praxis spielt die Diagnose und Therapie von Erkrankungen oft nur eine untergeordnete Rolle, da sich Allgemeinärzte [meist Hausärzte] um den gesamten menschlichen Lebensbereich kümmern und Beratung und Führung der Patienten oft wichtiger als spezifische Therapiemaßnahmen sind
All|ge|mein|nar|ko|se *f*: →*Allgemeinanästhesie*
Allgöwer: **Allgöwer-Naht** *f* (Ⓔ Allgöwer suture): *s.u. Nahttechniken*
Al|li|cin *nt* (Ⓔ allicin): bakteriostatisches Abbauprodukt von Alliin*; *s.u. Knoblauch*
Al|li|i cepae bulbus *m* (Ⓔ onion): *s.u. Zwiebel*
Al|li|in *nt* (Ⓔ alliin): geruchloser Inhaltsstoff von Knoblauch* [Allium sativum]
Al|li|i sa|ti|vi bul|bus *m* (Ⓔ garlic): *s.u. Knoblauch*
Al|li|i ur|si|ni bul|bus *m* (Ⓔ ramson bulb): die Zwiebel des Bär-

lauchs*

Al|li|i ur|si|ni her|ba *f* (Ⓔ ramson herb): oberirdische Pflanzenteile des Bärlauchs*

Al|li|um *nt* (Ⓔ Allium): Pflanzengattung der Familie der Liliengewächse [Alliaceae]; dazu gehören u.a. Zwiebel* [Allium cepa], Knoblauch* [Allium sativum] und Bärlauch* [Allium ursinum]

Allium cepa: *→Zwiebel*

Allium sativum: *→Knoblauch*

Allium ursinum: *→Bärlauch*

Allo-, allo- *präf.*: Wortelement mit der Bedeutung „anders/verschieden"

Al|lo|ag|glu|ti|nin *nt* (Ⓔ isoagglutinin): *Syn*: *Isoagglutinin*; Alloantikörper* gegen Antigene der ABNull-Blutgruppen*

Al|lo|an|ti|gen *nt* (Ⓔ alloantigen): *Syn*: *Isoantigen*; Antigen* von einem Individuum der gleichen Species

Al|lo|an|ti|kör|per *m* (Ⓔ alloantibody): *Syn*: *Isoantikörper*; Antikörper* gegen ein Alloantigen*

Al|lo|an|ti|se|rum *nt, pl* **-se|ren** (Ⓔ alloantiserum): Immunserum* gegen Alloantigene

Al|lo|ar|thro|plas|tik *f* (Ⓔ **1.–2.** alloarthroplasty): **1.** künstliches Gelenk, Prothese **2.** Ersatz eines Gelenks durch ein künstliches Gelenk; *s.a. Arthroplastik*

Al|lo|bi|o|se *f* (Ⓔ allobiosis): Veränderung der Reaktionen eines Organismus durch Umwelteinflüsse

Al|lo|chei|rie *f*: *→Allochirie*

Al|lo|che|zia *f*: *→Allochezie*

Al|lo|che|zie *f* (Ⓔ **1.–2.** allochezia): *Syn*: *Allochezia*; **1.** Entleerung anderer Massen als Stuhl aus dem After **2.** Stuhlentleerung durch eine pathologische oder künstlich angelegte Fistel

al|lo|chi|ral *adj* (Ⓔ allochiral): Allochirie betreffend

Al|lo|chi|rie *f* (Ⓔ allocheiria): *Syn*: *Allocheirie*; Sensibilitätsstörung mit Projektion von Reizen auf die andere Hand

Al|lo|cor|tex *m* (Ⓔ allocortex): *Syn*: *Allokortex*; die stammesgeschichtlich alten Hirnrindenteile, die 3- bis 4-schichtig aufgebaut sind

Al|lo|dy|nie *f* (Ⓔ allodynia): Schmerzempfindung bei leichter Berührung

Al|lo|en|do|pro|the|se *f* (Ⓔ alloplasty): Prothese* aus körperfremdem Material, z.B. Metallprothese

al|lo|gen *adj* (Ⓔ allogenic): *Syn*: *allogenetisch, allogenisch, homolog*; von derselben Species stammend

al|lo|ge|ne|tisch *adj*: *→allogen*

al|lo|ge|nisch *adj*: *→allogen*

al|lo|im|mun *adj* (Ⓔ alloimmune): mit Immunität gegen ein Alloantigen*

Al|lo|im|mu|ni|sie|rung *f* (Ⓔ isoimmunization): *Syn*: *Isoimmunisierung*; durch ein Alloantigen* ausgelöste Antikörperbildung

Al|lo|ke|ra|to|plas|tik *f* (Ⓔ allokeratoplasty): Keratoplastik* mit körperfremdem Material

Al|lo|ki|ne|se *f* (Ⓔ allokinesis): unbeabsichtigte Bewegung eines Gliedes, anstelle eines anderen

al|lo|ki|ne|tisch *adj* (Ⓔ allokinetic): Allokinese betreffend

Al|lo|kor|tex *m*: *→Allocortex*

Al|lo|lak|to|se *f* (Ⓔ allolactose): Disaccharid*; isomer mit Lactose*

Al|lo|me|trie *f* (Ⓔ allometry): *Syn*: *Allomorphose*; unharmonisches oder von der Norm abweichendes Wachstum von Organen

al|lo|me|trisch *adj* (Ⓔ allometric): Allometrie betreffend

al|lo|morph *adj* (Ⓔ allomorphic): in verschiedenen Formen vorkommend, mit verschiedenen Formen

Al|lo|mor|pho|se *f* (Ⓔ allometry): *Syn*: *Allometrie*; unharmonisches oder von der Norm abweichendes Wachstum von Organen

Al|lo|pa|thie *f* (Ⓔ allopathy): Bezeichnung für die Verwendung von Heilmitteln, die den Krankheitssymptomen entgegenwirken; Grundlage der Behandungsmethoden der Schulmedizin; Gegenbegriff zu Homöopathie*

al|lo|pa|thisch *adj* (Ⓔ allopathic): Allopathie betreffend, von

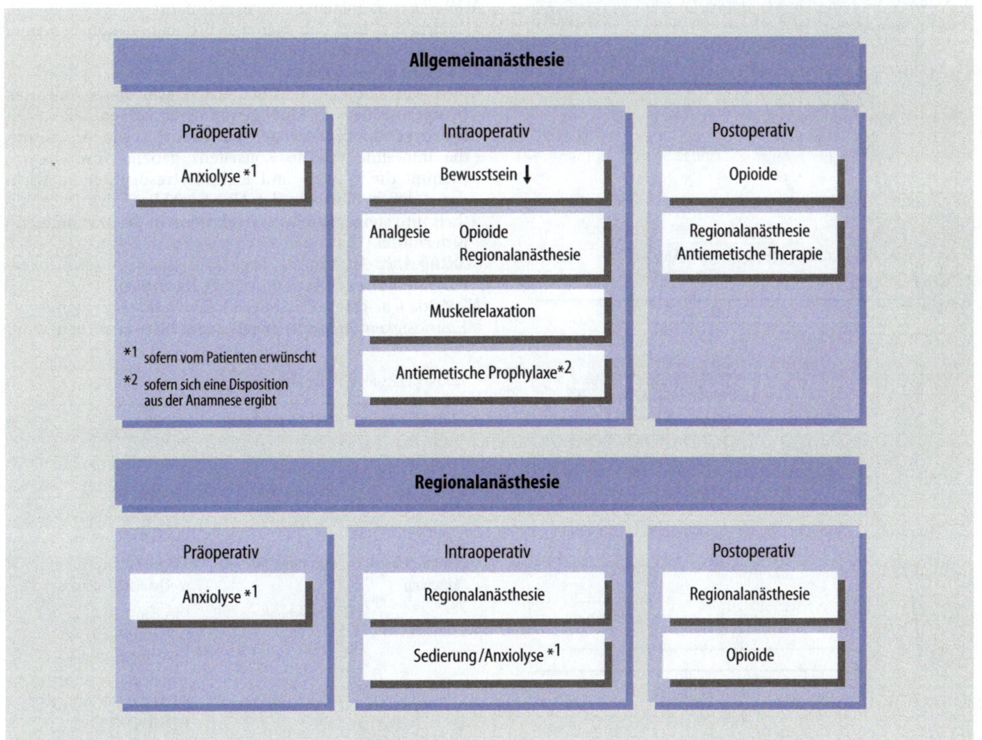

Abb. A57. Allgemeinanästhesie

A

ihr betroffen oder gekennzeichnet, auf ihr beruhend

Allo|pla|sie *f* (Ⓔ alloplasia): *Syn*: *Heteroplasie*; atypisches Gewebewachstum mit Umwandlung in ein anderes Gewebe

Allo|plas|ma *nt* (Ⓔ paraplasm): *Syn*: *Paraplasma*; von der Zelle gebildete Einschlusskörperchen

Allo|plas|tik *f* (Ⓔ **1.–2.** alloplasty): **1.** Ersatz eines Körperteils durch körperfremdes Material [Prothese] **2.** *Syn*: *Alloprothese*; Prothese* aus körperfremdem Material

allo|plas|tisch *adj* (Ⓔ alloplastic): aus körperfremdem Material bestehend

Allo|pro|the|se *f* (Ⓔ alloplasty): *Syn*: *Alloplastik*; Prothese* aus körperfremdem Material

allo|psy|chisch *adj* (Ⓔ allopsychic): sich auf die Vorstellung von der Außenwelt beziehend

Allo|psy|cho|se *f* (Ⓔ allopsychosis): Psychose* mit Verfälschung der Auffassung von der Außenwelt

Allo|pu|ri|nol *nt* (Ⓔ allopurinol): *Syn*: *1H-Pyrazolo[3,4-d]pyrimidin-4-ol*; Isomer des Hypoxanthins*; kompetitiver Hemmer der Xanthinoxidase*; senkt die Serumharnsäure und vermindert die Harnsäureausscheidung; **Anw.**: Urikostatikum* bei Hyperurikämie* und Gicht*

Allo|rhyth|mie *f* (Ⓔ allorhythmia): *Syn*: *Allorrhythmie*; Herzrhythmusstörung mit regelmäßigen Extrasystolen*, z.B. Bigeminie, Trigeminie

allo|rhyth|misch *adj* (Ⓔ allorhythmic): *Syn*: *allorrhythmisch*; Allorhythmie betreffend

Allor|rhyth|mie *f*: → *Allorhythmie*

allor|rhyth|misch *adj*: → *allorhythmisch*

Allo|sen|si|bi|li|sie|rung *f* (Ⓔ allosensitization): *Syn*: *Isosensibilisierung*; Sensibilisierung durch Alloantigene*

Allo|ste|rie *f* (Ⓔ allostery): Änderung der räumlichen Struktur eines Makromoleküls durch Einfluss einer kleineren Verbindung [**allosterischer Effektor**]; spielt eine wichtige Rolle bei der Regulation von Enzymaktivitäten [**allosterische Regulation**]; dabei führt ein negativer Effektor zu Verringerung oder Hemmung der Aktivität [**allosterische Hemmung**], während positive Effektoren zu einer Erhöhung des Substratumsatzes bzw. der Reaktionsgeschwindigkeit führen

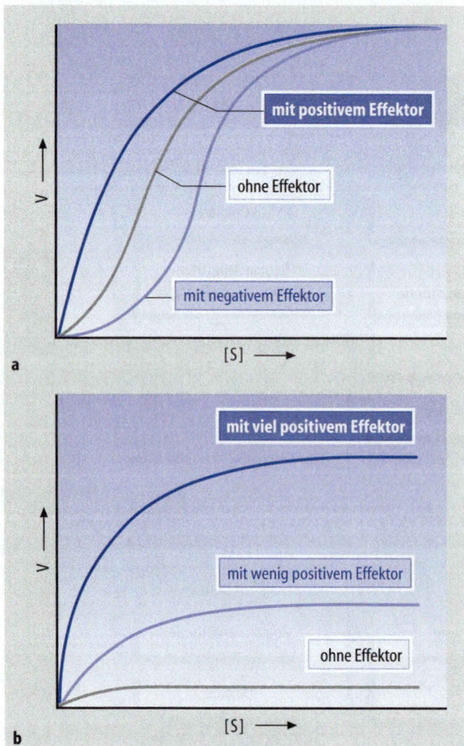

Abb. A58. Kinetik allosterischer Enzyme. **a** Enzym vom K-Typ, **b** Enzym vom V-Typ

allo|ste|risch *adj* (Ⓔ allosteric): Allosterie betreffend

allo|therm *adj* (Ⓔ allotherm): *Syn*: *poikilotherm, heterotherm*; (*biolog.* wechselwarm

allo|top *adj* (Ⓔ allotopic): *Syn*: *allotopisch, dystop, dystopisch*; Allotopie betreffend, von ihr betroffen oder durch sie bedingt

Allo|to|pie *f* (Ⓔ allotopia): *Syn*: *Dystopie*; Gewebeverlagerung; oft gleichgesetzt mit Ektopie*

allo|to|pisch *adj*: → *allotop*

Allo|trans|plan|tat *nt* (Ⓔ allograft): *Syn*: *homologes/allogenes/allogenetisches Transplantat, Homotransplantat*; Gewebe von einem genetisch unterschiedlichen Individuum der gleichen Spezies [z.B. Geschwister, Spender]

Allo|trans|plan|ta|ti|on *f* (Ⓔ allotransplantation): *Syn*: *homologe/allogene/allogenetische Transplantation, Homoplastik, Homotransplantation*; plastische Operation mit Übertragung von homologem Gewebe, d.h. Gewebe von einem genetisch unterschiedlichen Individuum der gleichen Spezies [z.B. Geschwister, Spender]

Allo|tri|o|pha|gie *f* (Ⓔ allotriophagy): Essen ungewöhnlicher Stoffe, z.B. Erde, Glas

Allo|ty|pie *f* (Ⓔ allotypy): durch allele Gene hervorgerufener Strukturunterschied von Proteinketten bei Individuen einer Species, z.B. die Unterschiede bei den konstanten Regionen der Immunglobuline*

allo|ty|pisch *adj* (Ⓔ allotypic): Allotypie betreffend

Allo|xan|tin *nt* (Ⓔ alloxantin): *Syn*: *Oxipurinol, Hydroxyallopurinol*; Antimetabolit von Allopurinol; Urikosurikum*, Antiarthritikum*; **Anw.**: Gichttherapie

All|schich|ten|naht *f* (Ⓔ all-layer suture): *s.u. Nahttechniken*

all-trans-Retinolsäure *f* (Ⓔ all-trans retinoic acid): *s.u. Essay Chemotherapie S. 349*

Al|lyl|al|de|hyd *m*: → *Acrolein*

ALM *Abk.*: → *akral-lentiginöses Melanom*

ALMI *Abk.*: anterolateraler Myokardinfarkt

Al|mi|trin *nt* (Ⓔ almitrine): Broncholytikum*; **Anw.**: Asthma* bronchiale

Alm|rausch *m*: → *Alpenrose*

Aloe *f* (Ⓔ aloe): aus den Blättern verschiedener Aloearten [Curaçao-Aloe, Kap-Aloe] gewonnener Saft; enthält 1,8-Dihydroxyanthracenderivate [v.a. Aloin] sowie Aloeresine, die ihm eine visköse Konsistenz geben; **Anw.**: Laxans [hemmt die Wasser- und Elektrolytresorption im Dickdarm durch Blockade der Na^+-K^+-ATPase des Darmepithels und steigert die Wassersekretion in das Darmlumen]; Bittermittel

ALOMAD *Abk.*: Adriamycin, Leukeran, Vincristin (*engl.* oncovin), Methotrexat, Actinomycin-D, Dacarbazin

Alo|pe|cia *f, pl* **-ciae** (Ⓔ alopecia): *Syn*: *Kahlheit, Haarausfall, Haarlosigkeit, Alopezie*; angeborener oder erworbener, nur

Tab. A59. Klassifikation der Alopecien

Diffuse Effluvien	Nicht vernarbende	Telogen Anagen Androgenetisches
	Vernarbende	Keratosis follicularis atrophicans, Morbus Darier, manche Ichthyosen
Umschriebene Effluvien	Nicht-vernarbende	Alopecia areata Mechanische Alopezien
	Vernarbende	Pseudopelade Brocq Folliculitis decalvans Epidermolysis bullosa Weitere entzündliche, infektiöse, granulomatöse und neoplastische Prozesse, Geburtstrauma, physikochemisches Trauma

Allergie

H. Renz

Überempfindlichkeitsreaktionen-Allergien

Allergien sind bestimmte Formen von Überempfindlichkeitsreaktionen. Unter dem Begriff der Überempfindlichkeitsreaktion des Immunsystems lassen sich eine Reihe von pathologischen Immunreaktionen zusammenfassen, die in unterschiedliche Krankheitsbilder münden. Die Einteilung dieser **Überempfindlichkeitsreaktionen nach Gell und Coombs** wird auch heute noch häufig herangezogen. Tabelle 1 charakterisiert die wesentlichen pathogenetischen Merkmale und zeigt beispielhaft mit diesen Reaktionsformen verbundene Krankheitsverläufe auf. Klassischerweise versteht man unter einer „*Allergie*" den Typ I der Überempfindlichkeitsreaktion, bei dem es über die Bildung von Allergen-spezifischen IgE-Antikörpern zur Auslösung einer allergischen Reaktion kommt. Wichtige Krankheitsbilder sind **allergisches Asthma bronchiale, Heuschnupfen**, sowie **Neurodermitis.** Allerdings ist zu beachten, dass bei diesen Erkrankungen immunologische Fehlregulationen komplexerer Art zu finden sind, bei denen sowohl Komponenten der Typ I Allergie, als auch z.B. der Typ VI Allergie nebeneinander zu finden sind.

Hieraus wird deutlich, dass die Einteilung nach Gell und Coombs heute zwar als eine eher grob schematische, aber aus didaktischen Gründen nach wie vor sinnvolle Unterteilung anzusehen ist. Es handelt sich hierbei um eine simplifizierte Untergliederung, die den komplexen immunregulatorischen Reaktionsabläufen nur noch bedingt gerecht wird. Aus diesen Gründen orientieren sich die hier vorgestellten diagnostischen Verfahren soweit wie möglich am Krankheitsbild bzw. den Allergengruppen.

Tab. 1. Überempfindlichkeitsreaktionen

Typ	Pathomechanismen	Klinische Beispiele
I	IgE ↑, Mediatorfreisetzung aus Effektorzellen, z. B. Mastzellen, eosinophilen und basophilen Granulozyten (Sofortreaktion)	Allergische Rhinitis, Allergische Konjunktivitis, Allergisches Asthma, Urticaria, Agio-Ödem
II	Antikörper-vermittelte zytotoxische Reaktionen	Autoimmunhämolytische Anämie, Idiopathische thrombozytopenische Purpura, Agranulozytose
III	IgG-Antikörper gegen lösliche Antigene und Allergene, Immunkomplexbildung und Komplementaktivierung	Allergische Alveolitis, Vasculitis
IV	T-Zell-vermittelte, Antikörper-unabhängige Reaktion gegen Allergeneund Antigene auf APC* (Spätreaktion)	Kontaktallergie, Tuberkulin-Reaktion, Exfoliative Dermatitis, Erythema multiforme

Tab. 2. Definitionen in der Allergologie

Definition	Erklärung
Atopie	Genetische Disposition für die Ausbildung einer allergischen (Typ I) Erkrankung
Sensibilisierung	Aktivierung des Immunsystems mit Entwicklung von allergenspezifischen IgE-Antikörpern
Allergie	Klinische Manifestation einer allergischen Erkrankung auf dem Boden einer allergischen Sensibilisierung

Krankheitsbilder

Die Erkrankungen entwickeln sich aus einem komplexen Zusammenspiel zwischen einer genetischen Disposition und Umweltfaktoren, die im Einzelnen weiter unter beschrieben werden [Abb. 1]. Unter einer **Atopie** versteht man dabei die genetische Disposition für die Ausbildung einer allergischen [Typ I] Erkrankung. Es lässt sich eine **Sensibilisierung gegen Allergene** nachweisen [Tabelle 2]. Charakteristisch hierfür ist die Produktion von [spezifischen] IgE-Antikörpern. **Allergien** sind chronische Entzündungserkrankungen, die sich an den Grenz- und Oberflächen des Körpers manifestieren. Die wichtigsten Erkrankungen sind an der Haut die **Neurodermitis** sowie das **Kontaktekzem.** Auch die **Nesselsucht** [Urtikaria] stellt eine wesentliche Manifestation allergischer Reaktionen an der Haut dar. Darüber hinaus sind **Arzneimittelallergien** in bunten und vielfältigen klinischen Erscheinungsbildern, die sich an der Haut darstellen, ein häufiges Problem der allergologischen Praxis. Im oberen Respirationstrakt und den Augen ist es die **allergische Rhinitis** [Heuschnupfen]. Die Hauptmanifestation an den unteren Atemwegen ist das **Bronchialasthma.** Der Gastrointestinaltrakt ist ein weiteres wichtiges Reaktionsorgan der allergischen Reaktion.

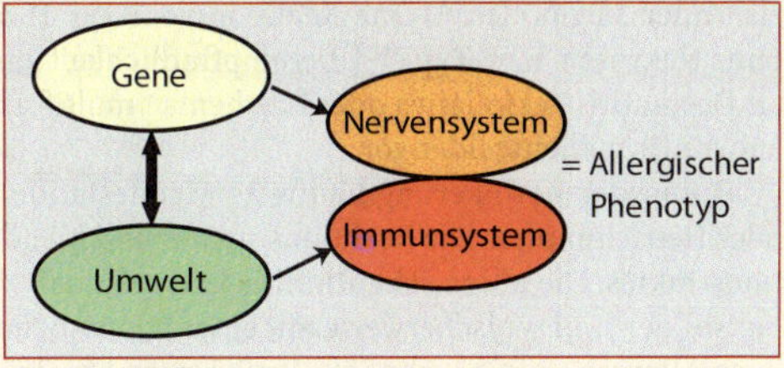

Abb. 1. Grundlagen der Entwicklung allergischer Erkrankungen

A

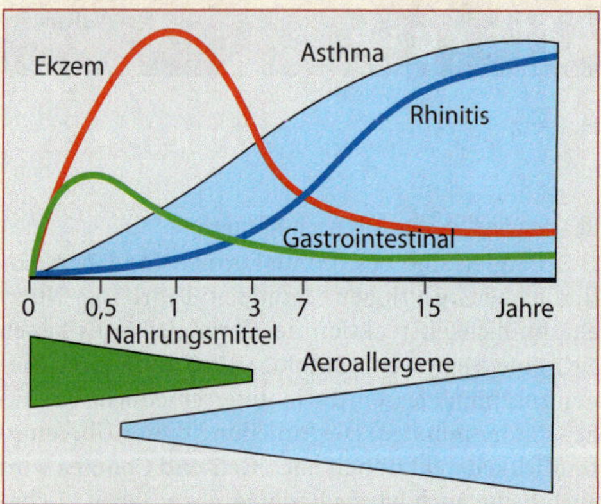

Abb. 2. Dynamische Aktivität allergischer Erkrankungen

Allergische Erkrankungen zeigen im Laufe des Lebens eine dynamische Aktivität [Abb. 2]. Vielfach beginnen sie bereits im Säuglingsalter, obwohl alle Kinder zunächst ohne Allergien geboren werden. In den frühkindlichen Lebensabschnitten stehen die **Neurodermitis** und gastrointestinale Manifestation im Mittelpunkt. Sie werden zu dieser Zeit überwiegend durch **Nahrungsmittelallergien*** ausgelöst.

Die **Neurodermitis** [auch **endogenes** oder **atopisches Ekzem**] ist eine in Schüben verlaufende chronisch-entzündliche Hauterkrankung. Das Ekzem* manifestiert sich an bestimmten Prädilektionsstellen zu denen Gesicht, Hals, Dekolleté und die Beugeseiten der Arme und Beine zählen. Der Schweregrad der Erkrankung ist variabel, er kann von minimalen Hautentzündungen bis hin zum generalisierten Ekzem* reichen. Besonders störend ist der ausgeprägte Juckreiz. Dieser fördert das Kratzen, welches wiederum zu Exkoriationen* mit Blutungen führt. Dieser *„Juck-Kratz-Zyklus"* fördert die Entzündung in der Haut.

Neurodermitisschübe können unterschiedliche Auslöser haben. Diese reichen von den bereits angesprochenen Nahrungsmittelallergien* über Aeroallergene* wie Milben und Katzen, bis hin zu Stresssituationen. Darüber hinaus spielen jahreszeitliche Schwankungen eine gewisse Rolle. Besonders charakteristisch ist die Neigung von Neurodermitispatienten zur chronischen Besiedlung der Haut mit bestimmten Bakterien [v.a. Staphylococcus* aureus] und Pilzen. Ferner besteht eine besondere Neigung zu dermalen Infektionen mit Staphylokokken, Pilzen und dem gefürchteten Herpes simplex-Virus* [generalisiertes Ekzema* herpeticatum mit z.T. tödlichem Verlauf]. Das Auslöserspektrum ist von Patient zu Patient variabel und muss im Einzelfalle evaluiert werden.

Gastrointestinale Manifestationen von Allergien reichen von Durchfällen über Obstipationen und Übelkeit. Diese Erscheinungen müssen allerdings abgegrenzt werden gegen andere durch Nahrungsmittel induzierte Erkrankungen, wie z.B. Maldigestionen* und Malabsorptionen*.

Die **Nesselsucht** oder **Urtikaria** ist eine weitere wichtige Manifestationsform von Allergien an der Haut. Es werden akute und chronische Urtikaria unterschieden. Insbesondere bei der chronischen Urtikaria bleiben häufig trotz intensiver diagnostischer Bemühungen Ursachen und Auslöser unbekannt.

Bei der Urtikaria kommt es zur Degranulation von Mastzellen*, die eine Vielzahl von Mediatoren* ausschütten [siehe unten], die dann ihrerseits das klinische Bild der *„Nesselsucht"* bestimmen. Eine besondere Manifestation stellt das **Quincke-Ödem** dar, welches sich im Hals-Kopf-Bereich manifestiert und mit akuter Atemnot einhergehen kann. Bei der Ursachensuche ist hier ein Mangel an C1-Esterase-Inhibitor* auszuschließen.

Arzneimittelreaktionen können eine IgE-vermittelte allergische Reaktion zur Ursache haben. Grundsätzlich können alle Hyperreaktivitätsformen von Typ I bis Typ IV bei Arzneimittelunverträglichkeiten gefunden werden. In klassischer Weise manifestiert sich eine **Arzneimittelüberempfindlichkeit vom Typ I** als Urtikaria* oder Angioödem*, eine Reaktion vom **Typ II** als Purpura* und beim **Typ III** als Vaskulitis* mit und ohne Nekrosen. Eine **Typ IV Überempfindlichkeit** kann sich zeigen als klassisches Kontaktekzem*, aber auch als Dermatitis* exfoliativa oder Erythema* multiforme. Es kommen aber auch bullöse Reaktionsformen und andere Krankheitsbilder vor.

Die in der Bevölkerung häufigste Manifestation allergischer Erkrankungen ist die **allergische Rhinitis** oder **Heuschnupfen.** Die Reaktionsorgane sind hier die Konjunktiven und die oberen Abschnitte des Respirationstraktes. Die allergische Rhinitis tritt saisonal, aber auch als ganzjährige Erkrankung auf. Diese Krankheitsbilder sind typischerweise mit einer IgE-assoziierten Reaktionsform verbunden, weshalb auch die Suche nach Allergen-spezifischen IgE-Antikörpern hier im Mittelpunkt der Diagnostik steht [siehe unten].

Die Manifestation am unteren Respirationstrakt, also in den großen Atemwegen, ist das **Asthma bronchiale.** Dieses ist auch die wohl schwerste allergische Erkrankung am Respirationstrakt. Beim Asthma bronchiale kommt es zu anfallsweisen akuten Verengungen der Luftwege. Diese werden verursacht durch eine Konstriktion der glatten Atemwegsmuskulatur, Überproduktion von Schleim und eine entzündliche Schwellung der Atemwegsschleimhaut. Auslöser für diese Reaktion ist eine Degranulation von Mastzellen* mit nachfolgender Mediatorfreisetzung. Die Mastzelldegranulation kann IgE-abhängig und -unabhängig erfolgen. Ferner spielen neuroimmunologische Mechanismen eine weitere Rolle.

Ein weiteres Charakteristikum der Erkrankung ist die Entwicklung einer bronchialen Hyperreagibilität, worunter eine unspezifische Überreaktion der glatten Atemwegsmuskulatur verstanden wird. Dieses wird klinisch getestet mittels Inhalation von z.B. Histamin*, Metacholin oder kalter Luft. Der Asthmatiker reagiert dabei bereits bei einer Konzentration, die bei einem Gesunden noch nicht zur Obstruktion der Atemwege führt.

Bei den Auslösern eines Asthmaanfalls müssen **allergische** von **nicht-allergischen Ursachen** abgegrenzt werden. **Wichtige Allergene**, die beim allergischen Asthma eine Rolle spielen sind z.B. Hausstaubmilben*, Katzen, Pollen* und Schimmelpilze*. Aber auch eine ganze Reihe andere Ursachen können, ähnlich wie bei der Neurodermitis, einen Anfall auslösen. Hierzu zählen z.B. virale Infektionen des oberen und unteren Respirationstraktes, Kaltluftexpositionen [v.a. im Winter], feuchte Luft [z.B. Nebel], sowie psychische Belastungssituationen und Stress. Allergische und nicht-allergische Auslöser können beim selben Patienten nebeneinander und in unterschiedlichen Kombinationen von Bedeutung sein. Die Bronchoobstruktion ist in der Lungenfunktionsprüfung charakterisiert durch eine Verminderung der Ein-Sekundenkapazität*, also dem Volumen, das unter maximaler Anstrengung innerhalb einer Sekunde ausgeatmet werden kann. Eine Abnahme dieses FEV_1-Wertes ist charakteristisch für den Asthmaanfall. Im Falle des allergischen Asthmas zeigen viele Patienten einen biphasischen Verlauf, bei dem eine maximale Einschränkung der Atmung innerhalb von wenigen Minuten nach Allergenexposition erreicht wird. Dieses ist gefolgt von einer Erholungsphase, an die sich etwa 6–8 Stunden nach Allergenprovokation eine zweite Obstruktionsphase anschließt [Abb. 3].

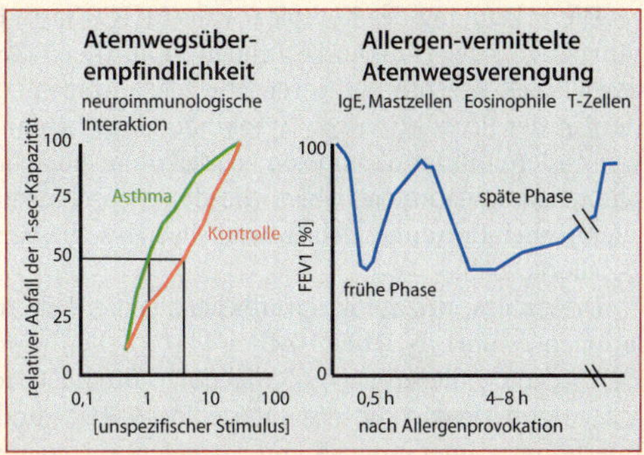

Abb. 3. Atemwegsüberempfindlichkeit und allergische Früh-/Spät-Phase-Reaktion

Von besonderer klinischer Bedeutung ist der so genannte **Etagenwechsel**. Bei etwa 30–40% der Patienten mit Rhinokonjunktivits, die ihre Erkrankung seit mindestens 5 Jahren haben, findet sich die Entwicklung von bronchialer Hyperreagibilität und Bronchialasthma. Die Erkrankung verschiebt sich also von dem oberen in den unteren Respirationstrakt.

Neben diesen häufigsten und wichtigsten Krankheitsbildern gibt es auch eine Reihe weiterer, eher seltener Manifestationsformen, zu denen **chronische Sinusitis*** und **Otitis***, sowie **Stomatitis*** und **Arthritis*** und im Einzelfalle auch die **Migräne*** zählen können.

Die schwerste Form der allergischen Reaktion ist der **anaphylaktische Schock***, der sich innerhalb von Minuten mit häufig letalem Ausgang manifestiert. Klassische Auslöser sind Insektengifte, aber auch Nahrungsmittel können zu derartig heftigen Reaktionen führen.

Aus dieser Komplexität der klinischen Erscheinungsform wird deutlich, dass der Differentialdiagnose und damit der Anamnese, sowie der labormedizinischen Diagnostik eine zentrale Bedeutung zukommt, um im Einzelfalle eine allergische Reaktion zu bestätigen bzw. den Allergieauslöser zu identifizieren.

Immunpathogenese

An Grenzflächen des Organismus setzt sich das Immunsystem mit der Umwelt auseinander. Bei Allergien entwickelt sich eine immunologisch gesteuerte Entzündungsreaktion gegen ansonsten harmlose Umweltantigene. Die Entzündungsreaktion lässt sich nach Gell und Coombs in verschiedene Typen klassifizieren [Tabelle 1]. Von der durch eine IgE-Bildung gekennzeichneten **allergischen Soforttypreaktion** [Typ I der Überempfindlichkeitsreaktion] lassen sich **verzögerte allergische Reaktionen** [Typ IV der Überempfindlichkeitsreaktion] insbesondere auf Kontaktallergene* hin abgrenzen. Bei manchen Erkrankungen, wie z.B. den Manifestationen an der Haut, finden sich auch Mischformen dieser Reaktionen, so insbesondere bei der Neurodermitis*. Zu den Umweltantigenen, gegen die sich eine Typ I vermittelte Immunreaktion ausbildet, zählen vor allem Pollen*, Hausstaubmilben*, Tierhaare und Nahrungsmittel.

An und für sich sind diese Umweltantigene harmlose Bestandteile einer natürlichen Umwelt und kommen in unseren geographischen Breiten und Lebensverhältnissen überall vor. Wie reagiert das Immunsystem normalerweise auf diese Antigene? Am Beispiel der Nahrungsmittel wird deutlich, das die normale Reaktion des Immunsystems auf diese Antigene die Ausbildung einer **Immuntoleranz** ist. Dies ist sinnvoll, denn das Immunsystem soll sich nicht gegen z.B. Kuhmilchproteine und Hühnereiweiße wehren, was dann zur Ausbildung einer unerwünschten Entzündungsreaktion [z.B. im Darm] führen würde. Für den Aufbau dieser Toleranz hat das Immunsystem eine Reihe von hochspezialisierten Strategien entwickelt. Im Mittelpunkt stehen die **T-Lymphozyten***, die z.B. Nahrungsmittelantigene im Darm erkennen und lernen, dass es sich

A

hierbei zwar um nicht körpereigene Proteine handelt, gegen die aber auch keine Entzündung entwickelt werden darf [= immunologische Toleranz].

Das gemeinsame immunologische Grundprinzip bei Allergien ist gekennzeichet durch eine Fehlregulation, in deren Mittelpunkt der T-Lymphozyt* steht [Abb. 4]. **CD4+ T-Lymphozyten** steuern und regulieren die Entwicklung der allergischen Immunantwort. Unterschiedliche Zellsysteme sind an der Ausbildung der allergischen Sensibilisierung beteiligt. Damit T-Lymphozyten allergenspezifisch aktiviert und stimuliert werden, müssen sie das Allergen* erkennen. Die Erkennung des Allergens läuft über die Ausbildung eines trimolekularen Komplexes, der aus **MHC-Klasse-II-Molekül** [Haupthistokompatibilitätsantigene, beim Menschen HLA-DR, -DP, -DQ] und dem **T-Zell-Rezeptor** auf der T-Zell-Seite besteht. In dem Bindungsgewebe des MHC-Moleküls ist ein kleines Allergenfragment [Peptid, Epitop*] eingebettet. MCH-Klasse-II-Moleküle sind auf **antigenpräsentierenden Zellen** exprimiert.

Die Erkennung des Komplexes aus MHC-Klasse II und präsentiertem Peptid durch den T-Zell-Rezeptor führt zur Aktivierung und Stimulation nur der T-Zellen, die für diesen MHC-Peptidkomplex den „passenden" T-Zell-Rezeptor auf ihrer Oberfläche tragen. Aktivierung und Stimulation der T-Lymphozyten resultiert in der Produktion von Zytokinen*, welche dann ihrerseits multidirektionale Effekte auf eine Vielzahl von anderen immunkompetenten Zellen ausüben, aber auch para- und autokrine Effekte auf die T-Lymphozytenpopulationen haben, die dann zur klonalen Expansion dieser T-Zell-Populationen führen. Bei allergischen Erkrankungen entwickeln sich so bestimmte T-Lymphozyten, die zur Gruppe der T-Helfer [TH] 2-Zellen zählen.

Die Analyse des Zytokinprofils hat zu einer Differenzierung in zwei grundsätzlich unterschiedliche Populationen geführt. **T-Helfer 1-Zellen** [TH1-Zellen] sind dadurch charakterisiert, dass sie selektiv Interleukin-2 [IL-2] und Interferon-γ produzieren, während **T-Helfer 2-Zellen** [TH2-Zellen] die Zytokine* Interleukin-4 [IL-4], Interleukin-5 [IL-5], Interleukin-9 [IL-9] und Interleukin-13 [IL-13] sezernieren, aber nicht IL-2 und Interferon-γ. Interleukin-4 und 5 spielen eine zentrale Rolle in der Entwicklung der allergischen Soforttypantwort. Interleukin-4, eines der zentralen Produkte von aktivierten T-Helferzellen im Rahmen der allergischen Sensibilisierung hat multiple Effekte auf T-Lymphozyten*, B-Lymphozyten* und Effektorzellen der allergischen Soforttypantwort. IL-4 wurde als eines der zentralen Zytokine* identifiziert, welches in B-Zellen zur Heraufregulation der MHC-Klasse-II-Mokelüle führt, B-Lymphozyten* zur Proliferation treibt und, was in diesem Zusammenhang von außerordentlicher Bedeutung ist, die Induktion der IgE-Synthese in B-Zellen anschiebt.

Die B-Zellen benötigen eine bestimmte Abfolge von Stimuli und Faktoren, um funktionelle IgE-Moleküle synthetisieren zu können. Das erste Signal besteht in einer kognitiven Interaktion zwischen T- und B-Zellen. Diese kognitive Interaktion beruht auf der Interaktion zwischen dem T-Zellrezeptor auf der T-Zellseite und MHC-Klasse-II-Molekülen auf B-Zellen, die ebenfalls Allergenpeptide präsentieren. Diese zweite, wesentliche kognitive Interaktion im Rahmen der allergischen Sesibilisierung führt zur Aktivierung und Stimulation der **allergen-spezifischen B-Zellen**. Diese B-Zellen sind nun für das zweite Signal empfänglich,

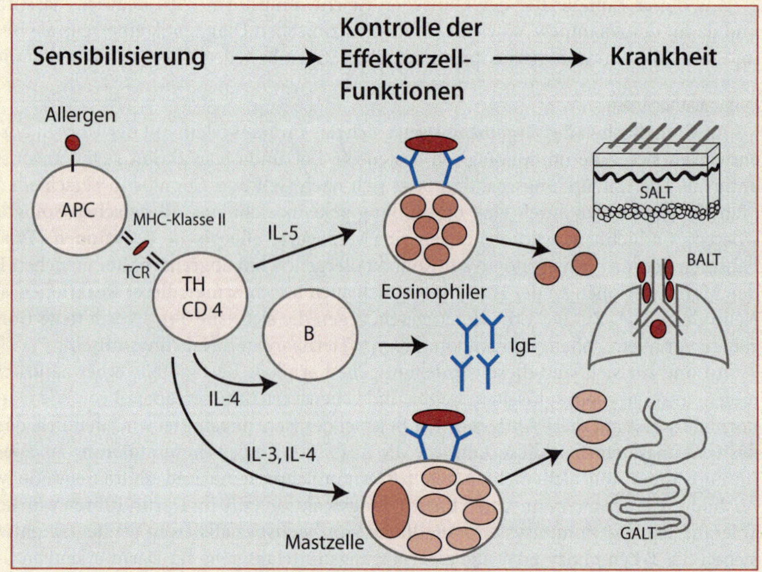

Abb. 4. Regulation der allergischen Entzündung

das in den Zytokinen IL-4 oder IL-13 besteht. Das dritte, entscheidende Signal wird wiederum durch die Interaktion zwischen T- und B-Zellen geliefert. Aktivierte T-Zellen exprimieren an ihrer Oberfläche den CD40-Liganden, der an den CD40-Rezeptor bindet, welcher auf B-Zellen exprimiert wird. Die Interaktion zwischen CD40-Rezeptor auf B-Zellen und CD40-Liganden auf T-Zellen liefert das dritte Signal in der Regulation der IgE-Synthese. Sind diese Signale in der richtigen Sequenz vorhanden, so wird in B-Zellen die [allergen-spezifische] IgE-Synthese angeschoben.

IgE-Antikörper binden an **IgE-Rezeptoren**, von denen unterschiedliche Gruppen mit verschiedenen Affinitäten bekannt sind. Der **hoch-affine IgE-Rezeptor** ist auf eosinophilen Granulozyten*, Mastzellen* und basophilen Granulozyten* exprimiert, während der **niedrig-affine IgE-Rezeptor** [CD23] auf einer Vielzahl von aktivierten Zellpopulationen zu finden ist. Zu diesen zählen aktivierte T-Zellen und andere. Kommt es nun lokal am Ort der allergischen Reaktion zum Allergenkontakt, so kreuzvernetzt das entsprechende Allergen* spezifische IgE-Antikörper auf diesen Effektorzellen. Die Kreuzvernetzung resultiert in der Degranulation der Effektorzellen und der damit verbundenen Mediatorausschüttung. So werden z.B. im Zuge der Mastzelldegranulation mehr als 20 verschiedene Mediatoren* ausgeschüttet, die allesamt gemeinsam im Konzert zur Ausbildung der allergischen Soforttypreaktion führen, wie sie klinisch in Erscheinung tritt.

Einer der wesentlichen Effekte der Entzündung besteht in der Heraufregulation von Adhäsionsmolekülen auf vaskulären Endothelzellen. Über das Andocken von Lymphozyten und weiteren an diese Adhäsionsmarker kommt es zur Zellrekrutierung in das Gewebe der akuten Entzündung. Damit wird ein Nachschub an T-Zellen gewährleistet.

Allergische Entzündungsreaktionen haben die Tendenz zu chronifizieren [Abb. 5]. Die Chronifizierung führt auch bei diesen Erkrankungen letztlich zu irreversiblen Umbauprozessen an den Erfolgsorganen [z.B. Haut und Lunge]. Hiermit sind Verluste und Verminderungen von Organfunktionen verbunden. Trotz aller Fortschritte im Verständnis der primären immunologischen Entzündungsreaktion wird der Prozess der Chronifizierung noch nicht verstanden. Daher stehen bis heute auch noch keine Medikamente zur Verfügung, die letztendlich die Chronifizierung stoppen oder gar bei Patienten, die dieses Endstadium der Erkrankung erreicht haben, die verlustig gegangenen Organfunktionen wieder ersetzen können.

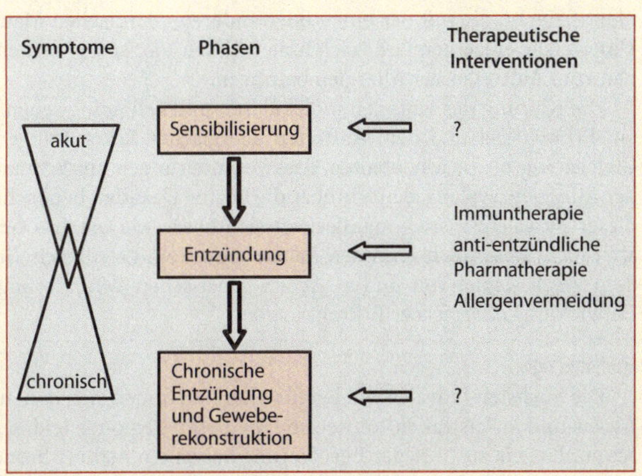

Abb. 5. Dynamik der allergischen Entzündung

Das Immunsystem wird schon sehr früh im Leben in seiner Ausreifung geprägt, um die Entwicklung von **Immuntoleranz** gegenüber harmlosen Antigenen zu fördern. Neueste Daten belegen, dass diese Mechanismen bereits im Mutterleib operieren und dass das mütterliche Immunsystem in der Pränatalperiode eine entscheidende Rolle bei der Prägung spielt. So sind bei Geburt schon kindliche T-Zellen nachweisbar, die diese Prägung durchlaufen haben. Die Entwicklung der Toleranz scheint von vielen Faktoren aus der Umwelt beeinflussbar zu sein. Zu diesen gehören das Durchlaufen normaler banaler Infektionserkrankungen, insbesondere am Respirationstrakt, welches zum Aufbau einer natürlicherweise starken und physiologisch gesunden Abwehr erforderlich ist. Die Ernährung spielt ebenfalls eine wichtige Rolle. So ist das Stillen ein wesentliches Element in der heute verfügbaren Allergieprävention. Neueste Untersuchungen ergeben erste Hinweise, dass die Ausbildung und die Zusammensetzung der Darmflora ebenfalls die Ausreifung des Immunsystems beeinflussen kann. Ferner spielt das Maß der Allergenexposition eine Rolle. So ist bekannt, dass die Hausstaubmilbenexposition mit dem Risiko für die Entwicklung einer Allergie gegen Hausstaubmilben korreliert. Aus der Grundlagenimmunologie ist bekannt, dass die Prägung des Immunsystems und damit die Entwicklung von T-Zell-Toleranz ein dynamischer Prozess ist, der jederzeit im Leben gestört werden kann. Toleranz wird aktiv erworben und muss dann auch ein Leben lang aktiv aufrechterhalten werden. Obwohl dieses System sehr fein reguliert ist, zeigt es offensichtlich eine gewisse Störanfälligkeit, wie die Zunahme allergischer Erkrankungen belegt.

Genetik

Seit Jahren ist bekannt, dass es für die Entwicklung von allergischen Erkrankungen eine gewisse genetische Disposition gibt. So steigt das Risiko für die Entwicklung einer allergischen Erkrankung mit der qualitativen

und quantitativen Ausprägung allergischer Erkrankungen bei Eltern und Geschwistern [Tabelle 3]. Es wurde errechnet, dass Kinder, bei denen beide Elternteile an einer allergischen Erkrankungen leiden, ein Risiko für die Entwicklung einer Allergie irgendwann einmal im Leben von ca. 70 bis 80 % haben. Dieser Zusammenhang beflügelt in den letzten Jahren die Forschungsrichtung der Genetik bei Allergien. Die Entwicklung von modernen Untersuchungsmethoden, der Fortschritt bei der Genomkartierung und die Verfügbarkeit von Verfahren, die in kurzer Zeit die Analyse einer Vielzahl von Genorten gestatten, hat nunmehr auch ihre Anwendung in der Allergologie gefunden.

Tab. 3. Genetisches Risiko der Atopie

Atopie-Prävalenz	Risiko (%)
Beide Elternteile gesund	15–25
Ein Elternteil atopisch erkrankt	30–40
Beide Elternteile atopisch erkrankt	50–80
Beide Elternteile schwere atopische Manifestationen und Nabelschnur-IgE erhöht	~80

Bis heute ließen sich eine Reihe von über das Genom breit gestreuten Genorten eingrenzen, die mit der Entwicklung von verschiedenen Allergie-Phänotypen assoziiert werden. Aus diesen Forschungsergebnissen wird ebenfalls klar, dass allergische Erkrankungen nicht auf die Veränderung aus einem einzigen Genort zurückzuführen sind, sondern dass eine Vielzahl von Genen in komplexer Interaktion an der Ausbildung von allergischen Erkrankungen beteiligt sind. Dieses Muster wird noch dadurch kompliziert, dass diese Genorte sich bei verschiedenen allergischen Erkrankungen [z.B. Neurodermitis, Bronchialasthma] unterscheiden. Somit ließen sich bis heute eine stattliche Anzahl von so genannten *„hot spots"* auf dem menschlichen Genom identifizieren, die mit der einen oder anderen allergischen Manifestation assoziiert sind. Jedoch bleibt unklar, welche einzelnen Gene sich hinter diesen *„hot spots"* verbergen und welche Veränderungen an den Genen zum Auftreten der Allergien beitragen.

Die Klärung des kausalen molekularen und zellbiologischen Zusammenhangs zwischen Veränderungen am Erbmaterial und dem Auftreten allergischer Erkrankungen stellt eine zentrale Herausforderung dar. Gleichzeitig bleibt festzuhalten, dass Veränderungen am Erbmaterial alleine für den dramatischen Anstieg der Allergieprävalenz, den wir über die letzten Dekaden beobachten, nicht verantwortlich sein können. Denn dieser Prävalenzanstieg manifestiert sich über zwei bis drei Generationen, in denen sich das Erbmaterial aber nicht wesentlich verändert haben kann. Somit stellt sich die bedeutende Frage nach der Wichtung und dem Wechselspiel von und zwischen genetischen Veränderungen und Umweltfaktoren in Bezug auf die Entwicklung allergischer Erkrankungen.

Epidemiologie

Die höchsten Prävalenzzahlen für Allergien finden sich in den Industrienationen Nordamerikas, Europas, Asiens und in Australien/Neuseeland. In diesen Regionen leiden ca. 15-20 % der Bevölkerung an einem Heuschnupfen, bis zu 10 % der Bevölkerung haben ein Asthma bronchiale und ca. 5-8 % eine Neurodermitis. In Deutschland sind die Allergien mittlerweile zur häufigsten chronischen Erkrankung in der Pädiatrie geworden. Über die letzten zwei Generationen hinweg ist eine deutliche Zunahme dieser Erkrankungen zu verzeichnen. Auch nehmen Allergien kontinuierlich in den sogenannten Schwellenländern [Osteuropa, Regionen in Süd- und Lateinamerika sowie in Asien] zu. Die Ursachen für die Zunahme von Allergien sind nach wie vor unklar.

Insbesondere in den 80er Jahren wurde die so genannte *Umwelthypothese* favorisiert. Diese postuliert einen Zusammenhang zwischen Umweltverschmutzung und Allergiezunahme. Belegt ist heute ein positiver, allgemein Allergie-fördernder Effekt von Dieselrußpartikeln, Ozon [bei Dauerbelastung] sowie ein gewisser Effekt von Schwefeldioxid. Als weiterer wichtiger Allergie-fördernder Faktor muss das Aktiv- und Passivrauchen angesehen werden. Dies gilt insbesondere für Schwangerschaft, Stillperiode und frühkindliche Lebensphasen. Darüber hinaus konnte für die Umweltverschmutzung kein weiterer Zusammenhang hergestellt werden.

In jüngster Zeit hat sich eine zweite Forschungslinie etabliert, diese geht von der sogenannten *Hygienehypothese* aus. Dieser Hypothese liegt die Beobachtung zugrunde, dass bestimmte Bevölkerungsgruppen signifikant weniger Allergien zeigen als der Durchschnitt. Hierzu zählen z.B. Kinder mit älteren Geschwistern, Kinder, die in die Kindergrippe gegangen sind, Kinder, die in der ehemaligen DDR geboren und aufgewachsen sind, sowie Kinder, die im bäuerlichen Milieu heranwachsen. Ferner konnte gezeigt werden, dass das Risiko für die Entwicklung einer Allergie invers mit der Höhe der Konzentration bestimmter mikrobieller Antigene im Hausstaub [sog. Endotoxine] korreliert. In Bezug auf die molekularen Grundlagen dieses Effekts wird heute davon ausgegangen, dass das Immunsystem früh im Leben einem ausgeprägten Training unterworfen werden muss, um auf die Vielzahl von Antigenreizen aus der Umgebung in adäquater Weise zu reagieren. Fehlt dieses Training bei übermäßig ausgeprägter Hygiene, so erleichtert dies die Entwicklung einer Allergie bei entsprechender Allergenexposition.

Allergene

Die Allergencharakterisierung auf molekularbiologischer und immunfunktioneller Ebene hat enorme Fortschritte gemacht. Eine zunehmende Zahl von Allergenen wurden identifiziert, charakterisiert und gereinigt. Damit sind die Voraussetzungen für eine moderne Allergiediagnostik und -therapie gegeben. So muss unterschieden werden zwischen Allergenen, deren Aminosäurensequenz vollständig aufgeklärt ist und von denen im Idealfall auch ihre T- und B-Zell-Epitope bekannt sind und solchen Allergenen, bei denen dieses Stadium der Charakterisierung noch nicht erreicht ist.

Diese Vielschichtigkeit hat die Einführung einer neuen **Allergennomenklatur** zur Folge gehabt. Diese orientiert sich am lateinischen Namen des Allergens und startet mit den ersten drei Buchstaben des Speziesnamen. So ist z.B. Dermatophagoides pteronyssinus der lateinische Name der Hausstaubmilbe*. In der Allergennomenklatur wird diese als „Der p" abgekürzt. Die Hauptallergene der Hausstaubmilben werden dann mit arabischen Ziffern bezeichnet, z.B. „Der p 1", „Der p 2", „Der p 3" usw. Tab. 4 fasst die wichtigsten Allergengruppen zusammen.

Tab. 4. Wichtige Allergengruppen

Gruppe	Beispiele
Innenraum-Allergene	Hausstaubmilbe, Katze, Hund, Schimmelpilze
Außenluft-Allergene	Baumpollen, Gräser- und Getreidepollen, Kräuter, Sträucher
Schimmelpilze	Alternaria, Cladosporium, Aspergillus
Nahrungsmittel	Hühnereiweiß, Kuhmilch, Erdnuss, Fische
Insektengifte	Biene, Wespe
Latex	
Medikamente	Penicilline, Kontrastmittel, Lokalanästhetika

Neben der allergenen Charakterisierung rückt zunehmend die **Allergenstandardisierung** in den Mittelpunkt des Interesses. Dies ist insbesondere für die Qualitätssicherung im Rahmen der Allergiediagnostik und -therapie von zunehmender Bedeutung. Es ist Aufgabe eines Subkommitees für Allergennomenklatur der International Union of Immunological Societies [IUIS], diese Nomenklatur in Zusammenarbeit mit der WHO zu erarbeiten und jeweils zu ergänzen. Durch die Einführung eines IgE-WHO-Standard ist eine deutliche Verbesserung in der Vergleichbarkeit von Testresultaten unterschiedlicher Hersteller erzielt worden. Die diagnostische Spezifität der Tests beruht im Wesentlichen auf der Herkunft der eingesetzten allergenen Extrakte, deren Reinheitsgrad und Quantifizierung.

Allergiediagnostik

Ausgangspunkt jeder Allergiediagnostik ist die allergologisch ausgerichtete **Familien-** und **Eigenanamnese**, deren Ziel die Eingrenzung möglicher Allergieauslöser ist. Hierzu ist eine detailliert, akribische Analytik erforderlich, die versuchen sollte, eine Beziehung zwischen klinischer Symptomatik und Allergenexposition herzustellen. Hilfsmittel stellen z.B. das Führen eines Allergietagebuchs, Pollenzählung und Innenraum-Allergenanalyse dar.

Im zweiten Schritt erfolgt der **Nachweis der allergischen Sensibilisierung** [Abb. 6]. Eine allergische Sensibilisierung bedeutet, dass sich das Immunsystem mit den entsprechenden Allergenen auseinandergesetzt hat, es zu einer spezifischen Immunantwort gegen das Allergen gekommen ist, deren Ausdruck und Resultat die Bildung von allergenspezifischen IgE-Antikörpern ist. Diese IgE-Antikörper können in vivo indirekt nachgewiesen werden, und zwar mittels Durchführung eines **Prick-Hauttests**. Die positive Soforttypreaktion, die innerhalb von 15–20 Minuten auftritt, ist das pathophysiologische Korrelat einer Sensibilisierung. Zellgebundenes IgE weist eine deutlich verlängerte Halbwertszeit des IgE im Plasma von nur 2–3 Tagen. Dies ist einer von mehreren Gründen, warum Resultate in Hauttestreaktionen von Ergebnissen der quantitativen Messung Allergen-spezifischer Antikörper im Serum abweichen können.

Der Nachweis eines erhöhten Gesamt-IgE ist weder sensitiv noch spezifisch für atopische Erkrankungen. Damit ist die Messung des Gesamt-IgE kein ausreichender Screening-Parameter für Allergien. Eine Ausnahme stellt die Erhöhung des Nabelschnurblut-IgE dar. Dieser Test hat bei guter diagnostischer Spezifität* eine schlechte Sensitivität*.

Zur Abschätzung und Eingrenzung des Allergisierungspotentials eignen sich **Multiallergie-IgE-Screening-Tests.** Sie haben sich für die Gruppen der Nahrungsmittelallergene und der wichtigsten Inhalationsallergene fest etabliert. Bei der Interpretation

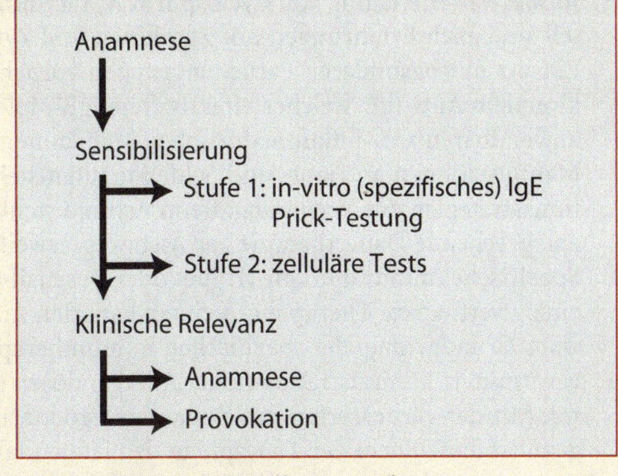

Abb. 6. Flussdiagramm: allergische Diagnostik

dieser Tests muss immer die individuelle Allergenzusammensetzung des Multitests berücksichtigt werden. Ein negativer Test schließt eine allergische Sensibilisierung nur gegen die in diesem Testcocktail enthaltenen Allergene aus. Anschließend an einen positiven Screening-Test bzw. im Einzelfall auch direkt parallel, kann dann die Messung einzelner spezifischer IgE-Antikörper erfolgen.

Im Einzelfall stellen **zelluläre Tests**, z.B. die Histaminfreisetzung und der Lymphozyten-Stimulationstest, eine sinnvolle Ergänzung der In-vitro-Diagnostik dar. Hingegen hat die Bestimmung von Allergen-spezifischen IgG-Antikörpern nur eine untergeordnete Bedeutung in der Allergiediagnostik. Hier ist die Korrelation mit dem Krankheitsgeschehen am schlechtesten. Auch der protektive Effekt Allergen-spezifischer IgG/IgG4-Antikörper erscheint eher fraglich.

Die Sensibilisierung erlaubt noch keinen Rückschluss auf die klinische Relevanz der entsprechenden Allergene. Sie kann am sichersten nur in **Provokationstests** nachgewiesen werden. Dies gilt insbesondere für Nahrungsmittelallergien, wo sich die **Doppelblind-Plazebo-kontrollierte Provokation** unter stationären klinischen Bedingungen als Goldstandard etabliert hat. Für verschiedene Allergengruppen und Zielorgane sind brauchbare und zum Teil standardisierte Provokationsverfahren beschrieben. Grundsätzlich sollen derartige Provokationstests nur von erfahrenen Klinikern durchgeführt werden, da immer mit der Ausbildung eines anaphylaktischen Schocks* gerechnet werden muss.

Die Reaktion am Erfolgsorgan führt zur Ausbildung einer allergischen Entzündung. Diese ist insbesondere durch die hochgradige Aktivierung von Effektorzellen charakterisiert, zu denen eosinophile Granulozyten* zählen. Daher ist Eosinophilie* im peripheren Blut typisch für die allergische Entzündung. Als Allergie-Screening eignet sich allerdings der Nachweis einer Eosinophilie nicht. Als Resultat der eosinophilen Aktivität lassen sich aber eine Reihe von löslichen Produktion dieser Zellen nachweisen. Hierzu zählen das **Eosinophile Cationische Protein** [ECP] und das **Eosinophile Protein X** [EPX]. Diese Mediatoren* eignen sich möglicherweise zur Quantifizierung der allergischen Entzündung, insbesondere bei der Neurodermitis.

In verschiedenen Lebensabschnitten zeigt sich eine unterschiedliche Ausprägung des allergischen Phänotyps, Abb. 2 illustriert diesen Zusammenhang. Im frühen Lebensalter, im Neugeborenen- und Kleinkindesalter spielen Nahrungsmittel-assoziierte allergische Reaktionen eine bevorzugte Rolle. Die klinischen Manifestationen konzentrieren sich im Wesentlichen auf die atopische Dermatitis und gastrointestinale Symptome. Mit der Abnahme der Häufigkeit von Nahrungsmittelallergien nimmt die Relevanz von Aeroallergenen zu. Damit verbunden ist dann auch ein Wechsel der Organmanifestationen hin zu Reaktionen am oberen und unteren Respirationstrakt. Die allergische Rhinitis kann dabei vielfach als Wegweiser eines Bronchialasthmas angesehen werden.

Therapie

Die Therapie allergischer Erkrankung beruht auf folgenden Säulen:

- **Allergenvermeidung**: Ist der Nachweis einer Verursachung der Symptome durch bestimmte Allergene erfolgt, so ist der Versuch der Allergenvermeidung indiziert. Dieses ist für bestimmte Allergene leichter zu bewerkstelligen als für ubiquitär und ganzjährig vorkommende Allergene.
- **Anti-inflammatorische Pharmakotherapie**: Die allergische Reaktion ist durch eine chronische Entzündung charakterisiert. Die anti-inflammatorische Pharmakotherapie stellt daher einen zentralen Baustein in der Therapie dar. Effektiv ist die Lokaltherapie mit **Steroiden***, die eine nachhaltige Unterdrückung der T-Zell-vermittelten allergischen Immunantwort nach sich zieht. Diese Therapie ist mit bestimmten Nebenwirkungen assoziiert, die lokaler und systemischer Natur sein können. Daher werden Alternativen zur Steroidtherapie kontinuierlich erprobt und eingesetzt. Für besonders schwere Formen stehen weitere Ansätze der **Immunsuppression** und **Immunmodulation** zur Verfügung. Hierzu zählen die systemische [orale] Verabreichung von **Cyclosporin A, Tacrolimus** [FK506] und andere Ansätze. Klinisch-experimentell sind auch Erfahrungen mit **Zytokinen** und **Zytokin-Antagonisten** gemacht worden, jedoch ist deren Einsatz nur besonderen Patientengruppen vorbehalten. Ähnliches gilt auch für den Einsatz von **monoklonalem Anti-IgE**, welches effektiv freie IgE-Moleküle bindet und komplexiert. Zu den neueren topisch anwendbaren anti-inflammatorischen Medikamenten an der Haut zählt **Pimecrolimus**. Für die einzelnen Manifestationen an Haut- und Schleimhäuten stehen darüber hinaus spezielle therapeutische Interventionsstrategien zur Verfügung. Beim Asthma steht eine schnell wirksame [beim Asthmaanfall] und eine entsprechende Dauertherapie zur Atemwegserweiterung im Mittelpunkt.
- **Spezifische Immuntherapie** [**Hypo-** oder **Desensibilisierung**]: Diese Form der Therapie umfasst die heute einzig verfügbare Therapie mit einem kausalen Ansatz in Bezug auf die Allergen-spezifische Immunantwort. Grundprinzip der spezifischen Immuntherapie ist die Umorientierung der allergischen Immunantwort mittels Administration hoher Allergendosen über einen nach Möglichkeit längeren Zeitraum [3 Jahre]. Mit der verbesserten molekularen Charakterisierung und Standardisierung der eingesetzten Allergene ist diese Form der Therapie in den letzten Jahren sehr sicher geworden. Bei optimaler Auswahl der Patienten und adäquater Therapiedurchführung können Erfolge von bis zu 90 % verzeichnet werden. Die

spezifische Immuntherapie ist die einzige Therapie mit einem direkten Effekt auf den Krankheitsverlauf. Ferner gibt es erste vielversprechende Daten, die einen Einsatz zur Prävention von Allergien nahe legen lassen. Standardisiert wird diese Therapie mittels subkutaner Injektion durchgeführt. In jüngerer Zeit gibt es aber auch Ansätze zur sublingualen Verabreichung. Alle anderen Formen der Therapiedurchführung müssen zum heutigen Zeitpunkt als ineffektiv bezeichnet werden.

- **Patientenschulung**: Allergien sind chronische Erkrankungen, die einen nachhaltigen Einfluss auf das Gesamtumfeld des Patienten und seiner Familie ausüben. Von daher ist eine Patienten- [und ggfs. Eltern-] Schulung ein weiterer, wichtiger Bestandteil der Therapie.

Quellenhinweise

Zeichungen Abb. 1-6: C. Puhlmann, Friedrichshafen

Teile des Körpers oder den ganzen Körper betreffender Verlust der Behaarung; die Abgrenzung von Alopecia und Effluvium* wird meist nicht mehr beachtet; ursprünglich bezeichnete Effluvium den Haarausfall, d.h. den aktuellen Vorgang, und Alopecia als Kahlheit das Resultat dieses Vorganges

klinisch unterscheidet man zwischen angeborenen und erworbenen Formen, vernarbenden und nicht-vernarbenden sowie diffusen oder umschriebenen Formen

Alopecia androgenetica: →*androgenetische Alopezie*

Alopecia areata (Ⓔ pelade): ***Syn***: *Pelade, Area celsi*; kreisrunder Haarausfall; relativ häufige, wahrscheinlich autoimmunologische, nicht-vernarbende Alopezieform; **Klinik:** der Haarausfall beginnt schlagartig in einem oder mehreren kleineren Bezirken, kann aber auch größere Flächen betreffen [Kahlwerden über Nacht]; der Haarausfall schreitet meist zentrifugal fort und kann die gesamte Kopfhaut

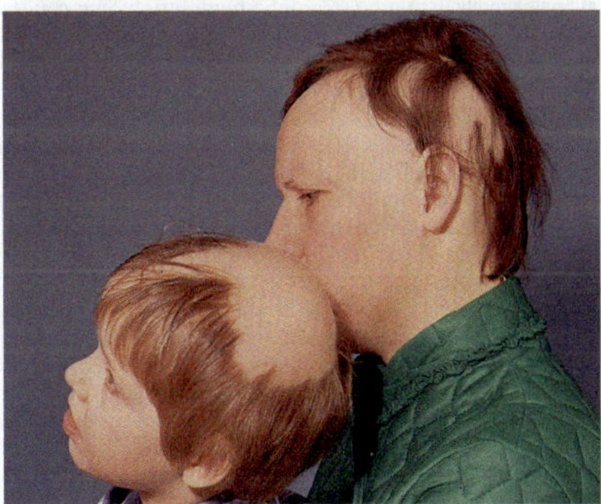

Abb. A60. Alopecia areata

[**Alopecia areata totalis**] und in Extremfällen den gesamten Körper betreffen [**Alopecia areata universalis**]; meist finden sich auch Läsionen der Nägel [Tüpfelnägel, Längsrillen] und häufig ist eine Kombination mit anderen Autoimmunerkrankungen; der **Verlauf** kann nur schwer vorausgesagt werden; z.T. kommt es zu Spontanheilung, z.T. zur Ausbildung eines chronisch-rezidivierenden Verlaufs oder zu einem progredienten Verlauf mit Alopecia areata totalis oder universalis

Alopecia areata atrophicans (Ⓔ pseudopelade): ***Syn***: *Pseudopelade Brocq, Alopecia atrophicans*; erworbene, vernarbende Alopezie mit kleinen, scharf begrenzten Herden; Teilsymptom von z.B. systemischer oder zirkumskripter Sklerodermie*, vernarbendem Pemphigoid*, Lichen* ruber usw.

Alopecia areata totalis (Ⓔ total alopecia areata): *s.u. Alopecia areata*

Alopecia areata universalis (Ⓔ universal alopecia areata): *s.u. Alopecia areata*

Alopecia areolaris specifica (Ⓔ alopecia syphilitica): *s.u. Essay Syphilis S. 2077*

Alopecia atrophicans: →*Alopecia areata atrophicans*

Alopecia cicatricans (Ⓔ cicatricial alopecia): ***Syn***: *narbige Alopezie*; durch Narbenbildung bedingte Haarlosigkeit

Alopecia climacterica (Ⓔ climacteric alopecia): endokrin bedingter Haarausfall bei Frauen im Klimakterium

Alopecia congenita axillaris (Ⓔ alopecia congenita circumscripta): *s.u. Alopecia congenita circumscripta*

Alopecia congenita circumscripta (Ⓔ alopecia congenita circumscripta): ***Syn***: *Atrichia congenita circumscripta, Alopecia congenita triangularis, Alopecia triangularis congenita*; angeborenes umschriebenes Fehlen der Haare in einem oder mehreren Bezirken der behaarten Kopfhaut; kann auch die Achselhaare betreffen [**Alopecia congenita axillaris**]

Alopecia congenita triangularis: →*Alopecia congenita circumscripta*

Alopecia decubitalis: →*Dekubitalalopezie*

Alopecia hereditaria (Ⓔ patternal alopecia): autosomal-rezessiver Haarausfall, der oft schon in der Kindheit beginnt

Alopecia mechanica (Ⓔ pressure alopecia): ***Syn***: *mechanische Alopezie, Alopecia traumatica*; durch Druck [Alopecia* decubitalis bei Kleinkindern, permanentes Tragen von Perücken, **Wadenglatze** durch enge Kniestrümpfe] oder Zug [**Traktionsalopezie**, z.B. durch Gummibänder] verursachter Haarausfall

Alopecia medicamentosa (Ⓔ drug-induced alopecia): diffuser, meist reversibler Haarausfall, z.B. durch Zytostatika oder Antikoagulantien [*siehe Tab. A61*]

Alopecia mucinosa: →*Mucinosis follicularis*

Alopecia congenita totalis: →*Atrichia congenita diffusa*

Alopecia postpartualis (Ⓔ postpartum alopecia): ***Syn***: *postpartale Alopezie, postpartales Effluvium*; reversibler Haarausfall nach der Geburt; die Ursache besteht darin, dass bis 95 % aller Haarfollikel während der Schwangerschaft in der Anagenphase* verharren und damit postpartal synchron in die Telogenphase* eintreten und nach der 8. Woche post partum physiologisch ausfallen; die Haardichte normalisiert sich wieder innerhalb einiger Monate

A

Tab. A61. Alopecia medicamentosa-verusachende Substanzen

Klasse	Beispiele	
Zytostatika	Cyclophosphamid, MTX, Doxorubicin u.a.	Bei niedrigen Dosen Telogeneffluvien, bei höheren Anageneffluvien
Retinoide	Etretinat, Accutan	Telogeneffluvien
ZNS-Mittel	L-DOPA, Trimethadion	
Lipidsenker	Triparanol	
Betablocker	Propanolol	
Antikoagulantien	Heparin, Dicumarol	
Hormonblocker	Thiouracil, Bromocriptin	

Alopecia praematura (Ⓔ premature alopecia): bereits in der Pubertät einsetzende, familiäre Alopezie*; *s.a. androgenetische Alopezie*
Alopecia seborrhoica (Ⓔ seborrheic alopecia): Alopezie bei Seborrhoe*
Alopecia traumatica: *→Alopecia mechanica*
Alopecia triangularis congenita: *→Alopecia congenita circumscripta*
Allolpelzie *f*: *→Alopecia*
androgenetische Alopezie (Ⓔ androgenetic male alopecia): ***Syn:*** *androgenetisches Effluvium, Haarausfall vom männlichen Typ, männliche Glatzenbildung, Alopecia androgenetica, Calvities hippocratica*; autosomal vererbte Neigung zur Glatzenbildung bei Männern, die durch Androgene* ausgelöst wird; bei Frauen [**androgenetische Alopezie der Frau**] liegt meist ein erhöhter Androgenspiegel [adrenogenitales Syndrom*, Androgentherapie] oder eine erhöhte Testosteronempfindlichkeit der Haarfollikel vor
mechanische Alopezie: *→Alopecia mechanica*
narbige Alopezie: *→Alopecia cicatricans*
postpartale Alopezie: *→Alopecia postpartualis*
ALP *Abk.*: **1.** alkalische Leukozytenphosphatase **2.** *→Allopurinol* **3.** *→Alveolarproteinose*
Alpldrülcken *nt* (Ⓔ nightmare): Alptraum, Nachtmahr, Oneirodynia
Allpenlfraulenlmanltel *m* (Ⓔ Alpine lady's-mantle): ***Syn:*** *Alchemilla alpina, Alchemilla conjuncta*; Pflanze aus der Familie der Rosengewächse [Rosaceae]; verwendet werden die getrockneten oberirdischen Teile [**Alchemillae alpinae herba**], die Gerbstoffe* [Phlobaphene] enthalten; **Anw.**: traditionell als harntreibendes und krampfstillendes Mittel sowie bei Menstruationsbeschwerden
Allpenlrolse *f* (Ⓔ Alpine rose): ***Syn:*** *Rhododendron ferrugineum, Almrausch*; Strauch aus der Familie der Heidekrautgewächse [Ericaceae]; verwendet werden die Laubblätter [**Rhododendri ferruginei folium**] die u.a. Diterpene*, Catechingerbstoffe*, Flavonoide* und Triterpenoide enthalten; **Anw.**: traditionell bei rheumatischen Erkrankungen, Arthrose, Ischialgie, Trigeminusneuralgie, Migräne und Hypertonie; in der Homöopathie bei rheumatischen Erkrankungen, Neuralgien und Hodenentzündung
Alpers: Bernard Jacob Alpers; 1900–1981; amerikanischer Neurologe (Philadelphia)
Alpers-Syndrom *nt* (Ⓔ Alpers' syndrome): ***Syn:*** *Alpers-Krankheit, Poliodystrophia cerebri progressiva infantilis*; Gruppe erblicher [meist autosomal-rezessiver], akuter Degenerationskrankheiten der grauen Substanz; beginnen i.d.R. im Kindesalter nach zunächst normaler Entwicklung mit akuter Enzephalopathie, therapieresistenten Epilepsien und rasch progredienter Hirnatrophie sowie Hepatopathie
Alpha-Adrenorezeptorenblocker *m*: *→Alphablocker*
Allphalallkolhollislmus *m* (Ⓔ alpha alcoholism): ***Syn:*** *α-Alkoholismus*; *s.u. Alkoholismus*
alpha-Aminobenzylpenicillin *nt*: *→Ampicillin*
Allphalalmyllalse *f* (Ⓔ alpha-amylase): ***Syn:*** *α-Amylase, Endoamylase, Speicheldiastase, Ptyalin*; von Ohr- und Bauchspeicheldrüse gebildete Amylase*, die Stärke, Glykogen und andere Polysaccharide innerhalb des Moleküls spaltet
alpha$_1$-Antitrypsin *nt* (Ⓔ alpha$_1$-antitrypsin): ***Syn:*** *α_1-Antitrypsin, α_1-Antiprotease*; in der Leber gebildeter Proteasehemmer, der auch zu den Akute-Phase-Proteinen* gehört; schützt die Lungenschleimhaut vor der Wirkung von Proteasen, die von Leukozyten und Makrophagen freigesetzt werden
alpha$_1$-Antitrypsinmangel *m* (Ⓔ alpha$_1$-antitrypsin deficiency): ***Syn:*** *alpha$_1$-Antitrypsinmangelkrankheit, α_1-Antitrypsinmangel, Laurell-Eriksson-Syndrom*; genetisch bedingter Mangel an alpha$_1$-Antitrypsin* im Serum; führt zu Entwicklung einer Leberzirrhose oder eines Lungenemphysems; Gentherapie zeigt bisher gute Erfolge
alpha$_1$-Antitrypsinmangelkrankheit *f*: *→alpha$_1$-Antitrypsinmangel*
Allphalblolckalde *f* (Ⓔ alpha blockade): ***Syn:*** *Alpharezeptorenblockade*; Blockade der Alpharezeptoren*
Allphalblolcker *pl* (Ⓔ alpha-blocker): ***Syn:*** *α-Adrenorezeptorenblocker, α-Blocker, Alpha-Adrenorezeptorenblocker, Alpharezeptorenblocker, α-Sympatholytikum*; Mittel, das kompetitiv die α-Rezeptoren an Erfolgsorganen hemmt; klinisch wichtig sind Blocker der α_1- und α_2-Rezeptoren der Gefäßwand, die z.B. bei Durchblutungsstörungen oder Blasenentleerungsstörungen eingesetzt werden
Allphalfeltolproltelin *nt* (Ⓔ alpha-fetoprotein): ***Syn:*** *alpha$_1$-Fetoprotein, α_1-Fetoprotein*; Glykoproteid, das v.a. in fetalem Gewebe gebildet wird; erhöhte Blutspiegel werden bei gewissen Erkrankungen [Leberzirrhose] und Tumoren [Leber-, Hodenkarzinom] gefunden; *s.a. Tumormarker*
Alphafetoprotein in der Amnionflüssigkeit (Ⓔ amniotic fluid α-fetoprotein): *s.u. Neuralrohrdefekte*
Alphafetoprotein im mütterlichen Serum (Ⓔ maternal serum α-fetoprotein): *s.u. Neuralrohrdefekte*
alpha$_1$-Fetoprotein *nt*: *→Alphafetoprotein*
Allphalglolbullin *nt*: *→α-Globulin*
Allphalglulcolsildalselhemlmer *pl* (Ⓔ α-glucosidase inhibitors): ***Syn:*** *α-Glucosidasehemmer, Alphaglukosidaseinhibitoren*; hemmen die α-Glucosidase der Dünndarmmukosa und damit die Spaltung glucosehaltiger, mit der Nahrung zugeführter Disaccharide; *s.a. Acarbose*
Allphalglulkolsildalselhemlmer *pl*: *→Alphaglucosidasehemmer*
Allphalhälmollylse *f* (Ⓔ alpha-hemolysis): ***Syn:*** *α-Hämolyse*; Bakterienwachstum mit vollständiger Hämolyse der Erythrozyten in Blutagar; *s.a. Streptococcus*
allphalhälmollyltisch *adj* (Ⓔ alpha-hemolytic): ***Syn:*** *α-hämolytisch*; Alphahämolyse betreffend, mittels Alphahämolyse
Alpha-HBDH *Abk.*: Alphahydroxybutyratdehydrogenase
Allphalherlpeslvilren *pl* (Ⓔ Alphaherpesvirinae): α-Herpesviren; *s.u. Herpesviren*
Alpha-Kettenkrankheit *f* (Ⓔ alpha chain disease): ***Syn:*** *α-Schwerkettenkrankheit, α-Kettenkrankheit, Alpha-Schwerkettenkrankheit*; multifaktorielle Form der Schwerkettenkrankheit* mit H-Ketten vom Alphatyp im Serum; klinisch auffällig sind chronischer Durchfall, Gewichtsverlust und Malabsorption*
Allphallilpolproltelin *nt* (Ⓔ α lipoprotein): ***Syn:*** *high-density lipoprotein, α-Lipoprotein, Lipoprotein mit hoher Dichte*; je zur Hälfte aus Protein und Lipid bestehendes Molekül, das in der Darmschleimhaut und der Leber gebildet wird; dient dem Rücktransport von Cholesterin zur Leber, wo es abgebaut und über die Galle ausgeschieden wird
Alpha-Mannosidose *f* (Ⓔ alphamannosidosis): α-Mannosidose; *s.u. Mannosidose*
Allphalmelthylldolpa *nt*: *→Methyldopa*
Allphalmilmeltilkum *nt, pl* **-ka** (Ⓔ alphamimetic): ***Syn:*** *Alphasympathomimetikum, α-Sympathomimetikum*; Mittel, das α-Rezeptoren stimuliert; die Stimulation bewirkt eine Kontraktion der glatten Muskulatur von Hautgefäßen, Bronchien und Eingeweiden, des Musculus* dilatator pupillae usw.
allphalmilmeltisch *adj* (Ⓔ alphamimetic): alpharezeptorenstimulierend
Allphalrelzepltolren *pl* (Ⓔ alpha receptors): ***Syn:*** *alphaadrenerge Rezeptoren, α-Rezeptoren*; auf Adrenalin*, Noradrenalin* und andere Catecholamine* ansprechende Rezeptoren des sympathischen Nervensystems; man unterscheidet zwei Familien von Alpharezeptoren [**α_1-Rezeptoren, α_2-Re-**

zeptoren], die jeweils in mehr als 3 Untertypen unterteilt werden können; **α_1-Rezeptoren** finden sich postsynaptisch in den peripheren Zielorganen des Sympathikus; sie werden von Adrenalin und Noradrenalin etwa gleich stark erregt; **α_2-Rezeptoren** finden sich sowohl präsynaptisch als auch peripher postsynaptisch und im Zentralnervensystem; sie sprechen stärker auf Adrenalin als Noradrenalin an; *s.a. Adrenozeptoren*

Al|pha|re|zep|to|ren|blo|cka|de *f* (Ⓔ alpha blockade): ***Syn***: *Alphablockade*; Blockade der Alpharezeptoren*

Al|pha|re|zep|to|ren|blo|cker *pl*: *→Alphablocker*

Alpha-Rhythmus *m* (Ⓔ alpha rhythm): ***Syn***: *α-Rhythmus, Berger-Rhythmus*; Bezeichnung für Alpha-Wellen im Elektroenzephalogramm; *s.a. Essay Elektroenzephalogramm S. 563*

Alpha-Schwerkettenkrankheit *f*: *→Alpha-Kettenkrankheit*

Al|pha|strah|len *pl* (Ⓔ alpha rays): ***Syn***: *α-Strahlen, Alphastrahlung, α-Strahlung*; aus Alphateilchen* bestehende Korpuskularstrahlung; tritt v.a. bei natürlicher, seltener bei künstlicher Radioaktivität auf

Al|pha|strah|ler *pl* (Ⓔ alpha radiators): Radionuklide, die beim Zerfall Alphateilchen* emittieren, z.B. Ra-226, Rn-222

Al|pha|strah|lung *f*: *→Alphastrahlen*

Al|pha|sym|pa|tho|mi|me|ti|kum *nt, pl* **-ka**: *→Alphamimetikum*

Al|pha|teil|chen *pl* (Ⓔ alpha particles): ***Syn***: *α-Teilchen*; aus zwei Protonen und zwei Neutronen bestehende, zweifach positive Teilchen; entsprechen dem Heliumkern

Al|pha|vi|rus *nt, pl* **-ren** (Ⓔ alphavirus): weltweit vorkommender Genus der Togaviridae* mit zahlreichen menschenpathogenen Arten; *s.a. Essay Gentransfer und Gentherapie S. 761*

Al|pha|wel|len *pl* (Ⓔ alpha waves): ***Syn***: *α-Wellen*; normale Wellenform im Elektroenzephalogramm; *s.a. Essay Elektroenzephalogramm S. 563*

Alpha-Zelladenokarzinom *nt*: *→Alpha-Zelladenom*

Alpha-Zelladenom *nt* (Ⓔ alpha cell adenoma): ***Syn***: *Alpha-Zelladenokarzinom, A-Zelladenom, A-Zelladenokarzinom*; von den A-Zellen der Langerhans*-Inseln ausgehender bösartiger Tumor der Bauchspeicheldrüse

Al|pha|zel|len *pl* (Ⓔ **1.–2.** alpha cells): **1.** ***Syn***: *A-Zellen, α-Zellen*; Glucagon-bildende Zellen der Langerhans*-Inseln der Bauchspeicheldrüse [Pankreas] **2.** ***Syn***: *azidophile Zellen, α-Zellen*; azidophile Zellen des Hypophysenvorderlappens*, in denen STH gebildet wird

Al|pha|zer|fall *m* (Ⓔ alpha decay): ***Syn***: *α-Zerfall*; radioaktiver Zerfall, bei dem Alphateilchen* frei werden

Al|pi|ni|a of|fi|ci|na|rum *f*: *→Galgant*

Alport: Arthur Cecil Alport; 1880–1959; südafrikanischer Arzt

Alport-Syndrom *nt* (Ⓔ Alport's syndrome): ***Syn***: *Nephropathie-Taubheits-Syndrom*; X-chromosomal oder autosomal-rezessiv vererbte Nephropathie* mit Innenohrtaubheit und Augenfehlbildungen; die Nierenfunktion nimmt stetig ab und führt im Alter von 10–20 Jahren zu Niereninsuffizienz; **Therapie**: Behandlung der Niereninsuffizienz [Dialyse, Transplantation] und der Hörbehinderung

Al|pra|zo|lam *nt* (Ⓔ alprazolam): mittellang wirkendes Benzodiazepin*; **Anw.**: Spannungs-, Erregungs-, Angstzustände; **NW**: *s.u. Benzodiazepine*

Al|pre|no|lol *nt* (Ⓔ alprenolol): Betablocker* mit gering kardioselektiver Wirkung

Al|pros|ta|dil *nt* (Ⓔ alprostadil): ***Syn***: *Prostaglandin E_1*; Prostaglandin* mit gefäßerweiternder Wirkung; **Anw.**: Vasodilatator, durchblutungsförderndes Mittel

Alp|traum *m* (Ⓔ nightmare): Alpdrücken, Nachtmahr, Oneirodynia

ALS *Abk.*: **1.** *→δ-Aminolävulinsäure* **2.** *→amyotrophe Lateralsklerose* **3.** *→amyotrophische Lateralsklerose* **4.** *→Antilymphozytenserum*

ALSE *Abk.*: Abt-Letterer-Siwe-Erkrankung

ALSK *Abk.*: *→Abt-Letterer-Siwe-Krankheit*

Alström: Carl Henry Alström; geb. 1907; schwedischer Genetiker (Stockholm)

Alström-Hallgren-Syndrom *nt* (Ⓔ Alström's syndrome): ***Syn***: *Alström-Syndrom*; autosomal-rezessive Netzhautdegeneration [Retinitis* pigmentosa] kombiniert mit Innenohrtaubheit, Nierenveränderungen und endokrinen Störungen [Diabetes* mellitus, Adipositas]

Alström-Syndrom *nt*: *→Alström-Hallgren-Syndrom*

ALT *Abk.*: *→Alaninaminotransferase*

ALTB *Abk.*: akute Laryngotracheobronchitis

ALTE *Abk.*: apparent life threatening event; *s.u. Kindstod, plötzlicher*

kryptogenes ALTE (Ⓔ cryptogenic ALTE): *s.u. Kindstod, plötzlicher*

symptomatisches ALTE (Ⓔ symptomatic ALTE): *s.u. Kindstod, plötzlicher*

Tab. A62. Humanpathogene Alphaviren

Virus	Krankheit beim Menschen					Verbreitung
Subtyp	Fieber	Arthralgie/Arthritis	Exanthem	Enzephalitis	Sonstige	
Chikungunya	✓	✓	✓		Petechien	Afrika, Südostasien, Indien, Philippinen
Mayaro	✓	✓	✓			trop. Südamerika, Panama, Trinidad
O'nyong-nyong	✓	✓	✓			trop. Afrika
Igbo Ora	✓	✓	✓			Zentralafrika, Nigeria
Ross River		✓	✓			Australien, Südpazifik
Sindbis Ockelbo *Babanki*	✓	✓	✓			Afrika, Indien, Südostasien, Philipinen, Australien, (Ost-) Europa
Barmah Forest		✓	✓			Australien
Semliki Forest	✓	✓		✓		Afrika
Venezuelan Equine Enzephalitis *Everglades* *Mucambo* *Tonate*	✓			✓		nördl. Südamerika, Zentralamerika, Trinidad, Panama, Mexiko, Florida
Eastern Equine Enzephalitis				✓		Zentralamerika und angrenzende Gebiete, Kanada
Western Equine Enzephalitis				✓		west. und zentr. Gebiete der USA, Südamerika
Highlands J				✓		östl. USA

A

Al|te|ra|ti|on *f* (Ⓔ alteration): Änderung, Veränderung, Abänderung, Umänderung
al|te|ra|tiv *adj* (Ⓔ alterative): verändernd, veränderlich
Al|ter|na|tiv|me|di|zin *f* (Ⓔ alternative medicine): unscharfer Begriff für eine Richtung innerhalb der Medizin, die alternative, d.h. von der Schulmedizin nicht anerkannte diagnostische und therapeutische Verfahren einsetzt
al|ter|nie|rend *adj* (Ⓔ alternate): abwechselnd, wechselweise, wechselseitig
Al|terns|for|schung *f* (Ⓔ gerontology): ***Syn***: *Geratologie, Gerontologie*; Lehre vom Altern und den dabei auftretenden Veränderungen
Al|ters|a|myl|o|id *nt* (Ⓔ amyloid S): ***Syn***: *Amyloid S, AS-Amyloid*; *s.u. Amyloid*
Al|ters|a|myl|o|i|do|se *f* (Ⓔ senile amyloidosis): ***Syn***: *senile Amyloidose*; durch AS-Amyloid hervorgerufene Amyloidose* mit Schädigung von Herzmuskel und Gehirn
Al|ters|a|tro|phie *f* (Ⓔ senile atrophy): ***Syn***: *senile Atrophie*; physiologischer Abbau von Organen und Geweben im Alter
Al|ters|de|menz *f* (Ⓔ presbyophrenia): ***Syn***: *senile Demenz, Presbyophrenie*; Abnahme der geistigen Leistungsfähigkeit im Alter
Al|ters|di|a|be|tes *m*: *→nicht-insulinabhängiger Diabetes mellitus*
Al|ters|e|ry|thro|der|mie *f* (Ⓔ seborrheic erythroderma): ***Syn***: *seborrhoische Erythrodermie*; Erythrodermie* bei ausgeprägtem seborrhoischen Ekzem*, v.a. nach unsachgemäßer Therapie
Al|ters|fle|cke *pl* (Ⓔ senile lentigo): ***Syn***: *Lentigo senilis*; durch eine Pigmentvermehrung verursachte physiologische Fleckung der Haut; Teilaspekt der Altershaut*
Al|ters|haut *f* (Ⓔ geroderma): physiologische Abnahme der Hautelastizität und Atrophie der Haut ab dem 4. Lebensjahrzehnt; ist immer eine Mischung aus **intrinsischer Alterung**, die unabhängig von äußeren Einflüssen abläuft und individuell verschieden ist, und **extrinsischer Alterung**, die v.a. durch UV-Licht, aber auch berufliche Exposition usw. bedingt ist; die wesentlichen Kennzeichen der Altershaut sind Trockenheit, Rauigkeit, Ausdünnung, Schlaffheit, Faltenbildung, Verlust der Elastizität und Ausbildung multipler [meist gutartiger] Neubildungen

Tab. A63. Merkmale der Altershaut

Rauh	Unregelmäßigkeiten in der Anordnung der Hornzellen
Trocken	Vermindertes Wasserspeichervermögen der Hornschicht
Dünn	Atrophie aller Gewebeschichten
Schlaff, faltig	Verminderter Gewebeturgor, Reduktion elastischer Fasern
Weniger reißfest	Reduktion kollagener Fasern
Weniger dehnbar	Geringerer Verflechtungsgrad der Kollagenfaserbündel
Bleich	Reduktion der Melanozyten
Blass	Reduktion der Hautgefäße
Irritabel	Barrieredefekt (?)
Weniger schmerzempfindlich	Reduktion der Nervenendigungen
Entzündungsschwach	Reduktion der Blutgefäße, der Mastzellen und der Immunkompetenz
Verzögerte Wundheilung	Proliferationsschwäche
Haarlosigkeit, verringertes Schwitzvermögen	Numerische Reduktion und Atrophie der Hautanhangsgebilde

atrophische Altershaut (Ⓔ geroderma): ***Syn***: *Geroderma, Greisenhaut*; dünne Haut des Greisenalters
Al|ters|heil|kun|de *f*: *→Geriatrie*
Al|ters|herz *nt* (Ⓔ presbycardia): ***Syn***: *Presbykardie*; Herzkrankheit durch die physiologische Abnahme der Leistungsfähigkeit des Herzens im Alter
Al|ters|hy|per|thy|re|o|se *f* (Ⓔ senile hyperthyroidism): Hyperthyreose* im höheren Lebensalter
Al|ters|hy|po|thy|re|o|se *f* (Ⓔ senile hypothyroidism): Hypothyreose* im höheren Lebensalter
Al|ters|in|vo|lu|ti|on *f* (Ⓔ age involution): ***Syn***: *senile Involution*; physiologische Rückbildung der Organe bzw. der körperlichen und geistigen Leistungsfähigkeit im Alter
Al|ters|os|te|o|pe|nie *f* (Ⓔ senile osteopenia): *s.u. Altersosteoporose*
Al|ters|os|te|o|po|ro|se *f* (Ⓔ senile osteoporosis): ***Syn***: *senile Osteoporose*; physiologische, im Rahmen der allgemeinen Altersatrophie* auftretende Osteoporose* des Skeletts; oft wird sie als **Altersosteopenie** bezeichnet und der Begriff Altersosteoporose nur für pathologische Formen mit klinischen Symptomen reserviert; beide Formen sprechen gut auf tägliche Gymnastik, calcium-, eiweiß- und vitaminhaltige Ernährung an
Al|ters|par|kin|so|no|id *nt* (Ⓔ senile parkinsonism): *s.u. Essay Parkinson-Syndrome S. 1631*
Al|ters|pem|phi|gus *m*: selten verwendete Bezeichnung für *→bullöses Pemphigoid*
Al|ters|pig|men|tie|run|gen *pl* (Ⓔ senile lentigo): im Alter vermehrt auftretende Pigmentflecke der Haut; *s.a. Altershaut*
Al|ters|psy|chi|a|trie *f* (Ⓔ psychogeriatrics): ***Syn***: *Psychogeriatrie*; Behandlung psychischer Probleme älterer Patienten
Al|ters|rund|rü|cken *m* (Ⓔ old man's back): *s.u. Osteoporose*
Al|ters|schwer|hö|rig|keit *f* (Ⓔ presbycusis): ***Syn***: *Presbyakusis, altersbegleitende Schwerhörigkeit*; physiologische Abnahme des Hörvermögens im Alter; betrifft v.a. die höheren Frequenzen; **Therapie**: Hörgerät

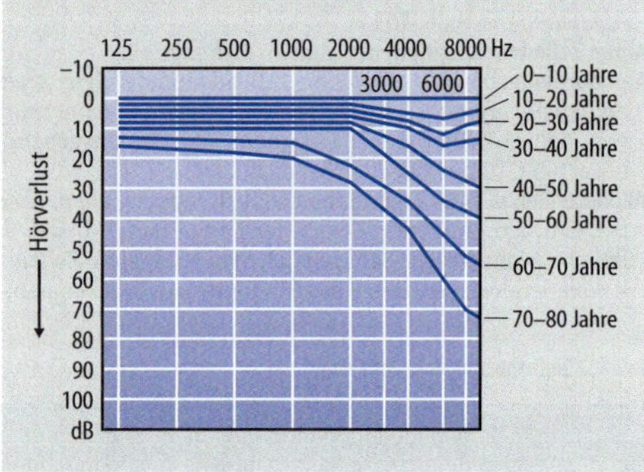

Abb. A64. Tonaudiogramm bei Altersschwerhörigkeit

Al|ters|sich|tig|keit *f* (Ⓔ old sight): ***Syn***: *Presbyopie, Altersweitsichtigkeit*; durch eine Alterung des Linsenapparates hervorgerufene physiologische Einschränkung der Akkommodationsbreite und damit Weitsichtigkeit; *s.a. Akkommodation*
Al|ters|spei|se|röh|re *f* (Ⓔ presbyesophagus): ***Syn***: *Presbyösophagus*; senile Abnahme von Tonus und Kontraktion der Speiseröhre
Al|ters|star *m* (Ⓔ senile cataract): ***Syn***: *Cataracta senilis*; häufigste Form der Katarakt*
überreifer Altersstar (Ⓔ overripe cataract): ***Syn***: *Cataracta hypermatura*; im hohen Alter kann es zu partieller Verflüssigung der Linse, v.a. der Rindengebiete kommen, die dann birnenförmig nach unten absackt [*siehe Abb. A65*]
Al|ters|ul|kus des Magens *m* (Ⓔ senile gastric ulcer): ***Syn***: *Riesenmagengeschwür der alten Menschen*; durch arteriosklerotische Veränderungen von Magengefäßen hervorgerufenes, ausgedehntes Magengeschwür, das relativ symptomlos verläuft
Al|ters|war|ze *f* (Ⓔ senile wart): ***Syn***: *seborrhoische Alterswarze, seborrhoische Warze, Verruca seborrhoica, Verruca senilis, Verruca seborrhoica senilis*; im höheren Alter gehäuft auftretender gutartiger, verruköser Tumor mit schmutzig-

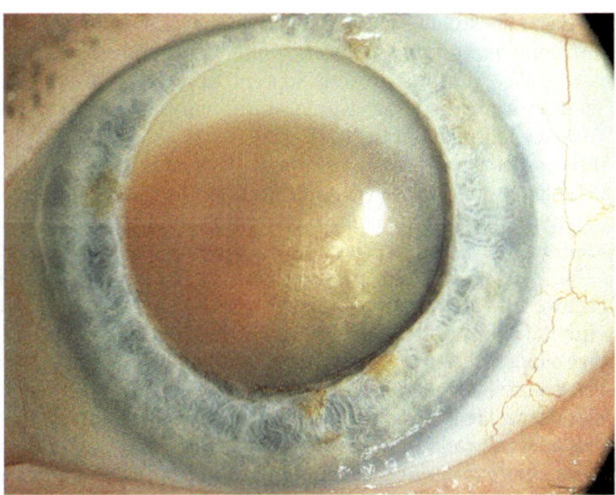
Abb. A65. Überreifer Altersstar

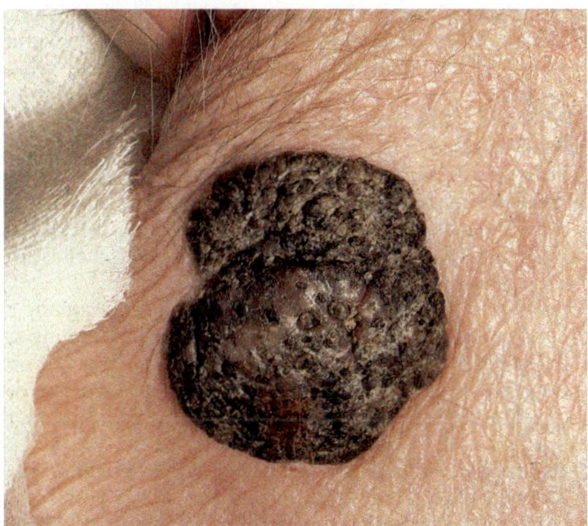
Abb. A66. Alterswarze

grauer zerklüfteter Oberfläche; wächst v.a. an Brust, Rücken, Streckseiten von Händen und Unterarmen und im Gesicht; eine Therapie ist nicht nötig, allerdings muss ein malignes Melanom* ausgeschlossen werden

Al|ters|weit|sich|tig|keit *f*: →*Alterssichtigkeit*

Al|thae|ae fo|li|um *nt* (Ⓔ marsh mallow leaf): *s.u. Eibisch*

Al|thae|ae ra|dix *f* (Ⓔ marsh mallow root): Wurzel von Eibisch*

Al|thae|a of|fi|ci|na|lis *f*: →*Eibisch*

Al|thae|a ro|se|a *f*: →*Stockmalve*

Altherr: Franz Altherr; schweizer Internist im 20. Jahrhundert

Altherr-Uehlinger-Syndrom *nt*: →*Polychondritis recidivans et atrophicans*

Alt|in|su|lin *nt*: veraltete Bezeichnung für →*Normalinsulin*

Al|tre|ta|min *nt* (Ⓔ altretamine): ***Syn***: *2,4,6-Tris(dimethylamino)-1,3,5-triazin*; Zytostatikum*; **Anw.**: Ovarialkarzinom, Bronchialkarzinom

Al|tru|is|mus *m* (Ⓔ altruism): Nächstenliebe, Selbstlosigkeit, Uneigennützigkeit

al|tru|is|tisch *adj* (Ⓔ altruistic): selbstlos, uneigennützig

Alt|tu|ber|ku|lin *nt* (Ⓔ old tuberculin): ***Syn***: *Tuberkulin-Original-Alt*; *s.u. Tuberkulin*

Alu *Abk.*: →*Aluminium*

A|lu|men *nt*: →*Alaun*

Alumen plumosum: →*Asbest*

A|lu|mi|ni|um *nt* (Ⓔ aluminum): zu den Erdmetallen gehörendes Leichtmetall; wahrscheinlich Spurenelement des Körpers; die Bedeutung ist aber noch unklar

A|lu|mi|ni|um|asth|ma *nt* (Ⓔ aluminum asthma): *s.u. Aluminiumlunge*

A|lu|mi|ni|um|hy|dro|xid *nt* (Ⓔ aluminum hydroxide): Antazidum*

A|lu|mi|ni|um|lun|ge *f* (Ⓔ aluminosis): ***Syn***: *Bauxitfibrose, Aluminose, Aluminiumstaublunge*; durch langjähriges Einatmen von Aluminiumstaub [Kaolin, Bauxit] hervorgerufene Pneumokoniose*, die zu den entschädigungspflichtigen Berufskrankheiten gehört; die in ihrem Rahmen auftretende asthmatoide Bronchitis wird als **Aluminiumasthma** bezeichnet

Aluminium-Magnesium-hydroxid-carbonat-hydrat *nt*: →*Hydrotalcit*

Aluminium-Magnesium-Silikat *pl* (Ⓔ aluminum magnesium sulfate): Antazidum*

A|lu|mi|ni|um|os|te|o|pa|thie *f* (Ⓔ aluminum osteopathy): durch Aluminium verursachte Mineralisationsstörung der Knochen

A|lu|mi|ni|um|phos|phat *nt* (Ⓔ aluminum phosphate): Antazidum*

A|lu|mi|ni|um|staub|lun|ge *f*: →*Aluminiumlunge*

A|lu|mi|no|se *f*: →*Aluminiumlunge*

ALV *Abk.*: **1.** akutes Leberversagen **2.** aviäres Leukose-Vinus

alv. *Abk.*: →*alveolär*

Alvarez: **Alvarez-Wellen** *pl* (Ⓔ Alvarez' contractions): Schwangerschaftswehen* als unkoordinierte lokale Kontraktionen ab der 20. Schwangerschaftswoche; sie haben eine niedrige Amplitude und eine hohe Frequenz; werden von der Schwangeren nicht gespürt

Al|ve|o|bron|chi|o|li|tis *f*, *pl* **-ti|den** (Ⓔ alveobronchiolitis): ***Syn***: *Alveolobronchiolitis*; Entzündung von Lungenbläschen [Alveolen] und Bronchien

al|ve|o|bron|chi|o|li|tisch *adj* (Ⓔ alveobronchiolitic): ***Syn***: *alveolobronchiolitisch*; Alveobronchiolitis betreffend, von ihr betroffen oder gekennzeichnet, durch sie bedingt

al|ve|o|lär *adj* (Ⓔ **1.** alveolate **2.–3.** alveolar): **1.** mit Hohlräumen versehen **2.** Lungenalveolen betreffend **3.** Zahnalveolen betreffend

Al|ve|o|lar|druck *m* (Ⓔ alveolar pressure): Druck innerhalb der Lungenalveolen

Al|ve|o|lar|epi|thel|zel|len *pl* (Ⓔ alveolar epithelial cells): ***Syn***: *Alveolarzellen, Pneumozyten*; Epithelzellen der Lungenbläschen; man unterscheidet zwischen kleinen [Alveolarepithelzellen Typ I] und großen Alveolarepithelzellen [Alveolarepithelzellen Typ II]

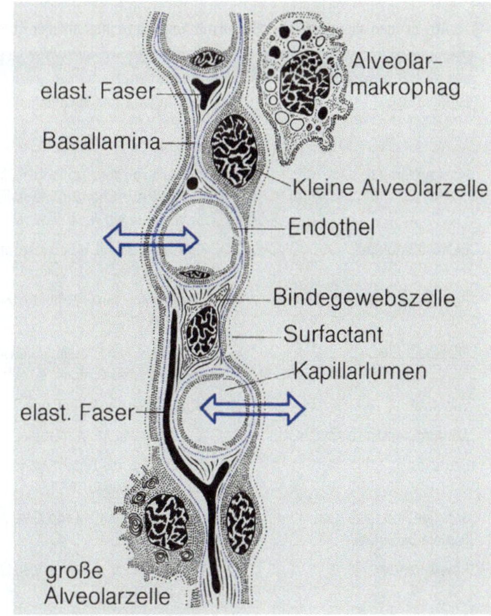

Abb. A67. Interalveolarseptum

große Alveolarepithelzellen: →*Alveolarepithelzellen Typ II*

kleine Alveolarepithelzellen: →*Alveolarepithelzellen Typ I*

Alveolarepithelzellen Typ I (Ⓔ type I alveolar epithelial cell): ***Syn***: *kleine Alveolarepithelzellen, Deckzellen, Pneumozyten Typ I*; flache, ausgezogene Zellen, die eine kontinuierliche Lage bilden, die die Alveole auskleidet

Alveolarepithelzellen Typ II (Ⓔ type II alveolar epithelial cell): ***Syn***: *große Alveolarepithelzellen, Pneumozyten Typ II, Nischenzellen*; sezernierende Zellen, die oft solitär liegen; produzieren Surfactant*, ohne den die Alveole kollabiert

Alveolarfortsatz des Oberkiefers *m* (Ⓔ alveolar process of maxilla): Processus alveolaris maxillae; *s.u. Maxilla*

Al|ve|o|lar|gän|ge *pl* (Ⓔ alveolar ducts): ***Syn***: *Ductus alveolares*; durch Teilung von Bronchioli* respiratorii entstehende Endkanälchen des Lungengewebes, deren Wände Alveolensäckchen* [Sacculi alveolares] aufweisen

Al|ve|o|lar|gas *nt*: *→Alveolarluft*

Al|ve|o|lar|ka|näl|chen *pl* (Ⓔ alveolar canals of maxilla): ***Syn***: *Canales alveolares corporis maxillae*; Kanälchen, die Nerven und Blutgefäße vom Canalis* infraorbitalis und den Foramina* alveolaria zu den Zähnen führen

Al|ve|o|lar|luft *f* (Ⓔ alveolar gas): ***Syn***: *alveoläres Gasgemisch, Alveolargas*; Gasgemisch der Lungenalveolen; die Zusammensetzung hängt von der Atemphase [z.B. Anfang oder Ende der Einatmung], der Atemtiefe bzw. dem Atemminutenvolumen, der Homogenität von Perfusion und Ventilation usw. ab; im Durchschnitt enthält die Alveolarluft aber 14 % Sauerstoff [pO_2 100 mm Hg] und 5,6 % Kohlendioxid [pCO_2 40 mm Hg]

Tab. A68. Zusammensetzung der Atemgase bei Ruheatmung in Meereshöhe

	Fraktionen		Partialdrücke	
	O_2	CO_2	O_2	CO_2
Inspirationsluft	0,209	0,0003	150 mmHg (20 kPa)	0,2 mmHg (0,03 kPa)
Alveoläres Gasgemisch	0,14	0,056	100 mmHg (13,3 kPa)	40 mmHg (5,3 kPa)
Exspirationsgemisch	0,16	0,04	114 mmHg (15,2 kPa)	29 mmHg (3,9 kPa)

Al|ve|o|lar|ma|kro|phag *m*: *→Alveolarmakrophage*

Al|ve|o|lar|ma|kro|pha|ge *m* (Ⓔ alveolar macrophage): ***Syn***: *Alveolarmakrophag, Alveolarphagozyt, Staubzelle, Körnchenzelle, Rußzelle*; in den Septen der Lungenalveolen sitzender Monozyt*, der Kohle- und Staubpartikel aufnimmt und Zellen phagozytiert

Al|ve|o|lar|pha|go|zyt *m*: *→Alveolarmakrophage*

Al|ve|o|lar|pro|te|i|no|se *f* (Ⓔ pulmonary alveolar proteinosis): ***Syn***: *pulmonale alveoläre Proteinose, Lungenproteinose*; seltene, chronisch-verlaufende Lungenerkrankung durch eine übermäßige Produktion von Surfactant-Faktor*; in schweren Fällen kommt es zu Dyspnoe; **Therapie**: Heparininhalation, Bronchiallavage

Al|ve|o|lar|säck|chen *pl*: *→Alveolensäckchen*

Al|ve|o|lar|zel|len *pl*: *→Alveolarepithelzellen*

Al|ve|o|lar|zel|len|kar|zi|nom *nt*: *→Alveolarzellkarzinom*

Al|ve|o|lar|zell|kar|zi|nom *nt* (Ⓔ alveolar cell carcinoma): ***Syn***: *bronchiolo-alveoläres Lungenkarzinom, bronchiolo-alveoläres Karzinom, Alveolarzellenkarzinom, Lungenadenomatose, Carcinoma alveolocellulare/alveolare*; seltenes Adenokarzinom* der Lunge; trotz frühzeitiger hämatogener Metastasierung* ist die Prognose relativ gut, weil die Tumorverdopplungszeit oft über 100 Tage beträgt, d.h., es kommt zu einem langsamen, oft jahrelangen Verlauf; tritt gehäuft bei Frauen und Nichtrauchern auf; *s.a. Bronchialkarzinom*

Al|ve|o|le *f*: *→Alveolus 1.*

Al|ve|o|lek|to|mie *f* (Ⓔ alveolectomy): operative (Teil-)Entfernung von Zahnalveolen

Al|ve|o|len|säck|chen *pl* (Ⓔ alveolar sacs): ***Syn***: *Alveolarsäckchen, Sacculi alveolares*; blinde Enden der Alveolargänge [Ductus alveolares], von denen die Lungenbläschen [Alveoli* pulmonis] ausgehen

Al|ve|o|li|tis *f, pl* **-ti|den** (Ⓔ **1.–2.** alveolitis): **1.** Entzündung der Lungenbläschen [Alveoli pulmones] **2.** Entzündung der Zahnfächer [Alveoli dentales]

exogen-allergische Alveolitis (Ⓔ extrinsic allergic alveolitis): ***Syn***: *Hypersensitivitätspneumonitis*; durch organische Staubpartikel hervorgerufene allergische Reaktion der Lungenalveolen; **Klinik**: der klassische akute Verlauf wird als **Montagsfieber** bezeichnet; in den ersten 4–8 Stunden der Exposition kommt es zu Fieber, Schüttelfrost, Muskelschmerzen, Husten und Atemnot; seltener ist ein schleichender, chronischer Verlauf, der zu Lungenfibrose* führen

Tab. A69. Exogen-allergische Alveolitiden mit Neigung zu interstitieller Fibrosierung

Erkrankung	Exposition, Antigenquelle	Bekanntes Antigen
Farmerlunge	Verfütterung von feuchten eingebrachtem, verschimmeltem Heu oder Stroh	Thermoaktinomyzeten: Saccharopolyspora rectivirgula (Micropolyspora faeni), Thermoactinomyces vulgaris (Thermomonospora viridis), Aspergillus fumigatus
Vogelhalterlunge	Reinigen von Vogelstallungen (Taubenschlag, Käfig von Wellensittichen, Hühnerstallung), Kot und Hautabschilferungen verschiedener Vogelarten	Tierische Proteine, die mit dem Vogelkot oder von der Haut und ihren Anhangsgebilden (Flaumhaare) in die umgebende Luft abgegeben werden
Befeuchterlunge	Klimaanlagen, z.B. Druckereien, in Großraumbüros; Luftbefeuchter	Thermoaktinomyzeten, Schimmelpilze? Protozoen? in verunreinigten Filtern und Befeuchtungsvorrichtungen
Bagassose	Umschichten von verschimmeltem, fauligem Zuckerrohrstroh	Thermoaktinomyzeten
Pilzarbeiterlunge	Einmischen von Pilzkeimlingen in durch Erhitzung pasteurisierten Kompost	Thermoaktinomyzeten, Austernpilz-Sporen
Suberose	Eichenrinde, Herstellung und Bearbeitung von Kork	Penicillium frequentans, Korkbestandteile?
Ahornrindenschälerkrankheit	Abschälen von Ahornstämmen	Cryprostoma corticale
Sequoiose	Bearbeitung von Zedern- und Mammutbäumen (Sequoia, redwood)	Graphium, Aureobasidium pullulans
Sonstige Holzstaub- und Papierarbeiterlunge	Holzstaub, Sägemehl von Kiefern- und Fichtenstämmen	Alternaria, Aktinomyzeten
Käsewascherkrankheit	Abwaschen von schimmeligen Emmentaler Laiben in Vorratskellern	Penicillium casei
Malzarbeiterlunge	Umschaufeln von keimender (erwärmter) Gerste mit Hand (veraltete Brautechnik)	Aspergillus fumigatus, Aspergillus clavatus, Mucor mucedo
Kornkäferlunge (Getreidestaublunge)	Verfütterung von Korn, Getreide, das vom Kornkäfer befallen ist	Kornkäferextrakt

kann; **Therapie**: Vermeidung des auslösenden Agens steht im Vordergrund; der akute Schub wird mit Glucocorticoiden behandelt

fibrosierende Alveolitis (Ⓔ fibrosing alveolitis): ***Syn***: *idiopathische Lungenfibrose*; Lungenfibrose* ohne nachweisbare Ursache; z.T. gelingt aber eine histologische Zuordnung, die für Prognose und Therapie wichtig ist; die **desquamative interstitielle Pneumonie** spricht gut auf Corticosteroide an [Besserung in 50–65 % der Fälle]; unbehandelt beträgt die Lebenserwartung 5–12 Jahre; die **murale interstitielle Pneumonie** spricht dagegen kaum auf Corticoide an und zeigt oft einen foudroyanten Verlauf; die durchschnittliche Lebenserwartung liegt bei 5–6 Jahren; sowohl die **lymphoide interstitielle Pneumonie** als auch die **interstitielle Pneumonie mit Bronchiolitis obliterans** sprechen gut auf Corticoide und Mukolytika an

al|ve|o|li|tisch *adj* (Ⓔ alveolitic): Alveolitis betreffend, von ihr betroffen oder gekennzeichnet, durch sie bedingt

Al|ve|o|lo|bron|chi|o|li|tis *f, pl* **-ti|den** (Ⓔ alveobronchiolitis): ***Syn***: *Alveobronchiolitis*; Entzündung von Lungenbläschen [Alveolen] und Bronchien

al|ve|o|lo|bron|chi|o|li|tisch *adj* (Ⓔ alveobronchiolitic): ***Syn***: *alveobronchiolitisch*; Alveolobronchiolitis betreffend, von ihr betroffen oder gekennzeichnet, durch sie bedingt

al|ve|o|lo|den|tal *adj* (Ⓔ alveolodental): ***Syn***: *dentoalveolär*; Zahnfach und Zahn/Dens betreffend oder verbindend

al|ve|o|lo|la|bi|al *adj* (Ⓔ alveololabial): Alveolarfortsatz und Lippen/Labia betreffend

al|ve|o|lo|pa|la|tal *adj* (Ⓔ alveolopalatal): Alveolarfortsatz und Gaumen/Palatum betreffend oder verbindend

Al|ve|o|lo|to|mie *f* (Ⓔ alveolotomy): Eröffnung von Zahnalveolen

Al|ve|o|lus *m, pl* **-li** (Ⓔ **1.** alveolus **2.** →*Alveoli pulmonis*): **1.** Alveole, kleine sackähnliche Ausbuchtung **2.** →*Alveoli pulmonis*

Alveoli dentales (Ⓔ dental alveoli): ***Syn***: *Zahnfächer, Zahnalveolen*; Vertiefung der Alveolarfortsätze von Unter- und Oberkiefer, in denen die Zahnwurzeln verankert sind

Alveoli dentales mandibulae (Ⓔ dental alveoli of mandible): Zahnfächer des Unterkiefers

Alveoli dentales maxillae (Ⓔ dental alveoli of maxilla): Zahnfächer des Oberkiefers

Alveoli pulmonis (Ⓔ pulmonary alveoli): ***Syn***: *Lungenbläschen, Lungenalveolen*; als Endabschnitt der luftleitenden Abschnitte des Atmungstraktes dienen die Alveolen dem Gasaustausch zwischen Lunge und Blut; jede Lunge enthält ca. 300 Millionen Alveolen, die durch porenhaltige Septen [Septum interalveolare] getrennt sind; die Alveolen vergrößern die innere Lungenoberfläche auf ca. 120 m^2

Al|ve|us hip|po|cam|pi *m* (Ⓔ alveus of hippocampus): aus myelinisierten Fasern bestehender Teil des Hippocampus*, die sich in den Fornix fortsetzen

ALX *Abk.*: Alexidin

A|lym|pho|pla|sie *f* (Ⓔ alymphoplasia): fehlende Lymphozytenbildung im Knochenmark

A|lym|pho|zy|to|se *f* (Ⓔ alymphocytosis): absoluter Lymphozytenmangel im Blut

a|lym|pho|zy|to|tisch *adj* (Ⓔ alymphocytotic): Alymphozytose betreffend, von ihr betroffen oder gekennzeichnet, durch sie bedingt

Alzheimer: Alois Alzheimer; 1864–1915; deutscher Neurologe (Breslau)

Alzheimer-Demenz, präsenile *f*: →*Alzheimer-Krankheit*

Alzheimer-Fibrillen *pl* (Ⓔ Alzheimer's fibers): *s.u. Alzheimer-Krankheit*

Alzheimer-Krankheit *f* (Ⓔ Alzheimer's disease): ***Syn***: *präsenile Alzheimer-Demenz, Demenz vom Alzheimer-Typ*; multifaktoriell bedingte, präsenile [meist 5.–6. Lebensjahrzehnt] Atrophie der Großhirnrinde mit typischem pathohistologischen Bild [intrazellulären **Alzheimer-Fibrillen**, extrazellulären **Alzheimer-Plaques**]; es besteht eine gewisse familiäre Häufung und die Erkrankung ist mit Genmutationen auf den Chromosomen 21, 19 und 14 assoziiert **Klinik:** an Anfang stehen Vergesslichkeit, allgemeine Leistungsschwäche, es treten Schwierigkeiten beim Lesen, Schreiben und Rechnen auf; die Patienten können nicht mehr Arbeiten oder den Haushalt führen; es bildet sich eine hochgradige Störung der Merkfähigkeit aus und die Patienten sind kaum noch in der Lage, eine sinnvolle Konversation aufrechtzuerhalten; andere Symptome sind Aphasie*, Apraxie*, Orientierungsstörungen, psychomotorische Unruhe, Schlafstörungen, Ängstlichkeit und Depressivität, Wahnbildungen und Aggressivität; der **Verlauf** ist unaufhaltsam progredient; im Laufe der Krankheit kommt es zum fortschreitenden geistigen und körperlichen Verfall der Patienten; die Behandlung der Symptome kann eine scheinbare Besserung bringen, insgesamt ist die Prognose aber schlecht; *s.a. Essay Gentransfer und Gentherapie S. 761*

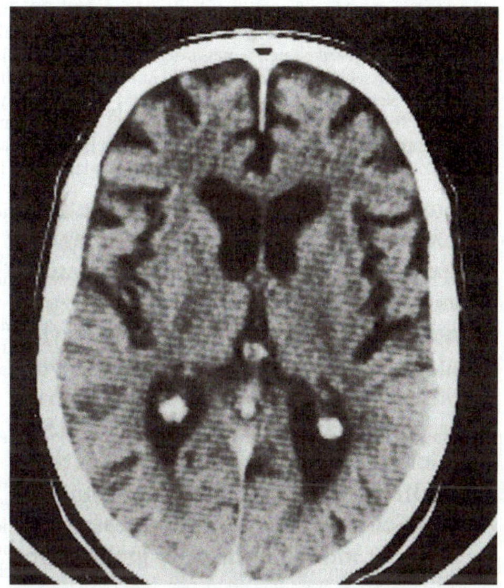

Abb. A70. Alzheimer-Krankheit. Deutliche globale Verminderung des Hirnvolumens im CT

Alzheimer-Plaques *pl* (Ⓔ Alzheimer's plaques): *s.u. Alzheimer-Krankheit*

AM *Abk.*: **1.** →*Aktinomykose* **2.** →*Aktomyosin* **3.** →*Amperemeter* **4.** Amplitudenmodulation **5.** anovulatorischer Menstruationszyklus **6.** Astigmatismus myopicus

a.m. *Abk.*: ante mortem

Am *Abk.*: Americium

Am *Abk.*: →*Ametropie*

aM *Abk.*: atypische Mykobakteriose

Am-, am- *präf.*: →*Amb-*

AMA *Abk.*: →*antimitochondriale Antikörper*

AMAK *Abk.*: →*antimitochondriale Antikörper*

A|mal|gam *nt* (Ⓔ amalgam): ***Syn***: *Quecksilberlegierung*; Legierung von Quecksilber mit anderen Metallen; in der Zahnmedizin als Füllungsmaterial verwendet

A|ma|ni|ta *f* (Ⓔ Amanita): Pilzgattung mit zahlreichen giftigen Arten, z.B. **Fliegenpilz** [Amanita muscaria], **Pantherpilz** [Amanita pantherina], **grüner Knollenblätterpilz** [Amanita phalloides]

A|ma|ni|ta|to|xin *nt* (Ⓔ amanitotoxin): in Amanita*-Arten enthaltene Lebergifte

A|ma|ni|tin *nt* (Ⓔ amanitine): im grünen Knollenblätterpilz [Amanita phalloides] enthaltenes hochgiftiges Mykotoxin*, das zu Leberzellverfettung und -nekrose führt

A|man|ta|din *nt* (Ⓔ amantadine): ***Syn***: *1-Adamantanamin, 1-Adamantylamin*; erhöht die Dopaminkonzentration im Synapsenspalt; Virostatikum*; **Anw.**: Antiparkinsonmittel [meist zusammen mit Levodopa* oder Anticholinergikum*], Akinesien; Herpes-Infektionen; Grippeprophylaxe; **NW**: Übelkeit, Schlafstörungen, Schwindel, Mundtrockenheit, Verwirrtheit, Halluzinationen, livide Hautveränderun-

A

gen

A|ma|rum *nt, pl* **-ra** (Ⓔ bitters): Bittermittel, Bitterstoff

A|mas|tie *f* (Ⓔ amastia): *Syn*: *Mammaaplasie*; angeborenes, ein- oder beidseitiges Fehlen der Brustdrüse

A|mas|ti|go|te *f* (Ⓔ amastigote): *Syn*: *amastigote Form, Leishmania-Form*; runde, unbegeißelte Form von Trypanosoma* cruzi

a|ma|tho|phob *adj* (Ⓔ amathophobic): Amathophobie betreffend, durch sie gekennzeichnet

A|ma|tho|pho|bie *f* (Ⓔ amathophobia): krankhafte Angst vor Staub oder Schmutz

A|ma|to|xi|ne *pl* (Ⓔ amatoxins): in Amanita*-Arten enthaltene Lebergifte; z.B. Amanitin

A|mau|ro|se *f* (Ⓔ amaurosis): *Syn*: *(totale) Blindheit, Erblindung, Amaurosis*; vollständige, durch eine amaurotische Pupillenstarre* gekennzeichnete Erblindung bei Ausfall der optischen Funktionen eines oder beider Augen; die häufigsten Ursachen der Erblindung in Europa sind Schädigung der Netzhaut [Retinitis* pigmentosa] oder des Sehnervens, Glaukom, Makuladegeneration und Verletzungen; in den unterentwickelten Ländern stehen dagegen Katarakt, Trachom*, Onchozerkose* und Keratomalazie* an 1. Stelle

die gesetzliche Definition in Deutschland besagt, dass eine Blindheit vorliegt, wenn die Sehschärfe des besseren Auges nicht mehr als 1/50 [0,02] der normalen Sehschärfe beträgt; zwischen 1/3 [0,3] und 1/50 [0,02] liegt eine wesentliche Sehbehinderung vor

diabetische Amaurose (Ⓔ diabetic amaurosis): *Syn*: *diabetische/diabetogene Blindheit, diabetogene Amaurose*; Erblindung als Endstadium einer Retinopathia* diabetica; häufigste Erblindung in den industrialisierten Ländern

diabetogene Amaurose: →*diabetische Amaurose*

eklamptische Amaurose (Ⓔ eclamptic amaurosis): *s.u. zerebrale Amaurose*

kongenitale Amaurose (Leber) (Ⓔ Leber's congenital amaurosis): *Syn*: *Leber-Syndrom, Leber-Optikusatrophie*; rezessiv-geschlechtsgebundene, i.d.R. beidseitige Atrophie des Sehnervens mit Erblindung; beginnt meist als atypische Retinitis* pigmentosa vor der Geburt oder kurz danach und führt schon bald zur Erblindung

totale Amaurose: →*Amaurose*

urämische Amaurose (Ⓔ uremic amaurosis): *s.u. zerebrale Amaurose*

zentrale Amaurose: →*zerebrale Amaurose*

zerebrale Amaurose (Ⓔ cerebral amaurosis): *Syn*: *zentrale Blindheit, zentrale Amaurose, Amaurosis centralis*; durch eine Störung der Sehbahn oder der Sehzentren [Rindenblindheit*] bedingte Erblindung, z.B. **eklamptische** oder **urämische Amaurose** durch eine beidseitige Schädigung der Sehrinde

A|mau|ro|sis *f, pl* **-ses**: →*Amaurose*

Amaurosis centralis: →*zerebrale Amaurose*

Amaurosis congenita (Ⓔ hereditary retinal aplasia): angeborene Blindheit, z.B. bei Netzhautaplasie

Amaurosis fugax (Ⓔ amaurosis fugax): nur kurz andauernde, vollständig reversible Erblindung; wird meist durch kleine Emboli, die aus Arterioskleroseplaques ausgeschwemmt werden, verursacht; tritt einseitig auf und dauert i.d.R. nur Sekunden bis Minuten; oft auch Teilaspekt einer transienten ischämischen Attacke*

Amaurosis partialis fugax (Ⓔ scintillating scotoma): plötzliche, vorübergehende, beidseitige Sehstörung [z.B. **Amaurosis fugax der Flieger**]; kommt auch als psychogene Variante vor

a|mau|ro|tisch *adj* (Ⓔ amaurotic): Blindheit/Amaurose betreffend

A|ma|xo|pho|bie *f* (Ⓔ amaxophobia): krankhafte Angst davor, in einem Fahrzeug zu sein

AmB *Abk.*: →*Amphotericin B*

Amb-, amb- *präf.*: Wortelement mit der Bedeutung **1.** „beide/beidseitig" **2.** „um...herum"

Ambi-, ambi- *präf.*: →*Amb-*

am|bi|dex|ter *adj* (Ⓔ ambidexter): mit beiden Händen, beidhändig

Am|bi|dex|trie *f* (Ⓔ ambidexterity): *Syn*: *Beidhändigkeit*; weder Rechts- noch Linkshändig

am|big *adj* (Ⓔ ambiguous): zweideutig, mehrdeutig, vieldeutig; doppelsinnig; unklar, unbestimmt

Am|bi|gu|i|tät *f* (Ⓔ ambiguity): Zweideutigkeit, Mehrdeutigkeit, Vieldeutigkeit; Doppelsinn, Doppelsinnigkeit; Unklarheit

am|bi|gu|os *adj* (Ⓔ ambiguous): (*anatom.*) (sich) nach zwei Seiten neigend

am|bi|la|te|ral *adj* (Ⓔ ambilateral): beide Seiten betreffend

Am|bi|se|xu|a|li|tät *f* (Ⓔ bisexuality): *Syn*: *Bisexualität*; sexuelle Neigung zu beiden Geschlechtern

am|bi|se|xu|ell *adj* (Ⓔ bisexual): *Syn*: *bisexuell*; Ambisexualität betreffend

Am|bi|ten|denz *f* (Ⓔ ambitendency): *Syn*: *Doppelwertigkeit*; Ambivalenz* des Wollens; gleichzeitiges Bestehen gegensätzlicher Wünsche und Triebe; kommt v.a. bei Schizophrenie* vor

am|bi|va|lent *adj* (Ⓔ ambivalent): zwiespältig, nach zwei Seiten neigend

Am|bi|va|lenz *f* (Ⓔ ambivalence): Doppelwertigkeit; gleichzeitiges Bestehen miteinander unvereinbarer, entgegengesetzter Gefühle; die Bedeutung der Ambivalenz wird von verschiedenen Schulen verschieden interpretiert; alle Analytiker sind sich aber darin einig, dass Ambivalenz eine Bedeutung bei der Neurosenbildung zukommt

Am|bi|ver|si|on *f* (Ⓔ ambiversion): gleichzeitiges Vorkommen von Introversion* und Extroversion* in einer Person

am|bi|ver|tiert *adj* (Ⓔ ambiverted): sowohl introvertiert als auch extrovertiert

Ambly-, ambly- *präf.*: Wortelement mit der Bedeutung „stumpf/ abgestumpft"

Am|bly|om|ma *nt* (Ⓔ Amblyomma): *Syn*: *Buntzecken*; Gattung der Schildzecken*, die häufig Erreger [v.a. Rickettsien] überträgt

am|bly|op *adj* (Ⓔ amblyopic): *Syn*: *amblyopisch*; Amblyopie betreffend, durch sie bedingt, schwachsichtig

Am|bly|o|pia *f*: →*Amblyopie*

Am|bly|o|pie *f* (Ⓔ weak-sightedness): *Syn*: *Amblyopia, Schwachsichtigkeit*; angeborene oder erworbene Schwachsichtigkeit ohne erkennbare organische Ursache

toxische Amblyopie (Ⓔ toxic amblyopia): *Syn*: *Intoxikationsamblyopie*; durch chronischen Alkohol- oder Nicotingenuss verursachte Amblyopie

am|bly|o|pisch *adj*: →*amblyop*

Ambo-, ambo- *präf.*: →*Amb-*

Am|boss *m* (Ⓔ anvil): *Syn*: *Incus*; mittleres Gehörknöchelchen, dessen Körper [**Corpus incudis**] mit dem Hammer [Malleus*] über das Inkudomalleargelenk [Articulatio incudomallearis] verbunden ist; der lange Schenkel [**Crus longum incudis**] ist über den kurzen **Processus lenticularis** mit dem Steigbügel [Stapes*] verbunden; der kurze Schenkel [**Crus breve incudis**] wird durch das **Ligamentum incudis posterius** an der Wand der Paukenhöhle fixiert

Am|boss|ent|fer|nung *f*: →*Inkudektomie*

Am|boss|fal|te *f* (Ⓔ incudal fold): *Syn*: *Plica incudialis*; Schleimhautfalte zwischen Ambosskörper und Paukenhöhlenwand

Am|boss|kör|per *m* (Ⓔ body of incus): *Syn*: *Ambosskrone, Corpus incudis*; Hauptteil des Amboss [Incus*], der mit dem Hammer [Malleus*] über das Hammer-Amboss-Gelenk* verbunden ist

Am|boss|kro|ne *f*: →*Ambosskörper*

Am|bos|schen|kel, kur|zer *m* (Ⓔ short limb of incus): *Syn*: *Crus breve incudis*; kurzer hinterer Fortsatz des Amboss [Incus*]

Am|boss|schen|kel, lan|ger *m* (Ⓔ long limb of incus): *Syn*: *Crus longum incudis*; langer Fortsatz des Amboss [Incus*], der am Amboss-Steigbügelgelenk* beteiligt ist

Amboss-Steigbügel-Gelenk *nt* (Ⓔ incudostapedial joint): *Syn*: *Inkudostapedialgelenk, Articulatio incudostapedialis*; gelenkige Verbindung zwischen Amboss und Steigbügel im Mittelohr

Am|bo|zep|tor *m* (Ⓔ amboceptor): zweiwertiger Antikörper*, der über eine Komplementbindung zur Auflösung von Zellen führt; wird z.B. in der Komplementbindungsreaktion verwendet

Am|bro|xol *nt* (Ⓔ ambroxol): Mukolytikum*, Sekretolytikum*; **Anw.**: Atemwegserkrankungen mit Schleimproduktion

am|bu|lant *adj* (Ⓔ ambulant): ***Syn***: *ambulatorisch*; ohne stationäre Aufnahme, während einer Sprechstunde

am|bu|la|to|risch *adj*: *→ambulant*

AMC *Abk*.: *→Amoxicillin*

Am|ci|no|nid *nt* (Ⓔ amcinonide): halogeniertes Glucocorticoid*; **Anw.**: lokaler Entzündungshemmer; v.a. bei Dermatosen

AMD *Abk*.: **1.** Alpha-Methyldopa **2.** *→altersbezogene Makuladegeneration*

AME *Abk*.: **1.** Amphotericin-B-Methylester **2.** *→Atommasseneinheit*

A|mei|sen|lau|fen *nt* (Ⓔ formication): ***Syn***: *Hautkribbeln, Formicatio*; Empfindungsstörung [Dysästhesie] mit Kribbelgefühl auf der Haut, z.B. bei vasomotorischen Störungen oder Neuritis*

A|mei|sen|säu|re *f* (Ⓔ formic acid): ***Syn***: *Acidum formicicum*; einfachste Monocarbonsäure [HCOOH]; wird als Konservierungsmittel und zur Hautreizung verwendet

A|mei|sen|säu|re|al|de|hyd *m*: *→Formaldehyd*

a|mel *adj* (Ⓔ amelic): Amelie betreffend, von ihr betroffen oder gekennzeichnet, durch sie bedingt

A|me|la|no|se *f* (Ⓔ amelanosis): selten gebrauchte Bezeichnung für einen Melaninmangel der Haut oder anderer Gewebe

a|me|la|no|tisch *adj* (Ⓔ amelanotic): Amelanose betreffend

A|me|lia *f*: *→Amelie*

A|me|lie *f* (Ⓔ amelia): ***Syn***: *Amelia*; angeborenes Fehlen einer oder mehrerer Gliedmaße

Amelo-, amelo- *präf*.: Wortelement mit Bezug auf „Zahnschmelz/Enamelum"

A|me|lo|blast *m* (Ⓔ ameloblast): ***Syn***: *Zahnschmelzbildner, Adamantoblast, Ameloblast, Ganoblast*; den Zahnschmelz bildende Zelle

a|me|lo|blas|tisch *adj* (Ⓔ ameloblastic): Ameloblasten betreffend

A|me|lo|blas|tom *nt* (Ⓔ ameloblastoma): ***Syn***: *Adamantinom, Ganoblastom*; meist im Unterkiefer auftretende zystische Geschwulst, die von Epithelresten ausgeht; neigt nach Resektion zu Rezidiven, bildet aber keine Metastasen

A|me|lo|blas|to|sar|kom *nt* (Ⓔ ameloblastic sarcoma): bösartiges Ameloblastom*

a|me|lo|gen *adj* (Ⓔ amelogenic): Amelogenese betreffend, zahnschmelzbildend

A|me|lo|ge|ne|se *f* (Ⓔ amelogenesis): ***Syn***: *Amelogenesis, Zahnschmelzbildung, Schmelzbildung*; die Zahnschmelzbildung beginnt nach der Dentinbildung; sie verläuft in drei Stadien: **1.** Bildung der Schmelzmatrix **2.** Mineralisation **3.** Reifung

A|me|lo|ge|ne|sis *f*: *→Amelogenese*

Amelogenesis imperfecta (Ⓔ amelogenesis imperfecta): angeborene Störung der Zahnschmelzbildung unterschiedlicher Ausprägung; *s.a. Schmelzhypoplasie*

A|me|nor|rhö *f, pl* **-rhö|en**: *→Amenorrhoe*

A|me|nor|rhoe *f, pl* **-rho|en** (Ⓔ amenorrhea): ***Syn***: *Amenorrhö, Amenorrhoea*; Ausbleiben der Monatsblutung; i.e.S. Ausbleiben der Monatsblutung über drei Monate außerhalb einer Schwangerschaft; die Amenorrhoen können nach dem Gonadotropinspiegel in **normo-**, **hyper-** oder **hypogonadotrope Amenorrhoen** unterteilt werden; gebräuchlicher ist aber die Einteilung nach der Lokalisation der zu Grunde liegenden Störung in **extragenitale, hypophysäre, hypothalamische, ovarielle** und **uterine Amenorrhoe**; **Diagnostik**: *siehe Abb. A71*; **Therapie**: abhängig von der Ursache

alimentäre Amenorrhoe: *→nutritive Amenorrhoe*

ernährungsbedingte Amenorrhoe: *→nutritive Amenorrhoe*

extragenitale Amenorrhoe (Ⓔ extragenital amenorrhea): Amenorrhoe, bei der die Ursache außerhalb der Geschlechtsorgane bzw. des hypothalamo-hypophysären Kreislaufs liegt; Störungen der Nebennierenrinde oder Schilddrüse können eine Amenorrhoe verursachen; dasselbe gilt für adrenogenitales Syndrom* und Morbus* Cushing

hypergonadotrope Amenorrhoe (Ⓔ hypergonadotropic amenorrhea): *s.u. ovarielle Amenorrhoe*

hyperprolaktinämische Amenorrhoe (Ⓔ hyperprolactinemic amenorrhea): *s.u. hypophysäre Amenorrhoe*

hypogonadotrope Amenorrhoe (Ⓔ hypogonadotropic amenorrhea): *s.u. hypothalamische Amenorrhoe*

hypophysäre Amenorrhoe (Ⓔ pituitary amenorrhea): beruht auf einer Schädigung oder Fehlentwicklung der Hypophyse*, z.B. **hyperprolaktinämische Amenorrhoe** bei Prolaktinom, Sheehan*-Syndrom

hypothalamische Amenorrhoe (Ⓔ hypothalamic amenorrhea): durch eine mangelnde oder fehlende Sekretion von Gonadotropin-releasing-Hormon* bedingt [**hypogonadotrope Amenorrhoe**]; die Ursache dafür kann funktionell [psychogen-psychoreaktiv bei Stresssituationen, Anorexia* nervosa, Gewichtsverlust] oder organisch [Tumoren, Trauma, Kallmann*-Syndrom] sein

nutritive Amenorrhoe (Ⓔ nutritional amenorrhea): ***Syn***: *Notstandsamenorrhoe, ernährungsbedingte Amenorrhoe, alimentäre Amenorrhoe*; durch eine Mangel- oder Fehlernährung verursachte Amenorrhoe

ovarielle Amenorrhoe (Ⓔ ovarian amenorrhea): die Ursache ist entweder kongenital [fehlende oder hypoplastische Ovarien] oder funktionell; die ovarielle Störung führt zu einer erhöhten Gonadotropinausscheidung [**hypergonadotrope Amenorrhoe**]; die wichtigsten funktionellen Ursachen sind Climacterium* praecox, Ovariektomie*, Bestrahlungsschäden, Infektionen und Tumoren

pathologische Amenorrhoe (Ⓔ pathologic amenorrhea): jede nicht physiologische Amenorrhoe, unabhängig von der Genese

physiologische Amenorrhoe (Ⓔ physiologic amenorrhea): Amenorrhoe vor der Menarche*, während der Schwangerschaft und Stillperiode und nach der Menopause*

primäre Amenorrhoe (Ⓔ primary amenorrhea): Ausbleiben der Monatsblutung nach Vollendung des 15. Lebensjahres; beruht meist auf organischen Ursachen oder Pubertas* tarda

sekundäre Amenorrhoe (Ⓔ secondary amenorrhea): Ausbleiben der Monatsblutung über drei Monate außerhalb einer Schwangerschaft; ist meist funktionell bedingt

uterine Amenorrhoe (Ⓔ uterine amenorrhea): bei den primären Formen liegt eine angeborene Uterusfehlbildung vor; sekundäre Formen sind durch Veränderungen des Endometriums bzw. der Gebärmutter bedingt [z.B. Asherman*-Fritsch-Syndrom, Endometritis* tuberculosa]

zentral bedingte Amenorrhoe (Ⓔ central amenorrhea): Oberbegriff für hypothalamische und hypophysäre Amenorrhoe

A|me|nor|rhoea *f*: *→Amenorrhoe*

Amenorrhoe-Galaktorrhoe-Syndrom *nt* (Ⓔ amenorrhea-galactorrhea syndrome): ***Syn***: *Galaktorrhoe-Amenorrhoe-Syndrom, Amenorrhö-Galaktorrhö-Syndrom*; Erkrankung mit endokrin bedingter Erhöhung des Prolactinspiegels [Hyperprolaktinämie*] und dadurch verursachter Galaktorrhoe* und Amenorrhoe*

Amenorrhö-Galaktorrhö-Syndrom *nt*: *→Amenorrhoe-Galaktorrhoe-Syndrom*

A|men|tia *f* (Ⓔ amentia): ***Syn***: *Amenz, amentielles Syndrom*; leichte Bewusstseinseinschränkung mit Zusammenhangslosigkeit des Denkens, Ratlosigkeit, Desorientiertheit und Halluzinationen

A|menz *f*: *→Amentia*

A-Methode *f* (Ⓔ A-scan): A-Bild; *s.u. Sonographie*

A|me|tho|pte|rin *nt*: *→Methotrexat*

a|me|trop *adj* (Ⓔ ametropic): ***Syn***: *ametropisch*; Ametropie betreffend

A|me|tro|pie *f* (Ⓔ ametropia): Fehlsichtigkeit [Hyperopie*, Myopie*] durch Brechungsanomalien des Auges [**Brechungsametropie**] oder zu langem bzw. zu kurzem Bulbus [**Achsenametropie**]

a|me|tro|pisch *adj*: *→ametrop*

A

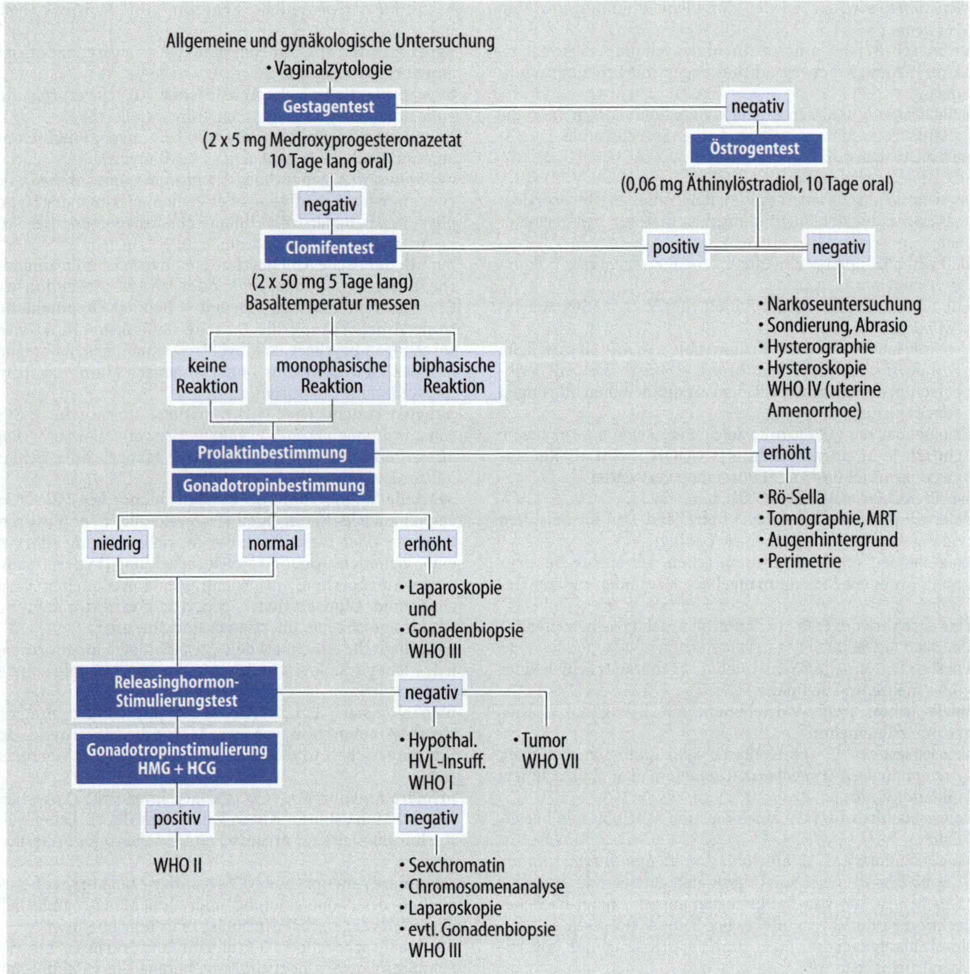

Abb. A71. Diagnoseschema bei Amenorrhoe

A|me|zi|ni|um|me|til|sul|fat *nt* (Ⓔ amezinium metilsulfate): ***Syn***: *4-Amino-6-methoxy-1-phenylpyridaziniummethylsulfat*; Sympathomimetikum*; **Anw.**: Antihypotonikum

Am|fe|pra|mon *nt* (Ⓔ amfepramone): ***Syn***: *2-Diethylaminopropiophenon, Diethylpropion*; Appetitzügler; wird wegen der Suchtgefahr nur in seltenen Fällen eingesetzt

Am|fe|ta|mi|nil *nt* (Ⓔ amfetaminil): ***Syn***: *2-(α-Methylphenethylamino)-2-phenylacetonitril*; Psychotonikum; zentrales Stimulans [Weckamin*], Appetitzügler

AMG *Abk.*: Arzneimittelgesetz

AMH *Abk.*: Anti-Müller-Hormon

AMHA *Abk.*: *→ automatisierter Mikro-Hämagglutinationstest*

AMHA-TP *Abk.*: automatisierter Mikrohämagglutinationstest mit Treponema-pallidum-Antigen

AMI *Abk.*: akuter Myokardinfarkt

A.m.i. *Abk.*: *→ Arteria mesenterica inferior*

A|mid *nt* (Ⓔ amide): Ammoniakverbindung, in der ein Wasserstoffatom durch ein Metallatom [**Metallamid**] oder einen Säurerest [**Säureamid**] ersetzt wurde

A|mi|da|se *f* (Ⓔ amidase): Hydrolase*, die Säureamide spaltet

A|mi|do|hy|dro|la|se *f* (Ⓔ amidohydrolase): ***Syn***: *Desamidase*; Hydrolase*, die die Spaltung der C-N-Bindung in nichtzyklischen Amiden fördert

-ämie *suf.*: Wortelement mit der Bedeutung „erhöhter (Blut-) Spiegel"

A|mi|fos|tin *nt* (Ⓔ amifostine): *s.u. Essay Chemotherapie S. 349*

A|mi|ka|cin *nt* (Ⓔ amikacin): Aminoglykosid-Antibiotikum*; **Anw.**: Reserveantibiotikum für schwere Infektionen mit gramnegativen Erregern

a|mi|kro|bi|ell *adj* (Ⓔ amicrobic): nicht von Mikroben verursacht

A|mi|lo|rid *nt* (Ⓔ amiloride): ***Syn***: *Amipramidin, Amipramizid, Guanamprazin*; kaliumsparendes Diuretikum*

A|mi|mie *f* (Ⓔ amimia): Verlust der Mimik, z.B. bei Parkinson*-Krankheit [Maskengesicht]

A|min *nt* (Ⓔ amine): Ammoniakverbindung, in der ein oder mehrere Wasserstoffatome durch einen organischen Rest ersetzt sind; je nach der Anzahl der ersetzten H-Atome unterscheidet man **primäre, sekundäre** und **tertiäre Amine**

biogenes Amin (Ⓔ biogenic amines): ***Syn***: *Bioamin*; natürliches, in Pflanzen oder Tieren vorkommendes Amin mit Bedeutung für den Stoffwechsel

A|min|kol|pi|tis *f, pl* **-ti|den** (Ⓔ bacterial vaginosis): ***Syn***: *bakterielle Vaginose, bakterielle Kolpitis*; Besiedlung der Scheide mit **Gardnerella vaginalis** und anderen Bakterien [Staphylokokken*, Streptokokken*, Escherichia* coli], die zu grau-weißem Ausfluss mit fischähnlichem Geruch führt

A|mi|no|a|cy|la|se *f* (Ⓔ aminoacylase): ***Syn***: *Hippuricase, Hippurikase*; Hydrolase*, die Hippursäure* in Glycin und Benzoesäure spaltet

A|mi|no|ä|thyl|sul|fon|säu|re *f*: *→ Taurin*

A|mi|no|a|zid|ä|mie *f* (Ⓔ aminoacidemia): *Syn*: *Hyperaminoazidämie*; erhöhter Aminosäuregehalt des Blutes; meist durch eine Enzymopathie* bedingt

A|mi|no|a|zid|u|rie *f* (Ⓔ aminoaciduria): *Syn*: *Hyperaminoazidurie*; gesteigerte Aminosäureausscheidung im Harn [mehr als 1–3 g pro Tag]; meist liegt eine Stoffwechselentgleisung oder Störung des Aminosäurestoffwechsels vor

p-A|mi|no|ben|zo|e|säu|re *f* (Ⓔ p-aminobenzoic acid): *Syn*: *para-Aminobenzoesäure*; Wuchsstoff für Bakterien, die Folsäure* produzieren; Grundstoff für eine Reihe von Lokalanästhetika

4-Aminobenzoesäure-β-dimethylaminoethylester *m*: *→Procain*

A|mi|no|ben|zo|e|säu|re|e|thyl|es|ter *m*: *→Benzocain*

A|mi|no|ben|zol *nt*: *→Anilin*

p-A|mi|no|ben|zol|sul|fon|säu|re *f*: *→Sulfanilsäure*

A|mi|no|bern|stein|säu|re *f*: *→Asparaginsäure*

γ-A|mi|no|but|ter|säu|re *f* (Ⓔ γ-aminobutyric acid): *Syn*: *Gamma-Aminobuttersäure*; durch Abspaltung der α-Carboxylgruppe der Glutaminsäure* entstehende nicht-proteinogene Aminosäure*; Neurotransmitter* von gabaergen Neuronen in Cortex*, Kleinhirn* und Rückenmark*; *s.a. Essay Schlaf und Schlafstörungen S. 1915*

γ-A|mi|no|bu|ty|rat *nt* (Ⓔ γ-aminobutyrate): Salz- bzw. Ionenform der γ-Aminobuttersäure*

A|mi|no|bu|ty|ro|phe|no|ne *pl* (Ⓔ aminobutyrophenones): *s.u. Neuroleptikum*

α-Amino-n-capronsäure *f* (Ⓔ 2-aminohexanoic acid): *Syn*: *Norleucin*; natürlich vorkommende Aminosäure*; hemmt die Purin- und Pyrimidinsynthese

ε-A|mi|no|ca|pron|säu|re *f* (Ⓔ ε-aminocaproic acid): *Syn*: *6-Aminohexansäure, Epsilonaminocapronsäure*; synthetische Aminosäure*; hemmt die Aktivierung von Plasminogen und die Plasminaktivität; **Anw.**: Antifibrinolytikum

A|mi|no|chin|car|ba|mid *nt*: *→Aminoquinurid*

A|mi|no|chin|u|rid *nt*: *→Aminoquinurid*

A|mi|no|cy|cli|tol *nt*: *→Spectinomycin*

α-Amino-3,6-dihydrobenzylpenicillin *nt*: *→Epicillin*

A|mi|no|es|sig|säu|re *f* (Ⓔ aminoacetic acid): *Syn*: *Glyzin, Glykokoll, Glycin, Leimzucker*; einfachste Aminosäure*; Bestandteil vieler Gerüsteiweiße

A|mi|no|e|than *nt*: *→Äthylamin*

2-Aminoethanol *nt*: *→Äthanolamin*

A|mi|no|e|thyl|sul|fon|säu|re *f*: *→Taurin*

4-A|mi|no|fol|säu|re *f*: *→Aminopterin*

A|mi|no|glu|co|se *f*: *→Glucosamin*

A|mi|no|glu|ko|se *f*: *→Glucosamin*

α-A|mi|no|glu|ta|mat *nt*: *→Glutamat*

α-A|mi|no|glu|tar|säu|re *f*: *→Glutaminsäure*

A|mi|no|gly|ko|sid *nt*: *→Aminoglykosid-Antibiotikum*

Aminoglykosid-Antibiotikum *nt, pl* **-ka** (Ⓔ aminoglycoside antibiotic): *Syn*: *Aminoglykosid*; aus glykosidisch verknüpften Aminozuckern aufgebaute Antibiotikagruppe mit meist breitem Wirkungsspektrum; bakterizide Hemmstoffe der Proteinsynthese; umfassen u.a. Amikacin, Gentamicin, Kanamycin, Neomycin, Netilmicin, Streptomycin, Tobramycin

A|mi|no|grup|pe *f* (Ⓔ amino radical): die aus Ammoniak durch Substitution eines Wasserstoffatoms erhaltene NH_2-Gruppe

A|mi|no|harn|stoff *m*: *→Semicarbazid*

DL-2-Aminoheptan *nt*: *→Tuaminoheptan*

6-A|mi|no|he|xan|säu|re *f*: *→ε-Aminocapronsäure*

p-A|mi|no|hip|pur|säu|re *f* (Ⓔ p-aminohippuric acid): *Syn*: *para-Aminohippursäure*; *s.u. Clearance*

2-Amino-6-hydoxypurin *nt*: *→Guanin*

A|mi|no|hy|dro|la|se *f* (Ⓔ aminohydrolase): *Syn*: *Desaminase*; Hydrolase*, die die Abspaltung von Ammoniak aus zyklischen Amiden katalysiert

α-Amino-β-hydroxybuttersäure *f*: *→Threonin*

α-A|mi|no|i|so|ca|pron|säu|re *f*: *→Leucin*

α-A|mi|no|i|so|va|le|ri|an|säu|re *f*: *→Valin*

A|mi|no|krebs *m*: *→Anilinkrebs*

δ-A|mi|no|lä|vu|lin|säu|re *f* (Ⓔ δ-aminolevulinic acid): *Syn*: *Deltaaminolävulinsäure*; Zwischenprodukt der Porphyrinsynthese; wird bei Bleivergiftung* und Porphyrie* vermehrt im Harn ausgeschieden

A|mi|no|me|than *nt* (Ⓔ aminomethane): *Syn*: *Methylamin*; natürlich vorkommendes farbloses Gas, das stark nach Ammoniak riecht

p-A|mi|no|me|thyl|ben|zo|e|säu|re *f* (Ⓔ p-aminomethylbenzoic acid): Antifibrinolytikum*

A|mi|no|naph|tha|lin *nt* (Ⓔ naphthylamine): *Syn*: *Naphthylamin*; zur Herstellung von Azofarbstoffen verwendet; kanzerogen [Anilinkrebs*]

A|mi|no|pe|ni|cil|li|ne *pl* (Ⓔ aminopenicillins): Oberbegriff für eine Reihe von Penicillinen, die auch gegen gram-negative Bakterien wirken; dazu gehören z.B. Ampicillin und Amoxicillin

A|mi|no|pep|ti|da|se *f* (Ⓔ aminopeptidase): Hydrolase*, die die N-terminale Aminosäure von Proteinen abspaltet

A|mi|no|pro|pi|on|säu|re *f*: *→Alanin*

A|mi|no|pte|rin *nt* (Ⓔ aminopterin): *Syn*: *4-Aminofolsäure, 4-Aminopteroylglutaminsäure*; Folsäureantagonist*; **Anw.**: Zytostatikum; illegales Abortivum [kann bei Misslingen zu **Aminopterin-Embryopathie** führen]

Aminopterin-Embryopathie *f* (Ⓔ aminopterin embryopathy): *s.u. Aminopterin*

4-A|mi|no|pte|ro|yl|glu|ta|min|säu|re *f*: *→Aminopterin*

6-A|mi|no|pu|rin *nt*: *→Adenin*

2-Aminopurin-6-thiol *nt*: *→Thioguanin*

A|mi|no|quin|u|rid *nt* (Ⓔ aminoquinuride): *Syn*: *Aminochinurid, Aminochincarbamid, 1,3-Bis(4-amino-2-methyl-6-chinolyl)urea*; Desinfektionsmittel zur äußeren und inneren Anwendung

4-A|mi|no|sa|li|cyl|säu|re *f* (Ⓔ p-aminosalicylic acid): *Syn*: *p-Aminosalicylsäure*; Chemotherapeutikum*, Tuberkulostatikum*

5-A|mi|no|sa|li|cyl|säu|re *f* (Ⓔ 5-aminosalicylic acid): *Syn*: *Mesalazin*; Prostaglandinsynthesehemmer*, **Anw.**: Geschwüre und Entzündungen des Magen-Darm-Traktes [Morbus* Crohn, Colitis* ulcerosa]; **NW**: Bauchschmerzen, Blähungen, Fieber, Myalgie, Arthralgie; *s.a. Essay Chronisch entzündliche Darmerkrankungen S. 403*

p-A|mi|no|sa|li|cyl|säu|re *f*: *→4-Aminosalicylsäure*

A|mi|no|säu|re|a|na|ly|sa|tor *m* (Ⓔ amino acid analyzer): Gerät zur automatischen Bestimmung der Aminosäuresequenz von Eiweißen

A|mi|no|säu|re|di|a|be|tes *m* (Ⓔ amino acid diabetes): genetisch bedingte Ausscheidung von Aminosäuren und Zucker im Harn, z.B. bei Abderhalden*-Fanconi-Syndrom und Debré*-Toni-Fanconi-Syndrom

A|mi|no|säu|ren *pl* (Ⓔ amino acids): Carbonsäuren, bei denen ein H-Atom durch eine Aminogruppe ersetzt wurde; einfachste Bausteine der Eiweiße; Aminosäuren können unter vielen Gesichtspunkten unterteilt werden [z.B. essentiell-nicht-essentiell, hydrophil-hydrophob], am wichtigsten ist aber die Unterscheidung zwischen **proteinogenen Aminosäuren**, die von der Zelle als Proteinbausteine verwendet werden, und **nichtproteinogenen Aminosäuren**, die nur im Stoffwechsel auftreten; je nachdem, ob das beim Abbau einer Aminosäure erhaltene Kohlenstoffskelett zur Biosynthese von Ketonkörpern und Fettsäuren oder Glucose verwendet wird, spricht man von **ketogener** oder **glucogener Aminosäure**; *s.a. Eiweiße*

essentielle Aminosäuren (Ⓔ essential amino acids): Aminosäuren, die mit der Nahrung aufgenommen werden müssen [*siehe Tab. A75*]

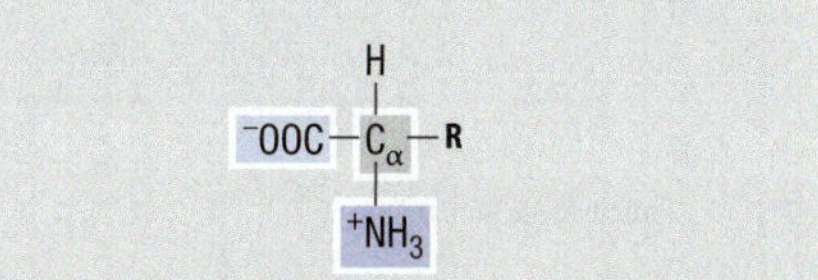

Abb. A72. Grundstruktur der α-Aminosäuren

glucogene Aminosäuren (Ⓔ glucogenic amino acids): *Syn*: *glucoplastische Aminosäuren*; Aminosäuren, die im Stoff-

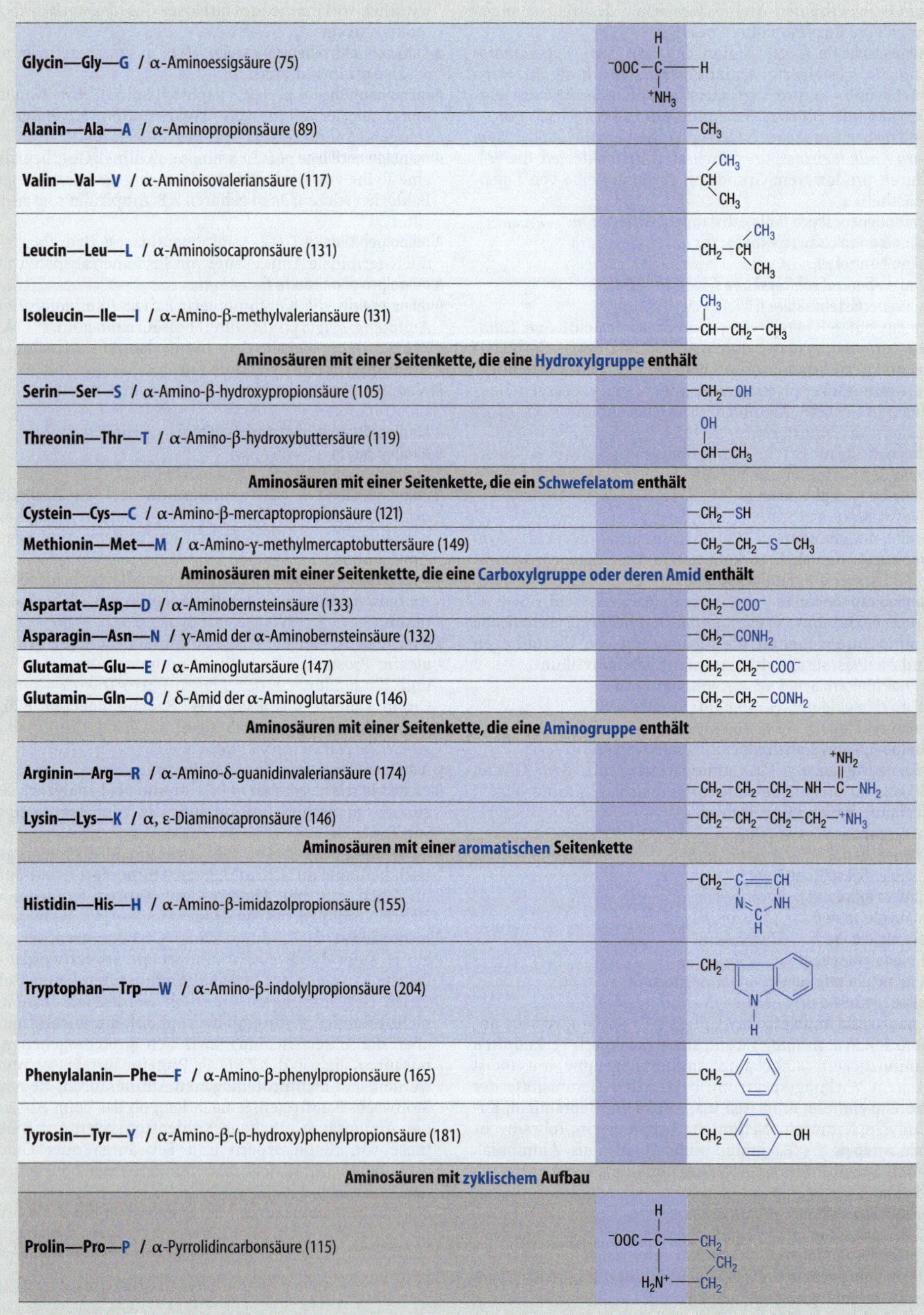

Aminosäure	Seitenkette
Glycin—Gly—G / α-Aminoessigsäure (75)	$^{-}OOC-C(H)(^{+}NH_3)-H$
Alanin—Ala—A / α-Aminopropionsäure (89)	$-CH_3$
Valin—Val—V / α-Aminoisovaleriansäure (117)	$-CH(CH_3)CH_3$
Leucin—Leu—L / α-Aminoisocapronsäure (131)	$-CH_2-CH(CH_3)CH_3$
Isoleucin—Ile—I / α-Amino-β-methylvaleriansäure (131)	$-CH(CH_3)-CH_2-CH_3$
Aminosäuren mit einer Seitenkette, die eine Hydroxylgruppe enthält	
Serin—Ser—S / α-Amino-β-hydroxypropionsäure (105)	$-CH_2-OH$
Threonin—Thr—T / α-Amino-β-hydroxybuttersäure (119)	$-CH(OH)-CH_3$
Aminosäuren mit einer Seitenkette, die ein Schwefelatom enthält	
Cystein—Cys—C / α-Amino-β-mercaptopropionsäure (121)	$-CH_2-SH$
Methionin—Met—M / α-Amino-γ-methylmercaptobuttersäure (149)	$-CH_2-CH_2-S-CH_3$
Aminosäuren mit einer Seitenkette, die eine Carboxylgruppe oder deren Amid enthält	
Aspartat—Asp—D / α-Aminobernsteinsäure (133)	$-CH_2-COO^-$
Asparagin—Asn—N / γ-Amid der α-Aminobernsteinsäure (132)	$-CH_2-CONH_2$
Glutamat—Glu—E / α-Aminoglutarsäure (147)	$-CH_2-CH_2-COO^-$
Glutamin—Gln—Q / δ-Amid der α-Aminoglutarsäure (146)	$-CH_2-CH_2-CONH_2$
Aminosäuren mit einer Seitenkette, die eine Aminogruppe enthält	
Arginin—Arg—R / α-Amino-δ-guanidinvaleriansäure (174)	$-CH_2-CH_2-CH_2-NH-C(=^{+}NH_2)-NH_2$
Lysin—Lys—K / α, ε-Diaminocapronsäure (146)	$-CH_2-CH_2-CH_2-CH_2-^{+}NH_3$
Aminosäuren mit einer aromatischen Seitenkette	
Histidin—His—H / α-Amino-β-imidazolpropionsäure (155)	$-CH_2-$Imidazolyl (C=CH, N, NH, C, H)
Tryptophan—Trp—W / α-Amino-β-indolylpropionsäure (204)	$-CH_2-$Indolyl (N, H)
Phenylalanin—Phe—F / α-Amino-β-phenylpropionsäure (165)	$-CH_2-C_6H_5$
Tyrosin—Tyr—Y / α-Amino-β-(p-hydroxy)phenylpropionsäure (181)	$-CH_2-C_6H_4-OH$
Aminosäuren mit zyklischem Aufbau	
Prolin—Pro—P / α-Pyrrolidincarbonsäure (115)	$^{-}OOC-C(H)$, CH_2, CH_2, CH_2, H_2N^+ (Ring)

Abb. A73. Proteinogene Aminosäuren

wechsel in Glucose umgewandelt werden können

glucoplastische Aminosäuren: *→ glucogene Aminosäuren*

ketogene Aminosäuren (Ⓔ ketoplastic amino acids): ***Syn***: *ketoplastische Aminosäuren*; Aminosäuren, die zur Biosynthese von Ketonkörpern und Fettsäuren oder Glucose verwendet werden; *s.a. glucogene Aminosäuren*

ketoplastische Aminosäuren: *→ ketogene Aminosäuren*

nicht-essentielle Aminosäuren (Ⓔ non-essential amino acids): Aminosäuren, die nicht mit der Nahrung aufgenommen werden müssen; *s.a. essentielle Aminosäuren*

A|mi|no|säu|re|o|xi|da|se *f* (Ⓔ amino acid oxidase): Enzym, das die Bildung von Ketosäuren aus Aminosäuren katalysiert; **L-Aminosäureoxidasen** oxidieren proteinogene L-Aminosäuren [Coenzym: FAD], **D-Aminosäureoxidasen** D-Aminosäuren [Coenzym: FMN]

A|mi|no|säu|re|o|xi|da|ti|on *f* (Ⓔ amino acid oxidation): oxida-

Aminosäure (Trivialname) mit chemischem Namen, Entstehung und Bedeutung im Zellstoffwechsel	Strukturformel
Ornithin (α, δ-Aminovalerianat) entsteht durch Abspaltung der Guanidinogruppe von **Arginin**; ist Zwischenprodukt bei der Harnstoffbiosynthese	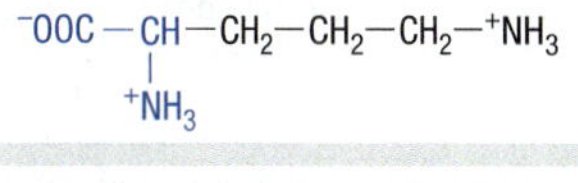 $^{-}OOC-CH(^{+}NH_3)-CH_2-CH_2-CH_2-^{+}NH_3$
Homocystein (α-Amino-γ-mercaptobutyrat) entsteht durch Abspaltung der Methylgruppe von **Methionin**; ist Zwischenprodukt des Methioninstoffwechsels	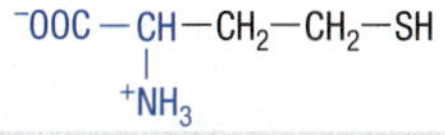 $^{-}OOC-CH(^{+}NH_3)-CH_2-CH_2-SH$
5-Hydroxytryptophan (α-Amino-β-(5-hydroxy)-indolylpropionat) entsteht durch Hydroxylierung von **Tryptophan**; ist Vorstufe von Serotonin, einem Gewebshormon	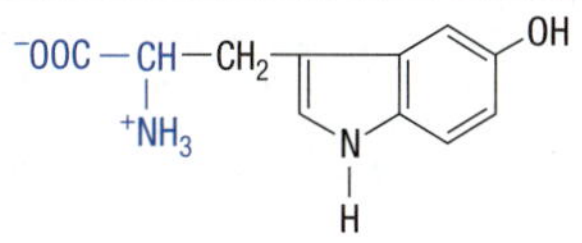 $^{-}OOC-CH(^{+}NH_3)-CH_2-$ (5-Hydroxyindol-3-yl; OH, N–H)
3,4-Dihydroxyphenylalanin (α-Amino-β-(3,4-dihydroxy)-phenylpropionat) entsteht durch Hydroxylierung von **Tyrosin**; ist Vorstufe von Melanin, einem Pigment in den Haaren und der Haut	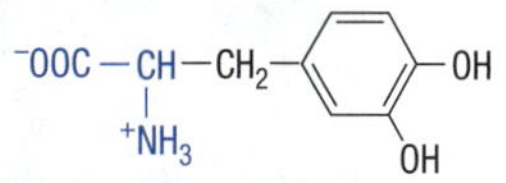 $^{-}OOC-CH(^{+}NH_3)-CH_2-$ (3,4-Dihydroxyphenyl; OH, OH)
β-**Alanin** (β-Aminopropionat) entsteht durch Abspaltung der α-Carboxylgruppe von **Aspartat**; ist Teil von Pantothensäure (Coenzym A)	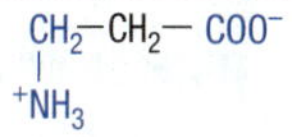 $CH_2(^{+}NH_3)-CH_2-COO^{-}$
γ-**Aminobutyrat** entsteht durch Abspaltung der α-Carboxylgruppe von **Glutamat**; ist Überträgerstoff im Gehirn	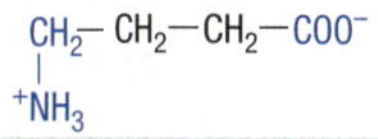 $CH_2(^{+}NH_3)-CH_2-CH_2-COO^{-}$

Abb. A74. Nicht-proteinogene Aminosäuren

Tab. A75. Essentielle und nichtessentielle Aminosäuren

Absolut essentiell	Lysin, Methionin, Threonin, Isoleucin (Aspartatfamilie), Valin, Leucin (Pyruvatfamilie), Phenylalanin, Tryptophan (Shikimisäurefamilie), Histidin
Bedingt essentiell	Tyrosin, Cystein
Nicht essentiell	Aspartat, Asparagin, Glutamat, Glutamin, Glycin, Alanin, Serin, Prolin, Arginin

Tab. A76. Glucogene und ketogene essentielle Aminosäuren

Aminosäure	Abbauprodukte	Ketogen	Glucogen
Lysin	2 Acetyl-CoA	✓	
Methionin	Succinyl-CoA		✓
Threonin	Succinyl-CoA		✓
Isoleucin	Acetyl-CoA und Succinyl-CoA	✓	✓
Valin	Succinyl-CoA		✓
Leucin	Acetyl-CoA und Acetacetat	✓	
Phenylalanin (Tyrosin)	Fumarat und Acetacetat	✓	✓
Tryptophan	2 Acetyl-CoA und Alanin	✓	✓
Histidin	α-Ketoglutarat		✓

tiver Aminosäureabbau zur Energiegewinnung; spielt praktisch keine Rolle; nur verzweigtkettige Aminosäuren [z.B. Leucin] werden im Muskel oxidiert

A|mi|no|säu|re|se|quenz *f* (Ⓔ amino acid sequence): *s.u. Eiweißstruktur*

A|mi|nos|u|rie *f*: *→Aminurie*

A|mi|no|trans|fe|ra|se *f* (Ⓔ aminotransferase): ***Syn***: *Transaminase*; Enzym, das die Aminogruppe von einer Substanz auf eine andere überträgt

A|mi|no|zu|cker *m* (Ⓔ amino sugar): Einfachzucker, in dem die OH-Gruppe durch die NH_2-Gruppe ersetzt ist, z.B. Glucosamin, Galaktosamin

A|min|u|rie *f* (Ⓔ aminuria): ***Syn***: *Aminosurie*; gesteigerte Aminausscheidung im Harn

A|mi|o|da|ron *nt* (Ⓔ amiodarone): ***Syn***: *2-Butyl-3-benzofuranyl-4-[2-(diethylamino)ethoxy]-3,5-diiodphenyl-keton*; Antiarrhythmikum*; Koronarvasodilatator; **Anw.**: therapieresistente ventrikuläre und supraventrikuläre Arrhythmien

A|mi|phen|a|zol *nt* (Ⓔ amiphenazole): Narkotikaantagonist, Analeptikum*

A|mi|pra|mi|din *nt*: *→Amilorid*

A|mi|pra|mi|zid *nt*: *→Amilorid*

-ämisch *suf.*: in Adjektiven verwendetes Wortelement mit der Bedeutung „mit erhöhtem (Blut-)Spiegel"

A|mi|to|se *f* (Ⓔ amitosis): ***Syn***: *direkte Zellteilung, amitotische Zellteilung*; ohne Ausbildung einer Teilungsspindel verlaufende Zellteilung, d.h., Zellkern und Zellleib werden durchschnürt, ohne dass Chromosomen sichtbar werden; beim Menschen nicht nachweisbar

a|mi|to|tisch *adj* (Ⓔ amitotic): Amitose betreffend, ohne Ausbildung einer Teilungsspindel verlaufend

A|mi|tri|pty|lin *nt* (Ⓔ amitriptyline): trizyklisches Antidepressivum*; hemmt die neuronale Aufnahme von Serotonin* und Noradrenalin*; Sedativum*, Anxiolytikum*; **Anw.**: alle Formen von Depression, chronische Schmerzsyndrome, Spannungskopfschmerz; **NW**: Mundtrockenheit, Obstipation, Miktionsbeschwerden, Schlafstörungen, feinschlägiger Tremor

A|mi|trip|ty|lin|o|xid *nt* (Ⓔ amitriptylinoxide): Antidepressivum*; **Anw.**: leichte bis mittel schwere Depressionen, chronische Schmerzen, atypischer Gesichtsschmerz, Spannungskopfschmerz

AMK *Abk.*: anteriores Mitralklappensegel

AML *Abk.*: **1.** akute myeloblastische Leukämie **2.** *→akute myeloische Leukämie* **3.** Atemmittellage

Am|lo|di|pin *nt* (Ⓔ amlodipine): Calciumantagonist*, Antihypertensivum*; **Anw.**: arterielle Hypertonie, koronare Herzkrankheit, Angina pectoris; **NW**: Flush, Allergie, Kopf-

A

schmerzen, Schwindel, Muskelkrämpfe

AMLS *Abk.*: Anti-Maus-Lymphozytenserum

AMM *Abk.*: *→ amelanotisches malignes Melanom*

Am|mei *nt* (Ⓔ khella): ***Syn***: *Ammi visnaga, Zahnstocherammei*; Pflanze aus der Familie der Doldengewächse [Apiaceae]; die Früchte [**Doppelachänen**, Khellafrüchte, Ammeos visnagae fructus] enthalten v.a. Khellin*, Visnagin und Visnadin; sie steigern die Myokarddurchblutung, haben eine leicht positiv inotrope Wirkung und wirken krampflösend auf die glatte Muskulatur; **Anw.**: bei leichten stenokardischen Beschwerden, obstruktiv bedingten Atemwegbeschwerden und zur postoperativen Behandlung nach Nierensteinentfernung

Am|men|phä|no|men *nt* (Ⓔ satellite phenomenon): ***Syn***: *Ammenwachstum, Satellitenphänomen, Satellitenwachstum*; stärkeres Wachstum von Bakterien [z.B. Haemophilus*] im Hämolysehof von Staphylococcus* aureus

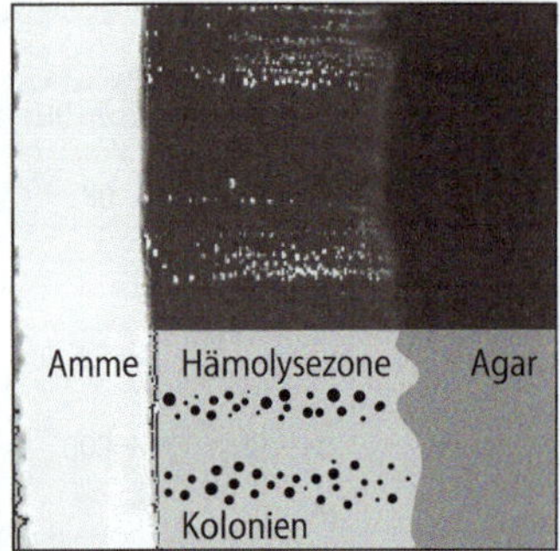

Abb. A77. Ammenphänomen

Am|men|wachs|tum *nt*: *→ Ammenphänomen*

Am|men|zel|len *pl* (Ⓔ nurse cells): ***Syn***: *Sertoli-Zellen, Stützzellen, Fußzellen*; pyramidenförmige Zellen des Hodens, die für die Ernährung der Samenzellen von Bedeutung sind; sie kleiden die Samenkanälchen aus, ernähren die zwischen ihnen reifenden Spermien, produzieren das Spermaplasma, in dem die Spermien transportiert werden, und bilden Hormone und hormonähnliche Substanzen

Am|me|os vis|na|gae fruc|tus *m* (Ⓔ Bishop's weed fruit): ***Syn***: *Doppelachänen, Khellafrüchte*; *s.u. Ammei*

Am|mi vis|na|ga *nt*: *→ Ammei*

AMML *Abk.*: *→ akute myelomonozytäre Leukämie*

Am|mo|i|din *nt*: *→ 8-Methoxypsoralen*

Am|mon|ä|mie *f* (Ⓔ ammonemia): ***Syn***: *Hyperammonämie, Hyperammoniämie, Ammoniämie*; erhöhter Ammoniakgehalt des Blutes; die **angeborene Ammonämie** beruht auf Enzym- oder Koenzymdefekten, die den Abbau von Aminosäuren und Fettsäuren bzw. den Harnstoffzyklus hemmen; bei der **erworbenen Ammonämie** handelt es sich meist um die Folge einer vermehrten Ammoniakbildung im Darm oder einer Leberinsuffizienz

Am|mo|ni|ak *nt* (Ⓔ ammonia): farbloses, stechend riechendes Gas; löst sich leicht in Wasser [Salmiakgeist]; *s.a. Ammonium*

am|mo|ni|a|ka|lisch *adj* (Ⓔ ammoniacal): Ammoniak enthaltend; (*Urin, Ausfluss*) nach Ammoniak riechend

Am|mo|ni|ä|mie *f*: *→ Ammonämie*

Am|mo|ni|o|ge|ne|se *f* (Ⓔ ammonigenesis): Bildung von Ammoniumionen in der Niere

Am|mo|ni|um *nt* (Ⓔ ammonium): in wässriger Lösung aus Ammoniak entstehendes einwertiges Kation, das sich wie ein Metall verhält; Ammoniak ist äußerst toxisch und der im Stoffwechsel anfallende Ammoniak muss deshalb entgiftet werden; beim Menschen wird in der Leber Ammoniak mit Bicarbonat zu Harnstoff* umgesetzt, der über die Niere ausgeschieden wird [*s.a. Harnstoffzyklus*]; Störungen der Harnstoffsynthese führen zu einem Anstieg der Ammoniakkonzentration [Ammonämie*], die im Extremfall zu Koma oder Tod führen kann

in der Niere wird Ammoniak aus Aminosäuren [v.a. Glutamin*] synthetisiert und im Harn ausgeschieden; dieser Schritt ist ein wichtiger Teil des Säure-Basen-Haushaltes, weil damit Wasserstoffionen aus dem Körper entfernt werden; bei Azidose steigt deshalb die Ammoniakausscheidung im Harn an [bis zu 500 mmol/24 h], während sie bei Alkalose abnimmt und in schweren Fällen vollständig aufhört

der erhöhte Blutspiegel von Ammoniak bei Leberausfall ist ein wichtiger Faktor bei der Entstehung des Leberausfallskomas; die Ursache der starken Neurotoxizität von Ammoniak ist aber weiterhin unklar

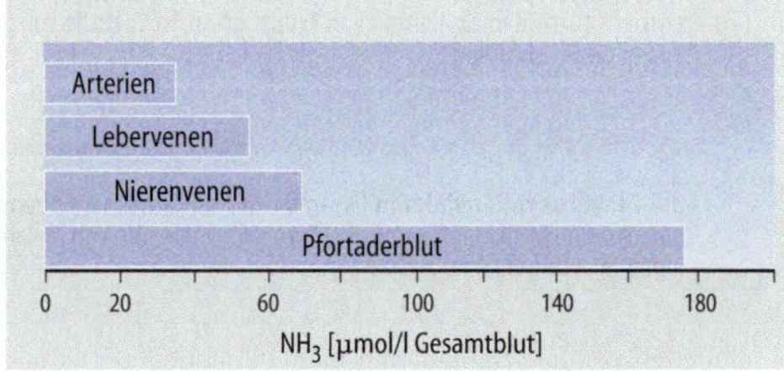

Abb. A78. Ammoniakkonzentration im arteriellen und venösen Blut

Ammonium chloratum: *→ Ammoniumchlorid*

Am|mo|ni|um|chlo|rid *nt* (Ⓔ ammonium chloride): ***Syn***: *Salmiak, Ammonium chloratum*; Expektorans*

Am|mo|ni|u|rie *f* (Ⓔ ammoniuria): Ammoniakausscheidung im Harn; liegt der Wert über dem Normalwert von 20–50 mmol/Tag, liegt meist eine Stoffwechselentgleisung mit Säurebelastung [Hunger, Azidose, Diabetes* mellitus] vor

Am|mo|no|ly|se *f* (Ⓔ ammonolysis): Ammoniakspaltung

Am|mons|horn *nt* (Ⓔ Ammon's horn): ***Syn***: *Hippocampus proprius, Cornu ammonis*; Längswulst am Unterhorn des Seitenventrikels*; Teil des limbischen Systems*

Am|mons|horn|skle|ro|se *f* (Ⓔ hippocampal sclerosis): wahrscheinlich durch wiederholte Epilepsieanfälle verursachte Verhärtung des Ammonshorns*

AMN *Abk.*: Alloxazinmononucleotid

Am|ne|sie *f* (Ⓔ amnesia): ***Syn***: *Amnesia*; Erinnerungsstörung, Gedächtnisstörung; wird heute meist als Bezeichnung für eine zeitlich begrenzte Gedächtnislücke [z.B. während einer Ohnmacht] verwendet

anterograde Amnesie (Ⓔ anterograde amnesia): Amnesie für die Zeit nach dem auslösenden Ereigniss

hysterische Amnesie: *→ psychogene Amnesie*

katathyme Amnesie: *→ psychogene Amnesie*

kongrade Amnesie (Ⓔ congrade amnesia): Amnesie für die Zeit einer Bewusstlosigkeit

posthypnotische Amnesie (Ⓔ posthypnotic amnesia): Amnesie für Erlebnisse und Handlungen während der Hypnose

psychogene Amnesie (Ⓔ psychogenic amnesia): ***Syn***: *hysterische/katathyme Amnesie*; Amnesie durch eine unbewusste Verdrängung unangenehmer Erinnerungen

retrograde Amnesie (Ⓔ retrograde amnesia): Amnesie für die Zeit vor dem auslösenden Ereigniss

transiente globale Amnesie (Ⓔ transient global amnesia): ***Syn***: *amnestische Episode, Ictus amnesticus*; ätiologisch ungeklärte Amnesieform mit vorübergehender vollständiger Erinnerungsunfähigkeit; tritt plötzlich auf und klingt spontan wieder ab; hinterlässt eine kongrade Amnesie, evtl. mit kurzer retrograder Amnesie

am|ne|sisch *adj*: *→ amnestisch*

am|nes|tisch *adj* (Ⓔ amnestic): Amnesie betreffend, von Amnesie betroffen

Am|ni|o|fe|to|gra|phie *f*: *→ Amniographie*

Am|ni|o|ge|ne|se *f* (Ⓔ amniogenesis): Amnionentwicklung

Am|ni|o|gra|phie *f* (Ⓔ amniography): ***Syn***: *Amniofetographie, Amniofetografie, Amniografie*; bildgebendes Verfahren zur Darstellung von Plazenta* und Fetus*, bei dem Kontrastmittel* direkt in die Amnionhöhle injiziert wird

am|ni|o|gra|phisch *adj* (Ⓔ amniographic): ***Syn:*** *amniografisch*; Amniographie betreffend, mittels Amniographie

Am|ni|on *nt* (Ⓔ amnion): ***Syn:*** *Schafshaut, innere Eihaut*; dünne innere Haut der Fruchtblase, deren Epithel das Fruchtwasser* bildet und den pH-Wert des Fruchtwassers reguliert

Am|ni|on|in|fek|ti|ons|syn|drom *nt* (Ⓔ amniotic infection syndrome): ***Syn:*** *Fruchtwasserinfektion*; bakterielle Infektion des Fruchtwassers im letzten Schwangerschaftsdrittel, meist nach vorzeitigem Blasensprung*; i.d.R. steigen die Keime aus der Vagina auf und verursachen eine Chorioamnionitis*; **Klinik**: Fieber, schmerzhafter Uterus bei Palpation, übelriechender vaginaler Ausfluss; **Therapie**: zügige Entbindung [meist Sectio] und antibiotische Behandlung der Mutter; das Neugeborene muss überwacht und bei Verdacht auf Infektion antibiotisch behandelt werden

Tab. A79. Häufige Erreger bei Amnioninfektionssyndrom

Sprosspilze
Gardnerella vaginalis
Pyogene Kokken
Gruppe-B-Streptokokken
Gruppe-D-Streptokokken (Streptococcus faecalis)
Staphylokokken (Staphylococcus aureus)
Gonokokken
Enterobakterien
Escherichia coli
Klebsiella
Enterobacter
Proteus
Pseudomonas
Nichtsporenbildende Anaerobier
Bacteroides fragilis
Fusobakterium
Listerien
Clostridien
Chlamydien
Mykoplasmen
Protozoen
Trichomonas vaginalis
Toxoplasma

Am|ni|on|in|fu|si|ons|syn|drom *nt* (Ⓔ amniotic fluid infusion): ***Syn:*** *Fruchtwasserembolie*; durch Eindringen von Fruchtwasser in den mütterlichen Kreislauf verursachte Embolie*; oft kommt es zur Ausbildung einer Verbrauchskoagulopathie, v.a. wenn der Fetus bereits abgestorben ist; gehört zu den 5 häufigsten mütterlichen Todesursachen

Am|ni|o|ni|tis *f, pl* **-ti|den** (Ⓔ amnionitis): ***Syn:*** *Amnionentzündung*; Entzündung der Schafshaut [Amnion*]; *s.a. Amnioninfektionssyndrom*

am|ni|o|ni|tisch *adj* (Ⓔ amnionitic): Amnionitis betreffend

Am|ni|on|punk|ti|on *f*: → *Amniozentese*

Am|ni|on|rup|tur *f*: → *Blasensprung*

Am|ni|on|strän|ge *pl* (Ⓔ amniotic bands): ***Syn:*** *amniotische Stränge, Simonart-Bänder*; Verwachsungsstränge zwischen Amnion und Fetus; können zu intrauteriner Amputation führen

Am|ni|or|rhoe *f, pl* **-rho|en** (Ⓔ amniorrhea): Aussickern von Fruchtwasser

Am|ni|o|skop *nt* (Ⓔ amnioscope): spezielles Endoskop* zur Fruchtwasserspiegelung

Am|ni|o|sko|pie *f* (Ⓔ amnioscopy): ***Syn:*** *Fruchtwasserspiegelung*; direkte Betrachtung der Fruchtblase mit einem Amnioskop, das durch den Zervikalkanal eingeführt wird; wird v.a. in der Spätphase von Risikoschwangerschaften eingesetzt und dient primär der Beurteilung von Fruchtwasserbeschaffenheit und -farbe

am|ni|o|sko|pisch *adj* (Ⓔ amnioscopic): Amnioskopie betreffend, mittels Amnioskopie oder Amnioskop

am|ni|o|tisch *adj* (Ⓔ amniotic): Amnion betreffend, vom Amnion abstammend

Am|ni|o|tom *nt* (Ⓔ amniotome): ***Syn:*** *Blasensprenger*; Instrument zur Amniotomie*

Am|ni|o|to|mie *f* (Ⓔ amniotomy): ***Syn:*** *Blasensprengung*; Eröffnung der Fruchtblase zur Geburtseinleitung; der Geburtshelfer tastet mit zwei Fingern den unteren Eipol und ritzt die Fruchtblase zwischen den beiden Fingern mit einem Amniotom an

Am|ni|o|zen|te|se *f* (Ⓔ amniocentesis): ***Syn:*** *Fruchtblasenpunktion, Amnionpunktion*; Punktion der Fruchtblase zur Gewinnung von Fruchtwasser zur Anlage von Zellkulturen; meist wird die Punktion zwischen der 15. und 18. Schwangerschaftswoche durchgeführt [**klassische** oder **späte Amniozentese**]; da die Ergebnisse der angelegten Zellkulturen erst nach 2 Wochen vorliegen, wird heute mehr und mehr eine **Frühamniozentese** in der 12.–14. Schwangerschaftswoche bevorzugt

Am|ni|o|zyt *m* (Ⓔ amniocyte): allgemeine Bezeichnung für fetale Zellen im Fruchtwasser*

A|mö|ben *pl* (Ⓔ amebas): ***Syn:*** *Wechseltierchen, Amoeba*; zu den Wurzelfüßern gehörende Einzeller, die sich durch Formveränderung und Ausbildung von Scheinfüßchen [Pseudopodien] fortbewegen; ihr bewegliches Stadium wird als **Trophozoit** bezeichnet; im unbeweglichen Zystenstadium sind sie von einer widerstandsfähigen Hülle umgeben; die medizinisch wichtigsten Amöben sind Entamoeba* histolytica, Dientamoeba* fragilis, Endolimax* nana, Iodamoeba* bütschlii

A|mö|ben|abs|zess *m* (Ⓔ amebic abscess): i.d.R. metastatischer Abszess der Leber, seltener auch von Gehirn oder Lungen bei Amöbiasis*

A|mö|ben|ap|pen|di|zi|tis *f, pl* **-ti|den** (Ⓔ amebic appendicitis): Appendizitis* durch Entamoeba* histolytica

A|mö|ben|dys|en|te|rie *f*: → *Amöbenruhr*

A|mö|ben|en|ze|pha|li|tis, pri|mä|re *f* (Ⓔ primary amebic encephalitis): durch Hartmannella* oder Naegleria* hervorgerufene Enzephalitis* oder Meningoenzephalitis*

A|mö|ben|gra|nu|lom *nt*: → *Amöbom*

A|mö|ben|he|pa|ti|tis *f, pl* **-ti|ti|den** (Ⓔ amebic hepatitis): ***Syn:*** *Leberamöbiasis*; Leberentzündung durch Entamoeba* histolytica; *s.a. Amöbiasis*

Amöben-Meningoenzephalitis *f* (Ⓔ primary amebic meningoencephalitis): durch Entamoeba* histolytica verursachte Meningoenzephalitis* mit akutem Verlauf

A|mö|ben|neu|ri|tis *f, pl* **-ti|den** (Ⓔ neuroamebiasis): Nervenentzündung als Begleiterscheinung einer Amöbeninfektion

A|mö|ben|pe|ri|kar|di|tis *f, pl* **-ti|den** (Ⓔ amebic pericarditis): Herzbeutelentzündung im Rahmen einer extraintestinalen Amöbiasis*

A|mö|ben|ruhr *f* (Ⓔ amebic dysentery): ***Syn:*** *Amöbendysenterie, intestinale Amöbiasis*; in den Tropen weit verbreitete, oft schwere Durchfallerkrankung durch Entamoeba* histolytica oder [selten] Dientamoeba* fragilis; initial kommt es nur zu leichter Blut- und Schleimbeimengung zum Stuhl [**Himbeergeleestuhl**], später verstärkt sich diese aber beträchtlich; im fortgeschritten Stadium treten Allgemeinsymptome auf [Kopfschmerzen, Fieber, Schüttelfrost], und es besteht die Gefahr einer Kolonperforation; **Diagnose**: Trophozoitennachweis im frischen Stuhl; **Therapie**: Metronidazol*, Ornidazol*, Tinidazol* intern, evtl. kombiniert mit Chloroquin*; wichtig ist die Sanierung von Zystenausscheidern

A|mö|bi|a|sis *f, pl* **-ses** (Ⓔ amebiasis): ***Syn:*** *Amoebiasis*; durch Entamoeba* histolytica hervorgerufene Infektionskrankheit der Tropen und Subtropen; meist gleichgesetzt mit intestinaler Amöbiasis*; **Diagnose**: Trophozoitennachweis im frischen Stuhl; bei extraintestinaler Amöbiasis serologischer Nachweis von Antikörpern mittels Immunfluoreszenztest*, EIA* oder Hämagglutination*; **Therapie**: Metronidazol*, Ornidazol*, Tinidazol* intern, evtl. kombiniert mit Chloroquin*; wichtig ist die Sanierung von Zystenausscheidern [*siehe Abb. A80*]

extraintestinale Amöbiasis (Ⓔ extraintestinal amebiasis): meist die Leber [Amöbenhepatitis*], seltener auch Lunge, Milz, Gehirn oder Haut betreffende Form

intestinale Amöbiasis: → *Amöbenruhr*

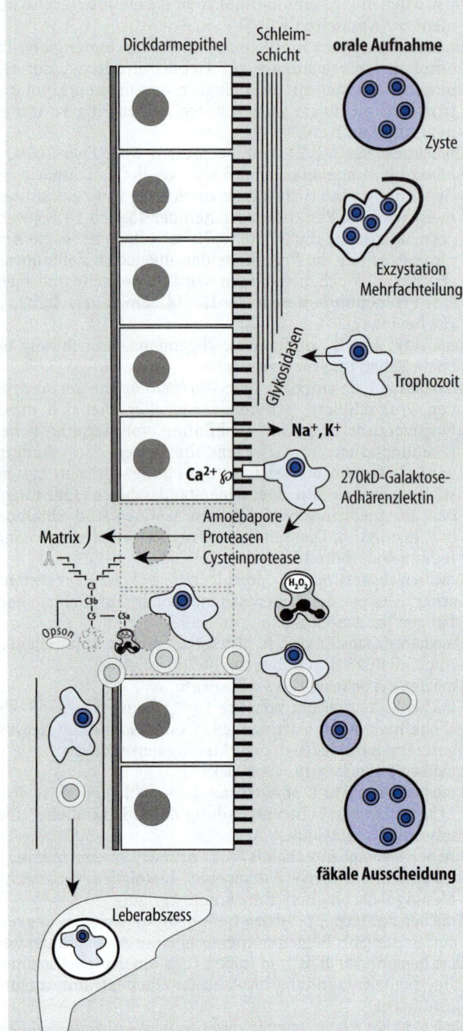

Abb. A80. Pathogenese der Amöbiasis

a|mö|bisch *adj* (Ⓔ amebic): Amöben betreffend, durch Amöben verursacht
A|mö|bi|zid *nt* (Ⓔ amebicide): amöbenabtötende Substanz
a|mö|bi|zid *adj* (Ⓔ amebicidal): amöbenabtötend
a|mö|bo|id *adj* (Ⓔ ameboid): amöbenähnlich oder amöbenartig (*in Form oder Bewegung*)
A|mö|bom *nt* (Ⓔ ameboma): *Syn*: *Amöbengranulom*; gutartiges Granulom* des Dickdarms bei Amöbenbefall
A|mö|b|u|rie *f* (Ⓔ ameburia): Amöbenausscheidung im Harn
A-Mode *m* (Ⓔ A-mode): A-Bild; *s.u. Sonographie*
A|moe|ba *f*: →*Amöben*
A|moe|bi|a|sis *f, pl* **-ses**: →*Amöbiasis*
AMOL *Abk*.: **1.** →*akute monozytäre Leukämie* **2.** akute Monozytenleukämie
A|mor|bo|gen *m* (Ⓔ Cupid's bow): *Syn*: *Kupidobogen*; der geschwungene Bogen des Oberlippenrots
a|morph *adj* (Ⓔ amorphous): gestaltlos, formlos, strukturlos; (*chem.*) nicht kristallin
A|mo|tio *f, pl* **-ti|o|nes** (Ⓔ amotio): Lösung, Ablösung
Amotio chorioideae (Ⓔ detachment of the choroid): *Syn*: *Aderhautabhebung, Ablatio chorioideae*; Abhebung der Aderhaut durch Exsudat oder Einblutung; *s.a. Amotio retinae*
Amotio retinae: →*Ablatio retinae*
Am|ox|i|cil|lin *nt* (Ⓔ amoxicillin): halbsynthetisches Penicillin* mit breitem Wirkungsspektrum; **Anw.**: grampositive und gramnegative Erreger [v.a. Enterokokken, Clostridium, Listerien, Streptokokken, Treponemen, Haemophilus influenzae]; weniger gut gegen Escherichia coli, Salmonellen, Shigellen, Proteus; **NW**: *s.u. Ampicillin*
AMP *Abk*.: **1.** →*Adenosinmonophosphat* **2.** →*Amphetamin* **3.** →*Ampicillin* **4.** Arzneimittelprüfung
Amp. *Abk*.: **1.** →*Ampere* **2.** →*Ampulle* **3.** →*Amputation*
3',5'-AMP *Abk*.: →*zyklisches Adenosin-3',5'-phosphat*
AMPD *Abk*.: Adenosinmonophosphatdesamidase
Am|pere *nt* (Ⓔ ampere): SI-Einheit* der elektrischen Stromstärke; benannt nach dem französischen Mathematiker und Physiker André Marie Ampère (1775–1836)
Am|pere|me|ter *nt* (Ⓔ ammeter): *Syn*: *Strommesser*; Gerät zur Messung der elektrischen Stromstärke
Amph-, amph- *präf*.: →*Amphi-*
Am|phe|ta|min *nt* (Ⓔ amphetamine): *Syn*: *Benzedrin*; dem Adrenalin* verwandtes Sympathomimetikum mit hohem Suchtpotenzial; die Anwendung ist heute obsolet
Amphetamin-Typ *m* (Ⓔ amphetamine type dependence): *s.u. Abhängigkeit*
Amphi-, amphi- *präf*.: Wortelement mit der Bedeutung „zweifach/doppelt/beide/um...herum"
Am|phi|ar|thro|se *f* (Ⓔ amphiarthrosis): *Syn*: *Wackelgelenk, straffes Gelenk, Amphiarthrosis*; von straffen Bändern zusammengehaltenes Gelenk mit nur geringer Beweglichkeit [z.B. Iliosakralgelenk*]
Am|phi|ar|thro|sis *f*: →*Amphiarthrose*
am|phi|bol *adj* (Ⓔ amphibolic): *Syn*: *amphibolisch*; zweideutig, mehrdeutig, doppelsinnig, schwankend
am|phi|bo|lisch *adj*: →*amphibol*
am|phi|trich *adj* (Ⓔ amphitrichate): (*Bakterien*) mit Behaarung an beiden Zellenden
Am|phi|zyt *m* (Ⓔ amphicyte): *Syn*: *Mantelzelle, Hüllzelle, Satellitenzelle, Lemnozyt*; zur Neuroglia* gehörende Zelle des peripheren Nervensystems, die z.B. den Zellleib der Nervenzellen in den Spinalganglien umgibt
Ampho-, ampho- *präf*.: →*Amphi-*
am|pho|chro|ma|to|phil *adj* (Ⓔ amphochromatophil): *Syn*: *amphophil, amphochromophil*; mit sauren und basischen Farbstoffen färbend
am|pho|chro|mo|phil *adj*: →*amphochromatophil*
Am|pho|lyt *m* (Ⓔ ampholyte): chemische Verbindung, die sowohl sauer als auch basisch reagieren kann
am|pho|ly|tisch *adj* (Ⓔ ampholytic): sowohl sauer als auch basisch reagierend
am|pho|phil *adj*: →*amphochromatophil*
Am|pho|ren|at|men *nt*: →*Amphorophonie*
am|pho|risch *adj* (Ⓔ amphoric): (*Schall*) hohl klingend
Am|pho|ro|pho|nie *f* (Ⓔ amphorophony): *Syn*: *Amphorenatmen, amphorisches Atmen, Krugatmen, Höhlenatmen*; über großen Lungenkavernen hörbares, hohl-klingendes Atemgeräusch
am|pho|ter *adj* (Ⓔ amphoteric): *Syn*: *amphoterisch*; teils sauer, teils basisch reagierend
Am|pho|te|ri|cin B *nt* (Ⓔ amphotericin B): Polyen-Makrolid mit fungistatischer Wirkung; **Anw.**: intestinale Hefemykosen, Schleimhautmykosen, Candida-Mykosen, Pilzenzephalitis und -meningitis, Histoplasmose, Aspergillose; **NW**: bei lokaler Gabe praktisch keine Nebenwirkungen; bei systemischer Gabe Nierenschädigung, Hypokaliämie, Schüttelfrost mit Fieber und Kopfschmerzen, gastrointestinale Beschwerden
am|pho|te|risch *adj*: →*amphoter*
Am|pho|zyt *m* (Ⓔ amphocyte): *Syn*: *amphophile/amphochromatophile Zelle*; mit sauren und basischen Farbstoffen färbende Zelle
Am|pi|cil|lin *nt* (Ⓔ ampicillin): *Syn*: *alpha-Aminobenzylpenicillin*; säurestabiles, halbsynthetisches Penicillin* mit breitem Wirkungsspektrum; **Anw.**: grampositive und gramnegative Erreger [v.a. Enterokokken, Clostridium, Listerien, Streptokokken, Treponemen, Haemophilus influenzae]; we-

niger gut gegen Escherichia coli, Salmonellen, Shigellen, Proteus; **NW**: gastrointestinale Beschwerden, Diarrhoe, Allergie, Urtikaria, Exanthem, Leukopenie, Thrombopenie, GOT-Erhöhung

AMP-Kinase *f* (Ⓔ AMP kinase): ***Syn***: *Adenylatkinase, Myokinase, A-Kinase*; Enzym, das im Muskel die Reaktion ATP + AMP → 2 ADP katalysiert

Ampl. *Abk.*: →*Amplitude*

Am|pli|fi|ka|ti|on *f* (Ⓔ amplification): Verstärkung, Vergrößerung; *s.a. Essay Virus und Tumor S. 2185*

Am|pli|tu|de *f* (Ⓔ amplitude): Schwingungsweite, Ausschlagsweite; größter oder höchster Wert einer sich periodisch ändernden Größe, z.B. Blutdruckamplitude

Am|pul|la *f, pl* **-lae** (Ⓔ ampulla): ***Syn***: *Ampulle*; bauchige Aufweitung eines Hohlorgans

Ampulla biliaropancreatica: →*Ampulla hepatopancreatica*

Ampulla canaliculi lacrimalis (Ⓔ ampulla of lacrimal canaliculus): ***Syn***: *Tränengangsampulle*; Ausbuchtung des Tränengangs

Ampulla ductus deferentis (Ⓔ ampulla of deferent duct): ***Syn***: *Samenleiterampulle*; ampullärer Endabschnitt des Samenleiters

Ampulla duodeni (Ⓔ duodenal ampulla): ***Syn***: *Bulbus duodeni*; ampullärer Anfangsteil des Zwölffingerdarms; Teil der Pars* superior duodeni

Ampulla hepatopancreatica (Ⓔ hepatopancreatic ampulla): ***Syn***: *Vater-Ampulle, Ampulla biliaropancreatica*; kolbenförmig erweitertes Endstück des Ductus* choledochus vor der Mündung in den Zwölffingerdarm

Ampulla membranacea (Ⓔ membranaceous ampulla): ***Syn***: *Bogengangsampulle*; ampulläre Erweiterung der häutigen Bogengänge* vor der Einmündung in den Utriculus* vestibularis

Ampulla membranacea anterior (Ⓔ membranaceous ampulla): Ampulle des vorderen Bogenganges

Ampulla membranacea lateralis (Ⓔ lateral membranaceous ampulla): Ampulle des lateralen Bogenganges

Ampulla membranacea posterior (Ⓔ posterior membranaceous ampulla): Ampulle des hinteren Bogenganges

Ampulla ossea (Ⓔ osseous ampulla): ***Syn***: *knöcherne Bogengangsampulle*; Erweiterung der knöchernen Bogengänge*

Ampulla ossea anterior (Ⓔ anterior osseous ampulla): knöcherne Bogengangsampulle des vorderen Bogenganges

Ampulla ossea lateralis (Ⓔ lateral osseous ampulla): knöcherne Bogengangsampulle des lateralen Bogenganges

Ampulla ossea posterior (Ⓔ posterior osseous ampulla): knöcherne Bogengangsampulle des hinteren Bogenganges

Ampulla recti (Ⓔ ampulla of rectum): ***Syn***: *Rektumampulle, Mastdarmampulle*; ampullärer Anfangsteil des Rektums oberhalb der Kohlrausch*-Falte

Ampulla tubae uterinae (Ⓔ ampulla of (uterine) tube): ***Syn***: *Tubenampulle, Eileiterampulle*; 4–10 mm weiter Abschnitt des Eileiters zwischen Infundibulum und Isthmus

Ampulla urethrae (Ⓔ ampulla of urethra): *s.u. Urethra masculina*

am|pul|lär *adj* (Ⓔ ampullar): eine Ampulle betreffend; bauchig aufgetrieben oder erweitert

Am|pul|le *f*: →*Ampulla*

Am|pul|len|rin|ne *f* (Ⓔ ampullary sulcus): Sulcus ampullaris; *s.u. Crista ampullaris*

Am|pul|len|ste|no|se *f* (Ⓔ ampullary stenosis): Stenose* der Ampulla hepaticopancreatica; führt zur Störung der Gallenausscheidung in das Duodenum; wird heute meist endoskopisch [**endoskopische retrograde Cholangioskopie**] aufgedehnt oder geschlitzt

Am|pul|li|tis *f, pl* **-ti|den** (Ⓔ ampullitis): ***Syn***: *Ampullenentzündung*; Entzündung der Samenleiterampulle

am|pul|li|tisch *adj* (Ⓔ ampullitic): Ampullitis betreffend

Am|pu|ta|ti|on *f* (Ⓔ amputation): ***Syn***: *Abnahme, Absetzung, Entfernung*; operatives, spontanes oder traumatisches Abtrennen eines endständigen Körper- oder Organteils [z.B. Beinamputation, Rektumamputation]

plastische Amputation (Ⓔ kineplastic amputation): ***Syn***: *Kineplastik*; Amputation, bei der ein funktionsfähiger Amputationsstumpf geschaffen wird

Am|pu|ta|ti|ons|neu|rom *nt* (Ⓔ amputation neuroma): *s.u. Stumpfneuralgie*

am|pu|tie|ren *v* (Ⓔ amputate): eine Amputation durchführen, abnehmen

Am|ri|non *nt* (Ⓔ amrinone): ***Syn***: *5-Amino-(3,4'-bipyridin)-6(1H)-on*; nur selten verwendetes Kardiotonikum*

AMS *Abk.*: **1.** →*Antikörpermangelsyndrom* **2.** Antimakrophagenserum **3.** Arzneimittelsicherheit

A.m.s. *Abk.*: →*Arteria mesenterica superior*

Am|sa|crin *nt* (Ⓔ amsacrine): Zytostatikum*; **Anw.**: akute Leukämie

Amsterdamer Degenerationstyp *m*: →*Cornelia de Lange-Syndrom*

AMT *Abk.*: α-Methyltyrosin

AMT-B *Abk.*: →*Amphotericin B*

AMV *Abk.*: **1.** arbeitsmedizinische Vorsorgeuntersuchung **2.** →*Atemminutenvolumen* **3.** aviäres Myeloblastose-Virus

a|my|cho|phob *adj* (Ⓔ amychophobic): Amychophobie betreffend, durch sie gekennzeichnet

A|my|cho|pho|bie *f* (Ⓔ amychophobia): ***Syn***: *Kratzangst*; krankhafte Angst vor Krallen oder vor dem Gekratztwerden

a|my|el *adj* (Ⓔ amyelic): Amyelie betreffend, von ihr betroffen, rückenmarkslos, ohne Rückenmark

A|my|el|en|ze|pha|lie *f* (Ⓔ amyelencephalia): angeborenes Fehlen von Hirn und Rückenmark

A|my|e|lie *f* (Ⓔ amyelia): ***Syn***: *Rückenmarksaplasie*; angeborenes Fehlen des Rückenmarks

a|my|e|li|nisch *adj* (Ⓔ amyelinic): ohne Myelin, myelinlos, myelinfrei

A|my|e|lo|tro|phie *f* (Ⓔ amyelotrophy): Rückenmarksatrophie

A|myg|da|lae o|le|um *nt*: →*Mandelöl*

A|myg|da|lin *nt* (Ⓔ amygdalin): Blausäureglykosid in Bittermandel, Pfirsich- und Aprikosenkernen, Bambussprossen usw.; kann von bakteriellen Enzymen gespalten werden und setzt dann Blausäure frei; schon 5–10 bittere Mandeln können für Kleinkinder tödlich sein!

Amyl-, amyl- *präf.*: →*Amylo-*

A|myl|as|ä|mie *f* (Ⓔ amylasemia): Amylasenerhöhung im Blut

A|myl|a|se *f* (Ⓔ amylase): ***Syn***: *Diastase*; Enzym, das Stärke und Glykogen abbaut

α-Amylase (Ⓔ alpha-amylase): ***Syn***: *Alphaamylase, Endoamylase, Speicheldiastase, Ptyalin*; von Ohr- und Bauchspeicheldrüse gebildete Amylase*, die Stärke, Glykogen und andere Polysaccharide innerhalb des Moleküls spaltet

β-Amylase (Ⓔ beta-amylase): ***Syn***: *Betaamylase, Saccharogenamylase, Glykogenase, Exoamylase*; in Pflanzen und Mikroorganismen vorkommende Amylase, die schrittweise Maltose abspaltet

γ-Amylase (Ⓔ gamma-amylase): ***Syn***: *Gammaamylase, Glukan-1,4-α-Glucosidase, lysosomale α-Glucosidase*; in den Lysosomen von Leber und Niere vorkommende Amylase, die Betaglucose abspaltet

A|myl|as|u|rie *f* (Ⓔ amylasuria): gesteigerte Amylaseausscheidung im Harn

A|myl|in *nt*: →*Amylopektin*

A|myl|i|um ni|tro|sum *nt*: →*Amylnitrit*

A|myl|ni|trit *nt* (Ⓔ amyl nitrite): ***Syn***: *Amylium nitrosum*; Ester der salpetrigen Säure; flüchtige, im Luftgemisch explosive Flüssigkeit; bewirkt eine Gefäßerweiterung und eine kurz dauernde Blutdrucksenkung; **Anw.**: zur Inhalation bei Angina pectoris

Amylo-, amylo- *präf.*: Wortelement mit der Bedeutung „Stärke/Amylum"

a|myl|o|gen *adj* (Ⓔ amylogenic): ***Syn***: *amyloplastisch*; stärkebildend

Amylo-1,6-Glucosidase *f* (Ⓔ amylo-1,6-glucosidase): ***Syn***: *Dextrin-1,6-Glucosidase, Dextrin-1,6-Glukosidase, Amylo-1,6-Glukosidase*; u.a. in Leber und Muskel vorkommende Glykosidhydrolase, die am Abbau von Glykogen zu Glucose und Glucose-1-phosphat beteiligt ist; Mangel oder Fehlen verursacht hepatorenale Glykogenspeicherkrankheiten; *s.a. Glykogenose*

A|myl|o|hy|dro|ly|se *f* (Ⓔ amylohydrolysis): ***Syn***: *Amylolyse*;

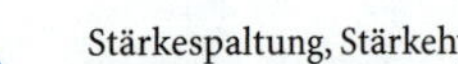

Stärkespaltung, Stärkehydrolyse

a|my|lo|hy|dro|ly|tisch *adj*: *→ amylolytisch*

A|my|lo|id *nt* (Ⓔ amyloid): Bezeichnung für eine Gruppe von degenerativ veränderten Proteinen mit fibrillärer Faltblattstruktur, die bei Amyloidose* gefunden werden; Amyloid hat eine Affinität zu Kongorot und zeigt eine grüne Doppelbrechung im polarisierten Licht; mit Lugol-Iod-Lösung färbt sich Amyloid braun und nach Behandlung mit Schwefelsäure blau-violett

Einteilung: Amyloid A [AA-Amyloid] findet sich bei chronischen Entzündungen, Tumoren und ohne erkennbare Ursache [idiopathisch]; Serum-Amyloid-A, ein Akute-Phase-Protein, ist der Vorläufer; **Amyloid B** [AB-Amyloid] leitet sich vom β_2-Mikroglobulin ab und findet sich v.a. bei Langzeitdialyse; **Amyloid E** [AE-Amyloid] stammt von endokrinen Peptiden [Insulin, Glucagon, Calcitonin] ab; **Amyloid AF** [AF-Amyloid] ist ein familiär auftretendes Amyloid; abgeleitet von Präalbumin; **Amyloid L** [AL-Amyloid] entsteht bei fehlerhafter Bildung leichter Ketten der Immunglobuline; man unterscheidet dementsprechend ein **A-Kappa-Amyloid** und ein **A-Lambda-Amyloid; Amyloid P** [AP-Amyloid] leitet sich von Präalbumin ab; **Amyloid S** [AS-Amyloid, Altersamyloid] findet sich bei systemischen Amyloidosen des Alters; *s.a. Amyloidose*

a|my|lo|id *adj* (Ⓔ amyloid): stärkeähnlich

A|my|lo|id|kör|per *pl* (Ⓔ amyloid bodies): ***Syn***: *Corpora amylacea*; u.a. in Prostata, Gehirn und Gelenken auftretende konzentrische Körperchen

A|my|lo|id|ne|phro|se *f* (Ⓔ amyloid nephrosis): sekundäre Nierenamyloidose* durch Amyloidablagerung in den Glomeruli

A|my|lo|i|do|se *f* (Ⓔ amyloidosis): ***Syn***: *amyloide Degeneration, Amyloidosis*; Oberbegriff für durch die Ablagerung von Amyloid* hervorgerufene Krankheiten; die Ablagerung kann organbezogen erfolgen [z.B. als Nierenamyloidose] oder als primär oder sekundär generalisierte Form; Amyloidosen können der Grund für z.B. sekundäre Kardiomyopathie, Hepatomegalie, Malabsorption, Verschlechterung der Nierenfunktion, Makroglossie sein

familiäre Amyloidose: *→ hereditäre Amyloidose*

hereditäre Amyloidose (Ⓔ hereditary amyloidosis): ***Syn***: *familiäre Amyloidose, heredofamiliäre Amyloidose*; i.d.R. durch Amyloid* A oder F hervorgerufene Gruppe hereditärer Krankheiten

heredofamiliäre Amyloidose: *→ hereditäre Amyloidose*

idiopathische Amyloidose (Ⓔ primary amyloidosis): ***Syn***: *primäre Amyloidose, primäre Systemamyloidose, idiopathische Systemamyloidose, Paramyloidose, Paraamyloidose*; durch Einlagerung von Amyloid* L hervorgerufene Amyloidose mit Befall multipler Organe [Herz, Niere, Leber, Milz, Muskel, Gefäße]; als Ursache kommen u.a. multiples Myelom, Plasmozytom, Morbus Waldenström vor; daneben gibt es auch idiopathische Formen

kardiopathische Amyloidose (Ⓔ cardiopathic amyloidosis): hauptsächlich das kardiovaskuläre System betreffende senile Herzamyloidose*

kutane Amyloidose: *→ Hautamyloidose*

primäre Amyloidose: *→ idiopathische Amyloidose*

reaktiv-sekundäre Amyloidose: *→ sekundäre Amyloidose*

renale Amyloidose (Ⓔ renal amyloidosis): ***Syn***: *Nierenamyloidose*; Amyloidose mit renaler Beteiligung; bei AL-Amyloidose liegt meist ein multiples Myelom* oder eine Leichtkettenkrankheit* vor, bei AA-Amyloidose findet man i.d.R. eine chronische Entzündung oder rheumatische Erkrankung; primäre Amyloidosen mit Nierenbeteiligung sind eher selten; **klinisch** steht eine mehr oder minder ausgeprägte Proteinurie* im Vordergrund, die in schweren Fällen als therapierefraktäres nephrotisches Syndrom* imponiert; langfristig kommt es zu chronischer Niereninsuffizienz*

sekundäre Amyloidose (Ⓔ secondary amyloidosis): ***Syn***: *reaktiv-sekundäre Amyloidose*; im Rahmen chronisch entzündlicher Erkrankungen [z.B. Osteomyelitis*, Tuberkulose*] entstehende Amyloidose durch Ablagerung von Amyloid* A

Tab. A81. Grunderkrankungen bei sekundärer Amyloidose

Infektionen	Akut rezidivierende Infektionen (z.B. Osteomyelitis) Chronische Infektionen (z.B. Tuberkulose)
Rheumatoide Erkrankungen/Kollagenosen	Rheumatoide Arthritis Juvenile Arthritis Morbus Bechterew Morbus Reiter Sjörgen-Syndrom Systemischer Lupus erythematodes Entzündliche Darmerkrankungen Morbus Adamantiades-Behçet
Neoplasien	Insulinom Schilddrüsenkarzinom Morbus Hodgkin
Dermatosen	Generalisierte Psoriasis Psoriasis arthropatica Lepromatöse Lepra Chronische Ulcera Chronische, superinfizierte Brandwunden Chronisch, rezidivierende Pyodermien bei i.v. Drogenabhängigen Akne conglobata Hidradenitis suppurativa Nodulär nonsuppurative Pannikulitis Ulzerierendes oder metastasierendes Basaliom Epidermolysis bullosa aquisita
Hereditäre Erkrankungen	X-chromosomale anhidrotische ektodermale Dysplasie Familiäres Mittelmeerfieber Muckle-Wells-Syndrom Epidermolysis bullosa hereditaria Heredofamiliäre Amyloid-Polyneuropathie
Sonstiges	Hämodialyse Bronchiektasien

senile Amyloidose (Ⓔ senile amyloidosis): ***Syn***: *Altersamyloidose*; durch Amyloid S hervorgerufene Amyloidose mit Schädigung v.a. des Herzmuskels und des Gehirns

systemische Amyloidose (Ⓔ systemic amyloidosis): ***Syn***: *Systemamyloidose*; primäre oder sekundäre Amyloidose mit Ablagerung von Amyloid in mehreren Organen oder Organsystemen

A|my|lo|i|do|sis *f, pl* **-ses:** *→ Amyloidose*

a|my|lo|i|do|tisch *adj* (Ⓔ amyloidotic): Amyloidose betreffend, von ihr betroffen oder gekennzeichnet, durch sie bedingt

A|my|lo|ly|se *f*: *→ Amylohydrolyse*

a|my|lo|ly|tisch *adj* (Ⓔ amylolytic): ***Syn***: *amylohydrolytisch*; Amylolyse betreffend, stärkespaltend, stärkeauflösend

A|my|lo|pek|tin *nt* (Ⓔ amylopectin): ***Syn***: *Amylin*; verzweigtkettiger, wasserunlöslicher Teil der Stärke*

A|my|lo|pek|ti|no|se *f* (Ⓔ amylopectinosis): ***Syn***: *Andersen-Krankheit, leberzirrhotische retikuloendotheliale Glykogenose, Glykogenose Typ IV*; durch Fehlen der Amylo-1,6-Glucosidase* hervorgerufene Ablagerung vermindert verzweigter Glykogenmoleküle, die Amylopektin ähneln; **klinisch** stehen Leberzirrhose*, Splenomegalie*, portale Hypertension* und Minderwuchs im Vordergrund; meist kommt es zu tödlichem Leberversagen vor dem 5. Lebensjahr

a|my|lo|plas|tisch *adj* (Ⓔ amyloplastic): ***Syn***: *amylogen*; stärkebildend

A|my|lor|rhoe *f* (Ⓔ amylorrhea): erhöhte Stärkeausscheidung im Stuhl

A|my|lo|se *f* (Ⓔ amylose): aus D-Glucose* aufgebautes Polysaccharid*; Bestandteil der Stärke*

A|my|los|u|rie *f* (Ⓔ amylosuria): ***Syn***: *Amylurie*; Stärkeausscheidung im Harn

A|my|lo|syn|the|se *f* (Ⓔ amylosynthesis): Stärkeaufbau, Stärkesynthese

Amylo-1,4→1,6 Transglykolase *f*: →*Branchingenzym*
A|my|lum *nt* (Ⓔ amylum): ***Syn***: *Stärke*; aus Amylose* und Amylopektin* aufgebautes Polysaccharid; wichtigstes Speicherkohlenhydrat des Pflanzenreichs und wichtigste Kohlenhydratquelle der menschlichen Nahrung; der Stärkeabbau beginnt bereits im Mund durch das im Speichel enthaltene Enzym α-Amylase* und wird in Magen und Darm fortgesetzt
A|my|lu|rie *f*: →*Amylosurie*
A|my|o|pla|sia *f*: →*Amyoplasie*
A|my|o|pla|sie *f* (Ⓔ amyoplasia): ***Syn***: *Muskelaplasie, Amyoplasia*; angeborene Fehlbildung oder Unterentwicklung eines Muskels
A|my|os|ta|sis *f* (Ⓔ amyostasia): Störung der Muskelkoordination
a|my|os|ta|tisch *adj* (Ⓔ amyostatic): Amyostasis betreffend
A|my|o|to|nie *f* (Ⓔ amyotonia): ***Syn***: *Myatonie*; verringerter oder fehlender Muskeltonus
A|my|o|tro|phie *f* (Ⓔ amyotrophy): ***Syn***: *Myatrophie*; Muskelschwund, Muskelatrophie*
hereditäre proximale neurogene Amyotrophie: →*Atrophia musculorum spinalis pseudomyopathica (Kugelberg-Welander)*
a|my|o|tro|phisch *adj* (Ⓔ amyotrophic): ***Syn***: *myatrophisch*; Amyotrophie betreffend, durch sie bedingt
A|my|xor|rhoe *f* (Ⓔ amyxorrhea): Fehlen der physiologischen Schleimbildung
AN *Abk.*: **1.** →*afferentes Neuron* **2.** →*Akustikusneurinom* **3.** →*Amylnitrit*
A.n. *Abk.*: →*Anorexia nervosa*
6-AN *Abk.*: 6-Aminonicotinamid
ANA *Abk.*: →*antinukleäre Antikörper*
ana *Abk.*: ana partes aequales
a|na|ba|tisch *adj* (Ⓔ anabatic): (auf-)steigend, sich verstärkend
a|na|bol *adj* (Ⓔ anabolic): ***Syn***: *anabolisch*; Anabolismus betreffend, aufbauend
A|na|bo|lie *f*: →*Anabolismus*
A|na|bo|li|kum *nt, pl* **-ka** (Ⓔ anabolic): Substanz, die den Aufbaustoffwechsel anregt; wird heute meist auf synthetische Steroide angewendet, die die Eiweißsynthese fördern; **therapeutisch** bei Muskel- und Knochenkrankheiten, extremer Abmagerung eingesetzt; häufig als Dopingmittel verwendet
a|na|bo|lisch *adj*: →*anabol*
A|na|bo|lis|mus *m* (Ⓔ anabolism): ***Syn***: *Aufbaustoffwechsel, Anabolie*; der Teil des Baustoffwechsels des Körpers, der Körpersubstanz aufbaut, z.B. Gluconeogenese, Proteinsynthese
A|na|bo|lit *m* (Ⓔ anabolite): Zwischenprodukt des Aufbaustoffwechsels
A|na|cho|re|se *f* (Ⓔ **1.–2.** anachoresis): **1.** (*psychiat.*) Abkapselung von der Außenwelt **2.** (*patholog.*) Absiedlung von Erregern an einem sanierten Fokus
a|na|cho|re|tisch *adj* (Ⓔ anachoretic): (*psychiat.*) Anachorese betreffend, durch Anachorese gekennzeichnet oder bedingt; (*patholog.*) Anachorese betreffend, durch Anachorese gekennzeichnet oder bedingt
An|ae|mia *f, pl* **-miae**: →*Anämie*
Anaemia perniciosa: →*perniziöse Anämie*
an|a|e|rob *adj* (Ⓔ anaerobic): ohne Sauerstoff lebend, nicht auf Sauerstoff angewiesen
An|a|e|ro|bi|er *m* (Ⓔ anaerobe): ***Syn***: *Anaerobiont, Anoxybiont*; Mikroorganismus, der ohne Sauerstoff oder nur bei Abwesenheit von Sauerstoff leben kann; **obligate Anaerobier** leben ausschließlich bei Abwesenheit von Sauerstoff, während **fakultative Anaerobier** sowohl bei Anwesenheit als auch Abwesenheit von Sauerstoff gedeihen
An|a|e|ro|bi|ont *m*: →*Anaerobier*
An|a|e|ro|bi|o|se *f* (Ⓔ anaerobiosis): ***Syn***: *Anoxybiose*; sauerstoffunabhängige Lebensweise
an|a|e|ro|bi|o|tisch *adj* (Ⓔ anaerobiotic): Anaerobiose betreffend, sauerstoffunabhängig
an|a|e|ro|gen *adj* (Ⓔ anaerogenic): wenig oder kein Gas bildend; die Gasbildung unterdrückend
An|aes|the|sia *f*: →*Anästhesie*
Anaesthesia dolorosa (Ⓔ painful anesthesia): Ausfall der Oberflächensensibilität der Haut mit quälenden lokalen Schmerzen, z.B. bei frischen Nervenverletzungen
A|na|gen|haar *nt* (Ⓔ anagen hair): *s.u. Haar*
A|na|gen|pha|se *f* (Ⓔ anagen): *s.u. Haar*
An|a|kli|se *f* (Ⓔ anaclisis): emotionale Abhängigkeit von einem Partner, z.B. Abhängigkeit des Säuglings von der Mutter
an|a|kli|tisch *adj* (Ⓔ anaclitic): Anaklise betreffend
an|a|krot *adj* (Ⓔ anacrotic): Anakrotie betreffend
An|a|ku|sis *f* (Ⓔ anakusis): (vollständige) Taubheit*
a|nal *adj* (Ⓔ anal): After/Anus betreffend, zum After/Anus gehörend; durch den After/Anus
A|nal|abs|zess *m* (Ⓔ anal abscess): Abszess in der Analregion; *s.a. anorektaler Abszess*
A|nal|a|tre|sie *f* (Ⓔ anal atresia): ***Syn***: *Atresia ani*; angeborenes Fehlen der Afteröffnung; meist ist der After durch eine dünne Analmembran verschlossen, durch die Mekonium blau-schwarz durchschimmert; **Therapie**: die Öffnung der Analmembran führt oft zu kompletter Kontinenz; *s.a. Rektumatresie*
An|al|bu|min|ä|mie *f* (Ⓔ analbuminemia): vollständiges Fehlen von Albuminen im Blut
A|nal|ek|zem *nt* (Ⓔ perianal eczema): ***Syn***: *perianales Ekzem*; meist juckendes, akutes oder chronisches Ekzem im Analbereich; als Ursache kommen u.a. Hautwolf, Hämorrhoiden, Allergien, Infektionen in Betracht
A|na|lep|ti|kum *nt, pl* **-ka** (Ⓔ analeptic): ***Syn***: *Exzitans, Exzitantium*; Reizmittel, Stimulans; der Begriff wird v.a. auf Substanzen angewendet, die das Zentralnervensystem stimulieren, wie z.B. Koffein
a|na|lep|tisch *adj* (Ⓔ analeptic): belebend, anregend, stärkend; mit analeptischer Wirkung
A|nal|fal|ten *pl* (Ⓔ anal tags): ***Syn***: *Marisken*; nach perianalen Venenthrombosen zurückbleibende Hautfalten am äußeren Anus
A|nal|fis|sur *f* (Ⓔ anal fissure): ***Syn***: *Fissura ani*; akuter oder chronischer, schmerzhafter Einriss im Bereich des Afters; als Ursache kommen harter Stuhl und Morbus* Crohn in Frage, die meisten Fälle sind aber idiopathisch; **Klinik**: Schmerzen, Defäkationsstörungen [schmerzbedingt], Juckreiz, Blutung; **Therapie**: bei akuter Fissur konservativ [Lokalanästhetikum, Analhygiene, Weichhaltung des Stuhls]; bei chronischen oder therapieresistenden Fissuren laterale innere Sphinkterotomie* [*siehe Abb. A82*]
A|nal|fis|tel *f* (Ⓔ anal fistula): ***Syn***: *Fistula ani, anorektale Fistel, Anorektalfistel*; vom Anus ausgehende Fistel*, die in andere Darmteile oder Organe mündet [**innere Analfistel**] oder nach außen führt [**äußere Analfistel**]; der Fistel liegt meist ein Analabszess* zu Grunde und die Therapie beinhaltet die Abszessspaltung und Drainage; man unterteilt die Analfisteln je nach Lage in: **1. intersphinktere Analfistel**: der Fistelgang verläuft durch den Musculus* sphincter ani externus **2. transsphinktere Analfistel**: der Fistelgang zieht durch den Musculus* sphincter ani externus und kann zur Bildung eines ischiorektalen Abszesses führen **3. extrasphinktere Analfistel**: geht von einem Abszess aus, der oberhalb der Puborektalisschlinge liegt **4. subkutane Analfistel** geht entweder von einem submukösen Analabszess [inkomplette Fistel] oder von den Analkrypten [komplette Fistel] aus; *s.a. Essay Chronisch entzündliche Darmerkrankungen S. 403* [*siehe Abb. A83*]
inkomplette Analfistel (Ⓔ incomplete anal fistula): innere oder äußere Analfistel, die nur eine Mündung hat [z.B. transsphinktere Analfistel]
ischiorektale Analfistel (Ⓔ ischiorectal fistula): extrasphinktere Analfistel; *s.u. Analfistel*
komplette Analfistel (Ⓔ complete anal fistula): äußere Analfistel, die von der Analschleimhaut zur Haut führt
A|nal|ge|gend *f*: →*Analregion*
An|al|ge|sie *f* (Ⓔ analgesia): ***Syn***: *Schmerzunempfindlichkeit, Schmerzlosigkeit, Schmerzausschaltung*; Aufhebung der Schmerzempfindlichkeit; der Begriff wird heute nur noch auf die therapeutische oder diagnostische Schmerzausschaltung und die Analgesie während eines operativen Ein-

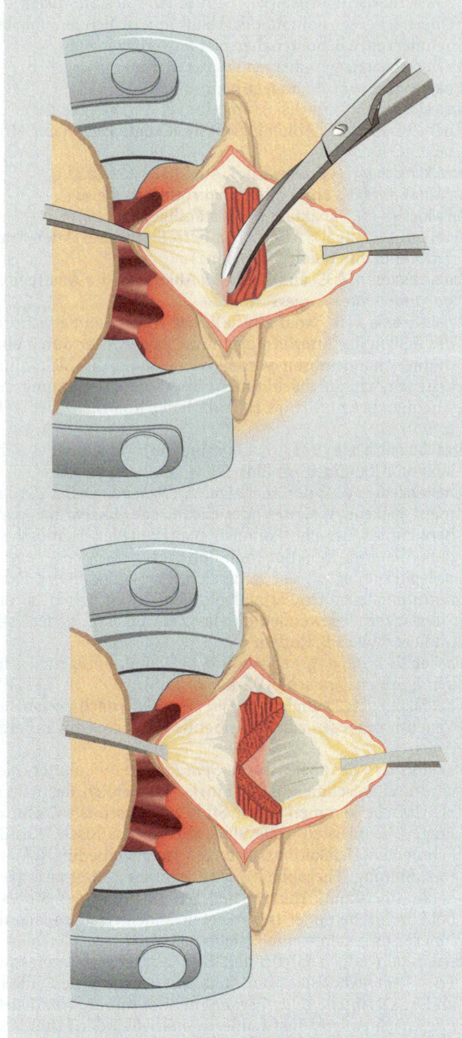

Abb. A82. Analfissur. Laterale Sphinkterotomie

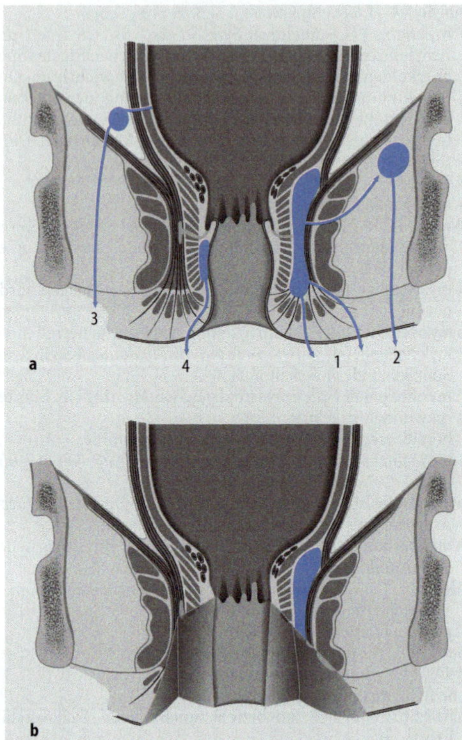

Abb. A83. Analfistel. Typische Lage und Ausbreitung anorektaler Abszesse und Fisteln

griffs angewandt

patientengesteuerte Analgesie (Ⓔ on-demand analgesia): *Syn*: *On-demand-Analgesie*; Form der Schmerztherapie, bei der der Patient die zugeführte Schmerzmittelmenge selbst regulieren kann; über einen Perfusor enthält der Patient eine Basisdosis des Analgetikums intravenös zugeführt; über einen Knopf kann er bei Bedarf eine Bolusinjektion erhalten; Basisdosis, Bolusinjektion und maximale Dosis pro Zeitintervall können vom Arzt vorprogrammiert werden; klinische Studien zeigen, dass bei diesem Verfahren i.d.R. wesentlich weniger Schmerzmittel verbraucht werden; es hat sich aber auch gezeigt, dass es große Unterschiede im Analgetikabedarf von Patient zu Patient und im Laufe des Tages gibt, die bei Standardverordnungen nicht berücksichtigt werden können

Analgetika-Asthma *f* (Ⓔ analgesic asthma): durch verschiedene Schmerzmittel [z.B. Acetylsalicylsäure] ausgelöstes Asthma bronchiale; *s.a. Essay Asthma bronchiale S. 173*

An|al|ge|ti|ka|in|to|le|ranz *f* (Ⓔ analgesic intolerance): oft nur schwer von einer allergischen Reaktion vom Soforttyp zu unterscheidender Symptomenkomplex von Haut-, Schleimhaut- und Kreislaufreaktionen [**Intoleranztrias**] bei systemischer oder lokaler Applikation von Acetylsalicylsäure* und anderen nicht-steroidalen Antiphlogistika*; beruht wahrscheinlich auf einer Hemmung von Cyclooxigenase* und der dadurch bedingten Überproduktion von Leukotrienen

Analgetika-Kopfschmerz *m* (Ⓔ analgesic headache): nach langfristigem Analgetikamissbrauch auftretender toxischer diffuser Kopfschmerz

An|al|ge|ti|ka|ne|phro|pa|thie *f* (Ⓔ analgesic nephropathy): *Syn*: *Phenacetinnephropathie, Analgetikaniere, Phenacetinniere*; durch chronische Einnahme des Schmerzmittels Phenacetin* hervorgerufene interstitielle Nephritis* mit Ausbildung einer Niereninsuffizienz; spielt heute in den industrialisierten Ländern kaum noch eine Rolle; in der Dritten Welt werden aber weiterhin Phenacetin-haltige Präparate [billig] verkauft und die Analgetikanephropathie ist dort weiterhin eine viel zu häufige Erscheinung

An|al|ge|ti|ka|nie|re *f*: *→Analgetikanephropathie*

An|al|ge|ti|kum *nt, pl* **-ka** (Ⓔ analgetic): *Syn*: *Schmerzmittel*; schmerzstillendes Mittel; man unterscheidet **1.** schwach wirksame, vor allem peripher wirkende Schmerzmittel, wie z.B. Paracetamol*, Acetylsalicylsäure* oder nicht-steroidale Antiphlogistika* [Diclofenac, Ibuprofen], die oft auch noch entzündungshemmend [antiphlogistisch] und fiebersenkend [antipyretisch] wirken und die Thrombozytenaggregation hemmen **2.** zentral wirkende Schmerzmittel mit schwacher Wirkung, wie z.B. synthetische Opioide und niederpotente Opiate [Codein, Tramadol, Tilidin] und stark wirksame Opiate und Opioide [Morphin, Diamorphin, Buprenorphin, Levomethadon]

an|al|ge|tisch *adj* (Ⓔ analgetic): schmerzstillend; schmerzunempfindlich

An|al|gia *f*: *→Analgie*

An|al|gie *f* (Ⓔ analgia): *Syn*: *Analgia, Schmerzlosigkeit*; Bezeichnung für Schmerzlosigkeit unabhängig von der Ursache; *s.a. Anästhesie*

An|al|go|se|die|rung *f* (Ⓔ analgosedation): kombinierte Applikation von schmerzstillenden und sedierenden Medikamenten als Prämedikation*

A|nal|kamm *m* (Ⓔ anal pecten): ***Syn***: *Pecten analis*; Übergangszone von Ausschleimhaut zu äußerer Haut; ihre untere Grenze wird von der Linea* anocutanea gebildet

A|nal|ka|nal *m* (Ⓔ anal canal): ***Syn***: *Afterkanal, Canalis analis*; trichterförmiger unterer Abschnitt des Mastdarms [Rektum*], der vom Musculus* sphincter ani internus umschlossen wird

A|nal|ka|nal|kar|zi|nom *nt* (Ⓔ anal canal cancer): *s.u. Analkarzinom*

A|nal|kar|zi|nom *nt* (Ⓔ anal carcinoma): ***Syn***: *Afterkrebs*; seltenes Karzinom des Afters [3–4 % aller anorektalen Karzinome]; man unterscheidet zwischen **Analrandkarzinomen** [unterhalb der Linea dentata; meist Plattenepithelkarzinome, seltener Basalzellkarzinome oder Morbus* Bowen] und **Analkanalkarzinomen** [oberhalb der Linea dentata; Plattenepithelkarzinome, Adenokarzinome, malignes Melanom]; **Klinik**: Blutung, Schmerzen, häufig als Hämorrhoiden verkannt; **Diagnose**: Inspektion, digitale Untersuchung bei Verdacht oder im Rahmen einer Krebsvorsorgeuntersuchung, Proktoskopie mit Biopsie: **Therapie**: Radiochemotherapie ist die Methode der Wahl; bei Komplikation [Strahlenproktitis mit Inkontinenz] oder Progression abdominoperineale Rektumamputation*; **Prognose**: Radiochemotherapie hat eine 5-Jahresüberlebensrate von 70–85 %

A|nal|kryp|ten *pl* (Ⓔ anal crypts): ***Syn***: *Morgagni-Krypten, Sinus anales*; Vertiefungen der Analschleimhaut zwischen den Analsäulen* [Columnae anales]; an ihrem unteren Ende liegen kleine Querfalten, die sog. **Valvulae anales**

A|nal|ner|ven, o|be|re *pl* (Ⓔ superior anal nerves): ***Syn***: *obere Rektalnerven, Nervi anales superiores*; Äste des Plexus* rectalis inferior zum oberen Abschnitt des Anus

A|nal|ner|ven, un|te|re *pl* (Ⓔ inferior anal nerves): ***Syn***: *untere Rektalnerven, Nervi rectales inferiores, Nervi anales inferiores*; Äste des Nervus* pudendus; versorgen den Musculus* sphincter ani externus motorisch und sensibel die Haut um den Anus

a|na|log *adj* (Ⓔ analog): entsprechend, ähnlich; ähnlich, gleichartig; vergleichbar

A|na|lo|gie *f* (Ⓔ analogy): Entsprechung, Ähnlichkeit, Übereinstimmung

A|na|lo|gon *nt* (Ⓔ analogue): analoges Organ; analoge Substanz

A|nal|pa|pil|len *pl*: →*Analsäulen*

hypertrophe Analpapille: →*Analpolyp*

An|al|pha|li|po|pro|te|in|ä|mie *f* (Ⓔ analphalipoproteinemia): ***Syn***: *Tangier-Krankheit, familiärer HDL-Mangel*; autosomal-rezessiv vererbtes Fehlen der Alpha$_1$-Lipoproteine; **Klinik**: Hepatomegalie*, Lymphadenopathie*, diffuse Korneatrübung, periphere Neuropathien, hyperplastische orangegelbliche Tonsillen; **Therapie**: diätetische Fettreduktion

A|nal|po|lyp *m* (Ⓔ anal polyp): ***Syn***: *hypertrophe Analpapille*; von den Analsäulen* ausgehender Polyp

A|nal|pro|laps *m* (Ⓔ anal prolaps): ***Syn***: *Prolapsus ani*; Vorfall der Analschleimhaut [**inkompletter Analprolaps, Mukosaprolaps**] oder aller Wandschichten [**kompletter Analprolaps, Rektumprolaps**]; **Therapie**: zunächst konservativ [Bettruhe, feuchte Kochsalzumschläge] zur Abschwellung der Schleimhaut; danach Mukosektomie bei Mukosaprolaps bzw. Rektopexie* oder partielle Rektumresektion bei Rektumprolaps

A|nal|pru|ri|tus *m* (Ⓔ anal itching): ***Syn***: *Pruritus ani, Afterjucken*; starker Juckreiz der Haut um den After; wird z.B. durch Hämorrhoiden, Analekzeme, Analprolaps, Pilz- oder Wurminfektionen, Kontaktallergien [Waschmittel, Toilettenpapier] ausgelöst; häufig aber auch psychogen bedingt

A|nal|rand|kar|zi|nom *nt*: *s.u. Analkarzinom*

A|nal|re|flex *m* (Ⓔ anal reflex): Kontraktion des äußeren Afterschließmuskels [Musculus* sphincter ani externus] bei Berührung

A|nal|re|gi|on *f* (Ⓔ anal region): ***Syn***: *Analgegend, Regio analis*; dreieckiger, hinterer Teil der Dammregion [Regio* perinealis]; reicht von der Steißbeinspitze bis zu einer Querlinie zwischen den beiden Sitzbeinhöckern; wird oft gleichgesetzt mit Hinterdamm*

A|nal|rha|ga|den *pl* (Ⓔ anal rhagades): oberflächliche Defekte der Afterschleimhaut

A|nal|säu|len *pl* (Ⓔ anal columns): ***Syn***: *Analpapillen, Morgagni-Papillen, Columnae anales*; Längsfalten der Mastdarmschleimhaut im Bereich des Analkanals [Canalis* analis], die durch Bündel glatter Muskulatur, Venenplexus und Lymphgefäße hervorgerufen werden

A|nal|ste|no|se *f* (Ⓔ anal stenosis): angeborene oder erworbene Stenose des Analkanals oder des Anus [Anusstenose*]; führt zu chronischer Verstopfung; kann konservativ behandelt werden [*s.u. Obstipation*], oft wird aber eine operative Aufdehnung oder Korrektur nötig

A|nal|ver|kehr *m* (Ⓔ anal sex): Geschlechtsverkehr mit Einführen des Penis in den Anus

A|na|ly|sand *m* (Ⓔ analysand): (*psychol.*) die zu analysierende Person

A|na|ly|sa|tor *m* (Ⓔ **1.** analyzer **2.** autoanalyzer): **1.** (*psychol.*) Person, die eine Psychoanalyse vornimmt **2.** →*Autoanalyzer*

A|na|ly|se *f* (Ⓔ **1.–2.** analysis **3.** psychoanalysis): **1.** quantitative oder qualitative Bestimmung der Bestandteile einer Substanz **2.** Zerlegung, Zergliederung, Aufspaltung; Darlegung, Deutung; Untersuchung; Auswertung **3.** →*Psychoanalyse*

aktive Analyse (Ⓔ active analysis): *s.u. Psychoanalyse*

didaktische Analyse (Ⓔ didactic analysis): ***Syn***: *Lehranalyse*; Psychoanalyse* während der Ausbildung von Psychoanalytikern; wichtiger Teil des Trainings

direkte Analyse (Ⓔ direct analysis): *s.u. Psychoanalyse*

gezielte Analyse (Ⓔ focused analysis): *s.u. Psychoanalyse*

gravimetrische Analyse: →*Gravimetrie*

kolorimetrische Analyse (Ⓔ colorimetry): ***Syn***: *Kolorimetrie*; quantitative Bestimmung gelöster Substanzen durch Messung der Farbstärke gegen Vergleichslösungen

qualitative Analyse (Ⓔ qualitative analysis): Bestimmung der Bestandteile einer Substanz

quantitative Analyse (Ⓔ quantative analysis): Bestimmung der mengenmäßigen Zusammensetzung einer Substanz

spektrochemische Analyse (Ⓔ spectral analysis): ***Syn***: *Spektralanalyse*; Messung und Analyse des von einem Stoff abgegebenen Lichtspektrums bei Erwärmung oder Bestrahlung mit Kathodenstrahlen oder Infrarotstrahlen

a|na|ly|sie|ren *v* (Ⓔ analyze): eine Analyse durchführen, genau untersuchen; zergliedern, zerlegen, auswerten

A|na|lyt *m* (Ⓔ analyte): die mittels Analyse zu bestimmende Substanz

a|na|ly|tisch *adj* (Ⓔ analytic): Analyse betreffend, mittels Analyse

An|ä|mie *f* (Ⓔ anemia): ***Syn***: *Blutarmut, Anaemia*; Verminderung von Hämoglobinkonzentration, Erythrozytenzahl und/oder Hämatokrit unter die alters- und geschlechtsspezifischen Normwerte; die Anämien können nach morphologischen Gesichtspunkten [hyperchrome Anämie, megaloblastäre Anämie] oder nach den Ursachen [Eisenmangelanämie, hämolytische Anämie] eingeteilt werden; in Deutschland sind Anämien durch einen absoluten oder relativen Eisenmangel am häufigsten

achrestische Anämie (Ⓔ achrestic anemia): an eine perniziöse Anämie erinnernde megaloblastäre Anämie, die aber nicht auf einem Vitamin B_{12}-Mangel beruht

achylische Anämie: →*idiopathische hypochrome Anämie*

agastrische Anämie (Ⓔ agastric anemia): Anämie bei fehlender Magensaftsekretion und dadurch bedingtem Eisenmangel

akute hämorrhagische Anämie (Ⓔ acute posthemorrhagic anemia): ***Syn***: *akute Blutungsanämie, akute post-hämorrhagische Anämie*; akute, durch einen massiven Blutverlust hervorgerufene Anämie

akute post-hämorrhagische Anämie: →*akute hämorrhagische Anämie*

alimentäre Anämie (Ⓔ deficiency anemia): ***Syn***: *Mangelanämie, nutritive Anämie, ernährungsbedingte Anämie*; Anämie durch unzureichende Zufuhr eines oder mehrerer essentieller Nährstoffe

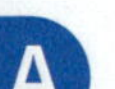

angiopathische hämolytische Anämie (Ⓔ angiopathic hemolytic anemia): durch Gefäßveränderungen hervorgerufene hämolytische Anämie*
aplastische Anämie (Ⓔ aplastic anemia): ***Syn***: *aregenerative Anämie*; Anämie als Folge einer angeborenen oder er-

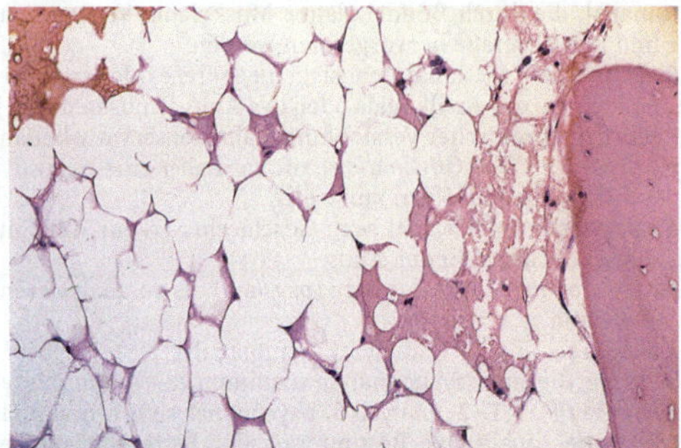

Abb. A84. Knochenmarkaplasie bei aplastischer Anämie

worbenen Blutbildungsstörung; zu den seltenen **primären aplastischen Anämien** gehören u.a. Fanconi*-Anämie und Blackfan*-Diamond-Anämie; die häufigeren **sekundären aplastischen Anämien** werden v.a. durch Medikamente [Analgetika, Antirheumatika] verursacht
aregenerative Anämie: *→ aplastische Anämie*
autoimmunhämolytische Anämie (Ⓔ autoimmune hemolytic anemia): durch Autoimmunantikörper gegen Erythrozyten hervorgerufene hämolytische Anämie*
chronische kongenitale aregenerative Anämie (Ⓔ chronic congenital aregenerative anemia): ***Syn***: *Diamond-Blackfan-Syndrom, Blackfan-Diamond-Anämie, kongenitale hypoplastische Anämie, pure red cell aplasia*; autosomal-rezessive, hypo- oder aplastische, normochrome Anämie mit isolierter Störung der Erythropoese*; ist meist begleitet von Daumenanomalien, Gesichtsfehlbildungen und Kleinwuchs; **Therapie**: 70 % aller Säuglinge sprechen gut auf Steroide [z.B. Prednisolon] an; der Rest muss regelmäßig Transfusionen erhalten; evtl. Knochenmarktransplantation von einem HLA-identischen Geschwisterkind
chronisch-refraktäre Anämie: *→ sideroachrestische Anämie*
dyserythropoetische Anämie (Ⓔ anhemopoietic anemia): durch eine angeborene [kongenitale dyserythropoetische Anämie*] oder erworbene Störung der Erythrozytenbildung [Erythropoese*] verursachte Anämie
enzymopenische Anämie (Ⓔ enzyme deficiency hemolytic anemia): hämolytische Anämie* bei angeborener oder erworbener Enzymopathie
ernährungsbedingte Anämie: *→ alimentäre Anämie*
erworbene sideroachrestische Anämie (Ⓔ acquired sideroachrestic anemia): durch eine erworbene Verwertungsstörung für Eisen hervorgerufene Anämie
essentielle Anämie (Ⓔ primary anemia): ***Syn***: *idiopathische Anämie, primäre Anämie*; nicht durch eine äußere Ursache hervorgerufene Anämie
hämolytische Anämie (Ⓔ hemolytic anemia): Anämie durch einen pathologisch erhöhten Zerfall von Erythrozyten, d.h. eine gesteigerte Hämolyse; solange das Knochen-

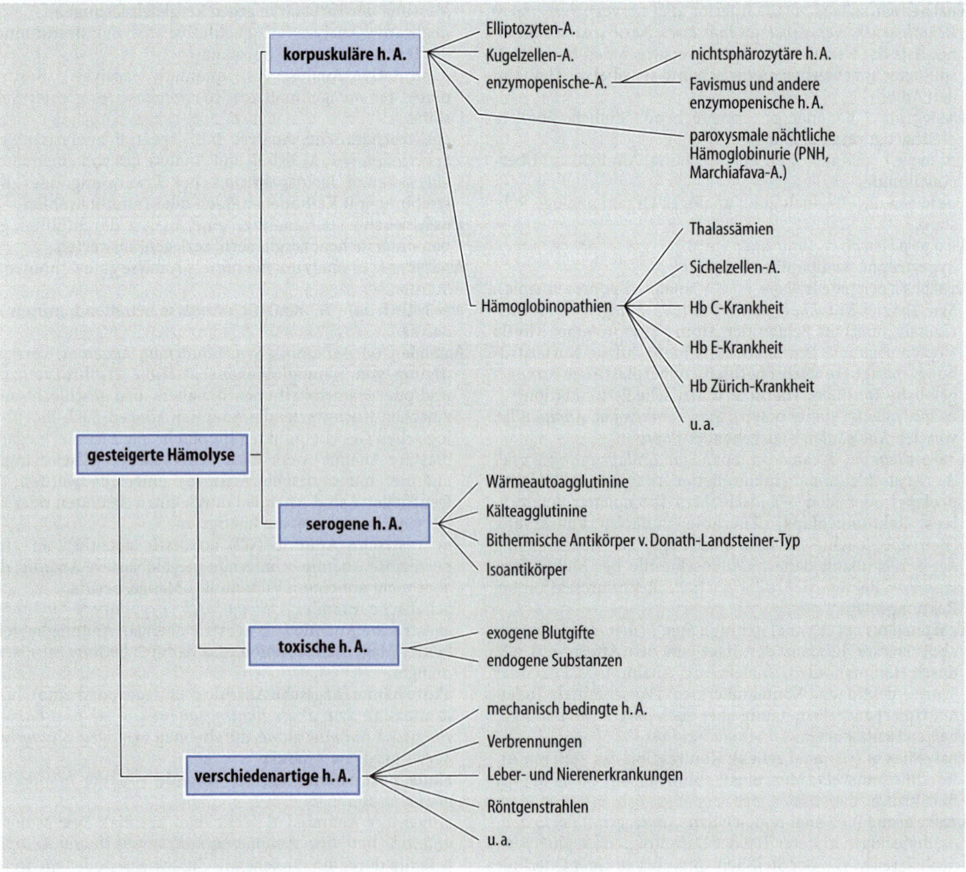

- gesteigerte Hämolyse
  - korpuskuläre h. A.
    - Elliptozyten-A.
    - Kugelzellen-A.
    - enzymopenische-A.
      - nichtsphärozytäre h. A.
      - Favismus und andere enzymopenische h. A.
    - paroxysmale nächtliche Hämoglobinurie (PNH, Marchiafava-A.)
    - Hämoglobinopathien
      - Thalassämien
      - Sichelzellen-A.
      - Hb C-Krankheit
      - Hb E-Krankheit
      - Hb Zürich-Krankheit
      - u.a.
  - serogene h. A.
    - Wärmeautoagglutinine
    - Kälteagglutinine
    - Bithermische Antikörper v. Donath-Landsteiner-Typ
    - Isoantikörper
  - toxische h. A.
    - exogene Blutgifte
    - endogene Substanzen
  - verschiedenartige h. A.
    - mechanisch bedingte h. A.
    - Verbrennungen
    - Leber- und Nierenerkrankungen
    - Röntgenstrahlen
    - u.a.

Abb. A85. Einteilung der hämolytischen Anämien

mark noch im Stande ist, den Erythrozytenverlust durch Mehrproduktion auszugleichen, spricht man von **kompensierter gesteigerter Hämolyse**; bei **dekompensierter gesteigerter Hämolyse** kommt es zur Ausbildung der eigentlichen Anämie
hämolytische Anämien können durch eine Reihe von Ursachen ausgelöst oder hervorgerufen werden; unter **korpuskulärer hämolytischer Anämie** fasst man hämolytische Anämien zusammen, deren Ursache im Erythrozyten liegen; in Mitteleuropa ist die Kugelzellenanämie am häufigsten; die **serogene hämolytische Anämie** wird durch Antikörper gegen Erythrozyten hervorgerufen; **toxische Anämien** basieren auf einer Störung der Blutbildung oder direkten Schädigung der Erythrozyten

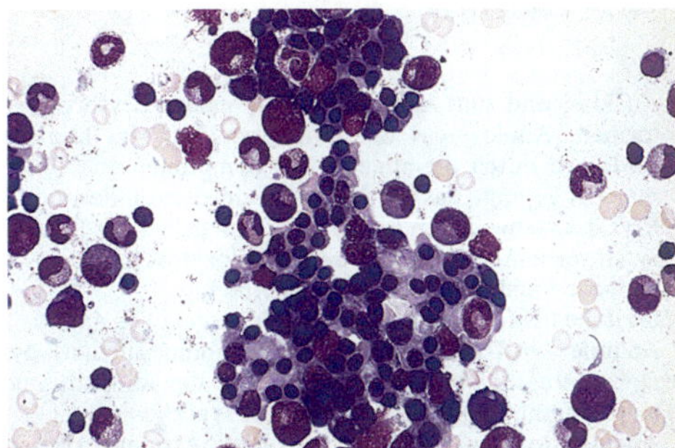

Abb. A86. Gesteigerte normoblastische Erythropoese bei hämolytischer Anämie

hämorrhagische Anämie (Ⓔ hemorrhagic anemia): ***Syn***: *Blutungsanämie*; durch einen akuten oder chronischen Blutverlust hervorgerufene Anämie
hämotoxische Anämie (Ⓔ hemotoxic anemia): ***Syn***: *toxische Anämie, toxische hämolytische Anämie*; durch toxische Substanzen hervorgerufene Anämie durch Störung der Blutbildung oder Schädigung der Erythrozyten
hyperchrome Anämie (Ⓔ hyperchromic anemia): Anämie mit erhöhtem Hämoglobingehalt der Erythrozyten
hypochrome Anämie (Ⓔ hypochromic anemia): Anämie mit vermindertem Hämoglobingehalt der Erythrozyten
hypochrome mikrozytäre Anämie (Ⓔ hypochromic microcytic anemia): Anämie mit hypochromen Mikrozyten
hypoplastische Anämie (Ⓔ hypoplastic anemia): Anämie durch eine unzureichende Erythrozytenbildung; *s.a. aplastische Anämie*
idiopathische Anämie: *→essentielle Anämie*
idiopathische hypochrome Anämie (Ⓔ idiopathic hypochromic anemia): ***Syn***: *achylische Anämie*; Anämie in Folge gestörter oder fehlender Magensaftsekretion und dadurch bedingtem Eisenmangel
immunhämolytische Anämie (Ⓔ immune hemolytic anemia): ***Syn***: *serogene hämolytische Anämie, immunotoxischbedingte hämolytische Anämie*; durch Antikörper gegen Erythrozyten hervorgerufene hämolytische Anämie*
immunotoxisch-bedingte hämolytische Anämie: *→immunhämolytische Anämie*
infektiös-bedingte hämolytische Anämie: *→infektiöse hämolytische Anämie*
infektiöse hämolytische Anämie (Ⓔ infectious hemolytic anemia): ***Syn***: *infektiös-bedingte hämolytische Anämie*; durch Erreger [z.B. Plasmodien] verursachte hämolytische Anämie*
isolierte aplastische Anämie (Ⓔ erythroblastopenia): ***Syn***: *Erythroblastopenie, Erythroblastophthise*; Verminderung der Erythroblasten im Knochenmark
kongenitale dyserythropoetische Anämie (Ⓔ congenital anhemopoietic anemia): seltene, angeborene Anämie mit schwerer Störung der Erythrozytenbildung [Erythropoese*]; Typ I und II werden autosomal-rezessiv vererbt, Typ III autosomal-dominant

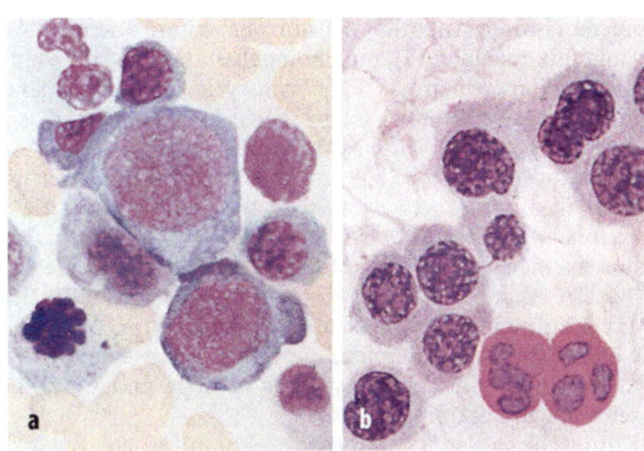

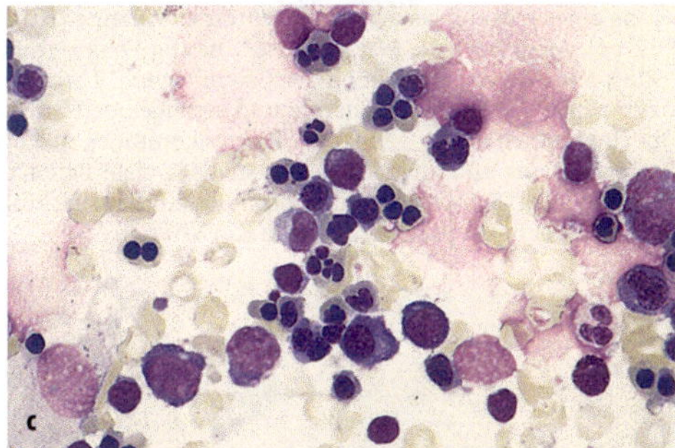

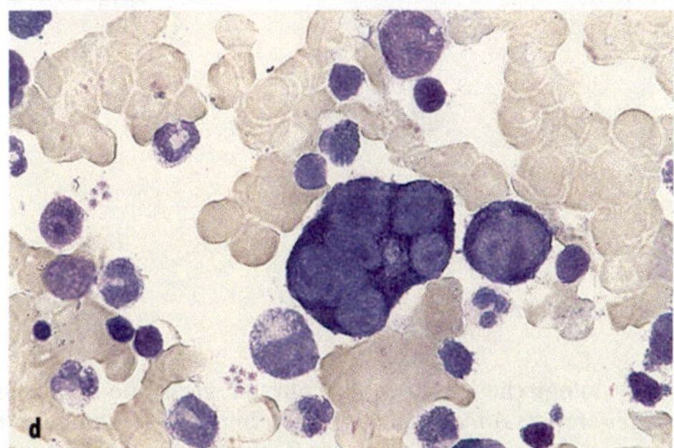

Abb. A87. Kongenitale dyserythropoetische Anämie. **a,b** Typ I, **c** Typ II, **d** Typ III

kongenitale hypoplastische Anämie: *→chronische kongenitale aregenerative Anämie*
leukoerythroblastische Anämie (Ⓔ leukoerythroblastic anemia): ***Syn***: *idiopathische myeloische Metaplasie, primäre myeloische Metaplasie, Leukoerythroblastose*; bei Verdrängung und Zerstörung des Knochenmarks [z.B. Osteomyelofibrose*] auftretende Anämie mit unreifen Erythrozyten- und Leukozytenvorstufen
makrozytäre Anämie (Ⓔ macrocytic anemia): Anämie mit Makrozyten im Blutausstrich
megaloblastäre Anämie (Ⓔ megaloblastic anemia): ***Syn***: *megaloblastische Anämie, Megaloblastenanämie*; hyperchrome Anämie mit Megaloblasten im Knochenmark und im peripheren Blut; die wichtigsten Ursachen sind Vitamin B_{12}-Mangel* [*s.a. perniziöse Anämie*]; Folsäuremangel, Stoffwechselstörungen [hereditäre Orotazidurie*], Ziegenmilchanämie*, Zytostatikatherapie [Inhibitoren der Purin- oder Pyrimidinsynthese]
megaloblastische Anämie: *→megaloblastäre Anämie*
mikrozytäre Anämie (Ⓔ microcytic anemia): Anämie mit Bildung von Mikrozyten
molekuläre Anämie (Ⓔ molecular anemia): korpuskuläre hämolytische Anämie* durch pathologisches Hämoglobin [z.B. Sichelzellenanämie*]
nephrogene Anämie (Ⓔ renal anemia): ***Syn***: *renale Anämie*; Anämie durch Erythropoetinmangel bei chronischer Niereninsuffizienz

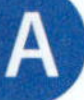

normochrome Anämie (Ⓔ normochromic anemia): Anämie mit normalem Hämoglobingehalt der Erythrozyten
normozytäre Anämie (Ⓔ normocytic anemia): Anämie mit normal geformten und gefärbten Erythrozyten
nutritive Anämie: *→alimentäre Anämie*
perniziöse Anämie (Ⓔ pernicious anemia): ***Syn***: *Biermer-Anämie, Morbus Biermer, Addison-Anämie, Perniziosa, Perniciosa, Anaemia perniciosa, Vitamin B_{12}-Mangelanämie*; durch einen Vitamin B_{12}-Mangel hervorgerufene megaloblastäre Anämie*; bei der echten perniziösen Anämie liegt ein autoimmuner Mangel an Intrinsic-Faktor vor; meist werden aber alle Anämien, die durch einen Vitamin B_{12}-Mangel durch Resorptionsstörung bedingt sind, unter diesem Begriff zusammengefasst
Klinik: durch den Vitaminmangel kommt es zur Entwicklung einer megaloblastären, hyperchromen Anämie [Hb_E > 32 pg], Megalozytose, Makrozytose*, häufig Leukozytopenie* mit Rechtsverschiebung der Granulozyten, Thrombozytopenie*, Hyperbilirubinämie und strohgelber Hautfarbe; im Bereich des Magen-Darm-Traktes kommt es zu Hunter*-Glossitis und atrophischer Gastritis*; viele Patienten zeigen auch Symptome einer funikulären Spinalerkrankung*; **Therapie**: parenterale Gabe von Vitamin B_{12}

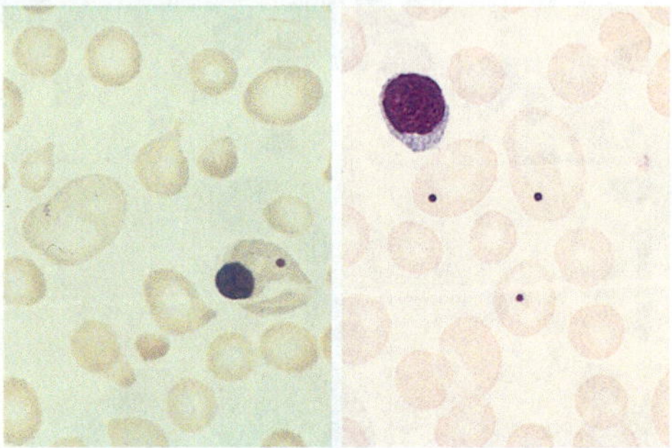

Abb. A88. Perniziöse Anämie

physiologische Anämie (Ⓔ physiological anemia): ***Syn***: *Drei-Monats-Anämie, Trimenonanämie, Trimenonreduktion*; im dritten Monat nach der Geburt auftretende Anämie der Säuglinge, die ohne Behandlung wieder verschwindet
posthämorrhagische Anämie (Ⓔ posthemorrhagic anemia): Anämie im Anschluss an einen akuten oder chronischen Blutverlust
primäre Anämie: *→essentielle Anämie*
renale Anämie: *→nephrogene Anämie*
reversible megaloblastäre Anämie (Ⓔ megaloblastic anemia of childhood): ***Syn***: *pseudoperniziöse Säuglingsanämie, reversible Megaloblastenanämie des Kindesalters, Gerbasi-Anämie*; seltene, alimentäre, megaloblastäre Anämie* bei untergewichtigen oder unterernährten Säuglingen oder Kleinkindern
sekundäre Anämie (Ⓔ secondary anemia): erworbene Anämie
serogene hämolytische Anämie: *→immunhämolytische Anämie*
sideroachrestische Anämie (Ⓔ sideroachrestic anemia): ***Syn***: *sideroblastische Anämie, chronisch-refraktäre Anämie*; Anämie durch eine angeborene oder erworbene Eisenverwertungsstörung [Eisenmangel ohne Eisenmangel]; typisch sind die zahlreichen Sideroblasten mit grobkörniger Eisenablagerung in Ringform [**Ringsideroblasten**]
sideroblastische Anämie: *→sideroachrestische Anämie*
sideropenische Anämie (Ⓔ sideropenic anemia): ***Syn***: *Eisenmangelanämie*; häufigste Anämieform, die auf einem angeborenen oder erworbenen Eisenmangel* beruht; der Eisenmangel führt zu Störungen der Hämoglobinbildung und damit zur Entstehung einer hypochromen Anämie*; die begleitende Störung der Erythropoese* führt zu einer Verminderung des Erythrozytenvolumens [mikrozytäre

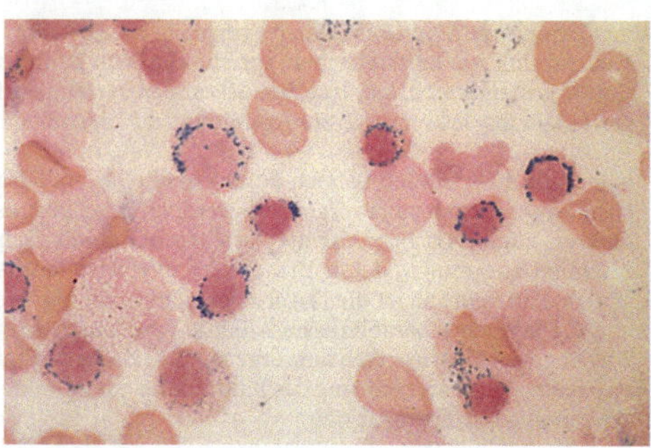

Abb. A89. Ringsideroblasten

Anämie] und zum Auftreten von anomalen Erythrozytenformen [Anulozyten] im peripheren Blut; das **klinische Bild** wird durch die allgemeinen Symptome eines Eisenmangels geprägt; das **Blutbild** zeigt eine Verminderung von Erythrozytenvolumen und Hämoglobingehalt der Erythrozyten sowie Aniso-, Anulo- und Poikilozytose*
toxische Anämie: *→hämotoxische Anämie*
toxische hämolytische Anämie: *→hämotoxische Anämie*
Anämie Typ Dyke-Young (Ⓔ Dyke-Young anemia): ***Syn***: *Dyke-Young-Anämie*; chronische Form der idiopathischen autoimmunhämolytischen Anämie* Typ Widal
Anämie Typ Heuk-Assmann (Ⓔ Heuk-Assmann anemia): ***Syn***: *Heuk-Assmann-Anämie*; leukoerythroblastische Anämie* bei Osteomyelofibrose*
Anämie Typ Lederer-Brill (Ⓔ Lederer's anemia): ***Syn***: *Lederer-Anämie, Lederer-Brill-Anämie*; akute Form der idiopathischen autoimmunhämolytischen Anämie* Typ Widal
Anämie Typ Widal (Ⓔ Widal's syndrome): ***Syn***: *Widal-Anämie, Widal-Abrami-Anämie, Widal-Ikterus, Widal-Abrami-Ikterus*; idiopathische autoimmunhämolytische Anämie* durch Wärmeantikörper*

A|na|mir|ta coc|cu|lus *f* (Ⓔ Anamirta cocculus): ***Syn***: *Schlingstrauch*; *s.u. Kokkelskörner*
an|ä|misch *adj* (Ⓔ anemic): ***Syn***: *blutarm*; Anämie betreffend, von ihr betroffen oder gekennzeichnet, durch sie bedingt
A|na|mne|se *f* (Ⓔ anamnesis): (*Patient*) Vorgeschichte, Krankengeschichte; wird sie vom Patienten erhoben, spricht man von **Eigenanamnese**, ansonsten von **Fremdanamnese** [z.B. **Familienanamnese**]
a|na|mnes|tisch *adj* (Ⓔ anamnestic): ***Syn***: *anamnetisch*; Anamnese betreffend
a|na|mne|tisch *adj*: *→anamnestisch*
A|na|na|se *f* (Ⓔ pineapple protease): Bromelain*; Bromelin*
A|nan|kas|mus *m* (Ⓔ **1.** anancasm **2.** obsessive-compulsive disorder): **1.** Zwangsvorgang, bei dem Zwangsgedanken, -handlungen, -impulse usw. nicht unterdrückt werden können, obwohl sie als unsinnig oder unnötig erkannt werden; Hauptsymptom bei Zwangsneurose, aber auch anderen psychischen Störungen **2.** ***Syn***: *Zwangskrankheit, Zwangsstörung, Zwangsneurose, anankastisches Syndrom, obsessiv-kompulsive Reaktion*; Neurose*, die von Zwangserscheinungen [Zwangsgedanken, -handlungen, -impulsen] beherrscht wird, die im Extremfall eine Berufsausübung unmöglich machen können; tritt oft schon in der späten Kindheit auf und verschwindet bei ca. 15 % der Patienten von alleine [oft bleibt aber ein zwangsneurotischer Charakter* erhalten]; 45 % bessern sich unter Psychotherapie, 40 % sind therapierefraktär
a|nan|kas|tisch *adj* (Ⓔ anancastic): mit den Symptomen von Anankasmus, zwanghaft, obsessiv-kompulsiv
ANAP *Abk.*: anionisches Neutrophilen-aktivierendes Peptid
A|na|pha|se *f* (Ⓔ anaphase): Phase der Kernteilung, in der die Tochterchromosomen gebildet werden; *s.a. Mitose, Meiose*
a|na|phy|lak|tisch *adj* (Ⓔ anaphylactic): Anaphylaxie betreffend, von ihr gekennzeichnet, durch sie bedingt
a|na|phy|lak|to|gen *adj* (Ⓔ anaphylactogenic): eine Anaphylaxie verursachend

A|na|phy|lak|to|ge|ne|se *f* (Ⓔ anaphylactogenesis): Herbeiführen von Anaphylaxie*

a|na|phy|lak|to|id *adj* (Ⓔ anaphylactoid): anaphylaxieähnlich, mit den Symptomen einer Anaphylaxie

A|na|phy|la|to|xi|ne *pl* (Ⓔ anaphylatoxins): zum Komplementsystem gehörende Substanzen, die u.a. eine Kontraktion der glatten Muskulatur bewirken; Oberbegriff für die Spaltprodukte C4a, C3a und C5a, die eine anaphylaktoide Reaktion* auslösen; *s.a. Essay Immunität S. 1009*

A|na|phy|la|xie *f* (Ⓔ anaphylaxis): ***Syn***: *anaphylaktische Reaktion*; Sofortallergie* [Überempfindlichkeit vom anaphylaktischen Typ] nach wiederholter Antigeninjektion, die über IgE vermittelt wird; führt zu Ausschüttung von Histamin, Serotonin, Heparin und Prostagandinen aus Mastzellen; kann zur Ausbildung eines **allergischen** oder **anaphylaktischen Schocks** mit akuter Lebensgefahr führen

A|na|pla|sia *f*: *→Anaplasie*

A|na|pla|sie *f* (Ⓔ anaplasia): ***Syn***: *Anaplasia*; rückläufige Zellentwicklung mit Verlust der Differenzierung; wird heute meist auf die Zellen maligner Tumoren bezogen

a|na|plas|tisch *adj* (Ⓔ anaplastic): Anaplasie betreffend, durch sie bedingt

An|ar|thrie *f* (Ⓔ anarthria): Störung der Lautbildung, die Buchstaben [**literale Anarthrie**], Silben [**syllabare Anarthrie**] oder ganze Wörter [**verbale Anarthrie**] betreffen kann

A|na|sar|ka *f* (Ⓔ anasarca): ***Syn***: *Hydrops ana sarka*; massive Flüssigkeitsansammlung [Ödem*] der Subkutis oder des gesamten Integuments

A|na|spa|die *f* (Ⓔ anaspadias): angeborene Mündung der Harnröhre auf dem Penisrücken; wesentlich seltener als die Hypospadie*

An|äs|the|sie *f* (Ⓔ **1.–2.** anesthesia **3.** anesthesiology): ***Syn***: *Anaesthesia*; **1.** Zustand absoluter (Temperatur-, Schmerz-, Berührungs-)Unempfindlichkeit; entweder durch neurologische Erkrankungen oder im Rahmen einer Narkose **2.** medikamentöse Betäubung/Narkose **3.** *→Anästhesiologie*

balancierte Anästhesie (Ⓔ balanced anesthesia): ***Syn***: *balanced anesthesia, Kombinationsnarkose*; *s.u. Allgemeinanästhesie*

intraarterielle Anästhesie (Ⓔ intraarterial anesthesia): intraarterielle Injektion eines Lokalanästhetikums, z.B. bei peripheren Durchblutungsstörungen

totale intravenöse Anästhesie (Ⓔ total intravenous anesthesia): *s.u. Allgemeinanästhesie*

an|äs|the|sie|ren *v* (Ⓔ anesthetize): eine Narkose durchführen, betäuben, narkotisieren

An|äs|the|si|o|lo|ge *m* (Ⓔ anesthesiologist): Arzt für Anästhesiologie*

An|äs|the|si|o|lo|gie *f* (Ⓔ anesthesiology): ***Syn***: *Anästhesie*; Lehre von der Schmerzausschaltung bzw. das Teilgebiet der Medizin, das sich mit Schmerzbekämpfung im Rahmen von Allgemein- oder Lokalanästhesie, in der Notfall- und Intensivmedizin und bei chronischen Schmerzzuständen befasst

An|äs|the|si|o|lo|gin *f* (Ⓔ anesthesiologist): Ärztin für Anästhesiologie*

An|äs|the|sist *m* (Ⓔ anesthetist): ***Syn***: *Narkosearzt*; Arzt für Anästhesie

An|äs|the|sis|tin *m* (Ⓔ anesthetist): ***Syn***: *Narkoseärztin*; Ärztin für Anästhesie

An|äs|the|ti|kum *nt*, *pl* **-ka** (Ⓔ anesthetic): ***Syn***: *Narkotikum, Betäubungsmittel, Narkosemittel*; Mittel zur vorübergehenden Ausschaltung von Schmerzleitung und -empfindung; besitzen i.d.R. nur eine geringe Toxizität und hohe therapeutische Breite*; werden als Lokalanästhetika* und Allgemeinanästhetika* verwendet

an|äs|the|tisch *adj* (Ⓔ anesthetic): Anästhesie betreffend oder auslösend, mittels Anästhesie, narkotisch, betäubend

an|as|tig|ma|tisch *adj* (Ⓔ anastigmatic): nicht-astigmatisch

A|na|sto|mo|se *f* (Ⓔ **1.–2.** anastomosis): **1.** ***Syn***: *Anastomosis*; (*anatom.*) natürliche Verbindung zweier Hohlorgane, Gefäße oder Nerven **2.** (*chirurg.*) operativ hergestellte Verbindung von Hohlorganen, Gefäßen oder Nerven

antiperistaltische Anastomose (Ⓔ antiperistaltic anastomosis): ***Syn***: *antiperistaltische Enteroanastomose, antiperistaltische Enterostomie*; Darmanastomose mit Umkehr der Peristaltik* zur Verlangsamung der Speisebreipassage

arteriovenöse Anastomose (Ⓔ arteriovenous anastomosis): ***Syn***: *AV-Anastomose, Anastomosis arteriolovenularis, Anastomosis arteriovenosa*; physiologische Verbindung von Arterien und Venen

bidirektionale kavopulmonale Anastomose (Ⓔ Glenn's operation): ***Syn***: *Glenn-Operation, Kava-Pulmonalis-Anastomose*; bei Trikuspidalatresie* mit Septumdefekt angelegte End-zu-End-Anastomose der Arteria* pulmonalis dextra mit der Vena* cava inferior, die zu einer Verbesserung der Lungendurchblutung führt

biliodigestive Anastomose (Ⓔ biliary-enteric bypass): ***Syn***: *biliodigestive Fistel, biliodigestiver Bypass, biliodigestiver Shunt, biliointestinaler Shunt*; operative Verbindung von Gallengang oder Gallenblase und Verdauungskanal

distale splenorenale Anastomose (Ⓔ distal splenorenal shunt): ***Syn***: *distaler splenorenaler Shunt, Warren-Shunt*; *s.u. portokavale Anastomose*

gastroduodenale Anastomose (Ⓔ gastroduodenal anastomosis): ***Syn***: *Magen-Duodenum-Fistel, Gastroduodenostomie*; operative Verbindung von Magen und Zwölffingerdarm [Duodenum*]; *s.a. Magenresektion*

gastroileale Anastomose (Ⓔ gastroileal anastomosis): ***Syn***: *Magen-Ileum-Fistel, Gastroileostomie*; operative Verbindung von Magen und Ileum*

gastrointestinale Anastomose (Ⓔ gastrointestinal anastomosis): ***Syn***: *Gastroenterostomie, Magen-Darm-Fistel, Magen-Dünndarm-Fistel, Gastroenteroanastomose*; operative Verbindung von Magen und (Dünn-)Darm

gastrojejunale Anastomose (Ⓔ gastrojejunal anastomosis): ***Syn***: *Magen-Jejunum-Fistel, Gastrojejunostomie*; operative Verbindung von Magen und Jejunum*; *s.a. Magenresektion*

glomusförmige Anastomose: *→Anastomosis arteriovenosa glomeriformis*

heterokladische Anastomose (Ⓔ heterocladic anastomosis): Anastomose zwischen den Endästen verschiedener Gefäße

homokladische Anastomose (Ⓔ homocladic anastomosis): Anastomose zwischen den Endästen desselben Gefäßes

ileorektale Anastomose (Ⓔ ileorectal anastomosis): ***Syn***: *Ileoproktostomie, Ileorektostomie*; operative Verbindung von Ileum* und Rektum*

isoperistaltische Anastomose (Ⓔ isoperistaltic anastomosis): ***Syn***: *isoperistaltische Enteroanastomose, isoperistaltische Enterostomie*; Darmanastomose mit normaler Ausrichtung der Peristaltik*

laterolaterale Anastomose (Ⓔ laterolateral anastomosis): ***Syn***: *Seit-zu-Seit-Anastomose*; Seit-zu-Seit-Naht von Gefäßen, Hohlorganen oder Nerven, z.B. der zuführenden und abführenden Darmschlinge bei Braun*-Anastomose

mesoatriale Anastomose (Ⓔ mesoatrial shunt): ***Syn***: *mesoatrialer Shunt*; operative Verbindung von Vena* mesenterica superior und rechtem Herzvorhof

mesokavale Anastomose (Ⓔ mesocaval shunt): ***Syn***: *mesokavaler Shunt*; operative Verbindung von Vena* mesenterica superior und Vena* cava inferior; *s.a. portokavaler Shunt*

portokavale Anastomose: *→portokavaler Shunt*

präkapilläre Anastomose (Ⓔ precapillary anastomosis): Anastomose von Arteriolen vor dem Übergang in Kapillaren

proximale splenorenale Anastomose (Ⓔ proximal splenorenal shunt): ***Syn***: *Linton-Shunt, proximaler splenorenaler Shunt*; *s.u. portokavaler Shunt*

refluxverhindernde Anastomose (Ⓔ antireflux anastomosis): ***Syn***: *Antirefluxanastomose, Antirefluxplastik*; bei vesikoureteralem Reflux* angewandte Technik; meist handelt es sich um eine submuköse Verlagerung des Harnleiters, die zu einer Kompression bei Druckerhöhung in der Blase [z.B. bei der Blasenentleerung] führt; die wichtigsten Methoden sind die transvesikale Antirefluxplastik nach Politano*-Leadbetter oder nach Cohen und die extravesikale Antirefluxplastik nach Lich-Grégoir

splenorenale Anastomose (Ⓔ splenorenal shunt): ***Syn***:

splenorenaler Shunt; operative Verbindung von Milzvene [Vena lienalis/splenica] und Nierenvene [Vena renalis]; *s.a. portokavaler Shunt*

terminolaterale Anastomose (Ⓔ terminolateral anastomosis): ***Syn***: *End-zu-Seit-Anastomose*; End-zu-Seit-Naht von Gefäßen, Hohlorganen oder Nerven, z.B. der abführenden Schlinge bei Roux*-Y-Anastomose

terminoterminale Anastomose: *→End-zu-End-Anastomose*

vesikointestinale Anastomose (Ⓔ cystoenteric anastomosis): ***Syn***: *Blasen-Darm-Fistel, Blasen-Darm-Anastomose, zystoenterische Anastomose*; operative Verbindung von (Harn-)Blase und Darm

zystoenterische Anastomose: *→vesikointestinale Anastomose*

A|na|sto|mo|sen|abs|zess *m* (Ⓔ anastomotic abscess): sich im Bereich einer Anastomose [v.a. im Darmbereich] bildender Abszess*

A|na|sto|mo|sen|fis|tel *f* (Ⓔ anastomotic leak): meist durch eine Nahtinsuffizienz hervorgerufene [äußere] Fistel* im Bereich einer Anastomose*

A|na|sto|mo|sen|ge|schwür *nt*: *→Anastomosenulkus*

A|na|sto|mo|sen|in|suf|fi|zienz *f* (Ⓔ anastomotic breakdown): meist von Fistel- [Anastomosenfistel*] oder Abszessbildung [Anastomosenabszess*] begleitete Nahtinsuffizienz einer Anastomose

A|na|sto|mo|sen|kar|zi|nom *nt* (Ⓔ anastomotic cancer): im Bereich der Anastomose entstehendes Karzinom des Magenstumpfes

A|na|sto|mo|sen|leck *nt*: *→Anastomoseninsuffizienz*

A|na|sto|mo|sen|re|zi|div *nt* (Ⓔ suture line recurrence): Tumor- oder Ulkusrezidiv im Bereich einer Anastomose

A|na|sto|mo|sen|strik|tur *f* (Ⓔ anastomotic stricture): durch Narbenbildung oder andere Prozesse [Anastomosenrezidiv*] bedingte Einengung oder Stenose einer Anastomose

A|na|sto|mo|sen|ul|kus *nt, pl* **-ul|ze|ra** (Ⓔ anastomotic ulcer): ***Syn***: *Anastomosengeschwür*; Dünndarmgeschwür im Bereich einer gastrointestinalen Anastomose*; **Ursache**: unzureichende Resektion, Zollinger*-Ellison-Syndrom, inkomplette Vagotomie, Hyperparathyreoidismus; **Therapie**: i.d.R. operative Nachresektion; konservative Behandlung [Antihistaminika, Protonenpumpenhemmer, Antazida]

a|nas|to|mo|sie|ren *v* (Ⓔ anastomose): eine Anastomose bilden

A|na|sto|mo|sis *f, pl* **-ses** (Ⓔ anastomosis): ***Syn***: *Anastomose*; natürliche Verbindung zweier Hohlorgane, Gefäße oder Nerven

Anastomosis arteriolovenularis: *→Anastomosis arteriovenosa*

Anastomosis arteriovenosa (Ⓔ arteriovenous anastomosis): ***Syn***: *arteriovenöse Anastomose, AV-Anastomose, Anastomosis arteriolovenularis*; physiologische Verbindung von Arterien und Venen

Anastomosis arteriovenosa glomeriformis (Ⓔ glomiform body): ***Syn***: *Glomuskörper, Glomusorgan, Masson-Glomus, Hoyer-Grosser-Organ, Knäuelanastomose, Glomus neuromyoarteriale*; in die Unterhaut eingebettete kleine Gefäßknäuel; wahrscheinlich von Bedeutung für die Hautdurchblutung und Wärmesteuerung

a|nas|to|mo|tisch *adj* (Ⓔ anastomotic): Anastomose betreffend

An|as|tro|zol *nt* (Ⓔ anastrozole): Aromatasehemmer; *s.u. Essay Chemotherapie S. 349*

A|na|tom *m* (Ⓔ anatomist): Lehrer der Anatomie

A|na|to|mie *f* (Ⓔ anatomy): Wissenschaft von Bau des (menschlichen) Körpers, seiner Organe und Gewebe; man unterscheidet eine **allgemeine Anatomie**, die sich mit dem generellen Aufbau anatomischer Strukturen beschäftigt, von der **speziellen Anatomie** spezifischer Organe oder Systeme; die **makroskopische Anatomie** beschreibt mit dem bloßen Auge sichtbare Strukturen, während sich die **mikroskopische Anatomie** mit Strukturen beschäftigt, die nur mittels Mikroskop betrachtet werden können; sie wird oft fälschlicherweise mit der Histologie* gleichgesetzt; die **funktionelle Anatomie** legt den Schwerpunkt auf die Funktion und nicht auf die Struktur oder Lage eines Organs

a|na|to|mie|ren *v* (Ⓔ anatomize): ***Syn***: *sezieren*; einen (toten) Körper zerlegen

a|na|to|misch *adj* (Ⓔ anatomic): Anatomie betreffend, auf ihr beruhend

A|na|to|xin *nt* (Ⓔ anatoxin): ***Syn***: *Toxoid, Formoltoxoid*; durch Formaldehyd* entgiftetes Toxin, das aber noch als Antigen* wirkt und deshalb zur aktiven Immunisierung verwendet werden kann

an|a|tro|phisch *adj* (Ⓔ anatrophic): Atrophie verhindernd, einer Atrophie vorbeugend

an|a|zid *adj* (Ⓔ anacid): ohne Säure

An|a|zi|di|tät *f* (Ⓔ anacidity): ***Syn***: *Inazidität*; Säuremangel des Magens, Magensäuremangel

An|a|zi|do|ge|ne|se *f* (Ⓔ anacidogenesis): Unfähigkeit der Niere, freie Wasserstoffionen auszuscheiden

An|bau|li|ni|en *pl*: *→Retzius-Streifung*

ANCA *Abk.*: antineutrophile zytoplasmatische Antikörper

An|crod *nt* (Ⓔ ancrod): fibrinspaltendes Enzym der malayischen Grubenotter **Agkistrodon rhodostoma; Anw.**: Antikoagulans bei tiefer Beinvenenthrombose, peripherer arterieller Durchblutungsstörung oder postoperativer Thromboseprophylaxe

Ancyl-, ancyl- *präf.*: *→Ancylo-*

Ancylo-, ancylo- *präf.*: Wortelement mit der Bedeutung „gekrümmt"

An|cy|lo|sto|ma *nt, pl* **-ma|ta** (Ⓔ Ancylostoma): ***Syn***: *Ankylostoma*; blutsaugende Hakenwürmer der Familie **Ancylostomatidae**

Ancylostoma braziliense (Ⓔ Ancylostoma braziliense): selten auf den Menschen übertragener Hakenwurm von Hunden und Katzen

Ancylostoma caninum (Ⓔ Ancylostoma caninum): selten auf den Menschen übertragener Hakenwurm von Hunden

Ancylostoma duodenale (Ⓔ hookworm): ***Syn***: *europäischer Hakenwurm, Grubenwurm*; in Europa und Asien vorkommender Hakenwurm; häufiger Erreger der Ankylosto-

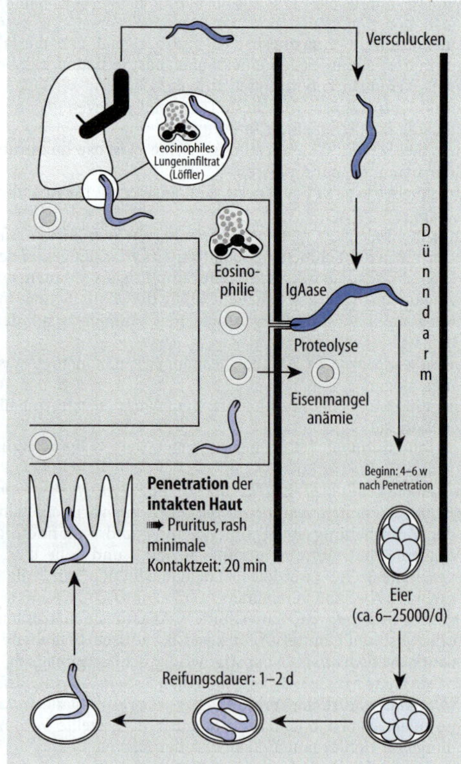

Abb. A90. Ancylostoma duodenale. Pathogenese der Ankylostomiasis

miasis*; die infektionstüchtigen Larven dringen durch die Haut [Barfußlaufen] in den Körper ein; sie gelangen mit dem Blutstrom in die Lunge, durchbohren die Alveolarwand, werden ausgehustet und verschluckt; im Dünndarm reifen sie dann in 4–6 Wochen bis zur Geschlechtsreife heran

ADN *Abk.*: autonome diabetische Nephropathie

Andersen: Dorothy Hansine Andersen; 1901–1963; amerikanische Pathologin (New York)

Andersen-Krankheit *f* (Ⓔ Andersen's disease): ***Syn***: *Amylopektinose, leberzirrhotische retikuloendotheliale Glykogenose, Glykogenose Typ IV*; durch Fehlen der Amylo-1,6-Glucosidase* hervorgerufene Ablagerung verminderter verzweigter Glykogenmoleküle, die Amylopektin ähneln; **klinisch** stehen Leberzirrhose*, Splenomegalie*, portale Hypertension* und Minderwuchs im Vordergrund; meist kommt es zu tödlichem Leberversagen vor dem 5. Lebensjahr

Anderson: **Anderson-Hynes-Plastik** *f* (Ⓔ Anderson-Hynes pyeloplasty): ***Syn***: *Nierenbeckenplastik nach Anderson-Hynes*; häufigste Form der Nierenbeckenplastik zur Therapie einer Hydronephrose* mit verengtem Ureterabgangsegment; das verengte Segment wird zusammen mit einem Teil des dilatierten Nierenbeckens reseziert; das verkleinerte Nierenbecken wird End-zu-End mit dem Harnleiter anastomosiert

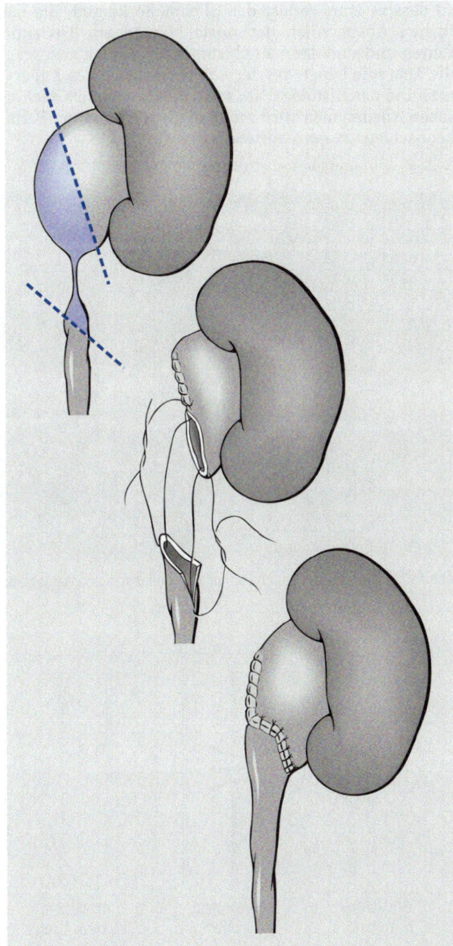

Abb. A91. Anderson-Hynes-Plastik

An|dorn *m* (Ⓔ horehound): ***Syn***: *Marrubium vulgare*; Pflanze aus der Familie der Lippenblütler [Lamiaceae]; verwendet werden die getrockneten Blätter und oberen Pflanzenteile [**Marrubii herba**]; sie enthalten v.a. Diterpene* [u.a. Marrubiin, Premarrubiin, Marrubenol], Flavonoidglykoside* sowie Gerbstoffe*; **Anw.**: Appetitlosigkeit, Verdauungsbeschwerden, Bronchitis*, Keuchhusten*, Asthma* bronchiale, Gurgelwasser bei Mund- und Rachenentzündungen, äußerlich bei Hautverletzungen; in der Homöopathie bei Entzündungen der Atemwege

Andr-, andr- *präf.*: → *Andro-*

Andro-, andro- *präf.*: Wortelement mit der Bedeutung „Mann/männlich"

An|dro|blas|tom *nt* (Ⓔ androblastoma): meist gutartiger Tumor der Keimdrüsen [Hoden, Eierstock]; 10–20 % der Tumoren sind **maligne Androblastome** mit Metastasierung; *s.a. Arrhenoblastom*

An|dro|ga|met *m* (Ⓔ microgamete): ***Syn***: *Mikrogamet*; kleinerer, männlicher Gamet von Plasmodium*

an|dro|gen *adj* (Ⓔ androgenic): in der Art eines Androgens, mit androgener Wirkung

An|dro|ge|ne *pl* (Ⓔ androgens): allgemeine Bezeichnung für die männlichen Geschlechts-/Keimdrüsenhormone, von denen Testosteron* die größte Bedeutung hat; die Bildung erfolgt unter dem Einfluss von LH* in den Leydig*-Zellen der Hoden und zu einem geringen Teil auch in der Nebennierenrinde; bei der Frau sind Androgene Prohormone der Östrogene*; im Blut werden Androgene zu 98 % von einem **Testosteron-Östrogen-bindenden Protein** transportiert; der Abbau erfolgt in der Leber [50–70 %] oder peripheren Geweben [30–50 %]; die entstehenden 17-Ketosteroide Androsteron und Etiocholanolon werden in freier oder glucuronierter Form im Urin ausgeschieden

an|dro|ge|ne|tisch *adj* (Ⓔ androgenetic): durch Androgene bedingt

An|dro|gen|hem|mer *m* (Ⓔ antiandrogen): ***Syn***: *Antiandrogen*; Arzneimittel, das die Wirkung von Androgenen am Erfolgsorgan hemmt; werden z.T. zur Behandlung von Hirsutismus* oder Prostatakrebs verwendet

An|dro|ge|ni|sa|ti|on *f*: → *Androgenisierung*

An|dro|ge|ni|sie|rung *f* (Ⓔ androgenization): Vermännlichung von Frauen durch eine vermehrte Androgenwirkung; *s.a. adrenogenitales Syndrom, Virilisierung*

An|dro|gen|re|sis|tenz *f* (Ⓔ androgen insensitivity): ***Syn***: *Testosteronresistenz*; X-chromosomal-rezessiv vererbte, fehlende oder abgeschwächte Wirkung von Androgenen durch einen Defekt der Androgenrezeptoren; häufigste Störung der Geschlechtsdifferenzierung; das klinische Bild reicht von isolierter Hypospadie* bei partieller Androgenresistenz, bis hin zum Vollbild der Androgynie* mit komplettem weiblichen Phänotyp bei kompletter Androgenresistenz; das innere Genitale ist aber immer männlich

an|dro|gyn *adj* (Ⓔ androgynous): Androgynie betreffend, zweigeschlechtlich, zwitterhaft

An|dro|gy|nie *f* (Ⓔ **1.–2.** androgyny): **1.** ***Syn***: *Pseudohermaphroditismus masculinus*; chromosomal (XY) männliche Patienten mit äußeren weiblichen Geschlechtsorganen; *s.a. Androgenresistenz* **2.** Zweigeschlechtlichkeit, Zwittertum

an|dro|id *adj* (Ⓔ android): einem Mann ähnlich, vermännlicht

An|dro|lo|ge *m* (Ⓔ andrologist): Arzt für Andrologie*

An|dro|lo|gie *f* (Ⓔ andrology): ***Syn***: *Männerheilkunde*; Lehre von Aufbau, Funktion und Erkrankung der männlichen Geschlechtsorgane

An|dro|lo|gin *f* (Ⓔ andrologist): Ärztin für Andrologie*

an|dro|lo|gisch *adj* (Ⓔ andrologic): Andrologie betreffend

An|dro|ma|nie *f* (Ⓔ nymphomania): ***Syn***: *Nymphomanie, Hysteromanie, Mannstollheit, Metromanie, Kytheromanie*; krankhaft gesteigerter heterosexueller Geschlechtstrieb von Frauen; kann sowohl neurotisch bedingt sein als auch im Rahmen einer Manie* auftreten

an|dro|mi|me|tisch *adj* (Ⓔ andromimetic): mit androgenähnlicher Wirkung

an|dro|phob *adj* (Ⓔ androphobic): Androphobie betreffend, durch sie gekennzeichnet

A

An|dro|pho|bie *f* (Ⓔ androphobia): ***Syn:*** *Männerfeindlichkeit*; krankhafte Angst vor Männern; männerfeindliches Verhalten

An|dro|pho|no|ma|nie *f* (Ⓔ androphonomania): krankhafter Drang, Männer zu ermorden

An|dro|sten|di|on *nt* (Ⓔ androstenedione): schwach androgenes Hormon der Nebennierenrinde und des Eierstocks; Vorstufe von Testosteron*

An|dro|ste|ron *nt* (Ⓔ androsterone): im Harn ausgeschiedenes Abbauprodukt von Testosteron*

An|dro|tro|pie *f* (Ⓔ androtropism): ***Syn:*** *Androtropismus*; gehäuftes Auftreten von Erkrankungen bei Männern

An|dro|tro|pis|mus *m*: *→ Androtropie*

An|dro|zyt *m* (Ⓔ androcyte): männliche Geschlechts-/Keimzelle; Spermium

An|e|ja|ku|la|ti|on *f* (Ⓔ aspermatism): Fehlen des Samenergusses beim Höhepunkt

A|ne|mo|ne pra|ten|sis *f* (Ⓔ Anemone pratensis): ***Syn:*** *Wiesenküchenschelle, Pulsatilla pratensis*; *s.u. Küchenschelle*

A|ne|mo|ne pul|sa|til|la *f* (Ⓔ Anemone pulsatilla): ***Syn:*** *gemeine Küchenschelle, Pulsatilla vulgaris*; *s.u. Küchenschelle*

a|ne|mo|phob *adj* (Ⓔ anemophobic): Anemophobie betreffend, durch sie gekennzeichnet

A|ne|mo|pho|bie *f* (Ⓔ anemophobia): krankhafte Angst vor Wind

An|en|ce|pha|lia *f*: *→ Anenzephalie*

an|en|ze|phal *adj* (Ⓔ anencephalic): ***Syn:*** *hirnlos*; Anenzephalie betreffend, durch sie gekennzeichnet

An|en|ze|pha|lie *f* (Ⓔ anencephaly): ***Syn:*** *Hirnlosigkeit, Anencephalia*; angeborenes Fehlen des Gehirns; nicht mit dem Leben vereinbar

An|e|o|si|no|phi|lie *f* (Ⓔ eosinopenia): vollständiges Fehlen von eosinophilen Granulozyten im peripheren Blut

A|ne|phrie *f* (Ⓔ renal agenesis): ***Syn:*** *Nierenagenesie*; angeborenes Fehlen einer oder beider Nieren

a|ne|phrisch *adj* (Ⓔ anephric): ohne Nieren

an|erg *adj* (Ⓔ **1.–2.** anergic): **1.** ***Syn:*** *anergisch*; inaktiv; energielos, energiearm **2.** ***Syn:*** *anergisch*; mit verminderter Reaktionsbereitschaft

An|er|gie *f* (Ⓔ **1.–2.** anergy): **1.** Energielosigkeit, Energiemangel; Inaktivität **2.** verminderte Ansprechbarkeit des Serums auf Antigene; *s.a. Essay Autoimmunität S. 201*

an|er|gisch *adj*: *→ anerg*

an|e|ro|id *adj* (Ⓔ aneroid): keine Flüssigkeit enthaltend, ohne Flüssigkeit

An|e|ry|thro|pla|sie *f* (Ⓔ anerythroplasia): ***Syn:*** *Anerythropoese, Anerythropoiese*; fehlende Erythrozytenbildung, z.B. bei aplastischer Anämie*

an|e|ry|thro|plas|tisch *adj* (Ⓔ anerythroplastic): ***Syn:*** *anerythropoetisch*; Anerythroplasie betreffend, von ihr betroffen oder gekennzeichnet, durch sie bedingt

An|e|ry|thro|po|e|se *f*: *→ Anerythroplasie*

an|e|ry|thro|po|e|tisch *adj*: *→ anerythroplastisch*

An|e|ry|thro|po|i|e|se *f*: *→ Anerythroplasie*

A|ne|thi fruc|tus *m* (Ⓔ dill seed): *s.u. Dill*

A|ne|thi her|ba *f* (Ⓔ dill weed): ***Syn:*** *Dillkraut*; *s.u. Dill*

A|ne|thol *nt* (Ⓔ anethole): ***Syn:*** *p-Methoxy-propenylbenzol, 4-Propenylanisol*; Bestandteil des Anisöls [80–90 %] und des Fenchelöls [50–60 %]; **Anw.:** Sekretolytikum*, Antitussivum*; Einbettungsmittel in der Mikroskopie

A|ne|thol|tri|thi|on *nt* (Ⓔ anetholtrithion): ***Syn:*** *5-(4-Methoxyphenyl)-1,2(3)-dithiol-3-thion*; Substanz mit stimulierender Wirkung auf die Sekretion der Glandula* submandibularis; Choleretikum*; **Anw.:** Mundtrockenheit bei Strahlentherapie und Sjögren-Syndrom

A|ne|thum gra|ve|o|lens *nt*: *→ Dill*

An|e|to|der|mia e|ry|the|ma|to|sa *f* (Ⓔ anetoderma erythematosa): *s.u. Anetodermie*

An|e|to|der|mie *f* (Ⓔ anetoderma): ***Syn:*** *Dermatitis maculosa atrophicans, Dermatitis atrophicans maculosa*; ätiologisch unklare, gutartige Elastolyse* mit umschriebenen, makulösen Atrophieherden; tritt in 4 Typen auf: **Typ Jadassohn** [**Anetodermia erythematosa**] mit Rötung und Schwellung; **Typ Pelizzari** mit urtikariellem Vorstadium, **Typ Alexander** mit bullösem Vorstadium und **Typ Schwenninger-Buzzi** ohne entzündliches Vorstadium

an|eu|plo|id *adj* (Ⓔ aneuploid): Aneuploidie betreffend, von ihr gekennzeichnet

An|eu|plo|i|die *f* (Ⓔ aneuploidy): Abweichung von der normalen Chromosomenzahl durch Überzähligkeit [Trisomie*] oder Fehlen von Chromosomen [Monosomie*]

A|neu|rin *nt*: *→ Vitamin B_1*

An|eu|rys|ma *nt, pl* **-ma|ta** (Ⓔ aneurysm): umschriebene Wanderweiterung einer Arterie oder des Herzens; angeborene Aneurysmen kommen solitär oder multipel vor [**Bonnet-Dechaune-Blanc-Syndrom**] oder zusammen mit anderen Fehlbildungen [z.B. Nierenzysten]; am häufigsten findet man sie als intrakranielle Aneurysmen; Ursachen erworbener Aneurysmen sind u.a. Marfan*-Syndrom, Ehlers*-Danlos-Syndrom, Arteriosklerose, zystische Medianekrose, Periarteriitis nodosa oder Traumen [auch iatrogen durch Katheter!]; nach der Form unterscheidet man **Aneurysma fusiforme** [spindelförmig], **Aneurysma sacciforme** [sackförmig], **Aneurysma serpens** [geschlängelt], **Aneurysma cirsoideum** [rankenförmig] usw.

beim **echten Aneurysma** [Aneurysma verum] sind alle Wandschichten betroffen, während es sich beim **falschen Aneurysma** [Aneurysma spurium] um ein mit einem Gefäß verbundenen traumatischen Hämatom* handelt; v.a. Aneurysmen im Bereich der oberen und unteren Extremitäten sind klinisch lange Zeit unauffällig; sie dienen als Emboliequelle und zum Zeitpunkt der Diagnosestellung kann die periphere Gefäßbahn thromboembolisch verschlossen sein, so dass es zum Verlust der Gliedmaße kommt; die häufigeren Aneurysmen der Aorta können zur Dissektion führen und sind dann als chirurgischer Notfall anzusehen; die **Therapie** hängt von der Lage und Größe des Aneurysmas und der Histologie ab; sowohl bei echten als auch falschen Aneursymen wird meist abgewartet und der Verlauf beobachtet; *s.a. Aortendissektion*

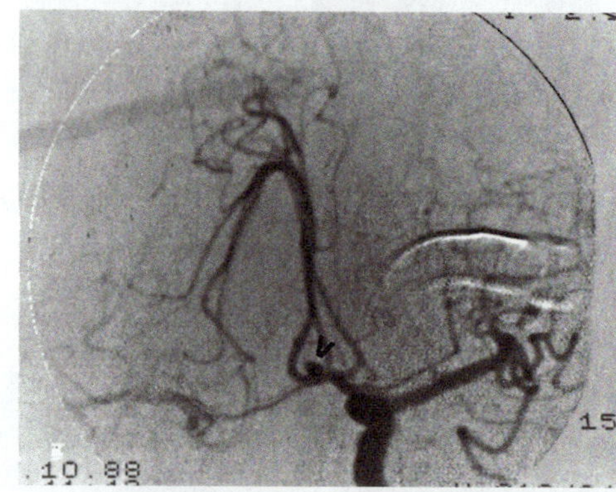

Abb. A92. Aneurysma des Ramus communis anterior im Karotisangiogramm

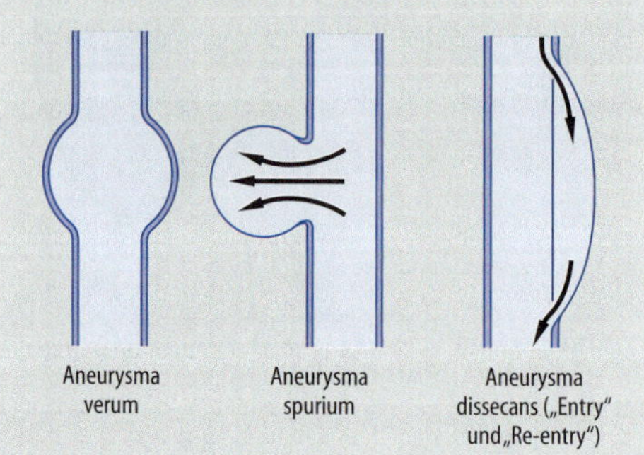

Abb. A93. Aneurysmaformen

arteriosklerotisches Aneurysma (Ⓔ arteriosclerotic aneurysm): durch eine Atherosklerose* verursachtes Aneurysma, betrifft meist die Bauchaorta, Arteria femoralis oder Arteria poplitea

arteriovenöses Aneurysma: → *Aneurysma arteriovenosum*

Aneurysma arteriovenosum (Ⓔ arteriovenous aneurysm): *Syn*: *arteriovenöses Aneurysma*; meist traumatische Fistel zwischen einer Arterie und einer Vene

Aneurysma dissecans (Ⓔ dissecting aneurysm): durch Spaltenbildung der Arterienwand entstehendes Aneurysma; *s.a. Aortendissektion*

intrakranielles Aneurysma (Ⓔ intracranial aneurysm): *Syn*: *Hirnaneurysma*; Aneurysmen der Hirnarterien sind zu ca. 90 % angeboren; der größte Teil sitzt im Bereich der Hirnbasis [Ramus communicans anterior, 30 %], der Arteria carotis interna oder Arteria cerebri media; Aneurysmen mit einem Durchmesser von mehr als 1 cm werden als **Megaaneurysmen** bezeichnet, **Riesenenaeurysmen** haben einen Durchmesser von mehr als 2,5 cm; Aneursymen sind eine häufige Ursache von Subarachnoidalblutungen, können aber auf Grund ihrer Lage und Größe auch durch neurologische Symptome [z.B. Lähmung des Nervus oculomotorius] auffällig werden; die operative Ausschaltung von symptomatischen oder rupturierten Aneurysmen erfolgt durch **Clipping** [Aufsetzen eines Aneurysmaclips auf den Aneurysmahals; Methode der Wahl], **Ligatur des Aneurysmahalses, Trapping** [vorsichtige Drosselung der Blutzufuhr zur Verringerung der Rupturgefahr; heute selten], **Wrapping** [Umwickeln des Aneurysmas, z.B. mit Sehne oder Faszie] oder **Filling** [Auffüllung mit inertem Material]

An|eu|rys|ma|ek|to|mie *f*: → *Aneurysmektomie*

An|eu|rys|ma|ex|stir|pa|ti|on *f*: → *Aneurysmektomie*

An|eu|rys|ma|naht *f*: → *Aneurysmorrhaphie*

An|eu|rys|ma|re|sek|ti|on *f*: → *Aneurysmektomie*

an|eu|rys|ma|tisch *adj* (Ⓔ aneurysmatic): Aneurysma betreffend

An|eu|rys|mek|to|mie *f* (Ⓔ aneurysmectomy): *Syn*: *Aneurysmaexstirpation, Aneurysmaresektion, Aneurysmaektomie*; operative Entfernung eines Aneurysmas*; wird meist nur bei Aneurysmen peripherer Arterien oder der Aorta durchgeführt, das resezierte Gefäßstück wird i.d.R. durch eine Rohrprothese ersetzt

An|eu|rys|mor|rha|phie *f* (Ⓔ aneurysmorrhaphy): *Syn*: *Aneurysmanaht*; Naht eines Aneurysmas*; meist kombiniert mit einer Aneurysmaplastik zur Rekonstruktion der Durchblutung

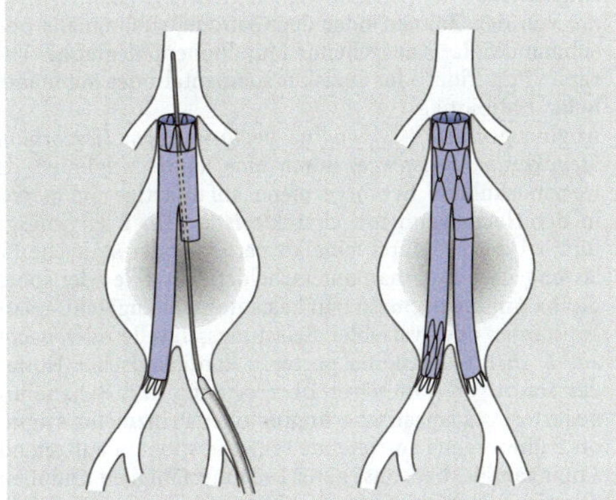

Abb. A94. Endovaskuläre Y-Prothese bei infrarenalem Aneurysma der Aorta

An|eu|rys|mo|to|mie *f* (Ⓔ aneurysmotomy): Eröffnung eines Aneurysmas*

ANF *Abk.*: **1.** → *antinukleäre Faktoren* **2.** → *atrialer natriuretischer Faktor*

An|fall *m* (Ⓔ episode): plötzliches Eintreten, Ausbruch; *s.a. Ictus, Epilepsie*

epileptischer Anfall (Ⓔ epileptic attack): *Syn*: *Krampfanfall; Krampf, Konvulsion*; wenn ein ausreichend starker Reiz auftritt, ist prinzipiell jedes Gehirn dazu in der Lage, einen Krampfanfall zu erleiden; wichtig ist die Unterscheidung von einmalig auftretenden Anfällen [auch Gelegenheitskrämpfe] und wiederholt auftretenden Krämpfen, die das Krankheitsbild der Epilepsie* prägen; *s.a. Essay Epilepsie S. 617*

großer epileptischer Anfall (Ⓔ tonic-clonic seizure): *Syn*: *tonisch-klonischer Anfall, Grand-mal-Anfall*; *s.u. Essay Epilepsie S. 617*

kataplektischer Anfall: → *Kataplexie*

kleiner epileptische Anfall (Ⓔ absence seizure): *Syn*: *Petit-mal-Anfall*; *s.u. Essay Epilepsie S. 617*

komplex partieller Anfall (Ⓔ complex partial seizure): *Syn*: *Temporallappenanfall, psychomotorischer Anfall*; *s.u. Essay Epilepsie S. 617*

narkoleptische Anfall (Ⓔ narcoleptic attack): *s.u. Narkolepsie*

psychomotorischer Anfall (Ⓔ psychomotor epilepsy): *Syn*: *komplex partieller Anfall, Temporallappenanfall*; *s.u. Essay Epilepsie S. 617*

tonisch-klonischer Anfall (Ⓔ tonic-clonic seizure): *Syn*: *Grand-mal-Anfall, großer epileptischer Anfall*; *s.u. Essay Epilepsie S. 617*

An|falls|lei|den *nt* (Ⓔ seizure disorder): Krankheit, die durch das Auftreten von Anfällen gekennzeichnet ist; oft gleichgesetzt mit Epilepsie*

ANG *Abk.*: Alles-oder-Nichts-Gesetz

an|ge|bo|ren *adj* (Ⓔ **1.** connatal **2.** congenital): **1.** *Syn*: *konnatal*; bei der Geburt vorhanden **2.** *Syn*: *kongenital, hereditär*; durch Veranlagung, durch Vererbung

An|gel|ha|ken|form *f* (Ⓔ J-shaped stomach): *Syn*: *Rieder-Magenform*; Bezeichnung für die physiologische Form des Magens im Röntgenbild des stehenden Patienten

An|ge|li|ca arch|an|ge|li|ca *f*: → *Angelika*

An|ge|li|cae fruc|tus *m* (Ⓔ angelica seed): *s.u. Angelika*

An|ge|li|cae her|ba *f* (Ⓔ angelica herb): *s.u. Angelika*

An|ge|li|cae ra|dix *f* (Ⓔ angelica root): Wurzel von Angelika*

An|ge|li|ca of|fi|ci|na|lis *f*: → *Angelika*

An|ge|li|ka *f* (Ⓔ European angelica): *Syn*: *Angelica archangelica, Angelica officinalis*; Pflanze aus der Familie der Doldengewächse [Apiaceae]; sowohl die getrockneten Früchte [**Angelicae fructus**] als auch Kraut [**Angelicae herba**] und Wurzeln [**Angelicae radix**] enthalten Furanocumarine* [u.a. Bergapten, Angelicin, Archangelicin] und Cumarine*; **Anw.**: Appetitlosigkeit, Gastritis*, Enteritis*, Ulcus* ventriculi/duodeni; traditionell auch als Diuretikum*, Emmenagogum* und bei nervösen Schlafstörungen

Angelman: Harry Angelman; englischer Kinderarzt im 20. Jahrhundert

Angelman-Syndrom *nt* (Ⓔ Angelmann's syndrome): *Syn*: *Happy-puppet-Syndrom*; durch eine Mikrodeletion [15q11-13] oder uniparentale Disomie* verursachtes Syndrom mit schwerer geistiger Retardierung, Minderwuchs, Mikrozephalie, Lachanfällen, unkontrollierten ataktischen Bewegungen, Krampfleiden und EEG-Veränderungen

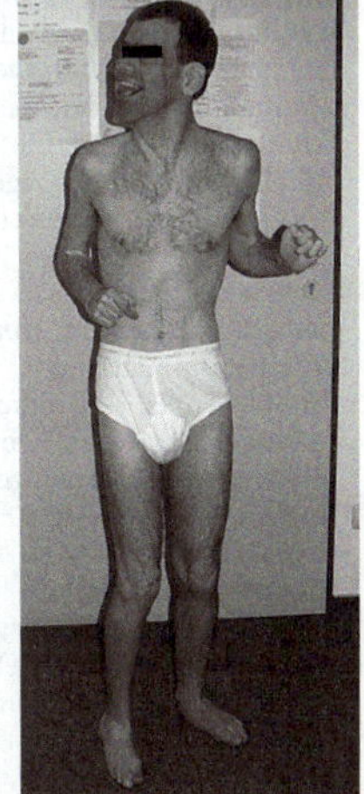

Abb. A95. Angelmann-Syndrom

Anger: Hal Oscar Anger; amerikanischer Ingenieur im 20. Jahrhundert

Anger-Kamera *f*: → *Gammakamera*

Angi-, angi- *präf.*: → *Angio-*

An|gi|al|gie *f* (Ⓔ angialgia): *Syn*: *Angiodynie, Gefäßschmerz*; Schmerzen in einem Gefäß, z.B. Phlebalgie

An|gi|ec|ta|sia *f*: → *Angiektasie*

An|gi|ek|ta|sie *f* (Ⓔ angiectasis):

A

Syn: *Angiectasia*; angeborene oder erworbene Gefäßerweiterung

an|gi|ek|ta|tisch *adj* (Ⓔ angiectatic): Angiektasie betreffend, von ihr betroffen oder gekennzeichnet, durch sie bedingt

An|gi|ek|to|mie *f* (Ⓔ angiectomy): *Syn*: *Gefäßentfernung*; operative Entfernung eines Gefäßes oder Gefäßabschnittes

An|gi|i|tis *f, pl* **-ti|den** (Ⓔ angiitis): *Syn*: *Gefäßwandentzündung, Gefäßentzündung, Vaskulitis, Vasculitis*; Entzündung der (gesamten) Gefäßwand

allergische granulomatöse Angiitis (Ⓔ allergic granulomatous angitis): *Syn*: *Churg-Strauss-Syndrom, allergische Granulomatose*; systemische, nekrotisierende Gefäßentzündung unbekannter Ursache; die Veränderungen entsprechen denen der Panarteriitis* nodosa, allerdings sind alle Gefäße betroffen und es kommt zur Granulombildung; es besteht auch eine Eosinophilie* sowie ein Asthma* bronchiale; **Therapie**: Prednison*, evtl. in Kombination mit Cyclophosphamid; Ausschleichen erst nach 6–12 monatiger stabiler Remission; **Prognose**: unbehandelt tödlicher Ausgang in 50 % innerhalb eines Jahres

maligne granulomatöse Angiitis (Ⓔ Wegener's granulomatosis): *Syn*: *Wegener-Granulomatose, Wegener-Klinger-Granulomatose, rhinogene Granulomatose*; ätiologisch ungeklärte, systemische Erkrankung mit Nekrose* der Blutgefäße und Bildung von Granulomen im Nasen-, Mund- und Rachenraum; **Therapie**: Prednison* in Kombination mit Cyclophosphamid*; operative Abtragung der Granulome und plastische Rekonstruktion der zerstörten Strukturen

nekrotisierende Angiitis (Ⓔ necrotizing angiitis): *Syn*: *nekrotisierende Vaskulitis*; nekrotisierende Gefäßentzündung

an|gi|i|tisch *adj* (Ⓔ vasculitic): *Syn*: *vaskulitisch*; Gefäßwandentzündung/Angiitis betreffend, von ihr betroffen oder gekennzeichnet, durch sie bedingt

An|gi|na *f, pl* **-gi|nen** (Ⓔ **1.** angina **2.** →*Angina pectoris* **3.** sore throat): **1.** Enge, Beklemmung **2.** →*Angina pectoris* **3.** *Syn*: *Halsentzündung, Mandelentzündung, Tonsillitis*; Entzündung des lymphatischen Gewebes des Waldeyer*-Rachenringes und der angrenzenden Gewebe mit Einengung des Isthmus faucium; am häufigsten ist die akute Entzündung der Gaumenmandel [Angina* lacunaris], mit der der Begriff oft gleichgesetzt wird

als Ursachen kommen v.a. Bakterien [β-hämolysierende Streptokokken, Staphylokokken, Hämophilus influenzae, Pneumokokken] und bei Kindern auch Viren [Röteln, Masern, Picornaviren, Rhinoviren, Epstein-Barr-Virus] vor

Angina abdominalis (Ⓔ abdominal angina): *Syn*: *Morbus Ortner, Ortner-Syndrom II, Angina intestinalis, Claudicatio intermittens abdominalis*; kolikartige Leibschmerzen mit Symptomen des Akuten* Abdomens bei Einschränkung der Darmdurchblutung durch eine Arteriosklerose der Mesenterialgefäße; Verlauf, Prognose und Therapie hängen von der Ausdehnung und der Dauer der Ischämie ab; *s.a. Mesenterialgefäßthrombose*

Angina agranulocytotica (Ⓔ agranulocytic angina): *Syn*: *Schultz-Angina*; Angina* lacunaris bei Agranulozytose*; auffällig sind schmutzige Nekrosen auf den Tonsillen und das Fehlen von Lymphknotenschwellung; starker Foetor ex ore

Angina catarrhalis (Ⓔ catarrhal pharyngitis): *Syn*: *katarrhalische Tonsillitis, Tonsillitis catarrhalis*; katarrhalische Tonsillenentzündung

Angina cruris: →*Claudicatio intermittens*

Angina decubitus (Ⓔ angina decubitis): instabile Angina* pectoris, die v.a. im Liegen auftritt

Angina follicularis (Ⓔ spotted sore throat): *s.u. Angina lacunaris*

Angina herpetica (Ⓔ herpangina): *Syn*: *Zahorsky-Syndrom, Herpangina, Pharyngitis herpetica*; durch Coxsackievirus* A verursachte fieberhafte Entzündung des Rachens mit Bläschenbildung, hohem Fieber und Lymphknotenschwellung

Angina intestinalis: →*Angina abdominalis*

Angina lacunaris (Ⓔ lacunar angina): *Syn*: *Kryptentonsillitis, Tonsillitis lacunaris*; akute Tonsillitis der Gaumenmandel mit Belägen in den Kryptenmündungen; kommt v.a. bei größeren Kindern und jugendlichen Erwachsenen vor; die Haupterreger sind β-hämolysierende Streptokokken der Gruppe A und seltener auch Pneumokokken, Hämophilus influenzae oder Viren; **Klinik**: Schluckbeschwerden, Kopfschmerzen, Fieber, Abgeschlagenheit; anfangs findet sich nur eine Rötung und Schwellung der Gaumenmandel [Angina catarrhalis] oder ihrer Follikel [**Angina follicularis**]; später werden dann die typischen Stippchen und Pfröpfe der Krypten sichtbar; hinzu kommen ein Ödem des Gaumenbogens und des weichen Gaumens und druckschmerzhafte Halslymphknoten; die Stippchen können sich auch auf der Rachentonsille [**Angina retronasalis**], Zungentonsille [**Angina lingualis, Zungengrundangina**] oder den Seitensträngen [**Seitenstrangangina**] finden; bei der **Pneumokokkenangina** konfluieren die Beläge und greifen auf die Gaumenbögen über; **Therapie**: Bettruhe, Penicillin [Megacillin], Analgetika, warme Halswickel, Mundspülung mit Kamillentee

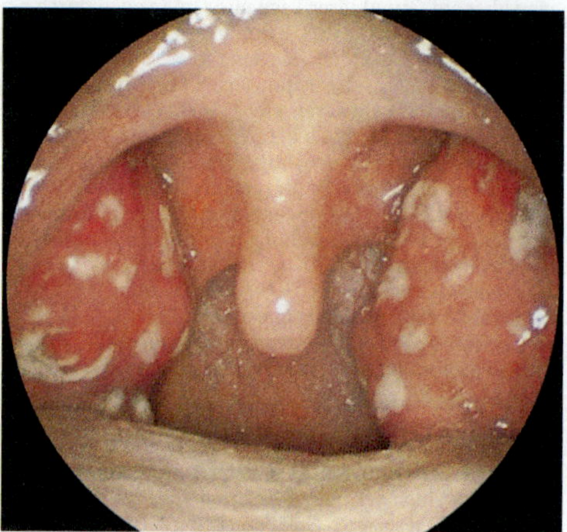

Abb. A96. Angina lacunaris. Deutlich sichtbare Stippchen und Kryptenpfröpfe

Angina laryngis (Ⓔ angina laryngea): *s.u. Epiglottitis*

Angina lingualis (Ⓔ lingual tonsillitis): *Syn*: *Zungengrundangina*; *s.u. Angina lacunaris*

Angina Ludovici (Ⓔ Ludwig's angina): *Syn*: *Ludwig-Angina*; von den Zähnen oder der Glandula sublingualis oder submandibularis ausgehende Mundbodenphlegmone; **Therapie**: Punktion oder Inzision submental oder submandibulär, Antibiotika

Angina pectoris (Ⓔ angina pectoris): *Syn*: *Herzbräune, Stenokardie, Brustenge*; durch eine akute Ischämie* der Herzmuskulatur hervorgerufene anfallsartige Schmerzen in der Herzgegend mit charakteristischem Beengungsgefühl; wird i.d.R. durch eine körperliche oder seelische Belastung ausgelöst; man unterscheidet: **1. stabile** oder **sporadische Angina pectoris**: tritt belastungsabhängig mit relativ konstanter oder variabler Belastungsschwelle oder nachts auf **2. instabile Angina pectoris**: kardiologischer Notfall, der sofortiger stationärer Überwachung und Behandlung bedarf **3. vasospastische Angina** oder **Prinzmetal-Angina**: oft frühmorgens auftretende schwere, spontan auftretende Anginaanfälle bei sonst guter Leistungsfähigkeit und meist negativen Ischämietests; es besteht ein hohes Risiko für Infarkt, Herzrhythmusstörungen und plötzlichen Herztod; zu **Pathophysiologie** und **Therapie** *siehe Tab. A97*

Angina pectoris des Innenohrs: →*Hörsturz*

instabile Angina pectoris (Ⓔ unstable angina pectoris): *s.u. Angina pectoris*

sporadische Angina pectoris (Ⓔ stable angina pectoris): *Syn*: *stabile Angina pectoris*; *s.u. Angina pectoris*

stabile Angina pectoris (Ⓔ stable angina pectoris): *Syn*: *sporadische Angina pectoris*; *s.u. Angina pectoris*

Tab. A97. Angina pectoris. Formen und ihre Therapie

	Pathophysiologie und Auslösemechanismen	Spezielle Therapie
Stabile (sporadische) Angina pectoris		
a) Belastungsabhängig mit relativ konstanter Belastungsgrenze (Anginaschwelle), „chronische stabile Angina pectoris"	Fixierte (konzentrische) Koronarstenosen plus Steigerung des myokardialen Sauerstoffverbrauchs: Arbeit, Erregung, Blutdruckanstieg, Kälte, Sympathikusaktivierung, Tachykardie etc.	Anfallstherapie: Glycerintrinitrat, Isosorbitdinitrat (sublingual, oral) Prophylaktische und Dauertherapie: Nitratlangzeittherapie, Molsidomin und/oder β-Blocker und/oder Kalziumantagonisten, obligat ASS, Allgemeintherapie, evtl. ACE-Hemmer Risikoprüfung, ggf. Koronardiagnostik (evtl. Interventionen)
b) Belastungsabhängig mit variabler Belastungsgrenze bis zu Spontanauftreten (Angina mit dynamischer Komponente)	Wie (a), aber mit zusätzlichen Schwankungen der myokardialen Sauerstoffversorgung durch spastische Vorgänge an den stenosierten Koronarien (bei exzentrischer Stenose)	Wie bei (a), jedoch Kalziumantagonisten bevorzugt beteiligen
c) Nächtliche Angina	Mögliche Zusatzursachen: latente Linksherzinsuffizienz; Blutdruckabfall bei hochgradiger fixierter Koronoarstenose; zirkadiane Schwankungen der sympathischen Aktivität; Bronchialkonstriktion; Kälte u.a.	Abendliche Nitratgabe, Blutdruck ausreichend? Chronische Bronchitis? Ggf. vorsichtige Herzinsuffizienztherapie
Instabile Angina pectoris		
Crescendoangina mit progredienter, schwerer Ruheangina, Typenwechsel, als akute Verschlechterung oder Neuauftreten („Status anginosus", „Intermediärsyndrom", „Drohender Infarkt")	Schwere Koronarveränderungen, meist hochgradige Mehrgefäßerkrankung; zusätzlich Intimaaufbruch mit intrakoronaren Thrombosierungen, oft begleitende Spasmen	Stationäre Überwachung (Koronarstation) und dringliche Therapie, Ziel: Verhütung eines Infarktes Intensive Allgemeintherapie (Sedierung, auslösende Noxen beseitigen) Nitroglycerin (gehäuft oral oder Infusion) und zusätzlich: β-Blocker (kurzwirkende, oral, evtl. als Infusion) – sofern keine Herzinsuffizienz oder Bradykardie vorliegt –, bei therapieresistenten Beschwerden auch Kalziumantagonisten (meist als Infusion) Optimale Einstellung von Herzfrequenz, Blutdruck, Venendruck, Sauerstoffsättigung Acetylsalicylsäure, zusätzlich Heparin als regelmäßige Soforttherapie Eildiagnostik und Interventionen (PTCA; Bypassoperation), bei Therapieresistenz unverzüglich (in schwersten Fällen Überbrückung durch intraaortale Ballonpulsation)
Prinzmetal-Angina („variant angina")		
Schwere Spontanangina mit vorübergehender ST-Hebung (evtl. auch ST-Senkung), bis zu Stunden anhaltend Bei sonst guter Leistungsfähigkeit Begünstigt durch Stress, belastende Lebenssituationen, Rauchen u.a. Verlauf i. allg. nicht progredient, aber Herzinfarkt und Rhythmuskomplikationen möglich	Koronarspasmen, meist bei und in der Nähe organische Läsionen von unterschiedlichem Ausmaß (begünstigt durch unklare Allgemeineinflüsse und Neigung zu Gefäßspasmen)	Allgemeintherapie (Sedativa usw.) Nitroglycerin (Anfall- und Dauertherapie) Kalziumantagonisten (Nifedipin) als wesentliche Therapie (β-Blocker im allgemeinen kontraindiziert) Koronardiagnostik (selten Interventionen möglich)

Angina phlegmonosa (Ⓔ circumtonsillar abscess): ***Syn***: *Angina tonsillaris*; von der Tonsille ausgehende phlegmonöse Entzündung des Peritonsillargewebes

Angina Plaut-Vincent (Ⓔ Vincent's angina): ***Syn***: *Plaut-Vincent-Angina, Vincent-Angina, ulzeromembranöse Angina, Angina ulcerosa/ulceromembranacea, Fusospirillose*; Fusoborreliose* durch Fusobacterium* fusiforme und Borrelia* vincentii; meist einseitige ulzeröse Mandelentzündung mit Schluckbeschwerden und evtl. Zahnfleischbefall; i.d.R. kein Fieber und nur leichtes Krankheitsgefühl; **Therapie**: Penicillin* G, Erythromycin; auswischen des Ulkus mit Chromsäure [5 %] oder Antibiotikalösung

Angina retronasalis (Ⓔ retronasal tonsillitis): *s.u. Angina lacunaris*

Angina specifica (Ⓔ syphilitic tonsillitis): *s.u. Essay Syphilis S. 2077*

Angina tonsillaris: →*Angina phlegmonosa*

Angina ulceromembranacea: →*Angina Plaut-Vincent*

Angina ulcerosa: →*Angina Plaut-Vincent*

ulzeromembranöse Angina: →*Angina Plaut-Vincent*

vasospastische Angina (Ⓔ Prinzmetal's angina): ***Syn***: *Prinzmetal-Angina, Variant-Angina*; *s.u. Angina pectoris*

an|gi|no|phob *adj* (Ⓔ anginophobic): Anginophobie betreffend, durch sie gekennzeichnet

An|gi|no|pho|bie *f* (Ⓔ anginophobia): krankhafte Angst vor dem Ersticken oder einem Angina* pectoris-Anfall

an|gi|nös *adj* (Ⓔ anginose): Angina pectoris betreffend, an ihr leidend, mit den Symptomen einer Angina pectoris

Angio-, angio- *präf.*: Wortelement mit der Bedeutung „Gefäß"

An|gi|o|blast *m* (Ⓔ angioblast): ***Syn***: *Hämangioblast*; gefäßbildende Zelle

an|gi|o|blas|tisch *adj* (Ⓔ angioblastic): Angioblast betreffend

An|gi|o|blas|tom *nt* ((E) angioblastoma): *Syn*: *Lindau-Tumor, Hämangioblastom*; von der Gefäßwand ausgehender, gutartiger Tumor

An|gi|o|car|di|tis *f, pl* **-ti|den** ((E) angiocarditis): *Syn*: *Angiokarditis*; Entzündung des Herzens und der großen Gefäße

an|gi|o|car|di|tisch *adj* ((E) angiocarditic): *Syn*: *angiokarditisch*; Angiokarditis betreffend, von ihr betroffen oder gekennzeichnet, durch sie bedingt

An|gi|o|cho|li|tis *f, pl* **-ti|den** ((E) angiocholitis): *Syn*: *Gallengangsentzündung, Cholangiitis, Cholangitis*; Entzündung der Gallenwege/Gallengänge; am häufigsten ist die **akute Cholangitis** durch einen bakteriellen Befall der Gallenwege; da die Bakterien praktisch immer bei Abflussstörung aus dem Darm aufsteigen, handelt es sich meist um eine **aszendierende Cholangitis**; die **deszendierende Cholangitis**, die z.B. von einem Leberabszess ausgeht, ist dagegen selten; die **klinische Symptomatik** mit intermittierendem Schüttelfrost mit Fieber, Ikterus und rechtsseitigen Oberbauchschmerzen, wurde schon 1877 von Charcot beschrieben und wird deshalb als **Charcot-Trias** bezeichnet; **Therapie**: Antibioka zur Behandlung der Infektion, danach ERCP* mit endoskopischer Papillotomie bei Papillenstriktur oder perkutane Punktion und Drainage oder Einlegung eines Stents in den Choledochus

an|gi|o|cho|li|tisch *adj* ((E) cholangitic): *Syn*: *cholangitisch*; Angiocholitis betreffend, von ihr betroffen oder gekennzeichnet, durch sie bedingt

An|gi|o|der|ma|ti|tis *f, pl* **-ti|ti|den** ((E) angiodermatitis): Entzündung von Hautgefäßen

an|gi|o|der|ma|ti|tisch *adj* ((E) angiodermatitic): Angiodermatitis betreffend, von ihr betroffen oder gekennzeichnet, durch sie bedingt

An|gi|o|dy|nie *f*: *→Angialgie*

An|gi|o|dy|no|gra|phie *f* ((E) color flow Doppler imaging): *Syn*: *Angiodynografie, farbkodierte Duplexsonographie, Farb-Duplex-Sonographie, Farb-Duplex-Sonografie*; Verfahren der Doppler*-Sonographie, das eine Beurteilung von Gefäßgeometrie und Strömungsverhältnissen ermöglicht

An|gi|o|dys|pla|sie *f* ((E) angiodysplasia): fehlerhafte Gefäßbildung/Gefäßentwicklung

An|gi|o|dys|tro|phie *f* ((E) angiodystrophy): mangelhafte Ernährung der Blutgefäße

An|gi|o|en|do|the|li|om *nt*: *→Hämangioendotheliom*

An|gi|o|fi|brom *nt* ((E) **1.–2.** angiofibroma): **1.** gutartiger Gefäßtumor mit Bindegewebsanteilen **2.** *→Nasenrachenfibrom, juveniles*

an|gi|o|fol|li|ku|lar *adj* ((E) angiofollicular): *Syn*: *angiofollikulär*; Lymphfollikel und Blutgefäße betreffend

An|gi|o|ge|ne|se *f* ((E) angiogenesis): Neubildung von Blutgefäßen

Angiogenese-Faktoren *pl* ((E) angiogenic factors): Bezeichnung für Substanzen, die die Ausbildung oder Neubildung von Blutgefäßen fördern; *s.a. Essay Virus und Tumor S. 2185*

an|gi|o|ge|ne|tisch *adj* ((E) angiogenic): Angiogenese betreffend, Blut oder Blutgefäße bildend

An|gi|o|gramm *nt* ((E) angiogram): bei der Angiographie erhaltenes Kontrastmittelbild von Gefäßen

An|gi|o|gra|nu|lom *nt* ((E) angiogranuloma): gutartiger Gefäßtumor mit Granulationsgewebe

An|gi|o|gra|phie *f* ((E) angiography): *Syn*: *Angiografie*; Röntgenkontrastdarstellung* von Gefäßen; Oberbegriff für Arteriographie*, Phlebographie* und Lymphographie*; i.d.R. werden nierengängige Kontrastmittel eingesetzt, die über Katheter [Katheterangiographie] zugeführt werden oder direkt in das Gefäß injiziert werden; bei der **retrograden Angiographie** wird das Kontrastmittel gegen die Strömungsrichtung injiziert, bei der **anterograden Angiographie** fließt es mit dem Blutstrom; *s.a. digitale Subtraktionsangiographie*

brachiozephale Angiographie ((E) brachiocephalic angiography): Angiographie des Truncus* brachiocephalicus und seiner Äste bei Verdacht auf Gefäßmissbildungen [Aneurysma*] oder Stenosen im brachiozephalen Bereich

renale Angiographie ((E) renal angiography): *Syn*: *Nierenangiographie, Nierenangiografie*; selektive Angiographie der Nierenarterien

selektive Angiographie ((E) selective angiography): Angiographie spezifischer Gefäße über eine direkte Injektion des Kontrastmittels

zerebrale Angiographie ((E) cerebral angiography): *Syn*: *Hirnangiographie, Hirnangiografie, Enzephaloarteriografie, Enzephaloarteriographie*; Röntgenkontrastdarstellung* der Hirngefäße, d.h. selektive Angiographie der Arteriae* carotis interna und externa sowie der Arteria* vertebralis mit ihren Aufzweigungen; die Kontrastmittelinjektion erfolgt über transfemoral [Seldinger*-Judkins-Technik] oder transbrachial [Seldinger*-Sones-Technik] eingeführte Katheter oder [seltener] durch direkte Punktion der Arteria* carotis communis

An|gi|o|gra|phie|ka|the|ter *m* ((E) angiographic catheter): Katheter zur (selektiven) Angiographie*

an|gi|o|gra|phie|ren *v* ((E) perform an angiography): *Syn*: *angiografieren*; eine Angiographie durchführen, Gefäße mittels Angiographie darstellen

an|gi|o|gra|phisch *adj* ((E) angiographic): *Syn*: *angiografisch*; Angiographie betreffend, mittels Angiographie

An|gi|o|hä|mo|phi|lie *f* ((E) angiohemophilia): *Syn*: *von Willebrand-Jürgens-Syndrom, konstitutionelle Thrombopathie, hereditäre/vaskuläre Pseudohämophilie, vaskuläre Hämophilie*; autosomal-dominanter Mangel an von Willebrand-Faktor* mit Blutungsneigung, die besonders im Frühjahr und Herbst zu Hämorrhagien führt; **Klinik**: rezidivierende Haut- und Schleimhautblutungen, Hyper- und Polymenorrhoe; seltener Gelenkeinblutungen; bei Verletzung oder Operation kann es zu schwer stillbaren Blutungen kommen; **labor.**: Blutungszeit verlängert, Faktor VIII unter 25 %; Verminderung des Ristocetin-Kofaktors; **DD**: idiopathische thrompozytopenische Purpura*, Thrombozytopenie*; **Therapie**: Frischplasma, Kryopräzipitat; **Prognose**: gut; meist kommt es nach dem 20. Lebensjahr zu einer Abnahme der Blutungsneigung

An|gi|o|hy|a|li|no|se *f* ((E) angiohyalinosis): *Syn*: *Gefäßhyalinose*; Hyalinose* mit vorwiegendem Befall der Gefäßwände

An|gi|o|kar|di|o|gramm *nt* ((E) angiocardiogram): Röntgenkontrastaufnahme von Herz und großen Gefäßen

An|gi|o|kar|di|o|gra|phie *f* ((E) angiocardiography): *Syn*: *Angiokardiografie*; Röntgenkontrastdarstellung* des Herzens und der großen Gefäße

an|gi|o|kar|di|o|gra|phisch *adj* ((E) angiocardiographic): *Syn*: *angiokardiografisch*; Angiokardiographie betreffend, mittels Angiokardiographie

An|gi|o|kar|di|o|pa|thie *f* ((E) angiocardiopathy): Erkrankung oder Fehlbildung des Herzens und der großen Gefäße

an|gi|o|kar|di|o|pa|thisch *adj* ((E) angiocardiopathic): Angiokardiopathie betreffend

An|gi|o|kar|di|tis *f, pl* **-ti|den** ((E) angiocarditis): *Syn*: *Angiocarditis*; Entzündung des Herzens und der großen Gefäße

an|gi|o|kar|di|tisch *adj* ((E) angiocarditic): *Syn*: *angiocarditisch*; Angiokarditis betreffend, von ihr betroffen oder gekennzeichnet, durch sie bedingt

An|gi|o|ke|ra|tom *nt* ((E) angiokeratoma): *Syn*: *Blutwarze, Angiokeratoma*; gutartiger Gefäßtumor mit warzenförmiger Hyperkeratose*

papuläres Angiokeratom: *→solitäres Angiokeratom*

solitäres Angiokeratom ((E) solitary angiokeratoma): *Syn*: *papuläres Angiokeratom*; dem Angiokeratoma* circumscriptum ähnliche, meist kleinere Läsion; tritt nach Traumen im Kindes- oder Erwachsenenalter auf

An|gi|o|ke|ra|to|ma *nt, pl* **-ma|ta**: *→Angiokeratom*

Angiokeratoma circumscriptum ((E) angiokeratoma circumscriptum): *Syn*: *Angiokeratoma naeviforme, Angiokeratoma corporis naeviforme*; meist schon bei der Geburt vorhandene, scharf begrenzte rötlich-schwarze, warzige Läsion; tritt meist an den Beinen, seltener am Stamm auf; **Therapie**: Exzision

Angiokeratoma corporis diffusum ((E) diffuse angiokeratoma): *Syn*: *Fabry-Syndrom, Morbus Fabry, hereditäre Thesaurismose Ruiter-Pompen-Weyers, Ruiter-Pompen-Weyers-Syndrom, Thesaurismosis hereditaria lipoidica, Angiokeratoma universale*; X-chromosomal vererbte Sphingolipi-

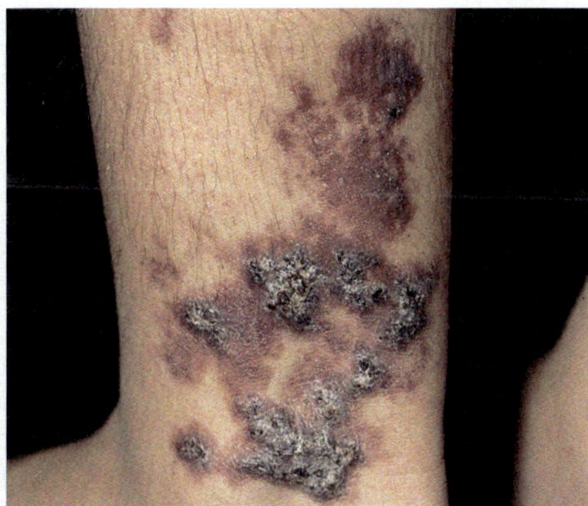
Abb. A98. Angiokeratoma circumscriptum

dose* [Mangel an α-Galaktosidase] mit multiplen Angiokeratomen und Befall innerer Organe [Nieren, Herz-Kreislaufsystem], der Augen [Katarakt] und des Zentralnervensystems [epileptische Anfälle, psychotische Episoden, Schmerzzustände]; der Befall der Niere führt meist zu terminaler Niereninsuffizienz; **Therapie**: Dauersubstitution der α-Galaktosidase; **Prognose**: selbst bei Enzymsubstitution meist tödlicher Verlauf zwischen dem 30. und 50. Lebensjahr

Angiokeratoma corporis naeviforme: →*Angiokeratoma circumscriptum*

Angiokeratoma Fordyce: →*Angiokeratoma scroti*

Angiokeratoma Mibelli (Ⓔ Mibelli's angiokeratoma): dunkelrote, warzenartige Angiokeratome bei Jugendlichen mit Akrozyanose*

Angiokeratoma naeviforme: →*Angiokeratoma circumscriptum*

Angiokeratoma scroti (Ⓔ angiokeratoma of scrotum): *Syn*: *Fordyce-Krankheit, Angiokeratoma Fordyce*; im 4. Lebensjahrzehnt auftretende kleine Angiome* des Skrotums oder der Vulva [**Angiokeratoma vulvae**]

Angiokeratoma universale: →*Angiokeratoma corporis diffusum*

Angiokeratoma vulvae (Ⓔ vulvar angiokeratoma): *s.u. Angiokeratoma scroti*

An|gi|o|ky|mo|gra|phie *f* (Ⓔ angiokymography): *Syn*: *Rasterverschiebungsangiokymographie, Rasterverschiebungsangiokymografie, Angiokymografie*; kymographische Darstellung der Strömungsverhältnisse in den Arterien

An|gi|o|lei|o|my|o|li|pom *nt* (Ⓔ angioleiomyolipoma): *Syn*: *Angioleiomyolipoma*; gutartiger Mischtumor mit Gefäßen, Fettgewebsanteil und glattem Muskelgewebe

An|gi|o|li|pom *nt* (Ⓔ angiolipoma): *Syn*: *Angiolipoma*; Lipom* mit zahlreichen Blutgefäßen

An|gi|o|li|po|ma *nt, pl* **-ma|ta**: →*Angiolipom*

An|gi|o|li|po|ma|to|sis *f, pl* **-ses** (Ⓔ angiolipomatosis): Auftreten multipler Angiolipome in der Subkutis bei Kindern oder Jugendlichen; wahrscheinlich autosomal-rezessiv vererbt

An|gi|o|lo|ge *m* (Ⓔ angiologist): Arzt für Angiologie*

An|gi|o|lo|gie *f* (Ⓔ angiology): Lehre von den Gefäßen und ihren Erkrankungen

An|gi|o|lo|gin *f* (Ⓔ angiologist): Ärztin für Angiologie*

an|gi|o|lo|gisch *adj* (Ⓔ angiologic): Angiologie betreffend

An|gi|o|lo|pa|thi|en *pl* (Ⓔ angiolopathies): Erkrankungen der terminalen Arterien [Arteriolen]

An|gi|o|lu|po|id *nt* (Ⓔ angiolupoid): *Syn*: *Brocq-Pautrier-Syndrom*; gutartiger, blauroter Knoten am Nasenrücken; Hautmanifestation der Sarkoidose*

An|gi|o|lymph|an|gi|om *nt* (Ⓔ angiolymphangioma): Angiom* aus Blut- und Lymphgefäßen

An|gi|om *nt* (Ⓔ angioma): *Syn*: *Angioma*; tumorartige Gefäßneubildung oder Gefäßfehlbildung; als **Hämangiom** von Blutgefäßen und als **Lymphangiom** von Lymphgefäßen

eruptives Angiom: →*Granuloma teleangiectaticum*

proliferierendes Angiom: →*Granuloma teleangiectaticum*

An|gi|o|ma *nt, pl* **-ma|ta**: →*Angiom*

Angioma racemosum: →*Rankenangiom*

Angioma sarcomatodes: →*Angiosarkom*

Angioma stellatum: →*Sternnävus*

an|gi|o|ma|tös *adj* (Ⓔ angiomatous): Angiome betreffend, in der Art eines Angioms

An|gi|o|ma|to|se *f*: →*Angiomatosis*

bazilläre Angiomatose (Ⓔ bacillary angiomatosis): *s.u. Bartonella henselae*

enzephalofaziale Angiomatose: →*Angiomatosis encephalo-oculo-cutanea*

enzephalookuläre Angiomatose: →*Angiomatosis encephalo-cutanea*

okuloenzephalische Angiomatose: →*Angiomatosis encephalo-cutanea*

An|gi|o|ma|to|sis *f, pl* **-ses** (Ⓔ angiomatosis): *Syn*: *Angiomatose*; Auftreten multipler Angiome*

Angiomatosis cerebelli et retinae: →*Angiomatosis retinae cystica*

Angiomatosis encephalo-cutanea (Ⓔ oculoencephalic angiomatosis): *Syn*: *Krabbe-Syndrom, Krabbe-Krankheit, okuloenzephalische Angiomatose, enzephalookuläre Angiomatose*; ohne Augenbeteiligung verlaufende Angiomatosis* encephalo-oculo-cutanea

Angiomatosis encephalofacialis: →*Angiomatosis encephalo-oculo-cutanea*

Angiomatosis encephalo-oculo-cutanea (Ⓔ encephalotrigeminal angiomatosis): *Syn*: *enzephalofaziale Angiomatose, Sturge-Weber-Krankheit, Sturge-Weber-Syndrom, Sturge-Weber-Krabbe-Krankheit, Sturge-Weber-Krabbe-Syndrom, Neuroangiomatosis encephalofacialis, Angiomatosis encephalotrigeminalis, Angiomatosis encephalofacialis*; ätiologisch ungeklärte, kongenitale neurokutane Phakomatose* mit Naevus* flammeus im Trigeminusbereich, Uveahämangiom und verkalkenden Angiomen der Hirnhäute und Hirnrinde; häufigste ZNS-Symptome sind spastische Hemiparese* der kontralateralen Seite, Hemianopsie*, fokale Epilepsie* und geistige Retardierung in mehr als der Hälfte der Fälle; die Vererbung erfolgt wahrscheinlich unregelmäßig autosomal-dominant

Angiomatosis encephalotrigeminalis: →*Angiomatosis encephalo-oculo-cutanea*

Angiomatosis retinae cystica (Ⓔ retinocerebral angiomatosis): *Syn*: *Netzhautangiomatose, Hippel-Lindau-Syndrom, von Hippel-Lindau-Syndrom, retino-zerebelläres Hämangioblastom, Angiomatosis cerebelli et retinae*; zu den Phakomatosen* gehörige, wahrscheinlich dominant vererbte Systemerkrankung mit Naevus* flammeus sowie retinaler und zerebellarer Angiomatose

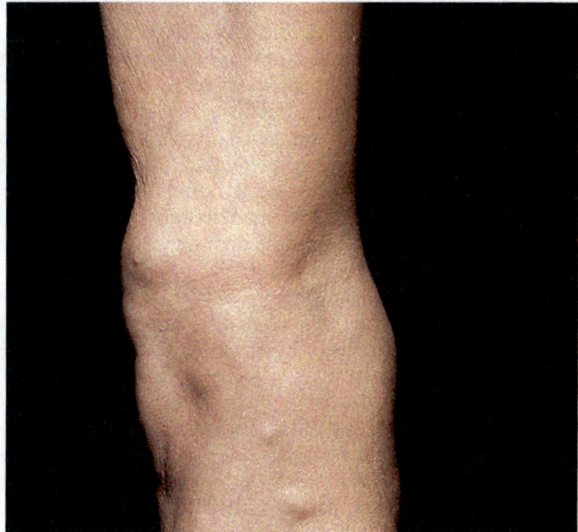
Abb. A99. Angiolipomatosis

A

An|gi|o|me|ga|lie *f* (Ⓔ angiomegaly): Gefäßvergrößerung, Gefäßerweiterung

An|gi|o|my|o|li|pom *nt* (Ⓔ angiomyolipoma): ***Syn***: *renales Hamartom*; seltener, gutartiger Nierentumor mit Gefäßen und Fett- und Muskelgewebsanteil; tritt oft beidseitig auf und kann zu plötzlichen Einblutungen führen; bei größeren beidseitigen Tumoren ist es oft schwer, wenigstens eine Niere mittels Angioinfarzierung zu erhalten

An|gi|o|my|om *nt* (Ⓔ angiomyoma): ***Syn***: *Angiomyoma*; Myom* mit zahlreichen Blutgefäßen

An|gi|o|my|o|ma *nt, pl* **-malta**: → *Angiomyom*

An|gi|o|my|o|neu|rom *nt* (Ⓔ angiomyoneuroma): ***Syn***: *Glomustumor, Glomangiom*; langsam wachsender, von einem Glomus* ausgehender bösartiger Tumor

An|gi|o|my|o|sar|co|ma *nt, pl* **-malta**: → *Angiomyosarkom*

An|gi|o|my|o|sar|kom *nt* (Ⓔ angiomyosarcoma): ***Syn***: *Angiomyosarcoma*; bösartiger Mischtumor mit angiomatösen und sarkomatösen Anteilen

An|gi|o|ne|kro|se *f* (Ⓔ angionecrosis): ***Syn***: *Gefäßnekrose, Gefäßwandnekrose*; Nekrose* der Wand von Blut- oder Lymphgefäßen

an|gi|o|ne|kro|tisch *adj* (Ⓔ angionecrotic): Angionekrose betreffend, von ihr betroffen oder gekennzeichnet, durch sie bedingt

An|gi|o|neur|al|gie *f* (Ⓔ angioneuralgia): ***Syn***: *Gefäßneuralgie*; neuralgischer Gefäßschmerz; meist brennender Schmerz und Schwellung der umgebenden Gewebe

An|gi|o|neu|rek|to|mie *f* (Ⓔ angioneurectomy): kombinierte Gefäß- und Nervenentfernung

An|gi|o|neu|ro|pa|thie *f* (Ⓔ angioneuropathy): durch nervale Dysregulation hervorgerufene Durchblutungsstörung

an|gi|o|neu|ro|pa|thisch *adj* (Ⓔ angioneuropathic): Angioneuropathie betreffend, von ihr betroffen oder gekennzeichnet, durch sie bedingt

An|gi|o|neu|ro|se *f* (Ⓔ angioneurosis): ***Syn***: *Gefäßneurose, Vasoneurose*; selten gebrauchte Bezeichnung für Störungen der vegetativen Gefäßregulation mit Durchblutungsstörungen, z.B. Raynaud*-Syndrom

an|gi|o|neu|ro|tisch *adj* (Ⓔ angioneurotic): ***Syn***: *vasoneurotisch*; Angioneurose betreffend, von ihr betroffen oder gekennzeichnet, durch sie bedingt

An|gi|o|neu|ro|to|mie *f* (Ⓔ angioneurotomy): Durchtrennung eines Gefäß-Nervenbündels

An|gi|o|ö|dem *nt* (Ⓔ angioedema): ***Syn***: *angioneurotisches Ödem*; durch eine allergische Reaktion hervorgerufene subkutane Schwellung von Haut und Schleimhaut; oft kombiniert mit Nesselsucht [Urtikaria*]; seltener, aber meist dramatischer verlaufend, sind das **hereditäre Angioödem** bei autosomal-dominantem Defekt des C1-Esterase-Inhibitors* und das Angioödem bei einem erworbenen Defekt des Enzyms; die Genese der Schwellung ist nicht genau bekannt, beruht aber auf einer erhöhten Gefäßdurchlässigkeit; **Klinik**: die rezidivierenden Anfälle imponieren durch eine plötzliche [innerhalb von wenigen Stunden] prall-elastische, kutane Schwellung, die meist den Gesichtsbereich betrifft und die von der Gefahr eines Larynxödems und Erstickung begleitet ist; das Ödem ist schmerzlos, juckt nicht und ist nicht von einer Urtikaria begleitet; Erbrechen, Darmkoliken und Diarrhoe sind Zeichen des Angiödems der Darmschleimhaut; **Therapie**: C1-INH-Substitution; Antihistaminika und Steroide sind wirkungslos

an|gi|o|ö|de|ma|tös *adj* (Ⓔ angioedematous): angioneurotisches Ödem betreffend, durch ein angioneurotisches Ödem bedingt

An|gi|o|pa|ra|ly|se *f*: → *Angioparese*

An|gi|o|pa|re|se *f* (Ⓔ angioparesis): ***Syn***: *vasomotorische Lähmung, Angioparalyse*; Gefäßlähmung durch Störung der nervalen Versorgung

An|gi|o|pa|thia *f*: → *Angiopathie*

Angiopathia diabetica: → *diabetische Angiopathie*

Angiopathia retinae juvenilis (Ⓔ Eales' disease): ***Syn***: *Eales-Erkrankung, Periphlebitis retinae, Eales-Krankheit*; ätiologisch ungeklärte, vorwiegend jüngere Männer betreffende rezidivierende Blutungen in Netzhaut [Retina] und Glaskörper

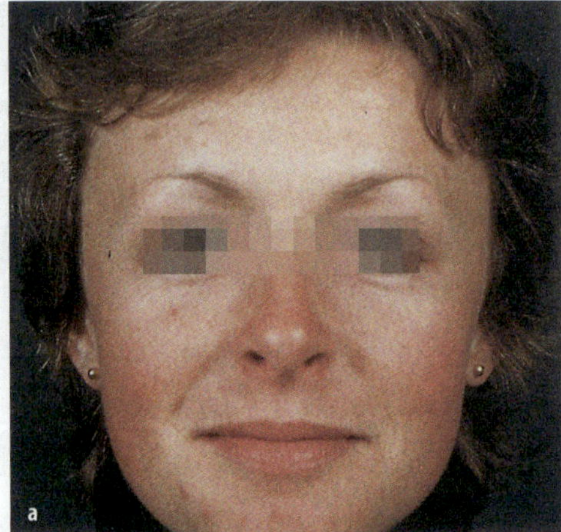

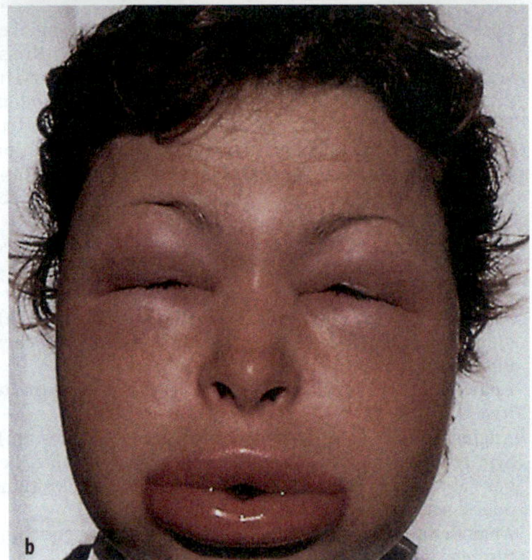

Abb. A100. Angioödem. **a** normales Aussehen der Patientin, **b** diffuses Ödem während eines Anfalls

Angiopathia retinae traumatica (Ⓔ Purtscher's angiopathic retinopathy): ***Syn***: *Purtscher-Syndrom, Purtscher-Netzhautschädigung*; Schädigung der Netzhaut, die nicht durch eine direkte Gewalteinwirkung hervorgerufen wird; typisch sind Netzhaut- und Glaskörperblutungen, Gefäßspasmus und Netzhautödem; heilt spontan nach wenigen Wochen wieder ab

An|gi|o|pa|thie *f* (Ⓔ angiopathy): ***Syn***: *Angiopathia, Vasopathie*; Gefäßerkrankung; je nach der Größe der betroffenen Gefäße unterscheidet man **Mikroangiopathie** [z.B. Kapillaren, Netzhautgefäße] und **Makroangiopathie** [z.B. Arterien, Aorta]

diabetische Angiopathie (Ⓔ diabetic angiopathy): ***Syn***: *Angiopathia diabetica*; häufigster Langzeitschaden bei schlecht eingestelltem Diabetes* mellitus; die **diabetische Makroangiopathie** betrifft hauptsächlich Gehirn, Herz, Nieren und periphere Gefäße; die **diabetische Mikroangiopathie** ist die Ursache von u.a. Retinopathia* diabetica, diabetischer Glomerulosklerose* und diabetischer Neuropathie*

an|gi|o|pa|thisch *adj* (Ⓔ angiopathic): Angiopathie betreffend, durch sie bedingt, die Gefäße schädigend

An|gi|o|pha|ko|ma|to|se *f* (Ⓔ angiophakomatosis): Oberbegriff für die angiomatösen Phakomatosen*, z.B. Angiomatosis* encephalo-oculo-cutanea, Angiomatosis* retinae cystica

An|gi|o|pla|sie, pa|pu|lö|se *f*: → *Morbus Kimura*

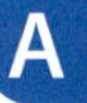

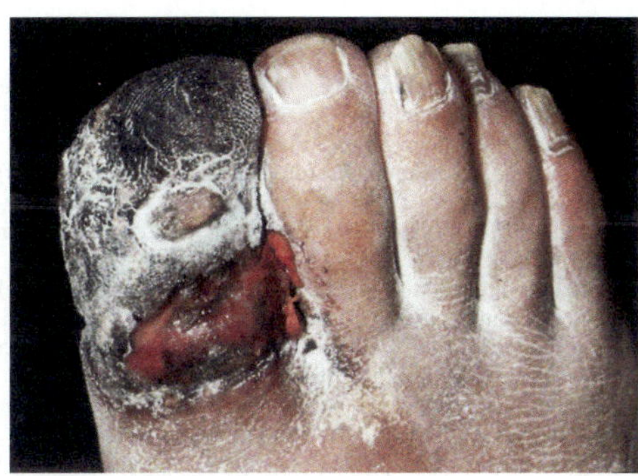

Abb. A101. Angiopathie. Diabetische Gangrän

An|gi|o|plas|tie *f* (Ⓔ angioplasty): Aufdehnung verengter Gefäßabschnitte, z.B. mit einem Ballonkatheter [**Ballonangioplastie**] oder Kathetern mit steigendem Durchmesser [**Dotter-Technik**]; man unterscheidet **offene** oder **direkte Angioplastie**, die meist intraoperativ durchgeführt wird, von der **geschlossenen** oder **indirekten Angioplastie**, bei der der Katheter perkutan eingeführt wird

perkutane transluminale koronare Angioplastie (Ⓔ percutaneous transluminal coronary angioplasty): Aufdehnung der Koronararterien mit einem Ballonkatheter; Standardmethode der Herzchirurgie, die eine Erfolgsquote von mehr als 90 % hat; durch die zusätzliche Platzierung eines intravaskulären Stents wird die Restenoserate von bis zu 50 % auf 20–30 % verringert; in Deutschland werden jährlich mehr als 100.000 Eingriffe dieser Art durchgeführt

An|gi|o|plas|tik *f* (Ⓔ angioplasty): ***Syn***: *Gefäßplastik*; plastische Gefäßoperation, wie z.B. Bypasschirurgie

An|gi|o|po|e|se *f* (Ⓔ angiopoiesis): ***Syn***: *Angiopoiese*; Gefäßbildung, Gefäßneubildung

an|gi|o|po|e|tisch *adj* (Ⓔ angiopoietic): Angiopoese betreffend oder auslösend

An|gi|o|po|i|e|se *f*: →*Angiopoese*

An|gi|o|re|ti|ku|lo|ma|to|se *f*: →*Kaposi-Sarkom*

An|gi|o|re|zep|to|ren *pl* (Ⓔ vascular receptors): Gefäßrezeptoren, z.B. Chemorezeptoren

An|gi|or|rha|phie *f* (Ⓔ angiorrhaphy): Gefäßnaht

An|gi|o|sar|co|ma *nt, pl* **-malta**: →*Angiosarkom*

An|gi|o|sar|kom *nt* (Ⓔ angiosarcoma): ***Syn***: *Angioma sarcomatodes, Angiosarcoma*; von den [Blut-, Lymph-]Gefäßen ausgehender bösartiger Tumor

An|gi|o|skle|ro|se *f* (Ⓔ angiosclerosis): ***Syn***: *Gefäßsklerose, Gefäßwandsklerose*; Verdickung und Verhärtung der Wand von Blut- oder Lymphgefäßen; *s.a. Arteriosklerose*

an|gi|o|skle|ro|tisch *adj* (Ⓔ angiosclerotic): Angiosklerose betreffend, von ihr betroffen oder durch sie bedingt

An|gi|o|skop *nt* (Ⓔ angioscope): ***Syn***: *Kapillarmikroskop*; Mikroskop zur direkten Betrachtung von Kapillaren

An|gi|o|sko|pie *f* (Ⓔ **1.–2.** angioscopy): **1.** ***Syn***: *Kapillarmikroskopie, Kapillaroskopie*; direkte Betrachtung oberflächlicher Kapillaren mit einem Kapillarmikroskop **2.** Endoskopie* von Gefäßen, z.B. zur Thrombusentfernung

an|gi|o|sko|pisch *adj* (Ⓔ angioscopic): Angioskopie betreffend, mittels Angioskopie oder Angioskop

An|gi|o|spas|mus *m* (Ⓔ angiospasm): ***Syn***: *Vasospasmus*; reflektorischer oder durch lokale Reizung ausgelöster Gefäßkrampf; ist z.B. die Ursache von Angina* pectoris

an|gi|o|spas|tisch *adj* (Ⓔ angiospastic): ***Syn***: *vasospastisch*; Angiospasmus betreffend oder auslösend

An|gi|o|ste|no|se *f* (Ⓔ angiostenosis): ***Syn***: *Gefäßstenose*; Einengung (des Lumens) von Blut- oder Lympfgefäßen

an|gi|o|ste|no|tisch *adj* (Ⓔ angiostenotic): Angiostenose betreffend, von ihr betroffen oder durch sie bedingt

An|gi|o|stron|gy|li|a|sis *f, pl* **-ses**: →*Angiostrongylose*

An|gi|o|stron|gy|lo|se *f* (Ⓔ angiostrongyliasis): ***Syn***: *Angiostrongyliasis*; durch Angiostrongylus* cantonensis hervorgerufene Erkrankung, die häufig als eosinophile Meningitis* verläuft

An|gi|o|stron|gy|lus can|to|nen|sis *m* (Ⓔ Angiostrongylus cantonensis): ***Syn***: *Rattenlungenwurm*; v.a. in Asien und Australien vorkommender Erreger der Angiostrongylose*

An|gi|o|szin|ti|gra|phie *f* (Ⓔ radionuclide angiography): ***Syn***: *Angioszintigrafie*; szintigraphische Darstellung von Strömungsverhältnissen in Gefäßen

An|gi|o|ten|si|na|se *f* (Ⓔ angiotensinase): Enzym, das Angiotensin II spaltet

Angiotensin-II-Blocker *pl* (Ⓔ angiotensin II antagonist): ***Syn***: *Angiotensin-II-Rezeptorantagonisten*; Substanzen, die mit Angiotensin II am Rezeptor konkurrieren und damit blutdrucksenkend wirken; *s.a. ACE-Hemmer*

Angiotensin-Converting-Enzym *nt* (Ⓔ angiotensin converting enzyme): ***Syn***: *Converting-Enzym, Konversionsenzym*; Peptidase*, die Angiotensin I in Angiotensin II umwandelt; *s.a. Angiotensine, Renin-Angiotensin-Aldosteron-System*

Angiotensin-Converting-Enzym-Hemmer *m*: →*ACE-Hemmer*

An|gi|o|ten|si|ne *pl* (Ⓔ angiotensins): Gewebehormone mit Polypeptidstruktur; das inaktive **Angiotensin I** wird vom Angiotensin-Converting-Enzym in **Angiotensin II** umgewandelt, das eine starke vasokonstriktorische und blutdrucksteigernde Wirkung hat; **Angiotensin III** ist ein inaktives Abbauprodukt von Angiotensin II, das eine wichtige Rolle im Renin-Angiotensin-Aldosteron-System* spielt

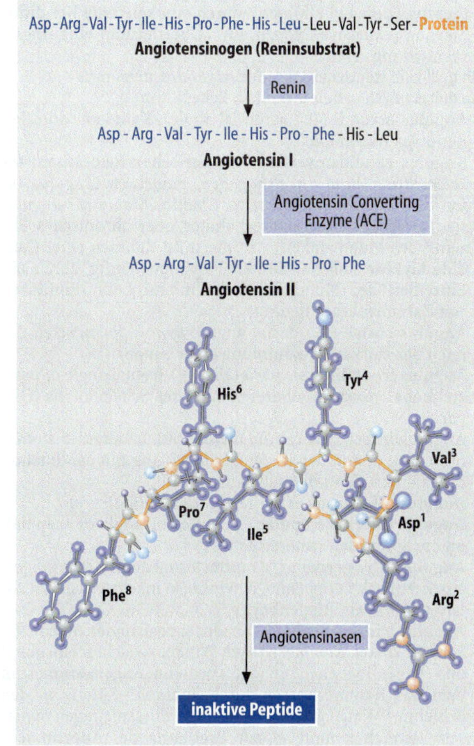

Abb. A102. Biosynthese und Abbau der Angiotensine

An|gi|o|ten|si|no|gen *nt* (Ⓔ angiotensinogen): ***Syn***: *Reninsubstrat, Hypertensinogen*; inaktive Muttersubstanz der Angiotensine*; wird im Renin-Angiotensin-Aldosteron-System* von Renin* in Angiotensin I umgewandelt

Angiotensin-II-Rezeptorantagonisten *pl*: →*Angiotensin-II-Blocker*

An|gi|o|to|mie *f* (Ⓔ angiotomy): operative Gefäßeröffnung

An|gi|o|to|mo|gra|phie *f* (Ⓔ angiotomography): ***Syn***: *Angiotomografie*; kombinierte Angiographie* und Tomographie*; z.B. zur Darstellung von Hämangiomen, Aneurysmen oder

Tumoren

An|gi|o|to|nus *m* (Ⓔ angiotonia): *Syn*: *Vasotonus*; Gefäßtonus

an|gi|o|tro|phisch *adj* (Ⓔ angiotrophic): gefäßernährend

Angst *f* (Ⓔ fear): ursprünglich nicht auf bestimmte Objekte oder Situationen bezogenes subjektives Bedrohungsgefühl mit auffälligen klinischen Symptomen [Blässe, Schweißausbruch, Zittern, Herzklopfen, Blutdruckanstieg]; im täglichen Gebrauch nicht von Furcht* abgegrenzt und oft auch als Synonym für Phobie* verwendet

generalisierte Angst (Ⓔ panphobia): *Syn*: *Panphobie, Pantophobie*; krankhafte Angst vor allem

hysterische Angst (Ⓔ anxiety hysteria): *Syn*: *Angstneurose*; neurotisches Krankheitsbild mit Angst als führendem Symptom; nicht immer klar von phobischer Angst zu unterscheiden; kommt alleine oder in Kombination mit anderen Neurosen vor

krankhafte/pathologische/phobische Angst: *→ Phobie*

Angst|er|war|tung *f* (Ⓔ irrational fear of developing a phobia): krankhafte Angst vor (der Entwicklung) einer Phobie

Angst-Glück-Psychose *f* (Ⓔ affective borderline disorder): *s.u. zykloide Psychosen*

Angst|neu|ro|se *f* (Ⓔ anxiety state): *Syn*: *hysterische Angst*; neurotisches Krankheitsbild mit Angst als führendem Symptom; nicht immer klar von phobischer Angst zu unterscheiden; kommt alleine oder in Kombination mit anderen Neurosen vor

Angst|ü|ber|flu|tung *f* (Ⓔ flooding): Methode der Verhaltenstherapie*, die bei Phobien* durch eine operante Konditionierung [extensive Exposition = Überflutung] eine Angstvermeidung erreicht

An|gu|il|lu|la ster|co|ra|lis *f*: *→ Strongyloides stercoralis*

An|gu|lus *m* (Ⓔ angle): Winkel; Ecke; Kante

Angulus acromii (Ⓔ acromial angle): Kante am dorsalen Rand des Akromions

Angulus candidamycetica (Ⓔ perlèche): *Syn*: *Mundwinkelcheilitis, Mundwinkelrhagaden, Faulecken, Angulus infectiosus oris/candidamycetica, Cheilitis/Stomatitis angularis, Perlèche*; schmerzhaftes, akutes oder chronisches Ekzem* des Mundwinkels; tritt meist im Rahmen einer Candida-Mykose auf; bei älteren Patienten häufig durch ein Einreißen der Mundwinkelschleimhaut beim Einführen von Zahnprothesen bedingt

Angulus costae (Ⓔ costal angle): *Syn*: *Rippenwinkel*; Bereich der stärksten Krümmung einer Rippe

Angulus frontalis ossis parietalis (Ⓔ frontal angle of parietal bone): vorderer, oberer Winkel des Scheitelbeins [Os* parietale]

Angulus infectiosus candidamycetica (Ⓔ angular stomatitis): *Syn*: *Candidose der Mundwinkel*; Angulus candidamycetica durch Candida* albicans

Angulus infectiosus oris: *→ Angulus candidamycetica*

Angulus inferior scapulae (Ⓔ inferior angle of scapula): untere Spitze des Schulterblattes

Angulus infrasternalis (Ⓔ infrasternal angle): *Syn*: *epigastrischer Winkel, Rippenbogenwinkel*; Winkel zwischen rechtem und linkem Rippenbogen

Angulus iridocornealis (Ⓔ iridocorneal angle): *Syn*: *Iridokornealwinkel, Kammerwinkel*; Winkel zwischen Hornhaut und Regenbogenhaut in der vorderen Augenkammer, in dem das Kammerwasser durch Fontana*-Räume in den Schlemm*-Kanal geleitet wird; bei Abflussstörungen in diesem Bereich kommt es zur Erhöhung des Augeninnendrucks und evtl. zur Entwicklung eines Glaukoms*

Angulus lateralis scapulae (Ⓔ lateral angle of scapula): der seitliche Winkel des Schulterblattes trägt die Gelenkpfanne für den Humeruskopf [Cavitas* glenoidalis scapulae]

Angulus Ludovici: *→ Angulus sterni*

Angulus mandibulae (Ⓔ mandibular angle): *Syn*: *Unterkieferwinkel, Kieferwinkel*; Winkel zwischen Corpus* und Ramus* mandibulae; *s.u. Mandibula*

Angulus mastoideus ossis parietalis (Ⓔ mastoid angle): hinterer, unterer Winkel des Scheitelbeins [Os* parietale]

Angulus occipitalis ossis parietalis (Ⓔ occipital angle): hinterer, oberer Winkel des Scheitelbeins [Os* parietale]

Angulus oculi lateralis (Ⓔ lateral angle of eye): äußerer/seitlicher Augenwinkel

Angulus oculi medialis (Ⓔ medial angle of eye): innerer/medialer Augenwinkel

Angulus oris (Ⓔ angle of mouth): Mundwinkel

Angulus pontocerebellaris (Ⓔ cerebellopontine angle): *Syn*: *Kleinhirn-Brückenwinkel*; Winkel zwischen Brücke [Pons] und Kleinhirn [Cerebellum]; Austrittsstelle von Nervus* facialis und Nervus* vestibulocochlearis

Angulus sphenoidalis ossis parietalis (Ⓔ sphenoid angle): vorderer, unterer Winkel des Scheitelbeins [Os* parietale]

Angulus sterni (Ⓔ sternal angle): *Syn*: *Angulus Ludovici*; Winkel zwischen Manubrium und Corpus des Brustbeins

Angulus subpubicus (Ⓔ subpubic angle): *Syn*: *Schambeinwinkel*; Winkel zwischen den beiden Schambeinen

Angulus superior scapulae (Ⓔ superior angle of scapula): oberer, innerer Winkel des Schulterblattes

Angulus venosus (Ⓔ venous angle): *Syn*: *Venenwinkel*; Winkel zwischen Vena jugularis interna und Vena subclavia; auf der linken Seite Mündungsort des Ductus* thoracicus

Angulus ventriculi (Ⓔ angle of stomach): *Syn*: *Magenknie*; Winkel zwischen Corpus und Antrum des Magens

An|hi|dro|se *f*: *→ Anhidrosis*

thermogene/tropische Anhidrose: *→ Anhidrosis tropica*

An|hi|dro|sis *f, pl* **-ses** (Ⓔ anhidrosis): *Syn*: *Anidrose, Anhidrose*; generalisiertes oder lokalisiertes Fehlen oder starke Verminderung der Schweißabsonderung

Anhidrosis congenita: *→ anhidrotisch-ektodermale Dysplasie*

Anhidrosis hypotrichotica: *→ hypohidrotisch-ektodermale Dysplasie*

Anhidrosis tropica (Ⓔ thermogenic anhidrosis): *Syn*: *thermogene Anhidrose, tropische Anhidrose*; durch trockene Hitze hervorgerufene Anhidrose mit Hitzeintoleranz

an|hi|dro|tisch *adj* (Ⓔ anhidrotic): *Syn*: *anidrotisch*; Anhidrose betreffend, durch sie bedingt

An|hy|drä|mie *f* (Ⓔ anhydremia): *Syn*: *Bluteindickung*; Wassermangel im Blut

ANI *Abk.*: *→ akute Niereninsuffizienz*

An|i|dro|se *f*: *→ Anhidrosis*

an|id|ro|tisch *adj*: *→ anhidrotisch*

an|ik|te|risch *adj* (Ⓔ anicteric): ohne Gelbsucht/Ikterus (verlaufend)

Anilid-Typ *m* (Ⓔ anilide type): *s.u. Lokalanästhetikum*

A|ni|lin *nt* (Ⓔ aniline): *Syn*: *Aminobenzol, Phenylamin*; einfachstes aromatisches Amin; Grundsubstanz für Farbstoffe und Medikamente

A|ni|linc|tus *m*: *→ Anilingus*

A|ni|lin|gus *m* (Ⓔ anilingus): *Syn*: *Anilinctus*; orale Stimulation des Anus

A|ni|li|nis|mus *m* (Ⓔ anilinism): akute oder chronische Anilinvergiftung; bei der akuten Anilinvergiftung wird das klinische Bild von der auftretenden Methämoglobinämie* bestimmt, bei der chronischen Form kommt es zu hypochromer Anämie*, Zyanose*, Bradykardie*, Magen-Darm-Störungen, Reizbarkeit

A|ni|lin|krebs *m* (Ⓔ aniline cancer): *Syn*: *Aminokrebs*; Blasenkrebs bei Anilinarbeitern oder beruflicher Exposition mit aromatischen Aminen; spielt in Europa heute keine Rolle mehr, in den Ländern der dritten Welt aber immer noch verbreitet

A|ni|ma *f* (Ⓔ **1.–2.** anima): **1.** Seele **2.** in der analytischen Psychologie die weibliche Seele, die im Gegensatz zur männlichen Seele [**Animus**] Launen hevorbringt; die männliche Seele ist dagegen für Meinungen verantwortlich; Frauen können aber einen Aminus in sich tragen und Männer eine Anima

a|ni|ma|lisch *adj* (Ⓔ animal): von Tieren stammend, tierisch; tierisch, triebhaft

A|ni|mus *m* (Ⓔ animus): *s.u. Anima 2.*

An|i|on *nt* (Ⓔ anion): negatives Ion*; wandert im elektrischen Gleichstromfeld zur positiv geladenen Elektrode [Anode]

an|i|o|nisch *adj* (Ⓔ anionic): Anion betreffend, Anionen enthaltend

An|i|ri|die *f* (Ⓔ aniridia): *Syn*: *Irisaplasie, Irideremie*; angeborenes Fehlen der Regenbogenhaut [Iris*]

A|nis *m* (Ⓔ anise): *Syn*: *Pimpinella anisum*; Pflanze aus der Familie der Doldengewächse [Apiaceae]; die Früchte [**Anisi fructus**] enthalten 2–6 % Anisöl*; **Anw.**: bei Verdauungsbeschwerden, leichten Magen-Darm-Krämpfen und Entzündungen der Atemwege [v.a. Bronchitis]; traditionell auch als Aphrodisiakum*, Emmenagogum* und Laktagogum*

Anis-, anis- *präf.*: *→Aniso-*

A|ni|sa|ki|a|sis *f, pl* **-ses** (Ⓔ anisakiasis): *Syn*: *Heringswurmkrankheit*; durch den Heringswurm [**Anisakis marina**] hervorgerufene Darmerkrankung mit Ausbildung eosinophiler Granulome und Abszessen

A|ni|sa|kis ma|ri|na *f* (Ⓔ Anisakis marina): *Syn*: *Heringswurm*; dem Spulwurm [Ascaris* lumbricoides] verwandter Wurm, der beim Menschen [Fehlendwirt] eine Darmerkrankung [Anisakiasis*] hervorruft; der natürliche Endwirt sind Robben, Heringe der Zwischenwirt

An|is|ei|ko|nie *f* (Ⓔ aniseikonia): ungleiche Größe der beiden Netzhautbilder

A|ni|si ae|the|ro|le|um *nt* (Ⓔ anise oil): *Syn*: *Anisi oleum*; *s.u. Anisöl*

A|ni|si fruc|tus *m* (Ⓔ anise seed): Spaltfrüchte von Anis*

A|ni|si o|le|um *nt* (Ⓔ anise oil): *Syn*: *Anisi aetheroleum*; *s.u. Anisöl*

A|ni|si stel|la|ti ae|the|ro|le|um *nt* (Ⓔ star anise oil): *s.u. Anisöl*

A|ni|si stel|la|ti fruc|tus *m* (Ⓔ star anise seed): Früchte von Sternanis*

Aniso-, aniso- *präf.*: Wortelement mit der Bedeutung „ungleich/verschieden"

an|i|so|chro|ma|tisch *adj* (Ⓔ anisochromatic): von unterschiedlicher Farbe, uneinheitlich gefärbt

An|i|so|chro|mie *f* (Ⓔ anisochromia): unterschiedliche Anfärbbarkeit von Erythrozyten

An|i|so|dak|ty|lie *f* (Ⓔ anisodactyly): asymmetrisches Wachstum von Fingern oder Zehen

an|i|so|dont *adj* (Ⓔ heterodont): *Syn*: *heterodont*; Anisodontie betreffend

An|i|so|don|tie *f* (Ⓔ heterodontia): *Syn*: *Heterodontie*; Gebiss mit unterschiedlich großen Zähnen, z.B. das menschliche Gebiss

an|i|so|gam *adj* (Ⓔ anisogamous): *Syn*: *heterogam*; Anisogamie betreffend

An|i|so|ga|met *m* (Ⓔ anisogamete): *Syn*: *Heterogamet*; ungleichgroße Gameten [z.B. Spermium und Eizelle]

an|i|so|ga|me|tisch *adj* (Ⓔ anisogametic): *Syn*: *heterogametisch*; Anisogameten betreffend

An|i|so|ga|mie *f* (Ⓔ anisogamy): Fortpflanzung durch Vereinigung ungleichgroßer Gameten [z.B. Spermium und Eizelle]

An|i|so|ka|ry|o|se *f* (Ⓔ anisokaryosis): *Syn*: *Anisonukleose*; ungleiche Kerngröße gleichartiger Zellen, z.B. bei Malignomen

an|i|so|ka|ry|o|tisch *adj* (Ⓔ anisokaryotic): Anisokaryose betreffend, durch sie bedingt

An|i|so|ko|rie *f* (Ⓔ anisocoria): *Syn*: *Pupillendifferenz*; unterschiedliche Pupillenweite; ist ein Zeichen für eine Störung der motorischen Pupillenbahn; die gestörte Pupille reagiert langsamer und mit geringerer Reaktionsamplitude als die gesunde Pupille; als **physiologische Anisokorie** bezeichnet man eine Störung der sympathischen [Musculus dilatator pupillae] oder parasympathischen [Musculus sphincter pupillae] Innervation, die zu einem geringen Unterschied in der Pupillenweite führt

A|nis|öl *nt* (Ⓔ anise oil): ätherisches Öl aus Anis* [Anisi oleum, Anisi aetheroleum] oder Sternanis* [Anisi stellati aetheroleum]; enthält bis zu 95 % **trans-Anethol**, das bei Lichteinwirkung in das wesentlich giftigere **cis-Anethol** umgewandelt wird; **Anw.**: in Hustensäften, -tropfen, -pastillen; als Aromamittel in Tees oder Getränken

An|i|so|ma|kro|zy|to|se *f* (Ⓔ anisomacrocytosis): Anisozytose* mit vermehrt großen Erythrozyten

An|i|so|mas|tie *f* (Ⓔ anisomastia): unterschiedliche Größe der Brüste

An|i|so|me|lie *f* (Ⓔ anisomelia): asymmetrisches Wachstum von Armen oder Beinen

an|i|so|mer *adj* (Ⓔ anisomeric): nicht-isomer

an|i|so|me|trop *adj* (Ⓔ anisometropic): Anisometropie betreffend

An|i|so|me|tro|pie *f* (Ⓔ anisometropia): ungleiche Brechkraft beider Augen; geringe Unterschiede [weniger als 4 dpt] können durch Kontaktlinsen oder Brillen ausgeglichen werden; bei mehr als 4 dpt können die beiden verschieden großen Bilder aber nicht mehr miteinander fusioniert werden und es kommt zum Sehen von Doppelbildern

An|i|so|nu|kle|o|se *f*: *→Anisokaryose*

An|i|so|pie *f* (Ⓔ anisopia): ungleiche Sehschärfe beider Augen

An|i|so|poi|ki|lo|zy|to|se *f*(Ⓔ anisopoikilocytosis): *Syn*: *Anisozytose*; Vorhandensein unterschiedlich großer und unterschiedlich geformter Erythrozyten* im Blut(bild)

an|i|so|poi|ki|lo|zy|to|tisch *adj* (Ⓔ anisopoikilocytotic): *Syn*: *anisozytotisch*; Anisopoikilozytose betreffend, von ihr betroffen oder gekennzeichnet, durch sie bedingt

an|i|so|ton *adj* (Ⓔ anisotonic): *Syn*: *anisotonisch*; nicht-isoton

an|i|so|trop *adj* (Ⓔ anisotropic): Doppelbrechung betreffend oder zeigend, doppelbrechend, doppelrefraktär

An|i|so|tro|pie *f* (Ⓔ anisotropy): optische Doppelbrechung

An|i|so|zy|to|se *f* (Ⓔ **1.** anisocytosis **2.** *→Anisopoikilozytose*): **1.** ungleiche Form gleichartiger Zellen **2.** *→Anisopoikilozytose*

an|i|so|zy|to|tisch *adj* (Ⓔ **1.** anisocytotic **2.** *→anisopoikilozytotisch*): **1.** Anisozytose betreffend, von ihr betroffen oder gekennzeichnet, durch sie bedingt **2.** *→anisopoikilozytotisch*

Anitschkow: Nikolai Nikolaevich Anitschkow; 1885–1964; russischer Pathologe (Moskau)

Anitschkow-Zellen *pl* (Ⓔ Anitschkow's myocytes): *Syn*: *Anitschkow-Myozyten, Kardiohistiozyten*; bei rheumatischer Myokarditis* auftretende typische Herzmuskelzellen

An|ko|ne|us *m*: *→Musculus anconeus*

Ankyl-, ankyl- *präf.*: *→Ankylo-*

Ankylo-, ankylo- *präf.*: Wortelement mit der Bedeutung „gekrümmt"

An|ky|lo|ble|pha|ron *nt* (Ⓔ ankyloblepharon): *Syn*: *Lidverwachsung*; angeborene Verwachsung der Augenlider; meist kombiniert mit anderen Fehlbildungen

An|ky|lo|chei|lie *f* (Ⓔ ankylocheilia): *Syn*: *Ankylochilie*; angeborene oder erworbene [selten] Lippenverwachsung

An|ky|lo|chi|lie *f* (Ⓔ ankylocheilia): *Syn*: *Ankylocheilie*; angeborene oder erworbene [selten] Lippenverwachsung

An|ky|lo|dak|ty|lie *f* (Ⓔ ankylodactyly): angeborene Versteifung von Fingern oder Zehen in Streckstellung durch eine Unterentwicklung [Hypo- oder Aplasie] der Gelenke

An|ky|lo|glos|sie *f*: *→Ankyloglosson*

An|ky|lo|glos|son *nt* (Ⓔ ankyloglossia): *Syn*: *Ankyloglossum, Ankyloglossie*; angeborene oder erworbene Zungenverwachsung, die zu Sprach- und Schluckbeschwerden führen kann

An|ky|lo|glos|sum *nt*: *→Ankyloglosson*

Ankyloglossum-superius-Syndrom *nt* (Ⓔ ankyloglossia superior syndrome): *Syn*: *oroakrales Fehlbildungssyndrom*; angeborene Verwachsung von Zunge und Gaumen in Kombination mit Fazialisparese* und Unterentwicklung der Hand-Unterarm-Knochen

An|ky|lo|se *f* (Ⓔ ankylosis): *Syn*: *Gelenkversteifung, Ankylosis*; Einschränkung der Gelenkbeweglichkeit durch krankheits- oder unfallbedingte Veränderungen, die zu einer festen Verbindung der Gelenkflächen führt; tritt nach bakteriellen oder rheumatischen Entzündungen, Bluterguss, Frakturen und Immobilisation auf

fibröse Ankylose (Ⓔ fibrous ankylosis): *Syn*: *Ankylosis fibrosa*; Ankylose durch Bindegewebszüge

knöcherne Ankylose (Ⓔ bony ankylosis): *Syn*: *ossäre Ankylose, Ankylosis ossea*; Ankylose durch knöcherne Verwachsung der gelenkbildenden Knochen

ossäre Ankylose: *→knöcherne Ankylose*

an|ky|lo|sie|rend *adj* (Ⓔ ankylosing): Ankylose verursachend, versteifend

An|ky|lo|sis *f, pl* **-ses**: *→Ankylose*

A

Ankylosis fibrosa: →*fibröse Ankylose*
Ankylosis intervertebralis (Ⓔ intervertebral ankylosis): *Syn*: *Intervertebralankylose*; Versteifung der Intervertebralgelenke der Wirbelsäule, z.B. bei Spondylarthritis* ankylosans
Ankylosis ossea: →*knöcherne Ankylose*
An|ky|lo|sto|ma *nt*: →*Ancylostoma*
An|ky|lo|sto|ma|ti|do|se *f*: →*Ankylostomiasis*
An|ky|lo|sto|ma|to|sis *f, pl* **-ses**: →*Ankylostomiasis*
An|ky|lo|sto|mi|a|sis *f, pl* **-ses** (Ⓔ ancylostomiasis): *Syn*: *Hakenwurmbefall, Hakenwurminfektion, Wurmkrankheit der Bergarbeiter, Ankylostomatosis, Ankylostomatidose, Tunnelanämie*; meist durch Ancylostoma* duodenale oder Necator* americanus hervorgerufene Erkrankung mit Anämie*, Magen-Darm-Symptomen [Verdauungsstörungen, Unterernährung], Lungenerkrankungen [eosinophiles Lungeninfiltrat] und evtl. Herzinsuffizienz*; tritt v.a. in den Tropen und Subtropen auf; in gemäßigten Regionen auch bei Bergleuten und Tunnelarbeitern; die Anzahl der weltweiten Erkrankungen wird auf mehr als 1 Milliarde geschätzt; **Therapie**: Imidazolderivate [Mebendazol*, Albendazol*]
an|ky|lo|tisch *adj* (Ⓔ ankylotic): Ankylose betreffend, von ihr betroffen oder durch sie bedingt
An|ky|lo|to|mie *f* (Ⓔ **1.** ankylotomy **2.** frenotomy): **1.** Durchtrennung ankylotischer Verwachsungen eines Gelenks **2.** *Syn*: *Frenulotomie, Frenotomie*; Durchtrennung eines angewachsenen Zungenbändchens [Frenulum linguae]
An|leh|nungs|de|pres|si|on *f* (Ⓔ anaclitic depression): *Syn*: *Affektentzugssyndrom, Säuglingsdepression, anaklitische Depression*; durch die Trennung von Bezugspersonen verursachtes Depressionssyndrom bei Kindern; v.a. Kinder, die ein gutes emotionales Verhältnis zur Bezugsperson hatten, neigen zur Entwicklung; ist reversibel, wenn der Kontakt innerhalb von 3 Monaten wieder hergestellt wird
ANLL *Abk*.: **1.** →*akute nicht-lymphatische Leukämie* **2.** akute nicht-lymphoblastische Leukämie
Ann-Arbor-Klassifikation *f* (Ⓔ Ann-Arbor classification): *s.u. Essay Non-Hodgkin-Lymphome S. 1517*
An|ne|li|da *pl* (Ⓔ Annelida): *Syn*: *Gliederwürmer, Ringelwürmer, Anneliden*; Würmerstamm, zu dem u.a. die Blutegel gehören
An|ne|li|den *pl*: →*Annelida*
An|nu|lus *m*: →*Anulus*
Ano-, ano- *präf*.: Wortelement mit der Bedeutung **1.** „After/Anus" **2.** „Ring"
An|o|de *f* (Ⓔ anode): positive Elektrode, positiver Pol
an|o|disch *adj* (Ⓔ anodic): Anode betreffend
An|o|don|tia *f*: →*Anodontie*
An|o|don|tie *f* (Ⓔ anodontia): *Syn*: *Agomphiasis, Anodontia, Adontie*; völlige Zahnlosigkeit, Fehlen aller Zähne
An|o|dy|num *nt* (Ⓔ anodyne): schmerzlinderndes Mittel, Schmerzmittel
An|o|e|se *f*: →*Anoesia*
An|o|e|sia *f* (Ⓔ anoesia): *Syn*: *Anoese*; herabgesetzte oder fehlende Verstandesfunktion
an|o|e|tisch *adj* (Ⓔ anoetic): Anoesia betreffend
a|no|kok|zy|ge|al *adj* (Ⓔ anococcygeal): After und Steißbein/Os coccygis betreffend oder verbindend
A|no|kut|an|gren|ze *f*: →*Anokutanlinie*
A|no|kut|an|li|nie *f* (Ⓔ anocutaneous line): *Syn*: *Anokutangrenze, Linea anocutanea*; helle Linie am Übergang von Afterschleimhaut zu Haut; entspricht dem unteren Ende des Musculus* sphincter ani externus
a|no|mal *adj* (Ⓔ anomalous): nicht der Regel entsprechend, nicht normal, regelwidrig, normwidrig, abnorm; ungewöhnlich
A|no|ma|lie *f* (Ⓔ anomaly): Abweichung (von der Norm), Unregelmäßigkeit, Ungewöhnlichkeit; Missbildung
A|no|ma|lo|skop *nt* (Ⓔ anomaloscope): Gerät zur Diagnostik von Farbensinnstörungen*; das Gesichtsfeld ist in einen oberen und unteren Abschnitt unterteilt; im unteren Feld ist ein Natriumgelb zu sehen, dessen Helligkeit verändert werden kann; der Proband soll im oberen Feld aus Lithiumrot und Thalliumgrün ein gleichfarbiges Gelb mischen; Patienten mit Deuteranomalie* oder Protanomalie* gelingt das nicht
An|o|ny|chie *f*: →*Anonychosis*
An|o|ny|cho|sis *f, pl* **-ses** (Ⓔ anonychia): *Syn*: *Anonychie*; partielles oder vollständiges Fehlen der Finger- und/oder Zehennägel; kann isoliert auftreten oder als Begleitdefekt bei Fehlbildungssyndromen, wie z.B. Nagel-Patella-Syndrom*, hidrotische ektodermale Dysplasie*
a|no|pe|ri|ne|al *adj* (Ⓔ anoperineal): After und Damm/Perineum betreffend oder verbindend
An|o|phe|les *f* (Ⓔ Anopheles): *Syn*: *Malariamücke, Fiebermücke, Gabelmücke*; weltweit verbreitete Stechmückenart, die Malaria und andere Infektionskrankheiten überträgt
An|oph|thal|mie *f*: →*Anophthalmus*
An|oph|thal|mus *m* (Ⓔ anophthalmos): *Syn*: *Anophthalmie*; Fehlen des Augapfels; findet sich bei ca. 80 % der Patienten mit Trisomie 13/15
An|o|pie *f* (Ⓔ anopia): *Syn*: *Anopsie*; Funtionsausfall der Augen; *s.a. Hemianopie*
A|no|plas|tik *f* (Ⓔ anoplasty): *Syn*: *Afterplastik, Anusplastik, Proktoplastik*; Plastik des Afterschließmuskels
An|o|plu|ra *pl* (Ⓔ Anoplura): *Syn*: *Läuse*; flügellose, blutsaugende Insekten; medizinisch wichtig sind die **Menschenläuse** [Pediculidae]
An|op|sie *f*: →*Anopie*
An|or|chi|die *f*: →*Anorchie*
An|or|chie *f* (Ⓔ anorchia): *Syn*: *Anorchidie, Anorchismus*; angeborenes oder erworbenes [operatives] Fehlen der Hoden
An|or|chis|mus *m*: →*Anorchie*
a|no|rek|tal *adj* (Ⓔ anorectal): After und Mastdarm/Rektum betreffend oder verbindend
A|no|rek|tal|fis|tel *f*: →*After-Mastdarm-Fistel*
An|o|rek|ti|kum *nt, pl* **-ka** (Ⓔ anorectic): *Syn*: *Anorexikum, Appetitzügler, Appetithemmer*; appetithemmende Substanz; meist handelt es sich um vom Amphetamin* oder Ephedrin* abgeleitete Substanzen, die das Hunger- und Sättigungszentrum hemmen
an|o|rek|tisch *adj* (Ⓔ anorectic): Anorexia betreffend; Appetitlosigkeit verursachend, appetithemmend
A|no|rek|ti|tis *f, pl* **-ti|ti|den** (Ⓔ anorectitis): Entzündung von After und Mastdarm
a|no|rek|ti|tisch *adj* (Ⓔ anorectitic): Anorektitis betreffend
A|no|rek|to|plas|tik *f* (Ⓔ anorectoplasty): *Syn*: *Anus-Rektum-Plastik*; plastische Operation an Anus und Rektum, z.B. Fistelausschneidung
An|o|re|xia *f* (Ⓔ anorexia): *Syn*: *Anorexie, Asitie*; Appetitlosigkeit; oft auch Bezeichnung für die dadurch verursachte Abmagerung
Anorexia mentalis: →*Anorexia nervosa*
Anorexia nervosa (Ⓔ anorexia nervosa): *Syn*: *Pubertätsmagersucht, Magersucht, Anorexia mentalis*; fast ausschließlich Mädchen im Alter von 12–21 Jahren betreffende, psychisch bedingte Essstörung mit extremer Abmagerung und Zeichen allgemeiner Körperschwäche und Fehlernährung; oft kombiniert mit periodischer Bulimie* [**Anorexie-Bulimie-Syndrom**]; die Patientinnen zeigen oft eine scheinbar positive Einstellung zu Essen, kochen gerne für andere [essen selbst aber nichts oder nur wenige Bissen] und sind körperlich aktiv; häufig findet sich auch ein Laxanzienabusus*; auf Grund der Mangelernährung kommt es u.a. zu Amenorrhoe*, niedrigem Blutdruck, Hypoglykämie*, Elektrolytstörungen, Bradykardie*; die extreme Gewichtsabnahme [z.T. unter 30 kg] führt in ca. 10 % der Fälle zum Exitus; daneben gibt es auch noch eine erhöhte Suizidrate; **Therapie**: Zwangsernährung und erzwungene Gewichtszunahme sind von sehr zweifelhaftem Wert; die Wertigkeit verschiedener psychotherapeutischer Ansätze hängt von den Patientinnen bzw. dem Therapeuten ab
An|o|re|xie *f*: →*Anorexia*
Anorexie-Bulimie-Syndrom *nt* (Ⓔ anorexia-boulimia syndrome): *s.u. Anorexia nervosa*
An|o|re|xi|kum *nt, pl* **-ka**: →*Anorektikum*
an|or|ga|nisch *adj* (Ⓔ inorganic): (*chem.*) nicht organisch, mineralisch; unbelebt
An|or|gas|mie *f* (Ⓔ anorgasmy): Ausbleiben des Orgasmus

beim Geschlechtsverkehr oder bei der Masturbation

a|nor|mal *adj* (Ⓔ abnormal): von der Norm abweichend, anormal, ungewöhnlich

A|no|sig|mo|i|de|o|skop *nt*: →*Anosigmoidoskop*

A|no|sig|mo|i|de|o|sko|pie *f*: →*Anosigmoidoskopie*

a|no|sig|mo|i|de|o|sko|pisch *adj* (Ⓔ anosigmoidoscopic): Anosigmoidoskopie betreffend, mittels Anosigmoidoskopie

A|no|sig|mo|i|do|skop *nt* (Ⓔ anosigmoidoscope): *Syn*: *Anosigmoideoskop*; Endoskop* zur Anosigmoidoskopie

A|no|sig|mo|i|do|sko|pie *f* (Ⓔ anosigmoidoscopy): *Syn*: *Anosigmoideoskopie*; endoskopische Untersuchung von Anus und Sigmoid [Colon sigmoideum]

a|no|sig|mo|i|do|sko|pisch *adj*: →*anosigmoideoskopisch*

A|no|skop *nt* (Ⓔ anoscope): kurzes, starres Endoskop* zur direkten Betrachtung des Analkanals

A|no|sko|pie *f* (Ⓔ anoscopy): endoskopische Untersuchung des Analkanals

a|no|sko|pisch *adj* (Ⓔ anoscopic): Anoskopie betreffend, mittels Anoskopie

An|os|mie *f* (Ⓔ anosmia): Fehlen oder Ausfall des Geruchssinns; die reinen Riechkomponenten werden nicht mehr wahrgenommen, Stoffe mit Trigeminusreizkomponente aber noch gespürt und Stoffe mit Geschmackskomponenten weiterhin geschmeckt; am häufigsten als **temporäre Anosmie** nach Verletzung oder bei Behinderung der Nasenatmung; bei Schädelbasisfrakturen oder Nasenbeinfraktur kann es zur Schädigung der Riechfäden und damit zu **bleibender Anosmie** kommen; *s.a. Essay Riechen/Geruchssinn S. 1863*

respiratorische Anosmie (Ⓔ respiratory anosmia): Anosmie bei behinderter Nasenatmung

an|os|misch *adj* (Ⓔ anosmic): Anosmie betreffend oder von ihr betroffen

An|o|so|gno|sie *f* (Ⓔ anosognosia): Unfähigkeit, die Erkrankung des eigenen Körpers zu erkennen; tritt v.a. nach Läsionen im hinteren Teil der nicht-sprachdominanten Hemisphäre auf; die Patienten verhalten sich so, als sei die krankhafte Störung nicht vorhanden oder betreffe eine andere Person

a|no|spi|nal *adj* (Ⓔ anospinal): After und Rückenmark/Medulla spinalis betreffend

An|os|te|o|pla|sie *f* (Ⓔ anosteoplasia): fehlerhafte Knochenbildung

An|o|tie *f* (Ⓔ anotia): ein- oder beidseitiges Fehlen der Ohrmuschel; **Therapie**: Kunststoffepithese; in Zukunft wird die Züchtung von Knorpel neue Möglichkeiten kosmetisch ansprechender Rekonstruktionen eröffnen

a|no|va|gi|nal *adj* (Ⓔ anovaginal): After und Scheide/Vagina betreffend oder verbindend

An|o|va|rie *f* (Ⓔ anovarism): ein- oder beidseitiges Fehlen der Eierstöcke

a|no|ve|si|kal *adj* (Ⓔ anovesical): After und Harnblase/Vesica urinaria betreffend oder verbindend

an|o|vu|lär *adj*: →*anovulatorisch*

An|o|vu|la|ti|on *f* (Ⓔ anovulation): fehlende Ovulation, fehlender Eisprung*

an|o|vu|la|to|risch *adj* (Ⓔ anovulatory): ohne eine Ovulation/Eisprung

An|ox|ä|mie *f* (Ⓔ anoxemia): *Syn*: *Anoxyhämie*; hochgradiger Sauerstoffmangel des Blutes

an|ox|ä|misch *adj* (Ⓔ anoxemic): Anoxämie betreffend, von ihr betroffen oder gekennzeichnet, durch sie bedingt

An|o|xie *f* (Ⓔ anoxia): starker Sauerstoffmangel; das Sauerstoffangebot liegt wesentlich unter dem Sauerstoffbedarf des Gewebes und es kommt innerhalb kurzer Zeit zu Ischämie* und Gewebeschädigung; das Ausmaß der Schädigung und der allgemeinen Gefährdung hängt vom Umfang und/oder der Lokalisation der Anoxie ab

anämische Anoxie (Ⓔ anemic anoxia): Anoxie bei Anämie*

ischämische Anoxie (Ⓔ ischemic hypoxia): *Syn*: *Stagnationsanoxie*; durch eine Minderdurchblutung hervorgerufene Anoxie

an|o|xisch *adj* (Ⓔ anoxic): Sauerstoffmangel/Anoxie betreffend, von ihr betroffen oder durch sie bedingt

An|o|xy|bi|ont *m*: →*Anaerobier*

An|o|xy|bi|o|se *f* (Ⓔ anaerobiosis): *Syn*: *Anaerobiose*; sauerstoffunabhängige Lebensweise

an|o|xy|bi|o|tisch *adj* (Ⓔ anaerobiotic): *Syn*: *anaerobiotisch*; Anoxybiose betreffend, von ihr gekennzeichnet, sauerstoffunabhängig

An|oxy|hä|mie *f*: →*Anoxämie*

AnÖZ *Abk.*: Anodenöffnungszuckung

ANP *Abk.*: →*atriales natriuretisches Peptid*

An|pas|sungs|hy|per|pla|sie *f*: →*Adaptationshyperplasie*

An|pas|sungs|syn|drom, all|ge|mei|nes *nt*: →*Adaptationssyndrom*

ANR *Abk.*: akuter Nonresponder

An|rei|che|rungs|kul|tur *f* (Ⓔ enrichment culture): Kultur zur selektiven Anreicherung von Mikroorganismen

An|rei|che|rungs|nähr|me|di|en *pl* (Ⓔ enrichment culture media): Nährmedien zur Anlage einer Anreicherungskultur*; *s.u. Kulturmedien*

ANS *Abk.*: **1.** Atemnotsyndrom **2.** →*Atemnotsyndrom des Neugeborenen* **3.** →*autonomes Nervensystem*

An|sa *f, pl* **-sae** (Ⓔ ansa): Schlinge, Schleife

Ansa cervicalis (Ⓔ cervical ansa): *Syn*: *Hypoglossusschlinge*; Schlinge von Nervenfasern aus den Segmenten C_1 [**obere Wurzel, Radix superior ansae cervicalis**] bzw. C_{2-4} [**untere Wurzel, Radix inferior ansae cervicalis**], die sich streckenweise dem Nervus* hypoglossus am Hals anlagern; innervieren die unteren Zungenbeinmuskeln

Ansa cervicalis profunda (Ⓔ deep cervical ansa): untere Wurzel der Ansa cervicalis; *s.u. Ansa cervicalis*

Ansa cervicalis superficialis (Ⓔ superficial cervical ansa): obere Wurzel der Ansa cervicalis; *s.u. Ansa cervicalis*

Ansa lenticularis (Ⓔ lenticular ansa): *Syn*: *Linsenkernschlinge*; Fasern vom Linsenkern [Nucleus* lentiformis] zum Thalamus

Ansa peduncularis (Ⓔ peduncular ansa): *Syn*: *Hirnschenkelschlinge*; Fasern vom medialen Thalamus* zur Insel und dem Temporallappen

Ansa subclavia (Ⓔ subclavian loop): *Syn*: *Subklaviaschlinge, Ansa Vieusseni*; Nervenschlinge des Halsgrenzstranges um die Arteria* subclavia

Ansa thyroidea (Ⓔ thyroid ansa): Nervenschlinge des Halsgrenzstranges um die Arteria* thyroidea inferior

Ansa Vieusseni: →*Ansa subclavia*

An|satz|a|po|neu|ro|se *f* (Ⓔ aponeurosis of insertion): *Syn*: *Insertionsaponeurose*; Aponeurose* am Ansatzpunkt eines Muskels

An|satz|seh|ne *f* (Ⓔ tendon of insertion): *s.u. Sehne*

An|span|nungs|pha|se *f* (Ⓔ contraction period): *s.u. Herzzyklus*

An|ste|ckungs|fähig|keit *f*: →*Kontagiosität*

An|stren|gungs|al|bu|min|u|rie *f*: →*Anstrengungsproteinurie*

An|stren|gungs|asth|ma *nt* (Ⓔ exercise-induced asthma): durch eine körperliche Belastung ausgelöstes Asthma bronchiale; *s.a. Essay Asthma bronchiale S. 173*

An|stren|gungs|pro|te|in|u|rie *f* (Ⓔ effort proteinuria): *Syn*: *Marschalbuminurie, Anstrengungsalbuminurie, Marschproteinurie*; Form der orthostatischen Proteinurie* nach längerer Anstrengung [z.B. Marschieren]

An|streng|ungs|ur|ti|ka|ria *f*: →*generalisierte Wärmeurtikaria*

AnSZ *Abk.*: Anodenschließungszuckung

An|ta|bus|syn|drom *nt* (Ⓔ Antabuse syndrome): *s.u. Disulfiram*

Ant|a|ci|dum *nt, pl* **-da**: →*Antazidum*

An|ta|go|nis|mus *m* (Ⓔ antagonism): Gegensatz, Gegenwirkung; gegeneinander gerichtete Wirkungsweise von Muskeln [z.B. Extensoren – Flexoren] oder Stoffen

bakterieller Antagonismus (Ⓔ bacterial antagonism): *Syn*: *Bakterienantagonismus*; gegenseitige Wachstumshemmung von Bakterien

chemischer Antagonismus (Ⓔ chemical antagonism): der Agonist wird durch eine chemische Reaktion verändert und damit wirkungslos

funktioneller Antagonismus (Ⓔ functional antagonism): Agonist und Antagonist lösen über verschiedene Rezeptoren entgegengesetzte Wirkungen aus

kompetitiver Antagonismus (Ⓔ competitive antagonism): der Antagonist bindet sich an den Rezeptor, ohne aber eine Wirkung auszulösen; durch Erhöhung der Konzentration des Agonisten kann dieser den Antagonisten vom Rezeptor verdrängen und eine Wirkung auslösen

partieller Antagonismus (Ⓔ partial antagonism): der Antagonist bindet auch an die Rezeptorstelle und löst eine schwache Wirkung aus

An|ta|go|nist *m* (Ⓔ **1.–2.** antagonist): **1.** *Syn*: *Gegenmuskel*; Muskel, der mit einem entgegengesetzt wirkenden Muskel zusammenarbeitet **2.** durch Besetzung eines Membranrezeptors wirksame Substanz

an|ta|go|nis|tisch *adj* (Ⓔ antagonistic): Antagonismus betreffend, gegenwirkend, entgegengesetzt wirkend

Ant|ar|thri|ti|kum *nt, pl* **-ka**: →*Antiarthritikum*

ant|a|tro|phisch *adj* (Ⓔ antatrophic): *Syn*: *antiatrophisch*; Atrophie verhindernd, einer Atrophie vorbeugend

ant|a|zid *adj* (Ⓔ antacid): säureneutralisierend

Ant|a|zi|dum *nt, pl* **-da** (Ⓔ antacid): *Syn*: *Antiazidum, Antacidum*; (Magen-)Säure-neutralisierende Substanz

Ante-, ante- *präf*.: Wortelement mit der Bedeutung „vor/voran/vorher"

an|te|bra|chi|al *adj* (Ⓔ antebrachial): Unterarm/Antebrachium betreffend

An|te|bra|chi|um *nt* (Ⓔ antebrachium): Unterarm, Vorderarm

an|te|flek|tiert *adj* (Ⓔ anteflexed): nach vorne gebeugt

An|te|fle|xio *f* (Ⓔ anteflexion): *Syn*: *Anteflexion*; Vorwärtsbeugung

Anteflexio uteri (Ⓔ anteflexion of the uterus): physiologische Vorwärtsbeugung der Gebärmutter

An|te|fle|xion *f* (Ⓔ anteflexion): *Syn*: *Anteflexio*; Vorwärtsbeugung

an|te|he|pa|tisch *adj* (Ⓔ antehepatic): *Syn*: *prähepatisch*; vor der Leber/Hepar (liegend)

an|te|ko|lisch *adj* (Ⓔ antecolic): vor dem Kolon (liegend)

Ant|e|me|ti|kum *nt, pl* **-ka**: →*Antiemetikum*

an|te|na|tal *adj* (Ⓔ antenatal): *Syn*: *pränatal*; vor der Geburt oder während der Schwangerschaft (auftretend oder entstehend)

An|ten|na|ri|a di|o|i|ca *f*: →*Katzenpfötchen, gemeines*

An|ten|na|ri|ae di|o|i|cae flos *m* (Ⓔ cat's-foot flower): Blüten des gemeinen Katzenpfötchens*

an|te|par|tal *adj* (Ⓔ antepartal): *Syn*: *vorgeburtlich, präpartal*; unmittelbar vor der Entbindung/Geburt (auftretend oder entstehend)

Ant|e|pi|lep|ti|kum *nt, pl* **-ka**: →*Antiepileptikum*

An|te|po|si|tio *f, pl* **-ti|o|nes** (Ⓔ anteposition): *Syn*: *Anteposition*; Vorwärtsverlagerung

Antepositio uteri (Ⓔ anteposition of the uterus): physiologische Vorwärtsverlagerung der Gebärmutter

An|te|po|si|ti|on *f* (Ⓔ anteposition): *Syn*: *Antepositio*; Vorwärtsverlagerung

an|te|ri|or *adj* (Ⓔ anterior): vorne liegend; nach vorne gelegen, vorderer; ventral

Antero-, antero- *präf*.: Wortelement mit der Bedeutung „vorderer/erster"

an|te|ro|grad *adj* (Ⓔ anterograde): nach vorne oder vorwärts (gerichtet/verlaufend)

an|te|ro|in|fe|ri|or *adj* (Ⓔ anteroinferior): vorne und unten (liegend)

an|te|ro|la|te|ral *adj* (Ⓔ anterolateral): vorne und seitlich (liegend)

An|te|ro|la|te|ral|in|farkt *m* (Ⓔ anterolateral myocardial infarction): Myokardinfarkt* der Vorder- und Seitenwand

an|te|ro|me|di|al *adj* (Ⓔ anteromedial): vorne und zur Mitte hin (liegend)

an|te|ro|me|di|an *adj* (Ⓔ anteromedian): vorne und zur Medianebene hin (liegend)

an|te|ro|pos|te|ri|or *adj* (Ⓔ anteroposterior): von vorne nach hinten (gerichtet oder verlaufend)

an|te|ro|sep|tal *adj* (Ⓔ anteroseptal): vor dem Kammerseptum (liegend)

an|te|ro|su|pe|ri|or *adj* (Ⓔ anterosuperior): vorne und oben (liegend)

An|te|sys|to|lie *f* (Ⓔ antesystole): vorzeitige Erregung von Teilen der Herzkammermuskulatur; *s.a. Präexzitation*

An|te|tor|si|ons|win|kel *m* (Ⓔ angle of antetorsion): *s.u. Femur*

An|te|ver|sio *f* (Ⓔ anteversion): *Syn*: *Anteversion*; Vorwärtsneigung

Anteversio uteri (Ⓔ anteversion of the uterus): physiologische Vorwärtsneigung der Gebärmutter

Anteversio-anteflexio uteri *f* (Ⓔ anteflexion of the uterus): physiologische Vorwärtsbeugung und Vorwärtsneigung der Gebärmutter

An|te|ver|si|on *f* (Ⓔ anteversion): *Syn*: *Anteversio*; Vorwärtsneigung

an|te|ver|tiert *adj* (Ⓔ anteverted): nach vorne geneigt

Ant|he|lix *f*: →*Antihelix*

Ant|hel|min|ti|kum *nt, pl* **-ka** (Ⓔ anthelmintic): *Syn*: *Wurmmittel*; gegen parasitische Würmer wirkendes spezifisches Mittel

ant|hel|min|tisch *adj* (Ⓔ anthelmintic): gegen Würmer wirkend; wurmtötend

Ant|he|lon *nt* (Ⓔ enteroanthelone): *Syn*: *Enterogastron*; in den EC-Zellen* des Magen-Darm-Traktes gebildetes Gewebehormon, das die Magensaftbildung hemmt

An|the|mi|dis flos *m* (Ⓔ Roman chamimile flower): *Syn*: *Chamomillae romanae flos*; Blütenköpfchen der römischen Kamille*

An|the|mis no|bi|lis *f*: →*römische Kamille*

Ant|hid|ro|ti|kum *nt, pl* **-ka**: →*Antiperspirant*

ant|hid|ro|tisch *adj* (Ⓔ antihidrotic): *Syn*: *antihidrotisch*; die Schweißbildung/Schweißsekretion hemmend, schweißhemmend

An|tho|cy|a|ne *pl* (Ⓔ anthocyans): *Syn*: *Anthocyanglykoside*; zu den Glykosiden* gehörende Farbstoffe vieler Früchte, Blüten und Blätter; sind rot, violett oder blau

An|tho|cy|an|gly|ko|si|de *pl*: →*Anthocyane*

An|tho|cy|a|ni|di|ne *pl* (Ⓔ anthocyanidines): Aglykone* der Anthocyane

an|tho|phob *adj* (Ⓔ anthophobic): Anthophobie betreffend, durch sie gekennzeichnet

An|tho|pho|bie *f* (Ⓔ anthophobia): krankhafte Angst vor Blumen

An|thra|chi|non *nt* (Ⓔ anthraquinone): Oxidationsprodukt des Anthracens; Grundsubstanz von Farbstoffen; in vielen Abführmitteln [z.B. Senna] enthalten

An|thra|chi|non|de|ri|vat *nt* (Ⓔ anthraquinone derivative): *s.u. Essay Chemotherapie S. 349*

Anth|ra|co|sis *f, pl* **-ses** (Ⓔ anthracosis): *Syn*: *Anthrakose*; Gewebepigmentierung durch Einlagerung exogener Ruß- oder Kohlepartikel; meist gleichgesetzt mit Anthracosis* pulmonum

Anthracosis pulmonum (Ⓔ pulmonary anthracosis): *Syn*: *Kohlenstaublunge, Kohlenstaubpneumokoniose, Lungenanthrakose, Anthrakose*; zu den Pneumokoniosen* zählende, durch langjährige Einatmung von Kohlenstaub hervorgerufene Erkrankung; die Ablagerung in den Alveolen führt zur Ausbildung eines Lungenemphysems*; oft handelt es sich um eine Anthrakosilikose* durch kieselsäurehaltigen Kohlenstaub

anth|ra|ko|id *adj* (Ⓔ anthracoid): milzbrandähnlich, anthraxähnlich

Anth|ra|ko|ne|kro|se *f* (Ⓔ anthraconecrosis): Nekrose* mit Schwarzfärbung des Gewebes

Anth|ra|ko|se *f* (Ⓔ anthracosis): *Syn*: *Anthracosis*; Gewebepigmentierung durch Einlagerung exogener Ruß- oder Kohlepartikel; meist gleichgesetzt mit Anthracosis* pulmonum

Anth|ra|ko|si|li|ko|se *f* (Ⓔ anthracosilicosis): *Syn*: *Anthrasilikose, Silikoanthrakose*; zu den Berufskrankheiten* gerechnete Pneumokoniose* durch langjähriges Einatmen kieselsäurehaltigen Kohlenstaubes; *s.a. Anthracosis pulmonum*

anth|ra|ko|tisch *adj* (Ⓔ anthracotic): Anthrakose betreffend, von ihr betroffen oder gekennzeichnet, durch sie bedingt

Anth|ra|si|li|ko|se *f*: →*Anthrakosilikose*

1,8,9-Anthratriol *nt*: →*Dithranol*

Anth|rax *m* (Ⓔ anthrax): *Syn*: *Milzbrand*; meldepflichtige Infektionskrankheit durch Bacillus* anthracis, die vom Tier auf den Menschen übertragen wird; die Übertragung erfolgt durch direkten Kontakt mit erkrankten oder verstorbenen Tieren sowie indirekt durch tierische Rohstoffe [Wolle, Tierhaare, Knochenmehl] und daraus hergestellten Produkten [Satteldecken, Rasierpinsel]; die Sporen werden i.d.R. über die verletzte Haut, seltener durch Inhalation oder Ingestion aufgenommen; die Sporen wandeln sich am Infektionsort in das vegetative Stadium um und beginnen mit der Produktion von **Anthraxtoxin,** das aus drei Komponenten besteht: **Ödemfaktor, protektives Antigen** und **Letalfaktor;** unter dem Schutz des protektiven Antigens dringen Ödemfaktor und Letalfaktor in polymorphkernige Leukozyten ein und lähmen über eine Erhöhung der cAMP-Konzentration die Phagozytose; damit erscheint das befallene Gewebe reaktionslos und die Bazillen können sich ungestört weiter vermehren und mehr Anthraxtoxin bilden, das zur Nekrose des Gewebs führt; klinisch unterscheidet man drei Hauptformen: **Darmmilzbrand, Lungenmilzbrand** und **Hautmilzbrand;** alle drei Formen können zu **Milzbrandsepsis** führen, die innerhalb von Stunden tödlich verläuft; **Therapie:** Penicillin* G tötet die Erreger innerhalb von Stunden ab; Ciprofloxacin* und Doxycyclin* sind gleich wirksam

der letzte Fall von Milzbrand in Deutschland trat 1994 auf und Milzbrand war ein fast vergessenes Krankheitsbild; der Terroranschlag mit Anthraxsporen in den USA im September/Oktober 2001 hat aber gezeigt, dass Anthrax über eine große Potenz als Biowaffe verfügt; nach Schätzungen des amerikanischen Kongresses von 1994 könnte ein Bioangriff mit 100 kg Milzbrandsporen auf Washington 130.000 bis 3 Millionen Todesfälle verursachen; der letzte Anschlag hat jedoch gezeigt, dass bei entsprechender Aufbereitung der Sporen schon wesentlich geringere Mengen zu furchtbaren Folgen führen können; zur Zeit arbeiten mindestens 17 Nationen, darunter auch die USA und Russland, an der Entwicklung von Biowaffen

Anthrax intestinalis (Ⓔ gastrointestinal anthrax): ***Syn:*** *Darmmilzbrand, gastrointestinaler Milzbrand;* sehr seltener, durch den Genuss infizierter Nahrungsmittel hervorgerufener Milzbrand von Dünn- und Dickdarm, der als schwere Enteritis imponiert; die Mortalität liegt im Bereich von 70–90 %

Anthrax malignus (Ⓔ malignant anthrax): Milzbrandsepsis; *s.u. Anthrax*

An|thrax|pneu|mo|nie *f* (Ⓔ inhalational anthrax): ***Syn:*** *Wollsortiererkrankheit, Lumpensortiererkrankheit, Hadernkrankheit, inhalativer Milzbrand, Lungenmilzbrand;* durch Einatmen von Milzbrandsporen hervorgerufene Lungenform des Milzbrandes; sobald die Bakterien am Ende der Inkubationszeit [1–6 Tage, bis zu 43 Tage] mit der Produktion von Anthraxtoxin beginnen, kommt es zu schweren Hämorrhagien, Ödem, Nekrose, hohem Fieber, Dyspnoe und Schocksymptomatik; die Mortalität beträgt unbehandelt praktisch 100 %, unter Antibiose 70–90 %; *s.a. Anthrax*

An|thrax|to|xin *nt* (Ⓔ anthrax toxin): *s.u. Anthrax*

An|thra|zy|klin|de|ri|va|te *pl* (Ⓔ anthracycline derivatives): *s.u. Essay Chemotherapie S. 349*

An|thro|po|ge|ne|se *f* (Ⓔ anthropogenesis): Entwicklung der menschlichen Rasse

anth|ro|po|id *adj* (Ⓔ anthropoid): menschenähnlich

Anth|ro|po|iden *pl* (Ⓔ anthropoids): Menschenaffen

Anth|ro|po|lo|ge *m* (Ⓔ anthropologist): Wissenschaftler auf dem Gebiet der Anthropologie*

Anth|ro|po|lo|gie *f* (Ⓔ anthropology): ***Syn:*** *Menschenkunde;* Wissenschaft vom Menschen und den Menschenrassen

Anth|ro|po|lo|gin *f* (Ⓔ anthropologist): Wissenschaftlerin auf dem Gebiet der Anthropologie*

anth|ro|po|lo|gisch *adj* (Ⓔ anthropologic): Anthropologie betreffend

Anth|ro|po|me|trie *f* (Ⓔ anthropometry): Lehre von den Maßen und Maßverhältnissen des menschlichen Körpers

anth|ro|po|me|trisch *adj* (Ⓔ anthropometric): Anthropometrie betreffend, mittels Anthropometrie

An|thro|po|mor|phis|mus *m* (Ⓔ anthropomorphism): Menschwerdung, Vermenschlichung

An|thro|po|no|se *f* (Ⓔ anthroponosis): nur bei Menschen vorkommende Erkrankung

anth|ro|po|phil *adj* (Ⓔ anthropophilic): (*Fliegen*) den Menschen bevorzugend

anth|ro|po|phob *adj* (Ⓔ anthropophobic): Menschenscheu/Anthropophobie betreffend, durch sie gekennzeichnet

Anth|ro|po|pho|bie *f* (Ⓔ anthropophobia): ***Syn:*** *Menschenscheu;* Angst vor bestimmten Menschen oder Menschengruppen

anth|ro|po|zen|trisch *adj* (Ⓔ anthropocentric): den Menschen in den Mittelpunkt stellend

An|thro|po|zo|o|no|se *f* (Ⓔ anthropozoonosis): ***Syn:*** *Zooanthroponose;* bei Menschen und Tieren vorkommende Erkrankung; kann von Tieren auf Menschen übertragen werden und umgekehrt

anth|ro|po|zo|o|phil *adj* (Ⓔ anthropozoophilic): (*Fliegen*) sowohl Menschen als auch Tiere angreifend

Anti-, anti- *präf.*: Wortelement mit der Bedeutung „gegen"

an|ti|ad|ren|erg *adj* (Ⓔ antiadrenergic): ***Syn:*** *sympatholytisch;* die Wirkung von Adrenalin* aufhebend; das sympathische System hemmend

An|ti|ad|ren|er|gi|kum *nt, pl* **-ka:** → *Adrenolytikum*

An|ti|ag|glu|ti|nin *nt* (Ⓔ antiagglutinin): die Wirkung von Agglutinin* hemmende Substanz

An|ti|al|bu|min *nt* (Ⓔ antialbumin): Antikörper* gegen Albumin*

An|ti|al|ler|gi|kum *nt, pl* **-ka** (Ⓔ antiallergic): Arzneimittel mit Wirkung gegen Allergie* oder allergische Symptome

an|ti|al|ler|gisch *adj* (Ⓔ antiallergic): gegen Allergie gerichtet

an|ti|a|na|bol *adj* (Ⓔ antianabolic): den Anabolismus* hemmend

An|ti|an|ä|mi|kum *nt, pl* **-ka** (Ⓔ antianemic): Mittel zur Prophylaxe oder Therapie von Anämie*

an|ti|a|nä|misch *adj* (Ⓔ antianemic): gegen Anämie* gerichtet

an|ti|a|na|phy|lak|tisch *adj* (Ⓔ antianaphylactic): gegen Anaphylaxie* gerichtet

An|ti|an|dro|gen *nt* (Ⓔ antiandrogen): ***Syn:*** *Androgenhemmer;* Arzneimittel, das die Wirkung von Androgenen am Erfolgsorgan hemmt; werden z.T. zur Behandlung von Hirsutismus* oder Prostatakrebs verwendet

Anti-Antikörper *m* (Ⓔ antiantibody): Antikörper* gegen einen anderen Antikörper

an|ti|a|po|plek|tisch *adj* (Ⓔ antiapoplectic): Apoplexie* verhindernd, die Symptome von Apoplexie* mildernd

An|ti|ar|rhyth|mi|kum *nt, pl* **-ka** (Ⓔ antiarrhythmic): Arzneimittel mit Wirkung gegen Herzrhythmusstörungen; nach **Vaughan Williams** werden sie in vier Klassen eingeteilt:

1. Klasse-I-Antiarrhythmika: auch als **Natriumantagonisten** oder **Membranstabilisatoren** bezeichnet; besteht aus den Unterkategorien **Klasse IA** oder **Chinidintyp** [Chinidin, Procainamid, Disopyramid, Prajmalium, Propafenon]; **Klasse IB** oder **Lidocaintyp** [Lidocain, Tocainid, Mexiletin, Phenytoin]; **Klasse IC** [Flecainid, Propafenon]; ihre Hauptwirkung besteht in einer Verlängerung des Aktionspotentials und die **Indikation** ist deshalb die Behandlung von ventrikulären und supraventrikulären Extrasystolen*

2. Klasse-II-Antiarrhythmika: enthalten Betablocker* [Metoprolol, Atenolol, Sotalol, Oxyprenolol, Acebutolol]; ihre **Indikation** sind Sinustachykardie*, supraventrikuläre paroxysmale Tachykardie*, ventrikuläre und supraventrikuläre Arrhythmien

3. Klasse-III-Antiarrhythmika: umfassen Calciumantagonisten* und Betablocker* mit Klasse-III-Wirkung [Amiodaron, Sotalol]; **Indikation:** therapierefraktäre ventrikuläre und supraventrikuläre Rhythmusstörungen

4. Klasse-IV-Antiarrhythmika: Calciumantagonisten* mit antiarrhythmischer Wirkung [Verapamil, Diltiazem]; **Indikation:** tachykarde Rhythmusstörungen

an|ti|ar|rhyth|misch *adj* (Ⓔ antiarrhythmic): mit Wirkung gegen Arrhythmien*, Arrhythmien verhindernd

An|ti|ar|te|ri|o|skle|ro|ti|kum *nt, pl* **-ka** (Ⓔ antiarteriosclerotic): Mittel zur Verhinderung von Arteriosklerose*

An|ti|ar|thri|ti|kum *nt, pl* **-ka** (Ⓔ antiarthritic): ***Syn:*** *Antarthritikum;* Mittel zur Behandlung von Gelenkentzündungen; *s.a. Antirheumatikum*

An|ti|asth|ma|ti|kum *nt, pl* **-ka** (Ⓔ antiasthmatic): Mittel zur

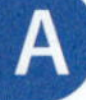

Prophylaxe oder Therapie von Asthma* bronchiale; dazu gehören Antiallergika*, Broncholytika*, Antihistaminika*, Glucocorticoide*, Expektoranzien*

An|ti|a|te|lek|ta|se|fak|tor *f*: *→Surfactant*

an|ti|a|the|ro|gen *adj* (Ⓔ antiatherogenic): die Atherombildung hemmend

an|ti|a|tro|phisch *adj*: *→antatrophisch*

An|ti|au|to|ly|sin *nt* (Ⓔ antiautolysin): Antikörper* gegen Autolysin*

An|ti|a|zi|dum *nt, pl* **-da**: *→Antazidum*

An|ti|ba|by|pil|le *f* (Ⓔ birth-control pill): *Syn*: *Pille*; oraler Ovulationshemmer zur hormonalen Empfängnisverhütung*

an|ti|bak|te|ri|ell *adj* (Ⓔ antibacterial): gegen Bakterien (wirkend)

Antibasalmembran-Antikörper *m* (Ⓔ anti-GBM antibody): gegen die Basalmembran gerichtete Autoantikörper*; *s.a. Autoimmunkrankheit*

Antibasalmembran-Glomerulonephritis *f* (Ⓔ anti-GBM glomerulonephritis): Glomerulonephritis* durch gegen die Basalmembran gerichtete Autoantikörper*

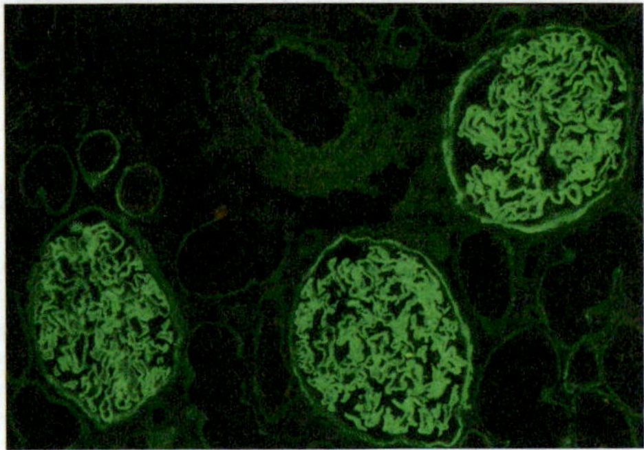

Abb. A103. Antikörper gegen glomeruläre Basalmembran

An|ti|bi|o|gramm *nt* (Ⓔ antibiogram): Testung der Antibiotikaresistenz von Bakterien oder Pilzen

An|ti|bi|o|se *f* (Ⓔ antibiosis): gegenseitige Wachstumshemmung oder Abtötung von Mikroorganismen durch die Ausscheidung von Antibiotika*; selten auch Bezeichnung für Antibiotikatherapie

an|ti|bi|o|ti|ka|in|du|ziert *adj* (Ⓔ antibiotic-induced): durch eine Antibiotikatherapie verursacht oder hervorgerufen

An|ti|bi|o|ti|ka|pro|phy|la|xe *f* (Ⓔ antibiotic prophylaxis): Krankheitsverhütung durch frühzeitige Antibiotikagabe [z.B. präoperativ]

an|ti|bi|o|ti|ka|re|sis|tent *adj* (Ⓔ antibiotic-resistant): nicht durch Antibiotika* abtötbar oder im Wachstum hemmbar

An|ti|bi|o|ti|ka|re|sis|tenz *f* (Ⓔ antibiotic resistance): natürliche oder erworbene Widerstandsfähigkeit von Mikroorganismen gegen Antibiotika; die **natürliche** oder **primäre Antibiotikaresistenz** beruht auf einer genetisch bedingten Unempfindlichkeit, während die **sekundäre** oder **erworbene Antibiotikaresistenz** auf dem Selektionsdruck des Antibiotikums beruht; empfindliche Organismen sterben ab, während die in jeder Population vorkommenden unempfindlichen Organismen ungehemmt wachsen; das Antibiotikum kann aber auch eine Veränderung im Stoffwechsel oder der Struktur induzieren und damit Resistenz auslösen; aus diesen beiden Überlegungen lässt sich verstehen, dass häufige Antibiotikagabe mit einer höheren Wahrscheinlichkeit der Resistenzentwicklung verbunden ist

der wichtigste Modus der Resistenzentwicklung ist Chromosomenmutation; in einer Bakterienkolonie laufen Spontanmutationen mit einer Häufigkeit von 10^{-6} bis 10^{-9} ab, d.h., es entstehen ständig Mutationen mit Veränderungen im Stoffwechsel, Wandaufbau usw.; die meisten davon sterben wieder ab, Antibiotikagabe kann aber als Selektionsmittel wirken und der Mutante optimale Bedingungen bieten; Bakterien können Resistenzgene über 3 Wege erwerben bzw. weiterreichen: **Transformation** [Aufnahme freier DNA aus der Umgebung], **Transduktion** [Übertragung des Resistenzgens durch Bakteriophagen] und **Konjugation** [direkte Übertragung mittels Sexpili durch die Plasmide, sog. **Resistenz-Transfer-Faktoren,** von einer Zelle zur anderen]

bei den Resistenzmechanismen unterscheidet man zwischen enzymatischer Inaktivierung [häufigster Mechanismus, z.B. β-Lactamase*], Veränderung des Zielmoleküls, Veränderung der Permeabilität der Zellwand, verstärkte Eliminierung aus der Zelle und Überproduktion des Zielmoleküls

An|ti|bi|o|ti|kum *nt, pl* **-ka** (Ⓔ antibiotic): Arzneimittel, das Mikroorganismen [Bakterien, Viren, Pilze] abtötet [Bakterizidie*] oder in ihrem Wachstum hemmt [Bakteriostase*]; ursprünglich handelt es sich um Substanzen, die von lebenden Zellen [Bakterien, Pilze, Algen, Pflanzen] gebildet werden und die schon in minimaler Konzentration wirksam sind; von den ca. 7000 isolierten natürlichen Antibiotika werden zwei Drittel von Actinomyces*-Species gebildet; mittlerweile werden aber zum größten Teil synthetische oder halbsynthetische Antibiotika verwendet

neben den klassischen **Penicillin-Antibiotika** werden noch folgende Gruppen unterschieden: **Aminoglykosid-Antibiotika, Cephalosporine, Chloramphenicole, Lincosamide, Polyenantibiotika, Gyrasehemmer, Makrolid-Antibiotika, Nucleosid-Antibiotika, Polypeptidantibiotika, Tetracycline, Chinolone** und einzelne nicht-klassifizierte Substanzen

an|ti|bi|o|tisch *adj* (Ⓔ **1.–2.** antibiotic): **1.** Antibiose betreffend, auf ihr beruhend **2.** Antibiose bewirkend, wachstumshemmend, keimhemmend oder -abtötend

Anti-Cardiolipinsyndrom *nt*: *→Anti-Phospholipidsyndrom*

Tab. A104. Genetik der Antibiotikaresistenz

	enzymatische Inaktivierung	verändertes Zielmolekül	Permeabilitätshemmung	verstärkte Ausschleusung	Überproduktion des Zielmoleküls	Umgehungswege
β-Lactame	P,C	C	C	–	(+)	–
Aminoglykoside	P,C	C	C	–	–	–
Tetracycline	–	P,C	P,C	P,C	–	–
Lincosamine	–	P,C	–	C	–	–
Makrolide	P	P,C	–	C	–	–
Glykopeptide	–	P,C	C	–	–	–
Folsäureantagonisten	–	P,C	C	–	C	–
Gyrasehemmer	–	C	–	C	–	P,C
Chloramphenicol	P	C	P	–	–	–
Rifampicin	–	C	–	–	–	–

P: plasmid-kodiert, C: chromosomal kodiert; –: bisher nicht beschrieben

an|ti|cho|lin|erg *adj* (Ⓔ anticholinergic): ***Syn***: *parasympatholytisch*; die Wirkung von Acetylcholin* hemmend; das parasympathische System hemmend

An|ti|cho|lin|er|gi|kum *nt, pl* **-ka** (Ⓔ anticholinergic): ***Syn***: *Parasympathikolytikum, Parasympatholytikum; Vagolytikum, Cholinolytikum*; die Wirkung von Acetylcholin hemmendes Arzneimittel, das die Erregungsübertragung am postsynaptischen Rezeptor durch kompetitive Hemmung blockiert

An|ti|con|vul|si|vum *nt, pl* **-va**: → *Antikonvulsivum*

Anti-D-Antikörper *m*: → *Anti-D-Immunglobulin*

an|ti|de|pres|siv *adj* (Ⓔ antidepressant): Depression(en) verhindernd oder lindernd

An|ti|de|pres|si|vum *nt, pl* **-va** (Ⓔ antidepressant): Arzneimittel mit Wirkung gegen Depressionen

An|ti|di|a|be|ti|kum *nt, pl* **-ka** (Ⓔ antidiabetic): Arzneimittel zur Behandlung von Diabetes* mellitus; dazu gehören **orale Antidiabetika** [Meformin, Chlorpropamid, Tolbutamid, Glibenclamid, Glipizid] zur Behandlung des Typ II Diabetes mellitus sowie Insulinpräparate, die bei Typ I Diabetes mellitus eingesetzt werden; *s.a. Essay Diabetes mellitus S. 481*

an|ti|di|a|be|tisch *adj* (Ⓔ antidiabetic): gegen Diabetes* mellitus wirkend, den Blutzuckerspiegel senkend

an|ti|di|a|be|to|gen *adj* (Ⓔ antidiabetogenic): die Diabetesentwicklung verhindernd

An|ti|di|ar|rho|i|kum *nt, pl* **-ka** (Ⓔ antidiarrhetic): ***Syn***: *Obstipantium*; Arzneimittel zur Behandlung von Durchfall/Diarrhö

an|ti|di|ar|rho|isch *adj* (Ⓔ antidiarrhetic): gegen Durchfall/Diarrhö wirkend, Durchfallsymptome lindernd

Anti-D-Immunglobulin *nt* (Ⓔ anti-D immune globulin): ***Syn***: *Anti-D-Antikörper*; Antikörper* gegen das D-Antigen des Rhesussystems; wird in der Anti-D-Prophylaxe* eingesetzt

An|ti|di|u|re|se *f* (Ⓔ antidiuresis): Einschränkung der Harnbildung in der Niere durch Hemmung der Wasserausscheidung oder Erhöhung der Reabsorption von Wasser; physiologischer Mechanismus bei unzureichender Wasserzufuhr

An|ti|di|u|re|ti|kum *nt, pl* **-ka** (Ⓔ antidiuretic): Arzneimittel, das die Harnausscheidung durch die Niere hemmt; wird zur Behandlung des Diabetes* insipidus verwendet

an|ti|di|u|re|tisch *adj* (Ⓔ antidiuretic): die Wasserausscheidung/Diurese in der Niere hemmend

Anti-DNA-Antikörper *m* (Ⓔ anti-DNA antibody): Autoantikörper* gegen körpereigene DNA; sind besonders häufig beim systemischen Lupus* erythematodes zu finden [bis zu 95 %] der Patienten und ihr Spiegel korreliert mit der Aktivität der Erkrankung; *s.a. Autoimmunkrankheit*

An|ti|dot *nt* (Ⓔ antidote): ***Syn***: *Antitoxin*; Gegengift, Gegenmittel

An|ti|do|tie|rung *f* (Ⓔ antidoting): in der Homöopathie Bezeichnung für die Aufhebung oder Blockierung der Wirkung eines homöopathischen Mittels; man unterscheidet **1. beabsichtigte Antidotierung** eines falsch gewählten oder dosierten Arzneimittels durch ein anderes Mittel; **2. ungewollte Antidotierung** durch vom Patienten eingenommene allopathische Mittel, Nahrungs- oder Genussmittel

Anti-D-Prophylaxe *f* (Ⓔ anti-D prophylaxis): Prophylaxe der Rhesus-Sensibilisierung von rh-negativen Müttern durch Gabe von Anti-D-Immunglobulin*; innerhalb von 72 h nach Entbindung, Fehlgeburt oder Schwangerschaftsabbruch wird eine Standarddosis von Anti-D-Immunglobulin i.v. oder i.m. verabreicht; damit werden vom Fetus stammende D-Antigene neutralisiert und eine Antikörperbildung verhindert

an|ti|drom *adj* (Ⓔ antidromic): gegenläufig

An|ti|dys|en|te|ri|kum *nt, pl* **-ka** (Ⓔ antidysenteric): Arzneimittel mit Wirkung gegen Dysenterie*

an|ti|dys|en|te|risch *adj* (Ⓔ antidysenteric): Dysenterie* verhütend, lindernd oder heilend

An|ti|e|lek|tron *nt* (Ⓔ positron): ***Syn***: *Positron*; positives Elektron*

An|ti|e|me|ti|kum *nt, pl* **-ka** (Ⓔ antiemetic): ***Syn***: *Antemetikum*; Arzneimittel mit Wirkung gegen Übelkeit [Nausea] und Erbrechen [Vomitus]

an|ti|e|me|tisch *adj* (Ⓔ antiemetic): gegen Übelkeit und Erbrechen wirksam

An|ti|en|zym *nt* (Ⓔ antienzyme): ***Syn***: *Antiferment*; Antikörper gegen ein spezifisches Enzym

an|ti|en|zy|ma|tisch *adj* (Ⓔ antizymotic): gegen ein Enzym wirkend, ein Enzym hemmend

Antiepileptika-Embryofetopathie *f* (Ⓔ antiepileptic fetopathy): ***Syn***: *embryopathisches Hydantoinsyndrom*; durch die Einnahme verschiedener Antiepileptika verursachtes Fehlbildungssyndrom mit Gesichtsanomalien, Herzfehler und Wachstumsstörungen

An|ti|e|pi|lep|ti|kum *nt, pl* **-ka** (Ⓔ antiepileptic): ***Syn***: *Antikonvulsivum*; Arzneimittel zur Verminderung oder Abschwächung von Krampfanfällen, Epilepsie oder epileptischen Anfällen; verwendet werden u.a. **Barbitursäurederivate** [Phenobarbital], **Hydantoine** [Phenytoin], **Dibenzazepine** [Carbamazepin], **Oxazolidine** [Trimethadion], **Succinimide** [Ethosuximid], **Benzodiazepine** [Diazepam, Clonazepam], **Sulfonamide** [Sultiam] und **Valproinsäure**

an|ti|e|pi|lep|tisch *adj* (Ⓔ antiepileptic): ***Syn***: *antikonvulsiv*; mit Wirkung gegen Epilepsie*, epileptische Anfälle verhindernd

an|ti|feb|ril *adj* (Ⓔ antifebrile): ***Syn***: *antipyretisch*; fiebersenkend

An|ti|feb|ri|li|um *nt, pl* **-lia** (Ⓔ antifebrile): ***Syn***: *Antipyretikum*; fiebersenkendes Mittel; meist handelt es sich um Schmerzmittel [Analgetika*], die auch eine fiebersenkende Wirkung haben

An|ti|fer|ment *nt* (Ⓔ antiferment): ***Syn***: *Antienzym*; Antikörper gegen ein spezifisches Enzym

An|ti|fi|bril|lans *nt, pl* **-lan|zi|en, -lan|ti|en** (Ⓔ antifibrillatory): ***Syn***: *Antifibrillantium*; Arzneimittel mit Wirkung gegen Vorhof- oder Kammerflimmern; *s.a. Antiarrhythmikum*

an|ti|fi|bril|lant *adj* (Ⓔ antifibrillatory): gegen Herzflimmern wirksam

An|ti|fi|bril|lan|ti|um *nt, pl* **-lan|zi|en, -lan|ti|en**: → *Antifibrillans*

An|ti|fi|bri|no|ly|sin *nt* (Ⓔ antifibrinolysin): ***Syn***: *Antiplasmin*; körpereigener Fibrinolysinhemmer, z.B. alpha$_1$-Antitrypsin*

An|ti|fi|bri|no|ly|ti|kum *nt, pl* **-ka** (Ⓔ antifibrinolytic): ***Syn***: *Fibrinolysehemmer, Fibrinolyseinhibitor*; die Fibrinolyse* hemmende Substanz

an|ti|fi|bri|no|ly|tisch *adj* (Ⓔ antifibrinolytic): die Fibrinolyse* hemmend

an|ti|fun|gal *adj* (Ⓔ antifungal): ***Syn***: *antimykotisch*; gegen Pilze/Fungi wirkend

An|ti|gen *nt* (Ⓔ antigen): körperfremde Substanz [meist Makromolekül], die eine Immunreaktion hervorruft und zur Bildung von spezifischen Antikörpern führt; meist handelt es sich um körperfremde Eiweiße; daneben können auch Polysaccharide, Nucleinsäuren, Oberflächenstrukturen von Bakterien, Viren, Pilzen oder anderen Zellen als Antigen wirken; *s.a. Essay Immunität S. 1009*

B-Zell-assoziierte Antigene (Ⓔ B-cell associated antigens): *s.u. Essay Non-Hodgkin-Lymphome S. 1517*

carcinoembryonales Antigen (Ⓔ carcinoembryonic antigen): Glykoprotein, das bei verschiedenen Karzinomen [u.a. Kolon-, Rektum, Pankreas, Gallenblasenkarzinom], aber auch Gewebenekrose, starken Rauchern und Darmerkrankungen im Blut auftritt; *s.a. Tumormarker*

Faktor VIII-assoziiertes Antigen (Ⓔ factor VIII-associated antigen): ***Syn***: *von Willebrand-Faktor, Willebrand-Faktor*; oligomeres Glykoprotein, das subendothelial und in Thrombozyten vorkommt; vermittelt die Adhäsion von Thrombozyten an das verletzte Gefäßendothel und schützt Faktor* VIII der Blutgerinnung vor vorzeitiger Proteolyse; schwerer Mangel führt damit zu einem Faktor VIII-Mangel und Störung der sekundären Hämostase*; *s.a. Willebrand-Jürgens-Syndrom, Blutgerinnung*

familiäre Antigene (Ⓔ private antigens): ***Syn***: *seltene/private Antigene, Privatantigene, Familienantigene*; Antigene, die nur bei wenigen Menschen oder nur innerhalb einer Familie auftreten

heterogenetisches Antigen (Ⓔ hetrogenetic antigen): ***Syn***: *hetrophiles Antigen, Heteroantigen*; Antigen, das partiell

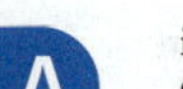

identisch ist mit einem artfremden [xenogenen] Antigen; die gegen das heterogenetische Antigen gebildeten Antikörper zeigen daher eine Kreuzreaktion mit dem entsprechenden artfremden Antigen
heterologes Antigen (Ⓔ heterologous antigen): *s.u. Kreuzimmunität*
hetrophiles Antigen: *→heterogenetisches Antigen*
homologes Antigen (Ⓔ homologous antigen): *s.u. Kreuzimmunität*
komplettes Antigen (Ⓔ complete antigen): ***Syn:*** *Vollantigen*; Antigen, das zu Immunisierung führen kann
kreuzreagierendes Antigen (Ⓔ cross-reacting antigen): eine Kreuzreaktion* auslösendes Antigen; *s.a. heterogenetisches Antigen*
onkofetale Antigene (Ⓔ oncofetal antigens): Oberbegriff für Antigene, die sowohl auf Tumorzellen als auch fetalen Zellen auftreten können; *s.a. carcinoembryonales Antigen, α_1-Fetoprotein*
private Antigene: *→familiäre Antigene*
prostataspezifisches Antigen (Ⓔ prostate-specific antigen): tumorassoziiertes Antigen*, das bei Prostatakarzinom auftritt und als spezifischer Tumormarker* von Bedeutung für die (Früh-)Diagnose und Verlaufskontrolle ist; *s.a. Prostatakarzinom*

Tab. A105. **Altersabhängige Normalwerte des prostataspezifischen Antigens**

40–49 Jahre	0–2,5 ng/ml
50–59 Jahre	0–3,5 ng/ml
60–69 Jahre	0–4,5 ng/ml
70–79 Jahre	0–6,5 ng/ml

protektives Antigen (Ⓔ protective antigen): *s.u. Anthrax*
seltene Antigene: *→familiäre Antigene*
transplantationsaktive Antigene (Ⓔ transplantation active antigens): *s.u. Essay Virus und Tumor S. 2185*
tumorassoziiertes Antigen (Ⓔ tumor-associated antigen): Tumorantigen*, das nur auf Tumorzellen, nicht aber normalen Körperzellen auftritt
ubiquitäre Antigene (Ⓔ public antigens): universelle, d.h. bei fast allen Menschen auftretende Antigene, z.B. Blutgruppenantigene
unvollständiges Antigen (Ⓔ half-antigen): ***Syn:*** *Halbantigen, Hapten*; niedermolekulares Antigen, das erst nach Bindung an einen Carrier als Vollantigen wirkt und eine Antikörperbildung auslöst

an|ti|gen *adj* (Ⓔ antigenic): Antigeneigenschaften besitzend, als Antigen wirkend

Antigen-Antikörper-Komplex *m* (Ⓔ antigen-antibody complex): ***Syn:*** *Immunkomplex*; im Rahmen der Antigen-Antikörper-Reaktion entstehender Komplex; im Blut zirkulierende Antigen-Antikörper-Komplexe können Ursache diverser Krankheiten sein; *s.a. Essay Immunität S. 1009*

Antigen-Antikörper-Reaktion *f* (Ⓔ antigen-antibody-reaction): *s.u. Antigen-Antikörper-Komplex*

An|ti|gen|de|ter|mi|nan|te *f* (Ⓔ antigenic determinant): ***Syn:*** *Epitop, antigene Determinante*; Teil des Antigens*, der mit dem Antikörper* reagiert und damit die Spezifität des Antikörpers bestimmt

An|ti|gen|drift *f* (Ⓔ antigenic drift): partielle Veränderung der Antigenstruktur von Mikroorganismen [meist Viren]; führt evtl. zu einer Abschwächung der Wirksamkeit von Antikörpern

Antigen-ELISA *m* (Ⓔ antigen ELISA): *s.u. Enzyme-linked-immunosorbent-Assay*

Antigen-Mimikry *f* (Ⓔ antigen mimicry): *s.u. Essay Infektion S. 1027*

An|ti|gen|shift *m* (Ⓔ antigenic shift): plötzliche, starke Veränderung der Antigenstruktur von Mikroorganismen [meist Viren]; führt zur Bildung eines neuen Subtyps

An|ti|gen|wan|del *f*: *→Antigenwechsel*

An|ti|gen|wech|sel *m* (Ⓔ antigenic variation): ***Syn:*** *Antigenwandel*; Änderung der Antigenstruktur, z.B. von Bakterien und Viren; am Bekanntesten ist die Veränderung der Antigenstruktur von Influenzavirus* A, die die Ursache des Auftauchens neuer Subtypen ist, die alle 10–20 Jahre eine neue Pandemie auslösen können; *s.a. Antigendrift, Antigenshift*

An|ti|ges|ta|ge|ne *pl* (Ⓔ gestagen inhibitors): ***Syn:*** *Antiprogesterone, Progesteronrezeptor-Antagonisten*; Substanzen, die mit Progesteron* am Rezeptor konkurrieren

An|ti|glo|bu|lin *nt* (Ⓔ antiglobulin): Antikörper* gegen Serumglobuline; *s.a. Antiglobulintest*

An|ti|glo|bu|lin|test *m* (Ⓔ antiglobulin test): ***Syn:*** *Coombs-Test, Antihumanglobulintest, AHG-Test*; serologischer Nachweis inkompletter Erythrozytenantikörper mittels Antiglobulin* [Antihumanglobulinserum, AHG]; beim **direkten Coombs-Test** werden die Erythrozyten durch das Coombs-Serum agglutiniert; beim **indirekten Coombs-Test** werden inkomplette Antikörper im Patientenserum nachgewiesen; das Serum wird mit Testerythrozyten inkubiert und im zweiten Schritt werden die jetzt mit Antikörper beladenen Erythrozyten durch Coombs-Serum agglutiniert

an|ti|go|na|do|trop *adj* (Ⓔ antigonadotropic): gonadotrope Hormone* hemmend

An|ti|gramm *nt* (Ⓔ antigram): graphische Darstellung eines Antikörpersuchtests

An|ti|häm|ag|glu|ti|nin *nt* (Ⓔ antihemagglutinin): Antikörper* gegen Hämagglutinin*

An|ti|hä|mo|ly|sin *nt* (Ⓔ antihemolysin): Antikörper* gegen Hämolysin*

an|ti|hä|mo|ly|tisch *adj* (Ⓔ antihemolytic): gegen Hämolyse* wirkend, eine Hämolyse verhindernd

an|ti|hä|mo|phil *adj* (Ⓔ antihemophilic): gegen Hämophilie* wirkend, Hämophilie verhindernd

An|ti|hä|mo|phi|lie|fak|tor *m* (Ⓔ antihemophilic factor): ***Syn:*** *antihämophiles Globulin, Faktor VIII*; in der Leber gebildeter Faktor der Blutgerinnung*; Mangel oder Fehlen führt zu Hämophilie* A

An|ti|hä|mor|rha|gi|kum *nt, pl* **-ka** (Ⓔ antihemorrhagic): ***Syn:*** *Hämostatikum, Hämostyptikum, Styptikum, Blutstillungsmittel*; blutstillendes Mittel

an|ti|hä|mor|rha|gisch *adj* (Ⓔ antihemorrhagic): ***Syn:*** *hämostatisch, hämostyptisch*; blutstillend

Anti-HAV *Abk.*: Antikörper gegen Hepatitis A virus

Anti HAV-IgG *Abk.*: Antikörper der Immunglobulinklasse IgG gegen Hepatitis A Virus

Anti-HAV-IgM *Abk.*: Antikörper der Immunglobulinklasse IgM gegen Hepatitis A Virus

Anti-HB *nt* (Ⓔ anti-HBS): Antikörper* gegen das Oberflächenantigen des Hepatitis B-Virus*

An|ti|he|lix *f* (Ⓔ antihelix): Bogenwulst des Ohrmuschelrandes, der der Helix* gegenüberliegt

An|ti|he|lix|schen|kel *pl* (Ⓔ limbs of antihelix): ***Syn:*** *Crura antihelicis*; die Fossa* triangularis auriculae umfassende Schenkel der Antihelix*

An|ti|he|pa|rin *nt* (Ⓔ antiheparin): ***Syn:*** *Plättchenfaktor 4*; in den Blutplättchen [Thrombozyten] enthaltene Substanz, die die Wirkung von Heparin* hemmt

An|ti|he|te|ro|ly|sin *nt* (Ⓔ antiheterolysin): Antikörper* gegen Heterolysin*

An|ti|hid|ro|ti|kum *nt, pl* **-ka**: *→Antiperspirant*

an|ti|hid|ro|tisch *adj* (Ⓔ antihidrotic): ***Syn:*** *anthidrotisch*; die Schweißbildung/Schweißsekretion hemmend, schweißhemmend

An|ti|his|ta|min *nt*: *→Antihistaminikum*

An|ti|his|ta|mi|ni|kum *nt, pl* **-ka** (Ⓔ antihistamin): ***Syn:*** *Antihistamin, Histaminantagonist, Histaminrezeptorenblocker*; Arzneimittel, die die Wirkung von Histamin durch Blockade der Histaminrezeptoren abschwächen oder aufheben; je nach Rezeptorart unterscheidet man: **1. H_1-Antihistaminika** [H_1-Rezeptorenblocker, klassische Antihistaminika, H_1-Antagonisten, Histamin-H_1-Rezeptorantagonisten] antiallergisch, gefäßabdichtend, juckreizstillend, lokalanästhetisch und spasmolytisch wirkende Substanzen, die kompetitiv die H_1-Rezeptoren blocken; **Ind.**: Hautallergien, Insektenstiche, Juckreiz, allergische Rhinitis; **NW**: Sedation, Mundtrockenheit, Magen-Darmbeschwerden, zentralnervöse Störungen, Wechselwirkung mit Alkohol und zentraldämpfenden Arzneimitteln; **Kontraind.** Schwangerschaft,

Kleinkinder, Glaukom

2. H_2-Antihistaminika [H_2-Rezeptorenblocker, H_2-Antagonisten, Histamin-H_2-Rezeptorantagonisten] sie hemmen die H_2-Rezeptoren der Magenschleimhaut und damit die Magensäureproduktion; **Ind.**: Ulkustherapie; **NW**: Benommenheit, Kopfschmerzen, Magen-Darm-Beschwerden, Muskelschmerzen

klassische Antihistaminika (Ⓔ classic antihistamins): H_1-Antihistaminika; *siehe oben*

an|ti|his|ta|mi|nisch *adj* (Ⓔ antihistaminic): die Wirkung von Histamin abschwächend, Histaminrezeptoren blockend

An|ti|hor|mon *nt* (Ⓔ antihormone): *Syn*: *Hormonblocker, Hormonantagonist*; die Wirkung eines Hormons hemmende oder aufhebende Substanz

An|ti|hu|man|glo|bu|lin *nt* (Ⓔ anti-human globulin): Antikörper* gegen Humanglobulin

An|ti|hu|man|glo|bu|lin|test *m*: →*Antiglobulintest*

An|ti|hy|al|u|ro|ni|da|se *f* (Ⓔ antihyaluronidase): *Syn*: *Hyaluronidaseantagonist, Hyaluronidasehemmer*; Antikörper* gegen Hyaluronidase*

An|ti|hy|al|u|ro|ni|da|se|test *m* (Ⓔ antihyaluronidase test): serologischer Test zum Nachweis von Antikörpern gegen Hyaluronidase*

An|ti|hy|per|li|pä|mi|kum *nt, pl* **-ka**: →*Antilipidämikum*

an|ti|hy|per|ten|siv *adj* (Ⓔ antihypertensive): *Syn*: *antihypertonisch*; blutdrucksenkend

An|ti|hy|per|ten|si|vum *nt, pl* **-va** (Ⓔ antihypertensive): *Syn*: *Antihypertonikum*; Arzneimittel mit Wirkung gegen erhöhten Blutdruck, blutdrucksenkendes Mittel; dazu gehören Antisympathotonika*, Vasodilatatoren*, Calciumantagonisten*, Alphablocker*, Betablocker* und Stoffe, die in das Renin-Angiotensin-Aldosteron-System* eingreifen [z.B. ACE-Hemmer*]; Diuretika* haben ebenfalls eine blutdrucksenkende Wirkung

An|ti|hy|per|to|ni|kum *nt, pl* **-ka**: →*Antihypertensivum*

an|ti|hy|per|to|nisch *adj*: →*antihypertensiv*

An|ti|hy|po|ten|si|vum *nt, pl* **-va**: →*Antihypotonikum*

An|ti|hy|po|to|ni|kum *nt, pl* **-ka** (Ⓔ antihypotensive): Arzneimittel mit Wirkung gegen niedrigen Blutdruck, blutdrucksteigerndes Mittel

an|ti|ik|te|risch *adj* (Ⓔ anti-icteric): Gelbsucht/Ikterus lindernd oder verhindernd

an|ti|in|fek|ti|ös *adj* (Ⓔ anti-infectious): infektionsverhindernd

An|ti|in|fek|ti|o|sum *nt, pl* **-sa** (Ⓔ anti-infectious): infektionsverhinderndes Mittel, Arzneimittel zur Behandlung von Infektionskrankheiten

anti-inflammatorisch *adj* (Ⓔ anti-inflammatory): *Syn*: *antiphlogistisch*; entzündungshemmend

an|ti|ka|ri|ös *adj* (Ⓔ anticarious): gegen Karies* wirkend, Karies vorbeugend

An|ti|kar|zi|no|gen *nt* (Ⓔ anticarcinogen): die Tumorentstehung hemmende Substanz; antikarzinogene Substanz

an|ti|kar|zi|no|gen *adj* (Ⓔ anticarcinogenic): die Tumorentstehung hemmend, einer Tumorentwicklung vorbeugend

an|ti|ke|to|gen *adj* (Ⓔ antiketogenic): die Ketonkörperbildung hemmend

An|ti|ke|to|ge|ne|se *f* (Ⓔ inhibition of ketogenesis): Hemmung der Ketonkörperbildung

An|ti|ki|na|se *f* (Ⓔ antikinase): Kinasehemmer, Kinaseantagonist

An|ti|ko|a|gu|lans *nt, pl* **-lan|zi|en, -lan|ti|en** (Ⓔ anticoagulant): *Syn*: *Antikoagulantium*; gerinnungshemmende Substanz; **1.** im Labor bzw. in vitro werden Substanzen eingesetzt, die Blutproben oder Blutkonserven ungerinnbar machen; am häufigsten werden Heparin* oder Heparinoide* [keine Veränderung des pH-Wertes] oder Substanzen, die Ca-Ionen binden [Citrat, Oxalat, EDTA, Fluorid], verwendet **2.** zur intravasalen Gerinnungshemmung, z.B. postoperativ, werden Heparin* bzw. Heparinoide*, Vitamin K-Antagonisten* [Cumarine*] und Thrombozytenaggregationshemmer* eingesetzt

An|ti|ko|a|gu|lan|ti|um *nt, pl* **-lan|zi|en, -lan|ti|en**: →*Antikoagulans*

an|ti|ko|a|gu|lie|rend *adj* (Ⓔ anticoagulant): die Blutgerinnung hemmend, gerinnungshemmend

an|ti|ko|a|gu|liert *adj* (Ⓔ anticoagulated): mit Antikoagulantien versetzt

an|ti|kon|vul|siv *adj* (Ⓔ anticonvulsive): krampflösend, krampfverhindernd

An|ti|kon|vul|si|vum *nt, pl* **-va** (Ⓔ anticonvulsant): *Syn*: *Anticonvulsivum*; krampflösendes/krampfverhinderndes Mittel; meist gleichgesetzt mit Antiepileptikum*

An|ti|kon|zep|ti|on *f*: →*Kontrazeption*

an|ti|kon|zep|ti|o|nell *adj* (Ⓔ anticonceptive): *Syn*: *kontrazeptiv*; empfängnisverhütend

An|ti|kon|zep|ti|vum *nt, pl* **-va**: →*Verhütungsmittel*

An|ti|kör|per *m* (Ⓔ antibody): vom Immunsystem gebildete Eiweißkörper, die spezifisch gegen ein Antigen* gerichtet sind; oft gleichgesetzt mit Immunglobulin*; trifft ein Antikörper auf sein spezifisches Antigen, kommt es zur Bildung eines Antigen-Antikörper-Komplexes; im einfachsten Fall kann diese Komplexbildung bereits zur Neutralisation des Antigens führen [z.B. bei Toxinen]; in anderen Fällen kann es zur Ausfällung [Präzipitation] des Antigens oder zur Bildung größerer Aggregate [Agglutination] kommen; der Antigen-Antikörper-Komplex kann auch das Komplementsystem aktivieren [klassischer Weg] und damit zur Auflösung der Zelle, auf der das Antigen sitzt, führen [Zytolyse]; *s.a. aktive Immunisierung, passive Immunisierung, Autoimmunkrankheit*, *Essay Immunität S. 1009*

agglutinierender Antikörper: →*kompletter Antikörper*

anti-idiotypischer Antikörper (Ⓔ idiotypic antibody): Antikörper gegen vom eigenen Körper gebildete Antikörper

antimikrosomaler Antikörper (Ⓔ antimicrosomal antibody): *Syn*: *mikrosomaler Antikörper*; Antikörper gegen Leber- oder Nierenmikrosomen; *s.a. Autoimmunkrankheit*

antimitochondriale Antikörper (Ⓔ antimitochondrial antibodies): *Syn*: *Mitochondrienantikörper, Antimitochondrienantikörper*; Antikörper gegen Bestandteile der Mitochondrienmembran; *s.a. Autoimmunkrankheit*

antinukleäre Antikörper: →*antinukleäre Faktoren*

autologer Antikörper: →*Autoantikörper*

bivalenter Antikörper (Ⓔ bivalent antibody): Antikörper mit zwei Antigenbindungsstellen

blockierender Antikörper: →*inkompletter Antikörper*

hemmender Antikörper: →*univalenter Antikörper*

heterogener Antikörper (Ⓔ heterologous antibody): *Syn*: *Heteroantikörper, Xenoantikörper, heterogener/xenogener Antikörper*; Antikörper gegen ein artfremdes Antigen*

heterozytotroper Antikörper (Ⓔ heterocytotropic antibody): Antikörper, der sich an eine artfremde Zelle bindet

homozytotroper Antikörper (Ⓔ homocytotropic antibody): Antikörper, der sich an eine Zelle derselben Species bindet

humoraler Antikörper (Ⓔ humoral antibody): im Blut und anderen Körperflüssigkeiten frei vorkommender Antikörper

inkompletter Antikörper (Ⓔ incomplete antibody): *Syn*: *blockierender Antikörper, nichtagglutinierender Antikörper, konglutinierender Antikörper*; Antikörper, der sich an ein Antigen bindet, ohne Agglutination auszulösen

irregulärer Antikörper (Ⓔ immune antibody): *Syn*: *Immunantikörper*; durch nachweisbare Immunisierung induzierter Antikörper

isophiler Antikörper (Ⓔ isophil antibody): Antikörper gegen Erythrozyten der eigenen Species

komplementbindender Antikörper (Ⓔ complement-fixing antibody): Antikörper, der Komplement* aktiviert und damit zur Zellauflösung führt

kompletter Antikörper (Ⓔ complete antibody): *Syn*: *Kochsalzantikörper, agglutinierender Antikörper, saliner Antikörper*; Antikörper, der in Kochsalzlösung zur Agglutination führt

konglutinierender Antikörper: →*inkompletter Antikörper*

kreuzreagierender Antikörper (Ⓔ cross-reacting antibody): Antikörper, der mit mehr als einem Antigen reagiert

lymphozytotoxischer Antikörper (Ⓔ lymphocytotoxic antibody): zur Auflösung von Lymphozyten führender Antikörper

maternale Antikörper: →*mütterliche Antikörper*

membrangebundener Antikörper (Ⓔ membrane-bound antibody): an die Zellmembran gebundener Antikörper
mikrosomaler Antikörper (Ⓔ antimicrosomal antibody): *Syn*: *antimikrosomaler Antikörper*; Antikörper gegen Leber- oder Nierenmikrosomen
monoklonaler Antikörper (Ⓔ monoclonal antibody): von einem Zellklon gebildeter Antikörper, z.B. bei Plasmozytom*; monoklonale Antikörper werden in Immunoassays sowie zur Diagnostik und Therapie von Tumoren eingesetzt; *s.a. Essay Chemotherapie S. 349*

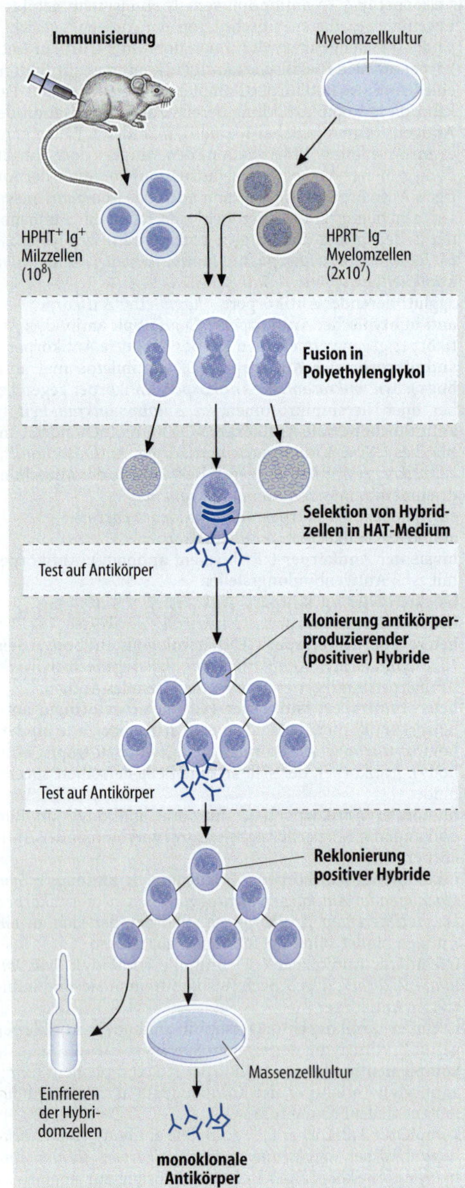

Abb. A106. Bildung monoklonaler Antikörper mit der Hybridomtechnik

monovalenter Antikörper: *→univalenter Antikörper*
mütterliche Antikörper (Ⓔ maternal antibodies): *Syn*: *maternale Antikörper*; Antikörper der Mutter, die in den kindlichen Kreislauf eingedrungen sind
natürlicher Antikörper: *→regulärer Antikörper*
nichtagglutinierender Antikörper: *→inkompletter Antikörper*
nichtpräzipitierender Antikörper (Ⓔ nonprecipitating antibodies): Antikörper, der nicht zur Präzipitation des Antigens führt
polyklonale Antikörper (Ⓔ polyclonal antibodies): von mehreren Zellklonen gebildete Antikörper
regulärer Antikörper (Ⓔ natural antibody): *Syn*: *Normalantikörper, natürlicher Antikörper*; ohne nachweisbare Immunisierung vorhandener Antikörper
saliner Antikörper: *→kompletter Antikörper*
univalenter Antikörper (Ⓔ univalent antibody): *Syn*: *hemmender/monovalenter Antikörper*; Antikörper mit nur einer Antigenbindungsstelle
xenogener Antikörper: *→heterogener Antikörper*
zellgebundene Antikörper (Ⓔ cell-bound antibodies): *Syn*: *zellständige Antikörper*; Antikörper auf der Oberfläche von Lymphozyten
zellständige Antikörper: *→zellgebundene Antikörper*
zytolytischer Antikörper: *→zytotoxischer Antikörper*
zytophiler Antikörper (Ⓔ cytophilic antibody): Antikörper, der sich an Zellen bindet
zytotoxischer Antikörper (Ⓔ cytotoxic antibody): *Syn*: *zytolytischer Antikörper, Zytolysin*; Antikörper, der über eine Aktivierung des Komplementsystems zur Auflösung der Zelle führt

Antikörper-ELISA *m* (Ⓔ antibody ELISA): *s.u. Enzyme-linked-immunosorbent-Assay*
Antikörper-Klassenwechsel *m* (Ⓔ antigen class switch): *s.u. Essay Immunität S. 1009*
An|ti|kör|per|man|gel|syn|drom *nt*: **1.** *→Agammaglobulinämie* **2.** *→Hypogammaglobulinämie*
An|ti|kör|per|such|test *m* (Ⓔ antibody screening test): serologischer Test auf irreguläre Antikörper*
An|ti|lep|ro|ti|kum *nt, pl* **-ka** (Ⓔ antileprotic): Arzneimittel mit Wirkung gegen Leprabazillen oder zur Behandlung der Lepra
an|ti|leu|ko|zy|tär *adj* (Ⓔ antileukocytic): gegen Leukozyten gerichtet oder wirkend
An|ti|li|pi|dä|mi|kum *nt, pl* **-ka** (Ⓔ antilipemic): *Syn*: *Lipidsenker, Antihyperlipämikum*; Arzneimittel mit Wirkung gegen erhöhte Blutlipidspiegel
an|ti|li|pid|ä|misch *adj* (Ⓔ antilipemic): den Lipidspiegel senkend
An|ti|lu|e|ti|kum *nt, pl* **-ka** (Ⓔ antisyphilitic): *Syn*: *Antisyphilitikum*; Arzneimittel mit Wirkung gegen Syphilis
an|ti|lu|e|tisch *adj* (Ⓔ antisyphilitic): *Syn*: *antisyphilitisch*; gegen Syphilis* wirkend
An|ti|lym|pho|zy|ten|glo|bu|lin *nt* (Ⓔ antilymphocyte globulin): gegen Lymphozyten gerichtetes Immunglobulin; *s.a. Antilymphozytenserum*
An|ti|lym|pho|zy|ten|se|rum *nt, pl* **-se|ren** (Ⓔ antilymphocyte serum): Antiserum gegen Lymphozyten zur Unterdrückung der Transplantatabstoßung oder Behandlung von zellvermittelten Autoimmunerkrankungen [z.B. aplastische Anämie*]
An|ti|me|ta|bo|lit *m* (Ⓔ antimetabolite): Substanz, die einen Stoffwechselweg hemmt und damit zytostatisch oder zytotoxisch wirkt, z.B. Purin- oder Pyrimidinantagonisten; *s.a. Essay Chemotherapie S. 349*
an|ti|mi|kro|bi|ell *adj* (Ⓔ antimicrobial): gegen Mikroorganismen wirkend
An|ti|mi|to|chon|dri|en|an|ti|kör|per *pl* (Ⓔ antimitochondrial antibodies): *Syn*: *Mitochondrienantikörper, antimitochondriale Antikörper*; Antikörper gegen Bestandteile der Mitochondrienmembran
An|ti|mi|to|ti|kum *nt, pl* **-ka** (Ⓔ antimitotic): *Syn*: *Mitosehemmer, Mitosegift, Mitoseblocker*; die Mitose hemmender Stoff; man unterscheidet zwischen **Zellteilungsgiften** [Koffein, p-Dichlorbenzol], **Spindelgiften** [Colchicin, Vinca-Alkaloide] und **Chromosomengiften** [Trypaflavin]; **Ind.**: Chemotherapie* maligner Tumoren
an|ti|mi|to|tisch *adj* (Ⓔ antimitotic): die Mitose* hemmend, mitosehemmend
An|ti|mon *nt* (Ⓔ antimony): *Syn*: *Stibium*; zur Stickstoffgrup-

pe gehörendes giftiges Metall

An|ti|mu|ta|gen *nt* (Ⓔ antimutagen): ***Syn***: *antimutagene Substanz*; Substanz, die die spontane oder induzierte Mutationsrate verringert

An|ti|my|ko|ti|kum *nt, pl* **-ka** (Ⓔ antifungal): gegen Pilze/Fungi* wirkende Substanz; kann die Pilze abtöten [fungizide Wirkung] oder in ihrem Wachstum hemmen [fungistatische Wirkung]

an|ti|my|ko|tisch *adj* (Ⓔ antimycotic): ***Syn***: *antifugal*; gegen Pilze/Fungi wirkend

An|ti|ne|o|plas|ti|kum *nt, pl* **-ka** (Ⓔ antineoplastic): Arzneimittel mit Wirkung gegen Neoplasmen/Tumoren; *s.a. Zytostatika*

an|ti|ne|o|plas|tisch *adj* (Ⓔ antineoplastic): gegen (maligne) Neoplasmen* wirksam; zytostatisch

an|ti|ne|phri|tisch *adj* (Ⓔ antinephritic): gegen Nephritis* wirkend

An|ti|neur|al|gi|kum *nt, pl* **-ka** (Ⓔ antineuralgic): Arzneimittel mit Wirkung gegen Neuralgie oder neuralgische Schmerzen; Schmerzmittel [Analgetikum]

an|ti|neur|al|gisch *adj* (Ⓔ antineuralgic): gegen Neuralgie* wirksam

an|ti|neu|ri|tisch *adj* (Ⓔ antineuritic): gegen Neuritis* wirkend

an|ti|nu|kle|är *adj* (Ⓔ antinuclear): gegen den Zellkern oder Zellkernteile gerichtet

An|ti|on|ko|ge|ne *pl* (Ⓔ anti-oncogenes): *s.u. Essay Gentransfer und Gentherapie S. 761*

An|ti|ös|tro|gen *nt* (Ⓔ antiestrogen): ***Syn***: *Östrogenhemmer, Östrogenantagonist*; Substanz, die die Wirkung von Östrogen* an den Erfolgsorganen hemmt; werden zur Ovulationsauslösung [Clomifen*] und in der Therapie des Mammakarzinoms [Tamoxifen*] eingesetzt

an|ti|o|vu|la|to|risch *adj* (Ⓔ antiovulatory): den Eisprung hemmend oder unterdrückend, ovulationshemmend

An|ti|o|xy|dans *nt, pl* **-dan|zi|en, -dan|ti|en** (Ⓔ antioxidant): Substanz, die die Oxidation oder Autooxidation anderer Substanzen verhindert

an|ti|pa|ra|ly|tisch *adj* (Ⓔ antiparalytic): einer Lähmung/ Paralyse vorbeugend, Paralyse lindernd

An|ti|pa|ra|si|ta|ri|um *nt, pl* **-ria**: *→Antiparasitikum*

An|ti|pa|ra|si|ti|kum *nt, pl* **-ka** (Ⓔ antiparasitic): ***Syn***: *Antiparasitarium*; gegen Parasiten wirkendes Mittel

an|ti|pa|ra|si|tisch *adj* (Ⓔ antiparasitic): gegen Parasiten wirkend

An|ti|par|kin|so|ni|kum *nt, pl* **-ka** (Ⓔ antiparkinsonian): ***Syn***: *Antiparkinsonmittel*; gegen die Symptome der Parkinson-Krankheit wirkendes Mittel; umfasst **zentral wirkende Anticholinergika, Stoffe mit dopaminerger Wirkung** und **β-Sympatholytika**

An|ti|par|kin|son|mit|tel *nt*: *→Antiparkinsonikum*

an|ti|pa|thisch *adj* (Ⓔ antipathic): nach S. Hahnemann* die Eigenschaft eines Arzneimittels Symptome hervorzurufen, die den Symptomen einer gegebenen Erkrankung entgegengesetzt sind; die Gabe eines antipathischen Arzneimittels soll zu einer kurzfristigen Besserung der Symptome mit nachfolgender Verschlimmerung führen, da das antipathische Mittel nur die Symptome unterdrückt, nicht aber die Ursache beseitigt; *s.a. allopathisch, homöopathisch, contraria contrariis curentur*

An|ti|pe|di|ku|lo|sum *nt, pl* **-sa** (Ⓔ antipediculotic): ***Syn***: *Läusemittel*; Arzneimittel mit Wirkung gegen Läuse [Pediculus*]

An|ti|pel|la|gra|vi|ta|min *nt*: *→Niacin*

An|ti|pe|ris|tal|tik *f* (Ⓔ antiperistalsis): rückläufige Peristaltik; chirurgisch mittels **antiperistaltischer Anastomose** zur Verlangsamung der Darmpassage

an|ti|pe|ri|stal|tisch *adj* (Ⓔ **1.–2.** antiperistaltic): **1.** die Peristaltik hemmend **2.** Antiperistaltik betreffend oder verursachend

An|ti|pers|pi|rant *nt* (Ⓔ antiperspirant): ***Syn***: *Antitranspirant, Anthidrotikum, Antihidrotikum*; die Schweißsekretion hemmendes Mittel, schweißhemmende Substanz

an|ti|pha|go|zy|tär *adj* (Ⓔ antiphagocytic): ***Syn***: *antiphagozytisch*; gegen Phagozyten gerichtet

an|ti|pha|go|zy|tisch *adj*: *→antiphagozytär*

An|ti|phlo|gis|ti|kum *nt, pl* **-ka** (Ⓔ antiphlogistic): ***Syn***: *Entzündungshemmer*; entzündungshemmendes Mittel; der Körper bildet **natürliche Antiphlogistika** [Glucocorticoide*], die auch therapeutisch eingesetzt werden

nicht-steroidale Antiphlogistika (Ⓔ nonsteroidal antiphlogistics): ***Syn***: *nicht-steroidale Antirheumatika, nicht-steroidale antiinflammatorisch wirkende Medikamente/Substanzen*; rein symptomatisch wirkende Entzündungshemmer, deren Wirkung auf einer Hemmung der Prostaglandinsynthese beruht; haben meist auch eine analgetische und antipyretische Wirkung

an|ti|phlo|gis|tisch *adj* (Ⓔ antiphlogistic): ***Syn***: *anti-inflammatorisch*; entzündungshemmend

Anti-Phospholipidsyndrom *nt* (Ⓔ anti-phospholipid syndrome): ***Syn***: *Anti-Cardiolipinsyndrom*; meist bei jüngeren Frauen, v.a. Patientinnen mit systemischem Lupus* erythematodes, vorkommende Störung der Thrombozytenaggregation durch Anti-Phospholipid-Antikörper; führt zu rezidivierender Amaurosis* fugax, Apoplexie*, Lungenembolie*, Beinvenenthrombose*, Livedo*, Purpura*, Ekchymosen* etc.; **Therapie**: Glucocorticoide in der Akutphase; Thromboseprophylaxe

An|ti|plas|min *nt* (Ⓔ antiplasmin): ***Syn***: *Antifibrinolysin*; körpereigener Fibrinolysinhemmer, z.B. α_1-Antitrypsin*

An|ti|plas|mo|di|kum *nt, pl* **-ka** (Ⓔ antiplasmodial): gegen Plasmodien wirkendes Mittel

An|ti|port *m* (Ⓔ antiport): ***Syn***: *Austauschtransport, Gegentransport, Countertransport*; Austauschvorgang durch die Zellmembran, bei dem Substanzen in entgegengesetzter Richtung transportiert werden

An|ti|pro|ges|te|ro|ne *pl* (Ⓔ gestagen inhibitors): ***Syn***: *Antigestagene, Progesteronrezeptor-Antagonisten*; Substanzen, die mit Progesteron* am Rezeptor konkurrieren

α_1-Antiprotease *f*: *→α_1-Antitrypsin*

An|ti|pro|to|zo|en|mit|tel *nt*: *→Antiprotozoikum*

An|ti|pro|to|zo|i|kum *nt, pl* **-ka** (Ⓔ antiprotozoan): ***Syn***: *Antiprotozoenmittel*; gegen Protozoen wirkendes Mittel

an|ti|pru|ri|gi|nös *adj* (Ⓔ antipruritic): gegen Juckreiz wirkend

An|ti|pru|ri|gi|no|sum *nt, pl* **-sa** (Ⓔ antipruritic): Mittel gegen Juckreiz; extern werden z.B. Campher, Crotamiton und Lokalanästhetika verwendet, Antihistaminika* können sowohl lokal als auch systemisch eingesetzt werden

An|ti|pso|ri|a|ti|kum *nt, pl* **-ka**: *→Antipsorikum*

An|ti|pso|ri|kum *nt, pl* **-ka** (Ⓔ antipsoriatic): ***Syn***: *Antipsoriatikum*; Arzneimittel zur Behandlung der Schuppenflechte [Psoriasis*]

An|ti|psy|cho|ti|kum *nt, pl* **-ka** (Ⓔ antipsychotic): ***Syn***: *Neuroleptikum, Psycholeptikum, major tranquilizer*; Substanz mit angstlösender, beruhigender und sedierender Wirkung; gehört zu den Psychopharmaka* und wird v.a. zur Behandlung von Schizophrenie*, Manie*, organischer Psychosen*, Alkoholdelir und Angst- und Erregungszuständen verwendet; umfasst **Phenothiazinderivate** [Chlorpromazin], **Thioxanthenderivate** [Chlorprothixen], **Aminobutyrophenone** [Droperidol], **Diphenylbutylpiperidine** [Fluspirilen] und **Indolderivate** [Reserpin]

an|ti|psy|cho|tisch *adj* (Ⓔ antipsychotic): gegen Psychosen* wirkend

an|ti|py|o|gen *adj* (Ⓔ antipyogenic): die Eiterbildung verhindernd

An|ti|py|re|se *f* (Ⓔ antipyresis): Fieberbekämpfung, Fiebertherapie

An|ti|py|re|ti|kum *nt, pl* **-ka** (Ⓔ antipyretic): ***Syn***: *Antifebrilium*; fiebersenkendes Mittel; meist handelt es sich um Schmerzmittel [Analgetika*], die auch eine fiebersenkende Wirkung haben

an|ti|py|re|tisch *adj* (Ⓔ antithermic): ***Syn***: *antifebril*; fiebersenkend

An|ti|py|ro|ti|kum *nt, pl* **-ka** (Ⓔ antipyrotic): Mittel zur Behandlung von Brandwunden

an|ti|ra|chi|tisch *adj* (Ⓔ antirachitic): gegen Rachitis* wirksam, Rachitis vorbeugend oder verhindernd

An|ti|re|flux|a|nas|to|mo|se *f*: *→Antirefluxplastik*

An|ti|re|flux|plas|tik *f* (Ⓔ antireflux operation): ***Syn***: *Antire-*

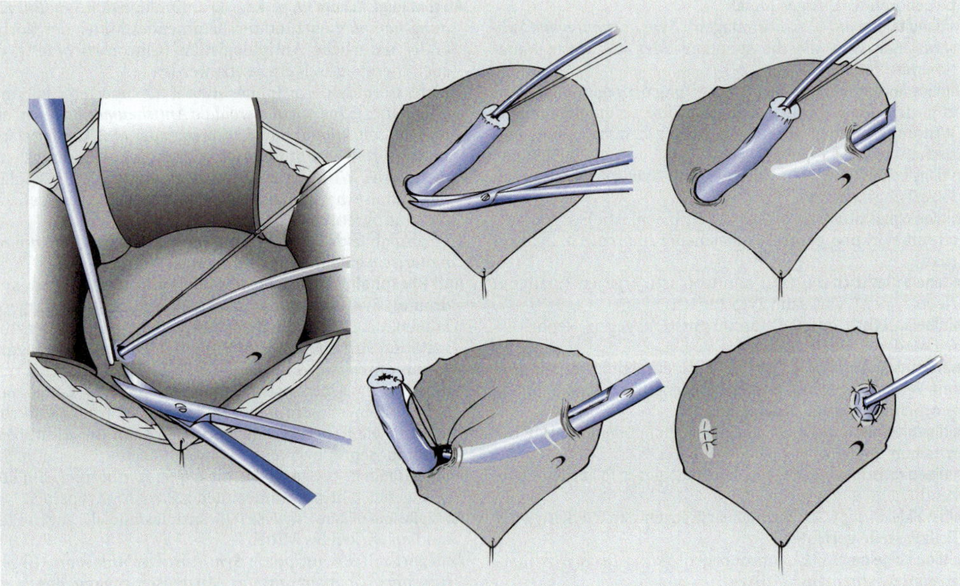

Abb. A107. Antirefluxplastik nach Cohen

fluxanastomose, refluxverhindernde Anastomose, Refluxplastik; Operation zur Refluxverhinderung, z.B. am Magen oder der Blase; bei vesikoureteralem Reflux* handelt es sich um eine submuköse Verlagerung des Harnleiters, die zu einer Kompression bei Druckerhöhung in der Blase [z.B. bei der Blasenentleerung] führt; die wichtigsten Methoden sind die transvesikale Antirefluxplastik nach Politano-Leadbetter oder nach Cohen und die extravesikale Antirefluxplastik nach Lich-Grégoir

Antirefluxplastik nach Cohen (Ⓔ Cohen reimplantation): wie bei der Antirefluxplastik nach Politano-Leadbetter wird der Ureter durch Ausschneidung des Ureterostiums mobilisiert; er wird dann im verlängerten submukösen Tunnel zur kontralateralen Seite gezogen und mit der Schleimhaut anastomosiert

Antirefluxplastik nach Lich-Grégoir (Ⓔ Lich-Grégoir operation): die Muskelschicht der Blasenwand wird außen oberhalb der Harnleitereinmündung gespalten und nach Einlage des Ureters wieder verschlossen

Antirefluxplastik nach Politano-Leadbetter (Ⓔ Politano-Leadbetter operation): der Harnleiter wird am Ureterostium ausgeschnitten und mobilisiert und in einen neuen, längeren Tunnel zwischen Schleimhaut und Muskularis eingenäht

An|ti|rheu|ma|ti|kum *nt, pl* **-ka** (Ⓔ antirheumatic): *Syn: Rheumamittel*; gegen rheumatische Erkrankungen wirkendes Mittel; **kausale Antirheumatika** wirken direkt gegen die Erreger bei bakteriell bedingten Schüben; **symptomatische Antirheumatika** [meist Entzündungshemmer] wirken nur so lange, wie der Blutspiegel ausreichend hoch ist; **Basistherapeutika** wirken noch Wochen bis Monate nach Abschluss der Therapie; dazu gehören u.a. Goldpräparate, Chloroquin, Penicillamin und in schweren Fällen auch Zytostatika*

nicht-steroidale Antirheumatika: *→ nicht-steroidale Antiphlogistika*

an|ti|rheu|ma|tisch *adj* (Ⓔ antirheumatic): gegen rheumatische Erkrankungen wirkend

Anti-Rh-Serum *nt* (Ⓔ anti-RH immune serum): in der Anti-D-Prophylaxe* verwendetes Immunserum mit Anti-D-Immunglobulin

An|ti|schild|drü|sen|an|ti|kör|per *m* (Ⓔ antithyroid antibody): *Syn: Schilddrüsenantikörper*; Antikörper* gegen Schilddrüsengewebe

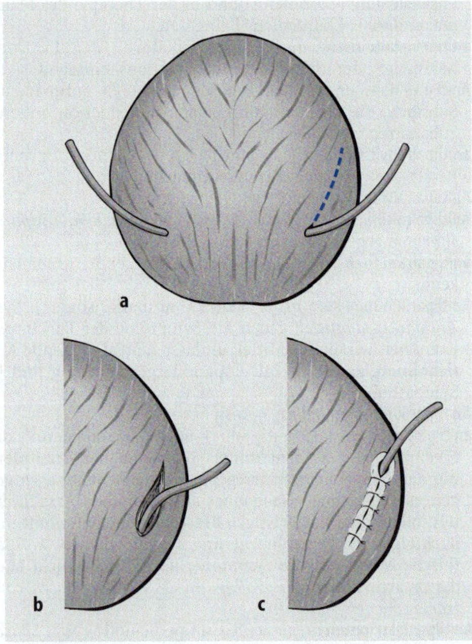

Abb. A108. Antirefluxplastik nach Lich-Grégoir

An|ti|se|bor|rho|i|kum *nt, pl* **-ka** (Ⓔ antiseborrheic): Mittel zur Behandlung von Seborrhoe* und z.T. auch Akne*

an|ti|se|bor|rho|isch *adj* (Ⓔ antiseborrheic): gegen Seborrhoe* wirkend

an|ti|se|kre|to|risch *adj* (Ⓔ antisecretory): sekretionshemmend

An|ti|sep|sis *f* (Ⓔ antisepsis): *Syn: Antiseptik; Asepsis, Aseptik*; Maßnahmen zur Verhinderung oder Bekämpfung von Infektionen; meist bezieht sich der Begriff auf alle Maßnahmen zur Eliminierung von potentiell pathogenen Erregern und zur Verhinderung von Infektionen bei oder durch ärzt-

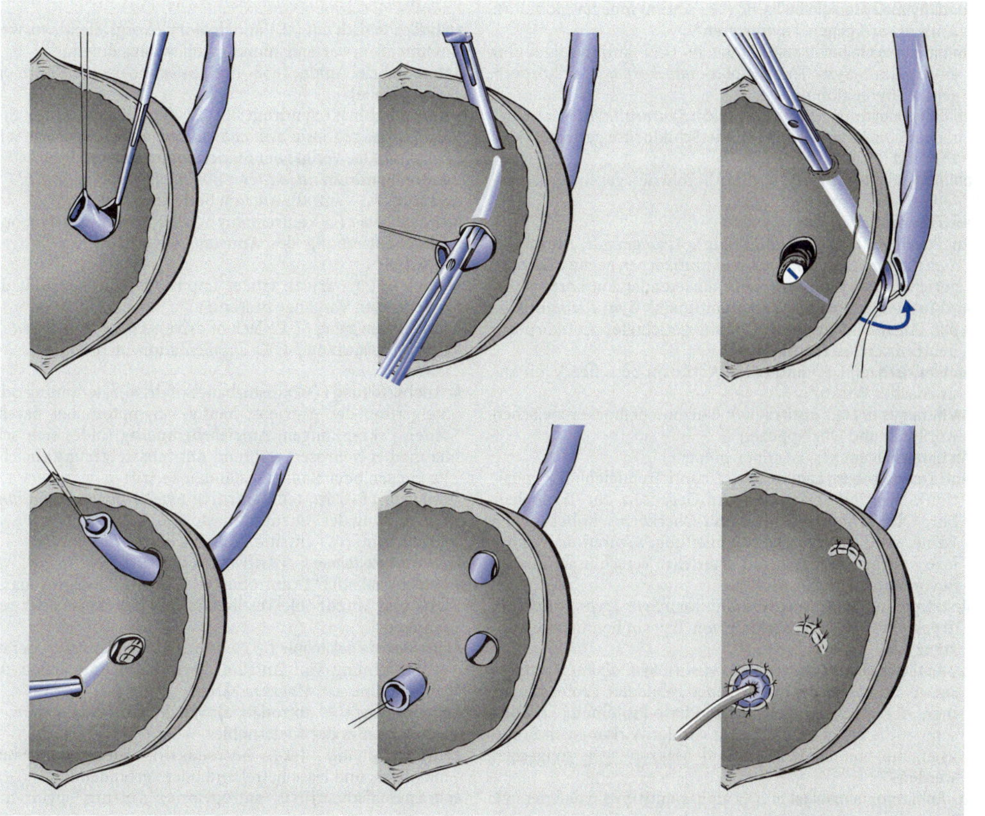

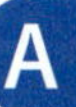

Abb. A109. Antirefluxplastik nach Politano-Leadbetter

liche Eingriffe; Semmelweis* und Lister* waren die ersten, die auf den Zusammenhang von ärztlichen Handlungen und Infektionen hinwiesen bzw. Maßnahmen zur Infektionskontrolle einführten; die Abgrenzung von Asepsis* oder Aseptik* ist nicht eindeutig und wird von manchen Autoren abgelehnt

An|ti|sep|tik *f*: *→Antisepsis*

An|ti|sep|ti|kum *nt, pl* **-ka** (Ⓔ antiseptic): antiseptisches Mittel; Desinfektionsmittel zur Prophylaxe oder Behandlung von Wundinfektionen [Sepsis*]

an|ti|sep|tisch *adj* (Ⓔ antiseptic): Antisepsis betreffend oder herbeiführend

An|ti|se|rum *nt, pl* **-se|ren** (Ⓔ antiserum): *Syn*: *Immunserum, Serum*; Antikörper enthaltendes Serum, das zur passiven Immunisierung* und in der Serodiagnostik verwendet wird

An|ti|ska|bi|o|sum *nt, pl* **-sa** (Ⓔ scabicide): Mittel gegen Scabies/Krätze

An|ti|skor|but|vi|ta|min *nt*: *→Vitamin C*

An|ti|spas|mo|di|kum *nt, pl* **-ka** (Ⓔ antispasmodic): *Syn*: *Spasmolytikum*; Arzneimittel mit Wirkung gegen Krämpfe der glatten Muskulatur

an|ti|spas|tisch *adj* (Ⓔ antispastic): krampflösend, Muskelkrämpfe verhindernd oder lindernd

An|ti|sta|phy|lo|ly|sin *nt* (Ⓔ antistaphylolysin): Antikörper* gegen Staphylolysin*

An|ti|strep|to|ki|na|se *nt* (Ⓔ antistreptokinase): Antikörper* gegen Streptokinase*

An|ti|strep|to|ly|sin *nt* (Ⓔ antistreptolysin): Antikörper* gegen Streptolysin* O

An|ti|sym|pa|tho|to|ni|kum *nt, pl* **-ka** (Ⓔ antisympathetic): Arzneimittel, das den zentralen oder peripheren Sympathikotonus herabsetzt; als Mittel gegen hohen Blutdruck eingesetzt

An|ti|sy|phi|li|ti|kum *nt, pl* **-ka** (Ⓔ antisyphilitic): *Syn*: *Antiluetikum*; Arzneimittel mit Wirkung gegen Syphilis

an|ti|sy|phi|li|tisch *adj* (Ⓔ antisyphilitic): *Syn*: *antiluetisch*; gegen Syphilis* wirkend

An|ti|throm|bin *nt* (Ⓔ antithrombin): physiologisch im Plasma enthaltene Substanzen, die Thrombin* inaktivieren oder hemmen und damit die Blutgerinnung kontrollieren

Antithrombin I: *→Fibrinogen*

Antithrombin II (Ⓔ antithrombin II): Sofortantithrombin aus Heparin-Cofaktor und α-Heparin; fördert die Wirkung von Antithrombin III

Antithrombin III (Ⓔ antithrombin III): in der Leber und dem Gefäßendothel gebildeter Enzymhemmer, der verschiedene Faktoren der Blutgerinnung [Faktor Xa, IXa, XIa, Plasmin] hemmt

Antithrombin IV (Ⓔ antithrombin IV): aus Prothrombin entstehendes Sofortantithrombin

Antithrombin V (Ⓔ antithrombin V): bei chronischen Entzündungen auftretendes Antithrombin der γ-Globulinfraktion

Antithrombin VI (Ⓔ antithrombin VI): aus Fibrin und Fibrinogen entstehendes Sofortantithrombin

Antithrombin-III-Mangel *m* (Ⓔ antithrombin III deficiency): *Syn*: *AT III-Mangel, hereditäre Thrombophilie*; zu Störungen der Blutgerinnung und einer erhöhten Thromboseneigung führender Mangel an Antithrombin* III

An|ti|throm|bin|zeit *f* (Ⓔ thrombin time): *Syn*: *Thrombinzeit, Plasmathrombinzeit*; Gerinnungstest zur Kontrolle der zweiten Phase der Blutgerinnung

An|ti|throm|bo|ti|kum *nt, pl* **-ka** (Ⓔ antithrombotic): die Blutgerinnung hemmende Substanz

an|ti|throm|bo|tisch *adj* (Ⓔ antithrombotic): Thrombose* oder Thrombusbildung verhindernd oder erschwerend; auch im Sinne von gerinnungshemmend verwendet

A

An|ti|thy|mo|zy|ten|glo|bu|lin *nt* (Ⓔ antithymocyte globulin): Antikörper* gegen Thymozyten*

An|ti|thy|re|o|glo|bu|lin|an|ti|kör|per *m* (Ⓔ antithyroglobulin antibodies): *Syn*: *Thyreoglobulinantikörper*; Antikörper* gegen Thyreoglobulin

an|ti|thy|re|o|id *adj* (Ⓔ antithyroid): *Syn*: *antithyroid, antithyreoidal, antithyroidal*; gegen die Schilddrüse gerichtet oder wirkend

an|ti|thy|re|o|to|xisch *adj* (Ⓔ antithyrotoxic): gegen Hyperthyreose* wirksam

an|ti|thy|ro|id *adj*: → *antithyreoid*

An|ti|to|xin *nt* (Ⓔ **1.–2.** antitoxin): **1.** Gegengift, Antidot **2.** *Syn*: *Toxinantikörper, Anti-Toxinantikörper*; gegen ein Toxin gerichteter Antikörper*; neutralisierender Antikörper

Anti-Toxinantikörper *m* (Ⓔ antiantitoxin): *Syn*: *Toxinantikörper, Antitoxin*; gegen ein Toxin gerichteter Antikörper*; neutralisierender Antikörper

an|ti|to|xisch *adj* (Ⓔ antitoxic): Antitoxin betreffend, mit antitoxischer Wirkung

An|ti|tra|gus *m* (Ⓔ antitragus): Ohrmuschelhöcker zwischen Antihelix und Ohrläppchen

An|ti|trans|pi|rant *nt*: → *Antiperspirant*

Anti-Trendelenburg-Lagerung *f* (Ⓔ anti-Trendelenburg's position): *Syn*: *Fußtieflagerung*; im Gegensatz zur Trendelenburg*-Lagerung sind Kopf und Oberkörper höher als die Beine; wird v.a. zur Narkoseeinleitung, Aspirationsprophylaxe und bei Patienten mit arterieller Verschlusskrankheit bevorzugt

An|ti|tryp|sin *nt* (Ⓔ trypsin inhibitor): *Syn*: *Trypsininhibitor, Trypsinhemmer*; die Wirkung von Trypsin hemmende Substanz

α_1-An|ti|tryp|sin *nt* (Ⓔ α_1-antitrypsin): *Syn*: *alpha$_1$-Antitrypsin, α_1-Antiprotease*; in der Leber gebildeter Proteasehemmer, der auch zu den Akute-Phase-Proteinen* gehört; schützt die Lungenschleimhaut vor der Wirkung von Proteasen, die von Leukozyten und Makrophagen freigesetzt werden

α_1-An|ti|tryp|sin|man|gel *m* (Ⓔ alpha$_1$-antitrypsin deficiency): *Syn*: *alpha$_1$-Antitrypsinmangel, alpha$_1$-Antitrypsinmangelkrankheit*; genetisch bedingter Mangel an α_1-Antitrypsin* im Serum; führt zu Entwicklung einer Leberzirrhose oder eines Lungenemphysems; Gentherapie zeigt bisher gute Erfolge

an|ti|tu|ber|ku|lös *adj* (Ⓔ antituberculous): gegen Tuberkelbakterien wirkend

An|ti|tu|ber|ku|lo|ti|kum *nt, pl* **-ka** (Ⓔ antituberculotic): *Syn*: *Tuberkulostatikum*; Arzneimittel mit Wirkung gegen Tuberkelbakterien, antituberkulöse Substanz; **Streptomycin** war das erste Tuberkulostatikum [1944], gefolgt von **p-Aminosalicylsäure** [1946], **Isoniacid** [1952] und **Ethambutol** [1961]; das Mittel mit der stärksten bakteriziden Wirkung ist **Rifampicin**, das 1964 gefunden wurde; *s.a. Tuberkulose*

an|ti|tu|mo|ri|gen *adj* (Ⓔ antitumorigenic): die Tumorbildung hemmend

an|ti|tus|siv *adj* (Ⓔ antitussive): hustenstillend

An|ti|tus|si|vum *nt, pl* **-va** (Ⓔ antitussive): *Syn*: *Hustenmittel*; hustenstillendes Mittel; Mittel, die den Hustenreflex im Zentralnervensystem hemmen, sind nur bei trockenem Reizhusten angebracht

an|ti|ty|phös *adj* (Ⓔ antityphoid): Typhus* verhindernd, gegen Typhus wirkend

An|ti|ve|ne|num *nt, pl* **-na** (Ⓔ antivenom): *Syn*: *Antitoxin*; Antikörper, der tierisches Gift bindet und neutralisiert

An|ti|ver|ti|gi|no|sum *nt, pl* **-sa** (Ⓔ antivertigo agent): gegen Schwindel [Vertigo*] wirksames Mittel

an|ti|vi|ral *adj* (Ⓔ antiviral): gegen Viren gerichtet, Viren abtötend [**viruzid**] oder im Wachstum hemmend [**virustatisch**]

An|ti|vit|a|min *nt* (Ⓔ antivitamin): *Syn*: *Vitaminantagonist*; die Wirkung eines Vitamins aufhebende Substanz; meist eine strukturanaloge Substanz ohne Vitaminwirkung; werden therapeutisch z.B. als Antikoagulationen [Vitamin K-Antagonist*] oder Zytostatika [Folsäureantagonisten] eingesetzt

An|ti|zi|pa|ti|on *f* (Ⓔ anticipation): *s.u. Essay Chronisch entzündliche Darmerkrankungen S. 403*

an|ti|zi|pa|to|risch *adj* (Ⓔ anticipatory): vorgreifend, vorwegnehmend, erwartend; ahnungsvoll, vorausahnend

Anton: Gabriel Anton; 1858–1933; österreichischer Neurologe (Graz, Halle)

Anton-Babinski-Syndrom *nt* (Ⓔ Anton's syndrome): *Syn*: *Hemiasomatognosie, Anton-Syndrom*; auf eine Körperseite beschränkter Verlust der Sinnesempfindungen

Anton-Syndrom *nt*: → *Anton-Babinski-Syndrom*

an|tral *adj* (Ⓔ antral): Antrum betreffend

An|trek|to|mie *f* (Ⓔ antrectomy): *Syn*: *Antrumresektion*; operative Entfernung des Antrum* pyloricum; *s.a. Magenresektion*

An|trieb *m* (Ⓔ drive): vitaler Impuls, der die Aktivität der psychischen Vorgänge bestimmt

An|triebs|hem|mung *f* (Ⓔ lack of drive): *s.u. Antriebsstörung*

An|triebs|stei|ge|rung *f* (Ⓔ augmentation of drive): *s.u. Antriebsstörung*

An|triebs|stö|rung *f* (Ⓔ disturbance of drive): Hemmung oder Steigerung des Antriebs; häufiges Symptom bei psychischen Erkrankungen; **Antriebshemmung** findet sich sehr häufig bei Neurosen, während **Antriebssteigerung** eher bei Psychosen oder Rauschzuständen auftritt

An|tri|tis *f, pl* **-ti|den** (Ⓔ antritis): *Syn*: *Antrumentzündung*; Entzündung des Antrum* mastoideum

an|tri|tisch *adj* (Ⓔ antritic): Antritis betreffend

An|tro|at|ti|ko|to|mie *f*: → *Attikoantrotomie*

an|tro|buk|kal *adj* (Ⓔ antrobuccal): Kieferhöhle/Sinus maxillaris und Mundhöhle/Vestibulum oris betreffend oder verbindend

An|tro|duo|de|nek|to|mie *f* (Ⓔ antroduodenectomy): operative Entfernung von Antrum* pyloricum und Teilen des Duodenums; *s.a. Magenresektion*

An|tro|nal|gie *f* (Ⓔ antronalgia): *Syn*: *Kieferhöhlenschmerzen*; Schmerzen in der Kieferhöhle

an|tro|na|sal *adj* (Ⓔ antronasal): Kieferhöhle/Sinus maxillaris und Nase betreffend oder verbindend

an|tro|py|lo|risch *adj* (Ⓔ antropyloric): Antrum* pyloricum betreffend

An|tro|sko|pie *f* (Ⓔ antroscopy): endoskopische Untersuchung der Kieferhöhle; meist nach Punktion in Lokalanästhesie vom unteren Nasengang oder Mundvorhof aus

An|tro|sto|mie *f* (Ⓔ antrostomy): *Syn*: *Kieferhöhlenfensterung*; operative Eröffnung der Kieferhöhle [Sinus* maxillaris]

An|tro|to|mie *f* (Ⓔ antrotomy): operative Eröffnung eines Antrums, z.B. des Antrum* mastoideum

an|tro|tym|pa|nisch *adj* (Ⓔ antrotympanic): Antrum* mastoideum und Paukenhöhle/Tympanum betreffend oder verbindend

An|tro|tym|pa|ni|tis *f, pl* **-ti|den** (Ⓔ antrotympanitis): Entzündung von Antrum* mastoideum und Paukenhöhle [Cavitas* tympani]

an|tro|tym|pa|ni|tisch *adj* (Ⓔ antrotympanitic): Antrotympanitis betreffend

An|tro|zel|e *f* (Ⓔ antrocele): zystenartige Flüssigkeitsansammlung in der Kieferhöhle

An|trum *nt, pl* **-tra, -tren** (Ⓔ antrum): Höhle, Hohlraum; in der Klinik meist gleichgesetzt mit Antrum pyloricum

Antrum folliculi (Ⓔ antrum of follicle): *s.u. Follikelreifung*

Antrum Highmori: veraltet für → *Sinus maxillaris*

Antrum mastoideum (Ⓔ mastoid antrum): *Syn*: *Warzenfortsatzhöhle*; größter Hohlraum des Warzenfortsatzes zwischen den Cellulae* mastoideae und der Paukenhöhle [Cavitas tympani]

Antrum pyloricum (Ⓔ pyloric antrum): präpylorischer Magenabschnitt, Antrum

An|trum|gas|tri|tis *f, pl* **-ti|den** (Ⓔ antrum gastritis): auf das Antrum* pyloricum begrenzte Magenschleimhautentzündung; *s.a. Gastritis*

An|trum|re|sek|ti|on *f*: → *Antrektomie*

ANUG *Abk.*: **1.** akute nekrotisierende ulzerierende Gingivitis **2.** akute nekrotisierende ulzeröse Gingivitis

a|nu|kle|är *adj* (Ⓔ anuclear): kernlos, ohne Kern

a|nu|lär *adj* (Ⓔ annular): ringförmig, zirkulär

A|nu|lo|plas|tik *f* (Ⓔ anuloplasty): plastische Herzklappen-

operation mit Raffung des Anulus* fibrosus cordis
A|nu|lo|rha|phie *f* (Ⓔ annulorrhaphy): ***Syn***: *Anulorrhaphie*; Raffung oder Naht des Anulus* fibrosus cordis oder Afterschließmuskels
A|nul|lor|rha|phie *f*: → *Anulorhaphie*
A|nu|lo|zy|ten *f* (Ⓔ anulocytes): ringförmige Erythrozyten bei Eisenmangelanämie*
A|nu|lus *m, pl* **-li** (Ⓔ annulus): Ring, ringförmige Struktur
Anulus conjunctivae (Ⓔ annulus of conjunctiva): Übergangszone von Hornhautepithel zum Epithel der Bindehaut des Augapfels
Anulus femoralis (Ⓔ femoral ring): ***Syn***: *Schenkelring*; vom Ligamentum* lacunare, der Vena* femoralis, dem Leistenband und dem oberen Schambeinast begrenzter Eingang in den Canalis* femoralis in der Lacuna* vasorum retroinguinalis
Anulus fibrocartilagineus membranae tympani (Ⓔ fibrocartilaginous ring of tympanic membrane): fibrokartilaginärer Randwulst des Trommelfells, der es im Sulcus* tympanicus verankert
Anulus fibrosus (Ⓔ fibrous annulus): Faserring der Bandscheiben; *s.a. Bandscheibe*
Anulus fibrosus dexter/sinister cordis (Ⓔ fibrous annulus): Faserring der Herzostien
Anulus inguinalis profundus (Ⓔ deep inguinal ring): ***Syn***: *innerer Leistenring*; innere Öffnung des Leistenkanal* am Übergang von Fascia* transversalis und Fascia* spermatica interna
Anulus inguinalis superficialis (Ⓔ superficial inguinal ring): ***Syn***: *äußerer Leistenring*; äußere Öffnung des Leistenkanals* zwischen den beiden Schenkeln der Aponeurose des Musculus* obliquus externus abdominis
Anulus iridis major (Ⓔ greater ring of iris): äußerer Irisring, der am Ziliarkörper befestigt ist; Ziliarabschnitt der Iris
Anulus iridis minor (Ⓔ lesser ring of iris): innerer Irisring am Pupillenrand; Pupillarabschnitt der Iris
Anulus lymphaticus cardiae (Ⓔ lymphatic ring of the cardia): Lymphknotenring um die Kardia* des Magens
Anulus lymphoideus pharyngis (Ⓔ pharyngeal lymphoid ring): ***Syn***: *Waldeyer-Rachenring, lymphatischer Rachenring*; Gesamtheit der lymphatischen Gewebe im Bereich der Pars oralis pharyngis; umfasst das lymphoretikuläre Gewebe der Schleimhaut und die Tonsillen [Tonsilla lingualis, palatina, pharyngea, tubaria]
Anulus tendineus communis (Ⓔ common tendinous ring): ***Syn***: *Zinn-Sehnenring*; bindegewebiger Ring am Augenhöhlenausgang des Canalis* opticus; Ursprungsort aller Augenmuskeln [Ausnahme: Musculus* obliquus inferior bulbi] und des Musculus* levator palpebrae superioris
Anulus umbilicalis (Ⓔ umbilical ring): ***Syn***: *Nabelring*; Faserring um den Nabel
ANUP *Abk.*: akute nekrotisierende ulzerierende Parodontitis
An|u|re|se *f* (Ⓔ anuresis): ***Syn***: *Harnverhalt, Harnverhaltung*; fehlende Harnabsonderung durch eine Abflussbehinderung oder -störung der Blase; die häufigste Ursache beim **akuten Harnverhalt** ist beim Mann die benigne Prostatahyperplasie*; die Patienten sind unruhig und klagen über starke suprapubische Schmerzen; die gefüllte Blase ist als schmerzhafter Tumor zwischen Nabel und Symphyse tastbar; die **chronische Harnverhaltung** wird ebenfalls am häufigsten durch eine benigne Prostatahyperplasie* verursacht; daneben spielen noch neurogen Blasenentleerungsstörungen und Stenosen von Blasenhals oder Urethra eine Rolle; z.T. finden sich Restharnmengen von bis zu 5 l, obwohl die überdehnte Blase i.d.R. indolent ist und die Patienten nur über häufige Miktionen zu kleiner Urinmengen oder Überlaufinkontinenz klagen; **Therapie**: sofortige Entlastung der Blase durch suprapubische Blasenpunktion oder transurethralen Blasenkatheter; danach Behandlung der Ursache
an|u|re|tisch *adj* (Ⓔ anuretic): Anurese betreffend
An|u|rie *f* (Ⓔ anuria): fehlende oder nur minimale Urinausscheidung [< 100 ml/24 h]; die Ursache kann physiologisch vor der Niere [**prärenale Anurie**], in der Niere [**echte/renale Anurie**] oder hinter der Niere liegen [**postrenale Anurie**]; **Klinik**: die Anurie entwickelt sich als plötzliches oder allmähliches Versiegen der Harnausscheidung; klinische Symptome oder Beschwerden fehlen und entwickeln sich erst mit Entstehung der Urämie*; die **Therapie** hängt von der Ursache ab; bei der postrenalen Anurie wird meist eine

Tab. A110. Ursachen der Anurese

Mechanische, infravesikale Obstruktion
Prostataadenom
Prostatakarzinom
Prostatitis
Blasenhalssklerose
Meatusstenose
Phimose
Urethrastriktur
Urethratumor
Urethraverletzung
Iatrogene Verletzung nach Zystoskopie und instrumentellen Manipulationen an der Urethra und Prostata
Funktionelle, infravesikale Obstruktion
Neurologische Ursachen
Polyradikulitis
Poliomyelitis
Rückenmarkstrauma
Diskusprolaps (L1–L5)
Psychogene Ursachen
Medikamentöse Ursachen
Vegetativ wirksame Medikamente
Psychopharmaka

Tab. A111. Einteilung und Ursachen der Anurie

Prärenal
Zirkulatorische Insuffizienz
Hypovolämie und Hypotension, z.B. durch Blut- oder Plasmaverlust, intravasale Hämolyse, Überdosierung von Medikamenten
Nierengefäßverschluss, -abriss
Elektrolytverluste und -verschiebungen (Hyponatriämie, -kaliämie, Hyperkalziämie) durch Erbrechen, Diarrhöen, Schwitzen)
Infektiös-toxische Erkrankungen
Renal
Akute und chronische Pyelonephritis und Glomerulonephritis
Akute tubuläre Nekrose
Intoxikation
Nierentuberkulose
Nephrokalzinose
Septikämie
Kollagenosen
Maligne Hypertermie
Postrenal
Ureterverschluss durch Konkremente, Karzinome, Koagula, Papillennekrosen oder Ureterligaturen
Ureterstenose durch Tuberkulose, Nephrolithiasis, Ureterstriktur oder Bestrahlungstherapien
Ureterkompression durch retroperitoneale Metastasen, retroperitoneale Fibrosen (Morbus Ormond), Blasen- und Prostatakarzinome
Hydronephrose
Pyonephrose

A

sofortige Entlastung der Harnstauung [perkutane Nierenfistel, Harnleiterkatheter] durchgeführt
echte Anurie (Ⓔ true anuria): *Syn*: *renale Anurie*; Anurie durch eine Nierenschädigung oder -insuffizienz
falsche Anurie (Ⓔ false anuria): *Syn*: *Harnsperre*; Anurie durch eine Harnabflussbehinderung; häufigste Form der postrenalen Anurie
postrenale Anurie (Ⓔ postrenal anuria): Anurie, bei der die Ursache physiologisch hinter den Sammelröhrchen liegt; die häufigsten Ursachen sind Harnsteine, Tumoren, Morbus* Ormond, Ureterstenose, Prostatahypertrophie*
prärenale Anurie (Ⓔ prerenal anuria): Anurie, bei der die Ursache physiologisch vor der Niere liegt
renale Anurie: *→echte Anurie*

an|u|risch *adj* (Ⓔ anuric): Anurie betreffend, durch sie bedingt

ANUS *Abk.*: akute nekrotisierende ulzerierende Stomatitis

A|nus *m, pl* **A|ni** (Ⓔ anus): *Syn*: *After*; unteres, auf dem Damm mündendes Darmende
Anus praeter (Ⓔ preternatural anus): *Syn*: *Anus praeternaturalis, Kunstafter, Kotfistel, Stoma*; künstlich angelegter Darmausgang; wird praktisch immer an der vorderen Bauchwand angelegt; kann vorübergehend oder permanent angelegt werden; von der Technik her unterscheidet man zwischen **endständigem Anus praeter**, bei dem der Darm auf der Oberfläche mündet, und **doppelläufigem Anus praeter** mit einem zuführenden und abführenden Darmschenkel; die Benennung des Kunstafters erfolgt nach dem ausgeführten Darmteil oder der Lage [z.B. Ileostoma, Kolostoma, **Anus praeter iliacus, lumbalis, perinealis, sacralis, sigmoideus** oder **transversus**]

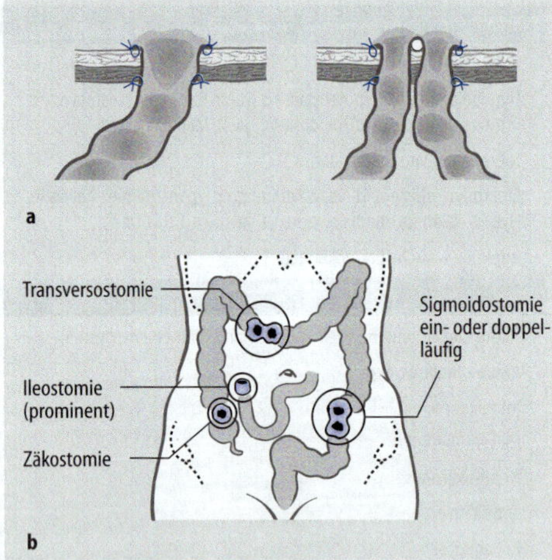

Abb. A112. Typische Anus praeter-Formen

Anus praeternaturalis: *→Anus praeter*
Anus praeter sigmoideus (Ⓔ sigmoidostomy): *Syn*: *Sigmoidostomie, Sigmaausleitung, Sigmaafter*; Anus praeter nach Entfernung von Rektum und After

A|nus|a|pla|sie *f*: *→Aproktie*

A|nu|si|tis *f, pl* **-ti|den** (Ⓔ anusitis): *Syn*: *Afterentzündung, Anusentzündung*; Entzündung des Afters

A|nus|plas|tik *f* (Ⓔ anoplasty): *Syn*: *Afterplastik, Anoplastik*; Plastik des Afterschließmuskels

Anus-Rektum-Fistel *f*: *→After-Mastdarm-Fistel*

Anus-Rektum-Plastik *f*: *→Anorektoplastik*

A|nus|schmerz *m* (Ⓔ proctalgia): *Syn*: *Proktalgie, Proctalgia, Proktodynie*; Schmerzen im unteren Mastdarm [Rektum] oder Anus

A|nus|ste|no|se *f* (Ⓔ proctostenosis): *Syn*: *Rektumstenose, Mastdarmstenose, Proktostenose, Analstenose*; angeborene [Analatresie*] oder erworbene Einengung des Afters; führt zu chronischer Verstopfung; kann konservativ behandelt werden [*s.u. Obstipation*], oft wird aber eine operative Aufdehnung oder Korrektur nötig

ANV *Abk.*: *→akutes Nierenversagen*

Anw *Abk.*: Anwendungen

An|xi|o|ly|se *f* (Ⓔ anxiety reduction): medikamentöse Angstlösung

An|xi|o|ly|ti|kum *nt, pl* **-ka** (Ⓔ anxiolytic): angstlösendes Mittel

an|xi|o|ly|tisch *adj* (Ⓔ anxiolytic): angstlösend

An|zapf|syn|drom *nt* (Ⓔ steal phenomenon): *Syn*: *Steal-Effekt, Steal-Syndrom, Entzugseffekt, Entzugssyndrom, Entzugssyndrom*; durch Umleitung oder Ableitung von Blut hervorgerufene Symptomatik; kann z.B. auf einer Stenose, einem Verschluss, einer Anastomose oder einem Kollateralkreislauf beruhen; *s.a. Subclavian-steal-Syndrom, diastolisches Aortenanzapfsyndrom*

AO *Abk.*: **1.** Akridinorange **2.** Antioxidanzien **3.** Arbeitsgemeinschaft für Osteosynthese

ÄO *Abk.*: *→Äthylenoxid*

AOÄ *Abk.*: Approbationsordnung für Ärzte

AOC *Abk.*: *→Amoxicillin*

AOCH *Abk.*: **1.** Arachnitis optico-chiasmatica **2.** Arachnoiditis optico-chiasmatica

AOE *Abk.*: Augen-Ohr-Ebene

AÖF *Abk.*: Aortenklappenöffnungsfläche

AOG *Abk.*: *→Aortographie*

AOK *Abk.*: Allgemeine Ortskrankenkasse

AOL *Abk.*: *→Akroosteolyse*

A-o-N-G *Abk.*: Alles-oder-Nichts-Gesetz

AOP *Abk.*: atriales Overdrive-Pacing

AOPA *Abk.*: Ara-C, Vincristin (*engl.* oncovin), Prednison, Asparaginase

AOPE *Abk.*: Adriamycin, Vincristin (*engl.* oncovin), Prednison, Etoposid

AOP-Syndrom *nt*: *→Adipositas-Oligomenorrhoe-Parotis-Syndrom*

Aort-, aort- *präf.*: *→Aorto-*

A|or|ta *f, pl* **-tae, -ten** (Ⓔ aorta): die aus der linken Herzkammer entspringende große Körperschlagader; beginnt hinter der Aortenklappe mit der Aorta ascendens, von der noch innerhalb des Herzbeutels die Koronararterien [Arteria* coronaria dextra, sinistra] abgehen; vom schräg nach links verlaufenden Aortenbogen entspringen 3 große Arterien [Arteria* subclavia sinistra, Arteria* carotis communis, Truncus* brachiocephalicus] für den Kopf und die oberen Extremitäten; hinter dem Aortenisthmus* beginnt die Aorta descendens, die aus Aorta* thoracica und Aorta* abdominalis besteht
Aorta abdominalis (Ⓔ abdominal aorta): *Syn*: *Bauchschlagader, Abdominalaorta, Pars abdominalis aortae*; unterhalb des Zwerchfells liegender Teil der Aorta*; aus ihr entspringen u.a. paarige Äste zur Bauchwand [Arteriae* lumbales], den Nieren [Arteria* renalis] und Nebennieren [Arteria suprarenalis media] sowie unpaarige Äste zur Versorgung der Baucheingeweide [Truncus* coeliacus, Arteria* mesenterica superior und inferior]; in Höhe des 4. Lendenwirbels teilt sie sich in Arteria* iliaca communis dextra und sinistra
absteigende Aorta: *→Aorta descendens*
Aorta ascendens (Ⓔ ascending aorta): *Syn*: *Pars ascendens aortae, aufsteigende Aorta*; über dem Ostium* aortae beginnender Anfangsteil der Aorta; steigt im Herzbeutel nach oben und geht in den Aortenbogen* über; die Herzmuskulatur wird von den aus ihr entspringenden Koronararterien [Arteria* coronaria dextra, sinistra] versorgt
aufsteigende Aorta: *→Aorta ascendens*
Aorta descendens (Ⓔ descending aorta): *Syn*: *absteigende Aorta, Pars descendens aortae*; Bezeichnung für den links von der Wirbelsäule nach unten ziehenden Teil der Aorta; beginnt am Aortenisthmus* und endet mit der Aufteilung in die rechte und linke Arteria* iliaca communis in Höhe des 4. Lendenwirbels; wird unterteilt in Brustaorta [Aorta* thoracica] zwischen Aortenisthmus und Zwerchfell und Bauchaorta [Aorta* abdominalis], die unterhalb des Zwerchfells liegt

A

Aorta thoracica (Ⓔ thoracic aorta): *Syn*: *Brustschlagader, Pars thoracica aortae*; Aortenabschnitt zwischen Aortenisthmus* und Zwerchfell; gibt paarige Äste zur Versorgung der Brustorgane [Rami bronchiales, oesophageales, mediastinales, pericardiaci] und der Brustwand [Zwischenrippenarterien, Arteriae* intercostales posteriores] ab

a|or|tal *adj* (Ⓔ aortic): *Syn*: *aortisch*; Hauptschlagader/Aorta betreffend

A|ort|al|gie *f* (Ⓔ aortalgia): *Syn*: *Aortenschmerz*; Schmerzen in der Aorta

A|or|tek|to|mie *f* (Ⓔ aortectomy): *Syn*: *Aortenresektion*; Teilentfernung der Aorta, z.B. bei Aortenaneurysma*; der resezierte Abschnitt wird durch eine Rohrprothese ersetzt

A|or|ten|an|eu|rys|ma *nt* (Ⓔ aortic aneurysm): angeborene oder erworbene Aussackung der Aorta, die in allen Aortenabschnitten auftreten kann; Aneurysmen der Aorta ascendens und der thorakalen Aorta descendens sind häufig asymptomatisch; Aneurysmen der Aorta ascendens treten meist im 3.–5. Jahrzehnt auf und sind i.d.R. Folge einer idiopathischen Mediaerkrankung; die Aneurysmen der thorakalen Aorta descendens dagegen sind besonders oft arteriosklerotischer Genese und manifestieren sich meist im 6.–7. Jahrzehnt; die Aneursymen des Aortenbogens können Symptome durch Kompression der Luftwege oder des Ösophagus hervorrufen oder durch Heiserkeit bei Druckschädigung des linken Nervus recurrens

die **operative Behandlung** ist am einfachsten für Aneurysmen der Aorta descendens; die Aorta ascendens und v.a. der Aortenbogen haben eine komplexere Anatomie und stellen deshalb den Operateur vor eine Reihe von Problemen und haben eine höhere Mortalität [bis zu 25 %]; die Wahl der Operationsmethode [Ersatz durch eine Rohrprothese, endoluminale Stentprothese] hängt von der Situation und dem Operateur ab; *s.a. Aortendissektion*

dissezierendes Aortenaneurysma: →*Aortendissektion*

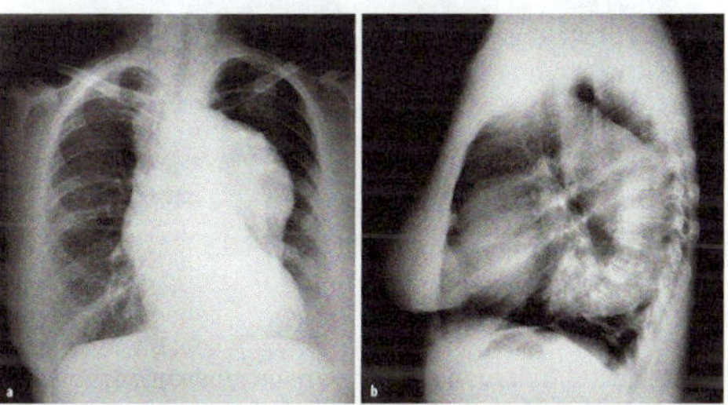

Abb. A113. Aneurysma der Aorta descendens in der Kontrastmittelaufnahme

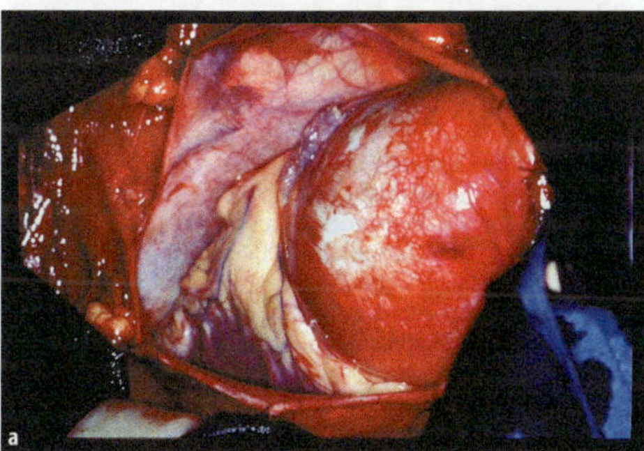

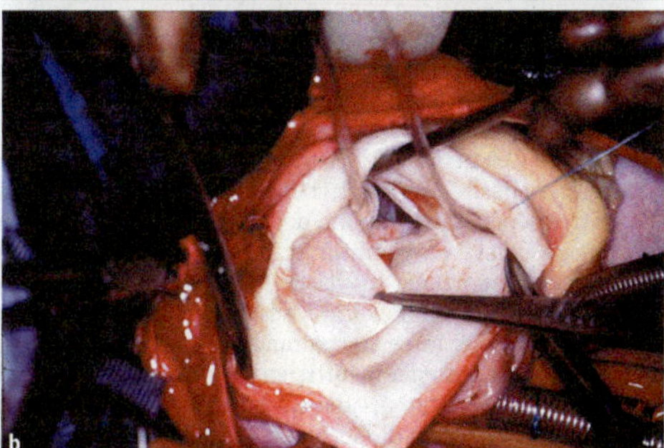

Abb. A114. Aneurysma der Aorta ascendens. Vor [a] und nach [b] Eröffnung

A|or|ten|an|zapf|syn|drom, di|as|to|li|sches *nt* (Ⓔ aortic steal syndrome): auf Grund einer vermehrten diastolischen Blutableitung aus der Aorta kommt es zu Minderdurchblutung von Gehirn [Schwindel] und Myokard [Stenokardie]; die Ursache kann angeboren [persistierender Ductus arteriosus] oder erworben [Blalock-Taussig-Anastomose] sein

A|or|ten|ar|ka|de *f* (Ⓔ aortic arcade): *Syn*: *Ligamentum arcuatum medianum*; von den Sehnenbögen des Zwerchfells* gebildete Arkade über dem Hiatus* aorticus

A|or|ten|bi|fur|ka|ti|on *f*: →*Aortengabel*

A|or|ten|bi|fur|ka|ti|ons|syn|drom *nt* (Ⓔ aorticoiliac occlusive disease): *Syn*: *Leriche-Syndrom, Bifurkationssyndrom*; durch einen Verschluss der Aortengabel hervorgerufene Minderdurchblutung der Beine und die damit entstehenden Symptome [Beinschmerzen, Blässe, Claudicatio* intermittens]; erfordert operative Beseitigung der Ursache [Embolus, Thrombus] oder Bypass bei Atherosklerose

A|or|ten|bo|gen *m* (Ⓔ aortic arch): *Syn*: *Arcus aortae*; zwischen aufsteigender und absteigender Aorta* liegender Bogen, von dem der Truncus* brachiocephalicus sowie die Arteria* carotis communis sinistra und Arteria* subclavia sinistra abgehen

doppelter Aortenbogen (Ⓔ double aortic arch): *Syn*: *Arcus aortae duplex*; angeborene Fehlbildung, bei der sich die Aorta ascendens vor der Trachea in einen rechten und linken Aortenbogen teilt, die beidseitig an der Aorta vorbeiziehen; durch die Kompression der Trachea kommt es schon im frühen Säuglingsalter zu klinischen Symptomen [Stridor, Dyspnoe, bellender Husten]; **Diagnose**: Ösophagogramm, Angiokardiographie; **Therapie**: Resektion des kleineren Bogens [meist der linke]

rechter Aortenbogen (Ⓔ right aortic arch): *Syn*: *Arcus aortae dexter*; Fehlbildung, bei der der Aortenbogen rechts an der Trachea vorbeiführt und rechts von der Wirbelsäule deszendiert; bleibt klinisch meist asymptomatisch; **Diagnose**: Ösophagogramm, Angiokardiographie, Echokardiographie; **Therapie**: nur selten behandlungsbedürftig

A|or|ten|bo|gen|an|gi|o|gra|phie *f* (Ⓔ aortic arch angiography): *Syn*: *Aortenbogenangiografie*; angiographische Darstellung des Aortenbogens und der abgehenden Gefäße

A|or|ten|bo|gen|a|no|ma|li|en *pl* (Ⓔ aortic arch anomalies): Fehlbildungen des Aortenbogens, z.B. **doppelter Aortenbogen** [Arcus aortae duplex], **rechter Aortenbogen** [Arcus aortae dexter]

A|or|ten|bo|gen|syn|drom *nt* (Ⓔ aortic arch syndrome): Oberbegriff für Erkrankungen, die von Stenose oder Verschluss von Gefäßen, die vom Aortenbogen abgehen, charakterisiert werden; oft gleichgesetzt mit Takayasu*-Syndrom

A|or|ten|bul|bus *m* (Ⓔ aortic bulb): *Syn*: *Bulbus aortae*; ausgebuchteter Anfangsteil der Aorta* ascendens; Ursprungsort der Koronararterien*

A|or|ten|dis|sek|ti|on *f* (Ⓔ aortic dissection): *Syn*: *dissezierendes Aortenaneurysma*; Aneurysma* dissecans der Aorta; Erkrankung des höheren Lebensalters [meist nach dem 55. Lebensjahr], die v.a. bei Patienten mit arterieller Hypertonie, Arteriosklerose, Diabetes mellitus und bei Rauchern auftritt; Marfan*-Syndrom und Ehlers*-Danlos-Syndrom haben ebenfalls ein erhöhtes Risiko; typisch für die **akute Aortendissektion** ist fast immer ein reißender Thoraxschmerz, entweder in der Brust [Aorta ascendens] oder zwischen den Schulterblättern [Aorta descendens], meist verbunden mit einem Gefühl der Todesangst; nur ein kleiner Teil der Fälle verläuft klinisch stumm; **Diagnostik**: Anamnese und körperlicher Befund, a.p.-Thoraxaufnahme, Echokardiographie, Aortographie, CT, NMR; die **Therapie** orientiert sich an der **Stanford-Klassifikation**; beim **Stanford Typ A** ist die Aorta ascendens und evtl. auch die Aorta

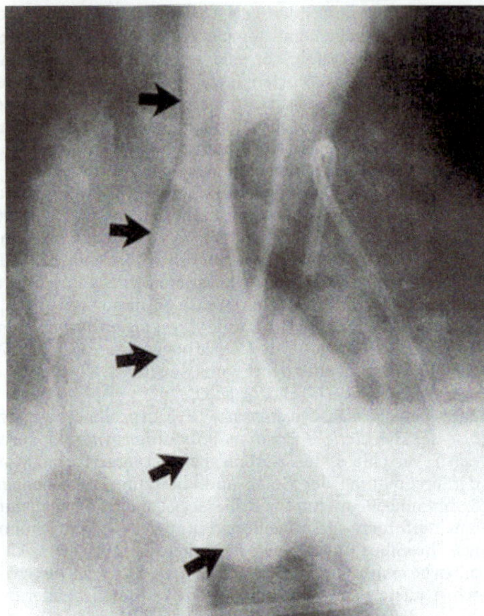

Abb. A115. Aortographie einer Aortendissektion

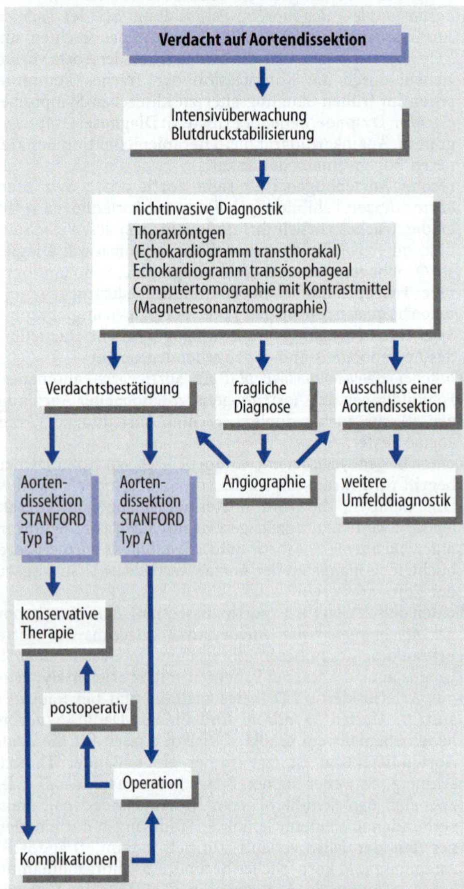

Abb. A116. Diagnose und Therapie einer Aortendissektion

descendens betroffen, beim **Stanford Typ B** nur die Aorta descendens; Typ A wird immer operativ behandelt, beim Typ B wird zuerst eine konservative Behandlung [Blutdrucksenkung mit β-Blockern] eingeleitet; ist diese erfolglos wird operiert; beim Typ A wird meist eine Teilresektion mit oder ohne Ersatz der Aortenklappe durchgeführt, beim Typ B wird versucht, durch Einlage einer Prothese ein Fortschreiten der Dissektion bzw. eine Aortenruptur zu verhindern

A|or|ten|en|ge *f* (Ⓔ **1.** thoracic constriction of esophagus **2.** →*Aortenisthmus*): **1.** ***Syn***: *Constrictio bronchoaortica oesophageae, Constrictio partis thoracicae oesophageae*; Einengung der Speiseröhre durch den Aortenbogen* und den Bronchus* principalis sinister in Höhe des 4. Brustwirbels **2.** →*Aortenisthmus*

A|or|ten|ga|bel *f* (Ⓔ bifurcation of aorta): ***Syn***: *Aortenbifurkation, Bifurcatio aortae*; Teilung der Aorta* abdominalis in rechte und linke Arteria* iliaca communis in Höhe des 4. Lendenwirbels

A|or|ten|herz *nt* (Ⓔ boat shaped heart): ***Syn***: *Aortenkonfiguration, Schuhform, Entenform*; typische Form des Herzens im Röntgenbild bei Erweiterung des linken Ventrikels bei Aorteninsuffizienz*

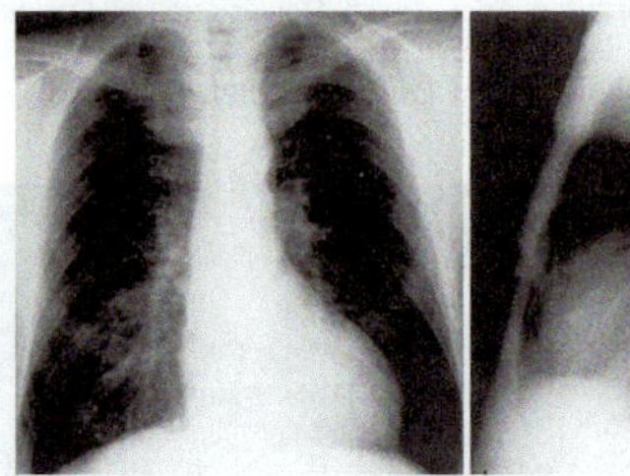

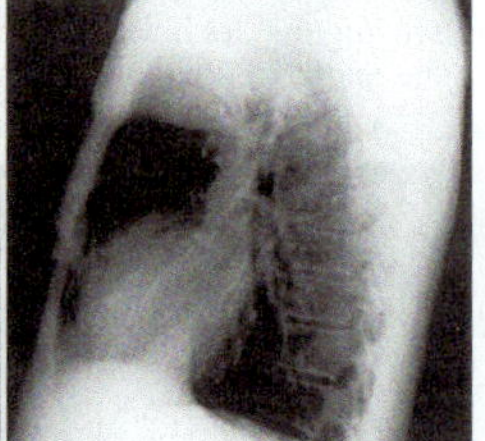

Abb. A117. Aortenherz

A|or|ten|in|suf|fi|zienz *f* (Ⓔ aortic regurgitation): ***Syn***: *Aortenklappeninsuffizienz*; Herzklappenfehler mit unvollständigem Verschluss der Aortenklappe*; die Ursache kann in einer primären Erkrankung der Klappe liegen oder in einer Dilatation der Aortenwurzel; die Insuffizienz der Klappe führt zu Rückfluss von Blut in die linke Herzkammer während der Diastole*, zu einer erhöhten Volumenbelastung und zu einer Erhöhung der Nachlast; diese kombinierte Druck- und Volumenbelastung führt zu Hypertrophie und Dilatation des linken Ventrikels; Hypertrophie und gesteigerte systolische Wandspannung führen zu einem erhöhten myokardialen O_2-Verbrauch; **Klinik**: bei der **chronischen Aorteninsuffizienz** kommt es zu Belastungsdyspnoe, später paroxysmaler nächtlicher Dyspnoe und Orthopnoe; Angina pectoris tritt v.a. nachts auf, wenn die diastolische Durchblutung der Koronargefäße abnimmt; typisch für die mittelschwere bis schwere Insuffizienz ist eine große Blutdruckamplitude [Pulsus celer et altus, evtl. Wasserhammerpuls] mit z.T. extrem niedrigen diastolischen Werten, d.h., Korotkoff*-Geräusche können manchmal bis zum Nullwert gehört werden; sonstige Zeichen bei der Untersuchung: hebender Herzspitzenstoß, der nach lateral und inferior verlagert sein kann; systolisches Schwirren über der Herzbasis; Traube*-Doppelton; Duroziez*-Doppelgeräusch; Quincke*-Zeichen; Hill*-Zeichen; Musset*-Zeichen; das charakteristische Geräusch bei der Auskultation ist ein hochfrequentes Diastolikum, das direkt nach dem Aortenklappenschlusston beginnt und meist Decrescendocharakter aufweist; normaler bis leiser 1. Herzton, der 2. Herzton ist abgeschwächt und kann vollständig fehlen; Punctum maximum ist der linke Sternalrand im 3.–4. ICR

bei der **akuten Aorteninsuffizienz**, z.B. bei Aortendissektion, Klappenverletzung oder Endokarditis, hat der Ventrikel keine Zeit, sich an die schlagartig einsetzende Regurgitation anzupassen; **klinisch** stehen akute Dyspnoe und starke Hypotonie bis hin zum Kollaps im Vordergrund; Tachykar-

Tab. A118. Ursachen der Aorteninsuffizienz

	Pathogenese	Beispiele
Veränderungen der Klappentaschen	Perforation Verringerung der Taschenoberflächen	Bakterielle Endokarditis Rheumatisches Fieber
Aortenwurzeldilatation		Arthritische Erkrankungen Spondylitis ankylosans Morbus Reiter Lues rheumatoide Arthritis Lupus erythematodes Angeborene Herzfehler bikuspide Aortenklappe Ventrikelseptumdefekt bei Fallot-Tetralogie Sinus valsalva-Aneurysma Bindegewebserkrankungen Marfan-Syndrom Ehlers-Danlos-Syndrom Pseudoxanthoma elasticum Osteogenesis imperfecta Hypertonie Takayasu-Aortitis Annuloaortale Ektasie
Verlust der Fixation an der Aortenwand		Aortendissektion Trauma

die, Zyanose und periphere Vasokonstriktion weisen u.U. auf eine Lungenstauung oder ein beginnendes Lungenödem hin; die oben angeführten typischen Untersuchungsbefunde bei chronischer Aorteninsuffizienz fehlen, die Befunde bei der Auskultation sind meist identisch; **Diagnose**: im **EKG** zeigt die chronische Aorteninsuffizienz aufgrund der Hypertrophie eine Linksverlagerung, die bei der akuten Insuffizienz fehlt; im **Röntgenbild** zeigen beide eine typische Aortenkonfiguration mit Vergrößerung der Herzsilhouette; **2D-Echokardiographie** und **Dopplerechokardiographie** sind heute die Methoden der Wahl zur nichtinvasiven Diagnose und Verlaufsbeobachtung; eine **Linksherzkatheteruntersuchung** wird nur noch vor Klappenersatzoperationen durchgeführt

Therapie: bei der akuten Aorteninsuffizienz besteht i.d.R. eine klare Indikation zum dringlichen Klappenersatz, da die Letalität ohne Ersatz bis zu 75 % beträgt; bei der chronischen Aorteninsuffizienz beschränkt man sich bei leichter Insuffizienz auf konservative Therapie; bei mittelschwerer und schwerer Aorteninsuffizienz [Reflux mehr als 50 % oder mehr als 30 % bei starker Symptomatik] besteht die Indikation zum Klappenersatz oder zu Korrektur

A|or|ten|isth|mus *m* (Ⓔ aortic isthmus): ***Syn***: *Aortenenge, Isthmus aortae*; Einengung der Aorta* zwischen Aortenbogen [Arcus* aortae] und absteigender Aorta [Aorta* descendens]

A|or|ten|isth|mus|ste|no|se *f* (Ⓔ aortic isthmus stenosis): ***Syn***: *Isthmusstenose, Coarctatio aortae*; relativ häufige [5 % der konnatalen Angiokardiopathien], angeborene Verengung des Isthmus* aortae oberhalb [**präduktale Aortenisthmusstenose**] oder unterhalb [**postduktale Aortenisthmusstenose**] der Einmündung des Ductus* arteriosus

Erwachsenenform der Aortenisthmusstenose: *→postduktale Aortenisthmusstenose*

infantile Aortenisthmusstenose: *→präduktale Aortenisthmusstenose*

infraduktale Aortenisthmusstenose: *→postduktale Aortenisthmusstenose*

postduktale Aortenisthmusstenose (Ⓔ adult type aortic coarctation): ***Syn***: *infraduktale Aortenisthmusstenose, Erwachsenenform der Aortenisthmusstenose*; durch die hinter der Einmündung des Ductus* arteriosus liegende Stenose kommt es, trotz Ausbildung eines Kollateralkreislaufs, zu Minderdurchblutung der unteren Körperhälfte und zu Blutdruckerhöhung vor der Stenose; langfristig kommt es zu Linksherzhypertrophie* und nachfolgender Herzinsuffizienz*; die **Therapie** der Wahl ist die Resektion der Stenose mit End-zu-End-Anastomose; die Ballondilatation mit Stentimplantation wird vermehrt durchgeführt und zeigt gute Langzeitergebnisse

präduktale Aortenisthmusstenose (Ⓔ infantile type aortic coarctation): ***Syn***: *infantile Aortenisthmusstenose*; bereits im Säuglingsalter klinisch manifest werdende Form mit Stenose der Aorta vor Einmündung des Ductus* arteriosus; durch den offenen Ductus kommt es zum Rechts-Links-Shunt* mit Zyanose der unteren Körperhälfte, (meist) pulmonaler Hypertonie* und prärenalem Nierenversagen; die **Diagnose** basiert auf dem klinischen Bild, Blutdruck- und Pulsdifferenz zwischen oberen und unteren Extremitäten, Auskultation [pansystolisches Strömungsgeräusch parasternal links], EKG [Rechtsherzbelastung], Echokardiographie [u.a. Bestimmmung des Stenosegrades]; **Therapie**: Offenhalten des Ductus Botalli durch Infusion von Prostaglandin E_1; Ballondilatation der Stenose; später Stentimplantation zur Verhinderung einer Restenose

A|or|ten|klap|pe *f* (Ⓔ aortic valve): ***Syn***: *Valva aortae*; aus drei kräftigen Taschenklappen [Valvula* semilunaris] bestehende Klappe in der Aortenöffnung [Ostium aortae] der linken Herzkammer; sie öffnet sich während der Systole* und schließt sich am Beginn der Diastole*; der Schluss verursacht den auskultatorisch hörbaren 2. Herzton*

A|or|ten|klap|pen|in|suf|fi|zienz *f*: *→Aorteninsuffizienz*

A|or|ten|klap|pen|ste|no|se *f* (Ⓔ aortic stenosis): ***Syn***: *valvuläre Aortenstenose*; angeborene oder erworbene [rheumatische oder bakterielle Endokarditis*] Verengung der Aortenklappenöffnung; die Druckbelastung des linken Ventrikels führt zu Linksherzhypertrophie* und Linksherzinsuffizienz*; das **klinische Bild** wird v.a. vom Schweregrad der Stenose bestimmt; bei der Auskultation ist der Aortenanteil des II. Herztons abgeschwächt und es findet sich ein systolisches Austreibungsgeräusch mit punctum maximum im 2. Interkostalraum rechts; das EKG ist meist unauffällig,

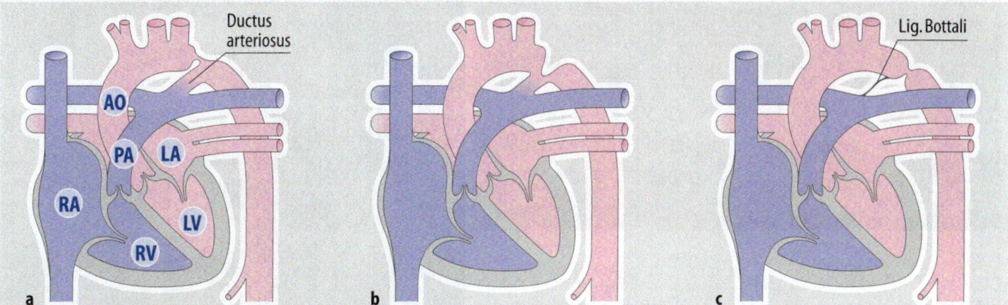

Abb. A119. Aortenisthmusstenose. **a** präduktale Stenose, **b** juxtaduktale Stenose, **c** postduktale Stenose; *RA* = rechtes Atrium, *RV* = rechter Ventrikel, *LV* = linker Ventrikel, *LA* = linkes Atrium, *PA* = Pulmonalarterie, *AO* = Aorta

A

Tab. A120. Einteilung der valvulären Aortenstenose

Schweregrad	Systolischer Druckgradient zwischen linkem Ventrikel und Aorta (Δp in mmHg)	Klappenöffnungsfläche (cm^2/m^2 KOF)
I: unbedeutend („trivial")	< 25	< 2,0
II: leicht („mild")	25–49	> 0,8
III: mäßig („moderate")	50–75	0,5–0,8
IV: ausgeprägt („severe" oder „critical")	> 75	> 0,5

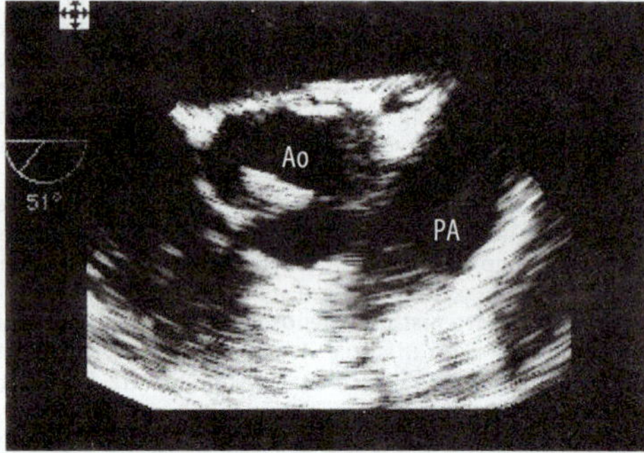

Abb. A121. Aortenklappenstenose im transösophagealen Echokardiogramm. **Ao** = Aorta, **PA** = Pulmonalarterie

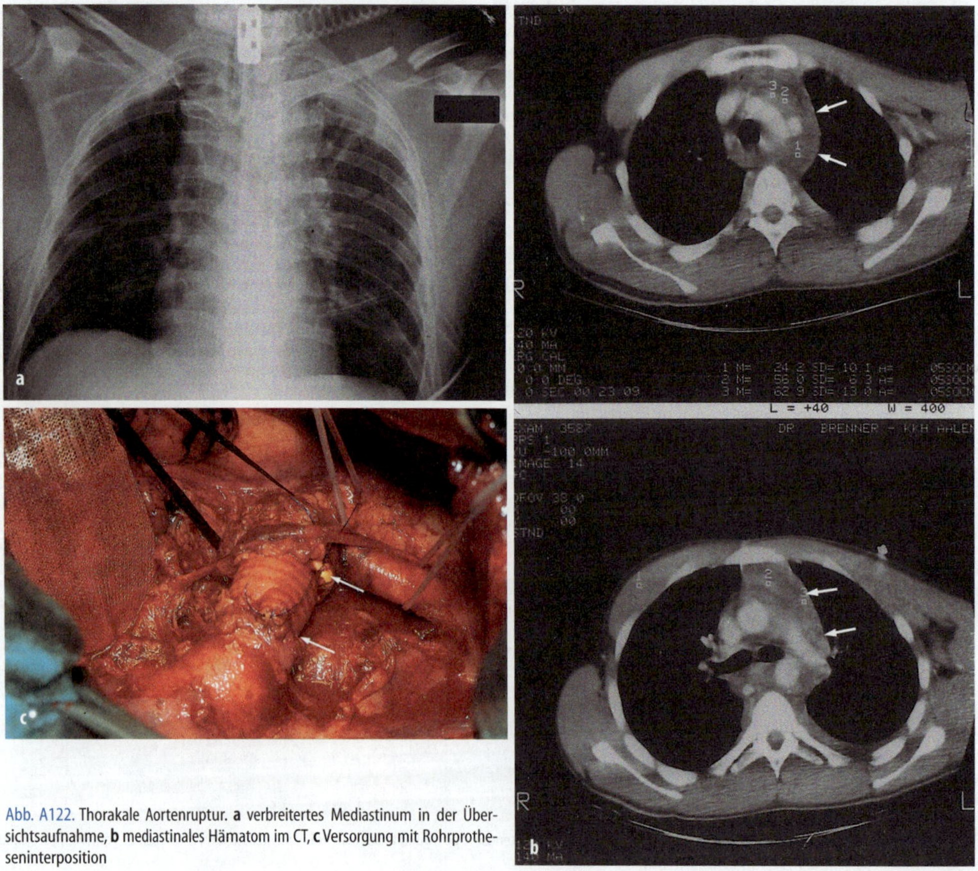

während das Echokardiogramm die Stenose darstellt und Aussagen über die Hämodynamik erlaubt; **Therapie**: Aufdehnung mit einem Ballonkatheter [**Ballonvalvuloplastie**] oder Kommissurotomie* sind die Methoden der Wahl; bei Restenose oder Entwicklung einer Insuffizienz Aortenklappenersatz

A|or|ten|kon|fi|gu|ra|ti|on *f*: *→ Aortenherz*

A|or|ten|naht *f*: *→ Aortorrhaphie*

Aor|ten|nerv, rechter/linker *m* (Ⓔ right/left aortic nerve): ***Syn***: *Nervus depressor dexter/sinister*; klinische Bezeichnung für die Rami cardiaci cervicales superiores des rechten [**Nervus depressor dexter**] bzw. linken Nervus* vagus [**Nervus depressor sinister**], die eine negativ chronotrope und inotrope Wirkung auf das Herz ausüben

A|or|ten|öff|nung *f*: *→ Ostium aortae*

A|or|ten|re|sek|ti|on *f*: *→ Aortektomie*

A|or|ten|rup|tur *f* (Ⓔ aortic rupture): akut lebensbedrohende Ruptur der meist vorgeschädigten Aorta [Aneurysma, Arteriosklerose] bei Unfällen; in ca. 70 % der Fälle ist die Ruptur tödlich; da meist noch andere Traumen vorliegen [Schädel-Hirn-Trauma, offene Frakturen, intraabdominelle Blutung] wird die Aortenruptur häufig übersehen; die chirurgische **Therapie** besteht entweder in der Einlage einer Stentprothese oder der Aortennaht evtl. mit Protheseninterposition

A|or|ten|schlitz *m* (Ⓔ aortic hiatus): ***Syn***: *Hiatus aorticus*; Öffnung des Zwerchfells* für den Durchtritt der Aorta* und des Ductus* thoracicus in Höhe des 1. Lendenwirbels

A|or|ten|schmerz *m* (Ⓔ aortalgia): ***Syn***: *Aortalgie*; Schmerzen in der Aorta

A|or|ten|schnitt *m*: *→ Aortotomie*

A|or|ten|si|nus *m* (Ⓔ aortic sinus): ***Syn***: *Valsalva-Sinus, Sinus aortae*; taschenförmige Buchten zwischen den Semilunar-

Abb. A122. Thorakale Aortenruptur. **a** verbreitertes Mediastinum in der Übersichtsaufnahme, **b** mediastinales Hämatom im CT, **c** Versorgung mit Rohrprotheseninterposition

klappen und der Aortenwand; Abgangsstelle der Arteria* coronaria dextra [im Sinus aortae dexter] und der Arteria* coronaria sinistra [im Sinus aortae sinister]

A|or|ten|skle|ro|se *f* (Ⓔ aortosclerosis): ***Syn***: *Aortenverkalkung*; die Aorta betreffende, zu Verkalkung führende Arteriosklerose*; kann zu Aorteninsuffizienz* oder Aortendissektion* führen

a|or|ten|skle|ro|tisch *adj* (Ⓔ aortosclerotic): Aortensklerose betreffend, von ihr betroffen oder durch sie bedingt

A|or|ten|ste|no|se *f* (Ⓔ aortic stenosis): angeborene oder erworbene Verengung der Aorta oder der Aortenklappe [Aortenklappenstenose*]; nach dem Sitz der Stenose unterscheidet man subvalvuläre, valvuläre und supravalvuläre Aortenstenose

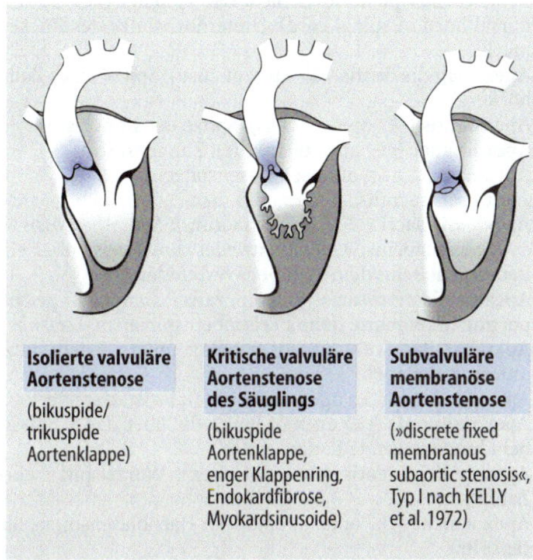

Abb. A123. Formen der Aortenstenose

infravalvuläre Aortenstenose: *→subvalvuläre Aortenstenose*

subvalvuläre Aortenstenose (Ⓔ subvalvular aortic stenosis): ***Syn***: *infravalvuläre Aortenstenose*; unterhalb der Aortenklappe liegende Einengung der Ausflussbahn des linken Ventrikels; die angeborene Form wird als **idiopathische hypertrophische subaortale Stenose** bezeichnet; Klinik und Therapie entsprechen im Wesentlichen der Aortenklappenstenose*

supravalvuläre Aortenstenose (Ⓔ supravalvular aortic stenosis): angeborene [**Williams-Beuren-Syndrom**] oder erworbene Aortenstenose im eigentlichen Sinn; der klinische Verlauf gleicht dem der Aortenklappenstenose*

valvuläre Aortenstenose: *→Aortenklappenstenose*

A|or|ten|sy|phi|lis *f*: *→Aortitis syphilitica*

A|or|ten|ver|kal|kung *f*: *→Aortensklerose*

A|or|ten|vi|ti|en *pl* (Ⓔ aortic valve defects): Oberbegriff für Aorteninsuffizienz* und Aortenklappenstenose*

a|or|ti|ko|pul|mo|nal *adj* (Ⓔ aorticopulmonary): ***Syn***: *aortopulmonal*; Aorta und Lungenschlagader/Truncus pulmonalis betreffend oder verbindend

a|or|ti|ko|re|nal *adj* (Ⓔ aorticorenal): ***Syn***: *aortorenal*; Aorta und Niere(n)/Ren betreffend

a|or|tisch *adj*: *→aortal*

A|or|ti|tis *f*, *pl* **-ti|ti|den** (Ⓔ aortitis): Entzündung der Aorta bzw. der Aortenwand; meist durch Übergreifen eine Entzündung des Endokards oder der Aortenklappe; *s.a. Mesaortitis*

Aortitis syphilitica (Ⓔ syphilitic aortitis): ***Syn***: *Aortensyphilis, Mesaortitis luetica*; im Rahmen der Spätsyphilis* auftretende Entzündung der Aorta und Aortenmedia

a|or|ti|tisch *adj* (Ⓔ aortitic): Aortitis betreffend

Aorto-, aorto- *präf.*: Wortelement mit der Bedeutung „Hauptschlagader/Aorta"

A|or|to|an|gi|o|gra|phie *f* (Ⓔ aortoangiography): ***Syn***: *Aortoangiografie*; Röntgenkontrastdarstellung* der Aorta und der aus ihr entspringenden Arterien

A|or|to|gramm *nt* (Ⓔ aortogram): Röntgenkontrastaufnahme der Aorta und ihrer Äste

A|or|to|gra|phie *f* (Ⓔ aortography): ***Syn***: *Aortografie*; Röntgenkontrastdarstellung* der Aorta und ihrer Äste

a|or|to|gra|phisch *adj* (Ⓔ aortographic): ***Syn***: *aortografisch*; Aortographie betreffend, mittels Aortographie

a|or|to|kar|di|al *adj* (Ⓔ cardioaortic): ***Syn***: *kardioaortal*; Aorta und Herz/Cardia betreffend oder verbindend

a|or|to|ko|ro|nar *adj* (Ⓔ aortocoronary): Aorta und Kranzarterien/Koronargefäße betreffend oder verbindend

A|or|to|pto|se *f* (Ⓔ aortoptosis): Aortensenkung

a|or|to|pul|mo|nal *adj*: *→aortikopulmonal*

a|or|to|re|nal *adj*: *→aortikorenal*

A|or|tor|rha|phie *f* (Ⓔ aortorrhaphy): ***Syn***: *Aortennaht*; Naht der Aorta* nach operativer oder traumatischer Eröffnung oder Ruptur

A|or|to|to|mie *f* (Ⓔ aortotomy): ***Syn***: *Aortenschnitt*; Eröffnung der Aorta*

ÄÖS *Abk.*: Äthinylöstradiolsulfat

AoVS *Abk.*: *→Aortenklappenstenose*

AÖZ *Abk.*: Anodenöffnungszuckung

AP *Abk.*: **1.** Acetylpyridin **2.** *→Aktionspotential* **3.** *→alkalische Phosphatase* **4.** 2-Aminopurin **5.** Analysenprobe **6.** Anstaltspackung **7.** *→arthritis psoriatica* **8.** artifizieller Pneumothorax

Ap *Abk.*: Arteria pulmonalis

a.p. *Abk.*: **1.** ante partum **2.** anterior-posterior **3.** *→anteroposterior*

A & P *Abk.*: Auskultation und Perkussion

A.p. *Abk.*: *→Angina pectoris*

A-5-P *Abk.*: Adenosin-5-phosphat

APA *Abk.*: **1.** akute parenterale Alimentation **2.** Aldosteronproduzierendes Adenom

6-APA *Abk.*: 6-Aminopenicillansäure

APAD *Abk.*: 3-Acetylpyridinadenindinucleotid

A|pal|cil|lin *nt* (Ⓔ apalcillin): Acylaminopenicillin* mit breitem Wirkungsspektrum gegen grampositive und gramnegative Erreger

a|pal|lisch *adj* (Ⓔ apallic): durch einen Ausfall des Palliums* bedingt oder gekennzeichnet

AP-Amyloid *nt* (Ⓔ amyloid P): ***Syn***: *Amyloid P*; *s.u. Amyloid*

a|pan|kre|a|tisch *adj* (Ⓔ apancreatic): ohne Pankreas, durch ein Fehlen des Pankreas bedingt

APAP *Abk.*: Acetyl-p-aminophenol

a|pa|ral|ly|tisch *adj* (Ⓔ aparalytic): ohne Lähmung/Paralyse (verlaufend)

A|pa|ra|thy|re|o|se *f* (Ⓔ aparathyreosis): angeborenes oder postoperatives Fehlen der Nebenschilddrüsen*

A|pa|thie *f* (Ⓔ apathy): Teilnahmslosigkeit, verminderte Gefühlserregbarkeit, Leidenschaftslosigkeit

a|pa|thisch *adj* (Ⓔ apathetic): teilnahmslos, leidenschaftslos

a|pa|tho|gen *adj* (Ⓔ nonpathogenic): (*Mikroorganismen*) nicht krankheitserregend

A|pa|tit *nt* (Ⓔ apatite): fluorhaltiger Calciumphosphatkristall [$Ca_5OH(PO_4)_3$]; mineralischer Baustein von Knochen und Zähnen; entsteht aus der weicheren Vorstufe Hydroxylapatit durch Verdrängung des Hydroxylions durch Fluorid

A|pa|zo|ne *nt*: *→Azapropazon*

APB *Abk.*: apikale Basis

ApBO *Abk.*: Apotheken-Betriebsordnung

APC *Abk.*: **1.** Adenoide, Pharyngitis, Conjunctivitis **2.** aktiviertes Protein C **3.** akutes pharyngokonjunktivales Fieber **4.** *→Ampicillin* **5.** antigen presenting cells **6.** antiphlogistisches Corticosteroid

APC-Gen *nt* (Ⓔ APC gene): ***Syn***: *adenomatous polyposis coli-Gen*; *s.u. Essay Mechanismen der Entstehung genetisch bedingter Krebsformen S. 1561, Essay Virus und Tumor S. 2185*

APCV *Abk.*: Adenoidal-Pharyngeal-Conjunctival-Viren

APD *Abk.*: **1.** Aktionspotentialdauer **2.** anteroposteriorer Durchmesser **3.** aortopulmonaler Defekt **4.** Atemperiodendauer

APE *Abk.*: Adriamycin, Cisplatin (*engl.* platinol), Etoposid

A|pe|ri|ens *nt*, *pl* **-en|zi|en, -en|ti|en** (Ⓔ aperient): ***Syn***: *Aperien-*

A

tium; mildes Abführmittel

A|pe|ri|en|ti|um *nt, pl* **-en|zi|en, -en|ti|en**: →*Aperiens*

a|pe|ri|o|disch *adj* (Ⓔ aperiodic): nicht periodisch, ohne Periodizität

A|pe|ri|stal|sis *f*: →*Aperistaltik*

A|pe|ri|stal|tik *f* (Ⓔ aperistalsis): *Syn*: *Aperistalsis*; Peristaltikmangel, Peristaltikschwäche, z.B. bei paralytischen Ileus*

a|pe|ris|tal|tisch *adj* (Ⓔ aperistaltic): Aperistaltik betreffend, ohne Peristaltik

Apert: Eugène Apert; 1868–1940; französischer Kinderarzt (Paris)

Apert-Crouzon-Syndrom *nt* (Ⓔ Apert-Crouzon disease): *Syn*: *Akrozephalosyndaktylie Typ IIa*; autosomal-dominantes Fehlbildungssyndrom mit Akrozephalie*, Gesichtsfehlbildungen, Hypertelorismus* und Syndaktylie* von Händen und Füßen

Apert-Syndrom *nt* (Ⓔ **1.–2.** Apert's syndrome): **1.** *Syn*: *Akrozephalosyndaktylie*; Oberbegriff für Fehlbildungssyndrome mit den Leitsymptomen Akrozephalie* und Syn- oder Polydaktylie* **2.** *Syn*: *Akrozephalosyndaktylie Ia*; Akrozephalie* mit Syn- oder Polydaktylie* der Finger und Zehen, Mittelgesichtsdysmorphie und geistiger Retardierung

A|per|tu|ra *f, pl* **-rae** (Ⓔ aperture): Öffnung, Eingang, Spalt, Loch, Schlitz, Apertur

Apertura aqueductus cerebri (Ⓔ opening of aqueduct of midbrain): *Syn*: *Apertura aqueductus mesencephali*; Öffnung vom III. Ventrikel in den Aqueductus* cerebri

Apertura aqueductus mesencephali: →*Apertura aqueductus cerebri*

Apertura canaliculi cochleae (Ⓔ aperture of cochlear canaliculus): Öffnung des Aqueductus cochleae auf der Unterseite des Felsenbeins*

Apertura ductus nasolacrimalis (Ⓔ opening of nasolacrimal duct): Öffnung des Tränennasenganges im unteren Nasengang

Apertura lateralis ventriculi quarti (Ⓔ lateral aperture of fourth ventricle): *Syn*: *Luschka-Foramen*; beidseitige seitliche Öffnung des IV. Ventrikels

Apertura Luschkae: veraltet für →*Apertura lateralis ventriculi quarti*

Apertura mediana ventriculi quarti (Ⓔ median aperture of fourth ventricle): *Syn*: *Magendie-Foramen*; Öffnung des IV. Ventrikels in die Cisterna* cerebellomedullaris

Apertura nasalis anterior: →*Apertura piriformis*

Apertura pelvis inferior (Ⓔ inferior pelvic aperture): *Syn*: *Beckenausgangsebene, Beckenausgang*; rautenförmige untere Öffnung des kleinen Beckens*; ihre Größe ist wichtig, da sie gleichzeitig der Ausgang des Geburtskanals ist

Apertura pelvis minoris inferior: veraltet für →*Apertura pelvis inferior*

Apertura pelvis minoris superior: veraltet für →*Apertura pelvis superior*

Apertura pelvis superior (Ⓔ superior pelvic aperture): *Syn*: *Beckeneingangsebene, Beckeneingang*; durch die Linea* terminalis und das Promontorium* ossis sacri begrenzte Ebene, die großes und kleines Becken* trennt

Apertura piriformis (Ⓔ piriform aperture): *Syn*: *Apertura nasalis anterior*; vordere Öffnung der (knöchernen) Nasenhöhle

Apertura sinus frontalis (Ⓔ aperture of frontal sinus): Stirnhöhlenmündung im mittleren Nasengang

Apertura sinus sphenoidalis (Ⓔ aperture of sphenoid sinus): Öffnung der Keilbeinhöhle im Recessus* sphenoethmoidalis

Apertura thoracis inferior (Ⓔ lower thoracic aperture): *Syn*: *untere Thoraxapertur*; der durch das Zwerchfell verschlossene Brustkorbausgang; wird vorne vom Brustbein, seitlich von den Rippenbögen und hinten vom 12. Brustwirbel begrenzt

Apertura thoracis superior (Ⓔ upper thoracic aperture): *Syn*: *obere Thoraxapertur*; der nierenförmige Brustkorbeingang wird von der Drosselgrube [Incisura jugularis sterni], der rechten und linken 1. Rippe und dem 1. Brustwirbel begrenzt

Apertura tympanica canaliculi chordae tympani (Ⓔ tympanic aperture of chorda tympani canal): Paukenhöhlenmündung des Chordakanals

A|pex *m, pl* **A|pi|ces** (Ⓔ apex): Spitze, Gipfel, Scheitel

Apex auriculae (Ⓔ tip of the auricle): *Syn*: *Darwin-Ohrspitze*; inkonstante Ausziehung des Helixknorpels nach oben und hinten

Apex capitis fibulae (Ⓔ apex of head of fibula): kleiner Fortsatz an der Oberseite des Wadenbeins; Ansatz des seitlichen Kollateralbandes des Kniegelenks

Apex cartilaginis arytenoideae (Ⓔ apex of arytenoid cartilage): Spitze des Aryknorpels*, auf der der Santorini*-Knorpel sitzt

Apex cordis (Ⓔ apex of heart): die von der linken Herzkammer gebildete runde Herzspitze

Apex cornus posterioris medullae spinalis (Ⓔ apex of dorsal horn of spinal cord): Hinterhornspitze des Rückenmarks

Apex cuspidis dentis (Ⓔ apex of cusp): Spitze eines Zahnhöckers

Apex dentis (Ⓔ apex of dens): Spitze des Dens* axis

Apex linguae (Ⓔ apex of tongue): Zungenspitze

Apex nasi (Ⓔ tip of nose): Nasenspitze; *s.u. Nase*

Apex ossis sacralis: →*Apex ossis sacri*

Apex ossis sacri (Ⓔ apex of sacrum): *Syn*: *Apex ossis sacralis*; Kreuzbeinspitze; ist entweder direkt oder über eine Bandscheibe mit dem Steißbein verbunden

Apex partis petrosae ossis temporalis (Ⓔ apex of petrous portion of temporal bone): Felsenbeinspitze; *s.u. Felsenbein*

Apex patellae (Ⓔ apex of patella): untere Patellaspitze, unterer Patellapol

Apex prostatae (Ⓔ apex of prostate): Prostataspitze

Apex pulmonis (Ⓔ apex of lung): die über das Schlüsselbein hinausragende Lungenspitze

Apex radicis dentis (Ⓔ root apex): Wurzelspitze eines Zahns

Apex vesicae (Ⓔ apex of bladder): Harnblasenspitze, Blasenspitze

A|pex|kar|di|o|gramm *nt* (Ⓔ apexcardiogram): über der Herzspitze erfasstes Mechanokardiogramm*

A|pex|kar|di|o|gra|phie *f* (Ⓔ apexcardiography): *Syn*: *Apexkardiografie*; Form der Mechanokardiographie* mit Messung über der Herzspitze

a|pex|kar|di|o|gra|phisch *adj* (Ⓔ apexcardiographic): *Syn*: *apexkardiografisch*; Apexkardiographie betreffend, mittels Apexkardiographie

Apex-orbitae-Syndrom *nt* (Ⓔ orbital apex syndrome): *Syn*: *Orbitaspitzensyndrom, Malatesta-Syndrom*; Lähmung von Sehnerv und Augenmuskelnerven bei entzündlichen oder tumorösen Prozessen im Orbitaspitzenbereich

APF *Abk.*: **1.** antiperinukleärer Faktor **2.** Anti-Perniziosa Faktor **3.** →*Aphthoid Pospischill-Feyrter*

Ap|fel|form *f* (Ⓔ apple shape): *Syn*: *androide Adipositas*; *s.u. Adipositas*

Ap|fel|säu|re *f* (Ⓔ malic acid): *Syn*: *Äpfelsäure, Acidum malicum*; Dicarbonsäure*; Zwischenprodukt der Glykolyse* und des Citratzyklus*; ihr Salz wird als Malat bezeichnet

Äp|fel|säu|re *f*: →*Apfelsäure*

Ap|fel|si|nen|haut *f*: →*Apfelsinenschalenhaut*

Ap|fel|si|nen|schal|len|haut *f* (Ⓔ orange skin): *Syn*: *Orangenschalenhaut, Orangenhaut, Apfelsinenhaut, Peau d'orange*; v.a. Frauen betreffende Veränderung des Unterhautfettgewebes [Cellulite*] mit typischem Erscheinungsbild

Apgar: Virginia Apgar; 1909–1974; amerikanische Ärztin

Apgar-Score *nt* (Ⓔ Apgar score): auf dem **Apgar-Index** beruhendes Punktsystem zur Beurteilung der Vitalität von Neugeborenen; der Apgar-Score wird 1 Minute, 5 Minuten und 10 Minuten nach der Geburt ermittelt; Studien zeigen, dass v.a. dem 5-Minuten-Score eine besondere Bedeutung zukommt, da es einen Zusammenhang zwischen niedrigem Score nach 5 Minuten und entwicklungsneurologischen Störungen in der Zukunft gibt

APh *Abk.*: →*alkalische Phosphatase*

Aph-, aph- *präf.*: →*Apo-*

A|pha|gia *f*: →*Aphagie*

Tab. A124. Apgar-Index

Benotung	0	1	2
Herzfrequenz	Keine	< 100/min	> 100/min
Atmung	Keine	Unregelmäßig	Regelmäßig
Hautfarbe	Blass/zyanotisch	Stamm rosig, Extremitäten zyanotisch	Komplett rosig
Muskeltonus	Schlaff	Leicht gebeugte Extremitäten	Aktive Bewegungen
Reflexerregbarkeit beim Absaugen	Keine Reflexe	Grimassieren	Niesen, Husten, Schreien
Apgar-Punktsumme			
Bewertung			
Punktsumme 10–9	optimal lebensfrisch		
Punktsumme 8–7	normal lebensfrisch		
Punktsumme 6–5	leichte Depression		
Punktsumme 4–3	mittelgradige Depression		
Punktsumme 2–0	schwere Depression		

A|pha|gie *f* (Ⓔ aphagia): ***Syn***: *Aphagopraxie, Aphagie*; organisch bedingtes Unvermögen zu schlucken

A|pha|go|pra|xie *f*: *→Aphagie*

a|phak *adj* (Ⓔ aphakic): ***Syn***: *aphakisch*; Aphakie betreffend, linsenlos, ohne Linse

A|pha|kie *f* (Ⓔ aphakia): angeborenes oder erworbenes [Linsenextraktion, Trauma] Fehlen der Augenlinse

a|pha|kisch *adj*: *→aphak*

A|pha|nip|te|ra *pl* (Ⓔ Aphaniptera): ***Syn***: *Siphonaptera, Flöhe*; kleine, blutsaugende Insekten, die wichtige Krankheitsüberträger sind

A|pha|sia *f*: *→Aphasie*

Aphasia acustica: *→Aphasia auditoria*

Aphasia auditoria (Ⓔ auditory aphasia): ***Syn***: *auditive/akustische Agnosie, Seelentaubheit, Worttaubheit, Aphasia auditoria/acustica*; Nichterkennen von gehörten Tönen oder Geräuschen

A|pha|sie *f* (Ⓔ aphasia): ***Syn***: *Sprachversagen, Aphemie, Aphasia*; durch eine Hirnschädigung bedingte Sprachstörung bei intaktem Gehör und Sprachapparat; die **motorische Aphasie** tritt bei Schäden im Versorgungsgebiet der Arteria precentralis auf, die **sensorische Aphasie** bei Läsionen im Versorgungsgebiet der Arteria temporalis posterior; **amnestische Aphasien** beruhen auf temporo-parietalen Schädigungen [Tumoren, Schläfenlappenabszessen], während die **globale Aphasie** Funktionsstörungen im gesamten Versorgungsgebiet der Arteria cerebri media anzeigt

amnestische Aphasie (Ⓔ amnestic aphasia): ***Syn***: *Wortvergessenheit*; Wortfindungsstörung mit normalem Sprachverständnis und intakter Spontansprache; die Patienten entwickeln Ersatzstrategien und die Kommunikationsfähigkeit ist gut erhalten

assoziative Aphasie (Ⓔ associative aphasia): ***Syn***: *Leitungsaphasie*; Aphasie durch Unterbrechung der assoziativen Leitungsbahnen

globale Aphasie (Ⓔ global aphasia): sowohl die expressive als auch die rezeptive Sprachfunktion sind gestört; die Patienten erscheinen apathisch und in sich gekehrt, was auf ihrem Nichtverstehen der Umwelt und ihrem Unvermögen, sich sprachlich auszudrücken beruht

motorische Aphasie (Ⓔ motor aphasia): ***Syn***: *Broca-Aphasie*; durch Schädigung des motorischen Sprachzentrums hervorgerufenes Sprachversagen; typisch sind zögernde oder fehlende Spontansprache mit undeutlicher Aussprache, Agrammatismus* und kurzen Sätzen [Telegrammstil]

sensorische Aphasie (Ⓔ sensory aphasia): ***Syn***: *Wernicke-Aphasie*; Aphasie durch Ausfall des Sprachverständnisses; die Patienten zeigen einen normalen Sprachfluss und eine überschießende Sprachproduktion mit Störung des Satzbaus [Paragrammatismus], [semantischen und phonematischen] Paraphrasien und Neologismen; im Extremfall ist das Sprechen durch die Paraphrasien und Neologismen völlig unverständlich [**Jargon-Aphasie**]

a|pha|sisch *adj* (Ⓔ aphasic): Aphasie betreffend, von ihr betroffen

A|phe|mie *f*: *→Aphasie*

A|phe|re|se *f* (Ⓔ apheresis): ***Syn***: *Pherese*; Entfernung von einzelnen Blutbestandteilen

a|phon *adj* (Ⓔ aphonic): ***Syn***: *aphonisch*; Aphonie betreffend, von ihr betroffen, stimmlos, tonlos

A|pho|nie *f* (Ⓔ aphonia): Stimmlosigkeit, Stimmverlust; kann lokal organisch [Stimmritzenlähmung, Tumoren] oder psychogen bedingt sein; bei der **psychogenen Aphonie** unterscheidet man eine **hypofunktionelle Aphonie** [kein Stimmlippenschluss, Epiglottis aufgerichtet] sowie eine **hyperfunktionelle Aphonie** [Stimmlippen zusammengepresst, Epiglottis gesenkt], beide Formen kommen bei Frauen wesentlich häufiger vor als bei Männern

a|pho|nisch *adj*: *→aphon*

A|photläs|the|sie *f* (Ⓔ aphotesthesia): verminderte Empfindlichkeit der Netzhaut auf Lichtreize nach übermäßiger Sonneneinstrahlung

A|phra|sie *f* (Ⓔ aphrasia): Unfähigkeit, Sätze zu bilden oder zu verstehen

Aph|ro|din *nt*: *→Yohimbin*

Tab. A125. Klassifikation und Leitsymptome der Aphasien

	Amnestische Aphasie	Wernicke-Aphasie	Broca-Aphasie	Globale Aphasie
Sprachproduktion	Meist flüssig	Flüssig	Erheblich verlangsamt	Spärlich bis 0, auch Sprachautomatismen
Artikulation	Meist nicht gestört	Meist nicht gestört	Oft dysarthrisch	Meist dysarthrisch
Presodie (Sprachmelodie, -rhythmus)	Meist gut erhalten	Meist gut erhalten	Oft nivelliert, auch skandierend	Oft nivelliert, bei Automatismen meist gut erhalten
Satzbau	Kaum gestört	Paragrammatismus (Verdoppelungen und Verschränkungen von Sätzen und Satzteilen)	Agrammatismus (nur einfache Satzstrukturen, Fehlen von Funktionswörtern)	Nur Einzelwörter, Floskeln, Sprachautomatismen
Wortwahl	Ersatzstrategien bei Wortf indungsstörungen, einige semantische Paraphasien	Viele sematische Paraphasien, oft grob vom Zielwort abweichend, semantische Neologismen; in der stärksten Form semantischer Jargon	Relativ eng begrenztes Vokabular, kaum semantische Paraphasien	Äußerst begrenztes Vokabular, grob abweichende semantische Paraphasien
Lautstruktur	Einige phonematische Paraphasien	Viele phonematische Paraphasien bis zu Neologismen, auch phonematischer Jargon	Viele phonematische Paraphasien	Sehr viele phonematische Paraphasien und Neologismen
Verstehen	Leicht gestört	Stark gestört	Leicht gestört	Stark gestört

A

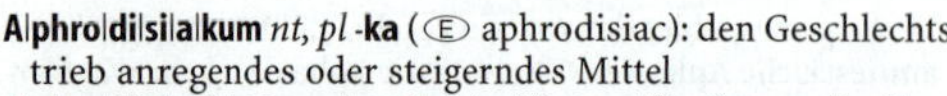

A|phro|di|si|a|kum *nt, pl* **-ka** (Ⓔ aphrodisiac): den Geschlechtstrieb anregendes oder steigerndes Mittel

A|phro|di|sie *f* (Ⓔ aphrodisia): (übermäßige) sexuelle Erregung, (krankhaft) gesteigerter Sexualtrieb

a|phro|di|sisch *adj* (Ⓔ aphrodisiac): ***Syn***: *aphroditisch*; den Geschlechtstrieb anregend oder steigernd

Aph|then *pl* (Ⓔ aphthae): schmerzhafte rundliche Erosionen der Schleimhaut des Mundes und der Genitalregion, die von einem entzündlichen Randsaum umgeben sind

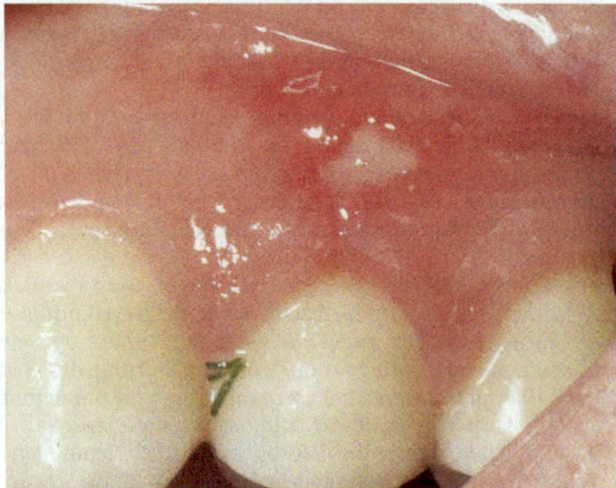

Abb. A126. Aphthen

habituelle Aphthen (Ⓔ recurrent scarring aphthae): ***Syn***: *Mikulicz-Aphthen, rezidivierende Aphthen, Periadenitis mucosa necrotica recurrens, rezidivierende benigne Aphthosis*; solitär auftretende, rezidivierende Aphthen der Mundschleimhaut; die Ulzera sind groß [> 1 cm] und tief mit wallartigen Rändern; die Abheilung dauert lange und hinterlässt meist eine Narbe

rezidivierende Aphthen: *→ habituelle Aphthen*

tropische Aphthen (Ⓔ psilosis): ***Syn***: *Psilosis linguae*; glatte rote Zunge mit Aphthenbildung bei Sprue*

aph|tho|id *adj* (Ⓔ aphthoid): aphthenähnlich, aphthenförmig

Aphthoid Pospischill-Feyrter *nt* (Ⓔ aphthoid): ***Syn***: *vagantes Aphthoid, aphthoide Polypathie*; schwere Verlaufsform der Gingivostomatitis* herpetica bei abwehrgeschwächten Kindern

Aph|tho|id, va|gan|tes *nt*: *→ Aphthoid Pospischill-Feyrter*

aph|thös *adj* (Ⓔ aphthous): Aphthen betreffend, aphthenartig

Aph|tho|se *f* (Ⓔ aphthosis): ***Syn***: *Aphthosis*; durch multiple Aphthen* gekennzeichnete Erkrankung der Mundschleimhaut

Aphthose Behçet (Ⓔ Behçet's syndrome): ***Syn***: *Behçet-Syndrom, bipolare/große/maligne Aphthose, Gilbert-Syndrom, Aphthose Touraine*; durch Aphthen der Mund- und Genitalschleimhaut, Hypopyoniritis*, nodöse Erytheme und Gelenkschwellungen gekennzeichnetes Syndrom unbekannter Genese

bipolare/große/maligne Aphthose: *→ Aphthose Behçet*

Aphthose Touraine: *→ Aphthose Behçet*

Aph|tho|sis *f, pl* **-ses**: *→ Aphthose*

Aphthosis epizootica: *→ Maul- und Klauenseuche*

rezidivierende benigne Aphthosis (Ⓔ recurrent benign aphthosis): ***Syn***: *Mikulicz-Aphthen, habituelle Aphthen, chronisch rezidivierende Aphthen, Periadenitis mucosa necrotica recurrens*; solitär auftretende, rezidivierende Aphthen der Mundschleimhaut; die Ulzera sind groß [> 1 cm] und tief mit wallartigen Rändern; die Abheilung dauert lange und hinterlässt meist eine Narbe

A|pi|ci|tis *f, pl* **-ti|den**: *→ Apizitis*

A|pii ae|the|ro|le|um *nt* (Ⓔ celery oil): Sellerieöl; *s.u. Sellerie*

A|pii fruc|tus *m* (Ⓔ celery seed): Früchte von Sellerie*

A|pii her|ba *f* (Ⓔ celery): oberirdische Pflanzenteile von Sellerie*

A|pii ra|dix *f* (Ⓔ celery root): Wurzeln von Sellerie*

a|pi|kal *adj* (Ⓔ apical): Spitze/Apex betreffend, an der Spitze liegend

A|pi|kal|seg|ment *nt* (Ⓔ apical segment): ***Syn***: *Spitzensegment, Segmentum apicale pulmonis dextri*; oberstes Segment des Oberlappens der rechten Lunge; *s.a. Lungensegmente*

A|pi|kek|to|mie *f* (Ⓔ apicectomy): ***Syn***: *Apikoektomie, Apikotomie*; operative Entfernung einer Organspitze

Apiko-, apiko- *präf.*: Wortelement mit der Bedeutung „Gipfel/Spitze/Apex"

A|pi|ko|ek|to|mie *f* (Ⓔ **1.–2.** apicoectomy): **1.** ***Syn***: *Apikektomie, Apikotomie*; operative Entfernung einer Organspitze **2.** ***Syn***: *Wurzelspitzenresektion, Apikotomie, apikale Osteotomie, apikale Radikaloperation, Wurzelamputation*; Entfernung/Resektion* der Zahnwurzelspitze

A|pi|ko|ly|se *f* (Ⓔ apicolysis): operative Lösung der Lungenspitze

A|pi|ko|to|mie *f*: *→ Apikoektomie*

A|pi|ne|a|lis|mus *m* (Ⓔ apinealism): angeborenes oder erworbenes Fehlen der Zirbeldrüse

A|pi|ol *nt* (Ⓔ parsley camphor): ***Syn***: *Apiolum, Petersilienkampfer*; *s.u. Petersilie*

A|pi|o|lum *nt* (Ⓔ parsley camphor): Apiol; *s.u. Petersilie*

a|pi|phob *adj* (Ⓔ apiphobic): Apiphobie betreffend, durch sie gekennzeichnet

A|pi|pho|bie *f* (Ⓔ apiphobia): krankhafte Angst vor Bienen

A|pi|si|num *nt* (Ⓔ apisinum): ***Syn***: *Bienengift*; von der Honigbiene [Apis mellifera] gebildetes Bienengift; wird zur unspezifischen Reiztherapie bei rheumatischen Erkrankungen, Ischias und Neuralgien verwendet

A|pis mel|li|fi|ca *f*: *→ Honigbiene*

A|pi|the|ra|pie *f* (Ⓔ apiotherapy): Bezeichnung für die therapeutische Verwendung von Bienenprodukten, wie z.B. Gelée* royale oder Bienengift*

A|pi|um gra|ve|o|lens *nt*: *→ Sellerie*

A|pi|zi|tis *f, pl* **-ti|den** (Ⓔ apicitis): ***Syn***: *Apicitis*; Entzündung einer (Organ-, Knochen-)Spitze

a|pi|zi|tisch *adj* (Ⓔ apicitic): Apizitis betreffend

APK *Abk.*: *→ Apexkardiogramm*

APL *Abk.*: akute Promyelozytenleukämie

a|pla|na|tisch *adj* (Ⓔ aplanatic): (*Linse*) ohne sphärische Aberration* oder Asymmetriefehler

A|pla|sia *f*: *→ Aplasie*

Aplasia cutis congenita (Ⓔ aplasia cutis congenita): angeborener Substanzdefekt der Haut; am häufigsten der Kopfhaut; heilt innerhalb der ersten Monate narbig ab und hinterlässt ein haarloses Areal

Aplasia pilorum intermittens: *→ Monilethrix*

Aplasia unguinis congenita (Ⓔ aplasia unguinis congenita): angeborenes vollständiges [**Aplasia unguinis congenita totalis**] oder teilweises [**Aplasia unguinis congenita partialis**] Fehlen der Zehen- oder Fingernägel

A|pla|sie *f* (Ⓔ aplasia): ***Syn***: *Aplasia*; fehlende Entwicklung eines Organs oder Gewebes aus einer vorhandenen Anlage

germinale Aplasie: *→ Germinalzellaplasie*

a|plas|tisch *adj* (Ⓔ aplastic): Aplasie betreffend, von ihr betroffen, durch sie bedingt; nicht gebildet, nicht bildend

APLD *Abk.*: automatisierte perkutane lumbale Diskektomie

A|pleu|rie *f* (Ⓔ apleuria): ***Syn***: *Rippenaplasie*; unvollständige Entwicklung einzelner oder mehrerer Rippen

Apley: **Apley-Grinding-Zeichen** *nt* (Ⓔ Apley's sign): ***Syn***: *Apley-Zeichen*; Test bei Verdacht auf Meniskusschäden; der Patient liegt auf dem Bauch, der Unterschenkel ist im Kniegelenk 90° gebeugt; Rotation des Unterschenkels und Druck auf den Meniskus führt zur Schmerzauslösung

Apley-Zeichen *nt*: *→ Apley-Grinding-Zeichen*

APN *Abk.*: *→ akute Pyelonephritis*

a|pneu|ma|tisch *adj* (Ⓔ apneumatic): luftfrei; unter Luftausschluss

A|pneu|ma|to|se *f* (Ⓔ apneumatosis): angeborene Lungenatelektase*

A|pneu|mie *f* (Ⓔ apneumia): ***Syn***: *Lungenaplasie*; unvollständige Entwicklung der Lunge

A|pnoe *f, pl* **-o|en** (Ⓔ apnea): Atemstillstand als Folge einer zentralen oder peripheren Atemlähmung oder durch eine Verlegung der Atemwege [z.B. durch Fremdkörper]; wird auch auf eine verlängerte Atempause bei Hypokapnie* angewandt

Apnoe-Hypopnoe-Index *m* (Ⓔ apnea-hypopnea index): *s.u. Essay Schlaf und Schlafstörungen S. 1915*

a|pno|isch *adj* (Ⓔ apneic): Apnoe betreffend, durch sie bedingt

APO *Abk.*: **1.** Adriamycin, Cisplatin (*engl.* platinol), Vincristin (*engl.* oncovin) **2.** →*Apomorphin*

Apo-, apo- *präf.*: Wortelement mit der Bedeutung „weg/ab"

Apo-A *Abk.*: Apoprotein A

Apo-B *Abk.*: Apoprotein B

ApoBO *Abk.*: Apotheken-Betriebsordnung

A|po|chro|mat *m* (Ⓔ apochromat): ***Syn***: *apochromatisches Objektiv*; Objektiv ohne chromatische Aberration*

a|po|chro|ma|tisch *adj* (Ⓔ apochromatic): (*Linse*) frei von chromatischer Aberration*, ohne chromatische Aberration

A|po|cri|ni|tis *f, pl* **-ti|den** (Ⓔ apocrinitis): (eitrige) Schweißdrüsenentzündung

Apocrinitis sudoripara pruriens (Ⓔ apocrine miliaria): ***Syn***: *Fox-Fordyce-Krankheit, apokrine Miliaria, Acanthosis circumporalis pruriens, Hidradenoma eruptivum*; zu Juckreiz und Papelbildung führender Verschluss der Ausführungsgänge apokriner Schweißdrüsen; tritt v.a. bei Frauen nach der Pubertät auf und betrifft die Achseln, Mamillen und die Genitalregion; **Therapie**: lokale Antiseptika

a|po|dal *adj* (Ⓔ apodal): ***Syn***: *apodisch*; ohne Fuß/Füße, fußlos

A|po|die *f* (Ⓔ apodia): angeborene Fußlosigkeit

a|pod|isch *adj*: →*apodal*

A|po|en|zym *nt* (Ⓔ apoenzyme): Proteinanteil eines komplexen Enzyms*

A|po|fer|ri|tin *nt* (Ⓔ apoferritin): in der Leber gebildetes Eiweiß, das im Darm zusammen mit Eisen Ferritin* bildet; eisenfreier Teil des Ferritins

a|po|krin *adj* (Ⓔ apocrine): (*Sekretion*) mit Ausscheidung des apikalen Teils der Drüse

a|po|lar *adj* (Ⓔ apolar): (*Zelle*) ohne Pol

A|po|li|po|pro|te|i|ne *pl* (Ⓔ apolipoproteins): Proteinanteile von Lipoproteinen*; sind für Struktur und Funktion des Lipoproteins verantwortlich

Tab. A127. Klassifikation der Apolipoproteine im Serum

Apolipo-protein	Lipoprotein	Molekular-gewicht [kD]	Funktion
A I	HDL	28	Aktivator der LCAT
A II	HDL	17	Strukturelemente
A IV	HDL	46	Unbekannt
B_{100}	VLDL, LDL	549	Ligand des B-Rezeptors
B_{48}	Chylomikronen	265	Strukturelement
C I	VLDL, HDL	7	Aktivator der LCAT
C II	VLDL, HDL	8,5	Aktivator der LPL
C III	VLDL, HDL	8,9	Unbekannt
D	HDL	21	Aktivator der LCAT, Strukturelement
E	VLDL, HDL, (LDL)	39	Ligand des E-Rezeptors

Apo-Lp *Abk.*: →*Apolipoproteine*

APOLT *Abk.*: auxiliäre partielle orthotope Lebertransplantation

A|po|mi|xis *f* (Ⓔ apomixis): ***Syn***: *Agamogenie, Agamogenese*; ungeschlechtliche Fortpflanzung, z.B. durch Zellteilung

A|po|mor|phin *nt* (Ⓔ apomorphine): Emetikum*; **Anw.**: Vergiftungen, Alkohol-, Heroin-, Opiatsucht; **NW**: Müdigkeit, Blutdruckabfall, Atemdepression, Kollaps, Koma

A|po|neu|rek|to|mie *f*: →*Aponeurosektomie*

A|po|neu|ror|rha|phie *f* (Ⓔ aponeurorrhaphy): ***Syn***: *Aponeurosennaht*; Naht einer Aponeurose* nach operativer oder traumatischer Läsion

A|po|neu|ro|se *f*: →*Aponeurosis*

A|po|neu|ro|sek|to|mie *f* (Ⓔ aponeurectomy): ***Syn***: *Aponeurosenresektion, Aponeurosenentfernung, Aponeurektomie*; operative (Teil-)Entfernung einer Aponeurose*

A|po|neu|ro|sen|ent|fer|nung *f*: →*Aponeurosektomie*

A|po|neu|ro|sen|naht *f*: →*Aponeurorrhaphie*

A|po|neu|ro|sen|re|sek|ti|on *f*: →*Aponeurosektomie*

A|po|neu|ro|sis *f, pl* **-ses** (Ⓔ aponeurosis): ***Syn***: *Sehnenhaut, Sehnenplatte, Aponeurose*; breite, flächenhafte Sehne

Aponeurosis bicipitalis (Ⓔ bicipital aponeurosis): ***Syn***: *Bizepsaponeurose, Aponeurosis musculi bicipitis brachii, Lacertus fibrosus*; Aponeurose des Bizepsmuskels; strahlt in die Fascia* antebrachii ein

Aponeurosis epicranialis: →*Galea aponeurotica*

Aponeurosis glutea (Ⓔ aponeurosis of gluteus minimus muscle): Aponeurose des Musculus* gluteus minimus

Aponeurosis linguae (Ⓔ lingual aponeurosis): die unter der Zungenschleimhaut liegende Zungenaponeurose; Ansatz der Zungenbinnenmuskeln

Aponeurosis musculi bicipitis brachii: →*Aponeurosis bicipitalis*

Aponeurosis palatina (Ⓔ palatine aponeurosis): Gaumenaponeurose; bindegewebige Grundlage des Gaumensegels [Palatum* molle]

Aponeurosis palmaris (Ⓔ palmar aponeurosis): ***Syn***: *Palmaraponeurose*; dreieckige, derbe Sehnenplatte der Hohlhand, die die Muskeln, Gefäße und Nerven des Handtellers bedeckt; wird durch den Musculus* palmaris longus und längsverlaufende Faserzüge [Fasciculi longitudinales] gespannt; *s.a. Dupuytren-Kontraktur*

Aponeurosis plantaris (Ⓔ plantar aponeurosis): ***Syn***: *Fußsohlenaponeurose, Plantaraponeurose*; unter der Subkutis der Fußsohle liegende derbe Bindegewebsplatte zur Verstärkung der Fascia pedis plantaris; wird durch längs- und querverlaufende Faserzüge [Fasciculi longitudinales, transversales] gespannt; in das Korium einstrahlende Retinacula* cutis verhindern eine Verschiebung von Haut und Aponeurose beim Gehen

A|po|neu|ro|si|tis *f, pl* **-ti|den** (Ⓔ aponeurositis): Entzündung einer Aponeurose*

a|po|neu|ro|si|tisch *adj* (Ⓔ aponeurositic): Aponeurositis betreffend

a|po|neu|ro|tisch *adj* (Ⓔ aponeurotic): Aponeurose betreffend

A|po|neu|ro|to|mie *f* (Ⓔ aponeurotomy): operative Aponeurosenspaltung

a|po|phy|sär *adj* (Ⓔ apophysial): Apophyse betreffend

A|po|phy|se *f* (Ⓔ apophysis): ***Syn***: *Apophysis*; aus eigenständigen Knochenkernen entstehende Knochenvorsprünge; meist Ansatz von Muskelsehnen

A|po|phy|sen|ne|kro|se *f*: →*Apophyseonekrose*

A|po|phy|se|o|ly|se *f* (Ⓔ apophyseal fracture): traumatische Apophysenlösung, Apophysenabriss oder -ausriss; meist Folge von Sportverletzungen; am häufigsten an der Spina iliaca anterior, inferior und superior; die Behandlung erfolgt meist konservativ; nur der Ausriss an der Tuberositas* tibiae muss operativ fixiert werden

A|po|phy|se|o|ne|kro|se *f* (Ⓔ apophysitis): ***Syn***: *Apophysennekrose, Apophyseosteonekrose*; zu den aseptischen Knochennekrosen* gehörende Apophysenerkrankung

A|po|phy|se|o|os|te|o|ne|kro|se *f*: →*Apophyseonekrose*

A|po|phy|se|o|se *f* (Ⓔ apophyseopathy): Verknöcherungsstörung einer Apophyse

Apophyseose calcanei: →*Apophysitis calcanei*

Apo|phy|sis *f, pl* **-ses**: →*Apophyse*

A|po|phy|si|tis *f, pl* **-ti|den** (Ⓔ apophysitis): Entzündung einer Apophyse*; oft gleichgesetzt mit Apophyseonekrose*

Apophysitis calcanei (Ⓔ calcaneal apophysitis): ***Syn***: *Haglund-Syndrom, Sever-Krankheit, Apophyseose calcanei*; Entzündung der Fersenbeinapophyse; tritt v.a. im Wachstumsalter auf

Apophysitis tibialis adolescentium (Ⓔ apophyseopathy): ***Syn***: *Schlatter-Osgood-Krankheit, Schlatter-Osgood-Syndrom, Osgood-Schlatter-Krankheit, Osgood-Schlatter-Syndrom*; ein- oder beidseitige aseptische Nekrose der Tibiaapophyse im Wachstumsalter [Jungen 7–14 Jahre]; **Therapie**: Schonung

a|po|phy|si|tisch *adj* (Ⓔ apophysitic): Apophysitis betreffend

a|po|plek|ti|form *adj* (Ⓔ apoplectiform): in der Art einer Apoplexie, apoplexieartig, apoplexieähnlich

a|po|plek|tisch *adj* (Ⓔ apoplectic): Apoplexie betreffend, durch sie bedingt

A|po|ple|xia *f*: →*Apoplexie*

Apoplexia cerebri: →*apoplektischer Insult*

Apoplexia pancreatis (Ⓔ pancreatic apoplexy): ***Syn***: *Pankreasapoplexie*; perakute Form der Pankreatitis* mit Einblutung und Zerstörung des Pankreasparenchyms; die Prognose ist meist schlecht

Apoplexia pupillae: →*anteriore ischämische Optikusneuropathie*

Apoplexia retinae: →*Zentralarterienthrombose*

Apoplexia spinalis (Ⓔ spinal apoplexy): ***Syn***: *Rückenmarkapoplexie, Hämatorrhachis, spinale Meningealapoplexie*; Rückenmarkeinblutung, die u.U. zu Querschnittslähmung führt

Apoplexia uteri (Ⓔ apoplexia uteri): auf die Gebärmutter beschränkte Form der Apoplexia* uteroplacentaris

Apoplexia uteroplacentaris (Ⓔ uteroplacental apoplexy): ***Syn***: *Uterusapoplexie, uteroplazentare Apoplexie, Couvelaire-Uterus, Couvelaire-Syndrom*; schwere Form der vorzeitigen Plazentalösung* mit Blutung in die Uteruswand und u.U. Schockentwicklung

A|po|ple|xie *f* (Ⓔ **1.** apoplexy **2.** cerebrovascular accident): **1.** ***Syn***: *Apoplexia*; plötzliche Durchblutungsstörung eines Organs **2.** →*apoplektischer Insult*

thrombotische Apoplexie (Ⓔ thrombotic apoplexy): ***Syn***: *thrombotischer Hirninfarkt*; apoplektischer Insult* durch Thrombose eines Hirngefäßes

uteroplazentare Apoplexie: →*Apoplexia uteroplacentaris*

A|po|pro|te|in *nt* (Ⓔ apoprotein): Eiweißanteil zusammengesetzter Proteine

A|pop|to|se *f*: →*Apoptosis*

A|po|pto|sis *f, pl* **-ses** (Ⓔ apoptosis): ***Syn***: *Apoptose*; kontinuierliche Abstoßung und Phagozytose* einzelner Zellen eines Gewebeverbandes; vermutlich Teil eines programmierten Zelltodes; *s.a. Essay Virus und Tumor S. 2185*

a|po|pto|tisch *adj* (Ⓔ apoptotic): Apoptosis betreffend, durch sie bedingt

APP *Abk*.: **1.** →*Akute-Phase-Protein* **2.** Aneurinpyrophosphat **3.** Arginin-angereichertes Polypeptid

App. *Abk*.: **1.** →*Apparatus* **2.** →*Appendektomie* **3.** →*Appendix* **4.** →*Appendix vermiformis* **5.** →*Appendizitis*

Ap|pa|ra|tus *m* (Ⓔ apparatus): System, Trakt, Apparat; Organsystem

Apparatus digestorius (Ⓔ digestive apparatus): ***Syn***: *Verdauungsapparat, Digestionssystem, Systema digestorium, Systema alimentarium*; aus Mundhöhle, Speiseröhre, Magen, Darm und Anhangsdrüsen bestehender Komplex, der die Nahrung aufnimmt und verdaut

Apparatus lacrimalis (Ⓔ lacrimal apparatus): ***Syn***: *Tränenapparat*; aus Tränendrüse* und den ableitenden Tränenwegen [Tränensee*, Tränenkanälchen*, Tränenpünktchen*, Tränensack*, Tränen-Nasen-Gang*] bestehendes System, das Hornhaut und Bindehaut des Auges feucht hält

Apparatus respiratorius (Ⓔ respiratory apparatus): ***Syn***: *Atmungsorgane, Respirationstrakt, Systema respiratorium*; Gesamtheit der luftführenden Organe und Strukturen [Mund, Nase, Pharynx, Kehlkopf, Luftröhre, Lunge]

Apparatus urogenitalis (Ⓔ genitourinary apparatus): ***Syn***: *Urogenitalsystem, Urogenitaltrakt, Systema urogenitale*; Gesamtheit der Harn- und Geschlechtsorgane

ap|pa|rent *adj* (Ⓔ apparent): sichtbar, manifest; offensichtlich, ersichtlich, klar

apparent life threatening event *nt* anscheinend lebensbedrohliches Ereignis; *s.u. Kindstod, plötzlicher*

Append-, append- *präf*.: →*Appendico-*

Ap|pend|al|gie *f* (Ⓔ appendalgia): Schmerzen im Bereich der Appendix* vermiformis

Ap|pen|dek|to|mie *f* (Ⓔ appendectomy): ***Syn***: *Blinddarmoperation, Blinddarmentfernung*; operative Entfernung des Wurmfortsatzes [Appendix* vermiformis]; bei der **klassischen Appendektomie** erfolgt der Zugang über einen Querschnitt im rechten Unterbauch am McBurney*-Punkt; die Appendix wird an der Basis ligiert und abgetragen; der Stumpf wird mittels **Tabaksbeutelnaht** im Zäkum versenkt; bei der **laparoskopischen Appendektomie** erfolgt die Ligatur und Abtragung mittels Schlinge; der Stumpf wird nicht eingestülpt
die Letalität der Appendektomie liegt deutlich unter 1 %; steigt aber bei Perforation mit diffuser Entzündung stark an

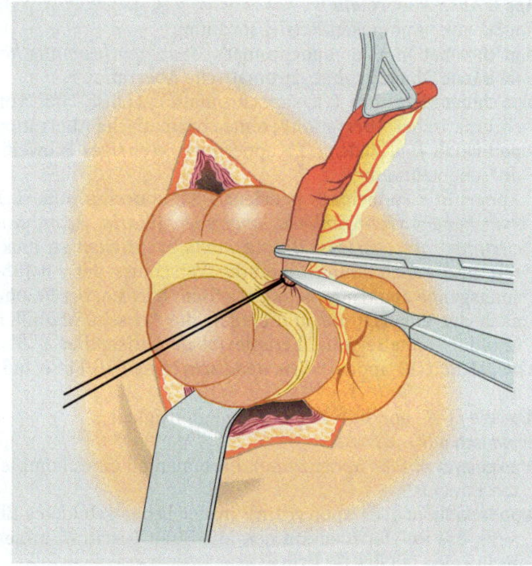

Abb. A128. Klassische Appendektomie

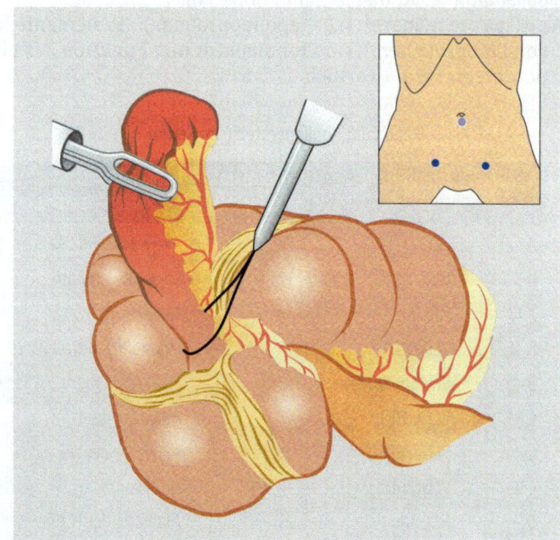

Abb. A129. Laparoskopische Appendektomie

Appendic-, appendic- *präf*.: →*Appendico-*

Ap|pen|di|ces *pl* (Ⓔ appendices): *s.u. Appendix*

Ap|pen|di|ci|tis *f, pl* **-ti|den** (Ⓔ appendicitis): ***Syn***: *Wurmfortsatzentzündung, Blinddarmentzündung, Appendizitis*; Entzündung des Wurmfortsatzes/der Appendix* vermiformis; kann in jedem Alter auftreten, weist aber einen Häufigkeitsgipfel zwischen dem 5. und 30. Lebensjahr auf; wichtig ist, dass die akute Appendizitis im höheren Alter oft symptomarm verläuft; als Ursache werden Kotstein, Fremdkörper und Abknickung gefunden; daneben werden Virusinfektionen [Mumps, Masern, Grippe] als Auslöser diskutiert; die **Appendicitis acuta** beginnt i.d.R. mit unspezifischen Oberbauchschmerzen, die im Laufe der nächsten Stunden in den rechten Unterbauch wandern; dazu kommen

Übelkeit und Erbrechen, Wind- und Stuhlverhaltung; die Patienten haben eine erhöhte Temperatur mit einer ausgeprägten Temperaturdifferenz zwischen rektalem und axillären Wert [mehr als 1°]; bei der rektalen Untersuchung kann eine Dolenz im Douglas*-Raum gefunden werden; bei der Untersuchung der Bauchdecke kann ein Druckschmerz über dem McBurney*-Punkt gefunden werden; dazu kommen noch Abwehrspannung, Klopfdolenz bei Perkussion im rechten Unterbauch, Loslassschmerz [Blumberg-Symptom] und gekreuzter Loslassschmerz [Loslassen nach Druck auf den linken Unterbauch führt zu Schmerz im rechten Unterbauch]; die Patienten liegen meist auf der Seite und versuchen durch Anziehen der Beine den Schmerz zu lindern; die Auskultation des Abdomens ist wenig aussagekräftig; bei der Blutuntersuchung findet sich eine massive Leukozytose, die Blutsenkung ist ebenfalls erhöht **DD**: Eileiterschwangerschaft*, stielgedrehte Ovarialzyste*, Ileitis* terminalis, entzündetes Meckel*-Divertikel, akute Gastroenteritis*, Karzinoid der Appendix, Ileus*, Invagination*, Cholezystitis*, Ulcus* ventriculi oder duodeni; **Therapie**: die Indikation zur Appendektomie* muss frühzeitig gestellt werden [**Über einer Appendicitis darf die Sonne weder auf- noch untergehen**]; im Zweifelsfall kann eine diagnostische Laparoskopie* durchgeführt werden

Appendicitis chronica (Ⓔ chronic appendicitis): *Syn*: *chronische Appendizitis*; rezidivierende Appendizitis mit meist subakutem Verlauf; **Therapie**: Appendektomie* im Intervall

Appendicitis helminthica (Ⓔ helminthic appendicitis): *Syn*: *Appendicitis vermicularis*; durch Wurmbefall hervorgerufene Appendicitis

Appendicitis obliterans (Ⓔ protective appendicitis): *Syn*: *obliterierende Appendizitis*; Appendicitis mit Verschluss des Lumens

Appendicitis perforans (Ⓔ perforated appendicitis): *Syn*: *perforierende Appendizitis*; Appendicitis mit Perforation* in Nachbarorgane oder in die Bauchhöhle

Appendicitis purulenta (Ⓔ purulent appendicitis): *Syn*: *eitrige Appendizitis*; Appendicitis mit Eiterbildung und eitriger Infiltration der Appendixwand

Appendicitis vermicularis: *→Appendicitis helminthica*

Appendico-, appendico- *präf.*: Wortelement mit der Bedeutung „Anhang/Appendix"

Ap|pen|di|co|pa|thia *f*: *→Appendikopathie*

Appendiko-, appendiko- *präf.*: Wortelement mit der Bedeutung **1.** „Anhang/Appendix" **2.** „Wurmfortsatz/Appendix"

Ap|pen|di|ko|en|te|ro|sto|mie *f* (Ⓔ appendicoenterostomy): operative Verbindung von Wurmfortsatz [Appendix* vermiformis] und Darm

Ap|pen|di|ko|li|thi|a|sis *f, pl* **-ses** (Ⓔ appendicolithiasis): Vorkommen von Steinen/Kalkuli im Wurmfortsatz

Ap|pen|di|ko|ly|se *f* (Ⓔ appendicolysis): operative Lösung der Appendix* vermiformis

Ap|pen|di|ko|pa|thie *f* (Ⓔ appendicopathy): nicht-entzündliche Wurmfortsatzerkrankung

Ap|pen|di|ko|sto|mie *f* (Ⓔ appendicostomy): Anlegen einer äußeren Appendixfistel

Ap|pen|di|ko|zä|ko|sto|mie *f* (Ⓔ appendicocecostomy): operative Verbindung von Wurmfortsatz [Appendix* vermiformis] und Zäkum*

Ap|pen|di|ko|ze|le *f* (Ⓔ appendicocele): Hernie* mit dem Wurmfortsatz [Appendix* vermiformis] im Bruchsack

Ap|pen|dix *f, pl* **-di|ces** (Ⓔ appendix): Anhang, Anhängsel, Ansatz, Fortsatz

Appendices adiposae coli: *→Appendices epiploicae*

Appendix epididymidis (Ⓔ appendage of epididymis): *Syn*: *Nebenhodenhydatide*; bläschenförmiger Rest des Urnierengangs [Wolff-Gang] am Nebenhodenkopf

Appendices epiploicae (Ⓔ epiploic appendages): *Syn*: *Appendices omentales, Appendices adiposae coli*; hauptsächlich aus Fettgewebe bestehende zipfelförmige Anhängsel des subserösen Bindegewebes des Kolons

Appendix fibrosa hepatis (Ⓔ fibrous appendage of liver): *Syn*: *Leberzipfel*; aus dem Ligamentum* triangulare sinistrum hepatis hervorgehender Bindegewebszug, der hilft, die Leber am Zwerchfell zu befestigen

Appendices omentales: *→Appendices epiploicae*

Appendix testis (Ⓔ testicular appendage): *Syn*: *Morgagni-Hydatide*; Rest des Müller*-Ganges neben dem Hoden; imponiert meist als wassergefülltes, gestieltes Bläschen

Appendix ventriculi laryngis (Ⓔ appendix of ventricle of larynx): *Syn*: *Kehlkopfblindsack, Sacculus laryngis*; kleiner, nach oben gerichteter Blindsack des Morgagni*-Ventrikels

Appendix vermiformis (Ⓔ vermiform appendage): *Syn*: *Wurmfortsatz des Blinddarms, Wurm*; am unteren Blinddarmende liegender, wurmförmiger Fortsatz; wird oft als Blinddarm bezeichnet; entwickelt sich zusammen mit dem Zäkum* und ist von Bauchfell überzogen, das in die Mesoappendix* übergeht; der Wurmfortsatz ist i.d.R. ca. 9 cm lang, kann aber mehr als 20 cm erreichen; er ist frei beweglich; klinisch wichtig sind die **Lagevarianten der Appendix**, da sie eine große Rolle bei der Appendizitisdiagnose spielen: in 2/3 der Fälle liegt der Wurmfortsatz hinter dem Zäkum und ist nach oben geschlagen [**retrozäkale Kranialposition**], ca. 30 % der Appendices liegen nach unten [**Kaudalposition**], der Rest verteilt sich auf **anterozäkale Kranialposition** [vor dem Zäkum und nach oben gerichtet], **Medialposition** [die Appendix liegt medial zwischen Dünndarmschlingen] und **Lateralposition** [zwischen seitlicher Bauchwand und Zäkum]; *s.a. Appendizitis*

Appendices vesiculosae epoophori (Ⓔ vesicular appendages of epoöphoron): *Syn*: *Morgagni-Hydatiden*; Reste der Urniere, die meist als gestielte Bläschen an der Mesosalpinx* hängen

Ap|pen|dix|ar|te|rie *f*: *→Arteria appendicularis*

Ap|pen|dix|lymph|kno|ten *pl* (Ⓔ appendicular lymph nodes): *Syn*: *Nodi lymphoidei appendiculares*; Lymphknoten entlang der Arteria* appendicularis

Ap|pen|dix|tu|mo|ren *pl* (Ⓔ tumors of the appendix): von der Appendix* vermiformis ausgehende Tumoren

Ap|pen|dix|ve|ne *f* (Ⓔ appendicular vein): *Syn*: *Vena appendicularis*; Vene von der Appendix* vermiformis; mündet in die Vena* ileocolica

Ap|pen|di|zi|tis *f, pl* **-ti|den**: *→Appendicitis*

akute Appendizitis (Ⓔ acute appendicitis): *Syn*: *Appendicitis acuta*; *s.u. Appendicitis*

chronische Appendizitis (Ⓔ chronic appendicitis): *Syn*: *Appendicitis chronica*; rezidivierende Appendizitis mit meist subakutem Verlauf; **Therapie**: Appendektomie* im Intervall

eitrige Appendizitis: *→Appendicitis purulenta*

fulminante Appendizitis (Ⓔ fulminating appendicitis): *Syn*: *perakute Appendizitis*; fulminant verlaufende akute Appendizitis

links-seitige Appendizitis (Ⓔ **1.–2.** left-sided appendicitis): **1.** *Syn*: *Linksappendizitis*; Appendizitis bei Situs* inversus viscerum **2.** *Syn*: *Linksappendizitis*; Divertikulitis* im Bereich des linken Unterbauchs

obliterierende Appendizitis: *→Appendicitis obliterans*

perakute Appendizitis: *→fulminante Appendizitis*

perforierende Appendizitis: *→Appendicitis perforans*

rezidivierende Appendizitis (Ⓔ recurrent appendicitis): chronische Appendizitis mit wiederkehrenden akuten Attacken

ap|pen|di|zi|tisch *adj* (Ⓔ appendicitic): Appendizitis betreffend, bei Appendizitis vorkommend

Ap|per|zep|ti|on *f* (Ⓔ apperception): bewusste Wahrnehmung äußerer und innerer Reize

ap|per|zep|tiv *adj* (Ⓔ apperceptive): Apperzeption betreffend, auf ihr beruhend

Ap|pe|tit *nt* (Ⓔ appetite): Bedürfnis nach Essen; komplexer Vorgang, der von äußeren und inneren Faktoren beeinflusst wird

Ap|pe|tit|hem|mer *m*: *→Anorektikum*

Ap|pe|tit|züg|ler *m*: *→Anorektikum*

Appl. *Abk.*: *→Applikation*

Ap|pla|na|ti|ons|to|no|me|ter *nt* (Ⓔ applanation tonometer): Gerät zur Messung des Augeninnendrucks, das die Hornhaut durch ein definiertes Gewicht abflacht [Maklakoff*-Kalfa-Tonometer] oder mit einem variablen Gewicht die

Hornhaut zu einer konstanten Fläche planiert [Goldmann*-Applanationstonometer]

Ap|pla|na|ti|ons|to|no|me|trie *f* (Ⓔ applanation tonometry): Bestimmung des Augeninnendruckes mittels Applanationstonometer; *s.a. Essay Glaukom S. 797*

Ap|pli|ka|ti|on *f* (Ⓔ application): Verabreichung eines Medikamentes; je nach der Art der Applikation unterscheidet man **orale** oder **perorale Applikation** [durch den Mund], **nasale Applikation** [in die Nase], **parenterale Applikation** [unter Umgehung des Darms], **intravenöse Applikation** [direkt in eine Vene], **subkutane Applikation** [in das Unterhautfettgewebe], **intramuskuläre Applikation** [in einen Muskel], **intrakutane Applikation** [in die Haut], **intraarterielle Applikation** [direkt in eine Arterie], **rektale Applikation** [in den Mastdarm], **sublinguale Applikation** [unter die Zunge], **bukkale Applikation** [auf die Wangenschleimhaut], **pulmonale Applikation** [über die Lunge], **kutane Applikation** [auf die Haut], **lokale Applikation** [am Ort der Erkrankung]

AppOÄ *Abk.*: Approbationsordnung für Ärzte

Ap|pre|hen|si|on *f* (Ⓔ apprehension): Erfassen, Begreifen; Besorgnis, Furcht

ap|pre|hen|siv *adj* (Ⓔ apprehensive): empfindlich, empfindsam; besorgt, ängstlich

Ap|pro|ba|ti|on *f* (Ⓔ license to practise medicine): Zulassung als Arzt oder Zahnarzt

ap|pro|biert *adj* (Ⓔ licensed): als Arzt oder Zahnarzt zugelassen

ap|pro|xi|mal *adj* (Ⓔ approximal): *Syn*: *approximativ*; annähernd, ungefähr

Ap|pro|xi|mal|flä|che *f* (Ⓔ approximal surface): *Syn*: *Kontaktfläche, Facies contactus dentis, Facies approximalis dentis*; Zahnfläche, die mit einem anderen Zahn in Berührung kommt oder steht

ap|pro|xi|ma|tiv *adj*: *→approximal*

APR *Abk.*: Abwehrproteinasen-Reaktion

a|prak|tisch *adj*: *→apraxisch*

A|pra|xie *f* (Ⓔ apraxia): Störung des Handelns und von Bewegungsabläufen bei erhaltener Wahrnehmungs- und Bewegungsfähigkeit

bukkofaziale Apraxie (Ⓔ buccofacial apraxia): ideomotorische Apraxie der Gesichtsmuskulatur

ideatorische Apraxie (Ⓔ ideatory apraxia): Apraxie mit Störung der Planung einer Bewegungssequenz; die Patienten wissen, was sie tun wollen, können aber den Bewegungsablauf weder planen noch durchführen; ist immer mit Aphasie verbunden, ohne dass eine umgekehrte Beziehung bestünde

ideokinetische Apraxie: *→ideomotorische Apraxie*

ideomotorische Apraxie (Ⓔ ideomotor apraxia): *Syn*: *Gliedmaßenapraxie, ideokinetische Apraxie*; durch eine Störung der sprachdominanten Hemisphäre verursachte Apraxie, bei der Bewegungsabläufe ungeschickt [amorphe Bewegungen] und unvollständig [fragmentarische Ausführung] ausgeführt werden; kennzeichnend sind aber **Parapraxien**, d.h., das Auftreten von fehlerhaften Bewegungselementen innerhalb einer Bewegungssequenz

konstruktive Apraxie (Ⓔ constructional apraxia): Störung der Verknüpfung von räumlichen Elementen bei erhaltener Motorik; die Patienten können z.B. kein Flugzeug oder Fahrrad zeichnen, ohne Teile an falsche Stellen zu platzieren

a|pra|xisch *adj* (Ⓔ apractic): *Syn*: *apraktisch*; Apraxie betreffend, durch sie bedingt

A|prin|din *nt* (Ⓔ aprindine): *Syn*: *N-(3-Diethylaminopropyl)-N-phenyl-2-indanamin*; Antiarrhythmikum*; **Anw.**: Langzeitbehandlung von ventrikulären Rhythmusstörungen

A|pro|clo|ni|din *nt* (Ⓔ aproclonidine): Sympathomimetikum*; **Anw.**: Glaukombehandlung

A|prok|tie *f* (Ⓔ aproctia): *Syn*: *Anusaplasie*; unvollständige oder fehlerhafte Anusentwicklung; oft gleichgesetzt mit Analatresie*; *s.a. Rektumatresie*

A|pro|se|xia *f*: *→Aprosexie*

Aprosexia nasalis (Ⓔ Citelli's syndrome): *Syn*: *Citelli-Syndrom*; Entwicklungsverzögerung bei Kindern durch eine Behinderung der Nasenatmung bei Adenoiden*

A|pro|se|xie *f* (Ⓔ aprosexia): *Syn*: *Aprosexia*; durch hirnorganische Schädigung, Erschöpfung oder psychische Faktoren bedingte Aufmerksamkeitsschwäche

A|pro|ti|nin *nt* (Ⓔ aprotinin): Protease- und Fibrinolysehemmer, der verschiedene Komponenten der Gerinnungskaskade hemmt

APRT *Abk.*: Adeninphosphoribosyltransferase

APS *Abk.*: **1.** Adenosin-5'-phosphosulfat **2.** Angina-pectoris-Syndrom **3.** Arbeitspulssumme

6-APS *Abk.*: 6-Aminopenicillansäure

APSAC *Abk.*: anisoylierter Plasminogen-Streptokinase Aktivator-Komplex

APSD *Abk.*: aortopulmonaler Septumdefekt

Ap|sel|a|phe|sie *f* (Ⓔ apselaphesia): *Syn*: *Apselhaphesie*; Verminderung oder Fehlen des Tastsinnes

Ap|sel|ha|phe|sie *f*: *→Apselaphesie*

Ap|si|thy|rie *f* (Ⓔ apsithyria): kompletter Stimmverlust; meist als psychogene Aphonie*

APT *Abk.*: **1.** Alkohol-Probetrunk **2.** aluminiumpräzipitiertes Toxoid **3.** Aminopropylisothiuronium

APTT *Abk.*: aktivierte partielle Thromboplastinzeit

A|ptya|lis|mus *m*: *→Asialie*

APUD *Abk.*: amine precursor uptake and decarboxylation

A|pu|dom *nt* (Ⓔ apudoma): von APUD-Zellen des neuroendokrinen Systems gebildeter Tumor, z.B. Gastrinom*, Insulinom*

APUD-System *nt* (Ⓔ APUD-system): *Syn*: *Helle-Zellen-System*; Gesamtheit der APUD-Zellen*; bilden ein diffuses neuroendokrines System, das z.B. Insulin* und Glucagon* bildet

APUD-Zelle *f* (Ⓔ APUD cell): von der Neuralleiste abstammende helle Zellen, die Amine und deren Vorstufen aufnehmen und decarboxylieren können [**a**min **p**recursor **u**ptake and **d**ecarboxylation]; kommen z.B. als C-Zellen in der Schilddrüse und als G-Zellen, S-Zellen oder K-Zellen in der Dünndarmschleimhaut vor; *s.a. APUD-System*

A-Punkt *Abk.*: Avelarpunkt

a|pu|trid *adj* (Ⓔ apyous): nicht-eitrig, ohne Eiter

APV *Abk.*: **1.** Arzt-Patient-Verhaltnis **2.** aufgeschobene Primärversorgung

aP-Vakzine *f* (Ⓔ acellular pertussis vaccine): *Syn*: *azelluläre Vakzine*; *s.u. Pertussisimpfung*

APWS *Abk.*: abortives Pickwick-Syndrom

a|py|o|gen *adj* (Ⓔ apyogenous): nicht durch Eiter verursacht

a|py|re|tisch *adj* (Ⓔ apyretic): *Syn*: *afebril*; ohne Fieber verlaufend, fieberfrei, fieberlos

a|py|ro|gen *adj* (Ⓔ apyrogenic): nicht fiebererzeugend

AQ *Abk.*: Anomalquotient

Aq. *Abk.*: *→Aqua*

Aq. astr. *Abk.*: Aqua astricta

Aq. bidest. *Abk.*: Aqua bidestillata

Aq. dest. *Abk.*: *→Aqua destillata*

A|qua *f* (Ⓔ aqua): Wasser

Aqua destillata (Ⓔ distilled water): destilliertes Wasser

Aqua-, aqua- *präf.*: Wortelement mit der Bedeutung „Wasser/Feuchtigkeit"

Aquä-, aquä- *präf.*: *→Aqua-*

A|qua|co|ba|la|min *nt*: *→Aquocobalamin*

A|quä|dukt|ste|no|se *f* (Ⓔ aqueductal stenosis): zur Entwicklung eines Hydrocephalus* occlusus führende Einengung des Aqueductus* cerebri; die Stenose kann anlagebedingt oder erworben [postinfektiös] sein

A|quä|dukt|syn|drom *nt* (Ⓔ sylvian aqueduct syndrome): Bezeichnung für die neurologische Symptomatik bei Prozessen in der Nähe des Aqueductus* cerebri; führen i.d.R. zu vertikaler Blickparese, Nystagmus*, Schlafstörungen oder zerebellärer Ataxie*

Aquae-, aquae- *präf.*: *→Aqua-*

a|qua|phob *adj* (Ⓔ aquaphobic): Aquaphobie betreffend, durch sie gekennzeichnet

A|qua|pho|bie *f* (Ⓔ aquaphobia): krankhafte Angst vor Wasser

A|qua|re|ti|kum *nt, pl* (Ⓔ aquaretic): Arzneimittel zur Vermehrung des Harnflusses; wirkt in Gegensatz zu Diuretika* durch Verdünnungsdiurese aufgrund gesteigerter glomerulärer Filtration, pH-Erniedrigung durch Aufnahme nichtabbaubarer Säuren sowie durch Zufuhr von Kaliumionen

Älqualtilonslteillung *f* (Ⓔ equational division): *s.u. Meiose*

Alquelducltus *m, pl* **-tus** (Ⓔ aqueduct): Leitung, Röhre, Aquädukt

Aqueductus cerebri (Ⓔ cerebral aqueduct): *Syn*: *Aqueductus mesencephali*; Verbindungsgang zwischen III. und IV. Ventrikel im Mittelhirn

Aqueductus cochleae (Ⓔ aqueduct of cochlea): Verbindungsgang von Perilymphe* und Liquor* cerebrospinalis im Innenohr

Aqueductus mesencephali: →*Aqueductus cerebri*

Aqueductus Sylvii: veraltet für →*Aqueductus cerebri*

Aqueductus vestibuli (Ⓔ vestibular aqueduct): *Syn*: *Cotunnius-Kanal*; im Felsenbein verlaufendes Kanälchen, das den Ductus* endolymphaticus enthält

Äqui-, äqui- *präf.*: Wortelement mit der Bedeutung „gleich"

älquilanläsltheltisch *adj* (Ⓔ equianesthetic): von gleicher anästhetischer Wirkung

älquilkallolrisch *adj* (Ⓔ equicaloric): *Syn*: *isokalorisch*; mit gleichem kalorischen Wert

Älquillilbrielren *nt* (Ⓔ equilibration): Aufrechterhaltung oder Herstellung eines Gleichgewichts

älquillilbrielren *v* (Ⓔ equilibration): ins Gleichgewicht bringen, im Gleichgewicht halten

Älquillilbrilum *nt* (Ⓔ equilibrium): Gleichgewicht, Equilibrium

älquilmollar *adj* (Ⓔ equimolar): *Syn*: *äquimolekular*; von gleicher Molarität*

älquilmollelkullar *adj*: →*äquimolar*

älquilpoltenltilal *adj* (Ⓔ equipotential): *Syn*: *äquipotentiell, äquipotenzial, äquipotenziell*; mit gleichem Potential

älquilpoltenltilell *adj*: →*äquipotential*

Älquilvallent *nt* (Ⓔ equivalent): Entsprechung, Gegenstück; Grammäquivalent

kalorisches Äquivalent (Ⓔ caloric equivalent): *Syn*: *Energieäquivalent*; Energiemenge, die bei der Oxidation einer definierten Menge einer Substanz freigesetzt wird

älquilvallent *adj* (Ⓔ equivalent): gleichwertig, entsprechend

Älquilvallentldolsis *f, pl* **-sen** (Ⓔ equivalent dose): *Syn*: *Dosisäquivalent*; Maß für die biologische Wirksamkeit von ionisierenden Strahlen

Älquilvallenzlzolne *f* (Ⓔ equivalence zone): Zone der optimalen Konzentration von Antigen und Antikörper bei der Präzipitationsreaktion; wird umgeben von einer **Zone des Antigenüberschusses** und einer **Zone des Antikörperüberschusses**

Alquolcolballalmin *nt* (Ⓔ aquocobalamin): *Syn*: *Hydroxocobalamin, Vitamin* B_{12b}; Hydroxyderivat von Cobalamin [Vitamin B_{12}]; *s.u. Vitamin* B_{12}

AR *Abk.*: **1.** Absorptionsrate **2.** akzelerierte Reaktion **3.** →*Alarmreaktion* **4.** →*Alkalireserve* **5.** →*Antirheumatikum* **6.** Aortenrezeptor **7.** Arsphenamin **8.** →*Atemreserve* **9.** →*atrophische Rhinitis* **10.** →*Außenrotation*

Ar *Abk.*: →*Argon*

A.R. *Abk.*: Abderhalden-Reaktion

ARA *Abk.*: antiribosomale Antikörper

Ara-A *nt* (Ⓔ adenine arabinoside): *Syn*: *Adenin-Arabinosid, Vidarabin*; gegen Herpesviren und Varicella-Zoster-Virus wirksames topisches Virostatikum*

Ara-A *Abk.*: →*Adenin-Arabinosid*

Alralbilnolse *f* (Ⓔ arabinose): zu den Aldopentosen* gehörender Zucker, der in Kulturmedien verwendet wird

Alralbilnolselinltolxilkaltilon *f* (Ⓔ arabinosis): durch eine Störung des Arabinosestoffwechsels hervorgerufenes Krankheitsbild

Alralbilnoslulrie *f* (Ⓔ arabinosuria): Arabinoseausscheidung im Harn

ARA-C *Abk.*: →*Cytosinarabinosid*

Alralchildonlsäulre *f* (Ⓔ arachidonic acid): vierfach ungesättigte, essentielle C_{20}-Fettsäure; Ausgangssubstanz für Leukotriene* und Prostaglandine*

Alralchildonlsäulreldelrilvalte *pl* (Ⓔ arachidonic acid derivatives): *Syn*: *Eicosanoide, Eikosanoide*; von der Arachidonsäure [Eicosatetraensäure] abgeleitete Derivate, z.B. Prostaglandine und Prostacycline

Alrachlnilda *pl* (Ⓔ Arachnida): Spinnentiere, Spinnen

Alrachlnildislmus *m* (Ⓔ arachnidism): Vergiftung durch den Biss giftiger Spinnen

Alrachlniltis *f, pl* **-tilden** (Ⓔ arachnitis): *Syn*: *Arachnoiditis*; Entzündung der Spinnengewebshaut [Arachnoidea*]

alrachlniltisch *adj* (Ⓔ arachnitic): *Syn*: *arachnoiditisch*; Arachnitis betreffend

Alrachlnoldakltyllie *f* (Ⓔ arachnodactyly): *Syn*: *Spinnenfingrigkeit, Dolichostenomelie*; grazil verlängerte Finger, z.B. beim Marfan*-Syndrom

kontrakturelle Arachnodaktylie (Ⓔ congenital contractural arachnodactyly): *Syn*: *Beals-Hecht-Syndrom*; autosomal-dominantes Fehlbildungssyndrom mit marfanoidem Habitus, Arachnodaktylie* mit Kontrakturen, Kyphoskoliose*, Mitralklappenprolaps und Fehlbildung der Ohrmuschelhelix ["crumpled ears"]

Arachnodaktylie-Syndrom *nt*: →*Marfan-Syndrom*

alrachlnolid *adj* (Ⓔ **1.–2.** arachnoid): **1.** spinnenartig, spinnwebartig, spinnennetzähnlich **2.** *Syn*: *arachnoidal*; Spinnwebenhaut [Arachnoidea] betreffend

alrachlnolildal *adj*: →*arachnoid 2.*

Alrachlnolildalltralbelkel *pl* (Ⓔ arachnoid trabeculae): *Syn*:

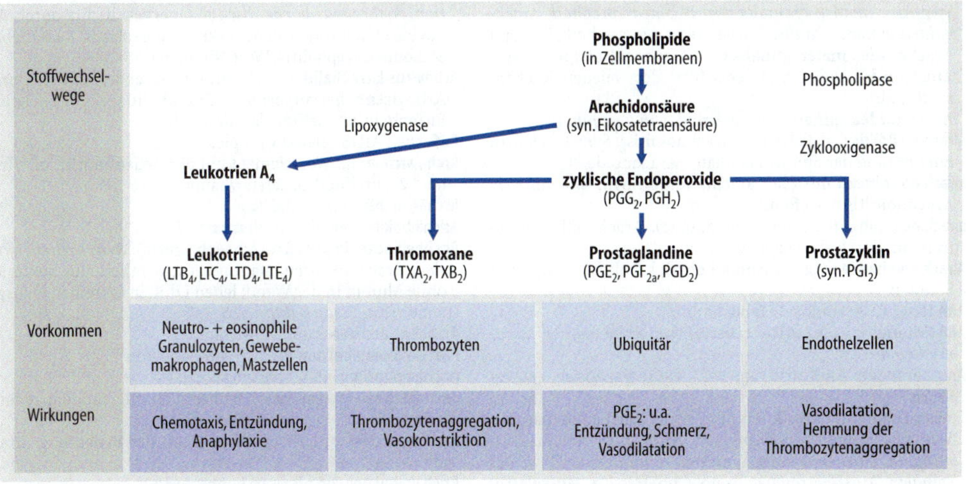

Abb. A130. Bildung und Wirkung von Arachidonsäurederivaten

A

Trabeculae arachnoideae; von der Arachnoidea* mater cranialis ausgehende Gewebebälkchen, die den Subduralraum [Spatium* subdurale] durchziehen

A|rach|no|i|dal|zot|ten *pl* (Ⓔ arachnoidal villi): *Syn*: *Pacchioni-Granulationen, Granulationes arachnoideae*; hirsekorngroße, zottenartige Wucherungen der Arachnoidea* unbekannter Funktion

A|rach|no|i|dal|zys|te *f* (Ⓔ **1.–2.** arachnoid cyst): **1.** zystenartige Flüssigkeitsansammlung in der Arachnoidea bei adhäsiver Arachnitis* **2.** *Syn*: *Subarachnoidalzyste*; umschriebene, flüssigkeitsgefüllte Erweiterung des Subarachnoidalraums, die bei ca. 1–5 % der Bevölkerung vorkommt; i.d.R. symptomlos, kann aber durch lokale Raumforderung zu neurologischen Symptomen [Epilepsie, Hemiparese] führen; eine Drainage und Shunt-Anlage ist nur bei Zystenwachstum mit akuten neurologischen Symptomen notwendig

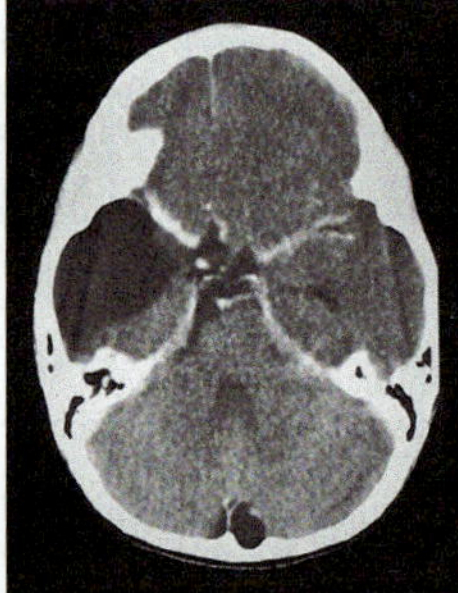
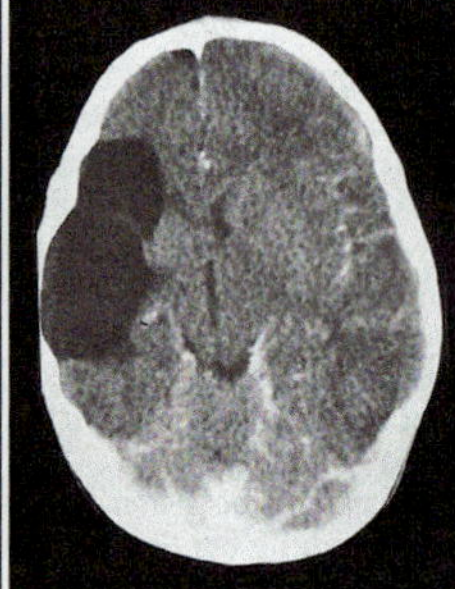

Abb. A131. Arachnoidalzyste im CT

A|rach|no|i|dea *f* (Ⓔ arachnoid): *Syn*: *Spinnwebenhaut, Spinnengewebshaut*; gefäß- und nervenarmes mittleres Blatt der Hirn- und Rückenmarkshaut, das zusammen mit der Pia* mater die weiche Hirn- und Rückenmarkshaut bildet; der Spaltraum zwischen Arachnoidea und Pia mater [Spatium* subarachnoideum] ist mit einem bindegewebigen Balkenwerk und Liquor* cerebrospinalis gefüllt; zwischen der außen aufliegenden Dura* mater und der Arachnoidea ist ein kapillärer Spaltraum [Spatium* subdurale], der sich bei Einblutung stark vergrößern kann

Arachnoidea cranialis: *→ Arachnoidea mater encephali*

Arachnoidea encephali: *→ Arachnoidea mater encephali*

Arachnoidea mater cranialis: *→ Arachnoidea mater encephali*

Arachnoidea mater encephali (Ⓔ arachnoid of brain): *Syn*: *Arachnoidea cranialis, Arachnoidea encephali, Arachnoidea mater cranialis*; äußeres Blatt der weichen Hirnhaut

Arachnoidea mater spinalis (Ⓔ arachnoid of spine): *Syn*: *Arachnoidea spinalis*; äußeres Blatt der weichen Rückenmarkshaut

Arachnoidea spinalis: *→ Arachnoidea mater spinalis*

A|rach|no|i|di|tis *f, pl* **-ti|den** (Ⓔ arachnoiditis): *Syn*: *Arachnitis*; Entzündung der Spinnwebenhaut [Arachnoidea*]

a|rach|no|i|di|tisch *adj* (Ⓔ arachnoiditic): *Syn*: *arachnitisch*; Arachnoiditis betreffend

a|rach|no|phob *adj* (Ⓔ arachnophobic): Arachnophobie betreffend, durch sie gekennzeichnet

A|rach|no|pho|bie *f* (Ⓔ arachnophobia): krankhafte Angst vor Spinnen

ARA-Hx *Abk.*: Arabinosyl-Hypoxanthin

ARA-Kriterien *pl* (Ⓔ ARA criteria): *s.u. systemischer Lupus erythematodes*

Aran: François Amilcar Aran; 1817–1861; französischer Arzt (Paris)

Aran-Duchenne-Krankheit *f* (Ⓔ Aran-Duchenne disease): *Syn*: *Duchenne-Aran-Krankheit, Aran-Duchenne-Muskelatrophie, Duchenne-Aran-Syndrom, adult-distale Form der spinalen Muskelatrophie, spinale progressive Muskelatrophie*; im Erwachsenenalter [20.–40. Lebensjahr] beginnende, langsam progrediente Atrophie der Handmuskeln [Affenhand, Krallenhand] und später der Schultergürtelmuskulatur; der Verlauf erstreckt sich über mehrere Jahrzehnte und die Berufsfähigkeit ist z.T. noch 10 bis 20 jahre lang erhalten; nur in seltenen Fällen kommt es zum Befall bulbärer Kerngebiete

A|rä|o|me|ter *nt* (Ⓔ areometer): *Syn*: *Senkwaage, Tauchwaage, Flüssigkeitswaage*; Messgerät zur Bestimmung der Flüssigkeitsdichte durch Messung der Eintauchtiefe

A|rä|o|me|trie *f* (Ⓔ areometry): Bestimmung der Flüssigkeitsdichte durch Messung der Eintauchtiefe

a|rä|o|me|trisch *adj* (Ⓔ areometric): Aräometrie betreffend, mittels Aräometrie

ARAS *Abk.*: *→ aufsteigendes retikuläres aktivierendes System*

Ar|beit *m* (Ⓔ work): (*physik.*) Produkt aus Kraft und Weg

Ar|beits|hy|per|tro|phie *f* (Ⓔ work hypertrophy): *Syn*: *Aktivitätshypertrophie*; durch eine Belastung ausgelöste Vergrößerung eines Organs oder Muskels

Ar|beits|leu|ko|zy|to|se *f* (Ⓔ work leukocytosis): durch körperliche Anstrengung hervorgerufene Erhöhung der Leukozytenzahl

Ar|beits|me|di|zin *f* (Ⓔ occupational medicine): fächerübergreifender Bereich der Medizin, der sich mit den Wechselwirkungen von Arbeit und Gesundheit bzw. Erkrankungen beschäftigt; dazu gehören v.a. Berufskrankheiten, Arbeitsunfälle, Arbeits- und Unfallschutz etc.

Ar|beits|pro|te|in|u|rie *f* (Ⓔ work proteinuria): Form der orthostatischen Proteinurie* nach längerer körperlicher Anstrengung

Ar|beits|scheu *f* (Ⓔ ergasiophobia): *Syn*: *Ergasiophobie*; krankhafte Angst vor Arbeit oder körperlicher Bewegung

Ar|beits|um|satz *m* (Ⓔ working metabolic rate): *s.u. Energieumsatz*

ar|bi|trär *adj* (Ⓔ arbitrary): willkürlich, nach Ermessen

Ar|bor *f, pl* **Ar|bo|res** (Ⓔ tree): Baum, baumartige Struktur

Arbor bronchialis (Ⓔ bronchial tree): *Syn*: *Bronchialbaum, Bronchialsystem*; Gesamtheit der sich verzweigenden Bronchialäste

Arbor vitae (Ⓔ arbor vitae of vermis): *Syn*: *Lebensbaum*; Markkörper des Kleinhirns*; so genannt, weil er in Hirnschnitten an einen Baum erinnert

Ar|bo|ri|sa|ti|on *f* (Ⓔ arborization): baumartige Verzweigung, Aufzweigung, Verästelung, dendritenartige Bildung

Ar|bo|ri|sa|ti|ons|block *m* (Ⓔ arborization block): *Syn*: *Astblock, Verzweigungsblock*; Herzblock durch eine Störung der Erregungsleitung in den Ästen der Tawara*-Schenkel

Ar|bo|ri|sa|ti|ons|phä|no|men *nt*: *→ Farnkrautphänomen*

Ar|bo|vi|ren *pl* (Ⓔ arboviruses): von blutsaugenden Zecken und Mücken [**ar**thropode-**bo**rne] übertragene Viren; *s.a. Essay Viren S. 2273*

Ar|bo|vi|ro|se *f* (Ⓔ arboviral infection): *Syn*: *Arbovireninfektion, Arthropode-borne disease*; Oberbegriff für durch Arboviren* hervorgerufene Erkrankungen, z.B. Lassafieber, St. Louis-Enzephalitis, West-Nil-Fieber

Arbovirus-Enzephalitis *f* (Ⓔ arbovirus encephalitis): durch Arboviren* hervorgerufene Enzephalitis*; z.B. St. Louis-Enzephalitis*, California-Enzephalitis*

ARC *Abk.*: AIDS-related-Complex

Arch-, arch- *präf.*: Wortelement mit der Bedeutung **1.** „ur.../früher" **2.** „uralt/alt" **3.** „erster/haupt..."

Archä-, archä- *präf.*: *→ Archäo-*

Ar|chä|bak|te|ri|en *pl*: *→ Archaebacteria*

Ar|chae|bac|te|ria *pl* (Ⓔ Archaeobacteria): *Syn*: *Archäobakterien, Archäbakterien*; stammesgeschichtlich alte Bakterien ohne Murein in der Wand; leben i.d.R. in extremen Ökosystemen; *s.a. Essay Bakterien S. 217*

Archaeo-, archaeo- *präf.*: *→ Archäo-*

Ar|chae|o|ce|re|bel|lum *nt*: *→ Archicerebellum*

Ar|chae|o|cor|tex *m*: *→ Archicortex*

ar|cha|isch *adj* (Ⓔ archaic): frühzeitlich, altertümlich, urtümlich

Archäo-, archäo- *präf.*: Wortelement mit der Bedeutung „uralt/alt"

Ar|chä|o|bak|te|ri|en *pl*: *→ Archaebacteria*

Ar|chä|o|cor|tex *m*: *→ Archicortex*

Arche-, arche- *präf.*: Wortelement mit der Bedeutung **1.** „ur.../früher" **2.** „erster/haupt..."
Ar|chen|ce|pha|lon *nt* (Ⓔ archencephalon): Urhirn
Arch|en|te|ron *nt* (Ⓔ archenteron): Urdarm
Archeo-, archeo- *präf.*: →*Archäo-*
Ar|che|o|ce|re|bel|lum *nt*: →*Archicerebellum*
Ar|che|o|cor|tex *m*: →*Archicortex*
Ar|che|typ *m* (Ⓔ archetype): ***Syn***: *Archetypus*; (*psychiat.*) Urtyp, Urform, Urbild
Ar|che|ty|pus *m*: →*Archetyp*
Archi-, archi- *präf.*: →*Arche-*
Ar|chi|blast *m* (Ⓔ archiblast): den Embryo bildender Teil des Eis [Oozyt]
ar|chi|blas|tisch *adj* (Ⓔ archiblastic): Archiblast betreffend, vom Archiblast abstammend
Ar|chi|ce|re|bel|lum *nt* (Ⓔ archaeocerebellum): ***Syn***: *Archeocerebellum, Archaeocerebellum*; stammesgeschichtlich ältester Teil des Kleinhirns
Ar|chi|cor|tex *m* (Ⓔ archicortex): ***Syn***: *Cortex medialis pallii, Archeocortex, Archaeocortex*; stammesgeschichtlich alte Teile der Großhirnrinde
ar|chi|kor|ti|kal *adj* (Ⓔ archicortical): Archicortex betreffend
ar|chi|pal|li|al *adj* (Ⓔ archipallial): Archipallium betreffend
Ar|chi|pal|li|um *nt* (Ⓔ archipallium): stammesgeschichtlich ältester Teil des Hirnmantels [Pallium*]
Archo-, archo- *präf.*: →*Arche-*
Arc|ti|i ra|dix *f* (Ⓔ burdock root): ***Syn***: *Bardanae radix*; Wurzel der Klette*
Arc|ti|um lap|pa *nt*: →*Klette*
Arc|to|sta|phyl|los u|va ur|si *m*: →*Bärentraube*
Ar|cus *m, pl* **-cus** (Ⓔ arch): Bogen, Wölbung, Gewölbe
Arcus alveolaris (Ⓔ alveolar arch): der äußere bogenförmige Rand des Alveolarfortsatzes
Arcus alveolaris mandibulae (Ⓔ alveolar margin of mandible): die bogenförmig angeordneten Zahnfächer des Unterkiefers
Arcus alveolaris maxillae (Ⓔ alveolar margin of maxilla): der äußere Rand des bogenförmig verlaufenden Alveolarfortsatzes [Processus* alveolaris maxillae] des Oberkiefers
Arcus anterior atlantis (Ⓔ anterior arch of atlas): vorderer Atlasbogen; hat auf der Innenseite die Fovea* dentis atlantis für das mediale Atlantoaxialgelenk*
Arcus aortae (Ⓔ aortic arch): ***Syn***: *Aortenbogen*; zwischen aufsteigender und absteigender Aorta* liegender Bogen, von dem der Truncus* brachiocephalicus sowie die Arteria* carotis communis sinistra und Arteria* subclavia sinistra abgehen
Arcus aortae dexter (Ⓔ right aortic arch): rechter Aortenbogen*; *s.a. Aortenbogenanomalien*
Arcus aortae duplex (Ⓔ double aortic arch): doppelter Aortenbogen*; *s.a. Aortenbogenanomalien*
Arcus cartilaginis cricoideae (Ⓔ arch of cricoid cartilage): ***Syn***: *Ringknorpelbogen*; vorne liegender Bogen des Ringknorpels* [Cartilago cricoidea]
Arcus costalis (Ⓔ costal arch): ***Syn***: *Rippenbogen*; die knorpeligen Abschnitte der 8.–10. Rippe [Costae* spuriae] gehen jeweils eine Verbindung mit der darüber liegenden Rippe ein; die Gesamtheit dieser Verbindungen bildet einen Bogen, der die Seiten des epigastrischen Winkels bildet
Arcus dentalis (Ⓔ dental arch): ***Syn***: *Zahnbogen*; Gesamtheit der Zähne des Ober- oder Unterkiefers
Arcus dentalis inferior (Ⓔ inferior dental arch): ***Syn***: *Unterkieferzahnreihe, mandibulärer Zahnbogen, Arcus dentalis mandibularis*; Zahnbogen des Unterkiefers
Arcus dentalis mandibularis: →*Arcus dentalis inferior*
Arcus dentalis maxillaris: →*Arcus dentalis superior*
Arcus dentalis superior (Ⓔ superior dental arch): ***Syn***: *Oberkieferzahnreihe, maxillärer Zahnbogen, Arcus dentalis maxillaris*; Zahnbogen des Oberkiefers
Arcus ductus thoracici (Ⓔ arch of thoracic duct): ***Syn***: *Ductus thoracicus-Bogen*; bogenförmiger Verlauf des Ductus* thoracicus über der Pleurakuppel
Arcus iliopectineus (Ⓔ iliopectineal arch): Verstärkungszug der Fascia* iliaca zwischen dem Unterrand des Leistenbandes [Arcus* inguinalis] und der Eminentia* iliopubica
Arcus inguinalis (Ⓔ inguinal ligament): ***Syn***: *Leistenband, Poupart-Band, Ligamentum inguinale*; Bindegewebsstrang zwischen Spina* iliaca anterior superior und Tuberculum* pubicum, der wesentlich am Aufbau von Leistenkanal* und Schenkelkanal* beteiligt ist; der Samenstrang zieht über den oberen Rand des Leistenbandes; unter dem Leistenband liegen die Lacuna* musculorum und vasorum retroinguinalis
Arcus lipoides corneae: →*Arcus lipoides juvenilis*
Arcus lipoides juvenilis (Ⓔ arcus lipoides): ***Syn***: *Arcus lipoides corneae, Embryotoxon*; weißliche, ringförmige Hornhauttrübung; angeboren bei Neugeborenen oder bei Jugendlichen im Zusammenhang mit Hyperlipoproteinämie*

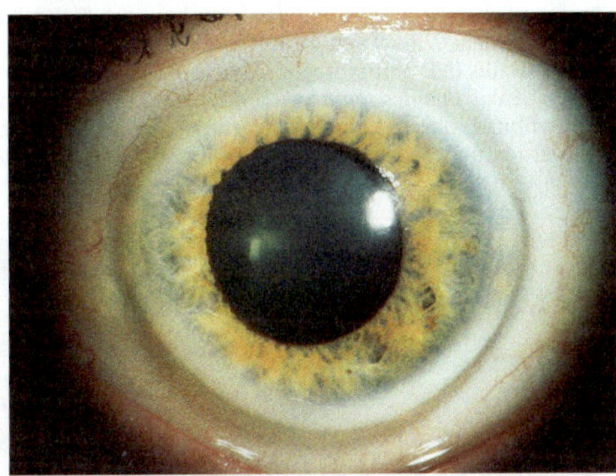

Abb. A132. Arcus lipoides juvenilis

Arcus lipoides senilis: →*Arcus senilis*
Arcus marginalis coli (Ⓔ marginal artery of colon): ***Syn***: *Arteria marginalis coli, Arteria juxtacolica*; inkonstante Anastomose von Arteria* colica dextra und sinistra im Bereich des absteigenden Kolons
Arcus palatoglossus (Ⓔ palatoglossal arch): ***Syn***: *vorderer Gaumenbogen, Gaumenzungenbogen, Plica anterior faucium*; durch den Musculus* palatoglossus aufgeworfener vorderer Schleimhautbogen der Schlundenge; vordere Begrenzung der Fossa* tonsillaris, in der die Gaumenmandel* liegt
Arcus palatopharyngeus (Ⓔ palatopharyngeal arch): ***Syn***: *hinterer Gaumenbogen, Gaumenschlundbogen, Plica posterior faucium*; durch den Musculus* palatopharyngeus aufgeworfener hinterer Schleimhautbogen der Schlundenge; hintere Begrenzung der Fossa* tonsillaris, in der die Gaumenmandel* liegt
Arcus palmaris profundus (Ⓔ deep palmar arch): ***Syn***: *tiefer Hohlhandbogen*; Anastomose von Arteria* radialis und Arteria* ulnaris, die unter den langen Flexorsehnen auf der Basis der Metakarpalknochen liegt; gibt die Arteriae* metacarpales palmares und Rami perforantes zu den Arteriae* metacarpales dorsales ab
Arcus palmaris superficialis (Ⓔ superficial palmar arch): ***Syn***: *oberflächlicher Hohlhandbogen*; von der Arteria* ulnaris ausgehender oberflächlicher Arterienbogen der Hohlhand; anastomosiert häufig mit dem Ramus* palmaris superficialis der Arteria* radialis; gibt die Arteriae* digitales palmares communes und propriae ab
Arcus palpebralis inferior (Ⓔ inferior palpebral arch): Anastomose der seitlichen Lidarterien [Arteriae* palpebrales laterales] und der medialen Lidarterien [Arteriae* palpebrales mediales] auf dem Unterlid
Arcus palpebralis superior (Ⓔ superior palpebral arch): Anastomose der seitlichen Lidarterien [Arteriae* palpebrales laterales] und der medialen Lidarterien [Arteriae* palpebrales mediales] auf dem Oberlid
Arcus pedis longitudinalis (Ⓔ longitudinal arch of foot): Längsgewölbe des Fußes
Arcus pedis transversus (Ⓔ transverse arch of foot):

A

Quergewölbe des Fußes

Arcus plantaris profundus (Ⓔ deep plantar arch): ***Syn***: *tiefer Fußsohlenbogen*; aus der Arteria* plantaris lateralis entspringender tiefer Arterienbogen der Fußsohle; gibt Äste zu den Metatarsalknochen [Arteriae* metatarsales plantares] und den Zehen [Arteriae* digitales plantares communes und propriae] ab

Arcus plantaris superficialis (Ⓔ superficial plantar arch): *Syn*: *oberflächlicher Fußsohlenbogen*; inkonstanter Ast der Arteria* plantaris lateralis

Arcus posterior atlantis (Ⓔ posterior arch of atlas): hinterer Atlasbogen; hat am Oberrand eine Aussparung [**Sulcus arteriae vertebralis**] durch die die Arteria* vertebralis und ihre Begleitvenen ziehen

Arcus pubicus (Ⓔ pubic arch): ***Syn***: *Schambogen*; von den unteren Schambeinästen und der Symphyse gebildeter Bogen mit einem Winkel von ca. 100° bei Frauen

Arcus senilis (Ⓔ embryotoxon): ***Syn***: *Gerontoxon, Greisenbogen, Arcus lipoides senilis*; weißliche, ringförmige Hornhauttrübung durch Lipoideinlagerung; macht keine Beschwerden und Bedarf keiner Behandlung; *s.a. Arcus lipoides juvenilis*

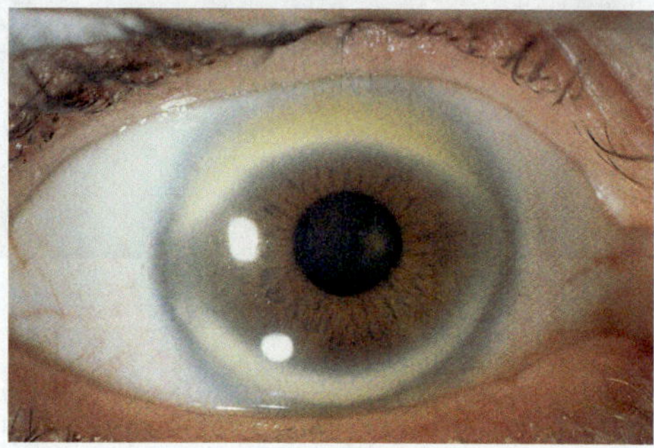

Abb. A133. Arcus senilis

Arcus superciliaris (Ⓔ superciliary arch): ***Syn***: *Augenbrauenbogen*; Knochenwulst des Stirnbeins über der Augenhöhle

Arcus tendineus (Ⓔ tendinous arch): Sehnenbogen

Arcus tendineus fasciae pelvis (Ⓔ tendinous arch of pelvic fascia): Verstärkungszug der Beckenfaszie aus der Fascia* obturatoria

Arcus tendineus musculi levatoris ani (Ⓔ tendinous arch of levator ani muscle): Sehnenbogen des Musculus* levator ani vom Ursprung an der Symphyse zur Spina* ischiadica

Arcus tendineus musculi solei (Ⓔ tendinous arch of soleus muscle): Sehnenbogen des Musculus* soleus zwischen seinen Ursprüngen an Schienbein und Wadenbein

Arcus venae azygos (Ⓔ arch of azygos vein): ***Syn***: *Azygosbogen*; Bogen der Vena* azygos über dem rechten Stammbronchus [Bronchus* principalis dexter]

Arcus venosus (Ⓔ venous arch): Venenbogen

Arcus venosus dorsalis pedis (Ⓔ dorsal venous arch of foot): Venenbogen des Fußrückens; mündet in die Vena* saphena parva

Arcus venosus jugularis (Ⓔ jugular venous arch): inkonstante Verbindung der rechten und linken Vena* jugularis anterior

Arcus venosus palmaris profundus (Ⓔ deep palmar venous arch): dem Arcus* palmaris profundus entsprechender tiefer Venenbogen der Hohlhand

Arcus venosus palmaris superficialis (Ⓔ superficial palmar venous arch): dem Arcus* palmaris superficialis entsprechender oberflächlicher Venenbogen der Hohlhand

Arcus venosus plantaris (Ⓔ plantar venous arch): Venenbogen der Fußsohle

Arcus vertebrae (Ⓔ vertebral arch): ***Syn***: *Wirbelbogen*; entspringt links und rechts mit der Bogenwurzel [Pediculus* arcus vertebrae] vom Wirbelkörper; geht in die Lamina* arcus vertebrae über, auf der der Dornfortsatz [Processus* spinosus vertebrae] sitzt; Wirbelbogen und -körper umschließen das Wirbelloch [Foramen* vertebrale]

Arcus zygomaticus (Ⓔ zygomatic arch): ***Syn***: *Jochbogen, Zygoma*; vom Processus* zygomaticus des Schläfenbeins und dem Processus* temporalis des Jochbeins gebildeter Knochenbogen, an dem der Musculus* masseter ansetzt; die Fossa* temporalis, infratemporalis und pterygopalatina liegen medial des Jochbogens

ARD *Abk.*: acute respiratory disease

ARDS *Abk.*: **1.** *→adultes respiratorisches Distress-Syndrom* **2.** *→adult respiratory distress syndrome*

ARE *Abk.*: akute respiratorische Erkrankung

A|rea *f, pl* **A|rae** (Ⓔ area): Gebiet, Areal, Zone, Bereich, Gegend, Region

Area celsi: *→Alopecia areata*

Area cribrosa papillae renalis (Ⓔ cribriform area of renal papilla): siebartige Oberfläche der Nierenpapillen*

Areae gastricae (Ⓔ gastric areas): Magenschleimhautfelder

Areae hypothalamicae: *s.u. Hypothalamus*

Area intercondylaris anterior (Ⓔ anterior intercondylar area of tibia): vorderes Grübchen des Schienbeinkopfes vor der Eminentia* intercondylaris; Ansatz der Kreuzbänder

Area intercondylaris posterior (Ⓔ posterior intercondylar area of tibia): hinteres Grübchen des Schienbeinkopfes hinter der Eminentia* intercondylaris; Ansatz der Kreuzbänder

Area nuda faciei diaphragmaticae hepatis (Ⓔ bare area of liver): ***Syn***: *Pars affixa hepatis*; bauchfellfreie nackte Leberoberfläche

Area paraolfactoria: *→Area subcallosa*

Area postrema (Ⓔ postremal area): dopaminerge Zone des Mittelhirns unter dem Boden der Rautengrube

Area preoptica (Ⓔ preoptic area): zum limbischen System gehörendes Teil des zentralen Höhlengraus vor dem Hypothalamus*

Area pretectalis (Ⓔ pretectal area): Bereich des Epithalamus*, in dem die Nuclei* pretectales liegen

Area striata (Ⓔ striate area): Gebiet um den Sulcus calcarinus, in dem die primäre Sehrinde* liegt

Area subcallosa (Ⓔ subcallosal area): ***Syn***: *Area paraolfactoria*; vor dem Balkenschnabel [Rostrum corporis callosi] liegendes Rindenfeld

Area vestibularis (Ⓔ vestibular area): Feld seitlich der Rautengrube*, in der sensible Vestibulariskerne liegen

Area vestibularis inferior (Ⓔ inferior vestibular area): Öffnung am Boden des inneren Gehörganges für den Nervus* saccularis

Area vestibularis superior (Ⓔ superior vestibular area): Öffnung am Boden des inneren Gehörganges für den Nervus* utriculoampullaris

A|re|ca ca|te|chu *f* (Ⓔ betel palm): *s.u. Betelnuss, Arekolin*

A|re|co|lin *nt*: *→Arekolin*

A|re|fle|xie *f* (Ⓔ areflexia): ***Syn***: *Reflexlosigkeit*; Fehlen oder Abwesenheit normaler Reflexe, z.B. bei Radikulitis*

a|re|ge|ne|ra|tiv *adj* (Ⓔ aregenerative): ohne Regeneration oder regenerative Prozesse ablaufend; in der Hämatologie gleichgesetzt mit aplastisch

A|re|ka|nuss *f*: *→Betelnuss*

A|re|ka|sa|men *m*: *→Betelnuss*

A|re|ko|lin *nt* (Ⓔ arecoline): ***Syn***: *Arecolin*; in den Samen der Betelnusspalme [Areca catechu] vorhandenes Alkaloid; **Anw.**: Anthelmintikum* in der Veterinärmedizin

A|re|na|vi|ren *pl*: *→Arenaviridae*

A|re|na|vi|ri|dae *pl* (Ⓔ Arenaviridae): ***Syn***: *Arenaviren*; Familie pleomorpher RNA-Viren*, die beim Menschen u.a. Lassa-Fieber* und lymphozytäre Choriomeningitis* verursachen; *s.a. Essay Viren S. 2273*

A|re|o|la *f, pl* **-lae** (Ⓔ **1.–2.** areola): **1.** (kleiner) Hof, kleiner (Haut-)Bezirk **2.** Gewebsspalte, Gewebsfissur

Areola mammae (Ⓔ areola of mammary gland): ***Syn***: *Warzenhof*; der stark pigmentierte Vorhof der Brustwarze; auf ihm münden Schweißdrüsen [Glandulae* areolares], die evtl. als kleine Knötchen [Montgomery-Knötchen, Tuber-

cula areolae] imponieren können
a|re|o|lar *adj* (Ⓔ **1.** areolar **2.** net-shaped): **1.** Areola betreffend **2.** netzförmig, netzartig
A|re|o|li|tis *f, pl* **-ti|den** (Ⓔ areolitis): *Syn: Warzenvorhofentzündung*; Entzündung des Warzenvorhofs; selten alleine, meist Begleitentzündung bei Mastitis*
a|re|o|li|tisch *adj* (Ⓔ areolitic): Areolitis betreffend
ARES *Abk.*: anti-retikuloendotheliales Serum
ARF *Abk.*: akutes rheumatisches Fieber
ARG *Abk.*: **1.** Aortorenographie **2.** *→Autoradiographie*
Arg *Abk.*: *→Arginin*
Ar|gas *f* (Ⓔ Argas): zu den Argasidae* gehörende Zeckenart, deren Hauptvertreter [**Argas persicus, Argas reflexus**] meist Geflügel befällt
Ar|ga|si|dae *pl* (Ⓔ Argasidae): *Syn: Lederzecken*; zu den Acari* gehörende Familie blutsaugender Zecken, die verschiedene Bakterien, Viren und Helminthen auf Tiere und Menschen übertragen können
ar|gen|taf|fin *adj* (Ⓔ argentaffin): durch ammoniakalische Silberlösung färbbar
Ar|gen|taf|fi|nom *nt* (Ⓔ argentaffinoma): meist maligner, aus argentaffinen Zellen bestehender Tumor des Magen-Darm-Traktes
Ar|gen|tum *nt* (Ⓔ argentum): chemische Bezeichnung für Silber*
Argentum nitricum (Ⓔ silver nitrate): *Syn: Silbernitrat, Silbersalpeter, Höllenstein, Lapis infernalis*; Silberverbindung mit antiseptischer und kaustischer Wirkung
Ar|gil|la al|ba *f* (Ⓔ kaolin): *Syn: Kaolin, weißer Ton, Porzellanerde, Bolus alba*; Aluminiumsilikat, das als Adsorbens, Wund- und Hautpuder, Badezusatz und Pillenmasse verwendet wird
Ar|gi|na|se *f* (Ⓔ arginase): vorwiegend in der Leber lokalisiertes Schlüsselenzym der Harnstoffsynthese; spaltet L-Arginin in Harnstoff und L-Ornithin; *s.u. Harnstoffzyklus*
Ar|gi|na|se|man|gel *m* (Ⓔ arginase deficiency): *Syn: Argininämie, Hyperargininämie*; autosomal-rezessiver Mangel an Arginase* mit Blockade des Harnstoffzyklus; führt zu erhöhten Blutspiegeln von Arginin und Ammoniak, Argininurie*, epileptiformen Krämpfen und Hirnschäden; **Therapie**: argininarme Diät
Ar|gi|nin *nt* (Ⓔ arginine): natürliche, für den Erwachsenen nicht-essentielle Aminosäure*; Zwischenprodukt der Harnstoffbildung; *s.a. Arginasemangel*
Ar|gi|nin|ä|mie *f*: *→Arginasemangel*
Argininbernsteinsäure-Krankheit *f* (Ⓔ argininosuccinic aciduria): *Syn: Argininosukzinoazidurie, Argininosukzinurie, Argininbernsteinsäure-Schwachsinn*; seltener, autosomal-rezessiver Enzymdefekt [**Argininosukzinasemangel**] mit Gedeihstörung, Krampfanfällen und Hirnentwicklungsstörung; **Therapie**: proteinarme Diät
Argininbernsteinsäure-Schwachsinn *m*: *→Argininbernsteinsäure-Krankheit*
Ar|gi|nin|bern|stein|säu|re|syn|the|ta|se|man|gel *m* (Ⓔ argininosuccinate synthase deficiency): *Syn: Zitrullinämie, Argininosukzinatsynthetasemangel, Citrullinämie*; autosomal-rezessive Enzymopathie*, die zur Anhäufung von Ammoniak im Körper führt [Hyperammonämie*]; gekennzeichnet durch Erbrechen, epileptiforme Anfälle, geistige Retardierung und Gedeihstörung
Ar|gi|ni|no|suk|zi|nat|syn|the|ta|se|man|gel *f*: *→Argininbernsteinsäuresynthetasemangel*
Ar|gi|ni|no|suk|zi|no|a|zid|u|rie *f*: *→Argininbernsteinsäure-Krankheit*
Ar|gi|ni|no|suk|zin|u|rie *f*: *→Argininbernsteinsäure-Krankheit*
Ar|gi|nin|u|rie *f* (Ⓔ argininuria): Argininausscheidung im Harn; *s.u. Arginasemangel*
8-Arginin-Vasopressin *nt* (Ⓔ arginine vasopressin): *Syn: Argipressin*; im Hypophysenhinterlappen* gebildetes Hormon mit vasokonstriktorischer Wirkung
Ar|gi|pres|sin *nt*: *→8-Arginin-Vasopressin*
Ar|gon *nt* (Ⓔ argon): zu den Edelgasen gehörendes Element; wird als inertes Schutzgas eingesetzt
Ar|gon|la|ser *m* (Ⓔ argon laser): Laser* mit Argonfüllung; wandelt permanent strahlende Energie in Hitze um; Argonlaser werden z.B. in der Augenheilkunde zur Koagulation von pigmentierten Geweben eingesetzt
Argonz: Juan Argonz; argentinischer Arzt im 20. Jahrhundert
Argonz-Del Castillo-Ahumada-Syndrom *nt*: *→Ahumada-Syndrom*
Argonz-Del Castillo-Syndrom *nt*: *→Ahumada-Syndrom*
ArgP *Abk.*: Argininphosphat
Argyll Robertson: Douglas Moray Cooper Lamb Argyll Robertson; 1837–1909; schottischer Augenarzt (Edinburgh)
Argyll Robertson-Phänomen *nt*: *→Argyll Robertson-Pupille*
Argyll Robertson-Pupille *f* (Ⓔ Argyll Robertson pupil): *Syn: Argyll Robertson-Zeichen, Argyll Robertson-Phänomen, Robertson-Zeichen*; Pupillenengstellung und Pupillenstarre bei zentralnervösen Erkrankungen [z.B. Neurosyphilis]
Argyll Robertson-Zeichen *nt*: *→Argyll Robertson-Pupille*
Ar|gy|rie *f*: *→Argyrose*
ar|gy|ro|phil *adj* (Ⓔ argyrophil): mit besonderer Affinität zu Silber oder Silberverbindungen
Ar|gy|ro|phi|lie *f* (Ⓔ argyrophilia): besondere Affinität zu Silber oder Silberverbindungen
Ar|gy|ro|se *f* (Ⓔ argyria): *Syn: Silberintoxikation, Argyrie, Argyrosis*; Vergiftung durch Silber oder Silberverbindungen; äußert sich v.a. als schiefrig-graue Verfärbung der Haut und Schleimhaut oder innerer Organe [Niere] nach oraler oder kutaner Silberapplikation
Ar|gy|ro|sis *f, pl* **-ses**: *→Argyrose*
A|rhin|en|ze|pha|lie *f*: *→Arhinenzephalie-Syndrom*
Arhinenzephalie-Syndrom *nt* (Ⓔ arhinencephaly): *Syn: Holoprosenzephalie-Syndrom, Holoprosenzephalie, Arhinenzephalie, Arrhinenzephalie*; angeborenes Fehlen des Riechhirns, meist zusammen mit einer Lippen-Kiefer-Gaumen-Spalte; die betroffenen Kinder sind i.d.R. schwer behindert, leiden unter epileptischen Anfällen und zerebralen Bewegungsstörungen; die Lebenserwartung ist meist gering
A|rhi|nie *f* (Ⓔ arrhinia): *Syn: Arrhinie*; angeborenes Fehlen der Nase
A|rhyth|mie *f*: *→Arrhythmie*
a|rhyth|misch *adj*: *→arrhythmisch*
ARI *Abk.*: **1.** *→akute respiratorische Insuffizienz* **2.** atriales Refraktärintervall
Arias-Stella: Javier Arias-Stella; peruanischer Pathologe im 20. Jahrhundert
Arias-Stella-Phänomen *nt* (Ⓔ Arias-Stella phenomenon): durch eine erhöhte Gonadotropinausschüttung verursachte Veränderung des Endometriums mit hyperchromatischen, polymorphen Zellkernen; typisch für eine Extrauterinschwangerschaft; findet sich aber auch bei Trophoblasttumoren und nach Gonadotropintherapie
A|ri|bo|fla|vi|no|se *f* (Ⓔ ariboflavinosis): *Syn: Riboflavinmangel, Vitamin-B_2-Mangel, Ariboflavinosesyndrom*; durch chronische Unterversorgung mit Riboflavin* auftretende Avitaminose* mit ekzematösen Hautveränderungen, Mundwinkelrhagaden, Rissigkeit der Lippen und evtl. Sehstörungen
A|ri|bo|fla|vi|no|se|syn|drom *nt*: *→Ariboflavinose*
ARID *Abk.*: AIDS-related Immundysfunktion
A|rith|mas|the|nie *f* (Ⓔ dyscalculia): Rechenschwäche
A|rith|mo|ma|nie *f* (Ⓔ arithmomania): *Syn: Zählzwang*; zwanghaftes Zählen oder Rechnen bei Zwangsneurose*
ARL *Abk.*: Atemruhelage
Arm|ar|te|rie *f*: *→Arteria brachialis*
Arm|ge|flecht *nt*: *→Plexus brachialis*
Armlösung nach Mueller *f* (Ⓔ Mueller maneuver): Technik zur Entwicklung eines Kindes aus Beckenendlage; *s.a. Beckenendlage*
Arm|lymph|kno|ten *pl* (Ⓔ nodes of upper limb): Nodi* lymphoidei membri superioris
Ar|mo|ra|ci|ae rus|ti|ca|nae ra|dix *f* (Ⓔ horseradish root): Wurzel des Meerrettichs*
Ar|mo|ra|ci|a rus|ti|ca|na *f*: *→Meerrettich*
Arm|ple|xus *m*: *→Plexus brachialis*
Arm|ple|xus|an|äs|the|sie *f* (Ⓔ brachial plexus anesthesia): Anästhesie* der oberen Extremität durch Blockade des Armplexus [Plexus* brachialis] bei Eingriffen am Arm und der Hand; früher wurde die **supraklavikuläre Armplexusanäs-**

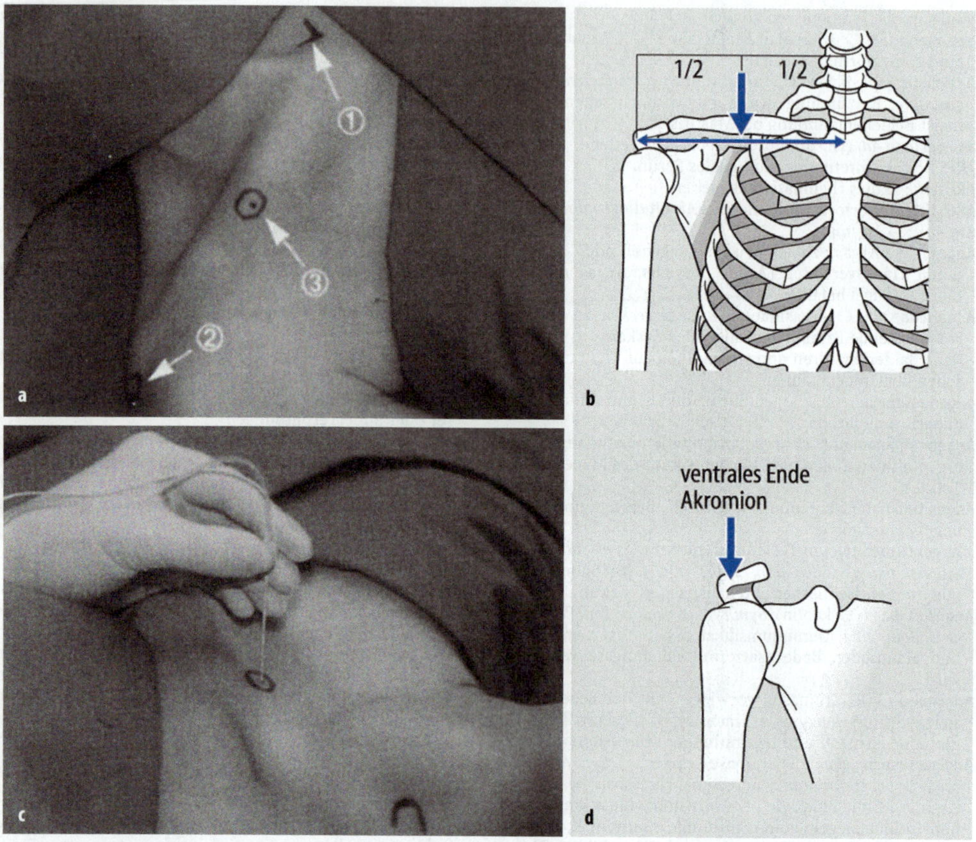

Abb. A134. Armplexusanästhesie

thesie [Kulenkampff-Plexusanästhesie] bevorzugt, heute ist aber die **vertikale-infraklavikulare Blockade** die Methode der Wahl; die **intraskalenäre Blockade** wird bei Eingriffen im Schulter-Oberarm-Bereich eingesetzt; bei Eingriffen am Unteram wird auch die **axilläre Plexusblockade** verwendet

Arm|ple|xus|läh|mung *f* (Ⓔ brachial paralysis): *Syn*: *Brachialislähmung*; Lähmung des Armplexus [Plexus* brachialis]; wird in eine obere und untere Armplexuslähmung unterteilt; eine **komplette Armplexuslähmung** ist extrem selten; unmittelbar nach einen Trauma sind viele Armplexuslähmungen scheinbar komplett, schon bald bildet sich aber das typische Bild einer oberen oder unteren Armplexuslähmung heraus

obere Armplexuslähmung (Ⓔ upper brachial paralysis): *Syn*: *Erb-Lähmung, Erb-Duchenne-Lähmung*; die oberen Anteile [C_{4-6}] des Armplexus betreffende Lähmung; betrifft die Musculi deltoides, supraspinatus, infraspinatus, pectoralis, biceps brachii, supinator und triceps [selten]; der Arm hängt schlaff an der Seite und ist nach innen rotiert; er kann weder im Schultergelenk angehoben noch nach außen rotiert, im Ellenbogen gebeugt oder supiniert werden; Bizepsehnenreflex und Radiusperiostreflex sind ausgefallen, der Trizepssehnenreflex bleibt aber meist erhalten

untere Armplexuslähmung (Ⓔ lower brachial paralysis): *Syn*: *Klumpke-Déjerine-Lähmung, Klumpke-Lähmung*; die unteren Anteile [C_7-Th_1] des Armplexus betreffende Lähmung; die kleinen Handmuskeln und langen Fingerbeuger sind gelähmt, die Extensoren aber meist verschont; häufig besteht ein Horner*-Syndrom; der Pronatorreflex fehlt und die Sensibilität ist ulnar an der Hand und am Unterarm gestört

Arm|schlag|ader *f*: → *Arteria brachialis*

Arm|schlag|ader, tie|fe *f*: → *Arteria profunda brachii*

Armstrong: Charles J. Armstrong; 1886–1958; amerikanischer Bakteriologe (Washington)

Armstrong-Krankheit *f* (Ⓔ Armstrong's disease): *Syn*: *lymphozytäre Choriomeningitis*; durch ein Arenavirus* [LCM-Virus] verursachte Entzündung mit meist guter Prognose; der größte Teil der Infektionen verläuft symptomarm oder -los und bleibt unerkannt; das Virus ist bisher in Europa, Nordamerika und Argentinien aufgetreten und benutzt die Hausmaus als Erregereservoir; die Mäuse werden meist schon intrauterin infiziert und scheiden das Virus in Urin, Speichel und Kot aus; die Infektion tritt meist im Winter und Frühjahr auf; klinisch manifeste Infektionen haben eine Inkubationszeit von 5–15 Tagen; die erste Krankheitsphase ist unspezifisch [grippaler Infekt], in der zweiten Phase kommt es dann zur Entwicklung einer aseptischen Meningitis*; selten kommt es zum Befall anderer Organe [Orchitis, Enzephalitis, Myokarditis]; in der Schwangerschaft kann es zu Aborten oder Gehirnschädigung [Hydrozephalus] kommen

Arm|ve|nen|throm|bo|se *f*: → *Paget-Schroetter-Syndrom*

Arm|vor|fall *m* (Ⓔ prolapse of the arm): Vorfall eines Arms unter der Geburt; meist bei Schräg- oder Querlage*

Arm|vor|lie|gen *nt* (Ⓔ low lying arm): regelwidrige Armlage vor dem Blasensprung; u.U. Vorstufe des Armvorfalls

Arndt: Rudolf Arndt; 1835–1900; deutscher Psychiater (Greifswald)

Arndt-Gottron-Syndrom *nt* (Ⓔ Arndt-Gottron syndrome): *Syn*: *Skleromyxödem*; ätiologisch ungeklärte Hauterkrankung mit lichenoiden Papeln und flächenhafter Verdickung und Verhärtung der Haut durch Einlagerung mukoider Substanzen; ausgeprägte Form des Lichen* myxoedematosus

Arndt-Schulz-Gesetz *nt* (Ⓔ Arndt-Schulz law): *Syn*: *biolo-*

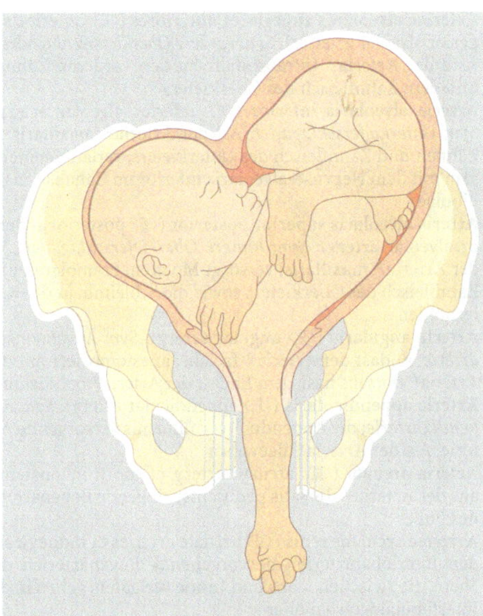

Abb. A135. Armvorfall bei verschleppter Querlage

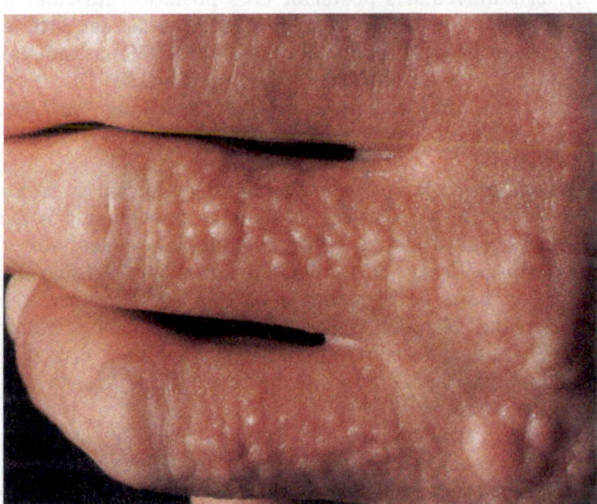

Abb. A136. Arndt-Gottron-Syndrom

gisches Grundgesetz; kleine Reize fördern, große hemmen und größte lähmen die Überlebensfähigkeit eines Organismus

Arneth: Joseph Arneth; 1873–1958; deutscher Internist (Münster)

Arneth-Leukozytenschema *nt* (Ⓔ Arneth's count): Einteilung der Zellen der Granulozytopoese* in Myelozyten, leicht und stark eingebuchtete, nichtsegmentierte und segmentierte Granulozyten [mit zahlreichen Unterklassen]; *s.a. Blutbildung*

Ar|ni|cae flos *m* (Ⓔ arnica flower): ***Syn***: *Arnikablüten*; *s.u. Arnika*

Ar|ni|ca mon|ta|na *f*: *→Arnika*

Ar|ni|ka *f* (Ⓔ arnica): ***Syn***: *Arnica montana, Bergwohlverleih*; Pflanze aus der Familie der Korbblütler [Asteraceae]; die Blütenköpfe [**Arnicae flos**] enthalten u.a. Sesquiterpenlactone*, Flavonoide*, ätherisches Öl, phenylsubstituierte Carbonsäuren und Cumarine*; **Anw.**: alkoholische Auszüge [**Arnikatinktur**] und Galenika werden äußerlich bei Entzündungen von Haut und [Mund-, Rachen-]Schleimhaut, Prellungen, Quetschungen, rheumatischen Muskel- und Gelenkbeschwerden sowie Thrombophlebitis verwendet; traditionell auch bei Erschöpfungszuständen, Menstruationsbeschwerden, Herzinsuffizienz*, Asthma* bronchiale und Gicht*; in der Homöopathie v.a. bei Erkrankungen des Herz-Kreislauf-Systems, Magen- und Darmbeschwerden

Ar|ni|ka|blü|ten *pl* (Ⓔ arnica flower): ***Syn***: *Arnicae flos*; *s.u. Arnika*

Ar|ni|ka|tink|tur *f* (Ⓔ arnica tincture): *s.u. Arnika*

Arnold: Julius Arnold; 1835–1915; deutscher Pathologe (Heidelberg)

Arnold-Bündel *nt* (Ⓔ Arnold's bundle): ***Syn***: *frontopontine Fasern, Fibrae frontopontinae*; im Tractus* corticopontinus verlaufende Fasern von der frontalen Großhirnrinde zur Brücke [Pons*]

Arnold-Chiari-Hemmungsfehlbildung *f*: *→Arnold-Chiari-Syndrom*

Arnold-Chiari-Syndrom *nt* (Ⓔ Arnold-Chiari syndrome): ***Syn***: *Arnold-Chiari-Hemmungsfehlbildung; Chiari-II-Fehlbildung*; Hemmungsfehlbildung des Kleinhirns mit Verlagerung in den Spinalkanal

Arnold-Ganglion *nt* (Ⓔ Arnold's ganglion): ***Syn***: *Ganglion oticum*; autonomes Ganglion in der Fossa* infratemporalis unter dem Foramen* ovale; versorgt u.a. die Ohrspeicheldrüse

A|ro|mat *m* (Ⓔ aromatic compound): ringförmige, von Benzol abgeleitete Verbindung; aromatische Verbindung

A|ro|ma|ta|se *f* (Ⓔ aromatase): die Umwandlung von Androgenen in Östrogene katalysierendes Enzym; findet sich im Ovar, der Plazenta, im Fettgewebe und in den Sertoli*- und Leydig-Zellen; *s.a. Östrogene*

A|ro|ma|ta|se|hem|mer *m* (Ⓔ aromatase inhibitor): ***Syn***: *Aromataseinhibitor*; zur Behandlung von Prostatahypertrophie und -tumoren sowie von postmenopausalen metastasierenden Mammakarzinomen eingesetzte Hemmstoffe der Aromatase*; *s.a. Essay Chemotherapie S. 349*

A|ro|ma|ta|se|in|hi|bi|tor *m*: *→Aromatasehemmer*

A|ro|ma|the|ra|pie *f* (Ⓔ aromatherapy): therapeutische Anwendung natürlicher Aromastoffe, v.a. ätherischer Öle, zur Heilung und Linderung diverser Erkrankungen; auch wenn die Erfolge und Indikationen umstritten sind, lässt es sich aber nicht bestreiten, dass Düfte bzw. Duftstoffe eine stimmungsbeeinflussende Wirkung haben und auch auf das Zentralnervensystem und das endokrine System wirken; ihrem Einsatz in der Prävention und Behandlung von endokrinen, metabolischen und psychosomatischen Erkrankungen ist deshalb kaum zu widersprechen, wenn die entsprechenden Kontraindikationen [v.a. Allergien, Asthma bronchiale] beachtet werden

A|ro|ma|ti|kum *nt, pl* **-ka** (Ⓔ aromatic): aromatisches Mittel, aromatische Substanz

a|ro|ma|tisch *adj* (Ⓔ **1.–2.** aromatic): **1.** (*chem.*) von Benzol abgeleitet **2.** mit Aroma, wohlriechend, würzig, duftend

ARP *Abk.*: **1.** absolute Refraktärphase **2.** *→Antirefluxplastik* **3.** Antirefluxprothese

ARPA *Abk.*: Arbeitsgemeinschaft für Parodontologie

ARPV *Abk.*: absolute Refraktärphase des Ventrikels

ARQ *Abk.*: Aortenregurgitationsquotient

Arrh. *Abk.*: *→Arrhythmie*

Ar|rhe|no|blas|tom *nt* (Ⓔ arrhenoblastoma): ***Syn***: *Sertoli-Leydig-Zelltumor*; Androblastom* des Eierstocks; seltener, meist junge Frauen betreffender Tumor, der durch eine Testosteronbildung zu Hirsutismus*, Amenorrhoe* und Klitorishypertrophie führen kann

Ar|rhin|en|ze|pha|lie *f*: *→Arhinenzephalie-Syndrom*

Ar|rhi|nie *f*: *→Arhinie*

Ar|rhyth|mia *f*: *→Arrhythmie 2.*

Arrhythmia absoluta (Ⓔ continuous arrhythmia): ***Syn***: *absolute Arrhythmie*; Arrhythmie des Herzschlags ohne erkennbare Grundfrequenz; meist liegt ein Vorhofflimmern

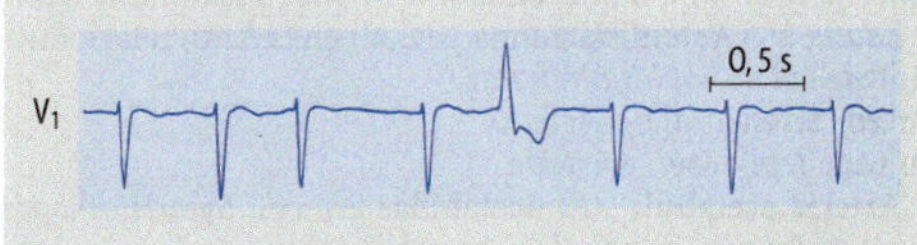

Abb. A137. Vorhofflimmern in Ableitung V_1

vor, das zu einer Änderung der diastolischen Kammerfüllung von Schlag zu Schlag führt; der Ventrikel kann langsam [**Bradyarrhythmie**] oder schnell schlagen [**Tachyarrhythmie**]

Ar|rhyth|mie *f* (Ⓔ **1.–2.** arrhythmia): **1.** *Syn*: *Arhythmie*; unregelmäßiger oder fehlender Rhythmus **2.** *Syn*: *Herzrhythmusstörung, Arrhythmia, Arhythmie*; Störung des normalen Herzrhythmus oder der normalen Rhythmusbildung und Erregungsausbreitung; nach dem Sitz der Störung unterscheidet man **ventrikuläre Arrhythmien** [in der Kammer oder von der Kammer ausgehend, z.B. Kammerflimmern] und **supraventrikuläre Arrhythmien** [z.B. AV-Knotentachykardie]

absolute Arrhythmie: →*Arrhythmia absoluta*

Ar|rhyth|mie|a|na|ly|se *f* (Ⓔ arrhythmia analysis): i.d.R. computergestützte Analyse [**Arrhythmiecomputer**] von Herzrhythmusstörungen, wie z.B. Herzblock*, Bradykardie*, Tachykardie*

ar|rhyth|misch *adj* (Ⓔ arrhythmic): *Syn*: *arhythmisch*; ohne Rhythmus

ar|rhyth|mo|gen *adj* (Ⓔ arrhythmogenic): Arrhythmie verursachend oder fördernd

Ar|rhyth|mo|ge|ne|se *f*: →*Arrhythmokinese*

Ar|rhyth|mo|ki|ne|se *f* (Ⓔ arrhythmokinesis): *Syn*: *Arrhythmogenese*; Bildung/Entstehung von Herzrhythmusstörungen

Ar|ro|si|on *f* (Ⓔ erosion): Annagen/Anfresssen von Organen [insbesondere Gefäßen] und Knochen durch Entzündung oder Geschwürsbildung

Arroyo: Carlos F. Arroyo; 1892–1928; amerikanischer Arzt

Arroyo-Zeichen *nt* (Ⓔ Arroyo's sign): *Syn*: *Asthenokorie*; Trägheit der Pupillenreaktion

ARS *Abk.*: aktivierendes retikuläres System

ARSB *Abk.*: Arylsulfatase B

Ar|sen *nt* (Ⓔ arsenic): zur Stickstoffgruppe gehörendes Halbmetall; kann bei beruflicher Exposition zu akuter oder chronischer Vergiftung führen; *s.a. Arsenkeratose, Arsenpolyneuropathie*

Ar|sen|ke|ra|to|se *f* (Ⓔ arsenic keratosis): *Syn*: *Arsenwarzen*; typische punkt- oder warzenförmige, flache Keratosen* an Händen und Füßen bei chronischer Arsenintoxikation

Ar|sen|me|la|no|se *f* (Ⓔ arsenic melanosis): Braunfärbung der Haut durch Arsenverbindungen

Ar|sen|po|ly|neu|ro|pa|thie *f* (Ⓔ arsenical polyneuropathy): Polyneuropathie* bei chronischer Arsenvergiftung

Ar|sen|war|zen *pl*: →*Arsenkeratose*

Ar|sen|was|ser|stoff *m* (Ⓔ arsenous hydride): *Syn*: *Arsin*; extrem giftiges, nach Knoblauch riechendes Gas

Ar|sin *nt*: →*Arsenwasserstoff*

art. *Abk.*: →*arteriell*

Ar|te|an|nu|in *nt*: →*Artemisinin*

Ar|te|fakt *m* (Ⓔ artifact): Kunstprodukt, artifizielle Veränderung

Ar|te|mi|li|a ci|na *f* (Ⓔ Artemilia cina): *Syn*: *Wurmkraut*; *s.u. Zitwerblüten*

Ar|te|mi|si|a ab|sin|thi|um *f* (Ⓔ Artemisia absinthum): *Syn*: *Wermut, Absinth*; Bitter- und Gerbstoffe enthaltendes Kraut aus der Familie der Korbblütler [Asteraceae]; **Anw.**: als Teeaufguss aus getrocknetem Kraut [**Absinthii herba**], Tinktur oder Fertigarzneimittel bei Appetitlosigkeit, Verdauungsbeschwerden und Gallenblasendyskinesie; traditionell auch bei Wurmerkrankungen und homöopathisch bei Meteorismus und tetanischen Krämpfen

Ar|te|mi|si|a vul|ga|ris *f*: →*Beifuß*

Ar|te|mi|si|ae vul|ga|ris her|ba *f* (Ⓔ mugwort): oberirdische Pflanzenteile von Beifuß*

Ar|te|mi|si|ae vul|ga|ris ra|dix *f* (Ⓔ mugwort root): unterirdische Pflanzenteile von Beifuß*

Ar|te|mi|si|nin *nt* (Ⓔ artemisinin): *Syn*: *Arteannuin, Quinghaosu*; aus Artemisia annua gewonnenes Antimalariamittel

Ar|te|re|nol *nt*: →*Noradrenalin*

Arteri-, arteri- *präf.*: →*Arterio-*

Ar|te|ria *f, pl* **-riae**: →*Arterie*

Arteria acetabuli (Ⓔ acetabular artery): *Syn*: *Hüftkopfarterie, Ramus acetabularis arteriae obturatoriae*; Azetabulumast der Arteria* obturatoria

Arteriae alveolares superiores anteriores (Ⓔ anterior superior alveolar arteries): *Syn*: *vordere Oberkieferschlagadern*; Äste der Arteria* infraorbitalis zu den vorderen Zähnen und dem Zahnfleisch des Oberkiefers

Arteria alveolaris inferior (Ⓔ inferior alveolar artery): *Syn*: *Unterkieferschlagader*; Ast der Arteria* maxillaris zu Zähnen und Zahnfleisch des Unterkiefers; verläuft gemeinsam mit dem Nervus* alveolaris inferior im Canalis* mandibulae

Arteria alveolaris superior posterior (Ⓔ posterior superior alveolar artery): *Syn*: *hintere Oberkieferschlagader*; Ast der Arteria* maxillaris; versorgt Molaren, Prämolaren und Zahnfleisch des Oberkiefers sowie die Schleimhaut der Kieferhöhlen

Arteria angularis (Ⓔ angular artery): *Syn*: *Augenwinkelarterie*; Endast der Arteria* facialis; anastomosiert mit der Arteria* dorsalis nasi, dem Endast der Arteria* ophthalmica

Arteria appendicularis (Ⓔ appendicular artery): *Syn*: *Appendixarterie*; die Appendix* vermiformis versorgende Arterie; Ast der Arteria* ileocolica

Arteria arcuata (Ⓔ arcuate artery of foot): inkonstante, aus der Arteria* dorsalis pedis entspringende Bogenarterie des Fußes

Arteriae arcuatae renis (Ⓔ arcuate arteries of kidney): aus den Interlobararterien hervorgehende Bogenarterien der Niere, die zwischen Mark und Rinde verlaufen; gehen in die Interlobulararterien über

Arteria ascendens (Ⓔ ascending artery): erster aufsteigender Ast der Arteria* mesenterica inferior

Arteria auricularis posterior (Ⓔ posterior auricular artery): *Syn*: *hintere Ohrschlagader*; 6. Hauptast der Arteria* carotis externa; teilt sich vor dem Processus* mastoideus in Äste für die Ohrmuschel [**Rami auriculares**], die Kopfschwarte [**Rami occipitales**], Mittel- und Innenohr [Arteria* stylomastoidea] und Paukenhöhle [Arteria* tympanica posterior]

Arteria auricularis profunda (Ⓔ deep auricular artery): *Syn*: *tiefe Ohrschlagader*; Ast der Arteria* maxillaris zum Kiefergelenk, äußeren Gehörgang und zur Paukenhöhle

Arteria axillaris (Ⓔ axillary artery): *Syn*: *Achselschlagader, Axillaris*; Fortsetzung der Arteria* subclavia zwischen Unterrand des Schlüsselbeins und Unterrand des Musculus* pectoralis major; gibt Äste zur Schulter, Brustwand und Oberarmmuskulatur ab, bevor sie in die Arteria* brachialis übergeht

Arteria azygos vaginae (Ⓔ azygous artery of vagina): inkonstanter Ast der Arteria* uterina zur Scheide

Arteria basilaris (Ⓔ basilar artery): *Syn*: *Schädelbasisarterie, Basilaris*; Basisarterie des Hirnstamms; entsteht durch Vereinigung der rechten und linken Arteria* vertebralis am unteren Rand der Brücke [Pons*]

Arteria brachialis (Ⓔ brachial artery): *Syn*: *Armschlagader, Oberarmschlagader, Brachialis*; Fortsetzung der Arteria* axillaris; verläuft im Sulcus* bicipitalis medialis bis zur Ellenbeuge, wo sie sich in Arteria* radialis und Arteria* ulnaris aufteilt; kann bei distalen Blutungen durch Anpressen an den Oberarmknochen unterbunden werden; ihre Äste versorgen Knochen und Muskeln von Oberarm und Ellenbeuge

Arteria brachialis superficialis (Ⓔ superficial brachial artery): in der Embryonalperiode angelegte oberflächliche Armschlagader, die sich i.d.R. zurückbildet, kann aber gelegentlich erhalten bleiben

Arteriae bronchiales (Ⓔ bronchial arteries): *Syn*: *Bronchialarterien, Rami bronchiales aortae thoracicae*; Bronchialäste der Aorta* thoracica

Arteria buccalis (Ⓔ buccal artery): *Syn*: *Backenschlagader, Wangenschlagader*; Ast der Arteria* maxillaris; verläuft mit dem Nervus* buccalis auf dem Musculus* buccinator; versorgt Muskeln, Schleimhaut und Haut der Wange

Arteria bulbi penis (Ⓔ artery of bulb of penis): beim Mann Ast der Arteria* pudenda interna zum Bulbus* penis

Arteria bulbi vestibuli (Ⓔ artery of bulb of vestibule of vagina): bei der Frau Ast der Arteria* pudenda interna zum Scheidenvorhof

Arteria caecalis anterior (Ⓔ anterior cecal artery): aus der Arteria* ileocolica entspringende vordere Blinddarmarterie

Arteria caecalis posterior (Ⓔ posterior cecal artery): aus der Arteria* ileocolica entspringende hintere Blinddarmarterie

Arteria callosomarginalis (Ⓔ callosomarginal artery): Ast der Arteria* cerebri anterior zur Oberfläche des Kleinhirns

Arteria canalis pterygoidei (Ⓔ artery of pterygoid canal): Ast der Arteria* maxillaris zu den oberen Abschnitten des Pharynx*

Arteriae capsulares (Ⓔ capsular branches of renal artery): *Syn*: *Arteriae perirenales, Rami capsularis*; Kapseläste der Nierenarterie

Arteriae caroticotympanicae (Ⓔ caroticotympanic arteries): Paukenhöhlenäste der Arteria* carotis interna

Arteria carotis communis (Ⓔ common carotid artery): *Syn*: *Halsschlagader, gemeinsame Kopfschlagader, Karotis communis*; Gefäßstamm für die Arteria* carotis externa und interna; entspringt rechts aus dem Truncus* brachiocephalicus und links aus dem Aortenbogen*; verläuft hinter dem Musculus* sternocleidomastoideus zum Trigonum* caroticum, wo sie sich in Höhe des Oberrandes des 5. Halswirbels in Arteria* carotis externa und interna aufteilt; an der Teilungsstelle ist sie zum Sinus* caroticus erweitert; auf der Rückseite der Aufteilungsgabel liegt der **Glomus caroticum**

Arteria carotis externa (Ⓔ external carotid artery): *Syn*: *äußere Kopfschlagader, Karotis externa*; entspringt im Trigonum* caroticum aus der Arteria* carotis externa; versorgt den größten Teil des Schädels, der Kopfhaut und -muskeln sowie der Dura* mater; verläuft auf dem Musculus* stylopharyngeus und unter dem vorderen Digastrikusbauch und dem Musculus* stylohyoideus zur Fossa* retromolaris; nach dem Durchtritt durch die Ohrspeicheldrüse teilt sie sich in Höhe des Collum* mandibulae in ihre Endäste Arteria* maxillaris und Arteria* temporalis superficialis; ihre anderen Äste sind Arteria* thyroidea superior, Arteria* lingualis, Arteria* facialis, Arteria* pharyngea ascendens, Arteria* occipitalis, Arteria* auricularis posterior

Arteria carotis interna (Ⓔ internal carotid artery): *Syn*: *innere Kopfschlagader, Karotis interna*; entspringt im Trigonum* caroticum aus der Arteria* carotis communis; versorgt den größten Teil des Gehirns, der Orbita und die Schleimhaut von Siebbeinzellen, Stirn- und Nasenhöhle; hat vier Abschnitte: **Pars cervicalis** vom Ursprung bis zur Schädelbasis, **Pars petrosa** im Canalis* caroticus des Felsenbeins, **Pars cavernosa** im Sulcus* caroticus und Sinus* cavernosus und **Pars cerebralis** bis zur Aufzweigung in die Endäste Arteria* cerebri media und Arteria* cerebri anterior; weitere Äste sind Arteria* ophthalmica, Arteria* hypophysialis superior, Arteria* choroidea anterior und Arteria* communicans posterior zum Circulus* arteriosus cerebri

Arteria caudae pancreatis (Ⓔ caudal pancreatic artery): *Syn*: *Pankreasschwanzarterie*; Ast der Arteria* splenica zum Pankreasschwanz

Arteriae centrales anterolaterales (Ⓔ anterolateral central arteries): Äste der Arteria* cerebri media zu Capsula* interna, Nucleus* caudatus, Putamen* und Globus* pallidus

Arteriae centrales anteromediales (Ⓔ anteromedial central arteries): Äste der Arteria* cerebri anterior zu Capsula* interna, Globus* pallidus, Caput* nuclei caudati und Commissura* anterior

Arteriae centrales posterolaterales (Ⓔ posterolateral central arteries): Äste der Arteria* cerebri posterior für Thalamus* und Metathalamus*

Arteriae centrales posteromediales (Ⓔ posteromedial central arteries): Äste der Arteria* cerebri posterior für Thalamus* und Metathalamus*

Arteria centralis retinae (Ⓔ central artery of retina): *Syn*: *zentrale Netzhautschlagader*; 1. Ast der Arteria* ophthalmica; tritt ca. 10–15 mm vor dem Eintritt in den Augapfel von unten in den Sehnerv ein [**Pars extraocularis**] und zieht mit ihm zur Sehnervenpapille [**Pars intraocularis**]; teilt sich noch in der Papille in einen oberen und einen unteren Ast, die sich jeweils nach kurzem Verlauf in einen nasalen und temporalen Ast aufgabeln; Verschluss der Arteria centralis retinae [Thrombose, Embolie] führt zur Erblindung des Auges

Arteriae cerebri (Ⓔ cerebral arteries): *Syn*: *Arteriae encephali*; Hirnarterien; entspringen entweder aus der Arteria* carotis interna oder aus dem Circulus* arteriosus cerebri

Arteria cerebri anterior (Ⓔ anterior cerebral artery): *Syn*: *vordere Gehirnarterie, Cerebri anterior*; Endast der Arteria* carotis interna mit zwei Abschnitten, **Pars precommunicalis** vor der Anastomose mit der Arteria cerebri anterior der anderen Gehirnseite und **Pars postcommunicalis** hinter der Anastomose; versorgt u.a. Balken und Teile des Stirn- und Scheitellappen

Arteria cerebri media (Ⓔ middle cerebral artery): *Syn*: *mittlere Gehirnarterie, Cerebri media*; unmittelbare Fortsetzung der Arteria* carotis interna; verläuft nach medial zum Sulcus* lateralis cerebri [**Pars sphenoidalis** oder **Pars horizontalis**] und breitet sich dann fächerförmig über die seitliche Großhirnoberfläche aus [**Pars insularis**]; versorgt Insel sowie die seitlichen Anteile von Stirn-, Scheitel- und Schläfenlappen

Arteria cerebri posterior (Ⓔ posterior cerebral artery): *Syn*: *hintere Gehirnarterie, Cerebri posterior*; entspringt aus der Arteria* basilaris; verläuft bogenförmig auf dem Tentorium* cerebelli um das Mittelhirn herum zum Hinterhauptslappen; kommuniziert über die Arteria* communicans posterior mit der Arteria* carotis interna [**Pars precommunicalis, Pars postcommunicalis**]; versorgt Teile von Schläfen- und Hinterhauptslappen

Arteria cervicalis ascendens (Ⓔ ascending cervical artery): *Syn*: *aufsteigende Halsschlagader*; Ast des Truncus* thyrocervicalis; sendet Äste zur Halsmuskulatur und den Musculi scaleni [**Rami musculares**] sowie zum Rückenmark [**Rami spinales**]

Arteria cervicalis profunda (Ⓔ deep cervical artery): *Syn*: *tiefe Halsschlagader*; Ast des Truncus* costocervicalis; läuft zwischen den Querfortsätzen des 7. Halswirbels und 1. Brustwirbels zur tiefen Nackenmuskulatur; gibt Äste zu den Rückenmarkshäuten ab [**Rami spinales**]

Arteria cervicalis superficialis (Ⓔ superficial cervical artery): *Syn*: *Ramus superficialis arteriae transversa colli, oberflächliche Halsarterie*; Ast der Arteria* transversa colli, der den Musculus* trapezius und tiefe Nackenmuskeln versorgt

Arteria choroidea anterior (Ⓔ anterior choroidal artery): Ast der Arteria* carotis interna, der den Tractus* opticus und Teile von Gyrus* parahippocampalis, Globus* pallidus und Thalamus* versorgt

Arteriae ciliares anteriores (Ⓔ anterior ciliary arteries): *Syn*: *vordere Ziliararterien*; aus den Arteriae* musculares der Arteria* ophthalmica hervorgehende Äste, die Sklera*, Conjunctiva* und Choroidea* versorgen

Arteriae ciliares posteriores breves (Ⓔ short posterior ciliary arteries): *Syn*: *kurze hintere Ziliararterien*; ca. 20 kurze Äste der Arteria* ophthalmica zum hinteren Teil der Aderhaut

Arteriae ciliares posteriores longae (Ⓔ long posterior ciliary arteries): *Syn*: *lange hintere Ziliararterien*; 2 lange Äste der Arteria* ophthalmica für Aderhaut, Regenbogenhaut und Ziliarkörper

Arteria circumflexa femoris lateralis (Ⓔ lateral circumflex femoral artery): *Syn*: *äußere Femurkranzarterie*; Ast der Arteria* profunda femoris; durchbricht den Musculus* vastus lateralis und teilt sich in **Ramus ascendens** für den Musculus* tensor fasciae latae und das Hüftgelenk, **Ramus transversus** zum Trochanter major und **Ramus descendens** zum Musculus* quadriceps femoris

Arteria circumflexa femoris medialis (Ⓔ medial circumflex femoral artery): *Syn*: *innere Femurkranzarterie*; Ast der Arteria* profunda femoris, der erst nach innen und dann nach hinten zieht; hat vier Äste: **Ramus profundus** zu den Adduktoren und der ischiokruralen Muskulatur, **Ramus as-**

A

cendens zur Adduktorengruppe, **Ramus transversus** zur ischiokruralen Muskulatur und **Ramus acetabularis** zum Hüftgelenk

Arteria circumflexa humeri anterior (Ⓔ anterior humeral circumflex artery): vordere Kranzarterie des Humerus; Ast der Arteria* subclavia, der Schultergelenk und Musculus* deltoideus versorgt

Arteria circumflexa humeri posterior (Ⓔ posterior humeral circumflex artery): hintere Kranzarterie des Humerus: Ast der Arteria* subclavia durch die laterale Achsellücke; versorgt die Gelenkkapsel des Schultergelenks, den Musculus* deltoideus und den langen Trizepskopf

Arteria circumflexa ilium profunda (Ⓔ deep circumflex iliac artery): ***Syn:*** *tiefe Hüftkranzarterie*; Ast der Arteria* iliaca externa; verläuft an der inneren Bauchwand zum Beckenkamm

Arteria circumflexa ilium superficialis (Ⓔ superficial circumflex iliac artery): ***Syn:*** *oberflächliche Hüftkranzarterie*; Ast der Arteria* femoralis; verläuft entlang dem Leistenband zum Beckenkamm; versorgt die Haut der Leistengegend; anastomosiert mit der Arteria* circumflexa ilium profunda

Arteria circumflexa scapulae (Ⓔ circumflex artery of scapula): Kranzschlagader des Schulterblattes, die mit der Arteria* suprascapularis anastomosiert; Ast der Arteria* subscapularis

Arteria colica dextra (Ⓔ right colic artery): ***Syn:*** *rechte Kolonschlagader*; Ast der Arteria* mesenterica superior; versorgt aufsteigendes Kolon und Querkolon

Arteria colica media (Ⓔ middle colic artery): ***Syn:*** *mittlere Kolonschlagader*; Ast der Arteria* mesenterica superior; verläuft im Mesocolon* transversum zu aufsteigendem Kolon und Querkolon; anastomosiert mit Arteria* colica dextra und sinistra

Arteria colica sinistra (Ⓔ left colic artery): ***Syn:*** *linke Kolonschlagader*; Ast der Arteria* mesenterica inferior; versorgt absteigendes Kolon und Sigma

Arteria collateralis media (Ⓔ middle collateral artery): mittlere Kollateralarterie; Ast der Arteria* profunda brachii zum Rete* articulare cubiti

Arteria collateralis radialis (Ⓔ radial collateral artery): radiale Kollateralarterie; Endast der Arteria* profunda brachii; teilt sich in einen vorderen [**Ramus anterior**] und hinteren Ast [**Ramus posterior**]

Arteria collateralis ulnaris inferior (Ⓔ inferior ulnar collateral artery): untere ulnare Kollateralarterie; Ast der Arteria* brachialis; anastomosiert mit der Arteria* recurrens ulnaris und dem Rete* articulare cubiti

Arteria collateralis ulnaris superior (Ⓔ superior ulnar collateral artery): obere ulnare Kollateralarterie; Ast der Arteria* brachialis; begleitet den Nervus* ulnaris

Arteria comitans nervi ischiadici (Ⓔ accompanying artery of ischiadic nerve): Begleitarterie des Nervus* ischiadicus; Ast der Arteria* glutea inferior

Arteria comitans nervi mediani (Ⓔ accompanying artery of median nerve): Begleitarterie des Nervus* medianus; Ast der Arteria* interossea anterior

Arteria communicans anterior (Ⓔ anterior communicating artery): vordere Verbindungsarterie; Ast der Arteria* cerebri anterior; Teil des Circulus* arteriosus cerebri

Arteria communicans posterior (Ⓔ posterior communicating artery): hintere Verbindungsarterie; Ast der Arteria* carotis interna; Teil des Circulus* arteriosus cerebri

Arteriae conjunctivales anteriores (Ⓔ anterior conjunctival arteries): vordere Bindehautarterien; Äste der Arteriae* musculares der Arteria* ophthalmica

Arteriae conjunctivales posteriores (Ⓔ posterior conjunctival arteries): hintere Bindehautarterien; Äste der Arteriae* palpebrales mediales

Arteria coronaria (Ⓔ coronary artery): ***Syn:*** *Herzkranzarterie, Herzkranzgefäß, Koronararterie, Koronarie, Kranzarterie, Kranzgefäß*; die Herzmuskulatur versorgende Arterie; die Koronararterien entspringen im Bereich der rechten bzw. linken Aortenklappe im Sinus aortae; Abweichungen vom normalen Versorgungstyp werden als **Linkstyp** [Überwiegen der Arteria coronaria sinistra] oder **Rechtstyp** [Überwiegen der Arteria coronaria dextra] bezeichnet

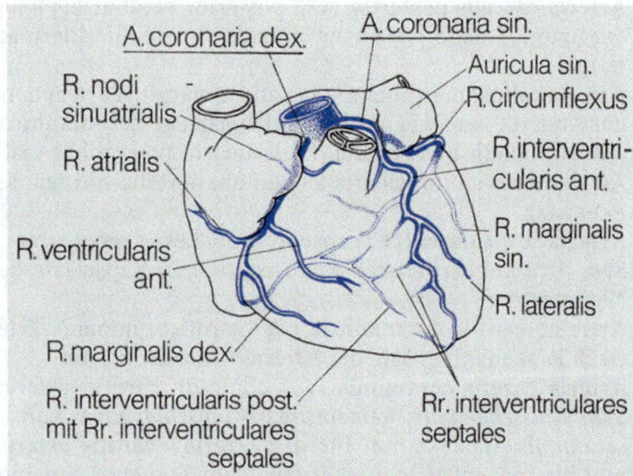

Abb. A138. Äste der Arteria coronaria dextra und sinistra

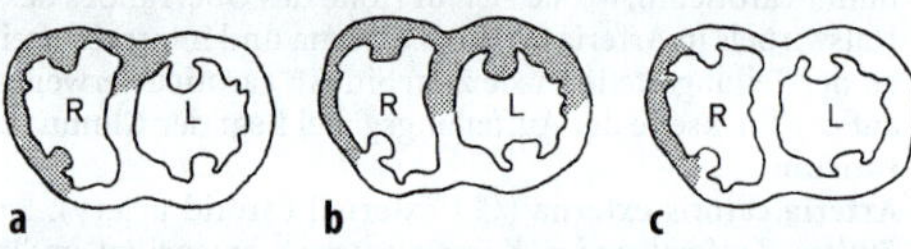

Abb. A139. Versorgungsgebiet von Arteria coronaria dextra [dunkel] und sinistra [hell]

Arteria coronaria dextra (Ⓔ right coronary artery of heart): ***Syn:*** *rechte Kranzarterie, rechte Herzkranzarterie, rechte Koronararterie*; entspringt im Sinus* aortae dexter und verläuft im Sulcus* coronarius dexter unter dem rechten Herzohr* bis zur Zwerchfellfläche [Facies diaphragmatica]; ihr Endast [**Ramus interventricularis posterior**] verläuft im Sulcus* interventricularis posterior bis zur Herzspitze; ihre Äste [**Ramus coni arteriosus, Ramus nodi sinuatrialis, Rami atriales, Rami atrioventriculares, Ramus marginalis dexter, Ramus atrialis intermedius, Rami interventriculares septales**] versorgen den rechten Vorhof, die rechte Kammer und Teile des Kammerseptums und der linken Kammer

Arteria coronaria sinistra (Ⓔ left coronary artery of heart): ***Syn:*** *linke Kranzarterie, linke Herzkranzarterie, linke Koronararterie*; entspringt im Sinus* aortae sinister oberhalb der linken Aortenklappe und zieht zwischen linkem Herzohr* und Truncus* pulmonalis nach vorne; teilt sich in **Ramus circumflexus** und **Ramus interventricularis anterior**; der **Ramus circumflexus** verläuft im Sulcus* coronarius sinister bis zur Zwerchfellfläche [Facies diaphragmatica]; versorgt mit seinen Ästen [**Ramus atrialis anastomoticus, Rami atrioventriculares, Ramus marginalis sinister, Ramus atrialis intermedius**] Teile der linken Kammer, des Vorhofs und des Kammerseptums; der **Ramus interventricularis anterior** verläuft im Sulcus* interventricularis anterior bis zur Herzspitze; seine Äste [**Ramus coni arteriosi, Ramus lateralis, Rami interventriculares septales**] versorgen Teile des Kammerseptums und der linken Kammer

Arteria cremasterica (Ⓔ cremasteric artery): ***Syn:*** *Kremasterarterie, Cremasterica*; Ast der Arteria* epigastrica inferior, der Musculus* cremaster, Samenstrang und Teile des Skrotums versorgt; verläuft durch den Leistenkanal entlang des Samenstrangs in das Skrotum

Arteria cystica (Ⓔ cystic artery): ***Syn:*** *Zystika, Cystica*; Gallenblasenarterie; entspringt aus dem Ramus dexter der Arteria* hepatica propria; zieht im Ligamentum* hepatoduodenale zur Gallenblase

Arteria descendens genus (Ⓔ descending genicular artery): ***Syn:*** *absteigende Kniegelenksarterie*; Ast der Arteria* femoralis zum Kniegelenk; teilt sich in einen **Ramus saphenus** und **Rami articulares**

Arteriae digitales (Ⓔ digital arteries): Finger- und Zehenarterien
Arteriae digitales dorsales manus (Ⓔ dorsal digital arteries of hand): *Syn*: *dorsale Fingerarterien*; Äste zur Rückseite der Finger aus dem Ramus carpalis dorsalis der Arteria* radialis oder dem Rete* carpale dorsale
Arteriae digitales dorsales pedis (Ⓔ dorsal digital arteries of foot): *Syn*: *Zehenrückenarterien, dorsale Zehenarterien*; Endäste der Arteriae* metatarsales dorsales zur Rückseite der Zehen
Arteriae digitales palmares communes (Ⓔ common palmar digital arteries): Fingeräste der Arteria* ulnaris oder des Arcus* palmaris superficialis
Arteriae digitales palmares propriae (Ⓔ proper palmar digital arteries): aus den Arteriae* digitales palmares communes hervorgehende Fingeräste des Arcus* palmaris superficialis
Arteriae digitales plantares communes (Ⓔ common plantar digital arteries): Zehenäste aus dem Arcus* plantaris profundus
Arteriae digitales plantares propriae (Ⓔ proper plantar digital arteries): Endäste der Arteriae* digitales plantares communes
Arteria dorsalis clitoridis (Ⓔ dorsal artery of clitoris): Ast der Arteria* pudenda interna zur Oberseite der Klitoris*
Arteria dorsalis nasi (Ⓔ dorsal nasal artery): *Syn*: *Nasenrückenarterie*; Ast der Arteria* ophthalmica zum Nasenrücken
Arteria dorsalis pedis (Ⓔ dorsal artery of foot): *Syn*: *Fußrückenschlagader*; Fortsetzung der Arteria* tibialis anterior auf dem Fußrücken; liegt oberflächlich und kann zwischen den Sehnen des Musculus* extensor hallucis longus und Musculus* extensor digitorum longus getastet werden
Arteria dorsalis penis (Ⓔ dorsal artery of penis): *Syn*: *dorsale Penisarterie*; Ast der Arteria* pudenda interna zum Penisrücken
Arteria dorsalis scapulae (Ⓔ dorsal scapular artery): aus der Arteria* transversa colli oder dem Truncus* thyrocervicalis entspringende Arterie, die die Musculi rhomboidei und latissimus dorsi versorgt
Arteria ductus deferentis (Ⓔ artery of deferent duct): *Syn*: *Samenleiterarterie*; im Samenstrang verlaufende Arterie, die meist aus der Arteria* umbilicalis [Pars patens] oder der Arteria* iliaca interna entspringt
Arteriae encephali (Ⓔ cerebral arteries): *Syn*: *Arteriae cerebri*; Hirnarterien; entspringen entweder aus der Arteria* carotis interna oder aus dem Circulus arteriosus cerebri
Arteria epigastrica inferior (Ⓔ inferior epigastric artery): *Syn*: *untere Bauchdeckenarterie, Epigastrica inferior*; Ast der Arteria* iliaca interna; zieht auf der Rückseite des Musculus* rectus abdominis nach oben
Arteria epigastrica superficialis (Ⓔ superficial epigastric artery): *Syn*: *oberflächliche Bauchdeckenarterie, Epigastrica superficialis*; aus der Arteria* femoralis entspringende Arterie; zieht über das Leistenband zum Beckenkamm und versorgt die Haut der Leistengegend
Arteria epigastrica superior (Ⓔ superior epigastric artery): *Syn*: *obere Bauchdeckenarterie, Epigastrica superior*; Fortsetzung der Arteria* thoracica interna; anastomosiert mit der Arteria* epigastrica inferior
Arteriae episclerales (Ⓔ episcleral arteries): Skleraäste der Arteriae* ciliares anteriores
Arteria ethmoidalis anterior (Ⓔ anterior ethmoidal artery): vordere Siebbeinarterie; Ast der Arteria* ophthalmica
Arteria ethmoidalis posterior (Ⓔ posterior ethmoidal artery): hintere Siebbeinarterie; Ast der Arteria* ophthalmica
Arteria facialis (Ⓔ facial artery): *Syn*: *Gesichtsschlagader, Facialis*; noch im Bereich des Trigonum* caroticum entspringender Ast der Arteria* carotis externa; zieht unter dem Musculus* stylohyoideus und dem hinteren Digastrikusbauch zum Masseteransatz am Unterkiefer und dann am Mundwinkel und Nasenflügel vorbei zum inneren Augenwinkel; ihre Äste [Arteria* palatina ascendens, Rami tonsillares, Arteria* submentalis, Arteria* labialis inferior, Arteria* labialis superior, Arteria* angularis] versorgen u.a. Teile der Schlundmuskulatur, Gaumenmandel, Glandula submandibularis, Unter- und Oberlippe, Nasenflügel und Teile der mimischen Muskulatur
Arteria femoralis (Ⓔ femoral artery): *Syn*: *Oberschenkelschlagader, Oberschenkelarterie, Femoralis*; Fortsetzung der Arteria* iliaca externa; zieht unter dem Leistenband medial des Hüftgelenks zur Fossa iliopectinea; hinter dem Musculus* sartorius tritt sie in den Adduktorkanal ein und gelangt durch den Hiatus* adductorius zur Fossa* poplitea, wo sie in die Arteria* poplitea übergeht; versorgt Bein-, Hüft-, Genitalregion und tiefe Schichten der Glutealregion

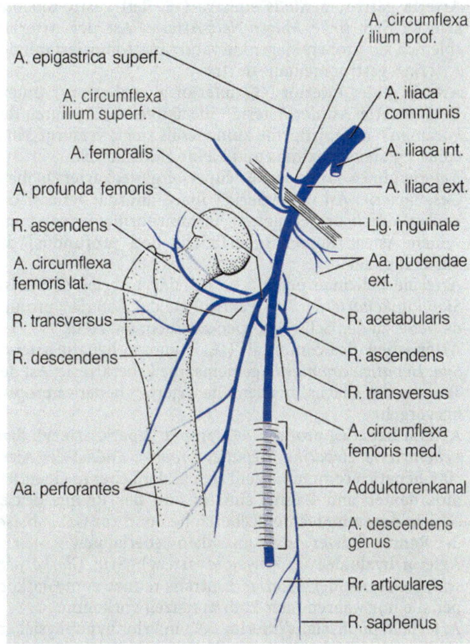

Abb. A140. Arteria femoralis und ihre Äste

Arteria fibularis (Ⓔ fibular artery): *Syn*: *Wadenbeinschlagader, Wadenbeinarterie, Fibularis, Arteria peronea*; entspringt dicht unter dem Arcus* tendineus musculi solei aus der Arteria* tibialis posterior; verläuft an der Innenseite des Wadenbeins nach unten zum Außenknöchel; versorgt die tiefen Flexoren und die Musculi peronei
Arteria flexurae dextrae (Ⓔ artery of right colic flexure): Ast der Arteria* mesenterica superior zur rechten Kolonflexur
Arteria frontobasalis lateralis (Ⓔ lateral frontobasal artery): *Syn*: *Arteria orbitofrontalis lateralis*; Ast der Arteria* cerebri media zur Unterseite des Frontallappens
Arteria frontobasalis medialis (Ⓔ medial frontobasal artery): *Syn*: *Arteria orbitofrontalis medialis*; Ast der Arteria* cerebri anterior zur Unterseite des Frontallappens
Arteria gastrica dextra (Ⓔ right gastric artery): *Syn*: *rechte Magenkranzarterie*; rechte Magenkranzarterie aus der Arteria* hepatica propria auf der Curvatura* minor; anastomosiert mit der Arteria* gastrica sinistra
Arteriae gastricae breves (Ⓔ short gastric arteries): *Syn*: *kurze Magenarterien*; Äste der Arteria* splenica zum Magenfundus
Arteria gastrica posterior (Ⓔ posterior gastric artery): *Syn*: *hintere Magenarterie*; Ast der Arteria* splenica zur Rückseite des Magens
Arteria gastrica sinistra (Ⓔ left gastric artery): *Syn*: *linke Magenkranzarterie*; linke Magenkranzarterie aus dem Truncus* coeliacus; verläuft auf der kleinen Magenkurvatur und anastomosiert mit der Arteria* gastrica dextra
Arteria gastroduodenalis (Ⓔ gastroduodenal artery): *Syn*:

Magen-Duodenum-Arterie, Gastroduodenalis; Ast der Arteria* hepatica communis; aus ihr entspringen Äste zur großen Magenkurvatur, der Bauchspeicheldrüse und dem Zwölffingerdarm

Arteria gastroepiploica dextra: veraltet für *→Arteria gastroomentalis dextra*

Arteria gastroepiploica sinistra: veraltet für *→Arteria gastroomentalis sinistra*

Arteria gastroomentalis dextra (Ⓔ right gastro-omental artery): *Syn*: *rechte Magen-Netz-Arterie*; Ast der Arteria* gastroduodenalis zur großen Magenkurvatur; anastomosiert mit der Arteria* gastroomentalis sinistra

Arteria gastroomentalis sinistra (Ⓔ left gastro-omental artery): *Syn*: *linke Magen-Netz-Arterie*; Ast der Arteria* splenica zur großen Magenkurvatur; anastomosiert mit der Arteria* gastroomentalis dextra

Arteria glutea inferior (Ⓔ inferior gluteal artery): untere Gesäßarterie; Ast der Arteria* iliaca interna, die durch das Foramen* infrapiriforme zum Gesäß zieht; versorgt Musculus* gluteus maximus und kleine Hüftmuskeln

Arteria glutea superior (Ⓔ superior gluteal artery): obere Gesäßarterie; Ast der Arteria* iliaca interna; verlässt das Becken durch das Foramen* infrapiriforme; versorgt mit seinen Ästen [**Ramus superficialis** und **profundus**] die Musculi glutei

Arteriae helicinae penis (Ⓔ helicine arteries of penis): *Syn*: *Rankenarterien (des Penis)*; Äste der Arteria* profunda penis zu den Schwellkörperkavernen; *s.a. Penis*

Arteria hepatica communis (Ⓔ common hepatic artery): *Syn*: *Hepatica communis*; gemeinsame Leberarterie; Ast des Truncus* coeliacus, aus dem die Arteria* hepatica propria hervorgeht

Arteria hepatica propria (Ⓔ proper hepatic artery): *Syn*: *Leberarterie, Hepatika, Hepatica propria*; Endast der Arteria* hepatica communis; teilt sich in der Leber in einen **Ramus dexter** und **Ramus sinister** auf; der **Ramus dexter** schickt Äste zum rechten Leberlappen und zur Gallenblase, der **Ramus sinister** Äste zum linken Leberlappen

Arteria hyaloidea (Ⓔ hyaloid artery): *Syn*: *Glaskörperschlagader*; Ast der Arteria* centralis retinae zum Glaskörper, die nur während der Embryonalzeit vorkommt

Arteria hypophysialis inferior (Ⓔ inferior hypophysial artery): untere Hypophysenarterie; Ast der Arteria* carotis interna zur Hypophyse*

Arteria hypophysialis superior (Ⓔ superior hypophysial artery): obere Hypophysenarterie; Ast der Arteria* carotis interna zur Hypophyse* und zum unteren Hypothalamus*

Arteriae ileales (Ⓔ ileal arteries): *Syn*: *Ileumarterien*; Ileumäste der Arteria* mesenterica superior

Arteria ileocolica (Ⓔ ileocolic artery): Ast der Arteria* mesenterica superior, der das distale Ileum*, Zäkum* und Appendix* vermiformis versorgt

Arteria iliaca communis (Ⓔ common iliac artery): *Syn*: *gemeinsame Hüftschlagader, Iliaka communis*; in der Bifurcatio* aortae entstehender rechter und linker Endast der Aorta*; teilt sich in Arteria* iliaca externa und Arteria* iliaca interna

Arteria iliaca externa (Ⓔ external iliac artery): *Syn*: *äußere Hüftarterie, Iliaka externa*; Ast der Arteria* iliaca communis; geht ab dem Leistenband in die Arteria* femoralis über

Arteria iliaca interna (Ⓔ internal iliac artery): *Syn*: *innere Hüftarterie, Iliaka interna*; Ast der Arteria* iliaca communis; versorgt mit ihren Ästen [u.a. Arteria* iliolumbalis, Arteria* glutea inferior und superior, Arteria* pudenda interna, Arteria* obturatoria] die Organe des kleinen Beckens und die Gesäß- und Hüftmuskulatur

Arteria iliolumbalis (Ⓔ iliolumbar artery): Ast der Arteria* iliaca interna; versorgt Musculus* psoas major und minor und Musculus* quadratus lumborum

Arteria inferior anterior cerebelli (Ⓔ anterior inferior cerebellar artery): Ast der Arteria* basilaris zum Hirnstamm

Arteria inferior lateralis genus (Ⓔ lateral inferior genicular artery): Ast der Arteria* femoralis; verläuft oberhalb des Wadenbeinköpfchens zum Rete* articulare genus

Arteria inferior medialis genus (Ⓔ medial inferior genicular artery): Ast der Arteria* femoralis; verläuft um die mediale Femurkondyle herum zum Rete* articulare genus

Arteria inferior posterior cerebelli (Ⓔ posterior inferior cerebellar artery): Ast der Arteria* vertebralis zur Medulla* oblongata

Arteria infraorbitalis (Ⓔ infraorbital artery): *Syn*: *Augenhöhlenbodenschlagader*; Ast der Arteria* maxillaris; gelangt durch die Fissura* orbitalis inferior in die Augenhöhle und durch das Foramen* infraorbitale in die Weichteile des Oberkiefers

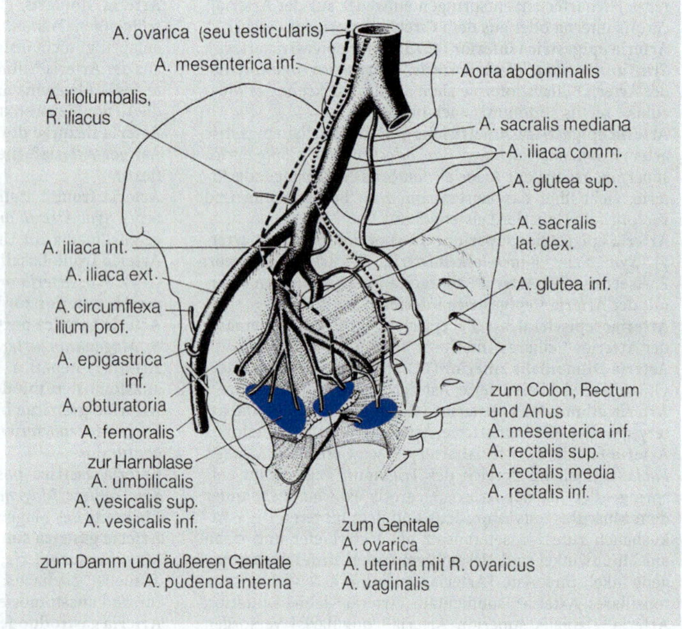

Abb. A141. Arteria iliaca communis und Äste

Arteriae insulares (Ⓔ insular arteries): *Syn*: *Inselarterien*; Äste der Arteria* cerebri media zur Insel*
Arteriae intercostales posteriores (Ⓔ posterior intercostal arteries): *Syn*: *hintere Interkostalarterien*; Aorta* thoracica-Äste zur Versorgung der Rumpfwand
Arteria intercostalis posterioris prima (Ⓔ first posterior intercostal artery): Ast der Arteria* intercostalis suprema zum 1. Interkostalraum
Arteria intercostalis posterioris secunda (Ⓔ second posterior intercostal artery): Ast der Arteria* intercostalis suprema zum 2. Interkostalraum
Arteria intercostalis suprema (Ⓔ highest intercostal artery): *Syn*: *oberste Interkostalarterie*; Ast des Truncus* costocervicalis, aus dem die Arteria* intercostalis posterioris prima und secunda hervorgehen
Arteriae interlobares renis (Ⓔ interlobar arteries of kidney): Interlobararterien der Niere; Endäste der Arteria* renalis, die zwischen den Nierenpyramiden rindenwärts verlaufen; gehen an der Mark-Rindengrenze in die Arteriae* arcuatae renis über
Arteriae interlobulares hepatis (Ⓔ interlobular arteries of liver): *Syn*: *Interlobulararterien der Leber*; in den Periportalfeldern der Leber verlaufende Arterien; *s.a. Leber*
Arteriae interlobulares renis (Ⓔ interlobular arteries of kidney): *Syn*: *Interlobulararterien der Niere, Radialarterien*; radiär verlaufende Fortsetzung der Arteriae* arcuatae renis, aus denen die Arteriolen für die Nierenglomeruli hervorgehen
Arteria interossea anterior (Ⓔ anterior interosseous artery): vorderer Endast der Arteria* interossea communis; verläuft auf der Membrana* interossea antebrachii des Unterarms; versorgt Beugemuskeln des Unterarms und Handgelenks
Arteria interossea communis (Ⓔ common interosseous artery): kurzer Ast der Arteria* ulnaris; teilt sich in Arteria* interossea anterior und posterior
Arteria interossea posterior (Ⓔ posterior interosseous artery): hinterer Endast der Arteria* interossea communis; versorgt oberflächliche und tiefe Streckmuskeln
Arteria interossea recurrens (Ⓔ recurrent interosseous artery): Endast der Arteria* interossea posterior; verläuft rückläufig unter Musculus* anconeus zum Rete* articulare cubiti
Arteriae intestinales (Ⓔ intestinal arteries): Darmarterien; Gesamtheit der den Dünn- und Dickdarm versorgenden Arterien
Arteriae jejunales (Ⓔ jejunal arteries): *Syn*: *Jejunalarterien, Jejunumarterien*; Äste der Arteria* mesenterica superior zum Jejunum*
Arteria juxtacolica: *→Arteria marginalis coli*
Arteria labialis inferior (Ⓔ inferior labial artery): *Syn*: *Unterlippenschlagader*; Ast der Arteria* facialis zur Unterlippe
Arteria labialis superior (Ⓔ superior labial artery): *Syn*: *Oberlippenschlagader*; Ast der Arteria* facialis zur Oberlippe
Arteria labyrinthi (Ⓔ labyrinthine artery): Ast der Arteria* inferior anterior cerebelli zum Innenohrlabyrinth
Arteria lacrimalis (Ⓔ lacrimal artery): *Syn*: *Tränendrüsenarterie*; Ast der Arteria* ophthalmica zur Tränendrüse und seitlichem Augenwinkel
Arteria laryngea inferior (Ⓔ inferior laryngeal artery): *Syn*: *untere Kehlkopfschlagader*; Ast der Arteria* thyroidea inferior zum Kehlkopf und der Speiseröhre
Arteria laryngea superior (Ⓔ superior laryngeal artery): *Syn*: *obere Kehlkopfschlagader*; Ast der Arteria* thyroidea superior; versorgt den Kehlkopf bis zur Stimmritze
Arteria lienalis: *→Arteria splenica*
Arteria ligamenti teretis uteri (Ⓔ artery of round ligament of uterus): Ast der Arteria* epigastrica inferior; verläuft im Ligamentum* teres uteri zu den großen Schamlippen
Arteria lingualis (Ⓔ lingual artery): *Syn*: *Zungenschlagader, Lingualis*; im Trigonum* caroticum entspringender Ast der Arteria* carotis externa; verläuft zwischen Musculus* hyoglossus und Musculus* genioglossus zur Zungenspitze
Arteria lobi caudati (Ⓔ artery of caudate lobe): Ast der Arteria* hepatica propria zum Lobus* caudatus
Arteriae lumbales (Ⓔ lumbar arteries): *Syn*: *Lendenarterien, Lumbalarterien*; Äste der Bauchaorta, die die Rückenmuskulatur [**Ramus dorsalis**] und den Wirbelkanal [**Ramus spinalis**] versorgen
Arteriae lumbales imae (Ⓔ lowest lumbar arteries): aus der Arteria* sacralis mediana entspringende Äste zum Musculus* iliopsoas
Arteria malleolaris anterior lateralis (Ⓔ lateral anterior malleolar artery): vordere äußere Knöchelarterie; Ast der Arteria* tibialis anterior zum Rete* malleolare laterale auf dem Außenknöchel
Arteria malleolaris anterior medialis (Ⓔ medial anterior malleolar artery): vordere innere Knöchelarterie; Ast der Arteria* tibialis anterior zum Rete* malleolare mediale auf dem Innenknöchel
Arteria marginalis coli (Ⓔ marginal artery of colon): *Syn*: *Arteria juxtacolica, Arcus marginalis coli*; inkonstante Anastomose von Arteria* colica dextra und sinistra im Bereich des absteigenden Kolons
Arteria masseterica (Ⓔ masseteric artery): Ast der Arteria* maxillaris zum Musculus* masseter
Arteria maxillaris (Ⓔ maxillary artery): *Syn*: *Oberkieferschlagader, Maxillaris*; stärkerer Endast der Arteria* carotis externa; entspringt innerhalb der Ohrspeicheldrüse und verläuft erst zwischen Collum* mandibulae und Ligamentum* sphenomandibulare und dann zwischen den Köpfen des Musculus* pterygoideus lateralis zur Fossa* pterygopalatina; hat insgesamt 13 Äste, die die Dura* mater der mittleren Schädelgrube, Kaumuskulatur, Unterkiefer, Wange, Oberkiefer, Gaumen und Nasenhöhle versorgen
Arteria media genus (Ⓔ middle genicular artery): Ast der Arteria* poplitea, zur Kniegelenkkapsel und den Kreuzbändern
Arteria medullaris segmentalis (Ⓔ segmental medullary artery): Rückenmarksast der Arteria* vertebralis, Arteriae* lumbales und Arteriae* intercostales posteriores
Arteriae membri inferioris (Ⓔ arteries of the lower extremity): Arterien der unteren Extremität
Arteriae membri superioris (Ⓔ arteries of the upper extremity): Arterien der oberen Extremität
Arteria meningea anterior (Ⓔ anterior meningeal artery): *Syn*: *vordere Hirnhautarterie, Meningea anterior, Ramus meningeus anterior arteriae ethmoidalis anterioris*; Hirnhautast der Arteria* ethmoidalis anterior; versorgt die Dura* mater der vorderen Schädelgrube
Arteria meningea media (Ⓔ middle meningeal artery): *Syn*: *mittlere Hirnhautarterie, Meningea media*; Ast der Arteria* maxillaris; zieht durch das Foramen* spinosum in die mittlere Schädelgrube; versorgt die Dura* mater der mittleren Schädelgrube
Arteria meningea posterior (Ⓔ posterior meningeal artery): *Syn*: *hintere Hirnhautarterie, Meningea posterior*; Ast der Arteria* pharyngea ascendens; zieht durch das Foramen* jugulare und versorgt die Dura* mater der hinteren Schädelgrube
Arteria mentalis (Ⓔ mental artery): *Syn*: *Kinnschlagader, Ramus mentalis arteriae alveolaris inferioris*; Ast der Arteria* alveolaris inferior; zieht durch das Foramen* mentale zu Kinn und Unterlippe
Arteriae mesencephalicae (Ⓔ mesencephalic arteries): *Syn*: *Mittelhirnarterien*; Äste der Arteria* basilaris, die das Mittelhirn versorgen
Arteria mesenterica inferior (Ⓔ inferior mesenteric artery): *Syn*: *untere Gekröseschlagader, Mesenterika inferior*; Ast der Bauchaorta*; entspringt ca. 5 cm oberhalb der Aortenbifurkation* in Höhe des 3. Lendenwirbelkörpers; ihre Äste [Arteria* colica sinistra, Arteriae* sigmoideae, Arteria* rectalis superior] versorgt den linken Teil des Kolons, das Sigma und Teile des Rektums
Arteria mesenterica superior (Ⓔ superior mesenteric artery): *Syn*: *obere Gekröseschlagader, Mesenterika superior*; Ast der Bauchaorta*; versorgt den Dünndarm und den

A

Dickdarm bis zur linken Kolonflexur

Arteriae metacarpales dorsales (Ⓔ dorsal metacarpal arteries): *Syn*: *dorsale Mittelhandarterien*; Äste der Arteria* radialis zur Rückseite der Mittelhand

Arteriae metacarpales palmares (Ⓔ palmar metacarpal arteries): *Syn*: *palmare Mittelhandarterien*; Äste der Arteria* radialis zur Palmarseite der Mittelhand

Arteriae metatarsales dorsales (Ⓔ dorsal metatarsal arteries): *Syn*: *dorsale Mittelfußarterien*; Äste der Arteria* dorsalis pedis zum dorsalen Mittelfuß

Arteriae metatarsales plantares (Ⓔ plantar metatarsal arteries): *Syn*: *plantare Mittelfußarterien*; Mittelfußäste der Arteria* plantaris lateralis

Arteriae musculares (Ⓔ muscular branches of ophthalmic artery): Äste der Arteria* ophthalmica zu den äußeren Augenmuskeln

Arteria musculophrenica (Ⓔ musculophrenic artery): seitlicher Endast der Arteria* thoracica interna für das Zwerchfell und die Bauchmuskeln

Arteriae nasales posteriores laterales (Ⓔ posterior lateral nasal arteries): hintere seitliche Nasenarterien; Äste der Arteria* sphenopalatina für die Schleimhaut von Nase und Nasennebenhöhlen

Arteriae nutriciae/nutrientes femoris (Ⓔ nutrient arteries of femur): Äste der Arteria* profunda femoris zur Ernährung des Oberschenkelknochens

Arteriae nutriciae/nutrientes humeri (Ⓔ nutrient arteries of humerus): Äste der Arteria* profunda brachii zur Ernährung des Oberarmknochens

Arteria nutricia/nutriens (Ⓔ nutrient artery): einen Knochen ernährende Arterie

Arteria nutricia/nutriens fibulae (Ⓔ nutrient artery of fibula): Ast der Arteria* fibularis zur Ernährung des Wadenbeins

Arteria nutricia/nutriens radii (Ⓔ nutrient artery of radius): Ast der Arteria* radialis zur Ernährung des Radius

Arteria nutricia/nutriens tibiae (Ⓔ nutrient artery of tibia): Ast der Arteria* tibialis posterior zur Ernährung des Schienbeins

Arteria nutricia/nutriens ulnae (Ⓔ nutrient artery of ulna): Ast der Arteria* ulnaris zur Ernährung der Ulna

Arteria obturatoria (Ⓔ obturator artery): *Syn*: *Obturatoria*; Ast der Arteria* iliaca interna; verlässt das Becken durch den Canalis* obturatorius; versorgt Musculus* obturatorius internus, Musculus* iliopsoas, Beckenkamm, Adduktoren, tiefe äußere Hüftmuskeln und den Oberschenkelkopf [**Ramus acetabularis**]

Arteria occipitalis (Ⓔ occipital artery): *Syn*: *Hinterhauptsschlagader, Occipitalis*; Ast der Arteria* carotis externa; verläuft unter dem hinteren Digastrikusbauch und im Sulcus* arteriae occipitalis zum Hinterhaupt

Arteria occipitalis lateralis (Ⓔ lateral occipital artery): Ast der Arteria* cerebri posterior zur Basalseite des Schläfenlappens

Arteria occipitalis medialis (Ⓔ medial occipital artery): Ast der Arteria* cerebri posterior zum oberen und hinteren Teil des Schläfenlappens

Arteria ophthalmica (Ⓔ ophthalmic artery): *Syn*: *Augenschlagader, Ophthalmika*; Ast der Arteria* carotis interna; zieht durch den Canalis* opticus von der mittleren Schädelgrube zur Augenhöhle; zieht mit dem Musculus* obliquus superior bulbi nach vorne; versorgt die Strukturen der Orbita*, Tränendrüse, Stirn, Schleimhaut der Siebbeinzellen, Dura* mater der vorderen Schädelgrube und Teile der Nasenschleimhaut

Arteria orbitofrontalis lateralis: →*Arteria frontobasalis lateralis*

Arteria orbitofrontalis medialis: →*Arteria frontobasalis medialis*

Arteria ovarica (Ⓔ ovarian artery): *Syn*: *Eierstockarterie, Ovarika*; Ast der Aorta* abdominalis zum Eierstock; zieht auf dem Musculus* psoas major nach unten und gelangt im Ligamentum* suspensorium ovarii zum Eierstock

Arteria palatina ascendens (Ⓔ ascending palatine artery): *Syn*: *aufsteigende Gaumenschlagader, Palatina ascendens*; Ast der Arteria* facialis; zieht an der Seitenwand des Rachens nach oben; versorgt die oberen Teile des Rachens, Gaumenbögen und Gaumenmandel

Arteria palatina descendens (Ⓔ descending palatine artery): *Syn*: *absteigende Gaumenschlagader, Palatina descendens*; Ast der Arteria* maxillaris; teilt sich im Canalis* palatinus major in Arteria* palatina major und Arteriae* palatinae minores

Arteriae palatinae minores (Ⓔ lesser palatine arteries): *Syn*: *kleine Gaumenarterien*; Äste der Arteria* palatina descendens; ziehen durch die Foramina* palatina minora zum weichen Gaumen

Arteria palatina major (Ⓔ greater palatine artery): *Syn*: *große Gaumenschlagader, Palatina major*; Ast der Arteria* palatina descendens; zieht durch das Foramen* palatinum majus zum harten Gaumen

Arteriae palpebrales laterales (Ⓔ lateral palpebral arteries): laterale Lidarterien; Äste der Arteria* lacrimalis zum äußeren Augenwinkel

Arteriae palpebrales mediales (Ⓔ medial palpebral arteries): mediale Lidarterien; Äste der Arteria* ophthalmica zum inneren Augenwinkel

Arteria pancreatica dorsalis (Ⓔ dorsal pancreatic artery): *Syn*: *Pancreatica dorsalis*; hintere Bauchspeicheldrüsenarterie; Ast der Arteria* splenica zur Rückseite des Pankreas

Arteria pancreatica inferior (Ⓔ inferior pancreatic artery): *Syn*: *Pancreatica inferior*; untere Bauchspeicheldrüsenarterie; Fortsetzung der Arteria* pancreatica dorsalis auf der Rückseite des Pankreas

Arteria pancreatica magna (Ⓔ great pancreatic artery): *Syn*: *Pancreatica inferior*; große Bauchspeicheldrüsenarterie; kräftiger Ast der Arteria* splenica zum Schwanz des Pankreas

Arteria pancreaticoduodenalis inferior (Ⓔ inferior pancreaticoduodenal artery): Ast der Arteria* mesenterica inferior; versorgt mit seinen beiden Ästen [**Ramus anterior und posterior**] Teile des Pankreaskopfes und des Zwölffingerdarms

Arteria pancreaticoduodenalis superior anterior (Ⓔ anterior superior pancreaticoduodenal artery): Ast der Arteria* gastroduodenalis auf der Vorderseite des Pankreaskopfes; anastomosiert mit der Arteria* pancreaticoduodenalis inferior und Arteria* pancreatica dorsalis

Arteria pancreaticoduodenalis superior posterior (Ⓔ posterior superior pancreaticoduodenal artery): Ast der Arteria* gastroduodenalis zur Rückseite des Pankreaskopfes

Arteria parietalis anterior (Ⓔ anterior parietal artery): Ast der Arteria* cerebri media zum vorderen Teil des Scheitellappens

Arteria parietalis posterior (Ⓔ posterior parietal artery): Ast der Arteria* cerebri media zum hinteren Teil des Scheitellappens

Arteriae perforantes (Ⓔ perforating arteries): Äste der Arteria* profunda femoris; durchbohren die Adduktoren und versorgen Haut und Muskeln der Oberschenkelrückseite

Arteria pericallosa (Ⓔ pericallosal artery): Ast der Arteria* cerebri anterior zum Frontallappen

Arteria pericardiacophrenica (Ⓔ pericardicophrenic artery): Ast der Arteria* thoracica interna, der den Nervus* phrenicus bis zum Zwerchfell begleitet; gibt Äste zu Herzbeutel, Zwerchfell und Pleura ab

Arteria perinealis (Ⓔ perineal artery): *Syn*: *Dammschlagader*; Ast der Arteria* pudenda interna zum Damm

Arteriae perirenales: →*Arteriae capsulares*

Arteria peronea: →*Arteria fibularis*

Arteria pharyngea ascendens (Ⓔ ascending pharyngeal artery): *Syn*: *Pharyngea ascendens*; Ast der Arteria* carotis externa; verläuft im Spatium* lateropharyngeum an der Seitenwand des Rachens; versorgt mit ihren Ästen die Rachenmuskulatur, die Paukenhöhle und die Dura* mater der mittleren Schädelhöhle

Arteriae phrenicae superiores (Ⓔ superior phrenic arteries): *Syn*: *obere Zwerchfellarterien*; Äste der Aorta* thoracica zur Oberseite des Zwerchfells

Arteria phrenica inferior (Ⓔ inferior phrenic artery): *Syn*:

untere Zwerchfellarterie; Ast der Aorta* abdominalis zur Unterseite des Zwerchfells

Arteria plantaris lateralis (Ⓔ lateral plantar artery): laterale Fußsohlenarterie; Endast der Arteria* tibialis posterior, der den Arcus* plantaris profundus bildet

Arteria plantaris medialis (Ⓔ medial plantar artery): mediale Fußsohlenarterie; Endast der Arteria* tibialis posterior zum medialen Fußrand

Arteria plantaris profunda (Ⓔ deep plantar artery): tiefe Fußsohlenarterie; kräftiger Ast der Arteria* dorsalis pedis, der mit dem Arcus* plantaris profundus anastomosiert

Arteriae pontis (Ⓔ pontine arteries): ***Syn***: *Brückenarterien, Rami ad pontem arteriae basilaris*; Brückenäste der Arteria* basilaris

Arteria poplitea (Ⓔ popliteal artery): ***Syn***: *Kniekehlenarterie, Poplitea*; Fortsetzung der Arteria* femoralis in der Kniekehle; verläuft in der Tiefe der Fossa* poplitea bis zum Unterrand des Musculus* popliteus, wo sie sich in Arteria* tibialis anterior, Arteria* tibialis posterior und Arteria* fibularis aufteilt; Kliniker bezeichnen diese Aufteilung als **Trifurkation**

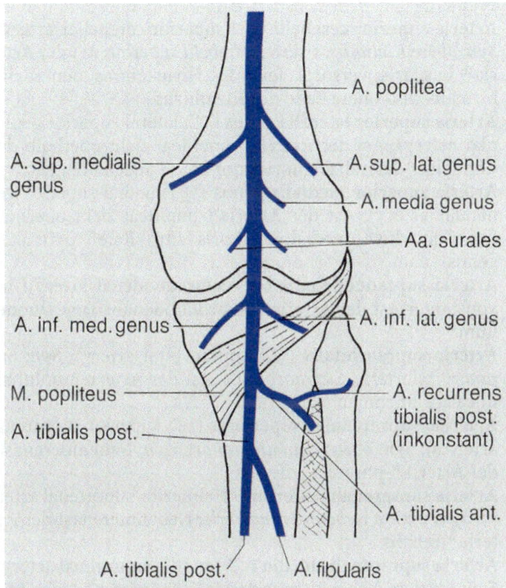

Abb. A142. Arteria poplitea und ihre Äste

Arteria prefrontalis (Ⓔ prefrontal artery): Ast der Arteria* cerebri anterior zum Stirnhirnpol

Arteria prepancreatica (Ⓔ prepancreatic artery): Ast der Arteria* splenica zur Vorderseite des Pankreas

Arteria princeps pollicis (Ⓔ principal artery of thumb): Hauptschlagader des Daumens; kurzer Ast der Arteria* radialis, der sich in Äste für die mediale und laterale Seite des Daumens aufteilt

Arteria profunda brachii (Ⓔ deep brachial artery): ***Syn***: *tiefe Armschlagader, Brachialis profunda*; Ast der Arteria* brachialis, der zusammen mit dem Nervus* radialis und Begleitvenen am Humerus nach unten verläuft; versorgt Humerus, Musculus* deltoideus, Ellenbeuge, Musculus* triceps brachii und Unterarmstecker

Arteria profunda clitoridis (Ⓔ deep artery of clitoris): tiefer Ast der Arteria* pudenda interna zur Vulva*

Arteria profunda femoris (Ⓔ deep femoral artery): ***Syn***: *tiefe Oberschenkelschlagader, Profunda femoris*; stärkster Ast der Arteria* femoralis; entspringt ca. 3–6 cm unterhalb des Leistenbandes; verläuft zwischen Musculus* vastus lateralis und den Adduktoren nach unten; versorgt mit ihren Ästen die Oberschenkelmuskeln und das Hüftgelenk

Arteria profunda linguae (Ⓔ deep lingual artery): ***Syn***: *tiefe Zungenarterie*; Endast der Arteria* lingualis

Arteria profunda penis (Ⓔ deep artery of penis): ***Syn***: *tiefe Penisarterie, Profunda penis*; tiefer Ast der Arteria* pudenda interna zu Penis und Harnröhre

Arteria pudenda externa profunda (Ⓔ deep external pudendal artery): äußere tiefe Schamarterien; Äste der Arteria* femoralis zu Skrotum [beim Mann], den großen Schamlippen [bei der Frau] und der Haut der Leistengegend

Arteria pudenda externa superficialis (Ⓔ superficial external pudendal artery): äußere oberflächliche Schamarterien; Äste der Arteria* femoralis zur Haut der Schamregion

Arteria pudenda interna (Ⓔ internal pudendal artery): ***Syn***: *innere Schamarterie, Pudenda interna*; Ast der Arteria* iliaca interna; verlässt das Becken durch das Foramen* infrapiriforme und verläuft durch die Fossa* ischioanalis zur Regio* urogenitalis; versorgt den Analkanal, Damm und äußeres Genitale

Arteria pulmonalis dextra (Ⓔ right pulmonary artery): ***Syn***: *rechte Lungenschlagader, Pulmonalis dextra*; aus dem Truncus* pulmonalis entspringende Arterie zur rechten Lunge

Arteria pulmonalis sinistra (Ⓔ left pulmonary artery): ***Syn***: *linke Lungenschlagader, Pulmonalis sinistra*; aus dem Truncus* pulmonalis entspringende Arterie zur linken Lunge

Arteria radialis (Ⓔ radial artery): ***Syn***: *Speichenschlagader, Radialis*; entsteht aus der Arteria* brachialis unter der Bizepsaponeurose in der Ellenbeuge; überquert den Musculus* pronator teres und zieht in der radialen Gefäß-Nervenstraße zwischen Musculus* flexor carpi radialis und Musculus* brachioradialis nach unten; am unteren Speichenende liegt sie so oberflächlich, dass der Puls gefühlt werden kann [**Radialispuls**]; gelangt unter der Sehne des Musculus* extensor pollicis longus auf den Handteller, wo sie in den tiefen Hohlhandbogen übergeht; versorgt die Unterarmmuskeln auf der Radialseite, Daumenballen, Handrücken und Finger

Arteria radialis indicis (Ⓔ radial artery of index finger): Ast der Arteria* princeps pollicis zur Daumenseite des Zeigefingers

Arteria radicularis anterior (Ⓔ anterior radicular artery): aus den hinteren Interkostalarterien hervorgehender vorderer Ast zur Wurzel der Spinalnerven

Arteria radicularis posterior (Ⓔ posterior radicular artery): aus den hinteren Interkostalarterien hervorgehender hinterer Ast zur Wurzel der Spinalnerven

Arteria rectalis inferior (Ⓔ inferior rectal artery): ***Syn***: *untere Mastdarmarterie*; Ast der Arteria* pudenda interna zum Canalis* analis

Arteria rectalis media (Ⓔ middle rectal artery): ***Syn***: *mittlere Mastdarmarterie*; Ast der Arteria* iliaca interna zum Rektum; gibt beim Mann Äste zur Prostata* und zu den Samenbläschen* ab, bei der Frau zum unteren Scheidenabschnitt

Arteria rectalis superior (Ⓔ superior rectal artery): ***Syn***: *obere Mastdarmarterie*; Endast der Arteria* mesenterica inferior, der die Schleimhaut des Rektums und die oberen Teile der Muskulatur versorgt

Arteria recurrens radialis (Ⓔ radial recurrent artery): Ast der Arteria* radialis, der nach oben verläuft und Muskeläste und Äste zum Rete* articulare cubiti abgibt

Arteria recurrens tibialis anterior (Ⓔ anterior tibial recurrent artery): Ast der Arteria* tibialis anterior, der nach oben zum Rete* articulare genus zieht

Arteria recurrens tibialis posterior (Ⓔ posterior tibial recurrent artery): kleiner inkonstanter Ast der Arteria* tibialis anterior, der nach hinten zur Kniekehle zieht

Arteria recurrens ulnaris (Ⓔ ulnar recurrent artery): Ast der Arteria* ulnaris, der sich unter dem Musculus* pronator teres in einen vorderen [**Ramus anterior**] und hinteren Ast [**Ramus posterior**] aufteilt

Arteria renalis (Ⓔ renal artery): ***Syn***: *Nierenarterie, Nierenschlagader, Renalis*; kräftiger Ast der Aorta* abdominalis, der sich noch vor dem Nierenhilus in einen vorderen [**Ramus anterior**] und hinteren Ast [**Ramus posterior**] zum vorderen und hinteren Teil der Niere teilt; in der Niere teilt

A

sich jeder Ramus in 4–5 Äste, die in das Nierenparenchym eintreten und in die Arteriae* interlobares übergehen; die Arteria renalis gibt auch noch Äste zur Nierenkapsel, der Nebenniere und den Harnleitern ab

Arteriae retroduodenales (Ⓔ retroduodenal arteries): *Syn*: *Retroduodenalarterien*; Äste der Arteria* gastroduodenalis zur Rückseite des Pankreaskopfes und des Duodenums

Arteriae sacrales laterales (Ⓔ lateral sacral arteries): Äste der Arteria* iliaca interna zum Sakralkanal

Arteria sacralis mediana (Ⓔ median sacral artery): kleiner Endast der Bauchaorta*, der in den Corpus coccygeum übergeht

Arteriae segmentales pulmones (Ⓔ segmental arteries of lung): Segmentarterien des rechten und linken Lungenflügels

Arteria segmenti hepatici (Ⓔ segmental arteries of liver): Segmentarterien der Leber

Arteria segmenti renalis (Ⓔ segmental arteries of kidney): Segmentarterien der Niere

Arteriae sigmoideae (Ⓔ sigmoid arteries): *Syn*: *Sigmaarterien*; Äste der Arteria* mesenterica inferior zum Sigma

Arteria sphenopalatina (Ⓔ sphenopalatine artery): *Syn*: *Sphenopalatina*; Ast der Arteria* maxillaris, der durch das Foramen* sphenopalatinum in die hintere Nasenhöhle zieht; versorgt die Schleimhaut von Nasenhöhle und Nasennebenhöhlen

Arteria spinalis anterior (Ⓔ anterior spinal artery): *Syn*: *vordere Rückenmarksarterie*; aus der Arteria* vertebralis hervorgehende vordere Rückenmarksarterie, die die vorderen 2/3 des Rückenmarks versorgt

Arteria spinalis posterior (Ⓔ posterior spinal artery): *Syn*: *hintere Rückenmarksarterie*; aus der Arteria* vertebralis oder Arteria* inferior posterior cerebelli hervorgehende hintere Rückenmarksarterie, die das hintere Drittel des Rückenmarks versorgt

Arteria splenica (Ⓔ splenic artery): *Syn*: *Milzschlagader, Milzarterie, Lienalis, Arteria lienalis*; kräftiger linker Ast des Truncus* coeliacus; gibt in ihrem Verlauf am oberen Rand der Bauchspeicheldrüse mehrere Äste zu Magen und Bauchspeicheldrüse ab, bevor sie sich im Milzhilus in mehrere **Rami splenici** aufteilt

Arteria stylomastoidea (Ⓔ stylomastoid artery): Ast der Arteria* auricularis posterior zur Paukenhöhle

Arteria subclavia (Ⓔ subclavian artery): *Syn*: *Unterschlüsselbeinschlagader, Subklavia*; rechts aus dem Truncus* brachiocephalicus, links aus dem Aortenbogen entspringender Arterienstamm; zieht durch die hintere Skalenuslücke zum Hals und weiter im Sulcus* arteriae subclaviae der 1. Rippe; geht am Ende des Sulcus in die Arteria* axillaris über; die Subklavia ist an der Versorgung von Brustwand, Schultergürtel, Nackenmuskulatur, Hals, Rückenmark und Teilen des Gehirns beteiligt

Arteria subcostalis (Ⓔ subcostal artery): am Unterrand der 12. Rippe verlaufende Interkostalarterie aus der Aorta* thoracica

Arteria sublingualis (Ⓔ sublingual artery): *Syn*: *Unterzungenschlagader, Sublingualis*; Ast der Arteria* lingualis vor dem Eintritt in die Zungenmuskulatur

Arteria submentalis (Ⓔ submental artery): *Syn*: *Unterkinnschlagader, Submentalis*; Ast der Arteria* facialis zur Unterzungendrüse und der suprahyalen Muskulatur

Arteria subscapularis (Ⓔ subscapular artery): *Syn*: *Subskapularis*; kurzer kräftiger Ast der Arteria* axillaris; teilt sich in Arteria* thoracodorsalis und Arteria* circumflexa scapulae

Arteria sulci centralis (Ⓔ artery of central sulcus): im Sulcus* centralis cerebri verlaufender Ast der Arteria* cerebri media

Arteria sulci postcentralis (Ⓔ artery of postcentral sulcus): im Sulcus* postcentralis verlaufender Ast der Arteria* cerebri media

Arteria sulci precentralis (Ⓔ artery of precentral sulcus): im Sulcus* precentralis verlaufender Ast der Arteria* cerebri media

Arteria superior cerebelli (Ⓔ superior cerebellar artery): *Syn*: *obere Kleinhirnarterie, Cerebelli superior*; Ast der Arteria* basilaris; versorgt Teile des Hirnstamms, den Kleinhirnstiel und obere Teile des Kleinhirns

Arteria superior lateralis genus (Ⓔ lateral superior genicular artery): Ast der Arteria* poplitea; zieht oberhalb des Condylus* lateralis femoris zum Rete* articulare genus

Arteria superior medialis genus (Ⓔ medial superior genicular artery): Ast der Arteria* poplitea; zieht oberhalb des Condylus* medialis femoris zum Rete* articulare genus

Arteria supraduodenalis (Ⓔ supraduodenal artery): inkonstanter Ast der Arteria* gastroduodenalis zum Duodenum*

Arteria supraorbitalis (Ⓔ supraorbital artery): *Syn*: *Supraorbitalarterie, Supraorbitalis*; Ast der Arteria* ophthalmica zur Stirnhaut

Arteriae suprarenales superiores (Ⓔ superior suprarenal arteries): *Syn*: *obere Nebennierenarterien*; Nebennierenäste der Arteria* phrenica inferior

Arteria suprarenalis inferior (Ⓔ inferior suprarenal artery): *Syn*: *untere Nebennierenarterie*; Nebennierenast der Arteria* renalis

Arteria suprarenalis media (Ⓔ middle suprarenal artery): *Syn*: *mittlere Nebennierenarterie*; Nebennierenast der Aorta* abdominalis

Arteria suprascapularis (Ⓔ suprascapular artery): Ast des Truncus* thyrocervicalis, der Äste zum Akromion* und der Rückseite des Scapula* schickt

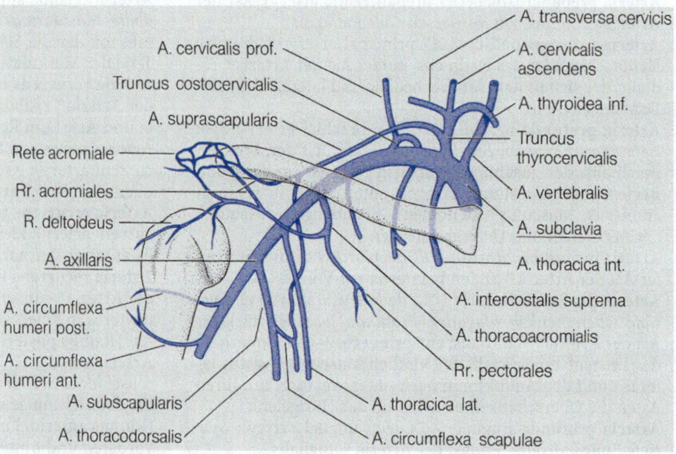

Abb. A143. Arteria subclavia dextra, Arteria axillaris dextra und Äste

Arteria supratrochlearis (Ⓔ supratrochlear artery): ***Syn***: *innere Stirnarterie, Supratrochlearis*; Endast der Arteria* ophthalmica zur inneren Stirn

Arteriae surales (Ⓔ sural arteries): ***Syn***: *Wadenarterien*; Äste der Arteria* poplitea zur Wadenmuskulatur

Arteriae tarsales mediales (Ⓔ medial tarsal arteries): kleine Äste der Arteria* dorsalis pedis zum medialen Fußrand

Arteria tarsalis lateralis (Ⓔ lateral tarsal artery): Ast der Arteria* dorsalis pedis; zieht zum Os* cuboideum, wo sie mit der Arteria* arcuata anastomosiert

Arteria temporalis anterior (Ⓔ anterior temporal artery): ***Syn***: *vordere Schläfenlappenarterie*; Ast der Arteria* cerebri media zum vorderen Teil des Schläfenlappens

Arteria temporalis media (Ⓔ middle temporal artery): ***Syn***: *mittlere Schläfenschlagader*; Ast der Arteria* temporalis superficialis zum Musculus* temporalis

Arteria temporalis profunda anterior (Ⓔ anterior deep temporal artery): ***Syn***: *vordere tiefe Schläfenschlagader*; Ast der Arteria* maxillaris zum Musculus* temporalis

Arteria temporalis profunda posterior (Ⓔ posterior deep temporal artery): ***Syn***: *hintere tiefe Schläfenschlagader*; Ast der Arteria* maxillaris zum Musculus* temporalis

Arteria temporalis superficialis (Ⓔ superficial temporal artery): ***Syn***: *oberflächliche Schläfenschlagader*; Endast der Arteria* carotis externa; zieht zwischen Unterkieferköpfchen und äußerem Gehörgang zur Schläfenregion; gibt Äste zur Ohrmuschel, äußerem Gehörgang, Ohrspeicheldrüse, mimischer Gesichtsmuskulatur und Musculus* temporalis ab

Arteria testicularis (Ⓔ testicular artery): ***Syn***: *Hodenarterie, Testikularis*; Ast der Bauchaorto; zieht auf dem Musculus* psoas major nach unten zum inneren Leistenring; verläuft im Samenstrang* zum Hoden

Arteria thoracica interna (Ⓔ internal thoracic artery): ***Syn***: *innere Brustwandarterie, Mammaria interna, Thoracica interna*; Ast der Arteria* subclavia; zieht auf den Rippenknorpeln nach unten und geht dann in die Arteria* epigastrica superior über; versorgt die vordere Bauchwand, Thymus, Bronchien und Brustdrüse

Arteria thoracica lateralis (Ⓔ lateral thoracic artery): ***Syn***: *seitliche Brustwandarterie, Thoracica lateralis*; Ast der Arteria* axillaris; verläuft auf dem Musculus* serratus anterior nach unten; versorgt Musculus* pectoralis major und minor, Musculus* serratus anterior, die seitliche Brustwand und Teile der Brustdrüse

Arteria thoracica superior (Ⓔ superior thoracic artery): inkonstanter Ast der Arteria* axillaris zur vorderen Brustwand

Arteria thoracoacromialis (Ⓔ thoracoacromial artery): ***Syn***: *Thorakoakromialis*; Ast der Arteria* axillaris, der unter dem Musculus* pectoralis minor entspringt; teilt sich im Trigonum* clavipectorale in Äste zum Akromion [**Ramus acromialis**], dem Schlüsselbein und Musculus* subclavius [**Ramus clavicularis**], Musculus* deltoideus [**Ramus deltoideus**] und Musculus* pectoralis major und minor [**Rami pectorales**]

Arteria thoracodorsalis (Ⓔ thoracodorsal artery): ***Syn***: *hintere Brustwandarterie, Thorakodorsalis*; Ast der Arteria* subscapularis zu Musculus* latissimus dorsi, Musculus* teres major und Musculus* serratus anterior

Arteria thyroidea ima (Ⓔ lowest thyroid artery): ***Syn***: *unterste Schilddrüsenarterie, Thyroidea ima*; inkonstante unterste Schilddrüsenarterie aus der Aorta oder dem Truncus* brachiocephalicus

Arteria thyroidea inferior (Ⓔ inferior thyroid artery): ***Syn***: *untere Schilddrüsenarterie, Thyroidea inferior*; Ast des Truncus* thyrocervicalis zum unteren Pol der Schilddrüse

Arteria thyroidea superior (Ⓔ superior thyroid artery): ***Syn***: *obere Schilddrüsenarterie, Thyroidea superior*; Ast der Arteria* carotis externa zum oberen Pol der Schilddrüse

Arteria tibialis anterior (Ⓔ anterior tibial artery): ***Syn***: *vordere Schienbeinschlagader, Tibialis anterior*; Fortsetzung der Arteria* poplitea; zieht durch die Membrana* interossea cruris in die Extensorloge, in der sie nach unten verläuft; ihre Fortsetzung am Fuß ist die Arteria* dorsalis pedis; versorgt Kniegelenk, Fußstrecker, Innen- und Außenknöchel

Arteria tibialis posterior (Ⓔ posterior tibial artery): ***Syn***: *hintere Schienbeinschlagader, Tibialis posterior*; direkte Fortsetzung der Arteria* poplitea in der tiefen Flexorenloge; versorgt Kniegelenk, Fußbeuger, Innen- und Außenknöchel

Arteria transversa cervicis: *→Arteria transversa colli*

Arteria transversa colli (Ⓔ transverse artery of neck): ***Syn***: *quere Halsschlagader, Transversa colli, Arteria transversa cervicis*; Ast der Arteria* subclavia oder des Truncus* thyrocervicalis; versorgt Musculus* scalenus medius und posterior, Musculus* rhomboideus major und minor und Musculus* latissimus dorsi

Arteria transversa faciei (Ⓔ transverse artery of face): ***Syn***: *quere Gesichtsschlagader, Transversa faciei*; Ast der Arteria* temporalis superficialis; zieht durch die Ohrspeicheldrüse quer über den Musculus* masseter; versorgt einen großen Teil der mimischen Gesichtsmuskulatur

Arteria tympanica anterior (Ⓔ anterior tympanic artery): Ast der Arteria* maxillaris zur Paukenhöhle

Arteria tympanica inferior (Ⓔ inferior tympanic artery): Ast der Arteria* pharyngea ascendens zur Paukenhöhle

Arteria tympanica posterior (Ⓔ posterior tympanic artery): Ast der Arteria* auricularis posterior zur Paukenhöhle

Arteria tympanica superior (Ⓔ superior tympanic artery): Ast der Arteria* meningea media zur Paukenhöhle

Arteria ulnaris (Ⓔ ulnar artery): ***Syn***: *Ellenschlagader, Ulnaris*; entspringt in der Ellenbeuge aus der Arteria* brachialis; zieht unter dem Musculus* flexor carpi ulnaris zur Handwurzel, wo der Puls neben der Sehne des Musculus* flexor carpi ulnaris gefühlt werden kann; geht unter der Palmaraponeurose* in den oberflächlichen Hohlhandbogen über; versorgt Ellenbogengelenk, oberflächliche Flexoren der Ulnarseite, Haut der Ulnarseite, Kleinfingerballen und Finger

Arteria umbilicalis (Ⓔ umbilical artery): ***Syn***: *Nabelarterie, Umbilikalarterie*; während der Embryonalphase bringen die paarigen **Arteriae umbilicales** sauerstoffarmes Blut zur Plazenta; nach der Geburt verödet der hinter den Arteriae* vesicales superiores liegende Abschnitt [**Pars occlusa**] und wird zum Ligamentum* umbilicale mediale; der persistierende Teil [**Pars patens**] entspringt aus der Arteria* iliaca interna und versorgt Ductus* deferens, Harnleiter und Blase

Arteria urethralis (Ⓔ urethral artery): ***Syn***: *Harnröhrenarterie, Urethralis*; Ast der Arteria* pudenda interna zur Harnröhre

Arteria uterina (Ⓔ uterine artery): ***Syn***: *Gebärmutterschlagader, Uterina*; Ast der Arteria* pudenda interna zur Gebärmutter; verläuft im Ligamentum* latum uteri zur Zervix* und dann seitlich an der Gebärmutter

Arteria vaginalis (Ⓔ vaginal artery): ***Syn***: *Scheidenarterie, Vaginalis*; Ast der Arteria* pudenda interna zum oberen Scheidenabschnitt

Arteria vertebralis (Ⓔ vertebral artery): ***Syn***: *Wirbelarterie, Vertebralis*; Ast der Arteria* subclavia; man unterscheidet **Pars prevertebralis** [vor dem Eintritt in das Foramen* transversarium des 6. Halswirbels], **Pars cervicalis** oder **transversaria** [in den Foramina transversaria der Halswirbel], **Pars atlantica** [auf dem hinteren Atlasbogen] und **Pars intracranialis** innerhalb des Schädels; versorgt mit seinen Ästen Halsmuskulatur, Wirbelkanal, Rückenmark, Dura* mater und Teile des Kleinhirns

Arteriae vesicales superiores (Ⓔ superior vesical arteries): ***Syn***: *obere Blasenarterien*; Äste der Arteria* umbilicalis zum oberen und mittleren Teil der Harnblase

Arteria vesicalis inferior (Ⓔ inferior vesical artery): ***Syn***: *untere Blasenarterie*; Ast der Arteria* iliaca interna zum unteren Teil der Harnblase und der Prostata

Arteria vestibularis anterior: *→Arteria vestibuli*

Arteria vestibuli (Ⓔ vestibular artery): ***Syn***: *Arteria vestibularis anterior*; Ast der Arteria* labyrinthi zum Vestibulum* des Innenohrs

Arteria zygomaticoorbitalis (Ⓔ zygomatico-orbital artery):

A

Ast der Arteria* temporalis superficialis zum äußeren Augenwinkel

Arteria-basilaris-Insuffizienz *f* (Ⓔ basilar insufficiency): *Syn*: *Basilarisinsuffizienz*; Durchblutungsstörung im Versorgungsgebiet der Arteria* basilaris; bei partiellem Verschluss oder Anzapfsyndrom kommt es zu vertebrobasilärer Durchblutungsstörung mit Schwindel, Kopfschmerzen und evtl. Kleinhirn- und Hirnnervensymptomen; *s.a. Arteria-basilaris-Thrombose*

Arteria-basilaris-Thrombose *f* (Ⓔ basilar artery thrombosis): *Syn*: *Basilaristhrombose*; meist arteriosklerotisch bedingte Thrombose der Arteria* basilaris, die zu ausgedehnten, oft bilateralen Störungen mit Ausfall kaudaler Hirnnervenkerne [Nervus* glossopharyngeus, vagus, accessorius, hypoglossus], sensibler Bahnen, schwerer Ataxie sowie Hemi- oder Tetraparese* führt; meist kommt es zu Atemlähmung und Koma

Arteria-carotis-externa-Stenose *f* (Ⓔ external carotid artery stenosis): Stenose der Arteria* carotis externa; das klinische Bild hängt vom Ausmaß der Stenose ab; **Therapie**: Angioplastie*; *s.a. Karotisstenose*

Arteria-carotis-interna-Stenose *f* (Ⓔ internal carotid artery stenosis): Stenose der Arteria* carotis externa; das klinische Bild [u.a. Sehstörungen, Gleichgewichtsstörungen, kontralaterale Halbseitenlähmung] hängt vom Ausmaß der Stenose ab; **Therapie**: Angioplastie*; *s.a. Karotisstenose*

Arterial-switch-Operation *f* (Ⓔ arterial switch): *s.u. Transposition der großen Gefäße*

Arteria-mesenterica-superior-Kompressionssyndrom *nt* (Ⓔ superior mesenteric artery syndrome): *Syn*: *arteriomesenteriale Duodenalkompression, Wilkie-Syndrom, oberes Mesenterialarterien-Syndrom, Duodenalverschluss*; Kompression des horizontalen Teils des Duodenums durch die Arteria* mesenterica superior; kann zu zeitweiliger Passagebehinderung und evtl. Ileus* führen

Arteria-vertebralis-Insuffizienz *f* (Ⓔ vertebrobasilar insufficiency): *Syn*: *Vertebralisinsuffizienz*; einseitige Einengung bleibt i.d.R. symptomlos, erst beidseitige hochgradige Stenosierung kann zu vorübergehenden neurologischen Symptomen [TIA, Schwindel, Nystagmus, Doppelbilder, Tonusverlust] führen

Ar|te|rie *f* (Ⓔ artery): *Syn*: *Schlagader, Pulsader, Arteria*; Gefäß, das Blut vom Herzen wegführt; im großen Körperkreislauf führen Arterien sauerstoffreiches Blut, im kleinen Lungenkreislauf sauerstoffarmes Blut; Arterien haben drei Wandschichten: **Intima** [**Tunica intima**], **Media** [**Tunica media**] und **Adventitia** [**Tunica eterna**]; die aus dem Gefäßendothel und subendothelialem Bindegewebe bestehende **Intima** kontrolliert den Stoff- und Gasaustausch zwischen Blut und Gefäßwand und bildet verschiedene humorale Faktoren [z.B. Stickstoffmonoxid]; Aufgabe der **Media** ist es, die durch die Blutdruck und Pulswelle entstehenden Rings- und Längsspannungen der Gefäßwand elastisch aufzunehmen und die Gefäßweite zu regulieren; sie ist die dickste der Wandschichten und besteht u.a. aus elastischen Fasern, glatten Muskelzellen und Kollagenfasern; die äußerste Wandschicht, **Adventitia**, besteht vorwiegend aus elastischen Fasern und Kollagenfasern; sie kann äußere Längsdehnungskräfte aufnehmen; **Arterien vom elastischen Typ** und **Arterien vom muskulären Typ** unterscheiden sich in der Ausprägung der verschiedenen Wandschichten; die Ernährung der Arterien erfolgt bei kleineren Arterien durch Diffusion aus dem Gefäßlumen, größere Gefäße haben eigene Versorgungsgefäße [**Vasa vasorum**]; Fasern des vegetativen Nervensystems innervieren die glatte Gefäßmuskulatur

Arterie vom elastischen Typ (Ⓔ artery of elastic type): die großen herznahen Gefäße [Aorta*, Arteria* carotis communis, Arteria* subclavia, Arteriae* pulmonales, Truncus* pulmonalis] haben einen histologischen Aufbau, der ihnen ermöglicht, die großen Druckschwankungen zwischen Systole* und Diastole* aufzufangen [Windkesselfunktion*]; die **Intima** ist relativ dick und enthält u.a. elastische Fasern und Kollagenfasern; die **Media** ist nur unscharf von Intima und Adventitia abgegrenzt und enthält eine Vielzahl konzentrisch angeordneter elastischer Fasern, die miteinander vernetzt sind; die **Adventitia** enthält Nervenfasern und Vasa vasorum

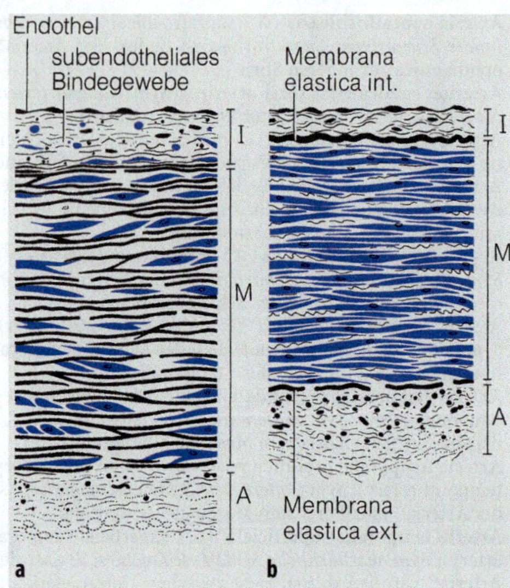

Abb. A144. Arterien. a Arterie vom elastischen Typ, b Arterie vom muskulären Typ

Arterie vom muskulären Typ (Ⓔ artery of muscular type): mittlere und kleine Arterien des großen Kreislaufs zeigen den typischen Aufbau einer Arterie vom muskulösen Typ; die **Intima** ist relativ flach und wird durch die aus elastischen Fasern bestehende **Membrana elastica interna** deutlich von der Media abgetrennt; die **Media** besteht fast ausschließlich aus zirkulär und schraubenförmig angeordneten glatten Muskelfasern; sie wird durch die **Membrana elastica externa** von der Adventitia abgetrennt

Ar|te|ri|ek|ta|sie *f* (Ⓔ arteriectasis): diffuse Arterienerweiterung

Ar|te|ri|ek|to|mie *f* (Ⓔ arteriectomy): *Syn*: *Arterienresektion*; operative (Teil-)Entfernung einer Arterie

ar|te|ri|ell *adj* (Ⓔ arterial): *Syn*: *arteriös*; Arterien betreffend

Ar|te|ri|en|a|nas|to|mo|se *f* (Ⓔ arterial anastomosis): operative Verbindung von Arterien, z.B. zur Schaffung eines Bypasses* oder eines Shunts*

Ar|te|ri|en|ast|ver|schluss *m* (Ⓔ branch retinal artery occlusion): *s.u. Zentralarterienembolie*

Ar|te|ri|en|ent|zün|dung *f*: *→Arteriitis*

Ar|te|ri|en|ge|flecht *nt* (Ⓔ arterial rete): Rete* arteriosum

Ar|te|ri|en|ge|räusch *nt* (Ⓔ arterial murmur): Strömungsgeräusch über einer Arterie; meist handelt es sich um **Stenosegeräusche**, die durch turbulente Strömung verursacht werden

Ar|te|ri|en|krampf *m* (Ⓔ arteriospasm): Arteriospasmus*

Ar|te|ri|en|lap|pen *m*: *→Insellappen*

Ar|te|ri|en|netz *nt* (Ⓔ arterial rete): Rete* arteriosum

Ar|te|ri|en|re|sek|ti|on *f*: *→Arteriektomie*

Ar|te|ri|en|skle|ro|se *f*: *→Arteriosklerose*

zerebrale Arteriensklerose (Ⓔ cerebral arteriosclerosis): *Syn*: *Zerebralarteriensklerose, zerebrale Gefäßsklerose, zerebrale Gefäßwandsklerose*; vorwiegend die Hirnarterien betreffende Arteriosklerose*; führt zu Schwindel, (geistiger) Leistungsminderung und evtl. Demenz*; mit einem erhöhten Risiko eines Schlaganfalls* verbunden

ar|te|ri|en|skle|ro|tisch *adj*: *→arteriosklerotisch*

Ar|te|ri|en|ste|no|se *f* (Ⓔ arteriostenosis): *Syn*: *Arterienstriktur*; Lumenverengung einer Arterie; kann im Extremfall zum Arterienverschluss führen; die häufigste Ursache ist die Arteriosklerose*; *s.a. Arterienverschluss*

ar|te|ri|en|ste|no|tisch *adj* (Ⓔ arteriostenotic): Arterienstenose betreffend, durch sie bedingt

Ar|te|ri|en|strik|tur *f*: *→Arterienstenose*

Ar|te|ri|en|ver|kal|kung *f*: *→Arteriosklerose*

Ar|te|ri|en|ver|schluss *m* (Ⓔ arterial occlusion): Verschluss der Arterienlichtung von innen [Arteriosklerose*, arterielle Embolie*, Thrombose*] oder außen [Kompression durch Tumor, Hämatom usw.]; die Symptomatik hängt v.a. von der Akutheit des Verschlusses [akuter Arterienverschluss*, arterielle Verschlusskrankheit*] und die Lokalisation der Durchblutungsunterbrechung [peripher, zentral] ab; *s.a. apoplektischer Insult*

akuter Arterienverschluss (Ⓔ acute arterial occlusion): *Syn*: *akuter peripherer Arterienverschluss*; akuter Verschluss eine peripheren Arterie; am häufigsten betroffen sind Becken- und Beinarterien [80 %], der Rest entfällt auf die großen Arterien der oberen Extremitäten [Arteria* subclavia, axillaris, brachialis]; als Ursache findet man bei 75–80 % eine arterielle Embolie*, akute Thrombosen* machen 15–20 % aus; als Emboliequelle kommen v.a. Herz [80–90 %; Aneurysmen, Klappenersatz, Klappenfehler, Endokarditis, Rhythmusstörungen] und vorgeschaltete Arterien [10–15 %; atheromatöse Plaques, Aneurysmen] in Frage; die **Klinik** ist meist akut, allerdings kann es auch zu einem stummen Verlauf kommen, wenn der Verschluss eine vorgeschädigte Arterie mit guter Kollateralversorgung betrifft; i.d.R. findet sich aber eine **6-P-Symptomatik** von Schmerz [Pain], Blässe [Paleness], Pulslosigkeit, Parästhesien, Lähmung [Paralysis] der betroffenen Extremität und Schocksymptomen [Prostration]; **Therapie**: Embolektomie* ist die Methode der Wahl; bei unvollständigem Ischämiesyndrom kann eine lokale oder systemische Thrombolyse* versucht werden.

akuter peripherer Arterienverschluss: *→akuter Arterienverschluss*

Ar|te|ri|i|tis *f, pl* **-ti|den** (Ⓔ arteritis): *Syn*: *Arterienentzündung*; Entzündung einer Arterie bzw. der Arterienwand; kann die gesamte Wand oder nur Teile davon betreffen

Arteriitis allergica cutis: *→Immunkomplexvaskulitis*

Arteriitis brachiocephalica (Ⓔ brachiocephalic arteritis): *Syn*: *Martorell-Krankheit, Martorell-Syndrom, Takayasu-Krankheit, Takayasu-Syndrom, Pulslos-Krankheit*; Entzündung des Truncus* brachiocephalicus am Abgang aus der Aorta*; die Erkrankung betrifft v.a. Frauen unter 40 Jahren und führt zu Fieber, Gewichtsverlust, Nachtschweiß, Gelenkschmerzen, Müdigkeit und Stenosierung von Aortenästen, was zu der Bezeichnung Pulslos-Krankheit geführt hat; am häufigsten betroffen sind Arteria subclavia [90 %], carotis communis [45 %], vertebralis [25 %]; **Therapie**: Corticosteroide, Cyclophosphamid, Antikoagulanzien, u.U. chirurgische Intervention [Endarteriektomie*]

Arteriitis cranialis (Ⓔ cranial arteritis): *Syn*: *(senile) Riesenzellarteriitis, Horton-Riesenzellarteriitis, Horton-Syndrom, Horton-Magath-Brown-Syndrom, Arteriitis gigantocellularis/temporalis*; v.a. ältere Patienten befallende subakute granulomatöse Entzündung, die große und mittelgroße Arterien, insbesondere die Kopfschlagadern betrifft; die Ätiologie ist ungeklärt; es findet sich aber eine Häufung nach viralen Infekten oder Immunisierung, was auf eine Autoimmunerkrankung hinweist; etwa die Hälfte der Patienten leidet auch an Polymyalgia* rheumatica; **Klinik**: die Riesenzellarteriitis verläuft in drei Stadien: das **Prodromalstadium** dauert Wochen bis Monate und zeigt nur unspezifische Allgemeinsymptome [leichtes Fieber, Müdigkeit, Gewichtsverlust] und sich langsam steigernde permanente Kopfschmerzen; mit Beginn des **akuten Stadiums** kommt es zur plötzlichen Verstärkung der Kopfschmerzen; die Schläfenarterien [Arteriae temporales superficiales] werden sicht- und tastbar; sie sind schmerzhaft und pulslos; in mehr als 50 % der Fälle sind andere Arterien im Kopfbereich mitbefallen und der Augenbefall kann zu beidseitiger vorübergehender Sehschwäche und sogar dauerhafter Erblindung führen; die Kaumuskulatur zeigt Schmerzhaftigkeit beim Kauen und Schlucken [**Claudicatio masseterica**]; seltener sind Schäden an Hör- und Gleichgewichtsorgan, Zungennekrose, Subarachnoidalblutungen und Psychosen; die meisten Symptome klingen nach Monaten spontan ab und es beginnt das **chronische Stadium** mit schmerz- und pulslosen, drahtharten Temporalarterien; **Diagnose**: Biopsie der Arteria temporalis superficialis; **Therapie**: Corticosteroide; z.T. ist eine lebenslange Therapie notwendig

Arteriitis gigantocellularis: *→Arteriitis cranialis*

Arteriitis obliterans: *→Endangiitis obliterans*

Arteriitis rheumatica (Ⓔ rheumatic arteritis): *Syn*: *rheumatische Arteriitis*; Entzündung meist kleiner Arterien und Arteriolen im Rahmen eines rheumatischen Fiebers*

rheumatische Arteriitis: *→Arteriitis rheumatica*

Arteriitis temporalis: *→Arteriitis cranialis*

ar|te|ri|i|tisch *adj* (Ⓔ arteritic): Arterienentzündung/Arteriitis betreffend, von ihr betroffen oder gekennzeichnet, durch sie bedingt

Arteriitis-cranialis-Polymyalgie-Syndrom *nt* (Ⓔ arteritis cranialis-polymyalgia syndrome): *s.u. Polymyalgia rheumatica*

Arterio-, arterio- *präf.*: Wortelement mit der Bedeutung „Schlagader/Arterie"

ar|te|ri|o|bi|li|är *adj* (Ⓔ arteriobiliary): Arterien und Gallengänge betreffend oder verbindend

Ar|te|ri|o|ge|ne|se *f* (Ⓔ arteriogenesis): Arterienbildung während der Embryonalperiode oder als Neubildung

Ar|te|ri|o|gramm *nt* (Ⓔ arteriogram): Röntgenkontrastaufnahme von Arterien und deren Ästen

Ar|te|ri|o|gra|phie *f* (Ⓔ arteriography): *Syn*: *Arteriografie*; Röntgenkontrastdarstellung* von Arterien und ihren Ästen

selektive Arteriographie (Ⓔ selective arteriography): Darstellung einer spezifischen Arterie bzw. ihres Versorgungsgebietes unter Verwendung eines Katheters zur selektiven Injektion des Kontrastmittels

ar|te|ri|o|gra|phisch *adj* (Ⓔ arteriographic): *Syn*: *arteriografisch*; Arteriographie betreffend, mittels Arteriographie

ar|te|ri|o|ka|pil|lar *adj* (Ⓔ arteriocapillary): Arterien und Kapillaren betreffend oder verbindend

Ar|te|ri|o|la *f, pl* **-lae**: *→Arteriole*

Arteriola glomerularis afferens (Ⓔ afferent arteriole of glomerulus): *Syn*: *zuführende/afferente Glomerulusarteriole, Vas afferens glomeruli*; aus den Interlobulararterien der Niere hervorgehendes Gefäß, das am Gefäßpol in den Glomerulus* eintritt

Arteriola glomerularis efferens (Ⓔ efferent arteriole of glomerulus): *Syn*: *abführende/efferente Glomerulusarteriole, Vas efferens glomeruli*; aus den Glomeruluskapillaren entstehendes Gefäß, das das noch sauerstoffreiche Blut zu den Interlobularvenen führt

Arteriola macularis inferior (Ⓔ inferior macular arteriole): *Syn*: *untere Makulaarteriole*; aus dem Gefäßring um den Sehnerven [Circulus* vasculosus nervi optici] entspringende Arteriole zur Netzhaut unterhalb der Macula* lutea

Arteriola macularis media (Ⓔ middle macular arteriole): *Syn*: *mittlere Makulaarteriole*; aus dem Gefäßring um den Sehnerven [Circulus* vasculosus nervi optici] entspringende Arteriole zur Netzhaut neben der Macula* lutea

Arteriola macularis superior (Ⓔ superior macular arteriole): *Syn*: *obere Makulaarteriole*; aus dem Gefäßring um den Sehnerven [Circulus* vasculosus nervi optici] entspringende Arteriole zur Netzhaut oberhalb der Macula* lutea

Arteriola nasalis retinae inferior (Ⓔ inferior nasal arteriole of retina): *Syn*: *untere nasale Netzhautarteriole*; aus dem Gefäßring um den Sehnerven [Circulus* vasculosus nervi optici] entspringende Arteriole zum unteren Teil der Netzhaut des medialen Augenwinkels

Arteriola nasalis retinae superior (Ⓔ superior nasal arteriole of retina): *Syn*: *obere nasale Netzhautarteriole*; aus dem Gefäßring um den Sehnerven [Circulus* vasculosus nervi optici] entspringende Arteriole zum oberen Teil der Netzhaut des medialen Augenwinkels

Arteriolae rectae renis (Ⓔ straight arterioles of kidney): *Syn*: *Vasa recta renis*; aus den efferenten Arteriolen der marknahen Glomeruli hervorgehende Gefäße, die gerade nach unten ins Mark ziehen und dort in den Kapillarplexus einmünden

Arteriola temporalis retinae inferior (Ⓔ inferior temporal

A

arteriole of retina): *Syn*: *untere temporale Netzhautarteriole*; aus dem Gefäßring um den Sehnerven [Circulus* vasculosus nervi optici] entspringende Arteriole zum unteren Teil der Netzhaut des lateralen Augenwinkels

Arteriola temporalis retinae superior (Ⓔ superior temporal arteriole of retina): *Syn*: *obere temporale Netzhautarteriole*; aus dem Gefäßring um den Sehnerven [Circulus* vasculosus nervi optici] entspringende Arteriole zum oberen Teil der Netzhaut des lateralen Augenwinkels

ar|te|ri|o|lär *adj* (Ⓔ arteriolar): Arteriole(n) betreffend

Ar|te|ri|o|le *f* (Ⓔ arteriole): *Syn*: *Arteriola*; kleine Arterie; Arteriolen haben den gleichen Wandaufbau wie Arterien* vom muskulären Typ, allerdings sind sie wesentlich schwächer; als das Ende der arteriellen Strombahn ist es die funktionelle Aufgabe der Arteriolen die Durchblutung der nachgeschalteten Kapillaren und den Blutdruck zu regeln; Verengung der Arteriolen führt zur Erhöhung des Widerstandes im Kreislauf [deshalb werden sie auch als **Widerstandsgefäße** bezeichnet]; Erschlaffung der Arteriolen, z.B. bei allergischen Reaktionen, führt zu einem Abfall des Blutdrucks, weil das Blut in großer Menge in Kapillaren und Venen fließt

Ar|te|ri|o|len|ent|zün|dung *f* (Ⓔ arteriolitis): Arteriolitis*

Ar|te|ri|o|len|hy|a|li|no|se *f* (Ⓔ arteriolar hyalinosis): hyaline Degeneration von Arteriolen

Ar|te|ri|o|len|ne|kro|se *f*: *→Arteriolonekrose*

ar|te|ri|o|len|ne|kro|tisch *adj*: *→arteriolonekrotisch*

Ar|te|ri|o|len|skle|ro|se *f*: *→Arteriolosklerose*

ar|te|ri|o|len|skle|ro|tisch *adj*: *→arteriolosklerotisch*

Ar|te|ri|o|li|tis *f*, *pl* **-ti|den** (Ⓔ arteriolitis): *Syn*: *Arteriolenentzündung*; Entzündung einer Arteriole bzw. der Arteriolenwand

ar|te|ri|o|li|tisch *adj* (Ⓔ arteriolitic): Arteriolitis betreffend, von ihr betroffen oder gekennzeichnet, durch sie bedingt

Ar|te|ri|o|lo|gie *f* (Ⓔ arteriology): Lehre von Aufbau und Erkrankungen der Arterien

Ar|te|ri|o|lo|ne|kro|se *f* (Ⓔ arteriolonecrosis): *Syn*: *Arteriolennekrose*; zu Nekrose* der Arteriolenwand führende Entzündung; Arteriolonekrose der Meningen und des Gehirns kann eine Pneumokokkenmeningitis* vortäuschen

ar|te|ri|o|lo|ne|kro|tisch *adj* (Ⓔ arteriolonecrotic): Arteriolonekrose betreffend, von ihr betroffen oder gekennzeichnet, durch sie bedingt

Ar|te|ri|o|lo|skle|ro|se *f* (Ⓔ arteriolosclerosis): *Syn*: *Arteriolensklerose*; mit fibrösen Veränderungen und Sklerose* einhergehende Schädigung der Arteriolenwand; i.d.R. Teil einer generellen Arteriosklerose*; führt in der Niere zum Bild der roten Granularatrophie

ar|te|ri|o|lo|skle|ro|tisch *adj* (Ⓔ arteriolosclerotic): Arteriolosklerose betreffend, von ihr betroffen oder gekennzeichnet, durch sie bedingt

Ar|te|ri|o|my|o|ma|to|se *f* (Ⓔ arteriomyomatosis): zu Wandverdickung führende Hyperplasie oder -trophie der Arterienmuskulatur

Ar|te|ri|o|ne|kro|se *f* (Ⓔ arterionecrosis): *Syn*: *Arteriennekrose*; Nekrose* der Arterienwand

ar|te|ri|o|ne|kro|tisch *adj* (Ⓔ arterionecrotic): Arterionekrose betreffend, von ihr betroffen oder gekennzeichnet, durch sie bedingt

Ar|te|ri|o|ne|phro|skle|ro|se *f* (Ⓔ arterionephrosclerosis): *Syn*: *senile Nephrosklerose*; altersbedingte, langsam progrediente Sklerose* der Nierengefäße

Ar|te|ri|o|pa|thia *f*: *→Arteriopathie*

Ar|te|ri|o|pa|thie *f* (Ⓔ arteriopathy): *Syn*: *Arteriopathia*; (nicht-entzündliche) Arterienerkrankung

hypertensive Arteriopathie (Ⓔ hypertensive arteriopathy): durch eine arterielle Hypertonie* verursachte Arteriopathie

ar|te|ri|o|re|nal *adj* (Ⓔ arteriorenal): Arterie(n) und Niere betreffend oder verbindend

Ar|te|ri|or|rha|phie *f*: *→Arteriorrhaphie*

Ar|te|ri|o|rhe|xis *f* (Ⓔ arteriorrhexis): *Syn*: *Arteriorrhexis*; Arterienruptur, Arterienriss

Ar|te|ri|or|rha|phie *f* (Ⓔ arteriorrhaphy): *Syn*: *Arteriorhaphie, Arteriennaht*; Naht einer Arterie* nach operativer oder traumatischer Eröffnung

Ar|te|ri|or|rhe|xis *f* (Ⓔ arteriorrhexis): *Syn*: *Arteriorhexis*; Arterienruptur, Arterienriss

ar|te|ri|ös *adj*: *→arteriell*

Ar|te|ri|o|skle|ro|se *f* (Ⓔ arteriosclerosis): *Syn*: *Arterienverkalkung, Arteriosclerosis*; häufigste systemische Arterienerkrankung mit fibrösen Veränderungen von Intima* und Media*, die zu Verhärtung, Verdickung, Elastizitätsverlust und Lumeneinengung führt; die wichtigsten Risikofaktoren sind Bluthochdruck, Nicotinabusus, Übergewicht, Bewegungsmangel, Stoffwechselerkrankungen [Diabetes* mellitus, Hyperlipoproteinämie*]; **Pathogenese** *s.u. Atherosklerose*

der Zusammenhang von Arteriosklerose [v.a. der Herzkranzgefäße] und primären und sekundären Fettstoffwechselstörungen ist von größter klinischer Bedeutung; alle Störungen, die zu einer Erhöhung des LDL-Cholesterinspiegels führen, führen auch zu einer exponentiellen Erhöhung von koronarer Herzkrankheit und Herzinfarkten; Hypertonus, Rauchen und Diabetes mellitus führen zu einer weiteren Erhöhung des Risikos; HDL-Mangel gehört ebenso zu den entscheidenden Risikofaktoren, während erhöhte HDL-Spiegel einen schützenden Charakter haben

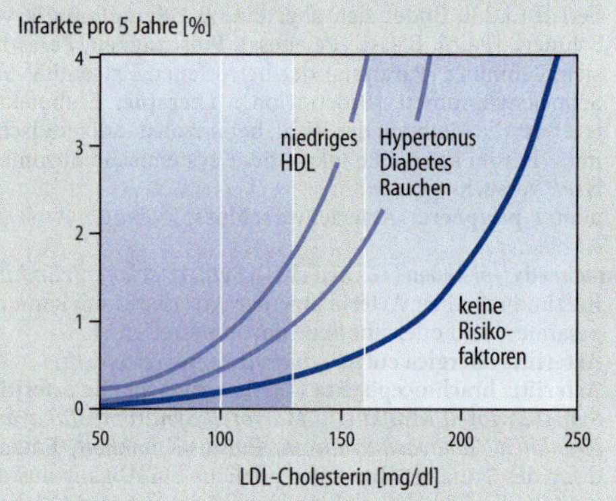

Abb. A145. Infarktrisiko in Abhängigkeit vom LDL-Cholesterin und anderen Risikofaktoren

hyaline Arteriosklerose (Ⓔ hyaline arteriosclerosis): Arteriosklerose mit hyaliner Verdickung der Gefäßwände

hyperplastische Arteriosklerose (Ⓔ hyperplastic arteriosclerosis): Arteriosklerose mit Hyperplasie der Arterienwand

hypertensive Arteriosklerose (Ⓔ hypertensive arteriosclerosis): Arteriosklerose bei bestehendem Bluthochdruck

infantile Arteriosklerose (Ⓔ infantile arteriosclerosis): seltene, schon im Kindesalter auftretende Form der Arteriosklerose auf dem Boden von Stoffwechselerkrankungen [Fettstoffwechselstörungen]

noduläre Arteriosklerose (Ⓔ nodular arteriosclerosis): Arteriosklerose mit atherosklerotischen Knötchen der Gefäßwand

präsenile Arteriosklerose (Ⓔ presenile arteriosclerosis): frühzeitige, i.d.R. ätiologisch ungeklärte Arteriosklerose

senile Arteriosklerose (Ⓔ senile arteriosclerosis): altersbedingte Arteriosklerose; wird durch die erwähnten Risikofaktoren begünstigt

ar|te|ri|o|skle|ro|tisch *adj* (Ⓔ arteriosclerotic): Arteriosklerose betreffend, von ihr betroffen oder gekennzeichnet, durch sie bedingt

Ar|te|ri|o|spas|mus *m* (Ⓔ arteriospasm): *Syn*: *Arterienkrampf*; spastische Engstellung von Arterien durch eine direkte Reizung oder vasomotorische Einflüsse, z.B. bei Raynaud*-Phänomen

ar|te|ri|o|spas|tisch *adj* (Ⓔ arteriospastic): Arteriospasmus betreffend oder verursachend

Ar|te|ri|o|to|mie *f* (Ⓔ arteriotomy): operative Arterieneröffnung
ar|te|ri|o|ve|nös *adj* (Ⓔ arteriovenous): Arterie(n) und Vene(n) betreffend oder verbindend
Arthr-, arthr- *präf.*: → *Arthro-*
Ar|thra|gra *nt/f*: → *Arthritis urica*
Ar|thral|gia *f*: → *Arthralgie*
Ar|thral|gie *f* (Ⓔ arthralgia): *Syn*: *Arthrodynia, Arthralgia, Gelenkschmerzen*; Schmerzen in einem Gelenk; von einem Gelenk ausgehende Schmerzen
ar|thral|gisch *adj* (Ⓔ arthralgic): Arthralgie betreffend
Ar|thräs|the|sie *f* (Ⓔ arthresthesia): Gelenkempfindung, Gelenksensibilität
Ar|threk|to|mie *f* (Ⓔ arthrectomy): *Syn*: *Gelenkresektion, Gelenkentfernung*; vollständige oder teilweise Entfernung eines Gelenkes
Ar|thri|tis *f, pl* **-ti|den** (Ⓔ arthritis): *Syn*: *Gelenkentzündung*; Entzündung eines oder mehrerer Gelenke; die Entzündung kann akut oder chronisch verlaufen, durch Erreger [Bakterien, Viren], Fremdkörper [auch Gichtkristalle] oder (Auto-) Immunprozesse bedingt sein; bei chronischen Gelenkentzündungen, die nicht nur die Membrana synovia betreffen, sondern auch Knochen und Knorpel befallen, ist die Abgrenzung von Arthrosen nicht immer einfach
akut-eitrige Arthritis: → *Arthritis purulenta*
Arthritis allergica (Ⓔ allergic arthritis): *Syn*: *allergische Arthritis*; allergisch-bedingte Gelenkentzündung mit Ergussbildung
eitrige Arthritis: → *Arthritis purulenta*
Arthritis exsudativa (Ⓔ exudative arthritis): *Syn*: *exsudative Arthritis*; Arthritis mit Ergussbildung
Arthritis fugax: → *Begleitarthritis*
Arthritis gonorrhoica (Ⓔ gonorrheal arthritis): *Syn*: *Gonokokkenarthritis, gonorrhoische Arthritis*; bakterielle Infektarthritis* im Rahmen einer Gonorrhoe*
gonorrhoische Arthritis: → *Arthritis gonorrhoica*
hämophile Arthritis (Ⓔ hemophilic arthropathy): *Syn*: *Blutergelenk, Arthropathia haemophilica*; chronisches Gelenkleiden bei Hämophilie* mit fortschreitender Deformierung und Bewegungseinschränkung
Arthritis obliterans: → *Endangiitis obliterans*
Arthritis psoriatica (Ⓔ psoriatic arthritis): *Syn*: *Psoriasis-arthritis, Arthropathia psoriatica, Psoriasis-Arthropathie, Psoriasis arthropathica, Osteoarthropathia psoriatica*; chronische Gelenkerkrankung mit Knochenbeteiligung im Rahmen einer Psoriasis*; kann sowohl vor als auch nach den Hauterscheinungen auftreten; gleicht klinisch der rheumatischen Arthritis*, allerdings kann es primär zum Befall großer Gelenke kommen; bei Befall der Finger sind entweder nur die distalen Interphalangealgelenke [**Transversaltyp**] oder alle Fingergelenke betroffen [**Axialtyp**], was zu Ausbildung der sog. **Wurstfinger** führt; **Therapie**: symptomatisch
Arthritis purulenta (Ⓔ suppurative arthritis): *Syn*: *akut-eitrige Gelenkentzündung, akut-eitrige Arthritis, eitrige Arthritis, Gelenkeiterung, Pyarthrose*; durch Bakterien verursachte akute Entzündung mit eitrigem Gelenkerguss; die Bakterien können hämatogen oder direkt in das Gelenk gelangen; am häufigsten sind Knie- und Hüftgelenk betroffen; die Infektion betrifft zuerst die Synovialmembran und führt zu eitrigem Gelenkerguss [**Gelenkempyem**]; danach kommt es zum Befall von Knochen- und Knorpelgewebe; das von der Synovialis ausgehende Granulationsgewebe [Pannus] führt zur Zerstörung der Gelenkflächen; unbehandelt kommt es zu Gelenkversteifung über eine fibröse oder ossäre Ankylose
Klinik: das Gelenk ist geschwollen, schmerzhaft und überwärmt; die **Diagnose** beruht auf Anamnese und Gelenkpunktion; im **Röntgenbild** ist der Gelenkspalt verschmälert, die Gelenkkapsel verdickt und die gelenknahen Knochenteile zeigen Zeichen einer Ausdünnung; **Therapie**: hoch dosierte Antibiotikatherapie je nach Resistenzbestimmung; arthroskopische Gelenkausspülung; Frühmobilisation; die **Prognose** ist selbst bei Frühtherapie meist ungünstig; die Knorpelschädigung führt langfristig fast immer zu Arthrosis* deformans

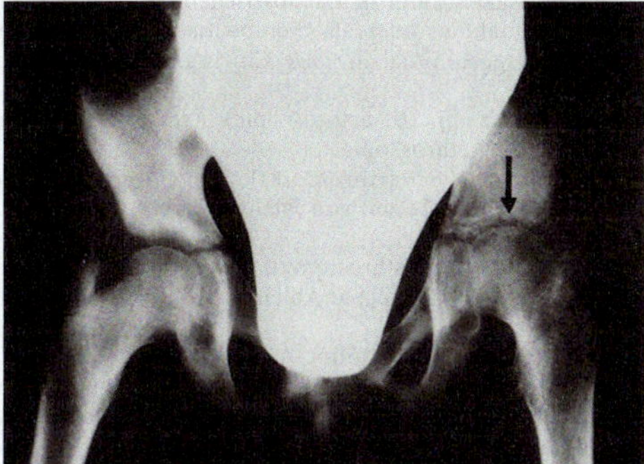

Abb. A146. Arthritis purulenta des Hüftgelenkes. Deutliche Gelenkspaltverschmälerung [Pfeil] und vermehrte Strahlendurchlässigkeit der Knochen

rheumatoide Arthritis: → *primär chronische Polyarthritis*
Arthritis tuberculosa (Ⓔ tuberculous arthritis): *Syn*: *Gelenktuberkulose*; tuberkulöse Gelenkentzündung; kann als primäre Form [von der Synovialmembran ausgehend] oder sekundäre Form auftreten; führt i.d.R. zu totaler Gelenkzerstörung und Gelenkversteifung; **Diagnose**: Erregernachweis im Probematerial; **Therapie**: *s.u. Tuberkulose*
Arthritis urica (Ⓔ uratic arthritis): *Syn*: *Gelenkgicht, Gichtarthritis, Arthraga*; anfallsweise, akute Gelenkentzündung im Rahmen der Gicht*, die durch Urateinlagerung verursacht wird; der akute Gichtanfall beginnt meist nachts oder frühmorgens im Anschluss an eine üppige Mahlzeit verbunden mit Alkoholgenuss; am häufigsten betroffen sind Großzehengrundgelenk [Podagra], Kniegelenk [Gonagra], oberes Sprunggelenk, Handwurzel, Daumengrundgelenk und die Fingergrundgelenke; **Diagnose**: Anamnese und körperlicher Befund, Labor [Hyperurikämie*], Gichttophi bei chronischer Gicht, Nachweis von Harnsäurekristallen in Geweben oder Gelenkflüssigkeit; Uratkristalle sind nicht im Röntgenbild sichtbar, bei chronischer Gicht finden sich aber rundliche, scharf begrenzte, osteolytische Defekte in Gelenknähe; **Therapie**: *s.u. Gicht*
venerische Arthritis (Ⓔ venereal arthritis): *Syn*: *Morbus Reiter, Reiter-Krankheit, Reiter-Syndrom, Fiessinger-Leroy-Reiter-Syndrom, Okulourethrosynovitis, urethro-okulo-synoviales Syndrom*; durch die Trias Arthritis, Urethritis* und Konjunktivitis* gekennzeichnete reaktiv-entzündliche Systemerkrankung, die wahrscheinlich durch Bakterien [Chlamydien] hervorgerufen wird; selten, betrifft hauptsächlich Männer zwischen dem 20. und 40. Lebensjahr; **Therapie**: Entzündungshemmer; bei Iridozyklitis* vorübergehend Steroide
Arthritis villonodularis pigmentosa (Ⓔ pigmented villonodular arthritis): *Syn*: *benignes Synovialom, Riesenzelltumor der Sehnenscheide, Tendosynovitis nodosa, pigmentierte villonoduläre Synovitis*; lokalisierte knottig-zottige Synovialiswucherung, die im Endstadium einen gutartigen Riesenzelltumor der Sehnenscheide bildet; **Therapie**: möglichst frühzeitige Synovektomie*
ar|thri|tisch *adj* (Ⓔ arthritic): Gelenkentzündung/Arthritis betreffend, von ihr betroffen oder gekennzeichnet, durch sie bedingt
Arthro-, arthro- *präf.*: Wortelement mit der Bedeutung **1.** „Gelenk" **2.** „Glied"
Ar|thro|chon|dri|tis *f, pl* **-ti|den** (Ⓔ arthrochondritis): *Syn*: *Gelenkknorpelentzündung*; tritt nie alleine auf, sondern ist Teilaspekt der Arthritis* bzw. Panarthritis*
ar|thro|chon|dri|tisch *adj* (Ⓔ arthrochondritic): Arthrochondritis betreffend, von ihr betroffen oder gekennzeichnet, durch sie bedingt
Ar|thro|de|se *f* (Ⓔ arthrodesis): operative Gelenkversteifung; wird am häufigsten an der Wirbelsäule [Spondylodese*], dem Handgelenk, Daumensattelgelenk und Fingergelenken durchgeführt, da die Nachbargelenke für die Bewegungs-

A

einschränkung kompensieren können

ar|thro|di|al *adj* (Ⓔ arthrodial): Arthrodialgelenk betreffend; mit ebenen Gelenkflächen

Ar|thro|di|al|ge|lenk *nt* (Ⓔ arthrodial joint): *Syn*: *Articulatio plana*; Gelenk mit ebenen Gelenkflächen

Ar|thro|dy|nie *f*: →*Arthralgie*

Ar|thro|dys|pla|sie *f* (Ⓔ arthrodysplasia): *Syn*: *Arthrodysplasia, Gelenkdysplasie*; angeborene Gelenkverformung, z.B. Hüftdysplasie*

ar|thro|gen *adj* (Ⓔ arthrogenic): vom Gelenk ausgehend, gelenkbedingt

Ar|thro|gramm *nt* (Ⓔ arthrogram): Röntgenkontrastaufnahme eines Gelenkes

Ar|thro|gra|phie *f* (Ⓔ arthrography): *Syn*: *Arthrografie*; Röntgenkontrastdarstellung* eines Gelenkes; man unterscheidet Verfahren, die positive Kontrastmittel* verwenden [z.B. wasserlösliche iodhaltige Kontrastmittel] und Verfahren, die mit negativen Kontrastmitteln* [z.B. Luft] arbeiten; bei **Doppelkontrastverfahren** werden sowohl Luft als auch Kontrastmittel in den Gelenkspalt eingebracht

ar|thro|gra|phisch *adj* (Ⓔ arthrographic): *Syn*: *arthrografisch*; Arthrographie betreffend, mittels Arthrographie

Ar|thro|gry|po|se *f* (Ⓔ arthrogryposis): *Syn*: *Arthrogryposis*; angeborene oder postoperative Gelenkkontraktur

Ar|thro|gry|po|sis *f, pl* **-ses**: →*Arthrogrypose*

Arthrogryposis multiplex congenita (Ⓔ congenital multiple arthrogryposis): *Syn*: *Guérin-Stern-Syndrom, angeborene Gliederstarre*; angeborene, ein- oder beidseitige Kontraktur* großer Gelenke durch Schrumpfung der Gelenkkapseln, Bänder und Muskeln mit allgemeiner Muskelhypotonie; **Therapie**: symptomatische Behandlung und Korrektur durch Redressionsbehandlung oder Operation [z.B. bei Klumpfüßen]

Ar|thro|lith *m* (Ⓔ arthrolith): *Syn*: *Gelenkstein, Gelenkkörper*; intraartikulärer, krustierter Körper; meist gleichgesetzt mit Gelenkmaus*

Ar|thro|lo|gie *f* (Ⓔ arthrology): *Syn*: *Arthrologia, Gelenklehre*; Lehre von den Gelenken; Teilgebiet der Anatomie

Ar|thro|ly|se *f* (Ⓔ arthrolysis): operative Gelenkmobilisierung

Ar|thro|me|trie *f* (Ⓔ arthrometry): Gelenkmessung, Bestimmung der Gelenkbeweglichkeit

Arthro-Ophthalmopathie *f* (Ⓔ arthro-ophthalmopathy): kombinierte Erkrankung von Augen und Gelenken

hereditäre progressive Arthro-Ophthalmopathie (Ⓔ hereditary progressive arthro-ophthalmopathy): *Syn*: *Stickler-Syndrom*; autosomal-dominantes Syndrom mit schweren Augenschäden [Myopie*, Glaskörperverflüssigung, Netzhaut- und Hornhautschäden, Katarakt] und Gelenkveränderungen

Ar|thro|pa|thia *f*: →*Arthropathie*

Arthropathia haemophilica (Ⓔ hemophilic arthropathy): *Syn*: *Blutergelenk, hämophile Arthritis*; chronisches Gelenkleiden bei Hämophilie* mit fortschreitender Deformierung und Bewegungseinschränkung

Arthropathia neuropathica (Ⓔ neuropathic arthropathy): *Syn*: *neurogene Arthropathie, neuropathische Arthropathie, Neuroarthropathie*; durch einen Verlust der Nervenversorgung hervorgerufene progrediente Gelenkschädigung; findet sich v.a. bei Erkrankungen, die mit einem Verlust der Tiefensensibilität einhergehen, wie z.B. Tabes* dorsalis [Arthropathia* tabica]

Arthropathia ovaripriva (Ⓔ climacteric arthritis): *Syn*: *klimakterische Arthropathie*; durch Hormonmangel bedingte Arthropathie nach der Menopause

Arthropathia psoriatica: →*Arthritis psoriatica*

Arthropathia tabica (Ⓔ tabetic arthropathy): *Syn*: *tabische Arthropathie, Charcot-Gelenk, Charcot-Krankheit*; meist die Gelenke der unteren Extremitäten betreffende Erkrankung bei Tabes* dorsalis; auffällig sind Schlottergelenke, Frakturen und Periostbeteiligung

Ar|thro|pa|thie *f* (Ⓔ arthropathy): *Syn*: *Gelenkerkrankung, Gelenkleiden, Arthropathia*; Oberbegriff für entzündliche und degenerative Gelenkerkrankungen; meist handelt es sich um Osteoarthropathien, weil der gelenknahe Knochen mitbefallen ist

destruierende Arthropathie (Ⓔ destructive arthropathy): zur Zerstörung der Gelenkflächen führende Erkrankung

diabetische Arthropathie (Ⓔ diabetic arthropathy): durch eine diabetische Angiopathie* verursachte Gelenkerkrankung

klimakterische Arthropathie (Ⓔ climacteric arthritis): *Syn*: *Arthropathia ovaripriva*; durch Hormonmangel bedingte Arthropathie nach der Menopause

neurogene Arthropathie: →*Arthropathia neuropathica*

neuropathische Arthropathie: →*Arthropathia neuropathica*

tabische Arthropathie: →*Arthropathia tabica*

Ar|thro|plas|tik *f* (Ⓔ arthroplasty): *Syn*: *Gelenkplastik*; plastische Gelenkoperation; das Spektrum reicht von Eingriffen zur Verstärkung der Kapsel oder zur Erhöhung der Beweglichkeit bis hin zum vollständigen Gelenkersatz [Totalendoprothese*]

ar|thro|plas|tisch *adj* (Ⓔ arthroplastic): Arthroplastik betreffend

Ar|thro|pneu|mo|gra|phie *f*: →*Pneumarthrographie*

Ar|thro|po|da *pl*: →*Arthropoden*

Arthropode-borne disease *nt*: →*Arbovirose*

Ar|thro|po|den *pl* (Ⓔ Arthropoda): *Syn*: *Gliederfüßer, Arthropoda*; formenreicher Tierstamm, zu dem u.a. die Spinnentiere [**Arachnida**] und Insekten [**Insecta**] gehören; als Krankheitsüberträger oder Parasiten von Bedeutung

Ar|thro|ri|se *f* (Ⓔ arthroereisis): operative Sperrung/Einschränkung der Gelenkbeweglichkeit

Ar|thro|se *f* (Ⓔ arthrosis): *Syn*: *degenerative Gelenkerkrankung, Arthrosis; Arthrosis deformans; Diarthrosis*; chronisch degenerative Gelenkveränderung ätiologisch unterschiedlicher Genese; oft gleichgesetzt mit Osteoarthrose*; die Alterung des Gelenkknorpels führt zu einer reduzierten Permeabilität für Nährstoffe und einer Abnahme der Mukopolysaccharide, was zusammen zu einer Erweichung, Rissbildung und Erosion des Knorpels führt; die Arthrosenentstehung wird weiterhin durch alle Form- oder Funktionsstörungen gefördert, weshalb man diese Faktoren [z.B. Fraktur mit Gelenkbeteiligung, Formveränderung des Gelenkknorpels] als **präarthrotische Deformitäten** bezeichnet; die häufigste klinische Form ist die Arthrosis* deformans

Ar|thro|sis *f, pl* **-ses**: →*Arthrose*

Arthrosis deformans (Ⓔ osteoarthritis): *Syn*: *degenerative Gelenkerkrankung, Osteoarthrose, Gelenkarthrose*; meist bei älteren Menschen auftretende vorwiegend die Gelenke der unteren Extremität [Hüfte, Knie] betreffende chronische Erkrankung, die zu Zerstörung der Gelenkflächen [Gelenkknorpel und -knochen] führt; im fortgeschrittenen Stadium wird meist ein operativer Gelenkersatz nötig

Arthrosis deformans coxae: →*Koxarthrose*

Arthrosis interspinosa: →*Baastrup-Zeichen*

Ar|thro|skop *nt* (Ⓔ arthroscope): spezielles Endoskop* für die Arthroskopie

Ar|thro|sko|pie *f* (Ⓔ arthroscopy): *Syn*: *Gelenkspiegelung*; endoskopische Untersuchung einer Gelenkhöhle nach Punktion und Auffüllung des Gelenkspaltes mit Gas [CO_2] oder Flüssigkeit; kann zu diagnostischen Zwecken [u.U. mit Probenentnahme] oder als therapeutischer Eingriff [Gelenkspülung, minimal invasive Chirurgie*] durchgeführt werden

ar|thro|sko|pisch *adj* (Ⓔ arthroscopic): Arthroskopie betreffend, mittels Arthroskopie

Ar|thro|spo|ren *pl* (Ⓔ arthrospores): *Syn*: *Gliedsporen, Gliedersporen*; durch Zerfall von Pilzhyphen entstehende Sporenform

Ar|thro|sto|mie *f* (Ⓔ arthrostomy): *Syn*: *Gelenkfistelung*; Anlegen einer Gelenkfistel zur Ableitung von Eiter oder Exsudat

ar|thro|tisch *adj* (Ⓔ arthrotic): Arthrose betreffend, von ihr betroffen oder gekennzeichnet, durch sie bedingt

Ar|thro|to|mie *f* (Ⓔ arthrotomy): operative Gelenkeröffnung

ar|thro|trop *adj* (Ⓔ arthrotropic): besonders die Gelenke betreffend, mit besonderer Affinität zu den Gelenken

Ar|thro|ze|le *f* (Ⓔ arthrocele): *Syn*: *Gelenkschwellung*; allgemeine Bezeichnung für eine Gelenkschwellung unabhängig von der Genese [Erguss, Entzündung usw.]

Arlthrolzenltelse *f* (Ⓔ arthrocentesis): ***Syn***: *Gelenkpunktion*; Punktion eines Gelenks zur Entnahme von Gelenksflüssigkeit oder -exsudat oder zur Instillation von Medikamenten

Arthus: Nicolas-Maurice Arthus; 1862–1945; französischer Physiologe [Lausanne]

Arthus-Phänomen *nt* (Ⓔ Arthus phenomenon): ***Syn***: *Arthus-Reaktion*; Immunkomplex-vermittelte Überempfindlichkeitsreaktion* mit lokaler Entzündung nach intradermaler Applikation eines Antigens

Arltilcalin *nt* (Ⓔ articaine): ***Syn***: *Carticain*; in Wasser und Ethanol lösliches Lokalanästhetikum*

Arltilcullaltio *f, pl* **-tilolnes** (Ⓔ articulation, joint): Gelenk*, Verbindung, Artikulation

Articulatio acromioclavicularis (Ⓔ acromioclavicular joint): ***Syn***: *äußeres Schlüsselbeingelenk, Akromioklavikulargelenk, Schultereckgelenk*; Gelenk zwischen Acromion* und Schlüsselbein*

Articulatio atlantoaxialis lateralis (Ⓔ lateral atlantoaxial joint): ***Syn***: *unteres Kopfgelenk, laterales Atlantoaxialgelenk*; seitliches Gelenk zwischen 1. und 2. Halswirbel; funktionell mit der Articulatio* atlantoaxialis mediana verbunden; zusammen ermöglichen sie die Drehbewegung des Schädels auf der Halswirbelsäule

Articulatio atlantoaxialis mediana (Ⓔ median atlantoaxial joint): ***Syn***: *mediales Atlantoaxialgelenk*; Gelenk zwischen Atlas* und Dens* axis; *s.a. Articulatio atlantoaxialis lateralis*

Articulatio atlantooccipitalis (Ⓔ atlanto-occipital joint): ***Syn***: *oberes Kopfgelenk, Atlantookzipitalgelenk*; Gelenk zwischen Atlas* und Hinterhauptsbein/Os* occipitale; ermöglicht eine Nickbewegung des Kopfes [20° nach vorne, 30° nach hinten] und eine Seitwärtsneigung um 10–15°

Articulatio bicondylaris (Ⓔ bicondylar joint): Gelenk mit zwei Kondylen*

Articulatio calcaneocuboidea (Ⓔ calcaneocuboid joint): ***Syn***: *Kalkaneokuboidgelenk, Fersenbein-Würfelbeingelenk*; Fußwurzelgelenk zwischen Calcaneus* und Os* cuboideum

Articulatio capitis costae (Ⓔ capitular joint of rib): ***Syn***: *Rippenkopfgelenk*; von den Rippenköpfchen der 2.–10. Rippen gebildetes Gelenk mit der Fovea* costalis superior und der Fovea* costalis inferior des nächst höheren Wirbelkörpers; die Bandscheibe [Discus* intervertebralis] ist Teil dieses Gelenks

Articulationes carpi (Ⓔ carpal joints): ***Syn***: *Interkarpalgelenke, Articulationes intercarpales*; Gelenke zwischen den Handwurzelknochen

Articulationes carpometacarpales (Ⓔ carpometacarpal joints): ***Syn***: *Karpometakarpalgelenke, CM-Gelenke*; Gelenke zwischen den Handwurzelknochen 2–5 und den Basen der Mittelhandknochen 2–5

Articulatio carpometacarpalis pollicis (Ⓔ first carpometacarpal joint): ***Syn***: *Sattelgelenk/Karpometakarpalgelenk des Daumens*; Gelenk zwischen Os* trapezium und der Basis des 1. Mittelhandknochens; zeichnet sich durch ausgedehnte Beweglichkeit aus

Articulatio cartilaginea (Ⓔ cartilaginous joint): ***Syn***: *Knorpelfuge, Knorpelhaft, Junctura cartilaginea*; starre Verbindung zweier Knochen durch Faserknorpel oder hyalinen Knorpel; Oberbegriff für Synchondrosis* und Symphysis*

Articulationes cinguli pectoralis (Ⓔ joints of the shoulder girdle): zusammenfassende Bezeichnung für die Gelenke des Schultergürtels

Articulationes cinguli pelvici (Ⓔ joints of inferior limb girdle): zusammenfassende Bezeichnung für die Gelenke des Beckengürtels

Articulationes columnae vertebralis (Ⓔ vertebral joints): zusammenfassende Bezeichnung für die Gelenke der Wirbelsäule

Articulatio composita (Ⓔ composite joint): Gelenk, an dessen Bildung mehr als zwei Knochen beteiligt sind, z.B. Ellenbogengelenk

Articulatio condylaris (Ⓔ condylar joint): ***Syn***: *Ellipsoidgelenk, Eigelenk, Articulatio ellipsoidea*; Gelenk mit ellipsoiden Gelenkflächen; ermöglicht Bewegung in zwei Ebenen

Articulationes costochondrales (Ⓔ costochondral joints): ***Syn***: *Kostochondralgelenke*; knorpelige Verbindung am Übergang von knöchernem Abschnitt der Rippen zum Rippenknorpel

Articulatio costotransversaria (Ⓔ costotransverse joint): ***Syn***: *Kostotransversalgelenk*; gelenkige Verbindung zwischen Tuberculum* costae der 1.–10. Rippe und dem Querfortsatz des betreffenden Brustwirbels; ermöglicht ein Heben und Senken der Rippen bei der Atmung

Articulationes costovertebrales (Ⓔ costovertebral joints): ***Syn***: *Rippenwirbelgelenke, Kostovertebralgelenke*; Gelenke zwischen Rippen und Wirbeln; bestehen aus Articulatio* capitis costae und Articulatio* costotransversaria

Articulatio cotylica (Ⓔ cotyloid joint): ***Syn***: *Nussgelenk*; Sonderform des Kugelgelenkes, bei dem mehr als die Hälfte des Gelenkkopfes von der Pfanne umgeben ist, z.B. Hüftgelenk [Articulatio* coxae]

Articulatio coxae (Ⓔ hip joint): ***Syn***: *Hüftgelenk, Articulatio coxofemoralis*; Gelenk zwischen Oberschenkelknochen/Femur und Hüftpfanne; der Hüftkopf artikuliert mit der Facies* lunata des Acetabulums und bildet ein Nussgelenk*; das durch das Gelenk ziehende Ligamentum* capitis femoris hat keine mechanische Aufgabe, sondern führt Gefäße zum Hüftkopf; die Gelenkkapsel entspringt am Labrum* acetabuli, am Femur setzt sie vorne an der Linea* intertrochanterica und hinten über der Crista* intertrochanterica an; drei kräftige Bänder [**Ligamentum iliofemorale, Ligamentum ischiofemorale, Ligamentum pubofemorale**] verstärken die Gelenkkapsel; das Gelenk erlaubt Bewegungen um drei Achsen: **Transversalachse** [Extension/ Streckung 10–15°; Flexion/Beugung 130°], **Sagittalachse** [Innenrotation 40°, Außenrotation 50°] und **Vertikalachse** [Abduktion 40°, Adduktion 30°]

Articulatio coxofemoralis: *→ Articulatio coxae*

Articulatio cricoarytenoidea (Ⓔ cricoarytenoid joint): Gelenk zwischen der Facies* articularis arytenoidea cricoideae der Aryknorpel und der Facies* articularis arytenoidea des Ringknorpels; das Gelenk ist ein Drehgelenk, das auch eine gewisse Verschiebung der Aryknorpel erlaubt; ermöglicht Erweiterung und Verengerung der Stimmritze

Articulatio cricothyroidea (Ⓔ cricothyroid joint): Gelenk zwischen der Innenseite der unteren Schilddrüsenhörner [Cornu inferior] und den beiden Facies* articularis thyroidea des Ringknorpels; spannt das Ligamentum* vocale

Articulatio cubiti (Ⓔ elbow joint): ***Syn***: *Ellenbogengelenk*; aus drei Teilen [Articulatio* humeroradialis, Articulatio* humeroulnaris, Articulatio* radioulnaris proximalis] bestehendes Gelenk zwischen Oberarm und Unterarm

Articulatio cuneonavicularis (Ⓔ cuneonavicular joint): straffes Gelenk zwischen den Gelenkflächen der drei Keilbeine und dem Kahnbein; wird durch die **Ligamenta cuneonavicularia dorsalia** und **Ligamenta cuneonavicularia plantaria** oben und unten verstärkt

Articulatio ellipsoidea: *→ Articulatio condylaris*

Articulatio fibrosa (Ⓔ synchondrodial joint): ***Syn***: *Bandverbindung, Junctura fibrosa*; ununterbrochene, starre Verbindung zweier Knochen durch straffes Bindegewebe

Articulatio genus: *→ Kniegelenk*

Articulatio glenohumeralis (Ⓔ shoulder joint): ***Syn***: *Schultergelenk, Articulatio humeri*; Gelenk zwischen Oberarmknochen/Humerus und Cavitas* glenoidalis des Schulterblatts; da die Gelenkfläche das Humeruskopfes vierfach größer ist als die Gelenkfläche der Pfanne, hat das Schultergelenk eine große Beweglichkeit [Abduktion 180°, Adduktion 40°, Anteversion 180°, Retroversion 40°, Außenrotation 90°, Innenrotation 90°]; damit der Kopf aber nicht einfach aus der Pfanne rutscht [Dislokation], wird das Gelenk durch an Humerus und Schulterblatt ansetzende Muskeln stabilisiert [Rotatorenmanschette*]; es wird deshalb als **Gelenk mit Muskelführung** bezeichnet

Articulatio humeri: *→ Articulatio glenohumeralis*

Articulatio humeroradialis (Ⓔ humeroradial joint): ***Syn***: *Humeroradialgelenk*; Gelenk zwischen Oberarmknochen/Humerus und Speiche/Radius; Teil des Ellenbogengelenks; erlaubt Beugung/Streckung und Rotation

Articulatio humeroulnaris (Ⓔ humeroulnar joint): *Syn*: *Humeroulnargelenk*; Gelenk zwischen Oberarmknochen/Humerus und Elle/Ulna; Teil des Ellenbogengelenks; Scharniergelenk, das Beugung und Streckung erlaubt

Articulatio incudomallearis (Ⓔ incudomalleolar joint): *Syn*: *Hammer-Amboss-Gelenk, Inkudomalleolargelenk*; gelenkige Verbindung zwischen Hammer und Amboss im Mittelohr

Articulatio incudostapedialis (Ⓔ incudostapedial joint): *Syn*: *Amboss-Steigbügel-Gelenk, Inkudostapedialgelenk*; gelenkige Verbindung zwischen Amboss und Steigbügel im Mittelohr

Articulationes intercarpales (Ⓔ intercarpal joints): *Syn*: *Interkarpalgelenke, Articulationes carpi*; Gelenke zwischen den Handwurzelknochen

Articulationes interchondrales (Ⓔ interchondral joints): Gelenke zwischen den Knorpeln der 6.–9. Rippe

Articulationes intercuneiformes (Ⓔ intercuneiform joints): straffe Mittelfußgelenke zwischen den Keilbeinen; werden durch die **Ligamenta intercuneiformia dorsalia, interossea** und **plantaria** verstärkt

Articulationes intermetacarpales (Ⓔ intermetacarpal joints): *Syn*: *Intermetakarpalgelenke*; Gelenke zwischen den Mittelhandknochen

Articulationes intermetatarsales (Ⓔ intermetatarsal joints): *Syn*: *Intermetatarsalgelenke*; Gelenke zwischen den Mittelfußknochen; werden durch die **Ligamenta metatarsalia dorsalia, interossea, plantaria** verstärkt

Articulationes interphalangeae (Ⓔ interphalangeal joints): *Syn*: *IP-Gelenke, Interphalangealgelenke*; Gelenke zwischen den Finger- oder Zehengliedern

Articulationes interphalangeae manus (Ⓔ interphalangeal joints of hand): *Syn*: *Interphalangealgelenke der Hand, IP-Gelenke der Hand*; Gelenke zwischen den Fingergliedern, die durch **Ligamenta collateralia** und **palmaria** verstärkt werden; reine Scharniergelenke zwischen dem Kopf einer Phalanx und der Basis der nächsten Phalanx, die nur Beugung und Streckung zulassen

Articulationes interphalangeae pedis (Ⓔ interphalangeal joints of foot): *Syn*: *Interphalangealgelenke der Zehen, IP-Gelenke der Zehen*; Gelenke zwischen den Zehengliedern; reine Scharniergelenke zwischen dem Kopf einer Phalanx und der Basis der nächsten Phalanx, die nur Beugung und Streckung zulassen; werden durch **Ligamenta collateralia** und **plantaria** verstärkt

Articulatio interphalangealis distalis (Ⓔ distal interphalangeal joint): *Syn*: *DIP-Gelenk, distales Interphalangealgelenk*; Endgelenk von Finger oder Zehe

Articulatio interphalangealis proximalis (Ⓔ proximal interphalangeal joint): *Syn*: *PIP-Gelenk, proximales Interphalangealgelenk*; Mittelgelenk von Finger oder Zehe

Articulationes intervertebrales: veraltet für *→Articulationes zygapophysiales*

Articulatio lumbosacralis (Ⓔ lumbosacral joint): *Syn*: *Lumbosakralgelenk*; Gelenk zwischen letztem Lendenwirbel und Kreuzbein

Articulationes manus (Ⓔ joints of hands): Gelenke der Hand, Handgelenke

Articulatio mediocarpalis (Ⓔ mediocarpal joint): *Syn*: *distales Handgelenk*; Gelenk zwischen den beiden Reihen der Handwurzelknochen; hat einen S-förmigen Gelenkspalt und wird deshalb als verzahntes Scharniergelenk bezeichnet

Articulationes metacarpophalangeae (Ⓔ metacarpophalangeal joints): *Syn*: *Fingergrundgelenke, Metakarpophalangealgelenke, MP-Gelenke, Articulationes metacarpophalangeae*; Gelenke zwischen Mittelhand und Fingern; Ellipsoidgelenke* zwischen den Köpfchen der Mittelhandknochen und den Basen der Grundglieder der Finger; die Gelenke werden durch Bänder [Ligamenta collateralia und palmaris, Ligamentum metacarpale transversum profundum] verstärkt

Articulationes metatarsophalangeae (Ⓔ metatarsophalangeal joints): *Syn*: *Zehengrundgelenke, Metatarsophalangealgelenke, MT-Gelenke*; Gelenke zwischen Mittelfuß und Zehen; Kugelgelenke, deren Beweglichkeit durch straffe Bänder [Ligamenta collateralia und plantaria, Ligamentum metatarsale transversum profundum] eingeschränkt wird

Articulationes ossiculorum auditus/auditorium (Ⓔ joints of ear bones): Gelenke zwischen den Gehörknöchelchen

Articulatio ossis pisiformis (Ⓔ pisotriquetral joint): Gelenk zwischen Erbsenbein/Os pisiforme und Dreiecksbein/Os triquetrum

Articulationes pedis (Ⓔ joints of foot): Gelenke des Fußes, Fußgelenke

Articulatio plana (Ⓔ arthrodial joint): *Syn*: *Arthrodialgelenk*; Gelenk mit ebenen Gelenkflächen

Articulatio radiocarpalis (Ⓔ radiocarpal joint): *Syn*: *proximales Handgelenk, Radiokarpalgelenk*; Gelenk zwischen Speiche/Radius und der proximalen Reihe der Handwurzelknochen [Kahnbein, Mondbein, Dreiecksbein]; Ellipsoidgelenk* mit zwei Freiheitsgraden [Beugung/Streckung und Abduktion/Adduktion]; wird auf der palmaren, dorsalen, radialen und ulnaren Seite durch straffe Bänder [Ligamentum collaterale carpi radiale, Ligamentum radiocarpale dorsale und palmare, Ligamentum ulnocarpale dorsale und palmare, Ligamentum collaterale carpi ulnare] verstärkt

Articulatio radioulnaris distalis (Ⓔ distal radioulnar joint): *Syn*: *unteres/distales Radioulnargelenk*; Drehgelenk zwischen unterem Ende von Speiche [Radius] und Elle [Ulna]; zwischen dem Griffelfortsatz [Processus* styloideus ulnae] und dem Radius liegt ein dreieckiger Discus articularis, der auch den Spaltraum zwischen Ulna und Dreiecksbein bzw. Mondbein ausfüllt

Articulatio radioulnaris proximalis (Ⓔ proximal radioulnar joint): *Syn*: *oberes/proximales Radioulnargelenk*; Drehgelenk zwischen oberem Ende von Speiche/Radius und Elle/Ulna; Teil des Ellenbogengelenks; das Radiusköpfchen wird vom **Ligamentum anulare radii** im Speichengrübchen fixiert; zusammen mit dem unteren Radioulnargelenk* ermöglicht es eine Drehbewegung der Speiche um die Elle und damit Pronation* und Supination* von Unterarm und Hand

Articulatio sacrococcygea (Ⓔ sacrococcygeal joint): *Syn*: *Kreuzbein-Steißbein-Gelenk, Sakrokokzygealgelenk*; Gelenk zwischen Kreuzbein und Steißbein; wird durch straffe Bänder dorsal [**Ligamentum sacrococcygeum posterius superficiale** und **profundum**], ventral [**Ligamentum sacrococcygeum anterius**] und lateral [**Ligamentum sacrococcygeum laterale**] verstärkt

Articulatio sacroiliaca (Ⓔ sacroiliac joint): *Syn*: *Kreuzbein-Darmbein-Gelenk, Iliosakralgelenk, Sakroiliakalgelenk*; Gelenk zwischen Kreuzbein und Darmbein; Amphiarthrose* mit nur geringer Beweglichkeit; das Gelenk wird durch kräftige Bänder verstärkt [**Ligamentum sacroiliacum anterius, interosseum** und **posterius, Ligamentum sacrotuberale, Ligamentum sacrospinale, Ligamentum iliolumbale**], die eine Abscherung bei Drehbewegungen des Beckens oder durch das Gewicht des Körpers verhindern

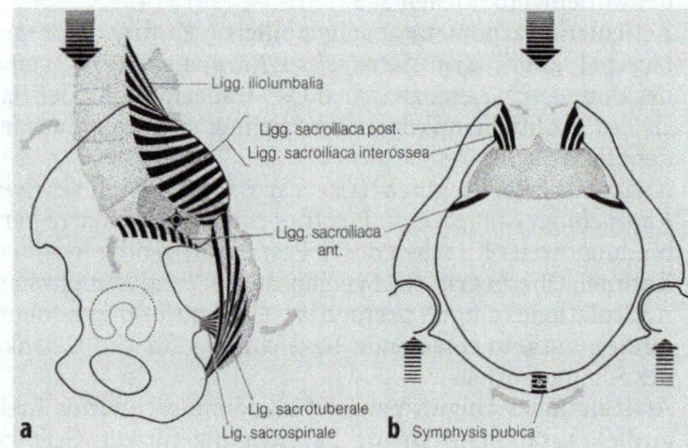

Abb. A147. Bandapparat der Articulatio sacroiliaca. **a** Absicherung gegen Drehbewegungen **b** Absicherung gegen die Körperlast

Articulatio sellaris (Ⓔ saddle joint): *Syn*: *Sattelgelenk*; Gelenk mit zwei sattelförmigen Gelenkflächen; erlaubt Kreisbewegungen [Zirkumduktion]; das Karpometakarpalgelenk des Daumens ist ein Sattelgelenk

Articulatio simplex (Ⓔ simple joint): *Syn*: *einfaches Gelenk*; Gelenk, in dem zwei Knochen artikulieren, z.B. Kniegelenk

Articulatio spheroidea (Ⓔ spheroidal joint): *Syn*: *Kugelgelenk, Enarthrose, Enarthrosis*; aus einem kugelförmigen Gelenkkopf und einer Pfanne bestehendes echtes Gelenk, das Bewegungen in drei Richtungen [Freiheitsgraden] erlaubt: Innenrotation-Außenrotation, Beugung-Streckung, Abduktion-Adduktion

Articulatio sternoclavicularis (Ⓔ sternoclavicular joint): *Syn*: *mediales/inneres Schlüsselbeingelenk, Sternoklavikulargelenk*; Gelenk zwischen Schlüsselbein und Brustbein; ein Kugelgelenk mit Gelenkzwischenscheibe [Discus articularis], aber eingeschränkter Beweglichkeit; die schlaffe Gelenkkapsel wird vorne und hinten durch Bänder verstärkt [**Ligamentum sternoclaviculare anterius** und **posterius, Ligamentum costoclaviculare, Ligamentum interclaviculare**]

Articulationes sternocostales (Ⓔ sternocostal joints): *Syn*: *Brustbein-Rippen-Gelenke, Sternokostalgelenke*; straffe Gelenke zwischen Brustbein und 2.–7. Rippe; werden durch intraartikuläre Bänder [**Ligamentum sternocostale intraarticulare**], fächerförmige Bänder von den Rippen zum Brustbeinkörper [**Ligamenta sternocostalis radiata**] bzw. zum Schwertfortsatz [**Ligamenta costoxiphoidea**] verstärkt

Articulatio subtalaris (Ⓔ subtalar joint): *Syn*: *Subtalargelenk, Articulatio talocalcanea*; hintere Abteilung des unteren Sprunggelenks; Gelenk zwischen den hinteren Gelenkflächen von Talus und Fersenbein/Kalkaneus, das durch das **Ligamentum talocalcaneum interosseum** von der Articulatio* talocalcaneonavicularis abgetrennt wird; die Gelenkkapsel wird durch Bänder [**Ligamentum talocalcaneum laterale, mediale, posterius** und **interosseum, Ligamentum calcaneofibulare, Pars tibiocalcanea** des Ligamentum deltoideum] verstärkt

Articulatio synovialis: *→ echtes Gelenk*

Articulatio talocalcanea: *→ Articulatio subtalaris*

Articulatio talocalcaneonavicularis (Ⓔ talocalcaneonavicular joint): *Syn*: *Talokalkaneonavikulargelenk*; Gelenk zwischen den Gelenkflächen von Talus, Kalkaneus und Kahnbein; bildet die vordere Abteilung des unteren Sprunggelenks; ist funktionell mit der Articulatio* subtalaris verbunden; zu den Bändern, die das Gelenk verstärken, gehören u.a. das **Ligamentum calcaneonaviculare plantare** [verhindert, dass der Talus nach medial-unten abgleitet; wichtige Stütze des Fußlängsgewölbes] und das **Ligamentum talonaviculare**, das die Kapsel dorsal verstärkt

Articulatio talocruralis (Ⓔ talocrural joint): *Syn*: *oberes Sprunggelenk, Talokruralgelenk*; Gelenk zwischen unterem Ende von Schienbein und Wadenbein und dem Sprungbein/Talus; das Gelenk wird durch Kollateralbänder, Ligamentum* collaterale mediale auf der Innenseite und Ligamentum* collaterale laterale auf der Außenseite, verstärkt; das obere Sprunggelenk ist ein Scharniergelenk, in dem der Fuß gebeugt und gestreckt wird

Articulatio tarsi transversa (Ⓔ transverse tarsal joint): *Syn*: *Chopart-Gelenklinie*; Gelenklinie innerhalb der Fußwurzelknochen; von Bedeutung für Fußamputationen

Articulationes tarsometatarsales (Ⓔ tarsometatarsal joints): *Syn*: *Tarsometatarsalgelenke, Fußwurzel-Mittelfußgelenke, Lisfranc-Gelenklinie*; straffe Gelenke zwischen Fußwurzel- und Mittelfußknochen, die nur über eine geringe Beweglichkeit verfügen; werden durch die **Ligamenta tarsometatarsalia dorsalia** und **plantaria** sowie die **Ligamenta cuneometatarsalia interossea** verstärkt

Articulatio temporomandibularis (Ⓔ temporomandibular joint): *Syn*: *Unterkiefergelenk, Kiefergelenk, Temporomandibulargelenk*; aus einer oberen und einer unteren Kammer bestehendes Gelenk zwischen dem Unterkieferköpfchen und der Gelenkgrube des Schläfenbeins; der **Discus articularis** ist ringsum mit der Kapsel verwachsen und unterteilt damit die Gelenkhöhle in eine obere **diskotemporale Kammer** und eine untere **diskomandibulare Kammer**; die obere Kammer erlaubt Schiebe- und Mahlbewegungen und zusammen mit der unteren Kammer Öffnungs- und Schlussbewegung

Articulatio tibiofibularis (Ⓔ tibiofibular joint): *Syn*: *Schienbein-Wadenbein-Gelenk, oberes Tibiofibulargelenk*; straffes Gelenk [Amphiarthrose*] zwischen Wadenbein(köpfchen) und Schienbein/Tibia; die vom Wadenbeinköpfchen ausgehenden Bänder [**Ligamentum capitis fibulae anterius** und **posterius**] erlauben praktisch keine Bewegungen im Gelenk

Articulatio trochoidea (Ⓔ trochoidal joint): *Syn*: *Drehgelenk, Zapfengelenk, Radgelenk*; sich um eine Längsachse drehendes Gelenk

Articulationes zygapophysiales (Ⓔ zygapophysial joints): *Syn*: *Intervertebralgelenke, kleine Wirbelgelenke, Wirbelbogengelenke, Articulationes intervertebrales*; Gelenke zwischen dem oberen und unteren Gelenkfortsatz benachbarter Wirbel; im Halsbereich erlauben sie Beugung nach vorne [Ventralflexion] und hinten [Dorsalflexion], Drehbewegung [Rotation] und in geringem Umfang auch Seitwärtsneigung [Lateralflexion]; im Bereich der Brustwirbelsäule sind Ventral- und Dorsalflexion stark eingeschränkt, Drehbewegungen aber weiterhin möglich; im Lendenbereich erlauben die Intervertebralgelenke wieder mehr Dorsalflexion

ar|ti|fi|zi|ell *adj* (Ⓔ artificial): künstlich, nicht natürlich

ar|ti|ku|lär *adj* (Ⓔ articular): ein Gelenk betreffend

Ar|ti|ku|la|ti|on *nt* (Ⓔ **1.** joint **2.–3.** articulation): **1.** Gelenk*, Verbindung, Articulatio **2.** Gleitbewegung der Zahnreihen aufeinander **3.** (deutliche) Aussprache; Artikulieren, Aussprechen

Ar|ti|ku|la|tor *m* (Ⓔ articulator): *Syn*: *Gelenksimulator*; Gerät mit eingesetzten Zahn- und Kiefermodellen zur Simulation der Bewegung zueinander

ar|ti|ku|la|to|risch *adj* (Ⓔ articulatory): Artikulation betreffend

ar|ti|ku|lie|ren *v* (Ⓔ **1.–2.** articulate): **1.** ein Gelenk bilden, (durch ein Gelenk) verbinden **2.** (deutlich) aussprechen oder ausdrücken

Ar|ti|scho|cke *f* (Ⓔ artichoke): *Syn*: *Cynara scolymus*; Pflanze aus der Familie der Korbblütler [Asteraceae]; die Blätter [**Cynarae folium**] enthalten Hydroxyzimtsäuren [u.a. Chlorogensäure*, Cynarin*], Sesquiterpenlactone*, Flavonoide* und Inulin*; **Anw.**: Verdauungsbeschwerden; traditionell auch als Roborans*

ARV *Abk.*: **1.** AIDS-assoziiertes Retrovirus **2.** Aortenregurgitationsvolumen **3.** Arbeiterrentenversicherung

ARVD *Abk.*: arrhythmogene rechtsventrikuläre Dysplasie

A|ry|e|pi|glot|ti|kus *m*: *→ Musculus aryepiglotticus*

a|ry|e|pi|glot|tisch *adj* (Ⓔ aryepiglottic): Aryknorpel und Kehldeckel/Epiglottis betreffend

A|ry|knor|pel *m* (Ⓔ arytenoid cartilage): *Syn*: *Stellknorpel, Gießbeckenknorpel, Cartilago arytenoidea*; auf dem Oberrand der Ringknorpelplatte sitzender Knorpel, der die Spannung der Stimmbänder reguliert; hat die Form einer dreikantigen Pyramide, deren Flächen als **Facies articularis, Facies anterolateralis, Facies medialis** und **Facies posterior** bezeichnet werden; die untere Kante der Facies medialis läuft in den **Processus vocalis** aus, an dem das Stimmband [Ligamentum* vocale] ansetzt; am seitlich gelegenen **Processus muscularis** inserieren Musculus* cricoarytenoideus posterior und lateralis; die kraniale Spitze des Stellknorpels wird als **Apex cartilaginis arytenoideae** bezeichnet; ihm sitzt die Cartilago* corniculata auf; der Aryknorpel ist mit dem Ringknorpel über die Articulatio* cricoarytenoidea sowie Bänder [Ligamentum* cricoarytenoideum] verbunden

A|ry|knor|pel|ent|fer|nung *f*: *→ Arytänoidektomie*

A|ry|knor|pel|ent|zün|dung *f* (Ⓔ arytenoiditis): Arytänoiditis*

A|ry|knor|pel|re|sek|ti|on *f*: *→ Arytänoidektomie*

a|ry|tä|no|id *adj* (Ⓔ arytenoid): Aryknorpel betreffend

A|ry|tä|no|i|dek|to|mie *f* (Ⓔ arytenoidectomy): *Syn*: *Aryknorpelentfernung, Aryknorpelresektion*; operative Entfernung eines oder mehrerer Aryknorpel*

A

A|ry|tä|no|i|di|tis *f, pl* **-ti|den** (Ⓔ arytenoiditis): *Syn*: *Aryknorpelentzündung*; Entzündung des/der Aryknorpel*

a|ry|tä|no|i|di|tisch *adj* (Ⓔ arytenoiditic): Arytänoiditis betreffend

A|ry|tä|no|i|do|pe|xie *f* (Ⓔ arytenoidopexy): *Syn*: *Kelly-Operation, Kelly-Arytänoidopexie*; operative Anheftung der Aryknorpel

ARZ *Abk*.: Achillessehnen-Reflexzeit

Arz|nei *f* (Ⓔ medicine): Heilmittel, Arzneimittel*, Medikament

Arz|nei|bad *nt* (Ⓔ medicated bath): medizinisches Bad mit pflanzlichen [Kräuterbad], mineralischen oder chemischen Wirkstoffen als Badezusatz, die über die Haut bzw. die Lunge in den Organismus aufgenommen werden

Arz|nei|buch *nt* (Ⓔ pharmacopoeia): *Syn*: *Pharmakopöe*; Verzeichnis der offizinellen Arzneimittel mit Vorschriften für ihre Beschaffenheit, Zubereitung, Aufbewahrung und Prüfung, z.B. Deutsches Arzneibuch

Arz|nei|ex|an|them *nt*: *→ Arzneimittelexanthem*

Arz|nei|kun|de *f* (Ⓔ pharmaceutics): *Syn*: *Arzneilehre, Pharmazeutik, Pharmazie*; Lehre von der Zubereitung und Anwendung von Arzneimitteln

arz|nei|kund|lich *adj* (Ⓔ pharmaceutic): *Syn*: *pharmazeutisch*; Pharmazeutik betreffend, auf ihr beruhend

Arz|nei|leh|re *f*: *→ Arzneikunde*

Arz|nei|mit|tel *nt* (Ⓔ medicine): *Syn*: *Medikament, Pharmakon, Arzneistoff*; zu Diagnostik, Therapie und Prophylaxe verwendete natürliche oder synthetische Substanz oder Mischung von Substanzen; nach der Art der Arzneiform kann man **feste Arzneimittel** [u.a. Pulver, Puder, Granulat, Tablette, Dragees, Kapsel], **halbfeste Arzneimittel** [u.a. Salbe, Gel, Zäpfchen], **flüssige Arzneimittel** [u.a. Lösung, Sirup, Saft, Tropfen], **gasförmige Arzneimittel** [u.a. Aerosol, Inhalat] und **therapeutische Systeme** [u.a. Intrauterinpessar, Transdermalsystem] unterscheiden; *s.a. Depotpräparate*

großes Arzneimittel (Ⓔ major remedy): in der Homöopathie Bezeichnung für ein Mittel, das wegen der großen Zahl der bekannten Symptome in seinem Arzneimittelbild* häufig verordnet wird; *s.a. kleines Arzneimittel*

kleines Arzneimittel (Ⓔ small remedy): in der Homöopathie Bezeichnung für ein Mittel, das wegen der geringen Zahl der bekannten Symptome in seinem Arzneimittelbild* nur selten verordnet wird; *s.a. großes Arzneimittel*

Arz|nei|mit|tel|ab|hän|gig|keit *f*: *→ Arzneimittelsucht*

Arz|nei|mit|tel|al|ler|gie *f* (Ⓔ drug allergy): *Syn*: *Arzneimittelüberempfindlichkeit*; durch Arzneimittel verursachte Allergie*

Arz|nei|mit|tel|be|zie|hung *f* (Ⓔ relationship): in der Homöopathie Bezeichnung für die gegenseitige Beeinflussung der Wirkungen zweier Arzneimittel bei aufeinanderfolgender Verabreichung; nach der Wirkung wird das zweite Mittel als **Antidot** [auch **Gegenmittel**; hebt die Wirkung des vorgehenden Mittels auf], **Komplementärmittel** [auch **ergänzendes Mittel**; verstärkt die heilende Wirkung des ersten Mittels], **gut folgendes Mittel** [auch **Freund**; hat keinen negativen Einfluss auf die Wirkung des ersten Mittels], **entgegengesetztes Mittel** [auch **Feind**; verträgt sich nicht mit dem zuvor angewendeten Mittel] oder **Kollateralmittel** [hat ähnliche Symptome, wie das zuvor angewendete Mittel; kann deshalb als Alternative angesehen werden] bezeichnet

Arz|nei|mit|tel|bild *nt* (Ⓔ remedy portrait): in der Homöopathie Beschreibung der Wirkung eines Arzneimittels und des dazugehörigen Patienten- od. Konstitutionstyps; je nach der Anzahl der bekannten Symptome im Arzneimittelbild und der dadurch bedingten Verordnungshäufigkeit unterscheidet man zwischen Polychrest*, großen und kleinen Arzneimitteln*

Arz|nei|mit|tel|der|ma|ti|tis *f, pl* **-ti|ti|den**: *→ Arzneimittelexanthem*

Arz|nei|mit|tel|ex|an|them *nt* (Ⓔ drug eruption): *Syn*: *Arzneimitteldermatitis, Arzneiexanthem, Dermatitis medicamentosa*; Hautausschlag, der durch ein Arzneimittel hervorgerufen wird; meist Ausdruck einer Arzneimittelallergie*; klinisch gleichen die Exantheme oft Virusexanthemen; in 50 % der Fälle tritt nur ein Exanthem auf, bei 25 % kommt es auch zur Urtikariabildung; am häufigsten ist der Rumpf betroffen, seltener auch Handflächen, Fußsohlen und Schleimhäute; bei schwerem Verlauf kann es zu Fieber und Krankheitsgefühl kommen

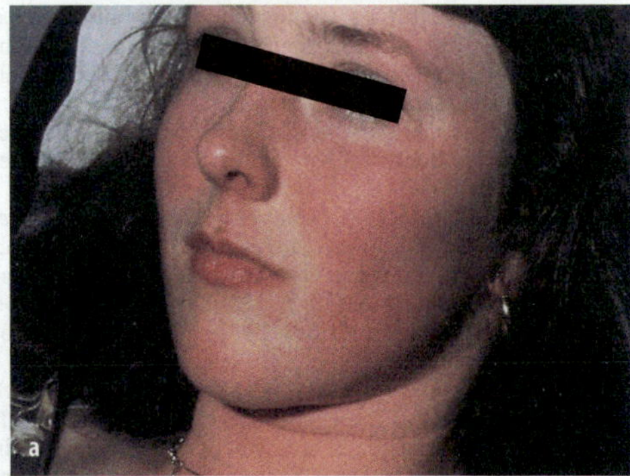

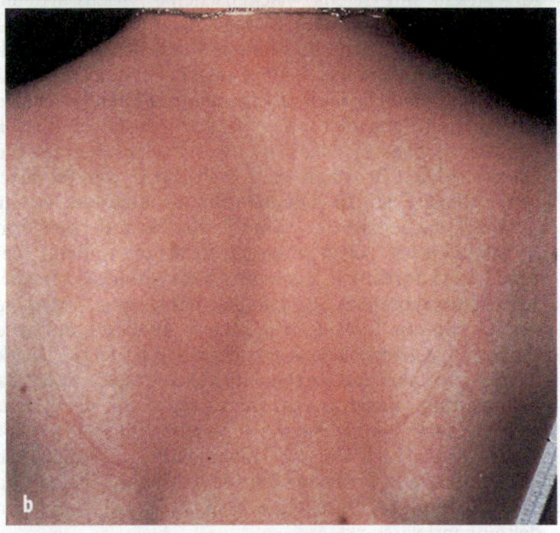

Abb. A148. Arzneimittelexanthem. [Ampicillin*]

Tab. A149. Arzneimittelexanthem-Ranking assoziierte Medikamente

Nach absoluter Häufigkeit	Nach relativer Häufigkeit
Penicillin	Gold
Diuretika	Trimethoprim/Sulfonamid
NSAID	Trimethoprim
Salicylate	Cephalosporine
Tetrazykline	Penicillin
Trimethoprim/Sulfonamid	ACE-Hemmer
Benzodiazepine	Carbamazepin
Beta-Rezeptorenblocker	Tetrazykline
Gold	Allopurinol
Paracetamol	Phenytoin
Neuroleptika	NSAID
Trimethoprim	Salicylate
Cephalosporine	Antihypertensiva
Carbamazepin	Glibenclamid
Allopurinol	Paracetamol
Phenytoin	Diuretika

Arz|nei|mit|tel|for|schung *f*: *→ Pharmakologie*

Arz|nei|mit|tel|ik|te|rus *m* (Ⓔ drug-induced jaundice): *Syn*: *Drogenikterus*; durch Arzneimittel oder Drogen verursachte Gelbsucht [Ikterus*]

Arz|nei|mit|tel|in|ter|ak|ti|on *pl* (Ⓔ drug interaction): *Syn*: *Arzneimittelwechselwirkungen*; Wechselwirkung von zwei oder mehreren Medikamenten; es kann sowohl zu einer Abschwächung als auch einer Verstärkung der Wirkung kommen; bei einer **pharmakodynamischen Arzneimittelinteraktion** liegt eine Beeinflussung durch eine gleiche [synergistische] oder entgegengesetzte [antagonistische] Wirkung vor; bei einer positiven oder negativen Beeinflussung der Pharmokokinetik, spricht man von **pharmakokinetischer Arzneimittelinteraktion**

Arz|nei|mit|tel|in|ter|fe|renz *f* (Ⓔ drug interference): gegenseitige Beeinflussung der Wirkung von zwei oder mehreren Medikamenten; es kann sowohl zu einer Abschwächung, als auch einer Verstärkung der Wirkung kommen; *s.a. Arzneimittelinteraktion*

Arz|nei|mit|tel|leh|re *f*: → *Pharmakologie*

Arz|nei|mit|tel|sucht *f* (Ⓔ drug addiction): *Syn*: *Medikamentenabhängigkeit, Arzneimittelabhängigkeit, Pharmakomanie*; Abhängigkeit von freierhältlichen oder verschreibungspflichtigen Arzneimitteln; *s.a. Abhängigkeit*

Arz|nei|mit|tel|to|xi|ko|lo|gie *f* (Ⓔ pharmaceutical toxicology): Lehre von der akuten und chronischen Toxizität von Arzneimitteln

Arz|nei|mit|tel|ü|ber|emp|find|lich|keit *f*: → *Arzneimittelallergie*

Arz|nei|mit|tel|wahl *f* (Ⓔ remedy selection): in der Homöopathie Bezeichnung für die Auswahl eines Arzneimittels nach dem Kriterium der größtmöglichen Ähnlichkeit seines Arzneimittelbildes zur Symptomatik des Patienten [Ähnlichkeitsprinzip]

Arz|nei|mit|tel|wech|sel|wir|kun|gen *pl*: → *Arzneimittelinteraktion*

Arz|nei|mit|tel|wir|kung, un|er|wünsch|te *f* (Ⓔ untoward effect): *Syn*: *Nebenwirkung*; therapeutisch nicht erwünschte Wirkung eines Arzneimittels, die zu Änderung oder Absetzen der Therapie führen kann

Arz|nei|stoff *m*: → *Arzneimittel*

AS *Abk*.: **1.** → *Aktionsstrom* **2.** → *Aminoessigsäure* **3.** → *Aminosäure* **4.** Amperesekunde **5.** → *anaphylaktischer Schock* **6.** ankylosierende Spondylitis **7.** → *Antiserum* **8.** → *Aortenstenose* **9.** arterielles System **10.** → *Arteriosklerose* **11.** → *Ascorbinsäure* **12.** → *Asystolie* **13.** Atemstoß **14.** → *Atherosklerose*

As *Abk*.: → *Arsen*

A.s. *Abk*.: → *Atrium cordis sinistrum*

As-, as- *präf*.: Wortelement mit der Bedeutung „zu.../hinzu.../an..."

ASA *Abk*.: **1.** → *Adams-Stokes-Anfall* **2.** Antispermien-Antikörper **3.** Arylsulfatase A

AS & AI *Abk*.: Aortenstenose & Aorteninsuffizienz

A|sa|krie *f* (Ⓔ asacria): *Syn*: *Kreuzbeinaplasie*; mangelhafte Ausbildung des Kreuzbeins*

ASAL *Abk*.: Argininosuccinatlyase

AS-Amyloid *nt* (Ⓔ amyloid S): *Syn*: *Amyloid S, Altersamyloid*; *s.u. Amyloid*

ASAT *Abk*.: → *Aspartataminotransferase*

ASB *Abk*.: Arbeitsschutz-Bestimmung

As|best *m* (Ⓔ asbestos): *Syn*: *Bergflachs, Federalaun, Federweiß, Alumen plumosum*; Sammelbegriff für faserförmige silikathaltige Mineralien, die u.a. wegen ihrer Temperaturbeständigkeit in vielen Industrieprodukten eingesetzt wurden; die Gefahr von Asbestose* und Krebsentwicklung führt zunehmend zu einem Ersatz durch andere Stoffe; *s.a. Essay Virus und Tumor S. 2185*

As|best|grind *m* (Ⓔ asbestos-like tinea): *Syn*: *Tinea amiantacea (Alibert), Tinea asbestina, Pityriasis amiantacea, Keratosis follicularis amiantacea, Impetigo scabida*; meist im Rahmen anderer Erkrankungen [Seborrhoe*, endogenes Ekzem*] auftretende asbestartige, weiß-schimmernde Schuppen der Kopfhaut; der Begriff wird heute nur noch selten verwendet

As|best|kör|per|chen *pl* (Ⓔ asbestos bodies): v.a. bei Asbestose*, aber auch bei Gesunden auftretende Körperchen aus Asbestfasern und einem Hämosiderin-haltigen Proteinmantel; die Bedeutung ist unbekannt

As|bes|to|se *f* (Ⓔ asbestosis): *Syn*: *Asbeststaublunge, Bergflachslunge, Asbestosis pulmonum*; zur Gruppe der Silikatosen* gehörende Pneumokoniose* durch Asbeststaub; neben einer diffusen interstitiellen Lungenfibrose* treten gehäuft Adenokarzinome* der Lunge und Mesotheliome* der Pleura auf; entschädigungspflichtige Berufskrankheit

As|bes|to|sis pul|mo|num *f*: → *Asbestose*

As|best|staub|lun|ge *f*: → *Asbestose*

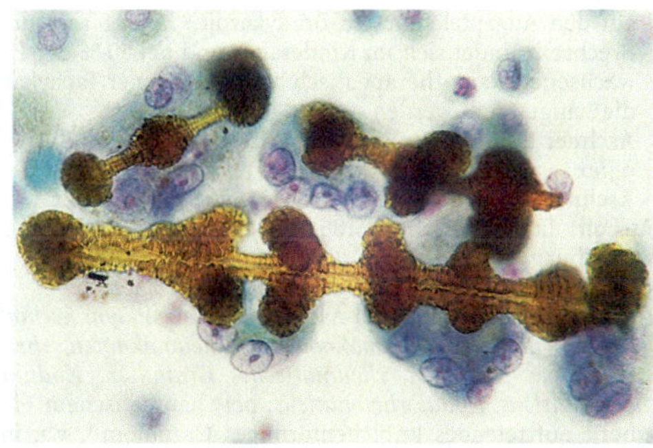

Abb. A150. Asbestkörperchen

asc. *Abk*.: ascendens

A-Scan *m* (Ⓔ A-scan): A-Bild; *s.u. Sonographie*

As|ca|ri|a|sis *f, pl* **-ses**: → *Askariasis*

As|ca|ris *f* (Ⓔ Ascaris): Wurmgattung der Familie **Ascarididae** mit zahlreichen Dünndarmparasiten von Menschen und Tieren; *s.a. Askariasis*

Ascaris lumbricoides (Ⓔ lumbricoid): *Syn*: *Spulwurm*; im Dünndarm des Menschen parasitierende Nematode*; *s.u. Askariasis*

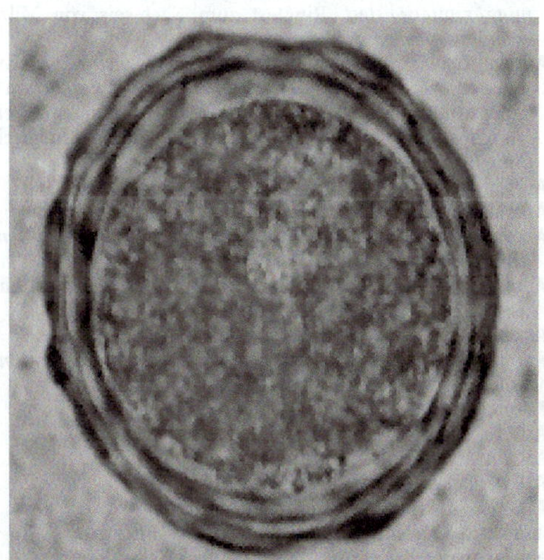

Abb. A151. Ascaris lumbricoides. Ei im Stuhl

A|schel|min|then *pl*: → *Aschelminthes*

A|schel|min|thes *pl* (Ⓔ Aschelminthes): *Syn*: *Schlauchwürmer, Nemathelminthes, Aschelminthen*; zu den Fadenwürmern zählende Parasiten; werden in Rundwürmer* [Nematoden] und Plattwürmer* [Plathelminten] unterteilt, die wiederum in Saugwürmer* [Trematoden] und Bandwürmer* [Cestoden] untergliedert werden

A|schen|bild *nt* (Ⓔ ash picture): *Syn*: *Spodogramm*; nach Veraschung der organischen Substanz sichtbare Verteilung anorganischer Bestandteile in einem Gewebeschnitt

Ascher: Karl Wolfgang Ascher; 1887–1971; amerikanischer Augenarzt (Cincinnati)

Ascher-Syndrom *nt* (Ⓔ Ascher's syndrome): ätiologisch ungeklärte Kombination von Blepharochalasis*, Doppellippe, chronischem Lippenödem und [i.d.R. euthyreoter] Struma*

Aschner: Bernhard Aschner; 1883–1960; österreichischer Frauenarzt (Wien, New York)

Aschner-Dagnigni-Bulbusreflex *m* (Ⓔ Aschner's reflex): *Syn*: *okulokardialer Reflex, Bulbusdruckreflex, Aschner-Versuch, Aschner-Dagnini-Versuch, Bulbusdruckversuch*; Druck auf den Augapfel führt zu Bradykardie*, Hautblässe und Brechreiz; findet sich im Kindesalter und bei 50 % der Erwachsenen; kann therapeutisch bei paroxymaler Tachykardie* angewandt werden

Aschner-Dagnini-Versuch *m*: *→Aschner-Dagnigni-Bulbusreflex*

Aschner-Versuch *m*: *→Aschner-Dagnigni-Bulbusreflex*

Aschoff: Ludwig Aschoff; 1866–1942; deutscher Pathologe (Freiburg)

Aschoff-Geipel-Knötchen *nt*: *→Aschoff-Knötchen*

Aschoff-Knötchen *nt* (Ⓔ Aschoff's nodules): ***Syn***: *Aschoff-Geipel-Knötchen, Rheumaknötchen, Rheumaknoten, rheumatisches Knötchen, rheumatisches Granulom, Nodulus rheumaticus, Nodus rheumaticus*; bei rheumatischem Fieber* auftretendes knötchenförmiges Granulom*, v.a. im interstitiellen Herzmuskelgewebe

Aschoff-Tawara-Knoten *m* (Ⓔ Aschoff-Tawara's node): ***Syn***: *AV-Knoten, Atrioventrikularknoten, Nodus atrioventricularis*; an der Vorhofkammergrenze liegender Knoten aus spezifischen Muskelfasern, der die Erregung vom Vorhof auf die Kammer überträgt; Teil des Erregungsleitungssystems* des Herzens; übernimmt bei Ausfall des Sinusknotens [Nodus* sinuatrialis] als sekundäres Erregungsbildungszentrum die Schrittmacherfunktion

As|ci|tes *m*: *→Aszites*

Ascoli: Alberto Ascoli; 1877–1957; italienischer Tierarzt (Mailand)

Ascoli-Test *m* (Ⓔ Ascoli's test): ***Syn***: *Ascoli-Reaktion, Thermopräzipitationstest*; Ringtest zum Nachweis von Milzbrandantigen; *s.a. Anthrax*

As|co|my|ce|tes *pl* (Ⓔ Ascomycetes): ***Syn***: *Schlauchpilze, Askomyzeten, Ascomycotina, Ascomycota*; zu den echten Pilzen* gehörende größte Klasse der Pilze; vermehrt sich sexuell [Askosporen*] und asexuell [Konidiosporen*]; medizinisch ohne Bedeutung; *s.a. Essay Pilze S. 1697*

As|co|my|co|ta *pl*: *→Ascomycetes*

As|co|my|co|ti|na *pl*: *→Ascomycetes*

As|co|phyl|lum no|do|sum *nt* (Ⓔ Ascophyllum nodosum): ***Syn***: *Knotentang*; *s.u. Tang*

As|cor|bin|ä|mie *f* (Ⓔ ascorbemia): ***Syn***: *Askorbinämie*; erhöhter Ascorbinsäurespiegel des Blutes

As|cor|bin|säu|re *f*: *→Vitamin C*

As|cor|bin|u|rie *f* (Ⓔ ascorburia): ***Syn***: *Askorburie, Askorbinurie, Ascorburie*; Ascorbinsäureausscheidung im Harn

As|cor|bu|rie *f*: *→Ascorbinurie*

ASD *Abk.*: *→Atriumseptumdefekt*

ASD I *Abk.*: Atriumseptumdefekt I

ASD II *Abk.*: Atriumseptumdefekt II

ASE *Abk.*: Antistreptolysin-Einheit

-ase *suf.*: Wortelement mit der Bedeutung „Enzym"

a|se|kre|to|risch *adj* (Ⓔ asecretory): ohne Sekretion

A|se|mie *f*: *→Asymbolie*

A|sep|sis *f* (Ⓔ 1.–2. asepsis): **1.** Keimfreiheit **2.** ***Syn***: *Aseptik; Sterilisation, Sterilisierung*; Herbeiführen von Keimfreiheit; *s.a. Antisepsis*

A|sep|tik *f* (Ⓔ 1.–2. asepsis): **1.** ***Syn***: *Asepsis*; Sterilisation, Sterilisierung; Herbeiführen von Keimfreiheit **2.** keimfreie Wundbehandlung; *s.a. Antisepsis*

a|sep|tisch *adj* (Ⓔ 1.–2. aseptic): **1.** Asepsis betreffend, keimfrei; steril **2.** (*Entzündung*) ohne Erregerbeteiligung; avaskulär

a|se|xu|al *adj*: *→asexuell*

A|se|xu|a|li|tät *f* (Ⓔ asexuality): ohne sexuelles Verlangen, ohne Sextrieb

a|se|xu|ell *adj* (Ⓔ 1.–2. asexual): **1.** (*biolog.*) geschlechtslos, ungeschlechtlich, nicht geschlechtlich **2.** (*Beziehung*) ohne Sexualverkehr, platonisch

ASH *Abk.*: asymmetrische Septumhypertrophie

AsH *Abk.*: Astigmatismus hyperopicus

AsH_3 *Abk.*: *→Arsenwasserstoff*

Asherman: Joseph G. Asherman; israelischer Frauenarzt im 20. Jahrhundert

Asherman-Fritsch-Syndrom *nt* (Ⓔ Asherman's syndrome): ***Syn***: *Asherman-Syndrom, Fritsch-Syndrom*; partielle oder vollständige Verklebung der Gebärmutterhöhle durch Verwachsungsstränge; kann zu uteriner Hypo- oder Amenorrhoe* und Sterilität führen; die Ursache liegt meist in einer forcierten Abrasio post partum oder post abortum; **Therapie**: hysteroskopische Durchtrennung der Verwachsungen; zur Vermeidung von neuen Verwachsungen wird das Cavum uteri vorübergehend durch einen Ballonkatheter offengehalten

Asherman-Syndrom *nt*: *→Asherman-Fritsch-Syndrom*

ashy dermatosis *nt* (Ⓔ ashy dermatosis): ***Syn***: *Dermatosis cenicienta, Erythema dyschromicum perstans*; seltene, v.a. in Südamerika vorkommende Variante des Lichen* ruber, bei der es zur Bildung aschgrauer Flecken am Rumpf ohne vorhergehende Entzündung kommt

ASI *Abk.*: **1.** aktiv-spezifische Immuntherapie **2.** anteroseptaler Infarkt

A|si|a|lie *f* (Ⓔ asialia): ***Syn***: *Aptyalismus*; Fehlen der Speichelsekretion; auch Bezeichnung für die dadurch bedingte Mundtrockenheit [Xerostomie]

A|si|de|ro|se *f*: *→Eisenmangel*

ASIG *Abk.*: Arbeitssicherheitsgesetz

A|si|tie *f*: *→Anorexia*

ASK *Abk.*: *→Antistreptokinase*

As|ka|ri|a|sis *f, pl* **-ses** (Ⓔ ascariasis): ***Syn***: *Spulwurminfektion, Askariose, Askaridose, Ascariasis*; durch Befall mit **Ascaris lumbricoides** [Spulwurm] hervorgerufene Erkrankung; eine der häufigsten Wurmerkrankungen mit ca. 1 Milliarde (!) Fälle weltweit; der Mensch infiziert sich durch orale Aufnahme embryonierter Eier [Larvenstadium 2; L2] in Obst, Gemüse oder Wasser; die Larven schlüpfen im Dünndarm, durchbohren die Darmwand und erreichen auf dem Blutweg Leber und Lunge [L3, L4], wo sie ein so genanntes **eosines Infiltrat** bilden können; die Larven wandern dann über die Alveolen, Bronchien und Luftröhre zum Rachen; sie werden verschluckt und gelangen in den Dünndarm, wo sie innerhalb von 6–10 Wochen zum geschlechtsreifen Wurm [15–40 cm lang, bleistiftdick] heranwachsen; die Weibchen können pro Tag bis zu 200.000 Eier produzieren, die mit dem Stuhl ausgeschieden werden

Klinik: der Lungenbefall führt zu einer pneumonieartigen Symptomatik und evtl. zur Bildung eines eosinophilen Infiltrates; in seltenen Fällen kann auch eine Asthmasymptomatik [**Asthma verminosum**] auftreten; der Darmbefall führt zu gastrointestinalen Störungen und u.U. kolikartiger Symptomatik; Gallenkolik, Appendicitis* vermicularis oder Wurmileus sind seltenere Symptome; **Diagnose**: Wurm- oder Eiernachweis im Stuhl; **Therapie**: Mebendazol*

As|ka|ri|di|a|sis *f, pl* **-ses**: *→Askariasis*

As|ka|ri|do|se *f*: *→Askariasis*

As|ka|ri|o|se *f*: *→Askariasis*

as|ka|ri|zid *adj* (Ⓔ ascaricidal): askaridenabtötend, spulwurmtötend

ASKE *Abk.*: Antistreptokinase-Einheit

As|ko|my|ze|ten *pl*: *→Ascomycetes*

As|kor|bin|ä|mie *f*: *→Ascorbinämie*

As|kor|bin|säu|re *f*: *→Vitamin C*

As|kor|bin|u|rie *f*: *→Ascorbinurie*

As|kor|bu|rie *f*: *→Ascorbinurie*

As|ko|spo|re *f* (Ⓔ ascospore): im Askus* gebildete Hauptfruchtform der Schlauchpilze*

Ask-Upmark: Erik Ask-Upmark; schwedischer Pathologe im 20. Jahrhundert

Ask-Upmark-Niere *f* (Ⓔ Ask-Upmark kidney): segmentale Nierenhypoplasie* bei rezidivierenden kindlichen Harnwegsinfekten bei Reflux

As|kus *m* (Ⓔ ascus): ***Syn***: *Sporenschlauch*; zylindrische Zelle im Fruchtkörper von Schlauchpilzen*, in dem die Askosporen gebildet werden

ASL *Abk.*: **1.** *→Antistreptolysin* **2.** Argininosuccinatlyase

ASLO *Abk.*: Antistreptolysin O

ASL-Titer *Abk.*: Anti-Streptolysin-Titer

AsM *Abk.*: Astigmatismus myopicus

ASMI *Abk.*: anteroseptaler Myokardinfarkt

Asn *Abk.*: *→Asparagin*

ASO *Abk.*: **1.** Antistreptolysin O **2.** *→arterial-switch-Operation*

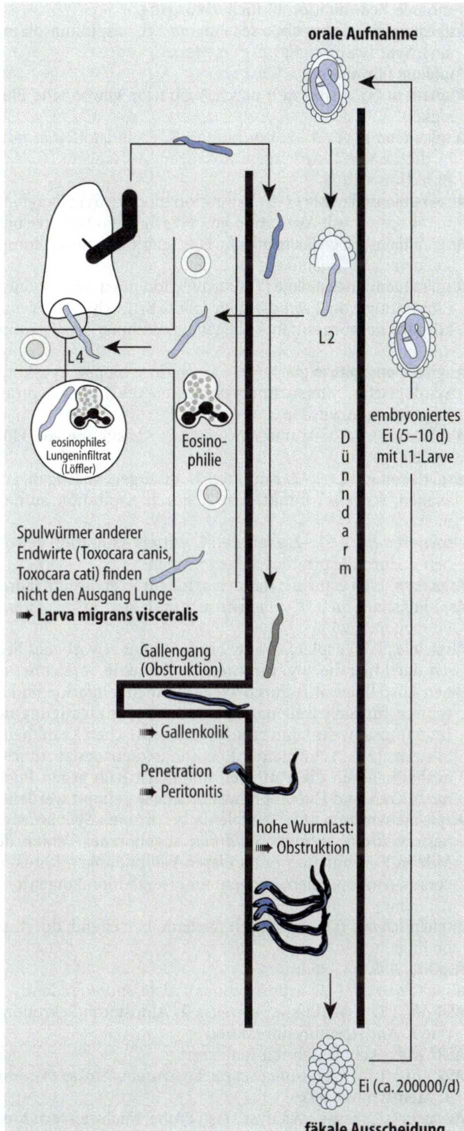

Abb. A152. Pathogenese der Askariasis

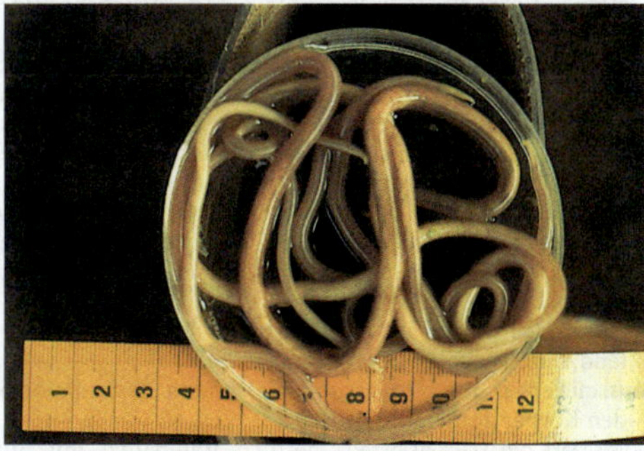
Abb. A153. Ascaris lumbricoides

3. Arteriosclerosis obliterans
ASÖD *Abk.*: Analsphinkter-Öffnungsdruck
A|som|nia *f*: →*Schlaflosigkeit*
A|som|nie *f*: →*Schlaflosigkeit*
ASP *Abk.*: →*Asparaginase*
Asp *Abk.*: →*Asparaginsäure*
Asp. *Abk.*: →*Aspergillus*
ASPA *Abk.*: Aluminium-Silikat-Polyacrylsäure
As|pa|ra|gi her|ba *f* (Ⓔ asparagus herb): oberirdische Pflanzenteile des Spargels*
As|pa|ra|gin *nt* (Ⓔ asparagine): nicht-essentielle, proteinogene Aminosäure*; Monoamid der Asparaginsäure; *s.a. Aspartatzyklus*
As|pa|ra|gin|a|mi|da|se *f*: →*Asparaginase*
As|pa|ra|gi|na|se *f* (Ⓔ asparaginase): *Syn*: *Asparaginamidase*; Aminohydrolase, die die Umwandlung von Asparagin zu Aspartat katalysiert; wird als Zytostatikum* zur Behandlung von Lymphomen und Leukämien verwendet; *s.a. Essay Chemotherapie S. 349*
As|pa|ra|gin|säu|re *f* (Ⓔ aspartic acid): *Syn*: *Aminobernsteinsäure*; nicht-essentielle, proteinogene Aminosäure*; wichtiger Metabolit des Harnstoffzyklus* und der Purinbiosynthese; *s.a. Aspartatzyklus*
As|pa|ra|gi rhi|zo|ma *nt* (Ⓔ asparagus root): Wurzelstock des Spargels*
As|pa|ra|gus of|fi|ci|na|lis *m*: →*Spargel*
As|par|tam *nt* (Ⓔ aspartame): synthetischer Süßstoff; wesentlich süßer als Zucker [ca. 200-mal]
As|par|ta|se *f* (Ⓔ aspartase): *Syn*: *Aspartatammoniaklyase*; Enzym, das die Desaminierung von Asparaginsäure* zu Fumarsäure* katalysiert
As|par|tat *nt* (Ⓔ aspartate): Salz der Asparaginsäure*; *s.a. Aspartatzyklus*
As|par|tat|a|mi|no|trans|fe|ra|se *f* (Ⓔ aspartate aminotransferase): *Syn*: *Aspartattransaminase, Glutamatoxalacetattransaminase, Serum-Glutamatoxalacetattransaminase*; u.a. in Leber, Gehirn und Herzmuskel vorkommende Aminotransferase, die die Umwandlung von L-Aspartat in Oxalacetat* katalysiert; wichtig für Diagnose und Verlaufskontrolle von Leber- und Muskelerkrankungen sowie des Herzinfarktes
As|par|tat|am|mo|ni|ak|ly|a|se *f*: →*Aspartase*
As|par|tat|trans|a|mi|na|se *f*: →*Aspartataminotransferase*
As|par|tat|zy|klus *m* (Ⓔ aspartate cycle): Reaktionszyklus, bei dem Aminogruppen von Aspartat auf eine Ketoverbindung übertragen werden; das aus Aspartat entstehende Fumarat* wird erneut zu Aspartat regeneriert; spielt eine Rolle für die Synthese von Harnstoff*, Arginin*, Adenosinmonophosphat* und Purin*
ASPAT *Abk.*: **1.** →*Aspartataminotransferase* **2.** A-Streptokokken-Polysaccharid-Antikörpertiter
Asperger: Hans Asperger; österreichischer Psychiater im 20. Jahrhundert
Asperger-Syndrom *nt* (Ⓔ Asperger's syndrome): *Syn*: *kindlicher Autismus, Asperger-Störung*; sich meist im Schulalter manifestierende Form des Autismus*, die v.a. bei Jungen vorkommt
As|per|gil|lom *nt* (Ⓔ **1.–2.** aspergilloma): **1.** bei Lungenaspergillose* auftretendes Myzetom* in vorgebildeten Höhlen [Kaverne, Bronchiektase] **2.** Bildung eines Aspergillusmyzetoms in den Nasennebenhöhlen [v.a. Kieferhöhle] bei vorbestehender chronischer Nebenhöhlenentzündung [Sinusitis*]; **Therapie**: operative Sanierung und Nachbehandlung mit Amphotericin* B
As|per|gil|lo|se *f* (Ⓔ aspergillosis): *Syn*: *Aspergillusmykose*; durch Aspergillus*-Species hervorgerufene, durch typische Granulome [**Aspergillome**] gekennzeichnete Mykose* mit Befall von Haut, Schleimhäuten, Ohr und Lunge; befällt v.a. abwehrgeschwächte Patienten und Patienten mit chronischen granulomatösen Erkrankungen; die Übertragung erfolgt i.d.R. aerogen durch Inhalation von Aspergilluskonidien; **Diagnose**: Nachweis von Pilzhyphen in Sputum oder Biopsiematerial; kultureller Erregernachweis; Antigen- oder Antikörpernachweis [indirekter Hämagglutinationshemmtest*, radiale Immundiffusion*]; **Therapie**: Amphotericin* B

A

allergische bronchopulmonale Aspergillose (Ⓔ bronchopneumonic aspergillosis): *Syn*: *bronchopulmonale Aspergillose*; durch eine allergische Reaktion auf Aspergillus-Antigene hervorgerufene Kombination von Asthma* bronchiale und exogen allergischer Alveolitis* bei Asthmatikern

bronchopulmonale Aspergillose: → *allergische bronchopulmonale Aspergillose*

As|per|gil|lus *m, pl* **-li** (Ⓔ Aspergillus): *Syn*: *Kolbenschimmel, Gießkannenschimmel*; Schimmelpilz mit kolbigen Konidien [Sporen]; z.T. Krankheitserreger [Aspergillose*], z.T. Toxinbildner [Aspergillustoxikose*]; weltweit vorkommende Saprophyten, die v.a. auf organischen Abfällen, Lebensmitteln, Erdnüssen und Blumentopferde wachsen

Aspergillus flavus (Ⓔ Aspergillus flavus): *Syn*: *gelbsporiger Kolbenschimmel*; zweithäufigste Aspergillusart; häufiger Auslöser einer allergischen Aspergillose, Aspergillom* der Nasennebenhöhlen und von Otitis* externa; bildet kanzerogene Aflatoxine*

Aspergillus fumigatus (Ⓔ Aspergillus fumigatus): *Syn*: *rauchgrauer Kolbenschimmel*; häufigster aus Untersuchungsmaterial isolierter Schimmelpilz; meist Erreger der allergischen bronchopulmonalen Aspergillose*

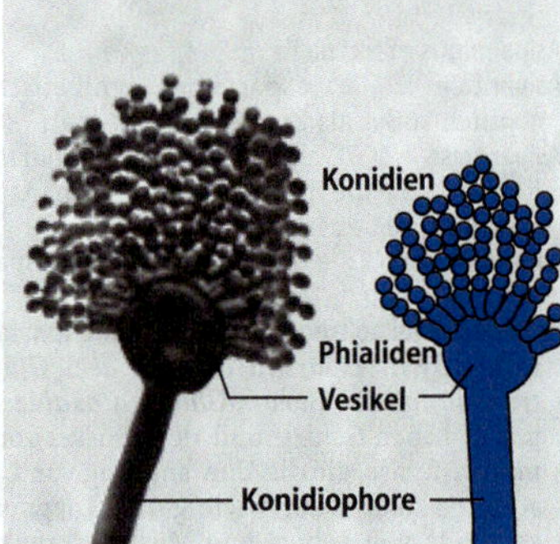

Abb. A154. Aspergillus fumigatus

Aspergillus niger (Ⓔ Aspergillus niger): *Syn*: *schwarzer Kolbenschimmel*; oft bei Otitis* externa gefunden

As|per|gil|lus|my|ko|se *f*: → *Aspergillose*

As|per|gil|lus|to|xi|ko|se *f* (Ⓔ aspergillustoxicosis): durch Aspergillus*-Species hervorgerufene Form der Mykotoxikose*

a|sperm *adj* (Ⓔ aspermic): *Syn*: *aspermatisch*; Aspermie betreffend

A|sper|ma|tie *f* (Ⓔ aspermatism): *Syn*: *Aspermatismus*; fehlender Samenerguss beim Höhepunkt

a|sper|ma|tisch *adj*: → *asperm*

A|sper|ma|tis|mus *m*: → *Aspermatie*

A|sper|ma|to|ge|ne|se *f* (Ⓔ aspermatogenesis): Ausbleiben der Spermatogenese*; führt zu Aspermie* und Aspermatie*

A-Spermatogonie *f* (Ⓔ type A spermatogonium): *Syn*: *Spermatogonie vom Typ A*; *s.u. Spermatogenese*

A|sper|mie *f* (Ⓔ aspermia): Fehlen von Samenzellen im Ejakulat

Asph. *Abk.*: → *Asphyxie*

A|sphyg|mie *f* (Ⓔ asphygmia): vorübergehende Pulslosigkeit; oft fälschlicherweise gleichgesetzt mit Asphyxie*

a|sphyk|tisch *adj* (Ⓔ asphyctic): Asphyxie betreffend, durch sie bedingt

A|sphy|xia *f*: → *Asphyxie*

Asphyxia neonatorum (Ⓔ neonatal asphyxia): *Syn*: *Neugeborenenasphyxie, Depressionszustand des Neugeborenen, Atemdepressionszustand des Neugeborenen*; unmittelbar nach der Geburt einsetzende Atemdepression und Asphyxie durch Unreife der Gehirnzentren

A|sphy|xie *f* (Ⓔ asphyxia): *Syn*: *Asphyxia*; durch Störung der Atmung oder der Herzkreislauffunktion verursachte Atemdepression oder Atemstillstand [Apnoe] mit Pulsschwäche oder Pulslosigkeit [Asphygmie]; führt zu Hypoxie*, Hyperkapnie*, Zyanose* und Bewusstlosigkeit; ohne kardiopulmonale Reanimation tödlicher Ausgang

As|pi|di|nol fi|li|ci|num o|le|o so|lu|tum *nt* (Ⓔ aspidium oleoresin): *Syn*: *Filmaronöl*; *s.u. Wurmfarn*

Aspidium filix-mas *nt*: → *Wurmfarn*

A|spi|rat *nt* (Ⓔ aspirate): durch Aspiration gewonnene Flüssigkeit

A|spi|ra|ti|on *f* (Ⓔ **1.–2.** aspiration): **1.** Fremdstoffeinatmung in die Lunge **2.** Ansaugen, Absaugen, Aufsaugen; (*Gelenk*) Punktion

A|spi|ra|ti|ons|bi|op|sie *f* (Ⓔ aspiration biopsy): *Syn*: *Saugbiopsie*; Biopsie* mit Aspiration von Flüssigkeit oder Gewebe

As|pi|ra|ti|ons|em|bol|ek|to|mie *f* (Ⓔ suction embolectomy): *s.u. arterielle Embolie*

A|spi|ra|ti|ons|pneu|mo|nie *f* (Ⓔ aspiration pneumonia): durch Einatmung von Fremdstoffen [Blut, Erbrochenes, Fremdkörper] hervorgerufene Lungenentzündung; *s.a. Pneumonie*

As|pi|ra|ti|ons|zy|to|lo|gie *f* (Ⓔ aspiration biopsy cytology): zytologische Untersuchung von Zellen, die mittels Aspiration gewonnen wurden

A|spi|ra|tor *m* (Ⓔ aspirator): Gerät zur Absaugung von Flüssigkeit

a|spi|rie|ren *v* (Ⓔ **1.–2.** aspirate): **1.** absaugen, ansaugen, aufsaugen; (*Gelenk*) punktieren **2.** durch Aspiration aufnehmen

a|spi|riert *adj* (Ⓔ **1.–2.** aspirate): **1.** mittels Aspiration gewonnen **2.** durch Aspiration aufgenommen

As|pi|rin *nt* (Ⓔ aspirin): Handelsname für Acetylsalicylsäure*

Aspirin-Asthma *nt* (Ⓔ aspirin asthma): *s.u. Essay Asthma bronchiale S. 173*

A|sple|nie *f* (Ⓔ asplenia): angeborenes oder erworbenes Fehlen der Milz; die sog. **funktionelle Asplenie** bezeichnet einen Ausfall der Milz durch wiederholte Milzinfarkte und ist typisch für Sichelzellenanämie*; die Beeinträchtigung der Infektionsabwehr kann zu schweren septischen Krankheitsbildern [z.B. fulminante Pneumokokkensepsis] führen, deshalb sollten die Patienten möglichst früh gegen Pneumokokken und Haemophilus influenzae geimpft werden

A|sple|nie|syn|drom *nt* (Ⓔ asplenia syndrome): *Syn*: *Milzagenesiesyndrom, Ivemark-Syndrom*; angeborenes Fehlen der Milz in Kombination mit anderen Fehlbildungen [Situs inversus, Angiopathien, Lungen- und Herzfehlbildungen]; *s.a. Asplenie*

a|sple|nisch *adj* (Ⓔ asplenic): Asplenie betreffend, durch sie bedingt

Asp-NH$_2$ *Abk.*: → *Asparagin*

a|spo|ro|gen *adj* (Ⓔ asporogenous): nicht-sporenbildend

ASR *Abk.*: **1.** → *Achillessehnenreflex* **2.** Aldosteron-Sekretionsrate **3.** Antistreptolysinreaktion

ASRZ *Abk.*: Achillessehnen-Reflexzeit

ASS *Abk.*: **1.** → *Acetylsalicylsäure* **2.** → *Adams-Stokes-Syndrom* **3.** Atemstromstärke

As|say *m* (Ⓔ assay): Analyse, Test, Probe, Nachweisverfahren, Bestimmung

As|si|mi|la|ti|on *f* (Ⓔ **1.–3.** assimilation): **1.** (*biochem.*) Aufnahme von Nahrungsstoffen und Einbau oder Umwandlung in körpereigene Stoffe **2.** (*anatom.*) Formanpassung eines Skeletteiles an benachbarte Elemente; oft mit Verschmelzung mit dem Nachbarelement [z.B. Assimilationsbecken*] **3.** (*psychol.*) Angleichung, Anpassung an die Umwelt

As|si|mi|la|ti|ons|be|cken *nt* (Ⓔ assimilation pelvis): durch Einbeziehung des letzten Lendenwirbels [**hohes Assimilationsbecken**] oder ersten Steißbeinwirbels [**niedriges Assimilationsbecken**] entstandene Beckenanomalie; kann selten Ursache einer protrahierten Geburt sein

As|si|mi|la|ti|ons|wir|bel *m* (Ⓔ transitional vertebra): *Syn*: *Übergangswirbel*; erster oder letzter Wirbel einer Wirbelgruppe, der Merkmale der angrenzenden Wirbelgruppe aufweist

as|si|mi|la|to|risch *adj* (Ⓔ assimilatory): Assimilation betreffend, mittels Assimilation

as|si|mi|lier|bar *adj* (Ⓔ assimilable): durch Assimilation in den Körper aufnehmbar

as|sis|tiert *adj* (Ⓔ assisted): gestützt, unterstützt, mit Hilfe von

Assmann: Herbert Assmann; 1882–1950; deutscher Internist (Königsberg)

Assmann-Herd *m* (Ⓔ Assmann's focus): *Syn*: *Assmann-Frühinfiltrat*; bei der Tuberkulose* vorkommender Herd im Lungenoberlappen; *s.a. Essay Tuberkulose S. 2171*

As|so|zi|a|ti|on *f* (Ⓔ association): Verbindung, Verknüpfung, Vereinigung; Ideenverknüpfung, Gedankenverknüpfung

As|so|zi|a|ti|ons|bah|nen *pl* (Ⓔ association pathways): *s.u. Assoziationsfasern*

As|so|zi|a|ti|ons|fa|sern *pl* (Ⓔ association fibers): *Syn*: *Fibrae associationis*; verschiedene Hirnrindengebiete miteinander verbindende Fasern; man unterscheidet **kurze Assoziationsfasern** [Fibrae associationis breves], die benachbarte Hirnwindungen verbinden, von **langen Assoziationsfasern** [Fibrae associationis longae], die die Gehirnlappen miteinander verknüpfen; sind zu sog. **Assoziationsbahnen** gebündelt

As|so|zi|a|ti|ons|fel|der *pl* (Ⓔ association areas): durch Assoziationsfasern verbundene Areale der Großhirnrinde

As|so|zi|a|ti|ons|ver|such *m* (Ⓔ association test): psychologisches Testverfahren, bei dem der Proband spontan auf ein Reizwort antwortet; ausgewertet werden Inhalt und Reaktionszeit; wird kaum noch eingesetzt

As|so|zi|a|ti|ons|zel|len *pl* (Ⓔ association cells): Nervenzellen, von denen die Assoziationsfasern* ausgehen

as|so|zi|a|tiv *adj* (Ⓔ associative): auf Assoziation beruhend, mittels Assoziation

as|so|zi|ie|ren *v* (Ⓔ associate): verknüpfen, verbinden, in Verbindung/Zusammenhang bringen

as|so|zi|iert *adj* (Ⓔ associated): in Verbindung stehend, verknüpft, verbunden

AST *Abk.*: **1.** Antistreptolysin-Test **2.** Antistreptolysin-Titer **3.** *→Aspartataminotransferase* **4.** *→Atemstoßtest* **5.** atriale Stimulation

ASt *Abk.*: *→Antistaphylolysin*

Ast. *Abk.*: *→Astigmatismus*

A|sta|sie *f* (Ⓔ astasia): Unfähigkeit zu stehen

Astasie-Abasie-Syndrom *nt* (Ⓔ astasia-abasia): kombinierte Geh- und Stehstörung bei Kleinhirn- oder Brückenhaubenschädigung

A|stat *nt* (Ⓔ astatine): *Syn*: *Astatin*; synthetisches, radioaktives Element der Halogengruppe

A|sta|tin *nt*: *→Astat*

a|sta|tisch *adj* (Ⓔ astatic): Astasie betreffend

Ast|block *m* (Ⓔ arborization block): *Syn*: *Arborisationsblock, Verzweigungsblock*; Herzblock durch eine Störung der Erregungsleitung in den Ästen der Tawara*-Schenkel

AStE *Abk.*: Antistaphylolysin-Einheit

A|ste|a|to|se *f*: *→Asteatosis cutis*

A|ste|a|to|sis *f, pl* **-ses** (Ⓔ asteatosis): mangelnde oder fehlende Sekretion der Talgdrüsen

Asteatosis cutis (Ⓔ asteatosis): *Syn*: *Exsikkationsdermatitis, Exsikkationsekzem, xerotisches Ekzem, asteatotisches Ekzem, Austrocknungsekzem, Exsikkationsekzematid, Xerosis, Asteatose*; durch extrem trockene Haut hervorgerufenes chronisches Ekzem* durch Sebostase* bei älteren Menschen [**seniles/geriatrisches Ekzem**], bei übermäßiger Reinigung und Entfettung der Haut [**angewaschenes Ekzem**] oder durch Wettereinflüsse [Wind, Kälte]; **Therapie**: Verwendung ölhaltiger Badezusätze und rückfettender Salben; Harnstoffpräparate

a|ste|a|to|tisch *adj* (Ⓔ asteatotic): Asteatose betreffend, durch sie bedingt

As|te|mi|zol *nt* (Ⓔ astemizole): Antihistaminikum* [H_1-Antagonist]; **Anw.**: Prophylaxe und Behandlung allergischer Erkrankungen

As|ter *f* (Ⓔ aster): *Syn*: *Astrosphäre*; strahlenförmige Mikrotubulianordnung um die beiden Zentriolen während der Mitose*

A|ste|re|o|gno|sis *f, pl* **-ses** (Ⓔ stereoagnosis): *Syn*: *Tastlähmung, taktile Agnosie, Stereoagnosie, Astereognosie*; Verlust der Fähigkeit, Formen durch Betasten zu Erkennen

a|ste|re|o|gno|tisch *adj* (Ⓔ stereoagnostic): *Syn*: *stereoagnostisch*; Tastlähmung/Astereognosie betreffend

As|te|ri|xis *f* (Ⓔ asterixis): *Syn*: *Flattertremor, Flapping-Tremor*; grobschlägiger Tremor* im präkomatösen Zustand bei verschiedenen Erkrankungen, z.B. Leberinsuffizienz

A|ster|nie *f* (Ⓔ asternia): *Syn*: *Sternumaplasie*; mangelnde Ausbildung des Brustbeins/Sternums

as|te|ro|id *adj* (Ⓔ asteroid): sternförmig

Asth. *Abk.*: *→Asthenopie*

A|sthe|nie *f* (Ⓔ asthenia): *Syn*: *Asthenia*; (allgemeine) Kraftlosigkeit, Energielosigkeit, Schwäche; Unfähigkeit zu körperlicher oder geistiger Leistung; heute nur noch sporadisch verwendeter Begriff; *s.a. Astheniker*

neurozirkulatorische Asthenie (Ⓔ neurocirculatory asthenia): *Syn*: *DaCosta-Syndrom, Soldatenherz, Phrenikokardie, Effort-Syndrom*; meist bei jüngeren Männern auftretende belastungsunabhängige Symptomatik mit Hyperventilation*, Tachykardie*, Herzschmerzen und Engegefühl; neben einer psychosomatischen Komponente wird auch eine Übererregbarkeit des Atemzentrums als Ursache diskutiert

A|sthe|ni|ker *m* (Ⓔ asthenic): *Syn*: *Psychastheniker*; nach der Typenlehre von E. Kretschmer* ein Mensch mit ausgeprägt leptosomem Körperbau; z.T. auch mit einem extrem negativen Stigma belastet; Asthenikern wird eine allgemeine Schwäche und leichte Erschöpfbarkeit und eine Tendenz zu Nervenzusammenbrüchen nachgesagt

a|sthe|nisch *adj* (Ⓔ **1.–2.** asthenic): **1.** Asthenie betreffend, kraftlos **2.** von asthenischem Körperbau, schlankwüchsig

A|sthe|no|ko|rie *f* (Ⓔ asthenocoria): *Syn*: *Arroyo-Zeichen*; Trägheit der Pupillenreaktion

a|sthe|no|phob *adj* (Ⓔ asthenophobic): Asthenophobie betreffend, durch sie gekennzeichnet

A|sthe|no|pho|bie *f* (Ⓔ asthenophobia): krankhafte Angst vor körperlicher Schwäche

A|sthe|no|pie *f* (Ⓔ asthenopia): Schwachsichtigkeit durch Überbeanspruchung des Auges, z.B. bei nicht korrigierter Hypermetropie* oder Presbyopie*, bei zu starker Brille [**akkommodative Asthenopie**], Muskelschwäche [**muskuläre Asthenopie**], Fusionsschwäche bei allgemeiner Erschöpfung

a|sthe|no|pisch *adj* (Ⓔ asthenopic): Asthenopie betreffend, durch sie bedingt

a|sthe|no|sperm *adj* (Ⓔ asthenospermic): Asthenospermie betreffend, durch sie bedingt

A|sthe|no|sper|mie *f* (Ⓔ asthenospermia): *Syn*: *Asthenozoospermie*; verminderte Beweglichkeit oder Bewegungslosigkeit der Spermien im Ejakulat

a|sthe|no|zo|o|sperm *adj*: *→asthenosperm*

A|sthe|no|zo|o|sper|mie *f*: *→Asthenospermie*

A|sthen|u|rie *f* (Ⓔ asthenuria): Unvermögen der Niere, den Harn zu konzentrieren

-ästhesie *suf.*: Wortelement mit der Bedeutung „Empfindung/Gefühl/Sensibilität"

Ästhesio-, ästhesio- *präf.*: Wortelement mit der Bedeutung „Empfindung/Wahrnehmung/Gefühl"

Äs|the|si|o|neu|ro|blas|tom *nt* (Ⓔ esthesioneuroblastoma): langsam wachsender, bösartiger Tumor der Riechfäden; führt zu Nasenbluten, Geruchsverlust [Anosmie], Tränenfluss, Verlegung des Nasenganges

Äs|the|si|o|neu|ro|se *f* (Ⓔ esthesioneurosis): Erkrankung sensibler Nerven

-ästhetisch *suf.*: in Adjektiven verwendetes Wortelement mit der Bedeutung „empfindend/fühlend"

Asth|ma *nt* (Ⓔ asthma): anfallsweise Atemnot; meist gleichgesetzt mit Asthma* bronchiale

allergisches Asthma (Ⓔ allergic asthma): *s.u. Essay Asthma bronchiale S. 173*

Asthma bronchiale (Ⓔ bronchial asthma): *Syn*: *Bronchialasthma*; durch exogene oder endogene Faktoren ausgelöste anfallsweise Atemnot mit Bronchialverengung und vorwiegend expiratorischer Ventilationsbehinderung; *s.a. Essay Asthma bronchiale S. 173*

intrinsisches Asthma bronchiale (Ⓔ intrinsic asthma): *s.u. Essay Asthma bronchiale S. 173*

bronchitisches Asthma: *→Asthmabronchitis*

Asthma cardiale (Ⓔ cardial asthma): *Syn*: *Herzasthma*; meist in der Nacht auftretende Atemnot durch eine Lungenstauung bei Linksherzinsuffizienz*; kann im Extremfall zu

A

einem kardialbedingten akuten Lungenödem* führen; die Unterscheidung von einem Asthma* bronchiale ist oft schwierig, da beide Erkrankungen zu ähnlicher Symptomatik [extreme Dyspnoe, Bronchospasmus, Pulsus paradoxus, aufrechter Sitz mit Abstützung der Arme, diffuse Rasselgeräusche usw.] führen
katarrhalisches Asthma: *→Asthmabronchitis*
Kortison-abhängiges/nächtliches/nicht-allergisches/nokturnales/psychisches Asthma: *s.u. Essay Asthma bronchiale S. 173*
Asthma verminosum (Ⓔ verminous asthma): *s.u. Askariasis*
Asth|ma|bron|chi|tis *f, pl* **-tiden** (Ⓔ bronchitic asthma): *Syn: bronchitisches Asthma, katarrhalisches Asthma*; durch eine Bronchitis* ausgelöstes Asthma* bronchiale
Asth|ma|kris|tal|le *pl* (Ⓔ asthma crystals): *Syn: Charcot-Leyden-Kristalle*; spitze Kristalle im Sputum bei Asthma* bronchiale
asth|ma|tisch *adj* (Ⓔ asthmatic): Asthma betreffend, kurzatmig
asth|ma|to|id *adj* (Ⓔ asthmatiform): asthmaähnlich, asthmaartig, mit den Symptomen von Asthma
asth|mo|gen *adj* (Ⓔ asthmogenic): Asthma verursachend, Asthma auslösend
ASTI *Abk.*: Antispastizitätsindex
a|stig|ma|tisch *adj* (Ⓔ astigmatic): *Syn: stabsichtig*; Astigmatismus betreffend, durch ihn bedingt
A|stig|ma|tis|mus *m* (Ⓔ astigmatism): *Syn: Stabsichtigkeit, Brennpunktlosigkeit*; Refraktionsanomalie des Auges, bei der das Licht nicht in einem Punkt, sondern nur als Linie fokussiert werden kann; bei der häufigsten Form, dem **Astigmatismus nach der Regel** [Astigmatismus rectus] bricht der vertikale Meridan stärker als der horizontale [*siehe Abb. A155*]; der umgekehrte Fall wird als **Astigmatismus gegen die Regel** [Astigmatismus inverus] bezeichnet; ist ein Meridian emmetrop, der andere hypermetrop oder myop, spricht man von **einfachem hypermetropen Astigmatismus** oder **einfachem myopen Astigmatismus**; dementsprechend sind beim **zusammengesetzten hypermetropen Astigmatismus** oder **zusammengesetzten myopen Astigmatismus** beide Meridiane (unterschiedlich) hypermetrop oder myop und beim **gemischten Astigmatismus** [Astigmatismus mixtus] ist ein Meridian myop und der andere hypermetrop
Diagnostik: die Bestimmung des Astigmatismus erfolgt mit der Plazido*-Scheibe oder einem Ophthalmometer; **Therapie**: beim regelmäßigen Astigmatismus* kann der Ausgleich mit Zylindergläsern oder Kontaktlinsen erfolgen, beim unregelmäßigen Astigmatismus* gelingt das aber nicht immer und eine Hornhauttransplantation kann nötig werden

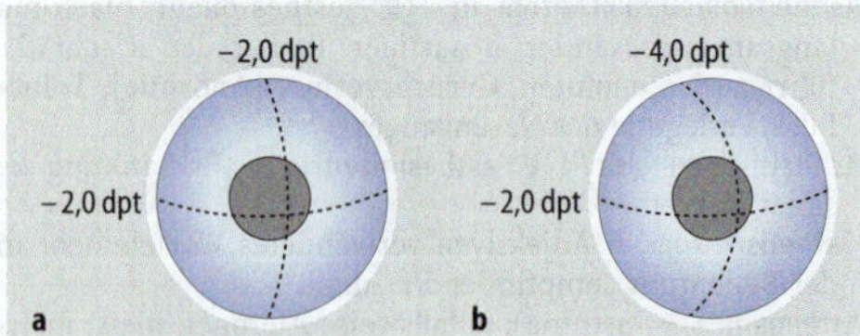

Abb. A155. Astigmatismus. a symmetrische Myopie, b Astigmatismus nach der Regel

Astigmatismus irregularis: *→unregelmäßiger Astigmatismus*
kornealer Astigmatismus (Ⓔ corneal astigmatism): *Syn: Hornhautastigmatismus*; durch Unregelmäßigkeiten in der Hornhaut verursachte Stabsichtigkeit
regelmäßiger Astigmatismus (Ⓔ regular astigmatism): *Syn: Astigmatismus regularis*; die beiden unterschiedlich brechenden Meridiane stehen senkrecht aufeinander; *s.a. Astigmatismus*
Astigmatismus regularis: *→regelmäßiger Astigmatismus*
unregelmäßiger Astigmatismus (Ⓔ irregular astigmatism): *Syn: Astigmatismus irregularis*; verschiedene Hornhautbereiche haben eine unterschiedliche Brechkraft, z.B. bei Hornhautnarben; *s.a. Astigmatismus*
A|stig|ma|to|graf *m*: *→Astigmatograph*
A|stig|ma|to|graph *m* (Ⓔ astigmatograph): *Syn: Astigmograph, Astigmatograf, Astigmograf*; Gerät zur Bestimmung des Astigmatismus*
A|stig|ma|to|me|ter *nt* (Ⓔ astigmatometer): *Syn: Astigmometer, Astigmatoskop*; Gerät zur Messung des Astigmatismus
A|stig|ma|to|me|trie *f* (Ⓔ astigmatometry): *Syn: Astigmometrie, Astigmatoskopie, Astigmoskopie*; Messung/Bestimmung des Astigmatismus
A|stig|ma|to|skop *nt*: *→Astigmatometer*
A|stig|ma|to|sko|pie *f*: *→Astigmatometrie*
A|stig|mo|graph *m*: *→Astigmatograph*
A|stig|mo|me|ter *nt*: *→Astigmatometer*
A|stig|mo|me|trie *f*: *→Astigmatometrie*
A|stig|mo|skop *nt*: *→Astigmatometer*
A|stig|mo|sko|pie *f*: *→Astigmatometrie*
Äs|ti|vo|au|tum|nal|fie|ber *nt*: *→Malaria tropica*
AStL *Abk.*: *→Antistaphylolysin*
ASTO *Abk.*: Antistreptolysin O
A|sto|mie *f* (Ⓔ astomia): angeborenes Fehlen des Mundes
AStR *Abk.*: Antistaphylolysin-Reaktion
As|tra|gal|us *m*: *→Talus*
as|tral *adj* (Ⓔ astral): sternförmig, stellar
as|tra|phob *adj* (Ⓔ astraphobic): Gewitterangst/Astraphobie betreffend, durch sie gekennzeichnet
As|tra|pho|bie *f* (Ⓔ astraphobia): *Syn: Gewitterangst, Gewitterfurcht, Keraunophobie*; krankhafte Angst vor Gewittern
A-Streifen *m* (Ⓔ A band): *Syn: A-Bande, A-Zone, anisotrope Bande, A-Band*; *s.u. Muskelfaser*
A-Streptokokken *pl* (Ⓔ group A streptococci): *Syn: Streptokokken der Gruppe A, Streptococcus pyogenes/haemolyticus/erysipelatis*; β-hämolysierende Streptokokken der Lancefield-Gruppe A sind u.a. Erreger von Lokalinfektionen, Atemwegserkrankungen, Scharlach* und Erysipel*; wichtig sind auch die im Anschluss an die Akuterkrankungen auftretenden Folgeerkrankungen, wie z.B. rheumatisches Fieber* oder Glomerulonephritis*; A-Streptokokken bilden eine Reihe extrazellulär wirksamer Produkte [Streptolysine*, Hyaluronidase*, Streptodornase*, Streptokinase*, erythrogenes Toxin*], die von Bedeutung für die Pathogenese der verschiedenen Erkrankungen und z.T. auch von therapeutischem Nutzen sind; **Diagnose**: Anzucht aus Untersuchungsmaterial [Blutagar] und serologische Typisierung; **Therapie**: hochempfindlich gegen Penicillin* G und Cephalosporine*
Astro-, astro- *präf.*: Wortelement mit der Bedeutung „Stern"
As|tro|blast *m* (Ⓔ astroblast): jugendlicher Astrozyt*
As|tro|blas|tom *nt* (Ⓔ astroblastoma): aus Astroblasten bestehendes malignes Astrozytom*
As|tro|cy|to|ma *nt, pl* **-malta**: *→Astrozytom*
As|tro|glia *f* (Ⓔ astroglia): aus Astrozyten bestehende großzellige Glia*; *s.a. Astrozyt*
As|tro|vi|rus *nt, pl* **-ren** (Ⓔ astrovirus): selten auf den Menschen übertragenes Virus von Vögeln und Säugetieren
As|tro|zyt *m* (Ⓔ astrocyte): *Syn: Sternzelle*; sternenförmige Zelle der Neuroglia*; bilden in ihrer Gesamtheit die Astroglia*

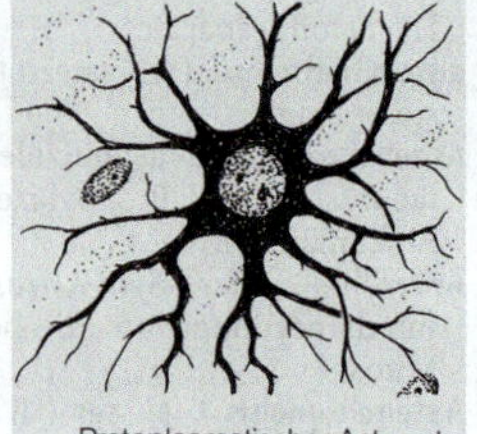

Abb. A156. Protoplasmatischer Astrozyt

faseriger/fibrillärer Astrozyt: *→Faserastrozyt*
gemistozytischer Astrozyt (Ⓔ gemistocytic astrocyte): *Syn: Gemistozyt*; bei Entmarkungskrankheiten oder Neoplasmen auftretende angeschwollene Astrozyten mit eosinophilem Plasma
plasmatofibrillärer Astrozyt (Ⓔ plasmatofibrous astro-

Asthma bronchiale

Syn. Bronchialasthma, Asthma

C. Kroegel

Geschichte

Das Wort „Asthma" ist eine Entlehnung des 16. Jahrhunderts aus dem Griechischen αημι (= wehen), αισδω (= keuchen) und το ασυμα (= Atemnot). Die Bedeutung des Wortes hat im Laufe der Zeit einen Wandel erfahren. Erstmals verwendet wurde der Begriff von *Homer* im *„Ilias"*, der Asthma als ein normales Schnaufen und Keuchen der Helden im Kampf um Troja beschrieb. Als Begriff für eine Krankheit wurde Asthma erstmals von *Hippokrates* von Cos* verwendet. An verschiedenen Stellen des *Corpus hippocraticum* beschreibt er die Krankheit als erschwerte, schnelle Atmung. Nach seinen Vorstellungen geht Asthma auf Schleim zurück, der aus dem Gehirn in die Atemwege läuft und dort die Lichtungen verstopft. Im Rom der Zeitenwende stellte *Celsus** erstmals eine Beziehung zwischen der Verengung der Atemwege und dem fiependen oder pfeifenden Geräusch her [„... auf der Grundlage der engen Passage, durch die die Luft entweicht, entsteht ein Pfeifen"]. Im zweiten Jahrhundert nach Christus beschrieben *Aretaeus* aus Kapadokien und *Galen** aus Pergamon Asthma als eine Erkrankung der Atemwege. Fünfzehnhundert Jahre später beschrieb der jüdische Arzt, Philosoph, Theologe und Logiker *Moses Maimonides* ausführlich die Merkmale und Behandlung von Asthma.

Im 18. Jahrhundert galt eine „anatomische Verengung der Atemwege" mit Ansammlung von Flüssigkeit in den Atemwegsmembranen als Ursache des Asthmas. Erst im 19. Jahrhundert wurde die Verbindung zwischen der Erkrankung und den Muskelfasern der Atemwege hergestellt. Mit der Erfindung des Stethoskops durch Laennec* im Jahre 1819 („De l'auscultation mediate") wurden die bei Asthma auftretenden Geräusche der Lunge beschrieben. Bis weit ins 20. Jahrhundert führte man Asthma auf nervliche [neurogene] Einflüsse auf die Muskulatur der Atemwege zurück. Erst seit etwa 20 Jahren setzt sich, basierend auf unzähligen Untersuchungen, die Erkenntnis durch, dass Asthma tatsächlich auf einer Entzündung der Atemwege beruht.

Definition

Asthma ist eine anhaltende Entzündung der Atemwege, die zu wiederholten Atemnotsanfällen führt und mit einer Überempfindlichkeit der Atemwege [bronchiale Hyperreagibilität] gegenüber verschiedensten Faktoren unserer belebten und unbelebten Umwelt einhergeht.

Epidemiologie

Neben der chronisch-obstruktiven Bronchitis* gehört auch das Asthma bronchiale zu den großen Volkskrankheiten der westlichen Welt. Seit 1980 zeigen alle Studien einen kontinuierlichen Anstieg der Häufigkeit [Prävalenz] des Asthmas. In Übereinstimmung mit internationalen Daten leiden in Deutschland derzeit zwischen 4 und 6 % der erwachsenen Bevölkerung an Asthma, wobei die Prävalenzrate bei Kindern und Jugendlichen mit 6 und 12 % etwa doppelt so hoch eingestuft wird. Das entspricht einer Fallzahl zwischen 3,2 und 4,8 Millionen betroffener Menschen.

Mortalität

Etwa ein Viertel aller Asthmatiker leidet an mittelschwerem [Schweregrad III] bis schwerem Asthma [Schweregrad IV], und bei diesen Personen besteht ein erhöhtes Risiko, an Asthma zu sterben. Laut Totenscheindiagnose [ICD-9: 493; ICD-10: J45.9] sterben in Deutschland pro Jahr mehr als 3.000 Personen an den Folgen der Erkrankung, entsprechend etwa einem Sterbefall pro 3 Stunden und einer Mortalität von 8 Todesfällen pro 100.000 Bundesbürgern. Damit liegt die Asthmasterblichkeit in Deutschland über der anderer Länder [4 bis 6 Todesfälle pro 100.000 Einwohner] und wird im internationalen Vergleich nur noch von England, Australien und Neuseeland übertroffen. Nach Ermittlungen der Europäischen Union liegt die Gesamtmortalität in der Altersgruppe zwischen 5 und 44 Jahren in Deutschland bei 0,83 pro 100.000 Einwohnern, während sie im europäischen Durchschnitt 0,59 pro 100.000 beträgt. Hieraus errechnet sich, bezogen auf die europäische Gesamtbevölkerung, für Deutschland ein *standardisierter Mortalitätsquotient* von 141 [Abb. 1].

Ökonomische Bedeutung

Asthma bronchiale gehört zu den großen Volkskrankheiten der westlichen Welt mit beträchtlichen gesundheitspolitischen und ökonomischen Auswirkungen. Im Jahr 1996 wurden die Gesamtaufwendungen für die Erkrankung in der Bundesrepublik Deutschland auf 4,2 Mrd. DM [2,15 Mrd. Euro] und im Jahr 1997 auf

A

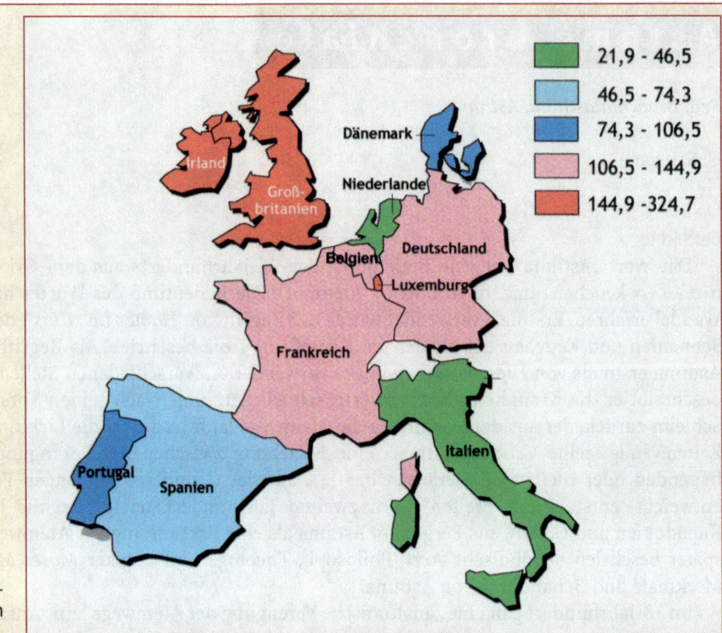

Abb. 1. Standardisierte Sterblichkeitsrate von Personen im Alter zwischen 5–44 Jahren in Teilen Westeuropas

5,8 Mrd. DM [2,96 Mrd. Euro] geschätzt. Das entspricht jährlich für jeden Asthmatiker aufzuwendenden Kosten von durchschnittlich 535–740 Euro [1050–1450 DM]. Ein kleinerer Teil der Kosten wird durch die medizinische Versorgung aufgewendet. Der größte Teil wird durch indirekte Kosten, wie z.B. den teilweisen oder vollständigen Ausfall der Arbeitskraft durch Krankheit, Berentung oder Tod, verursacht. Schätzungen gehen davon aus, dass in Westdeutschland jährlich 3,6 Millionen Arbeitsunfähigkeitstage durch Asthma entstehen.

Krankheitszeichen

Die vier **Hauptsymptome [Leitsymptome]** des Asthmas sind

- Husten
- pfeifendes („fiependes“) oder brummendes Atemgeräusch
- Engegefühl im Brustkorb
- Kurzatmigkeit bis hin zum schweren und lebensbedrohlichen Atemnotsanfall [Abb. 2]

Die Luftnotsanfälle haben dem Asthma seinen Namen gegeben [s.o.]. Jedes einzelne der genannten Symptome kann beim Asthma im Vordergrund stehen. Von allen Symptomen wird die Luftnot oder Kurzatmigkeit als am bedrohlichsten empfunden. Diese kann sich z. B. als ein Engegefühl über der Brust äußern, ohne dass

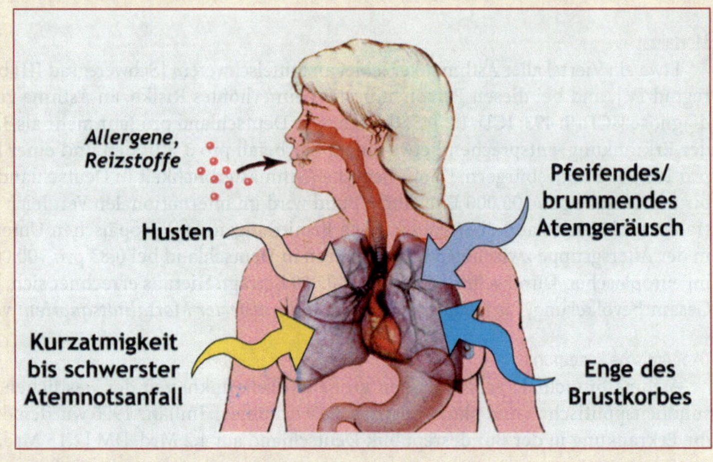

Abb. 2. Die vier typischen Krankheitszeichen [Leitsymptome] des Asthmas

direkt eine Luftnot verspürt wird. Sie kann aber auch mit starker Luftnot mit oder ohne Enge im Bereich des Brustkorbes einhergehen und wird in diesem Fall als beunruhigend oder lebensbedrohlich empfunden [„*eiserne Faust*", „*Knoten im Hals*"] [Abb. 3]. Wenn die anfallsartige Luftnot oder Kurzatmigkeit weniger stark ausgeprägt ist und anhaltender Husten im Vordergrund steht, spricht man vom sog. **Hustenasthma.**

Im Vergleich zu anderen chronischen Erkrankungen der Atemwege, wie z.B. der Raucherbronchitis [chronisch-obstruktive Bronchitis, COPD], kehren die Beschwerden des Asthmas typischerweise wieder und wechseln sich mit beschwerdefreien Phasen ab. Die Krankheitszeichen treten nicht nur bei Kontakt mit dem jeweils verantwortlichen Allergen, sondern auch spontan am Tage oder besonders in den frühen Morgenstunden auf. Hierdurch kommt es zu einer Störung des Schlafs, die mit zunehmender Schwere zunimmt. Darüber hinaus entwickeln sich Asthmasymptome in Form von Husten und Atemnot auch bei sportlicher Betätigung bei nass-kalten oder nebligen Tagen oder in rauchiger Umgebung. Diese Krankheitszeichen gehen auf eine Überempfindlichkeit der Atemwege [„*bronchiale Hyperreagibilität*"] zurück, die sich als Folge der asthmatischen Atemwegsentzündung entwickelt.

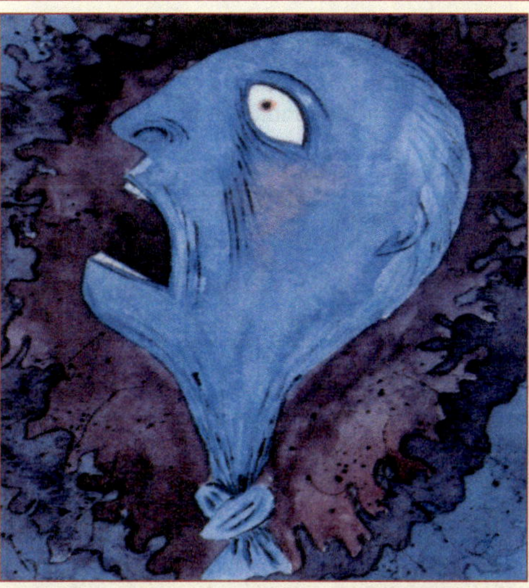

Abb. 3. Bildliche Umsetzung des Angstgefühls bei einem „Asthmaanfall" von einer jugendlichen Asthmatikerin (Frances, U.K.) [Quelle: European Association of Allergy & Clinical Immunology, 1996]

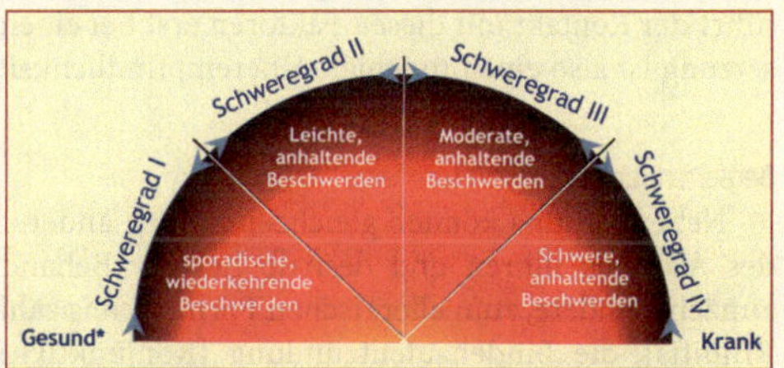

Abb. 4. Kontinuum der asthmatischen Beschwerden, unterteilt nach Schweregraden 0 („ohne Beschwerden") bis V („schwerster, anhaltender Asthmaanfall"). * Gesund bedeutet hier „ohne Beschwerden", obwohl eine milde Atemwegsentzündung weiter vorhanden sein kann

Schweregrade

Die Krankheitszeichen oder -beschwerden [Symptome] des Asthmas reichen von gelegentlichem Husten ohne spürbare Atemnot über wiederholte Atemnotszustände bis hin zu anhaltender Luftnot mit Störung des täglichen Lebens und des sozialen Umgangs [Abb. 4]. Diese schwerste Form des Asthmas ist durch ununterbrochene Krankheitsbeschwerden gekennzeichnet, die sich tagsüber wie nachts äußern und den Betroffenen nicht selten über Jahre hinweg einen ausreichenden Schlaf verwehren. Gleichzeitig wird durch die Atemwegsverengung die Funktion der Lunge und damit ein ausgeglichener Sauerstoffaustausch pausenlos beeinträchtigt. Bei dieser Ausprägung des Asthmas gehen bereits geringste Anforderungen des täglichen Lebens, wie das Ankleiden oder Zähneputzen, mit Atemnot einher. Andere Tätigkeiten [Einkaufen, Treppensteigen, Putzen, Kochen] können im Einzelfall von den Betroffenen gar nicht bewältigt werden. Trotz Behandlung mit allen verfügbaren antiasthmatischen Medikamenten einschließlich Kortisontabletten, kommt es zusätzlich zu anfallsweise auftretender Zunahme der Atembeschwerden [Asthmaanfälle], die nicht selten Notarztbesuche oder Krankenhauseinweisungen erforderlich machen. Darüber hinaus kommt es vor allem bei schwereren Asthmaformen wiederholt zu lebensbedrohlichen Anfällen oder zum Status asthmaticus, teilweise mit Todesfolge.

Tab. 1. Warnzeichen eines drohenden Asthmaanfalls

- Nächtliches Erwachen aufgrund von Husten oder Kurzatmigkeit bzw. Luftnot
- Verstärkte Luftnot beim Aufwachen am Morgen
- Eine Zunahme der Bedarfsmedikamente (Bedarfsspray mit einem Betamimetikum) oder der Eindruck, dass dieses Dosieraerosol nicht mehr so richtig wirkt
- Ein abfallender Peak-Flow-Wert und große Unterschiede zwischen den Morgen- und den Abendwerten
- Frühzeitige Luftnot im Rahmen körperlicher Belastungen
- Beeinträchtigung alltäglicher Aktivitäten durch das Asthma

Warnzeichen des Asthmaanfalls

Von besonderer Bedeutung ist es, eine Verschlechterung möglichst frühzeitig zu erkennen, um damit einen schwereren Asthmaanfall zu umgehen. Hierzu gibt es einige allgemeine Warnzeichen, die sowohl vom Betroffenen selbst als auch von der Umgebung wahrgenommen werden können [Tab. 1].

A

Ursachen und Auslöser des Asthmas

Abgesehen von der selteneren intrinsischen Form, beruht das Asthma bronchiale auf der Bereitschaft des Körpers, auf bestimmte Stoffe [Allergene*] der belebten [Pollen, Hausstaubmilben] oder der unbelebten Umwelt [Tierhaare, Nahrungsmittel, Latex usw.] übermäßig zu reagieren. Seltener ist die Ursache nicht bekannt [**nicht-allergisches Asthma**].

Die Auslöser des Asthmas [sog. *Trigger*] lassen sich in zwei Gruppen unterteilen [Tab. 2]. In die erste Gruppe gehören die eigentlichen Auslöser des Asthmas, d.h. die Allergene*. Die zweite Gruppe umfasst Substanzen, die erst auf dem Boden eines schon bestehenden Asthmas zu Auslösern werden, wie z.B. Luftreizstoffe (sog. *Irritantien*), physikalische [kalte Luft] bzw. chemische Reize [Ozon*] und psychische bzw. emotionale Auslöser [Trauer, Ärger, Freude].

Tab. 2. Spezifische und unspezifische Auslöser des Asthma bronchiale

Allergene	Nicht-Allergene (Reizstoffe, Irritantien)
Blütenstaub (Pollen)	Schmerzmittel (Analgetika)
Hausstaubmilben	Luftreizstoffe (Irritantien)
Tierhaare und -schuppen	Körperliche Anstrengung/Sport
Nahrungsmittel	Infektionen der Atemwege
Latex (Gummi)	Psychische/seelische Faktoren
Schimmelpilze	
Insektengift	

Allergene sind von unterschiedlichster chemischer Natur [Eiweiße, Kohlenhydrate, niedermolekulare Stoffe] und Herkunft [Hausstaub, Pflanzen, Tiere]. Sie bilden die eigentlichen Auslöser der Allergie und sind daher ursächlich für die Entstehung des Asthmas verantwortlich. Der Kontakt mit diesen Allergenen führt jeweils zu Beschwerden bis hin zu einem schweren Asthmaanfall, wobei mit zunehmender Menge des eingeatmeten Allergens auch das Ausmaß der Beschwerden zunimmt.

Die Gruppe der **nicht-allergenen Auslöser** ist nicht ursächlich für Ihr Asthma verantwortlich. Vielmehr führt der Kontakt mit diesen Faktoren erst bei einem bereits bestehenden Asthma zu Beschwerden. Voraussetzung ist also eine bronchiale Überempfindlichkeit der Atemwege.

Begleiterkrankungen

Neben Asthma können gleichzeitig noch andere Erkrankungen bestehen, die zu einer Verschlechterung des Asthmas führen und deshalb bei der Behandlung berücksichtigt werden müssen. Hierzu gehören zunächst andere, zum allergischen Formenkreis zählende Krankheiten, wie der Heuschnupfen* [allergische Rhinitis], die Bindehautentzündung [Konjunktivitis*] oder das endogene Ekzem* [bei Neugeborenen „Milchschorf"*]. Darüber hinaus ist an eine chronische Nasennebenhöhlenentzündung* [Sinusitis] zu denken, bei der eitriges Sekret während der Atmung in die Atemwege gelangt, wodurch die Asthmabeschwerden weiter zunehmen. Schließlich gehört die Funktionsstörung des Muskelrings am Übergang von der Speiseröhre zum Magen [Cardia] zu den Begleiterkrankungen, was sich nicht selten in Form von häufig wiederkehrenden Sodbrennen* äußert. Dabei können insbesondere beim Liegen in der Nacht kleinere Mengen des sauren Mageninhaltes bis in den hinteren Rachenbereich und von dort während der Atmung in die Atemwege gelangen und diese reizen.

Entstehung des Asthmas

Asthma ist eine Erkrankung, bei der sich die Atemwege so weit verengen, das ein der jeweiligen Situation erforderlicher ausreichender Atemfluss bei In- und Exspiration nicht mehr möglich ist. Die Atemwegsverengung entsteht durch

- Entzündung der Atemwege mit Schwellung der Schleimhaut
- Spasmus der Muskulatur in den Atemwegswänden
- übersteigerte Sekretion von Atemwegsschleim
- Verstopfung der kleineren Atemwege durch eingedickten Atemwegsschleim
- „narbigen" Bindegewebsmantel um die Atemwege

Diese Veränderungen werden ihrerseits ausgelöst durch Entzündungsvorgänge, im Rahmen derer Zellen aus dem Blut in die Atemwege einwandern und sich dort ansammeln. Diese wiederum setzen bestimmte entzündungsfördernde Substanzen frei, durch die sich Muskelzellen zusammenziehen, die Durchblutung sowie die Schwellung der Schleimhaut zunimmt und die Drüsenfunktion angeregt wird.

Einteilung

Je nachdem, ob eine allergische Bereitschaft vorliegt oder nicht, unterscheidet man grundsätzlich zwei Formen des Asthma bronchiale [Abb. 5]:

A

Typ 1: Allergisches Asthma

Die Form der Erkrankung, bei dem die asthmatische Atemwegsentzündung durch einen bestimmten Stoff aus unserer Umgebung, wie z.B. Pollen, Hausstaubmilben usw., verursacht wird. Dem Asthma geht nicht selten ein Heuschnupfen* [allergische Rhinitis] voraus, der sich dann nach Jahren gewissermaßen auf die unteren Atemwege ausdehnt. In diesem Fall spricht man vom sog. *Etagenwechsel*. Je nach verantwortlichem Allergen machen sich die Beschwerden im Frühling und Sommer [bei Pollenallergie] oder ganzjährig [z.B. bei Hausstaubmilbenallergie] bemerkbar. Bei einer allergischen Empfindlichkeit [Sensibilisierung] gegenüber bestimmten Stoffen der belebten oder unbelebten Natur kommt es dann zu Beschwerden.

Das allergische Asthma tritt am häufigsten bei Kindern und Jugendlichen oder im jüngeren Erwachsenenalter auf. Bei einem Teil verliert sich die Erkrankung im Laufe der Pubertät, kann aber in späteren Lebensabschnitten wieder in Erscheinung treten. Auch wenn keine Beschwerden auftreten, besteht jedoch eine Atemwegsentzündung fort, die zu jeder Zeit wieder Symptome verursachen kann.

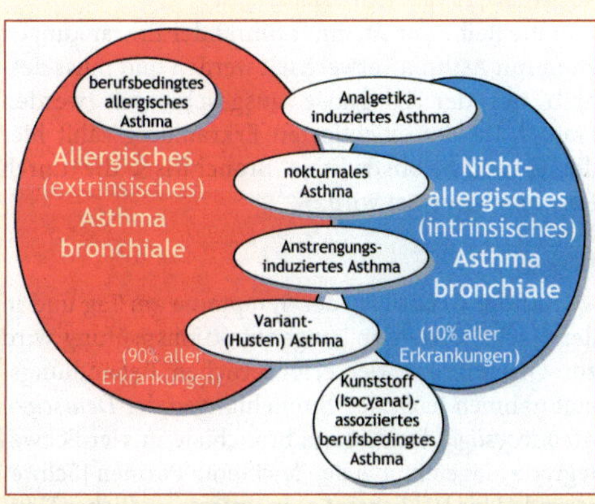

Abb. 5. Die beiden prinzipiellen Formen des Asthma bronchiale (allergisches versus nicht-allergisches Asthma) und ihre Beziehung zu häufigen, in der klinischen Praxis gebrauchten, Unterformen. Die überlappenden Kreise zeigen an, welche Untergruppe zu welcher der beiden großen Asthmatypen gehört

Typ 2: Nicht-allergisches Asthma

Das nicht-allergische Asthma [auch **intrinsisches Asthma bronchiale**] ist eine entzündliche Atemwegserkrankung, bei der sich weder eine Allergie noch eine allergische Substanz nachzuweisen lässt, auf die die Erkrankung zurückgehen könnte. Diese Form entwickelt sich bevorzugt nach dem 40. Lebensjahr und in Verbindung mit einer („verschleppten") Infektion der Atemwege. Verglichen mit dem allergischen Asthma, ist sie seltener und betrifft nur etwa 5 bis 10 % aller Asthmaerkrankungen. Auch beim intrinsischen Asthma findet sich die Atemwegsentzündung, die mit wiederholten Luftnotsanfällen und einer Überempfindlichkeit der Atemwege einhergeht. Im Allgemeinen verläuft das nicht-allergische Asthma jedoch schwerer als das allergische, und die Beschwerden treten unabhängig von der Jahreszeit ganzjährig auf.

Untergruppen des Asthmas

Die Beziehung zwischen dem Auftreten von Asthmabeschwerden und einer bestimmten Tageszeit, bestimmten Situationen oder einer Tätigkeit hat zu bestimmten Bezeichnungen für Asthma geführt [Tab. 3]. Beispiele hierfür sind das **Anstrengungs-** oder **Kälte-Asthma** oder auch das **nächtliche (nokturnale) Asthma**. Jedoch handelt es sich im engeren Sinne nicht um eigenständige Asthmaformen. Vielmehr beruhen diese auf Veränderungen, die entweder durch die beiden Grundformen des allergischen oder nicht-allergischen (intrinsischen) Asthmas hervorgerufen werden. Entwickeln sich die Symptome beim beruflichen Umgang mit bestimmten Stoffen Materialien, spricht man vom sog. **Berufsasthma**.

Tab. 3. Bezeichnung von Asthma je nach tageszeitlichem Auftreten oder bestimmten Situationen, in denen die Beschwerden auftreten

Beschwerden vor allem ...	Bezeichnung
in der Nacht	Nächtliches (nokturnales) Asthma
bei körperlicher Anstrengung	Anstrengungsasthma
nach Einnahme von Aspirin oder verwandten Medikamenten	Aspirin-Asthma oder Analgetika-Asthma
bei nass-kalter Witterung	Kälteasthma
bei seelischer Belastung	Psychisches Asthma
im Rahmen beruflicher Tätigkeiten	Berufsasthma
plötzlich und unvorhersehbar	Brittle-Asthma

Diagnostik

Die Diagnostik des Asthmas beruht auf vier Säulen:

- Beschwerden und Krankengeschichte [Anamnese]
- Nachweis einer allergischen Bereitschaft [Allergiediagnostik]
- Nachweis einer Atemwegsverengung [Obstruktion]
- Nachweis einer bronchialen Überempfindlichkeit [unspezifische Provokation]

Die integrierte Beurteilung dieser Aspekte erlaubt in den meisten Fällen die Diagnose eines Asthma bronchiale. Nur in wenigen Fällen sind weiterführende Untersuchungen [spezifische Provokation] erforderlich.

Abgrenzung von anderen Erkrankungen

Eine Reihe zur Atemnot führender Erkrankungen kann mit Asthma verwechselt werden und muss deshalb bei der Diagnose ausgeschlossen werden [Tab.4]. Zu den wichtigsten Erkrankung zählt hier die chronisch-obstruktive Bronchitis*, die durch Rauchen ausgelöst wird.

Tab. 4. Mit einer Atemwegsverengung einhergehende Krankheiten

- Asthma bronchiale
- Raucherbronchitis [chronisch-obstruktive Bronchitis*, COPD]
- Angeborene oder erworbene Erweiterungen der Bronchien [Bronchiektasen*]
- Emphysem bei (angeborenem) Alpha1-Antitrypsin-Mangel*
- Angeborene Lungenerkrankung
- Mukoviszidose* [zystische Fibrose]
- Bronchialkarzinom*
- Herzschwäche
- Immuneiweißmangel
- Fremdkörperverlegung der Atemwege
- Stimmbandlähmung

Therapie

Auf der Grundlage der Symptome am Tag und in der Nacht sowie der Lungenfunktionsprüfung wird zur Orientierung der erforderlichen Behandlungsmaßnahmen nach den Empfehlungen der *Deutschen Atemwegsliga* das Asthma bronchiale in vier Schweregrade eingeteilt. Bei den leichteren Formen [Schweregrade I bis III] kommt es in unterschiedlicher Häufigkeit zu Beschwerden. Sie lassen sich durch therapeutische Maßnahmen in den meisten Fällen ausreichend behandeln [Abb. 5]. Treten trotz einer Behandlung noch Beschwerden auf, müssen die Maßnahmen an die Aktivität der Erkrankung angepasst werden [Tab. 5].

Tab. 5. Bedingungen, die unbedingt zu einer Asthmabehandlung bzw. einer Vorstellung bei einem Lungenfacharzt führen sollten

Eine Therapie ist immer dann erforderlich, wenn

- asthmatische Beschwerden (z.B. wiederkehrende Atemnot, Hustenanfälle) auftreten (auch wenn diese nur selten vorkommen, z.B. nur 1x wöchentlich)
- Atemnotsanfälle (Exazerbationen) zunehmend häufiger auftreten
- die körperliche Belastbarkeit durch Hustenanfälle oder Luftknappheit eingeschränkt ist
- alltägliche Anforderungen (körperlich oder seelisch) nicht mehr bewältigt werden können
- der Nachtschlaf durch Atemnot oder Hustenanfälle gestört ist

Die Behandlung des Asthma bronchiale beruht auf drei tragenden Säulen. Hierbei handelt es sich um

- vorbeugende Maßnahmen (Allergenvermeidung),
- medikamentöse und
- ursächliche Behandlung.

Die Umgehung des Kontaktes mit den verantwortlichen Allergenen und Auslösern ist das Grundprinzip der Asthmabehandlung. Denn die Wirksamkeit jeder Allergie- oder Asthmabehandlung bleibt begrenzt, solange der Kontakt mit den auslösenden Faktoren [Allergene] fortbesteht. Erst mit der Allergenvermeidung wird also die Voraussetzung für eine erfolgreiche medikamentöse Asthmabehandlung geschaffen.

Während Maßnahmen zur Allergenvermeidung in allen Schweregraden durchgeführt werden müssen, bilden die Schweregrade die Grundlage der anti-asthmatischen Therapie, wobei die Medikamente in einer Art Stufenstrategie, dem jeweiligen Schweregrad entsprechend, eingesetzt werden [Tab. 6]. Für die schwerste Form des Asthmas [Schweregrad IV, **Kortison-abhängiges Asthma**] stehen derzeit keine Medikamente mit ausreichender Wirkung zur Verfügung [Abb. 6].

Tab. 6. Einteilung der Schweregrade des Asthmas und Therapieempfehlungen

Schweregrad	Symptome	Empfohlene Behandlung
I Geringgradiges wiederkehrendes Asthma	Husten und leichte Atemnot treten weniger als zweimal pro Woche tagsüber, zweimal pro Monat nachts auf. Peak-Flow-Wert größer als 80% der Norm	Bei Bedarf kurz wirkendes Betamimetikum*
II Leichtes anhaltendes Asthma	Beschwerden seltener als einmal täglich, zweimal im Monat nachts, Peak-Flow-Werte größer als 80% der Norm	Bei Bedarf wie bei Stufe 1, dazu Dauertherapie mit inhalierbarem Kortison*
III Mittelschweres anhaltendes Asthma	Beschwerden täglich, einmal pro Woche nachts, Peak-Flow-Werte 60-80% der Norm	Dauerbehandlung mit inhalierbarem Kortison*, plus lang wirkende Betamimetika* plus Theophyllin*
IV Schweres anhaltendes Asthma	Ständige Beschwerden am Tag sowie in der Nacht, Peak-Flow-Werte unter 60% der Norm	Dauerbehandlung wie Stufe 3, zusätzlich Kortisontabletten zum Einnehmen

(Quelle: Deutsche Atemwegsliga)

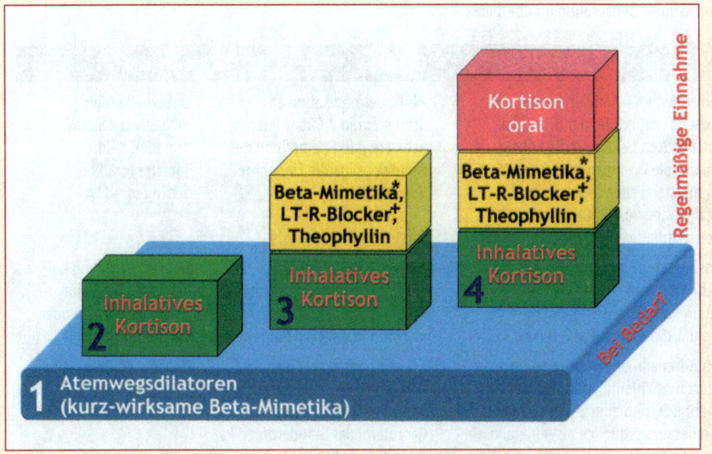

Abb. 6. Die sich an den Schweregraden orientierende medikamentöse Behandlung des Asthma bronchiale. Voraussetzung für die medikamentöse Behandlung ist das Ausschöpfen aller Maßnahmen zur Allergenvermeidung. * lang-wirksame Betamimetika; + LT-R, Leukotrien-Rezeptorblocker

Asthmamedikamente

Es stehen verschiedenen Klassen von Medikamenten zur Behandlung eines Asthmas zur Verfügung [Tab. 7], die sich auch nach der Regelmäßigkeit ihrer Einnahme unterteilen lassen. Diese Einteilung ist insbesondere aus praktischen Gesichtspunkten sinnvoll. Hiernach unterscheidet man

- **Bedarfsmedikamente** [Kurzzeitmedikamente oder „**Reliever**"] und
- **Dauermedikamente** [Langzeitmedikamente oder „**Controller**"].

Bedarfsmedikamente

Kommen, wie der Name sagt, nur beim Auftreten von Beschwerden zum Einsatz. Es handelt sich bei diesen Medikamenten um die Substanzklasse der sog. kurz-wirksamen Betasympathikomimetika*, die auch als „**Notfall-**" oder „**Rettungsspray**" bezeichnet werden. Diese sollten deshalb stets mitgeführt werden [z.B. in der Hosen-, Mantel- oder Handtasche] und im Bedarfsfall zur Verfügung stehen.

Dauermedikamente

Substanzen, die einmal oder zweimal täglich regelmäßig entweder morgens und/oder abends einzunehmen sind. Besonders wichtig ist hierbei, dass die Einnahme der Medikamente unabhängig von den jeweiligen Beschwerden erfolgt. Zu den Dauermedikamenten gehören inhalative Glukokortikoide*, Leukotrienhemmer, Theophyllin* oder lang-wirksame Betamimetika* [Tab. 7].

Die **Dauermedikamente** lassen sich nach ihrer Wirkung weiter in

- **anti-entzündliche Medikamente** [gegen die Atemwegsentzündung gerichtet] und
- **anti-obstruktive Medikamente** mit atemwegserweiternder Wirkung

unterteilen.

Die **anti-entzündlichen Medikamente** greifen in die dem Asthma zugrunde liegenden entzündlichen Prozesse ein. Hierdurch werden sowohl Schwere als auch Verlauf des Asthmas günstig beeinflusst. Entzündungshemmende Medikamente bilden deshalb das Rückgrat jeder Asthmabehandlung. Sie besitzen allerdings keine sofortige Wirkung, sondern benötigen etwa 2 bis 4 Wochen, um ihre volle anti-asthmatische Wirkung zu entfalten. **Kortison*** verhindert Asthmaanfälle, verbessert die Lebensqualität, vermindert die Empfindlichkeit der Atemwege und verhindert Todesfälle durch Asthma. Die Behandlung mit entzündungshemmenden Medikamenten [wie z.B. Kortison* zur Inhalation] bei anhaltenden Beschwerden [ab Schweregrad II aufwärts] darf niemals ausgesetzt oder beendet werden, denn nur Kortison* ist in der Lage, die für die Erkrankung verantwortlichen Entzündungsvorgänge zurückzudrängen.

Im Gegensatz zu den anti-entzündlichen Substanzen beeinflussen die **atemwegserweiternden Medikamente** [Bronchodilatoren*, wie z.B. Betamimetika*] nicht die Entzündung, sondern wirken direkt auf die Bronchialmuskulatur. Da ihre Wirkung alleine auf die Erweiterung der Atemwege ausgerichtet ist, können sie niemals eine anti-entzündliche Therapie ersetzen.

Hyposensibilisierung [Allergieimpfung]

Das Wort „Hyposensibilisierung" bedeutet „unempfindlich machen". Ziel der Behandlung ist es, die körperliche Empfindlichkeit gegenüber bestimmten Allergenen abzubauen und damit die Krankheitserscheinungen oder Beschwerden abzuschwächen. Hierzu werden speziell auf die krankmachenden Allergene abgestimmte Präparate [in Form von Spritzen und Tropfen] verabreicht. Die Behandlungsdauer beträgt mindestens 3 Jahre.

A

Tab. 7. Die wichtigsten Medikamente zur Asthma-Behandlung im Überblick

Medikamentenklasse	Wirkung	Einsatz	Einnahme
Kortison	Die Neigung zu Asthma-Anfällen beruht auf der chronischen Entzündung der Bronchialschleimhaut. Kortison bekämpft die Entzündung und bildet die Grundlage der Behandlung. In den meisten Fällen (Schweregrad II–III) reicht die Gabe von praktisch nebenwirkungsfreiem inhaltiven Kortison.	Als Dauermedikation ab Schweregrad II. Patienten mit Schweregrad IV empfiehlt die Atemwegsliga die Einnahme von Kortison.	Dauerbehandlung inhalativ bei Schweregraden II–III, als Tablette (oral) bei Schweregrad IV
Cromoglicinsäure (DNCG) und Nedocromil	Cromoglicinsäure und Nedocromil greifen in die allergische Reaktion ein. Sie verhindern die Freisetzung von Histamin, einem Gewebehormon, das u.a. die Atemwege verengt.	Helfen bei allergischem Asthma. Einsatz nur bei sehr leichter Erkrankung des Erwachsenen oder bei Kindern.	Dauerbehandlung bei Schweregrad II (nur leichteste Formen oder bei Kindern)
Kurz-wirkende Betamimetika	Das Hormon Adrenalin erweitert die Bronchien und verringert die Schleimbildung. Betamimetika wirken ähnlich, sind aber zur Inhalation gedacht und besser verträglich als Adrenalin. Wirkdauer: ca. 6 Stunden.	Bei akuten Beschwerden sind kurz wirkende Betamimetika wie Salbutamol, Fenoterol, Reproterol das Standardmedikament für alle Schweregrade.	Bedarfsbehandlung bei Schweregrad I–IV
Lang-wirkende Betamimetika	siehe unter kurz wirkende Betamimetika. Wirkdauer: ca. 12 Stunden.	Lang wirkende Stoffe wie Formoterol oder Salmeterol kommen bei den Schweregraden II bis IV zur Anwendung.	Dauerbehandlung bei Schweregrad III–IV
Leukotrien-Blocker	Leukotriene sind Stoffe, die bei Entzündungsprozessen in der Lunge freigesetzt werden. Sie verengen die Bronchien und sind an der Entstehung eines Asthma-Anfalls beteiligt. Leukotrien-Blocker, wie z.B. Montelukast, hemmen die Wirkung der Leukotriene.	Empfohlen wird die Einnahme dieser Stoffe zur ergänzenden Therapie bei Asthma der Schweregrade III bis IV.	Dauerbehandlung bei Schweregrad III–IV
Theophyllin	Theophyllin (kommt auch im schwarzen Tee vor) regt den Kreislauf an und erweitert die Bronchien. Daneben dämpft es die Entzündung der Bronchien, ergänzt so die Wirkung von Kortison.	Die Atemwegsliga empfiehlt Theophyllin für die Schweregrade III und IV.	Dauerbehandlung bei Schweregrad III–IV
Anticholinergika	Mit dem Nervenbotenstoff Acetylcholin regt der Körper die Schleimproduktion der Bronchien an. Anticholinergika, wie z.B. Ipratropium oder Tiotropium, blockieren die Wirkung von Acetylcholin.	Ausschließlich zur Ergänzung der Therapie mit Betamimetika und niemals alleinige Behandlung bei Asthma.	Dauerbehandlung bei Schweregrad I–IV (nur in Kombination mit Betamimetika)

Die Allergieimpfung ist allerdings nicht in jedem Fall erfolgreich. Die besten Ergebnisse sind bei Milben-, Pollen-, Bienen- und Wespenstichallergien zu erreichen. Dagegen ist die Erfolgsrate bei Tierallergien [Haut und Schuppen] und Schimmelpilzsporen weniger gut. Mit einem Nachlassen der Wirkung muss nach 3 bis bestenfalls 5 Jahren gerechnet werden.

Tab. 8. Asthmabehandlung in der Schwangerschaft

- Asthma stellt kein Hindernis für eine Schwangerschaft dar!
- Asthmaanfälle führen zu Wachstumshemmung im Mutterleib, niedrigem Geburtsgewicht und zur Erhöhung der Kindersterblichkeit
- Behandlungsziel: Weitestgehende Beschwerdefreiheit und Vermeidung von schweren Asthmaattacken
- Für die Behandlung des Asthma bronchiale während der Schwangerschaft gelten die gleichen Empfehlungen wie für alle anderen Asthmatiker
- Behandlung nach Rücksprache mit Ihrem Lungenfacharzt fortsetzen, auch und besonders mit inhalativem Kortison
- Erst durch eine (falsche) Furcht vor den Nebenwirkungen der Medikamente wird dem Kind geschadet!
- Keine Angst vor inhalativem Kortikoson!

Asthma in der Schwangerschaft

Etwa eine von 100 schwangeren Frauen leidet an Asthma. Obwohl während einer Schwangerschaft die Erkrankung zumeist stabil bleibt oder sich sogar bessert, beobachtet man bei etwa einem Fünftel der Schwangeren (jeder 20sten) eine Verschlechterung des Asthmas. Ziel der Asthmatherapie in der Schwangerschaft muss in erster Linie die weitgehende Kontrolle der Erkrankung und Vermeidung schwerer Asthmaattacken sein [Tab. 8]. Denn Asthmaanfälle in der Schwangerschaft gehen mit der Gefahr einer Wachstumshemmung im Mutterleib, Senkung des Geburtsgewichtes, Neigung zu Frühgeburt und Spontanabort und letztlich sogar mit der Erhöhung der Kindersterblichkeit einher. **Die Asthmabehandlung ist während Schwangerschaft und Stillzeit unbedingt fortzuführen!** Das gilt auch für die Behandlung mit [inhalativem] Kortison*, gegen die während der Schwangerschaft und der Stillzeit keinerlei Bedenken besteht.

A

Möglichkeiten der Selbstkontrolle

Zunächst merkt natürlich der Betroffene selbst, ob ihm seine Lunge noch ausreichend Luft lässt oder nicht. Aber es gibt auch Möglichkeiten, mit Hilfe des **Peak-Flow-Meters** objektiv herauszufinden, wie es um die Lungenfunktion bestellt ist. Es handelt sich um ein kleines, sehr handliches Gerät aus Kunststoff, das die höchste, beim schlagartigen und heftigen Ausatmen vom Patienten erreichbare Luftströmung misst, wobei der gemessene Wert die pro Minute ausgeatmete Luftmenge in Litern angibt. Da die Atemwegsweite oder Atemwegsenge wesentlich den maximal zu erreichenden Fluss beim Ausatmen bestimmt, bildet der ermittelte Wert auch das Ausmaß der Atemwegsverengung. Der täglich morgens und abends gemessene **PEF-Wert** wird in einem Asthma-Tagebuch notiert [sog. „**PEF-Protokoll**"], um sich ein Bild von der Atemwegsverengung unter häuslichen Bedingungen und alltäglichen Situationen zu machen.

Mit der Selbstwahrnehmung der Beschwerden auf der einen Seite und dem ermittelten PEF-Wert auf der anderen gewinnen die Patienten ein Gefühl für die Ausprägung ihrer Atemwegsverengung. Nach einiger Zeit kann man recht gut auch ohne **PEF-Meter** die Aktivität der Erkrankung abschätzen. Unabhängig davon zeigt die Messung an, ob die Medikamente wirken. Schließlich erkennt man frühzeitig, ob sich die Atemwege verengen. So kündigt sich beispielsweise eine Atemwegsinfektion mit abnehmenden PEF-Werten und einem zunehmenden Unterschied zwischen Morgen- und Abendwert an.

Versorgungsstand in Deutschland

Die gegenwärtige Versorgung der Volkskrankheit Asthma in Deutschland ist nach dem Gutachten 2000/2001 der *Konzertierten Aktion im Gesundheitswesen* mehr als unzureichend. Das wird unter anderem an den Todesfällen, die bei adäquater Behandlung zu vermeiden wären, deutlich. Nach der statistischen Erhebung der Bundesärztekammer vom 31.12.2000 arbeiten in Deutschland 383 Internisten mit Schwerpunkt Pneumologie und 291 Ärzte für Lungen- und Bronchialheilkunde im ambulanten Bereich sowie 550 pneumologisch tätige Ärzte im stationären Bereich, entsprechend einer Zahl von nur 1224 Ärzten für Gesamtdeutschland.

Diesen Zahlen stehen 4,8 Millionen Personen mit Asthma gegenüber [s.u. Epidemiologie]. Auf jeden pneumologisch tätigen Arzt kommen somit 3902 Asthmatiker. Würde jeder Asthmatiker von einem Lungenfacharzt nur einmal im Jahr gesehen, müsste dieser selbst bei 365 Arbeitstagen täglich noch 11 Asthmatiker untersuchen. Die wichtigsten Ursachen für diese bedenkliche Situation liegen vor allem in zu wenig ausgebildeten Pneumologen, einer unzureichenden Repräsentation der Pneumologie an den Universitäten sowie fehlenden Ausbildungs- bzw. Weiterbildungsplätzen.

Quellenhinweise

Abb. 3: European Association of Allergy & Clinical Immunology, 1996

cyte): liegt meist an der Grenze von weißer und grauer Substanz

protoplasmatischer Astrozyt (Ⓔ protoplasmic astrocyte): überwiegend in der grauen Substanz liegender Astrozyt mit dicken Zytoplasmafortsätzen

As|tro|zy|tom *nt* (Ⓔ astrocytoma): *Syn*: *Astrocytoma*; primär gutartiger, aus Astrozyten aufgebauter Hirntumor, der zu Rezidiven und maligner Entartung neigt; nach der Histologie unterscheidet man **pilozytisches, fibrilläres** und **anaplastisches Astrozytom**; die pilozytischen Astrozytome sind gutartige Kleinhirntumoren des Kindes- und Jugendalters und können auch als Optikusgliom* auftreten; beim Erwachsenen treten Astrozytome als langsam wachsende Tumoren [Grad II] oder maligne Tumoren [anaplastisches Astrozytom] auf; Grad III-Tumore wachsen schnell und infiltrierend; die Prognose ist i.d.R. schlecht

As|tro|zy|to|se *f* (Ⓔ astrocytosis): meist reaktive Proliferation von Astrozyten im Rahmen eines entzündlichen oder degenerativen Prozesses der Neuronen

as|tro|zy|to|tisch *adj* (Ⓔ astrocytotic): Astrozytose betreffend

Astrup: Poul Astrup; dänischer Biochemiker im 20. Jahrhundert

Astrup-Methode *f* (Ⓔ Astrup procedure): indirekte Bestimmung des Kohlendioxidpartialdruckes im arteriellen Blut oder Kapillarblut; die Probe wird mit 2 Gasgemischen bekannter Zusammensetzung äquilibriert, die unterschiedliche CO_2-Partialdrücke besitzen; in beiden Proben wird der pH-Wert gemessen und in ein Nomogramm [*siehe Abb. A157*] eingetragen; misst man jetzt den aktuellen pH-Wert, dann kann diesem Wert [Punkt C in der Abbildung] ein aktueller CO_2-Partialdruck zugeordnet werden; zusätzlich kann man noch den Basenüberschuss* und die Konzentration der Pufferbasen ablesen

AStT *Abk.*: **1.** Antistaphylolysin-Test **2.** Antistaphylolysin-Titer

ASV *Abk.*: assistierte spontane Ventilation

A|syl|la|bie *f* (Ⓔ asyllabia): Unvermögen zur Silbenerkennung oder -bildung

A|sym|bo|lie *f* (Ⓔ asymbolia): *Syn*: *Asemia, Asemie*; Störung im Gebrauch und der Erkennung von Zeichen und Symbolen

a|sym|me|trisch *adj* (Ⓔ asymmetric): ohne Symmetrie, ungleichmäßig, unsymmetrisch

a|symp|to|ma|tisch *adj* (Ⓔ asymptomatic): ohne Symptome (verlaufend), symptomlos, symptomarm

a|syn|chron *adj* (Ⓔ asynchronous): nicht gleichzeitig, nicht synchron

A|sy|ner|gie *f* (Ⓔ asynergy): meist durch Kleinhirnstörungen verursachte Ataxie* durch Störung der Koordination der Einzelbewegungen der verschiedenen Muskeln

a|sy|ner|gisch *adj* (Ⓔ asynergic): Asynergie betreffend, durch sie bedingt

A|syn|kli|tis|mus *m* (Ⓔ asynclitism): *Syn*: *Scheitelbeineinstel-*

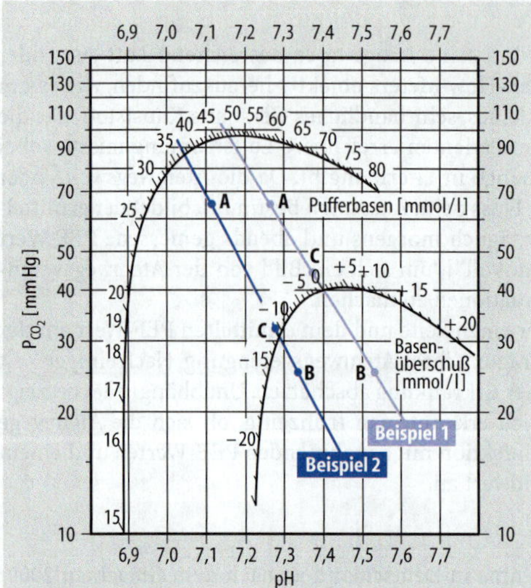

Abb. A157. Astrup-Methode. Diagramm zur Ermittlung von CO_2-Partialdruck und Säure-Basen-Status

lung; Abweichung der Pfeilnaht des kindlichen Kopfes von der Beckenführungslinie bei der Geburt als Anpassungsvorgang an ein enges Becken; nähert sich die Pfeilnaht der Symphyse führt das hintere Scheitelbein und man spricht von **hinterem Asynklitismus** oder **Litzmann-Obliquität**; nähert sie sich dem Promotorium führt das vordere Scheitelbein und es handelt sich um einen **vorderen Asynklitismus** oder eine **Naegele-Obliquität**; eine Entbindung aus vorderem Asynklitismus ist möglich, der hintere Asynklitismus stellt aber eine Geburtsunmöglichkeit dar

A|sys|to|lie *f* (Ⓔ asystole): *Syn*: *Herzstillstand*; durch Ausbleiben der Herzmuskelkontraktion ausgelöster Herz-Kreislaufstillstand; kommt als temporäres Phänomen bei neurokardiogener Synkope bei 1/3 der Patienten vor; führt zum sog. Null-Linien-EKG, das Zeichen des Herztodes ist; ohne sofortige Reanimation Exitus letalis

a|sys|to|lisch *adj* (Ⓔ asystolic): Asystolie betreffend, durch sie bedingt

ASZ *Abk.*: **1.** Anodenschließungszuckung **2.** Anspannungszeit

AS-Zellen *pl* (Ⓔ adult stem cells): *Syn*: *somatische Stammzellen, adulte Stammzellen*; *s.u. Essay Stammzellen – therapeutisches Klonieren S. 2021*

as|zen|die|rend *adj* (Ⓔ ascending): (auf-, an-)steigend, nach oben strebend

As|zi|tes *m* (Ⓔ ascites): *Syn*: *Bauchwassersucht, Ascites, Hydrops abdominis, Hydroperitoneum*; Ansammlung von Flüssigkeit in der freien Bauchhöhle; je nach Ursache bildet sich ein **entzündlicher Aszites** [durch Exsudat*], **nicht-entzündlicher Aszites** [durch Transsudat*], **chylöser Aszites** [durch Lymphflüssigkeit] oder **hämorrhagischer Aszites** [mit Blutbeimengung]; die häufigsten Ursachen sind erhöhte Kapillarpermeabilität [hypoxisch, entzündlich, toxisch bei Leberinsuffizienz], erhöhter Pfortaderdruck [Leberzirrhose, Pfortaderthrombose], erniedrigter kolloidosmotischer Druck [Eiweißmangel, v.a. bei Leberinsuffizienz oder Unterernährung], erhöhte Wasser- und Elektrolytretention [v.a. bei Leberzirrhose]; **Therapie**: die Behandlung der Ursache steht im Vordergrund; ist das nicht möglich, z.B. bei der häufigsten Form, dem **hepatischen Aszites** bei Leberzirrhose, wird zuerst versucht, die Wasserausscheidung durch Diuretika zu steigern; bei therapierefraktärem Aszites kommt eine wiederholte Aszitespunktion in Frage; z.T. wird die Anlage eines peritoneovenösen Shunts oder transjugulär intrahepatischen Shunts [TIPS] zur Ableitung nötig

adipöser Aszites: *→fettiger Aszites*

blutiger Aszites (Ⓔ hemorrhagic ascites): *Syn*: *Hämaskos, hämorrhagischer Aszites*; Aszites mit Blutbeimengung

chylöser Aszites (Ⓔ chylous ascites): *Syn*: *Chyloperitoneum, Chylaskos, Chylaszites*; chylöser Erguss in der Bauchhöhle

fettiger Aszites (Ⓔ fatty ascites): *Syn*: *adipöser Aszites*; milchig-trüber Aszites mit Fetttröpfchen

hämorrhagischer Aszites: *→blutiger Aszites*

Tab. A159. Labordiagnostik von Aszitespunktat

Genese des Aszites	Typische Befundkonstellation
Aszites bei Leberzirrhose und portaler Hypertonie	Cholesterin < 45 mg/dl, Gesamteiweiß < 2,5 g/dl, LDH < 150 IE/l, Fibronectin < 10 g/dl, Serumalbumin minus Aszitesalbumin > 1,1 g/dl
Maligner Aszites	Cholesterin > 45 mg/dl, LDH > 150 IE/l, Gesamteiweiß > 3 g/dl, Fibronectin > 10 g/dl, Serumalbumin minus Aszitesalbumin < 1,1 g/dl
Spontane bakterielle Peritonitis	Gesamteiweiß < 1 g/dl, > 250–500 polymorphkernige Zellen/mm³, bei 50–90 % der Patienten kultureller Bakteriennachweis
Tuberkulose	Gesamteiweiß > 2,5 g/dl, > 200 mononukleäre Zellen/mm³, säurefeste Stäbchen (ca. 5 %), positive Kultur (ca. 40 %)
Pankreatogener Aszites	Serumanalyse: Aszitesamylase < 1

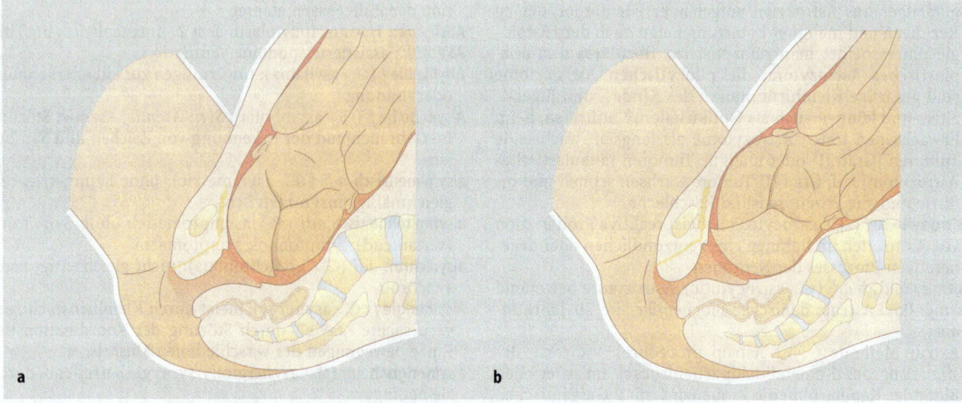

Abb. A158. Asynklitismus. Vordere [a] und hintere Scheitelbeineinstellung [b]

Tab. A160. Therapie des hepatischen Aszites

Stufe	Arzneistoff	Dosierung	Weitere Maßnahmen	Gewichtsabnahme nach 4–5 Tagen [g/Tag]
1	Spironolacton	100–200 mg/Tag	Natriumrestriktion (3 g/Tag), Bettruhe	< 300 → Stufe 2
2	Spironolacton und Furosemid oder Torasemid bzw. Xipamid	100–200 mg/Tag 40 mg/Tag		< 300 → Stufe 3
3	Spironolacton und Furosemid und/oder Torasemid bzw. Xipamid (Kontrolle von Elektrolyt- und Nierenretentionswerten, bei Entgleisung sofort absetzen!)	Schrittweise Steigerung auf bis zu 400 mg/Tag und 160 mg/Tag (Furosemid)	Wiederholte Aszitespunktion	< 300 → Stufe 4
4			Wiederholte Aszitespunktion oder TIPS oder peritoneovenöser Shunt	

as|zi|tisch *adj* (Ⓔ ascitic): Aszites betreffend, durch ihn bedingt

AT *Abk.*: **1.** abdominale Toxoplasmose **2.** →*Adenotomie* **3.** adjuvante Therapie **4.** →*Alttuberkulin* **5.** →*Amitriptylin* **6.** Anaphylatoxin **7.** →*Angiotensin* **8.** →*Antithrombin* **9.** →*Antitrypsin* **10.** Aortenton **11.** →*Austauschtransfusion* **12.** autogenes Training

At *Abk.*: **1.** →*Astat* **2.** →*Astatin*

A & T *Abk.*: Adenotomie und Tonsillektomie

A-T *Abk.*: Adenin-Thymin

AT 10 *Abk.*: antitetanische Substanz 10

at *Abk.*: technische Atmosphare

AT III *Abk.*: →*Antithrombin III*

At-, at- *präf.*: Wortelement mit der Bedeutung „zu.../hinzu.../an..."

ATA *Abk.*: **1.** alimentäre toxische Aleukie **2.** Antithrombozyten-Antikörper

a|tak|tisch *adj* (Ⓔ **1.–2.** atactic): **1.** *Syn*: *ataxisch*; Ataxie betreffend, durch Ataxie bedingt **2.** ungleichmäßig, unregelmäßig, ungeordnet, unkoordiniert

A|ta|rak|ti|kum *nt, pl* **-ka** (Ⓔ ataractic): *Syn*: *Beruhigungsmittel, Ataraxikum, Tranquilizer, Psychosedativum, Sedativum, minor tranquilizer*; Mittel mit vorwiegend dämpfender Wirkung auf die Psyche; heben Spannungs-, Erregungs- und Angstzustände auf und wirken auch auf dadurch bedingte Begleitsymptome [Schlaflosigkeit]; die wichtigste Gruppe sind die **Benzodiazepine**

a|ta|rak|tisch *adj* (Ⓔ ataractic): Ataraxie betreffend oder bewirkend, beruhigend

A|ta|ra|xie *f* (Ⓔ ataraxia): Unerschütterlichkeit, (Seelen-)Ruhe

A|ta|ra|xi|kum *nt, pl* **-ka**: →*Ataraktikum*

A|ta|vis|mus *m* (Ⓔ atavism): Auftreten von entwicklungsgeschichtlich frühen Formbildungen, z.B. überzähligen Brustwarzen

a|ta|vis|tisch *adj* (Ⓔ atavistic): Atavismus betreffend

A|ta|xia *f*: →*Ataxie*

Ataxia teleangiectatica: →*Ataxia-Teleangiectasia*

Ataxia-Teleangiectasia *f* (Ⓔ ataxia-teleangiectasia): *Syn*: *progressive zerebelläre Ataxie, Louis-Bar-Syndrom, Teleangiektasie-Ataxie-Syndrom, Ataxia teleangiectatica, zerebello-okulokutane Teleangiektasie*; autosomal-rezessive Erbkrankheit mit progredienten zerebellären und extrapyramidal motorischen Störungen [Ataxie*, Choreoathetose*, Störung der Augenmotorik, Demenz], Teleangiektasien und Störungen der Immunabwehr [IgG- und IgA-Mangel mit rezidivierenden bakteriellen Infekten]

A|ta|xie *f* (Ⓔ ataxia): *Syn*: *Ataxia*; gestörte Bewegungskoordination durch eine zentralnervöse Störung, die auf der Ebene des Rückenmarks [spinale Ataxie*] oder des Kleinhirns [zerebelläre Ataxie*] auftreten kann; die Ataxien werden heute in **erbliche** und **nicht erbliche Ataxien** unterteilt; die **erblichen Ataxien** können autosomal-dominant oder autosomal-rezessiv auftreten; bei den **nicht erblichen Ataxien** unterscheidet man Ataxien mit bekannter Ursache [**symptomatische Ataxien**], wie z.B. alkoholische Kleinhirnatrophie, und **idiopathische** oder **sporadische Ataxien** unbekannter Ursache [*Tab. A161*]

lokomotorische Ataxie (Ⓔ locomotor ataxia): *Syn*: *Gangataxie*; Ataxie mit ausgeprägter Gangstörung bei Beteiligung der Rumpf- und Gliedmaßenmuskulatur

motorische Ataxie (Ⓔ motor ataxia): Ataxie bei Störung

Tab. A161. Klassifikation der degenerativen Ataxien

Ätiologie	Bezeichnung	Symptome	Besonderes
Autosomal dominante Ataxien	Spino-zerebelläre Ataxien (SCA)		
	SCA 1	Spinale und zerebelläre Ataxie	Chromosom 6, CAG-repeat
	SCA 2	Spinale und zerebelläre Ataxie	Chromosom 12, CAG-repeat
	SCA 3 (Machado-Joseph)	Ataxie, Parkinson, Okulomotorikstörung	Chromosom 14. CAG-repeat
	SCA 6		Chromosom 19
	Familliäre, periodische (paroxysmale) Ataxie	Ataxie, Dysarthrie, Nystagmus	Chromosom 19 Th.: Diamox
Autosomal rezessive Ataxien	Friedreich-Ataxie	Spinale Ataxie, Areflexie, zerebelläre Symptome	Chromosom 9, GAA-repeat
	Abetalipoproteinämie (Bassen Kornzweig)	Ataxie, Dysmetrie	
	Refsum-Krankheit	Ataxie, Seh- und Hörstörung, Polyneuropathie	Phytansäure-Stoffwechsel Th.: Plasmapherese
	Ataxie teleangiectasie (Louis Bar)	Ataxie, Choreoathetose, Okulomotorikstörung, Demenz	Chromosom 11
Sporadische Ataxien	Sporadische olivo-pontozerebelläre Atrophie, sporadische zerebelläre Ataxien	Ataxie, Parkinson, Demenz, Okulomotorikstörung	
Symptomatische Formen	Alkoholische Kleinhirnatrophie, toxische Kleinhirnatrophie, paraneoplastische Kleinhirnatrophie, Malabsorptions-Atrophie		z.B. bei Phenytoin, Anti-Yo-AK, z.T. auch autosomal rezessiv (Vitamin E)

der motorischen Zentren oder Bahnen
progressive zerebelläre Ataxie: →*Ataxia-Teleangiectasia*
spinale Ataxie (Ⓔ spinal ataxia): *Syn*: *Hinterstrangataxie*; Ataxie bei Störung der sensiblen Hinterstrangbahnen des Rückenmarks; der Ausfall der sensiblen Bahnen kann z.T. durch Blickkontrolle ersetzt werden; deshalb sind die Patienten in der Lage tagsüber zu Laufen, solange sie ihre Füße beobachten können; nachts wird die Ataxie aber in ihrem vollen Ausmaß erkennbar
spinozerebelläre Ataxie (Ⓔ spinocerebellar ataxia): Gruppe autosomal-dominant erblicher Ataxien, die nach dem 25. Lebensjahr symptomatisch werden und im Laufe der Jahre das Vollbild einer zerebellären Ataxie entwickeln können
zerebelläre Ataxie (Ⓔ cerebellar ataxia): Ataxie durch Erkrankungen des Kleinhirns; führt zu Störungen der Gleichgewichtsregulation und Bewegungskoordination; die Patienten zeigen **Rumpfataxie** [beim Sitzen besteht eine Fallneigung nach rückwärts oder zur einer Seite], **Standataxie** [Fallneigung beim Stehen], **Gangataxie** [Abweichung zu einer Seite beim Gehen; breitbeiniger Gang], **Makrographie**, **Dysmetrie** [Zielbewegungen schießen über das Ziel hinaus (Hypermetrie), sind asynergisch und verwackelt], Aktionstremor* [nimmt bei Annäherung an das Ziel zu], skandierende Sprache, Dysdiadochokinese* usw.

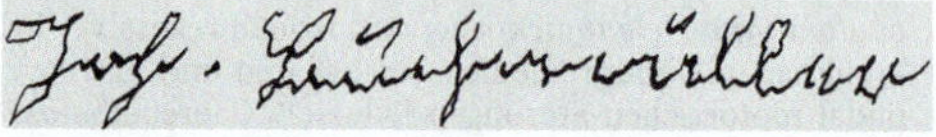

Abb. A162. Schriftprobe bei zerebellärer Ataxie

Ataxie-Syndrom *nt*: →*Ataxia-Teleangiectasia*
a|ta|xisch *adj* (Ⓔ ataxic): *Syn*: *ataktisch*; Ataxie betreffend, durch Ataxie bedingt
A|ta|xo|phe|mie *f* (Ⓔ ataxophemia): Störung der Stimmmuskelkoordination
a|ta|xo|phob *adj* (Ⓔ ataxophobic): Ataxophobie betreffend, durch sie gekennzeichnet
A|ta|xo|pho|bie *f* (Ⓔ ataxophobia): krankhafte Angst vor Unordnung
A|ta|za|na|vir *nt* (Ⓔ atazanavir): HIV-Proteasehemmer; *s.u. Essay AIDS S. 31*
ATE *Abk.*: →*Adenotonsillektomie*
AT.-E. *Abk.*: Antithrombineinheit
A|te|lek|ta|se *f* (Ⓔ atelectasis): *Syn*: *Lungenatelektase*; verminderter oder fehlender Luftgehalt der Lungenbläschen mit Kollaps der betroffenen Lungenteile; man unterscheidet **Obstruktions-** oder **Resorptionsatelektase** [durch Bronchusverschluss], **Entspannungsatelektase** [bei Pneumothorax] und **Kompressionsatelektase** [bei Pleuraerguss, Zwerchfellhochstand, intrathorakalen Tumoren]; nach der Ausdehnung kann man von **Lappen-**, **Streifen-**, **Segment-**, **Flecken-**, **Platten-**, **Randatelektase** usw. sprechen
a|te|lek|ta|tisch *adj* (Ⓔ atelectatic): Atelektase betreffend
A|te|len|ke|pha|lie *f*: →*Ateloenzephalie*
A|te|len|ze|pha|lie *f*: →*Ateloenzephalie*
A|te|lie *f* (Ⓔ atelia): unvollständige Entwicklung eines Organs oder Gewebes
A|te|lo|car|die *f* (Ⓔ atelocardia): unvollständige Entwicklung des Herzens
a|te|lo|ce|phal *adj*: →*atelokephal*
A|te|lo|ce|pha|lie *f*: →*Atelokephalie*
A|te|lo|chei|lie *f* (Ⓔ atelocheilia): *Syn*: *Atelochilie*; unvollständige Entwicklung der Lippe(n)
A|te|lo|chei|rie *f* (Ⓔ atelocheiria): *Syn*: *Atelochirie*; unvollständige Entwicklung der Hände
A|te|lo|chi|lie *f*: →*Atelocheilie*
A|te|lo|chi|rie *f*: →*Atelocheirie*
A|te|lo|en|ke|pha|lie *f*: →*Ateloenzephalie*
A|te|lo|en|ze|pha|lie *f* (Ⓔ ateloencephalia): *Syn*: *Atelenkephalie, Ateloenkephalie, Atelenzephalie*; unvollständige Entwicklung des Gehirns
A|te|lo|glos|sie *f* (Ⓔ ateloglossia): unvollständige Entwicklung der Zunge
A|te|lo|gna|thie *f* (Ⓔ atelognathia): unvollständige Entwicklung des Ober- oder Unterkiefers
a|te|lo|ke|phal *adj* (Ⓔ atelocephalous): *Syn*: *atelocephal*; Atelokephalie betreffend
A|te|lo|ke|pha|lie *f* (Ⓔ atelocephaly): *Syn*: *Atelocephalie*; unvollständige Entwicklung des Schädels
A|te|lo|my|e|lie *f* (Ⓔ atelomyelia): unvollständige Entwicklung des Rückenmarks
A|te|lo|po|die *f* (Ⓔ atelopodia): unvollständige Entwicklung der Füße
A|te|lo|pro|so|pie *f* (Ⓔ ateloprosopia): unvollständige Entwicklung des Gesichts
A|te|lo|sto|mie *f* (Ⓔ atelostomia): unvollständige Entwicklung des Mundes
Atem|äqui|va|lent *nt* (Ⓔ ventilation equivalent): *Syn*: *spezifische Ventilation, Ventilationsäquivalent*; Verhältnis von Atemminutenvolumen zu Sauerstoffaufnahme; liegt im Bereich von 23–33 l/min; ist erhöht bei Hyperventilation oder erhöhter Totraumbelüftung [z.B. bei Lungenemphysem]
Atem|ar|beit *f* (Ⓔ respiratory work): für die Atembewegungen notwendiger Energieaufwand
Atem|beu|tel *m* (Ⓔ breathing bag): luftdichter, elastischer Gummibeutel zur Handbeatmung
Atem|de|pres|si|on *f* (Ⓔ respiratory depression): i.d.R. zentral-bedingte Abflachung der Atmung, z.B. durch Narkotika oder Schädelhirnverletzungen
Atem|de|pres|si|ons|zu|stand des Neugeborenen *m* (Ⓔ asphyxia of the newborn): *Syn*: *Neugeborenenasphyxie, Depressionszustand des Neugeborenen, Asphyxia neonatorum*; unmittelbar nach der Geburt einsetzende Atemdepression und Asphyxie* durch Unreife der Gehirnzentren
Atem|fre|quenz *f* (Ⓔ respiratory frequency): Anzahl der Atemzüge pro Minute; die Atemfrequenz in Ruhe nimmt von der Geburt bis zum Erwachsenenalter stetig ab; Neugeborene haben eine Atemfrequenz von 50/min, bei Erwachsenen liegt der Wert im Bereich von 16–20/min
Atem|gas|ana|ly|se *f* (Ⓔ analysis of respiratory gases): Messung der Sauerstoff- und Kohlendioxidkonzentration in der Atemluft
Atem|ge|räusch *nt* (Ⓔ respiratory sound): *Syn*: *respiratorisches Geräusch*; durch die einströmende und ausströmende Luft verursachtes Geräusch über Lunge, Bronchien und Luftröhre
bronchiales Atemgeräusch (Ⓔ bronchial breathing): *Syn*: *Bronchialatmen, bronchiales Atmen*; normales Atemgeräusch über den Bronchien, das sowohl bei der Ein- als auch Ausatmung zu hören ist; klingt lauter und schärfer als vesikuläres Atmen* und hat ein größeres Frequenzspektrum mit deutlich hervortretenden hohen Tönen; über der Trachea hat es einen tieferen Klang und wird deshalb als **Trachealatmen** bezeichnet; reines Bronchialatmen kann nicht über der Brustwand gehört werden, weil die hohen Frequenzen durch das lufthaltige Lungengewebe herausgefiltert werden; bei Infiltration des Lungengewebes, Atelektase oder Verlagerung der großen Bronchien näher an die Thoraxwand [Bronchiektasen] wird das Bronchialatmen aber auskultierbar
bronchovesikuläres Atemgeräusch (Ⓔ bronchovesicular breathing): *Syn*: *bronchovesikuläres Atmen*; bronchiales Atemgeräusch mit starkem vesikulären Beiklang
vesikobronchiales Atemgeräusch (Ⓔ bronchovesicular breathing): *Syn*: *vesikobronchiales Atmen*; vesikuläres Atmen mit starkem bronchialen Beiklang
vesikuläres Atemgeräusch (Ⓔ vesicular breathing): *Syn*: *Vesikuläratmen, Bläschenatmen, vesikuläres Atmen*; normales Atemgeräusch über den peripheren Lungenabschnitten, das durch Turbulenzen des Luftstroms in den kleinen Luftwegen entsteht; es ist leise, niederfrequent und kann während der Inspiration und am Anfang der Exspiration über der gesamten Lunge gehört werden; am reinsten hört man es über den Lungenunterlappen
Atem|ge|ruch *m*: →*Foetor ex ore*
Atem|grenz|wert *m* (Ⓔ maximal breathing capacity): maximales Atemminutenvolumen* bei willkürlicher Hyperventilation; der Sollwert hängt von Alter, Geschlecht und Kör-

perbau ab und beträgt für einen jungen Mann ca. 120–170 l/min; sowohl restriktive als auch obstruktive Ventilationsstörungen vermindern den Atemgrenzwert

Altemlhilfslmuslkeln *pl*: *→Atemhilfsmuskulatur*

Altemlhilfslmuslkullaltur *f* (Ⓔ accessory respiratory muscles): *Syn*: *Atemhilfsmuskeln, auxiläre Atemmuskeln, auxiläre Atemmuskulatur*; Muskeln, die willkürlich zur Steigerung der Ein- und/oder Ausatmung aktiviert werden können; als **Hilfseinatmer** wirken alle Muskeln, die an Kopf, Schultergürtel oder Wirbelsäule ansetzen und die die Rippen heben können [Musculus pectoralis major und minor, Musculi scaleni, Musculus sternocleidomastoideus, Teile der Musculi serrati]; **Hilfsausatmer** sind v.a. die Bauchmuskeln, die die Rippen nach unten ziehen und über die Bauchpresse das Zwerchfell nach oben drängen

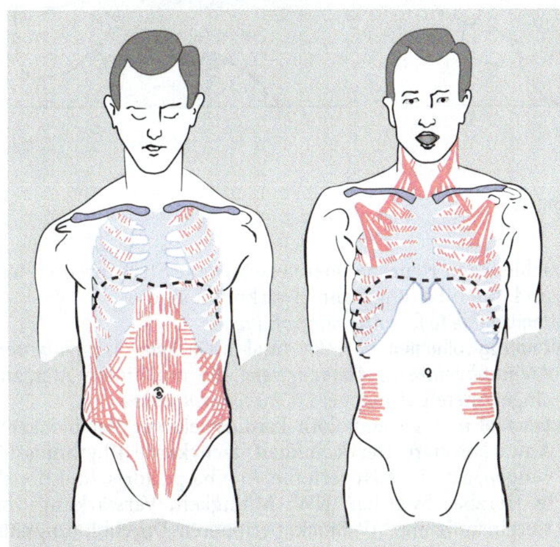

Abb. A163. Atemhilfsmuskulatur

Altemlhublvollulmen *nt*: *→Atemzugvolumen*

Altemllählmung *f* (Ⓔ respiratory paralysis): Ausfall der Atemtätigkeit

periphere Atemlähmung (Ⓔ apnea due to paralysis of respiratory muscles): Atemlähmung durch einen Ausfall der Atemmuskeln, z.B. bei Myasthenia* gravis pseudoparalytica oder Polyneuropathie*

zentrale Atemlähmung (Ⓔ central asphyxia): Atemlähmung durch Schädigung des Atemzentrums in der Medulla* oblongata

Altemlluftlmilnultenlvollulmen *nt*: *→Atemminutenvolumen*

Altemlmilnultenlvollulmen *nt* (Ⓔ minute ventilation): *Syn*: *Atemluftminutenvolumen*; das in einer Minute ein- und ausgeatmete Luftvolumen; beträgt bei Erwachsenen in Ruhe ca. 7 l; bei extremer Belastung kann es bis auf 120 l ansteigen; *s.a. Lungenvolumina*

Altemlmuslkeln *pl* (Ⓔ respiratory muscles): *Syn*: *Atemmuskulatur*; Muskeln, die aktiv an der äußeren Atmung durch eine Verkleinerung [Ausatmung] oder Vergrößerung [Einatmung] des Thoraxvolumens mitwirken

auxiläre Atemmuskeln: *→Atemhilfsmuskulatur*

Altemlmuslkullaltur *f*: *→Atemmuskeln*

Altemlnot *f* (Ⓔ breathlessness): Dyspnoe*

Atemlnotlsynldrom des Neugeborenen *nt* (Ⓔ respiratory distress syndrome of the newborn): *Syn*: *Respiratory-distress-Syndrom des Neugeborenen, Surfactantmangel-Syndrom*; durch eine Lungenunreife oder Erkrankungen der Atemwege hervorgerufener Komplex von Zyanose* und Dyspnoe*, der bei ca. 1 % aller Neugeborenen auftritt; 60 % aller Frühgeborene vor der 30. Gestationswoche entwickeln ein Atemnotsyndrom

der wichtigste pathogenetische Faktor ist ein Mangel an oder besser eine Unreife des Surfactants, der die Oberflächenspannung in den Alveolen herabsetzt und damit einen Kollaps am Ende der Ausatmung verhindert; im unreifen Surfactant ist der Lecithin-Anteil erniedrigt; der Lecithin/Sphingomyelin-Quotient des Fruchtwassers gibt einen Hinweis auf die Reife des Surfactantsystems, da der Sphingomyelin-Gehalt konstant ist und der Lecithin-Gehalt mit zunehmender Lungenreife ansteigt; Werte von > 2:1 weisen auf ein reifes System hin

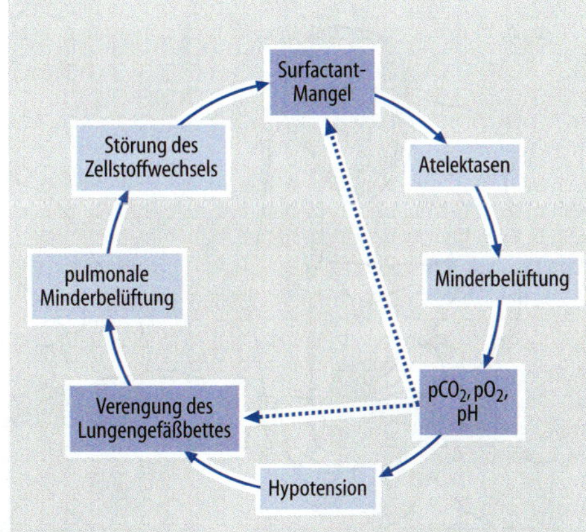

Abb. A164. Atemnotsyndrom des Neugeborenen. Circulus vitiosus des Surfactantmangels

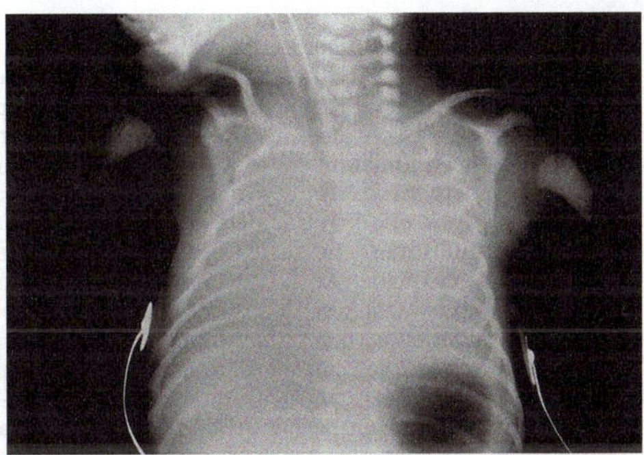

Abb. A165. Atemnotsyndrom des Neugeborenen, a.p.-Aufnahme

erschwert wird die Situation durch die postnatale Akkumulation von Plasmaproteinen in den Alveolen, die als hyaline Membran die Alveoli auskleiden und die Wirkung des vorhanden Surfactants hemmen; der Surfactantmangel und die sich daraus entwickelnden Probleme bilden einen Circulus vitiosus, der sich selbst erhält und zu einer rapiden Verschlimmerung des Zustandes der Säuglinge führt; **klinische Zeichen** treten meist unmittelbar nach der Geburt oder innerhalb der ersten 3–4 Stunden auf; typisch sind Tachypnoe*, Nasenflügeln, exspiratorisches Stöhnen, abgeschwächtes Atemgeräusch, interkostale Einziehungen; das **Röntgenbild** zeigt das typische Bild einer **weißen Lunge; Therapie**: Surfactant-Substitutionstherapie mit natürlichem [Rinder- oder Schweinesurfactant] oder künstlichem Surfactant hat die Prognose der Erkrankung dramatisch verbessert; die Sterblichkeit wurde um ca. 40 % gesenkt; zusätzlich Sauerstoffzufuhr über eine Headbox oder via Nasen-CPAP bei leichtem RDS, kontrollierte maschinelle Beatmung über einen Trachealtubus bei deutlichen Ventilationsstörungen, kontinuierliche Überwachung von pO_2 und pCO_2, Pulsoxymetrie, regelmäßige Blutgasanalyse auf einer neonatalen Intensivstation

Altemlrelserlve *f* (Ⓔ breathing reserve): Differenz von Atemgrenzwert* und Atemminutenvolumen* in Ruhe

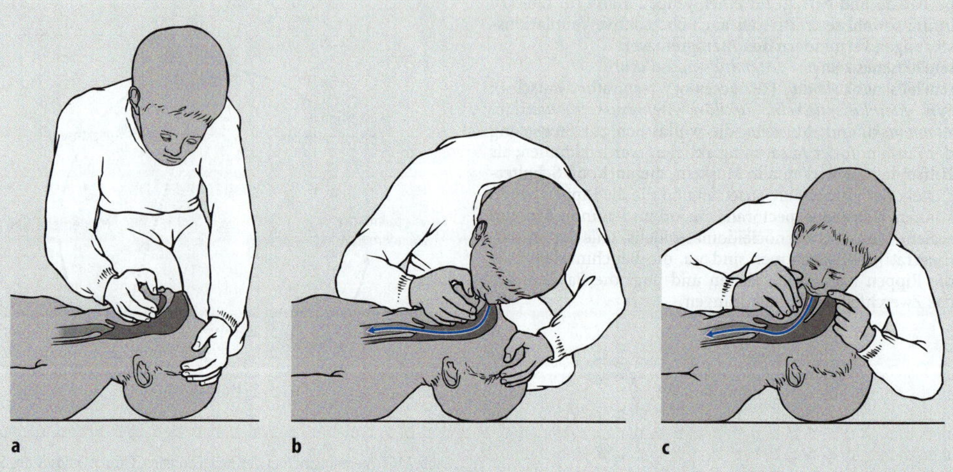

Abb. A166. Atemspende. Mund-zu-Nase-Beatmung [a-b], Mund-zu-Mund-Beatmung [c]

Altemlspenlde *f* (Ⓔ transanimation): direkte künstliche Beatmung, d.h. Mund-zu-Mund-Beatmung und Mund-zu-Nase-Beatmung; bei der **Mund-zu-Nase-Beatmung** wird der Kopf des zu beatmenden Patienten mit einer Hand an der Stirn-Haar-Grenze nach hinten überstreckt [Öffnung der Atemwege]; die andere Hand hebt den Unterkiefer an und verschließt den Mund mit dem Daumen; der Atemspender atmet tief ein und setzt dann seinen geöffneten Mund fest über der Nase des Patienten auf; während des Lufteinblasens muss darauf geachtet werden, ob sich der Thorax hebt; nach der Insufflation wird der Mund von der Nase entfernt und das Entweichen der Luft aus der Lunge des Patienten beobachtet [der Thorax senkt sich]; am Anfang werden 2–3 Insufflationen schnell hintereinander durchgeführt, um das O_2-Defizit zu beheben; danach wird ein Abstand von 5–6 Sekunden zwischen zwei Atemspenden eingehalten
die **Mund-zu-Mund-Beatmung** erfolgt nach dem gleichen Prinzip; die Hände liegen in der gleichen Ausgangsstellung; der Atemspender setzt seinen Mund fest auf den Mund des Patienten auf; die Nasenöffnung kann mit der Wange oder durch Zusammenpressen der Nasenflügel mit der oberen Hand verschlossen werden

Altemlstilllstand *m* (Ⓔ respiratory arrest): Apnoe*

Altemlstölrunlgen, schlaflbelzolgelne *pl*: *→Schlafapnoesyndrom*

Altemlstoßltest *m* (Ⓔ forced expiratory volume): *Syn*: *Sekundenkapazität, Tiffeneau-Test, Ein-Sekundenkapazität*; Bestimmung der Luftmenge, die nach tiefer Einatmung in einer Sekunde ausgeatmet werden kann

Altemlvolulmen *nt*: *→Atemzugvolumen*

Altemlwelge *pl* (Ⓔ air passages): *Syn*: *Luftwege*; die luftleitenden Abschnitte des Respirationstraktes [Mund, Nase, Rachen, Luftröhre und Bronchien]; sie wärmen die eingeatmete Luft an und befeuchten sie; da sie nicht am Gasaustausch teilnehmen, werden sie bzw. ihr Volumen als Totraum bezeichnet

Altemlwegsldruck, konltilnulierllilcher polsiltilver *m* (Ⓔ continuous positive airway pressure): *Syn*: *continuous positive airway pressure*; *s.u. CPAP-Beatmung*

Altemlwegsldruck, nalsaller konltilnulierllilcher polsiltilver *m* (Ⓔ nasal CPAP): Form der CPAP-Beatmung*, bei der Druck über eine Nasenmaske aufgebaut wird

Altemlweglwiderlstand *m*: *→Resistance*

Altemlzeitlvolulmen *nt* (Ⓔ minute ventilation): das pro Zeiteinheit ein- und ausgeatmete Luftvolumen; *s.a. Atemminutenvolumen*

Altemlzenltrum *nt* (Ⓔ respiratory center): in der Medulla* oblongata liegendes Nervenzentrum, das Rhythmus und Automatie der Atmung beeinflusst; besser ist es aber von einem **respiratorischem Netzwerk** zu reden, da die verschiedenen Neurone über verschiedene Strukturen verteilt und durch Leitungsbahnen verknüpft sind

Altemlzugltielfe *f*: *→Atemzugvolumen*

Altemlzuglvollulmen *nt* (Ⓔ tidal air): *Syn*: *Atemvolumen, Atemhubvolumen, Atemzugtiefe*; die mit einem Atemzug eingeatmete Luftmenge; *s.a. Lungenvolumina*

Altelnollol *nt* (Ⓔ atenolol): kardioselektiver Betablocker*; **Anw.**: koronare Herzkrankheit, tachykarde Rhythmusstörungen, arterielle Hypertonie, Angina pectoris, funktionelle Herzbeschwerden; **NW**: Müdigkeit, Verstärkung von Herzinsuffizienz, AV-Block, peripheren Durchblutungsstörungen, Bradykardie, Bronchokonstriktion

ATERP *Abk.*: atriale effektive Refraktärphase

ATFRP *Abk.*: atriale funktionelle Refraktärphase

ATG *Abk.*: **1.** Antithrombozyten-Globulin **2.** *→Antithymozytenglobulin* **3.** Atemgymnastik

ATH *Abk.*: abdominale totale Hysterektomie

ATh *Abk.*: *→Azathioprin*

Älthalnal *nt*: *→Acetaldehyd*

Älthalnol *m*: *→Ethanol*

Älthalnollalmin *nt* (Ⓔ ethanolamine): *Syn*: *Ethanolamin, 2-Aminoethanol, 2-Hydroxyethylamin, Colamin, Monoethanolamin, Monoäthanolamin*; Baustein von Kephalinen; **Anw.**: Behandlung von Varizen

Älthalnollaminlsullfonlsäulre *f*: *→Taurin*

Älthanlsäulre *f*: *→Essigsäure*

ATHC *Abk.*: Allotetrahydrokortisol

Althellie *f* (Ⓔ athelia): angeborenes Fehlen der Brustwarze(n); meist kombiniert mit Amastie*

Älthen *nt* (Ⓔ ethene): Äthylen*

Älther *m* (Ⓔ **1.–2.** ether): **1.** *Syn*: *Ether, Aether*; chemische Verbindung mit der allgemeinen Formel R_1-O-R_2, wobei R für Alkylrest steht; meist leicht flüchtige Substanzen, die als Lösungsmittel verwendet werden **2.** *Syn*: *Ether, Diäthyläther, Diethylether*; durch Wasserabspaltung aus zwei Äthylalkoholmolekülen gewonnene klare, berauschende Flüssigkeit, die früher als Narkosemittel [**Aether pro narcosi**] verwendet wurde

Althelrekltolmie *f* (Ⓔ atherectomy): operative Ausschälung der Arterienwand zur Entfernung atheromatöser Veränderungen

ätheIrisch *adj* (Ⓔ ethereal): ätherhaltig, leicht flüchtig

altherlman *adj* (Ⓔ athermanous): *Syn*: *adiatherman*; wärmeundurchlässig, nicht durchlässig für Wärmestrahlen

Altherlmalniltät *f* (Ⓔ athermancy): Wärmeundurchlässigkeit von Stoffen

Althelrolemlbollie *f* (Ⓔ atheroembolism): durch einen Atheroembolus* verursachte Embolie*

Althelrolemlbollus *m, pl* **-li** (Ⓔ atheroembolus): durch Ablösung von atheromatösem Material gebildeter Embolus*; *s.a. Atherosklerose*

a|the|ro|gen *adj* (Ⓔ atherogenic): die Atherombildung fördernd, zu Atherombildung führend

A|the|ro|ge|ne|se *f* (Ⓔ atherogenesis): Atherombildung; *s.a. Atherosklerose*

A|the|rom *nt* (Ⓔ **1.** atheroma **2.** atheromatous cyst): **1.** ***Syn:*** *atherosklerotische Plaque*; in der Gefäßwand auftretende beetförmige atherosklerotische Veränderungen **2.** *→echtes Atherom*

echtes Atherom (Ⓔ atheromatous cyst): ***Syn:*** *Epidermoidzyste, Epidermalzyste, Epidermiszyste, Epidermoid, Grützbeutel*; meist multiple, prall-elastische, gelbe Tumoren durch versprengtes Epithelgewebe ohne Ausführungsgang; enthält Hornlamellen und Haare; kommt am häufigsten im Gesicht, am Rumpf und den proximalen Extremitätenabschnitten vor; **Therapie:** Exzision

falsches Atherom (Ⓔ steatoma): ***Syn:*** *Ölretentionszyste, Talgretentionszyste, Sebozystom, Steatom, Retentionsatherom, Follikelretentionszyste*; Retentionszyste* einer Talgdrüse durch Verlegung des Ausführungsgangs; bei multiplem Vorkommen spricht man von **Steatocystoma multiplex**; in seltenen Fällen kommt es zur Entzündung und narbigen Abheilung von Zysten, v.a. im Bereich der Rücken- und Brustrinne [**Steatocystoma multiplex conglobatum**]; **Therapie:** Exzision bei kosmetischer Störung; bei Entzündung [Steatocystoma multiplex conglobatum] Eröffnung oder Exzision, Antibiotika lokal oder systemisch

a|the|ro|ma|tös *adj* (Ⓔ atheromatous): Atheromatose betreffend, durch sie bedingt

A|the|ro|ma|to|se *f* (Ⓔ atheromatosis): ***Syn:*** *Atherosis*; Bezeichnung für die degenerativen Veränderungen an der Arterienintima bei einer Atherosklerose*

A|the|ro|sis *f, pl* **-ses:** *→Atheromatose*

A|the|ro|skle|ro|se *f* (Ⓔ atherosclerosis): die der Arteriosklerose* zu Grunde liegenden Veränderungen der Gefäßwand; chronische Schädigung des Endothels führt zum Eindringen von lipidarmer und fibrinreicher Flüssigkeit in die Intima und Ausbildung des initialen Intimaödems; ortsständige oder eingewanderte Phagozyten nehmen abgelagerte Lipide und Cholesterin auf und wandeln sich in Schaumzellen um, die in ihrer Gesamtheit **Lipidflecke** oder **fatty streaks** bilden; diese Veränderungen werden schon bei einem kleineren Prozentsatz von 10–14 Jährigen gefunden; am Endotheldefekt bilden sich Mikrothromben; die dabei freigesetzten Plättchenfaktoren führen zu einer Erhöhung der Permeabilität des Endothels und verstärkter Insudation und Schwellung; Myofibroblasten proliferieren, phagozytieren insudierte Lipide und Cholesterin und gehen z.T. daran zugrunde; die Folge sind fibröse Plaques mit Cholesterinkristallen in der Intima; die Zellnekrose und die Cholesterinkristalle werden von einer Intimaplatte aus kollagenen und elastischen Fasern bedeckt; zusammen bilden sie das **Atherom**; bricht dieses nach innen durch und bildet ein Ulkus der Gefäßwand, spricht man von **atheromatöser Plaque**; sie kann Verkalken oder Verknöchern [Arterienverkalkung], aber auch Ausgangsort für Embolien, Thrombosen, Ulzera, Stenosen und Aneurysmen sein; zu den **Risikofaktoren** der Atherosklerose gehören Alter, Geschlecht, Hypertonie*, Diabetes* mellitus, Adipositas*, Hyperlipidämie*, Rauchen und Bewegungsmangel

a|the|ro|skle|ro|tisch *adj* (Ⓔ atherosclerotic): Atherosklerose betreffend, durch sie bedingt

a|the|to|id *adj* (Ⓔ athetoid): athetosenähnlich, an eine Athetose erinnernd

A|the|to|se *f* (Ⓔ athetosis): ***Syn:*** *Athetosis*; durch Störung des extrapyramidal-motorischen Systems hervorgerufene Erkrankung mit typischen unwillkürlichen, unregelmäßigen, langsamen, verkrampft wirkenden Bewegungen mit Hyperflexion oder -extension von Gelenken; häufig tritt ein pathologisches Weinen und Lachen als übersteigerte mimische Mitbewegung auf; Grundlage der Bewegungsstörungen ist eine gleichzeitige Anspannung von Agonisten und Antagonisten
die Athetose tritt einseitig [**Hemiathetose**] oder beidseitig auf [Athetosis* duplex], ist aber selten das einzige neurologische Symptom; meist finden sich spastische Lähmungen, choreatische oder torsionsdystonische Bewegungsstörungen und Artikulationsbeschwerden

einseitige Athetose: *→halbseitige Athetose*

halbseitige Athetose (Ⓔ hemiathetosis): ***Syn:*** *Hemiathetose, einseitige Athetose*; nur eine Körperhälfte betreffende Athetose*

Athétose double *f:* *→Athetosis duplex*

A|the|to|sis *f, pl* **-ses:** *→Athetose*

Athetosis duplex (Ⓔ double athetosis): ***Syn:*** *Hammond-Syndrom, Athétose double*; durch einen frühkindlichen Hirnschaden [Geburtstrauma, Asphyxie*, Icterus* neonatorum gravis] hervorgerufene beidseitige Athetose mit Zeichen anderer zerebraler Schädigungen [u.a. Epilepsien]

Athetosis pupillaris (Ⓔ pupillary athetosis): ***Syn:*** *Pupillenzittern, Irisblinzeln, Hippus (pupillae)*; durch eine zentralnervöse Schädigung hervorgerufenes Zittern der Pupille

a|the|to|tisch *adj* (Ⓔ athetotic): Athetose betreffend, durch sie bedingt

Ä|thin *nt* (Ⓔ acetylene): ***Syn:*** *Ethin, Acetylen*; einfachster Kohlenwasserstoff mit einer Dreifachbindung [H-C≡C-H]; giftiges, brennbares Gas

Äthinyl-19-nortestosteron *nt:* *→Norethisteron*

Ä|thi|nyl|ös|tra|di|ol *nt* (Ⓔ ethinyl estradiol): ***Syn:*** *Ethinylestradiol*; synthetisches Östrogen*; **Anw.:** hormonelle Kontrazeption, klimakterische Beschwerden, Behandlung von Prostata- und Mammakarzinom, Amenorrhoe, Akne, habitueller oder drohender Abort

Ath|le|ten|fuß *m:* *→Fußpilz*

Ä|thyl|al|ko|hol *m:* *→Ethanol*

Ä|thyl|a|min *nt* (Ⓔ ethylamine): ***Syn:*** *Ethylamin, Aminoethan*; primäres Amin*; in der Synthese von Farbstoffen und Pharmaka eingesetzt

Ä|thy|len *nt* (Ⓔ ethylene): ***Syn:*** *Äthen, Ethen, Ethylen*; einfachster ungesättigter Kohlenwasserstoff mit einer Doppelbindung [CH_2=CH_2]

Ä|thy|len|di|a|min *nt* (Ⓔ ethylenediamine): ***Syn:*** *Ethylendiamin*; nach Ammoniak riechende, an der Luft rauchende Flüssigkeit; Grundbaustein von Insektiziden und Pharmaka [Antihistaminika*]

Ä|thy|len|di|a|min|te|tra|es|sig|säu|re *f* (Ⓔ ethylenediaminetetraacetic acid): ***Syn:*** *Ethylendiamintetraessigsäure, Edetinsäure*; organische Säure, die als Chelatbildner im Labor und bei Schwermetallvergiftungen verwendet wird

Ä|thy|len|o|xid *nt* (Ⓔ ethylene oxide): ***Syn:*** *Ethylenoxid*; farbloses Gas, das zur Sterilisation hitzeempfindlicher Produkte verwendet wird; wird wegen der toxischen und allergischen Risiken immer weniger eingesetzt

Ä|thy|len|te|tra|chlo|rid *nt* (Ⓔ tetrachloroethylene): ***Syn:*** *Tetrachloräthylen, Tetrachlorethylen, Ethylentetrachlorid, Perchloräthylen*; halogenierter Kohlenwasserstoff; weit verbreitetes Lösungsmittel mit geringer Toxizität

Ä|thy|len|tri|chlo|rid *nt:* *→Trichlorethylen*

Ä|thy|lis|mus *m:* *→Alkoholismus*

A|thy|mie *nt* (Ⓔ athymia): angeborenes Fehlen des Thymus; oft gleichgesetzt mit Thymusaplasie*

A|thy|re|o|se *f* (Ⓔ athyrosis): ***Syn:*** *Athyrie, Schilddrüsenagenesie, Schilddrüsenaplasie, Thyreoaplasia*; angeborenes Fehlen der Schilddrüse; häufige Ursache einer angeborenen Hypothyreose*; die **Diagnose** beruht auf der klinischen Symptomatik und der TSH-Bestimmung im Rahmen des Neugeborenenscreenings; **Therapie:** lebenslange Substitution mit L-Thyroxin als Monotherapie

Tab. A167. Klinische Symptome der Athyreose

Klinische Symptome
Offene kleine Fontanelle und weite große Fontanelle
Icterus prolongatus
Nabelhernie
Schläfrigkeit, Muskelhypotonie, Obstipation
Trockene, marmorierte Haut, struppiges Haar
Hypothermie, Bradykardie
Makroglossie

a|thy|re|ot *adj* (Ⓔ athyreotic): Athyreose betreffend, von ihr betroffen, ohne Schilddrüse

A|thy|rie *f*: → *Athyreose*

Ä|ti|o|lo|gie *f* (Ⓔ **1.** etiology **2.** etiology): **1.** Lehre von den Krankheitsursachen **2.** (Gesamtheit der) Ursachen einer spezifischen Erkrankung

ä|ti|o|lo|gisch *adj* (Ⓔ etiologic): Ätiologie betreffend

ATK *Abk.*: Alttuberkulin Koch

Atkins: Robert C. Atkins; 1930–2003; amerikanischer Kardiologe und Ernährungswissenschaftler (New York)

Atkins-Diät *f* (Ⓔ Atkins diet): v.a. in den USA populäre kohlenhydratreduzierte, aber fett- und eiweißreiche Diät, die zur Abnahme des Körpergewichts ohne Hunger führen und evtl. auch zur Heilung verschiedener Erkrankungen [z.B. Diabetes* mellitus] beitragen soll; wurde lange Zeit von vielen Ärzten und Ernährungswissenschaftlern abgelehnt oder skeptisch beurteilt, wird heute aber mehr und mehr akzeptiert

ATL *Abk.*: adult T-Zell-Leukämie

Atlanto-, atlanto- *präf.*: Wortelement mit der Bedeutung „erster Halswirbel/Atlas"

at|lan|to|a|xi|al *adj* (Ⓔ atlantoaxial): Atlas und Axis betreffend oder verbindend

At|lan|to|a|xi|al|ge|lenk, la|te|ra|les *nt*: → *Articulatio atlantoaxialis lateralis*

At|lan|to|a|xi|al|ge|lenk, me|di|a|les *nt*: → *Articulatio atlantoaxialis mediana*

atlanto-dental *adj*: → *atlanto-odontoid*

atlanto-occipital *adj*: → *atlanto-okzipital*

atlanto-odontoid *adj* (Ⓔ atlanto-odontoid): *Syn*: *atlanto-dental*; Atlas und Dens* axis betreffend oder verbindend

atlanto-okzipital *adj* (Ⓔ atlanto-occipital): *Syn*: *atlanto-occipital*; Atlas und Hinterhauptsbein/Os occipitale betreffend

At|lan|to|ok|zi|pi|tal|ge|lenk *nt*: → *Articulatio atlantooccipitalis*

At|las *m* (Ⓔ atlas): *Syn*: *1. Halswirbel, C I*; erster Halswirbel; der Atlas hat keinen Wirbelkörper, sondern besteht aus einer rechten und linken **Massa lateralis**, die durch den vorderen und hinteren Atlasbogen* verbunden werden; auf der Oberseite der Massa lateralis befindet sich die Gelenkfläche [Facies articularis superior] für das Atlantookzipitalgelenk* zwischen Atlas und Schädel, auf der Unterseite die Gelenkfläche [Facies articularis inferior] für die Articulatio* atlantoaxialis lateralis; auf der Innenseite des vorderen Atlasbogens ist die **Fovea dentis**, die als Gelenkpfanne für die Articulatio* atlantoaxialis mediana dient

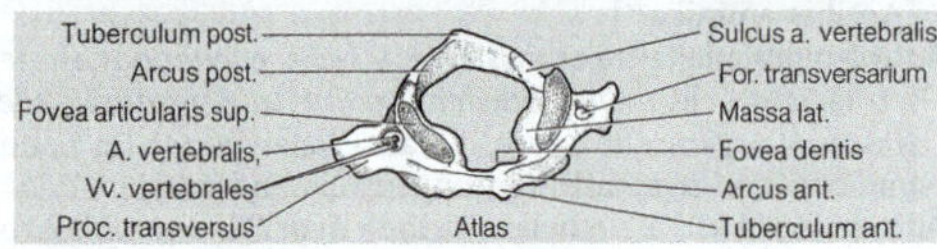

Abb. A168. Atlas von oben

At|las|as|si|mi|la|ti|on *f* (Ⓔ atlanto-occipital fusion): angeborene Verschmelzung des 1. Halswirbels [Atlas*] mit dem Hinterhauptsbein

At|las|bo|gen, hin|te|rer *m*: → *Arcus posterior atlantis*

At|las|bo|gen, vor|de|rer *m*: → *Arcus anterior atlantis*

At|las|dis|si|mi|la|ti|on *f*: → *Atlasdysplasie*

At|las|dys|pla|sie *f* (Ⓔ atlantal dysplasia): *Syn*: *Atlasdissimilation*; Fehlbildung des 1. Halswirbels [Atlas*]

At|las|frak|tur *f* (Ⓔ atlas fracture): Fraktur des 1. Halswirbels bzw. eines Teils des 1. Halswirbels; meist handelt es sich um eine kombinierte Fraktur des vorderen und hinteren Atlasbogens [**Jefferson-Fraktur**]; die **Therapie** ist fast immer konservativ [Ruhigstellung in einer Extension, im Halo-Fixateur oder mit einer harten Zervikalstütze für 4–6 Wochen]; nur bei ausgedehnter Dislokation erfolgt eine offene Reposition und u.U. eine Fusion mit dem 2. Halswirbel

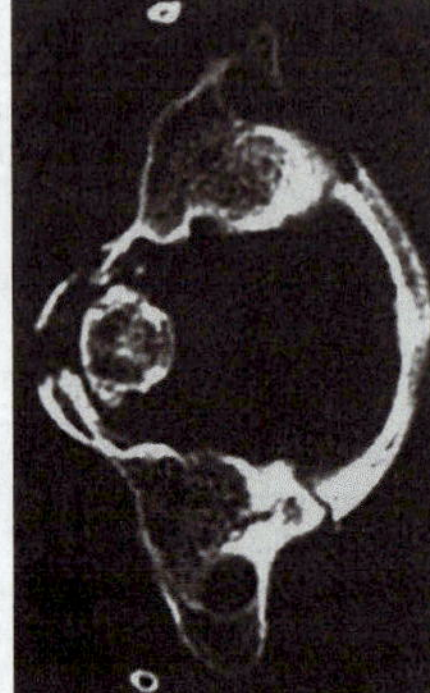

Abb. A169. Atlasfraktur im CT

atm *Abk.*: Atmosphäre

ATMA *Abk.*: antithyreoidale mikrosomale Antikörper

At|men *nt* (Ⓔ **1.** breathing **2.** breathing sound): **1.** Atmung **2.** Atemgeräusch

amphorisches Atmen (Ⓔ amphoric respiration): *Syn*: *Amphorenatmen, Amphorophonie, Krugatmen, Höhlenatmen*; über großen Lungenkavernen hörbares, hohl-klingendes Atemgeräusch

bronchiales Atmen (Ⓔ bronchial respiration): *Syn*: *Bronchialatmen, bronchiales Atemgeräusch*; normales Atemgeräusch über den Bronchien, das sowohl bei der Ein- als auch Ausatmung zu hören ist; klingt lauter und schärfer als vesikuläres Atmen* und hat ein größeres Frequenzspektrum mit deutlich hervortretenden hohen Tönen; über der Trachea hat es einen tieferen Klang und wird deshalb als **Trachealatmen** bezeichnet; reines Bronchialatmen kann nicht über der Brustwand gehört werden, weil die hohen Frequenzen durch das lufthaltige Lungengewebe herausgefiltert werden; bei Infiltration des Lungengewebes, Atelektase oder Verlagerung der großen Bronchien näher an die Thoraxwand [Bronchiektasen] wird das Bronchialatmen aber auskultierbar

bronchovesikuläres Atmen (Ⓔ bronchovesicular breathing): *Syn*: *vesikobronchiales Atemgeräusch*; bronchiales Atemgeräusch mit starkem vesikulären Beiklang

pueriles Atmen (Ⓔ puerile breathing): verschärftes Atemgeräusch bei mageren Jugendlichen mit dünner Thoraxwand oder vertiefter Atmung bei seelischer Erregung oder körperlicher Anstrengung

verschärftes Atmen (Ⓔ harsh breathing): unspezifische Bezeichnung für ein lauteres vesikuläres Atmen oder gemischtes Atmen [bronchovesikuläres oder vesikobronchiales Atmen], z.B. bei Infiltration oder Emphysem, aber auch bei seelischer Erregung oder körperlicher Anstrengung

vesikobronchiales Atmen (Ⓔ bronchovesicular breathing): *Syn*: *bronchovesikuläres Atemgeräusch*; vesikuläres Atmen mit starkem bronchialen Beiklang

vesikuläres Atmen (Ⓔ vesicular breathing): *Syn*: *Vesikuläratmen, Bläschenatmen, vesikuläres Atemgeräusch*; normales Atemgeräusch über den peripheren Lungenabschnitten, das durch Turbulenzen des Luftstroms in den kleinen Luftwegen entsteht; es ist leise, niederfrequent und kann während der Inspiration und am Anfang der Exspiration über der gesamten Lunge gehört werden; am reinsten hört man es über den Lungenunterlappen

ATMI *Abk.*: akuter transmuraler Myokardinfarkt

At|mi|do|me|ter *nt*: → *Atmometer*

At|mo|graf *m*: → *Atmograph*

At|mo|graph *m* (Ⓔ atmograph): *Syn*: *Atmograf*; Gerät zur Registrierung der Atembewegungen

At|mo|me|ter *nt* (Ⓔ atmometer): *Syn*: *Atmidometer, Verdunstungsmesser*; Gerät zur Messung der Verdampfung einer Flüssigkeit

At|mung *f* (Ⓔ respiration): *Syn*: *Respiration*; der aus **innerer** und **äußerer Atmung** bestehende Gasaustausch im Körper

aerobe/anaerobe Atmung (Ⓔ anaerobic respiration): *s.u. Essay Bakterien S. 217*

ataktische Atmung: → *intermittierende Atmung*

äußere Atmung (Ⓔ external respiration): *Syn*: *Lungenatmung*; Gesamtheit von konvektivem Gastransport in die Lunge [Inspiration], Diffusion der Atemgase durch die alveoläre Membran in das Blut, konvektivem Transport im Blut zu den Geweben, Diffusion von den Kapillaren in die Zellen, Rückdiffusion aus den Zellen in die Kapillaren, konvektivem Transport mit dem Blut zur Lunge, Diffusion aus dem Blut durch die alveoläre Membran in die Lunge und konvektivem Abtransport der Gase [Exspiration]

basale Atmung (Ⓔ diaphragmatic respiration): *Syn*: *Zwerchfellatmung, Bauchatmung, Abdominalatmung, abdo-*

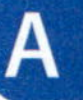

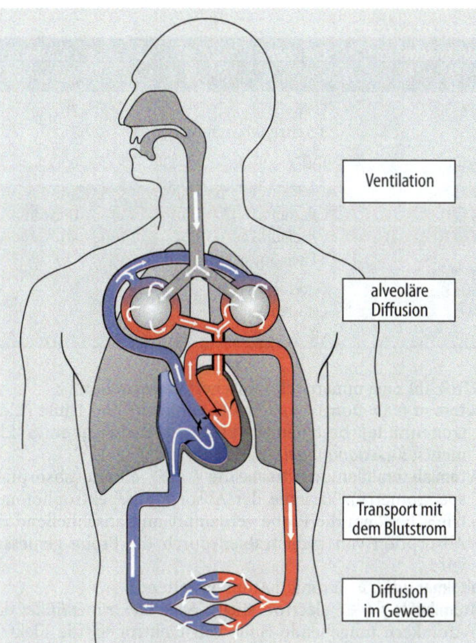

Abb. A170. Äußere Atmung

mineller Atmungstyp; Atmungstyp, bei dem die Einatmung durch Anspannung des Zwerchfells erfolgt und die Ausatmung durch Anspannung der Bauchwandmuskeln [Bauchpresse] unterstützt wird

elektrophrenische Atmung (Ⓔ electrophrenic respiration): *s.u. Elektrolunge*

große Atmung (Ⓔ Kussmaul-Kien respiration): ***Syn***: *Lufthunger, Kussmaul-Atmung, Kussmaul-Kien-Atmung*; rhythmische Atmung mit tiefen Atemzügen, z.B. bei metabolischer Azidose*

innere Atmung (Ⓔ internal respiration): ***Syn***: *Zellatmung, Gewebeatmung*; Gasaustausch der Zellen mit der Umgebung und biologische Oxidation von Brennstoffen zur Energiegewinnung [*Abb. A171*]; *s.a. Atmungskette*

intermittierende Atmung (Ⓔ Biot's respiration): ***Syn***: *Biot-Atmung, ataktische Atmung*; regelmäßige Atmung mit plötzlichen Atempausen, z.B. bei Meningitis* oder Hirnödem

paradoxe Atmung (Ⓔ flail chest): ***Syn***: *Brustwandflattern*; bei Instabilität der Brustwand [Rippenserienfraktur] auftretende Einziehung der Brustwand während der Einatmung

periodische Atmung (Ⓔ periodic respiration): ***Syn***: *Cheyne-Stokes-Atmung*; Atemrhythmus mit zu- und abnehmender Atemtiefe und evtl. Atempausen; findet sich z.B. im Schlaf, bei chronischer Hypoxie oder Opiatvergiftung

At|mungs|en|zy|me *pl*: *→ Atmungsfermente*

At|mungs|fer|men|te *pl* (Ⓔ respiratory enzymes): ***Syn***: *Atmungsenzyme*; die Enzyme der Atmungskette*

At|mungs|in|suf|fi|zi|enz *f*: *→ respiratorische Insuffizienz*

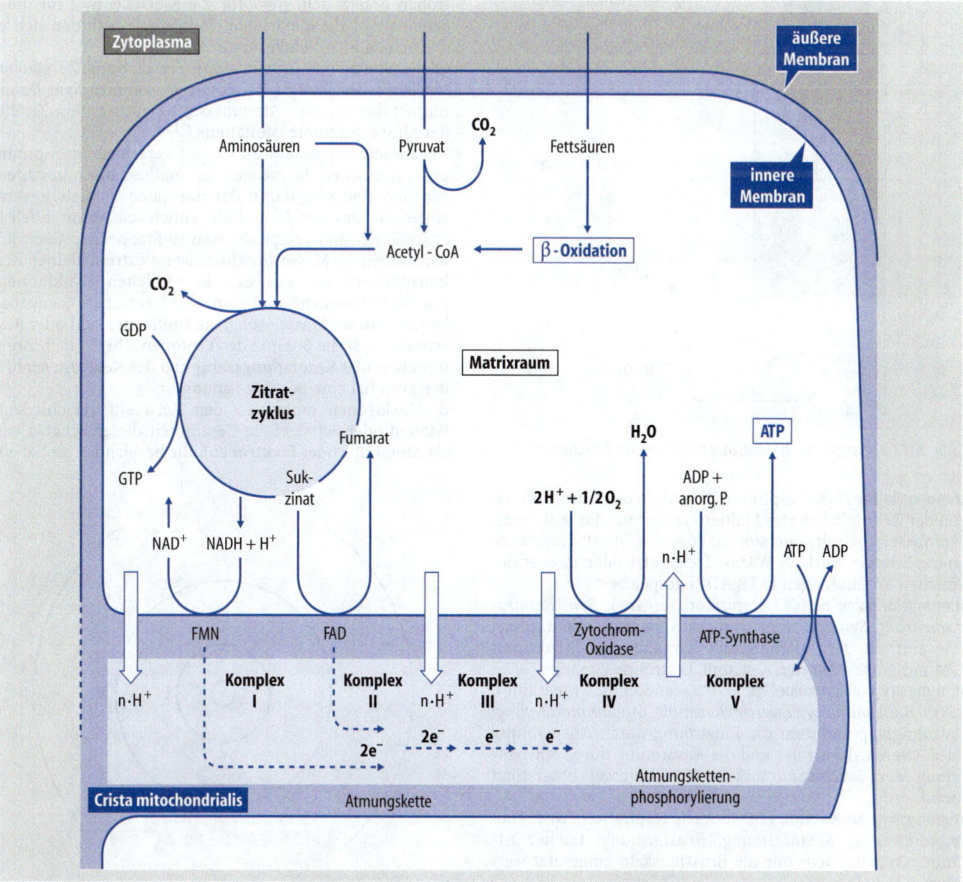

Abb. A171. Innere Atmung. Zellatmung in den Mitochondrien

Tab. A173. Atmungskette. Enzymkomplexe der Atmungskette

Komplex	Bezeichnung	Molekulargewicht (kD)	Untereinheiten	Coenzyme	Protonentransport
I	NADH:Ubichinon-Oxidoreduktase	700	23–30 (7)	FMN 3-5 Eisen-Schwefel-Zentren	$2H^+/e^-$
II	Succinat:Ubichinon-Oxidoreduktase	125	4 (0)	FAD 3-Eisen-Schwefel-Zentren Häm b	$0/e^-$
III	Ubichinol-Cytochrom c-Reduktase	230	11 (1)	Cytochrom b Cytochrom c_1 1 Eisen-Schwefel-Zentrum	Q-Cyclus $2H^+/e^-$
IV	Cytochrom c-Oxidase	220	13 (3)	Cytochrom a Cytochrom a_3 Cu	H^+/e^-

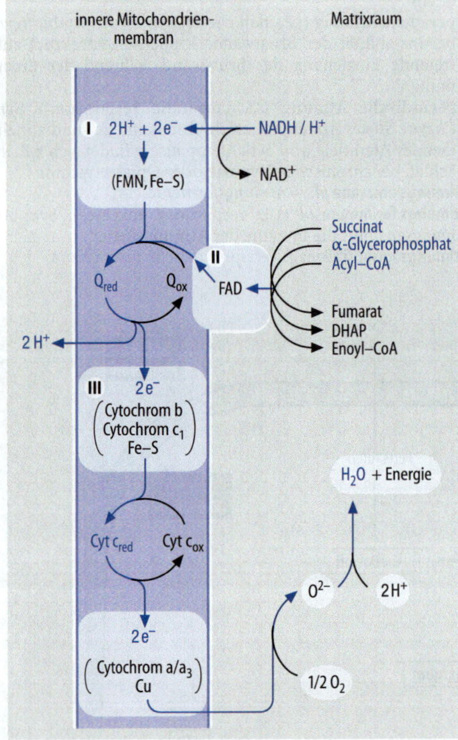

Abb. A172. Atmungskette. Die Multienzymkomplexe der Atmungskette

At|mungs|ket|te *f* (Ⓔ respiratory chain): in den Mitochondrien der Zelle lokalisiertes Multienzymsystem, das stufenweise Wasserstoff mit Sauerstoff zu Wasser oxidiert; die gewonnene Energie wird als Wärme freigesetzt oder in energiereichen Verbindungen [ATP, ADP] gespeichert

At|mungs|or|ga|ne *pl* (Ⓔ respiratory organs): *Syn*: *Respirationstrakt, Systema respiratorium, Apparatus respiratorius*; Gesamtheit der luftführenden Organe und Strukturen [Mund, Nase, Pharynx, Kehlkopf, Luftröhre, Lunge]

At|mungs|typ, ab|do|mi|nel|ler *m* (Ⓔ abdominal breathing): *Syn*: *Bauchatmung, Zwerchfellatmung, Abdominalatmung*; Atmungstyp, bei dem die Einatmung durch Anspannung des Zwerchfells erfolgt und die Ausatmung durch Anspannung der Bauchwandmuskeln [Bauchpresse] unterstützt wird

At|mungs|typ, kos|tal|er *m* (Ⓔ thoracic respiration): *Syn*: *Thorakalatmung, Kostalatmung, Brustatmung*; flacher Atmungstyp, bei dem nur die Brustmuskeln eingesetzt werden

ATN *Abk*.: akute tubuläre Nekrose

ATNR *Abk*.: asymmetrisch-tonischer Nackenreflex

A|tom *nt* (Ⓔ atom): aus Kern [**Atomkern**] und Hülle [**Elektronenhülle**] bestehender kleinster Baustein eines Elements; *s.a. Atommodell*

A|tom|ab|sorp|ti|ons|spek|tro|me|trie *f* (Ⓔ atomic absorption spectrometry): Variante der Absorptionsspektrophotometrie*, bei dem die Probe verdampft und anschließend die Absorption von Lichtstrahlen durch die Probe gemessen wird

a|to|mar *adj* (Ⓔ atomic): Atom betreffend

Atom|hül|le *f* (Ⓔ electron shell): *Syn*: *Elektronenhülle*; den Atomkern umgebende Hülle von Elektronen; die Elektronen umkreisen den Kern auf verschiedenen Bahnen oder Schalen, die von innen nach außen als K-, L-, M-Schale usw. bezeichnet werden; jede Schale kann mit maximal $2n^2$ Elektronen besetzt sein [n=1 für die K-Schale, n=2 für die L-Schale usw.]; die Elektronen einer Schale befinden sich auf demselben Energieniveau; *s.a. Atommodell*

A|to|mi|sie|rung *f* (Ⓔ atomization): Zerstäubung, Zerstäuben

A|tom|mas|sen|ein|heit *f* (Ⓔ atomic mass unit): *Syn*: *Dalton*; Einheit der relativen Atommasse; 1 Dalton ist ein Zwölftel der Masse des Kohlenstoffatoms C^{12}

Atom|mo|dell *nt* (Ⓔ atom): es gibt verschiedene Atommodelle, von denen die meisten nur mathematisch beschreibbar sind und sich damit der normalen Vorstellungskraft entziehen; das von Niels Bohr entwickelt Atommodell ist anschaulich und entspricht vom Aufbauprinzip dem Sonnensystem; die Masse des Atoms ist im extrem kleinen Kern konzentriert, der aus den Kernteilchen [**Nukleonen**], positiven Protonen* und neutralen Neutronen*, aufgebaut ist [Ausnahme: Wasserstoff]; die **Nukleonenzahl** oder **Massenzahl** A ist die Summe der **Protonenzahl** Z [auch **Atomnummer** oder **Kernladungszahl**] und der **Neutronenzahl** N; der Kern hat eine positive Ladung
die Elektronen umkreisen den Kern auf verschiedenen Bahnen oder Schalen; die Gesamtheit dieser Schalen wird als **Atomhülle** oder **Elektronenhülle** bezeichnet; sie hat eine

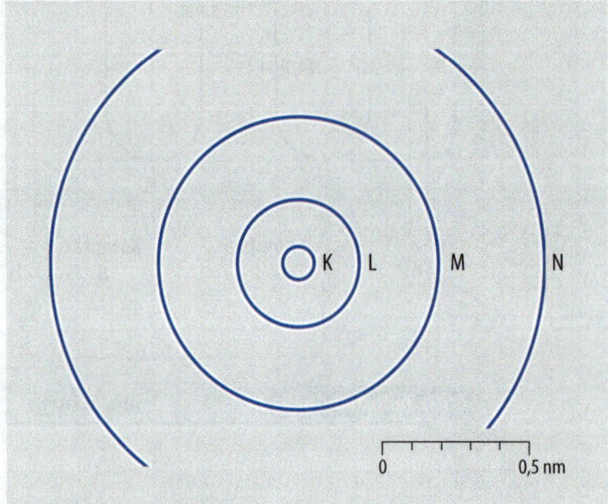

Abb. A174. Bohr-Atommodell

negative Ladung; das Bohr-Atommodell hat viele Schwachpunkte und kann eine Reihe von Phänomenen nicht erklären, ist aber eine gute visuelle Darstellung und erlaubt die Erklärung der meisten physikalischen und chemischen Phänomene

A|to|nia *f*: → *Atonie*

Atonia uteri (Ⓔ uterine atony): ***Syn***: *Uterusatonie*; postpartale Atonie der Gebärmutter ist die häufigste Ursache von schwerwiegenden Blutverlusten [**atonische Nachblutung**] nach oder während der Plazentalösung*; die häufigsten Ursachen sind Uterusüberdehnung [Mehrlingsschwangerschaft, Hydramnion, makrosomer Fetus], hohe Parität, operative Entbindung [Sectio, Forceps, Vakuum], überstürzte Geburt, Plazentaanomalien, Myome und Uterusfehlbildungen sowie die Applikation von halogenierten Anästhetika unter der Geburt; **Therapie**: Oxytocin* i.v. und Methylergometrin* i.m. oder i.v., wenn die Plazenta vollständig gelöst ist; ansonsten manuelle Plazentalösung und dann Oxytocin und Methylergometrin; kann die Blutung damit nicht gestoppt werden, müssen Prostaglandine* [Dinoproston oder das PGE_2-Derivat Sulproston] als Tropfinfusion gegeben werden; bei Versagen der medikamentösen Behandlung bleibt i.d.R. nur eine totale abdominale Hysterektomie* als Ultima ratio

A|to|nie *f* (Ⓔ atony): ***Syn***: *Atonia*; Schwäche, Schlaffheit, Erschlaffung, Tonusmangel eines Gewebes oder Organs

a|to|nisch *adj* (Ⓔ atonic): ohne Tonus/Spannung, schlaff; kraftlos

A|to|pen *nt* (Ⓔ atopen): eine atopische Erkrankung auslösendes Allergen*

A|to|pie *f* (Ⓔ atopy): ***Syn***: *atopische Erkrankung*; Oberbegriff für anlagebedingte allergische Erkrankungen mit Überempfindlichkeit gegen Umweltstoffe; klassische Beispiele sind endogenes Ekzem*, Asthma* bronchiale, Nesselsucht*, Nahrungsmittelallergie, Allergie gegen Insektenstiche usw.; *s.a. Essay Allergie S. 69*

Atopie-Patch-Test *m* (Ⓔ patch test): ***Syn***: *Aeroallergen-Patch-Test*; Epikutantest* bei Verdacht auf eine Atopie

a|to|pisch *adj* (Ⓔ **1.–2.** atopic): **1.** Atopen oder Atopie betreffend **2.** ***Syn***: *heterotopisch, ektop, ektopisch*; ursprungsfern, an atypischer Stelle liegend oder entstehend, (nach außen) verlagert

A|to|po|gno|sie *f* (Ⓔ atopognosia): ***Syn***: *Topagnosie*; Verlust des Ortssinns

a|to|xisch *adj* (Ⓔ atoxic): ungiftig, nicht-giftig; nicht durch Gift verursacht

ATP *Abk.*: → *Adenosintriphosphat*

ATP|ase *f* (Ⓔ ATPase): ***Syn***: *Adenosintriphosphatase*; Enzym, das die Spaltung von Adenosintriphosphat* in Adenosindiphosphat* katalysiert; so hat z.B. die Kopfregion der Myosinmoleküle der Muskelfasern ein ATPase-Aktivität, die die direkte Freisetzung von Energie während der Kontraktion ermöglicht

ATr *Abk.*: → *Antitrypsin*

Atr. *Abk.*: **1.** → *Atrium* **2.** → *Atrophie*

A|trans|fer|rin|ä|mie *f* (Ⓔ atransferrinemia): ***Syn***: *Transferrinmangel*; angeborener [autosomal-dominant] oder erworbener Mangel an Transferrin*; führt zu Eisenmangelanämie* sowie Siderose* innerer Organe [Leber, Milz, Pankreas, Niere, Herzmuskel]

a|trau|ma|tisch *adj* (Ⓔ atraumatic): (*Nadel, Technik*) nicht-gewebeschädigend

A|threp|sie *f* (Ⓔ athrepsia): ***Syn***: *Säuglingsdystrophie*; chronische Gedeihstörung von Säuglingen, z.B. durch Fehlernährung oder chronische Infekte; Extremformen sind Marasmus* [überwiegend Energiemangel] und **Kwashiorkor** [Eiweißmangel]

A|tre|sia *f*: → *Atresie*

Atresia ani: → *Analatresie*

Atresia auris (Ⓔ aural atresia): angeborener Verschluss des äußeren Gehörgangs

Atresia cervicalis (Ⓔ cervical atresia): angeborener oder erworbener Verschluss des Gebärmutterhalses, z.B. als Asherman*-Fritsch-Syndrom

Atresia choanae: → *Choanalatresie*

Atresia folliculi (Ⓔ follicular atresia): ***Syn***: *Follikelatresie*; Untergang eines Eifollikels vor Erreichung der Reifestufe

Atresia hymenalis (Ⓔ hymenal atresia): ***Syn***: *hymenale Atresie, Hymenalatresie*; Verschluss der Vagina durch ein nicht-perforiertes Hymen; führt zu Abflussbehinderung nach der Menarche* mit Ausbildung von Hämatokolpos*, Hämatometra*, Hämatosalpinx* und in schweren Fällen eines Akuten* Abdomens; **Therapie**: kreuzweise Inzision

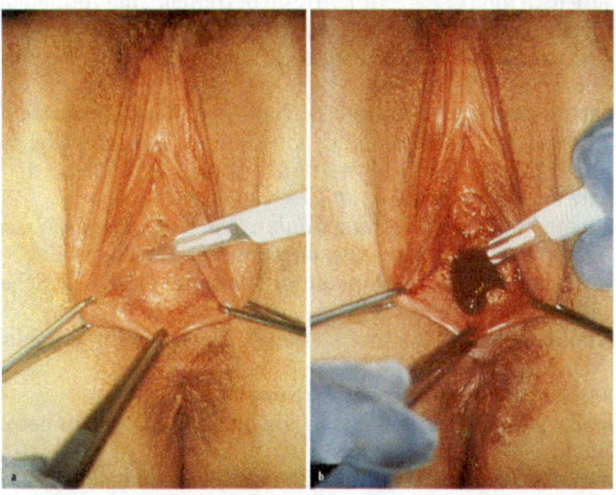

Abb. A175. Atresia hymenalis. Inzision eines Hämatokolpos bei Atresia hymenalis

Atresia iridis: → *Atresia pupillae*

Atresia nasi (Ⓔ atretorrhinia): ***Syn***: *Atretorrhinie, Nasenatresie, Nasengangsatresie*; angeborener Verschluss des Naseganges; seltene Fehlbildung; **Therapie**: plastische Schaffung eines Nasenganges

Atresia pupillae (Ⓔ atretopsia): ***Syn***: *Pupillenatresie, Atresia iridis, Atretopsie*; angeborener Pupillenverschluss durch Fortbestehen der embryonalen Pupillarmembran; meist sind nur Reste vorhanden, die die Pupille nur unvollständig verdecken

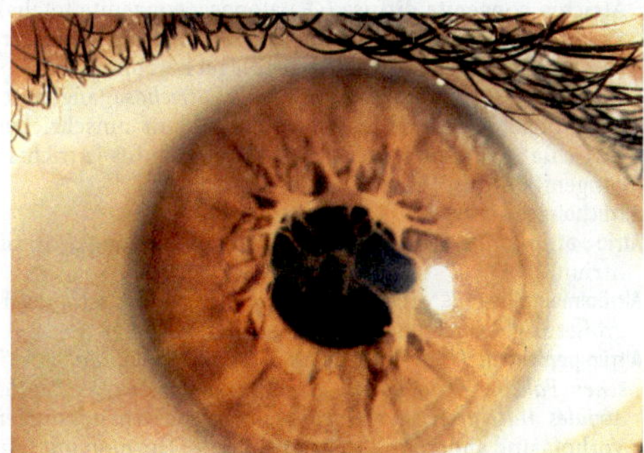

Abb. A176. Atresia pupillae. Persistierende Pupillarmembran

Atresia recti: → *Rektumatresie*

Atresia urethrae (Ⓔ atreturethria): ***Syn***: *Harnröhrenatresie, Urethraatresie, Atreturethrie*; angeborener Verschluss der Harnröhre; nur 10 % der kindlichen Harnröhrenstenosen, der Rest ist zum größten Teil iatrogen bedingt; **Therapie**: Urethrotomia* interna; bei Rezidivverschluss oder längerer Atresie End-zu-End-Anastomose

Atresia uteri (Ⓔ atretometria): ***Syn***: *Gebärmutteratresie, Uterusatresie, Atretometrie*; angeborener Verschluss der Gebärmutterhöhle; *s.a. Gynatresie*

Atresia vaginalis (Ⓔ vaginal atresia): ***Syn***: *Scheidenatresie, Vaginalatresie*; angeborener oder erworbener Verschluss der Scheidenlichtung; führt zu Abflussbehinderung nach der Menarche* mit Ausbildung von Hämatokolpos*, Hä-

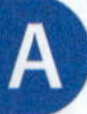

matometra*, Hämatosalpinx* und in schweren Fällen eines Akuten* Abdomens; **Therapie**: operative Aufdehnung der Scheide; postoperative Einlage eines Ballonkatheters oder Tampons zum Offenhalten

A|tre|sie *f* (Ⓔ **1.–2.** atresia): **1.** *Syn*: *Atresia*; angeborenes Fehlen oder Verschluss einer natürlichen Körperöffnung **2.** *Syn*: *Atresia*; Involution/Rückbildung eines Organs oder einer Organstruktur

hymenale Atresie: →*Atresia hymenalis*

a|tre|tisch *adj* (Ⓔ atretic): Atresie betreffend, uneröffnet, ungeöffnet, verschlossen

A|tre|to|gas|trie *f* (Ⓔ atretogastria): *Syn*: *Magenatresie*; angeborener Verschluss des Mageneingangs

A|tre|to|me|trie *f* (Ⓔ atretometria): *Syn*: *Gebärmutteratresie, Uterusatresie, Atresia uteri*; angeborener Verschluss der Gebärmutterhöhle; *s.a. Gynatresie*

A|tre|top|sie *f*: →*Atresia pupillae*

A|tre|tor|rhi|nie *f* (Ⓔ atretorrhinia): *Syn*: *Nasenatresie, Nasengangsatresie, Atresia nasi*; angeborener Verschluss des Nasengangs; seltene Fehlbildung; **Therapie**: plastische Schaffung eines Nasenganges

A|tre|to|sto|mie *f* (Ⓔ atretostomia): angeborener Verschluss der Mundöffnung

A|tre|tu|re|thrie *f*: →*Atresia urethrae*

a|tri|al *adj* (Ⓔ atrial): *Syn*: *aurikulär*; Vorhof/Atrium betreffend

A|tri|al|ga|lopp *m* (Ⓔ atrial gallop): *Syn*: *Vorhofgalopp, Aurikulargalopp, präsystolischer Galopp*; Galopprhythmus mit dumpfem Vorhofton [4. Herzton], z.B. bei Linkshypertrophie und in der Akutphase des Myokardinfarktes

Atrialisation des rechten Ventrikels *f* (Ⓔ atrialisation): *s.u. Ebstein-Anomalie*

a|trich *adj* (Ⓔ **1.–2.** atrichous): **1.** ohne Haare, haarlos **2.** (*biolog.*) ohne Geißel, unbegeißelt

A|tri|chia *f*: →*Atrichie*

Atrichia congenita circumscripta (Ⓔ alopecia congenita circumscripta): *Syn*: *Alopecia congenita circumscripta, Alopecia congenita triangularis, Alopecia triangularis congenita*; angeborenes umschriebenes Fehlen der Haare in einem oder mehreren Bezirken der behaarten Kopfhaut; kann auch die Achselhaare betreffen [**Alopecia congenita axillaris**]

Atrichia congenita diffusa (Ⓔ alopecia congenita totalis): *Syn*: *Alopecia congenita totalis*; angeborener diffuser Haarmangel; oft mit einem Fehlen der Nägel kombiniert

A|tri|chie *f* (Ⓔ atrichia): *Syn*: *Atrichia, Atrichose*; angeborenes, vollständiges Fehlen der Haare; kann umschrieben [Atrichia* congenita circumscripta] oder diffus [Atrichia* congenita diffusa] sein

A|tri|cho|se *f*: →*Atrichie*

Atrio-, atrio- *präf.*: Wortelement mit der Bedeutung „Vorhof/Atrium"

A|tri|o|me|ga|lie *f* (Ⓔ atriomegaly): *Syn*: *Vorhofdilatation*; Vergrößerung des rechten oder linken Herzvorhofes

A|tri|o|pep|tid *nt* (Ⓔ atriopeptide): *Syn*: *atrialer natriuretischer Faktor, Atriopeptin, atriales natriuretisches Peptid, atriales natriuretisches Hormon*; in Myozyten des linken Vorhofs und anderen Geweben gebildetes Hormon mit Einfluss auf die Wasser- und Natriumdiurese

A|tri|o|pep|tin *nt*: →*Atriopeptid*

A|tri|o|sep|to|sto|mie *f* (Ⓔ atrioseptostomy): operative Durchtrennung des Vorhofseptums

A|tri|o|to|mie *f* (Ⓔ atriotomy): operative Vorhoferöffnung

a|tri|o|vent|ri|ku|lär *adj* (Ⓔ atrioventricular): *Syn*: *atrioventrikular*; Vorhof und Herzkammer/Ventrikel betreffend oder verbindend

A|tri|o|vent|ri|ku|lar|ka|nal *m* (Ⓔ **1.** atrioventricular canal **2.** atrioventricular canal defect): *Syn*: *AV-Kanal, Canalis auricularis, Canalis atrioventricularis*; **1.** während der Embryonalentwicklung Verbindung von primitivem Vorhof [Atrium primitivum] und primitiver Kammer [Ventriculus primitivum]; aus ihm entstehen später die Atrioventrikularklappen* **2.** schließt sich der AV-Kanal nicht oder nur unvollständig, kommt es zur Ausbildung eines Endokardkissendefekts*; die klinische Symptomatik hängt von der Art der Störung [**partieller Atrioventrikularkanal, kompletter Atrioventrikularkanal**] und der assoziierten Defekte [Vorhofseptumdefekt*, Klappenfehlbildung] ab; meist kommt es aber zur Ausbildung eines Links-Rechts-Shunts*, der zu pulmonaler und arterieller Hypertonie* und langfristig zur Shuntumkehr [Eisenmenger-Reaktion*] führt

A|tri|o|vent|ri|ku|lar|klap|pe *f* (Ⓔ atrioventricular valve): *Syn*: *Vorhof-Kammerklappe, Valva atrioventricularis*; Herzklappe zwischen rechtem Vorhof und rechter Kammer [Valva* atrioventricularis dextra] oder linkem Vorhof und linker Kammer [Valva* atrioventricularis dextra]

A|tri|o|vent|ri|ku|lar|kno|ten *m* (Ⓔ atrioventricular node): *Syn*: *AV-Knoten, Aschoff-Tawara-Knoten, Nodus atrioventricularis*; an der Vorhofkammergrenze liegender Knoten aus spezifischen Muskelfasern, der die Erregung vom Vorhof auf die Kammer überträgt; Teil des Erregungsleitungssystems* des Herzens; übernimmt bei Ausfall des Sinusknotens [Nodus* sinuatrialis] als sekundäres Erregungsbildungszentrum die Schrittmacherfunktion

A|tri|o|vent|ri|ku|lar|rhyth|mus *m* (Ⓔ atrioventricular rhythm): *Syn*: *AV-Rhythmus, Knotenrhythmus, AV-Knotenrhythmus*; vom Atrioventrikularknoten* ausgehender Ersatzrhythmus* mit einer Grundfrequenz von 40–60 Schlägen/min; der AV-Knoten übernimmt die Rhythmusbildung bei Ausfall des Sinusknotens* oder bei Blockierung der Überleitung [SA-Block*]

A|tri|o|vent|ri|ku|lar|ve|nen *pl* (Ⓔ atrioventricular veins): *Syn*: *Venae atrioventriculares*; Venen an der Vorhof-Kammer-Grenze

A|tri|um *nt, pl* **A|tria, A|tri|en** (Ⓔ **1.–2.** atrium): **1.** Vorhof **2.** →*Atrium cordis*

Atrium cordis (Ⓔ atrium of heart): Herzvorhof, Vorhof, Kammervorhof, Atrium

Atrium cordis dextrum (Ⓔ right atrium): *Syn*: *rechter Vorhof*; nimmt das aus dem Körperkreislauf kommende venöse Blut auf und pumpt es während der Diastole* durch die Trikuspidalklappe* in die rechte Herzkammer*; der Bereich zwischen den Mündungen der Vena* cava inferior und Vena* cava superior, in dem sich das Blut aus den beiden Hohlvenen mischt, wird als **Sinus venarum cavarum** bezeichnet; die Herzvenen münden im Ostium* sinus coronarii; an der Crista* terminalis beginnt die Herzmuskelwand, die durch kammförmige Muskelbälkchen [Musculi* pectinati] gekennzeichnet ist; die Scheidewand zwischen den beiden Vorhöfen [Septum* interatriale] enthält die Fossa* ovalis, die vom Limbus* fossae ovalis umrandet wird; an der Vorderfläche des Vorhofs befindet sich ein Blindsack, das rechte Herzohr [Auricula* atrii dextra]

Atrium cordis sinistrum (Ⓔ left atrium): *Syn*: *linker Vorhof*; nimmt das aus den Lungenvenen* kommende sauerstoffreiche Blut auf und pumpt es während der Diastole* durch die Mitralklappe* in die linke Herzkammer; die Wand ist relativ dünn und glattwandig, nur das auf der Rückseite liegende linke Herzohr [Auricula* atrii sinistra] enthält Muskelbälkchen [Musculi* pectinati]

Atrium meatus medii (Ⓔ atrium of middle meatus of nose): Vorhof des Eingangs des mittleren Nasengangs

Atrium ventriculi lateralis (Ⓔ atrium of lateral ventricle): *Syn*: *Vorhof des Seitenventrikels*; Ausbuchtung des Seitenventrikels an der Mündung von Vorder- und Hinterhorn

A|tri|um|sep|tum|de|fekt *m*: →*Vorhofseptumdefekt*

A|tro|pa bel|la|don|na *f* (Ⓔ Atropa belladonna): *Syn*: *Tollkirsche, Belladonna*; zu den Nachtschattengewächsen gehörende Pflanze; enthält zahlreiche Alkaloide [z.B. Atropin*]; wird nur selten als Extrakt oder Tinktur bei Krämpfen und Koliken im Magen-Darm-Trakt verwendet; in der Homöopathie Verwendung als Konstitutionsmittel bei Fieber mit Hyperämie, trockenem Krampfhusten, Koliken usw.

A|tro|phia *f*: →*Atrophie*

Atrophia alba: →*weiße Atrophie*

Atrophia bulborum hereditaria (Ⓔ Norrie's disease): *Syn*: *Norrie-Warburg-Syndrom*; X-chromosomal-rezessives Syndrom mit beidseitiger Blindheit und Schwerhörigkeit

Atrophia cutis idiopathica: →*Acrodermatitis chronica atrophicans*

Atrophia gyrata: *→ Ornithinämie mit Gyratatrophie*
Atrophia musculorum spinalis pseudomyopathica (Kugelberg-Welander) (Ⓔ Kugelberg-Welander disease): *Syn*: *Kugelberg-Welander-Krankheit, Kugelberg-Welander-Syndrom, juvenile Form der spinalen Muskelatrophie, hereditäre proximale neurogene Amyotrophie*; meist autosomal-rezessive Form der spinalen Muskelatrophie*; der Krankheitsbeginn liegt zwischen dem 2. und 17. Lebensjahr; **klinisch** beginnt die Erkankung mit Atrophie und Lähmung der rumpfnahen Beinmuskulatur; die Patienten haben Schwierigkeiten beim Treppensteigen und stürzen leicht hin; später ist auch die Schultergürtel-, Arm- und Handmuskulatur betroffen
Atrophia nervi optici: *→ Optikusatrophie*
Atrophia pigmentosa (Crocker): *→ Xeroderma pigmentosum*

A|tro|phie *f* (Ⓔ atrophy): *Syn*: *Atrophia*; Gewebs- oder Organschwund, Rückbildung, Verkümmerung; man unterscheidet zwischen **homologer Atrophie** [Verkleinerung der Zellen bei konstanter Zellzahl] und **numerischer Atrophie** [Verringerung der Zellzahl]; in vielen Fällen liegt aber eine Mischform mit Verringerung von Zellzahl und -größe vor; ist ein gesamtes Organsystem betroffen [z.B. Skelett] handelt es sich um eine **allgemeine** oder **universelle Atrophie**, während die **lokale Atrophie** nur einen umschriebenen Gewebebezirk betrifft
braune Atrophie (Ⓔ brown atrophy): v.a. Herz und Leber betreffende braune Verfärbung bei Altersatrophie
olivopontozerebelläre Atrophie (Ⓔ olivopontocerebellar atrophy): *Syn*: *Nonne-Marie-Krankheit*; degenerative Systemerkrankung, die zu Ataxie*, Demenz*, Parkinson*-Syndrom und Okulomotoriusstörungen führen kann; kommt als **sporadische olivopontozerebelläre Atrophie** [Déjerine-Thomas-Syndrom] und als **familiäre olivopontozerebelläre Atrophie** vor, die sich klinisch nicht unterscheiden
familiäre olivopontozerebelläre Atrophie (Ⓔ familial olivopontocerebellar atrophy): *s.u. olivopontozerebelläre Atrophie*
sporadische olivopontozerebelläre Atrophie (Ⓔ sporadic olivopontocerebellar atrophy): *Syn*: *Déjerine-Thomas-Syndrom*; *s.u. olivopontozerebelläre Atrophie*
physiologische Atrophie (Ⓔ physiologic atrophy): normale Atrophie von Organen oder Geweben im Rahmen der körperlichen Entwicklung
postmenopausale Atrophie (Ⓔ postmenopausal atrophy): *Syn*: *Postmenopausenatrophie*; durch das Fehlen von Hormonen [v.a. Östrogen] verursachte Atrophie der Haut und anderer Organe nach der Menopause*; auch wenn der Begriff primär auf Frauen angewendet wird, finden sich ähnliche Veränderungen auch bei Männern
senile Atrophie (Ⓔ senile atrophy): *Syn*: *Altersatrophie*; physiologische Atrophie von Organen und Geweben im Alter
vaskuläre Atrophie (Ⓔ vascular atrophy): Atrophie bei gestörter Gefäßversorgung
weiße Atrophie (Ⓔ white atrophy): *Syn*: *Capillaritis alba, Atrophie blanche, Atrophia alba*; oberflächliche, schmerzhafte Kapillarentzündung bei venöser Insuffizienz*; tritt meist in der Knöchelregion oder über dem Fußrücken auf
zyanotische Atrophie (Ⓔ cyanotic atrophy): *Syn*: *Sauerstoffmangelatrophie*; durch einen chronischen Sauerstoffmangel verursachte Atrophie

Atrophie blanche *f*: *→ weiße Atrophie*

a|tro|phiert *adj* (Ⓔ atrophic): geschrumpft, verkümmert

a|tro|phisch *adj* (Ⓔ atrophic): Atrophie betreffend, durch sie bedingt

A|tro|pho|der|ma *f* (Ⓔ atrophoderma): *Syn*: *Hautatrophie, Atrophodermia, Atrophodermie*; Atrophie der Haut, unabhängig von der Genese
Atrophoderma neuroticum (Ⓔ leiodermia): *Syn*: *Lioderma, Leioderma, Glanzhaut*; papierdünne, glatte Haut bei neurotrophischer Atrophie*

A|tro|pho|der|ma|to|se *f* (Ⓔ atrophodermatosis): chronische, zu Atrophie* führende Hauterkrankung

A|tro|pho|der|mia *f* (Ⓔ atrophoderma): *Syn*: *Hautatrophie, Atrophoderma, Atrophodermie*; Atrophie der Haut, unabhängig von der Genese
Atrophodermia idiopathica Pasini-Pierini (Ⓔ atrophoderma of Pasini and Pierini): erythematöse Form der zirkumskripten Sklerodermie*; heute nicht mehr als eigenständige Erkrankung angesehen
Atrophodermia reticulata symmetrica faciei: *→ Atrophodermia vermiculata*
Atrophodermia vermiculata (Ⓔ atrophodermia vermiculata): *Syn*: *Atrophodermia reticulata symmetrica faciei, Folliculitis ulerythematosa reticulata, Folliculitis atrophicans reticulata*; atrophisierende Form der Keratosis* pilaris mit wurmstichartigen, grübchenförmigen Einsenkungen im Gesichts- und Wangenbereich

A|tro|pho|der|mie *f*: *→ Atrophodermia*

A|tro|pin *nt* (Ⓔ atropine): *Syn*: *Atropinum, D/L-Hyoscyamin*; in Nachtschattengewächsen wie **Tollkirsche** [Atropa belladonna], **weißer Stechapfel** [Datura stramonium] und **Bilsenkraut** [Hyoscyamus niger] vorkommendes giftiges Alkaloid mit parasympatholytischer Wirkung

A|tro|pin|fie|ber *nt* (Ⓔ atropine fever): bei Atropinvergiftung* auftretende Temperaturerhöhung

Atro|pi|num *nt*: *→ Atropin*

A|tro|pin|ver|gif|tung *f* (Ⓔ atropinism): ist durch Hautrötung, trockene Haut, Mundtrockenheit, Miktionsstörungen, Fieber [zentrale Hyperthermie], Mydriasis*, Tachykardie*, Erregungszustände und Halluzinationen gekennzeichnet; **Therapie**: Giftelimination [Magenspülung, Aktivkohle], Kühlung, β-Bocker, Physostigmin*

ATS *Abk.*: **1.** Anti-Tetanus-Serum **2.** Antithrombozyten-Serum **3.** Antithymozyten-Serum **4.** Atropinsulfat

ATT *Abk.*: **1.** Ammoniak-Toleranztest **2.** Antitoxin-Titer **3.** AT-Titer

At|ta|cke *f* (Ⓔ attack): Anfall, kurzzeitiges Anfallgeschehen
transitorische ischämische Attacke (Ⓔ transient ischemic attack): *s.u. apoplektischer Insult*

at|te|nu|ie|ren *v* (Ⓔ attenuate): (*Virulenz*) vermindern, abschwächen

at|te|nu|iert *adj* (Ⓔ attenuated): verdünnt, vermindert, (ab-)geschwächt

At|te|nu|ie|rung *f* (Ⓔ attenuation): (*Viren, Bakterien*) Abschwächung oder Verminderung der Virulenz; erfolgte in der Vergangenheit meist durch gezielte Züchtung ausgewählter Stämme, die am Ende zur Herstellung von Lebendimpfstoffen verwendet wurden; *s.a. BCG-Impfung*

At|tik|an|tro|to|mie *f*: *→ Attikoantrotomie*

At|ti|ko|an|tro|to|mie *f* (Ⓔ atticoantrotomy): *Syn*: *Attikantrotomie, Antroattikotomie*; operative Eröffnung von Attikus* und Antrum* mastoideum zur Sanierung einer chronischen Mittelohraffektion

At|ti|ko|to|mie *f* (Ⓔ atticotomy): *Syn*: *Kuppelraumeröffnung*; operative Eröffnung des Kuppelraums [Attikus*]

At|ti|kus *m* (Ⓔ attic): *Syn*: *Kuppelraum, Epitympanum, Epitympanon, Recessus epitympanicus*; kuppelartige Ausbuchtung an der Decke der Paukenhöhle*

At|ti|zi|tis *f, pl* **-ti|den** (Ⓔ atticitis): *Syn*: *Kuppelraumentzündung*; Entzündung des Kuppelraums der Paukenhöhle; *s.a. Otitis media*

at|ti|zi|tisch *adj* (Ⓔ atticitic): Kuppelraumentzündung/Attizitis betreffend

At|to|ni|tät *f* (Ⓔ attonity): völlige Bewegungslosigkeit, Starre, z.B. bei katatonem Stupor

At|trak|tant *m* (Ⓔ attractant): Lockstoff

At|tri|ti|on *f* (Ⓔ attrition): Abrieb, Reibung; (physiologische) Abnutzung, Abreibung, Verschleiß

atü *Abk.*: Atmosphären-Überdruck

ATV *Abk.*: Alkoholtrinkversuch

A|ty|pie *f* (Ⓔ atypia): Strukturveränderung von Zellen oder Geweben die zu Abweichung von der normalen Form oder Funktion führt; am wichtigsten ist die **zelluläre Atypie**, bei der neben der Veränderungen von Zellform und -größe [Zellpolymorphie], Veränderungen des Kerns, wie z.B. Anisonukleose [unterschiedlich große Kerne] und Kernpolymorphie [unterschiedlich geformte Kerne] sowie Verände-

rungen der Kern/Plasma-Relation und der Mitoserate gefunden werden können; die Gesamtheit dieser Veränderungen kann auf eine maligne Entartung hinweisen

alty|pisch *adj* (Ⓔ atypical): nicht typisch, untypisch

ATZ *Abk.*: →*Antithrombinzeit*

Ätz|gas|tri|tis *f, pl* **-ti|den** (Ⓔ chemical gastritis): ***Syn***: *Gastritis corrosiva*; durch Säuren oder Laugen hervorgerufene Magenschleimhautentzündung [Gastritis*]

ATZI *Abk.*: Austreibungszeit-Index

Ätz|mit|tel *nt* (Ⓔ caustic): ***Syn***: *Kaustikum, Escharotikum*; Mittel mit gewebezerstörender Wirkung

Ät|zung *f* (Ⓔ cauterization): gezielte Anwendung von Ätzmitteln, z.B. Mineralsäuren, Ätzalkalien

AU *Abk.*: Arbeitsunfähigkeit

Au *Abk.*: **1.** →*Aurum* **2.** →*Gold*

A.u. *Abk.*: →*Arthritis urica*

Au-Ag *Abk.*: →*Australiaantigen*

Au|ber|gi|ne *f* (Ⓔ egg plant): Solanum melongena; *s.u. Solanum*

Audi-, audi- *präf.*: →*Audio-*

Au|di|mu|ti|tas *f* (Ⓔ audimutism): ***Syn***: *motorische Hörstummheit, Hörstummheit*; fehlende oder verzögerte Sprachentwicklung bei normalem Gehör und normaler Intelligenz; bei der **Hörstummheit mit expressiver Sprachstörung** ist das Sprachverständnis altersgerecht, Wortschatz und Grammatik sind aber unterentwickelt; die **Hörstummheit mit rezeptiver Sprachstörung** betrifft dagegen sowohl Sprachverständnis als auch die expressive Sprache

Audio-, audio- *präf.*: Wortelement mit der Bedeutung „Hören/Gehör"

au|di|o|gen *adj* (Ⓔ audiogenic): durch Schall/Töne verursacht oder ausgelöst

Au|di|o|gramm *nt* (Ⓔ audiogram): bei der Audiometrie* gewonnene graphische Darstellung

Au|di|o|lo|gie *f* (Ⓔ audiology): Lehre vom Hören bzw. dem menschlichen Gehör

Au|di|o|me|ter *nt* (Ⓔ audiometer): Apparat zur Audiometrie; besteht aus einem Tongenerator, einem Tonintensitätsregler, Kopfhörern und einer manuellen Registriereinrichtung

Au|di|o|me|trie *f* (Ⓔ audiometry): Prüfung der Hörfunktion durch elektroakustisch erzeugte Töne; die subjektiven Messwerte werden als Audiogramm dargestellt; dient v.a. der Diagnose von Hörstörungen [z.B. Lärmschwerhörigkeit, Altersschwerhörigkeit]

au|di|o|me|trisch *adj* (Ⓔ audiometric): Audiometrie betreffend, mittels Audiometrie

au|di|o|vi|su|ell *adj* (Ⓔ audiovisual): Hören und Sehen betreffend

Au|di|tio *f, pl* **-ti|o|nes** (Ⓔ audition): Hörvermögen, Hörkraft; Gehör; Hören

au|di|tiv *adj* (Ⓔ auditive): Gehör oder Hören betreffend

Auer: John Auer; 1875–1948; amerikanischer Arzt (St. Louis)

Auer-Stäbchen *nt* (Ⓔ Auer bodies): bei verschiedenen hämatologischen Erkrankungen [v.a. akute myeloische Leukämie] vorkommende azurophile Granula im Zytoplasma, die durch Pappenheim*-Färbung rotviolett gefärbt werden

Auerbach: Leopold Auerbach; 1828–1897; deutscher Anatom (Breslau)

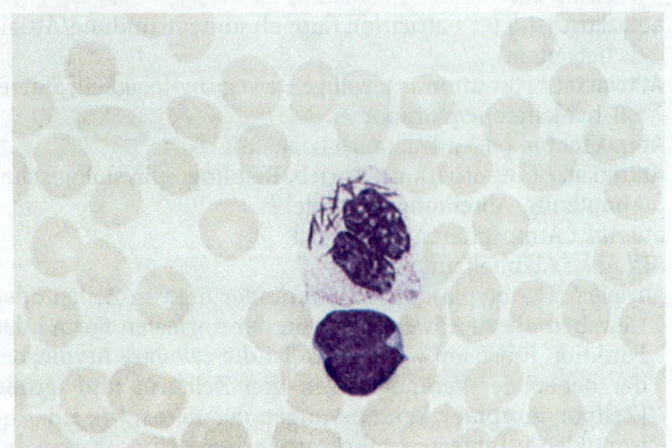

Abb. A177. Auer-Stäbchen

Auerbach-Plexus *m* (Ⓔ Auerbach's plexus): ***Syn***: *Plexus nervosus myentericus, Plexus myentericus*; vegetativer Plexus* der Darmwand, der die Peristaltik* reguliert

Auf|bau|stoff|wech|sel *m*: →*Anabolismus*

Auf|deck|test *f* (Ⓔ uncover test): Test zur Prüfung des latenten Schielens; *s.u. Heterophorie*

Auf|fri|schungs|do|sis *f, pl* **-sen** (Ⓔ booster dose): ***Syn***: *Boosterdosis*; Antigenmenge zur Auffrischung der Immunreaktion bei einer Auffrischungsimpfung

Auf|fri|schungs|imp|fung *f* (Ⓔ booster shot): ***Syn***: *Boosterimpfung*; erneute Impfung mit einem Antigen zur Erhöhung des Immunglobulinspiegels

Auf|fül|lungs|re|ak|ti|on *f* (Ⓔ anaplerotic reaction): ***Syn***: *anaplerotische Reaktion*; (*chem.*) Reaktion, deren Endprodukt als Ausgangs- oder Zwischenprodukt in einer anderen Reaktion verbraucht wird

Auf|guss|tier|chen *pl* (Ⓔ Infusoria): ***Syn***: *Infusoria, Infusorien*; im Wasser eines Heuaufgusses entstandene Einzeller; medizinisch ohne Bedeutung

Auf|licht|mi|kro|sko|pie *f* (Ⓔ epiluminescence microscopy): mikroskopische Untersuchung, bei der die Oberfläche eines [lichtundurchlässigen] Objektes von oben beleuchtet wird

Aufmerksamkeits- und Hyperaktivitätsstörung *f*: →*Störung mit Aufmerksamkeitsdefizit bei Hyperaktivität*

Auf|pfropf|ges|to|se *f* (Ⓔ superimposed preeclampsia): ***Syn***: *Pfropfgestose*; Gestose*, die sich auf eine vorbestehende Erkrankung [Diabetes* mellitus, Hypertonie*] aufpfropft; tritt in 10–50 % der Fälle auf

Auf|sät|ti|gungs|do|sis *f, pl* **-sen** (Ⓔ loading dose): ***Syn***: *Initialdosis*; erste, meist höhere Dosis zu Beginn eines Therapiezyklus

Auf|wach|epi|lep|sie *f* (Ⓔ matutinal epilepsy): meist in den Morgenstunden oder während des Aufwachens auftretende generalisierte Epilepsie*; ca. 1/3 der Grand-mal-Anfälle treten in der ersten Stunde nach dem Aufwachen [auch nach einem Mittagsschlaf] auf; *s.a. Essay Epilepsie S. 617*

Auf|wach|tem|pe|ra|tur *f* (Ⓔ morning temperature): ***Syn***: *Morgentemperatur*; Körpertemperatur beim Aufwachen; oft gleichgesetzt mit Basaltemperatur*

AUG *Abk.*: →*Ausscheidungsurographie*

Aug|ap|fel *m* (Ⓔ eyeball): ***Syn***: *Bulbus oculi*; der kugelförmige Augapfel hat drei Binnenräume [Camerae bulbi oculi]: die vor der Iris* liegende **vordere Augenkammer** [Camera* anterior bulbi oculi], die **hintere Augenkammer** [Camera* posterior bulbi oculi] zwischen Iris* und Glaskörper* und der **Glaskörperraum** [Camera* vitrea/postrema bulbi oculi]; die Wand des Augapfels besteht aus drei Schichten: der fibrösen **äußeren Augenhaut** [Tunica* fibrosa bulbi], die im hinteren Teil als **Sclera*** [weiße Augenhaut] und vorne als **Hornhaut*** [Cornea] bezeichnet wird, der **mittleren Augenhaut** [Uvea*, Tunica vasculosa bulbi], die wiederum aus drei Teilen besteht: Aderhaut [Choroidea*], Ziliarkörper [Corpus* ciliare] und Regenbogenhaut [Iris*], und der **inneren Augenhaut** [Tunica* interna bulbi], die die Netzhaut [Retina*], den Anfangsteil des Nervus* opticus und die Netzhautgefäße [Vasa* sanguinea retinae] umfasst; der **vordere** und **hintere Augenpol** [Polus anterior und posterior bulbi oculi] werden von der äußeren und inneren Augenachse* verbunden; medial vom hinteren Augenpol liegt die Sehnervenpapille [Discus* nervi optici] mit der Austrittsstelle des Sehnerven und der Eintrittsstelle der Netzhautgefäße; lateral davon liegt die Fovea* centralis, durch die auch die optische Augenachse* verläuft; der Augapfel wird hinten und seitlich vom Fettkörper der Orbita [Corpus* adiposum orbitae] umgeben und wird vorne z.T. von der **Bindehaut** [Tunica* conjunctiva bulbi] überzogen; die **inneren Augenmuskeln** [Musculus* ciliaris, Musculus* sphincter pupillae, Musculus* dilatator pupillae] dienen der Anpassung an unterschiedliche Lichtverhältnisse, während die **äußeren Augenmuskeln** [Musculi externi bulbi oculi] die Blickbewegungen durchführen

Aug|ap|fel|äqua|tor *m* (Ⓔ equator of eyeball): ***Syn***: *Equator bulbi oculi*; der größte Querdurchmesser des Augapfels*, der ihn in einen annähernd gleich großen vorderen und

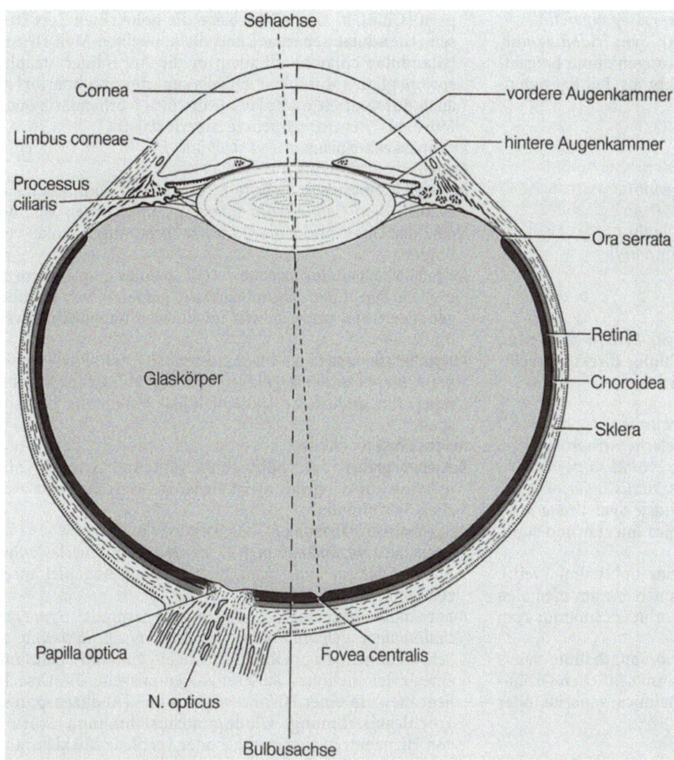

Abb. A178. Aufbau des Augapfels

hinteren Teil unterteilt

Aug|ap|fel|in|zi|si|on *f*: *→Ophthalmotomie*

Aug|ap|fel|prel|lung *f* (Ⓔ contusion of the eyeball): *Syn*: *Contusio bulbi*; stumpfe Verletzung des Augapfels; in der Frühphase kann es zu Netzhautödem [**Berlin-Ödem**], Netzhautblutung, Infektion der Hornhaut, Einblutung in den Glaskörper, Linsenverlagerung, Netzhautablösung oder Sekundärglaukom kommen; Spätfolgen sind Ausbildung eines Wundstars*, Netzhautablösung* und Sekundärglaukom*, die alle noch nach Jahren auftreten können; am schwersten sind die Schäden bei Tennisball-, Squashball- oder Schneeballverletzung, weil es oft zu Aderhautrupturen und Blutungen in das Netzhautzentrum mit bleibender Herabsetzung der Sehschärfe kommt; *s.a. Bulbusruptur*

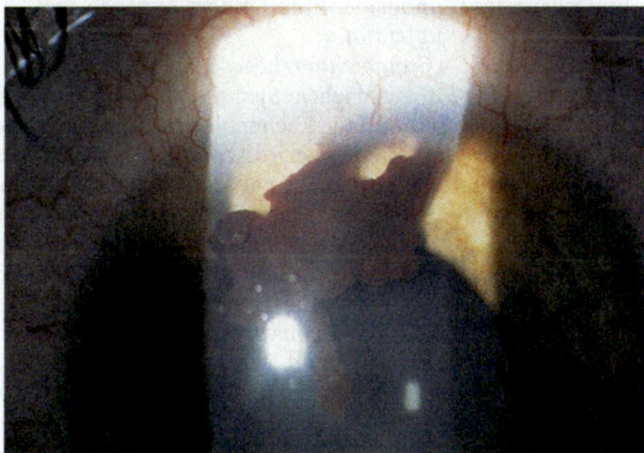
Abb. A179. Vorderkammerblutung nach Augapfelprellung

Aug|ap|fel|rup|tur *f*: *→Bulbusruptur*

Aug|ap|fel|schei|de *f*: *→Vagina bulbi*

Aug|ap|fel|schwund *m* (Ⓔ ophthalmophthisis): *Syn*: *Phthisis bulbi, Ophthalmophthisis*; Verkleinerung eines oder beider Augäpfel, z.B. bei sympathischer Ophthalmie* oder Endophthalmitis*

Aug|ap|fel|zer|rei|ßung *f*: *→Bulbusruptur*

Au|ge *nt* (Ⓔ eye): *Syn*: *Oculus*; aus dem Augapfel [Bulbus* oculi] und seinen Anhangsgebilden [Structurae oculi accessoriae] bestehender Teil des Sehorgans; zu den Anhangsgebilden gehören äußere Augenmuskeln [Musculi* externi bulbi oculi], Augenbraue [Supercilium*], Lider [Palpebrae*], Bindehaut [Tunica conjunctiva*] und Tränenapparat [Apparatus* lacrimalis]

aphakes Auge (Ⓔ aphakic eye): *Syn*: *linsenloses Auge*; Bezeichnung für ein Auge bei angeborener Aphakie* oder nach operativer Linsenentfernung

linsenloses Auge: *→aphakes Auge*

trockenes Auge (Ⓔ dry eye): *s.u. Conjunctivitis sicca*

verborgenes Auge (Ⓔ cryptophthalmos): *Syn*: *Kryptophthalmus*; unvollständige Augenentwicklung bei angeborenem Verschluss der Lidspalte

Au|gen|ab|stand *m* (Ⓔ interocular distance): Abstand zwischen der Pupillenmitte der beiden Augen

Au|gen|ach|se *f* (Ⓔ axis of bulb): *Syn*: *Axis bulbi oculi*; Verbindungslinie von vorderem und hinterem Augenpol

anatomische Augenachse: *→äußere Augenachse*

äußere Augenachse (Ⓔ external axis of bulb): *Syn*: *anatomische Augenachse, Axis externus bulbi oculi*; äußere Verbindungslinie von vorderem und hinterem Augenpol

innere Augenachse (Ⓔ internal axis of bulb): *Syn*: *Axis internus bulbi oculi*; innere Verbindungslinie von vorderem und hinterem Augenpol

optische Augenachse (Ⓔ optic axis): *Syn*: *Sehachse, Axis opticus*; Linie durch den Mittelpunkt der Hornhaut zur Fovea* centralis der Netzhaut

Au|gen|bin|nen|druck *m*: *→Augeninnendruck*

Au|gen|brau|en|bo|gen *m* (Ⓔ superciliary arch): *Syn*: *Arcus superciliaris*; Knochenwulst des Stirnbeins über der Augenhöhle

Au|gen|brau|en|haa|re *pl* (Ⓔ hairs of eyebrow): Supercilia; *s.a. Terminalhaar, Haar*

A

Au|gen|brau|en|sen|ker *m*: → *Musculus depressor supercilii*

Au|gen|di|a|gno|se *f* (Ⓔ iridodiagnosis): *Syn*: *Iridodiagnose, Irisdiagnostik*; Diagnose von Erkrankungen durch Beurteilung von Veränderungen der Iris; nicht als Teil der Schulmedizin anerkannt

Au|gen|do|mi|nanz|säu|len *pl*: *s.u. Sehrinde*

Au|gen|ent|zün|dung *f*: → *Ophthalmie*

Au|gen|fun|dus *m*: → *Augenhintergrund*

Au|gen|haut, äu|ße|re *f*: → *Tunica fibrosa bulbi*

Au|gen|haut, har|te *f*: → *Sclera*

Au|gen|haut, in|ne|re *f*: → *Tunica interna bulbi*

Au|gen|haut, mitt|le|re *f*: → *Tunica vasculosa bulbi*

Au|gen|haut, wei|ße *f*: → *Sclera*

Au|gen|heil|kun|de *f*: → *Ophthalmologie*

Au|gen|heil|mit|tel *nt*: → *Ophthalmikum*

Au|gen|hin|ter|grund *m* (Ⓔ fundus of eye): *Syn*: *Augenfundus, Fundus, Fundus oculi*; die durch die Pupille direkt betrachtbaren Teile der inneren Augapfeloberfläche

Au|gen|höh|le *f*: → *Orbita*

knöcherne Augenhöhle: → *Cavitas orbitalis*

Au|gen|höh|len|bo|den|schlag|a|der *f*: → *Arteria infraorbitalis*

Au|gen|höh|len|bo|den|spal|te *f*: → *Fissura orbitalis inferior*

Au|gen|höh|len|dach|spal|te *f*: → *Fissura orbitalis superior*

Au|gen|höh|len|ve|nen *pl* (Ⓔ orbital veins): *Syn*: *Venae orbitae*; Oberbegriff für Vena* ophthalmica inferior und superior

obere Augenhöhlenvene (Ⓔ superior ophthalmic vein): *Syn*: *Vena ophthalmica superior*; Sammelvene am medialen Orbitadach; zieht durch die Fissura* orbitalis superior zum Sinus* cavernosus

untere Augenhöhlenvene (Ⓔ inferior ophthalmic vein): *Syn*: *Vena ophthalmica inferior*; Vene am seitlichen Orbitaboden; mündet in die Vena* ophthalmica superior oder den Sinus* cavernosus

Au|gen|horn|haut *f*: → *Kornea*

Au|gen|in|nen|druck *m* (Ⓔ intraocular pressure): *Syn*: *intraokulärer Druck, Augenbinnendruck*; Druck im Augeninneren; liegt beim Erwachsenen zwischen 10–21 mm Hg [Mittelwert 15,5 mm Hg], beim Säugling etwas niedriger [Mittelwert 12 mm Hg]; die Bestimmung [Tonometrie*] erfolgt indirekt, z.B. mit dem Applanationstonometer* nach Goldmann oder dem Schiötz*-Tonometer; *s.a. Glaukom*

Au|gen|in|nen|druck|mes|sung *f*: → *Ophthalmotonometrie*

Au|gen|kam|mer, hin|te|re *f* (Ⓔ posterior chamber of eyeball): *Syn*: *Camera posterior bulbi oculi*; Raum zwischen Rückfläche der Regenbogenhaut, Linse und Ziliarkörper; das Epithel der Rückfläche der Regenbogenhaut bildet pro Tag ca. 2–3 ml Kammerwasser, das von der hinteren zur vorderen Augenkammer fließt; *s.a. Augapfel*

Au|gen|kam|mer, vor|de|re *f* (Ⓔ anterior chamber of eyeball): *Syn*: *Camera anterior bulbi oculi*; Raum zwischen Hornhaut [Cornea*] und Regenbogenhaut [Iris*]; am Übergang von Hornhaut und Regenbogenhaut liegt der Iridokornealwinkel*, in dem das Kammerwasser durch Fontana*-Räume in den Schlemm*-Kanal geleitet wird; *s.a. Augapfel*

Au|gen|lid *nt* (Ⓔ eyelid): *Syn*: *Lid, Palpebra*; die Hauptfunktion der Augenlider ist der Schutz der Augenhornhaut [Cornea*] bzw. ihre Reinigung und Anfeuchtung; beim Versiegen der Tränensekretion oder Ausbleiben des Lidschlages kommt es schnell zur Austrockung und Geschwürsbildung; sie gehören zu den Anhangsgebilden des Auges und begrenzen die **Lidspalte** [Rima palpebrarum]; die Grundlage von **Oberlid** [Palpebra superior] und **Unterlid** [Palpebra inferior] ist die derbe **Lidplatte** [Tarsus inferior und superior], die durch Bänder [Ligamentum* palpebrale laterale und mediale] und das Septum* orbitale am Ober- bzw. Unterrand der Augenhöhle [Orbita*] und am inneren und äußeren Augenwinkel aufgehängt sind; die Vorderfläche der Lider [**Facies anterior palpebrae**] ist von mehrschichtigem, verhorntem Plattenepithel überzogen, die Rückfläche [**Facies posterior palpebrae**] von der Augenbindehaut [Tunica* conjunctiva]; die Ausführungsgänge der Talgdrüsen der Lidplatte [**Glandulae tarsales**] münden auf der hinteren Lidkante [**Limbus posterior palpebrae**]; am vorderen Lidrand [**Limbus anterior palpebrae**] sitzen die Augenwimpern [**Cilia**], in deren Haarbälge die holokrinen Zeis-Drüsen [**Glandulae sebaceae**] und die apokrinen Moll-Drüsen [**Glandulae ciliares**] münden; in die Augenlider strahlen sowohl glatte [Musculus* tarsalis superior und inferior] als auch quergestreifte Muskeln [Musculus* orbicularis oculi, Musculus* levator palpebrae superioris] ein

Au|gen|lid|ek|tro|pi|um *nt*: → *Ektropium 1.*

Au|gen|lid|ent|zün|dung *f*: → *Blepharitis*

Au|gen|lid|kom|mis|sur, äu|ße|re *f* (Ⓔ lateral commissure of eyelid): *Syn*: *Commissura lateralis palpebrarum*; Hautbogen, der Ober- und Unterlid im äußeren Augenwinkel verbindet

Au|gen|lid|kom|mis|sur, in|ne|re *f* (Ⓔ medial commissure of eyelid): *Syn*: *Commissura medialis palpebrarum*; Hautbogen, der Ober- und Unterlid im inneren Augenwinkel verbindet

Au|gen|lid|ste|no|se *f* (Ⓔ blepharostenosis): *Syn*: *Blepharophimose, Blepharostenose, Lidverengerung, Lidstenose*; angeborene oder erworbene [postinfektiös] Verengung der Lidspalte

Au|gen|lin|se *f*: → *Linse*

Au|gen|mi|grä|ne *f* (Ⓔ ophthalmic migraine): *Syn*: *Migraine ophthalmique*; heftige, meist einseitige Migräne* mit visuellen Symptomen

Au|gen|mus|kel|läh|mung *f*: → *Augenmuskelparese*

Au|gen|mus|keln, äu|ße|re *pl* (Ⓔ extra-ocular muscles): *Syn*: *Musculi externi bulbi oculi*; die außen am Augapfel ansetzenden Muskeln

Au|gen|mus|kel|pa|re|se *f* (Ⓔ eye-muscle paralysis): *Syn*: *Ophthalmoplegie, Ophthalmoplegia, Augenmuskellähmung*; zu Sehstörungen [Doppelbilder, Schielen] führende Lähmung eines oder mehrerer äußerer Augenmuskeln; die Ursache liegt meist in einer Hirnnervenlähmung [Abduzensparese, Trochlearislähmung, Okulomotoriuslähmung], Störung von Hirnzentren [horizontale oder vertikale Blicklähmung bei supranukleärer Störung, internukleäre Ophthalmoplegie bei Störung der Faserbahnen zwischen Abduzens- und Okulomotoriuskern] oder Schädigung der Augenmuskeln [endokrine Orbitopathie, Myositis, okuläre Myasthenie, Verletzung nach Schädelfrakturen]; *s.a. Lähmungsschielen, Schielen*

Au|gen|pol, hin|te|rer *m* (Ⓔ posterior pole of eyeball): *s.u. Augapfel*

Au|gen|pol, vor|de|rer *m* (Ⓔ anterior pole of eyeball): *s.u. Augapfel*

Au|gen|schlag|a|der *f*: → *Arteria ophthalmica*

Au|gen|schwin|del *m* (Ⓔ ocular vertigo): *Syn*: *Gesichtsschwindel, Vertigo ocularis*; durch eine Augenmuskellähmung* hervorgerufenes Schwindelgefühl

Au|gen|spie|gel *m*: → *Funduskop*

Au|gen|spie|ge|lung *f* (Ⓔ ophthalmoscopy): *Syn*: *Ophthalmoskopie, Fundoskopie, Funduskopie*; Betrachtung des Augenhintergrundes [Fundus oculi] mit einem Augenspiegel

Au|gen|stein *m*: → *Kupferalaun*

Au|gen|trip|per *m*: → *Gonoblennorrhö*

Au|gen|trost *m* (Ⓔ eyebright): *Syn*: *Euphrasia officinalis*; Pflanze aus der Familie der Rachenblütler [Scophulariaceae]; verwendet werden die oberirdischen Pflanzenteile [**Euphrasiae herba**]; sie enthalten u.a. Iridoidglykoside* und Gallusgerbstoffe*, die ihnen eine adstringierende Wirkung verleihen; **Anw.**: traditionell äußerlich bei entzündlichen Augenerkrankungen, Husten, Schnupfen, Hauterkrankungen und innerlich als Magenmittel; in der Homöopathie innerlich und äußerlich bei Blepharokonjunktivitis*, Keratokonjunktivitis*, Keratitis* und Dakryozystitis*

Au|gen|wim|pern *pl* (Ⓔ eyelashes): Cilia; *s.a. Terminalhaar, Haar*

Au|gen|win|kel|ar|te|rie *f* (Ⓔ angular artery): *Syn*: *Arteria angularis*; Endast der Arteria* facialis; anastomosiert mit der Arteria* dorsalis nasi, dem Endast der Arteria* ophthalmica

Au|gen|win|kel|ble|pha|ri|tis *f*, *pl* **-ti|den**: → *Blepharitis angularis*

Au|gen|win|kel|ent|zün|dung *f*: **1.** → *Blepharitis angularis* **2.** → *Canthitis*

Au|gen|win|kel|plas|tik *f* (Ⓔ canthoplasty): *Syn*: *Lidwinkelpla-*

stik, Kanthoplastik; plastische Operation am Lidwinkel, z.B. nach Verletzung oder bei Blepharophimose*
Au|gen|win|kel|ve|ne *f* (Ⓔ angular vein): ***Syn***: *Vena angularis*; Anfang der Gesichtsvene [Vena* facialis] im Augenwinkel
Au|gen|wurm *m* (Ⓔ eye worm): ***Syn***: *Wanderfilarie, Taglarvenfilarie, Filaria loa, Loa loa*; in Afrika vorkommender parasitärer Fadenwurm, der durch Bremsen [Chrysops] übertragen wird; Erreger der Loiasis*
Au|gen|zahn *m* (Ⓔ eye tooth): oberer Eckzahn*
Au|gen|zit|tern *nt*: *→Nystagmus*
Au|gen|zys|ti|zer|ko|se *f* (Ⓔ ocular cysticercosis): *s.u. Cysticercose*
Aug|men|ta|ti|ons|plas|tik *f* (Ⓔ augmentation technique): operative Vergrößerung eines Organs oder Körperteils, z.B. Brustvergrößerung
Aujeszky: Aladár Aujeszky; 1869–1933; ungarischer Pathologe (Budapest)
Aujeszky-Krankheit *f* (Ⓔ Aujeszky's disease): ***Syn***: *Pseudowut, Pseudolyssa, Pseudorabies*; selten auf den Menschen übertragene [Laborinfektion] Enzephalomyelitis* von Haustieren durch das Pseudowutvirus **Herpesvirus suis**
AUL *Abk.*: *→akute undifferenzierte Leukämie*
aur *Abk.*: *→auris*
Au|ra *f, pl* **-rae** (Ⓔ aura): ***Syn***: *epileptische Aura*; Bezeichnung für die einem epileptischen Anfall vorausgehenden sensorischen, vegetativen oder psychischen Wahrnehmungen
akustische Aura (Ⓔ auditory aura): Aura mit Geräuschwahrnehmung [z.B. Donner, Glockenläuten]
epigastrische Aura: *→viszerale Aura*
epileptische Aura: *→Aura*
gustatorische Aura (Ⓔ gustatory aura): ***Syn***: *Geschmacksaura*; Aura mit unangenehmer Geschmacksempfindung
motorische Aura (Ⓔ motor aura): Aura mit Zwangsbewegungen
olfaktorische Aura (Ⓔ olfactory aura): Aura mit Geruchswahrnehmung
optische Aura: *→visuelle Aura*
sensible Aura (Ⓔ sensitive aura): Aura mit unangenehmen Hautempfindungen
visuelle Aura (Ⓔ visual aura): ***Syn***: *optische Aura*; Aura mit optischen Wahrnehmungen [z.B. Blitze, Sterne, unscharfe Gestalten]
viszerale Aura (Ⓔ epigastric aura): ***Syn***: *epigastrische Aura*; Aura mit vom Magen aufsteigendem Übelkeitsgefühl
au|ral *adj* (Ⓔ aural): Ohr(en) oder Gehör betreffend
Au|ra|no|fin *nt* (Ⓔ auranofin): goldhaltiges Antirheumatikum*
Au|ran|ti|a|sis *f, pl* **-ses** (Ⓔ aurantiasis): Gelbfärbung, z.B. der Haut [Aurantiasis* cutis]
Aurantiasis cutis (Ⓔ aurantiasis): ***Syn***: *Karotinikterus, Karotingelbsucht, Carotinosis, Carotingelbsucht, Carotinikterus, Karotinodermie, Carotinodermia, Carotinodermie, Xanthodermie*; durch eine Erhöhung der Carotine* hervorgerufene Gelbfärbung der Haut; relativ häufig bei Säuglingen durch Karotten verursacht
Au|ran|tii pe|ri|car|pi|um *nt*: *→Pomeranzenschale*
Au|re|o|l|säu|re *f* (Ⓔ plicamycin): ***Syn***: *Plicamycin, Mitramycin, Mithramycin*; von verschiedenen **Streptomyces**-Species gebildetes zytostatisches Antibiotikum*; **Anw.**: Hodentumoren, fortgeschrittene Malignome mit Hyperkalzämie und Hyperkalzurie
Au|re|o|the|ra|pie *f*: *→Aurotherapie*
Au|ri|a|sis *f, pl* **-ses** (Ⓔ auriasis): ***Syn***: *Goldausschlag, Chrysoderma, Chrysiasis, Chrysosis, Pigmentatio aurosa*; meist durch therapeutische Goldapplikation hervorgerufene irreversible Einlagerung von Goldpartikeln in die Haut und Schleimhaut, aber auch Lederhaut und Bindehaut des Auges [**Chrysosis corneae**]
Au|ri|cu|la *f, pl* **-lae** (Ⓔ auricle): ***Syn***: *Aurikel, Ohrmuschel*; die Öffnung des äußeren Gehörganges umschließende Knorpelstruktur [mit Ausnahme des Ohrläppchens], die in den Gehörgangsknorpel übergeht; spielt eine bedeutende Rolle beim Richtungshören und wirkt in bescheidenem Maß auch als Schallverstärker
Auricula atrii dextra (Ⓔ right auricle): ***Syn***: *rechtes Herzohr*; an der vorderen Wand des rechten Vorhofs* liegender Blindsack, der die Aortenwurzel umschließt

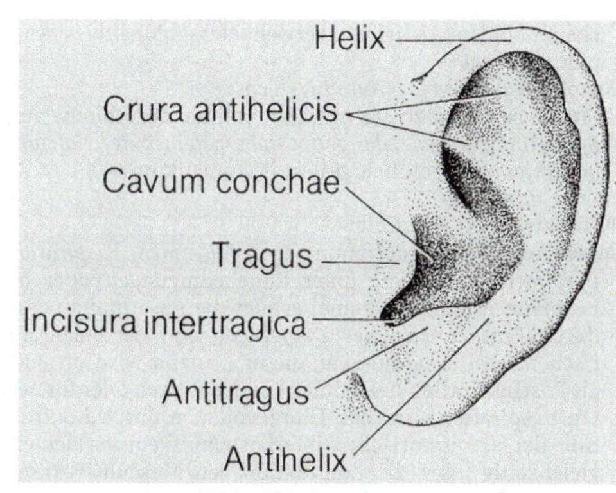

Abb. A180. Linke Ohrmuschel

Auricula atrii sinistra (Ⓔ left auricle): ***Syn***: *linkes Herzohr*; vom linken Vorhof* ausgehender Blindsack an der Wurzel des Truncus* pulmonalis
Au|ri|kel *f*: *→Auricula*
au|ri|ku|lär *adj* (Ⓔ auricular): ***Syn***: *aurikular*; Ohr oder ohrförmige Struktur betreffend, ohrförmig
Au|ri|ku|lar|fis|tel *f* (Ⓔ congenital preauricular fistula): ***Syn***: *kongenitale präaurikuläre Fistel, Fistula auris congenita, angeborene Ohrfistel*; meist blind endende Fistel, die aus Resten der 1. Kiemenfurche entsteht; **Therapie**: Ausschneidung
Au|ri|ku|lar|ga|lopp *m*: *→Atrialgalopp*
au|ri|ku|lo|kra|ni|al *adj* (Ⓔ auriculocranial): Ohrmuschel und Schädel/Kranium betreffend
au|ri|ku|lo|na|sal *adj* (Ⓔ aurinasal): Ohr und Nase betreffend oder verbindend
au|ri|ku|lo|tem|po|ral *adj* (Ⓔ auriculotemporal): ***Syn***: *temporoaurikulär*; Ohrmuschel und Schläfenregion/Regio temporalis betreffend
Au|ris *f* (Ⓔ ear): Ohr
Auris externa (Ⓔ outer ear): ***Syn***: *äußeres Ohr*; besteht aus Ohrmuschel [Auricula*] und äußerem Gehörgang [Meatus acusticus externus], steht über das Trommelfell* mit dem Mittelohr [Auris* interna] in Verbindung; dient der Schallaufnahme und -weiterleitung zum Mittelohr
Auris interna (Ⓔ inner ear): ***Syn***: *Innenohr*; in der Felsenbeinpyramide* liegender Teil des Ohres, der die Rezeptorenorgane des Hör- und Gleichgewichtsorgans enthält; besteht aus dem knöchernen Labyrinth [Labyrinthus* osseus] und dem in ihm enthaltenen membranösen Labyrinth [Labyrinthus* membranaceus]; die Rezeptoren des Hörorgans in der Innenohrschnecke* [Cochlea] wandeln die durch den Schall hervorgerufenen Schwingungen in elektrische Impulse um, die dann zum Hörzentrum des Gehirns geleitet werden; das Gleichgewichtsorgan* besteht aus Sacculus*, Utriculus* und den drei Bogengängen [Ductus* semicirculares]; *s.a. Essay Gleichgewichtssinn S. 817, Essay Hören/auditives System S. 939*
Auris media (Ⓔ middle ear): ***Syn***: *Mittelohr*; aus Paukenhöhle* [Cavitas tympani], Ohrtrompete [Tuba* auditiva] und Nebenräumen der Paukenhöhle [Cellulae* mastoideae] bestehendes System lufthaltiger Räume, das die Gehörknöchelchen [Ossicula* auditoria] enthält und den Schall vom Trommelfell* weiter zum Innenohr* leitet
Au|ri|skop *nt* (Ⓔ auriscope): selten verwendete Bezeichnung für Ohrenspiegel* oder Otoskop*
Auro-, auro- *präf.*: Wortelement mit der Bedeutung „Gold/Aurum"
Au|ro|the|ra|pie *f* (Ⓔ aurotherapy): ***Syn***: *Goldtherapie, Chrysotherapie, Aureotherapie*; Behandlung mit goldhaltigen Substanzen, z.B. als Basistherapie bei rheumatoider Arthritis*
Au|ro|thi|o|glu|co|se *f* (Ⓔ aurothioglucose): ***Syn***: *Goldthioglukose, Goldthioglucose, Aurothioglukose*; zur Therapie der

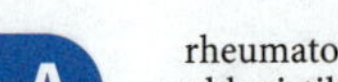

rheumatoiden Arthritis* verwendetes goldhaltiges Antiphlogistikum*
Au|ro|thi|o|glu|ko|se *f*: *→Aurothioglucose*
Au|ro|thi|o|ma|lat|na|tri|um *nt* (Ⓔ sodium aurothiomalate): *Syn*: *Dinatriumsalz der Aurothiobernsteinsäure, Natriumaurothiomalat*; goldhaltiges Antirheumatikum*
Au|rum *nt*: *→Gold*
Aus|at|men *nt*: *→Ausatmung*
Aus|at|mung *f* (Ⓔ expiration): *Syn*: *Ausatmen, Exspiration, Exspiratio, Exspirium*; unter Ruhebedingungen oder bei normaler Atmung [Eupnoe] erfolgt die Ausatmung passiv durch Entspannung des Zwerchfells und der inspiratorischen Interkostalmuskeln; dieser Zustand wird oft auch als **Postinspiration** bezeichnet; bei der **aktiven** oder **forcierten Exspiration** wird das Thoraxvolumen durch Kontraktion der exspiratorischen Interkostalmuskeln verkleinert; gleichzeitig führt die Kontraktion von Musculus* transversus abdominis, Musculus* obliquus externus und internus abdominis und Musculus* quadratus lumborum zur einer Erhöhung des intraabdominellen Druckes und zur Hebung der Zwerchfellkuppel
Aus|guss|stein *m* (Ⓔ staghorn calculus): *Syn*: *Korallenstein, Hirschgeweihstein, Beckenausgussstein*; geweihförmiger, das Nierenbecken ausfüllender Nierenstein*
Aus|kul|ta|ti|on *f* (Ⓔ auscultation): Abhören/Abhorchen der im Körper entstehenden Geräusche mit dem Ohr, Hörrohr oder Stethoskop
aus|kul|ta|to|risch *adj* (Ⓔ auscultatory): Auskultation betreffend, durch Auskultation feststellend oder feststellbar
aus|kul|tie|ren *v* (Ⓔ auscultate): abhören, abhorchen
Auslass-Defekt *m* (Ⓔ outlet defect): *Syn*: *Outlet-Defekt*; *s.u. Ventrikelseptumdefekt*
Aus|lass|di|ät *f* (Ⓔ subtraction diet): *s.u. Nahrungsmittelallergie*
Auspitz: Heinrich Auspitz; 1835–1886; österreichischer Hautarzt (Wien)
Auspitz-Phänomen *nt* (Ⓔ Auspitz phenomenon): *Syn*: *Phänomen des blutigen Taus*; charakteristische, punktförmige Blutung nach Entfernen des letzten Häutchens bei Psoriasis* vulgaris
Aus|ren|kung *f*: *→Luxation*
Aus|riss|frak|tur *f*: *→Abrissfraktur*
Aus|saat *f* (Ⓔ spread): *Syn*: *Streuung, Generalisation; Metastasierung*; Ausbreitung von Erregern oder Tumorzellen im Körper
bronchogene Aussaat (Ⓔ bronchogenic spread): über die Bronchien erfolgende Aussaat von Erregern oder Tumorzellen
hämatogene Aussaat (Ⓔ hematogenous spread): Aussaat über den Blutweg
lymphogene Aussaat (Ⓔ lymphatic spread): Ausbreitung über die Lymphgefäße
Aus|satz *m*: *→Lepra*
Aus|schäl|plas|tik *f* (Ⓔ endarterectomy): *Syn*: *Intimektomie, Endarteriektomie, Thromboendarteriektomie, Thrombendarteriektomie*; operative Entfernung eines arteriellen Thrombus mit Ausschälung der Gefäßinnenwand; wird bei mehr oberflächlichen Gefäßen als **offene** oder **direkte Thrombendarteriektomie**, meist aber als **halbgeschlossene** oder **indirekte Thrombendarteriektomie** durchgeführt, bei der ein Ringstripper* oder Ballonkatheter in die eröffnete Arterie eingeführt wird
Aus|schei|der *m* (Ⓔ **1.–2.** secretor): **1.** Person, die vorübergehend oder permanent [Dauerausscheider] Erreger ausscheidet, ohne selbst erkrankt zu sein **2.** *Syn*: *Sekretor*; Person, die Blutgruppenantigene, z.B. der ABNull-Blutgruppen*, auch als Glykolipide in Speichel, Urin und Schweiß ausscheidet
Aus|schei|dungs|py|e|lo|gra|phie *f* (Ⓔ excretion pyelography): *Syn*: *intravenöse Pyelographie, i.v. Pyelographie, i.v. Pyelografie, Ausscheidungspyelografie*; Röntgenkontrastdarstellung* der Nierenbecken; meist im Rahmen einer Urographie*
Aus|schei|dungs|u|ro|gramm *nt* (Ⓔ excretion urography): Röntgenkontrastaufnahme der ableitenden Harnwege
Aus|schei|dungs|u|ro|gra|phie *f* (Ⓔ excretion urography): *Syn*: *Ausscheidungsurografie*; Röntgenkontrastdarstellung* der ableitenden Harnwege
intravenöse Ausscheidungsurographie (Ⓔ intravenous urography): *Syn*: *Urographie, Urografie*; Röntgenkontrastdarstellung* der ableitenden Harnwege nach intravenöser Injektion eines Positivkontrastmittels*
Aus|schei|dungs|zys|to|gra|phie *f* (Ⓔ voiding cystography): *Syn*: *Miktionszystographie, Miktionszystografie, Ausscheidungszystografie*; Röntgenkontrastdarstellung* der Harnblase; meist im Rahmen einer Urographie*
Aus|schei|dungs|zys|to|u|re|thro|gra|phie *f* (Ⓔ voiding cystourethrography): *Syn*: *Miktionszystourethrographie, Miktionszystourethrografie, Ausscheidungszystourethrografie*; Röntgenkontrastdarstellung* der Harnblase und Harnröhre; meist im Rahmen einer Urographie*
Aus|schlag *m*: *→Exanthem*
Aus|schluss|chro|ma|to|gra|phie *f*: *→Gelchromatographie*
Aus|schluss|di|a|gno|se *f* (Ⓔ diagnosis by exclusion): *Syn*: *Diagnosis per exclusionem*; Krankheitsdiagnose durch Ausschluss anderer, mit den selben Symptomen einhergehender Erkrankungen
Aus|schnei|dung *f* (Ⓔ excision): *Syn*: *Exzision*; Entfernung eines Gewebe- oder Organteils mit einem scharfen Instrument [z.B. Skalpel, scharfer Löffel]; umfasst sowohl therapeutische als auch diagnostische Entfernung [Probeexzision]
Au|ßen|band *nt* (Ⓔ **1.–2.** lateral ligament): **1.** *Syn*: *Lateralband, Ligamentum laterale*; ein auf der Außenseite eines Gelenkes verlaufendes Band **2.** *Syn*: *Ligamentum collaterale fibulare*; kräftiges äußeres Seitenband des Kniegelenkes*, das nicht mit der Gelenkkapsel verwachsen ist; ist zwischen dem Epicondylus* lateralis und dem Wadenbeinköpfchen [Caput* fibulae] ausgespannt
Au|ßen|band|rup|tur *f* (Ⓔ collateral ligament rupture): Ruptur des Außenbandes am Kniegelenk [*s.u. Seitenbandruptur*] oder im oberen Sprunggelenk; die Dehnung [Distorsion] oder Ruptur des Außenbandes des oberen Sprunggelenkes durch gewaltsame Supination [Umknicken mit dem Fuß] ist die häufigste Verletzung des Bewegungsapparates; die Klinik von Dehnung und Zerreißung ist gleich [starke, druckempfindliche Schwellung an der Außenseite des Sprunggelenks], deshalb muss die Abgrenzung über eine gehaltene Röntgenaufnahme erfolgen, auf der eine pathologische laterale Aufklappbarkeit sichtbar wird
die Bandruptur kann konservativ [Ruhigstellung im Gipsverband] oder operativ [Bandnaht, Ruhigstellung] behandelt werden; bei unzureichender Heilung kommt es zu Gelenkinstabilität, die zu habituellem Umknicken führen kann; kann diese nicht durch Krankengymnastik gebessert werden, ist eine Außenbandplastik angebracht

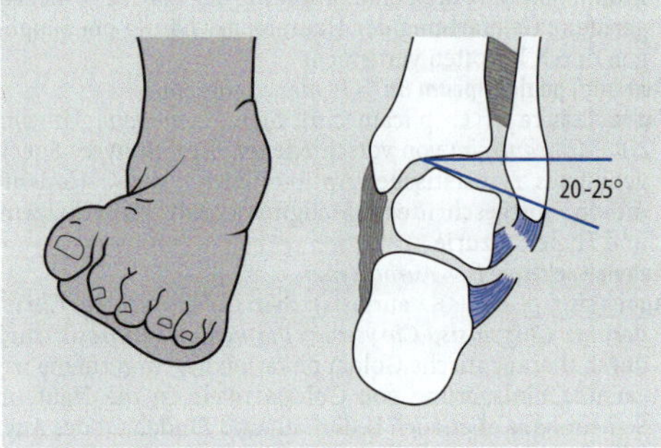

Abb. A181. Außenbandruptur nach Supinationstrauma. Pathologische laterale Aufklappbarkeit auf der gehaltenen Röntgenaufnahme

Au|ßen|glied *nt* (Ⓔ outer segment): *s.u. Stäbchenzellen, Zapfenzellen*
Au|ßen|knö|chel *m* (Ⓔ lateral malleolus): *Syn*: *Malleolus lateralis*; unteres äußeres Ende des Wadenbeins [Fibula*]; auf

der Innenseite liegt die Gelenkfläche für das Talokruralgelenk* [Facies articularis malleoli lateralis] und an der Unterseite der **Sulcus malleolaris fibulae**, in dem die Peronäussehnen verlaufen

Au|ßen|knö|chel|band *nt* (Ⓔ lateral ligament of ankle): *Syn*: *Ligamentum collaterale laterale*; starkes Band über dem Außenknöchel, das aus drei Bändern besteht: Ligamentum* talofibulare anterius, Ligamentum* talofibulare posterius und Ligamentum* calcaneofibulare

Au|ßen|knö|chel|frak|tur *f* (Ⓔ lateral malleolar fracture): Fraktur des Außenknöchels; *s.u. Knöchelfraktur*

Au|ßen|me|nis|kus *m* (Ⓔ lateral meniscus of knee): *s.u. Kniegelenk*

Au|ßen|ro|ta|ti|on *f* (Ⓔ external rotation): *Syn*: *Rotatio lateralis, Exorotatio, Rotatio externa*; Drehung um eine Achse nach außen

Au|ßen|ro|ta|ti|ons|kon|trak|tur *f* (Ⓔ external rotation contracture): Kontraktur* in Außenrotationsstellung

Aus|spar|phä|no|men *nt*: injiziert man während der Inkubationszeit von Masern oder Röteln Rekonvaleszentenserum intra- oder subkutan, kommt es zur Aussparung des Exanthems im Bereich der Injektionsstelle

Aus|sprit|zungs|gang *m*: *→Ductus ejaculatorius*

Aus|strich *m*: *→Ausstrichpräparat*

Aus|strich|prä|pa|rat *nt* (Ⓔ streak culture): *Syn*: *Ausstrich*; auf einem Objektträger ausgestrichene dünne Schicht von Blut, Eiter etc. zur histologischen oder zytodiagnostischen Untersuchung

Aus|tausch|trans|fu|si|on *f* (Ⓔ exchange transfusion): *Syn*: *Blutaustauschtransfusion, Blutaustausch*; Bluttransfusion mit gleichzeitiger Entnahme von Empfängerblut mit dem Ziel das Blut des Empfängers soweit als möglich durch Spenderblut zu ersetzen; wird entweder als **Eingefäßmethode** [abwechselnde Blutentnahme und Zufuhr über dasselbe Gefäß] oder als **Zweigefäßmethode** [kontinuierliche Entnahme und Zufuhr über zwei verschiedene Gefäße] durchgeführt

Aus|tausch|trans|port *m* (Ⓔ exchange transport): *Syn*: *Gegentransport, Countertransport, Antiport*; Austauschvorgang durch die Zellmembran, bei dem Substanzen in entgegengesetzter Richtung transportiert werden

Austin Flint: Austin Flint; 1812–1866; amerikanischer Internist (New York)

Austin Flint-Geräusch *nt* (Ⓔ Austin Flint phenomenon): *Syn*: *Flint-Geräusch*; Herzgeräusch bei Aorteninsuffizienz* durch die begleitende funktionelle Mitralstenose*; spätdiastolisches, niederfrequentes Geräusch über der Herzspitze; tritt nur bei schwerer Aorteninsuffizienz auf

Aus|tra|li|a|an|ti|gen *nt* (Ⓔ Australia antigen): *Syn*: *Hepatitis B surface-Antigen, HB_s-Antigen, Hepatitis B-Oberflächenantigen*; auf der Oberfläche von Hepatitis B-Viren auftretendes Antigen mit Bedeutung für Diagnostik und Verlaufsbeobachtung; *s.a. Hepatitis B*

Australian-X-Enzephalitis *f* (Ⓔ Australian X encephalitis): *Syn*: *Murray-Valley-Enzephalitis*; durch das Murray-Valley-Enzephalitis-Virus hervorgerufene Arbovirus-Enzephalitis* Australiens

Aus|trei|bungs|frak|ti|on *f*: *→Ejektionsfraktion*

Aus|trei|bungs|ge|räusch *nt*: *→Austreibungston*

Aus|trei|bungs|ge|räu|sche *pl* (Ⓔ ejection murmurs): *Syn*: *Austreibungstöne*; über dem Herzen auskultierbare Geräusche während der Austreibungsphase [Systole]

Aus|trei|bungs|pe|ri|o|de *f* (Ⓔ **1.** expulsive stage **2.** ejection period): **1.** *Syn*: *Austreibungsphase*; die Zeit von der vollständigen Eröffnung des Muttermundes bis zur Geburt des Kindes; *s.a. Geburt* **2.** *Syn*: *Austreibungsphase, Austreibungszeit*; die zweite Hälfte der Systole*, während der das Blut aus dem Herzen in den großen und kleinen Kreislauf strömt; *s.a. Herzzyklus*

Aus|trei|bungs|pha|se *f*: *→Austreibungsperiode*

Aus|trei|bungs|ton *m* (Ⓔ ejection click): *Syn*: *Austreibungsgeräusch, Ejektionsklick*; Herzton am Anfang der Austreibungsphase

Aus|trei|bungs|we|hen *pl* (Ⓔ expulsive pains): die Wehen der Austreibungsperiode können einen intrauterinen Druck von mehr als 100 mm Hg [maximal 225 mm Hg] aufbauen; die Frequenz beträgt ca. 3/10 Minuten

Aus|trei|bungs|zeit *f*: *→Austreibungsperiode 2.*

Aus|tritts|do|sis *f, pl* **-sen** (Ⓔ exit dose): *Syn*: *Exitdosis*; Bezeichnung für die an der Austrittsseite des Körpers gemessene Ionendosis*; entspricht in der Röntgendiagnostik in etwa der Eingangsdosis für das Bildwandlersystem

Aus|trock|nungs|ek|zem *nt* (Ⓔ xerotic eczema): *Syn*: *Exsikkationsdermatitis, Exsikkationsekzem, xerotisches Ekzem, asteatotisches Ekzem, Exsikkationsekzematid, Xerosis, Asteatosis cutis*; durch extrem trockene Haut hervorgerufenes chronisches Ekzem* durch Sebostase* bei älteren Menschen [**seniles/geriatrisches Ekzem**], bei übermäßiger Reinigung und Entfettung der Haut [**angewaschenes Ekzem**] oder durch Wettereinflüsse [Wind, Kälte]; **Therapie**: Verwendung ölhaltiger Badezusätze und rückfettender Salben; Harnstoffpräparate

Aus|wärts|schie|len *nt* (Ⓔ walleye): *Syn*: *Exotropie, Strabismus divergens*; **manifestes Auswärtsschielen** tritt wesentlich seltener auf als Einwärtsschielen* [Verhältnis ca. 1:5]; häufiger ist das **latente** oder **intermittierende Auswärtsschielen**, das den Patienten aber selten bewusst wird, da das Binokularsehen nicht gestört ist; oft haben die Patienten sogar ein leicht vergrößertes Sehfeld [**Panoramasehen**], das bei einer operativen Korrektur auf Normalgröße schrumpft, wodurch sich die Patienten manchmal nach der Operation behindert fühlen

Aus|wurf|frak|ti|on *f*: *→Ejektionsfraktion*

Auszehrungssyndrom, HIV-assoziiertes *nt* (Ⓔ HIV-associate wasting syndrome): *Syn*: *wasting syndrome, HIV-Auszehrungssyndrom*; *s.u. Essay AIDS S. 31*

Aus|zug *m* (Ⓔ extract): Extrakt*

Aut-, aut- *präf.*: *→Auto-*

Au|tis|mus *m* (Ⓔ autism): Rückzug von der Außenwelt durch Einkapselung in eine eigene Ideen- und Vorstellungswelt

frühkindlicher Autismus (Ⓔ early infantile autism): *Syn*: *Kanner-Syndrom*; bereits im Säuglingsalter beginnende Kontaktstörung mit Sprachstörungen oder Sprachretardierung; die Säuglinge versuchen nicht Kontakt mit der Mutter oder der Umwelt aufzunehmen; sie erscheinen starr und emotionslos, zeigen Koordinations- und Wahrnehmungsschwächen sowie verbale und Handlungsstereotypen; **Therapie**: Verhaltenstherapie; Heilpädagogik, evtl. Psychopharmaka; die **Prognose** ist ungünstig; oft kommt es zu lebenslanger Behinderung

kindlicher Autismus (Ⓔ infantile autism): *Syn*: *Asperger-Störung, Asperger-Syndrom*; sich meist im Schulalter manifestierende Form des Autismus*, die v.a. bei Jungen vorkommt

au|tis|tisch *adj* (Ⓔ autistic): Autismus betreffend

Auto-, auto- *präf.*: Wortelement mit der Bedeutung „selbst/eigen"

Au|to|ag|glu|ti|na|ti|on *f* (Ⓔ autoagglutination): Agglutination von Blutkörperchen durch das eigene Serum

Au|to|ag|glu|ti|nin *nt* (Ⓔ autoagglutinin): gegen die eigenen Blutkörperchen gerichtetes Agglutinin*

Au|to|ag|gres|si|ons|krank|heit *f*: *→Autoimmunerkrankung*

au|to|ag|gres|siv *adj* (Ⓔ autoaggressive): gegen den eigenen Körper oder eigene Organe oder Gewebe gerichtet; autoimmun

Au|to|a|na|ly|sa|tor *m*: *→Autoanalyzer*

Au|to|a|na|ly|se *f*: *→Autopsychoanalyse*

Au|to|a|na|ly|zer *m* (Ⓔ autoanalyzer): *Syn*: *Autoanalysator, Analysator*; Gerät zur automatischen Analyse von Blut-, Gewebe-, Urinproben etc.

Au|to|a|nam|ne|se *f* (Ⓔ autoanamnesis): Eigenanamnese des Patienten

Au|to|an|ti|gen *nt* (Ⓔ autoantigen): die Bildung von Autoantikörpern anregendes körpereigenes Antigen; *s.a. Autoimmunerkrankung; s.a. Essay Autoimmunität S. 201*

Au|to|an|ti|kör|per *pl* (Ⓔ autoantibody): Antikörper* gegen körpereigene Antigene; *s.a. Essay Autoimmunität S. 201*

au|toch|thon *adj* (Ⓔ autochthonous): an Ort und Stelle entstanden, eingeboren, bodenständig

Au|to|des|truk|ti|on *f* (Ⓔ autodestruction): Selbstzerstörung

Au|to|di|ges|ti|on *f* (Ⓔ autodigestion): Selbstverdauung, z.B. die enzymatische Auflösung von Pankreasgewebe bei Pankreasnekrose*

au|to|di|ges|tiv *adj* (Ⓔ autodigestive): Autodigestion betreffend, durch sie bedingt, selbstverdauend

Au|to|dup|li|ka|ti|on *f* (Ⓔ replication): *Syn*: *Replikation*; identische Verdopplung von DNA- oder RNA-Strängen

Au|to|e|ras|tie *f*: → *Autoerotismus*

Au|to|e|ro|tik *f* (Ⓔ autoeroticism): Oberbegriff für Onanie* und Narzissmus*; oft gleichgesetzt mit Autoerotismus*

au|to|e|ro|tisch *adj* (Ⓔ autoerotic): Autoerotik betreffend, von ihr gekennzeichnet

Au|to|e|ro|tis|mus *m* (Ⓔ autoerotism): *Syn*: *Autoerastie*; sexuelle Erregung ohne direkte oder indirekte äußere Reize, (ausschließliches) sexuelles Interesse an der eigenen Person

Au|to|flu|o|res|zenz *f* (Ⓔ autofluorescence): durch im Gewebe vorhandene Substanzen hervorgerufene Fluoreszenz*

Au|to|flu|o|ro|skop *nt* (Ⓔ autofluoroscope): spezielle Gammakamera* zur Messung von Aktivitätsverteilungen

au|to|gen *adj* (Ⓔ **1.–2.** autogenous **3.** autogenetic): **1.** von selbst entstehend **2.** *Syn*: *endogen, autolog*; im Organismus selbst erzeugt **3.** → *autogenetisch*

Au|to|ge|ne|se *f* (Ⓔ autogenesis): Selbstentstehung

au|to|ge|ne|tisch *adj* (Ⓔ autogenetic): *Syn*: *autogenisch, autogen, autolog*; von derselben Person stammend

au|to|ge|nisch *adj*: → *autogenetisch*

Au|to|häm|ag|glu|ti|na|ti|on *f* (Ⓔ autohemagglutination): Agglutination von körpereigenen Blutkörperchen

Au|to|häm|ag|glu|ti|nin *nt* (Ⓔ autohemagglutinin): Agglutinin* gegen körpereigene Blutkörperchen

Au|to|hä|mo|ly|se *f* (Ⓔ autohemolysis): Hämolyse* der körpereigenen Blutkörperchen, z.B. durch Autoantikörper

Au|to|hä|mo|ly|sin *nt* (Ⓔ autohemolysin): hämolysierender Autoantikörper*

au|to|hä|mo|ly|tisch *adj* (Ⓔ autohemolytic): Autohämolyse betreffend, von ihr betroffen oder durch sie bedingt

Au|to|hä|mo|the|ra|pie *f* (Ⓔ autohemotherapy): *Syn*: *Eigenblutbehandlung, Eigenbluttherapie*; unspezifische Reiztherapie, bei der kleine Mengen von patienteneigenem Blut intramuskulär injiziert werden

Au|to|his|to|ra|di|o|gra|phie *f*: → *Autoradiographie*

Au|to|hyp|no|se *f* (Ⓔ autohypnosis): *Syn*: *Selbsthypnose, Idiohypnose*; durch Autosuggestion* erzeugte Hypnose*

au|to|hyp|no|tisch *adj* (Ⓔ autohypnotic): Autohypnose betreffend, mittels Autohypnose

au|to|im|mun *adj* (Ⓔ autoimmune): Autoimmunität betreffend

Au|to|im|mun|er|kran|kung *f* (Ⓔ autoimmune disease): *Syn*: *Autoaggressionskrankheit, Autoimmunkrankheit, Autoimmunopathie*; durch die Bildung von Antikörpern gegen körpereigene Gewebe oder Substanzen [Autoantikörper] hervorgerufene Erkrankung; die Art der Autoantikörper bestimmt Art und Umfang der Erkrankung; organspezifische Antikörper verursachen **organspezifische Autoimmunerkrankungen** [z.B. Hashimoto*-Thyreoiditis, Diabetes* mellitus Typ I], während bei den **systemischen Autoimmunerkrankungen** [z.B. systemischer Lupus* erythematodes] zumeist Autoantikörper gegen nukleäre oder intrazelluläre Proteine oder Nucleinsäuren vorliegen; Autoimmunerkrankungen sind multifaktoriell bedingt [genetische Prädisposition, geschlechtsgebundene Häufigkeit, exogene Faktoren, z.B. Viren, Retroviren]; die Pathophysiologie umfasst die Induktion einer Immunreaktion gegen Selbstdeterminanten [**Toleranzbruch**] mit Aktivierung der B- und T-Lymphozyten und entzündlichen Organmanifestationen; bei manchen Erkrankungen dominieren autoreaktive T-Zellen [z.B. Sklerodermie], während bei anderen [z.B. Dermatomyositis] die von B-Zellen gebildeten Autoantikörper pathogenetisch im Vordergrund stehen; *s.a. Essay Autoimmunität S. 201*

Tab. A182. Autoimmunerkrankungen

Autoimmunerkrankungen
Organspezifisch
Hashimoto-Thyreoiditis
Morbus Basedow
Sympathische Ophthalmie
Morbus Addison
Perniziöse Anämie
Myasthenia gravis
Insulin-abhängiger Diabetes mellitus
Multiple Sklerose
Primär chronische Polyarthritis (Rheumatoide Arthritis)
Organunspezifisch
Systemischer Lupus erythematodes
Primär chronische Polyarthritis (Rheumatoide Arthritis)
Sklerodermie
Sjögren-Syndrom
Zwischenformen
Hämolytische Anämie
Idiopathisch-thrombozytopenische Purpura
Idiopathische Leukopenie

Au|to|im|mun|gas|tri|tis *f* (Ⓔ autoimmune gastritis): chronisch-atrophische Gastritis*, die autosomal-rezessiv vererbt wird; die meist älteren Patienten [50–80 Jahren] besitzen Autoantikörper gegen die kanalikuläre Membran der Parietalzellen; in 15–20 % liegen auch Antikörper gegen intrinsic factor vor und es kommt zu einer perniziösen Anämie*; die Entzündung ist auf die Korpusschleimhaut beschränkt [Gastritis Typ A]; die Autoimmungastritis hat ein 3-fach erhöhtes Karzinomrisiko; wegen der Seltenheit der Erkrankung bilden diese Karzinome aber nur einen kleinen Teil der Magenkarzinome

Au|to|im|mun|he|pa|ti|tis *f, pl* **-ti|ti|den** (Ⓔ autoimmune hepatitis): *Syn*: *autoimmune Hepatitis*; chronische Hepatitis durch Autoantikörper*; am häufigsten findet man antinukleäre Antikörper [ANA], Antikörper gegen glatte Muskelzellen [SMA], Leber-Niere-Mikrosomen-Antikörper [LKM] und Antikörper gegen lösliches Leberantigen [SLA]; das **klinische Bild** ist meist unspezifisch [Leistungsminderung, Schmerzen im rechten Oberbauch, Ikterus, seltener Palmarerythem und Spider naevi], später kommt es zu Zeichen der portalen Hypertension [Aszites*, Ösophagusvarizen*, Enzephalopathie*]; die Autoimmunhepatitis ist praktisch immer mit anderen extrahepatischen Autoimmunerkrankungen assoziiert [Thyreoiditis*, Diabetes* mellitus, rheumatoide Arthritis*, Colitis* ulcerosa, Lichen* planus], deren Symptome im Vordergrund stehen können; die serologische Einteilung in Autoimmunhepatitis Typ 1, 2 und 3 hat keine Bedeutung für die **Therapie**: Monotherapie mit Prednison oder Prednisolon oder Kombinationstherapie von Steroid mit Azathioprin*; **Prognose**: 90 % der Patienten überleben die ersten 10 Jahre, auch wenn 70 % Rezidive zeigen und mehrere Therapiezyklen benötigen; bei 10 % schlägt die Therapie nicht an und eine Lebertransplantation ist dann die letzte Therapieoption; *s.a. Essay Chronisch entzündliche Darmerkrankungen S. 403*

Au|to|im|mu|ni|sie|rung *f* (Ⓔ autoimmunization): *Syn*: *Autosensibilisierung*; Sensibilisierung* gegen körpereigenes Gewebe; Grundprinzip der Autoimmunkrankheiten*

Au|to|im|mu|ni|tät *f* (Ⓔ autoimmunity): Immunreaktion gegen körpereigene Zellen, Gewebe oder Stoffe; *s.a. Autoimmunerkrankung*; *Essay Autoimmunität S. 201*

Au|to|im|mun|krank|heit *f*: → *Autoimmunerkrankung*

Au|to|im|mu|no|pa|thie *f*: → *Autoimmunerkrankung*

Autoimmun-Polyendokrinopathie *f* (Ⓔ polyendocrine autoimmune disease): *Syn*: *polyglanduläres Autoimmunsyndrom, PGA-Syndrom*; durch Autoantikörper* hervorgerufene Insuffizienz mehrerer endokriner Drüsen

Au|to|im|mun|syn|drom, po|ly|glan|du|lä|res *nt*: → *Autoimmun-Polyendokrinopathie*

Au|to|im|mun|throm|bo|zy|to|pe|nie *f*: → *idiopathische thrombozytopenische Purpura*

Au|to|im|mun|thy|re|o|i|di|tis *f, pl* **-ti|den**: → *Hashimoto-Thyreoiditis*

Au|to|im|mun|thy|ro|i|di|tis *f, pl* **-ti|den**: → *Hashimoto-Thyreoiditis*

Au|to|in|fek|ti|on *f* (Ⓔ autoinfection): Selbstinfizierung mit

Autoimmunität

G. Eger, J.R. Kalden

Autoimmunität bedeutet Reaktivität des Immunsystems gegen körpereigene Strukturen [**Autoantigene**]. Es handelt sich dabei um immunologisch definierte Abschnitte auf Proteinen, DNA oder RNA, die als lösliche Antigene* in Blut, Interstitium oder Zytoplasma [z. B. Gerinnungsfaktoren, Proteinase 3], als Bestandteile der extrazellulären Matrix [z. B. Kollagen] oder gebunden an Zellmembranen oder -organellen [z. B. Rezeptoren, Ribosomen, Nukleosomen, Histone] vorkommen. Autoimmunität tritt auf, wenn die Fähigkeit der antigenselektiven Immunabwehr, „*Selbst*" von „*Nicht-Selbst*" zu unterscheiden [**Autotoleranz**], verloren geht.

Aufbau und Organisation der Immunabwehr

Die menschliche Immunabwehr besteht aus zwei Systemen, die sich unter unterschiedlichen evolutionären Bedingungen etabliert haben und miteinander kooperieren. Die Zellen der **angeborenen Immunabwehr** [das phylogenetisch ältere System] nutzen keimbahnkodierte Rezeptoren, die molekulare Grundmuster pathogener Organismen erkennen [**Pattern Recognition Receptors, PRP**]. Eine eigenständige Autoreaktivität wird in diesem System nicht etabliert. Kooperative Mechanismen der **erworbenen, antigenselektiven Immunabwehr** [das phylogenetisch jüngere System] können jedoch die Reaktionsmechanismen der angeborenen Immunabwehr bei Autoimmunreaktionen nutzen.

In den Zellen der antigenselektiven Immunabwehr [T- und B-Lymphozyten] wird die Vielfalt der Antigenrezeptoren durch Rekombinasen erzeugt. Diese Enzyme wirken unabhängig von Antigenen, sodass Lymphozyten mit neu rekombinierten Antigenrezeptoren jeweils auf ihre Autoreaktivität geprüft und gegebenenfalls auch eliminiert werden müssen. Die primäre Selektion [Deletion] autoreaktiver T-Lymphozyten* beginnt bereits im embryonalen Thymus*. Durch Präsentation autoantigener Strukturen auf der Zelloberfläche des Thymusepithels wird in autoreaktiven T-Zell-Klonen Apoptose induziert [**zentrale Toleranz**]. Die von diesem Mechanismus nicht erfassten T-Lymphozyten differenzieren durch so genannte Überlebenssignale zu reifen immunkompetenten Zellen und wandern aus in die immunologische Körperperipherie. Ausgereifte autoreaktive Lymphozyten verharren dort unter physiologischen Bedingungen in einem anergen Zustand [Nicht-Reaktivität], unter anderem durch Signale von regulatorischen CD25+, CD4+ T-Lymphozyten sowie von Vetozellen und antigenpräsentierenden Zellen, die keine kostimulierenden Signale abgeben [**periphere Toleranz**]. Eine Aufhebung dieser Kontrollmechanismen führt zu Autoimmunität und schließlich zur Autoimmunerkrankung.

Autoimmunpathogenese

Die exakte Ätiopathogenese von Autoimmunreaktionen ist noch immer unbekannt. Neben der genetisch-konstitutiven Prädisposition sind zusätzliche, krankheitsauslösende Manifestationsfaktoren [chemische und physikalische Noxen, Infekte] von Bedeutung. In Untersuchungen zur Pathogenese von Autoimmunerkrankungen wurden bei einer Vielzahl chronischer Erkrankungen Autoimmunphänomene nachgewiesen. Dies gilt als Hinweis für eine mögliche Autoimmunpathogenese. Bis heute wurde eine Reihe endokriner Erkrankungen [Diabetes* mellitus Typ 1, Hashimoto*- und Basedow*-Thyreoiditis, Morbus* Addison], chronischer gastrointestinaler [Autoimmunhepatitis*, Typ A Gastritis*] sowie pulmorenaler Erkrankungen [Goodpasture*-Syndrom] und eine Vielzahl von Entitäten des rheumatischen Formenkreises als Autoimmunopathie charakterisiert. Hinweise liegen auch vor, dass die Atherosklerose* eine Autoimmunerkrankung darstellt, ebenso die multiple Sklerose* sowie weitere Erkrankungen des Nerven- und Muskelsystems. Neuere Untersuchungen belegen auch die weitreichende Bedeutung rezeptoraktivierender bzw. -blockierender Autoantikörper [agonistische bzw. antagonistische Autoantikörper] in der Pathogenese so unterschiedlicher Entitäten wie Glaukom, dilatative Kardiomyopathie, intrinsic Asthma sowie chronischer Urticaria.

Genetische Faktoren: Bestimmte Allele polymorpher Gene, wie der MHC-Gene, der Immunglobulin- und T-Zell-Rezeptorgene und bestimmter Zytokine*, sind mit einem deutlich erhöhten Erkrankungsrisiko assoziiert. Ein Beispiel ist die Assoziation des Morbus* Bechterew mit dem MHC I-Gen HLA B27. In dieser Population ist das Erkrankungsrisiko 87-mal erhöht gegenüber der Allgemeinbevölkerung. Trotz aller Bemühungen konnten jedoch bislang über die Analyse der Genloci des MHC I und II, der Immunglobuline*, der Komplementfaktoren und der Zytokine* für die meisten Autoimmunopathien keine klar disponierenden Gene identifiziert werden. Dabei ist bekannt, dass bei der Entwicklung einer Autoimmunerkrankung mehrere Gene zugrunde liegen. Eine familiäre Disposition für eine generellle Bereitschaft Autoimmunopathien zu entwickeln, ist häufig zu beobachten. Das Risiko an einer ganz bestimmten Autoimmunopathie zu erkranken wird hingegen nicht vererbt. Frauen sind im Allgemeinen häufiger als Männer von Autoimunopathien betroffen [z. B. systemischer Lupus erythematodes*: w : m = 9 : 1, Ausnahme: Morbus* Bechterew m : w = 3 : 1].

Umweltfaktoren: Hierzu zählen chemische Substanzen [z.B. Silikate bei systemischer Sklerose*], physikalische Einflüsse [z. B. UV-Bestrahlung oder ionisierende Strahlung] und vor allem infektiöse Erreger. Die wichtigsten Theorien zur Erklärung para- und postinfektiöser Autoimmunphänomene sind **molekulares Mimikry** [Aktivierung der Autoimmunreaktion durch Xenoantigene, die körpereigenen Antigenen ähnlich sind] und **polyklonale B- bzw. T-Zellaktivierung**. Dabei können auch bislang anerge autoreaktive Lymphozytenklone aktiviert werden. Eine polyklonale Immunaktivierung findet sich vor allem bei Infektionen mit lymphotropen Viren der Herpesgruppe [CMV, EBV], T-lymphotropen Viren [HIV, HTLV1] und Mykobakterien. Durch Expression so genannter Superantigene können bestimmte Mikroorganismen gleichzeitig eine Vielzahl von T- und B-Zellklonen aktivieren, unabhängig von deren Antigenspezifität. Als weitere Ursache der polyklonalen Immunaktivierung bei Infektionen wird auch die intensive Freisetzung kostimulierender Zytokine* und Mediatoren* diskutiert.

Diagnostik und Therapie der Autoimmunopathien

Das klinische Spektrum autoimmuner Reaktionen reicht vom isolierten Autoimmunphänomen ohne Krankheitswert bis zur manifesten, mitunter lebensbedrohlichen Krankheitssituation. Autoimmunität kann transient, z. B. bei infektiöser Mononukleose* bzw. EBV-Infektion, oder permanent auftreten. Die Autoimmunerkrankung resultiert aus anhaltender Autoimmunreaktivität und ist klinisch gekennzeichnet durch fortschreitende Zerstörung körpereigener Strukturen. Dabei ist die Manifestation einer organbezogenen oder einer systemischen Autoimmunopathie [vgl. Tab. 1] vor allem durch das Ziel der autoagressiv gerichteten Reaktionen bestimmt. Von besonderer Bedeutung ist, ob das vom Krankheitsgeschehen betroffene Autoantigen nur in bestimmten Organen oder ubiquitär im Organismus vorkommt [z. B. DNA und andere Zellkernsubstanzen beim systemischen Lupus erythematodes*, verschiedene Beispiele in Abbildung 1]. Eine Sonderform der Autoreaktivität liegt vor, wenn Autoantigene, die unter physiologischen Bedingungen vom Immunsystem abgeschirmt sind [z. B. Augenlinse, Herzgewebe, Spermien], mit Zellen des Immunsystems in Kontakt kommen. Bei Verletzung der natürlichen Schranken wird die Immunprivilegierung aufgehoben. Das Immunsystem reagiert wie beim Eindringen von Xenoantigenen*.

Tab. 1. Häufigkeiten und Manifestationsalter der wichtigsten Autoimmunopathien

	Autoimmunerkrankung	Prävalenz	w : m	Manifestationsalter
organspezifisch	Hashimoto-Thyreoiditis	+++	9 : 1	40–60
	Basedow-Thyreoiditis	+++	6 : 1	20–40
	Diabetes mellitus 1	+++	1 : 1	12–20
	Morbus Adisson	+	2 : 1	20–40
	Glutenenteropathie [Zöliakie]	++	1 : 1	½–2, um 50
	Perniziosa	+++	3 : 2	60–70
	Autoimmunhepatitis	++	3 : 1	10–25, 50–60
	primär biliäre Zirrhose [PBZ]	+	9 : 1	> 35
	Myasthenia gravis	+	3 : 1	20–30
	multiple Sklerose	+++	3 : 2	um 30
	Dermatitis herpetiformis Duhring	++	1 : 1	20–40
	Pemphigus vulgaris	+	1 : 1	40–60
	chronisch diskoider Lupus erythematodes	+++	3 : 1	20–30
	hämolytische Anämie	+	3 : 2	> 50
	idiopathische Thrombopenie	+	4 : 1	20–40
	Goodpasture-Syndrom	+	2 : 1	20–30, > 60
	Sjögren-Syndrom	++	9 : 1	um 50
	Morbus Bechterew	+++	1 : 3	15–35
	Riesenzellarteriitis	++	1 : 1	> 50
	Takayasu-Arteriitis	+	9 : 1	15–30
	rheumatoide Arthritis	+++	3 : 1	35–50
	systemische Sklerose	+	3:1	45–65
	Polymyositis / Dermatomyositis	+	2 : 1	45–65
	systemischer Lupus erythematodes	++	9 : 1	20–40
	Churg-Strauss-Vaskulitis	+	1 : 1	40–60
systemisch	Wegener-Granulomatose	+	1 : 1	30–50

Prävalenz: +++ = > 1:1000, ++ = < 1:1000, + = < 1:10.000

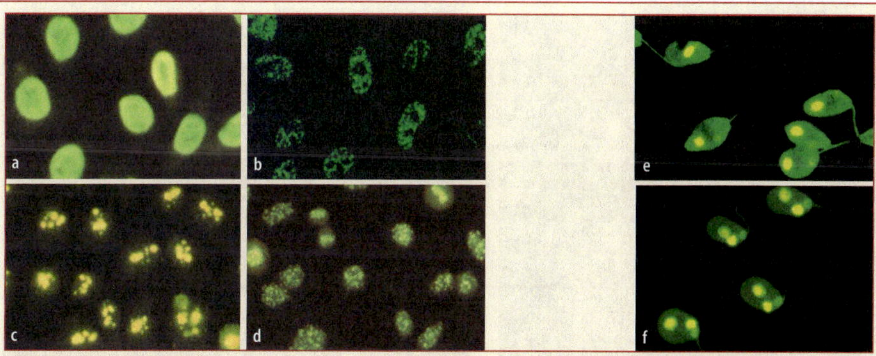

Abb. 1. Indirekte Immunfluoreszenz auf humanen Epithelzellen zum Screening antinukleärer Antikörper: **a** homogen; **b** granulär; **c** nukleoär; **d** centromer; DNA-Antikörperscreening auf Chritidien: **e** negativ, **f** positiv. Die quantitative Bestimmung der Feinspezifität [s.a. Markerantikörper Tab. 2] erfolgt mittels RIA bzw. EIA

Tab. 2. Markerantikörper häufiger Autoimmunerkrankungen

Markerantikörper [Antigen]	Bedeutung	Autoimmunerkrankung
Typ IV Kollagen	P / D / V	Goodpasture-Syndrom
Proteinase 3	P / D / V	Wegener-Granulomatose
C3- und C4-Nephritisfaktor	P / D / V	Membranoproliferative Glomerulonephritis
Faktor V, VIII, IX, XI, XII	P / D / V	Hemmkörperhämophilie
ds-DNA, Sm [Ribonukleoprotein]	P / D / V	systemischer Lupus erythematodes
Acetylcholinrezeptor	P / D / V	Myasthenia gravis
Epithelzellen	P / D / V	Pemphigus vulgaris
IIIa-Glykoprotein	P / D / V	idiopathische Thrombopenie
Komplementfaktor C1q	P / D / V	Urticariavaskulitis
TSH-Rezeptor	P / D / V	Basedowthyreoiditis
Scl70 [Topoisomerase]	P / D / V	diffuse systemische Sklerose
Jo1 [Synthetase]	P / D / V	Polymyositis/Dermatomyositis
SS-A, SS-B, [Ribonukleoprotein]	P / D / (V)	Sjögren-Syndrom
Phospholipide	P / D / (V)	Phospholipidsyndrom
Parietalzellen	P / D / -	Perniziosa
Mikrosomen [LKM]	P / D / -	Autoimmunhepatitis
Mitochondrien M2	P / D / -	primär biliäre Zirrhose [PBZ]
Thyroideaperoxidase	- / D / (V)	Hashimoto-Thyreoiditis
IgG-Fc	- / D / (V)	rheumatoide Arthritis
Centromerproteine [CENPs]	- / D / (V)	limitierte Sklerose [CREST-Syndrom]
U1-Ribonukleoprotein	- / D / (V)	Sharp-Syndrom [MCTD]
Glutamatdecarboxylase	- / D / -	Diabetes mellitus Typ 1
Nebennierenrinde	- / D / -	Morbus Adisson

P: Pathogenese, **D**: Diagnose, **V**: Verlauf

Die Unterscheidung direkter und indirekter Autoimmunphänomene hat insbesondere diagnostische Bedeutung. Tabelle 2 gibt eine Übersicht über Autoimmunerkrankungen, bei denen Autoantikörper als ein wesentlicher Bestandteil in der Pathogenese nachgewiesen werden konnten oder als Markerantikörper diagnostische Bedeutung haben. Der quantitative Nachweis kann bei bestimmten Entitäten zur Beurteilung des Krankheitsverlaufs herangezogen werden. Ein isolierter Nachweis von Autoantikörper ohne assoziierte Krankheitssymptome deutet gelegentlich ein Risiko an, eine Autoimmunopathie zu einem späteren Zeitpunkt zu entwickeln. Zur Diagnostik von Autoimmunopathien sind darüber hinaus insbesondere im Fachgebiet der klinischen Immunologie die anamnestischen Angaben, der klinische Befund, bildgebende Verfahren sowie funktionell-apparative und feingewebliche Untersuchungen von Bedeutung [Beispiele: Abb. 2 bis 5].

Die Therapie der Autoimmunreaktionen beschränkt sich bei den organspezifischen Erkrankungen meist auf die Substitution der betroffenen Organleistung [z. B. Insulingabe, Vitamin B_{12}-Substitution]. Systemische Autoimmunerkrankungen erfordern in aller Regel eine systemische Immunsuppression. Neben Glucocorticoiden* werden kortikoidsparende Chemotherapeutika* [Immunsuppressiva*] eingesetzt. Auch immunmodulierende Verfahren [Immunapherese, Zell- und Plasmaseparation, Immunglobulingabe] haben einen festen Stellenwert in der Therapie [*s.a. Essay Chemotherapie S. 349*]. Neue Ansätze zur Therapie von

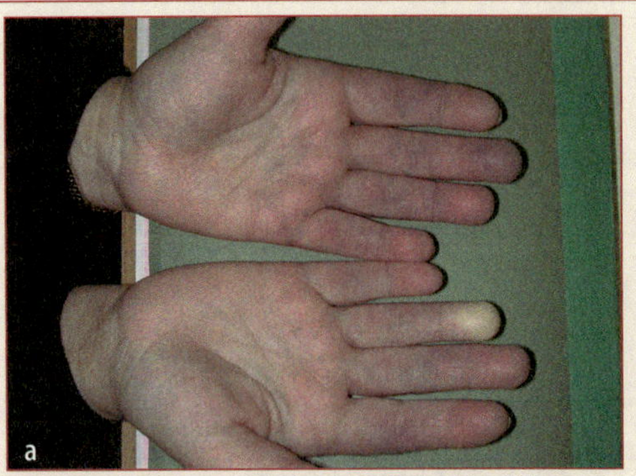

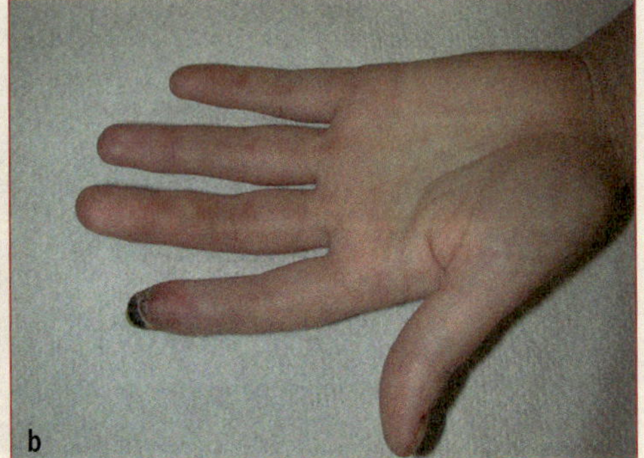

Abb. 2. Raynaudphänomen. Primäres (**a**) und sekundäres (**b**) Raynaudphänomen [mit Fingerkuppennekrosen i. R. einer Vaskulitis]

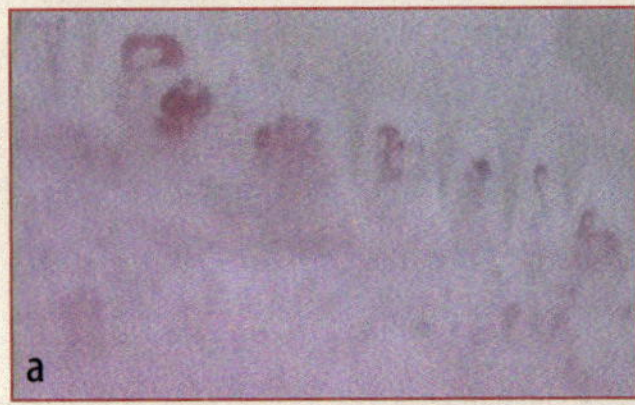

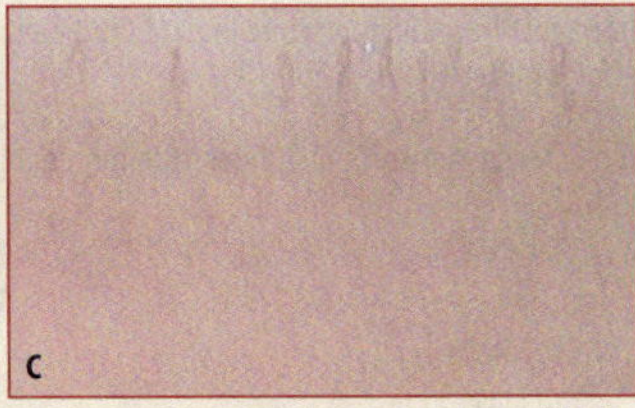

Abb. 3. Systemische Vaskulitis. **a** Mikroskopische Darstellung der Nagelbettkapillaren: Megakapillaren, Lichthofphänomen bei perikapillärem Ödem; **b** Engstellung bei Kälteeinwirkung [klinisch sekundäres Raynaudphänomen, Abb. 2], **c** Normalbefund zum Vergleich

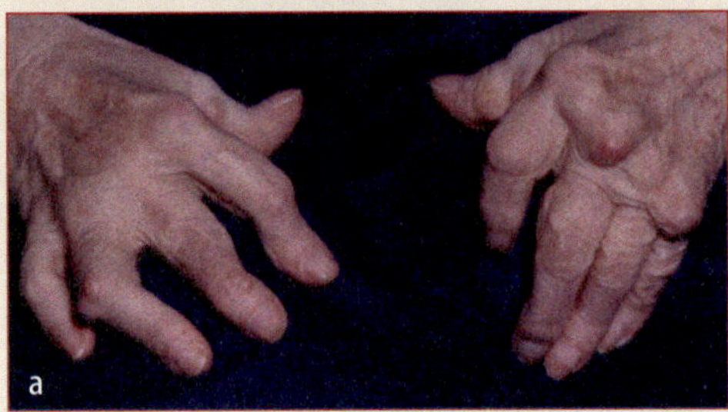

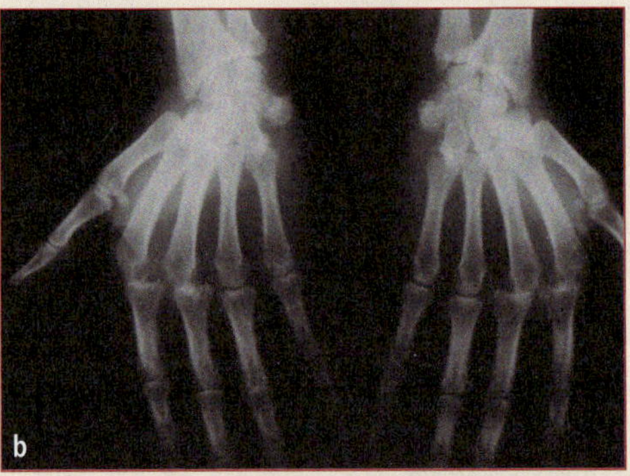

Abb. 4. Schwere Hand- und Fingergelenksarthritis bei rheumatoider Arthritis. **Klinischer Befund** (**a**): typischer symmetrischer Befall der Fingergrund- und Mittelgelenke bei chronischer Polyarthritis [cP] mit schmerzhafter Schwellung von MCP- und PIP-Gelenken bei ausgeprägter Synovitis, Ulnardeviation der Finger, streckseitige Rheumaknoten. **Röntgenbefund** (**b**): Gelenkdestruktion mit zystischen Erosionen, periartikulärer Demineralisation, Ankylosen und Fehlstellungen

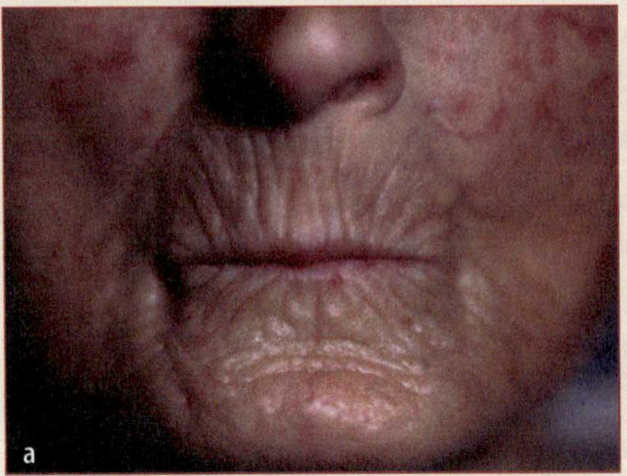

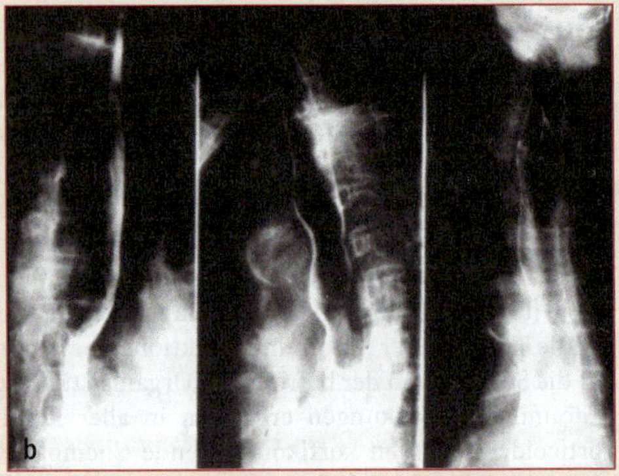

Abb. 5. Systemsklerose. Tabaksbeutelmund (**a**), röntgenologischer Nachweis der Ösophagusbeteiligung durch Kontrastmitteldarstellung im Schluckakt (**b**)

Autoimmunopathien lassen sich in den Mechanismen erkennen, die das Immunsystem zur Aufrechterhaltung der peripheren Toleranz einsetzt. Das Konzept der Toleranzinduktion durch orale Gabe krankheitsspezifischer Autoantigene war in Versuchstiermodellen erfolgreich, hatte aber bei humanen Autoimmunopathien bislang nicht den gleichen Effekt. Durch die ständig zunehmende Kenntnis der Interaktionen zwischen den Zellen der angeborenen und der antigenselektiven Immunabwehr konnten neue hocheffektive Therapieprinzipien entwickelt werden, z. B. durch Blockade von Tumornekrosefaktor [TNFα]. Weitere evidenzbasierte Immuntherapeutika werden derzeit in klinischen Studien geprüft.

Quellenhinweise

Abb. 2–3: Dr. med. C. Dechant, Universität Erlangen

im Körper lebenden Keimen

Au|to|in|fu|si|on *f* (Ⓔ autoinfusion): relative Vermehrung der Blutmenge im großen Kreislauf durch Hochlegen und evtl. Bandagieren der Beine zur Schockbehandlung

Au|to|in|o|ku|la|ti|on *f* (Ⓔ autoinoculation): spontane Verbreitung von Erregern oder Tumorzellen im Körper durch hämatogene oder lymphogene Verbreitung

au|to|in|o|ku|lier|bar *adj* (Ⓔ autoinoculable): zur Autoinokulation befähigt

Au|to|in|to|xi|ka|ti|on *f* (Ⓔ autointoxication): ***Syn***: *Selbstvergiftung, Autotoxikose, Endointoxikation, endogene Intoxikation*; durch körpereigene Stoffwechselprodukte oder Autotoxine entstandene Selbstvergiftung, z.B. bei verminderter Ausscheidung [Leberinsuffizienz*, Niereninsuffizienz*]

Au|to|ka|ta|ly|se *f* (Ⓔ autocatalysis): Beschleunigung einer Reaktion durch ein oder mehrere Zwischenprodukte

au|to|ka|ta|ly|tisch *adj* (Ⓔ autocatalytic): Autokatalyse betreffend, Autokatalyse auslösend

Au|to|ki|ne|se *f* (Ⓔ autokinesis): willkürliche Bewegung, Willkürmotorik

au|to|ki|ne|tisch *adj* (Ⓔ autokinetic): Autokinese betreffend

Au|to|klav *m* (Ⓔ autoclave): ***Syn***: *Hochdrucksterilisator*; Druckkessel zur Sterilisation* mit gespanntem und gesättigtem Wasserdampf

Au|to|kla|vie|rung *f* (Ⓔ autoclav sterilization): physikalische Sterilisation* in einem Autoklaven*

Au|to|kor|re|la|ti|ons|prin|zip *nt* (Ⓔ autocorrelation principle): *s.u. Essay Kardiotokographie S. 1089*

Au|to|leu|ko|ag|glu|ti|nin *nt* (Ⓔ autoleukoagglutinin): agglutinierender Leukozytenautoantikörper

au|to|log *adj* (Ⓔ autologous): ***Syn***: *autogenisch, autogen, autogenetisch*; von derselben Person stammend

Au|to|ly|se *f* (Ⓔ autolysis): Selbstauflösung; Selbstverdauung, Autodigestion; z.B. von Pankreasgewebe durch Pankreasenzyme

Au|to|ly|sin *nt* (Ⓔ autolysin): ***Syn***: *Autozytolysin*; gegen körpereigene Zellen gerichtetes Lysin*; zytolytischer Autoantikörper

au|to|ly|tisch *adj* (Ⓔ autolytic): Autolyse betreffend oder auslösend, selbstauflösend; selbstverdauend, autodigestiv

au|to|ma|tisch *adj* (Ⓔ involuntary): spontan, unwillkürlich, zwangsläufig; selbsttätig, selbstgesteuert

Au|to|ma|tis|mus *m* (Ⓔ automatism): automatische/unwillkürliche Handlung oder Reaktion

Automatismus ambulatorius (Ⓔ ambulatory automatism): ***Syn***: *Poriomanie, Dromomanie*; krankhafter Lauf- oder Wandertrieb

oraler Automatismus (Ⓔ oral automatism): automatische Bewegungen als Teil einer epileptischen Aura*, z.B. Schmatz-, Kaubewegungen, Lippenlecken

spinaler Automatismus (Ⓔ spinal automatism): bei partieller oder vollständiger Querschnittslähmung kommt es zur Ausbildung abnormer Verbindungen von Leitungsbahnen der beiden Seiten; externe Stimuli [z.B. Lagewechsel], aber auch interne Stimuli [Blasenfüllung] können zu automatischen Bewegungen führen, die leicht mit Willkürbewegungen verwechselt werden können

Au|to|mu|ti|la|ti|on *f* (Ⓔ self-mutilation): ***Syn***: *Autotomie*; Selbstverstümmelung

Au|to|mu|ti|la|ti|ons|syn|drom *nt* (Ⓔ Lesch-Nyhan syndrome): ***Syn***: *Hyperurikämiesyndrom, Lesch-Nyhan-Syndrom*; X-chromosomal-rezessive Störung des Purinstoffwechsels durch einen kompletten Mangel an Hypoxanthinguanin-Phosphoribosyltransferase; führt zu einer Erhöhung von Harnsäure- und Hypoxanthinspiegel im Blut mit Intelligenzstörung und Selbstverstümmelung

au|to|my|so|phob *adj* (Ⓔ automysophobic): Automysophobie betreffend

Au|to|my|so|pho|bie *f* (Ⓔ automysophobia): krankhafte Überzeugung, schlecht zu riechen oder unsauber zu sein

au|to|nom *adj* (Ⓔ autonomous): unabhängig, selbstständig (funktionierend); selbstgesteuert; vegetativ

Au|to|no|mie *f* (Ⓔ autonomy): Selbstständigkeit, Unabhängigkeit, z.B. des vegetativen Nervensystems

reproduktive Autonomie (Ⓔ reproductive autonomy): *s.u. Essay Klonierung von Menschen I S. 1135*

thyreoidale Autonomie (Ⓔ adenomatous goiter): ***Syn***: *Schilddrüsenautonomie*; unregulierte Funktionssteigerung von endokrin aktivem Schilddrüsengewebe; kann sich als **unifokale Autonomie** [autonomes Schilddrüsenadenom*], **multifokale Autonomie** [Struma* nodosa] [*Abb. A183*] oder **disseminierte Autonomie** darstellen; solange eine euthyreote Stoffwechsellage besteht, spricht man von **kompensierter Autonomie**, entsteht eine Hyperthyreose* von **dekompensierter Autonomie**

Au|to|oph|thal|mo|skop *nt* (Ⓔ auto-ophthalmoscope): Ophthalmoskop* zur Autoophthalmoskopie*

Au|to|oph|thal|mo|sko|pie *f* (Ⓔ auto-ophthalmoscopy): Untersuchung des eigenen Augenhintergundes mittels Autoophthalmoskop*

Au|to|pa|thie *f* (Ⓔ autopathy): ***Syn***: *idiopathische Erkrankung*; Erkrankung ohne erkennbare Krankheitsursache

Au|to|pha|gie *f* (Ⓔ **1.** autophagy **2.** autophagia): **1.** Auflösung von Zellteilen innerhalb der Zelle **2.** krankhaftes Verlangen, Teile des eigenen Körpers zu verzehren

au|to|pha|gisch *adj* (Ⓔ autophagic): Autophagie betreffend

Au|to|pha|go|som *nt* (Ⓔ autophagosome): ***Syn***: *autophagische Vakuole*; intrazelluläre Vakuole, in der Autophagie abläuft

au|to|phob *adj* (Ⓔ autophobic): Autophobie betreffend, durch sie gekennzeichnet

Au|to|pho|bie *f* (Ⓔ autophobia): krankhafte Angst vor dem Alleinsein

Au|to|pho|nie *f* (Ⓔ autophony): Resonanz der eigenen Stimme, z.B. bei Mittelohrkatarrh

Au|to|plas|tik *f* (Ⓔ autoplasty): plastische Operation unter Verwendung körpereigener Gewebe oder Organteile

au|to|plas|tisch *adj* (Ⓔ autoplastic): Autoplastik betreffend, mittels Autoplastik

Au|to|pro|to|ly|se *f* (Ⓔ autoprotolysis): Selbstverdauung von Eiweißen

A

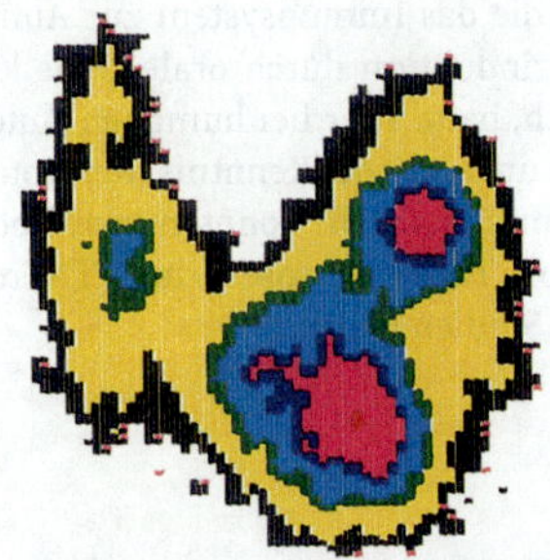

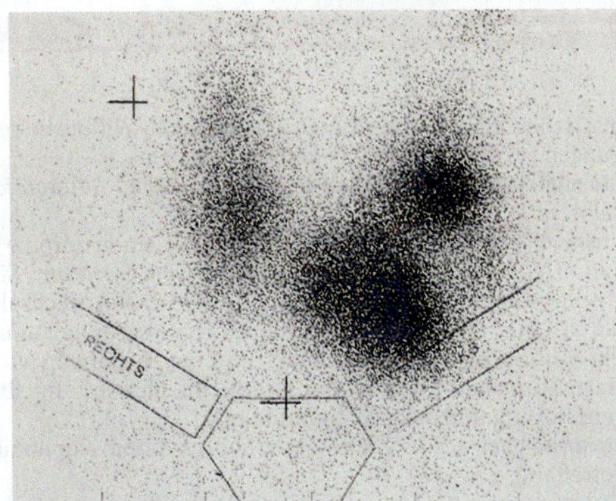

Abb. A183. Szintigramm bei multifokaler Autonomie

Au|top|sie *f* (Ⓔ autopsy): *Syn*: *Obduktion, Nekropsie*; Leicheneröffnung

au|to|psy|chisch *adj* (Ⓔ autopsychic): die eigene Psyche betreffend

Au|to|psy|cho|ana|ly|se *f* (Ⓔ autoanalysis): *Syn*: *Autoanalyse*; Psychoanalyse* der eigenen Person

Au|to|psy|cho|se *f* (Ⓔ autopsychosis): Psychose* mit einer verfälschten Vorstellung von der eigenen Person

Au|to|ra|di|o|gra|phie *f* (Ⓔ autoradiography): *Syn*: *Autohistoradiographie, Autohistoradiografie, Autoradiografie*; Radiographie* mit Hilfe von gespeicherten oder eingebauten radioaktiven Markern

au|to|ra|di|o|gra|phisch *adj* (Ⓔ autoradiographic): *Syn*: *autoradiografisch*; Autoradiographie betreffend, mittels Autoradiographie

Au|to|re|dup|li|ka|ti|on *f* (Ⓔ autoreduplication): *Syn*: *identische Reduplikation*; Selbstvermehrung durch identische Verdoppelung

Au|to|re|gu|la|ti|on *f* (Ⓔ autoregulation): Selbstregulation/-steuerung von Körperprozessen

Au|to|rhyth|mie *f* (Ⓔ autorhythmicity): Fähigkeit, rhythmische Erregung oder Reize zu erzeugen; Autorhythmie ist die Grundlage von Herz- und Atemrhythmus

Au|to|sen|si|bi|li|sie|rung *f* (Ⓔ autosensitization): *Syn*: *Autoimmunisierung*; Sensibilisierung* gegen körpereigenes Gewebe; Grundprinzip der Autoimmunkrankheiten*

Au|to|sep|sis *f* (Ⓔ autosepticemia): *Syn*: *Endosepsis*; Sepsis* durch im Körper lebende Erreger [z.B. Darmbakterien]

au|to|se|rös *adj* (Ⓔ autoserous): Autoserum betreffend

Au|to|se|ro|the|ra|pie *f* (Ⓔ autoserotherapy): *Syn*: *Eigenserumbehandlung*; Behandlung mit aus dem eigenen Blut gewonnenem Serum*

Au|to|se|rum *nt, pl* **-se|ren** (Ⓔ autoserum): *Syn*: *Eigenserum*; aus dem eigenen Blut gewonnenes Serum*

Au|to|sit *m* (Ⓔ autosite): annähernd normal ausgebildeter Partner einer Doppelmissbildung*

Au|to|skop *nt* (Ⓔ autoscope): Endoskop* zur direkten Kehlkopfspiegelung/Laryngoskopie

Au|to|sko|pie *f*: *→direkte Laryngoskopie*

Au|to|sko|po|phi|lie *f* (Ⓔ autoscopophilia): auf die eigene Person bezogene Skopophilie*

au|to|so|mal *adj* (Ⓔ autosomal): Autosom(en) betreffend, auf den Autosomen (liegend), durch autosomale Gene bedingt

Au|to|so|men *pl* (Ⓔ autosomes): *Syn*: *Euchromosomen*; alle Chromosomen, außer den Geschlechtschromosomen; *s.a. Chromosom*

Au|to|so|men|ano|ma|lie *f* (Ⓔ autosome abnormality): *Syn*: *autosomale Chromosomenanomalie*; Chromosomenanomalie*, die ein oder mehrere Autosomen betrifft

Au|to|sple|nek|to|mie *f* (Ⓔ autosplenectomy): Bezeichnung für die bei Sichelzellanämie* auftretende fortschreitende Zerstörung der Milz* durch rezidivierende Infarkte

Au|to|sug|ges|ti|on *f* (Ⓔ autosuggestion): Selbstbeeinflussung; wird z.B. beim autogenen Training therapeutisch eingesetzt

au|to|sug|ges|tiv *adj* (Ⓔ autosuggestive): Autosuggestion betreffend, mittels Autosuggestion

Au|to|the|ra|pie *f* (Ⓔ autotherapy): *Syn*: *Selbstheilung*; Therapie einer eigenen Erkrankung, im Gegensatz zu Behandlung durch andere Personen [Ärzte, Heilpraktiker usw.]

Au|to|throm|bin *nt* (Ⓔ autoprothrombin): *Syn*: *Autoprothrombin*; während der Thrombinbildung entstehende Prothrombinderivate

Autothrombin I: *→Faktor VII*

Autothrombin II: *→Faktor IX*

Autothrombin III: *→Faktor X*

Au|to|throm|bo|ag|glu|ti|nin *nt* (Ⓔ autothromboagglutinin): *Syn*: *Plättchenautoagglutinin*; Autoagglutinin* gegen Blutplättchen [Thrombozyten]

Au|to|to|mie *f* (Ⓔ self-mutilation): *Syn*: *Automutilation*; Selbstverstümmelung

Au|to|top|a|gno|sie *f* (Ⓔ autotopagnosia): Unfähigkeit, Hautreize am eigenen Körper zu lokalisieren

Au|to|tox|ä|mie *f*: *→Autointoxikation*

Au|to|to|xi|ko|se *f*: *→Autointoxikation*

Au|to|to|xin *nt* (Ⓔ **1.** autotoxin **2.** autocytotoxin): **1.** *Syn*: *Endotoxin*; im Körper entstandenes Toxin **2.** *Syn*: *Autozytotoxin*; gegen körpereigene Zellen gerichtetes Toxin

au|to|to|xisch *adj* (Ⓔ autotoxic): Autointoxikation betreffend, zu Autointoxikation führend

Au|to|trans|fu|si|on *f* (Ⓔ **1.** autohemotransfusion **2.** autotransfusion): **1.** *Syn*: *Eigenbluttransfusion*; Transfusion von patienteneigenem Blut; das Blut kann präoperativ entnommen werden [**Eigenblutspende**] oder wird während des Eingriffes aufgefangen und nach Reinigung wieder dem Patienten zugeführt **2.** Vermehrung der Blutmenge im großen Kreislauf durch Hochlegen oder Bandagieren der Beine zur Schockbehandlung

Au|to|trans|plan|tat *nt* (Ⓔ autotransplant): *Syn*: *autogenes Transplantat, autologes Transplantat*; vom eigenen Körper stammendes Transplantat

Au|to|trans|plan|ta|ti|on *f* (Ⓔ autotransplantation): *Syn*: *autogene Transplantation, autologe Transplantation*; Transplantation von körpereigenem Gewebes

Au|to|tro|phie *f* (Ⓔ autotrophy): *s.u. Essay Bakterien S. 217*

Au|to|vak|zi|ne *f* (Ⓔ autovaccine): *Syn*: *Eigenimpfstoff, Eigenvakzine*; Impfstoff aus vom Patienten stammenden Material [Erreger aus Stuhl-, Rachen-, Nasen-, Mundabstrichen etc.], das gereinigt und aufbereitet wurde; wird bei chronischen Infekten und zur Tumortherapie verwendet

Aut|o|xi|da|ti|on *f* (Ⓔ autoxidation): direkte Oxidation von organischen Verbindungen durch Sauerstoff

Au|to|zy|to|ly|sin *nt* (Ⓔ autocytolysin): *Syn*: *Autolysin*; gegen körpereigene Zellen gerichtetes Lysin*; zytolytischer Autoantikörper

Au|to|zy|to|to|xin *nt* (Ⓔ autocytotoxin): *Syn*: *Autotoxin*; gegen körpereigene Zellen gerichtetes Toxin

au|tum|nal *adj* (Ⓔ autumnal): im Herbst vorkommend oder auftretend, herbstlich

Au|xa|no|gra|phie *f* (Ⓔ auxanography): *Syn*: *Auxanografie*; Erstellung eines Wachstumsbildes von Bakterien auf verschiedenen Nährböden

au|xa|no|gra|phisch *adj* (Ⓔ auxanographic): *Syn*: *auxanografisch*; Auxanographie betreffend

Au|xi|li|ar|at|mung *f* (Ⓔ auxiliary respiration): forcierte Atmung durch Einsatz der Atemhilfsmuskeln*

Au|xo|me|trie *f* (Ⓔ auxometry): Messung der Wachstumsgeschwindigkeit

au|xo|me|trisch *adj* (Ⓔ auxometric): Auxometrie betreffend, mittels Auxometrie

Au|xo|troph *m* (Ⓔ auxotroph): Zelle, die bestimmte Substanzen nicht selbst synthetisieren kann, sondern von außen aufnehmen muss

au|xo|troph *adj* (Ⓔ auxotrophic): Auxotroph betreffend

AUZ *Abk.*: *→Austreibungszeit*

AV *Abk.*: **1.** Adriamycin, Vincristin **2.** Allgemeinveränderungen **3.** Angestelltenversicherung **4.** *→Atemvolumen* **5.** *→atrioventrikulär* **6.** Auflösungsvermögen **7.** autophagozytäre Vakuolen

av *Abk.*: **1.** *→arteriovenös* **2.** *→atrioventrikulär*

AVA *Abk.*: **1.** arrhythmogene ventrikuläre Aktivität **2.** *→arteriovenöse Anastomose* **3.** arteriovenöses Angiom

avA *Abk.*: *→arteriovenöse Anastomose*

a|val|vu|lär *adj* (Ⓔ avalvular): ohne Klappe(n), klappenlos

AV-Anastomose *f* (Ⓔ av anastomosis): ***Syn***: *arteriovenöse Anastomose, Anastomosis arteriolovenularis, Anastomosis arteriovenosa*; physiologische Verbindung von Arterien und Venen

a|vas|ku|lär *adj* (Ⓔ **1.** avascular **2.** aseptic): **1.** ohne Blutgefäße, gefäßlos **2.** ohne Erregerbeteiligung, aseptisch

AVB *Abk.*: allgemeine Versicherungsbedingungen

AV-Block *m* (Ⓔ a-v block): ***Syn***: *atrioventrikulärer Block*; Verlängerung der atrioventrikulären Überleitungszeit; man unterscheidet AV-Block I. Grades, AV-Block II. Grades, AV-Block III. Grades sowie höhergradige AV-Blockierung

als **Ursache** kommen funktionelle Einflüsse [Medikamente, vegetatives Nervensystem], Erkrankungen des Reizleitungssystems, koronare Herzkrankheit, Myokarditis, dilatative Kardiomyopathie u.ä. vor; die **klinische Symptomatik** hängt vom Grad der Blockierung bzw. der aus der Störung resultierenden Kammerfrequenz ab; das Spektrum reicht von asymptomatischem Verlauf zu Einschränkung der Leistungsfähigkeit zu Adams*-Stokes-Anfall; **Therapie**: bei symptomatischen AV-Blöcken ist meist eine Schrittmacherimplantation indiziert

AV-Block I. Grades (Ⓔ first degree a-v block): alle Erregungsimpulse werden vom Vorhof zur Kammer übertragen, allerdings mit einer Leitungsverzögerung [PQ-Intervall > 0,2 s]; am häufigsten erfolgt die Verzögerung im AV-Knoten, manchmal sind aber auch intraarteriale oder intraventrikuläre Reizleitungsstörungen die Ursache

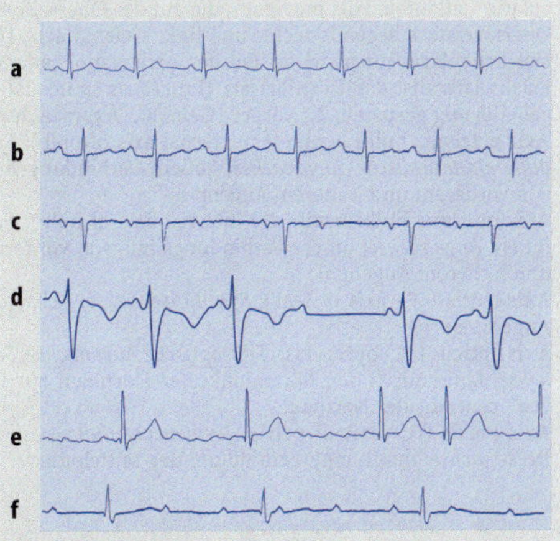

Abb. A184. Klassifikation der AV-Überleitungsstörungen. **a** normale Überleitung, **b** AV-Block I. Grades, **c** AV-Block II. Grades Typ 1 [Wenckebach-Periodik], **d** AV-Block II. Grades Typ 2 [Mobitz-Typ], **e** Bradyarrhythmie bei Vorhofflimmern, **f** AV-Block III. Grades

AV-Block II. Grades (Ⓔ second a-v block): nicht alle Erregungsimpulse werden übergeleitet; beim **AV-Block II. Grades Typ 1** [Wenckebach-Periodik] nimmt das PQ-Intervall von Schlag zu Schlag zu, bis schließlich ein Vorhofimpuls blockiert wird; danach beginnt der Rhythmus von vorne; beim **AV-Block II. Grades Typ 2** [Mobitz-Typ] kommt es zu fixierten plötzlichen Überleitungsausfällen; das PQ-Intervall vor und nach dem Ausfall ist identisch; bei **höhergradiger Blockierung** [4:1-, 5:1-Überleitung] kann entweder ein AV-Block II. Grades Typ 1 oder 2 vorliegen

AV-Block III. Grades (Ⓔ third a-v block): ***Syn***: *kompletter AV-Block, totaler AV-Block*; vollständige Unterbrechung der Erregungsleitung mit atrioventrikulärer Dissoziation und Auftreten eines Ersatzrhythmus [z.B. AV-Rhythmus]; beim angeborenen kompletten AV-Block liegt die Ursache meist im AV-Knoten, bei erworbenen Formen im His-Purkinje-System

kompletter AV-Block: *→AV-Block III. Grades*

totaler AV-Block: *→AV-Block III. Grades*

AV-Blockierung, höhergradige *f* (Ⓔ high grade a-v block): *s.u. AV-Block II. Grades*

AVC *Abk.*: atrioventrikulärer Kanal

AVCMF *Abk.*: Adriamycin, Vincristin, Cyclophosphamid, Methotrexat, 5-Fluorouracil

AVD *Abk.*: *→atrioventrikuläre Dissoziation*

avD *Abk.*: arteriovenöse Differenz

AV-Dissoziation *f* (Ⓔ atrioventricular dissociation): ***Syn***: *atrioventrikuläre Dissoziation*; unabhängige Schlagfrequenz von Vorhöfen und Kammer; *s.a. AV-Block*

avDO$_2$ *Abk.*: arteriovenöse Sauerstoffdifferenz

AVDP *Abk.*: Asparaginase, Vincristin, Daunorubicin, Prednison

Avellis: Georg Avellis; 1864–1916; deutscher HNO-Arzt (Frankfurt)

Avellis-Longhi-Syndrom *nt* (Ⓔ Avellis' paralysis): ***Syn***: *Avellis-Syndrom, Longhi-Avellis-Syndrom*; Hemiplegia* alternans durch Schädigung der Medulla* oblongata

Avellis-Syndrom *nt*: *→Avellis-Longhi-Syndrom*

A|ve|nae fruc|tus *m* (Ⓔ oats): ***Syn***: *Haferkörner*; *s.u. Hafer*

A|ve|nae fruc|tus ex|cor|ti|ca|tus *m* (Ⓔ oats): ***Syn***: *Haferkörner*; *s.u. Hafer*

A|ve|nae her|ba *f* (Ⓔ oat herb): oberirdische Pflanzenteile des Hafers*

A|ve|nae stra|men|tum *nt* (Ⓔ oat straw): ***Syn***: *Haferstroh*; *s.u. Hafer*

A|ve|na sa|ti|va *f*: *→Hafer*

A|ver|si|on *f* (Ⓔ aversion): Widerwille, Abneigung, Abscheu

AV-Fistel *f* (Ⓔ arteriovenous fistula): ***Syn***: *arteriovenöse Fistel*; angeborene oder erworbene Verbindung einer Arterie* mit einer Vene*

AVG *Abk.*: Aortovenographie

AVI *Abk.*: atrioventrikuläres Intervall

A|vi|din *nt* (Ⓔ avidin): im Eiklar vorkommendes Protein, das Biotin* irreversibel bindet und damit der Verdauung und Aufnahme in den Körper entzieht

A|vi|di|tät *f* (Ⓔ avidity): Anziehungskraft, Bindungskraft

a|vi|ru|lent *adj* (Ⓔ avirulent): nicht-virulent, nicht-ansteckungsfähig

A|vi|ru|lenz *f* (Ⓔ avirulence): Mangel an Ansteckungsfähigkeit

A|vit|a|mi|no|se *f* (Ⓔ avitaminosis): ***Syn***: *Vitaminmangelkrankheit, Vitaminmangel*; durch einen absoluten Vitaminmangel hervorgerufene Erkrankung

AVJA *Abk.*: atrioventrikulär-junktionale Arrhythmie

AVJT *Abk.*: atrioventrikulär-junktionale Tachykardie

AVK *Abk.*: **1.** Antivitamin K **2.** *→arterielle Verschlusskrankheit* **3.** *→Atrioventrikularknoten*

AV-Kanal *m*: *→Atrioventrikularkanal*

AV-Knoten *m* (Ⓔ AV-node): ***Syn***: *Aschoff-Tawara-Knoten, Atrioventrikularknoten, Nodus atrioventricularis*; an der Vorhofkammergrenze liegender Knoten aus spezifischen Muskelfasern, der die Erregung vom Vorhof auf die Kammer überträgt; Teil des Erregungsleitungssystems* des Herzens; übernimmt bei Ausfall des Sinusknotens [Nodus* sinuatrialis] als sekundäres Erregungsbildungszentrum die

Schrittmacherfunktion

AV-Knoten-Reentry *nt* (Ⓔ AV nodal reentry): ***Syn***: *AV-Knoten-Reentrytachykardie*; *s.u. Reentrytachykardie*

AV-Knoten-Reentrytachykardie *f* (Ⓔ AV nodal reentrant tachycardia): ***Syn***: *AV-Knoten-Reentry*; *s.u. Reentrytachykardie*

AV-Knotenrhythmus *m*: *→AV-Rhythmus*

AV-Knotentachykardie *f* (Ⓔ A-V nodal tachycardia): ***Syn***: *Knotentachykardie*; Tachykardie* mit Ursprung im Atrioventrikularknoten*; ein Großteil entsteht als Reentrytachykardie* [**AV-Knoten-Reentrytachykardie**]; in diesen Fällen ist die Katheterablation heute die Methode der Wahl

AVL *Abk.*: arterielles Verschlussleiden

AVM *Abk.*: **1.** Adriamycin, Vinblastin, Methotrexat **2.** Adriamycin, Vincristin, Mitomycin-C **3.** arteriovenöse Missbildung

AVNR *Abk.*: Atrioventrikular-Knoten-Reentry

AVNRT *Abk.*: Atrioventrikular-Knoten-Reentry-Tachykardie

AVNT *Abk.*: Atrioventrikular-Knoten-Tachykardie

Avogadro: Amadeo von Avogadro; 1776–1856; italienischer Physiker (Turin)

Avogadro-Zahl *f* (Ⓔ Avogadro's constant): ***Syn***: *Loschmidt-Zahl*; Zahl der Moleküle in einem Mol* einer Substanz [$6{,}023 \times 10^{23}$]

AVP *Abk.*: **1.** Actinomycin-D, Vincristin, Procarbazin **2.** antivirales Protein **3.** Aortoventrikuloplastik **4.** Arginin-Vasopressin **5.** Arterienvolumenpuls

AVR *Abk.*: **1.** akzelerierter ventrikulärer Rhythmus **2.** *→AV-Knotenrhythmus*

AV-Rhythmus *m* (Ⓔ AV rhythm): ***Syn***: *Atrioventrikularrhythmus, Knotenrhythmus, AV-Knotenrhythmus*; vom Atrioventrikularknoten* ausgehender Ersatzrhythmus* mit einer Grundfrequenz von 40–60 Schlägen/min; der AV-Knoten übernimmt die Rhythmusbildung bei Ausfall des Sinusknotens* oder bei Blockierung der Überleitung [SA-Block*]

AVRT *Abk.*: atrioventrikuläre Reentry-Tachykardie

AVS *Abk.*: *→arteriovenöser Shunt*

AVSD *Abk.*: atrioventrikulärer Septumdefekt

AvSV *Abk.*: aviäres Sarkom-Virus

AVT *Abk.*: Arginin-Vasotonin

A|vul|sio *f, pl* **-si|o|nes** (Ⓔ avulsion): Abreißen, Ausreißen

Avulsio bulbi (Ⓔ avulsion of the eyeball): Ausriss des Augapfels; seltene Verletzungsfolge

AWO *Abk.*: **1.** Arbeiterwohlfahrt **2.** Atemwegsobstruktion

Axenfeld: Karl Theodor Axenfeld; 1867–1930; deutscher Augenarzt (Freiburg)

Axenfeld-Anomalie *f*: *→Axenfeld-Rieger-Anomalie*

Axenfeld-Rieger-Anomalie *f* (Ⓔ Axenfeld's anomaly): ***Syn***: *Axenfeld-Anomalie*; autosomal-dominante Fehlbildung mit Irisatrophie; führt häufig zur Entwicklung eines kongenitalen Glaukoms; *s.a. Essay Glaukom S. 797*

Axenfeld-Schürenberg-Syndrom *nt* (Ⓔ Axenfeld's syndrome): durch eine Fehlbildung von Gefäßen [oft Karotisaneurysma] verursachte Okulomotoriuslähmung*

Axi-, axi- *präf.*: *→Axo-*

a|xi|al *adj* (Ⓔ axial): Achse betreffend, achsenförmig

A|xi|al|typ *m* (Ⓔ axial type): *s.u. Arthritis psoriatica*

a|xi|fu|gal *adj* (Ⓔ axifugal): von der Achse weg (gerichtet)

A|xil|la *f, pl* **-lae** (Ⓔ axilla): Achsel; meist gleichgesetzt mit Achselhöhle* [Fossa axillaris]

a|xil|lar *adj* (Ⓔ axillary): Achsel(höhle) betreffend

A|xil|lar|an|äs|the|sie *f*: *→Axillarisblock*

A|xil|la|ris *f*: *→Arteria axillaris*

A|xil|la|ris|block *m* (Ⓔ axillary block): ***Syn***: *axilläre Plexusblockade, Axillaranästhesie*; Block des Nervus* axillaris

A|xil|la|ris|läh|mung *f* (Ⓔ axillary nerve paralysis): Lähmung des Nervus* axillaris; führt zu Ausfall des Musculus* deltoideus [der Arm kann nicht über die Horizontale gehoben werden] und sensiblen Ausfällen über dem oberen Drittel des Oberarms

A|xil|lar|li|nie, hin|te|re *f* (Ⓔ posterior axillary line): ***Syn***: *Linea axillaris posterior*; anatomische Hilfslinie; Verlängerung der hinteren Achselfalte [Plica axillaris posterior]

A|xil|lar|li|nie, mitt|le|re *f* (Ⓔ medial axillary line): ***Syn***: *Linea axillaris media*; zwischen der vorderen und hinteren Axillarlinie verlaufende Hilfslinie durch den tiefsten Punkt der Achselhöhle

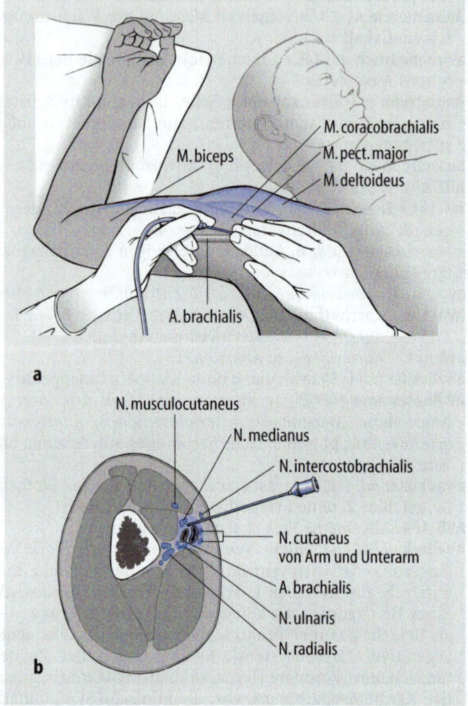

Abb. A185. Axillarisblock

A|xil|lar|li|nie, vor|de|re *f* (Ⓔ anterior axillary line): ***Syn***: *Linea axillaris anterior*; anatomische Hilfslinie; Verlängerung der vorderen Achselfalte [Plica axillaris anterior]

A|xil|lar|tem|pe|ra|tur *f* (Ⓔ axillary temperature): die in der Achselhöhle gemessene Körpertemperatur*

a|xi|pe|tal *adj* (Ⓔ axipetal): zur Achse hin

A|xis *f, pl* **A|xes** (Ⓔ **1.–2.** axis): **1.** ***Syn***: *2. Halswirbel, Epistropheus, C II*; zweiter Halswirbel, der durch einen stiftförmigen, nach oben aus dem Wirbelkörper herausragenden Fortsatz [Dens* axis] gekennzeichnet ist; der Dens ragt nach oben in den Ring des ersten Halswirbels [Atlas*] hinein und artikuliert mit der Fovea* dentis des Atlas [Articulatio* atlantoaxialis mediana]; die auf der Oberseite des Querfortsatzes liegende rechte und linke Gelenkfläche [Facies articularis superior] ist Teil der Articulatio* atlantoaxialis lateralis; der Dornfortsatz [Processus spinosus] ist gabelförmig gespalten **2.** (Körper-, Gelenk-, Organ-)Achse

Axis externus bulbi oculi (Ⓔ external axis of bulb): ***Syn***: *äußere/anatomische Augenachse*; äußere Verbindungslinie von vorderem und hinterem Augenpol

Axis internus bulbi oculi (Ⓔ internal axis of bulb): ***Syn***: *innere Augenachse*; innere Verbindungslinie von vorderem und hinterem Augenpol

Axis lentis (Ⓔ axis of lens): ***Syn***: *Linsenachse*; Achse der Augenlinse

Axis opticus (Ⓔ optic axis): ***Syn***: *optische Augenachse, Sehachse*; Linie durch den Mittelpunkt der Hornhaut zur Fovea* centralis der Netzhaut

Axis pelvis (Ⓔ axis of pelvis): ***Syn***: *Beckenführungslinie, Beckenachse*; durch eine Verbindung der Mittelpunkte der

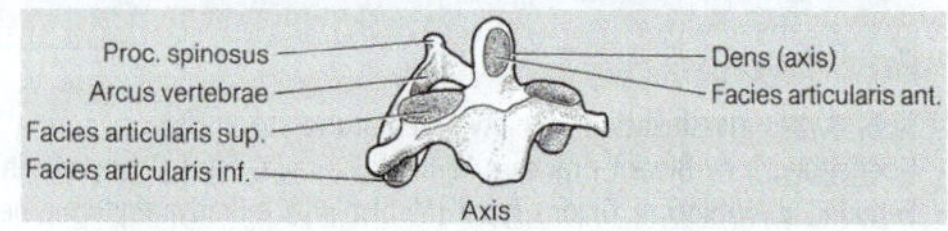

Abb. A186. Axis von schräg vorne

Beckenebenen erhaltene Führungslinie des Beckens, die entsprechend der Beckenkrümmung gebogen ist

A|xis|frak|tur *f* (Ⓔ axis fracture): Fraktur des II. Halswirbels; *s.a. Densfraktur*

Axo-, axo- *präf.*: Wortelement mit der Bedeutung „Achse"

axo-axonal *adj* (Ⓔ axoaxonic): *Syn*: *axo-axonisch*; zwei Axone verbindend, von Axon zu Axon

axo-axonisch *adj*: → *axo-axonal*

a|xo|dend|ri|tisch *adj* (Ⓔ axodendritic): Axon und Dendrit verbindend

a|xo|dend|ro|so|ma|tisch *adj* (Ⓔ axodendrosomatic): Axon, Dendrit und Körper der Nervenzelle verbindend

A|xo|lemm *nt* (Ⓔ axolemma): Zellmembran des Axons*

A|xo|ly|se *f* (Ⓔ axolysis): Degeneration und Zerfall eines Axons

A|xon *nt* (Ⓔ axon): *Syn*: *Achsenzylinder, Neuraxon, Neurit*; am **Axonhügel** des Zellleibs der Nervenzelle entspringender, bis zu 1 m langer Fortsatz, der die Nervenzelle mit anderen Zellen verbindet und Impulse weiterleitet; *s.a. Nervenzelle*

dendritisches Axon (Ⓔ dendritic axon): Dendrit; *s.u. Nervenzelle*

a|xo|nal *adj* (Ⓔ axonal): Axon betreffend

A|xo|nem *nt* (Ⓔ axoneme): Achsenfaden des Spermiums*

A|xon|hü|gel *m* (Ⓔ axon hillock): *s.u. Axon*

A|xo|not|me|sis *f* (Ⓔ axonotmesis): Schädigung des Axons peripherer Nerven bei erhaltener Hüllstruktur; führt zu rückbildungsfähigen Ausfallserscheinungen

A|xon|re|flex *m* (Ⓔ axon reflex): rückläufige Impulsübertragung in einem sensorischen Nerv; kein Reflex im klassischen Sinn, weil keine Synapse beteiligt ist

A|xo|plas|ma *nt* (Ⓔ axoplasm): Zytoplasma des Axons; *s.a. Nervenzelle*

a|xo|plas|ma|tisch *adj* (Ⓔ axoplasmic): Axoplasma betreffend

a|xo|so|ma|tisch *adj* (Ⓔ axosomatic): Axon und Körper der Nervenzelle verbindend

Ayerza: Abel Ayerza; 1861–1918; argentinischer Internist (Buenos Aires)

Ayerza-Syndrom *nt* (Ⓔ Ayerza's syndrome): *Syn*: *primäre Pulmonalsklerose, Ayerza-Krankheit*; ätiologisch ungeklärte Arteriosklerose der Pulmonalgefäße mit Dyspnoe*, Zyanose*, Rechtsherzhypertrophie* und Hepatosplenomegalie*

AZ *Abk.*: **1.** Allgemeinzustand **2.** Anspannungszeit **3.** → *Atemzentrum*

Az. *Abk.*: Aziditätsgrad

A|zan|fär|bung *f* (Ⓔ azan stain): *Syn*: *Heidenhain-Azanfärbung*; histologische Färbung mit **Azokarmin** und **Anilinblau-Goldorange**; färbt den Kern [Chromatin] rot, das Zytoplasma rosa und Bindegewebsfasern und Mukus blau

A|za|pro|pa|zon *nt* (Ⓔ azapropazone): *Syn*: *Apazone*; Antirheumatikum*, Antiphlogistikum*

A|zä|ru|lo|plas|min|ä|mie *f*: → *Azöruloplasminämie*

A|za|thi|o|prin *nt* (Ⓔ azathioprine): *Syn*: *6-(1-Methyl-4-nitroimidazol-5-ylthio)purin*; Zytostatikum*, Immunsuppressivum*; **Anw.**: Organtransplantation, Autoimmunkrankheiten; *s.a. Essay Chronisch entzündliche Darmerkrankungen S. 403*

AZC *Abk.*: → *Azidocillin*

A|ze|la|in|säu|re *f* (Ⓔ azelaic acid): *Syn*: *1,7-Heptan-dicarbonsäure, Nonandisäure*; Lokaltherapeutikum bei Akne* und Chloasma*

A-Zelladenokarzinom *nt*: → *A-Zelladenom*

A-Zelladenom *nt* (Ⓔ A cell adenoma): *Syn*: *Alpha-Zelladenokarzinom, Alpha-Zelladenom, A-Zelladenokarzinom*; von den A-Zellen der Langerhans*-Inseln ausgehender bösartiger Tumor der Bauchspeicheldrüse

A-Zellen *pl* (Ⓔ A cells): *Syn*: *α-Zellen, Alphazellen*; Glucagonbildende Zellen der Langerhans*-Inseln der Bauchspeicheldrüse

A-Zellen-Tumor *m* (Ⓔ A cell tumor): *Syn*: *Glukagonom, Glucagonom, A-Zell-Tumor*; von den A-Zellen der Langerhans*-Inseln ausgehender Glucagon-bildender Tumor

A-Zell-Tumor *m*: → *A-Zellen-Tumor*

a|zel|lu|lär *adj* (Ⓔ acellular): zellfrei, nicht aus Zellen bestehend, ohne Zellen

a|zen|trisch *adj* (Ⓔ acentric): nicht im Zentrum (liegend), nichtzentral

a|ze|phal *adj* (Ⓔ acephalous): Azephalie betreffend, ohne Kopf, kopflos

A|ze|pha|lie *f* (Ⓔ acephalia): *Syn*: *Acephalie*; angeborenes Fehlen des Kopfes

a|ze|ta|bu|lar *adj*: → *azetabulär*

a|ze|ta|bu|lär *adj* (Ⓔ acetabular): *Syn*: *azetabular*; Hüftgelenkspfanne/Azetabulum betreffend

A|ze|ta|bu|lek|to|mie *f* (Ⓔ acetabulectomy): *Syn*: *Azetabulumexzision*; operative (Teil-)Entfernung der Hüftpfanne [Acetabulum*]

A|ze|ta|bu|lo|plas|tik *f*: › *Pfannenplastik*

A|ze|ta|bu|lum *nt, pl* **-la** (Ⓔ acetabulum): *Syn*: *Hüftpfanne, Hüftgelenkspfanne, Acetabulum*; Gelenkpfanne des Hüftgelenks*; wird von den drei Knochen des Hüftbeins* [Darmbein, Sitzbein, Schambein] gebildet; der äußere Rand wird durch den Limbus* acetabuli verstärkt, in der Tiefe der Pfanne liegt die Fossa* acetabuli, die unten-vorne in die Incisura* acetabuli übergeht; die Fossa acetabuli wird sichelförmig von der **Facies lunata** umfasst, deren hyaliner Knorpel als Gelenkfläche für den Femurkopf dient

A|ze|ta|bu|lum|dys|pla|sie *f*: → *Hüftdysplasie*

A|ze|ta|bu|lum|ex|zi|si|on *f*: → *Azetabulektomie*

A|ze|ta|bu|lum|frak|tur *f*: → *Hüftpfannenfraktur*

A|ze|ta|bu|lum|plas|tik *f*: → *Pfannenplastik*

A|ze|ta|bu|lum|rand *m* (Ⓔ acetabular edge): *Syn*: *Pfannenrand, Limbus acetabuli, Margo acetabuli*; Knochenwulst, der den Rand der Hüftgelenkspfanne [Acetabulum*] bildet

A|zet|al|de|hyd *m*: → *Acetaldehyd*

A|ze|tat *nt*: → *Acetat*

A|zet|a|ze|tat *nt*: → *Acetoacetat*

A|zet|es|sig|säu|re *f*: → *Acetessigsäure*

A|ze|to|a|ze|tat *nt*: → *Acetoacetat*

A|ze|to|ly|se *f*: → *Acetolyse*

A|ze|ton *nt*: → *Aceton*

A|ze|ton|ä|mie *f*: → *Acetonämie*

a|ze|ton|ä|misch *adj*: → *acetonämisch*

A|ze|to|ni|tril *nt*: → *Acetonitril*

A|ze|ton|u|rie *f*: → *Acetonurie*

a|ze|ton|u|risch *adj*: → *acetonurisch*

A|ze|tyl|cho|lin *nt*: → *Acetylcholin*

A|ze|tyl|co|en|zym A *nt*: → *Acetyl-CoA*

A|ze|ty|lie|rung *f*: → *Acetylierung*

A|ze|tyl|sa|li|zyl|säu|re *f*: → *Acetylsalicylsäure*

A|ze|tyl|zys|te|in *nt*: → *Acetylcystein*

AZG *Abk.*: 8-Azaguanin

A|zid *nt* (Ⓔ azide): Salz der Stickstoffwasserstoffsäure

A|zid|am|fe|ni|col *nt* (Ⓔ azidamfenicol): *Syn*: *D-(-)-threo-2-Azido-N-(β-hydroxy-α-hydroxymethyl-p-nitro-phenethyl)-acetamid*; Chloramphenicol-Antibiotikum; **Anw.**: lokal bei bakteriellen Infektionen von Konjunktiva und Kornea

A|zid|ä|mie *f* (Ⓔ acidemia): Blut-pH unter 7,36; oft gleichgesetzt mit dekompensierter Azidose*

A|zi|di|me|trie *f* (Ⓔ acidimetry): *Syn*: *Azidometrie*; quantitative Bestimmung des Säuregehalts einer Lösung durch Titration* mit Base

a|zi|di|me|trisch *adj* (Ⓔ acidimetric): Azidimetrie betreffend, mittels Azidimetrie

A|zi|di|tät *f* (Ⓔ acidity): Säuregrad, Säuregehalt

A|zi|do|cil|lin *nt* (Ⓔ azidocillin): halbsynthetisches Oralpenicillin; **Anw.**: grampositive Keime, Haemophilus influenzae, Bordetella pertussis

a|zi|do|gen *adj* (Ⓔ acidogenic): säurebildend

A|zi|do|ge|ne|se *f* (Ⓔ acidogenesis): Ausscheidung von Wasserstoffionen durch die Niere; die H^+-Ausscheidung findet im Tubulus statt; H^+ werden an NH_3 oder HPO_4^- gebunden ausgeschieden; im Austausch dafür, werden Bicarbonationen rückresorbiert [*Abb. A187*]

A|zi|do|me|trie *f*: → *Azidimetrie*

a|zi|do|phil *adj* (Ⓔ **1.–2.** acidophilic): **1.** (*biolog.*) auf sauren Nährböden wachsend **2.** *Syn*: *oxyphil*; mit sauren Farbstoffen anfärbbar

A|zi|do|se *f* (Ⓔ acidosis): *Syn*: *Acidose*; Störung des Säure-Basen-Haushaltes* mit einem Abfall des Blut-pH-Werts unter 7,36; solange der Körper in der Lage ist, den pH-Wert

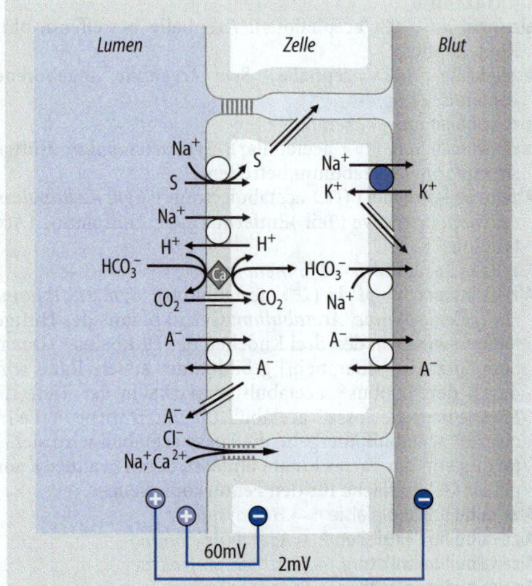

Abb. A187. Azidogenese. Transportprozesse im proximalen Tubulus. *CA* = Carboanhydrase, *S* = Substrat

wieder in den Normalbereich zurückzuführen oder dem Normalbereich anzunähern, spricht man von **kompensierter Azidose**; sind die Kompensationsmechanismen erschöpft, kommt es zum Bild der **dekompensierten Azidose**
atmungsbedingte Azidose: *→ respiratorische Azidose*
dekompensierte Azidose (Ⓔ acidemia): ***Syn:*** *Azidämie*; nach Ausschöpfung der Kompensationsmechanismen eintretende Azidose
diabetische Azidose (Ⓔ diabetic acidosis): ***Syn:*** *diabetogene Azidose*; metabolische Azidose bei schlecht eingestelltem und entgleistem Diabetes* mellitus
diabetogene Azidose: *→ diabetische Azidose*
distal-tubuläre Azidose (Ⓔ distal renal tubular acidosis): *s.u. renal-tubuläre Azidose*
kompensierte Azidose (Ⓔ compensated acidosis): Azidose mit normalem pH-Wert durch Kompensation [Abatmung von Kohlendioxid bzw. vermehrte Säureausscheidung über die Niere]
metabolische Azidose (Ⓔ metabolic acidosis): ***Syn:*** *stoffwechselbedingte Azidose*; durch eine vermehrte Bildung von

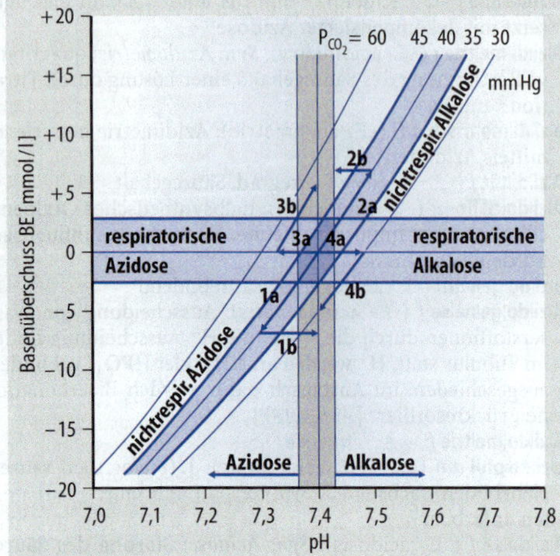

Abb. A188. Azidose. Primäre Säure-Basen-Störungen

Säure [z.B. Ketoazidose*] oder erhöhte Bicarbonatverluste [Subtraktionsazidose*] hervorgerufene Azidose
nutritive Azidose (Ⓔ starvation acidosis): ***Syn:*** *Hungerazidose, nutritive metabolische Azidose*; metabolische Azidose bei ungenügender Kohlenhydratzufuhr
nutritive metabolische Azidose: *→ nutritive Azidose*
proximal-tubuläre Azidose (Ⓔ proximal renal tubular acidosis): *s.u. renal-tubuläre Azidose*
renal-tubuläre Azidose (Ⓔ renal tubular acidosis): durch Störung der Tubulusfunktion hervorgerufene Azidose mit begleitender Hyperchlorämie* und Hypokaliämie*; sowohl genetische Defekte [selten] als auch Nierenschädigungen oder funktionelle Störungen können die H^+-Sekretion beeinflussen; bei der **proximal-tubulären Azidose** liegt ein Karboanhydrasedefekt vor, der die Rückresorption von filtriertem Bicarbonat herabsetzt und zur Ausscheidung eines alkalischen Harnes führt; die **distal-tubuläre Azidose** beruht auf einem Defekt der H^+-ATPase oder H^+/K^+-ATPase
respiratorische Azidose (Ⓔ respiratory acidosis): ***Syn:*** *atmungsbedingte Azidose*; Azidose mit Erhöhung des CO_2-Partialdrucks bei gestörtem alveolären Gasaustausch oder Hypoventilation*
stoffwechselbedingte Azidose: *→ metabolische Azidose*

A|zi|do|se|at|mung *f* (Ⓔ air hunger): vertiefte und beschleunigte Atmung bei Azidose*

A|zi|do|thy|mi|din *nt*: *→ Zidovudin*

a|zi|do|tisch *adj* (Ⓔ acidotic): Azidose betreffend, von ihr betroffen oder gekennzeichnet, durch sie bedingt

A|zid|u|rie *f* (Ⓔ aciduria): Ausscheidung eines sauren Harns [pH < 6]; kann alimentär bedingt sein, meist liegt aber eine Stoffwechselentgleisung [Azidose, Hunger, Diabetes mellitus] vor

a|zi|när *adj* (Ⓔ acinar): ***Syn:*** *azinös*; Azinus betreffend; beerenförmig

a|zi|nös *adj*: *→ azinär*

A|zi|nus *m, pl* **-ni** (Ⓔ **1.–2.** acinus): ***Syn:*** *Acinus*; **1.** traubenförmiges Endstück von Drüsen* **2.** Gesamtheit der Alveolen eines Bronchiolus terminalis; *s.a. Lunge*

A|zi|nus|zel|le *f* (Ⓔ acinar cell): ***Syn:*** *Acinuszelle*; Epithelzelle eines Azinus*, v.a. der Bauchspeicheldrüse

A|zi|nus|zell|kar|zi|nom *nt* (Ⓔ acinar cell carcinoma): von den Drüsenazini ausgehender maligner Speicheldrüsentumor; wächst langsam, neigt aber nach unvollständiger Resektion zu Rezidiven; *s.a. Sialom*

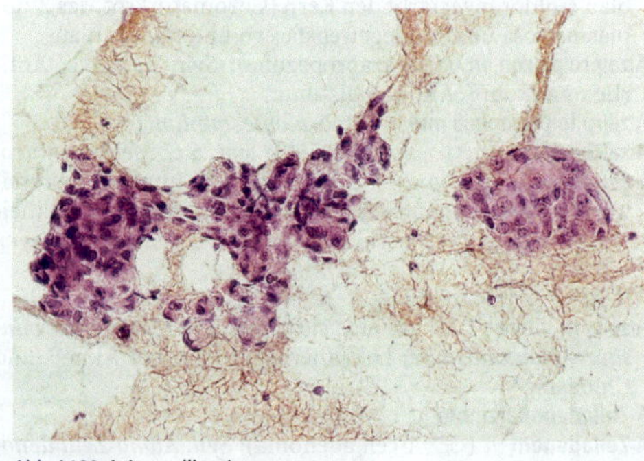

Abb. A189. Azinuszellkarzinom

A|zi|thro|my|cin *nt* (Ⓔ azithromycin): Makrolidantibiotikum*; **Anw.:** Atemwegsinfekte, Otitis media

AZK *Abk.*: *→ Alveolarzellkarzinom*

Az|lo|cil|lin *nt* (Ⓔ azlocillin): Acylaminopenicillin* mit breitem Wirkungsspektrum gegen grampositive und gramnegative Erreger

A|zo|ben|zol *nt* (Ⓔ azobenzene): Grundsubstanz der Azofarbstoffe; Insektizid*, Akarizid*

A|zo|farb|stof|fe *pl* (Ⓔ azo dyes): von Azobenzol abgeleitete Farbstoffe, die die Azogruppe [-N=N-] enthalten, z.B. Azo-

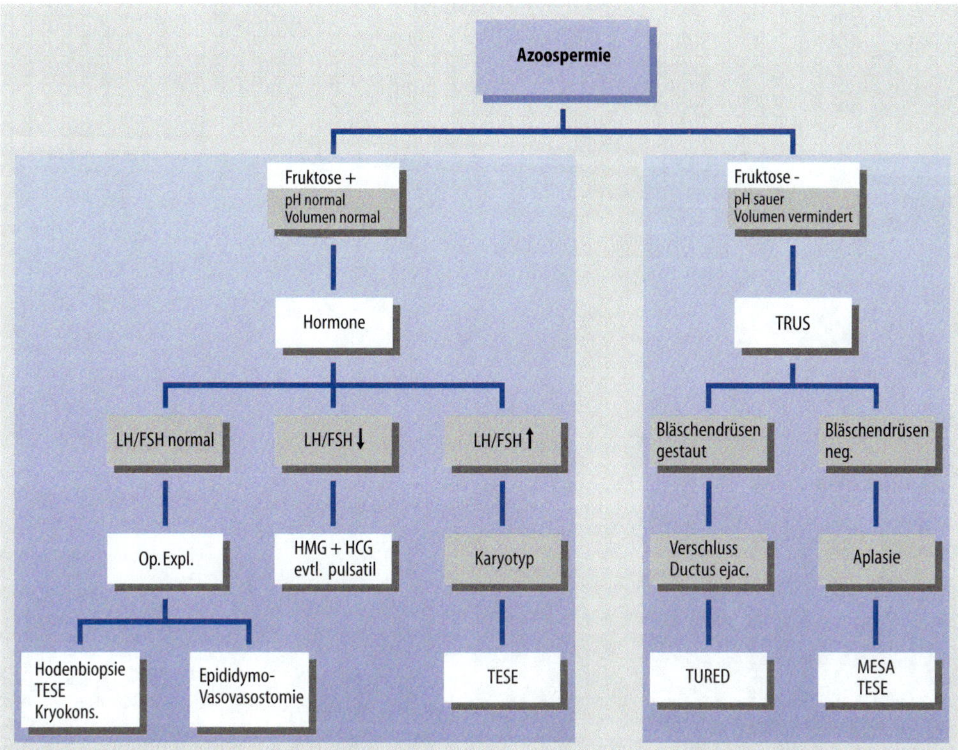

Abb. A190. Diagnoseschema Azoospermie

karmin, Bismarck-Braun

A|zo|kar|min *nt* (Ⓔ azocarmine): Azofarbstoff*

A-Zone *f* (Ⓔ A band): *Syn*: *A-Bande, anisotrope Bande, A-Band, A-Streifen*; A-Streifen; *s.u. Muskelfaser*

a|zo|o|sperm *adj* (Ⓔ azoospermic): Azoospermie betreffend

A|zo|o|sper|mie *f* (Ⓔ azoospermia): Fehlen von Spermien im Ejakulat; eine diagnostische Abklärung bei Kinderwunsch kann zur Aufdeckung behandlungsfähiger Zustände führen [*Abb. A190*]

A|zo|ren|krank|heit *f* (Ⓔ Azorean disease): *Syn*: *Machado-Joseph-Syndrom*; autosomal-dominant vererbte Erkrankung mit Kleinhirnatrophie und neurologischen Ausfallserscheinungen

A|zö|ru|lo|plas|min|ä|mie *f* (Ⓔ aceruloplasminemia): *Syn*: *Azäruloplasminämie, Acoeruloplasminämie*; verminderte Serumkonzentration von Zöruloplasmin*, z.B. bei Morbus* Wilson

A|zo|se|mid *nt* (Ⓔ azosemide): *Syn*: *2-Chlor-5-(1H-tetrazol-5-yl)-2-thenylsulfanilamid*; Furosemid*-Derivat; Schleifendiuretikum*

A|zot|ä|mie *f* (Ⓔ azotemia): *Syn*: *Azothämie, Hyperazotämie*; Erhöhung der stickstoffhaltigen Stoffwechselprodukte im Blut

extrarenale Azotämie (Ⓔ extrarenal azotemia): *Syn*: *metabolische Azotämie*; durch eine Störung des Eiweißstoffwechsels hervorgerufene Azotämie

metabolische Azotämie: → *extrarenale Azotämie*

renale Azotämie (Ⓔ renal azotemia): *Syn*: *Retentionsazotämie*; Azotämie bei Nierenfunktionsstörungen

a|zot|ä|misch *adj* (Ⓔ azotemic): Azotämie betreffend, von ihr betroffen oder gekennzeichnet, durch sie bedingt

A|zot|hä|mie *f*: → *Azotämie*

A|zo|tor|rhoe *f* (Ⓔ azotorrhea): vermehrte Stickstoffausscheidung im Stuhl

A|zot|u|rie *f* (Ⓔ azoturia): übermäßige Stickstoffausscheidung im Harn

a|zot|u|risch *adj* (Ⓔ azoturic): Azoturie betreffend

AZQ *Abk.*: Atemzeitquotient

AZR *Abk.*: Aschheim-Zondek-Reaktion

AZT *Abk.*: **1.** Aschheim-Zondek-Test **2.** → *Azidothymidin*

Az|tre|o|nam *nt* (Ⓔ aztreonam): von Chromobacterium* violaceum gebildetes β-Lactamantibiotikum; **Anw.**: gramnegative Erreger, Harnwegsinfekte

A|zur *m*: → *Azurfarbstoffe*

A|zur|farb|stof|fe *pl* (Ⓔ azure dyes): methylierte, wasserunlösliche, leuchtend-blaue Thioninfarbstoffe

A|zur|gra|nu|la *pl* (Ⓔ azurophil granules): *Syn*: *azurophile Granula*; durch Azur rotgefärbte Körnchen im Zytoplasma von Monozyten, Lymphozyten und Vorstufen der Granulozyten

a|zu|ro|phil *adj* (Ⓔ azurophile): durch Azurfarbstoffe färbbar

A|zu|ro|phi|lie *f* (Ⓔ azurophilia): Anfärbbarkeit mit Azurfarbstoffen

AZV *Abk.*: **1.** → *Atemzeitvolumen* **2.** → *Atemzugvolumen*

A|zy|a|no|blep|sie *f*: → *Blaublindheit*

a|zy|a|no|tisch *adj* (Ⓔ acyanotic): ohne Zyanose (verlaufend)

A|zy|go|gramm *nt* (Ⓔ azygogram): Röntgenkontrastaufnahme der Vena* azygos

A|zy|go|gra|phie *f* (Ⓔ azygography): *Syn*: *Azygografie*; selektive Röntgenkontrastdarstellung* der Vena* azygos

A|zy|gos *f*: → *Vena azygos*

A|zy|gos|bo|gen *m* (Ⓔ arch of azygos vein): *Syn*: *Arcus venae azygos*; Bogen der Vena* azygos über dem rechten Stammbronchus [Bronchus* prissncipalis dexter]

a|zy|klisch *adj* (Ⓔ **1.** acyclic **2.** not cyclic): *Syn*: *acyclisch*; **1.** (*chem.*) offenkettig; aliphatisch **2.** nicht periodisch

A|zy|mie *f* (Ⓔ azymia): Enzymmangel

a|zy|misch *adj* (Ⓔ azymiac): Azymie betreffend; nicht durch ein Enzym bewirkt

B

B *Abk.*: **1.** →*Bacillus* **2.** →*Base* **3.** →*Basis* **4.** Bel **5.** →*Benzoat* **6.** →*Bor*

b *Abk.*: **1.** bar **2.** Barn

Β *Abk.*: Beta

β *Abk.*: beta

B. *Abk.*: →*Bacillus*

β⁺ *Abk.*: →*Positron*

BA *Abk.*: **1.** Bakterienagglutination **2.** basale Aktivität **3.** Basenabweichung **4.** →*Beckenausgang* **5.** Benzylamin **6.** biologisches Alter **7.** →*Blutagar* **8.** Blutalkohol **9.** →*Bronchialasthma*

Ba *Abk.*: **1.** →*Barium* **2.** Basion

BAA *Abk.*: **1.** Bauchaortenaneurysma **2.** Benzoylargininamid

Baastrup: Christian Baastrup; 1855–1950; dänischer Radiologe [Kopenhagen]

Baastrup-Zeichen *nt* (Ⓔ Baastrup's disease): *Syn*: *Baastrup-Syndrom, Arthrosis interspinosa*; durch Hyperlordose* und Ausbildung von Nearthrosen entstehendes radiologisches Bild [**kissing spine**]

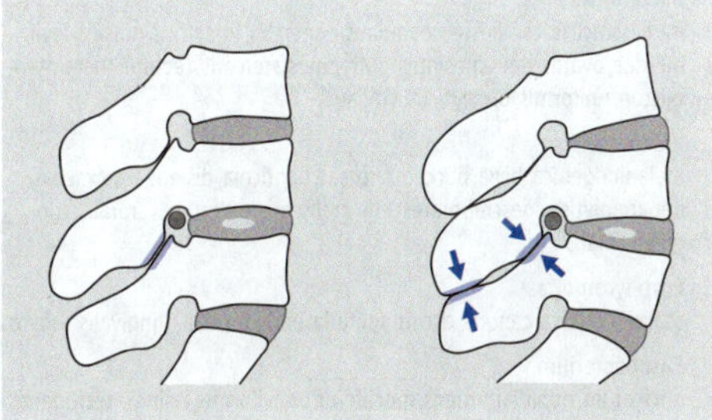

Abb. B1. Baastrup-Zeichen

Babcock: William Wayne Babcock; 1872–1963; amerikanischer Chirurg (Philadelphia)

Babcock-Methode *f* (Ⓔ Babcock's operation): *Syn*: *Babcock-Krampfaderoperation, Babcock-Venenstripping*; das heute gebräuchlichste Verfahren zur Exstirpation von primären Varizen der Stammvenen; das Mündungssegment der Vena* saphena magna in die Vena* femoralis wird entfernt [Krossektomie*]; die Krampfader wird distal eröffnet und eine Venensonde [**Babcock-Sonde**] eingeführt und bis in die Leiste vorgeschoben; durch Zurückziehen der Sonde erfolgt das sog. **Venenstripping**; insuffiziente Perforansvenen* müssen aufgesucht und subfaszial ligiert werden

Babès: Viktor Babès; 1854–1926; rumänischer Bakteriologe (Bukarest)

Babès-Ernst-Körperchen *pl* (Ⓔ Babès-Ernst bodies): *Syn*: *metachromatische Granula, Volutinkörnchen, Volutingranula, Babès-Ernst-Granula*; intrazelluläre Polkörperchen bei verschiedenen Bakterien, die einen Polyphosphatspeicher darstellen; sie sind typisch für Diphtheriebakterien

Babès-Knötchen *pl* (Ⓔ Babès' nodes): *Syn*: *Wutknötchen*; bei Tollwut* vorkommende lymphozytäre Knötchen in Gehirn und Rückenmark

Ba|be|sia *f* (Ⓔ Babesia): durch Schildzecken* übertragene Sporozoen, die als Parasiten in roten Blutkörperchen leben; **Babesia bovis** und **Babesia divergens** befallen v.a. Rinder, **Babesia microti** Nagetiere

Ba|be|si|a|sis *f, pl* **-ses**: →*Babesiose*

Ba|be|si|o|se *f* (Ⓔ babesiosis): *Syn*: *Babesiasis, Piroplasmose*; selten auf den Menschen übertragene Zoonose* durch verschiedene Babesia*-Species

Babinski: Joseph François Félix Babinski; 1857–1932; französischer Neurologe (Paris)

Babinski-Fröhlich-Syndrom *nt* (Ⓔ Babinski-Fröhlich syndrome): *Syn*: *Morbus Fröhlich, Dystrophia adiposogenitalis, hypothalamisches Syndrom, hypothalamischer Symptomenkomplex, Fröhlich-Syndrom*; bei Kindern auftretende plötzliche Fettsucht in Kombination mit Minderwuchs* und Hypogonadismus*; oft nur schwer von Pubertätsfettsucht* abgrenzbar

Babinski-Gruppe *f* (Ⓔ Babinski group): Gruppe pathologischer Reflexe der unteren Extremitäten, die bei zentraler Schädigung der Pyramidenbahn auftreten; umfasst Babinski*-Reflex, Chaddock*-Zeichen, Oppenheim*-Zeichen, Gordon*-Reflex und Strümpell*-Zeichen

Babinski-Nageotte-Syndrom *nt* (Ⓔ Babinski-Nageotte syndrome): alternierende Lähmung, Horner*-Komplex, Sensibilitätsstörung und Ataxie* bei Schädigung der lateralen Medulla* oblongata

Babinski-Phänomen *nt*: →*Babinski-Reflex*

Babinski-Reflex *m* (Ⓔ Babinski's reflex): *Syn*: *Babinski-Phänomen*; Bestreichen des äußeren Fußrandes führt bei Pyramidenbahnschädigung* zu tonischer Dorsalbewegung der großen Zehe [**positiver Babinski**] und oft auch spreizender Plantarbewegung der übrigen Zehen [**Fächerphänomen**]

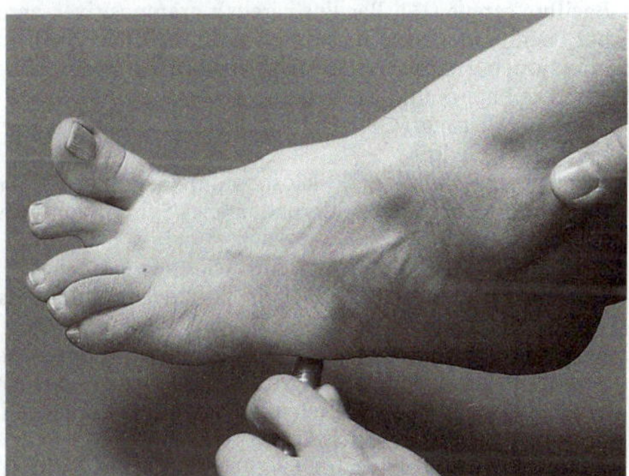

Abb. B2. Positiver Babinski-Reflex

Babinski-Vaquez-Syndrom *nt* (Ⓔ Babinski-Vaquez syndrome): Spätsyphilis* mit Argyll Robertson*-Pupille, Meningoenzephalitis*, neurologischen Ausfällen und Aortitis*

BAC *Abk.*: **1.** →*Bacitracin* **2.** BCNU, Ara-C, Cyclophosphamid

Bac. *Abk.*: →*Bacillus*

Bac|am|pi|cil|lin *nt* (Ⓔ bacampicillin): vom Ampicillin* abgeleitetes Breitbandpenicillin; wird nach oraler Gabe im Körper in Ampicillin umgewandelt; **Anw.**: *s.u. Ampicillin*

Bach: Edward Bach; 1886–1936; englischer Arzt

Bach-Blütentherapie *f* (Ⓔ Bach's therapy): basiert auf der von E. Bach* aufgestellten Hypothese, dass bestimmte Persönlichkeitstypen zu bestimmten Reaktionsweisen neigen; er postulierte 38 Seelenzustände, denen entsprechende Blütenmittel zugeordnet werden; wissenschaftlich nicht belegt; die Blütenmittel sind in Deutschland bisher nicht als Arzneimittel zugelassen

Bachmann: Jean George Bachmann; 1877–1959; amerikanischer Physiologe

Bachmann-Bündel *nt* (Ⓔ Bachmann's bundle): *Syn*: *Bachmann-Interaurikularbündel*; akzessorisches Leitungsbündel zwischen den beiden Herzohren

Ba|cil|la|ceae *pl* (Ⓔ Bacillaceae): Familie grampositiver, stäbchenförmiger Sporenbildner; enthält u.a. die Gattungen Bacillus* und Clostridium*

Bacille-Calmette-Guérin *m*: →*Bacillus Calmette-Guérin*

B

Ba|cil|lus *m, pl* **-li** (Ⓔ Bacillus): grampositive, meist bewegliche, stäbchenförmige Bakteriengattung der Familie Bacillaceae*

Bacillus anthracis (Ⓔ Bacillus anthracis): *Syn*: *Milzbrandbazillus*; ubiquitär vorkommender Erreger des Milzbrandes [Anthrax*], der extrem haltbare Sporen bildet, die Jahrzehnte lang keimfähig beleiben; Bacillus anthracis wurde 1850 von P. Rayer entdeckt; 1876 konnte Robert Koch* den Erreger auf Versuchstiere übertragen und aus diesen wieder zurückisolieren; damit war Bacillus anthracis der erste Erreger, der die Koch*-Postulate erfüllte; Louis Pasteur* setzte 1881 zum erstenmal attenuierte Stämme zur Milzbrandimpfung ein

Bacillus anthracis ist ein obligat pathogenes, bekapseltes, grampositives Stäbchenbakterium; das von ihm gebildete Exotoxin [**Anthraxtoxin**] besteht aus drei Komponenten: Ödemfaktor, protektives Antigen und Letalfaktor; unter dem Schutz des protektiven Antigens dringen Ödemfaktor und Letalfaktor in polymorphkernige Leukozyten ein und lähmen über eine Erhöhung der cAMP-Konzentration die Phagozytose; damit erscheint das befallene Gewebe reaktionslos und die Bazillen können sich ungestört weiter vermehren und mehr Anthraxtoxin bilden, das zu Nekrose des Gewebes führt; **Therapie**: Penicillin* G tötet die Erreger innerhalb von Stunden ab; Ciprofloxacin* und Doxycyclin* sind gleich wirksam

Bacillus Calmette-Guérin (Ⓔ Bacillus Calmette-Guérin): *Syn*: *Bacille-Calmette-Guérin*; attenuierte Variante von Mycobacterium* bovis; wird als Lebendimpfstoff für die Tuberkuloseschutzimpfung [**BCG-Impfung**] verwendet

Bacillus cereus (Ⓔ Bacillus cereus): grampositiver, aerober Bacillus, der Nahrungsmittelvergiftung und Hornhautinfektionen (nach Verletzung) hervorrufen kann; bildet mehrere Entero- und Exotoxine

Bacillus colistinus (Ⓔ Bacillus colistinus): bildet das Antibiotikum Colistin*

Bacillus gigas Zeissler (Ⓔ Clostridium novyi type B): *Syn*: *Clostridium novyi typ B*; tierpathogener Subtyp von Clostridium* novyi

Bacillus oedematiens: veraltet für →*Clostridium novyi*

Bacillus polymyxa (Ⓔ Bacillus polymyxa): bildet das Antibiotikum Colistin*

Bacillus subtilis (Ⓔ Bacillus subtilis): *Syn*: *Heubazillus*; aerober Bacillus, der Nahrungsmittelvergiftung und Hornhautinfektionen (nach Verletzung) hervorrufen kann; bildet das Antibiotikum Bacitracin*

Ba|ci|tra|cin *nt* (Ⓔ bacitracin): *Syn*: *Bazitrazin*; von Bacillus* subtilis gebildetes Antibiotikum mit Wirkung gegen grampositive Bakterien, Gono- und Meningokokken

Ba|cken|schlag|a|der *f*: →*Arteria buccalis*

Ba|cken|zahn, gro|ßer *m* (Ⓔ molar tooth): *Syn*: *Molar, Mahlzahn, Dens molaris*; größter Zahn im menschlichen Gebiss; das Milchgebiss hat zwei Molaren [**Milchmolaren**], das bleibende Gebiss drei; die Molaren haben 4 oder 5 Höcker; der erste Molar bricht im 6. Lebensjahr durch [**Sechsjahrmolar**], der zweite meist im 12. Lebensjahr [**Zwölfjahrmolar**]; der dritte Molar wird als **Weisheitszahn** [Dens* molaris tertius] bezeichnet

Ba|cken|zahn, klei|ner *m* (Ⓔ premolar tooth): *Syn*: *Prämolar, Dens premolaris*; die vor den Molaren sitzenden vorderen Backenzähne, die ca. im 10.–12. Lebensjahr durchbrechen; sie haben entweder 2 [zweihöckriger Typ] oder 3 Zahnhöcker [dreihöckriger Typ]

Bä|cker|asth|ma *nt* (Ⓔ miller's asthma): *Syn*: *Bäckerkrankheit*; allergisches Asthma* bronchiale durch Mehlstaub, Kleie oder Backzusatzstoffe

Bä|cker|der|ma|ti|tis *f, pl* **-ti|ti|den**: →*Bäckerekzem*

Bä|cker|ek|zem *nt* (Ⓔ baker's itch): *Syn*: *Bäckerdermatitis, Bäckerkrätze*; berufsbedingtes Kontaktekzem* der Hände und Unterarme; anerkannte Berufskrankheit*

Bä|cker|ka|ries *f* (Ⓔ bakers' decay): atypischer Kariesbefall durch Einatmung kohlenhydrathaltiger Stäube

Bä|cker|krank|heit *f*: →*Bäckerasthma*

Bä|cker|krät|ze *f*: →*Bäckerekzem*

backwash-ileitis *f*: *s.u. Essay Chronisch entzündliche Darmerkrankungen S. 403*

Ba|clo|fen *nt* (Ⓔ baclofen): *Syn*: *4-Amino-3-(p-chlorphenyl)-buttersäure*; zentrales Muskelrelaxans*, Spasmolytikum*

BACO *Abk*.: Bleomycin, Adriamycin, CCNU, Vincristin (*engl*. oncovin)

BACOD *Abk*.: Bleomycin, Adriamycin, Cyclophosphamid, Vincristin (*engl*. oncovin), Dexamethason

BACON *Abk*.: Bleomycin, Adriamycin, CCNU, Vincristin (*engl*. oncovin), N-Lost

BACOP *Abk*.: Bleomycin, Adriamycin, Cyclophosphamid, Oncovin, Prednison

BACT *Abk*.: **1.** BCNU, Ara-C, Cyclophosphamid, 6-Thioguanin **2.** Bleomycin, Adriamycin, Cyclophosphamid, Tamoxifen

Bact. *Abk*.: →*Bacterium*

Bac|te|ri|o|cin *nt* (Ⓔ bacteriocin): *Syn*: *Bakteriozin*; Stoffwechselprodukt von Bakterien mit antibiotischer Wirkung gegen verwandte Bakterien

Bac|te|ri|um *nt, pl* **-ria** (Ⓔ Bacterium): nicht mehr verwendeter Gattungsname für Bakterien, die anderen Gattungen zugeodnet wurden; *s.u. Bakterien*

Bacterium abortus Bang: →*Bang-Bazillus*

Bacterium diphtheriae: →*Corynebacterium diphtheriae*

Bacterium coli: →*Escherichia coli*

Bacterium pneumoniae Friedländer: →*Klebsiella pneumoniae*

Bacterium pyocyaneum: →*Pseudomonas aeruginosa*

Bac|te|ro|i|da|ceae *pl* (Ⓔ Bacteroidaceae): Familie gramnegativer, obligat anaerober Stäbchenbakterien; enthält u.a. Bacteroides* und Fusobacterium*

Tab. B3. Bacteroidaceae

Gattung	Arten
Bacteroides	fragilis, caccae, capillosus, coagulans, eggerthii, forsythus, gracilis, levii, merdae, ovatus, pneumosintes, putredines, stercoris, tectum, thetaiotaomicron, uniformis, ureolyticus, vulgatus
Prevotella	melaninogenica, bivia, buccae, buccalis, denticola, disiens, intermedia, heparinolytica, loeschii, nigrescens, oralis, oris, oulorum, veroralis, zoogleoformans
Porphyromonas	asaccharolytica, canoris, circumdentaria, endodontalis, gingivalis, salivosa
Fusobacterium	nucleatum, gonidiaformans, mortiferum, naviforme, valium, necrogenes, necrophorum, pseudonecrophorum, ulcerans
Weitere Gattungen	Anaerobiospirillum, Anaerorhabdus, Anaerovibrio, Butyrivibrio, Centipeda, Desulfomonas, Dichelobacter, Fibrobacter, Leptotrichia, Megamonas, Mitsuokella, Rikenella, Sebaldella, Selenomonas, Succinovibrio, Succinimonas, Tissierella

Bac|te|ro|i|des *m* (Ⓔ Bacteroides): Gattung unbeweglicher Stäbchen der Familie Bacteroidaceae*; enthält nur wenige menschenpathogene Arten

Bacteroides fragilis (Ⓔ Bacteroides fragilis): physiologischer Bestandteil der Dickdarmflora; wird außerhalb des Dickdarms in eitrigen Abszessen und Entzündungen gefunden

Bacteroides fundiliformis: →*Fusobacterium necrophorum*

Bacteroides melaninogenicus (Ⓔ Bacteroides melaninogenicus): physiologisch in der Mundhöhle; bei Mischinfektionen der Mundhöhle, des Ohrs und der weiblichen Genitale gefunden

Bac|te|ro|i|des|in|fek|ti|on *f*: →*Bacteroidosis*

Bac|te|ro|i|do|sis *f, pl* **-ses** (Ⓔ bacteroidosis): *Syn*: *Bacteroidesinfektion, Bakteroidose*; durch Bacteroides*-Species hervorgerufene Erkrankung

Ba|cu|lo|vi|ren *pl* (Ⓔ baculoviruses): *s.u. Essay Gentransfer und Gentherapie S. 761*

Baculovirus/AAV-Chimäre *f* (Ⓔ Baculovirus/AAV chimera): *s.u. Essay Gentransfer und Gentherapie S. 761*

Ba|de|der|ma|ti|tis *f, pl* **-ti|ti|den** (Ⓔ swimmer's itch): *Syn*: *Ba-*

dekrätze, Schwimmbadkrätze, Weiherhippel, Schistosomendermatitis, Zerkariendermatitis; durch Zerkarien* hervorgerufene Dermatitis* mit Juckreiz und Quaddelbildung, die nach ein paar Tagen von alleine wieder verschwindet; **Therapie**: topisch mit Antipruriginosa

Ba|de|ho|sen|nä|vus *m, pl* **-vi** (Ⓔ bathing trunk nevus): *Syn*: *Schwimmhosennävus*; mit der Gefahr einer malignen Entartung einhergehender Naevus* giganteus im Lenden- und Gesäßbereich

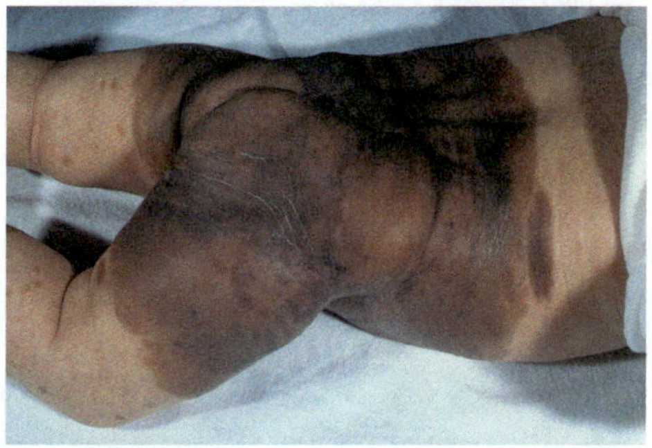

Abb. B4. Badehosennävus

Ba|de|krät|ze *f*: → *Badedermatitis*

Bä|der|be|hand|lung *f* (Ⓔ balneotherapy): Balneotherapie*

Bä|der|kun|de *f*: → *Balneologie*

Baelz: Erwin von Baelz; 1849–1913; deutscher Internist (Stuttgart, Tokio)

Baelz-Krankheit *f* (Ⓔ Baelz's disease): *Syn*: *Cheilitis glandularis purulenta superficialis, Myxadenitis labialis*; Variante der Cheilitis* glandularis apostematosa; auf Druck Entleerung eines eitrig-schleimigen Sekretes, Ulzeration und Verkrustung der Lippen; **Therapie**: systemische Antibiotika [z.B. Oxacillin*]

BAEO *Abk.*: Bundesärzteordnung

BAEP *Abk.*: brainstem acoustic evoked potential

Baerensprung: Friedrich Wilhelm Felix von Baerensprung; 1822–1864; deutscher Arzt

Baerensprung-Krankheit *f*: → *Erythrasma*

BAFöG *Abk.*: Bundesausbildungsförderungsgesetz

Bäfverstedt: Bo Erik Bäfverstedt; schwedischer Hautarzt im 20. Jahrhundert

Bäfverstedt-Syndrom *nt* (Ⓔ Bäfverstedt's syndrome): *Syn*: *multiples Sarkoid, benigne Lymphoplasie der Haut, Lymphozytom, Lymphocytoma cutis, Lymphadenosis benigna cutis*; polyätiologische [u.a. Lyme-Disease*], gutartige, tumoröse Proliferation der Haut von Gesicht [v.a. Ohrläppchen], Nacken, Achselhöhlen und Genitalbereich; meist finden sich solitäre, seltener multiple knotige Läsionen; die Knoten bestehen aus polyklonalen B-Zell-Proliferaten, Lymphfollikeln und Keimzentren; **Therapie**: Tetracycline; unbehandelt kommt es meist nach Monaten zu Spontanheilung

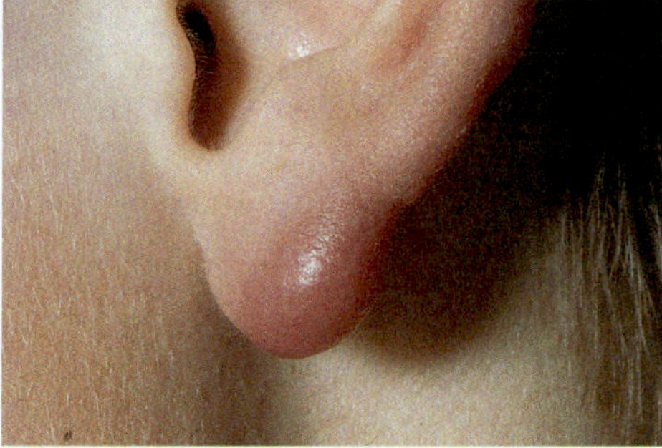

Abb. B5. Bäfverstedt-Syndrom. Lymphozytom bei Lyme-Disease

B-Ag *Abk.*: → *Bakterienantigen*

Ba|gas|so|se *f*: → *Bagassosis*

Ba|gas|so|sis *f, pl* **-ses** (Ⓔ bagassosis): *Syn*: *Bagassose, Zuckerrohrlunge*; exogen-allergische Alveolitis* durch **Thermoactinomyces saccharii** bei Zuckerrohrarbeitern

BAH *Abk.*: biatriale Hypertrophie

BAI *Abk.*: **1.** Basilararterien-Insuffizienz **2.** basophiler Altersindex

Baillarger: Jules Gabriel François Baillarger; 1809–1890; französischer Psychiater (Paris)

äußere Baillarger-Schicht *f* (Ⓔ external stria of Baillarger): äußerer Baillarger-Streifen; *s.u. Lamina granularis interna*

innere Baillarger-Schicht *f* (Ⓔ internal stria of Baillarger): innerer Baillarger-Streifen; *s.u. Lamina pyramidalis interna*

Bailliart: Paul Bailliart; amerikanischer Augenarzt (Chicago) im 19./20. Jahrhundert

Bailliart-Index *m* (Ⓔ Bailliart's index): Verhältnis von Netzhautarteriendruck zum peripheren diastolischen Blutdruck; normal ca. 1:2; erhöht bei z.B. Glomerulonephritis*

Bainbridge: Francis Arthur Bainbridge; 1874–1921; englischer Physiologe (London)

Bainbridge-Reflex *m* (Ⓔ Bainbridge reflex): Erhöhung der Herzfrequenz und Anstieg des Blutdrucks bei Druckerhöhung im rechten Vorhof

BAK *Abk.*: **1.** Blutalkoholkonzentration **2.** Bundesapothekerkammer

BÄK *Abk.*: Bundesärztekammer

Baker: William Baker; 1839–1896; britischer Chirurg (London)

Baker-Zyste *f* (Ⓔ Baker's cyst): *Syn*: *Poplitealzyste*; Ausstülpung der Kniegelenkssynovialis in die Kniekehle, die mit dem Kniegelenk durch einen langen Stiel verbunden ist; enthält eine gallertige Masse; häufig Begleiterscheinung bei Rheuma oder Arthrose; die chirurgische Abtragung muss bis zum Stiel erfolgen, da sonst eine Rezidivgefahr besteht

bakt. *Abk.*: → *bakteriell*

Bakteri-, bakteri- *präf.*: → *Bakterio-*

Bak|te|ri|ä|mie *f* (Ⓔ bacteriemia): vorübergehendes Vorkommen von Bakterien im Blut; *s.a. Essay Schock S. 1937*

Bak|te|ri|cho|lie *f* (Ⓔ bactericholia): Bakterienausscheidung in der Galle

Bak|te|rid *nt* (Ⓔ bacterid): *Syn*: *Bakteriid*; durch Bakterien bzw. deren Produkte verursachte Hautreaktion

bak|te|ri|ell *adj* (Ⓔ bacterial): Bakterien betreffend; durch Bakterien verursacht, bakteriogen

Bak|te|ri|en *pl* (Ⓔ bacteria): einzellige Mikroorganismen ohne echten Kern, die sich i.d.R. durch Spaltung vermehren; Bakterien kommen in vielen verschiedenen Formen vor; nur eine kleiner Bruchteil der in der Natur vorkommenden Bakterien können beim Menschen Erkrankungen auslösen; *s.a. Essay Bakterien S. 217*

aerobe/anaerobe Bakterien: *s.u. Essay Bakterien S. 217*

coliforme Bakterien (Ⓔ coliform bacteria): *Syn*: *koliforme Bakterien, Kolibakterien, Colibakterien*; Bezeichnung für physiologisch im Darm vorkommende gramnegative, stäbchenförmige Bakterien der Familie **Enterobacteriaceae**

gramnegative/grampositive Bakterien: *s.u. Essay Bakterien S. 217*

koliforme Bakterien: → *coliforme Bakterien*

Bak|te|ri|en|an|ta|go|nis|mus *m* (Ⓔ bacterial antagonism): *Syn*: *bakterieller Antagonismus*; gegenseitige Wachstumshemmung von Bakterien

Bak|te|ri|en|an|ti|gen *nt* (Ⓔ bacterial antigen): Bakteriensubstanz mit Antigeneigenschaften

Bak|te|ri|en|chro|mo|som *nt* (Ⓔ bacterial chromosome): ringförmige, doppelsträngige DNA-Struktur, die für Wachstum und Überleben des Bakteriums wichtige Gene trägt; extrachromosomale DNA tritt als sog. Plasmide* auf; *s.a. Essay Bakterien S. 217*

Bakterien-DNA *f* (Ⓔ bacterial DNA): *Syn*: *Bakterien-DNS, bakterielle DNA, bakterielle DNS*; die das ringförmige Bakterienchromosom bildende DNA der Bakterien; *s.a. Essay Bakterien S. 217*

Bakterien-DNS *f*: → *Bakterien-DNA*

Bak|te|ri|en|em|bo|lie *f* (Ⓔ bacterial embolism): Embolie* durch Bakterienhaufen in der Blutbahn

B

Bak|te|ri|en|fil|ter *nt* (Ⓔ bacterial filter): Mikrofilter zur Abtrennung von Bakterien aus Flüssigkeiten und Gasen
Bak|te|ri|en|flo|ra *f* (Ⓔ bacterial flora): Bezeichnung für die physiologisch vorhandenen Bakterien auf der Haut oder Schleimhaut
Bak|te|ri|en|gift *nt*: →*Bakteriotoxin*
Bak|te|ri|en|kap|sel *f* (Ⓔ bacterial capsule): äußere Wandschicht bekapselter Bakterien; *s.a. Essay Bakterien S. 217*
Bak|te|ri|en|kun|de *f*: →*Bakteriologie*
Bak|te|ri|en|rat|ten|biss|fie|ber *nt*: →*Rattenbissfieber II*
Bak|te|ri|en|ruhr *f* (Ⓔ bacillary dysentery): *Syn*: *bakterielle Ruhr, Dysenterie, Bazillenruhr, Shigellenruhr*; das klinische Krankheitsbild beginnt ca. 1–4 Tage nach Aufnahme der Shigellen*, die sich während der Darmpassage vermehren [10^7–10^9 Keime/ml Darminhalt!] und zu leichter klinischer Symptomatik [Bauchschmerzen, Durchfälle, leichtes Fieber, Erbrechen] führen; innerhalb der nächsten Tage kommt es zum Befall der Dickdarmschleimhaut mit schweren kolikartigen Unterbauchschmerzen, schleimig-blutigen Stühlen und Fieber; in der Kolonschleimhaut findet man Mikroabszesse, Nekroseherde, und bald bilden sich im gesamten Kolon geschwürig-eitrige, zu Blutungen neigende Läsionen die Infektion bleibt praktisch immer auf den Darm beschränkt; die wichtigsten Komplikationen sind Darmperforation mit akut lebensbedrohlicher Peritonitis* oder hämolytisch-urämisches Syndrom* bei Shigella* dysenteriae Typ 1 sowie Infektarthritis; **Prognose**: unbehandelt dauert die Krankheit zwischen 1 Tag und 1 Monat, mit einem Durchschnitt von ca. 7 Tagen; die in Mitteleuropa endemischen Erreger [Shigella* flexneri und sonnei] verursachen meist nur ein leichtes Krankheitsbild; **Diagnose**: kultureller und biochemischer Erregernachweis aus Stuhlproben; **Therapie**: Antibiotika je nach Antibiogramm; wichtig ist die Prävention der weiteren Ausbreitung durch Isolierung der Patienten und die Identifizierung und Behandlung von Ausscheidern; Beachtung der Meldepflicht
Bak|te|ri|en|to|xä|mie *f*: →*Bakteriotoxämie*
Bak|te|ri|en|to|xin *nt*: →*Bakteriotoxin*
Bak|te|ri|en|zy|lin|der *pl* (Ⓔ bacterial cast): im Harn ausgeschiedene Pseudozylinder* aus Bakterienhaufen
Bak|te|ri|id *nt*: →*Bakterid*
Bakterio-, bakterio- *präf.*: Wortelement mit der Bedeutung „Bakterium/Bakterien"
bak|te|ri|o|gen *adj* (Ⓔ bacteriogenic): durch Bakterien verursacht, bakteriell
bak|te|ri|o|id *adj* (Ⓔ bacterioid): *Syn*: *bakteroid*; bakterienähnlich, bakterienförmig
Bak|te|ri|o|lo|ge *m* (Ⓔ bacteriologist): Wissenschaftler auf dem Gebiet der Bakteriologie*
Bak|te|ri|o|lo|gie *f* (Ⓔ bacteriology): *Syn*: *Bakterienkunde*; Wissenschaft von den Bakterien; Teilgebiet der Mikrobiologie*
Bak|te|ri|o|lo|gin *f* (Ⓔ bacteriologist): Wissenschaftlerin auf dem Gebiet der Bakteriologie*
bak|te|ri|o|lo|gisch *adj* (Ⓔ bacteriologic): Bakteriologie betreffend
Bak|te|ri|o|ly|se *f* (Ⓔ bacteriolysis): Auflösung von Bakterien(zellen)
Bak|te|ri|o|ly|sin *nt* (Ⓔ bacteriolysin): zu Bakteriolyse führender Antikörper
bak|te|ri|o|ly|tisch *adj* (Ⓔ bacteriolytic): Bakteriolyse betreffend oder auslösend, bakterienauflösend
Bak|te|ri|o|pe|xie *f* (Ⓔ bacteriopexy): Festhalten von in den Körper eingedrungenen Bakterien durch Abwehrzellen
Bak|te|ri|o|pha|ge *m*: →*Phage*
Bak|te|ri|o|pha|gie *f* (Ⓔ bacteriophagy): *Syn*: *d'Herelle-Phänomen, Twort-d'Herelle-Phänomen*; Zerstörung von Bakterien durch Bakteriophagen*
bak|te|ri|o|phob *adj* (Ⓔ bacteriophobic): Bakteriophobie betreffend, durch sie gekennzeichnet
Bak|te|ri|o|pho|bie *f* (Ⓔ bacteriophobia): *Syn*: *Bazillophobie*; krankhafte Angst vor Infektionserregern oder ansteckenden Krankheiten
Bak|te|ri|o|phy|tom *nt* (Ⓔ bacteriophytoma): bakteriogene Geschwulst(bildung)
Bak|te|ri|o|se *f* (Ⓔ bacteriosis): *Syn*: *bakterielle Erkrankung, bakterielle Infektion*; Bezeichnung für eine durch Bakterien hervorgerufene Erkrankung
Bak|te|ri|o|sper|mie *f* (Ⓔ bacteriospermia): Bakterienausscheidung im Sperma
Bak|te|ri|o|sta|se *f* (Ⓔ bacteriostasis): Hemmung des Bakterienwachstums, z.B. durch Antibiotika*; da die Bakterien nicht abgetötet, sondern nur an der Vermehrung gehindert werden, können sie sich nach Abfall der Antibiotikakonzentration erneut vermehren; die Abwehrleistung des Körpers ist also von entscheidender Bedeutung für die Abtötung und Eliminierung der Erreger

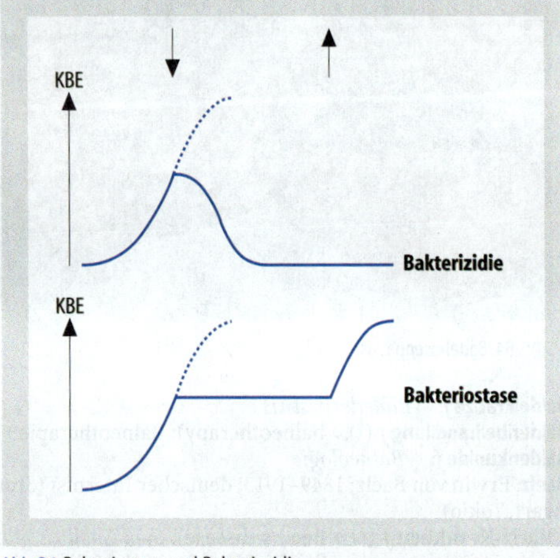

Abb. B6. Bakteriostase und Bakteriozidie

Bak|te|ri|o|sta|ti|kum *nt, pl* **-ka** (Ⓔ bacteriostatic): *Syn*: *bakteriostatisches Mittel*; Mittel, das das Wachstum von Bakterien hemmt [bakteriostatische Wirkung], Antibiotikum* mit bakteriostatischer Wirkung
bak|te|ri|o|sta|tisch *adj* (Ⓔ bacteriostatic): Bakteriostase betreffend oder bewirkend, durch sie bedingt
Bak|te|ri|o|to|xä|mie *f* (Ⓔ bacteriotoxemia): *Syn*: *Bakterientoxämie*; Vorkommen von Bakterientoxinen im Blut
Bak|te|ri|o|to|xin *nt* (Ⓔ bacteriotoxin): *Syn*: *Bakteriengift, Bakterientoxin*; von Bakterien gebildetes Endo- oder Ektotoxin*
bak|te|ri|o|to|xisch *adj* (Ⓔ bacteriotoxic): bakterienschädigend, bakterientoxisch
Bak|te|ri|o|tro|pin *nt* (Ⓔ bacteriotropin): Opsonin*, das die Phagozytose* von Bakterien fördert
Bak|te|ri|o|zin *nt*: →*Bacteriocin*
Bak|te|ri|um *nt, pl* **-ri|en**: →*Bakterien*
Bak|te|ri|u|rie *f* (Ⓔ bacteriuria): Bakterienausscheidung im Harn; ab 10^5/ml spricht man von einer **signifikanten Bakte-**

Tab. B7. Ursachen einer persistierenden Bakteriurie

Infektsteine
Chronisch bakterielle Prostatitis
Pyelonephritische Schrumpfniere
Vesikovaginale und vesikointestinale Fistel
Ektoper Ureter
Fremdkörper
Urethrale Divertikel und infizierte periurethrale Drüsen
Markschwammniere
Infizierter Uretherstumpf
Infizierte Urachuszyste
Infiziertes Kelchdivertikel
Papillennekrose
Perivesikaler Abszess mit Fisteln in der Blase
Infizierte Bartholin-Drüse

Bakterien

H. Hahn

Definition

Bakterien sind einzellige Mikroorganismen mit einem für Prokaryonten typischen Zellaufbau [Tab. 1]. Im Vergleich zu eukaryonten Zellen fehlen bei Bakterien Kernmembran*, Nukleolus*, endoplasmatisches Retikulum*, Golgi*-Apparat, Lysosomen*, Chloroplasten*, Mitochondrien* und Mikrotubuli*. Andererseits besitzen Bakterien eine komplexe Zellhülle, die den Eukaryonten fehlt. Die Größe der meisten Bakterien liegt zwischen 0,2 und 2 µm.

Tab. 1. Funktionelle und strukturelle Differenzen zwischen Eukaryoten und Prokaryoten

Eigenschaften	Eukaryoten	Prokaryoten
Anwesenheit einer Kernmembran	+	–
Chromosomen enthalten Histone	+	–
Vorhandensein von:		
▸ Nukleolus	+	–
▸ endoplasmatisches Retikulum	+	–
▸ Golgi-Apparat	+	–
▸ Lysosomen	+	–
▸ Chloroplasten	+	–
▸ Ribosomen	80S, 70S	70S
▸ Mikrotubuli	+	–
▸ Peptidoglykan in der Zellwand	–	±
Phagozytose	+	–
Pinozytose	+	–
Zytoplasmafluss und amöboide Bewegung	+	–
Lysosomen	+	–
zytoplasmatische Membran	+	+
Sterole in der Membran	+	selten +

Morphologische Grundformen

Die gestaltliche Vielfalt der für die Medizin wichtigen Bakterien lässt sich auf drei Grundformen zurückführen:

Kokken [*gr.* Kugeln, Beeren] sind runde oder ovale Bakterien. Ihr Durchmesser liegt bei 1 µm. Aus der Bouillonkultur präpariert zeigen sie häufig eine typische Lagerung zueinander. Sie können in Paaren [Diplokokken*], Vierergruppen [Tetraden], Achtergruppen [Sarcinen], größeren Haufen [Staphylokokken*] oder Kettenform [Streptokokken*, Abb. 1] gelagert sein.

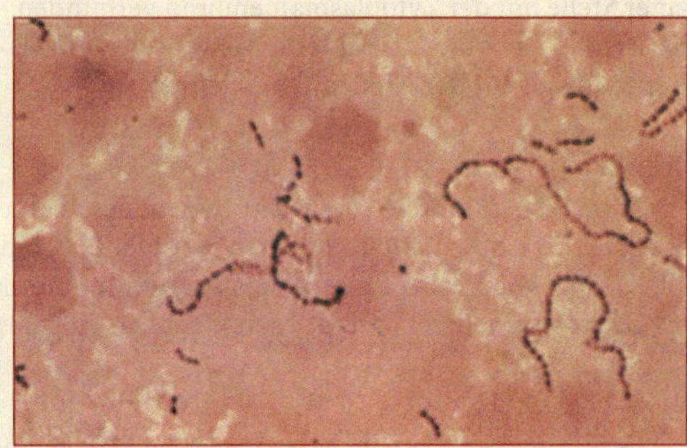

Abb. 1. Streptokokken

Bei **Stäbchen** ist eine Achse länger als die andere. Die Achsenlängen liegen zwischen 0,5 und 5 µm. Man kennt plumpe (kokkoide) und schlanke Stäbchen; Escherichia* coli [E. coli] ist z.B. plump, Mycobacterium* tuberculosis schlank. An ihren Polen sind die Stäbchen entweder zugespitzt [z.B. fusiforme (spindelförmige) Bakterien], abgerundet [z.B. E.* coli] oder fast rechteckig [z.B. Milzbrandbazillen*].

Hinsichtlich ihrer Lage zueinander bieten die Stäbchen entweder das Bild von isoliert liegenden Einzelzellen, z.B. bei Typhusbazillen*, oder aber von typischen Ketten, z.B. bei Milzbrandbazillen*. In anderen Fällen sieht man palisadenförmig aneinandergelagerte Stäbchen, z.B. Pseudodiphtheriebakterien*, oder aber Stäbchen, die miteinander spitze oder rechte Winkel bilden [Diphtheriebakterien*]. Andere Stäbchen zeigen bei gewissen Färbemethoden zusatzlich eine zentrale Aufhellung; man spricht von bipolarer Färbung [**Sicherheitsnadelform**]. Dieses Bild ist charakteristisch für den Pesterreger [Yersinia* pestis, Abb. 2].

Der Ausdruck **Bazillen** [bacillus, *lat.* Stäbchen] wird für sporenbildende, aerob wachsende Bakterien in Stäbchenform verwendet. **Clostridien** sind obligat anaerob wachsende, sporenbildende Stäbchen. Deshalb spricht man von Milzbrandbazillen*, aber von Gasbrandclostridien*.

Schraubenförmige Bakterien, die voll ausgebildete Windungen zeigen, gliedern sich in vier Gruppen:

- **Spirillen** zeigen sich im Lebendpräparat als starre, sehr schlanke Gebilde mit mehreren weiten Windungen.
- **Borrelien** sind flexible, äußerst schlanke Gebilde mit mehreren weiten Windungen.
- **Treponemen** zeigen bei extremer Schlankheit zahlreiche enge Windungen [Korkenziehermuster] und

B

sind zum blitzschnellen Abknicken in der Längsachse fähig. Prototyp ist der Syphiliserreger [Treponema* pallidum, Abb. 3].

- **Leptospiren** sind aktiv-flexible, kleiderbügelförmige, extrem schlanke Fäden, die äußerst feine, kaum wahrnehmbare Primärwindungen und grobe Sekundärwindungen zeigen. Prototyp ist Leptospira* interrogans, der Erreger der Leptospirosen*.

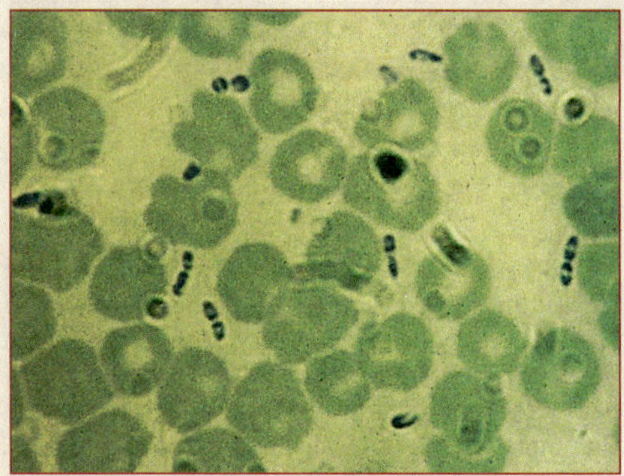

Abb. 2. Yersinia pestis

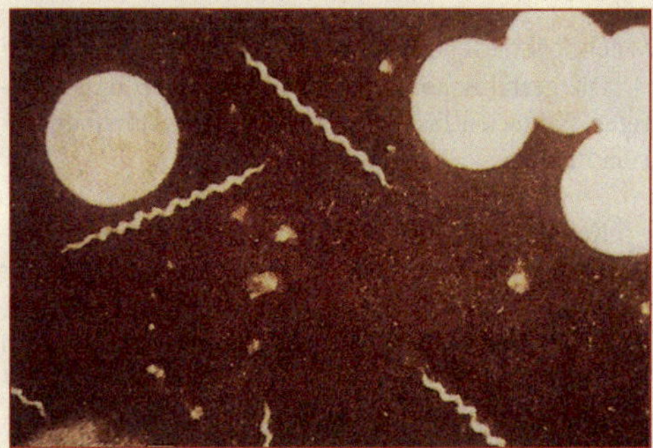

Abb. 3. Treponema pallidum

Aufbau

Die Architektur der Bakterienzelle unterscheidet sich in mehrfacher Hinsicht von den eukaryonten Zellen höherer Organismen. Wichtig für die medizinische Mikrobiologie ist, dass der Bakterienzelle die als Organellen bezeichneten Bestandteile einer eukaryonten Zelle sowie eine Kernmembran fehlen. Andererseits weisen Bakterienzellen gewisse Bestandteile auf, die in der animalen Zelle, insbesondere bei Warmblütern, nicht vorkommen. So unterscheiden sich Bakterien von tierischen Zellen durch den Besitz einer Zellwand.

Kernäquivalent [Nukleoid]

Die merkmalkodierende DNA* ist nicht, wie bei der eukaryonten Zelle, in einem membranumgebenen Zellkern [Eukaryont = „richtiger" Kern] lokalisiert, sondern liegt als zirkulärer „nackter" DNA-Faden vor. Dieser ist zu einer periodischen Struktur spiralisiert und gefaltet. Ein solches „Bakterienchromosom" ist direkt vom Zytoplasma umgeben und an einer Stelle mit der Zytoplasmamembran verbunden. Es ist das Genom der Bakterienzelle und wird als Kernäquivalent oder Nukleoid bezeichnet.

Plasmid

Zusatzlich zum Kernäquivalent tragen viele Bakterien ringförmige DNA-Strukturen im Zytoplasma, die ebenfalls Erbinformation enthalten und als Plasmide bezeichnet werden. Sie haben große Bedeutung als Überträger von Resistenzmerkmalen gegen Antibiotika. In der Gentechnologie spielen sie eine wichtige Rolle als Überträgervehikel [Vektor] von künstlich eingebrachtem genetischen Material.

Zytoplasma

Im Zytoplasma der Bakterienzelle fehlen Mitochondrien* und Chloroplasten*. Die bei höheren Organismen mitochondrial lokalisierten Enzyme der biologischen Oxidation sind bei Bakterien Bestandteil der Zytoplasmamembran; die zur Photophosphorylierung und zur Photosynthese befähigten Enzyme sind in Membranstapeln [**Thylakoiden**] lokalisiert. Die membranös-kanalikuläre Grundstruktur des Zytoplasmas – bei der animalen Zelle als endoplasmatisches Retikulum* bekannt – fehlt bei der Bakterienzelle weitgehend, desgleichen der Golgi*-Apparat. Die Bakterienzelle besitzt spezielle Ribosomen* für die Proteinsynthese* [70S- statt der 80S-Ribosomen bei Eukaryonten]. Die Ribosomen* der Bakterienzelle weisen jedoch keinen Strukturzusammenhang mit den Grenzflächen des endoplasmatischen Retikulums auf, wie dies für höhere Organismen typisch ist. Wenn der Bakterienzelle intraplasmatische Membranstrukturen auch nicht gänzlich fehlen, so lässt sie doch den hohen Grad an Unterteilung in Kompartimente vermissen, wie ihn die Eukaryontenzelle aufweist.

Zytoplasmamembran [Zellmembran]

Die Zytoplasmamembran der Bakterienzelle entspricht in ihrem Aufbau dem typischen Bild einer sog. **unit membrane** oder **Einheitsmembran**, einer Doppelschichtstruktur aus Lipiden mit hydrophoben Fettsäureketten in der Mitte und den hydrophilen Lipidgrenzschichten nach außen [Abb. 4]. Zahlreiche Proteinmole-

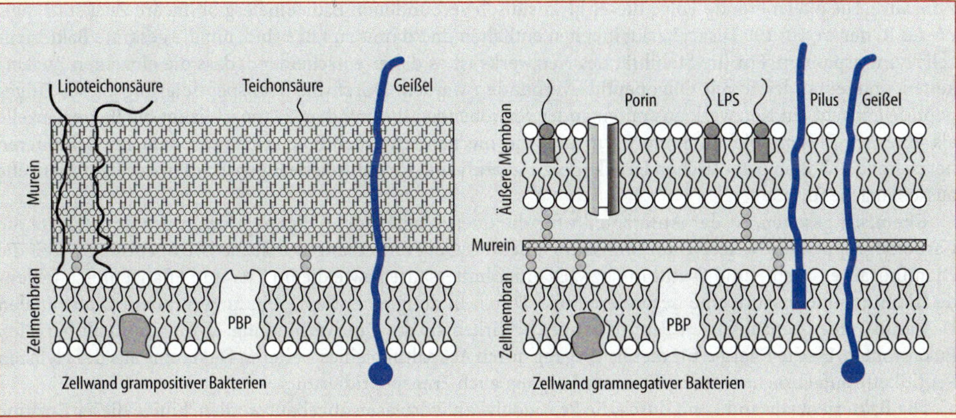

Abb. 4. Zellwandaufbau

küle sind in die Doppelschicht eingelagert, die die Membran ganz durchqueren können [Transportproteine] oder ihr aufgelagert sind [*s.a. Zellmembran*].

Die bakterielle Zytoplasmamembran unterscheidet sich von derjenigen der Animalzelle in ihrer Lipid- und Proteinzusammensetzung. Sie ist Sitz der Enzyme für den Elektronentransport und die oxidative Phosphorylierung, tritt damit gewissermaßen an die Stelle der Mitochondrien. Die Bakterienzytoplasmamembran kann sich an bestimmten Stellen, insbesondere im Bereich präsumptiver Querwände, zu komplexen Membrankörpern einfalten, die als **Mesosomen** bezeichnet werden. Sie können autolytische Zellwandenzyme [Mureinhydrolasen] enthalten, die für die Zellteilung wichtig sind.

Der Zytoplasmamembran aufliegend und durch einen Teil ihres Moleküls in ihr verankert, finden sich bakterienspezifische Enzyme. Einige weisen eine hohe Affinität für β-Lactamantibiotika* auf. Man nennt sie daher **penicillinbindende Proteine** [PBP, Abb. 4]. Sie besitzen Enzymeigenschaften [z.B. Carboxypeptidase-, Transpeptidase-, Endopeptidase und Transglykosylaseaktivität], die für die Synthese und die Modifizierung des Mureins* bakterieller Zellwände von Bedeutung sind.

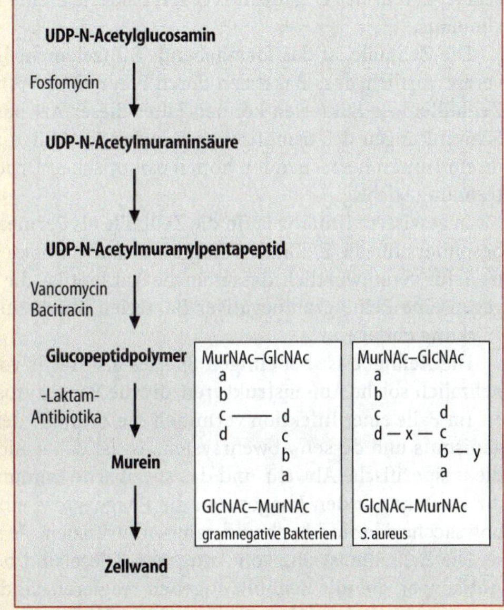

Abb. 5. Peptidoglykansynthese

Die antibakterielle Wirkung der β-Lactamantibiotika* setzt voraus, dass sie stabile, kovalente Komplexe mit den PBP bilden. Auf diese Weise kommt eine dauerhafte Blockierung der PBP zu Stande, die vor allem zur Hemmung der Transpeptidierung sowie zu charakteristischen Fehlern in der Zellwandmorphogenese führen. Diese Fehler sind die Ursache für den penicillinbedingten Tod der Bakterien. Resistenz gegen β-Lactamantibiotika* kann daher – neben der Bildung von β-Lactamasen* – auch darauf beruhen, dass Bakterien veränderte PBP bilden, deren Affinität gegenüber β-Lactamantibiotika* gering ist. Dieser Mechanismus liegt z.B. der β-Lactamresistenz der penicillinresistenten Pneumokokken* zu Grunde.

Zellhülle

Die Zellhülle der Bakterien enthält als wesentlichen Baustein ein netzwerkartig angelegtes und als Sack ausgebildetes Riesenmolekül [Sacculus], das entweder als **Peptidoglykan** oder als **Murein** bezeichnet wird. Beim Aufbau des Peptidoglykans werden Polymere aus Aminozuckern durch Peptidseitenketten querverbunden [Abb. 5], d.h., es handelt sich um ein Heteropolymer*. Die Zuckerketten enthalten zwei Grundeinheiten, die im Aufbau des Stranges alternieren: **N-Acetylglucosamin** und dessen Milchsäureäther, die **N-Acetylmura-**

minsäure. Die alternierende Folge dieser glykosidisch verbundenen Bausteine ergibt lineare Zuckerstränge, die i.d.R. nur ca. 10–100 Disaccharideinheiten enthalten und damit zu kurz sind, um die gesamte Bakterienzelle zu umspannen. Für die Stabilität des Netzwerks ist es daher entscheidend, dass die einzelnen Zuckerketten untereinander durch Oligopeptide verbunden werden. Durch die Transpeptidierung dieser Oligopeptide entsteht ein Netzwerk aus miteinander verwobenen Mureinfäden. Es umschliengt die Bakterienzelle als eine Art Riesenmolekül. Seine Form und die mechanische Stabilität gegenüber dem im Zellinneren herrschenden hohen osmotischen Druck [bis zu 25 atü!] sind für zahlreiche Eigenschaften der Bakterienzelle ausschlaggebend.

Chemisch gesehen, ist der Ansatzpunkt für die quervernetzenden Oligopeptide an der Zuckerkette die Carboxylgruppe von N-Acetylmuraminsäure*. Bei der Quervernetzung durch die Oligopeptide spielen die Diaminosäuren Lysin* und Ornithin* bzw. Diaminobuttersäure sowie die im Tier und Pflanzenreich fehlende Diaminopimelinsäure eine besondere Rolle. Durch Bildung einer Peptidbindung mit dem C-terminalen D-Alanin* eines benachbarten Peptidstranges bewirken sie die Querverbindung. D-Alanin* fehlt bei allen Eukaryonten. Da die Energie für diesen Vorgang durch Abspaltung eines weiteren D-Alanins aus der gleichen Peptidkette aufgebracht wird, heißt dieser Vorgang auch Transpeptidierung.

Die Bakterienzellwand kann durch die Peptidoglykanhydrolasen abgebaut werden. Einige dieser Enzyme greifen an den Glykosidbindungen des Mureinfadens an [**Glukosaminidasen** und **Muraminidasen**], andere attackieren die Peptidbrücken [**Endopeptidasen**]. Zum ersten Typ gehört das **Lysozym**, das in der Tränenflüssigkeit, dem Speichel und in Phagozyten des Menschen vorkommt. Es spielt eine Rolle bei der unspezifischen Abwehr des Organismus gegen Bakterien. Eine Endopeptidase ist das **Lysostaphin** von Staphylococcus simulans.

Die Zellhülle ist das **formgebende Stützelement** [**Exoskelett**] der Bakterienzelle. Sie ist für die Tatsache verantwortlich, dass Bakterien durch Filter einer bestimmten Porengröße [0,2 µm] zurückgehalten werden. Zellhüllenlose Bakterien können Filter dieser Art passieren. Die Zellhülle bietet **mechanischen Schutz** vor Schwankungen des osmotischen Druckes im Milieu und verhindert, dass die Bakterienzelle infolge des in ihrem Innern herrschenden hohen osmotischen Druckes platzt. Der hohe Innendruck ist auch für die Zelltrennung wichtig.

In gewissem Umfang kann die Zellhülle als **Permeabilitätsbarriere** für größere Moleküle wirken. Dies gilt besonders für die Zellhülle von gramnegativen Bakterien. Die geringe Permeabilität der äußeren Membran ist dafür verantwortlich, dass manche Antibiotika, die gegenüber grampositiven Bakterien gut wirksam sind, gegen eine Reihe gramnegativer Bakterien überhaupt nicht oder nur in sehr hohen Konzentrationen eine Wirkung entfalten.

Die Zellhülle ist bei einigen Spezies als Träger von **Virulenzfaktoren** anzusehen. Hierher gehören vornehmlich solche Außenstrukturen, die die Phagozytose behindern, aber auch die Endotoxine.

Im Falle einer Infektion vermittelt die Zellhülle den ersten und unmittelbaren Kontakt mit dem Wirtsorganismus und dessen Abwehrsystem. Es ist daher nicht erstaunlich, dass nahezu alle Zellhüllkomponenten die unspezifische Abwehr und das spezifische Immunsystem beeinflussen können. So leitet in vielen Fällen ihr Kontakt mit den Phagozyten die Phagozytose ein, und es wird das Komplementsystem aktiviert. Lipopolysaccharide sind hoch wirksame Adjuvanzien, sie stimulieren das B-Zell-System.

Die Zellhülle ist Sitz von Antigenen. Diese sind bei einigen Spezies für die Identifizierung maßgebend. Antikörper, die mit Zellhüllantigenen reagieren, sind spezifische Auslöseelemente für die humorale Keimvernichtung [Bakteriolyse, Serumbaktenzidie].

Bei zahlreichen Bakterien ist die Zellhülle Sitz von Rezeptoren für Bakteriophagen*. In manchen Fällen erlaubt das Rezeptormosaik eine von den Antigeneigenschaften unabhängige Feinst-Typisierung [**Lysotypie***].

Die Mureinschicht der Zellhülle bindet je nach Dicke den Farbstoff Gentianaviolett* mit unterschiedlicher Affinität und bestimmt auf diese Weise das Färbeverhalten der Bakterienzelle. Diesen Unterschied nutzte der dänische Arzt Hans Chr. J. Gram aus, als er an dem Krankenhaus Am Friedrichshainer in Berlin im Verlaufe eines Studienaufenthaltes die nach ihm benannte **Gram-Färbung** entwickelte. Sie erlaubt, die meisten medizinisch relevanten Bakterien je nach Dicke der Peptidoglykanschicht in zwei Gruppen einzuteilen: **grampositive** und **gramnegative Bakterien**. Die Einteilung hat sich als von großem Nutzen für die medizinische Bakteriologie erwiesen, da grampositive und gramnegative Bakterien sich nicht nur in ihrem Färbeverhalten, sondern darüber hinaus in ihrer Pathogenität und in ihrer Antibiotikaempfindlichkeit in deutlicher Weise voneinander unterscheiden.

Zellhülle gramnegativer Bakterien

Die Zellhülle der gramnegativen Bakterien [Abb. 4] zeigt einen mehrschichtigen Aufbau, der im Folgenden beschrieben wird:

Einschichtige Mureinschicht: Sie besteht – im Gegensatz zu den grampositiven Bakterien – aus einer mono- oder oligomolekularen Schicht von Molekülen.

Äußere Membran: Sie ist der Mureinschicht aufgelagert und im Vergleich zur Zytoplasmamembran hinsichtlich ihrer Lipidmatrix *asymmetrisch*. Während die innere Hälfte ihrer Doppelschicht analog zur Zytoplasmamembran aus Phospholipiden* aufgebaut ist, liegen in der äußeren Lamellenhälfte die für den Mediziner hochinteressanten **Lipopolysaccharide** als typischer Bestandteil.

Lipopolysaccharide [LPS] lassen drei makromolekulare Anteile erkennen, von außen nach innen als **Region I-III** bzw. als **O-Antigen, Kernpolysaccharid** und **Lipid A** bezeichnet.

- **O-Antigene** bestehen meist aus drei bis maximal 20 Molekülen Hexose*. Sie weisen eine Individualstruktur auf, die nur bei besonderen Bakterienspezies vorkommt. O-Antigene bedingen die Oberflächenhydrophilie der Bakterienzelle. Bakterien, die O-Antigene besitzen, bilden in flüssigen Kulturmedien eine gleichmäßige Suspension und auf festen Kulturmedien glänzende Kolonien. Man nennt O-antigentragende Stämme daher auch **S-Formen** [smooth, *engl.* glatt, glänzend]. Ihre O-Seitenketten sind lang und bieten einen passiven Schutz gegen immunologische Effektoren, insbesondere gegen das Komplementsystem. Glatte Bakterienstämme sind somit in der Regel resistent gegen die Wirkung der terminalen Komplementsequenz [sog. **Serumresistenz**].
  Wenn die S-Formen durch Mutation ihre O-Antigene verlieren, entstehen **R-Formen.** Diese Varianten exponieren neben der Kernpolysaccharidschicht das hydrophobe Lipid A. Sie wachsen daher in flüssigen Kulturmedien unter Zusammenballung und bilden auf festen Kulturmedien matte, „rauhe“ [*engl.* rough] Kolonien [daher der Name R-Formen].
  Die für den Mediziner interessanteste Eigenschaft der O-Antigene besteht darin, dass sie zur Bildung hochspezifischer Antikörper Anlass geben. Diese Antikörper werden als Reagenz verwendet, um Unterschiede im Antigenaufbau gramnegativer Bakterienarten nachzuweisen. Sie spielen deshalb in der bakteriologischen Routinediagnostik eine Rolle, insbesondere bei der Salmonellendiagnostik.
- Das **Kernpolysaccharid** [Core] besteht aus zwei Untereinheiten. Der äußere Anteil des Kernpolysaccharids baut sich aus Galaktose* und N-Acetylglucosamin* auf. Das innere Kernpolysaccharid enthält als Besonderheit einen LPS-spezifischen Zucker, das **Keto-desoxy-oktonat** [**KDO**]. Es ist für die Funktion der äußeren Zellmembran unentbehrlich; ein Verlust ist mit dem Leben der gramnegativen Bakterienzelle nicht vereinbar. Das Kernpolysaccharid ist, im Gegensatz zu den O-Antigen-Seitenketten, bei vielen gramnegativen Bakterien weitgehend gleichartig aufgebaut. Es verfügt über keine bekannten biologischen Wirkungen, kann aber die Bildung von Antikörpern induzieren, die unter Umständen eine LPS-Neutralisation bewirken. Es ist über das KDO mit dem Lipidanteil des LPS, dem **Lipid A**, verbunden. Die Struktur von **Lipid A** ist bei Enterobakteriazeen und anderen gramnegativen Bakterien weitgehend identisch. Lipid A ist für die meisten pathophysiologischen Wirkungen der LPS verantwortlich; darüber hinaus bildet es den „Membran-Anker“ des LPS und trägt zu der Funktion der äußeren Membran als Permeationsbarriere entscheidend bei.
  Die Lipopolysaccharide werden auch als **Endotoxine** bezeichnet, weil es sich um integrale Baubestandteile der Bakterienzellen handelt, die erst dann frei werden, wenn die Bakterienzelle zerfällt. Der Begriff Endotoxin hat sich für das gesamte LPS-Molekül eingebürgert, obwohl nur das Lipid A für die toxischen Wirkungen verantwortlich ist. Bei Infektionen durch opportunistische gramnegative Bakterien ist Endotoxin, im engeren Sinn also das Lipid A, der hauptsächliche Virulenzfaktor.

Neben dem LPS enthält die äußere Zellmembran **Lipoprotein** und Proteine [Abb. 4]. Das Lipoprotein kann eine Brückenstruktur zwischen äußerer Membran und dem Mureinnetzwerk ausbilden, wenn es mit seiner Proteinkomponente an den Peptidteil [Diaminopimelinsäure*] des Mureins gebunden vorliegt, während seine Lipidkomponente in die äußere Membran eingelagert ist.

In der äußeren Membran finden sich ferner Proteine mit Porenfunktion. Sie werden als **Porine** bezeichnet [Abb. 4] und spielen für die selektive Permeabilität der äußeren Membran eine entscheidende Rolle [s.u.].

Zellhülle grampositiver Bakterien

Mehrschichtige Peptidoglykanschicht: Bei grampositiven Bakterien ist die Peptidoglykanschicht dreidimensional, d.h. *mehrschichtig* angelegt [Abb. 4]. Ihre Dicke kann diejenige der Peptidoglykanschicht von gramnegativen Bakterien bis zum 40-Fachen übertreffen. Die Zellwand stellt in diesem Falle bis zu 70 % des Trockengewichts dar.

Den grampositiven Erregern fehlt andererseits die dem Peptidoglykan-Sacculus aufgelagerte äußere Membran. Dennoch können ihrer Peptidoglykanschicht weitere Schichten aufgelagert sein. So ist der Peptidoglykan-Sacculus bei den A-Streptokokken* nach außen hin von zwei aufeinanderfolgenden Schichten bedeckt. Unmittelbar auf dem Sacculus liegt das **gruppenbestimmende Polysaccharid.** Auf diesem liegt wiederum das **typenbestimmende Protein M.** Bei Staphylokokken trägt der Sacculus zusätzlich das Protein A.

Viele Zellwände grampositiver (und einiger gramnegativer) Bakterien sind von kristallinen Proteingittern bedeckt, die z. T. als Molekularsiebe fungieren.

Ein funktionell bedeutsamer Bestandteil der Zellwand grampositiver Bakterien ist die **Lipoteichonsäure** [= Polyglycerolphosphatkette], die über ein Glykolipid* in der Außenseite der Zytoplasmamembran verankert ist. Sie spielt bei der Adhärenz eine Rolle und kann durch Komplementaktivierung eine Entzündungsreaktion induzieren.

Zellhülle der Mykobakterien

Wachshülle: Die Zellwand der Mykobakterien* und der Nocardien* weist ein typisches Peptidoglykangerüst auf. Die Besonderheit des Zellhüllenaufbaues liegt hier aber in dem sehr hohen Lipidgehalt: Lipide stellen einen Gewichtsanteil von 60 %, während ihr Anteil bei gramnegativen Zellhüllen nur 20 % und bei grampositiven Zellhüllen nur 4 % beträgt. Da ein großer Teil der Lipide von Mykobakterien als echte Wachse, d.h. als Fettsäureester langkettiger Alkohole vorliegt, spricht man von der Wachshülle der Mykobakterien.

Säurefestigkeit: Die Wachshülle ist verantwortlich dafür, dass sich Mykobakterien fast gar nicht nach Gram färben lassen, da der Farbstoff Gentianaviolett* nicht bis zur Peptidoglykanschicht vordringen kann. Erst wenn die Wachshülle erhitzt wird, lässt sie Farbstoffe, z.B. Karbolfuchsin, eindringen. Da sich der eingedrungene Farbstoff nach Erkalten der Wachshülle nicht mehr durch ein Säure-Alkohol-Gemisch entfernen lässt, heißen Mykobakterien auch säurefest. In Ausnutzung dieser Tatsache wurde die Ziehl*-Neelsen-Färbung entwickelt.

Zellhüllenlose Bakterien

Ein Abbau der Zellhülle oder die Blockade ihrer Synthese führt bei Bakterien nicht unbedingt zum Zelltod. Bakterien können ohne Zellhülle leben, sich vermehren und sogar Sporen bilden, wenn sie entsprechende Milieubedingungen vorfinden.

Bakterien, bei denen die unvollständige (defekte) Zellhülle ihre formgebende Funktion verloren hat, heißen **Sphäroplasten.** Sphäroplasten tragen noch Zellwandreste auf ihrer Oberfläche. Lässt sich bei den Bakterien keinerlei Zellwandrest mehr nachweisen, spricht man von **Protoplasten.** Die beiden Termini werden ohne Rücksicht darauf benutzt, ob die betreffenden Bakterien vermehrungsfähig sind oder nicht. Im Experiment lassen sich Sphäroplasten dadurch erzeugen, dass man die Züchtung in Gegenwart von Penicillin* vornimmt. Eine Möglichkeit zur Herstellung von Protoplasten besteht darin, grampositive Bakterien mit Lysozym zu behandeln.

Bei gewissen zellhüllentragenden Spezies [z.B. Meningokokken*, Streptokokken*] kommen vermehrungsfähige Spontanmutanten vor, die ihre Zellhülle verloren haben, so genannte **L-Formen.** Mit geeigneten Kulturmedien lassen sich die von diesen Mutanten abstammenden Populationen isolieren und weiter züchten. Somit sind L-Formen natürlicherweise vorkommende, fortzüchtbare zellhüllenlose Varianten von zellhüllentragenden Bakterienarten.

Es gibt Bakterien, bei denen die Zellhüllenlosigkeit genetisch fixiert und somit ein taxonomisch relevantes Merkmal ist. Die hierher gehörigen Spezies werden als **Mykoplasmen** bezeichnet. L-Formen und Mykoplasmen sind gegen β-Lactamantibiotika* primär resistent, da sie den Antibiotika keinen Angriffspunkt bieten.

Kapseln

Definition und Aufbau. Bei einigen Bakterienarten ist die Zellhülle außen von einer relativ scharf abgegrenzten, u.U. sehr dicken Schicht eines homogenen, stark lichtbrechenden, aber kaum färbbaren Materials umgeben. Diese Schicht wird als **Bakterienkapsel** bezeichnet. Das Material der Kapsel ist in der Regel ein hochvisköses, aus Zuckern* oder Aminosäuren* aufgebautes Polymer, das nicht kovalent an die Zellhülle gebunden ist. Die Kapsel ist für die Bakterien nicht lebenswichtig, auch kapsellose Mutanten sind vermehrungsfähig.

Kapseln als Virulenzfaktor. Die für den Mediziner instruktivsten Beispiele für die Kapselfunktion werden von den Pneumokokken* und den Milzbrandbazillen* geliefert. Die Pneumokokkenkapsel des Typs III besteht z.B. aus einem Polymer von Cellobiuronsäure, einem Disaccharid aus Glucose* und Glucuronsäure*. Das Kapselmaterial der Milzbrandbazillen ist ein Polymer aus Glutaminsäure*.

Die Kapsel ist bei diesen Krankheitserregern entscheidend für deren Virulenz*. Sie schützt die von ihr umschlossene Bakterienzelle vor Phagozytose*; kapsellose Pneumokokkenstämme sind niedrig-virulent.

B

Kapseln als Antigene. Bei den bekapselten Bakterien ist das Kapselmaterial als starkes Antigen wirksam. Die gegen die Kapsel gerichteten Antikörper leiten nach ihrer Bindung an die Kapsel die Opsonisierung* der betroffenen Bakterien ein und erleichtern somit die von der Phagozytose* getragene Infektionsabwehr. Am eindeutigsten lässt sich dies für die Pneumokokken* beweisen. Immunogen wirksame Kapseln sind ferner bei Haemophilus* influenzae, bei Bordetella* pertussis und bei Klebsiella* pneumoniae sowie bei einigen Stammen von Escherichia* coli vorhanden. Immunogene Außenstrukturen mit den Eigenschaften einer Kapsel finden sich außerdem bei Meningokokken*, Brucellen* und Yersinien*.

Geißeln

Geißeln, fadenförmige Organellen der Bakterienzelle, sie erzeugen durch Rotation Vorwärtsbewegung. Sie bestehen aus Basalkörper, Haken und Filament. Der Basalkörper ist aus zahlreichen Proteinen zusammengesetzt und durchspannt die gesamte Zellhülle. Er verankert die Geißel in der Zellhülle und enthält den Flagellenmotor, der einen Natrium- oder Protonengradienten in Rotation umsetzt. Der Haken, eine stark gebogene Struktur [ca. 55 nm Länge], verbindet Basalkörper und Filament. Letzteres ist ein steifer Faden, der eine Spirale bildet. Das Filament besteht aus polymerisierten Flagellinmolekülen.

Manche Bakterien besitzen nur **eine einzige Geißel.** Sitzt sie an einem Pol der Bakterienzelle, spricht man von **polarer Begeißelung.** Sind **Geißeln an jedem Pol**, spricht man von **bipolarer** oder **amphitricher Begeißelung.** Entspringt an einem der beiden Pole ein **Geißelnbüschel**, handelt es sich um **lophotriche Begeißelung.** Schließlich gibt es Bakterien, die rundum begeißelt sind [**peritriche Begeißelung**].

Die in den Geißeln der gramnegativen Stäbchen lokalisierten Antigene werden zusammenfassend als **H-Antigene** bezeichnet. Diese Bezeichnung leitet sich von der Tatsache ab, dass sich die besonders stark beweglichen Proteusbakterien bei Verimpfung auf feste Agarplatten auf deren Oberfläche ausbreiten und den Eindruck einer angehauchten Glasplatte hervorrufen. Danach heißen sämtliche **Geißelantigene** H-Antigene [von Hauch], auch wenn die Beweglichkeit der anderen Spezies nicht so stark ausgeprägt ist wie bei Proteus. Analog dazu leitet sich die Bezeichnung **O-Antigen** von dem Befund „ohne Hauch" ab.

Die Geißeln dienen der Bakterienzelle als Organellen der aktiven Bewegung. Unter dem Mikroskop ist die aktive Bewegung im flüssigem Milieu gut zu beobachten. Die Bakterien bewegen sich stetig und mit erkennbarer Richtung über längere Strecken des Gesichtsfeldes hinweg. Demgegenüber zeigen geißellose Bakterien lediglich ein durch die Brown-Molekularbewegung hervorgerufenes Zittern [passive Bewegung].

Die Bewegung der Bakterien kommt bei der polaren Begeißelung durch eine schiffsschraubenähnliche Aktion der Geißeln zu Stande. Die Rotationsgeschwindigkeit der polaren Geißeln liegt bei 40 Umdrehungen pro Sekunde. Der Bakterienleib dreht sich dabei langsamer im Gegensinn. Die Bewegungsgeschwindigkeit der Bakterienzelle ist hoch. Sie liegt i.d.R. bei Werten bis zu 25 µm/s, also beim Mehrfachen ihrer Länge. Bei Vibrionen kann sie ausnahmsweise Werte von 200 µm/s erreichen. Dies liegt daran, dass sich gewundene Bakterien wie Korkenzieher durch das Medium schrauben.

Die bakterielle Beweglichkeit wird durch ein Chemotaxissystem gesteuert, das Gradienten von Lock- oder Schreckstoffen erkennt und diese Informationen über ein Signaltransduktionssystem an den Flagellenmotor weiterleitet.

Pili [Fimbrien]

Pili sind dünne und im Vergleich zu Geißeln kurze und starre Gebilde, die an der zytoplasmatischen Membran der Bakterienzelle inserieren und durch die Zellhülle hindurch drahtartig ins Milieu hineinragen [Abb. 4]. Die Pili haben mit den Geißeln nichts zu tun. Sie finden sich bei begeißelten Bakterien ebenso wie bei unbegeißelten. Sie sind röhrenförmig ausgebildet und bestehen aus einem als **Pilin** bezeichneten Protein. Ihr Durchmesser liegt bei ca. 5 nm [0,005 µm], ihre Länge zwischen 0,5 und 5 µm.

Den Pili werden zwei Funktionen zugeschrieben:

- Bei gewissen Arten sind die Pili als Haftungsorganellen [**Adhäsine**] für die Ansiedlung im Wirtsorganismus maßgebend. Bei Gonokokken* reagieren sie z.B. spezifisch mit bestimmten Rezeptoren der Wirtszellmembran der Zielzellen und verankern die Bakterienzelle daran.
- Bei den primitiven Sexualvorgängen zwischen Bakterien [Konjugation*] dienen spezialisierte, größere Pili [**Sexpili**] als Anhaftungsorganellen der Sexualpartner, möglicherweise aber auch als Verbindungsröhren zwischen dem „männlichen" [F^+] DNA-Spender und dem „weiblichen" [F^-] DNA-Empfänger. Der **F-Faktor** kodiert für die Sexpili; er ist plasmidgebunden. F^+-Zellen besitzen jeweils nur einen bis zwei Sexpili.

Sporen

Sporen [Endosporen] sind Zellformen mit extrem herabgesetztem Stoffwechsel [hypometabolische Zellformen], die sich bei manchen Bakteriengattungen, den sog. **Sporenbildnern**, aus der teilungsfähigen Normalform der Bakterienzelle [d.h. der vegetativen Form] entwickeln. Sie sind im Gegensatz zu den vegetativen

Formen gegen Austrocknung, Hitze [z.B. mehrstündiges Kochen], Chemikalien und Strahlen widerstandsfähig, jedoch nur mäßig resistent gegen UV-Bestrahlung.

Sporen lassen sich als **Dauer- und Überlebensformen** der Bakterienzelle ansehen. Für die medizinische Mikrobiologie sind nur zwei sporenbildende Gattungen bedeutsam. Beide gehören zu den grampositiven Stäbchen. Es sind einmal die als **Bazillen** bezeichneten aeroben Sporenbildner und zum anderen die als **Clostridien** bezeichneten obligat anaeroben Sporenbildner.

Sporen fallen durch ihre Resistenz gegen feuchte Hitze deutlich aus dem Rahmen des Gewohnten. Sie widerstehen starken Temperaturbelastungen, einige halten mehrstündiges Kochen aus. Bacillus stearothermophilus wird deshalb zum Testen von Autoklaven benutzt.

Die Thermoresistenz beruht auf folgenden Faktoren:

- Dipicolinsäure [Stabilisator],
- extreme Wasserarmut der Spore und
- auffallend niedriger Guanosin-Cytosin-Gehalt [ca. 25 %].

Die Halbwertszeit einer Sporensuspension beträgt unter natürlichen Temperaturverhältnissen zumindest einige Jahrzehnte. Bei extrem niedrigen Temperaturen [flüssiger Stickstoff] verlängert sich die Lebensdauer vermutlich bis ins Unbegrenzte. Bakterielle Sporen sind nur mäßig resistent gegen UV-Licht. Bakteriensporen können sich nicht unmittelbar vermehren. Sie müssen zuerst durch „Auskeimen" eine Zelle der Vegetativform bilden; erst diese ist dann vermehrungsfähig.

Die **Sporenbildung** wird durch Knappheit an Nährstoffen oder durch Anhäufung von wachstumsbehindernden Metaboliten im Milieu ausgelöst. Die Versporung der Bakterienzelle wird durch eine Einschnürung der Zytoplasmamembran eingeleitet, die das Zytoplasma in zwei ungleiche Teile separiert. Der mit dem Zellgenom assoziierte Teil des Zytoplasmas retrahiert sich unter starkem Wasserverlust und bildet einen von der inneren und der äußeren Sporenmembran umgebenen runden Körper, die **Vorspore**. Die innere Sporenmembran bildet dann eine dünne Sporenzellwand, und die äußere Sporenmembran bildet die sog. **Sporenrinde** [**Cortex**]. Sporenzellwand und Sporenrinde bilden die **innere Sporenhülle**. Der andere Teil des Zytoplasmas, der sich um die Vorspore herumgelegt hat, hüllt die Vorspore ein und synthetisiert die **äußeren Sporenhüllen** [**Exosporium**]. Auf diese Weise entsteht in einer Bakterienzelle jeweils nur eine einzige Spore.

Die Spore besteht also aus einem **Zytoplasma-DNA-Konzentrat**, das von mehreren festen Schichten umgeben ist. Sie enthält das gesamte Bakteriengenom und eine Reihe von Funktionsträgern des Zytoplasmas, z.B. Enzyme, in stabilisiertem Zustand.

Bei Sporenbildnern kann die Sporenbildung, wie z.B. bei Milzbrandbazillen, mittelständig sein, während sie bei Tetanusclostridien endständig ist [**Trommelschlegelform**]. Bei anderen sporenbildenden Bakterien setzt sich die endständige Spore nicht scharf geknickt gegen die vegetative Mutterzelle ab, sondern allmählich geschweift [**Tennisschlägerform**]. Diese ist typisch für Clostridium* perfringens, den Erreger des Gasbrandes, und Clostridium* botulinum, den Bildner des bakteriellen Konservengiftes.

Intrazelluläre Depotgranula

Im Zytoplasma vieler Spezies werden Reservestoffe in Form von Granula eingelagert. Neben Glykogen* und Stärke* finden sich Lipide* meist in granulärer Form als **Polyhydroxybuttersäure** [**PHB**]. Diese Substanz wird auch als *Bakterienfett* bezeichnet, da sie ausschließlich bei Prokaryonten vorkommt.

Die Speicherstoffe werden bei Knappheit des betreffenden Nahrungsstoffes aufgebraucht. Eine gewisse Sonderstellung nehmen Polyphosphatspeicher ein. Ihr morphologischer Ausdruck sind die sog. metachromatischen Granula* oder Volutingranula*. Sie spielen als charakteristische Strukturelemente der Diphtheriebakterien* eine bedeutende Rolle bei deren Diagnose [Babès*-Ernst-Körperchen].

Vermehrung

Die Vermehrung der Bakterienzelle erfolgt bei der überwiegenden Mehrzahl der Spezies durch **Zweiteilung** oder **binäre Zellteilung**, d.h., eine Mutterzelle teilt sich in zwei Tochterzellen. Diese teilen sich nach einem gewissen Zeitintervall von neuem in jeweils zwei Zellen usw. Auf diese Weise entsteht eine Anzahl gleicher Zellen, die sich von einer einzigen Stammzelle herleiten, ein **Stamm** oder **Klon**.

Vermehrungskinetik

Wird unterstellt, dass die durchgehend binäre Teilung sofort nach der Verimpfung beginnt und dass alle neu entstandenen Bakterienzellen sich wiederum teilen, sobald sie ein bestimmtes Alter erreicht haben, ergibt sich als Idealfunktion eine *geometrische Progression* des Musters 1, 2, 4, 8, 16, 32 usw., d.h., die Kolonie zeigt ein **exponentielles Wachstum**.

Vermehrungskurve, Vermehrungsstadien

Verimpft man eine kleine Menge von reingezüchteten Bakterien in ein neues Kulturmedium und bebrütet dieses bei konstanter Temperatur, so ändert sich die Bakterienzahl in typischer Weise. Bei Bestimmung der Zahl der subkulturfähigen (lebenden) Zellen [**koloniebildende Einheiten, KBE**] in regelmäßigen Zeitabständen, ergibt sich bei halblogarithmischer Darstellung eine Kurve, die sich als Abfolge von vier Stadien darstellt [Abb. 6]:

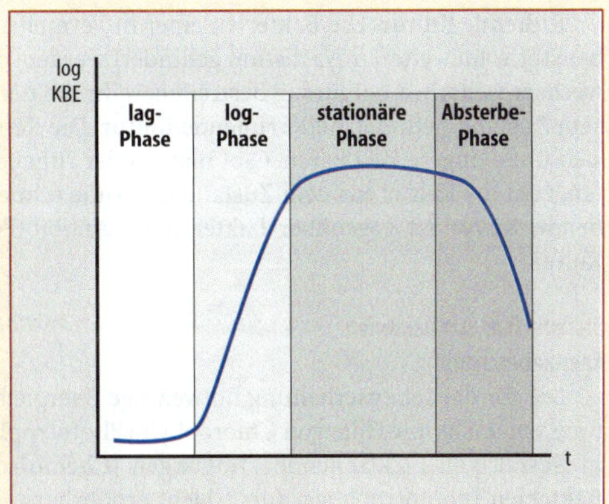

Abb. 6. Vermehrungskurve

- **Latenzphase [lag-Phase]**: Die zum Zeitpunkt Null eingeimpfte Zahl von Bakterien bleibt trotz günstiger Wachstumsbedingungen über einen gewissen Zeitraum hinweg unverändert. Um die im Milieu vorhandenen Nährstoffe verwenden zu können, müssen die Bakterien die dazu notwendigen Enzyme erst synthetisieren. Dies geschieht während des Kontaktes mit den zu verarbeitenden Substraten im Sinne der Enzyminduktion* und benötigt Zeit.
- **Logarithmische Phase [log-Phase, exponentielle Phase]**: Die Vermehrungsgeschwindigkeit hat ihr Maximum erreicht und verändert sich nicht.
- **Stationäre Phase:** Die gemessene Vermehrungsgeschwindigkeit wird auf Null reduziert, d.h. die Populationsgröße verändert sich nicht. Als Ursache des Wachstumsstillstands kommen verschiedene Faktoren in Betracht. In vielen Fällen wird derjenige Wuchsstoff, der in dem Kulturmedium durch Verzehr als erster verschwindet, zum wachstumslimitierenden Faktor. In anderen Fällen wird das Wachstum durch die Akkumulation von nicht abbaubaren Metaboliten im Milieu gehemmt. Hier sind v.a. die bei der Zuckervergärung anfallenden Säuren zu nennen.
- **Phase des Absterbens**: Die Anzahl der Keime verringert sich ständig. Die Ursache für das Absterben ist weitgehend unbekannt.

Vermehrungsgeschwindigkeit

Der Begriff bezeichnet die Anzahl der pro Zeiteinheit neu gebildeten Zellen. Als Maß dafür dient die **Generationsrate** [c], die die Zahl der Verdoppelungen pro Zeiteinheit angibt. Als Zeiteinheit dient meistens die Stunde.

Der reziproke Wert der Generationsrate wird als **Verdoppelungszeit** [1/c] bezeichnet. Sie gibt an, wie viele Zeiteinheiten für die Verdoppelung der Keimzahl gebraucht werden. Graphisch imponiert die **Wuchsgeschwindigkeit** als Steigung [Neigung] der halblogarithmisch gezeichneten Wachstumskurve; sie kann zeichnerisch oder – durch Benutzung der Wachstumsformel – rechnerisch ermittelt werden.

Die Wuchsgeschwindigkeit in der logarithmischen Phase hängt von den folgenden drei Hauptfaktoren ab:

- Die **Eigenheiten der gezüchteten Bakterien**, insbesondere die Generationszeit, beeinflussen die Vermehrungsgeschwindigkeit erheblich. Die Generationsrate von Escherichia* coli oder Staphylococcus* aureus kann dem Wert c = 4 zustreben, was einer Verdoppelungszeit von 15 min entspricht. Im Gegensatz hierzu liegt die Generationsrate von Tuberkulosebakterien* bei Werten von ca. 0,05, d. h. die Verdoppelungszeit beträgt ca. 20 h. In der Mitte zwischen diesen Extremen liegen die relativ langsam wachsenden Gonokokken*, Keuchhustenbakterien*, Actinomyces* israelii und Leptospiren*.
- Ebenso sind **Zusammensetzung und Beschaffenheit des Kulturmediums*** von Bedeutung. In einem Minimalmedium ist das Wachstum stets langsamer als in einem Optimalmedium. Die meisten Bakterien erreichen ihre maximale Wuchsgeschwindigkeit bei pH 7,4.
- Die Wuchsgeschwindigkeit der Kultur hängt von der **Bebrütungstemperatur** ab. Für die meisten medizinisch relevanten Bakterien liegt das Temperaturoptimum zwischen 36 und 43 °C. Jenseits dieser Marken nimmt die Wachstumsgeschwindigkeit wieder ab. Bei Temperaturen von unter 4 °C und über 50 °C stellen die meisten Bakterien das Wachstum ein.

Einsaatgröße. Einige Bakterienspezies verlangen eine Minimaleinsaat, die nicht unterschritten werden darf, wenn die Verimpfung „angehen“ soll. Typisch für diesen Fall ist die Situation der Leptospiren*. Hier müssen auch bei Verwendung von Optimalmedien relativ hohe Einsaatmengen verimpft werden, wenn es zur Vermehrung kommen soll.

B

Ruhende Kultur. Die Bakterien einer in Vermehrung befindlichen Kultur können durch Entzug der Aufbaustoffe am weiteren Wachstum gehindert werden, ohne dass sie absterben. Sie können ihren **Betriebsstoffwechsel** weiterhin notdürftig bestreiten, während der **Baustoffwechsel** ruht. Eine Population, die sich in diesem Zustand befindet, heißt **ruhende Kultur.** Die Keimzahl einer in Ruhe befindlichen Population verändert sich über längere Zeit kaum. Gibt man zu der ruhenden Kultur aber eine geeignete Lösung von Aufbaustoffen, geht die Kultur aus dem Zustand der Ruhe schnell in die logarithmische Wachstumsphase über. Die ruhende Kultur ist gegenüber bakteriziden Antibiotika insgesamt weniger empfindlich als die wachsende Kultur.

Stoffwechsel von Bakterien

Energiebeschaffung

Die für die Lebenserhaltung notwendige Energie beziehen die Bakterien entweder durch direkte Verwertung von Licht mit Hilfe von Chlorophyll [**Phototrophie**] oder durch exoenergetische chemische Reaktionen in Gestalt von Elektronenübertragungen [**Chemotrophie**]; im ersten Fall spricht man von **phototrophen Bakterien** [phototroph, *gr.* durch Licht ernährbar], im zweiten Fall von **chemotrophen Bakterien** [chemotroph, *gr.* durch chemische Stoffe ernährbar].

Energiegewinnung bei Krankheitserregern. Die medizinisch bedeutsamen Bakterien sind chemotroph. Da sie als Elektronenquelle nur organisches Material verwerten können, gehören sie innerhalb der Chemotrophie zu den organotrophen Energieverwertern; sie lassen sich somit als **chemo-organotrophe Bakterien** bezeichnen. Als letzten Elektronenakzeptor benutzen sie beim energieliefernden Abbau von organischen Stoffen entweder anorganische Verbindungen [**respiratorische Energiegewinnung, Atmung***] oder wiederum organische Stoffe [**fermentative Energiegewinnung, Gärung***].

Beide Fundamentalprozesse liefern schließlich das energiereiche ATP. Wird O_2 als Elektronenakzeptor verwendet, spricht man von **aerober Atmung** bzw. von **aeroben Bakterien**, bei Verwendung anderer, anorganischer Elektronenakzeptoren [z.B. Nitrat] von **anaerober Atmung** bzw. **anaeroben Bakterien.**

So gut wie alle medizinisch wichtigen Bakterien können Glucose als Energiequelle verwerten, wobei aerobe Atmung eine maximale Energieausbeute ergibt. Beim anaeroben Abbau der Glucose [Glykolyse*] entsteht als zentrales Zwischenprodukt Brenztraubensäure*, aus der anschließend je nach Spezies Milchsäure*, Ameisensäure*, Essigsäure*, Aceton*, Butylalkohol* o.a. entstehen. Dieser Prozess wird als **Gärung*** bezeichnet [Abb. 7].

Verfügt die Bakterienzelle neben dem zuckervergärenden Enzymsystem noch über Zytochrome*, so entstehen aus der im Zuge der Glykolyse* anfallenden Brenztraubensäure* unter Verwendung von O_2 als terminalem Elektronenakzeptor schließlich CO_2 und H_2O. Dieser Vorgang heißt **Zellatmung***. Die Energieausbeute ist bei der Zellatmung wesentlich höher als bei der Vergärung.

Außer der von allen Arten verwertbaren Glucose* kommen als organische Energiequelle zahlreiche Kohlenhydrate in Betracht sowie höhere Alkohole und aliphatische Carbonsäuren, die u.a. durch Desaminierung* von Aminosäuren* entstehen. Die Verwertungsmöglichkeit für solche Energieträger ist von Art zu Art verschieden ausgebildet.

Steht einer wachsenden Bakterienpopulation ein energetisch verwertbarer Zucker zur Verfügung, so wird dieser zunächst im Sinne der Glykolyse* zu Säure abgebaut. Bei vielen Krankheitserregern verläuft der da-

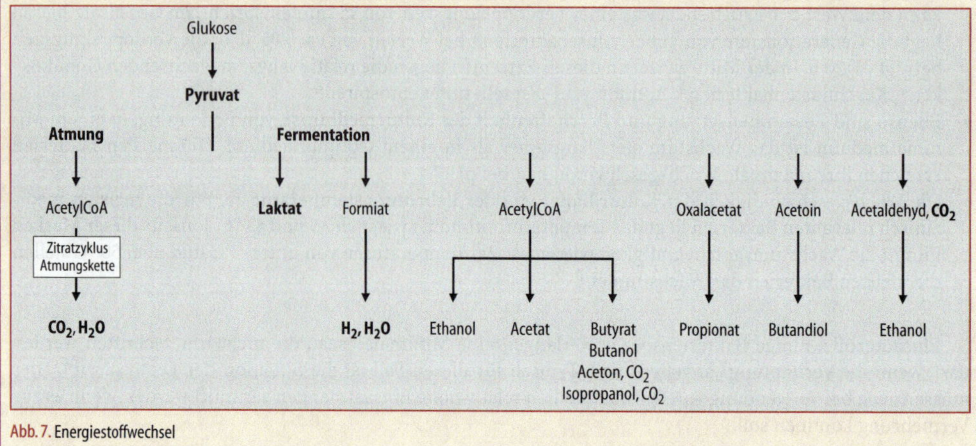

Abb. 7. Energiestoffwechsel

rauf folgende Oxidativabbau sehr langsam, er ist unvollkommen, oder er fehlt gänzlich. Es häufen sich dann die bei der Vergärung entstehenden Säuren an. Dies wird bei der Bestimmung von Merkmalen zum Zwecke der Speziesdiagnose ausgenutzt. So können Typhusbazillen* typischerweise Lactose* nicht verwerten, während Escherichia* coli dazu in der Lage ist. Setzt man also einer Nährlösung als einziges Kohlenhydrat Lactose mit einem säureanzeigenden Farbindikator zu, so bleibt beim Wachstum von Typhusbazillen der pH-Wert der Kultur unverändert. In Analogie zur Lactose verwendet man zur Merkmalsdifferenzierung noch zahlreiche andere Kohlenhydrate, z.B. Saccharose*, Maltose*, Mannitol* u.a.

Im Zuge der Zuckerverstoffwechselung kann es zur **Gasbildung** kommen. Das in der oxidativen Zuckerabbauphase entstehende Kohlendioxid ist so stark wasserlöslich, dass es physikalisch nicht in Erscheinung tritt, damit bleibt Bildung von Gasblasen aus. Einige Bakterienspezies [meist aus der Familie der Enterobacteriaceae] haben jedoch das Vermögen, die beim anoxibiontischen Zuckerabbau anfallende Ameisensäure* in CO_2 und H_2 zu überführen. Der hierbei anfallende Wasserstoff ist in der Nährbodenflüssigkeit kaum löslich, er lässt sich mithilfe eines Gasröhrchens als Gasblase nachweisen. Auf diese Weise kann man u.U. die Typhusbazillen* von den übrigen Salmonellen* abgrenzen, und diese wieder von der Mehrzahl der Ruhrbakterien*. Charakteristischerweise bilden Gasbrandclostridien große Mengen von gasförmigem Wasserstoff. Dieser erscheint nicht nur als diagnostisch wichtiges Merkmal in der Kultur, sondern auch in vivo: In dem vom Gasbrand befallenen Gewebe entstehen zahllose Gasblasen. Diese werden bei der Palpation durch das charakteristische Knistern [crepitatio *lat.* Knarren] wahrgenommen.

Im Darm des Menschen entsteht durch bakterielle Umsetzung ebenfalls Wasserstoff. Daneben entsteht durch Reduktion [Hydrierung] von Schwefelverbindungen gasförmiger Schwefelwasserstoff* [H_2S]. Bei der Merkmalsbestimmung von Darmbakterien wird die Fähigkeit, H_2S zu bilden, diagnostisch bewertet. Salmonellen* bilden z.B. fast immer H_2S, während Ruhrbakterien* dazu nicht im Stande sind.

Bedarf an Aufbaustoffen

Für den Aufbaustoffwechsel benötigen alle Bakterien die Zufuhr größerer Mengen an **Hauptelementen.** Es sind dies Wasserstoff*, Sauerstoff*, Kohlenstoff* und Stickstoff*. Daneben muss die Nährlösung **Zusatzelemente** [K, Fe, Ca, Mg, P, S und Cl] in Form anorganischer Ionen enthalten. Schließlich werden je nach Spezieseigentümlichkeit noch die sog. **Spurenelemente** benötigt, wie Zink*, Kobalt* oder Mangan*. Die Form, in der die Hauptelemente Stickstoff und Kohlenstoff angeboten werden müssen, ist von Spezies zu Spezies sehr verschiedenartig.

Autotrophie. Als eine Extremform der Bedürfnislosigkeit kann man die Lebensweise derjenigen Bakterien ansehen, die Mineralien nicht nur als Energiequelle nutzen [**Lithotrophie**], sondern ihren Aufbaustoffwechsel gänzlich mit anorganischem Material bestreiten. Diese **autotrophen Bakterien** begnügen sich mit anorganischem Kohlenstoff [CO_2] und mit anorganischem Stickstoff [z.B. als NH_4^+ oder gar als N_2].

Von den medizinisch wichtigen Bakterien gehört keine einzige Spezies im strengen Sinne zum autotrophen Ernährungstyp, wenn auch einige Spezies diesem Verhalten nahekommen. So ist Escherichia* coli dazu fähig, mit anorganischem Stickstoff in Gestalt von Ammoniak allein auszukommen, benötigt aber eine organische Kohlenstoffquelle, z.B. in Gestalt von Glucose.

Heterotrophie. Bakterien, die die Zufuhr von organischen Verbindungen benötigen – sei es auch nur von einer einzigen –, heißen heterotroph [*gr.* heteros und trophein = andersartige Nahrung gebrauchend]. **Heterotrophe Bakterien** verfügen nicht über das breite Enzymarsenal der autotrophen, sie haben in ihrem Syntheseapparat „Fertigungslücken". Dies bedeutet, dass einige für den Aufbau des Protoplasmas unentbehrliche (essentielle) Verbindungen nicht synthetisiert werden können. Werden diese der Zelle nicht von außen zugeführt, so ist das Wachstum unmöglich.

Metabolit wird jede Substanz bezeichnet, die im Stoffwechselprozess verarbeitet wird oder anfällt. Hierunter fallen u.a. alle Abbau- und Syntheseprodukte. **Essentielle Metaboliten** sind für den normalen Ablauf der Stoffwechselprozesse unerlässlich. So ist z.B. Tryptophan* ein essentieller Metabolit für autotrophe Bakterien. Das gleiche gilt auch für die durch Abbau von Zucker anfallende Brenztraubensäure*, und für zahlreiche Bakterien [v.a. Brucellen*, Gonokokken*, Streptokokken*] ist CO_2 ein essentieller Metabolit. **Nichtessentielle Metaboliten** fallen als Endprodukte [Schlacken] des Stoffwechsels an und werden nicht weiterverwertet. Dazu gehören z.B. Ammoniak* für Proteus*, Milchsäure* für Pneumokokken* oder Indol* für Escherichia* coli.

Ein **Wuchsstoff** ist ein essentieller Metabolit, zu dessen Herstellung die Zelle selbst nicht fähig ist. Damit muss die als Wuchsstoff erkannte Verbindung im Milieu zur Verfügung stehen, wenn es zur Vermehrung kommen soll. Für Diphtheriebakterien* ist Tryptophan* ein Wuchsstoff, dagegen nicht für Escherichia* coli. Für beide Spezies ist Tryptophan* aber ein essentieller Metabolit. Der Begriff „essentieller Metabolit" ist hiernach dem Begriff „Wuchsstoff" übergeordnet: *Nicht alle essentiellen Metaboliten sind Wuchsstoffe, aber alle Wuchsstoffe sind essentielle Metaboliten.*

B

Der Wuchsstoffbedarf der medizinisch wichtigen Bakterien ist von Spezies zu Spezies und zuweilen von Stamm zu Stamm verschieden. Einige Bakterienspezies benötigen nur einen oder zwei Wuchsstoffe [**anspruchslose Keime**], andere verlangen dagegen ein Wuchsstoffangebot, das neben dem größten Teil der Aminosäuren* noch zahlreiche Verbindungen anderer Art [prosthetische Gruppen für Enzyme*; Purine*] umfasst. Erreger dieser Art werden als **anspruchsvolle Keime** bezeichnet. Als Beispiel seien die Gonokokken* und die Keuchhustenbakterien* genannt.

Bei einigen Erregern ist das Stoffwechselbedürfnis offenbar so beschaffen, dass es mithilfe der in der Praxis zur Verfügung stehenden Kulturmedien nicht gedeckt werden kann. Zu diesen **nicht-züchtbaren Keimen** gehören z.B. die Erreger von Syphilis*, Lepra*, Chlamydiose* und Fleckfieber*. Zur Vermehrung bedürfen diese Keime eines **lebenden** Organismus bzw. lebender Zellen.

Quellenhinweise

Abb. 1–7, Tab. 1: Hahn H, Falke D, Kaufmann SHE, Ullmann U (Hrsg.) (2001) Medizinische Mikrobiologie und Infektiologie, 4. Aufl. Springer-Verlag, Berlin Heidelberg New York

Zeichnung Abb. 3–7: O. Nehren, Mannheim

riurie; führt häufig zur Harntrübung und einem unangenehmen Geruch; **Therapie**: gezielte Antibiotikabehandlung nach Antibiogramm, Beseitigung möglicher Ursachen [z.B. Restharn], Erhöhung der Flüssigkeitszufuhr

bak|te|ri|u|risch *adj* (Ⓔ bacteriuric): Bakteriurie betreffend

Bak|te|ri|zid *nt* (Ⓔ bactericide): bakterientötendes Mittel, Antibiotikum* mit bakterizider Wirkung

bak|te|ri|zid *adj* (Ⓔ bactericidal): bakterienabtötend

Bak|te|ri|zi|die *f* (Ⓔ bactericidity): bakterienabtötende Wirkung einer Substanz

bak|te|ro|id *adj* (Ⓔ bacterioid): ***Syn***: *bakterioid*; bakterienähnlich, bakterienförmig

Bak|te|ro|i|do|se *f*: →*Bacteroidosis*

BAL *Abk.*: **1.** British Anti-Lewisit **2.** bronchoalveoläre Lavage **3.** Bundesausschuss Leistungssport

Balan-, balan- *präf.*: →*Balano-*

balanced anesthesia *nt*: *s.u. Allgemeinanästhesie*

ba|lan|ciert *adj* (Ⓔ balanced): ausgewogen, ausgeglichen, ausbalanciert, im Gleichgewicht

Ba|la|ni|tis *f, pl* **-ni|ti|den** (Ⓔ balanitis): ***Syn***: *Eichelentzündung*; Entzündung der Eichel [Glans* penis]; *s.a. Balanoposthitis*

Balanitis candidamycetica (Ⓔ candidal balanitis): ***Syn***: *Balanoposthitis candidamycetica, Soorbalanitis, Soorbalanoposthitis, Candidabalanitis*; durch Candida* albicans hervorgerufene Entzündung von Eichel und Vorhaut; **Therapie**: antimykotische Lotion oder Creme [Nystatin*, Amphotericin* B, Clotrimazol* oder Miconazol*]

Balanitis chronica circumscripta benigna plasmacellularis (Zoon): →*Zoon-Balanitis*

Balanitis plasmacellularis: →*Zoon-Balanitis*

ba|la|ni|tisch *adj* (Ⓔ balanitic): Eichelentzündung/Balanitis betreffend, von ihr betroffen oder gekennzeichnet

Balano-, balano- *präf.*: Wortelement mit der Bedeutung „Eichel"

Ba|la|no|blen|nor|rhoe *f, pl* **-rho|en** (Ⓔ balanoblennorrhea): ***Syn***: *Balanorrhoe*; Balanitis* mit stark eitrigem Ausfluss; meist bei Gonorrhoe*

Ba|la|no|plas|tik *f* (Ⓔ balanoplasty): plastische Chirurgie der Eichel*

Ba|la|no|pos|thi|tis *f, pl* **-thi|ti|den** (Ⓔ balanoposthitis): ***Syn***: *Eichel-Vorhaut-Katarr, Eichel-Vorhaut-Katarrh*; Entzündung von Eichel und Vorhaut; *s.a. Balanitis*

Balanoposthitis candidamycetica: →*Balanitis candidamycetica*

Balanoposthitis chronica circumscripta benigna plasmacellularis: →*Zoon-Balanitis*

Balanoposthitis circumscripta benigna plasmacellularis: →*Zoon-Balanitis*

Balanoposthitis herpetica/herpetische Balanoposthitis: *s.u. Herpes sexualis*

ba|la|no|pos|thi|tisch *adj* (Ⓔ balanoposthitic): Balanoposthitis betreffend, von ihr betroffen oder gekennzeichnet

Ba|la|nor|rha|gie *f* (Ⓔ balanorrhagia): eitrige Balanitis*

Ba|la|nor|rhoe *f, pl* **-rho|en**: →*Balanoblennorrhoe*

Ba|la|nos *f* (Ⓔ glans): ***Syn***: *Eichel, Glans penis*; vorderes Ende des Harnröhrenschwellkörpers [Corpus* spongiosum penis], in dessen Mitte die Öffnung der Harnsamenröhre [Ostium* urethrae externum] liegt; *s.a. Penis*

Ba|la|no|zele *f* (Ⓔ balanocele): Hervortreten der Eichel durch die Vorhaut bei einem Vorhautdefekt

Ba|lan|ti|den|ko|li|tis *f, pl* **-li|ti|den** (Ⓔ balantidial colitis): ***Syn***: *Balantidiasis, Balantidiosis, Balantidienruhr, Balantidiose*; durch Balantidium* coli hervorgerufene Dickdarmentzündung mit z.T. heftigen Durchfällen und Schleimhautulzera; evtl. Leberabszess; **Therapie**: Nimorazol*

Ba|lan|ti|di|a|sis *f, pl* **-ses**: →*Balantidenkolitis*

Ba|lan|ti|di|en|ruhr *f*: →*Balantidenkolitis*

Ba|lan|ti|di|o|se *f*: →*Balantidenkolitis*

Ba|lan|ti|di|o|sis *f, pl* **-ses**: →*Balantidenkolitis*

Ba|lan|ti|di|um co|li *nt* (Ⓔ Balantidium coli): durch kontaminierte Nahrungsmittel vom Schwein auf den Menschen übertragenes zilientragendes Protozoon; Erreger der Balantidenkolitis*

Bal|bu|ties *f* (Ⓔ stutter): Stottern*

Bal|dri|an *m* (Ⓔ valerian): ***Syn***: *Valeriana officinalis*; Pflanze aus der Familie der Baldriangewächse [Valerianaceae]; die Wurzel [**Valerianae radix**] enthält ein ätherisches Öl mit Mono- und Sesquiterpenen* [Valerensäuren] und Valepotriaten; hat eine beruhigende und den Schlaf fördernde Wirkung; **Anw.**: innerlich und äußerlich [Bad] bei Unruhezuständen, Einschlafstörungen sowie traditionell auch bei nervösen Herzbeschwerden und Krämpfen im Magen-Darm-Trakt; in der Homöopathie v.a. bei Schlafstörungen und Nervosität

Baldy: John Montgomery Baldy; 1860–1934; amerikanischer Gynäkologe (Philadelphia)

Baldy-Franke-Operation *f*: →*Baldy-Operation*

Baldy-Operation *f* (Ⓔ Baldy's hysteropexy): ***Syn***: *Baldy-Franke-Operation*; Korrektur einer fixierten Rückwärtsbeugung der Gebärmutter

Balint: Rezsoe Balint; 1874–1929; ungarischer Neurologe und Psychiater (Budapest)

Balint-Gruppe *f* (Ⓔ Balint group): Selbsthilfegruppe, in der sich Ärzte/Ärztinnen und Angehörige medizinischer Hilfsberufe treffen und unter psychotherapeutischer Leitung Fälle aus der eigenen Praxis diskutieren; dient primär dazu, sich eigener Haltungen und Reaktionen bewusst zu werden

Balint-Syndrom *nt* (Ⓔ Balint's syndrome): durch eine Schädigung der Assoziationsfasern zwischen den Sehrinden hervorgerufene „Seelenlähmung des Schauens" mit Simultanagnosie, Blickapraxie und Ataxie*

Ballkanlfielber *nt*: →*Balkangrippe*

Ballkanlgriplpe *f* (Ⓔ Q fever): *Syn*: *Balkanfieber, Krimfieber, Schlachthausfieber, Q-Fieber*; meldepflichtige, weltweit vorkommende Infektionskrankheit durch Coxiella* burnetii; die Übertragung erfolgt durch kontaminierte Staubpartikel; 50 % der Infektionen verlaufen asymptomatisch oder werden als grippaler Infekt gedeutet; der Rest verläuft als fieberhafte Erkrankung mit oder ohne Lungenentzündung [**Q-Fieber-Pneumonie**]; in Leber und Knochenmark können typische Granulome [**doughnut-Granulome**] gefunden werden; bei Patienten mit vorgeschädigten oder künstlichen Herzklappen kommt es häufig zu einer **Q-Fieber-Endokarditis** mit Vegetationen auf Aorten- und Mitralklappe; in seltenen Fällen tritt eine Meningoenzephalitis* auf; **Diagnose**: Komplementbindungsreaktion, serologischer Antikörpernachweis; **Therapie**: Tetracycline*

Ballkanlnelphriltis *f, pl* **-tilden** (Ⓔ Balkan nephritis): *Syn*: *Balkannephropathie, chronische endemische Nephropathie*; im Balkan auftretende endemisch chronische Nierenentzündung unbekannter Genese; vermutet wird, dass sowohl genetische als auch exogene Faktoren [Schwermetalle, Pilztoxine] eine Rolle bei der Entstehung spielen; der Beginn liegt meist nach dem 20. Lebensjahr; anfangs stehen Schwäche, Müdigkeit und Anämie im Vordergrund; der Verlauf ist chronisch progredient und führt zu terminaler Niereninsuffizienz; auffällig ist die stark erhöhte Inzidenz von Nierenbecken- und Harnleitertumoren

Ballkanlnelphrolpalthie *f*: →*Balkannephritis*

Bälklchenlarltelrilen *pl* (Ⓔ trabecular arteries): Balkenarterien; *s.u. Milz*

Ballken *m* (Ⓔ callosum): *Syn*: *Corpus callosum*; die beiden Großhirnhälften verbindende Nervenfasern, die eine balkenförmige Struktur am Boden der Fissura* longitudinalis cerebri bilden; wird von vorne nach hinten unterteilt in **Balkenschnabel** [Rostrum corporis callosi], **Balkenknie** [Genu corporis callosi], **Balkenstamm** [Truncus corporis callosi] und **Balkenwulst** [Splenium corporis callosi]; die im Balkenschnabel und -knie kreuzenden Fasern verlaufen bogenförmig und bilden die **vordere Balkenzwinge** [Forceps frontalis]; die größere **hintere Balkenzwinge** [Forceps occipitalis] kreuzt okzipital im Balkenwulst

Ballkenlalgelnelsie *f*: →*Balkenmangel*

Ballkenlarltelrilen *pl* (Ⓔ trabecular arteries): *s.u. Milz*

Ballkenlblalse *f* (Ⓔ trabecular bladder): *Syn*: *Trabekelblase*; stark erweiterte Blase mit Hypertrophie der Blasenwandmuskulatur und zwischen den Balken liegenden Pseudodivertikeln; Folge einer chronischen Harnabflussstörung [z.B. benigne Prostatahyperplasie]

Ballkenlknie *nt* (Ⓔ knee of corpus callosum): *s.u. Balken*

Ballkenlmanlgel *m* (Ⓔ callosal agenesis): *Syn*: *Agenesia corporis callosi, Balkenagenesie*; angeborenes Fehlen des Balkens [Corpus* callosum]; führt u.a. zu zerebralen Krampfanfällen und geistiger Retardierung

Ballkenlschnalbel *m* (Ⓔ beak of corpus callosum): *s.u. Balken*

Ballkenlstamm *m* (Ⓔ trunk of corpus callosum): *s.u. Balken*

Ballkenlvelnen *pl* (Ⓔ trabecular veins): *s.u. Milz*

Ballkenlwerk, ilrildolkorlnelalles *nt* (Ⓔ trabecular reticulum): *Syn*: *Hueck-Band, Stenon-Band, Reticulum trabeculare, Ligamentum pectinatum*; bindegewebiges Balkennetz zwischen Sinus* venosus sclerae und vorderer Augenkammer [Camera anterior bulbi]; man unterscheidet eine **Pars corneoscleralis**, die Hornhaut und Sklera anliegt, und eine **Pars uvealis**, die der Uvea aufliegt

Ballkenlwulst *m* (Ⓔ splenium of corpus callosum): *s.u. Balken*

Ballkenlzwinlge, hinltelre *f* (Ⓔ forceps occipitalis): *s.u. Balken*

Ballkenlzwinlge, vorldelre *f* (Ⓔ Forceps frontalis): *s.u. Balken*

B-ALL *Abk.*: →*B-Linien-ALL*

Ballance: Sir Charles Alfred Ballance; 1857–1936; englischer Chirurg (London)

Ballance-Zeichen *nt* (Ⓔ Ballance's sign): lageunabhängige Dämpfung des Perkussionschalles über der linken Flanke bei Milzruptur*

Ballantyne: John William Ballantyne; 1861–1923; schottischer Frauenarzt (Edinburg)

Ballantyne-Runge-Syndrom *nt* (Ⓔ Ballantyne-Runge syndrome): *Syn*: *Übertragungssyndrom, Dysmaturitätssyndrom, Überreifesyndrom, Clifford-Syndrom*; durch eine Übertragung* des Säuglings hervorgerufene Störungen [reduziertes Fettpolster, Fehlen der Käseschmiere, Grünfärbung der Haut]

Ballastlstofffe *pl* (Ⓔ roughage): unverdauliche Nahrungsbestandteile aus Kohlenhydraten [v.a. Zellulose, Hemizellulose, Pektin], die dem Stuhl Volumen verleihen und damit die Darmperistaltik anregen; Ballaststoffe erfordern ein längeres und intensiveres Kauen und haben damit einen positiven Einfluss auf Zahnerhaltung und Vorverdauung der Nahrung; im Darm quellen Ballaststoffe durch Wasseraufnahme auf; sie fördern damit die Peristaltik, beschleunigen die Darmpassage und vermindern die Einwirkungszeit von Schadstoffen auf die Darmschleimhaut; Erwachsene sollten mindestens 30 g Ballaststoffe pro Tag zu sich nehmen; Vollkorngetreide, Hülsenfrüchte, Kartoffel und Obst enthalten besonders viele Ballaststoffe; unzureichende Ballaststoffaufnahme führt zu Verstopfung und begünstigt die Entwicklung von Gallensteinen, Diabetes* mellitus, Divertikulose* und Dickdarmkrebs

Ballenlgroßlzelhe *f*: →*Hallux valgus*

Ballenlhohllfuß *m* (Ⓔ pes equinocavus): *s.u. Hohlfuß*

Ballislmus *m* (Ⓔ ballism): *Syn*: *ballistisches Syndrom*; durch blitzartige Schleuderbewegungen charakterisierte extrapyramidale, hyperkinetische Bewegungsstörung; als Ursache findet sich meist ein Infarkt im Bereich des Nucleus* subthalamicus oder seiner Verbindungsfasern zum Pallidum; die meist einseitig [Hemiballismus] auftretenden Bewegungsstörungen sind vorwiegend im Schulter- und Beckengürtel lokalisiert; die Hyperkinesien laufen im Wachzustand kontinuierlich ab und werden durch plötzliche Sinnesreize, seelische Erregung usw. gebahnt; oft finden sich auch Grimassieren sowie pathologisches Weinen oder Lachen; die Behandlung ist konservativ, da sich die Symptome oft wieder zurückbilden

ballisltisch *adj* (Ⓔ ballistic): (*neurol.*) Ballismus betreffend, von ihm betroffen oder durch ihn bedingt; (*physik.*) Ballistik betreffend

Ballisltolkarldilolgramm *nt* (Ⓔ ballistocardiogram): bei der Ballistokardiographie gewonnene graphische Darstellung

Ballisltolkarldilolgraph *m* (Ⓔ ballistocardiograph): *Syn*: *Ballistokardiograf*; Gerät für die Ballistokardiographie

Ballisltolkarldilolgralphie *f* (Ⓔ ballistocardiography): *Syn*: *Ballistokardiografie*; Ableitung und Aufzeichnung der ballistischen Kräfte von Herz und Aorta

ballisltolkarldilolgralphisch *adj* (Ⓔ ballistocardiographic): *Syn*: *ballistokardiografisch*; Ballistokardiographie betreffend, mittels Ballistokardiographie

Ballonlanlgilolplasltie *f* (Ⓔ balloon angioplasty): Gefäßaufdehnung mittels Ballonkatheter

Ballonlanlgilolplasltik *f* (Ⓔ balloon angioplasty): Gefäßaufdehnung mittels Ballonkatheter

Ballonlaltrilolsepltolstolmie *f* (Ⓔ balloon septostomy): von Rashkind und Miller eingeführtes Verfahren als Palliativmaßnahme bei Transposition* der großen Gefäße; ein Ballonkatheter wird über die Vena* cava inferior in den rechten Vorhof und durch das Foramen ovale in den linken Vorhof geschoben; der Ballon wird gefüllt und ruckartig zurückgezogen und damit wird das Foramen ovale aufgesprengt

Ballonldilaltaltilon *f* (Ⓔ balloon dilation): Aufdehnung eines Gefäßes oder Hohlorgans mittels Ballonkatheter

Ballonlgelgenlpullsaltilon, inltralaorltalle *f*: →*Ballonpulsation, intraaortale*

ballolniert *adj* (Ⓔ balloon): ballonförmig (aufgetrieben), aufgebläht

Ballolnielrung *f* (Ⓔ ballooning): akute Blähung der Lungen, akutes Lungenemphysem*

B

Ballon|ka|the|ter *m* (Ⓔ balloon-tipped catheter): Gummi- oder Kunststoffkatheter mit meist endständigem, aufblasbarem Ballon

Ballon|pul|sa|ti|on, in|tra|aor|ta|le *f* (Ⓔ intra-aortic balloon counterpulsation): *Syn*: *intraaortale Ballongegenpulsation*; Methode zur Erhöhung des diastolischen Blutdrucks, Verbesserung der Koronardurchblutung, Senkung des systolischen Blutdrucks und Erhöhung des Herzzeitvolumens; **Prinzip**: eine Ballonkatheter wird retrograd [i.d.R. über die Arteria* femoralis] in die Aorta* descendens vorgeschoben; über eine EKG-Steuerung wird der Balloon in der Diatole aufgeblasen und in der Systole entleert; wird u.a. bei Herzoperationen, Hypotonie bei akutem Herzversagen [Infarkt, Papillarmuskelabriss] und kardiogenem Schock* eingesetzt

Ballon|son|de *f* (Ⓔ balloon catheter): Sonde mit endständigem, aufblasbarem Ballon

Ballon|val|vu|lo|plas|tie *f* (Ⓔ balloon valvuloplasty): Sprengung einer Herzklappenstenose mittels Ballonkatheter*

Ballon|zell|nä|vus *m, pl* **-vi** (Ⓔ balloon cell nevus): *Syn*: *Blasenzellnävus*; Sonderform des Nävuszellnävus* mit ballonierten hellen Nävuszellen

Bal|lungs|re|ak|ti|on *f* (Ⓔ flocculation reaction): *Syn*: *Trübungsreaktion, Klärungsreaktion, Flockungsreaktion*; Reaktion, die zur Ausflockung der Probe führt

Bal|neo|lo|gie *f* (Ⓔ balneology): *Syn*: *Bäderkunde, Heilquellenkunde*; Wissenschaft von der Erforschung und therapeutischen Anwendung von natürlichen Heilquellen, Peloiden*, Gasen und Meerwasser

Bal|neo|the|ra|pie *f* (Ⓔ balneotherapy): *Syn*: *Heilbäderbehandlung, Bäderbehandlung*; Behandlung mit medizinischen Bädern [insbesondere aus natürlichen Heilquellen], Trinkkuren, Peloiden und Gasen [Inhalationen] sowie Seebädern

Baló: Jozsef Baló; ungarischer Neuropathologe (Budapest) im 20. Jahrhundert

Baló-Krankheit *f* (Ⓔ Baló's disease): *Syn*: *Encephalitis periaxialis, konzentrische Sklerose, Leucoencephalitis periaxialis concentrica*; sehr seltene Sonderform der multiplen Sklerose* bei Kindern und Jugendlichen; allmählich progrediente Enzephalitis* mit sklerosierender Entmarkung; führt zu spastischer Hemiparese*, später zu Tetraparese* und Exitus letalis

Bals. *Abk.*: →*Balsamum*

Bal|sam *m* (Ⓔ **1.–2.** balm): **1.** →*Balsamum* **2.** heilendes oder linderndes Mittel

Indischer Balsam: →*Balsamum peruvianum*

Peruanischer Balsam: →*Balsamum peruvianum*

bal|sa|misch *adj* (Ⓔ balsamic): heilend, lindernd, wohltuend

Bal|sa|mum *nt* (Ⓔ balm): *Syn*: *Balsam*; natürliche vorkommende, dickflüssige Mischung von Harzen und ätherischen Ölen

Balsamum indicum nigrum: →*Balsamum peruvianum*

Balsamum peruvianum (Ⓔ Peruvian balsam): *Syn*: *Perubalsam, Peruanischer Balsam, Indischer Balsam, Wundbalsam, Chinaöl, Rindenbalsam, Balsamum peruvianum nigrum, Balsamum indicum nigrum*; Reizprodukt von Myroxylon balsamum mit antiseptischer, schwach anästhesierender und die Granulationsbildung fördernder Wirkung; **Anw.**: äußerlich als Wundheilmittel, Hämorrhoidenmittel, Antiskabiosum*; **NW**: Kontaktallergie

Balsamum peruvianum nigrum: →*Balsamum peruvianum*

Balsamum tolutanum: →*Tolubalsam*

Balser: Wilhelm August Balser; gest. 1892; deutscher Arzt

Balser-Nekrose *f* (Ⓔ Balser's fatty necrosis): kalkspritzerartige Nekrose des Fettgewebes bei Pankreasnekrose*

Bamberger: **1.** Heinrich von Bamberger; 1822–1888; deutscher Internist (Würzburg, Wien) **2.** Eugen Bamberger; 1858–1921; österreichischer Arzt (Wien)

Bamberger-Krankheit *f* (Ⓔ Bamberger's disease): *Syn*: *saltatorischer Reflexkrampf*; bei verschiedenen neurologischen Erkrankungen auftretende hüpfend-tanzende Bewegungen durch Muskelkrämpfe beim Auftreten

Bamberger-Marie-Syndrom *nt*: →*Marie-Bamberger-Syndrom*

Bamberger-Pierre-Marie-Syndrom *nt*: →*Marie-Bamberger-Syndrom*

Bamberger Divergenzzange *f* (Ⓔ Bamberger forceps): *s.u. Geburtszange*

Bam|bus|form *f*: →*Bambusstabwirbelsäule*

Bam|bus|haa|re *pl* (Ⓔ bamboo hair): *Syn*: *Trichorrhexis-Syndrom, Trichorrhexis invaginata*; Verhornungsdefekt der Haare mit knotigen Auftreibungen; tritt isoliert oder als Teil des Netherton*-Syndroms auf

Bam|bus|stab|wir|bel|säu|le *f* (Ⓔ bamboo spine): *Syn*: *Bambusform*; im Röntgenbild sichtbares Endstadium der Spondylitis* ankylosans mit knöcherner Überbrückung der Zwischenwirbelräume

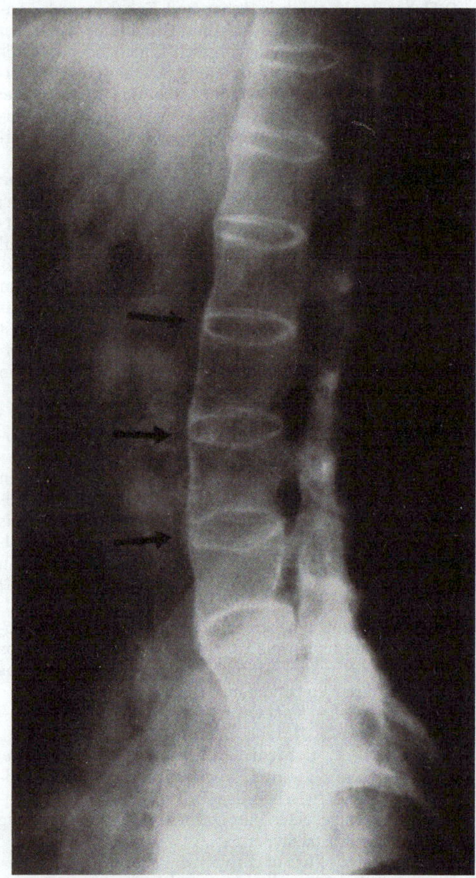

Abb. B8. Bambusstabwirbelsäule bei Bechterew-Krankheit

Ba|mi|pin *nt* (Ⓔ bamipine): *Syn*: *4-(N-Benzyl)-anilino-1-methylpiperidin*; Antihistaminikum*; **Anw.**: lokale Behandlung von Insektenstichen, Sonnenbrand, Pruritus*

BAMON *Abk.*: Bleomycin, Adriamycin, Methotrexat, Vincristin (*engl.* oncovin), N-Lost

Bancroft: Joseph Bancroft; 1836–1894; englischer Arzt (Brisbane)

Bancroft-Filarie *f* (Ⓔ Bancroft's filaria): *Syn*: *Wuchereria bancrofti*; durch Mücken übertragener parasitärer Fadenwurm; Erreger der Bancroftose*

Ban|crof|to|se *f* (Ⓔ bancroftosis): *Syn*: *Wuchereria bancrofti-Filariose, Filariasis bancrofti, Wuchereriasis bancrofti*; zu den Filariosen* gehörende Erkrankung durch Wuchereria* bancrofti; die von Mücken [Aedes, Culex] übertragene Larve siedelt sich in den Lymphgefäßen an und führt im akuten Stadium zu Fieber, mononukleärer eosinophiler Lymphangitis und Schwellung von Haut und Extremitäten; unbehandelt kommt es zur Ausbildung einer Elephantiasis*; **Diagnose**: Nachweis der nachts im Blut gefundenen Mikrofilarien [Larven] im Blutausstrich [Giemsa-Färbung]; **Therapie**: Ivermectin*, Suraminnatrium* systemisch

BAND *Abk.*: Bundesverband der Arbeitsgemeinschaften der Notärzte Deutschlands

Band *nt* (Ⓔ band): ***Syn***: *Ligament, Ligamentum*; Bänder bestehen aus straffem Bindegewebe, in dem die Kollagenfasern in einem der Zugbeanspruchung angepassten Muster verlaufen; ihre Aufgabe ist die Verstärkung und Stabilisierung von echten Gelenken* und anderen Knochenverbindungen [Synarthrosen*]; die Terminologia anatomica unterscheidet zwischen Bändern, die im Gelenk verlaufen [Ligamenta* intracapsularia], Bändern der Gelenkkapsel [Ligamenta* capsularia] und außerhalb der Gelenkkapsel verlaufenden Bänder [Ligamenta* extracapsularia]

extrakapsuläre Bänder (Ⓔ extracapsular ligaments): ***Syn***: *Ligamenta extracapsularia*; außerhalb der Gelenkkapsel verlaufende Bänder; *s.a. echtes Gelenk*

gelbe Bänder (Ⓔ yellow ligaments): ***Syn***: *Ligamenta flava*; elastische Bänder zwischen den Wirbelbögen

intrakapsuläre Bänder (Ⓔ intracapsular ligaments): ***Syn***: *Ligamenta intercapsularia*; innerhalb der Gelenkkapsel verlaufende Bänder; *s.a. echtes Gelenk*

Band|durch|tren|nung *f*: *→Syndesmotomie*

Ban|de, an|i|so|tro|pe *f* (Ⓔ anisotropic disk): ***Syn***: *A-Bande, A-Zone*; A-Streifen; *s.u. Muskelfaser*

Ban|de, i|so|tro|pe *f* (Ⓔ isotropic disk): ***Syn***: *I-Bande, I-Zone*; I-Streifen; *s.u. Muskelfaser*

Bän|de|lung *f* (Ⓔ banding): ***Syn***: *Bändelungsoperation, Banding*; operative Drosselung eines Gefäßes, i.d.R. der Arteria* pulmonalis

Bän|de|lungs|o|pe|ra|ti|on *f*: *→Bändelung*

Ban|den|spektrum *nt* (Ⓔ line spectrum): *s.u. Absorptionsspektrum*

Bän|der|durch|tren|nung *f*: *→Syndesmotomie*

Bän|der|ent|zün|dung *f* (Ⓔ desmitis): Desmitis*

Bän|der|er|kran|kung *f* (Ⓔ desmopathy): Desmopathie*

Bän|der|naht *f* (Ⓔ syndesmorrhaphy): ***Syn***: *Bandnaht, Syndesmorrhaphie*; Naht eines Bandes/Ligamentes nach traumatischer oder operativer Durchtrennung

Bän|der|plas|tik *f* (Ⓔ syndesmoplasty): ***Syn***: *Syndesmoplastik*; plastische Operation eines Bandes/Ligamentes

Bän|der|riss *f* (Ⓔ ligament rupture): ***Syn***: *Bandruptur*; partielle oder vollständige Zerreißung eines Bandes; z.B. Außenbandruptur*

Bän|de|rung *f* (Ⓔ banding): ***Syn***: *Banding, Chromosomenbanding*; Sichtbarmachung der Chromosomenbanden durch spezielle Färbetechniken; die klassischen Methoden sind die heute kaum noch verwendete Bänderung mit Quinacrin [**Q-Bänderung**] und die **Giemsa-Bänderung**; bei ihr werden die Chromosomen mit Trypsin* angedaut und dann mit Giemsa*-Lösung gefärbt; Varianten der Giemsa-Bänderung sind die **R-Bänderung** nach Vorbehandlung mit heißem Phosphatpuffer, die **C-Bänderung** zur Darstellung des Heterochromatins um das Zentromer des Y-Chromosoms, und die **T-Bänderung**, die die Telomerregion markiert

hochauflösende Bänderung (Ⓔ high-resolution banding): ***Syn***: *high-resolution Banding*; Synchronisation der Zellzyklen und Darstellung der Chromosomenbanden in der späten Prophase* oder Prometaphase*

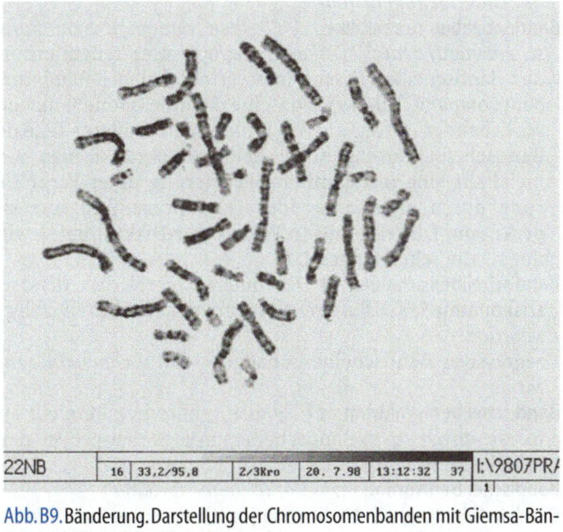

Abb. B9. Bänderung. Darstellung der Chromosomenbanden mit Giemsa-Bänderung während der Metaphase

Band|haft *f* (Ⓔ syndesmosis): ***Syn***: *Syndesmose, Syndesmosis*; bandartige, straffe Verbindung zweier Knochen durch kollagenes oder elastisches Bindegewebe; dazu gehört auch die Verbindung durch eine Membrana interossea

Ban|ding *nt*: **1.** *→Bänderung* **2.** *→Bändelung*

high-resolution Banding: *→hochauflösende Bänderung*

Bandl: Ludwig Bandl; 1842–1892; deutscher Frauenarzt (Wien, Prag)

Bandl-Kontraktionsring *m* (Ⓔ Bandl's ring): ***Syn***: *Bandl-Furche*; unter der Geburt tastbare, starke Einziehung der Gebärmuttermuskulatur an der Isthmus-Korpus-Grenze; ein plötzlicher Anstieg des Kontraktionsringes über Nabelhöhe deutet auf eine Uterusruptur* hin

Band|naht *f*: *→Bändernaht*

Band|re|sek|ti|on *f*: *→Syndesmektomie*

Band|rup|tur *f*: *→Bänderriss*

Band|schei|be *f* (Ⓔ intervertebral disk): ***Syn***: *Intervertebralscheibe, Zwischenwirbelscheibe, Discus intervertebralis*; aus einem gallertartigen Kern [**Nucleus pulposus**] und einem Faserknorpelring [**Anulus fibrosus**] aufgebaute Scheibe zwischen den Wirbelkörpern; oben und unten ist jede Bandscheibe mit der Deck- bzw. Grundplatte der benachbarten Wirbel über die Symphysis* intervertebralis verbunden; die Bandscheiben der Hals- und Lendenwirbelsäule sind vorne höher als hinten und die der Brustwirbelsäule hinten höher als vorne; damit tragen sie zur physiologischen doppelten S-Kurve der Wirbelsäule* bei; die Bandscheiben nehmen nach kaudal an Dicke und Umfang zu, da die Druckbelastung zunimmt; der Nucleus pulposus verleiht der Bandscheibe eine viskös-elastische Verformbarkeit, d.h., sie kann wie ein Wasserkissen Druckkräfte gleichmäßig auf Deck- und Grundplatte verteilen; der Faserring hilft dabei, Zugspannungen abzufangen; die Bandscheiben machen 1/4 der Gesamtlänge der Wirbelsäule aus; da sie im Laufe des Tages unter der Belastung und durch Wasserverlust an Höhe verlieren, kann die Körpergröße 2–3 cm abnehmen

Band|schei|ben|de|ge|ne|ra|ti|on *f* (Ⓔ intervertebral disk degeneration): ***Syn***: *regressiver Bandscheibenschaden, Chondrosis intervertebralis, Diskose*; die degenerative Bandscheibenerkrankung betrifft nicht nur die Bandscheibe, sondern Bandscheibe und angrenzende Wirbel und ist deshalb in späteren Stadien von Osteochondrose* und Spondylose* begleitet; sie ist eine Folge der anhaltenden Druckbelastung und der normalen Alterung der Bandscheibe, die mehr oder minder bereits im Kindesalter beginnt; ab dem 20. Lebensjahr treten radiäre Risse im Anulus* fibrosus und breitbasige Vorwölbungen auf; häufig kommt es zu Bandscheibenprolaps*; nach dem 60. Lebensjahr ist der Anulus* fibrosus ausgetrocknet und die Wirbelsäule versteift

Band|schei|ben|ent|fer|nung *f*: *→Bandscheibenresektion*

Band|schei|ben|ent|zün|dung *f* (Ⓔ diskitis): Discitis*

Band|schei|ben|er|kran|kung *f* (Ⓔ discopathy): Diskopathie*; *s.a. Bandscheibenprolaps, Bandscheibendegeneration*

Band|schei|ben|her|nie *f*: *→Bandscheibenprolaps*

Band|schei|ben|o|pe|ra|ti|on *f* (Ⓔ disk surgery): operative Teilentfernung der Bandscheibe [Discus* intervertebralis] oder des Bandscheibenkerns [Nucleus* pulposus] bei Bandscheibenprolaps*; befindet sich der Kern noch innerhalb des Faserrings [intradiskal] kann eine **perkutane Nukleotomie** durchgeführt werden; dabei wird der Kern mit Hilfe von Fasszangen oder Saugfräsen abgetragen; wenn der Faserring durchbrochen ist [extradiskale Lage], wird eine Bandscheibenresektion* durchgeführt

Band|schei|ben|pro|laps *m* (Ⓔ disk prolapse): ***Syn***: *Bandscheibenvorfall, Bandscheibenhernie, Diskushernie, Hernia disci intervertebralis, Nucleus-pulposus-Hernie, Nucleus-pulpo-*

B

sus-Prolaps, Diskusprolaps; beim Bandscheibenvorfall prolabiert der Gallertkern [Nucleus pulposus] durch den Faserring [Anulus fibrosus]; das in den Spinalkanal prolabierte Gewebe übt Druck auf das Rückenmark und/oder die Spinalnervenwurzel aus und führt zu Schmerzen und sog. Wurzelsyndromen; Art und Schwere der klinischen Symptome hängen von der Lokalisation und der Größe des Prolapses ab; aus biomechanischen Gründen sind meist die untere Hals- oder Lendenwirbelsäule betroffen, die Brustwirbelsäule wird dagegen kaum befallen; **ätiologisch** spielen v.a. Bandscheibendegeneration [Diskose], Bindegewebsschwäche, einseitige körperliche Belastung und Übergewicht eine Rolle; im mittleren oder höheren Alter kommt es bei schwerem Heben, seitlicher Drehbewegung oder Sprung auf den harten Boden zur Ausbildung eines akuten Vorfalls; traumatische Formen sind wesentlich seltener; die **Diagnose** beruht auf der Anamnese und der neurologischen Untersuchung; CT, MRT oder Myelographie dienen der Sicherung der Diagnose oder der Abgrenzung zur Contusio* spinalis bei traumatischen Bandscheibenvorfällen; wichtig ist, dass ein Bandscheibenvorfall auf konventionellen Röntgenaufnahmen nicht diagnostiziert werden kann!

die **Therapie** hängt von der Art des Vorfalls und der Symptomatik ab; der akute mediale Bandscheibenvorfall der Lendenwirbelsäule ist ein neurochirurgischer Notfall, der innerhalb von 24 Stunden operiert werden sollte; laterale Diskushernien können oft konservativ [Bettruhe im Akutstadium, Muskelrelaxantien, Entzündungshemmer, Krankengymnastik] behandelt werden; *s.a. Bandscheibenoperation*

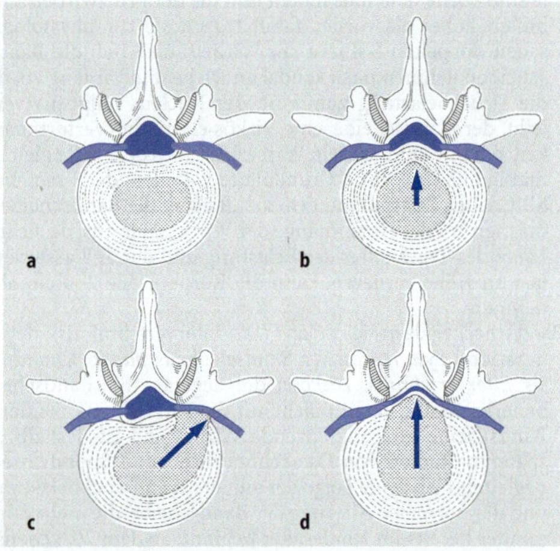

Abb. B10. Schematische Darstellung der Bandscheibendegeneration. **a** normal, **b** Protrusion, **b** lateraler Prolaps, **d** medialer Prolaps

lumbaler Bandscheibenprolaps (Ⓔ lumbar disk prolapse): der **lumbale Bandscheibenprolaps** betrifft meist die Bandscheibe zwischen dem 4. und 5. Lendenwirbel oder dem 5. Lendenwirbel und dem 1. Sakralwirbel [**lumbosakraler Bandscheibenprolaps**]; bei **medialem Bandscheibenprolaps** kommt es zur Ausbildung eines Kaudasyndroms mit anfänglich starken Rückenschmerzen; die Beinnerven sind sehr dehnungsempfindlich [Lasègue*-Zeichen] und belastungsempfindlich [Hustenschmerz]; der Schmerz lässt innerhalb von Stunden nach, und es kommt zur Ausbildung von Muskelschwäche oder schlaffer Lähmung; die Bandscheibenoperation sollte innerhalb von 24 Stunden durchgeführt werden, da es eine positive Korrelation zwischen Frühoperation und Besserung der Symptome gibt

der **laterale lumbale Bandscheibenprolaps** ist eine der häufigsten neurologischen Erkrankungen; meist berichten die Patienten über wiederholte Hexenschüsse, d.h. Bandscheibenprolaps*, in der Vergangenheit; irgendwann kommt es dann zum dorsolateralen Vorfall, wobei dieser meist durch eine plötzliche Belastung [schweres Heben, Drehbewegung] ausgelöst wird; die **Symptome** des Wurzelsyndroms* hängen von der Lokalisation des Vorfalls ab; i.d.R. überwiegen aber die sensiblen Störungen [segmentale Schmerzen, Missempfindungen, Hypästhesie, Hypalgesie], im weiteren Verlauf kommen dann noch Muskelschwächen hinzu; in ca. 80 % der Fälle ist ein Nervendehnungsschmerz [Lasègue*-Zeichen] vorhanden; solange keine Lähmung vorliegt, kann eine konservative Behandlung ausreichend sein; ausgeprägte Muskelschwäche oder Lähmung ist aber eine Indikation zur Bandscheibenoperation*

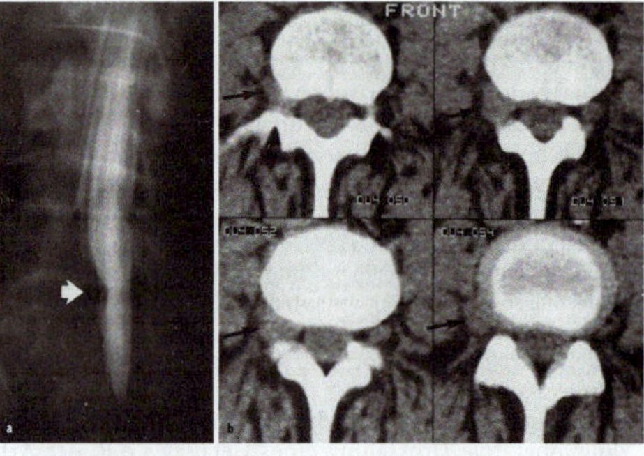

Abb. B11. Lumbaler Bandscheibenprolaps rechts. **a** lumbales Myelogramm, **b** Computertomogramm

thorakaler Bandscheibenprolaps (Ⓔ thoracic disk prolapse): Bandscheibenvorfälle im Brustbereich sind sehr selten, da die Brustwirbelsäule den geringsten Bewegungsfreiraum hat; meist handelt es sich um einen traumatischen Bandscheibenprolaps mit Wirbelluxation; die Therapie besteht dann in operativer Ausräumung und Stabilisierung

zervikaler Bandscheibenprolaps (Ⓔ cervical disk prolapse): zervikale Bandscheibenvorfälle betreffen meist die unteren Halsbandscheiben; insgesamt wesentlich seltener als lumbaler Bandscheibenprolaps, v.a. der **mediale zervikale Bandscheibenprolaps** ist eine Rarität, kann aber eine akute Querschnittssymptomatik hervorrufen; traumatische Formen gehen mit einer Wirbelluxation einher und können eine Querschnittslähmung verursachen

der **laterale zervikale Bandscheibenprolaps** hat die gleiche Ätiologie und Pathogenese wie der lumbale Bandscheibenprolaps; die **Symptomatik** hängt von Lokalisation und Größe des Vorfalls ab [*s.a. zervikales Wurzelsyndrom*]; bei kleineren Hernien ist die **Therapie** meist konservativ, bei größeren Hernien muss der Vorfall ausgeräumt werden; *s.a. Bandscheibenoperation*

Band|schei|ben|re|sek|ti|on *f* (Ⓔ disk removal): *Syn*: *Bandscheibenentfernung, Diskektomie*; operative Teilentfernung der Bandscheibe [Discus intervertebralis] bei Bandscheibenprolaps*; früher wurde eine Laminektomie* mit anschließender Abtragung des Prolaps und größerer Teile der Bandscheibe durchgeführt; heute beschränkt man sich meist auf eine **intralaminäre Fensterung** unter Vergrößerung durch eine Lupe oder Operationsmikroskop; die **perkutane Diskektomie** [z.T. als **Laser-Diskektomie**] wird nur relativ selten eingesetzt

Band|schei|ben|scha|den *m* (Ⓔ intervertebral disk disease): Diskopathie*; *s.a. Bandscheibenprolaps, Bandscheibendegeneration*

regressiver Bandscheibenschaden: *→Bandscheibendegeneration*

Band|schei|ben|syn|drom *nt* (Ⓔ disk syndrome): Bezeichnung für die durch einen Bandscheibenprolaps* ausgelöste neurologische Symptomatik

Band|schei|ben|vor|fall *m*: *→Bandscheibenprolaps*

Band|ver|bin|dung *f* (Ⓔ fibrous joint): *Syn*: *Junctura fibrosa, Articulatio fibrosa*; ununterbrochene, starre Verbindung

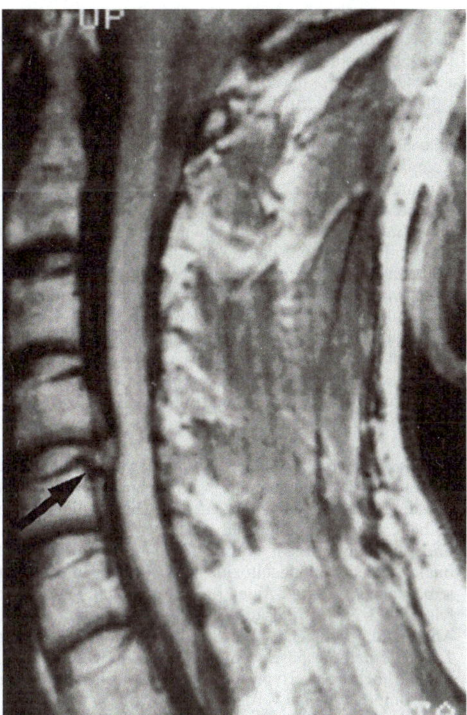

Abb. B12. Zervikaler Bandscheibenprolaps im MRT

zweier Knochen durch straffes Bindegewebe

Band|wurm|an|ä|mie *f* (Ⓔ Diphyllobothrium anemia): Vitamin B_{12}-Mangelanämie* bei Fischbandwurmbefall*

Band|wurm|be|fall *m* (Ⓔ teniasis): durch Bandwürmer der Familie **Taeniidae** [Taenia*, Echinococcus*] hervorgerufene Wurmerkrankung; oft gleichgesetzt mit Taeniasis*

Band|wür|mer *pl* (Ⓔ tapeworms): ***Syn***: *Zestoden, Cestoda, Cestodes, Cestoden*; aus dem Kopfteil [**Scolex**] und einer aus einzelnen Gliedern [**Proglottiden**] bestehenden Körperkette [**Strobila**] aufgebaute, bis zu 15 m lange, ubiqitär verbreitete Parasiten von Tier und Mensch; Bandwürmer haben keinen Darm, sondern nehmen Nahrung mittels Osmose* auf; medizinisch wichtige Gattungen sind u.a. Taenia*, Echinococcus*, Diphyllobothrium*

Band|wurm|fin|ne *f*: → *Blasenwurm*

Band|wurm|mit|tel *nt* (Ⓔ teniacide; cestocide): Taenizid, Taenicidum; Zestozid, Cestocid

Bang: Bernhard Lauritz Frederik Bang; 1848–1932; dänischer Bakteriologe (Kopenhagen)

Bang-Bazillus *m* (Ⓔ Bang's bacillus): ***Syn***: *Brucella abortus, Bacterium abortus Bang*; Erreger der Rinderbrucellose* und von Brucellosen* des Menschen

Bang-Krankheit *f* (Ⓔ **1.** Bang's disease **2.** bovine brucellosis): **1.** ***Syn***: *Febris undulans Bang, Morbus Bang*; durch **Brucella abortus**-Arten hervorgerufene Brucellose* des Menschen mit undulierendem Fieber **2.** ***Syn***: *Rinderbrucellose*; auf den Menschen übertragbare, primär Rinder, Pferde und Schafe betreffende Infektionskrankheit durch **Brucella abortus**-Arten, die zu Fehlgeburten führt

Bankart: Arthur Bankart; 1879–1951; englischer Chirurg (London)

Bankart-Läsion *f* (Ⓔ Bankart's lesion): *s.u. Schulterluxation*

knöcherne Bankart-Läsion *f* (Ⓔ osseous Bankart's lesion): *s.u. Schulterluxation*

Bannayan: **Bannayan-Riley-Ruvalcava-Syndrom** *nt* (Ⓔ Bannayan-Riley-Ruvalcava syndrome): autosomal-dominantes Syndrom mit Makrozephalie*, multiplen Hamartomen*, Polyposis* intestinalis und Pigmentanomalien

Bannister: Henry Martyn Bannister; 1844–1920; amerikanischer Arzt

Bannister-Krankheit *f*: → *Quincke-Ödem*

Bannwarth: Alfred Bannwarth; 1903–1970; deutscher Neurologe

Bannwarth-Syndrom *nt* (Ⓔ Bannwarth's syndrome): im Rahmen eines Lyme-Disease* auftretende lymphozytäre Meningoradikulitis* mit Areflexie, Extremitätenlähmung und Fazialisparese*

Banti: Guido Banti; 1852–1925; italienischer Pathologe (Florenz)

Banti-Aszites *m* (Ⓔ Banti's ascites): *s.u. Banti-Krankheit*

Banti-Krankheit *f* (Ⓔ Banti's syndrome): ***Syn***: *Banti-Syndrom*; langfristig zu Störungen des hämatopoetischen Systems und Leberzirrhose* führende Hepatosplenomegalie* bei primärer oder sekundärer Milzerkrankung; verläuft in drei klinisch abgrenzbaren Stadien [**Stadium 1:** Störung des hämatopoetischen Systems; **Stadium 2:** Subikterus, Urobilinurie; **Stadium 3:** Leberzirrhose, **Banti-Aszites, Kachexie**]

BÄO *Abk.*: Bundesärzteordnung

BAP *Abk.*: **1.** Bergarbeiter-Pneumokoniose **2.** Bleomycin, Adriamycin, Prednison **3.** Blutagarplatte

BAPN *Abk.*: β-Aminopropionitril

Bap|to|to|xin *nt*: → *Cytisin*

BAR *Abk.*: Bakterien-Agglutinationsreaktion

Bar-, bar- *präf.*: → *Baro-*

Bar|a|gno|sis *f* (Ⓔ baragnosis): ***Syn***: *Abarognosis*; Verlust des Gewichtssinns

Bárány: Robert Bárány; 1876–1936; österreichischer Ohrenarzt (Wien, Uppsala); erhielt 1914 den Nobelpreis für Medizin für seine Arbeiten auf den Gebiet der Physiologie des Gleichgewichtsapparates

Bárány-Kalorisation *f* (Ⓔ Bárány's caloric test): ***Syn***: *Bárány-Versuch*; kalorische Prüfung der Labyrinthfunktion; warmes Wasser wird in den äußeren Gehörgang gespült; die einseitige Erwärmung des Labyrinths löst einen Nystagmus* zur erwärmten Seite aus

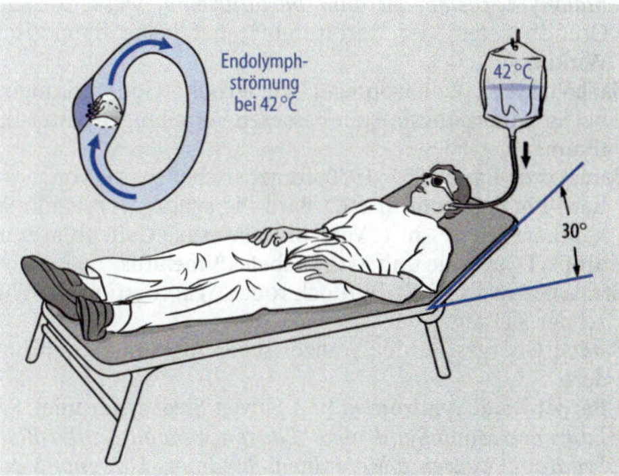

Abb. B13. Bárány-Kalorisation

Bárány-Syndrom *nt* (Ⓔ Bárány's syndrome): ***Syn***: *Hemicrania cerebellaris*; durch halbseitigen Kopfschmerz, Vestibularisschwindel, Schwerhörigkeit und Ohrensausen gekennzeichnete seröse Meningitis* in der hinteren Schädelgrube

Bárány-Versuch *m*: → *Bárány-Kalorisation*

Bárány-Zeigeversuch *m* (Ⓔ Bárány's pointing test): Test zur Prüfung der Koordination bei Verdacht auf Labyrinth- oder Kleinhirnschädigung; der Patient hält bei geöffneten Augen einen Arm gerade nach oben und senkt ihn dann langsam soweit nach unten, dass der vorgestreckte Zeigefinger unmittelbar gegenüber dem Zeigefinger des Untersuchers steht; danach führt er dieselbe Bewegung wiederholt mit geschlossenen Augen durch; bei einseitiger vestibulärer oder zerebellärer Schädigung weicht der Arm bei geschlossenen Augen zur erkrankten Seite hin ab

B

Bar|äs|the|sie *f* (Ⓔ baresthesia): Drucksinn, Gewichtssinn
Bar|äs|the|si|o|me|ter *nt* (Ⓔ baresthesiometer): *Syn*: *Drucksinnmesser, Gewichtssinnmesser*; Gerät zur Messung des Druck-/Gewichtssinns [Barästhesie]
Bar|ba *f* (Ⓔ barba): Barthaare, Bart; *s.a. Terminalhaar, Haar*
Bar|be|xa|clon *nt* (Ⓔ barbexaclone): Antiepileptikum*
Bar|bi|tal *nt* (Ⓔ barbital): *Syn*: *Diäthylbarbitursäure, Diethylbarbitursäure, Diethylmalonylharnstoff, Diethylmalonylurea, Diemalum*; zuerst verwendetes Barbiturat* mit langanhaltender Wirkung [HWZ 96 h]; wird heute nur noch bei schweren Schlafstörungen als Durchschlafmittel verwendet
Bar|bi|ta|lis|mus *m* (Ⓔ barbitalism): *Syn*: *Barbiturismus*; (chronische) Barbituratvergiftung; die leichte Barbituratvergiftung ähnelt einer Alkoholvergiftung; bei schwerer Barbituratvergiftung kommt es zu Bewusstlosigkeit, Koma und Atemlähmung; **Therapie**: Magenspülung, forcierte Diurese, künstliche Beatmung bei Atemlähmung
Barbiturat-Alkohol-Tranqilizer-Typ *m* (Ⓔ barbiturate-alcohol type dependence): *s.u. Abhängigkeit*
Bar|bi|tu|ra|te *pl* (Ⓔ barbiturates): als Schlaf-, Beruhigungs- und Narkosemittel eingesetzte Derivate der Barbitursäure*; nach der Wirkungsdauer unterscheidet man **kurz** [HWZ bis 8 h], **mittel** [HWZ 8–16 h] und **lang wirksame Barbiturate** [HWZ mehr als 16 h]; Barbiturate werden nach oraler Aufnahme gut und schnell resorbiert; kurz wirksame Barbiturate werden in der Leber abgebaut, lang wirkende Barbiturate über die Niere ausgeschieden; wiederholte Barbituratapplikation führt zu Enzyminduktion in der Leber und damit zu Toleranzentwicklung, die zu einer Dosissteigerung führt; Barbiturateinnahme ist mit der Gefahr einer Gewohnheitsbildung [meist problemlose Entwöhnung] oder gar **Barbituratsucht** verbunden, die zu Entzugserscheinungen [Übererregbarkeit, Schwächegefühl, Angst, Tremor, Krampfanfälle, Psychosen] führt; *s.a. Barbitalismus*
Bar|bi|tu|rat|sucht *f* (Ⓔ barbiturate dependency): *Syn*: *Abhängigkeit vom Barbiturattyp*; *s.u. Barbiturate*
Bar|bi|tu|rat|ver|gif|tung *f*: *→Barbitalismus*
Bar|bi|tu|ris|mus *m*: *→Barbitalismus*
Bar|bi|tur|säu|re *f* (Ⓔ barbituric acid): *Syn*: *4-Hydroxyuracil, Malonylharnstoff, Acidum barbituricum*; wasserlöslicher Grundbaustein der Barbiturate*; hat keine hypnotische Wirkung
Bar|bo|ta|ge *f* (Ⓔ barbotage): wiederholte Liquoransaugung bei Spinalanästhesie* zur besseren Verteilung des Anästhetikums
Bard: Louis Bard; 1857–1930; französischer Arzt (Lyon)
  Bard-Pic-Syndrom *nt* (Ⓔ Bard-Pic syndrome): Pankreaskopfkarzinom* mit Verschlussikterus, Gallenblasenhydrops, Dyspepsie und evtl. Diabetes* mellitus
Bar|da|nae ra|dix *f* (Ⓔ burdock root): *Syn*: *Arctii radix*; Wurzel der Klette*
Bardet: Georges Bardet; französischer Arzt im 20. Jahrhundert
  Bardet-Biedl-Syndrom *nt* (Ⓔ Bardet-Biedl syndrome): *Syn*: *Laurence-Moon-Syndrom, Laurence-Moon-Bardet-Biedl-Syndrom, Laurence-Moon-Biedl-Syndrom, Laurence-Moon-Biedl-Bardet-Syndrom, dienzephaloretinale Degeneration*; autosomal-rezessives Fehlbildungssyndrom mit Retinopathie*, Adipositas*, Innenohrschwerhörigkeit* und leichter Intelligenzminderung
Bä|ren|trau|be *f* (Ⓔ bearberry): *Syn*: *Arctostaphylos uva ursi*; Pflanze aus der Familie der Heidekrautgewächse [Ericaceae]; verwendet werden die Laubblätter [**Bärentraubenblätter, Uvae ursi folium**], die Hydrochinonderivate [z.B. Arbutin] enthalten, aus denen im alkalischen Harn Hydrochinon freigesetzt wird; **Anw.**: als Aufguss [**Bärentraubenblättertee**] bei Harnwegsinfekten; in der Homöopathie Verwendung bei Nieren- und Blasenleiden
Bä|ren|trau|ben|blät|ter *pl* (Ⓔ bearbery leaves): *Syn*: *Uvae ursi folium*; *s.u. Bärentraube*
Ba|ri|um *nt* (Ⓔ barium): als Röntgenkontrastmittel* verwendetes zweiwertiges Erdalkalimetall; alle wasserlöslichen Bariumverbindungen sind toxisch, die als Röntgenkontrastmittel verwendeten wasserunlöslichen Verbindungen aber ungefährlich
  Barium sulfuricum: *→Bariumsulfat*
  Barium sulfuricum purissimum (Ⓔ barium sulfate extra pure): hochreines Bariumsulfat*; *s.u. Bariumbrei*
Ba|ri|um|brei *m* (Ⓔ barium meal): aus hochreinem Bariumsulfat [**Barium sulfuricum purissimum**] hergestellter Brei für die Kontrastmitteldarstellung des Magen-Darm-Traktes
Ba|ri|um|kon|trast|ein|lauf *m* (Ⓔ barium contrast enema): *Syn*: *Kolonkontrasteinlauf, Kontrasteinlauf*; Darmeinlauf mit bariumhaltiger Flüssigkeit zur Doppelkontrastdarstellung
Ba|ri|um|staub|lun|ge *f*: *→Barytose*
Ba|ri|um|sul|fat *nt* (Ⓔ barium sulfate): *Syn*: *Barium sulfuricum*; unlösliches und damit ungiftiges Bariumsalz, das als Röntgenkontrastmittel* eingesetzt wird
Bär|lapp *m* (Ⓔ club moss): *Syn*: *Lycopodium clavatum*; Pflanze aus der Familie der Bärlappgewächse [Lycopodiaceae]; verwendet wird das im späten Frühjahr/Frühsommer gesammelte Kraut [**Lycopodii herba**]; enthält geringe Mengen an Chinolinalkaloiden* [u.a. Lycopodin, Dihydrolycopodin, Lycodolin, Lycodin]; **Anw.**: traditionell bei Nieren- und Blasenleiden sowie als Emmenagogum* und Spasmolytikum*
Bär|lauch *m* (Ⓔ ramson): *Syn*: *Allium ursinum*; Pflanze aus der Familie der Liliengewächse [Alliaceae]; verwendet werden die oberirdischen Pflanzenteile [**Allii ursini herba**, sie enthalten geringe Mengen ätherisches Öl mit Vinyldisulfid und Vinylpolysulfiden] und die Zwiebel [**Allii ursini bulbus**], die u.a. Cysteinsulfoxide [z.B. Alliin], Thiosulfinate [z.B. Allicin], Dithiine, Ajoen [und Homologe], Methylallyltrisulfid, freie Aminosäuren* und Fructosan* enthält; **Anw.**: wie Knoblauch* bei Störungen im Magen-Darm-Trakt, Verdauungsbeschwerden und Blähungen; ebenfalls bei Bluthochdruck [Hypertonie*] und Arteriosklerose*; in der Homöopathie bei Verdauungsschwäche
Barlow: **1.** Sir Thomas Barlow; 1845–1945; englischer Kinderarzt (London) **2.** John Brereton Barlow; geb. 1924; südafrikanischer Kardiologe
  Barlow-Syndrom *nt*: *→Mitralklappenprolaps-Syndrom*
Baro-, baro- *präf.*: Wortelement mit der Bedeutung „Druck/Schwere/Gewicht"
Ba|rock|en|gel *m* (Ⓔ cherubic appearance): *s.u. Cherubismus*
Ba|ro|gno|sis *f, pl* **-ses** (Ⓔ barognosis): Gewichtssinn
Ba|ro|o|ti|tis *f, pl* **-ti|ti|den**: *→Barotitis*
Ba|ro|re|zep|tor *m* (Ⓔ baroreceptor): *Syn*: *Druckrezeptor, Barosensor*; auf eine Druck- oder Volumenänderung ansprechender Rezeptor
Ba|ro|sen|sor *m*: *→Barorezeptor*
Ba|ro|si|nu|si|tis *f* (Ⓔ barosinusitis): *Syn*: *Fliegersinusitis, Aerosinusitis*; durch eine (plötzliche) Luftdruckänderung hervorgerufene Entzündung der Nasennebenhöhlen [Sinusitis*]
ba|ro|si|nu|si|tisch *adj* (Ⓔ barosinusitic): Barosinusitis betreffend, von ihr betroffen oder gekennzeichnet
Ba|ros|ma be|tu|li|na *f*: *→Bucco*
Barosma-betulina-Blätteröl *nt* (Ⓔ buchu oil): *s.u. Bucco*
Ba|ros|mae fo|li|um *nt* (Ⓔ buchu leaf): getrockneten Blätter von Bucco*
Ba|ro|ti|tis *f* (Ⓔ barotitis): *Syn*: *Fliegerotitis, Aerotitis, Aero-otitis, Barootitis, Otitis barotraumatica*; durch eine (plötzliche) Luftdruckänderung hervorgerufene Mittelohrentzündung [Otitis* media]
ba|ro|ti|tisch *adj* (Ⓔ barotitic): Barotitis betreffend, von ihr betroffen oder gekennzeichnet
Ba|ro|trau|ma *nt* (Ⓔ barotrauma): *Syn*: *Druckverletzung*; durch eine plötzliche Druckänderung verursachte Schädigung; *s.a. Barotitis, Barosinusitis*
Barr: **1.** Murray Llewellyn Barr; kanadischer Anatom (Ontario) im 20. Jahrhundert **2.** Yvonne M. Barr; geb. 1932; englische Virologin
  Barr-Körper *m* (Ⓔ Barr body): *Syn*: *Sexchromatin, Geschlechtschromatin, X-Chromatin, Barr-Körperchen*; bei Frauen in der Nähe der Kernmembran liegender Chromatinkörper, der vom inaktivierten X-Chromosom gebildet wird; *s.a. Drumstick*
Barré: Jean Alexandre Barré; 1880–1967; französischer Neurologe (Straßburg)

Barré-Liéou-Syndrom *nt* (Ⓔ Barré-Liéou syndrome): *Syn*: *Migraine cervicale*; veraltete Bezeichnung für Kopfschmerzen bei zervikozephalem Syndrom*

Barrett: Norman Rupert Barrett; 1903–1979; englischer Chirurg (London)

Barrett-Karzinom *nt* (Ⓔ Barrett's cancer): *s.u. Barrett-Ösophagus*

Barrett-Ösophagus *m* (Ⓔ Barrett's esophagus): *Syn*: *Barrett-Syndrom, Endobrachyösophagus*; durch narbige Abheilung und Stenose von Geschwüren der unteren Ösophagusschleimhaut [**Barrett-Ulkus**] verursachte Schleimhautschrumpfung; Präkanzerose eines Adenokarzinoms der ösophagogastralen Übergangszone [**Barrett-Karzinom**]

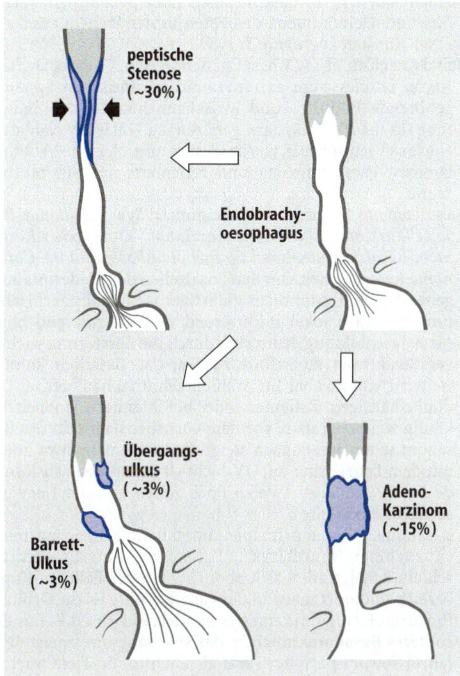

Abb. B14. Komplikationen des Endobrachyösophagus

Bart *m* (Ⓔ beard): Barba; *s.a. Terminalhaar, Haar*

Bartels: **Bartels-Brille** *f* (Ⓔ Bartels' spectacles): Spezialrille* mit Gläsern einer Brechkraft von +20 dpt zur Nystagmusprüfung

Bart|flech|te *f*: **1.** →*Folliculitis simplex barbae* **2.** →*Tinea barbae*

tiefe Bartflechte: →*Tinea barbae*

Bart|haa|re *pl* (Ⓔ beard): Barba; *s.a. Terminalhaar, Haar*

Bartholin: Caspar Bartholin; 1655–1738; dänischer Anatom (Kopenhagen)

Bartholin-Abszess *m* (Ⓔ bartholinian abscess): *Syn*: *bartholinischer Abszess*; Pseudoabszess bei Bartholinitis*; wird heute richtiger als **Bartholin-Empyem** bezeichnet

Bartholin-Drüse *f* (Ⓔ Bartholin's gland): muköse Drüse im unteren Drittel der kleinen Schamlippen

Bartholin-Zyste *f* (Ⓔ Bartholin's cyst): seröse Zyste des Ausführungsganges der Bartholin*-Drüse

Bar|tho|li|ni|tis *f, pl* **-ti|den** (Ⓔ bartholinitis): Entzündung der Bartholin*-Drüse oder des Ausführungsganges der Drüse; die entzündliche Schwellung führt zum Verschluss des Ausführungsganges und zur Eiteransammlung in der Drüse [**Bartholin-Empyem**]; **Therapie**: in der akuten Phase konservativ [Rotlicht, lokale Schmerzbehandlung]; bleibt Spontanruptur aus, wird inzidiert und die Empyemwand mit der äußeren Haut vernäht [Marsupalisation]; die Funktion der Drüse bleibt bei diesem Vorgehen erhalten

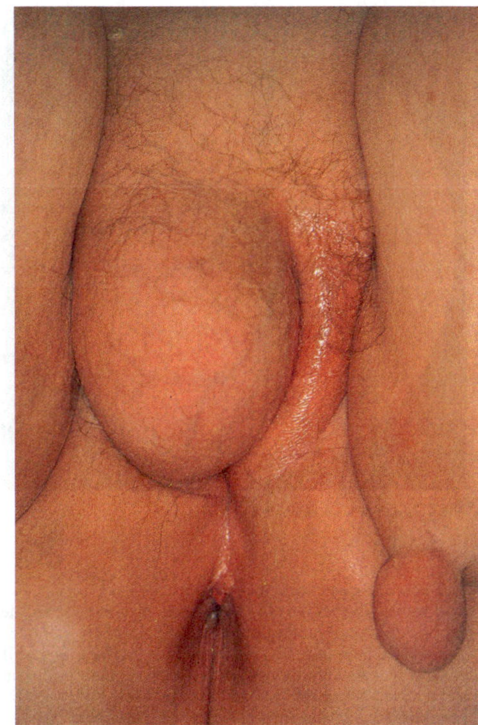

Abb. B15. Bartholinitis

bar|tho|li|ni|tisch *adj* (Ⓔ bartholinitic): Bartholinitis betreffend, von ihr betroffen oder gekennzeichnet

Bart|mü|cken *pl* (Ⓔ Culicoides): *Syn*: *Culicoides*; zu den **Gnitzen** gehörende Mückengattung; Überträger verschiedener Filarien [z.B. Mansonella* perstans]

Barton: John Rhea Barton; 1794–1871; amerikanischer Chirurg (Philadelphia)

Barton-Fraktur *f* (Ⓔ Barton's fracture): distale Radiusfraktur* mit Abbruch der dorsalen Kante [partielle Gelenkfraktur] und Dislokation der Handwurzel nach volar und proximal

reversed Barton-Fraktur *f* (Ⓔ reversed Barton's fracture): distale Radiusfraktur* mit Abbruch der volaren Kante [partielle Gelenkfraktur]

Bar|to|nel|la *f* (Ⓔ Bartonella): gramnegative, aerobe, teilweise begeißelte, polymorphe Bakterien der Familie **Bartonellaceae**; enthält mindestens 4 humanpathogene Arten

Tab. B16. Bartonella. Species und Krankheiten

Arten	Krankheiten
B. henselae	Katzenkratzkrankheit, bazilläre Angiomatose, bazilläre Peliose, Fieber, Bakteriämie, Endokarditis
B. quintana	Wolhyn-Fieber, bazilläre Angiomatose, bazilläre Peliose, Fieber, Bakteriämie, Endokarditis
B. elizabethae	Endokarditis
B. bacilliformis	Oroya-Fieber, Verruga peruana

Bartonella bacilliformis (Ⓔ Bartonella bacilliformis): in Südamerika [v.a. Peru] z.T. endemisch vorkommende Art; wird durch die südamerikanische Sandmücke [Lutzomyia verrucarum u.a.] auf den Menschen übertragen und kann

B

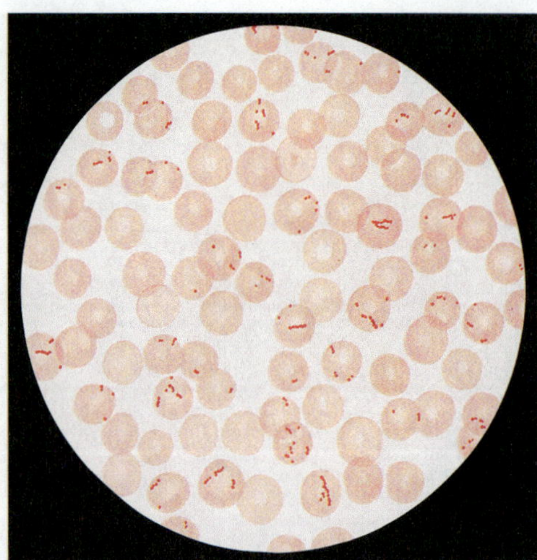
Abb. B17. Bartonella bacilliformis

eine Bartonellose* verursachen [*Abb. B17*]

Bartonella elizabethae (Ⓔ Bartonella elizabethae): wurde als Ursache von Endokarditiden identifiziert

Bartonella henselae (Ⓔ Bartonella henselae): weltweit vorkommende Art, die beim Menschen, Katzen und dem Katzenfloh gefunden wurde; Erreger der Katzenkratzkrankheit*; bei abwehrgeschwächten Patienten [v.a. bei HIV-Infektion] kann Bartonella henselae zu einem chronisch rezidivierenden Fieber führen; schwerer sind aber die **bazilläre Angiomatose**, die auf die Haut beschränkt ist, und die **bazilläre Peliose**, bei der es zur Bildung erregergefüllter Zysten vorwiegend in Leber und Milz kommt

Bartonella quintana (Ⓔ Bartonella quintana): früher als Rickettsia quintana oder Rochalimaea quintana bezeichneter Erreger des Fünftagefiebers*; kann genau wie Bartonella* henselae eine bazilläre Angiomatose oder Peliose verursachen und wurde auch als Ursache von Endokarditiden identifiziert

Bar|to|nel|lo|se *f* (Ⓔ bartonellosis): ***Syn:*** *Carrión-Krankheit, Bartonellosis*; in Südamerika vorkommende Infektionskrankheit durch **Bartonella bacilliformis;** im Primärstadium Ausbildung einer fieberhaften hämolytischen Anämie [**Oroyafieber**] mit hoher Letalität [50 %]; später Entwicklung harmloser Hautwarzen [Verruga* peruana]; **Diagnose:** lichtmikroskopischer Erregernachweis in Blut oder Gewebeproben; Anzucht in Blutagar; Nachweis agglutinierender Antikörper; **Therapie:** Chloramphenicol*; evtl. Penicillin*, Tetracyclin*, Cotrimoxazol*

Bar|to|nel|lo|sis *f*: *→ Bartonellose*

Bart|pilz|flech|te *f*: *→ Tinea barbae*

Bartter: Frederic Crosby Bartter; 1914–1983; amerikanischer Endokrinologe (Bethesda)

Bartter-Schwartz-Syndrom *nt*: *→ Syndrom der inadäquaten ADH-Sekretion*

Bartter-Syndrom *nt* (Ⓔ Bartter's syndrome): seltene, autosomal-rezessive Endokrinopathie mit hyperreninämischem Hyperaldosteronismus*, gesteigerter Aktivität des Kallikrein-Kinin-Systems* und Synthesesteigerung der Prostaglandine* [v.a. Prostaglandin E_2]; **klinisch** unterscheidet man das sog. **true Bartter's syndrome** [metabolische Alkalose*, Normo- bis Hyperkalzurie*] vom **Gitelman-Syndrom** [hypokaliämische Alkalose*, Hypokalzurie*, Hypomagnesiämie*]; **Therapie:** Prostaglandinsynthesehemmer, ACE-Hemmer, kaliumreiche Kost

Bart|tri|cho|phy|tie *f*: *→ Tinea barbae*

Bar|u|rie *f* (Ⓔ baruria): Ausscheidung eines konzentrierten Harns mit hohem spezifischen Gewicht

Ba|ry|to|se *f* (Ⓔ barytosis): ***Syn:*** *Barytstaublunge, Schwerspatstaublunge, Bariumstaublunge*; durch chronisches Einatmen von Bariumsulfatstaub entstehende gutartige, nicht zu Einschränkungen der Lungenfunktion führende Staublunge*

Ba|ryt|staub|lun|ge *f*: *→ Barytose*

BAS *Abk.*: *→ Ballonatrioseptostomie*

Bas. *Abk.*: *→ basophiler Granulozyt*

Bas-, bas- *präf.*: *→ Baso-*

ba|sal *adj* (Ⓔ basal): an der Basis liegend, Basis betreffend; fundamental, grundlegend; den Ausgangswert bezeichnend

basal acid output *nt*: *→ Basalsekretion*

Ba|sal|fi|bro|id *nt*: *→ Angiofibrom 2.*

Ba|sal|fi|brom *nt*: *→ Angiofibrom 2.*

Ba|sal|fre|quenz *f* (Ⓔ baseline heart rate): ***Syn:*** *Basisfrequenz, Baseline*; Herzfrequenz des Feten in der Wehenpause; *s.a. Essay Kardiotokographie S. 1089*

Ba|sal|gan|gli|en *pl* (Ⓔ basal ganglia): ***Syn:*** *Stammganglien, Nuclei basales*; zum extrapyramidalmotorischen System* gehörende Endhirn- und Zwischenhirnkerne mit Bedeutung für die Motorik; dazu gehören u.a. Nucleus* caudatus, Nucleus* lentiformis, Corpus* striatum, Nucleus* subthalamicus, Pars compacta und reticularis der Substantia* nigra

Ba|sa|li|om *nt* (Ⓔ basal cell carcinoma): ***Syn:*** *Basalioma, Basalzellkarzinom, Basalzellenkarzinom, Krompecher-Karzinom, Basalzellepitheliom, Epithelioma basocellulare, Carcinoma basocellulare*; von den Basalzellen der Epidermis ausgehender, häufigster nicht-gutartiger [semimaligner] Hauttumor; wächst lokal infiltrierend und destruierend ohne Metastasenbildung, kann aber durch die Zerstörung wichtiger Strukturen zum Tode führen; das Basaliom kommt weltweit vor, ist aber bei Weißen zehnmal häufiger als bei dunkelhäutigen Patienten und bei Männern doppelt so häufig wie bei Frauen; vor dem 40. Lebensjahr tritt das Basaliom selten auf, danach steigt die Inzidenz in etwa linear mit dem Lebensalter an; UV-Licht ist der stärkste auslösende Faktor; daneben spielen noch Arsen und der Naevus* sebaceus eine Rolle

Basaliome können prinzipiell überall am Körper auftreten [Ausnahme: Handflächen, Fußsohlen, Mund-, Genitalschleimhaut], finden sich aber in 90 % der Fälle im Kopfbereich und dort meist in der Gesichtsmitte [Nase, Orbital-, Präaurikularregion]; anfangs handelt es sich i.d.R. um ein solitäres Basaliomknötchen, das sehr langsam [meist über Jahre] sowohl peripherwärts als auch in die Tiefe wächst; die häufigste Form ist das **knotige Basaliom**, das in seltenen Fällen auch pigmentiert ist [**pigmentiertes Basaliom**] und dann evtl. nur schwer von einem malignen Melanom* unterschieden werden kann; nach längerem Wachstum kommt es i.d.R. zum geschwürigen Zerfall und die Patienten suchen den Arzt auf, weil sie eine Wunde haben, die nie ganz abheilt; breitet sich dieses **exulzerierende Basaliom** vorwiegend horizontal aus [z.B. an der Kopfhaut], spricht man von **Ulcus rodens**, geht das Wachstum dagegen mehr in die Tiefe [über Weichteilen], handelt es sich um ein **Ulcus terebrans;** früher führten riesige exulzerierende Basaliome zu Mutilation von Nase, Ohren, Mund etc., heute sieht man diese Fälle aber nur noch in den Ländern der dritten Welt

die **Therapie** der Wahl ist die Exzision mit knappem Sicherheitsabstand; ist das nicht möglich, können **fraktionierte Kürettage** [auch **Mohs-Technik**; Auskratzen in mehreren Sitzungen mit kleiner Kürette und spontaner Wundheilung; zeigt erstaunlich gute Narben, neigt aber zum Rezidiv], Röntgenbestrahlung [cave: ungenügende Bestrahlung kann zu Mutation und Bildung **verwilderter Basaliome** mit Metastasierung führen] oder Kryotherapie und 5-Fluorouracil topisch [nur bei oberflächlichem Basaliom] versucht werden

nävoide Basaliome: *→ Gorlin-Goltz-Syndrom*

noduläres Basaliom (Ⓔ nodular basal cell carcinoma): knotiges Basaliom; *s.u. Basaliom*

nodulo-ulzeröses Basaliom (Ⓔ nodulo-ulcerative basal cell carcinoma): exulzerierendes Basaliom; *s.u. Basaliom*

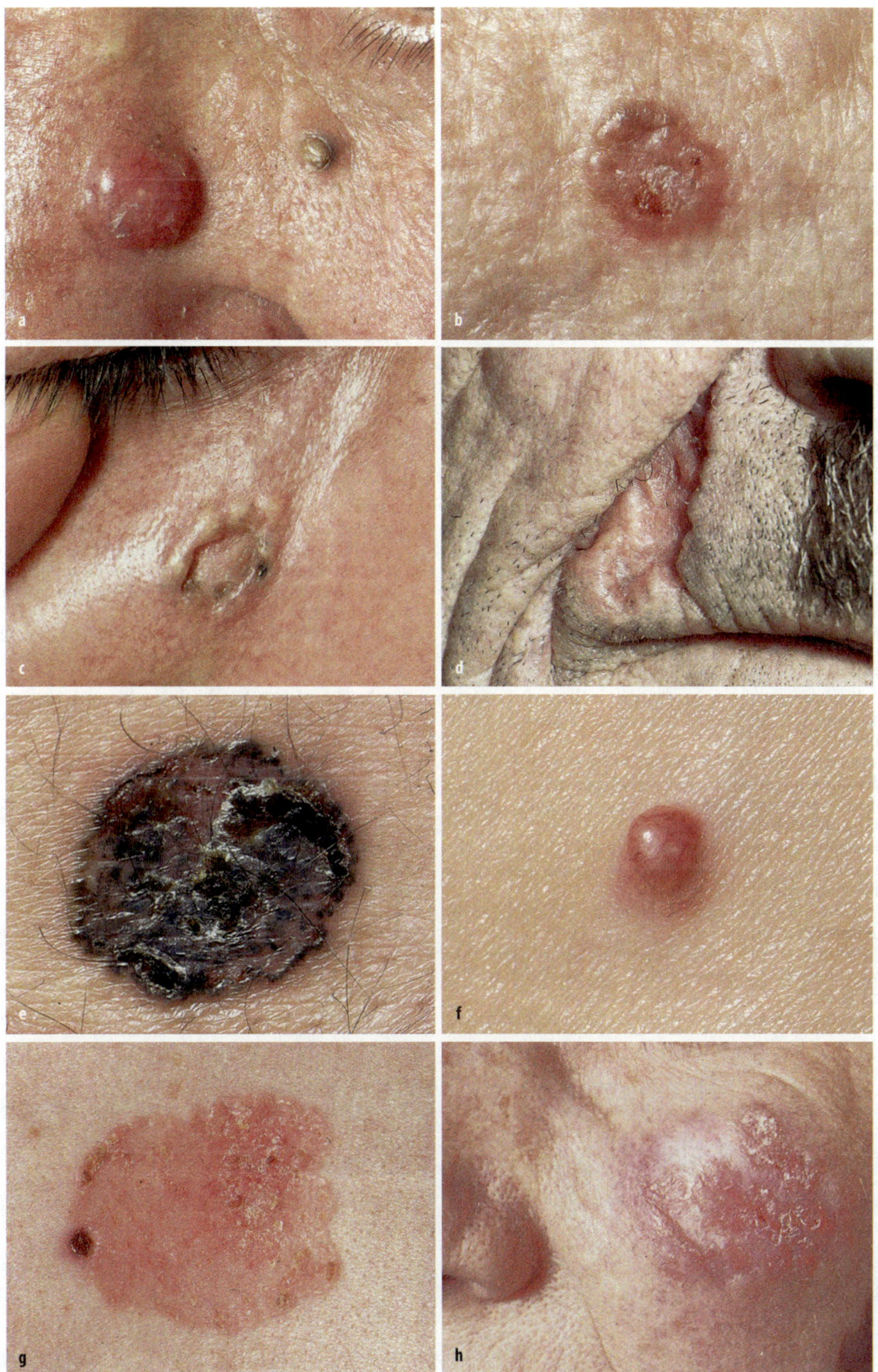

Abb. B18. Basaliome. **a** knotiges Basaliom, **b** zentral eingesunkenes Basaliom, **c** zentral atrophes Basaliom, **d** atrophes Basaliom, **e** pigmentiertes Basaliom, **f** zystisches Basaliom, **g** oberflächliches Basaliom, **h** sklerodermiformes Basaliom

oberflächliches Basaliom (Ⓔ superficial basal cell carcinoma): *Syn*: *Rumpfhautbasaliom, psoriasiformes Basaliom*; eher seltene Basaliomform, v.a. am Rumpf; meist handelt es sich um mehrere nummuläre Herde, die leicht gerötet und nur etwas eingesunken sind; am Rand steht ein Saum von Basaliomknötchen; früher häufig bei chronischer Arsenvergiftung

psoriasiformes Basaliom: → *oberflächliches Basaliom*

sklerodermiformes Basaliom (Ⓔ sclerosing basal cell carcinoma): *Syn*: *sklerosierendes Basaliom*; seltenste Basaliom-

variante, die schwer zu diagnostizieren ist, weil die Herde im Hautniveau liegen und sich nur durch eine sklerodermiforme Infiltration und Schrumpfung auszeichnen
sklerosierendes Basaliom: *→ sklerodermiformes Basaliom*
solides Basaliom (Ⓔ nodular basal cell carcinoma): knotiges Basaliom; *s.u. Basaliom*
zystisches Basaliom (Ⓔ cystic basal cell carcinoma): zystisch durchschimmerndes Basaliom, das manchmal eine seröse Flüssigkeit enthält; seltener als das knotige Basaliom

Ba|sa|li|o|ma *nt*: *→ Basaliom*
Basalioma exulcerans (Ⓔ nodulo-ulcerative basal cell carcinoma): exulzerierendes Basaliom; *s.u. Basaliom*

Ba|sa|lis *f* (Ⓔ basal layer of endometrium): ***Syn***: *Basalisschicht, Lamina basalis, Stratum basale*; Basalschicht der Gebärmutterschleimhaut, die nicht während der Menstruation abgestoßen wird; *s.a. Endometrium*

Ba|sa|lis|schicht *f*: *→ Basalis*

Ba|sal|körn|chen *nt*: *→ Basalkörperchen*

Ba|sal|kör|per|chen *nt* (Ⓔ basal body): ***Syn***: *Basalkörnchen, Kinetosom*; Verankerungsstruktur der Kinozilien* in der Zellwand

Ba|sal|la|mi|na *f*: *→ Basalmembran*

Ba|sal|mem|bran *f* (Ⓔ basal membrane): ***Syn***: *Basallamina*; Grenzschicht zwischen Epithel und Bindegewebe; elektronenmikroskopisch kann man vier Schichten unterscheiden: **1. Lamina rara externa**: äußerste, dem Epithel zugewandte Schicht **2. Lamina densa** [oft als die eigentliche Basallamina bezeichnet]: 20–100 nm dick; besteht v.a. aus Kollagen* Typ IV, Proteoglykanen* und Glykoproteinen* **3. Lamina rara interna**: meist nur schwach ausgeprägt; enthält Fibronektin* und **4. Lamina fibroreticularis**: dickste Schicht; besteht aus retikulären Fasern [Kollagen* Typ III]; die Basalmembran ist für die meisten Substanzen permeabel, d.h., das Epithel kann durch Diffusion ernährt werden
hintere Basalmembran: *→ Descemet-Membran*
vordere Basalmembran: *→ Bowman-Membran*

Ba|sal|me|nin|gi|tis *f, pl* **-ti|den** (Ⓔ basilar meningitis): Meningitis* im Bereich der Hirnbasis

ba|sal|me|nin|gi|tisch *adj* (Ⓔ basilar meningitic): Basalmeningitis betreffend, von ihr betroffen oder gekennzeichnet

basal metabolic rate *nt*: *→ Grundumsatz*

Ba|sal|schicht *f* (Ⓔ basal layer of epidermis): Basalzellschicht; *s.u. Epidermis*

Ba|sal|seg|ment *nt* (Ⓔ basal segment): ***Syn***: *Segmentum basale pulmonis*; Lungensegment* der Basis der rechten oder linken Lunge*; *s.a. Lungensegmente*
hinteres Basalsegment (Ⓔ posterior basal segment): hinteres Segment der Basis des Unterlappens der rechten [**Segmentum basale posterius pulmonis dextri**] oder linken [**Segmentum basale posterius pulmonis sinistri**] Lunge
mediales Basalsegment (Ⓔ medial basal segment): ***Syn***: *Segmentum cardiacum pulmonis*; mediales Segment der Basis des Unterlappens der rechten [**Segmentum basale mediale pulmonis dextri**] oder linken [**Segmentum basale mediale pulmonis sinistri**] Lunge
seitliches Basalsegment (Ⓔ lateral basal segment): seitliches Segment der Basis des Unterlappens der rechten [**Segmentum basale laterale pulmonis dextri**] oder linken [**Segmentum basale laterale pulmonis sinistri**] Lunge
vorderes Basalsegment (Ⓔ anterior basal segment): vorderes Segment der Basis des Unterlappens der rechten [**Segmentum basale anterius pulmonis dextri**] oder linken [**Segmentum basale anterius pulmonis sinistri**] Lunge

Ba|sal|se|kre|ti|on *f* (Ⓔ basal acid output): ***Syn***: *basale Säuresekretion, basal acid output*; die pro Stunde sezernierte Menge an Magensäure bei Ausschaltung aller Reize [Nüchternsekretion]

Ba|sal|tem|pe|ra|tur *f* (Ⓔ basal body temperature): ***Syn***: *basale Körpertemperatur*; die morgens nach dem Aufwachen gemessene Körpertemperatur; bei Frauen mit intaktem Ovulationszyklus kommt es kurz nach der Ovulation zu einem Anstieg der Basaltemperatur um durchschnittlich 0,5 °C, der bis zur nächsten Menstruation erhalten bleibt; die Messung der **Basaltemperaturkurve** ist ein wichtiges diagnostisches Instrument, z.B. bei der Diagnose von Infertilität

Ba|sal|um|satz *m*: *→ Grundumsatz*

Ba|sal|zell|a|de|nom *nt* (Ⓔ basal cell adenoma): ***Syn***: *Basalzellenadenom*; gutartiger Tumor der Ohrspeicheldrüse; findet sich nur bei älteren Patienten

Ba|sal|zel|len *pl* (Ⓔ basal cells): teilungsaktive zylindrische Zellen des Epithels*, z.B. der Basalzellschicht der Haut; *s.a. Basaliom*, *Essay Riechen/Geruchssinn S. 1863*

Ba|sal|zel|len|a|de|nom *nt*: *→ Basalzelladenom*

Ba|sal|zel|len|kar|zi|nom *nt*: *→ Basaliom*

Basalzellenkarzinom-Syndrom, nävoides *nt*: *→ Gorlin-Goltz-Syndrom*

Ba|sal|zell|e|pi|the|li|om *nt*: *→ Basaliom*

Ba|sal|zell|kar|zi|nom *nt*: *→ Basaliom*

Basalzellkarzinom-Syndrom, nävoides *nt*: *→ Gorlin-Goltz-Syndrom*

Basalzellnävus-Syndrom *nt*: *→ Gorlin-Goltz-Syndrom*

Ba|sal|zell|schicht *f* (Ⓔ basal layer of epidermis): ***Syn***: *Basalschicht*; *s.u. Epidermis*

Ba|sal|zis|ter|ne *f* (Ⓔ basal cistern): ***Syn***: *Cisterna basalis*; zusammenfassende Bezeichnung für die Zisternen zwi-

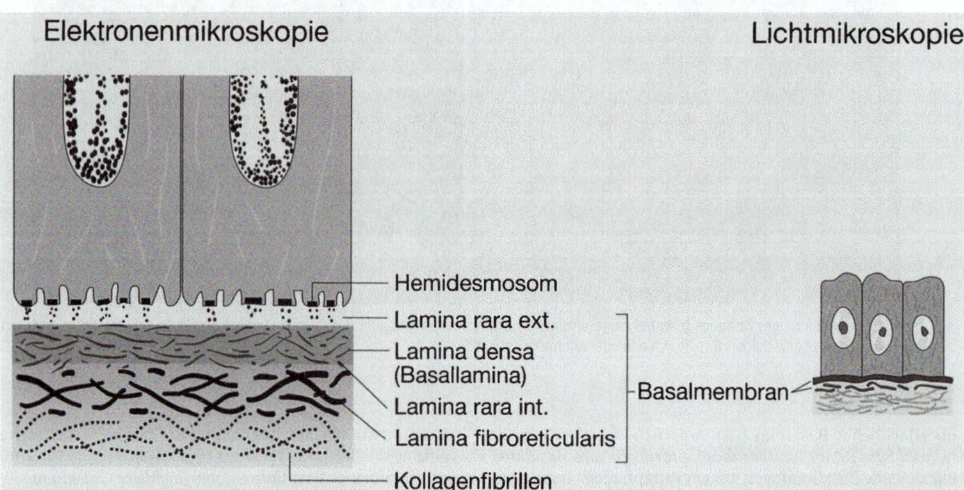

Abb. B19. Schema der Basalmembran

schen Hirnbasis und Schädelbasis vom Foramen* magnum bis zum Vorderrand der vorderen Schädelgrube*; das Dorsum* sellae unterteilt sie in eine **vordere** und **hintere Basalzisterne**

Ba|se *f* (Ⓔ base): chemische Verbindung, die in Wasser alkalisch reagiert und mit Säuren unter Wasserabspaltung Salze bildet

Basedow: Karl Adolf von Basedow; 1799–1854; deutscher Arzt (Merseburg)

Basedow-Koma *nt* (Ⓔ thyrotoxic coma): *Syn*: *thyreotoxisches Koma, Coma basedowicum*; sich aus einer thyreotoxischen Krise* entwickelndes Koma; **Therapie**: *s.u. thyreotoxische Krise*

Basedow-Krankheit *f* (Ⓔ Graves' disease): *Syn*: *Morbus Basedow*; Autoimmunerkrankung der Schilddrüse mit Hyperthyreose*, Struma* und Exophthalmus* [**Merseburger Trias**]; dazu kommen evtl. noch andere Augensymptome [Augenmuskelparese, periokuläres Ödem, Lidschwellung, Tränenfluss, Chemosis], die in ihrer Gesamtheit als **endokrine Orbitopathie** bezeichnet werden; **DD**: Hashimoto*-Thyreoiditis, Schilddrüsenentzündungen mit Hyperthyreose [z.B. de Quervain*-Thyreoiditis]; **Therapie**: zunächst steht die Wiederherstellung einer euthyreoten Stoffwechsellage durch Gabe von Thyreostatika* im Vordergrund; danach wird je nach Situation eine Langzeitbehandlung mit Thyreostatika, eine operative Teilentfernung oder eine Radioiodtherapie durchgeführt

Tab. B20. Therapie der Basedow-Krankheit

Akute Phase der Stoffwechsel-dekompensation		Nur Thyreostatika (kein Radioiod, keine Operation)		
Nach Normalisierung des Stoffwechsels		**Therapie**		
Alter [Jahre]	**Schilddrüse (klinisch)**	**1. Wahl**	**2. Wahl**	**3. Wahl**
< 20	Mäßige Struma, diffus	Thyr.	Op.	–
20–35	Mäßige Struma, diffus	Thyr.	Op.	RI
20–35	Große, diffuse Struma oder multinoduläre Struma	Op.	RI	–
> 35	Mäßige Struma, diffus	RI	Thyr.	Op.
> 35	Große, diffuse Struma oder multinoduläre Struma	Op.	RI	–

Thyr.: Thyreostatische Langzeittherapie; **Op.**: Schilddrüsenoperation; **RI**: Radioiodtherapie

Basedow-Krise *f*: *→ thyreotoxische Krise*

Basedow-Struma *f* (Ⓔ Basedow's goiter): *Syn*: *Struma basedowiana, Struma basedowificata*; Bezeichnung für eine hyperthyreote Struma* bei Basedow-Krankheit

ba|se|dow|ar|tig *adj* (Ⓔ basedowiform): an eine Basedow-Krankheit erinnernd, mit den Symptomen einer Basedow-Krankheit

Base excess *nt*: *→ Basenüberschuss*

Base|line *nt*: *→ Basalfrequenz*

Ba|sen|a|na|lo|ga *pl* (Ⓔ base analogues): den Purin- bzw. Pyrimidinbasen* ähnliche Verbindungen, die mit Pentosen Nucleosidanaloga bilden können; werden an Stelle der natürlichen Basen in Nucleinsäuren eingebaut oder wirken als Hemmstoffe der Nucleotidsynthese; **Anw.**: Zytostatikum* [Fluoruracil, Cytarabin, 6-Mercaptopurin, Methotrexat], Immunsuppressivum* [Azathioprin], Antimykotikum* [Flucytosin]

Ba|sen|de|fi|zit *nt* (Ⓔ base deficit): *Syn*: *negativer Basenüberschuss*; Mangel an Pufferbasen im Blut

Ba|sen|ex|zess *m*: *→ Basenüberschuss*

Ba|sen|fre|quenz|a|na|ly|se *f* (Ⓔ base-frequency analysis): Analyse der Basenzusammensetzung von DNA* und RNA*

Ba|sen|paa|rung *f* (Ⓔ base pairing): Paarung komplementärer Basen bei der DNA-Synthese

Ba|sen|se|quenz *f* (Ⓔ base sequence): die Reihenfolge der Basen Adenin*, Guanin*, Cytosin*, Thymin* und Uracil* in der DNA- und RNA-Kette

Ba|sen|ü|ber|schuss *m* (Ⓔ base excess): *Syn*: *Basenexzess*; Basenkonzentration des Blutes in mmol/l unter Standardbedingungen; im engeren Sinn eine Abweichung vom Normalwert von 48 mmol Pufferbasen pro l Blut

negativer Basenüberschuss: *→ Basendefizit*

Basi-, basi- *präf.*: *→ Baso-*

Basic-Rest-Activity-Cycle *nt* (Ⓔ basic-rest-activity cycle): *s.u. Schlaf*

Ba|si|die *f* (Ⓔ basidium): *Syn*: *Sporenständer, Basidium*; keulenförmige Hyphenzelle der Ständerpilze, die durch Abschnürung Ständersporen bildet

Ba|si|di|o|bo|lo|se *f* (Ⓔ basidiobolosis): tropische Pilzinfektion durch **Basidiobolus haptosporus, Basidiobolus ranarum** oder andere Basidiobolus-Species; führt zur Bildung subkutaner Granulome [v.a. im Gesichtsbereich]; **Therapie**: Itraconazol* für 6–12 Monate

Ba|si|di|o|bo|lus *m* (Ⓔ Basidiobolus): Pilzgattung, deren Vertreter [**Basidiobolus haptosporus, Basidiobolus rananum**] Pilzinfektionen bei Tieren und Menschen verursachen können

Ba|si|di|o|my|ce|tes *pl* (Ⓔ Basidiomycetes): *Syn*: *Ständerpilze, Basidiomyzeten*; zu den Eumycetes* gehörende Unterklasse der Pilze, die essbare und giftige Arten enthält

Ba|si|di|o|my|ze|ten *pl*: *→ Basidiomycetes*

Ba|si|di|o|spo|re *f* (Ⓔ basidiospore): *Syn*: *Ständerspore*; auf der Basidie von Ständerpilzen gebildete sexuelle Spore

Ba|si|di|um *nt*: *→ Basidie*

ba|si|fa|zi|al *adj* (Ⓔ basifacial): die untere Gesichtshälfte betreffend

ba|si|lar *adj*: *→ basilär*

ba|si|lär *adj* (Ⓔ basilar): *Syn*: *basilar*; die Schädelbasis betreffend, an der Schädelbasis (liegend)

Ba|si|la|ris *f*: *→ Arteria basilaris*

Ba|si|la|ris|in|suf|fi|zi|enz *f* (Ⓔ basilar insufficiency): *Syn*: *Arteria-basilaris-Insuffizienz*; Durchblutungsstörung im Versorgungsgebiet der Arteria* basilaris; bei partiellem Verschluss oder Anzapfsyndrom kommt es zu vertebrobasilärer Durchblutungsstörung mit Schwindel, Kopfschmerzen und evtl. Kleinhirn- und Hirnnervensymptomen; *s.a. Basilaristhrombose*

Ba|si|la|ris|mi|grä|ne *f* (Ⓔ basilar migraine): *s.u. Essay Migräne S. 1363*

Ba|si|la|ris|throm|bo|se *f* (Ⓔ basilar artery thrombosis): *Syn*: *Arteria-basilaris-Thrombose*; meist arteriosklerotisch bedingte Thrombose der Arteria* basilaris, die zu ausgedehnten, oft bilateralen Störungen mit Ausfall kaudaler Hirnnervenkerne [Nervus* glossopharyngeus, vagus, accessorius, hypoglossus], sensibler Bahnen, schwerer Ataxie sowie Hemi- oder Tetraparese* führt; meist kommt es zu Atemlähmung und Koma

Ba|si|lar|mem|bran *f* (Ⓔ basilar lamina): *Syn*: *Lamina basilaris ductus cochlearis*; von der Lamina* spiralis ossea ausgehende Membran; bildet die untere Wand des Ductus* cochlearis, die das Corti*-Organ trägt

ba|si|la|te|ral *adj* (Ⓔ basilateral): Basis und Seite(n) betreffend

Ba|si|li|ci ae|the|ro|le|um *nt* (Ⓔ basil oil): *s.u. Basilikum*

Ba|si|li|ci her|ba *f* (Ⓔ basil herb): *s.u. Basilikum*

Ba|si|li|ka *f*: *→ Vena basilica*

Ba|si|li|kum *nt* (Ⓔ basil): *Syn*: *Ocimum basilicum*; Pflanze aus der Familie der Lippenblütler [Lamiaceae]; verwendet werden die zur Blütezeit gesammelten oberirdischen Teile [**Basilici herba**] sowie das aus dem Kraut gewonnene ätherische Öl [**Basilici aetheroleum**]; sie enthalten v.a. Linalool, Methylchavicol [Estragol], Eugenol* und Campfer*; wirkt antimikrobiell, appetitanregend, verdauungsfördernd, harntreibend und galaktagog; **Anw.**: traditionell bei Völlegefühl und Flatulenz sowie zur Förderung von Appetit und Verdauung, als Galaktagogum*, bei Erkältungskrankheiten und Harnwegsinfekten; äußerlich v.a. als Gurgelmittel und Adstringens bei Entzündungen des Rachenraums und zur Behandlung schlecht heilender Wunden

ba|si|pe|tal *adj* (Ⓔ basipetal): in Richtung zur Basis (gerichtet/verlaufend)

B

Ba|sis *f* (Ⓔ base): (*anatom.*) untere Fläche oder Grundfläche eines Organs; Sockel, Fuß; (*pharmakol.*) Grundbestandteil, Hauptbestandteil, Grundstoff

Basis cartilaginis arytenoideae (Ⓔ base of arytenoid cartilage): Grundfläche des Aryknorpels*, die mit dem Ringknorpel artikuliert

Basis cochleae (Ⓔ base of cochlea): *Syn*: *Schneckenbasis*; Basis der Innenohrschnecke*

Basis cordis (Ⓔ base of heart): *Syn*: *Herzbasis*; das obere, breite Herzende mit Abgang und Mündung der großen Gefäße

Basis cornus posterioris medullae spinalis (Ⓔ base of posterior horn of spinal cord): *Syn*: *Hinterhornbasis*; Basis des Hinterhorns* der grauen Rückenmarkssubstanz

Basis cranii: *→Schädelbasis*

Basis cranii externa: *→äußere Schädelbasis*

Basis cranii interna: *→innere Schädelbasis*

Basis mandibulae (Ⓔ base of mandible): unterer, kräftiger Teil des Unterkieferkörpers [Corpus mandibulae]

Basis modioli (Ⓔ base of modiolus): *Syn*: *Spindelbasis*; Basis der Schneckenspindel [Modiolus*]

Basis ossis metacarpi (Ⓔ base of metacarpal bone): Basis der Mittelhandknochen, die an der Bildung der Karpometakarpalgelenke* beteiligt ist

Basis ossis metatarsi (Ⓔ base of metatarsal bone): Basis der Mittelfußknochen, die an der Bildung der Tarsometatarsalgelenke* beteiligt ist

Basis ossis sacri (Ⓔ base of sacrum): Anfangsteil des Kreuzbeins, das mit dem untersten Lendenwirbel das Lumbosakralgelenk* bildet

Basis patellae (Ⓔ base of patella): oberer Rand der Kniescheibe

Basis pedunculi (Ⓔ base of cerebral peduncle): Basis des Hirnstiels [Pedunculus* cerebri] im Mittelhirn [Mesencephalon*]

Basis phalangis manus (Ⓔ base of phalanx of hand): Basis der Fingerglieder; Teil der Metakarpophalangealgelenke* und der Interphalangealgelenke* der Hand

Basis phalangis pedis (Ⓔ base of phalanx of foot): Basis der Zehenglieder; Teil der Metatarsophalangealgelenke* und der Interphalangealgelenke der Zehen

Basis prostatae (Ⓔ base of prostate): *Syn*: *Prostatabasis*; oberer Teil der Prostata*, mit der sie der Harnblase anliegt

Basis pulmonis (Ⓔ base of lung): *Syn*: *Lungenbasis*; unterer Teil der Lunge, der mit der Facies* diaphragmatica dem Zwerchfell aufsitzt

Basis stapedis (Ⓔ base of stapes): *Syn*: *Steigbügelplatte*; Basalplatte des Steigbügels, die durch das Ligamentum anulare stapediale im ovalen Fenster [Fenestra* cochleae] verankert ist

Basis-Bolus-Therapie *f* (Ⓔ intensive conventional therapy): *Syn*: *intensivierte konventionelle Insulintherapie, multiple subkutane Insulininjektionen, physiologische Insulintherapie*; *s.u. Essay Diabetes mellitus S. 481*

Basis-Cephalosporine *pl* (Ⓔ basis cephalosporins): *s.u. Cephalosporin*

ba|sisch *adj* (Ⓔ basic): *Syn*: *alkalisch*; Alkali(en) enthaltend, basisch reagierend

Ba|sis|di|ät *f* (Ⓔ elementary diet): *s.u. Nahrungsmittelallergie*

Ba|sis|fre|quenz *f*: *→Basalfrequenz*

Ba|sis|kul|tur|me|di|en *pl* (Ⓔ basic culture media): *s.u. Kulturmedien*

Ba|sis|li|nie *f* (Ⓔ baseline): *Syn*: *Baseline*; *s.u. Essay Kardiotokographie S. 1089*

Ba|sis|the|ra|peu|ti|ka *pl* (Ⓔ basic antirheumatics): *s.u. rheumatoide Arthritis*

Ba|sis|to|nus *m* (Ⓔ basal tone): *Syn*: *basaler Tonus*; Grundspannung eines Gefäßes oder Hohlorgans

Ba|si|tät *f*: *→Basizität*

Ba|si|zi|tät *f* (Ⓔ basicity): *Syn*: *Alkalität, Basität*; basischer Zustand

Bas|ket|ball|fer|se *f* (Ⓔ black heel): *Syn*: *Black heel, Tennisferse*; Blutergüsse über der Ferse bei wiederholter traumatischer Belastung

Baso-, baso- *präf.*: Wortelement mit der Bedeutung „Grund/Grundlage/Grundfläche"

Ba|so|pe|nie *f* (Ⓔ basophilic leukopenia): Verminderung der basophilen Leukozyten im peripheren Blut

ba|so|phil *adj* (Ⓔ **1.–2.** basiphilic): **1.** mit basischen Farbstoffen anfärbbar **2.** aus basophilen Zellen oder Strukturen bestehend

Ba|so|phi|len|leu|k|ä|mie *f* (Ⓔ basophilic leukemia): *Syn*: *Blutmastzell-Leukämie, Mastzellenleukämie*; seltene Form der akuten myeloischen Leukämie* mit Erhöhung der basophilen Leukozyten

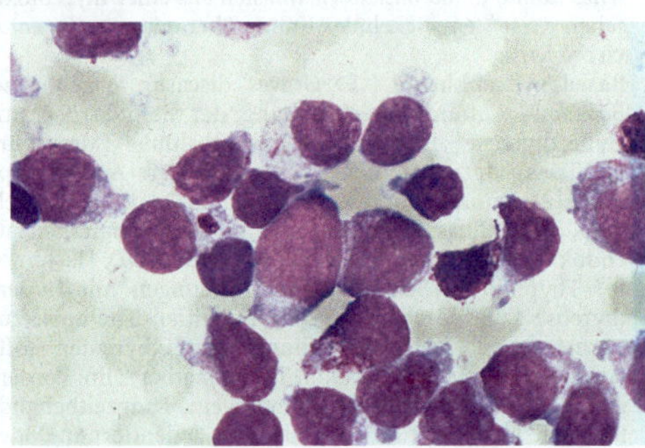

Abb. B21. Akute Basophilenleukämie

Ba|so|phi|ler *m*: *→basophiler Granulozyt*

Ba|so|phi|lie *f* (Ⓔ **1.–2.** basophilia): **1.** Anfärbbarkeit mit basischen Farbstoffen **2.** *Syn*: *Basozytose, basophile Leukozytose*; Vermehrung der basophilen Leukozyten* im Blut

Ba|so|zy|to|se *f* (Ⓔ basocytosis): *Syn*: *basophile Leukozytose, Basophilie*; Vermehrung der basophilen Leukozyten* im Blut

ba|so|zy|to|tisch *adj* (Ⓔ basocytotic): Basozytose betreffend, von ihr betroffen oder gekennzeichnet

Bassen: Frank Albert Bassen; amerikanischer Arzt im 20. Jahrhundert

Bassen-Kornzweig-Syndrom *nt* (Ⓔ Bassen-Kornzweig syndrome): *Syn*: *A-Beta-Lipoproteinämie, Abetalipoproteinämie*; autosomal-rezessiv vererbter Mangel an β-Lipoprotein*, Cholesterin* und Chylomikronen* im Serum; der Mangel führt zu milder Steatorrhoe*, Triglyzerideinlagerung in Enterozyten und Hepatozyten sowie neurologischen und hämatologischen Störungen

Bassini: Eduardo Bassini; 1844–1924; italienischer Chirurg (Padua)

Hernienplastik nach Bassini/Bassini-Operation *f*: *s.u. Hernienplastik*

Bas|tard *m* (Ⓔ crossbreed): *Syn*: *Kreuzung, Mischling, Hybride*; durch Kreuzung zweier genetisch unterschiedlicher Eltern erhaltener Nachkömmling

BAT *Abk.*: biologische Arbeitsstoff-Toleranz

Ba|ta|vi|a|fie|ber *nt* (Ⓔ rice-field fever): *Syn*: *Reisfeldfieber, Reisfeldleptospirose, Leptospirosis bataviae*; akut fieberhafte Leptospirose* mit oder ohne Ikterus durch Leptospira* bataviae; tritt hauptsächlich in Südostasien auf

bath|mo|trop *adj* (Ⓔ bathmotropic): die Reizschwelle des Herzmuskelgewebes verändernd

Bath|mo|tro|pie *f* (Ⓔ bathmotropism): Veränderung der Reizschwelle des Herzmuskelgewebes, bathmotrope Wirkung

ba|tho|phob *adj* (Ⓔ bathophobic): Höhenangst/Bathophobie betreffend, durch sie gekennzeichnet

Ba|tho|pho|bie *f* (Ⓔ bathophobia): *Syn*: *Höhenangst, Höhenfurcht, Höhenschwindel, Tiefenangst*; durch große Höhenunterschiede ausgelöster Angstzustand; kann beim Stehen auf Brücken, Türmen, am Rand von Abgründen usw. auftreten; beruht nicht auf Störungen des Gleichgewichtsorgans, sondern ist rein psychisch bedingt

Ba|thy|an|äs|the|sie *f* (Ⓔ bathyanesthesia): Verlust der Tiefensensibilität [Bathyästhesie*]

Ba|thy|äs|the|sie *f* (Ⓔ bathesthesia): *Syn*: *Tiefensensibilität*; Empfindung für [räumliche] Lage, Bewegung und Vibration

Ba|thy|hyp|äs|the|sie *f* (Ⓔ bathyhypesthesia): ***Syn***: *Bathyhypoästhesie*; verminderte oder abgeschwächte Tiefensensibilität [Bathyästhesie*]

Ba|thy|hy|per|äs|the|sie *f* (Ⓔ bathyhyperesthesia): gesteigerte Tiefensensibilität [Bathyästhesie*]

Ba|thy|hy|po|äs|the|sie *f*: → *Bathyhypästhesie*

Ba|thy|kar|die *f* (Ⓔ bathycardia): ***Syn***: *Herzsenkung, Wanderherz, Kardioptose*; Herztiefstand, meist in Verbindung mit einer Enteroptose*

Ba|thy|pnoe *f, pl* **-o|en** (Ⓔ bathypnea): vertiefte Atmung

ba|thy|pnoe|isch *adj* (Ⓔ bathypneic): Bathypnoe betreffend, mit vertiefter Atmung, tief atmend

ba|tra|cho|phob *adj* (Ⓔ batrachophobic): Batrachophobie betreffend, durch sie gekennzeichnet

Ba|tra|cho|pho|bie *f* (Ⓔ batrachophobia): krankhafte Angst vor Fröschen

Ba|tra|cho|to|xin *nt* (Ⓔ batrachotoxin): kolumbianisches Pfeilgift aus der Haut von Fröschen [Phyllobates]; bewirkt eine selektive und irreversible Erhöhung der Permeabilität der Nervenmembran für Natriumionen

Ba|tro|xo|bin *nt* (Ⓔ batroxobin): ***Syn***: *Reptilase, Hämokoagulase*; von der Giftschlange Bothrops atrox gebildetes Enzym [Protease]; wurde früher als Hämostyptikum* verwendet; heute nur noch zur Bestimmung der Reptilasezeit*

Bat|ta|ris|mus *m*: → *Poltern*

Batten: Frederick Eustace Batten; 1865–1918; englischer Neurologe (London)

Batten-Spielmeyer-Vogt-Syndrom *nt* (Ⓔ Batten disease): ***Syn***: *juvenile Form der amaurotischen Idiotie, juvenile Ceroidlipofuscinose/Zeroidlipofuszinose, Stock-Vogt-Spielmeyer-Syndrom*; primär durch eine progrediente Visusabnahme mit Erblindung und der Entwicklung einer Demenz* gekennzeichnete Form der Zeroidlipofuszinose*

Battered-child-Syndrom *nt* (Ⓔ battered child syndrome): ***Syn***: *Syndrom des geschlagenen Kindes*; Bezeichnung für die sichtbaren Verletzungszeichen bei körperlicher Kindesmisshandlung

Battered-parents-Syndrom *nt* (Ⓔ battered parents syndrome): ***Syn***: *Syndrom der geschlagenen Eltern*; Bezeichnung für die sichtbaren Verletzungszeichen bei körperlicher Misshandlung der Eltern durch ihre Kinder

Battey-Krankheit *f* (Ⓔ Battey's disease): durch **Mycobacterium intracellulare** hervorgerufene, nicht von Mensch zu Mensch übertragbare Lungenerkrankung, die klinisch der Lungentuberkulose ähnelt; findet sich v.a. bei Patienten mit geschädigter Immunabwehr [HIV-Infektion]

Bauch *m*: → *Abdomen*

akuter Bauch: → *Akutes Abdomen*

Bauch|a|or|ta *f*: → *Bauchschlagader*

Bauch|at|mung *f* (Ⓔ abdominal breathing): ***Syn***: *Zwerchfellatmung, abdomineller Atmungstyp, Abdominalatmung*; Atmungstyp, bei dem die Einatmung durch Anspannung des Zwerchfells erfolgt und die Ausatmung durch Anspannung der Bauchwandmuskeln [Bauchpresse] unterstützt wird

Bauch|bruch *m*: → *Bauchwandhernie*

Bauch|de|cken|abs|zess *m* (Ⓔ abdominal wall abscess): meist posttraumatisch oder postoperativ entstehender subfaszialer oder subkutaner Abszess der Bauchwand; kann in eine Bauchdeckenphlegmone* übergehen

Bauch|de|cken|a|pla|sie *f* (Ⓔ abdominal muscle deficiency syndrome): ***Syn***: *ventrales Defektsyndrom, Pflaumenbauchsyndrom, kongenitaler Bauchwanddefekt, Bauchdeckenaplasie-Syndrom, prune-belly syndrome, Fröhlich-Obrinsky-Syndrom*; Syndrom mit angeborenem Fehlen oder Unterentwicklung der Bauchwandmuskulatur; oft kombiniert mit anderen Fehlbildungen [gastrointestinale Malrotation, dilative Uropathie, Lungenhypoplasie, Herzfehler]

Bauchdeckenaplasie-Syndrom *nt*: → *Bauchdeckenaplasie*

Bauch|de|cken|ar|te|rie, o|be|re *f*: → *Arteria epigastrica superior*

Bauch|de|cken|ar|te|rie, o|ber|fläch|li|che *f*: → *Arteria epigastrica superficialis*

Bauch|de|cken|ar|te|rie, un|te|re *f*: → *Arteria epigastrica inferior*

Bauch|de|cken|fis|tel *f* (Ⓔ abdominal fistula): ***Syn***: *Bauchwandfistel*; auf der Bauchdecke mündende Fistel; meist eine äußere Darmfistel*

Bauch|de|cken|phleg|mo|ne *f* (Ⓔ abdominal cellulitis): sich diffus ausbreitende eitrige Entzündung der Bauchdecke; geht i.d.R. von einem Bauchdeckenabszess aus; die häufigsten Erreger sind β-hämolysierende Streptokokken

Bauch|de|cken|plas|tik *f*: → *Bauchwandexzision*

Bauch|ein|ge|wei|de *pl* (Ⓔ abdominal viscera): Bezeichnung für die in der Bauchhöhle liegenden Organe [u.a. Leber, Milz] und Abschnitte des Gastrointestinaltraktes; Baucheingeweide können intraperitoneal [vom Bauchfell* umfasst], retroperitoneal [teilweise oder vollständig hinter dem Bauchfell] oder extraperitoneal [ohne Kontakt zum Bauchfell] liegen

Bauch|fas|zie *f* (Ⓔ abdominal fascia): ***Syn***: *Fascia abdominis*; zwischen Unterhautbindegewebe und Bauchmuskulatur verlaufende Faszie

parietale Bauchfaszie (Ⓔ parietal abdominal fascia): ***Syn***: *Fascia abdominis parietalis*; innere Bauchfaszie zwischen Bauchmuskulatur und Bauchfell*

viszerale Bauchfaszie (Ⓔ visceral abdominal fascia): ***Syn***: *Fascia endoabdominalis, Fascia abdominis visceralis*; die Organe der Bauchhöhle überziehende Faszie

Bauch|fell *nt* (Ⓔ peritoneum): ***Syn***: *Peritoneum*; die Bauch- und Beckenhöhle [Cavitas* abdominis et pelvis] wird von einer serösen Haut [Serosa*] ausgekleidet, deren Innenraum als **Peritonealhöhle** [Cavitas peritonealis] bezeichnet wird; intraperitoneale Strukturen liegen innerhalb der Peritonealhöhle, extraperitoneale Struktur dahinter [retroperitoneal] oder davor [retropubisch, retroinguinal]
das die Baucheingeweide überziehende Peritoneum wird als **Peritoneum viscerale** bezeichnet, das Peritoneum der Bauchwand als **Peritoneum parietale**; das **Peritoneum urogenitale** überzieht die Organe des kleinen Beckens*; die **Tela subserosa** des Peritoneums liegt auf der Oberfläche der Eingeweide und der Bauchwand und ist mehr oder minder fest mit der die Oberfläche bildenden **Tunica serosa** verbunden; diese wird von Mesothel* überzogen; die seröse Flüssigkeit der Peritonealhöhle ist ein Transsudat*, das direkt aus den Blutgefäßen abfiltriert wird; es ermöglicht die Verschiebung der Bauch- und Beckenorgane gegeneinander; das **parietale Peritoneum** ist schmerzempfindlich, das **viszerale Peritoneum** dagegen kaum
das Bauchfell bildet Falten, Taschen, Buchten und Bänder, die die Peritonealhöhle unterteilen und dabei helfen, die Eingeweide in ihrer Lage zu halten; dazu gehören u.a. Mesenterium*, Mesocolon*, Bursa* omentalis, Omentum* minus und majus

Bauch|fell|abs|zess *m* (Ⓔ peritoneal abscess): ***Syn***: *Peritonealabszess*; verkapselte Peritonitis* mit Abszessbildung

Bauch|fell|durch|tren|nung *f*: → *Peritoneotomie*

Bauch|fell|ent|zün|dung *f*: → *Peritonitis*

Bauch|fell|höh|le *f* (Ⓔ peritoneal cavity): ***Syn***: *Peritonealhöhle, Cavitas peritonealis*; vom Bauchfell* umschlossener Teil der Bauchhöhle* [Cavitas abdominalis]; enthält mit Ausnahme des Rektums den gesamten Magen-Darm-Kanal, Milz u.ä.

Bauch|fell|ni|schen, pa|ra|ko|li|sche *pl* (Ⓔ paracolic sulci): ***Syn***: *Sulci paracolici*; Bauchfellnischen entlang der Lateralseite des absteigenden Kolons [Colon* descendens]

Bauch|fell|plas|tik *f* (Ⓔ peritoneoplasty): ***Syn***: *Peritoneoplastik*; operative Deckung von Darm- oder Organdefekten mit Bauchfell

Bauch|fell|ta|sche *f*: → *Bursa omentalis*

Bauch|fell|tu|ber|ku|lo|se *f* (Ⓔ peritoneal tuberculosis): ***Syn***: *Peritonealtuberkulose, Peritonitis tuberculosa*; meist hämatogen entstehende, chronische Peritonitis* mit Ergussbildung

Bauch|fis|tel *f* (Ⓔ abdominal fistula): auf der Bauchdecke mündende Fistel [**äußere Bauchfistel**] oder Fistel zwischen zwei Bauchorganen [**innere Bauchfistel**]; dazu gehören auch operativ angelegte Fisteln, wie z.B. die Witzel*-Fistel

Bauch|her|nie *f*: → *Bauchwandhernie*

Bauch|hirn *nt*: → *Plexus coeliacus*

Bauch|ho|den *pl* (Ⓔ abdominal testis): ***Syn***: *Abdominalhoden*; Form des Maldescensus* testis, bei der die Hoden im Bauchraum bleiben

Bauch|höh|le *f* (Ⓔ abdominal cavity): ***Syn***: *Bauchraum, Cavitas abdominis/abdominalis*; von Zwerchfell* [oben], Beckenhöhle/Cavitas pelvis [unten], Wirbelsäule [hinten] und Bauchwandmuskeln [hinten, seitlich und vorne] begrenzter Raum, der durch das **Bauchfell** [Peritoneum] in zwei Räume unterteilt wird, **Bauchfellhöhle** [Cavitas peritonealis] und **Retroperitonealraum** [Spatium retroperitoneale]

Bauch|höh|len|ge|flecht *nt*: → *Plexus coeliacus*

Bauch|höh|len|punk|ti|on *f*: → *Abdominozentese*

Bauch|höh|len|schwan|ger|schaft *f* (Ⓔ abdominal pregnancy): ***Syn***: *abdominale Schwangerschaft, Abdominalgravidität, Abdominalschwangerschaft, Graviditas abdominalis*; Extrauteringravidität mit Einnistung der Frucht in der Bauchhöhle; relativ selten; meist im Anschluss an eine Adnexitis* mit Verklebung der Tube; die meisten Bauchhöhlenschwangerschaften sterben früh ab und bleiben klinisch unerkannt; implantiert sich der Keim aber im Bereich eines Gefäßbettes und gewinnt Anschluss an die mütterliche Blutzufuhr, kann sich eine intakte Schwangerschaft entwickeln, die unerkannt eine Letalität von bis zu 20 % hat; **Diagnose**: Ultraschall, Probelaparotomie; **Therapie**: Laparotomie und chirurgische Entfernung; bei ungünstigem Sitz der Plazenta wird sie in situ belassen und mit hoch dosierter Methotrexat-Therapie zur Regression gebracht

Bauch|höh|len|spü|lung *f* (Ⓔ peritoneoclysis): ***Syn***: *Abdominallavage*; Spülung/Lavage der Bauchhöhle

Bauch|lymph|kno|ten *pl* (Ⓔ abdominal lymph nodes): ***Syn***: *abdominelle Lymphknoten, Nodi lymphoidei abdominis*; die Lymphknoten der Bauchhöhle bestehen aus zwei Gruppen: **Nodi lymphoidei abdominis parietales**, die die Lymphe der Bauchwand ableiten, und **Nodi lymphoidei abdominis viscerales**, die die Lymphe der Eingeweide abführen

Bauch|netz *nt*: → *Omentum*

Bauch|netz|durch|tren|nung *f*: → *Omentotomie*

Bauch|netz|ent|fer|nung *f*: → *Epiploektomie*

Bauch|netz|ent|zün|dung *f* (Ⓔ omentitis): Omentitis*, Epiploitis

Bauch|pres|se *f* (Ⓔ Heimlich maneuver): Erhöhung des Druckes im Bauchraum durch Kontraktion der Bauchmuskeln bei festgestelltem Zwerchfell

Bauch|punk|ti|on *f*: → *Abdominozentese*

Bauch|raum *m*: → *Bauchhöhle*

Bauch|schlag|ader *f* (Ⓔ abdominal aorta): ***Syn***: *Abdominalaorta, Pars abdominalis aortae, Aorta abdominalis*; unterhalb des Zwerchfells liegender Teil der Aorta*; aus ihr entspringen u.a. paarige Äste zur Bauchwand [Arteriae* lumbales], den Nieren [Arteria* renalis] und Nebennieren [Arteria suprarenalis media] sowie unpaarige Äste zur Versorgung der Baucheingeweide [Truncus* coeliacus, Arteria* mesenterica superior und inferior]; in Höhe des 4. Lendenwirbels teilt sie sich in Arteria* iliaca communis dextra und sinistra

Bauch|schnitt *m*: → *Laparotomie*

Bauch|so|no|gramm *nt* (Ⓔ abdominal sonogram): Sonogramm* des Bauchraums

Bauch|spal|te *f* (Ⓔ abdominal fissure): ***Syn***: *Gastroschisis, Laparoschisis, Schistocoelia*; unvollständiger Verschluss der Bauchwand mit Vorfall von Darmschlingen und/oder Magen; **Therapie**: operative Reposition der Darmschlingen und Verschluss der Spalte [evtl. mittels Bauchdeckenersatzplastik]

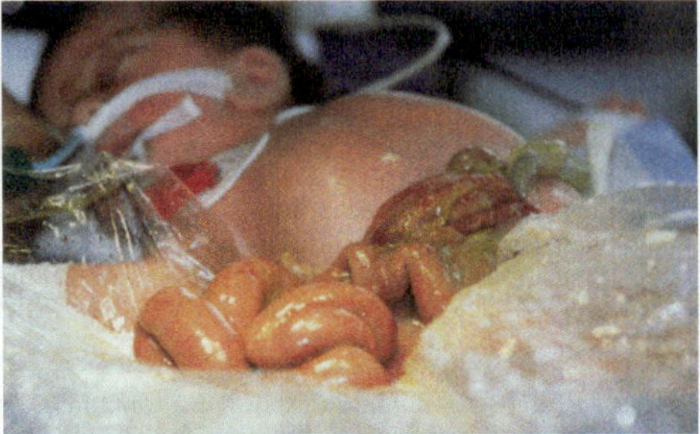

Abb. B22. Neugeborenes mit Bauchspalte

Bauch|spei|chel|drü|se *f*: → *Pankreas*

Bauch|spei|chel|drü|sen|ent|zün|dung *f*: → *Pankreatitis*

Bauch|spei|chel|drü|sen|ve|nen *pl* (Ⓔ pancreatic veins): ***Syn***: *Pankreasvenen, Venae pancreaticae*; zahlreiche Venen, die in die Vena* lienalis oder mesenterica superior münden

Bauch|spie|ge|lung *f* (Ⓔ laparoscopy): ***Syn***: *Laparoskopie*; endoskopische Untersuchung der Bauchhöhle nach Insufflation von Gas [Luft, CO_2] über einen Trokar [Veress-Nadel] und Inzision der Bauchwand; meist zur diagnostischen Abklärung unklarer Zustände durchgeführt [z.B. akutes Abdomen]; kann nahtlos in einen therapeutischen Eingriff [minimal invasive Chirurgie*] übergehen

Bauch|trau|ma *nt* (Ⓔ abdominal injury): ***Syn***: *Bauchverletzung, Abdominaltrauma*; sowohl stumpfe als auch penetrierende Bauchverletzungen können zu Verletzungen innerer Organe [Milz 25 %, Leber 15 %, Niere 12 %] führen; v.a. beim **stumpfen Bauchtrauma** wird das Ausmaß der inneren Verletzungen häufig unterschätzt oder zu spät diagnostiziert; wichtig sind deshalb die genaue Unfallanamnese [am besten direkt vom Patienten und von Augenzeugen], die klinische Untersuchung [Kontusionsmarken, Rippen- oder Beckenfrakturen sprechen für eine starke Gewalteinwirkung], Sonographie der Bauchhöhle [evtl. mit Punktion und Aspiration von Flüssigkeit], Thorax- und Abdomenaufnahme, CT und Peritoneallavage; bei Verdacht auf Gefäßverletzungen oder Verletzungen der Urogenitalorgane u.U. Angiograpie, Pyelographie, Urethrographie oder Zystographie

bei **penetrierenden Bauchtraumen** muss als erstes geprüft werden, ob der Stichkanal durch die Bauchwand in die Bauchhöhle führt; in diesem Fall ist eine diagnostische Laparotomie indiziert; Schussverletzungen sollten immer operativ revidiert werden; *s.a. Akutes Abdomen*

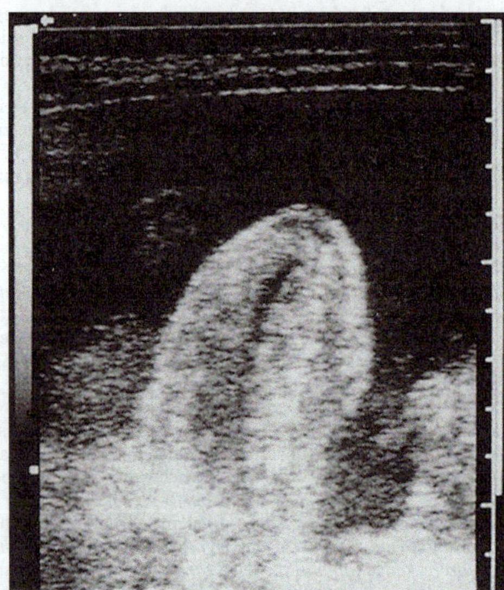

Abb. B23. Intraabdominale Blutung [Sonogramm]

Bauch|ty|phus *m*: → *Typhus abdominalis*

Bauch|ver|let|zung *f*: → *Bauchtrauma*

Bauch|wand|bruch *m*: → *Bauchwandhernie*

Bauch|wand|de|fekt, kon|ge|ni|ta|ler *m*: → *Bauchdeckenaplasie*

Bauch|wand|ex|zi|si|on *f* (Ⓔ laparectomy): ***Syn***: *Laparektomie, Bauchdeckenplastik*; Teilentfernung der Bauchwand

Bauch|wand|fel|der *pl*: → *Regiones abdominales*

Bauch|wand|fis|tel *f*: → *Bauchdeckenfistel*

Bauch|wand|her|nie *f* (Ⓔ abdominal hernia): ***Syn***: *Bauch-*

wandbruch, Bauchhernie, Bauchbruch, Laparozele, Hernia abdominalis/ventralis; Hernie* durch die Bauchwand
laterale Bauchwandhernie: →*seitliche Bauchwandhernie*
mediane Bauchwandhernie: →*mittlere Bauchwandhernie*
mittlere Bauchwandhernie (Ⓔ median abdominal hernia): ***Syn***: *mediane Bauchwandhernie, Hernia lineae albae*; Bauchwandhernie* in der Linea* alba; liegt die Bruchpforte oberhalb des Nabels handelt es sich um eine **Hernia epigastrica**, liegt sie unterhalb des Nabels um eine **Hernia hypogastrica**
seitliche Bauchwandhernie (Ⓔ lateral abdominal hernia): ***Syn***: *Hernia ventralis lateralis, laterale Bauchwandhernie*; Bauchwandhernie, bei der die Bruchpforte zwischen Linea semilunaris und Rektusscheide liegt

Bauch|wand|naht *f* (Ⓔ celiorrhaphy): ***Syn***: *Zöliorrhaphie, Laparorrhaphie*; Naht der Bauchwand nach traumatischer oder operativer Eröffnung oder Inzision

Bauch|wand|re|gi|o|nen *pl*: →*Regiones abdominales*

Bauch|wand|ve|nen, o|be|re *pl* (Ⓔ superior epigastric veins): ***Syn***: *Venae epigastricae superiores*; Begleitvenen der Arteria* epigastrica superior; führen Blut von Bauchwand, Zwerchfell und Musculus* rectus abdominis zu den Venae* thoracicae internae

Bauch|wand|ve|ne, o|ber|fläch|li|che *f* (Ⓔ superficial epigastric vein): ***Syn***: *Vena epigastrica superficialis*; Begleitvene der Arteria* epigastrica superficialis; leitet Blut des unteren Teils der vorderen Bauchwand zur Vena* saphena magna

Bauch|wand|ve|ne, un|te|re *f* (Ⓔ inferior epigastric vein): ***Syn***: *Vena epigastrica inferior*; Begleitvene der Arteria* epigastrica inferior; mündet in die Vena* iliaca externa

Bauch|was|ser|sucht *f*: →*Aszites*

Baudelocque: Jean-Louis Baudelocque; 1746–1810; französischer Geburtshelfer (Paris)
Diameter Baudelocque *m* (Ⓔ Baudelocque's diameter): ***Syn***: *Conjugata externa*; Abstand vom Oberrand der Symphyse bis zum Dornfortsatz des fünften Lendenwirbels; beträgt 18–21 cm

Bauer: **Bauer-Probe** *m* (Ⓔ galactose tolerance test): ***Syn***: *Galaktosetoleranztest*; Leberfunktionstest durch orale Galaktosegabe und Bestimmung der Spiegel in Blut oder Urin; die Galatoseclearance ist vermindert bei Schädigung des Leberparenchyms [Zirrhose, Hepatitis] und Galaktoseintoleranz*

Bau|fett *nt* (Ⓔ structural fat): ***Syn***: *Strukturfett*; Fett, das am Aufbau von Zellen und Geweben beteiligt ist, z.B. Membranlipid

Bauhin: Caspar Bauhin; 1560–1624; schweizer Anatom (Basel)
Bauhin-Klappe *f* (Ⓔ Bauhin's valve): *s.u. Ostium ileale*

Baumgarten: Paul C. von Baumgarten; 1848–1928; deutscher Pathologe (Tübingen)
Baumgarten-Syndrom *nt*: →*Cruveilhier-Baumgarten-Krankheit*

Baum|woll|fie|ber *nt*: →*Baumwollstaubpneumokoniose*

Baum|woll|pneu|mo|ko|ni|o|se *f*: →*Baumwollstaubpneumokoniose*

Baum|woll|staub|pneu|mo|ko|ni|o|se *f* (Ⓔ cotton-mill fever): ***Syn***: *Baumwollfieber, Baumwollpneumokoniose, Byssinose*; zu den Berufskrankheiten* gehörende exogen-allergische Alveolitis* durch Einatmen von Baumwollstaubpartikeln

Bau|stoff|wech|sel *m* (Ⓔ structural metabolism): Oberbegriff für Aufbau- [Anabolismus*] und Abbaustoffwechsel [Katabolismus*]

Bau|xit|fi|bro|se *f*: →*Aluminiumlunge*

BAVIP *Abk.*: Bleomycin, Adriamycin, Vinblastin, Imidazolcarboxamid, Prednison

Bayard: Henri Louis Bayard; 1812–1852; französischer Rechtsmediziner (Paris)
Bayard-Ekchymosen *pl* (Ⓔ Bayard's ecchymosis): kleinfleckige Einblutungen in seröse Häute und Organe bei Erstickung

Bayliss: Sir William Maddock Bayliss; 1860–1924; englischer Physiologe (London)
Bayliss-Effekt *m* (Ⓔ Bayliss effect): reaktive Vasokonstriktion bei Druckerhöhung im Gefäß; führt z.B. im Gehirn zu Gefäßverengung bei Blutdruckanstieg und Gefäßerweiterung bei Blutdruckabfall

Bazett: **Bazett-Formel** *f* (Ⓔ Bazett's formula): *s.u. Essay Elektrokardiogramm S. 571*

Bazex: Jean Bazex; französischer Arzt im 20. Jahrhundert
Bazex-Syndrom *nt* (Ⓔ Bazex's syndrome): ***Syn***: *Akrokeratose Bazex, Acrokeratosis paraneoplastica, paraneoplastische Akrokeratose*; im Rahmen einer Malignomerkrankung [meist Plattenepithelkarzinom*] auftretende plattenförmige Hyperkeratose* der Akren

Bazill-, bazill- *präf.*: →*Bazillo-*

Ba|zil|lä|mie *f* (Ⓔ bacillemia): ***Syn***: *Bazillensepsis*; vorübergehendes Auftreten von Bazillen im Blut

ba|zil|lär *adj* (Ⓔ bacillar): Bazillen betreffend; bazillenförmig, stäbchenförmig, bazilliform

Ba|zil|len *pl*: →*Bacillus*

Ba|zil|len|ruhr *f*: →*Bakterienruhr*

Ba|zil|len|sep|sis *f*: →*Bazillämie*

ba|zil|li|form *adj* (Ⓔ bacilliform): bazillenförmig, stäbchenförmig; bazillär

Bazillo-, bazillo- *präf.*: Wortelement mit der Bedeutung „Bazillen“

ba|zil|lo|phob *adj* (Ⓔ bacteriophobic): Bazillophobie betreffend, durch sie gekennzeichnet

Ba|zil|lo|pho|bie *f* (Ⓔ bacteriophobia): ***Syn***: *Bakteriophobie*; krankhafte Angst vor Infektionserregern oder ansteckenden Krankheiten

Ba|zil|lu|rie *f* (Ⓔ bacilluria): Bazillenausscheidung im Harn; *s.a. Bakteriurie*

Ba|zil|lus *m, pl* **-li** (Ⓔ bacillus): Bacillus*; auch allgemeine Bezeichnung für ein stäbchenförmiges Bakterium

Bazin: Antoine Pierre Ernest Bazin; 1807–1878; französischer Hautarzt (Paris)
Bazin-Krankheit *f* (Ⓔ Bazin's disease): ***Syn***: *Bazin-Syndrom, nodöses Tuberkulid, Nodulärvaskulitis, Erythema induratum (Bazin), Tuberculosis cutis indurativa*; meist jüngere Frauen betreffende Vaskulitis* der kleinen und mittleren Subkutangefäße mit knotigen Schwellungen; ist wahrscheinlich in einem großen Teil der Fälle mit einer Organtuberkulose assoziiert

Ba|zi|tra|zin *nt*: →*Bacitracin*

BB *Abk.*: **1.** →*Beckenboden* **2.** Blutbank **3.** →*Blutbild*

BBC *Abk.*: Brombenzylcyanid

BBI *Abk.*: Brust-Bauch-Index

B-Bild *nt* (Ⓔ B-scan): ***Syn***: *B-Mode, B-Methode, B-Scan, Ultraschalltomografie, Ultraschalltomographie*; *s.u. Sonographie*

BBM *Abk.*: →*Benzbromaron*

BBR *Abk.*: →*Berliner-Blau-Reaktion*

BBS *Abk.*: →*Morbus Besnier-Boeck-Schaumann*

BBU *Abk.*: Bundesverband Bürgerinitiativen Umweltschutz

BC *Abk.*: **1.** Biotincarboxylase **2.** →*Bronchialkarzinom*

BCAVe *Abk.*: Bleomycin, CCNU, Adriamycin, Vinblastin

BCCP *Abk.*: Biotin-Carboxyl-Carrier-Protein

BCD *Abk.*: **1.** Bicarbonat-Dialyse **2.** Bleomycin, Cyclophosphamid, Dactinomycin

BCDT *Abk.*: BCNU, Cisplatin, Dacarbazin, Tamoxifen

BCE *Abk.*: **1.** Basalzellenepitheliom **2.** →*Butyrylcholinesterase*

BCF *Abk.*: Basophilen-chemotaktischer Faktor

BCG *Abk.*: **1.** →*Bacille-Calmette-Guérin* **2.** →*Bacillus Calmette-Guérin*

BCGF *Abk.*: B cell growth factor

BCG-Impfung *f* (Ⓔ BCG vaccination): *s.u. Bacillus Calmette-Guérin; s.a. Essay Tuberkulose S. 2171*

BChE *Abk.*: →*Butyrylcholinesterase*

BCHOP *Abk.*: Bleomycin, Cyclophosphamid, Hydroxydaunorubicin, Vincristin (*engl.* oncovin), Prednison

bcl-2-Gen *nt* (Ⓔ bcl-2 gene): *s.u. Essay Non-Hodgkin-Lymphome S. 1517*

BCLL *Abk.*: B-Linien-CLL

bcl-2-Protein *nt* (Ⓔ bcl-2 protein): *s.u. Essay Non-Hodgkin-Lymphome S. 1517*

BCMF *Abk.*: Bleomycin, Cyclophosphamid, Methotrexat, 5-Fluorouracil

BCNU *Abk.*: 1,3-Bis-(2-chloräthyl)-1-nitrosourea

BCOP *Abk.*: BCNU, Cyclophosphamid, Vincristin (*engl.* oncovin), Prednison

B

BCP *Abk.*: BCNU, Cyclophosphamid, Prednison
BCS *Abk.*: *→Budd-Chiari-Syndrom*
BCVP *Abk.*: BCNU, Cyclophosphamid, Vinblastin, Prednison
BCVPP *Abk.*: BCNU, Cyclophosphamid, Vinblastin, Procarbazin, Prednison
BD *Abk.*: **1.** *→Basendefizit* **2.** *→Blutdruck*
BDA *Abk.*: Beclomethasondipropionat-Aerosol
BDG *Abk.*: *→Bilirubindiglucuronid*
bDNA *Abk.*: *→branched-DNA*
BDOPA *Abk.*: Bleomycin, Dacarbazin, Vincristin (*engl.* oncovin), Prednison, Adriamycin
BDP *Abk.*: **1.** Beclomethasondipropionat **2.** Brodimoprim
BDPE *Abk.*: Bromdiphenyl-(p-äthylphenyl)-äthylen
BDR *Abk.*: Bauchdeckenreflex
BDSG *Abk.*: Bundesdatenschutzgesetz
BDU *Abk.*: Bromdesoxyuridin
BDV *Abk.*: Ballondilatationsvalvuloplastie
BE *Abk.*: **1.** *→Base Excess* **2.** *→Basenexzess* **3.** Bazillen-Emulsion **4.** *→Beckeneingang* **5.** Behandlungserfolg **6.** Behring-Einheit **7.** *→Bohr-Effekt* **8.** *→Broteinheit*
Be *Abk.*: *→Beryllium*
BEAC *Abk.*: BCNU, Etoposid, Ara-C, Cyclophosphamid
Beals: Rodney Kenneth Beals; geb. 1931; amerikanischer Orthopäde
Beals-Hecht-Syndrom *nt* (Ⓔ Beals' syndrome): ***Syn:*** *kontrakturelle Arachnodaktylie*; autosomal-dominantes Fehlbildungssyndrom mit marfanoidem Habitus, Arachnodaktylie* mit Kontrakturen, Kyphoskoliose*, Mitralklappenprolaps und Fehlbildung der Ohrmuschelhelix [„crumpled ears"]
Beals-Syndrom *nt* (Ⓔ Beals' syndrome): autosomal-dominante Oto-Osteodysplasie mit Fehlbildung von Ohrmuschel, Ellenbogen- und Hüftgelenk
BEAM *Abk.*: BCNU, Etoposid, Ara-C, Melphalan
Bean: William B. Bean; amerikanischer Internist (Iowa City) im 20. Jahrhundert
Bean-Syndrom *nt* (Ⓔ Bean's syndrome): ***Syn:*** *Blue-rubber-bleb-nevus-Syndrom, Blaue-Gummiblasen-Nävus-Syndrom, viszerokutane Hämangiomatose*; autosomal-dominant vererbte Erkrankung mit Bildung zahlreicher bläulicher Hämangiome* der Haut und innerer Organe [v.a. Magen-Darm-Trakt]
Beard: George Miller Beard; 1839–1883; amerikanischer Neurologe (New York)
Beard-Syndrom *nt* (Ⓔ Beard's disease): ***Syn:*** *Nervenschwäche, nervöse Übererregbarkeit, Neurasthenie, Neurasthenia*; nervöses Erschöpfungssyndrom mit u.a. Kopfschmerzen, Schwitzen, Schlafstörungen, Schwindel, Durchfall oder Verstopfung
Bearn: Alexander Gordon Bearn; 1923–1983; britisch-amerikanischer Internist
Bearn-Kunkel-Slater-Syndrom *nt* (Ⓔ Bearn-Kunkel-Slater syndrome): ***Syn:*** *lupoide Hepatitis, Bearn-Kunkel-Syndrom*; zu den Autoimmunkrankheiten* gehörende Sonderform der chronisch-agressiven Hepatitis* mit positivem L.E.-Phänomen* und plasmazellulärem Infiltrat, die v.a. jüngere Frauen befällt; im Serum finden sich antinukleäre Antikörper und hohe γ-Globulinwerte; **Therapie**: Immunsuppression mit Prednisolon* und Azathioprin*
Bearn-Kunkel-Syndrom *nt*: *→Bearn-Kunkel-Slater-Syndrom*
Be|at|mung *f* (Ⓔ artificial respiration): künstliche Belüftung der Lunge
assistierte Beatmung (Ⓔ assisted respiration): Beatmung, die eine noch vorhandene, aber unzureichende Spontanatmung ergänzt; Ziel ist es, die Atemarbeit zu verringern und den Gasaustausch zu verbessern; das kann durch eine kontinuierliche Druckerhöhung [**continous positive airway pressure, CPAP**] oder eine Unterstützung der Inspiration [**inspiratory pressure support, IPS; augmented spontaneous breathing, ASB**] erfolgen
kontrollierte Beatmung (Ⓔ controlled respiration): ***Syn:*** *continous mandatory ventilation, intermittend positive pressure ventilation*; vollständige künstliche Beatmung, bei der die Atmung von einem Respirator übernommen und von außen kontrolliert wird; wird immer dann nötig, wenn der Patient keinen eigenen Atemantrieb hat [Narkose, Schädelhirntrauma, Vergiftung]
seitengetrennte Beatmung (Ⓔ unilateral anesthesia): ***Syn:*** *Ein-Lungen-Beatmung*; *s.u. Ein-Lungen-Anästhesie*
Beat-to-Beat-Analyse *f* (Ⓔ beat-to-beat analysis): *s.u. Essay Kardiotokographie S. 1089*
Beau: Joseph Honoré Simon Beau; 1806–1865; französischer Internist (Paris)
Beau-Furchen/-Linien *pl*: *→Beau-Reil-Querfurchen*
Beau-Reil-Querfurchen *pl* (Ⓔ Beau's lines): ***Syn:*** *Beau-Furchen, Beau-Linien, Beau-Reil-Linien, Reil-Furchen*; Querfurchen der Fingernägel als Zeichen einer Wachstumsunterbrechung, z.B. bei schweren Allgemeinerkrankungen oder Chemotherapie
BEB *Abk.*: Beschwerdenerfassungsbogen
Be|cher|zel|len *pl* (Ⓔ beaker cells): schleimbildende, becherförmige Zellen, die als einzellige Drüsen betrachtet werden können; sie kommen in allen Abschnitten des Darmes und in den Luftwegen vor

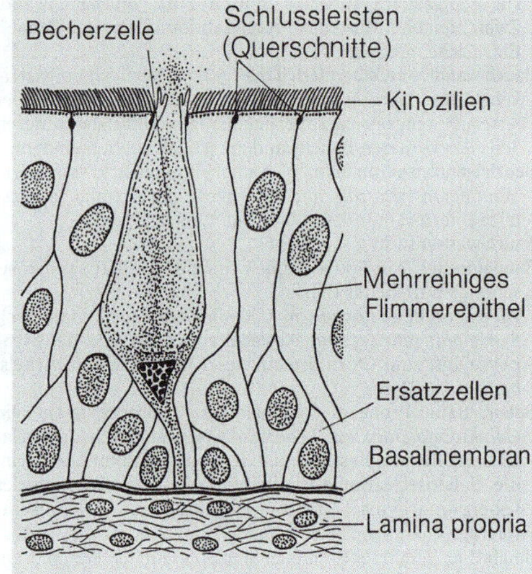

Abb. B24. Becherzelle

Bechterew: Wladimir von Bechterew; 1857–1927; russischer Neurologe (St. Petersburg)
Bechterew-Jacobsohn-Reflex *m* (Ⓔ Bekhterev's reflex): ***Syn:*** *Karpometakarpalreflex, Handrückenreflex*; Kontraktion der Fingermuskeln nach Beklopfen des Handrückens; Pyramidenbahnzeichen*
Bechterew-Kern *m* (Ⓔ Bekhterev's nucleus): ***Syn:*** *oberer Vestibulariskern*; Nucleus vestibularis superior; *s.u. Nuclei vestibulares*
Bechterew-Krankheit *f* (Ⓔ Bekhterev's disease): ***Syn:*** *Morbus Bechterew, Marie-Strümpell-Krankheit, Spondylarthritis ankylopoetica/ankylosans, Spondylitis ankylopoetica/ankylosans, Bechterew-Strümpell-Marie-Krankheit*; chronische degenerative Entzündung des Achsenskelettes und der Extremitäten; typisch ist eine Versteifung [Ankylosierung] des Iliosakralgelenkes und der Wirbelsäule; die Erkrankung befällt Männer häufiger als Frauen und es besteht i.d.R. eine erbliche Disposition; **Klinik**: der Beginn liegt meist zwischen dem 20. und 40. Lebensjahr und ist durch uncharakteristische Kreuzschmerzen, insbesondere nachts, und Morgensteife geprägt; z.T. treten initial auch Gelenkbeschwerden [Knie, Hüfte, Sprunggelenk] oder Fersen- und Achillessehnenbeschwerden auf; Iritis* und Urethritis* sind oft vorausgehende oder begleitende Erkrankungen; im weiteren Verlauf kommt es zu einer metaplastischen Verknöcherung des kollagenen Bindegewebes der Gelenkkap-

seln und damit zur fortschreitenden Bewegungseinschränkung, v.a. der Wirbelsäule, des Thorax und des Iliosakralgelenkes
Diagnose: bei der körperlichen Untersuchung fällt die Bewegungseinschränkung der Wirbelsäule auf; die Schober*-Distanz ist verringert, der Fingerspitzen-Boden-Abstand nimmt zu; die Thoraxstarre führt zu vorwiegender Bauchatmung; die Entzündung des Iliosakralgelenkes führt zu lokalem Druck- und Stauchungsschmerz [**Mennell-Zeichen**]; Labor [BSG und Serumeisen erhöht, Rheumafaktor negativ, HLA B 27 positiv in 80 % der Fälle]; Röntgen: die Wirbel zeigen Osteoporose und eine typische Bambusform*; **Therapie**: Analgetika und Antiphlogistika im akuten Schub; Krankengymnastik zur Verbesserung oder Erhaltung der Bewegbarkeit; Atemgymnastik

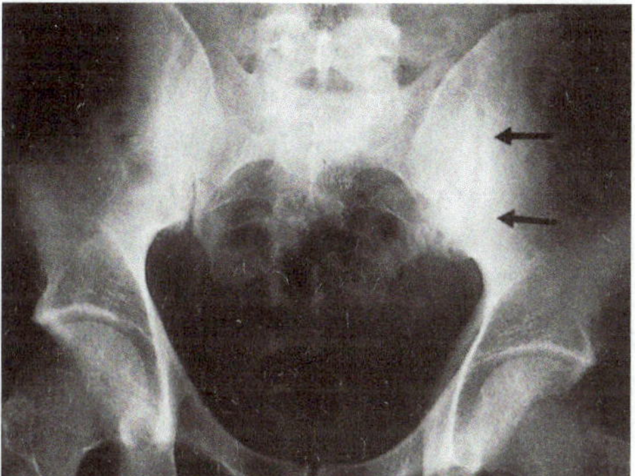

Abb. B25. Bechterew-Krankheit

Bechterew-Strümpell-Marie-Krankheit *f*: *→Bechterew-Krankheit*

Beck: Claude Beck; 1894–1971; amerikanischer Chirurg (Cleveland)

Beck-Trias *f* (Ⓔ Beck's triad): arterielle Hypotonie, venöse Hypertonie und verminderte Herzwandpulsation bei Herzbeuteltamponade*

Be|cken *nt* (Ⓔ pelvis): *Syn*: *Pelvis*; der Beckengürtel* [Cingulum pelvicum] bildet die knöcherne Grundlage des Beckens; da die Hauptaufgabe des Beckens die Übertragung des Gewichtes des Körpers auf die Beine ist, ist der Beckengürtel sehr stabil und in sich kaum beweglich; die **Linea terminalis** ist die Grenzlinie zwischen großem [**Pelvis major**] und kleinem Becken [**Pelvis minor**]; sie beginnt am Oberrand der Beckensymphyse*, verläuft entlang des Pecten* ossis pubis, geht in die Linea* arcuata ossis ilii über und endet am Promontorium* ossis sacri
das knöcherne Becken zeigt geschlechtsspezifische Unterschiede: der **Beckeneingang** ist beim Mann herzkartenförmig, bei der Frau queroval; die **Beckenneigung**, d.h., der Neigungswinkel zwischen Beckeneingangsebene* und der Horizontalen, ist bei der Frau größer [60°] als beim Mann [55°]; die **Beckenschaufeln** laden bei der Frau weiter aus als beim Mann; der Winkel zwischen den beiden Schambeinen [**Angulus subpubicus**] ist beim Mann steiler als bei der Frau; *s.a. Beckenmaße, Distantia, Conjugata, Diameter*
allgemein verengtes Becken (Ⓔ generally contracted pelvis): proportioniert kleines und schmales Becken; meist anlagebedingt; kann u.U. Probleme unter der Geburt verursachen [enges Becken*] oder eine Geburt auf natürlichem Weg unmöglich machen; extrem kleine Becken werden als **Zwergbecken** oder **Miniaturbecken** bezeichnet
allgemein vergrößertes Becken (Ⓔ giant pelvis): überdurchschnittlich großes Becken bei Frauen; meist anlagebedingt
anatomisch enges Becken (Ⓔ true contracted pelvis): *s.u. enges Becken*
androides Becken (Ⓔ android pelvis): weibliches Becken, das von der Form her einem männlichen Becken gleicht
ankylotisches Becken (Ⓔ ankylotic pelvis): Becken mit ein- oder beidseitiger Ankylose* des Iliosakralgelenkes oder des Hüftgelenks
echtes Becken: *→kleines Becken*
enges Becken (Ⓔ contracted pelvis): im Verhältnis zum Kopf des Kindes zu kleines Becken; beim **anatomisch engen Becken** ist das Becken bzw. der Beckenausgang zu klein oder eng, beim **funkionell engen Becken** liegt das Problem in der Kopfgröße oder -form
falsches Becken: *→großes Becken*
flaches Becken: *→plattes Becken*
funkionell enges Becken (Ⓔ functionally contracted pelvis): *s.u. enges Becken*
gerad-verengtes Becken (Ⓔ simple flat pelvis): Becken mit verkürztem geraden Durchmesser, z.B. als **plattes Becken** nach Rachitis oder Osteomalazie, **Spondylolisthesebecken**; wirkt geburtsmechanisch als enges Becken*
großes Becken (Ⓔ greater pelvis): *Syn*: *falsches Becken, Pelvis major*; der Teil des Beckens oberhalb der **Beckeneingangsebene** [Apertura pelvis superior] wird als großes Becken bezeichnet; er bildet einen Teil der Bauchhöhle [Cavitas* abdominis]
gynäkoides Becken (Ⓔ gynecoid pelvis): Becken mit typisch weiblicher Form
infantiles Becken (Ⓔ infantile pelvis): *Syn*: *juveniles Becken*; allgemein verengtes Becken mit leichter Trichterform, engem Schambogen und hochstehendem Promontorium; wirkt geburtsmechanisch als enges Becken*
juveniles Becken: *→infantiles Becken*
kleines Becken (Ⓔ lesser pelvis): *Syn*: *echtes Becken, Pelvis minor*; zwischen **Beckeneingangsebene** [Apertura pelvis superior] und **Beckenausgangsebene** [Apertura pelvis inferior] liegender Teil des Beckens, das die **Beckenhöhle** [Cavitas pelvis] enthält
osteomalazisches Becken (Ⓔ osteomalacic pelvis): gerad-verengtes oder unregelmäßig verengtes Becken bei Osteomalazie*; oft auch Abplattung [plattes Becken]
ostitisch-synostotisches Becken (Ⓔ ostitic-synostotic pelvis): ankylotisches Becken* nach Infektion des Hüftgelenks
plattes Becken (Ⓔ flat pelvis): *Syn*: *flaches Becken*; abgeplattetes Becken, z.B. nach Rachitis oder Osteomalazie
platt-rachitisches Becken (Ⓔ flat rachitic pelvis): plattes Becken nach Rachitis
quer verengtes Becken (Ⓔ transverse contracted pelvis): in einem oder mehreren Querdurchmessern verengtes Becken; wirkt geburtsmechanisch als enges Becken*
rachitisches Becken (Ⓔ rachitic pelvis): verformtes Becken nach Rachitis; kann platt, gerad, schräg oder unregelmäßig verengt sein
schräg verengtes Becken (Ⓔ oblique contracted pelvis): im Schrägdurchmesser verengtes Becken; wirkt geburtsmechanisch als enges Becken*
spondylolisthetisches Becken (Ⓔ spondylolisthetic pelvis): *Syn*: *Spondylolisthesebecken, Wirbelgleitbecken*; gerad-verengtes Becken* bei Spondylolisthese*
unregelmäßig verengtes Becken (Ⓔ irregular contracted pelvis): die unregelmäßige Verengung ist meist eine Folge von Rachitis, Osteomalazie, Frakturen oder Exostosen
verengtes Becken (Ⓔ contracted pelvis): Becken, das in einem oder mehreren Durchmessern verengt ist; wirkt geburtsmechanisch als enges Becken*

Be|cken|abs|zess *m* (Ⓔ pelvic abscess): Abszess im Beckenbereich

Be|cken|ach|se *f* (Ⓔ pelvic axis): *Syn*: *Beckenführungslinie, Axis pelvis*; durch eine Verbindung der Mittelpunkte der Beckenebenen erhaltenen Führungslinie des Beckens, die entsprechend der Beckenkrümmung gebogen ist

Be|cken|ak|ti|no|my|ko|se *f* (Ⓔ pelvic actinomycosis): von Abszessbildung begleitete Aktinomykose* des Beckens

Be|cken|ar|te|ri|o|gra|phie *f* (Ⓔ pelvic arteriography): *Syn*: *Beckenarteriografie*; Röntgenkontrastdarstellung* der Arterien des kleinen Beckens; die Kontrastmittelinjektion erfolgt i.d.R. mittels Katheter [Seldinger*-Judkins-Technik]

Be|cken|aus|gang *m*: *→Apertura pelvis inferior*

Be|cken|aus|gangs|e|be|ne *f*: *→Apertura pelvis inferior*

B

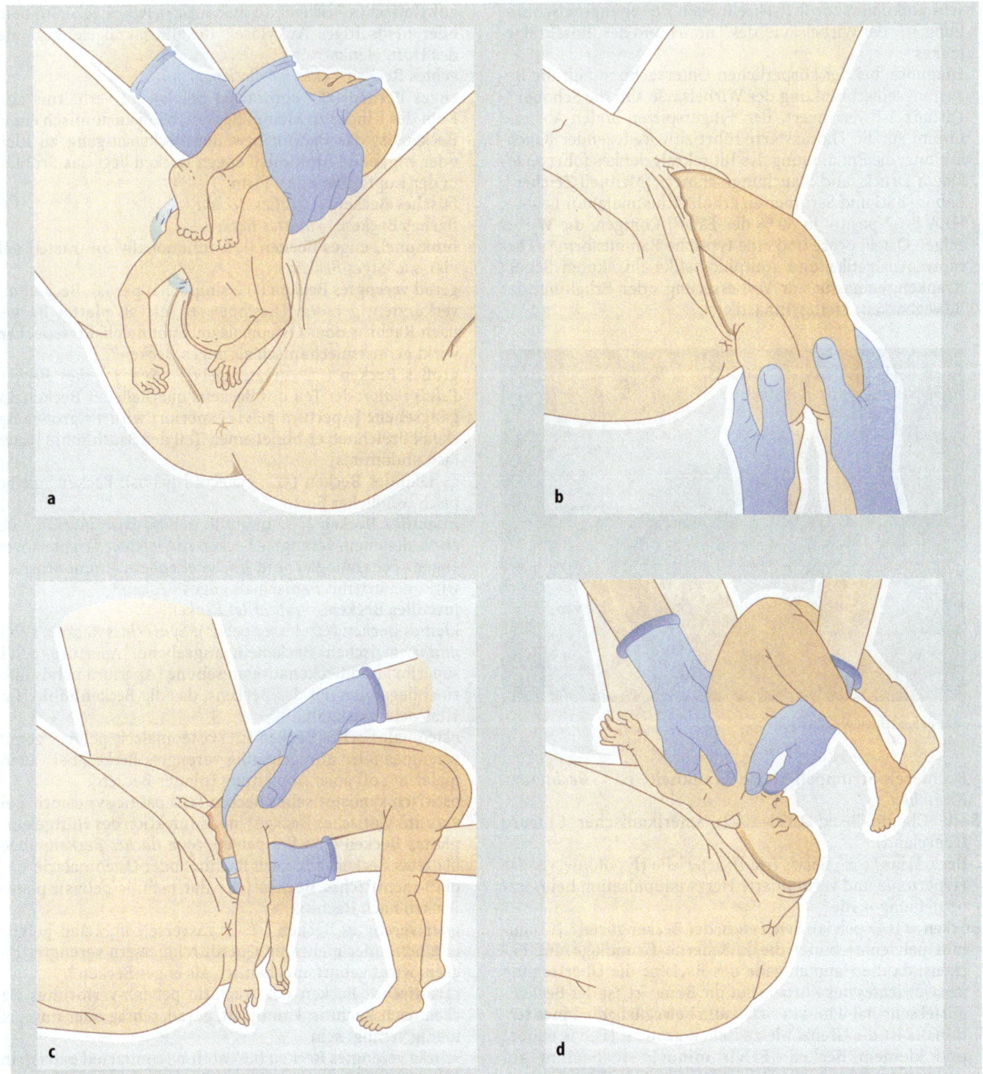

Abb. B26. Beckenendlage. Entbindungstechniken bei Beckenendlage: **a** Spontangeburt nach Bracht, **b** Armlösung nach Mueller, **c** und **d** Kopflösung nach Veit-Smellie

Be|cken|aus|guss|stein *m* (Ⓔ pelvic cast calculus): ***Syn***: *Korallenstein, Hirschgeweihstein, Ausgussstein*; geweihförmiger, das Nierenbecken ausfüllender Nierenstein*

Be|cken|bauch|fell|ent|zün|dung *f* (Ⓔ pelvioperitonitis): Pelvioperitonitis*

Be|cken|bo|den *m* (Ⓔ pelvic diaphragm): ***Syn***: *Diaphragma pelvis*; vom Musculus* levator ani beider Seiten und dem Musculus* coccygeus gebildeter muskulärer Abschluss des kleinen Beckens, der auf der Oberseite durch die Fascia* superior diaphragmatis pelvis und auf der Unterseite durch die entsprechende Fascia* inferior diaphragmatis pelvis bedeckt ist

Be|cken|bo|den|fis|tel *f* (Ⓔ perineal fistula): ***Syn***: *Dammfistel, Fistula perinealis*; auf dem Damm mündende Fistel; meist handelt es sich um komplette oder inkomplette Analfisteln*

Be|cken|bruch *m*: *→Beckenfraktur*

Be|cken|durch|mes|ser *m* (Ⓔ pelvic diameter): *s.u. Conjugata, Diameter*

querer/transverser Beckendurchmesser: *→Diameter transversa pelvis*

schräger Beckendurchmesser: *→Diameter obliqua pelvis*

Be|cken|ein|gang *m*: *→Apertura pelvis superior*

Be|cken|ein|gangs|e|be|ne *f*: *→Apertura pelvis superior*

Be|cken|ein|ge|wei|de|ner|ven *pl* (Ⓔ pelvic splanchnic nerves): ***Syn***: *Nervi splanchnici pelvici*; parasympathische Fasern aus den Ganglia* pelvica für die Beckeneingeweide

Be|cken|end|la|ge *f* (Ⓔ pelvic presentation): Längslage* des Kindes, bei der das Beckenende vorausgeht; Beckenendlagen neigen zum Nabelschnurvorfall* im frühen Wehenstadium; das größte Problem bei der vaginalen Entbindung aus Beckenendlage ist, dass der Kopf, der die größte Durchtrittsebene hat, auf einen anderen Körperteil folgt, der ein kleineres Durchtrittsplanum hat; die Größe des Durchtrittsplanums variiert stark in Abhängigkeit vom Typ der Beckenendlage; bei der Fußlage beträgt es ca. 25 cm, bei der Steißfußlage dagegen ca. 33 cm; ein anderer wichtiger Faktor ist, dass die Nabelschnur bei vaginaler Geburt einer Beckenendlage längere Zeit komprimiert wird und der Fetus damit einer Hypoxie* ausgesetzt wird; aus diesen Gründen wird heute meist eine Schnittentbindung durchgeführt; ist dies nicht möglich oder nicht erwünscht, können die

Geburtstechniken nach Bracht, Mueller oder Veit-Smellie angewandt werden

Be|cken|fas|zie *f* (Ⓔ pelvic fascia): *Syn*: *Fascia pelvica, Fascia pelvis*; Beckenwand und -boden bedeckendes lockeres Bindegewebe, das in parietale und viszerale Beckenfaszie unterteilt wird; die Fascia* extraperitonealis ist auch Teil der Beckenfaszie

parietale Beckenfaszie (Ⓔ parietal pelvic fascia): *Syn*: *Fascia pelvis parietalis, Fascia endopelvina*; äußeres Blatt der Beckenfaszie, das die Beckenwand, Muskeln, Nerven und Gefäße bedeckt

viszerale Beckenfaszie (Ⓔ visceral pelvic fascia): *Syn*: *Fascia pelvis visceralis*; inneres Blatt der Beckenfaszie; umhüllt die Beckeneingeweide

Be|cken|frak|tur *f* (Ⓔ pelvic fracture): *Syn*: *Beckenbruch*; Bruch des knöchernen Beckens; je nach Lage der Fraktur unterscheidet man **Beckenrandfraktur, Beckenpfeilerfraktur** und **Beckenringfraktur**; *s.a. Beckenringfraktur*

Be|cken|füh|rungs|li|nie *f*: *→Beckenachse*

Be|cken|gan|gli|en *pl* (Ⓔ pelvic ganglia): parasympathische Ganglien des kleinen Beckens, die die Nervi* splanchnici pelvici abgeben

Be|cken|ge|flecht *nt* (Ⓔ pelvic plexus): *Syn*: *Beckenplexus, Plexus hypogastricus inferior, Plexus pelvicus*; vegetativer Plexus im kleinen Becken, der die Beckenorgane versorgt

Be|cken|gür|tel *m* (Ⓔ pelvic girdle): *Syn*: *Cingulum membri inferioris, Cingulum pelvicum*; besteht aus den beiden Hüftbeinen*, die vorne durch die Beckensymphyse* verbunden sind und die sich hinten mit dem Kreuzbein* zum Beckenring vereinigen

Be|cken|gurt|frak|tur *f*: *→Chance-Fraktur*

Be|cken|her|nie *f* (Ⓔ ischiatic hernia): *Syn*: *Ischiozele, Hernia ischiadica*; Hernie* mit Foramen ischiadicum majus oder minus als Bruchpforte

Be|cken|höh|le *f* (Ⓔ pelvic cavity): *Syn*: *Cavitas pelvis, Cavitas pelvina*; der das kleine Becken* ausfüllende Teil der Bauch- und Beckenhöhle [Cavitas* abdominis et pelvis]

Be|cken|kamm *m* (Ⓔ iliac crest): *Syn*: *Darmbeinkamm, Crista iliaca*; oberer Rand der Darmbeinschaufel [Ala* ossis ilii]; hat drei leistenförmige Erhebungen **Labium externum cristae iliacae** [äußere Darmbeinlippe], **Linea intermedia cristae iliacae** und **Labium internum cristae iliacae** [innere Darmbeinlippe], an denen die Bauchwandmuskeln ansetzen; am vorderen und hinteren Ende besitzt der Beckenkamm insgesamt vier **Darmbeinstacheln** [Spina* iliaca anterior superior und inferior, Spina iliaca posterior superior und inferior]; wegen der oberflächlichen Lage ist die Entnahme von Knochenmark aus dem Beckenkamm [Beckenkammpunktion] relativ einfach

Be|cken|kamm|punk|ti|on *f* (Ⓔ iliac crest puncture): *Syn*: *Kristapunktion, Cristapunktion*; Knochenmarkentnahme aus dem Beckenkamm

Be|cken|längs|durch|mes|ser *m*: *→Conjugata*

Be|cken|lymph|kno|ten *pl* (Ⓔ pelvic lymph nodes): *Syn*: *Nodi lymphoidei pelvis*; die **parietalen Beckenlymphknoten** [Nodi lymphoidei pelvis parietales] nehmen die Lymphe der Beckenwand auf und fungieren als überregionale Lymphknoten für die viszeralen Beckenlymphknoten und die Beinlymphknoten; die **viszeralen Beckenlymphknoten** [Nodi lymphoidei pelvis viscerales] sind die regionalen Lymphknoten der Beckeneingeweide

Be|cken|ma|ße *pl* (Ⓔ pelvic dimensions): für die Geburtshilfe wichtige Maße des knöchernen Beckens; äußere Beckenmaße werden als Distantia* bezeichnet, innere gerade Beckendurchmesser als Conjugata* und innere quere und schräge Durchmesser als Diameter*

Be|cken|nei|gung *f* (Ⓔ pelvic incline): *Syn*: *Inclinatio pelvis*; Neigungswinkel zwischen Beckeneingangsebene* und der Horizontalen; bei der Frau größer [60°] als beim Mann [55°]

Be|cken|nie|re *f* (Ⓔ pelvic kidney): *Syn*: *Ren pelvicus, pelvine Nierendystopie*; angeborener Tiefstand der Niere im Becken; ist fast immer mit einer Malrotation kombiniert

Be|cken|öff|nung, o|be|re *f*: *→Apertura pelvis superior*

Be|cken|öff|nung, un|te|re *f*: *→Apertura pelvis inferior*

Be|cken|os|te|o|to|mie *f* (Ⓔ pelvic osteotomy): Durchtrennung von Beckenknochen oder Beckenring

Beckenosteotomie nach Chiari: *→Chiari-Operation*

Beckenosteotomie nach Salter: *→Salter-Operation*

Be|cken|pfei|ler|frak|tur *f* (Ⓔ fracture of the pelvic column): *s.u. Beckenfraktur*

Be|cken|ple|xus *m*: *→Beckengeflecht*

Be|cken|quer|durch|mes|ser *m*: *→Diameter transversa pelvis*

Be|cken|rand|frak|tur *f* (Ⓔ pelvic fracture): *s.u. Beckenfraktur*

Be|cken|ring|frak|tur *f* (Ⓔ pelvic ring fracture): Fraktur des knöchernen Beckenrings; die Einteilung der Beckenringfrakturen richtet sich nach der Stabilität bzw. Instabilität des Beckenrings; **Typ-A-Frakturen** sind Beckenringverletzungen ohne Stabilitätsverlust; dazu gehören u.a. **Beckenrandfrakturen** [A1] und isolierte Frakturen des vorderen Beckenrings [A2]; **Typ-B-Frakturen** werden meist durch laterale oder anterior-posteriore Gewalteinwirkung verursacht; sie sind vertikal stabil, rotatorisch aber instabil; **Typ-C-Frakturen** sind sowohl vertikal als auch rotatorisch instabil [*Abb. B27, Abb. B28*]

Be|cken|ring|lo|cke|rung *f* (Ⓔ pelvic ring relaxation): physiologische Lockerung der Iliosakralgelenke und der Beckensymphyse während der Schwangerschaft

Be|cken|ring|os|te|o|to|mie *f* (Ⓔ pelvic osteotomy): *Syn*: *Pubeotomie, Pubiotomie, Hebetomie, Hebotomie*; Durchtrennung des Beckenrings, z.B. zur Geburtserleichterung

Be|cken|schau|fel *f* (Ⓔ ala of ilium): *Syn*: *Darmbeinschaufel, Ala ossis ilii*; oberer, verbreiterter Teil des Darmbeins [Os* ilium]; Ansatzstelle der Glutealmuskeln

Be|cken|schief|stand *m* (Ⓔ pelvic obliquity): meist durch eine einseitige Beinverkürzung oder Wirbelsäulenskoliose bedingte Schiefstellung des Beckens

Be|cken|so|no|gra|phie *f* (Ⓔ pelvic sonography): *Syn*: *Beckensonografie*; Ultraschalluntersuchung [Sonographie*] der Beckenorgane

Be|cken|sym|phy|se *f* (Ⓔ pelvic symphysis): *Syn*: *Schambeinfuge, Schamfuge, Symphyse, Symphysis pubica*; die Knorpelverbindung der beiden Schambeine [Os* pubis] besteht aus dem **Discus interpubicus**, einer Faserknorpelscheibe, die beim Erwachsenen oft einen mit Synovia* gefüllten Spaltraum enthält, und einem oberen und unteren Verstärkungsband [Ligamentum* pubicum superius und inferius]

Be|cken|typ *m* (Ⓔ pelvic type of arterial occlusive disease): *s.u. chronische arterielle Verschlusskrankheit*

Be|cken|ve|nen|throm|bo|se *f* (Ⓔ pelvic venous thrombosis): gehäuft postoperativ oder postpartal auftretende Thrombose* der großen Beckenvenen [Vena* iliaca externa, Vena* iliaca interna]; oft handelt es sich um eine **tiefe Beckenbeinvenenthrombose**; *s.a. tiefe Beinvenenthrombose*

Becker: **1.** Peter E. Becker; deutscher Humangenetiker (Göttingen) im 20. Jahrhundert **2.** Samuel William Becker; geb. 1924; amerikanischer Arzt

Becker-Melanose *f*: *→Becker-Nävus*

Becker-Muskeldystrophie *f* (Ⓔ Becker's muscular dystrophy): *Syn*: *Becker-Kiener Typ der progressiven Muskeldystrophie, gutartige Beckengürtelform der progressiven Muskeldystrophie*; langsam progrediente Form der progressiven Muskeldystrophie* mit primärem Befall der Becken- und Beinmuskulatur; wird X-chromosomal-rezessiv vererbt; beginnt zwischen dem 5. und 25. Lebensjahr und führt zu zunehmender Schwäche der Glutealmuskulatur, Kniebeuger und -strecker und Wadenmuskeln; klinisch fallen eine Pseudohypertrophie der Wadenmuskeln durch Fetteinlagerung, Kontrakturen [Hüfte, Knie, Spitzfuß] und Hyperlordosierung mit Beckenkippung nach vorne auf; die Muskeldystrophie schreitet kranial fort und erfasst schließlich auch die Schultergürtelmuskulatur und die Atemmuskeln; die Lebenserwartung liegt bei 40–50 Jahren

Becker-Nävus *m* (Ⓔ Becker's nevus): *Syn*: *Becker-Melanose, Melanosis naeviformis*; v.a. am Stamm auftretender pigmentierter, behaarter, epidermaler Nävus [Naevus* verrucosus] mit guter Prognose [*Abb. B29*]

Beckwith: John Bruce Beckwith; geb. 1933; amerikanischer Kinderarzt

Beckwith-Syndrom *nt* (Ⓔ Beckwith's syndrome): *Syn*: *Thalidomidembryopathie, Contergan-Syndrom*; durch Ein-

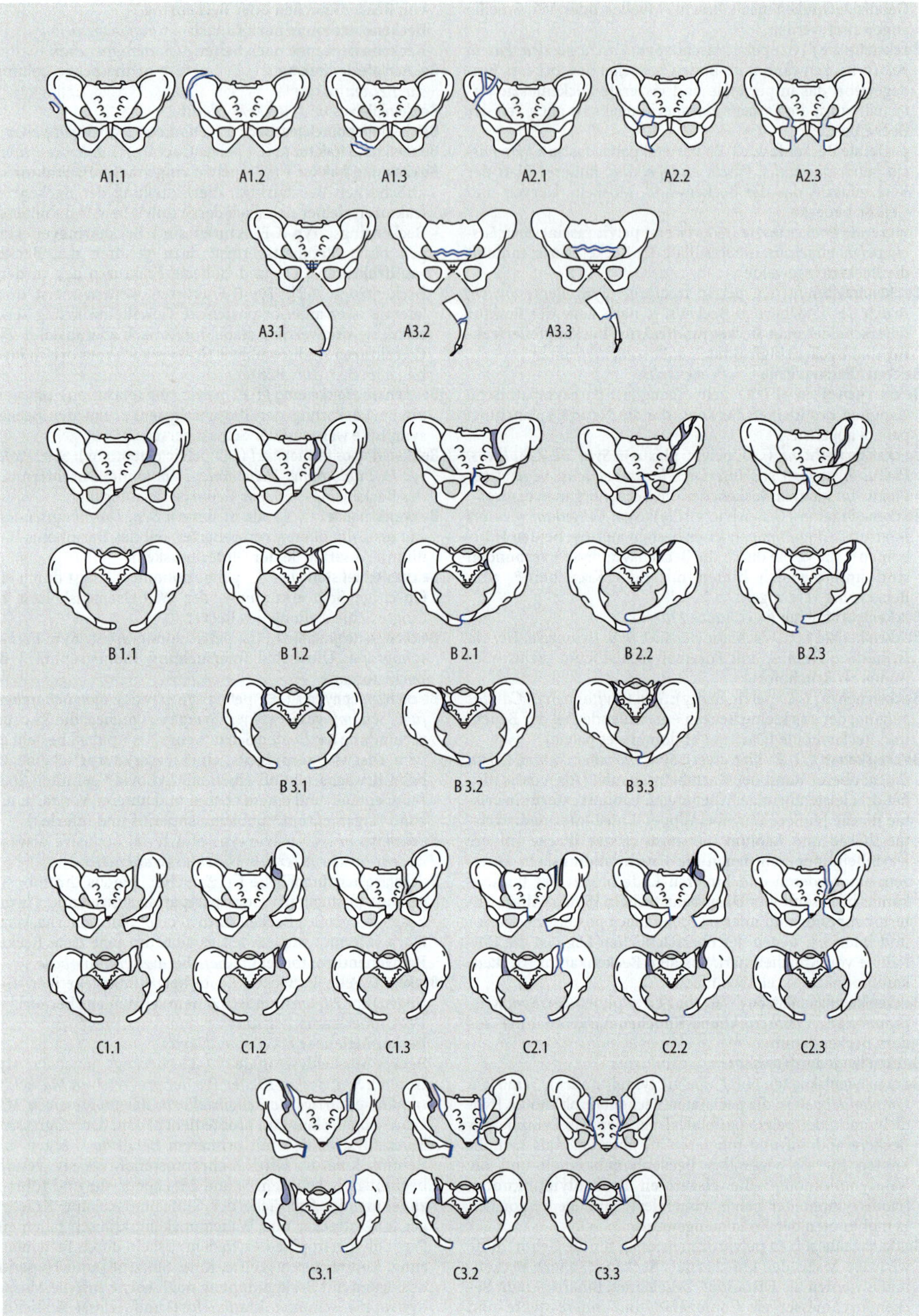

Abb. B27. Beckenringfrakturen

nahme des Schlafmittels Thalidomid* hervorgerufene Embryopathie* mit Extremitätenfehlbildungen oder Ohrmuschelfehlbildungen und Fazialisparese

Beckwith-Wiedemann-Syndrom *nt* (Ⓔ Beckwith-Wiedemann syndrome): ***Syn*:** *Exomphalos-Makroglossie-Gigantismus-Syndrom, Wiedemann-Beckwith-Syndrom, EMG-Syndrom*; familiäres Fehlbildungssyndrom mit charakteristischen Gesichtsdysmorphien [Makroglossie*, Exophthalmus*] und Riesenwuchs; bei 7–10 % der Patienten kommt es noch im Kleinkind- oder Schulalter zur Entwicklung maligner Tumoren

Béclard: Pierre Augustin Béclard; 1785–1825; französischer Chirurg (Paris)

Béclard-Hernie *f* (Ⓔ Béclard's hernia): durch die Fossa*

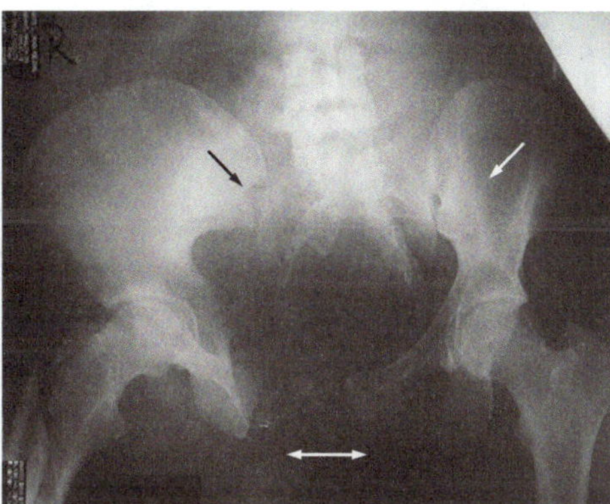

Abb. B28. Beckenringfraktur, Typ C 3.1

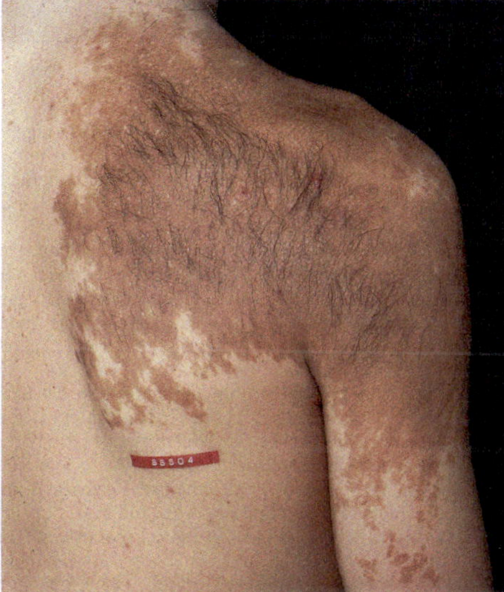

Abb. B29. Becker-Nävus

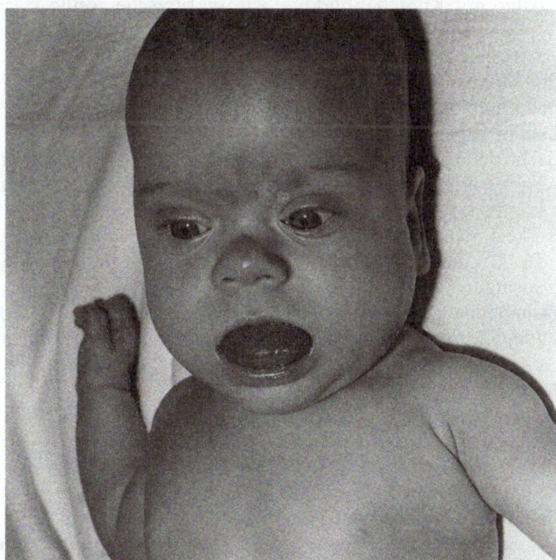

Abb. B30. Beckwith-Wiedemann-Syndrom

ovalis hervortretende Schenkelhernie*

Béclard-Knochenkern *m* (Ⓔ Béclard's nucleus): schon beim Neugeborenen vorhandener Verknöcherungskern in der distalen Femurepiphyse

Be|clo|me|ta|son *nt* (Ⓔ beclomethasone): ***Syn:*** *9-Chlor-11β,17,21-trihydroxy-16β-methyl-1,4-pregnadien-3,20-dion*; halogeniertes Glucocorticoid*; **Anw.**: lokal bei Asthma* bronchiale und Rhinitis* allergica

Bec|que|rel *nt* (Ⓔ becquerel): abgeleitete SI-Einheit* der Radioaktivität; benannt nach Antoine Henri Becquerel (1852–1908) einem französischen Physiker, der 1903 den Nobelpreis für Physik für seine Arbeiten auf dem Gebiet der natürlichen Radioaktivität erhielt; 1 Bq = 1 Zerfall pro Sekunde

Be|darfs|me|di|ka|men|te *pl* (Ⓔ relievers): ***Syn:*** *Reliever*; *s.u. Essay Asthma bronchiale S. 173*

Be|darfs|schritt|ma|cher *m* (Ⓔ demand pacemaker): ***Syn:*** *bedarfsgesteuerter Herzschrittmacher, Demand-Herzschrittmacher, Demand-Schrittmacher, Demand-Pacemaker*; Herzschrittmacher, der über die Herzstromkurve gesteuert wird und nur bei Bedarf einspringt; man unterscheidet **kammergesteuerte** und **vorhofgesteuerte Bedarfsschrittmacher**; *s.a. Herzschrittmacher*

Bednar: Alois Bednar; 1816–1888; österreichischer Kinderarzt (Wien)

Bednar-Aphthen *pl* (Ⓔ Bednar's aphthae): Sauggeschwüre an der Wangen- und Gaumenschleimhaut von Säuglingen

Bednar-Parrot-Pseudoparalyse *f* (Ⓔ Parrot's pseudoparalysis): ***Syn:*** *Parrot-Lähmung*; schmerzbedingte Scheinlähmung von Armen oder Beinen bei angeborener Syphilis*

Bed|so|nia *f*: veraltet für *→Chlamydia*

Bed|so|ni|en *pl*: veraltet für *→Chlamydia*

Be|ein|flus|sungs|wahn *m* (Ⓔ delusion of control): Symptom 1. Ranges; *s.u. Schizophrenie*

Bee|ren|ge|schwulst *f*: *→Staphylom*

Be|fehls|au|to|ma|tie *f* (Ⓔ command automatism): automatenhaftes Ausführen von Befehlen oder Anordnungen; kommt sowohl bei psychischen Erkrankungen als auch unter Drogeneinfluss [Meskalin, Atropin] vor

Be|feuch|ter|fie|ber *nt*: *→Befeuchterlunge*

Be|feuch|ter|lun|ge *f* (Ⓔ humidifier lung): ***Syn:*** *Befeuchterfieber*; exogen-allergische Alveolitis* durch Inhalation von Bakterien- oder Schimmelallergenen aus Klimaanlagen

Be|fruch|tung *f* (Ⓔ insemination): ***Syn:*** *Insemination, Empfängnis, Konzeption, Conceptio, Fecundatio, Fertilisation*; Eindringen des Samenfadens in die Eizelle [Imprägnation] und Entstehung und Vereinigung der Vorkerne; sobald das Spermium in die Oozyte eingedrungen ist, verändern sich Zona pellucida und Plasmamembran und verhindern das Eindringen weiterer Spermien; das Eindringen des Spermiums regt die Vollendung der 2. Reifeteilung an, an deren Ende der weibliche Vorkern entsteht; sowohl der männliche als auch der weibliche Vorkern durchlaufen als nächstes eine Synthesephase, verdoppeln ihre DNA und bilden Chromosomen aus; dann kommt es zur Auflösung der Kernmembranen und zur Vereinigung der homologen Chromosomen zu Paaren; die Befruchtung ist erfolgt und eine Zygote entstanden

extrakorporale/künstliche Befruchtung: *→In-vitro-Fertilisation*

BEG *Abk.*: Bundesentschädigungsgesetz

Be|gat|tung *f* (Ⓔ mating): Geschlechtsverkehr zum Zweck der Befruchtung

Be|geh|rens|neu|ro|se *f* (Ⓔ compensation neurosis): ***Syn:*** *Begehrungsneurose, Tendenzneurose*; sich im Anschluss an eine Schädigung, Verletzung oder Krankheit halbbewusst oder unbewusst entwickelndes, übertriebenes Begehren nach (finanzieller) Entschädigung; je schwerer die Verletzung, desto geringer die Tendenz eine Begehrensneurose zu entwickeln

Be|geh|rungs|neu|ro|se *f*: *→Begehrensneurose*

Be|gei|ße|lung *f* (Ⓔ flagella): *s.u. Essay Bakterien S. 217*

Be|gleit|ar|thri|tis *f, pl* **-ti|den** (Ⓔ concomitant arthritis): ***Syn:*** *Rheumatoid, Arthritis fugax, transitorische Synovitis*; Gelenkentzündung [Arthritis*] im Rahmen einer Allgemeinerkrankung; findet sich v.a. bei Hepatitis, Röteln, Mumps, Windpocken, Scharlach, Typhus, Tuberkulose, Grippe, Morbus Crohn, Colitis ulcerosa und Enteritiden

B

Be|gleit|o|ti|tis *f, pl* **-ti|ti|den** (Ⓔ symptomatic otitis): im Kleinkindalter häufig auftretende Mittelohrentzündung [Otitis* media] als Begleiterscheinung bei anderen Erkrankungen

Be|gleit|schie|len *nt* (Ⓔ concomitant strabismus): ***Syn***: *Strabismus concomitans*; Schielen, bei dem ein Auge das andere begleitet; im Gegensatz zum Lähmungsschielen* ist der Schielwinkel* in den verschiedenen Blickrichtungen gleich groß; die Ursachen des Begleitschielens sind in den meisten Fällen unklar; zu den häufigen Ursachen gehören manifeste oder latente Hypermetropie, Anisometropie, Fusionsschwäche, Netzhauterkrankungen und Störungen der Muskelmechanik; die gefährlichste Folge des unbehandelten Begleitschielens ist die **Schielschwachsichtigkeit** [Schielamblyopie] des betroffenen Auges; sie kann nur bei frühzeitiger und konsequenter Behandlung verhindert werden; die sicherste Methode zur Verhütung und Behandlung der Schielamblyopie ist die alternierende Okklusion; eine operative Korrektur wird nur durchgeführt, wenn diese Behandlung fehlschlägt; *s.a. Schielen*

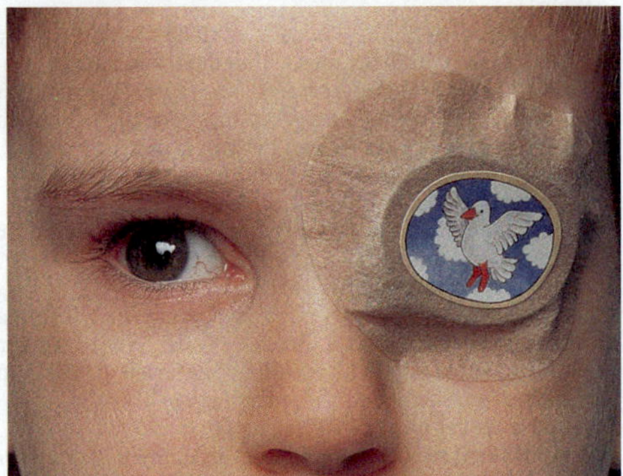

Abb. B31. Okklusivverband zur Behandlung des Begleitschielens

Be|gleit|schnup|fen *m* (Ⓔ symptomatic cold): *s.u. Rhinitis acuta*

Be|gleit|ve|ne *f* (Ⓔ accompanying vein): ***Syn***: *Vena comitans*; Vene, die eine – meist gleichnamige – Arterie begleitet

BEH *Abk.*: benigne essentielle Hypertonie

Be|ha|vi|o|ris|mus *m* (Ⓔ behaviorism): Richtung der amerikanischen Psychologie, die die Rolle von Umweltfaktoren und die Anpassung an sie in den Vordergrund stellt; das Verhalten von Versuchstieren oder Freiwilligen wird nach einem Reiz-Reaktionsschema gedeutet und die Ergebnisse auf das soziale Verhalten von Menschen übertragen; *s.a. Verhaltenstherapie*

be|ha|vi|o|ris|tisch *adj* (Ⓔ behavioristic): Behaviorismus betreffend, auf ihm beruhend

Behçet: Hulushi Behçet; 1889–1948; türkischer Hautarzt (Istanbul)

Behçet-Krankheit *f* (Ⓔ Behçet's disease): ***Syn***: *Behçet-Syndrom, bipolare/große/maligne Aphthose, Gilbert-Syndrom, Aphthose Touraine, Aphthose Behçet*; durch Aphthen der Mund- und Genitalschleimhaut, Hypopyoniritis*, nodöse Erytheme und Gelenkschwellungen gekennzeichnetes Syndrom unbekannter Genese

Behr: Carl Behr; 1874–1943; deutscher Augenarzt (Hamburg)

Behr-Krankheit *f* (Ⓔ Behr's disease): ***Syn***: *hereditäre Optikusatrophie, Behr-Syndrom I*; autosomal-dominante Sehnervenatrophie mit mäßiger bis starker Visusminderung [0,3 bis 0,05]; die Progression ist nur gering, d.h., es kommt nur selten zur Erblindung; ist meist kombiniert mit anderen neurologischen Störungen [Inkontinenz, Dysarthrie*, leichte Ataxie*, Pyramidenbahnzeichen]

Behr-Syndrom I *nt*: →*Behr-Krankheit*

Behr-Syndrom II *nt* (Ⓔ Behr's syndrome): Abduzenslähmung* und Parästhesie im Versorgungsgebiet des Nervus* maxillaris bei Tumoren* im Epipharynxbereich

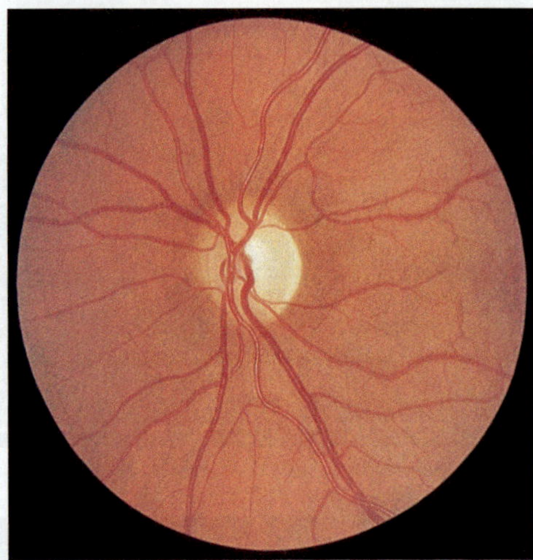

Abb. B32. Behr-Krankheit

be|hüllt *adj* (Ⓔ enveloped): (*Virus*) von einer Hülle umgeben

BEI *Abk.*: Butanol-extrahierbares Iod

Bei|ei|er|stock *m* (Ⓔ paroophoron): ***Syn***: *Paroophoron*; neben dem Eierstock [Ovar*] liegender Rest der embryonalen Urniere

Bei|fuß *m* (Ⓔ mugwort): ***Syn***: *Artemisia vulgaris*; Pflanze aus der Familie der Korbblütler [Asteraceae]; verwendet werden die getrockneten oberirdischen [**Artemisiae vulgaris herba**] und unterirdischen [**Artemisiae vulgaris radix**] Pflanzenteile; sie enthalten ein ätherisches Öl mit Cineol*, Campfer*, Thujon*, Sesquiterpenlactone [Vulgarin, Psilostachyn] und lipophilen Flavonolderivaten; **Anw.**: das Kraut traditionell bei Verdauungsbeschwerden, Amenorrhoe* und Dysmenorrhoe* sowie als Choleretikum*; die Wurzel bei Schwächezuständen, psychovegetativem Syndrom, Depression, Hypochondrie, allgemeiner Reizbarkeit und Unruhe, Schlafstörungen und Angstzuständen

Beigel: Hermann Beigel; 1830–1879; deutscher Hautarzt (London, Wien)

Beigel-Krankheit *f* (Ⓔ Beigel's disease): ***Syn***: *weiße Piedra, Piedra alba, Trichomycosis nodosa*; meist die Barthaare betreffende Pilzinfektion [Trichosporon* beigelii] der Haarbälge mit Knötchenbildung; **Klinik**: typische, weiße Haarknötchen; wenige Millimeter groß; perlschnurartig aufgereiht; **Therapie**: Abschneiden bzw. Rasur der Haare

Beihilfe zum Selbstmord *f*: *s.u. Essay Euthanasie S. 649*

Beihilfe zum Suizid *f*: *s.u. Essay Euthanasie S. 649*

Beihilfe zur Selbsttötung *f*: *s.u. Essay Euthanasie S. 649*

Bei|ho|den *m* (Ⓔ paradidymis): ***Syn***: *Giraldes-Organ, Paradidymis*; kleines Knötchen in der Nähe des Nebenhodenkopfes*; Rest der Urniere

Bei|kost *f* (Ⓔ supplementary food): ***Syn***: *Beinahrung*; zur Deckung des Vitamin- und Mineralbedarfs des Säuglings zusätzlich verabreichte Kost

Be|impf|ung *f* (Ⓔ inoculation): ***Syn***: *Inokulation, Überimpfung, Impfung*; Einbringen eines Erregers in einen Nährboden oder Organismus

Bei|nah|rung *f*: →*Beikost*

Bein|ge|schwür *nt*: →*Ulcus cruris*

Bein|haut *f*: →*Knochenhaut*

Bein|lymph|kno|ten *pl*: →*Nodi lymphoidei membri inferioris*

Bein|pa|ra|ly|se *f* (Ⓔ paralysis of the leg): Beinlähmung

Bein|ve|nen|throm|bo|se *f* (Ⓔ phlebothrombosis of the leg): meist die tiefen Beinvenen betreffende Thrombose*; seltener ist die Thrombose oberflächlicher Beinvenen [Thrombophlebitis*]

tiefe Beinvenenthrombose (Ⓔ deep venous thrombosis of the leg): häufige Erkrankung, die meist die tiefen Bein- und Beckenvenen betrifft [**tiefe Becken-Beinvenenthrombose**];

B

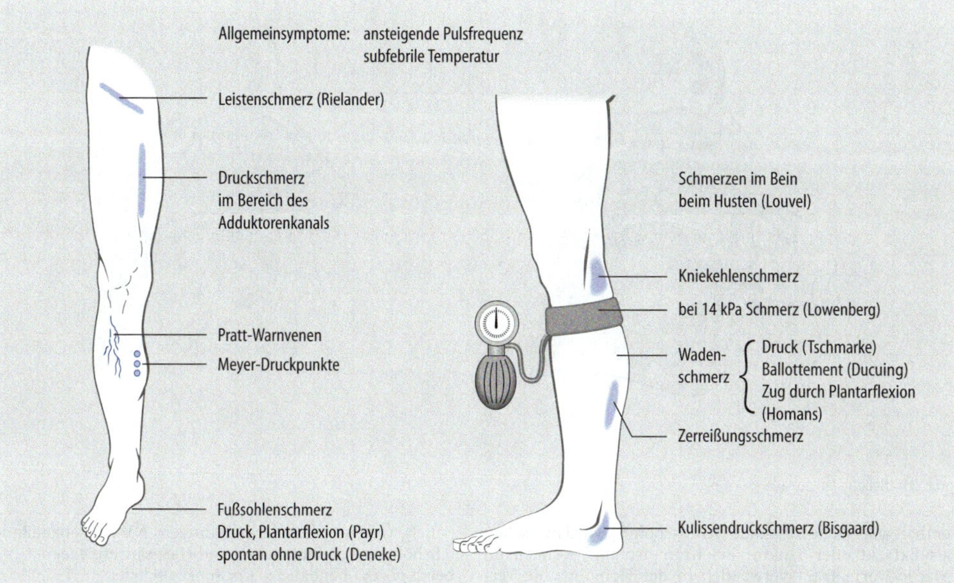

Abb. B33. Klinische Zeichen bei tiefer Beinvenenthrombose

wegen der fehlenden Symptome wird sie oft nicht diagnostiziert und erst beim Auftreten von Komplikationen [Lungenembolie] erkannt; meist handelt es sich um eine symptomatische Thrombose, die durch eine bekannte Ursache ausgelöst wurde, seltener um eine idiopathische Erkrankung; die wichtigsten prädisponierenden Faktoren sind: Alter, Malignome, Adipositas sowie angeborene oder erworbene Störungen der Blutgerinnung mit Thrombophilie; als auslösende Ursachen kommen v.a. Operationen, längere Bettruhe, Immobilisation, Traumen, Geburt, langes Sitzen [**Reisethrombose**] und Überanstrengung [**thrombose par l'effort**] in Betracht; **Diagnose**: Anamnese, Untersuchung [*siehe Abb. B33*], Phlebographie, Duplexsonographie; **Therapie**: frische, d.h., bis zu einer Woche alten Thromben, können durch lokale oder systemische Thrombolytika*, wie z.B. Streptokinase* oder Urokinase*, aufgelöst werden; ältere Thromben sind bereits in Organisation begriffen und das Therapieziel ist die Verhinderung eines postthrombotischen Syndroms*; in Abhängigkeit von der Ursache wird dann eine Prophylaxe von Rezidiven eingeleitet; am häufigsten ist die Gabe von Kumarinderivaten oder Thrombozytenaggregationshemmern, wie z.B. Acetylsalicylsäure*; eine Thrombektomie ist nur in sehr seltenen Fällen indiziert [Phlegmasia coerulea dolens mit arterieller Ischämie]; kommt es zu rezidivierenden Embolien, kann ein Cavaschirm* eingesetzt werden

Bein|well *m* (Ⓔ comfrey): *Syn*: *Symphytum officinale*; Pflanze aus der Familie der Rauhblattgewächse [Boraginaceae]; verwendet werden Wurzel [**Symphyti radix, Radix consolidae**], Blätter [**Symphyti folium**] und Kraut [**Symphyti herba**]; sie enthalten Allantoin*; die Wurzel zusätzlich noch Schleimpolysaccharide; **Anw.**: äußerlich bei Prellung, Zerrung, Verstauchung; traditionell auch bei Schleimbeutel-, Knochenhaut-, Sehnenscheiden- und Venenentzündung; in der Homöopathie bei Knochenbrüchen, stumpfen Verletzungen und Thrombophlebitis*

BEJ *Abk.*: Butanol-extrahierbares Jod

Be|jel *f* (Ⓔ bejel): *Syn*: *endemische Syphilis*; oft schon im Kindesalter auftretende nicht-venerische Syphilis* in Südeuropa, Afrika und Asien; der Erreger [Treponema* pallidum subsp. endemicum] wird nicht beim Geschlechtsverkehr, sondern durch Gegenstände [z.B. Handtücher] übertragen; das klinische Bild gleicht dem der Syphilis, allerdings fehlt der Primäraffekt; Spätformen mit neurologischen oder kardiovaskulären Störungen kommen nicht vor

BEKG *Abk.*: →*Belastungselektrokardiographie*

BEKV *Abk.*: Berufskrankheitenverordnung

BEL *Abk.*: →*Beckenendlage*

Belastungs-EKG *nt*: →*Belastungselektrokardiographie*

Be|las|tungs|e|lek|tro|kar|di|o|gra|phie *f* (Ⓔ exercise electrocardiography): *Syn*: *Belastungs-EKG, Belastungselektrokardiografie*; Aufzeichnung eines EKGs vor, während und nach einer definierten Belastung; *s.a. Essay Elektrokardiogramm S. 571*

Be|las|tungs|in|kon|ti|nenz *f*: →*Stressinkontinenz*

Be|las|tungs|in|suf|fi|zi|enz *f* (Ⓔ exertional insufficiency): *s.u. Herzinsuffizienz*

Be|las|tungs|u|ro|gra|phie *f* (Ⓔ forced urography): *Syn*: *Belastungsurografie*; kaum noch verwendete Form der Urographie*, bei der die Ausscheidungsgeschwindigkeit des Kontrastmittels durch Flüssigkeitszufuhr erhöht wurde

Be|leg|kno|chen *pl* (Ⓔ membrane bone): *Syn*: *Deckknochen, Bindegewebsknochen*; Knochen, die durch desmale Ossifikation* direkt aus Bindegewebe entstehen, z.B. Scheitelbein*, Stirnbein*

Be|leg|zel|len *pl* (Ⓔ parietal cells): *Syn*: *Parietalzellen*; salzsäurebildende Zellen der Magenschleimhaut*

be|lem|no|phob *adj* (Ⓔ belemnophobic): Belemnophobie betreffend, durch sie gekennzeichnet

Be|lem|no|pho|bie *f* (Ⓔ belemnophobia): krankhafte Angst vor spitzen Gegenständen; Oberbegriff für Aichmophobie* und Belonephobie*

Bell: Sir Charles Bell; 1774–1842; schottischer Chirurg (London)

Bell-Dally-Dislokation *f* (Ⓔ Bell-Dally dislocation): spontane, nicht-traumatische Atlasluxation, z.B. bei rheumatoider Arthritis

Bell-Lähmung *f* (Ⓔ Bell's palsy): einseitige, periphere Fazialisparese*

Bell-Phänomen *nt* (Ⓔ Bell's phenomenon): die bei Bell*-Lähmung sichtbare Rotation des Auges nach oben beim Augenschluss

Bell-Spasmus *m* (Ⓔ Bell's spasm): *Syn*: *Fazialiskrampf, Fazialis-Tic, Gesichtszucken, mimischer Gesichtskrampf, Tic convulsiv/facial*; unwillkürliches Zucken der vom Nervus* facialis versorgten Gesichtsmuskeln

Bel|la|don|na *f* (Ⓔ belladonna): *Syn*: *Tollkirsche, Atropa belladonna*; zu den Nachtschattengewächsen gehörende Pflanze;

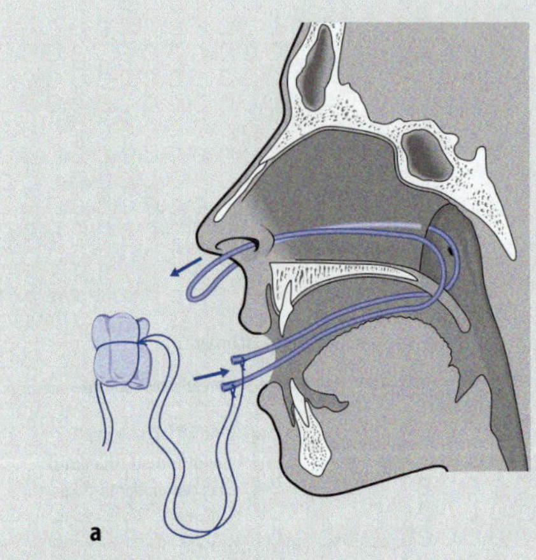
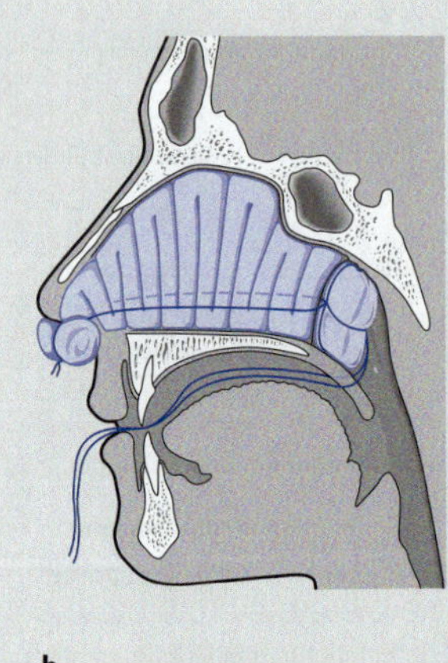

Abb. B34. Bellocq-Tamponade

enthält zahlreiche Alkaloide [z.B. Atropin*]; wird nur selten als Extrakt oder Tinktur bei Krämpfen und Koliken im Magen-Darm-Trakt verwendet; in der Homöopathie Verwendung als Konstitutionsmittel bei Fieber mit Hyperämie, trockenem Krampfhusten, Koliken usw.

Belladonnae extractum: →*Extractum belladonnae*

Bellla|donlnalallkallolilde *pl* (Ⓔ belladonna alkaloids): aus der Tollkirsche [Atropa belladonna] gewonnene Alkaloide, z.B. Atropin*, Hyoscyamin*, Cholin*, Scopolamin*

Bellla|donlnae ra|dix *f* (Ⓔ belladonna root): Wurzel von Belladonna*

Bellla|donlna|exltrakt *m*: →*Extractum belladonnae*

Bellocq: Jean-Jaques Bellocq; 1730–1807; französischer Chirurg (Paris)

Bellocq-Tamponade *f* (Ⓔ Bellocq's technique): ***Syn:*** *Choanaltamponade*; hintere Nasentamponade bei Nasenbluten mit Blutungsquelle im hinteren Teil der Nase

bellolnelphob *adj* (Ⓔ belenophobic): Belonephobie/Nadelangst betreffend, durch sie gekennzeichnet

Bellolnelpholbie *f* (Ⓔ belonephobia): ***Syn:*** *Nadelangst*; krankhafte Angst vor spitzen oder scharfen Gegenständen, insbesondere Nadeln

Bema *Abk.*: Bewertungsmaßstab

Belmeltilzid *nt* (Ⓔ bemetizide): Saluretikum*; **Anw.:** Hypertonie*, Ödeme; **NW:** Hypokaliämie*, Erhöhung von Blutzucker- und Harnsäurespiegel

BEMP *Abk.*: Bleomycin, Eldisine, Mitomycin, Cisplatin (*engl.* platinol)

Bence-Jones: Henry Bence-Jones; 1813–1873; englischer Arzt (London)

Bence-Jones-Eiweißkörper *pl* (Ⓔ Bence-Jones bodies): aus Paraprotein* der L-Ketten von Immunglobulinen [**Bence-Jones-Eiweiß, Bence-Jones-Protein**] bestehende Eiweißkörper im Urin von Patienten mit Bence-Jones-Plasmozytom*

Bence-Jones-Krankheit *f*: →*Bence-Jones-Plasmozytom*

Bence-Jones-Plasmozytom *nt* (Ⓔ Bence-Jones myeloma): ***Syn:*** *Bence-Jones-Krankheit, L-Ketten-Krankheit, Leichtketten-Krankheit*; Variante des Plasmozytoms* mit ausschließlicher Bildung von Bence-Jones-Eiweiß*, Bence-Jones-Proteinurie* und Nierenschädigung

Bence-Jones-Proteinurie *f* (Ⓔ Bence-Jones proteinuria): Ausscheidung von Bence-Jones-Eiweiß im Harn bei Bence*-Jones-Krankheit

Benlcylclan *nt* (Ⓔ bencyclane): Vasodilatator*; **Anw.:** periphere und zentrale Durchblutungsstörungen, Thromboseprophylaxe, Migräne

Benldalmuslitin *nt* (Ⓔ bendamustine): *s.u. Essay Non-Hodgkin-Lymphome S. 1517*

Benldrolflulmelthilalzid *nt* (Ⓔ bendroflumethiazide): ***Syn:*** *Benzylhydroflumethiazid*; Saluretikum*; **Anw.:** Hypertonie*, Ödeme, Nierenerkrankungen; **NW:** Hypokaliämie*, Erhöhung von Blutzucker- und Harnsäurespiegel

bends *pl* (Ⓔ bends): *s.u. Caissonkrankheit*

Benedict: Stanley Rossiter Benedict; 1884–1936; amerikanischer Biochemiker (New York)

Benedict-Glukoseprobe *f* (Ⓔ Benedict's test): Zuckernachweis im Harn durch **Benedict-Zuckerreagens** [Kupfersulfat, Natriumcitrat, Natriumcarbonat, Kaliumrhodanid, Kaliumferrozyanid]

Benedict-Zuckerreagenz *nt* (Ⓔ Benedict's solution): *s.u. Benedict-Glukoseprobe*

Benedikt: Moritz Benedikt; 1835–1920; österreichischer Neurologe (Wien)

Benedikt-Syndrom *nt* (Ⓔ Benedikt's syndrome): ***Syn:*** *unteres Ruber-Syndrom, unteres Nucleus ruber-Syndrom, Hirnschenkelhaubensyndrom*; homolaterale Okulomotoriusparese* mit kontralateralen Hyperkinesen [Hemiathetose*, Hemiataxie*, Hemichorea*] bei Schädigung des unteren Nucleus* ruber

Belneldiklten|kraut *nt* (Ⓔ bennet): ***Syn:*** *Cnici benedicti herba*; *s.u. Kardobenedikte*

Benlfoltilalmin *nt* (Ⓔ benfotiamine): lipidlösliches Thiaminderivat; **Anw.:** neurotropes Analgetikum*, Vitamin B_1-Therapie

belniglne *adj* (Ⓔ benign): (*Tumor*) gutartig, nicht maligne; nicht rezidivierend; (*Verlauf*) günstig, vorteilhaft

Belniglniltät *f* (Ⓔ benignancy): Gutartigkeit eines Tumors oder des Krankheitsverlaufs

Bennett: Edward Hallaran Bennett; 1837–1907; irischer Chirurg (Dublin)

Bennett-Luxationsfraktur *f* (Ⓔ Bennett's fracture): Luxationsfraktur* des 1. Mittelhandknochens; das große Segment disloziert nach palmar und proximal, das kleinere Segment

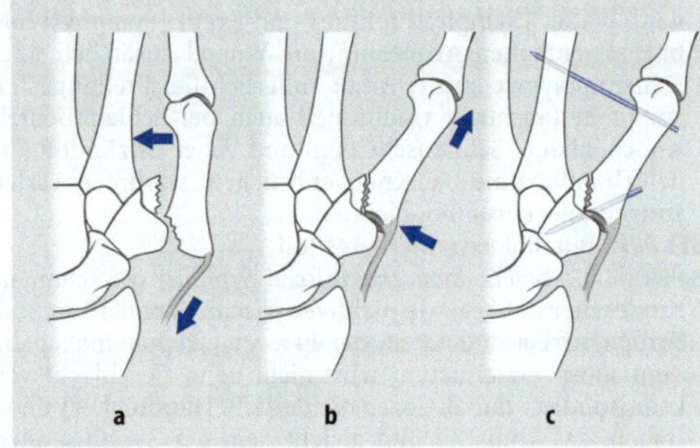

Abb. B35. Bennett-Luxationsfraktur

verbleibt i.d.R. in situ

Benninghoff: Alfred Benninghoff; 1890–1953; deutscher Anatom (Kiel, Marburg)

Benninghoff-Spannmuskeln *pl* (Ⓔ Benninghoff fibers): glatte Muskelfasern in der Wand elastischer Arterien, v.a. der Aorta

Ben|pe|ri|dol *nt* (Ⓔ benperidol): Neuroleptikum*; **Anw.**: akute Psychosen, akute psychomotorische Erregungszustände, Halluzinationen, Alterspsychosen

Ben|pro|pe|rin *nt* (Ⓔ benproperine): Antitussivum*; **Anw.**: Reizhusten

Ben|se|ra|zid *nt* (Ⓔ benserazide): Hemmer der peripheren Dopadecarboxylase*; **Anw.**: zusammen mit Levodopa* bei Morbus* Parkinson

Ben|ti|a|min *nt* (Ⓔ bentiamine): ***Syn***: *Dibenzoylthiamin*; lipidlösliches Thiaminderivat; **Anw.**: Vitamin B_1-Therapie

2-Benzacin *nt*: *→Isochinolin*

Benz|al|de|hyd *m* (Ⓔ benzaldehyde): einfachster aromatischer Aldehyd*; Zwischenprodukt beim Abbau aromatischer Verbindungen

Benz|al|ko|ni|um|chlo|rid *nt* (Ⓔ benzalkonium chloride): als Antiseptikum und Desinfektionsmittel verwendete Ammoniumverbindung

Benzathin-Benzylpenicillin *nt* (Ⓔ penicillin G benzathine): schwerlösliches Depotpenicillin zur intramuskulären Injektion; *s.a. Benzylpenicillin*

Benzathin-Penicillin G *nt* (Ⓔ penicillin G benzathine): schwerlösliches Depotpenicillin zur intramuskulären Injektion

Ben|za|tro|pin *nt* (Ⓔ benzatropine): Parasympatholytikum*; **Anw.**: Morbus* Parkinson

Ben|za|zo|lin *nt* (Ⓔ benzazoline): ***Syn***: *Tolazolin*; direktes α-Sympatholytikum*, Vasodilatator*; **Anw.**: periphere Durchblutungsstörungen, Durchblutungsstörungen am Auge

Benz|bro|ma|ron *nt* (Ⓔ benzbromarone): ***Syn***: *(2-Ethyl-3-benzofuranyl)-(3,5-dibrom-4-hydroxyphenyl)-keton*; Urikosurikum*; hemmt die tubuläre Rückresorption von Harnsäure; **Anw.**: Hyperurikämie

Ben|ze|drin *nt* (Ⓔ amphetamine): ***Syn***: *Amphetamin*; dem Adrenalin verwandtes Sympathomimetikum mit hohem Suchtpotenzial; die Anwendung ist heute obsolet

Ben|zen *nt*: *→Benzol*

B-Enzephalitis, japanische *f* (Ⓔ Japanese B encephalitis): ***Syn***: *Encephalitis japonica B*; primär im ostasiatischen Raum auftretende Enzephalitis*; das verursachende Arbovirus* [japanische B-Enzephalitis-Virus] wird durch die Reisfeldmücke übertragen; die Letalität beträgt 20–50 %

Ben|ze|tho|ni|um|chlo|rid *nt* (Ⓔ benzethonium chloride): quarternäre Ammoniumverbindung; **Anw.**: Antiseptikum*, Desinfiziens*

Ben|zi|din *nt* (Ⓔ benzidine): ***Syn***: *Diphenyldiamin*; kanzerogene organische Base; Ausgangssubstanz für wichtige Farbstoffe [z.B. Kongorot]; *s.a. Benzidinprobe*

Ben|zi|din|pro|be *f* (Ⓔ benzidine test): unspezifische Methode zum Blutnachweis in Harn, Stuhl und Liquor; nur noch selten verwendet

Ben|zin *nt* (Ⓔ benzin): bei der Erdöldestillation gewonnenes Gemisch aus gesättigten und ungesättigten Kohlenwasserstoffen und aromatischen Verbindungen; die Hauptbestandteile sind Pentan, Hexan, Heptan und Oktan; je nach Siedepunkt unterscheidet man **Leichtbenzin** [50–110 °C], **Schwerbenzin** [100–150 °C] und **Lackbenzin** oder **Ligroin** [150–180 °C]

pharmazeutisches Benzin: *→Benzinum medicinale*

Ben|zi|num *nt*: *→Benzinum medicinale*

Benzinum medicinale (Ⓔ medical benzin): ***Syn***: *Benzinum petrolei, pharmazeutisches Benzin*; Gemisch aus niedrig siedenden gesättigten Kohlenwasserstoffen; **Anw.**: zur Pflasterentfernung, Einreibemittel, Lösungsmittel

Benzinum petrolei: *→Benzinum medicinale*

Benz|ni|da|zol *nt* (Ⓔ benznidazole): Imidazol*-Derivat; **Anw.**: Chagas*-Krankheit

Ben|zo|at *nt* (Ⓔ benzoate): Salz der Benzoesäure

Ben|zo|ca|in *nt* (Ⓔ benzocaine): ***Syn***: *Ethyl-p-aminobenzoat, Benzocainum, Aminobenzoesäureethylester*; Lokalanästhetikum* vom Estertyp

Ben|zo|ca|i|num *nt*: *→Benzocain*

Ben|zo|di|a|ze|pin|de|ri|va|te *pl*: *→Benzodiazepine*

Ben|zo|di|a|ze|pi|ne *pl* (Ⓔ benzodiazepines): ***Syn***: *Benzodiazepinderivate*; zur Gruppe der Tranquilizer* gehörende Psychopharmaka mit angstlösender, sedativer, antikonvulsiver und muskelrelaxierender Wirkung; **Anw.**: **1. Tranquilizer, Anxiolytikum, Antidepressivum**: z.B. Alprazolam, Bromazepam, Chlordiazepoxid, Clobazam, Clonazepam, Diazepam, Lorazepam, Prazepam **2. Hypnotikum**: z.B. Flunitrazepam, Flurazepam, Loprazolam, Lorazepam, Nitrazepam, Temazepam **3. Antikonvulsivum, Antiepileptikum**: z.B. Clobazam, Diazepam, Clonazepam, Nitrazepam **4. Muskelrelaxans**: z.B. Tetrazepam, Diazepam, Nitrazepam

Benzodiazepine schirmen das limbische System gegen Einflüsse von außen ab und dämpfen die Wirkung des limbischen Systems auf die Formatio reticularis; sie werden nach oraler Resorption schnell und gut resorbiert; das Ausmaß ihrer Bindung an Plasmaproteine schwankt [Diazepam bis zu 90 %]; Benzodiazepine werden in der Leber metabolisiert, z.T. entstehen dabei Metabolite mit langer Wirkungsdauer; **NW**: Apathie, Müdigkeit, Appetitlosigkeit, Akkommodationsstörung, Hemmung von Atem- und Kreislaufzentrum [nur bei i.v.-Gabe]; bei älteren Patienten kann es zu paradoxer Wirkung mit z.B. Erregung und Wutanfällen kommen

bei allen Benzodiazepinen ist die Gefahr der Entwicklung einer Toleranz und einer Abhängigkeit gegeben; es besteht manchmal eine partielle Kreuzabhängigkeit mit Alkohol und Barbituraten

Ben|zo|e|säu|re *f* (Ⓔ benzoic acid): ***Syn***: *Acidum benzoicum*; fungizides und bakterizides Konservierungsmittel, Antiseptikum und Desinfektionsmittel

Ben|zo|e|säu|re|ben|zyl|es|ter *m*: *→Benzylbenzoat*

o-Ben|zo|e|säu|re|sulf|i|mid *nt*: *→Saccharin*

Ben|zol *nt* (Ⓔ benzene): ***Syn***: *Benzen*; einfachster aromatischer Alkohol; Grundkörper der aromatischen Verbindungen; stark toxisches, karzinogenes Lösungsmittel; *s.a. Benzolismus*

1,3-Ben|zol|di|ol *nt*: *→Resorcin*

Ben|zol|gly|ko|koll *nt* (Ⓔ benzoylglycine): ***Syn***: *Benzoylglycin, Benzoylaminoessigsäure, Hippursäure*; aus Glycin* und Benzoesäure* entstehende Verbindung, die nur in Spuren im Harn vorhanden ist

Ben|zol|he|xa|chlo|rid *nt* (Ⓔ benzene hexachloride): ***Syn***: *Hexachlorcyclohexan, Lindan, Gammexan*; äußerlich gegen Hautparasiten [Läuse] angewandtes toxisches Insektizid*

Ben|zol|in|to|xi|ka|ti|on *f*: *→Benzolismus*

Ben|zo|lis|mus *m* (Ⓔ benzolism): ***Syn***: *Benzolintoxikation, Benzolrausch*; akute Benzolvergiftung mit Übelkeit, Erbrechen, Rauschzustand, Bewusstlosigkeit und u.U. Tod durch Kreislaufschwäche

Ben|zol|rausch *m*: *→Benzolismus*

Ben|zol|ring *m* (Ⓔ benzene ring): klassische Darstellung der Benzolstruktur als sechseckiger Ring

Ben|zol|rin|ge *pl*: *s.u. Kristallurie*

3,4-Ben|zo|py|ri|din *nt*: *→Isochinolin*

Ben|zo|thi|a|di|a|zi|ne *pl* (Ⓔ benzothiadiazines): ***Syn***: *Thiazide, Benzothiadiazin-Derivate*; Saluretika*, die durch Hemmung der Rückresorption von Na^+ und Cl^- im distalen Tubulus zur Wasserausscheidung führen; bewirken eine vermehrte Ausscheidung von K^+, die zu Hypokalämie* führen kann, und eine Verminderung der Ca^{2+}-Ausscheidung

Benz|o|xo|ni|um|chlo|rid *nt* (Ⓔ benzoxonium chloride): ***Syn***: *Benzyldodecylbis(2-(hydroxyethyl)ammoniumchlorid*; quarternäre Ammoniumverbindung; **Anw.**: Antiseptikum*, Desinfiziens*

Ben|zo|yl|a|mi|no|es|sig|säu|re *f*: *→Benzolglykokoll*

Ben|zo|yl|gly|cin *nt*: *→Benzolglykokoll*

3-Ben|zo|yl|hy|dra|tro|pa|säu|re *f*: *→Ketoprofen*

Ben|zo|yl|per|o|xid *nt* (Ⓔ benzoyl peroxide): ***Syn***: *Benzoylsuperoxid, Dibenzoylperoxid*; zur Aknebehandlung verwendetes Keratolytikum* und Antiseptikum*

Ben|zo|yl|su|per|o|xid *nt*: *→Benzoylperoxid*

Benz|py|ren *nt* (Ⓔ 3,4-benzpyrene): in Teer, Tabakrauch und Abgasen vorkommendes starkes Karzinogen*; *s.a. Essay*

Virus und Tumor S. 2185

Ben|zyl|da|min *nt* (Ⓔ benzydamine): ***Syn***: *1-Benzyl-3-(3-dimethylaminopropoxy)-1H-indazol*; oral und parenteral verwendetes Antipyretikum*, Analgetikum* und Antiphlogistikum*

Ben|zyl|al|ko|hol *m* (Ⓔ benzyl alcohol): ***Syn***: *Phenylcarbinol, Phenylmethanol, α-Hydroxytoluol, Alcoholus benzylicus*; zur Haut- und Händedesinfektion verwendetes Antiseptikum*, das auch eine schwache lokalanästhetische Wirkung besitzt

Ben|zyl|ben|zo|at *nt* (Ⓔ benzyl benzoate): ***Syn***: *Benzoesäurebenzylester*; Antiskabiosum*; Konservierungsmittel; Lösungsmittel

Ben|zyl|he|xa|de|cyl|di|me|thyl|am|mo|ni|um|chlo|rid *nt*: →*Cetalkoniumchlorid*

Ben|zyl|hy|dro|flu|me|thi|a|zid *nt*: →*Bendroflumethiazid*

Ben|zyl|ni|co|ti|nat *nt* (Ⓔ benzyl nicotinate): ***Syn***: *Nicotinsäurebenzylester*; Hyperämikum* bei rheumatischen Beschwerden, Durchblutungsbeschwerden, Frostschäden

Ben|zyl|pe|ni|cil|lin *nt* (Ⓔ benzyl penicillin): ***Syn***: *Penicillin G*; gegen grampositive Bakterien und Kokken wirksames penicillinaselabiles Penicillin*; **Anw.**: grampositive und gramnegative Erreger [Strepto-, Pneumo-, Gono-, Meningokokken, Treponemen, Leptospiren, Spirochäten]

Benzylpenicillin-Benzathin *nt* (Ⓔ benzylpenicillin benzathine): Depotform von Benzylpenicillin*

Benzylpenicillin-Clemizol *nt* (Ⓔ clemizole penicillin): Depotform von Benzylpenicillin*

Benzylpenicillin-Procain *nt* (Ⓔ benzylpenicillin procaine): Depotform von Benzylpenicillin*

Ben|zyl|senf|öl *nt* (Ⓔ benzyl mustard oil): *s.u. Kapuzinerkresse*

BEP *Abk.*: **1.** basisches enzephalitogenes Protein **2.** Bleomycin, Etoposid, Cisplatin (*engl.* platinol)

BERA *Abk.*: brain stem evoked response audiometry

Berardinelli: W. Berardinelli; brasilianischer Endokrinologe (Rio de Janeiro) im 20. Jahrhundert

Berardinelli-Seip-Syndrom *nt* (Ⓔ Lawrence-Seip syndrome): ***Syn***: *progressive Lipodystrophie*; ätiologisch ungeklärte, autosomal-rezessive Endokrinopathie; führt zu akromegaloidem Hochwuchs, Muskelhypertrophie, Hypergenitalismus*, generalisierter progressiver Lipodystrophie, polyzystischen Ovarien*, Hyperlipidämie*, Hepatosplenomegalie*, Acanthosis* nigricans und insulinresistentem, aketotischem Diabetes* mellitus

Be|ra|tung, ge|ne|ti|sche *f* (Ⓔ genetic counseling): *s.u. Genanalyse*

Ber|be|ri|dis cor|tex *m* (Ⓔ barberry bark): Stammrinde der Berberitze*

Ber|be|ri|dis fo|li|um *nt* (Ⓔ barberry leaf): Blätter der Berberitze*

Ber|be|ri|dis fruc|tus *m* (Ⓔ barberry): getrocknete Früchte der Berberitze*

Ber|be|ri|dis ra|di|cis cor|tex *m* (Ⓔ barberry root bark): Wurzelrinde der Berberitze*

Ber|be|ri|dis ra|dix *f* (Ⓔ barberry root): Wurzeln der Berberitze*

Ber|be|ris vul|ga|ris *f*: →*Berberitze*

Ber|be|rit|ze *f* (Ⓔ barberry): ***Syn***: *Berberis vulgaris*; Pflanze aus der Familie der Sauerdorngewächse [Berberidaceae]; verwendet werden getrocknete Früchte [**Berberidis fructus**], Stammrinde [**Berberidis cortex**], Wurzelrinde [**Berberidis radicis cortex**], Wurzeln [**Berberidis radix**] und Blätter [**Berberidis folium**]; die Stamm- und Wurzelrinde enthält reichlich [zu 13 %] Isochinolinalkaloide* [Berberin, Columbamin, Palmatin, Jatrorrhizin, Berberrubin]; in den Blättern findet man nur geringe Mengen, in unreifen Früchten kaum und in reifen Früchten keine Alkaloide*; **Anw.**: die Früchte bei Erkrankungen der Niere und ableitenden Harnwege sowie des Magen-Darm-Trakts; ebenfalls bei bei Lungen-, Milz- und Leberleiden und zur Anregung des Kreislaufs; Wurzel, Rinde und Wurzelrinde werden auch zur Fiebersenkung und zur Blutreinigung empfohlen; in der Homöopathie werden Zubereitungen aus getrockneter Wurzelrinde, Rinde und frischen, reifen Beeren bei Nieren- und Harnwegserkrankungen, rheumatischen Erkrankungen, Gicht, Leber- und Gallenblasenleiden sowie [trockenen] Hauterkrankungen verwendet

Ber|be|rit|zen|rin|de *f* (Ⓔ barberry root): ***Syn***: *Berberidis cortex*; *s.u. Berberitze*

Be|reit|schafts|po|ten|ti|al *nt* (Ⓔ readiness potential): ***Syn***: *Erwartungspotential, Erwartungswelle, Bereitschaftspotenzial*; im EEG sichtbares, ca. 1 Sekunde vor einer Willkürbewegung auftretendes Potential, das mit der Entwicklung eines Bewegungsprogrammes assoziiert wird

Be|reit|schafts|um|satz *m* (Ⓔ readiness level of metabolism): *s.u. Energieumsatz*

Berger: **1.** Hans Berger; 1873–1941; deutscher Neurologe (Jena) **2.** Jean Berger; zeitgenössischer französischer Nephrologe

Berger-Effekt *m* (Ⓔ Berger's effect): ***Syn***: *on-off-Effekt*; Veränderung der Alphawellen im Elektroenzephalogramm beim Öffnen oder Schließen der Augen; *s.a. Essay Elektroenzephalogramm S. 563*

Berger-Nephropathie *f* (Ⓔ Berger's disease): ***Syn***: *mesangioproliferative IgA-Glomerulonephritis, IgA-Nephropathie, Berger-Krankheit, IgA-Nephritis*; durch mesangiale IgA-Ablagerung hervorgerufene Glomerulonephritis* mit rezidivierender, schmerzloser Hämaturie*; betrifft v.a. Männer zwischen 20 und 40 Jahren; der Verlauf ist relative benigne, trotzdem werden 20–50 % der Patienten dialysepflichtig; **Therapie**: Steroide oral; evtl. Antibiotika zur Sanierung eines Infektherdes; bei Makrohämaturie* vermehrte Flüssigkeitsaufnahme [> 3 l/Tag] und Diuretika

Berger-Rhythmus *m* (Ⓔ Berger's rhythm): ***Syn***: *α-Rhythmus, Alpha-Rhythmus*; Bezeichnung für Alpha-Wellen im Elektroenzephalogramm; *s.a. Essay Elektroenzephalogramm S. 563*

Berger-Zellen *pl* (Ⓔ hilar cells): ***Syn***: *Hiluszellen*; interstitielle Zellen im Eierstockhilum; entsprechen den Leydig*-Zwischenzellen der Hoden; können Ausgangspunkt von Tumoren [**Berger-Zellentumor**] sein

Bergey: David Hendricks Bergey; 1860–1937; amerikanischer Bakteriologe

Bergey-Klassifikation *f* (Ⓔ Bergey's classification): weltweit anerkannte Einteilung der Bakterien

Berg|flachs *m*: →*Asbest*

Berg|flachs|lun|ge *f*: →*Asbestose*

Berg|krank|heit *f*: →*Höhenkrankheit*

akute Bergkrankheit (Ⓔ acute mountain sickness): ***Syn***: *d'Acosta-Syndrom, Mal di Puna, akute Höhenkrankheit*; akutes Syndrom mit Kopfschmerzen, Übelkeit, Erbrechen, Schwindel und Atemnot; evtl. Entwicklung eines **Höhenlungenödems** und Bewusstlosigkeit [**Höhenkollaps**]

Bergonié: Jean Alban Bergonié; 1857–1925; französischer Arzt (Bordeaux)

Bergonié-Tribondeau-Gesetz *nt* (Ⓔ Bergonié-Tribondeau law): Gesetz von der Strahlenempfindlichkeit von Zellen; besagt, dass hoch differenzierte Zellen mit langsamer Proliferation weniger empfindlich sind gegenüber ionisierender Strahlung als Zellen mit schneller Proliferation und niedrigem Differenzierungsgrad

Bergstrand: Hilding Bergstrand; schwedischer Pathologe (Stockholm) im 20. Jahrhundert

Bergstrand-Syndrom *nt*: →*Osteoidosteom*

Berg|wei|den|rös|chen *nt* (Ⓔ mountain willowherb): ***Syn***: *Epilobium montanum*; *s.u. Weidenröschen*

Berg|wohl|ver|leih *m*: →*Arnika*

Be|ri|be|ri *f* (Ⓔ beriberi): ***Syn***: *Thiaminmangel, Thiaminmangelkrankheit, Thiaminhypovitaminose, Vitamin B_1-Mangel, Vitamin B_1-Mangelkrankheit*; durch einen Mangel an Vitamin B_1 verursachte Krankheit mit Ödemen, neurologischen Störungen [Wernicke*-Enzephalopathie] und Herzinsuffizienz; in Entwicklungsländern, v.a. dort, wo polierter Reis das Hauptnahrungsmittel ist, spielt die Beriberi immer noch eine Rolle; in Europa findet man praktisch nur noch einen Thiaminmangel bei chronischem Alkoholismus [Wernicke-Syndrom] oder bei Schwangeren

Berlin: Rudolph Berlin; 1833–1897; deutscher Augenarzt (Rostock)

Berlin-Netzhautödem *nt* (Ⓔ Berlin's edema): ***Syn***: *Commotio retinae, Berlin-Netzhauttrübung, Berlin-Ödem*; durch eine Augapfelprellung verursachte vorübergehende Netzhauttrübung, die in der Makula oder der Netzhautperipherie lokalisiert ist; selten kann es zur Bildung von Netzhautlöchern kommen

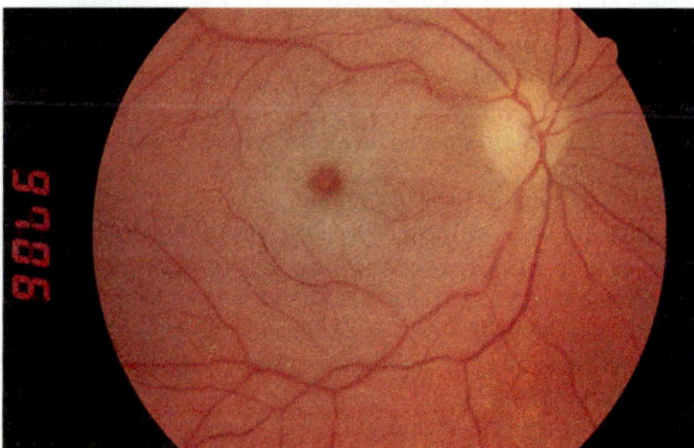

Abb. B36. Berlin-Netzhautödem nach Augapfelprellung

Berliner-Blau-Reaktion *f* (Ⓔ Berlin blue reaction): *Syn*: *Ferriferrocyanid-Reaktion*; Nachweis von Eisen in Zellen oder Geweben durch Behandlung mit Kaliumferrocyanid und Bildung eines blauen Komplexes

Berloque-Dermatitis *f*: *→Kölnisch-Wasser-Dermatitis*

Bernard: Jean Alfred Bernard; französischer Hämatologe im 20. Jahrhundert

Bernard-Soulier-Syndrom *nt* (Ⓔ Bernard-Soulier syndrome): *Syn*: *makrothrombozytäre Thrombopathie*; autosomal-rezessive Bildungsstörung von Thrombozyten mit Riesenthromboyzten und Purpura*; die Thrombozytenzahl ist normal oder leicht vermindert, die Blutungszeit deutlich verlängert

Bernhardt: Martin Bernhardt; 1844–1915; deutscher Neurologe (Berlin)

Bernhardt-Formel *f* (Ⓔ Bernhardt's formula): Formel zur Berechnung der Obergrenze des Normalgewichts* von Erwachsenen in kg; Körperlänge × mittlerer Brustumfang [beide in cm] geteilt durch 240; *s.a. Broca-Formel, Quetelet-Index*

Bernhardt-Roth-Syndrom *nt* (Ⓔ Bernhardt-Roth syndrome): *Syn*: *Meralgia paraesthetica*; Neuralgie* des Nervus* cutaneus femoris lateralis mit Parästhesien [Ameisenlaufen, Taubheitsgefühl], Berührungsempfindlichkeit der Haut und mit brennenden Schmerzen an der Oberschenkelaußenseite; wird meist durch eine Kompression des Nervens unterhalb des Leistenbandes [**Inguinaltunnelsyndrom**] oder durch Druck von außen [**Jeans-Krankheit**] verursacht

Bern|stein|säu|re *f* (Ⓔ succinic acid): *Syn*: *Butandisäure*; Dicarbonsäure; Zwischenprodukt des Stoffwechsels; ihre Salze heißen Sukzinate oder Succinate

Berry: Sir James Berry; 1860–1946; kanadischer Chirurg

Berry-Syndrom *nt*: *→Treacher-Collins-Syndrom*

Bers|tungs|bruch *m* (Ⓔ bursting fracture): *Syn*: *Berstungsfraktur*; Schädelbruch durch von zwei oder mehreren Seiten einwirkende Kräfte

Bers|tungs|frak|tur *f*: *→Berstungsbruch*

Ber|ti|el|la|in|fek|ti|on *f*: *→Bertielliasis*

Ber|ti|el|la stu|de|ri *f* (Ⓔ Bertiella studeri): tropischer Bandwurm; Erreger der Bertielliasis*

Ber|ti|el|li|a|sis *f, pl* **-ses** (Ⓔ bertielliasis): *Syn*: *Bertiellainfektion*; tropische Wurmerkrankung durch den Bandwurm **Bertiella studeri**

Bertin: Exupère Joseph Bertin; 1712–1781; französischer Anatom

Bertin-Säulen *pl* (Ⓔ Bertin's columns): *Syn*: *Columnae renales*; die Nierenpyramiden umschließende Rindensubstanz; *s.a. Niere*

Be|rufs|ak|ne *f* (Ⓔ occupational acne): *Syn*: *Gewerbeakne, Akne occupationalis*; berufsbedingte Kontaktakne, z.B. Teer- oder Ölakne

Be|rufs|asth|ma *nt* (Ⓔ occupational asthma): *s.u. Essay Asthma bronchiale S. 173*

Be|rufs|krank|heit *f* (Ⓔ occupational disease): meist chronische Krankheit, die durch schädigende (physikalische, chemische, usw.) Einwirkungen während der Arbeit hervorgerufen wird

Be|ru|hi|gungs|mit|tel *nt* (Ⓔ sedative): *Syn*: *Ataraktikum, Ataraxikum, Tranquilizer, Psychosedativum, Sedativum, minor tranquilizer, Temperantium*; Mittel mit vorwiegend dämpfender Wirkung auf die Psyche; heben Spannungs-, Erregungs- und Angstzustände auf und wirken auch auf dadurch bedingte Begleitsymptome [Schlaflosigkeit]; die wichtigste Gruppe sind die **Benzodiazepine**

Be|rüh|rungs|angst *f* (Ⓔ irrational fear of being touched): *Syn*: *Haphephobie, Haptephobie, Haptophobie*; krankhafte Angst vor dem Berührtwerden

Be|ryl|li|o|se *f* (Ⓔ berylliosis): *Syn*: *Berylliumvergiftung, Beryllose, Berylliosis*; durch Inhalation oder Kontakteinwirkung von Berylliumverbindungen hervorgerufene Erkrankung der Lunge [Berylliosis* pulmonum] oder Haut [**Beryllium-Geschwür, Beryllium-Granulom**]

Be|ryl|li|o|sis *f, pl* **-ses**: *→Berylliose*

Berylliosis pulmonum (Ⓔ pulmonary berylliosis): durch Inhalation von Berylliumsilikaten oder Berylliummetalldampf hervorgerufene Pneumokoniose*; klinisch nur schwer von Sarkoidose* zu unterscheiden

Be|ryl|li|um *nt* (Ⓔ beryllium): zu den Erdalkalimetallen gehörendes leichtes Metall; ist giftig und kanzerogen; *s.a. Berylliose*

Be|ryl|li|um|ge|schwür *nt* (Ⓔ beryllium granuloma): *s.u. Berylliose*

Be|ryl|li|um|gra|nu|lom *nt* (Ⓔ beryllium granuloma): *s.u. Berylliose*

Be|ryl|li|um|ver|gif|tung *f*: *→Berylliose*

Be|ryl|lo|se *f*: *→Berylliose*

Be|schäf|ti|gungs|neu|ri|tis *f, pl* **-ti|den** (Ⓔ occupational neuropathy): berufsbedingte Nervenschädigung, z.B. Karpaltunnelsyndrom bei Schuhmachern oder Schreibkräften

Be|schäf|ti|gungs|the|ra|pie *f* (Ⓔ occupational therapy): *Syn*: *Ergotherapie*; therapeutischer Ansatz, der sinnvolle handwerkliche oder künstlerische Betätigungen umfasst, die der Verbesserung oder Wiederherstellung von motorischen, sensorischen oder psychischen Funktionen dienen

Be|schnei|dung *f* (Ⓔ circumcision): *Syn*: *Zirkumzision*; operative Kürzung der Vorhaut durch Umschneidung der beiden Vorhautblätter in Höhe des Sulcus* coronarius; die Indikation zur Beschneidung besteht bei persistierender Phimose* nach dem 2. Lebensjahr sowie zur Prävention oder Therapie von rezidivierenden Balanoposthitiden*, Paraphimose* und Harnwegsobstruktion; weltweit am häufigsten ist aber die **rituelle Zirkumzision** aus religiösen, kulturellen und traditionellen Gründen

weibliche Beschneidung (Ⓔ female circumcision): *Syn*: *Klitorisektomie, Klitoridektomie, Klitoridotomie*; Klitorisentfernung zur Verminderung der sexuellen Empfindungsfähigkeit; wird noch in einigen Ländern oder von Volksgruppen durchgeführt

Be|sen|gins|ter *m* (Ⓔ common broom): *Syn*: *Cytisus scoparius, Sarothamnus scoparius*; Pflanze aus der Familie der Schmetterlingsblütler [Fabaceae]; verwendet werden getrocknete, abgestreifte Blüten [**Cytisi scoparii flos**], getrocknete, oberirdische Teile [**Cytisi scoparii herba**] und die getrocknete Pfahlwurzel mit Nebenwurzeln [**Cytisi scoparii radix**]; sie enthalten bis zu 1,5 % Chinolizidinalkaloide*, Phenylalaninderivate [u.a. Tyramin*, Dopamin*, Methyloxytyramin] und Flavonoide*; wirkt antiarrhythmisch, vasokonstriktorisch, blutdrucksteigernd und diuretisch; **Anw.**: bei Kreislaufstörungen und Hypotonie; traditionell als Aufguss oder Fluidextrakt bei Ödem*, rheumatischen Erkrankungen, Gallen- und Nierensteinleiden

Be|sen|rei|ser *pl*: *→Besenreiservarizen*

Be|sen|rei|ser|va|ri|zen *pl* (Ⓔ spider-bursts): *Syn*: *Besenreiser*; intradermal liegende, feine Krampfadern; kleine Besenreiser [ca. 0,1 mm Durchmesser] erscheinen rot, größere [ca. 1 mm Durchmesser] blau; sie werden oft von Nährvenen [retikuläre Varizen*] gespeist; Besenreiservarizen kollabieren nicht bei Hochlagerung des Beines; sie sind nur von kosmetischer Bedeutung und können z.B. mit Laserbehandlung beseitigt werden; *s.a. Varize*

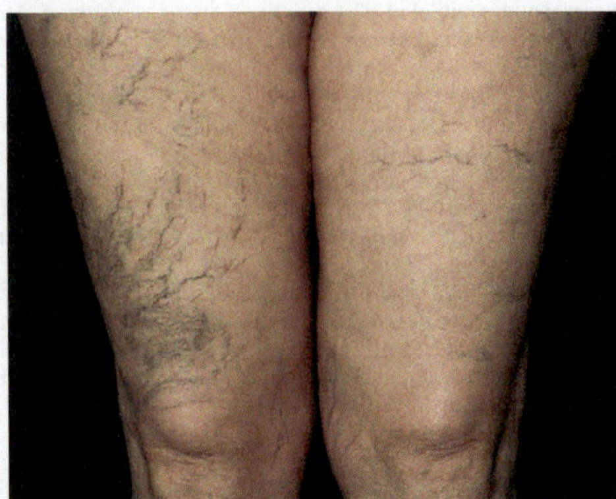

Abb. B37. Besenreiservarizen

Belsinlnungsllolsiglkeit *f*: *→Bewusstlosigkeit*

Besnier: Ernest Besnier; 1831–1909; französischer Hautarzt (Paris)

Besnier-Boeck-Schaumann-Krankheit *f*: *→Sarkoidose*

Besnier-Flechte *f*: *→Pityriasis rubra pilaris*

Besnier-Krankheit *f*: *→Pityriasis rubra pilaris*

Besnier Prurigo *f*: *→endogenes Ekzem*

Best: Franz Best; 1878–1920; deutscher Pathologe (Rostock)

Best-Karminfärbung *f* (Ⓔ Best's carmine stain): Färbemethode zur Darstellung von Glykogen [rot]

Best-Krankheit *f*: *→vitelliforme Makuladegeneration*

Best-Makulopathie *f*: *→vitelliforme Makuladegeneration*

Bestlfrelquenz *f* (Ⓔ best frequency): *s.u. Essay Hören/auditives System S. 939*

Belstrahllung *f* (Ⓔ radiation): Strahlenbehandlung, Strahlentherapie

präoperative Bestrahlung (Ⓔ preoperative radiation): *Syn*: *Vorbestrahlung*; Bestrahlung eines Tumors vor einer Operation, z.B. zur Verkleinerung oder Auslösung einer Fibrosierung

Beta-Acetyldigoxin *nt*: *→β-Acetyldigoxin*

Beta-Adrenorezeptorenblocker *m*: *→Betablocker*

Beltalallkolhollislmus *m* (Ⓔ beta alcoholism): *Syn*: *β-Alkoholismus*; *s.u. Alkoholismus*

Beltalamyllalse *f* (Ⓔ beta-amylase): *Syn*: *β-Amylase, Saccharogenamylase, Glykogenase, Exoamylase*; in Pflanzen und Mikroorganismen vorkommende Amylase*, die schrittweise Maltose abspaltet

Beltalblolcker *pl* (Ⓔ beta-blocker): *Syn*: *Beta-Rezeptorenblocker, β-Adrenorezeptorenblocker, Beta-Adrenorezeptorenblocker, β-Blocker, β-Sympatholytikum*; die β-Rezeptoren* blockierende Arzneimittel; Blockade der β_1-Rezeptoren reduziert Herzfrequenz, -kontraktilität und Erregungsleitungsgeschwindigkeit und verringert die Reninfreisetzung in der Niere; β_2-Blockade hemmt den Glykogenabbau in der Muskulatur und der Leber; **Anw.**: Betablocker gelten als Mittel der 1. Wahl bei Hypertonie; sie werden auch zur Prophylaxe von Angina* pectoris, Reinfarkt und Migraine eingesetzt; NW: Obstruktion der Atemwege, Störung der peripheren Durchblutung, allergische Reaktionen

Beltalcalrolten *nt* (Ⓔ beta-carotene): *Syn*: *β-Karotin, β-Carotin, Provitamin A, Betacarotin*; in der Natur weit verbreitetes Carotin; das Carotingemisch der Karotten besteht zu 85 % aus β-Carotin; **Anw.**: Vitamin A-Therapie; Dermatikum bei Vitiligo*, Lichtdermatose*, erythropoetischer Protoporphyrie*; *s.a. Vitamin A*

Beltalcalroltin *nt*: *→Betacaroten*

Beltalgallakltolsildalse *f* (Ⓔ β-galactosidase): *Syn*: *Laktase, Lactase, β-Galaktosidase*; Disaccharidase* der Dünndarmschleimhaut, die Milchzucker [Lactose] in Glucose* und Galaktose* spaltet; *s.a. Laktasemangel*

Beltalglolbullin *nt* (Ⓔ beta globulin): *Syn*: *β-Globulin*; Plasmaprotein, das in der Elektrophorese* zwischen α- und γ-Globulin liegt; am häufigsten sind β-Lipoprotein*, Transferrin*, Fibrinogen* und C-reaktives Protein

glycinreiches Beta-Globulin (Ⓔ glycine-rich β-glycoprotein): *Syn*: *C3-Proaktivator, Faktor B*; zum alternativen Weg der Komplementaktivierung gehörender Faktor; *s.u. Komplement*

Beltalhälmollylse *f* (Ⓔ beta-hemolysis): *Syn*: *β-Hämolyse, beta-Hämolyse*; vollständige Hämolyse* der Erythrozyten bei Bakterienwachstum auf Blutagar; *s.a. Streptococcus*

beta-hämolytisch *adj* (Ⓔ beta-hemolytic): *Syn*: *β-hämolytisch*; Betahämolyse betreffend, von ihr gekennzeichnet

Beltalherlpeslvilren *pl* (Ⓔ Betaherpesvirinae): β-Herpesviren; *s.u. Herpesviren*

Beltalhisltin *nt* (Ⓔ betahistine): Diaminooxidasehemmer; Antiemetikum*; **Anw.**: Morbus Ménière

Beltalin *nt* (Ⓔ betaine): *Syn*: *Trimethylglykokoll, Glykokollbetain, Trimethylglycin, Oxyneurin, Trimethylaminoessigsäure*; wird als lipotroper Stoff bei Lebererkrankungen, Arterio- und Koronararteriensklerose eingesetzt

Betalactam-Antibiotika *pl* (Ⓔ β-lactam antibiotics): *Syn*: *β-Laktamantibiotika, β-Lactamantibiotika, Betalaktam-Antibiotika*; Antibiotika, die einen β-Lactamring im Molekül haben, z.B. Penicilline*, Cephalosporine*

Beltallacltalmalse *f* (Ⓔ β-lactamase): *Syn*: *β-Lactamase, β-Laktamase, Betalaktamase*; Enzym, das den β-Lactamring aufbricht und damit Betamactam-Antibiotika* unwirksam macht

Beltallacltalmalselhemlmer *pl*: *→Betalactamaseinhibitoren*

Beltallacltalmalselinlhilbiltolren *pl* (Ⓔ β-lactamase inhibitors): *Syn*: *Betalactamasehemmer, Betalaktamasehemmer, Betalaktamaseinhibitoren, β-Lactamasehemmer, β-Lactamaseinhibitoren*; Substanzen, die die Betalactamase* hemmen; werden in Kombination mit Betamactam-Antibiotika* verabreicht

Betalaktam-Antibiotika *pl*: *→Betalactam-Antibiotika*

Beltallakltalmalse *f*: *→Betalactamase*

Beltallakltalmalselhemlmer *pl*: *→Betalactamaseinhibitoren*

Beltallakltalmalselinlhilbiltolren *pl*: *→Betalactamaseinhibitoren*

Beltallilpolproltelin *nt* (Ⓔ beta-lipoprotein): *Syn*: *Lipoprotein mit geringer Dichte, β-Lipoprotein, low-density lipoprotein*; Fraktion der Serumlipoproteine mit geringer Dichte; transportiert Cholesterin* zu extrahepatischen Geweben und reguliert deren Cholesterinbiosynthese; *s.a. Hyperlipoproteinämie*

Beta-Mannosidose *f* (Ⓔ betamannosidosis): β-Mannosidose; *s.u. Mannosidose*

Beltalmelthalson *nt* (Ⓔ betamethasone): *Syn*: *9-Fluor-11β,17,21-trihydroxy-16β-methyl-1,4-pregnadien-3,20-dion*; Corticosteroid*; **Anw.**: allergische Erkrankungen der Atemwege, Augen und Haut

Beltalmelthyllldilgolxin *nt* (Ⓔ metildigoxin): *Syn*: *Metildigoxin, β-Methyldigoxin, Medigoxin*; Herzglykosid*; **Anw.**: Früh- und Dauerbehandlung der Herzinsuffizienz

Beta$_2$-Mikroglobulin *nt* (Ⓔ beta$_2$-microglobulin): *Syn*: *β_2-Mikroglobulin*; globuläres Molekül, das in der Wand aller Zellen vorkommt und Teil der HLA-Antigene sein kann; ist in Körperflüssigkeiten nachweisbar; erhöht bei Erkrankungen mit erhöhtem Zellumsatz [z.B. Neoplasmen]

Beltalmilmeltilkum *nt*, *pl* **-ka**: *→Betasympathomimetikum*

Beltaloxildatlilon *f* (Ⓔ beta oxidation): oxidativer Fettsäureabbau mit Spaltung der Fettsäuren in C_2-Bruchstücke in den Mitochondrien

Beltalpylrildyllcarlbilnol *nt*: *→Pyridylmethanol*

Beltalrelzeptoren *pl*: *→β-Rezeptoren*

Beta-Rezeptorenblocker *m*: *→Betablocker*

Beltalstrahllung *f* (Ⓔ beta radiation): *Syn*: *β-Strahlung*; aus energiereichen Elektronen bestehende Strahlung [**Korpuskularstrahlung**], die beim Betazerfall von Radionukliden abgestrahlt wird

Beltalsymlpatholylilkum *nt*, *pl* **-ka**: *→Betablocker*

Beltalsymlpatholmilmeltilkum *nt*, *pl* **-ka** (Ⓔ β-sympathomimetic): *Syn*: *Betamimetikum, β-Sympathomimetikum*; Substanz, die die Betarezeptoren* anregt

Beltalteillchen *nt* (Ⓔ beta particle): *Syn*: *β-Teilchen*; negativ oder positiv geladene Kernteilchen, die beim Kernzerfall emittiert werden; *s.a. Betastrahlung*

Beltalthallasslälmie *f*: *→β-Thalassämie*

Beltalthromlbolglolbullin *nt* (Ⓔ β-thromboglobulin): in den Granula der Thrombozyten vorkommender Hemmer der Prostazyklinsynthese; wird bei Verbrauchskoagulopathie*, Thrombose* usw. erhöht freigesetzt

Beltaltron *nt* (Ⓔ betatron): *Syn*: *Elektronenschleuder, Elektronenbeschleuniger*; Teilchenbeschleuniger, in dem an einer Kathode Elektronen erzeugt werden, die in einer ringförmigen Vakuumröhre [**Kreisbeschleuniger, Umlaufbeschleuniger**] mit Hilfe von elektromagnetischen Feldern auf Lichtgeschwindigkeit beschleunigt werden; die energiereichen Elektronen [bis zu 45 MeV] können direkt eingesetzt [Elektronentherapie*] oder zur Erzeugung ultraharter Röntgenstrahlung verwendet werden

Beltäulbung *f* (Ⓔ anesthesia): Anästhesie*, Narkose*; Lokalanästhesie*

örtliche Betäubung: *→Lokalanästhesie*

Beltäulbungslmitltel *nt* (Ⓔ narcotic): *Syn*: *Narkotikum, Narkosemittel, Anästhetikum*; Mittel zur vorübergehenden Ausschaltung von Schmerzleitung und -empfindung; besitzen i.d.R. nur eine geringe Toxizität und hohe therapeutische Breite*; werden als Lokalanästhetika* und Allgemeinanästhetika* verwendet

beta-Wellen *pl* (Ⓔ beta waves): *Syn*: *β-Wellen*; im Elektroenzephalogramm auftretende relativ schnelle Wellen (14–30/Sek.); *s.a. Essay Elektroenzephalogramm S. 563*

Beltalxollol *nt* (Ⓔ betaxolol): β-Sympatholytikum*; **Anw.**: Augentropfen bei Glaukom*

Beta-Zelladenokarzinom *nt* (Ⓔ beta cell adenocarcinoma): *Syn*: *B-Zelladenokarzinom*; von den B-Zellen der Langerhans*-Inseln ausgehender bösartiger Tumor

Beta-Zelladenom *nt* (Ⓔ beta cell adenoma): *Syn*: *B-Zelladenom*; von den B-Zellen der Langerhans*-Inseln ausgehender gutartiger Tumor

Beltalzelllen *pl* (Ⓔ **1.–2.** beta cells): **1.** *Syn*: *β-Zellen, B-Zellen*; insulinbildende Zellen der Langerhans*-Inseln der Bauchspeicheldrüse [Pankreas] **2.** *Syn*: *basophile Zellen, β-Zellen*; in der Adenohypophyse vorkommende Zellen, die TSH bilden

Beta-Zelltumor *m* (Ⓔ B cell tumor): *Syn*: *B-Zelltumor, Insulinom*; von den B-Zellen der Langerhans*-Inseln ausgehender Insulin-produzierender Tumor

Beta-Zerfall *m* (Ⓔ beta decay): *Syn*: *β-Zerfall*; radioaktiver Zerfall mit Emission von Betateilchen [energiereiche Elektronen] aus dem Kern

Beltellnuss *f* (Ⓔ betel nut): *Syn*: *Arekanuss, Arekasamen, Semen arecae*; Samen der Betelnusspalme [**Areca catechu**]; enthält als Hauptalkaloid Arekolin*

BetMVVO *Abk.*: Betäubungsmittel-Verschreibungsverordnung

Beltreulungslverlfülgung *f* (Ⓔ advance directive): *s.u. Essay Euthanasie S. 649*

Beltriebslstofflwechlsel *m* (Ⓔ functional metabolism): *s.u. Essay Bakterien S. 217*

Beltrunlkenlheit *f*: *→Alkoholvergiftung*

Bettlnäslsen *nt* (Ⓔ bedwetting): *Syn*: *nächtliches Einnässen, Enuresis nocturna*; durch verschiedene Ursachen auslösbarer, unwillkürlicher Harnabgang im Schlaf

Bettlwanlze *f* (Ⓔ **1.** bedbug **2.** common bedbug): **1.** *Syn*: *Cimex*; zur Familie **Cimicidae** gehörende Gattung blutsaugender Wanzen **2.** *Syn*: *gemeine Bettwanze, Cimex lectularius*; in den gemäßigten Zonen heimische Wanze, deren Speichelsekret eine urtikarielle Reaktion [Cimicosis*] hervorruft

gemeine Bettwanze: *→Bettwanze 2.*

tropische Bettwanze (Ⓔ tropical bedbug): *Syn*: *Cimex hemipterus*; in den Tropen vorkommende Bettwanze

Beltullae follilum *nt* (Ⓔ birch leaf): *Syn*: *Birkenblätter*; *s.u. Birke*

Beltulla penldulla *f* (Ⓔ weeping birch): *Syn*: *Hängebirke*; *s.u. Birke*

Beltulla pulbeslcens *f* (Ⓔ downy birch): *Syn*: *Moorbirke*; *s.u. Birke*

Betlulrie *f* (Ⓔ beeturia): Rotfärbung des Harns durch Farbstoffe in roter Bete

Betz: Wladimir Alexandrowitch Betz; 1834–1894; russischer Anatom (Kiew)

Betz-Riesenzellen *pl* (Ⓔ Betz's cells): *Syn*: *Betz-Riesenpyramidenzellen, Betz-Zellen*; große pyramidenförmige Zellen der Lamina* pyramidalis interna

Beulgelekizem *nt* (Ⓔ flexural eczema): *s.u. endogenes Ekzem*

Beulgelkonltrakltur *f* (Ⓔ flexion contracture): Kontraktur* in Beugestellung

Beulgelmuslkel *m* (Ⓔ flexor muscle): Musculus* flexor

Beulger *m* (Ⓔ flexor): Musculus* flexor

Beulgung *f* (Ⓔ diffraction): *Syn*: *Diffraktion*; Ablenkung von Strahlen durch ein in der Ausbreitungsrichtung liegendes Hindernis

Beullenlmylilalsis *f, pl* **-ses**: *→Dermatobiasis*

Beullenlpest *f* (Ⓔ bubonic plague): *Syn*: *Bubonenpest, Pestis bubonica/fulminans/major*; häufigste Form der Pest* bei Aufnahme des Pesterregers [**Yersinia pestis**] durch die Haut; kennzeichnend sind die abszedierende Schwellung regionaler Lymphknoten und präfinale ausgedehnte Hautblutungen

Beutel-Ventil-Masken-Beatmung *f* (Ⓔ bag-valve-mask ventilation): *s.u. Essay Verfahren zur Sicherung der Atemwege S. 1533*

Belvalcilzulmab *nt* (Ⓔ bevacizumab): gegen den vascular endothelial growth factor [VEGF] -Rezeptor gerichteter monoklonaler Antikörper; *s.u. Essay Chemotherapie S. 349*

Belvölklelrungslllehlre *f*: *→Demographie*

Belweglllichlkeit, ellekltrolpholreltilsche *f* (Ⓔ elektrophoretic mobility): *s.u. Elektrophorese*

Bewegungen im Schlaf, periodische *pl* (Ⓔ periodic movements during sleep): *s.u. Essay Schlaf und Schlafstörungen S. 1915*

Belwelgungslaultolmaltislmus *m* (Ⓔ motor automatism): automatische/unwillkürliche Bewegung

Belwelgungslkranklheit *f* (Ⓔ motion sickness): *Syn*: *Reisekrankheit, Kinetose*; Oberbegriff für durch Reizung des Vestibularapparates ausgelöste Erkrankungen; typisch sind Schwindel, Schweißausbrüche, Übelkeit, Erbrechen, Hypotonie und Kopfschmerzen

Belwelgungslneulrolse *f* (Ⓔ kinesioneurosis): *Syn*: *Motilitätsneurose, Kinesioneurose*; selten gebrauchtes Synonym für motorische Unruhe

belwelgungslneulroltisch *adj* (Ⓔ kinesioneurotic): Bewegungsneurose betreffend, von ihr betroffen oder gekennzeichnet

Belwelgungslschielne *f* (Ⓔ dynamic splint): Schiene zur postoperativen, passiven Frühmobilisierung von Gelenken und zur Adhäsionsprophylaxe [*Abb. B38*]

Belwelgungslstelreloltylpie *f* (Ⓔ sterotypy of movement): automatische/unwillkürliche Wiederholung von (meist unmotivierten) Bewegungen

Belwelgungslstölrung, cholrelaltilsche *f*: *→Chorea*

Belwelgungslstölrunlgen, nächtllilche *pl* (Ⓔ restless-legs syndrome): *Syn*: *Restless-legs-Syndrom*; *s.u. Essay Schlaf und Schlafstörungen S. 1915*

Belwelgungslsturm, cholrelaltilscher *m*: *s.u. Chorea*

Belwelgungslthelralpie *f* (Ⓔ physical therapy): *Syn*: *Kinesitherapie*; Behandlung durch wiederholte aktive oder passive Bewegung; Ziel ist es, durch einen systematischen und stufenweisen Behandlungsaufbau die normale Körperfunktion oder Belastbarkeit weitmöglichst wiederherzustellen

Belwelgungsltrelmor *m* (Ⓔ kinetic tremor): *Syn*: *Aktionstremor*; Tremor* bei einer willkürlichen oder unwillkürlichen Bewegung

belwimlpert *adj* (Ⓔ ciliate): mit Zilien/Wimpern(haaren) versehen, zilientragend

belwusstllos *adj* (Ⓔ unconscious): ohne Bewusstsein, besinnungslos; ohnmächtig

Belwusstllolsiglkeit *f* (Ⓔ unconsciousness): *Syn*: *Besinnungslosigkeit, Bewusstseinsverlust*; Verlust des Bewusstseins; oft gleichgesetzt mit Ohnmacht oder Synkope [kurze Bewusstlosigkeit]; eine längere Bewusstlosigkeit wird als Koma

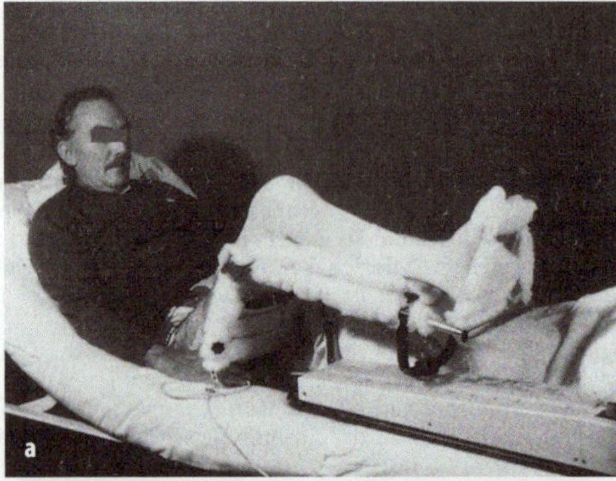

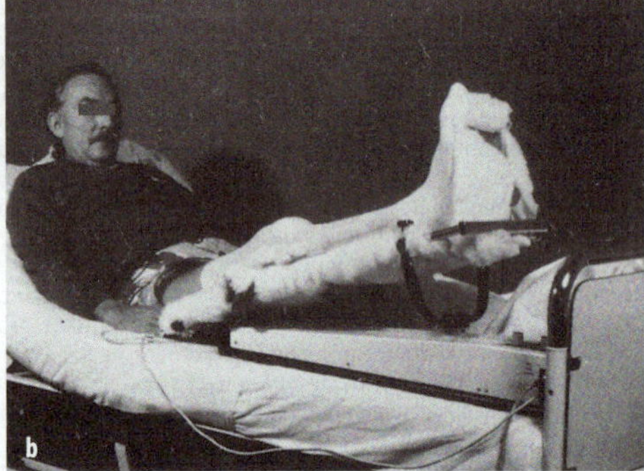

Abb. B38. Motorgetriebene Bewegungsschiene zur passiven Mobilisierung

zeichnet

Be|wusst|sein *nt* (Ⓔ consciousness): geistige Klarheit, Besinnung

Be|wusst|seins|ver|lust *m*: →*Bewusstlosigkeit*

Be|za|fi|brat *nt* (Ⓔ bezafibrate): *Syn*: *2-[4-[2-(4-Chlorbenzamido)ethyl]phenoxy]-2-methylpropionsäure*; Lipidsenker*

Be|zie|hungs|wahn *m* (Ⓔ delusion of reference): Wahn*, bei dem alle Ereignisse auf die eigene Person bezogen werden; tritt bei extrem sensitiven Personen auf [**sensitiver Beziehungswahn**] oder als Symptom bei Schizophrenie, manisch-depressiven Erkrankungen und organischen Psychosen

Be|zo|ar *m* (Ⓔ bezoar): *Syn*: *Magenbezoar*; sich im Magen bildender Klumpen aus Fasern und anderen unverdaulichen Substanzen; bei Verkrustung entsteht ein **Bezoarstein**

Be|zo|ar|stein *m* (Ⓔ bezoar stone): *s.u. Bezoar*

Bezold: **1.** Albert von Bezold; 1836–1868; deutscher Physiologe (Jena, Würzburg) **2.** Friedrich Bezold; 1842–1908; deutscher Ohrenarzt (München)

Bezold-Abszess *m* (Ⓔ Bezold's abscess): Abszessbildung über der Warzenfortsatzspitze bei Bezold-Mastoiditis*; kann in den Musculus* sternocleidomastoideus durchbrechen

Bezold-Jarisch-Reflex *m* (Ⓔ Bezold-Jarisch reflex): Verringerung der Herzfrequenz und Weitstellung der Blutgefäße bei Stimulation bestimmter Herzmuskelrezeptoren; wirkt als **Schonreflex** bei Herzinfarkt

Bezold-Mastoiditis *f* (Ⓔ Bezold's mastoiditis): eitrige Mastoiditis* mit Bildung eines Bezold-Abszesses

BF *Abk.*: **1.** Behandlungsfehler **2.** Bentonit-Flockung **3.** blastogenetischer Faktor **4.** Butterfett

BfA *Abk.*: Bundesversicherungsanstalt für Angestellte

B-Fasern *pl* (Ⓔ B fibers): markarme Nervenfasern*, z.B. präganglionäre vegetative Nervenfasern; die Leitungsgeschwindigkeit liegt bei 3–15 m/s

BFB *Abk.*: **1.** Beschwerdefragebogen **2.** Bundesverband der Freien Berufe

BFD *Abk.*: bioelektronische Funktionsdiagnostik

BFP *Abk.*: biologisch falsch-positiv

BFT *Abk.*: **1.** Bentonit-Flockungstest **2.** Bewegungsfunktionstest

BFX *Abk.*: →*Bufexamac*

BG *Abk.*: **1.** Berufsgenossenschaft **2.** Biguanid **3.** →*Bindegewebe* **4.** →*Blutglucose* **5.** →*Blutgruppe*

BGA *Abk.*: →*Blutgasanalyse*

BGB *Abk.*: Bürgerliches Gesetzbuch

BGBl *Abk.*: Bundesgesetzblatt

B-Gedächtniszelle *f* (Ⓔ B memory cell): *s.u. B-Lymphozyten*

BGF *Abk.*: →*Blutgerinnungsfaktor*

BGG *Abk.*: bovines Gammaglobulin

BGH *Abk.*: Bundesgerichtshof

BGLB *Abk.*: Brillantgrün-Lactosebouillon

BGT *Abk.*: Bilirubinglucuronyltransferase

BGW *Abk.*: **1.** Betriebsgesundheitswesen **2.** Bleigleichwert

BGZ *Abk.*: →*Blutgerinnungszeit*

BH *Abk.*: →*Bindehaut*

BH_2 *Abk.*: →*Dihydrobiopterin*

βH *Abk.*: β-Hydroxylase

BHA *Abk.*: **1.** benigne Hilusadenopathie **2.** bilaterale Hilusadenopathie **3.** →*Blasenhalsadenom* **4.** Butylhydroxyanisol

BHC *Abk.*: →*Benzolhexachlorid*

BHD *Abk.*: BCNU, Hydroxyurea, Dacarbazin

BHDV *Abk.*: BCNU, Hydroxyurea, Dacarbazin, Vincristin

BHF *Abk.*: →*bolivianisches hämorrhagisches Fieber*

BHI *Abk.*: →*biosynthetisches Humaninsulin*

BHL *Abk.*: **1.** benignes Hiluslymphom **2.** bilaterales Hiluslymphom

BHN *Abk.*: Bepheniumhydroxynaphthoat

BHR *Abk.*: **1.** Bauchhautreflex **2.** bronchiale Hyperreaktivität

BHS *Abk.*: →*Blut-Hirn-Schranke*

BHT *Abk.*: **1.** Butylhydroxytoluol **2.** 7-(β-Hydroxypropyl)-theophyllin

BHWS *Abk.*: Bleihalbwertschicht

BHWZ *Abk.*: →*biologische Halbwertzeit*

BI *Abk.*: Broca-Index

Bi *Abk.*: **1.** →*Bismut* **2.** →*Bismutum*

Bi-, bi- *präf.*: Wortelement mit der Bedeutung „zwei/zweifach/doppelt"

BIA *Abk.*: Bioimmunoassay

Bial: Manfred Bial; 1870–1908; deutscher Arzt (Bad Kissingen)

Bial-Pentoseprobe *f* (Ⓔ Bial's test): *Syn*: *Bial-Probe*; Pentose*-Nachweis im Harn mit **Bial-Reagens** [Orcin in Salzsäure mit Eisen-III-chlorid-Zusatz]

Bial-Probe *f*: →*Bial-Pentoseprobe*

Bial-Reagens *nt* (Ⓔ Bial's reagent): *s.u. Bial-Pentoseprobe*

bi|ar|ti|ku|lär *adj* (Ⓔ biarticular): zwei Gelenke betreffend, mit zwei Gelenken versehen

bi|au|ral *adj*: →*binaural*

Bi|ber|nel|le *f* (Ⓔ pimpernel): Staude aus der Familie der Doldengewächse [Apiaceae]; umfasst **große Bibernelle** [Pimpinella major] und **kleine Bibernelle** [Pimpinella saxifraga]; verwendet werden oberirdische Teile [**Pimpinellae herba**], Wurzelstöcke und Wurzeln [**Pimpinellae radix**]; die Wurzeln enthalten ätherisches Öl, Polyine, Cumarine* und Furanocumarine*; **Anw.**: traditionell als Stomachikum* in Bitterschnäpsen und Gewürzextrakten, des Kraut bei Lungenleiden, zur Förderung der Magen-Darm-Tätigkeit und äußerlich bei Krampfadern

Bi|bli|o|ma|nie *f* (Ⓔ bibliomania): *Syn*: *Büchersammelwut*; krankhafter Zwang, Bücher, aber auch Zeitschriften und Broschüren zu sammeln

bi|bli|o|phob *adj* (Ⓔ bibliophobic): Bibliophobie betreffend, durch sie gekennzeichnet

Bi|bli|o|pho|bie *f* (Ⓔ bibliophobia): krankhafte Abneigung gegen Bücher

Bi|bro|ca|thin *nt*: →*Bibrocathol*

Bi|bro|ca|thol *nt* (Ⓔ bibrocathol): *Syn*: *4,5,6,7-Tetrabrom-1,3,2-benzodioxabismol-2-ol, Bibrocathin*; wismuthaltiges Antiseptikum*; **Anw.**: lokal bei Entzündungen am Auge [Conjunctivitis*, Blepharitis*] und Hautreizungen

Bi|car|bo|nat *nt* (Ⓔ bicarbonate): *Syn*: *Bikarbonat, Hydrogencarbonat*; saures Salz der Kohlensäure, z.B. Natriumbicarbonat [$NaHCO_3$]

Bi|car|bo|nat|ä|mie *f* (Ⓔ bicarbonatemia): *Syn*: *Hyperbicarbonatämie, Hyperbikarbonatämie, Bikarbonatämie*; Erhöhung der Bicarbonatkonzentration im Blut; *s.a. Alkalireserve*

Bi|car|bo|nat|puf|fer *m*: → *Bicarbonatpuffersystem*

Bi|car|bo|nat|puf|fer|sys|tem *nt* (Ⓔ bicarbonate buffer): *Syn*: *Bikarbonatpuffersystem, Bicarbonatpuffer, Bikarbonatpuffer*; das im Blut vorhandene Puffersystem aus Bicarbonat [HCO_3^-] und Kohlensäure [H_2CO_3]; wichtig für die Erhaltung des Säure-Basen-Gleichgewichts

Bichat: Marie François Bichat; 1771–1802; französischer Anatom (Paris)

Bichat-Wangenfettpfropf *m* (Ⓔ fatty ball of Bichat): *Syn*: *Wangenfettpfropf, Bichat-Fettpfropf, Corpus adiposum buccae*; Fettkörper in der Wange von Säuglingen, der das Einfallen der Wangen beim Saugen verhindert

Bi|chro|ma|sie *f* (Ⓔ dichromasy): *Syn*: *Dichromasie, Zweifarbensehen, Dichromatopsie*; Farbenfehlsichtigkeit mit Ausfall einer Farbe, d.h., es werden nur noch zwei Farben gesehen, anstatt von drei [z.B. Blau und Gelb bei Grünblindheit]

bi|cus|pi|dal *adj*: → *bikuspidal*

Bi|cus|pi|da|lis *f*: → *Mitralklappe*

BID *Abk.*: Beta-Ionisationsdetektor

b.i.d. *Abk.*: bis in die

Bi|dak|ty|lie *f* (Ⓔ bidactyly): *Syn*: *Didaktylie*; angeborene Fehlbildung mit nur zwei Fingern oder Zehen

Bidder: Heinrich Friedrich Bidder; 1810–1894 deutscher Anatom (Dorpat)

Bidder-Haufen *pl* (Ⓔ Bidder's ganglia): *Syn*: *Remak-Haufen, Bidder-Remak-Ganglien, Bidder-Ganglien, Remak-Ganglien*; Ganglienzellhaufen des Nervus* vagus im Vorhofseptum

Bidder-Remak-Ganglien *pl*: → *Bidder-Haufen*

bidest. *Abk.*: bidestillatus

bi|di|rek|ti|o|nal *adj* (Ⓔ bidirectional): in zwei Richtungen ablaufend oder verlaufend

Bie|gungs|bruch *m* (Ⓔ bending fracture): *Syn*: *Biegungsfraktur*; durch Biegungsbeanspruchung entstandener Bruch langer Röhrenknochen

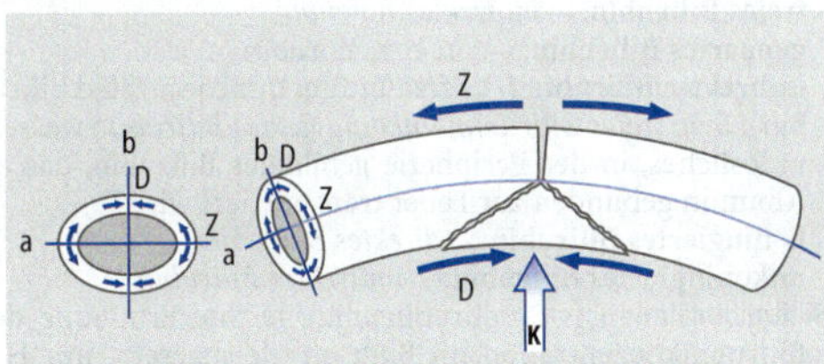

Abb. B39. Mechanismus der Biegungsfraktur

Bie|gungs|frak|tur *f*: → *Biegungsbruch*

Bielschowsky: Max Bielschowsky; 1869–1940; deutscher Neuropathologe (Berlin)

Bielschowsky-Dollinger-Krankheit *f*: → *Bielschowsky-Syndrom*

Bielschowsky-Syndrom *nt* (Ⓔ Bielschowsky's disease): *Syn*: *Jansky-Bielschowsky-Krankheit, Bielschowsky-Dollinger-Krankheit, spätinfantile Form der amaurotischen Idiotie, spätinfantile Ceroidlipofuscinose, spätinfantile Zeroidlipofuszinose*; langsam progredient verlaufende rezessiv vererbte Gangliosidose*, die zu Erblindung und Abbau bereits erlernter Fähigkeiten [Lesen, Sprechen] führt; beginnt meist nach dem 4. Lebensjahr und führt zu Exitus letalis vor Erreichen des Erwachsenenalters

Bielschowsky-Zeichen *nt* (Ⓔ Bielschowsky's sign): *s.u. Kopfneigetest*

Biemond: A. Biemond; französischer Neurologe (Amsterdam) im 20. Jahrhundert

Biemond-Syndrom *nt* (Ⓔ Biemond's syndrome): *Syn*: *Biemond-van Bogaert-Syndrom*; erbliche Degeneration des Zwischenhirns mit Entwicklungsstörung, hypogenitalem Infantilismus, Adipositas und geistiger Retardierung

Biemond-van Bogaert-Syndrom *nt*: → *Biemond-Syndrom*

Bie|nen|gift *nt* (Ⓔ bee venom): Apisinum*

Bie|nen|harz *nt*: → *Propolis*

Bie|nen|kö|ni|gin|nen|fut|ter|saft *m*: → *Gelée royale*

Bier: August Karl Gustav Bier; 1861–1949; deutscher Chirurg (Berlin)

intravenöse Regionalanästhesie nach Bier *f*: → *intravenöse Regionalanästhesie*

Bier|herz *nt* (Ⓔ beer heart): durch exzessiven Bierkonsum verursachte dilatative Kardiomyopathie*

Biermer: Anton Biermer; 1827–1892; deutscher Internist (Bern, Breslau)

Biermer-Anämie *f*: → *perniziöse Anämie*

Biermer-Schallwechsel *m* (Ⓔ Biermer's sign): *Syn*: *Gerhardt-Schallwechsel*; Änderung des Perkussionsschalls über großen Lungenkavernen bei Lageänderung des Patienten [tiefer beim liegenden Patienten, höher im Sitzen]

Bietti: Giambattista Bietti; italienischer Augenarzt im 20. Jahrhundert

Bietti-Syndrom *nt* (Ⓔ Bieti's syndrome): ätiologisch ungeklärtes, wahrscheinlich hereditäres Syndrom mit Xerophthalmie*, Hornhauttrübung und Glaukom*; *s.a. Rieger-Syndrom*

Bi|fi|do|bac|te|ri|um *nt* (Ⓔ Bifidobacterium): zur normalen Darmflora [**Bifidusflora**] gehörendes apathogenes Stäbchenbakterium

Bifidobacterium bifidum (Ⓔ Bifidobacterium bifidum): *Syn*: *Bifidus-Bakterium, Lactobacillus bifidus*; im Stuhl von gestillten Säuglingen nachweisbares Bakterium, das im Darm die überschüssige Milchsäure vergärt

Bifidus-Bakterium *nt*: → *Bifidobacterium bifidum*

Bi|fi|dus|flo|ra *f* (Ⓔ bifidobacteria): *s.u. Bifidobacterium*

bi|fo|kal *adj* (Ⓔ bifocal): zwei Brennpunkte besitzend, mit zwei Brennpunkten

Bi|fo|kal|bril|len|glä|ser *pl*: → *Bifokalgläser*

Bi|fo|kal|glä|ser *pl* (Ⓔ bifocals): *Syn*: *Zweistärkengläser, Bifokallinsen, Bifokalbrillengläser*; Brillengläser mit zwei verschiedenen Brennweiten; i.d.R. oben für Fernsehen, unten für Nahsehen

Bi|fo|kal|lin|sen *pl*: → *Bifokalgläser*

Bi|fo|na|zol *nt* (Ⓔ bifonazole): lokales Antimykotikum*

Bi|fur|ca|tio *f, pl* **-ti|o|nes** (Ⓔ bifurcation): *Syn*: *Bifurkation*; Gabelung, Gabel, Zweiteilung

Bifurcatio aortae (Ⓔ bifurcation of aorta): *Syn*: *Aortengabel, Aortenbifurkation*; Teilung der Aorta* abdominalis in rechte und linke Arteria* iliaca communis in Höhe des 4. Lendenwirbels

Bifurcatio carotidis (Ⓔ carotid bifurcation): *Syn*: *Karotisgabel*; Teilung der Arteria* carotis communis in Arteria* carotis interna und externa in Höhe des Oberrandes des 5. Halswirbels im Karotisdreieck [Trigonum caroticum]

Bifurcatio tracheae (Ⓔ bifurcation of trachea): *Syn*: *Luftröhrengabelung, Trachealbifurkation*; Gabelung der Luftröhre in die beiden Hauptbronchien [Bronchus* principalis dexter und sinister] in Höhe des 4. Brustwirbels

Bifurcatio trunci pulmonalis (Ⓔ bifurcation of pulmonary trunk): *Syn*: *Trunkusbifurkation*; Teilung des Truncus* pulmonalis in rechte und linke Arteria* pulmonalis

Bi|fur|ka|ti|on *f*: → *Bifurcatio*

Bi|fur|ka|ti|ons|pro|the|se *f* (Ⓔ bifurcated prosthesis): Gefäßprothese der Aortengabel

Bi|fur|ka|ti|ons|syn|drom *nt*: → *Aortenbifurkationssyndrom*

Bi|fur|ka|ti|ons|win|kel *m* (Ⓔ angle of tracheal bifurcation): Winkel zwischen den beiden Hauptbronchien an der Luftröhrengabelung; liegt normal zwischen 70 und 75 °; ist bei Prozessen im Lungenhilum und bei Herzvergrößerung verbreitert

Bigelow: Henry Jacob Bigelow; 1818–1890; amerikanischer Chirurg (Boston)

Bigelow-Band *nt* (Ⓔ Bigelow's ligament): *Syn*: *Ligamentum iliofemorale*; Y-förmiges Verstärkungsband des Hüftgelenkes [Articulatio* coxae] zwischen Spina* iliaca anterior inferior und Linea* intertrochanterica

Bigelow-Septum *nt* (Ⓔ Bigelow's septum): *Syn*: *Schenkelsporn, Calcar femorale*; Knochenvorsprung auf der Unterseite des Oberschenkelhalses über dem Trochanter* major

Bi|ge|mi|nie *f* (Ⓔ bigeminy): *Syn*: *Bigeminusrhythmus, Bige-*

minus, Doppelschlägigkeit; Herzrhythmusstörung mit Extrasystolen nach jedem Herzschlag und doppeltem Puls [**Bigeminuspuls**]

B

Bilgelmilnus *m* (Ⓔ **1.** twin **2.** bigeminus): **1.** Zwilling **2.** →*Bigeminie*

Bilgelmilnuslpuls *m* (Ⓔ bigeminal pulse): *s.u. Bigeminie*

Bilgelmilnuslrhythlmus *m*: →*Bigeminie*

BIH *Abk.*: benigne intrakranielle Hypertension

bilkaplsullär *adj* (Ⓔ bicapsular): mit zwei Kapseln

Bilkarlbolnat *nt*: →*Bicarbonat*

Bilkarlbolnatlälmie *f*: →*Bicarbonatämie*

Bilkarlbolnatlpuflfer *m*: →*Bicarbonatpuffersystem*

Bilkarlbolnatlpuflferlsysltem *nt*: →*Bicarbonatpuffersystem*

bilklolnal *adj* (Ⓔ biclonal): aus zwei Klonen stammend, mit zwei Klonen

bilkonlkav *adj* (Ⓔ biconcave): *Syn*: *konkavokonkav*; mit konkaver Krümmung der Vorder- und Hinterfläche

Bilkonlkavllinlse *f* (Ⓔ biconcave lens): *Syn*: *bikonkave Linse, konkavokonkave Linse*; Linse mit konkaver Krümmung der Vorder- und Hinterfläche

Bilkonltrastlmelthode *f*: →*Doppelkontrastmethode*

bilkonlvex *adj* (Ⓔ biconvex): mit konvexer Krümmung der Vorder- und Hinterfläche

Bilkonlvexllinlse *f* (Ⓔ biconvex lens): *Syn*: *bikonvexe Linse*; Linse mit konvexer Krümmung der Vorder- und Hinterfläche

bilkuslpildal *adj* (Ⓔ bicuspid): *Syn*: *bicuspidal*; (*Herzklappe*) zweizipf(e)lig; (*Zahn*) zweihöckerig

Bilkuslpildallklaplpe *f*: →*Mitralklappe*

BIL *Abk.*: →*Bilirubin*

Bil. *Abk.*: →*Bilirubin*

Billanlzielrung *f* (Ⓔ equilibration): Wiederausgleich des Wasser- und Elektrolythaushalts durch Aufstellung eines Infusionsplanes unter Berücksichtigung von Zufuhr und Ausfuhr; ist sowohl bei erhöhten Flüssigkeits- und/oder Elektrolytverlusten [Verbrennung, Erbrechen, Operation] als auch verminderter Ausscheidung [Nierenversagen] von absoluter Wichtigkeit

Billanzlselbstlmord *m*: →*Bilanzsuizid*

Billanzlsuilzid *m* (Ⓔ balance suicide): *Syn*: *Bilanzselbstmord*; Selbstmord psychisch gesunder Personen, nach Bilanzierung ihrer persönlichen Lebensumstände

bilat. *Abk.*: →*bilateral*

billaltelral *adj* (Ⓔ bilateral): *Syn*: *beidseitig, zweiseitig*; zwei/beide Seiten betreffend oder besitzend, von zwei Seiten ausgehend

Billalyer *m* (Ⓔ bilayer): bimolekulare Schicht

Billhälmie *f* (Ⓔ cholemia): Vorkommen von Galle im Blut; meist posttraumatisch nach Leber- oder Gallenverletzung

Billharlzia *f* (Ⓔ bilharzia worm): in den Tropen und Subtropen vorkommende Gattung von Saugwürmern; heute als Schistosoma* bezeichnet; Erreger der Bilharziose* bzw. Schistosomiasis*

Billharlzilolse *f* (Ⓔ bilharziasis): *Syn*: *Schistosomiasis*; tropische Infektionskrankheit durch Pärchenegel [Schistosoma*]; *s.a. Schistosomiasis*

ägyptische Bilharziose (Ⓔ urinary schistosomiasis): *Syn*: *Urogenitalschistosomiasis, Blasenbilharziose, ägyptische Hämaturie, Schistosomiasis urogenitalis*; durch Blasenpärchenegel [Schistosoma* haematobium] hervorgerufene chronische Infektion der Blase und anderer Beckenorgane

japanische Bilharziose (Ⓔ Japanese schistosomiasis): *Syn*: *japanische Schistosomiasis, Schistosomiasis japonica*; durch Schistosoma* japonicum verursachte Bilharziose, die vorwiegend Lunge, Leber, Darm, Milz oder Gehirn befällt

Bili-, bili- *präf.*: →*Bilio-*

billilär *adj* (Ⓔ biliary): *Syn*: *gallig, biliös*; Galle oder Gallenblase oder Gallengänge betreffend

Billilärlfisltel *f* (Ⓔ biliary fistula): *Syn*: *Gallenfistel, Gallefistel, biliäre Fistel, Fistula biliaris*; von der Gallenblase oder den Gallengängen ausgehende Fistel, die in ein anderes Organ mündet [**innere Gallenfistel**] oder nach außen führt [**äußere Gallenfistel**]

billilfer *adj* (Ⓔ biliferous): galleleitend

Billilfuslcin *nt* (Ⓔ bilifuscin): *Syn*: *Bilifuszin*; zu den Gallenfarbstoffen gehörendes Abbauprodukt des Hämstoffwechsels; Hauptfarbstoff des Stuhls

Billilfuslzin *nt*: →*Bilifuscin*

billilgen *adj* (Ⓔ biligenic): Biligenese betreffend, gallenbildend

Billilgelnelse *f* (Ⓔ biligenesis): Gallenbildung, Gallenproduktion; *s.a. Galle*

Billileulkan *nt* (Ⓔ bilileukan): farbloses Zwischenprodukt des Hämstoffwechsels; Vorstufe von Bilifuscin*

Billilneulrin *nt* (Ⓔ sinkaline): *Syn*: *Cholin, Sinkalin*; über die Nahrung aufgenommener Baustein von Acetylcholin* und Lecithin*

Bilio-, bilio- *präf.*: Wortelement mit der Bedeutung „Galle/Gallenflüssigkeit"

billiloldilgesltiv *adj* (Ⓔ bilidigestive): *Syn*: *bilioenterisch, biliointestinal*; Gallenblase und Verdauungskanal/Canalis digestivus betreffend oder verbindend

billilolenltelrisch *adj*: →*biliodigestiv*

billilolinltesltilnal *adj*: →*biliodigestiv*

billilolkultan *adj* (Ⓔ biliary-cutaneous): Gallenblase oder Gallengänge und Haut verbindend

billilös *adj*: →*biliär*

Billilralchie *f*: →*Bilirhachie*

Billilrhalchie *f* (Ⓔ bilirhachia): *Syn*: *Bilirachie*; Vorkommen von Bilirubin* im Liquor* cerebrospinalis

Billilrulbin *nt* (Ⓔ bilirubin): beim Abbau von Hämoglobin*, Myoglobin*, Cytochrom* und anderen Hämproteinen entstehender orange-roter Gallenfarbstoff; pro Tag werden ca. 250 mg [ca. 425 μmol] gebildet und über die Galle in den Darm abgeben, wo es weiter abgebaut [Stercobilin*] wird; z.T. erfolgt auch Rückresorption [**enterohepatischer Kreislauf**]; bei Ausscheidungsstörung oder erhöhter Produktion kommt es zu Bilirubinämie* und evtl. Entstehung einer Gelbsucht [Ikterus*]

direktes Bilirubin (Ⓔ direct bilirubin): *Syn*: *konjugiertes Bilirubin, gepaartes Bilirubin*; wasserlösliches und damit über die Niere ausscheidbares Bilirubin [**Bilirubinglucuronid, Bilirubindiglucuronid, Bilirubinsulfat**]

freies Bilirubin: →*indirektes Bilirubin*

gepaartes Bilirubin: →*direktes Bilirubin*

indirektes Bilirubin (Ⓔ free/indirect/unconjugated bilirubin): *Syn*: *freies Bilirubin, unkonjugiertes Bilirubin*; wasserunlösliches, in der Peripherie gebildetes Bilirubin, das an Albumin gebunden zur Leber transportiert wird

konjugiertes Bilirubin: →*direktes Bilirubin*

unkonjugiertes Bilirubin: →*indirektes Bilirubin*

Billilrulbinlälmie *f* (Ⓔ bilirubinemia): leichte Erhöhung der Bilirubinkonzentration im Blut; oft gleichgesetzt mit Hyperbilirubinämie*

Billilrulbilnat *nt* (Ⓔ bilirubinate): Bilirubinsalz

Billilrulbinldilglulculrolnid *nt* (Ⓔ bilirubin diglucuronide): *s.u. direktes Bilirubin*

Billilrulbinlenlzelphallolpalthie *f*: →*Kernikterus*

Billilrulbinlglulculrolnid *nt* (Ⓔ bilirubin glucuronide): *s.u. direktes Bilirubin*

Billilrulbinlsullfat *nt* (Ⓔ bilirubin sulfate): *s.u. direktes Bilirubin*

Billilrulbinlulrie *f* (Ⓔ bilirubinuria): Bilirubinausscheidung im Harn [normal ca. 34 μmol/l]; *s.a. Hyperbilirubinurie*

Billis *f* (Ⓔ bile): Galle*

Billilverldin *nt* (Ⓔ biliverdin): blau-grüner Gallenfarbstoff; Vorstufe des Bilirubins* beim Hämabbau

Billilxanlthin *nt* (Ⓔ bilixanthine): *Syn*: *Choletelin*; durch Oxidation von Bilirubin entstehender gelber Farbstoff

Billings: Billings-Ovulationsmethode *f* (Ⓔ Billing's method): *Syn*: *Zervixschleimmethode*; unzuverlässige natürliche Methode der Empfängnisverhütung durch Bestimmung der fruchtbaren Tage; um den Ovulationszeitpunkt herum wird mehr Zervixschleim produziert, der auch weniger viskös und transparenter ist; er wird glasklar und lässt sich zwischen Daumen und Zeigefinger mehrere Zentimeter lang spinnen; die postovulatorische unfruchtbare Phase tritt 3 Tage nach der maximalen Spinnbarkeit ein; da die Konsistenz des Zervixschleims von vielen Faktoren abhängt, hat die Methode eine Versagerquote von 15–32 % und sollte

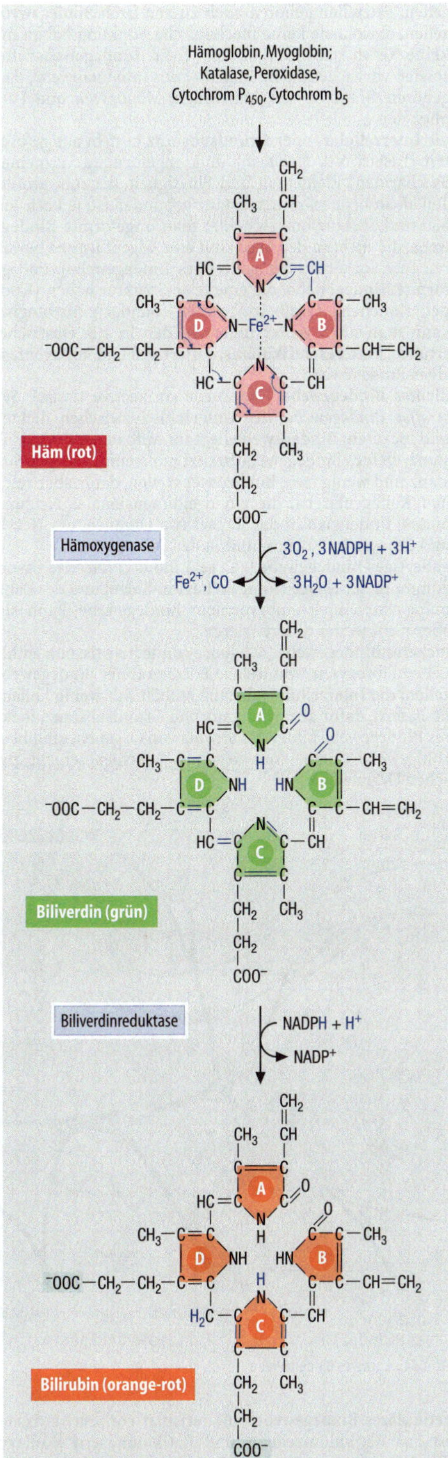

Abb. B40. Abbau von Häm zu Bilirubin

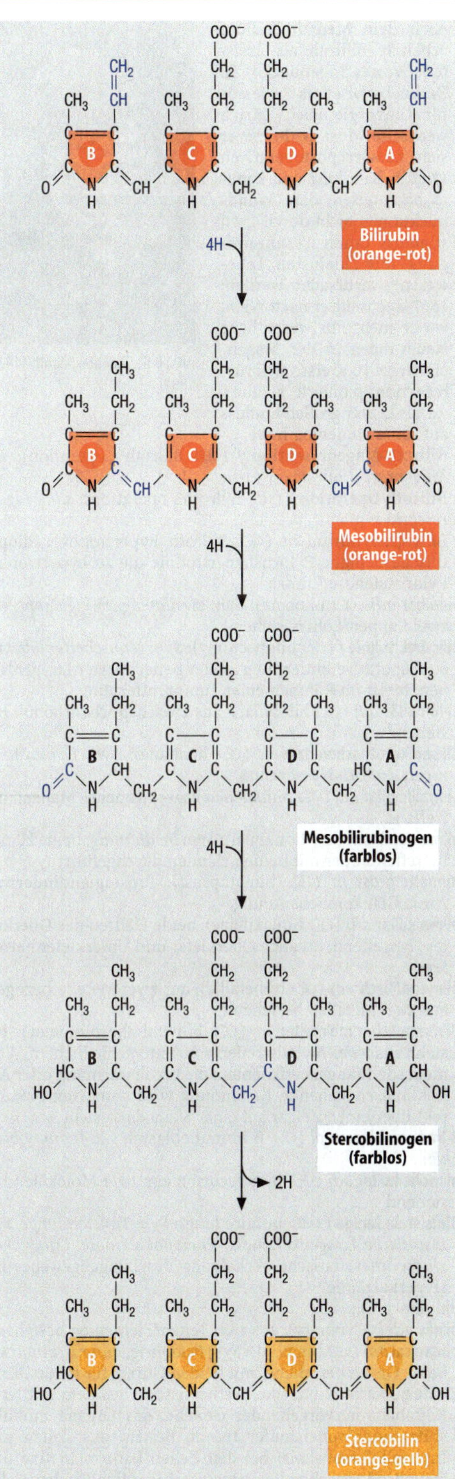

Abb. B41. Abbau von Bilirubin zu Stercobilin

deshalb nicht als ausschließliche Empfängnisverhütungsmethode verwendet werden; ihre Bedeutung liegt heute mehr in der Bestimmung der fruchtbaren Tage bei der Infertilitätsbehandlung

Billroth: Christian Albert Theodor Billroth; 1826–1894; deutscher Chirurg (Zürich, Wien)

B

nach dem Medizinstudium arbeitete Billroth als Assistent von Langenbeck* in Berlin, bevor er als Professor für Chirurgie nach Zürich wechselte; dort widmete er sich v.a. der postoperativen Wundbehandlung und konnte nachweisen, dass Wundinfektionen nicht durch Luft, sondern durch Verunreinigung mit „kleinsten Lebewesen" verursacht werden; 1867 wechselte er nach Wien, wo er nicht nur wesentliche Neuerungen in der Magenchirurgie [u.a. erste Pylorusresektion] pionierte, sondern v.a. als Lehrer großen Einfluss auf seine Studenten hatte

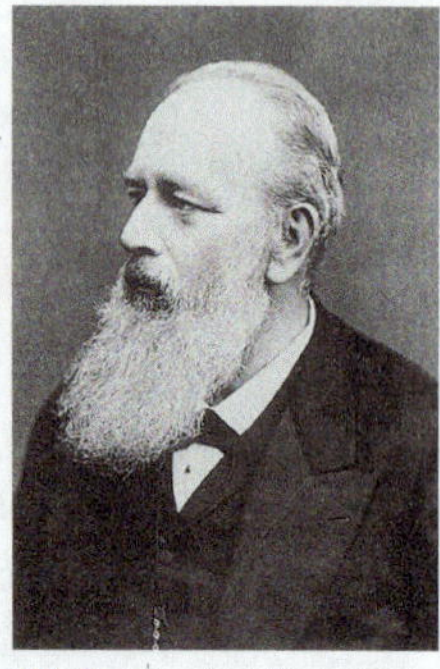

Abb. B42. Theodor Billroth (1826–1894)

Billroth-Magenresektion *f* (Ⓔ Billroth's operation): *s.u. Magenresektion*

Billroth-Operation *f* (Ⓔ Billroth's operation): *s.u. Magenresektion*

Billroth-Syndrom *nt* (Ⓔ Billroth hypertrophy): idiopathische benigne Pylorushypertrophie die zu hypertropher Pylorusstenose* führt

bi|lo|bär *adj* (Ⓔ bilobate): *Syn*: *zweilappig, zweigelappt*; aus zwei Lappen/Lobi bestehend

Bi|lo|bek|to|mie *f* (Ⓔ bilobectomy): *Syn*: *Manschettenlobektomie*; operative Entfernung zweier benachbarter Lungenlappen; meist im Rahmen einer Tumorentfernung

bi|lo|bu|lär *adj* (Ⓔ bilobular): aus zwei Läppchen/Lobuli bestehend

Bil|sen|kraut, schwar|zes *nt* (Ⓔ henbane): *Syn*: *Hyoscyamus niger*; *s.u. D/L-Hyoscyamin*

bi|mal|le|o|lär *adj* (Ⓔ bimalleolar): zwei Knöchel/Malleoli betreffend

bi|ma|nu|ell *adj* (Ⓔ bimanual): *Syn*: *beidhändig*; beide Hände betreffend oder mit beiden Händen durchgeführt

Bi|ma|to|prost *nt* (Ⓔ bimatoprost): Prostaglandinderivat; **Anw.**: Glaukombehandlung

bi|ma|xil|lär *adj* (Ⓔ bimaxillary): beide Hälften des Oberkiefers betreffend; oft auch Oberkiefer und Unterkiefer betreffend

bi|me|tal|lisch *adj* (Ⓔ bimetallic): auf zwei Metalle bezogen, aus zwei Metallen bestehend

Bi|me|tall|ther|mo|me|ter *nt* (Ⓔ bimetal thermometer): besteht aus zwei Metallstreifen mit unterschiedlichem Wärmeausdehnungskoeffizienten; die bei Erwärmung oder Abkühlung entstehende Krümmung wird gemessen bzw. direkt über einen Zeiger auf einer Skala dargestellt

B-Immunoblasten *pl* (Ⓔ B immunoblasts): *s.u. Immunoblasten*

bi|mo|le|ku|lar *adj* (Ⓔ bimolecular): aus zwei Molekülen bestehend

Bims|stein|lun|ge *f* (Ⓔ pumice lung): *Syn*: *Tuffsteinlunge, metastatische Lungenkalzinose, Pneumokalzinose, Lungenkalzinose*; metastatische Verkalkung des Lungengewebes bei Hyperkalzämie*

Bin-, bin- *präf.*: →*Bi-*

bi|när *adj* (Ⓔ binary): aus zwei Teilen/Elementen bestehend

bin|au|ral *adj* (Ⓔ binaural): *Syn*: *beidohrig, biaural, binotisch*; beide Ohren betreffend, mit beiden Ohren, für beide Ohren

Bin|de|ge|we|be *nt* (Ⓔ connective tissue): aus dem mittleren Keimblatt hervorgehendes Gewebe, das Organe umhüllt, stützt oder voneinander trennt; besteht aus Zellen und Interzellularsubstanz; bei den Zellen kann man **fixe** und **freie Bindegewebszellen** unterscheiden; **fixe Bindegewebszellen** bilden die Interzellularsubstanz, stabilisieren das Gewebe und schaffen die Matrix für den Stoffwechsel des Bindegewebes; sie können abwechselnd in einer aktiven Form [als -blast bezeichnet] und in einer Ruheform [als -zyt bezeichnet] auftreten; typische fixe Bindegewebszellen sind Fibrozyten, Chondrozyten, Osteozyten und Retikulumzellen; Fettzellen gehören auch zu den fixen Bindegewebszellen, obwohl sie keine mechanische Funktion haben und keine Grundsubstanz bilden; **freie Bindegewebszellen** spielen vorwiegend eine Rolle bei der Immunabwehr; dazu gehören Granulozyten, Mastzellen, Monozyten und Lymphozyten

die **Interzellular-** oder **Grundsubstanz** besteht aus geformten [Fasern, *s.a. Kollagen*] und ungeformten [Proteinen, Sacchariden] Elementen und Flüssigkeit, die zum größten Teil an amorphe Grundsubstanz gebunden ist; je nach Aufbau und Stuktur unterscheidet man **ungeformte Bindegewebe**, die nicht in der Lage sind eine Eigenform zu bewahren [u.a. lockeres oder gallertiges Bindegewebe], und **geformte Bindegewebe**, die eine feste Struktur haben [Knorpel, Knochen, Zahnbein, Sehnen, Bänder]; histologisch kann man noch weiter unterscheiden in z.B. **elastisches, straffes, lockeres, retikuläres, gallertiges** und **kollagenfaseriges** Bindegewebe

dichtes Bindegewebe (Ⓔ dense connective tissue): *Syn*: *straffes Bindegewebe*; der Unterschied zwischen dichtem und lockerem Bindegewebe liegt im Aufbau der Grundsubstanz; dichtes Bindegewebe besitzt nur wenig amorphe Substanz und wenig freie Bindegewebszellen, dafür aber reichlich Kollagenfasern, die ein dreidimensionales Netzwerk bilden; findet sich in der Kapsel von Organen, um Nerven und Sehnen, im Korium und in der Submukosa

gallertiges Bindegewebe (Ⓔ gelatinous connective tissue): kommt in der Nabelschnur [**Wharton-Sulze**] und der Zahnpulpa vor; ähnelt embryonalem Bindegewebe, kann sich aber nicht weiter differenzieren

lockeres Bindegewebe (Ⓔ loose connective tissue): enthält neben Fibrozyten* zahlreiche Formen freier Bindegewebszellen; die Interzellularsubstanz enthält nur wenig kollagene Fasern, dafür aber viel amorphe Grundsubstanz; lockeres Bindegewebe bildet das Stroma von Organen, umgibt als Hüllgewebe Gefäße und liegt als Verschiebeschicht zwischen Organen etc.

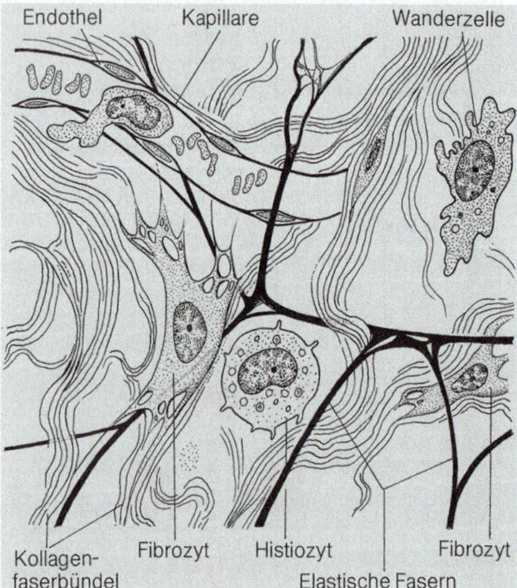

Abb. B43. Lockeres Bindegewebe

retikuläres Bindegewebe (Ⓔ reticular connective tissue): ist aus Retikulumzellen* und Retikulinfasern [Kollagen Typ III] aufgebaut; findet sich in den lymphatischen Organen und dem Knochenmark

spinozelluläres Bindegewebe (Ⓔ spinocellular connective tissue): nur in Uterus und Ovar vorkommendes Bindegewebe, aus dem die Zellen der Theca folliculi und die mütterlichen Deciduazellen hervorgehen; enthält spindelförmige Zellen sowie kollagene und argyrophile Fasern

straffes Bindegewebe: → *dichtes Bindegewebe*
Binldelgelwebslerlkrankung, gelmischlte *f*: → *Mischkollagenose*
Binldelgelwebslgelschwulst *f* (Ⓔ fibroma): Fibrom*
Binldelgelwebslknolchen *pl* (Ⓔ fibrous bone): ***Syn***: *Deckknochen, Belegknochen*; Knochen, die durch desmale Ossifikation direkt aus Bindegewebe entstehen, z.B. Scheitelbein*, Stirnbein*
Binldelgelwebslknorlpel *m* (Ⓔ fibrocartilage): ***Syn***: *fibröser Knorpel, Faserknorpel, Cartilago collagenosa, Cartilago fibrosa*; Knorpel, bei dem die Interzellularsubstanz fast nur aus Kollagenfasern besteht, die geflechtartig angeordnet sind; kommt u.a. in den Bandscheiben vor
Binldelgelwebslnälvus *m, pl* **-vi** (Ⓔ connective tissue nevus): angeborene Fehlbildung des Bindegewebes der Haut mit überschießender Bildung kollagener [**Kollagennävus**] und elastischer Fasern [**Elastikanävus**]; kann solitär oder auch multipel auftreten [z.B. bei tuberöser Hirnsklerose*, Buschke*-Ollendorf-Syndrom]
lumbosakraler Bindegewebsnävus (Ⓔ lumbosacral connective tissue nevus): ***Syn***: *Pflastersteinnävus, Lumbosakralnävus, Naevus collagenicus lumbosacralis*; Bindegewebsnävus* im Lumbosakralbereich; kommt isoliert oder als Teilsymptom des Pringle*-Bourneville-Syndroms vor
Binldelgelwebslschäldel *m*: → *Desmocranium*
Binldelgelwebslzelllen *pl* (Ⓔ connective tissue cells): bei den Bindegewebszellen kann man **fixe** und **freie Bindegewebszellen** unterscheiden; **fixe Bindegewebszellen** bilden die Interzellularsubstanz, stabilisieren das Gewebe und schaffen die Matrix für den Stoffwechsel des Bindegewebes; sie können abwechselnd in einer aktiven Form [als -blast bezeichnet] und in einer Ruheform [als -zyt bezeichnet] auftreten; typische fixe Bindegewebszellen sind Fibrozyten, Chondrozyten, Osteozyten und Retikulumzellem; Fettzellen gehören auch zu den fixen Bindegewebszellen, obwohl sie keine mechanische Funktion haben und keine Grundsubstanz bilden; **freie Bindegewebszellen** spielen vorwiegend eine Rolle bei der Immunabwehr; dazu gehören Granulozyten, Mastzellen, Monozyten und Lymphozyten

Tab. B44. Bindegewebszellen

Zelltyp	Produkte	Funktion
Fixe Bindegewebszellen		
Fibroblasten, Fibrozyten, Retikulumzellen, Chondrozyten, Osteozyten, Odontoblasten	Fasern und Grundsubstanz	Sekretion, mechanische Stabilität
Fettzellen		Fettspeicher: Energiereserve, Wärmeisolierung
Freie Bindegewebszellen		
Neutrophile Granulozyten Eosinophile Granulozyten	Faktoren, die Krankheitserreger und Fremdzellen abtöten	Zytotoxizität, Phagozytose
Basophile Granulozyten Mastzellen	Steuernde Faktoren für die Entzündungsreaktion	Parakrine Entzündungssteuerung, Gerinnungshemmung
Monozyten → Makrophagen	Steuernde Faktoren für die Entzündungsreaktion, Wachstumsfaktoren	Phagozytose, Entzündungssteuerung, Steuerung des Zellwachstums
Lymphozyten → Plasmazellen	Antikörper	Immunabwehr, Bindung von Fremdproteinen

Binldelhaut *f*: → *Tunica conjunctiva*
Binldelhautlblultung *f* (Ⓔ subconjunctival hemorrhage): ***Syn***: *Hyposphagma, subkonjunktivale Blutung*; Punktblutung in die Augenbindehaut, z.B. bei Strangulation [**Erstickungs-**

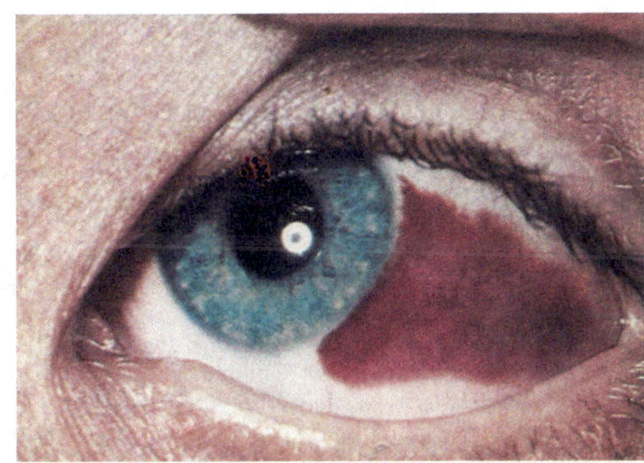

Abb. B45. Bindehautblutung

blutung]; bei älteren Patienten meist spontan bei Husten, Pressen, Niesen oder Bücken
Binldelhautlchelmolsis *f*: → *Bindehautödem*
Binldelhautlentlzünldung *f*: → *Konjunktivitis*
gonorrhoische Bindehautentzündung: → *Gonoblennorrhö*
Binldelhautlkaltarr *m*: → *Bindehautkatarrh*
Binldelhautlkaltarrh *m* (Ⓔ catarrhal conjunctivitis): ***Syn***: *unspezifische Konjunktivitis, Bindehautkatarr, Conjunctivitis catarrhalis/simplex*; kann z.B. durch äußere Reize [Rauch, Staub, Zugluft, Hitze, Kälte, UV-Licht], Tränenmangel [Conjunctivitis* sicca], unkorrigierte Refraktionsanomalien, Überanstrengung, Schlafmangel oder Kontaktlinsen verursacht werden; meist handelt es sich um einen akuten Bindehautkatarrh, seltener um eine chronische Entzündung; **Therapie**: akute Formen sprechen meist gut auf ölhaltige Augentropfen oder Tränenersatzmittel und evtl. Lokalanästhetika an; chronische Entzündungen sind oft schwer zu behandeln, solange es nicht gelingt die Ursache zu beseitigen
Binldelhautlöldem *f* (Ⓔ conjunctival edema): ***Syn***: *Chemosis, Konjunktivalödem, Chemose, Bindehautchemosis*; ödematöse Schwellung der Bindehaut des Auges; kommt es auch zur Rötung der Bindehaut, ist ein entzündlicher Prozess wahrscheinlich

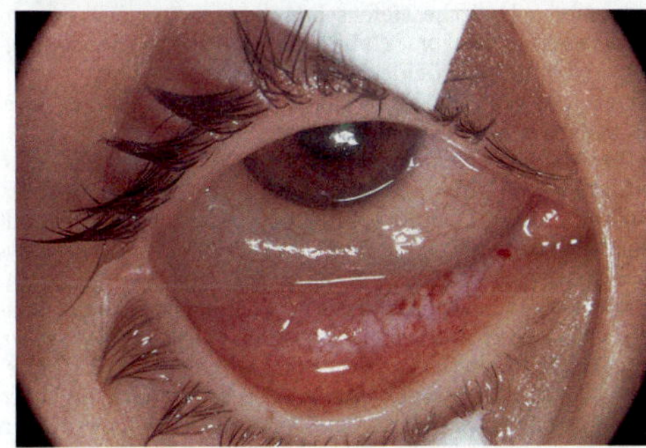

Abb. B46. Bindehautödem

Binldelhautlsack *m* (Ⓔ conjunctival sac): ***Syn***: *Saccus conjunctivalis*; der Spaltraum zwischen der Bindehaut des Augapfels [Tunica conjunctiva bulbi] und der Bindehaut der Augenlider [Tunica conjunctiva palpebrarum] im Bereich der oberen und unteren Umschlagsfalte [Fornix conjunctivae inferior/superior]
Binldelhautltulmor *m*: → *Conjunctivoma*
Binldelhautlvelnen *pl* (Ⓔ conjunctival veins): ***Syn***: *Venae conjunctivales*; leiten das Blut der Bindehaut zur Vena* ophthalmica superior
Binet: Alfred Binet; 1857–1911; französischer Psychologe (Paris)
Binet-Simon-Test *m* (Ⓔ Binet's test): ***Syn***: *Binet-Simon-*

Methode; Intelligenztest für Kinder und Jugendliche, der eine differenzierte Aussage über den intellektuellen Entwicklungsstand eines Kindes erlaubt; durch Verwendung von **Binet-Simon-Intelligenzstaffeln** kann das Intelligenzalter ermittelt werden

Stadienteilung der chronischen lymphatischen Leukämie nach Binet *f* (Ⓔ Binet's classification of chronic lymphatic leukemia): *s.u. Essay Non-Hodgkin-Lymphome S. 1517*

Bing: 1. Robert Bing; 1878–1956; schweizer Neurologe (Basel) **2.** Jean Bing; dänischer Internist (Kopenhagen) im 20. Jahrhundert

Bing-Horton-Syndrom *nt* (Ⓔ Horton's syndrome): ***Syn:*** *Bing-Horton-Neuralgie, Horton-Syndrom, Horton-Neuralgie, Histaminkopfschmerz, Kephalgie, Erythroprosopalgie, Cephalaea histaminica, cluster headache*; streng halbseitig auftretende Schmerzattacken im Augen-Stirn-Schläfen-Bereich mit Rötung des Auges, Tränenfluss und anderen Symptomen; die Ätiologie ist ungekärt, z.T. tritt die Erkrankung familiär gehäuft auf; **Therapie**: Antihistaminika

Bing-Neel-Syndrom *nt* (Ⓔ Bing-Neel syndrome): Sonderform der Makroglobulinämie* Waldenström mit neurologischen und psychiatrischen Veränderungen

Bing-Reflex *m* (Ⓔ Bing's reflex): Pyramidenbahnzeichen; Beklopfen des Fußrückens in Höhe des Fußgelenkes führt zu einer Plantarflexion des Fußes

Bin|nen|bün|del *pl* (Ⓔ proper fasciculi): ***Syn:*** *Elementarbündel, Grundbündel, Intersegmentalfaszikel, Fasciculi proprii*; benachbarte Rückenmarkssegmente verbindende Faserbündel, die an der Grenze zwischen grauer und weißer Substanz verlaufen

Bin|nen|netz *nt*: *→Golgi-Apparat*

Bin|nen|ve|nen den Niere *pl*: *→Venae intrarenales*

Bin|o|cu|lus *m* (Ⓔ binocular dressing): ***Syn:*** *Binokulusverband*; Verband über beide Augen

bin|o|ku|lar *adj* (Ⓔ **1.–2.** binocular): **1.** ***Syn:*** *beidäugig, binokulär*; beide Augen betreffend **2.** ***Syn:*** *binokulär*; mit zwei Okularen versehen, zum Sehen für beide Augen geeignet

bin|o|ku|lär *adj*: *→binokular*

Bin|o|ku|lar|mi|kro|skop *nt* (Ⓔ binocular microscope): ***Syn:*** *binokulares Mikroskop, Doppelmikroskop*; Mikroskop mit zwei Binokularen zum beidäugigen Sehen

Bin|o|ku|lar|se|hen *nt* (Ⓔ binocular vision): ***Syn:*** *binokulares Sehen*; beidäugiges Einfachsehen; das Gehirn konstruiert aus den Signalen des binokularen und monokularen Sehens das stereoskopische Tiefensehen

Bin|o|ku|lus|ver|band *m* (Ⓔ binocular dressing): ***Syn:*** *Binoculus*; Verband über beide Augen

bi|no|mi|nal *adj* (Ⓔ binominal): ***Syn:*** *binomisch*; aus zwei Gliedern bestehend, zweigliedrig

bi|no|misch *adj*: *→binominal*

bin|o|tisch *adj*: *→binaural*

bin|o|vu|lär *adj* (Ⓔ binovular): zwei Eizellen/Ova betreffend

Binswanger: Ludwig Binswanger; 1881–1966; deutscher Psychiater (Kreuzlingen)

Binswanger-Enzephalopathie *f* (Ⓔ Binswanger's encephalopathy): ***Syn:*** *Binswanger-Krankheit, Morbus Binswanger, subkortikale progressive Enzephalopathie, subkortikale arteriosklerotische Enzephalopathie, Encephalopathia chronica progressiva subcorticalis*; zu den Multiinfarktsyndromen gehörender arteriosklerotisch-ischämisch bedingter Hirnschaden mit multiplen Mikronekrosen und diffuser Demyelinisierung des Marklagers; wichtigste Form der vaskulären Demenz; fast immer findet sich ein Status* lacunaris des Hirnstamms mit multiplen Erweichungsherden und Zystenbildung; in der Anamnese finden sich oft Hypertonus* und Diabetes* mellitus; langfristig kommt es sowohl zu neurologischen Ausfällen als auch Persönlichkeitsveränderungen und Demenz; die **Therapie** besteht in einer Blutdruckeinstellung und der Vermeidung hypotoner Episoden

Binswanger-Krankheit *f*: *→Binswanger-Enzephalopathie*

Bio-, bio- *präf.*: Wortelement mit der Bedeutung „Leben"

Bi|o|ak|ku|mu|la|ti|on *f* (Ⓔ bioaccumulation): Anreicherung von chemischen Stoffen in Zellen oder Geweben; wichtig ist die Bioakkumulation innerhalb der Nahrungskette

bi|o|ak|tiv *adj* (Ⓔ bioactive): biologisch aktiv

Bi|o|a|min *nt* (Ⓔ bioamine): ***Syn:*** *biogenes Amin*; natürliches, in Pflanzen oder Tieren vorkommendes Amin mit Bedeutung für den Stoffwechsel

bi|o|ä|qui|va|lent *adj* (Ⓔ bioequivalent): mit identischer Bioäquivalenz

Bi|o|ä|qui|va|lenz *f* (Ⓔ bioequivalence): ***Syn:*** *therapeutische Identität*; Übereinstimmung der Bioverfügbarkeit* zweier Präparate eines Wirkstoffs

bi|o|a|vail|a|bil|i|ty *nt*: *engl.* *→Bioverfügbarkeit*

Bi|o|che|mie *f* (Ⓔ biochemistry): ***Syn:*** *physiologische Chemie, biologische Chemie*; Chemie der Stoffwechselvorgänge lebender Organismen

bi|o|che|misch *adj* (Ⓔ biochemic): Biochemie betreffend

Bi|o|de|gra|di|bi|li|tät *f* (Ⓔ biodegradability): biologische Abbaubarkeit; Stoffe, die nicht biologisch abgebaut werden können, neigen zur Bioakkumulation innerhalb der Nahrungskette [z.B. Pestizide]

bi|o|e|lek|trisch *adj* (Ⓔ bioelectric): Bioelektrizität betreffend, durch sie bedingt

Bi|o|e|lek|tri|zi|tät *f* (Ⓔ bioelectricity): in lebenden Geweben erzeugte Elektrizität

Bi|o|e|le|men|te *pl* (Ⓔ bioelements): bisher sind 24 Elemente [21 der ersten 24 Elemente plus Molybdän, Zinn und Iod] als lebensnotwendig für den menschlichen Oraganismus eingestuft worden; die Zahl dieser Biolelemente wird aber in Zukunft wahrscheinlich noch zunehmen; *s.a. Spurenelemente*

Bi|o|en|gi|nee|ring *nt*: *→Biotechnik*

Bi|o|feed|back *nt* (Ⓔ biofeedback): in Rahmen der Psychotherapie eingesetzte Sichtbarmachung von physiologischen Parametern, die dann bewusst durch Entspannung verändert werden; klinische Anwendung der operanten Konditionierung*; die wichtigsten Anwendungsindikationen sind Migräne, Spannungskopfschmerzen, Herzangst, Stottern und Zervikalsyndrom

bi|o|gen *adj* (Ⓔ biogenic): von organischer Substanz oder Lebewesen abstammend; mit Bedeutung für Entstehung und Entwicklung von Leben

Bi|o|ka|ta|ly|sa|to|ren *pl* (Ⓔ biocatalysts): Oberbegriff für Enzyme*, Hormone* und Vitamine*

Bi|o|kli|ma|to|lo|gie *f* (Ⓔ bioclimatology): Wissenschaft, die sich mit dem Einfluss des Klimas auf Lebewesen befasst

bi|o|kom|pa|ti|bel *adj* (Ⓔ biocompatible): mit Körpergewebe verträglich/kompatibel; nicht gewebeschädigend

Bi|o|kom|pa|ti|bi|li|tät *f* (Ⓔ biocompatibility): ***Syn:*** *Gewebeverträglichkeit*; Verträglichkeit/Kompatibilität von körperfremdem Stoffen mit Körpergewebe

Bi|o|lo|ge *m* (Ⓔ biologist): Wissenschaftler auf dem Gebiet der Biologie*

biological response modifiers *pl* (Ⓔ biological response modifiers): *s.u. Essay Chemotherapie S. 349*

Bi|o|lo|gie *f* (Ⓔ biology): Lehre vom Leben und den Lebensvorgängen

Bi|o|lo|gin *f* (Ⓔ biologist): Wissenschaftlerin auf dem Gebiet der Biologie*

bi|o|lo|gisch *adj* (Ⓔ biologic): Biologie betreffend, auf ihr beruhend

biologisch-medizinisch *adj*: *→biomedizinisch*

Bi|o|ly|se *f* (Ⓔ biolysis): Auflösung von organischem Material durch Lebewesen

bi|o|ly|tisch *adj* (Ⓔ biolytic): Biolyse betreffend, von ihr betroffen oder durch sie bedingt

Bi|o|me|cha|nik *f* (Ⓔ biomechanics): Anwendung von Methoden und Erkenntnissen der Mechanik auf den Körper und Körperbewegungen sowie auf die Konstruktion von Prothesen und Epithesen und Operationstechniken

bi|o|me|cha|nisch *adj* (Ⓔ biomechanical): Biomechanik betreffend

Bi|o|me|di|zin *f* (Ⓔ biomedicine): Grenzbereich von Medizin und Biologie

bi|o|me|di|zi|nisch *adj* (Ⓔ biomedical): ***Syn:*** *biologisch-medizinisch, medizinisch-biologisch*; Biomedizin betreffend

Bi|o|mem|bran *f* (Ⓔ biomembrane): Grenzschicht eines definierten biologischen Systems, z.B. die Zellmembran

Tab. B47. Bioelemente

Element	Symbol	Atomzahl	Funktion
Wasserstoff	H	1	Erforderlich für Wasser und organische Verbindungen
Helium	He	2	Inert und nicht verwendet
Lithium	Li	3	Wahrscheinlich nicht verwendet
Beryllium	Be	4	Wahrscheinlich nicht verwendet; giftig
Bor	B	5	Lebensnotwendig für einige Pflanzen; Funktion unbekannt
Kohlenstoff	C	6	Erforderlich für organische Verbindungen
Stickstoff	N	7	Erforderlich für organische Verbindungen
Sauerstoff	O	8	Erforderlich für Wasser und organische Verbindungen
Fluor	F	9	Wachstumsfaktor bei Ratten; Bestandteil in Zähnen und Knochen
Neon	Ne	10	Inert und nicht verwendet
Natrium	Na	11	Hauptsächliches extrazelluläres Kation
Magnesium	Mg	12	Erforderlich für Aktivität vieler Enzyme; in Chlorophyll
Aluminium	Al	13	Lebensnotwendigkeit noch unklar
Silicium	Si	14	Struktureinheit von Kieselalgen; die Lebensnotwendigkeit für Hühnchen wurde nachgewiesen
Phosphor	P	15	Lebensnotwendigkeit für biochemische Synthesen und Energieübertragungen
Schwefel	S	16	Erforderlich für Proteine und andere biologische Verbindungen
Chlor	Cl	17	Hauptsächliches extrazelluläres Anion
Argon	Ar	18	Inert und nicht verwendet
Kalium	K	19	Hauptsächliches intrazelluläres Kation
Calcium	Ca	20	Hauptbestandteil der Knochen; erforderlich für viele Enzyme; Botenstoff
Scandium	Sc	21	Wahrscheinlich nicht verwendet
Titan	Ti	22	Wahrscheinlich nicht verwendet
Vanadium	V	23	Möglicherweise lebensnotwendig für höhere Tiere
Chrom	Cr	24	Lebensnotwendig für höhere Tiere
Mangan	Mn	25	Erforderlich für Aktivität verschiedener Enzyme
Eisen	Fe	26	Wichtigstes Übergangsmetall; wesentlicher Bestandteil von Hämoglobin und vielen Enzymen
Kobalt	Co	27	Lebensnotwendig in Vitamin B_{12}
Nickel	Ni	28	Lebensnotwendigkeit noch unklar
Kupfer	Cu	29	Wesentlicher Bestandteil von Enzymen, die an Redoxvorgängen beteiligt sind
Zink	Zn	30	Erforderlich für die Aktivität vieler Enzyme
Gallium	Ga	31	Wahrscheinlich nicht verwendet
Germanium	Ge	32	Wahrscheinlich nicht verwendet
Arsen	As	33	Wahrscheinlich nicht verwendet; giftig
Selen	Se	34	Wesentlich für die Glutathionperoxidase, ein Erythrozytenenzym
Molybdän	Mo	42	Erforderlich für die Aktivität vieler Enzyme
Zinn	Sn	50	Lebensnotwendig für Ratten; Funktion noch unbekannt
Jod, Iod	I	53	Wesentlicher Bestandteil der Schilddrüsenhormone

bi|o|mem|bra|nös *adj* (Ⓔ biomembranous): Biomembran betreffend, als Biomembran wirkend

Bi|o|me|trie *f* (Ⓔ biometrics): Anwendung mathematischer und statistischer Methoden in Biologie und Medizin

Bi|o|mi|kro|skop *nt* (Ⓔ biomicroscope): Mikroskop zur Untersuchung lebender Gewebe [Biomikroskopie]

Bi|o|mi|kro|sko|pie *f* (Ⓔ biomicroscopy): mikroskopische Untersuchung lebender Gewebe in situ; insbesondere die Hornhautuntersuchung mittels Hornhautmikroskop

bi|o|mi|kro|sko|pisch *adj* (Ⓔ biomicroscopic): Biomikroskopie betreffend, mittels Biomikroskopie

Bi|o|mo|ni|to|ring *nt* (Ⓔ biomonitoring): systematische Messung von Schadstoffkonzentrationen im Körper von Einzelpersonen oder definierten Gruppen

Bi|om|pha|la|ria *f* (Ⓔ Biomphalaria): Schneckengattung; Zwischenwirt von Schistosoma* mansoni

bi|o|phag *adj* (Ⓔ biophagous): sich von lebendem organischem Material ernährend

Bi|o|pha|gie *f* (Ⓔ biophagy): Ernährung durch Aufnahme lebender organischer Substanzen

Bi|o|pha|se *f* (Ⓔ biophase): Wirkort eines Arzneimittels bzw. Ort der Wechselwirkung des Arzneimittels mit dem Rezeptor

Bi|o|phy|sik *f* (Ⓔ biophysics): Grenzbereich von Biologie und Physik

bi|o|phy|si|ka|lisch *adj* (Ⓔ biophysical): Biophysik betreffend

Bi|o|phy|si|o|lo|gie *f* (Ⓔ biophysiology): Teilgebiet der Biologie, das sich mit der Physiologie* von Pflanzen und Tieren befasst

Bi|o|po|ly|mer *nt* (Ⓔ biopolymer): hochmolekulare, in Organismen vorkommende Substanz, z.B. DNA, Polypeptide

Bi|o|pro|the|se *f* (Ⓔ bioprosthesis): aus natürlichem Gewebe bestehende oder hergestellte Prothese

Bi|op|sie *f* (Ⓔ biopsy): Gewebeentnahme am Lebenden durch Punktion oder Exzision

präskalenische Biopsie (Ⓔ scalene node biopsy): ***Syn:*** *Daniels-Biopsie*; Biopsie der Lymphknoten im Fettgewebe vor dem Musculus* scalenus anterior bei Verdacht auf Lymphknotenmetastasen bei Bronchialkarzinom zur Differentialdiagnose von Lungenerkrankungen

bi|op|sie|ren *v* (Ⓔ biopsy): eine Biopsie vornehmen

Bi|o|pte|rin *nt* (Ⓔ biopterin): Folsäure*

bi|op|tisch *adj* (Ⓔ bioptic): Biopsie betreffend, mittels Biopsie

bi|or|bi|tal *adj* (Ⓔ biorbital): beide Augenhöhlen betreffend

Biörck: Gunnar Biörck; schwedischer Internist

Biörck-Thorson-Syndrom *nt* (Ⓔ carcinoid syndrome): ***Syn:*** *Flushsyndrom, Karzinoidsyndrom*; durch ein Karzinoid* ausgelöste Symptome eines Hyperserotoninismus* [Durchfälle, anfallsweise Blutwallungen]; entsteht meist durch Lebermetastasen eines Dünndarmkarzinoids, da die von ihnen gebildteten endokrin aktiven Stoffe [Serotonin*, Histamin*, Kinine*, Prostaglandine*] nicht von der Leber inaktiviert werden, sondern in den Kreislauf gelangen

bi|o|rhyth|misch *adj* (Ⓔ biorhythmic): Biorhythmus betreffend, durch ihn bedingt, einen Biorhythmus zeigend

Bi|o|rhyth|mus *m* (Ⓔ biorhythm): ***Syn:*** *biologischer Rhythmus*; durch äußere [Tag-Nacht-Wechsel] oder innere Faktoren [biologische Uhr*] beeinflusste rhythmische Schwankung verschiedener Körperfunktionen

Bi|o|sko|pie *f* (Ⓔ bioscopy): intravitale Untersuchung oder Betrachtung von Organen oder Geweben; z.B. Endoskopie*

bi|o|sko|pisch *adj* (Ⓔ bioscopic): Bioskopie betreffend

Bi|o|spek|tro|me|trie *f* (Ⓔ biospectrometry): spektrometrische Untersuchung lebender Gewebe in situ

Bi|o|spek|tro|sko|pie *f* (Ⓔ biospectroscopy): spektroskopische Untersuchung lebender Gewebe in situ

Bi|o|syn|the|se *f* (Ⓔ biosynthesis): Bildung chemischer Substanzen im Körper oder künstlich durch Anwendung biochemischer Methoden

bi|o|syn|the|tisch *adj* (Ⓔ biosynthetic): Biosynthese betreffend, mittels Biosynthese

Biot: Camille Biot; 1774–1862; französischer Physiker und Arzt (Lyon)

Biot-Atmung *f* (Ⓔ Biot's respiration): ***Syn:*** *intermittierende Atmung, ataktische Atmung*; regelmäßige Atmung mit plötzlichen Atempausen, z.B. bei Meningitis* oder Hirnödem

Bi|o|tech|nik *f* (Ⓔ bioengineering): ***Syn:*** *Bioengineering*; Technologie zur Nutzung oder Veränderung biologischer Vorgänge

Bi|o|te|le|me|trie *f* (Ⓔ biotelemetry): meist drahtlose Übertragung von Messwerten, z.B. EKG, zur Ferndiagnose oder Fernüberwachung

bi|o|te|le|me|trisch *adj* (Ⓔ biotelemetric): Biotelemetrie betreffend, mittels Biotelemetrie

Bi|o|tin *nt* (Ⓔ biotin): ***Syn:*** *Vitamin H*; durch Darmbakterien gebildetes Vitamin, das als Coenzym von Bedeutung ist; kann durch Avidin* irreversibel gebunden und damit der Resorption entzogen werden

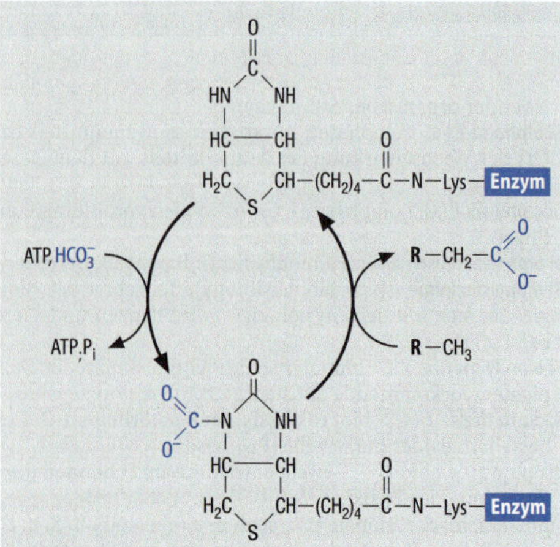

Abb. B48. Biotin als Coenzym bei Carboxylierungen

bi|o|tisch *adj* (Ⓔ biotic): Leben oder lebende Materie betreffend

Bi|o|trans|for|ma|ti|on *f* (Ⓔ biotransformation): Umwandlung eines Stoffes durch Stoffwechselvorgänge

Bi|o|typ *m*: veraltet für → *Biovar*

Bi|o|var *nt* (Ⓔ biovar): sich durch biochemische Unterschiede auszeichnende Stämme derselben Bakterienart

Bi|o|ver|füg|bar|keit *f* (Ⓔ bioavailability): ***Syn:*** *biologische Verfügbarkeit*; Geschwindigkeit und Ausmaß, mit der der therapeutisch wirksame Anteil eines Medikamentes freigesetzt, resorbiert und am Wirkort zur Verfügung gestellt wird

absolute Bioverfügbarkeit (Ⓔ absolute bioavailability): der Anteil einer Dosis, der verfügbar ist

relative Bioverfügbarkeit (Ⓔ relative bioavailability): Bioverfügbarkeit eines Arzneistoffes aus einer Arzneiform verglichen mit der Bioverfügbarkeit aus einer anderen Arzneiform

Bi|o|zid *nt* (Ⓔ biocide): ***Syn:*** *Schädlingsbekämpfungsmittel*; Oberbegriff für alle Substanzen, die zur Abtötung von Pflanzen oder Tieren verwendet werden

bi|o|zid *adj* (Ⓔ biocidal): Pflanzen oder Tieren abtötend, mit biozider Wirkung

Bi|o|zö|no|se *f* (Ⓔ biocenosis): (*biolog.*) Gemeinschaft aller Lebewesen eines bestimmten Lebensraums/Biotops

Bi|o|zy|klus *m* (Ⓔ biocycle): ***Syn:*** *biologischer Zyklus*; der sich wiederholende Ablauf von Vorgängen im Körper, z.B. Menstrualzyklus

BIP *Abk.*: **1.** bakterielles intravenöses Protein **2.** biparietaler Durchmesser **3.** Bleomycin, Ifosfamid, Cisplatin (*engl.* platinol) **4.** bronchiolitische interstitielle Pneumonie

bi|pa|ren|tal *adj* (Ⓔ biparental): beide Elternteile betreffend

bi|pa|ri|e|tal *adj* (Ⓔ biparietal): beide Teile des Scheitelbeins/Os parietale betreffend

bi|pe|disch *adj* (Ⓔ biped): ***Syn:*** *zweifüßig*; beide Füße betreffend, mit zwei Füßen

Bi|pe|ri|den *nt* (Ⓔ biperiden): ***Syn:*** *α-(Bicyclo[2.2.1]hept-5-en-2-yl)-α-phenyl-3-piperidinopropanol*; zentral wirkendes Anticholinergikum*; Antiparkinsonmittel*

bi|po|lar *adj* (Ⓔ bipolar): ***Syn:*** *zweipolig*; mit zwei Polen versehen

BIR *Abk.*: basale Inzidenzrate

bi|re|frak|tär *adj* (Ⓔ birefractive): (*physik.*) doppelbrechend

Bir|ke *f* (Ⓔ birch): Bezeichnung für Hängebirke [Betula pendula] oder Moorbirke [Betula pubescens] aus der Familie der Birkengewächse [Betulaceae]; die **Birkenblätter** [Betulae folium] enthalten Flavonoide*, Saponine*, Gerbstoffe* und ätherisches Öl; **Anw.:** bei Entzündungen der ableitenden Harnwege, Nierensteinen und rheumatischen Erkrankungen; traditionell u.a. bei Gicht, Ödemen, Hauterkrankungen

Bir|ken|blät|ter *pl* (Ⓔ birch leaves): ***Syn:*** *Betulae folium*; *s.u. Birke*

Birkett: John Birkett; 1815–1904; englischer Chirurg

Birkett-Hernie *f* (Ⓔ Birkett's hernia): ***Syn:*** *Hernia synovialis, Synovialhernie*; Vorfall der Membrana* synovialis durch eine Lücke in der Gelenkkapsel

Bir|nen|form *f* (Ⓔ pear shape): ***Syn:*** *gynoide Adipositas*; *s.u. Adipositas*

Bi|sa|bo|lol *nt* (Ⓔ levomenol): ***Syn:*** *Levomenol*; Antiparkinsonmittel*, Anticholinergikum*

Bis|a|co|dyl *nt* (Ⓔ bisacodyl): ***Syn:*** *4,4'-(2-Pyridylmethylen)-diphenyldiacetat*; Laxans*

Bi|se|xu|a|li|tät *f* (Ⓔ bisexuality): ***Syn:*** *Ambisexualität*; sexuelle Neigung zu beiden Geschlechtern; wurde früher auch als Synonym für Hermaphroditismus* verwendet

bi|se|xu|ell *adj* (Ⓔ bisexual): ***Syn:*** *ambisexuell*; Bisexualität betreffend

Bis|kra|beu|le *f*: → *Hautleishmaniose*

Bis|mut *nt*: → *Bismutum*

Bis|mu|tis|mus *f*: → *Bismutose*

Bis|mu|to|se *f* (Ⓔ bismuthosis): ***Syn:*** *Wismutvergiftung, Bismutismus*; durch chronische Wismutaufnahme hervorgerufene Intoxikation, die meist das Zahnfleisch [**Wismutstomatitis**] oder die Nieren [**Wismutnephropathie**] betrifft

B

Bis|mu|tum *nt* (Ⓔ bismuth): ***Syn***: *Wismut, Bismut*; zur Stickstoffgruppe gehörendes giftiges Halbmetall

bi|sphä|risch *adj* (Ⓔ bispherical): mit sphärischer Krümmung beider Seiten

1,3-Bis|phos|pho|gly|ce|rat *nt* (Ⓔ 1,3-bisphosphoglycerate): ***Syn***: *Negelein-Ester, 3-Phosphoglyceroyl-phosphat, 1,3-Diphosphoglycerat*; energiereiches Zwischenprodukt der Glykolyse*

2,3-Bis|phos|pho|gly|ce|rat *nt* (Ⓔ 2,3-bisphosphoglycerate): ***Syn***: *Greenwald-Ester, 2,3-Diphosphoglycerat*; in hoher Konzentration in Erythrozyten vorkommender energiereicher Ester; wird aus 1,3-Bisphosphoglycerat* gebildet; wirkt am Hämoglobin als allosterischer Effektor, der die Sauerstoffaffinität reduziert, womit die Sauerstoffabgabe im Gewebe erleichtert wird; bei Mangel kommt es zu hämolytischer Anämie*

2,3-Bisphosphoglycerat-Zyklus *m* (Ⓔ 2,3-bisphosphoglycerate cycle): ***Syn***: *2,3-Diphosphoglycerat-Zyklus*; v.a. in den Erythrozyten ablaufender Nebenweg der Glykolyse, bei dem 1,3-Bisphosphoglycerat durch eine Mutase in 2,3-Bisphosphoglycerat umgewandelt wird, das nach Abspaltung eines Phosphatrestes vom C2-Atom wieder in die Glykolyse eingehen kann; 2,3-Bisphosphoglycerat kann an die β-Ketten des Hämoglobins* binden und damit Einfluss auf Sauerstoffaufnahme und -abgabe nehmen

Bis|phos|pho|na|te *pl* (Ⓔ diphosphonates): ***Syn***: *Diphosphonate*; der Pyrophosphorsäure ähnliche Substanzen; hemmen die osteoklastäre Knochenresorption und Rekrutierung neuer Osteoklasten; **Anw.**: Knochentumoren, Hyperkalzämie*, Osteodystrophia* deformans, Osteoporose*

Biss *m* (Ⓔ terminal occlusion): ***Syn***: *Schlussbiss*; Zusammentreffen und Ineinandergreifen der Zahnreihen bei Okklusion*; oft auch gleichgesetzt mit Bisslage*

gerader Biss (Ⓔ edge-to-edge bite): ***Syn***: *Kantenbiss, Zangenbiss, Orthogenie, Labidodontie, Kopfbiss*; Bissform, bei der in Okklusionsstellung die Schneidekanten der Frontzähne aufeinanderbeißen; führt zu verstärkter Abnutzung

offener Biss (Ⓔ open bite): vertikale Nonokklusion einzelner Zahngruppen, z.B. bei Rachitis oder durch Daumenlutschen

Biss|a|no|ma|lie *f* (Ⓔ malocclusion): Abweichung von der normalen Verzahnung der Zahnreihen beim Schlussbiss, z.B. Kreuzbiss, Distalbiss

Biss|e|be|ne *f* (Ⓔ bite plane): ***Syn***: *Okklusionsebene*; Ebene, in der die Zahnreihen bei Schlussbiss aufeinander treffen

Biss|he|bung *f* (Ⓔ increased vertical dimension): *s.u. Bisshöhe*

Biss|hö|he *f* (Ⓔ vertical dimension): Abstand zwischen Ober- und Unterkiefer in Schlussbissstellung; eine Verkürzung der Bisshöhe [z.B. durch Abrasion der Zahnflächen] wird als **Bisssenkung** bezeichnet, eine Vergrößerung als **Bisshebung**

Biss|la|ge *f* (Ⓔ bite): Lagebeziehung des Unterkiefers zum Oberkiefer

Biss|sen|kung *f* (Ⓔ shortened vertical dimension): *s.u. Bisshöhe*

Biss|sper|re *f* (Ⓔ locked bite): ***Syn***: *Kiefersperre*; Unfähigkeit, die Zahnreihen in eine Schlussbissstellung zu bringen; am häufigsten bei ein- oder beidseitiger Luxation im Kiefergelenk

Bitot: Pierre A. Bitot; 1822–1888; französischer Arzt (Bordeaux)

Bitot-Flecken *pl* (Ⓔ Bitot's patches): bei Vitamin A-Mangel auftretende weißliche Flecken der Augenbindehaut

bi|tro|chan|tär *adj* (Ⓔ bitrochanteric): beide Trochanter* betreffend

Bit|ter|fen|chel *m*: *→Fenchel*

Bit|ter|holz *nt*: *→Quassia*

Bit|ter|klee *m* (Ⓔ buckbean): ***Syn***: *Menyanthes trifoliata, Fieberklee*; Sumpfpflanze der Familie der Menyanthaceae; die Laubblätter [**Menyanthis folium**] enthalten Bitterstoffe [Iridoide, Secoiridoide] und fördern die Speichel- und Magensaftsekretion; **Anw.**: bei Appetitlosigkeit, Verdauungsbeschwerden; traditionell auch bei Fieber, Leberleiden, Gicht, Migräne und zur Blutreinigung; in der Homöopathie bei Neuralgien und Muskelzucken

Bit|ter|o|ran|ge *f* (Ⓔ bitter orange): ***Syn***: *Citrus aurantium ssp. aurantium*; *s.u. Pomeranzenschale*

Bit|ter|salz *nt* (Ⓔ Epsom salt): ***Syn***: *Magnesiumsulfat, Magnesium sulfuricum*; als Abführmittel und Antikonvulsivum* verwendetes, bitter schmeckendes Salz

Bit|ter|süß *m* (Ⓔ bittersweet): ***Syn***: *Solanum dulcamara*; Pflanze aus der Familie der Nachtschattengewächse [Solanaceae]; verwendet werden die getrockneten, im Frühjahr oder Spätherbst gesammelten **Bittersüßstengel** [Dulcamarae stipites]; sie enthalten u.a. Furostanolglykoside, Solayamocinoside [Bitterstoffe], Glykoalkaloide und N-freie Spirostanglykoside; **Anw.**: äußerlich bei chronischem Ekzem*; traditionell bei Asthma* bronchiale, rheumatischen Erkrankungen, Gicht* sowie verschiedenen Hauterkrankungen; in der Homöopathie bei Muskel- und Gelenkschmerzen, Blasenentzündung [Zystitis*], akuter Gastroenteritis* und Nesselsucht; *s.a. Solanum*

Bit|ter|süß|sten|gel *pl* (Ⓔ Woody Nightshade stem): ***Syn***: *Dulcamarae stipites*; *s.u. Bittersüß*

BIV *Abk.*: bovines Immunmangelvirus

Bi|va|lent *nt* (Ⓔ bivalent): ***Syn***: *Geminus*; Chromosomenpaar während der Meiose*

bi|va|lent *adj* (Ⓔ bivalent): zweiwertig, divalent; doppelchromosomig

bi|vent|ri|ku|lär *adj* (Ⓔ biventricular): zwei oder beide Kammern/Ventrikel betreffend

bi|zel|lu|lär *adj* (Ⓔ bicellular): ***Syn***: *zweizellig*; aus zwei Zellen bestehend

Bi|zeps *m* (Ⓔ **1.** biceps **2.** *→Bizeps brachii*): **1.** ***Syn***: *Musculus biceps*; zweiköpfiger Muskel*; z.B. Musculus* biceps brachii, Musculus* digastricus **2.** *→Bizeps brachii*

Bizeps brachii (Ⓔ biceps brachii muscle): ***Syn***: *Bizeps, Musculus biceps brachii*; zweiköpfiger Oberarmmuskel, der den Unterarm im Ellenbogengelenk beugt und supiniert; im Schultergelenk unterstützt er Anteversion und Abduktion [Caput longum] bzw. Adduktion und Innenrotation [Caput breve]; **Ursprung**: Tuberculum supraglenoidale [**Caput longum**] und Processus coracoideus [**Caput breve**]; **Ansatz**: Tuberositas radii und via Bizepsaponeurose an der Fascia antebrachii; **Innervation**: Nervus musculocutaneus

Bizeps femoris (Ⓔ biceps femoris muscle): ***Syn***: *Musculus biceps femoris*; zweiköpfiger Oberschenkelmuskel; bewirkt eine Beugung und Außenrotation im Kniegelenk und eine Streckung und Außenrotation im Hüftgelenk; **Ursprung**: Tuber ischiadicum [**Caput longum**] und Labium laterale der Linea aspera [**Caput breve**]; **Ansatz**: Caput fibulae; **Innervation**: Nervus tibialis

Bi|zeps|a|po|neu|ro|se *f* (Ⓔ bicipital aponeurosis): ***Syn***: *Aponeurosis musculi bicipitis brachii, Aponeurosis bicipitalis, Lacertus fibrosus*; Aponeurose des Bizepsmuskels; strahlt in die Fascia* antebrachii ein

Bi|zeps|kopf, kur|zer *m* (Ⓔ short head of biceps brachii muscle): ***Syn***: *Caput breve musculi bicipitis brachii*; vom Processus* coracoideus entspringender kurzer Kopf des Musculus* biceps brachii

Bi|zeps|kopf, lan|ger *m* (Ⓔ long head of biceps brachii muscle): ***Syn***: *Caput longum musculi bicipitis brachii*; vom Tuberculum* supraglenoidale des Schulterblattes entspringender langer Kopf des Musculus* biceps brachii

Bi|zeps|re|flex *m*: *→Bizepssehnenreflex*

Bi|zeps|rin|ne des Hu|me|rus *f* (Ⓔ intertubercular sulcus): Sulcus intertubercularis; *s.u. Humerus*

Bi|zeps|seh|nen|re|flex *m* (Ⓔ biceps jerk): ***Syn***: *Bizepsreflex*; Beugung des Unterarms bei Beklopfen der Sehne des Bizeps* brachii; der Untersucher legt den Daumen oder Zeigefinger auf die Bizepssehne in der Ellenbeuge und klopft mit einem Untersuchungshammer auf den eigenen Finger; die ausgelöste Zuckung spürt man an der Anspannung der Sehne [*Abb. B49*]

Bi|zeps|seh|nen|syn|drom *nt* (Ⓔ biceps tendon syndrome): *s.u. Periarthropathia humeroscapularis*

Bi|zy|to|pe|nie *f* (Ⓔ bicytopenia): *s.u. Zytopenie*

Bjerrum: Jannik Bjerrum; 1829–1892; dänischer Augenarzt (Kopenhagen)

Bjerrum-Skotom *nt* (Ⓔ Bjerrum's scotoma): ***Syn***: *Bjerrum-*

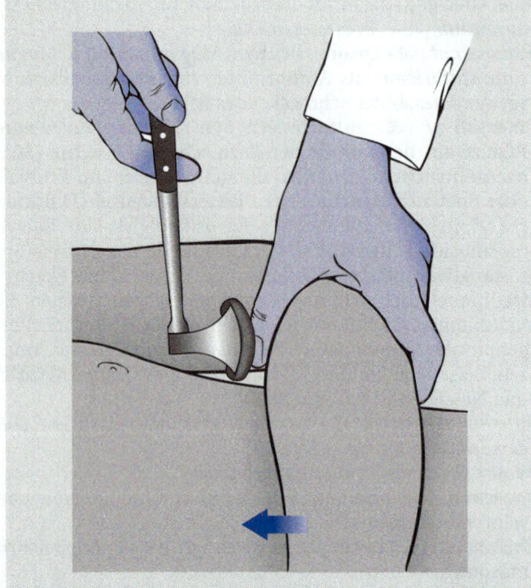

Abb. B49. Auslösen des Bizepssehnenreflexes

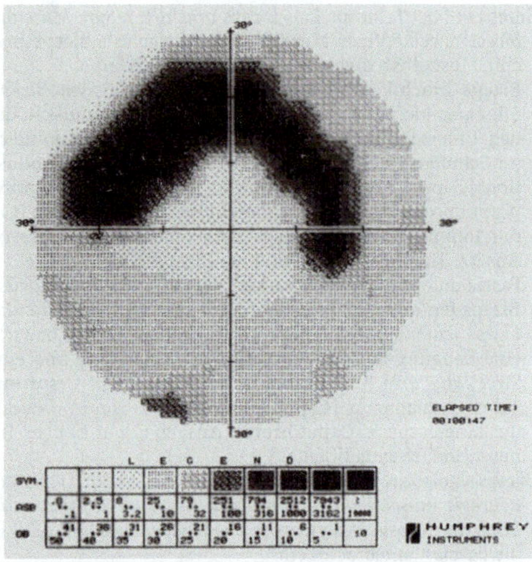

Abb. B50. Bjerrum-Skotom

Zeichen; vom blinden Fleck ausgehendes bogenförmiges Skotom* als Frühzeichen eines Glaukoms

Björk: V. O. Björk; zeitgenössischer schwedischer Herzchirurg

Björk-Shiley-Prothese *f* (Ⓔ Björk-Schiley valve): *Syn*: *Björk-Shiley-Klappe*; künstliche Herzklappe mit beweglicher Verschlussklappe [Kippscheibenprothese]

BJP *Abk.*: **1.** →*Bence-Jones-Protein* **2.** →*Bence-Jones-Proteinurie*

BJR *Abk.*: →*Bezold-Jarisch-Reflex*

BK *Abk.*: **1.** Bacillus Koch **2.** →*Berufskrankheiten* **3.** →*Bradykinin*

Bk *Abk.*: Berkelium

BKE *Abk.*: →*Brechkrafteinheit*

B-Kette *f* (Ⓔ B chain): *s.u. Insulin*

BKG *Abk.*: →*Ballistokardiogramm*

BKK *Abk.*: **1.** Betriebskrankenkasse **2.** Blutketonkörper

BK-mole-Syndrom *nt* (Ⓔ B-K mole syndrome): *s.u. Nävusdysplasie-Syndrom*

BKN *Abk.*: Blastokinin

BK-Naevussyndrom *nt* (Ⓔ B-K mole syndrome): *s.u. Nävusdysplasie-Syndrom*

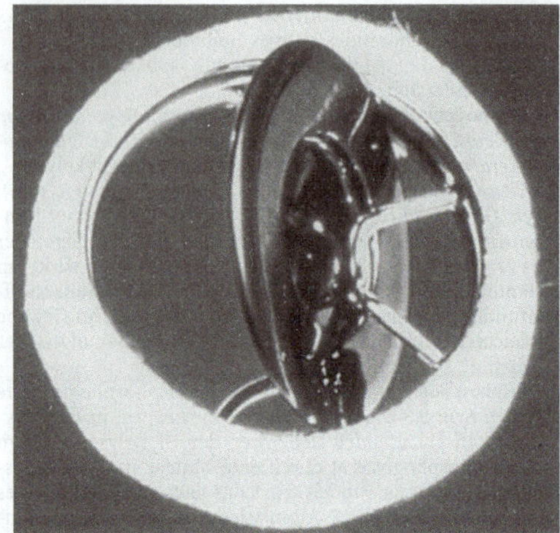

Abb. B51. Björk-Shiley-Prothese

BKP *Abk.*: Bromkresolpurpur

BKS *Abk.*: **1.** Beckenkelchsystem **2.** →*Blutkörperchensenkung* **3.** →*Blutkörperchensenkungsgeschwindigkeit*

BKT *Abk.*: Blutkonzentrationstest

Bkt. *Abk.*: →*Bakterium*

BKVO *Abk.*: Berufskrankheitenverordnung

BL *Abk.*: **1.** basales Labyrinth **2.** →*Borderline-Lepra* **3.** →*Burkitt-Lymphom*

Blackfan: Kenneth D. Blackfan; 1883–1941; amerikanischer Kinderarzt (Boston)

Blackfan-Diamond-Anämie *f* (Ⓔ Blackfan-Diamond anemia): *Syn*: *Diamond-Blackfan-Syndrom, kongenitale hypoplastische Anämie, pure red cell aplasia, chronische kongenitale aregenerative Anämie, Blackfan-Diamond-Syndrom*; autosomal-rezessive, hypo- oder aplastische, normochrome Anämie mit isolierter Störung der Erythropoese*; ist meist begleitet von Daumenanomalien, Gesichtsfehlbildungen und Kleinwuchs; **Therapie**: 70 % aller Säuglinge sprechen gut auf Steroide [z.B. Prednisolon] an; der Rest muss regelmäßig Transfusionen erhalten; evtl. Knochenmarktransplantation von einem HLA-identischen Geschwisterkind

black-grain mycetoma *nt* (Ⓔ black-grain mycetoma): *s.u. Essay Mykosen S. 1427*

Black heel *nt* (Ⓔ black heel): *Syn*: *Basketballferse, Tennisferse*; Blutergüsse über der Ferse bei wiederholter traumatischer Belastung

Black|out *nt* (Ⓔ **1.–2.** blackout): **1.** kurzer plötzlicher Funktionsausfall; kurze Ohnmacht, Bewusstlosigkeit **2.** vorübergehender Ausfall des Sehvermögens [**Amaurosis fugax der Flieger**] **3.** Gedächtnislücke, Amnesie

black yeasts *pl* (Ⓔ black yeasts): *Syn*: *schwarze Hefen*; *s.u. Essay Pilze S. 1697*

Bläh|sucht *f* (Ⓔ flatulence): *Syn*: *Trommelbauch, Meteorismus, Tympania*; übermäßige Gasansammlung im Bauchraum

Blakemore: Arthur Hendley Blakemore; 1897–1970; amerikanischer Chirurg (New York)

Blakemore-Sonde *f* (Ⓔ Sengstaken-Blakemore tube): Sengstaken-Blakemore-Sonde; *s.u. Ösophagusvarizen*

Blalock: Alfred Blalock; 1899–1964; amerikanischer Chirurg (Baltimore)

Blalock-Taussig-Anastomose *f* (Ⓔ Blalock-Taussig anastomosis): *Syn*: *Blalock-Taussig-Operation*; operative Anastomosierung von Arteria* subclavia und Arteria* pulmonalis bei angeborenen Herzfehlern (z.B. Fallot*-Tetralogie)

Bland: Edward Franklin Bland; amerikanischer Kardiologe im 20. Jahrhundert

Bland-White-Garland-Syndrom *nt* (Ⓔ Bland-White-Garland syndrome): Fehlbildungssyndrom mit Ursprung der Arteria* coronaria sinistra aus der Arteria* pulmonalis; **Klinik**: schon im Kleinkindalter kommt es zu Unruhe, star-

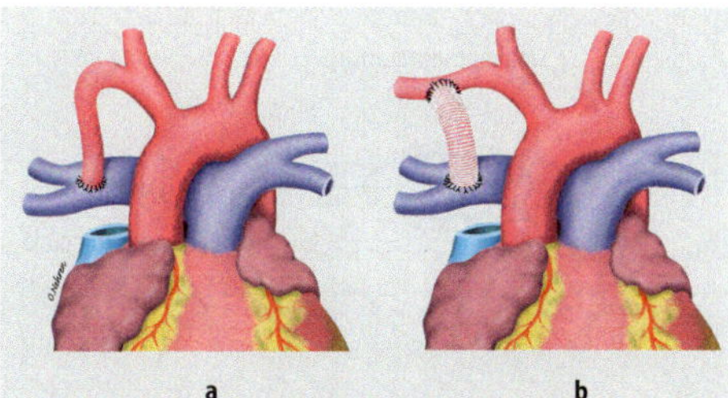

Abb. B52. Blalock-Taussig-Anastomose. **a** Standardform, **b** modifiziert mit Interposition einer Rohrprothese

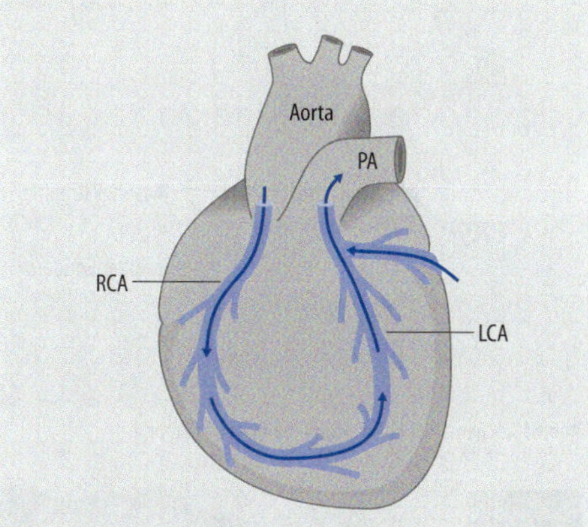

Abb. B53. Bland-White-Garland-Syndrom. Fehlursprung der linken Koronararterie [LCA] aus der Pulmonalarterie [PA] mit Stealphänomen durch Abfluss von Blut aus der rechten Koronararterie [RCA] in die LCA und PA

kem Schwitzen im Schlaf, Übererregbarkeit, Dyspnoe und asch-fahler Hautfarbe; **Therapie**: Implantation der Arterie in die Aorta* ascendens oder Anastomose der Arterie mit der Arteria* subclavia oder thoracica interna; das Operationsrisiko ist hoch und die Prognose langfristig ungewiss

bland *adj* (Ⓔ bland): ruhig verlaufend; nicht-entzündlich; (*Heilmittel*) beruhigend, mild; (*Kost*) leicht

Blandin: Philippe Frédéric Blandin; 1798–1849; französischer Chirurg (Paris)

Blandin-Drüse *f* (Ⓔ Blandin's gland): ***Syn***: *Zungenspitzendrüse, Nuhn-Drüse, Glandula lingualis anterior*; seromuköse Speicheldrüse der Zungenspitze, deren Ausführungsgänge im Bereich des Zungenbändchens* münden

Blandin-Ganglion *nt* (Ⓔ Blandin's ganglion): ***Syn***: *Faesebeck-Ganglion, Ganglion submandibulare*; parasympathisches Ganglion*, das u.a. Unterkieferdrüse, Unterzungendrüse und Zungendrüsen versorgt

Blandin-Nuhn-Drüse *f*: *→Blandin-Drüse*

Bläs|chen|at|men *nt* (Ⓔ vesicular breathing): ***Syn***: *Vesikuläratmen, vesikuläres Atemgeräusch, vesikuläres Atmen*; normales Atemgeräusch über den peripheren Lungenabschnitten, das durch Turbulenzen des Luftstroms in den kleinen Luftwegen entsteht; es ist leise, niederfrequent und kann während der Inspiration und am Anfang der Exspiration über der gesamten Lunge gehört werden; am reinsten hört man es über den Lungenunterlappen

Bläs|chen|drü|se *f* (Ⓔ vesicular gland): ***Syn***: *Samenblase, Samenbläschen, Gonezystis, Spermatozystis, Vesicula seminalis, Glandula seminalis, Glandula vesiculosa*; 4–5 cm lange paarige Drüse, die lateral der Ampulla* ductus deferentis dem Blasenfundus anliegt, mit dem sie auch verwachsen ist; das Drüsenepithel bildet ein alkalisches Sekret, das einen wesentlichen Teil des Ejakulat bildet; es ist reich an Fructose*, die von großer Bedeutung für die Energiegewinnung der Spermatozoen* ist; die kräftige Muskelschicht der Wand presst das Sekret durch den Ausführungsgang [**Ductus excretorius**] in den Ductus* ejaculatorius, wo es sich mit dem Sperma mischt

Bläs|chen|drü|sen|fis|tel *f* (Ⓔ spermatocystic fistula): meist nach einem Trauma [Beckenfraktur, Pfählungsverletzung] entstehende Fistel, die i.d.R. ins Rektum oder in die Blase mündet

Bläs|chen|fol|li|kel *pl* (Ⓔ vesicular follicles): Graaf-Follikel; *s.u. Follikelreifung*

Bla|se *f* (Ⓔ **1.** bladder **2.** blister **3.** bladder): **1.** Vesica **2.** Hautblase, Bulla **3.** Harnblase*, Vesica urinaria

atonische Blase: *→Blasenatonie*

autonome Blase (Ⓔ autonomous bladder): ***Syn***: *Blasenautonomie*; Störung der Blaseninnervation bei Ausfall des Blasenzentrums im Sakralmark; die Blase kann willkürlich durch Bauchpresse und/oder Druck auf den Unterbauch vom Patienten entleert werden, enthält aber eine große Restharnmenge

neurogene Blase (Ⓔ neurogenic bladder): Oberbegriff für alle Funktionsstörungen der unteren Harnwege im Rahmen neurologischer Erkrankungen; man kann einen spastischen Lähmungstyp [**Reflexblase**] von einem schlaffen Lähmungstyp [**atonische** oder **schlaffe Blase**] unterscheiden; allerdings findet man reine Formen nur bei vollständiger hoher [spastische Form] oder tiefer Querschnittslähmung [schlaffe Form]; klinisch finden sich Blasenentleerungsstörungen und/oder Harninkontinenz; die Anamnese enthält oft Diabetes* mellitus, Missbildungen, Alkohol-, Medikamentenabusus, Operationen/Bestrahlung im kleinen Becken und Katheterbehandlung; **Diagnose**: Reflexprüfung [Kremaster-, Bulbokavernosus-, Analreflex], i.v.-Urogramm, Urethrozystographie [oft **Christbaumblase**], Miktionszystourethrographie

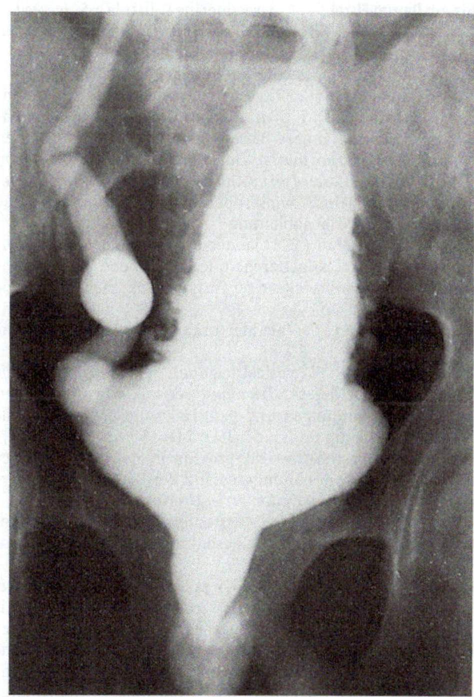

Abb. B54. Christbaumblase

Bla|sen|an|hef|tung *f* (Ⓔ cystopexy): ***Syn***: *Harnblasenanheftung, Zystopexie*; operative Anheftung/Fixierung der Blase, z.B. bei Blasensenkung; *s.a. Kolposuspension*

Bla|sen|ar|te|ri|en, o|be|re *pl*: *→Arteriae vesicales superiores*

B

Bla|sen|ar|te|rie, un|te|re *f*: →*Arteria vesicalis inferior*

Bla|sen|a|to|nie *f* (Ⓔ atonic bladder): ***Syn***: *atonische Blase, Harnblasenatonie*; angeborene oder erworbene Atonie der Blasenmuskulatur; am häufigsten als neurogene Blase*

Bla|sen|a|tro|phie *f* (Ⓔ atrophy of the bladder): ***Syn***: *Harnblasenatrophie, Zystatrophie*; Atrophie* der Blasenmuskulatur bei chronischer Überdehnung

Bla|sen|aug|men|ta|ti|on *f* (Ⓔ bladder augmentation): Vergrößerung der Harnblase durch Aufnähen eines Darmsegmentes, z.B. terminales Ileum [**Hemi-Kock-Augmentation**] oder Ileozäkum [**Mainz-Augmentation**]

Bla|sen|au|to|ma|tie *f* (Ⓔ reflex neurogenic bladder): ***Syn***: *Rückenmarksblase*; sich unwillkürlich entleerende Blase bei Störung der willkürlichen Entleerungsfunktion, z.B. bei Querschnittslähmung [**Querschnittsblase**]

Bla|sen|au|to|no|mie *f*: →*autonome Blase*

Bla|sen|band|wurm *m*: →*Echinococcus granulosus*

Bla|sen|bil|har|zi|o|se *f* (Ⓔ vesical schistosomiasis): ***Syn***: *Harnblasenbilharziose, Urogenitalschistosomiasis, Urogenitalbilharziose, ägyptische Hämaturie, ägyptische Bilharziose, urogenitale Schistosomiasis, Schistosomiasis urogenitalis*; durch Blasenpärchenegel [Schistosoma* haematobium] hervorgerufene chronische Infektion der Blase und anderer Beckenorgane; die chronische Reizung der Blasenschleimhaut führt oft zu Blasenkrebs; typisch ist auch eine Hämaturie, die in Endemiegebieten schon bei Kindern auftritt; **Diagnose**: Eiernachweis im Harnsediment; Antikörpernachweis im Serum [EIA, IF, HA]; **Therapie**: einmalige Gabe von Praziquantel* oral; *s.a. Schistosomiasis*

Bla|sen|blu|tung *f* (Ⓔ cystorrhagia): ***Syn***: *Zystorrhagie*; die häufigsten Ursachen sind Tumoren und Entzündungen; *s.a. Hämaturie*

Bla|sen|bruch *m*: →*Blasenhernie*

Bla|sen|dach|en|do|me|tri|o|se *f* (Ⓔ endometriosis of the bladder apex): *s.u. Blasenendometriose*

Blasen-Damm-Fistel *f* (Ⓔ vesicoperineal fistula): ***Syn***: *vesikoperineale Fistel, Fistula vesicoperinealis*; äußere Blasenfistel* mit Mündung auf dem Damm [Perineum*]

Blasen-Darm-Anastomose *f*: →*Blasen-Darm-Fistel 2.*

Blasen-Darm-Fistel *f* (Ⓔ **1.** vesicointestinal fistula **2.** cystoenteric anastomosis): **1.** ***Syn***: *vesikointestinale Fistel, Harnblasen-Darm-Fistel*; innere Blasenfistel* mit Mündung in den Darm **2.** ***Syn***: *Harnblasen-Darm-Fistel, Harnblasen-Darm-Anastomose, Blasen-Darm-Anastomose, zystoenterische/vesikointestinale Anastomose*; operative Verbindung von Blase und Darm zur Harnableitung*

Bla|sen|di|ver|ti|kel *nt* (Ⓔ bladder diverticulum): ***Syn***: *Harnblasendivertikel*; angeborene oder erworbene Wandschwäche der Blase mit sackartiger Ausstülpung; meist asymptomatisch

Bla|sen|drai|na|ge *f* (Ⓔ bladder drainage): künstliche Harnableitung* aus der Blase

Bla|sen|drei|eck *nt* (Ⓔ vesical trigone): ***Syn***: *Harnblasendreieck, Lieutaud-Dreieck, Trigonum vesicae*; von den beiden Harnleitermündungen und dem Harnröhrenabgang gebildetes Dreieck am Boden der Harnblase* [Vesica urinaria]

Bla|sen|druck *m* (Ⓔ vesical pressure): ***Syn***: *intravesikaler Druck*; hängt vom Füllungszustand der Blase, nervaler Versorgung etc. ab; *s.a. Zystometrie, Uroflowmetrie*

Bla|sen|druck|mes|sung *f* (Ⓔ cystometrography): ***Syn***: *Zystotonometrie*; Messung des Blaseninnendruckes mit einem Zystomanometer*

Bla|sen|ek|stro|phie *f* (Ⓔ bladder exstrophy): ***Syn***: *Spaltblase, Blasenexstrophie*; sehr seltene Hemmungsmissbildung mit fehlendem Verschluss der Blasenvorderwand; Teilbild einer Bauchwandspalte; als **Therapie** kommen Ureterdarmimplantation [Ureterosigmoideostomie*], supravesikale Harnableitung sowie primärer Blasenverschluss mit primärer oder sekundärer Herstellung der Kontinenz in Frage; *s.a. Epispadie*

Bla|sen|ek|to|pie *f* (Ⓔ bladder ectopia): ***Syn***: *Ektopia vesicae*; angeborene Verlagerung der Blase

Blasen-Enddarm-Fistel *f*: →*Blasen-Rektum-Fistel*

Bla|sen|en|do|me|tri|o|se *f* (Ⓔ endometriosis of the bladder): ***Syn***: *Harnblasenendometriose*; extragenitale Endometriose*, die meist die Blasenwand befällt; kommt idiopathisch oder auch nach Kaiserschnitt vor [meist **Blasendachendometriose**]

Bla|sen|ent|fer|nung *f*: →*Zystektomie 1.*

Bla|sen|ent|zün|dung *f*: →*Cystitis*

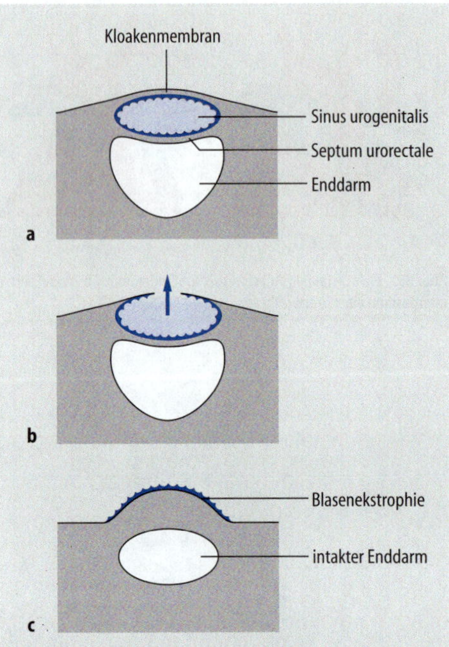

Abb. B55. Schema der Entwicklung der Blasenekstrophie

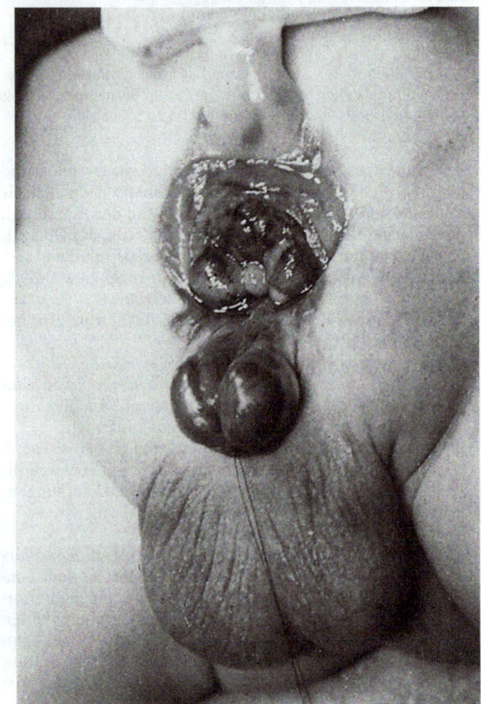

Abb. B56. Blasenekstrophie und Epispadie

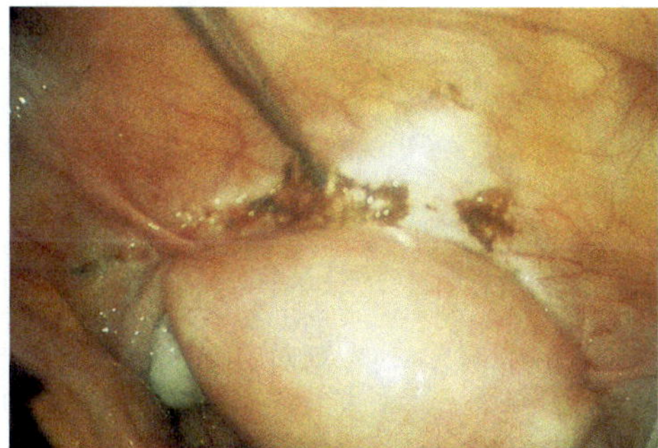

Abb. B57. Blasenendometriose

akute Blasenentzündung: → *Blasenkatarrh*

Bla|sen|er|satz *m* (Ⓔ artificial bladder): *Syn*: *Blasensubstitution, Ersatzblase, Neoblase*; Bildung einer künstlichen Blase nach totaler [z.B. Kolon-Conduit*, Ileumneoblase*] oder subtotaler Blasenentfernung [Mainz*-Pouch]

Bla|sen|ex|stro|phie *f*: → *Blasenekstrophie*

Bla|sen|fis|tel *f* (Ⓔ **1.** vesical fistula **2.** cystostomy): **1.** *Syn*: *Harnblasenfistel, Fistula vesicalis*; von der Blase ausgehende Fistel, die in andere Organe mündet [**innere Blasenfistel**] oder nach außen führt [**äußere Blasenfistel**] **2.** → *Blasenfistelung*

äußere Blasenfistel (Ⓔ vesicocutaneous fistula): *Syn*: *vesikokutane Fistel, Fistula vesicocutanea*; auf der Haut mündende Blasenfistel

künstliche Blasenfistel (Ⓔ cystostomy): *Syn*: *Vesikostomie, Zystostomie, Blasenfistelung*; operativ angelegte äußere Blasenfistel zur temporären oder permanenten Harnableitung*

Bla|sen|fis|te|lung *f* (Ⓔ cystostomy): *Syn*: *Vesikostomie, Blasenfistel, Zystostomie*; operativ angelegte äußere Blasenfistel zur temporären oder permanenten Harnableitung*

Bla|sen|fun|dus *m*: → *Blasengrund*

Bla|sen|gal|le *f* (Ⓔ gallbladder bile): *s.u. Galle*

Blasen-Gebärmutter-Fistel *f* (Ⓔ vesicouterine fistula): *Syn*: *Harnblasen-Gebärmutter-Fistel, vesikouterine Fistel, Fistula vesicouterina*; innere Blasenfistel mit Mündung in die Gebärmutter

Bla|sen|ge|schwür *nt* (Ⓔ bladder ulceration): *Syn*: *Harnblasengeschwür, Ulcus vesicae*; Geschwür der Blasenschleimhaut; meist als kleines Geschwür bei Frauen [**Ulcus simplex vesicae**]

Bla|sen|grund *m* (Ⓔ fundus of bladder): *Syn*: *Harnblasengrund, Fundus vesicae*; unterer, breiter Teil der Blasenwand mit den Einmündungen der Harnleiter und dem Blasendreieck [Trigonum* vesicae]

Bla|sen|hals *m* (Ⓔ neck of bladder): *Syn*: *Harnblasenhals, Cervix vesicae, Collum vesicae*; Übergang von der Harnblase* in die Harnröhre*

Bla|sen|hals|a|de|nom *nt*: → *Prostatahypertrophie*

Bla|sen|hals|ent|zün|dung *f* (Ⓔ cystauchenitis): *Syn*: *Cystitis colli, Trachelozystitis, Trachelocystitis, Zystokollitis*; auf den Blasenhals beschränkte Entzündung; *s.a. Zystitis*

Bla|sen|hals|kropf *m*: → *Prostatahypertrophie*

Bla|sen|hals|obs|truk|ti|on *f* (Ⓔ bladder outlet obstruction): Oberbegriff für alle zu Einengung und Abflussbehinderung führende Prozesse am Blasenhals, z.B. **Blasenhalsstenose** [bei Verengung] und **Blasenhalssklerose** [bei chronisch entzündlicher Vernarbung]

Bla|sen|hals|skle|ro|se *f* (Ⓔ bladder neck sclerosis): *s.u. Blasenhalsobstruktion*

Bla|sen|hals|ste|no|se *f* (Ⓔ bladder neck stenosis): *s.u. Blasenhalsobstruktion*

Bla|sen|her|nie *f* (Ⓔ hernia of bladder): *Syn*: *Blasenbruch, Blasenvorfall, Zystozele, Cystocele*; Vorfall der Harnblasenwand durch eine Bruchpforte; v.a. bei direkter Leistenhernie [bei Männern] und Schenkelhernie [bei Frauen]

Bla|sen|hirn *nt*: → *Hydranzephalie*

Bla|sen|in|kon|ti|nenz *f*: → *Harninkontinenz*

Bla|sen|in|stil|la|ti|on *f* (Ⓔ bladder irrigation): Einbringen von Medikamenten in die Blase

Bla|sen|kar|zi|nom *nt* (Ⓔ bladder carcinoma): *Syn*: *Blasenkrebs, Harnblasenkrebs, Harnblasenkarzinom*; v.a. ältere Männer betreffender, vom Blasenepithel ausgehender, bösartiger Tumor

Bla|sen|ka|tarr *m*: → *Blasenkatarrh*

Bla|sen|ka|tarrh *m* (Ⓔ catarrhal cystitis): *Syn*: *Blasenkatarr, Desquamationskatarr(h), Harnblasenkatarr(h), Cystitis catarrhalis, akute Blasenentzündung*; akute katarrhalische Blasenentzündung; tritt wegen der kürzeren Harnröhre und der Mündung im Bereich des Introitus vaginae wesentlich häufiger bei Frauen auf als bei Männern; die Symptome [Brennen beim Wasserlassen, Harndrang] beginnen oft nach dem Geschlechtsverkehr [**Flitterwochenzystitis**]; unbehandelt kann es zu einer aufsteigenden Infektion und Pyelonephritis* kommen; **Therapie**: Analgetika, Antibiotika

Bla|sen|ka|the|ter *m* (Ⓔ urinary catheter): Katheter zur Harnblasenkatheterisierung und Harnableitung

Bla|sen|knor|pel *m* (Ⓔ vesicular cartilage): *s.u. Wachstumsfuge*

Blasen-Kolon-Fistel *f* (Ⓔ **1.** vesicocolic fistula **2.** cystocolostomy): **1.** *Syn*: *Harnblasen-Kolon-Fistel, Fistula vesicocolica*; innere Blasenfistel* mit Einmündung in das Kolon **2.** *Syn*: *Zystokolostomie*; operative Verbindung von Blase und Kolon zur Harnableitung*

Bla|sen|kör|per *m* (Ⓔ body of (urinary) bladder): *Syn*: *Harnblasenkörper, Corpus vesicae*; Hauptteil der Harnblase* zwischen Blasenspitze [Apex vesicae] und Blasengrund* [Fundus vesicae]

Bla|sen|krampf *m* (Ⓔ cystospasm): Zystospasmus*

Bla|sen|krebs *m*: → *Blasenkarzinom*

Bla|sen|läh|mung *f* (Ⓔ cystoplegia): *Syn*: *Harnblasenlähmung, Zystoplegie*; vollständige oder teilweise Lähmung der Blasenwandmuskulatur; *s.a. neurogene Blase*

Bla|sen|ma|no|me|trie *f* (Ⓔ cystometry): *Syn*: *Zystomanometrie, Zystometrie*; Messung des Blaseninnendrucks und des Miktionsdrucks beim Urinieren

Bla|sen|mes|ser *nt* (Ⓔ cystotome): *Syn*: *Zystotom*; Skalpell zum Blasenschnitt

Bla|sen|mo|le *f* (Ⓔ hydatid mole): *Syn*: *Traubenmole, Mola hydatidosa/hydatiformis, hydatiforme Mole*; Entartung der Plazentazotten mit Bildung traubengroßer heller Bläschen; von den beiden Formen [**komplette** und **partielle Blasenmole**] hat die komplette Form ein hohes Malignitätspotenzial [20 %] und metastasiert häufig in Lunge, Leber und Gehirn; die partielle Form hat ein geringeres Malignitätspotenzial [10 %] und metastasiert nie; die **invasive Blasenmole** ist eine lokalisierte komplette Blasenmole, die venöse Metastasen im Genitalbereich und der Lungen setzen kann die Inzidenz der Blasenmole beträgt 0,5 bis 2,5 pro 1000 Schwangerschaften; am größten ist das Risiko bei sehr jungen und älteren Schwangeren; bei Zustand nach Blasenmole ist das Wiederholungsrisiko zehnmal größer; **Klinik**: die partielle Blasenmole bleibt klinisch meist stumm und wird erst im Ultraschall entdeckt [**Schweizer-Käse-Muster**]; die

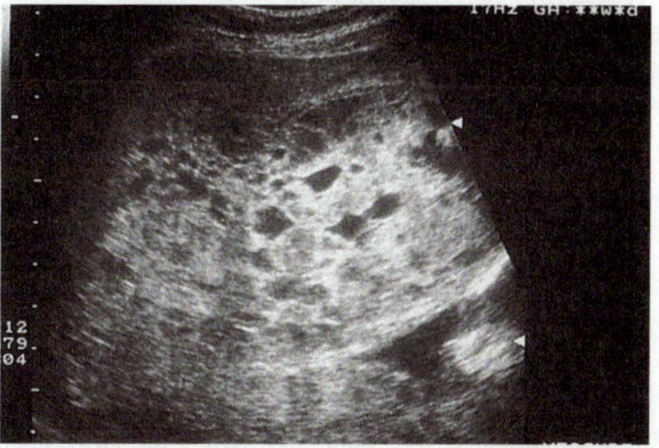

Abb. B58. Blasenmole. Schweizer-Käse-Muster im sonographischen Bild

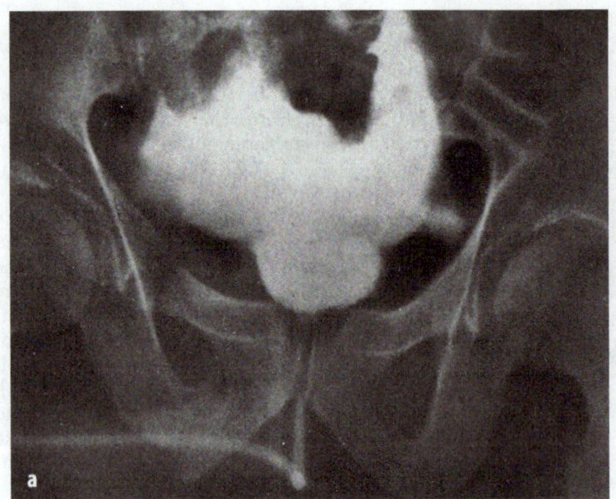

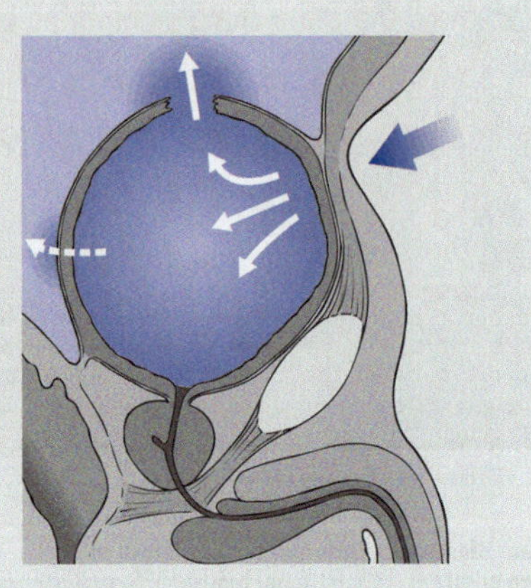

Abb. B59. Blasenruptur. **a** a.p.-Zystogramm, **b** Schema des Verletzungsmodus [von der Seite]

komplette Blasenmole verursacht Schmierblutungen; der Uterus ist zu groß im Verhältnis zur Schwangerschaft und die β-HCG-Werte sind extrem hoch; **Therapie**: sorgfältige Saugkürettage; bei älteren Patientinnen und nicht mehr bestehendem Kinderwunsch ist eine Hysterektomie* vorzuziehen; wichtig ist die postoperative Kontrolle des β-HCG-Spiegels, der langsam auf Null abfallen muss; bleibt er auf einem Plateau oder steigt wieder an, muss an ein Neoplasma gedacht werden

Blasen-Nabel-Fistel *f* (Ⓔ vesicoumbilical fistula): ***Syn***: *Harnblasen-Nabel-Fistel, vesikoumbilikale Fistel, Fistula vesicoumbilicalis*; äußere Blasenfistel* mit Mündung am Nabel

Bla|sen|naht *f* (Ⓔ cystorrhaphy): ***Syn***: *Harnblasennaht, Zystorrhaphie*; Naht der Harnblase nach traumatischer oder operativer Eröffnung

Bla|sen|neur|al|gie *f* (Ⓔ cystalgia): ***Syn***: *Blasenschmerz, Harnblasenschmerz, Harnblasenneuralgie, Zystalgie*; allgemeine Bezeichnung für Schmerzen in der Harnblase unabhängig von der Ursache

Bla|sen|pa|pil|lom *f* (Ⓔ bladder papilloma): ***Syn***: *Harnblasenpapillom*; von der Blasenschleimhaut ausgehender gutartiger Tumor, der zu schmerzloser Hämaturie* führen kann

Bla|sen|pär|chen|e|gel *m*: *→Schistosoma haematobium*

Bla|sen|plas|tik *f* (Ⓔ cystoplasty): ***Syn***: *Harnblasenplastik, Zystoplastik*; plastische Operation der Harnblase zur Rekonstruktion und/oder Verbesserung der Funktion; *s.a. Harnableitung*

Blasen-Rektum-Fistel *f* (Ⓔ cystoproctostomy): ***Syn***: *Blasen-Enddarm-Fistel, Vesikorektostomie, Zystorektostomie*; operative Verbindung von Blase und Rektum*

Bla|sen|re|sek|ti|on *f* (Ⓔ cystectomy): ***Syn***: *partielle Zystektomie*; Teilentfernung der Blase

Bla|sen|rup|tur *f* (Ⓔ bladder rupture): Ruptur der Harnblase durch direkte oder indirekte Gewalteinwirkung; meist Ruptur der gefüllten Blase im Bereich des Blasenscheitels [Locus minoris resistentiae]; die solitäre Blasenruptur ohne Verletzung des Beckenrings oder der Harnröhre ist relativ selten [ca. 15 % aller Fälle]

Blasen-Scheiden-Fistel *f* (Ⓔ vesicovaginal fistula): ***Syn***: *Harnblasen-Scheiden-Fistel, Blasen-Scheiden-Fistel, Vesikovaginalfistel, vesikovaginale Fistel, Fistula vesicovaginalis*; innere Blasenfistel* mit Mündung in die Scheide

Bla|sen|schleim|haut *f* (Ⓔ mucosa of urinary bladder): ***Syn***: *Harnblasenschleimhaut, Tunica mucosa vesicae urinariae*; das Urothel* der Blasenschleimhaut enthält **Deckzellen**, die im ungedehnten Zustand hochprismatisch und im gedehnten Zustand platt sind

Bla|sen|schleim|haut|ent|zün|dung *f* (Ⓔ endocystitis): Endocystitis*

Bla|sen|schmerz *m*: *→Blasenneuralgie*

Bla|sen|schnitt *m* (Ⓔ cystotomy): ***Syn***: *Harnblasenschnitt, Zystotomie*; operative Eröffnung/Inzision der Harnblase

suprapubischer Blasenschnitt (Ⓔ suprapubic cystotomy): ***Syn***: *Epizystotomie, suprapubische Zystotomie*; suprapubische Eröffnung/Inzision der Blase

transvaginaler Blasenschnitt (Ⓔ transvaginal cystotomy): ***Syn***: *Kolpozystotomie, Scheiden-Blasen-Schnitt, transvaginale Zystotomie*; Eröffnung der Blase durch die Scheide [Vagina*]

Bla|sen|schwä|che *f*: *→Reizblase*

Blasen-Sigma-Fistel *f* (Ⓔ vesicosigmoidostomy): ***Syn***: *Vesikosigmoidostomie, Vesikosigmoideostomie*; operative Verbindung von Blase und Sigmoid zur Harnableitung*

Bla|sen|spal|te *f* (Ⓔ cystoschisis): ***Syn***: *Zystoschisis, Schistozystis, Schistocystis*; Entwicklungsstörung der Blase mit Spaltbildung; *s.a. Blasenekstrophie*

Bla|sen|spie|gel *m* (Ⓔ cystoscope): ***Syn***: *Zystoskop*; Endoskop* für die Blasenspiegelung*

Bla|sen|spie|ge|lung *f* (Ⓔ cystoscopy): ***Syn***: *Zystoskopie*; endoskopische Untersuchung der Harnblase

Bla|sen|spren|ger *m* (Ⓔ amniotome): ***Syn***: *Amniotom*; Instrument zur Blasensprengung* [Amniotomie]

Bla|sen|spren|gung *f* (Ⓔ breaking of the waters): ***Syn***: *Amniotomie*; Eröffnung der Fruchtblase zur Geburtseinleitung; der Geburtshelfer tastet mit zwei Fingern den unteren Eipol und ritzt die Fruchtblase zwischen den beiden Fingern mit einem Amniotom an

Bla|sen|sprung *m* (Ⓔ amnion rupture): ***Syn***: *Amnionruptur*; spontane Ruptur der Fruchtblase mit Abgang von Fruchtwasser; je nach dem Zeitpunkt der Ruptur unterscheidet man **rechtzeitiger Blasensprung** [am Ende der Eröffnungsperiode], **vorzeitiger** oder **unzeitiger Blasensprung** [vor dem Wehenbeginn], **frühzeitiger Blasensprung** [während der Eröffnungsperiode] und **verspäteter Blasensprung** [nach Abschluss der Eröffnungsperiode]

hoher Blasensprung (Ⓔ prelabor amnion rupture): vorzeitiger Blasensprung oberhalb des unteren Eipols, der sich nur durch einen tropfenweisen Flüssigkeitsabgang manifestiert und oft als Harnträufeln angesehen wird; wegen der nicht gestellten Diagnose ist die Gefahr einer Amnioninfektion durch Keimaszension besonders hoch

Bla|sen|stein *m* (Ⓔ bladder stone): ***Syn***: *Zystolith, Calculus*

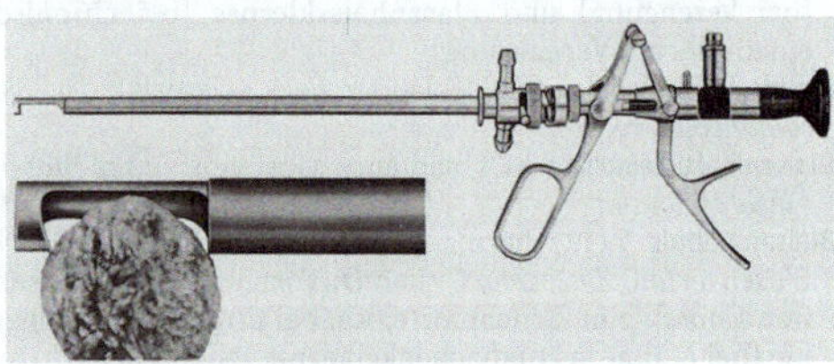

Abb. B60. Steinpunch zur Sichtlithotripsie von Blasensteinen

vesicae; Harnstein* in der Blase; kann in der Blase entstehen [**primärer Blasenstein**] oder aus den oberen Harnwegen stammen [**sekundärer Blasenstein**]; **Therapie**: transurethrale Zertrümmerung mittels Ultraschall, elektrohydraulicher Stoßwellen, Laserbestrahlung oder mit dem Steinpunch und Absaugung der Trümmer

Bla|sen|stein|ent|fer|nung *f*: *→Lithozystotomie*

Bla|sen|stein|lei|den *nt* (Ⓔ cystolithiasis): *Syn*: *Zystolithiasis*; Blasensteine machen weniger als 3 % aller Harnsteine* aus; sie sind meist symptomlos oder symptomarm und werden erst beim [meist schmerzhaften] Abgang durch die Harnröhre klinisch auffällig; **Therapie**: die Zertrümmerung und Entfernung erfolgt transurethral mittels Ultraschall, Laser oder Steinpunch und Absaugung der Trümmer; *s.a. Urolithiasis*

Bla|sen|stein|o|pe|ra|ti|on *f*: *→Lithozystotomie*

Bla|sen|stein|schnitt *m* (Ⓔ lithocystotomy): *Syn*: *Lithozystotomie*; operative Blaseneröffnung und Steinentfernung; die klassische Eröffnung der Blase über einen suprapubischen Zugang wird heute praktisch nicht mehr durchgeführt; die Methode der Wahl ist eine **transurethrale Lithotripsie** mit Absaugung der Konkrementfragmente; die Zerkleinerung kann mittels Ultraschall, Stoßwellen, Laserbestrahlung oder mechanisch mit dem Steinpunch vorgenommen werden

Bla|sen|stot|tern *nt* (Ⓔ stuttering urination): *Syn*: *Harnstottern*; schmerzhafte Unterbrechungen des Harnflusses, z.B. durch kleine Harnsteine

Bla|sen|sub|sti|tu|ti|on *f*: *→Blasenersatz*

Bla|sen|sucht *f*: *→Pemphigus*

Bla|sen|tam|po|na|de *f* (Ⓔ bladder tamponade): vollständige Ausfüllung der Blase mit geronnenem Blut; die häufigsten Ursachen sind Blutung nach transurethraler Resektion, Strahlenzystitis und spontane Blutung bei Blasentumoren; klinisch imponiert die Tamponade als akuter Harnverhalt*

Bla|sen|tang *m* (Ⓔ bladderwrack): *Syn*: *Fucus vesiculosus*; *s.u. Tang*

Bla|sen|tu|ber|ku|lo|se *f* (Ⓔ bladder tuberculosis): *Syn*: *Harnblasentuberkulose, Cystitis tuberculosa*; tuberkulöse Blasenentzündung; *s.u. Urogenitaltuberkulose*

Bla|sen|ü|ber|deh|nung *f* (Ⓔ bladder dilation): Überdehnung der Blase bei Störung der Blasenentleerung, z.B. Prostatahypertrophie, Blasensteine

Bla|sen|ve|nen *pl* (Ⓔ vesical veins): *Syn*: *Harnblasenvenen, Venae vesicales*; Venen vom Plexus* venosus vesicalis zur Vena* iliaca interna

Bla|sen|vor|fall *m* (Ⓔ **1.–2.** cystocele): **1.** *Syn*: *Blasenhernie, Blasenbruch, Zystozele, Cystocele*; Vorfall der Harnblasenwand durch eine Bruchpforte; v.a. bei direkter Leistenhernie [bei Männern] und Schenkelhernie [bei Frauen] **2.** *Syn*: *Zystozele, Cystocele*; Vorfall der Harnblase in die Scheide bei Scheiden- oder Uterussenkung; verläuft **klinisch** meist asymptomatisch; wenn Blasenbeschwerden auftreten, handelt es sich meist um Restharnbildung, Harnverhalt und Harnwegsinfekte; **therapeutisch** sind i.d.R. konservative Methoden [Beckenbodengymnastik, Pessartherapie] erfolgreich; operativ kommen u.a. Kolposuspension* und vordere Kolporrhaphie* infrage

Bla|sen|wand|mus|ku|la|tur *f*: *→Musculus detrusor vesicae*

Bla|sen|wurm *m* (Ⓔ bladder worm): *Syn*: *Zystizerkus, Cysticercus, Bandwurmfinne*; infektiöse Larve der Bandwürmer, aus der im Endwirt der Bandwurm* entsteht; besteht aus einer Blase mit Kopfteil [Scolex] und Halszone

Bla|sen|zäpf|chen *nt* (Ⓔ uvula of bladder): *Syn*: *Uvula vesicae*; Schleimhautwulst an der Spitze des Blasendreiecks [Trigonum vesicae] hinter der inneren Harnröhrenmündung [Ostium urethrae internum]; wird durch den Mittellappen der Prostata* hervorgerufen

Bla|sen|zell|nä|vus *m, pl* **-vi**: *→Ballonzellnävus*

Blast *m*: *→Blastenzelle*

Blast-, blast- *präf.*: *→Blasto-*

-blast *suf.*: Wortelement mit der Bedeutung „Keim/Urzelle"

Blas|tem *nt* (Ⓔ blastema): *Syn*: *Keimgewebe, Keimstoff*; durch Zusammenschluss von Stammzellen entstandenes undifferenziertes Gewebe, aus dem im Laufe der Entwicklung differenzierte Gewebe oder Organe hervorgehen

Blas|te|ma|to|pa|thie *f*: *→Blastopathie*

Blas|te|ma|to|se *f*: *→Blastopathie*

Blas|ten|kri|se *f* (Ⓔ blast crisis): *Syn*: *Blastenschub, Blastenphase*; exzessive Vermehrung von Myeloblasten* in der Endphase der Erkrankung bei chronisch myeloischer Leukämie*

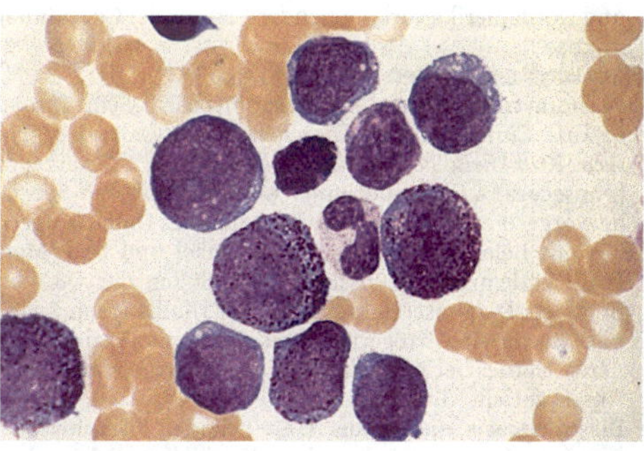

Abb. B61. Blastenkrise

Blas|ten|pha|se *f*: *→Blastenkrise*

Blas|ten|schub *m*: *→Blastenkrise*

Blas|ten|zel|le *f* (Ⓔ blast cell): *Syn*: *Blast, Blastozyt*; unreife Zellvorstufe, aus der reife Zellen hervorgehen; Blasten sind noch pluri- oder multipotent und können damit als Stammzellen wirken

-blastisch *suf.*: in Adjektiven verwendetes Wortelement mit der Bedeutung „keimend"

Blasto-, blasto- *präf.*: Wortelement mit der Bedeutung „Keim/Spross"

Blas|to|derm *nt* (Ⓔ blastoderm): *Syn*: *Keimhaut*; den Embryo bildender Teil des Ovums; oft gleichgesetzt mit Blastodiskus*

blas|to|der|mal *adj* (Ⓔ blastodermal): Blastoderm betreffend, vom Blastoderm abstammend

Blas|to|derm|schei|be *f*: *→Blastodiskus*

Blas|to|dis|kus *m* (Ⓔ blastodisk): *Syn*: *Keimscheibe, Keimschild, Blastodermscheibe*; aus den Keimblättern bestehende Embryonalanlage; die **zweiblättrige Keimscheibe** besteht aus Ektoderm* und Entoderm*, bei der **dreiblättrigen Keimscheibe** kommt noch das Mesoderm* hinzu

blas|to|gen *adj* (Ⓔ blastogenic): Keimzelle oder Keimentwicklung betreffend, keimgebunden

Blas|to|ge|ne|se *f* (Ⓔ **1.–3.** blastogenesis): **1.** (*embryolog.*) Keimentwicklung von der Befruchtung bis zum Beginn der Embryogenese ca. am 15. Tag **2.** (*biolog.*) asexuelle Vermehrung durch Knospung **3.** (*hämatolog.*) Blastenbildung

Blas|to|ko|ni|di|en *pl* (Ⓔ blastoconidia): *s.u. Essay Pilze S. 1697*

Blas|to|ly|se *f* (Ⓔ blastolysis): Auflösung der Keimsubstanz

blas|to|ly|tisch *adj* (Ⓔ blastolytic): Blastolyse betreffend, durch sie bedingt

Blas|tom *nt* (Ⓔ **1.–2.** blastoma): **1.** *Syn*: *Neubildung, Tumor, Neoplasma, Blastozytom*; echte Geschwulst aus körpereigenen Zellen oder parasitärem Gewebe **2.** maligner Tumor aus unreifen Zellen [Blasten]

blas|to|ma|tös *adj* (Ⓔ blastomatous): *Syn*: *blastomös*; Blastom betreffend, in der Art eines Blastoms, blastomähnlich

Blas|to|ma|to|se *f* (Ⓔ blastomatosis): durch das Auftreten multipler Blastome gekennzeichnete Erkrankung

Blas|to|mer *nt* (Ⓔ blastomere): *Syn*: *Furchungszelle*; durch Furchung der Zygote* entstehende Zelle des 2-, 4-, 8-Zellenstadiums usw.

Blas|to|me|ren|tren|nung *f* (Ⓔ embryo splitting): *Syn*: *Embryosplitting, Embryotrennung, Embryoteilung*; *s.u. Essay Klonierung von Menschen I S. 1135*

blas|to|mo|gen *adj* (Ⓔ blastomogenic): tumorbildend

blas|to|mös *adj*: *→blastomatös*

Blas|to|my|ces *m* (Ⓔ Blastomyces): inhomogene Pilzgattung, die mehrere menschenpathogene Arten [u.a. Blastomyces* dermatitidis] enthält

B

B

Blastomyces brasiliensis: *→Paracoccidioides brasiliensis*
Blastomyces coccidioides: *→Blastomycoides immitis*
Blastomyces dermatitidis (Ⓔ Blastomyces dermatitidis): v.a. in Kanada und den USA vorkommender Hefepilz; Erreger der nordamerikanischen Blastomykose*

Blasltolmylcolildes imlmiltis *m* (Ⓔ Coccidioides immitis): ***Syn:*** *Coccidioides immitis, Blastomyces coccidioides*; in Mittel- und Nordamerika vorkommender Erreger der Coccidioidomycose*

Blasltolmylcolsis *f, pl* **-ses:** *→Blastomykose*
Blastomycosis nigra (Ⓔ chromomycosis): ***Syn:*** *Chromomykose, Chromoblastomykose, schwarze Blastomykose, Fonsecas-Krankheit, Pedrosos-Krankheit*; durch Schwärzepilze [Fonsecaea*-, Cladosporium*- und Phialophora*-Species] hervorgerufene Mykose* der Haut und des Unterhautgewebes mit Befall von Hand, Unterschenkel und Fuß [**Moos-Fuß**]; endemisch in Russland, dem Süden der USA und Brasilien; **Diagnose:** mikroskopischer [Kalilaugenpräparat] oder kultureller Erregernachweis; **Therapie:** Exzision kleinerer Herde; bei ausgedehntem Befall Itraconazol* oder Amphotericin* B intern
Blastomycosis queloidana (Ⓔ keloidal blastomycosis): ***Syn:*** *Lobo-Krankheit, Lobomykose, Keloidblastomykose*; durch Loboa* loboi hervorgerufene chronische Mykose* der Haut und Unterhaut mit keloidähnlichen Knoten; tritt v.a. in Mittel- und Südamerika auf; **Therapie:** chirurgische Abtragung; bisher keine antimykotische Therapie bekannt

Blasltolmylkolse *f* (Ⓔ blastomycosis): durch hefeartige Pilze [Blastomyces*-Species] hervorgerufene, i.d.R. systemische Mykose*
brasilianische Blastomykose (Ⓔ Brazilian blastomycosis): ***Syn:*** *Lutz-Splendore-Almeida-Krankheit, südamerikanische Blastomykose, Parakokzidioidomykose, Paracoccidioidomycosis, Granuloma paracoccidioides*; in Südamerika vorkommende systemische Mykose* mit hauptsächlichem Befall der Schleimhaut von Mund und Nase sowie der angrenzenden Gesichtshaut, später kommt es zu systemischer Streuung und Befall innerer Organe; **Erreger:** Paracoccidioides* brasiliensis; **Diagnose:** mikroskopischer oder kultureller Erregernachweis in Sputum oder Biopsiematerial; **Therapie:** Amphotericin* B intern
europäische Blastomykose: *→Kryptokokkose*
kutane Blastomykose (Ⓔ cutaneous blastomycosis): ***Syn:*** *Hautblastomykose*; Hautbefall durch Blastomyces* dermatitidis im Rahmen einer nordamerikanischen Blastomykose*
nordamerikanische Blastomykose (Ⓔ North American blastomycosis): ***Syn:*** *Gilchrist-Krankheit*; chronische Systemmykose* mit primärem Befall der Lunge; kann spontan ausheilen oder in eine chronische Form mit Dissemination in andere Organe [Knochen ZNS, Genitalien] übergehen; **Erreger:** Blastomyces* dermatitidis; **Diagnose:** mikroskopischer oder kultureller Erregernachweis; **Therapie:** Itraconazol* oder Ketoconazol* bei milden Formen; Amphotericin* B bei schwerem Verlauf
schwarze Blastomykose: *→Blastomycosis nigra*
südamerikanische Blastomykose: *→brasilianische Blastomykose*

Blasltolmylzelten *pl:* *→Sprosspilze*

Blasltolmylzeltenlderlmaltiltis *f, pl* **-tiltilden** (Ⓔ blastomycetic dermatitis): ***Syn:*** *Dermatitis blastomycotica*; durch Blastomyces*-Species hervorgerufene Dermatitis*; *s.a. Blastomykose*

Blasltolpalthie *f* (Ⓔ blastopathy): ***Syn:*** *Blastematose, Blastematopathie*; angeborener Entwicklungsfehler durch Störung der Keimentwicklung [Blastogenese]

Blasltolpolrus *m* (Ⓔ blastopore): ***Syn:*** *Urdarmöffnung, Urmund*; äußere Öffnung des Urdarms

Blasltolspolre *f* (Ⓔ blastospore): ***Syn:*** *Sprosskonidie*; asexuell, durch Knospung aus Pilzhyphen entstehende Spore*

Blasltolzylste *f* (Ⓔ blastocyst): ***Syn:*** *Keimbläschen*; sich am 4. Tag aus der Morula* entwickelnder, von Trophoblasten umschlossener Hohlraum, der innen den Embryoblasten enthält; die Blastozyste beginnt um den 6. Tag nach der Befruchtung mit der Einnistung in die Gebärmutterschleimhaut [meist in der Hinterwand im oberen Drittel], die sich zu diesem Zeitpunkt noch in der Sekretionsphase befindet

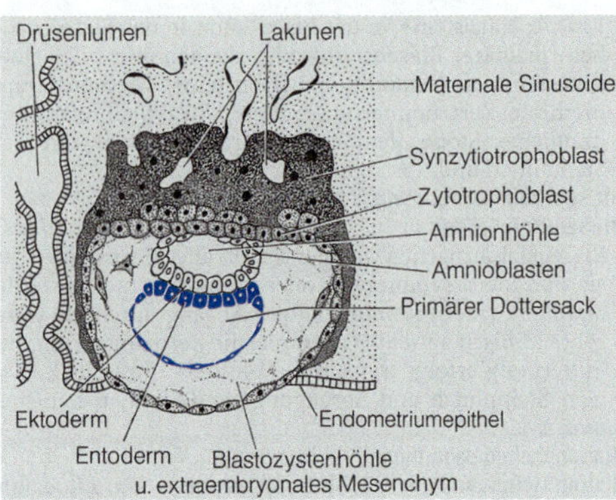

Abb. B62. Blastozyste. Blau = primärer Dottersack

Blasltolzyt *m:* *→Blastenzelle*

Blasltolzyltom *nt* (Ⓔ blastocytoma): ***Syn:*** *Neubildung, Tumor, Neoplasma, Blastom*; echte Geschwulst aus körpereigenen Zellen oder parasitärem Gewebe

Blatltern *pl:* *→Pocken*

Blätlterlpalpillen *pl* (Ⓔ foliate papillae): ***Syn:*** *blattförmige Zungenpapillen, Papillae foliatae*; *s.u. Zungenpapillen*

Blattlgrün *nt:* *→Chlorophyll*

Blattlpeltersillie *f* (Ⓔ curly leaf parsley): ***Syn:*** *Petroselinum crispum ssp. tuberosum*; *s.u. Petersilie*

blaulblind *adj* (Ⓔ tritanopic): ***Syn:*** *tritanop*; Blaublindheit betreffend, von ihr betroffen

Blaulblindlheit *f* (Ⓔ blue blindness): ***Syn:*** *Tritanopie, Tritanopsie, Blaugelbblindheit, Azyanoblepsie*; autosomal-dominant vererbte Farbenfehlsichtigkeit für Blau; kommt nur selten vor

Blaue-Gummiblasen-Nävus-Syndrom *nt* (Ⓔ blue rubber bleb nevus syndrome): ***Syn:*** *Bean-Syndrom, Blue-rubber-bleb-nevus-Syndrom, viszerokutane Hämangiomatose*; autosomal-dominant vererbte Erkrankung mit Bildung zahlreicher bläulicher Hämangiome* der Haut und innerer Organe [v.a. Magen-Darm-Trakt]

Blaulgelblblindlheit *f:* *→Blaublindheit*

Blau-Gelb-Perimetrie *f* (Ⓔ blue-yellow perimetry): *s.u. Essay Glaukom S. 797*

Blau-Gelb-Schwäche *f:* *→Blauschwäche*

Blaulsäulre *f* (Ⓔ cyanhydric acid): ***Syn:*** *Cyanwasserstoffsäure, Zyanwasserstoffsäure*; extrem giftige, wässrige Lösung von Cyanwasserstoff

Blaulsäulrelverlgifltung *f* (Ⓔ hydrocyanism): ***Syn:*** *Zyanidvergiftung, Cyanidvergiftung*; durch rosiges Aussehen, Bittermandelgeruch des Atems und Atemnot gekennzeichnete Vergiftung; evtl. Erstickung durch Hemmung der intrazellulären Atemenzyme; **Therapie:** Natrsiumthiosulfat i.v., Sauerstoffbeatmung

Blaulschwälche *f* (Ⓔ blue blindness): ***Syn:*** *Blau-Gelb-Schwäche, Tritanomalie*; Farbsehschwäche für Blau

Blaulselhen *nt* (Ⓔ blue vision): ***Syn:*** *Zyanopie, Zyanopsie*; erworbene Störung des Farbensehens mit Blautönung aller Farben

Blaulsucht *f:* *→Zyanose*

Blei *nt* (Ⓔ lead): ***Syn:*** *Plumbum*; blaugraues, weiches Schwermetall der Kohlenstoffgruppe; Blei kommt in vielen Pflanzen und Böden vor und wird über Nahrungsmittel, v.a. aber die Atemluft aufgenommen; alle Bleiverbindungen sind giftig, da Blei wichtige SH-Enzyme [v.a. der Porphyrinsynthese] hemmt; die Grenzwerte für den Bleispiegel liegen bei 3,4–3,9 µmol/l für Blut und im Urin bei 3,9 µmol/24 h; Blei wird als schwerlösliches Phosphatverbindung in Knochen eingelagert; die Frage, ob Blei aus diesen ungiftigen Knochendepots mobilisiert und dann zu Vergiftung führen kann, ist umstritten; *s.a. Bleivergiftung*

Bleilamlblylolpie *f* (Ⓔ saturnine amblyopia): *s.u. Bleienzepha-*

lopathie

Blei|an|ä|mie *f* (Ⓔ lead anemia): normochrome Anämie* bei Bleivergiftung*; typisch sind basophil getüpfelte Erythrozyten im Blutausstrich

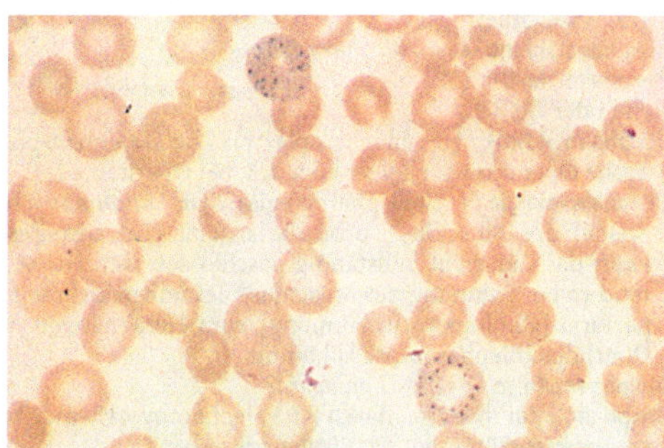

Abb. B63. Basophile Erythrozyten

Blei|bän|der *pl* (Ⓔ lead lines): *s.u. Bleivergiftung*

Bleich|kalk *m*: *→Chlorkalk*

Bleich|sucht *f*: *→Chlorose*

Blei|en|ze|phal|lo|pa|thie *f* (Ⓔ lead encephalopathy): ***Syn***: *Encephalopathia saturnina*; Großhirnschädigung bei chronischer Bleivergiftung*; äußert sich anfangs durch Übererregbarkeit, Schlafstörungen, Tremor saturninus, Sehstörungen; später kommt es zu Depressionen, Gedächtnisschwund, Demenz, Sprach-, Gang- und Sehstörungen [**Bleiamblyopie**]

Blei|ko|lik *f* (Ⓔ lead colic): ***Syn***: *Colica saturnina*; Magen-Darm-Kolik bei Bleivergiftung*

Blei|läh|mung *f* (Ⓔ lead palsy): *s.u. Bleineuropathie*

Blei|li|ni|en *pl* (Ⓔ lead lines): *s.u. Bleivergiftung*

Blei|neu|ro|pa|thie *f* (Ⓔ lead nephropathy): ***Syn***: *Bleipolyneuropathie, Neuritis saturnina*; bei chronischer Bleivergiftung auftretende Schädigung peripherer motorischer Nerven [v.a. Nervus* radialis, seltener Nervus* fibularis communis]; kann zur Entwicklung einer **Bleilähmung** führen

Blei|nie|re *f*: *→Bleischrumpfniere*

Blei|po|ly|neu|ro|pa|thie *f*: *→Bleineuropathie*

Blei|saum *m* (Ⓔ lead line): blau-grauer Zahnfleischsaum bei Bleivergiftung*

Blei|schrumpf|nie|re *f* (Ⓔ saturnine nephritis): ***Syn***: *Bleiniere, Nephritis saturnina*; durch eine chronische Bleivergiftung hervorgerufene Nephrosklerose*, die zu Schrumpfniere* und Niereninsuffizienz* führt; in seltenen Fällen handelt es sich um eine **akute bleitoxische tubuläre Schrumpfniere** bei einmaliger Bleiaufnahme

Blei|stift|kot *m* (Ⓔ ribbon stool): dünner Stuhl bei Verengung [Stenose, Striktur] des Afters

Blei|ver|gif|tung *f* (Ⓔ lead poisoning): ***Syn***: *Saturnismus, Saturnialismus*; i.d.R. chronische Vergiftung durch Inhalation von bleihaltigem Staub oder Aufnahme über Haut und Schleimhaut; betrifft u.a. die blutbildenden Organe [Bleianämie*], innere Organe [Bleiniere*] und das periphere [Bleineuropathie*] und zentrale Nervensystem [Bleienzephalopathie*]; Blei hemmt in toxischer Konzentration SH-Enzyme, v.a. der Porphyrinsynthese, ATPasen und die Dihydrolipoatdehydrogenase; damit kommt es zu einer Erhöhung der Ausscheidung von δ-Aminolävulinsäure im Harn, die als Parameter für Diagnostik und Verlaufskontrolle dienen kann; die **Klinik** ist meist wenig spezifisch; die Patienten klagen über Müdigkeit, Appetitlosigkeit, Verstopfung, Magen-Darm-Koliken und Kopfschmerzen; **Diagnose**: Untersuchung [Bleisaum*], Labor: Blutbild [Bleianämie*], Bleispiegel im Blut, δ-Aminolävulinsäure im Harn; Röntgen [**Bleibänder** oder **Bleilinien** an den Schaftenden langer Röhrenknochen]; **Therapie**: Komplexbildner [EDTA*, Penicillamin*] zur forcierten Ausscheidung; die Organschäden sind aber nur bedingt reversibel

Tab. B64. Labordiagnose bei Bleibelastung

Test	Normal	Akzeptabel bei beruflich exponierten Personen	Gefährlich
Blei im Blut [µmol/l]	1,5	< 3,4	> 3,4
δ-Aminolävulinat im Harn [µmol/24 h]	45	< 75	> 75

Blenn-, blenn- *präf.*: *→Blenno-*

Blen|na|de|ni|tis *f, pl* **-ti|den** (Ⓔ blennadenitis): Entzündung schleimbildender Drüsen

blen|na|de|ni|tisch *adj* (Ⓔ blennadenitic): Blennadenitis betreffend, von ihr betroffen oder gekennzeichnet

Blenno-, blenno- *präf.*: Wortelement mit der Bedeutung „Schleim"

Blen|nor|rha|gie *f* (Ⓔ blennorrhagia): starke Blennorrhö*

blen|nor|rha|gisch *adj* (Ⓔ blennorrhagic): Blennorrhagie betreffend, von ihr gekennzeichnet

Blen|nor|rhö *f, pl* **-rhö|en** (Ⓔ blennorrhea): ***Syn***: *Ophthalmoblennorrhoe, Bindehauteiterung, eitrige Bindehautentzündung, Blennorrhoea, Blennorrhoe*; Entzündung der Augenbindehaut [Konjunktiva*] mit Eiterbildung; bei Neugeborenen [Ophthalmia* neonatorum] wird sie heute meist durch Chlamydien, Gonokokken, Pneumokokken oder Herpes simplex-Viren verursacht; *s.a. bakterielle Konjunktivitis*

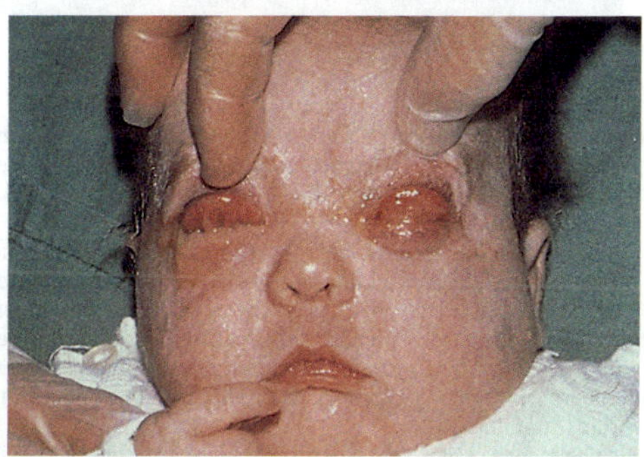

Abb. B65. Blennorrhö

gonorrhoische Blennorrhö: *→Gonoblennorrhö*

Blen|nor|rhoe *f, pl* **-rho|en**: *→Blennorrhö*

Blen|nor|rho|ea *f, pl* **-rho|e|ae**: *→Blennorrhö*

Blennorrhoea neonatorum (Ⓔ blennorrhea neonatorum): selten verwendete Bezeichnung für Gonoblennorrhoe* oder Ophthalmia* neonatorum

blen|nor|rho|isch *adj* (Ⓔ blennorrheal): Blennorrhö betreffend, von ihr betroffen

Blenn|u|rie *f* (Ⓔ blennuria): Schleimabsonderung im Harn

Bleo *Abk.*: *→Bleomycin*

BLEOCOMF *Abk.*: Bleomycin, Cyclophosphamid, Vincristin (*engl.* oncovin), Methotrexat, 5-Fluorouracil

BLEOMOPP *Abk.*: Bleomycin, N-Lost (*engl.* mechlorethamine), Vincristin (*engl.* oncovin), Procarbazin, Prednison

Ble|o|my|cin *nt* (Ⓔ bleomycin): von **Streptomyes verticillus** gebildetes zytostatisches Antibiotikum; **Anw.**: Warzenmittel; Bronchialkarzinom, Plattenepithelkarzinome von Haut und Schleimhaut

Blephar-, blephar- *präf.*: *→Blepharo-*

Ble|phar|a|de|ni|tis *f, pl* **-ti|den** (Ⓔ blepharadenitis): ***Syn***: *Blepharoadenitis*; Entzündung der Lidranddrüsen; *s.a. Blepharitis*

ble|phar|a|de|ni|tisch *adj* (Ⓔ blepharadenitic): ***Syn***: *blepharoadenitisch*; Blepharadenitis betreffend, von ihr betroffen oder gekennzeichnet

Ble|phar|a|de|nom *nt* (Ⓔ blepharoadenoma): ***Syn***: *Blepharoadenom*; Adenom* des Augenlids

Ble|pha|rek|to|mie *f* (Ⓔ blepharectomy): operative Lidknorpelentfernung

Ble|pha|ris|mus *m*: *→ Blepharospasmus*

Ble|pha|ri|tis *f*, *pl* **-ti|den** (Ⓔ blepharitis): ***Syn***: *Lidentzündung, Augenlidentzündung*; Entzündung der Augenlider; beruht meist auf einer atopischen Disposition, die zu einer Sekretstauung der Meibom*-Drüsen und einer schuppenden Lidrandentzündung [**Blepharitis squamosa**] führt; oft kommt es zu einer sekundären Infektion mit Staphylokokken, die zu einem geschwürigen Zerfall [**Blepharitis ulcerosa**] mit Verlust der Wimpern [Madarosis] führen kann; Milbenbefall [Demodex*] ist eine häufige Ursache bei mangelnder Hygiene

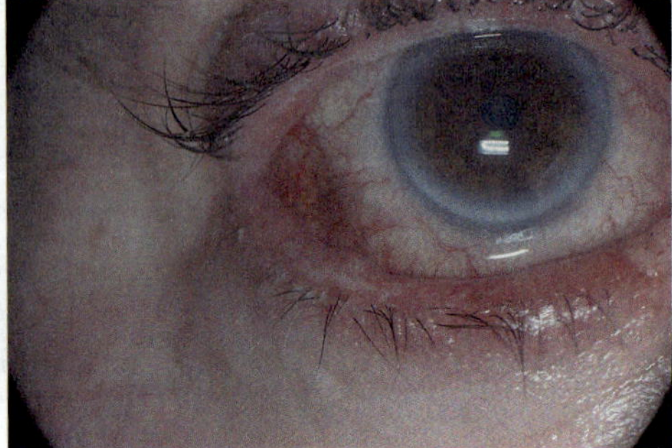

Abb. B66. Chronische Blepharitis

Blepharitis angularis (Ⓔ angular blepharitis): ***Syn***: *Augenwinkelentzündung, Lidwinkelentzündung, Augenwinkelblepharitis, Lidwinkelblepharitis*; auf den Lidwinkel beschränkte Blepharitis

Blepharitis marginalis (Ⓔ marginal blepharitis): ***Syn***: *Triefauge, Lidrandentzündung, Lippitudo*; Entzündung des Lidrandes; *s.a. Blepharitis, Blepharoconjunctivitis angularis*

ble|pha|ri|tisch *adj* (Ⓔ blepharitic): Augenlidentzündung/Blepharitis betreffend, von ihr betroffen oder gekennzeichnet

Blepharo-, blepharo- *präf.*: Wortelement mit der Bedeutung „Lid/Augenlid"

Ble|pha|ro|a|de|ni|tis *f*, *pl* **-ti|den** (Ⓔ blepharoadenitis): ***Syn***: *Blepharadenitis*; Entzündung der Lidranddrüsen; *s.a. Blepharitis*

ble|pha|ro|a|de|ni|tisch *adj* (Ⓔ blepharoadenitic): ***Syn***: *blepharadenitisch*; Blepharoadenitis betreffend, von ihr betroffen oder gekennzeichnet

Ble|pha|ro|a|de|nom *nt*: *→ Blepharadenom*

Ble|pha|ro|a|the|rom *nt* (Ⓔ blepharoatheroma): Atherom* des Augenlids

Ble|pha|ro|cha|la|se *f*: *→ Blepharochalasis*

Ble|pha|ro|cha|la|sis *f* (Ⓔ blepharochalasis): ***Syn***: *Blepharochalase*; Atrophie* und Erschlaffung des Oberlids; meist im Alter, selten auch angeboren [Ascher*-Syndrom]; *s.a. Blepharoptose*

Ble|pha|ro|chrom|hid|ro|sis *f*, *pl* **-ses** (Ⓔ blepharochromidrosis): ***Syn***: *Blepharochromidrosis*; Absonderung einer gefärbten Tränenflüssigkeit

Ble|pha|ro|chro|mid|ro|sis *f*, *pl* **-ses**: *→ Blepharochromhidrosis*

Ble|pha|ro|con|junc|ti|vi|tis *f*, *pl* **-ti|den** (Ⓔ blepharoconjunctivitis): ***Syn***: *Blepharokonjunktivitis*; Entzündung von Augenlid und Bindehaut; *s.a. Blepharitis, Conjunctivitis*

Blepharoconjunctivitis angularis (Ⓔ angular conjunctivitis): ***Syn***: *Diplobazillenkonjunktivitis, Conjunctivitis angularis*; durch Moraxella* lacunata verursachte Bindehautentzündung mit Beteiligung des Lidwinkels; typisch sind ein zähes, weißliches Sekret und ein nässendes Ekzem der Lidhaut

Ble|pha|ro|ke|ra|to|kon|junk|ti|vi|tis *f*, *pl* **-ti|den** (Ⓔ blepharokeratoconjunctivitis): Entzündung von Augenlid, Horn- und Bindehaut

Ble|pha|ro|klo|nus *m* (Ⓔ blepharoclonus): ***Syn***: *Blinzelkrampf*; meist beidseitiger klonischer Lidkrampf [Blepharospasmus*] bei verschiedenen Augenerkrankungen

Ble|pha|ro|kon|junk|ti|vi|tis *f*, *pl* **-ti|den** (Ⓔ blepharoconjunctivitis): ***Syn***: *Blepharoconjunctivitis*; Entzündung von Augenlid und Bindehaut; *s.a. Blepharitis, Conjunctivitis*

ble|pha|ro|kon|junk|ti|vi|tisch *adj* (Ⓔ blepharoconjunctivitic): Blepharokonjunktivitis betreffend, von ihr betroffen oder gekennzeichnet

Ble|pha|ro|phi|mo|se *f*: *→ Blepharostenose*

Ble|pha|ro|plast *m* (Ⓔ blepharoplast): (*biolog.*) Basalkörperchen der Geißel

Ble|pha|ro|plas|tik *f* (Ⓔ blepharoplasty): ***Syn***: *Lidplastik*; plastische Operation der Augenlider, z.B. bei Oberlidptose*

Ble|pha|ro|ple|gie *f* (Ⓔ blepharoplegia): ***Syn***: *Lidlähmung*; bei Ausfall des Musculus* orbicularis oculi [Fazialisparese] kann das Lid nicht vollständig geschlossen werden, während es bei Lähmung des Musculus* levator palpebrae superioris [Okulomotoriuslähmung] zum Herabhängen des Oberlides [Blepharoptose*] kommt

Ble|pha|rop|to|se *f*: *→ Ptosis palpebrae*

Ble|pha|ro|py|or|rhoe *f*, *pl* **-rho|en** (Ⓔ blepharopyorrhea): eitrige Augenentzündung; *s.a. Blepharitis*

Ble|pha|ro|rha|phie *f* (Ⓔ blepharorrhaphy): ***Syn***: *Tarsorhaphie, Blepharorrhaphie, Tarsorrhaphie*; Vernähung von Ober- und Unterlid, z.B. bei Ektropium* paralyticum bei Fazialisparese*

Ble|pha|ror|rha|phie *f*: *→ Blepharorhaphie*

Ble|pha|ro|spas|mus *m* (Ⓔ blepharospasm): ***Syn***: *Blepharismus, Lidkrampf*; durch einen Krampf oder erhöhten Tonus des Musculus* orbicularis oculi verursachter Schluss der Lidspalte; tritt am häufigsten als einseitiger **reflektorischer Blepharospasmus** [bei verschiedenen Augenerkrankungen, übermäßigem Lichtreiz] oder **symptomatischer Blepharospasmus** [z.B. Erkrankungen des Zentralnervensystems] auf; der **essentielle Blepharospasmus** tritt dagegen meist beidseitig auf; **Therapie**: Behandlung der Ursache bei symptomatischen und reflektorischen Formen, Botulinustoxin-Injektion zur Lähmung des Muskels bei essentiellem Lidkrampf

Ble|pha|ro|sphink|te|rek|to|mie *f* (Ⓔ blepharosphincterectomy): Teilentfernung von Fasern des Musculus* orbitalis bei Blepharospasmus*

Ble|pha|ro|stat *m* (Ⓔ blepharostat): Lidhalter, z.B. nach Desmarres

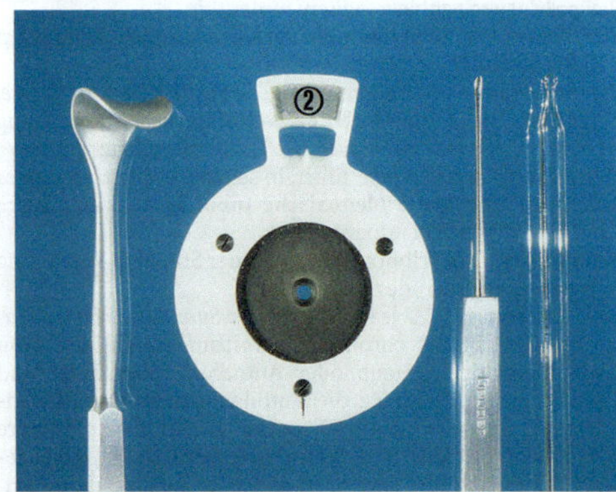

Abb. B67. Blepharostat nach Desmarres [links]

Ble|pha|ro|ste|no|se *f* (Ⓔ blepharostenosis): ***Syn***: *Lidverengerung, Lidstenose, Augenlidstenose, Blepharophimose*; angeborene oder erworbene Verengung der Lidspalte

Ble|pha|ro|sym|phy|sis *f*, *pl* **-ses**: *→ Symblepharon*

Ble|pha|ro|syn|e|chie *f*: *→ Symblepharon*

Ble|pha|ro|to|mie *f* (Ⓔ blepharotomy): ***Syn***: *Tarsotomie*; Durchtrennung der Lidplatte

BLG *Abk.*: β-Lactoglobulin

Blick|feld *nt* (Ⓔ visual field): maximal mit den Augen erfassbarer Raum, d.h., das Gebiet, das bei ruhig gehaltenem Kopf, aber maximaler Augenbewegung wahrgenommen werden kann; *s.a. Gesichtsfeld*

Blick|krampf *m* (Ⓔ oculogyric crisis): ***Syn***: *Schauanfall*; Minuten bis Stunden anhaltende Verdrehung der Augen (meist) nach oben, z.B. nach Enzephalitis*

Blick|läh|mung *f* (Ⓔ paralysis of gaze): Störung oder Aufhebung der koordinierten Blickbewegungen der Augen; man unterscheidet **horizontale Blicklähmung** [meist bei Abduzenslähmung] und **vertikale Blicklähmung** [auch **Parinaud-Syndrom**], die z.B. bei Pinealistumor auftritt

Blick|läh|mungs|nys|tag|mus *m*: →*Blickrichtungsnystagmus*

Blick|rich|tungs|nys|tag|mus *m* (Ⓔ gaze-paretic nystagmus): ***Syn***: *Blicklähmungsnystagmus*; durch eine zentrale Vestibularisstörung verursachter Nystagmus* beim Blick in eine bestimmte Richtung

Blind|brem|se *f* (Ⓔ Chrysops): ***Syn***: *Chrysops*; blutsaugende Bremsengattung; in den Tropen Krankheitsüberträger [Loiasis*, Tularämie*]

Blind|darm *m* (Ⓔ blind intestine): ***Syn***: *Zäkum, Zökum, Caecum, Intestinum caecum*; sackförmiger Anfangsteil des Dickdarms im rechten Unterbauch; am blinden Ende liegt der Wurmfortsatz [Appendix* vermiformis], der oft als Blinddarm bezeichnet wird; *s.a. Colon*

Blind|darm|ent|fer|nung *f*: →*Appendektomie*

Blind|darm|ent|zün|dung *f* (Ⓔ **1.** typhlitis **2.** appendicitis): **1.** ***Syn***: *Zäkumentzündung, Typhlitis*; Entzündung des Blinddarms/Zäkums; klinisch nicht von einer Appendicitis* zu unterscheiden **2.** →*Appendicitis*

Blind|darm|o|pe|ra|ti|on *f*: →*Appendektomie*

Blind|darm|re|sek|ti|on *f*: →*Typhlektomie*

Blind|heit *f* (Ⓔ blindness): ***Syn***: *totale Blindheit, Erblindung, Amaurosis*; vollständige, durch eine amaurotische Pupillenstarre* gekennzeichnete Erblindung bei Ausfall der optischen Funktionen eines oder beider Augen; die häufigsten Ursachen der Erblindung in Europa sind Schädigung der Netzhaut [Retinitis pigmentosa] oder des Sehnervens, Glaukom, Makuladegeneration und Verletzungen; in den unterentwickelten Ländern stehen dagegen Katarakt, Trachom, Onchozerkose und Keratomalazie an 1. Stelle
die gesetzliche Definition in Deutschland besagt, dass eine Blindheit vorliegt, wenn die Sehschärfe des besseren Auges nicht mehr als 1/50 [0,02] der normalen Sehschärfe beträgt; zwischen 1/3 [0,3] und 1/50 [0,02] liegt eine wesentliche Sehbehinderung vor

diabetische Blindheit: →*diabetogene Blindheit*

diabetogene Blindheit (Ⓔ diabetic amaurosis): ***Syn***: *diabetische Blindheit, diabetogene/diabetische Amaurose*; Erblindung als Endstadium einer Retinopathia* diabetica; häufigste Erblindung in den industrialisierten Ländern

zentrale Blindheit (Ⓔ central amaurosis): ***Syn***: *zerebrale Amaurose, zentrale Amaurose, Amaurosis centralis*; durch eine Störung der Sehbahn oder der Sehzentren [Rindenblindheit*] bedingte Erblindung

Blind-loop-Syndrom *nt* (Ⓔ blind-loop syndrome): ***Syn***: *Blindsack-Syndrom, Syndrom der blinden Schlinge, Blindschlingensyndrom*; durch chronische Stauung von Darminhalt in einer nebengeschlossenen Darmschlinge entstehende Beschwerden [u.a. Völlegefühl, Durchfall, Anämie]; **Therapie**: Umwandlung in eine End-zu-End-Anastomose

Blindsack-Syndrom *nt*: →*Blind-loop-Syndrom*

Blind|schlin|gen|synd|rom *nt*: →*Blind-loop-Syndrom*

Blind|wirt *m* (Ⓔ accidental host): ***Syn***: *Fehlwirt*; Wirt, in dem die Entwicklung eines Parasiten nicht zum Abschluss gelangen kann

B-Linien-ALL *f* (Ⓔ B-All): *s.u. akute lymphatische Leukämie*

Blin|zel|krampf *m*: →*Blepharoklonus*

Blin|zel|re|flex *m* (Ⓔ blink reflex): Lidschluss bei Berührung der Hornhaut [**Kornealreflex, Hornhautreflex**] oder Bindehaut [**Konjunktivalreflex**]

Blitz|fi|gu|ren *pl* (Ⓔ lightning patterns): *s.u. Blitzschlag*

Blitz-Nick-Salaam-Krämpfe *pl* (Ⓔ salaam spasms): ***Syn***: *BNS-Krämpfe, infantile Spasmen, Propulsiv-petit-mal, West-Syndrom*; bereits im 1. Lebensjahr [2.–8. Lebensmonat] beginnende Form der Epilepsie*; beruht i.d.R. auf einer intrauterinen oder postpartalen Enzephalopathie*; betrifft Jungen wesentlich häufiger als Mädchen; die Anfälle imponieren durch brüske Vorwärtsbewegungen von Kopf und Rumpf, die von einem Anheben der Beine oder Einschlagen der Arme begleitet sind [deshalb Blitz-Nick-Salaam-Krämpfe]; die Anfälle dauern nur Sekunden, können aber in Serien von bis zu 50 Anfällen auftreten und in Grand-mal-Anfälle* übergehen; im EEG* findet sich das charakteristische Bild von Hypsarrhythmie oder diffusen, gemischten Krampfpotentialen
die **Prognose** ist unbehandelt schlecht; es kommt zu schwerer psychomotorischer Entwicklungshemmung und später Demenz; ab dem 5. Jahr verschwinden die BNS-Krämpfe, oft entwickeln sich später aber fokale oder generalisierte Krämpfe

Blitz|schlag *m* (Ⓔ lightning stroke): ***Syn***: *Fulguration, Blitzeinschlag, Blitzeinwirkung*; der Blitzschlag ist eine Sonderform des Elektrounfalls, mit einem kurzdauernden hochenergetischen Stromdurchfluss durch den Körper; die an der Haut sichtbaren Schäden reichen von Erythemen [oft als sog. **Blitzfiguren**] bis zu ausgedehnten Verbrennungen und Nekrosen; gravierender ist aber die Schädigung innerer Organe, die zu Komplikationen, wie z.B. Herzrhythmusstörungen, Kammerflimmern, Atemstillstand und Nierenversagen führen kann

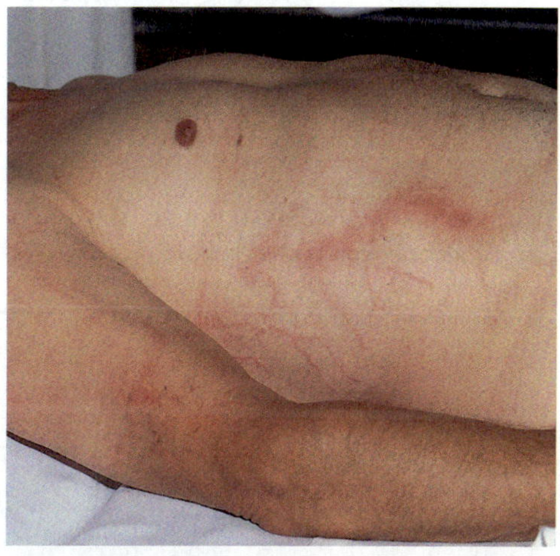

Abb. B68. Blitzfiguren

Blitz|star *m* (Ⓔ electric cataract): ***Syn***: *Cataracta electrica*; Linsentrübung durch Blitzschlag oder Starkstromeinwirkung

Blk. *Abk.*: →*Blutkörperchen*

BLM *Abk.*: →*Bleomycin*

Bloch: **1.** Martin Bloch; 1866–1908; deutscher Neurologe (Berlin) **2.** Bruno Bloch; 1878–1933; schweizer Hautarzt (Basel, Zürich)

Bloch-Sulzberger-Syndrom *nt*: →*Incontinentia pigmenti Typ Bloch-Sulzberger*

Block *m* (Ⓔ **1.** heart block **2.** nerve block **3.** block): **1.** →*kardialer Block* **2.** ***Syn***: *Nervenblock, Blockade, Nervenblockade*; Unterbrechung der Nervenleitung, z.B. zur Schmerztherapie [**therapeutische Blockade**], Identifizierung eines spezifischen Nervens [**diagnostische Blockade**] oder Regionalanästhesie* **3.** Blockierung, Verstopfung eines Gefäßes

3-in-1-Block (Ⓔ 3-in-1 block): inguinale Leitungsanästhesie* von Nervus* femoralis, Nervus* cutaneus femoralis lateralis und Nervus* obturatorius; wird bei Operationen am ventralen Oberschenkel und zur Schmerztherapie bei Oberschenkelhalsfrakturen eingesetzt

atrioventrikulärer Block: →*AV-Block*

bifaszikulärer Block (Ⓔ bifascicular block): *s.u. intraventrikulärer Block*

fokaler Block (Ⓔ focal block): ***Syn***: *Fokalblock*; auf einen kleineren Bezirk beschränkter Herzblock

B

intraatrialer Block (Ⓔ intra-atrial block): Block des Erregungsimpulses innerhalb des Vorhofs
intraventrikulärer Block (Ⓔ intraventricular block): Block des Erregungsimpulses im Kammermyokard; nach dem von Rosenbaum et al. vorgeschlagenen Konzept einer trifaszikulären intraventrikulären Erregungsleitung kann man aufgrund der Veränderungen des QRS-Komplexes in Standardableitungen zwischen **monofaszikulärem, bifaszikulärem** und **trifaszikulärem Block** unterscheiden; zu den **monofaszikulären Blockierungen** gehören **Rechtsschenkelblock** [RSB], **linksanteriorer Hemiblock** [LAH] und **linksposteriorer Hemiblock** [LPH]; bei einem **bifaszikulären Block** liegt eine Kombination von zwei monofaszikulären Blockierungen vor [RSB und LAH; RSB und LPH; LAH und LPH = Linksschenkelblock, LSB]; *s.a. Essay Elektrokardiogramm S. 571*

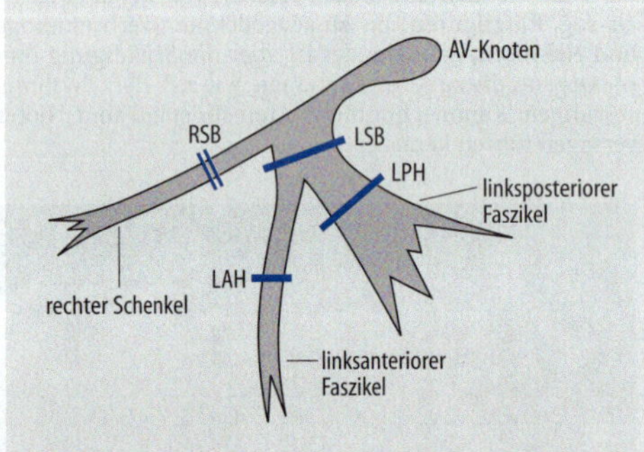

Abb. B69. Schema der intraventrikulären Blockbilder

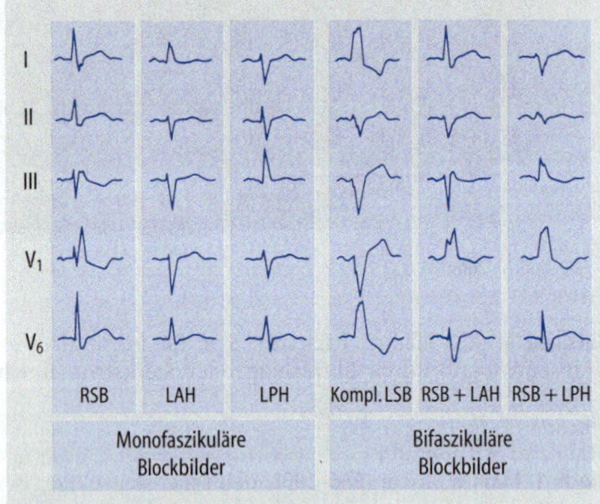

Abb. B70. Intraventrikuläre Blockbilder im Oberflächen-EKG. **RSB** = Rechtsschenkelblock, **LAH** = linksanteriorer Hemiblock, **LPH** = linksposteriorer Hemiblock, **LSB** = Linksschenkelblock

kardialer Block (Ⓔ heart block): *Syn*: *Block, Herzblock*; Störung oder Unterbrechung der normalen Erregungsleitung des Herzens; nach der Lokalisation kann man zwischen **atrioventrikulärem Block** [Blockierung der Überleitung vom Vorhof auf die Kammer; *s.a. AV-Block*], **intraatrialem Block** und **intraventrikulärem Block** unterscheiden; die Blockierung der Erregungsüberleitung kann vorübergehend auftreten [z.B. bei Vagotonie] oder permanent vorhanden sein; wichtig ist die Unterscheidung von partiellem Block, der zu einer Verlängerung der Überleitungszeit und evtl. zum Ausfall einzelner Systolen führt, und vollständigem Block; *s.a. Essay Elektrokardiogramm S. 571*
monofaszikulärer Block (Ⓔ monofascicular block): *s.u. intraventrikulärer Block*
neuromuskulärer Block (Ⓔ neuromuscular blockade): Blockierung der Erregungsübertragung an der motorischen Endplatte
sinuatrialer Block (Ⓔ sinuatrial block): *Syn*: *sinuaurikulärer Block, SA-Block*; Unterbrechung der Erregungsleitung vom Sinusknoten* zum Vorhof
sinuaurikulärer Block: *→ sinuatrialer Block*
trifaszikulärer Block (Ⓔ trifascicular block): *s.u. intraventrikulärer Block*

Blo|cka|de *f* (Ⓔ **1.** *→Block 2.* **2.** blockade): **1.** *→Block 2.* **2.** Blockierung, Verstopfung eines Gefäßes
diagnostische Blockade (Ⓔ diagnostic block): *s.u. Block 2.*
intraskalenäre Blockade (Ⓔ intrascalen block): *s.u. Armplexusanästhesie*
neurolytische Blockade (Ⓔ neurolytic block): therapeutische Blockade eines Nerven bei chronischen Schmerzzuständen durch Applikation von chemischen Neurolytika [z.B. Alkohol, Phenol]; kann an somatischen, sympathischen und Spinalnerven durchgeführt werden
therapeutische Blockade (Ⓔ therapeutic block): *s.u. Block 2.*
vertikale-infraklavikulare Blockade (Ⓔ vertical infraclavicular block): *s.u. Armplexusanästhesie*

Blo|cker *m* (Ⓔ blocker): die Wirkung einer anderen Substanz blockierender Stoff; blockierende Substanz
α-Blocker (Ⓔ alpha-blocker): *Syn*: *α-Adrenorezeptorenblocker, Alphablocker, Alpha-Adrenorezeptorenblocker, Alpharezeptorenblocker, α-Sympatholytikum*; Mittel, das kompetitiv die α-Rezeptoren an Erfolgsorganen hemmt; klinisch wichtig sind Blocker der α_1- und α_2-Rezeptoren der Gefäßwand, die z.B. bei Durchblutungsstörungen oder Blasenentleerungsstörungen eingesetzt werden
β-Blocker: *→Betablocker*

Blo|ckie|run|gen, mehr|fa|che *pl* (Ⓔ multiple blocks): *s.u. Essay Elektrokardiogramm S. 571*

Block|re|sek|ti|on *f* (Ⓔ en-bloc resection): *Syn*: *En-bloc-Resektion*; Entfernung eines Organs oder Organteils zusammen mit umliegenden Strukturen, v.a. der Lymphgefäße und -knoten

Block|wir|bel *pl* (Ⓔ block vertebrae): angeborene oder erworbene Verschmelzung von zwei oder mehr Wirbeln

Bloom: David Bloom; amerikanischer Hautarzt (New York) im 20. Jahrhundert
Bloom-Syndrom *nt* (Ⓔ Bloom's syndrome): sehr seltenes, autosomal-rezessives Syndrom mit typischem Schmetterlingserythem im Gesicht [i.d.R. bereits im 1. Lebensjahr] sowie teleangiektatischen Erythemen der Unterarme und proportioniertem Minderwuchs; auffällig sind auch eine partielle Hypogammaglobulinämie* und eine Neigung zu Chromosomenbrüchen und -anomalien; später kommt es meist zur Entwicklung eines malignen Tumors [Karzinome, Leukämien]

Blount: Walter Putnam Blount; amerikanischer Orthopäde (Milwaukee) im 20. Jahrhundert
Blount-Krankheit *f* (Ⓔ Blount's disease): *Syn*: *Osteochondrosis deformans tibiae*; durch O-Bein-Bildung gekennzeichnete aseptische Entzündung des Schienbeins; die **infantile Form** tritt meist beidseitig auf, die **juvenile Form** dagegen nur einseitig

Blow-out-Fraktur *f* (Ⓔ blow-out fracture): Bruch des Bodens der Augenhöhle durch Gewalteinwirkung auf Auge und Orbita

BLS *Abk.*: *→Blut-Liquor-Schranke*

blue baby *nt*: *Syn*: *zyanotischer Säugling*; Bezeichnung für Säuglinge mit Blaufärbung bei angeborenen Herzfehlern mit Rechts-Links-Shunt* oder bei Methämoglobinämie*

blue bloater *m*: durch Zyanose*, Dyspnoe* und Polyglobulie* gekennzeichneter Patient mit bronchitischem Lungenemphysem*; *s.a. pink puffer*

Blue-rubber-bleb-nevus-Syndrom *nt*: *→Blaue-Gummiblasen-Nävus-Syndrom*

Blue-toe-Phänomen *nt* (Ⓔ blue toe phenomenon): Blauverfärbung einer oder mehrerer Zehen bei akralen Durchblutungsstörungen, z.B. bei arterieller Embolie* oder peripherer arterieller Verschlusskrankheit*

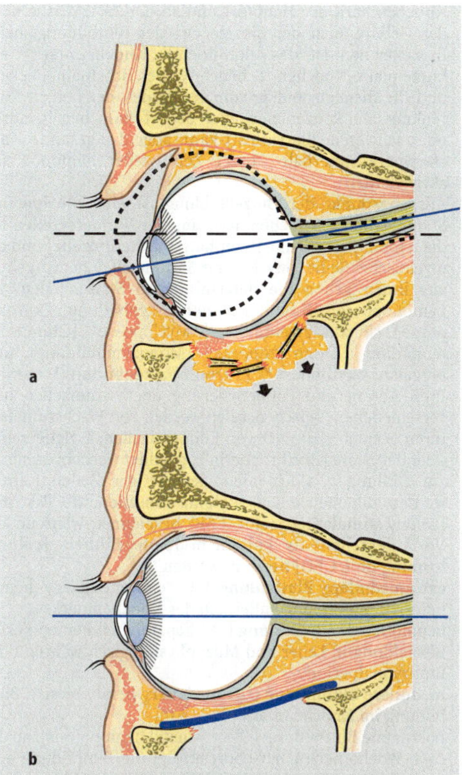

Abb. B71. Blow-out-Fraktur. **a** präoperativ, **b** nach Orbitabodenrekonstruktion mit autogenem Knorpel oder Polydioxanonfolie

Blum: Paul Blum; 1878–1933; französischer Arzt

Blum-Krankheit *f*: *→Gougerot-Blum-Krankheit*

Blumberg: Moritz Blumberg; 1873–1955; deutscher Chirurg (Berlin)

Blumberg-Symptom *nt* (Ⓔ Blumberg's sign): ***Syn***: *Blumberg-Zeichen*; Loslassschmerz im rechten Unterbauch bei Appendizitis*

Blu|men|kohl|ohr *nt*: *→Othämatom*

Blut *nt* (Ⓔ blood): ***Syn***: *Sanguis*; aus Zellen [Blutkörperchen*] und Blutplasma* bestehendes flüssiges Organ; die Zellen machen ca. 44–46 % des Volumens aus, das Plasma den Rest [*s.a. Hämatokrit*]; die wichtigsten Funktionen des Blutes sind Transportfunktion für Atemgase [Sauerstoff, Kohlendioxid], Nährstoffe, Metaboliten, Hormone und Vitamine, Wärmeregulation und Abwehrfunktion [spezifische und unspezifische Abwehr]; das Blut macht ungefähr 6–8 % der Körpermasse aus, d.h., ein Erwachsener hat ca. 4–6 l Blut [Normovolämie], von dem sich ca. 85 % im venösen System befindet und nur ca. 15 % im arteriellen System; eine Verminderung des Blutvolumens bezeichnet man als **Hypovolämie**, eine Erhöhung als **Hypervolämie**; verglichen mit Wasser hat Blut eine relative Viskosität von ca. 4,5 [3,5–5,4]; die Viskosität nimmt mit steigendem Hämatokrit* zu

arterielles Blut (Ⓔ arterial blood): in den Arterien fließendes Blut; im Körperkreislauf ist es sauerstoffreich, im Lungenkreislauf sauerstoffarm

defibriniertes Blut (Ⓔ defibrinated blood): fibrinfreies, nicht-gerinnbares Blut

gemischtes Blut (Ⓔ mixed blood): arterielles und venöses Mischblut

okkultes Blut (Ⓔ occult blood): *s.u. Blutstuhl*

sauerstoffarmes Blut (Ⓔ deoxygenated blood): meist gleichgesetzt mit venösem Blut; durch den Austausch von Sauerstoff gegen Kohlendioxid im Gewebe sinkt die Sauerstoffsättigung auf 73 % und der Partialdruck für O_2 auf 40 mm Hg; der pCO_2 dagegen liegt konstant bei 46 mm Hg

sauerstoffreiches Blut (Ⓔ oxygenated blood): meist gleichgesetzt mit arteriellem Blut; die Sauerstoffsättigung liegt bei 97 % und die Partialdrücke für O_2 bei 90 mm Hg und für CO_2 bei 40 mm Hg

venöses Blut (Ⓔ venous blood): in den Venen fließendes Blut; im Lungenkreislauf ist es sauerstoffreich, im Körperkreislauf sauerstoffarm

Blut|a|gar *m/nt* (Ⓔ blood agar): Nähragar mit Zusatz von tierischem oder menschlichem Blut

Blut|ar|mut *f* (Ⓔ anemia): Anämie*

Blut|aus|tausch *m*: *→Blutaustauschtransfusion*

Blut|aus|tausch|trans|fu|si|on *f* (Ⓔ exchange transfusion): ***Syn***: *Austauschtransfusion, Blutaustausch*; Bluttransfusion mit gleichzeitiger Entnahme von Empfängerblut mit dem Ziel· das Blut des Empfängers soweit als möglich durch Spenderblut zu ersetzen; wird entweder als **Eingefäßmethode** [abwechselnde Blutentnahme und Zufuhr über dasselbe Gefäß] oder als **Zweigefäßmethode** [kontinuierliche Entnahme und Zufuhr über zwei verschiedene Gefäße] durchgeführt

Blut|bild *nt* (Ⓔ blood count): ***Syn***: *Blutstatus, Hämogramm*; quantitative Bestimmung der Blutbestandteile und ihre graphische oder tabellarische Darstellung

großes Blutbild (Ⓔ complete blood count): Auszählung der roten und der weißen Blutzellen, der Thrombozyten und Bestimmung des Hämoglobins

rotes Blutbild (Ⓔ red cell count): Auszählung der roten Blutzellen und Bestimmung des Hämoglobins

weißes Blutbild (Ⓔ white cell count): Auszählung der weißen Blutzellen; *s.a. Differentialblutbild*

zentrales Blutbild (Ⓔ myelogram): ***Syn***: *Hämatomyelogramm, Myelogramm*; quantitative Auswertung der Zellen im Knochenmarkausstrich

Tab. B72. Auszählung von Knochenmarkzellen

	Beobachteter Bereich	95%-Bereich	Durchschnitt
Blasten	0–3,2	0–3,0	1,4
Promyelozyten	3,6–13,2	3,2–12,4	7,8
Myelozyten	4,0–21,4	3,7–10,0	7,6
Metamyelozyten	1,0–7,0	2,3–5,9	4,1
Stab- und Segmentkernige			
Männer	21,0–45,6**	21,9–42,3	32,1
Frauen	29,6–46,6**	28,8–45,9	37,4
Eosinophile	0,9–7,4	0,7–6,3	3,5
Basophile	0–0,8	0–0,4	0,1
Erythroblasten			
Männer	18,0–39,4**	16,2–40,1	28,1
Frauen	14,0–31,8**	13,0–32,0	22,5
Lymphozyten[a]	4,6–22,6	6,0–20,0	13,1
Plasmazellen	0–1,4	0–1,2	0,6
Monozyten	0–3,2	0–2,6	1,3
Makrophagen	0–1,8	0–1,3	0,4
Verhältnis Myelop./Erythrop.			
Männer	1,1–4,0*	1,1–4,1	2,1
Frauen	1,6–5,4*	1,6–5,2	2,8

* p = 0,01, ** p = 0.001; [a] bei Kleinkindern kann der Lymphozytenanteil bis zu 35% betragen

Blut|bil|dung *f* (Ⓔ blood formation): ***Syn***: *Hämatopoese, Hämopoese, Hämatopoiese, Hämopoiese*; Bildung der zellulären Blutelemente; die **embryonale Blutbildung** erfolgt zuerst im Dottersack, dann in Leber und Milz [**hepatolienale Blutbildung**]; ab dem 7. Schwangerschaftsmonat ist das

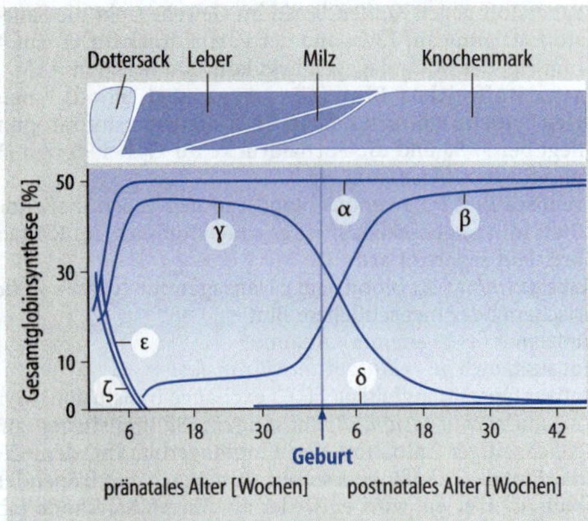

Abb. B73. Globinsynthese. Prä- und postnatale Synthese der Globinketten

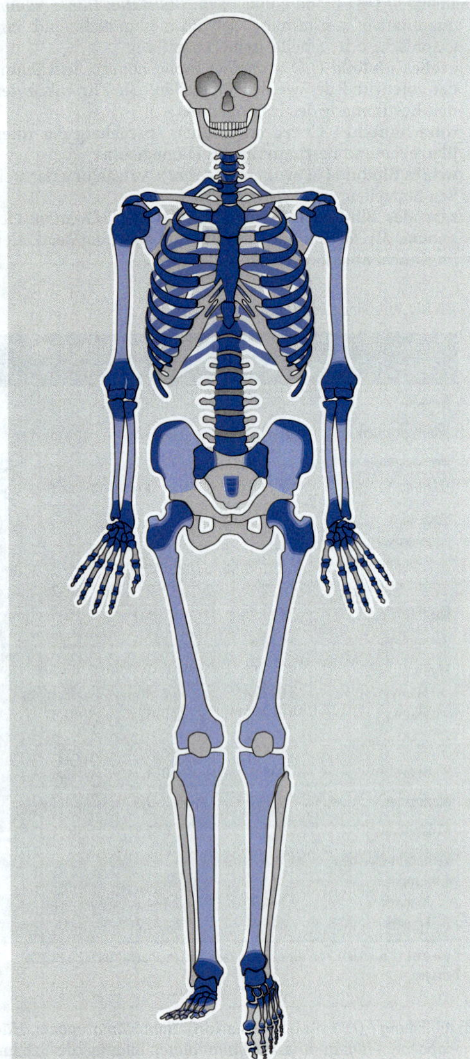

Abb. B74. Blutbildendes Knochenmark bei Erwachsenen [dunkelblau] und Kindern [hellblau]

Knochenmark der Hauptort und ab der 2.–4. Woche nach der Geburt auch der einzige Ort der Blutbildung; beim Erwachsenen ist das blutbildende Knochenmark* auf kurze platte Knochen [Schädel, Wirbel, Brustbein, Becken] und die distalen und proximalen Enden der langen Röhrenknochen konzentriert; bei Bedarf [z.B. bei Tumoren oder schwerem Blutverlust] kann aber das gesamte Knochenmark innerhalb kurzer Zeit wieder hämopoetisch aktiv werden

Ausgangspunkt der Butzellbildung ist eine **pluripotente Stammzelle** im Knochenmark, aus der **Vorläuferzellen** für die lymphatische Reihe [**lymphatische Stammzelle**] und die myeloische Reihe [**myeloische Stammzelle**] hervorgehen; aus ihnen gehen die **determinierten Stammzellen** der Lymphopoese* [B- und T-Lymphozytenbildung], Erythropoese* [Erythrozytenbildung], Myelopoese* [Granulozytenbildung], Monozytopoese* [Monozytenbildung], und Megakaryozytopoese* [Thrombozytenbildung] hervor; Proliferation und Differenzierung der Stammzellen und verschiedenen Zwischenstufen werden von **Wachstumsfaktoren** gesteuert, die z.B. von Endothelzellen, T-Helferzellen oder der Niere [Erythropoetin*] gebildet werden; da sie oft zur Bildung von Kolonien gleichartiger Zellen führen, werden die meisten als **kolonie-stimulierende Faktoren** [colony-stimulating factor, CSF] bezeichnet, während die Vorläuferzellen als **kolonie-bildende Einheit** [colony-forming unit, CFU] benannt werden

extramedulläre Blutbildung (Ⓔ extramedullary hemopoiesis): Blutbildung außerhalb des Knochenmarks

hepatolienale Blutbildung (Ⓔ hepatolienal hemopoiesis): Blutbildung in Leber und Milz; physiologisch während der Embryonalperiode

medulläre Blutbildung (Ⓔ medullary hemopoiesis): Blutbildung im Knochenmark

postnatale Blutbildung (Ⓔ postnatal hemopoiesis): ab der 2.–4. Woche nach der Geburt erfolgt die Blutbildung ausschließlich im Knochenmark

pränatale Blutbildung (Ⓔ antenatal hemopoiesis): die **embryonale Blutbildung** erfolgt zuerst im Dottersack, dann in Leber und Milz [**hepatolienale Blutbildung**]; ab dem 7. Schwangerschaftsmonat ist das Knochenmark der Hauptort und ab der 2.–4. Woche nach der Geburt auch der einzige Ort der Blutbildung

Blut|bruch *m* (Ⓔ hematocele): *Syn*: *Hämatozele, Haematocele*; Blutansammlung in einem physiologischen Hohlraum oder einer Gewebsspalte

Blut|brust *f*: *→Hämothorax*

Blut|druck *m* (Ⓔ blood pressure): der in den Gefäßen des großen und kleinen Kreislaufs herrschende Druck; durch die rhythmische Herztätigkeit schwankt der Wert für den Blutdruck zwischen hohen Werten für den **systolischen Blutdruck** und niedrigeren Werten für den **diastolischen Blutdruck**; der **arterielle Blutdruck** unterscheidet sich wesentlich vom **venösen Blutdruck**

die wechselnden Durchblutungsanforderungen der einzelnen Organe, die oft im Gegensatz zueinander stehen oder miteinander konkurrieren, erfordern eine ständige Kontrolle und Anpassung des Gesamtkreislaufs und v.a. des mittleren arteriellen Blutdrucks; während die akute Regulation des arteriellen Drucks v.a. durch die Barorezeptoren in Karotissinuns und Aorta vermittelt wird, erfolgt die langfristige Regulation durch Anpassung des Blutvolumens durch Veränderung der Wasserausscheidung in der Niere

die Blutdruckwerte hängen von der Position des Patienten, dem Aktivitätszustand, der geistigen Verfassung usw. ab; zur Ausschaltung aller dieser Faktoren wird soweit als möglich der **Ruheblutdruck** im Sitzen oder Liegen gemessen [*s.a. Blutdruckmessung nach Riva-Rocci*]; bei gesunden Erwachsenen zwischen 20 und 40 Jahren liegt der Mittelwert für den systolischen Blutdruck bei 120 mm Hg und für den diastolischen Blutdruck bei 80 mm Hg; diese Werte steigen mit zunehmendem Alter etwas an, wobei der systolische Druck stärker ansteigt als der diastolische; nach der WHO liegt der Normwert für den systolischen Druck unter 140 mm Hg und für den diastolichen Druck unter 90 mm Hg;

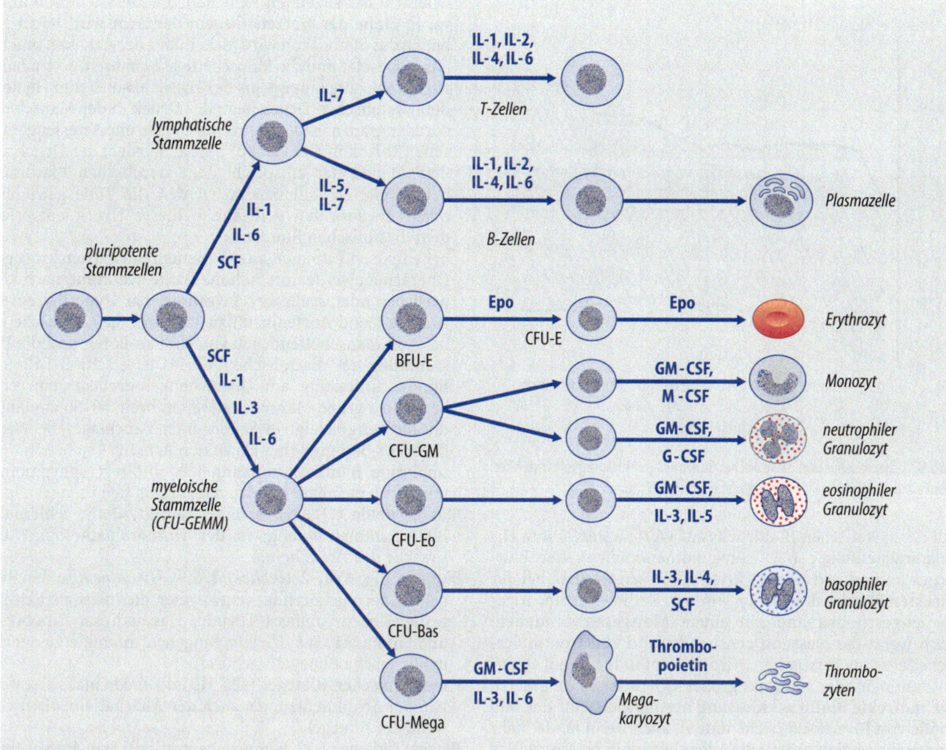

Abb. B75. Stammbaum der Blutbildung

Tab. B76. Wachstumsfaktoren der Blutbildung

Wachstums-faktor	Molekular-gewicht	Lokalisation des Gens	Zielzellen
Erythropoetin	35	# 7q11	CFU-E; BFU-E
Stem-cell-Faktor	36	# 12	CFU-GEMM; BFU-E; CFU-GM; Mastzelle
GM-CSF	25	# 5q23	CFU-GEMM; CFU-GM; BFU-E; Monozyten
G-CSF	18 – 22	# 17q11.2-21	CFU-G; CFU-GEMM; neutrophile Granulozyten
M-CSF	45 – 70	# 5q33	CFU-M; Makrophagen

GM-CSF: granulocyte-macrophage stimulating factor, **G-CSF**: granulocyte stimulating factor, **M-CSF**: macrophage stimulating factor, **CFU-GEMM**: colony forming unit granulocyte erythrocyte megacaryocyte, **BFU-E**: burst forming unit erythrocyte

Ruhewerte von 160 mm Hg systolisch und 95 mm Hg diastolisch kennzeichnen eine Hypertonie* [*Abb. B77, B78*]

niedriger Blutdruck: → *chronische arterielle Hypotonie*

statischer Blutdruck (Ⓔ static blood pressure): ***Syn:*** *mittlerer Füllungsdruck*; Druck im gesamten Kreislaufsystem bei akutem Herzstillstand; liegt mit 6–7 mm Hg höher als der zentrale Venendruck*

Blut|druck|kri|se *f* (Ⓔ **1.** hypertensive crisis **2.** acute hypotension): **1.** ***Syn:*** *Hochdruckkrise, hypertensive Krise, hypertone Krise*; anfallsartiger Anstieg des Blutdrucks auf systolische Werte von mehr als 200 mm Hg oder diastolische Werte über 120 mm Hg; solange keine erkennbaren Organschäden vorliegen, spricht man von hypertensiver Krise, liegen Organschäden vor und besteht eine lebensbedrohliche Situation, die eine sofortige Drucksenkung verlangt, liegt ein **hypertensiver Notfall** vor; die häufigsten Ursachen sind

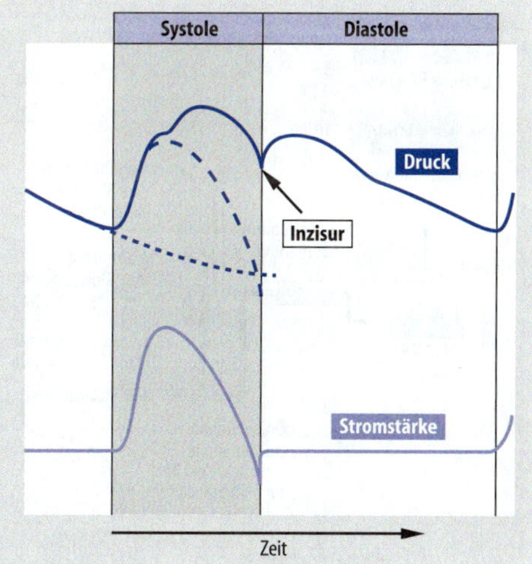

Abb. B77. Entstehung des primären Druckpulses

essentielle, renovaskuläre oder renoparenchymatöse Hypertonie*, EPH-Gestose*, Hyperthyreose*, Phäochromozytom*, intrazerebrale Blutung* und plötzliches Absetzen von Antihypertensiva*; **Klinik:** Kopfschmerz, Schwindel, Verwirrtheit, Sehstörungen, Bewusstseinseintrübung bis hin zum Koma, Dyspnoe, Angina* pectoris, Oligurie oder Anurie; **Therapie:** sofortige, aber nicht abrupte Blutdrucksenkung; orale Gabe von Nifedipin*, Nitrendipin* oder Nitroglycerin*, i.v.-Injektion von Clonidin*, Dihydralazin*, Urapidil* **2.** akute Hypotonie* mit einem plötzlichem Ab-

B

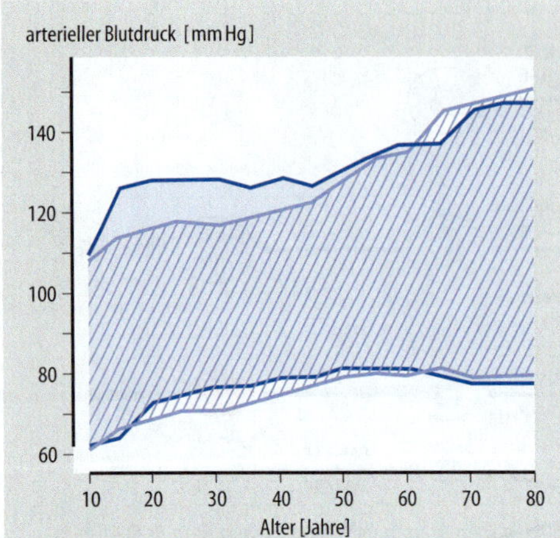

Abb. B78. Systolischer und diastolischer Blutdruck in Abhängigkeit vom Alter. *dunkelblaue Linien* = Männer, *hellblaue Linien* = Frauen

fall des systolischen Blutdrucks auf Werte unter 90 mm Hg

Blut|druck|mes|sung *f* (Ⓔ sphygmomanometry): der Blutdruck kann direkt oder indirekt gemessen werden; bei der **direkten Blutdruckmessung** wird ein Katheter in eine Arterie eingeschoben und mit einem Messgerät verbunden; auch wenn die Messung genauer ist und eine kontinuierliche Messung ermöglicht, wird die Methode nur auf Intensivstationen oder während großer Operationen eingesetzt; die **indirekte Blutdruckmessung** beruht meist auf der Methode von Riva-Rocci [siehe unten], auch wenn heute mehr und mehr semiautomatische oder elektronische Messgeräte eingesetzt werden

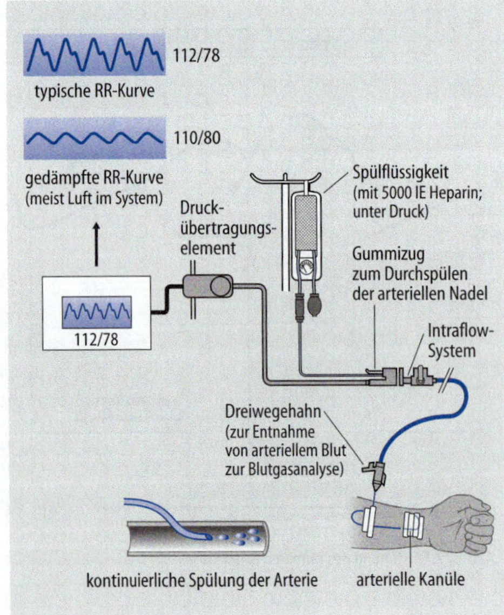

Abb. B79. Direkte Blutdruckmessung

blutige Blutdruckmessung (Ⓔ direkt sphygmomanometry): direkte Blutdruckmessung; *siehe oben*

invasive Blutdruckmessung (Ⓔ direkt sphygmomanometry): direkte Blutdruckmessung; *siehe oben*

Blutdruckmessung nach Riva-Rocci (Ⓔ Riva-Rocci method): indirekte Blutdruckmessung mittels einer aufblasbaren Manschette; die Messung erfolgt normalerweise am Oberarm des sitzenden Patienten; die Messstelle soll in etwa in Höhe der Herzens liegen; der Arm wird leicht gebeugt, das Stethoskop wird locker über der Arteria* brachialis aufgesetzt und die Manschette [12 cm breit, 30 cm lang] wird rasch aufgepumpt, bis der Druck etwa 30 mm Hg über dem systolischen Druck liegt; der Druck in der Manschette wird langsam abgelassen, bis pulssynchrone Arteriengeräusche [**Korotkoff-Geräusche**] hörbar werden; der Druck auf dem Manometer entspricht dem systolischen Blutdruck; beim weiteren Luftablassen werden die Töne ganz leise oder verschwinden vollständig; dieser Druck entspricht dem diastolischen Blutdruck
bei adipösen Patienten oder Patienten mit extrem kräftigen Oberarmen werden oft zu hohe Werte bestimmt; nach körperlicher oder seelischer Belastung, bei Hyperthyreose*, Anämie* und Aorteninsuffizienz* sind die Geräusche oft bis zum Manschettendruck von Null zu hören und die Bestimmung des diastolischen Wertes ist erschwert; für die Blutdruckmessung am Oberschenkel braucht man eine besonders große Manschette [18 cm breit, 60–80 cm lang]; die Messung erfolgt in Seiten- oder Bauchlage; die Werte liegen 10–30 mm höher als an den Armen

unblutige Blutdruckmessung (Ⓔ indirect sphygmomanometry): indirekte Blutdruckmessung; *siehe oben*

Blut|dys|kra|sie *f* (Ⓔ dysemia): *Syn*: *Dysämie*; fehlerhafte Blutzusammensetzung; in der Humoralpathologie* die Ursache der Krankheiten

Blut|e|gel *pl* (Ⓔ **1.–2.** leeches): **1.** *Syn*: *Hirudinea*; zu den Ringelwürmern gehörende Saugwürmer, die meist als Ektoparasiten leben; umfasst Hirudo, Haemadipsa, Dinobdella und Limnatis **2.** *Syn*: *Hirudo*; Ringelwurmfamilie, zu der der medizinische Blutegel* gehört

medizinischer Blutegel (Ⓔ Hirudo medicinalis): sowohl von der Schulmedizin als auch der Alternativmedizin verwendeter Blutegel

Blut|ein|di|ckung *f* (Ⓔ hemoconcentration): *Syn*: *Anhydrämie*; Wassermangel im Blut

Blut|er|bre|chen *nt* (Ⓔ blood vomiting): *Syn*: *Hämatemesis, Vomitus cruentus*; Erbrechen von hellem oder dunkelbraunem [**Kaffeesatzerbrechen**] Blut; *s.a. Magen-Darm-Blutung*

Blu|ter|ge|lenk *nt* (Ⓔ bleeder's joint): *Syn*: *Arthropathia haemophilica, hämophile Arthritis*; chronisches Gelenkleiden bei Hämophilie* mit fortschreitender Deformierung und Bewegungseinschränkung

Blut|er|guss *m* (Ⓔ bruise): *Syn*: *Hämatom, Haematoma*; traumatisch bedingte Blutansammlung im Gewebe oder einem Hohlraum

Blu|ter|krank|heit *f*: *→Hämophilie*

Blut|er|satz *m* (Ⓔ blood substitute): *Syn*: *Blutersatzflüssigkeit*; wässrige Lösung von Salzen oder organischen Stoffen zur Volumenauffüllung bei Hypovolämie*

Blut|er|satz|flüs|sig|keit *f*: *→Blutersatz*

Blut|farb|stoff *m* (Ⓔ blood pigment): Hämoglobin*

Blut|gas|a|na|ly|sa|tor *m* (Ⓔ blood gas analyzer): Apparat zur Bestimmung der im arteriellen oder venösen Blut vorhandenen Gase

Blut|gas|a|na|ly|se *f* (Ⓔ blood gas analysis): quantitative Bestimmung der im arteriellen oder venösen Blut vorhandenen Gase; meist mit einer Messung der Parameter des Säure-Basen-Haushaltes kombiniert

Blut|ga|se *pl* (Ⓔ blood gases): in gebundener oder gelöster Form im Blut vorhandene Gase

Blut-Gas-Verteilungskoeffizient *m* (Ⓔ blood-gas partition coefficient): *s.u. Verteilungskoeffizient*

Blut|ge|fäß|er|kran|kung *f* (Ⓔ vasculopathy): Angiopathie*, Vasopathie

Blut|ge|rinn|sel *nt* (Ⓔ blood clot): *Syn*: *Blutkoagulum, Gerinnsel, Koagel, Koagulum*; bei der Blutgerinnung* entstehendes Fibrinnetz mit eingelagerten Erythrozyten, Leukozyten und Thrombozyten

Blut|ge|rin|nung *f* (Ⓔ blood coagulation): *Syn*: *Koagulation, Gerinnung*; die Blutgerinnung ist der zweite Schritt der Blutungsstillung und wird deshalb auch als **sekundäre Hämostase** bezeichnet; schon 1905 beschrieb Paul Morawitz ein klassisches Schema der Blutgerinnung, das heute noch

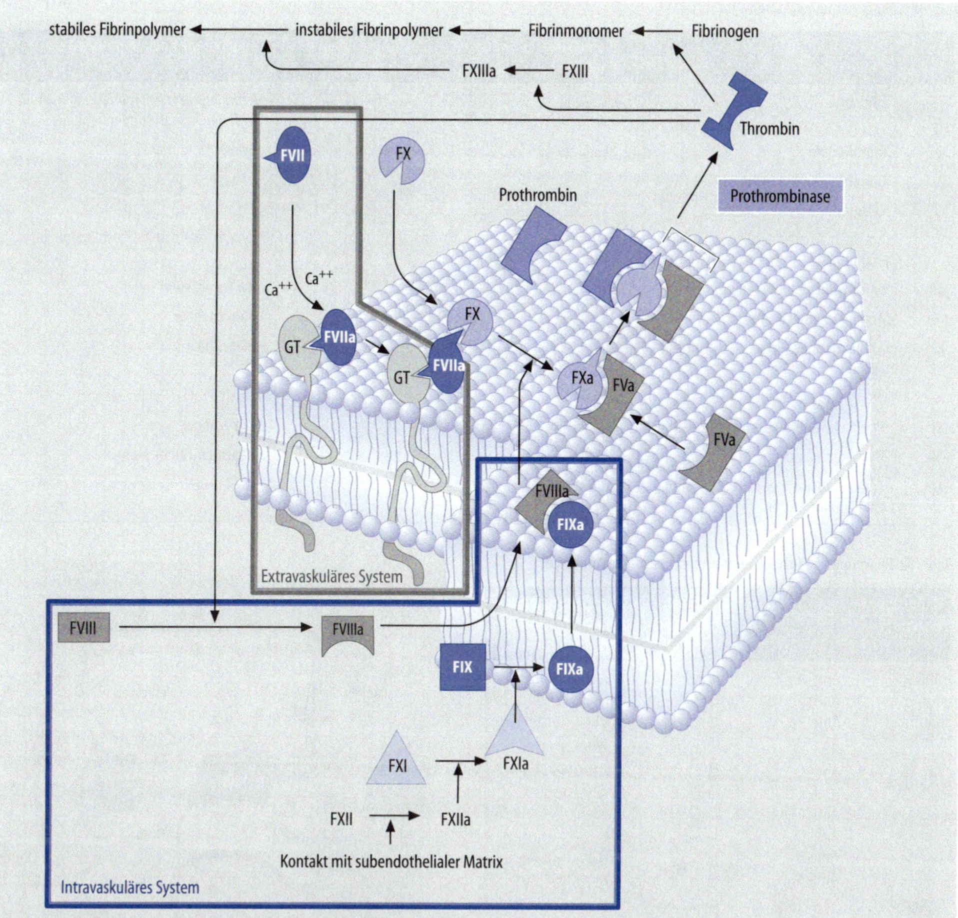

Abb. B80. Blutgerinnung. Aktivierung über das extravaskuläre und intravaskuläre System

Gültigkeit hat; im Laufe der Zeit zeigte sich aber, dass es zwei unterschiedliche Aktivierungsmechanismen für die sog. Gerinnungskaskade gibt, ein **intrinsisches** oder **intravaskuläres System**, das innerhalb von Minuten aktiviert wird, und ein **extrinsisches** oder **extravaskuläres System**, das nach einer Gewebeverletzung innerhalb von Sekunden aktiv ist; Faktor X [*s.u. Blutgerinnungsfaktoren*] stellt die gemeinsame Endstrecke von extrinsischem und intrinsischem System dar; seine aktive Form [Faktor Xa] bildet zusammen mit Faktor V, Calcium-Ionen und Phospholipiden einen als Prothrombinkinase bezeichneten Komplex, der die Umwandlung von Prothrombin* zu Thrombin* katalysiert; Thrombin wiederum katalysiert die Bildung von Fibrinmonomeren aus Fibrinogen*; die löslichen Fibrinmonomere lagern sich unter Wirkung elekrostatischer Kräfte zu Fibrinpolymeren aneinander; in Gegenwart von Faktor XIIIa und Ca-Ionen werden die Monomere durch kovalente Bindungen verknüpft und es entstehen unlösliche Fibrinpolymere

Blut|ge|rin|nungs|fak|to|ren *pl* (Ⓔ coagulation factors): ***Syn:*** *Gerinnungsfaktoren, Koagulationsfaktoren*; die Blutgerinnungskaskade hat insgesamt 12 Faktoren, die alle für einen regelrechten Ablauf nötig sind [*Tab. B81*]; *s.a. Blutgerinnung*

Blut|ge|rin|nungs|stö|rung *f*: *→Koagulopathie*

Blut|ge|rin|nungs|zeit *f* (Ⓔ clotting time): Zeitspanne zwischen Blutentnahme und der Gerinnung der Probe durch Bildung von festem Fibrin

Blut|glu|co|se *f*: *→Blutzucker*

Blut|glu|ko|se *f*: *→Blutzucker*

Blut|grup|pe *f* (Ⓔ blood group): durch spezifische Antigene der Erythrozytenmembran [Blutgruppenantigene] bedingte Eigenschaften, die mit Hilfe spezifischer Antikörper nachgewiesen werden können; die wichtigsten Blutgruppen sind **ABNull-Blutgruppe** [Blutgruppen A, AB, B, O], **Rhesus-Blutgruppe** und **MNSs-Blutgruppe**; die verschiedenen Blutgruppen spielen insbesondere eine Rolle als Auslöser von hämolytischen Transfusionsreaktionen und einer Neugeborenenerythroblastose und in der Rechtsmedizin bei Vaterschaftsgutachten und der Identifizierung von Tätern oder Opfern von Gewaltverbrechen [*Tab. B82*]

Blutgruppe A, AB, B, 0: *s.u. ABNull-Blutgruppen*

Blut|grup|pen|an|ti|ge|ne *pl* (Ⓔ blood-group antigens): ***Syn:*** *Blutgruppensubstanzen, Blutgruppenmerkmale*; auf Erythrozyten und anderen Zellen lokalisierte, genetisch-determinierte Makromoleküle, die für die einzelnen Blutgruppen spezifisch sind; *s.a. ABNull-Blutgruppen, Rhesus-Blutgruppen*

Blut|grup|pen|an|ti|kör|per *pl* (Ⓔ blood-group antibody): spezifische, gegen die Blutgruppenantigene gerichtete Antikörper, die eine Blutgruppeninkompatibilität hervorrufen; werden zur Blutgruppenbestimmung verwendet; *s.a. Rh-Inkompatibilität, AB0-Inkompatibilität, fetale Erythroblastose*

Blut|grup|pen|in|kom|pa|ti|bi|li|tät *f* (Ⓔ blood group incompatibility): ***Syn:*** *Blutgruppenunverträglichkeit*; Unverträglichkeit von Blutgruppen; Mischung von unverträglichem Blut führt zu Agglutination oder Zerstörung der Erythrozyten durch spezifische Antikörper; *s.a. Rh-Inkompatibilität, AB0-Inkompatibilität, fetale Erythroblastose*

B

Tab. B81. Blutgerinnungsfaktoren

Faktor	Bezeichnungen	Biologische Halbwertszeit (Stunden bzw. Tage)	Synthese Vitamin K-abhängig	Angeborene Koagulopathien
I	Fibrinogen	ca. 5 Tage	–	Afibrinogenämie, Hypofibrinogenämie, A-, Hypo- bzw. Dysfibrinogenämie
II	Prothrombin	2–3 Tage	+	Hypoprothrombinämie
III	Gewebethromboplastin			
IV	Calcium			
V	Accelerin, Acceleratorglobulin, labiler Faktor	ca. 1 Tag	–	Hypoaccelerinämie (Parahämophilie)
VII	Proconvertin, stabiler Faktor	5 h	+	Hypoproconvertinämie
VIII	Antihämophiler Faktor A	15 h	–	Hämophilie A
IX	Antihämophiler Faktor B, Christmas-Faktor	20 h	+	Hämophilie B
X	Stuart-Prower-Faktor	2 Tage	+	Stuart-Prower-Faktor-Mangel
XI	Plasma thromboplastin antecedent (PTA)	2 Tage	–	PTA-Mangel
XII	Hageman-Faktor	2 Tage	–	Hageman-Faktor-Mangel
XIII	Fibrin-stabilisierender Faktor (FSF), Loki-Lorand-Faktor	ca. 5 Tage	–	FSF-Mangel

Tab. B82. Blutgruppen. Wichtige blutgruppenspezifische Antikörper

Blutgruppen-system	Antikörper	Hämolytische Transfusions-reaktion	Neugeborenen-erythroblastose bei Inkompatibilität
AB0	Anti- A	Ja	Ja
	Anti- B	Ja	Selten
	Anti- A_1	Sehr selten	Nein
	Anti- H	Nein	Nein
Rh	Anti- C	Ja	Wahrscheinlich
	Anti- c	Ja	Wahrscheinlich
	Anti- C^w	Ja	Selten
	Anti- D	Ja	Ja
	Anti- E	Ja	Wahrscheinlich
	Anti- e	Ja	Wahrscheinlich
MNSs	Anti- M, -N, -S, -s	Sehr selten	Sehr selten
P	Anti- P_1	Nein	Nein
Lutheran	Anti- Lu^b	Ja	Selten
Kell	Anti- K	Ja	Ja
Lewis	Anti- Le^a, $-Le^b$	Ja	Nein
Duffy	Anti- Fy^a	Ja	Wahrscheinlich
Kidd	Anti- Jk^a	Ja	Selten

Blut|grup|pen|merk|ma|le *pl*: → *Blutgruppenantigene*
Blut|grup|pen|sub|stan|zen *pl*: → *Blutgruppenantigene*
Blut|grup|pen|un|ver|träg|lich|keit *f*: → *Blutgruppeninkompatibilität*
Blut|har|nen *nt*: → *Hämaturie*
Blut-Hirn-Schranke *f* (Ⓔ blood-brain barrier): selektive Schranke zwischen Blutgefäßen und Gehirn, die nur bestimmte Substanzen [lipophile Stoffe, kleine Moleküle] durchlässt und das Hirngewebe vor schädlichen Substanzen [auch Medikamenten] schützt; Vergiftungen, verschiedene Bakterientoxine, hohes Fieber, Hypoxie und Tumoren durchbrechen die Blut-Hirn-Schranke
Blut|hoch|druck *m*: → *Hypertonie*
Blut|hus|ten *m*: → *Hämoptyse*
Blut|ka|pil|la|re *f* (Ⓔ capillary): *Syn*: *Haargefäß, Kapillare, Vas capillare*; kleinste Blutgefäße, die zwischen arteriellem und venösem Schenkel des Kreislaufs liegen; sie dienen dem Stoff- und Gasaustausch zwischen Blut und Gewebe bzw. Blut und Atemluft; der Aufbau der Kapillaren ist organspezifisch, alle sind aber im Prinzip muskelfreie Endothelröhrchen, deren Wand durch eine Basalmembran* und Perizyten* verstärkt wird; das Endothel besteht aus flachen

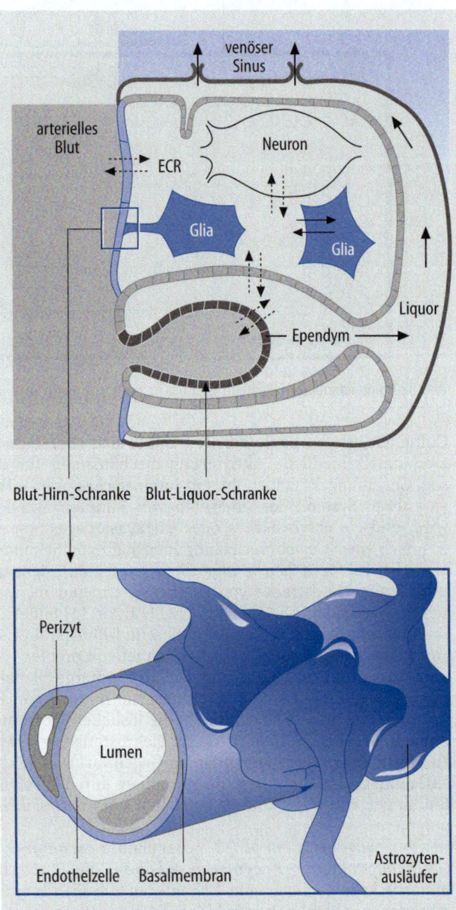

Abb. B83. Schema der Blut-Hirn-Schranke

Zellen, zwischen denen z.T. Lücken bestehen, die als **Poren** bezeichnet werden; **Fenestrationen** sind Bezirke, in denen der Zellleib kaum noch Plasma enthält und damit nur noch aus Plasmamembran besteht; Poren und Fenestrationen erleichtern den Stoffaustausch mit der Umgebung

Blut|ko|a|gu|lum *nt, pl* **-la**: *→Blutgerinnsel*

Blut|kon|ser|ve *f* (Ⓔ banked blood): mit Stabilisatoren versetztes Spenderblut, das als **Vollblutkonserve** oder als spezielle Präparation [**Plasmakonserve, Blutkörperchenkonzentrat**] verwendet werden kann

Blut|kör|per|chen *pl* (Ⓔ blood cells): *Syn*: *Hämozyten, Blutzellen*; Sammelbegriff für die im Blut enthaltenen Zellen, d.h. **rote Blutkörperchen** [Erythrozyten*], **weiße Blutkörperchen** [Leukozyten*] und **Blutplättchen** [Thrombozyten*] sowie ihre Vorstufen

Blut|kör|per|chen|kon|zen|trat *nt* (Ⓔ packed red cells): aus Vollblut gewonnenes Konzentrat einzelner zellulärer Blutbestandteile, z.B. **Erythrozytenkonzentrat, Thrombozytenkonzentrat, Leukozytenkonzentrat**

Blut|kör|per|chen|schat|ten *pl*: *→Blutschatten*

Blut|kör|per|chen|sen|kung *f*: *→Blutkörperchensenkungsgeschwindigkeit*

Blut|kör|per|chen|sen|kungs|ge|schwin|dig|keit *f* (Ⓔ erythrocyte sedimentation rate): *Syn*: *Blutkörperchensenkung, Blutsenkung, Erythrozytensenkungsreaktion*; Bestimmung der Sedimentationsgeschwindigkeit von Erythrozyten in ungerinnbar gemachtem Blut; beim gesunden Mann beträgt sie 3–6 mm in der ersten Stunde, bei der Frau 8–10 mm; die Blutkörperchensenkung ist ein unspezifischer Parameter, der bei Entzündungen und Tumoren erhöht sein kann; die Blutkörperchensenkungsgeschwindigkeit wird v.a. von der Zusammensetzung des Blutplasmas beeinflusst; eine Erhöhung der Albuminkonzentration senkt die Blutkörperchensenkung, während eine Erhöhung der Spiegel von Fibrinogen, Akute-Phase-Proteinen und Immunglobulinen zu einer Steigerung der Senkung führt; eine Verminderung des Hämatokrits* sowie verschiedene Arzneimittel [z.B. Acetylsalicylsäure] und Steroidhormone erhöhen ebenfalls die Blutkörperchensenkung

die Messung erfolgt meist nach der **Methode nach Westergren**: 1,6 ml Blut werden mit einer 2 ml-Spritze, die bereits 0,4 ml Na-Citratlösung enthält, aus der Kubitalvene entnommen; das ungerinnbar gemachte Blut wird in ein **Westergren-Röhrchen** mit einer 200 mm-Graduierung gefüllt und das Röhrchen senkrecht fixiert; die Senkung wird nach 1 h und 2 h abgelesen

Blut|kreis|lauf *m*: *→Kreislauf*

Blut|kul|tur *f* (Ⓔ blood culture): Methode zur direkten Anzüchtung von Bakterien aus Blut; Blutkulturen müssen vor Beginn einer antimikrobiellen Therapie angelegt werden, da sonst keine zuverlässigen Ergebnisse erwartet werden können; selbst bei Sepsis liefern aber nur ca. 20 % der Kulturen ein positives Ergebnis; d.h., eine positive Blutkultur hat einen hohen Aussagewert, eine negative Kultur schließt eine Infektion aber auf keinen Fall aus

Blut-Liquor-Schranke *f* (Ⓔ blood-CSF barrier): selektive Schranke zwischen Blutgefäßen und Liquorraum, die nur bestimmte Substanzen durchlässt; *s.a. Blut-Hirn-Schranke*

Blut|man|gel *m* (Ⓔ hematopenia): *Syn*: *Hämatopenie*; Verminderung des Blutvolumens

Blut|mast|zel|len *f* (Ⓔ blood mast cells): basophile Granulozyten* mit Heparin und Histamin in den Granula

Blutmastzell-Leukämie *f*: *→Basophilenleukämie*

Blut|mau|se|rung *f* (Ⓔ blood regeneration): Bezeichnung für den physiologischen Abbau von gealterten Erythrozyten und den Ersatz durch neue Erythrozyten aus dem blutbildenden Gewebe; der Abbau findet in den Zellen des retikulohistiozytäres Systems, v.a. der Milz statt; bei vermehrtem Abbau, z.B. bei Hämoglobinopathien*, kommt es deshalb häufig zu Milzvergrößerung [Splenomegalie*]

Blut|mo|le *f* (Ⓔ blood mole): *Syn*: *Mola sanguinolenta*; verhaltener Abort*, bei dem es nach Absterben des Embryos zu einer Organisation des Abortiveis kommt; entwickelt sich weiter zur lachsfarbenen **Fleischmole** [Mola carnosa] oder (seltener) **Steinmole**

Blut|pfropf *m*: *→Thrombus*

Blut|plas|ma *nt* (Ⓔ plasma): *Syn*: *Plasma*; die zellfreie Blutflüssigkeit macht ca. 54–56 % des Blutvolumens aus; 1 kg Plasma besteht aus 900–910 g ml Wasser, 65–80 g Plasmaproteinen und 20 g kleinmolekularen Substanzen [v.a. Elektrolyte, Glucose, Harnstoff]; das spezifische Gewicht liegt bei 1,025–1,029 und der pH-Wert im Bereich von 7,37–7,43; der größte Teil der mehr als 100 Plasmaproteine wird in der Leber und den Lymphgeweben synthetisiert; die meisten Verbindungen sind keine reinen Eiweiße, sondern enthalten Zucker- oder Lipidanteile [Glykoprotein*, Lipoprotein*]; bei der allgemein üblichen Auftrennung mittels Elektrophorese* enthält man fünf Fraktionen, von denen die Albumine* mit 55–70 % die größte Fraktion bilden; die Globuline sind eine heterogene Gruppe, die sich von den Albuminen durch ihre Form und schlechtere Wasserlöslichkeit unterscheiden; sie werden je nach ihrer Laufgeschwindigkeit in α_1-, α_2-, β- und γ-Globuline* unterteilt; die Hauptaufgaben der Plasmaproteine sind Aufrechterhaltung eines konstanten Blutvolumens und pH-Wertes, Transportmittel für wasserunlösliche Substanzen [Bilirubin, Cholesterin], Metalle [Eisen], Hormone [Cortisol] und Vitamine [Vitamin B_{12}], Mitwirkung bei Blutgerinnung und Hämolyse, Abwehr von pathogenen Erregern und Schadstoffen sowie Beteiligung bei der Akute-Phase-Reaktion von Entzündungen

Blut|plätt|chen *pl*: *→Thrombozyten*

Blut|plätt|chen|man|gel *m*: *→Thrombozytopenie*

Tab. B84. Blutplasma. Plasmaproteinfraktionen

Proteinfraktion		Mittlere Konzentration		MG	IP	Physiologische Bedeutung
Elektrophoretisch	Immunelektrophoretisch	g/l	µmol/l			
Albumin	Präalbumin	0,3	4,9	61 000	4,7	Bindung von Thyroxin; kolloidosmotischer
	Albumin	40,0	579,0	69 000	4,9	Druck, Vehikelfunktion; Reserveeiweiß
α_1-Globuline	Saures α_1-Glykoprotein	0,8	18,2	44 000	2,7	Gewebeabbauprodukt
	α_1-Lipoprotein (high density lipoprotein)	3,5	17,5	200 000	5,1	Lipidtransport (bevorzugt Phospholipide)
α_2-Globuline	Coeruloplasmin	0,3	1,9	160 000	4,4	
	α_2-Makroglobulin	2,5	3,1	820 000	5,4	
	α_2-Haptoglobin	1,0	11,8	85 000	4,1	
β-Globuline	Transferrin	3,0	33,3	90 000	5,8	Eisentransport
	β-Lipoprotein (low density lipoproteins)	5,5	0,3–1,8	3×10^6 bis 2×10^7	–	Transport von Lipiden (bevorzugt Cholesterin)
	Fibrinogen	3,0	8,8	340 000	5,8	Blutgerinnung
γ-Globuline	IgG	12,0	76,9	156 000	5,8	Immunglobuline (Antikörper gegen
	IgA	2,4	16,0	150 000	7,3	bakterielle Antigene und körperfremdes
	IgM	1,2	1,3	960 000		Protein)
	IgE	0,0003	0,002	190 000	–	

Tab. B85. Blutplasma. Mittlere Konzentration von Elektrolyten und Nichtelektrolyten

	g/l	mval/l	mmol/kg Plasmawasser
Elektrolyte			
Kationen			
Natrium	3,27	142	152
Kalium	0,16	4	4
Kalzium	0,10	5	3
Magnesium	0,03	3	1,6
Insgesamt		154	
Anionen			
Chlorid	3,65	103	110
Bicarbonat	1,65	27	129
Phosphat	0,10	2	1
Sulfat	0,05	1	1
Organische Säuren		5	
Eiweiß	65 bis 80	16	1
Insgesamt		154	
Nichtelektrolyte			
Glucose	0,7–1,1		5
Harnstoff	0,40		7

Blut|rei|ni|gung *f* (Ⓔ **1.** hemocatharsis **2.** hemodialysis): **1.** volkstümliche Bezeichnung für eine Kur mit diuretisch und laxativ wirkenden Mitteln; wird v.a. als sog. Frühjahrskur durchgeführt **2.** → *Hämodialyse*

Blut|schan|de *f*: → *Inzest*

Blut|schat|ten *pl* (Ⓔ erythrocyte shadows): *Syn*: *Erythrozytenschatten*; ausgelaugte, d.h. enthämoglobinisierte Erythrozyten im Blutausstrich oder Urinsediment

Blut|scheu *f* (Ⓔ hemophobia): *Syn*: *Hämophobie, Hämatophobie*; krankhafte Abneigung gegen Blut

Blut|schi|zo|go|nie *f* (Ⓔ erythrocytic schizogony): *Syn*: *erythrozytäre Schizogonie*; *s.u. Malaria*

Blut|schwamm *m* (Ⓔ **1.** simple hemangioma **2.** → *Hämangiom*): **1.** *Syn*: *blastomatöses Hämangiom, Haemangioma planotuberosum/simplex, Säuglingshämangiom*; meist schon bei der Geburt vorhandenes flach-gewölbtes subkutanes Hämangiom*; eine **Therapie** ist meist nicht nötig, da sich mehr als 70 % der Hämangiome spontan vor dem 12. Lebensjahr zurückbilden; Laserbehandlung und Kryotherapie sowie Glucocorticoidtherapie führen i.d.R. zu Rückbildung und narbenloser Abheilung **2.** → *Hämangiom*

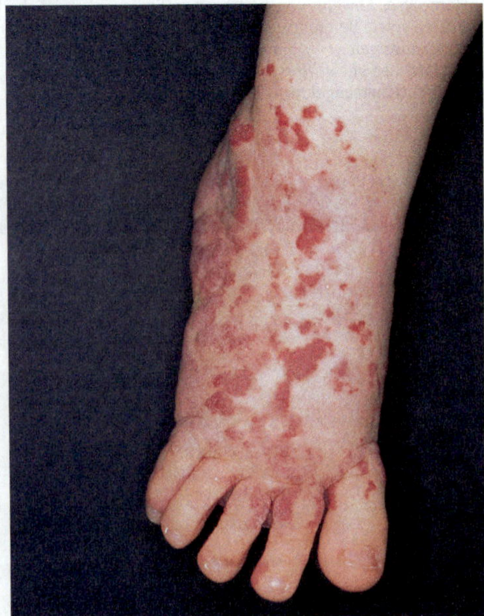

Abb. B86. Blutschwamm

Blut|schweiß *nt* (Ⓔ hematidrosis): *Syn*: *Blutschwitzen, Hämatidrosis, Hämathidrosis, Hämhidrose, Hämidrosis, Hämhidrosis*; Ausscheidung von bluthaltigem Schweiß

Blut|schwit|zen *nt*: → *Blutschweiß*

Blut|sen|kung *f*: → *Blutkörperchensenkungsgeschwindigkeit*

Blut|se|rum *nt*, *pl* **-se|ren** (Ⓔ serum): *Syn*: *Serum*; fibrinfreies und damit nicht-gerinnbares Blutplasma*

Blut|spie|gel *m* (Ⓔ blood level): Konzentration einer Substanz im Blut(plasma)

Blut|spu|cken *nt*: → *Hämoptyse*

Blut|stamm|zel|le *f* (Ⓔ hemopoietic stem cell): *Syn*: *Hämozytoblast*; pluripotente Stammzelle im Knochenmark; *s.u. Blutbildung*

Blut|sta|tus *m*: → *Blutbild*

Blut|stil|lung *f*: → *Hämostase*

Blutstropfen Jesu *m*: *s.u. Serratia*

Blut|stuhl *m* (Ⓔ bloody stool): *Syn*: *blutiger Stuhl, Hämatochezie*; sichtbare Blutbeimengung zum Stuhl; färbt das Blut den Stuhl schwarz, spricht man von **Teerstuhl** [Melaena]; **okkultes Blut** im Stuhl ist nur durch Tests nachweisbar; *s.a. Magen-Darm-Blutung*

Blut|sturz *m* (Ⓔ hematorrhea): *Syn*: *Hämatorrhö, Hämatorrhoe, Massenblutung*; starke/massive Blutung

Bluts|ver|wandt|schaft *f*: → *Konsanguinität*

Blut|the|ra|pie *f* (Ⓔ hemotherapy): *Syn*: *Hämatotherapie, Hämotherapie, Transfusionstherapie*; therapeutische Transfusion* von Blut oder Blutbestandteilen

Blut-Thymus-Barriere *f* (Ⓔ blood-thymus barrier): Blut-Thymus-Schranke; *s.u. Thymus*

Blut-Thymus-Schranke *f* (Ⓔ blood-thymus barrier): *s.u. Thymus*

Blut|trans|fu|si|on *f* (Ⓔ blood transfusion): *Syn*: *Blutübertragung, Transfusion*; Übertragung von Blut oder Blutbestandteilen von einem Spender auf einen Empfänger; zur Vermeidung von Inkompatibilitätsreaktionen darf nur AB0- und Rh-D-gruppengleiches Blut transfundiert werden; zum Ausschluss von Verwechslungen, Fehlbestimmungen oder seltenen Unverträglichkeiten durch andere Blutgruppensysteme muss vor jeder Transfusion eine **Kreuzprobe** durchgeführt werden; dabei testet die **Majorprobe** die Kompatibilität von Spendererythrozyten und Empfängerserum, die **Minorprobe** die Verträglichkeit von Empfängererythrozyten und Spenderserum

Blut|über|tra|gung *f*: → *Bluttransfusion*

Blu|tung *f* (Ⓔ bleeding): Hämorrhagie, Haemorrhagia

arterielle Blutung (Ⓔ arterial bleeding): Blutung aus einer Arterie; helle, spritzende Blutung

äußere Blutung (Ⓔ external hemorrhage): Blutung auf die Körperoberfläche

epidurale Blutung (Ⓔ epidural hemorrhage): *Syn*: *Epiduralblutung, extradurale Blutung, epidurales/extradurales Hämatom, Haematoma extradurale/epidurale*; arterielle Blutung mit Bildung eines Blutergusses im Epiduralraum* im Anschluss an ein Trauma; das auslösende Trauma kann oft minimal sein; oft kommt es deshalb erst nach einem freien Intervall von Stunden oder Tagen zur Ausbildung der Symptome; **Klinik:** zunehmende Bewusstseinseintrübung, kontralaterale Halbseitenlähmung, Okkulomotoriuslähmung auf der betroffenen Seite; die **Diagnose** wird mittels Schädel-CT gesichert; **Therapie:** Schädeltrepanation und Drainage

extradurale Blutung: → *epidurale Blutung*

gastrointestinale Blutung: → *Magen-Darm-Blutung*

innere Blutung (Ⓔ concealed hemorrhage): Blutung in eine Körperhöhle oder ein Organ [Einblutung]

intraventrikuläre Blutung: → *Ventrikelblutung*

intrazerebrale Blutung: → *Enzephalorrhagie*

obere gastrointestinale Blutung: → *obere Magen-Darm-Blutung*

parenchymatöse Blutung (Ⓔ parenchymatous hemorrhage): Einblutung in ein Organ

peranale Blutung (Ⓔ rectal bleeding): *s.u. Dickdarmblutung*

postmenstruelle Blutung (Ⓔ postmenstrual bleeding): *Syn*: *postmenstruelle Nachblutung, Nachblutung*; Schmierblutung am Ende der normalen Monatsblutung oder 1–2 Tage nach der Regelblutung; beruht meist auf einer verzögerten Endometriumregeneration bei verminderter Östrogenbildung

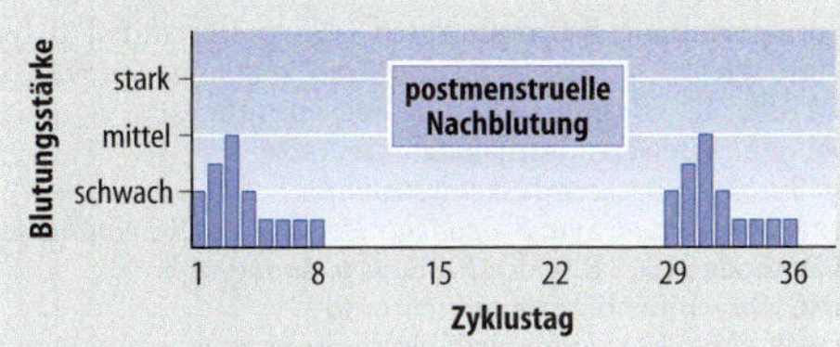

Abb. B87. Postmenstruelle Blutung

prämenstruelle Blutung (Ⓔ premenstrual bleeding): *Syn*: *Vorblutung*; 2–3 Tage vor der Regelbultung beginnende Schmierblutung, die meist auf einer Corpus-luteum-Insuffizienz* basiert

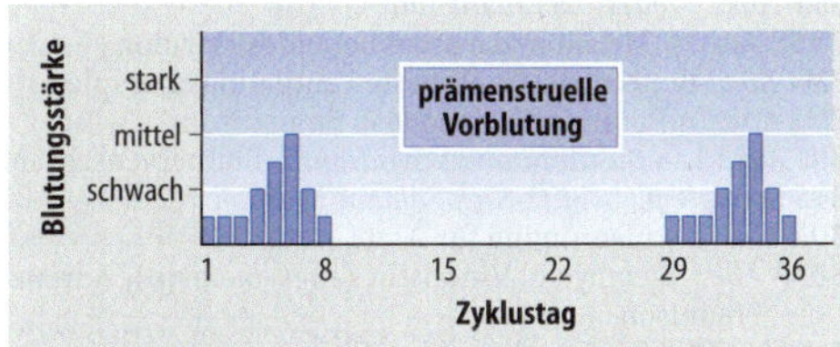

Abb. B88. Prämenstruelle Blutung

rektale Blutung (Ⓔ rectal bleeding): *Syn*: *Mastdarmblutung, Rektumblutung*; Blutung aus dem After; oft gleichgesetzt mit Blutabgang per anum [Hämatochezie*]; *s.a. untere Magen-Darm-Blutung, Dickdarmblutung*

subkonjunktivale Blutung: *→Bindehautblutung*

untere gastrointestinale Blutung: *→untere Magen-Darm-Blutung*

vaginale Blutung (Ⓔ colporrhagia): Kolporrhagie*

venöse Blutung (Ⓔ venous bleeding): Blutung aus einer Vene; schwallartige, dunkelrote Blutung

Blu|tungs|an|ä|mie *f* (Ⓔ posthemorrhagic anemia): *Syn*: *hämorrhagische Anämie*; durch einen akuten oder chronischen Blutverlust hervorgerufene Anämie

akute Blutungsanämie: *→akute hämorrhagische Anämie*

Blu|tungs|schock *m*: *→hämorrhagischer Schock*

Blu|tungs|zeit *f* (Ⓔ bleeding time): Zeit zwischen dem Setzen einer Stichinzision und der Blutstillung; dient als Globaltest für die primäre Hämostase*; die gebräuchlichsten Methoden zur Bestimmung sind **subaquale Blutungszeit nach Marx** [Stichinzision der Fingerbeere, Eintauchen des blutenden Fingers in lauwarmes Wasser, Messung der Zeit bis der sich bildende Blutfaden abreißt] und **Blutungszeit nach Duke** [Stichinzision der Fingerbeere oder des Ohrläppchens, vorsichtiges Abwischen des Blutes mit Filterpapier bis zum Aufhören der Blutung]; der Normalwert liegt bei 2–5 Minuten

Blut|ver|dün|nung *f* (Ⓔ hemodilution): *Syn*: *Hämodilution*; durch eine Erhöhung des Flüssigkeitsanteils oder eine Verringerung der roten Blutkörperchen verursachte Verdünnung des Blutes; wird therapeutisch zur Thromboseprophylaxe oder zur Förderung der Hirndurchblutung oder der Mikrozirkulation durchgeführt; die Therapie mit Cumarinderivaten wird oft fälschlicherweise als Blutverdünnung bezeichnet, wirkt aber über eine Hemmung der Vitamin K-abhängigen Blutgerinnungsfaktoren

Blut|ver|gif|tung *f*: **1.** *→Sepsis* **2.** *→Septikämie*

Blut|vo|lu|men *nt* (Ⓔ blood volume): Gesamtblutmenge des Körpers; beträgt beim Erwachsenen ca. 6–8 % des Körpergewichtes oder ca. 4–6 l; der größte Teil des Blutvolumens [ca. 85 %] befindet sich im venösen System, das aufgrund seiner größeren Weitbarkeit Volumenänderungen ausgleichen kann; werden z.B. 500 ml Blut entnommen, stammen davon nur 5 ml aus dem arteriellen System, der Rest [495 ml] aus dem Niederdrucksystem

Blut|war|ze *f*: *→Angiokeratom*

Blut|wä|sche *f*: *→Hämodialyse*

Blut|wurz *f*: *→Tormentilla*

Blut|zel|len *pl*: *→Blutkörperchen*

rote Blutzellen: *→Erythrozyten*

weiße Blutzellen: *→Leukozyten*

Blut|zu|cker *m* (Ⓔ blood sugar): *Syn*: *Glykämie, Blutglucose, Blutglukose*; Zuckergehalt des Blutes; *s.a. Glukosämie, Blutzuckerspiegel*

Blut|zu|cker|spie|gel *m* (Ⓔ blood glucose level): *Syn*: *Blutzucker, Blutzuckerwert, Glukosespiegel*; der Glucosegehalt der Blutes muss vom Körper überwacht und reguliert werden,

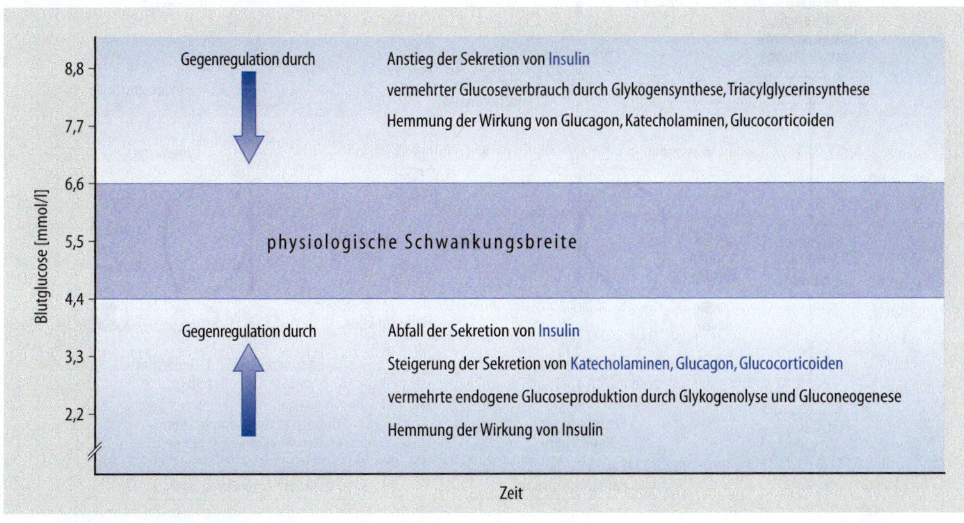

Abb. B89. Regulation des Blutzuckerspiegels

da sowohl Hyperglykämie* als auch Hypoglykämie* pathologisch sind und zu schweren Schäden führen können; Ziel der Regulation ist es deshalb, den Blutzuckerspiegel im Bereich von 4,4–6,6 mmol/l zu halten; fällt der Blutzuckerspiegel unter den unteren Wert, kommt es zu einer Hemmung der Insulinsekretion und damit zu einer Verminderung der Glucoseaufnahme in Muskel- und Fettgewebe; zusätzlich wird die Sekretion von Glucagon und Katecholaminen gesteigert, was zur vermehrten Freisetzung von Glucose aus der Leber führt; Glucocorticoide werden ebenfalls vermehrt ausgeschieden und hemmen den Glucoseverbrauch in Muskel- und Fettgewebe
steigt der Glucosespiegel über den oberen Wert, wird vermehrt Insulin freigesetzt, während die Sekretion von Glucagon, Katecholaminen und Glucocorticoiden gehemmt wird; damit kommt es zur vermehrten Glucoseaufnahme in Muskel- und Fettgewebe und einer Stimulierung der Glykogenese; *s.a. Glukosetoleranztest*

Blut|zu|cker|wert *m*: *→Blutzuckerspiegel*

Blut|zys|te *f* (Ⓔ hematocyst): *Syn*: *hämorrhagische Zyste*; blutgefüllte Zyste*

BLV *Abk.*: bovines Leukose-Virus

B-Lymphoblasten *pl* (Ⓔ B lymphoblasts): Vorläuferzellen der B-Lymphozyten*

B-Lymphozyten *pl* (Ⓔ B-lymphocytes): *Syn*: *B-Zellen*; zum Immunsystem gehörende Zellen, die zuerst im Knochenmark und später im lymphatischen Geweben gebildet werden; sie wandern mit dem Blut vom Knochenmark zu den sekundären lymphatischen Organen* [Milz*, Lymphknoten*]; nach Antigenkontakt können sie zu antikörperbildenden Zellen [Plasmazellen*] oder **B-Gedächtniszellen** [B memory cells] transformieren; die Plasmazellen bilden spezifische, gegen das Antigen gerichtete Antikörper, während die Gedächtniszellen für die Immunantwort beim Zweitkontakt verantwortlich sind; *s.a. Immunglobuline*, *Essay Immunität S. 1009*

prä-germinale B-Lymphozyten (Ⓔ pre-germinal B lymphocytes): *s.u. Essay Non-Hodgkin-Lymphome S. 1517*

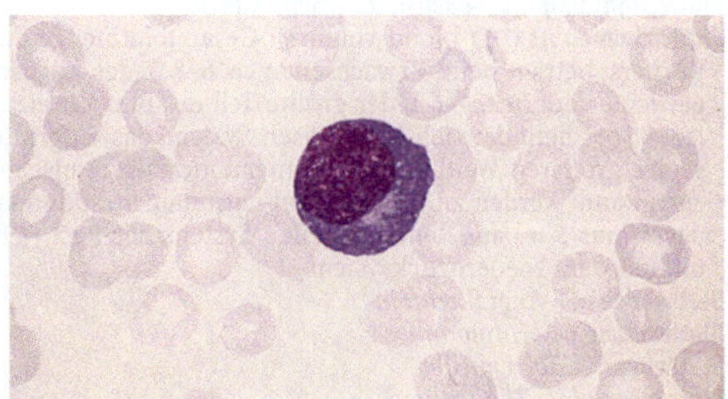
Abb. B90. B-Lymphozyt

BM *Abk.*: **1.** *→Basalmembran* **2.** Beckenmitte

BMÄ *Abk.*: Bewertungsmaßstab für Ärzte

BMD *Abk.*: *→Becker-Muskeldystrophie*

B memory cells *pl*: *Syn*: *B-Gedächtniszellen*; *s.u. B-Lymphozyten*

B-Methode *f* (Ⓔ B-scan): B-Bild; *s.u. Sonographie*

BMG *Abk.*: Bilirubinmonoglucuronid

BMHP *Abk.*: Bromomercurihydroxypropan

BMI *Abk.*: *→body mass index*

BMN *Abk.*: *→Betamethason*

B-Mode *m* (Ⓔ B-scan): B-Bild; *s.u. Sonographie*

BMOPP *Abk.*: Bleomycin, N-Lost (*engl.* mechlorethamine), Vincristin (*engl.* oncovin), Procarbazin, Prednison

BMP *Abk.*: BCNU, Methotrexat, Procarbazin

BMP1-Familie *f* (Ⓔ BMP1 family): *s.u. Essay Gentransfer und Gentherapie S. 761*

BMR *Abk.*: *→basal metabolic rate*

BMSH *Abk.*: β-Melanozyten-stimulierendes Hormon

BMV *Abk.*: Biofeedback-motivierte Ventilationstherapie

BMZ *Abk.*: **1.** Basalmembranzone **2.** Bumadizon

BNS *Abk.*: **1.** *→Basalzellnävus-Syndrom* **2.** Blutnervenschranke

BNS-Krämpfe *pl*: *→Blitz-Nick-Salaam-Krämpfe*

BOÄ *Abk.*: Berufsordnung für Ärzte

BOAP *Abk.*: Bleomycin, Vincristin (*engl.* oncovin), Adriamycin, Prednison

Boari: Achille Boari; italienischer Chirurg im 20. Jahrhundert

Boari-Plastik *f* (Ⓔ Boari plasty): *Syn*: *Boari-Zipfelplastik*; Wiedereinpflanzung des Harnleiters in die Harnblase nach akzidenteller oder traumatischer Durchtrennung; aus der Blasenvorderwand wird ein gestielter, röhrenförmiger

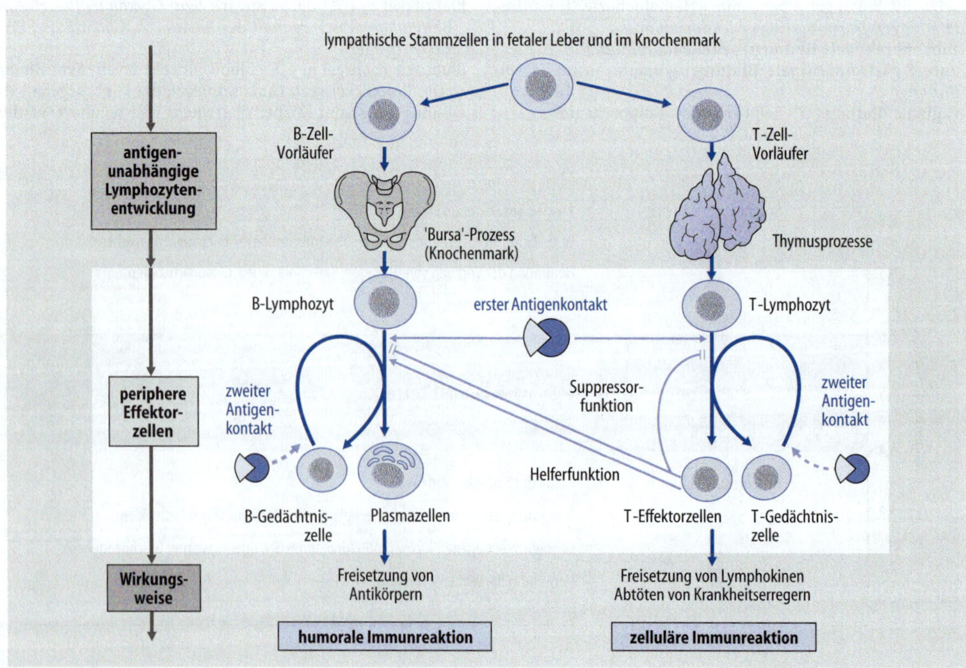

Abb. B91. Entwicklung von B- und T-Lymphozyten

Lappen [**Boari-Lappen**] gebildet, mit dem der Harnleiter anastomosiert wird

Boas: Ismar Isidor Boas; 1858–1938; deutscher Arzt (Berlin)

Boas-Druckpunkt *m* (Ⓔ Boas' point): Druckschmerzpunkt in Höhe von TH_{10-12}; Druckschmerz links von der Wirbelsäule spricht für Magengeschwür*, rechts von der Wirbelsäule für ein Gallensteinleiden

Bobath: 1. Karel Bobath; 1905–1991; deutscher Neurologe (London) **2.** Berta Bobath; 1907–1991; deutsche Krankengymnastin (London)

Bobath-Methode *f* (Ⓔ Bobath method): krankengymnastische Behandlungsmethode, die ursprünglich zur Behandlung der infantilen Zerebralparese* konzipiert wurde; die Übungen versuchen primitive Hemmungsmechanismen und störende Mitbewegungen oder tonische Fehlstellungen zu überkommen; die Patienten lernen neue Bewegungsmuster und Haltungen, die quasi die versäumte oder verlorengegangene Entwicklung nachholen; die Fortschritte sind langsam, weil die Patienten erst dann einen neuen Entwicklungsschritt beginnen, wenn der letzte Schritt beherrscht wird

Bochdalek: Vincent Alexander Bochdalek; 1801–1883; tschechischer Chirurg (Prag)

Bochdalek-Blumenkörbchen *nt* (Ⓔ flower spray of Bochdalek): *s.u. Ventriculus quartus*

Bochdalek-Dreieck *nt* (Ⓔ Bochdalek's triangle): *Syn*: *Bochdalek-Foramen, Trigonum lumbocostale*; Muskellücke zwischen 12. Rippe und den Partes costalis und lumbalis des Zwerchfells; kann zur Hernienbildung [Bochdalek*-Hernie] führen

Bochdalek-Foramen *nt*: →*Bochdalek-Dreieck*

Bochdalek-Hernie *f* (Ⓔ Bochdalek's hernia): häufig bei Neugeborenen gefundene Zwerchfellhernie* durch das Bochdalek*-Dreieck

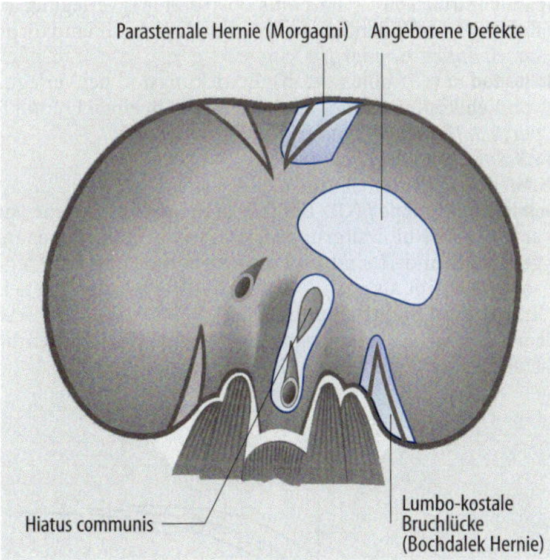

Abb. B92. Bochdalek-Hernie

Bochdalek-Zyste *f* (Ⓔ Bochdalek's cyst): von einem Rest des Ductus* thyroglossalis ausgehende Zyste am Zungengrund

Bockhart: Max Bockhart; 1883–1921; deutscher Hautarzt (Wiesbaden)

Bockhart-Krankheit *f*: →*Folliculitis staphylogenes superficialis*

Bocks|beu|tel|form *f*: *s.u. Perikarditis*

Bocks|horn|klee *m* (Ⓔ fenugreek): *Syn*: *Trigonella foenumgraecum*; Pflanze aus der Familie der Schmetterlingsblütler [Fabaceae]; die reifen, getrockneten **Bockshornsamen** [Foenugraeci semen] enthalten Schleimstoffe, Trigonellin [N-Methylnicotinsäure], Proteine, Öle und Steroidsaponine*; **Anw.**: innerlich bei Appetitlosigkeit und als Roborans*, äußerlich als Breiumschlag bei [lokaler] Entzündung, Furunkel*, Geschwüren; traditionell bei Erkrankungen der oberen Atemwege und Magenbeschwerden sowie als schmerz- und hustenlinderndes Mittel

Bocks|horn|sa|men *pl* (Ⓔ fenugreek seeds): *Syn*: *Foenugraeci semen*; *s.u. Bockshornklee*

Bo|den|krät|ze *f*: *s.u. Strongyloidose*

body mass index *m/nt*: *Syn*: *Quetelet-Index, Körpermasseindex*; Quotient aus Körpergewicht [in kg] und dem Quadrat der Körpergröße [in m] zur Bestimmung des Normalgewichtes bzw. von Untergewicht und Übergewicht; wird v.a. in den angloamerikanischen Ländern verwendet

Tab. B93. Klassifizierung des Körpergewichts nach BMI-Werten

BMI (kg/m²)	Körpergewicht
< 20	Untergewicht
20–24,9	Normalgewicht
25–29,9	Übergewicht
30–39,9	Adipositas
> 40	Extreme Adipositas

Body-Plethysmographie *f*: →*Ganzkörperplethysmographie*

Boeck: 1. Karl-Wilhelm Boeck; 1808–1875; norwegischer Hautarzt (Oslo) **2.** Caesar Petrus Moeller Boeck; 1845–1917; norwegischer Hautarzt (Oslo)

Boeck-Sarkoid *nt*: →*Sarkoidose*

Boenninghaus: Hans-Georg Boenninghaus; geb. 1921; deutscher Ohrenarzt (Heidelberg)

Boenninghaus-Syndrom *nt* (Ⓔ Boenninghaus syndrome): einseitige Schwerhörigkeit durch Durchblutungsstörungen und Lärmbelastung

Boerhaave: Herman Boerhaave; 1668–1738; holländischer Arzt (Leiden)

Boerhaave-Syndrom *nt* (Ⓔ Boerhaave's syndrome): *Syn*: *spontane/emetogene/postemetische Ösophagusruptur, Ösophagusspontanruptur*; durch heftiges Erbrechen verursachte Ruptur der Speiseröhrenwand; die Läsionen finden sich in mehr als 95 % der Fälle links, dorsolateral im Bereich des Zwerchfelldurchtritts; Männer sind häufiger betroffen als Frauen; die **Klinik** ist durch die Entwicklung eines Mediastinalemphysems* gekennzeichnet; in kurzer Zeit kommt es zu Allgemeinsymptomen mit Dyspnoe*, Zyanose* und Kreislaufkollaps; die **Diagnose** stützt sich auf Anamnese, Klinik und Röntgenaufnahmen, die einen Kontrastmittelaustritt oder das Mediastinalemphysem zeigen; die **Therapie** ist immer operativ; die Ruptur wird verschlossen, u.U. muss eine Ösophagektomie* durchgeführt werden; die **Prognose** hängt vom Ausmaß der Ruptur und der Begleitverletzungen sowie dem Zeitpunkt der Operation ab; bei Operation innerhalb der ersten 24 Stunden liegt die Letalität bei 25 %, später steigt sie schnell auf 60–100 % an

Bogaert: *s.u. van Bogaert*

Bo|gen|fa|sern *pl* (Ⓔ arcuate fibers): *Syn*: *Fibrae arcuatae*; bogenförmige Verbindungsfasern

Bo|gen|gän|ge *pl*: →*Ductus semicirculares*

knöcherne Bogengänge (Ⓔ semicircular canals): *Syn*: *Canales semicirculares*; **vorderer** [Canalis semicircularis anterior], **seitlicher** [Canalis semicircularis lateralis] und **hinterer Bogengang** [Canalis semicircularis posterior] des Felsenbeins, die senkrecht aufeinander stehen; jeder Bogengang besteht aus einem ampullären Teil [Ampulla* ossea] und einem Schenkel [Crus]; die häutigen Bogengänge [Ductus* semicirculares] sind exzentrisch in den knöchernen Bogengängen aufgehängt

Bo|gen|gangs|am|pul|le *f* (Ⓔ membranaceous ampulla): *Syn*: *Ampulla membranacea*; ampulläre Erweiterung der häutigen Bogengänge* vor der Einmündung in den Utriculus* vestibularis

knöcherne Bogengangsampulle (Ⓔ osseous ampulla): *Syn*: *Ampulla ossea*; Erweiterung der knöchernen Bogengänge*

Bo|gen|gangs|ap|pa|rat *m* (Ⓔ kinetic labyrinth): *Syn*: *kineti-*

sches Labyrinth, Vorhoflabyrinth, Labyrinthus vestibularis; aus Sacculus*, Utriculus* und den 3 Bogengängen [Ductus* semicirculares] bestehendes Gleichgewichtsorgan im Innenohr*

Bo|gen|gangs|ve|nen *pl* (Ⓔ vestibular veins): ***Syn***: *Venae vestibulares*; vordere [**Vena vestibularis anterior**] und hintere [**Vena vestibularis posterior**] Vene vom Vestibulum* labyrinthi zu den Venae* labyrinthi

Bogros: Annet Jean Bogros; 1786–1823; französischer Anatom

Bogros-Raum *m* (Ⓔ Bogros's space): ***Syn***: *Retroinguinalraum, Spatium retroinguinale*; Spaltraum zwischen Bauchfell [Peritoneum*] und Bauchwand in der Leistenregion [Regio* inguinalis], durch den die Arteria* iliaca externa zieht

BOH *Abk.*: Berufsordnung für Heilpraktiker

Böhler: Lorenz Böhler; 1885–1973; österreichischer Chirurg (Wien)

Böhler-Schiene *f* (Ⓔ Böhler's splint): gepolsterte Finger- oder Zehenschiene zur Immobilisation bei Fraktur oder Entzündung

Böhler-Zeichen *nt* (Ⓔ Böhler's meniscus sign): selten verwendetes Meniskuszeichen; Ab- oder Adduktion bei gebeugtem Kniegelenk führt zu lokalisiertem Schmerz über dem geschädigten Meniskus

Bohn: Heinrich Bohn; 1832–1888; deutscher Kinderarzt (Königsberg)

Bohn-Drüsen *pl* (Ⓔ Bohn's epithelial pearls): ***Syn***: *Bohn-Perlen, Epithelperlen, Epstein-Perlen*; Schleimretentionszysten beidseits der Gaumennaht bei Neugeborenen

Boh|nen|krank|heit *f*: *→Favismus*

Bohr: **1.** Christian Bohr; 1855–1911; dänischer Physiologe (Kopenhagen) **2.** Niels Bohr; 1885–1962; dänischer Physiker (Kopenhagen); Nobelpreisträger für Physik 1922

Bohr-Atommodell *nt* (Ⓔ Bohr atom): ***Syn***: *Bohr-Rutherford-Atommodell*; klassisches Atommodell mit Atomkern und Elektronenhülle; *s.a. Atom*

Bohr-Effekt *m* (Ⓔ Bohr effect): Abhängigkeit der Sauerstoffaufnahme und -abgabe des Blutes vom pH-Wert und der Kohlendioxidkonzentration; in der Lunge erleichtert der Bohr-Effekt die Sauerstoffaufnahme, weil die Abatmung von Kohlendioxid die Sauerstoffbindungskurve nach links verschiebt; im Gewebe dagegen, führt die hohe Kohlendioxidkonzentration zur Rechtsverschiebung der Bindungskurve und damit zur Abnahme der O_2-Affinität und zur erhöhten Sauerstoffdiffusion ins Gewebe

Bohr-Rutherford-Atommodell *nt*: *→Bohr-Atommodell*

Bol *Abk.*: *→Bolus*

BOLD *Abk.*: **1.** Bleomycin, Vincristin (*engl.* oncovin), Lomustin, Dacarbazin **2.** blood oxygen level dependent

Bol|do *f* (Ⓔ boldo): ***Syn***: *Peumus boldus*; Strauch aus der Familie der Monimiaceae; die getrockneten Laubblätter [**Boldo folium**] enthalten Aporphinalkaloide [v.a. Boldin] und ein ätherisches Öl mit u.a. β-Cymol, Cineol*, Ascaridol; besitzt eine spasmolytische und choleretische Wirkung und steigert die Magensaftsekretion; **Anw.**: bei leichten Magen-Darm-Störungen und Verdauungsbeschwerden; traditionell als Diuretikum* und Sedativum*

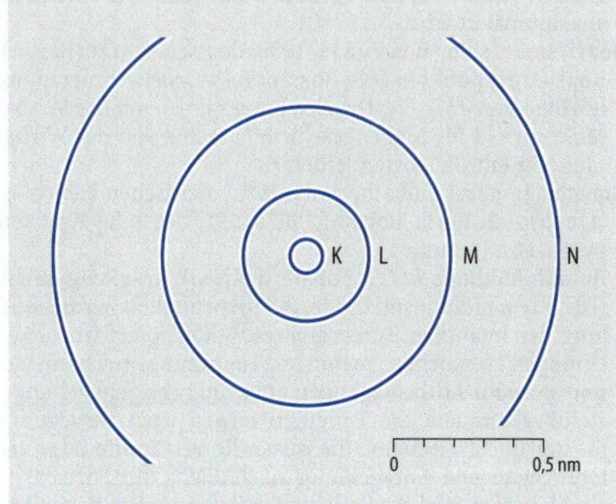

Abb. B94. Bohr-Atommodell

Bol|do fo|li|um *nt* (Ⓔ boldo leaf): *s.u. Boldo*

Bo|lus *m, pl* **-li** (Ⓔ **1.–2.** bolus): **1.** Bissen **2.** große Pille

Bolus alba (Ⓔ bolus alba): ***Syn***: *Kaolin, Argilla alba, weißer Ton, Porzellanerde*; Aluminiumsilikat, das als Adsorbens, Wund- und Hautpuder, Badezusatz und Pillenmasse verwendet wird

Bo|lus|ob|struk|ti|on *f* (Ⓔ bolus obstruction): Verlegung von Kehlkopf und/oder Speiseröhre durch einen Fremdkörper; *s.a. Heimlich-Handgriff*

Bo|lus|tod *m* (Ⓔ bolus death): Erstickungstod bei Verlegung von Kehlkopf und/oder Speiseröhre durch einen Fremdkörper; *s.a. Heimlich-Handgriff*

BoLV *Abk.*: bovines Leukose-Virus

BOMA *Abk.*: bilaterale Otitis media acuta

Bombay-Blutgruppe *f* (Ⓔ Bombay blood group): seltene Variante des ABNull-Blutgruppensystems; die Blutgruppenantigene A, B und H sind unterdrückt und das Serum enthält sowohl Anti-A als auch Anti-B und Anti-H; dadurch ist eine Transfusion praktisch unmöglich

Bom|be|sin *nt* (Ⓔ bombesin): Peptid der APUD-Zellen und Duodenalschleimhaut mit hormonartiger Wirkung

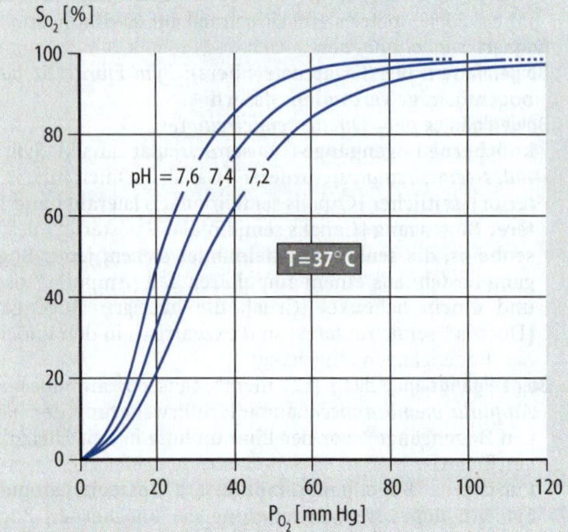

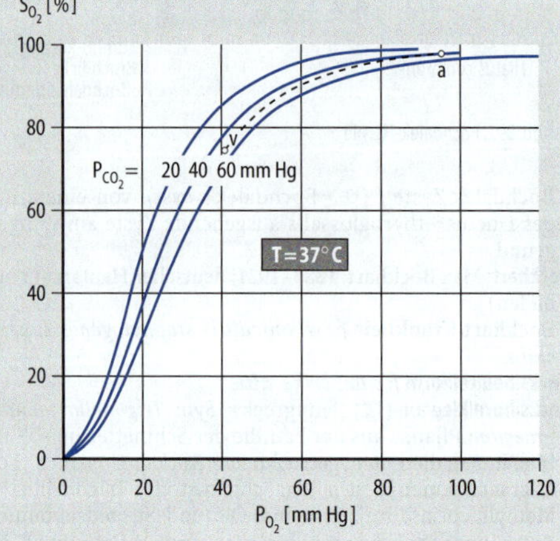

Abb. B95. Bohr-Effekt. Sauerstoffdissoziationskurve. Abhängigkeit vom pH-Wert und dem CO_2-Partialdruck

Bonjour-Tropfen *m* (Ⓔ gleet): vor dem morgendlichen Harnlassen austretender Eitertropfen bei Gonorrhoe*

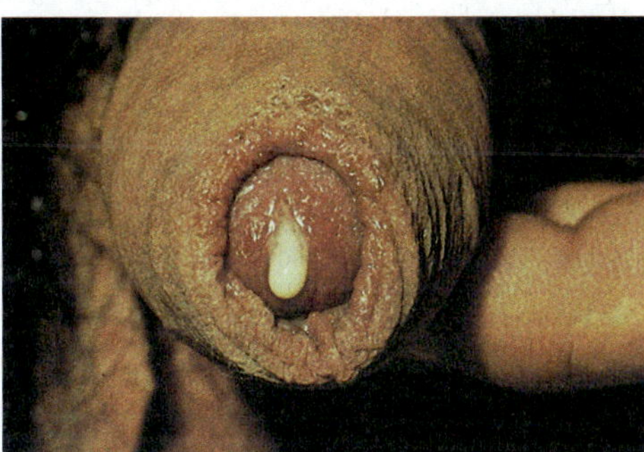

Abb. B96. Bonjour-Tropfen

Bonnet: 1. Amédée Bonnet; 1802–1858; französischer Chirurg (Lyon) **2.** Paul Bonnet; 1884–1959; französischer Augenarzt
Bonnet-Dechaume-Blanc-Syndrom *nt* (Ⓔ Bonnet-Dechaume-Blanc syndrome): sehr seltene, angeborene Gefäßfehlbildungen [Angiome, Aneurysmen] von Mittelhirn und Netzhaut

Bonnevie: Kristine Bonnevie; 1872–1950; norwegische Zoologin (Oslo)
Bonnevie-Ullrich-Syndrom *nt*: *→Pterygium-Syndrom*

Boos|ter|do|sis *f, pl* **-sen** (Ⓔ booster dose): ***Syn***: *Auffrischungsdosis*; Antigenmenge zur Auffrischung der Immunreaktion bei einer Boosterimpfung*

Booster-Effekt *m* (Ⓔ booster effect): ***Syn***: *Sekundärantwort, Erinnerungsreaktion, anamnestische Reaktion*; beschleunigte und vermehrte Antikörperbildung bei wiederholtem Antigenkontakt

Boos|ter|imp|fung *f* (Ⓔ booster shot): ***Syn***: *Auffrischungsimpfung*; erneute Impfung mit einem Antigen zur Erhöhung des Immunglobulinspiegels

BOP *Abk*.: **1.** BCNU, Vincristin (*engl.* oncovin), Prednison **2.** Bleomycin, Vincristin (*engl.* oncovin), Cisplatin (*engl.* platinol)

BOPAM *Abk*.: Bleomycin, Vincristin (*engl.* oncovin), Prednison, Adriamycin, N-Lost (*engl.* mechlorethamine), Methotrexat

BOPP *Abk*.: BCNU, Vincristin (*engl.* oncovin), Procarbazin, Prednison

Bor *nt* (Ⓔ boron): grau-schwarzes Halbmetall; zweithärteste Substanz nach Diamant

Bo|ra|gi|nis flos *m* (Ⓔ borage flower): getrocknete Blüten von Boretsch*

Bo|ra|gi|nis her|ba *f* (Ⓔ borage): ***Syn***: *Gurkenkraut*; *s.u. Boretsch*

Bo|ra|go of|fi|ci|na|lis *m*: *→Boretsch*

Bo|rat *nt* (Ⓔ borate): Salz der Borsäure

Bo|rax *nt* (Ⓔ borax): ***Syn***: *Natriumtetraborat*; nur noch selten verwendetes Natriumsalz der Borsäure*

Bor|bo|ryg|mus *m* (Ⓔ borborygmus): durch die Darmperistaltik hervorgerufenes Bauchknurren; besonders deutlich bei Verdauungsbeschwerden [Maldigestion]; Fehlen ist typisch für paralytischen Ileus*

Bor|der|line *nt* (Ⓔ **1.** borderline **2.** *→Borderline-Syndrom*): **1.** Grenzlinie; Grenze **2.** *→Borderline-Syndrom*

Borderline-Hypertonie *f* (Ⓔ borderline hypertension): ***Syn***: *Grenzwerthypertonie*; klinische Bezeichnung für einen nur mäßig erhöhten Blutdruck, d.h., der diastolische Druck liegt in Ruhe zwischen 90 und 94 mm Hg; *s.a. Hypertonie*

Borderline-Läsion *f*: *→Borderline-Tumor*

Borderline-Lepra *f*: *→dimorphe Lepra*

Borderline-Psychose *f*: *→Borderline-Schizophrenie*

Borderline-Schizophrenie *f* (Ⓔ prepsychotic schizophrenia): ***Syn***: *latente Schizophrenie, Borderline-Psychose*; nicht eindeutig definierte Schizophrenieform mit sowohl psychotischer als auch neurotischer Symptomatik; meist handelt es sich um eine milde, unvollständige, beginnende oder abklingende oder atypische Schizophrenieform

Borderline-Störung *f*: *→Borderline-Syndrom*

Borderline-Syndrom *nt* (Ⓔ borderline syndrome): ***Syn***: *Borderline, Borderline-Störung*; Persönlichkeitsstörung an der Grenze zwischen Neurose* und Psychose*

Borderline-Tumor *m* (Ⓔ borderline tumor): ***Syn***: *Borderline-Läsion, Grenzfallläsion*; Epithelveränderung, die an der Grenze zur Malignität liegt

Borderline-Typ *m*: *→dimorphe Lepra*

Bordet: Jules Jean Baptiste Vincent Bordet; 1870–1961; belgischer Mikrobiologie und Serologe (Brüssel); Nobelpreisträger für Medizin 1919 für seine Arbeiten auf dem Gebiet der Immunologie
Bordet-Gengou-Agar *m/nt* (Ⓔ Bordet-Gengou agar): ***Syn***: *Kartoffel-Glyzerin-Blut-Agar*; Spezialagar zur Züchtung von Bordetella pertussis
Bordet-Gengou-Bakterium *nt*: *→Bordetella pertussis*
Bordet-Gengou-Phänomen *nt*: *→Bordet-Konglutinationsreaktion*
Bordet-Gengou-Reaktion *f*: *→Bordet-Konglutinationsreaktion*
Bordet-Konglutinationsreaktion *f* (Ⓔ Bordet-Gengou phenomenon): ***Syn***: *Bordet-Gengou-Reaktion, Bordet-Gengou-Phänomen*; Bindung und Aktivierung von Komplement durch Bakterien

Bor|de|tel|la *f* (Ⓔ Bordetella): gramnegative Bakteriengattung aus unbeweglichen kurzen Stäbchen; die Übertragung erfolgt meist durch Tröpfcheninfektion

Tab. B97. Bordetella. Species und Krankheiten

Arten	Krankheiten
B. pertussis	Pertussis (Keuchhusten)
B. parapertussis	mildere Verläufe
B. bronchisepta	selten, mildere Verläufe
B. avium	nur tierpathogen

Bordetella bronchiseptica (Ⓔ Bordetella bronchiseptica): ***Syn***: *Brucella bronchiseptica*; beim Menschen eher selten; Erreger einer keuchhustenartigen Erkrankung
Bordetella parapertussis (Ⓔ Bordetella parapertussis): befällt den Respirationstrakt; Erreger einer keuchhustenartigen Erkrankung [**Parapertussis**]
Bordetella pertussis (Ⓔ Bordetella pertussis): ***Syn***: *Bordet-Gengou-Bakterium, Keuchhustenbakterium*; der Erreger des Keuchhustens* bildet mehrere Exotoxine: **Pertussistoxin** [ähnelt dem Diphtherie- und Choleratoxin; der Mechanismus der tussigenen Wirkung ist noch ungeklärt], **Adenylatcyclase-Toxin** [Virulenzfaktor, der die Phagozytose hemmt und Hämolyse verursacht], **tracheales Zytotoxin** [schädigt die zilientragenden Epithelzellen der Atemwege] und **dermonekrotisches Toxin** [schädigt das Oberflächenepithel der Atemwege]; die Anzüchtung erfolgt auf Bordet*-Gengou-Agar unter aeroben Bedingungen; Bordetella pertussis ist empfindlich gegen Cotrimoxazol*, Aminopenicilline* und Makrolid-Antibiotika*; *s.a. Keuchhusten*

Bo|retsch *m* (Ⓔ borage): ***Syn***: *Borago officinalis*; Pflanze aus der Familie der Rauhblattgewächse [Boraginaceae]; verwendet werden die getrockneten Blüten [**Boraginis flos**] und die blühenden, oberirdischen Pflanzenteile [**Gurkenkraut, Boraginis herba**], die Gerbstoffe*, Kieselsäure, Schleim und Pyrrolizidinalkaloide enthalten; **Anw.**: traditionell als Diuretikum*, bei Atemwegsinfekten, Gelenkrheumatismus und zur Blutreinigung

Börjeson: Mats Gunnar Börjeson; schwedischer Kinderarzt (Stockholm) im 20. Jahrhundert
Börjeson-Forssman-Lehmann-Syndrom *nt* (Ⓔ Börjeson-Forssman-Lehmann syndrome): seltenes, X-chromosomal-rezessives Syndrom mit Mikrozephalie*, Hypogonadismus*, Epilepsie*, Myxödem*, Genu* valgum, Adipositas* und schwerster mentaler Retardierung

Bor|ken|krät|ze *f*: *→Scabies norvegica*

B

Bor|na|prin *nt* (Ⓔ bornaprine): Antiparkinsonmittel*, Anticholinergikum* mit zentraler Wirkung; wirkt v.a. gegen den Tremor*

Bor|ne|ol *nt* (Ⓔ borneol): primärer Alkohol [$C_{10}H_{17}OH$]; Bestandteil verschiedener ätherischer Öle, z.B. Fichtennadel-, Rosmarin-, Lavendelöl

Born|hol|mer Krank|heit *f* (Ⓔ Bornholm disease): ***Syn***: *epidemische Pleurodynie, Myalgia epidemica, Pleurodynia epidemica*; durch Coxsackieviren* [meist Typ B] verursachte schmerzhafte Muskelentzündung, v.a. der Brustmuskeln; tritt v.a. im Sommer und Herbst auf; der Verlauf ist benigne, wird aber häufig durch eine begleitende Pleuritis* sicca, Pericarditis* oder Peritonitis* kompliziert

Bor|re|lia *f* (Ⓔ Borrelia): gramnegative, große, schraubenförmige, bewegliche Bakterien der Familie Spirochaetaceae*; enthält zahlreiche für Mensch oder Tier pathogene Arten

Borrelia berbera: *→Borrelia recurrentis*

Borrelia burgdorferi (Ⓔ Borrelia burgdorferi): durch Zecken übertragener Erreger des Lyme-Disease*

Borrelia caucasica (Ⓔ Borrelia caucasica): durch Zecken [Ornithodorus* verrucosus] übertragener Erreger eines Rückfallfiebers im Kaukasus

Borrelia duttonii (Ⓔ Borrelia duttonii): ***Syn***: *Spirochaeta duttoni*; Erreger des endemischen Zeckenrückfallfiebers [Dutton*-Fieber] in Zentral- und Südafrika

Borrelia hispanica (Ⓔ Borrelia hispanica): Erreger eines endemischen Rückfallfiebers in Spanien und Nordafrika

Borrelia obermeieri: *→Borrelia recurrentis*

Borrelia recurrentis (Ⓔ Borrelia recurrentis): ***Syn***: *Borrelia obermeieri, Borrelia berbera, Spirochaeta obermeieri*; durch die Menschenlaus* [Pediculus humanus] übertragener Erreger des Läuserückfallfiebers*

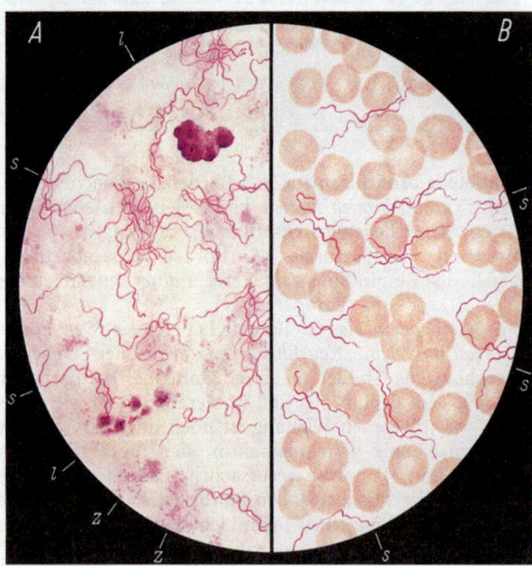

Abb. B98. Borrelia recurrentis

Borrelia vincentii: *→Treponema vincentii*

Bor|re|li|en|in|fek|ti|on *f*: *→Borreliose*

Bor|re|li|o|se *f* (Ⓔ borreliosis): ***Syn***: *Borrelieninfektion*; Bezeichnung für eine durch Borrelia*-Species hervorgerufene Infektionskrankheit

Bor|säu|re *f* (Ⓔ boric acid): schwache Säure, die als Antiseptikum* eingesetzt wird

Boten-RNA *f* (Ⓔ messenger RNA): ***Syn***: *Boten-RNS, Matrizen-RNA, Matrizen-RNS, Messenger-RNA, Messenger-RNS*; aus heterogener nucleärer RNA bestehende Einzelstrang-RNA, die bei der Proteinsynthese* als Vorlage dient; *s.a. Ribonucleinsäure*

Boten-RNS *f*: *→Boten-RNA*

Bo|thri|o|ce|phal|lo|sis *f* (Ⓔ bothriocephaliasis): ***Syn***: *Fischbandwurmbefall, Diphyllobothriose, Diphyllobothriasis, Bothriozephalose*; durch den breiten Fischbandwurm [Bothriocephalus* latus] hervorgerufene Infektionskrankheit mit Befall des Dünndarms; langfristig kommt es zu Vitamin-B_{12}-Mangelerscheinungen [Anämie*, Appetitlosigkeit, Mattigkeit, Schwindel, Ohrensausen, Herzbeschwerden]; die Infektion erfolgt durch die Aufnahme infektiöser Larven [**Plerozerkoide**] mit dem Fleisch von Süßwasserfischen; innerhalb von 3 Wochen wächst daraus ein geschlechtsreifer Wurm heran; **Diagnose**: Nachweis von Bandwurmgliedern [Proglottiden] im Stuhl; **Therapie**: Niclosamid*, Praziquantel* oral

Bo|thri|o|ce|phal|lus *m* (Ⓔ Bothriocephalus): ***Syn***: *Diphyllobothrium, Dibothriocephalus*; Bandwurmgattung, die als Parasiten im Darm von Menschen und Tieren lebt

Bothriocephalus latus: *→Fischbandwurm, breiter*

Bo|thri|o|ze|pha|lo|se *f*: *→Bothriocephalosis*

Bo|try|o|my|co|sis *f, pl* **-ses**: *→Granuloma teleangiectaticum*

Bo|try|o|my|kom *nt*: *→Granuloma teleangiectaticum*

Bo|try|o|my|ko|se *f*: *→Granuloma teleangiectaticum*

bo|try|o|my|ko|tisch *adj* (Ⓔ botryomycotic): Botryomykose betreffend, von ihr betroffen oder durch sie bedingt

bo|tu|li|no|gen *adj* (Ⓔ botulinogenic): Botulinustoxin bildend

Bo|tu|li|num|to|xin *nt*: *→Botulinustoxin*

Bo|tu|li|nus|an|ti|to|xin *nt* (Ⓔ botulinus antitoxin): ***Syn***: *antitoxisches Botulinusserum, Botulismus-Serum*; für Prophylaxe und Therapie des Botulismus verwendetes Antiserum

Bo|tu|li|nus|ba|zil|lus *m, pl* **-li**: *→Clostridium botulinum*

Bo|tu|li|nus|se|rum, an|ti|to|xi|sches *nt*: *→Botulinusantitoxin*

Bo|tu|li|nus|to|xin *nt* (Ⓔ botulinus toxin): ***Syn***: *Botulinumtoxin*; von Clostridium* botulinum unter anaeroben Bedingungen gebildetes Neurotoxin*, das Augenmuskellähmung, Schluckbeschwerden, Atemlähmung und Tod verursachen kann; kommt in sieben Varianten [A, B, C_1, D, E, F, G] vor, von denen die Typen A, B, E und [selten] F Botulismus* verursachen

Bo|tu|lis|mus *m* (Ⓔ botulism): Nahrungsmittelvergiftung durch Botulinustoxin*; eine Infektion mit dem Erreger ist nicht nötig, meist entsteht das Krankheitsbild nach enteraler Aufnahme toxinhaltiger Lebensmittel, weshalb der Botulismus keine Infektion, sondern eine Intoxikation ist; Botulinustoxin spaltet Synaptobrevin, Synaptotaxin I und andere Proteine, die im synaptischen Spalt an der Verschmelzung der postsynaptischen Membran und der Vesikelmembran beteiligt sind; damit wird die Transmitterausschüttung verhindert, was z.B. zu schlaffer Lähmung der Atemmuskulatur führt; **Klinik**: 12–36 h nach Toxinaufnahme kommt es zu Störung der Augenmuskeln [Doppeltsehen, Abduzenslähmung], danach auch zu Zeichen anderer Hirnnervenlähmungen [Schluckstörung, Sprachstörungen, Mundtrockenheit] und schließlich zur Lähmung peripherer Nerven; **Therapie**: intensivmedizinische Betreuung, Beatmung; Antitoxin

Botulismus-Serum *nt*: *→Botulinusantitoxin*

Bouchard: Charles Jacques Bouchard; 1837–1915; französischer Arzt (Paris)

Bouchard-Arthrose *f* (Ⓔ Bouchard's nodes): ***Syn***: *Interphalangealarthrose*; Arthrose* der Mittelgelenke der Finger mit spindelförmiger Auftreibung [**Bouchard-Knoten**]

Bouchet: Bouchet-Gsell-Krankheit *f* (Ⓔ Bouchet-Gsell disease): ***Syn***: *Schweinehüterkrankheit, Leptospirosis pomona*; weltweit auftretende akute Infektionskrankheit durch Leptospira* pomona; der Verlauf ist klinisch durch Kopf- und Muskelschmerzen, Meningismus* (evtl. sogar Meningitis*) und Leberbeteiligung [Ikterus*] gekennzeichnet; **Therapie**: leichte Formen Doxycyclin* oral, schwere Formen Penicillin* G i.v.

Bou|gie *f* (Ⓔ bougie): Dehnsonde

Bou|gie|ren *nt* (Ⓔ bougienage): ***Syn***: *Bougierung*; Aufdehnen mit Hilfe einer Dehnsonde

Bou|gie|rung *f*: *→Bougieren*

Bouillaud: Jean Baptiste Bouillaud; 1796–1881; französischer Kardiologe (Paris)

Bouillaud-Krankheit *f* (Ⓔ Bouillaud's disease): ***Syn***: *rheumatische Endokarditis*; infektallergische Entzündung der Herzklappen nach einer Infektion mit beta-hämolysierenden A-Streptokokken*; an den Schließungsrändern der

Herzklappen [v.a. Mitralklappe] bilden sich kleine Thromben [Vegetationen], die zuerst aus verschmolzenen Thrombozyten und später auch aus Fibrin bestehen; die Organisation der Thromben führt zu verformenden Narben und damit zu Insuffizienz und/oder Stenose der Klappe; in ca. 30 % der Fälle kommt es zur Ablösung von Thromben und zur Ausbildung einer klinisch manifesten Embolie*, von denen 2/3 das Gehirn betreffen; **Therapie**: Beseitigung der Streptokokkeninfektion mit Penicillin; Behandlung der Herzinsuffizienz [ACE-Hemmer*, Digitalis*], Thromboseprophylaxe; *s.a. rheumatisches Fieber*

Bouillaud-Syndrom *nt* (Ⓔ Bouillaud's syndrome): rheumatische Endo- und Perikarditis*

Bouil|lon *f* (Ⓔ bouillon): *Syn*: *Nährbrühe, Nährbouillon*; flüssiger Nährboden für Bakterien oder Pilze; *s.a. Kulturmedien*

Bourneville: Désiré-Magloire Bourneville; 1840–1909; französischer Neurologe

Bourneville-Pringle-Syndrom *nt*: *→ Bourneville-Syndrom*

Bourneville-Syndrom *nt* (Ⓔ Bourneville's disease): *Syn*: *Morbus Bourneville, Bourneville-Pringle-Syndrom, tuberöse Hirnsklerose, tuberöse Sklerose, Epiloia*; autosomal-dominant vererbte, zu den Phakomatosen* gehörende Erkrankung mit epileptischen Anfällen, psychomotorischer Retardierung*, intrakraniellen Verkalkungen, Adenoma* sebaceum und knotigen Tumoren verschiedener Organe [Herz, Niere, Retina]

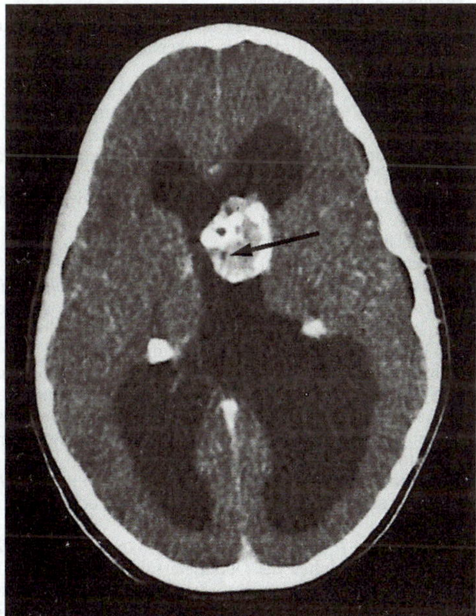

Abb. B99. Bourneville-Syndrom im CT

Boul|ton|neu|se|fie|ber *nt* (Ⓔ boutonneuse fever): *Syn*: *Fièvre boutonneuse, Mediterranes Fleckfieber, Mittelmeer-Zeckenfleckfieber*; durch **Rickettsia conorii** verursachte Infektionskrankheit mit Kopf- und Gliederschmerzen, die v.a. im Mittelmeerraum auftritt

Bouveret: Léon Bouveret; 1850–1929; französischer Internist (Lyon)

Bouveret-Syndrom *nt* (Ⓔ Bouveret's syndrome): *Syn*: *paroxysmale Tachykardie*; vorübergehende Tachykardie* ohne Extrasystolen

bo|vin *adj* (Ⓔ bovine): Rind betreffend, vom Rind stammend, Rinder-

Bowen: John Templeton Bowen; 1857–1941; amerikanischer Hautarzt (Boston)

Bowen-Dermatose *f*: *→ Bowen-Krankheit*

Bowen-Karzinom *nt* (Ⓔ Bowen's carcinoma): aus einer Bowen-Krankheit* entstehendes Karzinom; **Therapie**: Exzision

Bowen-Krankheit *f* (Ⓔ Bowen's disease): *Syn*: *Bowen-Dermatose, Morbus Bowen, Dyskeratosis maligna*; intraepidermal wachsende Präkanzerose* der Haut lichtexponierter Areale [Gesicht, Hände, Nacken]; kann in ein Bowen-Karzinom* übergehen; findet sich v.a. bei älteren, hellhäutigen Patienten oder nach chronischer Arsenzufuhr; **Therapie**: Exzision

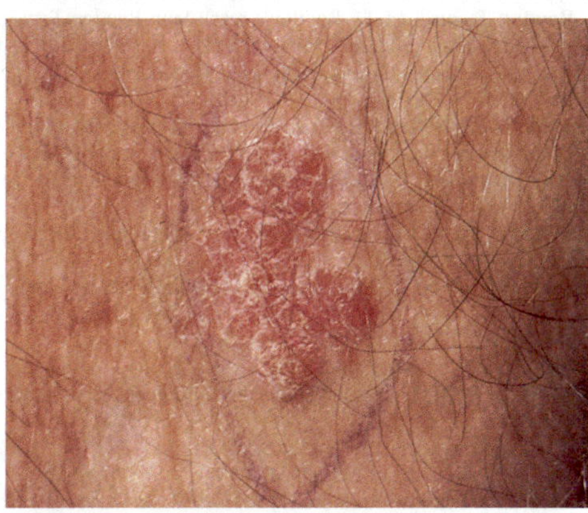

Abb. B100. Bowen-Krankheit

Bowman: Sir William Bowman; 1816–1892; englischer Anatom und Augenarzt (London)

Bowman-Drüsen *pl*: *→ Bowman-Spüldrüsen*

Bowman-Kapsel *f* (Ⓔ Bowman's capsule): *Syn*: *Capsula glomeruli*; becherförmige Einstülpung der Nierenkanälchen* um die Glomeruluskapillaren*

Bowman-Membran *f* (Ⓔ Bowman's membrane): *Syn*: *vordere Basalmembran, Lamina limitans anterior corneae*; hauchdünne [10–20 μm], homogene vordere Basalmembran der Hornhaut [Cornea*] unter dem Hornhautepithel

Bowman-Sonde *f* (Ⓔ Bowman's probe): geknöpfte Tränensacksonde zur Sondierung der Tränenwege, z.B. bei angeborener Stenose

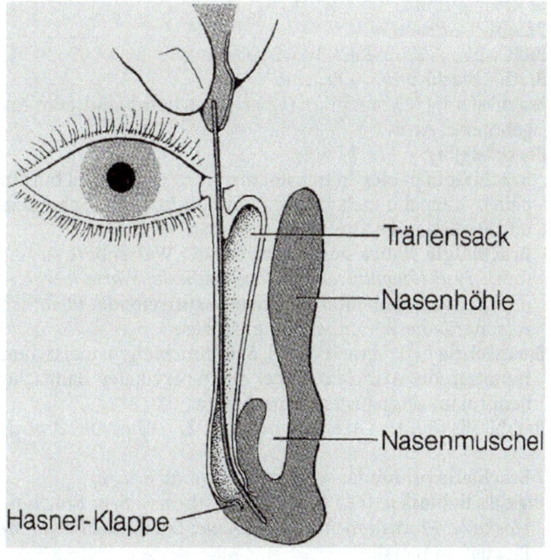

Abb. B101. Sondierung der Tränenwege

Bowman-Spüldrüsen *pl* (Ⓔ Bowman's glands): *Syn*: *Glandulae olfactoriae*; unter der Riechschleimhaut liegende seröse Drüsen; wahrscheinlich werden erst im Schleim dieser

Drüsen gelöste Stoffe von den Sinneszellen wahrgenommen

Bo|xer|en|ze|pha|lo|pa|thie *f* (Ⓔ boxer's encephalopathy): *Syn*: *Encephalopathia traumatica*; durch wiederholte Gehirnerschütterungen ausgelöste Schädigung des Gehirns, die durch Parkinson*-Syndrom und progrediente Demenz* gekennzeichnet ist

Bo|xer|ohr *nt*: →*Othämatom*

Boyd: A. M. Boyd; zeitgenössischer englischer Arzt

Boyd-Venen *pl* (Ⓔ Boyd's veins): Perforansvenen* in Höhe des Wadenbeinköpfchens am Unterschenkel

Boyden: Edward Boyden; 1886–1976; amerikanischer Anatom

Boyden-Technik *f* (Ⓔ Boyden's test): *Syn*: *Boyden-Test*; indirekter Hämagglutinationshemmtest*, bei dem die Testerythrozyten mit Tannin behandelt und dann mit Antigen beladen werden

BP *Abk.*: **1.** basisches Protein **2.** Benzapyren **3.** →*Benzpyren* **4.** Biopotential **5.** Blasenpunktion **6.** →*Blutplasma* **7.** →*Bulbärparalyse* **8.** →*bullöses Pemphigoid* **9.** →*Bypass*

34BP *Abk.*: 3,4-Benzpyren

BPA *Abk.*: Bundesverband praktischer Ärzte und Ärzte fur Allgemeinmedizin

BP-Antigen 1 *nt* (Ⓔ BP-antigen 1): *s.u. bullöses Pemphigoid*

BP-Antigen 2 *nt* (Ⓔ BP-antigen 2): *s.u. bullöses Pemphigoid*

BPAS *Abk.*: N-Benzoyl-p-aminosalicylsäure

BPB *Abk.*: Bromphenolblau

BPD *Abk.*: **1.** Biparietaldurchmesser **2.** →*bronchopulmonale Dysplasie*

BPF *Abk.*: Bradykinin-potenzierender Faktor

BPG *Abk.*: →*Benzathin-Penicillin G*

BPH *Abk.*: **1.** benigne Prostatahyperplasie **2.** Benzpyrenhydroxylase

BPL *Abk.*: **1.** Benzylpenicilloyl **2.** Beta-Propiolacton

B-PLL *Abk.*: →*B-Prolymphozytenleukämie*

BPO *Abk.*: Benzylperoxid

BPP *Abk.*: **1.** bovines Pankreaspolypeptid **2.** Bradykinin-potenzierendes Peptid

BPR *Abk.*: Brachialperiost-Reflex

B-Pro|lym|pho|zy|ten|leuk|ä|mie *f* (Ⓔ B-cell prolymphocytic leukemia): *s.u. Prolymphozytenleukämie*

BPS *Abk.*: **1.** basale Pepsinsekretion **2.** Belastungspulssumme **3.** →*benignes Prostatasyndrom*

BPSV *Abk.*: bovine pustular stomatitis virus

BPTH *Abk.*: bovines Parathyroidhormon

BPTI *Abk.*: basischer Pankreadrypsininhibitor

BPV *Abk.*: **1.** Benzathin-Penicillin V **2.** bovine Papillomaviren

Bq *Abk.*: →*Becquerel*

BR *Abk.*: Blinkreflex

Br *Abk.*: →*Brom*

Br. *Abk.*: →*Brucella*

BRAC *Abk.*: →*Basic-Rest-Activity-Cycle*

Brachi-, brachi- *präf.*: →*Brachio-*

bra|chi|al *adj* (Ⓔ brachial): (Ober-)Arm betreffend, zum Arm gehörend, Arm-

Bra|chi|al|gia *f*: →*Brachialgie*

Brachialgia paraesthetica nocturna (Ⓔ nocturnal burning pain): Karpaltunnelsyndrom mit nächtlichen Schmerzen und Parästhesien von Hand und Arm

Brachialgia statica paraesthetica (Ⓔ Wartenberg's symptom): *Syn*: *idiopathische Akroparästhesie, Wartenberg-Syndrom*; meist bei älteren Frauen auftretende nächtliche Akroparästhesie* unbekannter Genese

Bra|chi|al|gie *f* (Ⓔ brachialgia): *Syn*: *Brachialgia*; meist durch Irritation des Armplexus oder einen zervikalen Bandscheibenprolaps ausgelöster Armschmerz

Bra|chi|a|lis *f/m*: **1.** →*Arteria brachialis* **2.** →*Musculus brachialis*

Brachialis profunda: →*Arteria profunda brachii*

Bra|chi|a|lis|block *m* (Ⓔ brachial anesthesia): *Syn*: *Brachialisblockade, Plexus brachialis-Blockade*; Lokalanästhesie* des Plexus* brachialis

Bra|chi|a|lis|blo|cka|de *f*: →*Brachialisblock*

Bra|chi|a|lis|läh|mung *f*: →*Armplexuslähmung*

Brachio-, brachio- *präf.*: Wortelement mit der Bedeutung „Arm"

bra|chi|o|ce|phal *adj*: →*brachiozephal*

bra|chi|o|cru|ral *adj*: →*brachiokrural*

bra|chi|o|kar|pal *adj* (Ⓔ brachiocarpal): Unterarm oder Radius und Handwurzel/Karpus betreffend oder verbindend

bra|chi|o|kru|ral *adj* (Ⓔ brachiocrural): *Syn*: *brachiocrural*; Arm(e) und Bein(e) betreffend

bra|chi|o|ku|bi|tal *adj* (Ⓔ brachiocubital): Oberarm und Ell(en)bogen oder Oberarm und Unterarm betreffend oder verbindend

Bra|chi|o|ra|di|a|lis *m*: →*Musculus brachioradialis*

bra|chi|o|ze|phal *adj* (Ⓔ brachiocephalic): *Syn*: *brachiocephal*; Arm und Kopf betreffend oder verbindend

Bra|chi|um *nt* (Ⓔ brachium): Arm; Oberarm

Brachium colliculi caudalis: veraltet für →*Brachium colliculi inferioris*

Brachium colliculi inferioris (Ⓔ brachium of inferior colliculus): Faserzug von der Vierhügelplatte [Lamina* tecti] zum Corpus* geniculatum laterale des Metathalamus*; Teil der Sehbahn

Brachium colliculi rostralis: veraltet für →*Brachium colliculi superioris*

Brachium colliculi superioris (Ⓔ brachium of superior colliculus): Faserzug von der Vierhügelplatte [Lamina* tecti] zum Corpus* geniculatum mediale des Metathalamus*; Teil der zentralen Sehbahn

Brachmann: W. Brachmann; deutscher Arzt im frühen 20. Jahrhundert

Brachmann-de-Lange-Syndrom *nt*: →*Cornelia de Lange-Syndrom*

Bracht: Erich Friedrich Eugen Bracht; deutscher Gynäkologe (Berlin) im 20. Jahrhundert

Bracht-Handgriff *m* (Ⓔ Bracht's maneuver): Technik zur Entwicklung eines Kindes aus Beckenendlage; *s.a. Beckenendlage*

Brachy-, brachy- *präf.*: Wortelement mit der Bedeutung „kurz"

Bra|chy|ba|sie *f* (Ⓔ brachybasia): kleinschrittiger Gang, z.B. bei Parkinson*-Syndrom

Bra|chy|chei|lie *f* (Ⓔ brachycheilia): *Syn*: *Brachychilie*; abnormale Kurzheit der Lippen

Bra|chy|chei|rie *f* (Ⓔ brachycheiria): *Syn*: *Brachychirie*; angeborene Kurzhändigkeit

Bra|chy|chi|lie *f*: →*Brachycheilie*

Bra|chy|chi|rie *f*: →*Brachycheirie*

Bra|chy|dak|ty|lie *f* (Ⓔ brachydactyly): *Syn*: *Kurzfingrigkeit; Kurzzehigkeit*; angeborene Kurzheit von Fingern oder Zehen; kann isoliert oder zusammen mit anderen Fehlbildungen [Smith*-Magenis-Syndrom] vorkommen

Bra|chy|ge|nie *f* (Ⓔ microgenia): *Syn*: *Mikrogenie, Mandibulahypoplasie, Opisthogenie*; Unterentwicklung des Unterkiefers, z.B. bei frühkindlichem Zahnverlust; angeboren meist Teilaspekt eines Fehlbildungssyndroms [Robin*-Syndrom, Dysostosis* mandibulofacialis]

bra|chy|gnath *adj* (Ⓔ brachygnathous): *Syn*: *mikrognath*; Brachygnathie betreffend, von ihr betroffen oder gekennzeichnet

Bra|chy|gna|thie *f* (Ⓔ brachygnathia): *Syn*: *Mikrognathie*; angeborene Kleinheit des Oberkiefers; kommt oft als Teilaspekt eines Fehlbildungssyndroms [Dysostosis* craniofacialis] vor; extreme Brachygnathie bezeichnet man als Retrognathie

bra|chy|ke|phal *adj*: →*brachyzephal*

Bra|chy|ke|pha|lie *f*: →*Brachyzephalie*

Bra|chy|me|nor|rhoe *f, pl* **-rho|en** (Ⓔ brachymenorrhea): verkürzte Menstruation [weniger als 2 Tage], die meist auch zu schwach ist

Bra|chy|me|ta|kar|pie *f* (Ⓔ brachymetacarpia): angeborene Verkürzung eines oder mehrerer Mittelhandknochen

Bra|chy|me|ta|po|die *f* (Ⓔ brachymetapody): angeborene Verkürzung der Mittelfußknochen

Bra|chy|me|ta|tar|sie *f* (Ⓔ brachymetatarsia): angeborene Verkürzung eines oder mehrerer Mittelfußknochen

Bra|chy|ö|so|pha|gus *m* (Ⓔ brachyesophagus): angeborene oder erworbene [Barrett-Syndrom*] Kurzheit der Speiseröhre

Bra|chy|pha|lan|gie *f* (Ⓔ brachyphalangia): angeborene, pathologische Kurzheit von Finger- oder Zehengliedern

Bra|chy|syn|dak|ty|lie *f* (Ⓔ brachysyndactyly): kombinierte Brachydaktylie* und Syndaktylie*

Bra|chy|te|le|pha|lan|gie *f* (Ⓔ brachytelephalangia): angeborene, pathologische Kurzheit der Endglieder von Fingern oder Zehen

Bra|chy|the|ra|pie *f* (Ⓔ brachytherapy): Strahlentherapie, bei der die Strahlenquelle in unmittelbarer Nähe des bestrahlten Feldes ist; oft auch als **Kontaktbestrahlung** oder **Nahbestrahlung** bezeichnet

bra|chy|ze|phal *adj* (Ⓔ brachycephalic): *Syn*: *kurzköpfig, breitköpfig, rundköpfig, brachykephal*; Brachyzephalie betreffend, von ihr betroffen oder gekennzeichnet

Bra|chy|ze|pha|lie *f* (Ⓔ brachycephaly): *Syn*: *Rundköpfigkeit, Breitköpfigkeit, Kurzköpfigkeit, Brachykephalie*; runde Kopfform mit Abflachung des Hinterkopfs, z.B. bei Down-Syndrom*

Brady-, brady- *präf.*: Wortelement mit der Bedeutung „langsam/verlangsamt"

Bra|dy|a|ku|sie *f* (Ⓔ bradyacusia): *Syn*: *Bradyakusis*; vermindertes Hörvermögen; Schwerhörigkeit

Bra|dy|a|ku|sis *f*: *→Bradyakusie*

Bra|dy|ar|rhyth|mie *f* (Ⓔ bradyarrhythmia): langsame, total Arrhythmie* des Herzens

Bra|dy|ar|thrie *f*: *→Bradylalie*

Bra|dy|di|a|do|cho|ki|ne|se *f* (Ⓔ bradydiadochokinesia): verlangsamte Ausführung aufeinanderfolgender antagonistischer Bewegungen

Bra|dy|di|a|sto|lie *f* (Ⓔ bradydiastole): verlangsamte Diastole*

bra|dy|di|a|sto|lisch *adj* (Ⓔ bradydiastolic): Bradydiastolie betreffend, mit verlangsamter Diastole*

Bra|dy|ge|ne|se *f* (Ⓔ bradygenesis): verzögerte/verlangsamte Entwicklung, Entwicklungsverzögerung

Bra|dy|glos|sie *f*: *→Bradylalie*

bra|dy|kard *adj* (Ⓔ bradycardiac): *Syn*: *bradykardisch*; Bradykardie betreffend, von ihr betroffen oder gekennzeichnet

Bra|dy|kar|die *f* (Ⓔ bradycardia): *Syn*: *bradykarde Rhythmusstörung*; zu langsamer Herzschlag [Pulsfrequenz unter 60/min] durch eine Dysfunktion der Erregungsbildung [**Sinusbradykardie**] oder Störung der Erregungsleitung [SA-Block 2. Grades, AV-Block 1. und 2. Grades]; tritt auch bei Leistungssportlern, Hypothyreose* und Hypothermie* auf; **Klinik**: Leistungsminderung, Schwindelzustände, Adams*-Stokes-Anfälle, Angina* pectoris, Herzinsuffizienz*, Bradyarrhythmie*; **Therapie**: medikamentöse Behandlung mit Sympathomimetika* [Orciprenalin*] oder Vagolytika* [Atropin*]; gelingt es nicht, die Frequenz ausreichend zu beschleunigen oder liegt ein Sinusknotensyndrom* vor, ist die Implantation eines Schrittmachers indiziert

Tab. B102. Indikationen zur Schrittmachertherapie

Bradykardie mit klinischer Symptomatik [Adams-Stokes-Anfälle, kardiogener Schock, Angina pectoris, Herzinsuffizienz, Schwindelzustände, Leistungsminderung]
▸ AV-Block
▸ SA-Block
▸ Bradyarrhythmia absoluta
▸ pathologische Sinusbradykardie
▸ Karotissinussyndrom
▸ Sinusknotensyndrom [Bradykardie-Tachykardie-Syndrom]
Relative Indikation
▸ Rechtsschenkelblock mit linksanteriorem Hemiblock

fetale Bradykardie (Ⓔ fetal bradycardia): *s.u. Essay Kardiotokographie S. 1089*

Bradykardie-Tachykardie-Syndrom *nt*: *→Sinusknotensyndrom*

bra|dy|kar|disch *adj*: *→bradykard*

Bra|dy|ki|ne|sie *f* (Ⓔ bradykinesia): Bewegungsverlangsamung, z.B. bei Parkinson*-Syndrom oder Depressionen

bra|dy|ki|ne|tisch *adj* (Ⓔ bradykinetic): Bradykinesie betreffend, von ihr betroffen oder gekennzeichnet, durch sie bedingt

Bra|dy|ki|nin *nt* (Ⓔ bradykinin): zu den Kininen* gehörendes Gewebehormon, das zur Kontraktion der glatten Muskulatur von Gefäßen, Bronchien, Uterus und Darm führt, den Blutdruck senkt und die Kapillarpermeabilität steigert

bra|dy|krot *adj* (Ⓔ bradycrotic): pulsreduzierend, pulsverlangsamend

Bra|dy|la|lie *f* (Ⓔ bradylalia): *Syn*: *Bradyarthrie, Bradyglossie, Bradyphasie*; verlangsamtes Sprechtempo/Sprechen, Skandieren; ist durch ein Dehnen von Pausen und Silben gekennzeichnet; tritt bei organischen Hirnschäden, aber auch bei Depression auf

Bra|dy|le|xie *f* (Ⓔ bradylexia): verlangsamtes Lesen/Lesetempo

Bra|dy|me|nor|rhoe *f, pl* **-rho|en** (Ⓔ bradymenorrhea): verlängerte Menstruation

Bra|dy|me|ta|bo|lis|mus *m* (Ⓔ bradymetabolism): verlangsamter Stoffwechsel

Bra|dy|pha|gie *f* (Ⓔ bradyphagia): verlangsamtes Essen

Bra|dy|pha|sie *f*: **1.** *→Bradylalie* **2.** *→Bradyphemie*

Bra|dy|phe|mie *f* (Ⓔ bradyphemia): *Syn*: *Bradyphasie*; verlangsamte Sprache

Bra|dy|phra|sie *f*: **1.** *→Bradylalie* **2.** *→Bradyphrenie*

Bra|dy|phre|nie *f* (Ⓔ bradyphrenia): *Syn*: *Bradyphrasie*; Verlangsamung der Denkprozesse, schnelle geistige Ermüdbarkeit

Bra|dy|pnoe *f, pl* **-o|en** (Ⓔ bradypnea): verlangsamte Atmung, verminderte Atemfrequenz

bra|dy|pno|isch *adj* (Ⓔ bradypneic): Bradypnoe betreffend, von ihr betroffen oder gekennzeichnet

Bra|dy|sphyg|mie *f* (Ⓔ bradysphygmia): Pulsverlangsamung, verminderte Pulsfrequenz bei Bradykardie*

Bra|dy|stal|tik *f* (Ⓔ bradystalsis): verlangsamte Peristaltik*

Bra|dy|te|le|o|ki|ne|se *f* (Ⓔ bradyteleokinesis): Verlangsamung der Zielbewegung bei Kleinhirnerkrankungen

Bra|dy|to|kie *f*: *→Wehenschwäche*

bra|dy|troph *adj* (Ⓔ bradytrophic): Bradytrophie betreffend

Bra|dy|tro|phie *f* (Ⓔ bradytrophia): herabgesetzter Gewebestoffwechsel, z.B. in Knorpelgewebe, Augenhornhaut

Bra|dy|u|rie *f* (Ⓔ bradyuria): verlangsamte Harnentleerung, z.B. bei Obstruktion oder Blasenatonie

Bra|dy|zo|it *m* (Ⓔ bradyzoite): *s.u. Toxoplasma gondii*

branched-DNA *f* (Ⓔ branched DNA): *s.u. Essay AIDS S. 31*

bran|chi|al *adj* (Ⓔ branchial): *Syn*: *branchiogen*; Kiemen(bögen) betreffend, von den Kiemen(bögen) ausgehend

Bran|chi|al|bö|gen *pl* (Ⓔ branchial arches): *Syn*: *Kiemenbögen, Schlundbögen, Pharyngealbögen, Viszeralbögen*; sechs, während der Embryonalentwicklung auftretende Mesenchymwülste am Kopf-Hals-Bereich, aus denen Knorpel, Knochen und Muskeln hervorgehen; zur Benennung und Entwicklung der Branchialbögen *siehe Tab. B104*

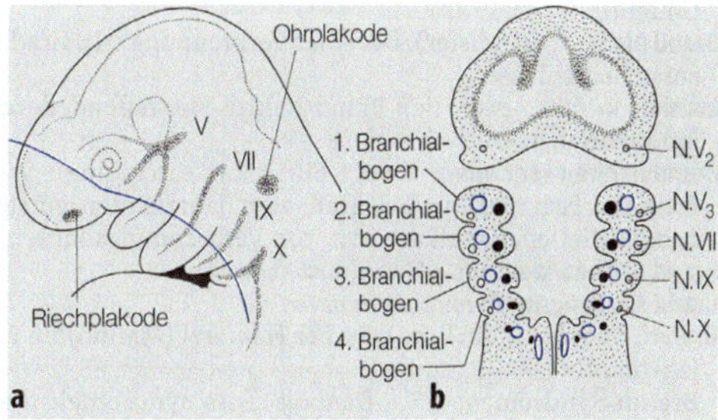

Abb. B103. Branchialbögen. 5 mm langer Embryo; **a** von der Seite, **b** Frontalschnitt

Bran|chi|al|spal|ten *pl* (Ⓔ branchial clefts): *Syn*: *Kiemengänge, Viszeralspalten, Schlundtaschen, Kiemenspalten*; während der Embryonalentwicklung auftretende seitliche Ausbuchtungen am Vorderdarm des Embryos; *s.a. Branchialbögen*

Bran|ching|en|zym *nt* (Ⓔ branching enzyme): *Syn*: *Glucan-verzweigende Glykosyltransferase, 1,4-α-Glucan-branching-Enzym, Amylo-1,4 →1,6 Transglykolase*; an der Glykogenese* beteiligtes Enzym, das 1,4-glykosidisch verknüpfte Glucosereste auf eine benachbarte Kette überträgt, wobei eine 1,6-glykosidische Bindung entsteht; das entstehende Glyko-

Tab. B104. Entwicklung der Branchialbögen

Branchialbögen	Skelettanteil	Muskulatur	Nerv (efferent)
1. Branchialbogen Mandibularbogen	Meckel-Knorpel, Malleus, Incus	Kaumuskulatur, Musculus tensor tympani, Musculus tensor veli palatini, Venter ant. m. digastrici	Nervus mandibularis (N. V_3)
2. Branchialbogen Hyoidbogen	Stapes, Anulus stapedialis foraminis ovalis, Processus styloideus, Cornu minus ossis hyoidei, Ligamentum stylohyoideum	Gesichtsmuskulatur, Musculus stapedius, Musculus stylohyoideus, Venter posterior m. digastrici	Nervus facialis (N. VII)
3. Branchialbogen Pharyngobranchialbogen	Corpus ossis hyoidei, Cornu majus ossis hyoidei	Pharynxmuskulatur	Nervus glossopharyngeus (N. IX)
4.–6. Branchialbogen	Cartilagines laryngis	Larynxmuskulatur	Nervus vagus (N. X)

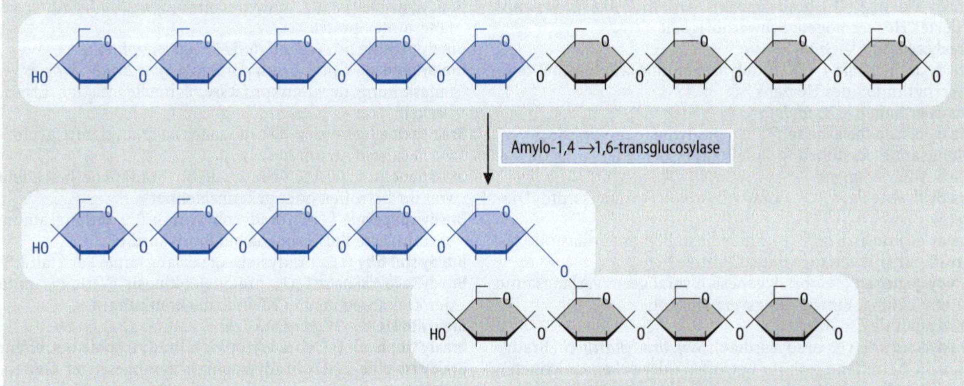

Abb. B105. Synthese der Verzweigungsstellen im Glykogenmolekül

genmolekül enthält damit seine Verzweigungen

bran|chi|o|gen *adj*: → *branchial*

Bran|chi|om *nt* (Ⓔ branchioma): *Syn*: *Branchioma*; branchiogene Geschwulst, branchiogener Tumor

Bran|chi|o|ma *nt, pl* **-o|ma|ta** (Ⓔ branchioma): *Syn*: *Branchiom*; branchiogene Geschwulst, branchiogener Tumor

Brand *m*: → *Gangrän*

feuchter Brand (Ⓔ wet gangrene): feuchte Gangrän; *s.u. Gangrän*

trockener Brand (Ⓔ dry gangrene): trockene Gangrän; *s.u. Gangrän*

Brand|bla|se *f* (Ⓔ blister): bei einer Verbrennung* II. Grades entstehende Blase

bran|dig *adj* (Ⓔ necrotic): Brand/Nekrose betreffend, durch ihn bedingt, nekrotisch

Brand|nar|ben|kar|zi|nom *nt* (Ⓔ burn scar carcinoma): *Syn*: *Brandnarbenkrebs*; nach Jahren oder Jahrzehnten entstehendes Plattenepithelkarzinom von Verbrennungsnarben

Brand|nar|ben|krebs *m*: → *Brandnarbenkarzinom*

Brand|stif|tungs|trieb *m*: → *Pyromanie*

Brandt: Thore Brandt; schwedischer Hautarzt (Malmö) im 20. Jahrhundert

Brandt-Syndrom *nt* (Ⓔ Danbolt-Closs syndrome): *Syn*: *Danbolt-Closs-Syndrom, hereditäres Zinkmangelsyndrom, Acrodermatitis enteropathica*; seltene, autosomal-rezessiv vererbte Störung der Zinkabsorption mit Ekzemen an den Akren, Nageldystrophie, Erythemen, Haarausfall; **Therapie**: orale Zinksubstitution

Brand|wun|de *f*: → *Verbrennung*

Bras|si|ca ni|gra *f* (Ⓔ black mustard): *Syn*: *schwarzer Senf*; *s.u. Senfmehl*

Braun: **1.** Heinrich Braun; 1847–1911; deutscher Chirurg (Göttingen) **2.** Karl Ferdinand Braun; 1850–1918; deutscher Physiker (Marburg, Straßburg, Tübingen); Nobelpreisträger für Physik 1909 **3.** Heinrich F. W. Braun; 1862–1934; deutscher Chirurg (Zwickau)

Braun-Anastomose *f* (Ⓔ Braun's anastomosis): *Syn*: *Braun-Enteroanastomose, Braun-Fußpunktanastomose*; Anastomose von zuführender und abführender Darmschlinge zur Vermeidung eines **Syndroms der zuführenden Schlinge** bei Gastroenterostomie*; *s.a. Magenresektion*

Braun-Schiene *f* (Ⓔ Braun's splint): Schiene zur funktionsgerechten Lagerung von Bein und Fuß

Braxton-Hicks: John Braxton-Hicks; 1825–1897; englischer Gynäkologe (London)

Braxton-Hicks-Kontraktionen *pl* (Ⓔ Braxton-Hicks contractions): Schwangerschaftswehen* zwischen der 20. und 30. Schwangerschaftswoche; treten mit einer Frequenz von maximal 3 Kontraktionen/Stunde auf; vermehrt bei Gehen oder Stehen zur Verhinderung einer orthostatischen Dysregulation

BRB *Abk.*: **1.** Betarezeptorenblockade **2.** → *Beta-Rezeptorenblocker*

BRCA1 *Abk.*: Breast Cancer [gene] 1

BRCA2 *Abk.*: Breast Cancer [gene] 2

BRCA1-Mutationen *pl* (Ⓔ BRCA1 mutations): *s.u. Essay Mechanismen der Entstehung genetisch bedingter Krebsformen S. 1561*

BRCA2-Mutationen *pl* (Ⓔ BRCA2 mutations): *s.u. Essay Mechanismen der Entstehung genetisch bedingter Krebsformen S. 1561*

BRC-repeats *pl* (Ⓔ BRC repeats): *s.u. Essay Mechanismen der Entstehung genetisch bedingter Krebsformen S. 1561*

BRCT domain *nt* (Ⓔ BRCT domain): *s.u. Essay Mechanismen der Entstehung genetisch bedingter Krebsformen S. 1561*

BRDU *Abk.*: 5-Bromdesoxyuridin

Brech|durch|fall *m* (Ⓔ diarrhea and vomiting): *Syn*: *Brechruhr, einheimische/unechte Cholera, Cholera nostras*; durch Viren oder Bakterien verursachte choleraähnliche Erkrankung, die meist als Nahrungsmittelvergiftung imponiert; bedarf meist keiner spezifischen Therapie, abgesehen von Rehydrierung zum Ersatz der Flüssigkeits- und Elektrolytverluste

Brech|kraft *f* (Ⓔ refractivity): *Syn*: *Brechungskraft*; Kehrwert

Tab. B106. Richtlinien der Rehydrierungstherapie bei Brechdurchfall

Dehydrierungsgrad	Altersgruppe	Flüssigkeit	Menge	Zeitraum
Mild	Alle	ORS	50 ml/kg	Innerhalb von 4 h
Mittelschwer	Alle	ORS	100 ml/kg	Innerhalb von 4 h
Schwer	Kleinkinder	Initial i.v. Ringerlactat	70 ml/kg	Innerhalb von 3 h
		Danach ORS	20 ml/kg	Jede Stunde
	Nicht-Kleinkinder	i.v. Ringerlactat	100 ml/kg	Innerhalb von 4 h initial so schnell wie möglich, bis Radialispuls palpabel

der Brennweite in Luft; wird in Dioptrie angegeben; die objektive Bestimmung erfolgt mittels Refraktometer* oder Skiaskopie*

Brech|kraft|ein|heit *f* (Ⓔ diopter): ***Syn***: *Dioptrie*; Maßeinheit für die Brechkraft optischer Systeme

Brech|kraft|mes|sung *f* (Ⓔ dioptometry): ***Syn***: *Refraktionsmessung, Optometrie, Dioptrometrie, Dioptometrie*; Bestimmung der Brechkraft der Augen

Brech|mit|tel *nt*: → *Emetikum*

Brech|nuss *f* (Ⓔ quaker button): ***Syn***: *Strychnos nux-vomica*; Baum aus der Familie der Loganiaceae; die reifen, getrockneten Samen [**Strychni semen, Nux vomica**] enthalten Indolalkaloide* [u.a. Strychnin*, Brucin*] und Phytosterine*; **Anw.**: traditionell als Tonikum* und Roborans* bei Erkrankungen des Magen-Darm-Traktes, Herz- und Kreislaufbeschwerden, Atemwegserkrankungen sowie als appetitanregendes Mittel; in der Homöopathie u.a. bei Magen-Darm-Beschwerden, rheumatischen Erkrankungen und psychischen Störungen

Brech|ruhr *f*: → *Brechdurchfall*

Bre|chungs|a|me|tro|pie *f* (Ⓔ refractive ametropia): ***Syn***: *Indexametropie*; Fehlsichtigkeit durch Änderung des Brechungsindexes des Auges

Bre|chungs|feh|ler *m* (Ⓔ refraction anomaly): ***Syn***: *Refraktionsfehler, Refraktionsanomalie*; Abweichung von der normalen Brechkraft des Auges; normal ist eine Gesamtbrechkraft von 65 dpt [früher wurde der Wert mit 58 dpt angegeben], wobei die Brechkraft der Kornea 43 dpt beträgt und die der Linse ca. 19 dpt; Abweichungen von diesem Normalwert durch Veränderungen der brechenden Medien führen zu Beeinträchtigungen des Sehens; am häufigsten sind Myopie*, Hypermetropie*, Astigmatismus* und Anisometropie*

Bre|chungs|hy|per|me|tro|pie *f*: → *Brechungshyperopie*

Bre|chungs|hy|per|o|pie *f* (Ⓔ index hyperopia): ***Syn***: *Brechungshypermetropie*; Hypermetropie* durch eine zu geringe Brechkraft des Auges

Bre|chungs|in|dex *m* (Ⓔ refractive index): ***Syn***: *Brechzahl*; Quotient der Lichtgeschindigkeit im Vakuum [c] und der Lichtgeschwindigkeit in einem spezifischen Medium [v]

Bre|chungs|kraft *f*: → *Brechkraft*

Bre|chungs|leh|re *f* (Ⓔ dioptrics): ***Syn***: *Refraktionslehre, Dioptrik*; Lehre von der Lichtbrechung

Bre|chungs|my|o|pie *f* (Ⓔ index myopia): Myopie* durch eine zu starke Brechkraft des Auges

Brech|wurz *m* (Ⓔ ipecac): ***Syn***: *Ipecacuanha, Radix Ipecacuanhae, Ipecacuanhawurzel*; Wurzel von Caphaelis ipecacuanha [**Rio-Ipecacuanha**] oder Caphaelis acuminata [**Cartagena-, Nicaragua-, Panama-Ipecacuanha**]; enthält u.a. Emetin* Cephaelin* und andere Alkaloide; **Anw.**: sekretolytisches und sekretomotorisches Expektorans, Emetikum

Brech|zahl *f*: → *Brechungsindex*

Breg|ma *nt* (Ⓔ **1.–2.** bregma): **1.** Schnittpunkt von Sagittal- und Koronarnaht **2.** Vorderkopf

Breisky: August Breisky; 1832–1889; tschechischer Frauenarzt

Breisky-Krankheit *f*: → *Kraurosis vulvae*

Breit|band|an|ti|bi|o|ti|ka *pl* (Ⓔ broad-spectrum antibiotics): ***Syn***: *Breitspektrumantibiotika*; Antibiotika mit Wirkung gegen eine Vielzahl von Erregern, z.B. Tetracycline

Breit|band|an|ti|my|ko|ti|kum *nt, pl* **ka** (Ⓔ broad-spectrum antifungal): Antimykotikum mit Wirkung gegen eine Reihe von Pilzen, z.B. Ketoconazol*

Brei|te, the|ra|peu|ti|sche *f* (Ⓔ therapeutic index): ***Syn***: *therapeutischer Index, chemotherapeutischer Index*; Verhältnis der für den Erreger schädlichen Konzentration eines Chemotherapeutikums zu der für den Wirt verträglichen Konzentration; je größer der Wert, desto weniger Nebenwirkungen und Schäden können erwartet werden

Breit|ge|sich|tig|keit *f* (Ⓔ chameprosopy): Chamäprosopie*

breit|köp|fig *adj* (Ⓔ brachycephalic): ***Syn***: *kurzköpfig, rundköpfig, brachykephal, brachyzephal*; Breitköpfigkeit/Brachyzephalie betreffend, von ihr betroffen oder gekennzeichnet

Breit|köp|fig|keit *f* (Ⓔ brachycephaly): ***Syn***: *Rundköpfigkeit, Kurzköpfigkeit, Brachyzephalie, Brachykephalie*; runde Kopfform mit Abflachung des Hinterkopfs, z.B. bei Down-Syndrom

Breitner: Einteilung der Klavikulafrakturen nach Breitner *f* (Ⓔ Breitner classification): *s.u. Klavikulafraktur*

Breit|spekt|rum|an|ti|bi|o|ti|ka *pl*: → *Breitbandantibiotika*

Breitspektrum-Cephalosporine *pl* (Ⓔ broad-spectrum cephalosporins): *s.u. Cephalosporin*

Breit|we|ge|rich *m* (Ⓔ broad-leaved plantain): ***Syn***: *Plantago major*; Pflanze aus der Familie der Wegerichgewächse [Plantaginaceae]; das während der Blüte gesammelte Kraut [**Plantaginis majoris herba**] enthält u.a. Iridoidglykoside* [z.B. Aucubin, Catalpol], Polysaccharide und Polyphenole; es hat eine antibakterielle, entzündungshemmende, wundheilende und antikanzerogene Potenz; **Anw.**: traditionell bei Erkrankungen der oberen Atemwege und Durchfallerkrankungen; äußerlich bei Entzündungen im Mund- und Rachenbereich, Akne* vulgaris, Exanthemen, Wunden und Furunkeln; in der Homöopathie bei Kopfschmerzen, Bettnässen, Durchfallerkrankungen und Exanthemen

Brenneman: Joseph Brenneman; 1872–1944; amerikanischer Kinderarzt (Chicago)

Brenneman-Syndrom *nt* (Ⓔ Brenneman's syndrome): ***Syn***: *Pseudoappendizitis*; klinische Bezeichnung für eine pseudoappendizitische Symptomatik durch eine Entzündung und Schwellung mesenterialer Lymphknoten

Brenner: Fritz Brenner; deutscher Pathologe (Frankfurt) im 20. Jahrhundert

Brenner-Tumor *m* (Ⓔ Brenner's tumor): meist einseitiger, gutartiger Eierstocktumor, der vom Zölom abstammt; kann Östrogen bilden; sehr selten maligne Entartung

Bren|nes|sel *f* (Ⓔ stinging nettle): ***Syn***: *Brennnessel*; Oberbegriff für **große** [Urtica dioica] und **kleine Brennessel** [Urtica urens] sowie deren Hybride; Pflanzen aus der Familie der Brennesselgewächse [Urticaceae]; verwendet werden **Brennesselkraut** [Urticae herba], **Brennesselblätter** [Urticae folium] und **Brennesselwurzel** [Urticae radix]; Kraut und Blätter enthalten v.a. Mineralsalze, Carotinoide*, organische Säuren, Vitamine [Vitamin* C] und biogene Amine [Histamin*, Serotonin*, Cholin]*; die Wurzel enthält u.a. Sitosterol*, Glykoside*, Scopoletin und Urtica-Agglutinine; **Anw.**: Kraut und Blätter bei Entzündungen der ableitenden Harnwege und zu Prophylaxe und Therapie von Nierensteinen; traditionell bei Leber- und Gallenbeschwerden, Rheuma, Gicht* und Hautkrankheiten; die Wurzel bei benigner Prostatahyperplasie*; in der Homöopathie Verwendung der frischen blühenden Pflanze bei Exanthemen, Gicht, Rheuma, Verbrennungen usw.

Bren|nes|sel|blät|ter *pl* (Ⓔ stinging nettle leaf): ***Syn***: *Urticae folium*; *s.u. Brennessel*

Bren|nes|sel|kraut *nt* (Ⓔ nettle herb): ***Syn***: *Urticae herba*; *s.u. Brennessel*

Bren|nes|sel|wur|zel *pl* (Ⓔ nettle root): ***Syn***: *Urticae radix*; *s.u. Brennessel*

Brenn|fleck *m* (Ⓔ focus): in einer Röntgenröhre die Stelle auf der Anode, die von den Kathodenstrahlen getroffen wird

Brenn|nes|sel *f*: → *Brennessel*

Brenn|punkt *m* (Ⓔ focus): ***Syn***: *Fokus, Focus*; Vereinigungs-

B

punkt von Lichtstrahlen nach der Brechung durch eine Sammellinse

Brennlpunktllolsiglkeit *f*: *→Astigmatismus*

Brennlweilte *f* (Ⓔ focal distance): ***Syn***: *Fokaldistanz*; Abstand von Brennpunkt und Hauptebene eines optischen Systems

Brennlwert *m* (Ⓔ fuel value): ***Syn***: *Kalorienwert, kalorischer Wert, Energiewert*; der bei der Oxidation von 1 Gramm eines Nahrungsmittels im Körper freigesetzte Energiebetrag; sollte besser als **biologischer** oder **physiologischer Brennwert** bezeichnet werden; er unterscheidet sich für viele Stoffe vom **physikalischen Brennwert**, der durch Oxidation in einem Kalorimeter bestimmt werden kann

Tab. B107. Physiologische Brennwerte

1 g Protein	= 17,2 kJ (4,1 kcal)
1 g Kohlenhydrat	= 17,2 kJ (4,1 kcal)
1 g Fett	= 39,1 kJ (9,3 kcal)
1 g Ethanol	= 29,8 kJ (7,1 kcal)

Brenzlcaltelchin *nt*: *→Brenzkatechin*

Brenzlkaltelchin *nt* (Ⓔ catechol): ***Syn***: *Brenzcatechin, o-Dihydroxybenzol, Pyrokatechin, Pyrocatechusäure, Pyrocatechol, Catechol*; bildet zusammen mit o-Chinon* ein Redoxsystem, das mit der Atmungskette verbunden ist; Grundsubstanz der Catecholamine*

Brenzlkaltelchinlalmin *nt*: *→Catecholamin*

Brenzltraulbenlsäulre *f* (Ⓔ pyruvic acid): ***Syn***: *α-Ketopropionsäure, Acetylameisensäure*; Ketocarbonsäure; wichtiges Zwischenprodukt des Kohlenhydrat- und Aminosäurestoffwechsels

Brenzltraulbenlsäulrelschwachlsinn *m*: *→Phenylketonurie*

Breschet: Gilbert Breschet; 1784–1845; französischer Anatom (Paris)

Breschet-Hiatus *m* (Ⓔ Breschet's hiatus): ***Syn***: *Schneckenloch, Helicotrema*; Verbindung von Scala* tympani und Scala* vestibuli an der Schneckenspitze; *s.a. Cochlea*

Breschet-Kanäle *pl* (Ⓔ Breschet's canals): ***Syn***: *Diploëkanäle, Canales diploici*; Schädeldachkanäle für die Diploëvenen*

Breschet-Venen *pl* (Ⓔ Breschet's veins): ***Syn***: *Diploëvenen, Venae diploicae*; vier in der Diploë* des Schädeldaches verlaufende Venen [**Vena diploica frontalis, occipitalis, temporalis anterior, temporalis posterior**], die über die Venae emissariae mit den venösen Hirnsinus [Sinus* durae matris] und den oberflächlichen Schädelvenen in Verbindung stehen

Brescia: Michael J. Brescia; zeitgenössischer amerikanischer Nephrologe

Brescia-Cimino-Fistel *f* (Ⓔ Brescia-Cimino shunt): ***Syn***: *Cimino-Fistel, Cimino-Shunt, Brescia-Cimino-Shunt*; operativ angelegte arteriovenöse Fistel zur Hämodialyse*; die mit der Arterie verbundene Unterarmvene dilatiert und wird bei der Dialyse punktiert

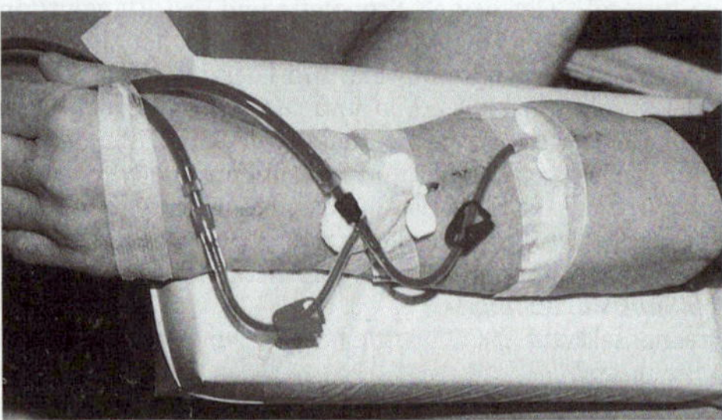

Abb. B108. Brescia-Cimino-Fistel

Brevi-, brevi- *präf.*: Wortelement mit der Bedeutung „kurz"

BRIC *Abk.*: benigne rezidivierende intrahepatische Cholestase

Bricker: Eugene M. Bricker; amerikanischer Chirurg im 20. Jahrhundert

Bricker-Blase *f* (Ⓔ Bricker's ileal conduit): ***Syn***: *Bricker-Operation, Bricker-Plastik, Ileumconduit, Ileumblase, Ileumersatzblase, Dünndarmblase*; künstliche Blase aus einer ausgeschalteten Ileumschlinge mit Ausleitung des Harns über ein Ileostoma*; *s.a. Kolon-Conduit*

Brilde *f* (Ⓔ adhesive band): Verwachsungsstrang in der Bauchhöhle

Brildenlillelus *m* (Ⓔ adhesive strangulation of intestines): durch Verwachsungsstränge verursachter Ileus*

Brieflkulvertlform *f*: *s.u. Kristallurie*

Bries *m*: *→Thymus*

Brill: Nathan Edward Brill; 1860–1925; amerikanischer Internist (New York)

Brill-Krankheit *f*: *→Brill-Zinsser-Krankheit*

Brill-Symmers-Syndrom *nt*: *→zentroblastisch-zentrozytisches Lymphom*

Brill-Zinsser-Krankheit *f* (Ⓔ Brill-Zinsser disease): ***Syn***: *Brill-Krankheit*; oft nach Jahren oder Jahrzehnten auftretendes Spätrezidiv des epidemischen Fleckfiebers*; **Therapie**: Tetracycline*, Chloramphenicol*

Brilllantlgrün *nt* (Ⓔ brilliant green): insbesondere das Wachstum von Kolibakterien* hemmender Farbstoff, der als Zusatz in Selektivnährböden verwendet wird

Brilllantlkrelsyllblau *nt* (Ⓔ brilliant cresyl blue): zur Intravitalfärbung von Erythrozyten verwendeter Farbstoff

Brilllenlhälmaltom *nt* (Ⓔ bilateral periorbital hematoma): Bluterguss in die Ober- und Unterlider

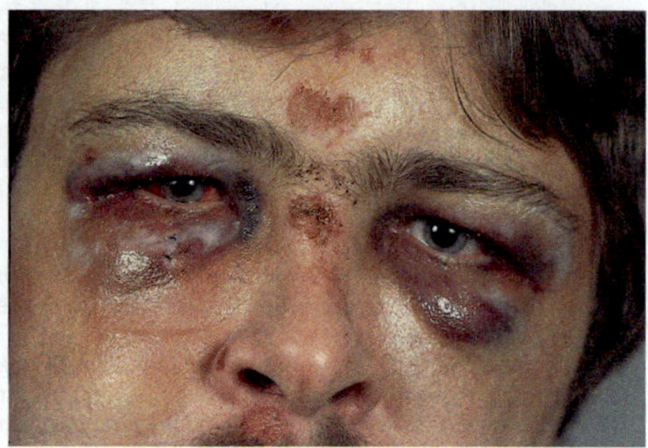

Abb. B109. Brillenhämatom

Brilmolnildin *nt* (Ⓔ brimonidine): Sympathomimetikum*; **Anw.**: Glaukombehandlung

Brinton: William Brinton; 1823–1867; englischer Arzt

Brinton-Krankheit *f* (Ⓔ Brinton's disease): ***Syn***: *Magenszirrhus, entzündlicher Schrumpfmagen, Linitis plastica*; diffus-infiltrierende, alle Magenwandschichten erfassende entzündliche Veränderung, die meist als Symptom eines szirrhös wachsenden Magenkarzinoms* zu sehen ist

Brinlzollalmid *nt* (Ⓔ brinzolamide): Carboanhydrasehemmer; **Anw.**: Glaukombehandlung

Brilselment *nt* (Ⓔ brisement): operative Gelenkmobilisierung

Brissaud: Edouard Brissaud; 1852–1909; französischer Internist (Paris)

Brissaud-Syndrom *nt* (Ⓔ Brissaud-Marie syndrome): *s.u. Tourette-Syndrom*

Bristlalmin *nt* (Ⓔ phenyltoloxamine): ***Syn***: *Phenyltoloxamin*; H_1-Antihistaminikum*, Antitussivum*

British antilewisit *nt*: *→Dimercaprol*

Brittle-Asthma *nt* (Ⓔ brittle asthma): *s.u. Essay Asthma bronchiale S. 173*

BRO *Abk.*: *→Bronchoskopie*

Broad-Beta-Disease *nt*: *→Hyperlipoproteinämie Typ III*

Broca: Pierre Paul Broca; 1824–1880; französischer Anatom, Chirurg und Anthropologe (Paris)

Broca-Aphasie *f* (Ⓔ Broca's aphasia): ***Syn***: *motorische Aphasie*; durch Schädigung des motorischen Sprachzentrums hervorgerufenes Sprachversagen; typisch sind zögernde oder fehlende Spontansprache mit undeutlicher Aussprache, Agrammatismus* und kurzen Sätzen [Telegrammstil]

Broca-Feld *nt*: *→Broca-Zentrum*

Broca-Formel *f* (Ⓔ Broca's formula): Formel zur Bestimmung des Normalgewichts* bei Erwachsenen: Körpergröße [in cm] minus 100 ergibt das Normalgewicht in kg; als physiologisch werden Abweichungen von 10–20 % angesehen; *s.a. Quetelet-Index*

frontale/motorische Broca-Region *f*: *→Broca-Zentrum*

Broca-Zentrum *nt* (Ⓔ Broca's motor speech region): ***Syn***: *motorisches Sprachzentrum, Broca-Feld, frontale Broca-Region, motorische Broca-Region, frontale Broca-Sprachregion, motorische Broca-Sprachregion*; Zentrum in der unteren Stirnhirnwindung am lateralen Rand des prämotorischen Kortex; kontrolliert die Koordination der Bewegungen von Kehlkopf und Mund beim Sprechen; das Zentrum ist jeweils nur auf einer Hirnseite aktiv, bei 95 % aller Menschen auf der linken Seite [alle Rechtshänder und die Hälfte der Linkshänder]

Brock: Sir Russell Claude Brock; englischer Chirurg im 20. Jahrhundert

Brock-Sprengung *f* (Ⓔ Brock commisurotomy): ***Syn***: *transventrikuläre Kommissurotomie*; *s.u. Kommissurotomie*

Brocq: Louis Anne Jean Brocq; 1856–1928; französischer Hautarzt (Paris)

Brocq-Krankheit *f* (Ⓔ Brocq's disease): ***Syn***: *chronische superfizielle Dermatitis, Parapsoriasis en plaques*; chronische, an eine Psoriasis* erinnernde Erkrankung mit disseminierten, geröteten Herden und Schuppung; man unterscheidet zwei Formen: **1. kleinfleckige Parapsoriasis en plaques**: gutartige, chronische Dermatose, bei der die zahlreichen gelblich-hellroten Flecken meist entlang der Hautspaltlinien angeordnet sind; die Schuppung ist gering und oft nur schwer erkennbar; die Flecken ähneln oft Fingerabdrücken [**fingerprint dermatosis**]; **2. großfleckige Parapsoriasis en plaques**: wird als Präkanzerose [Prämykose] von Mycosis* fungoides angesehen; **Therapie**: die Flecken verschwinden unter UV-Bestrahlung oder Photochemotherapie, kehren aber wieder zurück

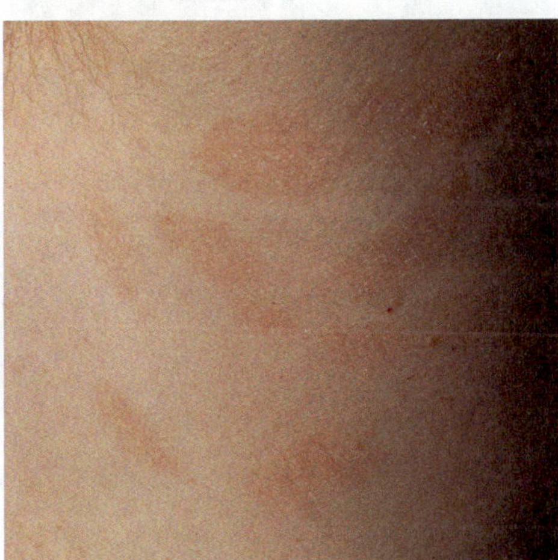

Abb. B110. Brocq-Krankheit

Brocq-Pautrier-Syndrom *nt* (Ⓔ angiolupoid): ***Syn***: *Angiolupoid*; gutartiger, blauroter Knoten am Nasenrücken; Hautmanifestation der Sarkoidose*

Bro|deln, tie|fes *nt*: *s.u. feuchte Rasselgeräusche*

Brodie: Sir Benjamin Collins Brodie; 1783–1862; englischer Chirurg (London)

Brodie-Knochenabszess *m* (Ⓔ Brodie's abscess): ***Syn***: *Brodie-Abszess*; Sonderform der Osteomyelitis* mit Abszessbildung in den Metaphysen von Röhrenknochen

Brodmann: Korbinian Brodmann; 1868–1918; deutscher Neurologe (Berlin)

Brodmann-Areale *pl* (Ⓔ Brodmann's areas): ***Syn***: *Brodmann-Felder*; von Brodmann 1909 vorgeschlagene definierte Felder der Großhirnrinde, die in etwa bestimmten physiologischen Funktionen zugeordnet werden können; Area 17 z.B. ist die primäre Sehrinde und Area 41 entspricht der primären Hörrinde

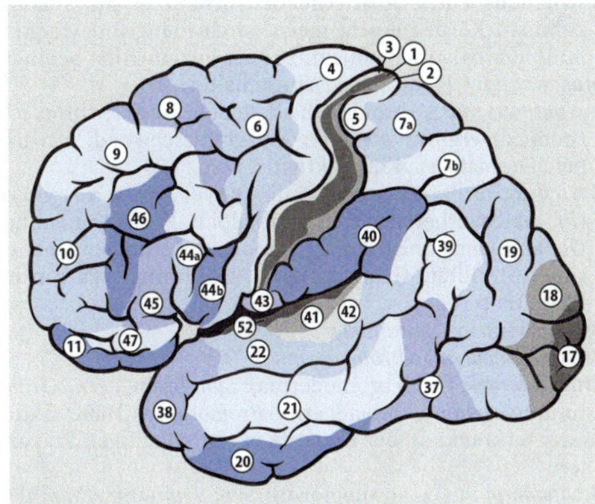

Abb. B111. Brodmann-Areale

Broesike: Gustav Broesike; deutscher Anatom im 19./20.-Jahrhundert

Broesike-Raum *m* (Ⓔ Broesike's fossa): ***Syn***: *Fossa parajejunalis*; Bauchfellausbuchtung unter dem ersten Jejunumabschnitt

Brom *nt* (Ⓔ bromine): ***Syn***: *Bromum*; zu den Halogenen* gehörendes flüssiges Element, das rotbraune giftige Dämpfe abgibt; Bromsalze wurden früher als Schlafmittel verwendet

Brom|ak|ne *f* (Ⓔ bromide acne): ***Syn***: *Bromfinne*; durch Langzeitbehandlung mit Brompräparaten hervorgerufene Akne*

Bro|mat *nt* (Ⓔ bromate): Salz der Bromsäure

Bro|ma|tik *f*: *→Bromatologie*

Bro|ma|to|gra|phie *f*: *→Bromatologie*

Bro|ma|to|lo|gie *f* (Ⓔ bromatology): ***Syn***: *Bromatik, Bromatographie, Bromatografie*; Lehre von der Zubereitung von Nahrungsmitteln

Bro|ma|to|to|xin *nt* (Ⓔ bromatotoxin): ***Syn***: *Lebensmitteltoxin*; in Lebensmittel enthaltenes oder entstandenes Toxin, z.B. Botulinustoxin*

Brom|a|ze|pam *nt* (Ⓔ bromazepam): ***Syn***: *7-Brom-5-(2-pyridyl)-1H-1,4-benzodiazepin-2(3H)-on*; Benzodiazepin*; HWZ 8–20 h; **Anw.**: Schlafmittel, Beruhigungsmittel

Brom|bee|re *f* (Ⓔ blackberry): ***Syn***: *Rubus fruticosus*; Strauch aus der Familie der Rosengewächse [Rosaceae]; verwendet werden getrocknete, fermentierte oder nicht-fermentierte Blätter [**Rubi fruticosi folium**], die getrocknete Rinde der Rhizome und Wurzeln [**Rubi fruticosi radix**] und die frischen Früchte [**Rubi fruticosi fructus**]; die Blätter enthalten Gerbstoffe* [Gallo-, Ellagitannine], Säuren [Äpfel-, Oxal-, Zitronen- und Isozitronensäure], Flavonoide* und pentazyklische Triterpensäuren, die Wurzeln Gerbstoffe*, Bitterstoffe, ätherisches Öl und Saponin*, die Früchte Säuren, Anthocyanglykoside*, Pektin*, Zucker und Vitamin A, B und C; **Anw.**: Entzündungen der Mund- und Rachenschleimhaut und akute Durchfallerkrankungen; die Blätter traditionell als Wundheilmittel und zur Blutreinigung

Brom|di|e|thyl|a|ce|tyl|harn|stoff *m*: *→Carbromal*

4-Brom|dyl|a|min *nt*: *→Brompheniramin*

Bro|me|la|in *nt* (Ⓔ bromelain): aus Ananas gewonnenes Enzym mit antiphlogistischer Wirkung

Bro|me|lin *nt* (Ⓔ bromelin): aus Ananas gewonnenes Enzym mit antiphlogistischer Wirkung

B

2-Brom-α-ergocryptin *nt*: *→Bromocriptin*
Bromlfinlne *f*: *→Bromakne*
Bromlhelxin *nt* (Ⓔ bromhexine): Sekretolytikum*; **Anw.**: Atemwegserkrankungen mit Störung der Schleimbildung
Bromlhidlrolse *f*: *→Bromidrosis*
Bromlhidlrolsis *f*, *pl* **-ses**: *→Bromidrosis*
Brolmid *nt* (Ⓔ bromide): Salz der Bromwasserstoffsäure
Brolmildrolsis *f*, *pl* **-ses** (Ⓔ bromhidrosis): ***Syn***: *Stinkschweiß, Bromhidrose, Bromhidrosis, Kakhidrosis, Osmihidrosis*; Ausscheidung eines übelriechenden Schweißes mit unangenehmem Körpergeruch; meist durch mangelnde Hygiene und/oder bakterielle Infektion oder Pilzinfektion bedingt
brolmiert *adj* (Ⓔ bromated): bromhaltig
Brolmislmus *m* (Ⓔ bromism): akute oder [meist] chronische Brom(id)vergiftung; **Klinik**: Gedächtnisschwund, Verwirrtheit, Dermatosen, Konjunktivitis, Koma
Brolmolcripltin *nt* (Ⓔ bromocriptine): ***Syn***: *2-Brom-α-ergocryptin*; halbsynthetisches Ergotalkaloid; Prolactinhemmer; Dopaminantagonist; **Anw.**: bei prolactinbedingter Amenorrhoe, Sterilität, Galaktorrhoe, Abstillmittel; Parkinson-Krankheit
Brolmolderm *nt*: *→Bromodermie*
Brolmolderlma *nt*: *→Bromodermie*
Brolmolderlmie *f* (Ⓔ bromoderma): ***Syn***: *Bromoderma (tuberosum/vegetans), Bromoderm, Bromoderm*; Hautreaktion oder -erkrankung bei Therapie mit bromhaltigen Präparaten
Brolmolform *nt* (Ⓔ bromoform): ***Syn***: *Tribrommethan*; dem Chloroform* ähnliche, süßlich riechende, toxische Flüssigkeit
Brolmolprid *nt* (Ⓔ bromopride): ***Syn***: *4-Amino-5-brom-N-[2-(diethylamino)ethyl]-2-anisamid*; fördert die Magenentleerung; Antiemetikum*
Brolmolsullfallelin *nt* (Ⓔ bromsulphalein): ***Syn***: *Bromsulfalein, Bromosulphthalein, Bromosulfophthalein, Bromthalein, Bromsulphthalein*; zur Leberfunktionsdiagnostik verwendete Substanz; wird in der Leber aus dem Blut entfernt und mit der Galle ausgeschieden
Brolmolsullfallelinltest *m* (Ⓔ bromsulphalein test): ***Syn***: *Bromsulfaleintest, Bromosulphthaleintest, Bromosulfophthaleintest*; Leberfunktionstest unter Verwendung von Bromosulfalein; Gabe von 2–5 mg/kg Körpergewicht i.v.; Blutentnahme vor Gabe und nach 45 Minuten; bei normaler Leberfunktion sind nach 45 Minuten 95 % des Bromosulfaleins aus dem Blut entfernt
Brolmolsullfolphthallelin *nt*: *→Bromosulfalein*
Brolmolsullfophlthallelinltest *m*: *→Bromosulfaleintest*
Brolmolsulphlthallelin *nt*: *→Bromosulfalein*
Brolmolsulphlthallelinltest *m*: *→Bromosulfaleintest*
Bromlpelrildol *nt* (Ⓔ bromperidol): ***Syn***: *4-[4-(4-Bromphenyl)-4-hydroxypiperidino]-4'-fluorbutyrophenon*; Butyrophenonderivat, Neuroleptikum*; **Anw.**: Schizophrenien
Bromlphelnirlalmin *nt* (Ⓔ brompheniramine): ***Syn***: *4-Bromdylamin*; Antihistaminikum*, H_1-Antihistaminikum*
Bromlsullfallelin *nt*: *→Bromosulfalein*
Bromlsullfallelinltest *m*: *→Bromosulfaleintest*
Bromlsulphlthallelin *nt*: *→Bromosulfalein*
Bromlthallelin *nt*: *→Bromosulfalein*
Bronch-, bronch- *präf.*: *→Broncho-*
Bronchlaldelniltis *f*, *pl* **-tilden** (Ⓔ bronchadenitis): ***Syn***: *Bronchoadenitis*; Entzündung der Bronchialdrüsen
bronchlaldelniltisch *adj* (Ⓔ bronchadenitic): ***Syn***: *bronchoadenitisch*; Bronchadenitis betreffend, von ihr betroffen oder gekennzeichnet
Bronchlallvelolliltis *f*, *pl* **-tilden** (Ⓔ bronchoalveolitis): ***Syn***: *Bronchoalveolitis*; Entzündung von Bronchien und Lungenalveolen
bronchlallvelolliltisch *adj* (Ⓔ bronchoalveolitic): ***Syn***: *bron-*

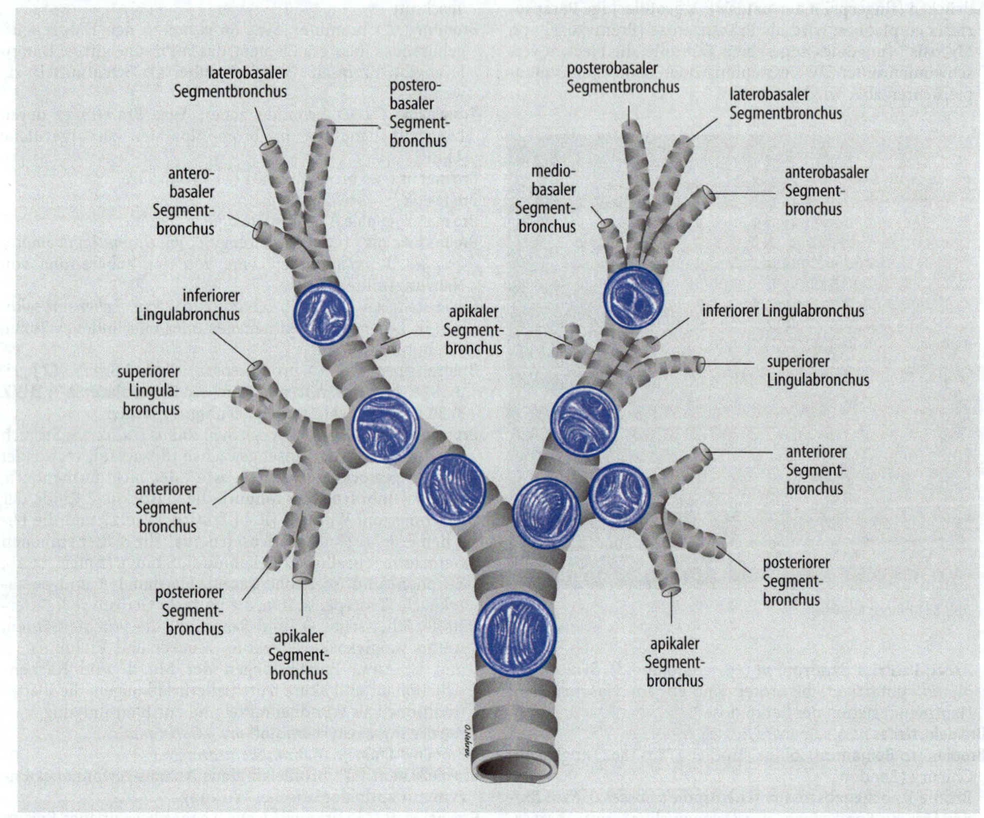

Abb. B112. Bronchialbaum

choalveolitisch; Bronchoalveolitis betreffend, von ihr betroffen oder gekennzeichnet

Bronchi-, bronchi- *präf.*: → *Broncho-*

bron|chi|al *adj* (Ⓔ bronchial): Bronchus/Bronchien oder Bronchialsystem betreffend

Bron|chi|al|a|de|nom *nt* (Ⓔ bronchial adenoma): von der Bronchialwand ausgehendes Adenom*; wächst langsam und asymptomatisch; kann zum Bronchusverschluss führen

Bron|chi|al|ar|te|ri|en *pl* (Ⓔ bronchial arteries): ***Syn***: *Rami bronchiales aortae thoracicae, Arteriae bronchiales*; Bronchialäste der Aorta* thoracica

Bron|chi|al|as|per|gil|lo|se *f*: → *Bronchoaspergillose*

Bron|chi|al|asth|ma *nt* (Ⓔ bronchial asthma): ***Syn***: *Asthma bronchiale*; durch exogene oder endogene Faktoren ausgelöste anfallsweise Atemnot mit Bronchialverengung und vorwiegend exspiratorischer Ventilationsbehinderung; *s.a. Essay Asthma bronchiale S. 173*

Bron|chi|al|at|men *nt* (Ⓔ bronchial breathing): ***Syn***: *bronchiales Atmen, bronchiales Atemgeräusch*; normales Atemgeräusch über den Bronchien, das sowohl bei der Ein- als auch Ausatmung zu hören ist; klingt lauter und schärfer als vesikuläres Atmen* und hat ein größeres Frequenzspektrum mit deutlich hervortretenden hohen Tönen; über der Trachea hat es einen tieferen Klang und wird deshalb als **Trachealatmen** bezeichnet; reines Bronchialatmen kann nicht über der Brustwand gehört werden, weil die hohen Frequenzen durch das lufthaltige Lungengewebe herausgefiltert werden; bei Infiltration des Lungengewebes, Atelektase oder Verlagerung der großen Bronchien näher an die Thoraxwand [Bronchiektasen] wird das Bronchialatmen aber auskultierbar

Bron|chi|al|baum *m* (Ⓔ bronchial tree): ***Syn***: *Bronchialsystem, Arbor bronchialis*; Gesamtheit der sich verzweigenden Bronchialäste

Bron|chi|al|blu|tung *f* (Ⓔ bronchorrhagia): Bronchorrhagie*; *s.a. Hämoptyse*

Bron|chi|al|can|di|do|se *f* (Ⓔ bronchocandidiasis): ***Syn***: *Bronchialmoniliasis*; primär die Bronchien betreffende Candidose*

Bron|chi|al|drü|sen *pl* (Ⓔ bronchial glands): ***Syn***: *Glandulae bronchiales*; seromuköse Drüsen* der Bronchialschleimhaut

Bron|chi|al|fre|mi|tus *m* (Ⓔ bronchial fremitus): ***Syn***: *Fremitus bronchialis*; fühlbares Schwirren der Thoraxwand bei Rasselgeräuschen* der Lunge

Bron|chi|al|lis|ar|te|ri|o|gra|phie *f* (Ⓔ bronchial arteriography): ***Syn***: *Bronchialisarteriografie*; selektive Röntgenkontrastdarstellung* der Bronchialarterien nach Sondierung der Aorta* mittels Seldinger*-Technik

Bron|chi|al|kar|zi|nom *nt* (Ⓔ bronchogenic carcinoma): ***Syn***: *Bronchialkrebs*; vom Epithel der Bronchien ausgehender bösartiger Tumor, der v.a. durch Rauchen [85 %] und Luftverunreinigungen ausgelöst wird; meist gleichgesetzt mit Lungenkrebs*; das Bronchialkarzinom ist das häufigste Karzinom des Mannes und das dritthäufigste Karzinom der Frau; unter histologischen Aspekten kann man die Bronchialkarzinome in **kleinzellige** und **nichtkleinzellige Bronchialkarzinome** [v.a. Plattenepithelkarzinom, Adenokarzinom, großzelliges Bronchialkarzinom] einteilen; bei Männern und Rauchern findet sich v.a. das Plattenepithelkarzinom, bei Frauen und Nichtrauchern handelt es sich meist um ein Adenokarzinom

kleinzelliges Bronchialkarzinom (Ⓔ small-cell bronchogenic carcinoma): wachsen schnell [Tumorverdopplungszeit 55 Tage]; bei Primärdiagnose befinden sich bereits 65–75 % der Patienten im fortgeschrittenen Stadium und 40 % haben schon Fernmetastasen; die Zellen bilden relativ häufig Peptidhormone [ACTH, ADH, Parathormon, Calcitonin], die zu einem paraneoplastischen Syndrom* führen können; **Therapie**: soweit als möglich wird der Tumor chirurgisch entfernt; der Wert der postoperativen Bestrahlung wird weiterhin kontrovers diskutiert; die kleinzelligen Karzinome sprechen sehr gut auf Chemotherapie an; Kombinationsbehandlung erzielt Remissionsraten von bis zu 40 %; die 5-Jahresüberlebensrate liegt aber nur bei ca. 10 %, für frühe Erkrankungsstadien bei ca. 40 %

Tab. B113. TNM-Staging des Bronchialkarzinoms

T-Primärtumor	
TX	Primärtumor kann nicht beurteilt werden, bzw. Nachweis von malignen Zellen im Sputum oder bei Bronchialspülungen, jedoch Tumor weder radiologisch noch bronchoskopisch sichtbar
T0	Kein Anhalt für Primärtumor
Tis	Carcinoma in situ
T1	Tumor 3 cm oder weniger in größter Ausdehnung, umgeben von Lungengewebe oder viszeraler Pleura, kein bronchoskopischer Nachweis einer Infiltration proximal eines Lappenbronchus (Hauptbronchus frei)
T2	Tumor mit einem der nachfolgenden Kennzeichen hinsichtlich Größe und Ausbreitung: Tumor mehr als 3 cm in größter Ausdehnung Tumor mit Befall des Hauptbronchus, 2 cm oder weiter distal der Carina Tumor infiltriert viszerale Pleura Assoziierte Atelektase oder obstruktive Entzündung bis zum Hilus, aber nicht der ganzen Lunge
T3	Tumor jeder Größe mit direkter Infiltration einer der folgenden Strukturen: Brustwand, Zwerchfell, mediastinale Pleura, parietales Perikard oder Tumor im Hauptbronchus weniger als 2 cm distal der Carina, aber Carina selbst nicht befallen oder Tumor mit Atelektase oder obstruktiver Entzündung der ganzen Lunge
T4	Tumor jeder Größe mit Infiltration einer der folgenden Strukturen: Mediastinum, Herz, große Gefäße, Trachea, Ösophagus, Wirbelkörper, Carina; getrennte(r) Tumorknoten im gleichen Lappen oder Tumor mit malignem Pleuraerguss
N-Regionäre Lymphknoten	
NX	Regionäre Lymphknoten können nicht beurteilt werden
N0	Keine regionären Lymphknotenmetastasen
N1	Metastasen in ipsilateralen peribronchialen Lymphknoten und/oder ipsilateralen Hiluslymphknoten (einschließlich einer direkten Ausbreitung des Primärtumors)
N2	Metastasen in ipsilateralen mediastinalen und/oder subkranialen Lymphknoten
N3	Metastasen in kontralateralen mediastinalen, kontralateralen Hilus-, ipsi- oder kontralateralen Skalenus- oder supraklavikulären Lymphknoten
M-Metastasen	
MX	Das Vorliegen von Metastasen kann nicht beurteilt werden
M0	Keine Fernmetastasen
M1	Fernmetastasen

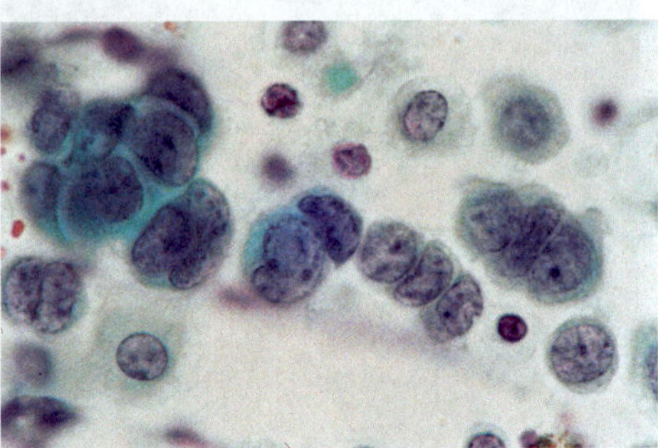

Abb. B114. Kleinzelliges Bronchialkarzinom im Pleuraerguss

B

nichtkleinzelliges Bronchialkarzinom (Ⓔ non-small-cell bronchogenic carcinoma): wachsen i.d.R. langsamer [Tumorverdopplungszeit 100 Tage], können z.T. aber genauso schnell und aggressiv wie kleinzellige Tumoren wachsen; durch die langsamere Wachstumsgeschwindigkeit liegt die durchschnittliche Lebenserwartung ohne Therapie bei Primärdiagnose im Bereich von Monaten, während man bei kleinzelligen Karzinomen mit nur wenigen Wochen [7–14 Wochen] rechnen kann; **Therapie**: nichtkleinzellige Bronchialkarzinome sprechen weniger gut auf Chemotherapie an als kleinzellige Tumoren; nur ca. 20 % gehen in Remission, weshalb die operative Entfernung von großer Bedeutung ist, die im Stadium I eine 5-Jahresüberlebensrate von 39 % erreichen kann; die postoperative Bestrahlung scheint nur bei Patienten mit Befall mediastinaler Lymphknoten eine Verbesserung der Prognose zu bringen

Bron|chi|al|krebs *m*: *→Bronchialkarzinom*

Bron|chi|al|la|va|ge *f* (Ⓔ bronchial lavage): ***Syn***: *Bronchuslavage*; therapeutische oder diagnostische Spülung der Bronchien

Bron|chi|al|lymph|kno|ten|tu|ber|ku|lo|se *f* (Ⓔ hilar tuberculosis): ***Syn***: *Hilustuberkulose*; Tuberkulose* der Lymphknoten im Lungenhilum; meist als Teil des Primärkomplexes bei Lungentuberkulose*

Bron|chi|al|mo|ni|li|a|sis *f, pl* **-ses**: *→Bronchialcandidose*

Bron|chi|al|ö|dem *nt* (Ⓔ bronchoedema): Ödem der Bronchialschleimhaut

Bron|chi|al|po|lyp *m* (Ⓔ bronchial polyp): von der Bronchialschleimhaut ausgehender Polyp; kann zum Bronchusverschluss führen

Bron|chi|al|schleim|haut *f* (Ⓔ bronchial mucosa): ***Syn***: *Tunica mucosa bronchi*; die Schleimhaut der Bronchien trägt Flimmerepithel*, dessen Oberfläche von Schleim der Becherzellen* und Bronchialdrüsen [Glandulae bronchiales] bedeckt wird; die Schleimhaut haftet fest auf der Tunica* fibromusculocartilaginea an

Bron|chi|al|spas|mus *m*: *→Bronchospasmus*

Bron|chi|al|stein *m*: *→Broncholith*

Bron|chi|al|stim|me *f*: *→Bronchophonie*

Bron|chi|al|sys|tem *nt*: *→Bronchialbaum*

Bron|chi|al|ve|nen *pl* (Ⓔ bronchial veins): ***Syn***: *Venae bronchiales*; nehmen das Blut des peribronchialen Bindegewebes auf und leiten es rechts in die Vena* azygos, links zur Vena* hemiazygos; es bestehen auch kleinere Anastomosen zu den Lungenvenen

Bron|chi|ek|ta|se *f* (Ⓔ bronchiectasis): ***Syn***: *Bronchiektasie*; durch eine angeborene oder erworbene Wandschwäche hervorgerufene irreversible Erweiterung von Bronchien oder Bronchialästen; je nach der Morphologie unterscheidet man **zylindrische, sackförmige** oder **variköse Bronchiektasen**

Klinik: typisch sind Husten und Auswurf [v.a. morgens; **maulvolles Sputum**], giemende/pfeifende Atmung, Dyspnoe*, Hämoptyse*; **Therapie** und **Prognose** hängen von der Ursache ab; lokalisierte Bronchiektasen können chirurgisch entfernt werden [Lappen- oder Segmentresektion], bei generalisierten Bronchiektasen kann nur konservativ [Antibiotika, Sekretolytika, Physiotherapie] behandelt werden

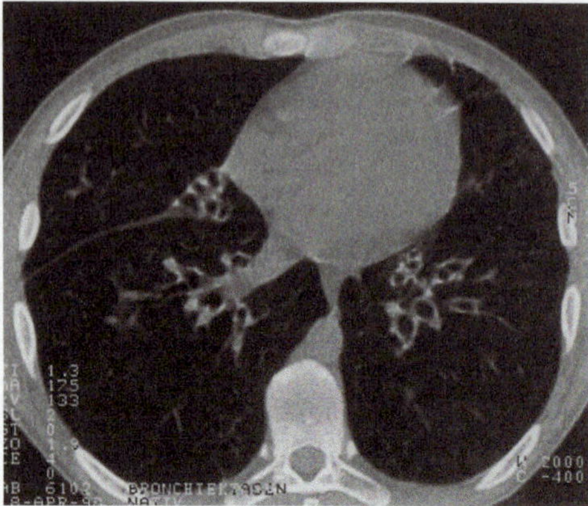

Abb. B115. Bronchiektasen aller Lungenlappen im CT

Tab. B116. Pathogenese von Bronchiektasen

Angeborene Erkrankungen der Bronchialwand	Bronchusstenosen/-malazien Mukoviszidose Kartagener-Syndrom/Syndrom der immotilen Zilien
Erworbene Störungen der Bronchialwand	Pertussis, Masern Infektion mit Adenoviren, Herpesviren, Mykoplasmen, Aspergillus fumigatus
Erworbene Bronchusstenosen	Tuberkulose Fremdkörper Tumoren
Andere Grunderkrankungen	Asthma bronchiale (intrinsic) Immundefekte Persistierende Atelektasen Intoxikationen (Lampenöl, Heroin)

Bron|chi|ek|ta|sie *f*: *→Bronchiektase*

bron|chi|ek|ta|tisch *adj* (Ⓔ bronchiectatic): Bronchiektase betreffend, von ihr betroffen oder gekennzeichnet

Bron|chi|en *pl* (Ⓔ bronchi): *s.u. Bronchus*

Bron|chi|en|ver|schluss *m*: *→Bronchusverschluss*

Bron|chi|o|lek|ta|se *f* (Ⓔ bronchiolectasis): irreversible Bronchiolenerweiterung

Bron|chi|o|len *pl*: *→Bronchioli*

Bron|chi|o|len|ent|zün|dung *f* (Ⓔ bronchiolitis): Bronchiolitis*

Bron|chi|o|li *pl* (Ⓔ bronchioles): ***Syn***: *Bronchiolen*; mit Flimmerepithel ausgekleidete kleinere Verzweigungen der Bronchien, deren Wand weder Knorpel noch Drüsen enthält; dafür nimmt die glatte Muskulatur zu; ihr Endabschnitt sind die Bronchioli* terminales

Bronchioli alveolarii: *→Bronchioli respiratorii*

Bronchioli respiratorii (Ⓔ respiratory bronchioles): ***Syn***: *Bronchioli alveolarii*; aus den Bronchioli* terminales hervorgehende Bronchioli, die sich weiter dichotom in Bronchioli respiratorii 1.–3. Ordnung teilen; gehen letztendlich in die Ductus* alveolares über; Bronchioli respiratorii tragen Alveolen, die dem Gasaustausch dienen

Bronchioli terminales (Ⓔ terminal bronchioles): kleine Bronchioli mit einschichtigem kubischen Flimmerepithel*, die sich dichotom in Bronchioli* respiratorii teilen

Bron|chi|o|li|tis *f, pl* **-ti|den** (Ⓔ bronchiolitis): ***Syn***: *Bronchiolenentzündung, Bronchitis capillaris*; v.a. Säuglinge, Kleinkinder und ältere Patienten befallende Entzündung der Bronchioli terminales; die häufigsten Erreger sind RS-Viren [80 %], Grippe-, Masern-, Parainfluenzavirus und Adenoviren; **Klinik**: zunehmende Atemnot, Dyspnoe*, Tachypnoe*, Husten, in- und exspiratorisches Stöhnen, Nasenflügeln; Fieber kann, muss aber nicht auftreten; **DD**: allergisches Asthma bronchiale, beginnende Pneumonie, zystische Fibrose; **Therapie**: stationäre Aufnahme, O_2-Gabe, Bilanzierung von Flüssigkeits- und Elektrolythaushalt, evtl. Bronchodilatatoren und Antibiotika zur Prophylaxe von bakteriellen Infektionen

Bronchiolitis obliterans (Ⓔ obliterative bronchiolitis): chronische Form der Bronchiolitis als Folge einer akuten Bronchiolitis oder im Rahmen einer Abstoßungsreaktion nach Lungentransplantation; die fortschreitende Zerstörung der Bronchiolenschleimhaut und die Obstruktion des Lumens durch fibröses Gewebe führt zu einer progredienten Verkleinerung der Sauerstoffaustauschfläche; **Klinik**: in- und exspiratorisches Stöhnen, Dyspnoe, Zyanose, Husten; **Therapie**: hoch dosierte Steroide i.v. bei Abstoßungsreaktion [siehe dort]; supportive Behandlung bei Zustand nach akuter Bronchiolitis

toxische Bronchiolitis (Ⓔ toxic bronchiolitis): Bronchiolitis nach Inhalation von toxischen Substanzen [z.B. Chlordampf]; tritt oft verzögert [bis zu Tagen] auf und verläuft

schwer mit massiver Schwellung der Schleimhaut
bron|chi|o|li|tisch *adj* (Ⓔ bronchiolitic): Bronchiolenentzündung/Bronchiolitis betreffend, von ihr betroffen oder gekennzeichnet
bronchiolo-alveolär *adj*: → *bronchoalveolär*
Bron|chi|tis *f, pl* **-ti|den** (Ⓔ bronchitis): Entzündung der Bronchialschleimhaut; nach dem Verlauf kann man von **akuter, subakuter** oder **chronischer Bronchitis** sprechen; aufgrund der Ätiologie kann man **bakterielle, virale, fungale, allergische** und **toxische Bronchitis** unterscheiden; klinisch ist es oft schwer, die reine Bronchitis von Bronchiolitis*, Tracheitis* oder Tracheobronchitis* zu unterscheiden
akute Bronchitis (Ⓔ acute bronchitis): die akute Bronchitis wird am häufigsten durch Viren [RS-Viren, Adeno-, Rhino-, Influenza-, Parainfluenzaviren] verursacht und entsteht meist im Zusammenhang mit einer Entzündung der oberen und mittleren Luftwege während einer Grippe; sie kann auch durch Bakterien, Pilze, Allergene und toxische Substanzen verursacht werden, allerdings sind diese Fälle wesentlich seltener; **Klinik**: zunächst trockener Husten, der sich dann in einer Sekretionsphase löst und feucht wird, leichtes Fieber, seröse Rhinitis; die **Diagnose** basiert auf der Anamnese und der körperlichen Untersuchung; **DD**: Asthma bronchiale, Fremdkörperaspiration bei Kleinkindern, toxische Bronchitis; **Therapie**: symptomatisch, Fiebersenkung, Flüssigkeitszufuhr, Antitussiva bei trockenem Husten, Expektoranzien bei feuchtem Husten, evtl. Antibiotika zur Porphylaxe einer Sekundärinfektion mit Bakterien; die **Prognose** ist sehr gut; nur selten kommt es zur Entwicklung einer chronischen Bronchitis
Bronchitis capillaris: → *Bronchiolitis*
chronische Bronchitis (Ⓔ chronic bronchitis): nach Definition der WHO liegt eine chronische Bronchitis vor, wenn über einen Zeitraum von mindestens 2 Jahren in jedem Jahr über mindestens 3 Monate an den meisten Tagen der Woche ein Krankheitsbild mit Husten oder Auswurf vorliegt; **Ätiologie**: auch wenn andere Erkrankungen [Asthma bronchiale, obstruktives Emphysem, Cor pulmonale, Mukoviszidose] eine Rolle bei der Entstehung spielen, ist die Inhalation von Schadstoffen doch eindeutig die Hauptursache; aktives und passives Rauchen sind mit Abstand die häufigste Ursache, die Exposition gegenüber Luftschadstoffen wie Schwefeldioxid, Stickoxiden, Ozon, Schwebstoffen und chlorierten Kohlenwasserstoffen fördert ebenfalls die Ausbildung einer chronischen Bronchitis; eine bakterielle Infektion mit Eiterbildung ist nur extrem selten Auslöser einer chronischen Bronchitis, sondern tritt meist als Komplikation bei Ausbildung von Bronchiektasen auf
Klinik: chronischer Husten mit Schleimproduktion, der meist gegen Morgen am heftigsten ist; der Husten kann dauernd oder in Konvulsionen vorhanden sein; der Auswurf ist gelb, gelb-grün oder grün-bräunlich, evtl. mit Blutbeimengung; **Diagnose**: Anamnese, körperliche Untersuchung, Röntgen, Blutbild, BSG, u.U. Bronchoskopie; **Therapie**: je nach Grunderkrankung; am wichtigsten ist die Ausschaltung der Noxen [Rauchen] und die Verhinderung von Sekundärinfektionen

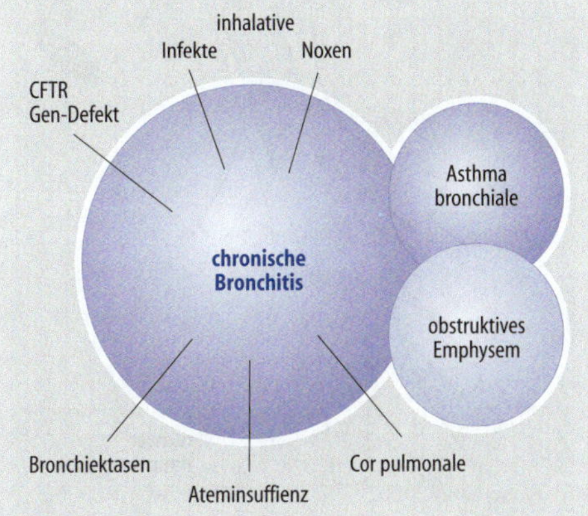

Abb. B117. Ätiologie der chronischen Bronchitis

Tab. B118. Therapieziele bei chronischer Bronchitis

	Medikamentöse Therapie	Nicht-medikamentöse Therapie
Entzündungshemmung	Corticosteroide	
Expektoration	β_2-Agonisten Theophyllin Expektoranzien	Physiotherapie
Bronchospasmolyse	β_2-Agonisten Corticosteroide Theophyllin Anticholinergika	
Infektbehandlung	Antibiotika	Impfungen

Bronchitis crouposa (Ⓔ croupous bronchitis): ***Syn***: *kruppöse Bronchitis, pseudomembranöse Bronchitis, membranöse Bronchitis, Bronchitis crouposa/fibrinosa/plastica/pseudomembranacea*; Bronchitis mit fibrinösem Exsudat und Auswurf
eitrige Bronchitis: → *Bronchitis foetida*
Bronchitis fibrinosa: → *Bronchitis crouposa*
Bronchitis foetida (Ⓔ putrid bronchitis): ***Syn***: *eitrige/putride Bronchitis, Bronchitis putrida*; Bronchitis mit fötidem Auswurf; der Auswurf ist gelb, gelb-grün oder grün-bräunlich, evtl. mit Blutbeimengung
Bronchitis haemorrhagica (Ⓔ hemorrhagic bronchitis): ***Syn***: *hämorrhagische Bronchitis, Bronchospirochaetosis Castellani*; Bronchitis mit blutigem Auswurf
hämorrhagische Bronchitis: → *Bronchitis haemorrhagica*
Bronchitis hypertrophicans (Ⓔ chronic hypertrophic bronchitis): chronische Bronchitis mit Hypertrophie der Bronchuswand
kruppöse Bronchitis: → *Bronchitis crouposa*
membranöse Bronchitis: → *Bronchitis crouposa*
Bronchitis obliterans (Ⓔ obliterative bronchitis): Bronchitis mit Verlegung der Bronchien
Bronchitis plastica: → *Bronchitis crouposa*
Bronchitis productiva (Ⓔ productive bronchitis): ***Syn***: *produktive Bronchitis*; Bronchitis mit Auswurf
produktive Bronchitis: → *Bronchitis productiva*
Bronchitis pseudomembranacea: → *Bronchitis crouposa*
pseudomembranöse Bronchitis: → *Bronchitis crouposa*
Bronchitis putrida: → *Bronchitis foetida*
putride Bronchitis: → *Bronchitis foetida*
Bronchitis sicca (Ⓔ dry bronchitis): ***Syn***: *trockene Bronchitis*; Bronchitis mit nur spärlichem Auswurf
trockene Bronchitis: → *Bronchitis sicca*
bron|chi|tisch *adj* (Ⓔ bronchitic): Bronchitis betreffend, von ihr betroffen oder gekennzeichnet, mit Bronchitis verbunden
Broncho-, broncho- *präf.*: Wortelement mit der Bedeutung „Bronchus/Bronchie"
Bron|cho|a|de|ni|tis *f, pl* **-ti|den** (Ⓔ bronchoadenitis): ***Syn***: *Bronchadenitis*; Entzündung der Bronchialdrüsen
bron|cho|a|de|ni|tisch *adj* (Ⓔ bronchoadenitic): ***Syn***: *bronchadenitisch*; Bronchoadenitis betreffend, von ihr betroffen oder gekennzeichnet
bron|cho|al|ve|o|lär *adj* (Ⓔ bronchoalveolar): ***Syn***: *bronchiolo-alveolär, bronchovesikulär*; Bronchiole(n) und Lungenbläschen/Alveolen betreffend oder verbindend
Bron|cho|al|ve|o|li|tis *f, pl* **-ti|den** (Ⓔ bronchoalveolitis): Entzündung von Bronchien und Lungenalveolen; klinisch kaum von Bronchitis* zu unterscheiden
bron|cho|al|ve|o|li|tisch *adj* (Ⓔ bronchoalveolitic): Bronchoalveolitis betreffend, von ihr betroffen oder gekennzeichnet
Bron|cho|as|per|gil|lo|se *f* (Ⓔ bronchoaspergillosis): ***Syn***: *Bronchialaspergillose*; v.a. die Bronchien befallende Aspergillose*; nur schwer von der allergisch bronchopulmonalen

Aspergillose* abzugrenzen

Bron|cho|blas|to|my|ko|se *f* (Ⓔ bronchoblastomycosis): Lungenform der nordamerikanischen Blastomykose*

Bron|cho|blen|nor|rhoe *f, pl* **-rhoen** (Ⓔ bronchoblennorrhea): Schleimabsonderung aus den Bronchien

Bron|cho|di|la|ta|ti|on *f* (Ⓔ bronchodilatation): Erweiterung der Bronchien

Bron|cho|di|la|ta|tor *m*: *→Broncholytikum*

bron|cho|di|la|ta|to|risch *adj* (Ⓔ bronchodilator): *Syn*: *bronchodilatorisch*; zur Erweiterung von (spastisch verengten) Bronchien und Bronchiolen führend, mit bronchuserweiternder Wirkung

Bron|cho|di|la|tor *m*: *→Broncholytikum*

bron|cho|di|la|to|risch *adj*: *→bronchodilatatorisch*

Bron|cho|fi|ber|en|do|sko|pie *f* (Ⓔ bronchofibroscopy): *Syn*: *Bronchofiberskopie*; Bronchoskopie* mit einem flexiblen Bronchoskop

Bron|cho|fi|ber|sko|pie *f*: *→Bronchofiberendoskopie*

bron|cho|gen *adj* (Ⓔ bronchogenic): von den Bronchien ausgehend

Bron|cho|gramm *nt* (Ⓔ bronchogram): mittels Bronchographie gewonnenes Röntgenbild

Bron|cho|gra|phie *f* (Ⓔ bronchography): *Syn*: *Bronchoradiographie, Bronchoradiografie, Bronchografie*; Röntgenkontrastdarstellung* des Bronchialbaums; das Kontrastmittel [meist wasserlösliche, leicht resorbierbare Zubereitungen] wird über einen Katheter oder mittels Bronchoskop* eingebracht

bron|cho|gra|phisch *adj* (Ⓔ bronchographic): *Syn*: *bronchografisch*; Bronchographie betreffend, mittels Bronchographie

bron|cho|ka|ver|nös *adj* (Ⓔ bronchocavernous): Bronchus und Kaverne betreffend oder verbindend

Bron|cho|kon|strik|ti|on *f* (Ⓔ bronchoconstriction): *Syn*: *Bronchuskonstriktion*; Verengung der Bronchien; führt zur Erhöhung des Strömungswiderstandes in den Atemwegen und zu erschwerter Atmung

bron|cho|kon|strik|tiv *adj* (Ⓔ bronchoconstrictor): die Bronchien zusammenziehend

Bron|cho|lith *m* (Ⓔ broncholith): *Syn*: *Bronchialstein, Calculus bronchialis*; durch Verkalkung von Gewebe-, Schleim- oder Bakterienmassen entstandenes Konkrement in den Bronchien; kann zu Entzündung oder Obstruktion führen

Bron|cho|li|thi|a|sis *f, pl* **-ses** (Ⓔ broncholithiasis): durch Bronchialsteine verursachte Bronchienentzündung oder -obstruktion

Bron|cho|ly|ti|kum *nt, pl* **-ka** (Ⓔ bronchodilator): *Syn*: *Bronchodilatator, Bronchodilator, Bronchospasmolytikum*; Arzneimittel, das den Tonus der Bronchialmuskulatur herabsetzt und damit zur Erweiterung von (spastisch verengten) Bronchien und Bronchiolen führt; umfasst **β_2-Sympathomimetika, Phosphodiesterasehemmer** und **Parasympatholytika**

Bron|cho|ma|la|zie *f* (Ⓔ bronchomalacia): meist angeborene Schwäche der Bronchien- und Bronchiolenwand; seltene Ursache von Bronchiektasen*

Bron|cho|mu|ko|ze|le *f* (Ⓔ bronchomucocele): *s.u. Bronchozele*

Bron|cho|my|ko|se *f* (Ⓔ bronchomycosis): Pilzerkrankung [Mykose*] der Bronchien (meist unter Mitbeteiligung der Lunge)

bron|cho|my|ko|tisch *adj* (Ⓔ bronchomycotic): Bronchomykose betreffend, von ihr betroffen oder gekennzeichnet, durch sie bedingt

bron|cho|öso|pha|ge|al *adj* (Ⓔ bronchoesophageal): *Syn*: *ösophagobronchial*; Bronchus/Bronchien und Speiseröhre/Ösophagus betreffend oder verbindend

Bron|cho|öso|pha|go|sko|pie *f* (Ⓔ bronchoesophagoscopy): kombinierte Endoskopie* von Bronchien und Speiseröhre [Ösophagus]

bron|cho|pan|kre|a|tisch *adj* (Ⓔ bronchopancreatic): Bronchus/Bronchien und Bauchspeicheldrüse/Pankreas betreffend oder verbindend

Bron|cho|pa|thie *f* (Ⓔ bronchopathy): Bronchialerkrankung

Bron|cho|pho|nie *f* (Ⓔ bronchophony): *Syn*: *Bronchialstimme*; bei der Auskultation hörbare Fortleitung der Stimme des Patienten über verdichtetem Lungengewebe; der Untersucher lässt den Patienten mit tonloser, flüsternder Stimme die Zahl „66“ sagen; über verdichtetem Lungengewebe kann das Gesprochene mühelos mit dem Stethoskop gehört werden, nicht aber über gesunden Lungenabschnitten

Bron|cho|ple|gie *f* (Ⓔ bronchoplegia): Bronchuslähmung

bron|cho|pleu|ral *adj* (Ⓔ bronchopleural): Bronchien und Brustfell/Pleura betreffend oder verbindend

Bron|cho|pleu|ro|pneu|mo|nie *f* (Ⓔ bronchopleuropneumonia): kombinierte Bronchopneumonie* und Pleuritis*

Bron|cho|pneu|mo|nie *f* (Ⓔ bronchopneumonia): *Syn*: *lobuläre Pneumonie, Herdpneumonie*; sich nicht an anatomische Grenzen haltende, herdförmige Lungenentzündung [Pneumonie*], die meist als **endobronchiale Bronchopneumonie** oder **peribronchiale Bronchopneumonie** aus einer Bronchitis* oder Tracheobronchitis* hervorgeht

bron|cho|pneu|mo|nisch *adj* (Ⓔ bronchopneumonic): Bronchopneumonie betreffend, von ihr betroffen oder gekennzeichnet, durch sie bedingt

Bron|cho|pneu|mo|pa|thie *f* (Ⓔ bronchopneumopathy): Erkrankung von Bronchien und Lunge(ngewebe)

bron|cho|pul|mo|nal *adj* (Ⓔ bronchopulmonary): Bronchien und Lunge(n)/Pulmones betreffend

Bron|cho|py|o|ze|le *f* (Ⓔ bronchopyocele): *s.u. Bronchozele*

Bron|cho|ra|di|o|gra|phie *f*: *→Bronchographie*

Bron|chor|rha|gie *f* (Ⓔ bronchorrhagia): *Syn*: *Bronchostaxis*; Bronchialblutung, Bronchusblutung; *s.a. Hämoptyse*

Bron|chor|rha|phie *f* (Ⓔ bronchorrhaphy): *Syn*: *Bronchusnaht*; Naht eines Bronchus* nach operativer oder traumatischer Eröffnung

Bron|chor|rhoe *f, pl* **-rhoen** (Ⓔ bronchorrhea): extreme Schleimabsonderung aus den Bronchien

Bron|cho|si|nu|si|tis *f, pl* **-ti|den** (Ⓔ bronchosinusitis): *Syn*: *Sinobronchitis, Sinubronchitis, sinubronchiales/sinupulmonales Syndrom*; subakute oder chronische Sinusitis* mit folgender Bronchitis* oder Bronchopneumonie*

Bron|cho|skop *nt* (Ⓔ bronchoscope): starres oder flexibles [**Glasfaserbronchoskop**] Endoskop* zur direkten Betrachtung des Bronchialbaums und zur Entnahme von Gewebeproben oder Entfernung von Fremdkörpern (Erdnüsse!) oder Tumoren

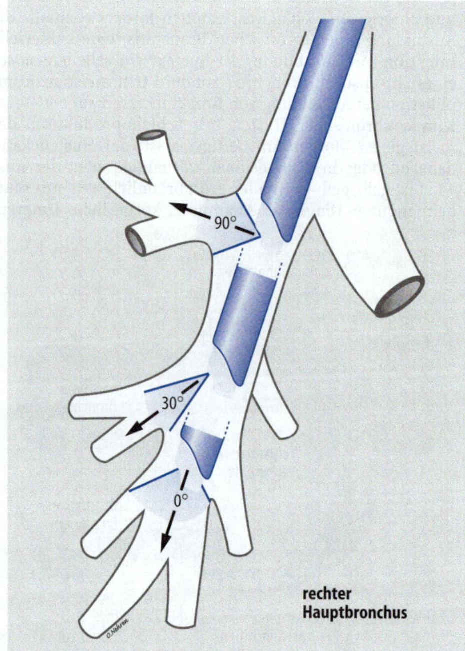

Abb. B119. Starres Bronchoskop

Bron|cho|sko|pie *f* (Ⓔ bronchoscopy): direkte Betrachtung des Bronchialbaums mittels Bronchoskop*; dient oft der Entnahme von Gewebeproben oder der Entfernung von Fremdkörpern (Erdnüsse!) oder Tumoren

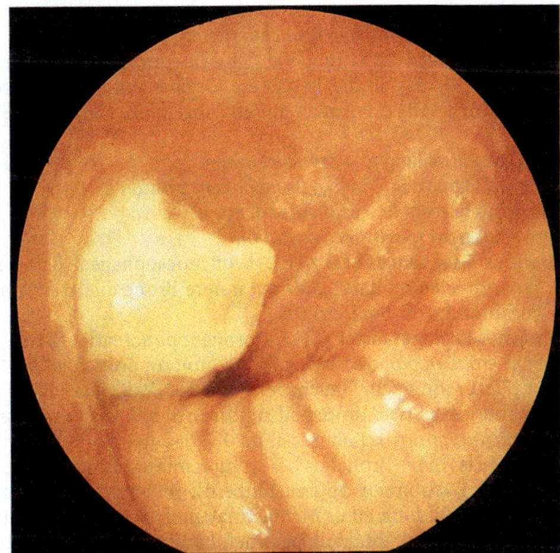

Abb. B120. Bronchoskopie. Blick auf den Abgang des linken Oberlappenbronchus

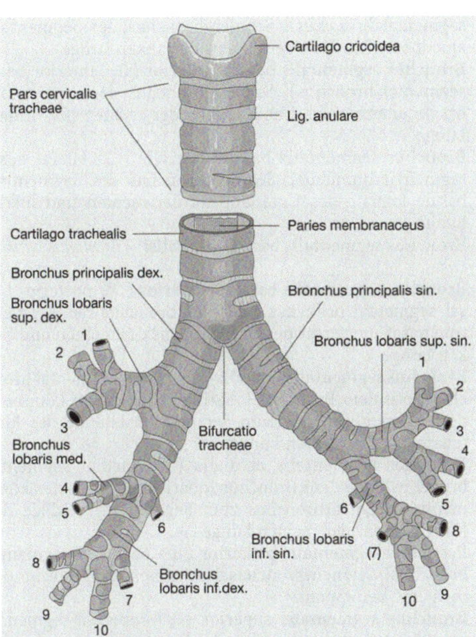

Abb. B121. Bronchus. Luftröhre und Bronchien

bron|cho|sko|pisch *adj* (Ⓔ bronchoscopic): Bronchoskop oder Bronchoskopie betreffend, mittels Bronchoskop oder Bronchoskopie
Bron|cho|spas|mo|ly|ti|kum *nt, pl* **-ka**: → *Broncholytikum*
Bron|cho|spas|mus *m* (Ⓔ bronchospasm): *Syn*: *Bronchialspasmus*; u.U. zu lebensbedrohlicher Atemnot führender Krampf der Bronchialmuskulatur, z.B. bei Bronchialasthma* oder anaphylaktischem Schock*; mögliche Komplikation einer Intubationsnarkose bei Asthmatikern und Emphysembronchitikern
Bron|cho|spi|ro|chae|to|sis Castellani *f* (Ⓔ Castellani's bronchitis): durch Spirochäten* hervorgerufene hämorrhagische Bronchitis*
Bron|cho|spi|ro|me|trie *f* (Ⓔ bronchospirometry): Spirometrie* mit getrennter Messung der beiden Lungenflügel
Bron|cho|sta|xis *f* (Ⓔ bronchostaxis): *Syn*: *Bronchorrhagie*; Bronchialblutung, Bronchusblutung; *s.a. Hämoptyse*
Bron|cho|ste|no|sis *f, pl* **-ses**: → *Bronchusstenose*
bron|cho|ste|no|tisch *adj* (Ⓔ bronchostenotic): Bronchostenosis betreffend, von ihr betroffen oder gekennzeichnet, durch sie bedingt
Bron|cho|sto|mie *f* (Ⓔ bronchostomy): *Syn*: *Bronchusfistelung*; Anlegen einer äußeren Bronchusfistel*
Bron|cho|to|mie *f* (Ⓔ bronchotomy): operative Bronchuseröffnung
bron|cho|tra|che|al *adj* (Ⓔ bronchotracheal): *Syn*: *tracheobronchial*; Bronchien und Luftröhre/Trachea betreffend oder verbindend
Bron|cho|tra|che|o|sko|pie *f* (Ⓔ bronchotracheoscopy): direkte Betrachtung/Spiegelung von Luftröhre [Trachea] und Bronchien
bron|cho|ve|si|ku|lär *adj*: → *bronchoalveolär*
Bron|cho|ze|le *f* (Ⓔ bronchocele): (lokalisierte) Bronchuserweiterung; meist eine Bronchiektasie* zwischen zwei stenotischen Abschnitten; kann Eiter [**Bronchopyozele**] oder Schleim [**Bronchomukozele**] enthalten
Bron|chus *m, pl* **-chi, -chi|en** (Ⓔ bronchus): *Syn*: *Luftröhrenast*; aus der Luftröhre hervorgehende Äste, die sich immer weiter verteilen und verkleinern und in ihrer Gesamtheit den Bronchialbaum* bilden
Bronchus cardiacus (Ⓔ cardiac bronchus): *Syn*: *Bronchus segmentalis basalis medialis*; aus dem Bronchus lobaris inferior dexter hervorgehender Segmentbronchus für das mediale Basalsegment des rechten Unterlappens
Bronchus lingularis inferior (Ⓔ inferior lingular bronchus): Segmentbronchus aus dem Bronchus lobaris superior sinister zum Segmentum lingulare inferius der linken Lunge
Bronchus lingularis superior (Ⓔ superior lingular bronchus): Segmentbronchus aus dem Bronchus lobaris superior sinister zum Segmentum lingulare superius der linken Lunge
Bronchus lobaris (Ⓔ lobar bronchus): *Syn*: *Lappenbronchus, Lobarbronchus*; aus den Stammbronchien entstehende Lappenbronchien für die drei Lappen des rechten Lungenflügels und die beiden linken Lungenlappen
Bronchus lobaris inferior dexter (Ⓔ right inferior lobar bronchus): Lappenbronchus für den rechten Unterlappen
Bronchus lobaris inferior sinister (Ⓔ left inferior lobar bronchus): Lappenbronchus für den linken Unterlappen
Bronchus lobaris medius dexter (Ⓔ right middle lobar bronchus): Lappenbronchus für den Mittellappen der rechten Lunge
Bronchus lobaris superior dexter (Ⓔ right superior lobar bronchus): Lappenbronchus für den rechten Obererlappen
Bronchus lobaris superior sinister (Ⓔ left superior lobar bronchus): Lappenbronchus für den linken Oberlappen
Bronchus principalis (Ⓔ principal bronchus): *Syn*: *Primärbronchus, Hauptbronchus, Stammbronchus*; noch außerhalb der Lunge entstehender rechter und linker Hauptast der Luftröhre, der die rechte bzw. linke Lunge mit Luft versorgt
Bronchus principalis dexter (Ⓔ right main bronchus): Stammbronchus der rechten Lunge
Bronchus principalis sinister (Ⓔ left main bronchus): Stammbronchus der linken Lunge
Bronchus segmentalis (Ⓔ segment bronchus): *Syn*: *Segmentbronchus*; aus einem Lappenbronchus [Bronchus lobaris] hervorgehender kleinerer Bronchus, der ein bestimmtes Lungensegment versorgt
Bronchus segmentalis anterior (Ⓔ anterior segmental bronchus): Segmentbronchus des Segmentum anterius des Oberlappens der rechten und linken Lunge
Bronchus segmentalis apicalis (Ⓔ apical segmental bronchus): Segmentbronchus des Segmentum apicale des Oberlappens der rechten Lunge
Bronchus segmentalis apicoposterior (Ⓔ apicoposterior

segmental bronchus): Segmentbronchus des Segmentum apicoposterius des Oberlappens der linken Lunge

Bronchus segmentalis basalis anterior (Ⓔ anterior basal segmental bronchus): Segmentbronchus des Segmentum basale anterius des Unterlappens der rechten und linken Lunge

Bronchus segmentalis basalis lateralis (Ⓔ lateral basal segmental bronchus): Segmentbronchus des Segmentum basale laterale des Unterlappens der rechten und linken Lunge

Bronchus segmentalis basalis medialis: →*Bronchus cardiacus*

Bronchus segmentalis basalis posterior (Ⓔ posterior basal segmental bronchus): Segmentbronchus des Segmentum basale posterius des Unterlappens der rechten und linken Lunge

Bronchus segmentalis lateralis (Ⓔ lateral segmental bronchus): aus dem Bronchus lobaris medius dexter kommender Segmentbronchus zum Segmentum laterale des Mittellappens der rechten Lunge

Bronchus segmentalis medialis (Ⓔ medial segmental bronchus): aus dem Bronchus lobaris medius dexter kommender Segmentbronchus zum Segmentum mediale des Mittellappens der rechten Lunge

Bronchus segmentalis posterior (Ⓔ posterior segmental bronchus): Segmentbronchus des Segmentum posterius des rechten Oberlappens

Bronchus segmentalis superior (Ⓔ superior segmental bronchus): Segmentbronchus des Segmentum superius des linken Unterlappens

Bron|chus|ab|riss *m*: →*Bronchusriss*

Bron|chus|blo|cka|de *f* (Ⓔ bronchial blockage): ***Syn***: *Bronchusblockierung*; Blockade eines (Haupt-, Lappen-)Bronchus mit einem Ballonkatheter

Bron|chus|blo|ckie|rung *f*: →*Bronchusblockade*

Bron|chus|blu|tung *f* (Ⓔ bronchorrhagia): Bronchorrhagie*; *s.a. Hämoptyse*

Bron|chus|ein|en|gung *f*: →*Bronchusstenose*

Bron|chus|fis|tel *f* (Ⓔ bronchial fistula): vom Bronchialbaum ausgehende Fistel, die in andere Organe mündet [**innere Bronchusfistel**] oder nach außen führt [**äußere Bronchusfistel**]

Bron|chus|fis|tel|lung *f*: →*Bronchostomie*

Bron|chus|kon|strik|ti|on *f*: →*Bronchokonstriktion*

Bron|chus|la|va|ge *f*: →*Bronchiallavage*

Bron|chus|naht *f*: →*Bronchorrhaphie*

Bronchus-Ösophagus-Fistel *f* (Ⓔ bronchoesophageal fistula): ***Syn***: *bronchoösophageale Fistel*; innere Bronchusfistel* mit Verbindung zur Speiseröhre

Bronchus-Pankreas-Fistel *f* (Ⓔ bronchopancreatic fistula): ***Syn***: *bronchopankreatische Fistel*; innere Bronchusfistel* mit Verbindung zur Bauchspeicheldrüse [Pankreas*]

Bron|chus|riss *m* (Ⓔ bronchial rupture): ***Syn***: *Bronchusabriss, Bronchusruptur*; seltener, v.a. im Kindesalter vorkommender Abriss eines Bronchus bei stumpfem Thoraxtrauma [ca. 1 % aller stumpfen Thoraxtraumen]; inkomplette Ruptur führt zur Bildung eines Mediastinalemphysems*, komplette Ruptur zum Totalkollaps eines Lungenflügels und evtl. Ausbildung eines Spontanpneumothorax; die **Therapie** besteht in einer sofortigen Thorakotomie und Naht bzw. Reanastomosierung durch End-zu-End-Naht

Bron|chus|rup|tur *f*: →*Bronchusriss*

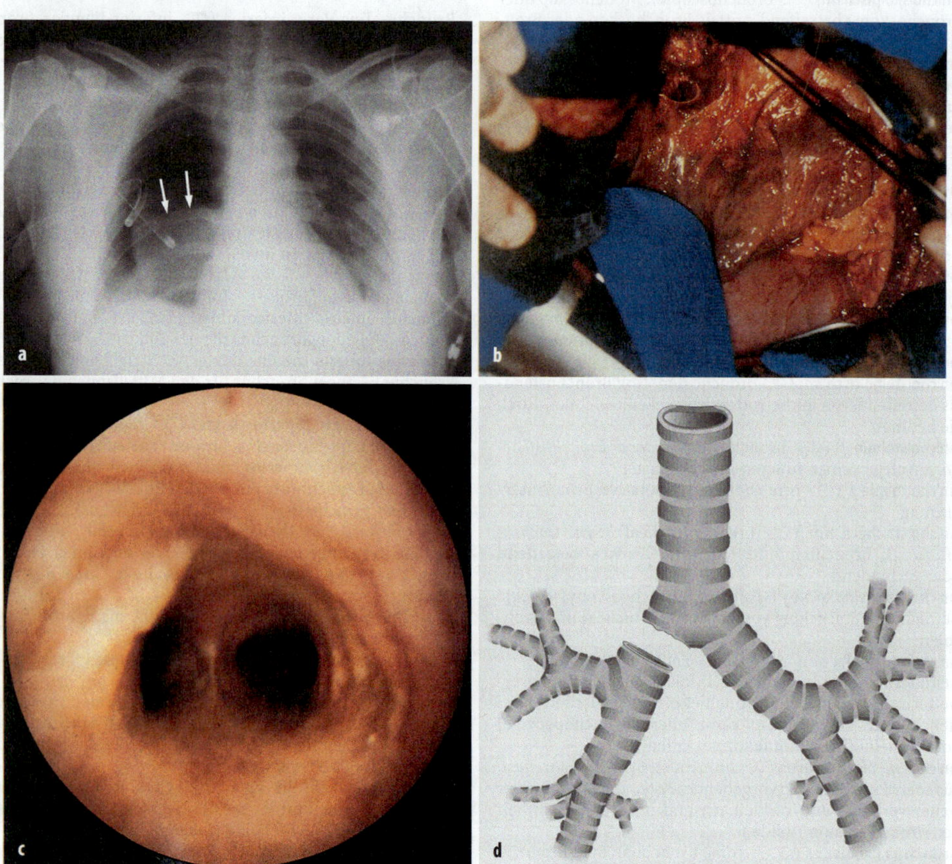

Abb. B122. Bronchusriss. **a** Totalkollaps der rechten Lunge, **b** End-zu-Seit-Reanastomosierung von rechtem Hauptbronchus an der Bifurkation, **c** bronchoskopische Kontrolle 4 Wochen postoperativ, **d** Schema

Bron|chus|ste|no|se *f* (Ⓔ bronchial stenosis): ***Syn***: *Bronchuseinengung, Bronchostenosis*; Einengung der Bronchuslichtung von außen [Druck, Tumor] oder innen [Sekretpfropf, Fremdkörper, Schleimhautschwellung]; je nach dem Grad der Einengung kommt es [v.a. bei Belastung] zu akuter Dyspnoe*, Zyanose*; häufig Ursache einer lokalen Bronchiektase*

Bron|chus|tu|ber|ku|lo|se *f* (Ⓔ bronchial tuberculosis): hämatogene oder bronchogene Tuberkulose der Bronchien; *s.a. Essay Tuberkulose S. 2171*

Bron|chus|ver|schluss *m* (Ⓔ bronchial occlusion): ***Syn***: *Bronchienverschluss*; Verschluss der Bronchuslichtung durch z.B. Tumormassen oder Fremdkörper [Erdnüsse!]

bron|to|phob *adj* (Ⓔ brontophobic): Brontophobie betreffend, durch sie gekennzeichnet

Bron|to|pho|bie *f* (Ⓔ brontophobia): ***Syn***: *Donnerangst*; krankhafte Angst vor Donner; oft gleichgesetzt mit Gewitterangst [Keraunophobie]

Bronze-Baby-Syndrom *nt* (Ⓔ bronze baby syndrome): graubraune Hautverfärbung bei Phototherapie des Neugeborenenikterus

Bron|ze|di|a|be|tes *m* (Ⓔ bronze diabetes): ***Syn***: *Hämochromatose, Siderophilie, Eisenspeicherkrankheit*; chronische Speicherkrankheit* mit erhöhter Eisenresorption und Hämosiderinablagerung in verschiedenen Organen [Leber, Bauchspeicheldrüse]; **klinisch** auffällig sind Leberzirrhose*, Diabetes* mellitus und eine blau-braun-bronzefarbene Hautpigmentierung; auch als Synonym für Siderose* verwendet

Bron|ze|haut|krank|heit *f*: *→Addison-Krankheit*

Bron|ze|krank|heit *f*: *→Addison-Krankheit*

Brooke: Henry Ambrose Brooke; 1854–1919; englischer Hautarzt (Manchester)

Brooke-Krankheit *f* (Ⓔ Brooke's disease): ***Syn***: *multiple Trichoepitheliome, Trichoepithelioma papulosum multiplex, Epithelioma adenoides cysticum, Brooke-Spiegler-Syndrom*; autosomal-dominantes Auftreten multipler Trichoepitheliome, v.a. in der Nasolabialfalte; **Therapie**: Kaustik, Kryotherapie, evtl. Dermabrasio

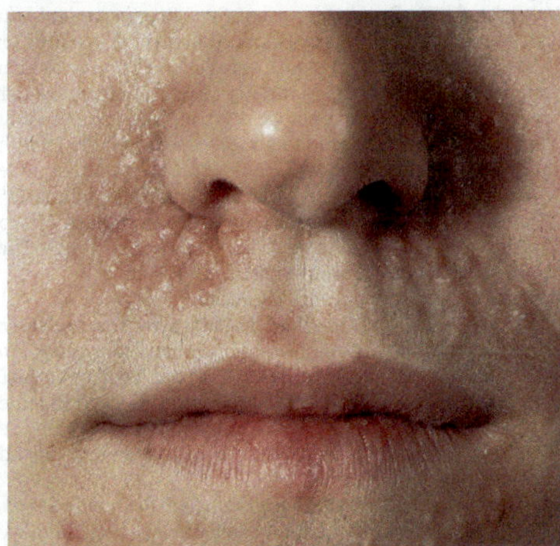

Abb. B123. Brooke-Krankheit

Brooke-Spiegler-Syndrom *nt*: *→Brooke-Krankheit*

Brot|ein|heit *f* (Ⓔ bread exchange unit): Maßeinheit zur Angabe des Kohlenhydratgehaltes von Lebensmitteln; 1 Broteinheit entspricht 12 Gramm Glucose*

Bro|ti|zo|lam *nt* (Ⓔ brotizolam): Hypnotikum*

Browne: Sir Denis Browne; 1892–1967; australischer Chirurg (London)

Browne-Operation *f* (Ⓔ Browne operation): Harnröhrenplastik bei Hypospadie*

Browne-Schiene *f* (Ⓔ Denis Browne splint): Nachtschiene zur aktiven funktionellen Behandlung verschiedener Klumpfußformen

Brown-Séquard: Charles Edouard Brown-Séquard, 1817–1894; französischer Physiologe und Neurologe (Paris)

Brown-Séquard-Syndrom *nt* (Ⓔ Brown-Séquard's syndrome): ***Syn***: *Brown-Séquard-Lähmung*; Bezeichnung für die klinische Symptomatik bei halbseitiger Verletzung des Rückenmarks; auf der Seite der Läsion kommt es zur Störung der Tiefensensibilität und zu zentraler Parese durch Unterbrechung des Pyramidenseitenstranges; auf der kontralateralen Seite ist die Schmerz- und Temperaturempfindung gestört

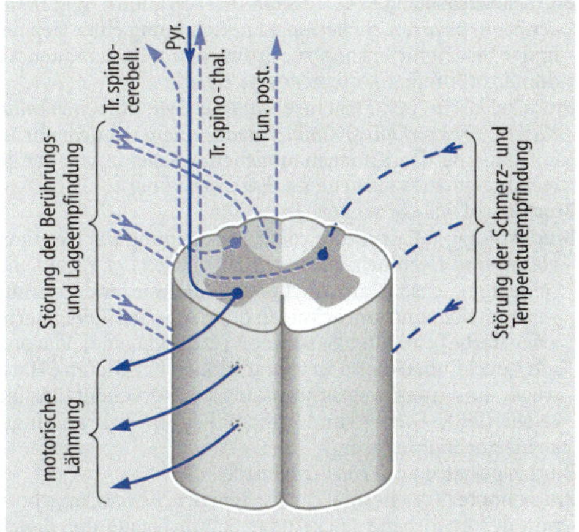

Abb. B124. Schema des Brown-Séquard-Syndroms

BRR *Abk.*: **1.** Barorezeptor-Reflex **2.** Brachioradial-Reflex

BRS *Abk.*: Bromsukzinimid

Bruce: Sir David Bruce; 1855–1931; australischer Bakteriologe und Militärarzt; Entdecker von Brucella* melitensis

Bruce-Septikämie *f*: *→Maltafieber*

Bru|cel|la *f* (Ⓔ Brucella): Gattung gramnegativer, unbeweglicher, ellipsoider, aerober Stäbchenbakterien [benannt nach Sir David Bruce*]; obligat pathogene Erreger von Zoonosen bei Rindern, Schweinen, Ziegen und Schafen; werden über die Milch ausgeschieden und können über diesen Weg den Menschen infizieren; Brucellen sind u.a. empfindlich gegen Streptomycin*, Gentamycin*, Tetracyclin*, Ampicillin*, Rifampicin* und Cotrimoxazol*

Brucella abortus (Ⓔ Brucella abortus): ***Syn***: *Bang-Bazillus, Bacterium abortus Bang*; Erreger der Rinderbrucellose* und von Brucellosen* des Menschen

Brucella bronchiseptica: veraltet für *→Bordetella bronchiseptica*

Brucella canis (Ⓔ Brucella canis): bei Hunden vorkommende Brucella-Species; wird nur selten auf den Menschen übertragen

Brucella melitensis (Ⓔ Brucella melitensis): ***Syn***: *Maltafieber-Bakterium*; Erreger des Maltafiebers* und der Bang-Krankheit* bei Schafen und Ziegen

Brucella suis (Ⓔ Brucella suis): ***Syn***: *Mittelmeerfieber-Bakterium*; Erreger des Mittelmeerfiebers* und der Schweinebrucellose*

Bru|cel|lo|se *f* (Ⓔ brucellosis): ***Syn***: *Bruzellose, Brucellosis*; Oberbegriff für durch Brucella*-Species hervorgerufene Anthropozoonosen [Mittelmeerfieber*, Bang-Krankheit*, Schweinebrucellose*]; sie verlaufen als akute oder chronische Allgemeinerkrankung mit Fieber [undulierend oder kontinuierlich] und granulomatöser Gewebereaktion

Bru|cel|lo|sis *f, pl* **-ses**: *→Brucellose*

Bruch: Karl Wilhelm Ludwig Bruch; 1819–1884; deutscher Anatom (Basel, Gießen)

Bruch-Membran *f* (Ⓔ Bruch's membrane): Lamina basalis choroideae; *s.u. Choroidea*

Bruch *m* (Ⓔ **1.** fracture **2.** hernia): **1.** *→Fraktur* **2.** *→Hernie*

B

kompletter Bruch (Ⓔ **1.** complete hernia **2.** →*komplette Fraktur*): **1.** *Syn*: *vollständiger Bruch, Hernia completa*; Hernie, bei der Bruchsack und Bruchinhalt vollständig durch die Bruchpforte getreten sind **2.** *Syn*: *komplette Fraktur, vollständige Fraktur, vollständiger Bruch*; Fraktur mit vollständiger Kontinuitätsunterbrechung des Knochens
unvollständiger Bruch (Ⓔ incomplete hernia): *Syn*: *Hernia incompleta*; Hernie*, bei der Bruchsack und Bruchinhalt nicht vollständig durch die Bruchpforte getreten sind
vollständiger Bruch: →*kompletter Bruch*

Bruch|bil|dung *f* (Ⓔ herniation): *Syn*: *Hernienbildung, Herniation*; Ausbildung einer Hernie

Bruch|ein|klem|mung *f* (Ⓔ hernia incarceration): *Syn*: *Inkarzeration, Incarceratio herniae*; Einklemmung einer Hernie* in der Bruchpforte; kann zur Entwicklung eines akuten Abdomens führen; *s.a. inkarzerierte Hernie*

Bruch|kal|lus *m* (Ⓔ fracture callus): *Syn*: *Knochenkallus, Kallus, Frakturkallus, Callus*; nach einem Knochenbruch entstehende, den Knochen umgebende Scheide, von der der Heilungsprozess ausgeht; *s.a. Frakturheilung*

Bruch|ka|nal *m*: →*Bruchpforte*

Bruch|kraut *nt* (Ⓔ rupturewort): Bezeichnung für **Herniaria glabra** und **Herniaria hirsuta**, Pflanzen aus der Familie der Nelkengewächse [Caryophyllaceae]; die während der Blüte gesammelten und getrockneten oberirdischen Teile [**Herniariae herba**] enthalten Saponine* [v.a. Glykoside], Flavonoide* und Cumarine*; **Anw.**: traditionell bei Nieren-, Harnwegs- und Atemwegserkrankungen, Nervenentzündung [Neuritis*], Gicht* und rheumatischen Erkrankungen sowie zur Blutreinigung

Bruch|o|pe|ra|ti|on *f*: →*Hernienplastik*

Bruch|pfor|te *f* (Ⓔ hernial canal): *Syn*: *Bruchkanal*; angeborene oder erworbene Lücke oder Schwachstelle der Bauchwand, durch die der Bruch hervortritt; *s.a. Hernie*

Bruch|sack *m* (Ⓔ hernial sac): den Bruch umgebende Bauchfellaussackung; *s.a. Hernie*

Bruch|wei|de *f* (Ⓔ pollard willow): *Syn*: *Salix fragilis*; *s.u. Weide*

Bru|cin *nt* (Ⓔ brucine): dem Strychnin verwandtes Alkaloid

Brücke: Ernst Wilhelm von Brücke; 1819–1892; österreichischer Physiologe (Wien)
Brücke-Muskel *m* (Ⓔ Brücke's fibers): *Syn*: *Brücke-Fasern, Fibrae meridionales musculi ciliaris*; meridionale Fasern des Ziliarmuskels [Musculus* ciliaris]

Brü|cke *f*: →*Pons*

Brü|cken|angst *f* (Ⓔ gephyrophobia): *Syn*: *Gephyrophobie*; krankhafte Angst vor Brücken oder davor, einen Fluss zu überqueren

Brü|cken|ar|te|ri|en *pl* (Ⓔ pontine arteries): *Syn*: *Rami ad pontem arteriae basilaris, Arteriae pontis*; Brückenäste der Arteria* basilaris

Brü|cken|fa|sern, lon|gi|tu|di|na|le *pl* (Ⓔ longitudinal pontine fibers): *Syn*: *Fibrae pontis longitudinales*; von der Großhirnrinde stammende Fasern, die z.T. in der Brücke [Pons*] enden, z.T. abwärts in das Rückenmark* ziehen

Brü|cken|fa|sern, trans|ver|se *pl* (Ⓔ transverse pontine fibers): *Syn*: *Fibrae pontis transversae*; Axone der Brückenkerne [Nuclei* pontis], die zuerst horizontal und dann bogenförmig nach hinten zu den Kleinhirnhemisphären ziehen

Brü|cken|hau|be *f* (Ⓔ tegmentum of pons): *Syn*: *Tegmentum pontis*; der hintere Teil der Brücke [Pons*] besteht sowohl aus weißer als auch grauer Substanz [**Substantia alba tegmenti pontis, Substantia grisea tegmenti pontis**] und umschließt den IV. Ventrikel [Ventriculus* quartus]; die weiße Substanz enthält Faserbahnen, wie z.B. Lemniscus* medialis, spinalis und trigeminalis; in der grauen Substanz finden sich die Endkerne des Nervus* cochlearis und des Nervus* vestibularis und Ursprungkerne des Nervus* trigeminus, abducens und facialis

Brü|cken|kal|lus *m* (Ⓔ bridging callus): zwei Knochen verbindender Kallus*; führt zu Bewegungseinschränkung

Brü|cken|ker|ne *pl* (Ⓔ pontine nuclei): *Syn*: *Nuclei pontis*; im unteren Teil der Brücke [Pons*] liegende Kerne, die in ihrer Gesamtheit die graue Substanz der Pars basilaris pontis [**Substantia grisea partis basilaris pontis**] bilden; über kortikopontine Fasern erhalten sie Signale aus der Großhirnrinde, die über den Pedunculus* cerebellaris medius zur anderen Seite weitergeleitet werden; Schaltstellen der Bahnen zwischen Großhirn und Kleinhirn; umfasst folgende Kerne: Nucleus anterior, lateralis, medianus, paramedianus, peduncularis, posterior, posterior lateralis, posterior medialis, reticularis tegmenti pontis

Brü|cken|lap|pen *m* (Ⓔ brigde flap): doppelseitig gestielter Hautlappen; *s.a. Lappenplastik*

Brücken-Mittelhirn-Syndrom *nt* (Ⓔ Gubler's hemiplegia): *Syn*: *Gubler-Lähmung, Millard-Gubler-Syndrom, Hemiplegia alternans inferior*; bei Schädigung im Brücken- und Mittelhirnbereich auftretende Lähmung des Nervus* facialis, kombiniert mit spastischer Lähmung der Gliedmaße der anderen Körperseite

Brü|cken|ve|nen *pl* (Ⓔ veins of pons): *Syn*: *Venae pontis*; mehrere Venen [Venae pontis anteromediana, pontis anterolateralis, pontis lateralis, pontis transversae], die das Blut der Brücke [Pons*] zur Vena* basalis oder petrosa bzw. zu den Hirnsinus [Sinus* durae matris] leiten

Brückner: **Brückner-Phänomen** *nt* (Ⓔ oscillopsia): *Syn*: *Oszillopsie*; Zittern fixierter Objekte bei Nystagmus*, Opsoklonus* oder multipler Sklerose*

Bru|der|kom|plex *m* (Ⓔ brother complex): *Syn*: *Kainkomplex*; neurotischer Komplex mit Rivalität, Neid und Abneigung gegen den eigenen Bruder oder die eigene Schwester

Brudzinski: Josef von Brudzinski; 1874–1917; polnischer Kinderarzt (Warschau)
Brudzinski-Nackenzeichen *nt* (Ⓔ Brudzinski's sign): bei Meningitis* oder Meningismus* führt passive Kopfbeugung zu einer Beugung der Beine im Hüft- und Kniegelenk
kontralateraler Brudzinski-Reflex *m* (Ⓔ contralateral Brudzinski's sign): bei Meningitis* oder Meningismus* bewirkt eine passive Beugung eines Beines in Hüft- und Kniegelenk eine aktive Beugung des anderen Beines

Bru|gia ma|la|yi *f* (Ⓔ Brugia malayi): *Syn*: *Malayenfilarie, Wuchereria malayi, Filaria malayi*; zu den Fadenwürmern* gehörender Parasit des Menschen, der im Lymphgefäßsystem lebt und zu Elephantiasis* und Brugiose* führt

Brugia malayi-Filariose *f*: →*Brugiose*

Bru|gi|o|se *f* (Ⓔ Brug's filariasis): *Syn*: *Brugia malayi-Filariose, malayische Filariose, Filariasis malayi*; durch Mücken [Aedes, Culex] übertragene tropische Infektionskrankheit durch Brugia* malayi; die von der Mücke übertragene Larve siedelt sich in den Lymphgefäßen an und führt im akuten Stadium zu Fieber, mononukleärer eosinophiler Lymphangitis und Schwellung von Haut und Extremitäten; unbehandelt kommt es zur Ausbildung einer Elephantiasis*; **Diagnose**: Nachweis der nachts im Blut gefundenen Mikrofilarien [Larven] im Blutausstrich [Giemsa-Färbung]; **Therapie**: Ivermectin*, Suraminnatrium* systemisch

Bruit *m* (Ⓔ murmur): *franz.* Geräusch
Bruit de diable (Ⓔ bruit de diable): *Syn*: *Nonnensausen, Nonnengeräusch, Kreiselgeräusch, Jugularvenensausen, Rumor venosus*; Strömungsgeräusch über der Jugularvene, z.B. bei Anämie* oder Hyperthyreose*; leises niederfrequentes Sausen oder Summen rechts oder links oberhalb der Schlüsselbeinmitte; physiologisch bei Kindern und Jugendlichen

Brunhilde-Virus *nt* (Ⓔ Brunhilde virus): *Syn*: *Brunhilde-Stamm, Poliomyelitis-Virus Typ I*; häufigster Erreger von Poliomyelitis*-Epidemien und der paralytischen Form der Kinderlähmung

Brun|nen|kres|se *f* (Ⓔ watercress): *Syn*: *Wasserkresse, Nasturtium officinale*; Pflanze aus der Familie der Kreuzblütler [Brassicaceae]; die während der Blüte gesammelten und getrockneten oberirdischen Teile [**Nasturtii herba**] enthalten u.a. Senfölglykoside [v.a. Gluconasturtiin] und Vitamin* C; **Anw.**: Entzündungen der Atemwege; traditionell bei Appetitlosigkeit und Verdauungsbeschwerden; äußerlich bei Arthritis* und rheumatischen Erkrankungen; als Spülung zur Stimulation des Haarwachstums; in der Homöopathie bei Reizzuständen der ableitenden Harnwege

Brunner: Johann Conrad Brunner; 1653–1727; schweizer Anatom (Mannheim, Heidelberg)

Brunner-Drüsen *pl* (Ⓔ Brunner's glands): ***Syn***: *Duodenaldrüsen, Glandulae duodenales*; in der Submukosa* des Zwölffingerdarms [Duodenum*] liegende mukoide Drüsen; sie bestehen aus gewundenen und verzweigten Schläuchen, die in die Dünndarmkrypten oder zwischen den Dünndarmzotten münden; ihr Sekret enthält u.a. Maltase*, Amylase* und proteolytische Enzyme*

Brun|ne|ri|om *nt* (Ⓔ brunneroma): Adenom* der Brunner*-Drüsen; häufigster [90 %] benigner Tumor des Zwölffingerdarms

Brun|ne|ro|sis *f, pl* **-ses** (Ⓔ brunnerosis): Hyperplasie der Brunner*-Drüsen

Brushfield: Thomas Brushfield; 1858–1937; englischer Arzt (London)

Brushfield-Flecken *pl* (Ⓔ Brushfield's spots): weiße Flecken der Regenbogenhaut bei Down*-Syndrom

Brust *f* (Ⓔ breast): ***Syn***: *Mamma*; die Brust besteht aus der Brustdrüse [Glandula mammaria] und dem sie umgebenden Fett- und Bindegewebe; die weibliche Brust verändert ihre Form und Größe während der Pubertät und im weiteren Verlauf der Entwicklung, während die männliche Brust [**Mamma masculina**] mehr oder minder unverändert bleibt [*s.a. Brustdrüse*]; von großer klinischer Bedeutung sind die **Lymphgefäße der Brust** und ihre Abflusswege; man unterscheidet dabei zwei Abflussbahnen: **1. axilläre Abflussbahn:** sie leitet v.a. die Lvmphe aus der lateralen Hälfte der Brust ab; dazu gehören u.a. die Nodi* lymphoidei paramammarii, Nodi* lymphoidei pectorales, Nodi* lymphoidei centrales und Nodi* lymphoidei apicales; **2. interkostale Abflussbahn**; sie führt die Lymphe der medialen Hälfte durch den Musculus* pectoralis major und die Interkostalräume zu den Nodi* lymphoidei parasternales, Nodi* lymphoidei intercostales und Nodi* lymphoidei interpectorales; da es auch Verbindungen zwischen den Lymphgefäßen der beiden Brustdrüsen gibt, kann es zur Metastasierung eines Karzinoms zur anderen Brust kommen

Brust|at|mung *f* (Ⓔ thoracic respiration): ***Syn***: *Thorakalatmung, Kostalatmung, kostaler Atmungstyp*; flacher Atmungstyp, bei dem nur die Brustmuskeln eingesetzt werden

Brust|aug|men|ta|ti|on *f* (Ⓔ breast augmentation): ***Syn***: *Brustvergrößerung*; *s.u. Brustplastik*

Brust|bein *nt*: →*Sternum*

Brust|bein|durch|tren|nung *f*: →*Sternotomie*

Brust|bein|ge|gend *f* (Ⓔ presternal region): ***Syn***: *Brustbeinregion, Regio presternalis*; Brustkorbregion über dem Brustbein [Sternum*]

Brust|bein|kör|per *m* (Ⓔ body of sternum): ***Syn***: *Corpus sterni*; unterhalb des Angulus* sterni liegender Hauptteil des Brustbeins, der mit der 3.–7. Rippe Sternokostalgelenke* bildet; die 2. Rippe setzt am Übergang von Manubrium* zum Corpus an

Brust|bein|punk|ti|on *f* (Ⓔ sternal puncture): ***Syn***: *Sternalpunktion*; Knochenmarkentnahme aus dem Brustbein

Brust|bein|re|gi|on *f*: →*Brustbeingegend*

Brustbein-Rippen-Gelenke *pl*: →*Articulationes sternocostales*

Brust|bein|schmerz *m* (Ⓔ sternalgia): Sternalgie*, Sternodynie

Brust|bein|spal|tung *f*: →*Sternotomie*

Brust|drü|se *f* (Ⓔ mammary gland): ***Syn***: *Milchdrüse, Glandula mammaria*; männliche und weibliche Brustdrüse sind im Aufbau identisch; die **männliche Brustdrüse** wächst während der Pubertät aber nur geringfügig und tritt dann in einen Ruhezustand ein; Änderungen des Hormonhaushaltes können aber zu einem Wachstum führen [Gynäkomastie*]; die **weibliche Brustdrüse** entwickelt sich während der Pubertät zu einer Knospenbrust, die kegelförmig vorspringt; später rundet sich die Brust ab, wobei die untere Hälfte stärker gerundet ist; die 15–20 Einzeldrüsen, die in ihrer Gesamtheit die Brustdrüse bilden, werden durch Bindegewebssepten voneinander getrennt, die auch für die Aufteilung in Lappen [**Lobi glandulae mammariae**] und Läppchen [**Lobuli glandulae mammariae**] verantwortlich sind; jede Einzeldrüse besteht aus 15–20 **Milchgängen** [Ductus* lactiferi], die sich während der Schwangerschaft vergrößern; ihr Epithel bildet die Muttermilch*; sie gehen über **Ausführungsgänge** in die Milchsäckchen [Sinus* lactiferi] über, die auf der Spitze der Brustwarze* [Papilla mammaria] münden; die Brustdrüse setzt sich mit einem seitlichen Fortsatz [**Processus axillaris**] in Richtung Achselhöhle fort; während der Schwangerschaft und der Stillperiode erfährt die Brustdrüse ihre volle Entfaltung; danach erfolgt eine vollständige Rückbildung; nach der Menopause* erfolgt eine Altersinvolution*

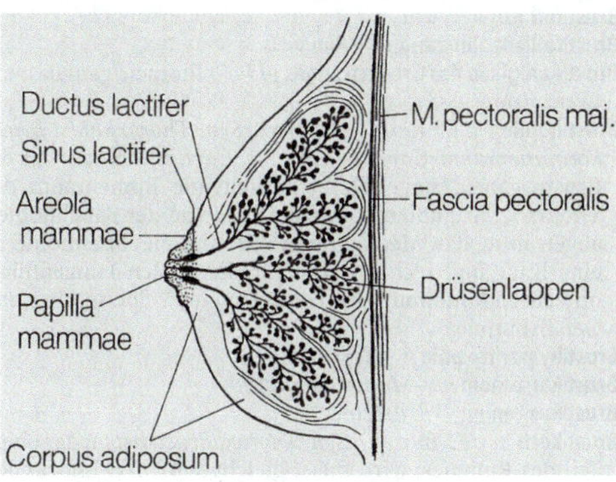

Abb. B125. Weibliche Brustdrüse

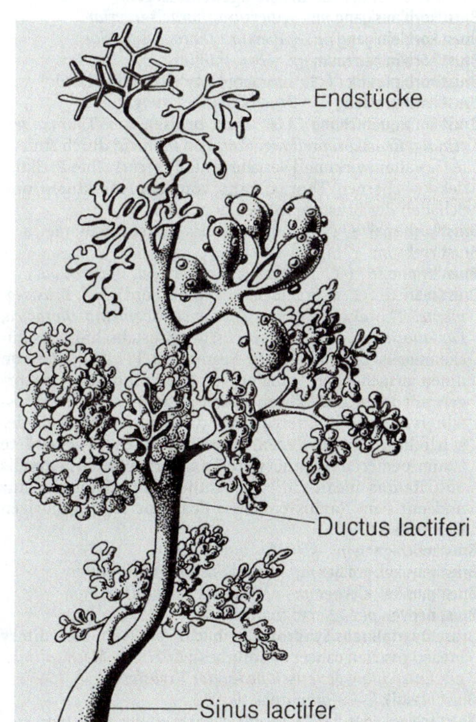

Abb. B126. Gliederung der Brustdrüse

Brust|drü|sen|ent|fer|nung *f*: →*Mastektomie*

Brust|drü|sen|ent|zün|dung *f*: →*Mastitis*

Brust|drü|sen|hy|per|tro|phie *f*: →*Hypermastie*

Brust|drü|sen|kar|zi|nom *nt*: →*Mammakarzinom*

Brust|drü|sen|kör|per *m* (Ⓔ body of breast): ***Syn***: *Corpus mammae*; Drüsenkörper der Brust*; besteht aus der Brustdrüse* [Glandula mammaria] und dem umliegenden Fettgewebe

Brust|drü|sen|krebs *m*: →*Mammakarzinom*

Brust|drü|sen|läpp|chen *pl* (Ⓔ lobules of mammary glands):

Lobuli glandulae mammariae; *s.u. Brustdrüse*

Brust|drü|sen|lap|pen *pl* (Ⓔ lobes of mammary gland): Lobi glandulae mammariae; *s.u. Brustdrüse*

Brust|drü|sen|plas|tik *f*: *→Mammaplastik*

Brust|drü|sen|schnitt *f*: *→Mastotomie*

Brust|en|ge *f*: *→Angina pectoris*

Brust|ent|fer|nung *f*: *→Mastektomie*

Brust|ent|wick|lung *f* (Ⓔ breast development): *s.u. Thelarche*

Brust|ent|zün|dung *f*: *→Mastitis*

Brust|fell *nt*: *→Pleura*

Brust|fell|ent|zün|dung *f*: *→Pleuritis*

Brust|gan|gli|en des Grenzstranges *pl* (Ⓔ thoracic ganglia): *s.u. Grenzstrang*

Brust|höh|le *f* (Ⓔ thoracic cavity): ***Syn***: *Thoraxhöhle, Brustkorbinnenraum, Cavitas thoracica, Cavitas thoracis*; der die Brustorgane [Lunge, Herz] enthaltende Binnenraum des Thorax*; wird unten vom Zwerchfell von der Bauchhöhle* abgetrennt; das Mediastinum* trennt die Brusthöhle in eine linke und rechte Hälfte für die beiden Lungenflügel und einen Mittelraum für Herz, Thymus*, Speiseröhre und Gefäßstämme

Brust|hy|per|tro|phie *f*: *→Hypermastie*

Brust|kar|zi|nom *nt*: *→Mammakarzinom*

Brust|kas|ten *m*: *→Brustkorb*

Brust|korb *m* (Ⓔ thorax): ***Syn***: *Thorax, Brustkasten*; der obere Teil des Rumpfes; wird meist gleichgesetzt mit Thoraxskelett* [Skeleton thoracis]; enthält die Brusthöhle [Cavitas* thoracis], in der die Brusteingeweide liegen

Brust|korb|aus|gang *m*: *→Apertura thoracis inferior*

Brust|korb|ein|gang *m*: *→Apertura thoracis superior*

Brust|korb|in|nen|raum *m*: *→Brusthöhle*

Brust|korb|plas|tik *f* (Ⓔ thoracoplasty): Thorakoplastik*

Brust|korb|prel|lung *f*: *→Brustkorbquetschung*

Brust|korb|quet|schung *f* (Ⓔ chest bruise): ***Syn***: *Thoraxquetschung, Brustkorbprellung, Contusio thoracis*; durch stumpfe Gewalteinwirkung [Verkehrsunfall] verursachte Prellung des knöchernen Thorax; kann von Rippenfrakturen und Schäden der Brustorgane begleitet sein

Brust|korb|spal|te *f* (Ⓔ thoracoschisis): Fissura* thoracica

Brust|krebs *m*: *→Mammakarzinom*

Brust|ky|pho|se *f* (Ⓔ thoracic kyphosis): *s.u. Wirbelsäule*

Brust|mark *nt* (Ⓔ thoracic part of spinal cord): ***Syn***: *Brustsegmente, Thorakalsegmente, Thoracica, Segmenta thoracica, Pars thoracica medullae spinalis*; der Brustabschnitt des Rückenmarks besteht aus 12 Segmenten [Th_{1-12}]; die von ihnen ausgehenden Spinalnerven [**Nervi thoracici**] versorgen mit ihren Bauchästen [**Rami anteriores**] als Interkostalnerven [Nervi* intercostales] die Haut und Muskeln der seitlichen und vorderen Thoraxwand; die **Rückenäste** [Rami posteriores] innervieren mit ihrem **Ramus lateralis** und **Ramus medius** die autochthone Rückenmuskulatur und mit dem **Ramus cutaneus posterior** die zugehörigen Hautbezirke

Brust|milch|gang *m*: *→Ductus thoracicus*

Brust|mus|kel, gro|ßer *m*: *→Musculus pectoralis major*

Brust|mus|kel, klei|ner *m*: *→Musculus pectoralis minor*

Brust|ner|ven *pl*: *→Nervi thoracici*

Brust/Ovarialkrebs-Syndrome, erbliche *pl* (Ⓔ hereditary breast/ ovarian cancer syndromes): *s.u. Essay Mechanismen der Entstehung genetisch bedingter Krebsformen S. 1561*

Brust|plas|tik *f*: *→Mammaplastik*

Brust|schlag|ader *f* (Ⓔ thoracic aorta): ***Syn***: *Pars thoracica aortae, Aorta thoracica*; Aortenabschnitt zwischen Aortenisthmus* und Zwerchfell; gibt paarige Äste zur Versorgung der Brustorgane [Rami bronchiales, oesophageales, mediastinales, pericardiaci] und der Brustwand [Zwischenrippenarterien, Arteriae* intercostales posteriores] ab

Brust|seg|men|te *pl*: *→Brustmark*

Brust|ver|grö|ße|rung *f* (Ⓔ mastauxe): ***Syn***: *Brustaugmentation*; *s.u. Brustplastik*

Brust|ver|klei|ne|rung *f*: *→Reduktionsmastektomie*

Brust|wand|ab|lei|tun|gen *pl* (Ⓔ chest leads): EKG-Ableitung von der äußeren Brustwand; *s.a. Essay Elektrokardiogramm S. 571*

Brust|wand|ar|te|rie, hin|te|re *f*: *→Arteria thoracodorsalis*

Brust|wand|ar|te|rie, in|ne|re *f*: *→Arteria thoracica interna*

Brust|wand|ar|te|rie, seit|li|che *f*: *→Arteria thoracica lateralis*

Brust|wand|flat|tern *nt* (Ⓔ flail chest): ***Syn***: *paradoxe Atmung*; bei Instabilität der Brustwand [Rippenserienfraktur] auftretende Einziehung der Brustwand während der Einatmung

Brust|wand|lymph|kno|ten *pl* (Ⓔ pectoral lymph nodes): ***Syn***: *Pektoralislymphknoten, Nodi lymphoidei interpectorales*; kleine Lymphknoten* zwischen Musculus* pectoralis major und minor; **Zufluss**: Musculus* pectoralis major und minor, Brustdrüse; **Abfluss**: Nodi* lymphoidei axillares

Brust|wand|ve|nen, in|ne|re *pl* (Ⓔ internal thoracic veins): ***Syn***: *Venae thoracicae internae*; Begleitvenen der Arteria* thoracica interna, die nach oben zur Vena* brachiocephalica ziehen

Brust|war|ze *f* (Ⓔ nipple): ***Syn***: *Mamille, Mamilla, Papilla mammaria*; die Ausführungsgänge der Brustdrüse* münden auf der Brustwarze, die vom **Warzenvorhof** [Areola mammae] umgeben ist; die Haut von Brustwarze und Vorhof ist stark pigmentiert

Brust|war|zen|ent|zün|dung *f* (Ⓔ mamillitis): Mamillitis*

Brust|war|zen|plas|tik *f* (Ⓔ theleplasty): Mamillenplastik*

Brust|war|zen|schmerz *m* (Ⓔ thelalgia): Thelalgie*

Brust|was|ser|sucht *f*: *→Hydrothorax*

Brust|wir|bel *pl* (Ⓔ thoracic vertebrae): ***Syn***: *Thorakalwirbel, Vertebrae thoracicae*; die 12 Wirbel der Brustwirbelsäule entsprechen in ihrem Aufbau der unter Vertebra* beschriebenen Grundstruktur; der Querfortsatz ist nach dorsallateral gerichtet und trägt außen die **Fovea costalis processus transversi**, die Gelenkfläche für das Kostotransversalgelenk; die **Fovea costalis inferior** und **Fovea costalis superior** an der Unterkante bzw. Oberkante des Wirbelkörpers des 2.–9. Brustwirbels ist Teil der Gelenkpfanne des Rippenkopfgelenks; die Dornfortsätze der Brustwirbel sind lang und nach hinten unten gerichtet

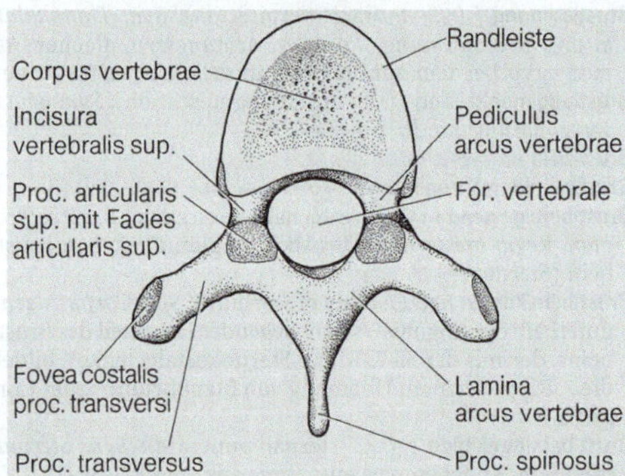

Abb. B127. Brustwirbel von oben

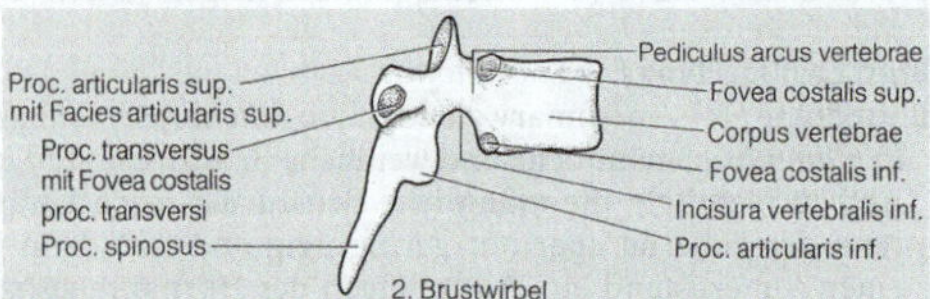

Abb. B128. Brustwirbel von der rechten Seite

Bruton: Ogden C. Bruton; amerikanischer Kinderarzt (Washington) im 20. Jahrhundert

Bruton-Syndrom *nt* (Ⓔ Bruton's agammaglobulinemia): ***Syn***: *Bruton-Typ der Agammaglobulinämie, infantile X-chromosomale Agammaglobulinämie, kongenitale Agammaglobulinämie, kongenitale geschlechtsgebundene Agammaglobulinämie, Morbus Bruton*; X-chromosomal-rezessiv vererbtes Antikörpermangelsyndrom; durch die Störung der Differenzierung der B-Lymphozyten kommt es zu einem Fehlen aller Immunglobulinklassen; nach dem Verschwinden der mütterlichen IgG-Antikörper aus dem Blut der Säuglinge im Alter von 3–5 Monaten kommt es zu (meist bakteriellen) Pneumonien, Sinusitiden, Mittelohrentzündungen und gastrointestinalen Erkrankungen; **Diagnose**: Blutbild [Fehlen reifer B-Lymphozyten], Immunglobulinmangel in der Elektrophorese; **Therapie**: i.v. Immunglobulinsubstitution, Knochenmarktransplantation

Bru|xis|mus *m* (Ⓔ bruxism): (unwillkürliches) Zähneknirschen; kann zu einer Abrasion der Gelenkflächen und Schäden am Kiefergelenk führen; *s.a. Essay Schlaf und Schlafstörungen S. 1915*

Bru|xo|ma|nie *f* (Ⓔ bruxomania): (bewusstes) Pressen und Knirschen der Zähne während des Tages

Bru|zel|lo|se *f*: *→Brucellose*

BRVDU *Abk.*: (2-Bromovinyl)-2'-desoxyuridin

Bryant: Thomas Bryant; 1828–1914; englischer Chirurg (London)

Bryant-Dreieck *nt* (Ⓔ Bryant's triangle): hypothetisches, am Liegenden nahezu gleichschenkliges Dreieck aus Verbindungslinie von Spina* iliaca anterior superior und Trochanterspitze, Verlängerungslinie der Femurachse über den Trochanter hinaus und einer Senkrechten von der Spina* iliaca anterior superior auf diese Linie; bei Trochanterhochstand ist die horizontale Linie verkürzt

Bry|o|nia *f*: *→Zaunrübe*

Bry|o|niae ra|dix *f* (Ⓔ bryony root): getrocknete Pfahlwurzeln der Zaunrübe*

BS *Abk.*: **1.** bakterielle Suspension **2.** *→Bandscheibe* **3.** *→Beta-Sympatholytikum* **4.** *→Blutserum* **5.** *→Boeck-Sarkoid* **6.** Bronchialsekret **7.** bronchitisches Syndrom

BSA *Abk.*: **1.** Björk-Shiley-Aortenklappenprothese **2.** Blutserum-Schnellagglutination

B-Scan *m* (Ⓔ B-scan): B-Bild; *s.u. Sonographie*

BSD *Abk.*: bilanzierte synthetische Diät

BSE *Abk.*: *→bovine spongiforme Enzephalopathie*

BSER *Abk.*: brain stem electric responses

BSeuchG *Abk.*: Bundesseuchengesetz

BSFP *Abk.*: Beta-S-Fetoprotein

BSG *Abk.*: **1.** *→Blutkörperchensenkung* **2.** *→Blutkörperchensenkungsgeschwindigkeit* **3.** Blutsenkungsgeschwindigkeit **4.** Bundesseuchengesetz **5.** Bundessozialgericht

BSHG *Abk.*: Bundessozialhilfegesetz

BSL *Abk.*: *→benigne symmetrische Lipomatose*

BSO *Abk.*: Bernsteinsäureoxidase

BSP *Abk.*: **1.** *→Bandscheibenprolaps* **2.** *→Blepharospasmus* **3.** *→Bromsulphthalein* **4.** *→Bronchospasmus*

B-Sper|ma|to|go|nie *f* (Ⓔ type B spermatogonium): *Syn*: *Spermatogonie vom Typ B*; *s.u. Spermatogenese*

BSR *Abk.*: **1.** *→Bizepssehnenreflex* **2.** Blutsenkungsreaktion

BST *Abk.*: blutserologischer Test

B-Strep|to|kok|ken *pl* (Ⓔ Streptococcus agalactiae): *Syn*: *Streptococcus agalactiae, Streptococcus mastitidis, Streptokokken der Gruppe B*; meist Tiere, seltener auch den Menschen befallende β-hämolysierende Streptokokken der Lancefield-Gruppe B, die Wundinfektionen, Meningitis* [Neugeborene] und Entzündungen des Nasenrachenraums hervorrufen können; **Diagnose**: Kultur [bluthaltiger Columbia-Agar] und serologische Typisierung; **Therapie**: hochempfindlich gegen Penicillin* G und Cephalosporine*

BSU *Abk.*: Brustselbstuntersuchung

BSV *Abk.*: *→Bandscheibenvorfall*

BT *Abk.*: **1.** *→Basaltemperatur* **2.** Belastungstest **3.** berufstätig **4.** *→Beschäftigungstherapie* **5.** Blasentumor **6.** Bromelin-Test

BTA *Abk.*: **1.** *→Blalock-Taussig-Anastomose* **2.** N-Benzoyl-l-tyrosinamid

BTB *Abk.*: Bromthymolblau

BTC *Abk.*: *→Benzethoniumchlorid*

BTD *Abk.*: Brust-Thermodetektor

BTDS *Abk.*: Benzoylthiamindisulfid

BTG *Abk.*: *→β-Thromboglobulin*

BtG *Abk.*: Betreuungsgesetz

BTI *Abk.*: Bronchialtraktinfektion

BTK *Abk.*: *→Basaltemperaturkurve*

BtM *Abk.*: *→Betäubungsmittel*

BtMG *Abk.*: Betäubungsmittelgesetz

BTMP *Abk.*: Benfotiaminum

BtMVV *Abk.*: Betäubungsmittel-Verschreibungsverordnung

BTPABA *Abk.*: N-Benzoyl-L-tyrosyl-p-aminobenzoesäure

BTS *Abk.*: **1.** *→Bradykardie-Tachykardie-Syndrom* **2.** *→Brenztraubensäure*

B.T.U. *Abk.*: British thermal unit

BTZ *Abk.*: Butazolidin

BU *Abk.*: **1.** Bauchumfang **2.** Berufsunfähigkeit **3.** Bromuracil

bubble boys *pl*: *s.u. Essay Gentransfer und Gentherapie S. 761*

Bu|bo *m, pl* **Bu|bo|nes, Bu|bo|nen** (Ⓔ bubo): entzündlich-vergrößerter Lymphknoten (der Leistenbeuge)

Bubo indolens (Ⓔ indolent bubo): *Syn*: *schmerzloser/indolenter Bubo*; schmerzlose Leistenlymphknotenschwellung bei verschiedenen Infektionskrankheiten [meist Syphilis*]

indolenter Bubo: *→Bubo indolens*

klimatischer Bubo: *→Lymphogranuloma inguinale*

schmerzloser Bubo: *→Bubo indolens*

Bu|bo|nen|pest *f*: *→Beulenpest*

Bu|bo|no|zele *f* (Ⓔ bubonocele): inkompletter Leistenbruch*

Bu|bo|nu|lus *m* (Ⓔ bubonulus): *Syn*: *Lymphangiitis dorsalis penis, Nisbet-Schanker*; im Rahmen des Ulcus* molle auftretende Lymphgefäßentzündung des Penis

Bucc-, bucc- *präf.*: *→Bukko-*

Buc|ca *f, pl* **-cae** (Ⓔ bucca): *Syn*: *Mala, Gena*; Wange, Backe

buc|cal *adj*: *→bukkal*

Bucci-, bucci- *präf.*: *→Bukko-*

Buc|ci|na|tor *m*: *→Musculus buccinator*

Buc|co *f* (Ⓔ buchu): *Syn*: *Barosma betulina, Diosma betulinum*; Strauch aus der Familie der Rautengewächse [Rutaceae]; die getrockneten Blätter [**Bucco folium**, Barosmae folium, Diosmae folium] enthalten ein ätherisches Öl [**Barosma-betulina-Blätteröl**], das u.a. Terpenverbindungen, Diosphenol und Flavonoide* [z.B. Diosmin] enthält; wirken antibakteriell und diuretisch; **Anw.**: traditionell bei Nieren- und Harnwegsentzündungen, Nierensteinen; in der Homöopathie bei Harnwegserkrankungen

Buc|co fo|li|um *nt* (Ⓔ buchu leaf): *Syn*: *Barosmae folium, Diosmae folium*; *s.u. Bucco*

BuChE *Abk.*: *→Butyrylcholinesterase*

Bü|cher|sam|mel|wut *f*: *→Bibliomanie*

Buck: Gordon Buck; 1807–1877; amerikanischer Chirurg (New York)

Buck-Faszie *f* (Ⓔ Buck's fascia): tiefe Penisfaszie; *s.u. Fascia penis*

Buckley: Rebecca H. Buckley; geb. 1933; amerikanische Internistin

Buckley-Syndrom *nt*: *→Hyper-IgE-Syndrom*

Bucky: Gustav P. Bucky; 1880–1963; deutsch-amerikanischer Radiologe (Berlin, New York)

Bucky-Strahlen *pl* (Ⓔ Bucky's rays): *Syn*: *Grenzstrahlen*; ultraweiche Röntgenstrahlen [6–12 kV]; werden nur zur Bestrahlung entzündlicher Erkrankungen der oberen Hautschichten eingesetzt [**Grenzstrahlentherapie**]

Buc|li|zin *nt* (Ⓔ buclizine): *Syn*: *Histabutizin*; Antiallergikum*, Antihistaminikum*, Antiemetikum*

Buday: Kálmán Buday; 1863–1937; ungarischer Chirurg (Budapest)

Buday-Krankheit *f* (Ⓔ Buday's syndrome): durch Fusobacterium* necrophorum hervorgerufene Abszesse von Leber, Lunge, Milz und Muskeln; **Therapie**: Metronidazol*, Clindamycin*, Imipenem* oder Cefoxitin*

Buday-Stäbchen *nt*: *→Fusobacterium necrophorum*

Budd: George Budd; 1808–1882; englischer Internist (London)

Budd-Chiari-Syndrom *nt* (Ⓔ **1.–2.** Budd-Chiari syndrome): **1.** *Syn*: *Endophlebitis hepatica obliterans*; zu einem Verschluss der Lebervenen führende Entzündung unbekannter Genese **2.** durch einen intra- oder posthepatischen Block verursachte venöse Abflussstörung der Leber, die zu akutem Leberversagen oder bei chronischem Verlauf [eigentliches Budd-Chiari-Syndrom] zu Leberzirrhose* [**Budd-Zirrhose**] führen kann

bud|ding *nt*: *s.u. Essay Viren S. 2273*

Bu|de|so|nid *nt* (Ⓔ budenoside): *Syn*: *16α,17-Butylidendioxy-*

B

11β,21-dihydroxy-1,4-pregnadien-3,20-dion; nicht-halogeniertes Glucocorticoid*; **Anw.**: lokal bei Asthma* bronchiale, Rhinitis* allergica; *s.a. Essay Chronisch entzündliche Darmerkrankungen S. 403*

Budge: Julius Ludwig Budge; 1811–1888; deutscher Physiologe

Budge-Zentrum *nt* (Ⓔ Budge's center): ***Syn***: *ziliospinales Zentrum, Centrum ciliospinale*; sympathisches Nervenzentrum an der Grenze zwischen Hals- und Brustmark; beeinflusst Pupillenweite, Öffnung der Lidspalte und Lage des Augapfels in der Orbita*

Büdinger: Konrad Büdinger; 1867–1944; österreichischer Chirurg (Wien)

Büdinger-Ludloff-Läwen-Syndrom *nt* (Ⓔ chondromalacia patellae): ***Syn***: *Chondromalacia patellae*; oft beide Kniescheiben betreffende Knorpelerweichung bei Jugendlichen; heilt i.d.R. spontan ab; kann aber zu einer Chondropathia* patellae führen

Buldilpin *nt* (Ⓔ budipine): Substanz mit anticholinerger und NMDA-antagonistischer Aktivität; **Anw.**: Parkinson-Krankheit

BUDU *Abk.*: 5-Bromdesoxyuridin

Buerger: Leo Buerger; 1879–1943; amerikanischer Arzt (Wien, New York)

Buerger-Syndrom *nt*: *→Endangiitis obliterans*

Bulfelxalmac *nt* (Ⓔ bufexamac): ***Syn***: *4-Butoxy-N-hydroxyphenylacetamid*; Antiphlogistikum*, Analgetikum*; Antipruriginosum* [äußerlich]

buffy coat *nt*: ***Syn***: *Leukozytenmanschette*; Schicht aus Leukozyten und Thrombozyten an der Grenzschicht zwischen Plasma und Erythrozyten in Blutkonserven

Buflolmeldil *nt* (Ⓔ buflomedil): peripherer Vasodilatator*

Bugo *Abk.*: Bundesgebührenordnung

Bulkarldie *f* (Ⓔ bucardia): ***Syn***: *Ochsenherz, Cor bovinum*; extrem vergrößertes Herz, z.B. als dilatative Kardiomyopathie* bei chronischem Alkoholabusus

buklkal *adj* (Ⓔ buccal): ***Syn***: *buccal*; Wange/Bucca betreffend

Buklkalldrülsen *pl* (Ⓔ buccal glands): ***Syn***: *Glandulae buccales*; Speicheldrüsen* der Wangenschleimhaut

Bukko-, bukko- *präf.*: Wortelement mit der Bedeutung „Backe/Wange"

buklkolginlgilval *adj* (Ⓔ buccogingival): Wange und Zahnfleisch/Gingiva betreffend oder verbindend

Buklkolglosslolphalrynlgiltis *f, pl* **-tilden** (Ⓔ buccoglossopharyngitis): Entzündung von Wange, Zunge und Rachen

buklkollalbilal *adj* (Ⓔ buccolabial): Wange und Lippe/Labium betreffend oder verbindend

buklkollinlgulal *adj* (Ⓔ buccolingual): Wange und Zunge/Lingua betreffend

buklkolmalxillär *adj* (Ⓔ buccomaxillary): Wange und Oberkiefer/Maxilla betreffend oder verbindend

buklkolphalrynlgelal *adj* (Ⓔ buccopharyngeal): Wange oder Mund und Rachen/Pharynx betreffend oder verbindend

buklkolzerlvilkal *adj* (Ⓔ buccocervical): Wange und Hals/Zervix betreffend oder verbindend

Buklzilnaltor *m*: *→Musculus buccinator*

Bülau: Gotthard Bülau; 1835–1900; deutscher Internist (Hamburg)

Bülau-Drainage *f* (Ⓔ siphon drainage): ***Syn***: *Pleuradrainage, Thoraxdrainage*; Drainage zur Absaugung von Eiter aus der Pleurahöhle durch permanenten Sog

Bulb-, bulb- *präf.*: *→Bulbo-*

bullbär *adj* (Ⓔ bulbar): Bulbus betreffend; Medulla oblongata betreffend

Bullbärlpalrallylse *f* (Ⓔ bulbar paralysis): Ausfall motorischer Hirnnervenkerne in der Medulla* oblongata

progressive Bulbärparalyse (Ⓔ progressive bulbar paralysis): ***Syn***: *Duchenne-Syndrom*; fortschreitende Paralyse durch meist symmetrische Degeneration der Kerne des V. [motorischer Kern], VIII., X. [motorischer Kern] und XII. Hirnnervens mit Schluckbeschwerden, Atemstörungen und evtl. Kehlkopflähmung; wahrscheinlich eine Sonderform der amyotrophischen Lateralsklerose*; **Klinik**: beginnt meist im 3.–5. Lebensjahrzehnt mit Sprechstörung [schwere Zunge, erschwerte Aussprache von b, p, w, r und l], leiser Stimme und schließlich Anarthrie; die mimische Muskulatur ist gelähmt und Kauen und Schlucken wird immer schwieriger; die Patienten verschlucken sich häufig, später laufen Speisen und Getränke aus dem Mund heraus; der **Verlauf** ist unaufhaltsam progredient; die Patienten verlieren aber nicht das Bewusstsein oder werden dement, sondern erleben ihren qualvollen Zustand bewusst und in voller Einsicht; langfristig kommt es zu Kachexie und rezidivierenden Atemwegs- und Lungenentzündungen, die meist auch zum Tode führen

bullbilform *adj* (Ⓔ bulbiform): ***Syn***: *bulboid, bulbös*; knollenförmig, zwiebelförmig

Bullbiltis *f, pl* **-tilden** (Ⓔ bulbitis): Entzündung des Bulbus* penis

bullbiltisch *adj* (Ⓔ bulbitic): Bulbitis betreffend, von ihr betroffen oder gekennzeichnet

Bulbo-, bulbo- *präf.*: Wortelement mit der Bedeutung „Bulbus"

bullbolaltrilal *adj* (Ⓔ bulboatrial): Bulbus* cordis und Herzvorhof/Atrium betreffend

Bullbolcalverlnolsus *m*: veraltet für *→Musculus bulbospongiosus*

Bullbolcalverlnolsuslrelflex *m*: *→Bulbospongiosusreflex*

bullbolid *adj*: *→bulbiform*

bullbös *adj*: *→bulbiform*

bullbolspilnal *adj* (Ⓔ bulbospinal): ***Syn***: *spinobulbär*; Markhirn und Rückenmark/Medulla spinalis betreffend oder verbindend

Bullbolsponlgilolsus *m*: *→Musculus bulbospongiosus*

Bullbolsponlgilolsuslrelflex *m* (Ⓔ bulbocavernous reflex): ***Syn***: *Bulbocavernosusreflex*; Kontraktion des Musculus* bulbospongiosus bei Reizung der Penishaut

bullbolulrelthral *adj* (Ⓔ bulbourethral): ***Syn***: *urethrobulbär*; Bulbus* penis und Harnröhre/Urethra betreffend

Bullbolulrelthralldrüse *f* (Ⓔ bulbourethral gland): ***Syn***: *Cowper-Drüse, Glandula bulbourethralis*; am hinteren Ende des Bulbus* penis befindliche, erbsengroße paarige Drüse, die in den hinteren Teil der Harnröhre mündet; produziert Gleitmittel für den Sexualverkehr

Bullbus *m, pl* **-ben, -bi** (Ⓔ bulb): zwiebel-/knollenförmige Stuktur

Bulbus aortae (Ⓔ aortic bulb): ***Syn***: *Aortenbulbus*; ausgebuchteter Anfangsteil der Aorta* ascendens; Ursprungsort der Koronararterien*

Bulbus Colchici (Ⓔ autumn crocus bulb): *s.u. Colchicum autumnale*

Bulbus cordis (Ⓔ bulb of heart): Vorstufe der rechten Herzkammer während der Embryonalentwicklung

Bulbus cornus posterioris (Ⓔ bulb of posterior horn of lateral ventricle): ampullärer Anfangsteil des Hinterhorns des Seitenventrikels

Bulbus duodeni (Ⓔ duodenal bulb): ***Syn***: *Ampulla duodeni*; ampullärer Anfangsteil des Zwölffingerdarms; Teil der Pars* superior duodeni

Bulbus inferior venae jugularis (Ⓔ inferior bulb of jugular vein): Auftreibung der Vena* jugularis interna vor der Vereinigung mit der Vena* subclavia

Bulbus medullae spinalis: *→Medulla oblongata*

Bulbus oculi: *→Augapfel*

Bulbus olfactorius (Ⓔ olfactory bulb): ***Syn***: *Riechkolben*; Anschwellung an der vorderen Hirnbasis, in die die Riechfäden [Fila olfactoria] einstrahlen; geht in den Tractus* olfactorius über; *s.a. Essay Riechen/Geruchssinn S. 1863*

Bulbus penis (Ⓔ bulb of penis): aufgetriebener Anfangsteil des Penisschwellkörpers [Corpus* spongiosum penis], der am Diaphragma* urogenitale befestigt ist; wird vom Musculus* bulbospongiosus umgeben

Bulbus pili (Ⓔ hair bulb): Haarzwiebel; *s.u. Haar*

Bulbus superior venae jugularis (Ⓔ superior bulb of jugular vein): in der Fossa* jugularis liegende Auftreibung der Vena* jugularis interna

Bulbus vestibuli (Ⓔ bulb of vestibule of vagina): an der Basis der kleinen Schamlippen* liegendes Venengeflecht, das dem Bulbus* penis des Mannes entspricht; wird ebenfalls vom Musculus* bulbospongiosus umfasst

Bullbusldrucklrelflex *m* (Ⓔ eyeball compression reflex): ***Syn***: *okulokardialer Reflex, Aschner-Dagnigni-Bulbusreflex, Aschner-Versuch, Aschner-Dagnini-Versuch, Bulbusdruckver-*

such; Druck auf den Augapfel führt zu Bradykardie, Hautblässe und Brechreiz; findet sich im Kindesalter und bei 50 % der Erwachsenen; kann therapeutisch bei paroxymaler Tachykardie angewandt werden

Bul|bus|druck|ver|such *m*: → *Bulbusdruckreflex*

Bul|bus|in|zi|si|on *f* (Ⓔ ophthalmotomy): ***Syn***: *Augapfelinzision, Ophthalmotomie*; Eröffnung/Inzision des Augapfels

Bul|bus|rup|tur *f* (Ⓔ ophthalmorrhexis): ***Syn***: *Augapfelzerreißung, Augapfelruptur, Bulbuszerreißung, Ophthalmorrhexis*; Skleraruptur* hinter dem Limbus* corneae bei schwerer Prellung [Stock-, Faustschlag]; bei der **gedeckten Bulbusruptur** ist die Bindehaut noch intakt; es kommt zu einem Abfall des Augeninnendruckes sowie Verlagerung von Iris, Ziliarkörper, Linse oder Glaskörper; später kann es zu Netzhautablösung und/oder Sekundärglaukom und Erblindung kommen

Bul|bus|zer|rei|ßung *f*: → *Bulbusruptur*

Bu|li|ma|re|xie *f*: → *Bulimia nervosa*

Bu|li|mia *f*: → *Bulimie*

Bulimia nervosa (Ⓔ bulimia nervosa): ***Syn***: *Fress-Kotzsucht, Ess-Brechsucht, Bulimarexie*; isoliert oder zusammen mit Anorexia nervosa auftretende Essstörung, die durch abwechselndes exzessives Essen [**Fressattacke**] und selbst herbeigeführtes Erbrechen charakterisiert ist; *s.a. Anorexia nervosa*

Bu|li|mie *f* (Ⓔ bulimia): ***Syn***: *Heißhunger, Esssucht, Fresssucht, Hyperorexie, Bulimia, Sitiomanie, Sitomanie*; übermäßiges Essen, das nicht von einem Hungergefühl ausgelöst wird; kann seelisch bedingt sein oder organische Ursachen [Hirnschädigung] haben

bu|li|misch *adj* (Ⓔ bulimic): Bulimie betreffend, von ihr betroffen oder gekennzeichnet

Bul|la *f*, *pl* **-lae** (Ⓔ **1.** bulla **2.** blister): **1.** (*anatom.*) blasenähnliche Struktur, Höhle **2.** Blase; Hautblase

Bulla ethmoidalis (Ⓔ ethmoidal bulla): größte Siebbeinzelle, die sich in den mittleren Nasengang vorbuchtet

Bulla repens (Ⓔ bulla repens): ***Syn***: *Bulla rodens, Staphylodermia superficialis bullosa manuum, Streptodermia superficialis bullosa manuum, eitrige Fingerblase*; meist durch Staphylococcus* aureus verursachte eitrige Hand- oder Fingerblase; **Therapie**: Eröffnung, Antibiotika lokal, Seifenbäder

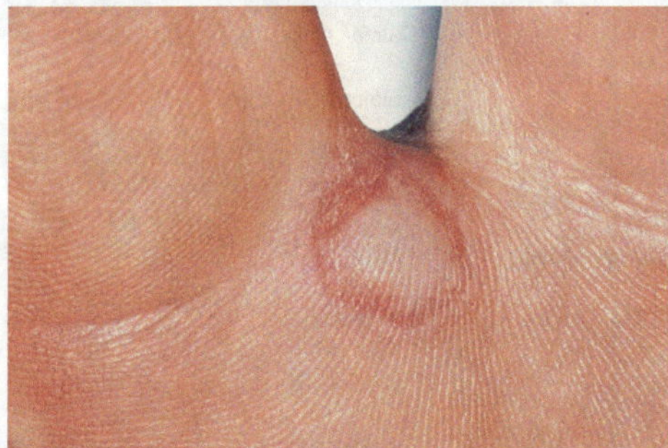

Abb. B129. Bulla repens

Bulla rodens: → *Bulla repens*

bul|lös *adj* (Ⓔ **1.** bullous **2.** bullate **3.** bloated): **1.** mit Blasen besetzt, mit Blasenbildung einhergehend **2.** durch Bullae gekennzeichnet, (groß-)blasig **3.** aufgebläht, aufgeblasen

Bul|lo|sis *f*, *pl* **-ses** (Ⓔ bullosis): durch das Auftreten multipler Blasen gekennzeichnete Hauterkrankung

Bullosis diabeticorum (Ⓔ diabetic bullosis): intra- und subepidermale Blasenbildung an Unterschenkeln und Füßen bei schlecht eingestelltem Diabetes* mellitus; nach mehreren Wochen spontane Abheilung mit häufigen Rezidiven

BUN *Abk.*: Blutharnstoffstickstoff

Bu|na|zo|sin *nt* (Ⓔ bunazosin): α_1-Rezeptorblocker; **Anw.**: essentielle Hypertonie

Bün|del, o|va|les *nt* (Ⓔ septomarginal fasciculus): ***Syn***: *Fasciculus septomarginalis*; am Septum* medianum posterius liegendes Bündel von Assoziationsfasern

Bün|del|schicht *f* (Ⓔ fascicular zone): Zona fasciculata; *s.u. Nebenniere*

Büngner: Otto von Büngner; 1858–1905; deutscher Chirurg (Hanau)

Büngner-Bänder *pl* (Ⓔ Büngner's bands): ***Syn***: *Hanken-Büngner-Bänder*; nach Durchtrennung eines peripheren Nervens kommt es zur Ausbildung bandartiger Zellverbände, die von der proximalen Schwann-Scheide ausgehen; dienen als Leitbahn für die wachsenden Axone

Bunte Reihe *f* (Ⓔ color series): *s.u. Kulturmedien*

Bunt|licht|the|ra|pie *f* (Ⓔ chromophototherapy): ***Syn***: *Chromophototherapie*; Bestrahlung mit Licht einer bestimmten Wellenlänge, z.B. Rotlichttherapie

Bunt|ze|cken *pl* (Ⓔ Amblyomma): ***Syn***: *Amblyomma*; Gattung der Schildzecken*, die häufig Erreger [v.a. Rickettsien] überträgt

Bun|ya|vi|ren *pl*: → *Bunyaviridae*

Bun|ya|vi|ri|dae *pl* (Ⓔ Bunyaviridae): ***Syn***: *Bunyaviren*; weltweit vorkommende RNA-Viren*, die durch Zecken und Mücken übertragen werden; größte Familie der RNA-Viren mit mehr als 200 Sero- und Subtypen [*Tab. B130*]

Bu|phe|nin *nt* (Ⓔ buphenine): Sympathomimetikum*, peripherer Vasodilatator*

Buph|thal|mus *m* (Ⓔ buphthalmus): ***Syn***: *Ochsenauge, Glaukom der Kinder, Hydrophthalmus, Hydrophthalmie*; meist durch eine Fehlentwicklung des Kammerwinkels verursachte Glaukomform der Säuglinge und Kleinkinder, die zu ein- oder beidseitiger Erhöhung des Augeninnendruckes führt; die Kinder sind lichtscheu; die Augen tränen, ohne dass eine Infektion erkennbar ist; später kommt es zu Hornhauttrübung und Vergrößerung des Augapfels; **Therapie**: Goniotomie* nach Barkan, Trabekulotomie* ; [*Abb. B131*] *s.a. Essay Glaukom S. 797*

Bu|pi|va|ca|in *nt* (Ⓔ bupivacaine): Lokalanästhetikum* vom Amidtyp

Bu|pra|no|lol *nt* (Ⓔ bupranolol): β-Sympatholytikum*

Bu|pre|nor|phin *nt* (Ⓔ buprenorphine): Opioid mit geringerem Suchtpotential als Morphin; **Anw.**: schwere und schwerste Schmerzzustände; **NW**: Sedation, Atemdepression, Schwindel, Schwitzen, Obstipation, Übelkeit und Erbrechen

Burch: **Burch-Cowan-Operation** *f*: → *Burch-Operation*

Kolposuspension nach Burch *f*: → *Burch-Operation*

Burch-Operation *f* (Ⓔ Burch bladder suspension technique): ***Syn***: *Kolposuspension nach Burch, Burch-Cowan-Operation*; v.a. bei Stressinkontinenz durchgeführte Operation, bei der die abgesenkte Blase in die normale anatomische Lage gebracht und das paravaginale Gewebe am Ligamentum iliopectineum suspendiert wird

Burdach: Karl Friedrich Burdach; 1776–1847; deutscher Anatom und Physiologe (Königsberg)

Burdach-Kern *m* (Ⓔ Burdach's nucleus): ***Syn***: *Nucleus cuneatus*; keilförmiger Kern oberhalb der Pyramidenbahnkreuzung* in der Medulla* oblongata; besteht aus einer **Pars centralis** und einer **Pars rostralis**; Endkern des Fasciculus* cuneatus medullae spinalis

Burdach-Strang *m* (Ⓔ Burdach's tract): ***Syn***: *Fasciculus cuneatus medullae spinalis*; im Hinterstrang [Funiculus* posterior] des Rückenmarks verlaufende Fasern der Tast- und Tiefensensibilität des Oberkörpers

Bureau: Ives Bureau; französischer Hautarzt (Nantes)

Bureau-Barrière-Syndrom *nt* (Ⓔ Bureau-Barrière syndrome): Polyneuropathie*, Ulzera*, Hyperkeratose*, Hyperhidrose* und Osteolyse* der Akren bei chronischem Alkoholismus; tritt selten vor dem 40. Jahr auf

Bürger: Max Bürger; deutscher Arzt im 20. Jahrhundert

Bürger-Grütz-Syndrom *nt* (Ⓔ Bürger-Grütz syndrome): ***Syn***: *Hyperlipoproteinämie Typ I, fettinduzierte/exogene Hypertriglyzeridämie, fettinduzierte/exogene Hyperlipämie, familiärer C-II-Apoproteinmangel, fettinduzierte Hyperlipämie*; sehr seltene, autosomal-rezessive Lipidspeicherkrankheit mit Neigung zur Ausbildung von eruptiven Xanthomen

B

Tab. B130. Taxonomie der Bunyaviridae

Virus Genus/Serotyp/Subtyp	Vektor	Krankheit beim Menschen	Verbreitungsgebiet
Anopheles A-Gruppe			
Tacaiuma-Virus	Stechmücken	Fieber	Südamerika
Gruppe C			
Apeu-Virus	Stechmücken	Fieber	Südamerika
Caraparu-Virus	Stechmücken	Fieber	Südamerika
Itaqui-Virus	Stechmücken	Fieber	Südamerika
Madrid-Virus	Stechmücken	Fieber	Panama
Marituba-Virus	Stechmücken	Fieber	Südamerika
Murutucu-Virus	Stechmücken	Fieber	Südamerika
Nepuyo-Virus	Stechmücken	Fieber	Süd- u. Mittelamerika
Oriboca-Virus	Stechmücken	Fieber	Südamerika
Ossa-Virus	Stechmücken	Fieber	Panama
Restan-Virus	Stechmücken	Fieber	Trinidad
Bunyamwera-Gruppe			
Bunyamwera-Virus	Stechmücken	Fieber	Afrika
Germiston-Virus	Stechmücken	Fieber	Afrika
Ilesha-Virus		Fieber, Exanthem	Afrika
Shokwe-Virus	Stechmücken	Fieber	Afrika
Tensaw-Virus	Stechmücken	Enzephalitis	Nordamerika
Wycomyia-Virus	Stechmücken	Fieber	Südamerika, Panama
Bwamba-Gruppe			
Bwamba-Virus	Stechmücken	Fieber, Exanthem	Afrika
Pongola-Virus	Stechmücken	Fiber	Afrika
California-Gruppe			
California Enzephalitis-Virus	Stechmücken	Enzephalitis	USA
Guaroa-Virus	Stechmücken	Fieber	Südamerika, Panama
Inkoo-Virus	Stechmücken	Fieber	Skandinavien
Jamestown Canyon-Virus	Stechmücken	Enzephalitis	USA, Kanada
Snowshoe hare-Virus	Stechmücken	Enzephalitis	USA, Kanada, China, Russland
LaCrosse-Virus	Stechmücken	Enzephalitis	USA
Tahyna-Virus	Stechmücken	Fieber	Europa, Afrika
Guama-Gruppe			
Catu-Virus	Stechmücken	Fieber	Südamerika
Guama-Virus	Stechmücken	Fieber	Südamerika
Simbu-Gruppe			
Oropouche-Virus	Stechmücken	Fieber	Südamerika, Panama
Shuni-Virus	Stechmücken	Fieber	Afrika, Asien
Phlebovirus			
Sandfliegenfiebervirus Neapel-Typ	Phlebotomen	Fieber	Europa, Afrika, Asien
Sandfliegenfiebervirus Sizilien-Typ	Phlebotomen	Fieber	Europa, Afrika, Asien
Sandfliegenfiebervirus Toscana-Typ	Phlebotomen	Meningitis	Norditalien
Punta Toro-Virus	Phlebotomen	Fieber	Panama
Rift Valley-Virus	Stechmücken	Fieber, Hämorrhagien, Enzephalitis, Retinitis	Afrika
Alenquer-Virus	unbekannt	Fieber	Südamerika
Candiru-Virus	unbekannt	Fieber	Südamerika
Chagres-Virus	Phlebotomen	Fieber	Mittelamerika
Nairovirus			
Nairobi Schlafkrankheit-Virus	Zecken	Fieber	Afrika, Indien
Dugbe-Virus	Zecken	Fieber	Afrika
Krim-Kongo-Virus	Zecken	Hämorrhagisches Fieber	Europa, Afrika, Zentralasien, mittlerer Osten
Uukuvirus			
Uukuniemi-Virus	Zecken	keine	Skandinavien, Arktis
Hantavirus		Hämorrhagisches Fieber	Südostasien, Südeuropa, östl. Russland, Ostküste der USA
unklassifiziert			
Bangui-Virus	unbekannt	Fieber, Exanthem	Afrika
Bhanja-Virus	Zecken	Fieber, Enzephalitis	Afrika, Europa, Asien
Issk-Kul-Virus	Zecken	Fieber	Asien
Kasokero-Virus	unbekannt	Fieber	Afrika
Nyando-Virus	Stechmücken	Fieber	Afrika
Tamdy-Virus	Zecken	Fieber	Rußland
Tataguine-Virus	Stechmücken	Fieber, Exanthem	Afrika
Wanowrie-Virus	Zecken	Fieber, Hämorrhagien	mittlerer Osten, Asien

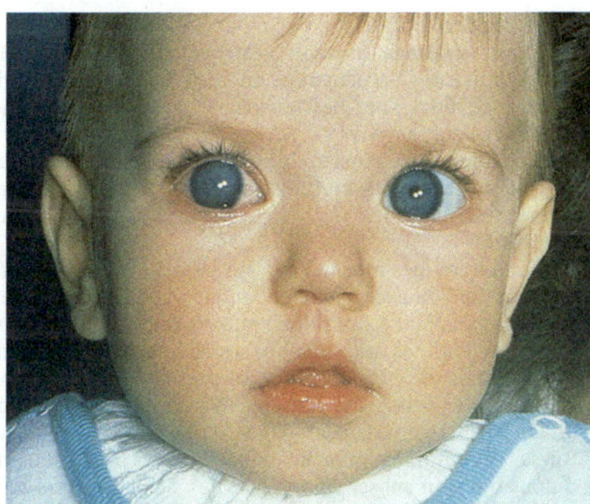

Abb. B131. Buphthalmus

auf dem Rücken, der Brust, den Armen und der Glutealregion, Hepatosplenomegalie* und zentralnervösen Störungen; das Arterioskleroserisiko ist gering; bei diätetischer Behandlung ist die Prognose sehr gut; *s.a. Hyperlipoproteinämie*

Bürger-Zeichen *nt* (Ⓔ Bürger's sign): schmerzhafte Schwellung des Ausführungsganges der Ohrspeicheldrüse bei Mumps* und anderen Virusinfektionen

Bürker: Karl Bürker; 1872–1957; deutscher Physiologie (Gießen, Tübingen)

Bürker-Zählkammer *f* (Ⓔ Bürker's counting cell): Zählkammer zur Auszählung von Blutzellen

Burk|hol|de|ria *f* (Ⓔ Burkholderia): gramnegative Stäbchenbakterien, die früher zur Pseudomonas*-Gruppe gezählt wurden

Burkholderia mallei (Ⓔ Pseudomonas mallei): *Syn*: *Pseudomonas mallei*; Erreger des Maliasmus*

Burkholderia pseudomallei (Ⓔ Pseudomonas pseudomallei): *Syn*: *Pseudomonas pseudomallei*; Erreger der Malleoidose*

Burkitt: Denis Burkitt; 1911–1993; britischer Tropenarzt (Edinburgh)

Burkitt-Lymphom *nt* (Ⓔ Burkitt's lymphoma): *Syn*: *Burkitt-Tumor, epidemisches Lymphom, B-lymphoblastisches Lymphom*; hoch-malignes Non-Hodgkin-Lymphom*, das wahrscheinlich durch das Epstein-Barr*-Virus ausgelöst wird; typisch sind **Sternhimmelzellen** [modifizierte Makrophagen] im Lymphknotenpräparat; *s.a. Essay Non-Hodgkin-Lymphome S. 1517, Essay Virus und Tumor S. 2185*

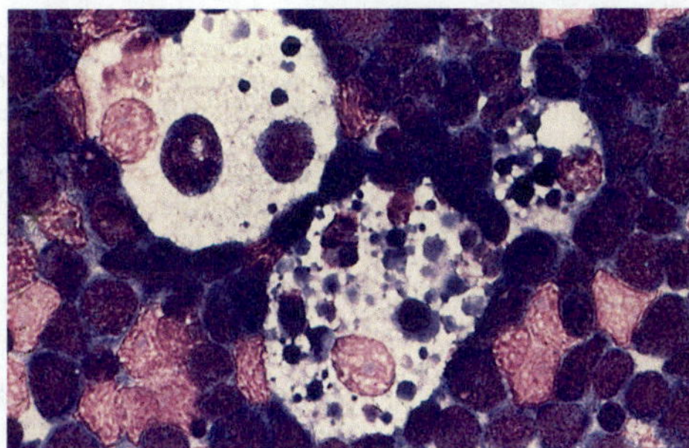

Abb. B132. Burkitt-Lymphom

Burkitt-Tumor *m*: *→Burkitt-Lymphom*

Burnett: Charles Hoyt Burnett; 1913–1967; amerikanischer Arzt

Burnett-Syndrom *nt* (Ⓔ Burnett's syndrome): *Syn*: *Milchalkalisyndrom*; durch übermäßige Alkalienzufuhr [Milch, Antazida] hervorgerufene Stoffwechselstörung mit Kalkablagerung in Geweben, die unbehandelt zu Niereninsuffizienz führt

Burning-feet-Syndrom *nt* (Ⓔ burning feet syndrome): *Syn*: *Gopalan-Syndrom, Syndrom der brennenden Füße, heiße Greisenfüße*; durch verschiedene Ursachen [Vitamin B_1, B_2, B_6, B_{12}-Mangel, Lebererkrankungen, Diabetes* mellitus] hervorgerufenes, schmerzhaftes Brennen der Füße während der Nacht

Bur|sa *f, pl* **-sae** (Ⓔ bursa): Beutel, Tasche, Aussackung; meist gleichgesetzt mit Schleimbeutel [Bursa* synovialis]

Bursa anserina (Ⓔ anserine bursa): Bursa zwischen Pes* anserinus und Ligamentum* collaterale tibiale

Bursa bicipitoradialis (Ⓔ bicipitoradial bursa): Bursa zwischen Bizepssehne und Radius

Bursae colli (Ⓔ bursae of neck): Schleimbeutel der Halsmuskeln

Bursa cubitalis interossea (Ⓔ interosseous cubital bursa): inkonstante Bursa zwischen Bizepssehne und Ulna

Bursa Fabricii (Ⓔ bursa of Fabricius): bei Vögeln vorkommendes lymphoretikuläres Organ im Enddarm, in dem die B-Lymphozyten gebildet werden

Bursa iliopectinea (Ⓔ iliopectineal bursa): zwischen Musculus* iliopsoas und Hüftgelenk liegender Schleimbeutel, der gelegentlich mit der Gelenkhöhle in Verbindung steht

Bursa infrahyoidea (Ⓔ infrahyoid bursa): inkonstante Bursa unterhalb des Zungenbeinkörpers zwischen Musculus* sternothyroideus und Membrana* thyrohyoidea

Bursa infrapatellaris profunda (Ⓔ deep infrapatellar bursa): tiefer Schleimbeutel zwischen Ligamentum* patellae und Schienbein

Bursae intermusculares musculorum gluteorum (Ⓔ gluteal intermuscular bursae): 2–3 Schleimbeutel zwischen der Sehne des Musculus* gluteus maximus und der Linea* aspera

Bursa intratendinea olecrani (Ⓔ intratendinous bursa of olecranon): inkonstanter Schleimbeutel in der Ansatzsehne des Musculus* biceps brachii

Bursa ischiadica musculi glutei maximi (Ⓔ ischial bursa of gluteus maximus muscle): Schleimbeutel zwischen Musculus* gluteus maximus und Tuber* ischiadicum

Bursa ischiadica musculi obturatoris interni (Ⓔ ischial bursa of internal obturator muscle): Schleimbeutel zwischen Musculus* obturatorius internus und der Kante des Foramen* ischiadicum minus

Bursae membri inferioris (Ⓔ bursae of lower limbs): Schleimbeutel der unteren Gliedmaßen

Bursae membri superioris (Ⓔ bursae of upper limbs): Schleimbeutel der oberen Gliedmaßen

Bursa musculi bicipitis femoris superior (Ⓔ superior bursa of biceps femoris muscle): Schleimbeutel zwischen dem langen Kopf [Caput* longum] des Musculus* biceps femoris und der Ursprungssehne des Musculus* semimembranosus

Bursa musculi coracobrachialis (Ⓔ coracobrachial bursa): Schleimbeutel zwischen der Sehne des Musculus* coracobrachialis und dem Musculus* subscapularis

Bursa musculi piriformis (Ⓔ piriform bursa): kleiner Schleimbeutel zwischen den Sehnen von Musculus* piriformis und Musculus* gemellus superior und dem Oberschenkelknochen

Bursa musculi poplitei (Ⓔ popliteal bursa): Schleimbeutel unter dem Musculus* popliteus

Bursa musculi semimembranosi (Ⓔ semimembranous bursa): Schleimbeutel zwischen den Endsehnen des Musculus* semimembranosus und dem Condylus* medialis tibiae

Bursa musculi tensoris veli palatini (Ⓔ bursa of tensor veli palatini muscle): kleiner Schleimbeutel zwischen Musculus* tensor veli palatini und dem Hamulus* pterygoideus

Bursa omentalis (Ⓔ omental bursa): *Syn*: *Netzbeutel, Bauchfelltasche*; von der restlichen Bauchhöhle abgegrenzter Raum zwischen Magen und Bauchspeicheldrüse; der Eingang in den Netzbeutel, das **Foramen epiploicum**, wird umrandet vom Ligamentum* hepatoduodenale [vorne],

B

der Pars* superior duodeni [unten], der Vena* cava inferior [hinten] und der Leber [oben]; der **Vorraum** [Vestibulum bursae omentalis] steht mit dem **Recessus superior bursae omentalis**, einer Aussackung zwischen Vena* cava inferior, Magen und Bauchspeicheldrüse in Verbindung; der **Hauptraum** liegt hinter dem Magen und dem Omentum* minus; er steht nach links hinten mit dem **Recessus splenicus** und nach unten mit dem **Recessus inferior bursae omentalis** in Verbindung

Bursa pharyngealis (Ⓔ pharyngeal bursa): ***Syn***: *Tornwaldt-Bursa*; inkonstant auftretender zystischer Rest der Chorda* dorsalis in der Rachenwand unterhalb der Rachenmandel [Tonsilla* pharyngea]

Bursa retrohyoidea (Ⓔ retrohyoid bursa): Schleimbeutel zwischen der Rückseite des Zungenbeins und der Membrana* thyrohyoidea

Bursa subacromialis (Ⓔ subacromial bursa): Schleimbeutel unter dem Akromion* und auf der Sehne des Musculus* supraspinatus

Bursa subcutanea (Ⓔ subcutaneous (synovial) bursa): subkutan liegender Schleimbeutel

Bursa subcutanea acromialis (Ⓔ subcutaneous acromial bursa): Bursa zwischen Haut und Akromion*

Bursa subcutanea calcanea (Ⓔ subcutaneous calcaneal bursa): Bursa zwischen Haut und dorsaler Oberfläche des Tuber* calcanei

Bursa subcutanea infrapatellaris (Ⓔ subcutaneous infrapatellar bursa): Bursa zwischen Haut und Ligamentum* patellae

Bursa subcutanea malleoli lateralis (Ⓔ subcutaneous bursa of lateral malleolus): Bursa zwischen Haut und Außenknöchel

Bursa subcutanea malleoli medialis (Ⓔ subcutaneous bursa of medial malleolus): Bursa zwischen Haut und Innenknöchel

Bursa subcutanea olecrani (Ⓔ subcutaneous bursa of olecranon): ***Syn***: *Ellenbogenschleimbeutel*; Schleimbeutel zwischen Olekranon* und Sehne des Musculus* triceps

Bursa subcutanea prepatellaris (Ⓔ (subcutaneous) prepatellar bursa): vor der Kniescheibe liegender Schleimbeutel

Bursa subcutanea prominentiae laryngeae (Ⓔ subcutaneous bursa of prominence of larynx): Schleimbeutel in der Haut über dem Adamsapfel

Bursa subcutanea trochanterica (Ⓔ subcutaneous trochanteric bursa): Schleimbeutel zwischen der Sehne des Musculus* gluteus maximus und der Haut über dem Trochanter* major

Bursa subcutanea tuberositatis tibiae (Ⓔ subcutaneous bursa of tuberosity of tibia): Schleimbeutel in der Haut über der Tuberositas* tibiae

Bursa subdeltoidea (Ⓔ subdeltoid bursa): Schleimbeutel zwischen Musculus* deltoideus und Gelenkkapsel des Schultergelenks

Bursa subfascialis (Ⓔ subfascial (synovial) bursa): ***Syn***: *subfaszialer Schleimbeutel*; unter einer Faszie liegender Schleimbeutel

Bursa subfascialis prepatellaris (Ⓔ subfascial prepatellar bursa): vor der Kniescheibe [Patella] liegender Schleimbeutel

Bursa submuscularis (Ⓔ submuscular (synovial) bursa): ***Syn***: *submuskulärer Schleimbeutel*; unter einem Muskel liegender Schleimbeutel

Bursa subtendinea (Ⓔ subtendinous (synovial) bursa): ***Syn***: *subtendinöser Schleimbeutel*; unter einer Sehne liegender Schleimbeutel

Bursa subtendinea iliaca (Ⓔ subtendinous iliac bursa): Schleimbeutel unter der Ansatzsehne das Musculus* iliopsoas am Trochanter* minor

Bursa subtendinea musculi bicipitis femoris inferior (Ⓔ inferior subtendinous bursa of biceps femoris muscle): Schleimbeutel zwischen der Ansatzsehne des Musculus* biceps femoris und dem Ligamentum* collaterale fibulare

Bursa subtendinea musculi gastrocnemii lateralis (Ⓔ lateral bursa of gastrocnemius muscle): Schleimbeutel zwischen seitlichem Kopf des Musculus* gastrocnemius und der Kniegelenkskapsel

Bursa subtendinea musculi gastrocnemii medialis (Ⓔ medial bursa of gastrocnemius muscle): Schleimbeutel zwischen medialem Kopf des Musculus* gastrocnemius und der Kniegelenkskapsel

Bursa subtendinea musculi infraspinati (Ⓔ subtendinous bursa of infraspinatus muscle): Schleimbeutel zwischen der Sehne des Musculus* infraspinatus und der Schultergelenkskapsel

Bursa subtendinea musculi latissimi dorsi (Ⓔ bursa of latissimus dorsi muscle): Schleimbeutel zwischen den Sehnen von Musculus* latissimus dorsi und Musculus* teres major

Bursa subtendinea musculi obturatorii interni (Ⓔ subtendinous bursa of obturator internus muscle): Schleimbeutel zwischen der Sehne des Musculus* obturatorius internus und der Hüftgelenkskapsel

Bursa subtendinea musculi subscapularis (Ⓔ subtendinous bursa of subscapularis muscle): Schleimbeutel zwischen der Sehne des Musculus* subscapularis und Schultergelenkskapsel

Bursa subtendinea musculi teretis majoris (Ⓔ subtendinous bursa of teres major muscle): Schleimbeutel unter der Sehne das Musculus* teres major am Humerusansatz

Bursa subtendinea musculi tibialis anterioris (Ⓔ subtendinous bursa of tibialis anterior muscle): kleiner Schleimbeutel zwischen der Sehne des Musculus* tibialis anterior und dem Os* cuneiforme mediale

Bursa subtendinea musculi trapezii (Ⓔ subtendinous bursa of trapezius muscle): Schleimbeutel zwischen der Sehne des Musculus* trapezius und dem inneren Ende der Spina* scapulae

Bursa subtendinea musculi tricipitis brachii (Ⓔ subtendinous bursa of triceps muscle): Schleimbeutel zwischen der Trizepssehne und dem Olekranon*

Bursa subtendinea prepatellaris (Ⓔ subtendinous prepatellar bursa): inkonstanter Schleimbeutel zwischen Ligamentum* patellae und Kniescheibe

Bursa suprapatellaris (Ⓔ suprapatellar bursa): oberhalb der Kniescheibe liegender Schleimbeutel, der mit dem Kniegelenk verbunden ist

Bursa synovialis (Ⓔ synovial bursa): Schleimbeutel sind mit einer Synovialmembran ausgekleidete Spalträume, die Gelenkschmiere [Synovia*] enthalten; sie liegen meist zwischen zwei gegeneinander verschieblichen Strukturen [z.B. Sehne und Knochen], wo sie den Druck gleichmäßig verteilen helfen und das Aufeinandergleiten erleichtern

Bursa tendinis calcanei (Ⓔ bursa of calcaneal tendon): ***Syn***: *Fersenschleimbeutel*; Schleimbeutel zwischen Achillessehne und Fersenbein

Bursae trochantericae musculi glutei medii (Ⓔ trochanteric bursae of gluteus medius muscle): Schleimbeutel zwischen der Sehne des Musculus* gluteus medius und dem Trochanter* major

Bursa trochanterica musculi glutei maximi (Ⓔ trochanteric bursa of gluteus maximus muscle): Schleimbeutel zwischen der Sehne des Musculus* gluteus maximus und dem Trochanter* major

Bursa trochanterica musculi glutei minimi (Ⓔ trochanteric bursa of gluteus minimus muscle): Schleimbeutel zwischen der Sehne des Musculus* gluteus minimus und dem Trochanter* major

Bursa-Äquivalent *nt* (Ⓔ bursa-equivalent): für den Menschen postuliertes Organ, in dem die Ausreifung der B-Lymphozyten* erfolgen soll

Bursae-pastoris herba *f* (Ⓔ shepherd's purse): *s.u. Hirtentäschel*

Burlseklto|mie *f* (Ⓔ bursectomy): ***Syn***: *Schleimbeutelentfernung, Schleimbeutelresektion*; operative Entfernung eines Schleimbeutels [Bursa* synovialis]

Burlsiltis *f, pl* **-tilden** (Ⓔ bursitis): ***Syn***: *Schleimbeutelentzündung*; akute oder chronische Entzündung eines Schleimbeutels; meist durch eine chronische Überbelastung verursacht; am häufigsten als Entzündung des Schleimbeutels zwischen Achillessehne und Fersenbein [**Achillobursitis**], des Schleimbeutels über dem Olekranon [**Studentenellen-**

bogen, Bursitis olecrani], der Schleimbeutel vor der Kniescheibe [**Bursitis praepatellaris**] oder der Bursa* pharyngealis [**Bursitis pharyngealis**]; **Therapie**: Ruhigstellung, Antiphlogistika*; bei Rezidiven Entfernung des Schleimbeutels

Bursitis achillea (Ⓔ achillobursitis): ***Syn***: *Achillobursitis*; Entzündung der Bursa* tendinis calcanei; **Therapie**: Schonung, Absatzerhöhung

Bursitis calcarea (Ⓔ calcific bursitis): *s.u. Periarthropathia humeroscapularis*

Bursitis subacromialis (Ⓔ subacromial bursitis): *s.u. Periarthropathia humeroscapularis*

bur|si|tisch *adj* (Ⓔ bursitic): Schleimbeutelentzündung/Bursitis betreffend, von ihr betroffen oder gekennzeichnet

Bur|so|pa|thie *f* (Ⓔ bursopathy): Schleimbeutelerkrankung

Bur|so|to|mie *f* (Ⓔ bursotomy): operative Schleimbeuteleröffnung

Bürs|ten|ab|strich *m* (Ⓔ brush biopsy): ***Syn***: *Bürstenbiopsie*; Gewinnung von Abstrichmaterial aus Hohlorganen mittels Kunststoff- oder Stahlbürste

Bürs|ten|bi|op|sie *f*: *→Bürstenabstrich*

Buruli-Ulkus *nt* (Ⓔ Buruli ulcer): chronisch-ulzerierende Hautkrankheit durch Mycobacterium* ulcerans in Ost- und Zentralafrika

Busch|fleck|fie|ber *nt* (Ⓔ scrub typhus): ***Syn***: *japanisches Fleckfieber, Tsutsugamushi-Fieber, Milbenfleckfieber, Scrub-Typhus*; von **Kadanimilben** übertragene hoch fieberhafte Infektionskrankheit durch Rickettsia* tsutsugamushi; die Mortalität beträgt bis zu 30 %

Busch|gelb|fie|ber *nt* (Ⓔ jungle yellow fever): sylvatisches Gelbfieber; *s.u. Gelbfieber*

Buschke: Abraham Buschke; 1868–1943; deutscher Hautarzt (Berlin)

Buschke-Löwenstein-Kondylom *nt*: *→Buschke-Löwenstein-Tumor*

Buschke-Löwenstein-Tumor *m* (Ⓔ Buschke-Löwenstein tumor): ***Syn***: *Buschke-Löwenstein-Kondylom, Condylomata gigantea, Riesenkondylome*; extrem seltene und gefährliche Verlaufsform der Condylomata* acuminata mit destruierendem Wachstum, das z.B. zur Perforation der Harnröhre oder Fensterung der Vorhaut führt

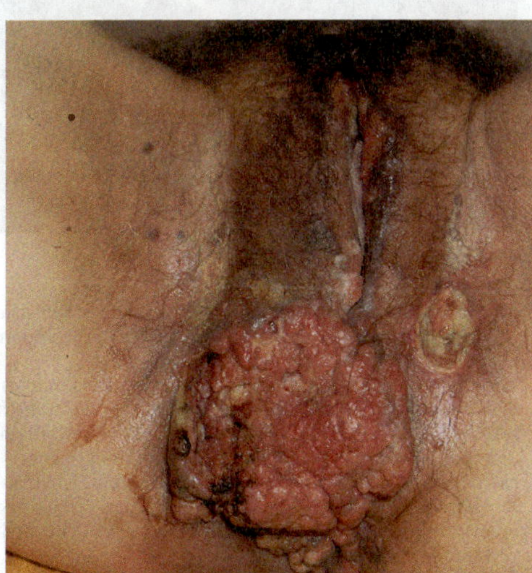

Abb. B133. Buschke-Löwenstein-Tumor

Buschke-Ollendorff-Syndrom *nt* (Ⓔ Buschke-Ollendorff syndrome): ***Syn***: *Dermatofibrosis lenticularis disseminata mit Osteopoikilie*; seltenes, autosomal-dominant vererbtes Syndrom von Osteopoikilie* und linsengroßen fibrösen Bindegewebsnävi [v.a. an den Extremitäten]

Bu|se|re|lin *nt* (Ⓔ buserelin): synthetischer GnRH-Antagonist; **Anw.**: Zytostatikum*, Unterdrückung der Hormonproduktion bei Prostatakarzinom; *s.a. Essay Chemotherapie S. 349*

Bush yaws *nt*: *s.u. südamerikanische Hautleishmaniose*

Bu|spi|ron *nt* (Ⓔ buspirone): ***Syn***: *8-{4-[-(2-Pyrimidinyl)1-piperazinyl]butyl}-8-azaspiro[4,5]decan-7,9-dion*; Serotoninantagonist*; Anxiolytikum*

Busse: Otto Busse; 1867–1922; deutscher Pathologe (Posen, Zürich)

Busse-Buschke-Krankheit *f*: *→Kryptokokkose*

Bu|sul|fan *nt* (Ⓔ busulphan): ***Syn***: *Tetramethylen-bis-methansulfonat, 1,4-Dimethansulfonoxybutan*; Alkylans*, Zytostatikum*; **Anw.**: chronisch myeloische Leukämie, Polycythaemia rubra vera

Bu|ta|la|min *nt* (Ⓔ butalamine): peripherer Vasodilatator*

Bu|ta|mi|rat *nt* (Ⓔ butamirate): ***Syn***: *2-(2-Diethylaminoethoxy)ethyl-2-phenylbutyrat*; Antitussivum*, Bronchospasmolytikum*

Bu|tan *nt* (Ⓔ butane): geruchloses, gasförmiges Alkan (C_4H_{10}); in höherer Konzentration narkotisierend

Bu|tan|di|säure *f*: *→Bernsteinsäure*

Bu|ta|nol *nt*: *→Butylalkohol*

Bu|tan|säu|re *f*: *→Buttersäure*

2-Bu|ten|säu|re *f*: *→Crotonsäure*

Bu|ti|no|lin *nt* (Ⓔ butinoline): Spasmolytikum*; **Anw.**: oral bei gastrointestinalen Beschwerden

Bu|ti|zid *nt* (Ⓔ buthiazide): ***Syn***: *Isobutylhydrochlorothiazid, Thiabutazid*; Saluretikum*; **Ind.**: Ödeme bei Herzinsuffizienz, Niereninsuffizienz; **NW**: Hypokaliämie*, Erhöhung von Blutzucker- und Harnsäurespiegel

Butler: Allan Butler; amerikanischer Arzt im 20. Jahrhundert

Butler-Albright-Lightwood-Syndrom *nt* (Ⓔ Lightwood-Albright syndrome): ***Syn***: *Lightwood-Butler-Albright-Syndrom, Lightwood-Albright-Syndrom*; renale tubuläre Azidose* mit Nephrokalzinose*, Nephrolithiasis*, Minderwuchs, Spontanfrakturen, Knochenverbiegungen und Muskeladynamie

But|ter|gelb *nt* (Ⓔ butter yellow): ***Syn***: *Dimethylgelb, p-Dimethylaminoazobenzol*; früher als Lebensmittelfarbstoff verwendete Substanz; wegen seiner karzinogenen Wirkung seit 1948 verboten

But|ter|säu|re *f* (Ⓔ butyric acid): ***Syn***: *Butansäure*; leicht ranzig riechende Monokarbonfettsäure, die v.a. im Milchfett vorkommt

Bu|tyl|al|ko|hol *m* (Ⓔ butyl alcohol): ***Syn***: *Butanol*; primärer, sekundärer oder tertiärer Alkohol* von Butan; Zwischenprodukt bei der Glykolyse*

Bu|tyl|es|sig|säu|re *f* (Ⓔ hexanoic acid): ***Syn***: *Kapronsäure, Capronsäure, Hexansäure*; in Fetten und Ölen vorkommende gesättigte Fettsäure*

Bu|tyl|sco|pol|a|mi|ni|um|bro|mid *nt* (Ⓔ butylscopolamine bromide): ***Syn***: *N-Butylscopolaminiumbromid, Hyoscinbutylbromid*; Parasympatholytikum*, Spasmolytikum*

Bu|ty|rat *nt* (Ⓔ butyrate): Salz der Buttersäure*

Bu|ty|ro|me|ter *nt* (Ⓔ butyrometer): graduiertes Zentrifugenglas zur Messung des Fettgehaltes von Milch oder Lebensmitteln

Bu|ty|ro|phe|no|ne *pl* (Ⓔ butyrophenone): Neuroleptika*, die prä- und postsynaptischen Dopaminrezeptoren blockieren; z.B. Droperidol*, Haloperidol*, Trifluperidol*

Bu|ty|rum Ca|ca|o *nt*: *→Kakaobutter*

Bu|ty|ryl|cho|lin|es|te|ra|se *f* (Ⓔ butyrocholinesterase): ***Syn***: *unspezifische/unechte Cholinesterase, Pseudocholinesterase, β-Cholinesterase, Typ II-Cholinesterasse*; in Serum, Darmschleimhaut und Pankreas vorkommendes Enzym, das außer Acetylcholin* auch andere Cholinester spaltet

BV *Abk.*: **1.** *→Betreuungsverfügung* **2.** Bildverstärker **3.** *→Bleivergiftung* **4.** *→Blutvolumen*

BVAP *Abk.*: BCNU, Vincristin, Adriamycin, Prednison

BVCPP *Abk.*: BCNU, Vinblastin, Cyclophosphamid, Procarbazin, Prednison

BVD *Abk.*: BCNU, Vincristin, Dacarbazin

BVDA *Abk.*: Berufsverband Deutscher Apotheker

BVDU *Abk.*: Bromovinyldesoxyuridin

BVG *Abk.*: Bundesversorgungsgesetz

BVH *Abk.*: **1.** →*biventrikuläre Hypertrophie* **2.** B-Virus-Hepatitis
BVK *Abk.*: B-Vitamin-Komplex
BVL *Abk.*: bilaterale Vasoligatur
BVPP *Abk.*: BCNU, Vincristin, Procarbazin, Prednison
BVV *Abk.*: Betäubungsmittel-Verschreibungsverordnung
BW *Abk.*: **1.** biologische Wertigkeit **2.** Brustwand **3.** →*Brustwirbel*
BWA *Abk.*: →*Brustwandableitungen*
BWB *Abk.*: Bewegungsbad
BWK *Abk.*: Brustwirbelkörper
BWL *Abk.*: Bewusstseinslage
BWR *Abk.*: Bordet-Wassermann-Reaktion
BWS *Abk.*: **1.** Bildwandler-System **2.** Brustwirbelsäule
BWT *Abk.*: →*Bewegungstherapie*
Byler: Byler-Krankheit *f* (Ⓔ Byler's disease): *Syn*: *Byler-Syndrom*; autosomal-rezessive Cholestase* mit Entwicklung einer biliären Leberzirrhose*
By|pass *m* (Ⓔ bypass): *Syn*: *Umgehungsanastomose, Umgehungsplastik*; operativ angelegte, vorübergehende oder permanente Umgehung von Gefäßen oder Darmabschnitten
anatomischer Bypass (Ⓔ anatomical bypass): Bypass, der dem normalen anatomischen Verlauf folgt; z.B. aortofemoraler Bypass
aortofemoraler Bypass (Ⓔ aortofemoral bypass): operative Verbindung von Aorta* abdominalis und Arteria* femoralis
aortokoronarer Bypass (Ⓔ aortocoronary bypass): operative Verbindung von Aorta* und Koronararterie(n) zur Umgehung einer Stenose; je nach der Anzahl der stenosierten Gefäße wird ein **Einfach-**, **Zweifach-** oder **Dreifachbypass** angelegt; als Transplantat werden die Vena* saphena magna, die Arteria* thoracica interna, gastroepiploica oder radialis verwendet

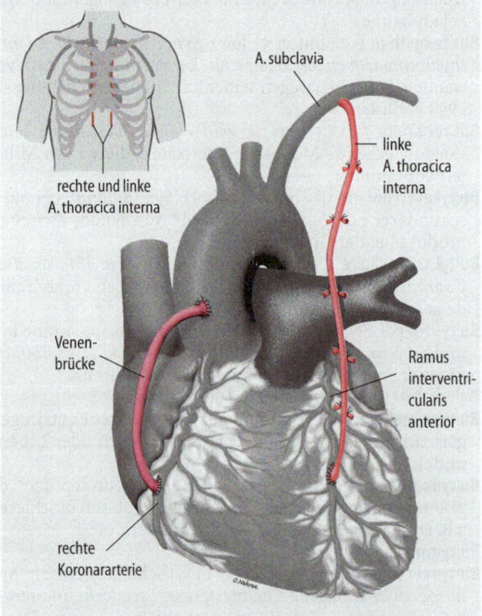

Abb. B134. Aortokoronarer Bypass. Venenbrücke zwischen Aorta und rechter Koronararterie und Anastomosierung der linken Arteria thoracica interna mit dem Ramus interventricularis anterior

die sog. **MIDCAB-Technik** [**m**inimal **i**nvasive **d**irect **c**oronary **a**rtery **b**ypass] erlaubt eine Anastomosierung am schlagenden Herzen; die neueste Entwicklung auf diesem Gebiet ist die **TECAB-Technik** [**t**otal **e**ndoscopic **c**oronary **a**rtery **b**ypass]; dabei steuert der Operateur die Arbeitsarme eines Telemanipulators

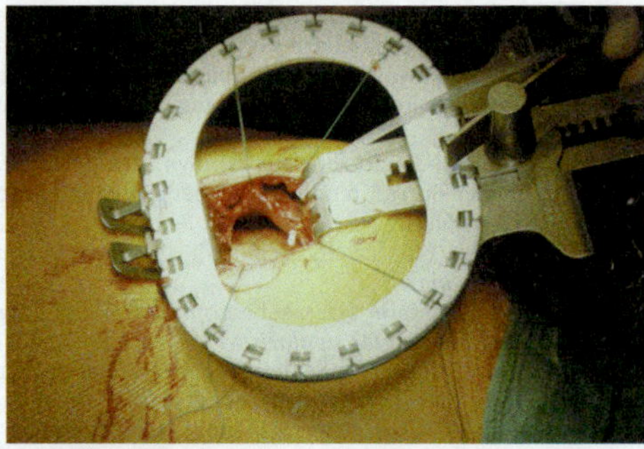
Abb. B135. Aortokoronarer Bypass. Links-anterolaterale Mini-Thorakotomie

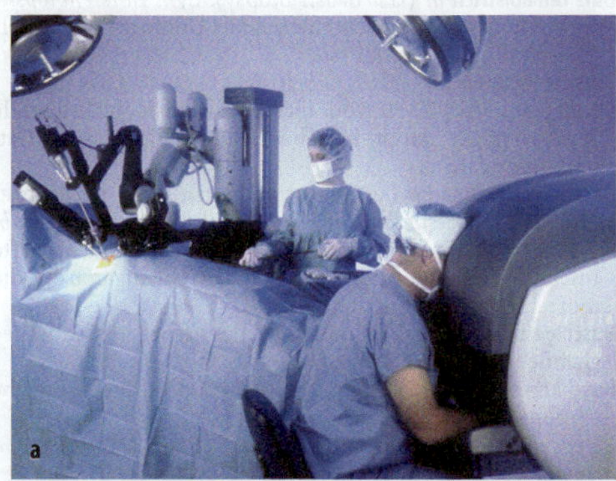

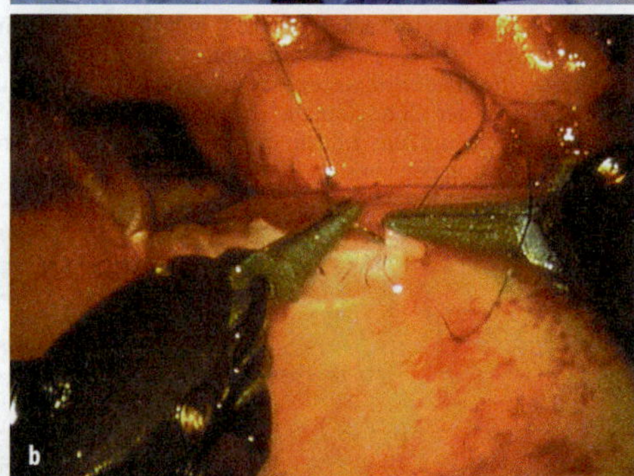

Abb. B136. Aortokoronarer Bypass. TECAB-Technik

arteriovenöser Bypass (Ⓔ arteriovenous shunt): *Syn*: *arteriovenöser Shunt, arteriovenöse Fistel*; operative Verbindung einer Arterie* und einer Vene
biliodigestiver Bypass (Ⓔ biliodigestive anastomosis): *Syn*: *biliodigestive Fistel, biliodigestive Anastomose, biliodigestiver Shunt, biliointestinaler Shunt*; operative Verbindung von Gallengang oder Gallenblase und Verdauungskanal
extraanatomischer Bypass (Ⓔ extra-anatomic bypass): Bypass, der nicht dem normalen anatomischen Verlauf folgt oder Strukturen verbindet, die normalerweise nicht direkt verbunden sind
femorofemoraler Bypass (Ⓔ femorofemoral bypass): operative Verbindung der Arteria* femoralis einer Körperseite mit der Arteria* femoralis der anderen Seite zur Verbesserung der Durchblutung
femoropoplitealer Bypass (Ⓔ femoropopliteal bypass): operative Verbindung von Arteria* femoralis und Arteria* poplitea zur Umgehung einer Stenose
ilealer Bypass (Ⓔ ileal bypass): *Syn*: *Ileumausschaltung, jejunaler Bypass*; vorübergehende Ausschaltung des Ileums*

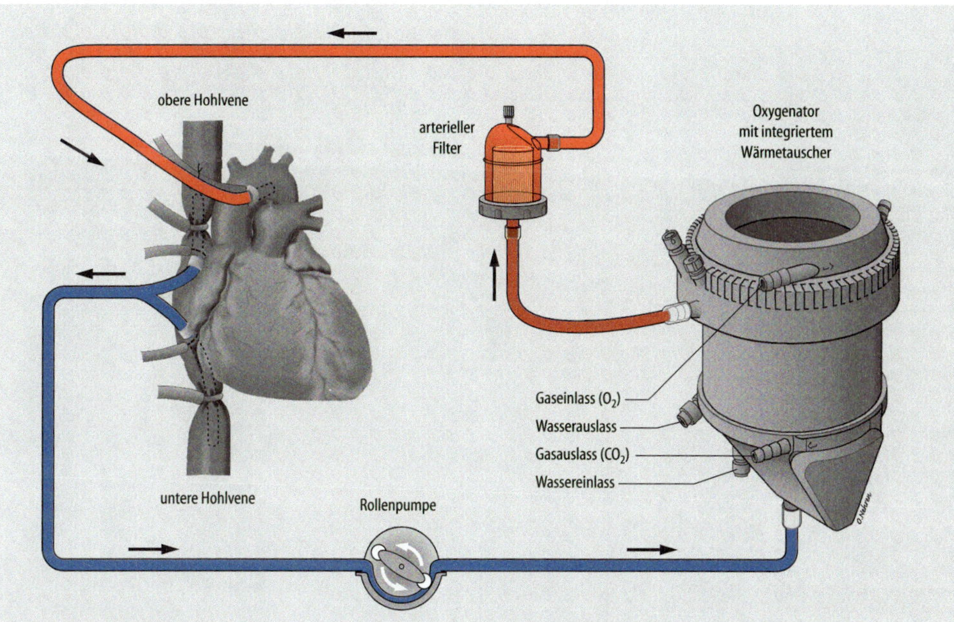

Abb. B137. Kardiopulmonaler Bypass

jejunaler Bypass: → *ilealer Bypass*

kardiopulmonaler Bypass (Ⓔ cardiopulmonary bypass): Grundprinzip der Blutumleitung bei der Herzchirurgie mit extrakorporaler Zirkulation; das venöse Blut wird durch Kanülen im rechten Vorhof oder den beiden Hohlvenen aus dem Körper geleitet und nach Oxygenierung in die Aorta zurückbefördert; solange noch Blut in das Herz fließt und in die Aorta gepumpt wird, spricht man von einem **partiellen kardiopulmonalen Bypass**, wird das gesamte venöse Blut über die Herz-Lungen-Maschine drainiert, handelt es sich um einen **totalen kardiopulmonalen Bypass**

Bys|si|no|se *f* (Ⓔ byssinosis): *Syn*: *Baumwollfieber, Baumwollpneumokoniose, Baumwollstaubpneumokoniose*; zu den Berufskrankheiten* gehörende exogen-allergische Alveolitis* durch Einatmen von Baumwollstaubpartikeln

bys|si|no|tisch *adj* (Ⓔ byssinotic): Byssinose betreffend, von ihr betroffen oder gekennzeichnet, durch sie bedingt

Bystander-Effekt *m* (Ⓔ bystander effect): *s.u. Essay Gentransfer und Gentherapie S. 761*

Bywaters: Eric George Lapthorne Bywaters; geb. 1910; englischer Arzt

Bywaters-Krankheit *f* (Ⓔ Bywaters' syndrome): *Syn*: *Crush-Syndrom, Crush-Niere, Quetschungssyndrom, Verschüttungssyndrom, Muskelzerfallssyndrom, myorenales/tubulovaskuläres Syndrom*; durch einen massiven Zerfall von Muskelgewebe verursachtes akutes Nierenversagen mit Pigmentzylindern, Hämo- und Myoglobinurie*; **Therapie**: *s.u. akutes Nierenversagen*

BZ *Abk.*: **1.** → *Belegzellen* **2.** → *Blutungszeit* **3.** → *Blutzucker*

BZCoA *Abk.*: Benzoyl-Coenzym A

BZD *Abk.*: **1.** Benziodaronum **2.** Benzodiazepin

B-Zell|a|de|no|kar|zi|nom *nt* (Ⓔ beta cell adenocarcinoma): *Syn*: *Beta-Zelladenokarzinom*; von den B-Zellen der Langerhans*-Inseln ausgehender bösartiger Tumor

B-Zell|a|de|nom *nt* (Ⓔ beta cell adenoma): *Syn*: *Beta-Zelladenom*; von den B-Zellen der Langerhans*-Inseln ausgehender gutartiger Tumor

B-Zel|len *pl* (Ⓔ **1.** B-lymphocytes **2.** beta cells): **1.** → *B-Lymphozyten* **2.** *Syn*: *β-Zellen, Betazellen*; insulinbildende Zellen der Langerhans*-Inseln der Bauchspeicheldrüse [Pankreas*]

allergen-spezifische B-Zellen (Ⓔ allergen-specific B cells): *s.u. Essay Allergie S. 69*

B-Zel|len|lym|pho|me *nt* (Ⓔ B-cell lymphomas): *Syn*: *B-Zell-lymphome, B-Zell-Lymphome*; von B-Lymphozyten ausgehende Non-Hodgkin-Lymphome*; *s.u. Essay Non-Hodgkin-Lymphome S. 1517*

B-Zellen-Tumor *m*: → *B-Zelltumor*

B-Zell|lym|pho|me *nt*: → *B-Zellenlymphome*

B-Zell-Neoplasien *pl* (Ⓔ B cell lymphomas): *s.u. Essay Non-Hodgkin-Lymphome S. 1517*

B-Zell-Pseudolymphome *pl* (Ⓔ B-cell pseudolymphomas): *s.u. Pseudolymphom*

B-Zell|tu|mor *m* (Ⓔ B cell tumor): *Syn*: *Beta-Zelltumor, Insulinom, B-Zellen-Tumor*; von den B-Zellen der Langerhans*-Inseln ausgehender Insulin-produzierender Tumor

B-Zell-Wachstumsfaktoren *pl* (Ⓔ B-cell growth factors): das Wachstum von B-Lymphozyten* stimulierende Interleukine*

BZGW *Abk.*: Blutzuckergrenzwert

BZL *Abk.*: → *Benzol*

B-Zone *f*: → *Schatzki-Ring*

BZSK *Abk.*: Blutzuckerselbstkontrolle

BZTP *Abk.*: Blutzuckertagesprofil

C

C *Abk.*: **1.** →*Carboneum* **2.** sCelsius **3.** →*Centesimalpotenz* **4.** →*Chloramphenicol* **5.** →*Clearance* **6.** →*Clostridium* **7.** →*Compliance* **8.** →*Costa* **9.** →*Coulomb* **10.** →*Coxiella* **11.** →*Curie* **12.** →*Cystein* **13.** →*Cystin* **14.** →*Cytidin* **15.** →*Cytosin* **16.** →*Kapazität* **17.** →*Kohlenstoff* **18.** →*Komplement* **19.** →*Konstante* **20.** →*Konzentration* **21.** Wärmedurchgangszahl **22.** Zervikalsegment

c. *Abk.*: circa

C I *Abk.*: 1. Halswirbel [Atlas*]

C II *Abk.*: 2. Halswirbel [Axis*]

C3 *Abk.*: Halswirbel 3

C5 *Abk.*: Pentamethonium

C6 *Abk.*: →*Hexamethonium*

C10 *Abk.*: Dekamethonium

C_{alb} *Abk.*: Albuminclearance

C_{aw} *Abk.*: Conductance der Atemwege

C_{dyn} *Abk.*: →*dynamische Compliance*

C_{In} *Abk.*: Inulinclearance

C_{Kr} *Abk.*: →*Kreatininclearance*

C_{osm} *Abk.*: osmolale Clearance

C_{osmol} *Abk.*: osmolare Clearance

C_{PAH} *Abk.*: p-Aminohippursäure-Clearance

$C_{PA}O_2$ *Abk.*: Sauerstoffkonzentration des Lungenarterienblutes

c_{Pl} *Abk.*: Plasmakonzentration

$C_{PV}O_2$ *Abk.*: Sauerstoffkonzentration des Lungenvenenblutes

C_{spec} *Abk.*: →*spezifische Compliance*

C_{st} *Abk.*: →*statische Compliance*

CA *Abk.*: **1.** Carbenicillin **2.** →*Carboanhydrase* **3.** →*Carcinoma* **4.** Catecholamine **5.** Chefarzt **6.** Corpora allata **7.** Corpus ammonis **8.** Cortisonacetat **9.** Cyclophosphamid, Adriamycin **10.** Cyproteronacetat **11.** →*Cytarabin*

Ca *Abk.*: **1.** →*Calcium* **2.** →*Candida albicans* **3.** →*Carboanhydrase* **4.** →*Carcinoma*

C.a. *Abk.*: **1.** →*Candida albicans* **2.** →*Carcinoma* **3.** →*Conus arteriosus*

ca. *Abk.*: circa

Ca-Antagonist *m*: →*Calciumkanalblocker*

CAAT *Abk.*: computerassistierte axiale Tomographie

CAB *Abk.*: →*Carbromal*

Ca|ber|go|lin *nt* (Ⓔ cabergoline): Dopaminagonist, Ergotaminabkömmling; **Anw.**: Parkinson-Krankheit

Ca-Blocker *m*: →*Calciumkanalblocker*

CABOP *Abk.*: Cyclophosphamid, Adriamycin, Bleomycin, Vincristin (*engl.* oncovin), Prednison

Cabot: Richard Clarke Cabot; 1868–1939; amerikanischer Arzt (Boston)

Cabot-Ringe *pl* (Ⓔ Cabot's ring bodies): *s.u. polychromatischer Erythrozyt*

CaBP *Abk.*: calciumbindendes Protein

Cabrera: **Cabrera-Kreis** *m* (Ⓔ Cabrera's circle): *s.u. Essay Elektrokardiogramm S. 571*

Ca|ca|o Ol|e|um *nt*: →*Kakaobutter*

Ca|ca|o se|men *nt*: →*Kakaosamen*

Ca-Carrier *m* (Ⓔ Ca-carrier): ***Syn***: *Calcium-Carrier*; Protein, das Calciumionen durch die Zellmembran transportiert

Cach|ec|tin *nt* (Ⓔ cachectin): ***Syn***: *Tumor-Nekrose-Faktor, Kachektin*; in zwei Formen [**TNF-α** und **TNF-β**] vorkommendes Zytokin; Mediator der Entzündungs- und Immunreaktion; löst bei manchen Tumoren hämorrhagische Nekrosen aus; *s.a. Zytokine*

Cach|e|xia *f* (Ⓔ cachexia): ***Syn***: *Kachexie*; Auszehrung, starke Abmagerung mit Kräftezerfall

$CaCO_3$ *Abk.*: →*Calciumcarbonat*

Cac|ti|no|my|cin *nt* (Ⓔ cactinomycin): ***Syn***: *Actinomycin C*; von **Streptomyces chrysomallus** gebildetes Antibiotikum, mit zytostatischer und bakteriostatischer Wirkung; kaum noch verwendet

Cac|tus gran|di|flo|rus *m*: →*Königin der Nacht*

CAD *Abk.*: **1.** Cyclophosphamid, Adriamycin, Dacarbazin **2.** Cytosinarabinosid, Daunorubicin

CADASIL *Abk.*: zerebrale autosomal-dominante Arteriopathie mit subkortikalen Infarkten und Leukenzephalopathie

Ca|da|ve|rin *nt* (Ⓔ cadaverine): ***Syn***: *Kadaverin, Pentamethylendiamin, 1,5-Diaminopentan*; bei bakterieller Zersetzung von Eiweißen entstehendes Leichengift

Cad|mi|um *nt* (Ⓔ cadmium): ***Syn***: *Kadmium*; zur Zinkgruppe gehörendes weiches, silberweißes Spurenelement, das schon in geringen Mengen toxisch wirkt; Cadmium ist ein typisches Kumulationsgift, das erst nach Jahren oder Jahrzehnten manifeste Schäden hervorruft

Ca|du|ca *f*: →*Decidua*

CAE *Abk.*: **1.** Chloracetatesterase **2.** Cyclophosphamid, Adriamycin, Etoposid

Cae|ci|tas *f* (Ⓔ blindness): Blindheit

Cae|cum *nt* (Ⓔ cecum): ***Syn***: *Blinddarm, Zäkum, Zökum, Intestinum caecum*; sackförmiger Anfangsteil des Dickdarms im rechten Unterbauch; am blinden Ende liegt der Wurmfortsatz [Appendix* vermiformis]; *s.a. Colon*

Caecum altum congenitum (Ⓔ congenital high cecum): angeborener Hochstand des Zäkums

Caecum cupulare (Ⓔ cupular caecum): blindes Ende des Ductus* cochlearis

Caecum liberum (Ⓔ caecum liberum): *s.u. Mesocaecum*

Caecum mobile (Ⓔ mobile cecum): abnorm bewegliches Zäkum

Caecum vestibulare (Ⓔ vestibular caecum): blindes Vestibulumende des Ductus cochlearis*

CaEDTA *Abk.*: **1.** Calciumethylendiamintetraacetat **2.** Calciumethylendiamintetraessigsäure

Cae|ru|lo|plas|min *nt* (Ⓔ ceruloplasmin): ***Syn***: *Zöruloplasmin, Zäruloplasmin, Coeruloplasmin, Ferrioxidase I, Zaeruloplasmin*; kupferbindendes und -transportierendes Eiweiß, das als Oxidase wirkt; oxidiert zweiwertiges Eisen zu dreiwertigem Eisen sowie aromatische Diamine [Adrenalin*, Noradrenalin*, Serotonin*, Melatonin*] [*Abb. C1*]

Cae|si|um *nt* (Ⓔ cesium): ***Syn***: *Cäsium*; einwertiges Alkalimetall*; hat 21 Isotope, von denen Cs-131, Cs-134 und Cs-137 in der Nuklearmedizin und Isotopentechnik Anwendung finden

CAF *Abk.*: **1.** Celluloseacetat-Folien **2.** Cyclophosphamid, Adriamycin, 5-Fluorouracil **3.** Koronararterienfistel

CaF_2 *Abk.*: Calciumfluorid

Café-au-lait-Flecken *pl* (Ⓔ café au lait spots): ***Syn***: *Milchkaffeeflecken*; angeborene, gelb-braune, hyperpigmentierte Hautflecken, die u.U. auf eine generalisierte Erkrankung [Neurofibromatose*, Bloom*-Syndrom] hinweisen können [*Abb. C2*]

Caffey: John Caffey; 1895–1978; amerikanischer Kinderarzt (New York)

Caffey-de Toni-Syndrom *nt*: →*Caffey-Silverman-Syndrom*

Caffey-Silverman-Syndrom *nt* (Ⓔ Caffey-Silverman syndrome): ***Syn***: *Caffey-Syndrom, Morbus Caffey, Caffey-de Toni-Syndrom, Caffey-Smith-Syndrom, Hyperostosis corticalis infantilis, infantile kortikale Hyperostose*; ätiologisch unklare Erkrankung des Kleinkindalters; typisch sind schmerzhafte Weichteilschwellung und asymmetrische kortikale Hyperostosen von Unterkiefer, Schlüsselbeinen und Ulna; heilt i.d.R. nach Ablauf mehrerer Schübe ohne bleibende Schäden ab

Caffey-Smith-Syndrom *nt*: →*Caffey-Silverman-Syndrom*

Caffey-Syndrom *nt*: →*Caffey-Silverman-Syndrom*

CAFP *Abk.*: Cyclophosphamid, Adriamycin, 5-Fluorouracil, Prednison

CAFTH *Abk.*: Cyclophosphamid, Adriamycin, 5-Fluorouracil, Tamoxifen, Hydroxydaunorubicin

CAFVP *Abk.*: **1.** Cyclophosphamid, Adriamycin, 5-Fluorouracil, Vincristin, Prednison **2.** Cyclophosphamid, Adriamycin, 5-Fluorouracil, Vincristin, Prednison

C

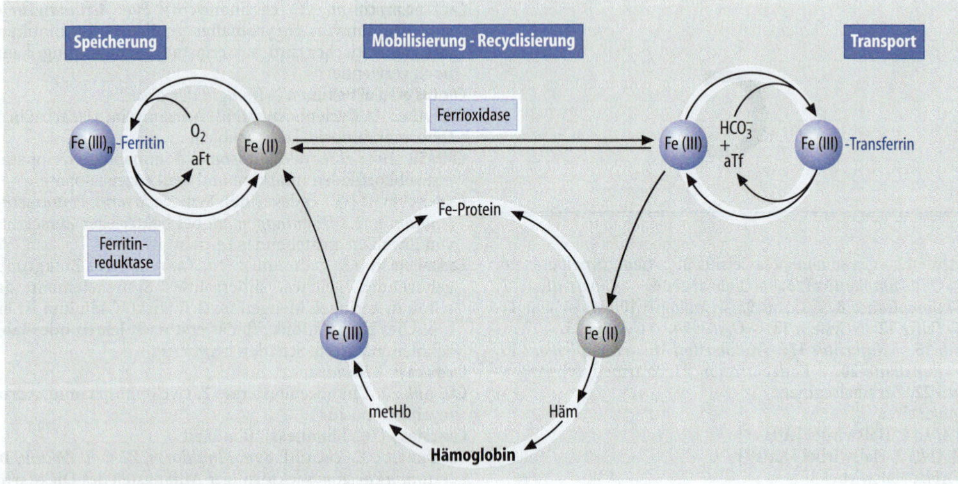

Abb. C1. Bedeutung von Caeruloplasmin [Ferrioxidase] im Eisenstoffwechsel

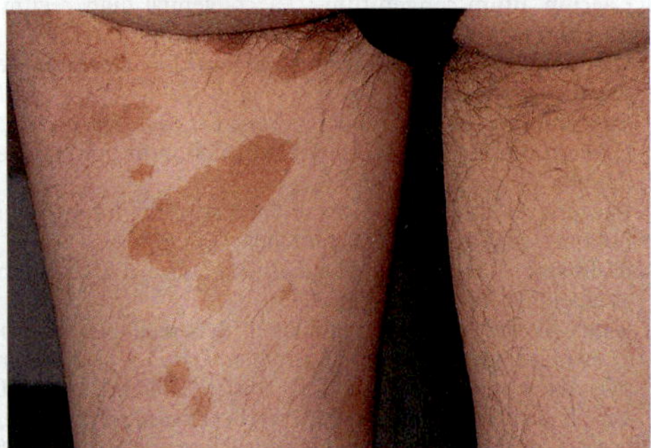

Abb. C2. Café-au-lait-Flecken

CAG *Abk.*: **1.** chronische atrophische Gastritis **2.** Cytosin-Adenin-Guanin

CAH *Abk.*: **1.** *→ Carboanhydrase* **2.** *→ chronisch-aggressive Hepatitis* **3.** *→ chronisch-aktive Hepatitis*

CAI *Abk.*: *→ clinical activity index*

Cais|son|krank|heit *f* (Ⓔ caisson sickness): *Syn*: *Druckluftkrankheit, Taucherkrankheit, Druckfallkrankheit*; bei zu schnellem Druckabfall nach Aufenthalt in Überdruck [Tauchen, Caisson-Senkkasten] oder bei Fliegen ohne Druckausgleich kommt es zur Entwicklung von Gasblasen [Stickstoff oder andere inerte Gase] im Blut und in Geweben; die Gasblasen können zu leichten Symptomen [Schwindel, Euphorie, Hautemphysem, Mediastinalemphysem], aber auch zu schweren Krankheitsbildern [Querschnittslähmung, Pneumothorax, Pneumoperikard, Luftembolie] oder Tod führen; typisch ist die gekrümmte Haltung der Patienten durch die starken Knochen- und Gelenkschmerzen [**bends**]; **Therapie**: sofortige Rekompression in einer Überdruckkammer, O_2-Gabe; Überlebende behalten oft bleibende neurologische Schäden und entwickeln später aseptische Knochennekrosen, v.a. von Hüftkopf und Humerus

Cajal: Santiago Ramón y Cajal; 1852–1934; spanischer Arzt und Histologe

Cajal-Kern *m* (Ⓔ interstitial nucleus of Cajal): *Syn*: *Cajal-Zellen, Nucleus interstitialis*; Zellgruppe in der Formatio* reticularis des Mittelhirns am Boden des Aquaeductus cerebri; erhält Impulse aus den Nuclei* vestibulares; Ausgangspunkt des Fasciculus* longitudinalis medialis

Caj|e|put *m* (Ⓔ cajeput): Oberbegriff für **Melaleuca cajeputi, Melaleuca leucadendra** und **Melaleuca quinquenervia**, Bäume aus der Familie der Myrtengewächse [Myrtaceae]; das aus den Blättern gewonnene ätherische Öl [**Cajeputi aetheroleum**] enthält Cineol* [50–65 %], Terpineol [bis zu 30 %], Pinen*, bizyklische Sesquiterpene vom Cadalintyp und Phenole*; hat eine antibakterielle und hyperämisierende Wirkung; **Anw.**: traditionell als Expektorans*, Sudorifikum* und Rubefaciens*; *s.a. Niauli*

Caj|e|pu|ti ae|the|ro|le|um *nt* (Ⓔ cajeput oil): ätherisches Öl aus den Blättern von Cajeput*

Ca-Kanal *m*: *→ Calciumkanal*

Cal *Abk.*: **1.** große Kalorie **2.** *→ Kilokalorie*

cal *Abk.*: **1.** *→ Grammkalorie* **2.** *→ Kalorie* **3.** kleine Kalorie

Calabar-Beule *f*: *→ Loiasis*

Ca|la|bar|boh|ne *f* (Ⓔ Calabar bean): *s.u. Physostigmin*

Calabar-Schwellung *f*: *→ Loiasis*

Ca|la|bar se|men *nt*: *→ Kalabarbohne*

Ca|la|mi rhi|zo|ma *nt* (Ⓔ calamus): Kalmuswurzelstock; *s.u. Kalmus*

Calc-, calc- *präf.*: *→ Calci-*

Calcaneo-, calcaneo- *präf.*: Wortelement mit der Bedeutung „Ferse/Fersenbein/Calcaneus"

Cal|ca|ne|us *m* (Ⓔ calcaneus): *Syn*: *Fersenbein, Kalkaneus*; größter Fußknochen, der zusammen mit dem Talus* die hintere Fußwurzel bildet; das hintere Drittel wird als **Fersenbeinhöcker** [Tuber calcanei] bezeichnet; es bildet die knöcherne Grundlage der Ferse [Hacke] und dient als Ansatz für die Achillessehne*; auf der Oberseite befinden sich drei mit Knorpel überzogene Gelenkflächen [**Facies articularis talaris anterior, media, posterior calcanei**], die sich an der Bildung der vorderen Abteilung des unteren Sprunggelenkes beteiligen; auf der Vorderseite ist die **Facies articularis cuboidea calcanei**, die Teil der Articulatio* calcaneocuboidea ist

Cal|car *nt* (Ⓔ calcar): Sporn, Stachel

Calcar avis (Ⓔ calcar avis): Vorwölbung der Wand des Hinterhorns des Seitenventrikels durch den Sulcus* calcarinus

Calcar femorale (Ⓔ femoral calcar): *Syn*: *Bigelow-Septum, Schenkelsporn*; Knochenvorsprung auf der Unterseite des Oberschenkelhalses über dem Trochanter* major

Cal|ca|trip|pae flos *m* (Ⓔ larkspur flower): *Syn*: *Delphinii flos*; getrocknete Blüten von Rittersporn*

Calci-, calci- *präf.*: Wortelement mit der Bedeutung „Kalk/Kalkstein/Calcium"

Cal|ci|di|ol *nt* (Ⓔ calcidiol): *Syn*: *25-Hydroxycholecalciferol, Calcifediol*; in der Leber gebildeter aktiver Metabolit von Vitamin* D_3

Cal|ci|fe|di|ol *nt*: *→ Calcidiol*

Cal|ci|fe|rol *nt* (Ⓔ calciferol): *Syn*: *antirachitisches Vitamin, Vitamin D*; Oberbegriff für eine Gruppe fettlöslicher Vitamine, die für die Regulation des Calciumspiegels bedeutend sind

Cal|ci|fi|ca|tio *f, pl* **-ti|o|nes** (Ⓔ calcification): Verkalkung, Kalkeinlagerung, Kalzifikation, Kalzifizierung

Cal|ci|no|sis *f, pl* **-ses:** →*Kalzinose*

Calcinosis circumscripta (Ⓔ calcinosis circumscripta): *Syn*: *Profichet-Syndrom, Kalkgicht, Hautsteine*; durch subkutane Ablagerung von Calciumphosphatsteinen gekennzeichnete Erkrankung unbekannter Genese

Calcinosis cutis (Ⓔ skin stones): *Syn*: *Hautkalzinose*; lokalisierte oder diffuse Ablagerung von Calciumsalzen in der Haut im Rahmen einer Stoffwechselstörung für Calcium oder Phosphat [**Calcinosis metastatica**] oder ohne fassbare Stoffwechselstörung [**Calcinosis metabolica**]

Calcinosis interstitialis: →*Calcinosis universalis interstitialis*

Calcinosis intervertebralis (Ⓔ Verse's disease): Kalkablagerung im Nucleus* pulposus der Bandscheiben, seltener auch im Anulus* fibrosus

Calcinosis metabolica (Ⓔ metabolic calcinosis): *s.u. Calcinosis cutis*

Calcinosis metabolica universalis: →*Calcinosis universalis interstitialis*

Calcinosis metastatica (Ⓔ metastatic calcinosis): *Syn*: *metastatische Verkalkung, metastatische Kalzinose*; durch Störung des Calcium- und/oder Phosphatstoffwechsels hervorgerufene Ablagerung von Calciumsalzen in die Haut

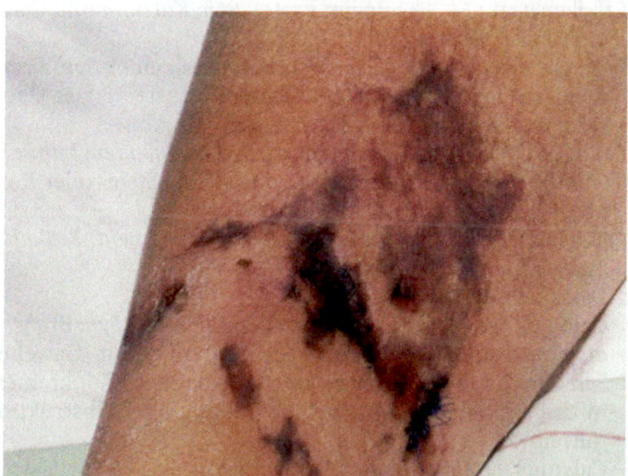

Abb. C3. Calcinosis metastatica

Calcinosis universalis interstitialis (Ⓔ calcinosis universalis): *Syn*: *Lipokalzinogranulomatose, Lipocalcinogranulomatose, Teutschländer-Syndrom, Lipoidkalzinose, Lipocalcinosis progrediens, Calcinosis metabolica universalis*; familiär gehäuft auftretende chronisch progrediente Lipidspeicherkrankheit mit Ablagerung von Calciumsalzen in Haut, Muskeln, Schleimbeuteln und Sehnenscheiden

Cal|ci|po|tri|ol *nt* (Ⓔ calcipotriol): Calciferolanalogon; **Anw.**: lokal bei Psoriasis*

Cal|ci|to|nin *nt* (Ⓔ calcitonin): *Syn*: *Kalzitonin, Thyreocalcitonin*; in parafollikulären C-Zellen der Schilddrüse gebildetes Proteohormon*, das den Calciumspiegel des Blutes senkt; am Knochen hemmt es die Calciumfreisetzung, d.h. es wirkt als direkter Antagonist des Parathormons*; Calcitonin verzögert die Calciumresorption im Darm durch eine Verminderung der Magen- und Pankreassekretion und Verzögerung der Darmmotilität; in der Niere fördert es die Calciumausscheidung

Cal|ci|to|nin|ä|mie *f* (Ⓔ hypercalcitoninemia): *Syn*: *Hyperkalzitoninämie, Kalzitoninämie, Hypercalcitoninämie*; erhöhter Calcitoningehalt des Blutes

Cal|ci|tri|ol *nt* (Ⓔ calcitriol): *Syn*: *1,25-Dihydroxycholecalciferol*; in der Niere aus Calcidiol* gebildeter wirksamster Vitamin D-Metabolit; wird therapeutisch bei Hypoparathyreoidismus*, renaler Osteopathie und Rachitis* oral verabreicht; *s.a. Vitamin D*

Cal|ci|um *nt* (Ⓔ calcium): *Syn*: *Kalzium*; weiches, hoch reaktives Erdalkalimetall; für den menschlichen Körper von essentieller Bedeutung; zusammen mit Phosphat bildet Calcium den anorganischen Teil der Knochen- und Zahnmatrix; Calcium ist Teil des Blutgerinnungssystems und der intra- und extrazellulären Flüssigkeit; eine Zunahme der intrazellulären Ca-Konzentration stimuliert u.a. Muskelkontraktion, Hormon- und Transmitterausschüttung und die Glykolyse; eine Abnahme der extrazellulären Konzentration erhöht die neuromuskuläre Erregbarkeit und kann zu Tetanien führen

der tägliche Bedarf liegt bei 1,0 g [25 mmol] für Kinder, 1,2 g [30 mmol] in der Adoleszenz, 0,8 g [20 mmol] für Erwachsene und 1,5 g [37,5 mmol] für Schwangere und stillende Mütter; die Hauptnahrungsquellen für Calcium sind Milchprodukte, Sesamkeine und Algen [Sushi]; die intestinale Resorption findet v.a. im Ileum statt; die Resorptionsrate liegt bei 25–40 %, wird aber vom Körper je nach Angebot und Bedarf modifiziert, d.h., bei geringerem Angebot oder erhöhtem Bedarf steigt der Prozenzsatz und umgekehrt

Vitamin D und seine Metaboliten nehmen eine Schlüsselstellung in der Calciumresorption ein; da 1,25-Dihydroxycholecalciferol, der wirksamste Vitamin D-Metabolit, in der Niere aus Calcidiol* gebildet wird, kommt der Niere eine wesentliche Rolle im Calciumhaushalt zu; der Gesamtbestand des Körper beträgt ca. 16 g [400 mmol] pro kg Körpergewicht oder 1,2 kg bei 75 kg Körpergewicht; 99 % davon sind im Knochengewebe eingebaut, der Rest verteilt sich auf die Intra- und Extrazellularflüssigkeit; wegen der großen Bedeutung des Calciums, v.a. für die Funktion des Muskel- und Nervengewebes, unterliegt die extrazelluläre Calciumkonzentration einem fein abgestimmten Regelkreis, der dem Phosphatstoffwechsel eng verbunden ist

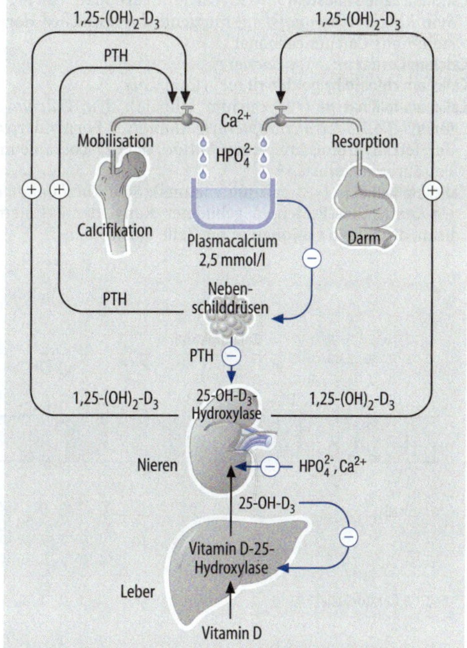

Abb. C4. Regulation der extrazellulären Calciumkonzentration

Cal|ci|um|an|ta|go|nist *m*: →*Calciumkanalblocker*

Calcium-ATPase *f* (Ⓔ calcium-ATPase): *Syn*: *Calcium-ATPase-System, Calciumpumpe, Kalziumpumpe*; Enzymaktivität in der Membran des sarkoplasmatischen Retikulums, die Calcium unter Spaltung von ATP gegen ein Konzentrationsgefälle zurück in das longitudinale System pumpt [*Abb. C5*]

C

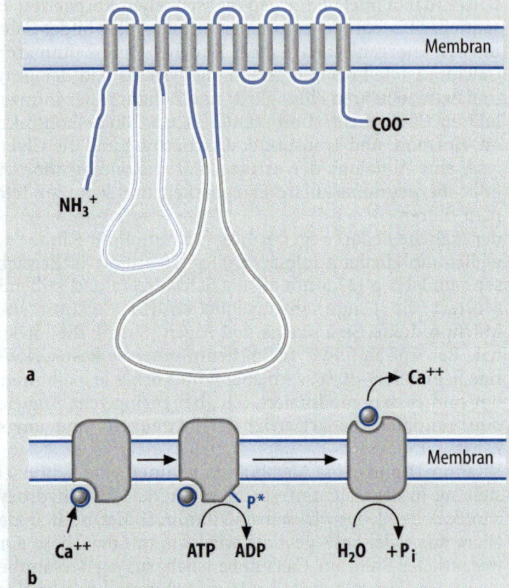

Abb. C5. Aktivierungszyklus der Calcium-ATPase

Calcium-ATPase-System *nt*: → *Calcium-ATPase*

Cal|ci|um|bi|li|ru|bi|nat|stein *m* (Ⓔ calcium bilirubinate calculus): *Syn*: *Kalziumbilirubinatstein*; *s.u. Gallenstein*

Cal|ci|um|blo|cker *m*: → *Calciumkanalblocker*

Cal|ci|um|car|bo|nat *nt* (Ⓔ calcium carbonate): *Syn*: *Kalziumkarbonat, Kalk*; Calciumsalz der Kohlensäure*

Cal|ci|um|car|bo|nat|stein *m* (Ⓔ calcium carbonate calculus): *Syn*: *Kalziumkarbonatstein*; röntgendichter, weicher Harnstein* aus Calciumcarbonat

Calcium-Carrier *m*: → *Ca-Carrier*

Cal|ci|um|chlo|rid|hy|po|chlo|rit *nt*: → *Chlorkalk*

Cal|ci|um|fo|li|nat *nt* (Ⓔ calcium folinate): *Syn*: *Calcium-5-formyl-5,6,7,8-tetrahydropteroylglutamat*; 5-Formylderivat der Tetrahydrofolsäure; **Anw.**: Antidot bei der Therapie mit Folsäureantagonisten*

Cal|ci|um|ka|nal *m* (Ⓔ calcium channel): *Syn*: *Kalziumkanal, Ca-Kanal*; von Proteinen gebildeter Kanal der Zellmembran, durch den Ca-Ionen in die Zelle einströmen

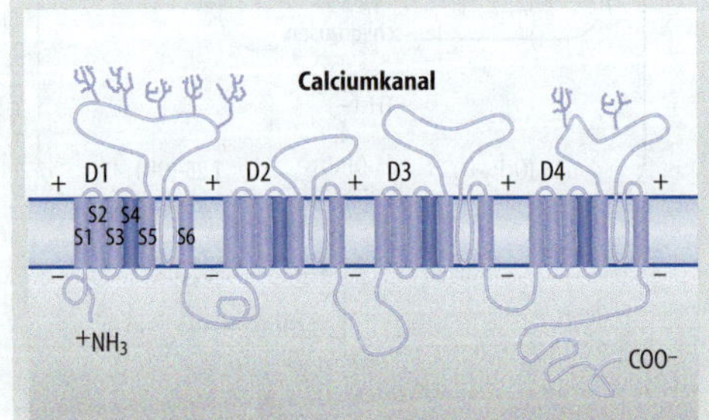

Abb. C6. Calciumkanal

Cal|ci|um|ka|nal|blo|cker *m* (Ⓔ calcium antagonist): *Syn*: *Kalziumantagonist, Calciumantagonist, Calciumblocker, Kalziumblocker, Kalziumantagonist, Ca-Blocker, Ca-Antagonist*; Arzneimittel, das den langsamen transmembranösen Calciumeinstrom in die Zelle hemmt und damit eine Entkopplung von elektrischer Erregung und Muskelkontraktion bewirkt; damit nimmt der Gefäßwiderstand im arteriellen System ab, wodurch es zu einer Senkung der Nachlast kommt; Calciumkanalblocker verbessern des Verhältnis von Sauerstoffangebot zu -verbrauch, senken die Herzfrequenz und hemmen die AV-Überleitung; **Anw.**: Antiarrhythmikum*, Antihypertensivum*, Prophylaxe und Therapie der Angina pectoris, Linksherzinsuffizienz, periphere Durchblutungsstörungen, Migräne, Tokolytikum*; **NW**: Kopfschmerzen, bradykarde Rhythmusstörungen, Hypotonie, Beinödeme; **Kontraind.**: AV-Block, schwere Hypertonie, frischer Myokardinfarkt

Cal|ci|um|o|xa|lat *nt* (Ⓔ calcium oxalate): *Syn*: *Kalziumoxalat*; Calciumsalz der Oxalsäure*

Cal|ci|um|o|xa|lat|ne|phri|tis *f*: → *Kalziumoxalatnephritis*

Cal|ci|um|o|xa|lat|stein *m* (Ⓔ calcium oxalate calculus): *Syn*: *Kalziumoxalatstein*; harter, röntgendichter Harnstein* aus Calciumoxalat

Cal|ci|um|phos|phat *nt* (Ⓔ calcium phosphate): *Syn*: *Kalziumphosphat*; in drei verschiedenen Formen [**primäres, sekundäres** und **tertiäres Calciumphosphat**] vorkommendes Calciumsalz der Phosphorsäure; wichtiger Teil des Apatits*

Cal|ci|um|phos|phat|stein *m* (Ⓔ calcium phosphate calculus): *Syn*: *Kalziumphosphatstein*; harter, röntgendichter Harnstein* aus Calciumphosphat

Calcium/Phosphor-Quotient *m* (Ⓔ calcium/phosphorus ratio): *Syn*: *Kalzium/Phosphor-Quotient*; Verhältnis der Plasmaspiegel von Calcium und Phosphor; liegt normal bei ca. 2,0; bei Rachitis* erhöht

Cal|ci|um|pum|pe *f*: → *Calcium-ATPase*

Cal|ci|um|py|ro|phos|phat|di|hy|drat|ab|la|ge|rung *f*: → *Chondrokalzinose*

Cal|ci|um|u|rat *nt* (Ⓔ calcium urate): *Syn*: *Kalziumurat*; Calciumsalz der Harnsäure

Cal|ci|um|u|rat|stein *m* (Ⓔ calcium urate calculus): *Syn*: *Kalziumuratstein*; harter, röntgendichter Harnstein* bei Übersättigung des Harns mit Harnsäure

Cal|cu|lo|sis *f*, *pl* **-ses** (Ⓔ calculosis): *Syn*: *Steinleiden, Lithiasis*; Oberbegriff für Erkrankungen durch eine Stein- oder Konkrementbildung, z.B. Cholelithiasis

Cal|cu|lus *m*, *pl* **-li** (Ⓔ calculus): *Syn*: *Konkrement, Kalkulus, Calculus*; Steinchen, Stein

Calculus biliaris: → *Gallenstein*

Calculus bronchialis (Ⓔ bronchial calculus): *Syn*: *Bronchialstein, Broncholith*; durch Verkalkung von Gewebe-, Schleim- oder Bakterienmassen entstandenes Konkrement in den Bronchien; kann zu Entzündung oder Obstruktion führen

Calculus dentalis/dentis: → *Zahnstein*

Calculus felleus: → *Gallenstein*

Calculus renalis: → *Nierenstein*

Calculus salivalis: → *Sialolith*

Calculus vesicae: → *Blasenstein*

Caldwell: **1.** George W. Caldwell; 1834–1918; amerikanischer Arzt **2.** Eugene Wilson Caldwell; 1870–1918; amerikanischer Radiologe **3.** William Edgar Caldwell; 1880–1943; amerikanischer Gynäkologe

Caldwell-Luc-Operation *f* (Ⓔ Caldwell-Luc operation): *Syn*: *transorale Kieferhöhlenoperation nach Caldwell-Luc, Luc-Operation*; Radikaloperation der Kieferhöhle bei chronischer Entzündung, Tumoren etc.; der Zugang erfolgt über einen Schleimhautschnitt im Mundvorhof oder einen Zahnfleischrandschnitt

Cal|e|bas|sen|cu|ra|re *nt* (Ⓔ calabash curare): *s.u. Curare*

Cal|en|du|lae flos *m* (Ⓔ calendula flower): *s.u. Calendula (officinalis)*

Cal|en|du|la (of|fi|ci|na|lis) *f* (Ⓔ calendula): *Syn*: *Ringelblume*; Pflanze aus der Familie der Korbblütler [Asteraceae]; die Zungenblüten und Blütenköpfe [**Calendulae flos**] enthalten Triterpenglykoside, Triterpenaglykone, Carotinoide* und ätherisches Öl; wirken wundheilungs- und granulationsfördernd sowie entzündungshemmend; **Anw.**: in Salben und öligen Zubereitungen [**Calendulaöl**] zur Behandlung von schlecht heilenden Wunden, Ulcus* cruris und Entzündungen im Mund- und Rachenraum; traditionell bei Leber- und Gallebeschwerden, Menstruationsstörungen und Unterleibskrämpfen; in der Homöopathie als entzündungshemmendes, blutstillendes und granulationsförderndes Mittel verwendet

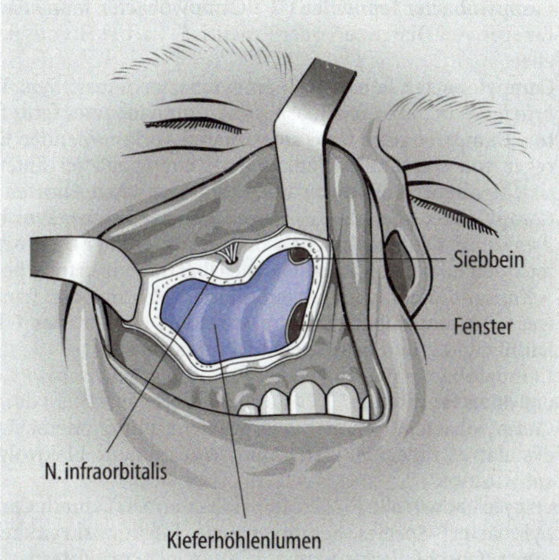

Abb. C7. Caldwell-Luc-Operation

Callen|du|la|öl *nt* (Ⓔ calendula oil): *s.u. Calendula (officinalis)*
CALF *Abk.*: Cyclophosphamid, Adriamycin, Leucovorin, 5-Fluorouracil
CALFE *Abk.*: Cyclophosphamid, Adriamycin, Leucovorin, 5-Fluorouracil, Ethinylestradiol
Ca|li|ces *pl, sing* **Ca|lix**: *→Calyx*
Calici-Gastroenteritis *f* (Ⓔ calici gastroenteritis): *s.u. Calicivirus*
Ca|li|ci|vi|ri|dae *pl* (Ⓔ Caliciviridae): *s.u. Calicivirus*
Ca|li|ci|vi|rus *nt, pl* **-ren** (Ⓔ Calicivirus): zur Familie der **Caliciviridae** gehörende Gattung von RNA-Viren; z.T. humanpathogen [Norwalkvirus]; Caliciviren treten selten als Erreger der sog. **Calici-Gastroenteritis** in Erscheinung; typisch sind Explosivepidemien in Heimen, Lagern oder Schulen, die meist innerhalb von wenigen Tagen wieder verschwinden
Ca|li|cu|lus *m, pl* **-li** (Ⓔ caliculus): kleiner Kelch
Caliculus gustatorius (Ⓔ taste bud): ***Syn***: *Geschmacksknospe, Gemma gustatoria*; auf der Zunge sitzendes epitheliales Sinnesorgan aus Geschmackszellen und Stützzellen
California-Enzephalitis *f* (Ⓔ California encephalitis): durch Bunyaviren [California-Enzephalitisvirus] hervorgerufene Arbovirus-Enzephalitis*; meist leichter Verlauf
California-Enzephalitis-Virus *nt* (Ⓔ California encephalitis virus): ***Syn***: *California-Virus*; durch Mücken übertragenes Arbovirus* der Bunja-Virus-Gruppe
California-Virus *nt*: *→California-Enzephalitis-Virus*
Calllix *m, pl* **-li|ces**: *→Calyx*
Call: Friedrich von Call; 1844–1917; österreichischer Arzt
Call-Exner-Körperchen *pl* (Ⓔ Call-Exner bodies): PAS-positive Körperchen, die manchmal in Granulosazelltumoren gefunden werden
CALLA *Abk.*: common ALL-Antigen
Cal|li|pho|ra *pl* (Ⓔ Calliphora): blaue Schmeißfliegen; ihre Larven können Erreger der Myiasis* sein
Cal|li|pho|ri|dae *pl* (Ⓔ Calliphoridae): ***Syn***: *Schmeißfliegen, Goldfliegen*; metallisch glänzende große Fliegen, die als Myiasiserreger und Vektoren medizinische Bedeutung haben
Cal|lo|si|tas *f, pl* **-ta|tes**: *→Callus*
Cal|lu|nae flos *m* (Ⓔ heather flower): Blüten von Heidekraut*
Cal|lu|nae her|ba *f* (Ⓔ heather): oberirdische Teile von Heidekraut*
Cal|lu|na vul|ga|ris *f*: *→Heidekraut*
Cal|lus *m, pl* **-li** (Ⓔ **1.–2.** callus): **1.** ***Syn***: *Callositas, Kallus*; Schwielenbildung, Schwiele, Hornschwiele **2.** ***Syn***: *Knochenkallus, Kallus, Frakturkallus, Bruchkallus*; nach einem Knochenbruch entstehende, den Knochen umgebende Scheide, von der der Heilungsprozess ausgeht; *s.a. indirekte Frakturheilung*
Callus luxurians (Ⓔ hypertrophic callus): übermäßige Kallusbildung bei mangelhafter Ruhigstellung der Frakturenden
Calmette: Albert Calmette; 1863–1933; französischer Bakteriologe (Paris)
Calmette-Reaktion *f* (Ⓔ Calmette's conjunctival reaction): ***Syn***: *Calmette-Konjunktivaltest*; Tuberkulintest*, bei dem Tuberkulin in den Bindehautsack eingeträufelt wird
Cal|mo|du|lin *nt* (Ⓔ calmodulin): ***Syn***: *Kalmodulin*; Rezeptorprotein für Ca-Ionen im sarkoplasmatischen Retikulum; Teil der Calciumpumpe der Zellmembran; von zentraler Bedeutung für den zellulären Calciumstoffwechsel
Cal|o|mel *nt* (Ⓔ calomel): ***Syn***: *Kalomel, Quecksilber-I-Chlorid, Hydrargyrum chloratum*; heute nicht mehr verwendetes Laxans* und Diuretikum*
Ca|lor *m* (Ⓔ calor): Wärme; Hitze; [klassisches Entzündungszeichen]
Cal|va|ria *f, pl* **-ri|ae** (Ⓔ calvaria): ***Syn***: *Kalotte, Schädeldach, Schädelkalotte*; von den beiden Stirn- [Os* frontale] und Schädelbeinen [Os* parietale] sowie Teilen des Hinterhauptsbeins [Os* occipitale] gebildetes knöchernes Schädeldach; bildet zusammen mit der Schädelbasis*, von der sie nur unscharf abgegrenzt wird, den knöchernen Schädel*
Calvé: Jacques Calvé; 1875–1954; französischer Orthopäde (Paris)
Calvé-Wirbel *m* (Ⓔ Calvé's syndrome): ***Syn***: *Calvé-Syndrom, Calvé-Krankheit, Vertebra plana osteonecrotica*; Plattwirbelbildung bei aseptischer Knochennekrose* oder eosinophilem Granulom* im Jugendalter; im Röntgenbild sieht findet man einen oder mehrere abgeplattete Wirbel bei normaler Bandscheibe; die **Therapie** besteht in einer Korsettbehandlung; beide Grundleiden haben eine gute Prognose und eine Neigung zur Selbstheilung
Cal|vi|ties *f* (Ⓔ calvities): ***Syn***: *Alopezie, Alopecia*; Kahlheit, Haarausfall, Haarlosigkeit
Calvities hippocratica: *→androgenetische Alopezie*
Calx *f* (Ⓔ calx): Ferse, Hacke
Ca|lym|ma|to|bac|te|ri|um gra|nu|lo|ma|tis *nt* (Ⓔ Calymmatobacterium granulomatis): ***Syn***: *Donovan-Körperchen, Donovania granulomatis*; gramnegativer, fakultativer Anaerobier; lebt und vermehrt sich intrazellulär in Histiozyten, Leukozyten und Plasmazellen; Erreger der tropischen Geschlechtskrankheit Donovaniosis*
Ca|lyx *m, pl* **-li|ces** (Ⓔ calix): ***Syn***: *Calix*; Kelch, kelchförmige Struktur
Calices renales majores (Ⓔ major renal calices): große Nierenkelche; *s.u. Nierenkelche*
Calices renales minores (Ⓔ minor renal calices): kleine Nierenkelche; *s.u. Nierenkelche*
CAM *Abk.*: **1.** cell adhesion molecule **2.** *→Chlorambucil* **3.** *→Chloramphenicol* **4.** Chorioallantoismembran **5.** Cyclophosphamid, Adriamycin, Methotrexat **6.** Cyclophosphamid, Cytarabin (Alexan), Methotrexat **7.** Cyclophosphamid, Cytarabin, Methotrexat **8.** Zelladhäsionsmoleküle
Cam|a|ze|pam *nt* (Ⓔ camazepam): Benzodiazepin*; HWZ ca. 20 h; **Anw.**: Sedativum*
CAMB *Abk.*: Cyclophosphamid, Adriamycin, Methotrexat, Bleomycin
CAMELEON *Abk.*: Cytosinarabinosid, Methotrexat, Leucovorin, Vincristin (*engl.* oncovin)
Ca|mel|li|a si|nen|sis *f*: *→Tee, schwarzer*
CAMEO *Abk.*: Cyclophosphamid, Adriamycin, Methotrexat, Etoposid, Vincristin (*engl.* oncovin)
Ca|me|ra *f, pl* **-rae** (Ⓔ chamber): Kammer
Camera anterior bulbi oculi (Ⓔ anterior chamber of eye): ***Syn***: *vordere Augenkammer, Vorderkammer*; Raum zwischen Hornhaut [Cornea*] und Regenbogenhaut [Iris*]; am Übergang von Hornhaut und Regenbogenhaut liegt der Iridokornealwinkel*, in dem das Kammerwasser durch Fontana*-Räume in den Schlemm*-Kanal geleitet wird; *s.a. Augapfel*
Camerae bulbi (Ⓔ chambers of eyeball): Binnenräume des Augapfels; *s.a. Augapfel*
Camera posterior bulbi oculi (Ⓔ posterior chamber of

eye): *Syn*: *hintere Augenkammer, Hinterkammer*; Raum zwischen Rückfläche der Regenbogenhaut, Linse und Ziliarkörper; das Epithel der Rückfläche der Regenbogenhaut bildet pro Tag ca. 2–3 ml Kammerwasser, das von der hinteren zur vorderen Augenkammer fließt; *s.a. Augapfel*

Camera postrema bulbi oculi: *→Camera vitrea bulbi oculi*

Camera vitrea bulbi oculi (Ⓔ vitreous chamber): *Syn*: *Glaskörperraum, Camera postrema bulbi oculi*; der vom Glaskörper [Corpus* vitreum] eingenommene Raum; *s.a. Augapfel*

CAMF *Abk.*: **1.** Cyclophosphamid, Adriamycin, Methotrexat, 5-Fluorouracil **2.** Cyclophosphamid, Adriamycin, Methotrexat, Folinsäure

CAMLO *Abk.*: Cytosinarabinosid, Methotrexat, Leucovorin, Vincristin (*engl.* oncovin)

CAMP *Abk.*: **1.** Cyclophosphamid, Adriamycin, Methotrexat, Procarbazin **2.** Cyclophosphamid, Adriamycin, Methotrexat, Prokarbazin

cAMP *Abk.*: **1.** Cyclo-Adenosinmonophosphat **2.** *→Cyclo-AMP*

Campath-1H *nt* (Ⓔ Campath-1H): *s.u. Essay Non-Hodgkin-Lymphome S. 1517*

Camper: Pieter Camper; 1722–1789; holländischer Arzt

Camper-Kreuzung *f* (Ⓔ Camper's chiasm): *Syn*: *Chiasma tendinum digitorum manus*; Überkreuzung der Beugersehnen über dem Fingergrundglied

Cam|fer *m* (Ⓔ camphor): *Syn*: *Kampfer, Camphora, Campher*; aus dem **Kampferbaum** [Cinnamomum camphora] gewonnener Wirkstoff; wird zur Behandlung von Muskelverspannungen, Gelenkleiden, entzündlichen Atemwegserkrankungen und hypotonen Kreislaufstörungen verwendet

Cam|pher *m*: *→Campfer*

Cam|pher|geist *m*: *→Spiritus camphoratus*

Cam|pher|spi|ritus *m*: *→Spiritus camphoratus*

Cam|pho|ra *f*: *→Campfer*

CAMP-Test *m* (Ⓔ CAMP test): von Christie, Atkins und Munch-Petersen entwickelter Test zur Identifizierung von B-Streptokokken*

Cam|py|lo|bac|ter *m* (Ⓔ Campylobacter): gramnegative, mikroaerophile, spiralige Stäbchenbakterien der Familie Spirillaceae; häufigster bakterieller Erreger von Durchfallerkrankungen; **Therapie**: bei systemischen Infektionen Ciprofloxacin* oder Erythromycin*

Tab. C8. Campylobacter. Species und Krankheiten

Arten	Krankheiten
C. jejuni (subsp. jejuni)	Enteritis
C. coli	Pseudoappendizitis hämorrhag. Kolitis bei Neugeborenen Sepsis Meningitis Endokarditis reaktive Arthritis Guillain-Barré-Syndrom
C. fetus (subsp. fetus)	Sepsis Enteritis Endo-/Perikarditis Thrombophlebitis septischer Abort Meningitis
C. upsaliensis	Enteritis
C. lari	Enteritis
C. hyointestinalis	Enteritis
C. sputorum	Abszesse
C. concisus	Periodontitis

Campylobacter cinaedi (Ⓔ Campylobacter cinaedi): Erreger von Diarrhoe* oder Proctitis*, v.a. bei Homosexuellen

Campylobacter coli (Ⓔ Campylobacter coli): Erreger von Durchfallerkrankungen

Campylobacter fennelliae (Ⓔ Campylobacter fennelliae): Erreger von Diarrhoe* oder Proctitis*, v.a. bei Homosexuellen

Campylobacter fetus (Ⓔ Campylobacter fetus): *Syn*: *Vibrio fetus*; in mehreren Subspecies [**Campylobacter fetus fetus, Campylobacter fetus intestinalis**] vorkommender Erreger von Durchfallerkrankungen [Campylobacter-Enteritis], Meningitis*, Endokarditis* und septischen Aborten

Campylobacter jejuni (Ⓔ Campylobacter jejuni): *Syn*: *Vibrio jejuni*; häufige Ursache schwerer bakterieller Gastroenteritiden bzw. Enterokolitiden; die Übertragung erfolgt über Schmierinfektion oder kontaminierte Nahrung oder Trinkwasser; Campylobacter jejuni vermehrt sich in der Gallenflüssigkeit und dem oberen Dünndarm

Campylobacter pylori: veraltet für *→Helicobacter pylori*

Campylobacter-Enteritis *f* (Ⓔ Campylobacter enteritis): durch Campylobacter* jejuni hervorgerufene blutig-ödematöse, exsudative Enteritis*; **Therapie**: Wasser- und Elektrolytsubstitution

Cam|py|lo|bac|te|ri|o|se *f* (Ⓔ campylobacteriosis): durch Campylobacter*-Species hervorgerufene Infektionskrankheit; meist Durchfallerkrankung [Campylobacter-Enteritis*], seltener auch Meningitis*

Camurati: Mario Camurati; 1896–1948; italienischer Arzt

Camurati-Engelmann-Syndrom *nt* (Ⓔ Camurati-Engelmann disease): *Syn*: *Camurati-Engelmann-Erkrankung, Engelmann-Erkrankung, Engelmann-Syndrom, Osteopathia hyperostotica multiplex infantilis*; autosomal-dominant vererbte generalisierte Osteosklerose* mit symmetrischer Verdickung der Kortikalis im Bereich der Diaphysen langer Röhrenknochen und Myopathien

Ca|na|li|cu|lus *m, pl* **-li** (Ⓔ canaliculus): kleiner Kanal, Kanälchen

Canaliculi biliferi (Ⓔ bile canaliculi): *Syn*: *Gallenkanälchen*; durch die Zellwände der anliegenden Leberzellen begrenzte Kanälchen, die die Galle zu den interlobulären Gallenkanälchen [Ductus* biliferi interlobulares] führen

Canaliculi caroticotympanici (Ⓔ caroticotympanic canaliculi): Kanälchen vom Knie des Canalis* caroticus zur Paukenhöhle [Cavitas* tympani]; führen Äste der Arteria* carotis interna und sympathische Nervi* caroticotympanici

Canaliculus chordae tympani (Ⓔ canaliculus of chorda tympani): *Syn*: *Chordakanal*; Kanälchen für die Chorda* tympani vom Canalis* nervi facialis zur Paukenhöhle [Cavitas* tympani]

Canaliculus cochleae (Ⓔ canaliculus of cochlea): *Syn*: *Schneckenkanälchen*; Kanälchen zwischen Scala* tympani und Spatium* subarachnoideum

Canaliculi dentinales (Ⓔ dentinal tubule): *Syn*: *Dentinkanälchen, Tubuli dentinales*; radiär von der Zahnpulpa zur Peripherie ziehende Kanälchen

Canaliculus lacrimalis (Ⓔ lacrimal canaliculus): *Syn*: *Tränenkanälchen, Tränenröhrchen*; leitet die Tränenflüssigkeit vom Tränenpünktchen* zum Tränensack*

Canaliculus mastoideus (Ⓔ mastoid canaliculus): Kanälchen von der Fossa* jugularis zum äußeren Gehörgang, durch das der Ramus auricularis des Nervus* vagus zieht

Canaliculus tympanicus (Ⓔ tympanic canaliculus): Kanälchen von der Fossula* petrosa zur Paukenhöhle [Cavitas* tympani]; enthält den Nervus* tympanicus

Ca|na|lis *m* (Ⓔ canal): Gang, Röhre, Kanal

Canalis adductorius (Ⓔ adductor canal): *Syn*: *Schenkelkanal, Adduktorenkanal*; Kanal an der medialen Seite des Oberschenkels, in dem Arteria* und Vena* femoralis verlaufen

Canalis alimentarius (Ⓔ alimentary tract): *Syn*: *Verdauungskanal, Verdauungstrakt, Canalis digestivus, Tractus alimentarius*; aus Speiseröhre, Magen und Darm bestehender Teil des Verdauungsapparates

Canales alveolares corporis maxillae (Ⓔ alveolar canals of maxilla): *Syn*: *Alveolarkanälchen*; Kanälchen, die Nerven und Blutgefäße vom Canalis* infraorbitalis und den Foramina* alveolaria zu den Zähnen führen

Canalis analis (Ⓔ anal canal): *Syn*: *Analkanal, Afterkanal*; trichterförmiger unterer Abschnitt des Mastdarms [Rektum*], der vom Musculus* sphincter ani internus umschlossen wird

Canalis atrioventricularis (Ⓔ **1.** atrioventricular canal **2.** atrioventricular canal defect): ***Syn:*** *Atrioventrikularkanal, AV-Kanal, Canalis auricularis*; **1.** während der Embryonalentwicklung Verbindung von primitivem Vorhof [Atrium primitivum] und primitiver Kammer [Ventriculus primitivum]; aus ihm entstehen später die Atrioventrikularklappen* **2.** schließt sich der AV-Kanal nicht oder nur unvollständig, kommt es zur Ausbildung eines Endokardkissendefekts*; die klinische Symptomatik hängt von der Art der Störung [**partieller Atrioventrikularkanal, kompletter Atrioventrikularkanal**] und der assoziierten Defekte [Vorhofseptumdefekt*, Klappenfehlbildung] ab; meist kommt es aber zur Ausbildung eines Links-Rechts-Shunts*, der zu pulmonaler und arterieller Hypertonie* und langfristig zur Shuntumkehr [Eisenmenger-Reaktion*] führt

Canalis auricularis: →*Canalis atrioventricularis*

Canalis caroticus (Ⓔ carotid canal): ***Syn:*** *Karotiskanal*; Kanal für die Arteria* carotis interna im Felsenbein

Canalis carpi (Ⓔ carpal canal): ***Syn:*** *Handwurzelkanal, Handwurzeltunnel, Karpalkanal, Karpaltunnel*; zwischen den Handwurzelknochen und dem Retinaculum* musculorum flexorum manus liegender Kanal, durch den u.a. der Nervus* medianus zieht

Canalis centralis medullae spinalis (Ⓔ central canal of spinal cord): Zentralkanal des Rückenmarks, der Liquor* cerebrospinalis enthält; oft ist er aber nur als Rudiment erhalten

Canalis cervicis uteri (Ⓔ cervical canal): ***Syn:*** *Zervikalkanal, Gebärmutterhalskanal, Endozervix*; Kanal durch den Gebärmutterhals; mündet auf dem äußeren Muttermund [Ostium* uteri] im Bereich der Portio* vaginalis cervicis

Canalis condylaris (Ⓔ condylar canal): ***Syn:*** *Kondylenkanal*; Kanal hinter der Hinterhauptskondyle*; enthält die Vena* emissaria condylaris

Canalis digestivus: →*Canalis alimentarius*

Canales diploici (Ⓔ diploic canals): ***Syn:*** *Breschet-Kanäle, Diploëkanäle*; Schädeldachkanäle für die Diploëvenen*

Canalis facialis: veraltet für →*Canalis nervi facialis*

Canalis femoralis (Ⓔ femoral canal): ***Syn:*** *Schenkelkanal*; Kanal zwischen Anulus* femoralis und Hiatus* saphenus; Bruchpforte der Schenkelhernien*

Canalis ganglionaris: veraltet für →*Canalis spiralis modioli*

Canalis gastricus (Ⓔ gastric canal): ***Syn:*** *Magenstraße, Canalis ventricularis*; Bezeichnung für die Längsfalten der Magenwand an der kleinen Kurvatur, die Flüssigkeit direkt zum Canalis* pyloricus leiten

Canalis hyaloideus (Ⓔ hyaloid canal): ***Syn:*** *Cloquet-Kanal*; während der Embryonalperiode vorhandener kleiner Kanal für die Arteria* hyaloidea von der Papilla durch den Glaskörper zur Linse

Canalis hypoglossi: veraltet für →*Canalis nervi hypoglossi*

Canales incisivi (Ⓔ incisive canals): Kanäle im Processus* palatinus der Maxilla*, durch die der Nervus* nasopalatinus und Gefäße ziehen

Canalis infraorbitalis (Ⓔ infraorbital canal): ***Syn:*** *Infraorbitalkanal*; Kanal am unteren Rand der Augenhöhle für Arteria*, Vena* und Nervus* infraorbitalis

Canalis inguinalis: →*Leistenkanal*

Canales longitudinales modioli cochleae (Ⓔ longitudinal canals of modiolus): longitudinale Modioluskanälchen, in denen Gefäße und Nerven verlaufen

Canalis malleolaris (Ⓔ malleolar canal): ***Syn:*** *Malleolarkanal*; veraltete Bezeichnung für den Raum unter dem Retinaculum* musculorum flexorum pedis

Canalis mandibulae (Ⓔ mandibular canal): ***Syn:*** *Unterkieferkanal*; Kanal im Unterkiefer für Arteria* und Nervus* alveolaris inferior; verläuft vom Foramen* mandibulae zum Foramen* mentale

Canalis musculotubarius (Ⓔ musculotubal canal): aus zwei Halbkanälen zusammengesetzter Kanal im Felsenbein*, durch den der Musculus* tensor tympani [im **Semicanalis musculi tensoris tympani**] und die Tuba* auditiva [im **Semicanalis tubae auditivae/auditoriae**] zum Mittelohr ziehen

Canalis nasolacrimalis (Ⓔ nasolacrimal canal): ***Syn:*** *Tränen-Nasenkanal*; Kanal für den Ductus* nasolacrimalis

Canalis nervi facialis (Ⓔ canal for facial nerve): ***Syn:*** *Fazialiskanal*; Kanal im Felsenbein* für den Nervus* facialis

Canalis nervi hypoglossi (Ⓔ hypoglossal canal): ***Syn:*** *Hypoglossuskanal*; Kanal in der Basis der Hinterhauptskondyle, durch die der Nervus* hypoglossus von der hinteren Schädelgrube zur äußeren Schädelbasis zieht

Canalis neurentericus (Ⓔ neurenteric canal): Verbindung von Neuralrinne* und Dottersack während der Embryonalperiode

Canalis nutricius/nutriens (Ⓔ nutrient canal): Knochenkanal, durch den die knochenernährenden Gefäße ziehen

Canalis obturatorius (Ⓔ obturator canal): ***Syn:*** *Obturatorkanal*; 2–3 cm langer Kanal am oberen Rand der Membrana* obturatoria, durch den Arteria* obturatoria, Nervus* obturatorius und die Venae* obturatoriae ziehen

Canalis opticus (Ⓔ optic canal): ***Syn:*** *Optikuskanal, Sehnervenkanal*; Kanal in der Wurzel des kleinen Keilbeinflügels*, durch den Nervus* opticus und Arteria* ophthalmica ziehen

Canales palatini minores (Ⓔ lesser palatine canals): kleine Kanäle des knöchernen Gaumens, durch die sekretorische Fasern aus dem Ganglion* pterygopalatinum und sensible Fasern aus dem Nervus* maxillaris ziehen

Canalis palatinus major (Ⓔ great palatine canal): abwärts verlaufender Kanal zwischen Gaumenbein* und Oberkiefer; enthält die Arteria* palatina ascendens und den Nervus* palatinus major

Canalis palatovaginalis (Ⓔ palatovaginal canal): Kanal an der Unterseite des Os* sphenoidale für den Ramus pharyngeus der Arteria maxillaris und den Nervus* pharyngeus

Canales perforantes (Ⓔ Volkmann's canals): ***Syn:*** *Volkmann-Kanäle, Volkmann-Kanälchen*; Gefäßkanälchen im Knochen, die die Havers*-Kanäle miteinander verbinden; *s.u. Knochen*

Canalis pterygoideus (Ⓔ pterygoid canal): Kanal in der Wurzel des Processus* pterygoideus für Nervus* petrosus major und minor

Canalis pudendalis (Ⓔ pudendal canal): ***Syn:*** *Alcock-Kanal*; Duplikatur der Faszie des Musculus* obturatorius internus, durch den Arteria* und Vena* pudenda interna und Nervus* pudendus ziehen

Canalis pyloricus (Ⓔ pyloric canal): ***Syn:*** *Pyloruskanal, Pförtnerkanal*; Fortsetzung der Magenstraße* in der Pars* pylorica

Canalis radicis dentis (Ⓔ root canal): ***Syn:*** *Zahnwurzelkanal, Wurzelkanal*; von der Zahnpulpa* ausgefüllter Raum der Zahnwurzel*

Canalis sacralis (Ⓔ sacral canal): ***Syn:*** *Kreuzbeinkanal, Sakralkanal*; Kreuzbeinabschnitt des Wirbelkanals, dessen untere Öffnung als Hiatus* sacralis bezeichnet wird; die sakralen Spinalnerven verlassen den Sakralkanal durch Foramina* intervertebralia

Canales semicirculares (Ⓔ bony semicircular canals): ***Syn:*** *knöcherne Bogengänge*; vorderer [**Canalis semicircularis anterior**], seitlicher [**Canalis semicircularis lateralis**] und hinterer Bogengang [**Canalis semicircularis posterior**] des Felsenbeins, die senkrecht aufeinander stehen; jeder Bogengang besteht aus einem ampullären Teil [Ampulla* ossea] und einem Schenkel [Crus]; die häutigen Bogengänge [Ductus* semicirculares] sind exzentrisch in den knöchernen Bogengängen aufgehängt

Canalis spiralis cochleae (Ⓔ spiral canal of cochlea): ***Syn:*** *Schneckengang, Schneckenkanal*; korkenzieherartig verlaufender Kanal, der sich gegen den Uhrzeigersinn am Modiolus* nach oben windet; wird durch die Lamina* spiralis ossea in die obere Scala* vestibuli und die untere Scala* tympani unterteilt

Canalis spiralis modioli (Ⓔ spiral canal of modiolus): ***Syn:*** *Rosenthal-Kanal, Schneckenspindelkanal, Canalis ganglionaris*; spiraliger Gang im Inneren der Schneckenspindel; enthält das Ganglion* spirale cochleae

Canalis ventricularis: → *Canalis gastricus*
Canalis vertebralis (Ⓔ vertebral canal): ***Syn:*** *Wirbelkanal, Wirbelsäulenkanal, Spinalkanal, Vertebralkanal;* von den Wirbelkörpern und -bögen gebildeter Kanal, in dem das Rückenmark mit seinen Hüllen und Venenplexus in Fettgewebe eingebettet liegt; beginnt am Foramen* magnum und endet am Hiatus* sacralis
Canalis vomerorostralis (Ⓔ vomerorostral canal): kleiner Kanal zwischen Vomer* und Rostrum* sphenoidale
Canalis vomerovaginalis (Ⓔ vomerovaginal canal): kleiner Kanal zwischen Vomer* und Processus* vaginalis des Os sphenoidale

Canavan: Myrtelle Canavan; 1879–1953; amerikanische Neuropathologin
Canavan-Syndrom *nt* (Ⓔ Canavan's sclerosis): ***Syn:*** *Canavan-van Bogaert-Bertrand-Syndrom, van Bogaert-Bertrand-Syndrom, frühinfantile spongiöse Dystrophie;* autosomal-rezessive Degeneration des ZNS, die bereits bei Säuglingen [2.–6. Monat] einsetzt und zu Entwicklungsverzögerung, Störung des Muskeltonus [zuerst hyperton, später hypoton und am Ende aton], Erblindung, zerebralen Krampfanfällen und schließlich Enthirnungsstarre führt
Canavan-van Bogaert-Bertrand-Syndrom *nt:* → *Canavan-Syndrom*

Can|cer *m* (Ⓔ cancer): Krebs, Karzinom
Cancer aquaticus (Ⓔ water canker): ***Syn:*** *Noma, Wangenbrand, Wasserkrebs, infektiöse Gangrän des Mundes, Chancrum oris, Stomatitis gangraenosa;* v.a. bei unterernährten Kleinkindern in Afrika, Asien und Südamerika auftretende gangränöse Entzündung der Mundschleimhaut, des Kiefers und der Haut; schreitet rapide fort und führt unbehandelt zum Tode
Cancer en cuirasse (Ⓔ corset cancer): ***Syn:*** *Panzerkrebs;* panzerförmig den Brustkorb umgebendes Brustkrebsrezidiv; in Europa heute nur noch selten gesehenes Krankheitsbild

Can|ce|ro|gen *nt:* → *Karzinogen*

can|ce|ro|gen *adj:* → *karzinogen*

Can|de|la *f* (Ⓔ candela): SI-Einheit* der Lichtstärke

Can|di|da *f* (Ⓔ Candida): ***Syn:*** *Monilia, Oidium;* zu den imperfekten Pilzen* gehörende Gattung von Sprosspilzen mit zahlreichen menschenpathogenen Arten; sie verursachen oberflächliche und tiefe Haut- und Schleimhautmykosen, Organmykosen, katheterassoziierte Infektionen und septische Krankheitsbilder; die weitaus wichtigste Species ist Candida* albicans; **Candida glabrata, Candida krusei, Candida parapsilosis** und **Candida tropicalis** spielen klinisch nur eine untergeordnete Rolle
Candida albicans (Ⓔ Candida albicans): ***Syn:*** *Soorpilz;* häufigster Erreger von Pilzinfektionen; kommt weltweit als Erreger von oberflächlichen und tiefen Haut- und Schleimhautmykosen, Organmykosen, katheterassoziierten Infektionen und septischen Krankheitsbildern vor; begünstigende Faktoren für eine Infektion sind HIV-Infektion, Immunsuppression, Antibiotika- und Chemotherapie, intravasale Katheter, Verbrennungen und hämatologische Erkrankungen; **Diagnose:** mikroskopischer und kultureller Erregernachweis in Blut, Liquor, Urin, Biopsiematerial; **Therapie:** bei oberflächlichen Infektionen Nystatin*, Amphotericin* B, Clotrimazol* oder Miconazol* lokal; bei systemischem Befall Amphotericin* B [evtl. zusammen mit Flucytosin*, Fluconazol*, Ketoconazol*] intern

Can|di|da|ba|la|ni|tis *f, pl* **-ti|den** (Ⓔ candidal balanitis): ***Syn:*** *Balanitis candidamycetica, Balanoposthitis candidamycetica, Soorbalanitis, Soorbalanoposthitis;* durch Candida* albicans hervorgerufene Entzündung von Eichel und Vorhaut; **Therapie:** antimykotische Lotion oder Creme [Nystatin*, Amphotericin* B, Clotrimazol* oder Miconazol*]

Can|di|da|en|do|kar|di|tis *f, pl* **-ti|den** (Ⓔ endocardial candidiasis): die Endokarditis* bei Candida* albicans entsteht meist bei vorgeschädigter oder künstlicher Herzklappe; verläuft subakut mit Fieber, Mattigkeit, Herzinsuffizienz, evtl. Embolien

Can|di|da|fol|li|cu|li|tis *f, pl* **-ti|den:** → *Folliculitis barbae candidamycetica*

Can|di|da|gra|nu|lom *nt* (Ⓔ candida granuloma): ***Syn:*** *Soorgranulom;* Granulom* bei Candidose* der Mundschleimhaut oder chronisch-mukokutaner Candidose*

Candida-Hämagglutinationstest *m* (Ⓔ candida precipitin test): Hämagglutinationshemmtest* zum Nachweis von Candida albicans-Antigen

Candida-Intertrigo *f:* → *Candidose der Körperfalten*

Can|di|da|kol|pi|tis *f, pl* **-ti|den:** → *Candidavulvovaginitis*

Can|di|ä|mie *f* (Ⓔ candidemia): Vorkommen von Candida*-Species im Blut

Candida-Mykid *nt:* → *Candidid*

Can|di|da|my|ko|se *f:* → *Candidose*

Can|di|da|ö|so|pha|gi|tis *f, pl* **-ti|den** (Ⓔ candida esophagitis): Speiseröhrenentzündung durch Candida* albicans; meist von einer Candidose* der Mundschleimhaut ausgehend; kann bis in den Magen reichen; tritt v.a. bei abwehrgeschwächten Patienten [HIV-Infektion, Leukämien] auf

Candida-Sepsis *f* (Ⓔ disseminated candidiasis): ***Syn:*** *disseminierte Candidose;* hämatogene Aussaat von Candida-Species [Candidämie] mit Absiedlungun in verschiedenen Organen und Bildung multipler Mikroabszesse in Nieren, Gehirn, Myokard, Leber und Milz; geht meist von Kathetern aus oder ist Folge von Verbrennungen, Antibiotikatherapie oder Chemotherapie; **Therapie:** Amphotericin* B und Flucytosin i.v.

Can|di|da|vul|vi|tis *f, pl* **-ti|den:** → *Candidavulvovaginitis*

Can|di|da|vul|vo|va|gi|ni|tis *f, pl* **-ti|den** (Ⓔ candidal vulvovaginitis): ***Syn:*** *vulvovaginale Candidose, Candidavulvitis, Candidakolpitis, Soorkolpitis, Vaginalsoor, vaginaler Soor, Vulvovaginitis candidamycetica;* Vulvovaginitis* durch Candida* albicans; betrifft v.a. junge Frauen, Patientinnen mit Diabetes* mellitus und Schwangere im letzten Trimenon; orale Kontrazeptiva begünstigen die Entwicklung; **Klinik:** weißlicher krümeliger Ausfluss, Brennen, Juckreiz, Schwellung und Rötung der Vulva; **Therapie:** antimykotische Cremes, Lotions oder Ovula

Can|di|did *nt* (Ⓔ candidid): ***Syn:*** *Candida-Mykid;* Mykid* bei Candidamykose

Can|di|do|se *f* (Ⓔ candidiasis): ***Syn:*** *Kandidamykose, Candidamykose, Soor, Soormykose, Candidiasis, Moniliasis, Moniliose, Oidomycosis, Oidose, Kandidose;* lokalisierte oder systemische Mykose* durch Candida*-Species [meist Candida albicans]
chronisch-mukokutane Candidose (Ⓔ chronic mucocutaneous candidiasis): chronische, therapieresistente Candidose der Haut, Nägel und Schleimhaut von Mund und Rachen; tritt v.a. bei abwehrgeschwächten Patienten ab
disseminierte Candidose: → *Candida-Sepsis*
Candidose der Haut (Ⓔ cutaneous candidiasis): ***Syn:*** *kutane Kandidamykose, kutane Candidose, kutane Candidamykose;* meist scharf begrenzte, schuppende Erytheme mit besonderer Bevorzugung der Körperfalten [Candidose* der Körperfalten]
Candidose der Körperfalten (Ⓔ candida intertrigo): ***Syn:*** *Candida-Intertrigo, Intertrigo candidamycetica;* insbesondere perianal, submammär, axillär und interdigital auftretende Mykose* der Körperfalten; häufig bei Diabetes* mellitus und Adipositas*
kutane Candidose: → *Candidose der Haut*
Candidose der Mundschleimhaut: → *Mundsoor*
Candidose der Mundwinkel (Ⓔ migrating cheilosis): ***Syn:*** *Angulus infectiosus candidamycetica;* Mundwinkelcheilitis [Perlèche*] durch Candida* albicans
Candidose der Nägel (Ⓔ candida onychia): beginnt meist als Candidose des Nagelwalls [Paronychie*]; kann sich auch auf die Nagelplatte ausdehnen [**Candidaonychomykose**]; oft auch Teil einer chronisch-mukokutanen Candidose*
vulvovaginale Candidose: → *Candidavulvovaginitis*

Can|di|du|rie *f* (Ⓔ candiduria): Candidaausscheidung im Harn

cand. med. *Abk.:* Kandidat/in der Medizin

cand. med. dent. *Abk.:* Kandidat/in der Zahnmedizin

cane-field fever *nt:* ***Syn:*** *Zuckerrohrfieber, Zuckerplantagenleptospirose;* primär in Australien auftretende mild verlaufende Leptospirose* durch **Leptospira pyrogenes oder Lepto-**

spira australis

Ca|ni|co|la|fie|ber *nt* (Ⓔ canicola fever): ***Syn***: *Kanikolafieber, Leptospirosis canicola, Stuttgarter-Hundeseuche*; primär Hunde betreffende, selten auf den Menschen übertragene Leptospirose; verläuft milder als die Leptospirosis* icterohaemorrhagica

Ca|ni|nus *m, pl* **-ni**: *→Dens caninus*

Ca|ni|ties *f* (Ⓔ canities): ***Syn***: *Grauhaarigkeit, Weißhaarigkeit*; physiologisches Ergrauen der Haare durch eine langsame Reduktion der Melanosomenproduktion; setzt mit ca. 25 Jahren ein und ist mit ca. 70 Jahren abgeschlossen, wobei es große individuelle Unterschiede gibt, die i.d.R. genetisch bedingt sind; vereinzelte weiße oder graue Haarsträhnen werden als **Poliosis** bezeichnet

Can|na|bi|no|i|de *pl* (Ⓔ cannabinoids): *s.u. Cannabis sativa*

Can|na|bi|o|se *f* (Ⓔ hemp fever): ***Syn***: *Hanffieber, Hanfstaublunge*; durch Hanfstaub ausgelöste Form der Byssinose*

Can|na|bis in|di|ca *f*: *→Cannabis sativa*

Can|na|bis sa|ti|va *f* (Ⓔ cannabis sativa): ***Syn***: *indischer Hanf, Cannabis indica*; Wild- und Kulturpflanze, deren weibliche Form zahlreiche Wirkstoffe [**Cannabinoide**] mit psychotroper Wirkung enthält; *s.a. Haschisch, Marihuana*

Cannabis-Typ *m* (Ⓔ cannabis type dependence): *s.u. Abhängigkeit*

Cannon: Walter Bradford Cannon; 1871–1945; amerikanischer Physiologe (Boston)

Cannon-Böhm-Punkt *m* (Ⓔ Cannon's point): Grenze zwischen den Innervationsgebieten von Nervus* vagus und sakralem Parasympathikus* am Übergang von mittlerem und linkem Drittel des Querkolons*

Can|tha|ri|den|kampf|er *m*: *→Cantharidin*

Can|tha|ri|din *nt* (Ⓔ cantharidin): ***Syn***: *Kantharidin, Cantharidenkampfer*; aus Spanischen Fliegen [Canthariden] gewonnene Substanz; wird äußerlich zur Hautreizung und als blasentreibendes Mittel [z.B. bei Warzen] verwendet

Can|thi|tis *f, pl* **-ti|den** (Ⓔ canthitis): ***Syn***: *Augenwinkelentzündung, Lidwinkelentzündung, Kanthitis*; Entzündung im Bereich des Lidwinkels

Can|thus *m, pl* **-thi** (Ⓔ canthus): ***Syn***: *Kanthus*; Augenwinkel

C-Antigen *nt* (Ⓔ C antigen): *s.u. Rhesus-Antigene*

c-Antigen *nt* (Ⓔ c antigen): *s.u. Rhesus-Antigene*

Cantrell: James Cantrell; amerikanischer Chirurg im 20. Jahrhundert

Cantrell-Pentalogie *f* (Ⓔ pentalogy of Cantrell): ***Syn***: *Cantrell-Sequenz*; ätiologisch ungeklärtes Fehlbildungssyndrom mit Bauchwanddefekt [Rektusdiastase bis Omphalozele], Sternumspalte, medianem Zwerchfelldefekt, partiellem Perikarddefekt und Herzvitium

CAO *Abk.*: **1.** Chirurgische Arbeitsgemeinschaft Onkologie **2.** chronische Atemwegsobstruktion **3.** Cyclophosphamid, Adriamycin, Vincristin (*engl.* oncovin)

CaO_2 *Abk.*: arterieller Sauerstoffgehalt

CAOS *Abk.*: **1.** Cosmogen (Actinomycin D), Adriamycin (Doxorubicin), Oncovin (Vincristin), Sendox **2.** Cosmogen, Adriamycin, Oncovin, Sendoxan

CAP *Abk.*: **1.** *→Carbamylphosphat* **2.** Catabolit-Gen-Aktivator-protein **3.** Celluloseacetopropionat **4.** *→Chloramphenicol* **5.** 6-Chlor-6-dehydro-17α-acetoxyprogesteron **6.** Cyclophosphamid, Adriamycin, Cisplatin (*engl.* platinol) **7.** Cystinaminopeptidase

CAPI *Abk.*: Cyclophosphamid, Adriamycin, Prednison

CAPII *Abk.*: Cyclophosphamid, Adriamycin, Cisplatin (*engl.* platinol)

CAPBOP *Abk.*: Cyclophosphamid, Adriamycin, Procarbazin, Bleomycin, Vincristin (*engl.* oncovin), Prednison

Capdepont: C. Capdepont; 1867–1917; französischer Zahnarzt (Paris)

Capdepont-Zahndysplasie *f* (Ⓔ Capdepont's disease): ***Syn***: *Capdepont-Syndrom, Glaszähne, Stainton-Syndrom, Dentinogenesis imperfecta hereditaria*; seltene, autosomal-dominant vererbte Strukturanomalie des Dentins mit atypischem Dentin* und leicht splitterndem Schmelz

CAPD-Peritonitis *f* (Ⓔ CAPD peritonitis): *s.u. Endoplastitis*

Ca|pe|ci|ta|bin *nt* (Ⓔ capecitabine): Pyrimidinanalogon*; ist oral resorbierbar und wird hepatisch in das zytostatisch aktive 5-Fluorouracil* metabolisiert; *s.u. Essay Chemotherapie S. 349*

Capgras: Jean Marie Joseph Capgras; 1873–1950; französischer Psychiater

Capgras-Syndrom *nt* (Ⓔ Capgras' syndrome): Wahnvorstellung, dass eine Person durch einen Doppelgänger ersetzt wurde; tritt gewöhnlich bei paranoischer Angst und bei psychotischen Zuständen mit Misstrauen auf

Ca|pil|la|ria *f* (Ⓔ Capillaria): z.T. humanpathogene tropische Fadenwürmer

Capillaria hepatica (Ⓔ Capillaria hepatica): die Leber befallender Humanparasit

Capillaria philippinensis (Ⓔ Capillaria philippinensis): Erreger der intestinalen Capillariasis*

Capillaria-Infektion *f*: *→Capillariasis*

Ca|pil|la|ri|a|sis *f, pl* **-ses** (Ⓔ capillariasis): ***Syn***: *Capillaria-Infektion*; Wurminfektion durch Capillaria*-Species

intestinale Capillariasis (Ⓔ intestinal capillariasis): ***Syn***: *Capillariasis philippinensis*; Dünndarmerkrankung durch **Capillaria philippinensis**

Capillariasis philippinensis: *→intestinale Capillariasis*

Ca|pil|la|ri|tis *f, pl* **-ti|den** (Ⓔ capillaritis): ***Syn***: *Kapillarenentzündung, Kapillaritis*; Entzündung einer Kapillare oder die Veränderung von Kapillaren im Entzündungsgebiet

Capillaritis alba (Ⓔ white atrophy): ***Syn***: *weiße Atrophie, Atrophie blanche, Atrophia alba*; oberflächliche, schmerzhafte Kapillarentzündung bei venöser Insuffizienz*; tritt meist in der Knöchelregion oder über dem Fußrücken auf

Capillaritis haemorrhagica maculosa: *→Schamberg-Krankheit*

Ca|pil|li *pl* (Ⓔ capilli): Kopfhaare; *s.a. Terminalhaar, Haar*

Ca|pil|li|ti|um *nt* (Ⓔ capillitium): die behaarte Kopfhaut

Ca|pil|lus *m, pl* **-li** (Ⓔ capillus): Kopfhaar; *s.a. Terminalhaar, Haar*

Ca|pis|tra|tio *f, pl* **-ti|o|nes** (Ⓔ **1.** paraphimosis **2.** phimosis): **1.** ***Syn***: *Paraphimose, Spanischer Kragen*; Abschnürung der Eichel durch Einklemmung der zu engen Vorhaut hinter dem Eichelkranz; **Therapie**: sofortige manuelle Reposition mit nachfolgender Beschneidung **2.** ***Syn***: *Phimose*; meist erworbene [Trauma, Entzündung] Verlängerung und Verengung der Vorhaut, die nicht über die Eichel zurückgeschoben werden kann; damit kann es u.a. zu Smegaretention, Balanoposthitis* oder Harnwegsobstruktion kommen; **Therapie**: Beschneidung

Ca|pis|trum *nt* (Ⓔ hammock bandage): ***Syn***: *Halfterverband, Kopfbindenverband*; Verbandstechnik für Kopfverbände

Ca|pi|tu|lum *nt, pl* **-la** (Ⓔ capitulum): ***Syn***: *Kapitulum*; Knochenkopf, Knochenköpfchen

Capitulum humeri (Ⓔ capitellum): ***Syn***: *Humerusköpfchen*; kleines Köpfchen am unteren Ende des Oberarmknochens/Humerus; artikuliert mit dem Radiusköpfchen* in der Articulatio humeroradialis

Caplan: Anthony Caplan; 1907–1976; englischer Arzt (Cardiff)

Caplan-Colinet-Petry-Syndrom *nt*: *→Caplan-Syndrom*

Caplan-Syndrom *nt* (Ⓔ Caplan's syndrome): ***Syn***: *Caplan-Colinet-Petry-Syndrom, Silikoarthrose, Silikoarthritis*; seltenes, zu den Pneumokoniosen* gehörendes, meist bei Bergleuten auftretendes Syndrom von Silikose* und rheumatoider Arthritis*

C-II-Apoproteinmangel, familiärer *m* (Ⓔ familial apolipoprotein C-II deficiency): ***Syn***: *Bürger-Grütz-Syndrom, Hyperlipoproteinämie Typ I, fettinduzierte/exogene Hypertriglyzeridämie, fettinduzierte/exogene Hyperlipämie, fettinduzierte Hyperlipämie*; sehr seltene, autosomal-rezessive Lipidspeicherkrankheit mit Neigung zu Ausbildung von eruptiven Xanthomen auf dem Rücken, der Brust, den Armen und der Glutealregion, Hepatosplenomegalie* und zentralnervösen Störungen; das Arterioskleroserisiko ist gering; bei diätetischer Behandlung ist die Prognose sehr gut; *s.a. Hyperlipoproteinämie*

CAPPr *Abk.*: Cyclophosphamid, Adriamycin, Cisplatin (*engl.* platinol), Prednison

Cap|re|o|my|cin *nt* (Ⓔ capreomycin): von **Streptomyces capreolus** gebildetes tuberkulostatisches Antibiotikum; *s.a. Tuberkulostatikum*

C

Ca|pron|säu|re *f* (Ⓔ caproic acid): ***Syn***: *Kapronsäure, Butylessigsäure, Hexansäure*; in Fetten und Ölen vorkommende gesättigte Fettsäure

Ca|pryl|säu|re *f* (Ⓔ caprylic acid): ***Syn***: *Kaprylsäure, Oktansäure*; in Fetten und Ölen vorkommende gesättigte Fettsäure*

CAPS *Abk*.: Carbamylphosphatsynthetase (Ammoniak)

Caps. *Abk*.: *→Capsula*

Cap|sa|i|cin *nt* (Ⓔ capsaicin): scharf schmeckende Substanz aus Paprikaarten [*s.u. Capsicum*]; bei äußerlicher Anwendung hat es eine antiphlogistische und anästhesierende Wirkung

Capsella bursa-pastoris *f*: *→Hirtentäschel*

Caps. gel. *Abk*.: Capsulae gelatinosae

Cap|si|ci fruc|tus *m* (Ⓔ red pepper): *s.u. Capsicum*

Cap|si|ci fruc|tus a|cer *m* (Ⓔ cayenne chili pepper): *s.u. Capsicum*

Cap|si|cum *nt* (Ⓔ Capsicum): Oberbegriff für **Paprika** [Capsicum annuum] und **Cayennepfeffer** [Capsicum frutescens], Pflanzen aus der Familie der Nachtschattengewächse [Solanaceae]; die Früchte [**Capsici fructus, Capsici fructus acer**] enthalten Capsaicin* und andere Capsaicinoide, die eine hyperämisierende Wirkung haben und Thermo- und Schmerzrezeptoren reizen; **Anw.**: in Salben und Pflastern bei Muskelverspannungen oder -schmerzen im Schulter-Arm- und Wirbelsäulenbereich; traditionell auch bei Gelenkschmerzen, Rippenfellentzündung [Pleuritis*], Frostschäden und Minderdurchblutung der Extremitäten; in der Homöopathie wird Paprika als Konstitutionsmittel verordnet

Cap|sid *nt* (Ⓔ capsid): ***Syn***: *Kapsid*; aus Untereinheiten [**Capsomeren**] aufgebaute Proteinhülle des Virions; *s.a. Essay Viren S. 2273*

Cap|so|mer *nt* (Ⓔ capsomer): *s.u. Capsid*

Cap|su|la *f, pl* **-lae** (Ⓔ capsule): Kapsel

Capsula adiposa perirenalis (Ⓔ adipose capsule of kidney): ***Syn***: *Nierenfettkapsel, perirenale Fettkapsel*; aus lockerem Fettgewebe bestehende Kapsel, die Niere* und Nebenniere* umschließt

Capsula articularis (Ⓔ joint capsule): Gelenkkapsel; *s.u. echtes Gelenk*

Capsula articularis cricoarytenoidea (Ⓔ cricoarytenoid articular capsule): Gelenkkapsel der Articulatio* cricoarytenoidea

Capsula articularis cricothyroidea (Ⓔ cricothyroid articular capsule): Gelenkkapsel der Articulatio* cricothyroidea

Capsula externa (Ⓔ external capsule): ***Syn***: *äußere Kapsel*; aus Projektionsfasern* bestehende weiße Substanz lateral vom Putamen*

Capsula extrema (Ⓔ extreme capsule): weiße Substanz zwischen Putamen* und Inselrinde*

Capsula fibrosa glandulae thyroideae (Ⓔ fibrous capsule of thyroid): ***Syn***: *Schilddrüsenkapsel*; fibröse Kapsel um die Schilddrüse

Capsula fibrosa perivascularis hepatis (Ⓔ fibrous capsule of liver): ***Syn***: *Glisson-Kapsel*; Fortsetzung der Bindegewebskapsel der Leber [Tunica* fibrosa hepatis] entlang den Blutgefäßen in das Lebergewebe

Capsula fibrosa renis (Ⓔ fibrous capsule of kidney): fibrös-bindegewebige Nierenkapsel; *s.a. Niere*

Capsula ganglii (Ⓔ capsule of ganglion): ***Syn***: *Ganglienkapsel*; Kapsel um ein Nervenganglion

Capsula glomeruli (Ⓔ glomerular capsule): ***Syn***: *Bowman-Kapsel*; becherförmige Einstülpung der Nierenkanälchen* um die Glomeruluskapillaren*

Capsula interna (Ⓔ internal capsule): ***Syn***: *innere Kapsel*; Bereich an der Basis des Endhirns, in dem sich Projektionsfasern zwischen Thalamus* und Corpus* callosum auf der Innenseite und Corpus* striatum und Globus* pallidus auf der anderen Seite durchzwängen

Capsula lentis (Ⓔ lens capsule): Linsenkapsel; *s.a. Augenlinse*

Capsula nodi lymphoidei (Ⓔ capsule of lymph node): ***Syn***: *Lymphknotenkapsel*; bindegewebige Kapsel der Lymphknoten*, von der die Trabekel [Trabeculae* nodi lymphoidei] ausgehen

Capsula prostatica (Ⓔ capsule of prostate): ***Syn***: *Prostatakapsel*; Muskelzellen enthaltende derbe Kapsel, die die Prostata* umschließt

Capsula splenica (Ⓔ fibrous capsule of spleen): ***Syn***: *Tunica fibrosa splenica*; fibröse Milzkapsel; *s.a. Milz*

Capsula tonsillae/tonsillaris (Ⓔ tonsillar capsule): ***Syn***: *Mandelkapsel*; zarte Bindegewebskapsel der Gaumenmandel [Tonsilla* palatina]

Cap|to|pril *nt* (Ⓔ captopril): ACE-Hemmer*; **Anw.**: Hypertonie*, schwere Herzinsuffizienz

Ca-Pumpe *f*: alternative Bezeichnung für *→Calcium-ATPase*

Ca|put *m* (Ⓔ head): Kopf; kopfförmige Struktur

Caput breve musculi bicipitis brachii (Ⓔ short head of biceps brachii muscle): kurzer Kopf des Musculus* biceps brachii, der vom Processus* coracoideus entspringt

Caput breve musculi bicipitis femoris (Ⓔ short head of biceps femoris muscle): kurzer Kopf des Musculus* biceps femoris, der am Labium laterale der Linea* aspera entspringt

Caput cornus posterioris medullae spinalis (Ⓔ head of dorsal horn of spinal cord): Kopf des Hinterhorns* des Rückenmarks

Caput costae (Ⓔ head of rib): Rippenköpfchen; *s.u. Rippe*

Caput epididymidis (Ⓔ head of epididymis): ***Syn***: *Nebenhodenkopf*; auf dem oberen Pol des Hodens sitzender dicker Teil des Nebenhodens*, der die stark geknäulten Ductuli* efferentes testis enthält

Caput femoris (Ⓔ head of femur): ***Syn***: *Femurkopf, Oberschenkelkopf, Hüftkopf*; kugelförmiger Kopf des Femurs*, der unterhalb der Mitte eine Einsenkung [Fovea* capitis femoris] hat, in der das Ligamentum* capitis femoris ansetzt; bildet zusammen mit der Hüftpfanne* des Beckens das Hüftgelenk*

Caput fibulae (Ⓔ head of fibula): ***Syn***: *Wadenbeinköpfchen, Fibulaköpfchen*; oberes Ende des Wadenbeins, das mit dem Schienbein [Tibia*] durch das straffe Tibiofibulargelenk verbunden ist

Caput galeatum (Ⓔ caput galeatum): ***Syn***: *Glückshaube*; Eihautreste, die den Kindskopf bei der Geburt bedecken

Caput humerale: veraltet für *→Caput humeri*

Caput humerale musculi flexoris carpi ulnaris (Ⓔ humeral head of flexor carpi ulnaris muscle): am Humerus* ansetzender Kopf des Musculus* flexor carpi ulnaris

Caput humerale musculi pronatoris teretis (Ⓔ humeral head of pronator teres muscle): am Humerus* ansetzender Kopf des Musculus* pronator teres

Caput humeri (Ⓔ head of humerus): ***Syn***: *Humeruskopf, Oberarmkopf*; halbkugelförmiger Gelenkkopf des Oberarms, der unten vom Collum* anatomicum humeri begrenzt wird; bildet mit der Gelenkfläche des Schulterblattes das Schultergelenk*

Caput humeroulnare musculi flexoris digitorum superficiale (Ⓔ humeroulnar head of flexor digitorum superficialis muscle): an Humerus* und Ulna* ansetzender Kopf des Musculus* flexor digitorum superficialis

Caput inferius musculi pterygoidei lateralis (Ⓔ inferior head of lateral pterygoid muscle): *s.u. Musculus pterygoideus lateralis*

Caput laterale musculi gastrocnemii (Ⓔ lateral head of gastrocnemius muscle): lateraler Kopf des Musculus* gastrocnemius

Caput laterale musculi tricipitis brachii (Ⓔ lateral head of triceps brachii muscle): ***Syn***: *lateraler/äußerer Trizepskopf*; entspringt lateral vom langen Trizepskopf vom Tuberculum* infraglenoidale

Caput longum musculi bicipitis brachii (Ⓔ long head of biceps brachii muscle): ***Syn***: *langer Bizepskopf*; vom Tuberculum* supraglenoidale des Schulterblattes entspringender langer Kopf des Musculus* biceps brachii

Caput longum musculi bicipitis femoris (Ⓔ long head of biceps femoris muscle): vom Tuber* ischiadicum entspringender langer Kopf des Musculus biceps femoris

Caput longum musculi tricipitis brachii (Ⓔ long head of triceps brachii muscle): ***Syn***: *langer Trizepskopf*; entspringt

vom Tuberculum* infraglenoidale
Caput mallei (Ⓔ head of malleus): *Syn*: *Hammerkopf*; Kopf des Malleus*, der mit dem Amboss* das Inkudomalleolargelenk bildet
Caput mandibulae (Ⓔ head of mandible): *Syn*: *Unterkieferköpfchen, Condylus mandibulae*; walzenförmiger Gelenkkopf des Unterkiefers, der auf dem Processus* condylaris mandibulae sitzt; bildet mit der Fossa* mandibularis des Oberkiefers das Unterkiefergelenk*
Caput mediale musculi flexoris hallucis brevis (Ⓔ medial head of flexor hallucis brevis muscle): innerer Kopf des Musculus* flexor hallucis brevis
Caput mediale musculi gastrocnemii (Ⓔ medial head of gastrocnemius muscle): medialer Kopf des Musculus* gastrocnemius
Caput mediale musculi tricipitis brachii (Ⓔ medial head of triceps brachii muscle): *Syn*: *medialer/tiefer Trizepskopf, Caput profundum musculi tricipitis brachii*; entspringt auf der Rückfläche des Humerus distal und medial vom Sulcus* nervi radialis und vom Septum* intermusculare brachii mediale
Caput medusae (Ⓔ Medusa's head): *Syn*: *Medusenhaupt, Cirsomphalus, Varicomphalus*; Erweiterung und Schlängelung der Bauchdeckenvenen bei Abflussstörung im Pfortaderbereich, z.B. bei Leberzirrhose* oder Thrombose*
Caput membranaceum (Ⓔ caput membranaceum): *Syn*: *Kautschukschädel, Kautschukkopf*; durch Störung der Osteoblastenfunktion hervorgerufene Weichheit der Schädelknochen; findet sich u.a. bei Osteogenesis* imperfecta oder fetaler Hypokalzämie
Caput musculi (Ⓔ head of muscle): Muskelkopf
Caput natiforme (Ⓔ olympian forehead): *Syn*: *Olympierstirn*; *s.u. Essay Syphilis S. 2077*
Caput nuclei caudati (Ⓔ head of caudate nucleus): *Syn*: *Caudatuskopf, Kaudatuskopf*; Kopf des Nucleus* caudatus
Caput obliquum musculi adductoris hallucis (Ⓔ oblique head of adductor hallucis muscle): langer, schräg verlaufender Kopf des Musculus* adductor hallucis
Caput obliquum musculi adductoris pollicis (Ⓔ oblique head of adductor pollicis muscle): schräg verlaufender Kopf des Musculus* adductor pollicis
Caput obstipum: *→Schiefhals*
Caput ossis metacarpi (Ⓔ head of metacarpal bone): *Syn*: *Metakarpalköpfchen*; Köpfchen der Mittelhandknochen; Teil der Metakarpophalangealgelenke*
Caput ossis metatarsi (Ⓔ head of metatarsal bone): *Syn*: *Metatarsalköpfchen*; Köpfchen der Mittelfußknochen; Teil der Metatarsophalangealgelenke*
Caput pancreatis (Ⓔ head of pancreas): *Syn*: *Pankreaskopf*; der vordere Teil der Bauchspeicheldrüse, der im konkaven C-förmigen Teil der Duodenalschleife liegt; nach unten gibt er den durch die Incisura* pancreatis abgetrennten **Hakenfortsatz** [Processus uncinatus] ab, der hinter Arteria* und Vena* mesenterica superior liegt
Caput phalangis (Ⓔ head of phalanx): Köpfchen der Finger- [**Caput phalangis manus**] oder Zehenglieder [**Caput phalangis pedis**]
Caput profundum musculi flexoris pollicis brevis (Ⓔ deep head of flexor pollicis brevis muscle): tiefer Kopf des Musculus* flexor pollicis brevis
Caput profundum musculi tricipitis brachii: *→Caput mediale musculi tricipitis brachii*
Caput radiale musculi flexoris digitorum superficialis (Ⓔ radial head of flexor digitorum superficialis muscle): vom Radius* entspringender Kopf des Musculus* flexor digitorum superficialis
Caput radii (Ⓔ head of radius): *Syn*: *Speichenkopf, Radiuskopf*; oberer, walzenförmiger Kopf des Radius*; der äußere Rand [**Circumferentia articularis capitis radii**] ist Teil des oberen Radioulnargelenks*; die **Fovea articularis capitis radii** auf der Oberseite artikuliert mit dem Capitulum* humeri im Humeroradialgelenk*
Caput rectum musculi recti femoris (Ⓔ straight head of rectus femoris muscle): gerader Kopf des Musculus* rectus femoris, der an der Spina* iliaca anterior inferior entspringt
Caput reflexum musculi recti femoris (Ⓔ reflected head of rectus femoris muscle): oben am Acetabulum entspringender Kopf des Musculus* rectus femoris
Caput stapedis (Ⓔ head of stapes): *Syn*: *Steigbügelkopf*; Kopf des Steigbügels*, bildet mit dem **Processus lenticularis incudis** des Amboss* das Inkudostapedialgelenk*
Caput succedaneum (Ⓔ caput succedaneum): *Syn*: *Kopfgeschwulst, Geburtsgeschwulst*; harmlose Schwellung der Kopfhaut, die sich bei jeder Geburt mehr oder minder stark ausgeprägt bildet; verschwindet nach der Geburt von alleine

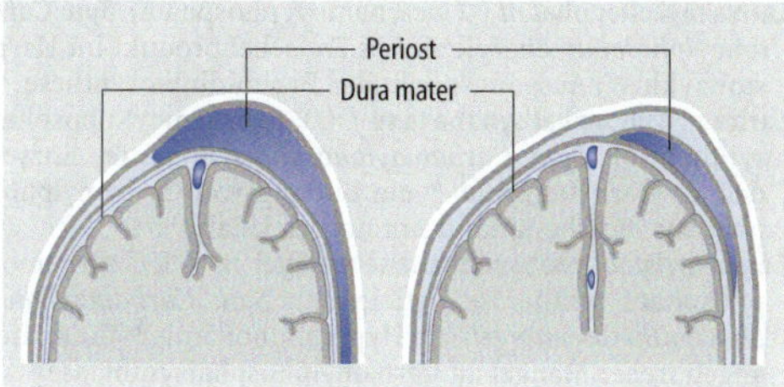

Abb. C9. Caput succedaneum

Caput superius musculi pterygoidei lateralis (Ⓔ superior head of lateral pterygoid muscle): *s.u. Musculus pterygoideus lateralis*
Caput tali (Ⓔ head of talus): *Syn*: *Taluskopf, Sprungbeinkopf*; am vorderen Ende des Sprungbeins liegender knaufförmiger Vorsprung, der mit der Facies* articularis navicularis tali mit dem Kahnbein* artikuliert; wird hinten vom Talushals [Collum tali] begrenzt
Caput tibiae (Ⓔ head of tibia): *Syn*: *Tibiakopf*; *s.u. Tibia*
Caput transversum musculi adductoris hallucis (Ⓔ transverse head of adductor hallucis muscle): querverlaufender Kopf des Musculus* adductor hallucis
Caput transversum musculi adductoris pollicis (Ⓔ transverse head of adductor pollicis muscle): querverlaufender Kopf des Musculus* adductor pollicis
Caput ulnae (Ⓔ head of ulna): *Syn*: *Ellenköpfchen, Ulnaköpfchen*; unteres Ende der Elle [Ulna], dessen **Circumferentia articularis capitis ulnae** mit der Incisura* ulnaris radii das untere Radioulnargelenk* bildet; der **Griffelfortsatz** [Processus styloideus ulnae] entspringt von der Rückseite des Ellenköpfchens
Caput ulnare musculi flexoris carpi ulnaris (Ⓔ ulnar head of flexor carpi ulnaris muscle): von der Ulna* entspringender Kopf des Musculus* flexor carpi ulnaris
Caput ulnare musculi pronatoris teretis (Ⓔ ulnar head of pronator teres muscle): von der Ulna* entspringender Kopf des Musculus* pronator teres
CAR *Abk*.: computerassistierte Radiologie
Ca|ra|te *f* (Ⓔ carate): *Syn*: *Pinta, Mal del Pinto*; durch Treponema* carateum verursachte chronische Hauterkrankung in Süd- und Mittelamerika; im Gegensatz zur Syphilis* gibt es keine Knochenläsionen und keinen Befall von Zentralnervensystem oder Herz-Kreislaufsystem
Ca|ra|zo|lol *nt* (Ⓔ carazolol): Betablocker*; **Anw.**: Hypertonie*
Carb-, carb- *präf.*: *→Carbo-*
Carb|a|chol *nt* (Ⓔ carbachol): *Syn*: *(2-Carbamoyloxyethyl)trimethylammoniumchlorid, Carbamoylcholinchlorid*; direktes Parasympathomimetikum*; Miotikum*; **Anw.**: lokal bei Glaukom*
Car|ba|ma|te *pl* (Ⓔ carbamoates): als Insektizide verwendete Ester der Carbaminsäure
Carb|a|ma|ze|pin *nt* (Ⓔ carbamazepine): hemmt die Na-Kanäle der Nervenzellen; Antikonvulsivum*, Analgetikum*; **Anw.**: fokale Epilepsien, Grand mal-Anfälle, Trigeminusneuralgie, atypischer Gesichtsschmerz, Diabetes insipidus
Car|ba|ma|zin *nt* (Ⓔ diethylcarbamazine): *Syn*: *Diethylcarbamazin*; Anthelmintikum* mit breitem Wirkungsspektrum [v.a. Filariose*, Onchozerkose*]

Carb|a|mid *nt*: *→Harnstoff*

Carb|a|mid|pur|pu|ra *f*: *→Schamberg-Krankheit*

Carb|a|mid|säu|re *f*: *→Carbaminsäure*

Carb|a|min|säu|re *f* (Ⓔ carbamic acid): ***Syn***: *Carbamidsäure*; Derivat der Kohlensäure*; Zwischenprodukt im Harnstoffzyklus*

Carb|a|min|säu|re|hy|dra|zid *nt*: *→Semicarbazid*

Carb|a|mo|yl|cho|lin|chlo|rid *nt*: *→Carbachol*

Carb|a|mo|yl|phos|phat *nt*: *→Carbamylphosphat*

Carb|a|mo|yl|phos|phat|syn|the|ta|se *f*: *→Carbamylphosphatsynthetase*

Carb|a|mo|yl|phos|phat|syn|the|ta|se|man|gel *m*: *→Carbamylphosphatsynthetasemangel*

Carb|a|myl|phos|phat *nt* (Ⓔ carbamoyl phosphate): ***Syn***: *Carbamoylphosphat*; energiereiches Zwischenprodukt im Harnstoffzyklus*; Ausgangspunkt der Pyrimidinbiosynthese

Carb|a|myl|phos|phat|syn|the|ta|se *f* (Ⓔ carbamoyl-phosphate synthetase): ***Syn***: *Carbamoylphosphatsynthetase*; Enzym, das im Harnstoffzyklus* die Bildung von Carbamylphosphat aus Bicarbonat und Ammoniak katalysiert

Carb|a|myl|phos|phat|syn|the|ta|se|man|gel *m* (Ⓔ carbamoyl phosphate synthetase deficiency): ***Syn***: *Carbamoylphosphatsynthetasemangel*; zu Hyperammonämie* führender, angeborener Mangel an Carbamylphosphatsynthetase*

Carb|a|pe|ne|me *pl* (Ⓔ carbapenems): Betalactamantibiotika* mit sehr breitem Wirkungsspektrum; kaum anfällig gegen β-Lactamase; z.B. Imipenem*

Carb|a|zo|chrom *nt* (Ⓔ carbazochrome): ***Syn***: *5,6-Dihydro-3-hydroxy-1-methyl-5,6-indolindion-5-semicarbazon*; Oxidationsprodukt des Adrenalins; **Anw.**: Hämostyptikum*

Car|bi|do|pa *nt* (Ⓔ carbidopa): ***Syn***: *(2S)-3-(3,4-Dihydroxyphenyl)-2-hydrazino-2-methylpropionsäure*; DOPA-Decarboxylasehemmer, der die Umwandlung von DOPA (3,4-Dihydroxyphenylalanin*) in Dopamin in der Peripherie verhindert; damit wird eine höhere Konzentration von DOPA im Blut erreicht wird; **Anw.**: Antiparkinsonmittel

Carb|i|ma|zol *nt* (Ⓔ carbimazole): Thioharnstoff, der die Synthese von Schilddrüsenhormonen hemmt; **Anw.**: Hyperthyreose, Morbus Basedow, Schilddrüsenautonomie

Car|bi|nox|a|min *nt* (Ⓔ carbinoxamine): Antihistaminikum*, H_1-Rezeptorenblocker*

Car|bo *m* (Ⓔ carbo): Kohle

Carbo activatus/adsorbens: *→Carbo medicinalis*

Carbo medicinalis (Ⓔ activated charcoal): ***Syn***: *medizinische Kohle, Carbo medicinalis/activatus/adsorbens, Aktivkohle*; aus pflanzlichen Substanzen gewonnene Kohle, die gelöste Teilchen absorbiert; **Anw.**: intern bei Meteorismus, Flatulenz und zur Adsorption von Bakterien im Darm; extern als Wundstreupulver

Carbo-, carbo- *präf.*: Wortelement mit der Bedeutung „Kohle/Kohlenstoff"

Car|bo|an|hy|dra|se *f* (Ⓔ carbonic anhydrase): ***Syn***: *Kohlensäureanhydrase, Karbonatdehydratase, Karboanhydrase*; zinkhaltiges Enzym, das in den Erythrozyten [**Carboanhydrase I**], der Magenschleimhaut und der Niere [enthält zwei Isoenzyme, **Carboanhydrase II** im Zytosol der proximalen und distalen Tubuluszellen, und **Carboanhydrase IV** im Bürstensaum der proximalen Tubuli] vorkommt; katalysiert in den Nierentubuli und Erythrozyten die Bildung von Kohlensäure aus Wasser und Kohlendioxid und in der Magenschleimhaut die Freisetzung von Wasserstoffionen aus Bicarbonat; *s.a. Carboanhydrasehemmer*

Car|bo|an|hy|dra|se|hem|mer *m* (Ⓔ carbonic anhydrase inhibitor): ***Syn***: *Carboanhydraseinhibitor, Karboanhydrasehemmer*; Diuretikum*, das den Wasserstoff- und Natrium-Ionenaustausch in den Tubuluszellen der Niere hemmt; dadurch werden Kalium-, Natrium- und Hydrogencarbonat-Ionen vermehrt, Ammonium-Ionen vermindert ausgeschieden; der Basenverlust führt zu Azidose*, die die Ausscheidung anderer Pharmaka beeinflussen kann

Car|bo|an|hy|dra|se|in|hi|bi|tor *m*: *→Carboanhydrasehemmer*

Car|bo|cis|te|in *nt* (Ⓔ carbocysteine): ***Syn***: *S-Carboxymethyl-L-cystein*; Mukolytikum*, Expektorans*; **Anw.**: akute und chronische Atemwegserkrankungen mit Schleimbildung

Car|bo|hä|mie *f* (Ⓔ carbohemia): ***Syn***: *Karbohämie*; Kohlendioxidüberschuss des Blutes

Car|bo|hy|drat|u|rie *f* (Ⓔ carbohydraturia): ***Syn***: *Karbohydraturie*; (erhöhte) Kohlenhydratausscheidung im Harn; *s.a. Melliturie, Diabetes mellitus*

Car|bo|nat *nt* (Ⓔ carbonate): ***Syn***: *Karbonat*; Salz der Kohlensäure*

Car|bo|ne|um *nt*: *→Kohlenstoff*

Car|bon|säu|re *f* (Ⓔ carboxylic acid): ***Syn***: *Karbonsäure*; organische Säure, die eine oder mehrere Carboxylgruppen [-COOH] enthält

CARBOPEC *Abk.*: Carboplatin, Etoposid, Cyclophosphamid

Car|bo|pla|tin *nt* (Ⓔ carboplatin): platinhaltiges Zytostatikum*; *s.a. Essay Chemotherapie S. 349*

Carb|o|xi|la|se *f*: *→Carboxylase*

Carb|o|xy|hä|mo|glo|bin *nt* (Ⓔ carboxyhemoglobin): ***Syn***: *Kohlenmonoxidhämoglobin, CO-Hämoglobin*; durch Anlagerung von Kohlenmonoxid entstandenes hellrotes Hämoglobinderivat; *s.a. Kohlenmonoxidvergiftung*

Carb|o|xy|la|se *f* (Ⓔ carboxylase): ***Syn***: *Carboxilase*; Enzym, das die Einführung von Kohlendioxid in organische Verbindungen katalysiert

Carb|o|xy|les|te|ra|se *f* (Ⓔ carboxylesterase): Esterase*, die Carbonsäureester spaltet

Carb|o|xyl|grup|pe *f* (Ⓔ carboxyl radical): *s.u. Carbonsäure*

Carb|o|xy|lie|rung *f* (Ⓔ carboxylation): Einführung von Kohlendioxid in eine organische Verbindung

S-Carboxymethyl-L-cystein *nt*: *→Carbocistein*

Carb|o|xy|pep|ti|da|sen *pl* (Ⓔ carboxypeptidases): Peptidasen, die die C-terminale Aminosäure von Eiweißen* abspalten

6-Carb|o|xy|u|ra|cil *nt* (Ⓔ 6-carboxyuracil): ***Syn***: *Orotsäure*; Zwischenprodukt des Pyrimidinstoffwechsels

Car|bro|mal *nt* (Ⓔ carbromal): ***Syn***: *(2-Brom-2-ethylbutyryl)urea, Bromdiethylacetylharnstoff*; Bromharnstoffderivat; **Anw.**: Sedativum*, schwach wirksames Hypnotikum*

Car|bun|cu|lus *m, pl* **-li** (Ⓔ carbuncle): ***Syn***: *Karbunkel*; durch Staphylokokken* verursachte eitrige Entzündung mehrerer Haarfollikel; *s.a. Furunkel*

Car|bu|te|rol *nt* (Ⓔ carbuterol): ***Syn***: *[5-[2-(tert-Butylamino)-1-hydroxyethyl]-2-hydroxyphenyl]urea*; β_2-Sympathomimetikum; **Anw.**: Bronchospasmolytikum* bei Asthma* bronchiale und chronisch obstruktiver Bronchitis*

Carcassone: Bernard Gauderic Carcassone; französischer Chirurg im 18. Jahrhundert

Carcassone-Band *nt* (Ⓔ Carcassonne's perineal ligament): ***Syn***: *Waldeyer-Band, Ligamentum transversum perinei*; querverlaufende Faszienverdickung unterhalb des Ligamentum* pubicum inferius im Levatorspalt*

Carcino-, carcino- *präf.*: Wortelement mit der Bedeutung „Krebs/Karzinom"

Car|ci|no|ma *nt, pl* **-mata** (Ⓔ carcinoma): ***Syn***: *Karzinom, maligne Epitheliom, Krebs*; bösartiger, vom Epithel von Haut, Schleimhaut und Organen ausgehender Tumor; häufigste maligne Geschwulst [ca. 80 %]; *s.a. Essay Chemotherapie S. 349, Essay Mechanismen der Entstehung genetisch bedingter Krebsformen S. 1561*

Carcinoma adenomatosum (Ⓔ adenocarcinoma): ***Syn***: *Adenokarzinom, Adenocarcinoma*; von Drüsengewebe ausgehendes Karzinom*

Carcinoma alveolare: *→Carcinoma alveolocellulare*

Carcinoma alveolocellulare (Ⓔ alveolar cell carcinoma): ***Syn***: *bronchiolo-alveoläres Lungenkarzinom, bronchiolo-alveoläres Karzinom, Alveolarzellenkarzinom, Alveolarzellkarzinom, Lungenadenomatose, Carcinoma alveolare*; seltenes Adenokarzinom* der Lunge; trotz frühzeitiger hämatogener Metastasierung* ist die Prognose relativ gut, weil die Tumorverdopplungszeit oft über 100 Tage beträgt, d.h., es kommt zu einem langsamen, oft jahrelangen Verlauf; tritt gehäuft bei Frauen und vermehrt bei Nichtrauchern auf; *s.a. Bronchialkarzinom*

Carcinoma avenocellulare (Ⓔ oat cell carcinoma): ***Syn***: *Haferzellkarzinom, oat-cell-Karzinom*; kleinzelliges/kleinzellig-anaplastisches Bronchialkarzinom* mit typischen Zellen

Carcinoma basocellulare: *→Basaliom*

Carcinoma cervicis uteri: *→Zervixkarzinom*

Carcinoma cholangiocellulare: →*cholangiozelluläres Karzinom*
Carcinoma clarocellulare (Ⓔ clear cell carcinoma): *Syn*: *hellzelliges Karzinom, Klarzellkarzinom, Klarzellenkarzinom*; Plattenepithelkarzinom mit großen hellen Zellen
Carcinoma colloides (Ⓔ colloid carcinoma): *Syn*: *Gallertkrebs, Gallertkarzinom, Schleimkrebs, Kolloidkrebs, Kolloidkarzinom, Schleimkarzinoms, Carcinoma gelatinosum/mucoides/mucosum*; schleimproduzierendes Adenokarinom*, meist mit Siegelringzellen*
Carcinoma corporis uteri: →*Korpuskarzinom*
Carcinoma gelatinosum: →*Carcinoma colloides*
Carcinoma hepatocellulare: →*hepatozelluläres Karzinom*
Carcinoma in lupo (Ⓔ carcinoma in lupo): *Syn*: *Lupuskarzinom, Röntgen-Lupuskarzinom*; *s.u. Lupus vulgaris*
Carcinoma in situ (Ⓔ carcinoma in situ): *Syn*: *Oberflächenkarzinom, präinvasives/intraepitheliales Karzinom*; Karzinom von Haut oder Schleimhaut, das die Basalmembran noch nicht durchbrochen hat

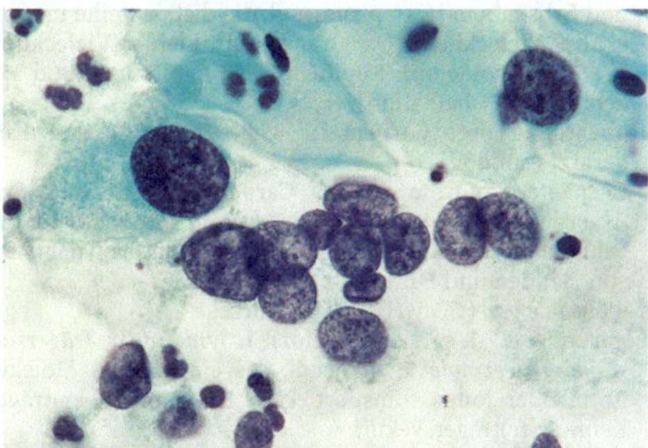

Abb. C10. Carcinoma in situ

duktales Carcinoma in situ (Ⓔ ductal carcinoma in situ): *s.u. Mammakarzinom*
lobuläres Carcinoma in situ (Ⓔ lobular carcinoma in situ): *s.u. Mammakarzinom*
Carcinoma mammae: →*Mammakarzinom*
Carcinoma mucoides/mucosum: →*Carcinoma colloides*
Carcinoma planocellulare/platycellulare: →*Plattenepithelkarzinom*
Carcinoma scirrhosum (Ⓔ scirrhous carcinoma): *Syn*: *szirrhöses Karzinom, Faserkrebs, Szirrhus, Scirrhus, Skirrhus*; Karzinom* mit harter Konsistenz durch ein Überwiegen von Stromaanteilen
Car|ci|no|sar|co|ma *nt, pl* **-malta** (Ⓔ carcinosarcoma): *Syn*: *Karzinosarkom*; bösartiger Mischtumor mit karzinomatösen und sarkomatösen Anteilen; findet sich z.B. in Endometrium, Speiseröhre und Eierstock
Car|ci|no|sis *f, pl* **-ses** (Ⓔ carcinosis): *Syn*: *Karzinomatose, Karzinose*; diffuser Befall des gesamten Körpers, eines Organs oder einer Körperhöhle mit Karzinommetastasen
Carcinosis pleurae (Ⓔ pleural carcinosis): *Syn*: *Pleurakarzinose, Pleurakarzinomatose*; diffus metastatischer Pleurabefall bei verschiedenen Tumoren
Card-, card- *präf.*: →*Cardio-*
CARD15 *nt*: *s.u. Essay Chronisch entzündliche Darmerkrankungen S. 403*
Car|da|mo|mi ae|the|ro|le|um *nt* (Ⓔ cardamon oil): ätherisches Öl aus den Samen von Kardamom*
Car|da|mo|mi fruc|tus *m* (Ⓔ cardamon seed): *s.u. Kardamom*
Car|de|no|li|de *pl* (Ⓔ cardenolides): *Syn*: *Cardenolidglykoside*; herzwirksame Glykoside* mit einfach ungesättigtem γ-Lactonring
Car|de|no|lid|gly|ko|si|de *pl*: →*Cardenolide*
Car|dia *f* (Ⓔ cardia): *Syn*: *Magenmund, Mageneingang, Kardia, Pars cardiaca gastricae*; an der Mündung der Speiseröhre [Ostium* cardiacum] beginnender, etwa 1–3 cm breiter erster Abschnitt des Magens*
Cardia-, cardia- *präf.*: Wortelement mit der Bedeutung **1.** „Herz" **2.** „Magenmund/Kardia"
Car|di|ac in|dex *m*: *Syn*: *Herzindex*; Herzminutenvolumen* pro Quadratmeter Körperoberfläche; normal 3–4 l/min/m²; liegt bei manifester Linksherzinsuffizienz unter 2,2 l/min/m²
Cardio-, cardio- *präf.*: Wortelement mit der Bedeutung **1.** „Herz" **2.** „Magenmund/Kardia"
Car|di|o|bac|te|ri|um ho|mi|nis *nt* (Ⓔ Cardiobacterium hominis): *s.u. HACEK-Gruppe*
Car|di|o|li|pin *nt* (Ⓔ cardiolipin): *Syn*: *Diphosphatidylglycerin, Kardiolipin*; im Herzmuskel auftretendes Phospholipid*
Car|di|o|my|o|pa|thie *f*: →*Kardiomyopathie*
Car|di|o|to|ko|gra|phie *f*: →*Kardiotokographie*
Car|di|tis *f, pl* **-ti|den** (Ⓔ carditis): *Syn*: *Karditis*; Herzentzündung; Oberbegriff für Endocarditis*, Myocarditis*, Pericarditis* und Pancarditis*
Car|du|i ma|ri|ae fruc|tus *m* (Ⓔ saint-mary's-thistle seed): Früchte der Mariendistel*
Car|du|us be|ne|dic|tus *m*: →*Kardobenedikte*
Car|du|us ma|ri|a|nus *m*: →*Mariendistel*
Ca|rex a|re|na|ri|a *f*: →*Sandriedgras*
Carey Coombs: →*Coombs*
Ca|ri|cae fruc|tus *m* (Ⓔ figs): *s.u. Feige*
Ca|ri|cae pa|pa|y|ae fo|li|um *nt* (Ⓔ papaya leaf): Laubblätter der Papaya*
Ca|ri|cae pa|pa|y|ae fruc|tus *m* (Ⓔ papaya seed): Papayafrucht; *s.u. Papaya*
Ca|ri|ca pa|pa|y|a *f*: →*Papaya*
Ca|ri|cis rhi|zo|ma *nt* (Ⓔ sand sedge root): Wurzelstock von Sandriedgras*
Ca|ri|es *f*: **1.** →*Caries dentium* **2.** →*Knochenfraß*
Caries carnosa (Ⓔ caries carnosa): *s.u. Knochenfraß*
Caries caseosa (Ⓔ caries caseosa): *s.u. Knochenfraß*
Caries dentium (Ⓔ tooth decay): *Syn*: *Karies, Zahnkaries, Zahnfäule, Zahnfäulnis*; chronischer Demineralisierungsprozess der Zahnhartsubstanzen, der zu Kavitätenbildung und Zerstörung des Zahnes führt; entsteht durch prolongierte Einwirkung von schwachen organischen Säuren, die beim Abbau von Zuckern [Saccharose, aber auch andere Mono- und Disaccharide] durch Bakterien in Zahnbelägen entstehen; beginnt deshalb meist an Stellen, an denen sich bevorzugt Plaques bilden kann, wie z.B. Fissuren oder Approximalflächen
Bildung und Verlauf wird durch drei Faktoren beeinflusst: **1.** Resistenz der Zähne **2.** Ernährung [v.a. häufige Zuckeraufnahme mit Nahrung oder Getränken] **3.** Zahnhygiene; im Anfangsstadium kommt es zur Erweichung der befallenen Zahnbezirke, die prinzipiell reversibel ist; erfolgt keine Behandlung, kommt es zur Bildung der typischen Kavität, die langsam in Richtung Pulpa wächst; im nächsten Schritt bildet sich die oft sehr schmerzhafte **Pulpitis dentium** oder eine **Pulpagangrän**; **Therapie:** Entfernung der erkrankten Zahnsubstanzen und Füllung des Defektes; zur Vermeidung eines Rezidivs oder **Sekundärkaries** [Karies am Rand einer Füllung] wurde früher meist die von G. V. Black entwickelte **extension for prevention**-Technik durchgeführt, d.h., die Kavität wurde vergrößert, damit die Ränder in sauberen Zonen liegen; heute ist das meist nicht mehr nötig, weil die Zahnhygiene besser ist als früher; *s.a. Kariesprophylaxe*
Caries fungosa (Ⓔ caries fungosa): *s.u. Knochenfraß*
Caries humida (Ⓔ caries humida): *s.u. Knochenfraß*
Caries sicca (Ⓔ dry caries): *s.u. Knochenfraß*
Ca|ri|na *f, pl* **-nae** (Ⓔ carina): Kiel, kielförmige Struktur
Carina tracheae (Ⓔ carina of trachea): in das Lumen der Luftröhre vorspringender Knorpelsporn an der Bifurcatio* tracheae
Carina urethralis vaginae (Ⓔ urethral carina of vagina): durch die Harnröhrenmündung [Ostium* urethrae externum] verursachte Schleimhautvorwölbung im vorderen Teil des Scheidenvorhofs
Ca|ri|so|pro|dol *nt* (Ⓔ carisoprodol): *Syn*: *N-Isopropyl-(2-methyl-2-propyltrimethylen)dicarbamat*; zentrales Muskelrelaxans*; Analgetikum*
Carlens: Erik Carlens; zeitgenössischer schwedischer Ohrenarzt (Stockholm)
Carlens-Tubus *m* (Ⓔ Carlens' catheter): Doppellumen-

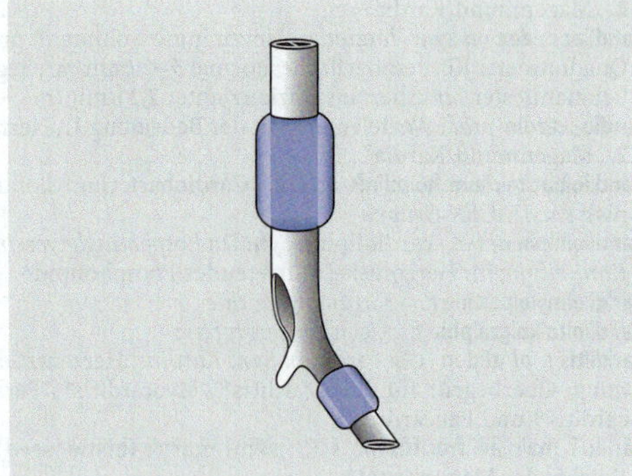

Abb. C11. Carlens-Tubus

tubus* zur Intubation des linken Hauptbronchus

Car|li|na a|cau|lis *f.*: →*Eberwurz*

Car|li|nae ra|dix *f* (Ⓔ carline thistle root): Wurzel von Eberwurz*

Car|min *nt* (Ⓔ carmine): ***Syn:*** *Karmin, Karminrot*; aus Kochinelleläusen gewonnener roter Farbstoff und Indikator

Car|mi|na|ti|vum *nt, pl* **-va** (Ⓔ carminative): ***Syn:*** *Karminativum*; Mittel gegen Blähungen

Car|mus|tin *nt* (Ⓔ carmustine): alkylierendes Zytostatikum*; **Anw.**: primäre Hirntumoren, multiples Myelom, malignes Lymphom, malignes Melanom, gastrointestinale Karzinome

CARNA *Abk.*: computerassistierte Radionuklidangiographie

Car|ni|tin *nt* (Ⓔ carnitine): ***Syn:*** *Karnitin*; vitaminähnlicher Wirkstoff, der in der Mitochondrienmembran als Carrier für Acyl-Reste fungiert

Car|ni|vo|ra *pl* (Ⓔ Carnivora): ***Syn:*** *Karnivoren*; *(biolog.)* Fleischfresser

Car|no|sin *nt* (Ⓔ carnosine): ***Syn:*** *Karnosin, β-Alanin-L-Histidin*; im Muskel vorkommendes Dipeptid

Car|no|sin|ä|mie *nt* (Ⓔ carnosinemia): ***Syn:*** *Karnosinämie*; Erhöhung des Carnosinspiegels im Blut

Car|no|sin|u|rie *f* (Ⓔ carnosinuria): ***Syn:*** *Karnosinurie*; erhöhte Carnosinausscheidung im Harn

Caroli: Jacques Caroli; französischer Gastrologe (Paris) im 20. Jahrhundert

Caroli-Syndrom *nt* (Ⓔ Caroli's syndrome): angeborene Erweiterung der intrahepatischen Gallengänge; oft kombiniert mit Nieren- und/oder Pankreaszysten [**reno-hepato-pankreatische Dysplasie**]; führt zu Abflussstörung der Galle, Ikterus* und Hepatomegalie*

Ca|ro lu|xu|ri|ans *f* (Ⓔ proud flesh): ***Syn:*** *wildes Fleisch*; überschießendes Granulationsgewebe*

Ca|ro|tin *nt* (Ⓔ carotene): ***Syn:*** *Karotin*; Gruppe von Pflanzenfarbstoffen, die im Körper in Vitamin* A umgewandelt werden

β-Carotin (Ⓔ β-carotene): ***Syn:*** *β-Karotin, Provitamin A, Betacarotin, Betacaroten*; in der Natur weit verbreitetes Carotin; das Carotingemisch der Karotten besteht zu 85 % aus β-Carotin; **Anw.**: Vitamin A-Therapie; Dermatikum* bei Vitiligo*, Lichtdermatose*, erythropoetischer Protoporphyrie*; *s.a. Vitamin A*

Ca|ro|tin|ä|mie *f* (Ⓔ carotenemia): ***Syn:*** *Karotinämie, Hyperkarotinämie*; erhöhter Carotingehalt des Blutes; *s.a. Carotinosis*

Ca|ro|tin|gelb|sucht *f.*: →*Carotinosis*

Ca|ro|tin|ik|te|rus *m:* →*Carotinosis*

Ca|ro|ti|no|der|mie *f.*: →*Carotinosis*

Ca|ro|ti|no|i|de *pl* (Ⓔ carotenoids): ***Syn:*** *Karotinoide*; aus Isopreneinheiten aufgebaute Pflanzenfarbstoffe, zu denen u.a. Carotin* gehört

Ca|ro|ti|no|sis *m, pl* **-ses** (Ⓔ carotenodermia): ***Syn:*** *Karotingelbsucht, Karotinikterus, Carotingelbsucht, Carotinikterus, Karotinodermie, Carotinodermia, Carotinodermie, Xanthodermie, Aurantiasis cutis*; durch eine Erhöhung der Carotine* hervorgerufene Gelbfärbung der Haut; relativ häufig bei Säuglingen durch Karotten verursacht

Ca|ro|tis|si|nus *m* (Ⓔ carotid sinus): ***Syn:*** *Karotissinus, Sinus caroticus*; Erweiterung der Arteria* carotis communis an der Karotisgabel [Bifurcatio carotidis]

Carotis-Sinus-cavernosus-Fistel *f* (Ⓔ carotid-cavernous fistula): ***Syn:*** *Karotis-Kavernosus-Fistel, Karotis-Kavernosus-Aneurysma*; im Anschluss an ein Trauma [meist Schädelbasisfraktur] entstehende Fistel zwischen Arteria* carotis interna und Sinus* cavernosus; oft als Aneurysma mit Exophthalmus*, Doppeltsehen, Druckatrophie des Nervus* opticus und Trigeminusneuralgie*

Carotis-sinus-Syndrom *nt:* →*Karotissinussyndrom*

Ca|ro|tis|si|nus|syn|ko|pe *f* (Ⓔ carotid sinus syncope): ***Syn:*** *Karotissinussynkope*; *s.u. vasovagale Synkope*

Car|pa|lia *pl* (Ⓔ carpal bones): ***Syn:*** *Handwurzelknochen, Karpalknochen, Ossa carpalia, Ossa carpi*; die 8 Knochen der Handwurzel, die in zwei Reihen angeordnet sind; die proximale Reihe besteht aus **Kahnbein** [Os* scaphoideum], **Mondbein** [Os* lunatum], **Dreiecksbein** [Os* triquetrum] und **Erbsenbein** [Os* pisiforme], die distale Reihe umfasst **großes Vieleckbein** [Os* trapezium], **kleines Vieleckbein** [Os* trapezoideum], **Kopfbein** [Os* capitatum] und **Hakenbein** [Os* hamatum]

Carpenter: George Carpenter; 1859–1910; englischer Kinderarzt (London)

Carpenter-Syndrom *nt* (Ⓔ Carpenter syndrome): ***Syn:*** *Akrozephalopolysyndaktylie II, Akrozephalosyndaktylie II*; Fehlbildungssyndrom mit Akrozephalie* und Polydaktylie* von Händen und Füßen

Car|pus *m, pl* **-pi** (Ⓔ wrist): Handwurzel

Car|ri|er *m* (Ⓔ **1.** carrier **2.** vector): **1.** ***Syn:*** *Träger, Trägersubstanz, Trägermolekül*; Molekül, das ein anderes Molekül, Atom oder Ionen transportiert **2.** Infektions(über)träger, Keim(über)träger, Vektor

Car|ri|er|li|pid *nt* (Ⓔ carrier lipid): als Carrier fungierendes Lipid*

Car|ri|er|pro|te|in *nt* (Ⓔ carrier protein): als Carrier fungierendes Protein*

Carrión: Daniel A. Carrión; 1850–1885; peruanischer Arzt (Lima); inokulierte sich mit Bartonella* bacilliformis und verstarb an der Infektion

Carrión-Krankheit *f* (Ⓔ Carrión's disease): ***Syn:*** *Bartonellose, Bartonellosis*; in Südamerika vorkommende Infektionskrankheit durch **Bartonella bacilliformis**; im Primärstadium Ausbildung einer fieberhaften hämolytischen Anämie [**Oroyafieber**] mit hoher Letalität [50 %]; später Entwicklung harmloser Hautwarzen [Verruga* peruana]; **Diagnose**: lichtmikroskopischer Erregernachweis in Blut oder Gewebeproben; Anzucht in Blutagar; Nachweis agglutinierender Antikörper; **Therapie**: Chloramphenicol*; evtl. Penicillin*, Tetracyclin*, Cotrimoxazol*

Cartagena-Ipecacuanha *f* (Ⓔ Caratagena ipecac): *s.u. Ipecacuanha*

Car|te|o|lol *nt* (Ⓔ carteolol): Betablocker*; **Anw.**: Hypertonie*

Car|ti|ca|in *nt* (Ⓔ carticaine): ***Syn:*** *Articain*; in Wasser und Ethanol lösliches Lokalanästhetikum*

Car|ti|la|go *f, pl* **-la|gi|nes** (Ⓔ cartilage): Knorpel*; Knorpelgewebe

Cartilagines alares minores (Ⓔ lesser alar cartilages): ***Syn:*** *kleine Nasenflügelknorpel*; kleine Knorpel im Bereich der Nasenspitze

Cartilago alaris major (Ⓔ greater alar cartilage): ***Syn:*** *großer Nasenflügelknorpel*; den größten Teil der Nasenspitze bildender Knorpel

Cartilago articularis (Ⓔ articular cartilage): Gelenkknorpel; *s.u. echtes Gelenk*

Cartilago arytenoidea (Ⓔ arytenoid cartilage): ***Syn:*** *Stellknorpel, Gießbeckenknorpel, Aryknorpel*; auf dem Oberrand der Ringknorpelplatte sitzender Knorpel, der die Spannung der Stimmbänder reguliert; hat die Form einer dreikantigen Pyramide, deren Flächen als **Facies articularis, Facies anterolateralis, Facies medialis** und **Facies posterior** bezeichnet werden; die untere Kante der Facies medialis läuft in den **Processus vocalis** aus, an dem das Stimmband

[Ligamentum* vocale] ansetzt; am seitlich gelegenen **Processus muscularis** inserieren Musculus* cricoarytenoideus posterior und lateralis; die kraniale Spitze des Stellknorpels wird als **Apex cartilaginis arytenoideae** bezeichnet; ihm sitzt die Cartilago* corniculata auf; der Aryknorpel ist mit dem Ringknorpel über die Articulatio* cricoarytenoidea sowie Bänder [Ligamentum* cricoarytenoideum] verbunden

Cartilago auriculae (Ⓔ auricular cartilage): ***Syn***: *Ohrmuschelknorpel*; Knorpelgerüst der Ohrmuschel

Cartilago collagenosa: →*Cartilago fibrosa*

Cartilago corniculata (Ⓔ corniculate cartilage): ***Syn***: *Santorini-Knorpel*; elastische Knorpelstücke auf der Spitze der Aryknorpel

Cartilago costalis (Ⓔ costal cartilage): ***Syn***: *Rippenknorpel*; gebogener hyaliner Knorpel, der den vorderen Teil der Rippen bildet; ist mit dem knöchernen Teil durch die Articulationes* costochondrales verbunden

Cartilago cricoidea (Ⓔ cricoid cartilage): ***Syn***: *Krikoidknorpel, Ringknorpel*; siegelringförmiger Knorpel des Kehlkopfs; der **Ringbogen** [Arcus* cartilaginis cricoideae] liegt vorne unter dem Schildknorpel; die 2–2,5 cm hohe **Ringknorpelplatte** [Lamina cartilaginis cricoideae] liegt auf der Rückseite; auf dem Oberrand der Ringplatte befinden sich die Gelenkflächen [**Facies articularis arytenoidea**] für die Articulatio* cricoarytenoidea; am Übergang von Ringplatte zum Ringbogen liegt die **Facies articularis thyroidea** für die Articulatio* cricothyroidea

Cartilago cuneiformis (Ⓔ cuneiform cartilage): ***Syn***: *Wrisberg-Knorpel*; neben der Cartilago* corniculata liegender elastischer Knorpel

Cartilago elastica (Ⓔ elastic cartilage): ***Syn***: *elastischer Knorpel*; Knorpel mit elastischen Fasern; kommt u.a. in Kehldeckel und Ohrmuschel vor

Cartilago epiglottica (Ⓔ epiglottic cartilage): knorpeliges Kehldeckelskelett

Cartilago epiphysialis (Ⓔ epiphyseal cartilage): ***Syn***: *Epiphysenknorpel, Epiphysenfugenknorpel, epiphysäre Knorpelzone*; zwischen Epiphyse* und Diaphyse* noch wachsender langer Knochen liegender Knorpelabschnitt; enthält die Wachstumsfuge*

Cartilago fibrosa (Ⓔ fibrous cartilage): ***Syn***: *fibröser Knorpel, Faserknorpel, Bindegewebsknorpel, Cartilago collagenosa*; Knorpel, bei dem die Interzellularsubstanz fast nur aus Kollagenfasern besteht, die geflechtartig angeordnet sind; kommt u.a. in den Bandscheiben vor

Cartilago hyalina (Ⓔ hyaline cartilage): ***Syn***: *Hyalinknorpel, hyaliner Knorpel*; druckfester, durchsichtiger Knorpel; kommt v.a. als Gelenkknorpel und Rippenknorpel vor

Cartilagines laryngis (Ⓔ laryngeal cartilages): ***Syn***: *Kehlkopfknorpel*; Gesamtheit aller Knorpel, die das Kehlkopfskelett bilden

Cartilago meatus acustici (Ⓔ cartilage of acoustic meatus): ***Syn***: *Gehörgangsknorpel*; den knorpeligen Abschnitt des äußeren Gehörganges bildender Knorpel

Cartilagines nasi (Ⓔ nasal cartilages): ***Syn***: *Nasenknorpel*; Oberbegriff für die Knorpel von Nasenflügel und Nasenseptum

Cartilagines nasi accessoriae (Ⓔ accessory nasal cartilages): ***Syn***: *akzessorische Nasenknorpel*; kleinere, am Aufbau der Nasenflügel beteiligte Knorpel

Cartilago septi nasi (Ⓔ cartilage of nasal septum): ***Syn***: *Scheidewandknorpel, Septumknorpel*; Knorpel des Nasenseptums

Cartilago sesamoidea (Ⓔ sesamoid cartilage of vocal ligament): Sesamknorpel des Stimmbandes

Cartilago thyroidea (Ⓔ thyroid cartilage): ***Syn***: *Schildknorpel*; aus zwei Platten bestehender größter Kehlkopfknorpel; zwischen den beiden Platten [**Lamina dextra/sinistra**] besteht oben und unten jeweils ein Einschnitt [**Incisura thyroidea superior** und **inferior**], der oben bis zum Adamsapfel* reicht; am hinteren Rand der beiden Platten befindet sich jeweils ein oberes und unteres Horn [**Cornu superius** und **inferius cartilaginis thyroideae**]

Cartilagines tracheales (Ⓔ tracheal cartilages): ***Syn***: *Trachealknorpel*; Knorpelspangen der Luftröhre*

Cartilago triticea (Ⓔ triticeal cartilage): ***Syn***: *Weizenknorpel*; im Ligamentum* thyrohyoideum laterale liegender kleiner Knorpel

Cartilago tubae auditivae/auditoriae (Ⓔ cartilage of auditory tube): ***Syn***: *Tubenknorpel, Ohrtrompetenknorpel*; Knorpel der Ohrtrompete*; besteht aus zwei Knorpelplatten [Lamina lateralis und medialis tubae auditivae], die unten und an der Seite durch eine Bindegewebsplatte [Lamina membranacea tubae auditivae] verbunden werden

Cartilago vomeronasalis (Ⓔ vomeronasal cartilage): ***Syn***: *Jacobson-Knorpel*; Knorpelstück zwischen Vomer* und Nasenseptum*

Ca|rum car|vi *nt*: →*Kümmel*

Ca|run|cu|la *f, pl* **-lae** (Ⓔ caruncle): ***Syn***: *Karunkel*; (warzenförmiges) Weichteilhöckerchen

Carunculae hymenales (Ⓔ hymenal caruncles): ***Syn***: *Fleischwärzchen (der Scheide), Hymenalkarunkeln*; Reste des Jungfernhäutchens am Scheideneingang

Caruncula lacrimalis (Ⓔ lacrimal caruncle): ***Syn***: *Tränenwärzchen, Karunkel, Tränenkarunkel*; Schleimhauthöcker im inneren Augenwinkel

Carunculae myrtiformes: veraltet für →*Carunculae hymenales*

Caruncula sublingualis (Ⓔ sublingual caruncle): ***Syn***: *Karunkel*; Schleimhauthöcker an der Mündung von Ductus* sublingualis major und Ductus* submandibularis unter der Zunge

Car|va|crol *nt* (Ⓔ carvacrol): ***Syn***: *Cymenol*; mit Carvon* und Thymol* isomerer Bestandteil vieler ätherischer Öle

Car|vi ae|the|ro|le|um *nt* (Ⓔ caraway oil): ***Syn***: *Kümmelöl*; ätherisches Öl aus den Spaltfrüchten des Kümmels*

Car|vi fruc|tus *m* (Ⓔ caraway seed): Spaltfrüchte von Kümmel*

Car|vol *nt*: →*Carvon*

Car|von *nt* (Ⓔ carvone): ***Syn***: *Carvol*; kommt in ätherischen Ölen [z.B. Kümmel-, Dillöl] vor; die rechts- [D-Carvon] und linksdrehende Form [L-Carvon] haben einen deutlich unterschiedlichen Geruch

Ca|ry|o|phyl|la|tae her|ba *f* (Ⓔ herb bennet): blühendes Kraut von Nelkenwurz*

Ca|ry|o|phyl|la|tae rhi|zo|ma *nt* (Ⓔ herb bennet root): Wurzelstock von Nelkenwurz*

Ca|ry|o|phyl|la|ta of|fi|ci|na|lis *f*: →*Nelkenwurz*

Ca|ry|o|phyl|li ae|the|ro|le|um *nt*: →*Nelkenöl*

Cä|sa|ren|hals *m* (Ⓔ bull neck): *s.u. Diphtherie*

Cas|ca|ra|rin|de *f*: →*amerikanische Faulbaumrinde*

Ca|se|in *nt* (Ⓔ casein): ***Syn***: *Kasein*; inhomogene Gruppe von Milcheiweißen; Hauptbestandteil der Milch [25 g/l]; lässt sich elektrophoretisch in α-, β-, γ- und δ-Casein aufteilen

Cä|si|um *nt* (Ⓔ cesium): ***Syn***: *Caesium*; einwertiges Alkalimetall*; hat 21 Isotope, von denen Cs-131, Cs-134 und Cs-137 in der Nuklearmedizin und Isotopentechnik Anwendung finden

CAS-Nummer *f* (Ⓔ CAS number): kurz CAS-Nr.; vom Chemical Abstracts Service vergebene Registriernummer für chemische Verbindungen, die diese eindeutig kennzeichnet

Casoni: Tomaso Casoni; 1880–1933; italienischer Arzt

Casoni-Test *m* (Ⓔ Casoni's intradermal test): ***Syn***: *Casoni-Intrakutantest*; kaum noch verwendeter Intrakutantest zum Nachweis oder Ausschluss einer Echinokokkose*

Cas|si|a an|gus|ti|fo|li|a *f* (Ⓔ Cassia angustifolia): ***Syn***: *Tinnevelly-Senna*; *s.u. Sennesblätter*

Cas|si|ae flos *m* (Ⓔ cinnamon flower): ***Syn***: *Zimtblüten, Kassiablüten*; *s.u. chinesischer Zimt*

Cas|si|a sen|na *f* (Ⓔ Cassia senna): ***Syn***: *Khartum-Senna, Alexandriner-Senna*; *s.u. Sennesblätter*

Cas|ta|ne|ae fo|li|um *nt* (Ⓔ chestnut leaf): Laubblätter der Edelkastanie*

Cas|ta|ne|a sa|ti|va *f*: →*Edelkastanie*

Cas|ta|ne|a ves|ca *f*: →*Edelkastanie*

Cas|ta|ne|a vul|ga|ris *f*: →*Edelkastanie*

Castellani: Marquis Aldo Castellani; 1879–1971; italienischer Arzt (Rom)

Castellani-Agglutinin-Absättigung *f* (Ⓔ Castellani's test):

Methode zum Vergleich der Antigenstruktur von Bakterienstämmen mittels spezifischer Immunseren; auch von Bedeutung für die Herstellung spezifischer Antiseren

Castellani-Lösung *f* (Ⓔ Castellani's paint): *Syn*: *Solutio Castellani*; Lösung zur äußerlichen Behandlung von mikrobiellen und ekzematösen Hauterkrankungen; enthält ethanolische Fuchsinlösung, Chlorocresol, Resorcin, Natrium-EDTA, Aceton und Wasser

Castillo: E. B. del Castillo; zeitgenössischer argentinischer Arzt

Castillo-Syndrom *nt* (Ⓔ Del Castillo syndrome): *Syn*: *germinale Aplasie, del Castillo-Syndrom, Sertoli-Zell-Syndrom, Sertoli-cell-only-Syndrom, Germinalaplasie, Germinalzellaplasie*; Aspermie* durch ein angeborenes Fehlen des Keimepithels der Hodenkanälchen; manchmal geht das Keimepithel aber prä-, peri- oder postnatal zu Grunde oder bildet sich aufgrund einer Störung der Funktion der Sertoli-Zellen zurück

Castle: William Bosworth Castle; 1897–1990; amerikanischer Internist (Boston)

Castle-Faktor *m* (Ⓔ Castle's factor): *Syn*: *Intrinsic-Faktor, intrinsic factor*; von den Belegzellen der Magenschleimhaut gebildetes Glykoprotein, das Vitamin B_{12} bindet und damit die Absorption im Darm ermöglicht; Mangel an oder Fehlen von Intrinsic-Faktor bei Erkrankungen der Magenschleimhaut, nach Magenresektion oder spezifischen Autoimmunerkrankungen führt zu Resorptionsstörungen und damit zu Vitamin B_{12}-Mangel*

Castleman: Benjamin Castleman; 1906–1982; amerikanischer Pathologe

Castleman-Lymphozytom *nt* (Ⓔ Castleman's lymphocytoma): *Syn*: *Castleman-Tumor, hyalinisierende plasmazelluläre Lymphknotenhyperplasie*; gutartige Lymphknotenvergrößerung mit Plasmazellvermehrung

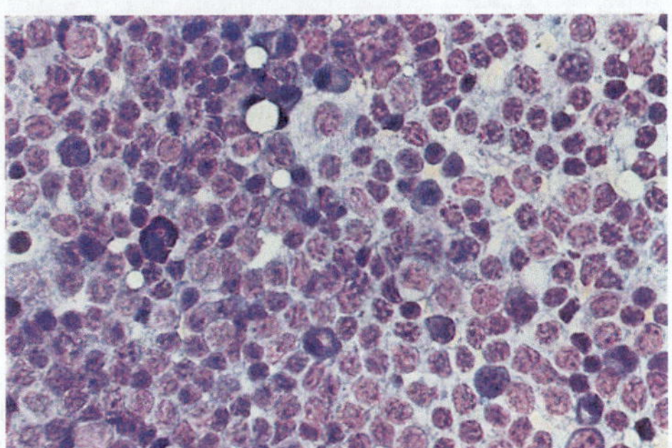

Abb. C12. Castleman-Lymphozytom

CAT *Abk.*: **1.** Chloramphenicolacetyltransferase **2.** →*Cholinacetyltransferase* **3.** Coli-Antikörpertiter **4.** computerassistierte Tomographie **5.** computerisierte axiale Tomographie **6.** →*Computertomographie* **7.** Cytosinarabinosid, Adriamycin, 6-Thioguanin

Ca|ta|rac|ta *f, pl* **-tae** (Ⓔ cataract): *Syn*: *grauer Star, Katarakt*; angeborene oder erworbene Linsentrübung; die Bezeichnung grauer Star beruht auf der grauen Farbe der Pupille bei totaler Linsentrübung; die häufigste Kataraktform und die häufigste Augenerkrankung, die operativ behandelt werden muss, ist der sog. **Altersstar** [Cataracta senilis]; alle anderen angeborenen oder erworbenen Starformen sind wesentlich seltener

vom Entwicklungsablauf her kann man folgende Stadien unterscheiden: **Cataracta incipiens** [beginnender Alterstar mit nur geringen Trübungen], **Cataracta provecta** [fortgeschrittener Altersstar], **Cataracta immatura** oder **praematura** [unreifer Star, der bei der Augenspiegelung noch den rötlichen Schein der Aderhaut erkennen lässt], **Cataracta matura** [reifer Alterstar mit totaler Linsentrübung] und **Cataracta hypermatura** [überreifer Altersstar mit partieller Verflüssigung der Linse]; **Diagnose**: am aussagefähigsten ist die Spaltlampenuntersuchung; bei der Ophthalmoskopie* kann der unerfahrene Untersucher durch den sog. **Altersreflex** [die Linse älterer Patienten sieht grau aus, ohne dass eine Katarakt vorhanden wäre] getäuscht werden; **Therapie**: Starbrillen und Kontaktlinsen können in den Anfangsstadien eingesetzt werden; langfristig wird aber fast immer eine operative Behandlung [intra- oder extrakapsuläre Phakektomie*, Phakoemulsifikation*] nötig; *s.a.* *Katarakt*

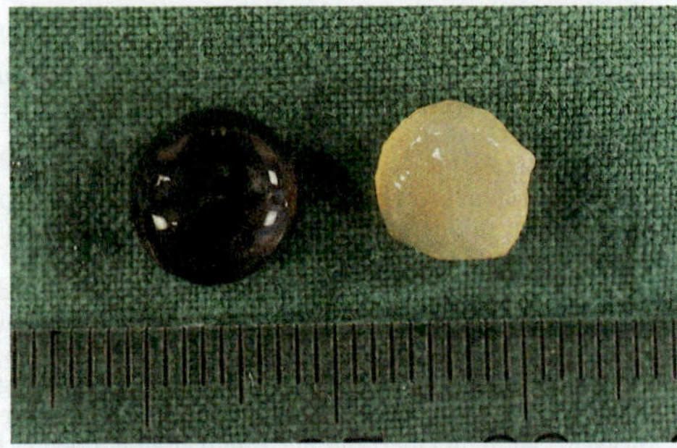

Abb. C13. Extrahierte Katarakte

Cataracta brunescens (Ⓔ brown cataract): brauner Altersstar

Cataracta calcarea (Ⓔ calcareous cataract): *Syn*: *Kalkstar*; durch Kalksalzeinlagerung hervorgerufene Katarakt*

Cataracta calorica: →*Infrarotkatarakt*

Cataracta capsularis (Ⓔ capsular cataract): *Syn*: *Kapselstar*; unter der Kapsel liegende Linsentrübungen

Cataracta centralis (Ⓔ central cataract): *Syn*: *Kernstar, Zentralstar, Cataracta nuclearis*; Katarakt des Linsenkerns

Cataracta complicata (Ⓔ complicated cataract): *Syn*: *komplizierter Star*; Katarakt als Folge einer anderen Augenerkrankung

Cataracta congenita (Ⓔ congenital cataract): angeborener Star

Cataracta coronaria (Ⓔ coronary cataract): *Syn*: *Kranzstar*; Katarakt mit kranzförmiger Trübung der Linsenrinde

Cataracta corticalis (Ⓔ cortical cataract): *Syn*: *Rindenstar*; Katarakt der Linsenrinde

Cataracta diabetica (Ⓔ diabetic cataract): *Syn*: *Zuckerstar*; Katarakt bei Diabetes* mellitus

Cataracta electrica (Ⓔ electric cataract): *Syn*: *Blitzstar*; Linsentrübung durch Blitzschlag oder Starkstromeinwirkung

Cataracta hypermatura: →*überreifer Altersstar*

Cataracta immatura (Ⓔ immature cataract): *Syn*: *Cataracta praematura*; unreifer Altersstar, der bei der Augenspiegelung noch den rötlichen Schein der Aderhaut erkennen lässt

Cataracta incipiens (Ⓔ incipient cataract): beginnender Star

Cataracta juvenilis (Ⓔ juvenile cataract): *Syn*: *juvenile Katarakt*; bereits im Jugendalter auftretende Katarakt, z.B. bei Diabetes* mellitus

Cataracta matura (Ⓔ mature cataract): reifer Alterstar mit totaler Linsentrübung

Cataracta neurodermitica (Ⓔ atopic cataract): *Syn*: *Ekzemstar*; Katarakt als Begleiterscheinung eines endogenen Ekzems*; relativ selten [1–5 % der Patienten]

Cataracta nuclearis: →*Cataracta centralis*

Cataracta polaris (Ⓔ polar cataract): *Syn*: *Polstar*; Katarakt am vorderen oder hinteren Linsenpol

Cataracta praematura: →*Cataracta immatura*

Cataracta provecta (Ⓔ hypermature cataract): fortgeschrittener Altersstar

Cataracta punctata (Ⓔ punctate cataract): punktförmige Linsentrübung

Cataracta secundaria (Ⓔ secondary cataract): *Syn*: *Nachstar*; nach einer Linsenextraktion auftretender Star durch Wachstum verbliebener Linsenzellen

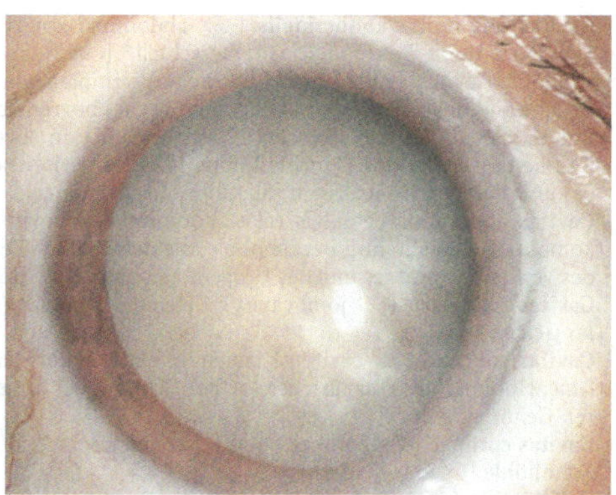

Abb. C14. Cataracta matura

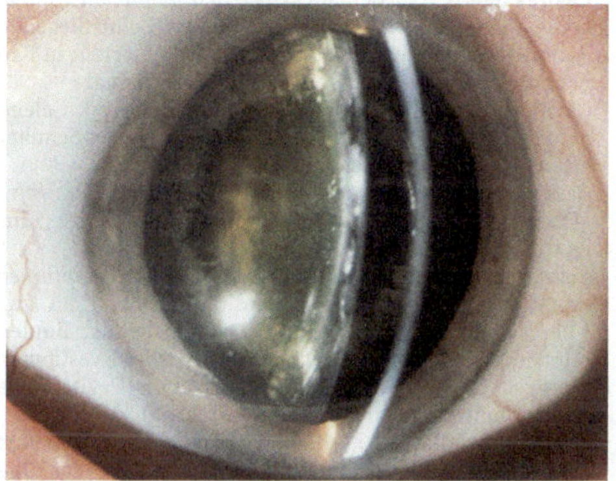

Abb. C15. Cataracta provecta

Cataracta senilis (Ⓔ senile cataract): ***Syn***: *Altersstar*; häufigste Form der Katarakt

Cataracta totalis (Ⓔ complete cataract): ***Syn***: *kompletter/vollständiger Star, Totalstar*; vollständig ausgeprägte Katarakt mit Verlust der Sehkraft

Cataracta traumatica (Ⓔ traumatic cataract): ***Syn***: *posttraumatischer Star, traumatischer Star, Wundstar*; Katarakt im Anschluss an eine Augenverletzung

Cataracta zonularis (Ⓔ zonular cataract): ***Syn***: *Schichtstar*; Trübung der tiefen Linsenrinde

Ca|te|chin *nt*: *→Catechol*

Ca|te|chin|gerb|stof|fe *pl* (Ⓔ catechin tannins): von Catechin* abgeleitete wasserlösliche Gerbstoffe*

Ca|te|chol *nt* (Ⓔ catechol): ***Syn***: *Brenzcatechin, Brenzkatechin, o-Dihydroxybenzol, Pyrokatechin, Pyrocatechusäure, Pyrocatechol, Catechin, Katechin*; bildet zusammen mit o-Chinon* ein Redoxsystem, das mit der Atmungskette verbunden ist; Grundsubstanz der Catecholamine*

Ca|te|chol|amin *nt* (Ⓔ catecholamine): ***Syn***: *Katecholamin, Katechinamin, Brenzkatechinamin*; von Catechol* abgeleitetes biogenes Amin; im Körper geht die Synthese von Tyrosin aus, aus dem schrittweise Dopamin*, Noradrenalin* und Adrenalin* gebildet werden; die Synthese findet in adrenergen Nervenendigungen und dem Nebennierenmark statt; die Catecholamine sind von Bedeutung für Stressreaktionen aller Art, einschließlich körperlicher Arbeit und Kälteadaptation, und stimulieren die ACTH-Sekretion aus der Hypophyse

Catechol-O-Methyl-Transferase *f* (Ⓔ catechol O-methyltransferase): Enzym, das in der Peripherie Adrenalin* und Noradrenalin* zu Normetanephrin O-methyliert

Cat|gut *nt* (Ⓔ catgut): ***Syn***: *Katgut*; resorbierbares Nahtmaterial aus Rinder- oder Hammeldarm; wird heute mehr und mehr durch synthetische Polymere ersetzt

Ca|thin *nt* (Ⓔ cathine): ***Syn***: *Norpseudoephedrin*; zentral wirkendes Sympathomimetikum*; **Anw.**: Appetitzügler

cat-scratch-disease *nt*: *→Katzenkratzkrankheit*

Cat's-eye-Syndrom *nt* (Ⓔ cat's-eye syndrome): ***Syn***: *Kolobom-Analatresie-Syndrom, Katzenaugensyndrom*; seltene, partielle Tetrasomie 22q mit Kolobom*, Hypertelorismus*,

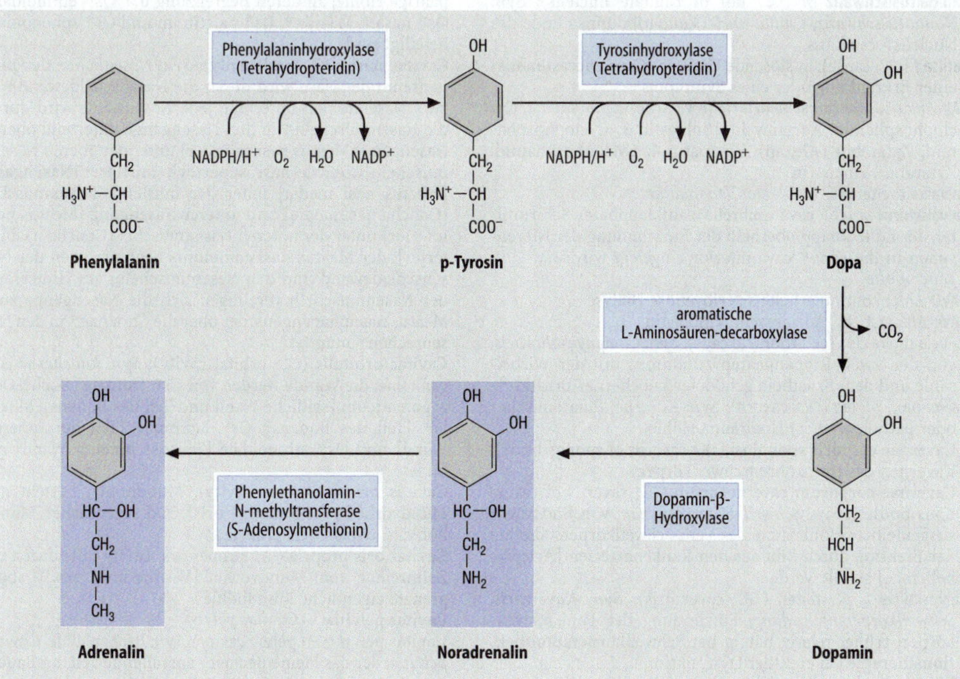

Abb. C16. Biosynthese der Catecholamine

Ohranhängsel, Nierenfehlbildungen, Herzfehler und Analatresie; die mentale Entwicklung ist i.d.R. normal

CATT *Abk.*: computerisierte axiale Transmissionstomographie

Cau|da *f, pl* **-dae** (Ⓔ cauda): *Syn*: *Kauda*; Schwanz, Schweif

Cauda epididymidis (Ⓔ tail of epididymis): *Syn*: *Nebenhodenschwanz*; unterer Teil des Nebenhodens*, aus dem der Samenleiter* [Ductus deferens] hervorgeht

Cauda equina (Ⓔ cauda equina): *Syn*: *Pferdeschweif, Kauda*; aus den Wurzeln der unteren Lendennerven und der Kreuzbein- und Sakralnerven gebildetes Nervenbündel am Ende des Rückenmarks*

Cauda helicis (Ⓔ tail of helix): unteres Ende der Helix* der Ohrmuschel

Cauda nuclei caudati (Ⓔ tail of caudate nucleus): *Syn*: *Caudatusschwanz, Kaudatusschwanz*; dünnes Ende des Nucleus* caudatus

Cauda pancreatis (Ⓔ tail of pancreas): *Syn*: *Pankreasschwanz*; links von der Wirbelsäule liegender, sich langsam verjüngender Teil der Bauchspeicheldrüse*, der bis zum Hilum der Milz reicht

Cauda-equina-Syndrom *nt*: *→Caudasyndrom*

cau|dal *adj* (Ⓔ caudal): *Syn*: *kaudal, inferior*; fußwärts/schwanzwärts, zum Schwanz hin, nach dem unterem Körperende hin

Cau|da|syn|drom *nt* (Ⓔ cauda equina syndrome): *Syn*: *Kaudasyndrom, Cauda-equina-Syndrom*; durch eine Schädigung der Cauda* equina [Bandscheibenvorfall, Trauma] hervorgerufene neurologische Symptomatik; **Klinik**: beim vollständigen Caudasyndrom finden sich eine periphere Lähmung beider Beine [evtl. etwas asymmetrisch], **Reithosenanästhesie** und Störung der anderen Sinnesqualitäten in den Lumbal- und Sakralsegmenten; Unmöglichkeit der spontanen Blasen und Mastdarmentleerung, Impotentia* coeundi; bei hohem Caudasyndrom können Analreflex und Sphinktertonus erhalten sein; das untere Caudasyndrom ist nur schwer von einem Konussyndrom* abzugrenzen

Cau|da|tus|kopf *m* (Ⓔ head of caudate nucleus): *Syn*: *Kaudatuskopf, Caput nuclei caudati*; Kopf des Nucleus* caudatus

Cau|da|tus|kör|per *m* (Ⓔ body of caudate nucleus): *Syn*: *Kaudatuskörper, Corpus nuclei caudati*; mittlerer Abschnitt des Nucleus* caudatus

Cau|da|tus|schwanz *m* (Ⓔ tail of caudate nucleus): *Syn*: *Kaudatusschwanz, Cauda nuclei caudati*; dünnes Ende des Nucleus* caudatus

Cau|sa *f* (Ⓔ cause): auslösende Ursache [**Causa occasionalis**] einer Erkrankung oder eines Symptoms

CAV *Abk.*: **1.** *→chronische arterielle Verschlusskrankheit* **2.** Cyclophosphamid, Adriamycin, Vinblastin **3.** Cyclophosphamid, Zytarabin (Alexan), Vincristin **4.** Cyclophosphamid, Zytarabin, Vincristin

Ca|va|ka|the|ter *m*: *→zentraler Venenkatheter*

Ca|va|schirm *m* (Ⓔ cava umbrella): aufklappbarer Schirmfilter, der i.d.R. knapp oberhalb der Einmündung der Nierenvenen in die Vena* cava inferior eingelegt wird; *s.a. Lungenembolie*

CAVD *Abk.*: kontinuierliche arteriovenöse Dialyse

CAVe *Abk.*: CCNU, Adriamycin, Vinblastin

Ca|ve|a tho|ra|cis *f* (Ⓔ thoracic cage): *Syn*: *Compages thoracis*; von den zwölf Rippenpaaren zusammen mit der Wirbelsäule und dem Brustbein gebildeter knöcherner Brustkorb

Ca|ver|na *f, pl* **-lae** (Ⓔ cavern): *Syn*: *Kaverne*; (anatomischer oder pathologischer) Hohlraum, Höhle

Cavernae corporis spongiosi (Ⓔ caverns of spongy body): Kavernen des Harnröhrenschwellkörpers

Cavernae corporum cavernosorum (Ⓔ caverns of cavernous bodies): *Syn*: *Schwellkörperkavernen*; von Endothel* ausgekleidete Hohlräume des Penisschwellkörpers, die bei der Erektion durch Blut aus den **Rankenarterien** [Arteriae helicinae] gefüllt werden

Ca|ver|ni|tis *f, pl* **-tiden** (Ⓔ cavernitis): *Syn*: *Kavernitis, Schwellkörperentzündung*; Entzündung der Penisschwellkörper; früher relativ häufig bei **Schwellkörperautoinjektionstherapie** bei erektiler Dysfunktion*

CAVH *Abk.*: *→kontinuierliche arteriovenöse Hämofiltration*

Ca|vi|tas *f* (Ⓔ cavity): *Syn*: *Cavum*; Höhle, Höhlung, Raum

Cavitas abdominis/abdominalis (Ⓔ abdominal cavity): *Syn*: *Bauchraum, Bauchhöhle*; von Zwerchfell* [oben], Beckenhöhle/Cavitas pelvis [unten], Wirbelsäule [hinten] und Bauchwandmuskeln [hinten, seitlich und vorne] begrenzter Raum, der durch das **Bauchfell** [Peritoneum] in zwei Räume unterteilt wird: **Bauchfellhöhle** [Cavitas peritonealis] und **Retroperitonealraum** [Spatium retroperitoneale]

Cavitas abdominis et pelvis (Ⓔ abdominpelvic cavity): kombinierte Bauch- und Beckenhöhle, die den größten Teil des Verdauungstraktes und des Urogenitalapparates enthält

Cavitas articularis (Ⓔ joint cavity): Gelenkhöhle; *s.u. echtes Gelenk*

Cavitas conchae (Ⓔ cavity of concha): *Syn*: *Cavum conchae*; Höhlung der Ohrmuschel vor der Öffnung des äußeren Gehörganges

Cavitas coronae (Ⓔ coronal cavity): Kronenabschnitt der Zahnhöhle [Cavitas dentis]

Cavitas cranii (Ⓔ cranial cavity): *Syn*: *Schädelhöhle, Hirnhöhle*; von Schädelbasis und knöchernem Schädeldach umschlossener Hohlraum, der Groß- und Kleinhirn enthält

Cavitas dentis (Ⓔ dental cavity): *Syn*: *Zahnhöhle, Pulpahöhle, Cavitas pulparis*; im Inneren eines Zahns liegender Raum, der die Zahnpulpa* enthält; wird unterteilt in **Kronenabschnitt** [Cavitas coronae] und **Wurzelkanal**

Cavitas glenoidalis scapulae (Ⓔ glenoid cavity): Gelenkpfanne des Schulterblattes, die an der Bildung des Schultergelenks [Articulatio glenohumeralis] beteiligt ist

Cavitas infraglottica (Ⓔ infraglottic cavity): *Syn*: *infraglottischer Raum*; Bereich unterhalb der Stimmritze [Rima glottidis]; unterster Teil der Cavitas* laryngis

Cavitas laryngis (Ⓔ laryngeal cavity): *Syn*: *Kehlkopfinnenraum*; vom Kehlkopfeingang [Aditus laryngis] bis zum Übergang in die Luftröhre [Trachea] reichender Binnenraum des Kehlkopfs, der in **Kehlkopfvorhof** [Vestibulum laryngis], **Glottis** und **infraglottischer Raum** [Cavitas infraglottica] unterteilt wird

Cavitas medullaris (Ⓔ bone marrow cavity): *Syn*: *Knochenmarkhöhle, Markhöhle*; mit Knochenmark* gefüllter Hohlraum langer Knochen

Cavitas nasalis ossea (Ⓔ bony cavity of nose): *Syn*: *knöcherne Nasenhöhle*; von der Nasenscheidewand* getrennte paarige Höhle, an deren Begrenzung u.a. Os* ethmoidale, Os* nasale, Maxilla*, Os* palatinum und Os* sphenoidale beteiligt sind

Cavitas nasi (Ⓔ nasal cavity): *Syn*: *Nasenhöhle*; der Binnenraum der Nase wird durch die Nasenscheidewand* in zwei Nasenhöhlen unterteilt; jede Nasenhöhle wird durch die Nasenmuscheln* in drei Nasengänge unterteilt: **oberer Nasengang** [Meatus nasi superior] unter der oberen Nasenmuschel [Concha nasi superior], **mittlerer Nasengang** [Meatus nasi media] unter der mittleren Nasenmuschel [Concha nasi media] und **unterer Nasengang** [Meatus nasi inferior] unter der unteren Nasenmuschel [Concha nasi inferior]; der **Meatus nasi communis** liegt zwischen der Nasenscheidewand und den Nasenmuscheln; am Hinterrand der Nasenmuscheln vereinigen sich die Nasengänge zum **Meatus nasopharyngeus**, der über die Choanae* in den Nasenrachen* mündet

Cavitas orbitalis (Ⓔ orbital cavity): *Syn*: *knöcherne Augenhöhle*; die Wände werden von Os* frontale [Dach], Os* zygomaticum [seitliche Wand und Teil des Bodens], Maxilla* [Teil des Bodens], Os* lacrimale [Teil der inneren Wand] und Os* ethmoidale [Teil der inneren Wand] gebildet

Cavitas oris (Ⓔ oral cavity): Mundhöhle; besteht aus Mundvorhof [Vestibulum* oris] und eigentlicher Mundhöhle [Cavitas* oris propria]

Cavitas oris propria (Ⓔ proper oral cavity): die durch die Zahnreihen vom Mundvorhof [Vestibulum* oris]* abgegrenzte eigentliche Mundhöhle

Cavitas pelvina: *→Cavitas pelvis*

Cavitas pelvis (Ⓔ pelvic cavity): *Syn*: *Beckenhöhle, Cavitas pelvina*; der das kleine Becken* ausfüllende Teil der Bauch- und Beckenhöhle [Cavitas* abdominis et pelvis]

Cavitas pericardiaca (Ⓔ pericardial cavity): *Syn*: *Perikard-*

höhle, Herzbeutelhöhle; mit seröser Flüssigkeit [**Liquor pericardii**] gefüllter Spaltraum zwischen Epikard* und Perikard*

Cavitas peritonealis (Ⓔ peritoneal cavity): ***Syn***: *Peritonealhöhle, Bauchfellhöhle*; vom Bauchfell* umschlossener Teil der Bauchhöhle [Cavitas* abdominalis]; enthält mit Ausnahme des Rektums den gesamten Magen-Darm-Kanal, Milz u.ä.

Cavitas pharyngis (Ⓔ pharyngeal cavity): ***Syn***: *Schlundhöhle, Rachenhöhle*; zwischen Nase, Mund und Kehlkopf liegende Höhle, die in Nasopharynx*, Oropharynx* und Laryngopharynx* unterteilt wird

Cavitas pleuralis (Ⓔ pleural cavity): ***Syn***: *Pleurahöhle, Pleuraspalt, Pleuraraum*; kapillärer Spaltraum zwischen dem parietalen und dem viszeralen Blatt der Pleura*; an den Übergangsstellen der verschiedenen Pleuraabschnitten befinden sich sog. Reserveräume [Recessus* pleurales], die sich bei tiefer Einatmung entfalten können und die Pleurahöhle vergrößern

Cavitas pulparis: → *Cavitas dentis*

Cavitas thoracica (Ⓔ thoracic cavity): ***Syn***: *Brusthöhle, Thoraxhöhle, Brustkorbinnenraum, Cavitas thoracis*; der die Brustorgane [Lunge, Herz] enthaltende Binnenraum des Thorax*; wird unten vom Zwerchfell von der Bauchhöhle* abgetrennt; das Mediastinum* trennt die Brusthöhle in eine linke und rechte Hälfte für die beiden Lungenflügel und einen Mittelraum für Herz, Thymus*, Speiseröhre und Gefäßstämme

Cavitas thoracis: → *Cavitas thoracica*

Cavitas tympani: → *Paukenhöhle*

Cavitas uteri (Ⓔ uterine cavity): ***Syn***: *Gebärmutterhöhle, Uterushöhle*; Höhle des Gebärmutterkörpers, die am inneren Muttermund* in den Zervikalkanal* übergeht

CAVP *Abk.*: Cyclophosphamid, Adriamycin, VM26, Prednison

CAVP16 *Abk.*: Cyclophosphamid, Adriamycin, VP16

CAVPI *Abk.*: Cyclophosphamid, Adriamycin, Vincristin, Prednison

CAVPM *Abk.*: Cyclophosphamid, Adriamycin, VP16, Prednison, Methotrexat

CAVSD *Abk.*: kompletter atrioventrikulärer Septumdefekt

Ca|vum *nt, pl* **-va** (Ⓔ cavity): ***Syn***: *Cavitas*; Höhle, Höhlung, Raum

Cavum abdominis: veraltet für → *Cavitas abdominis/abdominalis*

Cavum articulare: veraltet für → *Cavitas articularis*

Cavum conchae: → *Cavitas conchae*

Cavum dentis: veraltet für → *Cavitas dentis*

Cavum Douglasi: → *Excavatio rectouterina*

Cavum epidurale: → *Spatium epidurale*

Cavum infraglotticum: veraltet für → *Cavitas infraglottica*

Cavum laryngis: veraltet für → *Cavitas laryngis*

Cavum Meckeli: → *Cavum trigeminale*

Cavum mediastinale: → *Mediastinum*

Cavum mediastinale anterius: → *Mediastinum anterius*

Cavum mediastinale inferius: → *Mediastinum inferius*

Cavum mediastinale medius: → *Mediastinum medium*

Cavum mediastinale posterius: → *Mediastinum posterius*

Cavum mediastinale superius: → *Mediastinum superius*

Cavum medullare: veraltet für → *Cavitas medullaris*

Cavum nasi: veraltet für → *Cavitas nasi*

Cavum oris: veraltet für → *Cavitas oris*

Cavum oris proprium: veraltet für → *Cavitas oris propria*

Cavum pelvis: veraltet für → *Cavitas pelvis*

Cavum pericardii: veraltet für → *Cavitas pericardiaca*

Cavum peritonei: veraltet für → *Cavitas peritonealis*

Cavum pharyngis: veraltet für → *Cavitas pharyngis*

Cavum pleurae: veraltet für → *Cavitas pleuralis*

Cavum Retzii: → *Spatium retropubicum*

Cavum septi pellucidi (Ⓔ cavity of septum pellucidum): kapillärer Spaltraum des Septum* pellucidum

Cavum subarachnoideale: → *Spatium subarachnoideum*

Cavum thoracis: veraltet für → *Cavitas thoracica*

Cavum trigeminale (Ⓔ trigeminal cavity): ***Syn***: *Meckel-Raum, Cavum Meckeli*; an der Felsenbeinspitze liegender Raum für das Ganglion* trigeminale

Cavum tympani: veraltet für → *Cavitas tympani*

Cavum uteri: veraltet für → *Cavitas uteri*

Ca|yenne|pfef|fer *m* (Ⓔ cayenne chili pepper): ***Syn***: *Capsicum frutescens*; *s.u. Capsicum*

CB *Abk.*: → *chronische Bronchitis*

Cb *Abk.*: → *Cerebellum*

CBA *Abk.*: chronische Bronchitis und Asthma

C-Bänderung *f* (Ⓔ C banding): *s.u. Bänderung*

C-Banding *nt* (Ⓔ C banding): *s.u. Bänderung*

CBC *Abk.*: Carbenicillin

CBD *Abk.*: Cannabidiol

CBF *Abk.*: **1.** calciumbindendes Fragment **2.** cerebral blood flow

CBG *Abk.*: **1.** Corticosteroid-bindendes Globulin **2.** → *corticosteroid binding globulin* **3.** → *Cortisol-bindendes Globulin*

CBHo *Abk.*: Chlorbenzol-Homologe

C3bINA *Abk.*: C3b-Inaktivator

C5b-9-Komplex *m* (Ⓔ membrane attack complex): ***Syn***: *terminaler Komplex, Membranangriffskomplex*; bei der Komplementaktivierung entstehender Enzymkomplex, der zur Auflösung der Membran von körperfremden Zellen führt; *s.a. Komplement*

CBL *Abk.*: **1.** Carbenoxolon **2.** → *Citratblut*

CBP *Abk.*: chronische bakterielle Pankreatitis

CBPPA *Abk.*: Cyclophosphamid, Bleomycin, Procarbazin, Prednison, Adriamycin

CBS *Abk.*: p-Chlorbenzolsulfonamid

CBT *Abk.*: Cortison-Bremstest

CBV *Abk.*: Cyclophosphamid, BCNU, VP16

CBVD *Abk.*: CCNU, Bleomycin, Vinblastin, Dexamethason

CBZ *Abk.*: → *Carbamazepin*

CC *Abk.*: **1.** Carboplatin, Cyclophosphamid **2.** → *Cholecalciferol* **3.** → *Cloxacillin* **4.** → *Commotio cerebri* **5.** → *Corpus callosum* **6.** → *Cortex cerebri*

CCA *Abk.*: **1.** Cephalin-Cholesterin-Antigen **2.** Chondrocalcinosis articularis **3.** Kolonkarzinom-Antigen **4.** zentrozentrale Anastomose

CCAVV *Abk.*: CCNU, Cyclophosphamid, Adriamycin, Vincristin, VP16

CCB *Abk.*: Cytochalasin B

CCC *Abk.*: Ciclacillin

C-C-Chemokinrezeptor *m* (Ⓔ C-C chemokine receptor): *s.u. Essay AIDS S. 31*

CCCP *Abk.*: Carbonylcyanidmchlorphenylhydrazon

CCE *Abk.*: Ceratoconjunctivitis epidemica

CCF *Abk.*: Cephalin-Cholesterin-Flockungsreaktion

CCFA *Abk.*: Cycloserin-Cefoxitim-Fructose-Agar

CCFE *Abk.*: Cyclophosphamid, Adriamycin, Vincristin, Etoposid

Cch *Abk.*: Carbamylcholin

C-CHF-Virus *nt* (Ⓔ Crimean hemorrhagic fever virus): ***Syn***: *Krimfieber-Virus*; durch Zecken [Hyalomma] übertragenes Arbovirus*; Erreger des hämorrhagischen Krimfiebers*

CCI *Abk.*: chronische Koronarinsuffizienz

CCK *Abk.*: → *Cholecystokinin*

CCKPZ *Abk.*: Cholezystokinin-Pankreozymin

CCl_3CHO *Abk.*: → *Chloral*

CCM *Abk.*: **1.** congestive Cardiomyopathie **2.** Cyclophosphamid, CCNU, Methotrexat

ccm *Abk.*: Kubikzentimeter

CCMA *Abk.*: CCNU, Cyclophosphamid, Methotrexat, Adriamycin

CCNU *Abk.*: 1-(2-Chlorethyl)-3-cyclohexyl-1-nitrosourea

CCNUOP *Abk.*: CCNU, Vincristin (*engl.* oncovin), Prednison

CCOB *Abk.*: CCNU, Cyclophosphamid, Vincristin (*engl.* oncovin), Bleomycin

CCP *Abk.*: chronisch-kalzifizierende Pankreatitis

CCR *Abk.*: Karzinom-Chrom-Reaktion

CCR5 *Abk.*: → *C-C-Chemokinrezeptor*

CCT *Abk.*: → *kraniale Computertomographie*

CCTGA *Abk.*: korrigierte kongenitale Transposition der großen Arterien

CCV *Abk.*: CCNU, Cyclophosphamid, Vincristin

CCVB *Abk.*: CCNU, Cyclophosphamid, Vincristin, Bleomycin

CC-Viren *pl*: → *Common-cold-Viren*

C

C

CCVPP *Abk.*: CCNU, Cyclophosphamid, Velbe, Procarbazin, Prednison
CCVV *Abk.*: Cyclophosphamid, CCNU, VP16, Vincristin
CCVVP *Abk.*: Cyclophosphamid, CCNU, VP16, Vincristin, Cisplatin (*engl.* platinol)
CD *Abk.*: **1.** chronotrope Dosis **2.** Coli-Dyspepsie **3.** Computerdiagnostik **4.** →*Conjugata diagonalis* **5.** Cytarabin, Daunorubicin
Cd *Abk.*: →*Cadmium*
cd *Abk.*: →*Candela*
CDA *Abk.*: →*kongenitale dyserythropoetische Anämie*
2CdA *Abk.*: →*2-Chlor-2-deoxyadenosin*
CDAA *Abk.*: Chlordiallylacetamid
CDAI *Abk.*: →*Crohn's disease activity index*
CDB *Abk.*: zerebrale Durchblutung
CDC *Abk.*: **1.** Carboplatin, Doxorubicin, Cyclophosphamid **2.** Centers for Disease Control **3.** →*Chenodeoxycholsäure*
CDD *Abk.*: chemisch definierte Diät
CDDP *Abk.*: cis-Diamin-dichlor-platin-2
CDE *Abk.*: Cyclophosphamid, Doxorubicin, Etoposid
cdks *Abk.*: cyclin-dependent kinases
CDLE *Abk.*: →*chronisch-diskoider Lupus erythematodes*
cDNA *Abk.*: komplementäre DNA
CDNB *Abk.*: 1-Chlor-2,4-dinitrobenzol
cDNS *Abk.*: komplementäre DNS
CDO *Abk.*: →*Chlordiazepoxid*
CDP *Abk.*: **1.** Citrat, Dextrose, Phosphatpuffer **2.** →*Cytidindiphosphat*
CDPC *Abk.*: →*Cytidindiphosphatcholin*
CDSA *Abk.*: konventionelle digitale Subtraktionsangiographie
CDT *Abk.*: **1.** carbodefizientes Transferrin **2.** chemisch-desinfizierende Trockenreinigung
CDTA *Abk.*: 1,2-Cyclohexandiamintetraacetat
CDW *Abk.*: Collum-Diaphysen-Winkel
CD-Winkel *m* (Ⓔ collodiaphyseal angle): *Syn*: *Schenkelhalsschaftwinkel, Schenkelhalswinkel, Collo-Diaphysen-Winkel, Collum-Corpus-Winkel*; Kollodiaphysenwinkel; *s.u. Femur*
CDZ *Abk.*: →*Chlordiazepoxid*
CD4-Zellen *pl* (Ⓔ CD4 cells): T_4-Lymphozyten; *s.u. T-Lymphozyten*
CD8-Zellen *pl* (Ⓔ CD8 cells): T_8-Lymphozyten; *s.u. T-Lymphozyten*
CE *Abk.*: **1.** →*California-Enzephalitis* **2.** chemische Energie **3.** →*Cholesterinester* **4.** Cisplatin, Etoposid **5.** kontraktiles Element **6.** zerebrale Elastance **7.** →*zytopathischer Effekt*
CE-Winkel *m* (Ⓔ CE angle): *Syn*: *Wiberg-Winkel, Centrum-Ecken-Winkel*; Winkel zwischen einer Senkrechten durch das Zentrum des Hüftkopfes und einer Geraden von Hüftkopfmittelpunkt zum äußeren Pfannendachrand; wird zur Beurteilung der Pfannendachentwicklung bei kongenitaler Hüftdysplasie* bzw. Hüftgelenkluxation* verwendet; liegt bei Jugendlichen unter 13 Jahren zwischen 15 und 20°; Werte unter 15° werden als pathologisch angesehen
Ce *Abk.*: **1.** →*Cer* **2.** Cerium
CEA *Abk.*: **1.** →*carcinoembryonales Antigen* **2.** Carotis-Endarterektomie **3.** chronische exogenallergische Alveolitis
CEAN *Abk.*: Computer-EEG-Analyse
CEB *Abk.*: Carboplatin, Etoposid, Bleomycin
Ce|bo|ze|pha|lie *f* (Ⓔ cebocephaly): *Syn*: *Affenkopf, Kebozephalie, Zebozephalie*; Entwicklungsanomalie mit affenähnlichem Schädel
CECA *Abk.*: Cisplatin, Etoposid, Cyclophosphamid, Adriamycin
CED *Abk.*: **1.** Cefaloridin **2.** chronisch entzündliche Darmerkrankungen
CEE *Abk.*: →*Central European Encephalitis*
CEEG *Abk.*: computeranalysiertes Elektroenzephalogramm
Ceelen: Wilhelm Ceelen; 1884–1964; deutscher Pathologe (Bonn)
Ceelen-Gellerstedt-Syndrom *nt* (Ⓔ Ceelen-Gellerstedt syndrome): *Syn*: *primäre Lungenhämosiderose, idiopathische Lungenhämosiderose, idiopathische Lungensiderose, Morbus Ceelen, Ceelen-Krankheit*; idiopathische, oft schon im Kindesalter beginnende Lungenerkrankung mit rezidivierenden Blutungen in die Alveolarsepten und Alveolen; dadurch kommt es zu Eisenablagerung und Entwicklung einer fortschreitenden Lungenfibrose*; in seltenen Fällen kommt es zu spontaner Ausheilung, meist ist die Prognose aber ungünstig
Ceelen-Krankheit *f*: →*Ceelen-Gellerstedt-Syndrom*
CEE-Virus *nt* (Ⓔ CEE virus): *Syn*: *FSME-Virus*; Flavivirus*; Erreger der Central European Encephalitis*
CEF *Abk.*: **1.** Cyclophosphamid, Epirubicin, 5-Fluorouracil **2.** Zykluseffizienz
Ce|fa|ce|tril *nt* (Ⓔ cefacetrile): i.m. oder i.v. Cephalosporin*
Ce|fa|clor *nt* (Ⓔ cefaclor): orales Cephalosporin*
Ce|fa|dro|xil *nt* (Ⓔ cefadroxil): orales Cephalosporin*
Ce|fa|le|xin *nt* (Ⓔ cefalexin): orales Cephalosporin*
Ce|fa|lo|tin *nt* (Ⓔ cefalotin): i.m. oder i.v. Cephalosporin*
Ce|fa|man|dol *nt* (Ⓔ cefamandole): i.m. oder i.v. Cephalosporin*; nur noch selten verwendet
Ce|fa|ze|don *nt* (Ⓔ cefazedone): Cephalosporin* der 2. Generation
Ce|fa|zo|lin *nt* (Ⓔ cefazolin): i.v. Cephalosporin*
Ce|fe|pim *nt* (Ⓔ cefepime): Cephalosporin* mit breitem Wirkungsspektrum, v.a. gegen grampositive Erreger
C_{eff} *Abk.*: effektive Compliance
Ce|fi|xim *nt* (Ⓔ cefixime): orales Cephalosporin*
Ce|fme|no|xim *nt* (Ⓔ cefmenoxime): orales Cephalosporin*
Ce|fo|per|a|zon *nt* (Ⓔ cefoperazone): Cephalosporin* der 3. Generation
Ce|fo|ta|xim *nt* (Ⓔ cefotaxime): i.v. Cephalosporin*
Ce|fo|te|tan *nt* (Ⓔ cefotetan): Cephalosporin* der 2. Generation
Ce|fo|ti|am *nt* (Ⓔ cefotiam): i.v. Cephalosporin*
Ce|fo|xi|tin *nt* (Ⓔ cefoxitin): i.v. Cephalosporin*
Ce|fra|din *nt* (Ⓔ cephradine): orales Cephalosporin*
Cef|sul|o|din *nt* (Ⓔ cefsulodin): nur gegen Pseudomonas* aeruginosa wirksames Cephalosporin*
Cef|ta|zi|dim *nt* (Ⓔ ceftazidime): i.v. Cephalosporin*
Cef|ti|zo|xim *nt* (Ⓔ ceftizoxime): i.v. Cephalosporin*
Cef|tri|a|xon *nt* (Ⓔ ceftriaxone): i.v. Cephalosporin*
Ce|fu|ro|xim *nt* (Ⓔ cefuroxime): i.v. Cephalosporin*
Celle *f* (Ⓔ hernia): *Syn*: *Zele, Kele*; *Hernie*; Bruch im Sinne von Eingeweidebruch oder -vorfall
-cele *suf.*: Wortelement mit der Bedeutung **1.** „Bruch/Hernie" **2.** „Geschwulst"
Cel|la *f, pl* **-lae** (Ⓔ cell): Hohlraum, Zelle
Cel|lo|bi|o|se *f* (Ⓔ cellobiose): *Syn*: *Cellose, Zellose, Zellobiose*; aus zwei Glucosemolekülen bestehendes Disaccharid*; Grundbaustein der Cellulose*
Cel|lo|bi|u|ron|säu|re *f* (Ⓔ cellobiuronic acid): Disaccharid aus Glucose* und Glucuronsäure*; Teil von Bakterienkapseln
Cel|lo|he|xo|se *f*: →*Glucose*
Cel|lo|se *f*: →*Cellobiose*
Cel|lu|la *f, pl* **-lae** (Ⓔ cellule): Zelle*; kleine Zelle
Cellulae ethmoidales: →*Siebbeinzellen*
Cellulae ethmoidales anteriores (Ⓔ anterior cells): *Syn*: *Sinus anteriores*; vordere Siebbeinzellen*
Cellulae ethmoidales mediae (Ⓔ middle cells): *Syn*: *Sinus medii*; mittlere Siebbeinzellen*
Cellulae ethmoidales posteriores (Ⓔ posterior cells): *Syn*: *Sinus posteriores*; hintere Siebbeinzellen*
Cellulae mastoideae (Ⓔ mastoid cells): *Syn*: *Warzenfortsatzzellen*; schleimhautausgekleidete, lufthaltige Zellen des Warzenfortsatzes [Processus* mastoideus], die über das Antrum* mastoideum mit der Paukenhöhle* verbunden sind
Cellulae pneumaticae (Ⓔ tubal air cells): *Syn*: *Tubenbuchten, Tubenzellen*; kleine lufthaltige Buchten im knöchernen Teil der Ohrtrompete* [Tuba auditiva]
Cellulae tympanicae (Ⓔ tympanic cells): kleine Vertiefungen in der Knochenlamelle zwischen der unteren Paukenhöhlenwand [Paries jugularis] und der Ohrtrompete* [Tuba auditiva]
Cel|lu|li|te *nt* (Ⓔ cellulite): *Syn*: *Cellulitis, Dermopanniculosis deformans, Zellulitis*; konstitutionell bedingte, nicht-entzündliche Veränderung des subkutanen Fettgewebes im Oberschenkel- und Gesäßbereich bei Frauen; die Hautoberfläche erinnert an die Oberfläche einer Apfelsine [**Orangen-**

haut, Apfelsinenhaut]; Therapie: Gewichtsreduktion, Bein- und Gesäßgymnastik

Cel|lu|li|tis *f, pl* **-ti|den** (Ⓔ **1.** cellulitis **2.** cellulite): **1.** *Syn*: *Zellulitis*; Entzündung des Unterhautbindegewebes; meist durch A-Streptokokken*, Staphylococcus* aureus oder Escherichia* coli; häufig postoperativ mit lokalen Entzündungszeichen; der Begriff wird v.a. im angloamerikanischen Raum verwendet; im deutschsprachigen Raum wird die Entzündung je nach dem klinischen Bild als Erysipel* oder Phlegmone* bezeichnet **2.** *→Cellulite*

Cel|lu|lo|se *f* (Ⓔ cellulose): *Syn*: *Zellulose*; aus Cellobiose*-Einheiten aufgebautes Polysaccharid*; wird zur Zellstoffherstellung verwendet

Cel|lu|lo|se|me|thyl|e|ther *m*: *→Methylcellulose*

Celsius: Anders Celsius; 1701–1744; schwedischer Astronom (Uppsala)

Celsius-Skala *f* (Ⓔ Celsius scale): 100-teilige Skala, die den Gefrierpunkt von Wasser mit 0° und den Siedepunkt mit 100° festlegt

Celsius-Thermometer *nt* (Ⓔ Celsius thermometer): Thermometer mit Celsius*-Skala

CEM *Abk.*: Cytosinarabinosid, Etoposid, Methotrexat

CEMAP *Abk.*: kortikal evoziertes motorisches Aktionspotential

Ce|men|tum *nt* (Ⓔ cement): *Syn*: *Zahnzement, Zement, Wurzelzement, Substantia ossea dentis*; knochenähnliche Substanz des Zahnes, die die Zahnwurzel bedeckt und der Verankerung des Parodontalligaments dient

Cent-, cent- *präf.*: *→Centi-*

Cen|tau|re|a cy|a|nus *f*: *→Kornblume*

Cen|tau|rii her|ba *pl* (Ⓔ Centaurii herb): *s.u. Centaurium erythraea*

Cen|tau|ri|um e|ry|thraea *nt* (Ⓔ Centaurium erythraea): *Syn*: *Tausendgüldenkraut*; zu den Enziangewächsen [Gentianaceae] gehörende Pflanze; ihre blühenden oberirdischen Teile [**Centaurii herba**] enthalten u.a. Bitterstoffe und organische Säuren, die die Speichel- und Magensaftsekretion anregen und eine entzündungshemmende und fiebersenkende Wirkung haben; wird v.a. als Aufguss zur Behandlung von Appetitlosigkeit, dyspeptischen Beschwerden und traditionell auch zur Fieber- und Wundbehandlung verwendet

Cen|te|si|mal|po|tenz *f* (Ⓔ centesimal potency): *Syn*: *C-Potenz*; *s.u. Potenzierung*

Centi-, centi- *präf.*: Wortelement mit der Bedeutung „hundertster Teil/Hundert"

Centr-, centr- *präf.*: *→Centro-*

Central European Encephalitis *f* (Ⓔ Central European encephalitis): *Syn*: *zentraleuropäische Zeckenenzephalitis, Frühsommer-Enzephalitis, Frühsommer-Meningoenzephalitis*; durch das **CEE-Virus** verursachte Arbovirus-Enzephalitis* Mitteleuropas; das Virus ist v.a. in der Slowakei und Österreich endemisch und wird meist durch den Holzbock* [Ixodes ricinis] übertragen; nach einer Inkubationszeit von 7–14 Tagen kommt es bei ca. 30 % der gestochenen Personen zu einem uncharakteristischen grippalen Infekt mit Kopf- und Gliederschmerzen und nur leichtem Fieber; die Symptome klingen nach 2–4 Tagen wieder ab; bei ca. 10 % der Erkrankten beginnt nach einem beschwerdefreien Interval von ca. 10 Tagen eine 2. Krankheitsphase mit Meningitis* [60 %], Meningoenzephalitis* [40 %], Meningoenzephalomyelitis* oder Meningitis mit Radikulitis*; die Meningitis heilt i.d.R. folgenlos ab, die Enzephalitis führt in 5–7 % der Fälle zu Restzuständen [Lähmungen]; die Letalität beträgt ca. 1 %; es gibt eine Schutzimpfung mit Totimpfstoff*, die die Anzahl der Fälle in den endemischen Gebieten drastisch gesenkt hat

Centri-, centri- *präf.*: *→Centro-*

Centro-, centro- *präf.*: Wortelement mit der Bedeutung „Mittelpunkt/Zentrum"

Cen|tro|phen|o|xin *nt*: *→Meclofenoxat*

Cen|trum *nt* (Ⓔ center): Zentrum; Nervenzentrum

Centrum anospinale (Ⓔ anospinal center): *Syn*: *anospinales Zentrum*; vegetatives Reflexzentrum, das sympathische [L_{1-2}] und parasympathische Fasern [S_{1-2}] enthält; reguliert den Tonus der Anusmuskulatur und der Muskulatur von absteigendem Kolon, Sigma und Rektum

Centrum ciliospinale (Ⓔ ciliospinal center): *Syn*: *Budge-Zentrum, ziliospinales Zentrum*; sympathisches Nervenzentrum an der Grenze zwischen Hals- und Brustmark; beeinflusst Pupillenweite, Öffnung der Lidspalte und Lage des Augapfels in der Orbita*

Centrum genitospinale (Ⓔ genitospinal center): *Syn*: *genitospinales Zentrum*; gemischt parasympathisch-sympathisches Zentrum, das beim Mann Erektion und Ejakulation bewirkt [Erektions- bzw. Ejakulationszentrum], bei der Frau Blutfüllung der äußeren Genitale und die Kontraktionen beim Orgasmus reguliert

Centrum ossificationis (Ⓔ ossification center): *Syn*: *Verknöcherungskern, Ossifikationskern, Knochenkern*; Ossifikationszentrum im Knorpel, von dem die Verknöcherung ausgeht; *s.a. Ossifikation*

Centrum ossificationis primarum (Ⓔ primary ossification center): erster Verknöcherungskern; liegt in der Diaphyse* langer Röhrenknochen oder in kurzen Knochen

Centrum ossificationis secundarium (Ⓔ secondary ossification center): zweiter Verknöcherungskern; tritt später als die ersten Verknöcherungskerne auf; liegt meist in der Epiphyse* langer Röhrenknochen

Centrum perinei (Ⓔ tendinous center of perineum): *Syn*: *Corpus perineale*; Sehnenplatte des Damms

Centrum tendineum diaphragmatis (Ⓔ tendinous center): kleeblatt- oder herzförmige Zentralfläche des Zwerchfells

Centrum tendineum perinei: veraltet für *→Centrum perinei*

Centrum vesicospinale (Ⓔ vesicospinal center): *Syn*: *vesikospinales Zentrum*; sympathisches [L_{1-2}] und parasympathisches [S_{1-2}] Zentrum, das die Blasenmuskulatur hemmt oder anregt

Centrum-Ecken-Winkel *m*: *→CE-Winkel*

CEP *Abk.*: **1.** CCNU, Etoposid, Prednimustin **2.** *→Cefradin* **3.** Cyclophosphamid, Etoposid, Cisplatin (*engl.* platinol) **4.** *→kongenitale erythropoetische Porphyrie*

Ce|pha|e|lin *nt* (Ⓔ cephaeline): sekretolytisches und emetisch wirkendes Alkaloid aus der Brechwurzel [Radix* Ipecacuanhae]

Ce|pha|e|lis a|cu|mi|na|ta *f* (Ⓔ Cephaelis acuminata): *s.u. Ipecacuanha*

Ce|pha|e|lis i|pe|ca|cu|an|ha *f* (Ⓔ Cephaelis ipecacuanha): *s.u. Ipecacuanha*

Cephal-, cephal- *präf.*: *→Cephalo-*

Ce|phal|aea *f* (Ⓔ cephalea): Kopfschmerzen*, Kopfweh

Cephalaea histaminica (Ⓔ histamine cephalalgia): *Syn*: *Bing-Horton-Neuralgie, Bing-Horton-Syndrom, Horton-Syndrom, Horton-Neuralgie, Histaminkopfschmerz, Kephalgie, Erythroprosopalgie, cluster headache, Cluster-Kopfschmerz*; streng halbseitig auftretende Schmerzattacken im Augen-Stirn-Schläfen-Bereich mit Rötung des Auges, Tränenfluss und anderen Symptomen; die Ätiologie ist ungekärt, z.T. tritt die Erkrankung familiär gehäuft auf; **Therapie**: Antihistaminika

Ce|phal|al|gia *f* (Ⓔ cephalalgia): Kopfschmerzen*, Kopfweh

Ce|phal|lea *f* (Ⓔ cephalea): Kopfschmerzen*, Kopfweh

Ce|phal|gia *f* (Ⓔ cephalgia): Kopfschmerzen*, Kopfweh

Ce|phal|in *nt* (Ⓔ cephalin): *Syn*: *Kephalin*; Phospholipid* mit Colamin oder Serin

Cephalo-, cephalo- *präf.*: Wortelement mit der Bedeutung „Kopf/Schädel"

Ce|pha|lo|ce|le *f* (Ⓔ cephalocele): *Syn*: *Kephalozele, Zephalozele*; angeborene oder erworbene Schädellücke mit Vorfall der Hirnhäute

Ce|pha|lo|spo|rin *nt* (Ⓔ cephalosporin): dem Penicillin* verwandtes β-Lactamantibiotikum mit bakterizider Wirkung gegen grampositive und gramnegative Bakterien in der Wachstumsphase; Cephalosporine werden meist in **Cephalosporine der 1. Generation** [auch **Basis-Cephalosporine**], **Cephalosporine der 2. Generation** [auch **Intermediär-Cephalosporine**] und **Cephalosporine der 3. Generation** [auch **Breitspektrum-Cephalosporine**] unterteilt

Basis-Cephalosporine [z.B. Cefazolin] zeigen eine gute Aktivität gegen grampositive und gramnegative Keime und sind stabil gegen Penicillinase-bildende Staphylokokken; die **Intermediär-Cephalosporine** [z.B. Cefamandol, Cefuroxim, Cefotiam] sind weitgehend β-Lactamase-fest; sie sind stärker wirksam gegen z.B. Escherichia coli, Enterobacteriaceae, Haemophilus influenzae und Neisseria gonorrhoeae als Cephalosporine der 1. Generation, jedoch schwächer wirksam gegen grampositive Kokken; **Breitspektrum-Cephalosporine** [z.B. Cefotaxim, Ceftriaxon, Ceftizoxim] haben eine geringere Aktivität als Cephalosporine der 1. und 2. Generation, sind aber wesentlich stabiler gegen β-Lactamase; **NW**: allergische Reaktionen [cave Kreuzreaktion bei Penicillinallergie!], gastrointestinale Beschwerden, Leberfunktionsstörungen, Nephrotoxizität; **Kontraind.**: Allergie gegen Cephalosporine

Ce|phal|lo|spo|ri|na|se *f* (Ⓔ cephalosporinase): den β-Lactamring von Cephalosporinen* spaltendes Enzym

Ce|phal|lo|spo|ri|o|se *f* (Ⓔ cephalosporiosis): ***Syn***: *Cephalosporium-Mykose, Acremonium-Infektion, Akremoniose, Acremoniose*; durch **Cephalosporium acremonium** hervorgerufene Mykose* der Haut; verursacht phlegmonöse, gummöse, rhagadiforme oder hyperkeratotisch-verruköse Läsionen

Ce|phal|lo|spo|ri|um *nt* (Ⓔ Cephalosporium): Schimmelpilzart, die Hautinfektionen verursachen kann

Cephalosporium acremonium (Ⓔ Cephalosporium acremonium): *s.u. Cephalosporiose*

Cephalosporium-Mykose *f*: *→Cephalosporiose*

-ceps *suf.*: Wortelement mit der Bedeutung „Kopf"

CEPT *Abk.*: Cyclophosphamid, Fluorouracil, Prednison, Tamoxifen

CER *Abk.*: **1.** Caries Extractio Restauratio **2.** Cefaloridin

Cer *nt* (Ⓔ cerium): seltenes Erdmetall

Ce|ra *f* (Ⓔ cera): Wachs

Cera mineralis (Ⓔ mineral wax): hartes Paraffin; *s.u. Paraffin*

Ce|ra|mid *nt* (Ⓔ ceramide): ***Syn***: *Zeramid*; einfachstes Sphingolipid*; Vorstufe von Sphingomyelinen*, Gangliosiden* und Cerebrosiden*

Ce|ra|mi|da|se|man|gel *m*: *→Farber-Krankheit*

Cer|ca|ria *f, pl* **-riae** (Ⓔ cercaria): ***Syn***: *Gabelschwanzlarve, Schwanzlarve, Zerkarie*; infektiöses Entwicklungsstadium [1. Larvenstadium] von Trematoden, z.B. Schistosoma*

Cer|cla|ge *f* (Ⓔ cerclage): ***Syn***: *Zerklage*; Kreisnaht, Umschlingung [z.B. des Muttermundes bei Zervixinsuffizienz]

Cer|co|mo|nas in|tes|ti|na|lis *f*: *→Chilomastix mesnili*

Cerebell-, cerebell- *präf.*: *→Cerebello-*

ce|re|bel|lar *adj* (Ⓔ cerebellar): ***Syn***: *zerebellar, zerebellär*; Kleinhirn/Cerebellum betreffend, zum Kleinhirn gehörend, aus dem Kleinhirn stammend

Ce|re|bel|li su|pe|ri|or *f*: *→Arteria superior cerebelli*

Ce|re|bel|li|tis *f, pl* **-ti|den** (Ⓔ cerebellitis): ***Syn***: *Zerebellitis*; Kleinhirnentzündung

Cerebello-, cerebello- *präf.*: Wortelement mit der Bedeutung „Kleinhirn/Cerebellum"

Ce|re|bel|lum *nt, pl* **-la**: *→Kleinhirn*

Cerebr-, cerebr- *präf.*: *→Cerebro-*

ce|re|bral *adj* (Ⓔ cerebral): ***Syn***: *zerebral*; Großhirn/Cerebrum betreffend, zum Großhirn gehörend, aus dem Großhirn stammend

Ce|re|bri an|te|ri|or *f*: *→Arteria cerebri anterior*

ce|re|bri|fu|gal *adj* (Ⓔ cerebrifugal): vom Gehirn weg(führend)

Ce|re|bri me|di|a *f*: *→Arteria cerebri media*

ce|re|bri|pe|tal *adj* (Ⓔ cerebripetal): zum Gehirn hin(führend)

Ce|re|bri pos|te|ri|or *f*: *→Arteria cerebri posterior*

Ce|re|bri|tis *f, pl* **-ti|den** (Ⓔ cerebritis): ***Syn***: *Zerebritis*; Großhirnentzündung; *s.a. Enzephalitis*

Cerebro-, cerebro- *präf.*: Wortelement mit der Bedeutung „Hirn/Gehirn/Großhirn/Zerebrum"

Ce|re|bron *nt*: *→Phrenosin*

Ce|re|bro|pa|thia *f* (Ⓔ cerebropathy): ***Syn***: *Enzephalopathie, Zerebropathie, Encephalopathia*; allgemeine Bezeichnung für jede nicht-entzündliche Gehirnerkrankung oder Schädigung der Gehirnsubstanz mit neurologischen und/oder psychiatrischen Symptomen

Ce|re|bro|se *f*: *→Galaktose*

Ce|re|bro|sid *nt* (Ⓔ cerebroside): ***Syn***: *Zerebrosid, Galaktosylceramid*; zu den Glykosphingolipiden gehörendes komplexes Lipid*, das u.a. im Myelin* enthalten ist; entsteht durch Veresterung von Ceramid* mit Galaktose*

Ce|re|bro|si|d|li|pi|do|se *f*: *→Morbus Gaucher*

Ce|re|bro|si|do|se *f* (Ⓔ **1.** cerebrosidosis **2.** Gaucher's disease): **1.** ***Syn***: *Zerebrosidspeicherkrankheit, Zerebrosidose*; durch eine Cerebrosidspeicherung hervorgerufene Sphingolipidose* **2.** *→Morbus Gaucher*

ce|re|bro|spi|nal *adj* (Ⓔ cerebrospinal): ***Syn***: *zerebrospinal, spinozerebral, enzephalospinal*; Gehirn und Rückenmark/Medulla spinalis betreffend oder verbindend

Ce|re|brum *nt* (Ⓔ cerebrum): ***Syn***: *Großhirn, Zerebrum*; der aus den Großhirnhemisphären, Fornix* cerebri und Kommissuren bestehende Teil des Gehirns; meist gleichgesetzt mit Gehirn [Encephalon*] oder Endhirn [Telencephalon*]

Ce|re|si|num *nt* (Ⓔ ceresin): hartes Paraffin; *s.u. Paraffin*

Ce|ro|id *nt* (Ⓔ ceroid): ***Syn***: *Zeroid*; braune, wachsähnliche Substanz in Körpergeweben

Ce|ro|id|li|po|fus|ci|no|se *f* (Ⓔ ceroid lipofuscinosis): ***Syn***: *Zeroidlipofuszinose, neuronale Ceroidlipofuscinose, neuronale Zeroidlipofuszinose*; Lipidspeicherkrankheiten* mit Einlagerung von Ceroid-Lipofuszin-Granula innerhalb und außerhalb des Zentralnervensystems; früher wurden 4 Formen unterschieden [**infantile, spätinfantile, juvenile** und **adulte Ceroidlipofuscinose**], von denen die spätinfantile und juvenile Form in Mitteleuropa am häufigsten auftreten; mittlerweile kennt man 7 verschiedene primäre Gendefekte, deren pathophysiologische Bedeutung aber noch unklar ist

adulte Ceroidlipofuscinose (Ⓔ adult type of cerebral sphingolipidosis): ***Syn***: *Morbus Kufs, Morbus Parry, Kufs-Syndrom, Kufs-Hallervorden-Krankheit, Erwachsenenform der amaurotischen Idiotie, adulte Zeroidlipofuszinose*; erst im Erwachsenenalter beginnende Form der Gangliosidose* mit progredientem geistigen Verfall, epileptischen Anfällen und motorischen Störungen

infantile Ceroidlipofuscinose (Ⓔ infantile type of cerebral sphingolipidosis): ***Syn***: *infantile Zeroidlipofuszinose, Morbus Santavuori-Haltia*; in Europa seltene Form der Ceroidlipofuscinose durch einen Defekt der Palmitoyl-Protein-Thioesterase; führt zu psychomotorischer Retardierung mit Spastik und Myoklonien

juvenile Ceroidlipofuscinose (Ⓔ neuronal ceroid lipofuscinosis): ***Syn***: *juvenile Form der amaurotischen Idiotie, juvenile Zeroidlipofuszinose, Stock-Vogt-Spielmeyer-Syndrom, Batten-Spielmeyer-Vogt-Syndrom*; primär durch eine progrediente Visusabnahme mit Erblindung und der Entwicklung einer Demenz* gekennzeichnete Form der Ceroidlipofuszinose

neuronale Ceroidlipofuscinose: *→Ceroidlipofuscinose*

spätinfantile Ceroidlipofuscinose (Ⓔ early juvenile type of cerebral sphingolipidosis): ***Syn***: *Jansky-Bielschowsky-Krankheit, Bielschowsky-Syndrom, Bielschowsky-Dollinger-Krankheit, spätinfantile Form der amaurotischen Idiotie, spätinfantile Zeroidlipofuszinose*; langsam progredient verlaufende rezessiv vererbte Gangliosidose*, die zu Erblindung und Abbau bereits erlernter Fähigkeiten [Lesen, Sprechen] führt; beginnt meist nach dem 4. Lebensjahr und führt zu Exitus letalis vor Erreichen des Erwachsenenalters

Ce|ru|men *nt* (Ⓔ cerumen): ***Syn***: *Zerumen, Ohrenschmalz*; aus abgestorbenen Zellen, Schmutzpartikeln und Talg bestehende gelblich-braune Masse mit bakterizider Wirkung

Cerumen obturans (Ⓔ impacted cerumen): ***Syn***: *Zeruminalpfropf*; Ohrenschmalzpfropf im äußeren Gehörgang; führt zu einem dumpfen Gefühl; **Therapie**: Ohrspülung bei intaktem Trommelfell, evtl. vorherige Aufweichung mit Glycerintropfen; bei Trommelfellschädigung Entfernung mit einer Kürette

Cervic-, cervic- *präf.*: Wortelement mit der Bedeutung „Nacken/Hals/Zervix"

Cer|vi|ca|lia *pl*: *→Segmenta cervicalia*

Cer|vi|ci|tis *f, pl* **-ti|den** (Ⓔ cervicitis): ***Syn***: *Zervixentzündung, Zervizitis, Endometritis cervicis uteri*; Entzündung der Schleimhaut der Cervix* uteri; die Zervixschleimhaut ist anfällig für Infektionen mit Bakterien [v.a. Gonokokken, Chlamydien] oder Viren [v.a. Papillomaviren, Herpesviren]: **Klinik**: symptomarm; vermehrt gelblicher Ausfluss, Kontaktblutungen [Geschlechtsverkehr], Blutungsstörungen; *s.a. Chlamydienzervizitis, Cervicitis gonorrhoica*

Cervicitis gonorrhoica (Ⓔ gonococcal cervicitis): ***Syn***: *Gonokokkenzervizitis*; durch Gonokokken* hervorgerufene Entzündung der Cervix* uteri; tritt in ca. 80 % aller Fälle von Gonorrhoe* auf; evtl. Ausgangspunkt einer aszendierenden Infektion der Adnexen; **Therapie**: *s.u. Gonorrhoe*

Cer|vix *f, pl* **-vi|ces** (Ⓔ cervix): ***Syn***: *Zervix, Kollum, Collum*; Hals, halsförmige Struktur

Cervix cornus posterioris medullae spinalis (Ⓔ neck of posterior horn of spinal cord): ***Syn***: *Hinterhornhals*; Hals des Hinterhorns* des Rückenmarks

Cervix dentis (Ⓔ neck of tooth): ***Syn***: *Zahnhals, Collum dentis*; Zahnabschnitt zwischen Krone und Wurzel

Cervix uteri (Ⓔ cervix of uterus): ***Syn***: *Gebärmutterhals, Uterushals, Zervix, Collum, Kollum*; der Gebärmutterhals umfasst das untere Drittel der Gebärmutter* [unteres Uterinsegment]; man unterscheidet einen oberhalb der Scheide liegenden Abschnitt [**Portio supravaginalis cervicis**] und einen in die Scheide hineinragenden Teil [**Portio vaginalis cervicis**] mit dem äußeren Muttermund* [Ostium uteri]; innerhalb der Zervix liegt der spindelförmige Zervikalkanal [Canalis* cervicis uteri]

Cervix vesicae (Ⓔ bladder neck): ***Syn***: *Harnblasenhals, Blasenhals, Collum vesicae*; Übergang von der Harnblase* in die Harnröhre*

CES *Abk.*: *→chronisches Erschöpfungssyndrom*

Cestan: Raymon Cestan; 1872–1932; französischer Neurologe (Toulouse)

Cestan-Chenais-Syndrom *nt* (Ⓔ Cestan-Chenais syndrome): Schädigung im Bereich der lateralen Medulla* oblongata führt zu ipsilateraler Horner*-Trias, Gaumensegel- und Stimmbandlähmung, Teillähmung der Schlundmuskulatur sowie kontralateraler Hemiparese* und Hemihypästhesie*

Cestan-Raymond-Syndrom *nt* (Ⓔ Cestan-Raymond syndrome): ***Syn***: *Raymond-Cestan-Syndrom*; Schädigung des Hirnstammes im Bereich der oralen Brückenhaube führt zu ipsilateraler Blicklähmung und Ataxie* sowie kontralateraler Hemiparese* und Hemihypästhesie*

C1-Esterase-Inhibitor *m*: *→C1-Inaktivator*

Ces|to|cid *nt*: *→Zestozid*

ces|to|cid *adj* (Ⓔ cestocidal): ***Syn***: *zestozid*; gegen Bandwürmer wirkend, cestoden(ab)tötend

Ces|to|da *pl*: *→Cestoden*

Ces|to|den *pl* (Ⓔ Cestoda): ***Syn***: *Zestoden, Cestoda, Cestodes, Bandwürmer*; aus dem Kopfteil [**Scolex**] und einer, aus einzelnen Gliedern [**Proglottiden**] bestehenden Körperkette [**Strobila**] aufgebaute, bis zu 15 m lange, ubiqitär verbreitete Parasiten von Tier und Mensch; Bandwürmer haben keinen Darm, sondern nehmen Nahrung mittels Osmose* auf; medizinisch wichtige Gattungen sind u.a. Taenia*, Echinococcus*, Diphyllobothrium*

Ces|to|des *pl*: *→Cestoden*

CET *Abk.*: *→Cefalotin*

Ce|ta|ce|um *nt* (Ⓔ cetaceum): ***Syn***: *Walrat*; aus der Kopfhöhle des Pottwals gewonnene Salbengrundlage; heute durch synthetischen Walrat ersetzt

Cet|al|ko|ni|um|chlo|rid *nt* (Ⓔ cetalkonium chloride): ***Syn***: *Benzylhexadecyldimethylammoniumchlorid*; Antiseptikum*, Desinfiziens*

Ce|ti|ri|zin *nt* (Ⓔ cetirizine): H_1-Antihistaminikum* mit nur leicht sedierender Wirkung; **Anw.**: allergische Erkrankungen; NW: Mundtrockenheit, Kopfschmerzen, gastrointestinale Beschwerden

Ce|tra|ri|a is|lan|di|ca *f*: *→Moos, isländisches*

Ce|tri|mo|ni|um|bro|mid *nt* (Ⓔ cetrimonium bromide): ***Syn***: *Hexadecyltrimethylammoniumbromid*; Antiseptikum*, Desinfiziens*

Ce|tu|xi|mab *nt* (Ⓔ cetuximab): chimärer monoklonaler Antikörper gegen den epidermalen Wachstumsfaktor-Rezeptor [EGF]-Rezeptor; *s.u. Essay Chemotherapie S. 349*

Ce|tyl|py|ri|di|ni|um|chlo|rid *nt* (Ⓔ cetylpyridinium chloride): ***Syn***: *1-Hexadecylpyridiniumchlorid*; Antiseptikum*, Desinfiziens*

CEV *Abk.*: **1.** *→California-Enzephalitis-Virus* **2.** Cyclophosphamid, Etoposid, Vincristin

CEX *Abk.*: **1.** *→Cefalexin* **2.** *→Cefoxitin*

Ceylon-Zimt *m* (Ⓔ Ceylon cinnamon): ***Syn***: *Cinnamomum verum, Cinnamomum ceylanicum*; Baum aus der Familie der Lorbeergewächse [Lauraceae]; verwendet wird die getrocknete Rinde junger Zweige und Schösslinge [**Zimtrinde**, Cinnamomi cortex, Cinnamomi ceylanici cortex] und das aus der Rinde gewonnene ätherische **Zimtöl** [Cinnamomi aetheroleum]; enthält u.a. Zimtaldehyd, Procyanidin-Gerbstoffe*, Diterpene und Phenolcarbonsäuren; hat eine antibakterielle und fungistatische Wirkung und fördert die Motilität; **Anw.**: bei Appetitlosigkeit, Verdauungsbeschwerden, leichten Krämpfen im Magen-Darm-Trakt, Völlegefühl, Flatulenz; traditionell auch bei Durchfallerkrankungen [v.a. bei Kindern], Erbrechen, Erkältung und Grippe; äußerlich zur Wundreinigung; in der Homöopathie bei nervösen Störungen; *s.a. chinesischer Zimt*

CEZ *Abk.*: *→Cefazolin*

CF *Abk.*: **1.** Carbolfuchsin **2.** *→Cefalotin* **3.** *→chemotaktischer Faktor* **4.** *→Christmas-Faktor* **5.** Cisplatin, 5-Fluorouracil **6.** *→Citrovorum-Faktor* **7.** Colicin-Faktor **8.** *→zystische Fibrose* **9.** zytotoxischer Faktor

Cf *Abk.*: Californium

CFA *Abk.*: komplettes Freund-Adjuvans

CFC *Abk.*: kapillarer Filtrationskoeffizient

CFGA *Abk.*: karzinofetales Glia-Antigen

CF-Gen *nt* (Ⓔ CF gene): *s.u. zystische Fibrose*

CFKW *Abk.*: Chlorfluorkohlenwasserstoff

CFL *Abk.*: **1.** Cisplatin, 5-Fluorouracil, Leucovorin **2.** Clearingfaktor-Lipase

CFM *Abk.*: **1.** Chlorfluormethan **2.** Cyclophosphamid, 5-Fluorouracil, Mitoxantron

CFP *Abk.*: Cyclophosphamid, 5-Fluorouracil, Prednison

CFPT *Abk.*: Cyclophosphamid, 5-Fluorouracil, Prednison, Tamoxifen

CFR *Abk.*: kapilläre Faserreaktion

CFS *Abk.*: *→chronic fatigue syndrome*

CFSE *Abk.*: Kristallfeldstabilisienungsenergie

CFT *Abk.*: Cardiolipin-Flockungstest

CFTR *Abk.*: *→cystic fibrosis transmembrane regulator*

CFU *Abk.*: colony forming unit

CFUC *Abk.*: colony forming unit in culture

CFX *Abk.*: *→Cefoxitin*

CG *Abk.*: *→Choriongonadotropin*

cg *Abk.*: Zentigramm

CGL *Abk.*: **1.** *→chronische granulozytäre Leukämie* **2.** *→Corpus geniculatum laterale*

CGM *Abk.*: *→Corpus geniculatum mediale*

cGMP *Abk.*: **1.** *→Cyclo-GMP* **2.** *→zyklisches Guanosinmonophosphat*

CGN *Abk.*: *→chronische Glomerulonephritis*

CGS *Abk.*: Zentimeter-Gramm-Sekunde

CGT *Abk.*: *→Choriongonadotropin*

CGTT *Abk.*: Cortison-Glucose-Toleranztest

CGW *Abk.*: zerebraler Gefäßwiderstand

CH *Abk.*: **1.** *→Chédiak-Higashi-Syndrom* **2.** *→Chorea Huntington* **3.** Christchurch-Chromosom

Ch *Abk.*: **1.** *→Charrière* **2.** *→Cholin*

C_2H_2 *Abk.*: *→Acetylen*

CH_4 *Abk.*: *→Methan*

C_4H_{10} *Abk.*: *→Butan*

C_5H_{12} *Abk.*: *→Pentan*

C_6H_6 *Abk.*: *→Benzol*

CHA *Abk.*: **1.** Candida-Hämagglutination **2.** *→Chlorambucil* **3.** *→kongenitale hypoplastische Anämie*

ChAc *Abk.*: *→Cholinacetylase*

CHAD *Abk.*: Cyclophosphamid, Hexamethylmelamin, Adriamycin, DDP

Chaddock: Charles Chaddock; 1861–1936; amerikanischer

Neurologe (St. Louis)

Chaddock-Zeichen *nt* (Ⓔ Chaddock's sign): Variante des Babinski*-Reflexes; Bestreichen des äußeren Fußrückens führt bei Pyramidenbahnschädigung* zu tonischer Dorsalbewegung der großen Zehe und oft auch spreizender Plantarbewegung der übrigen Zehen [**Fächerphänomen**]

C

Chagas: Carlos Chagas; 1879–1934; brasilianischer Bakteriologe (Rio de Janeiro)

Chagas-Krankheit *f* (Ⓔ Chagas' disease): ***Syn***: *amerikanische Trypanosomiasis, südamerikanische Trypanosomiasis*; durch Raubwanzen [Triatoma*] übertragene Infektionskrankheit durch Trypanosoma* cruzi; anfangs stehen Hautsymptome [**Chagom**] im Vordergrund, langfristig kommt es aber zu Befall und Schädigung innerer Organe [Myokarditis*, Herzinsuffizienz, Achalasie*, Megakolon*], die als **chronische Chagas-Krankheit** [**Chagas-Leiden**] bezeichnet wird; **Diagnose**: Parasitennachweis in Blutausstrichen oder im Dicken Tropfen; bei chronischer Erkrankung sog. **Xenodiagnose**: man lässt trypanosomenfreie Raubwanzen Patientenblut saugen; nach 1–2 Wochen wird der Kot der Wanzen auf Trypanosomen untersucht; heute aber meist Antikörpernachweis im Serum [IF, EIA, HA]; **Therapie**: Benznidazol; Nifurtimox

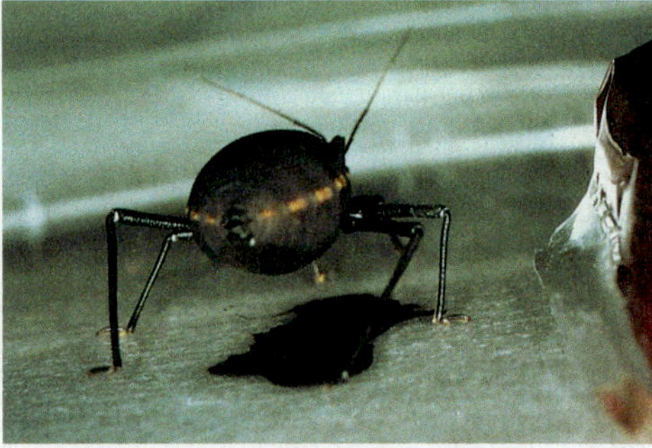

Abb. C17. Xenodiagnose bei Verdacht auf Chagas-Krankheit

Chalgom *nt* (Ⓔ chagoma): lokalisierte Hautschwellung an der Eintrittspforte des Erregers bei Chagas*-Krankheit

Chain: Sir Ernest Boris Chain; 1906–1979; deutsch-englischer Chemiker und Bakteriologe (Berlin, Oxford); *s.u. Flemming*

Challalsia *f*: *→ Chalasie*

Challalsie *f* (Ⓔ chalasis): ***Syn***: *Chalasia*; Sphinkterschlaffheit, Sphinkterentspannung

Challalzilon *nt, pl* **-zia, -zilen**: *→ Hagelkorn*

Challalzolderlmie *f*: *→ Cutis-laxa-Syndrom*

Challcolsis *f, pl* **-ses** (Ⓔ chalcosis): ***Syn***: *Chalkose*; durch Ablagerung von Kupfer(verbindungen) entstandene Speicherkrankheit*, z.B. Morbus Wilson

Chalcosis lentis (Ⓔ copper cataract): ***Syn***: *Kupferstar, Sonnenblumenkatarakt, Chalkosis*; durch Kupferablagerung entstandene Verfärbung der Linse; meist durch Kupfersplitter verursacht

Challilcolsis *f, pl* **-ses** (Ⓔ chalicosis): durch Ablagerung von Kalksalzen entstandene Speicherkrankheit*

Chalicosis pulmonum (Ⓔ chalicosis): ***Syn***: *Kalkstaublunge, Chalikose*; durch Einatmen von Kalkpartikeln hervorgerufene gutartige Pneumokoniose*

Challilkolse *f*: *→ Chalicosis pulmonum*

Challkiltis *f, pl* **-tilden** (Ⓔ chalkitis): durch Messingpartikel hervorgerufene Augenentzündung

challkiltisch *adj* (Ⓔ chalkitic): Chalkitis betreffend

Challkolse *f*: *→ Chalcosis*

Challkolsis *f, pl* **-ses**: *→ Chalcosis lentis*

challenlger *nt* (Ⓔ challenger): *s.u. Kalziphylaxie*

Challolderlmie *f*: *→ Cutis-laxa-Syndrom*

Challon *nt* (Ⓔ chalone): ***Syn***: *Mitosegift, Mitoseblocker, Antimitotikum, Mitosehemmer, Statin*; die Mitose hemmender Stoff; man unterscheidet zwischen **Zellteilungsgiften** [Koffein, p-Dichlorbenzol], **Spindelgiften** [Colchicin, Vinca-Alkaloide] und **Chromosomengiften** [Trypaflavin]; **Ind.**: Chemotherapie* maligner Tumoren

Chalmaelmellum nolbille *nt*: *→ römische Kamille*

chalmälkralnilal *adj*: *→ chamäzephal*

Chalmälkralnie *f*: *→ Chamäzephalie*

Chalmällelonlzunlge *f* (Ⓔ chameleon tongue): *s.u. Chorea*

Chalmälprolsolpie *f* (Ⓔ chameprosopy): Breitgesichtigkeit; flaches, breites Gesicht

chalmälzelphal *adj* (Ⓔ chamecephalic): ***Syn***: *chamäkranial*; Flachköpfigkeit betreffend, von ihr betroffen oder gekennzeichnet, flachköpfig

Chalmälzelphallie *f* (Ⓔ chamecephaly): ***Syn***: *Chamäkranie, Flachköpfigkeit*; flache Schädelform durch einen abgeflachten Hinterkopf

CHAMOCA *Abk.*: Cyclophosphamid, Hydroxyurea, Actinomycin D, Methotrexat, Vincristin (*engl.* oncovin), Folinsäure, Adriamycin

Chalmolmillla *f*: *→ Kamille*

Chamomilla recutita: *→ Kamille*

Chalmolmilllae rolmalnae aelthelrollelum *nt* (Ⓔ Roman chamomile oil): ätherisches Öl der römischen Kamille*

Chalmolmilllae rolmalnae flos *m* (Ⓔ Roman chamomile flower): Blütenköpfchen der römischen Kamille*

Chance: G. Q. Chance; zeitgenössischer britischer Radiologe

Chance-Fraktur *f* (Ⓔ Chance fracture): ***Syn***: *Beckengurtfraktur*; horizontale Fraktur des Wirbelkörpers und des Wirbelbogens [Typ B der Wirbelsäulenfraktur*]; wurde früher meist bei Autounfällen gefunden

Chanlcrum olris *nt*: *→ Cancer aquaticus*

Chanklrolid *nt*: *→ Ulcus molle*

CHAP *Abk.*: Cyclophosphamid, Hexamethylmelamin, Adriamycin, Cisplatin (*engl.* platinol)

Chalpelrolne *pl* (Ⓔ chaperones): *s.u. Essay Viren S. 2273*

Chalraklter *m* (Ⓔ character): Wesensart, Persönlichkeit

neurotischer Charakter: *→ Charakterneurose*

Chalraklterlneulrolse *f* (Ⓔ personality disorder): ***Syn***: *Charakterose, neurotischer Charakter*; durch eine Veränderung der Persönlichkeit [z.B. hysterisch, zwangsneurotisch] gekennzeichnete Persönlichkeitsstörung*; oft gleichgesetzt mit Kernneurose*; die Verdrängung unbewusster Konflikte führt bei den Patienten nicht zur Ausbildung einer Neurose*, sondern nur zu einer Veränderung der Persönlichkeit; unter Stress oder Belastungssituationen neigen die Patienten aber zur Ausbildung von neurotischen Symptomen

Chalraklterolse *f*: *→ Charakterneurose*

Charcot: Jean Martin Charcot; 1825–1893; französischer Neurologe (Paris)

Charcot-Gelenk *nt* (Ⓔ Charcot's joint): ***Syn***: *tabische Arthropathie, Arthropathia tabica, Charcot-Krankheit*; meist die Gelenke der unteren Extremitäten betreffende Erkrankung bei Tabes* dorsalis; auffällig sind Schlottergelenke, Frakturen und Periostbeteiligung

Charcot-Krankheit *f*: **1.** *→ Charcot-Gelenk* **2.** *→ Lateralsklerose, amyotrophe*

Charcot-Leyden-Kristalle *pl* (Ⓔ Charcot-Leyden crystals): ***Syn***: *Asthmakristalle, Leyden-Kristalle*; spitze Kristalle im Sputum bei Asthma* bronchiale

Charcot-Marie-Krankheit *f* (Ⓔ Charcot-Marie type): ***Syn***: *Charcot-Marie-Syndrom, Charcot-Marie-Tooth-Hoffmann-Krankheit, Charcot-Marie-Tooth-Hoffmann-Syndrom, hereditäre motorische und sensible Neuropathie Typ 1*; autosomal-dominante, häufigste neurogenetische Erkrankung [20–30 pro 100.00 Einwohner], die in drei klinisch nicht-unterscheidbaren Unterformen [1a, 1b und 1X] vorkommt; beginnt meist zwischen dem 6.–13. Lebensjahr, manchmal auch erst im Erwachsenenalter; der Verlauf ist relativ gutartig, erstreckt sich meist über Jahrzehnte und ist durch eine fortschreitende Dystrophie der Bein- und Fußmuskeln gekennzeichnet; es kommt zu symmetrischen peripheren Lähmungen der Bein- und Fußmuskeln mit **Steppergang** bei Fibularislähmung und **Bügeleisengang** bei Fibularis- und Tibialislähmung, Fuß- und Handdeformitäten [Hohlfuß, Krallenzehen, Krallenhand] sowie sensiblen und sensorischen Störungen [strumpf- oder handschuhförmiger Sensibilitätsausfall]

Charcot-Marie-Syndrom *nt*: *→Charcot-Marie-Krankheit*
Charcot-Marie-Tooth-Hoffmann-Krankheit *f*: *→Charcot-Marie-Krankheit*
Charcot-Syndrom *nt*: *→Claudicatio intermittens*
Charcot-Trias *f* (Ⓔ **1.–2.** Charcot's triad): **1.** skandierende Sprache, Intentionstremor* und Nystagmus* bei multipler Sklerose* mit Entmarkungsherden im zerebellären Bereich **2.** intermittierender Schüttelfrost mit Fieber, Ikterus* und rechtsseitigen Oberbauchschmerzen bei akuter Cholangitis*
Charcot-Weiss-Baker-Syndrom *nt*: *→Karotissinussyndrom*
Charlin: Carlos Charlin; 1886–1945; chilenischer Augenarzt
Charlin-Syndrom *nt* (Ⓔ Charlin's syndrome): ***Syn***: *Nasoziliarneuralgie*; Neuralgie* des Nervus* nasociliaris und meist des Ganglion* ciliare; führt zu anfallsartigen brennenden Schmerzen im inneren Augenwinkel, Tränenfluss, Rötung der Gesichtshaut und Konjunktivitis*
^{13}C-Harnstoff-Atemtest *m* (Ⓔ ^{13}C breathing test): ***Syn***: *Kohlenstoff-13-Exhalationstest*; Bestimmung des Verhältnisses von $^{13}CO_2$ zu $^{12}CO_2$ in der Atemluft mittels Massenspektrometer; die Probanden nehmen mit ^{13}C-markierten Harnstoff auf [z.B. in Orangensaft], der von der Urease* von Helicobacter* pylori im Magen zu $^{13}CO_2$ gespalten wird, das über die Lunge abgeatmet wird; damit steigt der Quotient von $^{13}CO_2/^{12}CO_2$ bei Helicobacter-pylori-Infektion an
Char|ri|ère *nt* (Ⓔ Charrière): ***Syn***: *French*; Maßeinheit für die Dicke von Kathetern und Dehnsonden; 1 Charrière = 1/3 mm
Chassaignac: Charles M. Chassaignac; 1805–1879; französischer Chirurg (Paris)
Chassaignac-Lähmung *f* (Ⓔ nursemaid's elbow): ***Syn***: *Pronatio dolorosa, Subluxatio radii peranularis*; durch eine Subluxation des Radiusköpfchens* hervorgerufene schmerzhafte Scheinlähmung; meist durch plötzliches Hochreißen von Kleinkindern bedingt; **Therapie**: manuelle Reposition
ChAT *Abk.*: *→Cholinacetyltransferase*
Chauffard: Anatole Chauffard; 1855–1932; französischer Internist (Paris)
Chauffard-Minkowski-Syndrom *nt*: *→Kugelzellanämie*
Chauffard-Ramon-Still-Syndrom *nt*: *→Still-Syndrom*
CHB *Abk.*: **1.** kompletter Herzblock **2.** kongenitaler Herzblock
$C_6H_5CH_3$ *Abk.*: *→Toluol*
C_6H_5CHO *Abk.*: *→Benzaldehyd*
$ChCl_3$ *Abk.*: *→Chloroform*
$C_{15}H_{31}COOH$ *Abk.*: *→Palmitinsäure*
$C_{17}H_{33}COOH$ *Abk.*: *→Ölsäure*
$C_{17}H_{35}COOH$ *Abk.*: *→Stearinsäure*
CH_3COOH *Abk.*: *→Essigsäure*
CHD *Abk.*: Cyclophosphamid, Hexamethylmelamin, DDP
CHE *Abk.*: **1.** *→Cholesterinesterase* **2.** *→Cholesterinesterhydrolase* **3.** *→Cholinesterase*
Chédiak: Alexander Moisés Chédiak; kubanischer Arzt (Havanna) im 20. Jahrhundert
Chédiak-Higashi-Syndrom *nt* (Ⓔ Chédiak-Higashi syndrome): ***Syn***: *Chédiak-Steinbrinck-Higashi-Syndrom, Higashi-Anomalie, Steinbrinck-Chédiak-Higashi-Granulationsanomalie*; sehr seltene, autosomal-rezessive Stoffwechselanomalie mit Störungen der Hautpigmentierung und der zellulären Immunität; typisch sind Riesengranula in Granulo-, Lympho- und Monozyten; **klinisch** auffällig sind rezidivierende Infektionen, allgemeiner Pigmentmangel [partieller Albinismus], Hepatosplenomegalie*, Lymphadenopathie*, Leukopenie*, Anämie*, Thrombopenie*; **Therapie**: Knochenmarktransplantation; die **Prognose** ist insgesamt schlecht
Chédiak-Steinbrinck-Higashi-Syndrom *nt*: *→Chédiak-Higashi-Syndrom*
ChEH *Abk.*: *→Cholinesterasehemmer*
ChEI *Abk.*: *→Cholinesteraseinhibitor*
Cheil-, cheil- *präf.*: *→Cheilo-*
Cheil|al|gie *f* (Ⓔ cheilalgia): ***Syn***: *Chilalgie, Lippenschmerz(en)*; Schmerzen in der Lippe
Cheil|ek|to|mie *f* (Ⓔ **1.** cheilectomy **2.** removal of articular lip): **1.** ***Syn***: *Lippenexzision*; operative (Teil-)Entfernung einer Lippe **2.** operative Abtragung einer Gelenklippe
Chei|li|on *nt* (Ⓔ cheilion): ***Syn***: *Mundwinkelpunkt*; am Übergang von Ober- und Unterlippe liegender Punkt
Chei|li|tis *f, pl* **-ti|den** (Ⓔ cheilitis): ***Syn***: *Lippenentzündung*; akute oder chronische Entzündung der Lippen
Cheilitis actinica (Ⓔ actinic cheilitis): ***Syn***: *Cheilitis photoactinica, aktinische Cheilitis*; durch Lichteinwirkung hervorgerufene Lippenentzündung; betrifft meist die Unterlippe und bevorzugt Männer und Raucher [Kombinationsschaden mit Tabakteer]; die chronische Form ist eine Präkanzerose eines Plattenepithelkarzinoms, das häufig früh metastasiert
aktinische Cheilitis: *→Cheilitis actinica*
Cheilitis angularis (Ⓔ angular cheilitis): ***Syn***: *Mundwinkelcheilitis, Mundwinkelrhagaden, Faulecken, Angulus infectiosus oris/candidamycetica, Cheilitis/Stomatitis angularis, Perlèche*; schmerzhaftes, akutes oder chronisches Ekzem* des Mundwinkels; tritt meist im Rahmen einer Candida-Mykose auf; bei älteren Patienten häufig durch ein Einreißen der Mundwinkelschleimhaut beim Einführen von Zahnprothesen bedingt
Cheilitis glandularis apostematosa (Ⓔ apostematous cheilitis): ***Syn***: *Volkmann-Cheilitis, Volkmann-Krankheit*; seltene, durch Bakterien [Staphylokokken] ausgelöste Lippenentzündung mit Ausbildung hyperplastischer Schleimdrüsen; meist an der Berührungsfläche der Unterlippe mit der Oberlippe; auf Druck Entleerung eines eitrig-schleimigen Sekretes, Ulzeration und Verkrustung der Lippen; **Therapie**: systemische Antibiotika [z.B. Oxacillin*]
Cheilitis glandularis purulenta superficialis (Ⓔ superficial suppurative type cheilitis glandularis): ***Syn***: *Baelz-Krankheit, Myxadenitis labialis*; Variante der Cheilitis* glandularis apostematosa; auf Druck Entleerung eines eitrig-schleimigen Sekretes, Ulzeration und Verkrustung der Lippen; **Therapie**: systemische Antibiotika [z.B. Oxacillin*]
Cheilitis granulomatosa (Ⓔ cheilitis exfoliativa): granulomatöse Lippenentzündung, die selten isoliert auftritt, sondern meist als Teilsymptom von granulomatösen Syndromen, wie z.B. Morbus* Crohn, Rosenthal*-Syndrom oder Sarkoidose* gefunden wird; **Klinik**: diffuse, entzündliche Schwellung der Lippen, v.a. der Oberlippe, mit Konsistenzvermehrung und rüsselartiger Vorstülpung der Lippen [Tapirmund]; oft sind auch Wangenschleimhaut [**Pareitis granulomatosa**] oder Gaumenschleimhaut [**Uranitis granulomatosa**] betroffen; **Therapie**: systemische Corticosteroide, Clofazimin* als Langzeittherapie
Cheilitis photoactinica: *→Cheilitis actinica*
chei|li|tisch *adj* (Ⓔ cheilitic): Lippenentzündung/Cheilitis betreffend
Cheilo-, cheilo- *präf.*: Wortelement mit der Bedeutung „Lippe"
Chei|lo|an|gi|o|sko|pie *f* (Ⓔ cheiloangioscopy): mikroskopische Betrachtung [Angioskopie*] der Unterlippengefäße
Chei|lo|gna|tho|pa|la|to|schi|sis *f*: *→Lippen-Kiefer-Gaumen-Spalte*
Chei|lo|gna|tho|schi|sis *f* (Ⓔ cheilognathoschisis): ***Syn***: *Lippen-Kiefer-Spalte*; häufigste angeborene Hemmungsfehlbildung mit Spalte der seitlichen Oberlippe und des Oberkiefers; *s.a. Cheilognathopalatoschisis*
Chei|lo|pha|gie *f* (Ⓔ cheilophagia): Lippenbeißen
Chei|lo|plas|tik *f* (Ⓔ cheiloplasty): ***Syn***: *Labioplastik, Lippenplastik*; plastische Operation zur Korrektur angeborener oder erworbener Lippendefekte
Chei|lor|rha|phie *f* (Ⓔ cheilorrhaphy): ***Syn***: *Lippennaht*; Naht der Lippe nach Verletzung oder Operation
Chei|lo|schi|sis *f* (Ⓔ cheiloschisis): ***Syn***: *Lippenspalte, Hasenscharte*; angeborene, ein- oder beidseitige Spaltenbildung der Oberlippe; meist zusammen mit Kieferspalte [Cheilognathoschisis*]; *s.a. Cheilognathopalatoschisis*
Chei|lo|se *f*: *→Cheilosis*
Chei|lo|sis *f, pl* **-ses** (Ⓔ cheilosis): ***Syn***: *Cheilose*; Rötung und Schwellung der Lippe mit Rhagadenbildung, z.B. bei Ariboflavinose*; oft gleichgesetzt mit Cheilitis* angularis
Chei|lo|sto|ma|to|plas|tik *f* (Ⓔ cheilostomatoplasty): ***Syn***: *Lippen-Mund-Plastik*; plastische oder kosmetische Chirurgie an Lippe und Mund
Chei|lo|to|mie *f* (Ⓔ cheilotomy): ***Syn***: *Lippeninzision, Lippenschnitt*; operativer Lippenschnitt, z.B. zur Abszessdrainage

Cheir-, cheir- *präf.*: → *Cheiro-*

Cheir|ag|ra *nt/f* (Ⓔ cheiragra): *Syn*: *Chiragra*; Gicht* in den Handgelenken

Cheir|al|gia *f*: → *Cheiralgie*

Cheiralgia paraesthetica (Ⓔ cheiralgia paresthetica): *Syn*: *Chiralgia paraesthetica*; schmerzhafte Parästhesie* des Daumens und der Radialseite des Handrückens bei Schädigung oder Reizung [Armbanduhr] des Nervus* radialis

Cheir|al|gie *f* (Ⓔ cheiralgia): *Syn*: *Cheiralgia, Chiralgie, Chiralgia, Handschmerzen*; Schmerzen in der Hand

Chei|ris|mus *m*: → *Chirospasmus*

Cheiro-, cheiro- *präf.*: Wortelement mit der Bedeutung „Hand"

Chei|ro|bra|chi|al|gie *f* (Ⓔ cheirobrachialgia): *Syn*: *Chirobrachialgie*; Schmerzen im Arm und in der Hand

Chei|ro|me|gal|ie *f* (Ⓔ cheiromegaly): *Syn*: *Tatzenhand, Chiromegalie*; pathologische Vergrößerung der Hand, z.B. bei Akromegalie*

Chei|ro|plas|tik *f* (Ⓔ cheiroplasty): *Syn*: *Chiroplastik, Handchirurgie*; plastische oder kosmetische Chirurgie der Hand

Chei|ro|pod|al|gie *f* (Ⓔ cheiropodalgia): *Syn*: *Cheiropodalgia, Chiropodalgie, Chiropodalgia*; Schmerzen in Händen und Füßen

Chei|ro|po|do|pom|pho|lyx *f* (Ⓔ cheiropodopompholyx): *Syn*: *Chiropodopompholyx*; großblasiges Ekzem* an Händen und Füßen bei gestörter Schweißbildung [Dyshidrose*]; **Therapie**: sterile Punktion der Blasen; Glucocorticoidsalbe extern; bei starker Entzündung Glucocorticoide intern, evtl. Antibiotika zur Prävention oder Behandlung von Sekundärinfektionen

Chei|ro|pom|pho|lyx *f* (Ⓔ cheiropompholyx): *Syn*: *Chiropompholyx*; großblasiges Ekzem* der Hände bei gestörter Schweißbildung [Dyshidrose*]; **Therapie**: sterile Punktion der Blasen; Glucocorticoidsalbe extern; bei starker Entzündung Glucocorticoide intern, evtl. Antibiotika zur Prävention oder Behandlung von Sekundärinfektionen

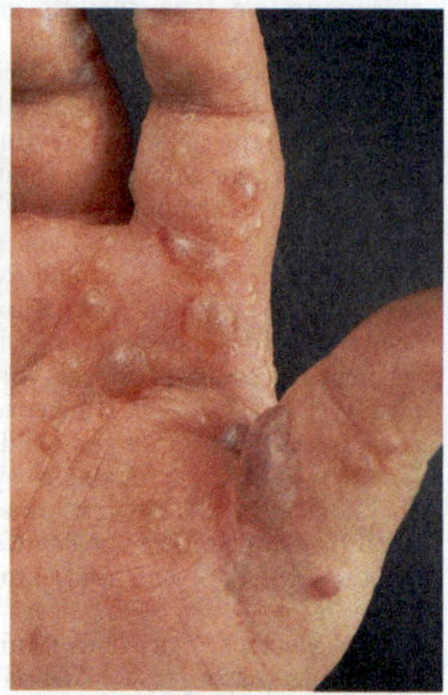
Abb. C18. Cheiropompholyx

Chei|ro|skop *nt* (Ⓔ cheiroscope): Gerät zum Training der Augen-Hand-Koordination bei Schielamblyopie*

Che|lat *m* (Ⓔ chelate): *Syn*: *Chelatkomplex*; komplexe Ringverbindung, bei der ein Metall mit zwei oder mehreren Liganden einer anderen Substanz [**Chelatbildner**] verbunden ist

Che|lat|bild|ner *pl* (Ⓔ chelating agents): *Syn*: *Komplexbildner, Komplexone, Chelone*; Verbindungen, die mit Metallen Chelatkomplexe* bilden; werden zur Dekontamination von Metallionen eingesetzt

Che|lat|kom|plex *m*: → *Chelat*

Che|lat|the|ra|pie *f* (Ⓔ chelate therapy): Chelate* werden bei Schwermetallvergiftungen [z.B. Dimercaprol und Ca-EDTA] sowie [seltener] bei Arteriosklerose zur Bindung von Calcium aus den Kalkablagerungen der Gefäßwände verwendet

Che|li|do|nii her|ba *f* (Ⓔ celandine herb): oberirdische Pflanzenteile von Schöllkraut*

Che|li|do|ni|um ma|jus *nt*: → *Schöllkraut*

Che|lo|ne *pl*: → *Chelatbildner*

Chem-, chem- *präf.*: → *Chemo-*

Chemi-, chemi- *präf.*: → *Chemo-*

Che|mie *f* (Ⓔ chemistry): Wissenschaft von den chemischen Elementen und Verbindungen und ihren Reaktionen

biologische Chemie: → *physiologische Chemie*

physiologische Chemie (Ⓔ physiological chemistry): *Syn*: *Biochemie, biologische Chemie*; Chemie der Stoffwechselvorgänge lebender Organismen

Che|mi|kal|ie *f* (Ⓔ chemical): chemische Substanz, chemisches Produkt

Che|mi|lu|mi|nes|zenz *f*: → *Chemolumineszenz*

Che|mi|os|mo|se *f* (Ⓔ chemiosmosis): *Syn*: *Chemosmose*; chemische Reaktion durch eine Trennmembran hindurch

che|mi|os|mo|tisch *adj* (Ⓔ chemiosmotic): *Syn*: *chemosmotisch*; Chemosmose betreffend

che|misch *adj* (Ⓔ chemical): Chemie betreffend

chemisch-physikalisch *adj* (Ⓔ chemicophysical): *Syn*: *physikochemisch*; Chemie und Physik betreffend, physikalische Chemie betreffend

Chemo-, chemo- *präf.*: Wortelement mit der Bedeutung „Chemie"

Che|mo|ab|ra|die|rung *f*: → *Chemoabrasion*

Che|mo|ab|ra|si|on *f* (Ⓔ chemabrasion): *Syn*: *Chemoabradierung*; Entfernung der oberflächlichen Haut [z.B. Narbengewebe] durch Chemikalien [Ätzmittel]; *s.a. Dermabrasion*

Che|mo|chi|rur|gie *f* (Ⓔ chemosurgery): therapeutische Gewebeauflösung durch Chemikalien, z.B. Chemonukleolyse*

Che|mo|dek|tom *nt* (Ⓔ chemodectoma): *Syn*: *nicht-chromaffines Paragangliom*; nicht von den chromaffinen Zellen ausgehender Glomustumor*; gehört zu den Apudomen*

Che|mo|em|bo|li|sa|ti|on *f* (Ⓔ chemoembolization): therapeutische Embolisation* durch Chemikalien

Che|mo|ki|ne *pl* (Ⓔ chemokines): Zytokine* mit chemotaktischer Wirkung; *s.a. Essay Immunität S. 1009*

Che|mo|ko|a|gu|la|ti|on *f* (Ⓔ chemocoagulation): durch Chemikalien [Ätzmittel] verursachte Koagulation

Che|mo|li|tho|ly|se *f* (Ⓔ chemolitholysis): Auflösung von Steinen oder Konkrementen durch Chemikalien oder Medikamente, z.B. Cholelitholyse*

Che|mo|lu|mi|nes|zenz *f* (Ⓔ chemoluminescence): *Syn*: *Chemilumineszenz*; durch eine chemische Reaktion hervorgerufene Lumineszenz*

Che|mo|ly|se *f* (Ⓔ chemolysis): Auflösung durch chemische Substanzen, z.B. Cholelitholyse*, Chemonukleolyse*

Che|mo|mor|pho|se *f* (Ⓔ chemomorphosis): Formänderung durch chemische Einflüsse

Che|mo|nu|kle|o|ly|se *f* (Ⓔ chemonucleolysis): *Syn*: *Nukleolyse*; chemisch-enzymatische Auflösung [Chymopapain*, Kollagenasen] des prolabierten Bandscheibenkerns bei Bandscheibenschäden; die Methode ist nach wie vor umstritten und wird von vielen Neurologen abgelehnt

Che|mo|pro|phy|la|xe *f* (Ⓔ chemoprophylaxis): Infektionsprophylaxe durch Chemotherapeutika*

Che|mo|re|flex *m* (Ⓔ chemoreflex): durch Erregung eines Chemorezeptors ausgelöster Reflex, z.B. Atemreflex

Che|mo|re|sis|tenz *f* (Ⓔ chemoresistance): *Syn*: *Chemotherapeutika-Resistenz*; Resistenz von Bakterien gegen Chemotherapeutika*

Che|mo|re|zep|ti|on *f* (Ⓔ chemoreception): *Syn*: *Chemozeption*; Aufnahme chemischer Stimuli durch spezifische Rezeptoren; *s.a. Chemorezeptor*

che|mo|re|zep|tiv *adj* (Ⓔ chemoreceptive): Chemorezeption oder Chemorezeptor betreffend, chemische Reize aufnehmend

Che|mo|re|zep|tor *m* (Ⓔ chemoreceptor): *Syn*: *Chemozeptor*; auf chemische Reize spezialisierter Rezeptor; **arterielle** und **zentrale Chemorezeptoren** spielen eine wichtige Rolle bei der Atmungsregulation; sie überwachen den CO_2- und O_2-Partialdruck sowie den pH-Wert des Blutes und passen das Atemminutenvolumen an die Bedürfnisse an

Che|mo|se *f*: → *Bindehautödem*

che|mo|sen|si|bel *adj* (Ⓔ chemosensitive): *Syn*: *chemosensitiv*; anfällig für Änderungen der chemischen Zusammensetzung

Che|mo|sen|si|bi|li|tät *f* (Ⓔ chemosensitivity): Anfälligkeit für Änderungen der chemischen Zusammensetzung

che|mo|sen|si|tiv *adj*: → *chemosensibel*

Che|mo|sen|sor *m* (Ⓔ chemosensor): Sensor mit Anfälligkeit für chemische Reize

Che|mo|sis *f, pl* **-ses**: → *Bindehautödem*

Chem|os|mo|se *f*: *→Chemiosmose*
chem|os|mo|tisch *adj*: *→chemiosmotisch*
Che|mo|sup|pres|si|on *f* (Ⓔ chemosuppression): prophylaktische Gabe von Antibiotika während der Inkubationsphase zur Unterdrückung des Krankheitsausbruchs oder Abschwächung des Verlaufs
Che|mo|tak|tin *nt* (Ⓔ chemotactin): ***Syn***: *chemotaktischer Faktor, Chemotaxin*; Chemotaxis* bewirkende biologische Substanz
che|mo|tak|tisch *adj* (Ⓔ chemotactic): Chemotaxis betreffend, durch sie bedingt, auf ihr beruhend
Che|mo|ta|xin *nt*: *→Chemotaktin*
Che|mo|ta|xis *f* (Ⓔ chemotaxis): durch chemische Substanzen ausgelöste Bewegung einer Zelle
Chemotherapeutika-Resistenz *f* (Ⓔ chemoresistance): ***Syn***: *Chemoresistenz*; Resistenz von Bakterien gegen Chemotherapeutika*
Che|mo|the|ra|peu|ti|kum *nt, pl* **-ka** (Ⓔ chemotherapeutic): natürliche oder synthetische Substanzen, die weitgehend selektiv Krankheitserreger oder Tumorzellen abtöten oder deren Wachstum hemmen
che|mo|the|ra|peu|tisch *adj* (Ⓔ chemotherapeutic): Chemotherapie betreffend, mittels Chemotherapie
Che|mo|the|ra|pie *f* (Ⓔ chemotherapy): Verwendung von Chemotherapeutika zur Bekämpfung von Erregern oder Tumoren; heute i.d.R. gleichgesetzt mit Zytostatikatherapie; *s.a. Essay Chemotherapie S. 349*
neoadjuvante Chemotherapie (Ⓔ neoadjuvant chemotherapy): präoperative Chemotherapie zur Verkleinerung der Tumormasse oder Verhütung von Metastasenbildung
palliative Chemotherapie (Ⓔ palliative chemotherapy): Chemotherapie zur Milderung von Symptomen und Verbesserung der Lebensqualität bei fortgeschrittenen Tumorerkrankungen
regionale Chemotherapie (Ⓔ regional chemotherapy): ***Syn***: *regionäre Chemotherapie*; selektive Chemotherapie durch Einbringung der Zytostatika in die Blutgefäße des Tumors oder der Metastase
regionäre Chemotherapie: *→regionale Chemotherapie*
che|mo|tisch *adj* (Ⓔ chemotic): Chemosis betreffend
Che|mo|to|pie *f* (Ⓔ chemotopism): *s.u. Essay Riechen/Geruchssinn S. 1863*
Che|mo|trans|mit|ter *m* (Ⓔ chemotransmitter): chemischer Bote, chemische Botensubstanz
Che|mo|tro|phie *f* (Ⓔ chemotrophy): *s.u. Essay Bakterien S. 217*
Che|mo|zep|tion *f*: *→Chemorezeption*
Che|mo|zep|tor *m*: *→Chemorezeptor*
Che|mo|zys|ti|tis *f* (Ⓔ chemocystitis): *s.u. Cystitis haemorrhagica*
Che|no|de|o|xy|chol|säu|re *f*: *→Chenodesoxycholsäure*
Che|no|des|o|xy|chol|at *nt* (Ⓔ chenodeoxycholate): Salz der Chenodesoxycholsäure*
Che|no|des|o|xy|chol|säu|re *f* (Ⓔ chenodeoxycholic acid): ***Syn***: *Chenodeoxycholsäure, 3α,7α-Dihydroxy-5β-cholan-24-säure*; wichtige, natürliche Gallensäure*, die die Cholesterinbildung in der Leber hemmt
Che|ru|bi|nis|mus *m*: *→Cherubismus*
Che|ru|bis|mus *m* (Ⓔ cherubism): ***Syn***: *Cherubinismus*; wahrscheinlich autosomal-dominant vererbte, im Kindesalter beginnende, beidseitige, symmetrische Vergrößerung der Unter- und Oberkiefer mit Wangenverdickung [**Barockengel**]
ChES *Abk.*: cholinerges exzitatorisches System
Chester: Chester-Erdheim-Erkrankung *f* (Ⓔ Chester-Erdheim disease): ***Syn***: *Chester-Erkrankung, Chester-Syndrom, Chester-Erdheim-Syndrom, Knochenxanthomatose*; seltene Xanthomatose* der Sehnen und langer Röhrenknochen mit Spontanfrakturen
Chester-Erkrankung *f*: *→Chester-Erdheim-Erkrankung*
Cheyne: John Cheyne; 1777–1836; schottischer Arzt (Dublin)
Cheyne-Stokes-Atmung *f* (Ⓔ Cheyne-Stokes respiration): ***Syn***: *periodische Atmung, Cheyne-Stokes-Respiration*; Atemrhythmus mit zu- und abnehmender Atemtiefe und evtl. Atempausen; findet sich z.B. im Schlaf, bei chronischer Hypoxie oder Opiatvergiftung, *s.a. Essay Schlaf und Schlafstörungen S. 1915*
Cheyne-Stokes-Respiration *f*: *→Cheyne-Stokes-Atmung*
CHF *Abk.*: **1.** *→chemotaktischer Faktor* **2.** Cyclophosphamid, Hexamethylmelamin, 5-Fluorouracil **3.** zentralasiatisches hämorrhagisches Fieber
ChFR *Abk.*: Chédiak-Flockungsreaktion
ChG *Abk.*: *→Chymotrypsinogen*
CHI *Abk.*: *→chemotherapeutischer Index*
Chiari: **1.** Johann Baptist Chiari; 1817–1854; deutscher Frauenarzt (Wien) **2.** Hans Chiari; 1851–1916; österreichischer Pathologe (Straßburg, Prag)
Chiari-Arnold-Syndrom *nt* (Ⓔ Chiari-Arnold syndrome): ***Syn***: *Arnold-Chiari-Hemmungsmissbildung, Arnold-Chiari-Syndrom*; Hemmungsfehlbildung des Kleinhirns mit Verlagerung in den Spinalkanal
Beckenosteotomie nach Chiari *f*: *→Chiari-Operation*
Chiari-I-Fehlbildung *f* (Ⓔ Chiari malformation): Verlängerung der Kleinhirntonsille, die durch das erweiterte Foramen* magnum in den Zervikalkanal reicht; führt zu Kopf- und Nackenschmerzen, Sensibilitätsstörungen und Gangunsicherheit
Chiari-II-Fehlbildung *f* (Ⓔ Arnold-Chiari malformation): ***Syn***: *Arnold-Chiari-Hemmungsfehlbildung, Arnold-Chiari-Syndrom*; Hemmungsfehlbildung des Kleinhirns mit Verlagerung in den Spinalkanal
Chiari-Frommel-Syndrom *nt* (Ⓔ Chiari-Frommel syndrome): ***Syn***: *Laktationsatrophie des Genitals, Frommel-*

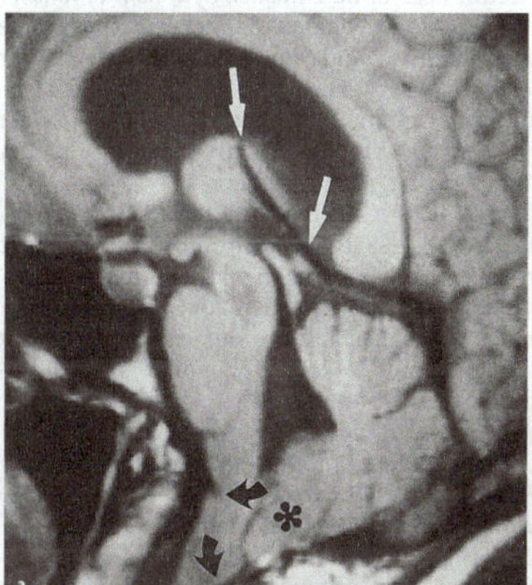
Abb. C19. Chiari-I-Fehlbildung im MRT

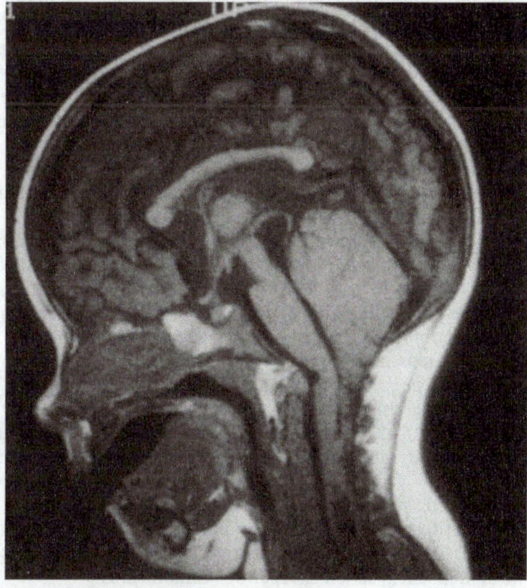
Abb. C20. Chiari-II-Fehlbildung im MRT

C

Syndrom; anhaltender Milchfluss mit Uterusatrophie und sekundärer Amenorrhoe*; beruht wahrscheinlich auf einer Hemmung des Prolactin-inhibierenden Faktors*; kann Wochen bis Monate bis Jahre anhalten, heilt aber meist spontan aus

Chiari-Operation *f* (Ⓔ Chiari's osteotomy): ***Syn***: *Beckenosteotomie nach Chiari*; bei der angeborenen Hüftdysplasie* durchgeführte Rekonstruktion des Pfannendaches mit Verschiebung des kranialen Beckenteiles nach lateral

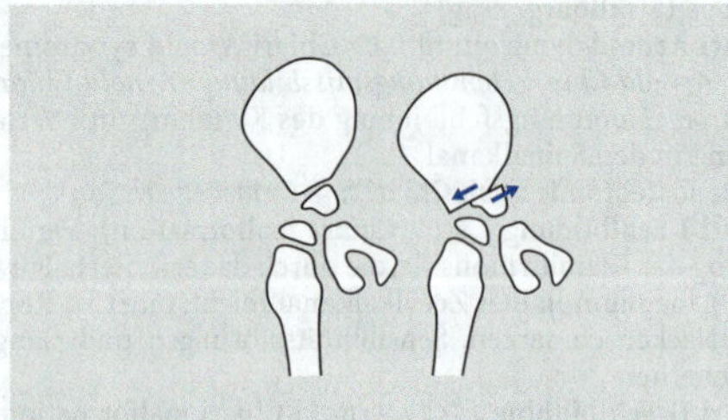

Abb. C21. Chiari-Operation

Chi|as|ma *nt* (Ⓔ **1.–2.** chiasma): **1.** X-förmige (Über-)Kreuzung **2.** Überkreuzung von Chromosomen während der Reifeteilung

Chiasma opticum (Ⓔ optic chiasm): ***Syn***: *Sehnervenkreuzung*; Überkreuzung der beiden Sehnerven; die nasalen Fasern kreuzen über zur anderen Seite, während die temporalen Fasern ungekreuzt verlaufen

Chiasma tendinum digitorum manus (Ⓔ chiasm of digits of hand): ***Syn***: *Camper-Kreuzung*; Überkreuzung der Beugersehnen über dem Fingergrundglied

Chi|as|ma|bil|dung *f* (Ⓔ chiasmatypy): ***Syn***: *Faktorenaustausch, Crossing-over*; partieller Chromosomenaustausch zwischen gepaarten Chromosomen während der Meiose*

Chiasma opticum-Rinne *f* (Ⓔ prechiasmatic sulcus): ***Syn***: *Sulcus prechiasmaticus*; seichte Rinne auf der Rückseite des Keilbeinkörpers [Corpus* ossis sphenoidalis], die links und rechts zum Canalis* opticus führt

Chiclero-Geschwür *nt*: *→kutane Leishmaniose Südamerikas*

Chiclero-Ulkus *nt*: *→kutane Leishmaniose Südamerikas*

Chicungunya-Fieber *nt*: *→Chikungunya-Fieber*

Chicungunya-Virus *nt*: *→Chikungunya-Virus*

Chien-de-fusil-Stellung *f*: *→Jagdhundstellung*

Chikungunya-Fieber *nt* (Ⓔ chikungunya): ***Syn***: *Chicungunya-Fieber*; durch das Chikungunya-Virus* hervorgerufene tropische Infektionskrankheit, die dem Dengue-Fieber* ähnelt

Chikungunya-Virus *nt* (Ⓔ chikungunya virus): ***Syn***: *Chicungunya-Virus*; in Afrika und Südostasien vorkommendes Arbovirus*, das von Mücken [Aedes, Mansonia] auf den Menschen übertragen werden kann; Erreger des Chikungunya-Fiebers*

Chil-, chil- *präf.*: *→Chil-*

Chilaiditi: Demetrius Chilaiditi; österreichischer Radiologe (Wien, Istanbul) im 20. Jahrhundert

Chilaiditi-Syndrom *nt* (Ⓔ Chilaiditi's syndrome): ***Syn***: *Interpositio hepatodiaphragmatica, Interpositio coli*; Verlagerung des Kolons zwischen Leber und Zwerchfell

Chil|al|gie *f* (Ⓔ chilalgia): ***Syn***: *Cheilalgie, Lippenschmerz(en)*; Schmerzen in der Lippe

Chilblain-Lupus *m*: *→Lupus pernio*

Chilo-, chilo- *präf.*: Wortelement mit der Bedeutung „Lippe"

Chi|lo|mas|ti|gi|a|sis *f, pl* **-ses**: *→Chilomastosis*

Chi|lo|mas|tix *f* (Ⓔ Chilomastix): birnenförmiges Geißeltierchen, das im Darm vieler Tiere und des Menschen gefunden wird

Chi|lo|mas|tix|in|fek|ti|on *f*: *→Chilomastosis*

Chi|lo|mas|tix mes|ni|li *f* (Ⓔ Chilomastix mesnili): ***Syn***: *Cercomonas intestinalis*; birnenförmiger Einzeller; Darmparasit des Menschen; selten Erreger der Chilomastosis*

Chi|lo|mas|to|sis *f, pl* **-ses** (Ⓔ chilomastigiasis): ***Syn***: *Chilomastixinfektion, Chilomastigiasis*; seltene durch **Chilomastix mesnili** hervorgerufene Enteritis* mit wässrigen Durchfällen

Chi|mä|re *f* (Ⓔ **1.–3.** chimera): **1.** Organismus mit Immuntoleranz für genetisch unterschiedliche Zellen und Gewebe **2.** aus der DNA* verschiedener Species rekombinierte DNA **3.** ***Syn***: *chimärer Vektor*; viraler Vektor*, der durch die Verwendung zweier oder mehrerer Viren konstruiert wird; *s.a. Essay Gentransfer und Gentherapie S. 761*

Chi|na|al|ka|lo|i|de *pl* (Ⓔ cinchona alkaloids): *s.u. Chinarinde*

Chi|na|öl *nt*: *→Balsamum peruvianum*

Chinarestaurant-Syndrom *nt* (Ⓔ Chinese restaurant syndrome): durch Natrium-L-glutamat (als Geschmacksverstärker verwendet) ausgelöstes Hitze- und Engegefühl, das von alleine nachlässt

Chi|na|rin|de *f* (Ⓔ cinchona bark): ***Syn***: *Fieberrinde*; getrocknete Rinde von Cinchona-Arten [Chinarindenbäume*] die zahlreiche Chinaalkaloide [z.B. Chinin*, Chinidin*] enthält

Chi|na|rin|den|bäu|me *pl* (Ⓔ cinchona bark trees): ***Syn***: *Cinchona-Arten*; in Südamerika [Andengebiet], Indien, China, Ceylon und Ostafrika vorkommende Bäume, deren Rinde zahlreiche Alkaloide enthält

Chin|cho|nis|mus *m*: *→Chinismus*

Chi|ni|din *nt* (Ⓔ quinidine): ***Syn***: *Quinidine*; aus der Chinarinde* gewonnenes Alkaloid; klassisches Antiarrhythmikum*, das die Membran der Herzzellen stabilisiert und damit eine negativ chronotrope, dromotrope und inotrope Wirkung hat; **Anw.**: Vorhofflattern, Vorhofflimmern, Prophylaxe von paroxysmalen supraventrikulären Tachykardien; **NW**: allergische Reaktionen, gastrointestinale Beschwerden, Ohrensausen, Doppeltsehen, Farbsehstörung, allergische Thrombozytopenie, Tachykardie, psychotische Reaktionen; **Kontraind.**: AV-Block 2. und 3. Grades, Herzinsuffizienz, Hyperkaliämie, Digitalisintoxikation

Chi|ni|din|typ *m* (Ⓔ quinidine type): *s.u. Antiarrhythmikum*

Chi|nin *nt* (Ⓔ quinine): ***Syn***: *Quinine*; aus der Chinarinde* gewonnenes Alkaloid; **Anw.**: Malariatherapie; **NW**: allergische Reaktionen, gastrointestinale Beschwerden, Neurotoxizität; **Kontraind.**: Schwangerschaft, Chininallergie

Chi|nis|mus *m* (Ⓔ quininism): ***Syn***: *Cinchonismus, Chinchonismus*; Chininvergiftung, meist als Folge einer Chinintherapie; führt zu Ohrensausen, Kopfschmerzen, Erbrechen, Skotom, Verwirrtheit, evtl. Erblindung oder Innenohrschwerhörigkeit

Chi|no|form *nt*: *→Clioquinol*

Chi|no|lin|al|ka|lo|i|de *pl* (Ⓔ quinoline alkaloids): Alkaloide* mit Chinolin als Grundgerüst; dazu gehören z.B. die Chinaalkaloide*

Chi|no|li|ne *pl* (Ⓔ quinolines): vom Chinolin abgeleitete Malariamittel [Chloroquin*, Primaquin*]

Chi|no|li|nol *nt* (Ⓔ 8-quinolinol): ***Syn***: *8-Hydroxychinolin, 8-Oxychinolin, Oxin*; Antiseptikum*, Desinfiziens*

Chi|no|li|zi|din|al|ka|lo|i|de *pl* (Ⓔ quinolizidine alkaloids): ***Syn***: *Lupinenalkaloide*; v.a. in Lupinus-Arten vorkommende Alkaloide*; dazu gehören z.B. Lupinin* und Lupinotoxin*

Chi|no|lon|an|ti|bi|o|ti|ka *pl*: *→Gyrasehemmer*

Chi|no|lo|ne *pl*: *→Gyrasehemmer*

Chi|non *nt* (Ⓔ quinone): durch Oxidation aus Hydrochinon entstehendes ringförmiges Diketon

o-Chinon (Ⓔ o-quinone): bildet zusammen mit Brenzkatechin* ein Redoxsystem, das mit der Atmungskette verbunden ist

Chi|no|to|xin *nt* (Ⓔ viquidil): ***Syn***: *Viquidil*; zerebraler Vasodilatator

Chir-, chir- *präf.*: *→Chiro-*

Chir|a|gra *nt/f* (Ⓔ chiragra): ***Syn***: *Cheiragra*; Gicht* in den Handgelenken

Chir|al|gia *f*: *→Cheiralgie*

Chiralgia paraesthetica: *→Cheiralgia paraesthetica*

Chiro-, chiro- *präf.*: Wortelement mit der Bedeutung „Hand"

Chi|ro|bra|chi|al|gie *f*: *→Cheirobrachialgie*

Chi|ro|me|ga|lie *f*: *→Cheiromegalie*

Chi|ro|plas|tik *f*: *→Cheiroplastik*

Chi|ro|pod|al|gie *f*: *→Cheiropodalgie*

Chi|ro|po|do|pom|pho|lyx *f*: *→Cheiropodopompholyx*

C

Chemotherapie

H.-H. Wolf, H.-J. Schmoll

Definition

Unter dem Begriff Chemotherapie wird eine infektiologische [**antimikrobielle Chemotherapie**] oder onkologische Behandlung [**Zytostatikatherapie**] mit pharmakologisch definierten Substanzen verstanden. Im Allgemeinen wird der Begriff synonym verwendet für eine medikamentöse Therapie mit antineoplastisch wirksamen, also Zell- und Tumorwachstum hemmenden Medikamenten. Die **zytostatische Chemotherapie** stellt neben der chirurgischen Intervention und der Strahlentherapie eine der klassischen Strategien der Tumorbehandlung dar.

Behandlungsziele der Chemotherapie

Das vor Beginn einer Chemotherapie zu definierende Therapieziel bestimmt die Auswahl der Medikamente, Dosisintensität, Intervall- und Therapiedauer.

Die Festlegung des Therapieziels hat zu erfolgen u.a. unter Berücksichtigung von

- onkologischem Krankheitsstadium,
- internistischem Status,
- Bestimmung von Prognosefaktoren nach histologischen, radiologischen, klinisch-chemischen Parametern,
- Grad der Aufklärung und
- Kooperationsfähigkeit und psychischer Belastbarkeit des Patienten.

Primäres Ziel der Behandlung ist das Erreichen einer stabilen **Remission,** d.h. Rückbildung von tumorspezifischen Beschwerden und Parametern. Als Remission wird ein Zustand bezeichnet, in dem die Krankheit entweder sich weitgehend zurückgebildet hat [**partielle Remission**] oder gar nicht mehr nachweisbar ist und die Krankheitssymptome verschwunden sind [**komplette Remission**].

Nicht bei allen Patienten kann die zytostatische Therapie zu einer wesentlichen Verlängerung der Lebenserwartung führen. Für viele Patienten bietet die onkologische Therapie nur eine Milderung der Symptomatik und damit eine Verbesserung der Lebensqualität.

Eine **Remissions-induzierende Therapie** muss meist durch Behandlungszyklen unterschiedlicher Intensität und Dauer konsolidiert werden. Bei einem **palliativen Therapieansatz** ist das Vorgehen nicht vergleichbar mit der Therapie unter **kurativer Intention.** Unter kurativem Gesichtspunkt wird die Verabreichung einer maximalen Dosisintensität angestrebt. Dosisreduktionen sollten bei kurativer Intention vorgenommen werden, wenn es zu schweren Komplikationen gekommen ist, und wenn der Patient durch eine erneute Therapie in gleicher Dosis gefährdet würde.

Bei einer **palliativen Therapie** sollte es sich um eine möglichst nebenwirkungsarme Chemotherapie handeln, deren Effekt bereits nach den ersten Therapiezyklen kontrolliert wird. Auf diese Weise kann vermieden werden, dass eine unwirksame Therapie den Allgemeinzustand des Patienten belastet. Da ihre Intention nicht die Heilung ist, sondern die Verbesserung der Lebensqualität und die Reduktion tumorbedingter Symptome, möglichst eine Verlängerung der Überlebenszeit, sollte sie nicht unbedingt nach Diagnosestellung, sondern in der Regel erst bei Pro-

Tab. 1. Definition onkologischer Behandlungskonzepte

Therapie	Ziel
Remissions-induzierende Therapie	Verlängerung der Überlebenszeit, Verbesserung der tumorspezifischen Symptomatik, möglichst Verbesserung der Überlebenszeit
kurative Therapie	Heilung, Verlängerung der Überlebenszeit
palliative Therapie	Verringerung der tumorbedingten Symptomatik
adjuvante Therapie	postoperative Chemotherapie bei lokal fortgeschrittener Tumorerkrankung ohne Nachweis einer Metastasierung zur Verhinderung einer klinisch wahrscheinlichen Metastasierung
neoadjuvante Therapie	präoperative Tumorverkleinerung und Verbesserung der Operationsmöglichkeit, Testung der Chemotherapiesensitivität
Induktionstherapie	Erreichen einer Remission
Konsolidierungstherapie	Optimierung des erreichten Therapieergebnisses
Erhaltungstherapie	Remissions-erhaltende niedrig dosierte Therapie, Verbesserung von Remissionsdauer und Langzeitüberleben

gress oder bei Auftreten von Symptomen der Erkrankung einsetzen. Ihre Fortsetzung erfolgt nur bis zum Erreichen des größtmöglichen Therapieerfolgs. Eine palliative Therapie sollte nahezu immer ambulant durchgeführt werden.

Eine **adjuvante Chemotherapie** ist indiziert bei einer Erkrankung im zwar fortgeschrittenen, aber noch lokal behandelbaren Stadium, wobei aufgrund der Ausdehnung der Tumorerkrankung mit einem okkulten systemischen Befall zu rechnen ist.

Ziele der präoperativen **neoadjuvanten Therapie** sind es, bei lokal inoperablem Tumor Größenrückbildung und Operabilität herzustellen, die Organfunktion zu erhalten sowie nicht diagnostizierbare, aber mit Wahrscheinlichkeit vorhandene kleine Metastasen zu eliminieren.

Wirkung der Chemotherapie

Durch neue antineoplastische Zytostatikakombinationen, Hochdosistherapie mit autologer hämatopoetischer Stammzelltransplantation, durch molekulargenetische Modulation der antineoplastischen Wirkung mittels Einsatz von Biomodulatoren und von Zytokinen* haben sich die Remissions- und Heilungschancen zahlreicher maligner Erkrankungen verbessern lassen. Die Entwicklung neuer Medikamente, die Variation der Zytostatikakombinationen und die Ergebnisse randomisierter Therapiestudien haben in den vergangenen Jahren eine wesentliche Verbesserung der Behandlung maligner Erkrankungen ermöglicht.

Sowohl die pharmakologischen Eigenschaften der Zytostatika als auch die Chemotherapiesensitivität des Tumors beeinflussen die Wirksamkeit der zytostatischen Therapie. Wie bei jeder medikamentösen Behandlung bestimmen die Applikationsform der Zytostatika, ihr Verteilungsvolumen im Blut, die Metabolisierungsrate und Exkretionsgeschwindigkeit die intrazelluläre Wirkstoffkonzentration. Im Besonderen wird die zytostatische Wirkung beeinflusst durch den Anteil der im Zellzyklus proliferierenden Zellen. Rasch proliferierende Tumoren weisen in der Regel eine hohe Zytostatikasensitivität auf.

Eine Reihe von Zytostatika weist sich überlappende Angriffspunkte an verschiedenen Stellen des Zellzyklus auf, andere sehr spezifische Wirkungen nur in einer Zellzyklusphase. Angriffspunkte der Zytostatika sind z.B. Struktur und Aufbau der DNA [z.B. Alkylantien, Anthrazykline und Epipodophyllotoxine, Platinkomplexe sowie Topoisomerasehemmer], Transkription oder Translation auf RNA-Ebene [z.B. Anthrazykline, Bleomycin und bestimmte Antimetabolite] sowie die Hemmung der Proteinsynthese durch Rezeptorbindung [z.B. Hormone und Vitamin A-Säure-Antagonisten], durch Hemmung der Tubulinpolymerisation [z.B. Vincaalkaloide] oder durch Hemmung der Proteinvernetzung und der Phosphorylierung.

Gezielt kann eine Modulation der Genexpression die Tumorerkrankung beeinflussen. Neuere Therapiestrategien setzen auf die Induktion von Apoptose* im Tumorgewebe, die Beeinflussung molekulargenetischer Steuerungsmechanismen zur Tumorentstehung und -kontrolle und auf den Einsatz monoklonaler Antikörper bzw. Inhibitoren der durch die Neoplasie induzierten Enzyme, um die Proliferation der Tumorzellen zu kontrollieren.

Üblicherweise verwendet man in einem **Chemotherapieprotokoll** Medikamente mit unterschiedlichen pharmakologischen Angriffspunkten. Durch diese Kombination von antineoplastisch wirksamen Substanzen mit unterschiedlichem Wirkmechanismus sollen die antiproliferativen Wirkungen auf die Tumorzelle verstärkt, eine primäre Resistenz der Tumorzelle gegenüber den **Zytostatika** überwunden und die Nebenwirkungen an den nicht erkrankten Organen möglichst minimiert werden.

Die verschiedenen Zytostatika werden in einer ihrer Wirkung auf den Zellzyklus angepassten Reihenfolge sequentiell appliziert. Die Behandlung erfolgt zyklisch in einem zeitlichen Intervall von wenigen Wochen, das es den Körperzellen erlaubt, die Toxizität der Zytostatika zu überwinden. Dadurch gelingt es, die Zahl der Tumorzellen weitgehend zu reduzieren. Nach der Theorie von Skipper wird die Zahl der Tumorzellen durch eine Chemotherapie lediglich um ein Vielfaches reduziert. Der Organismus wird in die Lage versetzt, die residualen Tumorzellen immunologisch zu erkennen und Apoptose* zu induzieren.

Mit **Hochdosischemotherapie und nachfolgender hämatopoetischer Strammzelltransplantation** wird das Konzept der **Dosisintensivierung** verfolgt. Zwar konnte bei vielen Neoplasien eine Steigerung der antineoplastischen Wirkung durch Erhöhung der Zytostatikadosis erreicht werden; dies wird jedoch durch die Knochenmarktoxizität limitiert. Um bei Chemotherapie-sensitiven soliden Tumoren, ähnlich wie bei hämatologischen Neoplasien, höhere Zytostatikadosierungen applizieren zu können, erfolgt vielfach die Apherese von hämatopoetischen Stammzellen* aus dem peripheren Blut, ihre Kryokonservierung und Reinfusion nach Hochdosischemotherapie. Die in der konventionellen Zytostatikatherapie nicht gewohnten Dosierungen der applizierten Medikamente führen zu limitierender Toxizität an Haut, Schleimhaut, Nieren- oder Nervengewebe. Die Organtoxizität bei dieser Hochdosischemotherapie kann für den Patienten vital bedrohlich sein. Die Hochdosischemotherapie und anschließende hämatopoetische Stammzelltransplantation kann ebenso erfolgen mit definierten und gereinigten Zellfraktionen, evtl. auch mit in vitro amplifizierten hämatopoetischen Zellen aus Knochenmark, peripherem Blut und Nabelschnurblut. Es sind besondere Anforderungen an eine wirksame supportive antimikrobielle und hämostatische Therapie zu richten.

Es kommt in den meisten Fällen nach Hochdosischemotherapie nicht zu einer Elimination sämtlicher maligner Zellen, sodass Rezidive auch nach Jahren möglich sind [Mammakarzinom*, Leukämie*]. Durch Reduktion der Zahl maligner Zellen kann erreicht werden, dass die residualen Tumorzellen immunologisch kontrolliert werden. Von klinischer Bedeutung ist dieses Prinzip bei der als **Graft-versus-Host-Erkrankung*** genannten Abstoßungsreaktion nach allogener Blutstammzelltransplantation, bei der sich der immunologische Prozess u.a. auch gegen residuale maligne Zellen, z.B. leukämische Blasten richten kann [sog. **Graft-versus-Leukemia-Effekt**].

Studien zur allogenen hämatopoetischen Stammzelltransplantation bei hämatologischen Neoplasien mit minimaler zytostatischer Konditionierung haben gezeigt, dass solche Mechanismen der immunologischen Kontrolle durch transfundierte allogene T-Zellen unabhängig von der applizierten Zytostatikadosis die Rezidivwahrscheinlichkeit beeinflussen.

Charakterisierung antineoplastisch wirksamer Substanzen

Alkylantien sind über die Dauer des gesamten Zellzyklus zytotoxisch wirksam. Chemisch abgeleitet von Stickstofflost und Äthylenimin beruht ihre zytotoxische Wirkung auf der Abspaltung einer positiv geladenen Alkylgruppe und deren Bindung an negativ geladene Gruppen organischer Substanzen, z.B. Hydroxyl- oder NH_2-Gruppen von Nukleinsäuren.

Die Alkylierung der DNA hat eine Hemmung der Replikation, Induktion von Einzelstrangbrüchen sowie Störungen der RNA- und Eiweißsynthese zur Folge. DNA-Strangbrüche führen zu letaler Chromosomenzerstörung während der mitotischen Phase des Zellzyklus. Nach Ausbildung von DNA-Verknüpfungen sterben diese Zellen in der G_2-Phase* des Zellzyklus.

Ähnlich wie alkylierende Substanzen weisen **Nitrosoharnstoffderivate** Stickstoff-Chloräthylgruppen auf. Der primäre Wirkmechanismus ist die Alkylierung mit Vernetzungen der DNA-Stränge. Nitrosoharnstoffderivate verursachen eine ausgeprägte Myelosuppression.

Dacarbazin wirkt nach Aktivierung durch mikrosomale Oxidasen in der Leber alkylierend und inhibiert sowohl die RNA- als auch die DNA-Synthese. Zusätzlich kommt es zur Hemmung der Inkorporation von Purinnucleosiden in die DNA. Dacarbazin wirkt zellzyklusphasenunspezifisch.

Procarbazin wirkt nach Aktivierung durch mikrosomale Enzyme über die Freisetzung von Carboniumionen alkylierend. Die Bildung freier Radikale führt zur Alkylierung und Methylierung der DNA. Hierdurch kommt es zu einer Hemmung der DNA-, RNA- und Proteinsynthese und zur Hemmung der Monoaminoxidase. Procarbazin und Dacarbazin zeigen Wirkung bei malignen Lymphomen.

Haupteffekt von **Hydroxyharnstoff** ist die Hemmung der DNA-Synthese ohne Effekt auf die RNA- oder Proteinsynthese; Hydroxyharnstoff ist S-Phasen-spezifisch.

Antimetabolite [Folsäure-, Purin- und Pyrimidinantagonisten] führen aufgrund ihrer Ähnlichkeit mit physiologischen Substraten über eine kompetitive Hemmung wichtiger Enzymreaktionen zur Störung des Stoffwechsels und zum Zelluntergang. Sie wirken in der S-Phase* des Zellzyklus phasenspezifisch. Da sich zum Zeitpunkt der Applikation bei langsam proliferierenden Tumoren jeweils nur relativ wenige Zellen in der S-Phase* befinden, hat eine kontinuierliche Infusion der Antimetaboliten gegenüber ihrer Bolusgabe ein deutlich höheres zytotoxisches Potential, klinisch bedeutsam z.B. bei der Therapie mit 5-Fluorouracil.

Durch **Folsäureantagonisten** wird die Dihydrofolatreduktase blockiert und die DNA-Synthese gestört. Der wichtigste Vertreter dieser Substanzklasse ist **Methotrexat**. Mit Folinsäure steht ein spezifisches Antidot zur Verfügung, das die Wirkung von hochdosiertem Methotrexat an Schleimhautepithelien, Nieren- und Lungengewebe antagonisiert.

Purin- und **Pyrimidinanaloga** werden entweder als *„falsche Nukleotide"* in die RNA eingebaut oder hemmen essentielle Enzymsysteme der DNA-Synthese. Der Pyrimidinantagonist **Fluorouracil** wird unter der Einwirkung von Kinasen und Phosphorylasen zu 5-Fluordeoxyuridinmono- und -triphosphat [5-FdUMP bzw. 5-FdTMP] sowie zu 5-Fluoruridintriphosphat metabolisiert. Die Thymidilatsynthase wird gehemmt mit nachfolgender Hemmung von Deoxythymidinmonophosphat. In Kombination mit **5-Fluorouracil** führt Folinsäure zu einer Verstärkung der zytostatischen Wirkung über die Bildung ihres als Kofaktor für die Thymidilatsynthase wirksamen Metaboliten 5,10-Methylentetrahydrofolsäure. Das Pyrimidinanalogon **Capecitabin** ist oral resorbierbar und wird hepatisch in das zytostatisch aktive 5-Fluorouracil metabolisiert.

6-Mercaptopurin hemmt die Purin-de-novo-Synthese sowie den Guanineinbau in die Nukleinsäure. Die zytostatische Wirkung von **Cytosinarabinosid** besteht sowohl in dem direkten Einbau von Arabinosylnukleosiden in die DNA als auch in einer Blockierung der DNA-Polymerase. Cytosinarabinosid zählt zu den wirksamsten Zytostatika in der Behandlung der akuten myeloischen Leukämie*. **Gemcitabin** als Nuleosidantimetabolit des Desoxycytidins unterscheidet sich aufgrund der spezifischen Pharmakokinetik seiner Metabolite und der pharmakodynamischen Besonderheiten grundlegend vom Cytarabin und ist bei zahlreichen soliden Tumoren und hämatologischen Neoplasien außerordentlich wirksam. **Fludarabin** findet Anwendung in der Therapie hämatologischer Neoplasien, insbesondere der chronisch lymphatischen Leukämie*. Das Deoxyadenosinanalogon **2-Chlor-2-deoxyadenosin** [**2CdA, Cladribin**] weist über die Chlorsubstitution eine Resistenz gegenüber dem abbauenden Enzym Adenosindeaminase auf. Die Akkumulation der phosphorylierten Cladribinmoleküle hat eine besonders starke zytotoxische Wirkung auf Lymphozyten*. Die Indikation für 2CdA sind lymphatische Neoplasien, insbesondere Haarzellleukämie*.

2-Desoxycoformycin [DCF, **Pentostatin**] ist ebenfalls ein Purinanantagonist mit einer dem Adenin ähnlichen Struktur und wirkt wie CdA als spezifischer Hemmstoff der Adenosindeaminase vor allem in langsam proliferierendem lymphatischem Gewebe.

Die **Anthrazyklinderivate Daunorubicin, Doxorubicin, 4-Epidoxorubicin** und **Idarubicin** ebenso wie das **Anthrachinonderivat Mitoxantron** wirken als *zytostatisch wirksame Antibiotika* hauptsächlich über eine Interkalation der DNA und RNA sowie über eine Hemmung der DNA- und RNA-Polymerase. Ihre Anwendung wird durch die kumulative Kardiotoxizität im Wesentlichen auf die Primärbehandlung begrenzt. Eine liposomale Verkapselung scheint die Kardiotoxizität zu reduzieren. **Idarubicin**, das einzige auch oral applizierbare Anthrazyklin, wirkt ähnlich über eine Interkalation der DNA*, Hemmung der DNA- und RNA-Polymerasen*, Hemmung der Topoisomerase* II und eine Radikalbildung. Die Zellen werden in der G_2-Phase* arretiert.

Mitoxantron verursacht neben der Interkalation der DNA eine Hemmung der DNA- und RNA-Synthese, der Topoisomerase* II und eine Radikalbildung. Die Zellen werden in der G_2-Phase* arretiert, die Apoptose* induziert.

Bedeutung für die Tumortherapie haben die aus Pflanzeninhaltsstoffen gewonnenen Substanzen **Vincaalkaloide** [**Vinblastin, Vincristin, Vinorelbin** und **Vindesin** aus der Immergrünart Vinca* rosea], die **Phyllotoxine Etoposid** [**VP-16**] und **Teniposid** [**VM-26**] als semisynthetische Derivate des Podophyllotoxins aus dem „American Mandrak"], **Paclitaxel** [aus der amerikanischen Eibe Taxus brevifolia] sowie das semisynthetische **Docetaxel** [aus einem Extrakt der europäischen Eibe Taxus baccata].

Paclitaxel hemmt die Funktion und Organisation der intrazellulären Mikrotubuli und führt über eine Behinderung des Spindelapparates zur Mitosehemmung. Die Zellen akkumulieren in der G_2-Phase*, was eine Sensibilisierung gegenüber der Strahlentherapie zur Folge hat. Die Hemmung von Tubulin* durch Vincaalkaloide führt zur Störung der Zellteilung und zu einem Arrest in der Metaphase. Somit sind die Vincaalkaloide zellzyklusphasenspezifisch mit Wirkung in der M-Phase*.

Topoisomerasen bewirken die Entfaltung der DNA vor Reduplikation oder Transkription. Ihre Hemmung verursacht Einzelstrangbrüche schon nach Applikation sehr geringer Dosen. Mit diesem Effekt wird das hohe leukämogene Potential einer chronischen Etoposidapplikation beim Menschen assoziiert.

Die Podophyllotoxine **Etoposid** und **Teniposid** als **Topoisomerase II-Hemmer** haben keine mitosehemmende Wirkung, sondern führen zur Akkumulation der Zellen in der späten S- oder G_2-Phase* und zu irreversibler Blockade der Tumorzellen in der prämitotischen Phase. In niedrigeren Dosen wirkt Etoposid zellzyklusphasenspezifisch, in höheren Dosen phasenunspezifisch. Etoposid führt zu DNA-Strangbrüchen durch die Formierung eines ternären Komplexes aus Etoposid, DNA und dem die DNA entspindelnden Enzym Topoisomerase II. Darüber hinaus wird der Nucleosidtransport durch die Plasmamembran gestört.

Die **Topoisomerase I-Hemmer** entstammen als halbsynthetisches Camptothecinderivat [CPT] aus Camptotheca accuminata. Camptothecine als Pflanzenalkaloide stabilisieren und fixieren den aus Topoisomerase I und DNA gebildeten Komplex, bevorzugt an aktivierten Genabschnitten. Für **Topotecan** ist die Hämatotoxizität dosislimitierend. Es wird eingesetzt bei Lymphomen*, Mamma-, Ovarial- sowie Bronchialkarzinomen*. **Irinotecan** [**CPT 11**] unterliegt der enzymatischen Spaltung durch Carboxylesterase*, sein Metabolit ist zytostatisch weitaus wirksamer. Auch hier setzen die Hämatotoxizität und Diarrhoen, häufig mit zeitlicher Verzögerung nach der Verabreichung, einer Dosissteigerung Grenzen. Als charakteristische Nebenwirkung gilt die Flush-Symptomatik und das cholinerge Syndrom. Eingesetzt wird CPT 11 bei gastrointestinalen Karzinomen und Ovarialkarzinomen*.

L-Asparaginase als Beispiel für ein zytostatisch einsetzbares Enzym spaltet Asparagin* zu Asparaginsäure und Ammoniak*. Die Therapie nutzt den Umstand aus, dass bei einigen Tumorzellen – im Gegensatz zu nicht-malignen Zellen – infolge Mangels der Asparaginsynthetase intrazellulär kein L-Asparagin hergestellt werden kann. Insbesondere bei der akuten lymphatischen Leukämie* ist Asparagin* essentiell für das Zellwachstum. Es kommt zu einer Störung der Protein- und Nukleinsäuresynthese und Induktion der Apoptose*. L-Asparaginase wirkt phasenspezifisch in der G_1-Phase*. Typische Nebenwirkungen der Asparaginasebehandlung sind allergische Reaktionen bis hin zum Schock*, akute Pankreatitis* und Lebersynthesestörungen mit Beeinträchtigung der plasmatischen Gerinnung.

Der Wirkmechanismus der Schwermetallkomplexverbindungen **Cisplatin, Carboplatin** und **Oxaliplatin** beruht auf einer Bindung der elektrophilen Platin-Aquo-Komplexe mit den nukleophilen Zentren der DNA, vorwiegend Guanin*. Durch Platinierung entsteht eine Verknüpfung zweier benachbarter Basen eines DNA-Stranges, es kommt zur Quervernetzung der DNA, gefolgt von einer DNA-, RNA- und Proteinsynthesestörung.

Die zytotoxische Wirkung ist zellzyklusphasenunspezifisch und betrifft auch G_0-Zellen. Die Platindosis muss an die Nierenfunktion angepasst werden, eine Kombination mit anderen oto- und nephrotoxischen Medikamenten sollte vermieden werden.

Hormone/Antikörpertherapie/differenzierungsinduzierende Substanzen

Der zytostatische Angriffspunkt der **Hormone und Antihormone** ist unabhängig von Zellzyklusphasen und entspricht entweder einer Hemmung von Rezeptoren selbst oder der Synthese entsprechender Hormone. Auch der Entzug wichtiger proliferationsfördernder Wachstumshormone kann für Tumorzellen einen Wachstumsstillstand bzw. eine Regression der Tumormasse induzieren.

Cortisonderivate wirken in unphysiologisch hohen Dosen zytostatisch bei Zellen mit Corticosteroidrezeptoren, wie vor allem bei Neoplasien des lymphatischen Systems, da im Gegensatz zu myeloischen Zellen diesen die Möglichkeit der Purin-de-novo-Synthese fehlt. Die Wirkung beruht auf der Hemmung von Transportmechanismen von Glucose*, Pyrimidin- bzw. Purinnukleosiden* durch die Zellmembran sowie Hemmung der DNA- und Proteinsynthese.

Bei einer Reihe von soliden Tumoren wirken Sexualsteroide **Östrogen**, **Gestagene** und **Androgene** und ihre Derivate als endokrine, parakrine oder autokrine Wachstumsfaktoren, sofern diese Zellen entsprechende Rezeptoren aufweisen. **Testosteron** ist das Zielhormon zumindest für den größten Teil der Prostatakarzinome*.

Durch eine medikamentöse Suppression der hypophysären Gonadotropinausschüttung, durch eine Hemmung der Androgenrezeptoren in der Tumorzelle durch **Flutamid** oder durch eine Kombination beider Modalitäten im Sinne einer *„kompletten Androgenblockade"* wird die Androgenproduktion ausgeschaltet, ein wirksamer Ersatz für die früher übliche chirurgische Kastration*. Ein hochdosiertes Östrogen, z.B. **Diethylstilböstrol**, supprimiert zusätzlich die hypophysären Gonadotropine*.

Beim Mammakarzinom* wirken **Aromatasehemmer** [z.B. **Formestan, Letrozol, Anastrozol**] als Antiöstrogen über eine Hemmung der Aromatisierung von Östrogenen aus den Vorstufen in der Nebennierenrinde, im Fettgewebe und Mammakarzinomgewebe. Diese Hemmung der Aromatisierung betrifft neben der Östrogensynthese auch die Synthese von Glucocorticoiden* und Mineralocorticoiden*, sodass eine medikamentöse Adrenalektomie* in Form einer Addison*-Krise auftreten kann. **Gonadotropin-releasing-Hormon-Agonisten** [z.B. **Buserelin, Goserelin, Leuprorelin**] wirken im Vergleich zu den physiologischen Gonadotropin-releasing-Hormonen bedeutend stärker und mit längerer Halbwertszeit. Hypophysäre Rezeptoren für Gonadotropin-releasing-Hormone nehmen ab, sodass es peripher zu einem Mangel an Sexualhormonen kommt.

Bei einer Reihe von soliden Tumoren [Karzinoid*, malignes Thymom*, neuroendokrine Tumoren, Mammakarzinom*] wurde die Wirksamkeit des Wachstumshormons **Somatostatin** auf Rezeptoren der Tumorzellen nachgewiesen.

Interferon-α und **Interferon-β** weisen in 30 % ihrer Aminosäuresequenzen strukturelle Übereinstimmung auf, werden auf Chromosom 9 kodiert und benutzen denselben, auf Chromosom 21 kodierten Zellrezeptor. Alpha-Interferone – in Leukozyten* gebildete Proteine, von denen 20 Subtypen bekannt sind – und das in Fibroblasten* gebildete beta-Interferon, ein Glykoprotein, binden an einen Interferonrezeptor, der die Aktivierung der 2-6-oligo-Adenylatsynthetase und die Bildung von Proteinen induziert. Diese Proteine scheinen den Übergang der Zelle in die S-Phase* zu hemmen und die zelluläre Antwort auf Replikationsstimulierung zu reduzieren. Auf RNA-Ebene können Translation sowie Transkription der Proteine gehemmt werden. Das in Monozyten gebildete gamma-Interferon besitzt keine klinische Bedeutung.

Klinische Bedeutung haben alpha-Interferone in der Therapie langsam proliferierender Erkrankungen [chronisch myeloische Leukämie* und Haarzellleukämie*, Nierenzellkarzinom* und malignes Melanom*]. Es scheint Bedeutung zu besitzen als ein die Remissionsdauer stabilisierendes Medikament in der Erhaltungstherapie des multiplen Myeloms* und der Non-Hodgkin-Lymphome* niedrigen Malignitätsgrades. Beta-Interferon wird in der intraläsionalen Therapie von Metastasen eingesetzt.

Ein wichtiges Beispiel für eine **Differenzierungsinduktion** ist der Einsatz von **all-trans-Retinolsäure** bei der akuten Promyelozytenleukämie* [AML-FAB M3]. In vitro kann eine solche Wirkung durch Typ-1-Interferone und Retinolsäurederivate bei einigen soliden Tumoren und hämatologischen Neoplasien beobachtet werden. Ein ähnlicher Mechanismus wird auch bei **13-cis-Retinolsäure** zusammen mit alpha-Interferon in der Therapie des Zervixkarzinoms* oder in Kombination mit der Strahlentherapie bei Plattenepithelkarzinomen* im HNO- und Bronchialbereich postuliert.

Monoklonale Antikörper gegen tumorassoziierte Antigene, teilweise kombiniert mit kurzstrahlenden Radioisotopen, haben breite klinische Bedeutung erlangt. Hierbei handelt es sich um den monoklonalen Anti-CD-20-Antikörper **Rituximab** mit Spezifität gegen B-Zell-Lymphome*, den monoklonalen Anti-CD-33-Antikörper **Orgatuzumab** mit Aktivität gegen myeloische Blasten, **Trastuzumab** bei HER2-positiven Mammakarzinomen*, den gegen den Vascular Endothelial Growth Factor [VEGF] -Rezeptor gerichteten Antikörper **Bevacizumab** mit Aktivität gegen den Rezeptor für einen vaskulären Wachstumsfaktor oder **Cetuximab**, ein gegen den epidermalen Wachstumsfaktor-Rezeptor (Epidermal Growth Factor [EGF]-Rezeptor) gerichteten chimären monoklonalen Antikörper, beide wirksam z.B. bei kolorektalen Karzinomen*. Eine Konjugation kurzstrahlender Radioisotope wie ^{90}Yttrium an monoklonale Antikörper mit Spezifität für tumorassoziierte Antigene [z.B. ^{90}Y –Ibritumomab-Tiuxetan] verstärkt die antineoplastische Wirkung dieser gezielten Therapie.

Genomaktivierung/biological response modifiers/Enzyminhibitoren

Diese im Vergleich zu den herkömmlichen Zytostatika weitaus spezifischer wirkenden, die Onkogenese modulierenden Medikamente könnten in den nächsten Jahren die onkologische Therapie grundlegend verbessern. Hierzu sind zu zählen:

- Mechanismen der Tumorvakzinierung, beruhend auf der Präsentation von Tumorzellantigenen und Induktion einer klassischen zellulären Immunantwort des Patienten. Über eine Bindung an dendritische Zellen, die sich aus Makrophagen* oder Monozyten* durch Zytokinstimulation differenzieren, werden die Antigene präsentiert. Phase I-Studien zur Behandlung solider Tumoren oder Myelome* wurden begonnen.
- Eine Beinflussung der Interaktion zwischen Tumorzellen und Abwehrzellen des Wirts ist durch Zytokine* [Interferone, Wachstums- und Transformationsfaktoren] sowie antiidiotypische Antikörper möglich. Diese Substanzen verstärken die Immunantwort des Wirts auf die Tumorerkrankung. Denkbar ist auch eine molekulare Modulation der Tumorzellen, um immunologische Abwehrmechanismen zu aktivieren, z.B. durch Gentransfer in die Tumorzellen.
- Substanzen, die die Proliferation von Tumorzellen durch Hemmung des aberranten Genproduktes inhibieren, z.B. **Tyrosinkinaseinhibitoren.** Der Tyrosinkinaseinhibitor **Imatinib** wirkt spezifisch in der Behandlung der chronischen myeloischen Leukämie*. Die infolge der chromosomalen Translokation* [Philadelphia-Chromosom*] entstandene spezifische Tyrosinkinase, die die Entdifferenzierung der Hämatopoese* bewirkt, wird in ihrer proliferationsfördernden Aktivität auf die hämatopoetischen Zellen durch einen selektiv wirksamen Inhibitor blockiert. Die oral zu verabreichende Therapie kann bei Philadelphia-Chromosom-positiven Patienten mit Resistenz gegenüber Interferon zu hämatologischer und molekulargenetischer Remission führen. Eine vergleichbare Wirksamkeit hat die Substanz bei c-kit-positiven gastrointestinalen Sarkomen*. Eine Vielzahl von Tyrosinkinaseinhibitoren, u.a. auch gegen die Tyrosinkinase-Aktivität des EGF-Rezeptors gerichtet wie z.B. **Gefitinib** oder **Erlotinib**, werden in ihrer Wirksamkeit bei unterschiedlichen Tumoren getestet.
- Substanzen, die die Onkogenaktivität unterdrücken [**Genrepressoren, Antisense-RNA gegen Onkogen-Messenger-RNA**] und/oder die Tumorsuppressorgenaktivität substituieren, insbesondere Polypeptidanaloga von Tumorsuppressorgenprodukten. In Studien untersucht werden bereits **FLT3-Rezeptor-Inhibitoren**, die eine Signaltransduktion über den z.B. auf Leukämiezellen stark exprimierten, zur Tyrosinkinase-Familie gerechneten FLT3-Rezeptor unterbinden, indem seine Aktivierung durch Ligandenbindung unterbleibt.
- Substanzen, die Resistenz- oder DNA-Repair-Mechanismen hemmen [Multi-drug-resistance-Gen, DNA-Polymerasen*, Ligasen* und Topoisomerasen*].
- Substanzen, die selektiv den programmierten Zelltod [Apoptose*] in Tumorzellen induzieren. Bei genetischer Prädisposition einer Tumorerkrankung wird die Karzinogenese* beeinflusst durch eine komplizierte Balance von unterschiedlichen stimulierenden oder supprimierenden Effektorgenen als ein Zusammenspiel von Apoptose induzierenden Genen und Onkogenen*. Bei Patienten sowohl mit familiärer Polyposis* coli [FAP] als auch mit hereditärem nicht-polypösem Kolonkarzinom* [HNPCC] ist eine Tumorentstehung durch Modulation der Onkogenaktivierung und die Möglichkeit der wirksamen medikamentösen Beeinflussung durch Inhibitoren der Cyclooxygenase 2 in epidemiologischen und präklinischen Studien belegt. Eine Beeinflussung des Tumorwachstums ist auch durch antiangiogenetisch wirksame Medikamente wie z.B. **Thalidomid, Acetylcystein** und **Octreotid** möglich, auch **Proteasomeninhibitoren** in der Therapie des multiplen Myeloms*.
- Substanzen, die die Toxizität von Zytostatika an nicht-malignem Gewebe verringern, z.B. **Amifostin,** oder Veränderung der Galenik von Zytostatika, die eine geringere Toxizität zur Folge haben, z.B. Verkapselung als Liposomen.

Resistenzentwicklung

Primäre Resistenz wird durch die Sensitivität der Tumorzellen im Hinblick auf den Angriffspunkt der zytostatisch wirksamen Medikamente bestimmt. L-Asparaginase z.B. ist ein außerordentlich wirksames Medikament zur Behandlung lymphatischer Blasten, die Asparagin* nicht selbst synthetisieren können;

andere maligne Zellen kompensieren diesen Stoffwechselschritt und sind insofern primär resistent gegenüber der Asparaginasewirkung.

Tumorzellen können nach anfänglicher Proliferationshemmung unter zytostatischer Therapie eine Resistenz gegenüber primär wirksamen Zytostatika entwickeln. Ein typisches Beispiel ist die Resistenz von Myelomzellen gegenüber Anthrazyklinen und Melphalan oder die Resistenz von Leukämiezellen gegenüber Cytosinarabinosid. Eine Modulation dieser Antwort ist durch eine Vielzahl von Medikamenten möglich, die in Kombination mit Chemotherapie eine Wirkungsverstärkung der antineoplastischen Therapie verursachen. Meist wirken diese Substanzen durch direkten Angriff in das Genom. Tumoronkogene können aktiviert werden, es kann jedoch auch zu einer Suppression der Apoptose kommen. Es können Suppressormechanismen der Tumorzellen unterdrückt werden, die die Immunantwort des Wirtsorganismus steigern. Darüber hinaus könnte die Substanz zu einer Steigerung des Abwehrsystems fähig sein, chemoresistente Zellen wieder sensibel gegenüber Zytostatika machen oder sie in eine neue Phase ihres Zellzyklus und ihrer Differenzierung bringen. Ein solcher Modulationsweg kann parakrin, autokrin oder endokrin erfolgen.

Für die Entwicklung einer **sekundären Resistenz** unter Zytostatikatherapie sind Aktivierungen einer Vielzahl von Genen verantwortlich. Dazu zählen sowohl Apoptose-regulierende Gene als auch die genetische Steuerung der Ausschleusung von Zytostatika aus dem Zellkern oder der DNA-Reparatur, z.B. das multiple drug resistance [MDR]-Gen und sein Genprodukt, das p-Glykoprotein 170, das einen vermehrten Zytostatikareflux aus der Tumorzelle verursacht.

In der Behandlung des multiplen Myeloms* wurde zur Beeinflussung des MDR-Gens das Cyclosporin-Analogon CS273 oder die Behandlung mit einem Racemat des Verapamils parallel zur Melphalantherapie eingesetzt.

Toxizität

Die zytostatische Therapie ist in hohem Maße toxisch, und eine Beherrschung der Hämatotoxizität und der Organtoxizität macht eine kostenintensive **supportive Therapie**, einen hohen Pflegeaufwand und den Einsatz komplizierter Technik der Infusionsbehandlung und Kreislaufüberwachung erforderlich. Vielfach können Begleiterkrankungen die Anwendung bestimmter Zytostatika verbieten oder die erforderliche Dosis einschränken. Sie setzt eine präzise Kontrolle der therapierelevanten Parameter und eine exakte Dokumentation voraus.

Die onkologische Therapie muss durch regelmäßige Kontrollen der für die eingesetzten Zytostatika jeweils typischen **Toxizität** überprüft werden. In der Regel sind dies Parameter von Blutbild, Entzündungswerten, Gerinnungs-, Retentions- und Lebersyntheseparametern. Zur Erkennung und Überwachung von Toxizität und Nebenwirkungen der häufig synergistischen Medikamente ist eine regelmäßige klinische Untersuchung der Patienten erforderlich.

Zur Erfassung der Toxizität sollten engmaschige Kontrolluntersuchungen der relevanten Laborparameter, Kreatininclearance*, ggfs. EKG* und echokardiographische Bestimmung der linksventrikulären Ejektionsfraktion* erfolgen. Die Dosierungen der Zytostatika müssen entsprechend der Toxizität einer vorausgegangenen Chemotherapie und den medikamentenspezifischen Nebenwirkungen ausgerichtet werden.

Es ist darauf zu achten, dass sich die eingesetzten Medikamente möglichst im Hinblick auf die für die jeweiligen Zytostatikagruppen typische Toxizität

Tab. 2. Chemotherapie-assoziierte Toxizität gesunder Organe mit hoher Proliferationsintensität

– Knochenmark	– Infektionen als Folge der Immunsuppression
– Schleimhautepithelien des Magen-Darm-Traktes	– Diarrhoen, Obstipation
– Haut und Anhangsgebilde	– Haarverlust
– Nervensystem	– Periphere und zentrale Neurotoxizität
– Leberfunktion	– Störungen der Metabolisation [Glukoronisierung], Gerinnungsstörungen, Verschlechterung einer diabetischen Stoffwechsellage
– Nierenfunktion	– Störungen der renalen Elimiation
– Lungenfunktion	– Fibrose
– Keimepithelien	– Embryopathie, Aspermie, Amenorrhoe

Tab. 3. Typische Organmanifestationen der zytostatikabedingten Spättoxizität

- **Niere**: tubuläre Nephropathie nach Cisplatingabe mit Verlust von Magnesium und Phosphat
- **Gefäßsystem**: Schädigung der Arteriolen und Kapillaren nach Bleomycin
- **Urogenitalsystem**: maligne Tumoren nach Ifosfamid und Cyclophosphamid
- **Nervensystem**: periphere Neuropathie nach Vincaalkaloiden und Taxanen; Leukoenzephalopathie nach Methotrexat und Radiatio
- **Lunge**: Fibrose nach Busulfan und Bleomycin
- **Knochenmark**: sekundäre Leukämien, maligne Lymphome
- **Keimdrüsen**: Amenorrhoe, Azoospermie
- Induktion von **Zweittumoren** durch Alkylantien und interkalierende Zytostatika in Verbindung mit Radiatio

unterscheiden und dass es nicht zu einer Kumulation der Nebenwirkungen kommt. Limitiert wird die Wirkdosis durch die Toxizität.

Allgemeine Toxizität

Hierzu zählen vor allem frühe, reversible Reaktionen des Patienten wie Übelkeit, Erbrechen, allergische Reaktionen, Schmerzen an der Injektionsstelle und Kreislaufregulationsstörungen. Das wesentliche therapeutische Risiko einer zytostatischen Therapie wird in der Frühphase allerdings verursacht durch die Depression der Hämatopoese sowie gastrointestinale Beschwerden.

Zu der innerhalb weniger Stunden nach Applikation von Zytostatika auftretenden **Frühtoxizität** zählen Übelkeit, Erbrechen, Diarrhoen, Temperaturanstieg aufgrund einer zytokinvermittelten Akut-Phase-Reaktion, Cystitis*, Alopecie*. Zeichen der **Spättoxizität** können sein: myokardiale Kontraktionsstörungen, Schädigung der Keimzellen, genetische Störungen des Erbgutes somatischer Zellen mit der Gefahr der Ausbildung einer sekundären Neoplasie, meist einer Myelodysplasie*, sekundären Leukämie* oder eines Lymphoms*.

Nachdem die Remissions- und Heilungsraten zahlreicher hämatologischer Neoplasien deutlich verbessert werden konnten, richtet sich zunehmend das Interessse auf die Möglichkeit der Ausbildung sekundärer, d.h. therapieinduzierter Malignome. Ihre Inzidenz liegt bei ca. 0,5 % der Tumorerkrankungen. Insbesondere die Kombination von Radio- und Chemotherapie hat ein deutlich erhöhtes Risiko der Ausbildung maligner Zweittumoren mit ständig steigender Wahrscheinlichkeit 5–15 Jahre nach Ende der Behandlung.

Toxizität aufgrund gestörter Metabolisierung

Entsprechend den unterschiedlichen Metabolisierungs- und Ausscheidungswegen kann es bei Beeinträchtigung der maßgeblichen Organfunktion zu erheblicher unerwarteter Toxizität kommen. Dieser Toxizität muss begegnet werden durch prophylaktische Reduktion der Dosierung auf der Grundlage der veränderten Laborparameter [z.B. Berechnung der Carboplatindosis entsprechend AUC nach Calvert, der Cisplatindosis entsprechend Kreatininclearence]. Die Dosis der folgenden Therapiezyklen sollte entsprechend der Organfunktion und der Toxizität des bereits in reduzierter Dosis verabreichten vorausgegangenen Zyklus adaptiert werden.

Bei Übergewicht sollte eine Dosisreduktion nach Maßgabe des geschätzten idealen Broca*-Indexes mit Begrenzung der einbezogenen Körperoberfläche [z.B. auf 2 m^2] erfolgen.

Zytostatika interagieren mit zahlreichen anderen Medikamenten sowohl in Form einer Abschwächung der Zytostatikawirkung als auch mittels Steigerung der zytostatikabedingten **Toxizität.** Bei der Erfassung der Toxizität müssen allgemeine Toxizitätserscheinungen von der für die jeweilige Substanz typischen Toxizität und der durch Beeinträchtigung der Organfunktion des einzelnen Patienten verursachten Toxizität unterschieden werden.

Tab. 4. Verstärkung der Zytostatikatoxizität durch Begleitmedikation

Zytostatikum	Toxizität	Komedikation
6-Mercaptopurin Azathioprin	Myelotoxizität	Allopurinol
Cisplatin	Nephrotoxizität	Aminoglykoside
Methotrexat	Schleimhauttoxizität	Salicylate Sulfonamide nichtsteroidale Antirheumatika
Vincristin	Obstipation	Itraconazol

Blutbildung [Hämatopoese]

Das Ausmaß der hämatotoxischen Nebenwirkungen richtet sich nach der Art, der Dosis und der Kombination der Zytostatika, der Vitalität und Reproduktionsfähigkeit der hämatopoetischen Stammzellen, der Infiltrationsdichte des Knochenmarks durch Tumor-, Lymphom- bzw. Leukämiezellen und der Intensität der Vorbehandlung.

Bei älteren Patienten ist aufgrund der Erschöpfung der hämatopoetischen Regenerationsfähigkeit mit einer ausgeprägteren Hämatotoxizität zu rechnen. Übliche Dosierungen einer Chemotherapie in etablierten zeitlichen Intervallen können bei diesen Patienten bereits eine individuelle Überdosierung darstellen, sodass der Zeitraum der Erholungsphase nach Erreichen des Leukozyten- und Thrombozytennadirs [Tiefstwerte von Leukozyten* und Thrombozyten*] im Einzelfall die üblichen Zeiträume übersteigen kann. Bei Patienten über 60 Jahren empfiehlt sich eine Reduktion der Zytostatikadosis.

Vor Beginn und im Verlauf einer zytostatischen Therapie wird die regelmäßige Analyse des peripheren Blutbildes gefordert.

Eine Modifikation der Therapie kann erfolgen durch Einsatz abweichender Dosierungen, kürzerer Behandlungszeiten oder längerer Therapiepausen. Nach Abfall der Leukozyten- unter 1 Gpt/l bzw. der Thrombozytenwerte unter 50 Gpt/l sollte die Dosierung der Zytostatika überprüft und ggfs. reduziert werden. Folge einer zytostatikainduzierten Granulozytopenie ist eine schwere Immunsuppression mit der Gefahr bakterieller, viraler oder mykotischer Infektionen.

Zur Verkürzung der Granulozytopeniedauer nach mittelhoch dosierter Chemotherapie werden in der Regel **rekombinante Wachstumsfaktoren G-CSF** [granulocyte-colony stimulating factor] oder **GM-CSF** [granulocyte macrophage-colony stimulating factor] eingesetzt. Eine Verkürzung der Therapieintervalle unter Gabe hämatopoetischer Wachstumsfaktoren kann eine erhebliche Dosisintensivierung darstellen.

Diese Behandlung kann auch der Mobilisation von hämatopoetischen Stammzellen dienen. Die Thrombozytopenie* stellt nach wie vor eine dosislimitierende Toxizität dar.

Nach vorausgegeangener paravertebraler Strahlentherapie oder bei Knochenmarkinfiltration ist mit einer protrahierten Panzytopenie* zu rechnen. Die Inzidenz sekundärer Leukämien* als Spätfolge der Therapie ist bei Patienten mit kombinierter Strahlen- und Chemotherapie besonders hoch.

Wichtige Beispiele. Die Hämatotoxizität von Stickstofflost-Derivaten, Alkylantien und Antimetaboliten ist ausgeprägt. Insbesondere durch Kombination mit der Strahlentherapie wird die Entwicklung von sekundären hämatologischen Malignomen gefördert, z.B. in der Behandlung des Morbus* Hodgkin. Mitomycin C wird wegen der Gefahr der Ausbildung eines hämolytisch-urämischen Syndroms* bzw. Morbus* Moschkowitz nur selten verwendet, hauptsächlich in der Therapie gastrointestinaler Tumoren.

Übelkeit und Erbrechen

Durch Serotoninfreisetzung aus enterochromaffinen Zellen* des Gastrointestinaltraktes wird die Entstehung von Übelkeit und Erbrechen getriggert. Selektive Antagonisten für Serotoninrezeptor Typ III in Kombination mit Corticosteroiden* sind in der Lage, dies völlig zu unterdrücken. Die antiemetische Therapie in ausreichender Dosis sollte schon vor der ersten Chemotherapie prophylaktisch beginnen.

Vielfach tritt 2–4 Tage nach der Applikation von Zytostatika eine verzögerte Emesis* auf. Diese kann durch prophylaktische Gabe von Metoclopramid* und Dexamethason* behandelt werden.

Das „antizipatorische" Erbrechen als bedingter Reflex ist schwieriger zu behandeln, am besten durch eine optimale antiemetische Prophylaxe vor der ersten Chemotherapie.

Haut und Schleimhäute

Insbesondere nach Gabe von Antimetaboliten und nach hochdosierter Chemotherapie sind Ulzerationen der Schleimhaut in Mundhöhle und Gastrointestinaltrakt nicht selten mit der Gefahr einer Superinfektion durch Pilze* und Bakterien*, einer vermehrten Keiminvasion in die portale Blutbahn und in der Folge mit einer Septikämie* verbunden. Es kann zu Durchfällen, blutigen Stühlen und kolikartigen Schmerzen kommen. Ausgelöst durch das Toxin des Bakteriums Clostridium* difficile treten bei intensiv mit Antibiotika behandelten Patienten häufig unstillbare Diarrhoen, gelegentlich eine pseudomembranöse Enterokolitis* auf.

Wichtige Beispiele. Antimetabolite, vor allem Methotrexat, besitzen eine hohe Schleimhauttoxizität. Eine Alkalisierung des Urins über Bikarbonatgabe ist notwendig, um einer schweren Schleimhauttoxizität vorzubeugen. Die Infusionen erfolgt in der Regel über 24 Stunden, die hohen Serumspiegel müssen nach einer zeitlichen Vorgabe mittels Leukovoringaben antagonisiert werden. Bei zu rascher Infusion entstehen schwere Zerstörungen der Epithelien, u.a. auch der Lungenalveolen.

Die schwere unstillbare Diarrhö nach 5-FU/Folinsäure oder Oxaliplatin, besonders in Verbindung mit einer Bestrahlung des Darmtraktes, erfordert sofortiges Absetzen der Therapie, Rehydratation und Beginn einer spezifischen Antidottherapie, z.B. in Form des Somatostatinanalogons Sandostatin oder Budenosid.

Vorübergehende Alopezie tritt nach Gabe der meisten Zytostatikagruppen, vornehmlich von Anthrazyklinen, Ifosfamid, Etoposid, Taxol und Vincaalkaloiden auf. Allergische kutane Reaktionen sind vor allem nach Cytosinarabinosid-Therapie beschrieben.

Blasenschleimhaut

Cyclophosphamid und Ifosfamid können eine hämorrhagische Zystitis* hervorrufen. Die prophylaktische Gabe von Mesna dient der Bindung von reaktiven Metaboliten dieser Zytostatika über SH-Gruppen und der Verhinderung einer durch Alkylantien induzierten Entwicklung von Blasenkarzinomen,* ohne die systemische Wirkung dieser Zytostatika zu beeinflussen.

Richtwert für die Dosierung von Mesna ist jeweils 20 % der Zytostatikadosis als intravenöser Bolus zeitgleich sowie 4 und 8 Stunden nach Applikation von Cyclophosphamid.

Wichtige Beispiele. Cyclophosphamid und Ifosfamid weisen als typische Nebenwirkung die hämorrhagische Zystitis* auf. Eine Uroprotektion der Harnblase sollte durch Mesna, eine nicht metabolisiert ausgeschiedene Substanz bei Dosierungen größer 750 mg/m^2 erfolgen. Eine Vermeidung der neurologischen oder psychiatrischen Nebenwirkungen des Ifosfamids – wie Ausbildung von Psychosen oder Unruhe – ist durch diese Begleitmedikation nicht möglich.

C

Niere

Eine glomeruläre und tubuläre Nephropathie* ist nach Cyclophosphamid und Ifosfamid beschrieben. Die Nephrotoxizität ist insbesondere bei Cisplatin stark ausgeprägt. Eine prätherapeutische Bestimmung der Kreatininclearance*, eine Hörprüfung und neurologische Kontrollen sind notwendig, da sie eine Dosisreduktion erforderlich machen können. Bei bestehender Neurotoxizität oder Ototoxizität von Cisplatin muss eventuell auf Carboplatin ausgewichen werden, dessen Oto-, Neuro- und Nephrotoxizität geringer ausgeprägt sind. Allerdings ist die antineoplastische Wirkung einer optimalen Cisplatindosierung nicht ebenbürtig.

Wichtige Beispiele. Parallel zur Cisplatintherapie ist prophylaktisch eine forcierte Diurese und Diuretikagabe erforderlich. Carboplatin ist in geringerem Ausmaß nephrotoxisch und benötigt daher keine Hydratation; eine sorgfältige Dosisanpassung entsprechend AUC bei eingeschränkter Nierenfunktion ist auch für Carboplatin zu beachten. Carboplatin kann ambulant als Kurzinfusion verabreicht werden.

Lunge

Vor allem Bleomycin, Busulfan und Mitomycin C führen zu einer pulmonalen Toxizität. Mitomycin verursacht akute Toxizität in Form einer Pneumonitis*, Busulfan Spätveränderungen in Form von Lungenfibrose*. Ähnlich wie bei den Anthrazyklinen existiert auch für Bleomycin eine kumulative Gesamtdosis; sie liegt bei 150 mg/m^2 Körperoberfläche. Bleomycin löst in hoher Dosierung eine Fibrosierung des Lungengewebes aus. Bleomycin führt häufig zu allergischen Reaktionen mit Hyperpyrexie*.

Wichtige Beispiele. Die Lungentoxizität von Bleomycin ist dosisabhängig und kumulativ. Die Wahrscheinlichkeit für eine klinisch relevante Lungentoxizität nimmt ab einer Gesamtdosis von 300 mg deutlich zu. Prädisponierend wirkt Nikotinkonsum, eine Mediastinalbestrahlung und eine Komedikation mit weiteren potentiell für die Lunge toxischen Zytostatika. Bei Dauerinfusion ist das Risiko einer pulmonalen Toxizität bei gleicher Bleomycindosierung deutlich geringer. Einen günstigen Einfluss hat möglicherweise auch eine Komedikation mit Corticosteroiden. Es sollte regelmäßig die Messung der Vitalkapazität* und CO-Diffusionskapazität durchgeführt werden, röntgenologisch erkennbare Veränderungen sind kein Kontrollkriterium.

Auch Busulfan kann bei Langzeitbehandlung Lungenfibrosen induzieren. Aus diesem Grunde wurde auf seinen Einsatz bei myeloproliferativen Erkrankungen, bei denen eine hämatopoetische Stammzelltranplantation ein kuratives Potential darstellt, zugunsten weniger stammzelltoxischer Medikamente verzichtet.

Keimdrüsen

Zytostatika schädigen in unterschiedlicher Intensität die Keimzellen von Mann und Frau. Ausmaß, Dauer und Reversibilität der Keimepithelschädigung sind abhängig von den verwendeten Substanzen, ihrer Dosis und der Therapiedauer.

Wichtiges Beispiel. Procarbazin besitzt ein besonders hohes, die Keimzellen schädigendes Potential und sollte bei Patienten im reproduktionsfähigen Alter möglichst nicht verwendet werden.

Bis 6–12 Monate nach einer Chemotherapie sollten die Patienten das Konzeptionsverbot beachten. Veränderungen der Keimzellen können auch später noch die Gefahr fetaler Missbildungen bedeuten. Trotz initialer Amenorrhoe* bzw. Azoospermie* ist in Einzelfällen eine Konzeption selbst nach Strahlen- und Chemotherapie-Konditionierung bei allogener Knochenmarktransplantation beschrieben, sodass die Patienten entsprechend aufgeklärt werden müssen. Das Angebot der Kryokonservierung von Sperma* oder Oozyten* vor Beginn der onkologischen Behandlung ist obligat bei Patienten im zeugungsfähigen bzw. gebärfähigen Alter.

Eine Zytostatikaapplikation ist im ersten Schwangerschaftsdrittel besonders streng zu vermeiden, nach dem zweiten Trimenon ist eine Therapie mit mäßig teratogen wirkenden Substanzen aus vitaler Indikation der Mutter u.U. ohne evidente fetale Schädigung möglich. In jedem Einzelfall ist eine ethisch fundierte Abwägung der Vor- und Nachteile der Einleitung der Chemotherapie gegenüber einer abwartenden Haltung geboten.

Herz

Wirksamkeit und kardiotoxisches Potential der einzelnen Anthrazykline sind unterschiedlich, sodass die Substanzen nicht vollständig austauschbar sind: 4-Epidoxorubicin ist in höheren Dosen stärker kardiotoxisch als Doxorubicin, besitzt allerdings auch eine schwächere Wirksamkeit in äquimolaren Dosierungen. Das Anthrachinonderivat Mitoxantron ist deutlich weniger kardiotoxisch als die Anthrazykline.

Tab. 5. Substanzen mit ausgeprägter Kardiotoxizität

Anthrazykline	Kardiomyopathie
Cyclophosphamid	in hoher Dosierung
	Rhythmusstörungen
5-Fluoruracil	Angina pectoris

Wichtige Beispiele. Eine akute Toxizität der Anthrazykline äußert sich dosisunabhängig in der Ausbildung von supraventrikulären oder ventrikulären Rhythmusstörungen schon während oder unmittelbar nach der Injektion. Sie tritt bei bis zu 30 % aller Patienten auf und ist in der Regel reversibel. Die Kardiotoxizität der Anthrazykline kumuliert und führt zu einer schweren linksventrikulären Funktionsstörung und plötzlichem Herztod in der Diastole. Die dosisabhängige kumulative Kardiotoxizität in Form einer Kardiomyopathie* ist nur sehr gering rückbildungsfähig und zwingt zum Abbrechen der Medikation bei Abnahme der Ejektionsfraktion um mehr als 20 % des Ausgangswertes.

Die kumulative Gesamtdosis von Doxorubicin, ähnlich von Daunorubicin, liegt bei 500 mg/m^2 Körperoberfläche. Epirubicin, Idarubicin und Mitoxantrone weisen eine deutlich geringere Kardiotoxizität auf. Kumulative Gesamtdosen sind für diese Medikamente nicht eindeutig definiert. Die Behandlung mit Anthrazyklinen muss durch regelmäßige kardiologische und echokardiographische Untersuchungen kontrolliert werden.

Prädisponiert sind Patienten mit vorbestehender Herzinsuffizienz aufgrund kardiovaskulärer oder myopathischer Störungen oder Vitien. Auch bei kardial zuvor nicht eingeschränkten Patienten liegt das Risiko für eine Kardiomyopathie* ab einer kumulativen Gesamtdosis des Doxorubicins von 550 mg/m^2 bei 3 % und erhöht sich exponentiell mit zunehmender Dosis. Nach Radiatio des Mediastinums beträgt die Grenzdosis für Doxorubicin 450 mg/m^2, für 4-Epidoxorubicin liegt die Grenzdosis bei 850 mg/m^2.

Kardiotoxizität wird ebenfalls beobachtet nach Gabe von Etoposid, Busulfan, Cisplatin oder Ifosfamid. Cyclophosphamid führt in sehr hoher Dosierung zu ventrikulären Rhythmusstörungen während der Infusion. In seltenen Fällen können Bleomycin oder Melphalan eine Perimyokarditis hervorrufen. 3–5 % der mit 5-Fluoruracil behandelten Patienten erleiden während oder innerhalb der ersten Stunden nach Infusion eine Angina pectoris-Symptomatik, die bis zum Myokardinfarkt* führen kann.

Eine kardiologische Toxizität in Form von Rhythmusstörungen verursachen Cyclophosphamid in hoher Dosierung und 5-Fluorouracil. Ein Mangel des Enzyms DPD aufgrund Exon 14 skipping, der bei ca. 5 % der Bevölkerung vorkommt, verhindert den Abbau des 5-Fluorouracil und verstärkt seine Toxizität.

Zentrales und peripheres Nervensystem

Akute Störungen des zentralen Nervensystems werden hervorgerufen durch hochdosierte Gabe von Ifosfamid oder Cytosinarabinosid, begünstigt durch gleichzeitig bestehenden Eiweißmangel und Hyperhydratation. Methotrexat verursacht insbesondere in Kombination mit einer Bestrahlung des Zerebrums eine Leukoenzephalopathie*. Eine periphere Neuropathie* wird häufig hervorgerufen durch Therapie mit Oxaliplatin, Vincaalkaloiden, Cisplatin oder Taxanen. Sie kann eine Dosisreduktion oder Abbruch der Zytostase zur Folge haben. Elektromyographische Befunde können nur zur Differenzierung zwischen peripherer oder zentraler Schädigung, nicht aber bei einer Abschätzung ihrer Reversibilität hilfreich sein.

Wichtige Beispiele. Nach Gabe von Vincaalkaloiden ist die Entwicklung einer peripher betonten Polyneuropathie* in Form von Dysästhesien* oder gastrointestinalen Störungen bis hin zur Ausbildung eines Ileus* nicht selten. Es gibt kasuistische Berichte über ein erhöhtes Risiko des Ileus bei Komedikation mit dem Antimykotikum Itraconazol. Neurologische Störungen in Form von Parästhesien* oder Hypästhesien* werden Vincaalkaloiden oder einer Paclitaxeltherapie zugerechnet. Das sog. Hand-Fuß-Syndrom nach Gabe von Oxaliplatin oder Irinotecan deutet ebenfalls auf eine periphere sensible Nervenschädigung hin. Psychotische Störungen sind nach Ifosfamidgabe in hoher Dosierung beschrieben. Steroide besitzen als wirksames Zytostatikum bei lymphatischen Erkrankungen und als Begleitmedikation der antiemetischen Therapie eine große Bedeutung in der Onkologie. Neben der Immunsuppression sind ihre wesentlichen Nebenwirkungen eine Prädisposition zur diabetischen Stoffwechsellage und die Auslösung von Psychosen.

Hyperpyrexie

Hyperpyrexie als Ausdruck einer Zytokinfreisetzung oder einer zentralnervösen Wirkung kann nach Applikation zahlreicher Medikamente auftreten. Hierzu zählen Bleomycin, Oxaliplatin oder Paclitaxel, aber auch Amphotericin B oder Pamidronat. Anaphylaktoide Reaktionen sind nach Gabe von Taxanen oder monoklonalen Antikörpern wie Rituximab beschrieben.

Typische Komplikationen einer Chemotherapie

Notfallsituationen können durch das Fortschreiten der Tumorerkrankung oder auch durch die Therapie selbst ausgelöst werden.

Tumorlysesyndrom

Wird durch massiven Zelluntergang der gegenüber Zytostatika besonders empfindlichen Tumoren nach Applikation der Chemotherapie, z.B. bei akuten Leukämien*, Burkitt*-Lymphomen, Seminomen* und embryonalen Hodenkarzinomen*, gelegentlich auch kleinzelligen Bronchialkarzinomen* und Chorion-

Tab. 6. Verstärkung der Zytostatikatoxizität durch Begleitmedikation

Substanz	Kardio-toxizität	Hämato-toxizität	Hepato-toxizität	Schleimhaut-toxizität	Nephro-toxizität	Pulmonale Toxizität	Neuro-toxizität	Kutane Toxizität
Methotrexat				++	++	+	+	+
Etoposid		+		++	+			
Cyclophosphamid	+	+		+	+			+
Cisplatin					+++		++	
Busulfan		++				++	+	+
Bleomycin				++		++		+
Asparaginase			++					+
Cytosinarabinosid		++					+	
Anthrazykline	+++	+						
Fludarabin		+			+			+
5-Fluorouracil	+			++				+
Amsacrine		++		++				+
Gemcitabin				+				
Ifosfamid	+	+			+++		+	
Irinotecan				++		++		+
Melphalan		+						+
Mitoxantron	+					+		
Taxane				+		+	++	+
Vincristin				++			+++	
Mitomycin C		++				+		
Irinotecan							+	+
Oxaliplatin							+	

karzinomen* verursacht. Es ist gekennzeichnet durch folgende metabolische Veränderungen:

- Hyperurikämie,
- Hyperkalzämie,
- Hyperkaliämie,
- Hyperphosphatämie,
- Niereninsuffizienz,
- Hypoglykämie bis zum hypoglykämischen Koma,
- Verbrauchskoagulopathie.

Die metabolische Notfallsituation kann innerhalb weniger Stunden bis Tage nach Beginn der Chemotherapie auftreten und erfordert regelmäßige Serumanalysen von Kalium, Kalzium, Phosphat, Glukose, Harnsäure [Uratnephropathie] und Kreatinin, darüber hinaus Kontrollen von Quick und PTT, Urin-pH und Blutgaswerten. Es muss frühzeitig die Indikation zur Hämodialyse gestellt werden.

Tab. 7. Onkologische Notfallsituationen infolge Zytostatikatherapie

Epileptischer Anfall	Cytosinarabinosid
Zytostatika-bedingte Alveolitis	Zytokinfreisetzung
Akutes Nierenversagen	Cisplatin
Hämolytisch-urämisches Syndrom [HUS]	Mitomycin C
Thrombotisch thrombozytopenische Purpura [TTP]	
Hyperglykämie	Steroide
Paralytischer Ileus	Vincaalkaloide
Hyperurikämie	
Hyperkalzämie	
Tumorlysesyndrom	
Disseminierte intravasale Gerinnung [DIC]	
Thrombozytopenische Blutung	
Sepsis/septischer Schock	

Hyperkalzämie

Klinisch relevante Hyperkalzämien treten bei Tumoren mit Knochenmetastasen, insbesondere beim Mammakarzinom*, beim kleinzelligen Bronchialkarzinom*, Hypernephrom* und Prostatakarzinom* sowie bei Leukämie* und multiplem Myelom* auf. Das Auftreten einer Hyperkalzämie ist nicht an Skelettmetastasen gebunden, sondern ist bedingt durch eine erhöhte Osteoklastenaktivität, paraneoplastische Produktion von parathormonähnlichen Substanzen, eines Osteoklasten-aktivierenden Faktors sowie von Prostaglandin* E_2.

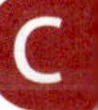

Tab. 8. Neurologische Symptomatik der Hyperkalzämie

Übelkeit
Erbrechen
Müdigkeit
Muskelschwäche
Hyperreflexie
Lethargie, Apathie
psychische Auffälligkeiten, hirnorganisches Psychosyndrom
zentrales Koma

Tab. 9. Therapie der Hyperkalzämie

forcierte Diurese
Bisphosphonate, z.B. Pamidronat 90 mg Infusion über 3–6 Stunden
hoch dosierte Glucocorticoide, z.B. Methylprednisolon 100 mg/m^2
Calcitonin
diätetische und physikalische Maßnahmen
bei Nierenversagen Dialyse
Beendigung einer möglicherweise auslösenden Hormontherapie

Die wirksamste Therapie stellt eine Unterbrechung der ossären Kalziummobilisation durch Hemmung der Osteoklastenaktivität mittels Bisphosphonaten, eine vermehrte Ausscheidung des zirkulierenden Kalziums sowie eine Verringerung der intestinalen Kalziumaufnahme dar.

Regionale Chemotherapie

Zytostatisch wirksame Medikamente können systemisch oder lokal appliziert werden [**lokoregionale, intraläsionale oder intraluminale Chemotherapie**].

Eine **intraarterielle Chemotherapie**, z.B. der Leber, dient der regionalen Therapie solitärer Tumoren oder inoperabler Metastasen und bietet den Vorteil einer vertretbaren systemischen Toxizität. Die Therapie erfolgt über einen temporär oder permanent applizierten Katheter.

Bei malignen Pleura- und Perikardergüssen oder Aszites* aufgrund einer Peritonealkarzinose* ist die **intrakavitäre Therapie** mit Zytostatika wirksamer als eine systemische Applikation in gleicher Dosierung. In der Behandlung von Extremitätentumoren, z.B. von Sarkomen*, wird häufig mit gutem Erfolg in Blutleere die **intravasale Extremitätenperfusion in regionaler Hyperthermie** eingesetzt. Durch dieses Verfahren ist eine Applikation hoher Zytostatikakonzentrationen im Tumorgewebe gewährleistet.

Durchführung der Zytostatikabehandlung

Die onkologische Therapie erfordert eine besonders enge Kooperation der Onkologen der verschiedenen Fachdisziplinen untereinander, von internistischer Seite vor allem mit Gynäkologen und Chirurgen, Strahlentherapeuten und Nuklearmedizinern. Die Behandlung durch onkologische Spezialisten bedarf gerade außerhalb der Ambulanzräume zusätzlich einer hausärztlichen Versorgung. Aus diesem Grunde muss ein intensiver Kontakt zwischen Onkologen und zuweisenden Kollegen gepflegt werden.

Die hämatologischen Komplikationen der Therapie sind durch Laborkontrollen von Leukozyten-, Hämoglobin- und Thrombozytenwerten mindestens zweimal pro Woche zu kontrollieren.

Auf eine ambulante Therapie sollte aus medizinischen Gründen verzichtet werden, wenn die zu erwartenden Komplikationen der Zytostatikabehandlung eine umfassende Begleittherapie erforderlich machen, z.B. Nephroprotektion durch forcierte Diurese bei Cisplatin-Appplikation, Kontrolle des Säure-Basen-Haushalts und Antagonisierung mittels Leukovorin-Applikation während bzw. im Anschluss an die Methotrexatgabe, Kombinationstherapie nephroto- oder schleimhauttoxischer Substanzen in der Behandlung von Infektionen. Des Weiteren können allgemeine internistische Befunde wie Störungen von Blutdruck, Herzrhythmus, pulmonaler Ventilationskapazität eine ambulante Therapiedurchführung verbieten.

Es muss ein ständig erreichbarer Hintergrunddienst auch außerhalb der Öffnungszeiten der Therapieambulanz und an Wochenenden gewährleistet sein. Eine Information über die verabreichte Dosierung, die Art der Medikamente und die typischen Nebenwirkungen sowie Verfahrenshinweise im Falle des Auftretens von Fieber, Übelkeit oder anderen Komplikationen muss dem Patienten mitgegeben werden. Es ist obligat, Therapiepässe auszuhändigen, in denen die verabreichte Therapie und die Laborkontrollen protokolliert werden.

Die Therapie muss gerade bei palliativer Intention an die individuelle Situation des Patienten mit seinen verschiedenen Vorerkrankungen, den Störungen der Organfunktion und an die Toxizität angepasst werden.

Die Patienten sollten umfassend und wahrheitsgemäß über ihre Erkrankung und die zur Verfügung stehenden Therapiemöglichkeiten aufgeklärt werden. Nur so lässt sich das erforderliche Vertrauensverhältnis schaffen, das es dem Patienten ermöglicht, eine eventuell lebensbedrohliche Therapie durchzustehen.

Meist ist eine onkologische Therapie langfristig über Monate angelegt. Bei häufig nur kurzen Remissionsdauern sind zeitintensive Behandlungsintervalle erforderlich. Diese Gründe sprechen dafür, zunehmend nicht nur die Diagnostik, sondern auch die zytostatische Therapie weitgehend ambulant oder in Tageskliniken in Kooperation mit den Hausärzten zu praktizieren.

C

Eine **ambulante onkologische Therapie** stellt für die meisten Patienten auch in psychologischer Hinsicht eine wesentliche Hilfe dar, da sie sich nicht aus ihrer häuslichen Umgebung herausgerissen fühlen. Für die betroffenen und z.T. pflegenden Familienangehörigen ist diese Situation allerdings eine neue Erfahrung, die gelegentlich nicht ohne äußere Hilfe verarbeitet werden kann.

Ein Fortschritt auf dem Gebiet der internistischen Onkologie kann nur innerhalb von Studiengruppen auf der Grundlage einer klar definierten Fragestellung mit einer biometrisch bestimmten Fallzahl unter Randomisation verschiedener Behandlungsarme erreicht werden. Gleichzeitig ermöglicht die Einbringung in **Therapiestudien** eine interne und externe **Qualitätskontrolle.**

Maßnahmen vor Applikation von Zytostatika	Praktischer Ablauf der Zytostatikatherapie
– Therapieplanung – Dosisbestimmung – Aufklärung des Patienten über mögliche Komplikationen sowie deren Behandlung – Festlegung der Supportivtherapie vor Beginn der Chemotherapie	– Beginn der antiemetischen Therapie bereits Stunden vor Beginn der Chemotherapie – Überprüfung der Zytostatikadosierungen – Kontrolle der Zubereitung des gewählten Zytostatikums in der vorgesehenen Dosis durch den injizierenden Arzt – Kontrolle der korrekten Applikation des venösen Zugangs durch den injizierenden Arzt – Erhöhung des intravasalen Volumens durch eine Infusionslösung – Dokumentation in Dosierungsprotokollen und Therapiepass

Im Umgang mit Zytostatika sind sowohl das medizinische Personal als auch der Patient selbst vor unerwünschten Schädigungen oder Überdosierungen zu schützen. Eine zentrale Zytostatikazubereitung kann sowohl aus Gründen der Rationalität von Zubereitung und Entsorgung, der Therapiekontrolle als auch unter Berücksichtigung der **Arbeitsschutzvorschriften** für die Mitarbeiter von Vorteil sein.

Die zentrale Zubereitung setzt eine besondere Logistik voraus, damit unnötige Wartezeiten für die Patienten vermieden werden. Eine zentrale Erfassung der applizierten Dosen ist bei Medikamenten mit begrenzter kumulativer Dosis hilfreich. Plausibilitätskontrollen lassen u.U. aufgetretene Fehler in der Dosisberechnung erkennen.

Die Zytostatikaapplikation sollte ausschließlich durch den verantwortlichen Arzt selbst erfolgen. Die Zytostatika dürfen nur streng intraluminal appliziert werden.

Für die Entstehung eines **Paravasates** prädisponierende Faktoren sind z.B. Verletzung der Venenwand oder zu geringe Infusionsgeschwindigkeit. Bei der intravenösen Applikation von nekrose-induzierenden Zytostatika muss während der gesamten Infusion die Umgebung der Injektionsstelle beobachtet werden.

Für einen zuverlässigen venösen Zugang ist zu sorgen. Sofern die Injektionsnadel nicht vom Behandler selbst eigens zur Applikation der Chemotherapie gelegt wurde, ist der sichere Infusionsweg vor der Gabe zu kontrollieren. Die Lage der venösen Zugänge sollte an den Beugeseiten der oberen Extremitäten, nicht in Gelenknähe sein. Bei Auftreten von Paravasaten ist die Infusion sofort abzubrechen, über dem liegenden Zugang eine Spülung anzuschließen. Es sollten nach Aspiration evtl. Zytostatikareste über den noch liegenden Zugang Corticosteroide, ein spezifisches Antidot, Natriumbikarbonat und Heparin* intraläsional appliziert und ggfs. die Injektionsstelle gespült werden. Sofern stark toxische Medikamente wie Anthazykline extravasal appliziert wurden, kann u.U. eine Entlastung durch operative Freilegung und Spülung des Gewebes erforderlich sein, um eine Amputation zu vermeiden.

Zytostatika besitzen ein teratogenes und mutagenes Potential. Aus diesem Grunde sind Arbeitsschutzmaßnahmen für Personal im Umgang mit Zytostatika vorgeschrieben. Es kann zu Kontaminationen über die Haut, die Schleimhäute oder die Atemwege kommen.

Üblicherweise tragen die Mitarbeiter beim Zubereiten der Zytostatikalösungen Kittel mit langem Arm, Latexhandschuhe, Brille sowie eine Maske zum Schutz vor Aerosolkontaminationen. Die Zytostatika sollten auf einem speziellen Tisch und in einer Wanne zubereitet werden, am besten unter einer Laminar-Air-Flow Bank mit Entlüftung aus dem Raum hinaus ins Freie.

Sämtliche mit Zytostatika in Berührung gekommenen Materialien, darüber hinaus auch die Exkremente des Patienten, müssen sachgerecht entsorgt werden.

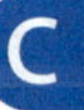

Chi|ro|pom|pho|lyx *f*: *→Cheiropompholyx*

Chi|ro|prak|tik *f*: *→Chirotherapie*

Chi|ro|spas|mus *m* (Ⓔ chirospasm): *Syn*: *Cheirismus*; Handmuskelkrampf, Schreibkrampf

Chi|ro|the|ra|pie *f* (Ⓔ chiropractic): *Syn*: *Chiropraktik, Manipulationstherapie, manuelle Medizin, Manualtherapie, Osteopathie*; Diagnostik und Therapie reversibler Funktionsstörungen des Stütz- und Bewegungsapparates; geht davon aus, dass eine Subluxation von Wirbeln zu einer Einklemmung von Wurzelfasern führt, die für die fassbaren Symptome [Schmerz, Fehlhaltung] und andere, nicht mit der Subluxation in Zusammenhang gebrachte Beschwerden [z.B. Menstruationsbeschwerden, gastrointestinale Beschwerden] verantwortlich ist; dieser Ansatz wird von vielen Autoren abgelehnt und z.T. als gefährlich betrachtet, weil eine Manipulation der Wirbelsäule, z.B. bei angeborenen Fehlbildungen oder Bandscheibenvorfall, zu bleibenden Schäden, u.U. sogar Querschnittslähmung führen kann

Chi|rurg *m* (Ⓔ surgeon): Facharzt für Chirurgie; Operateur

Chi|rur|gie *f* (Ⓔ surgery): Teilgebiet der Medizin, das sich mit der operativen Therapie von angeborenen und erworbenen Erkrankungen, Fehlbildungen und Veränderungen beschäftigt; auch Bezeichnung für einen chirurgischen Eingriff

ästhetische Chirurgie (Ⓔ esthetic surgery): *Syn*: *plastisch-ästhetische Chirurgie*; Chirurgie zur Behebung oder Verbesserung angeborener oder erworbener Beeinträchtigungen der äußeren Erscheinung

kosmetische Chirurgie (Ⓔ cosmetic surgery): *Syn*: *Schönheitschirurgie*; operativer Eingriff zur Verbesserung der äußeren Erscheinung

minimal invasive Chirurgie (Ⓔ minimal invasive surgery): chirurgische Technik, bei der möglichst schonend und mit kleiner Inzision gearbeitet wird, z.B. endoskopische Chirurgie

plastisch-ästhetische Chirurgie: *→ästhetische Chirurgie*

plastische Chirurgie (Ⓔ plastic surgery): wiederherstellende Chirurgie, die versucht Strukturen wieder aufzubauen oder durch künstliche Strukturen oder Plastiken zu ersetzen

Tab. C22. Gebiete der ästhetischen Chirurgie

Kopf
Augenlidkorrekturen
Korrektur abstehender Ohren
Korrektur von Nasendeformitäten
Face-neck-Lifting
Rumpf
Mammakorrekturen (Wiederaufbauplastik nach Ablatio)
Dermolipektomien (nach diätetischer Gewichtsreduktion)
Extremitäten
Dermolipektomien (an Gesäß, Oberschenkeln, Armen)

Tab. C23. Gebiete der plastischen Chirurgie

Angeborene Missbildungen
- Kraniofaziale Dysostosen
- Lippen Kiefer-Gaumen-Spalten
- Ohr-, Unterkiefer- und Halsmissbildungen
- Rumpf: Angeborene Veränderungen im Thoraxgebiet, Muskelaplasien, Mammamissbildungen, Asymmetrie, Aplasie (Poland-Syndrom)
- Urogenitalsystem: Hypo- und Epispadien, Transsexualismus
- Extremitäten: angeborene Missbildungen von Hand und Fingern
- Gefäß- und Lymphsystem: Hämangiome, Lymphangiome, primäres Lymphödem

Erworbene Veränderungen bzw. Missbildungen durch Trauma oder Tumorbefall bzw. operative Eingriffe
- Verbrennungen und ihre Spätfolgen
- Haut- und Weichteildefekte und ihre Spätfolgen
- Verletzungen der Extremitäten, insbesondere der Hand und Finger
- Zustand nach ablativer Tumorchirurgie, z.B. Mammaresektion nach Weichteilsarkom, Folgen von Strahlenbehandlung
- Verletzung des peripheren Nervensystems, Plexuschirurgie

Ästhetisch-plastische Eingriffe
- Formveränderte Eingriffe bei angeborenen oder meist durch Alter erworbenen Veränderungen an:
  - Augenlidern, abstehenden Ohren
  - Nasendeformitäten, Faltenbildung im Gesichtbereich (Face-Lift-Operation)
  - Mammae bei Hyper- und Hypoplasien oder Ptosis bzw. Asymmetrien, überschüssigen Fettgewebe (Fettschürze, Hängebauch oder überschüssiges Fettgewebe an den Extremitäten)

chi|rur|gisch *adj* (Ⓔ surgical): Chirurgie betreffend; durch einen chirurgischen Eingriff/eine Operation bedingt, operativ

chirurgisch-anatomisch *adj* (Ⓔ anatomicosurgical): Chirurgie und Anatomie betreffend

CHK *Abk.*: *→koronare Herzkrankheit*

CHL *Abk.*: *→Chloroform*

Chl. *Abk.*: **1.** *→Chloramphenicol* **2.** *→Chloroform*

Chla|myd|ä|mie *f* (Ⓔ chlamydemia): Vorkommen von Chlamydien im Blut

Chla|my|dia *f* (Ⓔ Chlamydia): *Syn*: *Chlamydie, PLT-Gruppe*; zu den **Chlamydiaceae** gehörende kleine, obligate Zellparasiten; enthält drei humanpathogene Species Chlamydia* pneumoniae, Chlamydia* psittaci und Chlamydia* trachomatis; Chlamydien haben eine Zellwand und enthalten DNA, RNA und Ribosomen; da ihnen aber die Enzyme für die Nucleotidsynthese fehlen, verwenden sie ATP, GTP und UTP von der Wirtszelle; sie werden deshalb als **Energieparasiten** bezeichnet

Chlamydien kommen in einer extrazellulären, infektiösen Form [**Elementarkörperchen**] und einer intrazellulären, nicht-infektiösen Form [**Initialkörperchen**] vor; vermehrt sich die Chlamydie in hoher Zahl, entstehen intrazelluläre, von einer Membran umgebene **Einschlusskörperchen**

Tab. C24. Chlamydia. Species und Krankheiten

Arten	Krankheiten
C. trachomatis	
Serotypen A-C	Trachom
Serotypen D-K	Urethritis
	Zervizitis
	aszendierende Genitaltraktinfektionen
	Konjunktivitis, Ophthalmia neonatorum
	Pneumonie (Neugeborene)
Serotypen L1-L3	Lymphogranuloma venereum
C. psittaci	Psittakose (Ornithose)
C. pneumoniae	Pneumonie
	Assoziation mit koronarer Herzkrankheit und Herzinfarkt?

Chlamydia ornithosis: *→Chlamydia psittaci*

Chlamydia pneumoniae (Ⓔ Chlamydia pneumoniae): Erreger der **Chlamydienpneumonie**, einer akuten Pneumonie des Erwachsenenalters, die sowohl endemisch als auch epidemisch auftreten kann; das **klinische Bild** hängt von der Lokalisation des Infektes ab; es kann primär zu einer Konjunktivitis* oder zu einer Tracheitis*, Bronchitis* oder Pneumonie* kommen; die meisten Infektionen verlaufen mild und benötigen keine Therapie; **Diagnose**: Antikörpernachweis mittels EIA oder Mikroimmunfluoreszenz; **Therapie**: Tetracycline*, Makrolid-Antibiotika*

Chlamydia psittaci (Ⓔ Chlamydia psittaci): *Syn*: *Chlamydia ornithosis*; von Vögeln [v.a. Papageien, Tauben, Wellensittiche] ausgeschiedener Erreger der Psittakose*

Chlamydia trachomatis (Ⓔ Chlamydia trachomatis): *Syn*: *TRIC-Gruppe*; kommt in einer Reihe von Serotypen vor, die unterschiedliche Erkrankungen verursachen; **Chlamydia trachomatis Serotyp A-C** ist der Erreger des Trachoms*, das weltweit ca. 500 Millionen Menschen befällt und die häufigste Ursache von Erblindung ist; **Chlamydia trachomatis Serotyp D-K** verursacht unspezifische Infektionen

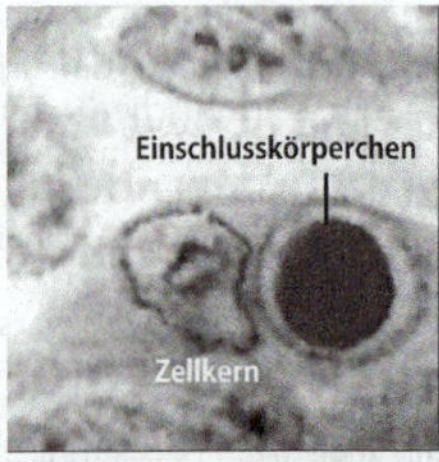

Abb. C25. Chlamydia trachomatis

der Genitale und die Chlamydienkonjunktivitis*; Neugeborene werden beim Durchtritt durch den Geburtskanal infiziert, Erwachsene beim Geschlechtsverkehr oder durch Schmierinfektion; **Chlamydia trachomatis Serotyp L1–3** ist das pathogene Agens von Lymphogranuloma* inguinale, einer der vier meldepflichtigen Geschlechtskrankheiten; alle Serotypen sind empfindlich für Tetracycline [Doxycyclin*] und Makrolide [Erythromycin*]

Chla|my|di|a|ceae *pl* (Ⓔ Chlamydiaceae): nur eine Gattung [Chlamydia*] enthaltende Bakterienfamilie

Chla|my|die *f*: →*Chlamydia*

Chla|my|di|en|blen|nor|rhoe *f* (Ⓔ chlamydial conjunctivitis): durch Chlamydien hervorgerufene eitrige Bindehautentzündung [Conjunctivitis*]; *s.a. Gonoblennorrhö*

Chla|my|di|en|er|kran|kung *f*: →*Chlamydiose*

Chla|my|di|en|in|fek|ti|on *f*: →*Chlamydiose*

Chla|my|di|en|kon|junk|ti|vi|tis *f, pl* **-ti|dem** (Ⓔ chlamydial conjunctivitis): okulo-genitale Infektion durch Chlamydia* trachomatis Serotyp D-K; Neugeborene werden beim Durchtritt durch den Geburtskanal infiziert, Erwachsene beim Geschlechtsverkehr oder durch Schmierinfektion; eine Infektion in Schwimmbädern [**Schwimmbadkonjunktivitis**] ist selten; **Klinik:** große, reife Follikel auf der Rückseite von Oberlid und Unterlid, die denen des Trachoms ähneln; z.T. kommt es zur Bildung eines feinen Pannus; **Diagnose:** klinisches Bild; mikroskopischer Nachweis der Erreger mittels Immunfluoreszenz und markierten Antikörpern; **Therapie:** Tetracyclin- oder Erythromycin-Augensalbe über 4–6 Wochen; oft wird eine systemische Gabe wegen der okulo-genitalen Infektionskette bevorzugt

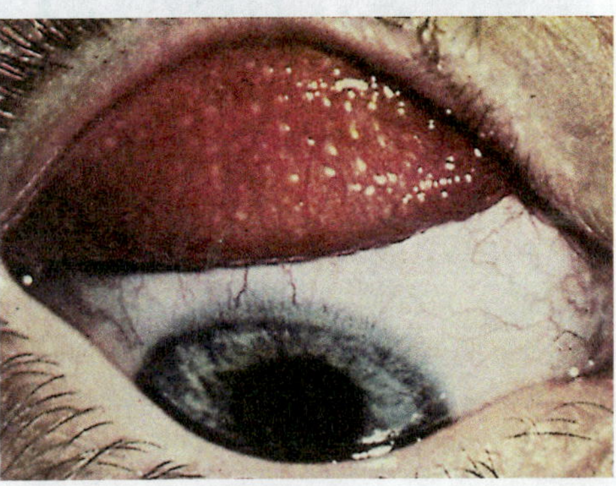
Abb. C26. Chlamydienkonjunktivitis

Chla|my|di|en|pneu|mo|nie *f* (Ⓔ chlamydial pneumonia): *s.u. Chlamydia pneumoniae*

Chla|my|di|en|zer|vi|zi|tis *f, pl* **-ti|den** (Ⓔ chlamydial cervicitis): häufigste Form der Cervicitis*, die bei bis zu 10 % aller sexuell aktiven jungen Frauen mit wechselnden Partnern gefunden wird; verläuft bei 80–90 % der Patientinnen asymptomatisch oder mit nur leichten unspezifischen Symptomen [vermehrt gelblicher Ausfluss, Kontaktblutungen, Blutungsstörungen]; häufig Ausgangspunkt einer aufsteigenden Infektion [Endometritis, Salpingitis]; **Therapie:** Tetracyclin*, Erythromycin*, Doxycyclin*

Chla|my|di|o|se *f* (Ⓔ chlamydiosis): *Syn: Chlamydienerkrankung, Chlamydieninfektion*; Oberbegriff für durch Chlamydia*-Species hervorgerufene Infektionskrankheiten; klinisch wichtig sind Ornithose*, Trachom*, Lymphogranuloma* inguinale, Chlamydienkonjunktivitis*

Chla|my|do|spo|re *f* (Ⓔ chlamydospore): asexuelle Dauerspore von Pilzen*

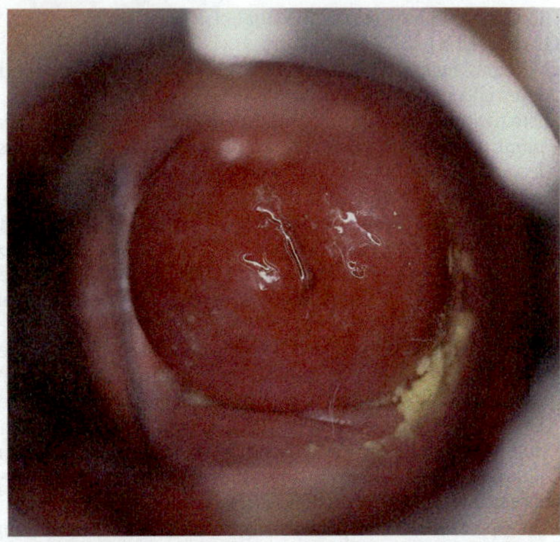
Abb. C27. Chlamydienzervizitis

ChlB *Abk.*: →*Chlorobutanol*

Chlf. *Abk.*: →*Chloroform*

Chlo|as|ma *nt* (Ⓔ chloasma): *Syn: Melasma*; erworbene, umschriebene Hypermelanose von sonnenlichtexponierten Hautbezirken; eine häufige Form ist das **Chloasma gravidarum**, das in der Schwangerschaft auftritt; daneben gibt es auch durch Medikamente [**Chloasma medicamentosum**], Kosmetika [**Chloasma cosmeticum**], Hormone [**Chloasma hormonale**] oder physikalische Reizung [**Chloasma traumaticum**] hervorgerufene Formen

Chloasma hepaticum (Ⓔ chloasma hepaticum): *Syn: Masque biliaire*; schmutzig-braune, periorbitale Hyperpigmentierung bei primär biliärer Zirrhose*

Chlor *nt* (Ⓔ chlorine): i.d.R. als gelbgrünes, molekulares Gas (Cl_2) vorliegendes Element der Halogengruppe; extrem reaktionsfähig; wird zur Wasserentkeimung verwendet; Chlorgas ist ein starkes Reizgift, das zu Atemnot und Erstickung führen kann; oft kommt es aber erst nach 12–24 h zur Ausbildung einer toxischen Bronchiolitis* mit massivem Lungenödem

Chlor-, chlor- *präf.*: →*Chloro-*

Chlor|ak|ne *f* (Ⓔ chloracne): *Syn: Chlorarylakne, Akne chlorica*; durch Kontakt mit chlorhaltigen Naphthalinen hervorgerufene akneartige Veränderungen der Haut von Gesicht und Extremitäten

Chlo|ral *nt* (Ⓔ chloral): *Syn: Chloralanhydrat, Trichloracetaldehyd*; farblose Flüssigkeit; Grundstoff zur Herstellung von u.a. Chloralhydrat* und DDT*

Chlo|ral|an|hy|drat *nt*: →*Chloral*

Chlo|ral|hy|drat *nt* (Ⓔ chloral hydrate): *Syn: Chloralum hydratum, Trichloracetaldehydmonohydrat, 2,2,2-Trichlor-1,1-ethandiol*; als Schlaf- und Beruhigungsmittel verwendetes Kristallpulver

Chlo|ra|lis|mus *m* (Ⓔ chloralism): Vergiftung durch Chloralhydrateinnahme

Chlo|ra|lum hy|dra|tum *nt*: →*Chloralhydrat*

Chlor|am|bu|cil *nt* (Ⓔ chlorambucil): alkylierendes Zytostatikum*; **Anw.:** chronisch lymphatische Leukämie, Non-Hodgkin-Lymphome, Morbus Hodgkin, Makroglobulinämie Waldenström; *s.a. Essay Non-Hodgkin-Lymphome S. 1517*

Chlor|am|phe|ni|col *nt* (Ⓔ chloramphenicol): gegen grampositive und gramnegative Bakterien, Rickettsien, Chlamydien und Mykoplasmen wirksames Breitbandantibiotikum

Chlor|an|ä|mie *f* (Ⓔ achlorhydric anemia): *Syn: Faber-Anämie*; schwere Eisenmangelanämie* bei Achlorhydrie*

Chlor|a|ryl|ak|ne *f*: →*Chlorakne*

Chlor|bu|ta|nol *nt*: →*Chlorobutanol*

Chlor|bu|tol *nt*: →*Chlorobutanol*

Chlor|chi|nal|dol *nt*: →*Chlorquinaldol*

2-Chlor-2-deoxyadenosin *nt* (Ⓔ 2-chloro-2-deoxyadenosine): *Syn*: *Cladribin*; Deoxyadenosinanalogon; *s.u. Essay Chemotherapie S. 349*

7-Chlor-7-desoxy-Lincomycin *nt*: *→Clindamycin*

Chlor|di|a|ze|p|o|xid *nt* (Ⓔ chlordiazepoxide): *Syn*: *Methaminodiazepoxid*; Benzodiazepinderivat; HWZ 10–15 h [Metaboliten 50–90 h]; **Anw.**: Tranquilizer*, Angst- und Spannungszustände, Alkoholhalluzinationen

Chlo|re|ton *nt*: *→Chlorobutanol*

Chlor|he|xi|din *nt* (Ⓔ chlorhexidine): Antiseptikum und Desinfektionsmittel mit breitem Wirkungsspektrum; **Anw.**: Mund- und Rachendesinfektionsmittel

Chlo|rid *nt* (Ⓔ chloride): Salz der Salzsäure

Chlo|rid|be|stim|mung *f*: *→Chloridimetrie*

Chlorid-Diarrhoe *f* (Ⓔ chloridorrhea): *Syn*: *Chlorverlustdiarrhoe, kongenitale Alkalose mit Diarrhoe*; autosomal-rezessive Chloridabsorptionsstörung, die zu osmotisch-bedingten Durchfällen und Gedeihstörung führt

Chlorid-Diarrhö-Syndrom *nt* (Ⓔ familial chloridorrhea): *Syn*: *familiäre Chlorverlustdiarrhö, Chloridverlust-Syndrom*; autosomal-rezessive Störung der Chloridresorption im Darm mit Durchfällen und Gedeihstörung der Säuglinge

Chlo|rid|ent|zug *m* (Ⓔ dechloridation): *Syn*: *Dechlorination, Dechloridation, Salzentzug*; Entfernung von Chloridionen aus Flüssigkeiten; im angloamerikanischen Bereich auch Bezeichnung für Choridentzug durch eine kochsalzarme Diät

Chlo|ri|di|me|ter *nt* (Ⓔ chloridimeter): *Syn*: *Chloridometer*; Gerät zur Chloridimetrie

Chlo|ri|di|me|trie *f* (Ⓔ chloridimetry): *Syn*: *Chloridbestimmung, Chloridometrie*; quantitative Bestimmung von Chlorid in Flüssigkeiten

Chlo|ri|do|me|ter *nt*: *→Chloridimeter*

Chlo|ri|do|me|trie *f*: *→Chloridimetrie*

chlo|rid|u|re|tisch *adj* (Ⓔ chloruretic): *Syn*: *chloruretisch*; Chloridurie betreffend, von ihr betroffen oder gekennzeichnet

Chlo|rid|u|rie *f* (Ⓔ chloriduria): *Syn*: *Chlorurese*; übermäßige Chloridausscheidung im Harn

Chloridverlust-Syndrom *nt*: *→Chlorid-Diarrhö-Syndrom*

chlo|rig *adj* (Ⓔ chlorous): dreiwertiges Chlor enthaltend, z.B. chlorige Säure

Chlor|i|mi|pra|min *nt*: *→Clomipramin*

Chlor|ka|li|um *nt* (Ⓔ potassium chloride): *Syn*: *Kaliumchlorid, Kalium chloratum*; therapeutisch verwendetes Kaliumsalz der Salzsäure

Chlor|kalk *f* (Ⓔ chlorinated lime): *Syn*: *Bleichkalk, Calcaria chlorata, Calciumchloridhypochlorit*; zur Wasser- und Oberflächendesinfektion verwendetes weißes, nach Chlor riechendes Pulver

Chlor|kre|sol *nt*: *→Chlorocresol*

Chlor|ma|di|non *nt* (Ⓔ chlormadinone): *Syn*: *6-Chlor-17-hydroxy-pregna-4,6-dien-3,20-dion*; vom Hydroxyprogesteron abgeleitetes Gestagen*

Chlor|meth|a|za|non *nt*: *→Chlormezanon*

Chlor|me|thi|a|zol *nt*: *→Clomethiazol*

Chlor|me|za|non *nt* (Ⓔ chlormezanone): *Syn*: *Chlormethazanon*; zentrales Muskelrelaxans*

Chloro-, chloro- *präf.*: Wortelement mit der Bedeutung „grün/grünlich"

Chlo|ro|bu|ta|nol *nt* (Ⓔ chlorobutanol): *Syn*: *wasserfreies Chlorobutanol, Chlorbutanol, Chlorbutol, Chloreton, Acetonchloroform*; Hypnotikum*, Lokalanästhetikum*, lokales Schmerzmittel in der Zahnmedizin, Konservierungsmittel für Injektionen etc.

Chlo|ro|cre|sol *nt* (Ⓔ chlorocresol): *Syn*: *4-Chlor-3-methylphenol, Chlorkresol*; Phenolderivat; Desinfiziens*; Konservierungsmittel*

Chlo|ro|don|tie *f* (Ⓔ green teeth): Grünfärbung von Milchzähnen als Folge von Icterus* neonatorum gravis

Chlo|ro|form *nt* (Ⓔ chloroform): *Syn*: *Trichlormethan*; Halogenwasserstoff mit narkotisierender Wirkung; klare, farblose Flüssigkeit mit süßlichem Geruch und Geschmack; **Anw.**: äußerlich zur Einreibung bei Rheuma oder Neuralgien; heute nicht mehr als Narkosemittel verwendet; weit verbreitet als Lösungsmittel in der Technik; **Toxizität**: bei chronischer Inhalation Blutdrucksenkung [Hypotonie], Herzmuskelschäden sowie Leberzellnekrose; bei akuter Vergiftung Atemlähmung, evtl. Kammerflimmern und Sekundentod

Chlo|ro|for|mis|mus *m* (Ⓔ chloroformism): akute oder chronische Chloroformvergiftung; akute Chloroformvergiftung führt zu Atemlähmung, Kammerflimmern und Sekundentod; chronische Vergiftung zu Blutdruckabfall, Herzmuskelschäden und Leberzellnekrose

Chlo|ro|form|nar|ko|se *f* (Ⓔ chloroformism): heute nicht mehr gebräuchliche Inhalationsnarkose* durch Chloroformdämpfe

Chlo|ro|gen|säu|re *f* (Ⓔ chlorogenic acid): besteht aus je einem Molekül Chinasäure und Kaffeesäure; wichtiges Zwischenprodukt des Stoffwechsels vieler Pflanzen

Chlo|ro|leuk|ä|mie *f* (Ⓔ **1.** chloroleukemia **2.** chloroma): **1.** *Syn*: *Chloroleukose, Chloromyelose*; durch eine grünliche Färbung der Infiltrate gekennzeichnete akute Form der myeloischen Leukämie* **2.** *→Chlorom*

Chlo|ro|leu|ko|se *f* (Ⓔ chloroleukemia): *Syn*: *Chloromyelose, Chloroleukämie*; durch eine grünliche Färbung der Infiltrate gekennzeichnete akute Form der myeloischen Leukämie*

Chlo|ro|lym|phom *nt* (Ⓔ chlorolymphosarcoma): *Syn*: *Chlorolymphosarkom*; von Lymphoblasten gebildetes Chlorom*

Chlo|ro|lym|pho|sar|kom *nt*: *→Chlorolymphom*

Chlo|rom *nt* (Ⓔ chloroma): *Syn*: *Chloroleukämie, Chlorosarkom*; bei akuter Leukämie* auftretende seltene, grün gefärbte Infiltrate aus Myeloblasten* und Lymphoblasten*; betrifft v.a. das Knochenmark von Schädeldach, Orbita, Rippen, Wirbel und langer Röhrenknochen

Chlo|ro|my|e|lo|blas|tom *nt*: *→Chloromyelom*

Chlo|ro|my|e|lom *nt* (Ⓔ chloromyeloma): *Syn*: *Chloromyelose, Chloromyeloblastom*; meist im Rahmen einer Chloroleukämie* auftretende Sonderform des Chloroms* mit Überwiegen der Myeloblasten*

Chlo|ro|my|e|lo|se *f*: **1.** *→Chloromyelom* **2.** *→Chloroleukämie*

Chlo|ro|pe|nie *f* (Ⓔ chloropenia): *Syn*: *Hypochlorämie, Hypochloridämie*; Chloridmangel des Körpers; v.a. bei schwerer Azidose, Magenausgangsstenose, starkem Erbrechen, Exsikkose und Diarrhoe

Chlo|ro|pe|xie *f* (Ⓔ chloropexia): Chlorbindung/-fixierung im Gewebe

Chlo|ro|phyll *nt* (Ⓔ chlorophyll): *Syn*: *Blattgrün*; dem Häm* verwandter Farbstoff der Pflanzen, der im Rahmen der Photosynthese Lichtenergie in chemische Energie umwandelt

Chlo|ro|phyl|lin *nt* (Ⓔ chlorophyllin): aus Chlorophyll* hergestellter Porphyrinkörper; **Anw.**: Mund- und Rachentherapeutikum

Chlo|ro|pie *f* (Ⓔ chloropia): *Syn*: *Chloropsie, Grünsehen*; erworbene Störung des Farbensehens [z.B. bei Digitalisvergiftung] mit Grüntönung aller Farben

Chlo|ro|plas|ten *pl* (Ⓔ chloroplasts): chlorophyllhaltige Zellorganellen von eukaryonten Pflanzenzellen

chlo|ro|priv *adj* (Ⓔ chloroprivic): durch Chlor- oder Chloridmangel bedingt

Chlor|op|sie *f*: *→Chloropie*

Chlo|ro|quin *nt* (Ⓔ chloroquine): *Syn*: *7-Chlor-4-(4-diethylamino-1-methylbutylamino)-chinolin*; wichtiges Mittel der Malariaprophylaxe und -therapie; auch bei systemischem Lupus* erythematodes und rheumatoider Arthritis* wirksam; **NW**: irreversible Netzhautschädigungen, gastrointestinale Beschwerden, Exantheme, epileptiforme Krämpfe

Chlo|ro|sar|kom *nt*: *→Chlorom*

Chlo|ro|se *f* (Ⓔ chlorosis): *Syn*: *Bleichsucht, Chlorosis*; früher häufige, schwere Eisenmangelanämie, die meist Mädchen betraf

Chlo|ro|sis *f*: *→Chlorose*

chlo|ro|tisch *adj* (Ⓔ chlorotic): Chlorose betreffend, von ihr betroffen oder gekennzeichnet, durch sie bedingt

Chlo|ro|tri|a|ni|sen *nt* (Ⓔ chlorotrianisene): *Syn*: *Chlor-tris-(4-methoxyphenyl)-ethylen*; synthetisches nicht-steroidales Östrogen*; **Anw.**: Prostatakarzinom

C

C

Chlo|ro|zyt *m* (Ⓔ chlorocyte): blasser, hämoglobinarmer Erythrozyt*

Chlor|phen|al|min *nt* (Ⓔ chlorphenamine): *Syn*: *Chlorpheniramin*; H_1-Antihistaminikum*

Chlor|phe|nir|al|min *nt*: →*Chlorphenamin*

Chlor|pik|rin *nt* (Ⓔ trichlornitromethane): *Syn*: *Trichlornitromethan*; ursprünglich chemischer Kampfstoff; heute zur Bekämpfung von Nematoden* eingesetzt

Chlor|pi|pra|zin *nt* (Ⓔ perphenazine): *Syn*: *Perphenazin*; Phenothiazinderivat; Neuroleptikum*

Chlor|prom|a|zin *nt* (Ⓔ chlorpromazine): *Syn*: *2-Chlor-10-(3-dimethylaminopropyl)-phenothiazin*; hemmt dopaminerge und α-adrenerge Rezeptoren; **Anw.**: Neuroleptikum*, zur Narkosevorbereitung, Antiemetikum*

Chlor|pro|thi|xen *nt* (Ⓔ chlorprothixene): *Syn*: *cis-2-Chlor-9-(3-dimethylaminopropyliden)-thioxanthen*; Thioxanthenderivat; Neuroleptikum*, Sedativum*

Chlor|qui|nal|dol *nt* (Ⓔ chlorquinaldol): *Syn*: *5,7-Dichlor-2-methyl-8-chinolinol, Chlorchinaldol, Hydroxydichlorquinaldin*; Antiseptikum*, Desinfiziens*, Antimykotikum*

Chlor|ta|li|don *nt* (Ⓔ chlorthalidone): *Syn*: *2-Chlor-5-(1-hydroxy-3-oxo-isoindolin-1-yl)benzolsulfonamid*; Saluretikum*

Chlor|te|tra|cyc|lin *nt* (Ⓔ chlortetracycline): von **Streptomyces aureofaciens** gebildetes vorwiegend bakteriostatisches Antibiotikum*; **Anw.**: oral zur Darmvorbereitung vor Operationen, lokal bei Augeninfektionen, oral bei bakteriellen Infektionen der Mundhöhle

Chlor|u|re|se *f*: →*Chloridurie*

chlor|u|re|tisch *adj*: →*chloriduretisch*

Chlor|ver|lust|di|ar|rhoe *f, pl* **-rhoe|en**: →*Chlorid-Diarrhoe*

familiäre Chlorverlustdiarrhö: →*Chlorid-Diarrhö-Syndrom*

Chlor|was|ser *nt* (Ⓔ chlorine water): *Syn*: *Aqua chlorata*; Desinfektionsmittel für Wunden, Schleimhaut und Hände

CHLVPP *Abk.*: Chlorambucil, Vinblastin, Procarbazin, Prednison

CH_2O *Abk.*: freie Wasserclearance

C_3H_6O *Abk.*: →*Aceton*

$C_6H_{14}O_6$ *Abk.*: →*Mannit*

Cho|a|na *f, pl* **-nae** (Ⓔ choana): *Syn*: *Choane*; hintere Öffnung der Nasenhöhle

Cho|a|nal|a|tre|sie *f* (Ⓔ choanal atresia): *Syn*: *Atresia choanae*; angeborener einseitiger oder beidseitiger Verschluss der hinteren Nasenöffnung; bei einseitigem Verschluss Behinderung der Nasenatmung, bei doppelseitiger Atresie Entwicklung von Dyspnoe und Zyanose sowie Aspirationsgefahr beim Füttern; **Therapie**: operative Eröffnung

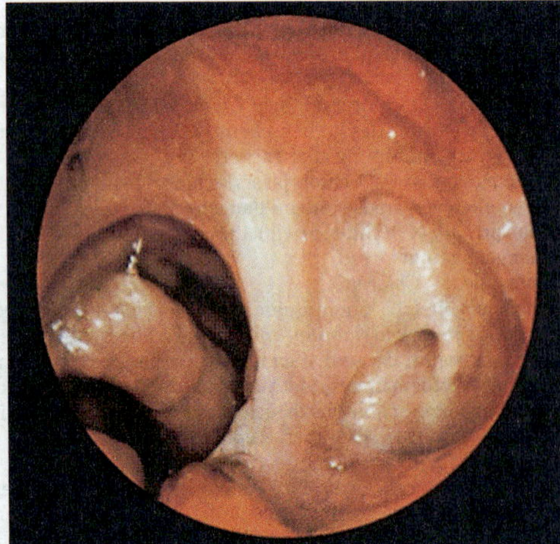

Abb. C28. Choanalatresie

Cho|a|nal|po|lyp *m* (Ⓔ choanal polyp): von der Nasenschleimhaut ausgehender Polyp, der die Choane vollständig verschließen und bis in den Epipharynx reichen kann;

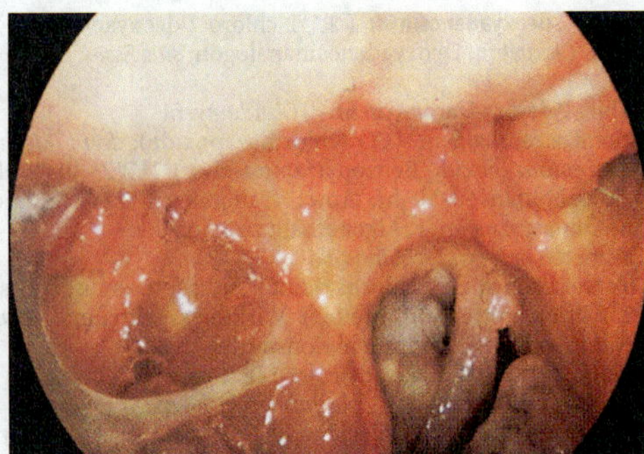

Abb. C29. Choanalpolyp

Klinik: verstopfte Nase, dumpfer Kopfschmerz, Hyposmie oder Anosmie, Schleimabfluss in den Rachen; **Therapie**: operative Abtragung der Schleimhaut

Cho|a|nal|tam|po|na|de *f*: →*Bellocq-Tamponade*

Cho|a|ne *f*: →*Choana*

CHOB *Abk.*: Cyclophosphamid, Hydroxydaunorubicin, Vincristin (*engl.* oncovin), Bleomycin

CHOD *Abk.*: Cyclophosphamid, Hydroxydaunorubicin, Vincristin (*engl.* oncovin), Dexamethason

CH_3OH *Abk.*: →*Methanol*

C_4H_9OH *Abk.*: →*Butylalkohol*

C_6H_5OH *Abk.*: →*Phenol*

Chol. *Abk.*: →*Cholesterin*

Chol-, chol- *präf.*: →*Chole-*

chol|a|gog *adj* (Ⓔ cholagogue): den Gallenfluss anregend, galletreibend

Chol|a|go|gum *nt, pl* **-ga** (Ⓔ cholagogue): galletreibendes Mittel; den Gallenfluss anregendes Mittel; regt entweder die Gallenbildung in der Leber [Choleretikum] oder die Entleerung der Gallenblase an [Cholekinetikum]

Chol|ä|mie *f* (Ⓔ cholemia): Vorkommen von Galle oder Gallenpigmenten im Blut

chol|ä|misch *adj* (Ⓔ cholemic): Cholämie betreffend, von ihr betroffen oder durch sie bedingt

Chol|an *nt* (Ⓔ cholane): zu den Steroiden gehörende Verbindung; Grundgerüst der Gallensäuren

Chol|an|e|re|se *f* (Ⓔ cholaneresis): erhöhte Gallensäureausscheiung

Cholangi-, cholangi- *präf.*: →*Cholangio-*

Chol|an|gi|i|tis *f, pl* **-tiden**: →*Cholangitis*

chol|an|gi|i|tisch *adj* (Ⓔ cholangitic): *Syn*: *cholangitisch, angiocholangitisch*; Gallengangsentzündung/Cholangiitis betreffend, von ihr betroffen oder gekennzeichnet

Cholangio-, cholangio- *präf.*: Wortelement mit der Bedeutung „Gallengang"

Chol|an|gi|o|chol|e|zys|to|chol|e|doch|ek|to|mie *f* (Ⓔ cholangiocholecystocholedochectomy): operative Entfernung von Gallenblase*, Gallenblasengang* und Choledochus*; i.d.R. wird ein Transrektalschnitt* oder Rippenbogenrandschnitt* als Zugang gewählt

Chol|an|gi|o|de|bi|to|me|trie *f*: s.u. *Cholangiomanometrie*

Chol|an|gi|o|du|o|de|no|sto|mie *f* (Ⓔ cholangioduodenostomy): *Syn*: *Gallengang-Duodenum-Fistel, Gallengang-Duodenum-Fistelung*; operativ angelegte Verbindung von Gallengängen und Zwölffingerdarm [Duodenum*]

Chol|an|gi|o|ek|ta|sie *f* (Ⓔ cholangiectasis): *Syn*: *Gallengangserweiterung, Gallengangsdilatation*; angeborene oder erworbene Erweiterung der Gallengänge

Chol|an|gi|o|en|te|ro|sto|mie *f* (Ⓔ cholangioenterostomy): *Syn*: *Gallengang-Darm-Fistel, Gallengang-Dünndarm-Fistel*; operativ angelegte Verbindung von Gallengängen und (Dünn-)Darm

Chol|an|gi|o|fi|bro|se *f* (Ⓔ cholangiofibrosis): Gallengangsfibrose

Chol|an|gi|o|gas|tro|sto|mie *f* (Ⓔ cholangiogastrostomy): *Syn*: *Gallen-Magen-Fistel*; operativ angelegte Verbindung von Gallenwegen und Magen

chol|an|gi|o|gen *adj* (Ⓔ cholangiogenous): *Syn*: *cholangogen*; von den Gallengängen ausgehend

Chol|an|gi|o|gramm *nt* (Ⓔ cholangiogram): Röntgenkontrastaufnahme der Gallengänge

Chol|an|gi|o|gra|phie *f* (Ⓔ cholangiography): *Syn*: *Cholangiografie*; Röntgenkontrastdarstellung* der Gallengänge; bei der **direkten Cholangiographie** wird das Kontrastmittel direkt in die Gallenwege eingebracht [z.B. endoskopische retrograde Cholangiographie]; bei der **indirekten Cholangiographie** [orale Cholangiographie, i.v. Cholangiographie, Infusionscholangiographie] wird auch die Gallenblase dargestellt [Cholegraphie*]

endoskopische retrograde Cholangiographie (Ⓔ endoscopic retrograde cholangiography): Cholangiographie mit direkter endoskopischer Kontrastmittelfüllung durch die Vater*-Papille

intraoperative Cholangiographie (Ⓔ operative cholangiography): direkte Cholangiographie nach Eröffnung der Gallenwege im Rahmen einer Operation

laparoskopische transhepatische Cholangiographie (Ⓔ laparoscopic transhepatic cholangiography): direkte Cholangiographie mit transhepatischer Punktion der Gallenwege im Rahmen einer Laparoskopie*

perkutane transhepatische Cholangiographie (Ⓔ percutaneous transhepatic cholangiography): Cholangiographie mit transhepatischer Punktion der Gallenwege und direkter Kontrastmittelfüllung

perkutane transjugulare Cholangiographie (Ⓔ percutaneous transjugular cholangiography): Cholangiographie durch Zugang über die Vena* jugularis externa

chol|an|gi|o|gra|phisch *adj* (Ⓔ cholangiographic): *Syn*: *cholangiografisch*; Cholangiographie betreffend, mittels Cholangiographie

Chol|an|gi|o|he|pa|ti|tis *f, pl* **-ti|ti|den** (Ⓔ cholangiohepatitis): *Syn*: *Hepatocholangitis*; Entzündung von Leber und Gallengängen bzw. der intrahepatischen Gallengänge

chol|an|gi|o|he|pa|ti|tisch *adj* (Ⓔ cholangiohepatitic): Cholangiohepatitis betreffend, von ihr betroffen oder gekennzeichnet

Chol|an|gi|o|he|pa|tom *nt* (Ⓔ cholangiohepatoma): *Syn*: *Hepatocholangiokarzinom*; seltenes, von den Leberzellen und den Gallengängen ausgehendes Karzinom

Chol|an|gi|o|je|ju|no|sto|mie *f* (Ⓔ cholangiojejunostomy): *Syn*: *Gallengang-Jejunum-Fistel*; operativ angelegte Verbindung von Gallengängen und Jejunum*

Chol|an|gi|o|len *pl* (Ⓔ cholangioles): kleinste Gallengänge der Leber*

Chol|an|gi|o|len|ent|zün|dung *f* (Ⓔ cholangiolitis): Cholangiolitis*

Chol|an|gi|o|li|tis *f, pl* **-ti|den** (Ⓔ cholangiolitis): *Syn*: *Cholangiolenentzündung*; Entzündung der Gallenkapillaren und intrahepatischen Gallengänge

chol|an|gi|o|li|tisch *adj* (Ⓔ cholangiolitic): *Syn*: *angiocholitisch*; Cholangiolitis betreffend, von ihr betroffen oder gekennzeichnet

Chol|an|gi|om *nt* (Ⓔ cholangioma): *Syn*: *Gallengangstumor*; vom Epithel der Gallengänge ausgehende Geschwulst

benignes Cholangiom (Ⓔ benign cholangioma): *Syn*: *Gallengangsadenom*; von den Gallengängen ausgehender benigner Tumor

malignes Cholangiom: *→ cholangiozelluläres Karzinom*

Chol|an|gi|o|ma|no|me|trie *f* (Ⓔ biliary manometry): Druckmessung in den Gallenwegen; meist über einen eingelegten T-Drän als **intraoperative Cholangiomanometrie** oder als **endoskopische Cholangiomanometrie**; wird bei der intraoperativen Cholangiomanometrie Röntgenkontrastmittel zur Darstellung der ableitenden Gallenwege verwendet, spricht man von **Cholangioradiomanometrie**; eine andere Variante ist die **Cholangiodebitometrie**, bei der der Druck gemessen wird, der zur Überwindung des Widerstandes des Papillensphinkters nötig ist

Chol|an|gi|o|pan|kre|a|ti|ko|gra|phie *f* (Ⓔ cholangiopancreatography): *Syn*: *Cholangiopankreatographie, Cholangiopankreatografie, Cholangiopankreatikografie*; Röntgenkontrastdarstellung* der Gallenwege und der Bauchspeicheldrüse/des Pankreas

endoskopische retrograde Cholangiopankreatikographie (Ⓔ endoscopic retrograde cholangiopancreatography): Cholangiopankreatikographie mit direkter endoskopischer Kontrastmittelfüllung durch die Vater*-Papille

chol|an|gi|o|pan|kre|a|ti|ko|gra|phisch *adj* (Ⓔ cholangiopancreatographic): *Syn*: *cholangiopankreatikografisch*; Cholangiopankreatikographie betreffend, mittels Cholangiopankreatikographie

Chol|an|gi|o|pan|kre|a|to|gramm *nt* (Ⓔ cholangiopancreatogram): Röntgenkontrastaufnahme von Gallenwegen und Bauchspeicheldrüse/Pankreas

Chol|an|gi|o|pan|kre|a|to|gra|phie *f*: *→ Cholangiopankreatikographie*

Chol|an|gi|o|pa|thie *f* (Ⓔ cholangiopathy): Erkrankung der Gallenwege

Chol|an|gi|o|ra|di|o|ma|no|me|trie *f* (Ⓔ contrast radiographic biliary manometry): *s.u. Cholangiomanometrie*

Chol|an|gi|o|skop *nt* (Ⓔ cholangioscope): Endoskop* zur Cholangioskopie

Chol|an|gi|o|sko|pie *f* (Ⓔ cholangioscopy): *Syn*: *Gallenwegsendoskopie*; endoskopische Betrachtung der Gallenwege; entweder als **intraoperative, endoskopische retrograde** oder **perkutan transhepatische Cholangioskopie**

chol|an|gi|o|sko|pisch *adj* (Ⓔ cholangioscopic): Cholangioskopie betreffend, mittels Cholangioskopie

Chol|an|gi|o|sto|mie *f* (Ⓔ **1.–2.** cholangiostomy): **1.** *Syn*: *Gallengangsfistelung*; Anlegen einer äußeren Gallengangsfistel **2.** operativ angelegte Gallengangsfistel; kann nach außen führen [**äußere Gallengangsfistel**] oder die Galle in andere Teile des Gastrointestinaltraktes leiten [**innere Gallengangsfistel**]

Chol|an|gi|o|to|mie *f* (Ⓔ cholangiotomy): operative Gallengangseröffnung

Chol|an|gi|tis *f, pl* **-ti|den** (Ⓔ cholangitis): *Syn*: *Gallengangsentzündung, Cholangiitis, Angiocholitis*; Entzündung der Gallenwege/Gallengänge; am häufigsten ist die **akute Cholangitis** durch einen bakteriellen Befall der Gallenwege; da die Bakterien praktisch immer bei Abflussstörung aus dem Darm aufsteigen, handelt es sich meist um eine **aszendierende Cholangitis**; die **deszendierende Cholangitis**, die z.B. von einem Leberabszess ausgeht, ist dagegen selten; die **klinische Symptomatik** mit intermittierendem Schüttelfrost mit Fieber, Ikterus und rechtsseitigen Oberbauchschmerzen, wurde schon 1877 von Charcot beschrieben und wird deshalb als **Charcot-Trias** bezeichnet; **Therapie**: Antibioka zur Behandlung der Infektion, danach ERCP* mit endoskopischer Papillotomie bei Papillenstriktur oder perkutane Punktion und Drainage oder Einlegung eines Stents in den Choledochus

primär-sklerosierende Cholangitis (Ⓔ sclerosing cholangitis): *Syn*: *sklerosierende Cholangitis*; chronische Cholangitis mit progredienter Fibrosierung; die Ätiologie ist unbekannt, in ca. 70 % der Fälle tritt die Entzündung aber zusammen mit einer Colitis* ulcerosa auf; eine kausale **Therapie** ist nicht möglich; operative Eingriffe [z.B. Hepatikojejunostomie] sind nur palliativ; die meisten Patienten benötigen am Ende eine Lebertransplantaton, deren 1-Jahresüberlebenszeit ca. 65 % beträgt; *s.a. Essay Chronisch entzündliche Darmerkrankungen S. 403*

sklerosierende Cholangitis: *→ primär-sklerosierende Cholangitis*

chol|an|gi|tisch *adj* (Ⓔ cholangitic): *Syn*: *angiocholangitisch, cholangiitisch*; Gallengangsentzündung/Cholangitis betreffend, von ihr betroffen oder gekennzeichnet

chol|an|go|gen *adj*: *→ cholangiogen*

Chol|an|säu|re *f* (Ⓔ cholanic acid): aus Cholsäure hergestellte synthetische Gallensäure

Chol|as|kos *nt* (Ⓔ cholascos): *Syn*: *Choleperitoneum*; Austritt von Galle in die Bauchhöhle; biliärer Aszites*

Chol|at *nt* (Ⓔ cholate): Salz der Cholsäure

Chole-, chole- *präf.*: Wortelement mit der Bedeutung „Galle/Gallenflüssigkeit"

Chol|e|bi|li|ru|bin *nt* (Ⓔ cholebilirubin): vom Bilirubin* abweichender Gallenfarbstoff

Chol|e|cal|ci|fe|rol *nt*: → *Vitamin D_3*
Chol|e|cys|ti|tis *f, pl* **-ti|ti|den**: → *Cholezystitis*
Cholecystitis agyrophilica (Ⓔ cholecystitis agyrophilica): *s.u. Cholezystitis*
Cholecystitis emphysematosa (Ⓔ emphysematous cholecystitis): *s.u. Cholezystitis*
Cholecystitis glandularis proliferans (Ⓔ adenomatous hyperplasia of gallbladder): *s.u. Cholezystitis*
chol|e|cys|ti|tisch *adj* (Ⓔ cholecystitic): ***Syn***: *cholezystitisch*; Gallenblasenentzündung/Cholecystitis betreffend, von ihr betroffen oder gekennzeichnet
Cholecysto-, cholecysto- *präf.*: Wortelement mit der Bedeutung „Gallenblase"
Chol|e|cys|to|duo|de|no|sto|mie *f*: → *Cholezystoduodenostomie*
Chol|e|cys|to|en|te|ro|sto|mie *f*: → *Cholezystoenterostomie*
Chol|e|cys|to|gas|tro|sto|mie *f*: → *Cholezystogastrostomie*
Chol|e|cys|to|ki|nin *nt*: → *Cholezystokinin*
Choledoch-, choledoch- *präf.*: → *Choledocho-*
Chol|e|doch|ek|to|mie *f* (Ⓔ choledochectomy): ***Syn***: *Choledochusentfernung, Choledochusresektion*; operative (Teil-)Entfernung des Choledochus*
Chol|e|do|chi|tis *f, pl* **-ti|den** (Ⓔ choledochitis): ***Syn***: *Choledochusentzündung*; Entzündung des Ductus* choledochus
chol|e|do|chi|tisch *adj* (Ⓔ choledochitic): Choledochitis betreffend, von ihr betroffen oder gekennzeichnet
Choledocho-, choledocho- *präf.*: Wortelement mit der Bedeutung „Hauptgallengang/Choledochus"
Chol|e|do|cho|cho|le|do|cho|a|nas|to|mo|se *f*: → *Choledochocholedochostomie*
Chol|e|do|cho|cho|le|do|cho|sto|mie *f* (Ⓔ choledochocholedochostomy): ***Syn***: *Choledochocholedochoanastomose*; Vereinigung zweier Choledochusabschnitte nach Resektion eines Zwischenstücks
Chol|e|do|cho|duo|de|no|sto|mie *f* (Ⓔ choledochoduodenostomy): ***Syn***: *Choledochus-Duodenum-Fistel*; operative Verbindung von Choledochus* und Zwölffingerdarm [Duodenum*]
Chol|e|do|cho|en|te|ro|a|nas|to|mo|se *f*: → *Choledochoenterostomie*
Chol|e|do|cho|en|te|ro|sto|mie *f* (Ⓔ choledochoenterostomy): ***Syn***: *Choledochus-Darm-Fistel, Choledochus-Dünndarm-Fistel, Choledochoenteroanastomose*; operative Verbindung von Choledochus* und (Dünn-)Darm
Chol|e|do|cho|gas|tro|sto|mie *f* (Ⓔ choledochogastrostomy): ***Syn***: *Choledochus-Magen-Fistel*; operative Verbindung von Choledochus* und Magen
Chol|e|do|cho|gramm *nt* (Ⓔ choledochogram): Röntgenkontrastaufnahme des Gallengangs/Choledochus*
Chol|e|do|cho|gra|phie *f* (Ⓔ choledochography): ***Syn***: *Choledochografie*; Röntgenkontrastdarstellung* des Gallengangs/Choledochus*
chol|e|do|cho|gra|phisch *adj* (Ⓔ choledochographic): ***Syn***: *choledochografisch*; Choledochographie betreffend, mittels Choledochographie
Chol|e|do|cho|he|pa|to|sto|mie *f* (Ⓔ choledochohepatostomy): ***Syn***: *Choledochus-Leber-Fistel*; operative Verbindung von Choledochus* und Lebergefäßen
Chol|e|do|cho|il|e|o|sto|mie *f* (Ⓔ choledochoileostomy): ***Syn***: *Choledochus-Ileum-Fistel*; operative Verbindung von Choledochus* und Ileum*
Chol|e|do|cho|je|ju|no|sto|mie *f* (Ⓔ choledochojejunostomy): ***Syn***: *Choledochus-Jejunum-Fistel*; operative Verbindung von Choledochus* und Jejunum*
Chol|e|do|cho|lith *m* (Ⓔ choledocholith): ***Syn***: *Choledochusstein*; im Choledochus liegender Gallenstein; man unterscheidet **Begleitsteine** bei Cholezystolithiasis*, **Residualsteine**, die früher übersehen wurden oder nicht entfernt/aufgelöst werden konnten, und **Rezidivsteine** nach erfolgreicher Cholezystektomie*; *s.a. Choledocholithiasis*
Chol|e|do|cho|li|thi|a|sis *f, pl* **-ses** (Ⓔ choledocholithiasis): Gallensteinleiden mit Steinen im Choledochus [*s.a. Choledocholith*]; **Klinik**: Schmerzen im rechten Oberbauch, die kolikartig sein können; bei Verlegung des Choledochus kommt es zu einem Verschlussikterus mit Skleren- und Hautikterus, acholischem Stuhl, bierbraunem Urin und Pruritus; bei Fieber und dumpfem Dauerschmerz kann bereits eine bakterielle Cholangitis* bestehen; **labor.**: Erhöhung des konjugierten Bilirubins, der γ-GT und alkalischen Phosphatase; **Diagnose**: Klinik, Labor, Röntgen [Abdomenübersicht], Sonographie, ERCP*; **Therapie**: endoskopische oder offene Steinentfernung [Choledocholithotomie*], extrakorporale Stoßwellenlithotripsie*, Laserlithotripsie*
Chol|e|do|cho|li|tho|to|mie *f* (Ⓔ choledocholithotomy): operative Eröffnung des Choledochus* zur Entfernung von Choledochussteinen [Choledocholithiasis*]
Chol|e|do|cho|li|tho|trip|sie *f* (Ⓔ choledocholithotripsy): Zerstörung von Choledochussteinen; *s.a. Choledocholithiasis*
Chol|e|do|cho|rha|phie *f*: → *Choledochorrhaphie*
Chol|e|do|chor|rha|phie *f* (Ⓔ choledochorrhaphy): ***Syn***: *Choledochorhaphie, Choledochusnaht*; Naht des Ductus* choledochus nach operativer oder traumatischer Eröffnung/Durchtrennung
Chol|e|do|cho|skop *nt* (Ⓔ choledochoscope): Endoskop* zur Choledochoskopie
Chol|e|do|cho|sko|pie *f* (Ⓔ choledochoscopy): endoskopische Untersuchung des Choledochus; meist intraoperativ [**intraoperative Choledochoskopie**] oder als **endoskopische retrograde Choledochoskopie** durch den Darm
chol|e|do|cho|sko|pisch *adj* (Ⓔ choledochoscopic): Choledochoskopie betreffend, mittels Choledochoskopie
Chol|e|do|cho|sto|mie *f* (Ⓔ choledochostomy): Anlegen einer äußeren Choledochusfistel* zur Gallendrainage
Chol|e|do|cho|to|mie *f* (Ⓔ choledochotomy): ***Syn***: *Choledochuseröffnung*; operative Eröffnung des Choledochus*, z.B. zur Gallensteinentfernung [Choledocholithotomie*]
Chol|e|do|cho|ze|le *f* (Ⓔ choledochocele): ***Syn***: *intraduodenale Papillenzyste*; angeborene Erweiterung des Endteils des Choledochus mit Vorwölbung in das Duodenum*; *s.a. Choledochuszyste*
Chol|e|do|chus *m* (Ⓔ choledochus): ***Syn***: *Hauptgallengang,*

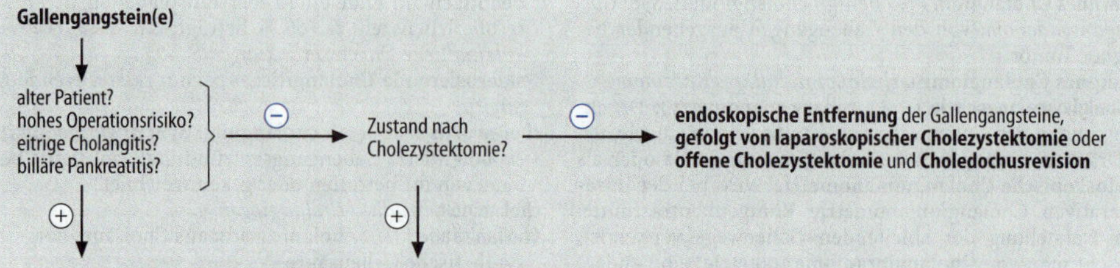

Abb. C30. Therapie bei Choledocholithiasis

Ductus choledochus, Ductus biliaris; durch die Vereinigung von Ductus* cysticus und Ductus* hepaticus communis entstehender Gang, der an der Papilla* duodeni major in den Zwölffingerdarm mündet

Choledochus-Darm-Fistel *f*: *→ Choledochoenterostomie*

Choledochus-Dünndarm-Fistel *f*: *→ Choledochoenterostomie*

Choledochus-Duodenum-Fistel *f*: *→ Choledochoduodenostomie*

Cholleldolchuslentlferlnung *f*: *→ Choledochektomie*

Cholleldolchuslentlzünldung *f* (Ⓔ choledochitis): Choledochitis*

Cholleldolchuslerlöfflnung *f*: *→ Choledochotomie*

Cholleldolchuslfisltel *f* (Ⓔ choledochostomy): ***Syn***: *Choledochostomie*; operativ angelegte Verbindung des Choledochus* nach außen [**äußere Choledochusfistel**] oder mit anderen Teilen des Gastrointestinaltraktes [**innere Choledochusfistel**]

Choledochus-Ileum-Fistel *f* (Ⓔ choledochoileostomy): ***Syn***: *Choledochoileostomie*; operative Verbindung von Choledochus* und Ileum*

Choledochus-Jejunum-Fistel *f* (Ⓔ choledochojejunostomy): ***Syn***: *Choledochojejunostomie*; operative Verbindung von Choledochus* und Jejunum*

Cholleldolchuslkarlzilnom *nt* (Ⓔ carcinoma of the common bile duct): vom Ductus* choledochus ausgehendes Karzinom; häufigster maligner Tumor der Gallenwege; **Klinik: Courvoisier-Zeichen** [schmerzloser Verschlussikterus mit tastbarem Gallenblasenhydrops], acholischer Stuhl, bierbrauner Urin, Pruritus, Gewichtsverlust, Inappetenz, Leistungsverlust; **Labor**: Hyperbilirubinämie*, Erhöhung von γ-GT und alkalischer Phosphatase; **Diagnose**: Sonographie, ERCP, CT, Angiographie; **Therapie**: Resektion des Choledochus, Cholezystektomie und Hepatikojejunostomie; bei lokaler Inoperabilität Anlage einer palliativen Choledochojejunostomie*, Cholezystojejunostomie*, endoskopische retrograde Cholangiodrainage oder perkutane transhepatische Cholangiodrainage; die 5-Jahresüberlebensrate liegt bei 25–30 %; Chemotherapie und Bestrahlung haben bisher noch nicht zu einer Verbesserung der Prognose beigetragen

Choledochus-Leber-Fistel *f*: *→ Choledochohepatostomie*

Choledochus-Magen-Fistel *f*: *→ Choledochogastrostomie*

Cholleldolchuslnaht *f*: *→ Choledochorrhaphie*

Cholleldolchuslplasltik *f* (Ⓔ choledochoplasty): plastische Operation des Ductus* choledochus, z.B. bei Choledochuszysten

Cholleldolchuslrelsekltilon *f*: *→ Choledochektomie*

Cholleldolchuslstein *m*: *→ Choledocholith*

Cholleldolchuslstelnolse *f* (Ⓔ stenosis of the choledochus): erworbene Einengung des Ductus* choledochus; meist im Bereich der Papilla* duodeni major [Papillenstenose*]; kann zur Störung des Gallenabflusses und zur Entwicklung eines Ikterus* oder einer Pankreatitis* führen; **Diagnose** und **Therapie** erfolgen meist endoskopisch [Choledochoskopie*]

Cholleldolchuslzyslte *f* (Ⓔ choledochal cyst): angeborene zystische Erweiterung des Choledochus, die meist im unteren Drittel sitzt; führt meist schon im Kindesalter zu rezidivierenden Entzündungen von Gallenblase und Pankreas; die **Therapie** besteht in der Resektion der Zyste und evtl. einer biliodigestiven Anastomose [z.B. Choledochojejunostomie]

Chollelglolbin *nt* (Ⓔ choleglobin): ***Syn***: *Verdohämoglobin, Verdoglobin*; im ersten Schritt des Hämoglobinabbaus entstehendes grünes Pigment

Chollelgralphie *f* (Ⓔ cholangiography): ***Syn***: *Cholegrafie, Cholezystcholangiografie, Cholezystcholangiographie, Cholezystocholangiografie, Cholezystocholangiographie*; Röntgenkontrastdarstellung* der Gallenwege und der Gallenblase; nach der Art der Kontrastmittelgabe unterscheidet man **direkte Cholegraphie** [i.v. Cholegraphie, Infusionscholegraphie, intraoperative Cholegraphie] und **indirekte Cholegraphie** [orale Cholegraphie]

Chollelkallzilfelrol *nt*: *→ Vitamin D_3*

Chollelkilneltilkum *nt, pl* **-ka** (Ⓔ cholecystagogue): ***Syn***: *Cholezystagogum*; die Gallenentleerung förderndes Mittel

chollelkilneltisch *adj* (Ⓔ cholecystokinetic): die Gallenentleerung fördernd, Gallenblase und Gallenwege anregend

Chollellith *m* (Ⓔ cholelith): ***Syn***: *Gallenstein*; einzelne [**Solitärstein**] oder multiple Konkremente in der Gallenblase oder den Gallengängen; je nach Zusammensetzung unterscheidet man **Cholesterinsteine** [10 %], **Cholesterinmischsteine** [80 %] und **Pigmentsteine** [ca. 10 %, v.a. **Calciumbilirubinatsteine**]

Cholelith-, cholelith- *präf.*: *→ Cholelitho-*

Chollellilthilalsis *f, pl* **-ses** (Ⓔ cholelithiasis): ***Syn***: *Gallensteinleiden, Gallensteinkrankheit*; Vorhandensein eines oder mehrerer Gallensteine im Gallengangsystem; betrifft ca. 15 % aller Erwachsenen [Frauen, Übergewichtige, Diabetiker], wobei die Häufigkeit mit dem Alter zunimmt [70 % über 70 Jahre]; die Prädisposition zu Gallensteinen wird im angloamerikanischen Raum durch die **6-F-Regel** [female, fair, fat, forty, fertile, flatulent dyspepsia] zusammengefasst

die Gallensteinbildung wird v.a. durch eine Veränderung des Lösungsgleichgewichtes der Galle und Motilitätsstörungen der Gallenblase gefördert; Störungen des enterohepatischen Kreislaufs der Gallensäuren erhöhen ebenfalls die Gallensteinfrequenz; Pigmentsteine entstehen, wenn das Löslichkeitsprodukt für Calcium und Bilirubin überschritten wird; **Klinik**: 75–80 % aller Gallensteine bleiben klinisch stumm oder sind Zufallsbefund; der Rest kann zu Cholezystolithiasis*, Choledocholithiasis*, akuter und chronischer Cholezystitis* oder Cholangitis*, Gallenkolik*, Gallensteinileus* usw. führen; **Diagnose**: nur ca. 40 % sind röntgenkontrastgebend; der Rest wird entweder als Kontrastmittelaussparung bei der Cholezystographie* oder bei der Ultraschalluntersuchung dargestellt; **Therapie**: *s.u. Cholezystolithiasis*

Cholelitho-, cholelitho- *präf.*: Wortelement mit der Bedeutung „Gallenstein/Cholelith"

Chollellilthollylse *nt* (Ⓔ cholelitholysis): medikamentöse Auflösung von Gallensteinen; erfolgt durch orale Gabe von Ursodesoxycholsäure; damit wird die Cholesterinsättigung

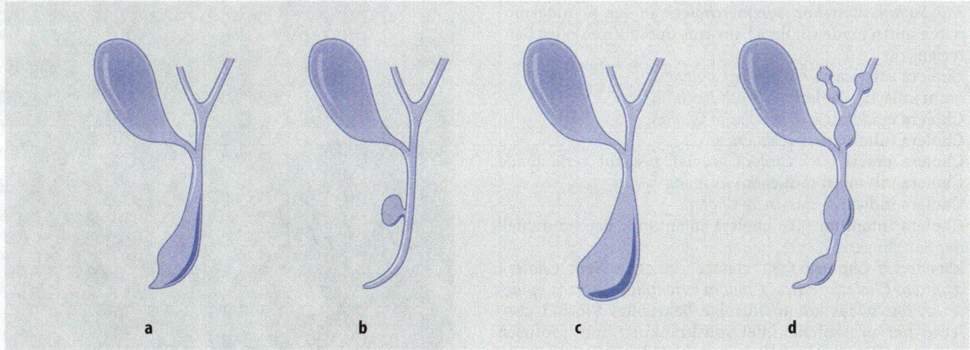

Abb. C31. Choledochuszysten

der Galle soweit gesenkt, dass sich Cholesterinsteine auflösen; kann nur bei einem kleineren Teil der Patienten angewandt werden; die Behandlungsdauer beträgt 6–18 Monate und führt bei bis zu 70 % der Patienten zum Erfolg; allerdings beträgt die Rezidivrate für die nächsten 5 Jahre ca. 50 %

C

Tab. C32. Auswahlkriterien für eine medikamentöse Steinauflösung

Patient
Biliäre Schmerzen selten und gering
Keine Komplikationen der Cholelithiasis
Steine
Röntgennegativ (Ausschluss von Verkalkungen mittels CT verbessert die Aussicht auf Therapieerfolg)
Steinzahl unbegrenzt, Gallenblase soll aber nur bis 1/3 mit Steinen ausgefüllt sein
Steindurchmesser ≤ 10 mm, bevorzugt ≤ 5mm
Schwebende Steine besonders gut geeignet
Gallenblase
Darstellung im oralen Cholezystogramm
Kontraktionen auf Reizmahlzeit

Chollelliltholly|tilkum *nt, pl* **-ka** (Ⓔ cholelitholytic): Substanz, die Gallensteine auflöst; *s.a. Cholelitholyse*

Chollelliltholtolmie *f* (Ⓔ cholelithotomy): *Syn: Gallensteinentfernung*; operative Eröffnung der Gallenwege zur Entfernung von Gallensteinen; Oberbegriff für Choledocholithotomie* und Cholezystolithotomie*

Chollelliltholtriplsie *f* (Ⓔ cholelithotripsy): Gallensteinzertrümmerung; heute meist durch **extrakorporale Stoßwellenlithotripsie;** *s.a. Cholelithiasis*

Chollelmelsis *f* (Ⓔ cholemesis): *Syn: Vomitus biliosus*; Galleerbrechen

Chollelpalthie *f* (Ⓔ cholepathia): Gallenwegserkrankung, Gallenwegsleiden

Chollelpelriltolnelum *nt* (Ⓔ choleperitoneum): *Syn: Cholaskos*; Austritt von Galle in die Bauchhöhle; biliärer Aszites*

Chollelpelriltolniltis *f, pl* **-tilden** (Ⓔ choleperitonitis): *Syn: gallige Peritonitis, Galleperitonitis*; durch Gallenaustritt in die Bauchhöhle hervorgerufene Bauchfellentzündung [Peritonitis*]

chollelpelriltolniltisch *adj* (Ⓔ choleperitonitic): Choleperitonitis betreffend, von ihr betroffen oder gekennzeichnet

Chollelpolelse *f* (Ⓔ cholepoiesis): die in der Leber ablaufende Gallenbildung; *s.a. Galle*

chollelpoleltisch *adj* (Ⓔ cholepoietic): die Cholepoese betreffend oder fördernd

Chollelra *f* (Ⓔ cholera): schwere, mit Durchfällen und Erbrechen einhergehende Darmerkrankung; meist gleichgesetzt mit klassischer Cholera

Cholera aestiva (Ⓔ summer cholera): *Syn: Sommerdiarrhö, Sommerdiarrhoe, Sommercholera*; in den Sommermonaten auftretende Cholera* nostras durch Viren oder Bakterien

Cholera asiatica: *→klassische Cholera*

einheimische Cholera: *→Brechdurchfall*

Cholera epidemica: *→klassische Cholera*

Cholera fulminans: *→Cholera sicca*

Cholera gravis (Ⓔ cholera gravis): perakut verlaufende Cholera mit meist tödlichem Ausgang

Cholera indica: *→klassische Cholera*

Cholera infantum (Ⓔ cholera infantum): Brechdurchfall der Säuglinge

klassische Cholera (Ⓔ classic cholera): *Syn: Cholera asiatica, Cholera indica, Cholera orientalis, Cholera epidemica*; durch das kommaförmige Bakterium Vibrio* cholerae hervorgerufene Infektionskrankheit mit profusen wässrigen Durchfällen [**Reiswasserstühle**], Erbrechen, Exsikkose, Elektrolytverlust und hoher Letalität; die Cholera spielt heute in Europa keine Rolle mehr; es treten nur noch vereinzelte Fälle auf, die meist auf Reisen nach Afrika, Südamerika oder Asien erworben wurden; **Klinik:** die Erreger werden meist mit fäkal kontaminiertem Wasser aufgenommen; nach 2–5 Tagen kommt es zu Erbrechen und Durchfällen; die Wasserverluste können bis zu 25 l/Tag betragen; die Folge sind Exsikkose und Elektrolytverluste, die zu Azidose*, Hyponatriämie*, Hypokaliämie* und Hypoglykämie* führen; in schweren Fällen [**Cholera sicca**] kommt es schon innerhalb weniger Stunden zu Hypotonie und Exitus letalis; **Diagnose:** mikroskopischer Erregernachweis im Stuhl, Kultur und Serologie des Erregers aus Stuhlproben; **Therapie:** Flüssigkeits- und Elektrolytsubstitution i.v. oder oral; Antibiotika; **Prognose:** unbehandelt beträgt die Letalität ca. 60 %, liegt bei adäquater Substitution von Flüssigkeit und Elektrolyten aber unter 1 %

Cholera nostras: *→Brechdurchfall*

Cholera orientalis: *→klassische Cholera*

pankreatische Cholera (Ⓔ pancreatic cholera): *Syn: Verner-Morrison-Syndrom*; durch einen endokrin-aktiven Tumor der Bauchspeicheldrüse [Vipom*] verursachtes Syndrom mit wässrigen Durchfällen, Hypokaliämie* und Achlorhydrie* [**WDHA-Syndrom**] oder Hypochlorhydrie [**WDHH-Syndrom**]; **Therapie:** operative Entfernung des Tumors

Cholera sicca (Ⓔ dry cholera): *Syn: Cholera fulminans, Cholera siderans*; ohne Durchfälle oder Erbrechen verlaufende Form, die innerhalb weniger Stunden zum Tode führt

Cholera siderans: *→Cholera sicca*

unechte Cholera: *→Brechdurchfall*

Chollelraldilarlrhö *f, pl* **-rhölen** (Ⓔ **1.** cholerine **2.** *→nichtinflammatorische Diarrhö*): **1.** *Syn: Cholerine*; milde Verlaufsform der Cholera* **2.** *→nichtinflammatorische Diarrhö*

Cholera-Syndrom *nt*: *→nichtinflammatorische Diarrhö*

Chollelraltylphoid *nt* (Ⓔ typhoid cholera): typhusähnliches Spätstadium der Cholera* mit Fieber, Exanthem, Benommenheit, Delir und evtl. Koma

Chollelralvilbrilolnen *pl*: *→Vibrio cholerae*

Chollelrelse *f* (Ⓔ choleresis): Gallenbildung und -sekretion durch die Leberzellen

Chollelreltilkum *nt, pl* **-ka** (Ⓔ choleretic): die Gallensekretion in der Leber [Cholerese*] anregendes Mittel

chollelreltisch *adj* (Ⓔ choleretic): die Cholerese betreffend oder anregend

chollelrilform *adj* (Ⓔ choleriform): choleraähnlich, choleraartig, an eine Cholera erinnernd

Chollelrilker *m* (Ⓔ choleric person): Person mit heftigem, leicht aufbrausendem Temperament

Chollelrilne *f* (Ⓔ cholerine): *Syn: Choleradiarrhö*; milde Verlaufsform der Cholera*

Chollerlrhalgie *f* (Ⓔ cholerrhagia): (übermäßiger) Gallenfluss

Chollesltan *nt* (Ⓔ cholestane): aus Cholesterin entstehende Stammverbindung der Sterine*

Chollesltalse *f* (Ⓔ cholestasis): *Syn: Cholostase, Gallestauung, Cholestasesyndrom*; durch intrahepatische und/oder extra-

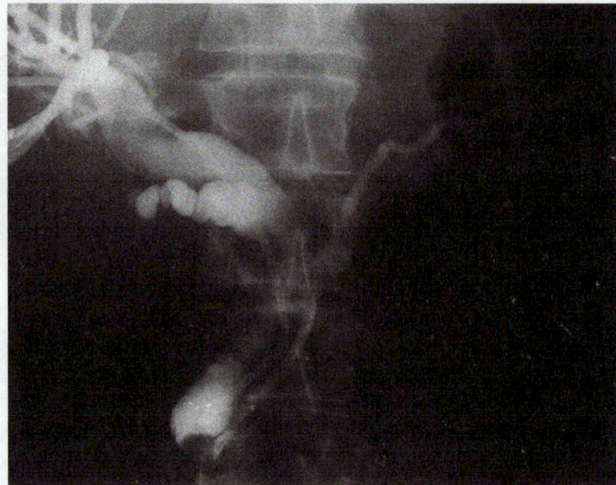

Abb. C33. Cholestase durch ein präpapilläres Konkrement [ERCP]

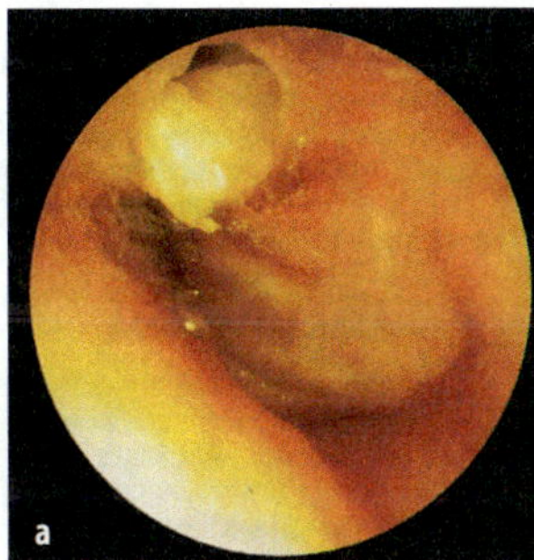
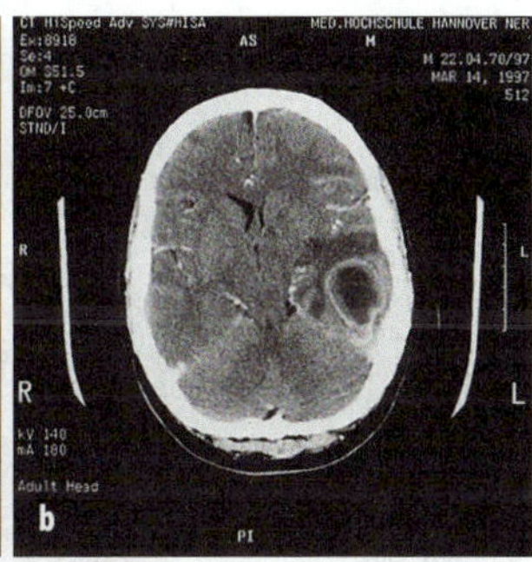
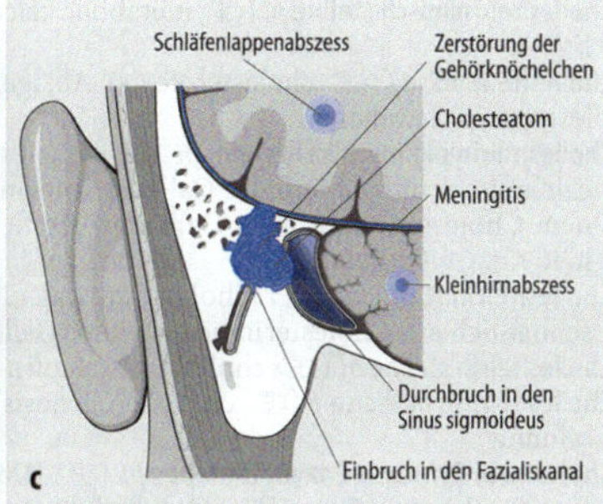

Abb. C34. Komplikationen bei Cholesteatom. **a** randständiger Trommelfelldefekt, **b** Temporallappenabszess im CT, **c** Schema

hepatische Störung des Gallenabflusses aus der Leber hervorgerufenes Krankheitsbild mit Retention von Gallensäuren, Bilirubin [Ikterus*] und anderen Bestandteilen der Galle; **labor.**: Erhöhung von alkalischer Phosphatase, γ-Glutamyl-Transpeptidase, Leucinaminopeptidase, Serumbilirubin; eine Unterscheidung zwischen intra- und extrahepatischer Stauung ist laborchemisch nicht möglich

benigne rekurrierende intrahepatische Cholestase ((E) familial intrahepatic cholestasis): ***Syn***: *Summerskill-Syndrom, Summerskill-Tygstrup-Syndrom, Tygstrup-Syndrom*; sehr seltene, angeborene, intermittierende Cholestase mit Juckreiz

extrahepatische Cholestase ((E) extrahepatic cholestasis): durch eine Abflussbehinderung in der Galle oder den Gallengängen verursachte Cholestase; die häufigsten Ursachen sind Gallensteine, Tumoren der Gallenwege oder des Pankreas, Papillenstenose

intrahepatische Cholestase ((E) intrahepatic cholestasis): die Hauptursachen für einen intrahepatischen Block sind Entzündungen [Virushepatitis*] und Medikamente

Cho|les|ta|se|syn|drom *nt*: *→ Cholestase*

cho|les|ta|tisch *adj* ((E) cholestatic): Cholestase betreffend, von ihr betroffen oder gekennzeichnet, durch sie bedingt

Cho|le|ste|a|tom *nt* ((E) **1.–2.** cholesteatoma): **1.** ***Syn***: *Perlgeschwulst*; chronische Epithelproliferation im Bereich des Trommelfells mit destruktivem Wachstum; die fortschreitende Knochenzerstörung und Entzündung führt zu einer Reihe von potentiellen **Komplikationen**: Zerstörung der Gehörknöchelchen, Einbruch in das Innenohrlabyrinth, den Fazialiskanal, den Sinus sigmoideus oder das Schädelinnere mit Bildung von Abszessen oder Meningitis; **Therapie**: operative Entfernung der Geschwulst und Rekonstruktion der anatomischen Verhältnisse, u.U. Tympanoplastik* **2.** ***Syn***: *Perlgeschwulst*; durch embryonal versprengte Epidermis verursachter benigner Tumor im Kleinhirnbrückenwinkel

primäres Cholesteatom ((E) primary cholesteatoma): Cholesteatomentwicklung bei primär geschlossenem Trommelfell, z.B. durch Epithelanhäufung in Retraktionstaschen des Trommelfells bei Behinderung der Mittelohrbelüftung [**Retraktionscholesteatom**] oder durch Einwachsen von Epithelzapfen der Gehörgangswand [**Immigrationscholesteatom**]

sekundäres Cholesteatom ((E) secondary cholesteatoma): Cholesteatomentwicklung bei vorbestehendem Trommelfelldefekt, z.B. nach Felsenbeinfraktur [**traumatisches Cholesteatom**]

traumatisches Cholesteatom ((E) traumatic cholesteatoma): *s.u. sekundäres Cholesteatom*

cho|le|ste|a|to|ma|tös *adj* ((E) cholesteatomatous): Cholesteatom betreffend, von ihr betroffen, in der Art eines Cholesteatoms

Cho|le|ste|a|to|se *f*: *→ Cholesteatosis*

Cho|le|ste|a|to|sis *f, pl* **-ses** ((E) cholesteatosis): ***Syn***: *Cholesteatose*; Ablagerung von Cholesterinestern im Gewebe [**Lipoidflecken**]

Cholesteatosis vesicae ((E) gallbladder cholesteatosis): ***Syn***: *Stippchengallenblase, Gallenblasencholesteatose, Cholesteatosis vesicularis*; Cholesteatose der Gallenblase mit stippchenförmigen Lipoidflecken; selten Ursache einer alkalkulären Cholezystitis*

Cholesteatosis vesicularis: *→ Cholesteatosis vesicae*

Cho|les|te|ra|se *f*: *→ Cholesterinesterase*

Cho|les|te|rin *nt* ((E) cholesterol): ***Syn***: *Cholesterol, 3β-Hydroxy-5-cholesten*; in freier und veresterter Form im Körper vorkommender Steroidalkohol; Grundsubstanz der Steroidhormone und Gallensäuren*; wird über die Galle ausgeschieden und zum großen Teil resorbiert [**enterohepatischer Kreislauf**]; der größte Teil des täglichen Bedarfs von ca. 1 g wird im Körper gebildet [**endogenes Cholesterin**], der Rest wird von außen mit der Nahrung [tierische Fette] aufgenommen [**exogenes Cholesterin**] und wird von Chylomikronen vom Darm zur Leber transportiert; von der Leber wird Cholesterin mit den low-density-Lipoproteinen zu peripheren Geweben transportiert; überschüssiges Cholesterin wird mit den high-density-Lipoproteinen zurück zur Leber transportiert und dort zu Gallensäuren verstoffwechselt und ausgeschieden; da Cholesterin ein Bestandteil aller tierischen Zellmembranen ist, nimmt man an, dass alle Zellen Cholesterin synthetisieren können

Störungen des Cholesterinstoffwechsels können zu einer Hypo- oder Hypercholesterinämie* führen; die primäre Hypocholesterinämie ist relativ häufig und klinisch unauffällig; sie schützt die Patienten aber vor koronarer Herzkrankheit; primäre und sekundäre Hypercholesterinämien* sind wesentlich häufiger [20–25 % der Bevölkerung hat erhöhte Serumcholesterinwerte] und spielen als Krankheits- und [indirekte] Todesursache eine wesentliche Rolle

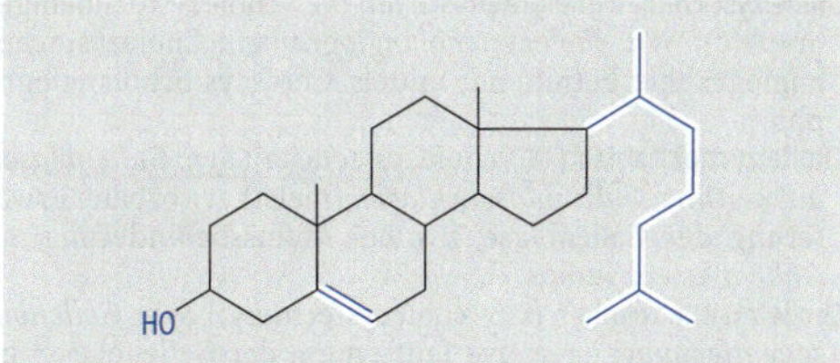

Abb. C35. Cholesterin

Cho|les|te|ri|na|se *f*: *→ Cholesterinesterase*

Cho|les|te|rin|em|bo|lie *f*: *→ Cholesterinkristallembolie*

Cho|les|te|rin|es|ter *pl* ((E) cholesterol esters): im Körper vorkommende Ester von Cholesterin und höheren Fettsäuren

Cho|les|te|rin|es|te|ra|se *f* ((E) cholesterolase): ***Syn***: *Cholesterinase, Cholesterase, Cholesterinesterhydrolase*; im Pankreas gebildetes Enzym, das Cholesterinester in Cholesterin und Fettsäuren spaltet und damit resorbierbar macht

Cho|les|te|rin|es|ter|hy|dro|la|se *f*: *→ Cholesterinesterase*

Cho|les|te|rin|kris|tall|em|bo|lie *f* ((E) cholesterol embolism): ***Syn***: *Cholesterinembolie*; kleinere Arterien und Kapillaren betreffende Embolie* durch Cholesterinkristalle

Cho|les|te|rin|misch|stei|ne *pl* (Ⓔ metabolic calculi): *s.u. Cholelith*
Cho|les|te|ri|no|se *f* (Ⓔ cholesterolosis): Ablagerung von Cholesterin in Geweben
Cho|les|te|rin|pig|ment|kalk|stein *m* (Ⓔ cholesterol-pigment-calcium calculus): häufigste Gallensteinform, die neben einem Cholesterinkern auch Gallenfarbstoffe und Kalk enthält; *s.a. Gallenstein*
Cho|les|te|rin|stein *m* (Ⓔ cholesterol calculus): fast ausschließlich aus Cholesterin bestehender Gallenstein*
Cho|les|te|rin|stei|ne *pl* (Ⓔ cholesterol calculi): *s.u. Cholelith*
Cho|les|te|rin|syn|the|se *f* (Ⓔ cholesterogenesis): Cholesterinbildung
Cholesterin-Synthese-Enzym-Hemmer *pl* (Ⓔ HMG-CoA reductase inhibitors): *Syn*: *HMG-CoA-Reduktase-Hemmer, CSE-Hemmer*; als Lipidsenker verwendete Hemmer der HMG-CoA-Reduktase*, die die Cholesterinsynthese hemmen und zum Absinken der intrazellulären Cholesterinkonzentration führen; der dadurch hervorgerufene Anstieg der LDL-Rezeptorzahl führt zur Aktivierung des LDL-Abbaus und der Senkung des Plasmacholesterinspiegels
Cho|les|te|rin|trans|port, re|ver|ser *m* (Ⓔ reverse cholestrol transport): *s.u. Lecithin-Cholesterin-Acyltransferase*
Cho|les|te|rin|u|rie *f* (Ⓔ cholesteroluria): Cholesterinausscheidung im Harn
Cho|les|te|rol *nt*: *→Cholesterin*
Cho|les|ty|ra|min *nt* (Ⓔ cholestyramine): *Syn*: *Colestyramin*; Anionenaustauscherharz, das im Darm Gallensäuren bindet; **Anw.**: Senkung erhöhter Serumlipidspiegel
Cho|le|szin|ti|gramm *nt* (Ⓔ cholescintigram): *Syn*: *Gallenwegsszintigramm*; Szintigramm* der Gallenwege
Cho|le|szin|ti|gra|phie *f* (Ⓔ cholescintigraphy): *Syn*: *Gallenwegsszintigraphie, Gallenwegsszintigrafie, Choleszintigrafie*; Szintigraphie* der Gallenwege
cho|le|szin|ti|gra|phisch *adj* (Ⓔ cholescintigraphic): *Syn*: *choleszintigrafisch*; Choleszintigraphie betreffend, mittels Choleszintigraphie
Cho|le|te|lin *nt* (Ⓔ choletelin): *Syn*: *Bilixanthin*; durch Oxidation von Bilirubin* entstehender gelber Farbstoff
Cho|le|tho|rax *m* (Ⓔ cholothorax): gallenhaltiger Pleuraerguss*
Cholezyst-, cholezyst- *präf.*: *→Cholezysto-*
Cho|le|zys|ta|go|gum *nt, pl* **-ga**: *→Cholekinetikum*
Cho|le|zyst|al|gie *f* (Ⓔ cholecystalgia): *Syn*: *Gallenblasenschmerz*; Schmerzen in der Gallenblase, z.B. bei Cholezystitis*
Cho|le|zyst|a|to|nie *f* (Ⓔ cholecystatony): Gallenblasenatonie
Cho|le|zyst|chol|an|gi|o|gramm *nt*: *→Cholezystocholangiogramm*
Cho|le|zyst|chol|an|gi|o|gra|phie *f*: *→Cholegraphie*
cho|le|zyst|chol|an|gi|o|gra|phisch *adj* (Ⓔ cholecystocholangiographic): *Syn*: *cholezystcholangiografisch*; Cholezystocholangiographie betreffend, mittels Cholezystocholangiographie
Cho|le|zyst|ek|ta|sie *f* (Ⓔ cholecystectasia): *Syn*: *Gallenblasenausweitung, Gallenblasenektasie*; (meist) erworbene Erweiterung der Gallenblase, z.B. bei Abflussbehinderung; *s.a. Gallenblasenhydrops*
Cho|le|zys|tek|to|mie *f* (Ⓔ cholecystectomy): *Syn*: *Gallenblasenentfernung*; operative Entfernung der Gallenblase* bei z.B. Gallensteinen [Cholezystolithiasis*], Entzündung [Cholezystitis*] oder Tumoren; die **klassische Cholezystektomie** verwendet einen Transrektal- oder Rippenbogenrandschnitt; bei der **antegraden Cholezystektomie** beginnt die Präparation am Gallenblasenfundus*, bei der **retrograden Cholezystektomie** am Gallenblasengang*; die **laparoskopische Cholezystektomie** wird v.a. bei chronischen Gallenbeschwerden im beschwerdefreien Intervall durchgeführt
Cho|le|zyst|en|te|ro|a|nas|to|mo|se *f*: *→Cholezystoenterostomie*
Cho|le|zyst|en|te|ro|en|te|ro|sto|mie *f*: *→Cholezystoenterostomie*
Cho|le|zyst|en|te|ro|rha|phie *f*: *→Cholezystoenterorrhaphie*
Cho|le|zyst|en|te|ror|rha|phie *f*: *→Cholezystoenterorrhaphie*
Cho|le|zys|ten|te|ro|sto|mie *f*: *→Cholezystoenterostomie*
Cho|le|zys|ti|tis *f, pl* **-ti|ti|den** (Ⓔ cholecystitis): *Syn*: *Gallenblasenentzündung, Gallenentzündung, Cholecystitis*; Entzündung der Gallenblase; bis auf wenige Ausnahmen [**alkalkuläre Cholezystitis**] entstehen sowohl die akute als auch die chronische Gallenblasenentzündung auf dem Boden eines persistierenden Gallensteinleidens; pathohistologisch lassen sich eine Reihe von Formen unterscheiden, die klinisch aber entweder als akute oder chronische Entzündung auftreten; dazu gehören u.a.: **eosinophile Cholezystitis** [reichlich eosinophile Granulozyten in den tieferen Wandschichten], **Cholecystitis emphysematosa** [ulzeröse, evtl. gangräneszierende Entzündung bei Infektion mit gasbildenden Bakterien], **Cholecystitis glandularis proliferans** [hypertrophische Cholezystitis mit Schleimdrüsenhyperplasie], **Cholecystitis agyrophilica** [hypertrophische Cholezystitis mit Vermehrung argyrophiler Zellen], **autodigestive Cholezystitis** [bei akuter Pankreatitis]; *s.a. Cholezystolithiasis*
akute Cholezystitis (Ⓔ acute cholecystitis): 95 % der akuten Gallenblasenentzündungen betreffen Patienten mit Gallensteinleiden; die Entzündung entsteht durch eine Schädigung der Gallenblasenschleimhaut und entzündlicher Reaktion der Gallenblasenwand; die Bedeutung von Bakterien bei der Entzündungsentstehung ist umstritten; in ca. 50 % der Fälle werden Keime aus der Darmflora in der Galle gefunden, beim Rest handelt es sich um sterile Entzündungen; bei 60 % der Patienten finden sich Zeichen einer chronischen Entzündung, die als akutes Stadium in Erscheinung tritt; **Klinik**: kolikartige Schmerzen im rechten Oberbauch mit Ausstrahlung in das rechte Schulterblatt; Druckschmerz über der Gallenblase und im Epigastrium, Murphy-Zeichen [akuter inspiratorischer Arrest bei tiefer Palpation über der Gallenblase]; **Labor**: Leukozytose, Hyperbilirubinämie* [50 % der Fälle]; **Diagnose**: Ultraschall, Choleszintigraphie*; **DD**: Appendizitis*, Divertikulitis*, Pankreatitis*, Ulcus* duodeni, Nephritis*, Nephrolithiasis* **Therapie**: früher wurde das Abklingen der akuten Beschwerden abgewartet und eine Cholezystektomie* im

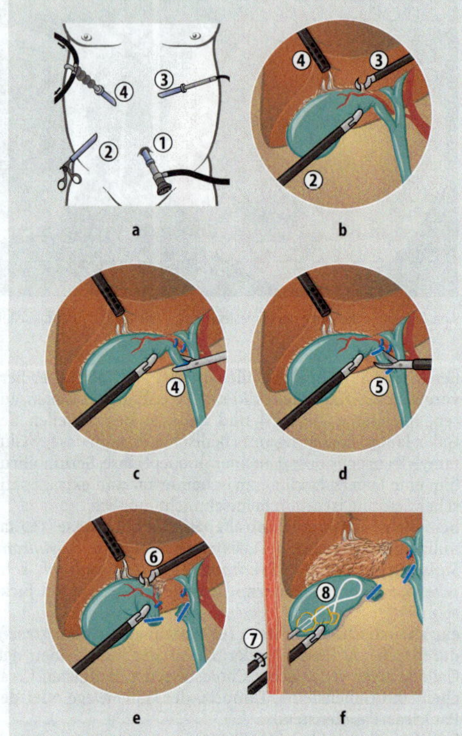

Abb. C36. Schema der laparoskopischen Cholezystektomie

symptomfreien Intervall nach ca. 6 Wochen durchgeführt; heute bevorzugen die meisten Chirurgen die Frühoperation innerhalb von 48 h nach Klinikaufnahme, da sie die meisten Komplikationen [Gallenblasenperforation, pericholezystitischer Abszess] der Erkrankung verhindert

alkalkuläre Cholezystitis (Ⓔ acalculous cholecystitis): 5 % der akuten oder chronischen Gallenblasenentzündungen sind nicht durch Gallensteine bedingt; wegen des atypischen Krankheitsbildes, wird die Diagnose erst verspätet gestellt

Tab. C37. Ursachen der alkalkulären Cholezystitis

Mechanisches Äquivalent zum Gallenstein infolge Cholesterinpolypen
Hochvisköse Galle mit Cholesterinkristallen („sludge")
Cholesteatose der Gallenblasenwand (Stippchengallenblase)
Primäre Zirkulationsstörung infolge Schocks nach Trauma oder nach Verbrennungen
Torsion einer flottierenden Gallenblase
Langfristige parenterale Ernährung (fehlender Kontraktionsreiz = „funktionelle" Obstruktion)

chronische Cholezystitis (Ⓔ chronic cholecystitis): entsteht i.d.R. als Folge eines Gallensteinleidens oder einer akuten rezidivierenden Cholezystitis; die ständige Irritation und Entzündung der Gallenblasenwand führt zur Verkleinerung der Gallenblase [**Schrumpfgallenblase**] und Verdickung der Wand, evtl. mit Einlagerung von Kalksalzen [**Porzellangallenblase**]; **Klinik**: rezidivierende Gallenkoliken, postprandiale Schmerzen im rechten Oberbauch mit Blähungen und Unwohlsein; **Diagnose**: Anamnese, Untersuchung, Ultraschall, Abdomenleeraufnahme [röntgendichte Steine in 50 % der Fälle]; **DD**: Divertikulitis*, Pankreatitis*, Nephrolithiasis*, chronisches Ulkusleiden; **Therapie**: elektive Cholezystektomie*

cholle|zys|ti|tisch *adj* (Ⓔ cholecystitic): *Syn*: *cholecystitisch*; Gallenblasenentzündung/Cholezystitis betreffend, von ihr betroffen oder gekennzeichnet

Cholezysto-, cholezysto- *präf.*: Wortelement mit der Bedeutung „Gallenblase"

Chole|zys|to|chol|an|gi|o|gramm *nt* (Ⓔ cholecystocholangiogram): *Syn*: *Cholezystcholangiogramm*; Röntgenkontrastaufnahme von Gallenblase und Gallenwegen

Chole|zys|to|chol|an|gi|o|gra|phie *f*: → *Cholegraphie*

Chole|zys|to|chol|an|gi|o|pa|thie *f* (Ⓔ cholecystocholangiopathy): Erkrankung der Gallenblase und der Gallenwege

Chole|zys|to|du|o|de|no|sto|mie *f* (Ⓔ cholecystoduodenostomy): *Syn*: *Gallenblasen-Duodenum-Fistel, Cholecystoduodenostomie*; operative Verbindung von Gallenblase* und Zwölffingerdarm [Duodenum*]

Chole|zys|to|en|te|ro|a|nas|to|mo|se *f*: → *Cholezystoenterostomie*

Chole|zys|to|en|te|ro|en|te|ro|sto|mie *f*: → *Cholezystoenterostomie*

Chole|zys|to|en|te|ro|rha|phie *f*: → *Cholezystoenterorrhaphie*

Chole|zys|to|en|te|ror|rha|phie *f* (Ⓔ cholecystenterorrhaphy): *Syn*: *Cholezystenterorhaphie, Cholezystoenterorhaphie, Cholezystenterorrhaphie*; Gallenblasenfistelung durch direkte Vernähung von Gallenblase und Darm

Chole|zys|to|en|te|ro|sto|mie *f* (Ⓔ cholecystoenterostomy): *Syn*: *Gallenblasen-Darm-Fistel, Gallenblasen-Darm-Anastomose, Cholezystoenteroanastomose, Cholezystenteroanastomose, Cholezystenterostomie, Cholecystoenterostomie*; operative Verbindung von Gallenblase* und (Dünn-)Darm

Chole|zys|to|gas|tro|a|nas|to|mo|se *f*: → *Cholezystogastrostomie*

Chole|zys|to|gas|tro|sto|mie *f* (Ⓔ cholecystogastrostomy): *Syn*: *Gallenblasen-Magen-Fistel, Cholecystogastrostomie, Cholezystogastroanastomose*; operative Verbindung von Gallenblase* und Magen

chole|zys|to|gra|fisch *adj*: → *cholezystographisch*

Chole|zys|to|gramm *nt* (Ⓔ cholecystogram): Röntgenkontrastaufnahme der Gallenblase

intravenöses Cholezystogramm (Ⓔ intravenous cholecystogram): Cholezystogramm mit intravenöser Kontrastmittelapplikation

orales Cholezystogramm (Ⓔ oral cholecystogram): Cholezystogramm mit oralem Kontrastmittel

Chole|zys|to|gra|phie *f* (Ⓔ cholecystography): *Syn*: *Cholezystografie*; Röntgenkontrastdarstellung* der Gallenblase

chole|zys|to|gra|phisch *adj* (Ⓔ cholecystographic): *Syn*: *cholezystografisch*; Cholezystographie betreffend, mittels Cholezystographie

Chole|zys|to|il|le|o|sto|mie *f* (Ⓔ cholecystoileostomy): *Syn*: *Gallenblasen-Ileum-Fistel*; operative Verbindung von Gallenblase* und Ileum*; meist erfolgt die Verbindung mit einer ausgeschalteten Ileumschlinge [Roux*-Y-Schlinge]

chole|zys|to|in|tes|ti|nal *adj* (Ⓔ cholecystointestinal): Gallenblase und Darm/Intestinum betreffend oder verbindend

Chole|zys|to|je|ju|no|sto|mie *f* (Ⓔ cholecystojejunostomy): *Syn*: *Gallenblasen-Jejunum-Fistel*; operative Verbindung von Gallenblase* und Jejunum*; meist erfolgt die Verbindung mit einer ausgeschalteten Jejunumschlinge [Roux*-Y-Schlinge]

Chole|zys|to|ki|nin *nt* (Ⓔ cholecystokinin): *Syn*: *Pankreozymin, Cholecystokinin*; vom APUD-System der Darmschleimhaut gebildetes Hormon, das die Sekretion von Galle und Pankreasspeichel anregt und die Darmmotilität erhöht

Chole|zys|to|ko|lo|sto|mie *f* (Ⓔ cholecystocolostomy): *Syn*: *Gallenblasen-Kolon-Fistel*; operative Verbindung von Gallenblase* und Kolon*

Chole|zys|to|li|thi|a|sis *f, pl* **-ses** (Ⓔ cholecystolithiasis): auf die Gallenblase beschränkte Cholelithiasis*; **Klinik**: Schmerzen im rechten Oberbauch, die kolikartig sein können [Gallenkolik]; bei Verlegung des Choledochus kommt es zu einem Verschlussikterus mit Skleren- und Hautikterus, acholischem Stuhl, bierbraunem Urin und Pruritus; **labor.**: Erhöhung des konjugierten Bilirubins, der γ-GT und alkalischen Phosphatase; **Diagnose**: Klinik, Labor, Röntgen [Abdomenübersicht], Sonographie, ERCP*; **Therapie**: Methode der Wahl ist weiterhin die [laparoskopische oder offene] Gallenblasenentfernung [Cholezystektomie*]; die medikamentöse Litholyse mit Gallensäuren spielt heute praktisch keine Rolle mehr; die extrakorporale Stoßwellenlithotripsie* kommt nur für röntgennegative Solitärsteine infrage [*Abb. C38*]

Chole|zys|to|li|tho|to|mie *f* (Ⓔ cholecystolithotomy): operative Eröffnung der Gallenblase zur Gallensteinentfernung

Chole|zys|to|li|tho|trip|sie *f* (Ⓔ cholecystolithotripsy): Zerstörung von Gallensteinen in der Gallenblase; *s.a. Cholezystolithiasis*

Chole|zys|to|ne|phro|sto|mie *f*: → *Cholezystopyelostomie*

Chole|zys|to|pa|thie *f* (Ⓔ cholecystopathy): Gallenblasenerkrankung

Chole|zys|to|pe|xie *f* (Ⓔ cholecystopexy): Gallenblasenanheftung bei mobiler Gallenblase

Chole|zys|top|to|se *f*: → *Choloptose*

Chole|zys|to|py|e|lo|sto|mie *f* (Ⓔ cholecystopyelostomy): *Syn*: *Gallenblasen-Nierenbecken-Fistel, Cholezystonephrostomie*; operative Verbindung von Gallenblase* und Nierenbecken

Chole|zys|to|rha|phie *f*: → *Cholezystorrhaphie*

Chole|zys|tor|rha|phie *f* (Ⓔ cholecystorrhaphy): *Syn*: *Cholezystorhaphie, Gallenblasennaht*; Naht der Gallenblase nach operativer oder traumatischer Eröffnung

Chole|zys|to|so|no|gra|phie *f* (Ⓔ cholecystosonography): *Syn*: *Cholezystosonografie*; Ultraschalluntersuchung [Sonographie*] der Gallenblase

Chole|zys|to|sto|mie *f* (Ⓔ cholecystostomy): *Syn*: *Gallenblasenfistel, Gallenblasenfistelung*; operatives Anlegen einer inneren oder äußeren Gallenblasenfistel

Chole|zys|to|to|mie *f* (Ⓔ cholecystotomy): *Syn*: *Gallenblaseneröffnung*; operative Eröffnung der Gallenblase*

Chollin *nt* (Ⓔ choline): *Syn*: *Bilineurin, Sinkalin*; über die Nahrung aufgenommener Baustein von Acetylcholin* und Lecithin*

Chollin|a|ce|ty|la|se *f* (Ⓔ choline acetylase): *Syn*: *Cholinacetyltransferase*; die Synthese von Acetylcholin* katalysierendes Enzym

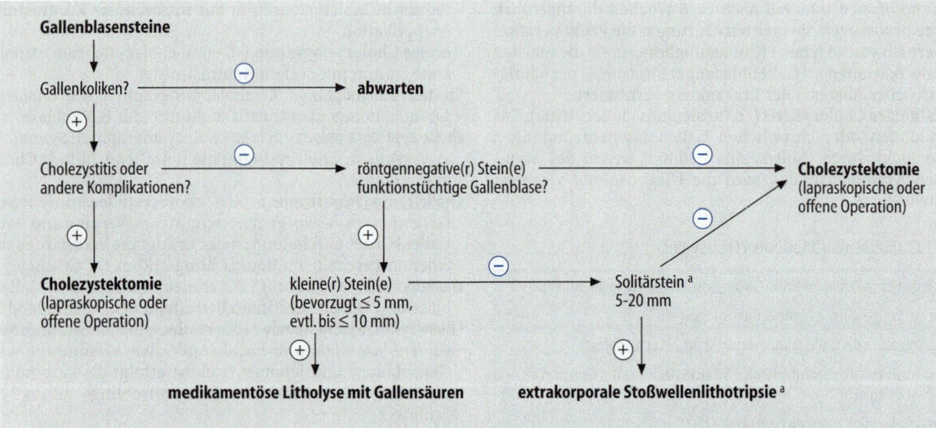

Abb. C38. Therapie bei Cholezystolithiasis

Chollinlalceltylltranslfelralse *f*: *→Cholinacetylase*
chollinlerg *adj* (Ⓔ cholinergic): *Syn*: *cholinergisch*; durch Acetylcholin* wirkend, auf Acetylcholin ansprechend
Chollinlerlgilkum *nt, pl* **-ka** (Ⓔ cholinergic): *Syn*: *Parasympathikomimetikum, Parasympathomimetikum, Vagomimetikum*; Arzneimittel mit aktivierender Wirkung auf das parasympathische Nervensystem; **direkte Parasympathomimetika** wirken wie Acetylcholin* direkt am Rezeptor [Muskarin, Carbachol], **indirekte Parasympathomimetika** hemmen den enzymatischen Abbau von Acetylcholin, das sich damit am Rezeptor anreichert [Neostigmin, Physostigmin]; **Anw.**: Glaukom, Ileus, Blasenatonie, Myasthenia gravis, Atropin- oder Curarevergiftung
chollinerlgisch *adj*: *→cholinerg*
Chollinlesltelralse *f* (Ⓔ cholinesterase): Enzym, das Acetylcholin* in Essigsäure und Cholin* spaltet
β-Cholinesterase: *→unspezifische Cholinesterase*
echte Cholinesterase (Ⓔ true cholinesterase): *Syn*: *Acetylcholinesterase*; die Spaltung von Acetylcholin* in Cholin und Acetat katalysierendes Enzym
Typ II-Cholinesterase: *→unspezifische Cholinesterase*
unechte Cholinesterase: *→unspezifische Cholinesterase*
unspezifische Cholinesterase (Ⓔ nonspecific cholinesterase): *Syn*: *unechte Cholinesterase, Pseudocholinesterase, β-Cholinesterase, Butyrylcholinesterase, Typ II-Cholinesterase*; in Serum, Darmschleimhaut und Pankreas vorkommendes Enzym, das außer Acetylcholin auch andere Cholinester spaltet
Chollinlesltelralselhemlmer *pl* (Ⓔ cholinesterase inhibitors): *Syn*: *Cholinesteraseinhibitoren, Acetylcholinesterasehemmer, Acetylcholinesteraseinhibitor*; Pharmaka, die die Aktivität der Acetylcholinesterase hemmen und eine (toxische) Anreicherung von Acetylcholin bewirken; werden z.T. als Insektizide, z.T. als indirekte Parasympathomimetika* verwendet
Chollinlesltelralselinlhilbiltolren *pl*: *→Cholinesterasehemmer*
Chollinlesltelralselrelakltilvaltolren *pl* (Ⓔ cholinesterase reactivators): Antidote bei Vergiftungen mit Alkylphosphaten, d.h. Cholinesterasehemmer; Cholinesterasereaktivatoren haben eine größere Affinität zu den Alkylphosphaten als die gehemmte Cholinesterase und reaktivieren damit die vergiftete Cholinesterase
Chollilnollyltilkum *nt, pl* **-ka** (Ⓔ cholinolytic): die Wirkung von Acetylcholin* aufhebendes Mittel; auch selten verwendetes Synonym für Parasympatholytikum*
chollilnollyltisch *adj* (Ⓔ cholinolytic): die Wirkung von Acetylcholin* aufhebend
Chollilnolrelzepltor *m* (Ⓔ cholinoreceptor): *Syn*: *Cholinozeptor, cholinerger Rezeptor*; Rezeptor für Acetylcholin* oder Substanzen mit cholinerger Wirkung; man unterscheidet zwischen **muskarinergen Rezeptoren [m-Rezeptoren]**, die durch Muskarin* stimulierbar sind, und **nicotinergen Rezeptoren [n-Rezeptoren]**, die auf Nicotin* ansprechen; bisher sind mindestens 4 verschiedene nicotinerge Rezeptoren und mindestens 5 muskarinerge Rezeptoren in verschiedenen Geweben beschrieben worden
Chollilnolrelzepltolrenlblolcker *pl* (Ⓔ cholinergic blockers): cholinerge Rezeptoren hemmende Mittel
Chollilnolzepltor *m*: *→Cholinorezeptor*
Chollinlphoslpholglylcelrid *nt* (Ⓔ choline phosphoglyceride): *Syn*: *Phosphatidylcholin, Lecithin, Lezithin*; aus Cholin, Glycerin, Phosphorsäure und Fettsäuren bestehender Grundbaustein der Zellmembran
Chollinlsallilcyllat *nt* (Ⓔ choline salicylate): *Syn*: *2-Hydroxyethyltrimethylammoniumsalicylat*; Analgetikum*, Antipyretikum*, Antiphlogistikum*
Chollinlsuclcilnat *nt*: *→Suxamethoniumchlorid*
Chollinltheloplhylllilnat *nt* (Ⓔ choline theophyllinate): Salz des Theophyllins*
Cholo-, cholo- *präf.*: *→Chole-*
Chollolptolse *f* (Ⓔ cholecystoptosis): *Syn*: *Gallenblasensenkung, Cholezystoptose*; Absenkung der Gallenblase; meist im Rahmen einer Enteroptose*
Chollorlrhoe *f, pl* **-rholen** (Ⓔ cholorrhea): übermäßiger Gallenfluss
Chollolstalse *f*: *→Cholestase*
Chollsäulre *f* (Ⓔ cholic acid): *Syn*: *Acidum cholalicum*; Gallensäure*; wird als Laxans*, Choleretikum* und Cholagogum* verwendet
Chollulrie *f* (Ⓔ choluria): Ausscheidung von Gallenfarbstoffen im Harn
chollulrisch *adj* (Ⓔ choluric): Cholurie betreffend, von ihr betroffen oder gekennzeichnet
Chondr-, chondr- *präf.*: *→Chondro-*
chondlral *adj* (Ⓔ chondral): *Syn*: *kartilaginär*; Knorpel betreffend, aus Knorpel bestehend, knorpelig, knorplig
Chonldrallgie *f*: *→Chondrodynie*
Chonldrallolplalsie *f*: *→Chondrodystrophie*
Chonldrekltolmie *f* (Ⓔ chondrectomy): *Syn*: *Knorpelresektion*; operative Knorpelentfernung, z.B. von Gelenk- oder Rippenknorpel
Chondri-, chondri- *präf.*: *→Chondro-*
Chondlrilolsom *nt*: *→Mitochondrie*
Chonldriltis *f, pl* **-tilden** (Ⓔ chondritis): Knorpelentzündung; meist als Entzündung von Gelenkknorpel zusammen mit Knochen [Osteochondritis*]

chond|ri|tisch *adj* (Ⓔ chondritic): Knorpelentzündung/Chondritis betreffend, von ihr betroffen oder gekennzeichnet

Chondro-, chondro- *präf.*: Wortelement mit der Bedeutung „Knorpel/Knorpelgewebe“

Chon|dro|a|de|nom *nt* (Ⓔ chondroadenoma): Chondrom* mit drüsigen Strukturen

Chon|dro|al|lo|pla|sie *f*: →*Chondrodystrophie*

Chon|dro|an|gi|om *nt* (Ⓔ chondroangioma): gutartiger Bindegewebstumor mit chondromatösen und angiomatösen Anteilen

Chon|dro|blast *m* (Ⓔ chondroblast): ***Syn***: *Chondroplast, Knorpelbildner*; juvenile knorpelbildende Zelle, die reift und zu einem Chondrozyten* wird

Chon|dro|blas|tom *nt* (Ⓔ chondroblastoma): ***Syn***: *Codman-Tumor*; gutartige Geschwulst des Epiphysenknorpels*; tritt meist zwischen dem 10. und 20. Lebensjahr auf; im Röntgenbild findet man rundliche, gut abgegrenzte Aufhellungen in der Epiphyse, seltener auch Verkalkungen; **Therapie:** Ausräumung und Spongiosaplastik

Chon|dro|cal|ci|no|sis *f, pl* **-ses:** →*Chondrokalzinose*

Chon|dro|cra|ni|um *nt*: →*Chondrokranium*

Chon|dro|der|ma|ti|tis *f, pl* **-ti|ti|den** (Ⓔ chondrodermatitis): ***Syn***: *Dermatochondritis*; Entzündung von Haut und Knorpel

Chondrodermatitis nodularis circumscripta helicis: →*Winkler-Krankheit*

Chondrodermatitis nodularis helicis: →*Winkler-Krankheit*

chon|dro|der|ma|ti|tisch *adj* (Ⓔ chondrodermatitic): Chondrodermatitis betreffend, von ihr betroffen oder gekennzeichnet

Chon|dro|dy|nia *f*: →*Chondrodynie*

Chon|dro|dy|nie *f* (Ⓔ chondrodynia): ***Syn***: *Chondrodynia, Chondralgie, Knorpelschmerz*; Knorpelschmerz, z.B. bei Tietze*-Syndrom

Chon|dro|dys|pla|sia *f* (Ⓔ chondrodysplasia): ***Syn***: *Chondrodysplasie, Dyschondroplasie, Dyschondroplasia*; Knorpelbildungsstörung

Chondrodysplasia calcificans congenita: →*Chondrodystrophia calcificans congenita*

Chondrodysplasia ectodermica (Ⓔ chondroectodermal dysplasia): ***Syn***: *Ellis-van Creveld-Syndrom, Chondroektodermaldysplasie, chondroektodermale Dysplasie*; seltenes, autosomal-rezessives Syndrom mit Mikromelie*, Polydaktylie*, Hypodontie*, Klein- oder Zwergwuchs und anderen Fehlbildungen

Chondrodysplasia metaphysaria Typ McKusick (Ⓔ McKusick type metaphyseal chondrodysplasia): ***Syn***: *McKusick-Syndrom, Knorpel-Haar-Hypoplasie*; autosomal-rezessive Form der Chondrodystrophie* mit kurzen Extremitäten, Glockenthorax, Zwergwuchs und spärlicher Behaarung

Chondrodysplasia punctata: →*Chondrodysplasia-punctata-Syndrome*

Chondrodysplasia punctata embryopathica (Ⓔ embryopathic chondrodysplasia punctata): *s.u. Chondrodysplasia-punctata-Syndrome*

rhizomele Chondrodysplasia punctata (Ⓔ rhizomelic chondrodysplasia punctata): *s.u. Chondrodysplasia-punctata-Syndrome*

X-gebundene Chondrodysplasia punctata: →*Chondrodystrophia calcificans congenita*

Chondrodysplasia-punctata-Syndrome *pl* (Ⓔ chondrodysplasia punctata syndromes): ***Syn***: *Chondrodysplasia punctata*; Gruppe von Erkrankungen mit Störungen der Knochen- und Knorpelentwicklung und spritzerartigen Verkalkungen der Epiphyse*; umfasst **1.** →*Chondrodystrophia calcificans congenita* **2. rhizomele Chondrodysplasia punctata:** Rezeptordefekt der Peroxisomen mit generalisierten epiphysären, punktförmigen Verkalkungen; typisch sind die starke Verkürzung von Oberschenkeln und Oberarmen, Spaltbildungen der Wirbelkörper, faziale Dysmorphien, Ichthyose* und Katarakt* **3. Sheffield-Typ:** leichte Form mit symmetrischen bilateralen Herden an Händen und Füßen und breiter Nase **4. Chondrodysplasia punctata embryopathica:** bei pränatalen Infektionen, Alkohol- und Warfarinembryopathie* **5.** Teilsymptom bei Syndromen, wie z.B Trisomie* 21, Trisomie* 18 und Dermatosen

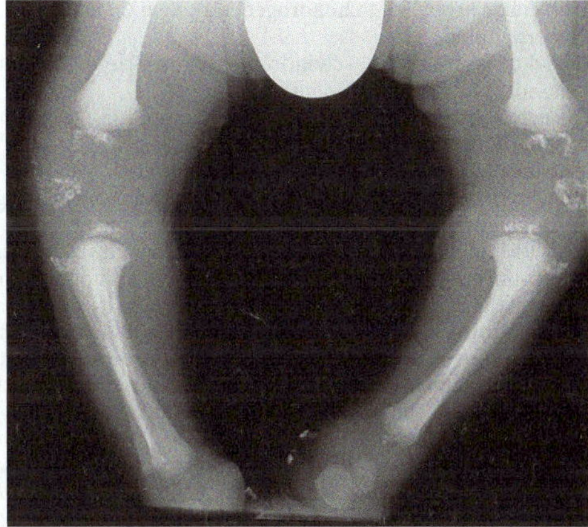

Abb. C39. Röntgenbild eines 3-monatigen Säuglings mit Chondrodysplasia punctata

Chon|dro|dys|pla|sie *f* (Ⓔ chondrodysplasia): ***Syn***: *Chondrodysplasia, Dyschondroplasie, Dyschondroplasia*; Knorpelbildungsstörung

Chondrodysplasie-Hämangiom-Syndrom *nt*: →*Maffucci-Syndrom*

chon|dro|dys|troph *adj* (Ⓔ chondrodystrophic): ***Syn***: *chondrodystrophisch*; Chondrodystrophie betreffend, von ihr betroffen oder gekennzeichnet, durch sie bedingt

Chon|dro|dys|tro|phia *f*: →*Chondrodystrophie*

Chondrodystrophia calcificans congenita (Ⓔ hypoplastic fetal chondrodystrophy): ***Syn***: *Conradi-Hünermann-Syndrom, Conradi-Syndrom, Conradi-Hünermann-Raap-Syndrom, Chondrodysplasia calcificans congenita, X-gebundene Chondrodysplasia punctata*; Enzymdefekt der Cholesterinbiosynthese, der zu Störungen der Knochen- und Knorpelentwicklung, kraniofazialer Dysmorphie, Haut- und Augenveränderungen [Katarakt] führt; gehört zu den Chondrodysplasia-punctata-Syndromen*

Chondrodystrophia myotonica (Ⓔ chondrodystrophic myotonia): ***Syn***: *Schwartz-Jampel-Syndrom*; seltene, autosomal-rezessive Osteodysplasie langer Röhrenknochen mit Myopathie [Verarmung der Mimik, Schluckstörungen, Blepharophimose, ataktischer Gang]; später kommt es häufig zu sekundärer Katarakt und starker Myopie

Chon|dro|dys|tro|phie *f* (Ⓔ chondrodystrophy): ***Syn***: *Chondralloplasie, Chondroalloplasie, Chondrodystrophia*; Störung der enchondralen Ossifikation* mit Beeinträchtigung des Längenwachstums der Knochen

chon|dro|dys|tro|phisch *adj*: →*chondrodystroph*

Chon|dro|ek|to|der|mal|dys|pla|sie *f* (Ⓔ chondroectodermal dysplasia): ***Syn***: *Ellis-van Creveld-Syndrom, Ellis-Creveld-Syndrom, chondroektodermale Dysplasie, Chondrodysplasia ectodermica*; seltenes, autosomal-rezessives Syndrom mit Mikromelie*, Polydaktylie*, Hypodontie*, Klein- oder Zwergwuchs und anderen Fehlbildungen

Chon|dro|en|do|the|li|om *nt* (Ⓔ chondroendothelioma): gutartiger Bindegewebstumor mit chondromatösen und endotheliomatösen Anteilen

chon|dro|e|pi|phy|sär *adj* (Ⓔ chondroepiphyseal): Epiphysen(fugen)knorpel/Cartilago epiphysialis betreffend

Chon|dro|e|pi|phy|si|tis *f, pl* **-ti|den** (Ⓔ chondroepiphysitis): Entzündung des Epiphysenknorpels

chon|dro|e|pi|phy|si|tisch *adj* (Ⓔ chondroepiphysitic): Chondroepiphysitis betreffend, von ihr betroffen oder gekennzeichnet

Chon|dro|fi|brom *nt* (Ⓔ chondrofibroma): ***Syn***: *chondromyxoides Fibrom, Fibrochondrom*; Chondrom* mit fibrösen Anteilen

chon|dro|gen *adj* (Ⓔ chondrogenous): Chondrogenese betreffend, knorpelbildend, knorpelformend

Chon|dro|ge|ne|se *f* (Ⓔ chondrogenesis): *Syn*: *Chondroplasie*; Knorpelbildung

Chon|dro|glos|sus *m* (Ⓔ chondroglossus muscle): Musculus chondroglossus; *s.u. Musculus hyoglossus*

Chon|dro|hy|po|pla|sie *f* (Ⓔ chondrohypoplasia): abortive Form der Chondrodysplasie*

Chon|dro|id *nt* (Ⓔ chondroid): Knorpelmatrix; *s.u. Knorpel*

chon|dro|id *adj* (Ⓔ chondroid): wie Knorpel, knorpelartig, knorpelähnlich, knorpelförmig, knorpelig, knorplig

Chon|dro|i|tin|sul|fa|te *pl* (Ⓔ chondroitin sulfates): zu den Mukopolysacchariden gehörende Sulfate der Chondroitinschwefelsäure; ihre drei Formen **Chondroitinsulfat A (Chondroitin-4-Sulfat), Chondroitinsulfat B (Dermatansulfat)** und **Chondroitinsulfat C (Chondroitin-6-Sulfat)** sind die Hauptbestandteile des Knorpels und kommen auch in Haut, Hornhaut, Sehnen und Herzklappen vor

Chon|dro|kal|zi|no|se *f* (Ⓔ chondrocalcinosis): *Syn*: *Chondrokalzinose-Syndrom, Chondrokalzinose-Arthropathie, Pseudogicht, Pyrophosphatarthropathie, Chondrocalcinosis, Calciumpyrophosphatdihydratablagerung, CPPD-Ablagerung*; durch Ablagerung von Calciumpyrophosphatdihydrat in einem [meist Kniegelenk] oder mehreren Gelenken hervorgerufene Arthropathie*; **Diagnose**: Nachweis von Pyrophosphatkristallen im Gelenkpunktat; **Therapie**: symptomatisch, Antiphlogistika

Chondrokalzinose-Arthropathie *f*: *→Chondrokalzinose*

Chondrokalzinose-Syndrom *nt*: *→Chondrokalzinose*

Chon|dro|kar|zi|nom *nt* (Ⓔ chondrocarcinoma): Karzinom* mit Knorpelanteil

Chon|dro|klast *m* (Ⓔ chondroclast): *Syn*: *Knorpelfresszelle*; Zelle, die im Rahmen der enchondralen Knochenbildung* den Säulenknorpel abbaut

chon|dro|kos|tal *adj* (Ⓔ chondrocostal): *Syn*: *kostochondral*; Rippenknorpel/Cartilago costalis betreffend

Chon|dro|kra|ni|um *nt* (Ⓔ chondrocranium): *Syn*: *Chondrocranium, Knorpelschädel, Primordialkranium*; knorpelig vorgebildete Teile des Schädels [v.a. der Schädelbasis], die später durch Knochen ersetzt werden

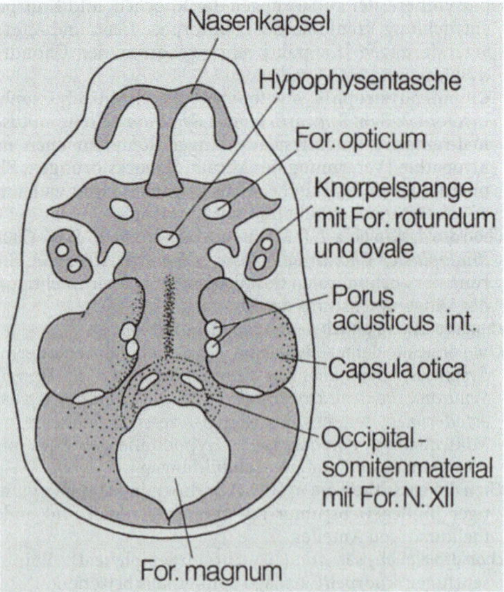

Abb. C40. Chondrokranium im 2. Embryonalmonat von oben

Chon|dro|li|pom *nt* (Ⓔ chondrolipoma): aus Knorpel- und Fettgewebe bestehender Mischtumor

Chon|dro|ly|se *f* (Ⓔ chondrolysis): Knorpelauflösung; physiologisch im Rahmen der enchondralen Knochenbildung*, pathologisch bei Chondromalazie*

Chon|drom *nt* (Ⓔ chondroma): *Syn*: *Knorpelgeschwulst, Knorpeltumor, Chondroma*; von Knorpelgewebe ausgehender Tumor; seltener, meist gutartiger Tumor, der dem Knorpel aufsitzt [**Ekchondrom, peripheres Chondrom**] oder im Knorpel liegt [**Enchondrom, zentrales Chondrom**]; Chondrome neigen zu Zystenbildung [**zystisches Chondrom**] und Verkalkung und Verknöcherung [**ossifizierendes Chondrom**]; oft handelt es sich um Mischformen [Chondrofibrom, -lipom]; eine Entartung zu einem Chondrosarkom* ist möglich

peripheres Chondrom (Ⓔ peripheral chondroma): *Syn*: *Ekchondrom*; dem Knochen aufsitzender, gutartiger Knorpeltumor; oft Zufallsbefund beim Röntgen

Chon|dro|ma *nt, pl* **-malta**: *→Chondrom*

Chondroma sarcomatosum: *→Chondrosarkom*

Chon|dro|ma|la|cia *f*: *→Chondromalazie*

Chondromalacia patellae (Ⓔ chondromalacia patellae): *Syn*: *Büdinger-Ludloff-Läwen-Syndrom*; oft beide Kniescheiben betreffende Knorpelerweichung bei Jugendlichen; heilt i.d.R. spontan ab; kann aber zu einer Chondropathia* patellae führen

Chon|dro|ma|la|zie *f* (Ⓔ chondromalacia): *Syn*: *Chondromalacia, Knorpelerweichung*; pathologische Erweichung von Knorpelgewebe bei Stoffwechselstörungen, entzündlichen Prozessen und als idiopathische Formen

systematisierte Chondromalazie (Ⓔ systemic chondromalacia): *Syn*: *rezidivierende Polychondritis, Polychondritis chronica atrophicans, von Meyenburg-Altherr-Uehlinger-Syndrom, Meyenburg-Altherr-Uehlinger-Syndrom, Polychondritis recidivans et atrophicans*; ätiologisch ungeklärte, seltene Entzündung von knorpeligen Teilen der Nase [Sattelnase], des Ohrs [Blumenkohlohr], der oberen Luftwege und der Augen

chon|drom|ar|tig *adj*: *→chondromatös*

chon|dro|ma|tös *adj* (Ⓔ chondromatous): *Syn*: *chondromartig*; Knorpelgeschwulst/Chondrom betreffend, in der Art eines Chondroms (wachsend)

Chon|dro|ma|to|se *f* (Ⓔ chondromatosis): *Syn*: *multiple Chondrome, Gelenkchondromatose*; durch multiple gutartige Knorpelgeschwulste [Chondrome*] gekennzeichnete Arthropathie*

artikuläre Chondromatose: *→synoviale Chondromatose*

synoviale Chondromatose (Ⓔ synovial chondromatosis): *Syn*: *artikuläre Chondromatose, Gelenkchondromatose*; meist das Knie-, Hüft- oder Ellenbogengelenk betreffende Chondromatose* der Synovialis; typisch sind multiple freie Gelenkkörper, die zu Einklemmung und Blockierung führen; **Therapie**: Synovektomie*

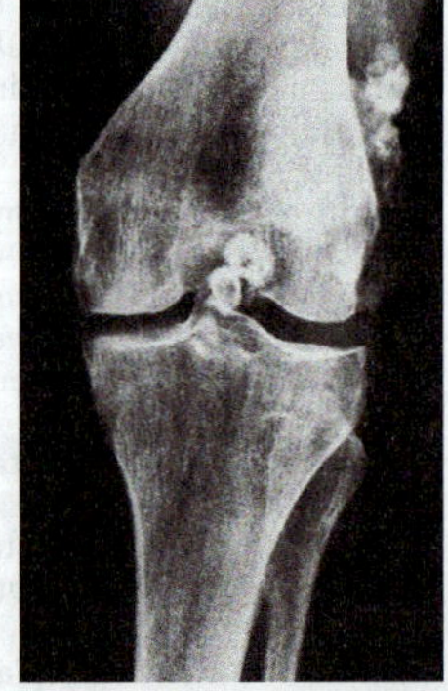

Abb. C41. Synoviale Chondromatose

Chon|dro|me|ta|pla|sie *f* (Ⓔ chondrometaplasia): metaplastische Knorpelumwandlung

Chon|dro|mu|ko|id *nt* (Ⓔ chondromucoid): Grundsubstanz des hyalinen Knorpels*

Chon|dro|my|om *nt* (Ⓔ chondromyoma): gutartiger Bindegewebstumor mit chondromatösen und myomatösen Anteilen

Chon|dro|my|xom *nt* (Ⓔ chondromyxoma): *Syn*: *Myxochondrom*; verschleimtes Chondrom*

Chon|dron *nt* (Ⓔ chondrone): *s.u. Knorpel*

Chon|dro|ne|kro|se *f* (Ⓔ chondronecrosis): *Syn*: *Knorpelnekrose*; Nekrose* von Knorpel(gewebe)

chondro-ossär *adj* (Ⓔ chondro-osseous): *Syn*: *osteochondral, osteokartilaginär*; aus Knorpel- und Knochengewebe bestehend

Chondro-osteoarthritis *f* (Ⓔ chondro-osteoarthritis): kombinierte Chondritis* und Osteoarthritis*

Chon|dro|os|te|o|dys|tro|phie *f* (Ⓔ chondro-osteodystrophy): *Syn*: *Osteochondrodystrophie*; Störung der Knochen- und

Knorpelbildung

Chon|dro|os|te|om *nt* (Ⓔ osteochondroma): *Syn*: *knorpelige Exostose, kartilaginäre Exostose, osteo-kartilaginäre Exostose, Osteochondrom*; aus Knochen- und Knorpelgewebe bestehende Exostose*; häufigste gutartige Knorpelgeschwulst des Knochens; die autosomal-dominante Form [**Exostosenkrankheit**] tritt generalisiert am gesamten Skelett auf und ist mit Wachstumsstörungen verbunden; verläuft i.d.R. asymptomatisch, bis Nerven oder Gefäße verdrängt werden; das Röntgenbild zeigt pilzartige Exostosen, die breitbasig oder gestielt auf dem Knochen aufsitzen; **Therapie**: operative Entfernung nur bei Beschwerden oder Sarkomverdacht

Chon|dro|os|te|o|ne|kro|se *f*: → *Osteochondrose*

Chon|dro|pa|thia *f*: → *Chondropathie*

Chondropathia patellae (Ⓔ chondropathia patellae): degenerative Veränderung des Gelenkknorpels der Kniescheibe, die sich meist aus einer Chondromalacia* patellae entwickelt oder auf einer Dysplasie des Femoropatellargelenkes beruht; **Klinik**: Spontanschmerz bei starker Kniebeugung [Kniebeuge, Treppensteigen] oder beim Aufstehen nach längerem Sitzen; Verschiebeschmerz der Patella, subpatellares Reiben; **Therapie**: Krankengymnastik und bewusstes Vermeiden starker Kniebeugung; arthroskopische Glättung des Knorpels und Entlastungsoperationen für die Patella werden nicht von allen Autoren empfohlen

Chondropathia tuberosa (Ⓔ costal chondritis): *Syn*: *Tietze-Syndrom*; ätiologisch ungeklärte, schmerzhafte Anschwellung von Rippenknorpeln, v.a. am Sternalansatz der 2. und 3. Rippe; **Therapie**: Infiltration mit Lokalanästhetika; nicht-steroidale Antiphlogistika

Chon|dro|pa|thie *f* (Ⓔ chondropathy): *Syn*: *Chondropathia*; degenerative oder nicht-entzündliche Knorpelerkrankung

Chon|dro|pla|sie *f* (Ⓔ chondroplasia): *Syn*: *Chondrogenese*; Knorpelbildung

Chond|ro|plast *m*: → *Chondroblast*

Chon|dro|plas|tik *f* (Ⓔ chondroplasty): *Syn*: *Knorpelplastik*; plastische Chirurgie an Knorpel

Chon|dro|po|ro|se *f* (Ⓔ chondroporosis): physiologische oder pathologische Hohlraumbildung im Knorpel

Chon|dros|a|min *nt* (Ⓔ chondrosamine): *Syn*: *D-Galaktosamin*; Amin der Galaktose*; Bestandteil von Glykoproteinen und Mukopolysacchariden

Chon|dro|sar|co|ma *nt*, *pl* **-malta**: → *Chondrosarkom*

Chon|dro|sar|kom *nt* (Ⓔ chondrosarcoma): *Syn*: *Knorpelsarkom, Chondroma sarcomatosum, Enchondroma malignum, Chondrosarcoma*; bösartiger Tumor des Knorpelgewebes; nach dem Osteosarkom* zweithäufigster maligner Tumor des Knochenskeletts, der relativ oft multipel auftritt [**Chondrosarkomatose**]; das **primäre Chondrosarkom** entsteht meist im Metaphysengebiet langer Röhrenknochen; das **sekundäre Chondrosarkom** entwickelt sich aus einem Chondrom und wird je nach der Lage als **peripheres Chondrosarkom** [an der Knorpeloberfläche] oder **zentrales Chondrosarkom** [im Knorpel] bezeichnet; das Wachstum ist langsam und lokal destruierend; Metastasen sind selten; **Therapie**: radikale Resektion

chon|dro|sar|ko|ma|tös *adj* (Ⓔ chondrosarcomatous): Chondrosarkom betreffend

Chon|dro|sar|ko|ma|to|se *f* (Ⓔ chondrosarcomatosis): *s.u. Chondrosarkom*

Chon|dro|se *f* (Ⓔ chondrosis): *Syn*: *Chondrosis*; degenerative Knorpelerkrankung

Chon|dro|sis *f*, *pl* **-ses** (Ⓔ chondrosis): *Syn*: *Chondrose*; degenerative Knorpelerkrankung

Chondrosis intervertebralis (Ⓔ intervertebral chondrosis): *Syn*: *Bandscheibendegeneration, regressiver Bandscheibenschaden, Diskose*; die degenerative Bandscheibenerkrankung betrifft nicht nur die Bandscheibe, sondern Bandscheibe und angrenzende Wirbel und ist deshalb in späteren Stadien von Osteochondrose* und Spondylose* begleitet; sie ist eine Folge der anhaltenden Druckbelastung und der normalen Alterung der Bandscheibe, die mehr oder minder bereits im Kindesalter beginnt; ab dem 20. Lebensjahr treten radiäre Risse im Anulus fibrosus und breitbasige Vorwölbungen auf; häufig kommt es zu Bandscheibenprolaps*; nach dem 60. Lebensjahr ist der Anulus* fibrosus ausgetrocknet und die Wirbelsäule versteift

Chon|dro|to|mie *f* (Ⓔ chondrotomy): *Syn*: *Knorpeldurchtrennung*; Durchtrennung von Knorpel; i.d.R. mit einem Knorpelmesser [**Chondrotom**]

chon|dro|xi|pho|id *adj* (Ⓔ chondroxiphoid): Schwertfortsatz/Processus xiphoideus betreffend

Chon|dro|zyt *m* (Ⓔ chondrocyte): Knorpelzelle; *s.u. Knorpel*

CHOP *Abk.*: **1.** Cyclophosphamid, Hydroxydaunomycin, Oncovin, Prednisolon **2.** Cyclophosphamid, Hydroxydaunorubicin, Vincristin (*engl.* oncovin), Prednison

Chopart: François Chopart; 1743–1795; französischer Chirurg (Paris)

Chopart-Amputation *f* (Ⓔ Chopart's amputation): *Syn*: *Chopart-Exartikulation, Chopart-Operation*; Fußamputation in der Chopart*-Gelenklinie

Chopart-Exartikulation *f*: → *Chopart-Amputation*

Chopart-Gelenklinie *f* (Ⓔ Chopart's joint): *Syn*: *Articulatio tarsi transversa*; Gelenklinie innerhalb der Fußwurzelknochen; von Bedeutung für Fußamputationen

CHOPBLEO *Abk.*: Cyclophosphamid, Hydroxydaunorubicin, Vincristin (*engl.* oncovin), Prednison, Bleomycin

CHOPE *Abk.*: Cyclophosphamid, Hydroxydaunorubicin, Vincristin (*engl.* oncovin), Prednison, Etoposid

Chor-, chor- *präf.*: → *Chorio-*

Chor|da *f*, *pl* **-dae** (Ⓔ chorda): (*anatom.*) Schnur, Strang, Band

Chorda dorsalis (Ⓔ chorda dorsalis): *Syn*: *Rückensaite, Notochorda*; axiales Stützorgan während der Embryonalentwicklung; induziert beim Menschen die Bildung des Neuralrohrs*; Nucleus* pulposus und Ligamentum* apicis dentis werden als Chordareste betrachtet

Chorda obliqua membranae interossei antebrachii (Ⓔ oblique cord of interosseous membrane of forearm): strangförmiges Band von der Tuberositas* ulnae zum Radius*; limitiert Supination des Unterarms

Chordae tendineae cordis (Ⓔ tendinous cords of heart): Sehnenfäden der Papillarmuskeln [Musculi* papillares] des rechten und linken Ventrikels, die an den Rändern der Atrioventrikularklappen* ansetzen und ein Zurückschlagen während der Systole* verhindern

Chorda tympani (Ⓔ chorda tympani): *Syn*: *Paukensaite*; Endast des Nervus* intermedius aus dem Nervus* facialis; zieht durch die Paukenhöhle* zur Zunge; enthält parasympathische Fasern für Glandula* submandibularis, Glandula* sublingualis und die Glandulae* linguales; die Geschmacksfasern leiten Empfindungen von den vorderen 2/3 des Zungenrückens

Chorda umbilicalis (Ⓔ umbilical cord): *Syn*: *Nabelstrang, Nabelschnur, Funiculus umbilicalis*; spiralig-gedrehte, von Amnion* überzogene Verbindung vom Nabel des Embryos zum kindlichen Teil der Plazenta*; enthält die **Nabelschnurgefäße** [Vasa umbilicalia] und eine gallertartige Interzellularsubstanz [**Wharton-Sulze**], die von Fibroblasten durchsetzt ist; die **Nabelschnurvene** [Vena umbilicalis] führt sauerstoff- und nährstoffreiches Blut von der Plazenta zum Fötus, die beiden **Nabelschnurarterien** [Arteria* umbilicalis] sauerstoffarmes Blut zur Plazenta

Chorda urachi (Ⓔ median umbilical ligament): *Syn*: *Urachusstrang, Ligamentum umbilicale medianum*; bindegewebiger Rest des verödeten Urachus*; verläuft auf der Innenseite der vorderen Bauchwand vom Scheitel der Harnblase zum Nabel

Chor|da|fa|den|ab|riss *m* (Ⓔ chorda tendinae rupture): *Syn*: *Sehnenfädenabriss*; Riss der Chordae* tendinae der Mitral- oder Tripuspidalklappe; führt zur Ausbildung einer Klappeninsuffizienz

Chor|da|fal|te *f* (Ⓔ fold of chorda tympani): *Syn*: *Plica chordae tympani*; durch die Chorda* tympani hervorgerufene Schleimhautfalte der seitlichen Paukenhöhlenwand

Chor|da|ka|nal *m* (Ⓔ chorda tympani canal): *Syn*: *Canaliculus chordae tympani*; Kanälchen für die Chorda* tympani vom Canalis* nervi facialis zur Paukenhöhle [Cavitas* tympani]

chor|dal *adj* (Ⓔ chordal): Chorda betreffend

Chor|dek|to|mie *f* (Ⓔ chordectomy): ***Syn***: *Stimmbandteilresektion, Stimmbandausschneidung*; Teilentfernung des Stimmbandes*; wird v.a. zur Entfernung von Karzinomen durchgeführt

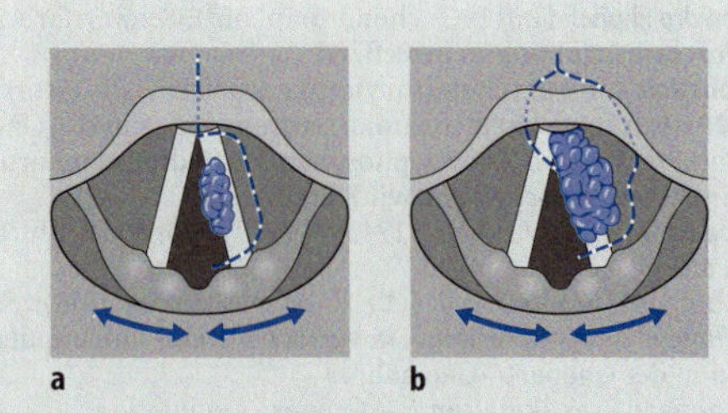

Abb. C42. Chordektomie. Funktionserhaltende Teilresektion bei Stimmbandkarzinom: **a** Thyreotomie und Chordektomie, **b** frontolaterale Teilresektion

Chor|di|tis *f, pl* **-ti|den** (Ⓔ chorditis): ***Syn***: *Stimmbandentzündung, Chorditis vocalis*; Entzündung eines oder beider Stimmbänder; meist Teil einer akuten Laryngitis*; die Stimmlippen sind gerötet und oft mit Fibrin oder zähem Schleim bedeckt; die Stimme ist rau, es kommt zu Heiserkeit oder Aphonie, Hustenreiz und Schmerzen; **Therapie**: Schonung, warme Getränke, heiße Halsumschläge, Dampfinhalation mit Zusatz von Kamille oder Salbei

chor|di|tisch *adj* (Ⓔ chorditic): Stimmbandentzündung/Chorditis betreffend, von ihr betroffen oder gekennzeichnet

Chor|dom *nt* (Ⓔ chordoma): ***Syn***: *Notochordom*; seltener, gallertartiger Tumor an der Schädelbasis, der aus Resten der Chorda* dorsalis hervorgeht

Chor|do|pe|xie *f* (Ⓔ chordopexy): ***Syn***: *Stimmbandfixierung*; operative Fixierung eines oder beider Stimmbänder

Chor|do|to|mie *f* (Ⓔ **1.–2.** chordotomy): **1.** ***Syn***: *Stimmlippendurchtrennung*; operative Durchtrennung der Stimmlippe* **2.** Durchschneidung/Durchtrennung der Schmerzbahn [Tractus* spinothalamicus] im Rückenmark als **offene** oder **direkte Chordotomie** oder **perkutane Chordotomie**; wird zur Behandlung nicht-unterdrückbarer Schmerzzustände [z.B. bei Tumoren] eingesetzt

Chor|do|zen|te|se *f* (Ⓔ chordocentesis): ***Syn***: *Nabelschnurpunktion*; Punktion der Nabelschnurgefäße unter Ultraschallkontrolle; kann ab der 14.–18. Schwangerschaftswoche durchgeführt werden; **Indikation**: Hydrops* fetalis, Karyotypisierung, Hämoglobinbestimmung, Diagnose fetaler Infektionen

Cho|rea *f* (Ⓔ chorea): ***Syn***: *choreatische Bewegungsstörung*; Oberbegriff für extrapyramidale Bewegungsstörungen mit unwillkürlichen, nicht unterdrückbaren Bewegungen [Hyperkinesen*] und allgemeiner Muskelhypotonie; die Zuckungen laufen schon in Ruhe in ständiger Wiederholung ab und steigern sich bei Willkürbewegungen und affektiver Erregung; im Extremfall kommt es zu einem **choreatischen Bewegungssturm**, der die Patienten völlig überwältigt und jede koordinierte Willkürbewegung unmöglich macht; im Schlaf oder unter Narkose verschwinden die Hyperkinesen **Klinik**: monotone, schlecht artikuliert Sprache; wackelnder Gang mit gesteigerten Mitbewegungen; lebhafte Mimik; die Patienten können meist die Zunge nicht herausgestreckt lassen, weil sie automatisch zurückgezogen wird [**Chamäleonzunge**]; Abschwächung der Eigenreflexe; beim **Plateauphänomen** wird die choreatische Muskelkontraktion für einige Sekunden beibehalten; löst man z.B. den Patellarsehnenreflex aus, verharrt der Unterschenkel für einige Sekunden in gestreckter Stellung und sinkt dann langsam wieder ab [**Gordon-Kniephänomen**]

Chorea chronica progressiva hereditaria: → *Chorea Huntington*

Chorea gravidarum (Ⓔ chorea in pregnancy): ***Syn***: *Schwangerschaftschorea*; in der Schwangerschaft auftretende Chorea; gleicht der Chorea* minor, die sich auch bei der Hälfte der Patienten in der Anamnese findet; ist heute nur noch eine Rarität

Chorea Huntington (Ⓔ Huntington's chorea): ***Syn***: *Erbchorea, Chorea chronica progressiva hereditaria, Chorea major, Veitstanz, Huntington-Chorea*; autosomal-dominante Form, die meist im 4. Lebensjahrzehnt einsetzt; neben choreatischen Symptomen imponiert der progressive geistige Verfall; wegen der hohen Penetranz der Erbanlage [Kinder von Genträgern haben ein 50 %iges Risiko an der Krankheit zu erkranken] sollten Huntington-Erkrankte auf Nachkommen verzichten

Klinik: das Leiden beginnt schleichend mit psychischen Veränderungen [leichte Reizbarkeit, sexuelle Enthemmtheit, Neigung zu Tätlichkeiten]; diese sog. **Choreophrenie** kann sich aber auch in symptomatischen Psychosen oder paranoiden Ideen äußern; später kommt es zur Entwicklung einer Demenz*; auffällig sind grobe Bewegungsstörungen mit blitzartigen Hyperkinesien und Grimassieren der mimischen Muskulatur; der Verlauf ist chronisch progredient mit einer durchschnittlichen Krankheitsdauer von 12–15 Jahren; nur selten erreichen die Patienten das 60. Lebensjahr; **Diagnose**: Anamnese, klinisches Bild, Gehirn-CT, Positronemissionstomographie; **Therapie**: bisher ist keine kausale Therapie möglich; symptomatische Behandlung der Hyperkinesen und psychischen Symptome

Chorea infectiosa/juvenilis: → *Chorea minor*

Chorea major: → *Chorea Huntington*

Chorea minor (Ⓔ chorea minor): ***Syn***: *Sydenham-Chorea, Chorea minor Sydenham, Chorea juvenilis/rheumatica/infectiosa/simplex*; v.a. Mädchen betreffende Choreaform, die im Anschluss an Streptokokkenerkrankungen zusammen mit rheumatischem Fieber auftritt; spielt in Europa heute kaum noch eine Rolle, ist in den Entwicklungsländern aber noch häufig; die **Klinik** entspricht der Chorea [siehe oben]; **Therapie**: Bettruhe und Abtrennung von der Außenwelt; langfristige Antibiotikatherapie [Penicillin]; Beruhigungsmittel, in schweren Fällen auch Neuroleptika* oder Valproat* zur Unterdrückung der Hyperkinesen; **Prognose**: heilt folgenlos aus, neigt aber zu Rezidiven

Chorea minor Sydenham: → *Chorea minor*

Chorea rheumatica/ simplex: → *Chorea minor*

cho|re|a|ti|form *adj* (Ⓔ choreiform): ***Syn***: *choreiform*; choreaähnlich, in der Art einer Chorea

cho|re|a|tisch *adj* (Ⓔ choreatic): Chorea betreffend, von Chorea betroffen, choreaartig

cho|re|i|form *adj*: → *choreatiform*

cho|re|o|a|the|to|id *nt* (Ⓔ choreoathetoid): Choreoathetose betreffend, von ihr betroffen oder gekennzeichnet

Cho|re|o|a|the|to|se *f* (Ⓔ choreoathetosis): angeborene oder erworbene Bewegungsunruhe [Hyperkinese*] mit kombiniert choreatischer und athetotischer Symptomatik

Cho|re|o|phre|nie *f* (Ⓔ choreophrenia): *s.u. Chorea Huntington*

Cho|res|tom *nt*: → *Choristom*

cho|ri|al *adj* (Ⓔ chorial): ***Syn***: *chorional*; die mittlere Eihaut/Chorion betreffend

Chorio-, chorio- *präf.*: Wortelement mit der Bedeutung „Zottenhaut/Chorion"

Cho|ri|o|am|ni|o|ni|tis *f, pl* **-ti|den** (Ⓔ chorioamnionitis): Entzündung von Chorion* und Amnion*; *s.a. Amnioninfektionssyndrom*

cho|ri|o|am|ni|o|ni|tisch *adj* (Ⓔ chorioamnionitic): Chorioamnionitis betreffend, von ihr betroffen oder gekennzeichnet

Cho|ri|o|blas|tom *nt*: → *Chorionkarzinom*

Cho|ri|o|blas|to|se *f* (Ⓔ chorioblastosis): Chorionwucherung

Cho|ri|o|ca|pil|la|ris *f* (Ⓔ choriocapillaris): Lamina choroidocapillaris; *s.u. Choroidea*

Cho|ri|o|e|pi|the|li|om *nt*: → *Chorionkarzinom*

Cho|ri|o|ge|ne|se *f* (Ⓔ choriogenesis): Chorionentwicklung

Cho|ri|o|i|dea *f*: → *Choroidea*

Cho|ri|o|i|dea|skle|ro|se *f* (Ⓔ choroidal sclerosis): ***Syn***: *Aderhautsklerose*; altersbedingte [**senile Chorioideasklerose**], primäre [ohne erkennbare Ursache] oder sekundäre [nach Entzündung oder Verletzung] Sklerose der Aderhaut; führt zu zunehmender Verschlechterung der zentralen Sehschärfe

Cho|ri|o|id|epi|the|li|om *nt* (Ⓔ plexus papilloma): *Syn*: *Choroidpapillom, Chorioidpapillom, Plexuspapillom, Choroidepitheliom*; vom Plexus* choroideus ausgehender gutartiger Tumor; findet sich bei Kindern v.a. im Seitenventrikel, bei Erwachsenen im 4. Ventrikel; langfristig kommt es zu intermittierendem Hydrocephalus* occlusus, der z.B. durch plötzliche Kopfbewegungen ausgelöst werden kann; Papillome am Boden des 4. Ventrikels führen auch zu Hirnnervenlähmungen, Myoklonie und Ataxie; **Therapie**: operative Abtragung in toto über einen okzipitalen Zugang

Cho|ri|o|i|der|e|mie *f* (Ⓔ choroideremia): *Syn*: *Degeneratio chorioretinalis progressiva*; seltene, zu Erblindung führende X-chromosomale Degeneration von Aderhaut und Netzhaut; das Pigment der Aderhaut verschwindet und man sieht rundliche, weiß-gelbe Flecken, die langsam wachsen und konfluieren

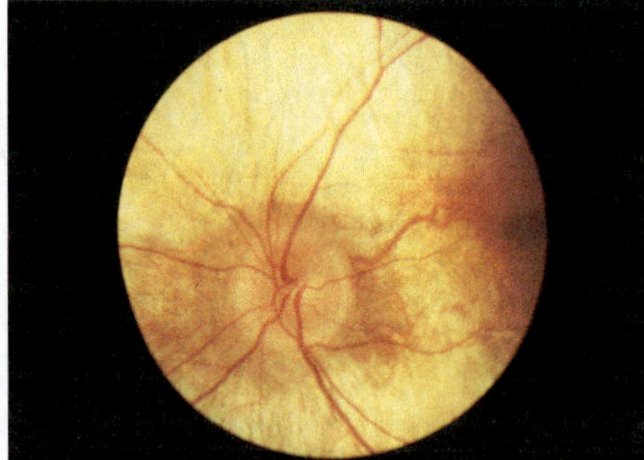

Abb. C43. Chorioideremie

Cho|ri|o|i|di|tis *f, pl* **-ti|den** (Ⓔ choroiditis): *Syn*: *Aderhautentzündung, Choroiditis*; Entzündung der Aderhaut [Choroidea*], die meist auch die Netzhaut mitbefällt [Chorioretinitis*]; verläuft schmerzlos, außer es kommt zum Mitbefall des Ziliarkörpers oder zur intraokularen Drucksteigerung; die häufigste Ursache von Aderhautentzündungen sind Toxoplasmose*, Histoplasmose*, Sarkoidose*, Borreliose*, Syphilis* und Behçet*-Krankheit; die Entzündung ist meist herdförmig disseminiert; am Anfang sind die Herde weißlich-gelb und unscharf; später verschwindet das Aderhautgewebe und die weiße Sklera* scheint durch die Nerbe hindurch; die Größe des Gesichtsfeldausfalls hängt von der Lokalisation der Entzündung ab; die schwersten Sehstörungen entstehen bei zentraler und juxtapapillärer Chorioiditis

Chorioiditis anterior (Ⓔ anterior choroiditis): *Syn*: *vordere Chorioiditis*; Entzündung der vorderen Aderhautabschnitte bleiben selbst bei größeren Ausfällen symptomlos und werden oft nur zufällig entdeckt

Chorioiditis centralis (Ⓔ central choroiditis): zentrale Chorioiditis in Nähe der Macula* lutea; führt zu schweren Sehstörungen

Chorioiditis disseminata (Ⓔ disseminated choroiditis): *Syn*: *hintere Chorioiditis*; disseminierte exsudative Chorioiditis, die zu Narbenbildung und Sehstörungen führt

exsudative Chorioiditis (Ⓔ exudative choroiditis): Chorioiditis mit Ergussbildung

hintere Chorioiditis: → *Chorioiditis disseminata*

juxtapapilläre Chorioiditis: → *Chorioiditis juxtapapillaris*

Chorioiditis juxtapapillaris (Ⓔ juxtapapillary choroiditis): *Syn*: *juxtapapilläre Chorioiditis*; Chorioiditis in der Nähe der Sehnervenpapille; führt zu kommaförmigem Gesichtsfeldausfall

Chorioiditis macularis (Ⓔ macular choroiditis): Chorioiditis mit Beteiligung der Macula* lutea

Chorioiditis metastatica (Ⓔ metastatic choroiditis): metastatische Chorioiditis bei Sepsis

Chorioiditis purulenta (Ⓔ suppurative choroiditis): *Syn*: *Chorioiditis suppurativa*; Chorioiditis mit eitrigem Erguss

Chorioiditis suppurativa: → *Chorioiditis purulenta*

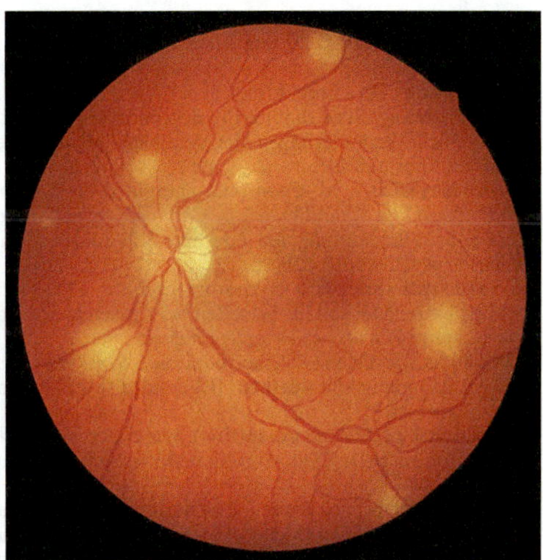

Abb. C44. Chorioiditis disseminata bei Miliartuberkulose

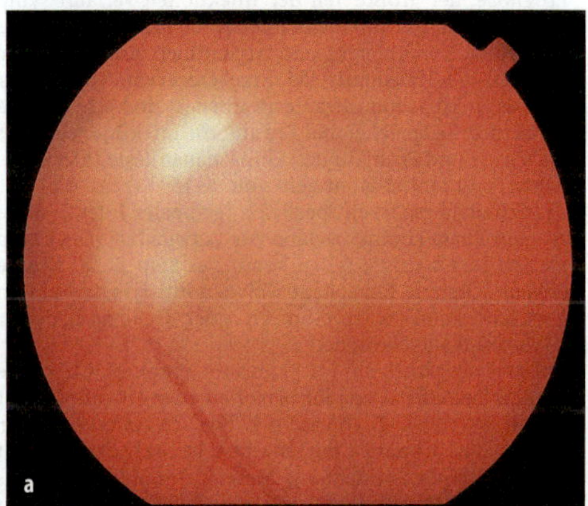

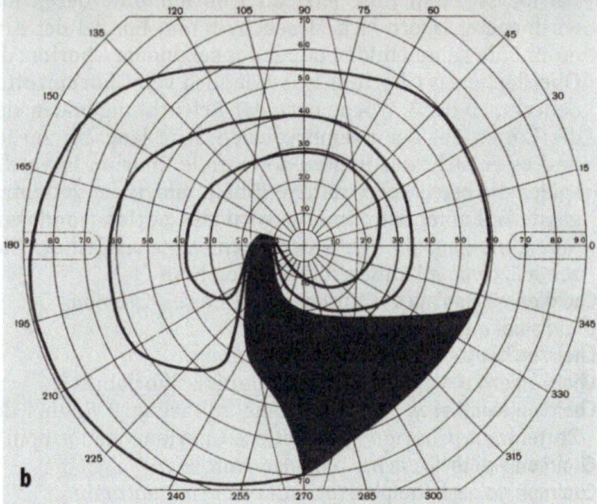

Abb. C45. Ophthalmoskopischer Befund [a] und Gesichtsfeldausfall [b] bei Chorioiditis juxtapapillaris

vordere Chorioiditis: → *Chorioiditis anterior*

cho|ri|o|i|di|tisch *adj* (Ⓔ choroiditic): Aderhautentzündung/Chorioiditis betreffend, von Chorioiditis betroffen

Cho|ri|o|i|do|cy|cli|tis *f, pl* **-ti|den**: → *Chorioidozyklitis*

Cho|ri|o|i|do|i|ri|tis *f, pl* **-ti|den** (Ⓔ choroidoiritis): *Syn*: *Chorioiritis*; Entzündung von Aderhaut [Choroidea*] und Regenbogenhaut [Iris*]

cho|ri|o|i|do|i|ri|tisch *adj* (Ⓔ choroidoiritic): ***Syn***: *chorioiritisch*; Chorioidoiritis betreffend, von ihr betroffen oder gekennzeichnet

Cho|ri|o|i|do|se *f* (Ⓔ choroidosis): ***Syn***: *(degenerative) Aderhauterkrankung*; Bezeichnung für degenerative, evtl. auch entzündliche Veränderungen der Aderhaut; oft gleichgesetzt mit Chorioiditis*

Cho|ri|o|i|do|zy|kli|tis *f, pl* **-ti|den** (Ⓔ choroidocyclitis): ***Syn***: *Choroidozyklitis, Choroidocyclitis, Chorioidocyclitis, Zyklochorioiditis*; Entzündung von Aderhaut [Choroidea*] und Ziliarkörper [Corpus* ciliare]

cho|ri|o|i|do|zy|kli|tisch *adj* (Ⓔ choroidocyclitic): Chorioidozyklitis betreffend, von ihr betroffen oder gekennzeichnet

Cho|ri|o|id|pa|pil|lom *nt*: *→ Chorioidepitheliom*

Cho|ri|o|i|ri|tis *f, pl* **-ti|den** (Ⓔ choroidoiritis): ***Syn***: *Chorioidoiritis*; Entzündung von Aderhaut [Choroidea*] und Regenbogenhaut [Iris*]

cho|ri|o|i|ri|tisch *adj* (Ⓔ choroidoiritic): ***Syn***: *chorioidoiritisch*; Choriodoiritis betreffend, von ihr betroffen oder gekennzeichnet

Cho|ri|o|me|nin|gi|tis *f, pl* **-ti|den** (Ⓔ choriomeningitis): Entzündung von Hirnhaut [Meninx*] und Plexus* choroideus **lymphozytäre Choriomeningitis** (Ⓔ lymphocytic choriomeningitis): ***Syn***: *Armstrong-Krankheit*; durch ein Arenavirus* [LCM-Virus] verursachte Entzündung mit meist guter Prognose; der größte Teil der Infektionen verläuft symptomarm oder -los und bleibt unerkannt; das Virus ist bisher in Europa, Nordamerika und Argentinien aufgetreten und benutzt die Hausmaus als Erregereservoir; die Mäuse werden meist schon intrauterin infiziert und scheiden das Virus in Urin, Speichel und Kot aus; die Infektion tritt meist im Winter und Frühjahr auf; klinisch manifeste Infektionen haben eine Inkubationszeit von 5–15 Tagen; die erste Krankheitsphase ist unspezifisch [grippaler Infekt], in der zweiten Phase kommt es dann zur Entwicklung einer aseptischen Meningitis*; selten kommt es zum Befall anderer Organe [Orchitis, Enzephalitis, Myokarditis]; in der Schwangerschaft kann es zu Aborten oder Gehirnschädigung [Hydrozephalus] kommen

cho|ri|o|me|nin|gi|tisch *adj* (Ⓔ choriomeningitic): Choriomeningitis betreffend, von ihr betroffen oder gekennzeichnet

Cho|ri|on *nt* (Ⓔ **1.–2.** chorion): **1.** ***Syn***: *Zottenhaut, mittlere Eihaut*; das **primäre Chorion** entsteht nach dem 14. Entwicklungstag; es besteht aus Mesenchym, Zytotrophoblast und Synzytiotrophoblast und umschließt die ehemalige Blastozystenhöhle, die jetzt als **Chorionhöhle** bezeichnet wird; später lagern sich Mesenchym und Epithel der Amnionhöhle an und bilden damit das **sekundäre Chorion**; die Oberfläche des Chorions ist anfänglich von **Chorionzotten** bedeckt; ab der 3. Woche nach der Befruchtung bilden sich die Zotten auf der abembryonalen Seite langsam zurück und es entsteht das nahezu zottenfreie **Chorion laeve**, das später die eigentliche mittlere Eihaut bildet; der zottentragende Teil unter dem Embryo wird als **Chorion frondosum** bezeichnet; aus ihm entwickelt sich der fetale Teil der Plazenta **2.** (*biolog.*) äußere Eihaut/Membran

Cho|ri|on|a|de|no|ma des|tru|ens *nt*: *→ Chorionkarzinom*

cho|ri|o|nal *adj*: *→ chorial*

Cho|ri|on|bi|op|sie *f*: *→ Chorionzottenbiopsie*

Cho|ri|on|ent|zün|dung *f* (Ⓔ chorionitis): Chorionitis*

Cho|ri|on|e|pi|thel *nt* (Ⓔ chorionic epithelium): Epithel der Zottenhaut [Chorion*]; bildet u.a. Choriongonadotropin*

Cho|ri|on|e|pi|the|li|om *nt*: *→ Chorionkarzinom*

Cho|ri|on|go|na|do|tro|phin *nt*: *→ Choriongonadotropin*

Cho|ri|on|go|na|do|tro|pin *nt* (Ⓔ choriogonadotropin): ***Syn***: *Choriongonadotrophin, Humanchoriongonadotropin, humanes Choriongonadotropin*; von den Trophoblasten der Plazenta* gebildetes Hormon, das den Gelbkörper* erhält und seine Umwandlung in den Schwangerschaftsgelbkörper bewirkt; besteht aus zwei Untereinheiten: **α-HCG** und **β-HCG**; der Nachweis von β-HCG im Urin oder Serum beweist eine Schwangerschaft; fallende Urin- oder Serumspiegel im Verlauf der Schwangerschaft können auf eine drohende Fehlgeburt und missed abortion hinweisen; extrem hohe β-HCG-Spiegel finden sich bei Blasenmole* und

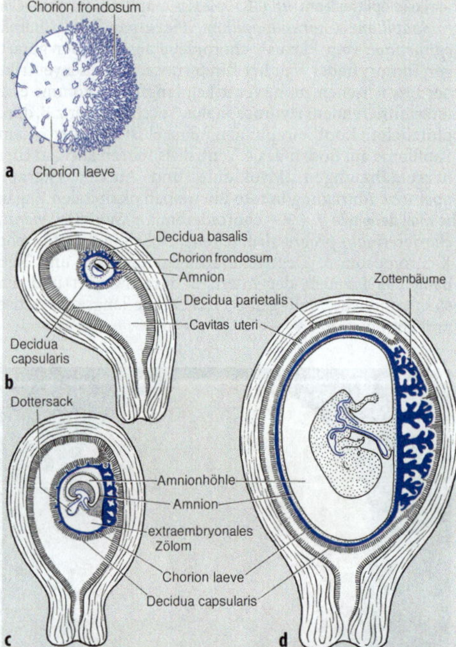

Abb. C46. Chorionentwicklung. **a** Ende 1. Monat, **b** Beginn 2. Monat, **c** Ende 2. Monat, **d** Ende 4. Monat; Blau = Entoderm, Chorion und Derivate

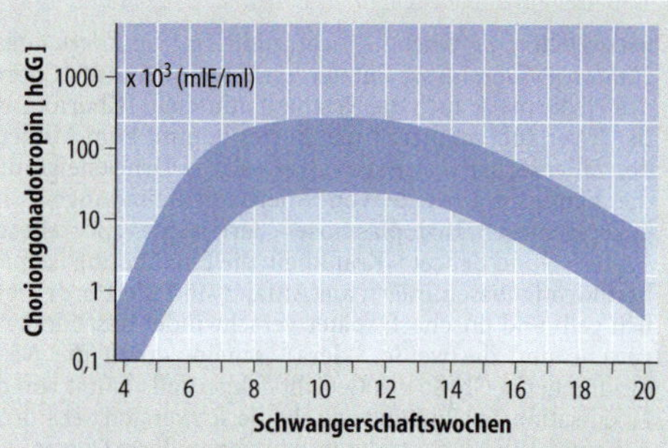

Abb. C47. Choriongonadotropin. Verlauf des HCG-Spiegels während der Frühschwangerschaft

Chorionepitheliom

Cho|ri|on|höh|le *f* (Ⓔ chorionic cavity): *s.u. Chorion 1.*

Cho|ri|o|ni|tis *f, pl* **-ti|den** (Ⓔ chorionitis): ***Syn***: *Chorionentzündung*; Entzündung des Chorions*

cho|ri|o|ni|tisch *adj* (Ⓔ chorionitic): Chorionitis betreffend, von ihr betroffen oder gekennzeichnet

Cho|ri|on|kar|zi|nom *nt* (Ⓔ choriocarcinoma): ***Syn***: *Chorioblastom, malignes Chorionepitheliom, Chorioepitheliom, fetaler Zottenkrebs, Chorionadenoma destruens*; aus einer Blasenmole* hervorgehender maligner Tumor des Chorionepithels; **Therapie**: Hysterektomie* und anschließende Chemotherapie bei Chorionkarzinom ohne Metastasen oder mit Metastasen, aber guter Prognose [kurze Dauer der Erkrankung, keine Hirn- oder Lebermetastasen, niedrige HCG-Werte]; bei Chorionkarzinom mit Metastasen und ungünstiger Prognose [lange Dauer der Erkrankung, Hirn- oder Lebermetastasen, hohe HCG-Werte] Polychemotherapie, evtl. sekundäre Hysterektomie*

Cho|ri|on|so|ma|to|mam|mo|tro|pin *nt* (Ⓔ chorionic somatomammotropin): ***Syn***: *humanes Plazentalaktogen, humanes Chorionsomatotropin, Plazentalaktogen, Somatomammo-*

Abb. C48. Chorionkarzinom. Nebeneinander von Zytotrophoblast- und Synzytiotrophoblastzellen mit Pleomorphismus und Anaplasie

tropin; in den Chorionzellen der Plazenta gebildetes Hormon, dessen Spiegel im Verlauf der Schwangerschaft stetig zunimmt; stimuliert die Entwicklung der Brust und bereitet sie für die Laktation* vor; es hat scheinbar auch eine dem Wachstumshormon vergleichbare Wirkung und wirkt wachstumsfördernd auf den Embryo

Cho|ri|on|so|ma|to|tro|pin, hu|ma|nes *nt*: *→Chorionsomatomammotropin*

Cho|ri|on|zot|ten *pl* (Ⓔ chorionic villi): *s.u. Chorion 1.*

Cho|ri|on|zot|ten|bi|op|sie *f* (Ⓔ chorionic villus biopsy): ***Syn***: *Chorionbiopsie*; Probeentnahme aus dem Chorion in der Frühschwangerschaft zur Diagnose genetischer Erkrankungen; die häufigsten Indikationen sind Alter der Mutter [82,5 %], Risiko für monogene erbliche Erkrankung [6 %] und vorausgegangene Schwangerschaft mit Chromosomenstörung [6 %]; die Probenentnahme kann transzervikal oder transabdominal unter Ultraschallkontrolle durchgeführt werden

cho|ri|o|re|ti|nal *adj* (Ⓔ chorioretinal): Aderhaut und Netzhaut/Retina betreffend oder verbindend

Cho|ri|o|re|ti|ni|tis *f, pl* **-ti|den** (Ⓔ choroidoretinitis): ***Syn***: *Retinochorioiditis*; Entzündung von Netzhaut [Retina*] und Aderhaut [Choroidea*]; *s.a. Chorioiditis*

Chorioretinitis centralis (Ⓔ central chorioretinitis): tritt in den USA häufig im Rahmen einer Histoplasmose auf

cho|ri|o|re|ti|ni|tisch *adj* (Ⓔ chorioretinitic): Chorioretinitis betreffend, von ihr betroffen oder gekennzeichnet

Cho|ri|o|re|ti|no|pa|thia *f*: *→Chorioretinopathie*

Chorioretinopathia centralis serosa: *→Retinitis centralis serosa*

Cho|ri|o|re|ti|no|pa|thie *f* (Ⓔ chorioretinopathy): ***Syn***: *Chorioretinopathia*; Erkrankung von Aderhaut [Choroidea*] und Netzhaut [Retina*]

Cho|ris|tie *f* (Ⓔ chorista): Versprengung von Gewebe in der Embryonalphase

Cho|ris|tom *nt* (Ⓔ choristoma): ***Syn***: *Chorestom*; von versprengtem Embryonalgewebe ausgehender Tumor

Cho|ro|i|dea *f* (Ⓔ choroid): ***Syn***: *Chorioidea, Aderhaut*; gefäß- und pigmentreicher hinterer Abschnitt der mittleren Augenhaut [Tunica* vasculosa bulbi]; die äußerste Schicht [**Lamina suprachoroidea**] verbindet sie mit der Sklera*, die innerste Schicht [**Lamina basalis choroideae**] setzt sie von der Retina* ab; dazwischen liegen die gefäßreiche **Lamina**

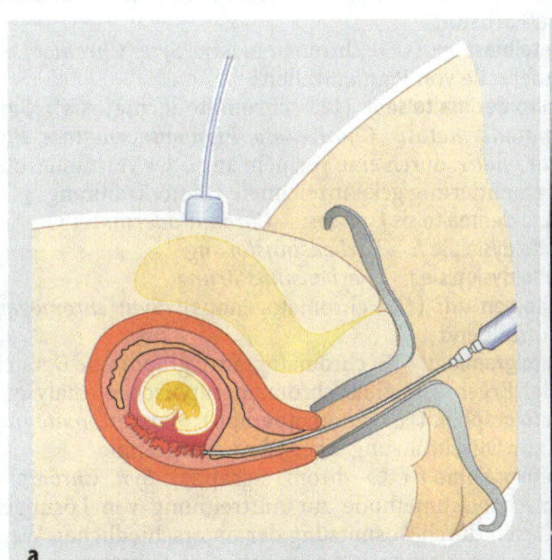

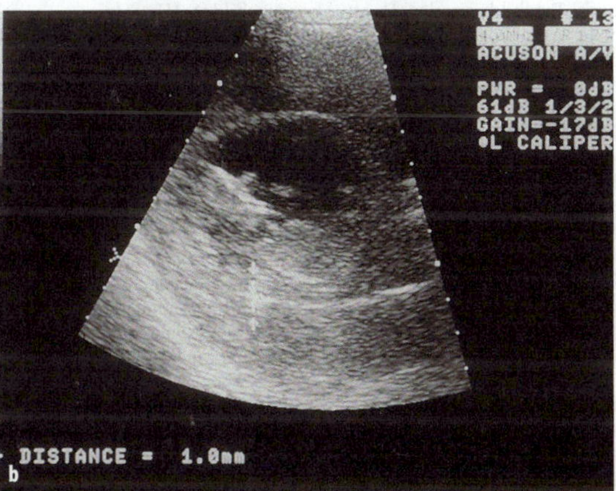

Abb. C49. Transabdominale Chorionzottenbiopsie. Schema [a] und Ultraschallaufnahme [b]

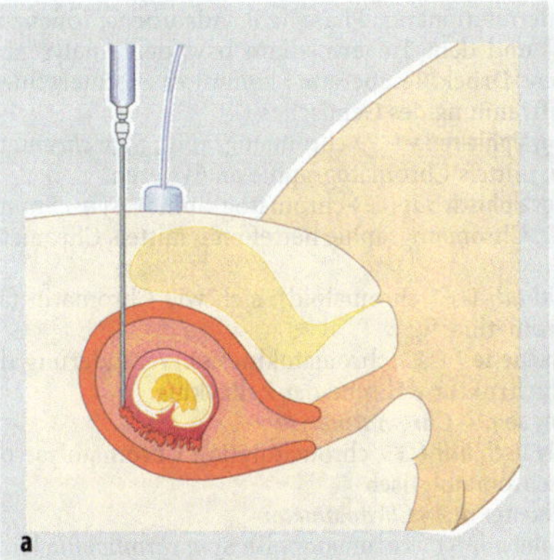

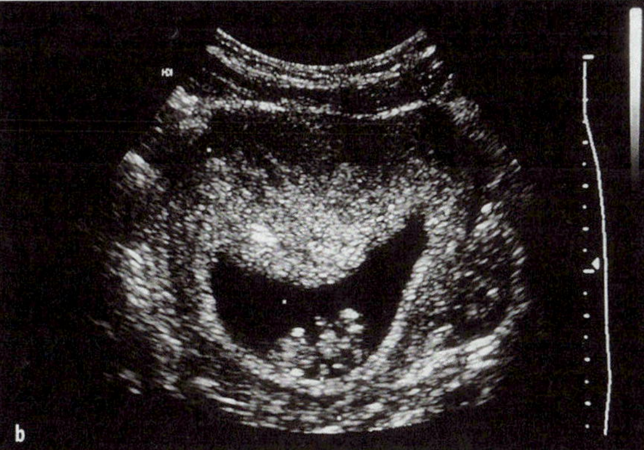

Abb. C50. Späte Chorionzottenbiopsie. Schema [a] und Ultraschallaufnahme [b]

vasculosa und die **Lamina choroidocapillaris**, deren Kapillarnetz die Retina ernährt; an der Ora* serrata retinae geht die Choroidea in den Ziliarkörper [Corpus* ciliare] über

Cholrolildekltolmie *f* (Ⓔ choroidectomy): operative Entfernung des Plexus* choroideus der Seitenventrikel

Cholrolidlepilthellilom *nt*: *→Chorioidepitheliom*

Cholrolilditis *f, pl* **-tilden:** *→Chorioiditis*

cholrolilditisch *adj*: *→chorioiditisch*

Cholrolildolcylclitis *f, pl* **-tilden:** *→Chorioidozyklitis*

Cholrolildolzylklitis *f, pl* **-tilden:** *→Chorioidozyklitis*

cholrolildolzylklitisch *adj*: *→chorioidozyklitisch*

Cholrolidlpalpillom *nt*: *→Chorioidepitheliom*

Chotzen: F. Chotzen; deutscher Psychiater (Breslau) im 20. Jahrhundert

Chotzen-Saethre-Syndrom *nt*: *→Chotzen-Syndrom*

Chotzen-Syndrom *nt* (Ⓔ Chotzen syndrome): ***Syn***: *Chotzen-Saethre-Syndrom, Saethre-Chotzen-Syndrom, Akrozephalosyndaktylie III*; autosomal-dominante Form der Akrozephalosyndaktylie* mit Fehlbildungen von Schädel, Gesicht und Fingern

CHP *Abk.*: **1.** Chemoprävention **2.** *→chronische hepatische Porphyrie*

CHR *Abk.*: **1.** Cercarien-Hüllen-Reaktion **2.** *→Chromobacterium*

Chr *Abk.*: *→Chromosom*

Christ: Josef Christ; 1871–1948; deutscher Arzt und Zahnarzt (Wiesbaden)

Christ-Siemens-Syndrom *nt* (Ⓔ Christ-Siemens syndrome): ***Syn***: *anhidrotisch-ektodermale Dysplasie, ektodermale kongenitale Dysplasie, Christ-Siemens-Touraine-Syndrom, Guilford-Syndrom, Jacquet-Syndrom, Anhidrosis congenita*; X-chromosomal-rezessiv vererbtes Syndrom, das durch Fehlbildung der Haut(anhangsgebilde) [Hypotrichose, Anhidrose*], der Zähne [Hypodontie*] und verschiedener Knorpel [Nase, Ohr] gekennzeichnet ist

Christ-Siemens-Touraine-Syndrom *nt*: *→Christ-Siemens-Syndrom*

Christlbaumlblalse *f* (Ⓔ Christmas tree pattern): *s.u. neurogene Blase*

Christian: Henry Asbury Christian; 1876–1951; amerikanischer Arzt (Boston)

Christian-Schüller-Krankheit *f*: *→Hand-Schüller-Christian-Krankheit*

Christmas: Christmas-Faktor *m* (Ⓔ Christmas factor): ***Syn***: *Faktor IX, Autothrombin II, antihämophiles Globulin B*; Vitamin K-abhängig in der Leber synthetisierter Faktor des intrinsischen Systems der Blutgerinnung*; Mangel führt zu Hämophilie B

Christmas-Krankheit *f* (Ⓔ Christmas disease): ***Syn***: *Faktor IX-Mangel, Faktor IX-Mangelkrankheit, Hämophilie B*; durch einen angeborenen Mangel an Christmas*-Faktor bedingte Blutgerinnungsstörung; **Therapie**: lebenslange Substitutionstherapie, die i.d.R. als i.v.-Applikation vom Patienten oder bei Kindern von den Eltern vorgenommen werden kann; die verwendeten Faktorenkonzentrate enthalten hochgradig gereinigten Faktor IX; *s.a. Hämophilie*

Chrilstuslpallme *f* (Ⓔ castor oil plant): ***Syn***: *Ricinus communis*; *s.u. Rizinusöl*

Chrilstuslpalmlöl *nt*: *→Rizinusöl*

Chrobak: Rudolph Chrobak; 1843–1910; österreichischer Gynäkologe (Wien)

Chrobak-Zeichen *nt* (Ⓔ Chrobak's sign): tiefes Einsinken einer Sonde in das nekrotische Gewebe bei Zervixkarzinom*

Chrom *nt* (Ⓔ chrome): hartes, beständiges Metall; essentielles Spurenelement; berufliche Exposition kann zu Allergien und Lungenerkrankungen führen; über die biochemische Funktion ist bisher wenig bekannt; wahrscheinlich verbessert Chrom die Glucosetoleranz

Chrom-, chrom- *präf.*: *→Chromo-*

-chrom *suf.*: Wortelement mit der Bedeutung „Farbe/Farbstoff"

chromlaflfin *adj* (Ⓔ chromaffin): ***Syn***: *chromaphil, phäochrom*; leicht mit Chromsalzen färbbar

Chromlaflfilniltät *f* (Ⓔ chromaffinity): leichte Anfärbbarkeit mit Chromsalzen

Chromlaflfilnom *nt* (Ⓔ chromaffinoma): ***Syn***: *chromaffiner Tumor*; vom chromaffinen System ausgehender Tumor, z.B. Phäochromozytom*

Chromlaflfilnolpalthie *f* (Ⓔ chromaffinopathy): Erkrankung des chromaffinen Systems

chrolmalphil *adj*: *→chromaffin*

chromlarlgenltaflfin *adj* (Ⓔ chromargentaffin): mit Chrom- und Silbersalzen färbbar

Chromläslthelsie *f* (Ⓔ chromesthesia): durch andere Sinnesreize ausgelöstes Farbensehen

Chrolmat *nt* (Ⓔ chromate): Salz der Chromsäure

Chromat-, chromat- *präf.*: *→Chromat-*

Chrolmaltilde *f* (Ⓔ chromatid): ***Syn***: *Halbchromosom*; Längshälfte eines Chromosoms*

Chrolmaltin *nt* (Ⓔ chromatin): im Wesentlichen aus DNA*, Protein [Histone*, Nichthistone] und RNA* bestehende spezifisch anfärbbare Kernsubstanz; in der Teilungsphase entstehen aus ihm die sichtbaren Chromosomen*; besteht aus Euchromatin* und Heterochromatin*, wobei das Verhältnis von Euchromatin zu Heterochromatin von Zelltyp zu Zelltyp verschieden ist

chrolmaltinlnelgaltiv *adj* (Ⓔ chromatin-negative): ohne Geschlechtschromatin

Chrolmaltilnollylse *f* (Ⓔ chromatinolysis): ***Syn***: *Chromatolyse, Tigrolyse*; Auflösung der Nissl*-Substanz von Nervenzellen

Chrolmaltilnorlrhelxis *f*: *→Chromatorrhexis*

chrolmaltinlpolsiltiv *adj* (Ⓔ chromatin-positive): mit Geschlechtschromatin

chrolmaltisch *adj* (Ⓔ chromatic): Farbe betreffend, farbig, anfärbbar

Chromato-, chromato- *präf.*: Wortelement mit der Bedeutung „Farbe/Farbstoff"

Chrolmaltolblast *m* (Ⓔ chromatoblast): ***Syn***: *Chromoblast*; Vorläuferzelle von Pigmentzellen*

Chrolmaltolderlmaltolse *f* (Ⓔ chromatodermatosis): ***Syn***: *Chromatodermatosis, Chromatose, Pigmentdermatose, Pigmentanomalie*; durch eine Vermehrung oder Verminderung der Pigmentierung gekennzeichnete Hauterkrankung

Chrolmaltolderlmaltolsis *f, pl* **-ses:** *→Chromatodermatose*

Chrolmaltoldyslolpie *f*: *→Farbensinnstörung*

Chrolmaltoldyslopsie *f*: *→Farbensinnstörung*

chrolmaltolgen *adj* (Ⓔ chromatogenous): ***Syn***: *chromogen*; farbstoffbildend

Chrolmaltolgramm *nt* (Ⓔ chromatogram): graphische Darstellung der Ergebnisse einer chromatographischen Analyse

Chrolmaltolgraph *m* (Ⓔ chromatograph): ***Syn***: *Chromatograf*; Gerät zur Durchführung einer Chromatographie

Chrolmaltolgralphie *f* (Ⓔ chromatography): ***Syn***: *Chromatografie*; Analysenmethode zur Auftrennung von Lösungen oder Gasen durch Ausnutzung der unterschiedlichen Wanderungsgeschwindigkeit der verschieden Substanzen eines Stoffgemisches; die zu analysierende Substanz wird mit Hilfe eines Trägermediums [Gas, Flüssigkeit] als **mobile Phase** über die Oberfläche der **stationären Phase** geleitet; je nach der Art der stationären Phase [z.B. Adsorbens, Ionenaustauscher] und dem Trägermedium bzw. den Analysenbedingungen [Druck, Temperatur] kommt es zu unterschiedlicher Auftrennung des Gemisches

chrolmaltolgralphielren *v* (Ⓔ chromatograph): ***Syn***: *chromatografieren*; mittels Chromatographie analysieren

chrolmaltolgralphisch *adj* (Ⓔ chromatographic): ***Syn***: *chromatografisch*; Chromatographie betreffend, mittels Chromatographie

chrolmaltolid *adj* (Ⓔ chromatoid): sich wie Chromatin färbend, chromatinartig

Chrolmaltolkilnelse *f* (Ⓔ chromatokinesis): Veränderung der Chromatinstruktur während des Zellzyklus

Chrolmaltollylse *f*: *→Chromatinolyse*

chrolmaltollyltisch *adj* (Ⓔ chromatolytic): Chromatolyse betreffend, chromatolytisch

Chrolmaltolmelter *nt*: *→Chromometer*

chrolmaltolphil *adj* (Ⓔ chromatophil): ***Syn***: *chromophil*; leicht färbbar

Chrolmaltolphilie *f* (Ⓔ chromatophilia): leichte Anfärbbarkeit mit Farbstoffen

Chro|ma|to|phor *nt* (Ⓔ chromatophore): Pigmentzelle von Haut, Iris* oder Choroidea*

Chro|ma|to|pho|ren|nä|vus, fa|mi|li|ä|rer *m* (Ⓔ chromatophore nevus of Naegeli): *Syn*: *Franceschetti-Jadassohn-Syndrom, Melanophorennävus, Incontinentia pigmenti Typ Franceschetti-Jadassohn, Naegeli-Syndrom, Naegeli-Bloch-Sulzberger-Syndrom, Dermatitis pigmentosa reticularis*; autosomal-dominante Dermatose mit Hyperpigmentierungen, Palmoplantarkeratosen, Zahnanomalien, Alopezie* und Hypohidrose*

Chro|ma|to|pho|rom, ma|lig|nes *nt*: → *malignes Melanom*

Chro|ma|to|pie *f*: → *Chromatopsie*

Chro|ma|top|sie *f* (Ⓔ **1.** chromatic vision **2.** chromatopsia): **1.** *Syn*: *Chromatopie, Farbensehen, Chromopsie*; Sehstörung, bei der alle Gegenstände in einem Farbton erscheinen, z.B. Gelbsehen [Xanthopsie] **2.** *Syn*: *Chromatopie, Farbensehen, Chromopsie*; Fähigkeit zum Farbensehen, Farbsinn

Chro|ma|top|to|me|ter *nt* (Ⓔ chromatoptometer): *Syn*: *Chromoptometer*; Gerät zur Messung des Farbensehens

Chro|ma|top|to|me|trie *f* (Ⓔ chromatoptometry): *Syn*: *Chromoptometrie*; Messung des Farbensehens

Chro|ma|tor|rhe|xis *f* (Ⓔ chromatinorrhexis): *Syn*: *Chromatinorrhexis*; Chromatinauflösung, Chromatinfragmentation

Chro|ma|to|se *f*: → *Chromatodermatose*

Chro|ma|to|sko|pie *f*: → *Chromodiagnostik*

Chro|mat|u|rie *f*: → *Chromurie*

Chrom|cat|gut *nt* (Ⓔ chromic catgut): *Syn*: *Chromkatgut*; mit Chromsalzen behandeltes Catgut*; wird langsamer resorbiert als normales Catgut

Chrom|hid|ro|se *f* (Ⓔ chromhidrosis): *Syn*: *Chromhidrosis, Chromidrosis, Farbschweiß, gefärbter Schweiß*; unabhängig von der Genese verwendeter Oberbegriff für die Ausscheidung eines gefärbten Schweißes, z.B. blau-grüner Achselschweiß bei **apokriner Chromhidrose**

falsche Chromhidrose (Ⓔ pseudochromhidrosis): *Syn*: *Pseudochromhidrose, Pseudochromidrose*; durch Farbstoffe hervorgerufene Färbung des Schweißes

Chrom|hid|ro|sis *f, pl* **-ses**: → *Chromhidrose*

chrom|hid|ro|tisch *adj* (Ⓔ chromhidrotic): Chromhidrose betreffend, von ihr betroffen oder gekennzeichnet

Chrom|i|dro|sis *f, pl* **-ses**: → *Chromhidrose*

chro|mie|ren *v* (Ⓔ chromate): mit Chromsalzlösung behandeln

Chrom|kat|gut *nt*: → *Chromcatgut*

Chromo-, chromo- *präf.*: Wortelement mit der Bedeutung „Farbe/Farbstoff"

Chro|mo|bac|te|ri|um *nt* (Ⓔ Chromobacterium): fakultativ anaerobe, gramnegative Pigmentbilder mit peritricher Begeißelung

Chromobacterium violaceum (Ⓔ Chromobacterium violaceum): Erreger von Abszessen, Durchfallerkrankungen und Harnwegsinfekten; bildet das Antibiotikum **Aztreonam**

Chro|mo|blast *m* (Ⓔ chromoblast): *Syn*: *Chromatoblast*; Vorläuferzelle von Pigmentzellen*

Chro|mo|blas|to|my|ko|se *f*: → *Chromomykose*

Chro|mo|chol|o|sko|pie *f* (Ⓔ chromocholoscopy): Chromodiagnostik* der Gallenfunktion unter Verwendung gallengängiger Farbstoffe

Chro|mo|di|a|gnos|tik *f* (Ⓔ chromodiagnosis): *Syn*: *Chromatoskopie, Chromoskopie*; Funktionsprüfung innerer Organe [z.B. Niere] unter Verwendung von Farbstoffen

chro|mo|gen *adj*: → *chromatogen*

Chro|mo|ge|ne|se *f* (Ⓔ chromogenesis): Farbstoffbildung

Chro|mo|lym|pho|gra|phie *f* (Ⓔ chromolymphography): *Syn*: *Chromolymphografie*; Lymphographie* mit Anfärbung der Lymphknoten zur besseren intraoperativen oder postoperativen Kontrolle der Radikalität eines Eingriffes

Chro|mo|mer *nt* (Ⓔ chromomere): Knotenbildung von Chromatiden mit erhöhtem DNA-Gehalt

Chro|mo|me|ter *nt* (Ⓔ chromometer): *Syn*: *Kolorimeter, Chromatometer, Farbenmesser*; Messgerät für die Kolorimetrie*

Chro|mo|my|ko|se *f* (Ⓔ chromomycosis): *Syn*: *Chromoblastomykose, schwarze Blastomykose, Fonsecas-Krankheit, Pedrosos-Krankheit, Blastomycosis nigra*; durch Schwärzepilze [Fonsecaea*-, Cladosporium*- und Phialophora*-Species] hervorgerufene Mykose* der Haut und des Unterhautgewebes mit Befall von Hand, Unterschenkel und Fuß [**Moos-Fuß**]; endemisch in Russland, dem Süden der USA und Brasilien; **Diagnose**: mikroskopischer [Kalilaugenpräparat] oder kultureller Erregernachweis; **Therapie**: Exzision kleinerer Herde; bei ausgedehntem Befall Itraconazol* oder Amphotericin* B intern

Chro|mo|per|tu|ba|tion *f* (Ⓔ chromopertubation): Füllung der Eileiter mit Farbstoff zur Testung der Durchgängigkeit

Chro|mo|pe|xie *f* (Ⓔ chromopexy): Pigmentfixierung/Pigmentbindung in Zellen oder Geweben

Chro|mo|pha|ge *m* (Ⓔ chromophage): *Syn*: *Pigmentophage*; mit Pigment beladener Phagozyt*, z.B. Monozyten mit Malariapigmenteinschlüssen

chro|mo|phil *adj* (Ⓔ chromophilic): *Syn*: *chromatophil*; leicht färbbar

chro|mo|phob *adj* (Ⓔ chromophobe): schwer färbbar

Chro|mo|pho|bie *f* (Ⓔ chromophobia): (*histolog.*) schlechte Anfärbbarkeit mit Farbstoffen

Chro|mo|phor *nt* (Ⓔ chromophoric): *Syn*: *Farbradikal*; farbgebende Gruppe einer Verbindung

chro|mo|phor *adj* (Ⓔ chromophoric): farbgebend; farbtragend

Chro|mo|pho|to|the|ra|pie *f* (Ⓔ chromophototherapy): *Syn*: *Buntlichttherapie*; Bestrahlung mit Licht einer bestimmten Wellenlänge, z.B. Rotlichttherapie

Chro|mo|pro|te|id *nt*: → *Chromoprotein*

Chro|mo|pro|te|in *nt* (Ⓔ chromoprotein): *Syn*: *Chromoproteid*; eine farbgebende Gruppe enthaltendes komplexes Protein

Chro|mo|pro|te|in|nie|re *f* (Ⓔ chromoproteinuric nephrosis): *Syn*: *chromoproteinurische Nephrose*; durch Auftreten von **Chromoproteinzylindern** charakterisierte Schockniere im Anschluss an eine massive Hämolyse* und Myolyse*; *s.a. Crush-Niere*

Chro|mo|pro|te|in|u|rie *f* (Ⓔ chromoproteinuria): Ausscheidung von pigmentierten Eiweißzylindern [**Chromoproteinzylinder**] im Harn; *s.a. Proteinurie*

chro|mo|pro|te|in|u|risch *adj* (Ⓔ chromoproteinuric): Chromoproteinurie betreffend, von ihr betroffen oder gekennzeichnet, durch sie bedingt

Chro|mo|pro|te|in|zy|lin|der *pl* (Ⓔ chromoprotein cylinders): *s.u. Chromoproteinurie*

Chrom|op|sie *f*: → *Chromatopsie*

Chrom|op|to|me|ter *nt*: → *Chromatoptometer*

Chrom|op|to|me|trie *f*: → *Chromatoptometrie*

Chro|mo|re|ti|no|gra|phie *f* (Ⓔ chromoretinography): *Syn*: *Chromoretinografie*; Farbfotografie der Netzhaut/Retina*

Chro|mo|sko|pie *f*: → *Chromodiagnostik*

Chro|mo|som *nt* (Ⓔ chromosome): während der Mitose* sichtbare Träger der Erbinformation; der Mensch hat insgesamt 46 Chromosomen, 44 Autosomen* und 2 Geschlechtschromosomen* [XX bei der Frau, XY beim Mann]; Chromosomen wurden zum erstenmal 1874 von Arnold und 1881 von Fleming beobachtet; 1956 zeigten Tijo und Levan, dass der Mensch 46 Chromosomen hat; in den folgenden Jahren wurden verschiedene Färbetechniken und Bänderungsmethoden [u.a. Giemsa-Bänderung*] zur besseren Darstellung und Charakterisierung der Chromosomen entwickelt; die Chromosomen werden nach der Färbung fotografiert und nach Größe und Lage des Zentromers und des Bandenmusters in 7 Gruppen unterteilt: Gruppe A enthält 3 Chromosomen, Gruppe B 2 Paare, Gruppe C 7 Paare, Gruppe D und E jeweils 3 Paare und Gruppe F und G jeweils 2 Paare; das X-Chromosom kann nicht von den Chromosomen der Gruppe C unterschieden werden, das Y-Chromosom ähnelt den Chromosomen der Gruppe G; *s.a. Chromosomenaberration, Chromosomenanomalie, Abb. C51*

akrozentrisches Chromosom (Ⓔ acrocentric chromosome): Chromosom mit dem Zentromer am Ende

metazentrisches Chromosom (Ⓔ metacentric chromosome): Chromosom mit dem Zentromer in der Mitte

subakrozephales Chromosom (Ⓔ subacrocephalic chromosome): Chromosom mit dem Zentromer fast am Ende

submetazentrisches Chromosom (Ⓔ submetacentric

C

C

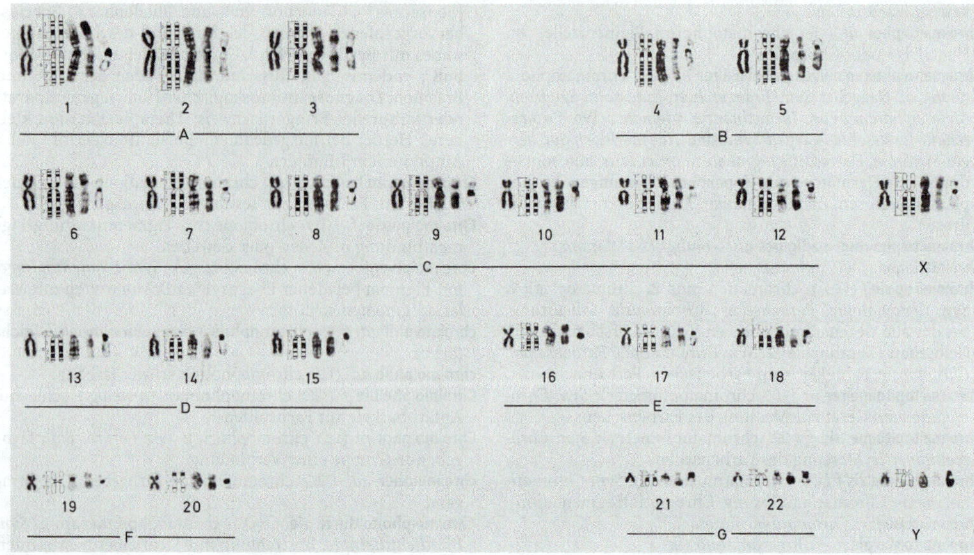

Abb. C51. Menschlicher Chromosomensatz [Karyogramm]

chromosome): Chromosom mit dem Zentromer fast in der Mitte

telozentrisches Chromosom (Ⓔ telocentric chromosome): Chromosom mit endständigem Zentromer

chro|mo|so|mal *adj* (Ⓔ chromosomal): Chromosom(en) betreffend, durch die Chromosomen bedingt

Chro|mo|so|men|ab|er|ra|ti|on *f* (Ⓔ chromosome aberration): Abweichung von der normalen Chromosomenzahl [**numerische Chromosomenaberration**] oder der Struktur der Chromosomen [**strukturelle Chromosomenaberration**]; **somatische Chromosomenaberrationen** betreffen nur einen Teil der Körperzellen; sie können durch Umweltfaktoren [ionisierende Strahlen, Chemikalien, biologische Noxen] verursacht werden und finden sich in fast allen malignen Tumoren; dabei kann es sich sowohl um strukturelle als auch numerische Chromosomenaberrationen handeln; *s.a. Translokation, Trisomie*

Chro|mo|so|men|a|na|ly|se *f* (Ⓔ karyotyping): Bestimmung von Chromosomenform, -zahl und -größe eines Individuums; die grafische Darstellung der Ergebnisse wird als Karyogramm* bezeichnet

pränatale Chromosomenanalyse (Ⓔ prenatal chromosome analysis): Analyse der Chromosomen fetaler Zellen im Rahmen der Fruchtwasserdiagnostik* zur Abklärung fraglicher Chromosomenaberrationen

Chro|mo|so|men|a|no|ma|lie *f* (Ⓔ chromosomal anomaly): Abweichung von der normalen Chromosomenzahl oder -form; bei vielen Tumoren können Chromosomenanomalien gefunden werden

autosomale Chromosomenanomalie (Ⓔ autosome (chromosome) aberration): *Syn: Autosomenanomalie*; Chromosomenanomalie*, die ein oder mehrere Autosomen* betrifft

Chro|mo|so|men|ar|me *pl* (Ⓔ chromosome arms): durch das Zentromer getrennte Chromosomenschenkel; kurze Arme werden als **p-Arme** und lange als **q-Arme** bezeichnet

Chro|mo|so|men|ban|de *f* (Ⓔ chromosome band): mit Hilfe von Spezialfärbungen [**Chromosomenbanding**] erzeugte Querstreifung von Chromosomen

Chro|mo|so|men|ban|ding *f*: *→ Bänderung*

Chro|mo|so|men|de|le|ti|on *f* (Ⓔ chromosome deletion): *Syn: Deletion*; Verlust eines Chromosomenabschnitts; Form der strukturellen Chromosomenaberration*

Chro|mo|so|men|dis|junk|ti|on *f* (Ⓔ disjunction): *Syn: Disjunktion*; Auseinanderweichen der Chromosomen während der Anaphase; *s.a. Mitose*

Tab. C52. Chromosomenanomalien bei malignen Erkrankungen

Art der Erkrankung	Chromosomenanomalie
Akute Lymphozytenleukämie, malignes Lymphom, multiples Myelom	$14q^+$
Akute Monozytenleukämie	$11q^-$
Akute Myeloblastenleukämie	t(8;21)
Akute Promyelozytenleukämie	t(15;17)
Blasenkarzinom	del(11p)
Brustkarzinom	$1q^+$
Burkitt-Lymphom	t(8;14)
Chronische Myelozytenleukämie	t(9;22)
Kolonkarzinom	del(5q21-22)
Ewing-Sarkom	t(11;22) (q24;q12)
Hepatoblastom	del(11p13)
Kleinzelliges Bronchialkarzinom	del(3) (p14p23)
Meningeom	$-22, 22q^-$
Nierenkarzinom	del(3) (p11-21)
Neuroblastom	del(1) (q13-14;p11)
Ovarialkarzinom	$6p^-$
Retinoblastom	del(13) (q14)
Rhabdomyosarkom	t(2;13) (q37;q14)
Speicheldrüsentumor	t(3;8)
Wilms-Tumor	del(11) (p13)

Chro|mo|so|men|dis|lo|ka|ti|on *f* (Ⓔ dislocation): *Syn: Dislokation*; Verlust oder Verlagerung von Chromosomensegmenten

Chro|mo|so|men|du|pli|ka|ti|on *nt* (Ⓔ chromosome duplication): Chromosomenmutation mit Verdopplung eines Chromosomensegmentes

Chro|mo|so|men|gif|te *pl* (Ⓔ chromosome poisons): *s.u. Mitosehemmer*

Chro|mo|so|men|in|ser|ti|on *f* (Ⓔ chromosome insertion): Form der strukturellen Chromosomenaberration durch Hinzufügen eines Segmentes zu einem Chromosom

Chro|mo|so|men|in|sta|bi|li|tät *f* (Ⓔ chromosome instability): *s.u. Essay Virus und Tumor S. 2185*

Chro|mo|so|men|in|ver|si|on *f* (Ⓔ inversion of chromosome): *Syn: Inversion*; Umkehrung von Chromosomenteilen; Form der strukturellen Chromosomenaberration*; entsteht durch

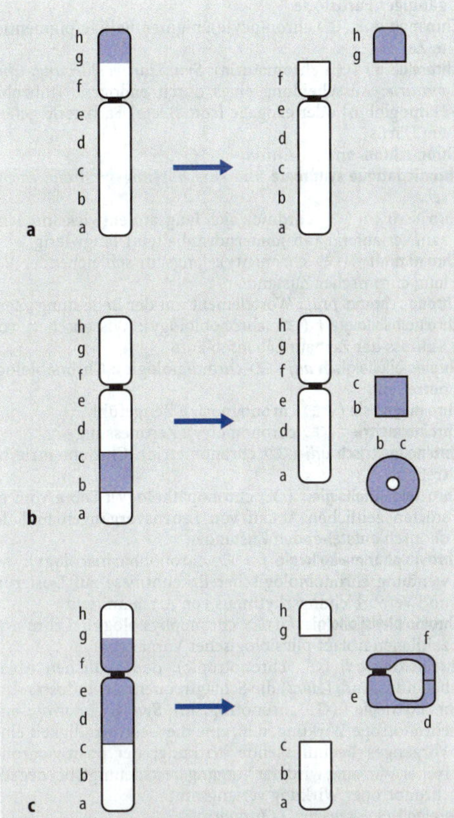

Abb. C53. Chromosomendeletion. **a** terminale Deletion mit Fragmentverlust, **b** interstitielle Deletion mit Fragmentverlust mit und ohne Ringbildung, **c** interstitielle Deletion mit Fragmentverlust und Ringchromosombildung

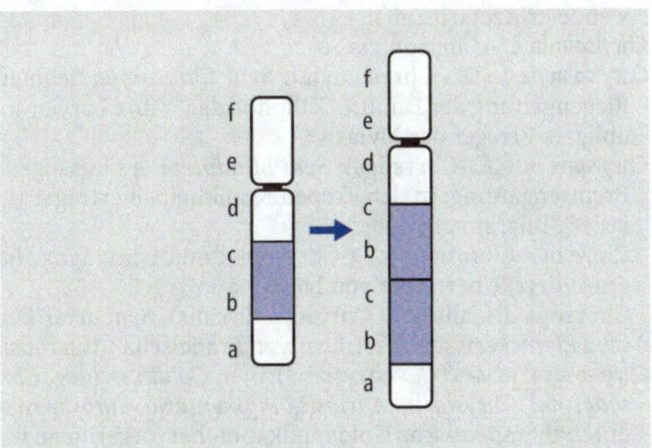

Abb. C54. Entstehung einer Chromosomenduplikation

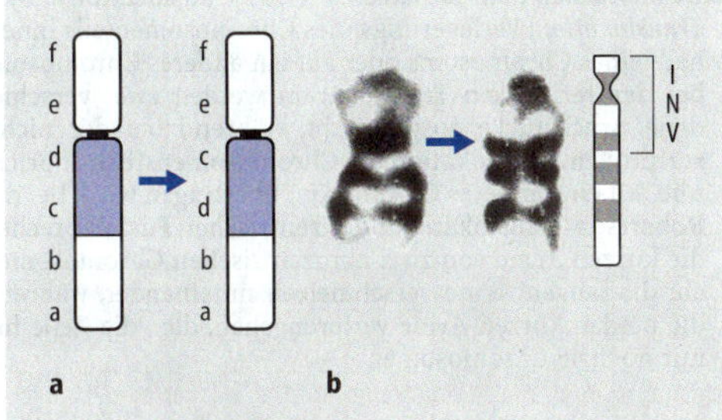

Abb. C55. Chromosomeninversion. Schema [**a**] und perizentrische Inversion am Chromosom 7 [**b**]

Tab. C56. Übersicht über Chromosomenmutationen

Deletion	Terminale und interstitielle Deletionen, Zentromerbereich kann mit eingeschlossen sein, führen zu Verlust von Chromosomenbereichen, und in seltenen Fällen zu Ringchromosomenbildung. *Folgen*: Häufig schwere Missbildungen (Deletionssyndrome), embryonale Letalität und erhöhtes Tumorrisiko durch partielle Monosomie.
Translokation	**Nichtreziproke Translokation** Chromosomensegment wird in neuer Lage im gleichen oder einem anderen Chromosom eingebaut. *Folgen*: Vielfältig von unauffällig bis schwere Missbildungen **Reziproke Translokation** Wechselseitiger Austausch zwischen homologen oder inhomologen Chromosomen. Als Sonderfall Robertson-Translokation oder zentrische Fusion bei akrozentrischen Chromosomen. *Folgen*: Stabile reziproke Translokationen haben normalerweise keine Folgen für den Phänotyp. In der Meiose können Gameten mit nichtbalanciertem Chromosomensatz entstehen. Nichtstabile reziproke Translokationen führen gewöhnlich zur Letalität.
Duplikation	Zweimaliges Auftreten desselben Chromosomensegments im haploiden Chromosomensatz. Eine Ursache für Duplikationen ist illegitimes Crossing-over zwischen homologen Chromosomen. *Folgen*: Abhängig von der genetischen Information des duplizierten Segments und der Änderung in der Genbalance. Es können Gameten entstehen, die zu einer partiellen Trisomie führen. Ein Spezialfall der Duplikation am X-Chromosom ist die Entstehung eines Isochromosoms. Die Folge ist partielle Trisomie und partielle Monosomie.
Inversion	Drehung eines Chromosomensegments um 180°. Ist das Zentromer eingeschlossen, so spricht man von einer **perizentrischen Inversion**, ist nur ein Chromosomenarm betroffen von **parazentrischer Inversion.** *Folgen*: Wegen Euploidie der Träger sind besonders bei parazentrischen Inversionen in der Regel keine klinischen Folgen zu erwarten. Perizentrische Inversionen können zu verschiedenen Anomalien, meiotischen Segregationsstörungen und Embryoletalität führen.

Herausbrechen eines Chromosomenstückes und Wiedereinbau nach Drehung um 180°; ist das Zentromer mitbetroffen, spricht man von **perizentrischer Inversion**, ist nur ein Chromosomenarm betroffen, von **parazentrischer Inversion**

Chro|mo|so|men|kon|ju|ga|ti|on *f* (Ⓔ chromosome conjugation): *Syn*: *Synapsis, Konjugation*; Chromosomenpaarung während der Zellteilung

Chro|mo|so|men|mu|ta|ti|on *f* (Ⓔ chromosomal mutation): bleibende Strukturveränderung von Chromosomen; Oberbegriff für Chromosomendeletion*, Chromosomenduplikation*, Chromosomeninsertion*, Chromosomeninversion* und Translokation*

Chro|mo|so|men|satz *m* (Ⓔ chromosome complement): Gesamtzahl der Chromosomen; der menschliche Chromosomensatz wird als **diploider Chromosomensatz** bezeichnet, weil er von jedem Autosom* zwei Kopien plus zwei Geschlechtschromosomen enthält; liegt nur eine Kopie und ein Geschlechtschromosom vor, handelt es sich um einen **haploiden Chromosomensatz**; kommen mehr als zwei komplette Sätze vor, spricht man von **polyploidem Chromosomensatz**

C

C

Chro|mo|so|men|trans|lo|ka|ti|on *f* (Ⓔ translocation): ***Syn***: *Translokation*; Verlagerung eines Chromosomenteils innerhalb eines Chromosoms oder auf ein anderes Chromosom; bei der **reziproken Translokation** werden zwei verschiedene Bruchstücke ausgetauscht, während bei der **nichtreziproken Translokation** ein Chromosomenstück abbricht und auf eine anderes Chromosom übertragen wird; bei der **Robertson-Translokation** oder **zentrischen Fusion** brechen die kurzen Arme von zwei akrozentrischen Chromosomen ab; die langen Arme verschmelzen miteinander, während die beiden kurzen Arme verlorengehen, d.h., die Zelle hat nur noch 45 Chromosomen

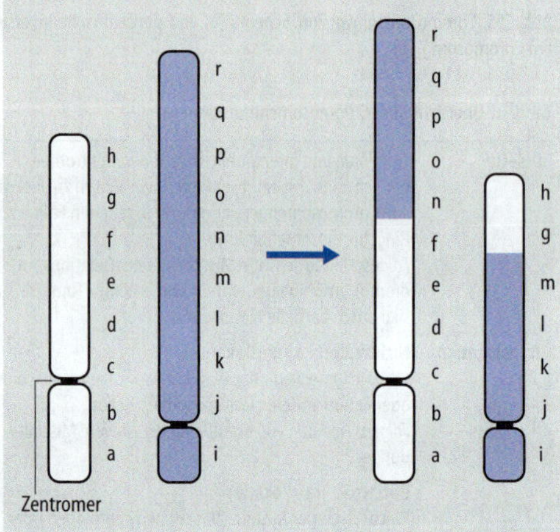

Abb. C57. Chromosomentranslokation. Entstehung einer reziproken Translokation

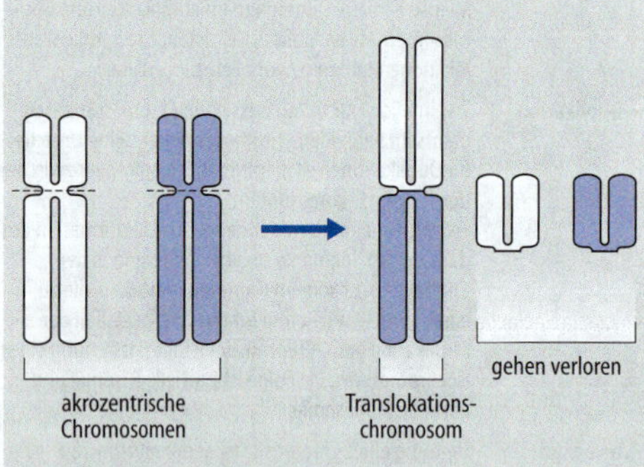

Abb. C58. Chromosomentranslokation. Entstehung einer zentrischen Fusion

Chromosom-4p-Syndrom *nt* (Ⓔ Wolf-Hirschhorn syndrome): ***Syn***: *Wolf-Hirschhorn-Syndrom, Wolf-Syndrom*; partielle Monosomie* von Chromosom 4 mit Wachstumsretardierung, Mikrozephalie*, fazialen Dysmorphien [Hypertelorismus*, Exophthalmus*, Epikanthus*, Lippen-, Lippen-Gaumen-Spalte] und Missbildungen innerer Organe [Nieren, Herz] und Genitalien

chro|mo|to|xisch *adj* (Ⓔ chromotoxic): Hämoglobin* zerstörend; durch Hämoglobinzerstörung hervorgerufen

Chro|mo|tri|chia *f*: → *Chromotrichie*

Chro|mo|tri|chie *f* (Ⓔ chromotrichia): ***Syn***: *Chromotrichia*; Haarfarbe, Haarfärbung, pigmentiertes Haar

Chro|mo|zen|tren *pl* (Ⓔ chromocenters): stark anfärbbare Chromatinverdichtungen im Ruhekern

Chro|mo|zys|to|sko|pie *f* (Ⓔ chromocystoscopy): Chromodiagnostik* der Blasenfunktion unter Verwendung nierengängiger Farbstoffe

Chro|mo|zyt *m* (Ⓔ chromocyte): pigmenthaltige/pigmentierte Zelle

Chrom|u|rie *f* (Ⓔ chromaturia): ***Syn***: *Harnverfärbung, Chromaturie*; Ausscheidung eines durch endogene [Bilirubin, Hämoglobin] oder exogene [rote Beete] Farbstoffe gefärbten Harns

Chron-, chron- *präf.*: → *Chrono-*

chronic fatigue syndrome *nt*: → *Erschöpfungssyndrom, chronisches*

chro|nisch *adj* (Ⓔ chronic): sich langsam entwickelnd, langsam verlaufend, (an-)dauernd, anhaltend, langwierig

Chro|ni|zi|tät *f* (Ⓔ chronicity): langsam schleichender Verlauf; chronischer Zustand

Chrono-, chrono- *präf.*: Wortelement mit der Bedeutung „Zeit"

Chro|no|bi|o|lo|gie *f* (Ⓔ chronobiology): Wissenschaft vom Einfluss der Zeit auf Lebensabläufe

chro|no|bi|o|lo|gisch *adj* (Ⓔ chronobiologic): Chronobiologie betreffend

Chro|no|gno|sie *f* (Ⓔ chronognosis): Zeitgefühl

Chro|no|me|trie *f* (Ⓔ chronometry): Zeitmessung

chro|no|me|trisch *adj* (Ⓔ chronometric): Chronometrie betreffend

Chro|no|pa|tho|lo|gie *f* (Ⓔ chronopathology): Lehre vom gestörten zeitlichen Ablauf von Lebensvorgängen und den dadurch entstehenden Zuständen

Chro|no|phar|ma|ko|lo|gie *f* (Ⓔ chronopharmacology): Anwendung chronobiologischer Erkenntnisse auf Dosierung und Verabreichungsrhythmus von Arzneimitteln

Chro|no|phy|si|o|lo|gie *f* (Ⓔ chronophysiology): Lehre vom zeitlichen Ablauf physiologischer Vorgänge

chro|no|trop *adj* (Ⓔ chronotropic): den zeitlichen Ablauf beeinflussend; (*Herz*) die Schlagfrequenz beeinflussend

Chro|no|tro|pie *f* (Ⓔ chronotropism): ***Syn***: *Chronotropismus*; chronotrope Wirkung, d.h., eine die Geschwindigkeit eines Vorganges beeinflussende Wirkung; bei positiv-chronotroper Wirkung wird der Vorgang beschleunigt, bei negativ-chronotroper Wirkung verlangsamt

Chro|no|tro|pis|mus *m*: → *Chronotropie*

Chrys-, chrys- *präf.*: → *Chryso-*

Chry|san|the|mum vul|ga|re *nt*: → *Rainfarn*

Chry|si|a|sis *f, pl* **-ses**: → *Chrysosis*

Chryso-, chryso- *präf.*: Wortelement mit der Bedeutung „Gold"

Chry|so|der|ma *nt*: → *Chrysosis*

Chry|so|i|din *nt* (Ⓔ chrysoidin): in der Neisser*-Färbung verwendeter Azofarbstoff

Chry|so|mia *f*: → *Chrysomyia*

Chry|so|myia *f* (Ⓔ Chrysomyia): ***Syn***: *Chrysomia*; Schmeißfliegengattung der Familie Calliphoridae*; ihre Larven sind obligate Erreger der Myiasis*

Chry|sops *m* (Ⓔ Chrysops): ***Syn***: *Blindbremse*; blutsaugende Bremsengattung; in den Tropen Krankheitsüberträger [Loiasis*, Tularämie*]

Chrysops dimidiata (Ⓔ Chrysops dimidiata): ***Syn***: *Mangrovefliege*; Überträger von Loa* loa

Chrysops discalis (Ⓔ Chrysops discalis): ***Syn***: *amerikanische Pferdebremse*; Überträger von Francisella* tularensis

Chry|so|sis *f, pl* **-ses** (Ⓔ chrysiasis): ***Syn***: *Goldausschlag, Chrysoderma, Chrysiasis, Auriasis, Pigmentatio aurosa*; meist durch therapeutische Goldapplikation hervorgerufene irreversible Einlagerung von Goldpartikeln in die Haut und Schleimhaut, aber auch Lederhaut und Bindehaut des Auges [**Chrysosis corneae**]

Chry|so|spo|ri|um *nt* (Ⓔ Chrysosporium): Schimmelpilzgattung, die Hautpilzerkrankungen verursachen kann

Chry|so|the|ra|pie *f* (Ⓔ chrysotherapy): ***Syn***: *Goldtherapie, Aurotherapie*; Behandlung mit goldhaltigen Substanzen, z.B. als Basistherapie bei rheumatoider Arthritis*

CHS *Abk.*: **1.** → *Chédiak-Higashi-Syndrom* **2.** Cyclohexasulfonamid

CHT *Abk.*: → *Chemotherapie*

ChTr *Abk.*: → *Chymotrypsin*

Churchill: Mediastinotomie nach Churchill *f* (Ⓔ Churchill's procedure): *s.u. Mediastinotomie*

Churg: Jacob Churg; amerikanischer Pathologe im 20. Jahrhundert

Churg-Strauss-Syndrom *nt* (E Churg-Strauss syndrome): ***Syn***: *allergische granulomatöse Angiitis, allergische Granulomatose*; systemische, nekrotisierende Gefäßentzündung unbekannter Ursache; die Veränderungen entsprechen denen der Panarteriitis* nodosa, allerdings sind alle Gefäße betroffen und es kommt zur Granulombildung; es besteht auch eine Eosinophilie* sowie ein Asthma* bronchiale; **Therapie**: Prednison*, evtl. in Kombination mit Cyclophosphamid; Ausschleichen erst nach 6–12 monatiger stabiler Remission; **Prognose**: unbehandelt tödlicher Ausgang in 50 % innerhalb eines Jahres

Chvostek: Franz Chvostek; 1835–1884; österreichischer Internist (Wien)

Chvostek-Zeichen *nt* (E Chvostek's sign): ***Syn***: *Chvostek-Fazialisphänomen*; mechanische Übererregbarkeit des Nervus* facialis bei Tetanie*; Beklopfen von Wange oder Mundwinkel führt zu Zuckungen der vom Fazialis versorgten mimischen Muskulatur

CHX *Abk.*: Chlorhexidingluconat

Chyl. *Abk.*: *→Chylomikronen*

Chyl-, chyl- *präf.*: *→Chylo-*

Chyl|äl|mie *f* (E chylemia): Vorkommen von Chylus* im Blut; auch gleichgesetzt mit Chylomikronämie*

Chyl|an|gi|ek|ta|sie *f* (E chylangiectasia): ***Syn***: *Chyluszyste, Chylektasie*; zystische Erweiterung von Lymphgefäßen des Darmes

Chyl|an|gi|om *nt* (E chylangioma): mit chylöser Flüssigkeit gefülltes Angiom* von Darm oder Mesenterium*

Chyl|as|kos *m* (E chyloperitoneum): ***Syn***: *Chyloperitoneum, Chylaszites, chylöser Aszites*; chylöser Erguss in der Bauchhöhle

Chyl|as|zi|tes *m*: *→Chylaskos*

Chyl|ek|ta|sie *f*: *→Chylangiektasie*

Chylo-, chylo- *präf.*: Wortelement mit der Bedeutung „Saft/milchige Flüssigkeit"

Chyl|o|cel|le *f*: *→Chylozele*

Chyl|o|li|pu|rie *f*: *→Chylurie*

Chyl|o|me|di|as|ti|num *nt* (E chylomediastinum): chylöser Erguss im Mediastinalraum*

Chyl|o|mi|kron *nt* (E chylomicron): ***Syn***: *Lipomikron, Chyluströpfchen, Chyluskorn*; in der Darmschleimhaut gebildete Lipoidprotein-Partikel als Transportform für Triacylglycerine im Blut; Chylomikronen werden in den Zellen der Duodenumschleimhaut gebildet und per Exozytose in den Extrazellularraum abgegeben; sie werden von Lymphgefäßen aufgenommen und gelangen über den Ductus* thoracicus in den Kreislauf; in extrahepatischen Geweben werden die Triacylglycerine von Lipoproteinlipase in Glycerin und Fettsäuren gespalten; die Fettsäuren werden von den Geweben aufgenommen und metabolisiert, während das Glycerin mit den Chylomikronen zur Leber gelangt und dort phosphoryliert und in den Metabolismus eingeschleust wird; während der Passage durch den Körper werden auch Cholesterin und Apolipoprotein A auf HDL-Vorstufen übertragen; die Chylomikronenreste [sog. **Remnants**] gelangen zur Leber, wo sie in die Hepatozyten aufgenommen und abgebaut werden

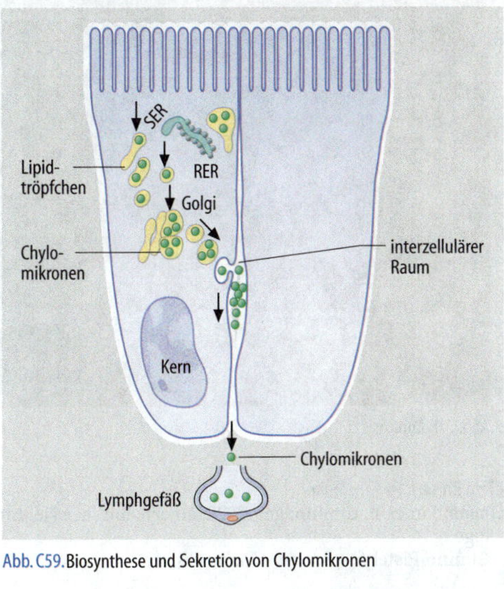

Abb. C59. Biosynthese und Sekretion von Chylomikronen

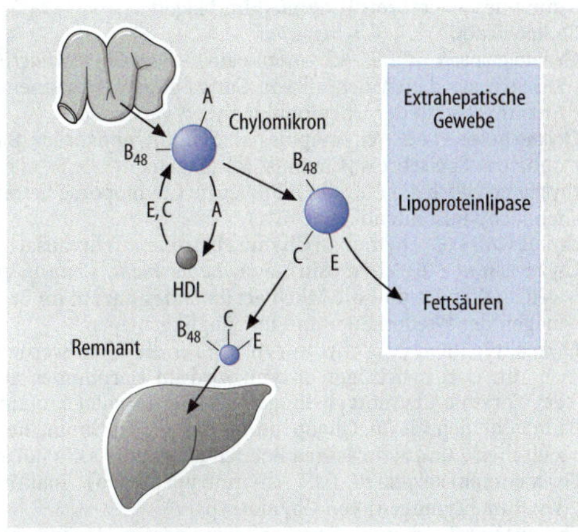

Abb. C60. Abbau der Chylomikronen

Chyl|o|mi|kron|äl|mie *f* (E chylomicronemia): ***Syn***: *Hyperchylomikronämie*; Erhöhung der Chylomikronen im Blut; *s.a. Hyperlipoproteinämie Typ I, Hyperlipoproteinämie Typ V*

chyl|o|mi|kron|äl|misch *adj* (E chylomicronemic): ***Syn***: *hyperchylomikronämisch*; Chylomikronämie betreffend, von ihr betroffen oder gekennzeichnet

Chyl|o|pe|ri|kard *nt* (E chylopericardium): chylöser Erguss im Herzbeutel [Perikard*]

Chyl|o|pe|ri|kar|di|tis *f, pl* **-ti|den** (E chylopericarditis): Herzbeutelentzündung [Perikarditis*] durch einen chylösen Erguss

chyl|o|pe|ri|kar|di|tisch *adj* (E chylopericarditic): Chyloperikarditis betreffend, von ihr betroffen oder gekennzeichnet

Chyl|o|pe|ri|to|ne|um *nt*: *→Chylaskos*

Chyl|o|pneu|mo|tho|rax *m* (E chylopneumothorax): kombinierter Chylo- und Pneumothorax*

Chyl|o|po|e|se *f* (E chylopoiesis): Chylusbildung

chyl|o|po|e|tisch *adj* (E chylopoietic): Chylopoese betreffend, chylusbildend

Chyl|or|rhoe *f, pl* **-rho|en** (E **1.** chylorrhea **2.** chylous diarrhea): **1.** ***Syn***: *Chylorrhö*; Austritt von chylöser Flüssigkeit aus geschädigten Lymphgefäßen **2.** ***Syn***: *Chylorrhö*; chylöser Durchfall, z.B. bei Cholera* oder Sprue*

chyl|ös *adj* (E chylous): Chylus betreffend, aus Chylus bestehend; chylusähnlich, chylusartig

Chyl|o|tho|rax *m* (E chylothorax): chylöser Erguss in der Pleurahöhle; meist nach operativer oder traumatischer Schädigung des Ductus* thoracicus oder Obstruktion der Lymphgefäße [Tumor, Tuberkulose]

Chyl|o|ze|le *f* (E chylocele): ***Syn***: *Chyluszele, Chyluscele, Chylocele, Hydrocele chylosa*; Hydrozele* durch Chylusstauung, z.B. bei Elephantiasis* scroti

Chyl|u|rie *f* (E chyluria): ***Syn***: *Chylolipurie, Galakturie; chylöser Urin*; Chylusausscheidung im Harn bzw. Ausscheidung eines chylösen Urins; die häufigsten Ursachen sind angeborene Lymphfisteln oder eine Verlegung des Ductus* thoracicus [**europäische Chylurie**]; bei der **tropischen** oder **parasitären Chylurie** wird der Ductus durch Filaria* bancrofti verschlossen

Chy|lus *m* (E chyle): ***Syn***: *Milchsaft*; von den Dünndarmzotten kommende milchig-trübe Darmlymphe [Chylomikronen*], die via Truncus* lymphaticus und Ductus* lym-

phaticus dexter in die venöse Blutbahn geleitet wird
Chy|lus|cel|le *f*: → *Chylozele*
Chy|lus|korn *nt*: → *Chylomikron*
Chy|lus|kör|ner *pl*: → *Chylomikron*
Chy|lus|tröpf|chen *pl*: → *Chylomikron*
Chy|lus|zel|le *f*: → *Chylozele*
Chy|lus|zys|te *f*: → *Chylangiektasie*
Chy|ma|se *f* (Ⓔ chymase): Peptidbindungen hydrolysierendes Enzym der Mastzellen*
Chy|mi|fi|ka|ti|on *f* (Ⓔ chymification): ***Syn***: *Chymopoese*; Bildung des Speisebreis [Chymus] im Magen
Chy|mo|di|ac|tin *nt*: → *Chymopapain*
Chy|mo|pa|pa|in *nt* (Ⓔ chymopapain): ***Syn***: *Chymodiactin, Discase*; aus dem Milchsaft von Carica papaya gewonnenes Enzym; wird in der Chemonukleolyse* verwendet
Chy|mo|po|e|se *f* (Ⓔ chymopoiesis): ***Syn***: *Chymifikation*; Bildung des Speisebreis [Chymus] im Magen
chy|mo|po|e|tisch *adj* (Ⓔ chymopoietic): Chymopoese betreffend, chymusbildend
chy|mös *adj* (Ⓔ chymous): Chymus betreffend, chymusartig
Chy|mo|sin *nt* (Ⓔ chymosin): ***Syn***: *Labferment, Rennin*; eiweißspaltendes und die Milch gerinnendes Enzym im Labmagen der Wiederkäuer und im Säuglingsmagen
Chy|mo|tryp|sin *nt* (Ⓔ chymotrypsin): für die Eiweißverdauung im Darm wichtiges Enzym; wird im Darmlumen aus der Vorstufe **Chymotrypsinogen** aktiviert; spaltet Proteine und Polypeptide in Oligopeptide; das pH-Optimum liegt zwischen 7 und 8; im sauren Bereich nimmt die Aktivität ab
Chy|mo|tryp|si|no|gen *nt* (Ⓔ chymotrypsinogen): inaktive Vorstufe [Zymogen] von Chymotrypsin*
Chy|mus *m* (Ⓔ chyme): ***Syn***: *Speisebrei*; der im Magen gebildete, aus vorverdauter Nahrung bestehende Brei
CI *Abk.*: **1.** → *Capsula interna* **2.** Carotis interna **3.** → *chemotherapeutischer Index* **4.** → *Claudicatio intermittens*
Ci *Abk.*: → *Curie*
CIAc *Abk.*: Chloracetyl
cib. *Abk.*: cibus
ci|bo|phob *adj* (Ⓔ cibophobic): ***Syn***: *sitophob*; Cibophobie betreffend, durch sie gekennzeichnet
Ci|bo|pho|bie *f* (Ⓔ cibophobia): ***Syn***: *Sitophobie, Sitiophobie, Zibophobie*; krankhafte Abneigung gegen Nahrung oder Nahrungsmittel
Ci|ca|trix *f* (Ⓔ cicatrix): Narbe, Narbengewebe; *s.a. Wundheilung*
Ci|cho|rii her|ba *f* (Ⓔ chicory): oberirdische Pflanzenteilen der Wegwarte*
Ci|cho|rii ra|dix *f* (Ⓔ chicory root): Wurzel der Wegwarte*
Ci|cho|ri|um in|ty|bus *nt*: → *Wegwarte*
Cic|le|ta|nin *nt* (Ⓔ cicletanine): Diuretikum*, Antihypertensivum*
Cic|lo|pi|ro|xol|amin *nt* (Ⓔ ciclopiroxolamine): ***Syn***: *6-Cyclohexyl-1-hydroxy-4-methyl-2-pyridon*; Antimykotikum*, Chemotherapeutikum*
Cic|lo|spo|rin *nt* (Ⓔ ciclosporin): ***Syn***: *Cyclosporin*; von verschiedenen Pilzen gebildetes Oligopeptid mit antimykotischer, antiphlogistischer und immunsuppressiver Wirkung; von den verschiedenen Formen [Ciclosporin A, B, C, D] ist v.a. **Ciclosporin A** ein stark wirksames Immunsuppressivum*, das zur Behandlung von Autoimmunkrankheiten und bei Transplantatabstoßung eingesetzt wird
Ci|cu|ta vi|ro|sa *f* (Ⓔ Cicuta virosa): Wasserschierling; *s.u. Cicutin*
Ci|cu|tin *nt* (Ⓔ cicutine): ***Syn***: *Cicutinum*; aus dem **Wasserschierling** [Cicuta virosa] gewonnenes Krampfgift
Ci|cu|ti|num *nt*: → *Cicutin*
Ci|cu|to|xin *nt* (Ⓔ cicutoxin): extrem starkes Krampfgift aus dem Wasserschierling [Cicuta virosa]
CID *Abk.*: Claudicatio-intermittens-Distanz
Ci|do|fo|vir *nt* (Ⓔ cidofovir): ***Syn***: *1-(S)-3-(Hydroxy-2-(phosphonomethoxy)propyl)cytosindihydrat*; Virostatikum*; **Anw.**: Zytomegalie-Retinitis und Colitis bei immunsupprimierten Patienten, v.a. HIV-Infektion
CIDP *Abk.*: chronisch inflammatorische demyelinisierende Polyneuropathie
CIF *Abk.*: Candida-Immunfluoreszenz
Cig|no|lin *nt* (Ⓔ cignolin): ***Syn***: *1,8,9-Anthratriol, 1,8,9-Anthracentriol, Dithranol*; Antiseptikum*, Antipsorikum*
Ci|gu|a|te|ra *f* (Ⓔ ciguatera): Vergiftung durch Meerestiere, die das Nervengift **Ciguatoxin** enthalten, z.B. Muscheln
Ci|gu|a|to|xin *nt* (Ⓔ ciguatoxin): *s.u. Ciguatera*
Ci|lia *pl* (Ⓔ **1.–4.** cilia): **1.** → *Flimmerhaare* **2.** ***Syn***: *Cilien, Flimmerhärchen*; feinste Haare des Flimmerepithels* **3.** Flimmerhaare der Wimperntierchen/Ciliophora* **4.** Augenwimpern, Wimpern, Cilien; *s.a. Terminalhaar, Haar*
ci|li|ar *adj* (Ⓔ ciliary): ***Syn***: *ziliar*; Wimpernhaare/Cilia oder Ziliarkörper betreffend
Ci|li|a|ta *pl*: → *Ciliophora*
Ci|li|en *pl*: → *Cilia*
Cilio-, cilio- *präf.*: Wortelement mit der Bedeutung „Wimper/Zilie/Cilium“
Ci|li|o|pho|ra *pl* (Ⓔ Ciliophora): ***Syn***: *Ziliaten, Wimpertierchen*; teilweise oder vollständig bewimperte Einzeller, die in Süß- und Salzwasser vorkommen; z.T. Parasiten oder Krankheitserreger des Menschen [z.B. Balantidium* coli]
Ci|li|um *nt, pl* **Ci|lia, Ci|li|en**: → *Cilia*
Cil|lo|sis *f, pl* **-ses** (Ⓔ cillosis): spastisches Oberlidzittern
Ci|me|ti|din *nt* (Ⓔ cimetidine): H_1-Antihistaminikum*; vermindert die Säureproduktion im Magen; **Anw.**: Magen-Darm-Geschwüre, Refluxösophagitis; **NW**: allergische Reaktionen, Durchfälle, Muskelschmerzen, Benommenheit, Verwirrtheit, Kopfschmerzen, Impotenz, Gynäkomastie
Ci|mex *m, pl* **-mi|ces** (Ⓔ Cimex): ***Syn***: *Bettwanze*; zur Familie **Cimicidae** gehörende Gattung blutsaugender Wanzen
Cimex hemipterus (Ⓔ Cimex hemipterus): ***Syn***: *tropische Bettwanze*; in den Tropen vorkommende Bettwanze
Cimex lectularius (Ⓔ Cimex lectularius): ***Syn***: *gemeine Bettwanze, Bettwanze*; in den gemäßigten Zonen heimische Wanze, deren Speichelsekret eine urtikarielle Reaktion [Cimicosis*] hervorruft
Ci|mi|ci|a|sis *f, pl* **-ses**: → *Cimicosis*
Ci|mi|ci|dae *pl* (Ⓔ Cimicidae): Familie flügelloser, blutsaugender Insekten, die die Bettwanzen [Cimex*] und verwandte Gattungen enthält
Ci|mi|ci|fu|gae ra|ce|mo|sae rhi|zo|ma *nt* (Ⓔ black cohosh root): Wurzelstock der Traubensilberkerze*
Ci|mi|ci|fu|ga ra|ce|mo|sa *f*: → *Traubensilberkerze*
Ci|mi|co|sis *f, pl* **-ses** (Ⓔ cimicosis): ***Syn***: *Cimiciasis, Cimikose, Urticaria cimicina, Urticaria e cimicibus*; in Mitteleuropa selten gewordene Hautreaktion auf Bettwanzenbisse

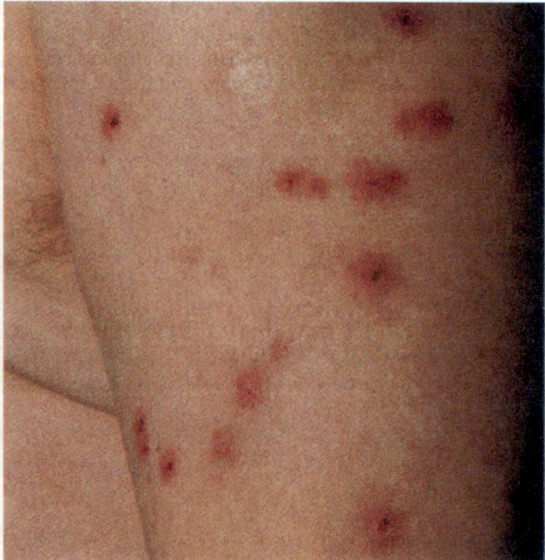

Abb. C61. Cimicosis

Ci|mi|ko|se *f*: → *Cimicosis*
Cimino: James E. Cimino; geb. 1928; amerikanischer Nephrologe
Cimino-Fistel *f*: → *Brescia-Cimino-Fistel*

cIMP *Abk.*: zyklisches Inosinmonophosphat

CIN *Abk.*: **1.** cervicale intraepitheliale Neoplasie **2.** →*Cinnarizin* **3.** →*konjunktivale intraepitheliale Neoplasie* **4.** →*zervikale intraepitheliale Neoplasie*

Cin *Abk.*: Inulinclearance

Cilnae flos *m*: →*Zitwerblüten*

C1-Inaktivator *m* (Ⓔ C1 inactivator): ***Syn***: *C1-Esterase-Inhibitor*; Hemmer der Komplementkomponente C1; *s.a. Komplement*

Cinlcholcalin *nt* (Ⓔ cinchocaine): ***Syn***: *2-Butoxy-N-(2-diethylaminoethyl)-cinchoninamid*; Lokalanästhetikum*

Cinlcholnislmus *m*: →*Chinismus*

Cilnelol *nt* (Ⓔ cineol): ***Syn***: *Eukalyptol, Eucalyptol, Zineol*; als Sekretolytikum* verwendetes ätherisches Öl; Hauptbestandteil des Eukalyptusöls und anderer ätherischer Öle

Cinlgullum *nt, pl* **-la** (Ⓔ girdle): Gürtel, gürtelförmige Struktur

Cingulum dentis (Ⓔ cingulum): Schmelzwulst am Zahnhals; besonders stark ausgeprägt an den Milchmolaren

Cingulum membri inferioris: →*Cingulum pelvicum*

Cingulum membri superioris: →*Cingulum pectorale*

Cingulum pectorale (Ⓔ pectoral girdle): ***Syn***: *Cingulum membri superioris*; Schultergürtel; besteht aus den beiden Schulterblättern* und den Schlüsselbeinen*

Cingulum pelvicum (Ⓔ pelvic girdle): ***Syn***: *Cingulum membri inferioris*; Beckengürtel; besteht aus den beiden Hüftbeinen*, die vorne durch die Beckensymphyse* verbunden sind und die sich hinten mit dem Kreuzbein* zum Beckenring vereinigen

C1-INH *Abk.*: →*C1-Inaktivator*

Cinlnalmolmi aethelrollelum *nt* (Ⓔ cinnamon oil): ***Syn***: *Zimtöl*; ätherisches Öl aus der Rinde von Ceylon-Zimt*

Cinlnalmolmi caslsilae aelthelrollelum *nt* (Ⓔ cassia oil): ***Syn***: *Kassiaöl, chinesisches Zimtöl*; ätherisches Öl von chinesischem Zimt*

Cinlnalmolmi ceyllalnilci corltex *m* (Ⓔ cinnamon bark): ***Syn***: *Zimtrinde, Cinnamomi cortex*; *s.u. Ceylon-Zimt*

Cinlnalmolmi chilnenlsis corltex *m* (Ⓔ cassia bark): ***Syn***: *chinesische Zimtrinde, Kassiarinde*; *s.u. chinesischer Zimt*

Cinlnalmolmi corltex *m* (Ⓔ cinnamon bark): ***Syn***: *Zimtrinde, Cinnamomi ceylanici cortex*; *s.u. Ceylon-Zimt*

Cinlnalmolmi ralmullus *m* (Ⓔ cinnamon branches): *s.u. chinesischer Zimt*

Cinlnalmolmum *nt*: →*Zimt*

Cinnamomum aromaticum/cassia: →*chinesischer Zimt*

Cinnamomum ceylanicum/verum: →*Ceylon-Zimt*

Cinlnalmolmum camlpholra *nt* (Ⓔ Cinnamomum camphora): Kampferbaum; *s.u. Kampfer*

Cinlnarilzin *nt* (Ⓔ cinnarizine): H_1-Antihistaminikum*; **Anw.**: Reisekrankheit, Schwindel

Cilnolxalcin *nt* (Ⓔ cinoxacin): Gyrasehemmer*; **Anw.**: Harnwegsinfekte

Cilolniltis *f, pl* **-tilden** (Ⓔ cionitis): ***Syn***: *Zäpfchenentzündung, Uvulitis, Staphylitis, Kionitis*; Entzündung des Gaumenzäpfchens; selten isoliert, meist Teil einer Rachenentzündung [Pharyngitis*]

cilolniltisch *adj* (Ⓔ staphylitic): ***Syn***: *uvulitisch, staphylitisch*; Zäpfchenentzündung/Cionitis betreffend, von ihr betroffen oder gekennzeichnet

CIP *Abk.*: chronische intestinale Pseudoobstruktion

Cilprolflolxalcin *nt* (Ⓔ ciprofloxacin): Gyrasehemmer*; **Anw.**: Harnwegsinfekte, Atemwegsinfekte, bakterielle Prostatitis, bakterielle Knochen- und Gelenkentzündungen, nosokomiale Infektionen; **NW**: gastrointestinale Beschwerden, ZNS-Störungen, Schwindel, Krampfanfälle

cirlcaldilan *adj* (Ⓔ circadian): ***Syn***: *zirkadian*; über den ganzen Tag (verteilt), ungefähr 24 Stunden dauernd oder umfassend, tagesrhythmisch

Circinata-Atoll *nt* (Ⓔ circinate retinopathy): kreisförmig angeordnete Lipidexsudationen, z.B. bei diabetischer Retinopathie*

Cirlcullus *m* (Ⓔ circle): Kreis, Ring, kreis- oder ringförmige Formation

Circulus arteriosus (Ⓔ arterial circle): arterieller Anastomosenring

Circulus arteriosus cerebri (Ⓔ arterial circle of cerebrum): ***Syn***: *Willis-Anastomosenkranz*; an der Gehirnbasis liegende Anastomose* von Arteria* basilaris und Arteria* carotis interna

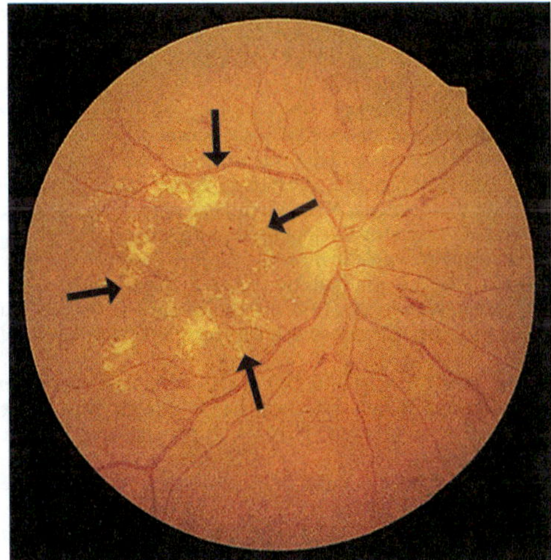

Abb. C62. Circinata-Atoll bei diabetischer Makulopathie

Circulus arteriosus iridis major (Ⓔ greater arterial circle of iris): äußeres/ziliares Arteriengeflecht der Iris*, das am äußeren Rand verläuft

Circulus arteriosus iridis minor (Ⓔ lesser arterial circle of iris): inneres/pupilläres Arteriengeflecht der Iris*, das am inneren Rand verläuft

Circulus arteriosus Willisii: veraltet für →*Circulus arteriosus cerebri*

Circulus vasculosus (Ⓔ vascular circle): Gefäßkranz

Circulus vasculosus nervi optici (Ⓔ vascular circle of optic nerve): ***Syn***: *Haller-Gefäßkranz, Zinn-Gefäßkranz*; Arterienkranz an der Eintrittsstelle des Sehnervs in die Sklera*, aus dem die Netzhautarteriolen entspringen

Circum-, circum- *präf.*: Wortelement mit der Bedeutung „um...herum"

Cirlcumlfelrenltia *f* (Ⓔ circumference): Umkreis, (Kreis-)Umfang; Ausdehnung, Peripherie, Zirkumferenz

Circumferentia articularis capitis radii (Ⓔ articular circumference of head of radius): *s.u. Caput radii*

Circumferentia articularis capitis ulnae (Ⓔ articular circumference of head of ulna): *s.u. Caput ulnae*

Cirlrholnolsis *f, pl* **-ses** (Ⓔ cirrhonosus): ätiologisch ungeklärte, gold-gelbe Färbung von Pleura* und Peritoneum* bei Feten

Cirlrholse *f*: *franz.* →*Cirrhosis*

Cirrhose cardiaque *f* (Ⓔ cardiac cirrhosis): ***Syn***: *Stauungsinduration der Leber*; durch eine Rechtsherzinsuffizienz* hervorgerufene Leberstauung mit Verbreiterung der Periportalsepten; keine Zirrhose* im pathologisch-anatomischen Sinn

Cirlrholsis *f, pl* **-ses** (Ⓔ cirrhosis): ***Syn***: *Zirrhose*; chronisch-entzündliche, evtl. von Nekrose* begleitete Organerkrankung mit fortschreitender Verhärtung und Schrumpfung des Gewebes

Cirrhosis alcoholica (Ⓔ alcoholic cirrhosis): ***Syn***: *Alkoholzirrhose*; durch einen chronischen Alkoholabusus* hervorgerufene (häufigste) Form der Leberzirrhose*

Cirrhosis biliaris: →*biliäre Zirrhose*

Cirrhosis hepatis: →*Leberzirrhose*

Cirrhosis pigmentosa (Ⓔ pigment cirrhosis): ***Syn***: *Pigmentzirrhose*; durch Einlagerung von Hämosiderin* hervorgerufene Leberzirrhose* bei Hämochromatose*

Cirlsekltolmie *f* (Ⓔ cirsectomy): Teilentfernung von Krampfadern*

Cirlsolcelle *f*: →*Varikozele*

Cirlsomlphallus *m* (Ⓔ cirsomphalos): ***Syn***: *Medusenhaupt,*

Varicomphalus, Caput medusae; Erweiterung und Schlängelung der Bauchdeckenvenen bei Abflussstörung im Pfortaderbereich, z.B. bei Leberzirrhose* oder Thrombose*

Cir|so|ze|le *f*: →*Varikozele*

CIS *Abk.*: →*Carcinoma in situ*

cis-Anethol *nt* (Ⓔ cis-anethole): *s.u. Anisöl*

Cis|a|prid *nt* (Ⓔ cisapride): Antiemetikum*, Gastrokinetikum [peristaltikanregende Substanz]; **Anw.**: gastrointestinale Motilitätsstörungen; **NW**: Durchfall, Krämpfe

CISCA *Abk.*: Cisplatin, Cyclophosphamid, Adriamycin

cis-Diaminodichloroplatin *nt*: →*Cisplatin*

cis-Form *f* (Ⓔ cis configuration): *s.u. cis-trans Isomerie*

cis-Konfiguration *f* (Ⓔ **1.–2.** cis configuration): **1.** Lage auf dem gleichen Chromosom **2.** cis-Form; *s.u. cis-trans Isomerie*

Cis|pla|tin *nt* (Ⓔ cisplatin): *Syn*: *cis-Diaminodichloroplatin*; Platinkomplex mit zytostatischer Wirkung; **Anw.**: Eierstock-, Hoden-, Blasen-, Prostata-, Bronchialkarzinom, Sarkome; *s.a. Essay Chemotherapie S. 349*

13-cis-Retinolsäure *f* (Ⓔ 13-cis retinoic acid): *s.u. Essay Chemotherapie S. 349*

13-cis-Retinsäure *f* (Ⓔ 13-cis-retinoic acid): *Syn*: *13-cis-Vitamin-A-Säure, Isotretinoin*; Aknetherapeutikum

Cis|ter|na *f, pl* **-nae** (Ⓔ cistern): Flüssigkeitsreservoir, Zisterne; im Zentralnervensystem eine lokale Erweiterung des Subarachnoidalraums*, die mit Liquor* cerebrospinalis gefüllt ist

Cisterna ambiens (Ⓔ ambient cistern): liegt an der Seitenfläche des Hirnstiels [Pedunculus* cerebri]; bildet zusammen mit der Cisterna* pontocerebellaris und der Cisterna* interpeduncularis die sog. **hintere Basalzisterne**

Cisterna basalis (Ⓔ basal cistern): *Syn*: *Basalzisterne*; zusammenfassende Bezeichnung für die Zisternen zwischen Hirnbasis und Schädelbasis vom Foramen* magnum bis zum Vorderrand der vorderen Schädelgrube*; das Dorsum* sellae unterteilt sie in eine **vordere** und **hintere Basalzisterne**

Cisterna caryothecae: →*Cisterna nucleolemmae*

Cisterna cerebellomedullaris posterior (Ⓔ posterior cerebellomedullary cistern): *Syn*: *Cisterna magna*; größte Erweiterung des Subarachnoidalraums zwischen Kleinhirn* und verlängertem Mark*; typischer Ort für die Subokzipitalpunktion

Cisterna cerebromedullaris lateralis (Ⓔ lateral cerebellomedullary cistern): Zisterne zwischen Kleinhirn* und seitlichem Teil des verlängerten Marks*

Cisterna chiasmatica (Ⓔ chiasmatic cistern): Zisterne im Bereich der Sehnervenkreuzung

Cisterna chyli (Ⓔ chyle cistern): Erweiterung am Zusammenfluss von Trunci* intestinales und Truncus* lumbalis in Höhe des 1. oder 2. Lumbalwirbels

Cisterna fossae lateralis cerebri (Ⓔ cistern of lateral cerebral fossa): *Syn*: *Inselzisterne*; Zisterne im Raum zwischen Inselrinde* und operkularem Teil von Frontal-, Parietal- und Temporallappen

Cisterna interpeduncularis (Ⓔ interpeduncular cistern): Zisterne im Bereich der Fossa* interpeduncularis

Cisterna laminae terminalis (Ⓔ cistern of lamina terminalis): Zisterne oberhalb der Lamina* terminalis

Cisterna lumbalis (Ⓔ lumbal cistern): Ausweitung des Subarachnoidalraums des Rückenmarks unterhalb des Conus* medullaris; enthält die Cauda* equina; bei der **Lumbalpunktion** wird eine Nadel zwischen den Dornfortsätzen der 3.–5. Lendenwirbel eingeführt und Liquor* cerebrospinalis aus der Cisterna lumbalis entnommen

Cisterna magna: →*Cisterna cerebellomedullaris posterior*

Cisterna nucleolemmae (Ⓔ cistern of nuclear envelope): *Syn*: *perinukleäre Zisterne, perinukleärer Spaltraum, Cisterna caryothecae*; zwischen der inneren und der äußeren Kernmembran liegender Flüssigkeitsraum um den Zellkern; *s.a. Zelle*

Cisterna pericallosa (Ⓔ pericallosal cistern): Zisterne neben dem Corpus* callosum

Cisterna pontocerebellaris (Ⓔ pontocerebellar cistern): Zisterne im Kleinhirn-Brückenwinkel

Cisterna quadrigeminalis (Ⓔ quadrigeminal cistern): *Syn*: *Cisterna venae magnae cerebri*; Zisterne zwischen Corpus* callosum und Thalamus*; umschließt die Venae* internae cerebri und die Vena* magna cerebri

Cisternae subarachnoideae (Ⓔ subarachnoidal cisterns): *Syn*: *Subarachnoidalzisternen, Hirnzisternen*; liquorhaltige Erweiterungen des Subarachnoidalraums des Zentralnervensystems und Rückenmarks; sie wirken als Schutzpolster gegen direkte mechanische Belastung

Cisterna venae magnae cerebri: →*Cisterna quadrigeminalis*

cis-trans Isomerie *f* (Ⓔ cis-trans isomerism): *Syn*: *geometrische Isomerie*; Isomerie, bei der durch eine Doppelbindung getrennte Substituenten entweder auf derselben Seite des Moleküls [**cis-Form**] oder auf entgegengesetzten Seiten stehen [**trans-Form**]

Cis|tron *nt* (Ⓔ cistron): Genabschnitt, der die Bildung eines Produktes [Protein, RNA] kodiert

13-cis-Vitamin-A-Säure *f* (Ⓔ 13-cis-retinoic acid): *Syn*: *Isotretinoin, 13-cis-Retinsäure*; Aknetherapeutikum

Citelli: Salvatore Citelli; 1875–1947; italienischer Ohrenarzt

Citelli-Syndrom *nt* (Ⓔ Citelli's syndrome): *Syn*: *Aprosexia nasalis*; Entwicklungsverzögerung bei Kindern durch eine Behinderung der Nasenatmung bei Adenoiden*

Citr-, citr- *präf.*: →*Citro-*

Ci|trat *nt* (Ⓔ citrate): *Syn*: *Zitrat*; Salz der Citronensäure

Ci|trat|al|do|la|se *f*: →*Citratlyase*

Ci|trat|blut *nt* (Ⓔ citrated blood): *Syn*: *Zitratblut*; durch Citratzusatz ungerinnbar gemachtes Blut

Ci|trat|cy|clus *m*: →*Citratzyklus*

Ci|trat|ly|a|se *f* (Ⓔ citrate lyase): *Syn*: *Zitrataldolase, Zitratlyase, Citrataldolase*; die Spaltung von Citrat in Oxalacetat und Acetyl-CoA katalysierendes Enzym; wichtig für die Fettsäuresynthese

Ci|trat|plas|ma *nt* (Ⓔ citrated plasma): *Syn*: *Zitratplasma*; durch Citratzusatz ungerinnbar gemachtes Plasma

Citrat-Pyruvat-Zyklus *m* (Ⓔ citrate-pyruvate cycle): *Syn*: *Zitrat-Pyruvat-Zyklus*; Mechanismus zum transmembranösen Transport von Acetyl-Resten und Elektronen während der Fettsäuresynthese

Ci|trat|syn|tha|se *f* (Ⓔ citrate synthase): *Syn*: *Zitratsynthase*; katalysiert die Bildung von Citrat im Citratzyklus*

Ci|trat|zy|klus *m* (Ⓔ citric acid cycle): *Syn*: *Krebs-Zyklus, Zitratzyklus, Zitronensäurezyklus, Tricarbonsäurezyklus, Citronensäurezyklus*; in den Mitochondrien der Zelle ablaufender Reaktionszyklus des Intermediärstoffwechsels; aus Kohlenhydraten, Eiweißen und Fettsäuren stammendes Acetyl-CoA wird oxidativ zur Energiegewinnung der Zelle abgebaut; der benötigte Multienzymkomplex liegt in den Mitochondrien* der Zellen; Zwischenprodukte des Citratzyklus können in die Fettsäuresynthese, Gluconeogenese, Hämsynthese und Synthese verschiedener Aminosäuren eingeschleust werden [*Abb. C64*]

Ci|tri ae|the|ro|le|um *nt*: →*Zitronenöl*

Citro-, citro- *präf.*: Wortelement mit der Bedeutung „Citrone"

Ci|tro|bac|ter *m* (Ⓔ Citrobacter): gramnegatives Stäbchenbakterium; enthält drei Arten: **Citrobacter freundii, Citrobacter diversus** und **Citrobacter amalonaticus**; selten Erreger von Infektionen der Harn- oder der Atemwege und einer Säuglingsmeningitis

Ci|tro|nel|lae ae|the|ro|le|um *nt* (Ⓔ citronella oil): *Syn*: *Citronellöl, indisches Melissenöl, Cymbopogonis winteriani aetheroleum*; *s.u. Citronellgras*

Ci|tro|nell|gras *nt* (Ⓔ citronella): *Syn*: *Cymbopogon winterianus*; Pflanze aus der Familie der Süßgräser [Poaceae]; verwendet werden die getrockneten, oberirdischen Pflanzenteile [**Cymbopogonis winteriani herba**] und das durch Wasserdampfdestillation aus ihnen gewonnene ätherische **Citronellöl** [indisches Melissenöl, Cymbopogonis winteriani aetheroleum, Citronellae aetheroleum]; das Öl enthält u.a. Citronellal, Geraniol, Citronellol, Geranylacetat und Citronellylacetat; hemmt die Motilität und wirkt als Insektenabwehrmittel; **Anw.**: das Öl v.a. als Insektenabwehrmittel; traditionell bei innerer Unruhe, nervösen Störungen, Erschöpfungszuständen, Magen-Darm-Beschwerden, Mus-

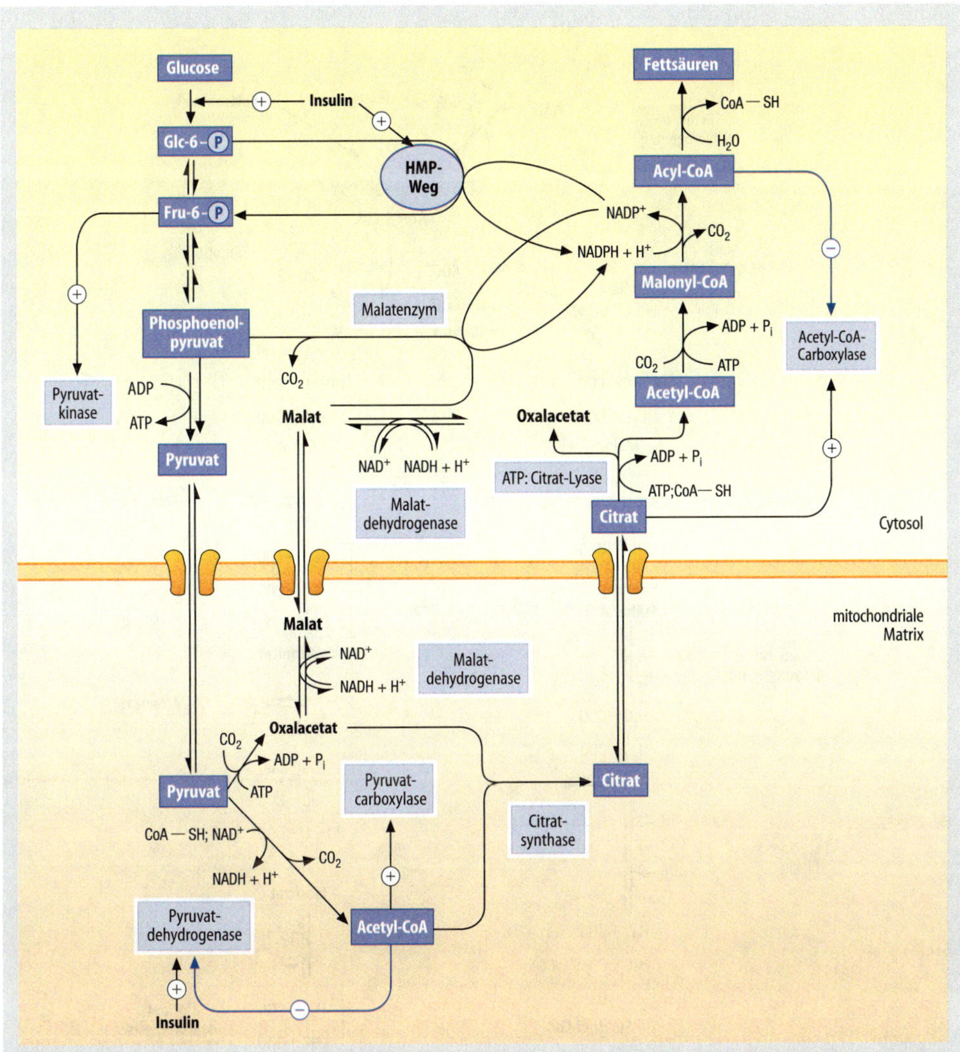

Abb. C63. Citrat-Pyruvat-Zyklus

kel- und Nervenschmerzen, Erkältungskrankheiten

Ci|tro|nell|öl *nt* (Ⓔ citronella oil): ***Syn***: *indisches Melissenöl, Cymbopogonis winteriani aetheroleum, Citronellae aetheroleum*; *s.u. Citronellgras*

Ci|tro|nen|öl *nt*: *→Zitronenöl*

Ci|tro|nen|säu|re *f* (Ⓔ citric acid): ***Syn***: *Zitronensäure, Acidum citricum*; Tricarbonsäure; wichtiges Zwischenprodukt des Intermediärstoffwechsels; *s.a. Citratzyklus*

Ci|tro|nen|säu|re|zy|klus *m*: *→Citratzyklus*

Citrovorum-Faktor *m* (Ⓔ citrovorum factor): ***Syn***: *N^{10}-Formyl-Tetrahydrofolsäure, Leukovorin, Leucovorin*; von Leuconostoc citrovorum gebildete aktive Form der Folsäure*

Ci|trul|lin *nt* (Ⓔ citrulline): ***Syn***: *Zitrullin*; in Tieren und Pflanzen [**Wassermelone, Citrullus vulgaris**] vorkommende Aminosäure, die im Harnstoffzyklus anfällt

Ci|trul|lin|ä|mie *f* (Ⓔ citrullinemia): ***Syn***: *Argininbernsteinsäuresynthetasemangel, Zitrullinämie, Argininosukzinatsynthetasemangel*; autosomal-rezessive Enzymopathie*, die zur Anhäufung von Ammoniak im Körper führt [Hyperammonämie*]; gekennzeichnet durch Erbrechen, epileptiforme Anfälle, geistige Retardierung und Gedeihstörung

Ci|trul|lin|u|rie *f* (Ⓔ citrullinuria): ***Syn***: *Zitrullinurie*; erhöhte Citrullinausscheidung im Harn; oft gleichgesetzt mit Citrullinämie*

Ci|trul|lus co|llo|cyn|this *m*: *→Koloquinthe*

Ci|trus au|ran|ti|um ssp. aurantium *f* (Ⓔ Citrus aurantium ssp. aurantium): ***Syn***: *Bitterorange*; *s.u. Pomeranzenschale*

Civatte: Achille Civatte; 1877–1956; französischer Hautarzt

Civatte-Krankheit *f* (Ⓔ Civatte's disease): ***Syn***: *Riehl-Melanose, Riehl-Syndrom, Civatte-Poikilodermie, Kriegsmelanose, Melanosis toxica lichenoides, Poikilodermia reticularis Civatte*; chronische, phototoxische Reaktion der Haut auf Teer, Pech, Kohlenwasserstoffe und Kosmetikabestandteile; führt zu grau-brauner, flächenhafter Pigmentierung der Gesichtshaut

ClVPP *Abk.*: Chlorambucil, Vinblastin, Procarbazin, Prednison

CJD *Abk.*: Creutzfeldt-Jakob disease

CJE *Abk.*: *→Creutzfeldt-Jakob-Erkrankung*

CK *Abk.*: **1.** Cervikalkanal **2.** *→Creatinkinase* **3.** *→Zervikalkanal*

CKBB *Abk.*: Creatinkinase vom Hirntyp

C-Ket|te *f*: *→C-Peptid*

CKG *Abk.*: *→Kardiokymographie*

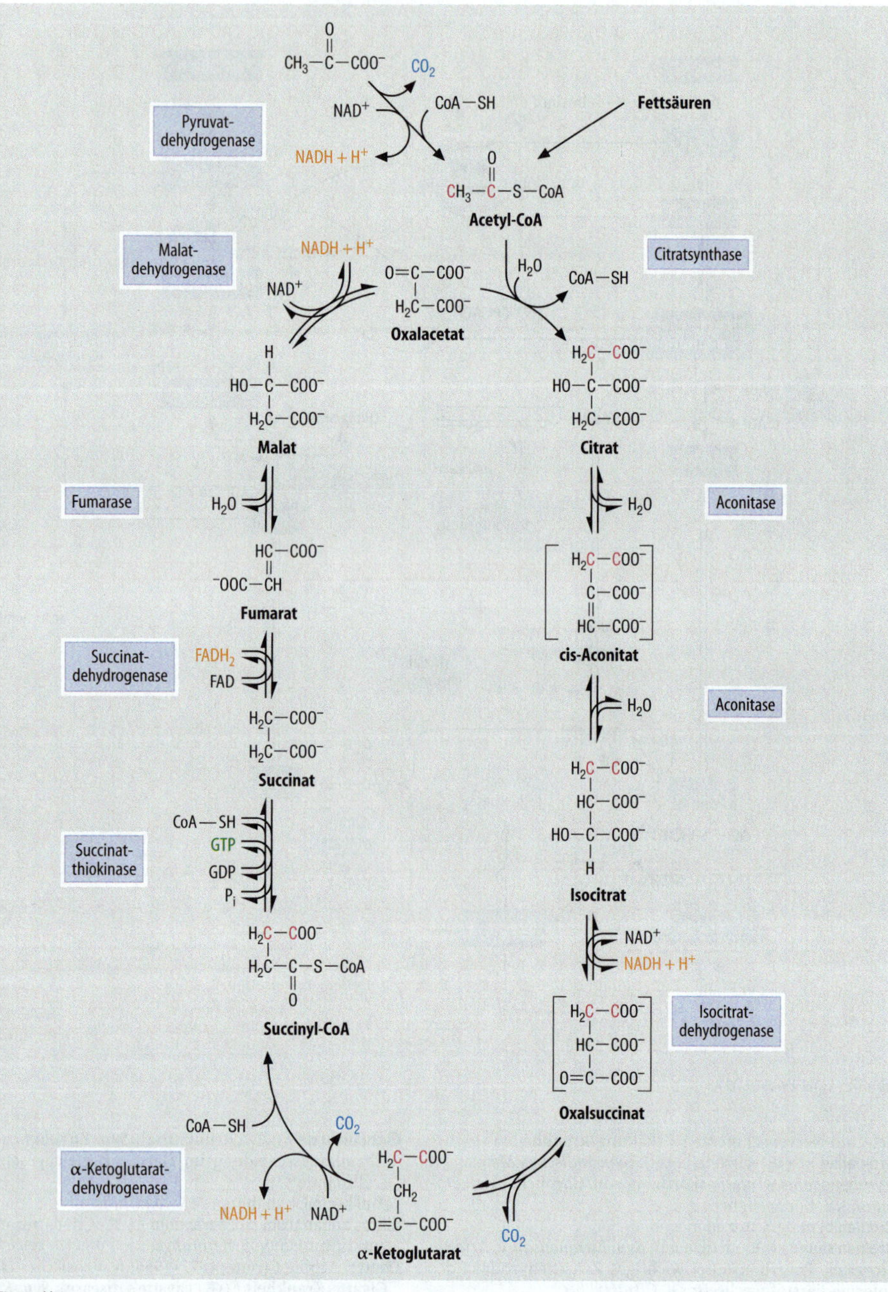

Abb. C64. Citratzyklus

CKMB *Abk.*: Creatinkinase vom Herzmuskeltyp

CKMM *Abk.*: Creatinkinase vom Skelettmuskeltyp

C3-Kon|ver|ta|se *f* (Ⓔ C3 convertase): ***Syn***: *4-2-Enzym*; Schlüsselenzym der Komplementaktivierung, das sowohl bei der klassischen als auch der alternativen Aktivierung die Umwandlung von C3 in C3b katalysiert; *s.a. Komplement*

CKW *Abk.*: Chlorkohlenwasserstoff

CL *Abk.*: **1.** *→Chemilumineszenz* **2.** Cholesterin-Lecithin **3.** chronische Leukämie **4.** *→chronische Lymphadenose* **5.** *→Citratlyase* **6.** *→Corpus luteum*

Cl *Abk.*: *→Chlor*

cl *Abk.*: Zentiliter

Cl_2MDP *Abk.*: Dichlormethylendiphosphonat

C_L *Abk.*: Compliance der Lunge

Cl_3COOH *Abk.*: *→Trichloressigsäure*

Cla|di|o|sis *f, pl* **-ses** (Ⓔ cladiosis): ***Syn***: *Kladiose*; meist tiefe Mykose* durch den Fadenpilz **Scopulariopsis brevicaulis**; befällt i.d.R. bereits vorgeschädigte Nägel, insbesondere die Großzehennägel; **Therapie**: Nagelentfernung; Itraconazol*, Terbinafin* lokal und systemisch über 8–12 Monate

Cla|do|spo|ri|o|se *f* (Ⓔ cladosporiosis): ***Syn***: *Cladosporiumerkrankung, Cladosporiosis*; durch Cladosporium*-Species hervorgerufene meist oberflächliche Mykose*

Cla|do|spo|ri|o|sis *f, pl* **-ses**: *→Cladosporiose*

Cladosporiosis epidemica (Ⓔ Cladosporiosis epidemica): *Syn*: *Pityriasis nigra, Tinea nigra*; in Europa seltene oberflächliche Mykose durch **Cladosporium werneckii**, die zu scharf begrenzten, schuppenden, braunschwarzen Herden führt; **Therapie**: Keratolytika

Cla|do|spo|ri|um *nt* (Ⓔ Cladosporium): Schimmelpilzgattung mit verschiedenen humanpathogenen Arten [**Cladosporium carrionii, Cladosporium mansoni, Cladosporium werneckii**], die als Erreger von Hautpilzerkrankungen in Erscheinung treten

Cla|do|spo|ri|um|er|kran|kung *f*: → *Cladosporiose*

Cla|dri|bin *nt* (Ⓔ cladribine): *Syn*: *2-Chlor-2-deoxyadenosin*; *s.u. Essay Non-Hodgkin-Lymphome, Essay Chemotherapie S. 349*

Cla|pote|ment *nt* (Ⓔ clapotement): Plätschergeräusch des Magens

Clara: Max Clara; 1899–1966; deutscher Anatom (Leipzig, Istanbul)

Clara-Zellen *pl* (Ⓔ Clara cells): sekretbildende Zellen der Bronchioli* terminales, die keine Flimmerhaare tragen

Cla|ri|thro|my|cin *nt* (Ⓔ clarithromycin): *Syn*: *6-O-Methylerythromycin*; orales Makrolidantibiotikum*; **Anw.**: Atemwegsinfektionen

Clark: Wallace H. Clark jr.; geb. 1924; amerikanischer Hautarzt

Clark-Nävus *m*: → *dysplastischer Nävuszellnävus*

Clarke: **1.** Jacob Augustus Lockhart Clarke; 1817–1880; englischer Anatom und Arzt (London) **2.** Cecil Clarke; englischer Arzt im 20. Jahrhundert

Clarke-Säule *f*: → *Clarke-Stilling-Säule*

Clarke-Stilling-Säule *f* (Ⓔ Stilling column): *Syn*: *Clarke-Säule, Stilling-Kern, Nucleus thoracicus posterior, Nucleus dorsalis, Columna thoracica*; Ganglienzellgruppe an der Basis der Hintersäule* des Rückenmarks, die von C_7-L_2 verläuft; nimmt Afferenzen vom Muskeln und Gelenken auf

Clauberg: Karl-Wilhelm Clauberg; deutscher Bakteriologe (Berlin) im 20. Jahrhundert

Clauberg-Nährboden *m* (Ⓔ Clauberg's culture medium): Tellurit-haltiger Nährboden zur Züchtung des Diphtherieerregers **Corynebacterium diphtheriae**

Claude: Henri Charles Claude; 1869–1945; französischer Psychiater (Paris)

Claude-Syndrom *nt* (Ⓔ Claude's syndrome): Hirnstammsyndrom mit Läsion im Bereich des Nucleus* ruber; führt zu ipsilateraler Okulomotoriusparese* und kontralateraler Hemiparese*, Tremor*, Rigor* und Hemiataxie*

Clau|di|ca|tio *f*, *pl* **-ti|o|nes** (Ⓔ claudication): *Syn*: *Claudikation*; Hinken

Claudicatio intermittens (Ⓔ intermittent claudication): *Syn*: *intermittierendes Hinken, Angina cruris, Charcot-Syndrom, Schaufensterkrankheit, Dysbasia intermittens/angiospastica*; durch eine periphere arterielle Durchblutungsstörung verursachte heftige Wadenschmerzen, die zu vorübergehendem Hinken führen oder den Patienten zum Stehenbleiben zwingen; entspricht dem Stadium II der chronischen peripheren arteriellen Verschlusskrankheit; wird die Claudicatio vom Patienten toleriert, spricht man von Stadium II a, wird sie privat oder beruflich nicht toleriert von Stadium II b; diese Unterscheidung ist für die Therapie wichtig, da Stadium II a konservativ behandelt werden kann [Beseitigung der Risikofaktoren, systematisches Gefäßtraining, medikamentöse Progressionsprophylaxe], während beim Stadium II b meist eine chirurgische Intervention [perkutane transluminale Angioplastie*, Stentimplantation, Bypass] nötig wird

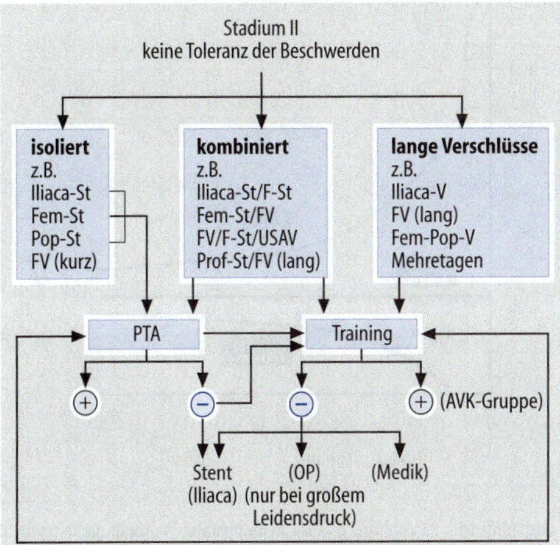

Abb. C65. Therapie der Claudicatio intermittens

Claudicatio intermittens abdominalis (Ⓔ intestinal angina): *Syn*: *Morbus Ortner, Ortner-Syndrom II, Angina intestinalis, Angina abdominalis*; kolikartige Leibschmerzen mit Symptomen des akuten Abdomens bei Einschränkung der Darmdurchblutung durch eine Arteriosklerose der Mesenterialgefäße; Verlauf, Prognose und Therapie hängen von der Ausdehnung und der Dauer der Ischämie ab; *s.a. Mesenterialgefäßthrombose*

Claudicatio intermittens der Cauda equina (Ⓔ intermittent claudication of the cauda equina): *s.u. Claudicatio intermittens spinalis*

Claudicatio intermittens des Rückenmarks (Ⓔ intermittent claudication of the spinal cord): *s.u. Claudicatio intermittens spinalis*

Claudicatio intermittens spinalis (Ⓔ pseudoclaudication): durch Einengung des Spinalkanals hervorgerufene Symptomatik, die an eine Claudicatio* intermittens erinnert; tritt v.a. bei Männern über 40 Jahren auf; betrifft i.d.R. die Cauda [**Claudicatio intermittens der Cauda equina**], seltener das thorakale Rückenmark [**Claudicatio intermittens des Rückenmarks**], **Klinik**: Krämpfe, Einschlafen, Kribbeln und Brennen der Füße und des Unterschenkels nach längerem Gehen oder Stehen; Hinsetzen oder Hinlegen bessert die Symptome; **Therapie**: Laminektomie*

Claudicatio masseterica (Ⓔ jaw claudication): *s.u. Horton-Riesenzellarteriitis*

Clau|di|ka|ti|on *f*: → *Claudicatio*

Claudius: Friedrich Matthias Claudius; 1822–1869; deutscher Anatom

Claudius-Grube *f* (Ⓔ Claudius' fossa): *Syn*: *Fossa ovarica*; flache Mulde in der Rückseite des breiten Mutterbandes [Ligamentum* latum uteri], in der der Eierstock* liegt

Claudius-Stützzellen, -Zellen *pl* (Ⓔ supporting cells of Claudius): *s.u. Corti-Organ*

Claus|tro|pho|bie *f* (Ⓔ claustrophobia): *Syn*: *Klaustrophobie*; Angst vor geschlossenen Räumen, die insbesondere in kleineren Räumen [Aufzug, Straßenbahn] auftritt oder durch eine Kombination von Menschenmengen und verbrauchter Luft [Kino, Konzert] hervorgerufen wird; meist ist eine Verhaltenstherapie wirksam; oft gleichgesetzt mit Platzangst*

Claus|trum *nt*, *pl* **Claus|tra** (Ⓔ claustrum): *Syn*: *Vormauer*; subkortikales Kerngebiet, das als schmale Scheibe seitlich vom Putamen* zwischen Capsula* externa und Capsula* extrema liegt

CLAV *Abk.*: Cambridge-Isolat von LAV

Cla|va|cin *nt* (Ⓔ patulin): *Syn*: *Patulin*; Stoffwechselprodukt von **Penicillium**-Species; Mykotoxin* mit mikrobiozider und evtl. karzinogener Wirkung; Ursache von Lebensmittelvergiftungen

Cla|vi|ceps pur|pu|rea *f* (Ⓔ Claviceps purpurea): *Syn*: *Mutterkornpilz*; auf Gräsern, v.a. Roggen, wachsender Pilz, dessen sporenbildende Dauerform [**Mutterkorn, Secale cornutum**] zahlreiche Alkaloide [**Mutterkornalkaloide**] enthält

Cla|vi|cu|la *f*, *pl* **-lae** (Ⓔ clavicle): *Syn*: *Schlüsselbein, Klavikel, Klavikula*; S-förmiger Knochen, der Schulterblatt und Brustbein verbindet; am äußeren Ende [**Extremitas acromialis**] liegt die Gelenkfläche [**Facies articularis acromialis**] für das Akromioklavikulargelenk*; am inneren Ende [**Extremitas sternalis**] befindet sich die **Facies articularis sternalis** für das Sternoklavikulargelenk*

Cla|vi|ko|to|mie *f* (Ⓔ clavicotomy): *Syn*: *Schlüsselbeindurchtrennung, Kleidotomie*; operative Durchtrennung des

Schlüsselbeins [Clavicula*]

Cla|vu|lan|säu|re *f* (Ⓔ clavulanic acid): von **Streptomyces clavuligerus** gebildete Substanz, die als starker, irreversibler Inhibitor der β-Lactamase wirkt und damit die Empfindlichkeit von Bakterien gegen β-Lactamantibiotika erhöht

Cla|vus *m, pl* **-vi** (Ⓔ clavus): *Syn*: *Hühnerauge, Leichdorn, Klavus*; durch chronischen Druck hervorgerufene Hornverdickung mit zentralem Zapfen, die sehr schmerzhaft sein kann; nach der Lage unterscheidet man **plantare Clavi** [Köpfchen der Metatarsalknochen], **dorsale Clavi** [über den proximalen Interphalangealgelenken] und die seltenen **interdigitalen Clavi** [zwischen den Zehen]; Hühneraugen treten v.a. bei älteren Patienten auf, können aber auch durch falsches Schuhwerk oder Hammerzehen bedingt sein; **Therapie**: Reduktion mit keratolytischen Salben oder Pflastern oder einem Hauthobel, orthopädische Schuhe, spezielle Polster zur Druckentlastung; **cave**: chirurgische Exzision oder Herausbohren mit einen speziellen Messer ist sinnlos, da die Hühneraugen wieder nachwachsen

Clavi syphilitici (Ⓔ syphilitic clavi): *s.u. Essay Syphilis S. 2077*

CLBA *Abk.*: kompetitiver Ligandenbindungs-Assay

Clea|rance *f* (Ⓔ clearance): Bezeichnung für die Plasmamenge, die pro Zeiteinheit von einer bestimmten Substanzmenge gereinigt wird; *s.a. renale Clearance*

osmotische Clearance (Ⓔ osmotic clearance): renale Clearance osmotisch aktiver Substanzen

renale Clearance (Ⓔ renal clearance): *Syn*: *Nierenclearance*; Klärleistung der Niere; für Substanzen, die weder resorbiert noch sezerniert werden [z.B. Inulin*], entspricht die Clearance der glomerulären Filtrationsrate*; für Substanzen, die teilweise resorbiert werden, ist die Clearance kleiner als die glomeruläre Filtrationsrate [$C = U \times V/P$; mit C für Clearance, U für die Urinkonzentration, V für Urinvolumen und P für Plasmakonzentration]; wird eine Substanz filtriert und aktiv sezerniert [z.B. p-Aminohippursäure, PAH] ist die Clearance größer als das Filtrationsvolumen; Glucose dagegen wird vollständig resorbiert, solange die Plasmakonzentration unterhalb der Nierenschwelle von 10 mmol/l liegt

CLED *Abk.*: Cystin-Lactose-Elektrolyt-Deficient

Cleid-, cleid- *präf.*: Wortelement mit der Bedeutung „Schlüsselbein/Klavikula"

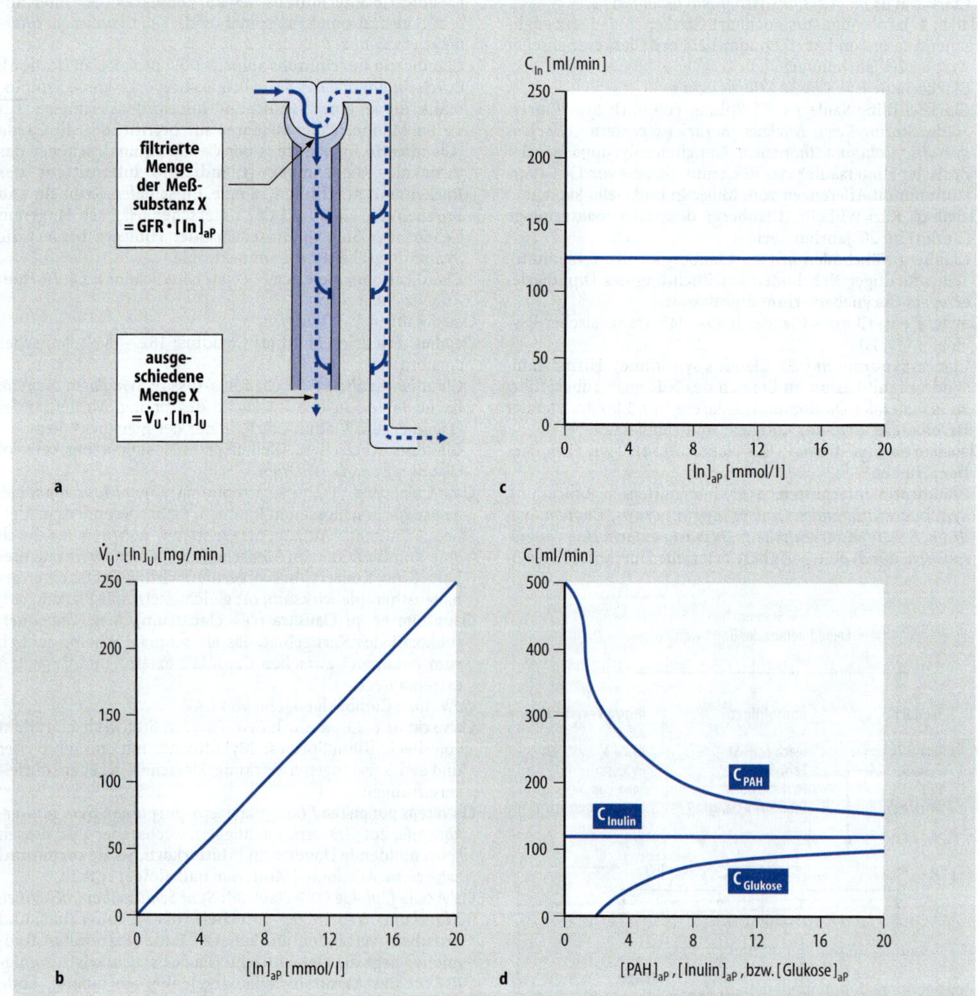

Abb. C66. Renale Clearance am Beispiel von Inulin. **a** glomeruläre Filtration und fehlende Resorption, **b** Ausscheidungsrate in Abhängigkeit von der Plasmakonzentration, **c** Clearance in Abhängigkeit von der Plasmakonzentration, **d** Clearance verschiedener Substanzen in Abhängigkeit von der Plasmakonzentration

Cle|mas|tin *nt* (Ⓔ clemastine): ***Syn***: *Meclaston, Mecloprodin*; H_1-Antihistaminikum*; **Anw.**: Allergie, Pruritus

Clen|bu|te|rol *nt* (Ⓔ clenbuterol): ***Syn***: *4-Amino-α-[(tert-butylamino)methyl]-3,5-dichlorbenzylalkohol*; β_2-Sympathomimetikum, Bronchodilatator*; **Anw.**: Bronchospasmolytikum bei Asthma* bronchiale und chronisch obstruktiver Bronchitis*

CLH *Abk.*: *→Corpus-luteum-Hormon*

CLI *Abk.*: *→Corpus-luteum-Insuffizienz*

Click *m* (Ⓔ click): ***Syn***: *Klick*; hochfrequenter Extraton des Herzens, z.B. als **frühsystolischer Click** oder **ejection click** am Anfang der Austreibungsphase, und als **spätsystolischer Click**, v.a. bei Mitralklappenprolaps-Syndrom

Clifford: Stewart Clifford; amerikanischer Kinderarzt (Brookline) im 20. Jahrhundert

Clifford-Syndrom *nt* (Ⓔ Clifford's syndrome): ***Syn***: *Übertragungssyndrom, Dysmaturitätssyndrom, Überreifesyndrom, Ballantyne-Runge-Syndrom*; durch eine Übertragung* des Säuglings hervorgerufene Störungen [reduziertes Fettpolster, Fehlen der Käseschmiere, Grünfärbung der Haut]

Cli|mac|ter *m*: *→Klimakterium*

Cli|mac|te|ri|um *nt*: *→Klimakterium*

Climacterium praecox (Ⓔ precocious climacteric): ***Syn***: *Klimakterium praecox, vorzeitiges Klimakterium*; vor dem 40. Lebensjahr einsetzendes Klimakterium

Climacterium tardum (Ⓔ delayed climacteric): ***Syn***: *Klimakterium tardum, verzögertes Klimakterium*; nach dem 58. Lebensjahr einsetzendes Klimakterium

Climacterium virile (Ⓔ male climacteric): ***Syn***: *Klimakterium virile, Wechseljahre des Mannes*; durch das Absinken der Androgenbildung hervorgerufener Symptomenkomplex, der dem Klimakterium der Frau ähnelt; die häufigsten Symptome sind Erektionsstörungen, Libidoverlust, depressive Verstimmung, Antriebslosigkeit, leichte Ermüdbarkeit, abnehmende Leistungsfähigkeit und Hitzewallungen

Cli|max *m, pl* **Cli|ma|ces** (Ⓔ **1.** climacteric **2.** orgasm **3.** climax): **1.** *→Klimakterium* **2.** *→Orgasmus* **3.** Höhepunkt einer Krankheit

Clin|da|my|cin *nt* (Ⓔ clindamycin): ***Syn***: *7-Chlor-7-desoxy-Lincomycin*; orales und i.v. Makrolidantibiotikum*; **Anw.**: Infekte mit grampositiven und gramnegativen Erregern [Actinomyces, Borrelia, Clostridium, Corynebakterien, Staphylococcus, Streptococcus, Chlamydia]; **NW**: antibiotikaassoziierte Enterokolitis, gastrointestinale Beschwerden, Leukopenie, Erhöhung von GOT, alkalischer Phosphatase, Bilirubin

Cli|o|qui|nol *nt* (Ⓔ clioquinol): ***Syn***: *5-Chlor-7-iod-8-chinolinol, Chinoform*; halogeniertes Hydroxychinolin; Antiseptikum*, antibakterielles und fungizides Chemotherapeutikum*; starke Wirkung gegen Entamoeba* histolytica

Clip|ping *nt* (Ⓔ clipping): *s.u. intrakranielles Aneurysma*

CLIS *Abk.*: Carcinoma lobulare in situ

Cli|to|ris *f, pl* **Cli|to|ri|des** (Ⓔ clitoris): ***Syn***: *Kitzler, Klitoris*; erektiles weibliches Sexualorgan am vorderen Ende der kleinen Schamlippen*, das entwicklungsgeschichtlich dem Penis des Mannes entspricht; der ca. 3 cm lange Clitorisschaft [**Corpus clitoridis**] enthält den **Clitorisschwellkörper** [Corpus cavernosum clitoridis], der durch das **Septum corporum cavernosum** unvollständig unterteilt wird; linker und rechter **Clitorisschenkel** [Crus clitoridis] werden durch das **Ligamentum suspensorium clitoridis** und Musculus* ischiocavernosus am unteren Schambeinast befestigt; am vorderen Ende der Clitoris liegt die **Glans clitoridis**, die sensible Nervenendkörperchen [Genitalnervenkörperchen, Meißner*-Tastkörperchen, Vater*-Pacini-Körperchen] enthält; sie wird von der **Vorhaut** der Clitoris [Preputium clitoridis] bedeckt

Cli|to|ris|schaft *m* (Ⓔ body of clitoris): Corpus clitoridis; *s.u. Clitoris*

Cli|to|ris|schen|kel *pl* (Ⓔ crura of clitoris): Crus clitoridis; *s.u. Clitoris*

Cli|to|ris|schwell|kör|per *m* (Ⓔ cavernous body of clitoris): Corpus cavernosum clitoridis; *s.u. Clitoris*

Cli|to|ris|spit|ze *f* (Ⓔ glans of clitoris): Glans clitoridis; *s.u. Clitoris*

Cli|to|ri|tis *f, pl* **-ti|den** (Ⓔ clitoritis): ***Syn***: *Klitorisentzündung, Klitoritis*; Entzündung der Clitoris; Teilaspekt der Vulvitis* oder Vulvovaginitis*

cli|to|ri|tisch *adj* (Ⓔ clitoriditic): Klitorisentzündung/Clitoritis betreffend, von ihr betroffen oder gekennzeichnet

C

Cli|vus *m, pl* **Cli|vi** (Ⓔ clivus): ***Syn***: *Klivus*; Abhang, Hügel; insbesondere die zum Foramen* magnum hin abfallende Rückfläche des Türkensattels [Sella* turcica]

CLL *Abk.*: chronisch-lymphatische Leukämie

CLM *Abk.*: *→Clindamycin*

Clo|a|ca *f*: *→Kloake*

Clo|ba|zam *nt* (Ⓔ clobazam): Benzodiazepinderivat, Sedativum*; **Anw.**: Angstzustände, BNS-Anfälle, Prophylaxe von epileptischen Anfällen

Clo|be|ta|sol *nt* (Ⓔ clobetasol): ***Syn***: *21-Chlor-9α-fluor-11β,17-dihydroxy-16β-methyl-1,4-pregnadien-3,20-dion*; halogeniertes Glucocorticoid*; **Anw.**: lokaler Entzündungshemmer; v.a. bei Dermatosen

Clo|bu|ti|nol *nt* (Ⓔ clobutinol): zentral wirkendes Antitussivum*

Clo|cor|to|lon *nt* (Ⓔ clocortolone): ***Syn***: *9-Chlor-6α-fluor-11β,21-dihydroxy-16α-methyl-1,4-pregnadien-3,20-dion*; halogeniertes Glucocorticoid*; **Anw.**: lokaler Entzündungshemmer; v.a. bei Dermatosen

Clo|fa|zi|min *nt* (Ⓔ clofazimine): Entzündungshemmer; Chemotherapeutikum* mit schwach bakterizider Wirkung gegen Mycobacterium* leprae

Clo|fi|brat *nt* (Ⓔ clofibrate): ***Syn***: *Ethyl[2-(4-chlorphenoxy)-2-methylpropionat]*; Ethylester der Clofibrinsäure*; Lipidsenker*

Clo|fi|brin|säu|re *f* (Ⓔ clofibric acid): pharmakolisch aktiver Metabolit des Clofibrats*; Lipidsenker*

Clo|me|thi|a|zol *nt* (Ⓔ clomethiazole): ***Syn***: *Chlormethiazol, Chlorethiazol, 5-(2-Chlorethyl)-4-methylthiazol*; Antikonvulsivum*, Sedativum*, Hypnotikum*; **NW**: Atemdepression, -lähmung, Blutdruckabfall, allergische Reaktionen, Übelkeit, Brechreiz

Clo|mi|fen *nt* (Ⓔ clomiphene): synthetisches, nicht-steroidales Östrogen*; **Anw.**: Ovulationsauslösung bei Corpus-luteum-Insuffizienz*, anovulatorischem Zyklus* etc.

Clo|mi|pra|min *nt* (Ⓔ clomipramine): ***Syn***: *Chlorimipramin*; trizyklisches Antidepressivum* vom Imipramin-Typ; HWZ 17–28 h; **Anw.**: chronische Schmerzzustände, atypische Gesichtsschmerzen, [endogene/organische/reaktive] Depressionen

Clon *m* (Ⓔ **1.–2.** clone): **1.** genetisch identische Nachkommen einer Mutterzelle oder eines Organismus **2.** ***Syn***: *Klon*; multiple Kopien eines Moleküls

Clon. *Abk.*: *→Clonorchis*

Clon|a|ze|pam *nt* (Ⓔ clonazepam): Antiepileptikum*, Antikonvulsivum*; HWZ 25–40 h; **Anw.**: alle Epilepsieformen, Status epilepticus; **NW**: Müdigkeit, Appetitlosigkeit, Koordinationsstörungen, Ataxie

Clo|ni|din *nt* (Ⓔ clonidine): peripheres und zentrales α_2-Sympathomimetikum*, Antihypertensivum*; **Anw.**: Hypertonie, hypertensive Krise, Migraineprophylaxe, Augentropfen bei Glaukom, Alkoholentzugsdelir; **NW**: Mundtrockenheit, Schläfrigkeit, Farbensehen, Akkomodationsstörungen

Clon|or|chi|a|sis *f, pl* **-ses** (Ⓔ clonorchiasis): ***Syn***: *Klonorchiasis, Clonorchiose, Opisthorchiasis*; durch Leberegel [Clonorchis*, Opisthorchis*] hervorgerufene Erkrankung der Gallengänge, der Gallenblase und evtl. des Pankreasganges; der chronische Befall führt zu Fieber, Hepatomegalie, rezidivierenden Koliken, u.U. Gallengangsverschluss; als Komplikationen finden sich bakterielle Sekundärinfektionen, Cholelithiasis, Zirrhose, Aszites und Cholangiokarzinom; **Therapie**: Praziquantel*

Clon|or|chi|o|se *f*: *→Clonorchiasis*

Clon|or|chis *m* (Ⓔ Clonorchis): ***Syn***: *Opisthorchis*; zu den Saugwürmern* gehörende Gattung von Leberegeln; zwittrig, 7–25 mm lang, 2–5 mm breit; *s.a. Clonorchiasis*

Clonorchis sinensis (Ⓔ Clonorchis sinensis): ***Syn***: *chine-*

sischer Leberegel, Opisthorchis sinensis; in Ostasien vorkommender Erreger der Clonorchiasis*

Clo|nus *m, pl* **-ni** (Ⓔ clonus): *Syn*: *Klonus*; rhythmisch krampfende Muskelkontraktion

Clonus uteri (Ⓔ uterine clonus): *Syn*: *Gebärmutterkrampf*; dicht aufeinanderfolgende krampfartige Wehen, die in einen Wehensturm* übergehen können

C

Clop|a|mid *nt* (Ⓔ clopamide): *Syn*: *4-Chlor-N-(cis-2,6-dimethylpiperidino)-3-sulfamoylbenzamid*; Saluretikum*; **Anw.**: Ödeme, Hypertonie

Clo|pen|thi|xol *nt* (Ⓔ clopenthixol): Neuroleptikum*; HWZ 15–25 h; **Anw.**: Unruhe und Verwirrtheit bei seniler Demenz, Schizophrenie, Manie, Erregungszustände

Clo|pi|do|grel *nt* (Ⓔ clopidogrel): *Syn*: *Thienopyridin*; ADP-Antagonist, Thrombozytenaggregationshemmer*; **Anw.**: akuter Myokardinfarkt, i.d.R. zusammen mit Acetylsalicylsäure*

Cloquet: Baron Jules Cloquet; 1790–1883; französischer Chirurg

Cloquet-Drüse *f* (Ⓔ Cloquet's node): *Syn*: *Rosenmüller-Cloquet-Drüse, Rosenmüller-Drüse*; zu den tiefen Leistenlymphknoten* gehöriger kleiner Lymphknoten unter dem Leistenband in der Lacuna* vasorum retroinguinalis

Cloquet-Hernie *f* (Ⓔ Cloquet's hernia): *Syn*: *Hernia femoralis pectinea*; Schenkelhernie* mit dem Canalis* femoralis als Bruchpforte

Cloquet-Kanal *m* (Ⓔ Cloquet's canal): *Syn*: *Canalis hyaloideus*; während der Embryonalperiode vorhandener kleiner Kanal für die Arteria* hyaloidea von der Papilla durch den Glaskörper zur Linse

Cloquet-Septum *nt* (Ⓔ Cloquet's septum): *Syn*: *Septum femorale*; bindegewebiger Verschluss des Anulus* femoralis

Clos|te|bol *nt* (Ⓔ clostebol): *Syn*: *4-Chlor-17β-hydroxy-4-androsten-3-on*; Anabolikum*

Clos|tri|die *f*: →*Clostridium*

Clostridien-Cellulitis *f* (Ⓔ clostridial cellulitis): durch Clostridien hervorgerufene Entzündung des Unterhautgewebes

Clos|tri|di|um *nt* (Ⓔ Clostridium): *Syn*: *Klostridie, Clostridie*; ubiquitär vorkommende, obligat anaerobe, gramnegative Sporenbildner; verursachen z.T. schwere Erkrankungen [Gasbrand, Tetanus, Botulismus], eitrige und gastrointestinale Infektionen; sie werden meist durch direkten Kontakt mit verseuchter Erde übertragen, weshalb die meisten Infektionen bei verschmutzten Wunden auftreten; Clostridien stellen hohe Ansprüche an das Kulturmedium und die Umweltbedingungen [pH-Wert 5,5–8, Temperaturoptimum 37–45°]; sie sind empfindlich gegenüber Metronidazol* und Vancomycin*

Tab. C67. Clostridium. Species und Krankheiten

Arten	Krankheiten
Clostridium perfringens	Gasbrand, Lebensmittelvergiftung (Typ A), nekrotisierende Enterokolitis (Typ C), Peritonitis
Clostridium novyii	Gasbrand
Clostridium septicum	Gasbrand, Enterokolitis
Clostridium histolyticum	Gasbrand
Clostridium botulinum	Botulismus
Clostridium tetani	Tetanus
Clostridium difficile	Antibiotika-assoziierte Kolitis
Clostridium bifermentans	Wundinfektionen
Clostridium sporogenes	
Clostridium fallax	
Clostridium ramosum	

Clostridium botulinum (Ⓔ Clostridium botulinum): *Syn*: *Botulinusbazillus, Bacillus botulinus*; peritrich begeißeltes Stäbchenbakterium, das als wichtigster Botulismus-Erreger in Erscheinung tritt; das von ihm gebildete Ektotoxin [**Botulinustoxin**] kommt in sieben Varianten [A, B, C_1, D, E, F, G] vor, von denen die Typen A, B, E und [selten] F Botulismus* verursachen

Clostridium bubalorum Prévot: →*Clostridium novyi typ C*

Clostridium difficile (Ⓔ Clostridium difficile): exotoxinbildendes Stäbchen [das stabile Enterotoxin **Toxin A** und das hitzelabile Zytotoxin **Toxin B**]; Erreger der Antibiotika-assoziierten Kolitis*

Clostridium histolyticum (Ⓔ Clostridium histolyticum): seltener, aber gefährlicher Gasbrand*-Erreger, der 9 verschiedene Toxine bilden kann

Clostridium novyi (Ⓔ Clostridium novyi): *Syn*: *Clostridium oedematiens*; in verschiedenen Subtypen vorkommender Gasbrand*-Erreger

Clostridium novyi typ B (Ⓔ Clostridium novyi type B): *Syn*: *Bacillus colistinus*; tierpathogener Subtyp von Clostridium* novyi

Clostridium novyi typ C (Ⓔ Clostridium novyi type C): *Syn*: *Clostridium bubalorum Prévot*; tierpathogener Subtyp von Clostridium* novyi

Clostridium oedematiens: →*Clostridium novyi*

Clostridium perfringens (Ⓔ Clostridium perfringens): *Syn*: *Welch-Fränkel-Bazillus, Welch-Fränkel-Gasbrandbazillus, Fraenkel-Gasbazillus*; unbewegliches Stäbchen, das thermoresistente Sporen bildet; häufigster Gasbrand*-Erreger; die verschiedenen Stämme [Clostridium perfringens Typ A-E] bilden unterschiedliche Mengen der verschiedenen Toxine [α-, β-, ε-, λ-Toxin], die von Bedeutung für die Pathogenese der Infektion sind

Clostridium septicum (Ⓔ Clostridium septicum): *Syn*: *Pararauschbrandbazillus*; Gasbrand*-Erreger bei Tier und Mensch

Clostridium tetani (Ⓔ Clostridium tetani): *Syn*: *Tetanusbazillus, Tetanuserreger, Wundstarrkrampfbazillus, Wundstarrkrampferreger, Plectridium tetani*; bewegliches Stäbchen mit typischer **Trommelschlegelform**; bildet zwei Toxine, das neurotoxische **Tetanospasmin** und das hämolytische **Tetanolysin**; die Sporen sind extrem widerstandsfähig [bis zu 100 °C feuchte Hitze]; *s.a. Tetanus*

Clo|ti|a|ze|pam *nt* (Ⓔ clotiazepam): Benzodiazepinderivat, Sedativum*; HWZ 5–15 h

Clot-observation-Test *m* (Ⓔ clot observation test): Globaltest zur Beurteilung der Gerinnungsfunktion des Blutes; Bestimmung der Gerinnungszeit von 2–5 ml Vollblut in einem Schüttelröhrchen [normal 6–12 min]; bei Verlängerung Fibrinmangel; bei Wiederauflösung des Gerinnsels innerhalb von 10 min Koagulopathie durch Fibrinogenspaltprodukte*; *s.a. Defibrinationssyndrom*

Clo|tri|ma|zol *nt* (Ⓔ clotrimazole): *Syn*: *1-(2-Chlor-2,α-diphenyl-benzyl)imidazol*; lokales Antimykotikum* mit breiter Wirkung gegen Dermatophyten, Hefen und Schimmelpilze

Clough: Mildred Clark Clough; amerikanische Hämatologin im 20. Jahrhundert

Clough-Richter-Syndrom *nt* (Ⓔ Clough-Richter's syndrome): *Syn*: *Clough-Syndrom, Kältehämagglutinationskrankheit*; erworbene Bildung von Kältehämagglutininen mit Hämolyse* bei Temperaturerniedrigung

Clough-Syndrom *nt*: →*Clough-Richter-Syndrom*

Clouston: H. R. Clouston; kanadischer Arzt im 20. Jahrhundert

Clouston-Syndrom *nt* (Ⓔ Clouston's syndrome): *Syn*: *hidrotisch-ektodermale Dysplasie*; autosomal-dominant vererbte ektodermale Dysplasie* ohne Schweißdrüsendysplasie; *s.a. anhidrotisch-ektodermale Dysplasie*

Cloward: **Cloward-Operation** *f* (Ⓔ Cloward's technique): Verblockung und Fixierung der Halswirbelsäule zur Behandlung von Luxationsfrakturen oder nach zervikalem Bandscheibensyndrom

Clo|xa|cil|lin *nt* (Ⓔ cloxacillin): *Syn*: *(5-Methyl-3-O-chlorphenyl-4-isoxazolyl)-Penicillin*; Penicillinase-festes, bakterizides Antibiotikum; wirkt gegen grampositive und gramnegative Keime

Clo|za|pin *nt* (Ⓔ clozapine): Neuroleptikum* mit nur minimalen extrapyramidalen Nebenwirkungen; HWZ 12 h; **Anw.**: schizophrene Psychosen; wegen schwerer Nebenwirkungen [Agranulozytose, Leukopenie] nur für klinische Be-

handlung zugelassen
CLR *Abk.*: Chlorid-Test
CLS *Abk.*: Calciumlignosulfonat
CLT *Abk.*: → *Cefalotin*
Clu|nes *pl* (Ⓔ clunes): ***Syn***: *Nates*; Gesäß, Hinterbacken
cluster headache *nt*: → *Cephalaea histaminica*
Cluster-Kopfschmerz *m*: → *Cephalaea histaminica*
CLV *Abk.*: chronisches Leberversagen
Clys|ma *nt* (Ⓔ clysma): ***Syn***: *Klistier, Klysma*; Einlauf, Darmeinlauf
CM *Abk.*: **1.** → *Capreomycin* **2.** Carboxymethyl **3.** → *Cardiomyopathie* **4.** Causa mortis **5.** → *Kardiomegalie* **6.** → *karpometakarpal*
Cm *Abk.*: **1.** clearance maximum **2.** Curium
cm *Abk.*: Zentimeter
CMA *Abk.*: Candida-Mikroagglutination
CMAP *Abk.*: klinisches monophasisches Aktionspotential
CMAS *Abk.*: klinische monophasische Aktionsspannung
CMB *Abk.*: **1.** Carbolmethylenblau **2.** Chlormercuribenzoat
CMC *Abk.*: **1.** Cyclophosphamid, Methotrexat, CCNU **2.** → *karpometakarpal*
CMCVAP *Abk.*: Cyclophosphamid, Methotrexat, CCNU, Vincristin, Adriamycin, Procarbazin
CMF *Abk.*: **1.** Chondromyxofibrom **2.** Cyclophosphamid, Methotrexat, 5-Fluorouracil
CMFAV *Abk.*: Cyclophosphamid, Methotrexat, 5-Fluorouracil, Adriamycin, Vincristin
CMFAVP *Abk.*: Cyclophosphamid, Methotrexat, 5-Fluorouracil, Adriamycin, Vincristin, Prednison
CMFFLU *Abk.*: Cyclophosphamid, Methotrexat, 5-Fluorouracil, Fluoxymesteron
CMFH *Abk.*: Cyclophosphamid, Methotrexat, 5-Fluorouracil, Hydroxyurea
CMFP *Abk.*: Cyclophosphamid, Methotrexat, 5-Fluorouracil, Prednison
CMFpT *Abk.*: Cyclophosphamid, Methotrexat, 5-Fluorouracil, low-dose-Prednison, Tamoxifen
CMFPTH *Abk.*: Cyclophosphamid, Methotrexat, 5-Fluorouracil, Prednison, Tamoxifen, Hydroxydaunorubicin
CMFPVA *Abk.*: Cyclophosphamid, Methotrexat, 5-Fluorouracil, Prednison, Vincristin, Adriamycin
CMFT *Abk.*: **1.** Candiolipin-Mikroflockungstest **2.** Cyclophosphamid, Methotrexat, 5-Fluorouracil, Tamoxifen
CMFTAM *Abk.*: Cyclophosphamid, Methotrexat, 5-Fluorouracil, Tamoxifen
CM5FU *Abk.*: Cyclophosphamid, Methotrexat, 5-Fluorouracil
CMFV *Abk.*: Cyclophosphamid, Methotrexat, 5-Fluorouracil, Vincristin
CMFVAT *Abk.*: Cyclophosphamid, Methotrexat, 5-Fluorouracil, Vincristin, Adriamycin, Testosteron
CMFVP *Abk.*: Cyclophosphamid, Methotrexat, 5-Fluorouracil, Vincristin, Prednison
CM-Gelenke *pl* (Ⓔ CMC joints): ***Syn***: *Karpometakarpalgelenke, Articulationes carpometacarpales*; Gelenke zwischen den Handwurzelknochen 2–5 und den Basen der Mittelhandknochen 2–5
CMGS *Abk.*: ^{11}C-markierte Methyl-D-Glucose-Szintigraphie
CML *Abk.*: → *chronische myeloische Leukämie*
CMML *Abk.*: chronische myelomonozytäre Leukämie
CMN *Abk.*: zystische Medianekrose
CMOPP *Abk.*: Cyclophosphamid, N-Lost (*engl.* mechlorethamine), Vincristin (*engl.* oncovin), Procarbazin, Prednison
CMP *Abk.*: **1.** CCNU, Methotrexat, Procarbazin **2.** → *Cytidinmonophosphat*
CMPF *Abk.*: Cyclophosphamid, Methotrexat, Prednison, 5-Fluorouracil
CMPS *Abk.*: chronisches myeloproliferatives Syndrom
cmps *Abk.*: Zentimeter pro Sekunde
CMPU *Abk.*: 3-Chlormercuri-2-methoxypropylureid
CMS *Abk.*: → *chronisches Müdigkeitssyndrom*
CMT *Abk.*: **1.** Califomia-Mastitis-Test **2.** Cardiolipin-Mikroflockungstest
CMV *Abk.*: **1.** Cisplatin, Methotrexat, Vinblastin **2.** controlled mechanical ventilation **3.** → *Cytomegalievirus* **4.** zerebrales Minutenvolumen
CMV-Enzephalitis *f* (Ⓔ CMV encephalitis): *s.u. Essay AIDS S. 31*
CMV-Hepatitis *f* (Ⓔ cytomegalovirus hepatitis): durch das Cytomegalievirus* hervorgerufene virale Leberentzündung [Hepatitis*]
CMV-Mononukleose *f* (Ⓔ cytomegalovirus mononucleosis): ***Syn***: *Zytomegalievirusmononukleose, Paul-Bunnel-negative infektiöse Mononukleose*; zum Zytomegalie-Syndrom* gehörende Speicheldrüsenentzündung, die nur schwer von der klassischen infektiösen Mononukleose* abgrenzbar ist
CMV-Retinitis *f* (Ⓔ CMV retinitis): *s.u. Essay AIDS S. 31*
cmW *Abk.*: Zentimeterwelle
CN *Abk.*: **1.** Cellulosenitrat **2.** Chlorazetophenon **3.** Cyanogen
CNDC *Abk.*: chronische nicht-purulente destruktive Cholangitis
CNE *Abk.*: chronische nervöse Erschöpfung
CNI *Abk.*: → *chronische Niereninsuffizienz*
Cni|ci be|ne|dic|ti her|ba *f* (Ⓔ blessed thistle herb): ***Syn***: *Benediktenkraut*; *s.u. Kardobenedikte*
Cni|cus be|ne|dic|tus *m*: → *Kardobenedikte*
CNN *Abk.*: kongenitaler Nävuszellnävus
CNO *Abk.*: chronische nicht-infektiöse Orchitis
CNR *Abk.*: chronischer Nonresponder
CNSD *Abk.*: chronische nicht-spezifische Duodenitis
CNSHA *Abk.*: kongenitale nicht-sphärozytäre hämolytische Anämie
CNV *Abk.*: kontingente negative Variation
CO *Abk.*: **1.** cardiac output **2.** Chininoxidase **3.** → *Kohlenmonoxid*
Co *Abk.*: **1.** → *Cobalt* **2.** Colton-Blutgruppen
CO_2 *Abk.*: → *Kohlendioxid*
Co I *Abk.*: **1.** Codehydrase I **2.** Coenzym I
Co II *Abk.*: **1.** Codehydrase II **2.** Coenzym II
Co-, co- *präf.*: Wortelement mit der Bedeutung „zusammen/verbunden"
CoA *Abk.*: **1.** → *Coarctatio aortae* **2.** → *Coenzym A*
Co|a|gu|la|se *f*: → *Koagulase*
Co|a|li|tio *f*, *pl* **-ti|o|nes** (Ⓔ fusion): angeborene Verschmelzung benachbarter Knochen
COAP *Abk.*: **1.** Cyclophosphamid, Oncovin, Ara-C, Prednison **2.** Cyclophosphamid, Vincristin (*engl.* oncovin), Ara-C, Prednison
COAPBLEO *Abk.*: Cyclophosphamid, Vincristin (*engl.* oncovin), Ara-C, Prednison, Bleomycin
Co|arc|ta|tio *f*, *pl* **-ti|o|nes** (Ⓔ coarctation): Verengung, Verengerung, Striktur, Koarktation
Coarctatio aortae: → *Aortenisthmusstenose*
CoA-SH *Abk.*: → *Coenzym A*
Coats: George Coats; 1876–1915; englischer Augenarzt (London)
Coats-Syndrom *nt* (Ⓔ Coats' disease): ***Syn***: *Morbus Coats, Retinitis haemorrhagica externa, Retinitis exsudativa (externa)*; seltene, von angeborenen Gefäßanomalien begünstigte Netzhautschädigung mit grauweißem Exsudat; fast immer einseitig; betrifft v.a. männliche Jugendliche im 1. und 2. Jahrzehnt; **DD**: Retinoblastom, retrolentale Fibroplasie; **Therapie**: Laserkoagulation oder Kryoapplikation der Gefäßanomalien; bei früher Therapie bildet sich ein Teil der Exsudate zurück und das Sehvermögen kann erhalten bleiben; bei fortgeschrittenen Fällen meist Erblindung
COB *Abk.*: Cisplatin, Vincristin (*engl.* oncovin), Bleomycin
Co|ba|la|min *nt*: → *Vitamin B_{12}*
Co|balt *nt* (Ⓔ cobalt): ***Syn***: *Kobalt*; Schwermetall der Eisengruppe; essentielles Spurenelement; Zentralatom in Vitamin B_{12} [Cobalamin*]; **radioaktive Cobaltisotope** [Co-60] werden in der Strahlentherapie [**Cobaltbestrahlung**] und zur Markierung von Cobalamin [Co-57, Co-58] verwendet
Co|balt|be|strah|lung *f* (Ⓔ cobalt radiation): *s.u. Cobalt*
COBMAM *Abk.*: Cyclophosphamid, Vincristin (*engl.* oncovin), Bleomycin, Methotrexat, Adriamycin, MeCCNU
COBP *Abk.*: chronisch-obstruktive Bronchopneumopathie
CoC *Abk.*: Coenzym C
Co|ca|blät|ter *pl* (Ⓔ coca): ***Syn***: *Folia Cocae*; das Rauschgift Cocain* enthaltende Blätter des südamerikanischen Cocastrauchs [**Erythroxylum coca**]
Co|ca|in *nt* (Ⓔ cocaine): ***Syn***: *Erythroxylin, Kokain*; unter das

C

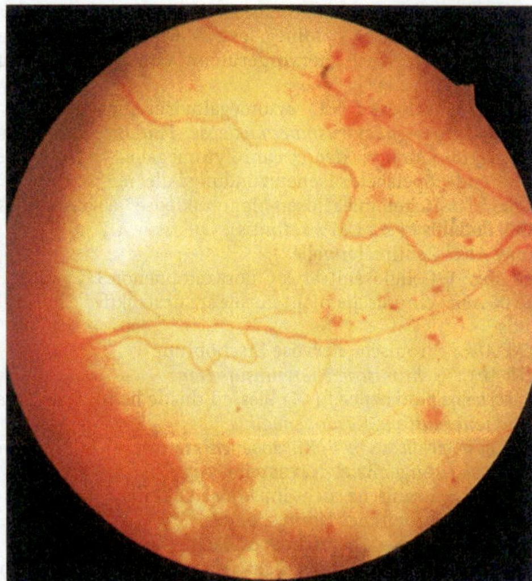

Abb. C68. Coats-Syndrom

Betäubungsmittelgesetz fallendes, in Cocablättern [Folia Cocae] enthaltenes Alkaloid, das nur noch als Lokalanästhetikum verwendet wird; wegen seiner zentralnervösen Wirkung [Euphorie, Leistungssteigerung] hat es eine große Bedeutung als Rauschgift erlangt; *s.a. Kokainismus*

Co|cai|ni|sie|rung *f* (Ⓔ cocainization): ***Syn***: *Kokainisierung*; lokale Anwendung einer Kokainlösung zur Schleimhautanästhesie

Co|cai|nis|mus *m* (Ⓔ cocainism): ***Syn***: *Kokainismus, Kokainmissbrauch, Kokainabusus, Kokainabhängigkeit*; chronische Cocainvergiftung bei habituellem Cocainmissbrauch und psychischer Abhängigkeit von Cocain; **Symptome**: motorische Unruhe, Halluzinationen, Euphorie, später Schwindel, Lähmungen; bei **Cocainschnupfen** Entzündung, Ulzeration und evtl. Perforation der Nasenscheidewand

Co|ca|is|mus *m* (Ⓔ cocaism): habituelles Kauen von Cocablättern; bei südamerikanischen Eingeborenenstämmen weit verbreitet

Co|car|bo|xy|la|se *f* (Ⓔ cocarboxylase): ***Syn***: *Thiaminpyrophosphat, Thiamindiphosphat*; in der Leber gebildete aktive Form von Thiamin*; fungiert als Coenzym bei der Decarboxylierung von α-Ketosäuren und im Hexosemonophosphatweg

Coc|ci|dia *pl* (Ⓔ Coccidia): ***Syn***: *Kokzidien*; parasitäre Protozoen mit Generationswechsel und meist auch Wirtswechsel; leben z.T. im Gewebe [Toxoplasma* gondii], z.T. im Blut [Plasmodium*] der Wirte

Coc|ci|di|o|i|des *m* (Ⓔ Coccidioides): ***Syn***: *Kokzidioidespilz*; Gattung dimorpher Pilze mit tier- und menschenpathogenen Arten [Coccidioides* immitis]

Coccidioides immitis (Ⓔ Coccidioides immitis): ***Syn***: *Blastomycoides immitis, Blastomyces coccidioides*; in Mittel- und Nordamerika vorkommender Erreger der Coccidioidomycose*

Coccidioides-Mykose *f*: *→ Coccidioidomycose*

Coc|ci|di|o|i|din *nt* (Ⓔ coccidioidin): ***Syn***: *Kokzidioidin*; für Intrakutantests verwendetes Vollantigen von Coccidioides* immitis

Coc|ci|di|o|i|do|my|co|se *f* (Ⓔ coccidioidomycosis): ***Syn***: *Wüstenfieber, Wüstenrheumatismus, Talfieber, Posadas-Mykose, kokzidioidales Granulom, Coccidioides-Mykose, Kokzidioidomykose, Granuloma coccidioides*; in den USA, Mittel- und Südamerika vorkommende, akut oder chronisch verlaufende systemische Mykose* durch Coccidioides* immitis; imponiert meist als grippeähnliche Erkrankung mit Fieber, Husten, Gelenkschmerzen und Erythema* nodosum oder multiforme; führt in ca. 1 % zu Lungenbefall und hämatogener Streuung in verschiedene Organe; verläuft v.a. bei abwehrgeschwächten Patienten fulminant mit schlechter Prognose; **Diagnose**: Intrakutantest mit Coccidioidin*; Pilzkultur; Serologie [KBR*, präzipitierende Antikörper]; **Therapie**: leichte Fälle erfordern keine Therapie; bei schweren Fällen Amphotericin* B systemisch

Coc|ci|di|o|sis *f, pl* **-ses** (Ⓔ coccidiosis): ***Syn***: *Kokzidienbefall, Kokzidiose*; durch Kokzidien* hervorgerufene, meist mild verlaufende Erkrankung des Darmepithels; *s.a. Toxoplasmose, Malaria*

Coc|co|ba|cil|lus ducreyi *m* (Ⓔ Ducrey's bacillus): ***Syn***: *Ducrey-Streptobakterium, Streptobazillus des weichen Schankers, Haemophilus ducreyi*; Erreger des Ulcus* molle

Coc|culi fruc|tus *m*: *→ Kokkelskörner*

Coc|cus *m, pl* **-coc|ci** (Ⓔ coccus): ***Syn***: *Kokke, Kokkus*; Bezeichnung für kugelförmige Bakterien, z. B. Staphylococcus*, Streptococcus*

Coccyg-, coccyg- *präf.*: *→ Coccygo-*

Coc|cy|gea *pl*: *→ Kokzygealsegmente*

coc|cy|ge|al *adj* (Ⓔ coccygeal): ***Syn***: *kokzygeal*; Steißbein/Os coccygis betreffend

Coccygo-, coccygo- *präf.*: Wortelement mit der Bedeutung „Steißbein/Coccyx"

Coc|cy|go|dy|nie *f* (Ⓔ coccygodynia): ***Syn***: *Kokzygodynie, Steißbeinschmerz*; Schmerzen im Bereich des Steißbeins und evtl. des Enddarms; findet sich häufiger bei Frauen [Trauma unter der Entbindung]; die häufigsten Ursachen sind Trauma, langes Sitzen [**TV bottom**] und Neuralgien; **Therapie**: Lokalanästhesie, in schweren Fällen Steißbeinresektion

Coc|cyx *f* (Ⓔ coccyx): ***Syn***: *Steißbein, Os coccygis*; aus 3–5 Wirbeln [**Vertebrae coccygeae**] bestehendes Endstück der Wirbelsäule, das unten an der Kreuzbeinspitze befestigt ist

Cochle-, cochle- *präf.*: Wortelement mit der Bedeutung „Schnecke/Cochlea"

Coch|lea *f* (Ⓔ cochlea): ***Syn***: *Gehörgangsschnecke, Schnecke, Kochlea, Innenohrschnecke*; die aus **Schneckenspindel** [Modiolus] und **Schneckengang** [Canalis spiralis cochleae] bestehende Innenohrschnecke; der sich korkenzieherartig gegen den Uhrzeigersinn am Modiolus nach oben windende Schneckengang wird durch die Lamina* spiralis ossea in die obere Scala* vestibuli und die untere Scala* tympani unterteilt; an der **Schneckenspitze** [Helicotrema] stehen Scala tympani und Scala vestibuli in Verbindung; am Boden der Scala vestibuli liegt der durch die Reißner*-Membran abgetrennte Ductus* cochlearis, in dem das Corti*-Organ, der Rezeptor für akustische Signale, liegt

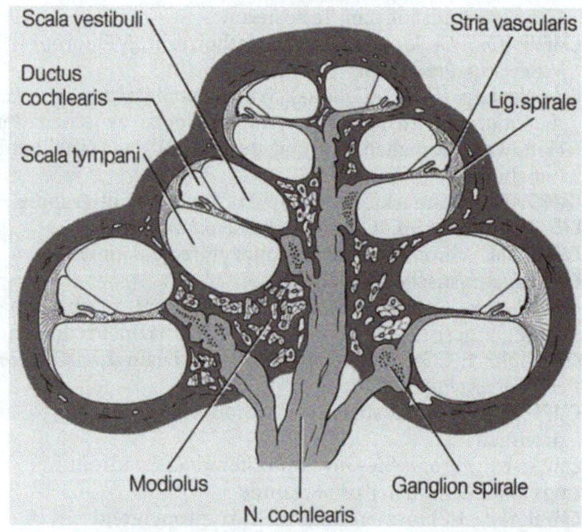

Abb. C69. Längsschnitt durch die Cochlea

Coch|le|a|ri|a ar|mo|ra|cia *f*: *→ Meerrettich*

Coch|le|ar im|plant *nt* (Ⓔ cochlear implant): ***Syn***: *Cochlearimplantat*; elektronisches Gerät zur Verbesserung der Innen-

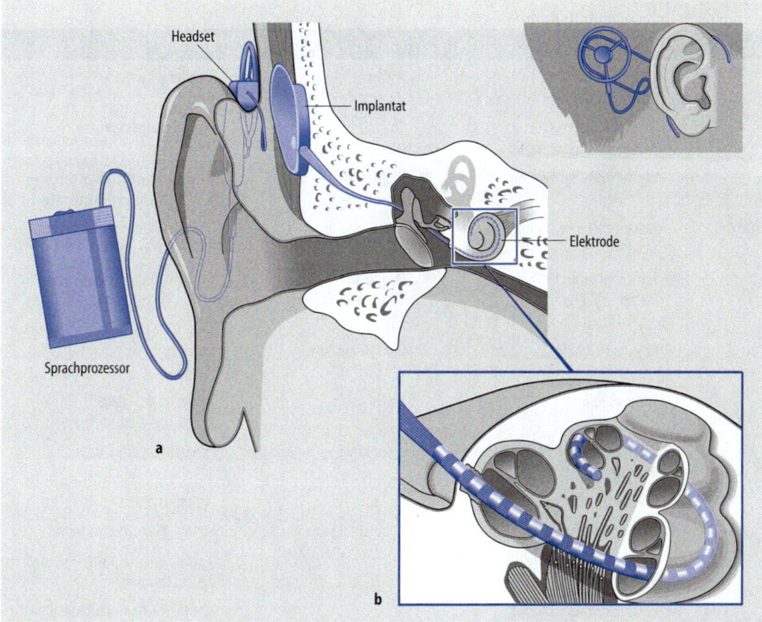

Abb. C70. Cochlear implant. **a** Übersicht, **b** intrakochleäre Elektrodenlage

ohrschwerhörigkeit; besteht aus einem externen **Sprachprozessor**, der den Schall aufnimmt; ein Audioprozessor wandelt die auditorische Information in elektrische Impulse um, die als Radiowellen durch die intakte Haut auf das eigentliche **Implantat** übertragen werden; dieses dekodiert die Impulse und leitet sie zu den einzelnen Elektroden des Elektrodenträger in der Cochlea weiter; die Elektroden liegen unterschiedlich weit in der Scala* tympani, womit verschiedene Abschnitte der Basalmembran gereizt werden

Cochllelarlimlplanltat *nt*: → *Cochlear implant*

Cochllelalris *m*: → *Nervus cochlearis*

Cochllelliltis *f*, *pl* **-tilden**: → *Cochlitis*

Cochlliltis *f*, *pl* **-tilden** (Ⓔ cochlitis): *Syn*: *Kochleitis, Cochleitis*; Entzündung der Innenohrschnecke; entsteht meist durch Übergreifen von Mittelohrentzündungen [Otitis* media] und ist Teil einer Labyrinthitis*

cochlliltisch *adj* (Ⓔ cochlitic): Cochlitis betreffend, von ihr betroffen oder gekennzeichnet

Cockayne: Edward Alfred Cockayne; 1880–1956; englischer Kinderarzt (London)

Cockayne-Syndrom *nt* (Ⓔ Cockayne's syndrome): seltene, autosomal-rezessive Entwicklungsstörung mit u.a. Kleinwuchs, Progenie*, Taubheit, Mikrozephalie*, Retinitis* pigmentosa; beruht auf einem Defekt der DNA-Reparaturmechanismen, zeigt aber kein erhöhtes Tumorrisiko

Cockayne-Touraine-Syndrom *nt* (Ⓔ Cockayne-Touraine syndrome): *Syn*: *Epidermolysis bullosa hyperplastica, Epidermolysis bullosa hereditaria dystrophica dominans, Epidermolysis bullosa dystrophica dominans*; autosomal-dominante milde Verlaufsform der Epidermolysis* bullosa dystrophicans mit Blasenbildung von Haut und Schleimhaut, die zu Narbenbildung führt

Cockett: F. B. Cockett; zeitgenössischer englischer Arzt

Cockett-Venen *pl* (Ⓔ Cockett's veins): Perforansvenen* der Vena* saphena magna an der Innenseite der Wade

Cockpit-Varizen *pl* (Ⓔ paraplantar varicose veins): *s.u. Corona phlebectatica paraplantaris*

Cockltail, lyltilscher *m* (Ⓔ lytic cocktail): Kombination verschiedener Arzneimittel mit starker Wirkung auf das vegetative Nervensystem; meist Mischung eines Neuroleptikums, Antihistaminikums und Opiats, evtl. mit einem Vasodilatator

Code, gelneltilscher *m*: → *Kode, genetischer*

Coldelin *nt* (Ⓔ codeine): *Syn*: *Kodein, Methylmorphin*; in Opium vorkommendes Morphinderivat mit antitussiver und analgetischer Wirkung

Colderlgolcrin *nt*: → *Dihydroergotoxin*

Codman: Ernest Armory Codman; 1869–1940; amerikanischer Chirurg (Boston)

Codman-Dreieck *nt* (Ⓔ Codman's triangle): dreieckiger Periostsporn bei malignen Knochentumoren, z.B. bei Osteosarkom*, Ewing-Sarkom*

Codman-Tumor *m* (Ⓔ Codman's tumor): *Syn*: *Chondroblastom*; gutartige Geschwulst des Epiphysenknorpels*; tritt meist zwischen dem 10. und 20. Lebensjahr auf; im Röntgenbild findet man rundliche, gut abgegrenzte Aufhellungen in der Epiphyse, seltener auch Verkalkungen; **Therapie**: Ausräumung und Spongiosaplastik

Coldon *nt* (Ⓔ codon): *s.u. Kode, genetischer*

COE *Abk.*: chronisch-obstruktive Emphysembronchitis

CoE *Abk.*: Coenzym E

COEB *Abk.*: chronisch-obstruktive Emphysembronchitis

Coelcum *nt*: veraltet für → *Caecum*

Coellilalkolgralphie *f*: → *Zöliakographie*

Coelliloltolmia *f*: → *Laparotomie*

Coeliotomia vaginalis (Ⓔ vaginal celiotomy): *Syn*: *transvaginale Zöliotomie, Kolpozöliotomie*; Eröffnung der Bauchhöhle durch die Scheide [Vagina*]

Coellom *nt*: → *Coeloma*

Coellolma *nt*, *pl* **-malta** (Ⓔ celoma): *Syn*: *Zölom, Zölomhöhle, Coelom*; primäre Leibeshöhle des Embryos

Colenlzylme *nt* (Ⓔ coenzymes): *Syn*: *Koenzyme*; niedermolekulare, organische Substanzen, die für die Wirkung eines Enzyms essentiell sind; locker gebundene Coenzyme werden als **Cosubstrate** bezeichnet, fest gebundene als **prosthetische Gruppe**; der Komplex von Enzym und Coenzym wird als **Holoenzym** bezeichnet [*Tab. C71*]

Coenzym A (Ⓔ coenzyme A): in allen lebenden Zellen vorkommendes Coenzym der Acylierungsreaktion; biologisch aktive Form der Pantothensäure*, aus der es in der Zelle gebildet wird

Coenzym Q: → *Ubichinon*

Coelrullolplaslmin *nt*: → *Caeruloplasmin*

Tab. C71. Herkunft und Funktion wichtiger Coenzyme

Coenzym	Funktion	Vitamin	Beispiel
Ascorbat	Hydroxylierungen Redoxsystem	Ascorbat Vitamin C	Pyrolinhydroxylase
Thiaminpyrophosphat	Decarboxylierung Aldehydgruppentransfer	Thiamin Vitamin B_1	Pyruvatdehydrogenase
Flavinmononucleotid (FMN); Flavinadenindinucleotid (FAD)	Wasserstoffübertragung	Riboflavin Vitamin B_2	Succinatdehydrogenase NADH-Ubichinon-Reduktase
Nicotinamidadenindinucleotid (NAD^+), -phosphat ($NADP^+$)	Wasserstoffübertragung	Nicotinsäure	Glucose-6-Phosphatdehydrogenase HMG-CoA-Reduktase
Pyridoxalphosphat	Transaminierung Decarboxylierung α-, β-Elimination	Pyridoxin Vitamin B_6	Aspartat-Aminotransferase
Coenzym A	Acylübertragung	Pantothensäure	Citratsynthese Ketothiolase
Biotinyl-Lysyl-Enzym	Carboxylierung	Biotin	Pyruvatcarboxylase Acetyl-CoA-Carboxylase
Lipoyl-Lysyl-Enzym	Wasserstoff- und Acetylgruppen-übertragung	Liponsäure	Pyruvatdehydrogenase
Tetrahydrofolat	C1-Gruppenübertragung	Folsäure	Purinbiosynthese
5'-Adenosylcobalamin	1,2-Verschiebung von Alkylgruppen	Cobalamin (Vitamin B_{12})	Methyl-Malonyl-CoA-Mutase
Difarnesylnaphthochinon	Carboxylierung von Glutamylresten in Proteinen	Naphthochinon (Vitamin K)	γ-Carboxylierung von Glutamylresten des Prothrombin
Ubichinon	Wasserstoffübertragung	–	NADH-Ubichinonreduktase
Cytochrome	Elektronenübertragung	–	Cytochrom a/a_3
Adenosintriphosphat (ATP)	Phosphatübertragung Adenylübertragung	–	Hexokinase
Cytidindiphosphat (CDP)	Phospholipidbiosynthese	–	Übertragung von Phosphorylcholin
Uridindiphosphat (UDP)	Saccharidübertragung	–	Glykogensynthase
Adenosylmethionin	Methylgruppenübertragung	–	Cholinbiosynthese
Phosphoadenosyl-Phosphosulfat (PAPS)	Sulfatübertragung	–	Saccharidsulfatierung

Coeur en sabot *nt*: *→Holzschuhherz*

CoF *Abk.*: Coenzym F

CoF *Abk.*: Cobra-Faktor

Co|fak|tor *m* (Ⓔ cofactor): *Syn*: *Kofaktor*; für die Wirkung eines Enzyms wichtige Substanz, die aber im Gegensatz zu Coenzymen* nicht an das Enzym gebunden wird

COF/COM *Abk.*: Cyclophosphamid, Vincristin (*engl.* oncovin), 5-Fluorouracil plus Cyclophosphamid, Vincristin (*engl.* oncovin), MeCCNU

Cof|fe|a a|ra|bi|ca *f*: *→Kaffee*

Cof|fe|ae car|bo *f* (Ⓔ coffee charcoal): *Syn*: *Kaffeekohle*; *s.u. Kaffee*

Cof|fe|ae se|men *nt* (Ⓔ coffee bean): *Syn*: *Kaffeebohne*; *s.u. Kaffee*

Cof|fe|in *nt* (Ⓔ caffeine): *Syn*: *Koffein, Thein, Methyltheobromin, 1,3,7-Trimethylxanthin*; in verschiedenen Kaffee- und Teearten enthaltene Purinbase mit zentralstimulierender Wirkung; wegen seiner tonussteigernden Wirkung auf Meningealgefäße wird Coffein alleine oder in Kombination mit Analgetika zur Migrainebehandlung verwendet

Coffey: Robert Calvin Coffey; 1869–1933; amerikanischer Chirurg (Portland)

Coffey-Mayo-Operation *f* (Ⓔ Coffey operation): Umgehung der Blase durch Einpflanzung der Harnleiter in Sigma oder Rektum

CO-Hämoglobin *nt* (Ⓔ carboxyhemoglobin): *Syn*: *Kohlenmonoxidhämoglobin, Carboxyhämoglobin*; durch Anlagerung von Kohlenmonoxid entstandenes hellrotes Hämoglobinderivat; *s.a. Kohlenmonoxidvergiftung*

CO-Hb *Abk.*: *→Carboxyhämoglobin*

Cohen: Antirefluxplastik nach Cohen *f* (Ⓔ Cohen reimplantation): wie bei der Antirefluxplastik nach Politano*-Leadbetter wird der Ureter durch Ausschneidung des Ureterostiums mobilisiert; er wird dann im verlängerten submukösen Tunnel zur kontralateralen Seite gezogen und mit der Schleimhaut anastomosiert [*Abb. C73*]

Cohn: Erwin J. Cohn; 1892-!953; amerikanischer Biochemiker (Cambridge)

Cohn-Fraktionierung *f* (Ⓔ Cohn's technique): Aufteilung der Plasmaproteine in verschiedene Fraktionen; **Cohn-Fraktion I**: Fibrinogen, Faktor V und VIII; **Cohn-Fraktion II**: γ-Globuline; **Cohn-Fraktion III-1**: Isoagglutinine; **Cohn-Fraktion III-2**: Prothrombin; **Cohn-Fraktion III-3**: Plasminogen; **Cohn-Fraktion III-4**: α- und β-Globuline; **Cohn-Fraktion V**: Albumin

Cohnheim: Julius Friedrich Cohnheim; 1839–1884; deutscher Pathologe

Cohnheim-Felderung *f* (Ⓔ Cohnheim's fields): *s.u. Muskelfaser*

Co|hy|dra|se I *f*: *→Nicotinamid-adenin-dinucleotid*

CO-Intoxikation *f*: *→Kohlenmonoxidvergiftung*

Co|i|tus *m* (Ⓔ coitus): *Syn*: *Koitus*; Geschlechtsverkehr, Beischlaf

Coitus condomatus (Ⓔ intercourse with a condom): Geschlechtsverkehr unter Verwendung eines Kondoms

Coitus interruptus (Ⓔ coitus interruptus): *Syn*: *Koitus interruptus*; Unterbrechung des Geschlechtsverkehrs vor dem Samenerguss

Coitus oralis (Ⓔ oral coitus): *Syn*: *Oralverkehr*; Geschlechtsverkehr mit Stimulation von Klitoris [Cunnilingus*] oder Penis [Fellatio*] mit dem Mund oder der Zunge

COL *Abk.*: chronisch-obstruktive Lungenkrankheit

CoL *Abk.*: Coenzym L

Co|la a|cu|mi|na|ta *f* (Ⓔ Cola acuminata): *s.u. Kola*

Co|lae se|men *nt* (Ⓔ cola nut): *s.u. Kola*

Co|la|min *nt* (Ⓔ colamine): *Syn*: *Ethanolamin, 2-Aminoetha-*

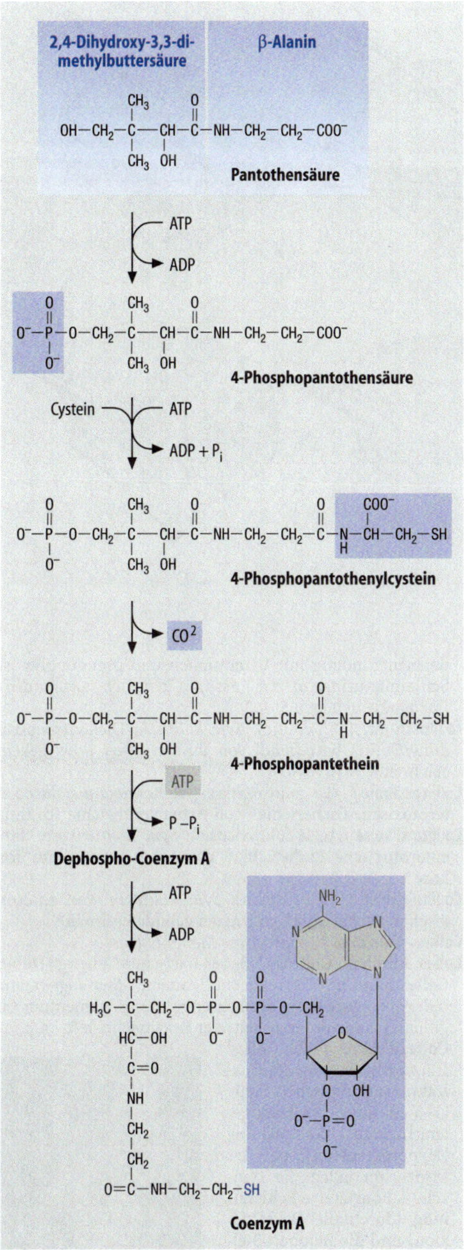

Abb. C72. Biosynthese von Coenzym A

nol, 2-Hydroxyethylamin, Äthanolamin, Monoethanolamin, Monoäthanolamin; Baustein von Kephalinen; **Anw.**: Behandlung von Varizen

Co|la ni|ti|da *f* (Ⓔ Cola nitida): *s.u. Kola*

CO_2-Laser *m* (Ⓔ carbon dioxide laser): ***Syn***: *Kohlendioxidlaser*; kann zur Verkohlung und Verdampfung von Gewebe in der ästhetischen Chirurgie verwendet werden; schneidet Gewebe wie ein Skalpell und führt gleichzeitig zur Blutstillung

Col|chi|cin *nt* (Ⓔ colchicine): ***Syn***: *Colchicinum, Kolchizin*; aus **Colchicum autumnale** [Herbstzeitlose] gewonnenes starkes Mitosegift; wird zur Gichtbehandlung und als Zytostatikum* verwendet

Col|chi|ci|num *nt*: *→ Colchicin*

Col|chi|cum au|tum|na|le *nt* (Ⓔ autumn crocus): ***Syn***: *Herbstzeitlose*; zu den Liliengewächsen gehörende Pflanze, die Colchicin* und andere Alkaloide enthält; Samen [**Colchici semen**], Blüten [**Colchici flos**] und Knollen [**Colchici tuber, Bulbus Colchici**] werden zu Behandlung von Gicht, Gastroenteritis, Krampfneigung und rheumatischen Erkrankungen eingesetzt

COLD *Abk.*: chronic obstructive lung disease

Cold-pressure-Test *m* (Ⓔ cold pressure test): ***Syn***: *Hines-Brown-Test, CP-Test*; klinischer Test zur Beurteilung der Kreislaufregulation bei Kältebelastung; eine Hand wird für 1 Minute in Eiswasser eingetaucht; der Blutdruck wird vor und während des Eintauchens gemessen; normal ist ein Anstieg um 10–25 mm Hg während der Kältebelastung und eine Rückkehr zu Normalwerten innerhalb von 2–3 min nach Ende der Belastung; der Wert ist erhöht bei Phäochromozytom* und Hypertonie*

Co|le|cal|ci|fe|rol *nt*: *→ Vitamin D_3*

Co|les|ti|pol *nt* (Ⓔ colestipol): Copolymer von Diethylentriamin und Chlormethyloxiran; Ionenaustauscher; **Anw.**: Lipidsenker bei Hypercholesterinämie*

Co|les|tyr|a|min *nt* (Ⓔ colestyramine): ***Syn***: *Cholestyramin*; Anionenaustauscherharz, das im Darm Gallensäuren bindet; **Anw.**: Senkung erhöhter Serumlipidspiegel

Col-Faktor *m*: *→ Colicinogen*

Coli-, coli- *präf.*: *→ Colo-*

Co|li|bak|te|ri|en *pl* (Ⓔ coliform bacteria): ***Syn***: *koliforme/coliforme Bakterien, Kolibakterien*; Bezeichnung für physiologisch im Darm vorkommende gramnegative, stäbchenförmige Bakterien der Familie **Enterobacteriaceae**

Co|li|bak|te|ri|um *nt*: *→ Escherichia coli*

Co|li|ba|zil|len|in|fek|ti|on *f*: *→ Colibazillose*

Co|li|ba|zil|lo|se *f* (Ⓔ colibacillosis): ***Syn***: *Kolibazillose, Kolibazilleninfektion, Colibazilleninfektion*; Infektion mit Escherichia* coli

Co|li|ba|zil|lus *m*: *→ Escherichia coli*

Co|li|ca *f* (Ⓔ colic): ***Syn***: *Kolik*; intermittierende, krampfartige Schmerzen in einem (Hohl-)Organ, die sich oft bis zum Unerträglichen steigern; häufig kommt es zu Hypotonie* und Kollaps* sowie Übelkeit und Erbrechen

Colica biliaris: *→ Colica hepatica*

Colica hepatica (Ⓔ hepatic colic): ***Syn***: *Gallenkolik, Colica biliaris*; meist durch Gallensteine oder eine Gallenblasenentzündung hervorgerufene akute Symptomatik mit heftigen Schmerzen im rechten Oberbauch, die sich oft bis zum Unerträglichen steigern und nach hinten ins rechte Schulterblatt ausstrahlen; häufig kommt es zu vagalen Reaktionen wie Hypotonie* und Kollaps* sowie Übelkeit und Erbrechen

Colica mucomembranacea: *→ Colica mucosa*

Colica mucosa (Ⓔ mucous colitis): ***Syn***: *Colitis mucosa, Colica mucomembranacea*; von kolikartigen Anfällen und schleimhaltigen Stühlen gekennzeichnete, funktionelle Dickdarmstörung; oft gleichgesetzt mit Reizkolon*

Colica renalis: *→ Nierenkolik*

Colica saturnina (Ⓔ saturnine colic): ***Syn***: *Bleikolik*; Magen-Darm-Kolik bei Bleivergiftung*

Co|li|cin *nt* (Ⓔ colicin): ***Syn***: *Kolizin*; von Escherichia* coli und ähnlichen Bakterien gebildetes Bacteriocin*

Co|li|ci|no|gen *nt* (Ⓔ colicinogen): ***Syn***: *Kolizinogen, Col-Faktor, kolizinogener/colicinogener Faktor*; Plasmid*, das die Geninformation für die Bildung von Colicin* durch Escherichia* coli überträgt

Co|li|ci|no|ge|nie *f* (Ⓔ colicinogeny): ***Syn***: *Kolizinogenie*; (Fähigkeit zur) Colicinbildung

co|li|form *adj* (Ⓔ coliform): ***Syn***: *koliform*; an Escherichia* coli erinnernd, koliähnlich

Co|li|pa|se *f* (Ⓔ colipase): *s.u. Lipase*

Co|li|pha|ge *m* (Ⓔ coliphage): ***Syn***: *Koliphage*; Escherichia* coli befallender Bakteriophage*

Co|lis|tin *nt* (Ⓔ colistin): ***Syn***: *Polymyxin E*; von **Bacillus colistinus** und **Bacillus polymyxa** gebildetes Antibiotikum mit Wirkung gegen gramnegative Bakterien; wegen der ho-

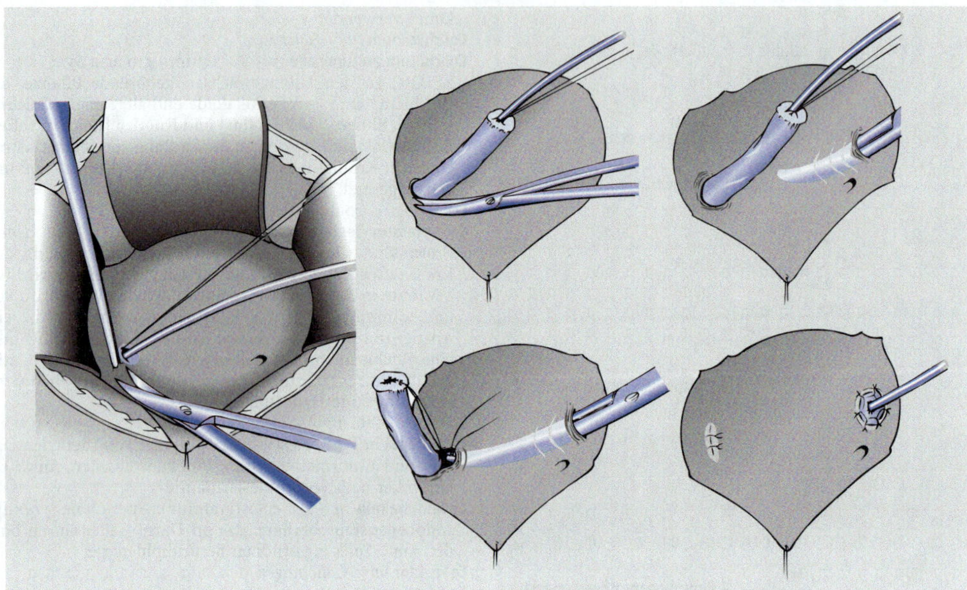

Abb. C73. Antirefluxplastik nach Cohen

hen Toxizität [v.a. Nieren- und Neurotoxizität] nur äußerlich oder oral zur Darmdekontamination eingesetzt

Co|li|tis *f, pl* **-ti|den** (Ⓔ colitis): ***Syn***: *Dickdarmentzündung, Kolonentzündung, Kolitis*; akute oder chronische Entzündung des Kolons, die nur die Schleimhaut oder aber die ganze Wand betreffen kann; oft sind auch Teile des Dünndarms betroffen [Enterokolitis*]; als Erreger kommen Bakterien, Viren, Protozoen, Würmer und Pilze vor; daneben spielen (Nahrungsmittel-)Allergien und Autoimmunerkrankungen ein bedeutende Rolle als ätiologische Faktoren; *s.a. Diarrhoe, Essay Chronisch entzündliche Darmerkrankungen S. 403*

Antibiotika-assoziierte Colitis (Ⓔ antibiotic-associated colitis): ***Syn***: *Antibiotika-assoziierte Kolitis, postantibiotische Enterokolitis, pseudomembranöse Kolitis, Colitis pseudomembranacea*; nach Antibiotikaeinnahme [Clindamycin, Lincomycin, Tetracycline, Ampicillin, Erythromycin, Penicillin, Neomycin, Metronidazol, Aminoglykoside] auftretende pseudomembranöse (Dick-)Darmentzündung; am häufigsten durch Clostridium* difficile, selten durch Viren; es finden sich Schleimhauterosionen, die mit Pseudomembranen aus Fibrin, Schleim und Granulozyten bedeckt sind

Colitis granulomatosa (Ⓔ granulomatous colitis): ***Syn***: *granulomatöse Kolitis*; granulomatöse Dickdarmentzündung; i.d.R. mit einer Enteritis* regionalis Crohn assoziiert; *s.a. Essay Chronisch entzündliche Darmerkrankungen S. 403*

Colitis gravis: *→ Colitis ulcerosa*

Colitis haemorrhagica (Ⓔ hemorrhagic colitis): ***Syn***: *hämorrhagische Kolitis*; Dickdarmentzündung mit Blutentleerung

Colitis indeterminata (Ⓔ colitis indeterminata): *s.u. Essay Chronisch entzündliche Darmerkrankungen S. 403*

Colitis ischaemica (Ⓔ ischemic colitis): ***Syn***: *ischämische Kolitis*; durch eine Ischämie der Schleimhaut ausgelöste örtlich begrenzte Kolitis; kann zur Perforation der Wand und Ausbildung eines Akuten* Abdomens führen

Colitis mucosa: *→ Colica mucosa*

Colitis pseudomembranacea: *→ Antibiotika-assoziierte Colitis*

Colitis regionalis (Ⓔ regional colitis): Enteritis* regionalis Crohn des Dickdarms; *s.a. Essay Chronisch entzündliche Darmerkrankungen S. 403*

Colitis ulcerosa (Ⓔ ulcerative colitis): ***Syn***: *Colitis gravis*; ätiologisch ungeklärte, chronisch rezidivierende Dickdarmentzündung mit Ulzerationen und pseudopolypösen Schleimhautinseln; *s.a. Essay Chronisch entzündliche Darmerkrankungen S. 403*

co|li|tisch *adj* (Ⓔ colitic): ***Syn***: *kolitisch*; Dickdarmentzündung/Colitis betreffend, von ihr betroffen oder gekennzeichnet

Co|li|to|x|ä|mie *f* (Ⓔ colitoxemia): ***Syn***: *Kolitoxämie*; durch enterotoxische Escherichia* coli-Arten verursachte Toxämie*

Co|li|to|xi|ko|se *f* (Ⓔ colitoxicosis): ***Syn***: *Kolitoxikose*; durch enterotoxische Escherichia* coli-Arten verursachte Toxikose*

Co|li|to|xin *nt* (Ⓔ colitoxin): ***Syn***: *Kolitoxin*; von enterotoxischen Escherichia* coli-Arten gebildetes Toxin*

College-Krankheit *f*: *→ infektiöse Mononukleose*

Colles: Abraham Colles; 1773–1843; irischer Chirurg (Dublin)

Colles-Band *nt* (Ⓔ reflected ligament): ***Syn***: *Ligamentum reflexum*; Abspaltung des Leistenbandes [Ligamentum* inguinale] zum vorderen Blatt der Rektusscheide*

Colles-Fraktur *f* (Ⓔ Colles' fracture): distale Radiusfraktur an typischer Stelle [1–3 cm über dem Handgelenk] durch Überstreckung [Hyperextension]; bei der Inspektion fallen die typische **Fourchette-Fehlstellung** [durch die Dorsalflexion] und die **Bajonett-Stellung** [durch den Ulnavorschub und die Radialabweichung] auf; die **Therapie** besteht in geschlossener Reposition mit Zug und Gegenzug und Retention in einer Gipsschiene; instabile Frakturen können durch perkutane Kirschner*-Drähte o.ä. fixiert werden

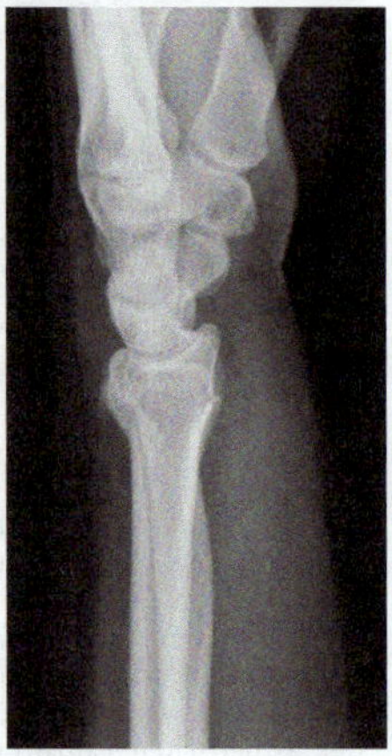

Abb. C74. Colles-Fraktur

Col|li|cu|li|tis *f, pl* **-ti|den** (Ⓔ colliculitis): ***Syn***: *Samenhügelentzündung, Kollikulitis*; Entzündung des Samenhügels [Colliculus seminalis]; kann zum postinfektiösen Verschluss des Ductus* ejaculatorius und damit zu Azoospermie [**Verschlussazoospermie**] führen

C

Chronisch entzündliche Darmerkrankungen

S. Nikolaus, S. Schreiber

Krankheitsbilder

Bei den chronisch entzündlichen Darmerkrankungen [CED] werden zwei Krankheitsbilder, **Colitis ulcerosa** und **Morbus Crohn**, unterschieden. Leitsymptome beider Erkrankungen sind Diarrhoen, abdominelle Schmerzen und Gewichtsverlust. Die CED verlaufen schubweise, d.h., Phasen mit akuten Symptomen wechseln sich in der Regel mit Phasen ab, in denen die Patienten nahezu beschwerdefrei sind. Wenige Patienten weisen einen nur durch sehr seltene Schübe gekennzeichneten Krankheitsverlauf auf oder sind primär chronisch aktiv. Innerhalb eines Jahres entwickeln 40–70 % der Patienten aus der Remission einen erneuten Schub.

Während Patienten mit Morbus Crohn im akuten Schub häufig über Bauchschmerzen klagen, die im rechten Unterbauch lokalisiert sind [bei Befall des terminalen Ileum*], liegt das Schmerzmaximum bei Patienten mit Colitis ulcerosa häufig im linken Unterbauch als Ausdruck eines distalen Kolonbefalls. Die Aktivität der Erkrankung kann durch Indizes abgeschätzt werden, die aus Laborwerten und einer Bewertung der klinischen Symptome errechnet werden. Für die Colitis ulcerosa ist der gebräuchlichste der **CAI** [**clinical activity index**], für den Morbus Crohn der **CDAI** [**Crohn's disease activity index**]. In die Berechnung dieser Indizes geht die Stuhlfrequenz, Bewertungen des Allgemeinbefindens, von abdominellen Schmerzen [beim CDAI zusätzlich das Vorliegen einer abdominellen Resistenz], extraintestinale Beschwerden, Gewichtsverlust, begleitende Therapie mit Antidiarrhoika sowie Entzündungsparameter im Routinelabor mit ein.

Epidemiologie und Genetik

Der chronische, schubweise Verlauf des Morbus Crohn und der Colitis ulcerosa hat einen ausgeprägten negativen Einfluss auf Lebensqualität und sozioökonomische Leistungsfähigkeit der Erkrankten. Langzeitfolge einer chronischen Entzündung des Kolons ist eine deutlich erhöhte Inzidenz des kolorektalen Karzinoms*. Insbesondere der Morbus Crohn [Erstbeschreibung Anfang des 20. Jahrhunderts] hat eine steigende Inzidenz [bis zu 20 Neuerkrankungen/100.000 Einwohner] in allen Teilen Deutschlands. Es wird davon ausgegangen, dass die Lebenszeitprävalenz für chronisch entzündliche Darmerkrankungen in den westlichen Industrienationen bei bis zu 0,5 % liegt.

Die Grundlage der Genetik chronisch entzündlicher Darmerkrankungen ist die immer wieder dokumentierte familiäre Häufung [in ca. 10 % der Patienten] und die hohe Konkordanz in monozygoten Zwillingen [50–60 % gegenüber 4 % in dizygoten Zwillingen]. Das relative Risiko für Geschwisterkinder von Indexpatienten ebenfalls zu erkranken [λ_s] liegt beim 10- bis 50-Fachen des Populationsrisikos. Ebenso tragen Verwandte ersten Grades ein deutlich erhöhtes genetisches Risiko. Spezifische Krankheitscharakteristika [anatomische Lokalisation, Alter der Erstmanifestation, Komplikationen] sind in Familien mit multiplen Erkrankten überzufällig häufig konkordant. In Familien mit Betroffenen in mehreren Generationen findet sich oft eine Verschiebung des Manifestationsalters in Richtung eines früheren Auftretens. Auch in großen Familien findet sich kein Mendel*-Erbgang; es wird daher eine polygene Ätiologie angenommen, indem ein genetisches Risiko durch die additive Interaktion multipler Krankheitsgene gebildet wird. Diese Annahme wird auch durch molekulare Daten, wie den Nachweis multipler Kopplungsregionen, gestützt.

Eine wesentliche Voraussetzung für die Anwendbarkeit von molekularen Erkenntnissen aus Familienstudien auf das gesamte Krankheitsbild ist die Übertragbarkeit auf sporadische Fälle, die ca. 90 % der Patientenpopulation ausmachen. Eine detaillierte Analyse des Phänotyps lässt vermuten, dass dies der Fall ist, da Kohorten von spontanen und familiären Fällen ein hohes Ausmaß an Gleichheit in klinischen und epidemiologischen Charakteristika aufweisen.

Interaktion mit der Umwelt

Das Auftreten der chronisch entzündlichen Darmerkrankungen ist eng mit dem Lebensstil westlicher Industriegesellschaften verbunden. Klare Hinweise sind die steigenden Inzidenzen nach dem 2. Weltkrieg in westeuropäischen Populationen und die beobachtete Verzögerung im Anwachsen der Inzidenzen in südeuropäischen Ländern. Die Analyse von eingewanderten Populationen weist deutlich den Einfluss der Zivilisationsfaktoren nach, die eine Verschiebung aus einem Niedrig-Risiko- in ein Hochrisiko-Umfeld darstellen. Als alternatives Erklärungsmodell wurde die Akkumulation genetischer Risikofaktoren [**Antizipation**] vorgeschlagen. Eine Analyse, die die steigende Inzidenz und die in altersabhängige Prävalenz nach Geburtskohorten berücksichtigt, kann diese scheinbare Antizipation jedoch auf den wachsenden Einfluss nicht-genetischer Faktoren zurückführen.

C

Die Identifikation verantwortlicher Einzelfaktoren durch eine globale epidemiologische Analyse scheint fast unmöglich. Ein klarer Bezug wurde lediglich für das Rauchen [Nikotingenuss?] und die Appendektomie* nachgewiesen. Rauchen stellt sich in verschiedenen Studien als zusätzlicher Risikofaktor für die Manifestation und auch den Verlauf des Morbus Crohn dar, wohingegen es bei Colitis ulcerosa einen eher protektiven Effekt zu haben scheint. Die Appendektomie scheint protektiv für das spätere Auftreten einer Colitis ulcerosa zu sein.

Das Beispiel der Appendektomie zeigt bereits die Problematik, ursächliche Faktoren und Marker für Lebensstil in einer retrospektiven Analyse zu trennen. Andere Marker für den *„modernen"* Lebensstil westlicher Industrienationen sind Hygiene und Familiengröße. Auch hier zeigt sich ein klarer Bezug zum Risiko, eine chronisch entzündliche Darmerkrankung zu entwickeln: Das Auftreten des Morbus Crohn ist insbesondere in Familien mit hohen Hygienestandards wahrscheinlich. Hinsichtlich des Einflusses der Familiengröße ist die Situation weniger klar. Hier zeigt sich in großen Studien ein höheres Risiko für Kinder kleinerer Familien und insbesondere der Erstgeborenen. Hierbei kann davon ausgegangen werden, dass insbesondere kleine Familien einen erheblich höheren Standard in ihrer Kinderhygiene pflegen können. Interessanterweise haben diese Risikofaktoren [Hygiene, Familiengröße] zwar einen Einfluss auf die Krankheitsmanifestation, aber nicht auf den Subphänotyp.

Während eine Interpretation dieser Befunde ist, dass Hygiene und Familiengröße lediglich Marker einer komplexen Mischung von Einflussgrößen des Lebensstils sind, ist ein direkter Bezug zwischen Antigenexposition und Autoimmunität* ebenfalls möglich. Es wäre denkbar, dass die globale Antigenexposition [z.B. infolge hygienisch unzureichender Bedingungen oder Infektionen] eine wichtige Trainingsfunktion des Immunsystems ist, die zur Vermeidung von Autoimmunität beiträgt.

Molekulare Genetik der Erkrankung

Die Entstehung genetischer Risikofaktoren für häufige Erkrankungen in modernen Populationen datieren in der Regel mehrere zehntausend Jahre zurück. **Genetische Selektion** hat in der Entwicklung des Homo sapiens mehrfach stattgefunden, in dem die Spezies aus wenigen, einen Selektionsdruck überlebenden Familien neu expandierte oder durch den kontinuierlichen Selektionsvorteil bestimmter Eigenschaftskonstellationen. Insbesondere das Modell der **kontinuierlichen Selektion** bedingt jedoch eine Elimination von Individuen vor Erreichen der Geschlechtsreife. Bei Wegfall von Selektionsfaktoren würde es hier innerhalb weniger Generationen zu einem Anwachsen des Phänotyps durch Antizipation kommen. Die Neumutationsrate in komplexen Organismen ist außerdem sehr gering. Die bislang diskutierten epidemiologischen Daten sind vereinbar mit einem Modell, in dem der Hintergrund genetischer Risikofaktoren in der Population eines auslösenden Faktors [*Triggers*] im Bereich des Lebensstils zur Krankheitsmanifestation bedarf.

Die molekulare Analyse polygener Erkrankungen bedarf spezieller molekular-epidemiologischer Instrumente. Für CED wurde das Vorliegen von Krankheitsgenen auf den Chromosomen 16 [IBD1], 12 [IBD2], 6 [IBD3], 14q11/12 [IBD4], 5q31 [IBD5], 19p13 [IBD6] und 1p36 [IBD7] mit hinreichender statistischer Sicherheit bestätigt.

Ein Durchbruch war im letzten Jahr die Identifikation des ersten Krankheitsgens auf Chromosom 16. Drei Varianten im **NOD2-Gen** [neue Nomenklatur: **CARD15**] sind in hohem Maß mit dem Auftreten des Morbus Crohn assoziiert. Dabei ist der wesentliche Risikoträger eine C-Insertion im Exon 11 [1007insC], die zu einem Abbruch [Trunkierung] des Proteins im Leucin-reichen Teil während der Translation* führt. Sowohl homozygote Träger [d.h. beide Kopien des NOD2-Gens tragen die 1007insC-Variante] als auch Heterozygote, die jedoch in der zweiten Kopie des Gens eine der übrigen Mutationen [R702W im Exon 4 und G908R im Exon 8] tragen, sind in hohem Maße dazu veranlagt, einen Morbus Crohn zu entwickeln [Abb. 1]. Das Risiko liegt ca. 30- bis 100-fach über dem der Normalbevölkerung. Interessanterweise ist das Vorliegen der 1007insC-Mutation mit einer hohen Wahrscheinlichkeit des Ileumbefalls gekoppelt.

Das verbleibende genetische Risiko

Ein wesentlicher Hinweis auf die Existenz des ersten Krankheitsgenes waren Kopplungsstudien. An betroffenen Geschwisterpaaren hatte sich so bereits 1996 ein Hinweis auf eine genetische Risikoregion auf Chromosom 16 ergeben. Das genetische Restrisiko ließ sich für das Chromosom 16 bewerten, indem die NOD2-positiven Patienten aus der großen Stichprobe der deutschen Kopplungsanalyse statistisch ausgeschlossen wurden. Hier ergibt sich trotz Reduktion der Stichprobe um eine wesentliche Pa-

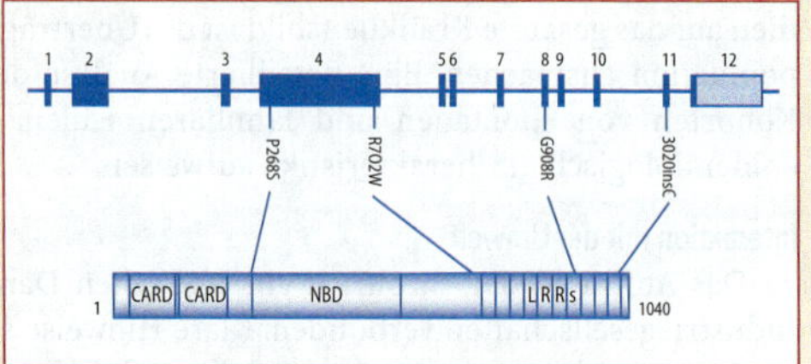

Abb. 1. Struktur des NOD2-Gens. Die 3 wesentlichen, mit dem Auftreten des M. Crohn assoziierten Polymorphismen betreffen den Leucin-reichen Anteil des Gens, der wahrscheinlich in LPS induzierte Immunregulationsvorgänge involviert ist. Der Insertionspolymorphismus 1007insC [entspricht 3020InsC oder „SNP13"] verschiebt den offenen Leserahmen und führt durch einen Stop-Codon zu einem Translationsabbruch zu Beginn der Leucin-reichen Region

tientenzahl eine zweigipflige Kurve [Abb. 2], die die Existenz weiterer Krankheitsgene auf beiden Armen des Chromosoms vermuten lässt [IBD8].

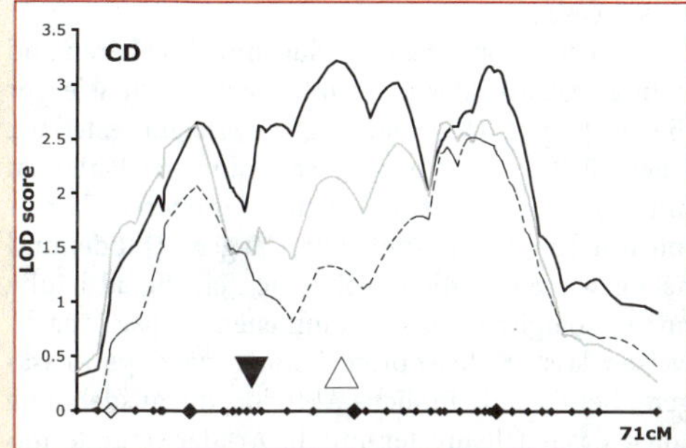

Abb. 2. Verbleibendes genetisches Risiko auf Chromosom 16 nach Subtraktion des NOD2 vermittelten Effektes. Nach Entfernung von Patienten mit krankheitsassoziierten Varianten im NOD2 Gen wurde die Kopplungskurve auf Chromosom 16 auf betroffenen Geschwisterpaaren neu erstellt. Das sich ergebene Bild wäre kompatibel mit zwei weiteren Krankheitsgenen jeweils auf den verschiedenen Armen des Chromosoms [Nachdruck mit Erlaubnis aus Hampe J et al., Proc Nat Acad Sci USA 2002, 99:321–326]. Die gestrichelte Linie stellt die genetische Signifikanz [LOD-Score] nach Entfernen der NOD2-positiven Patienten [SNP8 und 12] dar. Die Position des NOD2-Gens ist mit einem offenen Dreieck markiert

Immunpathogenese

Die entzündliche Reaktion in der intestinalen Mukosa* ist durch eine Aktivierung sowohl der Granulozyten* und mononukleären Phagozyten* als auch spezifischer Immunzellen wie T-Lymphozyten* gekennzeichnet. Insbesondere in den letzten Jahren verdichten sich die Hinweise, dass nicht eine spezifische „autoimmune" Ursache die Erkrankung auslöst, sondern eine Reihe von Barrieredefekten im weiteren Sinne ursächlich beteiligt ist. NOD2, das erste Krankheitsgen des Morbus Crohn, ist ein wesentliches Element in der angeborenen, unspezifischen Immunität gegen eindringende Bakterien. Varianten des NOD2-Gens, die mit Morbus Crohn assoziiert sind, beeinträchtigen die Funktion des entsprechenden Proteins in Epithelzellen. Folge ist eine chronische Besiedlung des gastrointestinalen Epithels durch Bakterien, die zu chronischer Entzündung führt.

Einer der wesentlichen Mediatoren ist **TNF-α**, das vorwiegend von Makrophagen*, Monozyten* und Granulozyten* bereitgestellt wird. Therapien, die sich gezielt gegen TNF-α richten [d.h. der Einsatz monoklonaler Antikörper* wie Infliximab, s. unten], haben durch den durchschlagenden klinischen Erfolg die Rolle dieses Mediators bewiesen. Die dauerhafte Reduktion von TNF-α scheint zu einer lang anhaltenden Remission zu führen. Der experimentelle Einsatz weiterer blockierender Antikörper am Menschen wird ein sehr wichtiges Instrument sein, um nicht nur neue therapeutische Optionen zu entwickeln, sondern auch die Pathophysiologie der entzündlichen Reaktion aufzuklären.

Diagnostik

Die Diagnose einer CED kann nur durch Zusammenschau klinischer Symptome [im Verlauf], endoskopischer Veränderungen sowie histologischer und radiologischer Befunde gestellt werden. Während in den meisten Fällen eine Zuordnung zu Morbus Crohn oder Colitis ulcerosa möglich ist, bleibt dies bei 10–20 % der Fälle schwierig [**Colitis indeterminata**].

Labordiagnostik

Zur Zeit sind in der Routinediagnostik keine spezifischen Laborparameter bekannt, die die zweifelsfreie Diagnose einer CED erlauben. Bei den CED finden sich oft unspezifische Veränderungen von Laborparametern wie Entzündungsparametern [Erhöhung von BSG* und CRP*, Leukozytose*, im Differentialblutbild Linksverschiebung* und Lymphopenie*, Thrombozytose*, Anämie*, erniedrigtes Serumeisen* und Ferritin*]. Die Bestimmung dieser Werte erfolgt mit dem Ziel, die Entzündungsaktivität abzuschätzen. Normwerte schließen jedoch eine manifeste Erkrankung oder ein entzündliches Rezidiv nicht aus.

Sonographie

Der Sonographie kommt in den letzten Jahren ein immer höherer Stellenwert bei der Diagnostik CED und dem Erkennen von Komplikationen zu. Die Untersuchung ist für den Patienten wenig belastend, der Stellenwert der Sonographie ist jedoch in erheblichem Maße von der Erfahrung des Untersuchers und der Auflösung des verwendeten Geräts abhängig. Mit modernen, hochauflösenden Ultraschallgeräten können Aussagen zur Ausdehnung, dem Befallsmuster sowie dem Vorhandensein von Fisteln*, Abszessen*, Konglomerattumoren und Stenosen* gemacht werden. Duplexsonographisch ist es möglich, eine vermehrte Durchblutung von befallenen Darmabschnitten darzustellen, häufig noch bevor es zu einem Rezidiv kommt. Damit stellt die Sonographie ein wichtiges Instrument für die Verlaufsbeurteilung von CED dar.

Endosonographie

Die endosonographische Untersuchung des Rektums ist insbesondere bei Patienten mit Morbus Crohn zum Erkennen und der Beurteilung von perianalen Fisteln* und Abszessen* unerlässlich. Auch hierbei handelt es sich um eine wenig belastende Untersuchung, die wichtige Aussagen z.B. über den Verlauf von Fisteln [extrasphinktär/transsphinktär] erlaubt und deshalb für die Therapieplanung von entscheidender Bedeutung ist.

C

Videoendoskopie

Die endoskopische Untersuchung des oberen und unteren Gastrointestinaltraktes stellt nach wie vor die wichtigste Untersuchung zur Diagnosestellung einer CED dar. Gastroskopisch kann bei Patienten mit Morbus Crohn ein Mitbefall des oberen Gastrointestinaltraktes [Ösophagus, Magen, Duodenum] nachgewiesen werden, wobei sich ein Befall häufig nur histologisch aus entnommenen Biopsien nachweisen lässt. Koloskopisch können wichtige Aussagen über die entzündliche Aktivität, die Ausdehnung sowie das Befallsmuster und die Art der Veränderungen getroffen werden, was in den allermeisten Fällen eine exakte Differenzierung zwischen Morbus Crohn und Colitis ulcerosa erlaubt. Eine Ileoskopie* sollte in jedem Falle erfolgen, um entzündliche Veränderungen des terminalen Ileum bei Morbus Crohn oder eine **backwash-ileitis** bei der Colitis ulcerosa mitzuerfassen.

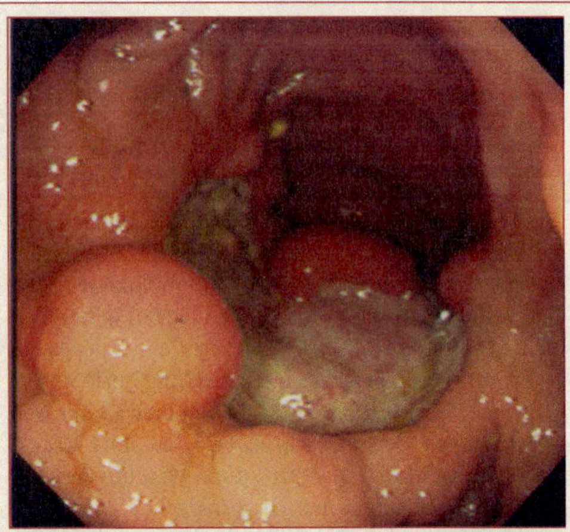

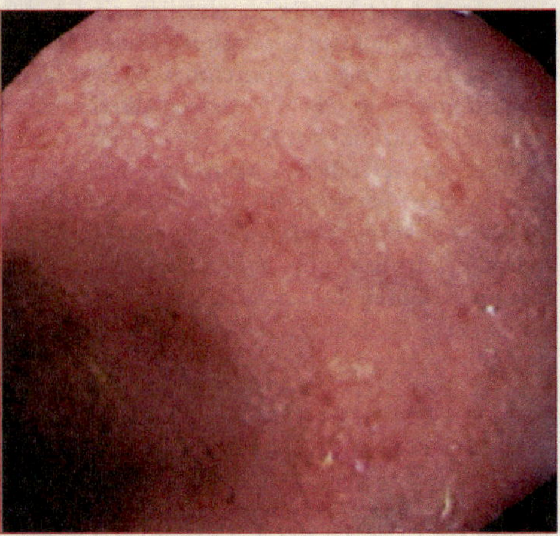

Abb. 3. Endoskopische Bilder bei CED. **Oben:** Morbus Crohn: Pseudopolypen und tiefe „snail-track"-Ulcera. **Unten:** Colitis ulcerosa: fleckförmiges Schleimhauterythem, aufgehobene Haustrierung [„Fahrradschlauch"]

Makroskopische Veränderungen bei CED

Während sich bei der **Colitis ulcerosa** die **Entzündung** vom Rektum ausgehend **kontinuierlich** ausbreitet, findet sich beim **Morbus Crohn** das Bild einer **diskontinuierlichen Entzündung** [d.h. entzündliche Bezirke wechseln sich mit makroskopisch unauffälliger Schleimhaut ab]. Bei der Colitis ulcerosa ist die Ausbreitung variabel und kann nur das Rektum [**Proktitis**], das linke Kolon [**Linksseitenkolitis**] oder das gesamte Kolon [**Pankolitis**] befallen. Schwierigkeiten bei der Diagnosestellung bereitet die Pankolitis. Diese kann sowohl bei der Colitis ulcerosa als auch beim Morbus Crohn vorkommen. Auch der Befall des terminalen Ileum*, der in vielen Fällen bei Morbus Crohn-Patienten zu finden ist, kann bei der Colitis ulcerosa beim Vorliegen einer schweren Pankolitis von einer so genannten **backwash-ileitis** makroskopisch schwer zu differenzieren sein. Bei beiden Erkrankungen finden sich so genannte **Pseudopolypen**, die Inseln intakter Schleimhaut darstellen sowie entzündliche Polypen, die polypösen Fehlregeneraten der Mucosa* entsprechen und immer gutartig sind. Bei massivem Vorliegen können diese jedoch makroskopisch nicht immer von neoplastischen Polypen differenziert werden und sollten im Zweifelsfalle entfernt und histologisch untersucht werden [Abb. 3].

Histologie

Die Histologie gibt bei der Diagosefindung zusätzliche Hilfestellung, sollte jedoch niemals als einziges diagnostisches Kriterium gewertet werden. Bei der Colitis ulcerosa findet sich histologisch meist eine auf die Mucosa* beschränkte Entzündung mit Kryptenabszessen*, während beim Morbus Crohn eine transmurale Entzündung vorliegt. Die beim Morbus Crohn typischen Granulome* finden sich jedoch bei weniger als der Hälfte der Patienten.

Maligne Entartung

Die Koloskopie* stellt weiterhin ein wichtiges Instrument zur Früherkennung von malignen Neubildungen dar. Für Patienten mit Colitis ulcerosa mit 10-jährigem, chronisch-aktivem Verlauf gilt daher die Empfehlung, sich jährlich einer Koloskopie* zu unterziehen, um Dysplasien frühzeitig zu erkennen und diese Patienten dann möglichst frühzeitig einer operativen Therapie [Kolektomie*] zuzuführen. Bei der Durchführung von Koloskopien bei CED-Patienten ist daher eine Entnahme von Biospien in jeweils 10 cm Abstand [**Stufenbiopsien**] unbedingt notwendig, um histologisch auch geringfügige, makroskopisch nicht sichtbare entzündliche Veränderungen zu erfassen und maligne oder prämaligne Veränderungen frühzeitig zu erkennen.

Röntgenuntersuchungen

Abdomenübersicht: Aufgrund der hohen Strahlenbelastung sollte die Indikation für diese Untersuchung sehr streng gestellt werden und nur bei schweren und akuten Verläufen durchgeführt werden. Bei dieser Untersuchung kann *freie Luft* bei Verdacht auf eine Perforation im Gastrointestinaltrakt nachgewiesen werden. Der Nachweis von so genannten *Spiegeln* erlaubt die Diagnose und Lokalisation eines [Sub-]Ileus. Es kann weiterhin eine heutzutage seltene Komplikation, das toxische Megakolon*, nachgewiesen werden.

Enteroklysma nach Sellink: Zum Nachweis eines Dünndarmbefalls, dem Nachweis und der Differenzierung zwischen entzündlichen und narbigen [fixierten] Stenosen sowie dem Nachweis von enteralen Fisteln stellt es heute immer noch die wichtigste Untersuchung dar. Durch Weiterentwicklung von neueren Untersuchungsmethoden [MRT] wird in Zukunft jedoch die dabei hohe Strahlenbelastung vermieden werden können.

Kolonkontrasteinlauf: Diese Untersuchung kommt heutzutage nur noch zur Anwendung, wenn eine Koloskopie* technisch nicht möglich ist [schwierige anatomische Verhältnisse bei Verwachsungen, Stenosen, die mit dem Endoskop nicht überwunden werden können; zur Abschätzung der therapeutischen Möglichkeiten bei Komplikationen].

Computertomographie [CT], Magnetresonanztomographie [MRT]

Zur Lokalisation und Beurteilung der Ausdehnung intra-abdominaler Abszesse stellt die Computertomographie das Mittel der Wahl dar. Die Magnetresonanztomographie ist aufgrund einer höheren Auflösung zur Darstellung von Fisteln häufig besser geeignet. Auf den MR-Sellink wurde bereits hingewiesen.

Therapie

Bei der Therapie chronisch entzündlicher Darmerkrankungen werden zwei unmittelbare Therapieziele unterschieden:

- **Induktion einer Remission** [Unterbrechung eines entzündlichen Schubes],
- **Remissionserhaltung** [Verhinderung eines erneuten entzündlichen Schubes].

Bei der Therapieplanung muss bei den meist jungen Patienten jedoch der chronische Verlauf in Betracht gezogen werden. Insbesondere sind die gegenwärtig verfügbaren Therapien nicht in der Lage, die primäre Krankheitsursache zu „heilen", sondern lediglich geeignet, die Symptome zu kontrollieren. Therapieziele sollten sich daher keinesfalls in Monaten, sondern in Jahren bemessen.

Glucocorticoide

Die derzeit am besten etablierte Therapie zur Remissionsinduktion bei CED stellen die Glucocorticoide dar. In der alltäglichen Anwendung sollte sich die Dauer und die Form der Dosisreduktion nicht nach einem strikten Therapieschema, sondern nach dem klinischen Ansprechen und Verlauf richten.

Es wird jedoch davon ausgegangen, dass zwischen 30 und 50 % der hoch dosierten Steroidtherapien nicht in die Remissioninduktion und einem erfolgreichen Ausschleichen der Steroide, sondern in einen glucocorticoidrefraktären oder glucocorticoidabhängigen Verlauf einmünden. Ein Einsatz von Glucocorticoiden zur Remissionserhaltung ist nicht sinnvoll, da diese das Auftreten von erneuten Schüben nicht verhindern und mit einer langfristigen Steroidgabe gravierende unerwünschte Wirkungen verbunden sind. Dies gilt leider auch für die topische Applikation in Form von Klysmen, da diese eine zum Teil nicht unerhebliche systemische Wirkung haben können.

Neuere Glucocorticoide sind entwickelt worden, um das Prinzip der topischen Therapie von den Aminosalicylaten auf die Steroide zu übertragen. Dabei wird versucht, über einen verzögerten Freisetzungsmechanismus und den Einsatz schnell abbaubarer Glucocorticoide die systemische Wirkung des Medikamentes zu minimieren und die intestinale Schleimhaut vom Lumen [topisch] zu therapieren. Ein solches, neues Glucocorticoid ist das für die orale und rektal topische Verabreichung formulierte **Budesonid**. In der oralen Form ist davon auszugehen, dass nur das terminale Ileum, das Zäkum sowie das Colon ascendens erreicht werden. Budesonid wird durch eine hohe „First-Pass"-Inaktivierung in der Leber nahezu vollständig eliminiert. In der Akuttherapie war die Budesonidtherapie bei mäßig aktivem ileozäkalem Morbus Crohn einer systemischen Glucocorticoidgabe [40 mg Prednisonäquivalent/Tag] nahezu gleichwertig. Bei mittelschweren Verläufen muss Budesonid jedoch so hoch dosiert werden, dass auch eine systemische Wirkung zu beobachten ist. Auch die Dauertherapie mit Budesonid verlängert die Remission nicht wesentlich.

Aminosalicylate

5-Aminosalicylate mit retardierter Freisetzung haben wegen geringerer Nebenwirkungen das ältere **Sulfasalazin** weitgehend abgelöst. Sulfasalazin hat jedoch weiterhin bei CED-Patienten mit Gelenkbeschwerden als extraintestinaler Manifestation sein therapeutisches Einsatzgebiet. Aminosalicylate haben insgesamt eine geringere entzündungshemmende Wirkung als Glucocorticoide. Klinisch wichtig ist eine ausreichende Dosierung im akuten Schub und eine reduzierte Dosis zur Rezidivprophylaxe. Im akuten Schub sind 3,6 g/Tag bei Colitis ulcerosa wirksamer als 1,2 g/Tag. Bei Morbus Crohn sind die Daten nicht eindeutig. Eine Wirksamkeit, die jedoch gegenüber der Colitis ulcerosa weniger ausgeprägt, besteht – wenn überhaupt – erst bei Dosierungen über 3 g/Tag anzunehmen. Eine remissionserhaltende Wirkung von 5-Aminosalicylaten ist bei der Colitis ulcerosa für eine Dosis von 1,2–1,5 g/Tag gesichert. Beim Morbus Crohn wurde eine deutlich schwächere remissionserhaltende Wirkung nur in hohen Dosen und vorwiegend in der postoperativen Situation beobachtet. Bei einem distalen Befallsmuster [insbesondere distale Colitis ulcerosa] ist die rektaltopische Applikation [ausschließlich oder zusätzlich zur oralen Therapie] von großer klinischer Wichtigkeit sowohl in der Akuttherapie als auch in der Remissionserhaltung und in einer Metaanalyse den topischen Steroiden überlegen.

Immunmsuppression

Die immunsuppressive Therapie mit Medikamenten wie **Azathioprin,** seinem Metaboliten **6-Mercaptopurin** oder **Methotrexat** ist insbesondere bei chronisch-aktiven Patienten [etwa 10–30 %] wichtig. Diese Patienten erhalten zur Beherrschung der entzündlichen Symptomatik häufig eine Steroidlangzeitmedikation. Bei Reduktion der Glucocorticoiddosis stellt sich dann oft rasch ein Rezidiv ein [**steroidabhängiger Verlauf**], oder die Patienten sind auch unter einer dauerhaften Steroidmedikation nicht befriedigend einstellbar [**steroidrefraktärer Verlauf**].

Seit langem hat sich in diesen Situationen das unspezisch zytotoxisch und dadurch immunsuppressiv wirksame **Azathioprin** [2–3 mg/kg KG] und sein Metabolit, **6-Mercaptopurin** [1–1,5 mg/kg KG] bewährt. Diese Substanzen führen meist nicht nur zur Induktion einer Remission, sondern erlauben auch eine Reduktion der notwendigen Steroiddosis. Ein positiver Effekt auf die Sekretion von Fisteln* und deren Abheilung wurde klinisch immer wieder beschrieben, jedoch nie in großen Studien prospektiv und kontrolliert abgesichert. Ein Nachteil der oralen Azathioprin/6-MP-Therapie ist, dass eine Wirkung erst nach etwa 6–24 Wochen eintritt. Neben der Wirkung bei chronisch aktivem Morbus Crohn hat Azathioprin eine rezidivprophylaktische Wirkung bei mindestens der Hälfte der Patienten [auch ohne gleichzeitige Steroidgabe], sollte aber für mindestens 4 Jahre verabreicht werden.

Azathioprin ist auch zur Rezidivprophylaxe der Colitis ulcerosa geeignet, aber nur in wenigen älteren Studien untersucht. Wegen seltener, aber potentiell dramatischer Nebenwirkungen wie Leukopenie* oder Pankreatitis*, sind engmaschige Laborkontrollen unbedingt angezeigt. Alternativ, insbesondere bei Unverträglichkeit von Azathioprin, kann bei Morbus Crohn **Methotrexat** eingesetzt werden [Remissionsinduktion: 25 mg 1×/Woche i.m. für 16–24 Wochen, Remissionserhaltung 15 mg 1×/Woche i.m.]. Auch bei der Colitis ulcerosa hat sich die Substanz bisher in einer Dosierung von 15 bzw. 25 mg 1× wöchentlich i.m. als wirksam erwiesen. Auch bei einer Therapie mit Methotrexat sind wie bei Azathioprin regelmäßige Laborkontrollen zur Therapieüberwachung erforderlich.

Ebenfalls intensiv untersucht wurde **Cyclosporin**-A. Mehrere neuere multizentrisch angelegte Therapiestudien konnten zeigen, dass die zusätzliche Gabe von niedrig dosiertem Cyclosporin weder die Symptome von Patienten mit Morbus Crohn verbesserte, noch in der Lage war, die benötigte Steroidmenge zu reduzieren. Demgegenüber konnte gezeigt werden, dass Cyclosporin [parenteral, 4 mg/kg KG über 24 Stunden] mit gutem Effekt bei Fällen einer fulminanten, ansonsten therapierefraktären Colitis ulcerosa ebenso wie bei hochakutem Morbus Crohn angewendet werden und in ungefähr der Hälfte dieser ansonsten operationspflichtigen Patienten eine Kolektomie* kurzfristig vermeiden helfen konnte. Probleme können hier die weitreichende Immunsuppression und die Nephrotoxizität des Cyclosporins A darstellen. Die Zahl von malignen Erkrankungen scheint bei Patienten unter chronischer Medikation mit Cyclosporin A erhöht.

Eine Cyclosporin A-Therapie kann daher im Falle eines hoch akuten Krankheitsverlaufs bei der Colitis ulcerosa ein zeitliches Fenster schaffen und ergänzt sich daher mit dem langfristigeren Effekt des Azathioprin. Bei Morbus Crohn ist Cyclosporin A zur Zeit jedoch aufgrund anderer, wirksamerer und nebenwirkungsärmerer Therapieoptionen eher von untergeordneter Bedeutung.

Tacrolimus [FK506] als Alternative zu Cyclosporin A ist nur bei wenigen Patienten im Rahmen von offenen Beobachtungsstudien angewendet worden und daher keinesfalls als etablierte Therapie anzusehen. Bei allen genannten Immunsuppressiva sollte immer das Risiko unerwünschter Nebenwirkungen sorgfältig gegen den erwarteten therapeutischen Effekt abgewogen werden.

Anti-TNF-Therapien

In multizentrischen, placebokontrollierten, doppelblinden Studien führte die einmalige Infusion von **Infliximab** [5 mg/kg] bei Patienten mit chronisch aktivem Morbus Crohn zur Induktion einer Remission in 30–50 % der Fälle und bei bis zu 80 % der behandelten Patienten zu einer klinischen Besserung. Bei wiederholter Gabe von 5 mg/kg [Woche 0, 2 und 6] konnte bei der Hälfte der Patienten ein Verschluss der bestehenden Fistelsysteme [Sistieren der Sekretion, keine morphologische Abheilung] beobachtet werden. In zwei großen, multizentrischen Studien konnte gezeigt werden, dass die wiederholte Gabe von Infliximab eine durch die Substanz induzierte Remission erhalten kann und auch Ulcera in der entzündeten Mukosa in bis zu 50 % der Fälle zur Abheilung bringen konnte. Es konnte ebenfalls gezeigt werden, dass ein initial induzierter Fistelverschluss durch wiederholte Gaben des Medikamentes erhalten werden kann. Derzeit kann daher eine langfristige Therapie mit Infliximab bei Patienten, die nicht oder nur ungenügend auf eine immunsuppressive Therapie mit Azathioprin angesprochen haben, empfohlen werden. Dabei sollte eine regelmäßige Gabe einer sporadischen oder intermittierenden Gabe vorgezogen werden, da dadurch einer Antikörperbildung und der dadurch resultierenden Wirkungsabschwächung vorgebeugt wird. Die Wirksamkeit von Infliximab bei der Colitis ulcerosa wird derzeit in klinischen Studien überprüft.

Eine Reihe weiterer Antikörper gegen TNF ist derzeit in Entwicklung. Dabei handelt es sich um in unterschiedlichem Ausmaß humanisierte Mausmoleküle [**CDP 571, CDP 870**], rekombinante Rezeptorproteine [**Etanercept, TNF-binding protein 1, TBP-1**] oder durch das Phagen-Display-Verfahren hergestellte menschliche Antikörper [**D2E7**].

Die Langzeitnebenwirkungen einer anti-TNF-Therapie sind aufgrund des kurzen Einsatzzeitraumes noch nicht endgültig klar. Es scheint, dass sich die initialen Befürchtungen einer erheblich erhöhten Inzidenz für maligne Erkrankungen nicht bestätigen. Sicher ist jedoch, dass blockierende Eingriffe in das TNF-System in erheblicher Weise immunsuppresiv sind. Insbesondere wurden eine erhöhte Bereitschaft für bronchopulmonale Infekte, Pneumonien* und vor allem eine Reaktivierung von Tuberkulosen* beschrieben. Besondere Vorsicht ist hinsichtlich des Vorliegens von Abszessen* geboten: Diese können den Ausgangspunkt für eine Sepsis unter Therapie mit Infliximab darstellen und sollten daher durch geeignete bildgebende Verfahren [z.B. MRT/CT, rektale Endosonographie] ausgeschlossen werden. Das Auftreten neutralisierender Antikörper kann die langfristige Wirksamkeit von Infliximab deutlich vermindern. Es wird vermutet, dass diese insbesondere durch eine intermittierende Gabe von Infliximab induziert werden. Langfristige Strategien zur Vermeidung einer Antikörperbildung sind die gleichzeitige Gabe einer Einmaldosis von Prednison*, der Einsatz von Immunsuppressiva [Azathioprin, Methotrexat] oder die regelmäßige Gabe von Infliximab in einem minimal 8-wöchigen Abstand.

Eine Reihe weiterer oral verfügbarer Substanzen haben eine anti-TNF-Wirkung. Dazu gehört auch das für die Therapie der Lepra zugelassene **Thalidomid**, das allerdings nur ein schwacher TNF-Inhibitor ist und ein erhebliches Nebenwirkungspotential besitzt. Trotz zweier Pilotstudien kann diese Therapie bei weitem nicht als etabliert angesehen werden. In einer italienischen Multizenter-Studie wiesen Kapseln, die im terminalen Ileum verzögert **Omega-3-Fettsäuren** freisetzen, eine deutliche remissionserhaltende Wirkung bei Morbus Crohn auf. **Interleukin-10** [**cytokine synthesis inhibitory factor**] inhibiert dosisabhängig sowohl die Produktion von Interleukin-1β als auch TNF-α in vitro und in vivo. In großen Studien, in denen Interleukin-10 subkutan eingesetzt wurde, konnte innerhalb eines vierwöchigen Behandlungszeitraumes bei leichtem bis mittelaktiven, nicht vorbehandeltem Morbus Crohn lediglich bei einem Drittel der Patienten eine Remission induziert werden. Die systemische Gabe von Interleukin-10 scheint jedoch in ihrer Effektivität Infliximab deutlich unterlegen.

Antagonisierung von Adhäsionsmolekülen

Bei CED-Patienten findet sich eine deutliche Vermehrung der Expression fast aller bisher untersuchten Adhäsionsmoleküle. Daher steht die Blockade von Adhäsionsmolekülen im Mittelpunkt einer Reihe experimenteller Therapieansätze. In einer Pilotstudie, in der **Antisense-Oligonukleotide gegen ICAM-1** bei Patienten mit Morbus Crohn intravenös eingesetzt wurden, konnte bei 47 % der mit Verum behandelten Patienten [20 % bei Placebo] eine Besserung erzielt werden. Eine daraufhin durchgeführte große Studie mit subkutan appliziertem Antisense ICAM-1 konnte keinen gegenüber Placebo signifikanten Effekt reproduzieren.

In Phase II- und III-Studien war die Gabe von Antikörpern gegen das alpha4-beta7 Integrin [**Natalizumab**] remissionsinduzierend bei Morbus Crohn. Für eine genaue Wirksamkeitsabschätzung werden jedoch noch weitere Studien notwendig sein. Monoklonale Antikörper gegen verschiedene weitere Adhäsionsmoleküle [z.B. MAdCAM, CD 18 oder Anti-alpha4 Integrin] sind derzeit in Entwicklung.

Antibiotische und probiotische Therapieverfahren

Als gut etabliert gilt die Therapie von perianalen Fisteln* beim Morbus Crohn mit **Metronidazol**, obwohl hierzu nie eine kontrollierte Studie durchgeführt wurde. Dieses Antibiotikum ist bei der Crohn-Krankheit symptomatisch wirksam und verzögert [nach einer bisher unbestätigten Studie], wenn unmittelbar postoperativ über drei Monate gegeben, sowohl das Auftreten eines endoskopischen als auch eines klinischen Rezidivs. Bei Pouchitis kann Metronidazol [topisch, 50 mg in 50 ml] die akute Entzündung zum Abklingen bringen.

Einen anderer Therapieansatz bei der Colitis ulcerosa stellt die Beeinflussung der Darmflora durch den Einsatz von Probiotika* dar. Bisher gibt es dazu jedoch nur wenige Ergebnisse aus kontrollierten klinischen

Studien. In einer monozentrisch durchgeführten Studie an Colitis ulcerosa-Patienten mit **Escherichia coli Nissle** waren die initiale Ansprechrate ebenso wie die Langzeittherapieerfolge [Remission nach 12 Monaten Therapie] vergleichbar mit Mesalazin*. Ebenso haben sich Probiotika in der Langzeittherapie der Pouchitis als vielversprechende Therapeutika gezeigt.

C

Supportive Therapien

Supportive Therapien zielen auf die Reduktion von Symptomen und Begleiterkrankungen. Zur Reduktion der Stuhlfrequenz ist der [auch langfristige] Einsatz von **Loperamid, Tinctura opii** oder **Codeinkompretten** geeignet. Die Wahl der geeigneten Substanz ist häufig nur durch den probatorischen Einsatz möglich. Schmerzbekämpfung [abdominelle Schmerzen, Arthropathien] sollte nicht durch den Einsatz von nicht-steroidalen Antiphlogistika* oder Acetylsalicylsäure* erfolgen, da diese schubauslösend wirken können. Hier eignen sich **Paracetamol** oder **Analgetika ohne eine antiphlogistische Wirkung**. Die Begleitanämie kann durch ausreichende **Eisensubstitution** [oral oder i.v.] ggfs. in Kombination mit **Erythropoietin** in vielen Fällen ausgeglichen werden. Die Indikation für spezifische **Substitutionstherapien bei Mangelzuständen** [z.B. **Vitamin B_{12}, Zink**] sollte sich nicht an den Blutspiegeln, sondern an den entsprechenden klinischen Symptomen orientieren.

In bestimmten klinischen Situationen kann die Umstellung der **Ernährung** sehr nützlich sein. Im schweren Schub kann sowohl bei Morbus Crohn als auch bei Colitis ulcerosa eine komplette **parenterale Ernährung** sinnvoll sein. Eine Alternative zu Glucocorticoiden [allerdings etwas weniger wirksam] stellen vor allem bei Morbus Crohn mit Dünndarmbefall bilanzierte **enterale Diäten** dar. Diese Therapieform ist vor allem bei Kindern mit Wachstumsstörungen oder bei schweren Steroidnebenwirkungen indiziert. Ansonsten gibt es keine in ihrer Wirksamkeit gesicherte „Morbus Crohn- und Colitis-Diät". Auch die Studien zur **Ausschlussdiät**, zur **Kohlenhydrat-reduzierten Diät** oder zu **Fischölpräparaten** ergeben noch zum Teil widersprüchliche Befunde.

Komplikationen

Toxisches Megakolon

Im Verlauf einer schweren, nicht mehr beherrschbaren Colitis kann bei Patienten mit CED ein toxisches Megakolon auftreten, wobei Patienten mit Colitis ulcerosa deutlich häufiger betroffen sind als Morbus Crohn-Patienten. Diese Komplikation ist heute aufgrund verbesserter medikamentöser Therapien selten geworden, ist aber lebensbedrohlich dar. An Symptomen finden sich ein aufgetriebenes Abdomen, spärliche hochgestellte oder fehlende Darmgeräusche, Fieber über 38,5 °C, eine Tachykardie* mit einer Herzfrequenz über 120/min, eine Leukozytose* sowie häufig Elektrolytentgleisungen und eine Hypalbuminämie*. Wegweisend für die Diagnosestellung ist die Abdomenübersichtsaufnahme, in der sich ein massiv dilatiertes Kolon findet. Stellt sich unter konservativer, intensivmedizinisch überwachter Therapie mit hochdosierten parenteralen Steroidgaben, Antibiose, einer totalen parenteralen Ernährung sowie ggfs. einer Dekompression des Intestinaltraktes durch eine nasointestinale Sonde und Legen eines Darmrohres keine Besserung ein, besteht aufgrund der hohen **Perforationsgefahr** eine absolute Operationsindikation. Wichtig ist im Verlauf die enge Zusammenarbeit mit Chirurgen, um rechtzeitig eine Operationsindikation zu stellen.

Fisteln

Fisteln stellen eine schwierig zu therapierende Komplikation bei Patienten mit Morbus Crohn dar. Unterschieden werden dabei äußere Fisteln von inneren und perianalen Fisteln. **Äußere Fisteln** können entweder postoperativ oder spontan auftreten und stellen Verbindungen vom Darm zur äußeren Haut dar. **Innere Fisteln** finden sich zwischen einzelnen Darmabschnitten [enteroenterale Fisteln] oder zwischen Darmabschnitten und der Harnblase.

Enteroenterale Fisteln stellen eine relative Operationsindikation dar und sollten nur dann operiert werden, wenn sie symptomatisch werden [z.B. große Fisteln, die einen *Kurzschluss* zwischen proximalen Dünndarmabschnitten und distalen Kolonabschnitten darstellen]. Bei dem Vorliegen einer enterovesikalen Fistel* berichten die Patienten über Luftabgang über die Blase. Wegweisend können auch antibiotikaresistente Harnwegsinfekte mit Keimen aus der Darmflora sein. Diese Fisteln stellen wegen des hohen Risikos einer aszendierenden Infektion, dem Risiko einer Pyelonephritis* und der Gefahr einer Sepsis* eine absolute Operationsindikation dar.

Bei **perianalen Fisteln** werden **rektovaginale Fisteln** und **Analfistel** unterschieden. Bei Analfisteln besteht eine absolute Operationsindikation, sofern die Fistel transsphinktär verläuft. Es besteht dabei die Gefahr der irreversiblen Destruktion des Sphinkterapparates und einer nachfolgenden Stuhlinkontinenz. Vor einer Operation der Fistel kann die Anlage eines passageren Ileostoma* durch Ausschaltung des fisteltragenden Darmabschnittes die Bedingungen für eine Operation verbessern. In einigen Fällen kann durch intravenöse Therapie mit Infliximab ein zumindest äußerlicher Fistelverschluss erzielt werden. Oft verbessert sich durch die

Therapie mit Infliximab die Ausgangssituation für ein operatives Vorgehen. Unkomplizierte [nicht transsphinktär verlaufende Fisteln] können durch Fadendrainagen versorgt werden [Abb. 4]. Damit kann verhindert werden, dass sich die Fistel spontan teilweise verschließt, es dadurch zu einem Sekretstau und nachfolgend zur Ausbildung eines Abszesses kommt.

Abszesse

Abszesse sind nicht selten nur sehr schwer zu diagnostizieren. Nicht immer liegen die klassischen Symptome wie Fieber, Nachtschweiß, Schmerzen, Leukozytose* und CRP-Anstieg vor und Symptome können durch eine bestehende medikamentöse Therapie maskiert werden. Bei Verdacht auf einen Abszess sind bildgebende Verfahren wie Abdomensonographie, Endosonographie, Computertomographie und Magnetresonanztomographie unerlässlich. Abszesse können durch Perforationen der Darmwand oder Fisteln entstehen. Nach Möglichkeit sollte primär versucht werden, Abszesse konservativ durch Drainage und begleitender antibiotischer Therapie zu behandeln. In vielen Fällen können die Operationsbedingungen durch ein primär konservatives Vorgehen verbessert oder eine Operation sogar ganz vermieden werden.

Stenosen

Hierbei werden entzündliche Verengungen, die im Verlaufe eines akuten Schubes entstehen und einem entzündlichen Schleimhautödem entsprechen, von narbigen, fixierten Stenosen unterschieden. **Entzündliche Stenosen** können durch eine antiinflammatorische Therapie behandelt werden und sollten ohne vorheriges Versagen einer konservativen Therapie nicht operativ angegangen werden. Beim Morbus Crohn finden sich Stenosen häufig im terminalen Ileum* und in proximal gelegenen Dünndarmabschnitten [Abb. 4]. **Narbige Stenosen** entstehen nach häufigen Rezidiven und können, wenn sie symptomatisch werden [(Sub-)Ileus], nur chirurgisch beseitigt werden. **Symptomatische Stenosen** bei Morbus Crohn-Patienten sollten sparsam reseziert werden oder, falls möglich, mit einer Strikturoplastik versehen werden, da Rezidive häufig sind. Stenosen beim Morbus Crohn sind überwiegend gutartig. Es muss allerdings insbesondere bei der Colitis ulcerosa als auch beim Morbus Crohn bei Stenosen, die im Kolon lokalisiert sind, auch an das Vorliegen eines Malignoms gedacht werden. Im Zweifelsfalle, falls Histologie und bildgebende Verfahren keinen eindeutigen Ausschluss eines Karzinoms erlauben, sollte eine suspekte Stenose chirurgisch entfernt werden.

Extraintestinale Manifestationen

Sowohl bei der Colitis ulcerosa als auch beim Morbus Crohn finden sich neben den intestinalen Veränderungen Begleiterkrankungen an verschiedenen Organsystemen. Diese manifestieren sich meist im Zusammenhang mit einem entzündlichen Schub, können jedoch auch während einer Remission auftreten.

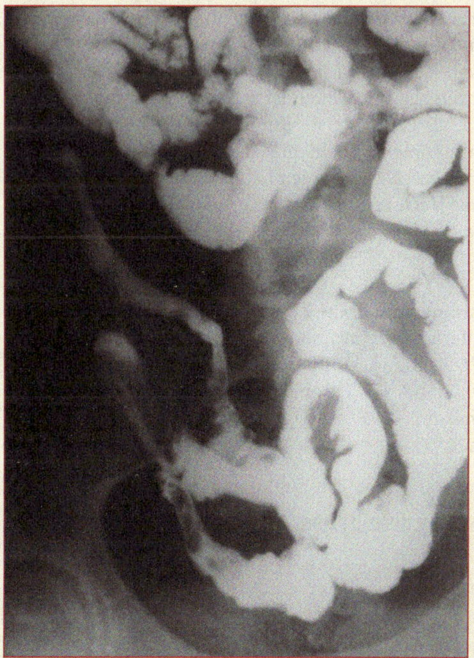

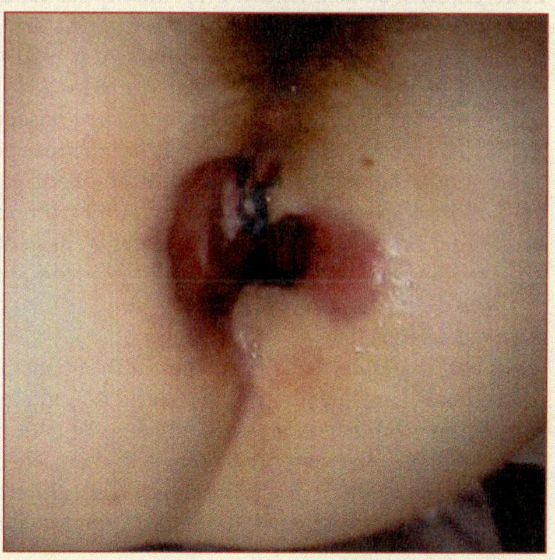

Abb. 4. Komplikationen beim Morbus Crohn. **Links:** Stenosen. **Rechts:** Fisteln [hier: große Perianalfistel mit Fadendrainage versorgt]

C

Kutane Manifestationen

Neben für CED spezifischen Veränderungen wie Fisteln*, Fissuren* und orofazialen Schleimhautläsionen finden sich auch unspezifische Hautläsionen, deren Pathogenese nicht geklärt ist. Hierbei handelt es sich um das **Erythema nodosum** [gerötete, überwärmte, knötchenartige, sehr druckdolente Hautläsion, die meist prätibial lokalisiert ist] und das ebenfalls meist an der Streckseite der unteren Extremität lokalisierte **Pyoderma gangraenosum.** Dies entwickelt sich meist aus einer Pustel, die über ein Hämatom und einen sterilen Abszess in ein meist superinfiziertes Ulcus übergeht.

Okkuläre Manifestationen

Entzündliche Veränderungen am Auge treten bei 4–10 % der CED-Patienten auf und können alle anatomischen Abschnitte betreffen. Neben häufig asymptomatisch und benigne verlaufenden entzündlichen Veränderungen der Skleren und Konjunktiven [**Skleritis, Episkleritis**] finden sich auch entzündliche Veränderungen der Linse und des Linsenhalteapparates [**Iridozyklitis**], die zu Verklebungen zwischen Linse und Linsenvorderfläche führen können und zu einer Behinderung der Pupillenfunktion führen. Die Iridozyklitis spricht sehr gut auf eine lokale Steroidgabe an.

Skelettmanifestationen

Die häufigsten extraintestinalen Manifestationen [in bis zu 25 % der Fälle] stellen Veränderungen an den Gelenken dar. Neben **Arthralgien**, über die viele Patienten klagen, finden sich auch entzündliche Gelenkveränderungen [**Arthritis**]. Am häufigsten sind dabei die Ileosakralgelenke sowie Knie- und Sprunggelenke betroffen, prinzipiell können aber alle Gelenke befallen sein. Es handelt sich hierbei um arthritische Gelenkveränderungen, bei denen es nicht zu Deformierungen oder Zerstörung der Gelenke kommt und die meist gut auf eine antientzündliche Therapie der Grunderkrankung ansprechen. Eine weitere häufige Veränderung stellen Veränderungen des Knochenstoffwechsels [**Osteopenie, Osteoporose**] dar. Häufig treten diese als Komplikation im Zusammenhang mit einer Langzeitsteroidtherapie auf, finden sich jedoch auch bei Patienten mit chronisch-aktivem Verlauf oder im Rahmen eines entzündlichen Schubes. Eine Osteoporoseprophylaxe mit Calcium und Vitamin D sollte daher bei jeder längerfristigen Steroidtherapie erfolgen.

Erkrankungen der Leber und der Gallenwege

Eine häufig zu beobachtende Veränderung an der Leber ist die **Steatosis hepatis.** Sie tritt bei bis zu 50 % der Patienten auf und hat keinen Krankheitswert. Transaminasenerhöhungen im Sinne einer entzündlichen Mitbeteiligung der Leber sind häufig, nur selten findet sich eine **Autoimmunhepatitis.** Sie ist gut mit Immunsuppressiva [Steroide, Azathioprin] zu behandeln. Schwierig ist jedoch häufig eine Abgrenzung zu einer weiteren, ernst zu nehmenden Erkrankung, der **primär sklerosierenden Cholangitis** [**PSC**]. Diese tritt insbesondere in Verbindung mit der Colitis ulcerosa auf. Der Beginn ist meist schleichend. In der Anfangsphase findet sich laborchemisch eine Erhöhung der γ-GT* und der alkalischen Phosphatase* und in bis zu 30 % das Vorliegen von Autoantikörpern [pANCA, ANA]. Zur Diagnosesicherung ist die Durchführung einer ERC* erforderlich, falls diese therapeutische Konsequenzen hat. Der Verlauf ist variabel. Als Komplikationen treten **Gallengangsstrikturen**, eine **Leberzirrhose** sowie als gefürchtetste Komplikation das **cholangiozelluläre Karzinom** auf. Auch die Inzidenz kolorektaler Karzinome* ist beim gleichzeitige Vorliegen einer PSC bei Colitis ulcerosa nochmals deutlich erhöht. Immunsuppressive Therapien haben keinen Einfluss auf den Verlauf der Erkrankung. Die Therapie der Wahl stellt eine [rechtzeitige] Lebertransplantation und ggfs. eine Kolektomie* [zur Vermeidung des kolorektalen Karzinoms] dar.

Störungen der Hämostase

In bis zu 6 % der Fälle treten bei CED-Patienten **thrombembolische Komplikationen** [tiefe Beinvenenthrombose*, Lungenembolie*, Portalvenen- und Mesenterialvenenthrombose*] auf. Als mögliche Ursachen kommen im Rahmen eines entzündlichen Schubes auftretende vaskulitische Komplikationen, eine Hyperkoagulabilität* und eine nicht selten dramatische Erhöhung der Thrombozytenzahlen [prophylaktische Gabe von Heparin*!] infrage. Bei anorektalen Blutungen kann eine Erniedrigung von Faktor* XIII vorliegen. Die Therapie dieser Komplikationen ist symptomatisch.

Quellenhinweise

Abb. 1: Modifiziert nach Cuthbert AP et al., Gastroenterology, 2002; 122:867–874
Zeichnung Abb. 1: C. Puhlmann, Friedrichshafen

Col|li|cu|lus *m, pl* **-li** (Ⓔ colliculus): kleiner Hügel oder Vorsprung

Colliculus cartilaginis arytenoideae (Ⓔ colliculus of arytenoid cartilage): kleiner Vorsprung auf der Facies anterolateralis der Aryknorpel*

Colliculus facialis (Ⓔ facial colliculus): durch das innere Fazialisknie* hervorgerufene Vorwölbung der Rautengrube*

Colliculus inferior (Ⓔ inferior colliculus): unterer/hinterer Hügel der Vierhügelplatte [Lamina* tecti]; Umschaltungsstelle von auditiven Signalen zum Neocortex

Colliculus seminalis (Ⓔ seminal colliculus): ***Syn***: *Samenhügel*; durch die Mündung von rechtem und linkem Ductus* ejaculatorius in den Prostataabschnitt der Harnröhre verursachte Vorwölbung

Colliculus superior (Ⓔ superior colliculus): oberer/vorderer Hügel der Vierhügelplatte [Lamina* tecti]; Zentrum für die Augenbewegungen und visuelles Reflexzentrum

Collier: James Collier; 1870–1935; englischer Augenarzt

Collier-Syndrom *nt* (Ⓔ orbital pseudotumor): ***Syn***: *Pseudotumor orbitae*; einseitiger, schmerzhafter Exophthalmus* bei raumfordernden Prozessen der Augenhöhle

Collo-Diaphysen-Winkel *m* (Ⓔ collodiaphyseal angle): ***Syn***: *Schenkelhalsschaftwinkel, Schenkelhalswinkel, Collum-Corpus-Winkel, CD-Winkel*; Kollodiaphysenwinkel; *s.u. Femur*

Col|lo|di|um *nt* (Ⓔ collodion): ***Syn***: *Kollodium*; leicht brennbare Lösung von Zellulosedinitrat in einer Äther-Alkohol-Mischung; hinterlässt beim Verdampfen ein festes Häutchen

Col|lum *nt, pl* **-la** (Ⓔ **1.** neck **2.** cervix of uterus): **1.** ***Syn***: *Kollum, Zervix, Cervix*; Hals, halsförmige Struktur **2.** ***Syn***: *Uterushals, Gebärmutterhals, Zervix, Kollum, Cervix uteri*; die Zervix umfasst das untere Drittel der Gebärmutter* [unteres Uterinsegment]; man unterscheidet einen oberhalb der Scheide liegenden Abschnitt [Portio* supravaginalis cervicis] und einen in die Scheide hineinragenden Teil [Portio* vaginalis cervicis] mit dem äußeren Muttermund* [Ostium uteri]; innerhalb der Zervix liegt der spindelförmige Zervikalkanal [Canalis* cervicis uteri]

Collum anatomicum humeri (Ⓔ anatomical neck of humerus): ***Syn***: *anatomischer Humerushals*; enge Stelle des Oberarmknochens direkt unter dem Kopf

Collum chirurgicum humeri (Ⓔ surgical neck of humerus): ***Syn***: *chirurgischer Humerushals*; unter dem anatomischen Humerushals liegender Bereich, der häufig Sitz einer Fraktur ist

Collum costae (Ⓔ neck of rib): ***Syn***: *Rippenhals*; kurzer Rippenabschnitt zwischen Rippenkopf und Rippenkörper

Collum dentis: →*Cervix dentis*

Collum femoris (Ⓔ neck of femur): ***Syn***: *Oberschenkelhals, Schenkelhals, Femurhals*; Hals des Oberschenkelknochens, der mit dem Oberschenkelschaft einen stumpfen Winkel [Collum-Corpus-Winkel*] bildet; trägt den Oberschenkelkopf, der mit dem Azetabulum* artikuliert

Collum fibulae (Ⓔ neck of fibula): ***Syn***: *Wadenbeinhals*; kurzer Wadenbeinabschnitt zwischen Wadenbeinköpfchen* und Wadenbeinschaft*

Collum glandis penis (Ⓔ neck of glans penis): Ringfurche der Eichel* [Glans penis]

Collum mallei (Ⓔ neck of malleus): ***Syn***: *Hammerhals*; schmales Segment zwischen Hammergriff [Manubrium mallei] und Hammerkopf [Caput mallei]

Collum mandibulae (Ⓔ neck of mandible): Hals des Unterkieferköpfchens* [Processus condylaris mandibulae], auf dem oben der Gelenkkopf [Caput mandibulae] sitzt

Collum pancreatis (Ⓔ neck of pancreas): ***Syn***: *Pankreashals*; selten verwendeter Begriff für die Übergangszone von Kopf und Körper der Bauchspeicheldrüse

Collum radii (Ⓔ neck of radius): ***Syn***: *Radiushals, Speichenhals*; auf den Speichenkopf [Caput radii] folgender kurzer Hals des Radius*, der im Bereich der Tuberositas* radii in den Speichenschaft [Corpus radii] übergeht

Collum scapulae (Ⓔ neck of scapula): ***Syn***: *Schulterblatthals*; äußerer Teil des Angulus* lateralis scapulae, der die Gelenkpfanne [Cavitas* glenoidalis] des Schultergelenks trägt

Collum tali (Ⓔ neck of talus): ***Syn***: *Talushals*; Abschnitt des Sprungbeins zwischen Taluskörper [Corpus* tali] und dem Taluskopf [Caput* tali]

Collum vesicae (Ⓔ neck of bladder): ***Syn***: *Blasenhals, Harnblasenhals, Cervix vesicae*; Übergang von der Harnblase* in die Harnröhre*

Collum vesicae biliaris/felleae (Ⓔ neck of gallbladder): ***Syn***: *Gallenblasenhals*; unteres Ende der Gallenblase*, aus dem der Ductus* cysticus hervorgeht

Collum-Corpus-Winkel *m* (Ⓔ collodiaphyseal angle): ***Syn***: *Schenkelhalsschaftwinkel, Schenkelhalswinkel, Collo-Diaphysen-Winkel, CD-Winkel*; Kollodiaphysenwinkel; *s.u. Femur*

Col|lu|na|ri|um *nt* (Ⓔ collunarium): Nasendusche, Nasenspülung

Col|lu|to|ri|um *nt* (Ⓔ collutorium): Mundwasser

Col|ly|ri|um *nt* (Ⓔ collyrium): Augenwasser

Colo-, colo- *präf.*: Wortelement mit der Bedeutung „Dickdarm/Kolon"

Co|lo|bo|ma *nt, pl* **-ma|ta** (Ⓔ coloboma): ***Syn***: *Kolobom*; angeborene oder erworbene Spaltbildung, z.B. des Oberlides, der Aderhaut, Iris oder Linse des Auges

Coloboma iridis: →*Iriskolobom*

Co|lo|cyn|thi|dis fruc|tus *m* (Ⓔ colocynth): reife Frucht der Koloquinthe*

Co|lo|fi|xa|ti|on *f* (Ⓔ colofixation): ***Syn***: *Kolofixation, Kolonfixation, Kolopexie*; operative Kolonanheftung, z.B. bei mobilem Zäkum

Co|lon *nt* (Ⓔ colon): ***Syn***: *Grimmdarm, Kolon, Intestinum colon*; Hauptteil des Dickdarms, mit dem es oft gleichgesetzt wird; besteht aus 4 Abschnitten: **Colon ascendens** [aufsteigendes Kolon], **Colon transversum** [Querkolon], **Colon descendens** [absteigendes Kolon] und **Colon sigmoideum** [Sigma]; das Colon hat eine Gesamtlänge von 1,3–1,5 m und bildet durch seinen Verlauf einen Rahmen um die Dünndarmschlingen; das Colon unterscheidet sich von den anderen Darmabschnitten durch das Vorhandensein von

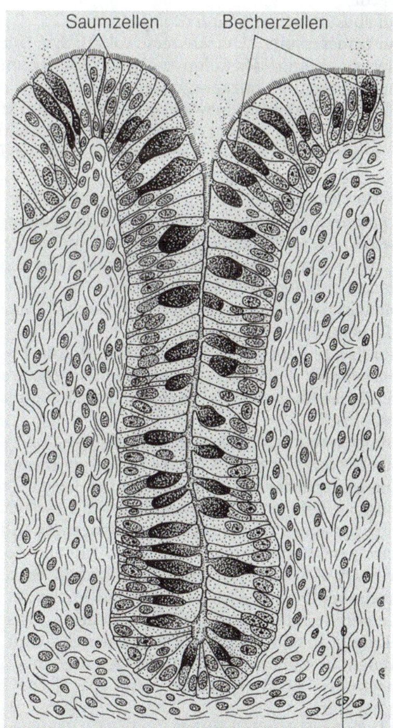

Abb. C75. Längsschnitt durch eine Dickdarmkrypte

Taeniae* coli, Haustra* coli und Appendices* epiploicae; im Gegensatz zum Dünndarm ist die Schleimhaut zottenlos; auffällig sind die durch die **Dickdarmdrüsen** [Glandulae intestinales intestini crassi] gebildeten **Colonkrypten**, die dicht nebeneinander stehen; sie sind reich an schleimbildenden Becherzellen; die Hauptfunktion des Colons ist die Rückresorption von Wasser und Elektrolyten aus dem Stuhl sowie die Sekretion von Schleim zur Erleichterung der Defäkation

C

Colon ascendens (Ⓔ ascending colon): ***Syn***: *aufsteigendes Kolon*; erster Abschnitt des Kolons, an dessen unterem Ende der Blinddarm [Caecum*] liegt; zieht auf der rechten Seite entlang der Bauchwand nach oben und geht an der rechten Kolonflexur [Flexura* coli dextra] in das Colon* transversum über; liegt primär intraperitoneal, verwächst aber später mit der Bauchwand und liegt dann sekundär retroperitoneal

Colon descendens (Ⓔ descending colon): ***Syn***: *absteigendes Kolon*; beginnt an der linken Kolonflexur [Flexura* coli sinistra] und zieht an der linken Bauchwand nach unten; geht in das Colon* sigmoideum über; liegt wie das Colon* ascendens sekundär retroperitoneal

Colon irritabile (Ⓔ irritable colon): ***Syn***: *Kolonneurose, Reizkolon, irritables/spastisches Kolon, Colon spasticum, irritable bowel syndrome*; durch eine Reihe von Faktoren [postinfektiös, allergisch, psychogen] hervorgerufene Stuhlregulationsstörung; klinisch auffällig sind krampfartige Leibschmerzen, Durchfälle (meist abwechselnd mit Verstopfung), Völlegefühl und Blähungen; das Beschwerdebild ist oft wechselnd, allerdings kann bei angemessener Diagnostik meist keine organische Ursache gefunden werden; die **Therapie** richtet sich nach der vorherrschenden Symptomatik [z.B. ballaststoffreiche Nahrung bei Verstopfung, Loperamid* bei Durchfall]; psychotherapeutische Maßnahmen [u.a. Gruppentherapie, Verhaltenstherapie] sind wirksam, werden aber von den meisten Patienten abgelehnt

Colon sigmoideum (Ⓔ sigmoid colon): ***Syn***: *Sigma, Sigmoid*; S-förmiger Endabschnitt des Colons im linken Unterbauch, der in Höhe des 3. Kreuzbeinwirbels in das Rektum* übergeht

Colon spasticum: → *Colon irritabile*

Colon transversum (Ⓔ transverse colon): ***Syn***: *Querkolon*; mittlerer Abschnitt des Kolons zwischen rechter und linker Kolonflexur*; liegt intraperitoneal und ist durch das Mesocolon* transversum beweglich befestigt; im Extremfall kann das Querkolon bis in das kleine Becken durchhängen

colony-forming unit *nt* (Ⓔ colony-forming unit): ***Syn***: *koloniebildende Einheit*; *s.u. Blutbildung*

colony-stimulating factor *nt* (Ⓔ colony-stimulating factor): ***Syn***: *kolonie-stimulierende Faktoren*; *s.u. Blutbildung*

Collolpelxia *f* (Ⓔ colopexy): ***Syn***: *Kolopexie*; operative Anheftung des Kolons, z.B. an die Bauchwand oder die Leber; wird v.a. bei Koloptose* durchgeführt

Collolpholnilum *nt* (Ⓔ colophony): ***Syn***: *Terebinthinae resina*; *s.u. Terpentin*

Collolptolsis *f, pl* **-ses** (Ⓔ coloptosis): ***Syn***: *Dickdarmsenkung, Kolonsenkung, Koloptose*; v.a. das Colon* transversum betreffende Senkung des Dickdarms; meist im Rahmen einer Enteroptose*

Colorado tick fever *nt*: → *Colorado-Zeckenfieber*

Colorado tick fever-Virus *nt*: → *Colorado-Zeckenfiebervirus*

Colorado-Zeckenfieber *nt* (Ⓔ Colorado tick fever): ***Syn***: *amerikanisches Gebirgszeckenfieber, Colorado tick fever*; meist mild verlaufende, durch Zecken [**Dermacentor andersoni**] übertragene Erkrankung durch das Colorado-Zeckenfiebervirus*; 4–6 Tage nach Infektion kommt es zu einem biphasischen Fieber, Kopf-, Augen- und Rückenschmerzen und einem leicht flüchtigen Exanthem; das Virus sitzt monatelang in Erythrozyten und entzieht sich damit weitgehend dem Immunsystem; **Diagnose**: serologischer Antikörpernachweis [KBR]; **Therapie**: keine spezifische Behandlung bekannt

Colorado-Zeckenfiebervirus *nt* (Ⓔ Colorado tick fever virus): ***Syn***: *Colorado tick fever-Virus, CTF-Virus*; durch die Schildzecke [**Dermacentor andersoni**] übertragenes Orbivirus*; Erreger des Colorado-Zeckenfieber*

Collolrilmeltrie *f* (Ⓔ colorimetry): ***Syn***: *Kolorimetrie, kolorimetrische Analyse*; quantitative Bestimmung gelöster Substanzen durch Messung der Farbstärke gegen Vergleichslösungen

color index *nt*: → *Färbeindex*

Collosltrum *nt* (Ⓔ colostrum): ***Syn***: *Vormilch, Kolostrum*; schon während der Schwangerschaft gebildete Milch, die 4–5 Tage nach der Geburt durch reife Muttermilch ersetzt wird; die Vormilch enthält Leukozyten mit phagozytierten Fetttröpfchen [**Kolostrumkörperchen**], 5 % Lactose, 3,5 % Eiweiß, 3 % Fett und 0,4 % Mineralien

Colp-, colp- *präf.*: → *Kolpo-*

Collpiltis *f, pl* **-tilden**: → *Vaginitis*

Collporlrhalphia *f*: → *Kolporrhaphie*

Collulmelllaleflfekt *m* (Ⓔ columella effect): *s.u. Tympanoplastik*

Collumlna *f, pl* **-nae** (Ⓔ column): Säule, Pfeiler; säulenförmige Struktur

Columnae anales (Ⓔ anal columns): ***Syn***: *Analsäulen, Analpapillen, Morgagni-Papillen*; Längsfalten der Mastdarmschleimhaut im Bereich des Analkanals [Canalis* analis], die durch Bündel glatter Muskulatur, Venenplexus und Lymphgefäße hervorgerufen werden

Columna anterior (Ⓔ anterior column of spinal cord): ***Syn***: *Vordersäule*; im Rückenmarksquerschnitt als **Vorderhorn** [Cornu anterius] imponierender, zipfelförmiger Teil der grauen Rückenmarkssubstanz*; enthält **motorische Vorderhornzellen** [α-Motoneurone*, γ-Motoneurone*], die über Neuriten in den vorderen Spinalnervenwurzeln die quergestreifte Muskulatur und ihre Muskelspindeln versorgen

Columna dorsalis: veraltet für → *Columna posterior*

Columna fornicis (Ⓔ fornix column): ***Syn***: *Gewölbesäule, Gewölbepfeiler, Fornixsäule, Fornixpfeiler*; paarige Teile des Fornix*, deren Fasern vor [**Fibrae precommissurales**] oder hinter [**Fibrae postcommissurales**] der Fornixkommissur [Commissura* fornicis] verlaufen

Columnae griseae medullae spinalis (Ⓔ gray columns): Säulen der grauen Rückenmarkssubstanz [Substantia* grisea]; man unterscheidet **Vordersäule** [Columna* anterior], **Seitensäule** [Columna* intermedia] und **Hintersäule** [Columna* posterior]; die Seitensäule fehlt im oberen Halsmark und im unteren Lenden- und Sakralmark

Columna intermedia (Ⓔ intermediate column): ***Syn***: *Seitensäule*; von C_8-L_{1-2} reichendes kleines Horn der grauen Rückenmarkssubstanz [Substantia* grisea]; enthält vorwiegend vegetative Kerngebiete

Columna lateralis: veraltet für → *Columna intermedia*

Columna posterior (Ⓔ posterior column of spinal cord): ***Syn***: *Hintersäule*; von den Hinterhörnern der grauen Rückenmarkssubstanz [Substantia* grisea] gebildete Säule, die sensible Nervenzellen enthält

Columnae renales (Ⓔ renal columns): ***Syn***: *Bertin-Säulen*; die Nierenpyramiden umschließende Rindensubstanz; *s.a. Niere*

Columnae rugarum (Ⓔ columns of vaginal rugae): Längswülste der vorderen [**Columna rugarum anterior**] und hinteren [**Columna rugarum posterior**] Scheidenwand

Columna thoracica (Ⓔ thoracic column): ***Syn***: *Clarke-Säule, Clarke-Stilling-Säule, Stilling-Kern, Nucleus thoracicus posterior, Nucleus dorsalis*; Ganglienzellgruppe an der Basis der Hintersäule* des Rückenmarks, die von C_7-L_2 verläuft; nimmt Afferenzen von Muskeln und Gelenken auf

Columna ventralis: veraltet für → *Columna anterior*

Columna vertebralis: → *Wirbelsäule*

COM *Abk.*: **1.** Cyclophosphamid, Vincristin (*engl.* oncovin), MeCCNU **2.** Cyclophosphamid, Vincristin (*engl.* oncovin), Methotrexat

Com-, com- *präf.*: Wortelement mit der Bedeutung „zusammen/verbunden"

COMA *Abk.*: Cyclophosphamid, Vincristin (*engl.* oncovin), Methotrexat, Adriamycin, Ara-C

Colma *nt, pl* **-malta** (Ⓔ **1.–2.** coma): **1.** ***Syn***: *Koma*; tiefe Bewusstlosigkeit, aus der der Patient nicht erweckt werden

Tab. C76. Coma. Neurologische Notfalluntersuchung bei bewusstlosen Patienten [nach Hacke 1988]

Anamnestische Daten
Abrupter oder langsamer Beginn des Komas
Kopftrauma in der jüngeren Vorgeschichte
Pogrediente oder intermittierende Lähmung
Fieber, Kopfschmerz
Diabetes, Hypertonie, Herzinfarkte
Frühere Insulte
Bekannte Epilepsie
Psychiatrische Anamnese, Alkohol, Drogen, Tabletten
Körperliche Inspektion
Spontanatmung, Atemmuster
Kopfhaltung (Überstrecken, Kopfwendung)
Spontane Bewegungen symmetrisch oder asymmetrisch
Fokale Anfälle oder Myoklonien
Spontane Streck- oder Beugesynergien
Verletzungen
Erbrochenes, Urinabgang
Allgemeine Hautveränderungen, Exsikkose, Kachexie
Umgebung: Tablettendosen, Injektionsnadeln, Alkoholflaschen, Unordnung
Untersuchungsschritte
Beste Reaktion auf lautes Anrufen
Sprachäußerung: orientiert – verwirrt – aphasisch – fehlend
Augenöffnen: Zuwendung – ohne Zuwendung
Beste Reaktion auf Schmerzreize
Abwehrbewegungen: gerichtet – ungerichtet – fehlend
Steck- und Beugesynergien, Myoklonien, Wälzen
Keine Reaktion
Nackensteifigkeit und Kopfwendung
Pupillen
Weite: Isokorie – Anisokorie
Reaktion direkt und konsensuell: vorhanden – verzögert – ausgefallen
Augenstellung
Bulbusstellung spontan: konjugiert – mittelständig
Fixation – ohne Fixation divergierend – schwimmende Bewegungen – konjugierte Deviation – spontaner Nystagmus
Okulozephaler Reflex
Durch Fixation aufgehoben
Ausgedehnt positiv: konjugiert – diskonjugiert
Gering positiv: konjugiert – diskonjugiert
Dissoziierte, tonische Restreaktion
Fehlend
Schutzreflexe
Korneal- und Blinkreflex: vorhanden – einseitig gestört – fehlend
Reflektorisches Augenschließen bei Drohbewegungen in beiden Gesichtsfeldhälften
Würgreflex
Muskeltonus
Schlaff – normal – gesteigert, wechselnd – asymmetrisch (Sehnenreflex – Pyramidenbahnzeichen)
Auskultation der Halsgefäße, evtl. Orbita
Zentrale Atemstörungen und vegetative Regulationsstörungen

kann; eine weitere Differenzierung kann anhand neurologischer Symptome [Reflexe, Motorik, Pupillenbefund, Pupillenreaktion, Lidreflex, Schluck-, Würg-, Hustenreflex, Hirnstammreflexe] und der Funktionsfähigkeit von Atmungs-, Herz-Kreislauf- und Temperaturzentren erfolgen; in der Praxis wird meist die **Glasgow-Koma-Skala** verwendet; die Therapie des Komas hängt von der Ursache ab; im Vordergrund steht aber immer die Stabilisierung vitaler Funktionen [Atmung, Herz, Kreislauf, Wasser- und Elektrolythaushalt]; sobald diese stabilisiert sind, kann mit der weiteren diagnostischen Abklärung bzw. Behandlung begonnen werden **2.** ***Syn:*** *Koma*; Asymmetriefehler, Linsenfehler

Coma alcoholicum (Ⓔ alcoholic coma): Koma bei Alkoholvergiftung

Coma apoplecticum (Ⓔ apoplectic coma): Koma nach einem Schlaganfall

Coma basedowicum: *→ Basedow-Koma*

Coma cerebrale (Ⓔ cerebral coma): ***Syn:*** *zerebrales Koma*; durch einen Prozess im Großhirn ausgelöstes Koma, z.B. Coma apoplecticum

Coma diabeticum: *→ hyperglykämisches Koma*

Coma hepaticum (Ⓔ hepatic coma): ***Syn:*** *Leberkoma, hepatisches Koma*; durch eine Störung der Leberfunktion hervorgerufenes Koma; wird unterteilt in endogenes und exogenes hepatisches Koma*

Coma hyperglycaemicum: *→ hyperglykämisches Koma*

Coma hyperosmolare (Ⓔ hyperosmolar nonketotic coma): ***Syn:*** *hyperosmolares Koma*; durch eine Hyperosmolarität* des Blutes verursachtes Koma, z.B. hyperglykämischem Koma*

Coma hypoglycaemicum (Ⓔ hypoglycemic coma): ***Syn:*** *hypoglykämisches Koma, hypoglykämischer Schock*; komatöser Zustand bei Hypoglykämie*; entwickelt sich meist plötzlich; die Patienten sind auffällig unruhig und oft kommt es zu generalisierten Krampfanfällen; **Therapie:** 50 ml Glucose 40 % i.v.

Coma uraemicum (Ⓔ uremic coma): ***Syn:*** *urämisches Koma*; komatöser Zustand bei Urämie*

Coma vigile (Ⓔ akinetic autism): ***Syn:*** *akinetischer Mutismus, vigiles Koma*; umstrittene Entität, bei der die Patienten keine Spontanmotorik zeigen und stumm bleiben; soll im Anschluss an Hirnverletzungen, Enzephalitis* und bei Psychosen auftreten

COMB *Abk.*: **1.** Cyclophosphamid, Oncovin, MethylCCNU, Bleomycin **2.** Cyclophosphamid, Vincristin (*engl.* oncovin), Methotrexat, Bleomycin

COMBAP *Abk.*: Cyclophosphamid, Vincristin (*engl.* oncovin), Methotrexat, Bleomycin, Adriamycin, Prednison

combined nevus *nt*: ***Syn:*** *Kombinationsnävus*; seltener Nävus, bei dem sich ein Nävuszellnävus* über einen blauen Nävus [Naevus* coeruleus] legt

Com|bus|tio *f, pl* **-ti|o|nes:** *→ Verbrennung*

COMC *Abk.*: Carboxymethylcellulose

COMe *Abk.*: Cyclophosphamid, Vincristin (*engl.* oncovin), Methotrexat

Com|e|do *m, pl* **-do|nes** (Ⓔ comedo): ***Syn:*** *Komedo, Mitesser*; mit Talg und Keratin gefüllter erweiterter Haarfollikel; bei **geschlossenen** oder **weißen Komedonen** ist die Follikelöffnung geschlossen und der weißliche Talg schimmert durch; sie neigen zu Entzündung und eitriger Einschmelzung; bei den **offenen Komedonen** sieht man in der Follikelöffnung einen durch Schmutz oder Melanin schwarz gefärbten Horn-Lipid-Pfropf, weshalb sie auch als **schwarze Komedonen** bezeichnet werden

Comèl: Marcello Comèl; italienischer Hautarzt (Pisa) im 20. Jahrhundert

Comèl-Netherton-Syndrom *nt* (Ⓔ ichthyosis linearis circumflexa): ***Syn:*** *Ichthyosis linearis circumflexa*; autosomal-rezessive Verhornungsstörung, die eine Zwischenstellung zwischen Ichthyosis* und Erythrodermie* einnimmt; typisch sind girlandenartige, braunrote Hyperkeratosen auf einer diffus geröteten Haut; **Therapie:** *s.u. Ichthyosis vulgaris*

COMF *Abk.*: Cyclophosphamid, Vincristin (*engl.* oncovin), Methotrexat, 5-Fluorouracil

COMLA *Abk.*: Cyclophosphamid, Vincristin (*engl.* oncovin), Methotrexat, Leucovorin, Ara-C

Com|mi|pho|ra mol|mol *f*: *→ Myrrhe*

Com|mis|su|ra *f, pl* **-rae** (Ⓔ commissure): Naht, Verbindung(sstelle), Kommissur

Commissura alba (Ⓔ white commissure of spinal cord): dünner Streifen weißer Rückenmarkssubstanz [Substantia*

alba], der vor bzw. hinter der Commissura* grisea verläuft

Commissura alba anterior medullae spinalis (Ⓔ anterior white commissure): die beiden Vorderstränge [Funiculus* anterior medullae spinalis] verbindender Streifen weißer Rückenmarkssubstanz [Substantia* alba] vor der Commissura* grisea anterior medullae spinalis

Commissura alba posterior medullae spinalis (Ⓔ posterior white commissure): die beiden Hinterstränge [Funiculus* posterior medullae spinalis] verbindender Streifen weißer Rückenmarkssubstanz [Substantia* alba] hinter der Commissura* grisea posterior medullae spinalis

Commissura anterior (Ⓔ anterior commissure): *Syn*: *vordere Kommissur*; von Kommissurenfasern* gebildeter Strang, der vordere und mittlere Teile der Schläfenlappen und kleinere Bereiche der Stirnlappen miteinander verbindet

Commissura bulborum vestibuli (Ⓔ commissure of vestibular bulb): Hautbogen über dem Bulbus* vestibuli

Commissura cerebelli (Ⓔ commissure of cerebellum): Kommissur zwischen den Kleinhirnstielen

Commissura colliculi inferioris (Ⓔ commissure of inferior colliculi): Kommissur zwischen rechtem und linkem Colliculus* inferior

Commissura colliculi superioris (Ⓔ commissure of superior colliculi): Kommissur zwischen rechtem und linkem Colliculus* superior

Commissura epithalamica (Ⓔ epithalamic commissure): *Syn*: *hintere Kommissur, Commissura posterior*; die Kerne des Mittelhirns verbindende Kommissur oberhalb des Übergangs des III. Ventrikels in den Aqueductus* mesencephali; enthält u.a. die Bahnen für die Lichtreflexe der Pupille

Commissura fornicis (Ⓔ commissure of fornix): *Syn*: *Fornixkommissur*; linken und rechten Fornix* verbindende Kommissur

Commissura grisea (Ⓔ gray commissure): die linke und rechte Hälfte der grauen Rückenmarkssubstanz [Substantia* grisea] verbindende Kommissur; in ihrer Mitte liegt der Zentralkanal des Rückenmarks [Canalis* centralis]

Commissura grisea anterior medullae spinalis (Ⓔ anterior gray commissure): dünne Schicht von grauer Rückenmarkssubstanz [Substantia* grisea] vor dem Zentralkanal des Rückenmarks [Canalis* centralis]

Commissura grisea posterior medullae spinalis (Ⓔ posterior gray commissure): dünne Schicht von grauer Rückenmarkssubstanz [Substantia* grisea] hinter dem Zentralkanal des Rückenmarks [Canalis* centralis]

Commissura habenularum (Ⓔ habenular commissure): Kommissur, die im Epithalamus* die beiden Habenulae verbindet

Commissura hippocampi (Ⓔ hippocampal commissure): *Syn*: *Hippocampuskommissur*; hippokampale Kommissurenfasern, die die beiden Hemisphären verbinden

Commissura labiorum: veraltet für →*Commissura labiorum oris*

Commissura labiorum anterior (Ⓔ anterior commissure of labia): vordere Verbindung der großen Schamlippen

Commissura labiorum oris (Ⓔ commissure of lips): Verbindung von Ober- und Unterlippe am Mundwinkel

Commissura labiorum posterior (Ⓔ posterior commissure of labia): hintere Verbindung der großen Schamlippen

Commissura lateralis palpebrarum (Ⓔ lateral commissure of eyelid): *Syn*: *äußere/seitliche Augenlidkommissur*; Hautbogen, der Ober- und Unterlid im äußeren Augenwinkel verbindet

Commissura medialis palpebrarum (Ⓔ medial commissure of eyelid): *Syn*: *innere/mediale Augenlidkommissur*; Hautbogen, der Ober- und Unterlid im inneren Augenwinkel verbindet

Commissura posterior: →*Commissura epithalamica*

Commissura prostatae (Ⓔ isthmus of prostate): *Syn*: *Prostataisthmus, Isthmus prostatae*; die beiden Seitenlappen [Lobi* prostatae dexter et sinister] verbindender Mittelteil der Vorsteherdrüse [Prostata*]

Commissura supraoptica dorsalis (Ⓔ superior supraoptic commissure): weiße Kommissurenfasern hinter der Sehnervenkreuzung [Chiasma* opticum] im Hypothalamus*

Commissura supraoptica ventralis (Ⓔ ventral supraoptic commissure): weiße Kommissurenfasern vor der Sehnervenkreuzung [Chiasma* opticum] im Hypothalamus*

Commissura valvularum semilunarium valvae aortae (Ⓔ commissure of semilunar valves of aortic valve): *Syn*: *Klappenkommissur der Aortenklappe*; Kommissur am Übergang der Seitenränder der Taschenklappen der Aortenklappe

Commissura valvularum semilunarium valvae trunci pulmonalis (Ⓔ commissure of semilunar valves of pulmonary valve): *Syn*: *Klappenkommissur der Pulmonalklappe*; Kommissur am Übergang der Seitenränder der Taschenklappen der Pulmonalklappe

Common-cold-Viren *pl* (Ⓔ common cold viruses): *Syn*: *Schnupfenviren, CC-Viren, Rhinoviren*; Schnupfen-verursachende RNA-Viren*; enthält mehr als 100 Typen, die ganzjährig durch Schmierinfektion und seltener auch Tröpfcheninfektion übertragen werden können; da nur eine kurzdauernde Immunität mit IgA-Antikörpern entsteht, können pro Jahr 4–6 Infektionen durchgemacht werden

Com|mo|tio *f, pl* **-ti|o|nes** (Ⓔ concussion): *Syn*: *Kommotion*; Organerschütterung durch eine stumpfe Gewalteinwirkung

Commotio cerebri (Ⓔ cerebral concussion): *Syn*: *Gehirnerschütterung, Kommotionssyndrom*; vollständig reversible, vorübergehende Einschränkung der Hirnfunktion nach einem Trauma; das Kardinalsymptom ist eine Bewusstlosigkeit, deren Dauer weniger als 1 Stunde beträgt; sie führt zu einer Erinnerungsstörung für den Zeitpunkt des Traumas und eine gewisse Zeit danach [**anterograde** oder **posttraumatische Amnesie**]; meist besteht auch eine **retrograde Amnesie**, d.h., die letzten Minuten oder Sekunden vor dem Unfall können nicht erinnert werden; die posttraumatische Amnesie hellt sich über 1 bis 2 Stunden wieder auf; während dieser Zeit können die Patienten scheinbar normal funktionieren, obwohl sie sich später nicht mehr daran erinnern können; vestibuläre Symptome, wie z.B. Schwindel, Übelkeit, Erbrechen und Nystagmus können auf eine **Commotio labyrinthi** hinweisen

das häufigste Symptom nach einer Gehirnerschütterung sind anhaltende Kopfschmerzen; dazu kommen noch allgemeine Leistungsschwäche, gesteigerte Reizbarkeit, Empfindlichkeit gegenüber Sonnenlicht oder hellem Licht, Alkoholintoleranz und Kreislauflabilität; **Therapie**: die früher verordnete Bettruhe von 2–3 Wochen ist weder nötig noch sinnvoll; wenn überhaupt, dann sollten die Patienten nicht mehr als 2–3 Tage ruhen, da es sich gezeigt hat, dass frühe Mobilisierung unter Aufsicht das Abklingen der Beschwerden fördert

Commotio labyrinthi (Ⓔ concussion of the labyrinth): *Syn*: *Labyrintherschütterung*; *s.u. Commotio cerebri*

Commotio medullae spinalis (Ⓔ concussion of the spinal cord): *Syn*: *Commotio spinalis, Rückenmarkserschütterung*; vorübergehende, komplette oder inkomplette Querschnittssymptomatik bei stumpfer Gewalteinwirkung auf das Rückenmark

Commotio retinae: →*Berlin-Netzhautödem*

Commotio spinalis: →*Commotio medullae spinalis*

COMP *Abk.*: **1.** CCNU, Vincristin (*engl.* oncovin), Methotrexat, Procarbazin **2.** Cyclophosphamid, Vincristin (*engl.* oncovin), Methotrexat, Prednison

comp. *Abk.*: compositus

Com|pac|ta *f* (Ⓔ compacta): *Syn*: *Kompakta, Lamina compacta, Pars compacta, Stratum compactum*; oberflächliche kompakte Schicht des Stratum functionale der Gebärmutterschleimhaut; *s.a. Endometrium*

Com|pa|ges tho|ra|cis: →*Cavea thoracis*

Com|par|ti|men|tum *nt* (Ⓔ compartment): Fach, Loge, Kompartiment, Kompartment; Muskelloge

Compartimentum antebrachii anterius: →*Compartimentum antebrachii flexorum*

Compartimentum antebrachii extensorum (Ⓔ extensor compartment of arm): *Syn*: *Compartimentum antebrachii posterius*; Streckerloge auf der Rückseite des Unterarms; enthält die tiefen und oberflächlichen Extensoren der Hand und des Handgelenks

Compartimentum antebrachii flexorum (Ⓔ flexor compartment of arm): *Syn*: *Compartimentum antebrachii anterius*; Beugerloge auf der Vorderseite des Unterarms; enthält in der **Pars superficialis** die oberflächlichen und in der **Pars profunda** die tiefen Flexoren der Hand und des Handgelenks

Compartimentum antebrachii posterius: →*Compartimentum antebrachii extensorum*

Compartimentum brachii anterius: →*Compartimentum brachii flexorum*

Compartimentum brachii extensorum (Ⓔ posterior compartment of arm): *Syn*: *Compartimentum brachii posterius*; Streckerloge auf der Rückseite des Oberarms; enthält Musculus* triceps brachii und Musculus anconeus

Compartimentum brachii flexorum (Ⓔ anterior compartment of arm): *Syn*: *Compartimentum brachii anterius*; Beugerloge auf der Vorderseite des Oberarms; in ihr verlaufen Musculus* biceps brachii, Musculus* coracobrachialis und Musculus* brachialis

Compartimentum brachii posterius: →*Compartimentum brachii extensorum*

Compartimentum cruris anterius: →*Compartimentum cruris extensorum*

Compartimentum cruris extensorum (Ⓔ extensor compartment of leg): *Syn*: *Extensorenloge, Compartimentum cruris anterius*; Streckerloge auf der Vorderseite des Unterschenkels; enthält Musculus* tibialis anterior, Musculus* extensor digitorum longus, Musculus* extensor hallucis longus

Compartimentum cruris fibularium: →*Compartimentum cruris laterale*

Compartimentum cruris flexorum: →*Compartimentum cruris posterius*

Compartimentum cruris laterale (Ⓔ lateral compartment of leg): *Syn*: *Compartimentum cruris fibularium, Compartimentum cruris peroneorum*; Muskelloge auf der Außenseite des Unterschenkels für Musculus* peroneus longus und Musculus* peroneus brevis

Compartimentum cruris peroneorum: →*Compartimentum cruris laterale*

Compartimentum cruris posterius (Ⓔ posterior compartment of leg): *Syn*: *Compartimentum cruris flexorum*; Beugerloge auf der Rückseite des Unterschenkels, die durch das tiefe Blatt der Unterschenkelfaszie* in einen oberflächlichen Abschnitt [**Pars superficialis**] für die oberflächliche Flexorengruppe [Musculi soleus, plantaris, gastrocnemius] und einen tiefen Abschnitt [**Pars profunda**] für die tiefe Flexorengruppe [Musculi tibialis posterior, flexor hallucis longus, flexor digitorum longus] unterteilt wird

Compartimentum femoris adductorum: →*Compartimentum femoris mediale*

Compartimentum femoris anterius (Ⓔ anterior compartment of thigh): *Syn*: *Compartimentum femoris extensorum*; Muskelloge auf der Vorderseite des Oberschenkels für die Extensorengruppe des Oberschenkels [Musculus* sartorius, Musculus* quadriceps femoris]

Compartimentum femoris extensorum: →*Compartimentum femoris anterius*

Compartimentum femoris flexorum: →*Compartimentum femoris posterius*

Compartimentum femoris mediale (Ⓔ medial compartment of thigh): *Syn*: *Compartimentum femoris adductorum*; Muskelloge an der Innenseite des Oberschenkels für die Adduktoren des Oberschenkels

Compartimentum femoris posterius (Ⓔ posterior compartment of thigh): *Syn*: *Compartimentum femoris flexorum*; Muskelloge auf der Rückseite des Oberschenkels für die Flexorengruppe des Oberschenkels [Musculus* semimembranosus, Musculus* semitendinosus, Musculus* biceps femoris, Musculus* popliteus]

Compartimentum superficiale perinei (Ⓔ superficial peroneal compartment): *Syn*: *Spatium superficiale perinei*; Raum zwischen Fascia* perinei und Membrana* perinei; enthält u.a. Musculus* ischiocavernosus und bulbospongiosus sowie Nerven [Nervi scrotales, labiales posteriores, perineales] und Gefäße [Vasa scrotalia, labia posteriora]

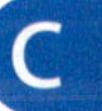

Com|ple|xus *m* (Ⓔ complex): Komplex, Apparat

Complexus basalis choroideae: veraltet für Lamina basalis choroideae; *s.u. Choroidea*

Complexus olivaris inferior (Ⓔ inferior olivary complex): *Syn*: *Nuclei olivares inferiores*; untere Kerngruppe der Olive*; umfasst **Nucleus olivaris principalis, Nucleus olivaris accessorius posterior** und **medialis**

Complexus stimulans cordis: →*Erregungsleitungssystem des Herzens*

Com|pli|ance *f* (Ⓔ **1.–3.** compliance): **1.** Bereitschaft des Patienten zur Mit- und Zusammenarbeit; Studien haben gezeigt, dass die Compliance zunimmt, wenn die Patienten über Art und Ursache der Erkrankung sowie Notwendigkeit, Nutzen und Nebenwirkungen von diagnostischen und therapeutischen Methoden aufgeklärt werden und ein Vertrauensverhältnis zwischen Patient und Arzt/medizinischem Personal besteht; dabei können oft scheinbar kleine Ursachen, z.B. unangenehmer Geschmack von Arzneimitteln, große Wirkung haben **2.** Weitbarkeit, Dehnbarkeit von Hohlorganen oder Hohlräumen **3.** →*pulmonale Compliance*

pulmonale Compliance (Ⓔ pulmonary compliance): *Syn*: *Compliance*; Volumendehnbarkeit von Lunge [**Lungencompliance**] und Thorax [**Thoraxcompliance**]; je nach Art der Messung unterscheidet man **dynamische Compliance** [bei ruhiger Spontanatmung], **statische Compliance** [bei willkürlichem Atemanhalten] und **spezifische Compliance** [statische Compliance bezogen auf die funktionelle Residualkapazität]; der Normalwert für die meist verwendete statische Compliance liegt bei 0,1–0,25 l/cm H_2O oder 1–2,5 l/KPa; bei restriktiven Ventilationsstörungen nimmt die Elastizität des Lungengewebes ab, was wiederum zu einer Verminderung der Lungencompliance bzw. der pulmonalen Compliance führt

composite face lift *m/nt* (Ⓔ composite face lift): *s.u. Face-Lifting*

composite graft *nt* (Ⓔ composite graft): *Syn*: *gemischtes Transplantat, Mehrorgantransplantat*; aus zwei oder mehreren Organen bestehendes Transplantat, z.B. Herz-Lungen-Transplantat

Com|po|si|tum *nt, pl* **-ta**: →*Kombinationspräparat*

Com|pres|sio *f, pl* **-si|o|nes** (Ⓔ compression): Zusammenpressen, Zusammendrücken, Kompression

Compressio cerebri (Ⓔ cerebral compression): *Syn*: *Hirnkompression, Hirnquetschung*; durch intra- oder extrakranielle Prozesse hervorgerufene Kompression und Schädigung von Hirngewebe; oft gleichgesetzt mit Hirnprellung*

Com|pu|ter|szin|ti|gra|phie *f* (Ⓔ computerized scintigraphy): Szintigraphie* mit computergestützter Auswertung der Messdaten; erlaubt u.a. eine gezielte Betrachtung von **regions of interest**

Com|pu|ter|to|mo|gramm *nt* (Ⓔ CT image): bei der Computertomographie gewonnenes Bild

Com|pu|ter|to|mo|gra|phie *f* (Ⓔ computerized tomography): *Syn*: *CT-Technik, Computertomografie*; computergesteuertes, bildgebendes Schichtaufnahmeverfahren* mit oder ohne Verwendung von Kontrastmittel; im Gegensatz zur konventionellen Röntgentechnik wird kein direktes Röntgenbild erhalten, sondern die Schwächung von Röntgenstrahlen durch das durchstrahlte Objekt oder Gewebe wird durch ein Detektorsystem registriert und vom Computer in ein Bild umgesetzt; das Bild besteht aus Bildpunkten [Pixel] deren Größe variiert; die Darstellung beruht auf der nach dem Entwickler der Computertomographie G. N. Hounsfield* benannten Graustufenskala; Luft hat -1000 HE [Hounsfield*-Einheiten], Wasser 0 HE und Knochen +1000 HE oder mehr; die Bilder werden direkt auf einem Monitor dargestellt und können als Computertomogramm ausgedruckt oder auf Datenträgern gespeichert werden; ein Datentransfer für eine Telediagnose* ist problemlos möglich; bei Computertomographen der 3. Generation bewegen sich bogenförmiges Detektorensystem und Röntgenröhre um das ruhende Objekt; neuere Computertomographen der 4. Generation haben einen feststehenden ringförmigen Detektor, um den sich die Röhre bewegt; die Hauptvorteile der

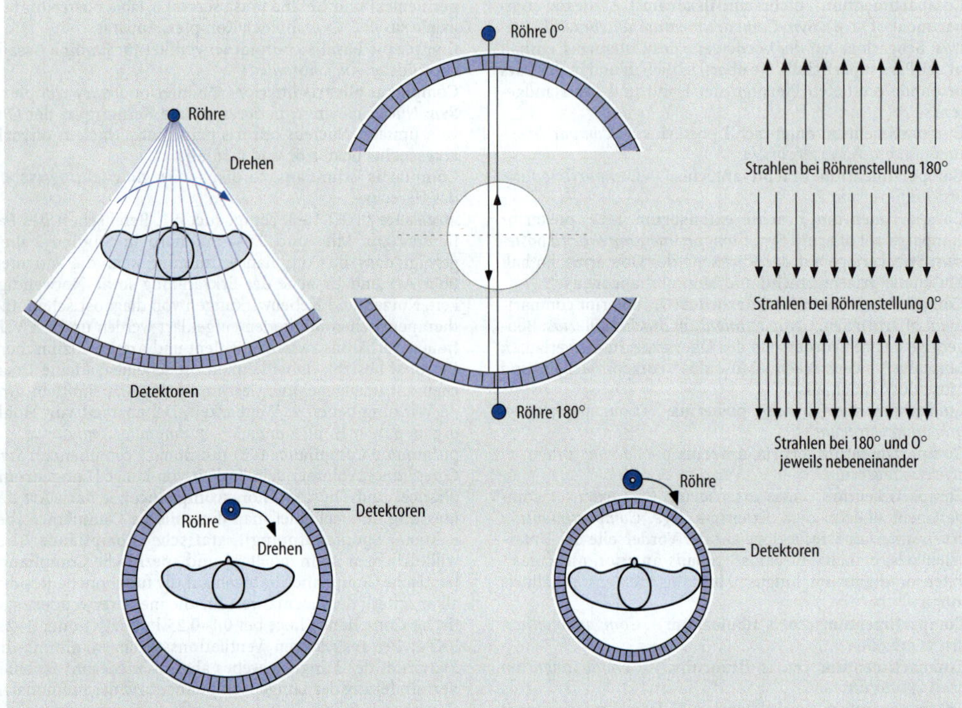

Abb. C77. Prinzipieller Aufbau eines CT-Scanners der 3. und 4. Generation

Tab. C78. Typische Anwendungen der Computertomographie

Trauma	Unfalldiagnostik im gesamten Körper
Kopf-Hals	akutes nicht-traumatisches neurologisches Defizit (Blutung, Infarkt), akutes kraniozerebrales Trauma mit neurologischen Symptomen, Trauma der Schädelbasis, akuter Kopfschmerz mit Meningismus, akute Bewusstseinsstörung
Spinalkanal	spinales Trauma
Hals-Nasen-Ohren	kraniofaziales Skelett, Tumorverdacht im Rachen oder Kehlkopf
Augenheilkunde	intraokulärer Fremdkörper, Tränennasengang
Thoraxorgane	Thoraxwand: Verdacht auf Tumor Pleura: Verdacht auf Tumor oder Entzündung Lunge: Verletzungen, Gewebeveränderungen, Verkalkungen, Tumor, Metastasen, Lungenentzündung, Erweiterung der Bronchialäste zentrales tracheobronchiales System: Gefäßanomalien
Herz-Kreislauf-System	Aorta: Dissektion, Aneurysma
Bewegungsapparat	Knochen: CT-geführte Biopsie Hüftgelenk: Frakturen, Operationsplanung
Gastroenterologie	Pankreas: Entzündungen Verdauungstrakt: Tumordiagnostik und Staging

CT-Technik im Vergleich zur konventionellen Röntgentechnik liegen in der geringeren Strahlenbelastung, der höheren Auflösung und der Möglichkeit, die Daten computergestützt aufzuarbeiten [3D-Rekonstruktion]; **Anw.:** Nachweis von raumfordernden Prozessen am Schädel oder innerhalb des Schädels, Schädel-Hirn-Trauma, Untersuchung von Lunge, Herz [Kardio-CT*], Leber, Pankreas, Niere, Wirbelsäule einschließlich Spinalkanal und Bandscheiben

chirurgische Computertomographie (Ⓔ surgical computerized tomography): *s.u. interventionelle Computertomographie*

dynamische Computertomographie (Ⓔ dynamic computerized tomography): Verfahren, das morphologische und strömungsdynamische Aussagen ermöglicht; nach Beginn der Kontrastmittelapplikation wird eine schnelle Serie von Aufnahmen gemacht; der Computer kann dann für sog. **regions of interest** Durchblutungsgrößen errechnen bzw. darstellen

interventionelle Computertomographie (Ⓔ interventional computerized tomography): Nutzung der Computertomographie zur Steuerung von Instrumenten und Endoskopen in Diagnostik und Therapie [**therapeutische Computertomographie, chirurgische Computertomographie**]

kraniale Computertomographie (Ⓔ cranial computerized tomography): Darstellung der Schädelknochen, des Hirngewebes und der Liquorräume mit [**CT-Ventrikulographie, CT-Zisternographie**] oder ohne Kontrastmittel; ermöglicht Abbildung physiologischer und pathologischer Prozesse

therapeutische Computertomographie (Ⓔ therapeutic computerized tomography): *s.u. interventionelle Computertomographie*

com|pu|ter|to|mo|gra|phisch *adj* (Ⓔ computed tomographic): *Syn: computertomografisch*; Computertomographie betreffend, mittels Computertomographie

COMT *Abk.: →Catechol-O-Methyl-Transferase*

COMT-Inhibitoren *pl* (Ⓔ COMT inhibitors): Hemmer der peripheren Catechol-O-Methyl-Transferase; hemmen den Abbau von L-Dopa*; **Anw.:** Parkinson-Krankheit

Con-, con- *präf.*: Wortelement mit der Bedeutung „zusammen/verbunden"

ConA *Abk.*: Concanavalin A

Con|cep|tio *f, pl* **-ti|o|nes**: *→Konzeption*

Con|cha *f, pl* **-chae** (Ⓔ concha): Muschel, muschelförmige Struktur

Concha auriculae (Ⓔ concha of auricle): die eigentliche Ohrmuschel, d.h. der von Knorpel gebildete Teil, der durch den Helixschenkel [Crus* helicis] in Cavitas* und Cymba* conchae unterteilt wird

Concha nasalis/nasi inferior (Ⓔ inferior nasal concha): *Syn*: *untere Nasenmuschel, Concha nasi inferior*; eigenständiger, von Schleimhaut überzogener Knochen, der mittleren und unteren Nasengang* trennt

Concha nasalis/nasi media (Ⓔ middle nasal concha): *Syn*: *mittlere Nasenmuschel, Concha nasi medius*; vom Siebbein [Os* ethmoidale] ausgehende Nasenmuschel, die den mittleren Nasengang* nach oben abgrenzt

Concha nasalis/nasi superior (Ⓔ superior nasal concha): *Syn*: *obere Nasenmuschel, Concha nasi superior*; vom Siebbein [Os* ethmoidale] entspringende Nasenmuschel, unter der der obere Nasengang* verläuft

Concha nasalis/nasi suprema (Ⓔ supreme nasal concha): *Syn*: *oberste Nasenmuschel, Concha nasi suprema*; inkonstante Nasenmuschel, die hinten oben über der oberen Nasenmuschel vom Siebbein [Os* ethmoidale] entspringt

Concha sphenoidalis (Ⓔ sphenoidal concha): dünne, dreieckige Knochenlamelle, die die Rückseite des Sinus* sphenoidalis fast vollständig bedeckt

Con|cha|ent|zün|dung *f* (Ⓔ conchitis): Conchitis*

Con|chi|tis *f, pl* **-ti|den** (Ⓔ **1.–2.** conchitis): **1.** *Syn*: *Conchaentzündung, Nasenmuschelentzündung, Konchitis*; Entzündung einer Nasenmuschel; Teilaspekt der Rhinitis* **2.** *Syn*: *Conchaentzündung, Ohrmuschelentzündung, Konchitis*; Entzündung der Ohrmuschel

Con|cre|tio *f, pl* **-ti|o|nes** (Ⓔ concretion): Zusammenwachsen oder Verwachsen von Organen oder Organteilen

Concretio pericardii (Ⓔ pericardial concretion): Verwachsung der Herzbeutelblätter bei Pericarditis* constrictiva; führt zu einer Beeinträchtigung der diastolischen Kammerfüllung, die sich nicht Belastungen anpassen kann, sondern mehr oder minder konstant bleibt; damit kann die Herzleistung nur über eine Steigerung der Herzfrequenz angepasst werden und es kommt im Spätstadium schon in Ruhe zu kompensatorischer Tachykardie*

Con|cus|sio *f, pl* **-si|o|nes** (Ⓔ concussion): Erschütterung

Con|duit *m/nt* (Ⓔ conduit): künstlich angelegter, kanalförmiger Ausgang, z.B. Ileumconduit*, Kolon-Conduit*

Conduplicato-corpore-Geburt *f* (Ⓔ conduplicato corpore delivery): Art der Selbstentwicklung* bei Querlage*; der Fetus klappt erst taschenmesserartig zusammen, danach erfolgt die Geburt von Schultern gefolgt von Kopf und Rumpf; birgt die Gefahr einer Uterusruptur

Con|du|ran|gin *nt* (Ⓔ condurangin): *s.u. Condurangorinde*

Con|du|ran|go cor|tex *m*: *→Condurangorinde*

Con|du|ran|go|rin|de *f* (Ⓔ condurango): *Syn*: *Condurango cortex*; Rinde der Zweige und Stämme einer Liane [Marsdenia condurango] aus der Familie der Asclepiadaceae; enthält den Bitterstoff **Condurangin**, der die Speichel- und Magensaftsekretion anregt; **Anw.**: als Bittermittel bei Appetitlosigkeit; traditionell bei Dyspepsie und Gastritis; in der Homöopathie u.a. bei Appetitlosigkeit, Mundwinkelrhagaden, Gastritis*

Condyl-, condyl- *präf.*: *→Condylo-*

Condylo-, condylo- *präf.*: Wortelement mit der Bedeutung „Knöchel/Kondylus"

Con|dy|lo|ma *nt, pl* **-ma|ta** (Ⓔ condyloma): *Syn*: *Kondylom*; warzen- oder papillenförmige Hyperplasie von Plattenepithel der Haut oder Schleimhaut

Condyloma acuminatum: *→Feigwarze*

Condylomata gigantea: *→Buschke-Löwenstein-Tumor*

Condyloma latum (Ⓔ broad condyloma): *Syn*: *breites Kondylom, Condyloma syphiliticum*; im Sekundärstadium der Syphilis* auftretende breite Papeln in den Haltfalten und im Anogenitalbereich *s.u. Essay Syphilis S. 2077*

Condyloma planum (Ⓔ flat condyloma): *Syn*: *flaches Kondylom*; durch HPV-Viren* hervorgerufene multiple flach erhabene Papeln am äußeren Geschlecht, im Analkanal und v.a. intravaginal und an der Zervix*; die Übertragung erfolgt durch Geschlechtsverkehr; flache Kondylome sind ebenso häufig wie spitze Kondylome, zeigen aber wesentlich häufiger Kernatypien im histologischen Präparat; bisher ist es nicht möglich zwischen Kondylomen durch high-risk-HPV und low-rik-HPV zu unterscheiden und die Angaben zum Risiko einer neoplastischen Transformation schwanken beträchtlich; **DD**: Condyloma latum, Condyloma acuminatum; **Therapie**: bisher gibt es keine wirklich befriedigende Therapieform; operative Entfernung hat hohe Rezidivraten; erfolgversprechend sind in Entwicklung befindliche HPV-Vakzinen

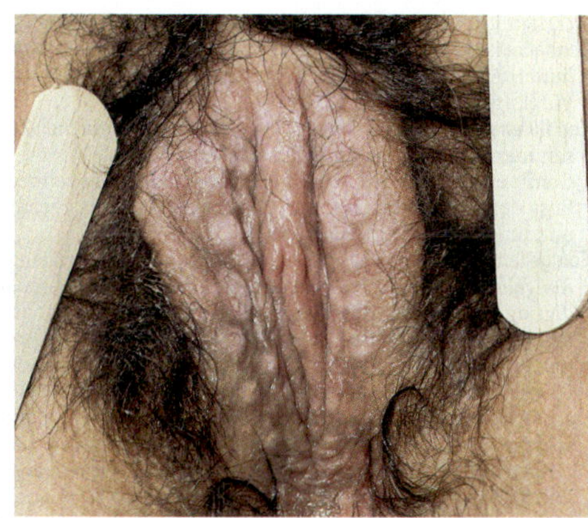

Abb. C79. Condylomata lata

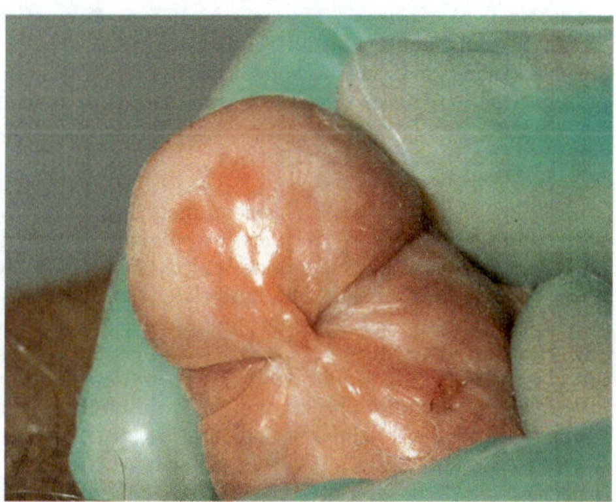

Abb. C80. Condylomata plana

Condyloma syphiliticum: *→Condyloma latum*

Con|dy|lus *m, pl* **-li** (Ⓔ condyle): *Syn*: *Kondyle*; Gelenkkopf, Gelenkwalze, Knochenende

Condylus humeri (Ⓔ condyle of humerus): *Syn*: *Humeruskondyle*; Gelenkkopf am unteren Ende des Oberarmknochens, der auf der lateralen Seite das Capitulum* humeri und auf der medialen Seite die Trochlea* humeri trägt

Condylus lateralis femoris (Ⓔ lateral condyle of femur): *Syn*: *laterale/fibulare Femurkondyle*; äußere Kondyle am unteren Femurende für das Kniegelenk

Condylus lateralis tibiae (Ⓔ lateral condyle of tibia): *Syn*: *laterale Tibiakondyle*; äußere Kondyle am Tibiakopf für das Kniegelenk

Condylus mandibulae: *→Caput mandibulae*

Condylus medialis femoris (Ⓔ medial condyle of femur): *Syn*: *mediale/tibiale Femurkondyle*; innere Kondyle am unteren Femurende für das Kniegelenk

Condylus medialis tibiae (Ⓔ medial condyle of tibia): *Syn*: *mediale Tibiakondyle*; innere Kondyle am Tibiakopf für das Kniegelenk

Condylus occipitalis (Ⓔ occipital condyle): *Syn*: *Hinterhauptskondyle*; Gelenkkopf des Hinterhauptsbeins [Os* occipitale] für das Atlantookzipitalgelenk*

Con|fa|bu|la|tio *f, pl* **-ti|o|nes** (Ⓔ confabulation): *Syn*: *Konfabulation*; Ausfüllung von Gedächtnislücken durch erfundene Vorgänge

Con|flu|ens *f* (Ⓔ confluence): *Syn*: *Konflux, Konfluenz*; Zusammenfließen, Zusammenfluss

Confluens sinuum (Ⓔ confluence of sinuses): Zusammenfluss der Hirnsinus* am Hinterhaupt; setzt sich in rechten und linken **Sinus transversus** fort

Con|ge|la|tio *f, pl* **-ti|o|nes** (Ⓔ congelation): *Syn*: *Erfrierung, Kongelation, Dermatitis congelationis*; lokale Gewebeschädigung durch Kälteeinwirkung; man unterscheidet 4 Grade: **Erfrierung 1. Grades**: zuerst Blässe, dann Rötung [Erythema congelationis]; **Erfrierung 2. Grades**: Schädigung der Epidermis mit Rötung und Blasenbildung; heilt narbenlos ab; **Erfrierung 3. Grades**: Schädigung der tiefen Hautschichten und des Unterhautgewebes mit Nekrosen und Gefahr der Entstehung einer feuchten Gangrän; abwartende Behandlung; chirurgische Behandlung erst nach Mumifikation und Demarkation; **Erfrierung 4. Grades**: schwere und ausgedehnte Gewebeschädigung, die zum Verlust des Gliedes [Zehen, Finger, Fuß] führt; abwartende Behandlung; chirurgische Behandlung erst nach Mumifikation und Demarkation

Congelatio bullosa (Ⓔ frostbite): *Syn*: *Dermatitis congelationis bullosa*; Erfrierung 2. Grades; *s.u. Congelatio*

Congelatio erythematosa (Ⓔ cold erythema): *Syn*: *Dermatitis congelationis erythematosa*; Erfrierung 1. Grades; *s.u. Congelatio*

Congelatio escharotica (Ⓔ deep frostbite): *Syn*: *Dermatitis congelationis escharotica*; Erfrierung 3. Grades; *s.u. Congelatio*

Con|ges|tio *f, pl* **-ti|o|nes** (Ⓔ congestion): *Syn*: *Kongestion*; Stauung, Blutstauung; Blutfülle; Hyperämie*

Con|glu|ti|na|tio *f, pl* **-ti|o|nes**: *→Konglutination*

Conglutinatio orificii externi uteri (Ⓔ conglutinatio orificii externi): Verklebung des äußeren Muttermundes durch straffe Fasern; *s.a. zervikale Dystokie*

Coni-, coni- *präf.*: *→Conio-*

Co|ni|di|o|bo|lo|my|ko|se *f* (Ⓔ rhinoentomophthoromycosis): *Syn*: *Rhinophykomykose, Rhinoentomophthoromykose*; in den Tropen [Zentralafrika, Indonesien] vorkommende Mykose* durch verschiedene Schimmelpilze [Conodiobolus]; i.d.R. Ausbildung nasaler oder pulmonaler Granulome; **Therapie**: Itraconazol*

Co|ni|di|o|bo|lus *m* (Ⓔ Conidiobolus): Zygomyzetengattung, deren Arten [**Conidiobolus coronatus, Conidiobolus incongruus**] tropische Pilzinfektionen der Nasenschleimhaut verursachen können

Co|ni|di|um *nt, pl* **-dia** (Ⓔ conidium): *Syn*: *Konidie, Konidiospore*; asexuelle Spore als Nebenfruchtform bei Pilzen*

Co|ni|in *nt* (Ⓔ coniine): *Syn*: *Coniinum, Koniin*; giftiges Alkaloid des gefleckten Schierlings [Conium maculatum]

Co|ni|i|num *nt*: *→Coniin*

Conio-, conio- *präf.*: Wortelement mit der Bedeutung „Staub"

Co|ni|o|fi|bro|sis *f, pl* **-ses** (Ⓔ coniofibrosis): *Syn*: *Koniofibrose*; Bezeichnung für Pneumokoniosen* mit überwiegender Fibrosierung des interstitiellen Lungengewebes

Co|ni|o|spo|ri|um *nt* (Ⓔ Coniosporium): *s.u. Koniosporose*

Con|ju|ga|ta *f* (Ⓔ conjugate): *Syn*: *Diameter conjugata, Conjugata pelvis*; gerader innerer Beckendurchmesser, Beckenlängsdurchmesser; *s.a. Diameter*

Conjugata anatomica (Ⓔ anatomic conjugate): Abstand von Promontorium* ossis sacri und Oberrand der Symphyse; beträgt ca. 11,5 cm

Conjugata anatomica vera obstetrica: veraltet für *→Conjugata vera*

Conjugata diagonalis (Ⓔ diagonal conjugate): Abstand von Promontorium* ossis sacri und Unterrand der Symphyse; beträgt ca. 13 cm

Conjugata externa (Ⓔ external conjugate): *Syn*: *Diameter Baudelocque*; Abstand vom Oberrand der Symphyse bis zum Dornfortsatz des fünften Lendenwirbels; beträgt 18–21 cm

Conjugata mediana (Ⓔ median conjugate): *Syn*: *Diameter

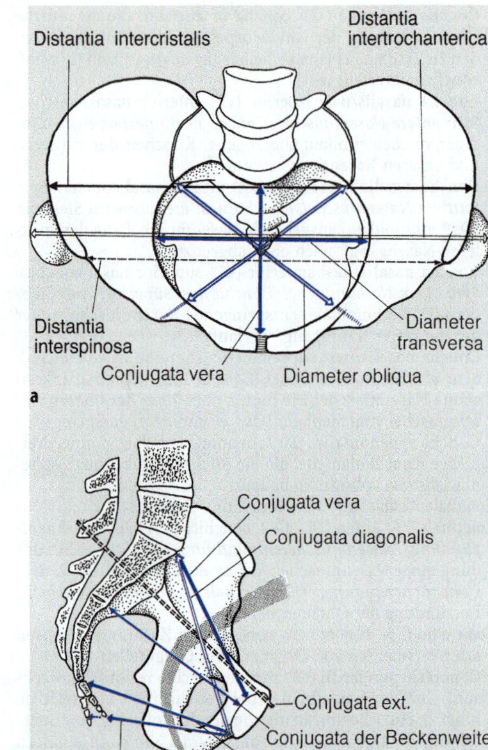

Abb. C81. Beckmaße. **a** von oben, **b** im Sagittalschnitt

mediana; anteroposterior Abstand von Promontorium* ossis sacri und der Mitte der Symphyse

Conjugata obstetrica: *→Conjugata vera*

Conjugata pelvis: *→Conjugata*

Conjugata recta (Ⓔ straight conjugate): Abstand zwischen der Spitze des Steißbeins [Os* coccygis] und dem Unterrand der Symphyse; oft auch Conjugata des Beckenausgangs genannt

Conjugata vera (Ⓔ true conjugate): *Syn*: *Conjugata obstetrica*; Abstand zwischen der Hinterfläche der Symphyse und dem Promontorium* ossis sacri; kleinster sagittaler Durchmesser des Beckens [ca. 11 cm], der nur sonographisch bestimmt werden kann; für das Eintreten des Kindskopfes in das kleine Becken von entscheidender Bedeutung

Con|junc|ti|va *f*: *→Tunica conjunctiva*

Con|junc|ti|vi|tis *f, pl* **-ti|den** (Ⓔ conjunctivitis): *Syn*: *Bindehautentzündung, Konjunktivitis*; typische Zeichen einer Entzündung der Augenbindehaut sind Rötung durch eine vermehrte Gefäßfüllung [**konjunktivale Injektion**], seröse/schleimige/eitrige Sekretion und Schwellung [unterschiedlich ausgeprägt, im Extremfall Chemose*]; dazu kommen noch Lichtscheu und Tränenfluss in wechselndem Ausmaß; oft finden sich auch Lymphozytenansammlungen [Follikel] oder abgeplattete Vorwölbungen [Papillen] der Bindehaut, wobei Follikel typisch für Virus- und Chlamydieninfektionen sind, und Papillen für allergische Bindehautentzündungen; häufig kommt es auch zu einer Beteiligung der Hornhaut [Keratokonjunktivitis*]; in Mitteleuropa treten unspezifische, allergische, virale und bakterielle Bindehautentzündungen etwa gleich häufig auf

Conjunctivitis actinica: *→Conjunctivitis photoelectrica*

Conjunctivitis allergica (Ⓔ allergic conjunctivitis): *Syn*:

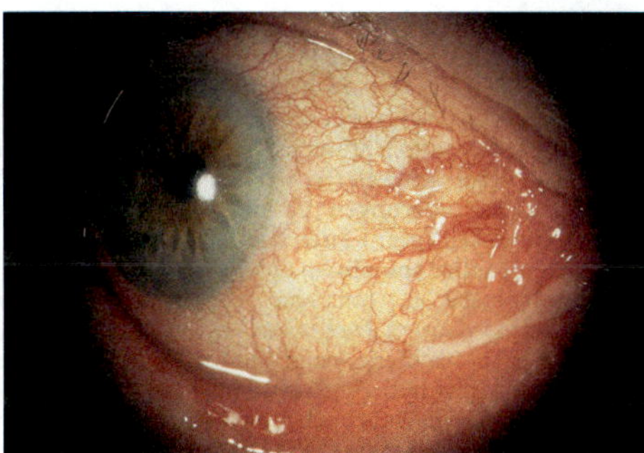

Abb. C82. Conjunctivitis

allergische Konjunktivitis; meist im Rahmen einer Atopie* auftretende allergische Bindehautentzündung; die häufigsten Auslöser sind Medikamente, Kosmetika, Tierhaare und v.a. Pollen [**Heuschnupfenkonjunktivitis** mit Rhinitis*, heftigem Niesen und Tränen, Chemosis* und Fremdkörpergefühl]; **Therapie**: kurzfristig adstringierende Augentropfen [Naphazolin], selten auch Corticoidtropfen [Fluorometholon]; langfristig cromoglicinhaltige Augentropfen; Densensibilisierung

Conjunctivitis angularis (Ⓔ angular conjunctivitis): ***Syn***: *Diplobazillenkonjunktivitis, Diplobakterienkonjunktivitis, Blepharoconjunctivitis angularis*; durch Moraxella* lacunata verursachte Bindehautentzündung mit Beteiligung des Lidwinkels; typisch sind ein zähes, weißliches Sekret und ein nässendes Ekzem der Lidhaut

Conjunctivitis catarrhalis: **1.** →*Conjunctivitis simplex* **2.** →*Bindehautkatarrh*

Conjunctivitis catarrhalis acuta (Ⓔ acute catarrhal conjunctivitis): akuter Bindehautkatarrh; *s.u. Conjunctivitis simplex*

Conjunctivitis catarrhalis chronica (Ⓔ chronic catarrhal conjunctivitis): chronischer Bindehautkatarrh; *s.u. Conjunctivitis simplex*

Conjunctivitis diphtherica (Ⓔ diphtheritic conjunctivitis): ***Syn***: *diphtherische Konjunktivitis*; pseudomembranöse Bindehautentzündung durch Corynebacterium* diphtheriae; heute eher selten

Conjunctivitis eccematosa (Ⓔ strumous ophthalmia): ***Syn***: *Conjunctivitis eczematosa/scrofulosa/phlyctaenulosa, Keratoconjunctivitis scrofulosa/phlyctaenulosa/eczematosa/eccematosa*; durch eine allergische Reaktion gegen Mikrobenproteine ausgelöste Entzündung von Bindehaut und Hornhaut

Conjunctivitis eczematosa: →*Conjunctivitis eccematosa*

Conjunctivitis gonorrhoica: →*Gonoblennorrhö*

Conjunctivitis granulosa: →*Trachom*

Conjunctivitis granulosa trachomatosa: →*Trachom*

Conjunctivitis meibomiana (Ⓔ meibomian conjunctivitis): Conjunctivitis mit Beteiligung der Lidränder und der Meibom-Drüsen

Conjunctivitis necroticans infectiosa (Ⓔ necrotic infectious conjunctivitis): ***Syn***: *Pascheff-Konjunktivitis*; eitrig-nekrotisierende Bindehautentzündung

Conjunctivitis nivalis (Ⓔ chionablepsia): ***Syn***: *Schneeophthalmie, Schneeblindheit*; Conjunctivitis* photoelectrica durch von Schnee reflektierte UV-Strahlung

Conjunctivitis nodosa (Ⓔ nodular conjunctivitis): ***Syn***: *Raupenkonjunktivitis, Raupenhaarkonjunktivitis, Ophthalmia nodosa*; durch Haare verschiedener Lepidopteren [**Brombeerspinner, Prozessionsspinner**] hervorgerufene toxische Bindehautentzündung mit Knötchenbildung

Conjunctivitis phlyctaenulosa: →*Conjunctivitis eccematosa*

Conjunctivitis photoelectrica (Ⓔ arc-flash conjunctivitis): ***Syn***: *Conjunctivitis actinica, Ophthalmia photoelectrica, Keratoconjunctivitis photoelectrica*; Keratoconjunctivitis* durch energiereiche Strahlung; die häufigste Form ist die Schädigung durch UV-Strahlen, z.B. beim Schweißen oder als Schneeblindheit*; die UV-Strahlung schädigt das Hornhautepithel und führt zu kleinen, schmerzhaften Erosionen; es kommt zu starken Schmerzen, Rötung, Tränenfluss und Lidkrampf; **Therapie**: desinfizierende Augensalbe zur Vorbeugung gegen Sekundärinfektionen, Augenverband [Binoculus], Schmerzmittel, Bettruhe; **Prognose**: heilt i.d.R. innerhalb von 24 Stunden ab

Conjunctivitis purulenta (Ⓔ purulent conjunctivitis): eitrige Bindehautentzündung; meist eine bakterielle Konjunktivitis

Conjunctivitis scrofulosa/scrufulosa: →*Conjunctivitis eccematosa*

Conjunctivitis sicca (Ⓔ dry conjunctivitis): durch eine mangelnde oder fehlende Tränensekretion verursachte Entzündung der Konjunktiva; i.d.R. ist auch die Hornhaut mitbetroffen [Keratitis* sicca] und man spricht von **trockenem Auge**; findet sich v.a. idiopathisch bei älteren Patienten sowie bei Sjögren*-Syndrom, Fazialisparese*, Vitamin A-Mangel und bei Applikation verschiedener Medikamente [Ovulationshemmer*, Betablocker*, lokale Cortisonpräparate]; **Therapie**: künstliche Tränen

Conjunctivitis simplex (Ⓔ catarrhal conjunctivitis): ***Syn***: *unspezifische Konjunktivitis, Bindehautkatarrh, Bindehautkatarr, Conjunctivitis catarrhalis*; kann z.B. durch äußere Reize [Rauch, Staub, Zugluft, Hitze, Kälte, UV-Licht], Tränenmangel [Conjunctivitis* sicca], unkorrigierte Refraktionsanomalien, Überanstrengung, Schlafmangel oder Kontaktlinsen verursacht werden; meist handelt es sich um einen akuten Bindehautkatarrh, seltener um eine chronische Entzündung; **Therapie**: akute Formen sprechen meist gut auf ölhaltige Augentropfen oder Tränenersatzmittel und evtl. Lokalanästhetika an; chronische Entzündungen sind oft schwer zu behandeln, solange es nicht gelingt, die Ursache zu beseitigen

Conjunctivitis trachomatosa: →*Trachom*

Conjunctivitis vernalis: →*Frühjahrskatarrh*

con|junc|ti|vi|tisch *adj* (Ⓔ conjunctivitic): ***Syn***: *konjunktivitisch*; Bindehautentzündung/Conjunctivitis betreffend, von ihr betroffen oder gekennzeichnet

Con|junc|ti|vo|ma *nt, pl* **-ma|ta** (Ⓔ conjunctivoma): ***Syn***: *Bindehauttumor, Konjunktivaltumor*; Tumoren der Bindehaut

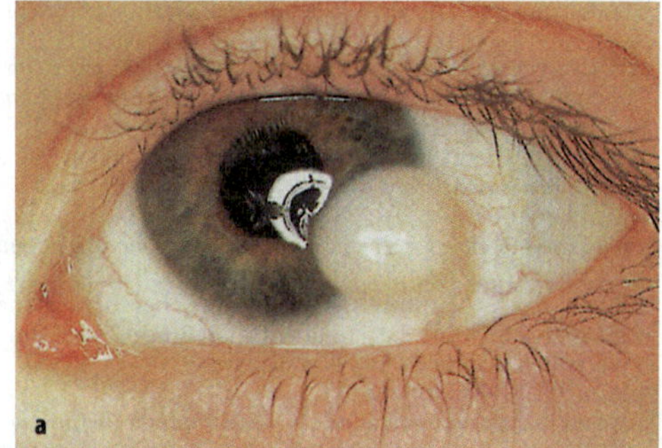

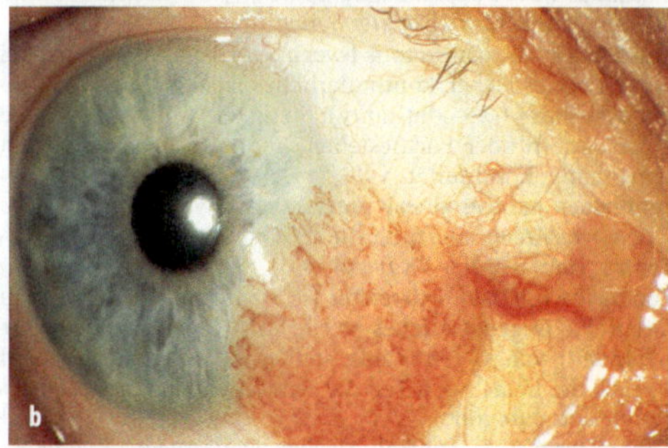

Abb. C83. Conjunctivoma. **a** Limbusdermoid bei Goldenhar-Syndrom, **b** Bindehautpapillom

sind eher selten; am häufigsten sind Dermoide* am Limbus, die kleine Haare enthalten können [**Limbusdermoid**]; sie werden, genauso wie Papillome und Lipome, nur aus kosmetischen Gründen entfernt; bei den malignen Tumoren handelt es sich um Karzinome, maligne Melanome oder maligne Lymphome

Conn: Jerome W. Conn, amerikanischer Internist im 20. Jahrhundert

Conn-Syndrom *nt*: →*primärer Hyperaldosteronismus*

connecting peptide *nt*: →*C-Peptid*

Con|ne|xus in|ter|ten|di|ne|us *m* (Ⓔ intertendinous connection): bindegewebige Faserzüge, die die Sehnen der Fingerstrecker am Handrücken verbinden

Conradi: Erich Conradi; zeitgenössischer Kinderarzt (Köln)

Conradi-Hünermann-Raap-Syndrom *nt*: →*Conradi-Hünermann-Syndrom*

Conradi-Hünermann-Syndrom *nt* (Ⓔ Conradi-Hünermann syndrome): ***Syn***: *Conradi-Syndrom, Conradi-Hünermann-Raap-Syndrom, Chondrodysplasia calcificans congenita, X-gebundene Chondrodysplasia punctata, Chondrodystrophia calcificans congenita*; Enzymdefekt der Cholesterinbiosynthese, der zu Störungen der Knochen- und Knorpelentwicklung, kraniofazialer Dysmorphie, Haut- und Augenveränderungen [Katarakt] führt; gehört zu den Chondrodysplasia-punctata-Syndromen*

Conradi-Syndrom *nt*: →*Conradi-Hünermann-Syndrom*

Cons|ti|pa|tio *f* (Ⓔ constipation): Verstopfung, Obstipation*

Constipatio alvi: →*Obstipation*

Con|stric|tio *f, pl* **-ti|o|nes** (Ⓔ constriction): (*anatom.*) Einengung, Einschnürung, Konstriktion, Striktur

Constrictio bronchoaortica oesophageae (Ⓔ thoracic constriction of esophagus): ***Syn***: *Aortenenge, Constrictio partis thoracicae oesophageae*; Einengung der Speiseröhre durch den Aortenbogen* und den Bronchus* principalis sinister in Höhe des 4. Brustwirbels

Constrictio diaphragmatica oesophageae: →*Constrictio phrenica oesophageae*

Constrictio partis thoracicae oesophageae: →*Constrictio bronchoaortica oesophageae*

Constrictio pharyngooesophagealis (Ⓔ pharyngoesophageal constriction): ***Syn***: *obere Ösophagusenge*; enge Stelle am Übergang von Rachen [Pharynx*] und Speiseröhre [Ösophagus*] hinter dem Ringknorpel [Cartilago* cricoidea]

Constrictio phrenica oesophageae (Ⓔ diaphragmatic constriction of esophagus): ***Syn***: *untere Ösophagusenge, Constrictio diaphragmatica oesophageae*; Einengung der Speiseröhre im Hiatus* oesophageus des Zwerchfells in Höhe des 10. Brustwirbels

Cont. *Abk.*: →*Contusio*

Contergan-Syndrom *nt* (Ⓔ thalidomide embryopathy): ***Syn***: *Thalidomidembryopathie, Beckwith-Syndrom*; durch Einnahme des Schlafmittels Thalidomid* hervorgerufene Embryopathie* mit Extremitätenfehlbildungen oder Ohrmuschelfehlbildungen und Fazialisparese

Con|ti|nen|tia *f*: →*Kontinenz*

continous mandatory ventilation *nt*: →*kontrollierte Beatmung*

continous-wave-Doppler-Sonographie *f* (Ⓔ continous-wave Doppler scan): *s.u. Doppler-Sonographie*

Con|ti|nua *f* (Ⓔ continuous fever): ***Syn***: *Kontinua*; gleichbleibend hohes Fieber, kontinuierliches Fieber

Con|ti|nu|i|tas *f* (Ⓔ continuity): Stetigkeit, ununterbrochenes Fortdauern oder Fortbestehen, ununterbrochener Zusammenhang, Kontinuität

continuous positive airway pressure *nt*: ***Syn***: *kontinuierlicher positiver Atemwegsdruck*; *s.u. CPAP-Beatmung*

Contra-, contra- *präf.*: →*Kontra-*

Con|tra|ri|a con|tra|ri|is cu|ren|tur (Ⓔ contraria contrariis curentur): **Gegensätzliches werde mit Gegensätzlichem behandelt**; von Galen* aufgestellte therapeutische Grundregel, die heute noch Teil der Schulmedizin ist; *s.a. Similia similibus curentur*

Con|trol|ler *pl* (Ⓔ controller): ***Syn***: *Dauermedikamente*; *s.u. Essay Asthma bronchiale S. 173*

Con|tu|sio *f, pl* **-si|o|nes** (Ⓔ contusion): ***Syn***: *Kontusion*; Prellung, Quetschung

Contusio bulbi: →*Augapfelprellung*

Contusio cerebri: →*Kontusionssyndrom*

Contusio cordis (Ⓔ cardiac contusion): ***Syn***: *Herzkontusion, Herzprellung*; durch stumpfe Gewalteinwirkung auf die Brustwand verursachte Herzschädigung, die zu Rhythmusstörungen, Veränderungen im EKG, Herzklappenabriss oder Herzmuskelruptur führen kann

Contusio medullae spinalis: →*Contusio spinalis*

Contusio spinalis (Ⓔ contusion of the spinal cord): ***Syn***: *Rückenmarkprellung, Rückenmarkquetschung, Contusio medullae spinalis*; Zerstörung von Rückenmarkgewebe durch direkte oder indirekte Gewalteinwirkung; am Anfang besteht oft ein **spinaler Schock** mit Erlöschen aller Rückenmarksfunktionen; im Laufe der nächsten Tage bis Wochen bildet sich dann oft eine partielle oder vollständige Querschnittslähmung* heraus, deren Lokalisation die Schwere der neurologischen Symptome bedingt; z. T. kommt es aber nur zu dem Bild einer unvollständigen Restitution mit schlaffen oder spastischen Lähmungen, Sensibilitätsausfällen, Blasen- und Darmstörungen

Contusio thoracis (Ⓔ bruised ribs): ***Syn***: *Thoraxquetschung, Brustkorbquetschung, Brustkorbprellung*; durch stumpfe Gewalteinwirkung [Verkehrsunfall] verursachte Prellung des knöchernen Thorax; kann von Rippenfrakturen und Schäden der Brustorgane begleitet sein

Co|nus *m, pl* **-ni** (Ⓔ cone): ***Syn***: *Konus*; kegelförmiges/zapfenförmiges Gebilde, Zapfen

Conus arteriosus (Ⓔ arterial cone): ***Syn***: *Infundibulum*; trichterförmiger Übergang von rechter Herzkammer* in den Truncus* pulmonalis

Conus circumpapillaris (Ⓔ conus circumpapillaris): *s.u. Myopia maligna*

Conus elasticus (Ⓔ elastic cone): ***Syn***: *Membrana cricovocalis*; vom Ringknorpel [Cartilago* cricoidea] ausgehender Teil der Membrana* fibroelastica laryngis, deren freie Ränder die Stimmbänder [Ligamentum* vocale] bilden

Coni epididymidis (Ⓔ vascular cones): ***Syn***: *Lobuli epididymidis*; konische Läppchen des Nebenhodenkopfes [Caput* epididymidis], die durch die Ductuli* efferentes testis gebildet werden

Conus medullaris (Ⓔ medullary cone): kegelförmiges Ende des Rückenmarks in Höhe des 2. Lendenwirbels

Conus myopicus (Ⓔ myopic conus): von der Sehnervenpapille ausgehende konische Atrophie* von Aderhaut und Netzhaut bei Myopie*

Conus temporalis (Ⓔ conus temporalis): *s.u. Myopia maligna*

Conus-medullaris-Syndrom *nt*: →*Conussyndrom*

Co|nus|syn|drom *nt* (Ⓔ medullary conus syndrome): ***Syn***: *Conus-medullaris-Syndrom, Konussyndrom*; durch Schädigung des Conus* medullaris verursachte neurologische Symptomatik mit Urin- und Stuhlinkontinenz und Ausfall der Sensibilität in den Segmenten S_{3-5}; *s.a. Caudasyndrom*

Con|val|la|ri|ae her|ba *f* (Ⓔ lily of the valley herb): *s.u. Maiglöckchen*

Con|val|la|ri|a ma|ja|lis *f*: →*Maiglöckchen*

Converting-Enzym *nt* (Ⓔ angiotensin converting enzyme): ***Syn***: *Angiotensin-Converting-Enzym, Konversionsenzym*; Peptidase*, die Angiotensin I in Angiotensin II umwandelt; *s.a. Angiotensine, Renin-Angiotensin-Aldosteron-System*

Con|vul|sio *f, pl* **-si|o|nes** (Ⓔ convulsion): Krampf, Zuckung, Konvulsion

Cooley: Thomas Benton Cooley; 1871–1945; amerikanischer Kinderarzt (Detroit)

Cooley-Anämie *f* (Ⓔ Cooley's anemia): ***Syn***: *homozygote β-Thalassämie, Thalassaemia major*; Form der Thalassämie* mit hohem Hämoglobin F-Gehalt bei Erwachsenen, Erythroblastose*, hämolytischem Ikterus*, Leber- und Milzvergrößerung, schon bei Säuglingen kommt es zur Ausbildung einer transfusionsbedürftigen Anämie und einer Ausweitung der Knochenmarkräume von Schädel [**Bürstenschädel**], Jochbeinen und Oberkiefer; **Therapie**: allogene Knochenmarktransplantation; bei Versagen lebenslang Transfusionstherapie; Chelatbildner [Deferoxamin*] zur

Verhütung einer Eisenüberladung; **Prognose**: bei allogener Knochenmarktransplantation überwiegend gut; bei Transfusionstherapie versterben viele Patienten im 2. oder 3. Lebensjahrzehnt an den Folgen der Eisenüberladung

Coombs: **1.** Robin Royston Amos Coombs; geb. 1921; englischer Pathologe (Cambridge) **2.** Carey Coombs; 1879–1932; englischer Arzt

Coombs-Geräusch *nt* (Ⓔ Coombs' murmur): ***Syn***: *Carey-Coombs-Geräusch*; mesodiastolisches Herzgeräusch* bei relativer Stenose bei Mitralinsuffizienz*

Coombs-Test *m* (Ⓔ Coombs test): ***Syn***: *Antiglobulintest, Antihumanglobulintest, AHG-Test*; serologischer Nachweis inkompletter Erythrozytenantikörper mittels Antiglobulin* [Antihumanglobulinserum, AHG]; beim **direkten Coombs-Test** werden die Erythrozyten durch das Coombs-Serum agglutiniert; beim **indirekten Coombs-Test** werden inkomplette Antikörper im Patientenserum nachgewiesen; das Serum wird mit Testerythrozyten inkubiert und im zweiten Schritt werden die jetzt mit Antikörper beladenen Erythrozyten durch Coombs-Serum agglutiniert

Cooper: Sir Astley Paston Cooper; 1768–1841; britischer Anatom und Chirurg (London)

Cooper-Band *nt*: *→Cooper-Ligament*

Cooper-Hernie *f* (Ⓔ Cooper's hernia): ***Syn***: *Hesselbach-Hernie*; seitliche Schenkelhernie* durch die Lacuna* musculorum retroinguinalis

Cooper-Hodenneuralgie *f* (Ⓔ Cooper's irritable testis): Hodenschmerzen ohne organische Ursache

Cooper-Ligament *nt* (Ⓔ Cooper's ligament): ***Syn***: *Ligamentum pectineum*; Fortsetzung des Ligamentum* lacunare zum Pecten* ossis pubis

Cooper-Mastodynie *f*: *→Cooper-Neuralgie*

Cooper-Neuralgie *f* (Ⓔ Cooper's irritable breast): ***Syn***: *Cooper-Syndrom, Cooper-Mastodynie, Neuralgia mammalis*; v.a. jüngere Frauen, aber auch Männer betreffende Schmerzen in der Brust ohne organische Ursache

COP *Abk.*: **1.** Cyclophosphamid, Oncovin, Prednison **2.** Cyclophosphamid, Vincristin (*engl.* oncovin), Prednison

COPA *Abk.*: Cyclophosphamid, Vincristin (*engl.* oncovin), Prednison, Adriamycin

COPAC *Abk.*: CCNU, Vincristin (*engl.* oncovin), Prednison, Adriamycin, Cyclophosphamid

CO_2-Partialdruck *m* (Ⓔ CO_2 partial pressure): ***Syn***: *Kohlendioxidpartialdruck*; Partialdruck* des Kohlendioxids in einem Gasgemisch; im alveolären Gasgemisch und dem arteriellen Blut liegt er bei 40 mm Hg, im venösen Blut bei 46 mm Hg

COPB *Abk.*: Cyclophosphamid, Vincristin (*engl.* oncovin), Prednison, Bleomycin

COPBLEO *Abk.*: Cyclophosphamid, Vincristin (*engl.* oncovin), Prednison, Bleomycin

COPE *Abk.*: Cyclophosphamid, Vincristin (*engl.* oncovin), Cisplatin (*engl.* platinol), Etoposid

Co|po|ly|mer *nt* (Ⓔ copolymer): ***Syn***: *Kopolymer*; aus zwei oder mehreren Stoffen zusammengesetztes Polymer

COPP *Abk.*: **1.** CCNU, Vincristin (*engl.* oncovin), Procarbazin, Prednison **2.** Cyclophosphamid, Vincristin (*engl.* oncovin), Procarbazin, Prednison

Copro-, copro- *präf.*: Wortelement mit der Bedeutung „Kot/Schmutz"

CoQ *Abk.*: *→Coenzym Q*

Cor *nt* (Ⓔ heart): Herz*

Cor adiposum (Ⓔ fatty heart): ***Syn***: *Fettherz, Adipositas cordis*; subepikardiale Fetteinlagerung; z.B. bei diphtherischer Myokardschädigung

Cor biloculare (Ⓔ cor biloculare): Herzfehlbildung mit Fehlen von Vorhof- und Kammerseptum, d.h., das Herz besteht aus einem Vorhof, einer Kammer und einer gemeinsamen Atrioventrikularklappe

Cor bovinum (Ⓔ bovine heart): ***Syn***: *Ochsenherz, Bukardie*; extrem vergrößertes Herz, z.B. als dilatative Kardiomyopathie* bei chronischem Alkoholabusus

Cor nervosum: *→Herzneurose*

Cor pendulum (Ⓔ pendulous heart): ***Syn***: *Tropfenherz*; Tropfenform des Herzens bei Zwerchfelltiefstand

Cor pulmonale (Ⓔ cor pulmonale): akute [**Cor pulmonale acutum**] oder chronische [**Cor pulmonale chronicum**] Druckbelastung des rechten Ventrikels

Cor pulmonale acutum: *→akutes Cor pulmonale*

akutes Cor pulmonale (Ⓔ acute cor pulmonale): ***Syn***: *Cor pulmonale acutum*; akute Druckbelastung des rechten Ventrikels durch Anstieg des systolischen Blutdrucks in der Arteria pulmonalis auf über 30 mm Hg oder des Mitteldrucks auf mehr als 20 mm Hg; die weitaus häufigste Ursache [mehr als 95 %] dafür ist eine Lungenembolie*; Status* asthmaticus, Spannungspneumothorax und schwere hypoxische Zustände anderer Genese machen den Rest aus; **Klinik**: akute Dyspnoe*, Tachypnoe*, Pleuraschmerzen, Husten, Palpitationen, pektanginöse Beschwerden, betonter 2. Herzton; **Diagnose**: klinische Untersuchung, EKG [**S_I/Q_{III}-Typ**: S-Zacke in Ableitung I und Q-Zacke in Ableitung III], Blutgasanalyse, Echokardiographie, Lungenszintigraphie, Thorax-CT; **Therapie**: Analgetika, Sauerstoff, Aufnahme auf Intensivstation; bei Rechtsherzinsuffizienz Dobutamin*; Behandlung der Lungenembolie [Thrombolyse, Thrombolektomie]

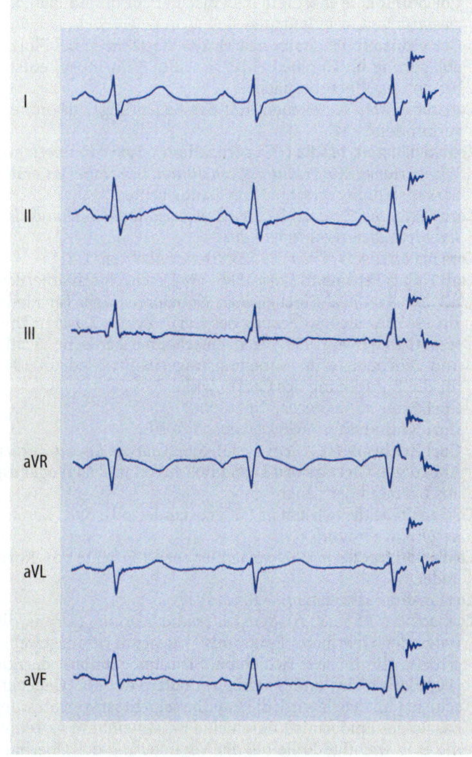

Abb. C84. EKG bei akuter Lungenembolie. Typischer S_I/Q_{III}-Typ [S-Zacke in Ableitung I und Q-Zacke in Ableitung III]

Cor pulmonale chronicum: *→chronisches Cor pulmonale*

chronisches Cor pulmonale (Ⓔ chronic cor pulmonale): ***Syn***: *Cor pulmonale chronicum*; rechtsventrikuläre Hypertrophie durch Erkrankungen, die entweder die Struktur oder die Funktion der Lunge beeinträchtigen; letztendlich ist damit die pulmonale Hypertonie* durch Veränderungen der Lunge die Ursache des chronischen Cor pulmonale; Rechtsherzinsuffizienz bei Linksherzinsuffizienz oder Klappenerkrankungen sind nicht von dieser Definition erfasst

die Ursachen der pulmonalen Hypertonie sind vielfältig; man kann drei Gruppen unterscheiden: **1.** ausgedehnter Lungenparenchymschaden bei z.B. Tuberkulose, chronischer Bronchitis, Pneumokoniosen, Fibrose, Bronchiektase oder Asthma bronchiale führt zum sog. **Cor pulmonale parenchymale 2.** Obstruktion der Lungengefäßbahn durch rezidivierende Mikroembolien, primäre Pulmonalsklerose, Angitiden oder Medikamente verursacht das **Cor pulmonale vasculare 3.** extrapulmonale Erkrankungen, die zu einer Einschränkung der Lungenfunktion führen, wie z.B. Trichterbrust, Kyphoskoliose, Pleuraschwarten, Poliomyelitis; **Klinik**: anfangs stehen die Symptome der zu Grunde liegenden Erkrankungen im Vordergrund; später kommt es dann zu Zeichen einer Rechtsherzinsuffizienz [rasche Erschöpfbarkeit, Abnahme der Leistungsfähigkeit, Belastungsdyspnoe, Tachykardie, Ödeme, epigastrische Beschwerden, gestaute Halsvenen, betonter 2. Herzton]; **Diagnose: EKG**: Steil- bis Rechtstyp, $S_I/S_{II}/S_{III}$-Typ [S-Zacke in I, II und III], P pulmonale, evtl. inkompletter Rechtsschenkelblock, Thoraxröntgen, Echokardiographie, Rechtsherzkatheter; **Therapie**: Behandlung der Grunderkrankung, Sauerstofftherapie, Vasodilatatoren [Calciumantagonisten, ACE-Hemmer], Diuretika, Digitalis

Cor pulmonale parenchymale (Ⓔ parenchymal cor pulmonale): *s.u. chronisches Cor pulmonale*

Cor pulmonale vasculare (Ⓔ vascular cor pulmonale): *s.u. chronisches Cor pulmonale*

Cor villosum (Ⓔ hairy heart): ***Syn***: *Zottenherz*; bei Fibrinablagerung im Herzbeutel [Pericarditis* fibrinosa] entstehende raue Herzoberfläche

Cor-, cor- *präf.*: Wortelement mit der Bedeutung „zusammen/verbunden"

Co|ra|ci|di|um *nt, pl* **-dia** (Ⓔ coracidium): ***Syn***: *Flimmerlarve, Wimperlarve, Korazidium, Coracidium*; bewimpertes erstes Larvenstadium verschiedener Bandwürmer

Cord-Faktor *m* (Ⓔ cord factor): ***Syn***: *Trehalose-6,6-Dimykolat; s.u. Mycobacterium tuberculosis*

Core *nt*: *s.u. Essay Viren S. 2273, Essay Bakterien S. 217*

Cori: **1.** Carl Ferdinand Cori; 1896–1984; tschechisch-amerikanischer Arzt und Biochemiker; Nobelpreisträger für Medizin 1947 für die Entdeckung des Cori*-Zyklus **2.** Gerty Theresa Cori [1896–1957]; tschechisch-amerikanische Ärztin und Biochemikerin; Nobelpreisträgerin für Medizin 1947 für die Entdeckung des Cori*-Zyklus

Cori-Ester *m*: *→Glucose-1-phosphat*

Cori-Krankheit *f*: *→Glykogenose Typ III*

Cori-Zyklus *m* (Ⓔ Cori cycle): ***Syn***: *Glucose-Lactat-Zyklus*; Abbau von Glykogen zu Lactat im Muskel und Glykogenese aus Lactat in der Leber

Co|ri|an|dri ae|the|ro|le|um *nt* (Ⓔ coriander oil): ***Syn***: *Korianderöl; s.u. Koriander*

Co|ri|an|dri fruc|tus *m* (Ⓔ coriander seed): Früchte von Koriander*

Co|ri|an|drum sa|ti|vum *nt*: *→Koriander*

Co|ri|um *nt* (Ⓔ corium): ***Syn***: *Lederhaut, Korium, Dermis*; die unter der Oberhaut [Epidermis*] liegende Bindegewebsschicht, die in zwei Schichten, **Stratum papillare dermis** [Papillarschicht] und **Stratum reticulare dermis** [Geflechtschicht] unterteilt wird; die **Papillarschicht** ist vom Stratum basale der Epidermis* durch eine Basalmembran getrennt, die eine wichtige Rolle bei der Verankerung der Oberhaut in der Lederhaut spielt; die Papillarschicht ist kapillarreich und bildet in die Epidermis hineinragende Papillen, die der Ernährung der Oberhaut dienen; die Verzapfung von Dermis und Epidermis ist die Grundlage für die Hautleisten und für die Entstehung von Felderhaut* und Leistenhaut*; die **Geflechtschicht** enthält kräftige Kollagenfaserbündel, die der Haut eine hohe Zerreißfestigkeit verleihen und die sog. **Spaltlinien** bilden; elastische Fasern sorgen dafür, dass die Fasergeflechte nach Belastung wieder in ihre Ausgangslage zurückkehren; lässt die Elastizität nach, z.B. im Alter, wird die Haut schlaff; die Anhangsgebilde der Haut [Haare und ihre Haarfollikel, Schweißdrüsen*, Talgdrüsen*] stammen aus der Geflechtschicht, die auch **freie Nervenendigungen** [Terminationes nervorum] für mechanische, thermische und Schmerzempfindungen enthält

Cor|nea *f, pl* **-neae** (Ⓔ **1.** cornea **2.** horny layer of epidermis): **1.** ***Syn***: *Augenhornhaut, Hornhaut, Kornea*; vorderer durchsichtiger Teil der Augapfelhülle [Tunica* fibrosa bulbi], der am Limbus* corneae in die weiße Augenhaut [Sklera*] übergeht; die Vorderfläche der Cornea [**Facies anterior corneae**] wird von einem unverhornten Plattenepithel [**Epithelium anterius corneae**] überzogen; auf der Rückseite [**Facies posterior corneae**] ist sie von einer einschichtigen Endothellage [**Epithelium posterius corneae**] bedeckt; die aus amorpher Grundsubstanz und Kollagenfasern bestehende **Substantia propria corneae** wird vorne und hinten jeweils von einer Basalmembran [Lamina* limitans anterior und posterior] vom Epithel abgetrennt; durch ihre starke Krümmung wirkt die Hornhaut als Sammellinse mit ca. 40 Dioptrien Brechkraft **2.** Stratum corneum epidermidis; *s.u. Epidermis*

Cornea guttata (Ⓔ cornea guttata): *s.u. Fuchs-Endotheldystrophie*

Cornelia de Lange: Cornelia de Lange; 1871–1950; holländische Kinderärztin (Amsterdam)

Cornelia de Lange-Syndrom *nt* (Ⓔ Cornelia de Lange syndrome): ***Syn***: *Lange-Syndrom, Amsterdamer Degenerationstyp, Brachmann-de-Lange-Syndrom*; angeborenes Entwicklungsstörungssyndrom mit Störung der körperlichen und geistigen Entwicklung; **Klinik**: faziale Hypertrichose, langes Philtrum, schmale Lippen, Mikrognathie, breiter Nasenrücken, Minderwuchs, Gedeihstörung der Säuglinge, kleine Hände und Füße, schwere geistige Retardierung mit einem IQ unter 60, autistisches Verhalten; es gibt auch eine milde Verlaufsform mit weniger stark ausgeprägten körperlichen Fehlbildungen und milderer psychomotorischer Retardierung

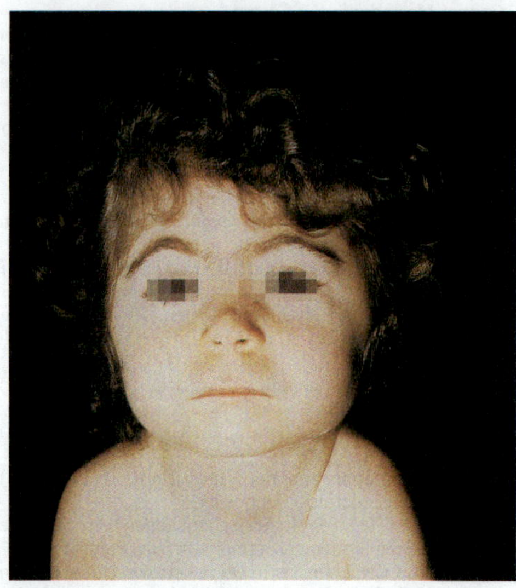

Abb. C85. Cornelia de Lange-Syndrom

Cor|nu *nt, pl* **-nua** (Ⓔ horn): Horn, hornförmige Struktur

Cornu ammonis (Ⓔ Ammon's horn): ***Syn***: *Ammonshorn, Hippocampus proprius*; Längswulst am Unterhorn des Seitenventrikels*; Teil des limbischen Systems*

Cornu anterius medullae spinalis (Ⓔ anterior horn of spinal cord): ***Syn***: *Vorderhorn des Rückenmarks*; aus den **Laminae spinales VII-IX** aufgebauter vorderer Teil der grauen Rückenmarkssubstanz [Substantia* grisea medullae spinalis]; enthält motorische Vorderhornzellen [α-Motoneurone, γ-Motoneurone], die eine Reihe von Kerngebieten bilden

Cornu anterius ventriculi lateralis (Ⓔ anterior horn of lateral ventricle): ***Syn***: *Cornu frontale ventriculi lateralis*; Vorderhorn des Seitenventrikels*

Cornu coccygeum (Ⓔ coccygeal horn): paariger Gelenkfortsatz am obersten Steißbeinwirbel

Cornu cutaneum (Ⓔ cutaneous horn): ***Syn***: *Hauthorn, Ke-*

ratoma giganteum; hornförmige, verhornende Hautwucherung, die zu den aktinischen Keratosen* gerechnet wird; Präkanzerose*, die an der Basis oft schon in die Dermis* infiltrierende Tumorzapfen besitzt

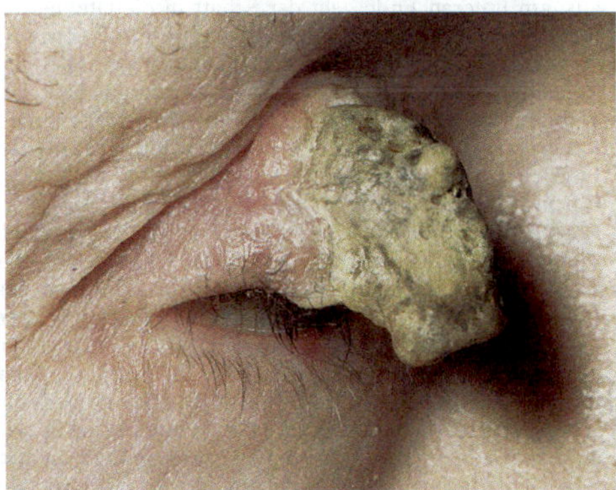

Abb. C86. Cornu cutaneum

Cornu frontale ventriculi lateralis: → *Cornu anterius ventriculi lateralis*
Cornu inferius cartilaginis thyroideae (Ⓔ inferior horn of thyroid cartilage): s.u. *Cartilago thyroidea*
Cornu inferius marginis falciformis hiatus saphenus (Ⓔ inferior horn of saphenous opening): ***Syn***: *Crus inferius marginis falciformis hiatus saphenus*; Faserzug der Oberschenkelfaszie, der den unteren Rand des Hiatus* saphenus bildet
Cornu inferius ventriculi lateralis: → *Cornu temporale ventriculi lateralis*
Cornu laterale medullae spinalis (Ⓔ lateral horn of spinal cord): ***Syn***: *Seitenhorn des Rückenmarks*; von der **Lamina spinalis VII** gebildetes seitliches Horn der grauen Rückenmarkssubstanz [Substantia* grisea medullae spinalis] im Bereich von C_7-L_2; enthält u.a. den Nucleus* thoracicus posterior
Cornu majus ossis hyoidei (Ⓔ greater horn of hyoid bone): s.u. *Zungenbein*
Cornu minus ossis hyoidei (Ⓔ lesser horn of hyoid bone): s.u. *Zungenbein*
Cornu occipitale ventriculi lateralis: → *Cornu posterius ventriculi lateralis*
Cornu posterius medullae spinalis (Ⓔ posterior horn of spinal cord): ***Syn***: *Hinterhorn des Rückenmarks*; hinteres Horn der grauen Rückenmarkssubstanz [Substantia* grisea medullae spinalis]; histologisch unterscheidet man **Hinterhornspitze**, die von der **Lamina spinalis I** gebildet wird, **Hinterhornkopf**, der die **Lamina spinalis II** enthält, **Hinterhornhals** mit den **Laminae spinales III et IV** und **Hinterhornbasis**, die von der **Lamina spinalis VI** gebildet wird
Cornu posterius ventriculi lateralis (Ⓔ posterior horn of lateral ventricle): ***Syn***: *Cornu occipitale ventriculi lateralis*; Hinterhorn des Seitenventrikels*
Cornu sacrale (Ⓔ cornu of sacrum): paariger Knochenvorsprung zu beiden Seiten des Hiatus* sacralis; Fortsetzung der Crista* sacralis medialis
Cornu superius cartilaginis thyroideae (Ⓔ superior horn of thyroid cartilage): s.u. *Cartilago thyroidea*
Cornu superius marginis falciformis hiatus saphenus (Ⓔ superior horn of saphenous opening): ***Syn***: *Crus superius marginis falciformis hiatus saphenus*; Faserzug der Oberschenkelfaszie, der den oberen Rand des Hiatus* saphenus bildet
Cornu temporale ventriculi lateralis (Ⓔ temporal horn of lateral ventricle): ***Syn***: *Cornu inferius ventriculi lateralis*; Unterhorn des Seitenventrikels*
Cornu uteri (Ⓔ uterine horn): ***Syn***: *Gebärmutterzipfel*; zipfelförmige Ausziehung der Gebärmutter* um die Einmündung der Eileiter im oberen Teil des Corpus* uteri

Co|ro|na *f, pl* **-nae** (Ⓔ corona): kranzförmiges Gebilde; Scheitel, Wirbel (des Kopfes)
Corona ciliaris (Ⓔ ciliary crown): ***Syn***: *Strahlenkranz des Ziliarkörpers, Pars plicata*; aus 70–80 **Processus ciliares** bestehender innerer Ring des Strahlenkörpers [Corpus* ciliare]
Corona clinica dentis (Ⓔ clinical crown): ***Syn***: *klinische Zahnkrone*; der über das Zahnfleisch* hervorragende Teil des Zahnes
Corona dentis (Ⓔ crown of tooth): ***Syn***: *anatomische Zahnkrone, Corona dentis anatomica, Krone*; der vom Zahnschmelz* bedeckte Teil des Zahnes
Corona dentis anatomica: → *Corona dentis*
Corona glandis penis (Ⓔ corona of glans): ***Syn***: *Peniskorona*; Randwulst der Eichel*, der die Grenze zum Collum* glandis penis bildet
Corona mortis (Ⓔ corona mortis): kräftige Anastomose des Ramus obturatorius der Arteria* epigastrica inferior mit dem Ramus pubicus der Arteria* obturatoria; früher kam es bei Eingriffen in der Leistengegend u.U. zu tödlich verlaufenden Blutungen nach Verletzung der Anastomose
Corona phlebectatica (Ⓔ corona phlebectatica): s.u. *Veneninsuffizienz, chronische*
Corona phlebectatica paraplantaris (Ⓔ paraplantar varicose veins): variköser Venenkranz am Fußrand [**Cockpit-Varizen**] bei Abflussstörung der tiefen Unterschenkelvenen mit Zyanose* und anderen Zeichen einer chronisch venösen Insuffizienz*
Corona radiata (Ⓔ radiate crown): ***Syn***: *Stabkranz*; fächerförmige Anordnung der Projektionsbahnen zwischen Hirnrinde und Capsula* interna
Corona radiata folliculi ovarici (Ⓔ radiate crown): s.u. *Follikelreifung*
Corona veneris (Ⓔ corona veneris): s.u. *Essay Syphilis S. 2077*

Co|ro|na|vi|ri|dae *pl* (Ⓔ Coronaviridae): RNA-Viren*, die nur selten milde Atemwegsinfekte und wahrscheinlich Gastroenteritis* verursachen

Cor|po|ra *pl*: → *Corpus*

Cor|pus *nt, pl* **-po|ra** (Ⓔ body): Körper, Korpus
Corpus adiposum (Ⓔ fat body): Fettkörper
Corpus adiposum buccae (Ⓔ fat body of cheek): ***Syn***: *Wangenfettpfropf, Bichat-Fettpropf, Bichat-Wangenfettpfropf*; Fettkörper in der Wange von Säuglingen, der das Einfallen der Wangen beim Saugen verhindert
Corpus adiposum fossae ischioanalis (Ⓔ adipose body of ischiorectal fossa): die Fossa* ischioanalis ausfüllender Fettkörper
Corpus adiposum fossae ischiorectalis: veraltet für → *Corpus adiposum fossae ischioanalis*
Corpus adiposum infrapatellare (Ⓔ infrapatellar fat body): ***Syn***: *Hoffa-Fettkörper*; Fettkörper zwischen der Membrana fibrosa und Membrana synovialis der Kniegelenkkapsel unterhalb der Kniescheibe
Corpus adiposum orbitae (Ⓔ fat body of orbit): Fettkörper der Augenhöhle/Orbita, der den Raum hinter dem Augapfel ausfüllt
Corpus adiposum pararenale (Ⓔ pararenal fat body): von der Fascia* renalis umgebener pararenaler Fettkörper
Corpus adiposum preepiglotticum (Ⓔ preepiglottic fat pad): Fettpolster vor der Epiglottis*
Corpus albicans (Ⓔ white body of ovary): ***Syn***: *Weißkörper, Corpus fibrosum*; weißliche Bindegewebsnarbe im Eierstock* als Rest eines Gelbkörpers [Corpus* luteum]
Corpus alienum (Ⓔ foreign body): ***Syn***: *Fremdkörper*; Bezeichnung für alle körperfremde Substanzen oder Strukturen, lebend oder unbelebt, die in auf natürlichem [Verschlucken] oder künstlichem Weg [Verletzung, Insertion] in den Körper eingebracht wurden; können vom Körper toleriert werden oder zu einer Reaktion [Fremdkörpergranulom*, allergische Reaktion*] führen
Corpus amygdaloideum (Ⓔ amygdaloid body): ***Syn***: *Mandelkern, Mandelkernkomplex, Mandelkörper, Nucleus amyg-*

dalae; Kernkomplex vor dem Unterhorn des Seitenventrikels* und vor dem vorderen Ende des Hippokampus*; besteht aus zahlreichen Kernkomplexen, die untereinander verbunden sind; der Mandelkern hat vielfältige Verbindungen, die vom Kortex bis zum Hirnstamm reichen; als Teil des limbischen Systems* trägt er dazu bei, die vegetativen Funktionen an die jeweilige Situation anzupassen

Corpora amylacea (Ⓔ amylaceous bodies): ***Syn***: *Amyloidkörper*; u.a. in Prostata, Gehirn und Gelenken auftretende konzentrische Körperchen

Corpora arenacea (Ⓔ psammoma bodies): ***Syn***: *Sandkörner, Psammomkörner, Hirnsand, Acervulus*; v.a. in der Zirbeldrüse und anderen Geweben im Zentralnervensystem vorkommende weißliche, sandartige Konkremente unbekannter Bedeutung

Corpus atreticum (Ⓔ pseudolutein body): ***Syn***: *atretischer Follikel*; Bezeichnung für die Reste von Tertiärfollikeln*, die nicht zum sprungreifen Follikel heranreifen, sondern absterben und langsam abgebaut werden

Corpus callosum (Ⓔ corpus callosum): ***Syn***: *Balken*; die beiden Großhirnhälften verbindende Nervenfasern, die eine balkenförmige Struktur am Boden der Fissura* longitudinalis cerebri bilden; wird von vorne nach hinten unterteilt in **Balkenschnabel** [Rostrum corporis callosi], **Balkenknie** [Genu corporis callosi], **Balkenstamm** [Truncus corporis callosi] und **Balkenwulst** [Splenium corporis callosi]; die im Balkenschnabel und -knie kreuzenden Fasern verlaufen bogenförmig und bilden die **vordere Balkenzwinge** [Forceps frontalis]; die größere **hintere Balkenzwinge** [Forceps occipitalis] kreuzt okzipital im Balkenwulst

Corpus cavernosum clitoridis (Ⓔ cavernous body of clitoris): Klitorisschwellkörper; *s.u. Klitoris*

Corpus cavernosum penis (Ⓔ cavernous body of penis): Penisschwellkörper; *s.u. Penis*

Corpus cavernosum urethrae: veraltet für *→Corpus spongiosum penis*

Corpus cerebelli (Ⓔ body of cerebellum): Bezeichnung für den aus den drei Kleinhirnlappen [Lobus* cerebelli anterior und posterior, Lobus* flocculonodularis] bestehenden Kleinhirnkörper

Corpus ciliare (Ⓔ ciliary body): ***Syn***: *Ziliarkörper, Ziliarapparat, Strahlenkörper, Strahlenapparat*; Abschnitt der mittleren Augenhaut [Tunica* vasculosa bulbi], der von der Ora* serrata retinae bis zur Irisbasis reicht; man unterscheidet einen irisnahen Teil [Corona* ciliaris] und einen irisfernen Teil [Orbiculus ciliaris, Pars plana], der feine Meridionalfalten [**Plicae ciliares**] enthält; der Strahlenkörper wird außen von Epithel [**Pars ciliaris retinae**] überzogen, das das **Kammerwasser** [Humor aquosus] bildet; Ziliarkörper und Linse werden durch die **Zonularfasern** [Fibrae zonulares] miteinander verbunden; sie entspringen von der Corona ciliaris bzw. der Basalmembran der Pars ciliaris retinae; die Spannung der Zonularfasern wird durch den Musculus* ciliaris reguliert

Corpus claviculae (Ⓔ body of clavicle): S-förmiger Schaft des Schlüsselbeins

Corpus clitoridis (Ⓔ body of clitoris): *s.u. Clitoris*

Corpus coccygeum (Ⓔ coccygeal body): ***Syn***: *Steißknötchen*; Endstück der Arteria* sacralis mediana

Corpus costae (Ⓔ body of rib): ***Syn***: *Rippenkörper*; Hauptteil der knöchernen Rippe; beginnt am **Rippenhöcker** [Tuberculum costae] und reicht bis zum Rippenknorpel; der Rippenhöcker trägt eine Gelenkfläche [**Facies articularis tuberculi costae**], die mit dem Querfortsatz der Brustwirbel das Kostotransversalgelenk* bildet; die Oberkante wird als **Crista costae** bezeichnet; auf der Innenseite des unteren Rippenrandes liegt der **Sulcus costae**, in dem, von oben nach unten, Vena, Arteria und Nervus intercostalis liegen

Corpus epididymidis (Ⓔ body of epididymis): ***Syn***: *Nebenhodenkörper*; langgezogener Körper des Nebenhodens; enthält den **Nebenhodengang** [Ductus epididymidis]

Corpus femoris (Ⓔ shaft of femur): ***Syn***: *Oberschenkelschaft, Femurschaft, Femurdiaphyse*; leicht nach vorne konvex gebogenes Mittelstück des Oberschenkelknochens; die **Linea aspera**, eine auf der Rückseite vertikal verlaufende Knochenleiste, verstärkt den Schaft; sie hat eine äußere und innere Lippe [**Labium laterale** und **mediale**]; das Labium laterale verbreitert sich am oberen Ende und bildet die **Tuberositas glutea**, an der der Musculus* gluteus maximus ansetzt; gelegentlich bildet sich hier ein **Trochanter tertius** aus; am unteren Ende geht der Schaft in die laterale und mediale Femurkondyle* über; außen, oben und vorne am Femurschaft liegt der Trochanter* major, innen, hinten und unten der Trochanter* minor; die **Linea intertrochanterica** verbindet die beiden Trochanter auf der Vorderseite, auf der Rückseite wird diese Rolle von der kräftigen **Crista intertrochanterica** übernommen

Corpus fibrosum: *→Corpus albicans*

Corpus fibulae (Ⓔ shaft of fibula): ***Syn***: *Wadenbeinschaft, Fibulaschaft*; im Querschnitt viereckiger Schaft des Wadenbeins, der drei Flächen [**Facies lateralis, medialis, posterior fibulae**] und drei Kanten [**Margo anterior, posterior, interosseus fibulae**] hat; die Facies lateralis fibulae dient als Ursprungsfläche für die Wadenmuskeln; die mittlere Fibulafläche [Facies medialis fibulae] reicht von der Vorderkante [Margo anterior fibulae] bis zum Margo interosseus fibulae, an dem die Membrana* interossea cruris ansetzt; die hintere Fibulafläche [Facies posterior fibulae] wird von der **Crista medialis fibulae** in ein Ursprungsfeld für den Musculus* tibialis posterior und den Musculus* flexor hallucis longus unterteilt

Corpus fornicis (Ⓔ body of fornix): ***Syn***: *Fornixkörper, Fornixstamm*; unter dem Corpus* callosum liegender Teil der Fornix*, der über die Commissura* fornicis mit dem anderen Fornixkörper kommuniziert

Corpus gastricum (Ⓔ body of stomach): ***Syn***: *Magenkörper*; Hauptteil des Magens zwischen Fundus und Pylorus; *s.a. Magen*

Corpus geniculatum laterale (Ⓔ lateral geniculate body): ***Syn***: *lateraler Kniehöcker*; im Metathalamus* liegende Relaisstation, die Signale aus dem Tractus* opticus auf Neurone der Sehstrahlung [3. Neuron der Sehbahn] umschaltet, die zur Sehrinde in der Area striata ziehen

Corpus geniculatum mediale (Ⓔ medial geniculate body): ***Syn***: *medialer Kniehöcker*; Kerngebiet im Metathalamus*, das z.T. Neurone der Hörbahn* umschaltet

Corpus glandulae sudoriferae (Ⓔ body of sweat gland): Schweißdrüsenkörper; *s.u. Schweißdrüse*

Corpus haemorrhagicum: *→Corpus rubrum*

Corpus Highmori: veraltet für *→Mediastinum testis*

Corpus humeri (Ⓔ shaft of humerus): ***Syn***: *Oberarmschaft, Humerusschaft*; *s.u. Humerus*

Corpus incudis (Ⓔ body of incus): ***Syn***: *Ambosskörper, Ambosskrone*; Hauptteil des Amboss [Incus*], der mit dem Hammer [Malleus*] über das Hammer-Amboss-Gelenk* verbunden ist

Corpus juxtarestiforme (Ⓔ juxtarestiforme body): Teil des unteren Kleinhirnstiels [Pedunculus* cerebellaris inferior]

Corpus liberum: *→Gelenkmaus*

Corpus linguae (Ⓔ body of tongue): ***Syn***: *Zungenkörper*; vorderer Hauptteil der Zunge, der durch den Sulcus* terminalis linguae von der Wurzel getrennt wird

Corpus luteum (Ⓔ yellow body): ***Syn***: *Gelbkörper*; nach dem Eisprung aus dem Follikel entstehender hormonproduzierender [Progesteron*, Östrogen*] Körper, der durch Fetttröpfchen gelb gefärbt ist; ist am 8.–10. Tage nach dem Eisprung am größten [**Corpus luteum menstruationis**]; sofern keine Schwangerschaft eintritt, kommt es zur Rückbildung [Corpus* albicans]; wird das Ei befruchtet und eine Schwangerschaft entsteht, entwickelt sich ein **Schwangerschaftsgelbkörper** [Corpus luteum graviditatis], der einen Durchmesser von 2–3 cm haben kann und bis zum Ende des 3. Monats bestehen bleibt

Corpus luteum graviditatis (Ⓔ yellow body of pregnancy): *s.u. Corpus luteum*

Corpus luteum menstruationis (Ⓔ yellow body of menstruation): *s.u. Corpus luteum*

Corpus Luys (Ⓔ Luys' body): ***Syn***: *Luys-Körper, Luys-Kern, Nucleus subthalamicus*; grauer Kern am Boden des III. Ven-

trikels*
Corpus mamillare: veraltet für *→Corpus mammillare*
Corpus mammae (Ⓔ body of breast): ***Syn***: *Brustdrüsenkörper*; Drüsenkörper der Brust*; besteht aus der Brustdrüse [Glandula* mammaria] und dem umliegenden Fettgewebe
Corpus mammillare (Ⓔ mamillary body): ***Syn***: *Mammillarkörper*; hinten unter dem Hypothalamus* liegender paariger, rundlicher Körper; Teil des limbischen Systems*
Corpus mandibulae (Ⓔ body of mandible): ***Syn***: *Unterkieferkörper*; aus der Basis* mandibulae und der Pars* alveolaris bestehender Körper des Unterkiefers, der hinten in den Ramus* mandibulae übergeht; *s.a. Mandibula*
Corpus maxillae (Ⓔ body of maxilla): ***Syn***: *Oberkieferkörper*; zentraler Teil des Oberkieferknochens, der die **Kieferhöhle** [Sinus* maxillaris] enthält; hat vier Flächen: **Facies orbitalis corporis maxillae**, die den größten Teil des Orbitabodens bildet, **Facies anterior corporis maxillae** mit der Mündung [Foramen* infraorbitale] des Canalis* infraorbitalis, **Facies infratemporalis corporis maxillae** mit den Mündungen [Foramina* alveolaria] der Canales* alveolares und **Facies nasalis corporis maxillae** mit der Öffnung der Kieferhöhle [Hiatus* maxillaris]
Corpus medullare cerebelli (Ⓔ medullary body of cerebellum): ***Syn***: *Kleinhirnmark*; von der weißen Substanz des Kleinhirns gebildetes Mark, das außen von der Kleinhirnrinde [Cortex* cerebelli] überzogen wird; enthält die Kleinhirnkerne [Nuclei cerebelli]
Corpus nuclei caudati (Ⓔ body of caudate nucleus): ***Syn***: *Caudatuskörper, Kaudatuskörper*; mittlerer Abschnitt des Nucleus* caudatus
Corpora oryzoidea (Ⓔ oryzoid bodies): ***Syn***: *Reiskörper, Reiskörperchen*; von den Synovialzotten* gebildete Fibrinkörperchen in Gelenken, Schleimbeuteln und Sehnenscheiden
Corpus ossis hyoidei (Ⓔ body of hyoid bone): Zungenbeinkörper; *s.u. Zungenbein*
Corpus ossis ilii (Ⓔ body of ilium): Darmbeinkörper; *s.u. Ilium*
Corpus ossis ischii (Ⓔ body of ischium): Sitzbeinkörper; *s.u. Ischium*
Corpus ossis metacarpi (Ⓔ body of metacarpal bones): Körper der Mittelhandknochen [Ossa metacarpi]
Corpus ossis metatarsi (Ⓔ body of metatarsal bones): Körper der Mittelfußknochen [Ossa metatarsi]
Corpus ossis pubis (Ⓔ body of pubic bone): Schambeinkörper; *s.u. Os pubis*
Corpus ossis sphenoidalis (Ⓔ body of sphenoid bone): ***Syn***: *Keilbeinkörper*; würfelförmiger Körper des Keilbeins [Os* sphenoidale], der die **Keilbeinhöhle** [Sinus* sphenoidalis] enthält; auf der Rückseite liegt die Sella* turcica, die die Hypophyse* aufnimmt; die Rückseite der Sella turcica [**Dorsum sellae**] läuft in den **Processus clinoideus posterior** aus, an dem das Kleinhirnzelt [Tentorium* cerebelli] ansetzt; vom Hinterrand des Keilbeins entspringen der **große** [Ala* major ossis sphenoidalis] und **kleine Keilbeinflügel** [Ala* major ossis sphenoidalis]
Corpus pancreatis (Ⓔ body of pancreas): ***Syn***: *Pankreaskörper*; mittlerer Abschnitt der Bauchspeicheldrüse*, der in Höhe von L1-L2 über die Wirbelsäule nach links zieht und dabei die Aorta* abdominalis überquert
Corpora paraaortica (Ⓔ para-aortic bodies): ***Syn***: *Glomera aortica*; Paraganglien* entlang der Aorta* abdominalis
Corpus penis (Ⓔ shaft of penis): Penisschaft; *s.u. Penis*
Corpus perineale (Ⓔ tendinous center of perineum): ***Syn***: *Centrum perinei*; Sehnenplatte des Damms
Corpus phalangis (Ⓔ body of phalanx): Körper der Finger- [**Corpus phalangis manus**] oder Zehenglieder [**Corpus phalangis pedis**]
Corpus pineale (Ⓔ pineal gland): ***Syn***: *Zirbeldrüse, Pinealdrüse, Pinea, Glandula pinealis, Epiphyse, Epiphysis cerebri*; ca. 1 cm große endokrine Drüse an der Hinterwand des III. Ventrikels*; bildet Melatonin* und spielt eine Rolle bei der Steuerung des Tag-Nacht-Rhythmus des Körpers
Corpus radii (Ⓔ shaft of radius): ***Syn***: *Radiusschaft, Radiusdiaphyse, Speichenschaft*; im Querschnitt dreieckiger Schaft des Radius*; von der mittleren Kante [**Margo interosseus radii**] zieht die Membrana* interossea antebrachii zur Margo interosseus der Ulna; im Übergangsbereich zwischen Speichenhals [Collum radii] und Speichenschaft liegt die **Tuberositas radii**, an der der Musculus* biceps brachii ansetzt; am unteren Ende des Schafts liegt die Gelenkfläche [**Facies articularis carpi**] für das Radiokarpalgelenk* und auf der medialen Fläche die **Incisura ulnaris radii**, die als Gelenkfläche für das proximale Radioulnargelenk* dient
Corpus restiforme (Ⓔ restifrome body): Teil des unteren Kleinhirnstiels [Pedunculus* cerebellaris inferior]
Corpus rubrum (Ⓔ red body of ovary): ***Syn***: *Corpus haemorrhagicum*; Vorstufe des Gelbkörpers [Corpus* luteum] nach dem Eisprung durch Einblutung in die leere Follikelhöhle
Corpus spongiosum penis (Ⓔ spongy body of penis): ***Syn***: *Harnröhrenschwellkörper*; in der Rinne zwischen den beiden Penisschwellkörpern an der Unterseite des Penis* liegender Schwellkörper der Harnröhre, der an der Penisspitze die Eichel bildet; im Gegensatz zu den Penisschwellkörpern bleibt der Harnröhrenschwellkörper während der Erektion kompressibel, d.h. die Passage durch die Harnröhre bleibt offen
Corpus sterni (Ⓔ body of sternum): ***Syn***: *Brustbeinkörper*; unterhalb des Angulus* sterni liegender Hauptteil des Brustbeins, der mit der 3.–7. Rippe Sternokostalgelenke* bildet; die 2. Rippe setzt am Übergang von Manubrium* zum Corpus an
Corpus striatum (Ⓔ striate body): ***Syn***: *Streifenkörper, Streifenhügel*; Bezeichnung für einen Bezirk der Basalganglien [Nuclei basales], der u.a. Striatum* und Pallidum* umfasst
Corpus striatum ventrale (Ⓔ ventral striatum): Striatum ventrale; *s.u. Striatum*
Corpus tali (Ⓔ body of talus): ***Syn***: *Taluskörper*; hinterer Hauptteil des Sprungbeins [Talus*], der oben die Trochlea* tali für das Talokruralgelenk* trägt und unten eine Gelenkfläche [**Facies articularis calcanea posterior**] für das Talokalkanealgelenk* hat; die **Facies malleolaris lateralis** und **Facies malleolaris medialis** sind Gelenkflächen für den Außen- und Innenknöchel
Corpus tibiae (Ⓔ shaft of tibia): ***Syn***: *Schienbeinschaft, Tibiaschaft, Tibiadiaphyse*; im Querschnitt dreieckiger Schaft des Schienbeins [Tibia*]; die kräftige vordere Kante [**Margo anterior tibiae**] verbreitert sich oben unter dem Tibiakopf [Caput* tibiae] zur **Tuberositas tibia**, an der das Kniescheibenband [Ligamentum* patellae] befestigt ist; auf der Rückseite liegt der Ansatz des Musculus* soleus [Linea musculi solei]; am unteren Ende liegt der Malleolus* medialis
Corpus trapezoideum (Ⓔ trapezoid body): ***Syn***: *Trapezkörper*; im Tegmentum* pontis liegende Hauptkeuzung der Hörbahn*
Corpus ulnae (Ⓔ shaft of ulna): ***Syn***: *Ulnaschaft, Ulnadiaphyse, Ellenschaft*; Mittelteil der Elle [Ulna*], die im Querschnitt dreieckig ist; die innere Kante [**Margo interosseus ulnae**] dient der Membrana* interossea antebrachii als Ansatz
Corpus unguis (Ⓔ body of nail): *s.u. Nagel*
Corpus uteri (Ⓔ body of uterus): ***Syn***: *Gebärmutterkörper, Uteruskörper, Korpus*; die oberen 2/3 der Gebärmutter*, die durch den Isthmus* uteri von der Zervix getrennt werden; oberhalb der Einmündung der Eileiter* liegt der Fundus* uteri; innerhalb des Korpus liegt die Gebärmutterhöhle [Cavitas* uteri], in die oben im Gebärmutterzipfel die Eileiter einmünden; *s.a. Myometrium, Endometrium*
Corpus ventriculi: veraltet für *→Corpus gastricum*
Corpus vertebrae (Ⓔ vertebral body): ***Syn***: *Wirbelkörper*; kräftiger Hauptteil der Wirbel, an den sich hinten der Wirbelbogen [Arcus* vertebrae] anschließt; die obere und untere Fläche des Wirbelkörpers [**Facies intervertebralis**] wird als **Grundplatte** bzw. **Deckplatte** bezeichnet; die verdickten Ränder der Platten [**Epiphysis anularis**] bilden die **Randleisten**; Grund- und Deckplatte bestehen aus Substan-

C

tia* corticalis, die Binnensubstanz der Wirbelkörper wird von der Substantia* spongiosa gebildet; damit die weiche Spongiosa die Druckbelastungen durch das Körpergewicht und die Zugbelastungen bei Bewegungen aushalten kann, wird der Wirbelkörper von einem System von Spongiosabälkchen durchzogen, die von vorne nach hinten und von rechts nach links verlaufen

Corpus vesicae (Ⓔ body of (urinary) bladder): ***Syn***: *Harnblasenkörper, Blasenkörper*; Hauptteil der Harnblase* zwischen Blasenspitze [Apex* vesicae] und Blasengrund [Fundus* vesicae]

Corpus vesicae biliaris: → *Corpus vesicae felleae*

Corpus vesicae felleae (Ⓔ body of gallbladder): ***Syn***: *Gallenblasenkörper, Corpus vesicae biliaris*; Hauptteil der Gallenblase* zwischen Gallenblasenfundus [Fundus* vesicae felleae] und Gallenblasenhals [Collum* vesicae felleae]

Corpus vitreum (Ⓔ vitreous body): ***Syn***: *Glaskörper*; der von einer dünnen Grenzmembran [**Membrana vitrea**] umgebene Glaskörper des Auges; das gallertartige **Stroma vitreum** besteht zu 98 % aus Wasser [**Humor vitreus**], enthält Mukopolysaccharide*, Hyaluronsäure* und Fibrillen

Corpus-callosum-Demyelinisierung *f* (Ⓔ Marchiafava-Bignami syndrome): ***Syn***: *progressive alkoholische Demenz, Marchiafava-Bignami-Krankheit*; durch einen chronischen Alkoholismus [v.a. bei Rotweinkonsum] verursachte Degeneration des Balkens [Corpus* callosum]; verläuft i.d.R. schubartig mit Abbau von Persönlichkeit und Sprachvermögen, Tremor*, Demenz*, Spastik* und Marasmus*; es gibt aber auch akute [tödlich innerhalb von Tagen] und subakute [Tod innerhalb weniger Wochen] Verlaufsformen

Cor|pus|cu|lum *nt, pl* **-la** (Ⓔ corpuscle): Körperchen, Korpuskel

Corpuscula articularia (Ⓔ articular corpuscles): ***Syn***: *Corpuscula nervosa articularia*; verkapselte Nervenendkörperchen der Gelenkkapsel

Corpuscula bulboidea (Ⓔ bulboid corpuscles): ***Syn***: *Krause-Endkolben*; kolbenförmige Mechanorezeptoren in der Schleimhaut von v.a. Mund, Zunge und Mastdarm

Corpuscula genitalia (Ⓔ genital corpuscles): ***Syn***: *Dogiel-Körperchen, Corpuscula nervosa genitalis*; Nervenendkörperchen der Genitalregion

Corpuscula lamellosa: → *Vater-Pacini-Lamellenkörperchen*

Corpuscula nervosa articularia: → *Corpuscula articularia*

Corpuscula nervosa genitalis: → *Corpuscula genitalia*

Corpuscula nervosa terminalia (Ⓔ terminal nerve corpuscles): ***Syn***: *sensible Endorgane, Terminalkörperchen, Nervenendkörperchen, Endkörperchen*; in vielen Formen vorkommende Rezeptoren [meist Mechanorezeptoren], die aus einer Nervenendigung [Neurit*] und einem nicht-neuronalen Anteil [Bindegewebe, Kapsel] bestehen; am häufigsten sind Merkel*-Zellen, Meissner*-Tastkörperchen, Vater*-Pacini-Lamellenkörperchen und Ruffini*-Körperchen

Corpuscula renalia: → *Nierenkörperchen*

Corpuscula tactus: → *Meissner-Tastkörperchen*

Corpuscula thymi (Ⓔ thymic corpuscles): ***Syn***: *Virchow-Hassall-Körperchen*; Hassall-Körperchen; *s.u. Thymus*

Corpus-luteum-Hormon *nt* (Ⓔ corpus luteum hormone): ***Syn***: *Gelbkörperhormon, Progesteron, Luteohormon*; vom Gelbkörper des Eierstocks während des Genitalzyklus und der Plazenta während der Schwangerschaft gebildetes Hormon, das u.a. die Uterusschleimhaut für die Einnistung vorbereitet und die Schwangerschaft erhält; Progesteron hemmt während der Schwangerschaft die Ovulation und die LH-Sekretion der Hypophyse, bewirkt die Ausbildung des Milchgangssystems in der Brust und erhöht die Körpertemperatur um 0,4–0,8 °C; extragenital hat es eine schwache Wirkung auf die Natriumretention und den Eiweißstoffwechsel

Corpus-luteum-Insuffizienz *f* (Ⓔ corpus luteum deficiency syndrome): Funktionsschwäche des Gelbkörpers [Corpus* luteum] mit verminderter Progesteronproduktion; häufigste Ursache weiblicher Unfruchtbarkeit [5–10 %]; ätiologisch liegt eine hypothalamisch-hypophysäre Dysfunktion bei normalen Gonadotropinspiegeln vor; kann aber auch bei physischem oder psychischem Stress und bei Mangelernährung auftreten

Corpus-luteum-Zyste *f* (Ⓔ corpus luteum cyst): nach dem Eisprung kann es zu Einblutung und zystischer Erweiterung des Gelbkörpers [Corpus* luteum] kommen; die Zysten können bis zu 8 cm groß werden [v.a. bei einer Schwangerschaft] und monatelang bestehen bleiben; durch die verzögerte Rückbildung kann es zur Verzögerung der Menstruation* kommen; eine rupturierte Corpus-luteum-Zyste kann eine Extrauteringravidität* vortäuschen

Cor|ri|gens *nt, pl* **-gen|zi|en, -gen|ti|en**: → *Corrigentium*

Cor|ri|gen|ti|um *nt, pl* **-gen|zi|en, -gen|ti|en** (Ⓔ corrigent): ***Syn***: *Korrigens, Corrigens, Geschmacksverbesserer*; Arzneimitteln zugesetzter Stoff zur Geschmacksverbesserung

Cort. *Abk.*: → *Cortex*

Cort-, cort- *präf.*: → *Cortico-*

Cor|tex *m, pl* **-ti|ces** (Ⓔ cortex): ***Syn***: *Kortex*; Rinde, äußerste Schicht; oft gleichgesetzt mit Großhirnrinde [Cortex cerebri]

Cortex Berberidis: Berberidis cortex; *s.u. Berberitze*

Cortex cerebelli (Ⓔ cerebellar cortex): ***Syn***: *Kleinhirnrinde*; ca. 1 mm dicke Schicht grauer Substanz, die das Kleinhirnmark [Corpus* medullare cerebelli] bedeckt; sie besteht aus drei Schichten: **Molekularschicht** [Stratum moleculare corticis cerebelli], **Purkinje-Zellschicht** [Stratum purkinjense corticis cerebelli] und **Körnerzellschicht** [Stratum granulosum corticis cerebelli]; die äußere **Molekularschicht** ist faserreich, enthält aber nur wenig Zellen [Sternzellen*, Korbzellen*], die mittlere **Purkinje-Zellschicht** enthält ca. 15 Millionen Purkinje*-Zellen, deren Neuriten die einzigen efferenten Fasern der Kleinhirnrinde bilden; die innere **Körnerzellschicht** ist zellreich [Körnerzellen*, Golgi*-Zellen]; die Kleinhirnrinde enthält über **Moosfasern** und **Kletterfasern** Afferenzen von praktisch allen Teilen des Körpers

Cortex cerebri (Ⓔ cerebral cortex): ***Syn***: *Kortex, Großhirnrinde, Hirnrinde, zerebraler Kortex*; die graue Substanz an der Oberfläche des Großhirns* [Cerebrum], die auch in die Sulci* cerebri zieht; im klinischen Alltag werden Großhirnrinde und Pallium* oft gleichgesetzt; die Dicke der Großhirnrinde schwankt zwischen 2 mm in der Sehrinde* und 5 mm im Gyrus* precentralis; je nach dem histologischen Aufbau werden Isocortex* [6 Schichten] und Allocortex* [3–4 Schichten] unterschieden; der Mesocortex* ist eine Übergangsform zwischen Isocortex und Allocortex; die Oberfläche der Hirnrinde wird durch Windungen [Gyri* cerebri] und Furchen [Sulci* cerebri] auf ca. 1800 cm^2 vergrößert; es lassen sich 6 Lappen unterscheiden: **Stirnlappen** [Lobus* frontalis], **Scheitellappen** [Lobus* parietalis], **Hinterhauptslappen** [Lobus* occipitalis], **Schläfenlappen** [Lobus* temporalis], **Insel** [Lobus* insularis] und **limbischer Lappen** [Lobus* limbicus]; die motorischen Rindengebiete [primär motorischer Kortex*, prämotorischer Kortex*, Broca*-Zentrum] liegen vor dem Sulcus* centralis cerebri, die sensorischen Rindengebiete [somatosensorischer Kortex*, Sehrinde*, primäre Hörrinde*] hinter ihm

Cortex Cinnamomi: Cinnamomi cortex; *s.u. Ceylon-Zimt*

Cortex Condurango: Condurango cortex [Condurangorinde*]

Cortex Frangulae: Frangulae cortex; *s.u. Faulbaum*

Cortex glandulae suprarenalis (Ⓔ suprarenal cortex): Nebennierenrinde; *s.u. Nebenniere*

Cortex Hamamelidis: Hamamelidis cortex; *s.u. Hamamelis*

Cortex lentis (Ⓔ cortex of lens): ***Syn***: *Linsenrinde*; die den Linsenkern [Nucleus* lentis] umgebende **Linsenschalen**, die während der Wachstums- und Alterungsprozesse der Linse entstehen

Cortex nodi lymphatici: veraltet für → *Cortex nodi lymphoidei*

Cortex nodi lymphoidei (Ⓔ cortex of lymph node): Lymphknotenrinde; *s.u. Lymphknoten*

Cortex ovarii (Ⓔ cortex of ovari): ***Syn***: *Eierstockrinde*; äußere Schicht des Eierstocks, die die Eierstockfollikel* [Folliculi ovarici] und die Gelbkörper [Corpus luteum] enthält; *s.a. Eierstock*

Cortex pili (Ⓔ cortex of hair): Haarrinde; *s.u. Haar*
Cortex Populi: Populi cortex; *s.u. Pappel*
Cortex praepiriformis (Ⓔ prepiriform cortex): *s.u. Essay Riechen/Geruchssinn S. 1863*
Cortex Quercus: Quercus cortex; *s.u. Eichenrinde*
Cortex Quillajae: Quillajae cortex; *s.u. Quillaja saponaria*
Cortex renalis (Ⓔ renal cortex): ***Syn***: *Nierenrinde*; die Rindensubstanz der Niere; auf Längsschnitten der Nieren bildet sie die säulenförmigen Columnae* renales; in die Rinde einstrahlende, radiäre Bündel von Marksubstanz werden als **Markstrahlen** [Radii medullares] bezeichnet; die zwischen den Markstrahlen liegende Rindensubstanz bildet das **Rindenlabyrinth** [Labyrinthus corticis]; das Rindenlabyrinth enthält Nierenkörperchen* und die distalen Tubuli des Nephrons*; in den Markstrahlen liegen die dünnen Teile der aufsteigenden Schenkel der Henle*-Schleifen und Sammelrohre
Cortex Salicis: Salicis cortex; *s.u. Weide*
Cortex Sassafras: Sassafras radicis cortex; *s.u. Sassafras (albidum)*
Cortex thymi (Ⓔ thymic cortex): ***Syn***: *Thymusrinde*; Rindenschicht des Thymus*, in der im jugendlichen Thymus die Vermehrung der T-Lymphozyten* stattfindet; wird während der Thymusinvolution nach der Pubertät durch Fettgewebe ausgefüllt
Cortex Yohimbehe: Yohimbehe cortex; *s.u. Yohimbe*

Cor|te|xo|lon *nt* (Ⓔ cortexolone): ***Syn***: *Cortodoxon, Desoxycortisol*; Vorstufe des Cortisons*; Corticosteroid* mit glucocorticoider Wirkung

Cor|te|xon *nt* (Ⓔ cortexone): ***Syn***: *Desoxycorticosteron, Desoxycorton, 21-Hydroxyprogesteron*; in der Nebenniere gebildetes Mineralocorticoid*; **Anw.**: primäre und sekundäre Nebennierenrindeninsuffizienz, adrenogenitales Syndrom

Corti: Marquis Alfonso Corti; 1822–1888; italienischer Anatom (Wien, Utrecht, Turin)
Corti-Ganglion *nt* (Ⓔ Corti's ganglion): ***Syn***: *Ganglion cochleare, Ganglion spirale cochlearis*; Ganglion des Nervus* cochlearis im Spindelkanal der Ohrschnecke [Cochlea*]
Corti-Haarzellen *pl* (Ⓔ Corti's cells): innere und äußere Haarzellen* des Corti*-Organs
Corti-Membran *f* (Ⓔ Corti's membrane): ***Syn***: *Membrana tectoria ductus cochlearis*; zellfreie Gallertmembran, die das Corti*-Organ bedeckt
Corti-Organ *nt* (Ⓔ Corti's organ): ***Syn***: *Organum spirale*; auf der Lamina* basilaris des Ductus* cochlearis sitzendes Sinnesepithel, das aus Hör- und Stützzellen besteht und einen Rezeptor für akustische Signale bildet; bei den **Stützzellen** unterscheidet man **1.** schlanke **innere** und **äußere Pfeilerzellen**, die gegeneinander geneigt sind und den **inneren Tunnel** umschließen **2. innere Phalangenzellen**, die die inneren Haarzellen stützen, und **äußere Phalangenzellen** [Deiters-Stützzellen], auf denen die äußeren Haarzellen sitzen **3. Hensen-Zellen** und **Claudius-Zellen**, die an den äußeren Tunnel angrenzen und direkt auf der Lamina basilaris aufsitzen
die **Sinneszellen** werden unterteilt in **1. innere Haarzellen** ca. 3.500 Zellen, die an ihrer Oberfläche 50–60 Mikrovilli tragen **2. äußere Haarzellen** ca. 15.000 Zellen, mit jeweils 60–120 Stereozilien; die Mikrovilli und Stereozilien ragen nach oben in die **Membrana tectoria**, einer zellfreien Gallertmembran, die von den Zellen des Labium* limbi vestibulare gebildet wird; zwischen den verschiedenen Zellarten verlaufen drei sog. Tunnel: **äußerer Tunnel** lateral der äußeren Haarzellen, **mittlerer Tunnel** [Nuël-Raum] zwischen äußeren Haarzellen und äußeren Pfeilerzellen und **innerer Tunnel** zwischen inneren und äußeren Pfeilerzellen; nach innen wird das Corti*-Organ vom **Sulcus spiralis internus** begrenzt; *s.a. Essay Hören/auditives System S. 939*
Corti-Organschaden *m*: *→ Innenohrschwerhörigkeit*

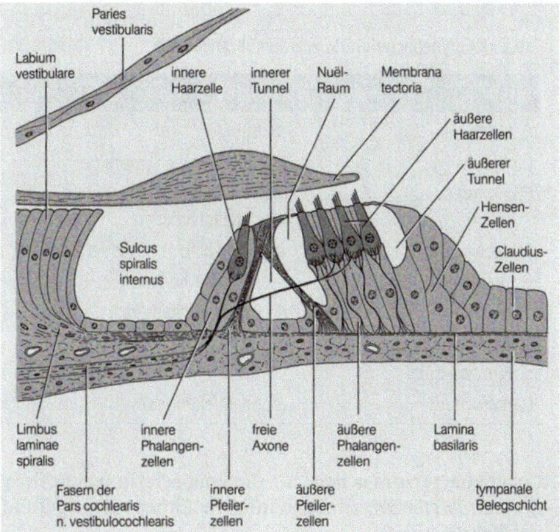

Abb. C87. Übersicht über das Corti-Organ

Corti-, corti- *präf.*: *→ Cortico-*

Cortico-, cortico- *präf.*: Wortelement mit der Bedeutung „Rinde/Schale/Kortex"

Cor|ti|co|id *nt*: *→ Corticosteroid*

Cor|ti|co|li|be|rin *nt* (Ⓔ corticoliberin): ***Syn***: *Kortikoliberin, Corticotropin-relasing-Faktor, Corticotropin-relasing-Hormon*; im Hypothalamus* gebildetes Peptid, das die Freisetzung von Corticotropin* aus dem Hypophysenvorderlappen* bewirkt

Cor|ti|co|ste|ro|id *nt* (Ⓔ corticosteroid): ***Syn***: *Kortikosteroid, Kortikoid, Corticoid*; Sammelbezeichnung für in der Nebennierenrinde* gebildete Steroidhormone, d.h., für die in der Zona reticularis gebildeten Androgene*, die Glucocorticoide* der Zona fasciculata und die Mineralocorticoide* der Zona glomerulosa

corticosteroid binding globulin *nt*: ***Syn***: *Transkortin, Transcortin, Cortisol-bindendes Globulin*; α_1-Globulin; Transportprotein für Cortisol* im Blut

Cor|ti|co|ste|ron *nt* (Ⓔ corticosterone): in der Nebennierenrinde gebildetes Corticosteroid*

cor|ti|co|trop *adj* (Ⓔ adrenocorticotropic): ***Syn***: *corticotroph, adrenocorticotrop, adrenocorticotroph, kortikotrop, kortikotroph, adrenokortikotrop, adrenokortikotroph*; auf die Nebennierenrinde einwirkend

cor|ti|co|troph *adj*: *→ corticotrop*

Cor|ti|co|tro|phin *nt*: *→ Corticotropin*

Cor|ti|co|tro|phi|num *nt*: *→ Corticotropin*

Cor|ti|co|tro|pin *nt* (Ⓔ corticotropin): ***Syn***: *Corticotrophin, Kortikotropin, Kortikotrophin, Corticotrophinum, adrenocorticotropes Hormon, corticotropes Hormon, Adrenokorti-*

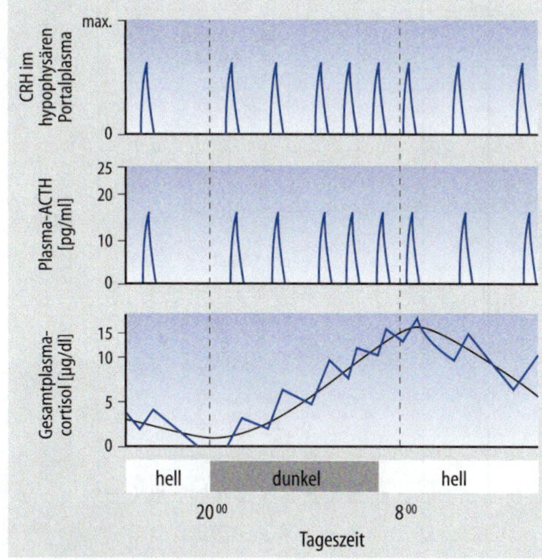

Abb. C88. Corticotropin. Sekretionsrhythmus von ACTH

kotropin; in den basophilen Zellen der Hypophyse* gebildetes, glandotropes Polypeptidhormon, das die Synthese und Freisetzung von Glucocorticoiden in der Nebennierenrinde anregt; die Hypophyse enthält ca. 250 µg Corticotropin, von denen täglich 10–20 % in den Kreislauf abgegeben werden; die Abgabe beim gesunden, nicht-gestressten Probanden erfolgt in 7–10 kurzen Sekretionsperioden, die gehäuft am frühen Morgen auftreten und die für die Erhöhung des Plasmacortisolspiegels am Morgen verantwortlich sind; Corticotropin regt die Synthese und Freisetzung von Glucocorticoiden in der Nebennierenrinde an, führt zu einer Steigerung der Lipolyse und einer indirekten Erhöhung des Insulinspiegels; Stress und Kälte führen zu einer erhöhten Corticotropinfreisetzung aus dem Hypophysenvorderlappen, während Glucocorticoide hemmend wirken; *s.a. Cushing-Syndrom, Nebennierenrindeninsuffizienz*

Corticotropin-relasing-Faktor *m*: →*Corticoliberin*

Corticotropin-relasing-Hormon *nt*: →*Corticoliberin*

corticotropin releasing hormone *nt*: →*Corticoliberin*

Corltilsol *nt* (Ⓔ cortisol): ***Syn***: *Kortisol, Hydrocortison, 17-Hydroxycorticosteron*; in der Nebennierenrinde aus Cholesterin* gebildetes wichtigstes Glucocorticoid*; im Blut wird Cortisol an ein α-Globulin [Transcortin] gebunden transportiert; die Cortisolrezeptoren der Zielzellen liegen intrazellulär; Cortisol wird in der Leber abgebaut und zum größten Teil in konjugierter Form über die Nieren ausgeschieden

Hydrocortison spielt eine bedeutende Rolle als Regulator des Intermediärstoffwechsels und als Modulator der Immunantwort; Cortisol stimuliert die Gluconeogenese [Gegenspieler des Insulins] sowie die Proteolyse und Lipolyse und hemmt gleichzeitig die Proteinbiosynthese; Cortisol unterdrückt die Immunantwort und Entzündungsreaktion und hemmt die Bildung von Zytokinen und die Kollagenbildung in Fibroblasten; **Anw.**: Substitutionstherapie bei primärer Nebenniereninsuffizienz, parenteral bei Status asthmaticus, allergischem Schock

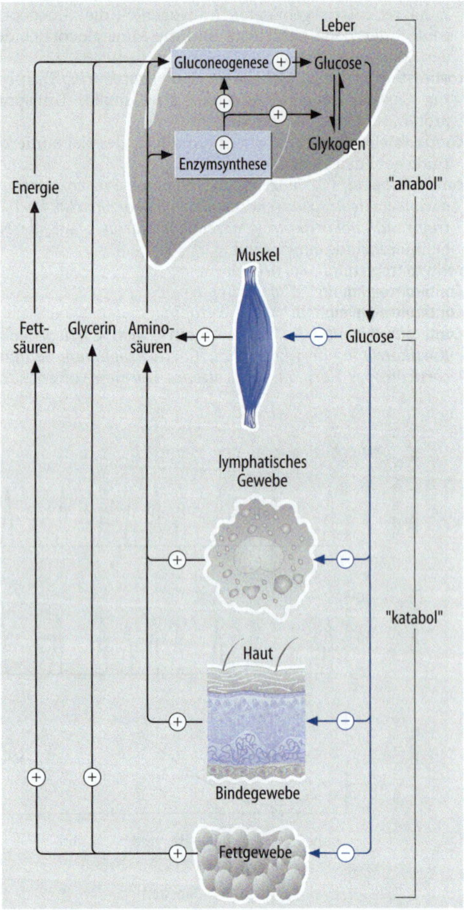

Abb. C89. Stoffwechseleffekte von Cortisol

Corltilson *nt* (Ⓔ cortisone): ***Syn***: *Kortison, 17α,21-Dihydroxy-4-pregnen-3,11,20-trion*; im Blut nicht nachweisbares Oxidationsprodukt des Cortisols*; 1935 von E. C. Kendall entdeckt; **Anw.**: primäre und sekundäre Nebennierenrindeninsuffizienz, lokale entzündliche oder allergische Erkrankungen, Gelenkrheumatismus, Asthma bronchiale; wegen der ausgeprägten mineralocorticoiden Wirkung [Natriumretention] werden heute synthetische Corticosteroide bevorzugt

Corltilsonlglaulkom *nt* (Ⓔ corticosteroid-induced glaucoma): ***Syn***: *Kortisonglaukom*; Augendrucksteigerung bei Cortisonanwendung; tritt bei ca. 5 % der Patienten nach einigen Wochen lokaler oder systemischer Gabe auf; besonders gefährdet sind stark Kurzsichtige

Corltilsonlstar *m* (Ⓔ cortison cataract): ***Syn***: *Steroidkatarakt, Kortisonstar*; Katarakt* bei langfristiger lokaler oder systemischer Glucocorticoidtherapie; meist als hintere, schalenförmige Rindentrübung

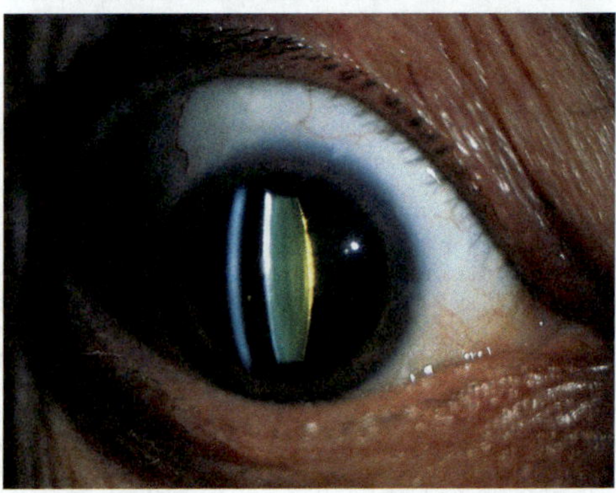

Abb. C90. Cortisonstar

Corltoldolxon *nt*: →*Cortexolon*

Colrylnanlthe yolhimlbe *f*: →*Yohimbe*

Colrylnelbacltelrilum *nt* (Ⓔ Corynebacterium): ***Syn***: *Korynebakterium*; Gattung grampositiver, nichtsporenbildender, unbeweglicher Stäbchenbakterien, die zahlreiche pathogene Arten enthält

Tab. C91. Corynebacterium. Species und Krankheiten

Arten	Krankheiten
C. diphtheriae	Diphtherie
C. ulcerans	diphtherieartige Symptome
C. jeikeium	Sepsis, Endokarditis, Weichteilinfektionen
C. urealyticum	Zystitis (alkalisch-inkrustierte Steine)
C. pseudodiphtheriticum	fakultativ pathogene
C. amycdatum (alt C. xerosis)	Haut-/Schleimhautflora
C. striatum	
C. minutissimum	
C. matruchotii	(Augeninfektionen)

Corynebacterium acnes (Ⓔ Corynebacterium acnes): ***Syn***: *Propionibacterium acnes*; häufig in Aknepusteln gefundenes Bakterium

Corynebacterium diphtheriae (Ⓔ Corynebacterium diphtheriae): *Syn*: *Diphtheriebazillus, Diphtheriebakterium, Klebs-Löffler-Bazillus, Löffler-Bazillus, Bacterium diphtheriae*; fakultativ anaerobes Stäbchenbakterium, das in vielen verschiedenen Formen vorkommt [Polymorphie]; nur Biovare, die das tox⁺-Gen besitzen produzieren Diphtherietoxin, den einzigen Virulenzfaktor von Corynebacterium diphtheriae; Roux und Yersin entdeckten das Diphtherietoxin 1888 am Pasteur-Institut in Paris und von Behring und Kitasa 1890 das Antitoxin; Ehrlich entgiftete das Toxin durch Wärmebehandlung [1900] und von Behring begann mit der Immunisierung von Kindern durch ein Toxin-Antitoxin-Gemisch in 1913; mit der Herstellung von Diphtherin-Toxoid [durch Wärme- und Formolbehandlung] durch Ramon und seiner Verwendung als Impfstoff begann 1924 die Ära der Schutzimpfung

die Übertragung erfolgt durch Tröpfcheninfektion auf enge Kontaktpersonen, wobei auch klinisch gesunde Träger das Bakterium ausscheiden können; Wundinfektionen können auch durch Schmierinfektion verursacht werden; **Pathogenese**, **Klinik** und **Therapie** *s.u. Diphtherie*

Corynebacterium infantisepticum: →*Listeria monocytogenes*

Corynebacterium minutissimum (Ⓔ Corynebacterium minutissimum): Erreger des Erythrasmas*

Corynebacterium pseudodiphtheriticum (Ⓔ Corynebacterium pseudodiphtheriticum): *Syn*: *Löffler-Pseudodiphtheriebazillus, Pseudodiphtheriebakterium*; apathogenes, leicht mit Corynebacterium* diphtheriae zu verwechselndes Stäbchenbakterium

Corynebacterium pseudotuberculosis (Ⓔ Corynebacterium pseudotuberculosis): *Syn*: *Preisz-Nocard-Bazillus*; selten auf den Menschen übertragenes Bakterium; befällt meist Schafe, Ziegen oder Pferde

Corynebacterium xerosis (Ⓔ Corynebacterium xerosis): apathogenes Bakterium; häufig auf Haut, Schleimhaut und Bindehaut des Menschen

Co|ry|za *f* (Ⓔ coryza): *s.u. Rhinitis*

Coryza syphilitica (Ⓔ syphilitic coryza): *s.u. Essay Syphilis S. 2077*

Cos|ta *f, pl* **-tae** (Ⓔ rib): *Syn*: *Rippe*; jede Rippe besteht aus einem hinteren knöchernen Teil [**Os costale**] und dem vorderen knorpeligen Teil [**Cartilago costalis**]; die zwölf Rippenpaare bilden zusammen mit der Wirbelsäule und dem Brustbein den knöchernen Brustkorb [**Cavea thoracis**]; auf den Anfangsteil der Rippen, den **Rippenkopf** [Caput thoracis], folgt ein kurzer **Rippenhals** [Collum costae], der im Bereich des **Rippenhöckerchens** [Tuberculum costae] in den **Rippenkörper** [Corpus costae] übergeht; die knorpelige Verbindung am Übergang von knöchernem Abschnitt der Rippen zum Rippenknorpel wird als Kostochondralgelenk bezeichnet

Costa cervicalis (Ⓔ cervical rib): *Syn*: *Halsrippe, Costa colli*; stummelartige Rippe im Halsbereich; kann zu Skoliose* der Halswirbelsäule und Einengung des Brustkorbausgangs führen

Costa colli: →*Costa cervicalis*

Costae fluctuantes (Ⓔ floating ribs): Bezeichnung für die 11. und 12. Rippe, die nicht mit dem Brustbein verbunden und damit beweglicher sind

Costa lumbalis (Ⓔ lumbar rib): *Syn*: *Lendenrippe*; manchmal vorkommende stummelartige Rippe am ersten Lendenwirbel

Costa prima (Ⓔ first rib): *Syn*: *erste Rippe*; kurze oberste Rippe, an der der Musculus* scalenus anterior ansetzt; auf ihrer Oberseite liegen der Sulcus* arteriae subclaviae und der Sulcus* venae subclaviae, in denen die Arteria* und Vena* subclavia verlaufen

Costa secunda (Ⓔ second rib): *Syn*: *zweite Rippe*; hat auf der Oberseite die Tuberositas* musculi serrati anterioris, die dem Musculus* serratus anterior als Ansatzpunkt dient

Costae spuriae (Ⓔ false ribs): *Syn*: *falsche Rippen*; die 8.–12. Rippe ist entweder nur indirekt über die Articulationes* interchondrales [8.–10. Rippe] mit dem Brustbein verbunden oder haben keine Verbindung mit dem Brustbein [11. und 12. Rippe]

Costae verae (Ⓔ true ribs): *Syn*: *echte Rippen*; die direkt mit dem Brustbein verbundenen Rippen 1–7

Costen: James Costen; geb. 1934; amerikanischer HNO-Arzt (St. Louis)

Costen-Syndrom *nt* (Ⓔ Costen's syndrome): *Syn*: *temporomandibuläres Syndrom*; vom Kiefergelenk ausgehende neuralgiforme Beschwerden mit Ohrenschmerzen, Ohrensausen, Schwerhörigkeit durch Tubenverschluss, Schmerzausstrahlung in Zunge und Hinterkopf, Globusgefühl und Parästhesien; Ursache ist eine Dorsalverlagerung des Unterkieferköpfchens bei Bissanomalien, Zahnlosigkeit oder schlecht funktionierenden Prothesen, die zu einer direkten und indirekten Reizung des Nervus* auriculotemporalis und der Chorda* tympani führen

Co|sub|strat *nt* (Ⓔ cosubstrate): Coenzym*

Co|trans|mit|ter *m* (Ⓔ cotransmitter): *Syn*: *Kotransmitter*; in synaptischen Vesikeln enthaltener Transmitter außer dem Haupttransmitter; die funktionelle Bedeutung ist ungeklärt

Co|trans|port *m* (Ⓔ cotransport): *Syn*: *gekoppelter Transport, Symport*; gleichzeitiger Transport zweier Substanzen durch die Zellmembran, wobei eine Substanz mit und die andere gegen ein Konzentrationsgefälle transportiert wird

Cotrel: Y. Cotrel; französischer Orthopäde im 20. Jahrhundert

Cotrel-Dubousset-Operation *f* (Ⓔ Cotrel-Dubousset instrumentation): Aufrichtung und Fixierung der Wirbelsäule mit Stäben bei Skoliose im thorakalen und lumbalen Bereich

Co|trim|o|xa|zol *nt* (Ⓔ co-trimoxazole): Kombination der Antibiotika Trimethoprim* und Sulfamethoxazol*; wirkt gegen grampositive und gramnegative Erreger, v.a. Salmonellen, Shigellen, Klebsiellen, Escherichia coli, Proteus, Enterokokken, Pneumokokken und Haemophilus; **Anw.**: Atemwegsinfekte, Infektionen der Nieren und ableitenden Harnwege, Geschlechtskrankheiten, Pneumocytis carinii-Pneumonie

Cottle: **Cottle-Septumplastik** *f* (Ⓔ Cottle operation): bei Septumdeviation* durchgeführte Durchtrennung und Teilentfernung des Nasenknorpels

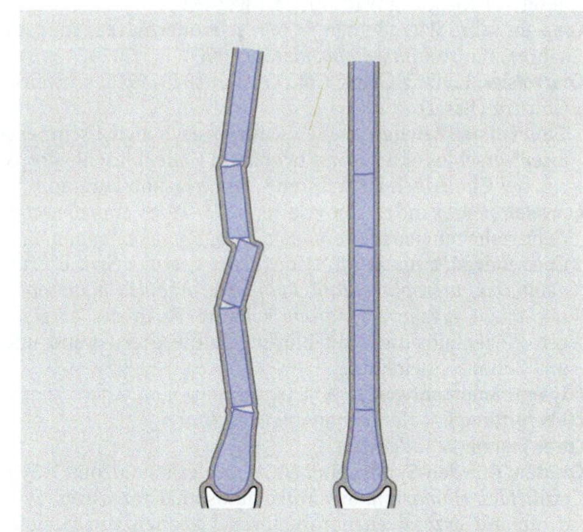

Abb. C92. Cottle-Septumplastik

Cotton-wool-Herde *pl* (Ⓔ cotton wool spots): kleine helle Exsudatherde im Augenhintergrund bei verschiedenen Augenerkrankungen [Retinopathia* hypertonica, diabetische Retinopathie*, Venenastverschlüsse, Zentralvenenverschluss*] [*Abb. C93*]

Cotugno: *s.u. Cotunnius*

Cotunnius: Domenico Cotunnius, auch Cotugno; 1736–1822; italienischer Anatom (Neapel)

Cotunnius-Flüssigkeit *f* (Ⓔ Cotunnius's liquid): *Syn*: *Perilymphe, Perilympha, Liquor cotunnii*; lymphartige Flüssigkeit, die das membranöse Labyrinth des Innenohrs außen umgibt; wird von der Stria* vascularis des Ductus* cochle-

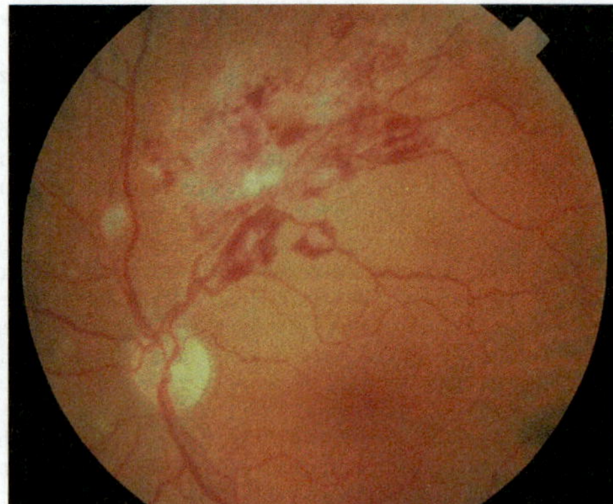
Abb. C93. Cotton-wool-Herd bei Verschluss eines Venenastes

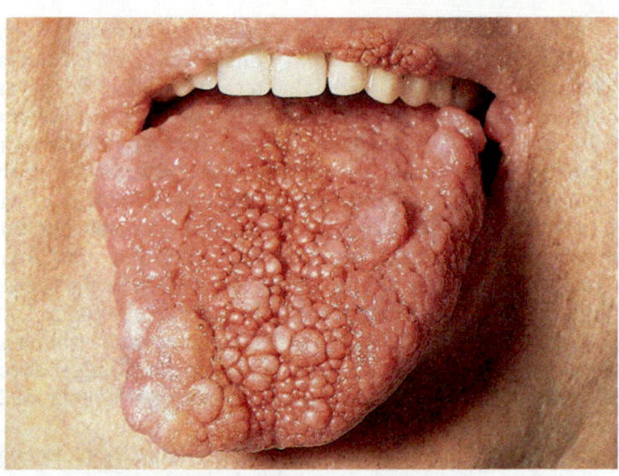
Abb. C94. Cowden-Syndrom. Papillomatose der Mundschleimhaut

aris gebildet und im Saccus* endolymphaticus rückresorbiert

Cotunnius-Kanal *m* (Ⓔ Cotunnius' canal): ***Syn***: *Aqueductus vestibuli*; im Felsenbein verlaufendes Kanälchen, das den Ductus* endolymphaticus enthält

Co|ty|le|do *f, pl* **-do|nes** (Ⓔ cotyledon): ***Syn***: *Kotyledo, Kotyledone*; Zottenbüschel des Chorions, Plazentalappen

Cou|lomb *nt* (Ⓔ coulomb): abgeleitete SI-Einheit* der elektrischen Ladung; 1 Coulomb ist die von einer Stromstärke von 1 A in einer Sekunde gelieferte Elektrizitätsmenge [1 C = 1 Ampere × Sekunde = 1 As]

Councilman: William Thomas Councilman; 1854–1933; amerikanischer Pathologe (Baltimore)

Councilman-Körperchen *pl* (Ⓔ Councilman's bodies): hyaline Körperchen bei Leberzellnekrose*

Coun|ter|trans|port *m* (Ⓔ countertransport): ***Syn***: *Austauschtransport, Gegentransport, Antiport*; Austauschvorgang durch die Zellmembran, bei dem Substanzen in entgegengesetzter Richtung transportiert werden

Coup de sabre-Sklerodermie *f* (Ⓔ scleroderma en coup de sabre): *s.u. zirkumskripte Sklerodermie*

Courvoisier: Ludwig Georg Courvoisier; 1843–1918; schweizer Chirurg (Basel)

Courvoisier-Zeichen *nt* (Ⓔ Courvoisier's sign): schmerzloser Verschlussikterus mit tastbarem Gallenblasenhydrops, z.B. bei Choledochuskarzinom*, Pankreaskopfkarzinom*

Couvelaire: Alexandre Couvelaire; 1873–1948; französischer Geburtshelfer (Paris)

Couvelaire-Uterus *m* (Ⓔ Couvelaire uterus): ***Syn***: *Uterusapoplexie, uteroplazentare Apoplexie, Apoplexia uteroplacentaris, Couvelaire-Syndrom*; schwere Form der vorzeitigen Plazentalösung* mit Blutung in die Uteruswand und u.U. Schockentwicklung

CO_2-Ventilationsantwort *f* (Ⓔ CO_2 response): *s.u. Kohlendioxid*

CO-Vergiftung *f*: *→ Kohlenmonoxidvergiftung*

Cover-Test *m*: *→ Abdecktest*

Cowden: **Cowden-Syndrom** *nt* (Ⓔ Cowden's syndrome): ***Syn***: *multiples Hamartom-Syndrom*; autosomal-rezessives Syndrom mit exzessiven fibromatösen Läsionen von Gesicht, Mundschleimhaut und Akren; häufig assoziiert mit Hämangiomen, Neuromen, Lipomen, rektosigmoidalen Polypen, Brustkrebs [30–50 %] oder Tumoren von Schilddrüse oder Genitaltrakt

Cowdry: Edmund Vincent Cowdry; 1888–1975; amerikanischer Zytologe

Cowdry-Körper *pl* (Ⓔ Cowdry bodies): Einschlusskörperchen in Zellen bei Befall mit Herpes simplex-Virus*

Cowper: William Cowper; 1666–1709; britischer Anatom und Chirurg (London)

Cowper-Drüse *f* (Ⓔ Cowper's gland): ***Syn***: *Bulbourethraldrüse, Glandula bulbourethralis*; am hinteren Ende des Bulbus* penis befindliche, erbsengroße paarige Drüse, die in den hinteren Teil der Harnröhre mündet; produziert Gleitmittel für den Sexualverkehr

Cowper-Zyste *f* (Ⓔ Cowper's cyst): Retentionszyste der Cowper-Drüse*

Cow|pe|ri|tis *f, pl* **-ti|den** (Ⓔ cowperitis): Entzündung der Cowper-Drüse*

Cox-, cox- *präf.*: Wortelement mit der Bedeutung „Hüfte/Hüftgelenk/Coxa"

Co|xa *f, pl* **-xae** (Ⓔ hip): Hüfte, Hüftregion

Coxa plana: *→ Morbus Perthes*

Coxa plana idiopathica: *→ Morbus Perthes*

Coxa valga (Ⓔ coxa valga): *s.u. Femur*

Coxa vara (Ⓔ coxa vara): *s.u. Femur*

Cox|al|gia *f* (Ⓔ coxalgia): ***Syn***: *Koxalgie, Hüftschmerz, Hüftgelenkschmerz*; die häufigste Ursache für Schmerzen in der Hüfte bzw. dem Hüftgelenk sind Entzündung [Coxitis*] oder Arthrose [Coxarthrosis*]

Cox|ar|thri|tis *f, pl* **-ti|den**: *→ Coxitis*

Cox|ar|thro|sis *f, pl* **-ses**: *→ Koxarthrose*

Co|xi|el|la *f* (Ⓔ Coxiella): sich nur intrazellulär vermehrende, kleine, gramnegative Stäbchenbakterien

Coxiella burnetii (Ⓔ Coxiella burnetii): kokkoides, gramnegatives Stäbchenbakterium; äußerst resistent gegen Austrocknung, Hitze, Kälte und Sonnenlicht; Erreger der weltweit vorkommenden Balkangrippe*

Co|xi|tis *f, pl* **-ti|den** (Ⓔ coxitis): ***Syn***: *Hüftgelenksentzündung, Koxitis, Koxarthritis, Coxarthritis*; Entzündung des Hüftgelenks; die häufigsten Formen sind **bakterielle Koxitis, rheumatische Koxitis** und, v.a. bei Kindern, die **flüchtige Koxitis** als Begleitarthritis bei Allgemeininfektionen

Coxitis fugax (Ⓔ transient coxitis): ***Syn***: *flüchtige Koxitis*; v.a. bei Kindern auftretende Begleitarthritis bei Allgemeininfektion, die wahrscheinlich auf einer partiell-allergischen Reaktion der Synovialmembran beruht; der Schmerz ist belastungsabhängig mit Projektion ins Kniegelenk; **DD**: Morbus* Perthes; **Therapie**: Entlastung, Analgetika, nichtsteroidale Antiphlogistika; **Prognose**: heilt folgenlos aus

Coxitis gonorrhoica (Ⓔ gonorrheal coxitis): ***Syn***: *gonorrhoische Koxitis*; Coxitis als Begleitentzündung einer Gonorrhoe*

Coxitis purulenta (Ⓔ suppurative coxitis): eitrige Coxitis; Empyem* des Hüftgelenks

Coxitis syphilitica (Ⓔ syphilitic coxitis): syphilitische Hüftgelenksentzündung

Coxitis tuberculosa (Ⓔ tuberculous coxitis): ***Syn***: *Hüftgelenkstuberkulose, tuberkulöse Koxitis, tuberkulöse Hüftgelenkentzündung*; Gelenktuberkulose* des Hüftgelenks; kann als primäre Form [von der Synovialmembran ausgehend] oder sekundäre Form auftreten; führt i.d.R. zu totaler Gelenkzerstörung und Gelenkversteifung; **Diagnose**: Erregernachweis im Probematerial; **Therapie**: *s.u. Tuberkulose*

Coxsackie-Enzephalitis *f* (Ⓔ Coxsackie encephalitis): durch Coxsackieviren hervorgerufene Virusenzephalitis*

Cox|sa|ckie|vi|rus *nt, pl* **-ren** (Ⓔ Coxsackie virus): in zwei Subgruppen, **Coxsackie A** [mit 23 Serotypen] und **Coxsackie B** [mit 6 Serotypen] unterteilte, weltweit vorkommende Picornaviren*; verursachen u.a. Herpangina*, Atemwegsinfektionen, Sommergrippe, Myokarditis*, Virusmeningitis* und Virusenzephalitis*; die Übertragung erfolgt als Tröpfchen- oder Schmierinfektion, mit einer Häufung der Infekte im Sommerhalbjahr

CP *Abk.*: **1.** →*Caeruloplasmin* **2.** Chloroquin-Primaquin **3.** chromosomales Protein **4.** →*chronische Pankreatitis* **5.** Clearance-Phase **6.** →*Cor pulmonale* **7.** →*Creatinphosphat* **8.** →*Koproporphyrin* **9.** →*Zerebralparese*

cP *Abk.*: **1.** Centipoise **2.** →*chronische Polyarthritis*

C&P *Abk.*: Zystoskopie und Pyelographie

cp. *Abk.*: compositus

C/P *Abk.*: Cholesterin-Phosphatid-Verhältnis

CPA *Abk.*: **1.** Carboxypeptidase A **2.** Chlorphenylalanin **3.** Cyproteronacetat

CPAF *Abk.*: Chlorpropamid-induzierter Alkohol-Flush

CPAP *Abk.*: continous positive airway pressure

CPAP-Beatmung *f* (Ⓔ CPAP breathing): die Spontanatmung unterstützende Form der Überdruckbeatmung*, bei der sowohl inspiratorisch als auch exspiratorisch der Atemwegsdruck angehoben ist [**kontinuierlicher positiver Atemwegsdruck, continuous positive airway pressure, CPAP**]; damit werden kollabierte Abschnitte der unteren Atemwege eröffnet, was zu einer Erhöhung der Gasaustauschfläche und Verminderung der Shuntdurchblutung führt; gleichzeitig verringert sich die erforderliche Atemarbeit durch den Abfall des Atemwegwiderstandes

CPB *Abk.*: **1.** Carboxypeptidase B **2.** Cetylpyridinbromid **3.** Cyclophosphamid, Cisplatin (*engl.* platinol), BCNU **4.** kompetitive Proteinbindung

CPBA *Abk.*: kompetitiver Proteinbindungs-Assay

CPBP *Abk.*: →*kardiopulmonaler Bypass*

CPC *Abk.*: **1.** Cetylpyridinchlorid **2.** Cor pulmonale chronicum **3.** Cyclophosphamid, Cisplatin (*engl.* platinol), Carboplatin

CPDS *Abk.*: Carboxypyridindisulfid

CPD-Stabilisator *m* (Ⓔ citrate phosphate dextrose solution): Stabilisator* für Blutkonserven; enthält Citrat, Phosphat und Dextrose [Glucose]

CPE *Abk.*: →*zytopathischer Effekt*

CPEO *Abk.*: chronisch progressive externe Ophthalmoplegie

C-Peptid *nt* (Ⓔ C peptide): *Syn*: *C-Kette, connecting peptide*; sitzt in den Insulinvorstufen Präproinsulin und Proinsulin zwischen der späteren A- und B-Kette; wird nach dem Herausschneiden nicht weiter abgebaut, sondern zusammen mit Insulin* in äquimolarer Konzentration ins Blut abgegeben; damit erlaubt die C-Peptid-Konzentration im Plasma Rückschlüsse auf die Insulinsekretion bei Diabetikern

CPH *Abk.*: **1.** chronische paroxysmale Hemikranie **2.** →*chronisch-persistierende Hepatitis*

CPI *Abk.*: koronarer Prognose-Index

CPIB *Abk.*: α-(p-Chlorphenoxy)-isobuttersäure

CPK *Abk.*: **1.** Carotispulskurve **2.** →*Creatinphosphokinase*

CPKMB *Abk.*: Creatinphosphokinase vom musclebrainTyp

CPLM *Abk.*: Cystein-Pepton-Leber-Methylenblau

CPM *Abk.*: **1.** →*Capreomycin* **2.** →*Cyclophosphamid*

c.p.m. *Abk.*: counts per minute

CPN *Abk.*: →*chronische Pyelonephritis*

CPOB *Abk.*: Cyclophosphamid, Prednison, Vincristin (*engl.* oncovin), Bleomycin

C-Potenz *f* (Ⓔ C potency): *Syn*: *Centesimalpotenz*; *s.u. Potenzierung*

CPP *Abk.*: **1.** chronisch-progressive Polyarthritis **2.** Cyclopentophenanthren **3.** zerebraler Pulsionsdruck

CPPD *Abk.*: Calciumpyrophosphatdihydrat

CPPD-Ablagerung *f*: →*Chondrokalzinose*

CPQ *Abk.*: Cholesterin-Phosphatid-Quotient

CPR *Abk.*: **1.** Chlorphenolrot **2.** kardiopulmonale Reserve

C3-Proaktivator *m* (Ⓔ C3 proactivator): *Syn*: *Faktor B, glycinreiches Beta-Globulin*; zum alternativen Weg der Komplementaktivierung gehörender Faktor; *s.u. Komplement*

CPS *Abk.*: **1.** →*Carbamylphosphatsynthetase* **2.** Chlorphosphorsäure

c.p.s. *Abk.*: counts per second

CPT *Abk.*: **1.** Cholinphosphotransferase **2.** →*Cold-pressure-Test*

CPT11 *Abk.*: →*Irinotecan*

CP-Test *m*: →*Cold-pressure-Test*

CPZ *Abk.*: →*Chlorpromazin*

CR *Abk.*: →*komplette Remission*

Cr *Abk.*: **1.** →*Chrom* **2.** →*Creatinin*

CRA *Abk.*: **1.** chronische rheumatoide Arthritis **2.** zerebrale Radioisotopen-Angiographie

Crack *nt* (Ⓔ crack): Bezeichnung für eine rauchbare Cocainform mit extrem schnell einsetzender psychischer und physischer Abhängigkeit*

Cramer: Friedrich Cramer; 1847–1903; deutscher Chirurg (Wiesbaden)

Cramer-Schiene *f* (Ⓔ Cramer's splint): biegsame, gepolsterte Drahtschiene zur Immobilisation

Cram|pus *m, pl* **-pi** (Ⓔ cramp): *Syn*: *Krampus*; Muskelkrampf

Cra|ni|a|lia *pl*: →*Ossa cranii*

Cra|ni|um *nt, pl* **-nia** (Ⓔ cranium): *Syn*: *Kranium, Schädel*; der von den Schädelknochen* gebildete knöcherne Schädel; setzt sich aus der **Schädelbasis** [Basis* cranii] und dem **Schädeldach** [Calvaria*] zusammen; die Topographie unterscheidet fünf Betrachtungsebenen [**Schädelnormen**]: **Norma frontalis/facialis** von vorne, **Norma superior/verticalis** von oben, **Norma occipitalis** von hinten, **Norma lateralis** von der Seite, **Norma inferior/basalis** von unten; man unterscheidet den sog. **Hirnschädel** [Neurocranium*], der Gehirn und Hirnstamm enthält, vom **Eingeweideschädel** [Viscerocranium*], der den Anfang der Atem- und Verdauungswege umschließt; unter entwicklungsgeschichtlichen Aspekten unterscheidet man **Chondrocranium** [knorpelig vorgebildete Teile des Schädels, v.a. der Schädelbasis, die später durch Knochen ersetzt werden] und **Desmocranium** [Teil des Schädels, der aus Belegknochen* entsteht]; auffällig am äußeren Schädel sind die Fontanellen [Fonticuli* cranii], die Öffnungen für Auge [Orbita*], Nase [Apertura* piriformis] und Ohr [Meatus* acusticus externus] sowie die Foramina der Schädelbasis für die Gefäße und Nerven

Cranium bifidum (Ⓔ cranioschisis): *Syn*: *Spaltschädel, Kranioschisis*; angeborene Schädelspalte

Cranium viscerale (Ⓔ visceral cranium): *Syn*: *Viszerokranium, Viscerocranium, Splanchnokranium, Splanchnocranium*; der sog. Gesichts- und Eingeweideschädel besteht aus Oberkiefer [Maxilla*], Gaumenbein [Os* palatinum], Jochbein [Os* zygomaticum], Tränenbein [Os* lacrimale], Nasenbein [Os* nasale], unterer Nasenmuschel [Concha* nasalis inferior], Pflugscharbein [Vomer*], Unterkiefer [Mandibula*] Zungenbein [Os* hyoideum] und den Gehörknöchelchen [Ossicula* auditoria]

Cra|tae|gi fo|li|um cum flo|re *nt* (Ⓔ hawthorn leaf with flower): *s.u. Weißdorn, gemeiner*

Cra|tae|gus lae|vi|ga|ta *f*: →*Weißdorn, gemeiner*

Cra|tae|gus o|xy|a|can|tha *f*: →*Weißdorn, gemeiner*

Crau|ro|sis *f, pl* **-ses** (Ⓔ kraurosis): *Syn*: *Kraurose, Kraurosis*; zu Atrophie und Schrumpfung führende Erkrankung der Halbschleimhaut der Genitalregion

Craurosis penis (Ⓔ kraurosis penis): *Syn*: *Kraurosis penis*; Kraurose von Vorhaut und Eichel

Craurosis vulvae: →*Kraurosis vulvae*

CRBP *Abk.*: zelluläres Retinolbindungsprotein

CRD *Abk.*: zerebroretinale Degeneration

Cre|a|tin *nt* (Ⓔ creatine): *Syn*: *Kreatin, α-Methylguanidinoessigsäure*; in der Leber gebildeter Metabolit des Stoffwechsels, der als Creatinphosphat* ein Energiespeicher der Muskelzelle ist; wird als Creatinin* im Urin ausgeschieden [*Abb. C95*]

Cre|a|tin|ä|mie *f* (Ⓔ creatinemia): *Syn*: *Kreatinämie, Hyperkreatinämie*; vermehrter Creatingehalt des Blutes [normal 23–60 μmol/l], z.B. bei fleischreicher Kost, Hunger, Diabetes* mellitus

Cre|a|ti|nin *nt* (Ⓔ creatinine): *Syn*: *Kreatinin*; harngängige Ausscheidungsform des Creatins*; da die Creatininbildung nur von der Muskelmasse abhängt, deutet eine Erhöhung des Creatininspiegels im Plasma bei normaler Muskelfunktion auf eine Nierenfunktionsstörung hin

Cre|a|ti|nin|clea|rance *f* (Ⓔ creatinine clearance): *Syn*: *Kreatininclearance*; in der Nierenfunktionsdiagnostik verwendetes Maß für die Ausscheidung von Creatinin durch die Niere; Creatinin wird praktisch nur über die Niere ausgeschieden, d.h., die Clearance* entspricht der glomerulären

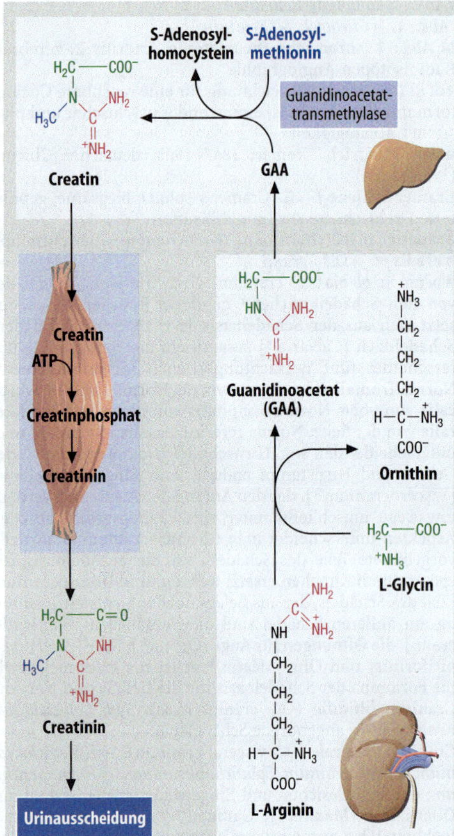

Abb. C95. Biosynthese von Creatin

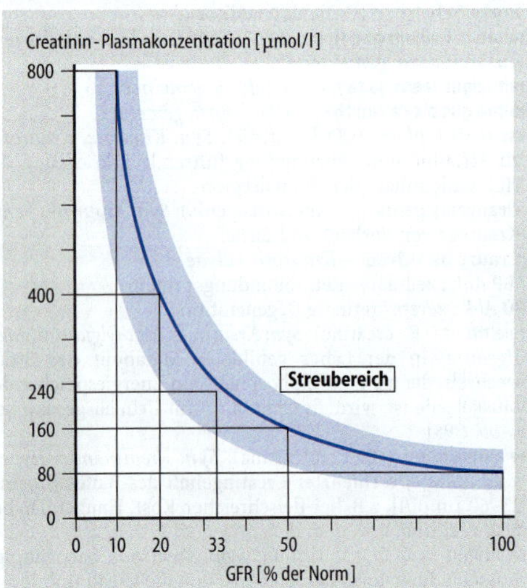

Abb. C96. Abhängigkeit der Creatininplasmakonzentation von der Creatininclearance

Filtrationsrate; nimmt sie ab, steigt die Creatininkonzentration des Plasmas an

Cre|a|tin|ki|na|se *f* (Ⓔ creatine kinase): *Syn*: *Kreatinkinase, Kreatinphosphokinase, Creatinphosphokinase*; intrazelluläres Enzym, das die reversible Reaktion von Creatin* und ATP zu Creatinphosphat* und ADP katalysiert; kommt in drei Isoformen vor: CK-BB [**Hirntyp**], CK-MM [**Skelettmuskeltyp**] und CK-MB [**Herzmuskeltyp**]; CK-MB wird zur Diagnose und Verlaufsbeobachtung des Herzinfarktes verwendet

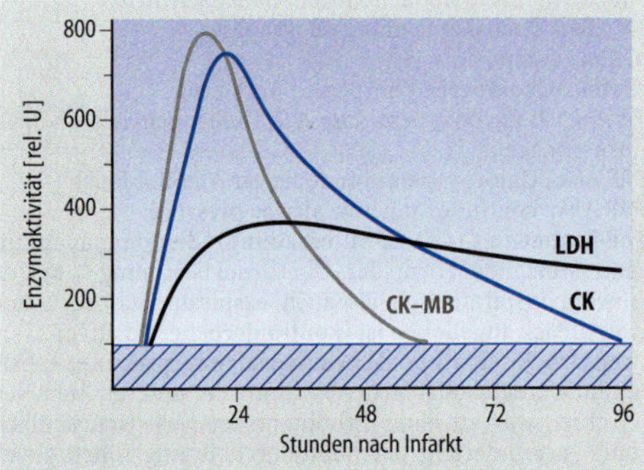

Abb. C97. LDH-, CK- und CK-MB-Spiegel im Serum nach Myokardinfarkt

Cre|a|tin|phos|phat *nt* (Ⓔ creatine phosphate): *Syn*: *Kreatinphosphat, Phosphokreatin*; energiereiche Phosphatverbindung, die im Muskel als Energiespeicher dient; ihre Aufgabe ist die kontinuierliche Regeneration von ATP

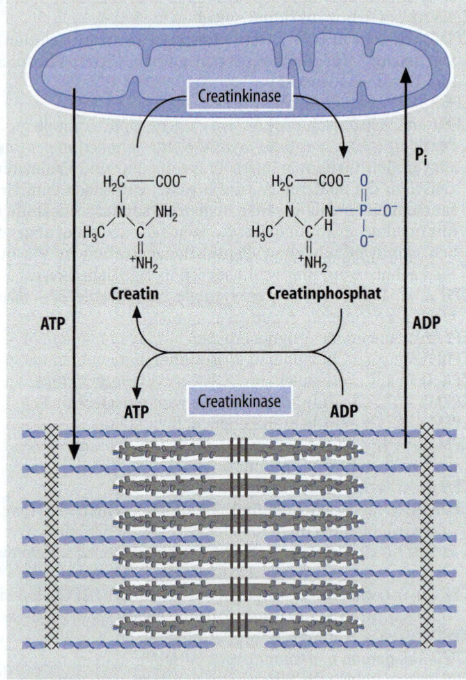

Abb. C98. Regeneration von ATP durch Creatinphosphat

Cre|a|tin|phos|pho|ki|na|se *f*: → *Creatinkinase*

Cre|a|tin|u|rie *f* (Ⓔ creatinuria): *Syn*: *Kreatinurie*; vermehrte Creatinausscheidung im Harn; der Normalwert liegt bei 54–135 µmol/24 h

Credé: Karl Sigmund Franz Credé; 1819–1892; deutscher Gynäkologe (Leipzig)

Credé-Handgriff *m* (Ⓔ Credé's maneuver): Methode zur manuellen Plazentalösung; eine Hand umfasst den Fundus*

uteri und exprimiert ihn mit der nächsten Wehe vorsichtig in kaudaler Richtung; mit der anderen Hand kann vorsichtig an der Nabelschnur gezogen werden

Credé-Prophylaxe *f* (Ⓔ Credé's method): ***Syn***: *Credéisieren*; vorbeugende Behandlung gegen Gonoblennorrhoe* des Neugeborenen durch Eintröpfeln von Silbernitratlösung in den Bindehautsack; heute werden meist Erythromycintropfen verwendet, da sie besser gegen die häufigere Chlamydienblennorrhoe* wirken

Cre|dé|i|sie|ren *nt*: *→Credé-Prophylaxe*

creeping disease *nt*: *→Larva migrans*

C-Region *f* (Ⓔ C region): konstante Region der Immunglobuline*

Cre|mas|ter *m*: *→Musculus cremaster*

Cre|mas|te|ri|ca *f*: *→Arteria cremasterica*

Cre|mas|ter|re|flex *m* (Ⓔ cremasteric reflex): ***Syn***: *Hodenreflex, Kremasterreflex*; Hochheben des Hodens durch Kontraktion des Musculus* cremaster bei Berührung der Innenseite des Oberschenkels

Creme *f* (Ⓔ cream): halbfeste Arzneiform zur lokalen Anwendung; **hydrophobe Cremes** haben eine lipophile äußere Phase [Wasser-in-Öl], während **hydrophile Cremes** eine wässrige äußere Phase enthalten [Öl-in-Wasser], die als Trägersubstanz für gelöste oder emulgierte Wirkstoffe dient

Cre|na *f, pl* **-ne|ae** (Ⓔ crena): Furche, Spalte, Rinne

Crena analis: *→Crena ani*

Crena ani (Ⓔ gluteal cleft): ***Syn***: *Crena intergluteaIis, Rima ani, Crena analis*; Gesäßspalte, Afterfurche

Crena intergluteaIis: *→Crena ani*

Cre|pi|ta|tio *f, pl* **-ti|o|nes** (Ⓔ **1.** crepitation **2.** bony crepitus): **1.** ***Syn***: *Krepitation, Crepitus, Knisterrasseln, Knistern*; über der Lunge oder Pleura auskultierbares Knistern, v.a. in der Anfangsphase einer Pneumonie [**Crepitatio indux**] und später bei der Lösung und Verflüssigung des Alveolarexsudates [**Crepitatio redux**] **2.** ***Syn***: *Krepitation, Crepitus*; fühl- oder [seltener] hörbares Reiben der Knochenfragmente bei Fraktur*; typisches Frakturzeichen

Cre|pi|tus *m*: *→Crepitatio*

Cres|cen|te *nt* (Ⓔ crescente): *s.u. Wehen*

Cre|sol *m* (Ⓔ cresol): ***Syn***: *Kresol, Methylphenol, Hydroxytoluol*; Gemisch aus **o-**, **m-** und **p-Cresol**; Destillationsprodukt des Steinkohlenteers; schwer löslich in Wasser; **Anw.**: Desinfektionsmittel

CREST-Syndrom *nt* (Ⓔ CREST syndrome): Variante der progressiven systemischen Sklerodermie* mit **C**alcinosis cutis, **R**aynaud-Syndrom, ösophagealer [*engl.* **e**sophageal] Dysfunktion, **S**klerodaktylie und **T**eleangiektasien

Creutzfeldt: Hans-Gerhard Creutzfeldt; 1885–1964; deutscher Neurologe (Kiel)

Creutzfeldt-Jakob-Erkrankung *f* (Ⓔ Creutzfeldt-Jakob disease): ***Syn***: *subakute spongiforme Enzephalopathie, Creutzfeldt-Jakob-Syndrom, Jakob-Creutzfeldt-Erkrankung, Jakob-Creutzfeldt-Syndrom*; durch Prionen* verursachte seltene Erkrankung des ZNS mit fortschreitender Degeneration und tödlichem Ausgang; in Mitteleuropa beträgt die Inzidenz 0,5–1 pro 1 Million Einwohner pro Jahr; sie betrifft v.a. ältere Patienten zwischen 55 und 75 Jahren und Frauen etwa 50 % häufiger als Männer; 85 % der Erkrankungen treten sporadisch auf, 15 % sind erblich bedingt; iatrogene Fälle durch Wachstumshormon aus Kadaverhypophysen oder Transplantation von Kornea oder Dura wurden berichtet; die Inkubationszeit beträgt 10–30 Jahre, der Krankheitsverlauf meist weniger als 1 Jahr [90 %]; **Klinik**: anfangs kommt es zu Schlaflosigkeit, Verhaltensstörungen und vegetativen Regulationsstörungen; dann zu progredienter Demenz, EEG-Veränderungen, Myoklonien, Pyramidenbahnzeichen, Choreoathetose, motorischen Störungen; im Terminalstadium finden sich Rigor, Spastik und schließlich Dezerebration

in den letzten Jahren gab es eine **neue Variante Creutzfeldt-Jakob-Erkrankung** [CJE-Variante] mit kürzerer Inkubationszeit, die durch Übertragung der bovinen spongiformen Enzephalopathie* der Rinder [Rinderwahnsinn] auf den Menschen entstand

Creveld: *s.u. van Creveld*

CRF *Abk.*: **1.** *→Corticotropin-relasing-Faktor* **2.** Koagulase-reagierender Faktor

CRH *Abk.*: *→Corticotropin-relasing-Hormon*

CRI *Abk.*: *→chronische respiratorische Insuffizienz*

CRIA *Abk.*: kompetitiver Radioimmunoassay

cri|co|id *adj* (Ⓔ cricoid): ***Syn***: *krikoid*; ringförmig

Cri-du-chat-Syndrom *nt* (Ⓔ cri-du-chat syndrome): ***Syn***: *Katzenschreisyndrom, Lejeune-Syndrom, 5p-Syndrom*; durch Verlust des kurzen Armes von Chromosom 5 verursachtes Fehlbildungssyndrom mit Gesichts- und Schädelfehlbildungen und charakteristischem katzenähnlichen Schreien der Kinder; Häufigkeit: 1:10–50.000 Lebendgeburten; die Letalität beträgt ca. 10 % im 1. Lebensjahr; die durchschnittliche Lebenserwartung liegt bei 30–40 Jahren; gehört zu den sog. klassischen Mikrodeletionssyndromen*

Crigler: John Fielding Crigler, Jr.; amerikanischer Kinderarzt (Boston) im 20. Jahrhundert

Crigler-Najjar-Syndrom *nt* (Ⓔ Crigler-Najjar syndrome): ***Syn***: *idiopathische Hyperbilirubinämie, Najjar-Crigler-Syndrom*; familiärer nicht-hämolytischer Ikterus* des Neugeborenen durch einen Mangel an Glucuronyltransferase; beim **Typ I** liegt ein kompletter Enzymmangel vor; damit sind die Bilirubinwerte extrem hoch [20–40 mg/dl] und können zu einem Kernikterus* führen; beim **Typ II** liegt nur ein partieller Mangel vor und die Bilirubinwerte sind mäßig erhöht [9–20 mg/dl]; **Therapie**: bei Typ I Austauschtransfusion und evtl. Lebertransplantation im Kindesalter; Typ II erfordert meist keine Therapie; Phenobarbital* senkt den Bilirubinspiegel

Cri|nis *m*: *→Haar*

Cri|sis *f*: *→Krisis*

criss-cross-Wachstum *nt* (Ⓔ criss-cross growth): *s.u. Essay Virus und Tumor S. 2185*

Cris|ta *f, pl* **-tae** (Ⓔ crest): (Knochen-)Leiste, Kamm

Crista ampullaris (Ⓔ ampullary crest): ***Syn***: *Crista der Bogengangsampulle*; kammartige Erhöhung der Bogengangsampullen, in der das Sinnesepithel des Vestibularapparates und der Gallertkörper lokalisiert ist; im **Sulcus ampullaris** liegt das Sinnesfeld, das aus Stützzellen und Sinneszellen [Haarzellen* Typ I und II] besteht; die Sinneszellen haben 50–80 Stereozilien* pro Zelle plus jeweils 1 Kinozilium*; die Zilien ragen nach oben in die gallertartige **Cupula ampullaris** hinein; Bewegungen der Endolymphe* der Bogengänge führt zur Bewegungen der Cupula, die über die Zilien an die Sinneszellen übertragen werden; diese Bewegungsimpulse werden über Nervenfasern zum Gehirn geleitet; die Gesamtheit von Sinnesfeld und Cupula wird oft als **Kupulaorgan** bezeichnet

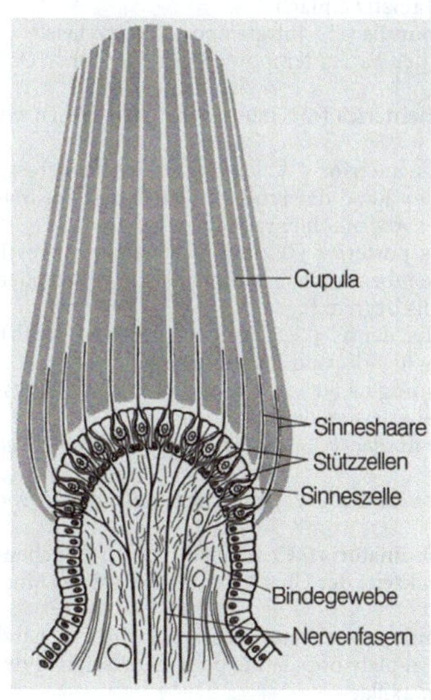

Abb. C99. Crista ampullaris

Crista arcuata (Ⓔ arcuate crest of arytenoid cartilage): gebogene Leiste an der Facies anterolateralis der Aryknorpel
Crista basilaris ductus cochlearis: → *Crista spiralis ductus cochlearis*
Crista der Bogengangsampulle: → *Crista ampullaris*
Crista capitis costae (Ⓔ crest of (little) head of rib): kleine Leiste, die die Gelenkfläche des Rippenköpfchens [Facies* articularis capitis costae] der 2.–10. Rippe in zwei Flächen unterteilt, die jeweils mit zwei benachbarten Rippen artikulieren [Articulatio* capitis costae]
Crista colli costae (Ⓔ crest of neck of rib): Leiste am Oberrand des Rippenhalses [Collum costae]
Crista conchalis corporis maxillae (Ⓔ conchal crest): Ansatzleiste der unteren Nasenmuschel am Oberkiefer
Crista conchalis corporis ossis palatini (Ⓔ conchal crest of palatine bone): Ansatzleiste der unteren Nasenmuschel am Gaumenbein
Crista costae (Ⓔ costal crest): Rippenoberkante; *s.u. Rippenkörper*
Cristae cutis (Ⓔ dermal ridges): ***Syn***: *Hautleisten, Tastleisten, Papillarleisten*; genetisch determiniertes Leistenmuster der Haut; entsteht durch die von der Lederhaut [Dermis*] in die Oberhaut [Epidermis*] zapfenförmig vordringenden Papillen [Papillae* dermis]
Crista ethmoidalis maxillae (Ⓔ ethmoid crest): Ansatzleiste der mittleren Nasenmuschel am Oberkiefer
Crista ethmoidalis ossis palatini (Ⓔ ethmoid crest of palatine bone): Ansatzleiste der mittleren Nasenmuschel am Gaumenbein
Crista fenestrae cochleae (Ⓔ crest of cochlear window): Randleiste des runden Fensters; Ansatzstelle der Membrana* tympanica secundaria
Crista frontalis (Ⓔ frontal crest): Knochenleiste auf der Rückfläche des Stirnbeins [Os* frontale]; Fortsetzung der Crista* galli
Crista galli (Ⓔ crista galli): ***Syn***: *Hahnenkamm*; vom Siebbein [Os* ethmoidale] ausgehende Knochenleiste, an der die Hirnsichel [Falx* cerebri] ansetzt
Crista iliaca (Ⓔ iliac crest): ***Syn***: *Beckenkamm, Darmbeinkamm*; oberer Rand der Darmbeinschaufel [Ala* ossis ilii]; hat drei leistenförmige Erhebungen, **Labium externum cristae iliacae** [äußere Darmbeinlippe], **Linea intermedia cristae iliacae** und **Labium internum cristae iliacae** [innere Darmbeinlippe], an denen die Bauchwandmuskeln ansetzen; am vorderen und hinteren Ende besitzt der Beckenkamm insgesamt vier **Darmbeinstacheln** [Spina iliaca anterior superior und inferior, Spina iliaca posterior superior und inferior]; wegen der oberflächlichen Lage ist die Entnahme von Knochenmark aus dem Beckenkamm [Beckenkammpunktion] relativ einfach
Crista infratemporalis (Ⓔ infratemporal crest): Leiste an der Außenseite der Facies temporalis des Keilbeins [Os* sphenoidale]
Crista intertrochanterica (Ⓔ intertrochanteric crest): *s.u. Femurschaft*
Crista lacrimalis anterior (Ⓔ anterior lacrimal crest): Leiste am lateralen Rand des Processus* frontalis der Maxilla*; ist Teil des Augenhöhlenrandes
Crista lacrimalis posterior (Ⓔ posterior lacrimal crest): Leisten des Tränenbeins [Os* lacrimale], die hinten den Sulcus* lacrimalis begrenzt
Crista marginalis dentis (Ⓔ marginal crest of tooth): Randleiste von Schneide- und Eckzähnen
Cristae matricis unguis (Ⓔ crests of nail matrix): längsverlaufende Papillarleisten des Nagelbetts; *s.a. Nagel*
Crista medialis fibulae (Ⓔ medial crest of fibula): *s.u. Corpus fibulae*
Cristae mitochondriales (Ⓔ mitochondrial crests): *s.u. Mitochondrie*
Crista musculi supinatoris (Ⓔ supinator crest): Knochenleiste auf der Rückseite der Ulna* für den Ansatz des Musculus* supinator
Crista nasalis laminae horizontalis ossis palatini (Ⓔ nasal crest of horizontal plate of palatine bone): Fortsetzung der Crista* nasalis maxillae
Crista nasalis maxillae (Ⓔ nasal crest of maxilla): Knochenleiste des Processus palatinus der Maxilla*, an der das Nasenseptum ansetzt
Crista obturatoria (Ⓔ obturator crest): zum Acetabulum* ziehende Leiste auf der Vorderseite des oberen Schambeinastes [Ramus* superior ossis pubis]
Crista occipitalis externa (Ⓔ external occipital crest): vertikal verlaufende Leiste in der Mitte der Außenfläche des Hinterhauptbeins [Os* occipitale]
Crista occipitalis interna (Ⓔ internal occipital crest): vertikal verlaufende Leiste an der Innenseite des Hinterhauptbeins [Os* occipitale], an der die Falx* cerebelli angeheftet ist
Crista palatina laminae horizontalis ossis palatini (Ⓔ palatine crest of horizontal plate of palatine bone): inkonstante Leiste auf der Mundseite der Lamina horizontalis des Gaumenbeins [Os* palatinum]
Crista pubica (Ⓔ pubic crest): Leiste am Oberrand des Schambeins [Os* pubis]
Crista sacralis lateralis (Ⓔ lateral sacral crest): durch die Verschmelzung von Querfortsätzen [Processus* transversus vertebrae] entstandene vertikale Knochenleiste auf der Rückfläche des Kreuzbeins
Crista sacralis medialis (Ⓔ medial sacral crest): durch die Verschmelzung von Gelenkfortsätzen [Processus articularis] entstandene vertikale Knochenleiste auf der Rückfläche des Kreuzbeins, die sich unten in das Cornu* sacrale fortsetzt
Crista sacralis mediana (Ⓔ medial sacral crest): durch die Verschmelzung von Dornfortsätzen [Processus* spinosus vertebrae] entstandene vertikale Knochenleiste in der Mitte der Rückfläche des Kreuzbeins
Crista sphenoidalis (Ⓔ sphenoid crest): Leiste an der Seitenfläche des Türkensattels [Sella* turcica]
Crista spiralis ductus cochlearis (Ⓔ spiral crest of cochlea): ***Syn***: *Crista basilaris ductus cochlearis*; Spitze des Ligamentum* spirale ductus cochlearis, an der die Lamina* basilaris ductus cochlearis ansetzt
Crista supracondylaris lateralis (Ⓔ lateral supracondylar crest): ***Syn***: *Crista supraepicondylaris lateralis*; Fortsetzung des Margo* lateralis humeri, die unten in den Epicondylus lateralis humeri ausläuft
Crista supracondylaris medialis (Ⓔ medial supracondylar crest): ***Syn***: *Crista supraepicondylaris medialis*; Fortsetzung des Margo* medialis humeri, die unten in den Epicondylus medialis humeri ausläuft
Crista supraepicondylaris lateralis: → *Crista supracondylaris lateralis*
Crista supraepicondylaris medialis: → *Crista supracondylaris medialis*
Crista supramastoidea (Ⓔ supramastoid crest): Leiste auf dem Processus zygomaticus des Schläfenbeins [Os* temporale]
Crista supravalvularis (Ⓔ supravalvular crest): supravalvuläre Leiste über der Pulmonalklappe [Valva* trunci pulmonalis] bzw. der Aortenklappe [Valva* aortae]
Crista supraventricularis (Ⓔ supraventricular crest): supraventrikuläre Muskelleiste der rechten Herzkammer, die Einflussbahn und Ausflussbahn trennt
Crista terminalis atrii dextri (Ⓔ terminal crest of right atrium): Leiste an der Innenseite des rechten Vorhofs [Atrium* cordis dextrum], an der die Herzmuskulatur beginnt
Crista transversalis dentis (Ⓔ transverse crest): transverse Leiste auf der Zahnkrone [Corona* dentis]
Crista transversa meati acustici interni (Ⓔ transverse crest of internal acoustic meatus): teilt den Fundus* meatus acustici interni in zwei Hälften; die obere Hälfte enthält die Öffnung des Canalis* facialis und die Area* vestibularis superior; die untere Hälfte die Area* vestibularis inferior und das Foramen* singulare
Crista triangularis dentis (Ⓔ triangular crest): dreieckige Leiste auf der Zahnkrone [Corona* dentis]
Crista tuberculi majoris (Ⓔ crest of greater tubercle): *s.u. Corpus humeri*
Crista tuberculi minoris (Ⓔ crest of lesser tubercle): *s.u.*

Corpus humeri
Crista urethralis (Ⓔ urethral crest): Schleimhautfalte an der Hinterwand der Harnröhre
Crista verticalis meati acustici interni (Ⓔ vertical crest of internal acoustic meatus): vertikal verlaufende Leiste auf dem Fundus* meatus acustici interni
Crista vestibuli (Ⓔ vestibular crest): Leiste an der medialen Wand des Vestibulum* labyrinthi, die Recessus* ellipticus und Recessus* sphericus trennt
Cris|ta|punk|ti|on *f* (Ⓔ iliac crest puncture): *Syn*: *Kristapunktion, Beckenkammpunktion*; Knochenmarkentnahme aus dem Beckenkamm [Crista* iliaca]
Cris|ta|typ *m* (Ⓔ crista type): Mitochondrien von Cristatyp; *s.u. Mitochondrie*
Crithidia-Form *f* (Ⓔ epimastigote): *Syn*: *Epimastigot, epimastigote Form*; nicht-infektiöse Zwischenform von Trypanosoma*, aus der die infektiöse trypomastigote Form* hervorgeht
CRL *Abk.*: Komplementrezeptor-Lymphozyten
Cro|ci stig|ma *nt* (Ⓔ saffron stigma): Narbenschenkel von Safran*
Cro|con|a|zol *nt* (Ⓔ croconazole): *Syn*: *1-(1-[2-(3-Chlorbenzyloxy)phenyl]vinyl)imidazol*; Antimykotikum*
Cro|cus sa|ti|vus *m*: → *Safran*
Crohn: Burrill Bernard Crohn; 1884–1983; amerikanischer Internist (New York)
Crohn-Krankheit *f* (Ⓔ Crohn's disease): *Syn*: *Morbus Crohn, Enteritis regionalis Crohn, Enteritis regionalis, Ileitis regionalis/terminalis, Ileocolitis regionalis/terminalis*; multifaktorielle [u.a. immunologisch, genetisch] alle Wandschichten betreffende granulomatöse Entzündung, die meist die unteren Ileumabschnitte [evtl. auch höhere Darmbezirke und auch das Kolon] befällt; *s.a. Essay Chronisch entzündliche Darmerkrankungen S. 403*
Cro|mo|gly|cin|säu|re *f* (Ⓔ cromoglycic acid): *Syn*: *Cromoglicinsäure, Cromolyn*; Antiallergikum* und Antiasthmatikum*; **Anw.**: allergischer Reaktionen, Asthmaprophylaxe
Cro|mo|lyn *nt*: → *Cromoglycinsäure*
Cronkhite: Leonard Wolsey Cronkhite Jr.; amerikanischer Internist (Boston) im 20. Jahrhundert
Cronkhite-Canada-Syndrom *nt* (Ⓔ Cronkhite-Canada syndrome): sehr seltene, ätiologisch ungeklärte diffuse Magen-Darm-Polypose mit Malabsorption; tritt zwischen dem 40. und 70. Lebensjahr in Erscheinung; führt zu Durchfällen, Blutungen und Kachexie; kolorektale Karzinome wurden beschrieben
Crooke: Arthur Carleton Crooke; englischer Pathologe (London) im 20. Jahrhundert
Crooke-Zellen *pl* (Ⓔ Crooke's cells): hyalinisierte, basophile Zellen im Hypophysenvorderlappen*, z.B. bei Morbus* Cushing
Cross-arm-Plastik *f* (Ⓔ cross-arm flap): Crossover-Plastik* zwischen den Armen
Cros|se *f* (Ⓔ proximal segment of greater saphenous vein): *Syn*: *Krosse*; hirtenstabähnlich gebogenes Mündungssegment der Vena* saphena magna in die Vena* femoralis
Cros|sek|to|mie *f* (Ⓔ removal of proximal segment of greater saphenous vein): *Syn*: *Krossektomie*; operative Entfernung des Mündungssegmentes der Vena* saphena magna in die Vena* femoralis
Cross-finger-Plastik *f* (Ⓔ cross-finger flap): Crossover-Plastik* zwischen zwei Fingern
Crossing-over *nt* (Ⓔ crossing-over): *Syn*: *Faktorenaustausch, Chiasmabildung, Crossover*; partieller Chromosomenaustausch zwischen gepaarten Chromosomen während der Meiose*
Cross-leg-Bypass *m* (Ⓔ cross-leg bypass): *Syn*: *Cross-over-Bypass*; operative Verbindung der Arteria* iliaca communis einer Körperseite mit der Arteria* femoralis oder iliaca externa der anderen Seite zur Verbesserung der Durchblutung
Cross-leg-Plastik *f* (Ⓔ cross-leg flap): Crossover-Plastik* zwischen den Beinen
Cross-match *nt* (Ⓔ cross-match): *Syn*: *Kreuzprobe*; in vitro-Test zur Überprüfung der Verträglichkeit von Spender- und Empfängerblut vor einer Bluttransfusion; die **Majorprobe** testet die Kompatibilität von Spendererythrozyten und Empfängerserum, die **Minorprobe** die Verträglichkeit von Empfängererythrozyten und Spenderserum

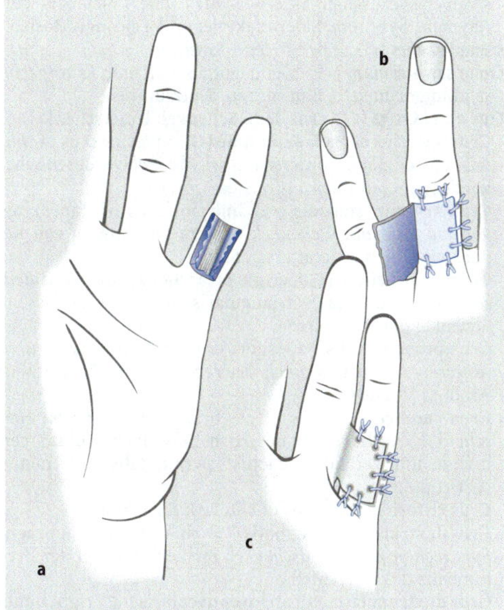

Abb. C100. Cross-finger-Plastik

Cross|over *nt*: → *Crossing-over*
Cross-over-Bypass *m*: → *Cross-leg-Bypass*
Crossover-Plastik *f* (Ⓔ crossover technique): Hautplastik, bei der ein gestielter Vollhautlappen* von einem Finger/einer Extremität zur Deckung eines Defekts an einem anderen Finger/an der anderen Extremität verwendet wird; während der Anwachsphase werden die Finger bzw. Extremitäten vorübergehend aneinander fixiert
cross-species-Übertragung *f* (Ⓔ cross-species transfer): *s.u. Essay AIDS S. 31*
Crot|a|mi|ton *nt* (Ⓔ crotamiton): *Syn*: *N-Ethyl-N-(2-tolyl)-crotonamid*; Antiskabiosum*, Antipruriginosum*
Cro|ton|säu|re *f* (Ⓔ crotonic acid): *Syn*: *2-Butensäure*; Monocarbonsäure; einfach ungesättigte nichtessentielle Fettsäure*; Ausgangsstoff zur Synthese von DL-Threonin und Vitamin A
Cro|to|xin *nt* (Ⓔ crotoxin): Neurotoxin von Crotalus-Species [Klapperschlangen]
Croup *m*: → *Krupp*
croup-associated virus *nt* (Ⓔ croup-associated virus): *Syn*: *CA virus*; *s.u. Parainfluenzaviren*
Crouzon: Octave Crouzon; 1874–1938; französischer Neurologe (Paris)
Crouzon-Syndrom *nt* (Ⓔ Crouzon's syndrome): *Syn*: *Dysostosis cranio-facialis*; autosomal-dominant vererbtes Syndrom mit Fehlbildungen im Bereich des Schädels [Kraniosynostose* mit Ausbildung eines Turmschädels] und des Gesichts [Mittelgesichtshypoplasie, kurze Oberlippe]; klinisch wichtig sind auch die Augensymptome [Exophthalmus*, Hypertelorismus*] und die progrediente Innenohrschwerhörigkeit; evtl. geistige Retardierung
Crow: R. S. Crow; englischer Arzt im 20. Jahrhundert
Crow-Fukase-Syndrom *nt*: → *POEMS-Komplex*
CRP *Abk.*: **1.** chronische rheumatoide Polyarthritis **2.** → *C-reaktives Protein* **3.** → *Cyclo-AMP-Rezeptorprotein*
CRPA *Abk.*: CRP-Antiserum
CRR *Abk.*: Cholera-Rotreaktion
CrR *Abk.*: → *Cremasterreflex*
CRS *Abk.*: **1.** Chinese restaurant syndrome **2.** kongenitales Röteln-Syndrom
CRST-Syndrom *nt* (Ⓔ CRST syndrome): Variante der progres-

siven systemischen Sklerodermie* mit Calcinosis cutis, Raynaud-Syndrom, Sklerodaktylie und Teleangiektasien

crumpled ears *pl*: *s.u. Beals-Hecht-Syndrom*

Cru|or san|gu|i|nis *m* (Ⓔ blood clot): *Syn*: *Kruor, Kruorgerinnsel*; Blutgerinnsel*, Blutkuchen, Blutklumpen

Crus *nt, pl* **Cru|ra** (Ⓔ crus; leg): Schenkel; Unterschenkel

Crus anterius capsulae internae (Ⓔ anterior crus of internal capsule): *Syn*: *vorderer Kapselschenkel*; vorderer Schenkel der inneren Kapsel [Capsula* interna]

Crus anterius stapedis (Ⓔ anterior crus of stapes): *Syn*: *vorderer Steigbügelschenkel*; vordere Verbindung von Körper und Steigbügelplatte; *s.a. Stapes*

Crura antihelicis (Ⓔ crura of anthelix): *Syn*: *Antihelixschenkel*; die Fossa* triangularis auriculae umfassende Schenkel der Antihelix*

Crus breve incudis (Ⓔ short crus of incus): *Syn*: *kurzer/hinterer Ambossschenkel*; kurzer hinterer Fortsatz des Amboss [Incus*]

Crus cerebri (Ⓔ crus of cerebral peduncle): *Syn*: *Hirnschenkel*; vorderer Teil des Hirnstiels [Pedunculus* cerebri]; in ihm verlaufen Tractus* pyramidalis und Tractus* corticopontinus

Crus clitoridis (Ⓔ crus of clitoris): *s.u. Clitoris*

Crus dextrum diaphragmatis (Ⓔ right crus of diaphragm): *Syn*: *rechter Zwerchfellschenkel*; rechter Schenkel der Pars* lumbalis des Zwerchfells

Crus dextrum fasciculi atrioventricularis (Ⓔ right bundle branch): *Syn*: *rechter Tawara-Schenkel*; rechter Schenkel des Erregungsleitungssystems* des Herzens; entsteht aus dem His*-Bündel und verläuft subendokardial im Kammerseptum im rechten Ventrikel; verzweigt sich in **Rami subendocardiales**, die in Purkinje*-Fasern auslaufen

Crus fornicis (Ⓔ crus of fornix): *Syn*: *Fornixschenkel*; nach hinten gebogener Anfangsteil des Fornix*

Crus helicis (Ⓔ crus of helix): *Syn*: *Helixschenkel*; Anfangsteil der Helix*, der Ohrmuschel, Cymba* conchae und Cavitas* conchae trennt

Crus inferius marginis falciformis hiatus saphenus (Ⓔ inferior limb of saphenous opening): *Syn*: *Cornu inferius marginis falciformis hiatus saphenus*; Faserzug der Oberschenkelfaszie, der den unteren Rand des Hiatus* saphenus bildet

Crus laterale anuli inguinalis superficialis (Ⓔ lateral crus of superficial inguinal ring): Faserzug der Externusaponeurose*, die den seitlichen Rand des äußeren Leistenrings [Anulus* inguinalis superficialis] bildet

Crus laterale cartilaginis alaris majoris nasi (Ⓔ lateral crus of greater alar cartilage): äußerer Schenkel des großen Nasenknorpels [Cartilago* alaris major]

Crus longum incudis (Ⓔ long crus of incus): *Syn*: *langer Ambossschenkel*; langer Fortsatz des Amboss [Incus*], der am Amboss-Steigbügel-Gelenk* beteiligt ist

Crus mediale anuli inguinalis superficialis (Ⓔ medial crus of superficial inguinal ring): Faserzug der Externusaponeurose*, die den medialen Rand des äußeren Leistenrings [Anulus* inguinalis superficialis] bildet

Crus mediale cartilaginis alaris majoris nasi (Ⓔ medial crus of greater alar cartilage): medialer Schenkel des großen Nasenknorpels [Cartilago* alaris major]

Crura membranacea ampullaria ductus semicircularis (Ⓔ ampullary membranous crura of semicircular ducts): kolbig erweiterte Schenkel der Bogengänge [Ductus* semicirculares] vor der Einmündung in den Utriculus* vestibularis; enthält die Crista* ampullaris

Crus membranaceum commune ductus semicircularis (Ⓔ common membranous crus of semicircular ducts): gemeinsame Mündung des vorderen und hinteren Bogenganges [Ductus* semicircularis anterior et posterior]

Crus membranaceum simplex ductus semicircularis (Ⓔ simple membranous crus of semicircular duct): hinterer Schenkel des seitlichen Bogenganges [Ductus* semicircularis lateralis]

Crura ossea ampullaria canalis semicircularis (Ⓔ ampullary osseous crura): knöcherne Bogengangschenkel, die die Crura* membranacea ampullaria ductus semicircularis enthalten

Crus osseum commune canalis semicircularis (Ⓔ common osseous crus): hinterer knöcherner Bogengangsschenkel; enthält das Crus* membranaceum commune ductus semicircularis

Crus osseum simplex canalis semicircularis (Ⓔ simple osseous crus): knöcherner Bogengangsschenkel des seitlichen Bogenganges; enthält das Crus membranaceum simplex ductus semicircularis

Crus penis (Ⓔ crus of penis): *Syn*: *Schwellkörperschenkel*; hinteres Ende der Schwellkörper, die an der Knochenhaut [Periost*] der unteren Schambeinäste angeheftet sind; werden vom Musculus* ischiocavernosus umhüllt; *s.a. Penis*

Crus posterius capsulae internae (Ⓔ posterior crus of internal capsule): *Syn*: *hinterer Kapselschenkel*; hinterer Schenkel der inneren Kapsel [Capsula* interna]

Crus posterius stapedis (Ⓔ posterior crus of stapes): *Syn*: *hinterer Steigbügelschenkel*; hintere Verbindung von Körper und Steigbügelplatte; *s.a. Stapes*

Crus primum lobuli ansiformis (Ⓔ first crus of ansiform lobule): Lobulus semilunaris inferior; *s.u. Lobulus semilunaris cerebelli*

Crus secundum lobuli ansiformis (Ⓔ second crus of ansiform lobule): Lobulus semilunaris superior; *s.u. Lobulus semilunaris cerebelli*

Crus sinistrum diaphragmatis (Ⓔ left crus of diaphragm): *Syn*: *linker Zwerchfellschenkel*; linker Schenkel der Pars* lumbalis des Zwerchfells

Crus sinistrum fasciculi atrioventricularis (Ⓔ left bundle branch): *Syn*: *linker Tawara-Schenkel*; linker Schenkel des Erregungsleitungssystems* der Herzens; entsteht aus dem His*-Bündel und verläuft subendokardial im Kammerseptum im linken Ventrikel; verzweigt sich in **Rami subendocardiales**, die in Purkinje*-Fasern auslaufen

Crus superius marginis falciformis hiatus saphenus (Ⓔ superior limb of saphenous opening): *Syn*: *Cornu superius marginis falciformis hiatus saphenus*; Faserzug der Oberschenkelfaszie, der den oberen Rand des Hiatus* saphenus bildet

Crush fracture *nt*: Kompressionsfraktur eines Wirbelkörpers; *s.u. Wirbelsäulenfraktur*

Crush-Niere *f* (Ⓔ crush kidney): *Syn*: *Crush-Syndrom, Quetschungssyndrom, Verschüttungssyndrom, Muskelzerfallssyndrom, myorenales/tubulovaskuläres Syndrom*; durch einen massiven Zerfall von Muskelgewebe verursachtes akutes Nierenversagen mit Pigmentzylindern, Hämo- und Myoglobinurie*; **Therapie**: *s.u. akutes Nierenversagen*

Crush-Syndrom *nt*: *→ Crush-Niere*

Crus|ta *f, pl* **-tae** (Ⓔ crust): Kruste, Borke, Grind, Schorf

Crusta lactea: *→ Ekzema infantum*

Crutchfield: William Gayle Crutchfield; amerikanischer Neurochirurg (Richmond) im 20. Jahrhundert

Crutchfield-Klammer *f* (Ⓔ Crutchfield tongs): *Syn*: *Crutchfield-Zange*; zangenartige Klammer zur Extensionsbehandlung von Halswirbelfrakturen, Luxationen etc.

Cruveilhier: Jean Cruveilhier; 1791–1874; französischer Pathologe (Paris)

Cruveilhier-Baumgarten-Krankheit *f* (Ⓔ Cruveilhier-Baumgarten disease): persistierende offene Nabelvene mit direkter Mündung in die Pfortader* bei Hypoplasie des intrahepatischen Pfortadersystems; bei Leberzirrhose* mit Pfortaderhochdruck kann es zur Rekanalisation der Nabelvenen mit Caput Medusae, Gefäßgeräuschen über dem Nabel [**Cruveilhier-Geräusch**], Splenomegalie*, Aszites* und Ödemen kommen; man spricht dann von **Cruveilhier-Baumgarten-Syndrom**

CRVT *Abk.*: chronisch-rezidivierende ventrikuläre Tachykardie

Crying-face-Syndrom *nt* (Ⓔ crying face syndrome): *Syn*: *schiefes Schreigesicht*; angeborene Hypoplasie* oder Aplasie* des Musculus* depressor anguli oris

Crypt-, crypt- *präf.*: *→ Crypto-*

Cryp|ta *f, pl* **-tae** (Ⓔ crypt): *Syn*: *Krypte*; seichte (Epithel-)Grube

Cryptae tonsillares (Ⓔ tonsillar crypts): *Syn*: *Tonsillenkrypten, Mandelkrypten*; von den Fossulae* tonsillares pharyngealis oder palatini ausgehende tiefe, verzweigte Krypten der Tonsillen*; im Epithel der Krypten liegen zahlreiche Primär- und Sekundärfollikel* [Noduli lymphoidei]

Cryptae tonsillares tonsillae lingualis (Ⓔ tonsillar crypts of lingual tonsil): Krypten der Zungengrundmandel [Tonsilla* lingualis]

Cryptae tonsillares tonsillae palatinae (Ⓔ tonsillar crypts of palatine tonsil): *Syn*: *Gaumenmandelkrypten*; Krypten der Gaumenmandel [Tonsilla* palatina]

Cryptae tonsillares tonsillae pharyngeae (Ⓔ tonsillar crypts of pharyngeal tonsil): *Syn*: *Rachenmandelkrypten*; Krypten der Rachenmandel [Tonsilla* pharyngea]

Cryptae tonsillares tonsillae tubariae (Ⓔ tonsillar crypts of tubal tonsil): *Syn*: *Tubenmandelkrypten*; Krypten der Tubenmandel [Tonsilla* tubaria]

Crypto-, crypto- *präf.*: Wortelement mit der Bedeutung „verborgen/versteckt"

Cryp|to|coc|ca|ceae *pl* (Ⓔ Cryptococcaceae): Familie imperfekter Hefen, zu der u.a. die Gattungen Cryptococcus*, Torulopsis*, Pityrosporum* und Candida* gehören

Cryp|to|coc|co|se *f*: *→Kryptokokkose*

Cryp|to|coc|cus *m, pl* **-coc|ci** (Ⓔ cryptococcus): *Syn*: *Kryptokokkus*; Gattung imperfekter Hefen der Familie Cryptococcaceae*

Cryptococcus neoformans (Ⓔ Cryptococcus neoformans): fakultativ pathogener, bekapselter Sprosspilz; Erreger der Kryptokokkose*; kommt in zwei Varietäten vor: Cryptococcus neoformans var. neoformans [Europa, USA] und Cryptococcus neoformans var. gattii [Afrika]

Cryptococcus-Meningitis *f* (Ⓔ cryptococcal meningitis): Kryptokokkenmeningitis; *s.u. Kryptokokkose*

Cryptococcus-Mykose *f*: *→Kryptokokkose*

Cryp|to|spo|ri|di|o|sis *f, pl* **-ses** (Ⓔ cryptosporidiosis): *Syn*: *Kryptosporidiose*; durch **Cryptosporidium** verursachte, mild verlaufende tropische Diarrhoe*; bei Immunsuppression oder HIV-Infektion Entwicklung einer chronischen, schwer verlaufenden Durchfallerkrankung mit Allgemeinsymptomen

Cryp|to|spo|ri|di|um *nt* (Ⓔ Cryptosporidium): *Syn*: *Kryptosporidie*; ubiquitärer, opportunistischer, intrazellulärer Parasit, der im Schleimhautepithel des Dünndarms lebt; **Cryptosporidium parvum** ist die einzige Art; Erreger der Cryptosporidiosis*

CS *Abk.*: **1.** Chondroitinsulfat **2.** Citratsynthetase **3.** completed stroke **4.** *→Corticosteroid* **5.** *→Cushing-Syndrom* **6.** *→Koronarsklerose* **7.** *→zerebrospinal* **8.** Zykloserin

Cs *Abk.*: *→Caesium*

17CS *Abk.*: 17-Ketosteroide

CS_2 *Abk.*: Schwefelkohlenstoff

C-4-S *Abk.*: *→Chondroitin-4-sulfat*

C-6-S *Abk.*: *→Chondroitin-6-sulfat*

CSA *Abk.*: Chondroitinsulfat A

CSB *Abk.*: **1.** chemischer Sauerstoffbedarf **2.** Chondroitinsulfat B **3.** Convertin, Stuart-Prower-Faktor und AHG B

CSC *Abk.*: **1.** Chondroitinsulfat C **2.** Cornea-Sclera-Conjunctiva

CSD *Abk.*: chronische spezifische Duodenitis

CSDH *Abk.*: chronisches subdurales Hämatom

CSE *Abk.*: Cholesterin-Syntheseenzym

CSE-Hemmer *pl* (Ⓔ HMG-CoA reductase inhibitor): *Syn*: *HMG-CoA-Reduktase-Hemmer, Cholesterin-Synthese-Enzym-Hemmer*; als Lipidsenker verwendete Hemmer der HMG-CoA-Reduktase*, die die Cholesterinsynthese hemmen und zum Absinken der intrazellulären Cholesterinkonzentration führen; der dadurch hervorgerufene Anstieg der LDL-Rezeptorzahl führt zur Aktivierung des LDL-Abbaus und der Senkung des Plasmacholesterinspiegels

CSF *Abk.*: Colony-stimulating Faktor

CSHG *Abk.*: Cardioscatter-Histographie

CSI *Abk.*: Cholesterin-Sättigungsindex

CSII *Abk.*: *→kontinuierliche subkutane Insulininfusion*

CSM *Abk.*: **1.** Computer-Sonometrie **2.** zerebrospinale Meningitis

CSMI *Abk.*: kardiogener Schock nach (akutem) Myokardinfarkt

CSN *Abk.*: Carotissinusnerven

CSOM *Abk.*: chronische suppurative Otitis media

CSP *Abk.*: **1.** *→Cavum septi pellucidi* **2.** Chondroitinsulfat-Proteine

CSR *Abk.*: **1.** Cadmiumsulfat-Reaktion **2.** *→Cheyne-Stokes-Respiration*

CSS *Abk.*: *→Carotis-sinus-Syndrom*

C-Streptokokken *pl* (Ⓔ group C streptococci): *Syn*: *Streptococcus equisimilis, Streptokokken der Gruppe C*; β-hämolysierende Streptokokken; Erreger von Wundinfektionen, Pharyngitis*, Erysipel*, Kindbettfieber*; **Diagnose**: Kultur und serologische Typisierung; **Therapie**: empfindlich gegen Penicillin* G und Cephalosporine*

CSV *Abk.*: zerebraler Sauerstoffverbrauch

C5-Syndrom *nt* (Ⓔ C5 syndrome): *s.u. Zervikalsyndrom*

C6-Syndrom *nt* (Ⓔ C6 syndrome): *s.u. Zervikobrachialsyndrom*

C7-Syndrom *nt* (Ⓔ C7 syndrome): *s.u. Zervikobrachialsyndrom*

C8-Syndrom *nt* (Ⓔ C8 syndrome): *s.u. Zervikobrachialsyndrom*

CT *Abk.*: **1.** *→Calcitonin* **2.** Carboxyltransferase **3.** *→Chemotherapie* **4.** chirurgische Therapie **5.** *→Computertomographie* **6.** *→Coombs-Test* **7.** Cytarabin, 6-Thioguanin **8.** *→Kalzitonin*

CTA *Abk.*: **1.** Chymotrypsin-Aktivität **2.** Cyantrimethylandrosteron **3.** Cyproteronacetat **4.** Kontingenztafel-Analyse

CTAB *Abk.*: Cetyltrimethylammoniumbromid

CTBT *Abk.*: Carboxyltolbutamid

CTC *Abk.*: *→Chlortetracyclin*

CTCb *Abk.*: Cyclophosphamid, Thiotepa, Carboplatin

CTD *Abk.*: **1.** *→Chlortalidon* **2.** Karpaltunnel-Dekompression

CTE *Abk.*: chronisch toxische Enzephalopathie

CTEM *Abk.*: konventionelles Transmissionselektronenmikroskop

CTF *Abk.*: *→chemotaktischer Faktor*

CTFE *Abk.*: Chlortrifluorethylen

CTF-Virus *nt*: *→Colorado-Zeckenfiebervirus*

CTG *Abk.*: Cardiotokogramm

CTGA *Abk.*: korrigierte Transposition der großen Arterien

CTG-Score *nt/m* (Ⓔ CTG score): *s.u. Essay Kardiotokographie S. 1089*

CTH *Abk.*: Ceramidtrihexosid

CTI *Abk.*: kardiothorakaler Index

CTL *Abk.*: **1.** *→Clotrimazol* **2.** *→zytolytische T-Lymphozyten*

CTM *Abk.*: *→Computertomographie*

CTP *Abk.*: *→Cytidintriphosphat*

CTS *Abk.*: **1.** computerisierter topographischer Scanner **2.** synthetisches Kalzitonin

CTT *Abk.*: **1.** computerisierte transaxiale Tomographie **2.** computerisierte Transmissions-Tomographie

CT-Technik *f*: *→Computertomographie*

CT-Ventrikulographie *f* (Ⓔ CT ventriculography): *s.u. kraniale Computertomographie*

CTX *Abk.*: **1.** *→Cyclophosphamid* **2.** Kardiotoxin **3.** zerebrotendinöse Xanthomatose

CTZ *Abk.*: Chemorezeptoren-Triggerzone

CT-Zisternographie *f* (Ⓔ CT cisternography): *s.u. kraniale Computertomographie*

CU *Abk.*: *→Colitis ulcerosa*

Cu *Abk.*: **1.** *→Cuprum* **2.** Harnstoff-Clearance **3.** *→Kupfer*

C.u. *Abk.*: *→Colitis ulcerosa*

Cu|bi|tus *m* (Ⓔ elbow): Ellenbogen

Cu|cur|bi|tae pe|po|nis se|men *nt*: *→Kürbissamen*

Cu|cur|bi|ta pe|po *f* (Ⓔ Cucurbita pepo): *Syn*: *Ölkürbis*; *s.u. Kürbissamen*

CUG *Abk.*: *→Zystourethrogramm*

Cu|lex *m, pl* **-li|ces** (Ⓔ Culex): *Syn*: *Kulexmücke*; Krankheitsüberträger enthaltende Mückenart, die in Europa kaum eine Rolle spielt

Cu|li|ci|dae *pl* (Ⓔ Culicidae): *Syn*: *Stechmücken, Moskitos*; Mückenfamilie, deren Weibchen Blutsauger sind und damit Krankheitserreger übertragen können; wichtige Gattungen sind Anopheles*, Aedes* und Culex*

Cu|li|co|i|des *pl* (Ⓔ Culicoides): *Syn*: *Bartmücken*; zu den **Gnitzen** gehörende Mückengattung, Überträger verschiedener Filarien [z.B. Mansonella* perstans]

Cullen: Thomas Stephen Cullen; 1868–1953; amerikanischer Chirurg (Baltimore)

Cullen-Phänomen *nt* (Ⓔ Cullen's sign): Blaufärbung der Haut um den Nabel bei Blutung in die Bauchhöhle; häufig bei Tubarruptur bei Eileiterschwangerschaft oder akuter hämorrhagischer Pankreatitis

C

Cul|men *nt, pl* **Cul|mi|na** (Ⓔ culmen): Gipfel des Kleinhirnwurms [Vermis* cerebelli]

Cu|ma|rin *nt* (Ⓔ coumarin): *Syn*: *Kumarin*; zur Synthese von Antikoagulanzien [Kumarinderivate*] und Antibiotika [Novobiocin] verwendetes Glykosid*, das in vielen Pflanzen [Waldmeister, Steinklee, Tonkabohnen] vorkommt

Cu|ma|rin|de|ri|va|te *pl* (Ⓔ coumarin derivatives): *Syn*: *Kumarinderivate*; vom Cumarin abgeleitete Hemmstoffe der Blutgerinnung [Antikoagulanzien]; durch ihre Strukturähnlichkeit mit Vitamin K hemmen sie die Bildung Vitamin K-abhängiger Gerinnungsfaktoren

Cumarin-Embryopathie *f* (Ⓔ warfarin embryopathy): *Syn*: *Warfarin-Embryopathie*; Schädigung des Embryos bei Warfarin*-Therapie während der Schwangerschaft

cUMP *Abk.*: zyklisches Uridinmonophosphat

Cu|mu|lus o|o|pho|rus *m* (Ⓔ ovarian cumulus): *Syn*: *Eihügel, Discus proligerus*; in den Bläschenfollikel vorspringende Verdickung des Follikelepithels, die die Eizelle enthält; *s.u. Follikelreifung*

Cumulus-oophorus-Zellen *pl*: *→Cumuluszellen*

Cu|mu|lus|zel|len *pl* (Ⓔ cumulus cells): *Syn*: *Cumulus-oophorus-Zellen*; die den Cumulus oophorus-bildenden Zellen; *s.a. Follikelreifung*

Cu|ne|us *m* (Ⓔ cuneus): *Syn*: *Keil*; keilförmiger Bezirk an der medialen Oberflächliche des Hinterhauptslappens [Lobus* occipitalis]

Cun|nil|in|gus *m* (Ⓔ cunnilingus): *Syn*: *Kunnilingus*; orale Stimulation der weiblichen Scham

Cun|nus *m* (Ⓔ cunnus): die weibliche Scham, das äußere weibliche Genitale, Pudendum*

Cu|prum *nt*: *→Kupfer*

Cuprum aluminatum (Ⓔ copper alum): *Syn*: *Kupferalaun, Augenstein, Lapis divinus/ophthalmicus*; mildes Ätzmittel

Cuprum sulfuricum: *→Kupfersulfat*

Cu|pu|la *f, pl* **-lae** (Ⓔ cupula): Kuppel

Cupula ampullaris (Ⓔ cupula of ampullary crest): *s.u. Crista ampullaris*

Cupula cochleae (Ⓔ cupula of cochlea): *Syn*: *Schneckenspitze*; stumpfe Spitze am Ende der Innenohrschnecke [Cochlea*]

Cupula pleurae (Ⓔ cupula of pleura): *Syn*: *Pleurakuppel*; der 2–3 cm über die 1. Rippe hinausragende obere Teil der Pleura*, der vollständig von Lungengewebe ausgefüllt ist

Cu|ra|re *nt* (Ⓔ curare): *Syn*: *Kurare*; Oberbegriff für Pfeilgifte südamerikanischer Indianer, die eine muskelrelaxierende Wirkung haben; je nach Herkunft unterscheidet man **Tubocurare** oder **Topfcurare** [aus Chondrodendron-Arten] und **Calebassencurare** [aus Strychnos-Arten]; **Anw.**: *s.u. Tubocurarin*; in der Homöopathie als Verreibung bei Lähmungen, Muskelkrämpfen u.ä.

cu|ra|re|mi|me|tisch *adj* (Ⓔ curaremimetic): curareähnlich wirkend, mit curareähnlicher Wirkung

Cur|cu|ma do|mes|ti|ca *f*: *→Gelbwurz*

Cur|cu|mae do|mes|ti|cae rhi|zo|ma *nt* (Ⓔ turmeric root): Wurzelstock der Gelbwurz*

Cur|cu|mae xan|thor|rhi|zae rhi|zo|ma *nt* (Ⓔ Javanese Turmeric root): Wurzelstock der javanischen Gelbwurz*

Cur|cu|ma lon|ga *f*: *→Gelbwurz*

Cur|cu|ma xan|thor|rhi|za *f*: *→javanische Gelbwurz*

Cur|cu|ma ze|do|a|ri|a *f*: *→Zitwer*

Cur|cu|min *nt* (Ⓔ curcumin): *Syn*: *Kurkumin, Kurkumagelb*; gelber Farbstoff von Curcuma-Arten; als Farbstoff und Indikator [**Curcumapapier**] verwendet

Cu|ret|ta|ge *f* (Ⓔ curettage): *Syn*: *Kürettage, Kürettement*; Ausschabung oder Auskratzung mit einer Kürette*

Cu|rie *nt* (Ⓔ curie): veraltete Einheit der Aktivität; durch Becquerel* ersetzt

CURS *Abk.*: chronisches unspezifisches Respirationssyndrom

Curschmann: **1.** Heinrich Curschmann; 1846–1910; deutscher Internist (Leipzig) **2.** Hans Curschmann; 1875–1950; deutscher Internist (Rostock)

Curschmann-Spiralen *pl* (Ⓔ Curschmann's spirals): gedrillte Schleimfäden im Sputum bei Asthma* bronchiale

Curschmann-Steinert-Batten-Syndrom *nt* (Ⓔ Steinert's disease): *Syn*: *Curschmann-Steinert-Syndrom, myotonische Dystrophie, dystrophische Myotonie, Dystrophia myotonica*; autosomal-dominante Muskeldystrophie, die in vier Formen [kongenitale, kindliche, juvenile und Erwachsenenform] vorkommt; mit ca. 12:100.000 Einwohner die häufigste Myotonie; als Ursache wurde eine Vermehrung der sog. **CTG-Triplett repeats** auf dem Chromosom 19 gefunden; normal sind bis zu 30 Wiederholung, beim Curschmann-Steinert-Batten-Syndrom können aber mehr als 100 vorhanden sein; der Schweregrad der Erkrankung korreliert mit der Anzahl der Wiederholungen; auffällig ist, dass die Anzahl der repeats von Generation zu Generation zunimmt

Klinik: Muskeldystrophie der distalen Arm- und Beinmuskulatur, der Gesichts- und Augenmuskeln und des Myokards [Kardiomyopathie*]; Innenohrschwerhörigkeit, Stirnglatze bei Männern, Katarakt, Hodenatrophie bzw. Ovarialinsuffizienz, Steppergang; **Prognose**: der Verlauf ist langsam progredient und führt meist zur Arbeitsunfähigkeit vor dem 40. Lebensjahr; Exitus letalis im 40.–50. Jahr

Curschmann-Steinert-Syndrom *nt*: *→Curschmann-Steinert-Batten-Syndrom*

Curtius: Friedrich Curtius; 1896–1975; deutscher Internist (Lübeck)

Curtius-Syndrom *nt* (Ⓔ **1.–2.** Curtius' syndrome): **1.** *Syn*: *Hemihypertrophie*; angeborene halbseitige/einseitige Hypertrophie* oder halbseitiger Riesenwuchs **2.** *Syn*: *vegetativ-endokrines Syndrom der Frau*; durch eine dienzephalo-hypophysäre Dysfunktion kommt es zu Ovarialinsuffizienz [Amenorrhoe*, Corpus luteum-Insuffizienz*], Vasolabilität [periphere Durchblutungsstörungen, Schwindelneigung, Kreislauflabilität mit Kollapsneigung] und habitueller Obstipation*

Cur|va|tu|ra *f* (Ⓔ curvature): *Syn*: *Kurvatur*; Krümmung, Wölbung

Curvatura major gastricae (Ⓔ greater curvature of stomach): *Syn*: *große Kurvatur, große Magenkurvatur*; vom linken Magenrand gebildeter vorderer, großer Bogen; *s.a. Magen*

Curvatura minor gastricae (Ⓔ lesser curvature of stomach): *Syn*: *kleine Kurvatur, kleine Magenkurvatur*; vom rechten oberen Magenrand gebildeter kürzerer Bogen, der an der Incisura* angularis gastricae endet; *s.a. Magen*

Curvatura primaria (Ⓔ primary curvature): *s.u. Wirbelsäule*

Curvaturae secundariae (Ⓔ secondary curvatures): *s.u. Wirbelsäule*

Cushing: **1.** Hayward W. Cushing; 1854–1934; amerikanischer Chirurg **2.** Harvey Williams Cushing; 1869–1939; amerikanischer Chirurg (Philadelphia)

Cushing-Schwelle *f* (Ⓔ glucocorticoid threshold): interindividuell stark variierende Grenzdosis für Glucocorticoide*, die bei längerer systemischer Applikation ein Cushing-Syndrom verursacht; liegt bei ca. 7,5 mg Prednisolon-Äquivalent/Tag

Cushing-Syndrom *nt* (Ⓔ **1.–2.** Cushing's syndrome): **1.** durch eine Erhöhung der Glucocorticoide im Körper verursachtes Syndrom mit u.a. Vollmondgesicht, Stammfettsucht, Büffelhöcker des Nackens, Osteoporose*, Muskelschwäche, Steroiddiabetes*; je nach Ursache unterscheidet man: **zentrales Cushing-Syndrom** [Morbus Cushing] bei vermehrter ACTH-Bildung in der Hypophyse; **adrenales Cushing-Syndrom** mit Cortisolüberproduktion in der Nebenniere; **paraneoplastisches Cushing-Syndrom** bei ACTH-Bildung in malignen Tumoren und **exogenes** oder **iatrogenes Cushing-Syndrom** bei Überdosierung von Glucocorticoiden; das iatrogene Cushing-Syndrom ist heute die mit Abstand häufigste Form; **Klinik**: stammbetonte Fettsucht mit Striae* distensae, Büffelnacken, rundes, gerötetes Voll-

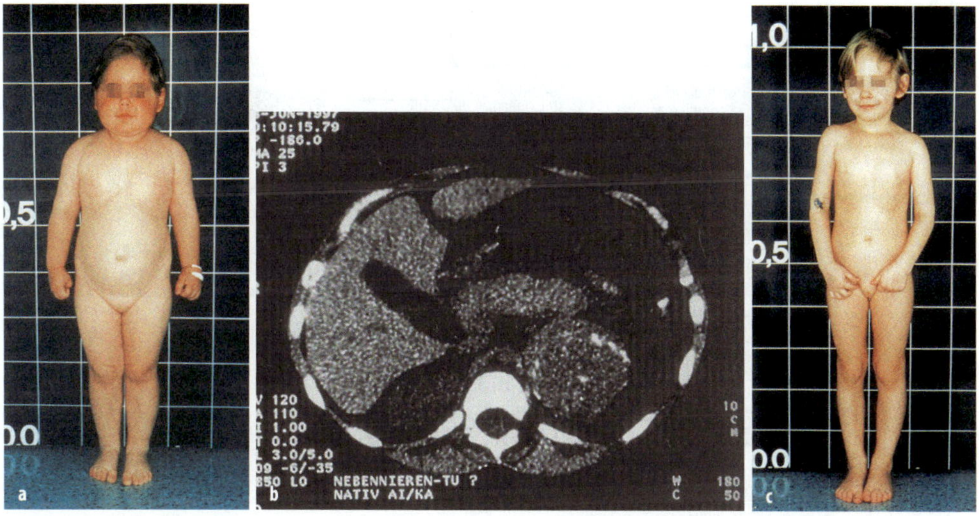

Abb. C101. Cushing-Syndrom. **a** 3-jährige Patientin mit Cushing-Syndrom bei NNR-Tumor, **b** MRT mit NNR-Tumor rechts, **c** selbe Patientin nach der Operation im Alter von 5 Jahren

mondgesicht, Akne, Hypertonie, vermehrte Körperbehaarung, Muskelschwäche, Glucoseintoleranz, Osteoporose und Wachstumsverzögerung oder -stillstand bei Kindern; **Diagnose:** *siehe Abb. C102*; **Therapie:** bei iatrogenem Cushing-Syndrom langsames Absetzen der Glucocorticoide, bei Morbus Cushing transsphenoidale Resektion des Hypophysenadenoms; bei Nebennierentumoren einseitige oder beidseitige Adrenalektomie* und bei paraneoplastischem Cushing-Syndrom Resektion des Tumors **2.** ***Syn:*** *Kleinhirnbrückenwinkel-Syndrom*; Bezeichnung für die durch einen Tumor im Kleinhirn-Brückenbereich verursachten neurologischen Ausfallerscheinungen [*Abb. C101, C102*]

cu|shin|go|id *adj* (Ⓔ cushingoid): Cushing-ähnlich, mit Cushing-ähnlicher Symptomatik

CUSLK *Abk.*: chronische unspezifische Lungenkrankheit

$CuSO_4$ *Abk.*: *→Kupfersulfat*

Cus|pis *f, pl* **-pi|des** (Ⓔ cusp): Spitze, Zipfel

Cuspis anterior valvae atrioventricularis dextrae (Ⓔ anterior cusp of right atrioventricular valve): vorderes Segel der Trikuspidalklappe* [Valva atrioventricularis dextrae]

Cuspis anterior valvae atrioventricularis sinistri (Ⓔ anterior cusp of left atrioventricular valve): vorderes Segel der Mitralklappe* [Valva atrioventricularis sinistra]

Cuspides commissurales valvae atrioventricularis sinistri (Ⓔ cusps of commissures): zwei kleinere Zipfel, die den seitlichen Teil des hinteren Segels der Mitralklappe* bilden

Cuspis dentis (Ⓔ dental cusp): ***Syn:*** *Zahnhöcker*; kleines Höckerchen auf der Kaufläche von Zähnen; Prämolaren [Dentes* premolares] haben eine **Cuspis lingualis** und **Cuspis vestibularis,** bei Molaren [Dentes* molares] unterscheidet man **Cuspis distalis, Cuspis distolingualis, Cuspis distovestibularis, Cuspis mesiolingualis** und **Cuspis mesiovestibularis**

Cuspis posterior valvae atrioventricularis dextrae (Ⓔ posterior cusp of right atrioventricular valve): hinteres Segel der Trikuspidalklappe* [Valva atrioventricularis dextrae]

Cuspis posterior valvae atrioventricularis sinistri (Ⓔ posterior cusp of left atrioventricular valve): hinteres Segel der Mitralklappe* [Valva atrioventricularis sinistra]

Cuspis septalis valvae atrioventricularis dextrae (Ⓔ septal cusp): septales Segel der Trikuspidalklappe* [Valva atrioventricularis dextrae]

CuT *Abk.*: Kupfer-T

CUTest *Abk.*: Campylobacter-Urease-Test

Cu|ti|cu|la *f, pl* **-lae** (Ⓔ cuticle): ***Syn:*** *Kutikula*; Häutchen, hauchdünner Überzug von Epithelzellen

Cu|tis *f* (Ⓔ cutis): ***Syn:*** *Kutis, Haut*; aus **Oberhaut** [Epidermis*] und **Lederhaut** [Dermis, Corium*, Korium] bestehende äußere Schicht der Haut; oft gleichgesetzt mit Haut [Integumentum commune]; die Haut überzieht die gesamte äußere Körperoberfläche und geht an den Körperöffnungen [z.B. Mund, Nase] in Schleimhaut* über; je nach Bedarf ist die Haut dicker oder dünner und enthält oder bildet **Hautanhangsorgane** [Haare, Nägel, Schweißdrüsen]; ihre Gesamtoberfläche beträgt ca. 1,5–1,8 m^2 und ihr Gewicht ca. 3 kg; die Hauptaufgabe der Haut ist der Schutz des Körpers vor physikalischen und chemischen Schäden [Strahlen, Hitze] sowie Krankheitserregern; sie spielt eine große Rolle bei der Konstanthaltung des inneren Milieus [Wasser- und Elektrolythaushalt, Thermoregulation] und nimmt über Schmerz-, Temperatur- und Druckrezeptoren wichtige sensorische Informationen auf

Cutis anserina (Ⓔ goose flesh): ***Syn:*** *Gänsehaut*; durch Kältereize und psychische oder emotionale Faktoren kommt es einem reflektorischen Aufrichten der Haare und spitzen Vorspringen der Haarfollikel

Cutis hyperelastica (Ⓔ cutis hyperelastica): ***Syn:*** *Kautschukhaut, Gummihaut*; überdehnbare, in Falten abhebbare Haut, die nach dem Loslassen sofort wieder in die Ausgangslage zurückkehrt, z.B. bei Ehlers*-Danlos-Syndrom

Cutis laxa: *→Cutis-laxa-Syndrom*

Cutis marmorata (Ⓔ marble skin): ***Syn:*** *Kältemarmorierung*; blaurote, netzförmige Hautzeichnung [**Livedo reticularis**] bei Abkühlung der Haut, die bei Erwärmung wieder verschwindet; harmloses, v.a. bei jungen Frauen aber z.T. sehr stark ausgeprägtes Phänomen

Cutis vagantium (Ⓔ vagabond's disease): ***Syn:*** *Vagantenhaut, Vagabundenhaut*; schmutzig-braune Haut mit Ekzematisation und Impetiginisation bei mangelnder Hygiene

Cutis-laxa-Syndrom *nt* (Ⓔ cutis laxa): ***Syn:*** *Fallhaut, Schlaffhaut, generalisierte Elastolyse, Zuviel-Haut-Syndrom, Dermatochalasis, Dermatolysis, Dermatomegalie, Chalazodermie, Chalodermie, Elastolysis generalisata, Cutis laxa*; inhomogene Krankheitsgruppe, die durch eine von der Unterlage abhebbare, schlaffe, in Falten hängende Haut gekennzeichnet ist [*Abb. C103*]

CV *Abk.*: **1.** Cavum Vergae **2.** Cisplatin, VP16 **3.** *→Conjugata vera* **4.** *→Kardioversion*

cv *Abk.*: curriculum vitae

CVA *Abk.*: Cyclophosphamid, Vincristin, Adriamycin

CVABMP *Abk.*: Cyclophosphamid, Vincristin, Adriamycin, BCNU, Methotrexat, Procarbazin

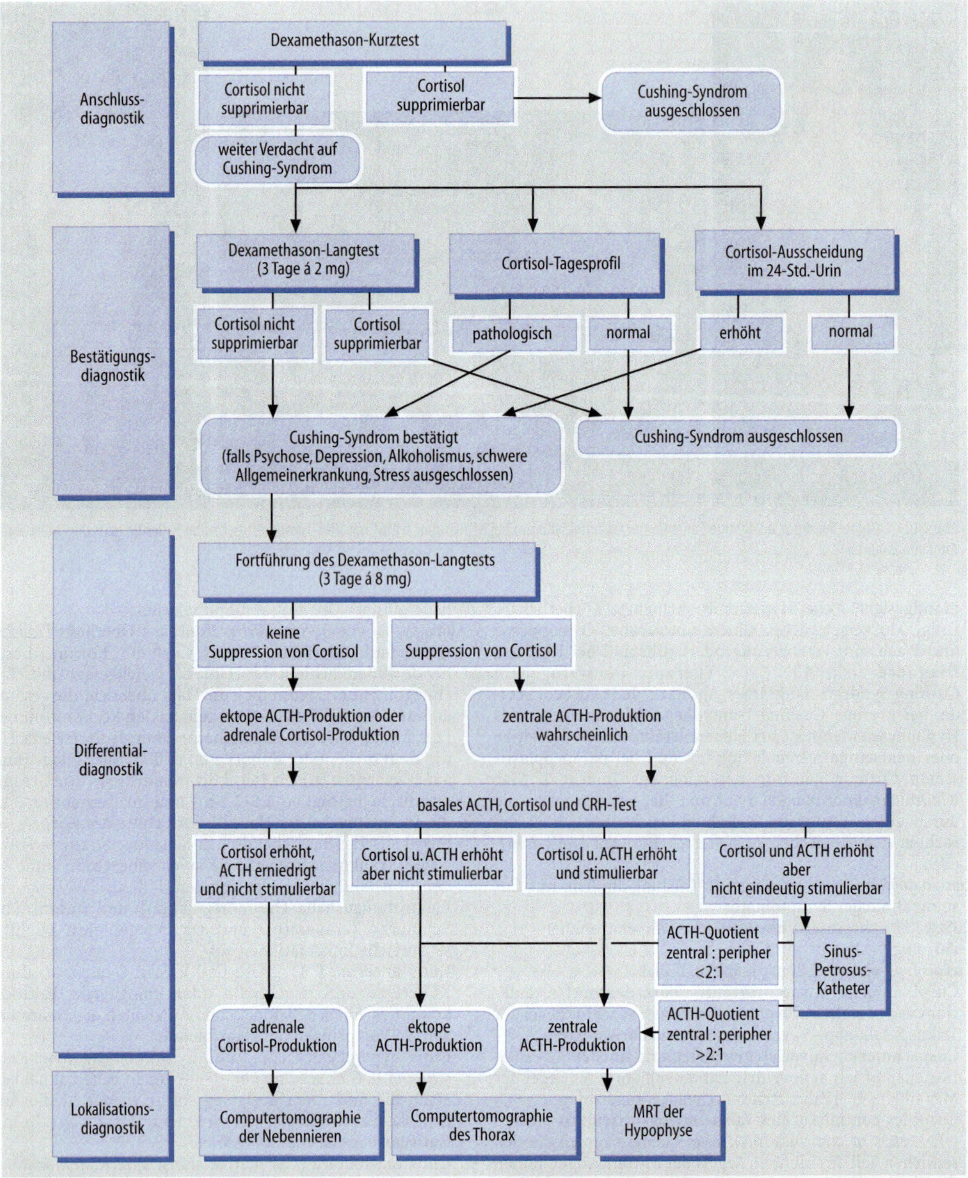

Anschluss-diagnostik
Dexamethason-Kurztest
Cortisol nicht supprimierbar
Cortisol supprimierbar
Cushing-Syndrom ausgeschlossen
weiter Verdacht auf Cushing-Syndrom

Bestätigungs-diagnostik
Dexamethason-Langtest (3 Tage á 2 mg)
Cortisol-Tagesprofil
Cortisol-Ausscheidung im 24-Std.-Urin
Cortisol nicht supprimierbar
Cortisol supprimierbar
pathologisch
normal
erhöht
normal
Cushing-Syndrom bestätigt (falls Psychose, Depression, Alkoholismus, schwere Allgemeinerkrankung, Stress ausgeschlossen)
Cushing-Syndrom ausgeschlossen

Differential-diagnostik
Fortführung des Dexamethason-Langtests (3 Tage á 8 mg)
keine Suppression von Cortisol
Suppression von Cortisol
ektope ACTH-Produktion oder adrenale Cortisol-Produktion
zentrale ACTH-Produktion wahrscheinlich
basales ACTH, Cortisol und CRH-Test
Cortisol erhöht, ACTH erniedrigt und nicht stimulierbar
Cortisol u. ACTH erhöht aber nicht stimulierbar
Cortisol u. ACTH erhöht und stimulierbar
Cortisol und ACTH erhöht aber nicht eindeutig stimulierbar
Sinus-Petrosus-Katheter
ACTH-Quotient zentral : peripher <2:1
ACTH-Quotient zentral : peripher >2:1
adrenale Cortisol-Produktion
ektope ACTH-Produktion
zentrale ACTH-Produktion

Lokalisations-diagnostik
Computertomographie der Nebennieren
Computertomographie des Thorax
MRT der Hypophyse

Abb. C102. Differentialdiagnose des Cushing-Syndroms

CVAD *Abk.*: Cyclophosphamid, Vincristin, Adriamycin, Dexamethason
CVB *Abk.*: CCNU, Vinblastin, Bleomycin
CVD *Abk.*: Cisplatin, Vinblastin, Dacarbazin
CVI *Abk.*: chronisch-venöse Insuffizienz
CVM *Abk.*: Cyclophosphamid, Vincristin, Methotrexat
CVO *Abk.*: Conjugata vera obstetrica
CVP *Abk.*: Cyclophosphamid, Vincristin, Prednison
CVPBLEO *Abk.*: Cyclophosphamid, Vincristin, Prednison, Bleomycin
CVPP *Abk.*: **1.** CCNU, Vinblastin, Prednison, Procarbazin **2.** Cyclophosphamid, Vinblastin, Procarbazin, Prednison **3.** Cyclophosphamid, Vinblastin, Prokarbazin, Prednison
CVPPCCNU *Abk.*: Cyclophosphamid, Vinblastin, Procarbazin, Prednison, CCNU
CVVD *Abk.*: kontinuierliche venovenöse Hämodialyse
CVVH *Abk.*: *→kontinuierliche venovenöse Hämofiltration*

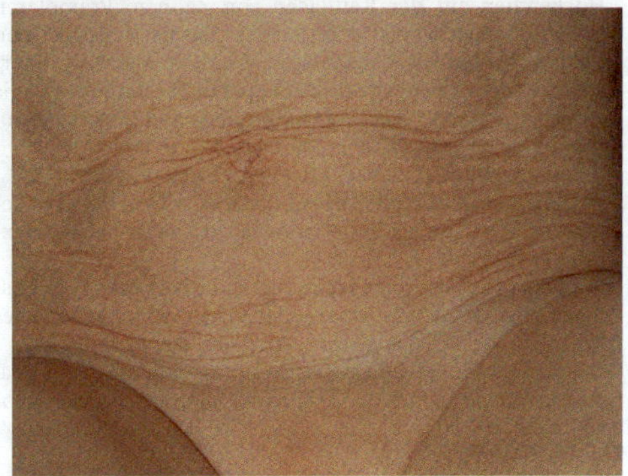

Abb. C103. Cutis-laxa-Syndrom

CW *Abk.*: EKG-Brustwandableitung nach Wilson

cw-Doppler-Sonographie *f* (Ⓔ continous-wave Doppler scan): continous-wave-Doppler-Sonographie; *s.u. Doppler-Sonographie*

CWP *Abk.*: Chorion-Wachstumshormon-Prolactin

CX *Abk.*: **1.** *→Cefoxitin* **2.** *→Cortex*

C-X-C-Chemokinrezeptor *m* (Ⓔ C-X-C chemokine receptor): *s.u. Essay AIDS S. 31*

CXCR4 *Abk.*: *→C-X-C-Chemokinrezeptor*

CyA *Abk.*: Cyclosporin A

CyADIC *Abk.*: Cyclophosphamid, Adriamycin, DTIC

Cyan-, cyan- *präf.*: *→Cyano-*

Cylanlalmid *nt* (Ⓔ cyanamide): *Syn*: *Zyanamid*; in der Papierherstellung und Lackindustrie verwendetes Amid der Blausäure; stark haut- und schleimhautreizend; Einatmung führt zu Kopfschmerzen, Schwindel, Tachypnoe, Tachykardie und Hypotension

Cylanlhälmolglolbinlmeltholde *f* (Ⓔ cyanmethemoglobin method): *Syn*: *Methämoglobincyanidmethode, Zyanhämoglobinmethode*; photometrische Bestimmung der Hämoglobinkonzentration nach Umwandlung in **Cyanmethämoglobin**

Cylanlhidlrolsis *f, pl* **-ses** (Ⓔ cyanhidrosis): *Syn*: *Zyanhidrose*; Blaufärbung des Schweißes

Cylalnid *nt* (Ⓔ cyanide): *Syn*: *Zyanid*; Salz der Cyanwasserstoffsäure*; *s.a. Cyanidvergiftung*

Cylalnidlverlgifltung *f* (Ⓔ cyanide poisoning): *Syn*: *Zyanidvergiftung, Blausäurevergiftung*; durch rosiges Aussehen, Bittermandelgeruch des Atems und Atemnot gekennzeichnete Vergiftung; evtl. Erstickung durch Hemmung der intrazellulären Atemenzyme; **Therapie**: Natriumthiosulfat i.v., Sauerstoffbeatmung

Cylalni flos *m* (Ⓔ cornflower florets): Blütenstand der Kornblume*

Cylanlkallilum *nt* (Ⓔ potassium cyanide): *Syn*: *Zyankalium, Kaliumzyanid*; Kaliumsalz der Cyanwasserstoffsäure*; *s.a. Cyanidvergiftung*

Cylanlmetlhälmolglolbin *nt* (Ⓔ cyanmethemoglobin): *s.u. Cyanhämoglobinmethode*

Cyano-, cyano- *präf.*: Wortelement mit der Bedeutung „blau/schwarzblau/blau gefärbt“

Cylalnolcolballalmin *nt* (Ⓔ cyanocobalamin): *Syn*: *Zyanocobalamin*; eine Cyano-Gruppe enthaltende Form des Cobalamins* [Vitamin B_{12}]

Cylalnolsis *f, pl* **-ses** (Ⓔ cyanosis): *Syn*: *Blausucht, Zyanose*; durch eine Abnahme der Sauerstoffsättigung des Blutes hervorgerufene bläulich-livide Verfärbung von Haut und Schleimhaut; bei der **zentralen Zyanose** kommt es zu Zyanose der Mundschleimhaut, Zunge und Augenbindehaut; sie beruht auf einem kardialen oder pulmonalen Rechts-Links-Shunt*; die **periphere Zyanose** tritt bei verminderter Perfusion bei Herzinsuffizienz oder peripheren Vasospasmen auf und betrifft Nase, Lippen, Ohrläppchen und Fingerspitzen; *s.a. Akrozyanose*

Cylanlwaslserlstoff *m* (Ⓔ hydrogen cyanide): *Syn*: *Zyanwasserstoff*; farblose Flüssigkeit mit niedrigem Siedepunkt

Cylanlwaslserlstofflsäulre *f* (Ⓔ cyanhydric acid): *Syn*: *Blausäure, Zyanwasserstoffsäure*; extrem giftige, wässrige Lösung von Cyanwasserstoff

CYC *Abk.*: **1.** *→Cyclophosphamid* **2.** Zyklotron

Cycl-, cycl- *präf.*: *→Cyclo-*

Cycllalmat *nt* (Ⓔ cyclamate): *Syn*: *Zyklamat*; als Ersatz für Kohlenhydrate verwendeter kalorienfreier Süßstoff

Cycllanldellat *nt* (Ⓔ cyclandelate): *Syn*: *3,3,5-Trimethylcyclohexylmandelat*; peripherer und zentraler Vasodilatator*

Cyclin-D1-Protein *nt* (Ⓔ cyclin-D1): *s.u. Essay Non-Hodgkin-Lymphome S. 1517*

Cyclcliline *pl* (Ⓔ cyclins): Bezeichnung für Proteine, die Einfluss auf die Aktivität von spezifischen Proteinkinasen während der verschiedenen Phasen des Zellzyklus* haben; *s.a. Essay Virus und Tumor S. 2185*

cylclisch *adj*: *→zyklisch*

Cycllilits *f, pl* **-tilden** (Ⓔ cyclitis): *Syn*: *Ziliarkörperentzündung, Zyklitis*; Entzündung des Ziliarkörpers; meist kombiniert mit einer Entzündung der Regenbogenhaut [Iris*]; *s.a. Iridozyklitis*

Cyclo-, cyclo- *präf.*: Wortelement mit der Bedeutung „Ring/Kreis/Zyklus“

Cyclo-AMP *nt* (Ⓔ cyclic AMP): *Syn*: *zyklisches Adenosin-3',5'-Phosphat, Zyklo-AMP, zyklisches Adenosinmonophosphat*; aus Adenosintriphosphat* gebildete Ringverbindung, die als extra- und intrazelluläre Botensubstanz [second messenger] von Bedeutung ist; spielt u.a. eine Rolle bei der Glykogenolyse*, Glykogenese*, Glykolyse*, Gluconeogenese* und Lipolyse*; *s.a. Cyclo-AMP-Rezeptorprotein*

Cyclo-AMP-Rezeptorprotein *nt* (Ⓔ cyclic AMP receptor protein): auf der Außenseite der Plasmamembran sitzender Rezeptor für Cyclo-AMP*; nach Bindung von Cyclo-AMP ändert es seine Konformation und aktiviert indirekt die Bildung von intrazellulärem Cyclo-AMP aus ATP

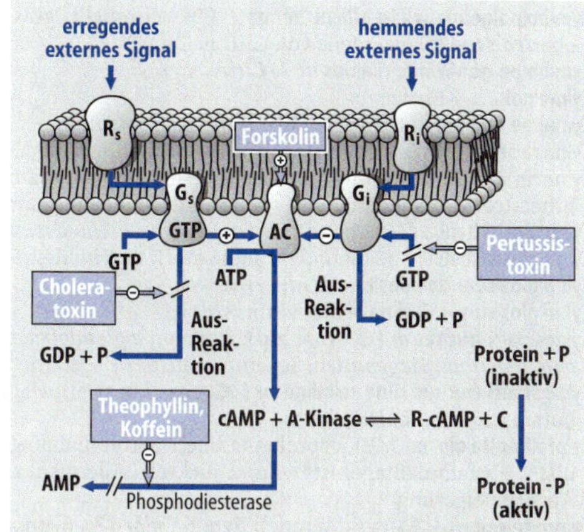

Abb. C104. Aktivierung oder Hemmung von Cyclo-AMP durch Cyclo-AMP-Rezeptorproteine

Cyclcolfelnil *nt* (Ⓔ cyclofenil): von Stilben* abgeleitete Substanz; wird zur Ovulationsauslösung bei anovulatorischen Zyklen und sekundärer Amenorrhoe* eingesetzt

Cyclo-GMP *nt*: *→zyklisches Guanosinmonophosphat*

Cyclconlalmin *nt*: *→Etamsylat*

Cyclcololxilgelnalse *f* (Ⓔ cyclooxygenase): *Syn*: *Zyklooxigenase, Cyclooxygenase*; in zwei Isoformen [Cyclooxigenase I und II] vorkommendes Schlüsselenzym der Prostaglandin- und Prostazyklinsynthese, das von Acetylsalicylsäure gehemmt wird; katalysiert die Umwandlung von Arachidinsäure in Prostaglandin H_2, der Muttersubstanz von Prostaglandin I_2, E_2 und F_2 sowie von Thromboxan A_2

Cyclcolpenltollat *nt* (Ⓔ cyclopentolate): *Syn*: *2-Dimethylaminoethyl-2-(1-hydroxycyclopentyl)-2-phenylacetat*; Parasympatholytikum*, Mydriatikum*; **Anw.**: u.a. zur Zykloplegie vor Refraktionsbestimmung, Mydriasis vor Fundoskopie

Cycllolphoslphalmid *nt* (Ⓔ cyclophosphamide): zu den Alkylanzien zählendes Zytostatikum*; **Anw.**: Leukämie, Lymphome, kleinzelliges Bronchialkarzinom, Hoden-, Eierstock- und Brustkrebs, Lupus erythematodes; *s.a. Essay Non-Hodgkin-Lymphome S. 1517*

Cycllolprolpan *nt* (Ⓔ cyclopropane): farbloses Gas mit narkotischer Wirkung

Cycllolselrin *nt* (Ⓔ cycloserine): aus Streptomyces*-Species gewonnenes Antibiotikum* und Tuberkulostatikum*

Cycllolspolrin *nt* (Ⓔ cyclosporine): von verschiedenen Pilzen gebildetes Oligopeptid mit antimykotischer, antiphlogistischer und immunsuppressiver Wirkung; von den verschiedenen Formen [Ciclosporin A, B, C, D] ist v.a. **Ciclosporin A** ein stark wirksames Immunsuppressivum*, das zur Behandlung von Autoimmunkrankheiten und bei Transplantatabstoßung eingesetzt wird; *s.a. Essay Chronisch entzündliche Darmerkrankungen S. 403*

Cylclus *m*: *→Zyklus*

Cyd *Abk.*: → *Cytidin*

CyHOP *Abk.*: Cyclophosphamid, Hydroxydaunorubicin, Vincristin (*engl.* oncovin), Prednison

Cy|lin|dro|ma *nt, pl* **-malta**: → *Spiegler-Tumor*

Cy|ma|rin *nt* ((E) cymarin): herzwirksames Glykosid* mit positiv inotroper Wirkung; *s.a. Adonisröschen*

Cym|ba con|chae *f* ((E) cymba conchae): kahnförmiger Teil der Ohrmuschel* zwischen dem Helixschenkel [Crus* helicis] und dem unteren Antihelixschenkel*

Cym|bo|po|gon ci|tra|tus *m*: → *Lemongras*

Cym|bo|po|go|nis ci|tra|ti ae|the|ro|le|um *nt* ((E) lemongrass oil): ätherisches Öl von Lemongras*

Cym|bo|po|go|nis ci|tra|ti her|ba *f* ((E) lemongrass): oberirdische Pflanzenteile von Lemongras*

Cym|bo|po|go|nis win|te|ri|a|ni ae|the|ro|le|um *nt* ((E) citronella oil): ***Syn***: *Citronellöl, indisches Melissenöl, Citronellae aetheroleum*; *s.u. Citronellgras*

Cym|bo|po|go|nis win|te|ri|a|ni her|ba *f* ((E) citronella grass): oberirdische Pflanzenteile von Citronellgras*

Cym|bo|po|gon win|te|ri|a|nus *m*: → *Citronellgras*

Cy|me|nol *nt*: → *Carvacrol*

Cy|na|rae fo|li|um *nt* ((E) artichoke leaf): *s.u. Artischocke*

Cy|na|ra sco|ly|mus *f*: → *Artischocke*

Cy|na|rin *nt* ((E) cynarine): Kaffeesäureester der Chinasäure; Bitterstoff verschiedener Heilkräuter; **Anw.**: Choleretikum*

Cy|no|glos|si her|ba *f* ((E) hound's-tongue leaf): *s.u. Hundszunge*

Cy|no|glos|si ra|dix *f* ((E) hound's-tongue root): *s.u. Hundszunge*

Cy|no|glos|sum clan|des|ti|num *nt*: → *Hundszunge*

Cy|no|glos|sum of|fi|ci|na|le *nt*: → *Hundszunge*

Cy|nos|ba|ti fruc|tus *m* ((E) rose hip): ***Syn***: *Rosae pseudofructus cum fructibus, Hagebutten*; Scheinfrüchte der Hagebutte*

Cy|nos|ba|ti fruc|tus si|ne se|mi|ne *m* ((E) rose hip peel): Hagebuttenschalen; *s.u. Hagebutte*

Cy|pro|hep|ta|din *nt* ((E) cyproheptadine): Serotoninantagonist*, Histaminantagonist*; **Anw.**: Juckreiz, Allergien, zur Appetitsteigerung

Cy|pro|te|ron *nt* ((E) cyproterone): ***Syn***: *6-Chlor-17α-hydroxy-1α,2α-methylen-4,6-pregnadien-3,20-dion*; Antiandrogen*; **Anw.**: Prostatatumoren, Hirsutismus*, Akne*, männliche Pubertas* praecox, männliche Hypersexualität [chemische Kastration*]

CYS *Abk.*: → *Zystoskopie*

Cys *Abk.*: → *Cystein*

Cys-S *Abk.*: → *Cystin*

Cys-SH *Abk.*: → *Cystein*

Cyst-, Cyst- *präf.*: → *Cysto-*

Cyst|a|de|no|car|ci|no|ma *nt, pl* **-no-a-ta** ((E) cystadenocarcinoma): ***Syn***: *Cystadenokarzinom, Kystadenokarzinom, Zystadenokarzinom*; Adenokarzinom* mit Zystenbildung; häufiger Tumor des Eierstocks; *s.a. Ovarialkarzinom*

Cystadenocarcinoma ovarii ((E) ovarian cystadenocarcinoma): ***Syn***: *verkrebstes Ovarialkystom*; *s.u. Cystadenoma ovarii*

Cyst|a|de|no|fi|brom *nt*: → *Zystadenofibrom*

Cyst|a|de|no|kar|zi|nom *nt*: → *Cystadenocarcinoma*

Cyst|a|de|no|lym|pho|ma pa|pil|li|fe|rum *nt*: → *Cystadenoma lymphomatosum*

Cyst|a|de|nom *nt*: → *Zystadenom*

Cyst|a|de|no|ma *nt, pl* **-malta** ((E) cystadenoma): ***Syn***: *Kystadenom, Zystadenom, Adenokystom, zystisches Adenom*; Adenom* mit zystischer Erweiterung der Drüsenlichtungen

Cystadenoma lymphomatosum ((E) papillary cystadenoma lymphomatosum): ***Syn***: *Warthin-Tumor, Warthin-Albrecht-Arzt-Tumor, Adenolymphom, Cystadenolymphoma papilliferum*; Mischtumor der Ohrspeicheldrüse aus drüsigem und lymphatischem Gewebe; kann beidseitig auftreten; es handelt sich um zystisch-papilläre, gutartige, abgekapselte Tumoren, die v.a. ältere Männer betreffen

Cystadenoma ovarii ((E) ovarian cystadenoma): ***Syn***: *Ovarialkystom*; zystischer Eierstocktumor, der als **seröses Zystadenom** oder **muzinöses Zystadenom** auftreten kann; beide können sehr große Tumoren bilden, die die gesamte Bauchhöhle ausfüllen; eine maligne Entartung ist möglich [**verkrebstes Ovarialkystom, Cystadenocarcinoma ovarii**]; bei Ruptur des muzinösen Zystoms kann es zur Ausbildung eines Pseudomyxoma* peritonei kommen

Cyst|a|de|no|sar|kom *nt* ((E) cystadenosarcoma): ***Syn***: *Kystadenosarkom, Zystadenosarkom*; Adenosarkom* mit Zystenbildung

Cys|ta|thi|o|nin *nt* ((E) cystathionine): ***Syn***: *Zystathionin*; Zwischenprodukt beim Abbau von Homocystein*

Cys|ta|thi|o|nin|u|rie *f* ((E) cystathioninuria): ***Syn***: *Zystathioninurie*; erhöhte Cystathioninausscheidung im Harn

Cys|te *f*: → *Zyste*

Cys|te|a|min *nt* ((E) cysteamine): aus Cystein* entstehendes biogenes Amin; Bestandteil von Coenzym* A

Cys|te|in *nt* ((E) cysteine): ***Syn***: *Zystein*; schwefelhaltige, proteinogene Aminosäure*

Cysti-, cysti- *präf.*: → *Cysto-*

Cys|ti|ca *f*: → *Arteria cystica*

Cys|ti|cer|co|se *f*: → *Zystizerkose*

Cys|ti|cer|cus *m* ((E) Cysticercus): ***Syn***: *Zystizerkus, Bandwurmfinne, Blasenwurm*; infektiöse Larve der Bandwürmer, aus der im Endwirt der Bandwurm* entsteht; besteht aus einer Blase mit Kopfteil [Scolex] und Halszone

Cysticercus bovis ((E) Cysticercus bovis): ***Syn***: *Rinderfinne*; Finne des Rinderbandwurms (Taenia* saginata)

Cysticercus cellulosae ((E) Cysticercus cellulosae): ***Syn***: *Schweinefinne*; Finne des Schweinebandwurms (Taenia* solium)

cystic fibrosis transmembrane regulator *nt*: *s.u. zystische Fibrose*

Cys|ti|cus *m*: → *Ductus cysticus*

Cys|tin *nt* ((E) cystine): ***Syn***: *Zystin, Dicystein*; aus zwei Molekülen Cystein* entstandene schwefelhaltige Aminosäure*, deren Disulfidbrücken die Tertiärstruktur von Eiweißen stabilisieren; Cystin ist eine essentiele Aminosäure*, deren Bedarf mit steigendem Lebensalter abnimmt

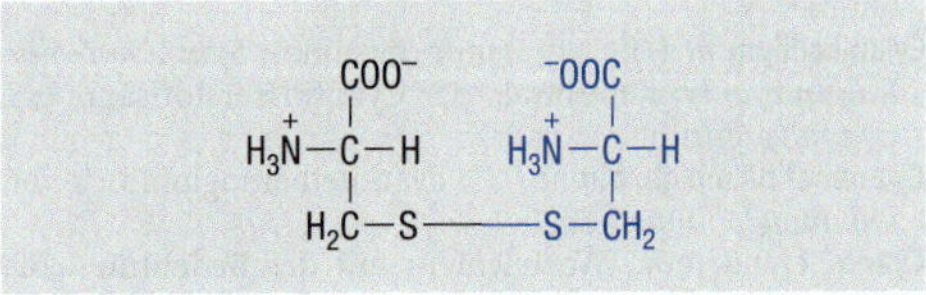

Abb. C105. Cystin

Cys|tin|ä|mie *f* ((E) cystinemia): ***Syn***: *Zystinämie*; Vorkommen von Cystin im Blut

Cys|ti|no|se *f* ((E) cystinosis): ***Syn***: *Cystinspeicherkrankheit, Zystinspeicherkrankheit, Lignac-Syndrom, Lignac-Fanconi-Krankheit, Abderhalden-Fanconi-Syndrom, Abderhalden-Fanconi-Lignac-Syndrom, Zystinose*; zu den lysosomalen Speicherkrankheiten* gehörende, autosomal-rezessiv vererbte Erkrankung mit Cystinspeicherung in u.a. Kornea, Konjunktiva, Knochenmark, Niere, Lymphozyten; v.a. die Nierenschädigung bestimmt das klinische Bild und die Prognose; **Therapie** systemische oder lokale [Auge] Behandlung mit Cysteamin*; symptomatische Behandlung der Niereninsuffizienz

Cys|tin|stein *m* ((E) cystine stone): ***Syn***: *Zystinstein*; *s.u. Cystinurie*

Cys|tin|u|rie *f* ((E) cystinuria): ***Syn***: *Zystinurie*; Cystinausscheidung im Harn; beruht auf einer autosomal-rezessiven Transportstörung für Cystin, Lysin, Arginin und Ornithin in den Nierentubuli und dem Dünndarmepithel; kann zur Bildung von Cystinsteinen [1–3 % aller Harnsteine] führen

cys|tin|u|risch *adj* ((E) cystinuric): ***Syn***: *zystinurisch*; Cystinurie betreffend

Cys|tis *f* ((E) bladder): Blase; Harnblase*

Cys|ti|tis *f, pl* **-ti|ti|den** ((E) cystitis): ***Syn***: *Harnblasenentzündung, Blasenentzündung, Zystitis*; Entzündung der Harnblase, die auf die Schleimhaut beschränkt sein kann oder auch tiefere Wandschichten befällt; kann asymptomatisch verlaufen, meist finden sich aber erheblich Blasensymptome, wie z.B. Pollakisurie [häufiges Wasserlassen], Algurie [Schmerzen beim Wasserlassen], Dysurie [erschwertes Wasserlassen], Strangurie [schmerzhafter Harndrang], Urgeinkontinenz* oder Hämaturie*; Fieber und Flanken-

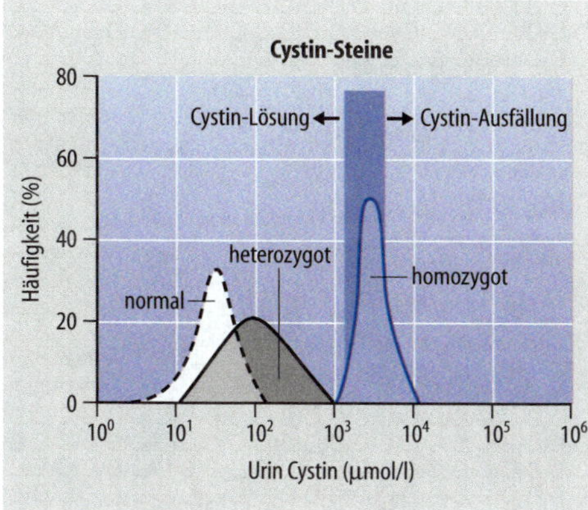

Abb. C106. Löslichkeitsdiagramm für Cystinurieformen

schmerz treten nur selten auf; **Therapie**: Antibiotika für 3–5 Tage in Abhängigkeit vom Antibiogramm

Cystitis catarrhalis (Ⓔ catarrhal cystitis): ***Syn***: *Blasenkatarr(h), Desquamationskatarr(h), Harnblasenkatarr(h)*; akute katarrhalische Blasenentzündung; tritt wegen der kürzeren Harnröhre und der Mündung im Bereich des Introitus vaginae wesentlich häufiger bei Frauen auf als bei Männern; die Symptome [Brennen beim Wasserlassen, Harndrang] beginnen oft nach dem Geschlechtsverkehr [**Flitterwochenzystitis**]; unbehandelt kann es zu einer aufsteigenden Infektion und Pyelonephritis* kommen; **Therapie**: Analgetika, Antibiotika

Cystitis colli (Ⓔ cystauchenitis): ***Syn***: *Blasenhalsentzündung, Trachelozystitis, Trachelocystitis, Zystokollitis, Harnblasenhalsentzündung*; auf den Blasenhals beschränkte Entzündung

Cystitis cystica (Ⓔ cystic cystitis): ***Syn***: *zystische Zystitis*; chronische Blasenentzündung mit Zystenbildung der Schleimhaut

Cystitis desquamativa (Ⓔ cystitis desquamativa): Blasenentzündung mit Abstoßung von Schleimhaut; *s.a. Blasenkatarrh*

Cystitis fibrinosa (Ⓔ fibrinous cystitis): ***Syn***: *fibrinöse Zystitis*; Blasenentzündung mit membranähnlichen Fibrinauflagerungen

Cystitis gangraenosa (Ⓔ gangrenous cystitis): ***Syn***: *gangränöse Zystitis*; gangränöse Blasenentzündung mit Ablösung nekrotischer Schleimhautbezirke

Cystitis gravidarum (Ⓔ cystitis of pregnancy): Blasenentzündung in der Schwangerschaft; verläuft oft asymptomatisch; 4–7 % der Schwangeren zeigen eine Bakteriurie*; unbehandelt entwickeln 20–40 % eine Pyelonephritis*, die ein erhöhtes Abortrisiko mit sich bringt; **Therapie**: *siehe Tab. C107*

Cystitis haemorrhagica (Ⓔ hemorrhagic cystitis): ***Syn***: *hämorrhagische Zystitis*; hämorrhagische Blasenentzündung; bei Frauen wesentlich häufiger als bei Männern; häufig auch Folge einer zytostatischen Therapie [**Chemozystitis**] mit z.B. Cyclophosphamid*

Cystitis intermuralis: *→interstitielle Zystitis*

Cystitis interstitialis: *→interstitielle Zystitis*

Cystitis necroticans (Ⓔ necrotizing cystitis): ***Syn***: *nekrotisierende Zystitis*; Cystitis mit Nekrose der Blasenwand

Cystitis tuberculosa (Ⓔ tuberculous cystitis): ***Syn***: *Blasentuberkulose, Harnblasentuberkulose*; tuberkulöse Blasenentzündung; *s.u. Urogenitaltuberkulose*

cys|ti|tisch *adj* (Ⓔ cystitic): ***Syn***: *zystitisch*; Blasenentzündung/Cystitis betreffend, von ihr betroffen oder gekennzeichnet

Cysto-, Cysto- *präf.*: Wortelement mit der Bedeutung „Blase/Harnblase/Zyste“

Cys|to|car|ci|no|ma *nt, pl* **-ma|ta** (Ⓔ cystocarcinoma): ***Syn***: *Zystokarzinom*; Karzinom* mit Zystenbildung

Tab. C107. Medikamentöse Behandlung der Cystitis gravidarum

Medikament	Toxizität	
	Fetal	Maternal
Penicillin	–	Allergie
Cephalosporin	–	Allergie
Erythromycin	–	Allergie
Sulfonamide	Kernikterus, Hämolyse	Allergie
Nitrofurantoin	Hämolyse	Neuropathie, interstitielle Pneumonie
Aminoglykoside	ZNS-, Ototoxizität	
Isoniazid	Neuropathie, Krämpfe	Hepatotoxizität
Tetrazykline	Zahndysplasie, Knochenwachstumshemmung	Hepatotoxizität, Nierenversagen
Chloramphenicol	Gray-Syndrom	Knochenmarkstoxizität
Trimethoprim		
Sulfamethoxazol	Folsäureantagonist	Vaskulitis
Quinolone	Knochenwachstumshemmung	Allergie

Cys|to|cel|le *f*: *→Zystozele*

Cys|to|e|pi|the|li|o|ma *nt, pl* **-ma|ta** (Ⓔ cystoepithelioma): ***Syn***: *Zystoepitheliom*; Epitheliom* mit Zystenbildung

Cys|to|fi|bro|ma *nt, pl* **-ma|ta** (Ⓔ cystofibroma): ***Syn***: *Zystofibrom*; Fibrom* mit Zystenbildung

Cys|to|sar|co|ma phyl|lo|des *nt*: *→Cystosarcoma phylloides*

Cys|to|sar|co|ma phyl|lo|i|des *nt* (Ⓔ cystosarcoma phylloides): ***Syn***: *Phylloidestumor, Phyllodestumor, Cystosarcoma phyllodes*; langsam wachsendes Sarkom* der Brustdrüse, das extrem groß werden kann; kommt typischerweise im mittleren Lebensalter vor; ist entweder maligne oder semimaligne; **Therapie**: vollständige Entfernung im Gesunden

Cyt *Abk.*: *→Cytochrom*

Cyt-, cyt- *präf.*: *→Cyto-*

CYTABOM *Abk.*: Cytarabin, Bleomycin, Vincristin (*engl.* oncovin), N-Lost (*engl.* mechlorethamine)

Cyt|a|ra|bin *nt* (Ⓔ cytarabine): ***Syn***: *Zytosinarabinosid, Cytosinarabinosid, 4-Amino-1-(β-D-arabino-furanosyl)-1H-pyrimidin-2-on*; zu den Antimetaboliten gehörendes Zytostatikum*; **Anw.**: maligne Lymphome, akute Leukämien, Blastenschub bei chronisch myeloischer Leukämie

$CytFe_2$ *Abk.*: reduziertes Cytochrom

Cy|ti|din *nt* (Ⓔ cytidine): ***Syn***: *Zytidin*; Ribonucleosid* aus Cytosin* und Ribose*; bildet mit Phosphorsäure Nucleotide [**Cytidinmonophosphat, Cytidindiphosphat, Cytidintriphosphat**], die für Biosynthese von Phosphatiden* von Bedeutung sind

Cy|ti|din|di|phos|phat *nt* (Ⓔ cytidine diphosphate): ***Syn***: *Cytidin-5'-diphosphat*; *s.u. Cytidin*

Cy|ti|din|di|phos|phat|cho|lin *nt* (Ⓔ cytidine diphosphate choline): ***Syn***: *Zytidindiphosphatcholin*; aus Cytidintriphosphat

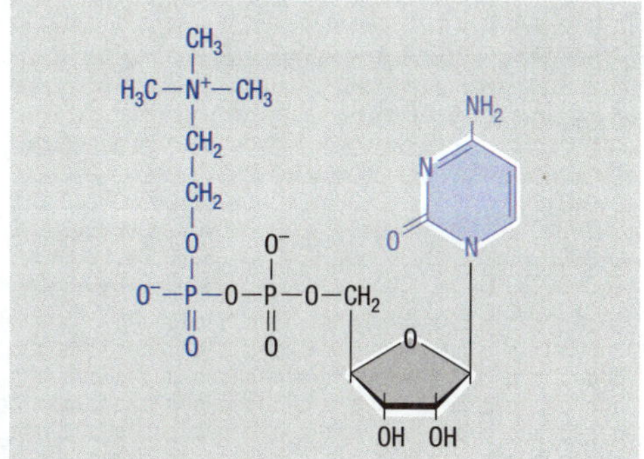

Abb. C108. Cytidindiphosphatcholin

und Phosporylcholin entstehendes Zwischenprodukt der Synthese von Phosphoglyceriden bzw. Sphingolipiden

Cy|ti|din|mo|no|phos|phat *nt* (Ⓔ cytidine monophosphate): ***Syn***: *Cytidylsäure*; *s.u. Cytidin*

Cy|ti|din|tri|phos|phat *nt* (Ⓔ cytidine triphosphate): ***Syn***: *Cytidin-5'-triphosphat*; *s.u. Cytidin*

Cy|ti|dyl|säu|re *f* (Ⓔ cytidylic acid): Cytidinmonophosphat; *s.u. Cytidin*

-zytisch *suf.*: in Adjektiven verwendetes Wortelement mit Bezug auf „Zelle"

Cy|ti|sin *nt* (Ⓔ cytisine): ***Syn***: *Zytisin, Sophorin, Baptotoxin, Ulexin*; giftiges Alkaloid im **Goldregen** [Laburnum anagyroides]; Vergiftungsursache bei Kindern

Cy|ti|si sco|pa|ri|i flos *m* (Ⓔ common broom flower): Blüten der Besenginster*

Cy|ti|si sco|pa|ri|i her|ba *f* (Ⓔ Scotch Broom herb): oberirdische Pflanzenteile der Besenginster*

Cy|ti|si sco|pa|ri|i ra|dix *f* (Ⓔ common broom root): getrocknete Pfahlwurzel der Besenginster*

Cy|ti|sus sco|pa|ri|us *m*: → *Besenginster*

Cyto-, cyto- *präf.*: Wortelement mit der Bedeutung „Zelle"

Cytochrom c-oxidase *f* (Ⓔ cytochrome c oxidase): ***Syn***: *Ferrocytochrom-c-Sauerstoff-Oxidoreduktase, Warburg-Atmungsferment, Cytochromoxidase*; kupferhaltiger Multienzymkomplex, der die Reduktion von O_2 zu Wasser katalysiert; letztes Glied der Atmungskette*

Cy|to|chro|me *pl* (Ⓔ cytochromes): ***Syn***: *Zytochrome*; zu den Hämoproteinen gehörende Oxidoreduktasen, die als Teil der Multienzymkomplexe der Atmungskette* eine zentrale Rolle im Energiestoffwechsel spielen; **Cytochrom b** und **c_1** sind Coenzyme der Ubichinol-Cytochrom c-Reduktase [Komplex III] und **Cytochrom a** und **a_3** der Cytochrom c-oxidase* [Komplex IV]

Cytochrom c (Ⓔ cytochrome c): wird in der Atmungskette von der Ubichinol-Cytochrom c-Reduktase reduziert und im nächsten Schritt von der Cytochrom c-oxidase oxidiert

Cy|to|chrom|o|xi|da|se *f*: → *Cytochrom c-oxidase*

cytokine synthesis inhibitory factor *nt*: → *Interleukin-10*

Cy|to|me|ga|lie|vi|rus *nt, pl* **-ren**: → *Zytomegalievirus*

Cy|to|sin *nt* (Ⓔ cytosine): ***Syn***: *Zytosin*; Pyrimidinbase*, Baustein der Nucleinsäuren*

Cy|to|sin|a|ra|bi|no|sid *nt*: → *Cytarabin*

Cy|to|ske|le|ton *nt* (Ⓔ cytoskeleton): ***Syn***: *Zellskelett, Zytoskelett*; intrazelluläre Eiweißstrukturen, die die Zellform aufrechterhalten; dazu gehören Mikrotubuli, Mikrofilamente und intermediäre Filamente

CyVADACT *Abk.*: Cyclophosphamid, Vincristin, Adriamycin, Dactinomycin

CyVADIC *Abk.*: Cyclophosphamid, Vincristin, Adriamycin, DTIC

CyVMAD *Abk.*: Cyclophosphamid, Vincristin, Methotrexat, Adriamycin, DTIC

CZ *Abk.*: Cefazotin

Czapek: Friedrich Czapek; 1868–1921; tschechischer Biologe

Czapek-Dox-Nährlösung *f* (Ⓔ Czapek-Dox culture medium): ***Syn***: *Czapek-Dox-Nährmedium*; halbsynthetisches Medium für Pilze, insbesondere Schimmelpilze

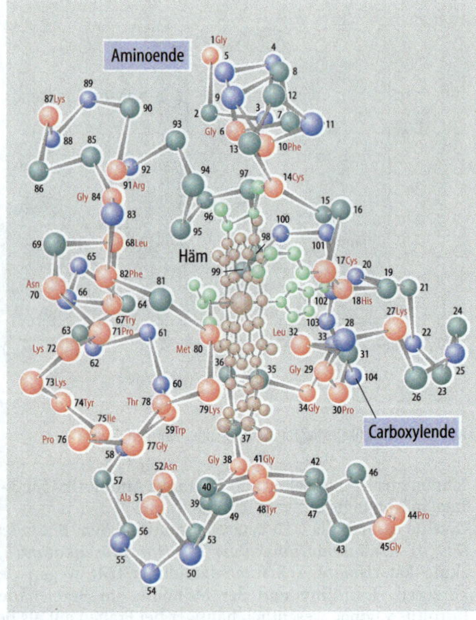

Abb. C109. Cytochrom c [ohne Seitenketten]

CZB *Abk.*: → *Chorionzottenbiopsie*

C-Zellen *pl* (Ⓔ **1.** C cells **2.** parafollicular cells): **1.** blasse Zellen der Langerhans*-Inseln der Bauchspeicheldrüse, in denen Somatostatin gebildet wird **2.** ***Syn***: *parafollikuläre Zellen*; Calcitonin-produzierende Zellen der Schilddrüse*, die zum APUD-System* gehören

C-Zellen-Karzinom *nt*: → *medulläres Schilddrüsenkarzinom*

Czermak: Johann Nepomuk Czermak; 1828–1873; tschechischer Physiologe (Leipzig)

Czermak-Räume *pl* (Ⓔ Czermak's spaces): ***Syn***: *Interglobularräume, Spatia interglobularia*; nicht-mineralisierte Räume in Zahndentin

CZI *Abk.*: kristallines Zink-Insulin

C_3-Zucker *m* (Ⓔ triose): ***Syn***: *Triose*; Monosaccharid* mit 3 Kohlenstoffatomen

C_4-Zucker *m* (Ⓔ tetrose): ***Syn***: *Tetrose*; Monosaccharid* mit 4 Kohlenstoffatomen

C_5-Zucker *m*: → *Pentose*

C_6-Zucker *m*: → *Hexose*

C_7-Zucker *m* (Ⓔ heptose): ***Syn***: *Heptose*; Monosaccharid* mit 7 Kohlenstoffatomen

C_8-Zucker *m* (Ⓔ octose): ***Syn***: *Oktose*; Monosaccharid* mit 8 Kohlenstoffatomen

C_9-Zucker *m* (Ⓔ nonose): ***Syn***: *Nonose*; Monosaccharid* mit 9 Kohlenstoffatomen

D

D *Abk.*: **1.** → *Brechkraft* **2.** → *Dalton* **3.** Debye **4.** → *Deuterium* **5.** → *dexter* **6.** → *Dezimalpotenz* **7.** D-Form **8.** → *Diameter* **9.** → *Diastole* **10.** → *Dichte* **11.** Differenz **12.** Diffusionskoeffizient **13.** Diffusionskonstante **14.** → *Dopamin* **15.** Dorsalsegment **16.** → *Dosis* **17.** → *Ductus* **18.** → *Durchmesser*

d *Abk.*: **1.** Deci- **2.** Desoxy- **3.** → *dexter* **4.** Dezi- **5.** Tag

Δ *Abk.*: Delta

δ *Abk.*: **1.** delta **2.** Standardabweichung

D+ *Abk.*: → *Rhesus-positiv*

d- *Abk.*: → *Rhesus-negativ*

d. *Abk.*: → *Dichte*

d½ *Abk.*: **1.** Halbwertdicke **2.** Halbwertschichtdicke

2,4-D *Abk.*: 2,4-Dichlorphenoxyessigsäure

D_{cur} *Abk.*: → *Dosis curativa*

DA *Abk.*: **1.** degenerative Arthritis **2.** → *Desoxyadenosin* **3.** diagnostische Arthrotomie **4.** Diphenylchlorarsin **5.** → *Dopamin*

D.a. *Abk.*: → *Discus articularis*

dA *Abk.*: → *Desoxyadenosin*

DAA *Abk.*: **1.** Dihydroxyaluminiumaminoacetat **2.** → *Ductus arteriosus apertus*

DAB *Abk.*: **1.** → *Deutsches Arzneibuch* **2.** α,γ-Diaminobuttersäure **3.** 4-Dimethylaminoazobenzol **4.** → *p-Dimethylaminoazobenzol* **5.** → *Ductus arteriosus Botalli*

DÄB *Abk.*: Deutsches Ärzteblatt

DABA *Abk.*: p-Dimethylaminobenzaldehyd

DABD *Abk.*: durchschnittlicher arterieller Blutdruck

DA-β-OH *Abk.*: Dopamin-β-hydroxylase

DAC *Abk.*: **1.** Deutscher Arzneimittel-Codex **2.** Digital-Analog-Converter

Da|carb|a|zin *nt* (Ⓔ dacarbazine): *Syn*: *Imidazolcarboxamid, 5-(3,3-Dimethyltriazeno)-4-imidazolcarboxamid*; Zytostatikum* der Alkylanziengruppe; *s.a. Essay Chemotherapie S. 349*

DaCosta: Jacob Mendes DaCosta; 1833–1900; amerikanischer Internist (Philadelphia)

DaCosta-Syndrom *nt* (Ⓔ DaCosta's syndrome): *Syn*: *neurozirkulatorische Asthenie, Soldatenherz, Phrenikokardie, Effort-Syndrom*; meist bei jüngeren Männern auftretende belastungsunabhängige Symptomatik mit Hyperventilation*, Tachykardie*, Herzschmerzen und Engegefühl; neben einer psychosomatischen Komponente wird auch eine Übererregbarkeit des Atemzentrums als Ursache diskutiert

d'Acosta: José d'Acosta; 1539–1600; spanischer Missionar in Peru

d'Acosta-Syndrom *nt*: → *akute Höhenkrankheit*

Dacry-, dacry- *präf.*: → *Dacryo-*

Dacryo-, dacryo- *präf.*: Wortelement mit der Bedeutung „Träne"

DACT *Abk.*: → *Actinomycin D*

Dac|ti|no|my|cin *nt* (Ⓔ dactinomycin): *Syn*: *Actinomycin D, Meractinomycin*; von Streptomyces*-Species gebildetes Antibiotikum mit antineoplastischer Wirkung; **Anw.**: als Zytostatikum bei Wilms-Tumor, Rhabdomyosarkom, Hodenkarzinom

Dactyl-, dactyl- *präf.*: → *Dactylo-*

Dac|tyl|li|tis *f, pl* **-ti|den**: → *Daktylitis*

Dactylo-, dactylo- *präf.*: Wortelement mit der Bedeutung „Finger/Zehe"

Dac|tyl|o|sis spon|ta|nea *f* (Ⓔ ainhum): *Syn*: *Ainhum, Ainhum-Syndrom*; ätiologisch ungeklärte, primär in Afrika vorkommende, meist die Kleinzehen betreffende zirkuläre Konstriktion mit folgender Spontanamputation

DADA *Abk.*: Diisopropylamindichloracetat

DADDS *Abk.*: Diacetyldiaminodiphenylsulfon

dAdo *Abk.*: → *Desoxyadenosin*

dADP *Abk.*: → *Desoxyadenosindiphosphat*

DADPS *Abk.*: → *Diaminodiphenylsulfon*

DAE *Abk.*: Dimethylazetamid, Aceton, Ethanol

DAG *Abk.*: **1.** Deutsche Anatomische Gesellschaft **2.** → *Diacylglycerin*

DAGT *Abk.*: direkter Antiglobulintest

DAK *Abk.*: Deutsche Angestellten-Krankenkasse

Dakry-, dakry- *präf.*: → *Dakryo-*

Da|kry|a|de|nek|to|mie *f* (Ⓔ dacryoadenectomy): *Syn*: *Dakryoadenektomie, Tränendrüsenentfernung*; operative Entfernung der Tränendrüse [Glandula* lacrimalis]

Da|kry|a|go|gum *nt, pl* **-ga** (Ⓔ dacryagogue): tränentreibende Substanz

Dakryo-, dakryo- *präf.*: Wortelement mit der Bedeutung „Träne"

Da|kry|o|a|de|nal|gie *f* (Ⓔ dacryoadenalgia): *Syn*: *Tränendrüsenschmerz*; Schmerzen in einer Tränendrüse

Da|kry|o|a|de|nek|to|mie *f*: → *Dakryadenektomie*

Da|kry|o|a|de|ni|tis *f, pl* **-ti|den** (Ⓔ dacryoadenitis): *Syn*: *Tränendrüsenentzündung*; Entzündung der Tränendrüse(n)

akute Dakryoadenitis (Ⓔ acute dacryoadenitis): meist einseitig; typisch für Viruserkrankungen, wie z.B. Mumps* oder Masern*; die Schwellung und Rötung der Drüse gibt dem Lid eine typische **Paragraphenform**

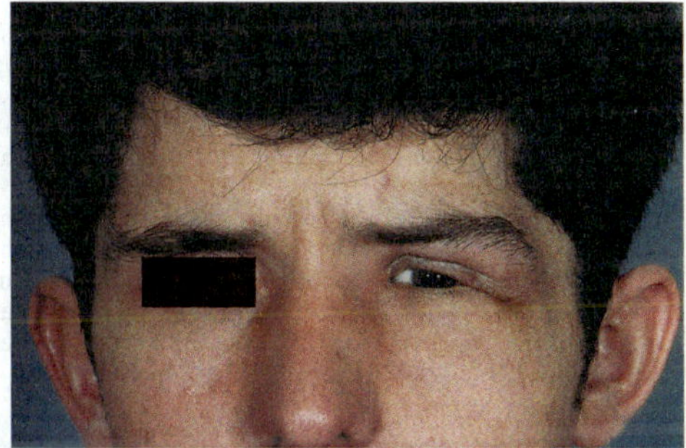

Abb. D1. Akute Dakryoadenitis

chronische Dakryoadenitis (Ⓔ chronic dacryoadenitis): ein- oder beidseitige Entzündung, die meist durch Viren oder Pilze verursacht wird; kommt auch bei Sarkoidose*, Mikulicz*-Syndrom und Heerfordt*-Syndrom vor

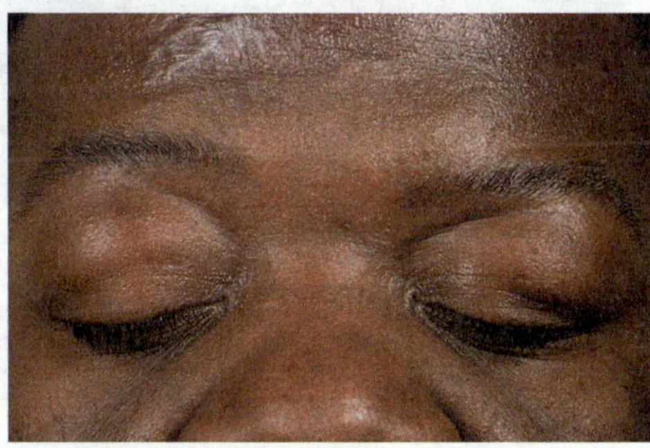

Abb. D2. Chronische Dakryoadenitis

da|kry|o|a|de|ni|tisch *adj* (Ⓔ dacryoadenitic): Tränendrüsenentzündung/Dakryoadenitis betreffend, von ihr betroffen oder gekennzeichnet

Da|kry|o|blen|nor|rhoe *f, pl* **-rhoen** (Ⓔ dacryoblennorrhea): chronischer Tränenfluss bei Tränendrüsenentzündung [Dakryoadenitis]

Da|kry|o|ca|na|li|cu|li|tis *f, pl* **-ti|den**: → *Dakryokanalikulitis*

Da|kry|o|cys|ti|tis *f, pl* **-ti|ti|den**: → *Dakryozystitis*

Da|kry|o|el|ko|se *f*: *→Dakryohelkose*
Da|kry|o|gra|phie *f* (Ⓔ dacryography): *Syn*: *Dakryografie*; Röntgenkontrastdarstellung* der Tränenwege mit direkter Applikation des Kontrastmittels in den Tränen-Nasengang [Ductus* nasolacrimalis]
Da|kry|o|hä|mor|rhoe *f*, *pl* **-rho|en** (Ⓔ dacryohemorrhea): *Syn*: *blutiger Tränenfluss*; Absonderung blutiger/bluthaltiger Tränen
Da|kry|o|hel|ko|se *f* (Ⓔ dacryohelcosis): *Syn*: *Dakryoelkose*; Geschwür des Tränensacks oder des Tränenröhrchens
Da|kry|o|ka|na|li|ku|li|tis *f*, *pl* **-ti|den** (Ⓔ dacryocanaliculitis): *Syn*: *Tränenröhrchenentzündung, Dakryocanaliculitis*; Entzündung der Tränenröhrchen
da|kry|o|ka|na|li|ku|li|tisch *adj* (Ⓔ dacryocanaliculitic): Tränenröhrchenentzündung/Dakryokanalikulitis betreffend, von ihr betroffen oder gekennzeichnet
Da|kry|o|lith *m* (Ⓔ dacryolith): *Syn*: *Tränenstein*; Stein in den Tränenwegen; *s.a. Dakryolithiasis*
Da|kry|o|li|thi|a|sis *f*, *pl* **-ses** (Ⓔ dacryolithiasis): Steinbildung in den Tränenwegen; kann zu Abflussstörung und akuter Dakryozystitis* führen; **Therapie**: operative Entfernung
Da|kry|om *nt* (Ⓔ **1.** dacryoma **2.** dacryops): **1.** Stauung und Schwellung des Tränenkanals **2.** *→Dakryops*
Da|kry|o|phleg|mo|ne *f* (Ⓔ phlegmonous dacryocystitis): *s.u. akute Dakryozystitis*
Da|kry|ops *m* (Ⓔ dacryops): *Syn*: *Dakryom*; Retentionszyste der Tränendrüse
Da|kry|o|py|or|rhoe *f*, *pl* **-rho|en** (Ⓔ dacryopyorrhea): *Syn*: *eitriger Tränenfluss*; eitriger Tränenfluss; eitrige Entzündung der Tränendrüse [Dakryoadenitis*] oder des Tränensacks [Dakryozystitis*]
Da|kry|o|py|o|sis *f*, *pl* **-ses** (Ⓔ dacryopyosis): eitrige Entzündung der Tränenwege
Da|kry|o|rhi|no|sto|mie *f* (Ⓔ dacryorhinocystotomy): *Syn*: *Dakryozystorhinostomie, Toti-Operation*; operative Anastomosierung von Tränensack [Saccus lacrimalis] und mittlerem Nasengang bei Verschluss des Tränensacks; bei großem Tränensack kann die Operation auch endoskopisch von der Nasenhöhle her ausgeführt werden [**West-Operation**]

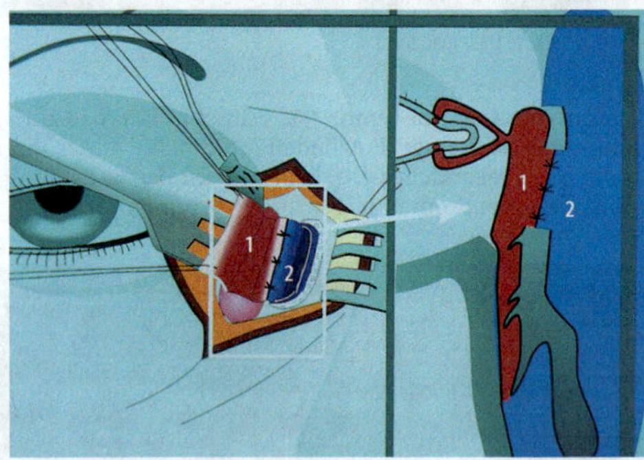

Abb. D3. Schema der Dakryorhinostomie

Da|kry|or|rhoe *f*, *pl* **-rho|en** (Ⓔ dacryorrhea): *Syn*: *Tränenträufeln, Epiphora, übermäßiger Tränenfluss*; Tränenträufeln kann auf einer vermehrten Tränenbildung [Fremdkörper, Bindehautreizung] oder einer Abflussstörung [Tränenwegverschluss] beruhen
Da|kry|o|si|nu|si|tis *f*, *pl* **-ti|den** (Ⓔ dacryosinusitis): Entzündung von Tränenröhrchen und Cellulae* ethmoidales
da|kry|o|si|nu|si|tisch *adj* (Ⓔ dacryosinusitic): Dakryosinusitis betreffend, von ihr betroffen oder gekennzeichnet
Da|kry|o|so|le|ni|tis *f*, *pl* **-ti|den** (Ⓔ dacryosolenitis): *Syn*: *Tränenröhrchenentzündung*; Entzündung eines Tränenröhrchens
da|kry|o|so|le|ni|tisch *adj* (Ⓔ dacryosolenitic): Tränenröhrchenentzündung/Dakryosolenitis betreffend, von ihr betroffen oder gekennzeichnet
Da|kry|o|ste|no|se *f* (Ⓔ dacryostenosis): *Syn*: *Tränengangsstenose*; zu Störung des Tränenabflusses führende Einengung des Tränenganges durch entzündliche Prozesse, Verwachsungen oder Fremdkörper; bei Neugeborenen liegt meist ein Verschluss der Hasner*-Klappe vor; **Therapie**: Entfernung des Fremdkörpers oder Aufdehnung bei Verwachsungen; in seltenen Fällen muss eine Dakryozystorhinostomie* durchgeführt werden
Da|kry|o|szin|ti|gra|phie *f* (Ⓔ dacryoscintigraphy): *Syn*: *Dakryoszintigrafie*; Szintigraphie* der Tränenwege
da|kry|o|szin|ti|gra|phisch *adj* (Ⓔ dacryoscintigraphic): *Syn*: *dakryoszintigrafisch*; Dakryoszintigraphie betreffend, mittels Dakryoszintigraphie
Da|kry|o|zel|le *f* (Ⓔ dacryocele): *Syn*: *Dakryozystozele, Tränensackbruch*; bruchartige Vorwölbung des Tränensacks
Da|kry|o|zyst|al|gie *f* (Ⓔ dacryocystalgia): *Syn*: *Tränensackschmerz*; Schmerzen im Tränensack, z.B. bei akuter Dakryozystitis*
Da|kry|o|zyst|ek|ta|sie *f* (Ⓔ dacryocystectasia): *Syn*: *Tränensackdilatation, Tränensackerweiterung*; Erweiterung des Tränensacks durch eine angeborene oder erworbene Störung des Tränenabflusses; *s.a. Dakryostenose*
Da|kry|o|zys|tek|to|mie *f* (Ⓔ dacryocystectomy): *Syn*: *Tränensackentfernung, Tränensackresektion*; operative Entfernung des Tränensacks [Saccus lacrimalis]
Da|kry|o|zys|ti|tis *f*, *pl* **-ti|ti|den** (Ⓔ dacryocystitis): *Syn*: *Tränensackentzündung, Dakryocystitis*; Entzündung des Tränensacks
akute Dakryozystitis (Ⓔ acute dacryocystitis): wird fast immer durch Bakterien verursacht; imponiert als hoch entzündliche, schmerzhafte Schwellung; häufig kommt es zum Durchbruch nach außen, zu eitrigem Tränenfluss [Dakryopyorrhoe] oder Mitbeteiligung der umgebenden Gewebe [**Dakryophlegmone**], die zu Sinus-cavernosus-Thrombose* und Sepsis* führen kann; **Therapie**: systemische Antibiotika, Inzision zur Ableitung des Eiters

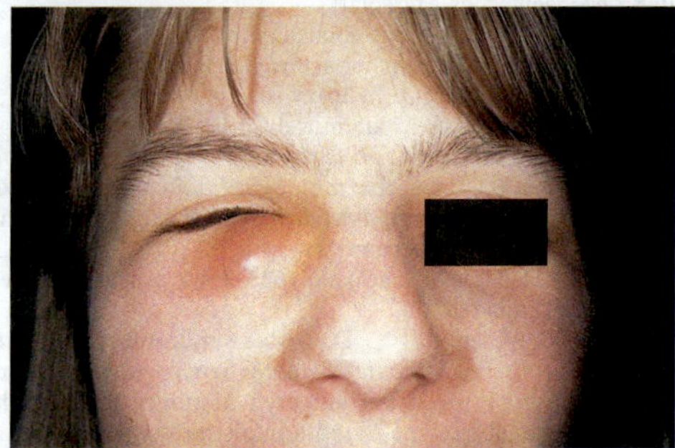
Abb. D4. Akute Dakryozystitis

chronische Dakryozystitis (Ⓔ chronic dacryocystitis): entwickelt sich oft aus einer akuten Dakryozystitis; zeichnet sich durch einseitiges Tränenträufeln und Entleerung von eitrig-schleimigem Sekret auf Druck aus; **Therapie**: Spülung mit Antibiotikalösung; Aufdehnen der Tränenwege bei Stenose; evtl. Dakryorhinostomie*
da|kry|o|zys|ti|tisch *adj* (Ⓔ dacryocystitic): Tränensackentzündung/Dakryozystitis betreffend, von ihr betroffen oder gekennzeichnet
Da|kry|o|zys|ti|tom *nt* (Ⓔ dacryocystitome): Messer zur Tränenröhrcheninzision
Da|kry|o|zys|ti|to|mie *f* (Ⓔ dacryocystitomy): *Syn*: *Tränenröhrcheninzision, Tränenröhrchenschnitt*; operative Eröffnung des Tränenröhrchens [Canaliculus lacrimalis]
Da|kry|o|zys|to|blen|nor|rhoe *f*, *pl* **-rho|en** (Ⓔ dacryocystoblennorrhea): *Syn*: *Tränensackeiterung*; chronisch exsudative/eitrige Tränensackentzündung [Dakryozystitis*]
Da|kry|o|zys|to|gramm *nt* (Ⓔ dacryocystogram): Röntgenkontrastaufnahme der Tränenwege
Da|kry|o|zys|to|gra|phie *f* (Ⓔ dacryocystography): *Syn*: *Dakryozystografie*; Röntgenkontrastdarstellung* der Tränenwege

da|kry|o|zys|to|gra|phisch *adj* (Ⓔ dacryocystographic): *Syn*: *dakryozystografisch*; Dakryozystographie betreffend, mittels Dakryozystographie

Da|kry|o|zys|to|pto|se *f* (Ⓔ dacryocystoptosis): *Syn*: *Tränensacksenkung*; Senkung des Tränensacks

Da|kry|o|zys|to|rhi|no|ste|no|se *f* (Ⓔ dacryocystorhinostenosis): Verlegung des Tränennasenganges [Ductus nasolacrimalis]; *s.a. Dakryostenose*

Da|kry|o|zys|to|rhi|no|sto|mie *f*: *→Dakryorhinostomie*

Da|kry|o|zys|to|ste|no|se *f* (Ⓔ dacryocystostenosis): *Syn*: *Tränensackstenose*; meist durch eine Schrumpfung hervorgerufene Stenose des Tränensacks

Da|kry|o|zys|to|sto|mie *f* (Ⓔ dacryocystostomy): *Syn*: *Tränensackfistel, Tränensackfistelung*; operative Fistelung des Tränensacks [Saccus lacrimalis]

Da|kry|o|zys|to|tom *nt* (Ⓔ dacryocystotome): Messer zur Tränensackeröffnung

Da|kry|o|zys|to|to|mie *f* (Ⓔ dacryocystotomy): *Syn*: *Tränensackeröffnung, Tränensackinzision*; operative Eröffnung des Tränensacks [Saccus lacrimalis]

Da|kry|o|zys|to|ze|le *f*: *→Dakryozele*

Daktyl-, daktyl- *präf.*: *→Daktylo-*

Dak|tyl|al|gie *f* (Ⓔ dactylalgia): *Syn*: *Daktylodynie*; Fingerschmerz

Dak|tyl|i|tis *f, pl* **-ti|den** (Ⓔ dactylitis): *Syn*: *Dactylitis; Fingerentzündung; Zehenentzündung*; Entzündung eines Fingers oder einer Zehe

dak|tyl|i|tisch *adj* (Ⓔ dactylitic): Daktylitis betreffend, von ihr betroffen oder gekennzeichnet

Daktylo-, daktylo- *präf.*: Wortelement mit der Bedeutung „Finger/Zehe"

Dak|ty|lo|dy|nie *f* (Ⓔ dactylodynia): *Syn*: *Daktylalgie*; Fingerschmerz

Dak|ty|lo|gramm *nt* (Ⓔ dactylogram): Fingerabdruck

Dak|ty|lo|gry|po|se *f* (Ⓔ dactylogryposis): *Syn*: *Fingerverkrümmung, Zehenverkrümmung*; angeborene oder erworbene permanente Verkrümmung von Fingern oder Zehen

Dak|ty|lo|kamps|o|dy|nie *f* (Ⓔ dactylocampsodynia): schmerzhafte Finger- oder Zehenverkrümmung

Dak|ty|lo|lo|gie *f* (Ⓔ dactylology): Zeichen- und Gebärdensprache der Taubstummen

Dak|ty|lo|me|ga|lie *f* (Ⓔ dactylomegaly): *Syn*: *Makrodaktylie, Megalodaktylie*; übermäßige Größe von Fingern oder Zehen

Dak|ty|lo|spas|mus *m* (Ⓔ dactylospasm): Finger- oder Zehenkrampf

DAL *Abk.*: *→Deltaaminolävulinsäure*

DALD *Abk.*: Deltaaminolävulinsäure-Dehydrase

Dalrymple: John Dalrymple; 1804–1852; englischer Augenarzt (London)

Dalrymple-Zeichen *nt* (Ⓔ Dalrymple's sign): *Syn*: *Abadie-Zeichen*; Spasmus des Musculus* levator palpebrae superioris bei Morbus* Basedow; führt zur Sichtbarwerdung eines Sklerastreifens oberhalb der Hornhaut beim Geradeausblicken

Dal|ton *nt* (Ⓔ dalton): *Syn*: *Atommasseneinheit*; Einheit der relativen Atommasse; 1 Dalton ist ein Zwölftel der Masse des Kohlenstoffatoms C^{12}

Dal|to|nis|mus *m* (Ⓔ daltonism): *Syn*: *Rot-Grün-Blindheit*; X-chromosomal-rezessive Farbensinnstörung, bei der Rot und Grün als Grautöne gesehen werden

DALY *Abk.*: *→Disability-Adjusted Life Years*

DAM *Abk.*: **1.** Diacetylmonoxim **2.** *→Diacetylmorphin* **3.** Diäthylaminomethyl

Damm *m* (Ⓔ perineum): *Syn*: *Perineum*; Körperregion zwischen Steißbein und äußeren Genitalien; wird unterteilt in **Vorderdamm** [zwischen äußerem Genitale und After] und **Hinterdamm** [zwischen After und Steißbein]; die Terminologia anatomica verwendet Perineum als Oberbegriff für die Dammregion [Regio perinealis], die äußeren weiblichen und männlichen Geschlechtsorgane [Organa genitalia feminina und masculina externa] und die Strukturen in der Tiefe unter der Regio* analis und Regio* urogenitalis

Damm|bruch *m* (Ⓔ perineal hernia): *Syn*: *Perineozele, Hernia perinealis/ischiorectalis*; angeborener oder erworbener Bruch von Baucheingeweide durch den Damm; der Bruchsack liegt in der Fossa* ischiorectalis

Däm|me|rungs|se|hen *nt* (Ⓔ twilight vision): *Syn*: *Nachtsehen, skotopes/skotopisches Sehen, Skotopie, Skotopsie*; durch die Stäbchenzellen der Netzhaut ermöglichtes Sehen bei niedriger Lichtintensität; beim skotopischen Sehen werden Helligkeitsunterschiede erkannt, aber keine Farben; Störungen des Dämmerungssehens führen zu Nachtblindheit*

Däm|mer|zu|stand *m* (Ⓔ twilight state): *Syn*: *postparoxysmaler Dämmerzustand*; nach Anfällen auftretender Zustand mit eingeengtem Bewusstsein; die Patienten sind in ihrem Denken und Verhalten verlangsamt und ihren Wahrnehmungen eingeschränkt; der Zustand kann Stunden, Tage bis zu Wochen anhalten; es besteht zumindest eine partielle Amnesie für die Zeit des Dämmerzustandes

D

Damm|fas|zie *f* (Ⓔ perineal fascia): *Syn*: *Fascia perinei, Fascia investiens perinei superficialis*; unter dem Unterhautbindegewebe liegende Faszie des Dammbereichs

Damm|fis|tel *f* (Ⓔ perineal fistula): *Syn*: *Beckenbodenfistel, Fistula perinealis*; auf dem Damm mündende Fistel; meist handelt es sich um komplette oder inkomplette Analfisteln*

Damm|ge|gend *f*: *→Dammregion*

Damm|naht *f* (Ⓔ perineorrhaphy): *Syn*: *Perineorrhaphie*; Vernähung eines Dammrisses oder eines Dammschnitts

Damm|ner|ven *pl* (Ⓔ perineal nerves): *Syn*: *Nervi perineales*; gemischte Äste des Nervus* pudendus zur Dammhaut und den Musculi* ischiocavernosus, bulbospongiosus, transversus perinei superficialis und sphincter ani externus

Damm|plas|tik *f* (Ⓔ perineoplasty): *Syn*: *Perineoplastik*; plastische Versorgung eines Dammrisses

Damm|re|gi|on *f* (Ⓔ perineal region): *Syn*: *Dammgegend, Regio perinealis*; rautenförmige Körperregion zwischen Steißbein und äußeren Genitalien; wird unterteilt in Regio* analis und Regio* urogenitalis

Damm|riss *m* (Ⓔ perineal laceration): Riss des Damms unter der Geburt; je nach Ausdehnung und Tiefe unterscheidet man **Dammriss 1°** [nur die Dammhaut], **Dammriss 2°** [Riss von Haut und Dammmuskulatur], **Dammriss 3°** [Mitbeteiligung des Afterschließmuskels] und **Dammriss 4°** [Mitbeteiligung der Afterschleimhaut]; die **Versorgung** erfolgt durch schichtweisen Nahtverschluss; eine fachgerechte Versorgung hinterlässt im Allgemeinen keine funktionelle Beeinträchtigung des Afterschließmuskels

Damm|schlag|a|der *f*: *→Arteria perinealis*

Damm|schnitt *m*: *→Episiotomie*

Damm|schutz *m* (Ⓔ perineal support): Handgriffe zur Verhinderung eines Dammrisses während der Geburt; eine Hand der Hebamme oder des Geburtshelfers umfasst den führenden Teil des Kopfes [meist das Hinterhaupt] und kontrolliert durch leichtes Gegenpressen die Geschwindigkeit des Durchtretens; die andere Hand umgreift den gedehnten Damm und unterstützt das Hochsteigen des Kopfes; *s.a. Dammschnitt*

Damoiseau: Louis Hyacinthe Damoiseau; 1815–1890; französischer Arzt (Paris)

Damoiseau-Linie *f*: *→Ellis-Damoiseau-Linie*

dAMP *Abk.*: *→Desoxyadenosinmonophosphat*

Dampf|des|in|fek|ti|on *f* (Ⓔ steam disinfection): Desinfektion* im strömenden Dampf [100°C] oder in einem Autoklaven mit gespanntem und gesättigtem Wasserdampf

Dampf|re|sis|tenz *f* (Ⓔ steam resistance): Widerstandsfähigkeit von Erregern gegen Wasserdampfsterilisation; *s.a. Resistenzstufen*

Dampf|ste|ri|li|sa|ti|on *f* (Ⓔ steam sterilization): Sterilisation* in einem Autoklaven mit gespanntem und gesättigtem Wasserdampf

Dämp|fung *f* (Ⓔ **1.–2.** damping): **1.** verkürzter Klopfschall über luftarmen oder luftleeren Organen **2.** Abnahme der Amplitude einer Welle oder Schwingung durch Energieverlust

Dana: Charles L. Dana; 1852–1935; amerikanischer Neurologe (New York)

Dana-Lichtheim-Krankheit *f* (Ⓔ Putnam-Dana syndrome):

D

Syn: *Lichtheim-Syndrom, Dana-Syndrom, Dana-Lichtheim-Putman-Syndrom, funikuläre Spinalerkrankung, funikuläre Myelose*; bevorzugt das Hinterstrangsystem und die Pyramidenbahn befallende Entmarkungskrankheit mit neurologischen Ausfällen, Muskelhypotonie, Ataxie, Depression und evtl. Psychose [Vitamin B_{12}-Mangelpsychose]; tritt meist kombiniert mit perniziöser Anämie* auf, da Vitamin B_{12}-Mangel die häufigste Ursache ist; **Therapie**: parenterale Vitamin B_{12}-Zufuhr stoppt den degenerativen Verfall und bringt ihn oft sogar zur Rückbildung

Dana-Lichtheim-Putman-Syndrom *nt*: →*Dana-Lichtheim-Krankheit*

Dana-Operation *f* (Ⓔ Dana's operation): *Syn*: *Rhizotomia posterior*; Durchtrennung der hinteren Spinalnervenwurzel zur Behandlung unstillbarer Schmerzen

Dana-Syndrom *nt*: →*Dana-Lichtheim-Krankheit*

Da|na|zol *nt* (Ⓔ danazol): Gonadotropinhemmer; **Anw.**: Endometriose, Hypertrophie der Brustdrüse, Pubertas praecox

Danbolt: Niels Christian Danbolt; norwegischer Hautarzt im 20. Jahrhundert

Danbolt-Closs-Syndrom *nt* (Ⓔ Danbolt-Closs syndrome): *Syn*: *Brandt-Syndrom, hereditäres Zinkmangelsyndrom, Acrodermatitis enteropathica*; seltene, autosomal-rezessiv vererbte Störung der Zinkabsorption mit Ekzemen an den Akren, Nageldystrophie, Erythemen, Haarausfall; **Therapie**: orale Zinksubstitution

Dandy: Walter Edward Dandy; 1886–1946; amerikanischer Neurochirurg (Baltimore)

Dandy-Operation *f* (Ⓔ Dandy operation): operative Verbindung des III. Ventrikels* und der Cisterna* magna [Ventrikulozisternostomie] zur Liquorableitung bei Hydrozephalus*

Dandy-Walker-Krankheit *f* (Ⓔ Dandy-Walker syndrome): kongenitaler progredienter Hydrozephalus* durch eine Atresie von Luschka-Foramen* und Magendie-Foramen*; oft liegen auch noch andere Fehlbildungen, wie z.B. zystische Veränderungen des Kleinhirnwurms, Balkenagenesie, Syringomyelie*, Doppelbildungen vor; *s.a. Arnold-Chiari-Syndrom*

Dandy-Fieber *nt*: →*Dengue-Fieber*

Dane: David M. S. Dane; zeitgenössischer britischer Virologe

Dane-Partikel *nt*: veraltet für →*Hepatitis-B-Virus*

Daniels: Daniels-Biopsie *f* (Ⓔ scalene node biopsy): *Syn*: *präskalenische Biopsie*; Biopsie der Lymphknoten im Fettgewebe vor dem Musculus* scalenus anterior bei Verdacht auf Lymphknotenmetastasen bei Bronchialkarzinom zur Differentialdiagnose von Lungenerkrankungen

Danlos: Henri Alexandre Danlos; 1844–1912; französischer Hautarzt (Paris)

Danlos-Syndrom *nt*: →*Ehlers-Danlos-Syndrom*

DANS *Abk.*: Dimethylaminonaphthalinsulfonsäure

D-Antigen *nt* (Ⓔ D antigen): *s.u. Rhesus-Antigene*

Dan|trol|len *nt* (Ⓔ dantrolene): *Syn*: *1-[5-(4-Nitrophenyl)furfurylidenamino]-2,4-imidazolidgedion*; zentrales Muskelrelaxans*; **Anw.**: Skelettmuskelspastik nach ZNS-Schädigungen [Querschnittslähmung, multiple Sklerose, Apoplexie], maligne Hyperthermie*

DAO *Abk.*: →*Diaminoxidase*

DAP *Abk.*: **1.** Diabetes-assoziiertes Peptid **2.** Diallylphthalat **3.** Diaminopimelinsäure **4.** diastolischer Aortendruck **5.** →*1,4-Dihydrazinophthalazin* **6.** Diphenylaminopropan

Daph|nis|mus *m* (Ⓔ daphnism): Vergiftung durch toxische Glykoside aus **Seidelbast** [Daphne mezereum]; führt zu Brennen in Mund und Rachen, Schluckbeschwerden, Speichelfluss, Erbrechen, Koliken, Fieber, Tachykardie, Dyspnoe; schon 10 Beeren können tödlich sein

DAPI *Abk.*: **1.** 4,6-Diamidino-2-phenyl-indol **2.** Deutsches Arzneiprüfungsinstitut

DAPS *Abk.*: Diazoaminopolystyrol

Dap|son *nt* (Ⓔ dapsone): *Syn*: *Diaminodiphenylsulfon, 4,4-Sulfonyldianilin, Diphenason*; Antibiotikum mit bakteriostatischer Wirksamkeit gegen den Lepraerreger Mycobacterium* leprae

DAPT *Abk.*: 2,4-Diamino-5-phenylthiazol

Darier: Jean Ferdinand Darier; 1856–1938; französischer Hautarzt (Paris)

Darier-Grönblad-Strandberg-Syndrom *nt*: →*systemische Elastorrhexis*

Darier-Krankheit *f*: →*Morbus Darier*

Darling: Samuel Taylor Darling; 1872–1925; amerikanischer Arzt

Darling-Krankheit *f* (Ⓔ Darling's disease): *Syn*: *Histoplasma-Mykose, Histoplasmose*; Befall und Infektion mit Histoplasma* capsulatum; nach Einatmung von sporenhaltigem Staub kommt es primär zu einer Infektion der Atemwege und der Lunge [**akute pulmonale Histoplasmose**], die klinisch kaum von Tuberkulose zu unterscheiden ist; später evtl. lymphogene Aussaat und Entwicklung einer Systemmykose* [**disseminierte Histoplasmose**]; **Therapie**: Amphotericin* B

Darm *m* (Ⓔ bowel): *Syn*: *Intestinum*; der aus Dünndarm und Dickdarm bestehende Abschnitt des Magen-Darm-Traktes zwischen Magenausgang und After; der **Dünndarm** [Intestinum tenue] ist 3–4 m lang; er besteht aus Zwölffingerdarm [Duodenum*], Leerdarm [Jejunum*] und Krummdarm [Ileum*]; im Dünndarm wird die aufgenommene Nahrung verdaut und resorbiert; der Dünndarm nimmt in Leber und Bauchspeicheldrüse gebildete Enzyme und Gallensäuren auf, die bei der Verdauung der Nahrung helfen und bildet eigene Verdauungsenzyme; das Dünndarmepithel bildet Hormone [z.B. Serotonin*] und spielt eine Rolle bei der Abwehr von Schadstoffen [GALT*, Peyer*-Plaques]
als **Dickdarm** [Intestinum crassum] bezeichnet man den ca. 1,5 m langen Abschnitt von der Einmündung des Ileums* bis zur Aftermündung; er besteht aus Caecum*, Kolon*, Rektum* und Analkanal [Canalis* analis]; wird meist gleichgesetzt mit Kolon*; im Dickdarm wird der Speisebrei eingedickt [Rückresorption von Wasser, Salz, Gallensäuren] und durch die Mithilfe von Dickdarmbakterien, die u.a. Zellulose abbauen und Kohlenhydrate vergären, in Kot umgewandelt

Darm|ak|ti|no|my|ko|se *f* (Ⓔ intestinal actinomycosis): seltene Form der systemischen Aktinomykose*

Darm|a|nas|to|mo|se *f* (Ⓔ bowel anastomosis): *Syn*: *Enteroanastomose, Enterostomie*; operative Verbindung von zwei oder mehreren Darmabschnitten; die Verbindung kann als End-zu-End-, End-zu-Seit- oder Seit-zu-Seit-Anastomose* erfolgen

Darm|a|to|nie *f* (Ⓔ intestinal atonia): Tonusmangel der Darmmuskulatur mit herabgesetzter Peristaltik*; kann zur Entwicklung eines paralytischen Ileus* führen; kommt als [lokale] angeborene Form vor [Megacolon* congenitum], häufiger ist aber eine erworbene Atonie, z.B. bei toxischer oder mechanischer Schädigung

Darm|a|tre|sie *f* (Ⓔ intestinal atresia): angeborener Verschluss der Darmlichtung; betrifft meist das Duodenum* oder den anorektalen Bereich [Rektumatresie*, Analatresie*]

Darm|bak|te|ri|en *pl* (Ⓔ enteric bacteria): *Syn*: *Enterobakterien*; Bezeichnung für alle physiologisch im Darm vorkommende Bakterien

Darm|bauch *m*: *s.u. Mesocolon transversum*

Darm|bein *nt*: →*Ilium*

Darm|bein|kamm *m* (Ⓔ iliac crest): *Syn*: *Beckenkamm, Crista iliaca*; oberer Rand der Darmbeinschaufel [Ala* ossis ilii]; hat drei leistenförmige Erhebungen **Labium externum cristae iliacae** [äußere Darmbeinlippe], **Linea intermedia cristae iliacae** und **Labium internum cristae iliacae** [innere Darmbeinlippe], an denen die Bauchwandmuskeln ansetzen; am vorderen und hinteren Ende besitzt der Beckenkamm insgesamt vier **Darmbeinstacheln** [Spina* iliaca anterior superior und inferior, Spina iliaca posterior superior und inferior]; wegen der oberflächlichen Lage ist die Entnahme von Knochenmark aus dem Beckenkamm [Beckenkammpunktion] relativ einfach

Darm|bein|kör|per *m* (Ⓔ body of ilium): Corpus ossis ilii; *s.u. Ilium*

Darm|bein|lip|pe, äu|ße|re *f* (Ⓔ outer lip iliac crest): *s.u. Darmbeinkamm*

Darm|bein|lip|pe, in|ne|re *f* (Ⓔ inner lip of iliac crest): *s.u. Darmbeinkamm*

Darm|bein|mus|kel *m*: *→Musculus iliacus*

Darm|bein|schau|fel *f* (Ⓔ ala of ilium): *Syn*: *Beckenschaufel, Ala ossis ilii*; oberer, verbreiterter Teil des Darmbeins; Ansatzstelle der Glutealmuskeln

Darm|bein|sta|chel, hin|te|rer o|be|rer *m* (Ⓔ posterior superior iliac spine): *Syn*: *Spina iliaca posterior superior*; hinteres Ende des Beckenkamms [Crista* iliaca]

Darm|bein|sta|chel, hin|te|rer un|te|rer *m* (Ⓔ posterior inferior iliac spine): *Syn*: *Spina iliaca posterior inferior*; Knochenvorsprung unterhalb der Spina* iliaca posterior superior

Darm|bein|sta|chel, vor|de|rer o|be|rer *m* (Ⓔ anterior superior iliac spine): *Syn*: *Spina iliaca anterior superior*; oberer Knochenvorsprung am vorderen Ende des Beckenkamms [Crista* iliaca]; Ansatz von Musculus* sartorius, Musculus* tensor fasciae latae und Ligamentum* inguinale

Darm|bein|sta|chel, vor|de|rer un|te|rer *m* (Ⓔ anterior inferior iliac spine): *Syn*: *Spina iliaca anterior inferior*; unterer Knochenvorsprung am vorderen Ende des Beckenkamms [Crista* iliaca]; Ansatz von Musculus* rectus femoris und Ligamentum* iliofemorale

Darm-Blasen-Fistel *f* (Ⓔ enterovesical fistula): *Syn*: *enterovesikale Fistel*; innere Darmfistel* mit Einmündung in die Blase

Darm|blu|tung *f* (Ⓔ intestinal bleeding): *Syn*: *Enterorrhagie*; Blutung in das Darmlumen; *s.a. Magen-Darm-Blutung*

Darm|brand *m* (Ⓔ necrotizing enteritis): *Syn*: *Enteritis necroticans*; nekrotisierende Enteritis* durch Clostridium* perfringens

Darm|bruch *m* (Ⓔ enterocele): *Syn*: *Enterocele, Enterozele*; Hernie* mit Darmteilen im Bruchsack

Darm|dis|ten|si|on *f* (Ⓔ bowl distension): die Ausdehnung oder Überdehnung des Darmlumens steht im Mittelpunkt der Pathophysiologie des Ileus*; sie führt zu einer Störung der Mikrozirkulation der Darmwand und lokaler Hypoxie; es kommt zu ischämischer Schädigung der Wand mit Perforation und Peritonitis, die zu paralytischem Ileus und Schock führen kann; gleichzeitig kommt es zu vermehrter Flüssigkeitsabsonderung in den Darm, die die Darmdistension noch verstärkt [Circulus vitiosus]

Darm|di|ver|ti|kel *pl* (Ⓔ intestinal diverticulum): meist den Dickdarm betreffende, i.d.R. asymptomatische Divertikel* der Darmwand; *s.a. Divertikulose, Divertikulitis*

Darm|drü|sen *pl* (Ⓔ intestinal glands): *Syn*: *Lieberkühn-Drüsen, Lieberkühn-Krypten, Glandulae intestinales*; tubulöse Drüsen der Dünndarm- und Dickdarmschleimhaut, die diverse Zelltypen [Becherzellen*, Paneth*-Zellen, enterochromaffine Zellen*] enthalten

Darm|e|gel *m* (Ⓔ intestinal fluke): im Darm schmarotzender Wurm

großer Darmegel (Ⓔ giant intestinal fluke): *Syn*: *Riesendarmegel, Fasciolopsis buski*; v.a. in Südostasien vorkommender Erreger der Fasciolopsiasis*

kleiner Darmegel (Ⓔ small intestinal fluke): *Syn*: *Zwergdarmegel, Heterophyes heterophyes*; in Afrika und Asien vorkommender Dünndarmparasit; Befall verursacht Heterophyiasis*

Darm|e|gel|krank|heit *f* (Ⓔ fasciolopsiasis): *Syn*: *Fasciolopsiasis, Fasciolopsiasis*; durch Fasciolopsis* buski hervorgerufene tropische Durchfallerkrankung

Darm|em|phy|sem *nt*: *→Darmwandemphysem*

Darm|en|do|skop *nt* (Ⓔ enteroscope): *Syn*: *Enteroskop*; spezielles Endoskop* zur Darmspiegelung

Darm|ent|fer|nung *f*: *→Darmresektion*

Darm|ent|zün|dung *f*: *→Enteritis*

Darm|er|öff|nung *f*: *→Enterotomie*

Darm|fis|tel *f* (Ⓔ intestinal fistula): vom Darm ausgehende Fistel, die entweder in einen anderen Teil des Darms oder ein anderes Organ einmündet [**innere Darmfistel**] oder nach außen führt [**äußere Darmfistel**]

Darm|flo|ra *f* (Ⓔ intestinal flora): *Syn*: *Flora intestinalis*; Gesamtheit der physiologisch im Darm vorkommenden Mikroorganismen; der obere Dünndarm ist keimarm, die Zahl der Keime nimmt aber nach distal hin beträchtlich zu; im Ileum enthält der Speisebrei 10^5-10^6 Bakterien, im Zäkum bereits 10^{11}-10^{12}; die über 400 Bakterienarten des Kolons bestehen zu 99 % aus anaeroben Stämmen, die z.B. Zellulose aufspalten; Darmbakterien bilden 30–50 % der Gesamtstuhltrockenmasse; *s.a. Darmgas*

Darm|gas *nt* (Ⓔ flatus): *Syn*: *Darmluft*; aus verschluckter Luft und von Darmbakterien gebildetem Gas bestehende Gasmischung; pro Tag werden zwischen 400 und 1200 ml Gas gebildet

Darm|ge|räu|sche *pl* (Ⓔ bowel sounds): durch die Verdauungstätigkeit des Darms bedingte physiologische Geräusche

Darm|gif|te *pl* (Ⓔ enterotoxins): *Syn*: *Enterotoxine*; auf den Darm einwirkende Bakteriengifte; spielen eine wesentliche Rolle bei der Entstehung vieler Darmerkrankungen, wie z.B. Nahrungsmittelvergiftungen

Darm|grip|pe *f* (Ⓔ intestinal influenza): *Syn*: *Magen-Darm-grippe*; Magen-Darm-Beteiligung bei einer Grippe*; oft auch als Bezeichnung für Virusinfekte des Magen-Darms mit grippeähnlicher Symptomatik verwendet

Darm|hor|mo|ne *pl* (Ⓔ gastrointestinal hormones): *Syn*: *gastrointestinale Hormone*; im Magen-Darm-Trakt gebildete Gewebehormone*, z.B. Gastrin*, Cholezystokinin*

Darm|in|farkt *m* (Ⓔ intestinal infarction): durch akute Unterbrechung der Durchblutung hervorgerufene Infarzierung von Darmabschnitten

Darm|in|kon|ti|nenz *f*: *→anale Inkontinenz*

Darm|ka|tarr *m*: *→Enteritis*

Darm|ka|tarrh *m*: *→Enteritis*

Darm|klem|me *f* (Ⓔ intestinal clamp): Klemmzange zum Abklemmen von Darmteilen

Darm-Kolon-Fistel *f* (Ⓔ enterocolic fistula): *Syn*: *Dünndarm-Kolon-Fistel, enterokolische Fistel, Fistula enterocolica*; innere Darmfistel* mit Einmündung in das Kolon

Darm|kon|kre|ment *nt*: *→Darmstein*

Darm|kon|ti|nenz *f* (Ⓔ fecal continence): *Syn*: *Stuhlkontinenz*; Fähigkeit, den Stuhl zurückzuhalten

Darm|krampf *m* (Ⓔ enterospasm): *Syn*: *Enterospasmus*; Krampf der Darmmuskulatur

Darm|läh|mung *f* (Ⓔ enteroparesis): *Syn*: *Enteroparese, Enteroparalyse, Darmparalyse*; völliger Verlust des Darmtonus und der Peristaltik; führt zur Entwicklung eines paralytischen Ileus*; umgekehrt führt die Darmdistension bei Darmverschluss zu einer Darnwandschädigung und zu einer Peritonitis*, die eine Darmlähmung verursacht; *s.a. Ileus*

Darm|lö|sung *f* (Ⓔ enterolysis): *Syn*: *Enterolyse*; operative Lösung von Darmverwachsungen

Darm|luft *f*: *→Darmgas*

Darm|milz|brand *m* (Ⓔ intestinal anthrax): *Syn*: *Anthrax intestinalis, gastrointestinaler Milzbrand*; sehr seltener, durch den Genuss infizierter Nahrungsmittel hervorgerufener Milzbrand* von Dünn- und Dickdarm, der als schwere Enteritis imponiert; die Mortalität liegt im Bereich von 70–90 %; *s.a. Milzbrand*

Darm|my|ko|se *f* (Ⓔ enteromycosis): *Syn*: *Enteromykose*; Pilzerkrankung der Darmschleimhaut

Darm|naht *f* (Ⓔ enterorrhaphy): Enterorrhaphie*

Darm|ner|ven|sys|tem *nt* (Ⓔ enteric nervous system): Gesamtheit der sympathischen und parasympathischen Nerven des Darms

Darm|netz|bruch *m* (Ⓔ enteroepiplocele): *Syn*: *Enterepiplozele, Enteroepiplozele*; Hernie* mit Darmnetz [Omentum] im Bruchsack

Darm|ob|struk|ti|on *f* (Ⓔ intestinal obstruction): Einengung der Darmlichtung durch Prozesse im Darm [**Darmverlegung**] oder Druck von außen; kann zum Darmverschluss* führen

Darm|pa|ra|ly|se *f*: *→Darmlähmung*

Darm|pa|ra|sit *m* (Ⓔ intestinal parasite): im Darm schmarotzender Einzeller oder Wurm

Darm|pär|chen|e|gel *m* (Ⓔ Schistosoma intercalatum): *Syn*: *Schistosoma intercalatum*; Erreger einer Darm- und Leberschistosomiasis in Afrika; *s.a. Schistosoma*

Darm|per|fo|ra|ti|on *f* (Ⓔ bowel perforation): *Syn*: *Darmwandperforation*; Durchbruch der Darmwand durch entzündliche oder nekrotische Prozesse, v.a. bei Gängrän oder Geschwür; *s.a. Akutes Abdomen*

Darm|plas|tik *f* (Ⓔ enteroplasty): Enteroplastik*

Darm|po|lyp *m* (Ⓔ intestinal polyp): von der Darmschleimhaut ausgehender gutartiger Tumor; *s.a. Polyposis*

Darm|punk|ti|on *f* (Ⓔ enterocentesis): Enterozentese*

Darm|rei|ni|gung *f* (Ⓔ bowel cleansing): präoperative Darmvorbereitung zur Vermeidung von Komplikationen und Infekten; dazu gehören Nahrungskarenz, Einläufe und evtl. Antibiotika [Cephalosporine plus Metronidazol]

Darm|re|sek|ti|on *f* (Ⓔ intestinal resection): ***Syn***: *Darmentfernung, Enterektomie*; operative Entfernung eines Darmabschnittes; die verbleibenden Enden werden meist mittels End-zu-End-Anastomose* miteinander verbunden

Darm|rohr *nt* (Ⓔ intestinal canal): weiches Gummirohr zum Einführen in den Mastdarm, z.B. für Einläufe und zur Gasableitung

Darm-Scheiden-Fistel *f* (Ⓔ enterovaginal fistula): ***Syn***: *enterovaginale Fistel*; innere Darmfistel* mit Einmündung in die Scheide [Vagina*]

Darm|schleim|haut|ent|zün|dung *f* (Ⓔ endoenteritis): Endoenteritis*

Darm|schnitt *f*.: →*Enterotomie*

Darm|sen|kung *f* (Ⓔ enteroptosis): ***Syn***: *Enteroptose, Splanchnoptose, Viszeroptose, Eingeweidesenkung*; angeborene oder erworbene Senkung der Baucheingeweide; klinisch auffällig sind eine chronische Obstipation* und Rücken- oder Kreuzschmerzen beim Stehen

Darm|spie|ge|lung *f* (Ⓔ enteroscopy): ***Syn***: *Enteroskopie*; endoskopische Untersuchung des Darms

Darm|stei|fung *f* (Ⓔ bowel rigidity): durch die Bauchwand tastbare Versteifung einzelner Darmschlingen oberhalb eines Darmverschlusses

Darm|stein *m* (Ⓔ intestinal calculus): ***Syn***: *Darmkonkrement, Enterolith*; durch Verkrustung von Kotsteinen* entstandenes Konkrement im Darm; meist symptomlos

Darm|ste|no|se *f* (Ⓔ intestinal stenosis): ***Syn***: *Darmverengung, Enterostenose*; angeborene [Darmatresie*] oder erworbene [Tumoren, Verwachsungsstränge, Fremdkörper] Einengung der Darmlichtung mit Behinderung der Darmpassage und evtl. Entwicklung eines Darmverschlusses [Ileus*]; **Therapie**: Resektion des atretischen Abschnitts und End-zu-End-Anastomose; ansonsten je nach Ursache

Darm|stiel *m*: →*Dottersackgang*

Darm|tri|chi|ne *f*: →*Trichinella spiralis*

Darm|tu|ber|ku|lo|se *f* (Ⓔ intestinal tuberculosis): ***Syn***: *Intestinaltuberkulose*; meist sekundärer Befall des Darms bei hämatogener Streuung oder kanalikulärer Ausbreitung durch Verschlucken im Rahmen einer Lungentuberkulose*; nur selten als Primärerkrankung durch verseuchte Kuhmilch; *s.a. Tuberkulose*

Darm|ver|dau|ung *f* (Ⓔ intestinal digestion): Aufspaltung und Resorption der Nahrung im Darm

Darm|ver|en|gung *f*: →*Darmstenose*

Darm|ver|le|gung *f* (Ⓔ bowel obstruction): Verlegung der Darmlichtung; komplette Verlegung führt zum Darmverschluss*

Darm|ver|schlin|gung *f* (Ⓔ intestinal volvulus): ***Syn***: *Volvulus intestini*; v.a. Säuglinge betreffende Verdrehung und Verschlingung von Darmteilen; meist ist das Zäkum* betroffen, bei Erwachsenen eher das Sigma, seltener Dünndarmteile; kann zur Ausbildung eines mechanischen Ileus* führen

Darm|ver|schluss *m* (Ⓔ **1.–2.** bowel obstruction): **1.** →*Ileus* **2.** Verschluss der Darmwand nach operativer Eröffnung [Enterotomie*]

Darm|vi|rus *nt, pl* **-ren**: →*Enterovirus*

Darm|vor|fall *m* (Ⓔ bowel prolapse): Vorfall von Anus [Analprolaps*] oder Rektum [Rektumprolaps*]

Darm|wand|bruch *m*: →*Littré-Hernie*

Darm|wand|em|phy|sem *nt* (Ⓔ intestinal pneumatosis): ***Syn***: *Darmemphysem, Pneumatosis cystoides intestini*; ätiologisch ungeklärte Emphysembildung der Darmwand, die i.d.R. asymptomatisch verläuft und als Zufallsbefund auf Röntgenbildern entdeckt wird

Darm|wand|ent|zün|dung *f*: →*Enteritis*

Darm|wand|her|nie *f*: →*Littré-Hernie*

Darm|wand|per|fo|ra|ti|on *f*: →*Darmperforation*

Darm|zot|ten *pl* (Ⓔ intestinal villi): ***Syn***: *Dünndarmzotten, Villi intestinales*; fingerförmige, ca. 0,5–1,5 mm hohe Ausstülpungen der Dünndarmschleimhaut [Tunica mucosa intestini tenuis], die die Resorptionsfläche um das 5-Fache vergrößern

Darwin: Charles Robert Darwin; 1809–1882; englischer Naturforscher; Begründer des Darwinismus*

Darwin-Höcker *m* (Ⓔ Darwin tubercle): ***Syn***: *Tuberculum auriculare*; Höcker am Oberrand der Helix der Ohrmuschel [Auricula]

Darwin-Ohrspitze *f* (Ⓔ apex of auricle): ***Syn***: *Apex auriculae*; inkonstante Ausziehung des Helixknorpels nach oben und hinten

Dar|wi|nis|mus *m* (Ⓔ Darwinism): ***Syn***: *Evolutionslehre*; von Darwin* 1859 begründete Lehre, die davon ausgeht, dass alle Lebewesen [Pflanzen und Tiere] sich langsam weiterentwickeln, wobei Umweltfaktoren als Auslöser einer natürlichen Selektion dienen, die zu einem Überleben der am besten angepassten Art und einem Aussterben weniger gut angepasster Arten führt [„survival of the fittest"]

D-Arzt *Abk.*: Durchgangsarzt

DAS *Abk.*: **1.** depressorisch aktive Substanz **2.** Dextroamphetaminsulfat

DÄS *Abk.*: →*Diäthylstilböstrol*

DASC *Abk.*: Dehydroascorbinsäure

Da|seins|a|na|ly|se *f* (Ⓔ existential analysis): von Binswanger entwickeltes psychotherapeutisches Konzept, das den Bezug des Patienten zu seiner gesamten Umwelt, d.h. seinem Dasein, in den Mittelpunkt stellt und sich nicht auf Krankheitssymptome oder -verlauf konzentriert; hat kaum Einfluss auf die psychiatrische Praxis gewonnen

DASPMI *Abk.*: Dimethylaminostyrolmethylpyridiniod

DASS *Abk.*: definiertes Antigen-Substrat-System

Das|sel|beu|le *f*: →*Dermatobiasis*

Das|sel|flie|ge *f*: →*Dermatobia hominis*

DAT *Abk.*: **1.** Daunorubicin, Ara-C, 6-Thioguanin **2.** Daunorubicin, Cytarabine, 6-Thioguanin **3.** →*Demenz vom Alzheimer-Typ* **4.** Diacetylthiamin **5.** Differentialagglutinationstest

DÄT *Abk.*: **1.** Deutscher Ärztetag **2.** Diäthyldithiokarbamat

DATC *Abk.*: Diisoamyloxythiocarbanilid

dATP *Abk.*: →*Desoxyadenosintriphosphat*

Da|tel|beu|le *f*: →*Hautleishmaniose*

Da|tu|ra stra|mo|ni|um *f*: →*Stechapfel, weißer*

Da|tu|ris|mus *m* (Ⓔ daturism): ***Syn***: *Stechapfelvergiftung*; Vergiftung durch im weißen Stechapfel [Datura stramonium] enthaltene Alkaloide, insbesondere Atropin*; *s.a. Atropinvergiftung*

DATVP *Abk.*: Daunorubicin, Ara-C, 6-Thioguanin, Vincristin, Prednison

Dau|er|aus|schei|der *m* (Ⓔ convalescent carrier): klinisch gesunder Träger eines Erregers, der nach Überstehen der Krankheit das Agens vorübergehend [**temporärer Dauerausscheider**] oder langfristig [**permanenter** oder **chronischer Dauerausscheider**] ausscheidet

Dau|er|be|at|mung *f* (Ⓔ long-term ventilation): ***Syn***: *Langzeitbeatmung*; künstliche Beatmung* von mehr als 48 Stunden

Dau|er|blu|tung, a|zy|kli|sche *f* (Ⓔ dysfunctional uterine bleeding): ***Syn***: *dysfunktionelle Dauerblutung, Metrorrhagie*; unregelmäßige, zyklusunabhängige Blutung, die mehr als 7 Tage anhält; die wichtigsten Ursachen sind Gebärmutter-

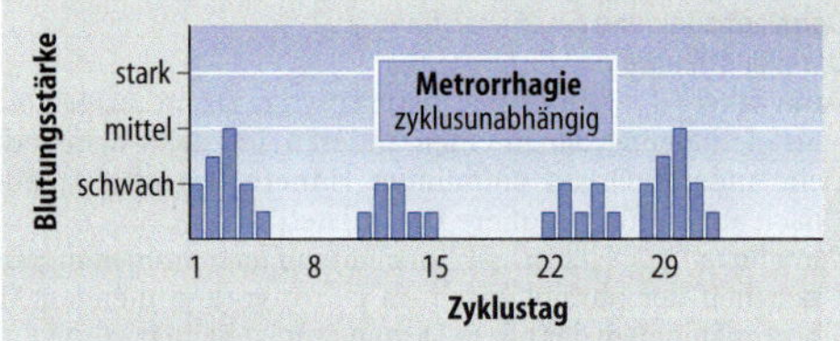

Abb. D5. Azyklische Dauerblutung

krebs, submuköse Myome, Polypen, Endometritis, Granulosazelltumor und Intrauterinpessar; bei Follikelpersistenz findet sich typischerweise ein blutungsfreies Intervall von 4–8 Wochen

Dau|er|blu|tung, dys|funk|ti|o|nel|le *f*: →*Dauerblutung, azyklische*

Dau|er|frak|tur *f*: selten verwendete Bezeichnung für →*Ermüdungsbruch*

Dau|er|ge|biss *nt* (Ⓔ permanent teeth): **Syn**: *bleibendes/permanentes Gebiss*; die 32 Zähne des bleibenden Gebisses; bestehen aus 4 oberen und 4 unteren Schneidezähnen [Dentes incisivi], je 2 oberen und unteren Eckzähnen [Dentes canini], 4 oberen und 4 unteren Prämolaren [Dentes premolares] und jeweils 6 oberen und unteren Molaren [Dentes molares]

Dau|er|ka|the|ter *m* (Ⓔ indwelling catheter): **Syn**: *Verweilkatheter*; über längere Zeit belassener Blasen- oder Nierenkatheter bei Harnabflussstörung; Dauerkatheter sind wegen der hohen Gefahr von Harnwegsinfektionen obsolet und nur noch in Ausnahmesituationen als Übergangslösung akzeptabel

Dau|er|kau|dal|an|äs|the|sie *f* (Ⓔ continuous caudal anesthesia): **Syn**: *Katheterkaudalanästhesie, Dauerspinalanästhesie*; Kaudalanästhesie* mit liegendem Katheter

Dau|er|kul|tu|ren *pl* (Ⓔ long-term culture): Fortzüchtung von Reinkulturen über einen längeren Zeitraum

Dau|er|me|di|ka|men|te *pl* (Ⓔ controllers): **Syn**: *Controller*; *s.u. Essay Asthma bronchiale S. 173*

Dau|er|spi|nal|an|äs|the|sie *f* (Ⓔ continuous spinal anesthesia): **Syn**: *kontinuierliche Spinalanästhesie, Katheterspinalanästhesie*; fortlaufende Spinalanästhesie* über einen liegenden Katheter

Dau|er|trä|ger *m* (Ⓔ chronic carrier): klinisch asymptomatischer chronischer Träger eines Erregers; kann als Dauerausscheider* fungieren

Dau|er|tropf *m* (Ⓔ drip): **Syn**: *Dauertropfinfusion*; kontinuierliche Tropfinfusion von Flüssigkeit, Elektolyten und energieliefernden Substanzen

Dau|er|tropf|in|fu|si|on *f*: →*Dauertropf*

Dau|er|zahn *m*: *s.u. Dauergebiss*

Dau|men|bal|len *m*: →*Eminentia thenaris*

Dau|men|bal|len|a|tro|phie *f* (Ⓔ thenar atrophy): **Syn**: *Thenaratrophie*; Atrophie des Daumenballens/der Daumenballenmuskulatur bei Schädigung der nervalen Versorgung, z.B. Medianuslähmung*, Karpaltunnelsyndrom*

Dau|men|beu|ger, kur|zer *m*: →*Musculus flexor pollicis brevis*

Dau|men|beu|ger, lan|ger *m*: →*Musculus flexor pollicis longus*

Dau|men|sat|tel|ge|lenk|ar|thro|se *f*: →*Rhizarthrose*

Dau|men|stre|cker, kur|zer *m*: →*Musculus extensor pollicis brevis*

Dau|men|stre|cker, lan|ger *m*: →*Musculus extensor pollicis longus*

DAUN *Abk.*: →*Daunorubicin*

Dau|no|my|cin *nt*: →*Daunorubicin*

Dau|no|ru|bi|cin *nt* (Ⓔ daunorubicin): **Syn**: *Daunomycin, Rubidomycin*; zytostatisch wirkendes Antibiotikum* verschiedener Streptomyces*-Species; **Anw.**: akute Leukämien; *s.a. Essay Chemotherapie S. 349*

DAV *Abk.*: Deutscher Apotheker-Verein

DÄV *Abk.*: Deutsche Ärzte-Versicherung

Davidoff: M. von Davidoff; deutscher Histologe im 19. Jahrhundert

Davidoff-Zellen *pl* (Ⓔ Davidoff's cells): **Syn**: *Paneth-Körnerzellen, Paneth-Zellen*; gekörnte Epithelzellen der Dünndarmkrypten, v.a. von Jejunum und Ileum; die Bedeutung der Zellen ist noch unklar, wahrscheinlich wirkt ihr Sekret antibakteriell

Dawn-Phänomen *nt* (Ⓔ dawn phenomenon): steigender Insulinbedarf am frühen Morgen; ist durch eine vermehrte STH-Sekretion bedingt; wichtig für die Programmierung von Insulinpumpen bei Diabetes* mellitus Typ I

Dawson: James R. 1870–1927; schottischer Pathologe (Edinburgh)

Einschlusskörperenzephalitis Dawson *f* (Ⓔ Dawson's encephalitis): **Syn**: *subakute sklerosierende Panenzephalitis, subakute sklerosierende Leukenzephalitis van Bogaert*; chronisch-progrediente, alle Hirnteile [Panenzephalitis*] betreffende Slow-virus-Infektion*, die mehrere (bis zu 30) Jahre nach einer akuter Maserninfektion auftritt

DAZ *Abk.*: **1.** Deutscher Arbeitskreis für Zahnheilkunde **2.** Dialdehydcellulose **3.** →*Druckanstiegszeit*

DB *Abk.*: Durchmesser Baudelocque

dB *Abk.*: →*Dezibel*

DBA *Abk.*: **1.** Dibenzamin **2.** Dibenzanthrazen **3.** Ductus Botalli apertus

DBB *Abk.*: →*Differentialblutbild*

DBCP *Abk.*: Dibromchlorpropan

DBD *Abk.*: diastolischer Blutdruck

DBED *Abk.*: Dibenzethylendiamin

DBH *Abk.*: Dopamin-β-hydroxylase

DBI *Abk.*: Diazepam-Bindungsinhibitor

DBM *Abk.*: 1,6-Dibrom-1,6-didesoxy-D-mannit

DBMA *Abk.*: Dibenzylmethylamin

DBP *Abk.*: Dibutylphthalat

DBPC *Abk.*: Ditertiärbutylparakresol

DBS *Abk.*: **1.** Dibromsalicyl **2.** Dibromsulfanilid **3.** Differentialblutsenkung

DBT *Abk.*: Diaminobuttersäure

DBV *Abk.*: **1.** Dacarbazin, BCNU, Vincristin **2.** →*Doppelblindversuch*

DC *Abk.*: **1.** Daunorubicin, Cytarabin **2.** →*Decarboxylase* **3.** Diphenylarsincyanid **4.** →*Doxycyclin* **5.** →*Dünnschichtchromatographie*

dC *Abk.*: →*Desoxycytidin*

D.C. *Abk.*: →*Dosis curativa*

D.C.$_{50}$ *Abk.*: Dosis curativa media

DCA *Abk.*: **1.** Desoxycholatcitrat-Agar **2.** Desoxycorticosteronacetat

DCAI *Abk.*: 2-(2,6-Dichlorphenylamino)-2-imidazolin

DCC *Abk.*: **1.** →*Dicloxacillin* **2.** Dicycloaminohydrochlorid **3.** Dicyclohexylcarbodiimid

DCCK *Abk.*: Dihydroergocristin, Dihydroergocornin, Dihydroergokryptinmethansulfonat

DCDP *Abk.*: →*Desoxycytidindiphosphat*

dCDP *Abk.*: →*Desoxycytidindiphosphat*

DCF *Abk.*: **1.** →*2-Desoxycoformycin* **2.** direkte Zentrifugalflotation

DCG *Abk.*: **1.** →*Dakryozystographie* **2.** Desoxycorticosteronglucosid **3.** Dichlorglyoxin

DCHN *Abk.*: Dicyclohexylaminnitrit

DCI *Abk.*: **1.** Dichlorisoprenalin **2.** Dichlorisoproterenol

DCIP *Abk.*: 2,6-Dichlorphenolindophenol

DCIS *Abk.*: →*duktales Carcinoma in situ*

DCL *Abk.*: →*Diflucortolon*

DCM *Abk.*: **1.** dilatative Cardiomyopathie **2.** →*dilatative Kardiomyopathie*

DCMP *Abk.*: Daunorubicin, Cytarabin, 6-Mercaptopurin, Prednison

dCMP *Abk.*: →*Desoxycytidinmonophosphat*

DCMX *Abk.*: 2,4-Dichlor-3,5-m-xylenol

DCP *Abk.*: **1.** Dicalziumphosphat **2.** Dicaprylphthalat **3.** Diphenylcyclopropenon

DCPA *Abk.*: →*Dichlorphenamid*

DCPM *Abk.*: Di-(4-chlorphenoxy)-methan

DCR *Abk.*: direkte kortikale Reaktion

dCR *Abk.*: →*Desoxycytidin*

DCS *Abk.*: distaler Koronarsinus

DCT *Abk.*: **1.** Daunorubicin, Cytarabin, 6-Thioguanin **2.** direkter Coombs-Test

Dct. *Abk.*: →*Ductus*

DCTMA *Abk.*: Desoxycorticosterontrimethylacetat

dCTP *Abk.*: →*Desoxycytidintriphosphat*

DCTPA *Abk.*: Desoxycorticosterontriphenylacetat

DCV *Abk.*: **1.** Dacarbazin, CCNU, Vincristin **2.** Desciclovir

DCX *Abk.*: →*Dicloxacillin*

dCyd *Abk.*: →*Desoxycytidin*

DD *Abk.*: **1.** Dampfdichte **2.** Designer Drug **3.** Diastolendauer **4.** diastolischer Durchmesser **5.** →*Differentialdiagnose* **6.** →*Differentialdiagnostik* **7.** Doppeldiffusion **8.** →*Duodenaldivertikel*

DDA *Abk.*: 2',3'-Didesoxyadenosin
ddAdo *Abk.*: 2',3'-Didesoxyadenosin
DDAVP *Abk.*: *→1-Desamino-8-D-Arginin-Vasopressin*
DDC *Abk.*: **1.** Diäthyldithiokarbamat **2.** *→Dideoxycytidin*
ddC *Abk.*: *→Dideoxycytidin*
ddCyd *Abk.*: *→Dideoxycytidin*
DDD *Abk.*: **1.** Diät-Digitalis-Diuretika **2.** 5,5-Dichlor-2,2-dihydroxydiphenylsulfid **3.** Dichlordiphenyldichloräthan **4.** Dihydroxy-dinaphthyl-disulphid
ddDAPR *Abk.*: 2',3'-Didesoxy-2,6-diaminopurin
DDD-Stimulation *f* (Ⓔ DDD stimulation): *s.u. Herzschrittmacher*
DDE *Abk.*: 1,1-Dichlor-2,2-dichlorphenyl-ethylen
DDG *Abk.*: Deutsche Dermatologische Gesellschaft
ddI *Abk.*: *→Dideoxyinosin*
DDIA *Abk.*: Doppeldeterminanten-Immunoassay
DDI-Stimulation *f* (Ⓔ DDI stimulation): *s.u. Herzschrittmacher*
ddI *Abk.*: *→Didanosin*
DDMP *Abk.*: Diamino-dichlorphenyl-methylpyrimidin
DDN *Abk.*: 2',3'-Didehydro-2',3'-didesoxyribonucleosid
dDNA *Abk.*: denaturierte Desoxyribonucleinsäure
dDNS *Abk.*: denaturierte Desoxyribonucleinsäure
DDP *Abk.*: Dichlor-diamin-platinum
DDS *Abk.*: **1.** Dialyse-Disequilibrium-Syndrom **2.** direktionale Doppler-Sonographie
DDSO *Abk.*: Diamino-diphenyl-sulfoxid
DDT *Abk.*: **1.** Dichlordiphenyltrichloräthan **2.** 2',3'-Didesoxythymidin
DDTC *Abk.*: Diäthyldithiocarbamat
DDVP *Abk.*: **1.** Dichlorvos **2.** O,O-Dimethyl-O-(2,2-dichlorvinyl)-phosphat
DE *Abk.*: **1.** Diastase-Einheit **2.** disseminierter Erythematodes **3.** *→Dosis effectiva* **4.** *→Dosis efficax*
DE_{50} *Abk.*: *→Dosis effectiva media*
De-, de- *präf.*: Wortelement mit der Bedeutung „weg/von...weg/herab"
DEA *Abk.*: *→Diethanolamin*
De|a|cy|la|se *f* (Ⓔ deacylase): Hydrolase*, die die Abspaltung der Acylgruppe katalysiert
De|a|cy|lie|rung *f* (Ⓔ deacylation): Abspaltung der Acylgruppe
Dead-fetus-Syndrom *nt* (Ⓔ dead fetus syndrome): seltene Verbrauchskoagulopathie* durch Retention eines abgestorbenen Fetus; bei Mehrlingsschwangerschaft können Emboli aus dem abgestorbenen Fetus in den Kreislauf lebender Feten gelangen und einen Hirninfarkt verursachen
deADO *Abk.*: *→Desoxyadenosin*
DEAE *Abk.*: Diethylaminoethanol
DEAEC *Abk.*: *→Diethylaminoethylcellulose*
DEAE-Cellulose *f* (Ⓔ DEAE-cellulose): *Syn*: *Diethylaminoethylcellulose, Diäthylaminoäthylcellulose*; in der Dünnschichtchromatographie und als Kationenaustauscher verwendetes Cellulosederivat
DEAED *Abk.*: Diethylaminoethyldextran
De|af|fe|ren|zie|rung *f* (Ⓔ deafferentation): Ausschaltung der afferenten/sensiblen Impulse durch Krankheiten, Operation oder Arzneimittel
De|al|ko|ho|li|sie|rung *f* (Ⓔ dealcoholization): Alkoholentzug, Alkoholentfernung aus einer Lösung oder einem Stoffgemisch
De|al|ler|gi|sie|rung *f* (Ⓔ deallergization): *Syn*: *Hyposensibilisierung, Desallergisierung, Desensibilisierung*; Herabsetzung der Allergiebereitschaft durch Injektion oder Inhalation ansteigender Allergendosen; eine Erhaltungsdosis muss nach Abschluss der Initialphase für weitere 3–5 Jahre regelmäßig verabreicht werden; eignet sich insbesondere für allergisches Asthma* bronchiale, Rhinitis* und Konjunktivitis* durch saisonale und perenniale Allergene, Allergien durch Tierhaare und Insektengiftallergie; die Erfolgsrate liegt bei mehr als 90 % für Insektengifte und 80–85 % für allergische Rhinitis und allergisches Asthma, aber nur bei 60–70 % für Hausstaubmilben
De|a|nol *nt* (Ⓔ deanol): *Syn*: *2-Dimethylaminoethanol*; psychotrope Substanz; **Anw.**: hyperkinetische Verhaltensstörungen [v.a. bei Kindern], Konzentrations-, Lern-, Leistungsstörungen
De|ar|te|ri|a|li|sa|ti|on *f* (Ⓔ dearterialization): Umwandlung von arteriellem Blut in venöses Blut durch Sauerstoffverbrauch
DEB *Abk.*: Diethylbutandiol
De|ba|ry|o|my|ces *m* (Ⓔ Debaryomyces): Hefepilzgattung mit fraglicher Pathogenität für den Menschen
DeBeurmann: **De Beurmann-Gougerot-Krankheit** *f* (Ⓔ sporotrichosis): *Syn*: *Sporothrix-Mykose, Sporotrichose*; subakute oder chronische, durch **Sporothrix schenkii** hervorgerufene Pilzinfektion, die i.d.R. auf Haut und Unterhaut beschränkt bleibt; meist eine sog. **Verletzungsmykose**, d.h., der Erreger wird durch kontaminiertes Material [Dorn, Holzsplitter] in die Haut eingebracht; bei abwehrgeschwächten Personen [HIV*-Infektion, Zytostatikatherapie, Alkoholabhängigkeit, Diabetes* mellitus] kann es zur systemischen Infektion [häufig **pulmonale Sporotrichose**] kommen; **Therapie**: Kaliumiodid lokal bei kutaner Sporotrichose; Amphotericin* B oder Itraconazol* intern bei systemischer Sporotrichose
De|bi|li|tas *f*: *→Debilität*
Debilitas mentalis: *→Debilität 2.*
De|bi|li|tät *f* (Ⓔ 1.–2. debility): **1.** Schwäche, Kraftlosigkeit; Schwächezustand, Erschöpfungszustand **2.** *Syn*: *Debilitas mentalis*; leichte Intelligenzminderung [IQ 50–69]
Debré: Anselme Robert Debré; 1882–1978; französischer Kinderarzt und Bakteriologe (Paris)
Debré-de Toni-Fanconi-Syndrom *nt* (Ⓔ de Toni-Fanconi syndrome): *Syn*: *Fanconi-Syndrom, renotubuläres Syndrom Fanconi, renales Fanconi-Syndrom*; angeborene [**primäres Fanconi-Syndrom**] oder erworbene Tubulopathie [**sekundäres Fanconi-Syndrom**] mit Störung der Resorption im proximalen Tubulus; führt zu Hyperaminoacidurie*, Glukosurie*, Hypophosphatämie*, Hypokaliämie*, Hypourikämie* und proximal-tubulärer Azidose*; **klinisch** auffällig sind Polyurie* und Dehydratation*, Rachitis*, Wachstumsretardierung und tubuläre Proteinurie*
Dé|bri|de|ment *nt* (Ⓔ débridement): (*franz.*) Wundtoilette, Wundreinigung; *s.a. Wundversorgung*
De|bul|king *nt* (Ⓔ debulking): partielle Geschwulstverkleinerung; i.d.R. vor einer Chemo- oder Strahlentherapie
DEC *Abk.*: *→Diethylcarbamazin*
Dec-, dec- *präf.*: *→Deca-*
Deca-, deca- *präf.*: Wortelement mit der Bedeutung „zehn"
DECAL *Abk.*: Dexamethason, Etoposid, Cisplatin, Ara-C, L-Asparaginase
Dé|ca|nu|le|ment *nt* (Ⓔ decannulation): Kanülenentfernung, Dekanülierung
De|ca|pep|tid *nt* (Ⓔ decapeptide): *Syn*: *Dekapeptid*; aus zehn Aminosäuren bestehendes Peptid*
De|ca|pryn *nt*: *→Doxylamin*
De|car|bo|xy|la|se *f* (Ⓔ decarboxylase): *Syn*: *Dekarboxylase*; Lyase*, die Kohlendioxid aus der Carboxylgruppe von Carbonsäuren abspaltet
De|car|bo|xy|la|se|hem|mer *pl*: *→Dopadecarboxylasehemmer*
De|car|bo|xy|lie|rung *f* (Ⓔ decarboxylation): *Syn*: *Dekarboxylierung*; Abspaltung von Kohlendioxid aus der Carboxylgruppe von Carbonsäuren
deCDP *Abk.*: *→Desoxycytidindiphosphat*
De|ce|re|bra|ti|on *f*: *→Dezerebration*
De|chlo|ri|da|ti|on *f* (Ⓔ dechloridation): *Syn*: *Dechlorination, Chloridentzug, Salzentzug*; Entfernung von Chloridionen aus Flüssigkeiten; im angloamerikanischen Bereich auch Bezeichnung für Choridentzug durch eine kochsalzarme Diät
De|chlo|ri|na|ti|on *f*: *→Dechloridation*
Deci-, deci- *präf.*: Wortelement mit der Bedeutung „Zehntel"
De|ci|dua *f* (Ⓔ decidua): *Syn*: *Schwangerschaftsendometrium, dezidualisiertes Endometrium, Dezidua, Caduca, Decidua membrana/graviditatis, Membrana deciduae*; kommt es zur Befruchtung und Einnistung der Frucht, wandelt sich die Funktionalis [Lamina* functionalis], die schon während der Proliferationsphase* an Dicke zunahm, in das sog. Schwangerschaftsendometrium um; es kommt v.a. zur Vergrößerung der Stromazellen [**Deziduazellen**], die Fett und

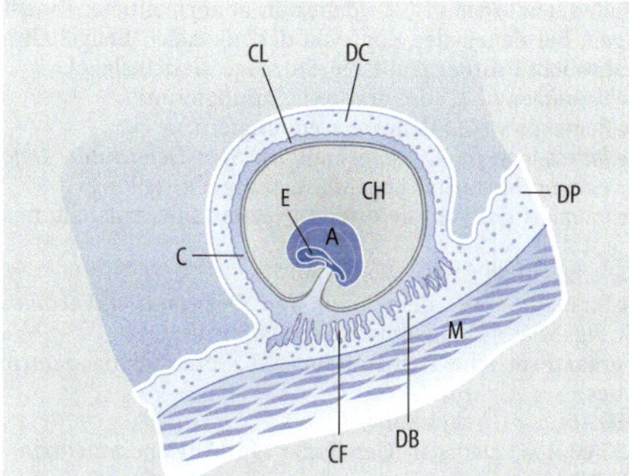

Abb. D6. Decidua. Decidua basalis [DB], Decidua parietalis [DP], Decidua capsularis [DC], Myometrium [M], Chorion [C], Chorion frondosum [CF], Chorion laeve [CL], Embryo [E], Amnionhöhle [A], Chorionhöhle [CH]

Glykogen einlagern; vereinzelt kommt es zur Ausbildung eines Arias*-Stella-Phänomens

Decidua basalis (Ⓔ basal decidua): *Syn*: *Decidua serotina*; die direkt unter der Frucht liegende Decidua

Decidua capsularis (Ⓔ capsular decidua): *Syn*: *Decidua reflexa*; Teil der Decidua, der sich über der entwickelnden Frucht in die Gebärmutterhöhle vorwölbt

Decidua compacta (Ⓔ compact decidua): oberflächliche kompakte Schicht der Decidua

Decidua graviditatis/membrana: *siehe oben*

Decidua menstrualis (Ⓔ menstrual decidua): Bezeichnung für die dezidualisierte Gebärmutterschleimhaut kurz vor der Menstruation* bzw. vor der Einnistung der Frucht

Decidua parietalis (Ⓔ parietal decidua): *Syn*: *Decidua vera*; kleidet die Wand der Gebärmutterhöhle aus; verschmilzt in der späteren Schwangerschaft mit der Decidua* capsularis

Decidua reflexa: → *Decidua capsularis*

Decidua serotina: → *Decidua basalis*

Decidua spongiosa (Ⓔ spongious decidua): lockere, gefäßreiche Schicht, die unter der Decidua compacta liegt

Decidua vera: → *Decidua parietalis*

de|ci|du|al *adj* (Ⓔ decidual): *Syn*: *dezidual*; Dezidua betreffend

De|ci|du|a|li|tis *f, pl* **-ti|den:** → *Deciduitis*

de|ci|du|a|li|tisch *adj*: → *deciduitisch*

De|ci|du|i|tis *f, pl* **-ti|den** (Ⓔ deciduitis): *Syn*: *Deziduaentzündung, Deziduitis, Decidualitis, Endometritis decidualis*; Entzündung der Decidua* während der Schwangerschaft

de|ci|du|i|tisch *adj* (Ⓔ deciduitic): *Syn*: *decidualitisch, deziduitisch*; Deziduaentzündung/Deciduitis betreffend, von ihr betroffen oder gekennzeichnet

Deck|biss *m* (Ⓔ overbite): Kieferfehlbildung mit steilgestellten und verlängerten oberen Schneidezähnen, die die unteren Schneidezähne überdecken

Deck|ge|we|be *nt*: → *Epithel*

Deck|glas *nt* (Ⓔ coverslip): Glasplättchen zum Abdecken (nicht-fixierter) Präparate auf dem Objektträger

Deck|glas|kul|tur *f* (Ⓔ coverglass culture): *s.u. Essay Mykosen S. 1427*

Deck|kno|chen *pl* (Ⓔ membrane bone): *Syn*: *Bindegewebsknochen, Belegknochen*; Knochen, die durch desmale Ossifikation direkt aus Bindegewebe entstehen, z.B. Scheitelbein*, Stirnbein*

Deck|plat|te *f* (Ⓔ **1.–2.** roof plate): **1.** während der Embryonalentwicklung von Gehirn und Rückenmark temporär auftretende Struktur, aus der später im Rückenmark Vorderhorn* und die vorderen Abschnitte des Seitenhorns* und im Gehirn somatoefferente und viszeroefferente Kerne im Boden des IV. Ventrikels* hervorgehen **2.** *s.u. Corpus vertebrae*

Deck|zel|len *pl* (Ⓔ **1.–4.** cover cells): **1.** *Syn*: *kleine Alveolarepithelzellen, Alveolarepithelzellen Typ I, Pneumozyten Typ II*; flache, ausgezogene Zellen, die eine kontinuierliche Lage bilden, die die Alveole auskleidet **2.** epitheliale Zellen an der Oberfläche seröser Häute **3.** oberste Zelllage des Übergangsepithels, die im ungedehnten Zustand hochprismatisch und im gedehnten Zustand platt sind **4.** *Syn*: *Podozyten*; Zellen des inneren Blattes der Bowman*-Kapsel, die außen den Kapillarschlingen des Glomerulus* aufliegen

De|cli|ve *nt* (Ⓔ declive): in der Mitte des hinteren Kleinhirnlappens [Lobus* cerebelli posterior] liegender Teil des Kleinhirnwurms [Vermis* cerebelli], der nach hinten unten abfällt

D

deCMP *Abk.*: → *Desoxycytidinmonophosphat*

Dé|col|le|ment *nt* (Ⓔ décollement): flächenhafte Hautablederung

De|cre|men|tum *nt* (Ⓔ decrement): Abnahme, Verringerung

De|cres|cen|te *nt* (Ⓔ decrescente): *s.u. Wehen*

deCTP *Abk.*: → *Desoxycytidintriphosphat*

De|cu|bi|tus *m*: → *Dekubitus*

De|cus|sa|tio *f, pl* **-ti|o|nes** (Ⓔ decussation): Kreuzung, Überkreuzung

Decussatio fibrarum nervorum trochlearium (Ⓔ decussation of trochlear nerves): Überkreuzung der Fasern des Nervus* trochlearis im Mittelhirn

Decussatio lemnisci medialis (Ⓔ decussation of medial lemnisci): *Syn*: *mediale Schleifenkreuzung*; Kreuzung des Lemniscus* medialis in der Medulla* oblongata

Decussatio motoria: → *Decussatio pyramidum*

Decussatio pedunculorum cerebellarium superiorum (Ⓔ decussation of cranial cerebellar peduncles): *Syn*: *große Haubenkreuzung, Wernekinck-Kreuzung*; Kreuzung der oberen Kleinhirnstiele in Höhe der Vierhügelplatte [Lamina* tecti]

Decussatio pyramidum (Ⓔ pyramidal decussation): *Syn*: *Pyramidenbahnkreuzung, Pyramidenkreuzung, Decussatio motoria*; Kreuzung der Pyramidenbahn* in der Medulla* oblongata; die gekreuzten Fasern [ca. 90 %] bilden die Pyramidenseitenstrangbahn*, während die ungekreuzten Fasern direkt als Pyramidenvorderstrangbahn weiter nach unten ziehen

Decussatio sensoria: veraltet für → *Decussatio lemnisci medialis*

Decussationes tegmentales (Ⓔ tegmental decussations): *Syn*: *Haubenkreuzungen*; zusammenfassende Bezeichnung für Decussatio* tegmentalis anterior und posterior

Decussatio tegmentalis anterior (Ⓔ anterior tegmental decussation): *Syn*: *vordere Haubenkreuzung, Forel-Haubenkreuzung*; Kreuzung von Fasern des Tractus* rubrospinalis im vorderen Teil der Mittelhirnhaube [Tegmentum* mesencephali]

Decussatio tegmentalis posterior (Ⓔ posterior tegmental decussation): *Syn*: *Meynert-Haubenkreuzung, hintere Haubenkreuzung*; Kreuzung von Fasern des Tractus* tectospinalis im hinteren Teil der Mittelhirnhaube [Tegmentum* mesencephali]

Decussatio trochlearis: veraltet für → *Decussatio fibrarum nervorum trochlearium*

De|fä|ka|ti|on *f* (Ⓔ defecation): Darmentleerung, Stuhlgang

De|fa|ti|ga|tio *f, pl* **-ti|o|nes** (Ⓔ defatigation): (extreme) Ermüdung, Übermüdung, Erschöpfung

De|fekt *m* (Ⓔ defect): Fehler, Schaden; Mangel, Schwäche; (körperliches) Gebrechen

druckangleichender Defekt: *s.u. Ventrikelseptumdefekt*

drucktrennender Defekt: *s.u. Ventrikelseptumdefekt*

konnataler Defekt (Ⓔ birth defect): bei der Geburt vorhandener Defekt

nicht-drucktrennender Defekt: *s.u. Ventrikelseptumdefekt*

De|fekt|dys|pro|te|in|ä|mie *f*: → *Defektproteinämie*

De|fekt|frak|tur *f* (Ⓔ fracture with loss of bone substance): Trümmerbruch* mit Verlust von Knochensubstanz, z.B. nach Schussverletzung oder Motorradunfall

De|fekt|hei|lung *f* (Ⓔ incomplete healing): Abheilung mit Fortbestehen eines organischen oder funktionellen Restschadens

De|fekt|im|mu|no|pa|thie *f*: → *Immundefekt*

De|fekt|ko|a|gu|lo|pa|thie *f* (Ⓔ deficiency coagulopathy): Koagulopathie* durch einen angeborenen Mangel an einem oder mehreren Gerinnungsfaktoren, z.B. Afibrinogenämie*, Hämophilie* A

De|fekt|pa|tho|pro|te|in|ä|mie *f*: *→Defektproteinämie*

De|fekt|pro|te|in|ä|mie *f* (Ⓔ dysproteinemia): ***Syn***: *Plasmaproteindefekt, Defektdysproteinämie, Defektpathoproteinämie*; angeborene Störung der Eiweißzusammensetzung des Plasmas durch vollständiges oder teilweises Fehlen einzelner Proteine, z.B. Afibrinogenämie*

De|fekt|syn|drom, ven|tra|les *nt* (Ⓔ abdominal muscle deficiency syndrome): ***Syn***: *Pflaumenbauchsyndrom, kongenitaler Bauchwanddefekt, Bauchdeckenaplasie-Syndrom, Bauchdeckenaplasie, prune-belly syndrome*; Syndrom mit angeborenem Fehlen oder Unterentwicklung der Bauchwandmuskulatur; oft kombiniert mit anderen Fehlbildungen [gastrointestinale Malrotation, dilative Uropathie, Lungenhypoplasie, Herzfehler]

De|fe|mi|ni|sie|rung *f* (Ⓔ defeminization): ***Syn***: *Entweiblichung*; Verlust der weiblichen Merkmale und Entwicklung körperlicher und seelischer Merkmale des männlichen Geschlechts; *s.a. Virilisierung*

De|fe|ren|tek|to|mie *f*: *→Vasektomie*

De|fe|ren|ti|tis *f, pl* **-ti|ti|den** (Ⓔ deferentitis): ***Syn***: *Samenleiterentzündung, Spermatitis, Funiculitis*; Entzündung des Samenleiters [Ductus* deferens]

de|fe|ren|ti|tisch *adj* (Ⓔ deferentitic): ***Syn***: *spermatitisch*; Samenleiterentzündung/Deferentitis betreffend, von ihr betroffen oder gekennzeichnet

De|fe|ren|to|gra|phie *f* (Ⓔ vasography): ***Syn***: *Deferentografie*; Röntgenkontrastdarstellung* der Samenwege

De|fer|o|xa|min *nt* (Ⓔ deferoxamine): ***Syn***: *Desferrioxamin*; bei akuter oder chronischer Eisenüberladung des Körpers verwendeter Chelatbildner aus **Streptomyces pilosus**

De|fer|ves|zenz *f* (Ⓔ defervescence): ***Syn***: *Entfieberung*; langsame Enfieberung wird als **lytische Deferveszenz** bezeichnet, schnelle als **kritische Deferveszenz**

De|fi|bril|la|ti|on *f* (Ⓔ defibrillation): pharmazeutische, mechanische oder elektrische Behandlung von Kammerflimmern*

elektrische Defibrillation (Ⓔ electric defibrillation): ***Syn***: *Elektrodefibrillation*; Notfallmaßnahme zur Behandlung von Kammerflimmern oder -flattern; bei der **externen Defibrillation** werden zwei großflächige Elektroden auf die Brustwand aufgesetzt und ein Gleichstromimpuls [1–4 ms, 50–400 Joule] appliziert; Ziel ist es, alle nicht-refraktären Herzmuskelfasern zur gleichen Zeit zu depolarisieren und damit zu synchronisieren; nach kurzer Pause setzt dann wieder der normale Herzrhythmus ein; bei der **direkten** oder **internen Defibrillation** werden die Elektroden direkt auf das Herz aufgesetzt; die Feldstärke beträgt dann 10–50 Joule

De|fi|bril|la|tor *m* (Ⓔ defibrillator): Gerät zur elektrischen Defibrillation*

De|fi|bri|na|ti|on *nt* (Ⓔ defibrination): ***Syn***: *Defibrinieren*; Fibrinentfernung aus dem Blut

De|fi|bri|na|ti|ons|syn|drom *nt* (Ⓔ defibrination syndrome): ***Syn***: *Defibrinisierungssyndrom*; verstärkte Blutungsneigung bei Fibrinmangel [Fibrinogenopenie*] oder übermäßigem Fibrinabbau [Hyperfibrinolyse*]; *s.a. Clot-observation-Test*

De|fi|bri|nie|ren *nt*: *→Defibrination*

de|fi|bri|niert *adj* (Ⓔ defibrinated): fibrinfrei, ohne Fibrin

De|fi|bri|ni|sie|rungs|syn|drom *nt*: *→Defibrinationssyndrom*

De|fi|ni|tiv|wirt *m* (Ⓔ definitive host): ***Syn***: *Endwirt*; Wirt, der die geschlechtsreife Form eines Parasiten beherbergt

De|fi|zit *nt* (Ⓔ deficit): Mangel, Fehlen; (funktionelle) Unzulänglichkeit, Mangelhaftigkeit

prolongiertes reversibles ischämisches neurologisches Defizit (Ⓔ prolonged reversible ischemic deficit): *s.u. apoplektischer Insult*

reversibles ischämisches neurologisches Defizit (Ⓔ reversible ischemic neurologic deficit): *s.u. apoplektischer Insult*

De|flek|ti|on *f* (Ⓔ deflection): ***Syn***: *Deflexion*; Auslenkung, Ablenkung, Abweichung, *(Zeiger)* Ausschlag; *(Licht)* Beugung

De|fle|xi|on *f*: *→Deflektion*

De|fle|xi|ons|la|gen *pl* (Ⓔ deflexion abnormalities): Kindslagen, bei denen der Kopf von der normalen Beugehaltung abweicht [Vorderhauptlage, Stirnlage, Gesichtslage]

De|flo|ra|ti|on *f* (Ⓔ defloration): Entjungferung

de|flo|rie|ren *v* (Ⓔ deflower): entjungfern

De|for|ma|ti|on *f* (Ⓔ deformation): ***Syn***: *Deformität, Deformierung*; Verunstaltung, Missbildung, Entstellung

de|for|miert *adj* (Ⓔ deformed): verunstaltet, entstellt, missgestaltet, verformt

De|for|mie|rung *f*: *→Deformation*

De|for|mi|tät *f* (Ⓔ deformity): ***Syn***: *Deformation*; Verunstaltung, Missbildung, Entstellung, Deformierung

präarthrotische Deformitäten (Ⓔ prearthritic deformities): *s.u. Arthrose*

DEG *Abk.*: *→Diethylenglykol*

DEGAM *Abk.*: Deutsche Gesellschaft für Allgemeinmedizin

deGDP *Abk.*: *→Desoxyguanosindiphosphat*

De|ge|ne|ra|tio *f, pl* **-ti|o|nes**: *→Degeneration*

Degeneratio adiposa: *→fettige Degeneration 2.*

Degeneratio chorioretinalis progressiva: *→Chorioideremie*

De|ge|ne|ra|ti|on *f* (Ⓔ degeneration): ***Syn***: *Degeneratio*; morphologisch sichtbare Entartung von Zellen, Geweben oder Organen, die mit einer Verminderung der Funktionsfähigkeit einhergeht; Verfall, Verkümmerung, Rückbildung

absteigende Degeneration (Ⓔ descending degeneration): Degeneration einer Nervenfaser peripher von der Läsion, z.B. orthograde Degeneration

amyloide Degeneration: *→Amyloidose*

aufsteigende Degeneration (Ⓔ ascending degeneration): ***Syn***: *retrograde Degeneration*; Degeneration einer Nervenfaser, die von von einer peripheren Läsion ausgehend in Richtung zum Zentralnervensystem zieht

dienzephaloretinale Degeneration (Ⓔ Laurence-Moon syndrome): ***Syn***: *Laurence-Moon-Syndrom, Laurence-Moon-Bardet-Biedl-Syndrom, Laurence-Moon-Biedl-Syndrom, Laurence-Moon-Biedl-Bardet-Syndrom, Bardet-Biedl-Syndrom*; autosomal-rezessives Fehlbildungssyndrom mit Retinopathie*, Adipositas*, Innenohrschwerhörigkeit und leichter Intelligenzminderung

fettige Degeneration (Ⓔ **1.** fatty degeneration **2.** adipose degeneration): **1.** ***Syn***: *fettige Metamorphose*; Degeneration mit anfangs reversibler Einlagerung von Fetttröpfchen in die Zelle **2.** ***Syn***: *Steatosis, degenerative Verfettung, Degeneratio adiposa*; degenerative Verfettung von Zellen, Geweben oder Organen

fettige Degeneration der Leber (Ⓔ fatty degeneration of liver): ***Syn***: *Leberepithelverfettung, Leberverfettung, fettige Metamorphose der Leber*; reversible fettige Degeneration von Leberzellen bei gesteigerter Fettsynthese, Fettverwertungsstörung oder Störung des Fetttransportes aus der Zelle; der normale Fettgehalt der Leber liegt unter 5 %; bei mehr als 5 % spricht man von Leberverfettung, bei mehr als 50 % von Fettleber*; die häufigsten Ursachen sind Alkohol, Diabetes* mellitus, Unter- oder Überernährung, Medikamente [Tetracycline, Valproinsäure, Methotrexat, Corticosteroide], Schwangerschaft und Endokrinopathien [Hypo-, Hyperthyreose]

hepatolentikuläre Degeneration (Ⓔ hepatolenticular degeneration): ***Syn***: *Wilson-Krankheit, Wilson-Syndrom, Morbus Wilson, hepatozerebrale Degeneration*; autosomal-rezessive Störung des Kupferstoffwechsels mit Ablagerung von Kupfer in den Geweben und erhöhter Ausscheidung im Harn; führt zu Leberzirrhose* und neurologischen Schäden; beruht auf einer Mutation des sog. **Wilson-Gens** auf dem langen Arm des Chromosoms 13; die Häufigkeit beträgt 1:30–100.000

das **klinische Bild** ist anfangs eher unspezifisch; Leberzeichen der Haut, Hepatosplenomegalie oder histologische Leberveränderungen treten selten vor der Adoleszenz auf, die neurologischen Symptome [Verhaltensstörungen, Stimmungslabilität, Spach- und Schreibstörungen, extrapyramidale Störungen] noch später; **Diagnose**: Kayser*-Fleischer-Kornealring; Zäruloplasminspiegel erniedrigt, Serumkupfer normal, erniedrigt oder erhöht; die Kupferausscheidung im Urin ist stark erhöht [100–200 µg/24 h] und kann durch Penicillamin auf über 1000 µg/24 h gesteigert werden; die Kupferkonzentration im Leberparenchym ist auf das 4–5-Fache gesteigert; **Therapie**: Penicillamin; Beschränkung der Kupferzufuhr mit der Nahrung; Lebertransplantation bei Leberzirrhose oder -versagen

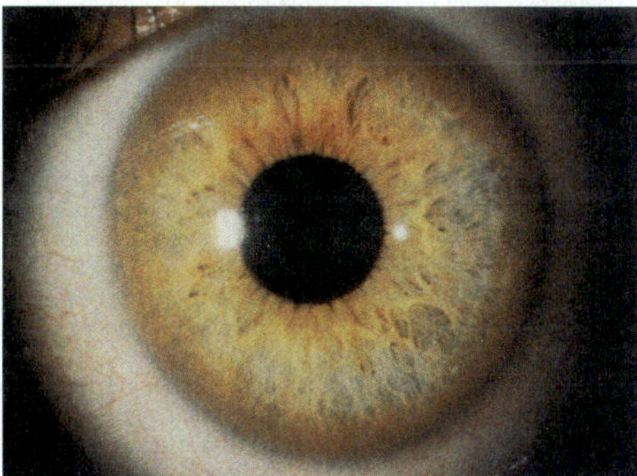

Abb. D7. Kayser-Fleischer-Kornealring

hepatozerebrale Degeneration: → *hepatolentikuläre Degeneration*
hyaline Degeneration: → *Hyalinose*
hydropische Degeneration (Ⓔ floccular degeneration): reversible Zelldegeneration bei Störung der Zellwandpermeabilität und vermehrtem Flüssigkeitseinstrom in die Zelle
kortikobasale Degeneration (Ⓔ corticobasal degeneration): *s.u. Essay Parkinson-Syndrome S. 1631*
orthograde Degeneration (Ⓔ orthograde degeneration): *Syn*: *Waller-Degeneration, sekundäre Degeneration*; absteigende Degeneration nach Durchtrennung einer Nervenfaser
retrograde Degeneration: → *aufsteigende Degeneration*
sekundäre Degeneration: → *orthograde Degeneration*
tapetoretinale Degeneration (Ⓔ tapetoretinal degeneration): *Syn*: *tapetoretinale Dystrophie*; Oberbegriff für erblich degenerative Erkrankungen der Netzhaut, die zu Erblindung führen; dazu gehören u.a. Chorioideremie*, Retinitis* pigmentosa, Makuladegeneration*, Leber*-Optikusatrophie
transneuronale Degeneration (Ⓔ transneuronal degeneration): Degeneration von Neuriten oder Neuronen, die dem primär geschädigten Neuron nachgeschaltet sind
vakuoläre Degeneration (Ⓔ vacuolar degeneration): Zelldegeneration mit Vakuolenbildung, z.B. bei hydropischer Degeneration
verkäsende Degeneration (Ⓔ caseous degeneration): *Syn*: *Verkäsung, verkäsende Nekrose*; Koagulationsnekrose* mit Bildung käseartiger Massen von zäher, gelblicher Konsistenz; häufig bei Tuberkulose*
vitreoretinale Degeneration (Ⓔ hyaloideoretinal degeneration): *Syn*: *Wagner-Krankheit*; dominant vererbte Degeneration von Glaskörper und Netzhaut, die durch eine fädige Glaskörperdestruktion, präretinale Membranbildung und Netzhautablösung gekennzeichnet ist

de|ge|ne|riert *adj* (Ⓔ degenerate): zurückgebildet, verfallen; entartet

De|glu|ti|ti|on *f* (Ⓔ deglutition): Schluckakt, Schlucken, Hinunterschlucken

De|glu|ti|ti|ons|a|pnoe *f, pl* **-o|en** (Ⓔ deglutition apnea): Apnoe* während des Schluckaktes

DeGMP *Abk*.: → *Desoxyguanosinmonophosphat*

Degos: Robert Degos; 1904–1987; französischer Hautarzt (Paris)
Degos-Delort-Tricot-Syndrom *nt* (Ⓔ Degos' syndrome): *Syn*: *Degos-Syndrom, Köhlmeier-Degos-Syndrom, tödliches kutaneointestinales Syndrom, Papulosis maligna atrophicans (Degos), Papulosis atrophicans maligna, Thrombangiitis cutaneaintestinalis disseminata*; ätiologisch ungeklärte, durch eine Thrombosierung kleiner Arterien und Papelbildung gekennzeichnete Erkrankung mit schlechter Prognose; es gibt sporadisch und familiär gehäuft auftretende Formen sowie milde und protrahierte Verlaufsformen; **Klinik**: schubweise auftretende disseminierte Papeln, die nekrotisch werden und unter Narbenbildung abheilen; schwerwiegender ist der Befall innerer Organe [Herz, Niere, Lunge, Leber, Pankreas] und von Auge und Gehirn; führt zu Koliken, Hämatemesis, Fieber und meist Tod durch Darminfarkt mit Perforation
Degos-Syndrom *nt*: → *Degos-Delort-Tricot-Syndrom*

De|gra|da|ti|on *f* (Ⓔ degradation): (*chem.*) Abbau, Zerlegung, Degradierung

De|gra|nu|la|ti|on *f* (Ⓔ degranulation): *Syn*: *Degranulierung*; Verlust der natürlichen Granulierung

De|gra|nu|lie|rung *f*: → *Degranulation*

DEGS *Abk*.: Diethylenglykolsukzinat

De|ha|lo|ge|na|se *f* (Ⓔ dehalogenase): Hydrolase*, die Halogenwasserstoff aus halogenidhaltigen Stoffen abspaltet

DEHD *Abk*.: durchschnittliche Erhaltungsdosis

De|his|zenz *f* (Ⓔ dehiscence): Klaffen, Auseinanderweichen (einer Naht, Wunde etc.)

Deh|nungs|läh|mung *f* (Ⓔ hyperextension paralysis): durch Dehnung eines Nervens verursachte Lähmung, z.B. Geburtslähmung

Deh|nungs|lap|pen *m* (Ⓔ developed flap): Form der Hautplastik, bei der die Haut durch einen subkutanen Expander gedehnt und dann als Nahlappen* zur Deckung eines Defektes verwendet wird

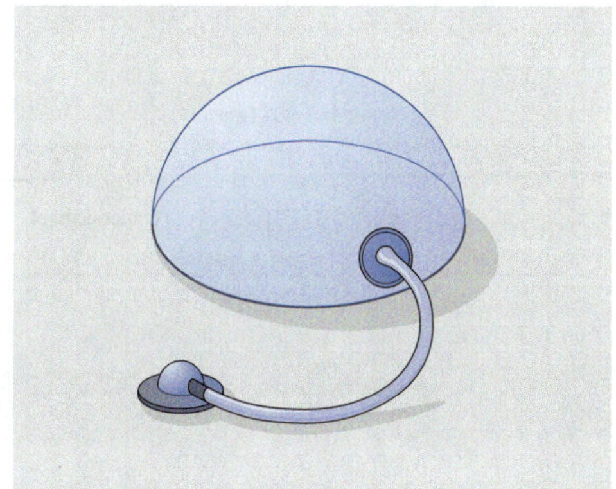

Abb. D8. Expander

Deh|nungs|re|flex *m* (Ⓔ stretch reflex): Reflex als Reaktion auf einen Dehnungsreiz, z.B. Muskeldehnungsreflex*
monosynaptischer Dehnungsreflex: → *Muskeldehnungsreflex*

DEHP *Abk*.: Di-2-ethylhexylphthalat

De|hy|dra|ta|se *f* (Ⓔ dehydratase): *Syn*: *Hydratase*; wasserabspaltende Lyase*

De|hy|dra|ta|ti|on *f* (Ⓔ **1.–3.** dehydration): **1.** (*chem.*) Wasserabspaltung aus einem Molekül **2.** Wasserentzug; Entwässerung, Entwässerungstherapie **3.** *Syn*: *Dehydration, Hypohydratation*; Wassermangel des Körpers mit oder ohne Mangel an Kochsalz
hypertone Dehydratation (Ⓔ hypertonic dehydratation): Dehydratation durch Wasserverlust ohne gleichzeitigen NaCl-Verlust; die Ursachen sind meist mangelhafte Wasserzufuhr oder übermäßige Wasserverluste bei Durchfall, Fieber, Hyperthermie oder ADH-Mangel
hypotone Dehydratation (Ⓔ hypotonic dehydration): vorwiegend durch NaCl-Verluste verursachte Dehydratation mit Verminderung der Osmolalität; führt zu Verminderung des Extrazellularraumes und zur Expansion des Intrazellularraumes
isotone Dehydratation (Ⓔ isotonic dehydration): Dehydratation mit normaler Osmolalität der extra- und intrazel-

lulären Flüssigkeit; entsteht durch einen Mangel an Wasser und NaCl, z.B. bei Erbrechen, Durchfall, massivem Schwitzen, Verbrennungen, Aldosteronmangel oder osmotischer Diurese

Dehydratationssyndrom, hyperglykämisches hyperosmolares nicht-ketoazidotisches *nt* (Ⓔ hyperosmolar hyperglycemic nonketotic syndrome): *Syn*: *hyperosmolares Koma*; *s.u. Essay Diabetes mellitus S. 481*

De|hy|dra|ti|on *f*: *→Dehydratation 3.*

D

de|hy|drie|ren *v* (Ⓔ dehydrate): Wasser entfernen oder entziehen, entwässern; (vollständig) trocknen

De|hy|drie|rung *f* (Ⓔ dehydrogenation): Wasserstoffabspaltung aus einem Molekül

De|hy|dro|cho|lat *nt* (Ⓔ dehydrocholate): Salz der Dehydrocholsäure*

7-De|hy|dro|cho|les|te|rin *nt* (Ⓔ 7-dehydrocholesterol): *Syn*: *Provitamin D_3*; im Körper aus Cholesterin* gebildetes Provitamin; wird in der Haut von UV-Strahlen in Cholecalciferol [Vitamin D_3] umgewandelt, aus dem in Niere und Leber 1,25-Dihydroxycholecalciferol* entsteht; *s.a. Vitamin D_2*

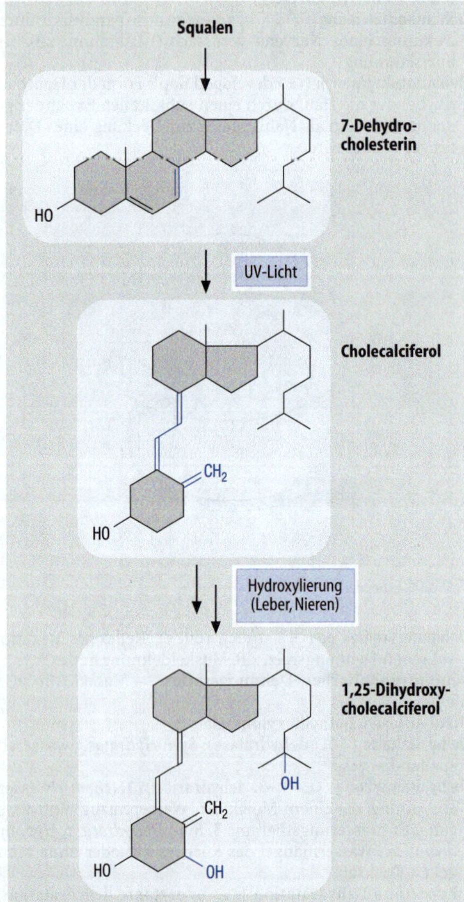

Abb. D9. Biosynthese von 1,25-Dihydroxycholecalciferol

De|hy|dro|chol|säu|re *f* (Ⓔ dehydrocholic acid): halbsynthetische Gallensäure*

11-De|hy|dro|cor|ti|co|ste|ron *nt* (Ⓔ 11-dehydrocorticosterone): *Syn*: *Kendall-Substanz A*; in der Nebenniere gebildetes Glucocorticoid*

1,2-De|hy|dro|cor|ti|sol *nt*: *→Prednisolon*

1,2-De|hy|dro|cor|ti|son *nt*: *→Prednison*

De|hy|dro|e|pi|an|dros|te|ron *nt* (Ⓔ dehydroepiandrosterone): *Syn*: *Dehydroisoandrosteron, Prasteron*; in Nebennierenrinde, Ovar und Testis gebildetes Androgen*; Zwischenprodukt der Testosteronsynthese

De|hy|dro|ge|na|se *f* (Ⓔ dehydrogenase): Oxidoreduktase*, die den Transfer von Wasserstoff katalysiert

De|hy|dro|i|so|an|dros|te|ron *nt*: *→Dehydroepiandrosteron*

3-De|hy|dro|re|ti|nol *nt* (Ⓔ 3-dehydroretinol): Vitamin A_2; *s.u. Vitamin A*

De|i|o|ni|sie|rung *f* (Ⓔ deionization): *Syn*: *Entionisierung*; Entfernung von Ionen, z.B aus Wasser

Deiters: Otto Friedrich Karl Deiters; 1834–1863; deutscher Anatom (Bonn)

Deiters-Kern *m* (Ⓔ Deiters' nucleus): *Syn*: *lateraler Vestibulariskern*; Nucleus vestibularis lateralis; *s.u. Nuclei vestibulares*

Deiters-Stützzellen *pl* (Ⓔ Deiters' supporting cells): *Syn*: *Deiters-Zellen*; äußere Phalangenzellen; *s.u. Corti-Organ*

Déjà-entendu-Erlebnis *nt* (Ⓔ déjà entendue): Eindruck, etwas gerade Gehörtes schon einmal gehört zu haben

Déjà-pensé-Erlebnis *nt* (Ⓔ déjà pensé): Eindruck, etwas gerade Gedachtes schon einmal gedacht zu haben

Déjà-vécu-Erlebnis *nt* (Ⓔ déjà vécu): Eindruck, etwas gerade Erlebtes schon einmal erlebt zu haben

Déjà-vu-Erlebnis *nt* (Ⓔ déjà vu): Eindruck, etwas gerade Gesehenes schon einmal gesehen zu haben; tritt u.a. im Traum, bei Erschöpfungszuständen, im Anfangsstadium von Psychosen, als epileptische Aura oder bei Dämmerattacken auf

Déjerine: Joseph Jules Déjerine; 1849–1917; französischer Neurologe (Paris)

Déjerine-Sottas-Krankheit *f* (Ⓔ Déjerine-Sottas disease): *Syn*: *Déjerine-Sottas-Syndrom, hypertrophische Neuropathie (Déjerine-Sottas), hereditäre motorische und sensible Neuropathie Typ III*; kann sowohl autosomal-dominant als auch rezessiv vererbt werden; entspricht vom klinischen Bild der hereditären motorischen und sensiblen Neuropathie* Typ I, beginnt aber früher und ist oft etwas stärker ausgeprägt

Déjerine-Thomas-Syndrom *nt* (Ⓔ Déjerine-Thomas syndrome): *Syn*: *sporadische olivopontozerebelläre Atrophie*; sporadische Form der olivopontozerebellären Atrophie*

De|jo|da|se *f* (Ⓔ deiodase): *Syn*: *Dejodinase*; Dehalogenase*, die Jod aus einer Verbindung abspaltet

De|jo|die|rung *f* (Ⓔ deiodination): *Syn*: *Dejodinierung*; Jodentfernung, Jodabspaltung

De|jo|di|na|se *f*: *→Dejodase*

De|jo|di|nie|rung *f*: *→Dejodierung*

DEK *Abk.*: Dielektrizitätskonstante

Dek-, dek- *präf.*: *→Deka-*

Deka-, deka- *präf.*: Wortelement mit der Bedeutung „zehn"

De|kal|zi|fi|ka|ti|on *f* (Ⓔ **1.–2.** decalcification): *Syn*: *Dekalzifizierung*; **1.** Entkalkung, Kalkentfernung aus einer Substanz **2.** pathologische Abnahme des Kalkgehaltes von Knochen- oder Zahngewebe, z.B. bei Osteomalazie* oder Osteoporose*

De|kal|zi|fi|zie|rung *f*: *→Dekalzifikation*

De|kal|zi|fi|zie|rungs|syn|drom *nt* (Ⓔ Looser-Milkman syndrome): *Syn*: *Milkman-Syndrom, Looser-Syndrom, Looser-Milkman-Syndrom*; multiple Spontanfrakturen durch eine Entkalkung der Knochen bei Störungen des Calciumstoffwechsels oder als idiopathische Form; typisch sind **Looser-Umbauzonen** im Röntgenbild

De|ka|nü|lie|rung *f* (Ⓔ decannulation): Kanülenentfernung, Décanulement

De|ka|pep|tid *nt*: *→Decapeptid*

De|ka|pi|ta|ti|on *f* (Ⓔ decapitation): *Syn*: *Dekapitierung*; Entfernung des Kopfes bei einer Embryotomie*

De|ka|pi|tie|rung *f*: *→Dekapitation*

De|kap|su|la|ti|on *f* (Ⓔ decapsulation): Entfernung einer Organkapsel, Kapselentfernung

De|karb|o|xy|la|se *f*: *→Decarboxylase*

De|karb|o|xy|lie|rung *f*: *→Decarboxylierung*

De|kom|pen|sa|ti|on *f* (Ⓔ decompensation): nicht mehr ausreichende Kompensation, Entgleisung

de|kom|pen|siert *adj* (Ⓔ decompensated): nicht ausgeglichen, entgleist

De|kom|pres|sion *f* (Ⓔ decompression): Druckentlastung, z.B.

die Druckentlastung bei Hydrozephalus* oder Ileus* oder die Druckentlastung von Nerven bei Kompression

De|kom|pres|si|ons|kam|mer *f* (Ⓔ decompression chamber): Druckentlastungskammer zur kontrollierten Drucksenkung

de|kom|pri|mie|ren *v* (Ⓔ decompress): von (hohem) Druck entlasten

De|kon|ges|ti|ons|mit|tel *nt* (Ⓔ decongestant): abschwellendes Mittel

De|kon|ta|mi|na|ti|on *f* (Ⓔ decontamination): ***Syn:*** *Dekontaminierung*; Beseitigung einer Verunreinigung [Kontamination], z.B. eines Giftes [Entgiftung], Gases [Entgasung], Erregers [Entseuchung] oder radioaktiven Materials [Entstrahlung]

de|kon|ta|mi|nie|ren *v* (Ⓔ decontaminate): eine Verunreinigung entfernen, entgiften, entgasen, entseuchen, entstrahlen

De|kon|ta|mi|nie|rung *f*: *→Dekontamination*

De|kon|trak|ti|ons|hem|mung *f* (Ⓔ decontraction inhibition): *s.u. Myotonie*

De|kor|ti|ka|ti|on *f* (Ⓔ decortication): operative Entfernung einer (Organ-)Rinde, Rindenentfernung

de|kre|pit *adj* (Ⓔ decrepit): (alters-)schwach, (körperlich) heruntergekommen, hinfällig

De|kru|des|zenz *f* (Ⓔ decrudescence): Abnahme eines Symptoms

De|krus|tie|ren *nt* (Ⓔ decrustation): chirurgische Krustenentfernung, Krustenbeseitigung

de|ku|bi|tal *adj* (Ⓔ decubital): Dekubitus betreffend

De|ku|bi|tal|a|lo|pe|zie *f* (Ⓔ infantile pressure alopecia): ***Syn:*** *Säuglingsglatze, Alopecia decubitalis*; durch Liegen auf dem Rücken hervorgerufener mechanischer Haarausfall

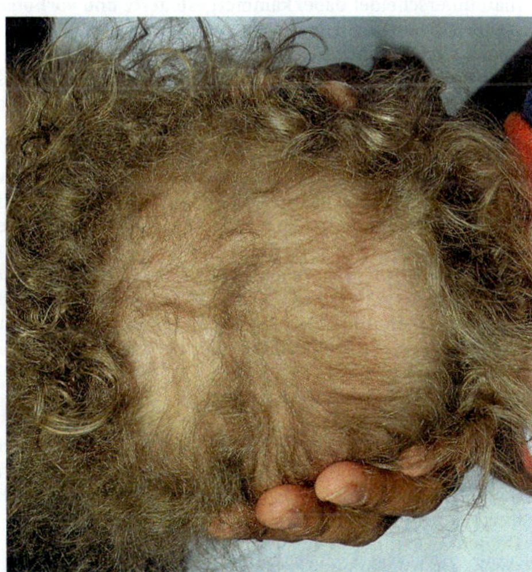

Abb. D10. Dekubitalalopezie

De|ku|bi|tal|ge|schwür *nt*: *→Dekubitus*

De|ku|bi|tal|ul|kus *nt, pl* **-ul|ze|ra**: *→Dekubitus*

De|ku|bi|tus *m* (Ⓔ decubitus): ***Syn:*** *Wundliegen, Dekubitalulkus, Dekubitalgeschwür, Decubitus*; (meist superinfizierte) Nekrose- und Geschwürbildung bei längerer Bettlägrigkeit durch chronische Druckeinwirkung und die dadurch bedingte lokale Minderdurchblutung; die wichtigsten Risikofaktoren sind Immobilität, Lähmungen, Sensibilitätsstörungen, Kontrakturen, Frakturen, Alter, Kachexie, psychischer Verfall, Durchblutungs- und Stoffwechselstörungen; allerdings kann auch festgestellt werden, dass unsachgemäße oder unzureichende Pflege bzw. Dekubitusprophylaxe* den wahrscheinlich größten Risikofaktor darstellt
Klinik: abgesehen von Grad I, finden sich immer nekrotische Ulzera verschiedener Ausdehnung und Tiefe; beim Grad IV kann es zu septischen Symptomen kommen; wichtig ist auch der Zustand der Wunde, v.a. infizierte Nekrosen sind schwer zu behandeln; **Therapie**: im ersten Schritt Druckentlastung zur Verhinderung weiterer Schäden; Grad II Wunden werden mit Puder behandelt und es kann die Spontanheilung abgewartet werden; bei Grad III und IV ist eine operative oder enzymatische Abtragung des nekrotischen Gewebes indiziert; evtl. Deckung mit einem Vollhaut- oder Hautmuskellappen; *s.a. Dekubitusprophylaxe*

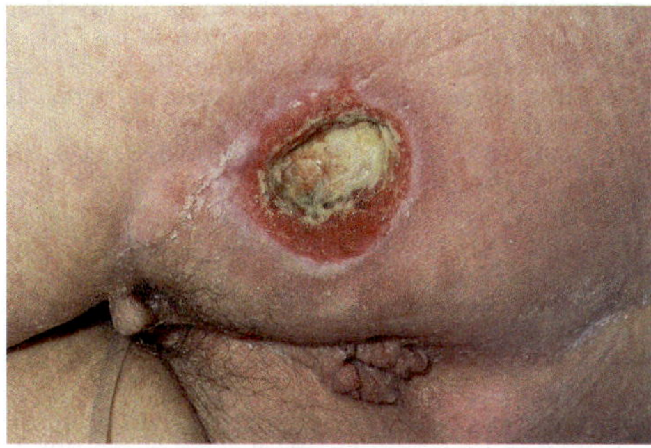

Abb. D11. Dekubitus

Tab. D12. Klassifikation des Dekubitus

Läsionstiefe	Grad I:	Hautrötung, die auf Fingerdruck verschwindet. Keine Schmerzen, heilt bei Druckentlastung in kurzer Zeit ab
	Grad II:	Blasenbildung, bläulich-livide Hautverfärbung, heftige Schmerzen (Epidermis und Dermis betroffen)
	Grad III:	Umwandlung in Nekrose, Ödem und Entzündung des Randbezirkes; rückläufige Schmerzsymptomatik (Hautdefekt bis Periost)
	Grad IV:	Offenes Dekubitalulkus (alle Schichten inkl. Periost und evt. Knochen beteiligt)
„Wund"zustand	Stadium A:	sauber, infektionsfreie, rasenartige, hellrote Granulationen.
	Stadium B:	schmierig belegt bis nekrotisch, Zeichen der lokalen Infektion; Umgebung unauffällig
	Stadium C:	ausgedehnte, infizierte Nekrosen, Umgebung entzündlich infiltriert, ödematös, evtl. Zeichen der systemischen Infektion

De|ku|bi|tus|pro|phy|la|xe *f* (Ⓔ decubitus prophylaxis): Maßnahmen zur Vorbeugung eines Dekubitus*; im Vordergrund steht die Vermeidung einer längeren Druckbelastung; angewendet werden superweiche **Dekubitusmatratzen**, Gummiringe [Ferse], Wasserpolster, wasser- oder luftgefüllte Matratzen, Wechselluftkissen, Sandbetten usw.; genauso

Tab. D13. Fehler bei der Dekubitusprophylaxe

Zu lange Umlagerungsintervalle
Fehlerhafte Lagerungstechnik
Verwendung nicht atmungsaktiver Lagerungsmaterialien (z.B. Gummiring)
Einsatz druckbelastender Lagerungshilfen (z.B. Luftring)
Falsche Körperpflege (z.B. austrocknender Franzbranntwein)
Zu lange verordnete Bettruhe
Fehlende Physikotherapie

wichtig sind aber regelmäßiges Umbetten [jede Stunde], sachgemäße Haut- und Körperpflege und physikalische Therapie

De|la|mi|na|ti|on *f* (Ⓔ delamination): Abspaltung von Geweschichten oder -verbänden

del Castillo: E. B. del Castillo; argentinischer Arzt im 20. Jahrhundert

del Castillo-Syndrom *nt* (Ⓔ Del Castillo syndrome): ***Syn***: *germinale Aplasie, Castillo-Syndrom, Sertoli-Zell-Syndrom, Sertoli-cell-only-Syndrom, Germinalaplasie, Germinalzellaplasie*; Aspermie* durch ein angeborenes Fehlen des Keimepithels der Hodenkanälchen; manchmal geht das Keimepithel aber prä-, peri- oder postnatal zu Grunde oder bildet sich aufgrund einer Störung der Funktion der Sertoli-Zellen zurück

D

de|le|tär *adj* (Ⓔ deleterious): (gesundheits-)schädlich, schädigend, zerstörend

De|le|ti|on *f*: → *Chromosomendeletion*

Del|hi|beu|le *f*: → *Hautleishmaniose*

De|lir *nt*: → *Delirium*

de|li|rant *adj* (Ⓔ delirious): ***Syn***: *delirös*; an Delirium leidend, mit Symptomen des Delirs

De|li|ri|um *nt* (Ⓔ delirium): ***Syn***: *delirantes Syndrom, Delir*; rückbildungsfähiges akutes Psychosyndrom mit zeitlicher und räumlicher Desorientiertheit, Verwirrtheit, (optischen, akustischen, haptischen usw.) Halluzinationen, ängstlicher Erregung und motorischer Unruhe [Nesteln, Flockenlesen]; die Ursachen sind vielfältig [Intoxikation, Infektion, Urämie], am häufigsten ist aber das Delirium* tremens bei Alkoholismus

Delirium acutum (Ⓔ acute delirium): akut auftretendes Delir, z.B. bei Vergiftungen oder Fieber

Delirium alcoholicum (Ⓔ alcoholic delirium): ***Syn***: *Delirium tremens, Alkoholdelir*; Entzugssyndrom bei chronischem Alkolkonsum; entsteht frühestens nach etwa 5jährigem Alkoholabusus; ist durch eine Kombination von psychotischen [Desorientiertheit, Halluzinationen, Illusionen, Euphorie, Angst] und somatischen Symptomen [starker Tremor, Unruhe, Schlaflosigkeit, profuses Schwitzen, Fieber] gekennzeichnet; unbehandelt kommt es nach 2–10 Tagen zu einem Terminalschlaf, der bis zu 30 Stunden dauern kann; bei Fortsetzung des Alkoholmissbrauchs kann das Delirium wiederholt auftreten; vor Einführung der intensivmedizinischen Behandlung lag die Mortalität bei ca. 20 %

Delirium tremens (Ⓔ **1.** delirium tremens **2.** alcoholic delirium): **1.** ***Syn***: *Entzugssyndrom, Entzugsdelir*; Bezeichnung für die beim Entzug eines Suchtmittels auftretende körperliche Symptomatik, deren Ausprägung vom Suchtmittel und dem Allgemeinzustand des Patienten abhängt; i.d.R. kommt es zu Kopfschmerzen, Schwitzen, Kreislaufbeschwerden, Hitzewallungen, Unruhe, Schlafstörungen usw.; in Extremfällen kann es zu Delir oder akuten Psychosen [Alkoholentzug], schweren Depressionen und Selbstmordgefährdung kommen **2.** → *Delirium alcoholicum*

de|li|rös *adj*: → *delirant*

Dell|war|ze *f*: → *Molluscum contagiosum*

Del|phi|nii flos *m* (Ⓔ larkspur flower): ***Syn***: *Calcatrippae flos*; getrocknete Blüten von Rittersporn*

Del|phi|ni|um con|so|li|da *nt*: → *Rittersporn*

Del|ta|a|gens *nt* (Ⓔ delta virus): ***Syn***: *Hepatitis-Delta-Virus, Hepatitis-D-Virus*; defektes RNA-Virus*, das ein Helfervirus [Hepatitis B-Virus*] benötigt; Erreger der Hepatitis* D; das Deltaagens findet sich v.a. in Süditalien, Zentralafrika, im vorderen Orient sowie bei i.v.-Drogenabhängigen; in Deutschland liegt die Durchseuchung unter 1 %, bei i.v.-Drogenabhängigen aber bei 40 %; die Übertragung findet durch Geschlechtsverkehr, Kontakt mit Blut oder Blutprodukten, Speichel, nicht-sterilisierte Nadeln usw. statt; *s.a. Hepatitis D*

Del|ta|al|ko|ho|lis|mus *m* (Ⓔ delta alcoholism): ***Syn***: *δ-Alkoholismus*; *s.u. Alkoholismus*

Del|ta|a|mi|no|lä|vu|lin|säu|re *f* (Ⓔ δ-aminolevulinic acid): ***Syn***: *δ-Aminolävulinsäure*; Zwischenprodukt der Porphyrinsynthese; wird bei Bleivergiftung* und Porphyrie* vermehrt im Harn ausgeschieden

Del|ta|band *nt* (Ⓔ deltoid ligament): ***Syn***: *Innenknöchelband, Ligamentum collaterale mediale, Ligamentum deltoideum*; deltaförmiges Band des Innenknöchels [Malleolus* medialis], das aus vier Teilen besteht: **Pars tibionavicularis** [Faserzüge von der Knöchelspitze zum Os* naviculare], **Pars tibiotalaris anterior** und **posterior** [Faserzüge von der Knöchelspitze zum vorderen bzw. hinteren Teil des Talus*] und **Pars tibiocalcanea** [Faserzüge von der Knöchelspitze zum Sustentaculum* tali]

Del|ta|cor|ti|sol *nt*: → *Prednisolon*

Del|ta|cor|ti|son *nt*: → *Prednison*

Del|ta|he|pa|ti|tis *f, pl* **-ti|den**: → *Hepatitis D*

Del|ta|mus|kel *m*: → *Musculus deltoideus*

Del|ta|wel|len *pl* (Ⓔ delta waves): ***Syn***: *δ-Wellen*; niederfrequente Wellen im Elektroenzephalogramm; *s.a. Essay Elektroenzephalogramm S. 563*

Delta-Zelladenokarzinom *nt* (Ⓔ delta cell adenocarcinoma): ***Syn***: *D-Zelladenokarzinom*; von den D-Zellen ausgehendes Adenokarzinom* des Pankreas; *s.a. Somatostatinom*

Delta-Zelladenom *nt* (Ⓔ delta cell adenoma): ***Syn***: *D-Zelladenom*; von den D-Zellen ausgehendes Adenom* des Pankreas; *s.a. Somatostatinom*

Delta-Zelle *f* (Ⓔ delta cell): ***Syn***: *D-Zelle, δ-Zelle*; Somatostatin*-bildende Zelle der Langerhans*-Inseln der Bauchspeicheldrüse [Pankreas]

Del|to|i|de|us *m*: → *Musculus deltoideus*

DEM *Abk*.: Diethylmaleat

DEMA *Abk*.: Dichlorethylmethylamin

Demand-Pacemaker *m* (Ⓔ demand pacemaker): ***Syn***: *Bedarfsschrittmacher, Demand-Schrittmacher, bedarfsgesteuerter Herzschrittmacher*; Herzschrittmacher, der über die Herzstromkurve gesteuert wird und nur bei Bedarf einspringt; man unterscheidet dabei **kammergesteuerte** und **vorhofgesteuerte Bedarfsschrittmacher**; *s.a. Herzschrittmacher*

Demand-Schrittmacher *m*: → *Demand-Pacemaker*

De|mar|ka|ti|on *f* (Ⓔ demarcation): Abgrenzung eines Prozesses oder eines Gewebes, z.B. die Abgrenzung von gesundem Gewebe von nekrotischem Gewebe bei einer Gangrän

de|mar|kiert *adj* (Ⓔ demarcated): (klar) abgegrenzt

De|mas|ku|li|ni|sa|ti|on *f* (Ⓔ demasculinization): Rückbildung männlicher Geschlechtsmerkmale und Entwicklung weiblicher Geschlechtsmerkmale, z.B. bei Hodeninsuffizienz oder Leberzirrhose

De|ma|ti|a|ze|en *pl* (Ⓔ dematiaceae): ***Syn***: *Schwärzepilze, Phaeohyphomyzeten*; Fadenpilze*, deren Zellwände Melanin* enthalten und die daher in mikroskopischen Kulturpräparaten oder histologischen Gewebeschnitten braun bis schwarz gefärbt sind; *s.u. Essay Pilze S. 1697*

de|ment *adj* (Ⓔ demented): an Demenz leidend

De|men|tia *f*: → *Demenz*

Dementia infantilis (Ⓔ infantile dementia): ***Syn***: *Heller-Syndrom*; ätiologisch unklarer, im 3.–4. Lebensjahr beginnender geistiger Verfall nach zunächst normaler Entwicklung

Dementia senilis: → *senile Demenz*

De|menz *f* (Ⓔ dementia): ***Syn***: *Dementia*; geistiger Verfall, der zum Abbau der geistigen und körperlichen Leistungsfähigkeit führt; das Bewusstsein ist nicht betroffen; auffällig sind zunehmende Störungen des Gedächtnises [Kurzzeit- und Langzeitgedächtnis], der Aufmerksamkeit, des Planens und Handelns, der psychomotorischen Funktionen und der Verfall der Persönlichkeit; sobald die Patienten nicht mehr in der Lage sind, die Anforderungen des täglichen Lebens zu meistern, ist die Definition der Demenz erfüllt; von vielen Autoren wird eine Einteilung in kortikale und subkortikale Demenz vorgenommen; die **kortikale Demenz** betrifft die Hirnrindenareale und die sie verbindenden Assoziations- und Kommissurenfasern; dazu gehören z.B. Demenz* vom Alzheimer-Typ und die vaskuläre Demenz* bei multiplen kortikalen Infarkten; die **subkortikale Demenz** ist durch Antriebsstörungen, Apathie, Depressionen, Reizbarkeit und Verlangsamung kognitiver Prozesse gekennzeichnet; dazu gehören z.B. Morbus* Parkinson, Chorea* Huntington und Morbus* Wilson

Demenz vom Alzheimer-Typ: → *Alzheimer-Krankheit*
progressive alkoholische Demenz (Ⓔ Marchiafava-Bignami syndrome): ***Syn:*** *Marchiafava-Bignami-Krankheit, Corpus-callosum-Demyelinisierung*; durch einen chronischen Alkoholismus [v.a. bei Rotweinkonsum] verursachte Degeneration des Balkens [Corpus* callosum]; verläuft i.d.R. schubartig mit Abbau von Persönlichkeit und Sprachvermögen, Tremor*, Demenz*, Spastik* und Marasmus*; es gibt aber auch akute [tödlich innerhalb von Tagen] und subakute [Tod innerhalb weniger Wochen] Verlaufsformen
senile Demenz (Ⓔ senile dementia): ***Syn:*** *Altersdemenz, Presbyophrenie, Dementia senilis*; Abnahme der geistigen Leistungsfähigkeit im Alter
vaskuläre Demenz (Ⓔ vascular dementia): kann auf zerebralen Mikroangiopathien oder multiplen Hirninfarkten durch Embolien oder Vaskulitis beruhen; die häufigste Form ist die Binswanger*-Enzephalopathie oder subkortikale arteriosklerotische Enzephalopathie; *s.a. Essay Psychosen S. 1777*

Demi-, demi- *präf.*: Wortelement mit der Bedeutung „halb/teilweise“

De|mi|ne|ra|li|sa|ti|on *f* (Ⓔ demineralization): Verarmung an Mineralien, z.B. Kalkverlust der Knochen oder Zähne bei Osteoporose*

De|mo|dex *m, pl* **-di|ces** (Ⓔ Demodex): Gattung der **Haarbalgmilben** [Demodicidae]; leben als Ektoparasiten auf der Gesichtshaut; nur selten für den Menschen pathogen; *s.a. Demodikose*
Demodex brevis (Ⓔ Demodex brevis): Erreger der Demodikose*
Demodex folliculorum (Ⓔ Demodex folliculorum): ***Syn:*** *Haarbalgmilbe*; Erreger der Demodikose*

De|mo|di|ci|dae *pl* (Ⓔ Demodicidae): Haarbalgmilben; *s.u. Demodex*

De|mo|di|ci|do|se *f*: → *Demodikose*

De|mo|di|ko|se *f* (Ⓔ demodicosis): ***Syn:*** *Demodicidose, Akne rosacea demodes, Pityriasis folliculorum*; durch Haarbalgmilben [Demodex*] hervorgerufene Entzündung der Talgdrüsenfollikel mit Erythembildung und Schuppung der Wangenhaut

De|mo|gra|phie *f* (Ⓔ demography): ***Syn:*** *Demografie, Bevölkerungslehre*; Beschreibung der Bevölkerungsstruktur und ihrer Veränderungen

de|mo|phob *adj* (Ⓔ demophobic): ***Syn:*** *ochlophob*; Demophobie betreffend, durch sie gekennzeichnet

De|mo|pho|bie *f* (Ⓔ demophobia): ***Syn:*** *Ochlophobie*; krankhafte Angst vor Menschenansammlungen

De|my|e|li|ni|sa|ti|on *f* (Ⓔ demyelinization): ***Syn:*** *Entmarkung, Demyelinisierung*; Myelinverlust der Nervenscheide; *s.a. Entmarkungskrankheiten*

De|my|e|li|ni|sie|rung *f*: → *Demyelinisation*

DENA *Abk.*: Diethylnitrosamin

De|na|tu|rie|ren *nt* (Ⓔ **1.–2.** denaturation): **1.** ***Syn:*** *Denaturierung*; meist irreversible Änderung der Struktur einer Verbindung, z.B. die Denaturierung von Eiweißen beim Kochen **2.** ***Syn:*** *Vergällen*; durch schlecht schmeckende oder riechende Zusätze ungenießbar machen

De|na|tu|rie|rung *f*: → *Denaturieren 1.*

Den|drit *m* (Ⓔ dendrite): ***Syn:*** *dendritisches Axon*; *s.u. Nervenzelle*

den|dri|tisch *adj* (Ⓔ dendritic): Dendriten betreffend, verästelt, verzweigt

De|ner|va|ti|on *f* (Ⓔ denervation): ***Syn:*** *Denervierung, Enervation, Enervierung*; Ausfall/Unterbrechung der nervalen Versorgung mit partiellem oder komplettem Funktionsausfall; kann traumatisch, degenerativ oder operativ [Vagotomie*] bedingt sein

De|ner|va|ti|ons|a|tro|phie *f* (Ⓔ trophoneurotic atrophy): durch Ausfall der nervalen Versorgung bedingte Atrophie

de|ner|viert *adj* (Ⓔ denervated): ***Syn:*** *enerviert*; ohne Nervenversorgung

De|ner|vie|rung *f*: → *Denervation*

Dengue *nt*: → *Dengue-Fieber*

Dengue-Fieber *nt* (Ⓔ dengue fever): ***Syn:*** *Dengue, Dandy-Fieber*; meldepflichtiges, relativ gutartiges, hämorrhagisches Fieber* der Tropen und Subtropen durch das Dengue-Fieber-Virus*; es betrifft meist Kinder und verläuft i.d.R. als 3-tägiger grippaler Infekt; *s.a. Dengue-hämorrhagisches Fieber, Dengue-Schocksyndrom*

Dengue-Fieber-Virus *nt* (Ⓔ dengue fever virus): ***Syn:*** *Dengue-virus*; weltweit auftretendes Flavivirus*, das von Stechmücken [Aedes aegypti, abopictus, polynesiensis, scutelleris] übertragen wird; es gibt vier Serotypen, die alle eine Inkubationszeit von 7–10 Tagen haben; die Infektion kommt in drei Formen vor, die nicht streng unterschieden werden können: Dengue-Fieber*, Dengue-hämorrhagisches Fieber*, Dengue-Schocksyndrom*

Dengue-Schocksyndrom *nt* (Ⓔ dengue hemorrhagic fever): meist Maximalform des Dengue-hämorrhagischen Fiebers* mit Exsudaten in Perikard, Bauch- und Brusthöhle; kann direkt aus einem Dengue-Fieber* entstehen; die Prognose ist schlecht

Den|gue|vi|rus *nt*: → *Dengue-Fieber-Virus*

De|ni|tro|ge|ni|sa|ti|on *f* (Ⓔ denitrogenation): ***Syn:*** *Denitrogenisierung*; Erniedrigung des Stickstoffgehaltes im Blut durch Einatmung von reinem Sauerstoff, z.B. zur Verhütung oder Behandlung der Caissonkrankheit* oder zur Narkosevorbereitung

De|ni|tro|ge|ni|sie|rung *f*: → *Denitrogenisation*

Den|ken, au|tis|ti|sches *nt*: → *Dereismus*

Den|ken, de|re|is|ti|sches *nt*: → *Dereismus*

Denk|stö|run|gen *pl* (Ⓔ thought disorders): Denkstörungen kommen in zwei Formen vor: **formale Denkstörungen**, bei denen Geschwindigkeit, Struktur oder Ablauf der Denkvorgänge gestört sind und **inhaltliche Denkstörungen**, z.B. Wahn- oder Zwangsgedanken

Denman: Thomas Denman; 1733–1815; englischer Gynäkologe (London)
Denman-Selbstentwicklung *f* (Ⓔ Denman's spontaneous evolution): Methode zur Entwicklung der Frucht bei Querlage*

Dens *m* (Ⓔ **1.** tooth **2.** → *Dens axis*): **1.** Zahn*; zahnähnlicher Teil/Fortsatz **2.** → *Dens axis*
Dentes acustici (Ⓔ auditory teeth): zahnartige Vorsprünge des Labium* limbi vestibulare der Innenohrschnecke
Dens angularis: → *Dens caninus*
Dens axis (Ⓔ dens axis): ***Syn:*** *Zahn des II. Halswirbels*; zapfenförmiger Fortsatz des II. Halswirbels [Axis*], der sich oben zum Apex* dentis zuspitzt; seine beiden Gelenkflächen [**Facies articularis anterior dentis, Facies articularis posterior dentis**] sind Teil der Articulatio* atlantoaxialis mediana
Dens bicuspidatus (Ⓔ bicuspid tooth): Zahn mit zweihöckriger Zahnkrone, z.B. Dens premolaris
Dentes canini: → *Dens caninus*
Dens caninus (Ⓔ canine): ***Syn:*** *Eckzahn, Reißzahn, Dens angularis, Caninus*; an der Ecke der vorderen Zahnreihe sitzender Zahn mit nur einer Wurzel; der obere Eckzahn ist länger und größer als der untere Eckzahn; bricht zwischen dem 10. und 12. Lebensjahr durch
Dentes connatales (Ⓔ connatal teeth): bei der Geburt vorhandene Zähne; es handelt sich entweder um kappenförmige, wurzellose Frontzähne, die innerhalb kurzer Zeit ausfallen, oder um echte Milchzähne [Dentes* natales]
Dens cuspidatus (Ⓔ cuspid tooth): Zahn mit einem Höcker; Dens* caninus
Dentes decidui (Ⓔ deciduous teeth): ***Syn:*** *Dentes lactales, Milchzähne*; die ab dem 6.–7. Lebensmonat durchbrechenden 20 Zähne des Milchgebisses; haben im Gegensatz zum bleibenden Gebiss keine Prämolaren und Weisheitszähne
Dens emboliformis (Ⓔ peg-shaped tooth): ***Syn:*** *Zapfenzahn, Griffelzahn, Kegelzahn*; ätiologisch ungeklärte, meist die oberen seitlichen Schneidezähne betreffende Zahnverkümmerung
Dens epistrophei: veraltet für → *Dens axis*
Dentes incisivi: → *Dens incisivus*
Dens incisivus (Ⓔ incisor tooth): ***Syn:*** *Schneidezahn, Incisivus*; die beiden mittleren Zähne der vorderen Zahnreihe, deren Krone meißel- oder schaufelförmig ist; die oberen Schneidezähne sind größer als die unteren; der mittlere

untere Schneidezahn [der kleinste Zahn im menschlichen Gebiss] bricht meist im 6. Lebensjahr durch, die restlichen Schneidezähne folgen im 7.–8. Lebensjahr

Dentes lactales: → *Dentes decidui*

Dentes molares: → *Dens molaris*

Dens molaris (Ⓔ molar tooth): ***Syn:*** *Molar, Mahlzahn, großer Backenzahn*; größter Zahn im menschlichen Gebiss; das Milchgebiss hat zwei Molaren [**Milchmolaren**], das bleibende Gebiss drei; die Molaren haben 4 oder 5 Höcker; der erste Molar bricht im 6. Lebensjahr durch [**Sechsjahrmolar**], der zweite meist im 12. Lebensjahr [**Zwölfjahrmolar**]; der dritte Molar wird als **Weisheitszahn** [Dens* molaris tertius] bezeichnet

Dens molaris tertius (Ⓔ third molar): ***Syn:*** *Weisheitszahn, dritter Molar, Dens serotinus; Dens sapientiae*; meist zwischen dem 16. und 35. Lebensjahr durchbrechender letzter Backenzahn, der oft nicht angelegt ist oder Komplikationen beim Durchbruch verursacht; der obere Weisheitszahn hat meist 3 oder 4 Höcker, der untere 4 oder 5; beide zeichnen sich durch eine hohe Formvariabilität aus

Dentes natales (Ⓔ natal teeth): bereits bei der Geburt durchgebrochene Milchzähne

Dentes neonatales (Ⓔ neonatal teeth): Milchzähne, die während der Neonatalperiode durchbrechen

Dens permanens: → *Dentes permanentes*

Dentes permanentes (Ⓔ permanent teeth): ***Syn:*** *bleibende Zähne, zweite Zähne, Dauergebiss*; die 32 Zähne des bleibenden Gebisses; bestehen aus 4 oberen und 4 unteren Schneidezähnen [Dentes incisivi], je 2 oberen und unteren Eckzähnen [Dentes canini], 4 oberen und 4 unteren Prämolaren [Dentes premolares] und jeweils 6 oberen und unteren Molaren [Dentes molares]

Dentes premolares: → *Dens premolaris*

Dens premolaris (Ⓔ premolar tooth): ***Syn:*** *Prämolar, kleiner Backenzahn*; die vor den Molaren sitzenden vorderen Backenzähne, die ca. im 10.–12. Lebensjahr durchbrechen; sie haben entweder 2 [zweihöckriger Typ] oder 3 Zahnhöcker [dreihöckriger Typ]

Dens sapientiae/serotinus: → *Dens molaris tertius*

Dentes supernumerarii (Ⓔ supernumerary teeth): über die normale Zahl hinaus vorkommende überzählige Zähne

Dentes supplementarii (Ⓔ supplemental teeth): ***Syn:*** *Supplementärzähne*; normal geformte Dentes* supernumerarii

Dens|a|pla|sie *f* (Ⓔ odontoid aplasia): angeborenes Fehlen des Dens* axis; führt zu abnormer Beweglichkeit im Atlantoaxialgelenk und Druckschädigung mit Entwicklung eine fortschreitenden spastischen Lähmung

Dens|frak|tur *f* (Ⓔ dens axis fracture): Frakturen des Dens* axis werden nach Anderson und Alonso unterteilt in: **Anderson Typ I-Fraktur:** stabile Fraktur im oberen Densanteil [Ausrissfraktur der Ligamenta alaria]; wird konservativ durch Ruhigstellung mit einer Zervikalstütze behandelt **Anderson Typ II-Fraktur:** Fraktur im Bereich der Densbasis; hochgradig instabil; erfordert i.d.R. eine operative Stabilisierung durch Schraubenosteosynthese oder Ruhigstellung mit einem Halo-Fixateur für 3–4 Monate **Anderson Typ III-Fraktur:** Fraktur unterhalb der Densbasis; stabile Fraktur, die i.d.R. durch Immobilisation in einem Halo-Fixateur für 3–4 Monate behandelt wird; evtl. auch operative Stabilisierung durch Schraubenosteosynthese

Densi-, densi- *präf.:* Wortelement mit der Bedeutung „dicht/ Dichte"

De|nsi|me|ter *nt* (Ⓔ densimeter): ***Syn:*** *Densitometer*; Dichtemesser

De|nsi|me|trie *f* (Ⓔ densitometry): ***Syn:*** *Densitometrie*; Dichtemessung, Dichtebestimmung

Densito-, densito- *präf.:* → *Densi-*

De|nsi|to|me|ter *nt:* → *Densimeter*

De|nsi|to|me|trie *f:* → *Densimetrie*

Denso-, denso- *präf.:* → *Densi-*

Dent-, dent- *präf.:* → *Dento-*

Dent|a|gra *f:* → *Dentalgie*

den|tal *adj* (Ⓔ dental): Zahn oder Zähne betreffend; zahnärztlich, zahnheilkundlich

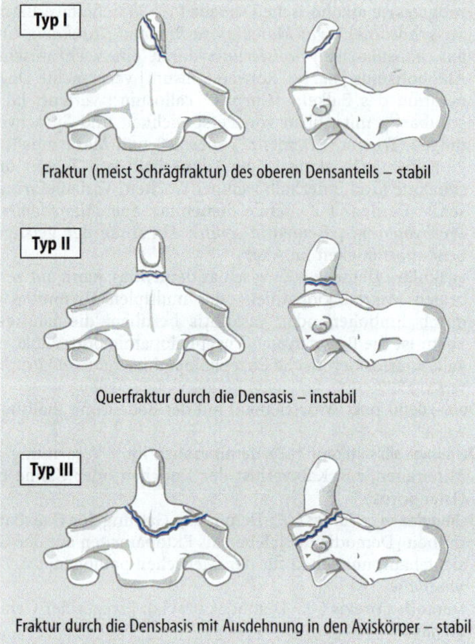

Abb. D14. Densfrakturen

Den|tal|fluo|ro|se *f* (Ⓔ dental fluorosis): ***Syn:*** *Schmelzfleckenkrankheit, Zahnfluorose*; durch eine langfristig erhöhte Fluorzufuhr hervorgerufene fleckige Störung der Zahnschmelzbildung; ist nur während der Zahnentwicklung in den ersten 8–10 Jahren möglich

Dent|al|gia *f:* → *Dentalgie*

Dent|al|gie *f* (Ⓔ dentalgia): ***Syn:*** *Dentalgia, Dentagra, Odontalgie, Odontalgia, Odontagra*; Zahnschmerz(en), vom Zahn ausgehender Schmerz

Den|ta|tum *nt:* → *Nucleus dentatus*

Den|tes *pl:* *s.u. Dens*

Denti-, denti- *präf.:* → *Dento-*

Den|ti|cu|lus *m, pl* **-li:** → *Dentikel*

den|ti|form *adj* (Ⓔ dentiform): zahnförmig

Den|ti|fri|ci|um *nt* (Ⓔ dentifrice): Zahnreinigungsmittel, Zahnreinigungspulver; Zahnsteinentfernungsmittel

Den|ti|kel *m* (Ⓔ denticle): ***Syn:*** *Dentinkörnchen, Denticulus*; Hartgewebekörper in der Zahnpulpa; man unterscheidet **freie Dentikel** [meist in der jugendlichen Pulpa], **adhärente Dentikel** [mit der Wurzelkanalwand verwachsen] und **interstitielle Dentikel** [von normalem Dentin umschlossen]

Den|ti|me|ter *nt* (Ⓔ dentimeter): Instrument zur Messung des Zahnumfangs

Den|tin *nt* (Ⓔ dentin): ***Syn:*** *Zahnbein, Dentinum, Substantia eburna*; zwischen Pulpahöhle [Cavitas* dentis] und Zahnschmelz [Enamelum*] liegende Hauptmasse des Zahns, die von den Odontoblasten [Dentinbildnern] gebildet wird; besteht aus einer organischen Grundsubstanz aus vorwiegend kollagenen Fasern und anorganischen Anteilen [Hydroxylapatitkristalle]; Dentin ist härter als Knochen, aber weicher als der Zahnschmelz; je nach Lokalisation unterscheidet man **Manteldentin** [äußerste Zone], **zirkumpulpales Dentin** [um die Pulpa herum], **peritubuläres Dentin** [um die Dentinkanälchen herum], **intertubuläres Dentin** [zwischen den Zahnkanälchen], **Kronendentin** [in der Zahnkrone] und **Wurzeldentin** [in der Zahnwurzel]; während der Zahnentwicklung entstehendes Dentin wird als **Primärdentin** bezeichnet; **Sekundärdentin** ersetzt physiologisch abgenutztes Dentin; lokale Reize [z.B. Entzündung] können zur Bildung von **Tertiärdentin** führen

irreguläres Dentin (Ⓔ irregular dentin): Tertiärdentin;

siehe oben
den|ti|nal *adj* (Ⓔ dentinal): Dentin betreffend
Den|tin|bil|dung *f* (Ⓔ dentinogenesis): Dentinogenese*
Den|tin|ka|näl|chen *pl* (Ⓔ dentinal tubule): *Syn*: *Tubuli dentinales, Canaliculi dentinales*; radiär von der Zahnpulpa zur Peripherie ziehende Kanälchen
Den|tin|körn|chen *nt*: →*Dentikel*
Den|ti|no|blast *m* (Ⓔ dentinoblast): *Syn*: *Zahnbeinbildner, Odontoblast*; das Dentin bildende zylindrische Zelle des Pulparaums
den|ti|no|gen *adj* (Ⓔ dentinogenic): Dentinogenese betreffend, Dentin bildend
Den|ti|no|ge|ne|se *f* (Ⓔ dentinogenesis): *Syn*: *Dentinogenesis, Zahnbeinbildung, Dentinbildung*; in drei Phasen ablaufende Bildung des Zahnbeines [Dentin]: **1.** Bildung von Prädentin **2.** Prädentinreifung **3.** Mineralisation
Den|ti|no|ge|ne|sis *f*: →*Dentinogenese*
Dentinogenesis imperfecta hereditaria (Ⓔ dentinal dysplasia): *Syn*: *Capdepont-Zahndysplasie, Capdepont-Syndrom, Glaszähne, Stainton-Syndrom*; seltene, autosomal-dominant vererbte Strukturanomalie des Dentins mit atypischem Dentin* und leicht splitterndem Schmelz
Den|ti|no|id *nt*: →*Prädentin*
den|ti|no|id *adj* (Ⓔ dentinoid): dentinähnlich, dentinförmig
Den|ti|nom *nt* (Ⓔ dentinoma): aus dentinartigem Gewebe bestehender seltener Tumor am oder im Kiefer
Den|ti|no|os|te|om *nt* (Ⓔ dentinosteoid): benigner Dentin-Osteoid-Mischtumor
Den|ti|num *nt*: →*Dentin*
Den|ti|tio *f, pl* **-tio|nes**: →*Zahndurchbruch*
Dentitio difficilis (Ⓔ difficult dentition): erschwerter Zahndurchbruch
Dentitio praecox (Ⓔ precocious dentition): vorzeitiger Zahndurchbruch; betrifft nur die Milchzähne; kommt z.T. familiär vor
Dentitio tarda (Ⓔ delayed dentition): verzögerter Zahndurchbruch
Den|ti|ti|on *f*: →*Zahndurchbruch*
Den|ti|ti|ons|ge|schwür *nt* (Ⓔ dentition ulcer): während der Zahnung auftretende Geschwüre oder Aphthen* der Mundschleimhaut
Den|ti|ti|ons|zys|te *f* (Ⓔ eruption cyst): *Syn*: *Eruptionszyste*; Zyste über dem noch nicht durchgebrochenen Zahn; entsteht vorwiegend über Milchzähnen; die **Therapie** besteht in der Eröffnung und Abtragung der Membran
Dento-, dento- *präf.*: Wortelement mit der Bedeutung „Zahn“
den|to|al|ve|o|lär *adj* (Ⓔ dentoalveolar): *Syn*: *alveolodental*; Zahn und Zahnfach/Alveolus betreffend oder verbindend
den|to|buk|kal *adj* (Ⓔ dentibuccal): *Syn*: *odontobukkal*; Zähne und Wange/Bucca betreffend oder verbindend
den|to|gen *adj* (Ⓔ **1.–2.** odontogenic): **1.** *Syn*: *odontogen*; von den Zähnen ausgehend **2.** zahnbildend
den|to|id *adj* (Ⓔ dentoid): *Syn*: *odontoid*; zahnförmig, zahnähnlich
den|to|la|bi|al *adj* (Ⓔ dentilabial): *Syn*: *odontolabial*; Zähne und Lippen/Labia betreffend
den|to|lin|gu|al *adj* (Ⓔ dentilingual): *Syn*: *odontolingual*; Zähne und Zunge/Lingua betreffend
Den|to|lo|gie *f* (Ⓔ odontology): *Syn*: *Odontologie, Zahnkunde, Zahnheilkunde, Zahnmedizin*; Lehre von den Zähnen und ihren Erkrankungen
De|nu|da|ti|on *f* (Ⓔ denudation): *Syn*: *Denudierung*; operative Freilegung von Strukturen
de|nu|kle|iert *adj* (Ⓔ denucleated): entkernt, kernlos
Denver-Klassifikation *f* (Ⓔ Denver classification): *Syn*: *Denver-System*; international anerkannte Einteilung der Chromosomen, die auf einer Gruppierung der Chromosomen nach der Lage des Zentromers und der Chromosomengröße beruht; verteilt die Chromosomen auf **7 Gruppen**: Gruppe A [3 Chromosomenpaare], B [2 Paare], C [7 Paare], D [3 Paare], E [3 Paare], F [2 Paare] und G [2 Paare]; das X-Chromosom entspricht von Größe und Struktur der C-Gruppe, das Y-Chromosom der G-Gruppe
Denver-System *nt*: →*Denver-Klassifikation*
Denver-Ventil *nt* (Ⓔ Denver shunt): Ventilsystem zur Ableitung von Aszitesflüssigkeit aus der Bauchhöhle in die Vena* cava superior
DEP *Abk.*: Diethylpropandiol
DEPA *Abk.*: Diethylenphosphoramid
DEPC *Abk.*: Diethylpyrocarbonat
De|pen|den|ce *f* (Ⓔ dependence): *Syn*: *Dependenz*; Abhängigkeit; Substanzabhängigkeit, Sucht; *s.a. Drogenabhängigkeit*
De|pen|denz *f*: →*Dependence*
De|pen|do|vi|ren *pl* (Ⓔ dependoviruses): auf das Vorhandensein von Helferviren angewiesene Viren, z.B. die adeno-assoziierte Viren, die Adeno- oder Herpesviren für ihre Replikation benötigen
De|per|so|na|li|sa|ti|on *f* (Ⓔ depersonalization): *Syn*: *Entfremdungserscheinung*; Gefühl der Fremdheit der eigenen Person oder des eigenen Körpers; oft entsteht gleichzeitig auch das Gefühl, dass die Umwelt fremd oder nicht real ist; tritt häufig bei Depressionen und Neurosen auf

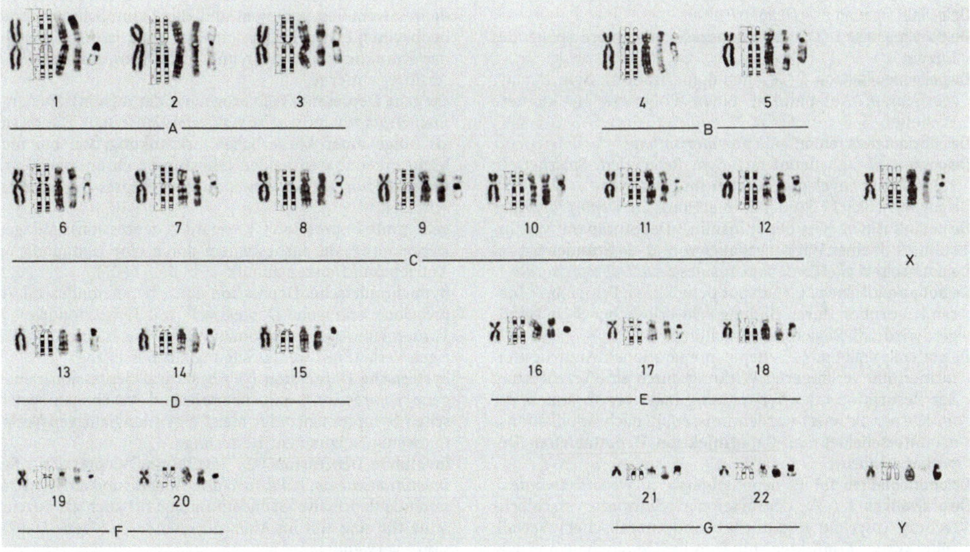

Abb. D15. Denver-Klassifikaton. Menschlicher Chromosomensatz [Karyogramm]

D

De|per|so|na|li|sa|ti|ons|syn|drom *nt* (Ⓔ depersonalization syndrome): ***Syn***: *neurotisches Depersonalisationssyndrom*; psychisches Krankheitsbild mit Vorherrschen von Depersonalisationserscheinungen und Illusionen, z.B. Alice-in-Wonderland-Syndrom*; kommt auch bei Migräne, Epilepsie, Fieberdelir, Drogen [LSD, Haschisch] vor

De|phos|pho|ry|lie|rung *f* (Ⓔ dephosphorylation): Entfernung der Phosphatgruppe aus einem Molekül

De|pig|men|tie|rung *f* (Ⓔ depigmentation): totaler Pigmentverlust, z.B. durch Einwirkung toxischer Substanzen; *s.a. Hypopigmentierung*

Tab. D16. Depigmentierende Chemikalien

Aromatische Verbindungen	Phenol und Analoge (Alkyl-, Amyl-, Butyl-) Hydroxytoluol und Analoge Katechole und Analoge (Methyl-, Isopropyl-, Butyl-) Hydrochinon und Analoge (Methyl-, Ethyl-, Benzylether)
Sulfhydryle	Diverse Mercaptoamine (Ethyl-, Propyl-)
Medikamente	Benzoyl-Peroxid 5-Fluoruracil Thiotepa Carmustin Vitamin-A-Säure Corticosteroide

De|pi|la|ti|on *f* (Ⓔ depilation): Enthaarung, Haarentfernung, z.B. durch Rasieren oder Enthaarungsmittel

De|pi|la|to|ri|um *nt* (Ⓔ depilatory): Enthaarungsmittel

de|pi|lie|ren *v* (Ⓔ depilate): enthaaren

De|ple|ti|on *f* (Ⓔ depletion): Entleerung, Verbrauch; Flüssigkeitsentzug

De|po|la|ri|sa|ti|on *f* (Ⓔ depolarization): ***Syn***: *Depolarisierung*; Abnahme oder Umkehr der Polarisation einer Membran; die Phase der schnellen positiven Potentialänderung des Aktionspotentials*

De|po|la|ri|sa|ti|ons|block *m* (Ⓔ depolarization block): Muskelrelaxation durch Depolarisationsblocker*

De|po|la|ri|sa|ti|ons|blo|cker *pl* (Ⓔ depolarizing muscle relaxants): ***Syn***: *depolarisierende Muskelrelaxanzien*; Substanzen, die eine anhaltende Depolarisierung der Muskelmembran verursachen und damit die Erregungsüberleitung unterbrechen

De|po|la|ri|sa|ti|ons|pha|se *f* (Ⓔ depolarization phase): *s.u. Aktionspotential*

De|po|la|ri|sie|rung *f*: *→Depolarisation*

De|po|ly|me|ra|se *f* (Ⓔ depolymerase): Polymere spaltendes Enzym

De|po|ly|me|ri|sa|ti|on *f* (Ⓔ depolymerization): ***Syn***: *Depolymerisieren*; Aufspaltung eines Polymers in kleinere Einheiten

De|po|ly|me|ri|sie|ren *nt*: *→Depolymerisation*

De|pot|fett *nt* (Ⓔ depot fat): ***Syn***: *Reservefett, Speicherfett*; vom Körper angelegte Speicher im Fettgewebe

De|pot|in|jek|ti|on *f* (Ⓔ depot injection): *s.u. Depotpräparate*

De|pot|in|su|lin *nt* (Ⓔ depot insulin): Depotpräparat von Insulin* mit einer Wirkungsdauer von 12–24 Stunden

De|pot|kap|seln *pl* (Ⓔ depot capsules): *s.u. Depotpräparate*

De|pot|pe|ni|cil|li|ne *pl* (Ⓔ depot penicillins): Penicilline*, deren Resorption durch Bildung schwerlöslicher Salze verzögert wird, z.B. Benzathin-Penicillin G

De|pot|prä|pa|ra|te *pl* (Ⓔ depot preparations): Arzneimittelformen mit verlängerter Wirkung durch eine Verzögerung der Resorption oder Verwendung inaktiver Vorstufen, die im Körper aktiviert werden müssen; je nach Applikationsart unterscheidet man **Depotinjektion, Depottabletten, Depotkapseln** usw.

De|pot|ta|blet|ten *pl* (Ⓔ depot tablets): *s.u. Depotpräparate*

De|pra|va|ti|on *f* (Ⓔ depravation): (*Zustand*) Verschlechterung; (*psychiat.*) (sittlicher und moralischer) Verfall; führt oft zu Konflikten mit Familie, Gesellschaft und Gesetz; wird oft auch auf den schleichenden Verfall sittlicher und moralischer Werte bei Alkohol- und Drogenabhängigen angewandt, deren Denken und Handeln immer mehr von der Droge und der Notwendigkeit, Geld zum Kauf der Droge zu beschaffen, kontrolliert wird; die Patienten zeigen Unzuverlässigkeit, Unwahrhaftigkeit und Lügen, Fehlen von Schamgefühl und Gewissensbissen, Verfall ethischer Haltungen, Verwahrlosung und Neigung zu ungesetzlichen Handlungen [Beschaffungskriminalität]

De|pres|si|on *f* (Ⓔ **1.–3.** depression **4.** *→endogene Depression*): **1.** (*anatom.*) Vertiefung, Mulde, Einsenkung **2.** Schwächung, Herabsetzung; (*Funktion*) Dämpfung **3.** ***Syn***: *Niedergeschlagenheit, Schwermut*; unspezifische Bezeichnung für depressive Verstimmungszustände mit gedrückter, pessimistischer Stimmungslage, Niedergeschlagenheit, Verzagheit, Antriebsminderung, Erschöpfungsgefühl etc. **4.** *→endogene Depression*

agitierte Depression (Ⓔ agitated depression): von Angst und Unruhe gekennzeichnete endogene Depression*

anaklitische Depression (Ⓔ anaclitic depression): ***Syn***: *Affektentzugssyndrom, Säuglingsdepression, Anlehnungsdepression*; durch die Trennung von Bezugspersonen verursachtes Depressionssyndrom bei Kindern; v.a. Kinder, die ein gutes emotionales Verhältnis zur Bezugsperson hatten, neigen zur Entwicklung; ist reversibel, wenn der Kontakt innerhalb von 3 Monaten wieder hergestellt wird

anankastische Depression (Ⓔ anankastic depression): ***Syn***: *Zwangsdepression*; endogene Depression*, bei der eine Zwangssymptomatik im Vordergrund steht

ängstliche Depression (Ⓔ anxious depression): *s.u. Essay Psychosen S. 1777*

endogene Depression (Ⓔ endogenous depression): ***Syn***: *zyklothyme Depression, vitale Depression, Melancholie*; depressive Verstimmung aus endogener Ursache, die v.a. primär übergewissenhafte und ordnungsliebende Persönlichkeiten befällt; das **klinische Bild** ist wechselnd, umfasst aber u.a. traurige Grundstimmung ohne äußere Ursache, Hoffnungslosigkeit, Schlafstörungen, Antriebsarmut, Energielosigkeit, Gefühl einer inneren Lehre, Konzentrationsstörungen, Denkhemmung, Angst- und Schuldgefühle usw.; **Therapie**: an erster Stelle steht die Verhinderung des immer drohenden Selbstmordes; Antidepressiva*, Psychotherapie; **Prognose**: i.d.R. gut, die meisten Patienten erholen sich vollständig, nur in seltenen Fällen kommt es zu einem chronischen, therapierefraktären Verlauf

endo-reaktive Depression (Ⓔ endogenous-reactive depression): depressive Verstimmung, bei der sowohl Symptome einer endogenen als auch reaktiven Depression vorkommen; wird v.a. bei sensitiven Persönlichkeiten mit subdepressivem Temperament und Hang zum Schwernehmen beobachtet; erstreckt sich oft über viele Jahre, wobei sich das Krankheitsbild mehr und mehr vom ursprünglichen Auslöser entfernt

exogene Depression (Ⓔ exogenous depression): ***Syn***: *organische/symptomatische/somatogene Depression*; Depression als Folge einer körperlichen Erkrankung; v.a. bei nicht leicht erkennbaren Leiden [Hirntumor, chronische Vergiftung] oft nur schwer von endogener Depression zu unterscheiden

gehemmte Depression (Ⓔ retarded depression): endogene Depression*, die insbesondere durch eine Hemmung von Antrieb und Denken auffällt

hypochondrische Depression (Ⓔ hypochondriacal depression): endogene Depression* mit Hypochondrie* im Vordergrund der Symptomatik; zeigt meist einen langjährigen Verlauf mit wenig Neigung zur Besserung

hysterische Depression (Ⓔ hysterical depression): endogene Depression* mit überwiegend psychogen-hysterischen Symptomen; zeigt meist einen langjährigen Verlauf mit wenig Neigung zur Besserung

involutive Depression (Ⓔ involutional depression): ***Syn***: *Involutionsmelancholie, Involutionsdepression*; im Alter auftretende depressive Grundstimmung; oft auch als Bezeichnung für eine erst im Alter auftretende endogene Depression* verwendet

larvierte Depression (Ⓔ larvate depression): ***Syn***: *mas-*

kierte Depression; Depression, bei der körperliche Beschwerden im Vordergrund stehen und die depressive Symptomatik nur schwer erkennbar ist; die Patienten empfinden sich als körperlich krank und suchen jahrelang den Hausarzt oder ändere Ärzte mit wiederkehrenden Beschwerden [v.a. Herzstechen, Herzklopfen, Schwindelgefühle, Rücken- und Gliederschmerzen, Schweißausbrüchen, Verstopfung oder Durchfall, Haarausfall, Potenzstörungen] auf, bevor die richtige Diagnose gestellt wird
maskierte Depression: →*larvierte Depression*
Depression mit Somatisierungssyndrom (Ⓔ depression with somatization): *s.u. Essay Psychosen S. 1777*
motivierte Depression: →*reaktive Depression*
neurotische Depression (Ⓔ neurotic depression): ***Syn***: *depressive Neurose*; i.d.R. durch einen verdrängten neurotischen Konflikt hervorgerufene ängstlich-traurige Verstimmung; der Begriff ist umstritten und wird von einigen Autoren abgelehnt; in der ICD 10 unter der Bezeichnung Dysthymia* erfasst; *s.a. Essay Psychosen S. 1777*
organische Depression: →*exogene Depression*
pharmakogene Depression (Ⓔ drug-induced depression): durch Arzneimittel, v.a. Neuroleptika, hervorgerufene Depression
postpartale Depression (Ⓔ postpartum depression): ***Syn***: *Wochenbettdepression*; depressives Zustandsbild bei Wochenbettpsychose*
psychogene Depression: →*reaktive Depression*
psychoreaktive Depression: →*reaktive Depression*
psychotische Depression (Ⓔ psychotic depression): veraltete Bezeichnung für depressive Episoden mit psychotischen Charakteristika
reaktive Depression (Ⓔ situational depression): ***Syn***: *psychogene Depression, psychoreaktive Depression, motivierte Depression, depressive Reaktion*; durch äußere Ereignisse ausgelöste Depression, die nach Verschwinden der Ursache wieder abklingt
saisonale Depression (Ⓔ seasoal depression): *s.u. Essay Psychosen S. 1777*
senile Depression (Ⓔ senile depression): erst im Greisenalter auftretende endogene Depression
somatogene/symptomatische Depression: →*exogene Depression*
vitale/zyklothyme Depression: →*endogene Depression*

De|pres|sions|zu|stand des Neugeborenen *m* (Ⓔ neonatal asphyxia): ***Syn***: *Neugeborenenasphyxie, Atemdepressionszustand des Neugeborenen, Asphyxia neonatorum*; unmittelbar nach der Geburt einsetzende Atemdepression und Asphyxie durch Unreife der Gehirnzentren

de|pres|siv *adj* (Ⓔ depressive): an Depression(en) leidend, schwermütig

De|pres|sor *m* (Ⓔ **1.** depressor **2.** depressor muscle): **1.** Depressor, Depressorsubstanz; depressorischer Nerv **2.** Herabdrücker, Herunterdrücker, Musculus depressor

De|pres|sor|re|flex *m* (Ⓔ depressor reflex): von den Pressorezeptoren ausgehender Reflex, der über eine Herabsetzung des Arterientonus den Blutdruck reguliert, z.B. Bezold*-Jarisch-Reflex

de|pri|miert *adj* (Ⓔ depressed): niedergeschlagen, bedrückt

De|pri|miert|heit *f* (Ⓔ low-spiritedness): Niedergeschlagenheit; Depression

De|pri|va|ti|on *f* (Ⓔ deprivation): Entzug, Entziehung; Mangel

De|pri|va|ti|ons|syn|drom *nt* (Ⓔ deprivation syndrome): Bezeichnung für die psychischen Störungen bei Kindern, die ohne Bezugspersonen [z.B. in Waisenhäusern] aufwachsen

de|pro|te|i|nie|ren *v* (Ⓔ deproteinize): Eiweiß entfernen

De|pro|te|i|nie|rung *f* (Ⓔ deproteinization): Eiweißentfernung

De|pu|rans *nt, pl* **-ran|zi|en, -ran|ti|en** (Ⓔ depurant): ***Syn***: *Depurantium*; Abführmittel*; Reinigungsmittel

De|pu|ran|ti|um *nt, pl* **-ran|zi|en, -ran|ti|en** (Ⓔ depurant): ***Syn***: *Depurans*; Abführmittel*; Reinigungsmittel

de Quervain: Fritz de Quervain; 1868–1940; schweizer Chirurg (Bern)
de Quervain-Krankheit *f* (Ⓔ de Quervain's disease): ***Syn***: *Quervain-Krankheit, Tendovaginitis sclerosans (de Quervain), Tendovaginitis stenosans (de Quervain)*; chronisch entzündliche Reizung der gemeinsam verlaufenden Sehnen von Musculus* abductor pollicis longus und Musculus* extensor pollicis brevis
de Quervain-Luxationsfraktur *f* (Ⓔ de Quervain's fracture-dislocation): ***Syn***: *Quervain-Luxationsfraktur*; Luxation des Mondbeins [Os* lunatum] in Kombination mit Fraktur des Kahnbeins [Os* naviculare]; muss offen reponiert und stabilisiert werden
de Quervain-Thyreoiditis *f* (Ⓔ de Quervain's thyroiditis): ***Syn***: *de Quervain-Thyreoiditis, granulomatöse Thyreoiditis, Riesenzellthyreoiditis, Riesenzellthyroiditis, subakute nichteitrige Thyreoiditis*; vermutlich durch Viren [Coxsackievirus, Mumpsvirus] verursachte Entzündung der Schilddrüse, die histopathologisch von Riesenzellgranulomen gekennzeichnet ist; führt nur selten zu leichten Funktionsstörungen [Hyperthyreose*]; **Therapie**: meist Spontanheilung; in leichten Fällen Analgetika*, in schwereren Fällen Glucocorticoide*

DeR *Abk.*: Degenerationsreaktion

Dercum: Francis Xavier Dercum; 1856–1931; amerikanischer Neurologe (Philadelphia)
Dercum-Krankheit *f* (Ⓔ Dercum's disease): ***Syn***: *Lipalgie, Adipositas dolorosa, Lipomatosis dolorosa, Adiposalgie*; ätiologisch ungeklärte, lokalisierte, schmerzhafte Fettgewebsvermehrung; betrifft meist Frauen in der Menopause; am Rumpf und den Akren entstehen spontan schmerzhafte Fettwülste, die von einer blauroten Haut bedeckt sind; eine kausale Therapie ist nicht bekannt

De|re|a|li|sa|ti|on *f* (Ⓔ derealization): Zustand, bei dem die Umwelt als fremd und unwirklich empfunden wird; tritt meist zusammen mit Depersonalisation auf

De|re|is|mus *m* (Ⓔ dereism): ***Syn***: *dereistisches/autistisches Denken*; unlogisches, realitätsfernes Denken, das keine Rücksicht auf Fakten nimmt, sondern nur die eigenen Wünsche, Neigungen und Befürchtungen berücksichtigt

de|re|is|tisch *adj* (Ⓔ dereistic): Dereismus betreffend, von ihm betroffen oder gekennzeichnet

Der|en|ze|phal|o|ze|le *f* (Ⓔ derencephalocele): Vorfall von Hirnsubstanz durch zervikale Spaltwirbel

De|re|pres|si|on *f* (Ⓔ derepression): Aufhebung einer Repression*

De|ri|van|ti|um *nt, pl* **-van|zi|en, -van|ti|en:** →*Derivat*

De|ri|vat *nt* (Ⓔ derivative): ***Syn***: *Abkömmling, Derivantium*; von einer anderen Substanz abgeleitete Verbindung

Derm-, derm- *präf.*: Wortelement mit der Bedeutung „Haut/Dermis"

-derm *suf.*: →*-dermie*

Der|ma *nt* (Ⓔ derma): die Haut; meist gleichgesetzt mit Cutis*

Derma-, derma- *präf.*: →*Derm-*

-derma *suf.*: →*-dermie*

Derm|ab|ra|sio *f, pl* **-si|o|nes:** →*Dermabrasion*

Derm|ab|ra|si|on *f* (Ⓔ dermabrasion): ***Syn***: *Dermabrasio*; Abschleifen der obersten Hautschichten, z.B. zur Narbenentfernung

Der|ma|cen|tor *m* (Ⓔ Dermacentor): zu den Schildzecken* gehörende Zeckenart, die als Krankheitsüberträger eine Rolle spielt, z.B. **Dermacentor variabilis** für Ehrlichia*-Arten

der|mal *adj* (Ⓔ dermal): ***Syn***: *kutan*; Haut/Derma betreffend, zur Haut gehörend

Der|ma|nys|si|dae *pl* (Ⓔ Dermanyssidae): Milbenfamilie, deren Arten, v.a. **Dermanyssus gallinae** und **avium**, stark juckende Exantheme* [Gamasidiosis] hervorrufen können

Der|ma|nys|sus a|vi|um *m* (Ⓔ bird mite): ***Syn***: *Vogelmilbe*; blutsaugende Milbe; Verursacher der Vogelmilbenkrätze*

Der|ma|nys|sus gal|li|nae *m* (Ⓔ chicken mite): ***Syn***: *Hühnermilbe*; blutsaugende Milbe; Verursacher der Vogelmilbenkrätze*

Dermat-, dermat- *präf.*: →*Dermato-*

Der|mat|al|gie *f* (Ⓔ dermatalgia): ***Syn***: *Dermatodynie, Hautschmerz*; Schmerzhaftigkeit der Haut

Der|ma|tan|sul|fat *nt* (Ⓔ dermatan sulfate): *s.u. Chondroitinsulfate*

Der|ma|ti|kum *nt, pl* **-ka** (Ⓔ skin remedy): ***Syn***: *Dermatothera-*

D

peutikum; Mittel zur Behandlung von Hautkrankheiten; Hautmittel

Der|ma|ti|tis *f, pl* **-ti|ti|den** (Ⓔ dermatitis): ***Syn***: *Hautentzündung*; akute oder chronische Entzündung der Haut; im angloamerikanischen Bereich und neuerdings auch im deutschsprachigen Bereich wird der Begriff aber meist mit Ekzem* gleichgesetzt; für entzündliche Hauterkrankungen wird dafür der Terminus entzündliche Dermatosen bevorzugt

Dermatitis actinica (Ⓔ actinic dermatitis): ***Syn***: *aktinische Dermatitis, Aktinodermatitis, Aktinodermatosis*; durch (Sonnen-, Wärme-, Röntgen-)Strahlung hervorgerufene Dermatitis; *s.a. Dermatitis solaris, Radiodermatitis*

aktinische Dermatitis: → *Dermatitis actinica*

Dermatitis ammoniacalis: → *Windeldermatitis*

atopische Dermatitis: → *endogenes Ekzem*

Dermatitis atrophicans chronica progressiva: → *Acrodermatitis chronica atrophicans*

Dermatitis atrophicans lipoides diabetica: → *Oppenheim-Urbach-Syndrom*

Dermatitis atrophicans maculosa: → *Anetodermie*

Dermatitis blastomycotica (Ⓔ blastomycetic dermatitis): ***Syn***: *Blastomyzetendermatitis*; durch Blastomyces*-Species hervorgerufene Dermatitis; *s.a. Blastomykose*

Dermatitis bullosa pratensis: → *Gräserdermatitis*

chronische superfizielle Dermatitis: → *Brocq-Krankheit*

Dermatitis congelationis (Ⓔ frostbite): ***Syn***: *Erfrierung, Congelatio*; lokale Gewebeschädigung durch Kälteeinwirkung; man unterscheidet 4 Grade: **Erfrierung 1. Grades**: zuerst Blässe, dann Rötung [Erythema congelationis]; **Erfrierung 2. Grades**: Schädigung der Epidermis mit Rötung und Blasenbildung; heilt narbenlos ab; **Erfrierung 3. Grades**: Schädigung der tiefen Hautschichten und des Unterhautgewebes mit Nekrosen und Gefahr der Entstehung einer feuchten Gangrän; abwartende Behandlung; chirurgische Behandlung erst nach Mumifikation und Demarkation; **Erfrierung 4. Grades**: schwere und ausgedehnte Gewebeschädigung, die zum Verlust des Gliedes [Zehen, Finger, Fuß] führt; abwartende Behandlung; chirurgische Behandlung erst nach Mumifikation und Demarkation

Dermatitis congelationis bullosa (Ⓔ second degree frostbite): ***Syn***: *Congelatio bullosa*; Erfrierung 2. Grades; *s.u. Dermatitis congelationis*

Dermatitis congelationis erythematosa (Ⓔ first degree frostbite): ***Syn***: *Congelatio erythematosa*; Erfrierung 1. Grades; *s.u. Dermatitis congelationis*

Dermatitis congelationis escharotica (Ⓔ third degree frostbite): ***Syn***: *Congelatio escharotica*; Erfrierung 3. Grades; *s.u. Dermatitis congelationis*

Dermatitis contusiformis: → *Erythema nodosum*

Dermatitis cosmetica (Ⓔ cosmetic dermatitis): durch Kosmetika hervorgerufene Dermatitis

degenerative Dermatitis: → *chronisch toxisches Kontaktekzem*

dysseborrhoische Dermatitis: → *Dermatitis seborrhoides*

Dermatitis exfoliativa (Ⓔ 1.-2. exfoliative dermatitis): **1.** Dermatitis mit lamellärer Schuppung **2.** ***Syn***: *Wilson-Krankheit, Pityriasis rubra Hebra-Jadassohn, Pityriasis rubra Hebra*; im Rahmen innerer Erkrankungen auftretende Rötung der Haut [Erythrodermie*] mit Schuppung

Dermatitis exfoliativa neonatorum: → *staphylogenes Lyell-Syndrom*

Dermatitis exfoliativa neonatorum staphylogenes: → *staphylogenes Lyell-Syndrom*

fotoallergische Dermatitis: → *photoallergische Dermatitis*

fototoxische Dermatitis: → *phototoxische Dermatitis*

Dermatitis glutaealis infantum: → *Windeldermatitis*

Dermatitis haemostatica: → *Dermatitis varicosa*

Dermatitis herpetiformis: → *Dermatitis herpetiformis Duhring*

Dermatitis herpetiformis Duhring (Ⓔ Duhring's disease): ***Syn***: *Duhring-Krankheit, Morbus Duhring-Brocq, Duhring-Brocq-Krankheit, Hidroa bullosa/herpetiformis/pruriginosa, Hidroa mitis et gravis, Dermatitis herpetiformis*; chronisch-rezidivierende Autoimmunerkrankung* mit herpetiformer Anordnung der Effloreszenzen*; Männer sind doppelt so häufig betroffen wie Frauen; fast immer liegt auch eine glutensensitive Enteropathie [Zöliakie*] vor; **Klinik**: stark juckende Erytheme mit Urtikariabildung, die gruppen- oder schubweise auftreten; vornehmlich befallen sind die Streckseiten der Extremitäten, Sakralgegend und die behaarte Kopfhaut; die Schübe können Wochen bis Monate bis über 1 Jahr anhalten; die beschwerdefreien Intervalle betragen ebenfalls Wochen, Monate oder Jahre; **Therapie**: Dapson* 100–200 mg/Tag bis zur Unterdrückung der Symptome, danach Reduktion auf eine Erhaltungsdosis; Sulfapyridin und Salicylpyrimidin sind weniger gut wirksam

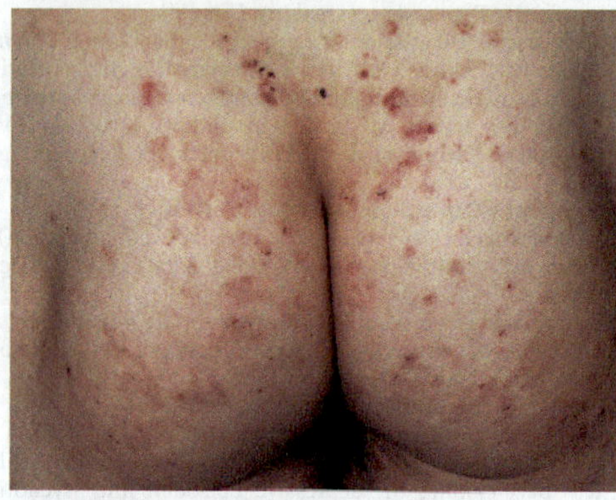

Abb. D17. Dermatitis herpetiformis Duhring

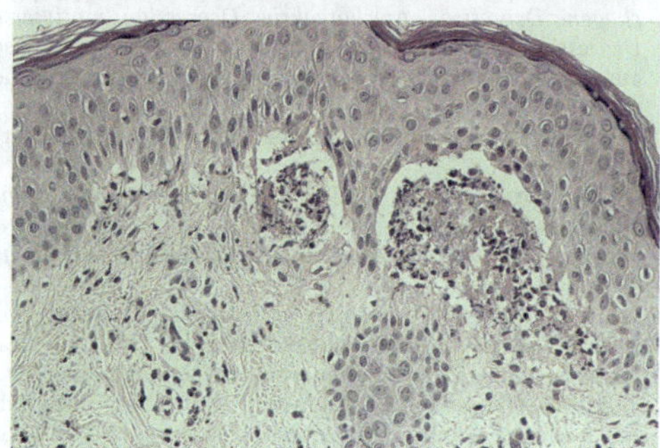

Abb. D18. Dermatitis herpetiformis Duhring. Subepidermale Bläschen mit Leukozyten

Dermatitis hypostatica: → *Dermatitis varicosa*

Dermatitis intertriginosa (Ⓔ eczema intertrigo): ***Syn***: *Wundsein, Hautwolf, Wolf, Intertrigo*; rote, meist juckende Hautveränderung der Körperfalten; findet sich häufig bei adipösen, leicht schwitzenden Patienten; die Sekundärinfektion mit Bakterien und v.a. Candida* albicans ist eine häufige Komplikation; **Therapie**: Trockenlegen, Hautpflege

Dermatitis lichenoides purpurica et pigmentosa (Ⓔ pigmented purpuric lichenoid dermatosis): ***Syn***: *Gougerot-Krankheit, Gougerot-Blum-Krankheit, Blum-Krankheit, lichenoide Purpura*; Variante der Purpura* pigmentosa progressiva [Morbus Schamberg] mit lichenoidem Aspekt

livedoartige Dermatitis: → *Embolia cutis medicamentosa*

Dermatitis maculosa atrophicans: → *Anetodermie*

Dermatitis medicamentosa: → *Arzneimittelexanthem*

Dermatitis nummularis: → *mikrobielles Ekzem*

papular dermatitis of AIDS: *s.u. Essay AIDS S. 31*

papulöse Dermatitis in der Schwangerschaft (Ⓔ papular dermatitis of pregnancy): ***Syn***: *papulöse Schwangerschaftsdermatose*; mit juckenden Papeln einhergehende Dermatitis der Schwangeren

Dermatitis pemphigoides mucocutanea chronica: → *okuläres Pemphigoid*

periorale Dermatitis: → *Dermatitis perioralis*

Dermatitis perioralis (Ⓔ perioral dermatitis): ***Syn***: *perorale Dermatitis, Rosazea-artige Dermatitis, Stewardessen-Krankheit, periorale Rosazea*; papulöse Dermatitis der perioralen Haut; als auslösende Ursache werden Feuchtigkeitscremes angesehen, die bei trockenem Hauttyp und Disposition zur Exanthem- und Papelbildung führt; **Therapie**: Antibiotika [Tetracycline, Minocyclin]; langsames Absetzen der Cremes, da ein abruptes Absetzen zu Exazerbation führt

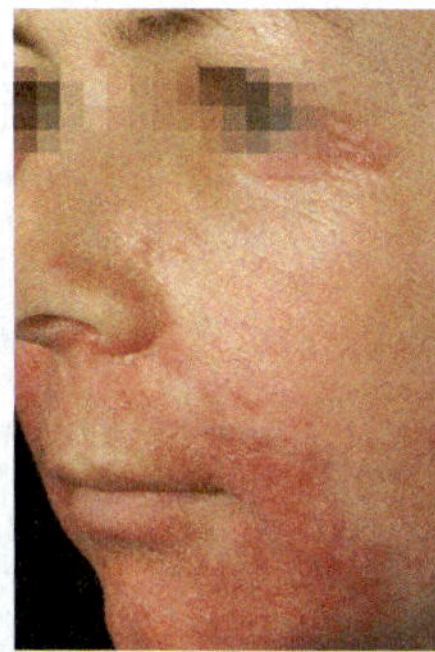

Abb. D19. Dermatitis perioralis

perorale Dermatitis: →*Dermatitis perioralis*

photoallergische Dermatitis (Ⓔ photoallergic contact dermatitis): ***Syn***: *photoallergische Dermatitis, photoallergische/fotoallergische Kontaktdermatitis, Photokontaktallergie, Fotokontaktallergie, photoallergisches/fotoallergisches Ekzem*; durch eine Überempfindlichkeit der Haut gegen Lichtstrahlen verursachte akute oder chronische Entzündung; primär nicht-allergisierende Substanzen werden vom Licht in Haptene* umgewandelt, die nach Kopplung an Proteine eine Sensibilisierung auslösen; im akuten Stadium kommt es zu Rötung und Blasenbildung, später zu Pigmentierung und Lichenifikation* der betroffenen Hautareale; die **Therapie** besteht in der Vermeidung von Allergenen; im akuten Stadium sind corticoidhaltige Externa von Nutzen

Dermatitis photoelectrica: →*Sonnenbrand*

phototoxische Dermatitis (Ⓔ phototoxic dermatitis): ***Syn***: *Photokontaktdermatitis, Fotokontaktdermatitis, fototoxische Dermatitis, phototoxische/fototoxische Kontaktdermatitis, phototoxisches/fototoxisches Ekzem*; durch photochemische Reaktionen ausgelöste nicht-allergische Kontaktdermatitis*; die phototoxische Substanz kann von außen kommen [Medikamente, ätherische Öle, Farbstoffe] oder im Körper gebildet werden [Porphyrine*]; das **klinische Bild** gleicht dem des photoallergisches Ekzems; **Therapie**: Meidung bzw. Entfernung der auslösenden Substanz oder Behandlung des Grundleidens

phytophototoxische Dermatitis: →*Gräserdermatitis*

Dermatitis pigmentosa reticularis: →*Incontinentia pigmenti Typ Franceschetti-Jadassohn*

Dermatitis pratensis: →*Gräserdermatitis*

Dermatitis pseudosyphilitica papulosa: →*Windeldermatitis*

Rosazea-artige Dermatitis: →*Dermatitis perioralis*

Dermatitis seborrhoides (Ⓔ seborrheic dermatitis): ***Syn***: *seborrhoisches Ekzem, Unna-Krankheit, Morbus Unna, seborrhoische/dysseborrhoische Dermatitis*; ätiologisch ungeklärtes Ekzem mit unscharf begrenzten Erythemen*, das oft als Variante der Schuppenflechte [Psoriasis*] angesehen wird; diskutiert wird auch eine Beziehung zu den Atopien* und eine Auslösung durch Pityrosporum* ovale

klinisch unterscheidet man ein **seborrhoisches Ekzem des Säuglings** [Säuglingsekzem, Dermatitis seborrhoides infantum] von der Erwachsenenform; das Säuglingsekzem beginnt meist innerhalb der ersten drei Monate; typisch sind trockene oder nässende Erytheme, die von fettigen Schuppenkrusten bedeckt sind; z.T. kommt es zur Entwicklung einer Erythrodermia* desquamativa Leiner; die Erwachsenenform ist durch unscharf begrenzte Erytheme der talgdrüsenreichen Hautareale von Gesicht, behaarter Kopfhaut, Genitalregion und der Schweißrinnen im Brust- und Rückenbereich charakterisiert; **Therapie**: bei Kleinkindern Salicylpräparate zur Schuppenlösung; bei Erwachsenen Teerpräparate, Ichthyol-Schwefelsalbe, u.U. antibiotika- oder corticoidhaltige Externa; Ketoconazol* [Creme, Shampoo] zeigt gute Erfolge

Dermatitis seborrhoides infantum (Ⓔ infantile seborrheic dermatitis): seborrhoisches Ekzem des Säuglings; *s.u. Dermatitis seborrhoides*

seborrhoische Dermatitis: →*Dermatitis seborrhoides*

Dermatitis solaris: →*Sonnenbrand*

Dermatitis statica: →*Dermatitis varicosa*

Dermatitis toxica: →*toxisches Kontaktekzem*

Dermatitis ulcerosa: →*Meleney-Geschwür*

Dermatitis varicosa (Ⓔ stasis dermatitis): ***Syn***: *Stauungsekzem, Stauungsdermatitis, Stauungsdermatose, Dermatitis hypostatica/statica/varicosa/haemostatica, Ekzema varicosum*; ekzematisierte Dermatitis bei chronisch venöser Insuffizienz*, die v.a. die Haut des distalen Unterschenkels befällt

D

der|ma|ti|tisch *adj* (Ⓔ dermatitic): Hautentzündung/Dermatitis betreffend, von ihr betroffen oder gekennzeichnet

Dermato-, dermato- *präf.*: Wortelement mit der Bedeutung „Haut/Dermis"

Der|ma|to|au|to|plas|tik *f* (Ⓔ dermatoautoplasty): ***Syn***: *autologe Hautlappenplastik, autologe Hautplastik, Hautautoplastik, Hautautotransplantation*; Hautlappenplastik* mit patienteneigener Haut

Der|ma|to|bia ho|mi|nis *f* (Ⓔ Dermatobia hominis): ***Syn***: *Dasselfliege*; in Mittel- und Südamerika vorkommende Fliege, deren Larven eine furunkulöse Myiasis* verursachen können

Der|ma|to|bi|a|sis *f, pl* **-ses** (Ⓔ dermatobiasis): ***Syn***: *Dasselbeule, furunkuloide Myiasis, Beulenmyiasis*; in Afrika und Südamerika vorkommende Fliegenmadenkrankheit durch **Dermatobia hominis** und andere Fliegenlarven; kennzeichnend sind furunkuloide Knoten der Subkutis, Lymphknotenschwellung, Muskelschmerzen; **Therapie**: vorsichtige Inzision und Entfernung der Larve; Verschluss der Atemöffnung [zentrale Ulzeration des Knotens] mit Vaseline soll zum Spontanaustritt der Larve nach ca. 2 Tagen führen

Der|ma|to|cel|lu|li|tis *f, pl* **-ti|den** (Ⓔ dermatocellulitis): ***Syn***: *Dermatozellulitis*; Entzündung der Haut und des Unterhautbindegewebes

Der|ma|to|cha|la|sis *f*: →*Cutis-laxa-Syndrom*

Der|ma|to|chond|ri|tis *f, pl* **-ti|den:** →*Chondrodermatitis*

der|ma|to|chond|ri|tisch *adj* (Ⓔ chondrodermatitic): Dermatochondritis betreffend, von ihr betroffen oder gekennzeichnet

Der|ma|to|dy|nie *f*: →*Dermatalgie*

Der|ma|to|fi|brom *nt* (Ⓔ dermatofibroma): ***Syn***: *Hautfibrom, Fibroma durum, Histiozytom, Dermatofibroma lenticulare, Nodulus cutaneus, hartes Fibrom*; derber gutartiger Hauttumor, der meist als reaktive Neubildung nach Entzündungen oder Insektenstichen entsteht; findet sich meist an den Extremitäten, insbesondere dem Unterschenkel; **klinisch** erscheint das Fibrom als derber, rötlicher Tumor, der das Hautniveau nur wenig überragt; **differentialdiagnostisch** kommen malignes Melanom*, Rheumaknötchen*, Neurinom*, Mastozytom* oder Bindegewebsnävi* infrage; eine **Therapie** ist i.d.R. nicht nötig, bei subjektiven Beschwerden kann der Tumor chirurgisch entfernt werden

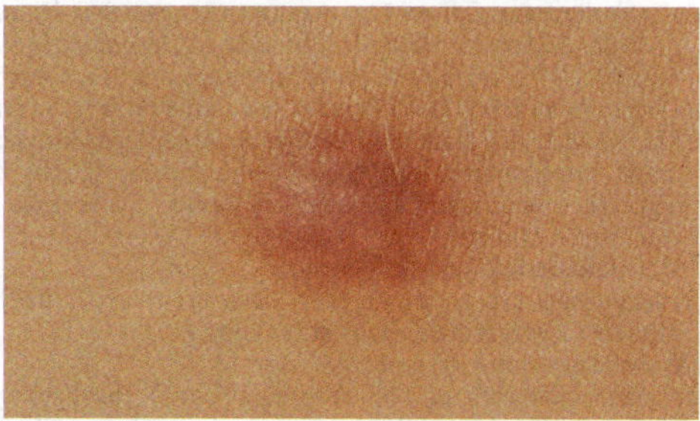

Abb. D20. Dermatofibrom

Der|ma|to|fi|bro|ma len|ti|cu|la|re *nt*: →*Dermatofibrom*

Der|ma|to|fi|bro|sar|co|ma pro|tu|be|rans *nt* (Ⓔ dermatofibrosarcoma protuberans): ***Syn***: *Dermatofibrosarkom*; v.a. zwischen dem 20. und 40. Lebensjahr auftretender semimaligner Tumor, der von Fibroblasten des Hautbindegewebes ausgeht; der harte, meist gelbbraune-livide Tumor tritt meist an den Schultern, dem Oberarm oder Rücken auf; **Therapie**: frühzeitige großzügige Exzision weit im Gesunden; **Prognose**: hohe Neigung zu Rezidiven [50–80 %]; langfristig Gefahr der Metastasierung

Der|ma|to|fi|bro|sar|kom *nt*: →*Dermatofibrosarcoma protuberans*

Der|ma|to|fi|bro|sis *f, pl* **-ses** (Ⓔ dermatofibrosis): durch eine Fibrosierung gekennzeichnete Hautkrankheit

Dermatofibrosis lenticularis disseminata mit Osteopoikilie (Ⓔ Buschke-Ollendorff syndrome): *Syn*: *Buschke-Ollendorff-Syndrom*; autosomal-dominant vererbtes Syndrom von Osteopoikilie* und linsengroßen fibrösen Bindegewebsnävi

der|ma|to|fi|bro|tisch *adj* (Ⓔ dermatofibrotic): Dermatofibrosis betreffend, von ihr betroffen oder gekennzeichnet

der|ma|to|gen *adj* (Ⓔ dermatogenic): von der Haut ausgehend

Der|ma|to|gly|phen *pl* (Ⓔ dermatoglyphics): Tastleisten der Haut

Der|ma|to|he|te|ro|plas|tik *f* (Ⓔ dermatoheteroplasty): *Syn*: *heterologe Hautlappenplastik, heterologe Hautplastik*; Hautlappenplastik* mit artfremdem Gewebe

Der|ma|to|ho|mo|plas|tik *f* (Ⓔ dermatohomoplasty): *Syn*: *homologe Hautlappenplastik, homologe Hautplastik*; Hautlappenplastik* mit homologem Gewebe, d.h. Gewebe von einem genetisch unterschiedlichen Individuum der gleichen Spezies [z.B. Geschwister, Spender]

der|ma|to|id *adj* (Ⓔ dermoid): *Syn*: *dermoid*; hautähnlich, hautartig

Der|ma|to|ko|ni|o|se *f* (Ⓔ dermatoconiosis): *Syn*: *Staubdermatose*; durch Staubexposition hervorgerufene Dermatitis* oder Dermatose*

Der|ma|to|kon|junk|ti|vi|tis *f, pl* **-tiden** (Ⓔ dermatoconjunctivitis): Entzündung der Bindehaut und der periokulären Haut

der|ma|to|kon|junk|ti|vi|tisch *adj* (Ⓔ dermatoconjunctivitic): Dermatokonjunktivitis betreffend, von ihr betroffen oder gekennzeichnet

Der|ma|to|lei|o|my|om *nt* (Ⓔ dermatomyoma): Leiomyom* der Haut

Der|ma|to|lo|ge *m* (Ⓔ dermatologist): *Syn*: *Hautarzt*; Arzt für Dermatologie*

Der|ma|to|lo|gie *f* (Ⓔ dermatology): Teilgebiet der Medizin, das sich mit Diagnostik und Therapie von Hauterkrankungen befasst

Der|ma|to|lo|gin *f* (Ⓔ dermatologist): *Syn*: *Hautärztin*; Ärztin für Dermatologie*

der|ma|to|lo|gisch *adj* (Ⓔ dermatological): Dermatologie betreffend

Der|ma|to|ly|sis *f, pl* **-ses**: →*Cutis-laxa-Syndrom*

Der|ma|tom *nt* (Ⓔ **1.–2.** dermatome): **1.** Hautsegment eines Spinalnerven **2.** Instrument zur Entnahme von Hautlappen zur freien Hauttransplantation

Der|ma|to|me|ga|lie *f*: →*Cutis-laxa-Syndrom*

Der|ma|to|mu|ko|my|o|si|tis *f, pl* **-tiden**: →*Dermatomyositis*

Der|ma|to|my|co|sis *f, pl* **-ses** (Ⓔ dermatomycosis): *Syn*: *kutane Mykose, Hautpilz, Hautpilzerkrankung, Dermatomykose*; oberflächliche oder tiefe Pilzerkrankung der Haut durch Dermatophyten*, Hefen* oder Schimmelpilze*; Pilzerkrankungen der Haut sind häufig, verlaufen aber klinisch meist symptomarm, nur tiefe Pilzinfektionen führen zu stärkeren Entzündungszeichen; *s.a. Tinea, Trichomykose, Candidose, Mykose*

Dermatomycosis favosa: →*Favus*

Der|ma|to|my|i|a|sis *f, pl* **-ses** (Ⓔ dermatomyiasis): durch Maden hervorgerufene Hauterkrankung

Der|ma|to|my|ko|se *f*: →*Dermatomycosis*

der|ma|to|my|ko|tisch *adj* (Ⓔ dermatomycotic): Dermatomykose betreffend, von ihr betroffen oder gekennzeichnet, durch sie bedingt

Der|ma|to|my|o|si|tis *f, pl* **-tiden** (Ⓔ dermatomyositis): *Syn*: *Lilakrankheit, Dermatomukomyositis, Wagner-Unverricht-Syndrom*; durch typische lilafarbene, ödematöse Erytheme* gekennzeichnete Autoimmunkrankheit* mit Beteiligung von Haut und Muskulatur; man unterscheidet eine **kindliche Form** und eine **adulte Form**, die z.T. mit malignen Tumoren innerer Organe assoziiert ist; **Klinik**: anfänglich Krankheitsgefühl, Gelenkschmerzen, Raynaud*-Symptom und leichtes Fieber; bei der **amyopathischen Dermatomyositis** kommt es zuerst zur Entwicklung der Hautsymptome [livide Erytheme über Fingerknöcheln, Ellenbogen und Knien; Teleangiektasien und Hämorrhagien am Nagelfalz; diffuse livide Erytheme und Schwellung der oberen Gesichtshälfte und der Augenlider (**Heliotropherythem**)] bevor sich Muskelsymptome [schleichend progrediente Muskelschwäche und -schmerzhaftigkeit] einstellen; bis auf das Herz [40 % der Fälle] bleiben die inneren Organe weitgehend verschont; **Therapie**: systemische Corticosteroide, evtl. Azathioprin; **Prognose**: Patienten, bei denen die Dermatomyositis nicht mit einem malignen Tumor assoziiert ist, haben eine relativ gute Langzeitprognose [mehr als 80 % überleben die Erkrankung]; allerdings entwickeln sich z.T. erhebliche Funktionseinschränkungen, die zur Invalidität führen

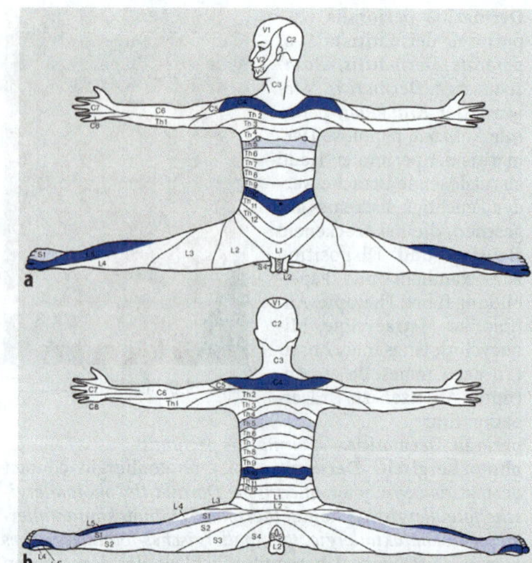

Abb. D21. Dermatome. **a** ventrale Oberfläche, **b** dorsale Oberfläche

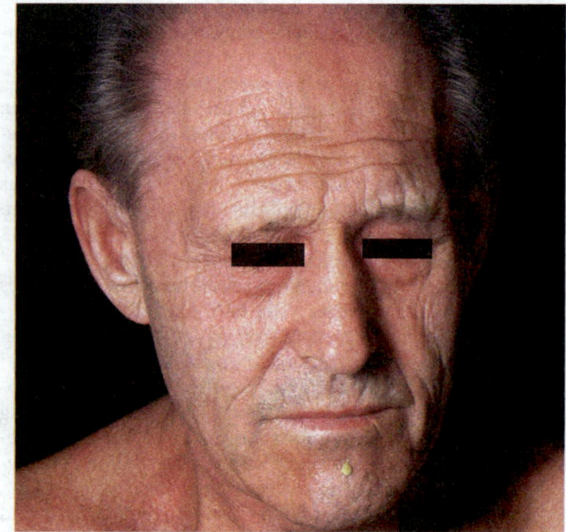
Abb. D22. Dermatomyositis

der|ma|to|my|o|si|tisch *adj* (Ⓔ dermatomyositic): Dermatomyositis betreffend, von ihr betroffen oder gekennzeichnet

Der|ma|to|pa|thia *f* (Ⓔ dermatopathy): *Syn*: *Dermatopathie, Hautleiden*; allgemein Bezeichnung für (nicht-entzündli-

che) Hauterkrankungen
Dermatopathia cyanotica (Ⓔ livedoid dermopathy): blaurote Verfärbung der Haut mit Schuppung und Infiltration; meist am unteren Drittel des Unterschenkels bei chronisch venöser Insuffizienz*
Dermatopathia photoelectrica: →*Ekzema solare*

Der|ma|to|pa|thie *f* (Ⓔ dermatopathy): *Syn:* *Dermatopathia, Hautleiden*; allgemein Bezeichnung für (nicht-entzündliche) Hauterkrankungen

der|ma|to|pa|thisch *adj* (Ⓔ dermopathic): Dermatopathie betreffend, von ihr betroffen oder gekennzeichnet, durch sie bedingt

Der|ma|to|pha|go|i|des *m* (Ⓔ dermatophagoides): Gattung der Hausstaubmilben; sowohl **amerikanische** [Dermatophagoides farinae] als auch die **europäische Hausstaubmilbe** [Dermatophagoides pteronyssinus] bilden Allergene, die Hausstauballergie* und Asthma* bronchiale auslösen können

Der|ma|to|phi|lus pe|ne|trans *m* (Ⓔ sand flea): *Syn:* *Sandfloh, Tunga penetrans*; weltweit verbreiteter Floh; Befall verursacht Tungiasis*

der|ma|to|phob *adj* (Ⓔ dermatophobic): Dermatophobie betreffend, durch sie gekennzeichnet

Der|ma|to|pho|bie *f* (Ⓔ dermatophobia): krankhafte Angst vor Hautkrankheiten

Der|ma|to|phy|ten *pl* (Ⓔ dermatophyte): *Syn:* *Hautpilze*; Sammelbegriff für Pilze, die Hautpilzerkrankungen hervorrufen können; sie sind Fadenpilze* und bauen in der Natur das Keratin von Schuppen, Nägeln und Haaren von Tieren und Menschen ab [**keratinophile Pilze**]; die ca. 40 Species werden in drei Genera unterteilt: Epidermomyces, Trichophyton und Nekrosporum; ca. 2/3 der Dermatophyten haben sich auf Tiere [**zoophile Dermatophyten**] oder den Menschen [**anthropophile Dermatophyten**] spezialisiert; *s.a. Mykose, Tinea*

Tab. D23. Humanpathogene Dermatophyten

Anthropophile	Zoophile	Geophile
Epidermophyton floccosum	Mikrosporum canis	Mikrosporum gypseum
Mikrosporum audouinii	Mikrosporum equinum	Mikrosporum fulvum
Mikrosporum ferrugineum	Trichophyton mentagrophytes var. granulosum var. erinacei var. quinckeanum	Mikrosporum nanum
Trichophyton rubrum	Trichophyton verrucosum	Trichophyton simii
Trichophyton mentagrophytes var. interdigitale	Trichophyton gallinae	
Trichophyton schoenleinii		
Trichophyton tonsurans		
Trichophyton violaceum		
Trichophyton concentricum		

Der|ma|to|phy|ten|in|fek|tio|n *f*: →*Dermatophytie*

Der|ma|to|phy|tid *nt* (Ⓔ dermatophytid): durch Dermatophyteninfektion hervorgerufenes Mykid*

Der|ma|to|phy|tie *f* (Ⓔ dermatophytosis): *Syn:* *Dermatophytose, Dermatophytosis, Dermatophyteninfektion, Epidermomykose; Epidermophytia, Epidermophytie*; durch Dermatophyten* hervorgerufene Hautpilzerkrankung; oft gleichgesetzt mit Tinea*

Der|ma|to|phy|to|se *f*: →*Dermatophytie*

Der|ma|to|phy|to|sis *f, pl* **-ses**: →*Dermatophytie*

Der|ma|to|plas|tik *f* (Ⓔ dermatoplasty): *Syn:* *Hautlappenplastik, Hautplastik*; plastische Chirurgie zur Deckung von Hautdefekten; dabei unterscheidet man **Hauttransplantation***, **Lappenplastik*** und **freie Lappenplastik***

der|ma|to|plas|tisch *adj* (Ⓔ dermatoplastic): Dermatoplastik betreffend, mittels Dermatoplastik

Der|ma|tor|rha|gie *f* (Ⓔ dermatorrhagia): *Syn:* *Hautblutung, Hauteinblutung, Dermorrhagie*; Einblutung in die Haut; je nach der Größe unterscheidet man Petechie* [punktförmig], Ekchymose* [flächig], Sugillation* [mittelgroß] und Hämatom* [Erguss]

Der|ma|tor|rhe|xis *f* (Ⓔ dermatorrhexis): Ruptur von Hautkapillaren

Der|ma|to|scle|ro|sis *f, pl* **-ses**: →*Dermatosklerose*

Der|ma|to|se *f* (Ⓔ dermatosis): *Syn:* *Hauterkrankung, Hautkrankheit, Dermatosis; Dermatopathie*; Oberbegriff für entzündliche und nicht-entzündliche Erkrankungen der Haut unabhängig von der Genese; oft gleichgesetzt mit Dermatitis*
akute febrile neutrophile Dermatose: →*Sweet-Syndrom*
benigne papulöse akantholytische Dermatose: →*transitorische akantholytische Dermatose*
neurogene Dermatose: →*endogenes Ekzem*
progressive pigmentöse Dermatose: →*Schamberg-Krankheit*
Pseudoainhum-artige Dermatose: →*Vohwinkel-Syndrom*
subkorneale pustulöse Dermatose (Ⓔ subcorneal pustular dermatosis): *Syn:* *Sneddon-Wilkinson-Syndrom, subkorneale Pustulose, Pustulosis subcornealis*; seltene, chronisch rezidivierende Hauterkrankung mit Bildung steriler, subkutaner Eiterbläschen; der Verlauf ist schubartig mit oft lang andauernden Spontanremissionen; betrifft meist Frauen in der 2. Lebenshälfte
transiente akantholytische Dermatose: →*transitorische akantholytische Dermatose*
transitorische akantholytische Dermatose (Ⓔ persistent acantholytic dermatosis): *Syn:* *Morbus Grover, Grover-Krankheit, transiente akantholytische Dermatose, benigne papulöse akantholytische Dermatose*; ätiologisch ungeklärte transiente Hauterkrankung mit papulovesikulösen, juckenden Effloreszenzen* und Akantholyse*; betrifft v.a. Männer in der 2. Lebenshälfte; wird oft durch UV-Exposition ausgelöst; heilt spontan nach 3 Wochen bis 3 Monaten ab

Der|ma|to|sis *f, pl* **-ses** (Ⓔ dermatosis): *Syn:* *Hauterkrankung, Hautkrankheit, Dermatose; Dermatopathie*; Oberbegriff für entzündliche und nicht-entzündliche Erkrankungen der Haut unabhängig von der Genese; oft gleichgesetzt mit Dermatitis*
Dermatosis cenicienta (Ⓔ dermatosis cenicienta): *Syn:* *Erythema dyschromicum perstans, ashy dermatosis*; seltene, v.a. in Südamerika vorkommende Variante des Lichen* ruber, bei der es zur Bildung aschgrauer Flecken am Rumpf ohne vorhergehende Entzündung kommt
Dermatosis pigmentaria progressiva: →*Schamberg-Krankheit*

Der|ma|to|skle|ro|se *f* (Ⓔ dermatosclerosis): *Syn:* *Dermatosclerosis*; Hautatrophie mit Straffung und Verhärtung, z.B. bei chronisch venöser Insuffizienz*, Sklerodermie*

Der|ma|to|sko|pie *f* (Ⓔ dermatoscopy): Auflichtmikroskopie* zur Untersuchung der Hautoberfläche

Der|ma|to|sto|ma|ti|tis Baader *f*: →*Erythema exsudativum multiforme majus*

Der|ma|to|the|ra|peu|ti|kum *nt, pl* **-ka** (Ⓔ skin remedy): *Syn:* *Dermatikum*; Mittel zur Behandlung von Hautkrankheiten; Hautmittel

Der|ma|to|the|ra|pie *f* (Ⓔ dermatotherapy): Behandlung/Therapie von Hautkrankheiten

der|ma|to|trop *adj* (Ⓔ dermatotropic): *Syn:* *dermotrop*; mit besonderer Affinität zur Haut, mit Wirkung auf die Haut

Der|ma|to|zel|lu|li|tis *f, pl* **-ti|den** (Ⓔ dermatocellulitis): *Syn:* *Dermatocellulitis*; Entzündung der Haut und des Unterhautbindegewebes

der|ma|to|zel|lu|li|tisch *adj* (Ⓔ dermatocellulitic): Dermatozellulitis betreffend, von ihr betroffen oder gekennzeichnet

Der|ma|to|zo|en *pl*: *→Dermatozoon*

Der|ma|to|zo|en|wahn *m* (Ⓔ dermatozoic delusion): ***Syn***: *Ungezieferwahn, chronisch taktile Halluzinose, taktile Wahnhalluzinose, Epidermozoophobie*; wahnhafte Vorstellung, an einer parasitären Hautkrankheit zu leiden; häufig bei senilen und präsenilen Patienten und bei chronischem Alkoholismus*

Der|ma|to|zo|on *nt, pl* **-zo|a, -zo|en** (Ⓔ dermatozoon): ***Syn***: *Hautparasit, Hautschmarotzer*; auf der Haut lebender tierischer Parasit*

D

Der|ma|to|zo|o|no|se *f* (Ⓔ **1.–2.** dermatozoonosis): **1.** durch Dermatozoen* hervorgerufene Hautkrankheit, z.B. Kopflausbefall; **2.** Anthropozoonosen* der Haut

Derm|a|tro|phie *f* (Ⓔ dermatrophy): Hautatrophie

derm|a|tro|phisch *adj* (Ⓔ dermatrophic): Dermatrophie betreffend, von ihr betroffen oder gekennzeichnet, zu Dermatrophie führend

-dermia *suf.*: *→-dermie*

-dermie *suf.*: Wortelement mit der Bedeutung „Haut"

Der|mis *f* (Ⓔ dermis): ***Syn***: *Lederhaut, Korium, Corium*; die unter der Oberhaut [Epidermis*] liegende Bindegewebsschicht, die in zwei Schichten, **Stratum papillare dermis** [Papillarschicht] und **Stratum reticulare dermis** [Geflechtschicht] unterteilt wird; die **Papillarschicht** ist vom Stratum basale der Epidermis* durch eine Basalmembran getrennt, die eine wichtige Rolle bei der Verankerung der Oberhaut in der Lederhaut spielt; die Papillarschicht ist kapillarreich und bildet in die Epidermis hineinragende Papillen, die der Ernährung der Oberhaut dienen; die Verzapfung von Dermis und Epidermis ist die Grundlage für die Hautleisten und für die Entstehung von Felderhaut* und Leistenhaut*; die **Geflechtschicht** enthält kräftige Kollagenfaserbündel, die der Haut eine hohe Zerreißfestigkeit verleihen und die sog. **Spaltlinien** bilden; elastische Fasern sorgen dafür, dass die Fasergeflechte nach Belastung wieder in ihre Ausgangslage zurückkehren; lässt die Elastizität nach, z.B. im Alter, wird die Haut schlaff; die Anhangsgebilde der Haut [Haare und ihre Haarfollikel, Schweißdrüsen*, Talgdrüsen*] stammen aus der Geflechtschicht, die auch **freie Nervenendigungen** [Terminationes nervorum] für mechanische, thermische und Schmerzempfindungen enthält

Dermo-, dermo- *präf.*: Wortelement mit der Bedeutung „Haut/ Dermis"

Der|mo|blast *m* (Ⓔ dermoblast): der Teil des Embryoblasten*, aus dem die Haut [Dermis] entsteht

Der|mo|e|pi|der|mi|tis Lutz *f*: *→mikrobielles Ekzem*

Der|mo|graph *m* (Ⓔ dermatograph): ***Syn***: *Dermograf*; Instrument zur Hautschrifttestung

Der|mo|gra|phie *f*: *→Dermographismus*

der|mo|gra|phisch *adj* (Ⓔ dermatographic): ***Syn***: *dermografisch*; Dermographismus betreffend, Dermographismus zeigend

Der|mo|gra|phis|mus *m* (Ⓔ dermatographism): ***Syn***: *Hautschrift, Dermographie, Dermographia, Dermographismus*; nach mechanischer Reizung sichtbare Reaktion der Haut; die normale Haut bildet an den gereizten Stellen gerötete Linien aus [Dermographismus ruber]

Dermographismus albus (Ⓔ white dermatographism): ***Syn***: *weißer Dermographismus*; Ablassung der Haut beim Bestreichen; u.a. bei endogenem Ekzem* und Hypothyreose*

Dermographismus niger (Ⓔ black dermographism): ***Syn***: *schwarzer Dermographismus*; dunkle Färbung durch Metallpartikel auf der Haut

roter Dermographismus: *→Dermographismus ruber*

Dermographismus ruber (Ⓔ red dermatographism): ***Syn***: *roter Dermographismus*; physiologische Rötung der Haut nach mechanischer Reizung

schwarzer Dermographismus: *→Dermographismus niger*

urtikarieller Dermographismus: *→dermographische Urtikaria*

weißer Dermographismus: *→Dermographismus albus*

Der|mo|id *nt* (Ⓔ **1.** dermoid cyst **2.** dermoid): **1.** ***Syn***: *Dermoidzyste*; mit Epithel ausgekleidete Hautzyste, die Hautanhangsgebilde und evtl. Zähne enthalten kann **2.** ***Syn***: *Dermoidzyste, Teratom, zystisches Teratom*; zystischer Keimzelltumor im Eierstock oder Hoden, der neben Hautanhangsgebilden auch andere Strukturen enthalten kann

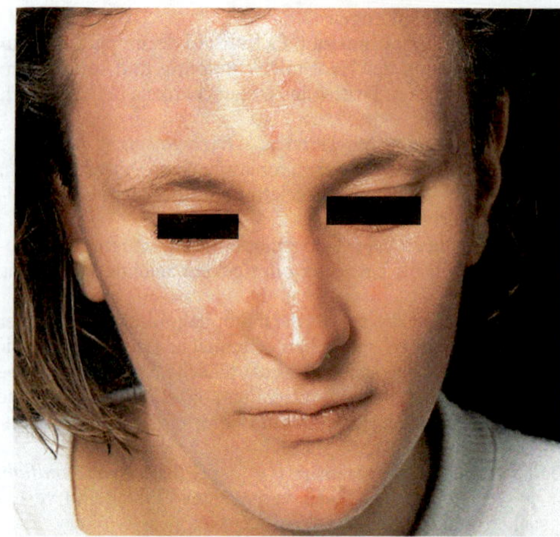

Abb. D24. Dermographismus albus

der|mo|id *adj*: *→dermatoid*

Der|mo|i|dek|to|mie *f* (Ⓔ dermoidectomy): ***Syn***: *Dermoidexzision*; Dermoidentfernung, -ausschneidung

Der|mo|id|ex|zi|si|on *f* (Ⓔ dermoidectomy): ***Syn***: *Dermoidektomie*; Dermoidentfernung, -ausschneidung

Der|mo|id|zys|te *f*: *→Dermoid*

Der|mo|me|ter *nt* (Ⓔ dermometer): Gerät zur Dermometrie*

Der|mo|me|trie *f* (Ⓔ dermometry): Messung des Hautwiderstandes gegen Gleichstrom

der|mo|neu|ro|trop *adj* (Ⓔ dermoneurotropic): mit besonderer Affinität zu Haut und Nervengewebe

Der|mo|pan|ni|cu|lo|sis de|for|mans *f* (Ⓔ cellulite): ***Syn***: *Cellulitis, Cellulite, Zellulitis*; konstitutionell bedingte, nicht-entzündliche Veränderung des subkutanen Fettgewebes im Oberschenkel- und Gesäßbereich bei Frauen; die Hautoberfläche erinnert an die Oberfläche einer Apfelsine [**Orangenhaut, Apfelsinenhaut**]; **Therapie**: Gewichtsreduktion, Bein- und Gesäßgymnastik

Der|mo|re|ak|ti|on *f* (Ⓔ dermoreaction): Testung der Hautreaktion auf Allergene*; Hauttests, d.h. In-vivo-Allergietests, sind auch heute noch die praktisch wichtigsten Allergietests, da sie eine ökonomische Testung mehrerer Aller-

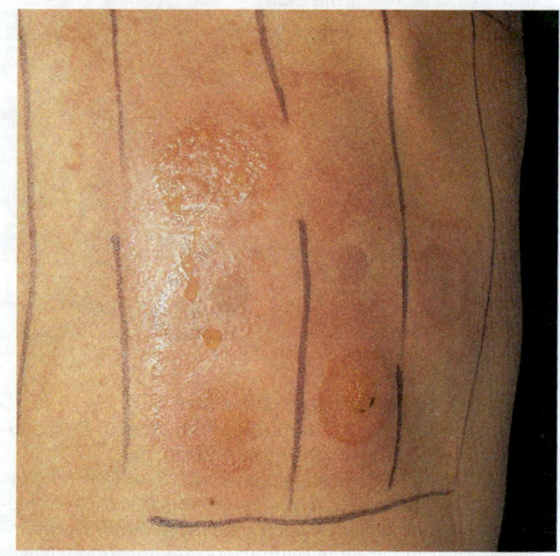

Abb. D25. Dermoreaktion

gene zur selben Zeit erlauben; man unterscheidet **Epikutantests**, bei denen die zu testenden Allergene auf die Haut aufgebracht, und **Intrakutantests**, bei denen sie in die Haut eingebracht werden [Pricktest, Reibetest]

Der|mor|rha|gie *f*: → *Dermatorrhagie*

Der|mo|to|xin *nt* (Ⓔ dermotoxin): die Haut schädigendes Agens

der|mo|trop *adj* (Ⓔ dermotropic): *Syn*: *dermatotrop*; mit besonderer Affinität zur Haut, mit Wirkung auf die Haut

der|mo|vas|ku|lär *adj* (Ⓔ dermovascular): Haut(blut)gefäße betreffend

De|ro|di|dy|mus *m*: → *Dicephalus*

De|ro|ta|ti|on *f* (Ⓔ derotation): *Syn*: *Derotationsosteotomie, Detorsion*; operative Korrektur der Rotationsfehlstellung eines Knochen

De|ro|ta|ti|ons|os|te|o|to|mie *f*: → *Derotation*

Derotations-Varisierungsosteotomie *f* (Ⓔ derotation-varus osteotomy): operative Korrektur einer Coxa* valga mit pathologischer Antetorsion; es wird ein Knochenkeil zur Korrektur der Valgusfehlstellung entnommen und die Fragmente werden gegeneinander rotiert, bis die Antetorsion aufgehoben ist

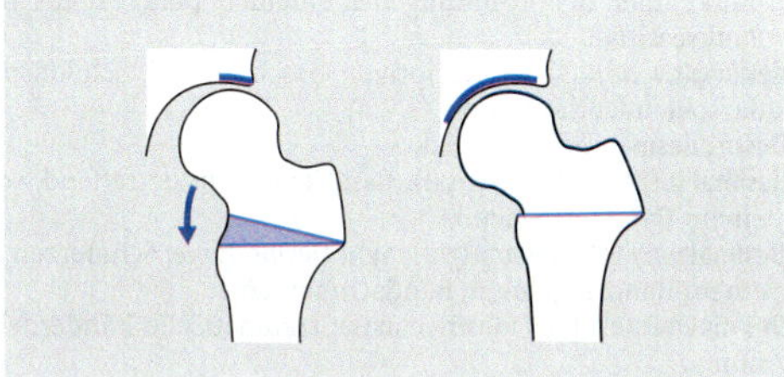

Abb. D26. Derotationsvarisierungsosteotomie

DES *Abk.*: → *Diethylstilbestrol*

Des-, des- *präf.*: Wortelement mit der Bedeutung „weg/von...weg/herab"

De|sa|li|na|ti|on *f* (Ⓔ desalination): Salzentzug, Entsalzung

Des|al|ler|gi|sie|rung *f*: → *Deallergisierung*

Des|a|mi|da|se *f* (Ⓔ deamidase): *Syn*: *Amidohydrolase*; Hydrolase*, die die Spaltung der C-N-Bindung in nichtzyklischen Amiden fördert

Des|a|mi|die|rung *f* (Ⓔ deamidation): Abspaltung von Ammoniak aus Amiden

Des|a|mi|na|se *f* (Ⓔ deaminase): *Syn*: *Aminohydrolase*; Hydrolase*, die die Abspaltung von Ammoniak aus zyklischen Amiden katalysiert

Des|a|mi|nie|rung *f* (Ⓔ deaminization): Abspaltung von Ammoniak aus einer Verbindung

1-Desamino-8-D-Arginin-Vasopressin *nt* (Ⓔ desmopressin): *Syn*: *Desmopressin, Minirin*; Derivat des antidiuretischen Hormons, das zu einem Anstieg der Konzentration von Faktor VIII und von Willebrand-Faktor im Blut führt; *s.a. Hämophilie A*

Des|an|ti|ge|ni|sie|rung *f* (Ⓔ de-antigenation): Abschwächung der Antigenität eines Eiweißes durch Denaturierung

Desault: Pierre Joseph Desault; 1744–1795; französischer Chirurg (Paris)

Desault-Verband *m* (Ⓔ Desault's bandage): Bindenverband zur Ruhigstellung von Oberarm und Schultergelenk

Desbuquois: G. Desbuquois; zeitgenössischer französischer Kinderarzt (Tours)

Desbuquois-Syndrom *nt* (Ⓔ Desbuquois syndrome): seltene, autosomal-rezessive Bindegewebserkrankung mit Skoliose*, überstreckbaren Gelenken, Minderwuchs, Gesichtsdysmorphien sowie epi- und metaphysärer Dysplasie*

Descemet: Jean Descemet; 1732–1810; französischer Anatom (Paris)

Descemet-Membran *f* (Ⓔ Descemet's membrane): *Syn*: *hintere Basalmembran, Lamina limitans posterior corneae*; zarte [5–10 µm] Basalmembran zwischen Hornhautsubstanz [Substantia propria corneae] und hinterem Hornhautepithel [Epithelium posterius]

Des|ce|me|ti|tis *f, pl* **-ti|ti|den** (Ⓔ descemetitis): Entzündung der Descemet*-Membran; oft im Rahmen einer herpetischen Endotheliitis*

des|ce|me|ti|tisch *adj* (Ⓔ descemetitic): Descemetitis betreffend

Des|ce|me|to|zel|le *f* (Ⓔ descemetocele): *Syn*: *Keratozele*; Vorwölbung der Descemet*-Membran durch die Hornhaut, z.B. bei Hornhautulkus

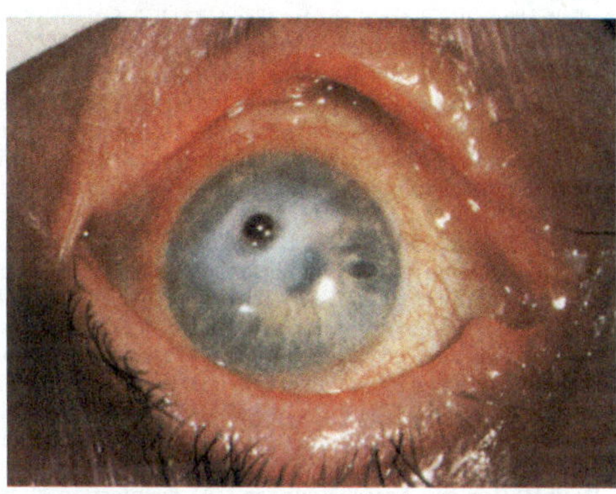

Abb. D27. Descemetozele

Des|cen|sus *m, pl* **-sus** (Ⓔ descent): *Syn*: *Deszensus*; Senkung oder Vorfall eines Organs oder von Organteilen

Descensus testis (Ⓔ descent of testis): physiologische Verlagerung des Hodens aus dem Bauchraum in den Hodensack; *s.a. Maldescensus testis*

Descensus uteri (Ⓔ falling of the womb): *Syn*: *Gebärmuttersenkung, Metroptose, Hysteroptose*; Absenkung der Gebärmutter, meist unter Beteiligung der Nachbarorgane und -strukturen [Blase, Rektum, Vagina]; durch Beckenbodenschwäche bzw. Schwäche des Aufhängeapparates nach Geburten und im Alter begünstigt; sobald ein Teil der Gebärmutter von außen sichtbar wird, handelt es sich um einen **Gebärmutterprolaps** [Prolapsus uteri]; wird die Portio vor dem Scheideneingang sichtbar, spricht man von **Partialprolaps**; bei vollständiger Umstülpung der Scheide und Vorfall des Uterus in toto handelt es sich um einen **Totalprolaps**

Descensus uteri et vaginae (Ⓔ prolapse of the uterus): Senkung von Gebärmutter und Scheide; *s.a. Descensus uteri*

Descensus vaginae (Ⓔ falling of the vagina): *Syn*: *Scheidensenkung*; Tiefertreten der Scheide; *s.a. Descensus uteri*

Deschamps: Joseph François Louis Deschamps; 1740–1824; französischer Chirurg (Paris)

Deschamps-Nadel *f* (Ⓔ Deschamps' needle): speziell gebogene Nadel zur Ligatur tieferer Gefäße

De|sen|si|bi|li|sie|rung *f* (Ⓔ **1.–2.** desensitization): **1.** psychotherapeutisches Verfahren zum Abbau von Phobien **2.** → *Deallergisierung*

Des|fer|ri|o|xa|min *nt*: → *Deferoxamin*

Des|flu|ran *nt* (Ⓔ desflurane): als Allgemeinanästhetikum verwendeter halogenierter Kohlenwasserstoff; vom Isofluran* abgeleitet; gute hypnotische Wirkung, schwache analgetische und nur geringe muskelrelaxierende Wirkung

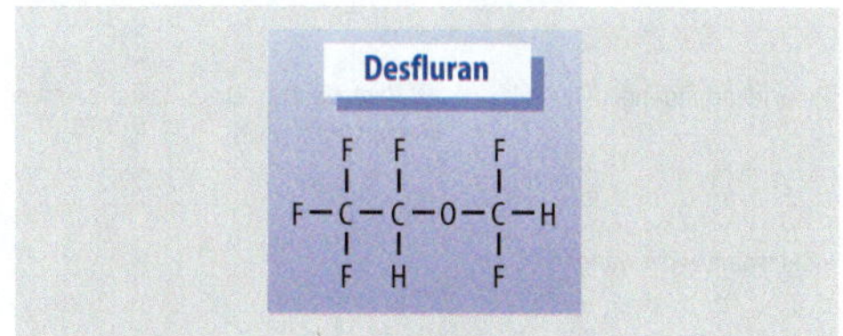

Abb. D28. Desfluran

De|sig|ner|dro|ge *f* (Ⓔ designer drug): Bezeichnung für Drogen, die durch Abwandlung bekannter Substanzen hergestellt werden; meist besitzen sie eine wesentlich stärke Wirkung, aber auch größere Suchtpotenz als die Ausgangssubstanz

De|sik|kans *nt, pl* **-kan|zi|en, -kan|ti|en** (Ⓔ desiccant): *Syn*: *Exsikkans*; Trockenmittel

De|sik|ka|ti|on *f* (Ⓔ desiccation): Wasserentzug; Austrocknen, Austrocknung

De|sik|ka|tor *m* (Ⓔ desiccator): *Syn*: *Exsikkator*; Trockenapparat

D

Des|in|fek|tans *nt, pl* **-tan|zi|en, -tan|ti|en** (Ⓔ disinfectant): *Syn*: *Desinfiziens*; Desinfektionsmittel; *s.a. Desinfektion*

Des|in|fek|ti|on *f* (Ⓔ disinfection): *Syn*: *Entseuchung, Entkeimung, Desinfizierung*; Abtötung oder Inaktivierung aller Keime; man unterscheidet **chemische Desinfektion** [z.B. mit Alkohol], **physikalische Desinfektion** [z.B. durch Erhitzen] und **mechanische Desinfektion** [z.B. Filtrierung]; das gewählte Verfahren ist vom Erreger und dem zu desinfizierenden Bereich abhängig; in Deutschland gibt es zwei Listen, in denen die zur Verfügung stehenden Mittel und Verfahren aufgelistet sind: **1. DGHM-Liste** [Deutsche Gesellschaft für Hygiene und Mikrobiologie]: deckt die Bereiche Hände-, Flächen-, Instrumenten- und Wäschedesinfektion ab; wird i.d.R. zur Infektionsprophylaxe verwendet **2. RKI-Liste** [Robert-Koch-Institut]: Mittel und Verfahren für die Seuchenbekämpfung, z.B. thermische und chemische Verfahren, Raumdesinfektion; *s.a. Resistenzstufen*

Desinfektion von Ausscheidungen (Ⓔ disinfection of excretions): *s.u. laufende Desinfektion*

laufende Desinfektion (Ⓔ concurrent disinfection): die Desinfektion von Ausscheidungen [Kot, Urin, Eiter, Sekrete, Exkrete] erfolgt mit chlor- oder phenolhaltigen Desinfektionsmitteln; der Begriff umfasst auch die Desinfektion aller Personen [Personal, Besucher] und Instrumente

Des|in|fek|ti|ons|pha|se *f* (Ⓔ disinfection phase): *s.u. Händedesinfektion*

Des|in|fek|tor *m* (Ⓔ disinfector): Desinfektionsapparat; *s.a. Desinfektion*

Des|in|fes|ta|ti|on *f* (Ⓔ disinfestation): *Syn*: *Entwesung*; Abtötung oder Inaktivierung von Parasiten

Des|in|fi|zi|ens *nt, pl* **-en|zi|en, -en|ti|en** (Ⓔ disinfectant): *Syn*: *Desinfektans*; Desinfektionsmittel; *s.a. Desinfektion*

des|in|fi|zie|rend *adj* (Ⓔ disinfectant): keimabtötend, mit keimabtötender Wirkung

Des|in|fi|zie|rung *f*: → *Desinfektion*

Des|in|sek|ti|on *f* (Ⓔ disinsectization): *Syn*: *Disinsektion*; Ungezieferbekämpfung

Des|in|to|xi|ka|ti|on *f* (Ⓔ detoxification): *Syn*: *Detoxikation*; Entgiftung; meist im Sinne von Entgiftung des Körpers von Suchtmitteln, d.h. Entzug, verwendet

Des|in|va|gi|na|ti|on *f* (Ⓔ disinvagination): *Syn*: *Devagination*; operative oder konservative [Einlauf] Beseitigung einer Invagination*

De|si|pra|min *nt* (Ⓔ desipramine): *Syn*: *Dimethylimipramin*; trizyklisches Antidepressivum*; HWZ 12–48 h

Desjardins: Abel Desjardins; französischer Chirurg (Paris) im 20. Jahrhundert

Desjardins-Punkt *m* (Ⓔ Desjardins' point): Druckschmerzpunkt über der Mündung des Ductus* pancreaticus bei Pankreatitis*

des|krip|tiv *adj* (Ⓔ descriptive): beschreibend, schildernd, darstellend, erläuternd

Desm-, desm- *präf.*: → *Desmo-*

des|mal *adj* (Ⓔ ligamental): Band/Ligament betreffend, von einem Band ausgehend

Des|mal|gie *f* (Ⓔ desmalgia): *Syn*: *Desmodynie*; Schmerzen in einem Band/Ligament, Bandschmerzen

Des|mek|ta|sie *f* (Ⓔ desmectasis): traumatische Bänderdehnung

Des|mi|tis *f, pl* **-ti|den** (Ⓔ desmitis): *Syn*: *Bänderentzündung; Sehnenentzündung*; Entzündung von Bändern oder Sehnen

Tab. D29. Desinfektionstechniken

Verfahren	Parameter	Bemerkungen
thermisch	75–95 °C heißes Wasser 100 °C gesättigter Wasserdampf 105 °C oder 110 °C bei 1,2 oder 1,5 bar 75 °C bei –0,5 bar Unterdruck	niedrigere Temperaturen möglich bei Kombination mit chemischen Desinfektionsmitteln, dann auch Resistenzstufe 2 erreicht
UV-Strahlen	UV C 253,7 nm: 15–100 mWs/cm²	Beeinträchtigung durch Schmutz- und Eiweißpartikel
Alkohol	nur wässrige Lösungen: 60–80 Vol%: Ethanol 80%, n-Propanol 79%, Iso-Propanol 60% Einwirkzeit: 10–60 s	wirksam gegen: vegetative Bakterien und Pilze sowie behüllte Viren Lücken: Sporen, Viren ohne Hülle (z.B. Poliovirus)
Formaldehyd	Gebrauchsverdünnungen nach DGHM- oder RKI-Liste	wirksam gegen: Bakterien, Bakteriensporen, Pilze und Viren stark reizend, kanzerogen starker Eiweißfehler
Amphotenside	Gebrauchsverdünnungen nach DGHM- oder RKI-Liste	wirksam gegen: Bakterien und Pilze Lücken: Bakteriensporen und Viren starker Seifenfehler
chlorabspaltende Verbindungen	z.B. ClO_2, Cl_2, NaOCl (Natriumhypochlorit), Chlorkalk	wirksam gegen: Bakterien, Bakteriensporen, Pilze und mit Einschränkung gegen Viren stark korrodierend, stark reizend
iodabspaltende Verbindungen	Jodophore: z.B. Polyvinylpyrrolidon (PVP)	wirksam gegen: Bakterien, Bakteriensporen, Pilze und mit Einschränkung gegen Viren starker Eiweißfehler großflächige Anwendung bei Schwerverbrannten. Bei Struma und bei Neugeborenen toxikologisch umstritten
Peroxidverbindungen	z.B. Peressigsäure, Ozon, Kaliumpermanganat, Wasserstoffperoxid	wirksam gegen: Bakterien, Bakteriensporen, Pilze und Viren Peressigsäure: stark korrodierend Peressigsäure, Ozon: Eiweißfehler
quaternäre Verbindungen		Lücken z.B. gegen grammnegative Bakterien, daher nur als Zusatzmittel
Schwermetallverbindungen	z.B. Silbernitrat	als Schleimhautantiseptikum (Credé-Prophylaxe)

des|mi|tisch *adj* (Ⓔ desmitic): Desmitis betreffend, von ihr betroffen oder gekennzeichnet

Desmo-, desmo- *präf.*: Wortelement mit der Bedeutung „Band/Ligament/Bindegewebe“

Des|mo|cra|ni|um *nt* (Ⓔ desmocranium): ***Syn***: *Bindegewebsschädel, Desmokranium*; Teil des Schädels, der aus Belegknochen* entsteht; umfasst Scheitelbein [Os* parietale], Stirnbein [Os* frontale], Oberkiefer [Maxilla*], Nasenbein [Os* nasale], Tränenbein [Os* lacrimale], Jochbein [Os* zygomaticum], Gaumenbein [Os* palatinum], Pflugscharbein [Vomer*] und Unterkiefer [Mandibula*]

Des|mo|dont *nt*: → *Desmodontium*

Des|mo|don|ti|um *nt* (Ⓔ desmodontium): ***Syn***: *Wurzelhaut, Desmodont, Parodontalligament, Ligamentum parodontale*; vom Periodontium* insertionis ausgehender Bandapparat zwischen Zahnwurzel und Alveolenwand, der der Verankerung des Zahns im Zahnfach dient; wird oft mit Periodontium gleichgesetzt

Des|mo|dy|nie *f*: → *Desmalgie*

Des|mo|fi|brom *nt*: → *Desmoid*

des|mo|gen *adj* (Ⓔ desmogenous): von einem Band/Ligament ausgehend; auf bindegewebiger Grundlage (entstanden)

Des|mo|id *nt* (Ⓔ desmoid): ***Syn***: *Desmofibrom, Desmoidtumor*; gutartiger, aber aggressiv wachsender Bindegewebstumor der Muskelfaszie; **Therapie**: großzügige Exzision

abdominales Desmoid (Ⓔ abdominal desmoid): ***Syn***: *abdominelle Fibromatose*; meist bei Frauen in der Schwangerschaft vorkommende Fibromatose* der Bauchwand

extraabdominales Desmoid (Ⓔ extra-abdominal desmoid): ***Syn***: *extraabdominelle Fibromatose*; außerhalb der Bauchhöhle, meist am Stamm oder den Extremitäten auftretende Fibromatose*

intraabdominales Desmoid (Ⓔ intra-abdominal desmoid): ***Syn***: *intraabdominelle Fibromatose*; Fibromatose* im Becken und Mesenterium; häufig kombiniert mit Polypose*; *s.a. Gardner-Syndrom*

des|mo|id *adj* (Ⓔ desmoid): bindegewebsartig, bandartig, sehnenartig

Des|mo|id|tu|mor *m*: → *Desmoid*

Des|mo|kra|ni|um *nt*: → *Desmocranium*

Des|mo|la|se *f* (Ⓔ desmolase): die Spaltung der C-C-Bindung katalysierendes Enzym

Des|mo|pa|thie *f* (Ⓔ desmopathy): Sehnenerkrankung, Bändererkrankung

Des|mo|pla|sie *f* (Ⓔ desmoplasia): Bildung von fibrösem Gewebe

des|mo|plas|tisch *adj* (Ⓔ desmoplastic): Desmoplasie betreffend, fibröses Gewebe bildend

Des|mo|pres|sin *nt*: → *1-Desamino-8-D-Arginin-Vasopressin*

Des|mor|rhe|xis *f* (Ⓔ desmorrhexis): Sehnenruptur, Bandruptur, Bänderriss

Des|mo|sin *nt* (Ⓔ desmosine): aus vier Lysinmolekülen bestehender Teil von Elastin*

Des|mo|som *nt* (Ⓔ desmosome): ***Syn***: *Fleckdesmosom, Macula adhaerens*; elektronenmikroskopisch dichte punktförmige Zellverbindung; in ihrem Bereich ist der Interzellularspalt auf 30–50 nm erweitert und wird von transmembranösen Proteinen [**Desmogleinen**] überbrückt, die im Elektronenmikroskop als Verdichtung des Interzellularspaltes erscheinen; charakteristisch sind auch die unter der Plasmamembran liegenden **Haftplatten**, die durch Tonofilamente verankert sind

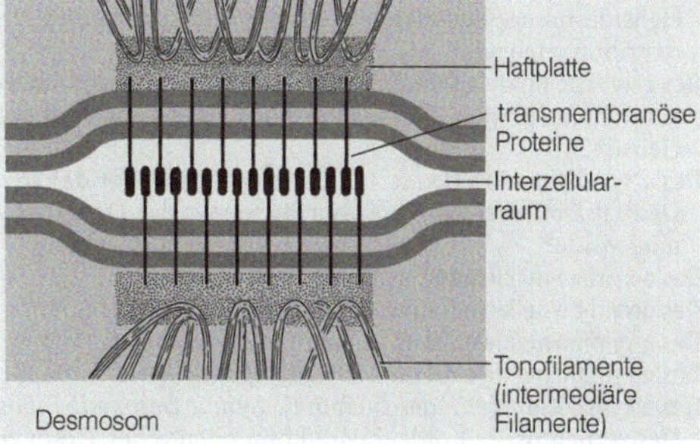

Haftplatte
transmembranöse Proteine
Interzellularraum
Tonofilamente (intermediäre Filamente)
Desmosom

Abb. D30. Desmosom

Des|mo|to|mie *f* (Ⓔ desmotomy): operative Sehnendurchtrennung, operative Bänderdurchtrennung

Des|ob|li|te|ra|ti|on *f* (Ⓔ desobliteration): Wiederherstellung der Durchgängigkeit von verschlossenen Gefäßen, z.B. durch eine Ausschälplastik

De|so|ges|trel *nt* (Ⓔ desogestrel): synthetisches Gestagen; **Anw.**: in hormonellen Antikonzeptiva

De|so|nid *nt* (Ⓔ desonide): nichthalogeniertes Glucocorticoid*; **Anw.**: lokaler Entzündungshemmer; v.a. bei Dermatosen

des|o|ri|en|tiert *adj* (Ⓔ disorientated): verwirrt, orientierungslos

Des|o|ri|en|tiert|heit *f* (Ⓔ disorientation): Störung der räumlichen oder zeitlichen Orientierung oder der Orientierung über die eigene Person; findet sich v.a. bei Durchgangssyndromen, Demenz, akuten organischen Psychosen

De|sorp|ti|on *f* (Ⓔ desorption): Lösung physikalischer Bindungen, z.B. von Adsorption

Des|o|xi|me|ta|son *nt* (Ⓔ desoximetasone): halogeniertes Glucocorticoid*; **Anw.**: lokaler Entzündungshemmer; v.a. bei Dermatosen

2-Desoxy-D-Ribose *f*: → *Desoxyribose*

Des|o|xy|a|de|no|sin *nt* (Ⓔ deoxyadenosine): ***Syn***: *Adenindesoxyribosid*; Purinnucleosid aus Adenin* und Desoxyribose*

Des|o|xy|a|de|no|sin|di|phos|phat *nt* (Ⓔ deoxyadenosine diphosphate): Diphosphat von Desoxyadenosin*

Des|o|xy|a|de|no|sin|mo|no|phos|phat *nt* (Ⓔ deoxyadenosine monophosphate): ***Syn***: *Desoxyadenylsäure*; in DNA vorkommendes Monophosphat von Desoxyadenosin*; *s.a. Nucleotide*

Des|o|xy|a|de|no|sin|tri|phos|phat *nt* (Ⓔ deoxyadenosine triphosphate): Triphosphat von Desoxyadenosin*

5'-Des|o|xy|a|de|no|syl|co|bal|a|min *nt* (Ⓔ 5'-deoxyadenosylcobalamin): Coenzymform von Vitamin B_{12}; *s.a. Cobalamin*

Des|o|xy|a|de|ny|lat *nt* (Ⓔ deoxyadenylate): Salzform der Desoxyadenylsäure*

Des|o|xy|a|de|nyl|säu|re *f*: → *Desoxyadenosinmonophosphat*

Des|o|xy|chol|at *nt* (Ⓔ deoxycholate): Salz der Desoxycholsäure*

Des|o|xy|chol|säu|re *f* (Ⓔ deoxycholic acid): natürliche Gallensäure*

2-Des|o|xy|co|for|my|cin *nt* (Ⓔ 2-deoxycoformycin): ***Syn***: *Pentostatin*; Purinantagonist; *s.u. Essay Chemotherapie S. 349*

Des|o|xy|cor|ti|co|ste|ron *nt*: → *Desoxycorton*

Des|o|xy|cor|ti|sol *nt*: → *Cortexolon*

Des|o|xy|cor|ton *nt* (Ⓔ deoxycortone): ***Syn***: *Desoxycorticosteron, Cortexon, 21-Hydroxyprogesteron, Desoxykortikosteron*; in der Nebenniere gebildetes Mineralocorticoid*; **Anw.**: primäre und sekundäre Nebennierenrindeninsuffizienz, adrenogenitales Syndrom

Des|o|xy|cy|ti|din *nt* (Ⓔ deoxycytidine): Purinnucleosid aus Cytosin* und Desoxyribose*

Des|o|xy|cy|ti|din|di|phos|phat *nt* (Ⓔ deoxycytidine diphosphate): Diphosphat von Desoxycytidin*

Des|o|xy|cy|ti|din|mo|no|phos|phat *nt* (Ⓔ deoxycytidine monophosphate): ***Syn***: *Desoxycytidylsäure*; in DNA vorkommendes Monophosphat von Desoxycytidin*; *s.a. Nucleotide*

Des|o|xy|cy|ti|din|tri|phos|phat *nt* (Ⓔ deoxycytidine triphosphate): Triphosphat von Desoxycytidin*

Des|o|xy|cy|ti|dy|lat *nt* (Ⓔ deoxycytidylate): Salzform der Desoxycytidylsäure*

Des|o|xy|cy|ti|dyl|säu|re *f*: → *Desoxycytidinmonophosphat*

6-Desoxy-L-Galaktose *f* (Ⓔ fucose): ***Syn***: *Fucose, Fukose*; beim Menschen in den Blutgruppensubstanzen A, B und O sowie in der Muttermilch vorkommender Desoxyzucker*; auch Bestandteil verschiedener Glykoside* und Antibiotika*

Des|o|xy|ge|na|ti|on *f* (Ⓔ deoxygenation): ***Syn***: *Desoxygenierung*; Sauerstoffentzug

des|o|xy|ge|nie|ren *v* (Ⓔ deoxygenate): Sauerstoff entziehen;

(*Blut*) in venöses/sauerstoffarmes Blut umwandeln

Des|o|xy|ge|nie|rung *f*: *→Desoxygenation*

Des|o|xy|gu|a|no|sin *nt* (Ⓔ deoxyguanosine): Purinnucleosid aus Guanin* und Desoxyribose*

Des|o|xy|gu|a|no|sin|di|phos|phat *nt* (Ⓔ deoxyguanosine diphosphate): Diphosphat von Desoxyguanosin*

Des|o|xy|gu|a|no|sin|mo|no|phos|phat *nt* (Ⓔ deoxyguanosine monophosphate): *Syn*: *Desoxyguanylsäure*; in DNA vorkommendes Monophosphat von Desoxyguanosin*; *s.a. Nucleotide*

Des|o|xy|gu|a|no|sin|tri|phos|phat *nt* (Ⓔ deoxyguanosine triphosphate): Triphosphat von Desoxyguanosin*

Des|o|xy|gu|a|ny|lat *nt* (Ⓔ deoxyguanylate): Salzform der Desoxyguanylsäure*

Des|o|xy|gu|a|nyl|säu|re *f*: *→Desoxyguanosinmonophosphat*

Des|o|xy|hä|mo|glo|bin *nt* (Ⓔ deoxyhemoglobin): *Syn*: *reduziertes/desoxygeniertes Hämoglobin*; in der Körperperipherie durch Desoxygenation* aus Oxyhämoglobin* gebildetes sauerstoffarmes Hämoglobin*

Des|o|xy|he|xo|se *f* (Ⓔ deoxyhexose): Desoxyzucker* mit sechs C-Atomen

α-6-Desoxy-5-hydroxytetracyclin *nt*: *→Doxycyclin*

Des|o|xy|kor|ti|ko|ste|ron *nt*: *→Desoxycorton*

6-Desoxy-L-mannose *f* (Ⓔ 6-deoxy-L-mannose): *Syn*: *Isodulcit, L-Rhamnose*; in verschiedenen Glykosiden* vorkommende Desoxyhexose*

Des|o|xy|my|o|glo|bin *nt* (Ⓔ deoxymyoglobin): sauerstoffarmes Myoglobin*

Des|oxy|nu|cle|o|ti|dyl|trans|fe|ra|se, ter|mi|na|le *f* (Ⓔ terminal deoxynucleotidyl transferase): *Syn*: *DNS-Nukleotidylexotransferase, DNA-Nukleotidylexotransferase, DNS-Nucleotidylexotransferase, DNA-Nucleotidylexotransferase, terminale Desoxynukleotidyltransferase*; Enzym, das die endständige Anlagerung von Desoxyribonucleotiden an DNA-Sequenzen katalysiert

Des|o|xy|pen|to|se *f* (Ⓔ deoxypentose): Desoxyzucker* mit 5 C-Atomen

Des|o|xy|ri|bo|nu|cle|a|se *f* (Ⓔ deoxyribonuclease): *Syn*: *Desoxyribonuklease, DNase, DNSase, DNAase*; Nuclease*, die spezifisch die Phosphatesterbindung in DNA spaltet

Des|o|xy|ri|bo|nu|cle|in|säu|re *f* (Ⓔ deoxyribonucleic acid): Makromolekül, in dem Desoxyribonucleoside* über 3'-5'-Phosphodiesterbrücken miteinander verknüpft sind; die Reihenfolge der Purinbasen* [Adenin* und Guanin*] und der Pyrimidinbasen* [Cytosin* und Thymin*] kodiert die Geninformation aller Lebewesen mit Ausnahme der RNA-Viren; in praktisch allen Pflanzen und Tieren [außer einsträngigen DNA-Viren] liegt die DNA als so genannte **Doppelhelix** vor; sie besteht aus zwei antiparallelen Einzelsträngen DNA, die durch Wasserstoffbrückenbindungen zwischen den Purin- und Pyrimidinbasen miteinander verbunden sind; diese Bindungen, sowie die Wechselwirkungen zwischen den hydrophoben Basen, führen zu einer schraubenförmigen Verdrillung der DNA; die Doppelhelix enthält außen hydrophile Zuckerreste und innen hydrophobe Basen

der DNA-Gehalt von Zellen zeigt beträchtliche Größenschwankungen; die meisten Säugetiere haben ca. 4–8 pg/Zelle; ausgestreckt wäre die DNA einer Körperzelle etwa 1,8 m lang; die DNA liegt im Zellkern als Chromatin* vor und bildet zusammen mit Histonen eine DNA-Superhelix, die die strukturelle Grundlage der Chromosomen* bildet

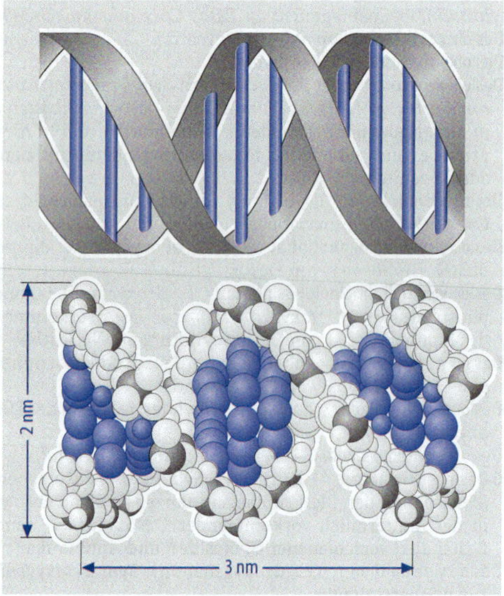

Abb. D31. Struktur der DNA-Doppelhelix Typ B

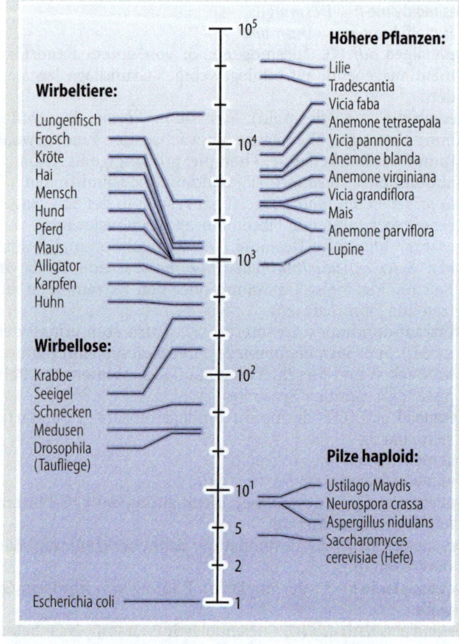

Abb. D32. Relativer DNA-Gehalt von Prokaryonten und Eukaryonten

Des|o|xy|ri|bo|nu|cle|o|sid *nt* (Ⓔ deoxyribonucleoside): *Syn*: *Desoxyribonucleosid, Desoxyribosid*; aus einer Base [Adenin*, Cytosin*, Guanin* oder Thymin*] und 2-Desoxy-D-Ribose gebildetes Nucleosid*; Vorstufe der Desoxyribonucleinsäure

Des|o|xy|ri|bo|nu|cle|o|sid|di|phos|phat *nt* (Ⓔ deoxyribonucleoside diphosphate): Diphosphosphat eines Desoxyribonucleosids*

Des|o|xy|ri|bo|nu|cle|o|sid|mo|no|phos|phat *nt* (Ⓔ deoxyribonucleoside monophosphate): Monophosphosphat eines Desoxyribonucleosids*

Des|o|xy|ri|bo|nu|cle|o|sid|tri|phos|phat *nt* (Ⓔ deoxyribonucleoside triphosphate): Triphosphosphat eines Desoxyribonucleosids*

Des|o|xy|ri|bo|nu|cle|o|tid *nt* (Ⓔ deoxyribonucleotide): *Syn*: *Desoxyribonukleotid*; Phosphorsäureester der Desoxyribonucleoside*

Des|o|xy|ri|bo|nu|kle|a|se *f*: *→Desoxyribonuclease*

Des|o|xy|ri|bo|nu|kle|in|säu|re *f*: *→Desoxyribonucleinsäure*

Des|o|xy|ri|bo|nu|kle|o|sid *nt*: *→Desoxyribonucleosid*

Des|o|xy|ri|bo|nu|kle|o|tid *nt*: *→Desoxyribonucleotid*

Des|o|xy|ri|bo|se *f* (Ⓔ deoxyribose): *Syn*: *2-Desoxy-D-Ribose*; Desoxypentose*; Kohlenhydratkomponente der Desoxyribonucleinsäure*

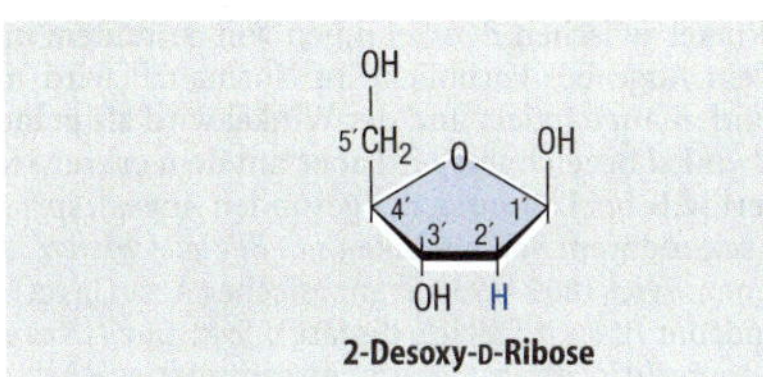

Abb. D33. Desoxyribose

D

Des|o|xy|ri|bo|sid *nt*: *→Desoxyribonucleosid*
Des|o|xy|thy|mi|din *nt* (Ⓔ deoxythymidine): Pyrimidinnucleosid aus Thymin* und Desoxyribose*
Des|o|xy|thy|mi|din|di|phos|phat *nt* (Ⓔ deoxythymidine diphosphate): Diphosphat von Desoxythymidin*
Des|o|xy|thy|mi|din|mo|no|phos|phat *nt* (Ⓔ deoxythymidine monophosphate): ***Syn***: *Desoxythymidylsäure*; in DNA vorkommendes Monophosphat von Desoxythymidin*
Des|o|xy|thy|mi|din|tri|phos|phat *nt* (Ⓔ deoxythymidine triphosphate): Triphosphat von Desoxythymidin*
Des|o|xy|thy|mi|dy|lat *nt* (Ⓔ deoxythymidylate): Salzform der Desoxythymidylsäure*
Des|o|xy|thy|mi|dyl|säu|re *f*: *→Desoxythymidinmonophosphat*
Des|o|xy|zu|cker *m* (Ⓔ deoxy sugar): Zucker, bei dem eine oder mehrere Hydroxylgruppen durch Wasserstoff ersetzt sind; *s.a. Desoxyribose*
Des|qua|ma|ti|on *f* (Ⓔ desquamation): ***Syn***: *Desquamatio*; Abschuppung/Abschilferung der obersten Schichten von Haut oder Schleimhaut; ist Teil der physiologischen Erneuerung der Epithelien; kommt es zu verstärkter Schuppung oder Abschilferung makroskopisch sichtbarer Schuppen, spricht man je nach der Art der Schuppen von **Desquamatio exfoliativa** [blattförmige Schuppung], **Desquamatio furfuracea** oder **pityriasiformis** [kleieförmige Schuppung] oder **Desquamatio psoriasiformis** [plättchenförmige Schuppung]; *s.a. Ichthyosis, Pityriasis*
lamelläre Desquamation bei Neugeborenen (Ⓔ lamellar ichthyosis): ***Syn***: *lamelläre Ichthyosis, Ichthyosis lamellosa*; bei der Geburt vorhandene Verhornungsstörung mit lamellärer Schuppung und diffuser Rötung [Kollodiumbaby]
Des|qua|ma|ti|ons|ka|tarr *m*: *→Desquamationskatarrh*
Des|qua|ma|ti|ons|ka|tarrh *m* (Ⓔ desquamative catarrhal cystitis): ***Syn***: *Desquamationskatarr, Desquamativkatarr, Desquamativkatarrh, Blasenkatarr(h), Harnblasenkatarr(h), Cystitis catarrhalis*; akute katarrhalische Blasenentzündung; tritt wegen der kürzeren Harnröhre und der Mündung im Bereich des Introitus vaginae wesentlich häufiger bei Frauen auf als bei Männern; die Symptome [Brennen beim Wasserlassen, Harndrang] beginnen oft nach dem Geschlechtsverkehr [**Flitterwochenzystitis**]; unbehandelt kann es zu einer aufsteigenden Infektion und Pyelonephritis* kommen; **Therapie**: Analgetika, Antibiotika
Des|qua|ma|ti|ons|pha|se *f* (Ⓔ desquamative phase): Phase des Menstruationszyklus, während der die oberste Schicht der Gebärmutterschleimhaut abgestoßen wird; *s.a. Endometrium*
des|qua|ma|tiv *adj* (Ⓔ desquamative): Desquamation betreffend, von ihr betroffen oder durch sie bedingt, abschuppend, abschilfernd
Des|qua|ma|tiv|ka|tarrh *m*: *→Desquamationskatarrh*
dest. *Abk.*: destillatus
Des|til|lat *nt* (Ⓔ distillate): bei der Destillation* erhaltene Flüssigkeit
Des|til|la|ti|on *f* (Ⓔ distillation): ***Syn***: *Destillieren*; Trennung von Flüssigkeitsgemischen durch Verdampfen und getrenntes Kondensieren
des|til|lier|bar *adj* (Ⓔ distillable): durch Destillation trennbar
Des|til|lie|ren *nt*: *→Destillation*
des|til|liert *adj* (Ⓔ distilled): durch Destillation gereinigt, mittels Destillation gewonnen
des|tru|ie|rend *adj*: *→destruktiv*
Des|truk|ti|ons|lu|xa|ti|on *f* (Ⓔ pathologic dislocation): Luxation* durch eine nicht-traumatische Schädigung des Gelenks, z.B. Hüftgelenksluxation bei Hüftkopfnekrose
des|truk|tiv *adj* (Ⓔ destructive): zerstörend, zerstörerisch, schädlich, destruierend
Des|zen|dent *m* (Ⓔ descendant): Nachkomme, Abkömmling
Des|zen|denz *f* (Ⓔ descendants): Nachkommenschaft, Abkömmlinge
des|zen|die|rend *adj* (Ⓔ descending): absteigend, nach unten führend
Des|zen|sus *m, pl* **-sus**: *→Descensus*
DET *Abk.*: Diethyltryptamin
De|ter|gens *nt, pl* **-gen|zi|en, -gen|ti|en** (Ⓔ detergent): ***Syn***: *Tensid*; oberflächenaktives/grenzflächenaktives Mittel, Netzmittel; Reinigungsmittel, Waschmittel
De|te|ri|o|ra|ti|on *f* (Ⓔ deterioration): ***Syn***: *Deteriorisierung*; *(Zustand)* Verschlechterung, Verschlimmerung
De|te|ri|o|ri|sie|rung *f*: *→Deterioration*
Determann: Hermann Determann; 1865–1937; deutscher Arzt (Freiburg)
Determann-Syndrom *nt* (Ⓔ Determann's syndrome): ***Syn***: *Dyskinesia intermittens angiosclerotica*; intermittierendes Versagen von Muskelgruppen bei angiosklerotischen Durchblutungsstörungen oder funktionellen Gefäßerkrankungen [Vasospasmen]
de|ter|mi|nant *adj* (Ⓔ determinant): ***Syn***: *determinierend*; entscheidend, bestimmend
De|ter|mi|nan|te *f* (Ⓔ **1.** determinant **2.** *→antigene Determinante*): **1.** kleinste Teile des Keimplasmas, die die weitere Entwicklung während der Embryogenese bestimmen **2.** *→antigene Determinante*
antigene Determinante (Ⓔ antigenic determinant): ***Syn***: *Epitop, Antigendeterminante*; Teil des Antigens*, der mit dem Antikörper* reagiert und damit die Spezifität des Antikörpers bestimmt; *s.a. Essay Immunität S. 1009*
De|ter|mi|na|ti|on *f* (Ⓔ determination): ***Syn***: *Determinierung*; Bestimmung/Festlegung der weiteren Entwicklung durch Determinanten*
de|ter|mi|na|tiv *adj* (Ⓔ determinative): bestimmend, eingrenzend, festlegend
de|ter|mi|nie|rend *adj*: *→determinant*
de|ter|mi|niert *adj* (Ⓔ determined): festgelegt, bestimmt
De|ter|mi|nie|rung *f*: *→Determination*
DETM *Abk.*: *→Dihydroergotamin*
De|to|na|ti|on *f* (Ⓔ detonation): Explosion
De|to|na|ti|ons|trau|ma *nt* (Ⓔ blast injury): ***Syn***: *Explosionstrauma, Knalltrauma*; durch eine explosionsartige Druckerhöhung hervorgerufene Schädigung, z.B. Trommelfellruptur
De|tor|si|on *f*: *→Derotation*
De|to|xi|ka|ti|on *f* (Ⓔ detoxication): ***Syn***: *Desintoxikation*; Entgiftung; meist im Sinne von Entgiftung des Körpers von Suchtmitteln, d.h. Entzug verwendet
De|tri|tus *m* (Ⓔ detritus): (Gewebe-, Zell-)Trümmer, Geröll, Schutt
De|tri|tus|zys|te *f* (Ⓔ ganglionic cyst): ***Syn***: *Geröllzyste, Trümmerzyste*; gelenknahe Knochenzyste mit Knochenresten und proliferierendem Bindegewebe; findet sich v.a. bei Arthrose*
Detrusor-Blasenhals-Dyssynergie *f* (Ⓔ detrusor-bladder neck dyssynergia): *s.u. Detrusor-Sphinkter-Dyssynergie*
Detrusor-Sphinkter-Dyssynergie *f* (Ⓔ detrusor-sphincter dyssynergia): funktionelle Blasenentleerungsstörung durch eine fehlende Koordination der glatten Muskulatur von Blasenmuskel und Blasensphinkter; ist vornehmlich die quergestreifte Muskulatur betroffen, spricht man von **Detrusor-Blasenhals-Dyssynergie**; sind beide Muskelgruppen betroffen, handelt es sich um eine **Detrusor-Urethra-Dyssynergie**
Detrusor-Urethra-Dyssynergie *f* (Ⓔ detrusor-urethra dyssynergia): *s.u. Detrusor-Sphinkter-Dyssynergie*
De|tru|sor (ve|si|cae) *m* (Ⓔ detrusor vesicae): ***Syn***: *Blasenwandmuskulatur, Musculus detrusor vesicae*; die aus drei Schichten, äußerer Längsfaserschicht [**Stratum externum longitudinale**], mittlerer Zirkulärfaserschicht [**Stratum circulare**] und innerer Längsfaserschicht [**Stratum internum longitudinale**], bestehende Muskelschicht der Blasenwand, die bei Kontraktion die Blasenentleerung unterstützt

D

De|tu|mes|zenz *f* (Ⓔ detumescence): Abschwellen
Deut-, deut- *präf.*: Wortelement mit der Bedeutung „zweiter/später/nächster"
Deuter-, deuter- *präf.*: → *Deutero-*
deu|ter|a|no|mal *adj* (Ⓔ deuteranomalous): Grünschwäche betreffend
Deu|ter|a|no|ma|lie *f* (Ⓔ deuteranomaly): *Syn*: *Grünschwäche*; Farbensinnstörung* für Grün; Rot und Grün werden verwechselt oder können nur schwer voneinander unterschieden werden
deu|ter|an|op *adj* (Ⓔ deuteranopic): *Syn*: *grünblind*; Grünblindheit betreffend
Deu|ter|an|o|pie *f*: → *Deuteranopsie*
Deu|ter|an|op|sie *f* (Ⓔ deuteranopia): *Syn*: *Grünblindheit, Rot-Grün-Dichromasie, Deuteranopie*; Farbenfehlsichtigkeit für Grün; Rot und Grün werden verwechselt, da das Farbensehen nur aus zwei Komponenten [Blau und Gelb] besteht [Dichromasie]
Deu|te|ri|um *nt* (Ⓔ deuterium): *Syn*: *schwerer Wasserstoff, Deutohydrogen*; natürlich vorkommendes Wasserstoffisotop, das ein Deuteron* anstatt eines Protons im Kern hat
Deu|te|ri|um|kern *m*: → *Deuteron*
Deu|te|ri|um|o|xid *nt* (Ⓔ deuterium oxide): *Syn*: *schweres Wasser*; natürlich vorkommendes Wassermolekül, das Deuterium* anstatt Wasserstoff im Molekül hat
Deutero-, deutero- *präf.*: Wortelement mit der Bedeutung „zweiter/später/nächster"
Deu|te|ro|my|ce|tes *pl* (Ⓔ Deuteromycetes): *Syn*: *unvollständige Pilze, Deuteromyzeten, Deuteromycotina, Fungi imperfecti*; Pilze, die keine sexuellen Sporen, sondern nur so genannte **Nebenfruchtformen** [asexuelle Sporen] bilden; die Einteilung erfolgt nach der Form der Sporen; *s.a. Essay Pilze S. 1697*
Deu|te|ro|my|co|ti|na *pl*: → *Deuteromycetes*
Deu|te|ro|my|ze|ten *pl*: → *Deuteromycetes*
Deu|te|ron *nt* (Ⓔ deuteron): *Syn*: *Deuteriumkern, Deuton*; aus je einem Proton* und Neutron* bestehender Atomkern von Deuterium*; ist doppelt so schwer, wie der normale Kern, der nur aus einem Proton besteht
Deu|te|ro|pa|thie *f* (Ⓔ deuteropathy): Sekundärleiden, Sekundärerkrankung; zusätzliches/sekundäres Symptom
deu|te|ro|pa|thisch *adj* (Ⓔ deuteropathic): Deuteropathie betreffend; (*Krankheit, Symptom*) sekundär, zusätzlich
Deu|te|ro|por|phy|rin *nt* (Ⓔ deuteroporphyrin): von Bakterien im Darm aus Protoporphyrin gebildetes Porphyrin*
Deuto-, deuto- *präf.*: Wortelement mit der Bedeutung „zweiter/später/nächster"
Deu|to|hy|dro|gen *nt*: → *Deuterium*
Deu|ton *nt*: → *Deuteron*
Deutsche Horizontale *f* (Ⓔ Frankfort horizontal): *Syn*: *Frankfurter Horizontale, Ohr-Augen-Ebene*; Bezugsebene für Röntgenaufnahmen und die Planung neurochirurgischer Eingriffe
Deutsches Arzneibuch *nt* (Ⓔ German Pharmacopoeia): *s.u. Arzneibuch*
Deutsches Zentralkomitee zur Bekämpfung der Tuberkulose *nt*: *s.u. Essay Tuberkulose S. 2171*
Deutschländer: Carl E. Deutschländer; 1872–1942; deutscher Orthopäde (Hamburg)
Deutschländer-Fraktur *f*: → *Marschfraktur*
De|va|gi|na|ti|on *f*: → *Desinvagination*
De|vas|ku|la|ri|sa|ti|on *f* (Ⓔ devascularization): *Syn*: *Devaskularisierung*; durch operative Eingriffe oder traumatische/pathologische Prozesse verursachte Unterbindung der Blutzufuhr
De|vas|ku|la|ri|sie|rung *f*: → *Devaskularisation*
Devegier: Devegier-Krankheit *f*: → *Pityriasis rubra pilaris*
de|vi|ant *adj* (Ⓔ deviant): vom normalen Verhalten abweichend
De|vi|anz *f* (Ⓔ deviance): von der Norm abweichendes Verhalten
De|vi|a|ti|on *f* (Ⓔ deviation): Abweichung/Abweichen von der Norm/Normalform/Normalstellung etc., z.B. des Nasenseptums
De|vi|a|ti|ons|win|kel *m* (Ⓔ angle of deviation): *Syn*: *Schielwinkel*; Winkel zwischen den Sehlinien von gesundem und schielendem Auge bei Fernblick; im Normalfall wird mit dem gesunden Auge fixiert und der Winkel wird als **primärer Schielwinkel** bezeichnet; wird aber mit dem erkrankten Auge fixiert [z.B. bei Lähmung des gesunden Auges], spricht man von **sekundärem Schielwinkel**; *s.a. Begleitschielen*
Devic: Eugène Devic; 1869–1930; französischer Arzt (Lyon)
Devic-Syndrom *nt* (Ⓔ Devic's disease): *Syn*: *Devic-Krankheit, Neuromyelitis optica*; akute disseminierte Rückenmarkschädigung mit begleitender beidseitiger Sehnervenentzündung und Erblindung; wahrscheinlich eine Sonderform der multiplen Sklerose*, die oft zu hoher Querschnittslähmung und Tod durch Atemlähmung führt
De|vi|o|me|ter *nt* (Ⓔ deviometer): *Syn*: *Schielmesser*; Gerät zur Bestimmung des Schielwinkels*
De|vis|ze|ra|ti|on *f* (Ⓔ devisceration): operative Eingeweideentfernung
de|vi|tal *adj* (Ⓔ devitalized): leblos, ohne Zeichen von Leben
De|vi|ta|li|sa|ti|on *f* (Ⓔ **1.–2.** devitalization): **1.** *Syn*: *Devitalisierung*; Schädigung von Zellen mit Verlust der Teilungsfähigkeit; Abtöten **2.** *Syn*: *Devitalisierung*; Abtötung der Zahnpulpa
De|vi|ta|li|sie|rung *f*: → *Devitalisation*
De|vo|lu|ti|on *f* (Ⓔ devolution): Rückwärtsentwicklung, Umkehr der Evolution
Dex *Abk.*: **1.** → *Dexamethason* **2.** Dextrothyroxin
De|xa|me|tha|son *nt* (Ⓔ dexamethasone): *Syn*: *Fluormethylprednisolon*; stark wirksames, synthetisches Glucocorticoid*; **Anw.**: akutes rheumatisches Fieber, rheumatoide Arthritis, Hirnödem, Zustand nach Schädel-Hirn-Trauma, adrenogenitales Syndrom, Therapie von Anaphylaxie und allergischem Schock, Asthma bronchiale, akute Leukämien, maligne Tumoren; *s.a. Essay Non-Hodgkin-Lymphome S. 1517*
Dexamethason-Kurztest *m* (Ⓔ short dexamethasone suppression test): Screeningtest zum Ausschluss eines Cushing*-Syndroms; 2 mg Dexamethason werden vor dem Schlafengehen eingenommen; eine Nüchternblutprobe wird auf Cortisol untersucht; Suppression des Cortisolspiegels auf < 80 nmol/l schließt ein Cushing-Syndrom mit hoher Wahrscheinlichkeit aus
Dexamethason-Langtest *m* (Ⓔ long dexamethasone suppression test): Test zu Bestätigung und Differentialdiagnose eines Cushing*-Syndroms; Dexamethason wird oral eingenommen [2 mg/Tag in den ersten 3 Tagen, dann 8 mg/Tag für 3 Tage]; der Cortisolspiegel wird im 24 h-Sammelurin und Blutproben am 4. und 7. Tag bestimmt
Dexamethason-Test *m* (Ⓔ dexamethasone suppression test): Screeningtest zur Diagnose [Dexamethason-Langtest*] oder Ausschluss [Dexamethason-Kurztest*] eines Cushing*-Syndroms
Dex|chlor|phe|nir|a|min *nt* (Ⓔ dexchlorpheniramine): Antihistaminikum*, Antiallergikum*
Dex|fen|flur|a|min *nt* (Ⓔ dexfenfluramine): Appetitzügler*
Dex|pan|the|nol *nt* (Ⓔ dexpanthenol): zur Vitamin B-Gruppe gehörender Alkohol der Pantothensäure; regt die Epithelialisierung der Haut an
Dex|phen|me|tra|zi|num *nt*: → *Phenmetrazin*
dex|ter *adj* (Ⓔ dexter): rechts
Dex|te|ra|li|tät *f* (Ⓔ dextrality): Rechtshändigkeit
Dextr-, dextr- *präf.*: Wortelement mit der Bedeutung „rechts"
Dext|ra|li|tät *f* (Ⓔ dextrality): Rechtshändigkeit
Dext|ran *nt* (Ⓔ dextran): wasserlösliches Polysaccharid*; wird als Plasmaexpander* eingesetzt; je nach Molekulargewicht unterscheidet man Dextran 60 [MG 60.000], Dextran 40 [MG 40.000] usw.
Dext|ra|na|se *f* (Ⓔ dextranase): dextranspaltendes Enzym
Dex|tra|no|mer *nt* (Ⓔ dextranomer): vernetztes Reaktionsprodukt von Dextran mit Epichlorhydrin; **Anw.**: Wundreinigungsmittel
Dextri-, dextri- *präf.*: → *Dextro-*
Dext|rin *nt* (Ⓔ dextrin): *Syn*: *Dextrinum, Stärkegummi*; bei Stärkehydrolyse entstehende chemisch nicht-definierte Polysaccharide*
Dext|ri|na|se *f* (Ⓔ dextrinase): dextrinabbauendes Enzym

Dextrin-1,6-Glucosidase *f* ((E) dextrin-1,6-glucosidase): ***Syn***: *Amylo-1,6-Glukosidase, Amylo-1,6-Glucosidase, Dextrin-1,6-Glukosidase*; u.a. in Leber und Muskel vorkommende Glykosidhydrolase, die am Abbau von Glykogen zu Glucose und Glucose-1-phosphat beteiligt ist; Mangel oder Fehlen verursacht hepatorenale Glykogenspeicherkrankheiten; *s.a. Glykogenose*

Dex|tri|no|se *f* ((E) dextrinose): ***Syn***: *Isomaltose*; aus zwei Glucose-Einheiten aufgebautes Disaccharid*; Bestandteil von Stärke*, Amylopektin* und Glykogen*

Dex|tri|num *nt*: *→Dextrin*

Dex|trin|u|rie *f* ((E) dextrinuria): Dextrinausscheidung im Harn

Dextro-, dextro- *präf*.: Wortelement mit der Bedeutung „rechts"

Dex|tro|duk|ti|on *f* ((E) dextroduction): Augapfelwendung nach rechts

Dex|tro|e|le|va|ti|on *f* ((E) dextroelevation): Augapfelwendung nach rechts-oben

Dex|tro|gas|trie *f* ((E) dextrogastria): Rechtsverlagerung des Magens

Dex|tro|gramm *nt* ((E) dextrogram): ***Syn***: *Dextrokardiogramm*; Röntgenkontrastbild der rechten Herzhälfte

dex|tro|gy|ral *adj*: *→dextrorotatorisch*

Dex|tro|in|fra|duk|ti|on *f* ((E) dextroinfraduction): Augapfelwendung nach rechts bei gleichzeitiger Senkung

Dex|tro|kar|die *f* ((E) dextrocardia): Rechtsverlagerung des Herzens, z.B. bei Situs* inversus viscerum, Verlagerung durch Verdrängung des Mediastinums [**Dextropositio cordis**] oder Rechtsdrehung [**Dextroversio cordis**]

Dex|tro|kar|di|o|gramm *nt* ((E) **1.** dextrocardiogram **2.** *→Dextrogramm*): **1.** Elektrokardiogramm der rechten Herzhälfte **2.** *→Dextrogramm*

Dex|tro|kar|di|o|gra|phie *f* ((E) **1.–2.** dextrocardiography): ***Syn***: *Dextrokardiografie*; **1.** Elektrokardiographie* der rechten Herzhälfte **2.** selektive Röntgenkontrastdarstellung* von rechtem Vorhof, rechter Kammer und kleinem Kreislauf nach direkter Injektion von Kontrastmittel

Dex|tro|kli|na|ti|on *f* ((E) dextroclination): beidseitige Abweichung der Augäpfel nach rechts

Dex|tro|po|si|tio *f, pl* **-ti|o|nes**: *→Dextroposition*

Dextropositio cordis ((E) dextroposition of heart): *s.u. Dextrokardie*

Dex|tro|po|si|ti|on *f* ((E) dextroposition): ***Syn***: *Dextropositio*; Rechtsverlagerung von Organen, die normalerweise auf der linken Körperseite sind

Dex|tro|pro|po|xy|phen *nt* ((E) dextropropoxyphene): starkes Opioid*, Spasmolytikum*

Dex|tro|ro|ta|ti|on *f* ((E) dextrorotation): (*chem.*) Rechtsdrehung

dex|tro|ro|ta|to|risch *adj* ((E) dextrorotatory): ***Syn***: *dextrogyral*; (*chem.*) rechtsdrehend

Dex|tro|se *f*: *→Glucose*

Dex|tro|su|pra|duk|ti|on *f* ((E) dextrosupraduction): Augapfelwendung nach rechts bei gleichzeitiger Hebung

Dextrothyroxin-Natrium *nt* ((E) dextrothyroxine sodium): ***Syn***: *Natrium-D-3,3',5,5'-tetraiodthyronin, Natrium-D-Thyroxin*; Natriumsalz des D-Isomers des Schilddrüsenhormons Thyroxin*; **Anw.**: Lipidsenker

Dex|tro|tor|si|on *f* ((E) dextrotorsion): Verdrehung/Torsion nach rechts; meist gleichgesetzt mit Dextroversion*

Dex|tro|ver|sio *f*: *→Dextroversion*

Dextroversio cordis ((E) dextroversion): *s.u. Dextroversion*

Dextroversio uteri ((E) dextroversion of uterus): Neigung der Gebärmutter zur rechten Seite

Dex|tro|ver|si|on *f* ((E) dextroversion): ***Syn***: *Dextroversio*; Rechtsdrehung, z.B. Blickwendung nach rechts, Rechtsdrehung des Herzens [**Dextroversio cordis**]

dex|tro|ver|tiert *adj* ((E) dextroverted): nach rechts gedreht

De|ze|le|ra|ti|on *f* ((E) **1.–2.** deceleration): **1.** Verlangsamung, Verzögerung, Geschwindigkeitsabnahme **2.** (*gynäkol.*) intermittierende Verlangsamung der fetalen Herzschlagfrequenz um mindestens 15 Schläge pro Minute für mindestens 15 Sekunden, aber nicht mehr als 3 Minuten; längere Verminderungen werden als Bradykardie* bezeichnet; primär unterscheidet man **periodische** oder **wehenabhängige Dezeleration**, die als Antwort auf die intrauterine Druckerhöhung während der Kontraktion zu sehen ist, und **sporadische** oder **wehenunabhängige Dezeleration**, die z.B. durch Druck auf die Nabelschnur und die dadurch verursachte passagere Hypoxie bedingt wird; *s.a. Essay Kardiotokographie S. 1089*

frühe Dezeleration ((E) early deceleration): ***Syn***: *Dip I, Typ-I-Dezeleration, Frühtief*; wehenabhängige Dezeleration, die mit der Wehe beginnt und am Wehenende schon wieder beendet ist

prolongierte Dezelerationen ((E) prolonged decelerations): mehrere Minuten anhaltende Verlangsamung der fetalen Herzfrequenz, die immer hypoxisch bedingt ist; kann sich wieder normalisieren oder in eine fetale Bradykardie übergehen

späte Dezeleration ((E) late deceleration): ***Syn***: *Dip II, Typ-II-Dezeleration, Spättief, Spätdezeleration*; wehenabhängige Dezeleration, die erst nach dem Beginn der Wehe einsetzt und auch erst nach der Wehe endet; kann Zeichen einer intrauterinen Asphyxie sein

Typ-0-Dezeleration ((E) deceleration type 0): ***Syn***: *Dip 0*; kurzfristige, wehenunabhängige Dezeleration durch eine Alteration der Nabelschnur, z.B. Umschlingung

Typ-I-Dezeleration: *→frühe Dezeleration*

Typ-II-Dezeleration: *→späte Dezeleration*

variable Dezelerationen ((E) variable decelerations): wehenabhängige Dezelerationen, die vor, während oder nach der Wehe einsetzen können; treten z.B. bei Nabelschnurkompression auf

De|ze|le|ra|ti|ons|trau|ma *nt* ((E) deceleration injury): durch plötzliches Abbremsen des Körpers [z.B. Autounfall] hervorgerufene Verletzung

De|ze|re|bra|ti|on *f* ((E) decerebration): ***Syn***: *Decerebration, Dezerebrierung, Enthirnung*; Ausfall des Großhirns durch Trauma oder Tumor; führt zu Dezerebrationsstarre*

De|ze|re|bra|ti|ons|star|re *f* ((E) decerebration rigidity): ***Syn***: *Enthirnungsstarre, Dezerebrierungsstarre, Dezerebrationsstarre*; durch Trauma, Einblutung, Enzephalitis, Intoxikation, Ischämie oder Einklemmung des Hirnstamms verursachte funktionelle Trennung von Hirnmantel [Pallium] und Hirnstamm, die zu motorischen und vegetativen Symptomen und Beeinträchtigung der Wachheit führt; typisch sind Tetraparese mit Beugehaltung der Arme und Streckstellung der Beine sowie eine Störung der Augen- und Pupillenmotorik; die Störung das Wachheitszustandes kann sich als schwerer Sopor mit schwacher Reaktionsfähigkeit, tiefes Koma oder apallisches Syndrom [sog. persistierender vegetativer Zustand] manifestieren

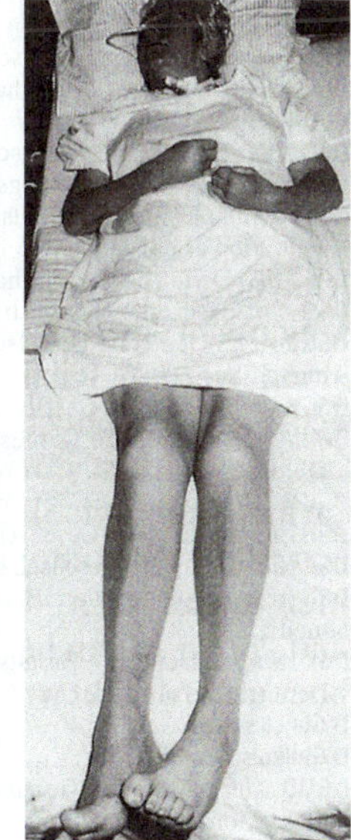

Abb. D34. Dezerebrationsstarre

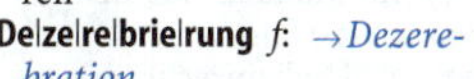

De|ze|re|brie|rung *f*: *→Dezerebration*

De|ze|re|brie|rungs|star|re *f*: *→Dezerebrationsstarre*

Dezi-, dezi- *präf*.: Wortelement mit der Bedeutung „Zehntel"

De|zi|bel *nt* ((E) decibel): dimensionslose Maßeinheit für den Schallpegel

De|zi|dua *f*: *→Decidua*

De|zi|du|a|ent|zün|dung *f*: *→Deciduitis*

de|zi|du|al *adj* ((E) decidual): ***Syn***: *decidual*; Dezidua betreffend

De|zi|du|a|zel|len *pl* ((E) decidual cells): vergrößerte, kohlenhydrat- und lipidreiche Zellen der Dezidua*

De|zi|du|i|tis *f, pl* **-ti|den:** *→Deciduitis*
de|zi|du|i|tisch *adj*: *→deciduitisch*
De|zi|du|om *nt* (Ⓔ deciduoma): Deziduazellen enthaltender Tumor der Gebärmutter
De|zi|mal|po|tenz *f* (Ⓔ decimal potency): *Syn*: *D-Potenz*; *s.u. Potenzierung*
De|zi|me|ter|wel|len|the|ra|pie *f* (Ⓔ short wave therapy): *s.u. Diathermie*
DF *Abk.*: **1.** Dekapazitationsfaktor **2.** dialysierbare Fraktion **3.** *→Dorsalflexion* **4.** Dunkelfeld

D

D.f. *Abk.*: *→Dientamoeba fragilis*
DFA *Abk.*: **1.** Difluoradrenalin **2.** Fructose-1,6-diphosphataldolase
DFDT *Abk.*: Difluor-diphenyl-trichlorethan
DFF *Abk.*: Dreifingerfurche
DFG *Abk.*: **1.** Deutsche Forschungsgemeinschaft **2.** Durchflussgeschwindigkeit
DFID *Abk.*: Doppelflammen-Ionisationsdetektor
DFMO *Abk.*: Difluormethylornithin
DFO *Abk.*: **1.** *→Deferoxamin* **2.** *→Desferrioxamin*
DFP *Abk.*: **1.** diastolische Füllungsphase **2.** Diisopropylfluorphosphat
DFPase *Abk.*: Dialkylfluorphosphatase
d-FRIT *Abk.*: direkter Festphasen-Radioimmuntest
D-Fruc|to|se *f*: *→Fructose*
D-Fruk|to|se *f*: *→Fructose*
DFS *Abk.*: *→Dornfortsatz*
DFSP *Abk.*: *→Dermatofibrosarcoma protuberans*
DFT *Abk.*: Difluor-diphenyl-trichlormethan
5-DFUR *Abk.*: 5'-Desoxy-5-fluoruridin
DG *Abk.*: **1.** *→Diacylglycerin* **2.** Diacylglycerol **3.** diffuse Gastritis **4.** *→Diglycerid* **5.** Druckgradient
dG *Abk.*: *→Desoxyguanosin*
dg *Abk.*: Dezigramm
DGAI *Abk.*: Deutsche Gesellschaft für Anästhesie und Intensivmedizin
D-Ga|lak|to|se *f*: *→Galaktose*
DGAM *Abk.*: Deutsche Gesellschaft für Arbeitsmedizin
DGC *Abk.*: Deutsche Gesellschafl für Chirurgie
dGDP *Abk.*: *→Desoxyguanosindiphosphat*
DGE *Abk.*: **1.** Deutsche Gesellschaft für Ernährung **2.** Deutsche Gesellschaft für Ernährungsberatung
DGEBV *Abk.*: Deutsche Gesellschaft für Endoskopie und bildgebende Verfahren
DGF *Abk.*: Deutsche Gesellschaft für Fachkrankenpflege
DGG *Abk.*: Deutsche Gesellschaft für Gerontologie
DGGG *Abk.*: Deutsche Gesellschaft für Gynäkologie und Geburtshilfe
DGGV *Abk.*: Deutsche Gesellschaft für Gesundheitsvorsorge
DGHM *Abk.*: Deutsche Gesellschaft für Hygiene und Mikrobiologie
DGHM-Liste *f* (Ⓔ DGHM list): *s.u. Desinfektion*
DGHS *Abk.*: Deutsche Gesellschaft für Humanes Sterben
DGI *Abk.*: Deutsche Gesellschaft für Infektiologie
DGII *Abk.*: Deutsche Gesellschaft für Internistische Intensivmedizin
DGK *Abk.*: **1.** Deutsche Gesellschaft für Kreislaufforschung **2.** Deutsches Grünes Kreuz
D-Glu|co|se *f*: *→Glucose*
D-Glu|ko|se *f*: *→Glucose*
DGMD *Abk.*: Deutsche Gesellschaft für Medizinische Dokumentation und Statistik
DGMM *Abk.*: Deutsche Gesellschaft für Manuelle Medizin
dGMP *Abk.*: *→Desoxyguanosinmonophosphat*
DGMR *Abk.*: Deutsche Gesellschaft für Medizinrecht
DGN *Abk.*: **1.** Deutsche Gesellschaft für Neurochirurgie **2.** Deutsche Gesellschaft für Neurologie
Dgn. *Abk.*: **1.** *→Diagnose* **2.** *→Diagnostik*
DGO *Abk.*: Deutsche Gesellschaft für Optometrie
DGOT *Abk.*: Deutsche Gesellschaft für Orthopädie und Traumatologie
DGP *Abk.*: **1.** Deutsche Gesellschaft für Palliativmedizin **2.** Deutsche Gesellschaft für Parodontologie
DGPGG *Abk.*: Deutsche Gesellschaft für psychosomatische Geburtshilfe und Gynäkologie
DGPM *Abk.*: Deutsche Gesellschaft für Perinatale Medizin
DGPN *Abk.*: Deutsche Gesellschaft für Psychiatrie und Nervenheilkunde
DGPT *Abk.*: **1.** Deutsche Gesellschaft für Pharmakologie und Toxikologie **2.** Deutsche Gesellschaft für Psychotherapie und Tiefenpsychologie
DGR *Abk.*: duodenogastrischer Reflux
DGS *Abk.*: **1.** Deutsche Gesellschaft für Soziologie **2.** Deutsche Gesellschaft für Standardisierung **3.** *→DiGeorge-Syndrom* **4.** *→Di Guglielmo-Syndrom*
DGSMP *Abk.*: Deutsche Gesellschaft für Sozialmedizin und Prävention
DGSS *Abk.*: Darier-Groenblad-Strandberg-Syndrom
dGTP *Abk.*: *→Desoxyguanosintriphosphat*
dGTPase *Abk.*: Desoxyguanosintriphosphatase
dGUO *Abk.*: *→Desoxyguanosin*
DGZ *Abk.*: Dichtegradienten-Zentrifugierung
DH *Abk.*: **1.** *→Dehydrocholsäure* **2.** *→Dehydrogenase* **3.** *→Deutsche Horizontale* **4.** dorsaler Hippocampus
dH *Abk.*: Deutscher Härtegrad
DHA *Abk.*: Dehydroascorbinsäure
DHAP *Abk.*: *→Dihydroxyacetonphosphat*
DHAS *Abk.*: Dehydroepiandrosteronsulfat
DHB *Abk.*: Dehydrobenzperidol
DHBP *Abk.*: Dehydrobenzperidol
DHC *Abk.*: **1.** *→Dihydrocodein* **2.** Dihydroheptachlor
DHCC *Abk.*: *→1,25-Dihydroxycholecalciferol*
DHD *Abk.*: *→Dermatitis herpetiformis Duhring*
DHE *Abk.*: *→Dihydroergotamin*
DHEA *Abk.*: *→Dehydroepiandrosteron*
DHEAS *Abk.*: Dehydroepiandrosteronsulfat
d'Herelle: Félix Hubert d'Herelle; 1873–1949; kanadischer Bakteriologe
d'Herelle-Phänomen *nt* (Ⓔ d'Herelle phenomenon): *Syn*: *Twort-d'Herelle-Phänomen, Bakteriophagie*; Zerstörung von Bakterien durch Bakteriophagen*
DHF *Abk.*: Dihydroxyfumarinsäure
DHFR *Abk.*: *→Dihydrofolatreduktase*
DHFR-Mangel *m*: *→Dihydrofolatreduktasemangel*
DHI *Abk.*: *→dekompensierte Herzinsuffizienz*
DHIA *Abk.*: *→Dehydroisoandrosteron*
DHIC *Abk.*: Dihydroisocodein
dHMCMP *Abk.*: Desoxy-5-hydroxymethyl-cytidin-monophosphat
DHN *Abk.*: 2',3'-Didehydro-2',3'-didesoxyribonucleosid
DHOCC *Abk.*: Dihydroxycholecalciferol
DHP *Abk.*: **1.** Dihydropteridin **2.** Dihydropyridin **3.** Dinonylphthalat
DHPG *Abk.*: **1.** 9-[(1,3-Dihydroxy-2-propoxy)methyl]-guanin **2.** Dihydroxyphenylglykol **3.** Dihydroxypropoxymethylguanin
DHPR *Abk.*: Dihydropteridinreduktase
DHPR-Mangel *m*: *→Dihydropteridinreduktasemangel*
DHS *Abk.*: **1.** *→Dehydrocholsäure* **2.** *→dynamische Hüftschraube*
DHSM *Abk.*: Dihydrostreptomycin
DHT *Abk.*: **1.** *→Dihydrotachysterol* **2.** *→Dihydrotestosteron* **3.** *→Dihydrothymin* **4.** Dihydroxypropyltheophyllin **5.** Dihydroxytryptamin
DHU *Abk.*: Dihydrouridin
DI *Abk.*: **1.** *→Diabetes insipidus* **2.** Dosierungsintervall **3.** *→Dosis infectiosa* **4.** Dyspnoe-Index **5.** Indikatordosis
Di *Abk.*: *→Diphtherie*
Dia-, dia- *präf.*: Wortelement mit der Bedeutung „hindurch/auseinander/zwischen"
Di|a|be|tes *m* (Ⓔ diabetes): Oberbegriff für Erkrankungen mit verstärkter Harnausscheidung; meist gleichgesetzt mit Diabetes* mellitus

Diabetes insipidus (Ⓔ diabetes insipidus): *Syn*: *Diabetes spurius, Wasserharnruhr*; Störung des Wasserstoffwechsels mit Polyurie*, Polydipsie* und Dehydratation*; im Extremfall kann es zur Ausscheidung von bis zu 40 l Urin pro Tag kommen; man unterscheidet zwischen **renalem Diabetes insipidus** und **zentralem Diabetes insipidus**, die unterschiedliche Ursachen haben; *s.a. Syndrom der inadäquaten ADH-Sekretion*

Diabetes insipidus centralis: *→zentraler Diabetes insipidus*

Diabetes insipidus neurohormonalis: *→zentraler Diabetes insipidus*
renaler Diabetes insipidus (Ⓔ nephrogenic diabetes insipidus): ***Syn*:** *Diabetes insipidus renalis*; Diabetes insipidus bei angeborener oder erworbener Resistenz der Nierentubuli gegen antidiuretisches Hormon*; der angeborene **vasopressinresistende renale Diabetes insipidus** ist selten und wird X-chromosomal oder autosomal-dominant vererbt; häufiger sind erworbene Formen bei Niereninsuffizienz oder Nierenarterienstenose; **Therapie**: Flüssigkeitsersatz, eiweiß- und salzarme Diät, Saluretika [wirken antidiuretisch beim renalen Diabetes insipidus]; Prostaglandinsynthesehemmer [Indometacin*]
Diabetes insipidus renalis: *→renaler Diabetes insipidus*
zentraler Diabetes insipidus (Ⓔ central diabetes insipidus): ***Syn*:** *Diabetes insipidus centralis, Diabetes insipidus neurohormonalis*; Diabetes insipidus durch eine Störung von Bildung oder Ausschüttung von antidiuretischem Hormon*; meist liegt die Ursache in einem benignen oder malignen Tumor der Hypophyse oder des Hypothalamus; in ca. 40 % der Fälle kann aber keine Ursache gefunden werden [**idiopathischer Diabetes insipidus**]; **Therapie**: Substitutionstherapie
juveniler Diabetes: *→insulinabhängiger Diabetes mellitus*
Diabetes mellitus (Ⓔ diabetes mellitus): ***Syn*:** *Zuckerkrankheit, Zuckerharnruhr*; chronische Störung der Verwertung von Glucose im Stoffwechsel, die auf einem relativen oder absoluten Insulinmangel oder einer Insulinverwertungsstörung beruht; die dadurch ausgelösten Veränderungen im Kohlenhydrat-, Eiweiß- und Fettstoffwechsel führen u.a. zu Glucosurie*, Polydipsie*, Polyurie*, Leistungsminderung, Gewichtsabnahme; langfristig kommt es v.a. zu Veränderungen an den Gefäßen [Arteriosklerose] und dadurch bedingte Schäden von Organen und Geweben; *s.a. Essay Diabetes mellitus S. 481*
asymptomatischer Diabetes mellitus: *→subklinischer Diabetes mellitus*
endokriner Diabetes mellitus (Ⓔ endocrine diabetes mellitus): sekundärer Diabetes mellitus durch Störung der endokrinen Sekretion von u.a. Pankreas und Nebenniere
insulinabhängiger Diabetes mellitus (Ⓔ insulin-dependent diabetes): ***Syn*:** *juveniler Diabetes, Typ-I-Diabetes*; primärer Insulinmangeldiabetes, der wahrscheinlich durch Autoantikörper verursacht wird; führt z.T. schon im Kindesalter zur Diabetesmanifestation
latenter Diabetes mellitus: *→subklinischer Diabetes mellitus*
manifester Diabetes mellitus (Ⓔ manifest diabetes): *s.u. Essay Diabetes mellitus S. 481*
medikamentöser Diabetes mellitus (Ⓔ drug-induced diabetes mellitus): sekundärer Diabetes mellitus durch Anwendung verschiedener Arzneimittel [Corticoide, Diuretika]
nicht-insulinabhängiger Diabetes mellitus (Ⓔ adult-onset diabetes): ***Syn*:** *Altersdiabetes, Typ-II-Diabetes*; durch eine Insulinresistenz verschiedener Gewebe [Muskel, Leber] und eine verminderte Insulinbildung hervorgerufener Diabetes, dessen Entwicklung auch durch Übergewicht begünstigt wird
pankreatopriver Diabetes mellitus (Ⓔ pancreoprivic diabetes mellitus): sekundärer Diabetes mellitus bei Ausfall der endokrinen Pankreasfunktion
primärer Diabetes mellitus (Ⓔ primary diabetes mellitus): genetisch bedingter, familiär gehäuft auftretender Diabetes mellitus
sekundärer Diabetes mellitus (Ⓔ secondary diabetes mellitus): nicht-essentieller/erworbener Diabetes mellitus
subklinischer Diabetes mellitus (Ⓔ latent diabetes mellitus): ***Syn*:** *asymptomatischer Diabetes mellitus, latenter Diabetes mellitus*; Bezeichnung für einen Zustand mit normalem Glucosestoffwechsel, aber pathologischer Glukosetoleranz*; 30–60 % der Patienten entwickeln innerhalb von 10 Jahren einen klinisch manifesten Diabetes
Diabetes renalis (Ⓔ renal glycosuria): ***Syn*:** *Nierendiabetes, renale Glukosurie*; autosomal-rezessiv vererbte Störung der Glucoserückresorption mit konstanter Glukosurie*
Diabetes spurius: *→Diabetes insipidus*
Typ-I-Diabetes: *→insulinabhängiger Diabetes mellitus*
Typ-II-Diabetes: *→nicht-insulinabhängiger Diabetes mellitus*

Dilalbeltilker *m* (Ⓔ diabetic): Patient mit Diabetes* mellitus, Zuckerpatient, Zuckerkranker

Dilalbeltilkelrin *f* (Ⓔ diabetic): ***Syn*:** *Zuckerpatientin, Zuckerkranke*; Patientin mit Diabetes* mellitus

dilalbeltisch *adj* (Ⓔ diabetic): Diabetes betreffend, an Diabetes leidend, zuckerkrank; durch Diabetes bedingt oder ausgelöst oder verursacht; diabetogen

dilalbeltolgen *adj* (Ⓔ **1.** diabetic **2.** diabetogenic): **1.** durch Diabetes bedingt oder ausgelöst oder verursacht; diabetisch **2.** Diabetes verursachend oder auslösend

Dilalbrolse *f* (Ⓔ diabrosis): ***Syn*:** *perforierende Ulzeration, Diabrosis*; Bezeichnung für eine Arrosion* von Gewebe durch einen ulzerativen Prozess

Dilalbrolsis *f, pl* **-ses:** *→Diabrose*

Dilalcetlälmie *f* (Ⓔ diacetemia): ***Syn*:** *Diazetämie*; Vorkommen von Acetessigsäure im Blut

Dilalceltat *nt* (Ⓔ diacetate): ***Syn*:** *Diazetat*; Salz der Acetessigsäure*

Dilalcetlulrie *f* (Ⓔ diaceturia): ***Syn*:** *Diazeturie*; Acetessigsäureausscheidung im Harn; *s.a. Ketonkörper*

Dilalceltyllmorlphin *nt* (Ⓔ diacetylmorphine): ***Syn*:** *Heroin, Diamorphin*; halbsynthetisches Morphinderivat mit starker analgetischer Wirkung und großem Abhängigkeitspotential; wird in einigen Ländern [z.B. Großbritannien] erfolgreich in der Schmerztherapie eingesetzt, spielt aber eine wesentlich größere Rolle als Rauschgift*

Dilalcyllglylcelrin *nt* (Ⓔ diacylglycerol): ***Syn*:** *Diglycerid, Diglyzerid, Diacylglyzerin*; mit 2 Fettsäuremolekülen verestertes Glycerin*; Zwischenprodukt bei der Triacylglycerin-Biosynthese; *s.a. Fett*

Dilalcyllglylcelrinllilpalse *f* (Ⓔ diacylglycerol lipase): *s.u. Lipase*

Dilalcyllglylzelrin *nt*: *→Diacylglycerin*

Dilaldolcholkilnelse *f* (Ⓔ diadochokinesia): geordneter, rhythmischer Ablauf antagonistischer Bewegungen

dilaldolcholkilneltisch *adj* (Ⓔ diadochokinetic): Diadochokinese betreffend

Dilalgnolse *f* (Ⓔ diagnosis): ***Syn*:** *Diagnosis*; Erkennung und Benennung einer gesundheitlichen Störung; auf Grund der Anamnese*, der körperlichen Untersuchung sowie der Analyse sonstiger Faktoren [z.B. Jahreszeit, bekannte Epidemien] wird entweder eine **endgültige Diagnose** gestellt und eine spezifische Behandlung begonnen [falls nötig und möglich] oder es wird eine **vorläufige Diagnose** oder **Verdachtsdiagnose** gestellt; durch diagnostische Maßnahmen kann diese vorläufige Diagnose bestätigt oder differentialdiagnostisch in Frage kommende Erkrankungen ausgeschlossen werden [**Ausschlussdiagnose, Diagnosis per exclusionem**]
klinische Diagnose (Ⓔ clinical diagnosis): auf körperlicher Untersuchung und der Interpretation von Laborwerten beruhende Diagnose

Dilalgnolsis *f, pl* **-ses:** *→Diagnose*
Diagnosis per exclusionem (Ⓔ diagnosis by exclusion): ***Syn*:** *Ausschlussdiagnose*; Krankheitsdiagnose durch Ausschluss anderer, mit denselben Symptomen einhergehender Erkrankungen

Dilalgnoslitik *f* (Ⓔ diagnostics): Gesamtheit der Maßnahmen zur Erkennung von krankhaften Veränderungen

dilalgnosltisch *adj* (Ⓔ diagnostic): Diagnose oder Diagnostik betreffend

Dilalgramm *nt* (Ⓔ diagram): graphische Darstellung, Schema; Schaubild, Kurvenbild

Dilalkilnelse *f* (Ⓔ diakinesis): Auseinanderwanderung der Chromosomenhälften in der Anaphase

dilakltin *adj* (Ⓔ diactinic): ***Syn*:** *diaktinisch*; aktinische Strahlen durchlassend

dilallylsalbel *adj* (Ⓔ dialyzable): dialysierbar

Dilallylsance *f* (Ⓔ dialysance): ***Syn*:** *Dialysierfähigkeit*; Menge einer dialysierbaren Substanz, die pro Zeiteinheit aus einem Flüssigkeitsvolumen mittels Dialyse entfernt werden kann

D

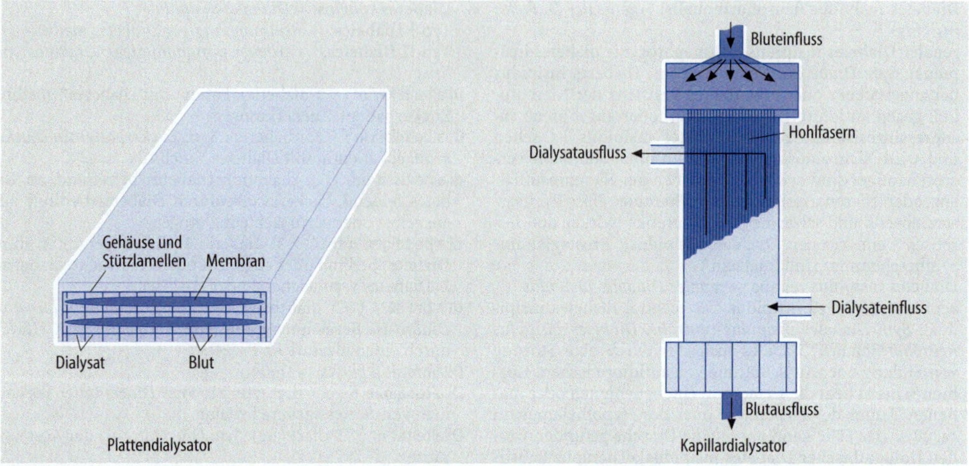

Abb. D35. Platten- und Kapillardialysator

Di|a|ly|sat *nt* (Ⓔ dialysate): durch Dialyse* abgetrennte Flüssigkeit

Di|a|ly|sa|tor *m* (Ⓔ dialyzer): Gerät für die (Hämo-)Dialyse*; prinzipiell kann man zwischen **Plattendialysatoren** [enthalten Membranschichten, die durch Kunststoffplatten getrennt sind] und **Kapillardialysatoren** [bestehten aus kleinsten Hohlfasern] unterscheiden; beide haben eine Membranoberfläche von 0,8–1,5 m^2

Di|a|ly|se *f* (Ⓔ **1.** dialysis **2.** →*Hämodialyse*): **1.** Trennung löslicher Stoffe durch Diffusion durch semipermeable Membranen **2.** →*Hämodialyse*

extrakorporale Dialyse: →*Hämodialyse*

intrakorporale Dialyse (Ⓔ intracorporeal dialysis): Hämodialyse* im Körper, z.B. Peritonealdialyse*

Di|a|ly|se|ar|thri|tis *f, pl* **-tiden:** →*Dialysearthropathie*

Di|a|ly|se|ar|thro|pa|thie *f* (Ⓔ dialysis arthropathy): *Syn*: *Dialysearthritis*; bei Langzeitdialyse auftretende meist progressive Gelenkschäden; *s.a. Hämodialyse*

Di|a|ly|se|os|te|o|pa|thie *f* (Ⓔ dialysis osteopathy): bei Langzeitdialyse auftretende Osteopathie* mit Osteomalazie*, Hyperphosphatämie* und Hyperkalzämie*; *s.a. Hämodialyse*

Di|a|ly|sier|fä|hig|keit *f*: →*Dialysance*

Di|a|me|ter *m* (Ⓔ diameter): Durchmesser; *s.a. Conjugata*

Diameter Baudelocque (Ⓔ Baudelocque's diameter): *Syn*: *Conjugata externa*; Abstand vom Oberrand der Symphyse bis zum Dornfortsatz des fünften Lendenwirbels; beträgt 18–21 cm

Diameter conjugata (Ⓔ conjugate diameter): *Syn*: *Conjugata, Conjugata pelvis*; gerader innerer Beckendurchmesser, Beckenlängsdurchmesser

Diameter mediana: →*Conjugata mediana*

Diameter obliqua pelvis (Ⓔ oblique diameter of pelvis): *Syn*: *schräger Beckendurchmesser*; Durchmesser zwischen Articulatio* sacroiliaca und Eminentia* iliopubica der anderen Beckenseite; beträgt ca. 12,5 cm

Diameter obliqua prima (Ⓔ first oblique diameter): 1. schräger Beckendurchmesser von rechts hinten nach links vorne

Diameter obliqua secunda (Ⓔ second oblique diameter): 2. schräger Beckendurchmesser von links hinten nach rechts vorne

Diameter transversa pelvis (Ⓔ transverse diameter of pelvis): *Syn*: *Beckenquerdurchmesser, querer/transverser Beckendurchmesser*; größter Abstand der rechten und linken Linea* terminalis; beträgt ca. 13,5 cm

di|a|me|tral *adj* (Ⓔ diametral): genau entgegengesetzt

di|a|me|trisch *adj* (Ⓔ diametric): Diameter betreffend

Di|a|mid *nt*: →*Hydrazin*

Di|a|min *nt* (Ⓔ diamine): Verbindung mit zwei Amingruppen

1,4-Di|a|mi|no|bu|tan *nt* (Ⓔ tetramethylenediamine): *Syn*: *Putreszin, Tetramethylendiamin, Putrescin*; bei der Eiweißzersetzung entstehendes Leichengift

2,6-Di|a|mi|no|cap|ron|säu|re *f*: →*Lysin*

Di|a|mi|no|di|phe|nyl|sul|fon *nt*: →*Dapson*

6,9-Diamino-2-ethoxyacridin *nt*: →*Ethacridin*

Di|a|mi|no|o|xi|da|se *f*: →*Diaminoxidase*

1,5-Di|a|mi|no|pen|tan *nt* (Ⓔ pentamethylenediamine): *Syn*: *Kadaverin, Cadaverin, Pentamethylendiamin*; bei bakterieller Zersetzung von Eiweißen entstehendes Leichengift

Di|a|mi|no|säu|re *f* (Ⓔ diamino acid): basische Aminosäure* mit zwei Aminogruppen

Di|a|min|o|xi|da|se *f* (Ⓔ histaminase): *Syn*: *Diaminooxidase, Histaminase*; Enzym, das eine Aminogruppe aus Diaminen abspaltet

Di|a|min|u|rie *f* (Ⓔ diaminuria): Diaminausscheidung im Harn

Diamond: Louis Klein Diamond; amerikanischer Kinderarzt (Boston) im 20. Jahrhundert

Diamond-Blackfan-Syndrom *nt* (Ⓔ Diamond-Blackfan syndrome): *Syn*: *Blackfan-Diamond-Anämie, kongenitale hypoplastische Anämie, pure red cell aplasia, chronische kongenitale aregenerative Anämie*; autosomal-rezessive, hypo- oder aplastische, normochrome Anämie mit isolierter Störung der Erythropoese*; ist meist begleitet von Daumenanomalien, Gesichtsfehlbildungen und Kleinwuchs; **Therapie**: 70 % aller Säuglinge sprechen gut auf Steroide [z.B. Prednisolon] an; der Rest muss regelmäßig Transfusionen erhalten; evtl. Knochenmarktransplantation von einem HLA-identischen Geschwisterkind

Di|a|mor|phin *nt*: →*Diacetylmorphin*

Di|a|pe|de|se *f* (Ⓔ diapedesis): Wanderung/Emigration von Zellen durch die Kapillarwand; *s.a. Diapedeseblutung*

Di|a|pe|de|se|blu|tung *f* (Ⓔ hemorrhage by diapedesis): *Syn*: *Durchtrittsblutung, Haemorrhagia per diapedesin*; Blutaustritt durch Lücken im Kapillarendothel, z.B. bei Blutstauung, hämorrhagischer Diathese*

Di|a|pha|nie *f*: →*Diaphanoskopie*

Di|a|pha|no|skop *nt* (Ⓔ diaphanoscope): Apparat zur Diaphanoskopie*

Di|a|pha|no|sko|pie *f* (Ⓔ diaphanoscopy): *Syn*: *Diaphanie, Transillumination*; Durchleuchten eines Körperteils oder Organs mit einer starken Lichtquelle

Di|a|pho|ra|se *f* (Ⓔ diaphorase): *Syn*: *Lipoamiddehydrogenase*; Flavoenzym, das im Citratzyklus Wasserstoff auf NAD überträgt

Di|a|pho|re|se *f* (Ⓔ diaphoresis): Schweißsekretion, Schwitzen; *s.a. Perspiration*

Di|a|pho|re|ti|kum *nt, pl* **-ka** (Ⓔ diaphoretic): *Syn*: *Diaphoreticum, Sudoriferum, Sudorifikum, Hidrotikum*; schweißtreibendes Mittel

Diabetes mellitus

F. Rinninger, E. Standl

Diabetes mellitus ist ein Sammelbegriff für eine ätiologisch und pathogenetisch heterogene Gruppe von chronischen Krankheiten des Kohlenhydratstoffwechsels, deren gemeinsames Charakteristikum Hyperglykämie* ist. Die Pathogenese des **Typ-1-Diabetes** [früher **insulinabhängiger Diabetes, IDDM**] ist durch einen absoluten Insulinmangel gekennzeichnet. Ursache des **Typ-2-Diabetes** [früher **nicht-insulinabhängiger Diabetes, NIDDM**] ist eine verminderte Insulinwirkung an den Zielgeweben dieses Hormons [*Insulinresistenz*] sowie eine Störung der Insulinsekretion.

Akute Komplikationen des Diabetes sind Hyperglykämie* und therapiebedingte Hypoglykämien*. Chronische Komplikationen sind Mikroangiopathie* [Nieren, Augenfundus], Neuropathie* sowie Makroangiopathien*.

Überlebensnotwendig bei Typ-1-Diabetes ist die Substitution des defizienten Insulins. Therapiegrundlagen bei Typ-2-Diabetes sind eine angemessene Ernährung und vermehrte körperliche Aktivität; beide Maßnahmen sollen auch zur Verminderung des häufig bestehenden Übergewichtes beitragen. Ergänzend kann bei Typ-2-Diabetes auch mit oralen Antidiabetika und/oder Insulininjektionen behandelt werden. Weitere Therapieoptionen bei Diabetes sind die Pankreasorgantransplantation und die Inselzelltransplantation sowie künftig wahrscheinlich die Inhalation von Insulin.

Einteilung und Klinik

Die **Klassifikation des Diabetes mellitus** erfolgt nach der Einteilung von American Diabetes Association [ADA 1997] und WHO [1985] (Tab.1).

Der unbehandelte manifeste Diabetes mellitus ist durch folgende **Symptome** gekennzeichnet:

- Polydipsie
- Polyurie [durch osmotische Diurese], Nykturie
- Exsikkose
- Müdigkeit, Abgeschlagenheit, Leistungsschwäche
- Gewichtsabnahme [durch Katabolie]
- Sehstörungen, Muskelkrämpfe [durch Störungen des Elektrolyt- und Wasserhaushaltes]
- Amenorrhoe, verminderte Libido und Potenz
- Infektanfälligkeit, schlechte Wundheilung
- Pruritus, Hautinfektionen
- Übelkeit, Erbrechen, abdominelle Schmerzen [bei Ketoazidose]
- Acetongeruch in der Atemluft [nur bei Ketoazidose].

Spezielle Diabetesformen

Typ-1-Diabetes mellitus

Manifestiert sich meistens vor dem 40. Lebensjahr, tritt häufig akut, gelegentlich auch subakut auf [Tab. 2]. Die familiäre Belastung ist geringer als beim Typ-2-Diabetes. Als Folge einer autoimmunologischen Destruktion der β-Zellen* der Langerhans*-Inseln im Pankreas* besteht ein **absoluter Insulinmangel.** Insulin ist im Serum nicht messbar oder deutlich erniedrigt. Typ-1-Diabetiker sind absolut insulinab-

Tab. 1. Klassifikation des Diabetes mellitus (nach ADA 1997)

- Typ-1-Diabetes mellitus (β-Zell-Destruktion, die zum absoluten Insulinmangel führt)
  - Immunologisch vermittelt
- Typ-2-Diabetes mellitus (kann sich erstrecken von einer vorwiegenden Insulinresistenz mit relativem Insulinmangel bis zu einem vorwiegend sekretorischen Defekt mit Insulinresistenz)
- Andere spezifische Typen (Beispiele)
  - Genetische Defekte der β-Zell-Funktion
    - Chromosom 12, HNF-1α (früher MODY 3)
    - Chromosom 7, Glukokinase (früher MODY 2)
    - Chromosom 20, HNF-4α (früher MODY 1)
    - Mitochondriale DNS (MIDD, „maternally inherited diabetes and deafness")
  - Genetische Defekte der Insulinwirkung
    - Typ-A-Insulinresistenz
    - Rabson-Medenhall-Syndrom
  - Krankheiten des exokrinen Pankreas
    - Pankreatitis
    - Pankreatektomie nach Neoplasie
    - Zystische Fibrose
    - Hämochromatose
  - Endokrinopathien
    - Akromegalie
    - Cushing-Syndrom
  - Drogen- oder chemikalieninduziert
    - Pentamidin
    - Glucocorticoide
    - Schilddrüsenhormone
    - β-adrenerge Agonisten
    - α-Interferon
  - Infektionen
    - Kongenitale Rötelninfektion
  - Seltene Formen eines immunologisch bedingten Diabetes
    - „Stiff-Man"-Syndrom
    - Antiinsulinrezeptorantikörper
  - Andere genetische Syndrome, die vereinzelt mit Diabetes vergesellschaftet sind
    - Down-Syndrom
    - Klinefelter-Syndrom
- Gestationsdiabetes (GDM)

hängig. Möglicherweise können exogene Faktoren [z.B. Viren, Albumin aus Kuhmilch] den Krankheitsprozess begünstigen.

Autoantikörper sind im Serum oft schon Jahre vor der Diabetes-Manifestation nachweisbar:
- zytoplasmatische Inselzellantikörper [ICA],
- Insulinautoantikörper [IAA],
- Antikörper gegen die Glutamat-Decarboxylase [Anti-GAD],
- IA-2 Antikörper [Tyrosin-Phosphatase].

Typ-2-Diabetes mellitus

Manifestation nach dem 40. Lebensjahr [Tab. 2]; ein Auftreten in jüngeren Altersgruppen, auch bei übergewichtigen Jugendlichen, wird jedoch immer häufiger beobachtet. Meist allmählicher Beginn. Typ-2-Diabetiker sind oft lange symptomarm. Ausgeprägte genetische Veranlagung.

Einerseits besteht eine **Insulinresistenz**, andererseits eine **Störung der Insulinsekretion.** Die Insulinsekretion nimmt im Verlauf von Jahren progredient ab. Im Plasma ist Insulin erhöht oder erniedrigt, im Bezug zur Höhe der Glucose besteht allerdings immer ein relatives Insulindefizit.

Begünstigende Faktoren für die Manifestation eines Typ-2-Diabetes [Beispiele]:
- stammbetonte Adipositas,
- Überernährung, Mangel an Ballaststoffen,
- körperliche Inaktivität,
- Schwangerschaft,
- Dyslipoproteinämie [Hypertriglyzeridämie, vermindertes HDL-Cholesterin],
- Lebererkrankungen,
- Endokrinopathien [Erhöhung kontrainsulinärer Hormone, Akromegalie, Cushing-Syndrom],
- Stressfaktoren [Infektionen, Traumen, Operationen, Myokardinfarkt u. a.],
- Medikamente [Corticosteroide, Diuretika, Ovulationshemmer u. a.].

Tab. 2. Klinische Charakteristika des Diabetes mellitus Typ 1 und Typ 2

Klinisches Charakteristikum	Typ 1	Typ 2
Genetik	HLA-Allel	Unbekannt
Typisches Alter bei Manifestation	< 40 Jahre bzw. 15.–24. Lebensjahr	> 40 Jahre
Körpergewicht	Normal-/Untergewicht	Übergewicht
Manifestationsgeschwindigkeit	Meist rasch	Langsam
Plasmainsulin	Niedrig oder nicht messbar	Normal oder hoch
Immunphänomene (Autoantikörper)	Häufig positiv	Negativ
Glucosestoffwechsel	Labil	Stabil
Neigung zu Ketose	Ausgeprägt	Gering
Akutkomplikationen	Ketoazidose	Hyperosmolare Entgleisung
Insulintherapie	Absolut indiziert	Bei Versagen der oralen Therapie

Metabolisches Syndrom

Umfasst eine Krankheitsentität, die häufig schon vor der Manifestation eines Typ-2-Diabetes erkannt werden kann. Ist gekennzeichnet durch:
- Insulinresistenz [vorwiegend im Muskel],
- Hyperinsulinämie,
- normale Glucose > Glucoseintoleranz > Hyperglykämie,
- arterielle Hypertonie,
- Dyslipoproteinämie [VLDL-Triglyzeride erhöht, HDL-Cholesterin erniedrigt],
- Adipositas mit androider [stammbetonter] Fettverteilung,
- Gerinnungsstörungen.

Pathophysiologischer Ausgangspunkt ist möglicherweise eine angeborene Unterempfindlichkeit gegenüber endogenem Insulin [Insulinresistenz], die durch eine erworbene Insulinresistenz bei Adipositas und Bewegungsmangel verstärkt wird.

Für die Prognose beim metabolischen Syndrom ist entscheidend, dass die Inzidenz von Mikro- und Makroangiopathie* massiv erhöht ist.

Gestationsdiabetes

Bezeichnung für jede während der Schwangerschaft erstmalig erkannte Glucosetoleranzstörung. Ist in der Regel postpartum reversibel; typisch ist die Manifestation im 2. Trimenon. Das mütterliche Risiko einer Diabetesmanifestation nach der Entbindung beträgt etwa 3–4 % pro Jahr. Ungefähr 10 % der Frauen mit Gestationsdiabetes weisen Autoantikörper im Sinne eines Typ-1-Diabetes auf; bei letzteren bleibt die Insulinbedürftigkeit meist postpartum bestehen.

Bei Gestationsdiabetes besteht eine erhöhte Mortalität und Morbidität für Mutter und Fetus.

Gestörte Glucosetoleranz

Die **gestörte** oder **pathologische Glucosetoleranz** [**Impaired Glucose Tolerance, IGT**] ist durch eine erhöhte Blutglucose beim oralen Glucosetoleranztest* [OGTT] definiert. Bei diesen Personen ist das Risiko einer späteren Diabetesmanifestation [ca. 5 % pro Jahr] und das Risiko für Mortalität und für Gefäßkomplikationen erhöht. Die Glucosetoleranz kann sich jedoch im Verlauf auch wieder normalisieren.

Die gestörte Glucosetoleranz kann nach den aktuell gültigen Kriterien sowohl mit dem OGTT als auch anhand der Nüchternglucose [**abnorme Nüchternglucose, Impaired Fasting Glucose, IFG**] diagnostiziert werden.

Diagnose

Labordiagnostik

Blutzucker: Die Diabetesdiagnose wird durch die Hyperglykämie* gesichert. Diagnosekriterien siehe Tab. 3 und 4. Physiologischerweise wird im Urin keine Glucose ausgeschieden. Sie ist jedoch dann im Harn nachweisbar, wenn in der Niere die glomeruläre Filtration* die tubuläre Rückresorption überschreitet. Diese als **Nierenschwelle** bezeichnete Grenze liegt **bei normaler Nierenfunktion** bei einer Blutglucose von **150–180 mg/dl.** Die **Glucosurie** korreliert in einem gewissen Ausmaß mit der Blutglucosekonzentration oberhalb der Nierenschwelle.

Tab. 3. Laborchemische Diagnosekriterien für Diabetes mellitus (ADA 1997; WHO 1985)

Blutglucose-konzentration	Vollblut (kapillär)	Vollblut (venös)	Plasma (venös)
Nüchtern	≥110 mg/dl (6,1 mmol/l)	≥110 mg/dl (6,1 mmol/l)	≥126 mg/dl (7,0 mmol/l)
2 h nach Glucose-belastung (OGTT)	≥200 mg/dl (11,1 mmol/l)	≥180 mg/dl (10,0 mmol/l)	≥200 mg/dl (11,1 mmol/l)

Tab. 4. Kriterien zur Diagnose eines Diabetes mellitus (ADA 1997; WHO 1985)

Stadium	Nüchternplasmaglucose	Gelegenheitsblutzucker	Oraler Glucosetoleranztest (OGTT, kapilläres Vollblut)
Diabetes	>126 mg/dl (7,0 mmol/l)	>200 mg/dl (11,1 mmol/l im kapillären Vollblut) und Symptome	2-h-Wert >200 mg/dl (11,1 mmol/l)
Gestörte Glucosetoleranz (impaired fasting glucose, IFG)	>110, ≤126 mg/dl (6,1–7 mmol/l) (venöses Plasma)		2-h-Wert >140, ≤200 mg/dl (7,8--11,0 mmol/l)
Normal	≤110 mg/dl (6,1 mmol/l)		2-h-Wert ≤140 mg/dl (7,8 mmol/l)

Ketonkörper im Urin. Eine Bestimmung ist v.a. indiziert bei Stoffwechselentgleisung und bei interkurrenten Erkrankungen [z.B. Fieber, Brechdurchfall]. Eine geringgradige **Ketonurie*** findet sich beim Fasten. Eine massive Ketonurie tritt bei Insulinmangel auf, z.B. bei Manifestation eines Typ-1-Diabetes.

Die pankreatischen β-Zellen sezernieren **C-Peptid** und Insulin in äquimolaren Mengen. Die C-Peptid-Plasmakonzentration reflektiert die endogene Insulinsekretion; exogen zugeführtes Insulin wird nicht erfasst.

Immundiagnostik: Bei einer Risikokonstellation kann durch immunologische [ICA, IA-2, IAA sowie Anti-GAD], genetische [HLA-Typisierung] und metabolische [Insulinsekretion] Parameter das Risiko eines später auftretenden Diabetes abgeschätzt werden. Bei Manifestation unterstützen Autoantikörper die Diagnose Typ-1-Diabetes; negative Befunde schließen letzteren jedoch nicht aus.

Autoantikörper haben eine Bedeutung bei der Differenzierung von Typ-1- vs. Typ-2-Diabetes im Alter zwischen 35 und 65 Jahren [**latent autoimmune diabetes in adults, LADA-Diabetes**].

Der **orale Glucosetoleranztest** [OGTT] dient zur Differenzierung zwischen normaler Glucosetoleranz, gestörter [pathologischer] Glucosetoleranz und manifestem Diabetes. **Indikationen** sind v.a. Blutglucose im Verdachtsbereich, Glucosurie, familiäre Diabetesbelastung, Adipositas und Komplikationen in der Gravidität [z.B. Gestationsdiabetes, fetale Makrosomie]. **Kontraindikationen** sind z.B. manifester Diabetes aufgrund von Klinik, Anamnese und eindeutig nachgewiesener Hyperglykämie, ausgeprägte Ketonurie oder akute Erkrankungen [z.B. Myokardinfarkt, Leberkrankheiten].

D

Beurteilung des OGTT [siehe auch Tab. 4]:

- **unauffälliger OGTT:** kapilläre Blutglucose
  nach 1 h < 200 mg/dl [< 11,1 mmol/l]
  nach 2 h < 140 mg/dl [< 7,8 mmol/l]
- **gestörte Glucosetoleranz [pathologischer OGTT]:** kapilläre Blutglucose
  nüchtern < 110mg/dl [< 6,1 mmol/l]
  nach 2 h zwischen 140 und 200 mg/dl [7,8 und 11,1 mmol/l]
- **manifester Diabetes mellitus:** kapilläre Blutglucose
  nüchtern > 110 mg/dl [> 6,1 mmol/l]
  nach 2 h > 200 mg/dl [> 11,1 mmol/l].

Ablauf der Diagnostik

Die Diagnose Diabetes mellitus basiert auf:

- charakteristischer Anamnese,
- typischen klinischen Befunden,
- Labordiagnostik.

Blutglucose: Zur Diabetesdiagnose genügt eine Nüchternplasmaglucose von >126 mg/dl [7 mmol/l]; mehrfache Bestimmungen sind erforderlich. Ein Diabetes kann auch diagnostiziert werden, wenn klassische Symptome und ein Gelegenheitsblutzucker > 200 mg/dl [11,1 mmol/l] vorliegen. Ein OGTT [oder ein Nüchternblutzucker] ist in diesem Fall nicht notwendig. Fehlen typische Symptome, sollte wiederholt die Nüchternplasmaglucose bestimmt werden.

Eine Nüchternblutglucose zwischen 110 und 126 mg/dl [6,1 und 6,9 mmol/l] entspricht der Definition für eine „Impaired fasting Glucose" [IFG] [s. oben]. Zum Nachweis oder Ausschluss eines manifesten Diabetes mellitus sollte eine orale Glucosebelastung durchgeführt werden.

OGTT: Bei nicht eindeutiger Anamnese, fragwürdigen klinischen Befunden und einer grenzwertigen Hyperglykämie wird die orale Glucosebelastung [OGTT] empfohlen.

Allgemeine Therapieprinzipien

Therapieziele

Vermeidung akuter Komplikationen: Bedrohlich sind **hyperglykämische Stoffwechselentgleisungen** wie die diabetische Ketoazidose* oder das hyperglykämische, hyperosmolare, nichtketoazidotische Dehydratationssyndrom. Analog sind auch **therapiebedingte Hypoglykämien** gefährlich.

Vermeidung von Spätfolgen: Bedrohlich sind mikro- und makrovaskuläre Spätkomplikationen [Augen, Nieren, Nerven, große Blutgefäße]; bei jüngeren Patienten ist ihre Vermeidung ein primäres Therapieziel.

Individuelle Therapieziele

Jede Diabetesbehandlung soll sich am individuellen Therapieziel orientieren. Bei der Definition dieses Ziels müssen die Lebenserwartung, die Lebensqualität, die Beschwerden, das biologische Alter und Begleitkrankheiten berücksichtigt werden. **Im Idealfall** wird durch die Therapie eine **Normoglykämie** erreicht. Letzteres ist bei jüngeren Patienten ein primäres Ziel.

Kriterien für die Qualität der Stoffwechseleinstellung

Information über die Qualität der Stoffwechseleinstellung geben:

- Hämoglobin A_{1c} [HbA_{1c}],
- Ergebnisse der Blutzuckerselbstkontrolle,
- Komplikationen [Hyper- und Hypoglykämien],
- Körpergewicht.

Stoffwechselkontrolle

Tab. 5 zeigt auf, welche Glucosewerte zu verschiedenen Zeiten anzustreben sind.

Weitere Parameter: Bei der Beurteilung der Stoffwechseleinstellung müssen auch potentiell bedrohliche Hyper- und Hypoglykämien Berücksichtigung finden. Zwischen der mittleren Blutglucose und der Hypoglykämieinzidenz besteht eine inverse Beziehung. Die diabetische Ketoazidose ist auch heute noch mit einer hohen Letalität assoziiert. Übergewicht ist mit signifikanten Risiken behaftet.

Tab. 5. Stoffwechselkontrolle für Patienten mit Diabetes mellitus (ADA 1997)

Parameter	Nicht-diabetisch	Ziel	Änderung sinnvoll
Präprandiale Glucose [mg/dl]	< 115	80–120	< 80, > 140
Glucose vor dem Schlafen [mg/dl]	< 120	100–140	< 100, > 160
HbA_{1c} [%]	< 6	< 7	> 8

D

Laborparameter zur Beurteilung der Stoffwechseleinstellung bei Diabetes

Hämoglobin A_{1c} [HbA_{1c}] ist ein *Langzeitparameter* für die Qualität der Stoffwechseleinstellung. Proportional zur mittleren Blutglucosekonzentration nimmt die HbA_{1c}-Fraktion zu. HbA_{1c} reflektiert die Glucosekonzentration über etwa *2 Monate*. Bei stoffwechselgesunden Personen oder sehr gut eingestellten Diabetikern finden sich bis zu 6,0 % HbA_{1c}.

Allgemeine therapeutische Maßnahmen

Bei **Typ-1-Diabetes** ist die **Insulinsubstitution** Grundlage jeder Therapie, während bei **Typ-2-Diabetes** die **Ernährung** Basis jeder Behandlung ist. Ergänzt wird sie durch ausreichende körperliche Aktivität. Ernährung und Aktivität sollen zum Erreichen des idealen Körpergewichtes beitragen. Nur wenn mit dieser „Basistherapie" die Hyperglykämie* nicht befriedigend gesenkt werden kann, ist die Indikation für eine zusätzliche medikamentöse Behandlung gegeben.

Bestandteil jeder Diabetestherapie sind die **Stoffwechselselbstkontrolle** durch den Patienten sowie **Diabetikerschulung**. Regelmäßige **körperliche Aktivität** wird Diabetikern empfohlen [täglich 20 min mäßiggradige Aktivität]. Sie kann allerdings Hypoglykämien auslösen. Diesem Risiko muss durch zusätzliche Kohlenhydrate, einer Anpassung der Insulindosis und mit Blutzuckerkontrollen begegnet werden.

Grundlagen der Ernährung

Die Ernährung ist essentieller Therapiebestandteil bei Diabetes. Ziele sind hierbei:

- Vollwertige Ernährung [essentielle Nahrungsbestandteile, Vitamine, Mineralien]. Die **Ernährung bei Diabetes ist fettarm, kohlenhydrat- und ballaststoffreich** [Tab. 6],
- Normoglykämie, Vermeidung von Hypo- und Hyperglykämien,
- Vermeidung diabetischer Folgeerkrankungen,
- Bedarfsgerechte Energiezufuhr. Insbesondere beim Typ-2-Diabetes muss die tägliche Gesamtenergiezufuhr beachtet werden. Sie soll so bemessen sein, dass Übergewichtige abnehmen, Idealgewichtige ihr Körpergewicht konstant halten und Untergewichtige in gewissen Grenzen zunehmen. Erstrebenswert für Erwachsene ist ein body mass index* [BMI] von 19–25 kg/m^2.

Generelle diätetische Prinzipien bei Diabetes mellitus

Ernährung bei diätetisch behandeltem Typ-2-Diabetes mellitus: Im Frühstadium Reduktion des meist bestehenden Übergewichts. Empfohlen werden ein reduzierter Anteil gesättigter Fette und ballastoffreiche Kohlenhydrate. Eine Verteilung der Ernährung auf mehrere kleine, über den Tag verteilte Mahlzeiten ist nicht zwingend erforderlich. Kohlenhydrataustauscheinheiten sind entbehrlich.

Ernährung bei Diabetes mellitus unter konventioneller Insulin- und Sulfonylharnstofftherapie: Das blutzuckersenkende Wirkprofil ist starr vorgegeben, deshalb müssen die Kohlenhydratmahlzeiten zeitlich und quantitativ auf die medikamentöse Therapie abgestimmt werden. Verteilung der Nahrungskohlenhydrate auf 6–7 Mahlzeiten pro Tag [3 kleinere Haupt-, 2–3 Zwischen- und eine Spätmahlzeit] wirkt auch Schwankungen der Blutzuckerprofile [postprandiale Glucosespitzen] entgegen und

Tab. 6. Ernährungsempfehlungen bei Diabetes mellitus (mod. nach Toeller 1993)

Stoffgruppe	Substanzen und Empfehlungen
Kohlenhydrat (KH)	KH-Anteil 50–55 % der Gesamtkalorien; Lebensmittel, die reich an löslichen Ballaststoffen sind oder einen niedrigen glykämischen Index (niedrige Blutglucosewirksamkeit) haben, werden empfohlen
	Saccharose (= Haushaltszucker) in mäßigen Mengen akzeptabel (<10% der Gesamtenergie), möglichst „verpackt" in Mahlzeiten. Getränke mit hohem Saccharose- und/oder Glucosegehalt werden nur bei Hypoglykämien empfohlen (rascher Glucoseanstieg)
Fett	Fettanteil 30–35 % der Gesamtkalorien, davon gesättigte Fettsäuren maximal 1/3, einfach ungesättigte Fettsäuren etwa 1/3, mehrfach ungesättigte Fettsäuren etwa 1/3, Cholesterin maximal 300 mg pro Tag
Eiweiß	Proteinanteil 10–20 % der Gesamtkalorien
Zuckerersatzstoffe	Zyklamat, Saccharin, Acesulfam und Aspartam sind zum Süßen erlaubt, z. B. in Getränken; sie werden nicht berechnet
Zuckeraustauschstoffe	Fructose und andere kalorienhaltige Austauschstoffe müssen kalorisch berechnet werden, heute nicht mehr empfohlen
Alkohol	Mengen, die 1 oder 2 Gläser Wein pro Tag äquivalent sind, sind akzeptabel. Alkohol sollte nur in Verbindung mit KH-haltigen Mahlzeiten genossen werden wegen Hypoglykämierisiko
Kochsalz	Begrenzung auf maximal 6 g pro Tag (Hypertonierisiko)
Schätzeinheit	Schätzeinheit für Kohlenhydrate ist die Broteinheit (BE). 1 BE entspricht 10–12 g verwertbaren Kohlenhydraten, z. B. 25 g Schwarzbrot, 65 g Kartoffeln, etwa 15 g Teigwaren, etwa 100 g Obst

mindert das Hypoglykämierisiko. Zeiten und Mengen von Nahrungskohlenhydraten werden in einem Ernährungsplan festgehalten, die Kohlenhydrate werden entsprechend den Schätzeinheiten [z.B. BE] abgeschätzt.

Ernährung bei intensivierter Insulintherapie und kontinuierlicher subkutaner Insulininfusion: Bei Typ-1, vereinzelt auch bei Typ-2, soll das physiologische Wechselspiel von nahrungsbedingter Blutglucosesteigerung und insulininduzierter Glucosesenkung durch die Therapie nachgeahmt werden.

Bei der **intensivierten Insulintherapie** [ICT] bzw. bei der **Insulinpumpe** [**kontinuierliche subkutane Insulininfusion, CSII**] werden der basale, nicht-mahlzeitenabhängige Insulinbedarf und die prandialen Insulinapplikationen getrennt. Hierdurch sind Zeit und Umfang der jeweiligen Mahlzeit in gewissen Grenzen wählbar. Üblich sind 3 Hauptmahlzeiten, zu denen jeweils eine angepasste Normalinsulindosis injiziert wird. Wegen der relativ langen Wirkungsdauer von Normalinsulin sind in der Regel Zwischenmahlzeiten zur Vermeidung von Hypoglykämien erforderlich. Schätzeinheiten für den Austausch von Nahrungskohlenhydraten [BE] werden empfohlen.

Bei ICT werden für den mahlzeitenbezogenen Insulinbedarf auch sehr kurz wirksame **Insulinanaloga** verwendet. Letztere haben im Vergleich zu Normalinsulin eine kürzere Wirkungsdauer. Auf Zwischenmahlzeiten kann häufig verzichtet werden.

Stoffwechselselbstkontrolle

Blutzuckerbestimmungen sind bei Insulintherapie indiziert und werden mit Teststreifen oder sog. Sensoren und Messgeräten durchgeführt. Bei intensivierten Therapieformen [ICT und CSII] oder in der Gravidität sind mindestens 4 Messungen pro Tag indiziert. Bei Typ-2-Diabetes sind häufig 2 Blutzuckertagesprofile pro Woche ausreichend.

Ketonuriebestimmungen mit Teststreifen sind vor allem bei Stoffwechselentgleisungen indiziert.

Spezielle Therapie

Insulintherapie

Die pankreatischen β-Zellen sezernieren kontinuierlich Insulin* zur Aufrechterhaltung des basalen Stoffwechsels [**Basalsekretion**]. Zusätzlich erfolgt bei jeder Mahlzeit eine an die Kohlenhydratmenge angepasste Insulinsekretion [**prandiale Sekretion**]. An seinen Zielgeweben fördert Insulin den Transport von Glucose*, Aminosäuren* und Kalium* in die Zellen. Weiterhin stimuliert es anabole Stoffwechselwege; katabole Prozesse und die Gluconeogenese werden durch Insulin* gehemmt.

Indikationen für die Insulintherapie

- Typ-1-Diabetes [absolute Indikation],
- Typ-2-Diabetes mit unbefriedigender Stoffwechseleinstellung unter Therapie mit oralen Antidiabetika,
- Hyperglykämische diabetische Stoffwechselentgleisungen ,
- Typ-2-Diabetes bei größeren operativen Eingriffen,
- Schwere Infektionen, häufig bei Corticosteroidtherapie in hoher Dosierung,
- Gestationsdiabetes, wenn mit Diät keine Normoglykämie erreicht wird,
- Unverträglichkeit, Nebenwirkungen oder Kontraindikationen für orale Antidiabetika bei Typ-2-Diabetes,
- Sekundärer Diabetes mellitus, z.B. nach Pankreasresektion.

Kontraindikationen der Insulintherapie

- Diätetisch behandelbarer Typ-2-Diabetes,
- Schwere Insulinallergien [relative Kontraindikation, Rarität],
- Schwierige praktische Durchführung [relative Kontraindikation; z.B. alleinlebende, ältere, blinde Patienten],
- Unzuverlässige Insulininjektion [z.B. Drogenabhängige].

Insulinpräparate [Tab. 7]

Humaninsulin und Analoga von Humaninsulin werden verwendet. Modifikationen der Molekülstruktur verändern bei Insulinanaloga die Wirkdauer.

Der **tägliche Insulinbedarf** beträgt **bei Typ-1-Diabetes** etwa 0,5–1,0 IU/kg KG pro Tag. Bei Typ-2-Diabetes und Übergewicht ist der Insulinbedarf in der Regel höher, vereinzelt bis 2,0 IU/kg KG pro Tag.

Bei den **sehr kurz wirksamen Insulinanaloga** sind Aminosäuren in der B-Kette des Insulinmoleküls verändert. Im Vergleich zu Normalinsulin werden sie schneller resorbiert; dies ergibt einen schnelleren Wirkbeginn und eine kürzere Wirkdauer. Der Abstand zwischen Injektion und Beginn der Mahlzeit [sog. **Spritz-Ess-Abstand**] beträgt 0–15 min. Verwendung für die **mahlzeitenbezogene Applikation bei intensivierter Insulintherapie** und für **Insulinpumpen.**

D

Tab. 7. Insulinpräparate (Auswahl)

Präparat	Spezies		Wirkungs-eintritt [min]	Wirk-dauer [h]	U-40-Flasche	U-100-Patrone	Fertigspritze (U-100)
Kurz und sehr kurz wirkende Insuline und Insulinanaloga							
Insuman Rapid (Aventis)	Human		30	5–8	+	+	+
Insulin Actrapid HM (Novo Nordisk)	Human		30	bis 8	+	+	+
Humalog (Lispro) 100 (Lilly)	Analoginsulin (Human)		15	2–5	–	+	+
NovoRapid (Aspart) (Novo Nordisk)	Analoginsulin (Human)		15	2–5	–	+	+
Intermediär wirksame Insuline (NPH-Insuline)							
Insuman Basal (Aventis)	Human		60	11–20	+	+	+
Huminsulin Basal (NPH) (Lilly)	Human		30–60	18–20	+	+	+
Insulin Protaphan HM (Novo Nordisk)	Human		90	bis 24	+	+	+
Präparat	**Spezies**	**pH**	**Wirkungs-eintritt [min]**	**Wirk-dauer [h]**	**Konzen-tration**	**Patrone (U-100)**	**Fertigspritze**
Langwirksame Insuline (Insulin-Zink-Suspension und Analogon)							
Insulin Ultratard HM 40 (Novo Nordisk)	Human	7,2	90–240	bis 28	U-40	–	–
Lantus (Insulin Glargin), (Aventis)	Analogon (Human)	4,0	ca. 60	22 bis >24	U-100	+	+
Insulin Detemir (Novo Nordisk)	modifiziertes Humaninsulin			bis über 20	noch nicht zugelassen		

Präparat	Spezies	pH	Normal-insulinanteil [%]	Wirkungs-eintritt [min]	Wirkdauer [h]
Kombinationsinsuline (Mischinsuline) (Fast alle Insuline sind sowohl als U-40 (für Insulinspritzen) als auch als U-100 für Injektoren [sog. Pens] im Handel. Einige Präparate sind auch als Fertigspritze [U-100] verfügbar [z. B. OptiSet von Aventis]					
Insuman Comb 25 U-40, U-100 (Aventis)	Human	7,3	25	30–45	12-18
Huminsulin Profil III, U-40, U-100 (Lilly)	Human	7,2	30	30	14–15
Insulin Actraphane HM 30/70, U-40, U-100 (Novo Nordisk)	Human	7,2	30	30	bis 24

Präparat	Spezies	Wirkungs-eintritt [min]	Wirk-dauer [h]
Biphasische Protamin-Mischanaloga (Diese Insuline sind als U-100-Patronen für Injektoren (sog. Pens) und als Fertigspritzen (U-100) verfügbar)			
Humalog Mix 25 (Lilly)	Analoginsulin: Lispro (Human)	20	18
NovoMix 30 (Novo Nordisk)	Analoginsulin: Aspart (Human)	20	17

Normalinsulin [früher **Altinsulin**] enthält unmodifiziertes [natives] Insulin. Wegen des verzögerten Wirkungsbeginns wird ein Spritz-Ess-Abstand von 10–30 min. empfohlen. Normalinsulin findet bei der **mahlzeitenbezogenen Applikation bei intensivierter Insulintherapie** Verwendung. Auch bei der **konventionellen Insulintherapie** ist Normalinsulin in der Regel in einer Mischung mit NPH-Verzögerungsinsulin indiziert. **Stoffwechselentgleisungen** werden mit Normalinsulin behandelt.

Bei den **intermediär wirksamen Insulinen** wird eine Verzögerung der Insulinabsorption und somit eine längere Wirkdauer [12–18 h] durch Zusätze [Zink, Protamin] erreicht. *Insulin, Protamin und Zink* bilden bei **NPH-Insulin [Neutral-Protamin-Hagedorn-Insulin]** Kristalle; die verzögerte Resorption ergibt den Depoteffekt.

Insulin-Zink-Suspensionen [**Lente-Insuline**] sind **lang wirksame Insuline.** Sie werden heute nur noch selten verwendet. Bei Zinküberschuss entstehen in Natriumacetatgepuffer *schwer lösliche Zink-Insulin-Komplexe* mit sehr langer Wirkungsdauer [über 24 h].

Modifikationen des Insulinmoleküls und Zinkzusatz geben dem **sehr lang wirksamen Insulinanalogon** [**Insulin Glargine, Lantus**] ein Wirkungsprofil von etwa 24 h Dauer. Mit einer Injektion kann der tägliche Insulinbasalbedarf abgedeckt werden. Verwendung als **Basalinsulin bei der intensivierten Insulintherapie**, aber auch **in Kombination mit oralen Antidiabetika.** In der Schwangerschaft nicht zugelassen.

Kombinations- oder Mischinsulin, d.h. Mischungen aus **Normal- und NPH-Verzögerungsinsulin** ergeben ein biphasisches Wirkungsprofil mit einer raschen initialen Phase [Normalinsulin] und einer zweiten langsameren Phase [NPH-Verzögerungsinsulin].

Insulinapplikation

Einmalspritzen werden für die Injektion verwendet; die Graduierung ist auf U-40-Insulin abgestimmt. **Insulininjektoren** [**Pens**] enthalten auswechselbare insulingefüllte Patronen [U-100]. **Insulinfertigspritzen** sind insulingefüllte Einmalspritzen [U-100]. Bei **Insulinpumpen** wird Insulin aus einer extern getragenen Pumpe über einen Katheter subkutan infundiert.

Inhalatives Insulin. Ein neues Therapieprinzip ist die Inhalation von Insulin. Hierbei wird Insulin mit einem speziellen Gerät als Trockenpulveraerosol [*dry powder aerosol*] in die Lungen inhaliert. Entsprechend den bisher vorliegenden Studienergebnissen ist inhalatives Insulin bei Diabetes als **prandiales Insulin** geeignet.

Intensivierte konventionelle Insulintherapie [ICT]

Synonyme: Basis-Bolus-Therapie, multiple subkutane Insulininjektionen, physiologische Insulintherapie.

Prinzip: Zur Nachahmung der physiologischen Hormonsekretion wird der Nüchterninsulinbedarf [**Basalbedarf**] durch Verzögerungsinsulin, der mahlzeitenbezogene durch kurz wirksames Normalinsulin oder durch ein sehr kurz wirksames Insulinanalogon abgedeckt [Abb. 1]. Mit dieser Therapie kann die Einnahme-Zeit und die Menge von Nahrungskohlenhydraten variiert werden.

Typische Indikationen:

- Typ-1-Diabetiker, bei denen eine Normoglykämie angestrebt wird,
- insulinbedürftiger Typ-2-Diabetes, besonders bei jüngeren, motivierten Patienten,
- insulinbedürftiger Gestationsdiabetes.

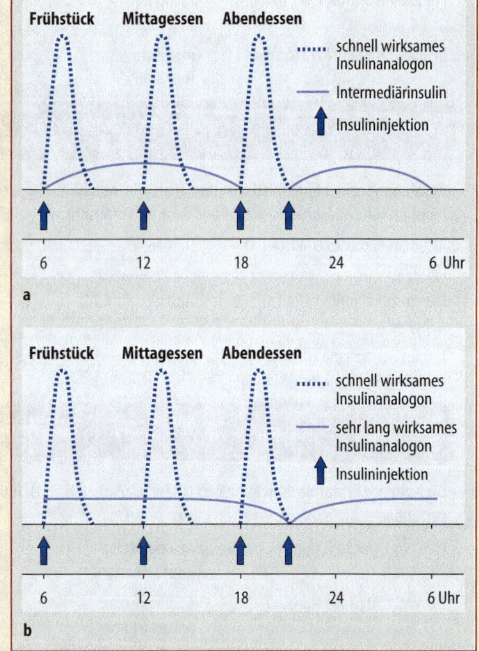

Abb. 1. Intensivierte Insulintherapie. **a** unter Verwendung von einem schnell wirksamen Insulinanalogon und NPH-Intermediärinsulin; **b** mit einem lang wirksamen Insulinanalogon

Kontinuierliche subkutane Insulininfusion [CSII, Insulinpumpe]

Prinzip: Eine extern tragbare, elektronisch gesteuerte Präzisionspumpe infundiert Insulin über eine Kanüle in das abdominelle Subkutangewebe. Insulin wird kontinuierlich [*basal*] zur Abdeckung des Basalbedarfs verabreicht; der Patient ruft mahlzeitenbezogen [*Bolus*] zusätzlich Insulin für die Nahrungskohlenhydrate ab. Voraussetzung für diese Therapie sind engmaschige Blutzuckerselbstkontrollen [> 4 pro Tag].

Typische Indikationen [Beispiele]:

- Typ-1-Diabetes, auch bei instabilem Stoffwechsel,
- schmerzhafte sensorische Neuropathie,
- ausgeprägtes „Dawn-Phänomen" [zwischen 3.00 Uhr und 7.00 Uhr früh Anstieg des Blutzuckers],
- nächtliche Hypoglykämien,
- sehr flexible Lebensumstände [z.B. Schichtarbeit, Reisen].

Mit Insulinpumpen kann eine **nahezu normoglykämische Stoffwechseleinstellung** erreicht werden, die der Qualität bei ICT allerdings nur geringgradig überlegen ist. Die Hypoglykämiefrequenz ist nicht wertbar erhöht. Allerdings ist die Gefahr einer Ketoazidose größer. Ketonkörpermonitoring im Urin wird bei Entgleisungen empfohlen.

Konventionelle Insulintherapie

Prinzip: Vor dem Frühstück werden Normal- und Verzögerungsinsulin injiziert. Normalinsulin deckt die Kohlenhydrate des 1. und des 2. Frühstücks ab; Verzögerungsinsulin das Mittagessen und die Kaffeemahlzeit und weiterhin den Basalbedarf. Vor dem Abendessen werden ebenfalls Normal- und Verzögerungsinsulin appliziert. Normalinsulin deckt das Abendessen und die Spätmahlzeit ab, Verzögerungsinsulin den nächtlichen Basalbedarf [Abb. 2]. Vereinzelt ist eine morgendliche Insulininjektion ausreichend.

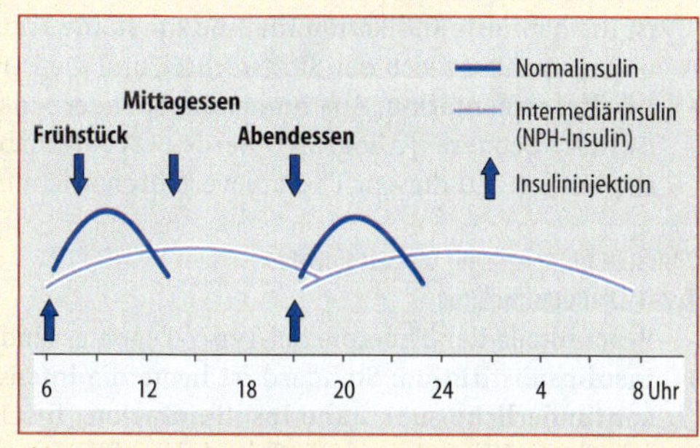

Abb. 2. Konventionelle Insulintherapie [schematisierte Darstellung]

Ernährung. Das Insulinwirkprofil bei konventioneller Insulintherapie ist vorgegeben. Deshalb muss die Ernährung angepasst werden. Erforderlich sind 3 Haupt- und 2 Zwischenmahlzeiten sowie 1 Spätmahlzeit.

Typische Indikationen [Beispiele]:

- insulinpflichtiger Typ-2-Diabetes [häufig],
- Patienten mit Typ-1-Diabetes, die eine intensivierte Insulintherapie ablehnen oder dafür nicht geeignet sind,
- verschiedene andere Diabetesformen, z.B. bei Pankreaserkrankungen, sekundär bei Endokrinopathien etc.

Komplikationen und Nebenwirkungen einer Insulintherapie

Hypoglykämien sind die häufigste Komplikation der Insulintherapie. Zu Beginn einer Insulinbehandlung tritt häufig eine **Gewichtszunahme** auf; **Insulinödeme** können passager manifest werden. Bei erheblichen akuten Veränderungen der Stoffwechsellage können reversible **transitorische Refraktionsanomalien** auftreten. **Insulinallergie**, d.h. allergische Reaktionen gegen exogenes Insulin oder dessen Begleit- und Trägerstoffe, sind heute sehr selten.

Orale Antidiabetika [Tab. 8]

Tab. 8. Orale Antidiabetika

Bezeichnung	Handelsname	Menge pro Tablette [mg]	Tägliche Dosierung [mg]	Elimination	Wirkpotenz
Häufig verwendete Sulfonylharnstoffpräparate					
Glibenclamid	Euglucon N, Semi-Euglucon, Glibenclamid	3,5	1,75–10,5	Hepatorenal	++
Gliquidon	Glurenorm	30	30–120	Hepatisch	+
Glimepirid	Amaryl	1, 2, 3	1-6	Hepatorenal	++
Prandiale Glucoseregulatoren: Nateglinid und Repaglinid (Glinide) (Einnahme präprandial vor den Hauptmahlzeiten)					
Nateglinid	Starlix	60, 120 mg	3-mal 60–120 mg pro Tag		
Repaglinid	NovoNorm	0,5, 1, 2 mg; Beginn mit 0,5 mg, maximal 2 mg pro Mahlzeit	maximal 6 mg pro Tag		
Thiazolidinedione (Glitazone)					
Pioglitazon	Actos	15, 30, 45	1-mal 15 mg oder 30 mg, maximal 1-mal 45 mg pro Tag		
Rosiglitazon	Avandia	2, 4, 8	1- bis 2-mal 4 mg pro Tag (maximal)		

D

Transplantationen bei Diabetes mellitus

Pankreasorgantransplantation und Inselzelltransplantation sind Therapieoptionen, mit denen ohne exogene Insulinzufuhr und ohne Hypoglykämierisiko eine Normoglykämie erreicht wird.

- **Pankreasorgantransplantation.** Eine terminale, dialysepflichtige Niereninsuffizienz bei Typ-1-Diabetes ist die häufigste Indikation für eine simultane Transplantation von Pankreas und Niere. Bei dieser Therapie normalisiert sich der Stoffwechsel, und die Patienten sind unabhängig von exogenem Insulin.
- **Inseltransplantation.** Aus humanem Spenderpankreas werden insulinproduzierende Langerhans-Inseln isoliert. Letztere [Allograft] werden Typ-1-Diabetikern über die Pfortader heterotop in die Leber implantiert. Zu diesem Therapieverfahren zeichnen sich vielversprechende Perspektiven ab.

Therapie bei speziellen Diabetesformen

Typ-1-Diabetes mellitus

Bestandteile der Therapie bei Typ-1-Diabetes sind:

- **Insulinsubstitution**: Standard ist heute die **intensivierte Insulintherapie** [**ICT**]. Eine Alternative ist die **kontinuierliche subkutane Insulininfusion** [Insulinpumpe, CSII], z.B. bei stoffwechsellabilen Patienten oder beim Wunsch nach flexibler Lebensführung zu erwägen.
- **Ernährungsbehandlung**: Die Kohlenhydrate werden i.d.R. auf 6–7 Mahlzeiten pro Tag verteilt. Bei Verwendung von sehr kurz wirksamen Insulinanaloga sind oft 3 Mahlzeiten ausreichend. Längerfristig sollen eine ausgewogene Nährstoffzufuhr und ein ideales Körpergewicht erreicht werden.
- **Stoffwechselselbstkontrollen** [meist **Blutzucker**]: Basierend auf diesen Untersuchungen trifft der Patient eigenständige Therapieanpassungen.
- **Schulung** der Patienten: Komplikationen können durch die aktive Einbindung des Patienten in die Behandlung vermieden werden.

MODY-Diabetes

Die Manifestation des **MODY-Diabetes** [**maturity-onset diabetes of the young**] liegt in der Regel vor dem 25. Lebensjahr; die Vererbung ist autosomal dominant. Mutationen in 6 verschiedenen Genen können zu unterschiedlichen MODY-Entitäten führen, deren pathophysiologische Basis oft eine β-Zell-Dysfunktion ist. Häufig wird über Jahre mit Diät und vermehrter körperlicher Aktivität behandelt. Medikamentös kann oft mit oralen Antidiabetika [Sulfonylharnstoff], vereinzelt auch mit Insulin therapiert werden.

Typ-2-Diabetes mellitus

Für die **gestörte Glucosetoleranz** existieren keine Behandlungsempfehlungen.

Bei der Behandlung des **Typ-2-Diabetes** sollten solche Medikamente Verwendung finden, deren positiver Effekt und Sicherheit in prospektiven randomisierten kontrollierten Langzeitstudien nachgewiesen wurde [Abb. 3, Tab. 9].

Basisbehandlung ist eine **angepasste Ernährung** und **vermehrte körperliche Aktivität**; bei Übergewicht soll hiermit auch eine Gewichtsabnahme angestrebt werden. Bei unbefriedigender Stoffwechseleinstellung ist die Indikation für eine zusätzliche medikamentöse Therapie gegeben. Führt eine Monotherapie nicht zu einer befriedigenden Stoffwechseleinstellung, werden orale Antidiabetika kombiniert [Tab. 10].

Bei **normalgewichtigen Typ-2-Diabetikern** [10–20 % der Diabetiker] steht oft ein Insulinmangel pathogenetisch im Vordergrund. Basis ist nicht selten ein Typ-1-Diabetes, der erst im höheren Lebensalter manifest wird [**late onset autoimmune diabetes in**

Tab. 9. Medikamentöse Therapie bei Typ-2-Diabetes mellitus

Substanzgruppe	Präparate
Sulfonylharnstoff	Glibenclamid, Gliquidon, Glimepirid
Prandiale Glucoseregulatoren (PGR) (Glinde)	Nateglinid, Repaglinid
Biguanid	Metformin
α-Glucosidase-Hemmstoff	Acarbose
Glitazone	Pioglitazon, Rosiglitazon
Insulin	Normalinsulin Basalinsulin (NPH) Mischinsulin Sehr kurz wirksame Insulinanaloga (Lispro, Aspart) Sehr lang wirksames Insulinanalogon (Glargin)

Tab. 10. Häufig verwendete Kombinationen oraler Antidiabetika

Frühere Stadien des Typ-2-Diabetes	Acarbose + Metformin Acarbose + Sulfonylharnstoff oder Glinid Acarbose + Glitazon (bisher nicht zugelassen)
Fortgeschrittene, spätere Stadien des Typ-2-Diabetes	Metformin + Sulfonylharnstoff oder Glinid Metformin + Sulfonylharnstoff oder Glinid + Acarbose Glitazon + Metformin Glitazon + Sulfonylharnstoff (eingeschränkt zugelassen)

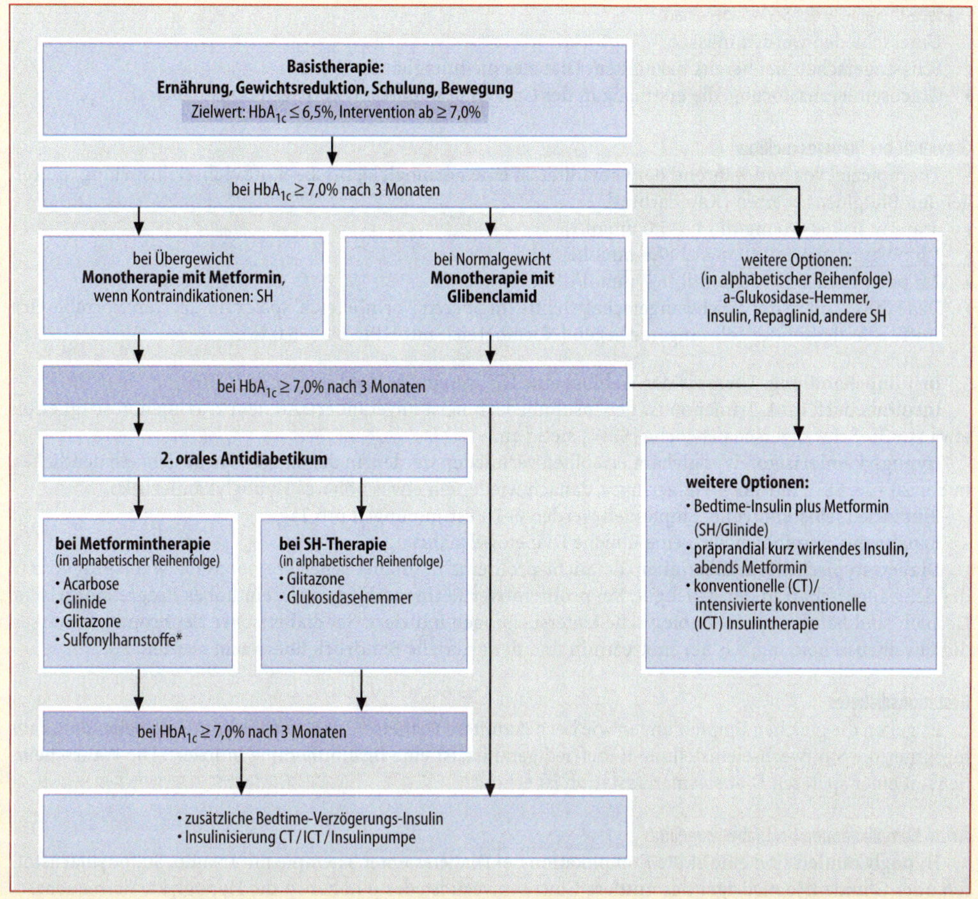

Abb. 3. Stufenplan der medikamentösen Therapie bei Typ-2-Diabetes. Die Kombination von Sulfonylharnstoffen (SH) und Metformin wird häufig angewendet. Neuere Studien ergaben Hinweise auf negative kardiovaskuläre Auswirkungen dieser Kombinationstherapie. Anmerkung: Nach Anfertigung des Manuskripts wurde eine Monotherapie mit Glitazonen bei Typ-2-Diabetes mellitus zugelassen

adults, LADA]. Ein Sulfonylharnstoffpräparat [oder Glinid] kann die endogene Insulinsekretion stimulieren, vereinzelt sind auch Glucosidasehemmer wirksam. Wegen des Insulinmangels ist häufig die Indikation für eine Insulintherapie gegeben.

Ältere Typ-2-Diabetiker sollten wegen des Risikos von schweren Hypoglykämien mit Sulfonylharnstoffen zurückhaltend behandelt werden, ähnliches gilt für Glinide. Oft ist die Indikation für eine [konventionelle] Insulintherapie gegeben.

Ein **Sekundärversagen der oralen Diabetestherapie** liegt vor, wenn unter Ausschöpfung aller diätetischen und medikamentösen Maßnahmen mit oralen Antidiabetika der individuell festgelegte metabolische Zielbereich nicht [mehr] erreicht wird. Die Ursache ist ein endogener, relativer Insulinmangel bei fortbestehender Insulinresistenz. Die Häufigkeit dieses Therapieversagens nimmt mit steigender Diabetesdauer zu.

Im Sekundärversagen ist die **Kombinationstherapie Insulin/orale Antidiabetika** etabliert. Hierbei stimulieren Sulfonylharnstoffe die endogene Insulinsekretion; exogen zugeführtes Insulin gleicht das endogene Defizit aus.

Nicht massiv übergewichtige, jüngere Typ-2-Diabetiker werden heute mit einer **intensivierten Insulintherapie** behandelt. Hiermit kann eine normnahe Stoffwechseleinstellung bei guter Lebensqualität und flexibler Lebensführung erreicht werden. **Ältere Typ-2-Diabetiker** werden häufig mit einer konventionellen Insulintherapie behandelt.

D

Diabetestherapie in der Schwangerschaft

Unterschieden werden müssen:

- Schwangerschaft bei bereits bekanntem Diabetes mellitus [häufig Typ-1],
- Glucosetoleranzstörung, die erstmalig in der Gravidität manifest wird [Gestationsdiabetes].

Gravidität bei Diabetes mellitus

Therapieziel vor und während der Gravidität ist eine normoglykämische Stoffwechseleinstellung mit folgenden Blutglucosewerten [Kapillarblut]:

- präprandial 60–90 mg/dl [3,3–5,0 mmol/l],
- 1 h postprandial < 140 mg/dl [7,8 mmol/l],
- 2 h postprandial < 120 mg/dl [6,7 mmol/l],
- Das HbA_{1c} soll in der 1. Schwangerschaftshälfte im oberen Normbereich, später im unteren Normbereich stoffwechselgesunder Schwangerer liegen [Normbereich mit HPLC: 4,8–6,0 %].

Insulinbehandlung. Therapie der Wahl ist eine ICT, vereinzelt Insulinpumpen [CSII].

Insulinbedarf. Im 1. Trimenon ist der Insulinbedarf meist unverändert. Ab dem 2. Trimenon steigt er bis etwa zur 36. Schwangerschaftswoche [SSW] stetig an.

Hypoglykämierisiko. Hypoglykämien sollten vermieden werden. In der 6.–16. SSW besteht ein deutliches, in der 20.–36. SSW nur noch ein geringes, danach wieder ein etwas höheres Hypoglykämierisiko.

Blutzuckerselbstkontrolle. Empfohlen werden 6–7 Bestimmungen pro Tag.

Ernährung. Empfohlen wird eine übliche Diabetes-Ernährung.

Diabetestypische Komplikationen. Bei **nicht-proliferativer diabetischer Retinopathie** ist die Prognose in der Schwangerschaft in der Regel gut. Bei **proliferativer Retinopathie** besteht ein hohes Progressionsrisiko. Deshalb sind häufige ophthalmologische Untersuchungen indiziert. Bei **diabetischer Nephropathie** müssen die Eiweißausscheidung, das Serumkreatinin und der arterielle Blutdruck überwacht werden.

Gestationsdiabetes

Es gelten die gleichen Empfehlungen wie bei bekanntem Diabetes. Zunächst wird mit Diät behandelt. Falls hierunter die Stoffwechseleinstellung unbefriedigend ist, ist eine Insulintherapie indiziert. Die Wahrscheinlichkeit einer späteren Diabetesmanifestation ist erhöht.

Akute Komplikationen bei Diabetes mellitus

Hypoglykämien sind eine akute Komplikation bei Diabetes unter Therapie mit Insulin, Sulfonylharnstoffen oder Gliniden. Je niedriger das mittlere Glucoseniveau ist, desto höher ist die Hypoglykämiefrequenz. **Prädisponierende Faktoren** sind [Beispiele]:

- Überdosierung von Insulin oder Sulfonylharnstoff,
- nicht ausreichende Nahrungszufuhr [Auslassen einer Mahlzeit],
- ungewöhnliche körperliche Aktivität [Sport],
- hypophysäre, adrenokortikale oder Schilddrüseninsuffizienz,
- bei interkurrenter Erkrankung [Brechdurchfall],
- Alkoholkonsum [hemmt hepatische Glucoseproduktion].

Die klinische **Verdachtsdiagnose** Hypoglykämie wird durch die Blutglucosebestimmung [kapilläre Glucose unter 50 mg/dl] bestätigt, z.B. mit Blutzuckerteststreifen.

Therapie von Hypoglykämien

- Bei noch **erhaltenem Bewusstsein** Traubenzucker [z.B. 20 g als Würfel] oder kohlenhydrathaltige Getränke [z.B. normaler Apfelsaft] oral; wirksam innerhalb von Minuten.
- Bei **Bewusstseinstrübung** oder **Bewusstlosigkeit** intravenöse Applikation von Glucoselösung [Bolus, z.B. 25 oder 50 g Glucose als 50 %ige Lösung]; danach evtl. Glucoselösung [5- oder 10 %ig] als kontinuierliche Infusion. Glucagon* [1 mg, i.m. oder s.c.] kann von Angehörigen injiziert werden. Durch Stimulation der hepatischen Glykogenolyse erfolgt ein Blutglucoseanstieg innerhalb von Minuten.

Akute und vital bedrohliche **hyperglykämische Stoffwechselentgleisungen** bei Diabetes sind:

- diabetische Ketoazidose [Coma diabeticum],
- hyperglykämisches, hyperosmolares, nichtketoazidotisches Dehydratationssyndrom [hyperosmolares Koma].

Bei **diabetischer Ketoazidose** [**Coma diabeticum**] imponieren *Bewusstseinsstörungen* bis zum *Bewusstseinsverlust*. Leitbefunde bei der **Diagnostik** sind *Hyperglykämie* [bis 500 mg/dl], *Glucosurie* [massiv],

Ketonurie [stark positiv] und *metabolische Azidose* [vereinzelt pH < 7,0, Bicarbonat deutlich erniedrigt]. Betroffen sind *Typ-1-Diabetiker*.

Therapie der diabetischen Ketoazidose

- **Rehydrierung** durch parenterale Flüssigkeitszufuhr zum Ausgleich des Defizits [3–6 l, vereinzelt mehr]; isotone Kochsalzlösung [NaCl 150 mmol/l], z.B. 0,5[–1] l/h in den ersten 4 h, danach Anpassung; bei Blutglucose < 300 mg % oder bei Hypernatriämie [> 155 mmol/l] kann nach der initialen Stabilisierung halbisotone Kochsalzlösung [75 mmol/l] verabreicht werden.
- **Humanes Normalinsulin i.v.**, initial 5–10 IU als Bolus, danach wird kontinuierlich 4–10 IU/h intravenös infundiert [Motorspritze]; Dosisanpassung nach Blutglucose.
- **Elektrolyte**: initial 20 mmol [bei ausgeprägter Hypokaliämie* 40 mmol] Kaliumchlorid pro 1 l Salzlösung.
- **Säure-Basen-Haushalt**: bei Azidose* [pH < 7,0–7,1] oder bei Kreislaufdepression Infusion von Natriumbicarbonatlösung [100 mmol].
- In der Regel **intensivmedizinische Behandlung**.

Das **hyperglykämische, hyperosmolare, nichtketoazidotische Dehydratationssyndrom** [**hyperosmolares Koma**] ist durch exzessive *Hyperglykämie* [bis 1.000 mg/dl], ausgeprägte *Exsikkose*, *Hyperosmolarität* [bis 380 mosmol/kg] und *Bewusstseinsstörungen* gekennzeichnet. Im Unterschied zur diabetischen Ketoazidose fehlen eine ausgeprägte Ketose* [Ketonurie] und eine Azidose*. Betrifft v.a. ältere Patienten mit bisher unbekanntem *Typ-2-Diabetes*; wird häufig durch Infektionen oder Medikamente ausgelöst.

Die **Therapie** erfolgt ähnlich wie bei diabetischer Ketoazidose.

Chronische Komplikationen bei Diabetes mellitus

Langzeitkomplikationen bei Diabetes bestimmen heute wesentlich die Prognose. Abhängig von der Diabetesdauer, der Qualität der Stoffwechseleinstellung und möglicherweise weiteren Faktoren [Genetik?] treten Komplikationen nach 15–25 Jahren Krankheitsdauer auf. Zahlreiche Untersuchungen zeigen, dass eine nahezu normoglykämische Stoffwechseleinstellung Komplikationen verhindern kann.

Die wichtigsten Langzeitkomplikationen sind:

- **Diabetische Angiopathien**, als
  Makroangiopathie mit vorzeitiger *Atherosklerose mittlerer und großer Blutgefäße*; führt u.a. zu koronarer Herzkrankheit [z.B. stummer Myokardinfarkt*], arterieller Verschlusskrankheit* [AVK, diabetischer Fuß], zerebrovaskulärer Insuffizienz* [z.B. zerebraler Insult], Nierenarterienstenose* [z.B. arterielle Hypertonie*].
  Mikroangiopathie mit Verdickung der Basalmembran von *Kapillaren* v.a. von Nierenglomeruli [Glomerulosklerose*], Augenhintergrund [diabetische Retinopathie*].
- **Sensible** oder **sensomotorische, distale, symmetrische diabetische Polyneuropathie**, die sich in den distalen Abschnitten der unteren Extremitäten mit Schmerzen, Parästhesien [*burning feet*], Hyperästhesien und Taubheitsgefühl manifestiert. Motorische Störungen können hinzukommen.
- **Autonome diabetische Neuropathie** von
  Kardiovaskulärem System: orthostatische Hypotonie*, Ruhetachykardie, Abnahme der Herzfrequenzvariabilität, verminderte oder fehlende Wahrnehmung von Angina pectoris [stummer Myokardinfarkt*], evtl. maligne Herzrhythmusstörungen, möglicherweise plötzlicher Herztod.
  Gastrointestinaltrakt: Störungen der Ösophagusmotilität [Schluckbeschwerden], Gastroparese* [Völlegefühl, evtl. postprandial Hypoglykämien wegen Magenentleerungsstörung], Gallenblasenatonie, diabetische Enteropathie* [Diarrhoe], anorektale Dysfunktion [Inkontinenz].
  Urogenitaltrakt: diabetische Zystopathie [Blasenentleerungsstörung], erektile Dysfunktion*.
  Extremitätentrophik: Anhidrose*, Hyperkeratose*, Ödem, abnorme Druckbelastung durch gestörte Tiefensensibilität mit resultierenden trophischen Ulzera, Gangrän, Osteoarthropathie [Charcot-Fuß], diabetisches Fußsyndrom.
  Neuroendokrinem System: hypoglykämieassoziierte autonome Dysfunktion. Reduktion bzw. Fehlen der hormonellen Gegenregulation und Hypoglykämiewahrnehmung [*hypoglycemia unawareness*]; verminderte Katecholaminsekretion.

Quellenhinweise

Zeichnung Abb. 1–3: Bitmap, Mannheim

di|a|pho|re|tisch *adj* (Ⓔ diaphoretic): die Schweißsekretion fördernd oder anregend, schweißtreibend

Di|a|phrag|ma *nt, pl* **-ma|ta, -men** (Ⓔ **1.–2.** diaphragm **3.** diaphragm pessary): **1.** (halbdurchlässige) Scheidewand oder Membran, Blende **2.** *→Zwerchfell* **3.** *→Diaphragmapessar*

Diaphragma oris (Ⓔ floor of mouth): vom Musculus* mylohyoideus gebildeter muskulärer Mundboden

Diaphragma pelvis (Ⓔ pelvic diaphragm): ***Syn:*** *Beckenboden*; vom Musculus* levator ani beider Seiten und dem Musculus* coccygeus gebildeter muskulärer Abschluss des kleinen Beckens, der auf der Oberseite durch die Fascia* superior diaphragmatis pelvis und auf der Unterseite durch die entsprechende Fascia* inferior diaphragmatis pelvis bedeckt ist

Diaphragma sellae (Ⓔ diaphragm of sella turcica): Fortsetzung der Dura* mater, die die Fossa* hypophysialis oben abdeckt

Diaphragma urogenitale (Ⓔ urogenital diaphragm): ***Syn:*** *Urogenitaldiaphragma*; vorderer Teil des Beckenbodens, durch den Harnröhre und Scheide ziehen; wird von Musculus* transversus perinei profundus und superficialis, Membrana* perinei und Fascia* perinei gebildet

di|a|phrag|mal *adj*: *→diaphragmatisch*

Di|a|phrag|mal|gie *f* (Ⓔ diaphragmalgia): ***Syn:*** *Diaphragmodynie, Zwerchfellschmerz*; Schmerz im Zwerchfell

Di|a|phrag|ma|pes|sar *nt* (Ⓔ diaphragm pessary): ***Syn:*** *Scheidendiaphragma, Diaphragma*; Gummikappe, die als mechanisches Verhütungsmittel den Muttermund bedeckt; wird zu Erhöhung der kontrazeptiven Wirkung mit einem spermiziden Gel bestrichen; muss vor dem Geschlechtsverkehr eingesetzt und kann frühestens 6 Stunden nach dem Verkehr entfernt werden; neuere Modelle aus Silikon werden durch einen Saugmechanismus an der Portio fixiert und können bis zu 48 h belassen werden

di|a|phrag|ma|tisch *adj* (Ⓔ diaphragmatic): ***Syn:*** *diaphragmal*; Diaphragma oder Zwerchfell betreffend

Di|a|phrag|ma|ti|tis *f, pl* **-ti|ti|den** (Ⓔ diaphragmatitis): ***Syn:*** *Diaphragmitis*; Zwerchfellentzündung; tritt praktisch nur als Begleitentzündung bei Pleuritis* oder Peritonitis* auf; führt zu Hochstellung der befallenen Zwerchfellseite, Einschränkung der Atembewegungen, Oberbauch- und Brustkorbschmerzen mit Ausstrahlung zur Schulter

di|a|phrag|ma|ti|tisch *adj* (Ⓔ diaphragmitic): ***Syn:*** *diaphragmitisch*; Zwerchfellentzündung/Diaphragmatitis betreffend, von ihr betroffen oder gekennzeichnet

Di|a|phrag|mi|tis *f, pl* **-ti|den**: *→Diaphragmatitis*

Di|a|phrag|mo|dy|nie *f*: *→Diaphragmalgie*

di|a|phy|sär *adj* (Ⓔ diaphysial): Knochenschaft/Diaphyse betreffend

Di|a|phy|se *f*: *→Diaphysis*

Di|a|phy|sek|to|mie *f* (Ⓔ diaphysectomy): ***Syn:*** *Diaphysenentfernung, Diaphysenresektion*; operative Entfernung einer Knochendiaphyse

Di|a|phy|sen|ent|fer|nung *f*: *→Diaphysektomie*

Di|a|phy|sen|ent|zün|dung *f* (Ⓔ diaphysitis): Diaphysitis*

Di|a|phy|sen|frak|tur *f* (Ⓔ diaphyseal fracture): ***Syn:*** *Schaftbruch, Schaftfraktur*; Schaftbruch eines langen Knochens; nach der AO unterscheidet man einfache Frakturen [**A-Frakturen**], Frakturen mit Biegungskeil [**B-Frakturen**] und Trümmerfrakturen [**C-Frakturen**]

Di|a|phy|sen|re|sek|ti|on *f*: *→Diaphysektomie*

Di|a|phy|sis *f, pl* **-ses** (Ⓔ diaphysis): ***Syn:*** *Knochenschaft, Diaphyse*; röhrenförmiges Mittelstück langer Knochen; besteht aus einer stark ausgebildeten Kompakta* [Substantia compacta], die die Markhöhle [Cavitas* medullaris] umgibt

Di|a|phy|si|tis *f, pl* **-ti|den** (Ⓔ diaphysitis): ***Syn:*** *Diaphysenentzündung*; Entzündung der Knochendiaphyse

di|a|phy|si|tisch *adj* (Ⓔ diaphysitic): Diaphysitis betreffend, von ihr betroffen oder gekennzeichnet

di|a|pla|zen|tar *adj* (Ⓔ diaplacental): ***Syn:*** *diaplazentär*; durch die Plazenta* hindurch

di|a|pla|zen|tär *adj*: *→diaplazentar*

DIAR *Abk.*: Dextran-induzierte anaphylaktoide Reaktion

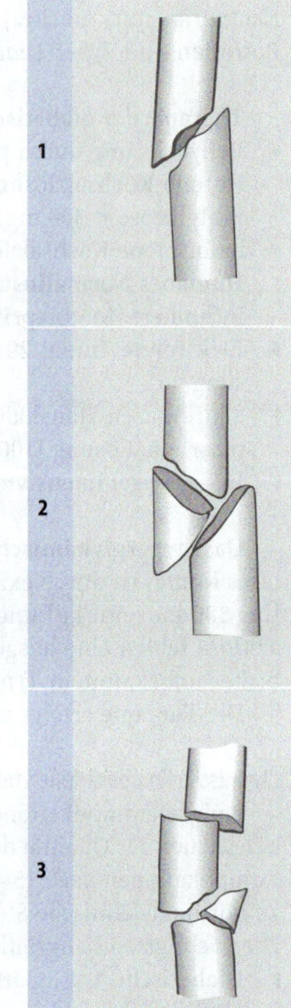

Abb. D37. Diaphysenfrakturen

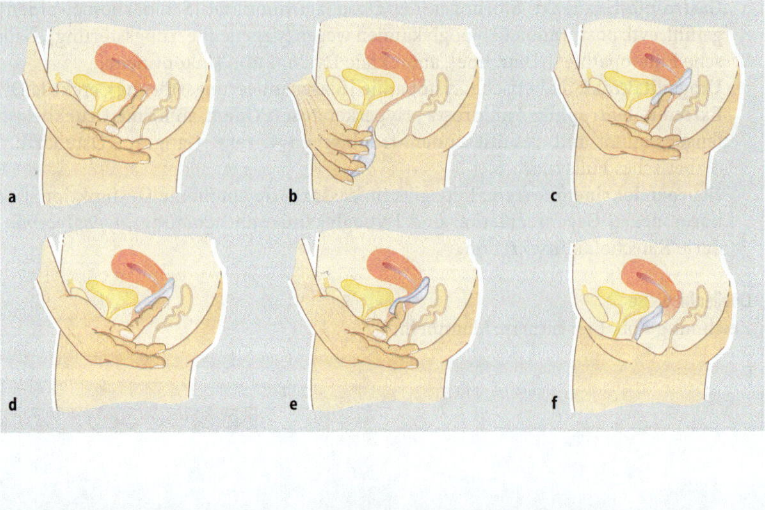

Di|ar|rhö *f, pl* **-rhö|en** (Ⓔ diarrhea): ***Syn:*** *Durchfall, Durchfallkrankheit, Diarrhoe, Diarrhoea, Diarrhöe*; häufige Ausscheidung wässriger oder breiiger Stühle; die Stuhlfrequenz ist meist erhöht [mehr als 3-mal pro Tag], und das Stuhlgewicht liegt über 200 g/Tag; die Diarrhö ist eine unspezifische Reaktionsform des Gastrointestinaltraktes auf eine Reihe von externen oder internen Faktoren; neben Infektionen können Medikamente, Stress, Erkrankungen der Leber, Galle oder Bauchspeicheldrüse, chronisch entzündliche Darmerkrankungen, Nahrungsmittelallergien u.ä. als Auslöser fungieren; klinisch unterscheidet man zwischen **akuter und chronischer Diarrhö**

Abb. D36. Diaphragmapessar. Einsetzen [a-d] und Entfernen [e] eines Diaphragmapessars; falsch eingeführtes Pessar [f]

Diagnostik: in den meisten Fällen ist es möglich, aus der Anamnese, dem zeitlichen Verlauf und der körperlichen Untersuchung auf die Ursache zu schließen; chronische Diarrhöen erforden aber oft eine aufwendigere diagnostische Abklärung; die **Therapie** der Diarrhö hat 3 Ziele: **1.** Ersatz der verlorenen Flüssigkeit und Elektrolyte **2.** Verminderung/Einschränkung weiterer Flüssigkeits- und Elektrolytverluste **3.** spezifische Therapie der Ursache

akute Diarrhö (Ⓔ acute diarrhea): plötzliches Auftreten von 3 oder mehr wässrigen oder ungeformten Stühlen pro Tag oder plötzliche Veränderung der Stuhlgewohnheiten mit ungeformten Stühlen sowie Fieber, Bauchkrämpfen, Tenesmen und Erbrechen; ist die akute Diarrhö von Blut-, Schleim- und Eiterabgang begleitet, wird sie als **Dysenterie** bezeichnet

Tab. D38. Schweregrad der akuten Diarrhö

	Mild bis mäßig	Schwer
Nichtinflammatorische Diarrhö (Cholerasyndrom)	Fieber ≤ 38,5 °C, keine oder leichte Dehydratation (< 5–9 % des Körpergewichts)	Fieber > 38,5 °C, Dehydratation > 10 % des Körpergewichts, Elektrolytentgleisung, Volumenschock
Inflammatorische Diarrhö (Dysenteriesyndrom)	Hämoccult positiv für Stuhl, Leukozyten positiv für Stuhl, Fieber ≤ 38,5 °C, Tenesmen	Blut im Stuhl, makroskopisch Eiter im Stuhl, Fieber > 38,5 °C, schwere Bauchkrämpfe, septisch-toxischer Allgemeinzustand

Tab. D39. Klassifizierung des Körpergewichts nach BMI-Werten

	Inflammatorische Diarrhö	Nichtinflammatorische Diarrhö
Synonym	Dysenterie-Syndrom, invasive-zytotoxische Diarrhö	Cholera-Syndrom, nichtinvasive Diarrhö
Klinik		
Stuhlvolumen	Klein	Groß
Stuhlcharakteristika	Blutig	Wässrig
Schmerzlokalisation	Linker Unterbauch und Kolonrahmen	Periumbilikal
Vomitus	Selten	Häufig
Tenesmen	Ja	Nein
Fieber	Ja	Gelegentlich
Abklärungen		
Elektrolytstörungen	Selten	Ja
Leukozyten im Stuhl	Ja	Selten
Hämocult	Positiv	Negativ
Involvierter Darmabschnitt	Kolon, Ileum	Dünndarm
Keime	Shigellen, Salmonellen, Campylobacter, Amöben, enteroinvasive und enterohämorrhagische Escherichia coli, Yersinia enterocolitica, Clostridium difficile (Vibrio parahaemolyticus, Aeromonas hydrophila, Plesiomonas shigelloides	Vibrio cholerae, enteropathogene und enterotoxische Escherichia coli, Viren, Staphylococcus aureus, Bacillus cereus, Giardia lamblia
Abklärung	Ja	Bei schwerer Dehydratation

die häufigste Form der akuten Diarrhö ist die **akute infektiöse Diarrhö**; unabhängig von der Genese unterteilt man sie in der Klinik in **inflammatorische** und **nichtinflammatorische Diarrhö**, wobei beide Varianten zusätzlich in mild bis mäßig schwere und schwere Diarrhö unterteilt werden

chologene Diarrhö (Ⓔ bile acid malabsorption): durch Gallensäuren verursachte Diarrhö; die Gallensäuren führen zu einem erhöhten Wassergehalt des Stuhles und damit zur Diarrhö; *s.a. Gallensäureverlustsyndrom, enterales*

chronische Diarrhö (Ⓔ chronic diarrhea): chronischer Durchfall kann durch eine Reihe von Erkrankungen oder Faktoren bedingt sein; wichtig ist, dass immer ein Laxanzienabusus ausgeschlossen werden muss, auch wenn die Patienten die Laxanzieneinnahme verschweigen oder verneinen; die Diarrhö beginnt meist schleichend und wird u.U. erst nach Wochen oder Monaten den Patienten bewusst

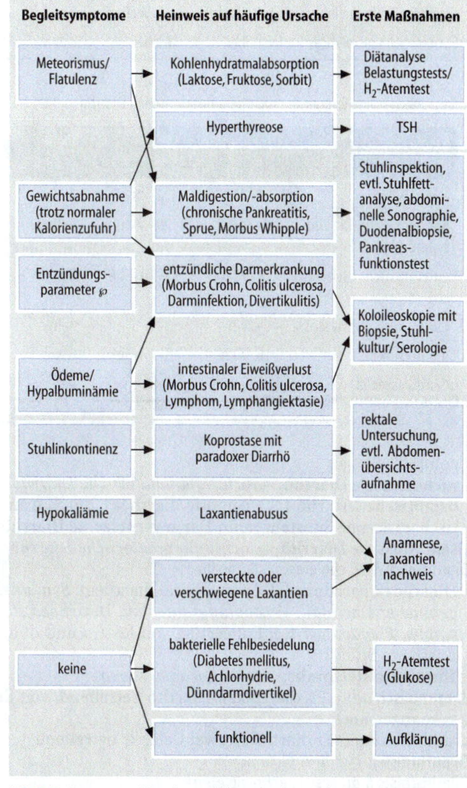

Abb. D40. Symptome, Ursache und Therapie chronischer Diarrhöen

enteritische Diarrhö (Ⓔ enteral diarrhea): Diarrhö bei Enteritis*

inflammatorische Diarrhö (Ⓔ inflammatory diarrhea): *Syn*: *Dysenteriesyndrom, invasive-zytotoxische Diarrhö*; die inflammatorische Diarrhö wird durch einen invasiv-zytotoxischen Effekt des Erregers bzw. seiner Toxine verursacht; in Deutschland sind Escherichia* coli [EIEC, EHEC], Campylobacter* und enteritische Salmonellen* die häufigsten Erreger; Shigellen* werden zum größten Teil bei Auslandsaufenthalten akquiriert [*Tab. C41*]

invasive-zytotoxische Diarrhö: *→ inflammatorische Diarrhö*

nichtinflammatorische Diarrhö (Ⓔ noninflammatory diarrhea): *Syn*: *Choleradiarrhö, Cholera-Syndrom, nichtinvasive Diarrhö, sekretorische Diarrhö*; durch profuse, wässrige Durchfälle gekennzeichnete Form der Diarrhö mit Bauchkrämpfen und niedrigem Fieber; Erbrechen ist selten; die häufigsten Erreger in Europa sind Rotaviren* gefolgt von Norwalkvirus*, Bacillus* cereus und Escherichia*

D

Tab. D41. Häufige Erreger der inflammatorischen Diarrhö

Keime	Inkubation	Dauer	Fieber > 38,5°C
Enteritische Salmonellen	6–48 h	< 7 Tage	Ja
Shigella	16–72 h	Bis 1 Monat	Ja
enteroinvasive Escherichia coli	16–48 h	Selbstlimitierend	Ja
Campylobacter	16–48 h	Selbstlimitierend	Ja
Vibrio parahaemlyticus	5–24 h	Selbstlimitierend	Selten
Yersinia	16–48 h	1–3 Wochen	Ja
enterohämorrhagische Escherichia coli	1–8 Tage	3–6 Tage	Selten
Typhöse Salmonellen	1–3 Wochen	3–4 Wochen	Ja
Entamoeba histolytica	Variabel	Variabel	Selten

Tab. D42. Häufige Erreger der nichtinflammatorischen Diarrhö

Keime	Inkubation	Dauer	Fieber > 38,5°C
Norwalk-Virus	24–48 h	24–48 h	Selten
Bacillus cereus (Diarrhösyndrom)	6–24 h	20–36 h	Selten
enterotoxische Escherichia coli	16–72 h	5–10 Tage	Selten
Clostridium perfringens	6–24 h	24 h	Selten
Vibrio cholerae	16–72 h	5–7 Tage	Nein
Giardia lamblia	2 Wochen	Tage bis Monate	Nein

coli [ETEC]

nichtinvasive Diarrhö: → *nichtinflammatorische Diarrhö*

osmotische Diarrhö (Ⓔ osmotic diarrhea): durch osmotisch wirksame Substanzen im Darm verursachte Diarrhö

sekretorische Diarrhö: → *nichtinflammatorische Diarrhö*

Di|ar|rhoe|a *f, pl* **-rhoe|ae:** → *Diarrhö*

Diarrhoea paradoxa (Ⓔ paradoxical diarrhea): *Syn*: *uneigentlicher Durchfall, Verstopfungsdurchfall, Diarrhoea stercoralis, Pseudodiarrhoe*; Entleerung von festem und dünnflüssigem Stuhl

Diarrhoea stercoralis: → *Diarrhoea paradoxa*

di|ar|rho|isch *adj* (Ⓔ diarrheic): Diarrhö betreffend, von ihr gekennzeichnet

di|ar|thrisch *adj* (Ⓔ diarthric): zwei Gelenke betreffend

Di|ar|thro|se *f*: → *echtes Gelenk*

Di|ar|thro|sis *f, pl* **-ses:** → *echtes Gelenk*

di|ar|ti|ku|lär *adj*: → *diarthrisch*

Di|a|schi|sis *f* (Ⓔ diaschisis): plötzlich einsetzendes, reversibles Querschnittssyndrom unbekannter Genese; oft als **spinaler Schock** bezeichnet; **Klinik:** schlaffe Muskellähmung, Eigenreflexe erloschen; **Prognose:** gut, die Wiederherstellung kann aber Monate dauern

Di|a|skop *nt* (Ⓔ diascope): Glasplättchen/Glasspatel zur Diaskopie*

Di|a|sko|pie *f* (Ⓔ **1.** diascopy **2.** diaphanoscopy): **1.** Untersuchung entzündlicher Hautinfiltrate durch Wegdrücken mit einem Glasspatel **2.** Röntgendurchleuchtung*

Di|a|sta|se *f* (Ⓔ **1.** diastase **2.–3.** diastasis): **1.** aus Malz gewonnene Enzymmischung [Amylasen*], die Stärke zu Einfachzuckern abbaut **2.** *Syn*: *Diastasis*; Auseinanderklaffen, Auseinanderweichen von Muskeln, Knochen etc. **3.** *Syn*: *Diastasis cordis*; langsame Füllungsphase des Herzens am Ende der Diastole*

Di|a|sta|sis *f* (Ⓔ diastasis): *Syn*: *Diastase*; Auseinanderklaffen, Auseinanderweichen von Muskeln, Knochen etc.

Diastasis cordis (Ⓔ diastasis): *Syn*: *Diastase*; langsame Füllungsphase des Herzens am Ende der Diastole*

di|a|sta|tisch *adj* (Ⓔ diastatic): Diastasis betreffend

Di|a|ste|ma *nt, pl* **-ste|ma|ta** (Ⓔ **1.** diastema **2.** diastema): **1.** Lücke, Spalte **2.** (angeborene) Zahnlücke

Di|a|ste|ma|to|cra|nia *f* (Ⓔ diastematocrania): *Syn*: *Diastematokranie*; angeborene Schädelspalte

Di|a|ste|ma|to|kra|nie *f*: → *Diastematocrania*

Di|a|ste|ma|to|my|e|lie *f*: → *Diastomyelie*

Di|a|ster *m* (Ⓔ diaster): *Syn*: *Doppelstern*; doppelte, sternförmige Anordnung der Chromosomen in der Anaphase*

Di|a|ste|re|o|i|so|mer *nt* (Ⓔ diastereomer): *Syn*: *Diastereomer, Diastomer*; diastereoisomeres Molekül

di|a|ste|re|o|i|so|mer *adj* (Ⓔ diastereoisomeric): *Syn*: *diastereomer*; Diastereoisomerie betreffend

Di|a|ste|re|o|i|so|me|rie *f* (Ⓔ diastereoisomerism): *Syn*: *Diastereomerie, Diastomerie, Spiegelbildisomerie*; Isomerie*, bei der sich die Moleküle wie Bild und Spiegelbild unterscheiden

Di|a|ste|re|o|mer *nt*: → *Diastereoisomer*

di|a|ste|re|o|mer *adj*: → *diastereoisomer*

Di|a|ste|re|o|me|rie *f*: → *Diastereoisomerie*

Di|a|sto|le *f* (Ⓔ diastole): die auf die Herzkontraktion [Systole*] folgende Erschlaffungsphase, während der das Blut aus den Vorhöfen in die Kammern fließt; beginnt mit einer kurzen **Entspannungsphase** [ca. 50 ms], während der die Herzklappen geschlossen sind und die Ventrikel sich isovolumetrisch entspannen; sobald der Druck unter den Vorhofdruck fällt, öffnen sich die AV-Klappen und die **Füllungsphase** beginnt; die Füllung erfolgt anfangs schnell [**rasche Füllungsphase**] und wird am Ende der Diastole langsamer [**Diastase**]; *s.a. Herzzyklus*

Di|a|sto|li|kum *nt, pl* **-ka:** → *diastolisches Herzgeräusch*

di|a|sto|lisch *adj* (Ⓔ diastolic): Diastole betreffend, während der Diastole

Di|a|sto|mer *nt*: → *Diastereoisomer*

Di|a|sto|me|rie *f*: → *Diastereoisomerie*

Di|a|sto|my|e|lie *f* (Ⓔ diastomyelia): *Syn*: *Diastematomyelie*; angeborene Aufspaltung des Rückenmarks in zwei Stränge; kann von neurologischen Ausfallserscheinungen begleitet sein

di|a|stro|phisch *adj* (Ⓔ diastrophic): (*Knochen*) verkrümmt, gebogen

Di|ät *f* (Ⓔ diet): Bezeichnung für jede, von der normalen Ernährung abweichende Kostform, z.B. Schonkost, Astronautenkost, Reduktionskost

Di|a|ta|xie *f* (Ⓔ diataxia): beide Körperseiten betreffende Ataxie*

Di|ä|te|tik *f* (Ⓔ dietetics): *Syn*: *Diätlehre, Ernährungslehre*; Lehre von der gesunden Lebensweise; Lehre von der Zusammensetzung der Nahrung

di|ä|te|tisch *adj* (Ⓔ dietetic): Diät betreffend, auf einer Diät aufbauend

Di|ä|tha|no|la|min *nt* (Ⓔ diethanolamine): *Syn*: *Diethanolamin*; als Reagenz verwendete Kristalle mit einem Schmelzpunkt von 28 °C

di|a|therm *adj* (Ⓔ diathermic): Diathermie betreffend

di|a|ther|man *adj* (Ⓔ diathermanous): wärmedurchlässig

Di|a|ther|mie *f* (Ⓔ diathermy): *Syn*: *Hochfrequenzwärmetherapie, Hochfrequenzdiathermie*; Gewebeanwärmung durch hochfrequente elektromagnetische Schwingungen; umfasst **Langwellentherapie** [Wellenlänge 300 m, Frequenz 1 Mhz; heute obsolet], **Kurzwellentherapie** [eigentliche Diathermie; Wellenlänge 11,06 m, Frequenz 27,12 Mhz; zur Behandlung von Subkutis und oberflächlichen Muskeln], **Ultrakurzwellentherapie** [Wellenlänge 1–10 m, Frequenz 30–300 Mhz; nicht angewendet]; **Dezimeterwellentherapie** [Wellenlänge 0,69 m, Frequenz 433,92 Mhz; für tiefe und oberflächliche Muskeln] und **Mikrowellentherapie** [Wellenlänge 0,124 m, Frequenz 2400 Mhz; für oberflächliche Muskeln]

chirurgische Diathermie (Ⓔ surgical diathermy): *Syn*: *Kaltkaustik, Elektrokauterisation, Elektrokoagulation*; punktförmige Gewebekoagulation durch Hochfrequenzstrom; bei der **bipolaren Elektrokoagulation** fließt der Strom nur zwischen den Schenkeln der Zange oder Pinzette; **Anw.:** u.a.

(intraoperative) Blutstillung, Polypenabtragung, Tumorabtragung oder -koagulation; v.a. die **endoskopische Elektrokoagulation** hat in den letzten Jahren mehr und mehr an Bedeutung gewonnen; *s.a. Elektrodesikkation*

Dilalthelse *f* (Ⓔ diathesis): *Syn*: *Diathesis*; angeborene oder erworbene Neigung/Bereitschaft/Disposition
allergische Diathese (Ⓔ allergic diathesis): angeborene Bereitschaft zur Entwicklung von Allergien; *s.a. Atopie*
exsudative Diathese (Ⓔ exudative diathesis): angeborene Disposition zu Entzündungen der Haut und Schleimhaut
hämorrhagische Diathese (Ⓔ hemorrhagic diathesis): angeborene oder erworbene Erhöhung der Blutungsneigung
hämorrhagische Diathese der Neugeborenen (Ⓔ hemorrhagic disease of the newborn): *Syn*: *Morbus haemorrhagicus neonatorum, Melaena neonatorum vera*; Blutungsneigung von Neugeborenen bei Mangel an Vitamin K-abhängigen Gerinnungsfaktoren [Faktor VII, IX und X, Prothrombin]; die typische Vitamin K-Mangelblutung tritt bei reifen Neugeborenen vom 3.–7. Tag auf, seltener ist die Spätblutung in der 4.–12. Woche bei gestillten Säuglingen [Muttermilch hat nur einen geringen Vitamin K-Gehalt]; **Klinik**: spontane Nabelschnur- oder Hautblutungen, Nasenbluten, Bluterbrechen, intrakranielle Blutung usw.; **Prophylaxe** und **Therapie**: die prophylaktische Gabe von Vitamin K unmittelbar nach der Geburt sowie am 5. und 28. Lebenstag [jeweils 2 mg oral] verhindert den Morbus haemorrhagicus neonatorum; bei manifester Blutung wird Vitamin K i.v. appliziert; notfalls kann auch Frischplasma infundiert werden
harnsaure Diathese: *→ uratische Diathese*
spasmophile Diathese (Ⓔ spasmophilic diathesis): *Syn*: *Spasmophilie*; Neigung zu Krämpfen
thrombophile Diathese (Ⓔ thrombotic tendency): *Syn*: *Thrombophilie, Thromboseneigung*; angeborene oder erworbene Neigung zur Thrombosebildung durch Störungen der Blutgerinnung oder Veränderungen der Blutzellen oder Gefäßwände
uratische Diathese (Ⓔ uric acid diathesis): *Syn*: *harnsaure Diathese*; angeborene Disposition zur Entwicklung einer Gicht*

Dilalthelsis *f, pl* **-ses** (Ⓔ diathesis): *s.u. Diathese*

Dilälthyllalmin *nt* (Ⓔ diethylamine): *Syn*: *Diethylamin*; als Reagenz verwendete klare Flüssigkeit

Dilälthyllalmilnolälthylicelllullolse *f*: *→ Diethylaminoethylcellulose*

Dilälthyllälther *m*: *→ Diethylether*

Dilälthyllbarlbilturlsäure *f*: *→ Diethylbarbitursäure*

Dilälthyllenlglylkol *nt* (Ⓔ diethylene glycol): *Syn*: *Diethylenglykol, Diglykol, Digol*; glycerinähnliche, süßliche Flüssigkeit mit karzinogener Potenz

Dilälthyllstilblösltrol *nt*: *→ Diethylstilbestrol*

Dilätllehlre *f*: *→ Diätetik*

dilaltolmar *adj* (Ⓔ diatomic): aus zwei Atomen bestehend

Dilältolthelralpie *f* (Ⓔ dietotherapy): *Syn*: *Ernährungstherapie*; Krankheitsbehandlung durch eine spezifisch zusammengestellte Ernährung

Dilalzelpam *nt* (Ⓔ diazepam): *Syn*: *7-Chlor-1,3-dihydro-1-methyl-5-phenyl-2H-1,4-benzodiazepin-2-on*; unter dem Handelsnamen Valium bekanntes Benzodiazepin*; Sedativum*, Muskelrelaxanz*; HWZ 24–48 h; **Anw.**: Spannungs-, Erregungs-, Angstzustände, Grand mal-Epilepsie, fokale Epilepsien, Status epilepticus, Fieberkrämpfe, Sedierung

Dilalzetlälmie *f*: *→ Diacetämie*

Dilalzeltat *nt*: *→ Diacetat*

Dilalzetlulrie *f*: *→ Diaceturie*

Dilazlolxid *nt* (Ⓔ diazoxide): *Syn*: *7-Chlor-3-methyl-2H-1,2,4-benzothiadiazin-1,1-dioxid*; Antihypertensivum*, Vasodilatator*, steigert den Blutglucosespiegel durch Hemmung der Insulinsekretion **Anw.**: Hypoglykämie*, Inselzelltumoren, arterielle Hypertonie*

DIB *Abk.*: Dot-Immunbindung

Dilbenlzelpin *nt* (Ⓔ dibenzepin): trizyklisches Antidepressivum* vom Imipramintyp; HWZ 4 h; **Anw.**: Depressionen, Spannungs- und Angstzustände

Dilbenlzolyllperlolxid *nt* (Ⓔ benzoyl peroxide): *Syn*: *Benzoylsuperoxid, Benzoylperoxid*; zur Aknebehandlung verwendetes Keratolytikum* und Antiseptikum*

Dilbenlzolyllthilalmin *nt* (Ⓔ bentiamine): *Syn*: *Bentiamin*; lipidlösliches Thiaminderivat; **Anw.**: Vitamin B_1-Therapie

Dilbolthrilolcelphallus *m*: *→ Diphyllobothrium*

Dilbralchie *f* (Ⓔ dibrachia): Fehlbildung mit Verdopplung der Arme

DIC *Abk.*: *→ disseminierte intravasale Koagulation*

Dilcarlbonlsäulre *f* (Ⓔ dicarboxylic acid): *Syn*: *Dikarbonsäure*; Carbonsäure* mit zwei Carboxylgruppen

Dilcelphallie *f* (Ⓔ dicephaly): *Syn*: *Dizephalie, Dikephalie*; Fehlbildungssyndrom mit Ausbildung von zwei Köpfen

Dilcelphallus *m* (Ⓔ dicephalus): *Syn*: *Dicephalus, Dizephalus, Dikephalus*; Doppelmissbildung mit zwei Köpfen

Dilcheillie *f* (Ⓔ dicheilia): *Syn*: *Dichilie*; Fehlbildung mit Verdopplung einer Lippe

Dilcheilrie *f* (Ⓔ dicheiria): *Syn*: *Dichirie*; Fehlbildung mit Verdopplung einer Hand

Dilchillie *f*: *→ Dicheilie*

Dilchilrie *f*: *→ Dicheirie*

Dilchlorlphenlalmid *nt*: *→ Diclofenamid*

dilcholtom *adj* (Ⓔ dichotomous): *Syn*: *dichotomisch*; zweiteilig, zweigeteilt

Dilcholtolmie *f* (Ⓔ dichotomy): (Auf-)Spaltung, (Zwei-)Teilung, gabelartige Verzweigung

dilcholtolmisch *adj*: *→ dichotom*

Dilchrolislmus *m* (Ⓔ dichroism): Eigenschaft von Stoffen, im auffallenden Licht eine andere Farbe zu zeigen, als im durchfallenden Licht

dilchrom *adj* (Ⓔ dichromic): *Syn*: *dichromisch*; zwei Farben betreffend

Dilchrolmalsie *f*: **1.** *→ Dichromatopsie* **2.** *→ Dichromie*

Dilchrolmat *nt* (Ⓔ dichromat): Patient mit Dichromatopsie*

dilchrolmat *adj*: *→ dichromatisch*

dilchrolmaltisch *adj* (Ⓔ dichromatic): *Syn*: *dichromat*; zweifarbig

Dilchrolmaltoplsie *f* (Ⓔ dichromatopsia): *Syn*: *Dichromasie, Zweifarbensehen, Bichromasie*; Farbenfehlsichtigkeit mit Ausfall einer Farbe, d.h., es werden nur noch zwei Farben gesehen, anstatt von drei [z.B. Blau und Gelb bei Grünblindheit]

Dilchrolmie *f* (Ⓔ dichromatism): *Syn*: *Dichromasie*; Zweifarbigkeit

dilchrolmisch *adj*: *→ dichrom*

dilchrolmolphil *adj* (Ⓔ dichromophil): mit zwei Farbstoffen färbbar

Dichlte *f* (Ⓔ density): Verhältnis von Masse zu Volumen eines Stoffes; angegeben in g/cm^3 oder kg/l; oft auch als **absolute Dichte** bezeichnet; die **relative Dichte** wird auf einen Bezugsstoff, z.B. Wasser oder Luft, bezogen; die Angabe ist dann dimensionslos

Dichltelhemlmung *f* (Ⓔ density inhibition): *Syn*: *Kontakthemmung*; Wachstumshemmung von Zellen bei Kontakt mit Nachbarzellen; bei Tumorzellen aufgehoben

Dilchylstelrol *nt*: *→ Dihydrotachysterol*

Dickldarm *m* (Ⓔ large bowel): *Syn*: *Intestinum crassum*; ca. 1,5 m langer Darmabschnitt von der Einmündung des Ileums* bis zur Aftermündung; besteht aus Caecum*, Kolon*, Rektum* und Analkanal [Canalis* analis]; meist gleichgesetzt mit Kolon*; im Dickdarm wird der Speisebrei eingedickt [Rückresorption von Wasser, Salz, Gallensäuren] und durch die Mithilfe von Dickdarmbakterien, die u.a. Zellulose abbauen und Kohlenhydrate vergären, in Kot umgewandelt

Dickldarmlaflter *m* (Ⓔ colostomy): *Syn*: *Kolostoma*; operativ angelegte Dickdarmfistel; *s.u. Anus praeter*

Dickdarm-Blasen-Fistel *f* (Ⓔ colovesical fistula): *Syn*: *Kolon-Blasen-Fistel, kolovesikale Fistel*; innere Kolonfistel* mit Mündung in die Blase; führt meist zu Pneumaturie* und Fäkalurie*

Dickldarmlblultung *f* (Ⓔ colorrhagia): *Syn*: *Kolonblutung, Kolorrhagie*; man unterscheidet meist zwischen **rektaler** oder **peranaler Blutung** und Blutbeimischung im Stuhl [**Blutstuhl***]; die häufigsten Ursachen sind innere Hämorrhoiden, Polypen, Karzinome, Divertikel, Entzündungen [Morbus* Crohn], Invagination, Verletzungen [Analverkehr]; bei Frauen muss an Endometriose* gedacht werden; bei Kindern sind Volvulus* und Invagination* am häufigsten

Dickdarm-Darm-Fistel *f* (Ⓔ coloenteric fistula): innere Dickdarmfistel* mit Einmündung in den Dünndarm

Dick|darm|di|ver|ti|kel *pl* (Ⓔ colonic diverticulum): *Syn: Kolondivertikel*; echte oder falsche Divertikel* der Dickdarmwand, die meist asymptomatisch sind [Divertikulose], aber auch Ursache von Divertikulitis*, Divertikelblutung, Stenose und Fistelbildung sein können; die meisten Kolondivertikel finden sich im Colon descendes und Sigma; ihre Häufigkeit steigt mit zunehmendem Alter an, nach dem 70. Lebensjahr finden sie sich bei mehr als 70 % aller Patienten; Behandlung nur bei Symptomen; *s.a. Divertikulitis*

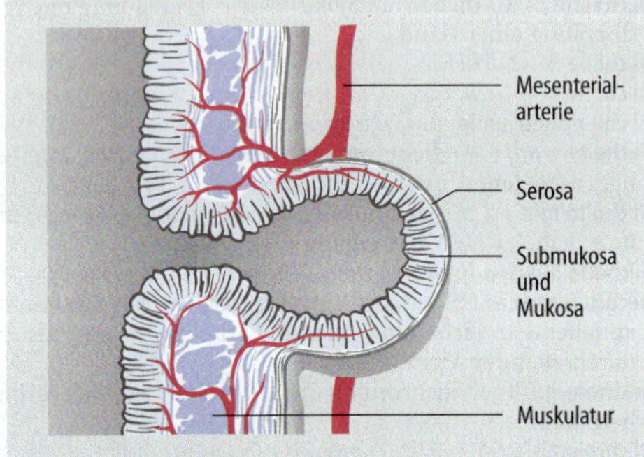

Abb. D43. Schnitt durch ein Dickdarmdivertikel

Dick|darm|di|ver|ti|ku|lo|se *f* (Ⓔ colonic diverticulosis): *Syn: Kolondivertikulose*; Vorhandensein multipler Dickdarmdivertikel*; meist symptomlos; kann aber zu Divertikulitis*, Blutung, Stenose, Fistelbindung oder Perforation führen

Dick|darm|en|do|sko|pie *f*: *→Koloskopie*

Dick|darm|ent|fer|nung *f* (Ⓔ removal of large bowel): operative Entfernung von Kolon* und Rektum* [Koloproktektomie]; meist auch nur auf die Entfernung des gesamten Kolons [Pankolektomie] angewandt

Dick|darm|ent|zün|dung *f*: *→Colitis*

Dick|darm|er|öff|nung *f*: *→Kolotomie*

Dick|darm|er|wei|te|rung *f* (Ⓔ colectasia): Kolektasie*, Megakolon*

Dick|darm|ex|stir|pa|tion *f*: *→Dickdarmentfernung*

Dick|darm|fis|tel *f* (Ⓔ **1.** colonic fistula **2.** colostomy): **1.** *Syn: Kolonfistel*; vom Dickdarm ausgehende Fistel, die in andere Darmteile oder Organe mündet [**innere Dickdarmfistel**] oder nach außen führt [**äußere Dickdarmfistel**] **2.** *Syn: Kolostoma, Dickdarmafter*; operativ angelegte Dickdarmfistel; *s.u. Anus praeter*

Dick|darm|fis|tel|ung *f*: *→Kolostomie*

Dick|darm|ge|krö|se *nt*: *→Mesocolon*

Dick|darm|haus|tren *pl* (Ⓔ haustra of colon): *Syn: Kolonhaustren, Sacculationes coli, Haustra coli*; halbkugelige Ausbuchtungen der Dickdarmwand; *s.a. Kolon*

Dick|darm|kar|zi|nom *nt* (Ⓔ colon carcinoma): *Syn: Kolonkarzinom, Kolonkrebs, Dickdarmkrebs*; meist im unteren Kolonbereich [**kolorektales Karzinom**] lokalisiertes dritthäufigstes Karzinom; die Inzidenz in Westeuropa und den USA liegt bei 20–30/100.000; familiär gehäuft auftretende Formen sind bekannt, der weitaus größte Teil wird aber wahrscheinlich durch eine falsche Ernährung [zuviel Fett- und Fleischkonsum, nicht genug Ballaststoffe] zumindest mitverursacht; bisher gibt es aber keinen eindeutigen Beweis für einen kausalen Zusammenhang; früher ging man davon aus, dass der größte Teil der Tumoren im Rektum oder unteren Kolonbereich lokalisiert ist, heute findet sich aber mehr eine Verschiebung nach oral, d.h., Karzinome des rechten Kolons sind im Zunehmen begriffen; trotzdem können die meisten Dickdarmkarzinome bei der Krebsvorsorge [digitale Rektumexploration, Test auf okkultes Blut, Koloskopie] entdeckt werden

Kolonkarzinome wachsen i.d.R. langsam und werden wegen ihrer klinischen Unauffälligkeit erst spät diagnostiziert; nach Durchbrechen der Darmwand können sie in Nachbarstrukturen [Magen, Leber, Pankreas, Bauchwand, Retroperitoneum] einwachsen; die Metastasierung erfolgt hämatogen über die Pfortader in die Leber, seltener in Lunge oder Skelett; die **Klinik** hängt von der Lokalisation des Tumors ab; Tumoren des rechten Kolons verursachen Anämie, Gewichtsverlust, okkulte Blutung, Leistungsabfall, palpablen Tumor und evtl. Schmerzen im rechten Unterbauch sowie Stuhlunregelmäßigkeiten; im linken Kolon und Sigma sitzende Tumoren können kolikartige Schmerzen, Stuhlunregelmäßigkeiten [Wechsel von Durchfall und Verstopfung], Meteorismus und Blut- und Schleimabgang verursachen; dazu kommem Ileus*, Blutung, Perforation und Fistelbildung als mögliche Komplikationen; **Diagnose**: digitale Palpation, Sigmoidoskopie, Koloskopie, Doppelkontraströntgen; die **Therapie** hängt vom Ergebnis des Tumorstagings ab [*s.a. Dukes-Einteilung*]; der Tumor wird soweit als möglich operativ entfernt, wobei das Ausmaß der Resektion vom Tumorwachstum bestimmt wird; solitäre oder periphere Lebermetastasen werden oft im gleichen Eingriff reseziert; postoperative Therapie mit 5-FU/Folinsäure verbessert die Prognose beträchtlich

Tab. D44. Resektion von Dickdarmkarzinomen in Abhängigkeit von der Tumorlokalisation

Lokalisation	Standardresektion
Zäkum, Colon ascendens	Hemikolektomie rechts
Rechte Flexur, proximales Colon transversum	Erweiterte Hemikolektomie rechts
Colon transversum	Transversumresektion
Linke Kolonflexur	Erweiterte Hemikolektomie links
Colon descendens, proximales Sigma	Hemikolektomie links
Mittleres und distales Sigma	Radikale Sigmaresektion

Dick|darm|krebs *m*: *→Dickdarmkarzinom*

Dickdarmkrebs-Syndrome, erbliche *pl* (Ⓔ hereditary large intestinal cancer syndrome): *s.u. Essay Mechanismen der Entstehung genetisch bedingter Krebsformen S. 1561*

Dick|darm|me|la|no|se *f* (Ⓔ brown colon): *Syn: Zottenmelanose, braunes Kolon, Melanosis coli*; meist durch Laxanzienabusus hervorgerufene Braunfärbung der Dickdarmschleimhaut

Dick|darm|naht *f* (Ⓔ colorrhaphy): Kolorrhaphie*

Dick|darm|po|lyp *m* (Ⓔ colonic polyp): *Syn: Kolonpolyp*; meist von der Kolonschleimhaut ausgehender Polyp*; evtl. multiples Auftreten bei Dickdarmpolypose*; 75–80 % sind breitbasige oder gestielte, tubuläre Adenome; sie treten v.a. im Rektosigmoid auf; ihre Entartungstendenz nimmt mit steigender Größe zu [mehr als 10 % bei mehr als 2 cm Durchmesser]; villöse Adenome finden sich v.a. im Rektum; sie sind schwammig weich und können Ursache erheblicher Wasser-, Elektrolyt- und Eiweißverluste sein; ihre Entartungsrate liegt bei über 30 %; als Mischform kommen noch tubulovillöse Adenome vor

Dick|darm|po|ly|po|se *f*: *→familiäre adenomatöse Polypose*

Dick|darm|punk|ti|on *f* (Ⓔ colocentesis): Kolozentese*

Dickdarm-Scheiden-Fistel *f* (Ⓔ colovaginal fistula): *Syn: kolovaginale Fistel*; innere Dickdarmfistel* mit Mündung in die Scheide [Vagina]

Dick|darm|schleim|haut *f* (Ⓔ mucosa of colon): *Syn: Tunica mucosa intestini crassi*; die Dickdarmschleimhaut ist zottenlos; auffällig sind die durch die **Dickdarmdrüsen** [Glandulae intestinales intestini crassi] gebildeten **Dickdarmkrypten**, die dicht nebeneinander stehen; sie sind reich an schleimbildenden Becherzellen*

Dick|darm|schmerz *m* (Ⓔ colonalgia): Kolonalgie*

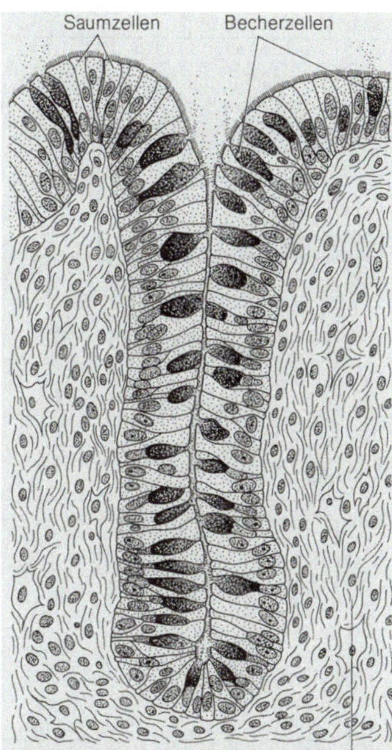

Abb. D45. Längsschnitt durch eine Dickdarmkrypte

Dick|darm|sen|kung *f* (Ⓔ coloptosis): *Syn*: *Kolonsenkung, Koloptose, Coloptosis*; v.a. das Colon* transversum betreffende Senkung des Dickdarms; meist im Rahmen einer Enteroptose*

Dick|darm|spie|ge|lung *f*: → *Koloskopie*

Di|clo|fe|nac *nt* (Ⓔ diclofenac): *Syn*: *2-(2,6-Dichloranilino)-phenylessigsäure*; nicht-steroidales Antiphlogistikum*; **Anw.**: akuter Gichtanfall, rheumatische Erkrankungen, Neuralgien, Neuritiden, schmerzhafte Schwellungen und Entzündungen

Di|clo|fen|a|mid *nt* (Ⓔ diclofenamide): *Syn*: *Dichlorphenamid*; Carboanhydrasehemmer*; **Anw.**: Diuretikum*, Glaukombehandlung

Di|clo|xa|cil|lin *nt* (Ⓔ dicloxacillin): *Syn*: *[3-(2,6-Dichlorphenyl)-5-methyl-4-isoxazolyl]-penicillin*; Penicillinase-festes Penicillin*

Di|cou|ma|rol *nt* (Ⓔ dicoumarin): *Syn*: *Dicumarol*; als Rattengift verwendetes Cumarin*-Derivat

Di|cro|coe|li|a|sis *f, pl* **-ses** (Ⓔ dicroceliasis): *Syn*: *Dicrocoelium-infektion*; Wurmerkrankung durch **Dicrocoelium**-Species; das Krankheitsbild gleicht der Clonorchiasis*

Di|cro|coe|li|um *nt* (Ⓔ Dicrocoelium): zu den Trematoden* gehörende Wurmgattung

Dicrocoelium dendriticum: → *Dicrocoelium lanceolatum*

Dicrocoelium lanceolatum (Ⓔ Dicrocoelium lanceolatum): *Syn*: *kleiner Leberegel, Lanzettegel, Dicrocoelium dendriticum*; selten von Schafen auf den Menschen übertragener Saugwurm, der die Gallen- und Pankreasgänge befällt; chronischer Befall führt zu Fieber, Hepatomegalie, rezidivierenden Koliken, u.U. Gallengangsverschluss

Di|cro|coe|li|um|in|fek|ti|on *f*: → *Dicrocoeliasis*

Di|cu|ma|rol *nt*: → *Dicoumarol*

di|cy|clisch *adj*: → *dizyklisch*

Di|cys|te|in *nt*: → *Cystin*

DIDA *Abk.*: Diisodecyladipinat

di|dak|tyl *adj* (Ⓔ didactylous): Didaktylie betreffend, von ihr betroffen, mit nur zwei Zehen oder Fingern

Di|dak|ty|lie *f* (Ⓔ didactylism): *Syn*: *Bidaktylie*; angeborene Fehlbildung mit nur zwei Fingern oder Zehen

Di|da|no|sin *nt* (Ⓔ didanosine): *Syn*: *Dideoxyinosin*; nukleosidanaloger Reverse-Transkriptase-Hemmer; *s.u. Essay AIDS S. 31*

Didehydro-dideoxythymidin *nt* (Ⓔ didehydrodideoxythymidine): *Syn*: *Stavudin*; Nucleosidanalogon, Virustatikum*; **Anw.**: Kombinationsbehandlung von HIV-Infektionen

Di|de|o|xy|cy|ti|din *nt* (Ⓔ dideoxycytidine): *Syn*: *Zalcitabin*; nukleosidanaloger Reverse-Transkriptase-Hemmer; *s.u. Essay AIDS S. 31*

Di|de|o|xy|i|no|sin *nt*: → *Didanosin*

DIDMOAD-Syndrom *nt* (Ⓔ DIDMOAD syndrome): *Syn*: *Wolfram-Syndrom*; autosomal-rezessive neurodegenerative Erkrankung, die wahrscheinlich auf einem Gendefekt auf dem Chromosom 4 beruht; tritt bereits in der Kindheit mit **Dia**betes* insipidus, **D**iabetes* **m**ellitus, **O**ptikusatrophie* und Schwerhörigkeit* [*engl.* **d**eafness] in Erscheinung

dIDP *Abk.*: **1.** 2'-Desoxyinosin-5'-diphosphat **2.** Diisodecylphthalat

Di|dy|mi|tis *f, pl* **-ti|den**: → *Orchitis*

di|dy|mi|tisch *adj*: → *orchitisch*

Di|dy|mus *m* (Ⓔ **1.** testicle **2.** twin): **1.** *Syn*: *Testis*; Hoden* **2.** Zwilling, Zwillingsmissbildung

Dieffenbach: Johann Friedrich Dieffenbach; 1792–1847; deutscher Chirurg (Berlin)

Dieffenbach-Plastik *f* (Ⓔ Dieffenbach's operation): *Syn*: *Dieffenbach-Methode, Dieffenbach-Verschiebeplastik*; Verschiebelappenplastik* zur Deckung von Defekten an Lippe, Nasenflügel oder Ohrläppchen

Diego: Nachname einer venezuelanischen Familie, bei der das Antigen der Diego-Blutgruppe 1955 zuerst endeckt wurde

Diego-Blutgruppe *f* (Ⓔ Diego blood group): Blutgruppe, die nur bei Indianern, Chinesen und Japanern vorkommt; die Antigene Di^a und Di^b werden autosomal-kodominant vererbt; selten Ursache von Transfusionszwischenfällen oder Morbus* haemolyticus neonatorum

Di|el|drin *nt* (Ⓔ dieldrin): polychloriertes Insektizid; in den meisten Ländern nicht mehr zugelassen

Di|e|lek|tri|kum *nt, pl* **-ka** (Ⓔ dielectric): nicht-leitendes Material, Isolator

di|e|lek|trisch *adj* (Ⓔ dielectric): (*physik.*) nichtleitend, isolierend

Di|e|ma|lum *nt*: → *Diethylbarbitursäure*

Di|en|ce|pha|lon *nt* (Ⓔ diencephalon): *Syn*: *Zwischenhirn, Dienzephalon*; zwischen Endhirn* und Mittelhirn* liegender Abschnitt der Gehirns, umfasst u.a. Thalamus*, Hypothalamus* und III. Ventrikel*

Di|ent|a|moe|ba *f* (Ⓔ Dientamoeba): i.d.R. apathogene Protozoengattung

Dientamoeba fragilis (Ⓔ Dientamoeba fragilis): Darmparasit, der gelegentlich eine milde Amöbenruhr* verursachen kann

Dientamoeba fragilis-Diarrhö *f* (Ⓔ dientameba diarrhea): mild verlaufende Amöbenruhr* durch den Darmparasiten Dientamoeba* fragilis

di|en|ze|phal *adj* (Ⓔ diencephalic): Zwischenhirn/Diencephalon betreffend

di|en|ze|pha|lo|hy|po|phy|si|al *adj* (Ⓔ diencephalohypophysial): Zwischenhirn und Hirnanhangdrüse/Hypophyse betreffend

Di|en|ze|pha|lon *nt*: → *Diencephalon*

Di|e|tha|no|la|min *nt* (Ⓔ diethanolamine): *Syn*: *Diäthanolamin*; als Reagenz verwendete Kristalle mit einem Schmelzpunkt von 28 °C

Di|e|thyl|a|min *nt* (Ⓔ diethylamine): *Syn*: *Diäthylamin*; als Reagenz verwendete klare Flüssigkeit

Di|e|thyl|a|mi|no|e|thyl|cel|lu|lo|se *f* (Ⓔ diethylaminoethylcellulose): *Syn*: *DEAE-Cellulose, Diäthylaminoäthylcellulose*; in der Dünnschichtchromatographie und als Kationenaustauscher verwendetes Cellulosederivat

2-Di|e|thyl|a|mi|no|pro|pi|o|phe|non *nt*: → *Amfepramon*

Diethylammonium-2,5-dihydroxybenzolsulfonat *nt*: → *Etamsylat*

Di|e|thyl|bar|bi|tur|säu|re *f* (Ⓔ barbital): *Syn*: *Diäthylbarbitursäure, Diethylmalonylharnstoff, Diethylmalonylurea, Diemalum, Barbital*; zuerst verwendetes Barbiturat* mit langanhaltender Wirkung [HWZ 96 h]; wird heute nur noch bei schweren Schlafstörungen als Durchschlafmittel verwendet

Di|e|thyl|car|ba|ma|zin *nt* (Ⓔ diethylcarbamazine): *Syn*: *Carbamazin*; Anthelmintikum* mit breitem Wirkungsspektrum [v.a. Filariose*, Onchozerkose*]

Di|e|thyl|di|hy|dro|xy|stil|ben *nt*: → *Diethylstilbestrol*

Di|e|thy|len|gly|kol *nt*: *→Diäthylenglykol*

Di|e|thyl|ether *m* (Ⓔ diethyl ether): ***Syn***: *Diäthyläther, Äther, Ether*; durch Wasserabspaltung aus zwei Äthylalkoholmolekülen gewonnene klare, berauschende Flüssigkeit, die früher als Narkosemittel [**Aether pro narcosi**] verwendet wurde

Di|e|thyl|mal|o|nyl|harn|stoff *m*: *→Diethylbarbitursäure*

Di|e|thyl|mal|o|nyl|u|rea *nt*: *→Diethylbarbitursäure*

Di|e|thyl|pro|pi|on *nt*: *→Amfepramon*

Di|e|thyl|stil|bes|trol *nt* (Ⓔ diethylstilbestrol): ***Syn***: *Diäthylstilböstrol, Stilböstrol, Diethyldihydroxystilben*; synthetisches Östrogen* mit karzinogener Wirkung; wird nur noch bei Prostatakarzinom eingesetzt

Di|e|thyl|stil|bes|trol|di|phos|phat *nt*: *→Fosfestrol*

Dieudonné: Adolf Dieudonné; 1864–1945; deutscher Hygieniker (München)

Dieudonné-Agar *m/nt* (Ⓔ Dieudonné medium): Blut-Alkaliagar zur Züchtung von Vibrio* cholerae

Dieulafoy: Georges Dieulafoy; 1839–1911; französischer Arzt (Paris)

Dieulafoy-Ulkus *nt* (Ⓔ Dieulafoy's erosion): ***Syn***: *Dieulafoy-Erosion, Exulceratio simplex*; Magenschleimhautgeschwür* mit massiver Blutung aus einer Arterienanomalie

DIF *Abk.*: **1.** differenzierungsinduzierender Faktor **2.** direkte Immunfluoreszenz

Dif-, dif- *präf.*: *→Dis-*

Diff.D. *Abk.*: *→Differentialdiagnose*

Dif|fe|ren|ti|al|blut|bild *nt* (Ⓔ differential count): ***Syn***: *Leukogramm*; Blutbild mit Auszählung der verschiedenen Leukozytenformen; *s.a. Blutbild*

Dif|fe|ren|ti|al|di|a|gno|se *f* (Ⓔ differential diagnosis): ***Syn***: *Differenzialdiagnose*; Bezeichnung für alle im Rahmen einer diagnostischen Abklärung in Frage kommenden Krankheiten

Dif|fe|ren|ti|al|di|a|gnos|tik *f* (Ⓔ differential diagnosis): ***Syn***: *Differenzialdiagnostik*; Diagnostik zur Abgrenzung und Identifizierung klinisch ähnlicher Krankheiten

Dif|fe|ren|ti|al|fär|bung *f* (Ⓔ differential stain): ***Syn***: *Differenzialfärbung*; Färbung mit mehreren Farbstoffen zur besseren Differenzierung unterschiedlicher Strukturen

Dif|fe|ren|ti|al|kul|tur|me|di|en *pl* (Ⓔ differential culture media): *s.u. Kulturmedien*

Dif|fe|ren|ti|al|me|di|en *pl* (Ⓔ differential media): Differentialkulturmedien; *s.u. Kulturmedien*

Dif|fe|ren|ti|al|nähr|bö|den *pl* (Ⓔ differential media): Differentialkulturmedien; *s.u. Kulturmedien*

Dif|fe|ren|ti|al|zen|tri|fu|ga|ti|on *f* (Ⓔ differential centrifugation): ***Syn***: *Differenzialzentrifugation*; Methode zur Trennung verschiedener Bestandteile einer zerstörten Zelle

Differenzial-: *s.u. Differential-*

Dif|fe|ren|zie|ren *nt*: *→Differenzierung*

Dif|fe|ren|zie|rung *f* (Ⓔ **1.–3.** differentiation): ***Syn***: *Differenzieren*; **1.** Herausbildung einer bestimmten Funktion oder Struktur **2.** Entwicklung eines Gewebes in Richtung einer geordneten Struktur **3.** Sichtbarmachung verschiedener Strukturen oder Zellen durch Differentialfärbung

Dif|fe|ren|zie|rungs|an|ti|gen *nt* (Ⓔ differentiation antigen): membranständiges Antigen, das für die weitere Entwicklung der Zelle von Bedeutung ist

Dif|fe|ren|zie|rungs|in|duk|ti|on *f* (Ⓔ differentiation induction): *s.u. Essay Chemotherapie S. 349*

Dif|fe|ren|zie|rungs|nähr|bo|den *m* (Ⓔ differential culture medium): Nährboden zur Unterscheidung von Bakterien durch Zusatz von biochemischen Indikatoren; *s.a. Kulturmedien*

Dif|frak|ti|on *f* (Ⓔ diffraction): ***Syn***: *Beugung*; Ablenkung von Strahlen durch ein in der Ausbreitungsrichtung liegendes Hindernis

dif|fus *adj* (Ⓔ diffuse): verstreut, zerstreut, unscharf, ungeordnet, verschwommen

Dif|fu|si|on *f* (Ⓔ diffusion): durch die molekuläre Wärmebewegung versuchte Bewegung von Molekülen; meist auf die Molekülwanderung entlang eines Konzentrationsgefälles bezogen

Dif|fu|si|ons|at|mung *f* (Ⓔ diffusion respiration): Sauerstoffaustausch zwischen Lungenalveolen und Blut durch Diffusion, z.B. bei Atemstillstand

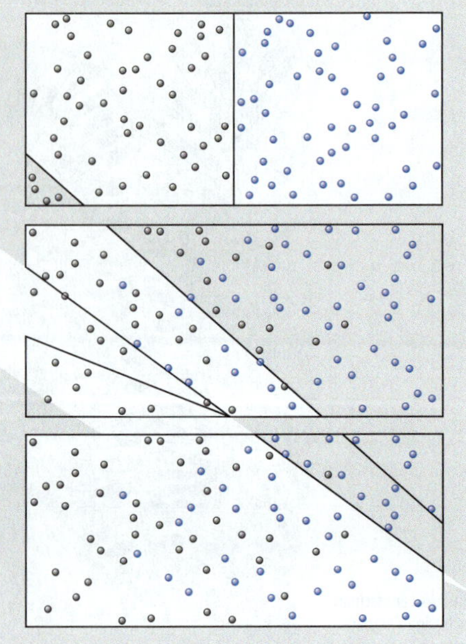

Abb. D46. Schema der molekularen Diffusion. Die verschiedenen Moleküle sind durch eine Trennwand abgetrennt [oben]; nach Entfernung der Trennwand kommt es graduell zu einer gleichmäßigen Verteilung der Moleküle

Dif|fu|si|ons|hyp|ox|ie *f* (Ⓔ diffusion hypoxia): Hypoxie* durch Abfall der Sauerstoffkonzentration bei Ausleitung einer Lachgasnarkose; Lachgas flutet rasch aus dem Blut in die Alveolen und verringert damit den Partialdruck des Sauerstoffs im Alveolargas

Dif|fu|si|ons|ka|pa|zi|tät *f* (Ⓔ diffusing capacity): Maß für die pro Zeiteinheit aus den Lungenalveolen ins Blut diffundierende Sauerstoffmenge; der Normalwert liegt bei 30 ml/min/mm Hg

Dif|fu|si|ons|stö|rung *f* (Ⓔ disturbance of diffusion): Störung der Gasdiffusion in den Lungenalveolen

Dif|fu|si|ons|test *m* (Ⓔ agar diffusion test): Test zur Bestimmung der bakteriostatischen oder bakterioziden Wirksamkeit von Antibiotika auf einen bestimmten Erreger; *s.a. Agardiffusionstest*

Di|flo|ra|son *nt* (Ⓔ diflorasone): halogeniertes Glucocorticoid*; **Anw.**: lokaler Entzündungshemmer; v.a. bei Dermatosen

Di|flu|cor|to|lon *nt* (Ⓔ diflucortolone): halogeniertes Glucocorticoid*; **Anw.**: lokaler Entzündungshemmer; v.a. bei Dermatosen

Di|flu|ni|sal *nt* (Ⓔ diflunisal): ***Syn***: *2',4'-Difluor-4-hydroxy-3-biphenylcarbonsäure*; nicht-steroidales Antiphlogistikum*, Analgetikum*

DIFP *Abk.*: Diisopropylfluorphosphat

DIG *Abk.*: *→disseminierte intravasale Gerinnung*

Di|gas|tri|kus *m*: *→Musculus digastricus*

Di|gas|tri|kus|bauch, hin|te|rer *m* (Ⓔ posterior belly of digastric muscle): Venter posterior musculi digastrici; *s.u. Musculus digastricus*

Di|gas|tri|kus|bauch, vor|de|rer *m* (Ⓔ anterior belly of digastric muscle): Venter anterior musculi digastrici; *s.u. Musculus digastricus*

di|gas|trisch *adj* (Ⓔ digastric): Musculus* digastricus betreffend; zweibäuchig

di|gen *adj* (Ⓔ digenetic): Digenese betreffend

Di|ge|ne|se *f* (Ⓔ digenesis): ***Syn***: *Digenesis, Generationswechsel*; (*biolog.*) unregelmäßiger oder periodischer Wechsel zwischen zwei oder mehreren Generationen, die sich unterschiedlich fortpflanzen [z.B. geschlechtlich-ungeschlechtlich]; bei den meisten Parasiten ist damit i.d.R. auch ein Wirtswechsel* verbunden

Dilgelnelsis *f*: *→Digenese*

DiGeorge: Angelo Mario DiGeorge; geb. 1921; amerikanischer Kinderarzt (Philadelphia)

DiGeorge-Syndrom *nt* (Ⓔ DiGeorge syndrome): ***Syn***: *Schlundtaschensyndrom, Thymusaplasie, Thymusagenesie*; angeborenes Fehlen oder starke Unterentwicklung des Thymus*; meist kombiniert mit anderen Fehlbildungen [Aortenbogenanomalien, konotrunkale Herzfehler, faziale Dysmorphie, Mikrogenie, Gaumenspalte]; bei einem Teil der Patienten handelt es sich um ein Mikrodeletionssyndrom* [10p13-14]; führt zu einer Störung der zellulären Immunität*; **Therapie**: Transplantation von fetalem Thymusgewebe

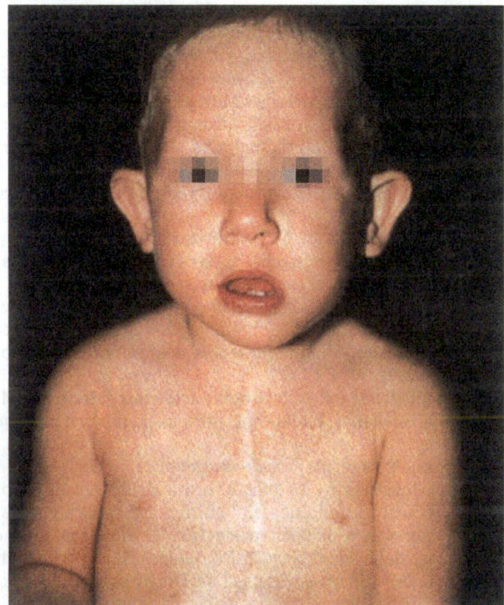

Abb. D47. Typische Facies bei DiGeorge-Syndrom

dilgesltierlbar *adj* (Ⓔ digestible): durch Verdauung abbaubar, verdaulich, verdaubar

Dilgesltilon *f*: *→Verdauung*

Dilgesltilonslmitltel *nt*: *→Digestivum*

Dilgesltilonslsysltem *nt* (Ⓔ digestive system): ***Syn***: *Verdauungsapparat, Systema digestorium, Systema alimentarium, Apparatus digestorius*; aus Mundhöhle, Speiseröhre, Magen, Darm und Anhangsdrüsen bestehender Komplex, der die Nahrung aufnimmt und verdaut

dilgesltiv *adj* (Ⓔ digestive): die Verdauung betreffend oder fördernd, verdauungsfördernd

Dilgesltilvum *nt, pl* **-va** (Ⓔ digestive): ***Syn***: *Digestionsmittel*; die Verdauung förderndes oder anregendes Mittel

Dilgit *nt* (Ⓔ digit): Finger, Zehe, Digitus*

dilgiltal *adj* (Ⓔ **1.–2.** digital): **1.** Zehe/Finger betreffend, mit dem Finger, fingerähnlich **2.** in Ziffern dargestellt, mittels Ziffern, diskret

Dilgiltallfilbrolmaltolse des Kindesalters, rezidivierende *f*: *→Digitalfibrom, rezidivierendes*

Dilgiltallfilbrom, relzildilvielrenldes *nt* (Ⓔ recurrent digital fibroma of childhood): ***Syn***: *infantile digitale Fibromatose, juvenile Fibromatose, rezidivierende Digitalfibromatose des Kindesalters*; meist schon im Kleinkindalter auftretender solitärer, selten multipler, fibromatöser Tumor der Zehen oder Finger; die **kongenitale generalisierte Fibromatose** als schwerste Variante, befällt mit bis zu hundert Läsionen Haut, Knochen und innere Organe und kann schon in der Kindheit zum Tode führen

Dilgiltallis *f* (Ⓔ digitalis): ***Syn***: *Fingerhut*; Pflanzengattung, deren Arten [wolliger Fingerhut, **Digitalis lanata**; purpurroter Fingerhut, **Digitalis purpurea**; gelber Fingerhut, **Digitalis lutea**] z.T. herzwirksame Glykoside enthalten; *s.a. Digitalisglykoside*

Dilgiltallislglylkolsilde *pl* (Ⓔ digitalis glycosides): ***Syn***: *Herzglykoside*; aus Digitalis*-Arten und anderen Pflanzen [Adonis* vernalis, Convallaria* majalis] gewonnene Glykoside*, die die Kontraktionskraft des Herzens erhöhen; dazu gehören u.a. Digitoxigenin, Digitoxin, Lanatosid A, B und C, Digoxigenin, Digoxin, Gitoxigenin, k-Strophanthin-α, -β und -γ; **Wirkung**: **1.** positiv inotrop [Steigerung der Kontraktionskraft und Vermehrung des Schlagvolumens] **2.** negativ chronotrop [Herabsetzung der Herzschlagfrequenz] **3.** negativ dromotrop [Verlangsamung der Erregungsleitung] **4.** positiv bathmotrop [Steigerung der Erregbarkeit, v.a. des Kammermyokards]; **Anw.**: Herzinsuffizienz, tachykarde Arrhythmien, Vorhofextrasystole; **NW**: gastrointestinale Beschwerden, Erbrechen; Benommenheit, Schläfrigkeit, Farbensehen, Sehfeldstörungen; Herzrhythmusstörungen mit Extrasystolen

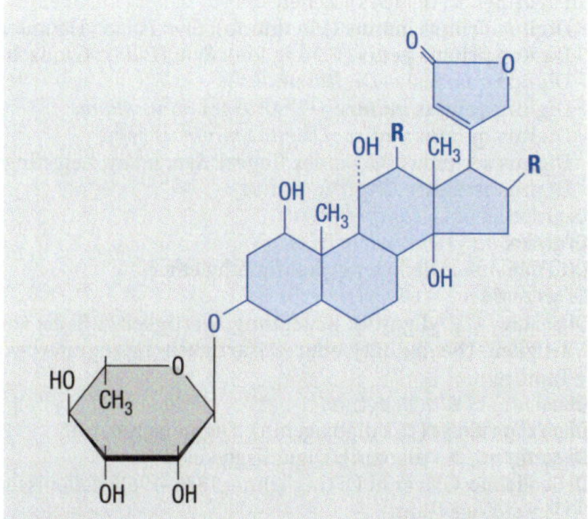

Abb. D48. Struktur der Digitalisglykoside

Dilgiltallilsielrung *f* (Ⓔ digitalization): ***Syn***: *Digitalistherapie*; Behandlung mit Digitalis

Dilgiltallislinltolxilkaltilon *f*: *→Digitalismus*

Dilgiltallislmus *m* (Ⓔ digitalism): ***Syn***: *Digitalisvergiftung, Digitalisintoxikation*; bei ca. 10 % der Patienten mit Digitalistherapie kommt es zu Intoxikationserscheinungen durch Überdosierung, verminderten Abbau bei Leberinsuffizienz oder verminderte Ausscheidung bei Niereninsuffizienz; die häufigsten Symptome sind Herzrhythmusstörungen, Bradykardie, AV-Block, gastrointestinale Beschwerden, Erbrechen, Reizbarkeit, Kopfschmerzen, Farbensehen und Augenflimmern

Dilgiltallislverlgifltung *f*: *→Digitalismus*

dilgiltallolid *adj* (Ⓔ digitaloid): digitalisähnlich, mit digitalisähnlicher Wirkung

Dilgiltallolilde *pl* (Ⓔ digitaloids): Bezeichnung für herzwirksame Glykoside II. Ordnung, die chemisch den Digitalisglykosiden* ähneln; finden sich u.a. in Adonisröschen*, Maiglöckchen*, Meerzwiebel* und Oleander*

Dilgiltallolse *f* (Ⓔ digitalose): in Digitalisglykosiden* vorkommender Zucker

Dilgiltaltio *f, pl* **-tilolnes** (Ⓔ digitation): ***Syn***: *Digitation*; fingerförmiger Fortsatz

Digitationes hippocampi (Ⓔ hippocampal digitations): *s.u. Hippocampus*

Dilgiltaltilon *f* (Ⓔ digitation): ***Syn***: *Digitatio*; fingerförmiger Fortsatz

Dilgiltin *nt* (Ⓔ digitonin): Digitonin; *s.u. Digitalisglykoside*

Dilgiltolgelnin *nt* (Ⓔ digitogenin): Digitalisglykosid*

Di|gi|to|nin *nt* (Ⓔ digitonin): *Syn*: *Digitin*; Digitalisglykosid*
Di|gi|to|xi|ge|nin *nt* (Ⓔ digitoxigenin): Digitalisglykosid*
Di|gi|to|xin *nt* (Ⓔ digitoxin): Digitalisglykosid*
Di|gi|to|xo|se *f* (Ⓔ digitoxose): in Digitalisglykosiden vorkommende Hexose*
Di|gi|tus *m* (Ⓔ digit): Finger, Zehe
Digitus anularis (Ⓔ ring finger): *Syn*: *Digitus quartus*; Ringfinger
Digiti hippocratici (Ⓔ hippocratic fingers): *Syn*: *Trommelschlegelfinger*; bei verschiedenen Erkrankungen vorkommende rundliche Auftreibung der Endglieder der Finger; tritt oft zusammen mit Uhrglasnägeln* auf; häufiges Begleitsymptom von chronisch arterieller Hypoxämie* pulmonaler [Asthma* bronchiale] oder kardialer [zyanotische Herzfehler] Genese
Digitus malleus: →*Hammerzehe*
Digiti manus (Ⓔ fingers): Finger
Digitus medius (Ⓔ middle finger): *Syn*: *Digitus tertius*; Mittelfinger
Digitus minimus manus (Ⓔ little finger): *Syn*: *Digitus quintus manus*; Kleinfinger
Digitus minimus pedis (Ⓔ little toe): *Syn*: *Digitus quintus pedis*; Kleinzehe
Digiti pedis (Ⓔ toes): Zehen
Digitus primus manus (Ⓔ thumb): *Syn*: *Pollex*; Daumen
Digitus primus pedis (Ⓔ big toe): *Syn*: *Hallux*; Großzehe
Digitus quartus: →*Digitus anularis*
Digitus quintus manus: →*Digitus minimus manus*
Digitus quintus pedis: →*Digitus minimus pedis*
Digitus secundus (Ⓔ index finger): *Syn*: *Index*; Zeigefinger
Digitus tertius: →*Digitus medius*
Di|gly|ce|rid *nt*: →*Diacylglycerin*
Di|gly|kol *nt*: →*Diäthylenglykol*
DIGLYME *Abk.*: Diethylenglykoldimethylether
Di|gly|ze|rid *nt*: →*Diacylglycerin*
Dig|ni|tät *f* (Ⓔ dignity): Bedeutung, Wertigkeit, z.B. die Gutartigkeit [Benignität] oder Bösartigkeit [Malignität] von Tumoren
Di|gol *nt*: →*Diäthylenglykol*
Di|go|xi|ge|nin *nt* (Ⓔ digoxigenin): Digitalisglykosid*
Di|go|xin *nt* (Ⓔ digoxin): Digitalisglykosid*
Di Guglielmo: Giovanni Di Guglielmo; 1886–1961; italienischer Hämatologe (Rom)
Di Guglielmo-Krankheit *f* (Ⓔ Di Guglielmo disease): *Syn*: *Di Guglielmo-Syndrom, akute erythrämische Myelose, Erythroblastose des Erwachsenen, akute Erythromyelose, akute Erythrämie*; Frühform der akuten myeloischen Leukämie* mit atypischen unreifen Erythroblasten im peripheren Blut; entweder Übergang in eine Erythroleukämie* oder reine Leukämie*

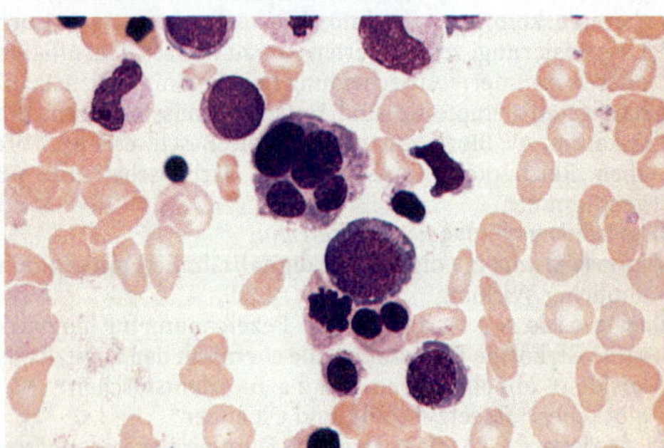
Abb. D49. Di Guglielmo-Krankheit

Di|hyb|rid *m* (Ⓔ dihybrid): Bastardform mit Heterozygotie für zwei Gene
di|hyb|rid *adj* (Ⓔ dihybrid): für zwei Gene heterozygot
Di|hy|dra|la|zin *nt* (Ⓔ dihydralazine): *Syn*: *1,4-Dihydrazinophthalazin*; direkter arterieller Vasodilatator*, Antihypertensivum*; **Anw.**: leichte bis mittelschwere Hypertonie* [meist zusammen mit β-Blocker* und Diuretikum*]
Di|hy|drat *nt* (Ⓔ dihydrate): Verbindung mit zwei Wassermolekülen
1,4-Di|hy|dra|zi|no|phtha|la|zin *nt*: →*Dihydralazin*
Di|hy|dro|am|pi|cil|lin *nt*: →*Epicillin*
Di|hy|dro|bi|op|te|rin *nt* (Ⓔ dihydrobiopterin): inaktive Vorstufe von Tetrahydrobiopterin*
Di|hy|dro|cal|ci|fe|rol *nt* (Ⓔ dihydrocalciferol): *Syn*: *Vitamin* D_4; zur Vitamin D-Gruppe gehörende Verbindung
Di|hy|dro|co|de|in *nt* (Ⓔ dihydrocodeine): halbsynthetisches Morphinderivat mit antitussiver Wirkung
Di|hy|dro|co|de|i|non *nt*: →*Hydrocodon*
Di|hy|dro|er|go|cor|nin *nt* (Ⓔ dihydroergocornine): vasodilatorisches Mutterkornalkaloid; *s.a. Dihydroergotoxin*
Di|hy|dro|er|go|crip|tin *nt* (Ⓔ dihydroergocryptine): Dopaminagonist, Ergotaminabkömmling; **Anw.**: Parkinson-Krankheit
Di|hy|dro|er|go|cris|tin *nt* (Ⓔ dihydroergocristine): vasodilatorisches Mutterkornalkaloid; *s.a. Dihydroergotoxin*
Di|hy|dro|er|go|cryp|tin *nt* (Ⓔ dihydroergocryptine): vasodilatorisches Mutterkornalkaloid; *s.a. Dihydroergotoxin*
Di|hy|dro|er|go|ta|min *nt* (Ⓔ dihydroergotamine): halbsynthetisches vasokonstriktorisches Mutterkornalkaloid
Di|hy|dro|er|go|to|xin *nt* (Ⓔ dihydroergotoxine): *Syn*: *Codergocrin*; als Sympatholytikum* und Vasokonstriktor* verwendetes Gemisch verschiedener Mutterkornalkaloide* [Dihydroergocristin, Dihydroergocryptin, Dihydroergocornin]
Di|hy|dro|fo|la|tre|duk|ta|se *f* (Ⓔ dihydrofolate reductase): Enzym des Folsäurestoffwechsels, das Dihydrofolat zu Tetrahydrofolat* reduziert; *s.a. Folsäure*
Di|hy|dro|fo|la|tre|duk|ta|se|man|gel *m* (Ⓔ dihydrofolate reductase deficiency): *Syn*: *DHFR-Mangel*; zur Ausbildung einer megaloblastären Anämie führender Mangel an Dihydrofolatreduktase*
Di|hy|dro|fol|säu|re *f* (Ⓔ dihydrofolic acid): aus Tetrahydrofolsäure entstehend; bildet mit ihr ein Redoxsystem; *s.a. Folsäure*
Di|hy|dro|mor|phi|non *nt*: →*Hydromorphon*
Di|hy|dro|o|rot|säu|re *f* (Ⓔ dihydroorotic acid): bei der Biosynthese von Pyrimidinbasen* auftretende Zwischenstufe
Di|hy|dro|pte|ri|din|re|duk|ta|se|man|gel *m* (Ⓔ dihydropteridine reductase deficiency): *Syn*: *DHPR-Mangel*; zu Hyperphenylalaninämie* führender Mangel an Dihydropteridinreduktase
6,7-Di|hy|dro|pte|rin *nt* (Ⓔ leucopterin): *Syn*: *Leukopterin*; Folsäurederivat
Di|hy|dro|ta|chy|ste|rin *nt*: →*Dihydrotachysterol*
Di|hy|dro|ta|chy|ste|rol *nt* (Ⓔ dihydrotachysterol): *Syn*: *Dichysterol, Dihydrotachysterin*; durch UV-Strahlung aus Ergosterin* entstehendes Vitamin D-Derivat mit Bedeutung für den Calciumstoffwechsel; **Anw.**: oral bei Hypokalzämie* und Vitamin D-resistenter Rachitis*
Di|hy|dro|tes|to|ste|ron *nt* (Ⓔ dihydrotestosterone): biologisch wirksame Form des Testosterons*; entsteht in der Peripherie unter dem Einfluss von 5α-Reduktase

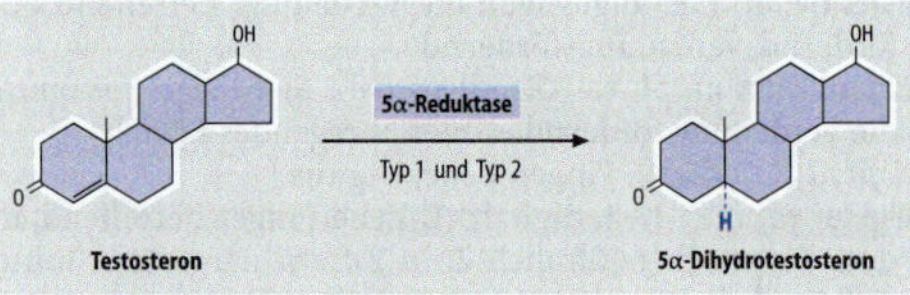

Abb. D50. Periphere Umwandlung von Testosteron in α-Dihydrotestosteron

Di|hy|dro|thy|min *nt* (Ⓔ dihydrothymine): Zwischenprodukt beim Thyminabbau; *s.a. Pyrimidinbasen*
Di|hy|dro|u|ra|cil *nt* (Ⓔ dihydrouracil): Metabolit beim Abbau von Cytosin* und Uracil*; *s.a. Pyrimidinbasen*
Di|hy|dro|xy|a|ce|ton *nt* (Ⓔ dihydroxyacetone): *Syn*: *Dihydroxyazeton*; beim enzymatischen Abbau von Kohlenhydraten entstehende Triose*
Di|hy|dro|xy|a|ce|ton|phos|phat *nt* (Ⓔ dihydroxyacetone phos-

phate): *Syn*: *Phosphodihydroxyaceton*; Zwischenprodukt der Gluconeogenese* und der Glykolyse*

Dilhyldrolxylalzelton *nt*: → *Dihydroxyaceton*

2,5-Dilhyldrolxylbenlzolelsäulre *f* (Ⓔ 2,5-dihydroxybenzoic acid): *Syn*: *Gentisinsäure, 5-Hydroxysalicylsäure*; Salicylsäurederivat mit antipyretischer, analgetischer und antiphlogistischer Wirkung

o-Dilhyldrolxylbenlzol *nt* (Ⓔ catechol): *Syn*: *Brenzcatechin, Brenzkatechin, Pyrokatechin, Pyrocatechusäure, Pyrocatechol, Catechol*; bildet zusammen mit o-Chinon* ein Redoxsystem, das mit der Atmungskette verbunden ist; Grundsubstanz der Catecholamine*

Dilhyldrolxylbulsullfan *nt*: → *Treosulfan*

Dilhyldrolxylchollanlsäulre *f* (Ⓔ dihydoxycholnaic acid): Gallensäure* mit zwei Hydroxylgruppen

1,25-Dilhyldrolxylchollelcallcilfelrol *nt* (Ⓔ 1,25-dihydroxycholecalciferol): *Syn*: *Calcitriol*; in der Niere aus Calcidiol* gebildeter wirksamster Vitamin D-Metabolit; wird therapeutisch bei Hypoparathyreoidismus*, renaler Osteopathie und Rachitis* oral verabreicht; *s.a. Vitamin* D_2

3,4-Dilhyldrolxylphelnyllallalnin *nt* (Ⓔ 3,4-dihydroxyphenylalanine): *Syn*: *DOPA, Dioxyphenylalanin, 3-Hydroxytyrosin*; aus Tyrosin* entstehendes Zwischenprodukt bei der Bildung von Catecholaminen* und Melanin*; **Anw.**: Parkinson*-Krankheit [zusammen mit Dopadecarboxylasehemmern]

2,5-Dilhyldrolxylphelnyllesisigisäulre *f*: → *Homogentisinsäure*

17α,21-Dihydroxy-4-pregnen-3,11,20-trion *nt*: → *Cortison*

2,6-Dilhyldrolxylpulrin *nt*: → *Xanthin*

Diliodlthylrolnin *nt*: → *Dijodthyronin*

Diliodltylrolsin *nt*: → *Dijodtyrosin*

Dililsolprolpyllphelnol *nt*: → *Propofol*

Diljodlthylrolnin *nt* (Ⓔ 3,5-diiodothyronine): *Syn*: *Diiodthyronin*; Zwischenprodukt der Thyroxinsynthese in der Schilddrüse

Diljodltylrolsin *nt* (Ⓔ 3,5-diiodotyrosine): *Syn*: *Diiodtyrosin, Iodgorgosäure*; Vorstufe von Triiodthyronin* und Thyroxin* in der Schilddrüse

Dilkallilumlclorlalzelpat *nt* (Ⓔ dipotassium clorazepate): Benzodiazepinderivat mit langer Halbwertzeit [48 h]; **Anw.**: Tranquilizer*, Prämedikation*

Dilkarlbonlsäulre *f*: → *Dicarbonsäure*

Dilkalrylont *m* (Ⓔ dikaryote): *Syn*: *Dikaryot*; Zelle mit zwei haploiden Kernen

Dilkalrylot *m*: → *Dikaryont*

dilkelphal *adj* (Ⓔ dicephalous): *Syn*: *dizephal*; Dikephalie betreffend, mit zwei Köpfen

Dilkelphallie *f* (Ⓔ dicephaly): *Syn*: *Dizephalie, Dicephalie*; Fehlbildungssyndrom mit Ausbildung von zwei Köpfen

Dilkelphallus *m* (Ⓔ dicephalus): *Syn*: *Dicephalus, Dizephalus*; Doppelmissbildung mit zwei Köpfen

Dilkelton *nt* (Ⓔ diketone): Verbindung mit zwei Ketongruppen

dilkrot *adj* (Ⓔ dicrotic): Dikrotie betreffend, mit zwei Gipfeln

Dilkroltie *f* (Ⓔ dicrotism): *Syn*: *dikroter Puls, Pulsus dicrotus*; Doppelgipfligkeit der peripheren Pulswelle, z.B. bei Fieber, Tachykardie oder Arteriosklerose; kann manchmal als kleiner Nachschlag zur normalen Pulswelle gefühlt werden

Dikltylolkilnelse *f* (Ⓔ dictyokinesis): Wanderung der Diktyosomen während der Zellteilung

Dikltylolsom *nt* (Ⓔ dictyosome): Membranstapel des Golgi*-Apparats

dil. *Abk.*: dilutus

Dillacelraltio *f, pl* **-tiolnes** (Ⓔ dilaceration): *Syn*: *Dilazeration*; Zerreißung

dillaltalbel *adj* (Ⓔ dilatable): (aus-)dehnbar, dilatierbar

Dillaltaltio *f, pl* **-tiolnes**: → *Dilatation*

Dillaltaltilon *f* (Ⓔ dilation): *Syn*: *Dilatatio*; (pathologische oder künstliche) Erweiterung, Dehnung, Aufdehnung

linksventrikuläre Dilatation (Ⓔ left heart dilation): *Syn*: *Linksherzerweiterung, Linksherzdilatation*; Erweiterung der linken Herzkammer als Zeichen einer Linksherzinsuffizienz*

rechtsventrikuläre Dilatation (Ⓔ right heart dilation): *Syn*: *Rechtsherzdilatation, Rechtsherzerweiterung*; Erweiterung der rechten Herzkammer als Zeichen einer Rechtsherzinsuffizienz*

Dillaltaltilonslkaltheter *m* (Ⓔ dilation catheter): Katheter zur Aufdehnung von Stenosen; *s.a. Angioplastie*

Dillaltaltor *m* (Ⓔ **1.** dilatator **2.** dilator): **1.** *Syn*: *Musculus dilatator*; Muskel, der eine Öffnung vergrößert, z.B. der Pupillenöffner [Musculus* dilatator pupillae] **2.** *Syn*: *Dilatorium*; Instrument zur Aufdehnung/Erweiterung von Eingängen oder Lichtungen

Dilatator naris (Ⓔ dilatator naris muscle): *Syn*: *Pars alaris musculi nasalis, Musculus dilatator naris*; Teil des Musculus* nasalis, der das Nasenloch erweitert; **Ursprung**: Haut über dem Schneidezahn; **Ansatz**: Nasenflügelrand; **Innervation**: Nervus facialis

Dillaltolmelter *nt* (Ⓔ dilatometer): Gerät zur Messung der Längenausdehnung von Körpern bei Erwärmung

Dillaltolrilum *nt* (Ⓔ dilator): *Syn*: *Dilatator; Bougie, Dehnsonde*; Instrument zur Aufdehnung/Erweiterung von Eingängen oder Lichtungen

Dillalzelraltilon *f* (Ⓔ dilaceration): *Syn*: *Dilaceratio*; Zerreißung

DILF *Abk.*: → *diffuse interstitielle Lungenfibrose*

Dill *m* (Ⓔ dill): *Syn*: *Anethum graveolens*; Pflanze aus der Familie der Doldengewächse [Apiaceae]; verwendet werden die getrockneten Früchte [**Anethi fructus**] und das Kraut [**Dillkraut, Anethi herba**]; die Früchte enthalten 2,5–5 % ätherisches Öl mit 50 % Carvon*, das Kraut 0,5–1,5 % ätherisches Öl mit Carvon* und Phellandren; beide wirken spasmolytisch und bakteriostatisch und regen die Magensaftsekretion an **Anw.**: traditionell bei Verdauungsbeschwerden sowie bei Beschwerden von Magen-Darm-Trakt, Niere und ableitenden Harnwegen; ebenfalls bei Schlafstörungen, Krämpfen und Koliken

Dilllkraut *nt* (Ⓔ dill weed): *Syn*: *Anethi herba*; *s.u. Dill*

Dilltilalzem *nt* (Ⓔ diltiazem): Calciumantagonist*, Koronardilatator*, Klasse-IV-Antiarrhythmikum; **Anw.**: koronare Herzkrankheit*, instabile Angina* pectoris, Angina pectoris-Anfall, arterielle Hypertonie*, supraventrikuläre Tachykardie*

Dillulens *nt, pl* **-enlzilen, -enltilen** (Ⓔ diluent): *Syn*: *Diluent*; Verdünner, Verdünnungsmittel

Dillulent *m*: → *Diluens*

dillulielren *v* (Ⓔ dilute): verdünnen, verwässern

Dillultio *f, pl* **-tiolnes**: → *Dilution*

Dillultilon *f* (Ⓔ dilution): *Syn*: *Dilutio*; Verdünnung einer Lösung; verdünnte Lösung

DIM *Abk.*: → *Dosis infectiosa media*

DIMDI *Abk.*: Deutsches Institut für Medizinische Dokumentation und Information

Dilmellie *f* (Ⓔ dimelia): Fehlbildung mit Verdoppelung einer Extremität

Dilmenlhyldrilnat *nt* (Ⓔ dimenhydrinate): H_1-Antihistaminikum*, Antiemetikum*, starkes Sedativum*; **Anw.**: Übelkeit, Erbrechen, Schwindel

Dilmer *nt* (Ⓔ dimer): aus zwei Molekülen bestehendes Polymer

dilmer *adj* (Ⓔ dimeric): aus zwei Molekülen bestehend, zweiteilig, zweigliedrig

Dilmerlcaplrol *nt* (Ⓔ dimercaprol): *Syn*: *British antilewisit, 2,3-Dimercaptopropanol*; zur Behandlung von Schwermetallvergiftungen [Chrom, Quecksilber, Gold] verwendeter Komplexbildner*; darf nicht bei Blei- oder Eisenvergiftung verwendet werden

2,3-Dilmerlcapltolprolpalnol *nt*: → *Dimercaprol*

Dilmerlcapltolprolpanlsullfonlsäulre *f* (Ⓔ dimercaptopropanoyl sulfonic acid): zur Behandlung von Schwermetallvergiftungen [v.a. Quecksilber] verwendeter Komplexbildner*

1,4-Dilmelthanlsullfonlolxylbultan *nt*: → *Busulfan*

p-Dilmelthyllalmilnolalzolbenlzol *nt* (Ⓔ p-dimethylaminoazobenzene): *Syn*: *Buttergelb, Dimethylgelb*; früher als Lebensmittelfarbstoff verwendete Substanz; wegen seiner karzinogenen Wirkung seit 1948 verboten

2-Dilmelthyllalmilnolelthalnol *nt*: → *Deanol*

2-Dilmelthyllalmilnolelthyllnilcoltilnat *nt*: → *Nicametat*

Di|me|thyl|a|mi|no|phe|nol *nt* (Ⓔ dimethylaminophenol): schnell wirkender Methämoglobinbildner; **Anw.**: Antidot* bei Vergiftung mit Blausäure, Cyanid, Nitrit, Schwefelwasserstoff

Di|me|thyl|ben|zol *nt*: →*Xylol*

1,1-Di|me|thyl|bi|gu|a|nid *nt*: →*Metformin*

D-β,β-Di|me|thyl|cys|te|in *nt* (Ⓔ β,β-dimethylcysteine): ***Syn***: *Penizillamin, Penicillamin*; zur Behandlung von Metallvergiftungen [Blei, Kupfer, Gold, Quecksilber, Cobalt, Cadmium, Zink] verwendeter Chelatbildner; Spaltprodukt des Penicillins

Di|me|thyl|gelb *nt*: →*p-Dimethylaminoazobenzol*

Di|me|thyl|i|mi|pra|min *nt*: →*Desipramin*

Di|me|thyl|ke|ton *nt* (Ⓔ dimethylketone): ***Syn***: *Azeton, Aceton, Propanon*; farblose, mit Wasser mischbare Flüssigkeit; einfachstes Keton*; wird im Stoffwechsel aus Acetoacetat gebildet und über den Citratzyklus abgebaut; wird bei gestörtem Kohlenhydratstoffwechsel [u.a. Diabetes* mellitus] vermehrt in der Leber gebildet; *s.a. Ketonkörper*

Di|me|thyl|o|xy|chi|ni|zin *nt*: →*Phenazon*

3,4-Di|me|thyl|o|xy|phe|nyl|es|sig|säu|re *f* (Ⓔ 3,4-dimethoxyphenylethylamine): beim Parkinson*-Syndrom im Harn ausgeschiedenes Stoffwechselprodukt von Dopamin*

Di|me|thyl|po|ly|si|lo|xan *nt*: →*Dimeticon*

Di|me|thyl|sulf|o|xid *nt* (Ⓔ dimethyl sulfoxide): lokal angewendetes Antiphlogistikum* und Antiseptikum*

Di|me|ti|con *nt* (Ⓔ dimethicone): ***Syn***: *Polydimethylsiloxan, Dimethylpolysiloxan*; Mittel gegen Blähungen; **Anw.**: Blähungen, Meteorismus*, vor endoskopischen Untersuchungen

Di|me|tin|den *nt* (Ⓔ dimethindene): H_1-Antihistaminikum* mit antiemetischer und anticholinerger Wirkung; Sedativum*; **Anw.**: Urtikaria*, Juckreiz, Heuschnupfen*, anaphylaktische Reaktionen

Dimmer: Friedrich Dimmer; 1855–1926; österreichischer Augenarzt (Graz)

Dimmer-Keratitis *f* (Ⓔ Dimmer's keratitis): ***Syn***: *Keratitis nummularis*; Keratitis mit münzenförmigen/nummulären Infiltraten; *s.a. Keratoconjunctivitis epidemica*

di|morph *adj* (Ⓔ dimorphous): in zwei verschiedenen Formen auftretend, zweigestaltig

Di|mor|phie *f*: →*Dimorphismus*

Di|mor|phis|mus *m* (Ⓔ dimorphism): ***Syn***: *Dimorphie*; Fähigkeit, in zwei verschiedenen Formen vorzukommen; *s.a. Essay Pilze S. 1697*

DIMP *Abk.*: Desoxyinosinmonophosphat

Di|na|tri|um|pen|ta|cy|a|no|ni|tro|syl|fer|rat *nt*: →*Nitroprussidnatrium*

Di|ni|tro|chlo|ro|ben|zol *nt* (Ⓔ dinitrochlorobenzene): u.a. in Fotochemikalien enthaltene Substanz, die zu toxischen und allergischen Reaktionen führen kann

dIno *Abk.*: Desoxyinosin

Di|no|prost *nt* (Ⓔ dinoprost): ***Syn***: *Prostaglandin $F_2\alpha$*; verursacht Bronchokonstriktion und verstärkt Uteruskontraktionen; **Anw.**: Wehenmittel

Di|no|pros|ton *nt* (Ⓔ dinoprostone): ***Syn***: *Prostaglandin E_2*; verursacht Bronchodilatation, Vasodilatation, Hemmung der Chloridsekretion im Magen, hemmt die Lipolyse im Fettgewebe und verstärkt Uteruskontraktionen; **Anw.**: Wehenmittel

Di|nu|cle|o|tid *nt* (Ⓔ dinucleotide): Molekül aus zwei Nucleotiden*

Di|nu|kle|o|tid *nt*: →*Dinucleotid*

Di|oc|tyl|na|tri|um|sul|fo|suc|ci|nat *nt*: →*Docusat-Natrium*

Di|op|to|me|ter *nt* (Ⓔ dioptometer): ***Syn***: *Refraktionsmesser, Optometer*; Gerät zur Messung der Brechkraft der Augen

Di|op|to|me|trie *f* (Ⓔ dioptometry): ***Syn***: *Refraktionsmessung, Brechkraftmessung, Optometrie, Dioptrometrie*; Bestimmung der Brechkraft der Augen

Di|op|trie *f* (Ⓔ diopter): ***Syn***: *Brechkrafteinheit*; Maßeinheit für die Brechkraft optischer Systeme

Di|op|trik *f* (Ⓔ dioptrics): ***Syn***: *Brechungslehre, Refraktionslehre*; Lehre von der Lichtbrechung

di|op|trisch *adj* (Ⓔ dioptric): Dioptrie betreffend; (licht-)brechend

Di|op|tro|me|trie *f*: →*Dioptometrie*

DIOS *Abk.*: →*distales intestinales Obstruktionssyndrom*

Di|o|se *f* (Ⓔ diose): ***Syn***: *Glykolaldehyd*; einfachster Aldehydalkohol*

Di|os|ma be|tu|li|num *f*: →*Bucco*

Di|os|mae fo|li|um *nt* (Ⓔ buchu leaf): getrocknete Blätter von Bucco*

Di|o|xid *nt* (Ⓔ dioxide): Verbindung von zwei Sauerstoffatomen mit einem Atom eines anderen Elements

Di|o|xi|ne *pl* (Ⓔ dioxins): extrem gifte Substanzen, die bei der Herstellung und Verbrennung polychlorierter aromatischer Verbindungen anfallen; *s.a. 2,3,7,8-Tetrachlordibenzdioxin*

Di|o|xy|ge|na|se *f* (Ⓔ dioxygenase): ***Syn***: *Sauerstofftransferase*; Enzym, das beide Sauerstoffatome von O_2 überträgt

Di|o|xy|phe|nyl|a|la|nin *nt* (Ⓔ 3,4-dihydroxyphenylalanine): ***Syn***: *DOPA, 3,4-Dihydroxyphenylalanin, 3-Hydroxytyrosin*; aus Tyrosin* entstehendes Zwischenprodukt bei der Bildung von Catecholaminen* und Melanin*; **Anw.**: Parkinson*-Krankheit [zusammen mit Dopadecarboxylasehemmern]

DIP *Abk.*: **1.** →*desquamative interstitielle Pneumonie* **2.** →*distales Interphalangealgelenk*

Dip *m*: →*Dezeleration 2.*

Dip 0: →*Typ-0-Dezeleration*

Dip I: →*frühe Dezeleration*

Dip II: →*späte Dezeleration*

DIPA *Abk.*: Diisopropylaminodichloracetat

Di|pa|re|se *f* (Ⓔ bilateral paresis): beidseitige Parese*

Di|pep|tid *nt* (Ⓔ dipeptide): Peptid* aus zwei Aminosäuren

Di|pep|ti|da|se *f* (Ⓔ dipeptidase): Dipeptide spaltendes Enzym

DIPG *Abk.*: Diphosphoglycerinsäure

1,3-DIPG *Abk.*: →*1,3-Diphosphoglycerat*

2,3-DIPG *Abk.*: →*2,3-Diphosphoglycerat*

DIP-Gelenk *nt* (Ⓔ DIP joint): ***Syn***: *distales Interphalangealgelenk, Articulatio interphalangealis distalis*; Endgelenk von Finger oder Zehe

Di|phal|lie *f* (Ⓔ diphallia): Doppelbildung des Penis

di|pha|sisch *adj* (Ⓔ diphasic): mit zwei Phasen, aus zwei Phasen bestehend, zweiphasisch

Di|phe|na|son *nt*: →*Dapson*

Di|phen|hy|dra|min *nt* (Ⓔ diphenhydramine): ***Syn***: *2-Benzhydryloxy-N,N-dimethylethylamin*; H_1-Antihistaminikum*, starkes Sedativum*, Antivertiginosum*, Spasmolytikum*; **Anw.**: Ein- und Durchschlafstörungen, Schwindel, Übelkeit, Erbrechen

Di|phe|nyl|a|min *nt* (Ⓔ diphenylamine): in der Küchenzwiebel [Allium* cepa] vorkommendes Amin

Di|phe|nyl|bu|tyl|pi|pe|ri|di|ne *pl* (Ⓔ diphenylbutylpiperidines): *s.u. Neuroleptikum*

Di|phe|nyl|di|a|min *nt* (Ⓔ p-diaminodiphenyl): ***Syn***: *Benzidin*; kanzerogene organische Base; Ausgangssubstanz für wichtige Farbstoffe [z.B. Kongorot]; *s.a. Benzidinprobe*

Di|phe|nyl|hy|dan|to|in *nt* (Ⓔ diphenylhydantoin): ***Syn***: *Phenytoin*; membranstabilisierendes Antiepileptikum* mit antikonvulsiver Wirkung; Antiarrhythmikum*; Halbwertzeit 22 h [7–42 h]; **Anw.**: fokale Epilepsien, Grand mal-Epilepsie, Trigeminusneuralgie, digitalisbedingte ventrikuläre und supraventrikuläre Arrhythmie; **NW**: Nystagmus, akute zerebelläre Ataxie, Müdigkeit, Verschwommensehen, Zahnfleischhyperplasie, extrapyramidale Hyperkinesien, Enzephalopathie, Polyneuropathie, Herzrhythmusstörungen, Bradykardie; **Kontraind.**: AV-Block, Leukopenie

Di|phe|nyl|py|ra|lin *nt* (Ⓔ diphenylpyraline): ***Syn***: *Diphenylpyrilen*; H_1-Antihistaminikum*

Di|phe|nyl|py|ri|len *nt* (Ⓔ diphenylpyraline): ***Syn***: *Diphenylpyralin*; H_1-Antihistaminikum*

Di|phos|pha|ti|dyl|gly|ce|rin *nt* (Ⓔ diphosphatidylglycerol): ***Syn***: *Cardiolipin, Kardiolipin*; im Herzmuskel auftretendes Phospholipid*

1,3-Di|phos|pho|gly|ce|rat *nt* (Ⓔ 1,3-diphosphoglycerate): ***Syn***: *Negelein-Ester, 1,3-Bisphosphoglycerat, 3-Phosphoglyceroyl-phosphat*; energiereiches Zwischenprodukt der Glykolyse*

2,3-Di|phos|pho|gly|ce|rat *nt* (Ⓔ 2,3-diphosphoglycerate): ***Syn***:

Greenwald-Ester, 2,3-Bisphosphoglycerat; in hoher Konzentration in Erythrozyten vorkommender energiereicher Ester; wird aus 1,3-Bisphosphoglycerat* gebildet; wirkt am Hämoglobin als allosterischer Effektor, der die Sauerstoffaffinität reduziert, womit die Sauerstoffabgabe im Gewebe erleichtert wird; bei Mangel kommt es zu hämolytischer Anämie*

Di|phos|pho|nalte *pl* (Ⓔ diphosphonates): ***Syn***: *Bisphosphonate*; der Pyrophosphorsäure ähnliche Substanzen; hemmen die osteoklastäre Knochenresorption und Rekrutierung neuer Osteoklasten; **Anw.**: Knochentumoren, Hyperkalzämie*, Osteodystrophia* deformans, Osteoporose*

Di|phos|pho|py|ri|din|nu|cle|o|tid *nt* (Ⓔ nicotinamide-adenine dinucleotide): ***Syn***: *Nicotinamid-adenin-dinucleotid, Cohydrase I, Coenzym I, Nikotinsäureamid-adenin-dinukleotid*; in allen Zellen vorkommendes Coenzym zahlreicher Oxidoreduktasen*, das reversibel Wasserstoff anlagern kann; liegt abwechselnd in oxidierter [Grundzustand, NAD] und reduzierter Form [NADH] vor; Vorstufe von Nicotinamid-adenin-dinucleotidphosphat*

Diph|the|rie *f* (Ⓔ diphtheria): ***Syn***: *Diphtheria*; durch Corynebacterium* diphtheriae verursachte akute, meldepflichtige Infektionskrankheit; verläuft meist primär als Rachendiphtherie*, kann aber durch Toxinausschüttung zu systemischen Symptomen [Myokarditis*, Lähmungen, Herz-Kreislaufversagen] führen; die Diphtherie war lange Zeit eine der gefürchtesten klassischen Infektionskrankheiten [„Würgeengel der Kinder"]; erst mit der Herstellung von Diphtherietoxoid* durch Ramon 1924 und der damit beginnenden Schutzimpfung verlor die Diphtherie ihren Schrecken; in Mitteleuropa, Nordamerika und Australien spielt sie heute praktisch keine Rolle mehr; in Osteuropa, Asien und Afrika gibt es aber immer noch begrenzte Epidemieherde

Corynebacterium diphtheriae ist nur von geringer Invasivität; nach Aufnahme durch Tröpfcheninfektion adhärieren die Bakterien an der Rachenschleimhaut, dringen aber nicht in sie ein; das von toxinbildenden Biovaren gebildete **Diphtherietoxin** führt zu lokaler und systemischer Gewebeschädigung; lokal kommt es zu Epithelschädigung und zur Bildung von Pseudomembranen aus Fibrin, Bakterien, Leukozyten und Zelltrümmern, die das nekrotische Gewebe bedecken; bei der Rachendiphtherie überziehen diese Membranen den gesamten Nasenrachen und können auf den Kehlkopf übergreifen und einen Croup* verursachen; das Toxin wirkt auch auf Herz [Myokarditis, Herzversagen], Leber, Niere [Tubulusnekrose], Nebenniere und periphere Nerven [Lähmungen]

Klinik: nach einer Inkubationszeit von 2–4 Tagen kommt es zu einem akuten Beginn mit rauer Stimme, Heiserkeit bis Aphonie, Schluckbeschwerden, bellendem Husten, Fieber, schlechtem Allgemeinzustand, Atemnot, Zyanose; bei der Untersuchung sieht man weißliche bis gelbgrüne membranöse Belege, die beim Ablösen bluten; auffällig ist auch ein süßlicher Atemgeruch; durch die Schwellung der submandibulären und okzipitalen Lymphknoten kommt es zum Bild des **Cäsarenhalses**; später kommt es zu Zeichen einer Schädigung innerer Organe [Myokarditis, Nierenversagen]; charakteristisch ist oft eine schlaffe Lähmung des Gaumensegels und der Schlundmuskulatur; der Tod erfolgt durch Herzversagen oder Ersticken bei Verlegung der Atemwege; **Therapie**: Diphtherieantitoxin, Antibiotika; bei zunehmender Atemnot Tracheotomie*

Diph|the|rie|ana|to|xin *nt*: → *Diphtherietoxoid*

Diph|the|rie|an|ti|to|xin *nt* (Ⓔ diphtheria antitoxin): Antikörper gegen Diphtherietoxin*

Diph|the|rie|bak|te|ri|um *nt, pl* **-ri|en**: → *Corynebacterium diphtheriae*

Diph|the|rie|ba|zil|lus *m, pl* **-li**: → *Corynebacterium diphtheriae*

Diph|the|rie|for|mol|to|xo|id *nt*: → *Diphtherietoxoid*

Diph|the|rie|se|rum *nt, pl* **-se|ren** (Ⓔ diphtheria immune serum): Serum mit Antikörpern gegen Diphtherietoxin

Diph|the|rie|to|xin *nt* (Ⓔ diphtherotoxin): von toxinbildenden Diphtheriebakterien [Corynebacterium* diphtheriae] gebildetes Ektotoxin; wirkt auf Herz, Leber, Niere, Nebenniere und periphere Nerven; *s.a. Diphtherie*

Diph|the|rie|to|xo|id *nt* (Ⓔ diphtheria toxoid): ***Syn***: *Diphtherieanatoxin, Diphtherieformoltoxoid*; durch Einwirkung von Formalin auf Diphtherietoxin* hergestellter Impfstoff zur aktiven Immunisierung gegen Diphtherie*

diph|the|risch *adj* (Ⓔ diphtheric): Diphtherie betreffend, von ihr betroffen oder durch sie bedingt

Diph|the|ro|id *nt* (Ⓔ **1.–2.** diphtheroid): **1.** ***Syn***: *Pseudodiphtherie*; diphtherieähnliche Erkrankung **2.** apathogenes Corynebacterium*

diph|the|ro|id *adj* (Ⓔ diphtheroid): diphtherieähnlich

Diph|thon|gie *f* (Ⓔ diphthongia): ***Syn***: *Diphthonie, Diplophonie, Diplofonie*; Doppeltönigkeit der Stimme, z.B. beim Stimmbruch

Diph|tho|nie *f*: → *Diphthongie*

Di|phyl|lo|bo|thri|a|sis *f, pl* **-ses** (Ⓔ diphyllobothriasis): ***Syn***: *Fischbandwurmbefall, Diphyllobothriose, Bothriozephalose, Bothriocephalosis*; durch den breiten Fischbandwurm [Bothriocephalus* latus] hervorgerufene Infektionskrankheit mit Befall des Dünndarms; langfristig kommt es zu Vitamin-B_{12}-Mangelerscheinungen [Anämie*, Appetitlosigkeit, Mattigkeit, Schwindel, Ohrensausen, Herzbeschwerden]; die Infektion erfolgt durch die Aufnahme infektiöser Larven [**Plerozerkoide**] mit dem Fleisch von Süßwasserfischen; innerhalb von 3 Wochen wächst daraus ein geschlechtsreifer Wurm heran; **Diagnose**: Nachweis von Bandwurmgliedern [Proglottiden] im Stuhl; **Therapie**: Niclosamid*, Praziquantel* oral

Di|phyl|lo|bo|thri|i|dae *pl* (Ⓔ Diphyllobothriidae): Bandwurmfamilie, zu der u.a. die Gattung Diphyllobothrium* gehört

Di|phyl|lo|bo|thri|o|se *f*: → *Diphyllobothriasis*

Di|phyl|lo|bo|thri|um *nt* (Ⓔ Diphyllobothrium): ***Syn***: *Bothriocephalus, Dibothriocephalus*; Bandwurmgattung, die als Parasiten im Darm von Menschen und Tieren lebt

Diphyllobothrium cordatum (Ⓔ Diphyllobothrium cordatum): selten auf den Menschen übertragener Parasit von Hunden und Seehunden

Diphyllobothrium latum: → *Fischbandwurm, breiter*

di|phy|o|dont *adj* (Ⓔ diphyodont): Diphyodontie betreffend, doppelzahnend

Di|phy|o|don|tie *f* (Ⓔ diphyodontia): doppelte Zahnung, Zahnwechsel

Di|pi|ve|frin *nt* (Ⓔ dipivefrin): Sympathomimetikum*; **Anw.**: Glaukom*; **Kontraind.**: Engwinkelglaukom*

Dipl-, dipl- *präf.*: → *Diplo-*

Dip|la|cu|sis *f* (Ⓔ diplacusis): ***Syn***: *Diplakusis*; Doppelhören; kann ein- oder beidseitig auftreten, z.B. bei Morbus* Ménière

Dip|la|ku|sis *f*: → *Diplacusis*

Di|ple|gia *f*: → *Diplegie*

Diplegia facialis (Ⓔ facial diplegia): Lähmung beider Gesichtshälften

Diplegia spastica infantilis (Ⓔ spastic diplegia): ***Syn***: *Little-Krankheit*; doppelseitige Form der spastischen Zerebralparese*; betrifft v.a. die Adduktoren, Kniegelenkstrecker und Plantarflexoren; der Gang ist charakteristisch, die Patienten gehen scheinbar auf den Zehenspitzen und schieben die Beine mühsam aneinander vorbei; die Gangstörung nimmt im Alter eher zu; die Intelligenz ist i.d.R. unbeeinträchtigt und Anfälle gehören nicht zum Krankheitsbild

Diplegia spastica progressiva (Ⓔ spastic spinal paralysis): *Syn*: *Erb-Charcot-Syndrom, Erb-Charcot-Krankheit, spastische Spinalparalyse*; Systemerkrankung des Rückenmarks mit fortschreitender Degeneration des 1. Motoneurons [Pyramidenzellen des motorischen Kortex und der Pyramidenbahn]; tritt meist familiär, seltener auch sporadisch auf; **Klinik**: beginnt im Kindes- oder Jugendalter mit Steifigkeit in den Beinen, die in eine ausgeprägte Paraspastik und Adduktorenspasmen übergeht; später kommt es auch zu einem Befall der Arme; der Verlauf ist langsam progredient über 20–30 Jahre und führt am Ende zu Bettlägrigkeit

Di|ple|gie *f* (Ⓔ diplegia): ***Syn***: *Diplegia*; doppelseitige Lähmung, Lähmung gleicher Körperteile auf beiden Seiten

di|ple|gisch *adj* (Ⓔ diplegic): Diplegie betreffend, von ihr betroffen oder gekennzeichnet

Diplo-, diplo- *präf.*: Wortelement mit der Bedeutung „zweifach/doppelt"

Dip|lo|bak|te|ri|en|kon|junk|ti|vi|tis *f, pl* **-tiden:** → *Conjunctivitis angularis*

Dip|lo|bak|te|ri|um *nt, pl* **-ri|en** (Ⓔ diplobacterium): *Syn*: *Diplobazillus*; als verbundenes Paar auftretendes Bakterium

Diplobakterium Morax-Axenfeld (Ⓔ diplobacillus of Morax-Axenfeld): *Syn*: *Moraxella lacunata*; paarig auftretendes Stäbchenbakterium; Erreger der Diplobazillenkonjunktivitis*

Dip|lo|ba|zil|len|kon|junk|ti|vi|tis *f, pl* **-tiden:** → *Conjunctivitis angularis*

Dip|lo|ba|zil|lus *m, pl* **-li:** → *Diplobakterium*

Dip|lo|coc|cus *m, pl* **-coc|ci** (Ⓔ Diplococcus): *Syn*: *Diplokokkus*; veraltete Gattungsbezeichnung für kokkenförmige Diplobakterien, die heute anderen Gattungen, z.B. Neisseria*, Streptococcus*, zugeordnet sind

Diplococcus pneumoniae: → *Streptococcus pneumoniae*

Dip|loe *f*: → *Diploë*

Dip|loë *f* (Ⓔ diploe): Spongiosa* [Substantia spongiosa] des Schädeldaches

Di|plo|ë|ka|nä|le *pl* (Ⓔ diploic canals): *Syn*: *Breschet-Kanäle, Canales diploici*; Schädeldachkanäle für die Diploëvenen*

Dip|loë|ve|nen *pl* (Ⓔ diploic veins): *Syn*: *Breschet-Venen, Venae diploicae*; vier in der Diploë* des Schädeldaches verlaufende Venen [**Vena diploica frontalis, occipitalis, temporalis anterior, temporalis posterior**], die über die Venae emissariae mit den venösen Hirnsinus [Sinus* durae matris] und den oberflächlichen Schädelvenen in Verbindung stehen

Dip|lo|fo|nie *f*: → *Diphthongie*

Dip|lo|ge|ne|se *f* (Ⓔ diplogenesis): Entwicklung einer Doppelfehlbildung [z.B. siamesische Zwillinge]

dip|lo|id *adj* (Ⓔ diploid): mit doppeltem Chromosomensatz

Dip|lo|i|die *f* (Ⓔ diploidy): Vorhandensein von zwei vollständigen Chromosomensätzen

Dip|lo|kok|kus *m, pl* **-ken:** → *Diplococcus*

Dip|lo|my|e|lie *f* (Ⓔ diplomyelia): angeborene Verdopplung des Rückenmarks

dip|lo|neu|ral *adj* (Ⓔ diploneural): (*Muskel*) zweifach innerviert

Dip|lo|pho|nie *f*: → *Diphthongie*

Di|plo|pia *f*: → *Diplopie*

Dip|lo|pie *f* (Ⓔ diplopia): *Syn*: *Doppelsehen, Doppeltsehen, Diplopia*; Doppelbilder entstehen, wenn die Sehachsen der beiden Augen sich nicht im Fixierpunkt schneiden; kommt v.a. bei Augenmuskellähmung vor

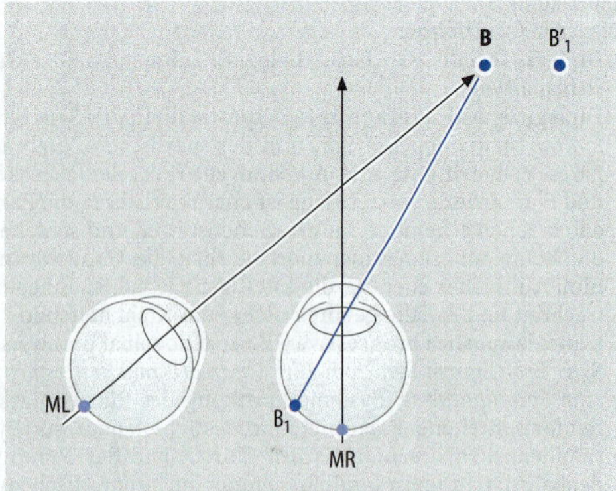

Abb. D51. Diplopie beim Blick nach rechts bei rechtsseitiger Abducensparese*

binokuläre Diplopie (Ⓔ binocular diplopia): durch Abbildung des Objektes auf verschiedenen Stellen der beiden Netzhäute entstehendes Doppelbild

monokuläre Diplopie (Ⓔ monocular diplopia): Diplopie durch doppelte Abbildung desselben Objektes auf zwei Punkten der Netzhaut, z.B. bei Altersstar, Linsensubluxation, angeborener Linsentrübung oder Iridodialyse

Dip|lo|po|die *f* (Ⓔ diplopodia): angeborene Doppelbildung eines Fußes

Dip|lo|so|mie *f* (Ⓔ diplosomia): Doppelfehlbildung mit vollständiger Entwicklung zweier Körper

Dip|lo|tän *nt* (Ⓔ diplotene): Diplotänstadium; *s.u. Meiose*

Dip|lo|tän|sta|di|um *nt* (Ⓔ diplotene): *s.u. Meiose*

Di|pro|pyl|es|sig|säu|re *f* (Ⓔ 2-propyl-pentanoic acid): *Syn*: *Valproinsäure*; Antiepileptikum*

Di|pro|so|pus *m* (Ⓔ diprosopus): Doppelfehlbildung mit teilweiser oder vollständiger Verdoppelung des Gesichts

Dip|sli|des *pl* (Ⓔ dipslides): *s.u. Urinkultur*

Dip|so|ma|nie *f* (Ⓔ dipsomania): *Syn*: *Quartalssaufen, Epsilonalkoholismus, ε-Alkoholismus*; periodisch auftretende Trunksucht, die von Wochen oder Monaten absoluter oder relativer Abstinenz unterbrochen werden kann

Dip|te|ra *pl* (Ⓔ Diptera): *Syn*: *Zweiflügler*; Ordnung der Insekten, zu der u.a. Fliegen und Mücken gehören

Di|py|gus *m* (Ⓔ dipygus): Doppelfehlbildung mit Verdoppelung des Beckens und der Beine

Di|py|li|di|a|sis *f, pl* **-ses** (Ⓔ dipylidiasis): Infektion durch den Gurkenkernbandwurm [Dipylidium* caninum]; verläuft meist inapparent; kann zu Durchfall, Krämpfen, Fieber und Urtikaria* führen

Di|py|li|di|um *nt* (Ⓔ Dipylidium): selten den Menschen befallende Bandwurmgattung

Dipylidium caninum (Ⓔ Dipylidium caninum): *Syn*: *Gurkenkernbandwurm*; v.a. Hunde, seltener auch den Menschen befallender Bandwurm; ca. 20–40 cm lang, der Kopf hat Haken und vier Saugnäpfe; *s.a. Dipylidiasis*

Di|py|ri|da|mol *nt* (Ⓔ dipyridamole): Vasodilatator*, Koronardilatator*; Thrombozytenaggregationshemmer*; positiv inotrop wirksam; **Anw.**: Thrombose- und Embolieprophylaxe nach Herzinfarkt oder zerebraler Ischämie, koronare Herzkrankheit

Di|ro|fi|la|ria *nt* (Ⓔ Dirofilaria): Gattung parasitärer Fadenwürmer

Dirofilaria immitis (Ⓔ Filaria immitis): *Syn*: *Herzwurm*; bei Hunden, Katzen und Füchsen in der Herzmuskulatur gefundener Parasit, der selten auf den Menschen übertragen wird

Di|ro|fi|la|ri|a|sis *f, pl* **-ses** (Ⓔ dirofilariasis): *Syn*: *Dirofilarieninfektion*; durch Fadenwürmer der Gattung **Dirofilaria** hervorgerufene Hauterkrankung

DIS *Abk.*: diagnostisches Interview-Schema

Dis-, dis- *präf.*: Wortelement mit der Bedeutung „auseinander/zwischen/gegensätzlich"

Disability-Adjusted Life Years *pl* (Ⓔ disability-adjusted life years): *s.u. Essay Infektion S. 1027*

Di|sac|cha|rid *nt* (Ⓔ disaccharide): *Syn*: *Zweifachzucker*; aus zwei Einfachzuckern bestehendes Molekül, z.B. Milchzucker [Lactose]

Di|sac|cha|ri|da|se *f* (Ⓔ disaccharidase): Disaccharide-spaltendes Enzym; z.B. Laktase*; *s.a. Disaccharidintoleranz*

Di|sac|cha|ri|da|se|man|gel *m* (Ⓔ disaccharidase deficiency): *s.u. Disaccharidintoleranz*

Di|sac|cha|rid|in|to|le|ranz *f* (Ⓔ disaccharide intolerance): Unverträglichkeit von Disacchariden bei Mangel an spezifischer Disaccharidase [**Disaccharidasemangel**]; führt i.d.R. zu **Disaccharidmalabsorption** und Diarrhoe durch Vergärung der Disaccharide im Dickdarm; *s.a. Laktoseintoleranz*

Di|sac|cha|rid|mal|ab|sorp|ti|on *f* (Ⓔ disaccharide malabsorption): *s.u. Disaccharidintoleranz*

Di|sac|cha|rid|u|rie *f* (Ⓔ disacchariduria): Disaccharidausscheidung im Harn

Di|sa|li|cyl|säu|re *f*: → *Salsalat*

DISC *Abk.*: duktales in-situ-carcinoma

Disc-, disc- *präf.*: → *Disco-*

Dis|ase *f*: → *Chymopapain*

Disci-, disci- *präf.*: → *Disco-*

Dis|ci|sio *f, pl* **-si|o|nes** (Ⓔ discission): *Syn*: *Dizision*; operative Spaltung/Eröffnung/Durchtrennung

Discisio cataractae (Ⓔ discission of cataract): *Syn*: *Dizision*; Eröffnung der Linsenkapsel

Discisio cervicis (Ⓔ discission of cervix): *Syn*: *Stomatotomie, Muttermundschnitt, Stomatomie*; Inzision des Muttermundes

Dis|ci|tis *f, pl* **-ti|den** (Ⓔ **1.–2.** discitis): **1.** *Syn*: *Diskusentzündung, Diszitis*; Entzündung eines Discus* **2.** *Syn*: *Bandscheibenentzündung, Diszitis*; Entzündung einer Bandscheibe; entsteht meist hämatogen und betrifft häufig Diabetiker und abwehrgeschwächte Patienten; im Anschluss an Bandscheibenoperationen kommt es eher zu einer Entzündung von Bandscheibe und Wirbelkörper [Spondylodiszitis]; sowohl Diszitis als auch Spondylodiszitis können zur Bildung eines epiduralen Abszesses* führen

Disco-, disco- *präf.*: Wortelement mit der Bedeutung „Scheibe/Diskus/Bandscheibe"

Discoid-Lupus erythematosus *m*: *→chronisch-diskoider Lupus erythematodes*

Disconnection syndromes *pl*: *→Diskonnektionssyndrome*

Dis|cus *m, pl* **-ci** (Ⓔ disk): *Syn*: *Diskus*; Scheibe

Discus articularis (Ⓔ articular disk): *Syn*: *Gelenkzwischenscheibe, Gelenkscheibe*; aus Knorpel bestehende, diskusförmige Zwischenscheiben verschiedener Gelenke; sie sind i.d.R. mit der Kapsel verwachsen und teilen das Gelenk in zwei Abteilungen; funktionell wirken sie als Druckverteiler und haben auch eine Polster- oder Schutzfunktion, da sie Unebenheiten der Gelenkflächen ausgleichen

Discus articularis articulationis acromioclavicularis (Ⓔ articular disk of acromioclavicular joint): aus Faserknorpel bestehende Gelenkzwischenscheibe des äußeren Schlüsselbeingelenks*

Discus articularis articulationis radioulnaris distalis (Ⓔ articular disk of distal radioulnar joint): dreieckige faserknorpelige Gelenkzwischenscheibe des distalen Radioulnargelenks*

Discus articularis articulationis sternoclavicularis (Ⓔ articular disk of sternoclavicular joint): Gelenkzwischenscheibe des inneren Schlüsselbeingelenks*

Discus articularis articulationis temporomandibularis (Ⓔ articular disk of temporomandibular joint): *s.u. Kiefergelenk*

Discus articulationis: *→Discus articularis*

Discus intercalaris (Ⓔ intercalated disk): *Syn*: *Ebner-Glanzstreifen*; gerade oder stufenförmig verlaufender Glanzstreifen der Herzmuskulatur*

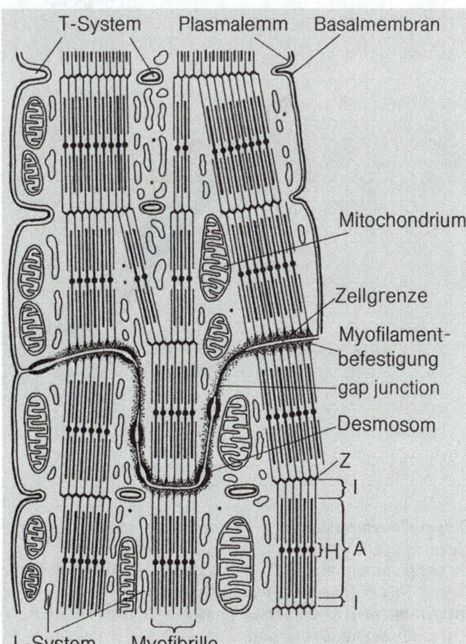

Abb. D52. Herzmuskelzelle mit Discus intercalaris

Discus interpubicus (Ⓔ interpubic disk): *Syn*: *Fibrocartilago interpubica*; Faserknorpelscheibe in der Schambeinfuge, die beim Erwachsenen oft einen mit Synovia* gefüllten Spaltraum enthält

Discus intervertebralis (Ⓔ intervertebral disk): *Syn*: *Intervertebralscheibe, Zwischenwirbelscheibe, Bandscheibe*; aus einem gallertartigen Kern [**Nucleus pulposus**] und einem Faserknorpelring [**Anulus fibrosus**] aufgebaute Scheibe zwischen den Wirbelkörpern; oben und unten ist jede Bandscheibe mit der Deck- bzw. Grundplatte der benachbarten Wirbel über die Symphysis* intervertebralis verbunden; die Bandscheiben der Hals- und Lendenwirbelsäule sind vorne höher als hinten und die der Brustwirbelsäule hinten höher als vorne; damit tragen sie zur physiologischen doppelten S-Kurve der Wirbelsäule* bei; die Bandscheiben nehmen nach kaudal an Dicke und Umfang zu, da die Druckbelastung zunimmt; der Nucleus pulposus verleiht der Bandscheibe eine viskös-elastische Verformbarkeit, d.h., sie kann wie ein Wasserkissen Druckkräfte gleichmäßig auf Deck- und Grundplatte verteilen; der Faserring hilft dabei, Zugspannungen abzufangen; die Bandscheiben machen 1/4 der Gesamtlänge der Wirbelsäule aus; da sie im Laufe des Tages unter der Belastung und durch Wasserverlust an Höhe verlieren, kann die Körpergröße 2–3 cm abnehmen

Discus nervi optici (Ⓔ optic nerve disk): *Syn*: *Sehnervenpapille, blinder Fleck, Papilla nervi optici*; weißlicher Fleck an der Austrittsstelle der Sehnervenfasern aus der Netzhaut; da er keine Rezeptoren enthält, wird er auch als **blinder Fleck** bezeichnet; besitzt eine zentrale Vertiefung [Excavatio disci], in der die Netzhautgefäße ein- und austreten

Discus oophorus (Ⓔ proligerous disk): Eihügel, Discus proligerus; *s.u. Follikelreifung*

Discus proligerus (Ⓔ proligerous disk): Eihügel; *s.u. Follikelreifung*

DISIDA *Abk.*: Diisopropyl-iminodiacetyl-essigsäure

Dis|in|hi|bi|ti|on *f* (Ⓔ disinhibition): Enthemmung; Aufhebung einer Hemmung oder der Wirkung eines Hemmers

Dis|in|sek|ti|on *f*: *→Desinsektion*

Dis|in|te|gra|ti|on *f* (Ⓔ disintegration): Auflösung, Aufspaltung, Zerfall

Dis|junk|ti|on *f* (Ⓔ **1.–2.** disjunction): **1.** *Syn*: *Chromosomendisjunktion*; Auseinanderweichen der Chromosomen während der Anaphase; *s.a. Mitose* **2.** Disjunktion der Blickkoordination, d.h., ein Auge bleibt stehen, während sich das andere weiterbewegt; die häufigste Ursache ist eine Augenmuskellähmung*

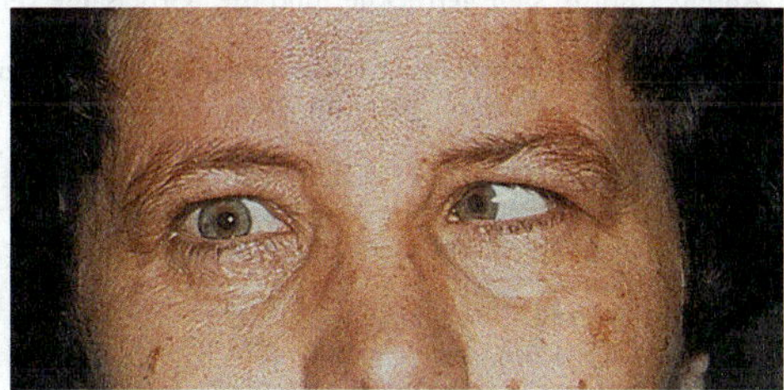
Abb. D53. Disjunktion bei Abducensparese. Blick nach rechts: das gelähmte rechte Auge abduziert nur bis zur Mittellinie

Disk-, disk- *präf.*: *→Disko-*

Dis|kek|to|mie *f* (Ⓔ diskectomy): *Syn*: *Bandscheibenentfernung, Bandscheibenresektion*; operative Teilentfernung der Bandscheibe [Discus* intervertebralis] bei Bandscheibenprolaps*; früher wurde eine Laminektomie* mit anschließender Abtragung des Prolaps und größerer Teile der Bandscheibe durchgeführt; heute beschränkt man sich meist auf eine **intralaminäre Fensterung** unter Vergrößerung durch eine Lupe oder Operationsmikroskop; die **per-**

D

kutane Diskektomie [z.T. als **Laser-Diskektomie**] wird nur relativ selten eingesetzt

Dis|ke|lek|tro|pho|re|se *f* (Ⓔ disk electrophoresis): Elektrophorese* in einem diskontinuierlichen Gel

Dis|klu|si|on *f* (Ⓔ disclusion): gestörte Okklusion*

Disko-, disko- *präf.*: Wortelement mit der Bedeutung „Scheibe/Diskus/Bandscheibe"

dis|ko|gen *adj* (Ⓔ discogenic): von den Bandscheiben ausgehend, durch sie verursacht

Dis|ko|gramm *nt* (Ⓔ diskogram): Röntgenkontrastaufnahme einer Bandscheibe

Dis|ko|gra|phie *f* (Ⓔ diskography): *Syn*: *Diskografie*; Röntgenkontrastdarstellung* der Bandscheiben

dis|ko|gra|phisch *adj* (Ⓔ diskographic): *Syn*: *diskografisch*; Diskographie betreffend, mittels Diskographie

dis|ko|id *adj* (Ⓔ discoid): *Syn*: *diskoidal, disziform*; scheibenförmig

dis|ko|i|dal *adj*: *→ diskoid*

Dis|kon|nek|ti|ons|syn|dro|me *pl* (Ⓔ disconnection syndromes): *Syn*: *Disconnection syndromes*; durch Unterbrechung der Assoziationsfasern oder Kommissurenfasern verursachte neurologische Schäden, z.B. Apraxie*, visuelle Agnosie*

dis|kon|ti|nu|ier|lich *adj* (Ⓔ discontinuous): unzusammenhängend; unterbrochen, mit Unterbrechungen

Dis|kon|ti|nu|i|tät *f* (Ⓔ discontinuity): Zusammenhang(s)losigkeit; Unterbrechung

Dis|kon|ti|nu|i|täts|zo|nen *pl* (Ⓔ zones of discontinuity): durch das schubweise Wachstum des Linsenkerns entstandene sichtbare Schichten, die bei der Spaltlampenuntersuchung sichtbar werden; *s.a. Linse*

Dis|ko|pa|thie *f* (Ⓔ discopathy): *Syn*: *Bandscheibenschaden, Bandscheibenerkrankung*; allgemeine Bezeichnung für entzündliche und degenerative Bandscheibenerkrankungen; *s.a. Bandscheibenprolaps, Diskose*

dis|kor|dant *adj* (Ⓔ discordant): gegenteilig, gegensinnig, unterschiedlich, nicht übereinstimmend

Dis|kor|danz *f* (Ⓔ discordance): Nichtübereinstimmung

Dis|ko|se *f* (Ⓔ intervertebral disk degeneration): *Syn*: *Bandscheibendegeneration, regressiver Bandscheibenschaden, Chondrosis intervertebralis*; die degenerative Bandscheibenerkrankung betrifft nicht nur die Bandscheibe, sondern Bandscheibe und angrenzende Wirbel und ist deshalb in späteren Stadien von Osteochondrose* und Spondylose* begleitet; sie ist eine Folge der anhaltenden Druckbelastung und der normalen Alterung der Bandscheibe, die mehr oder minder bereits im Kindesalter beginnt; ab dem 20. Lebensjahr treten radiäre Risse im Anulus* fibrosus und breitbasige Vorwölbungen auf; häufig kommt es zu Bandscheibenprolaps*; nach dem 60. Lebensjahr ist der Anulus* fibrosus ausgetrocknet und die Wirbelsäule versteift

Dis|kre|panz *f* (Ⓔ discrepancy): Widerspruch, Unstimmigkeit

dis|kret *adj* (Ⓔ discrete): getrennt, einzeln; aus einzelnen Teilen bestehend; unstetig

Dis|kri|mi|na|ti|on *f* (Ⓔ **1.–2.** discrimination): **1.** getrennte Wahrnehmung mehrerer simultan verabreichter Hautreize **2.** Unterscheidung von Wörtern in der Sprachaudiometrie

Dis|kus *m*: *→ Discus*

Dis|kus|ent|zün|dung *f*: *→ Discitis*

Dis|kus|her|nie *f*: *→ Bandscheibenprolaps*

Dis|kus|pro|laps *m*: *→ Bandscheibenprolaps*

Dis|lo|ca|tio *f, pl* **-ti|o|nes** (Ⓔ dislocation): Verschiebung von Bruchfragmenten, Fragmentverschiebung; je nach der auf dem Röntgenbild sichtbaren Verschiebung des distalen Fraktursegmentes unterscheidet man Verschiebung zur Seite [**Dislocatio ad latus**], Verkürzung [**Dislocatio cum contractione**], Verlängerung [**Dislocatio cum distractione**], Achsenknickung [**Dislocatio ad axim**] und Verdrehung [**Dislocatio ad peripheriam**]

Dis|lo|ka|ti|on *f* (Ⓔ **1.–3.** dislocation): **1.** Verlagerung, Lageanomalie, Lageatypie **2.** *Syn*: *Chromosomendislokation*; Verlust oder Verlagerung von Chromosomensegmenten **3.** *→ Dislocatio*

Dis|mu|ta|ti|on *f* (Ⓔ dismutation): Reaktion, bei der zwei identische Moleküle in entgegengesetzter Art verändert werden

di|som *adj* (Ⓔ disomic): Disomie betreffend

Di|so|mie *f* (Ⓔ **1.** disomy **2.** *→ uniparentale Disomie*): **1.** Vorhandensein von zwei homologen Chromosomen; die menschliche Zelle enthält von allen Autosomen* zwei homologe Chromosomen, von denen ein Chromosom vom Vater und das andere von der Mutter stammt **2.** *→ uniparentale Disomie*

uniparentale Disomie (Ⓔ uniparental disomy): liegt vor, wenn ein homologes Chromosomenpaar nur von einem Elternteil stammt und das entsprechende Chromosom des anderen Elternteils fehlt; bei **Isodisomie** liegt dasselbe Chromosom zweifach vor, bei **Heterodisomie** beide Chromosomen eines Elternteils; Ursache von Prader*-Willi-Syndrom und Angelman*-Syndrom

Di|so|py|ra|mid *nt* (Ⓔ disopyramide): Antiarrhythmikum* vom Chinidintyp; **Anw.**: supraventrikuläre und ventrikuläre Tachykardie, Extrasystolen

disorders of excessive sleepiness *pl*: *s.u. Essay Schlaf und Schlafstörungen S. 1915*

dis|par *adj*: *→ disparat*

dis|pa|rat *adj* (Ⓔ disparate): *Syn*: *dispar*; ungleich(artig), grundverschieden, unvereinbar

Dis|pa|ra|ti|on *f* (Ⓔ disparity): Unterschiede in der Abbildung von Objekten auf der Netzhaut; ermöglicht stereoskopisches Sehen*

Dis|per|gens *nt, pl* **-gen|zi|en, -gen|ti|en** (Ⓔ dispersant): *Syn*: *Dispersionsmittel, Dispersionsmedium, Dispergiermittel*; *s.u. Dispersion*

Dis|per|gier|mit|tel *nt*: *→ Dispergens*

Di|sper|mie *f* (Ⓔ dispermy): *Syn*: *Doppelbefruchtung*; Befruchtung des Ovums durch zwei Spermien

Dis|per|si|on *f* (Ⓔ **1.–2.** dispersion): **1.** (Zer-, Ver-)Streuung, Zerlegung, Verteilung, z.B. die Zerlegung von weißem Licht beim Durchgang durch ein Prisma **2.** feinste Verteilung einer Substanz [**Dispersum, disperse Phase**] in einer anderen Substanz [**Dispergens, Dispersionsmittel**]

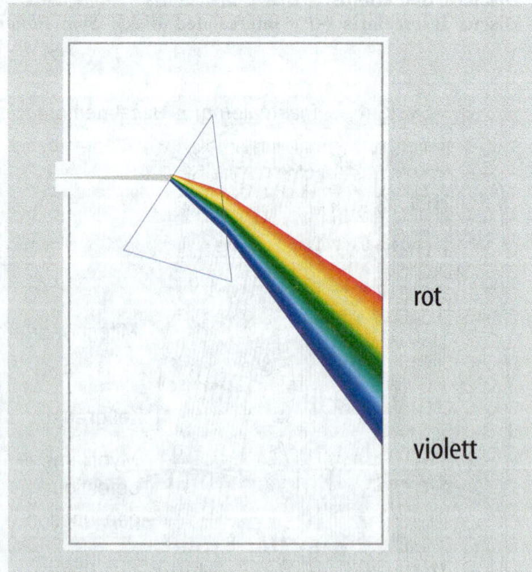

Abb. D54. Dispersion

Dis|per|si|ons|me|di|um *nt* (Ⓔ dispersion medium): Dispergens; *s.u. Dispersion*

Dis|per|si|ons|mit|tel *nt* (Ⓔ dispersion medium): *Syn*: *Dispergens, Dispersionsmedium*; *s.u. Dispersion*

Dis|per|sum *nt* (Ⓔ dispersed phase): *Syn*: *disperse Phase, innere Phase*; *s.u. Dispersion*

Di|spi|rem *nt* (Ⓔ dispirem): *Syn*: *Doppelknäuel*; Knäuelbildung der Chromosomen in den Tochterkernen während

der Telophase*
Dis|po|si|ti|on *f* (Ⓔ disposition): Veranlagung, angeborene Anfälligkeit
dis|pro|por|ti|o|niert *adj* (Ⓔ disproportionate): unverhältnismäßig (groß oder klein), in keinem Verhältnis stehend
Dis|rup|ti|on *f* (Ⓔ disruption): embryonale Fehlentwicklung durch exogene Schädigung, z.B. Alkoholembryopathiesyndrom
Diss. *Abk.*: *→Dissektion*
Disse: Joseph Disse; 1852–1912; deutscher Anatom (Göttingen, Marburg)
Disse-Raum *m* (Ⓔ Disse's space): ***Syn***: *perisinusoidaler Raum*; Raum zwischen dem Endothel der Lebersinusoide* und den Leberzellen
Dis|sec|tio *f, pl* **-ti|o|nes**: *→Dissektion*
Dissectio fetus (Ⓔ embryotomy): ***Syn***: *Embryotomia, Embryotomie*; Zerstückelung des abgestorbenen Embryos
Dis|sek|ti|on *f* (Ⓔ **1.** dissection **2.** *→Obduktion* **3.** *→arterielle Dissektion*): **1.** ***Syn***: *Dissectio*; Zerschneidung, Zergliederung, Zerlegung; Präparieren, Darstellen; Ausräumung, Resektion **2.** *→Obduktion* **3.** *→arterielle Dissektion*
arterielle Dissektion (Ⓔ arterial dissection): ***Syn***: *Dissektion*; lamelläre Aufspaltung der Arterienwand zwischen Media und Intima, z.B. bei Arteriosklerose; *s.a. Aortendissektion*
Dis|se|mi|na|ti|on *f* (Ⓔ dissemination): Streuung/Aussaat von Tumorzellen oder Erregern
dis|se|mi|niert *adj* (Ⓔ disseminated): verbreitet, verstreut
dis|se|zie|rend *adj* (Ⓔ dissecting): trennend, spaltend
dis|si|mi|lär *adj* (Ⓔ binovular): ungleich(artig), unähnlich; verschieden
Dis|si|mi|la|ti|on *f* (Ⓔ **1.–2.** dissimilation): **1.** Verlust oder Beseitigung einer Ähnlichkeit, Entähnlichung **2.** veraltet für *→Katabolismus*
Dis|si|mu|la|ti|on *f* (Ⓔ dissimulation): Verbergen oder Verheimlichen von Krankheitssymptomen, z.B. bei einer Einstellungsuntersuchung; wird aber v.a. auf das Verheimlichen von Symptomen bei psychischen Erkrankungen angewandt
Dis|sol|vens *nt, pl* **-ven|zi|en, -ven|ti|en** (Ⓔ dissolvent): ***Syn***: *Solvens*; Lösungsmittel
dis|so|nant *adj* (Ⓔ dissonant): gegenteilig, gegensinnig, unterschiedlich, nicht übereinstimmend
Dis|so|nanz *f* (Ⓔ dissonance): Missklang
Dis|so|zi|a|ti|on *f* (Ⓔ **1.–4.** dissociation): **1.** (Ab-)Trennung, Auflösung, Loslösung; Spaltung des Bewusstseins **2.** Spaltung von Molekülen durch Lösungsmittel oder elektrischen Strom; die entstehenden Spaltprodukte können elektrisch geladen sein [Ionen], müssen es aber nicht; der umgekehrte Vorgang wird als **Rekombination** bezeichnet; Dissoziation und Rekombination stehen in einem Gleichgewicht, das durch den Dissoziationsgrad [Anzahl der dissoziierten Moleküle zur Anzahl der ursprünglich vorhandenen Moleküle] beschrieben wird **3.** Aufhebung koordinierter Bewegungen, z.B. der Augenbewegungen **4.** Störung der Koordination von Vorhof- und Kammerrhythmus
albumino-kolloidale Dissoziation (Ⓔ albuminocolloidal dissociation): Erhöhung der Gammaglobuline im Liquor* cerebrospinalis bei normalem Gesamteiweiß; findet sich v.a. bei multipler Sklerose*, Hirntumoren, subakuter sklerosierender Panenzephalitis* und Neurosyphilis*
albuminozytologische Dissoziation (Ⓔ albiminocytologic dissociation): starke Erhöhung der Eiweißkonzentration im Liquor* cerebrospinalis bei normaler oder kaum erhöhter Zellzahl, z.B. bei Guillain*-Barré-Syndrom
atrioventrikuläre Dissoziation (Ⓔ atrioventricular dissociation): ***Syn***: *AV-Dissoziation*; unabhängige Schlagfrequenz von Vorhöfen und Kammer; *s.a. AV-Block*
elektrolytische Dissoziation (Ⓔ electrolytic dissociation): Spaltung von Molekülen durch elektrischen Strom
Dis|so|zi|a|ti|ons|grad *m* (Ⓔ degree of dissociation): Verhältnis der Anzahl der dissoziierten Moleküle zur Anzahl der ursprünglich vorhandenen Moleküle
Dis|so|zi|a|ti|ons|kon|stan|te *f* (Ⓔ dissociation constant): Quotient aus dem Produkt der durch Dissoziation entstandenen Ionen und der Konzentration der nichtdissoziierten Moleküle
dis|so|zi|ier|bar *adj* (Ⓔ dissociable): durch Dissoziation aufspaltbar
dis|so|zi|iert *adj* (Ⓔ dissociated): (in Ionen) zerfallen, aufgespalten
dis|tal *adj* (Ⓔ distal): vom Mittelpunkt/von der Körpermitte entfernt
Dis|tal|biss *m* (Ⓔ distoclusion): ***Syn***: *Rückbiss, Distalokklusion*; durch eine Rückverlagerung des Unterkiefers verursachte Okklusionsanomalie
Dis|tal|ok|klu|si|on *f*: *→Distalbiss*
Dis|tan|tia *f* (Ⓔ distance): Distanz, Zwischenraum, Abstand; Entfernung; *s.a. Diameter, Conjugata*
Distantia cristarum: veraltet für *→Distantia intercristalis*
Distantia intercristalis (Ⓔ intercristal distance): größter Abstand zwischen den beiden Darmbeinkämmen [Crista* iliaca]; beträgt 28–29 cm
Distantia interspinosa (Ⓔ interspinous distance): größter Abstand zwischen den beiden vorderen oberen Darmbeinstacheln [Spina* iliaca anterior superior]; beträgt ca. 25–26 cm
Distantia intertrochanterica (Ⓔ intertrochanteric distance): größter Abstand zwischen rechtem und linkem Trochanter* major; liegt im Bereich von 31–32 cm
Distantia spinarum: veraltet für *→Distantia interspinosa*
Distantia trochanterica: veraltet für *→Distantia intertrochanterica*
Dis|tanz|ge|räusch *nt* (Ⓔ distant murmur): lautes Herzgeräusch, das ohne Aufsetzen des Stethoskops gehört werden kann; findet sich am häufigsten bei tiefsitzendem Ventrikelseptumdefekt [Morbus* Roger]
Dis|ten|si|on *f* (Ⓔ distention): (Aus-, Über-)Dehnung, (Auf-)Blähung
Dis|ten|si|ons|lu|xa|ti|on *f* (Ⓔ hyperdistention dislocation): Luxation* durch Überdehnung des Bandapparates, z.B. nach Gelenkerguss
Di|sti|chi|a|sis *f, pl* **-ses** (Ⓔ distichiasis): angeborene Fehlbildung der Lidränder mit doppelter Wimpernreihe; Gefahr einer Hornhautläsion durch mechanische Reizung
Di|stick|stoff|mon|o|xid *nt*: *→Lachgas*
Di|stick|stoff|o|xid *nt*: *→Lachgas*
Di|stig|min|bro|mid *nt* (Ⓔ distigmine bromide): reversibler Cholinesterasehemmer*; **Anw.**: Blasenentleerungsstörungen, Detrusorschwäche, postoperative Darmatonie
Di|sto|ma *nt, pl* **-ma|ta** (Ⓔ Distoma): früher verwendeter Gattungsname für Bandwürmer*
Di|sto|ma|to|se *f*: *→Distomiasis*
Di|sto|mi|a|sis *f, pl* **-ses** (Ⓔ distomiasis): ***Syn***: *Distomatose*; Befall mit Saugwürmern* [Trematoden]
Di|sto|mie *f* (Ⓔ distomia): Fehlbildung mit Verdopplung des Mundes
Dis|to|mo|lar *m* (Ⓔ distomolar): ***Syn***: *Retromolar*; überzähliger Backenzahn am Ende der Zahnreihe
Di|sto|mum *nt* (Ⓔ Distomum): früher verwendeter Gattungsname für Bandwürmer*
Di|sto|mus *m* (Ⓔ distomus): Fehlbildung mit Distomie*
Dis|tor|sio *f, pl* **-si|o|nes**: *→Distorsion*
Dis|tor|si|on *f* (Ⓔ **1.–2.** distortion): **1.** (*physik.*) Verzerrung, Verzeichnung **2.** ***Syn***: *Distorsio, Gelenkverstauchung, Verstauchung, Verrenkung*; die Gelenkverstauchung ist meist Folge einer Luxation oder Subluxation mit Spontanreposition; die Überdehnung oder Verletzung der Bänder und Weichteilstrukturen führt zu Schwellung, Schmerzen, Funktionseinschränkung und evtl. Bluterguss in das Gelenk; **Diagnose**: Röntgen, CT; wichtig ist der Ausschluss von behandlungsbedürftigen Knochen- oder Bandverletzungen; **Therapie**: vorübergehende Ruhigstellung; evtl. Krankengymnastik
Dis|trak|ti|on *f* (Ⓔ distraction): Streckung einer gebrochenen Gliedmaße zum Auseinanderziehen und Wiedereinrichtung der frakturierten Knochenteile; *s.a. Extension*
Distress-Syndrom, adultes respiratorisches *nt*: *→adult respiratory distress syndrome*
Dis|tri|bu|ti|on *f* (Ⓔ distribution): auf die Resorption folgende

D

Verteilung eines Pharmakons auf die verschiedenen Kompartimente des Körpers
Dis|tri|chi|a|sis *f, pl* **-ses** (Ⓔ districhiasis): Wachstum von zwei Haaren aus einem Haarfollikel
Di|sul|fat *nt* (Ⓔ disulfate): zwei Sulfatgruppen enthaltendes Molekül
Di|sul|fid|bin|dung *f* (Ⓔ disulfide bond): Bindung zwischen zwei Schwefelatomen; Disulfidbindungen zwischen zwei Molekülen führt zur Bildung von **Disulfidbrücken**, die u.a. die Tertiärstruktur von Proteinen stabilisieren
Di|sul|fid|brü|cke *f* (Ⓔ disulfide bridge): *s.u. Disulfidbindung*
Di|sul|fi|ram *nt* (Ⓔ disulfiram): *Syn*: *Tetraäthylthiuramidsulfid*; in der Alkoholentzugstherapie verwendeter Hemmer der Aldehydoxidase, der bei Alkoholgenuss zu schweren Unverträglichkeitserscheinungen [**Antabussyndrom** mit Übelkeit, Kopfschmerz, Erbrechen, Hypotonie] führt
di|sy|nap|tisch *adj* (Ⓔ disynaptic): zwei Synapsen* betreffend
Diszi-, diszi- *präf.*: →*Disko-*
dis|zi|form *adj* (Ⓔ disciform): *Syn*: *diskoid, diskoidal*; scheibenförmig
Dis|zi|si|on *f* (Ⓔ **1.–2.** discission): **1.** *Syn*: *Discisio*; operative Spaltung/Eröffnung/Durchtrennung **2.** *Syn*: *Discisio cataractae*; Eröffnung der Linsenkapsel
Dis|zi|tis *f, pl* **-ti|den** (Ⓔ **1.–2.** discitis): **1.** *Syn*: *Diskusentzündung, Discitis*; Entzündung eines Discus* **2.** *Syn*: *Bandscheibenentzündung, Discitis*; Entzündung einer Bandscheibe; entsteht meist hämatogen und betrifft häufig Diabetiker und abwehrgeschwächte Patienten; im Anschluss an Bandscheibenoperationen kommt es eher zu einer Entzündung von Bandscheibe und Wirbelkörper [Spondylodiszitis]; sowohl Diszitis als auch Spondylodiszitis können zur Bildung eines epiduralen Abszesses* führen
dis|zi|tisch *adj* (Ⓔ discitic): Diszitis betreffend, von ihr betroffen oder gekennzeichnet
DIT *Abk.*: →*Diiodtyrosin*
Di|ter|pe|ne *pl* (Ⓔ diterpenes): aus 4 Isopreneinheiten aufgebaute Terpene; dazu gehören z.B. Retinal*, Vitamin* A, Alkaloide* [Aconitin*] und Bitterstoffe
Di|thi|ol *nt* (Ⓔ dithiol): zwei Thiolgruppen enthaltendes Molekül
Di|thra|nol *nt* (Ⓔ dithranol): *Syn*: *1,8,9-Anthratriol, 1,8,9-Anthracentriol, Cignolin*; Antiseptikum*, Antipsorikum*
dITP *Abk.*: Desoxyinosintriphosphat
Di|u|re|se *f* (Ⓔ diuresis): die physiologische Harnausscheidung
forcierte Diurese (Ⓔ forced diuresis): willkürlich gesteigerte Harnausscheidung, z.B. bei Vergiftung mit harnpflichtigen Substanzen oder bei Lungenödem
osmotische Diurese (Ⓔ osmotic diuresis): *Syn*: *Molekulardiurese*; durch osmotisch wirksame Substanzen verursachte Diurese, z.B. die vermehrte Harnausscheidung bei Diabetes* mellitus
Di|u|re|se|re|flex *m*: →*Gauer-Henry-Reflex*
Di|u|re|ti|kum *nt, pl* **-ka** (Ⓔ diuretic): harntreibendes Mittel, das die Ausscheidung von Natrium-Ionen [**Natriuretikum**] oder Salzen steigert [**Saluretikum**]; man unterscheidet folgende Gruppen: **1. Thiazide** und **thiazidanaloge Substanzen** [Hydrochlorothiazid, Clopamid] verhindern die Rückresorption von Natrium- und Chlorid-Ionen im distalen Tubulus; Kalium-Ionen werden vermehrt ausgeschieden; führen u.U. zu Hypokaliämie* und Thromboseneigung durch Hämokonzentration **2. Aldosteronantagonisten** [Spironolacton] blockieren Aldosteronrezeptoren in den Tubuluszellen; dadurch werden Wasser, Natrium- und Hydrogencarbonat-Ionen vermehrt, Kalium-Ionen vermindert ausgeschieden; Gefahr von Hyperkaliämie*, Gynäkomastie*, Potenzstörungen, Hirsutismus* und Amenorrhö* **3. kaliumsparende Diuretika** [Amilorid, Triamteren] verhindern die Natriumresorption in die Tubuluszelle und damit die Ausscheidung von Kaliumionen; **NW.**: Hyperkaliämie*, Erbrechen **4. Schleifendiuretika** [Furosemid, Etacrynsäure] sind stark wirksame Diuretika, die die Rückresorption von Natrium- und Chlorid-Ionen im aufsteigenden Teil der Henle*-Schleife hemmen; werden v.a. bei Ödemen und akutem Nierenversagen eingesetzt; führen u.U. zu Hypokaliämie* und Thromboseneigung durch Hämokonzentration **5. Carboanhydrasehemmer** [Diclofenamid] hemmen den Wasserstoff- und Natrium-Ionenaustausch in der Tubuluszelle; dadurch werden Kalium-, Natrium- und Hydrogencarbonat-Ionen vermehrt, Ammonium-Ionen vermindert ausgeschieden; der Basenverlust führt zu Azidose*, die die Ausscheidung anderer Pharmaka beeinflussen kann **6. osmotische Diuretika** [Mannitol, Sorbitol] werden als i.v.-Infusion gegeben und führen zur Ausscheidung des von ihnen osmotisch gebundenen Wassers; werden bei Hirnödemen und zur Vermeidung von Nierenversagen bei Schock eingesetzt **7. Xanthinderivate** [Koffein, Theophyllin] werden therapeutisch kaum verwendet
nicht-osmotisches Diuretikum (Ⓔ non-osmotic diuretic): Oberbegriff für alle Substanzen, die nicht durch osmotische Diurese wirksam sind
di|u|re|tisch *adj* (Ⓔ diuretic): die Diurese betreffend oder anregend, harntreibend, diuresefördernd, diureseanregend
Di|u|rie *f* (Ⓔ diuria): tägliche Harnfrequenz
di|ur|nal *adj* (Ⓔ diurnal): am Tage, tagsüber, täglich; tageszyklisch
DIVA *Abk.*: digitale intravenöse Angiographie
Di|va|ga|ti|on *f* (Ⓔ divagation): Weitschweifigkeit von Gedanken oder Sprache
di|va|lent *adj* (Ⓔ divalent): *Syn*: *bivalent*; zweiwertig
di|ver|gent *adj* (Ⓔ divergent): *Syn*: *divergierend*; auseinanderstrebend, auseinanderlaufend, auseinandergehend
Di|ver|genz *f* (Ⓔ divergence): Auseinanderstreben, Auseinanderlaufen, Auseinandergehen
di|ver|gie|rend *adj*: →*divergent*
Di|ver|ti|cu|lum *nt, pl* **-la**: →*Divertikel*
Diverticula ampullae ductus deferentis (Ⓔ diverticula of ampulla of deferent duct): Aussackungen der Samenleiterampulle [Ampulla* ductus deferentis], in denen Sperma gespeichert wird
Diverticulum ilei (Ⓔ ileal diverticulum): *Syn*: *Meckel-Divertikel*; 0,5–1 m vor der Mündung in das Zäkum vorkommender blindsackartiger Anhang des Ileums*, der ein Rest des embryonalen Ductus* omphalomesentericus ist; tritt bei ca. 2 % aller Menschen auf; kann eine Appendizitis* vortäuschen oder zu Perforation* oder Strangulationsileus* führen
Diverticulum spurium (Ⓔ false diverticulum): falsches Divertikel; *s.u. Divertikel*
Diverticulum verum (Ⓔ true diverticulum): echtes Divertikel; *s.u. Divertikel*
Di|ver|ti|kel *nt* (Ⓔ diverticulum): *Syn*: *Diverticulum*; umschriebene, i.d.R. sackförmige Ausstülpung einer Organwand; beim **echten Divertikel** sind alle Wandschichten betroffen, beim **falschen Divertikel** nur die Schleimhaut und evtl. auch die Submukosa*; **echte Divertikel** können angeboren [Meckel*-Divertikel] oder erworben sein [Ösophagusdivertikel*]; nach dem zu Grunde liegenden Pathomechanismus unterscheidet man Traktionsdivertikel* und Pulsionsdivertikel*
epiphrenisches Divertikel (Ⓔ epiphrenic diverticulum): Pulsionsdivertikel* im unteren Bereich der Speiseröhre; wird durch eine chronische oder intermittierende Funktionsstörung des unteren Ösophagussphinkters verursacht; da keine Muskellücke besteht, sind sie wesentlich seltener als pharyngoösophageale Divertikel*; **Klinik**: Dysphagie, Globusgefühl, Regurgitation unverdauter Nahrung; **Therapie**: laparoskopische oder thorakoskopische Myotomie* und Divertikulektomie*; *s.a. Ösophagusdivertikel*
parabronchiales Divertikel (Ⓔ parabronchial diverticulum): Traktionsdivertikel* der Speiseröhre in Höhe der Trachealbifurkation; angeborene Fehlbildung durch persistierende Gewebsbrücken zwischen Trachea und Ösophagus; verlaufen i.d.R. asymptomatisch und werden zufällig entdeckt; **Therapie**: bei Beschwerden thorakoskopische Myotomie* und Divertikulektomie*; *s.a. Ösophagusdivertikel*
pharyngoösophageales Divertikel: →*Zenker-Divertikel*
Di|ver|ti|kel|ab|tra|gung *f*: →*Divertikulektomie*
Di|ver|ti|kel|an|hef|tung *f*: →*Divertikulopexie*
Di|ver|ti|kel|ent|fer|nung *f*: →*Divertikulektomie*

Di|ver|ti|kel|ent|zün|dung *f*: *→Divertikulitis*
Di|ve|rt|ikel|fi|xie|rung *f*: *→Divertikulopexie*
Di|ver|ti|kel|kar|zi|nom *nt* (Ⓔ diverticular carcinoma): von einem Divertikel ausgehendes Karzinom
Di|ver|ti|kel|re|sek|ti|on *f*: *→Divertikulektomie*
Di|ver|ti|ku|lek|to|mie *f* (Ⓔ diverticulectomy): *Syn*: *Divertikelresektion*; operative Divertikelentfernung/Divertikelabtragung; wird nur selten durchgeführt; i.d.R. wird das befallene Darmsegment reseziert
Di|ver|ti|ku|li|tis *f, pl* **-ti|den** (Ⓔ diverticulitis): *Syn*: *Divertikelentzündung*; Entzündung eines Divertikels, v.a. eines Kolondivertikels; entsteht i.d.R. durch Kotretention im Divertikel und Reizung oder Schädigung der Wand durch Kotsteine; meist sind mehrere Divertikel betroffen; bei **Peridivertikulitis** ist die Begleitentzündung auf die Umgebung des Divertikels begrenzt, bei **Perikolitis** greift sie auf die Umgebung über; **Klinik**: die seltene rechtsseitige Divertikulitis ist klinisch nicht von Appendizitis* zu unterscheiden; die häufigere linksseitige Divertikulitis wird auch als **Linksappendizitis** bezeichnet; sie imponiert durch akute linksseitige Unterbauchschmerzen, Übelkeit, Erbrechen, Fieber, Stuhlunregelmäßigkeiten [Durchfall, Verstopfung], Druckschmerz, Abwehrspannung, Leukozytose, BSG-Erhöhung; freie oder gedeckte Perforation und Fistelbildung sind die häufigsten Komplikationen; **Diagnose**: Abdomenübersichtsaufnahme, CT, Sonographie, Koloskopie, Kolonkontrasteinlauf; **Therapie**: primär konservativ; Analgetika, Nahrungskarenz, Spasmolytika, Antibiotika [Cephalosporin plus Metronidazol]; bei Versagen der konservativen Behandlung, Komplikationen oder häufigen Rezidiven operative Entfernung des betroffenen Segmentes im Intervall
di|ver|ti|ku|li|tisch *adj* (Ⓔ diverticulitic): Divertikelentzündung/Divertikulitis betreffend, von ihr betroffen oder gekennzeichnet
Di|ver|ti|ku|lo|pe|xie *f* (Ⓔ diverticulopexy): *Syn*: *Divertikelanheftung, Divertikelfixierung*; operative Anheftung/Fixierung eines Divertikels
Di|ver|ti|ku|lo|se *f* (Ⓔ diverticulosis): Bezeichnung für das Auftreten multipler Divertikel; meist als symptomarme Dickdarmdivertikulose*; *s.a. Divertikulitis*
Di|vi|sio *f, pl* **Di|vi|si|o|nes** (Ⓔ division): Teilung
Divisiones anteriores plexus brachialis (Ⓔ anterior divisions of trunks of brachial plexus): vordere Äste der Trunci plexus brachialis; *s.u. Plexus brachialis*
Divisio autonomica (Ⓔ autonomic division): *Syn*: *autonomes/vegetatives Nervensystem, Systema nervosum autonomicum, Pars autonomica systematis nervosi periphericі*; nicht dem Einfluss von Willen und Bewusstsein unterworfener Teil des Nervensystems; besteht aus sympathischem Nervensystem [Pars* sympathica], parasympathischem Nervensystem [Pars* parasympathica], dem Bauchabschnitt des vegetativen Nervensystems [Pars* abdominalis plexus visceralis et ganglia visceralia] und intramuralen Nervenfasern [*Abb. D55*]
Divisio lateralis dextra (Ⓔ right lateral division): *s.u. Segmenta hepatis*
Divisio lateralis dextra hepatis (Ⓔ lateral part of right lobe of liver): seitlicher Teil des rechten Leberlappens [Pars* hepatis dextra]
Divisio lateralis musculi erectoris spinae lumborum (Ⓔ lumbar part of ilocostalis lumborum muscle): *Syn*: *Pars lumbalis musculi iliocostalis lumborum*; Abschnitt des Musculus* iliocostalis lumborum, der den lateralen Teil des Aufrichters der Wirbelsäule [Musculus* erector spinae] im Lendenbereich bildet
Divisio lateralis sinistra (Ⓔ left lateral division): *s.u. Segmenta hepatis*
Divisio lateralis sinistra hepatis (Ⓔ lateral part of left lobe of liver): seitlicher Teil des linken Leberlappens [Pars* hepatis sinistra]
Divisio medialis dextra hepatis (Ⓔ medial part of right lobe of liver): medialer Teil des rechten Leberlappens [Pars* hepatis dextra]
Divisio medialis musculi erectoris spinae lumborum (Ⓔ lumbar part of longissimus thoracis muscle): *Syn*: *Pars lumbalis musculi longissimus thoracis*; Abschnitt des Musculus* iliocostalis lumborum, der den medialen Teil des Aufrichters der Wirbelsäule [Musculus* erector spinae] im Lendenbereich bildet
Divisio medialis sinistra hepatis (Ⓔ medial part of left lobe of liver): medialer Teil des linken Leberlappens [Pars* hepatis sinistra]
Divisiones posteriores plexus brachialis (Ⓔ posterior divisions of trunks of brachial plexus): hintere Äste der Trunci plexus brachialis; *s.u. Plexus brachialis*
DIVSA *Abk.*: digitale intravenöse Subtraktionsangiographie
Dixon: Dixon-Operation *f* (Ⓔ Dixon operation): Resektion von Rektum* und Sigmoid* bei Karzinombefall im Übergangsbereich von Rektum* und Sigmoid*; der Analsphinkter bleibt erhalten
Di|xy|ra|zin *nt* (Ⓔ dixyrazine): Neuroleptikum*, Psychosedativum*
di|zen|trisch *adj* (Ⓔ dicentric): mit zwei Zentren, zwei Zentren betreffend
di|ze|phal *adj* (Ⓔ dicephalous): *Syn*: *dikephal*; Dikephalie betreffend, mit zwei Köpfen
Di|ze|pha|lie *f* (Ⓔ dicephaly): *Syn*: *Dikephalie, Dicephalie*; Doppelmissbildung mit zwei Köpfen
Di|ze|pha|lus *m* (Ⓔ dicephalus): *Syn*: *Dicephalus, Dikephalus*; Doppelmissbildung mit zwei Köpfen
di|zy|got *adj* (Ⓔ dizygotic): *Syn*: *binovulär, dissimilär, erbungleich, heteroovulär*; (*Zwillinge*) zweieiig
di|zy|klisch *adj* (Ⓔ dicyclic): *Syn*: *dicyclisch*; aus zwei Ringstrukturen bestehend
DJT *Abk.*: *→Dijodtyrosin*
DK *Abk.*: **1.** *→Dauerkatheter* **2.** Deutsche Krebshilfe **3.** Dezimalklassifikation **4.** Dielektrizitätskonstante **5.** *→Dupuytren-Kontraktur*
DKA *Abk.*: diabetische Ketazidose
DKBE *Abk.*: Doppelkontrast-Bariumeinlauf
DKD *Abk.*: Deutsche Klinik für Diagnostik
DKFZ *Abk.*: Deutsches Krebsforschungszentrum
DKG *Abk.*: Deutsche Krankenhaus-Gesellschaft
DKI *Abk.*: Deutsches Krankenhaus-Institut
DKP *Abk.*: *→Defektkoagulopathie*
DKS *Abk.*: Digoxinkonzentration im Serum
DKSB *Abk.*: Deutscher Kinderschutzbund
DKSG *Abk.*: diastolische Klappenschlussgeschwindigkeit
DL *Abk.*: **1.** Differentiallimen **2.** Diffusionskapazität der Lungen **3.** *→Dosis letalis*
dl *Abk.*: Deziliter
d.l. *Abk.*: *→Dosis letalis*
DL_{50} *Abk.*: *→Dosis letalis media*
DL-Ak *Abk.*: *→Donath-Landsteiner-Antikörper*
DLC *Abk.*: dynamische Lungen-Compliance
DLE *Abk.*: **1.** dialysierbarer Leukozytenextrakt **2.** *→Discoid-Lupus erythematosus* **3.** disseminierter Lupus erythematodes
DLG *Abk.*: Dauerleistungsgrenze
DLm *Abk.*: *→Dosis letalis minima*
DLR *Abk.*: **1.** digitale Lumineszenzradiographie **2.** *→Donath-Landsteiner-Reaktion*
DLS *Abk.*: **1.** d-Lysergsäurediäthylamid **2.** Dysodontie, Leukotrichosis capitis, Sanguinatio
DM *Abk.*: **1.** *→Dermatomyositis* **2.** *→Dexamethason* **3.** *→Diabetes mellitus* **4.** Diphenylaminchlorarsin **5.** *→Dopamin* **6.** Membrandiffusionskapazität
D.m. *Abk.*: *→Diabetes mellitus*
dm *Abk.*: Dezimeter
DMA *Abk.*: Dimethylamin
DMAB *Abk.*: p-Dimethylaminobenzaldehyd
DMAC *Abk.*: Dimethylacetamid
DMAE *Abk.*: *→2-Dimethylaminoethanol*
DMAP *Abk.*: *→Dimethylaminophenol*
DMAPN *Abk.*: Dimethylaminopropionitril
DMASt *Abk.*: 4-Dimethylaminostilben
DMBA *Abk.*: **1.** 7,12-Dimethylbenzanthrazen **2.** p-Dimethylaminobenzaldehyd
DMBC *Abk.*: Dimethylbenzylchlorid
DMC *Abk.*: **1.** Dactinomycin, Methotrexat, Cyclophosphamid

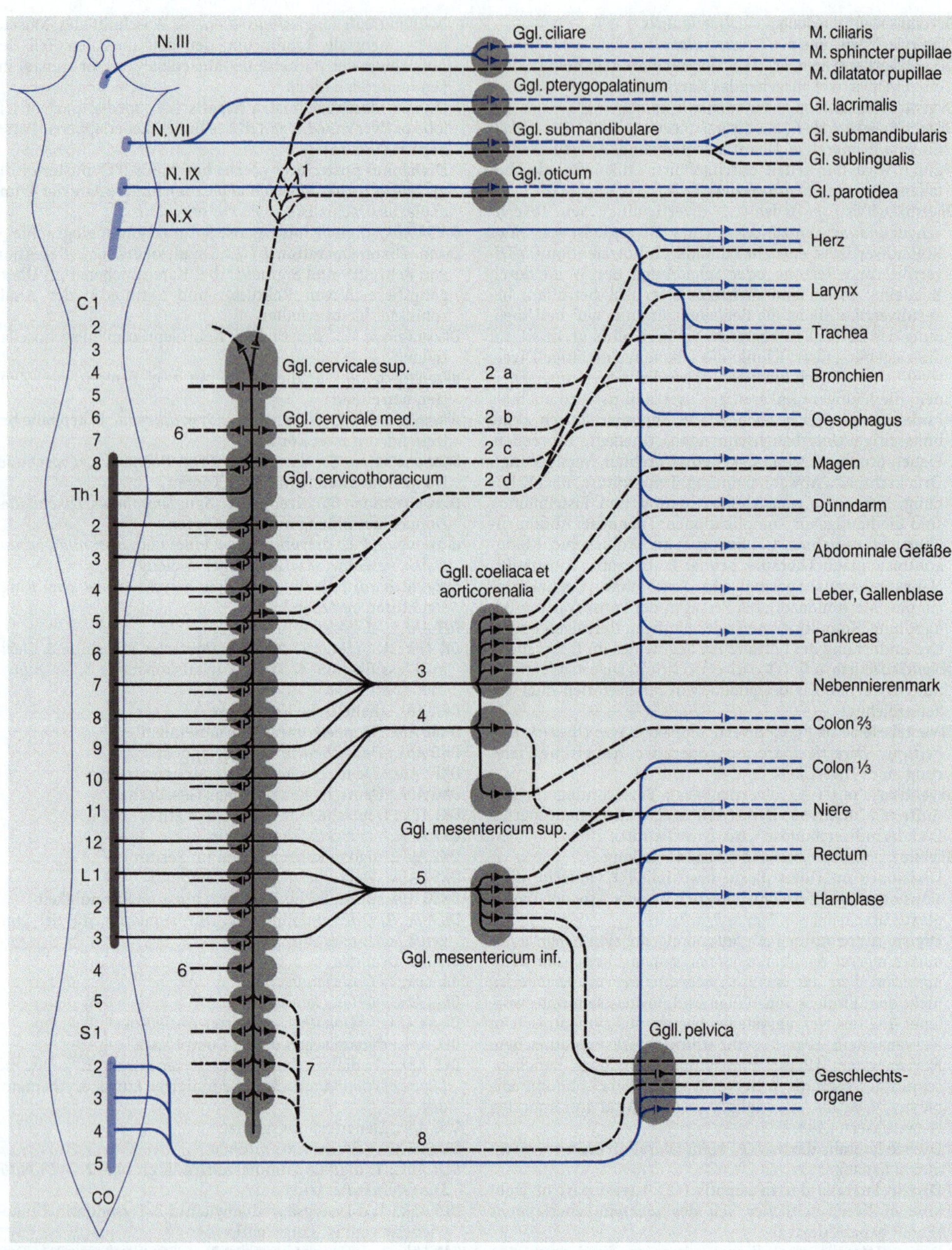

Abb. D55. Vegetatives Nervensystem [Divisio autonomica]

2. Dimethylcarbinol

dMCMP *Abk.*: Desoxy-5'-methylcytidin-monophosphat

DMCT *Abk.*: 6-Desmethyl-7-chlortetracyclin

DMCTC *Abk.*: 6-Desmethyl-7-chlortetracyclin

DMD *Abk.*: *→Duchenne-Muskeldystrophie*

DMDT *Abk.*: 4,4'-Dimethoxydiphenyl-trichlorethan

DMDTC *Abk.*: Dimethyldithiocarbamat

DMDTH *Abk.*: 5,5-Dimethyl-2,4-dithiohydantoin

DME *Abk.*: Dimethyltubocurarin

DMF *Abk.*: Dimethylformamid

DMFA *Abk.*: Dimethylformamid

DMF-Index *m* (Ⓔ DMF caries index): Index, der die Summe der kariösen [**d**ecayed], fehlenden [**m**issing] und gefüllten [**f**illed] Zähne [**DMF-T-Index**] oder Zahnflächen [**DMF-S-Index**] angibt

DMF-S-Index *m* (Ⓔ DMF-S caries index): *s.u. DMF-Index*

DMF-T-Index *m* (Ⓔ DMF-T caries index): *s.u. DMF-Index*

DMG *Abk.*: Dimethylglyoxin

D-MGA *Abk.*: Dextro-Malposition der großen Arterien

DMI *Abk.*: Demethylimipramin

DMNA *Abk.*: Dimethylnitrosamin

DMO *Abk.*: Dimethyloxazolidin

DMP *Abk.*: **1.** Dimerkaprol **2.** Dimethylphthalat **3.** *→Dimethylpolysiloxan* **4.** *→Dystrophia musculorum progressiva*

DMPA *Abk.*: **1.** Depo-Medroxyprogesteronacetat **2.** 3,4-Dimethoxyphenyläthylamin

DMPE *Abk.*: **1.** 3,4-Dimethoxyphenylethylamin **2.** *→3,4-Dimethyloxyphenylessigsäure*
DMPP *Abk.*: 1,1-Dimethyl-4-phenyl-piperazin
DMPS *Abk.*: **1.** *→Dimercaptopropansulfonsäure* **2.** Dimerkaptopropansulfonat
DMS *Abk.*: **1.** *→Dermatomyositis* **2.** *→Dexamethason* **3.** Dimerkaptosukzinat
DMSO *Abk.*: *→Dimethylsulfoxid*
DMST *Abk.*: Dimethylaminostilben
DMT *Abk.*: Dimethyltryptamin
DMTC *Abk.*: Demethyltetracyclin
dmW *Abk.*: Dezimeterwelle
DN *Abk.*: diabetische Neuropathie
DNA *Abk.*: **1.** deoxyribonucleic acid **2.** *→Desoxyribonucleinsäure*
bakterielle DNA (Ⓔ bacterial DNA): ***Syn***: *Bakterien-DNS, bakterielle DNA, Bakterien-DNA*; die das ringförmige Bakterienchromosom bildende DNA der Bakterien; *s.a. Essay Bakterien S. 217*
DNAase *f*: *→DNase*
DNA-Fingerprint-Methode *f* (Ⓔ DNA fingerprinting): ***Syn***: *genetischer Fingerabdruck, DNA-Typing, DNA-Profiling*; Untersuchung von DNA-Bereichen zur Feststellung genetischer Unterschiedlichkeit oder Identität
DNA-Gyrase *f*: *→Gyrase*
DNA-Klonierung *f* (Ⓔ DNA cloning): Übertragung von DNA auf Zellen und anschließende Klonierung
DNA-Ligase *f* (Ⓔ DNA ligase): ***Syn***: *DNS-Ligase, Polynukleotidligase, Polydesoxyribonukleotidsynthase (ATP)*; Enzym, das die Bildung der Phosphodiesterbindung bei der DNA-Synthese katalysiert
DNA-Nucleotidylexotransferase *f* (Ⓔ DNA nucleotidylexotransferase): ***Syn***: *DNS-Nucleotidylexotransferase, DNS-Nukleotidylexotransferase, DNA-Nukleotidylexotransferase, terminale Desoxynukleotidyltransferase, terminale Desoxynucleotidyltransferase*; Enzym, das die endständige Anlagerung von Desoxyribonucleotiden an DNA-Sequenzen katalysiert
DNA-Nucleotidyltransferase *f* (Ⓔ DNA nucleotidyltransferase): ***Syn***: *DNA-abhängige DNA-Polymerase, DNS-abhängige DNS-Polymerase, DNS-Nukleotidyltransferase, DNA-Polymerase I, DNS-Polymerase I, Kornberg-Enzym*; Polymerase, die an einer DNA-Matrize DNA-Stränge aus Desoxyribonucleotiden synthetisiert
DNA-Polymerase *f* (Ⓔ DNA polymerase): ***Syn***: *DNS-Polymerase*; Polymerase, die DNA-Stränge aus Desoxyribonucleotiden synthetisiert
DNA-abhängige DNA-Polymerase: *→DNA-Nucleotidyltransferase*
RNA-abhängige DNA-Polymerase (Ⓔ RNA-directed DNA polymerase): ***Syn***: *RNS-abhängige DNS-Polymerase, reverse Transkriptase*; Enzym, das in RNA-Viren* die Transkription von RNA zu DNA katalysiert; *s.a. Retroviren*
DNA-Profiling *nt*: *→DNA-Fingerprint-Methode*
DNase *f* (Ⓔ deoxyribonuclease): ***Syn***: *Desoxyribonuklease, Desoxyribonuclease, DNSase, DNAase*; Nuclease*, die spezifisch die Phosphatesterbindung in DNA spaltet
DNA-Topoisomerase *f* (Ⓔ DNA topoisomerase): Isomerase*, die die Abspaltung und Wiedereinfügung von DNA-Abschnitten katalysiert
DNA-Transposition *f* (Ⓔ DNA transposition): ***Syn***: *Transposition*; Umstellung von DNA innerhalb eines Chromosoms oder Übertragung auf ein anderes Chromosom; kann in seltenen Fälle zu genetisch bedingter Erkrankung führen [z.B. Hämophilie A oder B, Neurofibromatose Typ 1]
DNA-Tumorviren *pl* (Ⓔ DNA tumor viruses): *s.u. Tumorviren*
DNA-Typing *nt*: *→DNA-Fingerprint-Methode*
DNA-Viren *pl* (Ⓔ DNA viruses): ***Syn***: *DNS-Viren*; Viren mit DNA als Genmaterial; *s.a. Essay Viren S. 2273*
transformierende DNA-Viren (Ⓔ transforming DNA viruses): *s.u. Essay Virus und Tumor S. 2185*
DNA-Zytofotometrie *f*: *→DNA-Zytophotometrie*
DNA-Zytophotometrie *f* (Ⓔ DNA cytophotometry): ***Syn***: *DNS-Zytophotometrie, DNS-Zytofotometrie, DNA-Zytofotometrie*; Verfahren der Zytophotometrie* zur quantitativen Bestimmung von DNA im Zellkern
DNB *Abk.*: Dinitrobenzol
DNBP *Abk.*: 2,4-Dinitro-6-butylphenol
DNCB *Abk.*: *→Dinitrochlorobenzol*
DNCG *Abk.*: Dinatriumcromoglycat
DNCM *Abk.*: dilatative nichtobstruktive Cardiomyopathie
DNFB *Abk.*: Dinitrofluorbenzol
DNK *Abk.*: Dinitrokresol
DNM *Abk.*: Dosis necroticans minima
DNN *Abk.*: Dinitronaphthol
DNOK *Abk.*: 4,6-Dinitro-o-kresol
DNP *Abk.*: **1.** Desoxypentosenucleoprotein **2.** Desoxyribonucleoproteid **3.** Dinitrophenol
DNPH *Abk.*: 2,4-Dinitrophenylhydrazin
DNPM *Abk.*: Dinitrophenylmorphin
DNR *Abk.*: *→Daunorubicin*
DNS *Abk.*: *→Desoxyribonucleinsäure*
DNSase *f*: *→DNase*
DNS-Gyrase *f*: *→Gyrase*
DNS-Ligase *f*: *→DNA-Ligase*
DNS-Nucleotidylexotransferase *f*: *→DNA-Nucleotidylexotransferase*
DNS-Nucleotidyltransferase *f*: *→DNA-Nucleotidylexotransferase*
DNS-Nukleotidylexotransferase *f*: *→DNA-Nucleotidylexotransferase*
DNS-Nukleotidyltransferase *f*: *→DNA-Nucleotidylexotransferase*
DNS-Polymerase *f*: *→DNA-Polymerase*
DNS-Polymerase I: *→DNA-Nucleotidyltransferase*
DNS-abhängige DNS-Polymerase: *→DNA-Nucleotidyltransferase*
RNS-abhängige DNS-Polymerase: *→RNA-abhängige DNA-Polymerase*
DNS-Viren *pl*: *→DNA-Viren*
DNS-Zytofotometrie *f*: *→DNA-Zytophotometrie*
DNS-Zytophotometrie *f*: *→DNA-Zytophotometrie*
DNTP *Abk.*: Diäthyl-p-nitrophenyl-thiophosphat
DO *Abk.*: **1.** *→Desobliteration* **2.** *→Diaminoxidase*
DO_2 *Abk.*: *→Sauerstoffangebot*
D_2O *Abk.*: **1.** *→Deuteriumoxid* **2.** *→schweres Wasser*
DOA *Abk.*: Dioktyladipinat
DOAP *Abk.*: Daunorubicin, Vincristin (*engl.* oncovin), Ara-C, Prednison
Dobrava-Virus *nt* (Ⓔ Dobrava virus): *s.u. Hantavirus*
Do|bu|ta|min *nt* (Ⓔ dobutamine): Stimulator der β_1-Rezeptoren des Herzens; steigert Kontraktilität und Schlagvolumen; senkt den peripheren Widerstand; **Anw.**: Antihypotonikum* bei kardiogenem Schock, Herzversagen bei Kardiomyopathie, Myokardinfarkt, akute dekompensierte Herzinsuffizienz; **NW**: Tachykardie, Extrasystolen, Angina pectoris, Kopfschmerzen, allergische Reaktionen
DOC *Abk.*: **1.** *→Desoxycholat* **2.** *→Desoxycorticosteron* **3.** *→Desoxycorton*
DOCA *Abk.*: Desoxycorticosteronacetat
Do|ce|ta|xel *nt* (Ⓔ docetaxel): Zytostatikum*; **Anw.**: lokal fortgeschrittenes oder metastasierendes Mammakarzinom; *s.a. Essay Chemotherapie S. 349*
DOCG *Abk.*: Desoxycorticosteronglucosid
DOCM *Abk.*: dilatative obstruktive Cardiomyopathie
Docusat-Natrium *nt* (Ⓔ docusate sodium): ***Syn***: *Natriumdioctylsulfosuccinat, Dioctylnatriumsulfosuccinat*; anionisches Detergens; steigert die Sekretion von Wasser und Elektrolyten in den Darm; **Anw.**: Laxans; Gleitmittel
DOD *Abk.*: Dopamindecarboxylase
Dodd: **Dodd-Venen** *pl* (Ⓔ Dodd's perforating veins): Perforansvenen* auf der Innenseite des Oberschenkels
Döderlein: Albert Döderlein; 1860–1941; deutscher Frauenarzt (München)
Döderlein-Stäbchen *pl* (Ⓔ Döderlein's bacilli): ***Syn***: *Döderlein-Bakterien*; grampositive, unbewegliche Milchsäurebakterien, die physiologisch in der Scheide vorkommen; sie sind verantwortlich für die Umsetzung von Glykogen zu Laktat und damit für den sauren pH-Wert des Scheidenmilieus
DOE *Abk.*: **1.** Desoxyephedrin **2.** Gewebe-Oberflächendosis an der Eintrittsstelle

D

DOES *Abk.*: → *disorders of excessive sleepiness*
DOG *Abk.*: 2-Desoxy-D-Glucose
Dogiel: Alexander Stanislawowitch Dogiel; 1852–1922; russischer Histologe (Leningrad)
Dogiel-Körperchen *pl* (Ⓔ Dogiel's cells): *Syn*: *Corpuscula nervosa genitalis, Corpuscula genitalia*; Nervenendkörperchen der Genitalregion
DOGP *Abk.*: 2-Desoxy-D-Glucose-6-phosphat
Döhle: Karl Gottfried Döhle; 1855–1928; deutscher Pathologe (Kiel)
Döhle-Körperchen *pl* (Ⓔ Döhle's inclusion bodies): *Syn*: *Döhle-Einschlusskörperchen*; wahrscheinlich durch eine Reifestörung entstehende basophile Einschlusskörperchen in neutrophilen Leukozyten*
dollent *adj* (Ⓔ painful): schmerzhaft
Dolich-, dolich- *präf.*: → *Dolicho-*
Dolicho-, dolicho- *präf.*: Wortelement mit der Bedeutung „lang/länglich"
dollilcholfalzilal *adj* (Ⓔ dolichofacial): langgesichtig
dollilcholkelphal *adj* (Ⓔ dolichocephalic): Dolichokephalie betreffend, von ihr betroffen oder gekennzeichnet, langköpfig
Dollilcholkelphallie *f* (Ⓔ dolichocephaly): *Syn*: *Dolichozephalie*; Langköpfigkeit, Langschädel; Vergrößerung des Längendurchmessers des Schädels
Dollilcholkollie *f* (Ⓔ dolichocolon): abnorm langes Kolon
Dollilcholkollon *nt*: → *Dolichokolie*
Dollilcholmelgalölsolphalgus *m* (Ⓔ dolichomegaesophagus): verlängerte, geschlängelte und ausgeweitete Speiseröhre
Dollilcholölsolphalgus *m* (Ⓔ dolichoesophagus): verlängerte und geschlängelte Speiseröhre
Dollilcholstelnolmellie *f* (Ⓔ dolichostenomelia): *Syn*: *Spinnenfingrigkeit, Arachnodaktylie*; grazil verlängerte Finger, z.B. beim Marfan*-Syndrom
dollilcholzelphal *adj*: → *dolichokephal*
Dollilcholzelphallie *f*: → *Dolichokephalie*
Dolly-Technik *f* (Ⓔ Dolly technique): *s.u. Essay Klonierung von Menschen I S. 1135, Essay Stammzellen – therapeutisches Klonieren S. 2021*
Dollor *m* (Ⓔ pain): Schmerz; klassisches Entzündungszeichen
Dolores osteocopi nocturni (Ⓔ dolores osteocopi nocturni): *s.u. Essay Syphilis S. 2077*
dollolrös *adj* (Ⓔ painful): *Syn*: *doloros*; schmerzhaft, schmerzend
DOM *Abk.*: **1.** 2,5-Dimethoxy-4-methylamphetamin **2.** Dimethoxy-4α-dimethylphenäthylamin
Dolmälne *f* (Ⓔ domain): abgegrenzter Bereich auf Makromolekülen, z.B. Immunglobulinen
DOMF *Abk.*: 2,7-Dibrom-4-hydroxymerkurifluoreszein
dolmilnant *adj* (Ⓔ **1.–2.** dominant): **1.** (vor-)herrschen; überwiegend, dominierend **2.** Dominanz betreffend, (im Erbgang) dominierend
Dolmilnanlte *f* (Ⓔ dominant allele): dominantes Allel*
Dolmilnanz *f* (Ⓔ **1.–2.** dominance): **1.** (Vor-)Herrschaft, (Vor-)Herrschen **2.** Vorherrschen eines Merkmals/Gens über ein anderes Merkmal/Gen
Domlpelrildon *nt* (Ⓔ domperidone): Benzimidazolonderivat; **Anw.**: Antiemetikum*, Gastrokinetikum*
DON *Abk.*: 6-Diazo-5-oxo-L-norleucin
Donath: Julius Donath; 1870–1950; österreichischer Internist (Wien)
Donath-Landsteiner-Anämie *f* (Ⓔ Donath-Landsteiner anemia): immunhämolytische Anämie* durch Donath*-Landsteiner-Antikörper
Donath-Landsteiner-Antikörper *m* (Ⓔ Donath-Landsteiner cold autoantibody): *Syn*: *Landsteiner-Antikörper*; biphasische Kälteantikörper*, die in der kühlen Körperperipherie Komplement binden und bei Erwärmung im Kernbereich zu Hämolyse führen
Donath-Landsteiner-Kältehämoglobinurie *f* (Ⓔ Donath-Landsteiner cold autoantibody hemoglobinuria): paroxysmale Hämoglobinurie* durch Donath*-Landsteiner-Antikörper
Donath-Landsteiner-Reaktion *f* (Ⓔ Donath-Landsteiner test): *Syn*: *Landsteiner-Reaktion*; Test zum Nachweis von Donath*-Landsteiner-Antikörpern
Donati: Mario Donati; 1879–1946; italienischer Chirurg (Turin)
Donati-Naht *f* (Ⓔ Donati suture): *s.u. Nahttechniken*
Dolnaltor *m*: → *Donor*
Donders: Frans Corneluis Donders; 1818–1889; holländischer Internist und Augenarzt (Utrecht)
Donders-Druck *m* (Ⓔ Donders' pressure): *Syn*: *intrapleuraler Druck*; Differenz zwischen Luftdruck und dem Druck im Pleuraspalt; hängt von der Atemlage ab; liegt bei Atemmittellage bei -0,6 kPa [-6 cm H_2O], bei ruhiger Inspiration bei -0,8 kPa [-8 cm H_2O] und bei ruhiger Exspiration bei -0,4 kPa [-4 cm H_2O]
Donné: Alfred Donné; 1801–1878; französischer Arzt (Paris)
Donné-Körperchen *pl* (Ⓔ Donné's corpuscles): *Syn*: *Kolostrumkörperchen*; fettbeladene Leukozyten in der Vormilch [Kolostrum*]
Donlnerlangst *f* (Ⓔ brontophobia): *Syn*: *Brontophobie*; krankhafte Angst vor Donner; oft gleichgesetzt mit Gewitterangst [Keraunophobie]
Dolnor *m* (Ⓔ **1.–2.** donor): *Syn*: *Donator*; **1.** (Blut-, Organ-) Spender **2.** (*chem.*) Substanz, die einen Teil von sich an eine andere Substanz abgibt
Donovan: Charles Donovan; 1863–1951; irischer Arzt (Madras/Indien)
Donovan-Körperchen *nt*: → *Donovania granulomatis*
Dolnolvalnia gralnullolmaltis *f* (Ⓔ Donovania granulomatis): *Syn*: *Donovan-Körperchen, Calymmatobacterium granulomatosis*; gramnegativer, fakultativer Anaerobier; lebt und vermehrt sich intrazellulär in Histiozyten, Leukozyten und Plasmazellen; Erreger der tropischen Geschlechtskrankheit Granuloma* inguinale
Dolnolvalnilolsis *f, pl* **-ses**: → *Granuloma inguinale*
Dolnolvalnolsis *f, pl* **-ses**: → *Granuloma inguinale*
DONS *Abk.*: Dioktylnatriumsulfosukzinat
DOP *Abk.*: Dioktylphthalat
DOPA *Abk.*: → *3,4-Dihydroxyphenylalanin*
L-Dopa *nt* (Ⓔ L-dopa): *Syn*: *Levodopa*; bei Parkinson*-Krankheit verwendetes Dopaminergikum; aktivstes Antiparkinsonmittel mit Wirkung gegen Akinese, Rigor, Tremor und psychische Störungen; *s.a. Essay Parkinson-Syndrome S. 1631*
DOPA-DC *Abk.*: → *Dopadecarboxylase*
Dolpaldelcarblolxyllalse *nt* (Ⓔ dopa decarboxylase): Enzym, das DOPA [3,4-Dihydroxyphenylalanin*] in Dopamin* und 5-Hydroxytryptophan in Serotonin* umwandelt
Dolpaldelcarblolxyllalselhemlmer *m* (Ⓔ dopa decarboxylase inhibitor): *Syn*: *Decarboxylasehemmer*; Hemmer der peripheren Dopadecarboxylase*; **Anw.**: bei Parkinson*-Krankheit zusammen mit DOPA [3,4-Dihydroxyphenylalanin*]
Dopa-Entzugssyndrom, malignes *nt* (Ⓔ malignant dopa withdrawal): *s.u. Essay Parkinson-Syndrome S. 1631*
Dolpalmin *nt* (Ⓔ dopamine): *Syn*: *Hydroxytyramin*; Katecholamin*; aus Tyrosin entstehendes Zwischenprodukt der Adrenalin- und Noradrenalinsynthese; fungiert als Neurotransmitter* in Putamen, Corpus striatum und Nucleus caudatus; wird durch Reabsorption in die Nervenendigungen inaktiviert; Dopaminmangel in Putamen und Nucleus caudatus ist die Ursache der Parkinson*-Krankheit; wegen seiner Wirkung als α_1- und β_1-Sympathomimetikum wird Dopamin zur i.v. Behandlung von kardiogenem Schock, Herz-Kreislauf-Insuffizienz, extremes Hypotonie und drohendem Nierenversagen verwendet
dolpalminlerg *adj* (Ⓔ dopaminergic): von Dopamin aktiviert oder übertragen, durch Dopaminfreisetzung wirkend
Dolpalminlrelzepltolren *pl* (Ⓔ dopamine receptors): es gibt eine Reihe von Dopaminrezeptoren, von denen aber nur die D_1- und D_2-Rezeptoren von physiologischer und pathophysiologischer Bedeutung sind; Aktivierung der D_1-Rezeptoren des Putamens* fördert die direkte Signalübertragung zum Globus* pallidus, während Aktivierung der D_2-Rezeptoren die indirekte Übertragung via Nucleus subthalamicus zum Globus palllidus hemmt; die Entwicklung spezifischer Agonisten und Antagonisten verspricht die Eröffnung neuer Therapiemöglichkeiten des Morbus* Parkinson
Dolpexlalmin *nt* (Ⓔ dopexamine): β_1-Sympathomimetikum;

wirkt schwächer als Dopamin*; **Anw.**: akute Herzinsuffizienz

Do|ping *nt* (Ⓔ doping): Versuch der Leistungssteigerung mit nicht-zugelassenen Substanzen oder Methoden

Dop|pel|a|chä|nen *pl* (Ⓔ Bishop's weed fruit): *Syn*: *Khellafrüchte, Ammeos visnagae fructus*; *s.u. Ammei*

Dop|pel|bal|lon|son|de *f* (Ⓔ double balloon-tipped tube): dreiläufige Sonde mit zwei getrennt aufblasbaren Ballons

Dop|pel|be|fruch|tung *f* (Ⓔ dispermy): *Syn*: *Dispermie*; Befruchtung des Ovums durch zwei Spermien

Dop|pel|bin|dung *f* (Ⓔ double bond): ungesättigte Bindung in Molekülen, die zwei Valenzen enthält

Dop|pel|blind|ex|pe|ri|ment *nt*: → *Doppelblindversuch*

Dop|pel|blind|stu|die *f*: → *Doppelblindversuch*

Dop|pel|blind|ver|such *m* (Ⓔ double-blind trial): *Syn*: *Doppelblindexperiment, Doppelblindstudie*; Studie, bei der weder Proband noch Untersucher wissen, welches Präparat die aktive Substanz enthält

Dop|pel|ef|fekt *m* (Ⓔ double action): *Syn*: *Doppelwirkung, indirekte Sterbehilfe*; *s.u. Essay Euthanasie S. 649*

Dop|pel|fehl|bil|dung *f*: → *Doppelmissbildung*

Dop|pel|flü|gel|pro|the|se *f* (Ⓔ bileaflet valve): *s.u. Herzklappenprothese*

Dop|pel|he|lix *f* (Ⓔ double helix): *Syn*: *Doppelhelixstruktur*; von Watson und Crick beschriebene, doppelt wendelförmige Struktur der Desoxyribonucleinsäure [DNA]; heute unterscheidet man 3 Formen; die mit Abstand häufigste **B-Form** oder **B-DNA** ist eine rechtsgängige Doppelhelix mit ca. 10 Basen pro Wendelgang [3,3 nm]; bei Wasserentzug wandelt sie sich in die breitere **A-Form** [**A-DNA**] um, die 11 Basenpaare pro Wendelgang hat; die **Z-Form** [**Z-DNA**] ist eine linksgängige Doppelhelix mit 12 Basenpaaren pro Windung [4,56 nm]; sie kommt v.a. in CG-reichen DNA-Sequenzen vor; ihre Bedeutung ist unklar

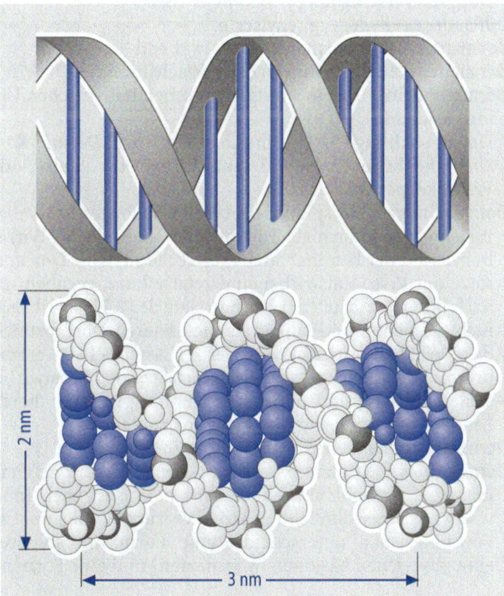

Abb. D56. Struktur der DNA-Doppelhelix Typ B

Doppelhelix-DNA *f* (Ⓔ double-stranded DNA): *Syn*: *Duplex-DNA, Doppelstrang-DNA, Doppelhelix-DNS, Duplex-DNS, Doppelstrang-DNS*; als Doppelhelix* vorliegende DNA

Doppelhelix-DNS *f*: → *Doppelhelix-DNA*

Dop|pel|he|lix|struk|tur *f*: → *Doppelhelix*

Dop|pel|knäu|el *m/nt* (Ⓔ dispireme): *Syn*: *Dispirem*; Knäuelbildung der Chromosomen in den Tochterkernen während der Telophase*

Dop|pel|kon|trast|ar|thro|gra|phie *f* (Ⓔ double-contrast arthrography): *Syn*: *Doppelkontrastarthrografie*; Röntgendarstellung eines Gelenkes in der Doppelkontrastmethode*

Dop|pel|kon|trast|dar|stel|lung *f*: → *Doppelkontrastmethode*

Dop|pel|kon|trast|me|tho|de *f* (Ⓔ double-contrast radiography): *Syn*: *Doppelkontrastverfahren, Doppelkontrastdarstellung, Bikontrastmethode*; Röntgenkontrastdarstellung von Hohlorganen, Körper- oder Gelenkhöhlen unter gleichzeitiger Anwendung von Kontrastmittel und Gas oder Luft; das positive Kontrastmittel [Barium, Iod] überzieht die Wand, während das Gas oder die Luft als negatives Kontrastmittel wirkt und zur Entfaltung des Objektes führt

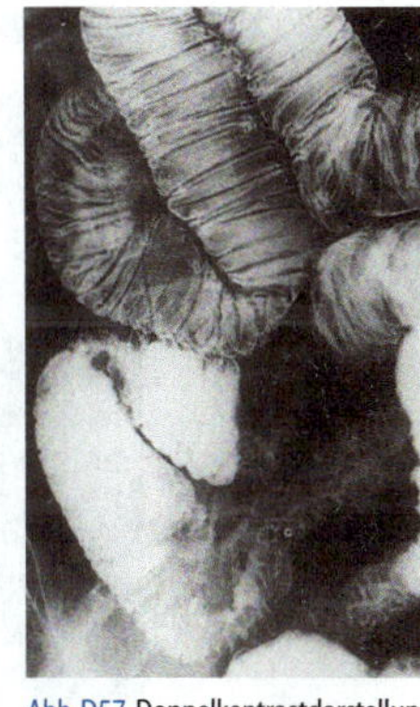
Abb. D57. Doppelkontrastdarstellung des Dünndarms

Dop|pel|kon|trast|ver|fah|ren *nt*: → *Doppelkontrastmethode*

Dop|pel|lip|pe *f* (Ⓔ labium duplex): angeborene Schleimhautfalte der Oberlippe, die den Anschein einer Lippenverdopplung gibt

Dop|pel|lu|men|tu|bus *m* (Ⓔ double-lumen tube): *Syn*: *Endobronchialtubus*; doppellumiger Tubus zur selektiven Intubation und Belüftung eines Lungenflügels

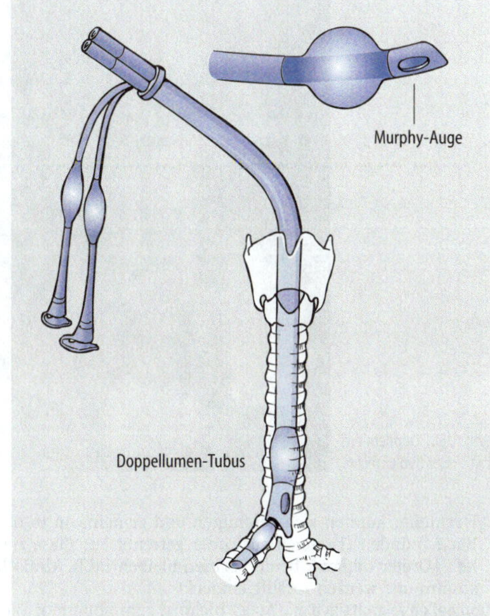

Abb. D58. Doppellumentubus

Dop|pel|lun|gen|trans|plan|ta|ti|on *f* (Ⓔ double lung transplant): Transplantation beider Lungenflügel; *s.a. Lungentransplantation*

Dop|pel|mi|kro|skop *nt* (Ⓔ binocular microscope): *Syn*: *binokulares Mikroskop, Binokularmikroskop*; Mikroskop mit zwei Binokularen zum beidäugigen Sehen

Dop|pel|miss|bil|dung *f* (Ⓔ double malformation): *Syn*: *Doppelfehlbildung, Duplicitas, Monstrum duplex*; durch eine Verdopplung und unvollständige Trennung von Embryonalanlagen entstandenes Individuum

Dop|pel|mund|tu|bus *m* (Ⓔ Safar tube): *Syn*: *Safar-Tubus*; S-förmiger Pharyngealtubus für die Mund-zu-Mund-Beatmung

Dop|pel|nie|re *f* (Ⓔ kidney duplication): ein- oder beidseitige Nierenfehlbildung mit doppeltem Nierenbecken; die beiden

D

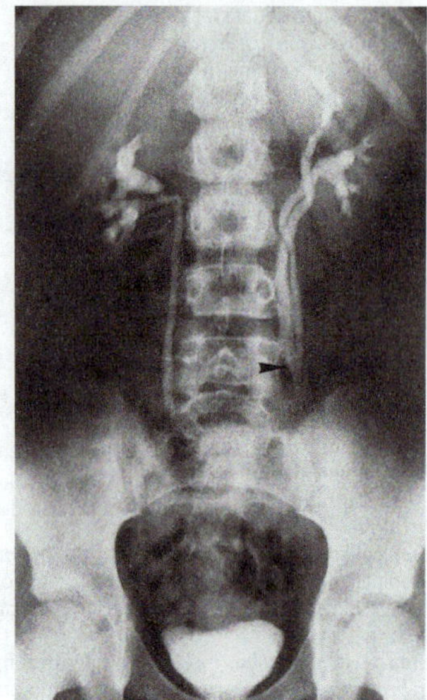

Abb. D59. Doppelniere mit Ureter fissus links

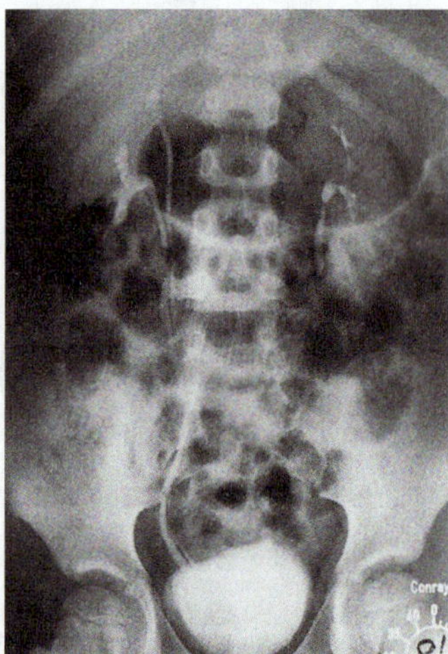

Abb. D60. Doppelniere mit Ureter duplex rechts

Harnleiter können sich vereinigen und gemeinsam in der Blase münden [Ureter fissus] oder getrennt zur Blase ziehen [Ureter duplex]; beide Formen bleiben i.d.R. klinisch stumm und werden zufällig entdeckt

Dop|pel|pa|ra|pro|te|in|ä|mie *f* (Ⓔ biclonal gammopathy): *Syn*: *biklonale Gammopathie*; Vorkommen von zwei Paraproteinen im Serum; *s.a. Paraproteinämie*

Dop|pel|schlä|gig|keit *f*: *→ Bigeminie*

Dop|pel|se|hen *nt*: *→ Diplopie*

Dop|pel|stern *f*: *→ Diaster*

Doppelstrang-DNA *f*: *→ Doppelhelix-DNA*

Doppelstrang-DNS *f*: *→ Doppelhelix-DNA*

dop|pel|strän|gig *adj* (Ⓔ double-stranded): (*DNA*) aus zwei Strängen bestehend

Dop|pelt|se|hen *nt*: *→ Diplopie*

Dop|pel|wer|tig|keit *f* (Ⓔ ambitendency): *Syn*: *Ambitendenz*; Ambivalenz* des Wollens; gleichzeitiges Bestehen gegensätzlicher Wünsche und Triebe; kommt v.a. bei Schizophrenie* vor

Dop|pel|wir|kung *f* (Ⓔ double action): *Syn*: *indirekte Sterbehilfe, Doppeleffekt*; *s.u. Essay Euthanasie S. 649*

Dop|pel|zel|len *pl* (Ⓔ hybrid cells): *Syn*: *Zwillingszellen, Hybridzellen*; durch Kreuzung von genetisch unterschiedlichen Zellen erhaltene Zellen

Doppler: Christian Andreas Doppler; 1803–1853; österreichischer Physiker (Wien, Prag)

Doppler-Angiographie *f* (Ⓔ Doppler angiography): *s.u. Doppler-Sonographie*

Doppler-Echokardiographie *f* (Ⓔ Doppler echocardiography): *Syn*: *Doppler-Echokardiografie*; auf dem Doppler*-Effekt beruhendes Verfahren zur Messung von Blutströmungsgeschwindigkeiten im Herzen und in den herznahen Gefäßen; bei der **konventionellen Doppler-Echokardiographie** wird das Doppler-Signal akustisch und als Kurve wiedergegeben, bei der **farbkodierten Doppler-Echokardiographie** werden Strömungsrichtung und -geschwindigkeit durch Farbtöne und -helligkeit kodiert und einem konventionellen B-Mode- oder M-Mode-Echokardiogramm überlagert

Doppler-Effekt *m* (Ⓔ Doppler effect): *Syn*: *Doppler-Prinzip, Doppler-Verschiebung*; Änderung der Wellenfrequenz in Abhängigkeit von der Bewegung von Sender und Empfänger; bewegen sie sich aufeinander zu, nimmt die Frequenz zu, entfernen sie sich voneinander, nimmt die Frequenz ab

Doppler-Sonographie *f* (Ⓔ Doppler ultrasonography): *Syn*: *Doppler-Sonografie, Ultraschall-Dopplertechnik*; Ultraschallverfahren, das die Frequenzänderung von Schallwellen an bewegten Objekten [Doppler-Effekt] registriert; arbeitet entweder mit kontinuierlichen Schallwellen [**continous-wave-Doppler-Sonographie**] oder mit Schallimpulsen [**Impuls-Doppler-Sonographie**]; Haupteinsatzbereich ist die Untersuchung von Herz und Gefäßen; durch eine Kombination mit B-Bild* erhält man Schnittbilder, die nur blutdurchströmte Gefäße zeigt [**Doppler-Angiographie**]

Doppler-Ultraschall-Kardiographie *f* (Ⓔ Doppler echocardiography): Doppler-Sonographie des Herzens; *s.u. Essay Kardiotokographie S. 1089*

Doppler-Verschiebung *f*: *→ Doppler-Effekt*

DOPS *Abk.*: Dihydroxyphenylserin

dor|mant *adj* (Ⓔ dormant): (*Zelle*) ruhend

Dor|manz *f* (Ⓔ dormancy): (*Zelle*) Wachstumsruhe

Dormia: Enrico Dormia; zeitgenössischer italienischer Urologe (Mailand)

Dormia-Schlinge *f* (Ⓔ Dormia basket): *Syn*: *Dormia-Körbchen*; körbchenförmige Drahtschlinge zur Stein- oder Fremdkörperextraktion

Dorn|fort|satz *m* (Ⓔ spinous process): *Syn*: *Processus spinosus vertebrae*; dornförmiger Fortsatz, der am Ende des Wirbelbogens auf der Lamina* arcus vertebrae sitzt; die Dornfortsätze der 2.–6. Halswirbel sind relativ kurz, gegabelt und nach unten gerichtet; der Dornfortsatz des 7. Halswirbels ist nicht gespalten und länger als die anderen Dornfortsätze; da er leicht zu tasten ist, wird der 7. Halswirbel als **Vertebra prominens** bezeichnet; die Dornfortsätze der Brustwirbelsäule sind lang und nach hinten unten gerichtet, die der Lendenwirbelsäule kurz und fast horizontal

Dorn|fort|satz|mus|kel *m*: *→ Musculus spinalis*

Dorn|war|ze *f* (Ⓔ plantar verruca): *Syn*: *Sohlenwarze, Plantarwarze, Fußsohlenwarze, Verruca plantaris*; nach innen wachsende gewöhnliche Warze [Verruca* vulgaris] der Fußsohle; man unterscheidet eine Form mit solitären, endophytischen Läsionen [**Myrmezien**] und eine Form mit

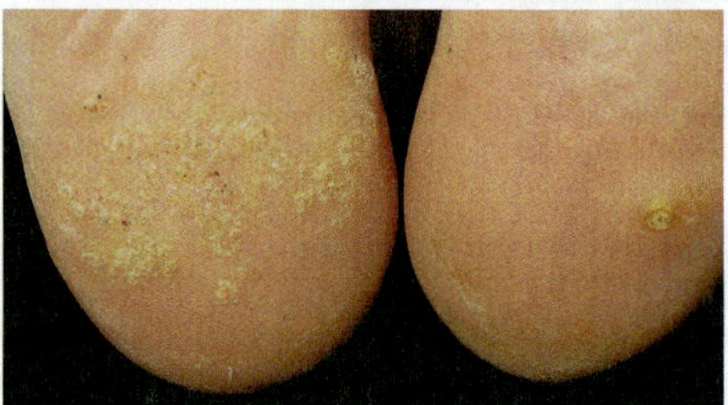

Abb. D61. Dornwarzen

beetartigem Wachstum [**Mosaikwarzen**]; **Therapie**: Keratolytika lokal; selten Exzision

Dors-, dors- *präf.*: →*Dorso-*

dor|sad *adj* (Ⓔ dorsad): zum Rücken hin, rückenwärts

dor|sal *adj* (Ⓔ dorsal): ***Syn***: *rückseitig, notal; posterior*; zum Rücken/zur Rückseite hin (liegend), zum Rücken gehörig, am Rücken

Dor|sal|fle|xi|on *f* (Ⓔ dorsiflexion): Beugung nach rückwärts/in Richtung der Rückseite

Dor|sal|gie *f* (Ⓔ dorsalgia): ***Syn***: *Dorsodynie*; Rückenschmerz(en)

Dor|sal|zys|ten *pl* (Ⓔ mucoid dorsal cysts): durch eine Dauerreizung [z.B. enge Schuhe] verursachte, gallertige Pseudozysten auf der Streckseite der Finger oder Zehen

Dorso-, dorso- *präf.*: Wortelement mit der Bedeutung „Rücken/Rückseite/Dorsum"

dor|so|an|te|ri|or *adj* (Ⓔ dorsoanterior): mit dem Rücken nach vorne (liegend)

Dor|so|dy|nie *f*: →*Dorsalgie*

dor|so|la|te|ral *adj* (Ⓔ dorsolateral): Rücken und Seite betreffend, hinten und auf der Seite (liegend)

dor|so|lum|bal *adj* (Ⓔ dorsolumbar): Rücken und Lendengegend/Regio lumbalis betreffend oder verbindend

dor|so|me|di|al *adj* (Ⓔ dorsomedial): hinten und in der Mitte

dor|so|pos|te|ri|or *adj* (Ⓔ dorsoposterior): mit dem Rücken nach hinten

dor|so|spi|nal *adj* (Ⓔ dorsispinal): Rücken und Wirbelsäule/Columna vertebralis betreffend oder verbindend

dor|so|vent|ral *adj* (Ⓔ dorsoventral): vom Rücken zum Bauch (gerichtet oder verlaufend)

Dor|sum *nt* (Ⓔ dorsum): Rücken, Rückseite

Dorsum linguae (Ⓔ dorsum of tongue): Zungenrücken

Dorsum manus (Ⓔ dorsum of hand): ***Syn***: *Regio dorsalis manus*; Handrücken

Dorsum nasi (Ⓔ dorsum of nose): Nasenrücken; *s.u. Nase*

Dorsum pedis (Ⓔ dorsum of foot): ***Syn***: *Regio dorsalis pedis*; Fußrücken

Dorsum penis (Ⓔ dorsum of penis): Penisrücken

Dorsum sellae (Ⓔ dorsum sellae): *s.u. Corpus ossis sphenoidalis*

Dor|zo|la|mid *nt* (Ⓔ dorzolamide): Carboanhydrasehemmer; **Anw.**: Glaukombehandlung

DOS *Abk.*: Dioktylsebacat

Dos. *Abk.*: **1.** Dosierung **2.** →*Dosis*

Do|si|me|ter *nt* (Ⓔ dosimeter): ***Syn***: *Dosismesser, Dosismessgerät*; Instrument zur Messung der Dosis bzw. Dosisleistung ionisierter Strahlung; **Primärstandard-Dosimeter** werden zur prinzipiellen Bestimmung von Energie- und Ionendosis verwendet; die in Strahlentherapie, -schutz und -diagnostik eingesetzten Dosimeter [z.B. Filmdosimeter] werden als **Gebrauchs-Dosimeter** bzw. **Sekundärstandard-Dosimeter** bezeichnet

Do|si|me|trie *f* (Ⓔ dosimetry): ***Syn***: *Strahlendosismessung*; quantitative Messung ionisierender Strahlung in Luft oder in bestrahlten Objekten mit Hilfe von Dosimetern

do|si|me|trisch *adj* (Ⓔ dosimetric): Dosimetrie betreffend, mittels Dosimetrie

Do|sis *f, pl* **-ses, -sen** (Ⓔ **1.–2.** dose): **1.** verabreichte oder verordnete Menge eines Arzneimittels; oft verwendet im Sinne von Arzneigabe **2.** Menge der verabreichten (ionisierenden) Strahlung

Dosis curativa (Ⓔ curative dose): erfahrungsgemäß zur Heilung führende Dosis

Dosis effectiva (Ⓔ effective dose): ***Syn***: *Dosis efficax, Wirkdosis, Effektivdosis*; Bezeichnung für die effektiv wirksame Arzneimittelmenge

Dosis effectiva media (Ⓔ median effective dose): ***Syn***: *mittlere effektive Dosis, mittlere wirksame Dosis*; Bezeichnung für die Dosis, bei der innerhalb einer vorgegeben Zeit bei 50 % der Patienten eine Wirkung eintritt

Dosis efficax: →*Dosis effectiva*

fraktionierte Dosis: →*Dosis refracta*

Dosis infectiosa (Ⓔ infective dose): ***Syn***: *infektiöse Dosis, Infektionsdosis*; die Menge pathogener Organismen, die bei Probanden oder in Testsystemen einen Effekt hervorruft

Dosis infectiosa media (Ⓔ median infective dose): ***Syn***: *mittlere Infektionsdosis, mittlere infektiöse Dosis*; infektiöse Dosis, die bei 50 % der Probanden oder Testsysteme einen Effekt erzielt

infektiöse Dosis: →*Dosis infectiosa*

kumulierte Dosis (Ⓔ cumulative dose): ***Syn***: *kumulierte Strahlendosis*; Bezeichnung für die durch wiederholte Strahlenbelastung erzielte Gesamtdosis

letale Dosis: →*Dosis letalis*

Dosis letalis (Ⓔ lethal dose): ***Syn***: *tödliche Dosis, letale Dosis, Letaldosis*; tödliche Menge eines Arzneimittels oder einer Strahlendosis

Dosis letalis media (Ⓔ median lethal dose): ***Syn***: *mittlere letale Dosis*; für 50 % der Patienten oder Versuchstiere tödliche Dosis

Dosis letalis minima (Ⓔ minimal lethal dose): ***Syn***: *minimale letale Dosis*; kleinste tödliche Dosis

Dosis maximalis (Ⓔ maximum dose): ***Syn***: *Maximaldosis*; im Deutschen Arzneibuch festgelegte Höchstmenge

minimale letale Dosis: →*Dosis letalis minima*

mittlere effektive Dosis: →*Dosis effectiva media*

mittlere infektiöse Dosis: →*Dosis infectiosa media*

mittlere letale Dosis: →*Dosis letalis media*

mittlere wirksame Dosis: →*Dosis effectiva media*

Dosis refracta (Ⓔ refractive dose): ***Syn***: *fraktionierte Dosis*; Einzeldosis bei fraktionierter Dosierung

Dosis therapeutica (Ⓔ therapeutic dose): ***Syn***: *therapeutische Dosis*; zur Erzielung eines therapeutischen Effekts notwendige Dosis

therapeutische Dosis: →*Dosis therapeutica*

tödliche Dosis: →*Dosis letalis*

Dosis tolerata (Ⓔ tolerance dose): ***Syn***: *Toleranzdosis*; maximal zulässige (Gesamt-)Dosis, die ohne Schädigung vertragen wird

Dosis toxica (Ⓔ toxic dose): ***Syn***: *toxische Dosis*; mit erheblichen Nebenwirkungen belastete (Gesamt-)Dosis

toxische Dosis: →*Dosis toxica*

Do|sis|äl|qui|va|lent *f* (Ⓔ equivalent dose): ***Syn***: *Äquivalentdosis*; Maß für die biologische Wirksamkeit von ionisierenden Strahlen

Do|sis|in|ten|si|vie|rung *f* (Ⓔ dosage intensification): *s.u. Essay Chemotherapie S. 349*

Do|sis|leis|tung *f* (Ⓔ dose rate): Strahlendosis pro Zeiteinheit

Do|sis|mes|ser *m*: →*Dosimeter*

Do|sis|mess|ge|rät *nt*: →*Dosimeter*

Dosis-Wirkungs-Kurve *f* (Ⓔ dose-response curve): grafische Darstellung der Beziehung zwischen Dosis und Wirkung eines Arzneimittels oder anderen Wirkstoffs

Dost *m*: →*Oregano*

Dos.tol. *Abk.*: →*Dosis tolerata*

Dos.tox. *Abk.*: →*Dosis toxica*

Do|su|le|pin *nt* (Ⓔ dosulepin): ***Syn***: *Dothiepin*; trizyklisches Antidepressivum* vom Amitriptylin-Typ

Do|thi|e|pin *nt*: →*Dosulepin*

DOTS-Strategie *f* (Ⓔ DOTS strategy): von der WHO empfohlene Tuberkulose-Therapie [**d**irectly **o**bserved **t**herapy, **s**hort course chemotherapy] für Entwicklungsländer; *s.u. Essay Tuberkulose S. 2171*

Dot|ter *m* (Ⓔ yolk): ***Syn***: *Vitellus, Eigelb, Eidotter*; Nährsubstanz der Eizelle für den Embryo

Dotter: Dotter-Technik *f* (Ⓔ Dotter technique): *s.u. Angioplastie*

Dot|ter|gang *m*: →*Dottersackgang*

Dot|ter|gangs|fis|tel *f* (Ⓔ omphalomesenteric fistula): ***Syn***: *Fistula omphaloenterica*; am Nabel mündende, von einem fortbestehenden Dottergang* ausgehende Fistel

Dot|ter|gangs|zys|te *f* (Ⓔ vitelline cyst): ***Syn***: *enterogene Zyste, Enterozyste, Enterozystom, Enterokystom*; angeborene Zyste* als Rest des Dottergangs [Ductus omphaloentericus]

Dot|ter|sack|gang *m* (Ⓔ vitelline duct): ***Syn***: *Darmstiel, Dottergang, Ductus omphaloentericus, Ductus vitellinus, Ductus omphalomesentericus*; embryonaler Gang, der von Scheitelpunkt der Nabelschleife zum Dottersack zieht und Darm und Dottersack verbindet; eine unvollständige Rückbildung führt zur Bildung eines Meckel*-Divertikels [Diverticulum ilei]

Double-bubble-Zeichen *nt* (Ⓔ double-bubble sign): *s.u. Duodenalatresie*

double-duct-sign *nt*: *s.u. Pankreaskarzinom*

doughnut-Granulome *pl* (Ⓔ doughnut granulomas): *s.u. Q-Fieber*

Douglas: James Douglas; 1675–1742; englischer Anatom und Chirurg (London)

Douglas-Abszess *m* (Ⓔ Douglas' abscess): Eiteransammlung im Douglas*-Raum, die vom hinteren Scheidengewölbe oder dem Rektum aus palpiert werden kann; v.a. bei Appendizitis*, Typhlitis*, Peritonitis*

Douglas-Hernie *f* (Ⓔ douglascele): ***Syn***: *Douglasozele, Enterocele vaginalis posterior*; Hernie* in den Douglas*-Raum; **ätiologisch** spielen Beckenbodeninsuffizienz, Geburtstrauma, Bindegewebsschwäche eine Rolle; die meisten Hernien sind **klinisch** stumm oder verursachen unspezifische Unterbauchbeschwerden

Douglas-Punktion *f* (Ⓔ culdocentesis): ***Syn***: *Kuldozentese*; Punktion des Douglas*-Raums

Douglas-Raum *m* (Ⓔ Douglas's cul-de-sac): ***Syn***: *Excavatio rectouterina*; zwischen Uterus* und Rektum* liegender Raum; tiefster Punkt der Peritonealhöhle* bei der Frau

Douglas-Selbstentwicklung *f* (Ⓔ Douglas' spontaneous evolution): Selbstentwicklung bei Querlage* der Frucht

vorderer Douglas-Raum *m* (Ⓔ vesicouterine pouch): ***Syn***: *Excavatio vesicouterina*; spaltförmige Bauchfelltasche zwischen Gebärmutter und Blase

Dou|gla|si|tis *f, pl* **-ti|den** (Ⓔ douglasitis): Entzündung des Douglas*-Raums

Dou|gla|so|ze|le *f*: → *Douglas-Hernie*

Doug|las|sko|pie *f* (Ⓔ culdoscopy): ***Syn***: *Kuldoskopie*; endoskopische Untersuchung des Douglas*-Raums mit einem **Kuldoskop**

Down: John Langdon Haydon Down; 1828–1896; englischer Arzt (London)

Down-Syndrom *nt*: → *Trisomie 21*

Downey: Hal Downey; 1877–1959; amerikanischer Internist (Minneapolis)

Downey-Zellen *pl*: → *Pfeiffer-Drüsenfieber-Zellen*

DOX *Abk*.: **1.** → *Digoxin* **2.** Doxephrin **3.** → *Doxorubicin*

Do|xa|pram *nt* (Ⓔ doxapram): Atmungs- und ZNS-Stimulans; selten verwendet

Do|xe|pin *nt* (Ⓔ doxepin): trizyklisches Antidepressivum* vom Amitriptylin-Typ

Do|xo|ru|bi|cin *nt* (Ⓔ doxorubicin): ***Syn***: *Adriamycin*; von **Streptomyces penceticus** gebildetes zytostatisches Antibiotikum; **Anw.**: Leukämien, maligne Lymphome, solide Tumoren; **NW**: Alopezie, Übelkeit, Erbechen, Knochenmarks- und Herzmuskelschädigung; *s.a. Essay Chemotherapie S. 349*

Do|xy|cy|clin *nt* (Ⓔ doxycycline): ***Syn***: *α-6-Desoxy-5-hydroxytetracyclin*; Langzeit-Tetracyclin mit Wirkung gegen grampositive und gramnegative Erreger; **Anw.**: Lyme-Disease, Atemwegsinfekte, HNO-Infekte, Harnwegsinfekte

Do|xyl|a|min *nt* (Ⓔ doxylamine): ***Syn***: *Decapryn, Histadoxylamin*; Antihistaminikum*, Antiemetikum*, Sedativum*

DOZ *Abk*.: Dioktylazelat

DP *Abk*.: **1.** Dementia praecox **2.** Diphosgen **3.** Diphosphat **4.** Dipropionat **5.** Dorsalpuls **6.** Dosierpumpe **7.** Dünndarmpassage

d.p. *Abk*.: dorso-plantar

DPA *Abk*.: **1.** → *Diphenylamin* **2.** Dipropylacetat **3.** D-Penicillamin **4.** Dual-Photon-Absorptiometrie

DPAR *Abk*.: **1.** Diphenylamin-Reaktion **2.** direkte passive Arthus-Reaktion

DPC *Abk*.: Diethylpyrocarbonat

DPD *Abk*.: **1.** 3,3-Diphosphono-1,2-propan-dicarbonsäure **2.** Diphenamid

dp/dv *Abk*.: Volumenelastizitätskoeffizient

DPF *Abk*.: Diisopropylfluorphosphat

DPG *Abk*.: **1.** Deutsche Pathologische Gesellschaft **2.** Deutsche Physiologische Gesellschaft **3.** Deutsche Psychoanalytische Gesellschaft **4.** → *2,3-Diphosphoglycerat*

DPGM *Abk*.: Diphosphoglyceromutase

DPGS *Abk*.: Diphosphoglycerinsäure

DPH *Abk*.: → *Diphenylhydantoin*

DPhG *Abk*.: **1.** Deutsche Pharmakologische Gesellschaft **2.** Deutsche Pharmazeutische Gesellschaft

DPHR *Abk*.: Dihydropteridinreduktase

DPIA *Abk*.: Dimethoxyphenylisopropylamin

DPIP *Abk*.: Dichlorphenolindophenol

DPL *Abk*.: diagnostische Peritoneallavage

Dpl. *Abk*.: → *Diplococcus*

DPM *Abk*.: **1.** Dipyramidol **2.** Dipyrromethen

DPN *Abk*.: → *Diphosphopyridinnucleotid*

DPND *Abk*.: Diphosphopyridinnucleotiddiaphorase

DPNM *Abk*.: Diphenylnaphthylmethan

D-Potenz *f* (Ⓔ decimal potency): ***Syn***: *Dezimalpotenz*; *s.u. Potenzierung*

DPOx *Abk*.: Diphenoloxidase

DPPC *Abk*.: Dipalmitoylphosphatidylcholin

DPPD *Abk*.: Diphenyl-p-phenylendiamin

DPPH *Abk*.: Diphenylpikrylhydrazyl

DPPK *Abk*.: Dephosphophosphorylasekinase

DPR *Abk*.: Diaminopropionsäure

DPS *Abk*.: Deutscher Patientenschutzbund

DPT *Abk*.: **1.** Diphenylthioharnstoff **2.** Diphosphothiamin **3.** Diphtherie-Pertussis-Tetanus **4.** Dipropyltryptamin

dpt *Abk*.: → *Dioptrie*

dptr *Abk*.: → *Dioptrie*

Dq *Abk*.: → *Äquivalentdosis*

DR *Abk*.: **1.** → *Dammriss* **2.** → *diabetische Retinopathie* **3.** Dihydrofolsäurereduktase

dR *Abk*.: → *Desoxyribose*

DR I *Abk*.: Dammriss I. Grades

DR II *Abk*.: Dammriss II. Grades

DR III *Abk*.: Dammriss III. Grades

Dra|chen|wurm *m*: → *Dracunculus medinensis*

Dra|con|ti|a|sis *f, pl* **-ses**: → *Drakontiase*

Dra|cun|cu|lo|sis *f, pl* **-ses**: → *Drakontiase*

Dra|cun|cu|lus *m* (Ⓔ Dracunculus): Fadenwurmgattung mit nur einer humanpathogenen Art [Dracunculus* medinensis]

Dracunculus medinensis (Ⓔ Dracunculus medinensis): ***Syn***: *Medinawurm, Guineawurm, Drachenwurm, Filaria medinensis*; im Unterhautbindegewebe parasitierender Fadenwurm; Erreger der Dracunculosis*

Drag. *Abk*.: → *Dragée*

Dra|gée *nt* (Ⓔ dragée): überzogene Tabletten, die i.d.R. geschluckt, manchmal aber auch gelutscht [**Lutschdragées**] oder zerkaut werden [**Kaudragées**]; für den Überzug werden z.B. Gelatine, synthetische und natürliche Harze, Zucker, Wachse usw. verwendet

Dragstedt: Lester Reynold Dragstedt; amerikanischer Chirurg (Chicago) im 20. Jahrhundert

Dragstedt-Operation *f*: → *trunkuläre Vagotomie*

Draht|ex|ten|si|on *f* (Ⓔ wire extension): Form der Extension* mit einem Draht oder Nagel im Knochen

Draht|os|te|o|syn|the|se *f* (Ⓔ wire fixation): Fixierung von Knochenfragmenten mit chirurgischem Draht

Draht|puls *m* (Ⓔ wiry pulse): ***Syn***: *Eisendrahtpuls*; klinische Bezeichnung für einen sehr harten Puls mit kleiner Amplitude, der durch einen gleichzeitigen Anstieg der systolischen und diastolischen Blutdruckwerte bedingt ist

Drain *m* (Ⓔ drain): ***Syn***: *Drän*; Hilfsmittel [dünner Schlauch, Röhrchen] zur Ableitung von Flüssigkeit aus dem Körper

Drai|na|ge *f* (Ⓔ drainage): ***Syn***: *Drainieren, Dränage, Dränieren*; Ableitung von Flüssigkeit [Blut, Serum, Eiter] aus natürlichen oder pathologischen Hohlräumen oder Operationswunden nach außen; der Drain kann auf natürlichem Weg [z.B. transnasale Magensonde] oder durch Inzision [z.B. suprapubische Blasendrainage] eingebracht werden; der Flüssigkeitsabfluss kann durch Absaugung [z.B. Redon-Drainage] beschleunigt werden; Drainagen können auch zur Spülung [z.B. mit Antibiotikalösung] Verwendung finden

Drai|na|ge|rohr *nt* (Ⓔ drain tube): *s.u. Drain*

Drai|nie|ren *nt*: → *Drainage*

Dra|kon|ti|a|se *f* (Ⓔ dracontiasis): ***Syn***: *Medinawurminfektion, Medinawurmbefall, Guineawurminfektion, Guineawurmbe-*

fall, Drakunkulose, Dracontiasis, Dracunculosis; durch Befall mit Dracunculus* medinensis hervorgerufene Erkrankung; die mit dem Trinkwasser aufgenommenen Larven durchdringen die Magenwand und wandern ins subkutane Bindegewebe, wo sie zu adulten Würmern [Männchen 3–4 cm, Weibchen bis zu 1 m] heranwachsen; durch Abgabe eines toxischen Sekretes kommt es zur Ausbildung einer 2–3 cm großen, juckenden Blase, die reißt und sich in ein flaches Ulkus umwandelt; der Wurm kann am Ulkusgrund gesehen werden; **Therapie**: langsames Herausziehen der Würmer durch Aufrollen auf ein Stäbchen etc.; Mebendazol*, Diethylcarbamazin* intern

Dra|kun|ku|lo|se *f*: *→Drakontiase*

Drän *m*: *→Drain*

Drä|na|ge *f*: *→Drainage*

Drä|na|ge|rohr *nt* (Ⓔ drain tube): *s.u. Drain*

Drang|in|kon|ti|nenz *f* (Ⓔ urge incontinence): ***Syn***: *imperative Miktion, imperativer Harndrang, Urgeinkontinenz*; zwanghafter, nicht-unterdrückbarer Harndrang, der zu unwillkürlichem Harnabgang führt; die Ätiologie ist noch nicht vollständig abgeklärt; sicher ist aber, dass es sich um ein Missverhältnis von afferenten Impulsen und Blasenfüllung handelt; damit kommt es schon bei geringer Blasenfüllung zu einem starken Harndrang; das ausgeschiedene Harnvolumen ist klein und die funktionelle Blasenkapazität ist erniedrigt; **Therapie**: soweit eine Ursache gefunden werden kann [z.B. interstitielle Zystitis], Behandlung der Ursache; versucht werden cholinerge und adrenerge Rezeptorblocker, Calciumkanalblocker, Blasentraining, Reizstrom, Biofeedback usw.; die Erfolge sind aber oft nicht befriedigend und eine operative Blasenaugmentation oder Zystektomie mit Harnableitung ist indiziert

Drä|nie|ren *nt*: *→Drainage*

Dras|ti|kum *nt, pl* **-ka** (Ⓔ drastic): starkes Abführmittel*

DRB *Abk.*: *→Daunorubicin*

dRDP *Abk.*: *→Desoxyribonucleosiddiphosphat*

Dreh|bruch *m* (Ⓔ torsion fracture): ***Syn***: *Torsionsbruch, Torsionsfraktur, Drehfraktur, Spiralbruch, Spiralfraktur, Rotationsbruch, Rotationsfraktur*; durch Drehkräfte verursachte Fraktur langer Röhrenknochen; wenn die Drehspirale eine volle Umdrehung macht, kommt es zwischen Anfang und Ende zur Bildung eines **Drehkeils**

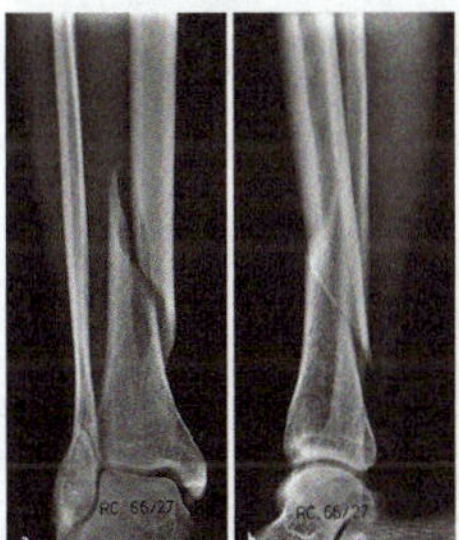

Abb. D62. Drehbruch beider Unterschenkelknochen

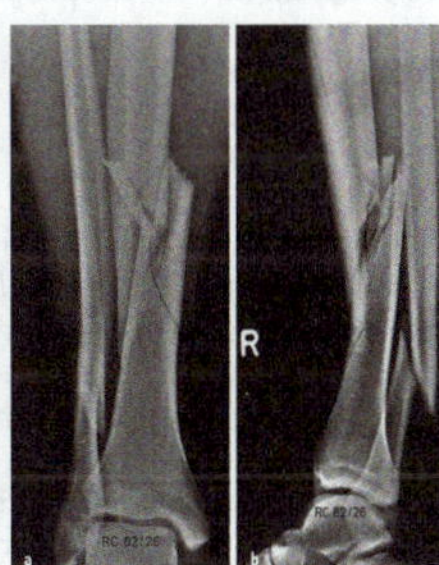

Abb. D63. Drehbruch mit ventralem Drehkeil

Dreh|frak|tur *f*: *→Drehbruch*

Dreh|ge|lenk *nt* (Ⓔ rotary joint): ***Syn***: *Zapfengelenk, Radgelenk, Articulatio trochoidea*; sich um eine Längsachse drehendes Gelenk

Dreh|krampf *m* (Ⓔ rotatory spasm): ***Syn***: *Spasmus rotatorius*; unwillkürliche Kopfdrehung mit Krampf der Halsmuskulatur

Drehnmann: Gustav Drehnmann; 1869–1932; deutscher Orthopäde (Breslau)

Drehnmann-Zeichen *nt* (Ⓔ Drehnmann's sign): *s.u. Epiphyseolysis capitis femoris*

Dreh|nys|tag|mus *m* (Ⓔ rotatory nystagmus): ***Syn***: *rotatorischer Nystagmus*; Nystagmus* bei schneller Drehung des Körpers

Dreh|os|te|o|to|mie *f* (Ⓔ rotation osteotomy): Osteotomie* mit Drehung eines oder beider Fragmente zur Korrektur von Fehlstellungen

Dreh-Rutsch-Test *m*: *→Pivot-Shift-Test*

Dreh|schwin|del *m* (Ⓔ rotatory vertigo): ***Syn***: *Vertigo rotatoria*; Schwindelgefühl, bei dem sich alles zu drehen scheint

Dre|hung *f* (Ⓔ **1.** rotation **2.** version): **1.** Umdrehung, Rotation **2.** Wendung

äußere Drehung (Ⓔ external rotation): ***Syn***: *2. Rotation*; *s.u. Geburtsmechanismus*

innere Drehung (Ⓔ internal rotation): ***Syn***: *1. Rotation*; *s.u. Geburtsmechanismus*

Drei|ecks|bein *nt* (Ⓔ triquetral bone): ***Syn***: *Os triquetrum*; dreieckiger Handwurzelknochen; *s.u. Ossa carpi*

Drei|eck|schä|del *m* (Ⓔ trigonocephaly): *s.u. Trigonozephalie*

Drei|fach|bin|dung *f* (Ⓔ triple bond): ungesättigte Bindung, die drei Valenzen enthält

Drei|fach|by|pass *m* (Ⓔ triple bypass): *s.u. aortokoronarer Bypass*

Drei|fach|se|hen *nt* (Ⓔ triple vision): Triplopie

Drei|fach|zu|cker *m* (Ⓔ trisaccharide): Trisaccharid*; *s.a. Saccharide*

Drei|far|ben|the|o|rie *f*: *→Young-Helmholtz-Dreifarbentheorie*

Drei|fing|rig|keit *f* (Ⓔ tridactylism): Tridaktylie*

Drei|glä|ser|pro|be *f* (Ⓔ three-glass test): Auffangen von Harn in drei getrennten Fraktionen; das erste Glas enthält Urin aus der Harnröhre, das zweite [**Mittelstrahlurin**] aus der Blase und das dritte aus der Prostata [nach Prostatamassage]; Keimwachstum in der ersten Probe deutet auf eine Infektion der Harnröhre hin, in der zweiten Probe auf eine Blaseninfektion und in der dritten Probe auf eine Prostatainfektion

Drei-in-eins-Block *m* (Ⓔ 3-in-1 block): ***Syn***: *3-in-1-Block*; inguinale Leitungsanästhesie* von Nervus* femoralis, Nervus* cutaneus femoralis lateralis und Nervus* obturatorius; wird bei Operationen am ventralen Oberschenkel und zur Schmerztherapie bei Oberschenkelhalsfrakturen eingesetzt

Drei|män|ner|hand|griff *m*: *→Wigand-Martin-Winckel-Handgriff*

Drei-Monats-Anämie *f* (Ⓔ physiological anemia): ***Syn***: *physiologische Anämie, Trimenonanämie, Trimenonreduktion*; im dritten Monat nach der Geburt auftretende Anämie der Säuglinge, die ohne Behandlung wieder verschwindet

Drei|mo|nats|ko|lik *f* (Ⓔ three month colics): Bauchkolik bei Säuglingen beim Umstieg von Milch auf feste Nahrung

Drei|mo|nats|sprit|ze *f* (Ⓔ three-month injection): hormonale Kontrazeption* durch Depotinjektion von Gestagenen [Medroxyprogesteronacetat, Norethisteronenantat]; **NW**: Blutungsstörungen, Endometriumatrophie, längere sekundäre Amenorrhoe* nach Absetzen

Drei|stär|ken|glas *nt*: *→Dreistärkenlinse*

Drei|stär|ken|lin|se *f* (Ⓔ trifocal lens): ***Syn***: *Dreistärkenglas, Trifokallinse, Trifokalglas*; Linse mit drei verschiedenen Zonen mit verschiedenen optischen Eigenschaften

Drei|stu|fen|pil|le *f* (Ⓔ phased oral contraceptive): Antibabypille, die den normalen Hormonrhythmus imitiert; die Östrogendosis ist gleichbleibend oder um die Zyklusmitte erhöht; die Gestagendosis wird in zwei Stufen gesteigert

Drei|stu|fen|prä|pa|rat *nt* (Ⓔ three-stage oral contraceptive): *s.u. Ovulationshemmer*

Drei|ta|ge|fie|ber *nt* (Ⓔ **1.** exanthema subitum **2.** three-day fever **3.** tertian fever): **1.** ***Syn***: *sechste Krankheit, Exanthema subitum, Erythema subitum, Roseola infantum, Pseudorubella*; durch humane Herpesviren [6, 7] verursachte Kleinkinderkrankheit [4 Monate – 2 Jahre], die durch ein plötzlich einsetzendes hohes Fieber [40°] gekennzeichnet ist; nach drei Tagen kommt es zu Entfieberung und Auftreten eines flüchtigen hellroten Ausschlages [Exanthem*] **2.** ***Syn***: *Phlebotomusfieber, Pappatacifieber, Moskitofieber*; durch Phlebotomus* papatasi übertragene hoch fieberhafte, akut einsetzende Arbovirusinfektion mit Kopf- und Augenschmerzen, Konjunktivitis und heißer, geröteter Haut; seltener kommt es zu Haut- und Schleimhautblutungen oder Exanthemen [morbilliform, roseolär, skarlatiniform, urtikariell]; **Prognose**: die Abheilung beginnt nach 2–4 Tagen **3.** ***Syn***: *Febris tertiana, Tertiana*; jeden dritten Tag auftretendes Fieber bei Malaria* tertiana

Drei-X-Syndrom *nt* (Ⓔ triple-X syndrome): *Syn*: *Triplo-X-Syndrom, XXX-Syndrom*; Trisomie* mit drei X-Chromosomen; häufigste Chromosomenaberration bei Frauen [1:1000 neugeborene Mädchen]; klinisch meist unauffällig; teilweise Zyklusstörungen und frühe Menopause; ca. 25 % sind infertil

Drei|zack|hand *f* (Ⓔ trident hand): Verformung der Hand mit vergrößertem Abstand zwischen dem 3. und 4. Finger; findet sich v.a. bei Achondroplasie*

Drei|ze|hig|keit *f* (Ⓔ tridactylism): Tridaktylie*

Drei-Zeichen, umgekehrte *nt* (Ⓔ inverted 3-sign): *Syn*: *Frostberg-Zeichen, ε-Zeichen*; ε-förmige Deformierung des absteigenden Abschnittes des Duodenums bei Pankreaskopfkarzinom oder Pankreatitis

Dre|pa|no|zy|ten *pl* (Ⓔ drepanocytes): *s.u. Sichelzellenanämie*

Dre|pa|no|zy|to|se *f*: *→Sichelzellenanämie*

dre|pa|no|zy|to|tisch *adj* (Ⓔ drepanocytotic): Drepanozytose betreffend, von ihr betroffen oder gekennzeichnet

Dresbach: Melvin Dresbach; 1874–1946; amerikanischer Arzt (Philadelphia)

Dresbach-Syndrom *nt*: *→Elliptozytose*

Dre|scher|krank|heit *f* (Ⓔ farmer's lung): *Syn*: *Dreschfieber, Farmerlunge*; exogen-allergische Alveolitis* durch Inhalation von Pilzsporen von Thermoaktinomyzeten* in Heu oder Stroh

Dresch|fie|ber *nt*: *→Drescherkrankheit*

Dressler: William Dressler; 1900–1969; amerikanischer Kardiologe (New York)

Dressler-Syndrom *nt* (Ⓔ Dressler's syndrome): *Syn*: *Dressler-Myokarditis, Postmyokardinfarktsyndrom*; Tage bis Wochen [u.U. Monate] nach einem Herzinfarkt* auftretender Komplex von Brustschmerzen, Fieber, Perikarditis* und Pleuritis*; tritt bei ca. 4 % aller Patienten, v.a. nach großen Infarkten und Antikoagulantientherapie auf; wichtig ist die differentialdiagnostische Abgrenzung von einem Reinfarkt; **Diagnose**: Echokardiographie, EKG, Labor; **Therapie**: Analgetika*, nicht-steroidale Antiphlogistika*, meist kommt es zu Spontanheilung

D_1-Rezeptoren *pl* (Ⓔ D_1 receptors): *s.u. Dopaminrezeptoren*

D_2-Rezeptoren *pl* (Ⓔ D_2 receptors): *s.u. Dopaminrezeptoren*

DRF *Abk.*: Dosisreduktionsfaktor

DRG *Abk.*: dynamische Radiographie

dRib *Abk.*: *→Desoxyribose*

Drift *f* (Ⓔ drift): langsame allmähliche Änderung; *s.a. Antigendrift*

genetische Drift (Ⓔ genetic drift): Verschiebung der Genhäufigkeit und der Genotypenverteilung durch eine zufällige Änderung im Allelbestand; führt v.a. bei kleinen Populationen zu einer Abweichung vom Hardy*-Weinberg-Gesetz

Dril|lings|nerv *m*: *→Nervus trigeminus*

Driscoll: **Driscoll-Syndrom** *nt*: *→Lucey-Driscoll-Syndrom*

Dritter-Ton-Galopp *m* (Ⓔ protodiastolic gallop): *Syn*: *protodiastolischer Galopp, diastolischer Galopp, Ventrikelgalopp, 3. Herztongalopp*; Galopprhythmus mit kräftigem 3. Herzton am Anfang der Diastole*, findet sich v.a. bei Myokarditis*, Mitralstenose* oder -insuffizienz* und Vorhofseptumdefekt

DRK *Abk.*: Deutsches Rotes Kreuz

DRM *Abk.*: Dosis reagens minima

Dr. med. *Abk.*: doctor medicinae

Dr. med. dent. *Abk.*: doctor medicinae dentariae

dRMP *Abk.*: *→Desoxyribonucleosidmonophosphat*

Dro|ge *f* (Ⓔ **1.–2.** drug): **1.** ursprünglich Bezeichnung für getrocknete Pflanzen oder Pflanzenteile, aus denen Arzneimittel gewonnen oder hergestellt werden **2.** heute meist für zu Abhängigkeit führende Suchtmittel und Alkohol gebraucht

Dro|gen|ab|hän|gig|keit *f* (Ⓔ drug dependence): *Syn*: *Drogensucht, Dependence, Abhängigkeit*; durch regelmäßigen Konsum eines Suchtmittels hervorgerufene physische und/oder psychische Abhängigkeit; die Weltgesundheitsorganisation unterscheidet acht Formen: **Morphin-Typ; Cannabis-** oder **Marihuana-Typ, Barbiturat-Alkohol-Tranqilizer-Typ, Kokain-Typ, Amphetamin-Typ, Khat-Typ, Halluzinogen-Typ** und **Morphin-Antagonisten-Typ**; bei Amphetamin-, Kokain-, Halluzinogen- und Cannabis-Abhängigkeit besteht eine vorwiegend psychische Abhängigkeit, bei den anderen Formen eine physische und psychische Abhängigkeit

Dro|gen|ik|te|rus *m* (Ⓔ drug-induced jaundice): *Syn*: *Arzneimittelikterus*; durch Arzneimittel oder Drogen verursachte Gelbsucht [Ikterus*]

Dro|gen|miss|brauch *m* (Ⓔ drug abuse): Gebrauch von Drogen ohne ärztliche Anordnung und i.d.R. in übermäßiger Dosierung; chronischer Drogenmissbrauch kann zu Drogenabhängigkeit* führen

Dro|gen|psy|cho|se *f* (Ⓔ drug psychosis): durch Medikamente oder Drogen hervorgerufene Intoxikationspsychose*

Dro|gen|sucht *f*: *→Drogenabhängigkeit*

Dro|me|dar|kur|ve *f* (Ⓔ dromedary curve): *Syn*: *Dromedartypus*; zweigipflige Fieberkurve, z.B. bei Poliomyelitis*

Dro|me|dar|ty|pus *m*: *→Dromedarkurve*

Dro|mo|graf *m*: *→Dromograph*

Dro|mo|gramm *nt* (Ⓔ dromogram): Aufzeichnung der Blutstromgeschwindigkeit mit einem Dromographen

Dro|mo|graph *m* (Ⓔ dromograph): *Syn*: *Dromograf*; Gerät zur Flussmessung, z.B. des Blutstroms

Dro|mo|lep|sie *f* (Ⓔ cursive epilepsy): *Syn*: *Epilepsia cursiva*; Epilepsie* mit Bewusstseinseinschränkung und Bewegungsautomatismen; *s.a. Essay Epilepsie S. 617*

Dro|mo|ma|nie *f* (Ⓔ dromomania): *Syn*: *Poriomanie, Automatismus ambulatorius*; krankhafter Lauf- oder Wandertrieb

dro|mo|trop *adj* (Ⓔ dromotropic): die Erregungsleitungsgeschwindigkeit im Herzen beeinflussend

Dro|mo|tro|pie *f* (Ⓔ dromotropism): *Syn*: *dromotrope Wirkung*; Wirkung auf die Erregungsleitungsgeschwindigkeit des Herzens; bei **positiv dromotroper Wirkung** wird die Leitungsgeschwindigkeit erhöht, bei **negativ dromotroper Wirkung** gesenkt

Drop-Anfall *m* (Ⓔ drop attack): bei Basilaris-Insuffizienz* auftretende plötzlicher Kollaps mit oder ohne Bewusstseinsverlust

Dro|pe|ri|dol *nt* (Ⓔ droperidol): *Syn*: *Dehydrobenzperidol*; Butyrophenonderivat; Neuroleptikum*, Antiemetikum*, Antidopaminergikum; **Anw.**: Neuroleptanalgesie*; Antivertiginosum*

Dro|pro|pi|zin *nt* (Ⓔ dropropizine): Expektorans*, Antitussivum*

Dro|se|ra ra|men|ta|cea *f* (Ⓔ Drosera ramentacea): *Syn*: *afrikanischer Sonnentau*; *s.u. Sonnentau*

Dro|se|ra ro|tun|di|fo|lia *f* (Ⓔ Drosera rotundifolia): *s.u. Sonnentau*

Dro|se|rae her|ba *f* (Ⓔ African sundew): *s.u. Sonnentau*

Dros|sel|gru|be *f*: *→Fossa jugularis*

Dros|sel|loch *nt*: *→Foramen jugulare*

Dros|sel|ungs|hoch|druck *m* (Ⓔ Goldblatt hypertension): *Syn*: *Goldblatt-Hochdruck*; Bluthochdruck bei Drosselung der Nierendurchblutung durch innere oder äußere Einengung der Nierenarterie; *s.a. Goldblatt-Mechanismus*

Dros|sel|ve|ne *f* (Ⓔ **1.** jugular **2.** contractile vein): **1.** Jugularvene, Jugularis, Vena jugularis **2.** kleine Vene mit kräftigem Intimapolster aus glatten Muskelzellen, die den Abfluss aus dem Kapillargebiet drosseln kann; findet sich in den Schwellkörpern von Penis und Klitoris

äußere Drosselvene: *→Vena jugularis externa*

innere Drosselvene: *→Vena jugularis interna*

vordere Drosselvene: *→Vena jugularis anterior*

DRP *Abk.*: Desoxyribophosphat

dRR *Abk.*: diastolischer Blutdruck

dRTP *Abk.*: *→Desoxyribonucleosidtriphosphat*

Druck *m* (Ⓔ pressure): Kraft pro Flächeneinheit

hydrostatischer Druck (Ⓔ hydrostatic pressure): allseitig ausgeübter Druck innerhalb einer Flüssigkeit

intraabdomineller Druck (Ⓔ intraabdominal pressure): Druck in der Bauchhöhle

intraalveolärer Druck (Ⓔ intra-alveolar pressure): *Syn*: *intrapulmonaler Druck*; Druck in den Lungenalveolen

intrakranieller Druck (Ⓔ intracranial pressure): *Syn*: *Hirndruck*; Druck im Schädelinneren intraokulärer Druck (Ⓔ intraocular pressure): *Syn*: *Augeninnendruck, Augenbinnendruck*; Druck im Augeninneren; liegt beim Erwachsenen zwischen 10–21 mm Hg [Mittelwert 15,5 mm Hg], beim Säugling etwas niedriger [Mittelwert 12 mm Hg]; die Bestimmung [Tonometrie*] erfolgt indirekt, z.B. mit dem Applanationstonometer* nach Goldmann oder dem Schiötz*-Tonometer; *s.a. Glaukom*

intrapleuraler Druck (Ⓔ **1.** intrapleural pressure **2.** →*Donders-Druck*): **1.** *Syn*: *Pleuradruck*; der physiologisch negative Druck im Pleuraspalt **2.** →*Donders-Druck*

intrapulmonaler Druck: →*intraalveolärer Druck*

intrathorakaler Druck (Ⓔ intrathoracic pressure): Druck im Brustkorb

intravesikaler Druck (Ⓔ intravesical pressure): *Syn*: *Blasendruck*; hängt vom Füllungszustand der Blase, nervaler Versorgung etc. ab; *s.a. Zystometrie, Uroflowmetrie*

kolloidosmotischer Druck (Ⓔ colloid osmotic pressure): *Syn*: *onkotischer Druck*; durch Makromoleküle bedingter osmotischer Druck kolloidaler Lösungen; ist wegen der Größe der Moleküle relativ klein; im Blutplasma liegt er bei 25 mm Hg, im Interstitium bei 5–8 mm Hg; von Bedeutung für die kapilläre Filtration und Resorption in Geweben und der Niere

onkotischer Druck: →*kolloidosmotischer Druck*

osmotischer Druck (Ⓔ osmotic pressure): durch Osmose bedingter hydrostatischer Druck

positiver endexspiratorischer Druck (Ⓔ positive end-expiratory pressure): *Syn*: *positive end-expiratory pressure*; Beatmungstechnik, bei der der Atemwegsdruck am Ende der Exspiration positiv ist, womit die peripheren Atemwege offengehalten werden

zentralvenöser Druck: →*zentraler Venendruck*

Druck|an|stiegs|zeit *f* (Ⓔ pressure-increase phase): *s.u. Herzzyklus*

Druck|at|mung *f*: →*Druckbeatmung*

Druck|a|tro|phie *f* (Ⓔ pressure atrophy): durch eine chronische Druckbelastung ausgelöste Atrophie*

Druck|be|at|mung *f* (Ⓔ pressure breathing): *Syn*: *Druckatmung*; künstliche Beatmung mit manueller oder maschineller Lufteinblasung über einen Tubus

positive-negative Druckbeatmung (Ⓔ positive-negative pressure breathing): *Syn*: *Wechseldruckbeatmung*; Druckbeatmung, bei der die Einatmung durch einen Überdruck und die Ausatmung durch einen Sog erleichtert wird; heute obsolet

Druck|do|lenz *f* (Ⓔ pain on palpation): Druckschmerzhaftigkeit

Druck|fall|krank|heit *f*: →*Caissonkrankheit*

Druck|flüs|sig|keits|chro|ma|to|gra|phie *f*: →*Hochdruckflüssigkeitschromatographie*

Druck|ge|schwür *nt*: →*Dekubitus*

Druck|kam|mer *f* (Ⓔ pressure chamber): *Syn*: *Überdruckkammer*; Kammer zur Behandlung mit Luft oder Sauerstoff unter Überdruck; *s.a. Caissonkrankheit, Sauerstoffüberdrucktherapie*

Druck|läh|mung *f* (Ⓔ pressure paralysis): *Syn*: *Kompressionslähmung*; durch Druckschädigung eines Nerven verursachte Lähmung

Druck|luft|krank|heit *f*: →*Caissonkrankheit*

Druck|mes|sung, in|tra|u|te|ri|ne *f* (Ⓔ intrauterine tocography): interne Tokographie; *s.u. Tokographie*

Druck|ne|kro|se *f* (Ⓔ pressure necrosis): durch Druckeinwirkung hervorgerufene Nekrose*

Druck|os|te|o|syn|the|se *f* (Ⓔ compression osteosynthesis): *Syn*: *Kompressionsosteosynthese*; stabile Osteosynthese* durch Aufeinanderpressen der Bruchenden mit Schrauben, Druckplatten usw.

Druck|phos|phen *nt* (Ⓔ pressure phosphene): durch mechanischen Druck auf das Auge ausgelöste Lichterscheinung [Phosphen]

Druck|plat|te *f* (Ⓔ pressure plate): *s.u. Plattenosteosynthese*

Druck|puls *m* (Ⓔ pressure pulse): langsamer, gespannter Puls bei intrakranieller Druckerhöhung

Druck|punk|te *pl* (Ⓔ pressure points): für bestimmte Erkrankungen typische Körperpunkte mit erhöhter Druckempfindlichkeit, z.B. McBurney*-Punkt bei Appendicitis*

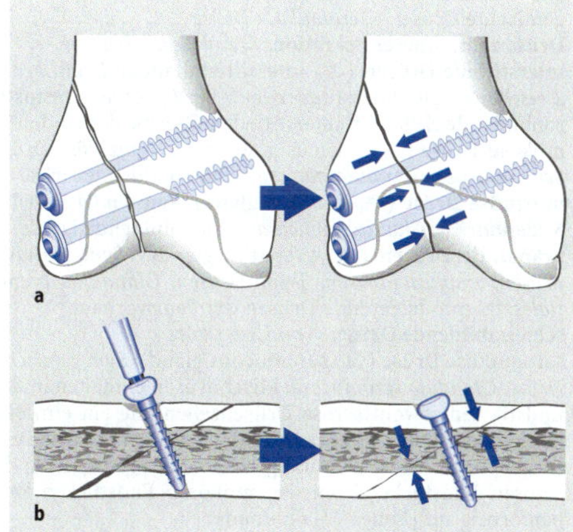

Abb. D64. Druckosteosynthese. **a** Spongiosaschraube, **b** Kortikalisschraube

Druck|re|zep|tor *m* (Ⓔ pressure receptor): *Syn*: *Barorezeptor, Barosensor*; auf eine Druck- oder Volumenänderung ansprechender Rezeptor

Druck|sinn|mes|ser *m* (Ⓔ baresthesiometer): *Syn*: *Gewichtssinnmesser, Barästhesiometer*; Gerät zur Messung des Druck-/Gewichtssinns [Barästhesie]

Druck|ur|ti|ka|ria *f* (Ⓔ pressure urticaria): *Syn*: *Urticaria mechanica*; durch Druck ausgelöste physikalische Urtikaria*; betrifft v.a. junge Männer, die manuelle Arbeit verrichten

Druck|ver|band *m* (Ⓔ pressure bandage): *Syn*: *Kompressionsverband*; festsitzender Verband zur Blutstillung

Druck|ver|let|zung *f* (Ⓔ pressure injury): *Syn*: *Barotrauma*; durch eine plötzliche Druckänderung verursachte Schädigung; *s.a. Barotitis, Barosinusitis*

Druck-Volumen-Diagramm *nt* (Ⓔ pressure-volume diagram): graphische Darstellung der Beziehung von Druck und Volumen in einem elastischen Behälter, z.B. Herz oder Lunge

Drum|stick *nt* (Ⓔ drumstick): *Syn*: *Trommelschlegel*; trommelschlegelförmiger Chromatinanhang des Kerns von neutrophilen Granulozyten*; kommt bei Frauen [3 %] häufiger vor als bei Männern [0,5 %]

Drü|se *f* (Ⓔ gland): *Syn*: *Glandula*; Zellkomplexe oder Einzelzellen [z.B. Becherzellen], die Stoffe [**Sekrete**] bilden und nach außen abgeben [**Sekretion**]; Drüsen, die ihr Sekret auf eine innere oder äußere Körperoberfläche abgeben, werden als **exokrine Drüsen** bezeichnet; **endokrine Drüsen** geben ihr Sekret direkt in die Blut- oder Lymphbahn ab oder sezernieren in den Interzellularraum; exokrine Drüsen können auch nach der Art ihres Sekretes in **seröse, muköse** und **gemischte Drüsen** unterteilt werden; je nach der Art der Sekretabgabe unterscheidet man **merokrine, apokrine** und **holokrine Drüsen**

apokrine Drüse (Ⓔ apocrine gland): *Syn*: *Glandula apocrinae*; Drüse, die den apikalen Teil der Zelle mit dem Sekret abstößt; verschiedene Schweißdrüsen und die Ohrenschmalzdrüsen* des äußeren Gehörganges zeigen apokrine Sekretion

Drüse mit äußerer Sekretion: →*exokrine Drüse*

endokrine Drüsen (Ⓔ endocrine glands): *Syn*: *unechte Drüsen, Drüsen mit innerer Sekretion, Glandulae endocrinae*; Drüsen, die ihr Sekret direkt in die Blut- oder Lymphbahn abgeben oder in den Interzellularraum sezernieren; handelt es sich um klassische Drüsen [Hypophyse*, Schilddrüse*], wird das sezerniert Produkt als Hormon* bezeichnet; **endokrine Zellgruppen** [Langerhans*-Inseln] und **Einzelzellen** bilden sog. **aglanduläre Hormone**, die als **Gewebehormone** bezeichnet werden, wenn sie lokal um die Zelle herum wirksam sind

exokrine Drüse (Ⓔ exocrine gland): *Syn*: *Drüse mit äußerer Sekretion*; Drüse, die ihr Sekret auf eine freie Oberfläche

[Haut, Schleimhaut] abgibt
gemischte Drüse: *→ seromuköse Drüse*
Drüsen mit innerer Sekretion: *→ endokrine Drüsen*
interstitielle Drüsen (Ⓔ interstitial glands): *Syn: Leydig-Zwischenzellen, Interstitialzellen, Leydig-Zellen*; testosteronbildende Zellen im interstitiellen Gewebe der Hoden*
muköse Drüse (Ⓔ mucous gland): *Syn: muzinöse Drüse, Schleimdrüse, Glandula mucosa*; schleimbildende Drüse
muzinöse Drüse (Ⓔ mucous gland): *Syn: muköse Drüse, Schleimdrüse, Glandula mucosa*; schleimbildende Drüse
präputiale Drüsen (Ⓔ preputial glands): *Syn: Vorhautdrüsen, Präputialdrüsen, Tyson-Drüsen, Glandulae preputiales*; talgproduzierende Drüsen der Penisvorhaut
schleimbildende Drüse: *→ muköse Drüse*
seromuköse Drüse (Ⓔ seromucous gland): *Syn: gemischte Drüse, Glandula seromucosa*; Mischdrüsen enthalten in den Endstücken sowohl seröse Drüsenzellen, die ein eiweißhaltiges, dünnflüssiges Sekret bilden als auch muköse Drüsenzellen, die einen zähflüssigen Schleim produzieren; die serösen Endstücke sitzen den mukösen Endstücken kappenförmig auf [Ebner*-Halbmond]

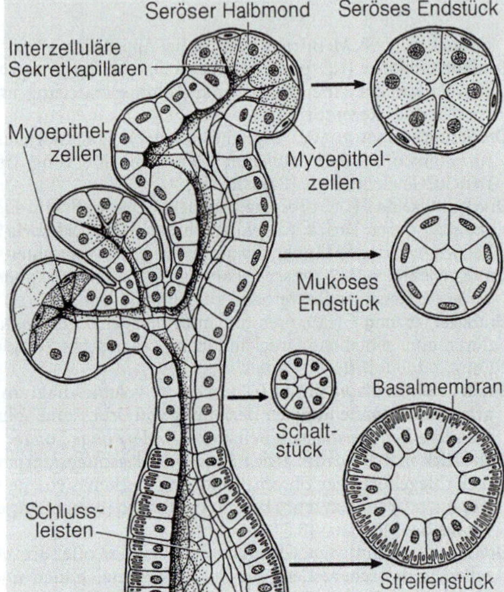

Abb. D65. Seromuköse Drüse

seröse Drüse (Ⓔ serous gland): *Syn: Eiweißdrüse, Glandula serosa*; Drüse, deren Endstücke ein dünnflüssiges, eiweißreiches Sekret bilden
unechte Drüsen: *→ endokrine Drüsen*

Dru|sen *pl* (Ⓔ **1.–2.** drusen): **1.** *Syn: Schwefelkörnchen*; (*biolog.*) aus Fäden bestehende Vegetationsform bestimmter Pilze und Bakterien, z.B. Strahlenpilzdrusen; *s.a. Aktinomykose* **2.** bei verschiedenen Hirnerkrankungen auftretende Eiweißplaques im Hirngewebe
Drü|sen|bauch *m*: *s.u. Mesocolon transversum*
Drü|sen|ent|zün|dung *f* (Ⓔ adenitis): Adenitis*
Drü|sen|fie|ber *nt*: *→ infektiöse Mononukleose*
Drü|sen|re|sek|ti|on *f* (Ⓔ adenectomy): *Syn: Drüsenentfernung, Adenektomie*; Entfernung/Resektion* einer Drüse
Drü|sen|schmerz *m* (Ⓔ adenodynia): Adenodynie*
Drü|sen|skle|ro|se *f* (Ⓔ adenosclerosis): *Syn: Adenosklerose*; zu Sklerosierung* führende degenerative Drüsenerkrankung
Dryopteris filix-mas *f*: *→ Wurmfarn*
DS *Abk.*: **1.** Dementia Score **2.** *→ Dermatansulfat* **3.** *→ Desmosom* **4.** diabetische Serumfaktoren **5.** dioptrische Stärke **6.** *→ Doppler-Sonographie* **7.** *→ Down-Syndrom* **8.** Druckschmerz **9.** *→ Dumpingsyndrom* **10.** *→ Duodenalsonde* **11.** *→ Duplexsonographie* **12.** *→ Durchblutungsstörung* **13.** *→ Durchgangssyndrom* **14.** systolischer Durchmesser
ds *Abk.*: *→ doppelsträngig*
DSA *Abk.*: *→ digitale Subtraktionsangiographie*
DSÄB *Abk.*: Deutscher Sportärztebund
DSAIA *Abk.*: *→ intraarterielle digitale Subtraktionsangiographie*
Dschun|gel|gelb|fie|ber *nt* (Ⓔ jungle yellow fever): sylvatisches Gelbfieber; *s.u. Gelbfieber*
dsDNA *Abk.*: *→ Doppelstrang-DNA*
dsDNS *Abk.*: *→ Doppelstrang-DNS*
DSH *Abk.*: Deutsche Schmerzhilfe
DSI *Abk.*: *→ Dermatitis seborrhoides infantum*
DSIP *Abk.*: Delta-Schlaf-induzierendes Peptid
DSM *Abk.*: Dihydrostreptomycin
DSMR *Abk.*: digital-subtrahierte Magnetresonanz
DSP *Abk.*: **1.** digitale Subtraktionsphlebographie **2.** Disulfanilamidophenolphthalein
DSpÄB *Abk.*: Deutscher Sportärztebund
DSR *Abk.*: diastolisch synchronisierte Retroperfusion
dsRNA *Abk.*: Doppelstrang-RNA
dsRNS *Abk.*: Doppelstrang-RNS
DSS *Abk.*: Dextrose-Stärke-Saccharose
DST *Abk.*: **1.** Dexamethason-Suppressionstest **2.** diagnostischer Sensitivitätstest
DSTE *Abk.*: *→ Diäthylstilböstrol*
DSTÖ *Abk.*: *→ Diäthylstilböstrol*
DSUH *Abk.*: direkte Suggestion unter Hypnose
DSV *Abk.*: digitale Subtraktionsventrikulographie
DT *Abk.*: **1.** Dauertetanie **2.** *→ Delirium tremens* **3.** Desoxyribosylthymin **4.** Differentialtiter **5.** Diphtherie, Tetanus **6.** Diphtherie-Tetanus
dT *Abk.*: *→ Desoxythymidin*
D4T *Abk.*: **1.** 2',3'-Didehydro-2',3'-didesoxythymidinen **2.** *→ Stavudin*
DTA *Abk.*: Differentialthermoanalyse
dTA *Abk.*: derivative Thermoanalyse
DTC *Abk.*: Diäthyldithiokarbamat
dTDP *Abk.*: *→ Desoxythymidindiphosphat*
DTE *Abk.*: Dithioerythritol
DTF *Abk.*: *→ Dreitagefieber*
DTG *Abk.*: Differentialthermogravimetrie
d-TGA *Abk.*: Dextro-Transposition der großen Herzarterien
dThd *Abk.*: *→ Desoxythymidin*
DTI *Abk.*: *→ Dauertropfinfusion*
DTIC *Abk.*: (Dimethyltriazeno)-Imidazolcarboxamid
DTIC-ACTD *Abk.*: DTIC, Actinomycin D
dTMP *Abk.*: *→ Desoxythymidinmonophosphat*
DTNB *Abk.*: **1.** 5,5'-Dithio-bis(2-nitrobenzoesäure) **2.** 5,5-Dithionitrobenzol
Dtox *Abk.*: *→ Dosis toxica*
DTP *Abk.*: Diphtherie-Tetanus-Pertussis
DTPA *Abk.*: Diäthylentriaminpentaacetat
DTPT *Abk.*: Dithiopropylthiamin
D_1-Trisomiesyndrom *nt*: *→ Trisomie 13*
DTT *Abk.*: Diphtherie-Tetanus-Toxoid
dTTP *Abk.*: *→ Desoxythymidintriphosphat*
D_1-Tumor *m* (Ⓔ D_1 tumor): *Syn: Vipom, VIPom, VIP-produzierendes Inselzelladenom*; gutartiger Tumor der Bauchspeicheldrüse, der vasoaktive intestinale Peptide bildet; Ursache eines Verner*-Morrison-Syndrom
DTX *Abk.*: *→ Digitoxin*
DU *Abk.*: **1.** Dienstunfähigkeit **2.** *→ Duodenalulkus*
dU *Abk.*: Desoxyuridin
d.u. *Abk.*: dienstuntauglich
D4U *Abk.*: 2',3'-Didehydro-2',3'-didesoxyuridinen
Dual-, dual- *präf.*: Wortelement mit der Bedeutung „zweifach/doppelt"
Duane: Alexander Duane; 1858–1926; amerikanischer Augenarzt (New York)
Duane-Syndrom *nt*: *→ Stilling-Türk-Duane-Syndrom*
DUB *Abk.*: dysfunktionelle Uterusblutung
Dubin: Isidore Nathan Dubin; 1913–1981; amerikanischer Pathologe (Washington)
Dubin-Johnson-Syndrom *nt* (Ⓔ Dubin-Sprinz syndrome): *Syn: MRP2-Mangel, Sprinz-Nelson-Syndrom*; seltene, autosomal-rezessive, progressive intrahepatische Cholestase, die

auf einem Mangel an MRP2 [multidrug-resistance-associated protein] beruht; es kommt zu einer bei Jugendlichen oder jungen Erwachsenen auftretenden Störung der Bilirubinausscheidung mit schubweiser Hyperbilirubinämie*; die Leber ist meist vergrößert und durch Ablagerung eines braun-schwarzen Pigmentes schokoladenbraun gefärbt; die Einnahme östrogenhaltiger Präparate [v.a. Antibabypille] kann zu Gelbsucht führen; eine **Therapie** ist nur selten nötig, die **Prognose** ist gut

DuBois: Delafield DuBois; 1882–1959; amerikanischer Forscher (New York)

DuBois-Formel *f* (Ⓔ DuBois's formula): Formel zur Berechnung der Körperoberfläche aus Körpergröße und Gewicht; O = (Größe in cm)^{0,725} × (Gewicht in Kg)^{0,425} × 71,84

Dubreuilh: William Dubreuilh; 1857–1935; französischer Hautarzt (Bordeaux)

Dubreuilh-Hutchinson-Krankheit *f*: →*Lentigo maligna*

Dubreuilh-Krankheit *f*: →*Lentigo maligna*

Duchenne: Guillaume Benjamin Armand Duchenne; 1806–1875; französischer Neurologe (Paris)

Duchenne-Aran-Krankheit *f* (Ⓔ Duchenne-Aran disease): ***Syn***: *Aran-Duchenne-Krankheit, Aran-Duchenne-Muskelatrophie, Duchenne-Aran-Syndrom, adult-distale Form der spinalen Muskelatrophie, spinale progressive Muskelatrophie*; im Erwachsenenalter [20.–40. Lebensjahr] beginnende, langsam progrediente Atrophie der Handmuskeln [Affenhand, Krallenhand] und später der Schultergürtelmuskulatur; der Verlauf erstreckt sich über mehrere Jahrzehnte und die Berufsfähigkeit ist z.T. noch 10 bis 20 Jahre lang erhalten; nur in seltenen Fällen kommt es zum Befall bulbärer Kerngebiete

Duchenne-Erb-Lähmung *f*: →*Erb-Lähmung*

Duchenne-Krankheit *f*: →*Duchenne-Muskeldystrophie*

Duchenne-Landouzy-Atrophie *f* (Ⓔ Duchenne-Landouzy dystrophy): ***Syn***: *fazioskapulohumerale Form der Dystrophia musculorum progressiva, fazio-skapulo-humerale Muskeldystrophie*; autosomal-dominante leichte Form der progressiven Muskeldystrophie, mit kaum verkürzter Lebenserwartung; beginnt meist zwischen dem 10. und 20. Lebensjahr und betrifft beide Geschlechter etwa gleich häufig; anfangs sind die proximalen Oberarm- und Schultermuskeln betroffen, später auch das Gesicht [typische **Facies myopathica** mit schlaffen Gesichtszügen, leichter Ptose, fehlender Faltenbildung auf der Stirn und in der Nasolabialregion]

Duchenne-Muskeldystrophie *f* (Ⓔ Duchenne muscular dystrophy): ***Syn***: *Duchenne-Krankheit, Duchenne-Typ der progressiven Muskeldystrophie, pseudohypertrophe pelvifemorale Form, Dystrophia musculorum progressiva Duchenne*; X-chromosomal-rezessive, häufigste und bösartigste Form der progressiven Muskeldystrophie; beginnt schon vor dem 3. Lebensjahr mit Parese der Beckengürtelmuskeln; die Parese breitet sich nach oben zum Rumpf und später auch auf Beine, Arme und Schulter aus; oft entwickeln sich Kontrakturen und die meisten Patienten sind zwischen dem 12. und 15. Jahr nicht mehr gehfähig; bei der Mehrzahl der Patienten ist auch der Herzmuskel befallen und es kommt zu endokrinen Störungen [Hypogenitalismus, NNR-Insuffizienz]; die meisten Patienten versterben vor dem 25. Lebensjahr an Herzversagen oder Atemwegsinfekten; *s.a. Essay Gentransfer und Gentherapie S. 761*

Duchenne-Syndrom *nt*: **1.** →*progressive Bulbärparalyse* **2.** →*Tabes dorsalis*

Ducrey: Agosto Ducrey; 1860–1940; italienischer Hautarzt (Rom)

Ducrey-Streptobakterium *nt* (Ⓔ Ducrey's bacillus): ***Syn***: *Streptobazillus des weichen Schankers, Haemophilus ducreyi, Coccobacillus ducreyi*; Erreger des Ulcus* molle

Ducltullus *m, pl* **-li** (Ⓔ ductule): kleiner Gang, Kanälchen

Ductuli aberrantes epididymi (Ⓔ aberrant ductules): blind endende Abzweigungen des Nebenhodengangs [Ductus* epididymidis] oder der Ausführungsgänge der Hoden im Nebenhodenkopf [Ductuli efferentes testis]

Ductuli biliferi: →*Ductus biliferi interlobulares*

Ductuli efferentes testis (Ⓔ efferent ductules of testis): Ausführungsgänge der Hoden im Nebenhodenkopf*

Ductuli excretorii glandulae lacrimalis (Ⓔ excretory ductules of lacrimal gland): Ausführungsgänge der Tränendrüse

Ductuli interlobulares biliferi: →*Ductus biliferi interlobulares*

Ductuli prostatici (Ⓔ prostatic ductules): Ausführungsgänge der Prostatadrüsen; münden im Prostataabschnitt der Harnröhre

Ductuli transversi epoophori (Ⓔ transverse ductules of epoophoron): vom Gartner*-Gang [Ductus longitudinalis epoophori] ausgehende, querverlaufende Reste der Urnierenkanälchen

Ducltus *m* (Ⓔ duct): Gang, Kanal

Ductus alveolares (Ⓔ alveolar ducts): ***Syn***: *Alveolargänge*; durch Teilung von Bronchioli* respiratorii entstehende Endkanälchen des Lungengewebes, deren Wände Alveolensäckchen* [Sacculi alveolares] aufweisen

Ductus aorticus: veraltet für →*Ductus arteriosus*

Ductus arteriosus (Ⓔ ductus arteriosus): ***Syn***: *Ductus Botalli, Ductus arteriosus Botalli*; im fetalen Kreislauf die Verbindung zwischen Truncus* pulmonalis und Aortenbogen*; die Wand enthält glatte Muskelzellen, die den Gang nach der Geburt verschließt; das **Ligamentum arteriosum** ist der verkümmerte Rest des Ductus arteriosus; *s.a. fetaler Kreislauf*

Ductus arteriosus apertus (Ⓔ patent ductus arteriosus): ***Syn***: *offener Ductus Botalli, persistierender Ductus arteriosus*; Offenbleiben des Ductus* arteriosus nach der Geburt; häufigste angeborene Angiokardiopathie*, die meist Frauen betrifft; in ca. 15 % der Fälle liegen noch andere kardiovaskuläre Fehlbildungen [v.a. Vorhofseptumdefekt, AV-Septumdefekt, Ventrikelseptumdefekt] vor; da der Druck im Lungenkreislauf geringer ist, entwickelt sich ein Links-Rechts-Shunt; die **Klinik** hängt von der Weite des Shunts und der Shuntblutmenge ab; kleine Shunts bleiben klinisch unauffällig, bei größeren kommt es langfristig zu einer Herzinsuffizienz* und damit zur Abnahme der körperlichen Leistungsfähigkeit; nur extrem große Shunts führen schon im Säuglingsalter zu Symptomen [Trinkschwäche, Dyspnoe*, Hepatomegalie*]; bei der Auskultation findet sich ein kontinuierliches Maschinengeräusch* über dem 2.–3. Interkostalraum und der II. Herzton ist kaum hörbar; das EKG ist meist normal, nur große Shunts führen zu Zeichen einer linksventrikulären Belastung und Hypertrophie*; Größe und Fluss lassen sich mittels Doppler*-Sonographie bestimmen; die **Prognose** hängt von der Größe des Links-Rechts-Shunts ab; ohne Behandlung beträgt die Lebenserwartung ca. 25–35 Jahre, allerdings sterben bereits 30 % der Patienten im Kindesalter; **Therapie**: der Wahl ist heute der Verschluss durch Doppelschirm-Occluder, Coil oder Spirale, die über einen Katheter platziert wird

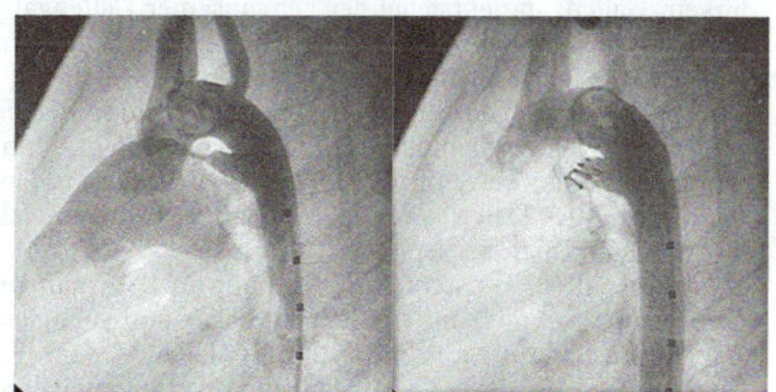

Abb. D66. Angiographie eines Ductus arteriosus apertus. Vor [links] und nach Coilverschluss [rechts]

Ductus arteriosus Botalli: →*Ductus arteriosus*

persistierender Ductus arteriosus: →*Ductus arteriosus apertus*

Ductus biliaris: →*Ductus choledochus*

Ductus biliferi interlobulares (Ⓔ interlobular ducts): ***Syn***: *interlobuläre Gallengänge, Ductuli biliferi, Ductuli interlobulares biliferi*; zwischen den Leberläppchen verlaufende

Gallengänge; *s.a. Leber*
Ductus Botalli: *→Ductus arteriosus*
offener Ductus Botalli: *→Ductus arteriosus apertus*
Ductus choledochus (Ⓔ choledochus): *Syn*: *Hauptgallengang, Choledochus, Ductus biliaris*; durch die Vereinigung von Ductus* cysticus und Ductus* hepaticus communis entstehender Gang, der an der Papilla* duodeni major in den Zwölffingerdarm mündet
Ductus cochlearis (Ⓔ cochlear duct): *Syn*: *Schneckengang*; mit Endolymphe* gefüllter häutiger Gang am Boden der Scala* vestibuli, von der er durch die Reißner*-Membran abgetrennt wird; enthält das Corti*-Organ [Organum spirale], den Rezeptor für die akustischen Signale
Ductus cysticus (Ⓔ cystic duct): *Syn*: *Gallenblasengang, Zystikus, Cysticus*; Ausführungsgang der Gallenblase*; vereinigt sich mit dem Ductus* hepaticus communis zum Ductus* choledochus; die Schleimhaut bildet eine spiralige Falte [**Heister-Klappe, Plica spiralis**], die eine Entleerung bei Druckanstieg im Bauchraum verhindert
Ductus deferens (Ⓔ deferent duct): *Syn*: *Samenleiter*; ca. 45–60 cm lange Fortsetzung des Nebenhodengangs; zieht vom Skrotum* [**Pars scrotalis**] im Samenstrang* [**Pars funicularis**] durch den Leistenkanal* [**Pars inguinalis**] zur Prostata* [**Pars pelvica**], wo er am Blasengrund die Ampulla* ductus deferentis bildet; geht dann in den Ductus* ejaculatorius über
Ductus deferens vestigialis (Ⓔ vestigial deferent duct): rudimentärer Gang im Paroophoron*
Ductus ejaculatorius (Ⓔ ejaculatory duct): *Syn*: *Ausspritzungsgang, Ejakulationsgang*; ca. 2 cm langer Endabschnitt des Samenleiters [Ductus* deferens] in der Prostata*; mündet auf dem Samenhügel [Colliculus* seminalis] in die Harnröhre
Ductus endolymphaticus (Ⓔ endolymphatic duct): *Syn*: *Endolymphgang*; vom Ductus* utriculosaccularis ausgehender Gang, der im Aqueductus* vestibuli zur Hinterwand des Felsenbeins* zieht und dort in den Saccus* endolymphaticus mündet
Ductus epididymidis (Ⓔ duct of epididymis): *Syn*: *Nebenhodengang*; 4–5 m langer Epithelschlauch, der zusammengeknäult Kopfteil, Körper und Schwanz des Nebenhodens [Epididymis*] bildet; geht in den Samenleiter [Ductus* deferens] über
Ductus excretorius glandulae vesiculosae (Ⓔ excretory duct of seminal vesicle): Ausführungsgang des Samenbläschens [Glandula* vesiculosa]; mündet innerhalb der Prostata* in den Ductus* ejaculatorius
Ductus glandulae bulbourethralis (Ⓔ duct of bulbourethral gland): Ausführungsgang der Cowper*-Drüse [Glandula bulbourethralis]
Ductus hepaticus communis (Ⓔ common hepatic duct): *Syn*: *Hepatikus*; durch die Vereinigung von rechtem und linkem Gallengang entstehender gemeinsamer Gallengang der Leberlappen; vereinigt sich mit dem Ductus* cysticus zum Ductus* choledochus
Ductus hepaticus dexter (Ⓔ right hepatic duct): *Syn*: *rechter Gallengang*; sammelt mit seinem vorderen und hinteren Ast [**Ramus anterior** und **posterior**] die Galle aus dem rechten Teil der Leber; vereinigt sich mit dem linken Gallengang zum Ductus* hepaticus communis
Ductus hepaticus sinister (Ⓔ left hepatic duct): *Syn*: *linker Gallengang*; sammelt mit seinem lateralen und medialen Ast [**Ramus lateralis** und **medialis**] die Galle aus dem linken Teil der Leber; vereinigt sich mit dem linken Gallengang zum Ductus* hepaticus communis
Ductus incisivus (Ⓔ incisor duct): embryonaler Gang von den Foramina* incisiva zur Nase
Ductus lactiferi (Ⓔ lactiferous ducts): *Syn*: *Milchgänge*; in der nicht-laktierenden Brustdrüse nur schwach ausgeprägte Ausführungsgänge der Milchdrüsen, die sich während der Schwangerschaft vergrößern; die 15–20 2–4,5 cm langen Milchgänge münden in die Milchsäckchen [Sinus* lactiferi]
Ductus lobi caudati dexter (Ⓔ right duct of caudate lobe): Gallengang, der die Galle aus dem rechten Teil des Lobus* caudatus in den rechten Gallengang [Ductus* hepaticus dexter] leitet
Ductus lobi caudati sinister (Ⓔ left duct of caudate lobe): Gallengang, der die Galle aus dem linken Teil des Lobus* caudatus in den linken Gallengang [Ductus* hepaticus sinister] leitet
Ductus longitudinalis epoophori (Ⓔ longitudinal duct of epoophoron): *Syn*: *Gartner-Gang*; Längsgang des Epoophorons*; Rest des Wolff*-Gangs der Urniere
Ductus lymphaticus dexter (Ⓔ right lymphatic duct): *Syn*: *rechter Hauptlymphgang, Ductus thoracicus dexter*; durch Vereinigung der Lymphstämme des rechten Oberkörpers [Truncus subclavius dexter, Truncus jugularis dexter, Truncus bronchomediastinalis dexter] entstehender Lymphgang, der im rechten Venenwinkel mündet
Ductus mesonephricus: *→Wolff-Gang*
Ductus nasolacrimalis (Ⓔ nasolacrimal duct): *Syn*: *Tränennasengang*; Abflussgang der Tränen aus dem Tränensack [Saccus lacrimalis]; verläuft im Canalis* nasolacrimalis zum unteren Nasengang [Meatus* nasi inferior]
Ductus omphaloentericus: *→Ductus omphalomesentericus*
Ductus omphalomesentericus (Ⓔ omphalomesenteric duct): *Syn*: *Darmstiel, Dottergang, Dottersackgang, Ductus omphaloentericus, Ductus vitellinus*; embryonaler Gang, der von Scheitelpunkt der Nabelschleife zum Dottersack zieht und Darm und Dottersack verbindet; eine unvollständige Rückbildung führt zur Bildung eines Meckel*-Divertikels [Diverticulum ilei]
Ductus pancreaticus (Ⓔ pancreatic duct): *Syn*: *Wirsung-Gang, Wirsung-Kanal, Pankreasgang*; Ausführungsgang der Bauchspeicheldrüse [Pankreas*], der zusammen mit dem Ductus* choledochus auf der Papilla* duodeni major in den Zwölffingerdarm mündet
Ductus pancreaticus accessorius (Ⓔ accessory pancreatic duct): *Syn*: *Santorini-Gang, akzessorischer Pankreasgang*; manchmal vorhandener zusätzlicher Ausführungsgang der Bauchspeicheldrüse [Pankreas*]; mündet auf der Papilla* duodeni minor in den Zwölffingerdarm
Ductus pancreaticus Wirsungi: veraltet für *→Ductus pancreaticus*
Ductus papillares (Ⓔ papillary duct): *s.u. Nephron*
Ductus paramesonephricus: *→Müller-Gang*
Ductus paraurethrales urethrae femininae (Ⓔ paraurethral ducts of female urethra): *Syn*: *Skene-Gänge*; Ausführungsgänge der Harnröhrendrüsen [Glandulae* urethrales] in der Umgebung der Harnröhrenmündung der Frau
Ductus paraurethrales urethrae masculinae (Ⓔ paraurethral ducts of male urethra): Ausführungsgänge der Harnröhrendrüsen [Glandulae* urethrales] des Mannes
Ductus parotideus (Ⓔ parotid duct): *Syn*: *Parotisgang, Stensen-Gang, Stenon-Gang*; Ausführungsgang der Ohrspeicheldrüse; überquert den Musculus* masseter und durchbohrt den Musculus* buccinator, bevor er in Höhe des 2. oberen Molaren auf der **Papilla ductus parotidei** mündet
Ductus reuniens (Ⓔ uniting duct): Verbindung von basalem Ende des Ductus* cochlearis und Sacculus* vestibuli
Ductus saccularis (Ⓔ saccular duct): *s.u. Ductus utriculosaccularis*
Ductus semicirculares (Ⓔ semicircular ducts): *Syn*: *Bogengänge*; in den knöchernen Bogengängen [Canales* semicirculares] aufgehängte häutige Bogengänge, die senkrecht aufeinander stehen, aber schräg zur vertikalen, horizontalen und frontalen Ebene liegen; jeder Bogengang hat vor der Einmündung in den Utriculus* vestibularis eine ampulläre Aufweitung [Ampulla* membranacea], in der das Sinnesepithel lokalisiert ist
Ductus semicircularis anterior (Ⓔ anterior semicircular duct): *Syn*: *vorderer Bogengang*; der am weitesten nach oben reichende Bogengang; mündet zusammen mit dem hinteren Bogengang im Crus* membranaceum commune
Ductus semicircularis lateralis (Ⓔ lateral semicircular duct): *Syn*: *seitlicher Bogengang*; sich nach hinten neigender Bogengang; mündet mit dem Crus* membranaceum simplex im Utriculus* vestibularis
Ductus semicircularis posterior (Ⓔ posterior semicircular duct): *Syn*: *hinterer Bogengang*; nach unten gerichteter Bo-

gengang; bildet mit dem vorderen Bogengang einen rechten Winkel

Ductus sublinguales minores (Ⓔ lesser sublingual ducts): kleine Ausführungsgänge der Unterzungendrüse [Glandula* sublingualis], die auf der Plica* sublingualis münden

Ductus sublingualis major (Ⓔ greater sublingual duct): Ausführungsgang der großen Unterzungendrüse [Glandula sublingualis]; mündet zusammen mit dem Ductus* submandibularis auf der Caruncula* sublingualis

Ductus submandibularis (Ⓔ submandibular duct): ***Syn***: *Wharton-Gang*; Ausführungsgang der Unterkieferdrüse [Glandula* submandibularis]; mündet zusammen mit dem Ductus* sublingualis major auf der Caruncula* sublingualis

Ductus sudoriferus (Ⓔ sudoriferous duct): ***Syn***: *Schweißdrüsenausführungsgang*; Ausführungsgang einer Schweißdrüse [Glandula* sudorifera]; mündet frei auf der Haut oder in einen Haarbalg

Ductus thoracicus (Ⓔ thoracic duct): ***Syn***: *Brustmilchgang, Milchbrustgang*; Hauptlymphstamm des Körpers, der die Lymphe der gesamten unteren Körperhälfte und der linken Seite von Kopf und Oberkörper aufnimmt; der Bauchteil [**Pars abdominalis**] entsteht in Höhe von Th 12 oder L 1 durch Vereinigung von Truncus* lumbalis mit den Trunci* intestinales und zieht mit der Aorta* abdominalis durch den Hiatus* aorticus nach oben; der Brustabschnitt [**Pars thoracica**] verläuft rechts von der Aorta* thoracica und hinter dem Ösophagus* im hinteren Mediastinum*; der Halsabschnitt [**Pars cervicalis/colli**] verläuft bogenförmig [Arcus ductus thoracici] über die Pleurakuppel* und nimmt kurz vor der Mündung in den linken Venenwinkel die Lymphstämme des linken Oberkörpers [Truncus* bronchomediastinalis sinister, Truncus* jugularis sinister, Truncus* subclavius sinister] auf

Ductus thoracicus dexter: →*Ductus lymphaticus dexter*

Ductus thyroglossalis (Ⓔ thyroglossal duct): während der Embryonalentwicklung bestehender Gang, der vom Foramen* caecum der Zunge nach unten zieht und von dessen unterem Ende die Schilddrüsenentwicklung ausgeht; kann in seltenen Fällen noch als Rudiment oder in Form eines Lobus* pyramidalis vorhanden sein

Ductus utricularis (Ⓔ utricular duct): *s.u. Ductus utriculosaccularis*

Ductus utriculosaccularis (Ⓔ utriculosaccular duct): Utriculus* und Sacculus* vestibuli verbindender Kanal des Vestibularapparates; der Abschnitt zwischen Utriculus vestibuli und dem Abgang des Ductus* endolymphaticus wird als **Ductus utricularis** bezeichnet, der Teil zwischen dem Abgang des Ductus* endolymphaticus und dem Sacculus* vestibuli als **Ductus saccularis**

Ductus venosus (Ⓔ ductus venosus): im Fetalkreislauf Anastomose von Nabelvene [Vena* umbilicalis] und unterer Hohlvene [Vena* cava inferior]; verödet nach der Geburt und bildet das Ligamentum* venosum

Ductus venosus Arantii: veraltet für →*Ductus venosus*

Ductus vitellinus: →*Ductus omphalomesentericus*

Ductus thoracicus-Bogen *m* (Ⓔ arch of thoracic duct): ***Syn***: *Arcus ductus thoracici*; bogenförmiger Verlauf des Ductus* thoracicus über der Pleurakuppel

DUDP *Abk.*: Desoxyuridindiphosphat

Duffy: **Duffy-Blutgruppe** *f* (Ⓔ Duffy blood group): ***Syn***: *Duffy-Blutgruppensystem*; Blutgruppensystem, dessen Antigene [Anti-Fy^a, Anti-Fy^b] Auslöser eines schweren Morbus* haemolyticus neonatorum oder Ursache eines Transfusionszwischenfalles sein können; wurde nach den ersten Patienten benannt

Duft|drü|sen *pl* (Ⓔ scent glands): ***Syn***: *apokrine Schweißdrüsen, Glandulae sudoriferae apocrinae*; verzweigte Schweißdrüsen der Haut von Achselhöhle, Genitalbereich und perianaler Region [Glandulae circumanales], die apokrin sezernieren; bei der Frau kann ihre Aktivität mit dem Sexualzyklus schwanken; das Sekret ist alkalisch und fetthaltig; da damit lokal der Säureschutzmantel* der Haut gestört wird, sind die Duftdrüsen anfällig für bakterielle Infektionen [Schweißdrüsenabszess*]

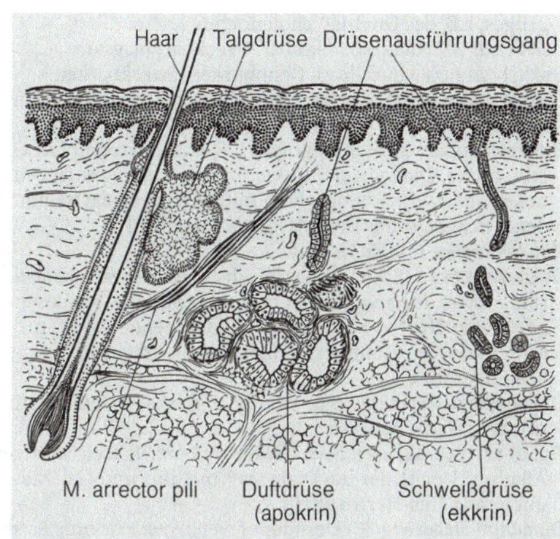

Abb. D67. Duftdrüsen. Haut mit Haar, Talg-, Schweiß- und Duftdrüse

Duft|klas|sen *pl* (Ⓔ odor classes): ***Syn***: *Geruchsklassen*; *s.u. Essay Riechen/Geruchssinn S. 1863*

Duhring: Louis Adolphus Duhring; 1845–1913; amerikanischer Hautarzt (Philadelphia)

Duhring-Brocq-Krankheit *f*: →*Dermatitis herpetiformis Duhring*

Duhring-Krankheit *f*: →*Dermatitis herpetiformis Duhring*

Duke: William Waddell Duke; 1882–1946; amerikanischer Pathologe (Kansas City)

Duke-Methode *f* (Ⓔ Duke's method): Bestimmung der Blutungszeit* durch Einstich ins Ohrläppchen und Abwischen des austretenden Blutes mit Fließpapier bis zur Blutstillung [normal 2–5 min]

Dukes: Cuthbert Esquire Dukes; 1890–1977; englischer Pathologe (London)

Dukes-Einteilung *f* (Ⓔ Dukes' classification): ***Syn***: *Dukes-Klassifikation*; klassische Einteilung der Dickdarmkarzinome; wurde von Turnbull et al. erweitert und von Davies und Newland modifiziert

Tab. D68. Dukes-Einteilung des kolorektalen Karzinoms

Stadium A	Tumor auf die Dickdarmwand begrenzt, keine Lymphknotenmetastasen
Stadium B	Tumor überschreitet die Darmwand und infiltriert die Umgebung, keine Lymphknotenmetastasen
Stadium C_1	Regionale Lymphknotenmetastasen haben die Lymphknoten im Bereich der Ligatur des resezierten proximalen Gefäßes noch nicht erreicht
Stadium C_2	Regionale Lymphknotenmetastasen bis zur Ligatur des resezierten proximalen Gefäßes
Erweiterung der pathologischen Dukes-Stadieneinteilung (Turnbull et al. 1967):	
Stadium D	Tumorrest nach Abschluss der Operation
Differenzierung des Stadiums D unter Hinzuziehung weiterer klinischer Parameter (Davies u. Newland 1982):	
Stadium D_1	Lokaler Tumorrest nach Abschluss der Operation
Stadium D_2	Fernmetastasen
Stadium D_3	Lokaler Tumorrest und Fernmetastasen nach Abschluss der Operation
Stadium D_0	Chirurgisch entfernte Fernmetastasen

Dukt-, dukt- *präf.*: →*Dukto-*

duk|tal *adj* (Ⓔ ductal): Gang/Ductus betreffend

Dukt|ek|ta|sie *f* (Ⓔ ductal ectasia): ***Syn***: *Gangaufweitung, Gangektasie*; Erweiterung/Dilatation eines Ausführungsganges, z.B. des Ductus* choledochus

dukltil *adj* (Ⓔ ductile): dehnbar, streckbar; biegsam

Dukltilliltät *f* (Ⓔ ductility): Dehnbarkeit, Streckbarkeit

Dukto-, dukto- *präf.*: Wortelement mit der Bedeutung „Gang/ Duktus"

Dukltolgralphie *f* (Ⓔ ductography): *Syn*: *Galaktographie, Galaktografie, Duktografie, Duktugraphie, Duktugrafie, Glandulographie, Glandulografie*; Röntgenkontrastdarstellung* der Milchgänge der Brust [Ductus* lactiferi]

D

Dukltulgralphie *f.*: *→Duktographie*

Dukltuslzyslte *f* (Ⓔ nasopalatine duct cyst): *Syn*: *nasopalatinale Zyste, Inzisivuskanalzyste*; von Epithelresten des embryonalen Ductus nasopalatinus ausgehende Zyste in der Mittellinie des Gaumens hinter den Wurzeln der ersten Schneidezähne

Dullcalmalrae stilpiltes *pl* (Ⓔ Woody Nightshade stem): Bittersüßstengel; *s.u. Bittersüß*

Dullcit *nt* (Ⓔ dulcite): *Syn*: *Galactit, Galaktit*; sechswertiger Alkohol [Hexit], der bei Diabetes* mellitus und Galaktoseintoleranz* im Harn auftritt

Dum-Dum-Fieber *nt* (Ⓔ Dumdum fever): *Syn*: *viszerale Leishmaniose, Kala-Azar, Splenomegalia tropica, Leishmaniasis furunculosa, Leishmaniasis interna*; in subtropischen und tropischen Ländern sowie im Mittelmeerraum vorkommende, chronische Erkrankung der Haut und des retikuloendothelialen Systems von Leber, Milz und Knochenmark durch Leishmania* donovani, chagasi oder infantum; die Parasiten vermehren sich zuerst in der Haut und regionalen Lymphknoten; später brechen sie in die Blutbahn ein und besiedeln Zellen des retikuloendothelialen Systems; **Klinik:** die meisten Fälle verlaufen subklinisch: beim Rest kommt es nach Wochen oder Monaten zu remittierenden oder unregelmäßigen Fieberschüben, Schwellung von Milz, Leber und Lymphknoten, Panzytopenie*, Ikterus*, Aszites*, Ödem, Auszehrung und Dunkelfärbung der Haut [Kala-Azar]; **Diagnose:** mikroskopischer oder kultureller Erregernachweis, Nachweis von Serumantikörpern [EIA, IF, HA]

DUMP *Abk.*: Desoxyuridinmonophosphat

Dumlpinglsynldrom *nt* (Ⓔ dumping syndrome): nach Magenresektion auftretende intestinale Beschwerden mit Hypoglykämie*, Tachykardie* und Schwächegefühl; man unterscheidet das häufige **Früh-Dumping**, das durch die beschleunigte Speisepassage in das Jejunum ausgelöst wird, und das seltene **Spät-Dumping**; tritt v.a. nach Gastrojejunostomie [15–40 %], seltener auch Gastroduodenostomie [5–30 %] auf; die Behandlung besteht primär aus diätetischen Maßnahmen; bei Versagen wird eine Reoperation nötig

Duncan: James Matthews Duncan; 1826–1890; britischer Gynäkologe (Edinburgh, London)

Duncan-Modus *m* (Ⓔ Duncan mechanism): Modus der postpartalen Plazentalösung [20 % aller Fälle], bei der die Lösung exzentrisch beginnt und zuerst der Rand ausgestoßen wird; der Blutverlust ist größer als beim Schultze*-Modus

DUNHL *Abk.*: diffuses undifferenziertes Non-Hodgkin-Lymphom

Dunlkellaldapltaltilon *f* (Ⓔ dark adaptation): *Syn*: *Dunkelanpassung*; mit dem Verlust des Farbensehens einhergehende Anpassung des Auges an die Dunkelheit; während der Dunkeladaptation nimmt die absolute Empfindlichkeit des Sehsystems langsam zu, während die Sehschärfe erheblich unter den Werten für das Tageslichtsehen bleibt

Dunlkellangst *f* (Ⓔ nyctophobia): *Syn*: *Nachtangst, Nyktophobie, Nyktalophobie, Skotophobie*; krankhafte Angst vor der Dunkelheit

Dunlkellanlpaslsung *f.*: *→Dunkeladaptation*

Dunlkellfeldlkonldenlsaltolren *pl* (Ⓔ dark-field condensers): *s.u. Dunkelfeldmikroskopie*

Dunlkellfeldlmilkrolskop *nt* (Ⓔ dark-field microscope): Mikroskop für die Dunkelfeldmikroskopie*

Dunlkellfeldlmilkrolskolpie *f* (Ⓔ dark-field microscopy): mikroskopische Technik, die die Untersuchungsobjekte hell vor dunklem Hintergrund darstellt; erzielt wird dieser Effekt durch sog. **Dunkelfeldkondensatoren**, die nur vom Objekt gebeugte Lichtstrahlen ins Objektiv fallen lassen; wird v.a. für die Darstellung kleiner Bakterien, wie z.B. Treponema* pallidum, verwendet

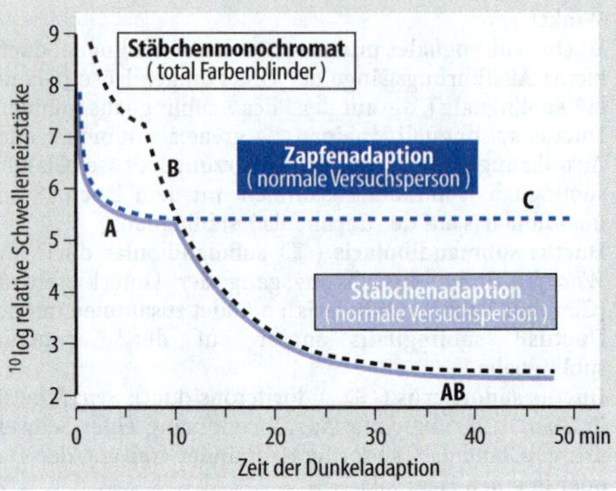

Abb. D69. Dunkeladaptation

Dünnldarm *m* (Ⓔ small bowel): *Syn*: *Enteron, Intestinum tenue*; 3–4 m langer Abschnitt des Darms zwischen Magenausgang und Dickdarm; besteht aus Zwölffingerdarm [Duodenum*], Leerdarm [Jejunum*] und Krummdarm [Ileum*]; im Dünndarm wird die aufgenommene Nahrung verdaut und resorbiert; die Resorptionsfläche des Dünndarms wird durch Falten der Dünndarmschleimhaut [**Plicae circulares**], Dünndarmzotten [**Villi intestinales**] und **Mikrovilli** um ein Mehrfaches vergrößert; der Dünndarm nimmt in Leber und Bauchspeicheldrüse gebildete Enzyme und Gallensäuren auf, die bei der Verdauung der Nahrung helfen, und bildet eigene Verdauungsenzyme; das Dünndarmepithel bildet Hormone [z.B. Serotonin*] und spielt eine Rolle bei der Abwehr von Schadstoffen [GALT*, Peyer*-Plaques]

Dünnldarmlblalse *f* (Ⓔ ileouretostomy): *Syn*: *Bricker-Operation, Bricker-Plastik, Bricker-Blase, Ileumconduit, Ileumersatzblase, Ileumblase*; künstliche Blase aus einer ausgeschalteten Ileumschlinge mit Ausleitung des Harns über ein Ileostoma*; *s.a. Kolon-Conduit*

Dünndarm-Dickdarm-Anastomose *f.*: *→Dünndarm-Dickdarm-Fistel 1.*

Dünndarm-Dickdarm-Fistel *f* (Ⓔ **1.** enterocolostomy **2.** enterocolic fistula): **1.** *Syn*: *Dünndarm-Dickdarm-Anastomose, Enterokolostomie*; (*chirurg.*) operative Verbindung von Dünndarm und Dickdarm **2.** *Syn*: *enterokolische Fistel*; (*patholog.*) innere Dünndarmfistel* mit Mündung ins Kolon

Dünnldarmldilverltilkel *pl* (Ⓔ small bowel diverticulum): meist asymptomatische, falsche Divertikel der Dünndarmschleimhaut; können zu Fettstühlen, megaloblastärer [Vitamin B_{12}-Mangel] oder normozytärer Anämie* [Eisenmangel] und blinddarmartigen Beschwerden führen; selten kommt es zu Divertikulitis, Peritonitis, Perforation oder Ileus; *s.a. Meckel-Divertikel, Duodenaldivertikel*

Dünnldarmldilverltilkullolse *f* (Ⓔ diverticulosis of the small intestine): das Vorhandensein multipler Dünndarmdivertikel; meist symptomlos

Dünnldarmleinllauf *m* (Ⓔ high enema): *Syn*: *Enteroklysma*; hoher Einlauf über einen eingeschobenen Gummischlauch

Dünnldarmlentlzünldung *f.*: *→Enteritis*

Dünnldarmlelpilthel *nt* (Ⓔ epithelium of small intestine): *s.u. Dünndarmschleimhaut*

Dünnldarmlerlsatzlmalgen *m* (Ⓔ small bowel interposition): Magenersatz* aus Dünndarm, meist Jejunum

Dünnldarmlfislte *f* (Ⓔ small intestinal fistula): vom Dünndarm ausgehende Fistel, die in andere Darmteile oder Organe einmündet [**innere Dünndarmfistel**] oder nach außen führt [**äußere Dünndarmfistel**]

Dünndarm-Gallenblasen-Fistel *f* (Ⓔ enterocholecystostomy): innere Dünndarmfistel* mit Einmündung in die Gallenblase

Dünndarm-Gallenblasen-Fistelung *f* (Ⓔ enterocholecystostomy): operative Verbindung von Dünndarm und Gallenblase

Dünn|darm|ge|krö|se *nt*: → *Gekröse*

Dünn|darm|ge|schwür *nt*: → *Dünndarmulkus*

Dünn|darm|ille|us *m*: → *Dünndarmverschluss*

Dünndarm-Kolon-Fistel *f*: → *Darm-Kolon-Fistel*

Dünndarm-Lebertransplantation *f* (Ⓔ small bowel-liver transplantation): *s.u. Dünndarmtransplantation*

Dünn|darm|ne|o|plas|ma *nt*: → *Dünndarmtumor*

Dünn|darm|re|sek|tilon *f* (Ⓔ small bowel resection): *Syn*: *Enterektomie*; operative Entfernung eines Dünndarmabschnitts, z.B. Jejunektomie

Dünn|darm|schleim|haut *f* (Ⓔ mucosa of small intestine): *Syn*: *Tunica mucosa intestini tenuis*; das Dünndarmepithel besteht aus Saumzellen*, Becherzellen*, Paneth*-Körnerzellen und enterochromaffinen Zellen*; die Resorptionsfläche des Dünndarms wird durch Falten der Dünndarmschleimhaut [**Plicae circulares**], Dünndarmzotten [**Villi intestinales**] und **Mikrovilli** um ein Mehrfaches vergrößert; das Dünndarmepithel bildet Hormone [z.B. Serotonin*] und spielt eine Rolle bei der Abwehr von Schadstoffen [GALT*, Peyer*-Plaques]

Dünn|darm|trans|plan|ta|ti|on *f* (Ⓔ small bowel transplantation): bei Kindern ist das Kurzdarmsyndrom* mit der Notwendigkeit einer totalen parenteralen Ernährung die wichtigste Indikation, bei Erwachsenen der massive Dünndarmverlust bei arterieller oder venöser Thrombose; prinzipiell kann das Transplantat von einem Leichenspender oder einem Lebendspender stammen; sowohl die reine Dünndarmtransplantation als auch die kombinierte **Dünndarm-Lebertransplantation** erfolgt orthotop

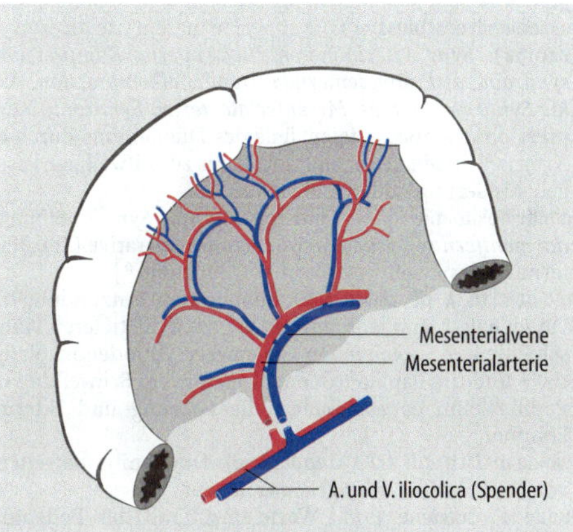

Abb. D70. Dünndarmtransplantat bei Lebendspende

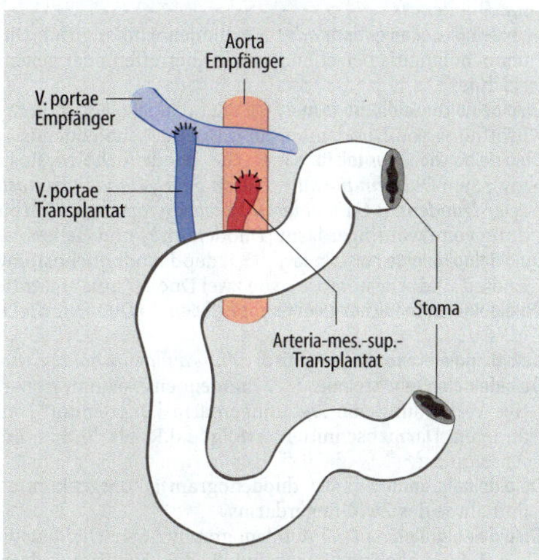

Abb. D71. Direkte Anastomosierung des Dünndarmtransplantats

Dünn|darm|tu|mor *m* (Ⓔ small bowel tumor): *Syn*: *Dünndarmneoplasma*; Dünndarmtumoren sind selten [1,5 % der Tumoren des Verdauungstraktes]; meist handelt es sich um gutartige Polypen [tubuläre oder villöse Adenome] der Dünndarmschleimhaut; maligne Tumoren sind noch seltener; es handelt sich dabei v.a. um Adenokarzinome [45 %], Lymphome [20 %] oder Leiomyosarkome [10 %]; das Hauptsymptom bei Dünndarmtumoren sind unklare, persistierende Oberbauchbeschwerden; dazu kommen Anämie, rezidivierende Blutungen, Störungen der Nahrungspassage, die oft zu Erbrechen und kolikartigen Schmerzen führen; **Diagnose**: Endoskopie, fraktionierte Dünndarmpassage, CT; **Therapie**: Resektion des befallenen Segmentes bei benignem Tumor; En-bloc-Resektion mit Lymphbahnen und -knoten bei Malignomen; *s.a. Karzinoid, Peutz-Jeghers-Syndrom*

Dünn|darm|ul|kus *nt, pl* **-ul|ze|ra** (Ⓔ duodenal ulcer): *Syn*: *Dünndarmgeschwür*; Geschwür der Dünndarmschleimhaut; meist ein peptisches Zwölffingerdarmgeschwür [Ulcus* duodeni]

Dünn|darm|ver|schluss *m* (Ⓔ small bowel obstruction): *Syn*: *Dünndarmileus*; meist akut verlaufender Verschluss mit Schmerzen, Erbrechen, Meteorismus, Kollaps und Fieber; **Klassifikation, Klinik, Diagnostik** und **Therapie** *s.u. Ileus*

Dünn|darm|zot|ten *pl* (Ⓔ intestinal villi): *Syn*: *Darmzotten, Villi intestinales*; fingerförmige, ca. 0,5–1,5 mm hohe Ausstülpungen der Dünndarmschleimhaut [Tunica mucosa intestini tenuis], die die Resorptionsfläche um das 5-Fache vergrößern

Dünn|schicht|chro|ma|to|gra|phie *f* (Ⓔ thin-layer chromatography): *Syn*: *Dünnschichtchromatografie*; Chromatographie* unter Verwendung dünner, auf Glas oder Kunststoff aufgebrachter Schichten von Sorptionsmittel

Dünn|schicht|e|lek|tro|pho|re|se *f* (Ⓔ thin-layer electrophoresis): Elektrophorese* in einer dünnen Schicht von Trägermedium

Duoden-, duoden- *präf.*: → *Duodeno-*

du|o|de|nal *adj* (Ⓔ duodenal): Zwölffingerdarm/Duodenum betreffend, vom Duodenum stammend

Du|o|de|nal|a|tre|sie *f* (Ⓔ duodenal atresia): *Syn*: *Duodenumatresie*; angeborener Verschluss des Zwölffingerdarms, der auf einem Ausbleiben der Rekanalisierung ab der 10. Fötal-

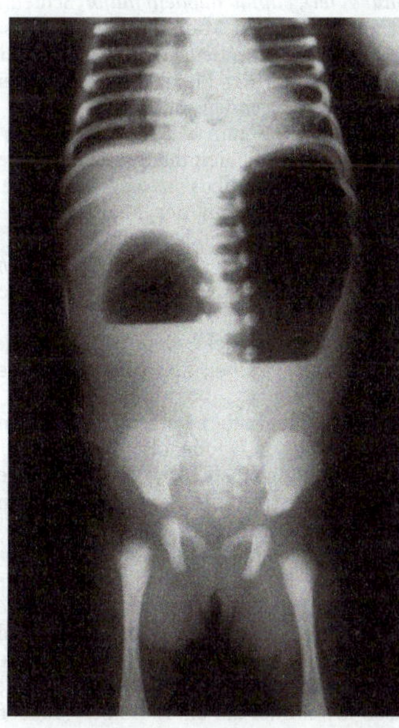

Abb. D72. Duodenalatresie. Duoble-bubble-Zeichen bei Abdomenleeraufnahme im Hängen

woche beruht; die Atresie kann auf einen kurzen Abschnitt begrenzt sein [evtl. als **Membranstenose**] oder einen längeren Abschnitt betreffen; manchmal liegt auch ein Pancreas* annulare vor; **Klinik**: Hydramnion*, galliges Erbrechen innerhalb von 18 h nach der Geburt; nur wenig, helles Mekonium*; aufgeblähter Oberbauch und kleiner Unterbauch; **Diagnose**: Abdomenleeraufnahme im Hängen [**Double-bubble-Zeichen**]; **Therapie**: Duodenoduodenostomie*; Membranstenosen können z.T. endoskopisch abgetragen werden

D

Du|o|de|nal|di|ver|ti|kel *nt* (Ⓔ duodenal diverticulum): ***Syn***: *Duodenumdivertikel*; meist asymptomatisches Divertikel*; i.d.R. auf der Konkavseite des absteigenden Teils liegend; **intraluminale Duodenaldivertikel** sind taschenartige Duplikaturen der Mukosa, **extraluminale Duodenaldivertikel** dagegen sind echte Divertikel; **Therapie**: Divertikulektomie* bei chronischen Beschwerden

Du|o|de|nal|drü|sen *pl* (Ⓔ duodenal glands): ***Syn***: *Brunner-Drüsen, Glandulae duodenales*; in der Submukosa* des Zwölffingerdarms [Duodenum*] liegende mukoide Drüsen; sie bestehen aus gewundenen und verzweigten Schläuchen, die in die Dünndarmkrypten oder zwischen den Dünndarmzotten münden; ihr Sekret enthält u.a. Maltase*, Amylase* und proteolytische Enzyme*

Du|o|de|nal|fis|tel *f* (Ⓔ **1.–2.** duodenal fistula): **1.** ***Syn***: *Duodenumfistel*; vom Zwölffingerdarm [Duodenum*] ausgehende Fistel mit Mündung in andere Darmabschnitte oder Organe [**innere Duodenalfistel**] oder auf der Haut [**äußere Duodenalfistel**] **2.** ***Syn***: *Duodenumfistel*; operativ angelegte Duodenalfistel, die nach außen führt [Duodenostomie] oder das Duodenum mit anderen Abschnitten des Gastrointestinaltraktes verbindet [z.B. Duodenoenterostomie*]

Du|o|de|nal|fle|xur *f* (Ⓔ duodenal flexure): ***Syn***: *Zwölffingerdarmkrümmung, Flexura duodeni*; obere [**Flexura duodeni superior**] und untere [**Flexura duodeni inferior**] Krümmung des Zwölffingerdarms; *s.u. Duodenum*

Du|o|de|nal|fle|xur, o|be|re *f* (Ⓔ superior duodenal flexure): Flexura duodeni superior; *s.u. Duodenum*

Du|o|de|nal|fle|xur, un|te|re *f* (Ⓔ inferior duodenal flexure): Flexura duodeni inferior; *s.u. Duodenum*

Du|o|de|nal|kar|zi|nom *nt* (Ⓔ duodenal carcinoma): seltener maligner Tumor des Zwölffingerdarms; *s.u. Dünndarmtumor*

Du|o|de|nal|kom|pres|si|on, ar|te|ri|o|me|sen|te|ri|a|le *f*: *→Duodenalverschluss*

Du|o|de|nal|naht *f*: *→Duodenorrhaphie*

Du|o|de|nal|pa|pil|le, gro|ße *f* (Ⓔ major duodenal papilla): ***Syn***: *Vater-Papille, Papilla Vateri, Papilla duodeni major*; Schleimhautpapille an der gemeinsamen Mündung von Ductus* choledochus und Ductus* pancreaticus in den Zwölffingerdarm [Duodenum*], liegt auf der Medialseite des absteigenden Duodenums [Pars descendens duodeni]

Du|o|de|nal|pa|pil|le, klei|ne *f* (Ⓔ minor duodenal papilla): ***Syn***: *Papilla duodeni minor*; Schleimhautpapille an der Mündung des Ductus* pancreaticus accessorius in den Zwölffingerdarm [Duodenum*] auf der Medialseite des absteigenden Abschnitts [Pars descendens duodeni]

Du|o|de|nal|plas|tik *f* (Ⓔ duodenoplasty): ***Syn***: *Duodenumplastik*; plastische Operation des Zwölffingerdarms [Duodenum]

Du|o|de|nal|saft *m* (Ⓔ duodenal juice): Gemisch aus Galle, Pankreassekret und Magenspeichel; i.e.S. das Sekret der Duodenaldrüsen*

Du|o|de|nal|son|de *f* (Ⓔ duodenal tube): langer, dünner Gummischlauch zur Gewinnung von Duodenalsaft*

Du|o|de|nal|ste|no|se *f* (Ⓔ duodenal stenosis): Einengung der Lichtung des Zwölffingerdarms; meist durch Druckeinwirkung von außen [Pankreastumor, Pankreaszysten]

Du|o|de|nal|ul|kus *nt, pl* **-ul|ze|ra** (Ⓔ duodenal ulcer): ***Syn***: *Zwölffingerdarmgeschwür, Ulcus duodeni*; häufigstes Geschwür des Magen-Darm-Traktes; ist etwa fünfmal häufiger als das Magengeschwür; betrifft Männer 2–3mal häufiger als Frauen; Zwölffingerdarmgeschwüre sind praktisch immer im Bereich des Bulbus duodeni zu finden; weiter distal liegende Ulzera weisen fast immer auf ein Zollinger*-Ellison-Syndrom hin; akute Zwölffingerdarmgeschwüre sind selten, z.B. nach Verbrennungen oder Traumen [**Stressulkus**]; **Ätiologie**: der pathogenetisch wichtigste Faktor der Ulkusentstehung im Duodenum ist eine Hypersekretion von Magensäure mit erhöhter Parietalzellmasse, erhöhter basaler und maximaler Säuresekretion, gesteigerter nächtlicher Säuresekretion, erhöhtem Vagotonus, erhöhter vagaler Histaminausschüttung und gesteigerter Sensibilität der Parietalzellen für Gastrin*; Helicobacter pylori-Besiedlung des Magens, gesteigerte Pepsinsekretion, beschleunigte Magenentleerung, Antiphlogistika, Rauchen, Alkohol, verminderte Prostaglandinsynthese sowie psychischer und physischer Stress sind wesentliche ulzerogene Faktoren; trotzdem gilt weiterhin, **ohne Säure kein Ulkus**

Klinik: epigastrischer Schmerz zwischen Nabel und rechtem Rippenrand, Nüchtern- und Hungerschmerz [nachts, am frühen Morgen]; Schmerzausstrahlung in den Rücken [v.a. bei penetrierendem Ulkus der Hinterwand]; **Diagnose**: Endoskopie; Röntgen; Funktionstests meist nur bei Verdacht auf Zollinger-Ellison-Syndrom; wichtige **Komplikationen**: Blutung, Perforation, Stenose; **Therapie**: primär konservativ mit Senkung der Säureproduktion [H_2-Antihistaminika*, Protonenpumpenhemmer*] und Eradikation von Helicobacter pylori; Ausschaltung bzw. Vermeidung ulzerogener Faktoren; bei Versagen der konservativen Therapie [meist aufgrund mangelnder Compliance bzw. fehlender Anpassung des Lebenswandels] Vagotomie*; sehr selten auch Magenresektion nach Billroth I oder II; *s.a. Magengeschwür*

Du|o|de|nal|ver|schluss *m* (Ⓔ superior mesenteric artery syndrome): ***Syn***: *Arteria-mesenterica-superior-Kompressionssyndrom, arteriomesenteriale Duodenalkompression, Wilkie-Syndrom, oberes Mesenterialarterien-Syndrom*; Kompression des horizontalen Teils des Duodenums durch die Arteria* mesenterica superior; kann zu zeitweiliger Passagebehinderung und evtl. Ileus* führen

Du|o|de|nek|to|mie *f* (Ⓔ duodenectomy): ***Syn***: *Zwölffingerdarmentfernung, Duodenumresektion*; operative (Teil-)Entfernung des Zwölffingerdarms [Duodenum*]

Du|o|de|ni|tis *f, pl* **-ti|den** (Ⓔ duodenitis): Entzündung der Duodenalschleimhaut; umfasst oft auch die tieferen Wandschichten, die ableitenden Gallenwege [Duodenocholangitis*] und die Papilla* duodeni major; bei Schwellung der Papille kann es zur Gallenabflussstörung und Ikterus* kommen

du|o|de|ni|tisch *adj* (Ⓔ duodenitic): Duodenitis betreffend, von ihr betroffen oder gekennzeichnet

Duodeno-, duodeno- *präf.*: Wortelement mit der Bedeutung „Zwölffingerdarm/Duodenum“

Du|o|de|no|chol|an|gi|tis *f, pl* **-ti|den** (Ⓔ duodenocholangitis): Entzündung von Duodenum und Ductus* choledochus; *s.a. Duodenitis*

du|o|de|no|chol|an|gi|tisch *adj* (Ⓔ duodenocholangitic): Duodenocholangitis betreffend, von ihr betroffen oder gekennzeichnet

Du|o|de|no|cho|le|do|cho|to|mie *f* (Ⓔ duodenocholedochotomy): Eröffnung von Duodenum* und Ductus* choledochus

Du|o|de|no|cho|le|zys|to|sto|mie *f* (Ⓔ duodenocholecystostomy): ***Syn***: *Duodenum-Gallenblasen-Fistel, Duodenozystostomie, Duodenum-Gallenblasen-Fistelung*; operative Verbindung von Zwölffingerdarm [Duodenum*] und Gallenblase

Du|o|de|no|du|o|de|no|sto|mie *f* (Ⓔ duodenoduodenostomy): End-zu-End-Anastomose* von zwei Duodenumabschnitten

Du|o|de|no|en|te|ro|chol|an|gi|tis *f, pl* **-ti|den**: *→Duodenocholangitis*

du|o|de|no|en|te|ro|chol|an|gi|tisch *adj*: *→duodenocholangitisch*

Du|o|de|no|en|te|ro|sto|mie *f* (Ⓔ duodenoenterostomy): operative Verbindung von Zwölffingerdarm [Duodenum*] und anderen Darmabschnitten; erfolgt i.d.R. als End-zu-End-Anastomose*

Du|o|de|no|gramm *nt* (Ⓔ duodenogram): Röntgenkontrastaufnahme des Zwölffingerdarms

Du|o|de|no|gra|phie *f* (Ⓔ duodenography): ***Syn***: *Duodenografie*; Röntgenkontrastdarstellung* des Zwölffingerdarms [Duodenum*]

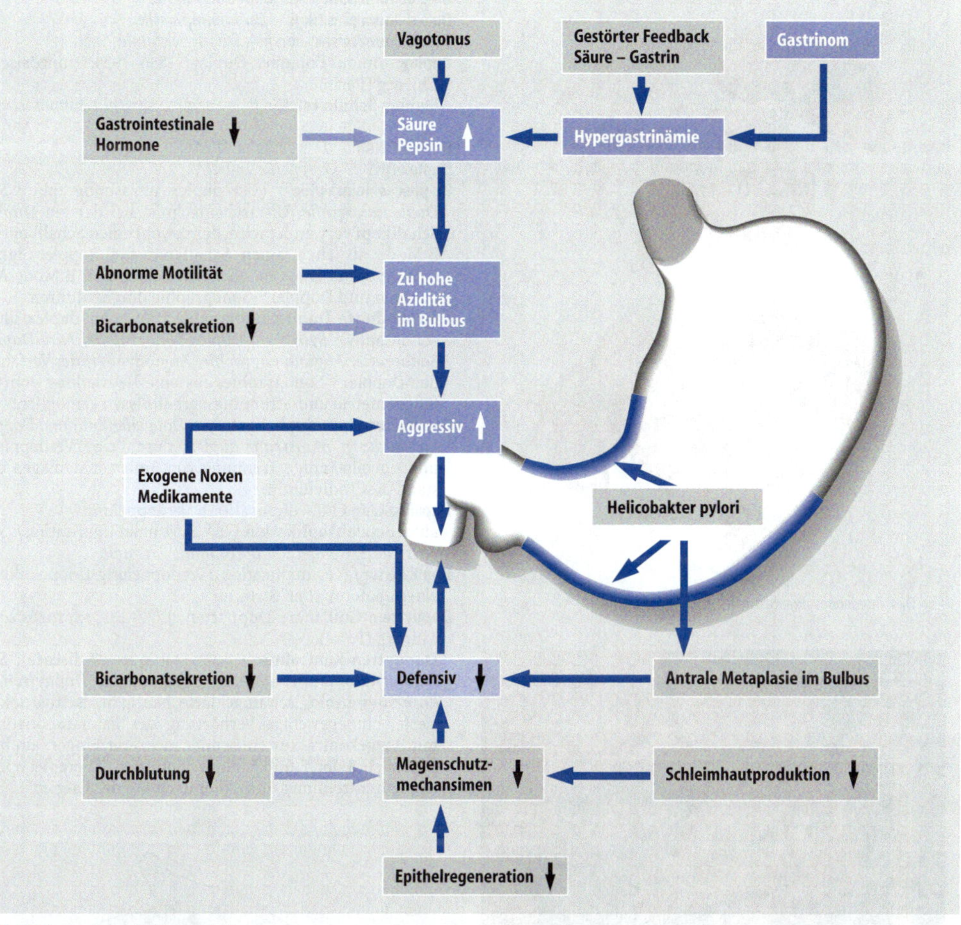

Abb. D73. Pathogenese des Duodenalulkus

hypotone Duodenographie (Ⓔ hypotonic duodenography): Doppelkontrastdarstellung* des Duodenums nach Weitstellung durch Applikation eines Lokalanästhetikums

du|o|de|no|gra|phisch *adj* (Ⓔ duodenographic): *Syn*: *duodenografisch*; Duodenographie betreffend, mittels Duodenographie

Du|o|de|no|i|le|o|sto|mie *f* (Ⓔ duodenoileostomy): *Syn*: *Duodenum-Ileum-Fistel*; operative Verbindung von Zwölffingerdarm [Duodenum*] und Ileum*

du|o|de|no|je|ju|nal *adj* (Ⓔ duodenojejunal): Zwölffingerdarm und Leerdarm/Jejunum betreffend oder verbindend

Du|o|de|no|je|ju|nal|fal|te *f* (Ⓔ duodenojejunal fold): *Syn*: *Plica duodenojejunalis*; Bauchfellfalte am Übergang von Duodenum* und Jejunum*; bildet den Recessus* duodenalis superior

Du|o|de|no|je|ju|nal|fle|xur *f* (Ⓔ duodenojejunal flexure): Flexura duodenojejunalis; *s.u. Duodenum*

Du|o|de|no|je|ju|no|sko|pie *f* (Ⓔ duodenojejunoscopy): Endoskopie* von Zwölffingerdarm und Jejunum

Du|o|de|no|je|ju|no|sto|mie *f* (Ⓔ duodenojejunostomy): *Syn*: *Duodenum-Jejunum-Fistel*; operative Verbindung von Zwölffingerdarm [Duodenum*] und Jejunum*

Du|o|de|no|ly|se *f* (Ⓔ duodenolysis): operative Duodenummobilisation

Du|o|de|no|pan|kre|a|tek|to|mie *f* (Ⓔ duodenopancreatectomy): *Syn*: *Pankreatikoduodenektomie, Pankreatoduodenektomie*; operative Entfernung von Duodenum [Duodenum*], Teilen des Magens und des Pankreas bei Tumoren des Duodenums* oder der Bauchspeicheldrüse [Pankreas*]; bei der **partiellen Duodenopankreatektomie** [Whipple-Operation] wird nur der Pankreaskopf entfernt, bei der **totalen Duodenopankreatektomie** die gesamte Bauchspeicheldrüse [Pankreas*] [*Abb. D74, D75*]

Du|o|de|nor|rha|phie *f* (Ⓔ duodenorrhaphy): *Syn*: *Duodenalnaht, Duodenumnaht*; Naht eines operativ oder traumatisch eröffneten Zwölffingerdarms [Duodenum]

Du|o|de|no|skop *nt* (Ⓔ duodenoscope): Endoskop* zur Duodenoskopie

Du|o|de|no|sko|pie *f* (Ⓔ duodenoscopy): *Syn*: *Zwölffingerdarmendoskopie*; Endoskopie* des Zwölffingerdarms

du|o|de|no|sko|pisch *adj* (Ⓔ duodenoscopic): Duodenoskopie betreffend, mittels Duodenoskopie

Du|o|de|no|sto|mie *f* (Ⓔ duodenostomy): operatives Anlegen einer äußeren Duodenalfistel*

Du|o|de|no|to|mie *f* (Ⓔ duodenotomy): *Syn*: *Zwölffingerdarmeröffnung, Duodenumeröffnung*; operative Eröffnung des Zwölffingerdarms [Duodenum*]

Du|o|de|no|zys|to|sto|mie *f*: *→ Duodenocholezystostomie*

Du|o|de|num *nt* (Ⓔ duodenum): *Syn*: *Zwölffingerdarm, Intestinum duodenum*; etwa 30 cm langer, hufeisenförmiger Dünndarmabschnitt zwischen Magenausgang und Jejunum*, der rechts von der Wirbelsäule liegt; der obere horizontale Duodenumabschnitt [**Pars superior duodeni**] ist ampullenförmig aufgetrieben [Ampulla* duodeni]; er liegt intraperitoneal in Höhe des 1. Lendenwirbels; unter dem Gallenblasenhals geht der obere Abschnitt in der **Flexura**

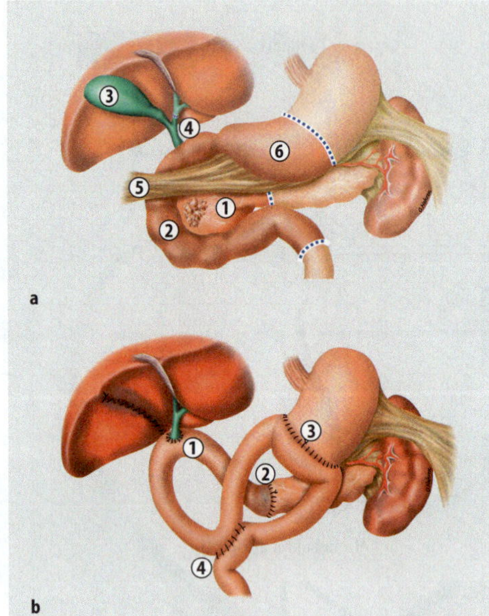

Abb. D74. Duodenopankreatektomie

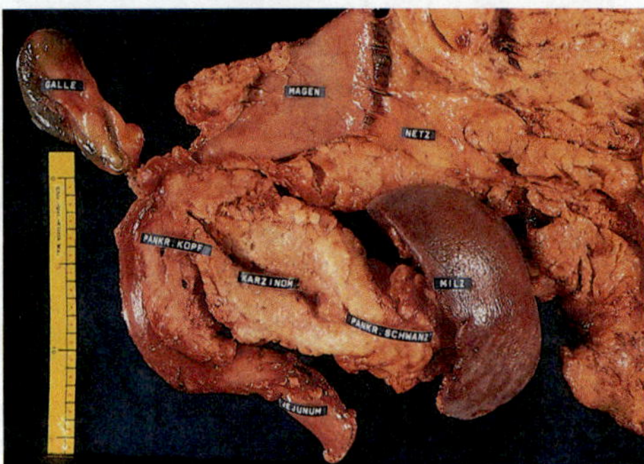

Abb. D75. Operationspräparat nach Duodenopankreatektomie

duodeni superior in den absteigenden Duodenumabschnitt [**Pars descendens duodeni**] über; dieser liegt sekundär retroperitoneal und verläuft vor der rechten Nebenniere* und dem Hilum der rechten Niere; auf der Medialseite liegen die Papilla* duodeni major und minor; in Höhe des 3.–4. Lendenwirbels beschreibt das Duodenum einen flachen Bogen [**Flexura duodenum inferior**] und geht in den unteren horizontalen Teil [**Pars horizontalis/inferior duodeni**] über; er verläuft nach medial und überquert die Vena* cava inferior bevor er in den aufsteigenden Duodenumabschnitt [**Pars ascendens duodeni**] übergeht; in Höhe des 2. Lendenwirbels geht das Dudenum in der **Flexura duodenojejunalis** in das Jejunum* über; *s.a. Dünndarm*

Du|o|de|num|a|tre|sie *f*: → *Duodenalatresie*

Du|o|de|num|di|ver|ti|kel *nt*: → *Duodenaldivertikel*

Du|o|de|num|er|öff|nung *f*: → *Duodenotomie*

Du|o|de|num|fis|tel *f*: → *Duodenalfistel*

Duodenum-Gallenblasen-Fistel *f*: → *Duodenum-Gallenblasen-Fistelung*

Duodenum-Gallenblasen-Fistelung *f* (Ⓔ duodenocholecystostomy): *Syn*: *Duodenum-Gallenblasen-Fistel, Duodenozystostomie, Duodenocholezystostomie*; operative Verbindung von Zwölffingerdarm [Duodenum*] und Gallenblase

Duodenum-Ileum-Fistel *f*: → *Duodenoileostomie*

Duodenum-Jejunum-Fistel *f*: → *Duodenojejunostomie*

Du|o|de|num|naht *f*: → *Duodenorrhaphie*

Du|o|de|num|plas|tik *f*: → *Duodenalplastik*

Du|o|de|num|re|sek|ti|on *f*: → *Duodenektomie*

Duplay: Simon Emanuel Duplay; 1836–1924; französischer Chirurg (Paris)

Duplay-Schultersteife *f*: → *Periarthropathia humeroscapularis*

Duplex-DNA *f*: → *Doppelhelix-DNA*

Duplex-DNS *f*: → *Doppelhelix-DNA*

Du|plex|so|no|gra|phie *f* (Ⓔ duplex ultrasonography): ***Syn***: *Duplexsonografie*; Ultraschalltechnik, bei der ein **Duplex-Schallkopf** verwendet wird, der sowohl einen Schallkopf für B-Mode als auch einen Schallkopf für Doppler-Signale enthält; damit ist es möglich, zur selben Zeit B-Mode-Aufnahmen und Doppler*-Sonographie durchzuführen

farbkodierte Duplexsonographie (Ⓔ color duplex ultrasonography): ***Syn***: *Farb-Duplex-Sonographie, Farb-Duplex-Sonografie, Angiodynographie, Angiodynografie*; Verfahren der Doppler*-Sonographie, das eine Beurteilung von Gefäßgeometrie und Strömungsverhältnissen ermöglicht

Dup|li|ci|tas *f* (Ⓔ duplicitas): ***Syn***: *Doppelfehlbildung, Doppelmissbildung, Monstrum duplex*; durch eine Verdopplung und unvollständige Trennung von Embryonalanlagen entstandenes Individuum

Dup|li|ka|ti|on *f* (Ⓔ duplication): Verdoppelung

autosomale Duplikation (Ⓔ autosomal duplication): ***Syn***: *partielle Trisomie*; *s.u. autosomale Trisomie*

Dup|li|ka|tur *f* (Ⓔ duplication): Verdoppelung/Doppelbildung einer anatomischen Struktur

Dupuytren: Guillaume Dupuytren; 1777–1835; französischer Chirurg (Paris)

Dupuytren-Kontraktur *f* (Ⓔ Dupuytren's disease): ***Syn***: *Palmarfibromatose, palmare Fibromatose, Dupuytren-Erkrankung*; ätiologisch ungeklärte, häufig beidseitige, lokalisierte, bindegewebige Verhärtung der Palmaraponeurose mit Beugekontraktur eines oder mehrerer Finger; am häufigsten sind der 4. und 5. Finger betroffen; **Therapie**: operative Durchtrennung und Teilentfernung der Faszie

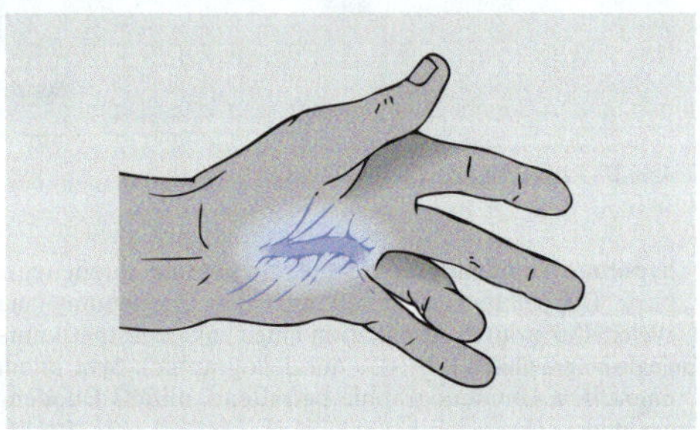

Abb. D76. Dupuytren-Kontraktur

Dupuytren-Kontraktur der Plantarfaszie *f* (Ⓔ Dupuytren's disease of the foot): ***Syn***: *Ledderhose-Syndrom I, Morbus Ledderhose, plantare Fibromatose, Plantaraponeurosenkontraktur, Fibromatosis plantae, Fußsohlenfaszienkontraktur*; der palmaren Fibromatose* entsprechende, manchmal auch gleichzeitig auftretende bindegewebige Verhärtung der Palmaraponeurose mit Beugekontraktur von Zehen

Du|ra *f, pl* **-rae**: → *Dura mater*

Dura mater (Ⓔ dura mater): ***Syn***: *Dura, Pachymeninx, harte Hirn- und Rückenmarkshaut*; äußere harte Haut von Gehirn und Rückenmark

Dura mater cranialis (Ⓔ dura mater of brain): ***Syn***: *harte Hirnhaut, Dura mater encephali*; die Innenfläche des Schädels auskleidende harte Haut, die aus zwei straffen Lagen fasrigen Bindegewebes besteht; ihre Außenfläche bildet das Periost* der Schädelknochen; in dieser periostalen Schicht verlaufen die Arteria* meningea anterior, media und posterior in den Sulci* arteriosi; innerhalb der Dura verlaufen weitlumige venöse Blutleiter [Sinus* durae matris], sensible Nervenfasern und Äste der Arteriae meningeae; die harte Hirnhaut bildet Septen [Falx* cerebri, Falx* cerebelli, Tentorium* cerebelli, Diaphragma* sellae] und das Cavum* trigeminale

Dura mater encephali: → *Dura mater cranialis*

Dura mater spinalis (Ⓔ dura mater of spinal cord): *Syn*: *harte Rückenmarkshaut*; teilt sich am Foramen* magnum in ein **äußeres Blatt**, das das Periost* des Wirbelkanals* bildet, und ein **inneres Blatt**, dem die Arachnoidea* mater spinalis aufliegt; zwischen den beiden Blättern liegt der mit Fettgewebe und Venen ausgefüllte **Epiduralraum** des Rückenmarks

Dura-Entzündung *f* (Ⓔ pachymeningitis): *Syn*: *Dura mater-Entzündung, Pachymeningitis*; Entzündung der harten Hirn- oder Rückenmarkshaut [Dura* mater]; *s.a. Meningitis*

du|ral *adj* (Ⓔ dural): Dura mater betreffend

Dura mater-Entzündung *f*: → *Dura-Entzündung*

Du|ra|me|tas|ta|se *f* (Ⓔ dural metastasis): Tumorabsiedlung in der harten Hirn- oder Rückenmarkshaut

Du|ra|plas|tik *f* (Ⓔ duraplasty): Verschluss einer Lücke in der Dura* mater

Du|ra|si|nus *pl*: → *Hirnsinus*

Du|ra|ve|nen *pl* (Ⓔ meningeal veins): *Syn*: *Hirnhautvenen, Venae meningeae*; Begleitvenen der Meningealarterien, die in die Hirnsinus [Sinus* durae matris] oder die Vena* jugularis interna münden

mittlere Duravenen (Ⓔ middle meningeal veins): *Syn*: *Venae meningeae mediae*; Begleitvenen der Arteria* meningea media; münden in den Plexus* pterygoideus

Durch|blu|tung *f* (Ⓔ perfusion): *Syn*: *Perfusion*; Blutfluss durch ein Organ oder Gewebe

Durch|blu|tungs|stö|rung *f* (Ⓔ impaired perfusion): verminderte Durchblutung eines Organs oder Gewebes

kardiale/koronare Durchblutungsstörung: → *Koronarinsuffizienz*

zerebrale Durchblutungsstörung (Ⓔ impaired cerebral blood flow): *Syn*: *zerebrovaskuläre Insuffizienz, Hirndurchblutungsstörung*; meist durch eine Arteriosklerose der Hirngefäße verursachte Minderdurchblutung des Gehirns, die zu einem ischämischen Infarkt [Schlaganfall*] führen kann

Durch|blu|tungs|stö|rung, chro|ni|sche ar|te|ri|el|le *f*: → *chronische arterielle Verschlusskrankheit*

Durch|blu|tungs|stö|run|gen, ar|te|ri|el|le *pl*: → *Verschlusskrankheiten*

Durch|bruch|blu|tung *f* (Ⓔ breakthrough bleeding): uterine Blutung bei unzureichendem Hormonmangel, z.B. bei Einnahme von Ovulationshemmern

Durch|bruchs|zys|te *f*: selten verwendete Bezeichnung für → *Dentitionszyste*

Durch|fall *m*: → *Diarrhö*

uneigentlicher Durchfall: → *Diarrhoea paradoxa*

Durch|fall|krank|heit *f*: → *Diarrhö*

Durch|fluss|fo|to|me|ter *nt* (Ⓔ flow photometer): Durchflussphotometer; *s.u. Durchflusszytometrie*

Durch|fluss|mes|ser *m* (Ⓔ flowmeter): *Syn*: *Strömungsmesser, Flowmeter*; Gerät zur Messung der Strömungsgeschwindigkeit und/oder des Strömungsvolumens von Gasen oder Flüssigkeiten

Durch|fluss|zy|to|me|trie *f* (Ⓔ flow cytometry): kontinuierliche Messung von Zellen oder Partikeln, die in einer Lösung suspendiert sind und durch eine Messeinrichtung [Partikelzähler, Durchflussphotometer] fließen; die gezählten oder gemessenen Impulse können grafisch oder numerisch dargestellt werden

Durch|gangs|syn|drom *nt* (Ⓔ brief reactive psychosis): unspezifisches, körperlich begründbares psychotisches Syndrom ohne Bewusstseinseinschränkung; die Rückbildung erfolgt innerhalb von Stunden oder Tagen; klinisch kann man zwischen **leichtem Durchgangssyndrom** [nur geringfügige Einschränkung der Normalfunktionen], **mittelschwerem Durchgangssyndrom** [deutliche Verlangsamung aller seelisch-geistigen Abläufe, Gedächtnisstörungen] und **schwerem Durchgangssyndrom** [extreme Verlangsamung aller seelisch-geistigen Abläufe, ausgeprägte Gedächtnisstörungen] unterscheiden; der Begriff wird aber von vielen Klinikern abgelehnt, weil er in der Praxis zu unspezifisch verwendet wurde

Durchgeh-Phänomen *nt* (Ⓔ walk-through phenomenon): *Syn*: *Walk-through-Phänomen*; bei peripherer arterieller Verschlusskrankheit mit Claudicatio* intermittens [Fontaine-Stadium II] kommt es bei Belastung initial zu Schmerzen, die beim Weitergehen aber wieder verschwinden, d.h. die Patienten können durch den Schmerz „hindurchgehen" [*engl.* walk through]

Durch|leuch|tung *f* (Ⓔ **1.** fluoroscopy **2.** diaphanoscopy): **1.** *Syn*: *Fluoroskopie*; Sichtbarmachung von Strahlen auf einem Leuchtschirm **2.** *Syn*: *Radioskopie, Röntgenoskopie, Röntgendurchleuchtung*; Durchleuchtung mit Röntgenstrahlen; das Bild kann direkt auf einem Leuchtschirm beurteilt werden; wird heute meist als Fernsehdurchleuchtung mit Bildverstärkern durchgeführt; damit steigt die Bildqualität, während die Strahlenbelastung sinkt

Durch|mes|ser *m* (Ⓔ diameter): Diameter*

Durch|schlaf|mit|tel *m* (Ⓔ long-acting sleeping medicine): *s.u. Schlafmittel*

Durch|schlaf|stö|rung *f* (Ⓔ dysphylaxia): *Syn*: *Dysphylaxie*; *s.u. Insomnie*

Durch|tritts|blu|tung *f*: → *Diapedeseblutung*

Durch|wan|de|rungs|pe|ri|to|ni|tis *f*, *pl* **-ti|den** (Ⓔ permeation peritonitis): durch Erregereinwanderung aus benachbarten Organen hervorgerufene Bauchfellentzündung

dURD *Abk.*: Desoxyuridin

Duret: Henri Duret; 1849–1921; französischer Chirurg (Lille)

Duret-Berner-Blutungen *pl* (Ⓔ Duret's hemorrhage): *Syn*: *Duret-Blutungen*; kleine Blutungen in das Mittelhirn und in den IV. Ventrikel bei stumpfem Schädeltrauma

Duret-Blutungen *pl*: → *Duret-Berner-Blutungen*

Durie: **Einteilung nach Durie und Salmon** *f* (Ⓔ Durie and Salmon classification): *s.u. Essay Non-Hodgkin-Lymphome S. 1517*

Du|ro|a|rach|ni|tis *f*, *pl* **-ti|den** (Ⓔ duroarachnitis): Entzündung von Dura* mater und Arachnoidea*; *s.a. Meningitis*

du|ro|a|rach|ni|tisch *adj* (Ⓔ duroarachnitic): Duroarachnitis betreffend, von ihr betroffen oder gekennzeichnet

Duroziez: Paul Louis Duroziez; 1826–1897; französischer Arzt (Paris)

Duroziez-Doppelgeräusch *nt* (Ⓔ Duroziez's murmur): bei stärkerem Stethoskopdruck über der Arteria* femoralis hörbares Gefäßgeräusch; besteht aus einem kurzen hochfrequenten Systolikum; findet sich v.a. bei Aorteninsuffizienz* und offenem Ductus* arteriosus; *s.a. Traube-Doppelton*

Duroziez-Syndrom *nt* (Ⓔ Duroziez's disease): *Syn*: *Duroziez-Erkrankung, angeborene Mitralklappenstenose*; angeborene Mitralstenose* kombiniert mit Anämie, Enteroptose* und Hämorrhoiden

Durst *m* (Ⓔ thirst): durch Veränderung im Wasserhaushalt und/oder Reizung der Osmorezeptoren ausgelöstes Trinkbedürfnis; wird das Durstgefühl durch einen Abfall des

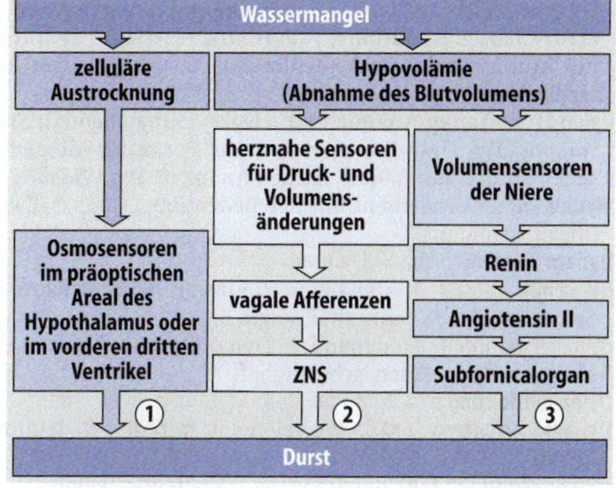

Abb. D77. Durstentstehung

Blutvolumens ausgelöst, spricht man von **hypovolämischem Durst**; beim **osmotischen Durst** liegt eine zelluläre Austrocknung von, die zu einer Aktivierung von Osmorezeptoren im Gehirn führt; Flüssigkeitsaufnahme zur Stillung eines Durstgefühls wird als **primäres Trinken** bezeichnet; meist trinken wir aber ohne Durstgefühl, z. B. beim Essen, und sprechen dann von **sekundärem Trinken**

Durst|fie|ber *nt* (Ⓔ dehydration fever): ***Syn***: *Salzfieber, Kochsalzhyperthermie*; meist Säuglinge betreffende Hyperthermie* bei Wasserverlust oder Salzüberschuss im Körper; **Therapie**: Flüssigkeitszufuhr

D

Durst|lo|sig|keit *f* (Ⓔ adipsia): Adipsie*

Durst|man|gel *m* (Ⓔ oligodipsia): Oligodipsie*

DUS *Abk.*: Doppler-Ultraschall-Strömungsmesser

DUTP *Abk.*: Desoxyuridintriphosphat

Dutton: Joseph Everett Dutton; 1877–1905; englischer Arzt

Dutton-Fieber *nt* (Ⓔ Dutton's relapsing fever): ***Syn***: *Dutton-Rückfallfieber*; durch Borrelia* duttonii verursachtes endemisches Zeckenrückfallfieber in Zentral- und Südafrika; der Erreger wird durch Lederzecken [Ornithodorus moubata] von Mensch zu Mensch übertragen

Duverney: Joseph Guichard Duverney; 1648–1739; französischer Anatom (Avignon, Paris)

Duverney-Fraktur *f* (Ⓔ Duverney's fracture): Form der Beckenringfraktur*, bei der die Frakturlinie horizontal oberhalb der Pfanne verläuft

DV *Abk.*: Dilutionsvolumen

d.v. *Abk.*: **1.** *→dorsoventral* **2.** dorso-volar

DVB *Abk.*: DDP, Vindesin, Bleomycin

DVD *Abk.*: *→Druck-Volumen-Diagramm*

DVE *Abk.*: D-Vitamin-Einheit

DVK *Abk.*: Dichteverteilungskurve

DVM *Abk.*: Datenverarbeitung in der Medizin

DVO *Abk.*: *→Derotationsvarisierungsosteotomie*

DVP *Abk.*: Daunorubicin, Vincristin, Prednison

DVPA *Abk.*: Daunorubicin, Vincristin, Prednison, Asparaginase

DVPL-ASP *Abk.*: Daunorubicin, Vincristin, Prednison, L-Asparaginase

DVSA *Abk.*: digitale Video-Subtraktionsangiographie

DVSP *Abk.*: digitale Video-Subtraktionsphlebographie

DVV *Abk.*: diastolisches Ventrikelvolumen

DWP *Abk.*: dorsales Wurzelpotential

DWS *Abk.*: Dermatozoen-Wahnsyndrom

Dwyer: Allen Frederick Dwyer; 1920–1975; amerikanischer Orthopäde

Dwyer-Operation *f* (Ⓔ Dwyer instrumentation): ***Syn***: *Skolioseoperation nach Dwyer*; Spondylodese* der lumbalen Wirbelsäule mit Stäben und Schrauben

dX *Abk.*: Desoxyxanthosin

DXM *Abk.*: *→Dexamethason*

Dy *Abk.*: Dysprosium

Dy|dro|ges|te|ron *nt* (Ⓔ dydrogesterone): ***Syn***: *Isopregnenon*; Gestagen* ohne östrogene oder androgene Eigenschaften; **Anw.**: Dysmenorrhoe*, Endometriose*, Corpus-luteum-Insuffizienz*, habitueller Abort

Dyggve: Holger Dyggve; 1913–1984; dänischer Kinderarzt

Dyggve-Melchior-Clausen-Syndrom *nt* (Ⓔ Dyggve-Melchior-Clausen syndrome): autosomal-rezessives Syndrom mit Minderwuchs, Beckenfehlbildungen und geistiger Retardierung

Dyke: **Dyke-Young-Anämie** *f* (Ⓔ Dyke-Young anemia): ***Syn***: *Anämie Typ Dyke-Young*; chronische Form der idiopathischen autoimmunhämolytischen Anämie* Typ Widal

-dymus *suf.*: Wortelement mit der Bedeutung „Doppel-/Zwillingsmissbildung"

Dynam-, dynam- *präf.*: *→Dynamo-*

Dy|na|mik *f* (Ⓔ **1.** dynamics **2.** drive): **1.** Kraftlehre **2.** Schwung, Elan, Triebkraft, Energie

dy|na|misch *adj* (Ⓔ dynamic): Dynamik betreffend; energisch, energiegeladen, schwunghaft

Dy|na|mi|sie|rung *f*: *→Potenzierung*

Dynamo-, dynamo- *präf.*: Wortelement mit der Bedeutung „Kraft"

dy|na|mo|gen *adj* (Ⓔ dynamogenic): kraftentwickelnd

Dy|na|mo|ge|ne|se *f* (Ⓔ dynamogenesis): Kraftentwicklung

Dy|na|mo|graph *m* (Ⓔ dynamograph): ***Syn***: *Dynamograf*; die Kraftentwicklung von Muskeln aufzeichnendes Gerät

Dy|na|mo|gra|phie *f* (Ⓔ dynamography): ***Syn***: *Dynamografie*; Messung der Kraftentwicklung von Muskeln

Dy|na|mo|me|ter *nt* (Ⓔ dynamometer): ***Syn***: *Kraftmesser*; Gerät zur Messung der Muskelkraft

Dy|na|mo|me|trie *f* (Ⓔ dynamometry): Messung der Muskelkraft mittels Dynamometer

Dy|na|mo|skop *nt* (Ⓔ dynamoscope): Gerät zur Dynamoskopie*

Dy|na|mo|sko|pie *f* (Ⓔ dynamoscopy): direkte Beobachtung der Funktion eines Organs oder Muskels

Dy|ne|in *nt* (Ⓔ dynein): mit den Mikrotubuli* assoziiertes Motorprotein; *s.a. Flimmerhaare*

-dynia *suf.*: *→-dynie*

-dynie *suf.*: Wortelement mit der Bedeutung „Schmerz"

Dys-, dys- *präf.*: Wortelement mit der Bedeutung „schwierig/mangelhaft/schlecht"

Dys|a|dap|ta|ti|on *f* (Ⓔ dysadaptation): mangelhafte/ungenügende Adaptation

Dys|ad|re|na|lis|mus *m* (Ⓔ dysadrenalism): Fehlfunktion der Nebenniere*

Dys|a|ku|sis *f* (Ⓔ **1.** dysacusis **2.** acoustic dysesthesia): **1.** Störung der Gehörempfindung, z.B. Anakusis, Hypakusis, Hyperakusis oder Parakusis **2.** ***Syn***: *auditorische/akustische Dysästhesie*; akustische Überempfindlichkeit

Dys|ämie *f* (Ⓔ dysemia): ***Syn***: *Blutdyskrasie*; fehlerhafte Blutzusammensetzung; in der Humoralpathologie* die Ursache der Krankheiten

Dys|an|ag|no|sie *f* (Ⓔ dysanagnosia): Dyslexie*, bei der bestimmte Worte nicht erkannt werden

Dys|an|ti|gra|phie *f* (Ⓔ dysantigraphia): ***Syn***: *Dysantigrafie*; Unfähigkeit, einen Text abzuschreiben

Dys|a|phie *f* (Ⓔ dysaphia): Tastsinnstörung

Dys|ä|qui|li|bri|um *nt* (Ⓔ dysequilibrium): Ungleichgewicht

Dys|ä|qui|li|bri|um|syn|drom *nt* (Ⓔ dialysis disequilibrium syndrome): ***Syn***: *Hämodialysedysäquilibrium*; während oder nach Hämodialyse* auftretende Hirnsymptome, wie z.B. Müdigkeit, Kopfschmerzen, Übelkeit, Erbrechen, Bewusstseinsstörung, Pulsbeschleunigung, Hypertonie und Krampfanfälle; beruht wahrscheinlich auf einem osmotischen Hirnödem; das Risiko kann durch langsame Dialyseeinleitung, mit nur 2–3 h Dialyse während der ersten 3–5 Tage, gesenkt werden

Dys|ar|thrie *f* (Ⓔ dysarthria): ***Syn***: *Dysarthrophonie*; Störung der klaren Aussprache, Artikulationsstörung; Stimmstörung; man unterscheidet **kortikale Dysarthrie** [bei Störung zerebraler Zentren], **bulbäre Dysarthrie** [Störung von Hirnnervenkernen] und **pseudobulbäre Dysarthrie** [bei Lähmung peripherer Nerven]

paroxysmale Dysarthrie (Ⓔ paroxysmal dysarthria): mehrmals täglich auftretende vorübergehende bulbäre Dysarthrie bei multipler Sklerose*

Dys|ar|thro|pho|nie *f*: *→Dysarthrie*

Dys|ar|thro|se *f* (Ⓔ dysarthrosis): ***Syn***: *Dysarthrosis*; Fehlbildung oder Fehlstellung eines Gelenkes

Dys|ar|thro|sis *f, pl* **-ses**: *→Dysarthrose*

Dys|äs|the|sie *f* (Ⓔ dysesthesia): veränderte Wahrnehmung von äußeren Reizen; meist werden normale Reize als unangenehm oder schmerzhaft [Hypästhesie*] empfunden

akustische Dysästhesie (Ⓔ acoustic dysesthesia): ***Syn***: *auditorische Dysästhesie, Dysakusis*; akustische Überempfindlichkeit

auditorische Dysästhesie: *→akustische Dysästhesie*

dys|äs|the|tisch *adj* (Ⓔ dysesthetic): Dysästhesie betreffend, von ihr betroffen oder gekennzeichnet, durch sie bedingt

Dys|au|to|no|mie *f* (Ⓔ dysautonomia): ***Syn***: *Riley-Day-Syndrom, familiäre Dysautonomie, hereditäre sensible Neuropathie Typ III*; autosomal-rezessives Syndrom mit Störung des vegetativen Nervensystems [Fehlen der Tränensekretion, gesteigerte Schweiß- und Speichelsekretion, Hyp- oder Analgesie, Fehlen der fungiformen Papillen]

Dys|bak|te|rie *f* (Ⓔ dysbacteria): quantitative und/oder qualitative Veränderung der Zusammensetzung der bakteriellen Mund- oder Darmflora

Dys|ba|ris|mus *m* (Ⓔ dysbarism): durch Änderung des Umgebungsdruckes hervorgerufenes Krankheitsbild; *s.a. Barotrauma, Barotitis*

Dys|ba|sia *f*: →*Dysbasie*

Dysbasia angiospastica/intermittens: →*Claudicatio intermittens*

Dysbasia lordotica (Ⓔ torsion dystonia): ***Syn***: *Ziehen-Oppenheim-Syndrom, Ziehen-Oppenheim-Krankheit, Torsionsneurose, Torsionsdystonie*; Erbkrankheit mit wechselndem Bild von Muskelhypotonie und Muskelhypertonie; führt zu tonisch-klonischen Drehbewegungen, die den ganzen Rumpf und proximale Extremitätenabschnitte betreffen, wobei die Rumpfabschnitte gegensinnig gedreht werden können; das Gesicht zeigt ein gequältes Grimassieren, das mit den Kontraktionswellen ansteigt und verschwindet; im Endstadium jenseits des 50. Lebensjahres ist die Wirbelsäule kyphoskoliotisch verkrümmt und die Extremitäten sind in bizarren Stellungen versteift; **Therapie**: Botulinustoxin, L-Dopa, Clonazepam, Trihexyphenidyl

Dys|ba|sie *f* (Ⓔ dysbasia): ***Syn***: *Dysbasia*; Gehstörung, Gangstörung

Dys|bi|o|se *f* (Ⓔ dysbiosis): ***Syn***: *Dysmikrobie*; quantitative und/oder qualitative Veränderung der Zusammensetzung der Darmflora, z.B. unter Antibiotikatherapie

Dys|bo|lis|mus *m* (Ⓔ dysbolism): abnormer Stoffwechsel

Dys|bu|lia *f*: →*Dysbulie*

Dys|bu|lie *f* (Ⓔ dysbulia): ***Syn***: *Dysbulia*; Störung der Willensbildung, Willenshemmung

Dys|che|zie *f* (Ⓔ dyschezia): erschwerte/gestörte Defäkation; Form der chronischen Obstipation*, deren Ursache organisch [Stenose, Störung der Motorik] oder funktionell sein kann

Dys|cho|lie *f* (Ⓔ dyscholia): Störung der Gallenzusammensetzung

Dys|chon|dro|pla|sia *f*: →*Dyschondroplasie*

Dyschondroplasia haemangiomatosa: →*Maffucci-Syndrom*

Dys|chon|dro|pla|sie *f* (Ⓔ dyschondroplasia): ***Syn***: *Dyschondroplasia, Chondrodysplasie, Chondrodysplasia*; Knorpelbildungsstörung

Dys|chondr|os|te|o|sis Léri-Weill *f* (Ⓔ Léri-Weill syndrome): ***Syn***: *Léri-Layani-Weill-Syndrom, Léri-Weill-Syndrom*; autosomal-dominante Störung der Knochen- und Knorpelbildung mit mikromelem Kleinwuchs von Radius, Ulna, Tibia und Fibula

Dys|chro|ma|to|pie *f*: →*Farbensinnstörung*

Dys|chro|ma|top|sie *f*: →*Farbensinnstörung*

Dys|chro|mia *f*: →*Dyschromie*

Dys|chro|mie *f* (Ⓔ dyschromia): ***Syn***: *Dyschromia*; Pigmentstörung der Haut, z.B. Hypo- oder Hyperpigmentierung

Dys|chy|lie *f* (Ⓔ dyschylia): gestörte Funktion von Speichel- und Schleimdrüsen

Dys|di|a|do|cho|ki|ne|se *f* (Ⓔ dysdiadochokinesia): gestörte Diadochokinese*

dys|di|a|do|cho|ki|ne|tisch *adj* (Ⓔ dysdiadochokinetic): Dysdiadochokinese betreffend, von ihr betroffen oder gekennzeichnet

Dys|dip|sie *f* (Ⓔ dysdipsia): Durststörung, Störung der normalen Durstempfindung; *s.a. Durst*

Dys|em|bry|om *nt* (Ⓔ dysembryoma): ***Syn***: *embryonales Teratom*; embryonales Gewebe enthaltendes Teratom*

Dys|em|bry|o|pla|sie *f* (Ⓔ dysembryoplasia): embryonale/pränatale Fehlbildung/Malformation

Dys|en|ce|pha|lia *f* (Ⓔ dysencephalia): ***Syn***: *Dysenzephalie*; fehlerhafte Gehirnentwicklung

Dys|en|te|rie *f* (Ⓔ bacillary dysentery): ***Syn***: *bakterielle Ruhr, Bazillenruhr, Bakterienruhr, Shigellenruhr*; das klinische Krankheitsbild beginnt ca. 1–4 Tage nach Aufnahme der Shigellen*, die sich während der Darmpassage vermehren [10^7–10^9 Keime/ml Darminhalt!] und zu leichter klinischer Symptomatik [Bauchschmerzen, Durchfälle, leichtes Fieber, Erbrechen] führen; innerhalb der nächsten Tage kommt es zum Befall der Dickdarmschleimhaut mit schweren kolikartigen Unterbauchschmerzen, schleimig-blutigen Stühlen und Fieber; in der Kolonschleimhaut findet man Mikroabszesse, Nekroseherde, und bald bilden sich im gesamten Kolon geschwürig-eitrige, zu Blutungen neigende Läsionen die Infektion bleibt praktisch immer auf den Darm beschränkt; die wichtigsten Komplikationen sind Darmperforation mit akut lebensbedrohlicher Peritonitis* oder hämolytisch-urämisches Syndrom* bei Shigella* dysenteriae Typ 1 sowie Infektarthritis; **Prognose**: unbehandelt dauert die Krankheit zwischen 1 Tag und 1 Monat, mit einem Durchschnitt von ca. 7 Tagen; die in Mitteleuropa endemischen Erreger [Shigella* flexneri und sonnei] verursachen meist nur ein leichtes Krankheitsbild; **Diagnose**: kultureller und biochemischer Erregernachweis aus Stuhlproben; **Therapie**: Antibiotika je nach Antibiogramm; wichtig ist die Prävention der weiteren Ausbreitung durch Isolierung der Patienten und die Identifizierung und Behandlung von Ausscheidern; Beachtung der Meldepflicht

Dys|en|te|rie|syn|drom *nt*: →*inflammatorische Diarrhö*

dys|en|te|ri|form *adj* (Ⓔ dysenteriform): dysenterieähnlich, dysenterieartig

dys|en|te|risch *adj* (Ⓔ dysenteric): Dysenterie betreffend

Dys|en|ze|pha|lie *f*: →*Dysencephalia*

Dys|fi|bri|no|gen *nt* (Ⓔ dysfibrinogen): nicht-gerinnbares Fibrinogen*

Dys|fi|bri|no|gen|ä|mie *f* (Ⓔ dysfibrinogenemia): Auftreten von Dysfibrinogen* im Blut, kann autosomal-dominant vererbt oder erworben [Lebererkrankungen] sein

dys|fi|bri|no|gen|ä|misch *adj* (Ⓔ dysfibrinogenemic): Dysfibrinogenämie betreffend

dys|fon *adj*: →*dysphon*

Dys|fo|nie *f*: →*Dysphonie*

Dys|funk|ti|on *f* (Ⓔ dysfunction): ***Syn***: *Parafunktion, Dysfunctio*; Funktionsstörung, Fehlfunktion

arrhythmogene rechtsventrikuläre Dysfunktion: →*arrhythmogene rechtsventrikuläre Kardiomyopathie*

erektile Dysfunktion (Ⓔ erectile dysfunction): ***Syn***: *Erektionsstörung, erektile Impotenz*; anhaltende oder wiederkehrende Unfähigkeit eine Erektion zu erreichen oder aufrechtzuerhalten und den Beischlaf durchzuführen; erektile Dysfunktion kann in jedem Alter auftreten und nimmt mit steigendem Alter an Häufigkeit zu; ca. die Hälfte aller Männer über 40 Jahre hat zumindest zeitweise Potenzstörungen; bei ca. 12 % der 60jährigen liegt eine manifeste erektile Impotenz vor; die Ursache ist in 50–80 % organisch, bei 20–30 % liegen primär psychogene Faktoren vor, der Rest ist als Mischform zu betrachten; bei den organischen Formen kann man vaskuläre, neurogene, iatrogene und traumatische Formen unterscheiden; weitaus am häufigsten [70 %] ist die sog. **kavernösvenöse Dysfunktion**, bei der eine Fehlfunktion der kavernösen Myozyten zu einem unzureichenden Verschluss des venösen Abflusses und damit zu unzureichender Erektion führt; arteriell bedingte Erektionsstörungen finden sich v.a. bei Nicotinabusus, arterieller Hypotonie, Diabetes* mellitus und Fettstoffwechselstörungen; erektile Dysfunktion tritt auch bei Bandscheibenvorfall, iatrogener Nervenschädigung [transurethrale Prostataresektion, Rektumexstirpation], Testosteronmangel [Wechseljahre* des Mannes] und bei verschiedenen Medikamenten [v.a. Antihypertensiva, Psychopharmaka, Glucocorticoide, Östrogene, Gestagene] auf; **Diagnose**: die Anamnese, v.a. die Sexualanamnese, erlaubt oft schon eine Unterscheidung von organischen oder psychogenen Formen; invasive Diagnostik [Messung der Nächtlichen Penilen Tumeszenz, Elektromyographie der Schwellkörpermuskulatur, Dopplersonographie, Penisangiographie, Kavernosographie oder -metrie] ist nur bei einem kleineren Teil der Patienten nötig; **Therapie**: am häufigsten ist heute die orale Gabe von Sildenafil*, Tadalafil* oder Verdenafil*; Yohimbin* kann bei psychogenen Formen erfolgreich sein

die früher häufige **Schwellkörperinjektionstherapie** oder **Schwellkörperautoinjektionstherapie** mit Papaverin, Phentolamin oder Prostaglandin E_1 hat seit der Einführung von Sildenafil an Bedeutung verloren; dasselbe gilt für die **intraurethrale Applikation von Prostaglandin E_1**; bei Versagen dieser Ansätze kann eine **arterielle Revaskularisierung** oder die Implantation einer **Schwellkörperprothese** indiziert sein; die Erfolgs- und Akzeptanzraten dieser Prothesen, egal ob rigide, semirigide oder hydraulische Prothe-

Tab. D78. Anamnese und Sexualanamnese der erektilen Dysfunktion

Anamnese	Umfassende Allgemeinanamnese Diabetes mellitus Fettstoffwechselstörungen (Hypercholesterinämie, Hypertriglyzeridämie) Hypertonie Nikotin- und Alkoholabusus Medikamente Durchblutungsstörungen (AVK) Operationen und Traumen im kleinen Becken Degenerative Wirbelsäulenerkrankungen Neurologische Erkrankungen Psychiatrische Erkrankungen
Sexualanamnese	Zeitliche Dimension der Erkrankung Maximaler Erektionsgrad (E0-E5) Vorzeitige Detumeszenz Morgendliche und nächtliche Erektionen Frequenz des Geschlechtsverkehrs (früher/jetzt) Geschlechtsverkehr noch möglich/unmöglich Libido Ursachen aus Sicht des Patienten Ejaculatio praecox Erektion bei Masturbation Situationsbedingte Störung (Urlaub, Partnerabhängigkeit)

Tab. D79. Klassifikation der erektilen Dysfunktion

E0	keine Erektion
E1	geringe Tumeszenz, keine Rigidität
E2	mittlere Tumeszenz, keine Rigidität
E3	volle Tumeszenz, keine Rigidität
E4	volle Tumeszenz, mittlere Rigidität
E5	volle Tumeszenz, volle Rigidität

se, sind sehr hoch [mehr als 85 %]; trotzdem sind sie nur als Mittel der letzten Wahl anzusehen

hepatische paraneoplastische Dysfunktion (Ⓔ Stauffer's syndrome): *Syn*: *Stauffer-Syndrom*; ätiologisch ungeklärte Störung der Leberfunktion bei Patienten mit Nierenkarzinom*; **klinisch** findet man eine Hepatomegalie* und Zeichen der Leberinsuffizienz [erhöhte alkalische Phosphatase und γ-Glutamyltransferase, Verlängerung der Prothrombinzeit, Dysproteinämie]; bessert sich nach Tumorentfernung und tritt bei Rezidiven wieder auf

kavernösvenöse Dysfunktion (Ⓔ cavernous-venous dysfunction): *Syn*: *kavernösvenöse Okklusionsstörung, kavernösvenöse Insuffizienz*; *s.u. erektile Dysfunktion*

minimale zerebrale Dysfunktion (Ⓔ minimal cerebral dysfunction): v.a. von Psychologen und Pädagogen verwendete Bezeichnung für eine Hirnfunktionsstörung auf der Basis einer minimalen frühkindlichen Hirnschädigung; es gibt heute aber Zweifel an der Ursache, weil Studien gezeigt haben, dass auch familiäre Belastung und sozioökonomischer Status eine Rolle spielen; die Kinder werden meist ab dem 3.–6. Lebensjahr auffällig; sie sind motorisch ungeschickt, zeigen eine hyperkinetische Unruhe und haben Konzentrationsstörungen; sie zeigen eine normale Intelligenz, haben aber Schwierigkeiten in der Schule; die Prognose ist gut, solange Schule und Familie die Reifeverzögerung der Kinder akzeptieren; in den letzten Jahren ist die Diagnose aus der Mode gekommen und die Patienten werden meist unter der Diagnose Störung* mit Aufmerksamkeitsdefizit bei Hyperaktivität eingeordnet

Dys|gam|ma|glo|bu|lin|ä|mie *f* (Ⓔ dysgammaglobulinemia): Störung der Gammaglobulinzusammensetzung des Plasmas; *s.a. Dysproteinämie*

Dys|ge|ne|sie *f* (Ⓔ dysgenesis): *Syn*: *Dysgenesia*; Fehlentwicklung, fehlerhafte Entwicklung

retikuläre Dysgenesie (Ⓔ reticular dysgenesis): *Syn*: *Vaal-Seynhaeve-Syndrom*; seltene autosomal-rezessive Variante des schweren kombinierten Immundefektes*

testikuläre Dysgenesie (Ⓔ testicular dysgenesis): karyotypisch männliche Individuen [46,XY], deren Hoden kein Keimgewebe besitzen und nur unzureichend endokrin-aktiv sind; dadurch kommt es zu einer Feminisierung und evtl. Bildung von Vagina, Uterus und Eileiter

dys|ge|ne|tisch *adj* (Ⓔ dysgenetic): Dysgenesie betreffend, von ihr betroffen oder durch sie bedingt

Dys|ge|ni|ta|lis|mus *m* (Ⓔ dysgenitalism): Fehlentwicklung der Geschlechtsorgane

Dys|ger|mi|nom *nt* (Ⓔ dysgerminoma): *Syn*: *Seminom des Ovars*; niedrig maligner Keimzelltumor des Eierstocks; 90 % der Patientinnen sind jünger als 30 Jahre; die Tumoren können extrem groß sein und treten in ca. 20 % beidseitig auf; **Therapie**: Resektion, Chemotherapie; die 10-Jahresüberlebensrate liegt bei 75–90 %

Dys|geu|sie *f* (Ⓔ dysgeusia): Störung des Geschmacksempfindens; eine Abnahme wird als **Hypogeusie** bezeichnet, ein vollständiger Ausfall als **Ageusie**; *s.a. Essay Schmecken/Geschmackssinn*

epitheliale Dysgeusie (Ⓔ epithelial dysgeusia): Dysgeusie bei Schleimhautatrophie, Glossitis oder Schädigung durch chemische Noxen oder Medikamente

nervale Dysgeusie (Ⓔ nervous dysgeusia): Dysgeusie bei Schädigung von Chorda* tympani, Nervus* lingualis, Nervus* facialis oder Nervus* glossopharyngeus

physiologische Dysgeusie (Ⓔ senile dysgeusia): normaler Verlust der Geschmacksempfindung im Alter

zentrale Dysgeusie (Ⓔ central dysgeusia): Dysgeusie bei Schädelhirntraumen, progressiver Bulbärparalyse, CO-Vergiftung oder Psychosen

Dys|glo|bu|lin|ä|mie *f* (Ⓔ dysglobulinemia): Störung der Globulinzusammensetzung des Plasmas; *s.a. Dysproteinämie*

Dys|glos|sie *f* (Ⓔ dyslalia): Sprachstörung durch eine anatomische Anomalität von Zunge [**linguale Dysglossie**], Lippe(n) [**labiale Dysglossie**], Gaumen [**palatale Dysglossie**] oder Zähnen [**dentale Dysglossie**]; *s.a. Dysarthrie*

dys|gnath *adj* (Ⓔ dysgnathic): Dysgnathie betreffend, von ihr betroffen oder gekennzeichnet

Dys|gna|thie *f* (Ⓔ dysgnathia): Oberbegriff für Kieferfehlentwicklungen, die zu Störungen von Okklusion, Artikulation oder Kieferform führen, wie z.B. Prognathie*

Dys|gno|sie *f* (Ⓔ 1.–2. dysgnosia): **1.** leichte Form der Agnosie* **2.** Intelligenzdefekt, Störung der geistigen Leistungsfähigkeit

dys|go|nisch *adj* (Ⓔ dysgonic): (*biolog.*) nur schwer auf Nährboden wachsend

Dys|gram|ma|tis|mus *m* (Ⓔ dysgrammatism): Sprachstörung mit Fehlern in Grammatik und Syntax

Dys|gra|nu|lo|zy|to|po|e|se *f* (Ⓔ dysgranulocytopoiesis): Störung der Granulozytenbildung

Dys|gra|phie *f* (Ⓔ dysgraphia): *Syn*: *Dysgrafie*; allgemeine Bezeichnung für Schreibstörung; leichte Agraphie*

Dys|hä|mo|po|e|se *f* (Ⓔ dyshematopoiesis): fehlerhafte Blutbildung [Hämopoese]

dys|hä|mo|po|e|tisch *adj* (Ⓔ dyshemopoietic): Dyshämopoese betreffend, von ihr betroffen oder gekennzeichnet

Dys|hid|rie *f*: *→Dyshidrose-Syndrom*

Dys|hid|ro|se *f*: *→Dyshidrose-Syndrom*

Dyshidrose-Syndrom *nt* (Ⓔ dyshidrosis): *Syn*: *dyshidrosiformes Ekzem, dyshidrotisches Ekzem, Ekzema dyhidroticum, Dyshidrie, Dysidrose, Dyshidrosis, Dysidrosis, Dyshidrose, Pompholyx*; mit klaren, intraepidermalen Bläschen an Händen und Fußsohlen einhergehende Dermatose* unterschiedlicher Ätiologie [u.a. endogenes Ekzem*, Kontaktekzem*]

Dys|hid|ro|sis *f, pl* **-ses**: *→Dyshidrose-Syndrom*

dys|hid|ro|tisch *adj* (Ⓔ dyshidrotic): Dyshidrose betreffend, von ihr betroffen oder gekennzeichnet

Dys|ho|rie *f*: *→Dysorose*

Dys|hor|mo|no|ge|ne|se *f* (Ⓔ dyshormonogenesis): fehlerhafte Hormonbildung/Hormonsynthese

Dys|id|ro|se *f*: *→Dyshidrose-Syndrom*

Dys|id|ro|sis *f, pl* **-ses**: *→Dyshidrose-Syndrom*

Dys|kal|ku|lie *f* (E dyscalculia): Rechenstörung, z.B. bei Leseschwäche [Legasthenie*] oder minimaler zerebraler Dysfunktion*

Dys|ka|ry|o|se *f* (E dyskaryosis): Bezeichnung für Kernatypien mit Formveränderungen

dys|ka|ry|o|tisch *adj* (E dyskaryotic): Dyskaryose betreffend, von ihr betroffen oder gekennzeichnet

Dys|ke|pha|lie *f* (E dyscephaly): *Syn*: *Dyszephalie*; Fehlentwicklung des Schädels, Schädelfehlbildung

Dys|ke|pha|lie|syn|drom von François *nt* (E Francois' syndrome): *Syn*: *Hallermann-Streiff-Syndrom, Hallermann-Streiff-François-Syndrom, Dysmorphia mandibulo-oculo-facialis*; autosomal-rezessives Fehlbildungssyndrom mit Fehlbildungen von Schädel [Brachyzephalie], Gesicht [dünne Nase mit hypoplastischen Nasenflügeln, Mittelgesichtshypoplasie], Augen [Mikrophthalmus, Katarakt], Zähnen [Hypodontie, dysplastische Zähne], Kryptorchismus und mentaler Retardierung [15 % der Fälle]

Dys|ke|ra|tom *nt*: → *Dyskeratoma*

warziges Dyskeratom: → *Dyskeratoma segregans*

Dys|ke|ra|to|ma *nt, pl* **-ma|ta** (E dyskeratoma): *Syn*: *Dyskeratom*; seltener, dyskeratotischer Hauttumor; *s.a. Dyskeratoma segregans*

Dyskeratoma lymphadenoides: → *Dyskeratoma segregans*

Dyskeratoma segregans (E warty dyskeratoma): *Syn*: *warziges Dyskeratom, Dyskeratoma verrucosum/lymphadenoides/segregans, Dyskeratosis follicularis isolata*; seltener, langsam wachsender, rundlicher, 1–2 cm großer Tumor vorwiegend im Kopf- und Nackenbereich; tritt meist zwischen dem 40. und 65. Lebensjahr auf; **Therapie**: Exzision; **Prognose**: sehr gut, da selbt bei jahrelangem Wachstum keine maligne Entartung eintritt

Dyskeratoma verrucosum: → *Dyskeratoma segregans*

Dys|ke|ra|to|se *f* (E dyskeratosis): *Syn*: *Dyskeratosis*; Oberbegriff für Verhornungsstörungen der Haut

hereditäre benigne intraephitheliale Dyskeratose (E intraepithelial dyskeratosis): autosomal-dominant vererbte Verhornungsstörung von Mundschleimhaut und Konjunktiva*

kongenitale Dyskeratose: → *Dyskeratosis congenita*

Dys|ke|ra|to|sis *f, pl* **-ses** (E dyskeratosis): *Syn*: *Dyskeratosis*; Oberbegriff für Verhornungsstörungen der Haut

Dyskeratosis bullosa: → *Hailey-Hailey-Syndrom*

Dyskeratosis bullosa hereditaria: → *Hailey-Hailey-Syndrom*

Dyskeratosis congenita (E congenital dyskeratosis): *Syn*: *Zinsser-Cole-Engman-Syndrom, kongenitale Dyskeratose, Polydysplasia ectodermica Typ Cole-Rauschkolb-Toomey*; X-chromosomal-rezessive, zu den Poikilodermien* gehörende Erkrankung von Nägeln [Paronychie*], Schleimhäuten [Mund, Anus, Urethra] und Haut; dazu kommen Entwicklungsverzögerung, Knochen- und Zahnanomalien sowie dünnes und spärliches Haar; in 50 % der Fälle kommt es zur Knochenmarkdepression mit Anämie*, Leukopenie* und Thrombopenie*; in diesen Fälle besteht auch eine erhöhte Neigung zur Tumorbildung, v.a. Plattenepithelkarzinome von Haut und Schleimhäuten [Ösophagus, Rektum]

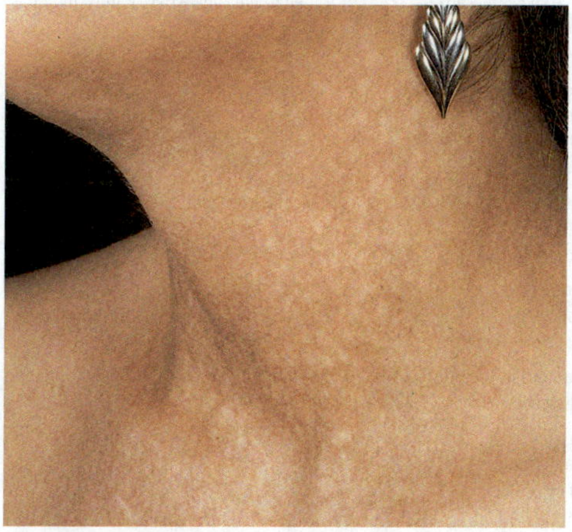

Dyskeratosis follicularis: → *Morbus Darier*

Dyskeratosis follicularis isolata: → *Dyskeratoma segregans*

Dyskeratosis follicularis vegetans: → *Morbus Darier*

Dyskeratosis maligna: → *Bowen-Krankheit*

Dyskeratosis segregans: → *Dyskeratoma segregans*

dys|ke|ra|to|tisch *adj* (E dyskeratotic): Dyskeratose betreffend, von ihr betroffen oder gekennzeichnet, durch sie bedingt

Dys|ki|ne|se *f*: → *Dyskinesie*

biliäre Dyskinese (E biliary dyskinesia): *Syn*: *Gallenblasendyskinesie, Gallendyssynergie, biliäre Dystonie, Dyskinesie des Gallensystems*; Störung der Gallenblasenentleerung, die als primäre Form bei vegetativer Dystonie auftreten kann; häufiger ist aber eine sekundäre Dysfunktion des Oddi*-Sphinkters nach Gallenblasenentfernung [Postcholezystektomiesyndrom*] oder Vagotomie*, bei Schwangerschaft, Diabetes* mellitus, Adipositas* und Sichelzellanämie*; kann zur Entwicklung einer Gallenkolik*, intermittierenden Oberbauchbeschwerden, Erhöhung der Leber- und Pankreasenzyme und Pankreatitis* führen; **Therapie**: Anticholinergika, organische Nitrate [Amylnitrit, Isosorbiddinitrat, Glyceryltrinitrat], Calciumantagonisten [Nifedipin]; evtl. endoskopische Sphinkterotomie

Dys|ki|ne|sia *f*: → *Dyskinesie*

Dyskinesia intermittens angiosclerotica (E intermittent dyskinesia): *Syn*: *Determann-Syndrom*; intermittierendes Versagen von Muskelgruppen bei angiosklerotischen Durchblutungsstörungen oder funktionellen Gefäßerkrankungen [Vasospasmen]

Dyskinesia tarda (E tardive dyskinesia): *Syn*: *tardive Dyskinesie, Spätdyskinesie*; bei Langzeittherapie mit Neuroleptika* auftretendes extrapyramidales Syndrom mit choreatischen und dystonen Hyperkinesien der Mundregion, Extremitäten und [selten] am Rumpf; z.T. Rückbildung nach Absetzen des Medikamentes; ältere Patienten sind häufiger betroffen als junge

Dys|ki|ne|sie *f* (E dyskinesia): *Syn*: *Dyskinesia, Dyskinese*; motorische Fehlfunktion, Störung der motorischen Funktion

Dyskinesie des Gallensystems: → *biliäre Dyskinese*

tardive Dyskinesie: → *Dyskinesia tarda*

dys|ki|ne|tisch *adj* (E dyskinetic): Dyskinesie betreffend, von ihr betroffen oder durch sie bedingt

Dys|ko|i|me|sis *f* (E dyskoimesis): erschwertes Einschlafen, Einschlafstörung; *s.a. Insomnie*

Dys|ko|rie *f* (E **1.–2.** dyscoria): **1.** Entrundung und Verlagerung der Pupille **2.** abnorme Pupillenreaktion*

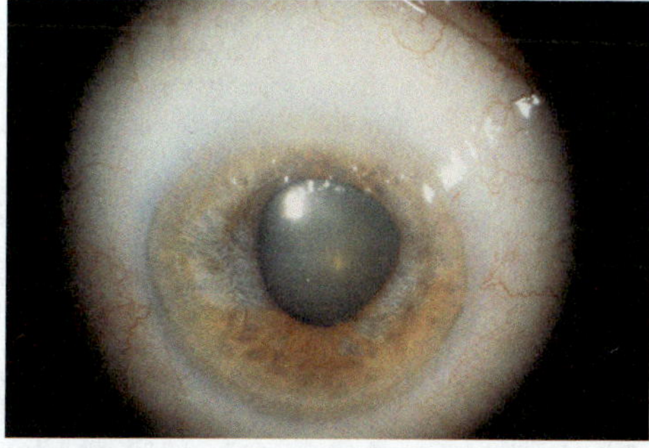

Abb. D81. Dyskorie

Dys|kor|ti|zis|mus *m* (E dyscorticism): Störung der Nebennierenrindenfunktion

Dys|kra|nie *f* (E dyscrania): Fehlbildung des knöchernen Schädels, Schädelfehlbildung

Dys|kra|sie *f* (E dyscrasia): fehlerhafte Zusammensetzung

Abb. D80. Dyskeratosis congenita

von Blut und Körpersäften
dys|kra|sisch *adj*: *→dyskratisch*
dys|kra|tisch *adj* (Ⓔ dyscratic): Dyskrasie betreffend
Dys|kri|nie *f* (Ⓔ dyscrinia): Störung der Bildung und/oder Absonderung von Sekreten
Dys|la|lie *f* (Ⓔ dyslalia): *Syn*: *Psellismus, Stammeln*; Unfähigkeit, Vokale und/oder Konsonanten deutlich auszusprechen
Dys|le|xie *f*: *→Legasthenie*
Dys|li|pid|ä|mie *f* (Ⓔ dyslipidemia): Fettstoffwechselstörung mit Triglyzeridämie* und Verminderung des HDL-Cholesterin-Spiegels
Dys|li|pi|do|se *f* (Ⓔ dyslipidosis): *Syn*: *Fettstoffwechselstörung*; lokalisierte oder generalisierte Störung des Fettstoffwechsels; *s.a. Hyperlipidämie, Hypertriglyzeridämie*
Dys|li|po|pro|te|in|ä|mie *f* (Ⓔ dyslipoproteinemia): Auftreten abnormaler Lipoproteine* im Blut
Dys|lo|gie *f* (Ⓔ dyslogia): *Syn*: *Dyslogia*; Einschränkung der Logik bei beeinträchtigter Hirnfunktion; ist durch eine Parallelität von Denkstörung und Sprachstörung gekennzeichnet, damit kann von der Sprachstörung auf die Denkstörung geschlossen werden
dys|ma|tur *adj* (Ⓔ dysmature): (*Gewebe*) unreif; (*Säugling*) unreif, hypotroph, hypoplastisch
Dys|ma|tu|ri|tät *f* (Ⓔ dysmaturity): (*Gewebe*) Reifestörung; (*Säugling*) pränatale Dystrophie*; *s.a. Dysmaturitätssyndrom*
Dys|ma|tu|ri|täts|syn|drom *nt* (Ⓔ dysmaturity syndrome): *Syn*: *Übertragungssyndrom, Überreifesyndrom, Clifford-Syndrom, Ballantyne-Runge-Syndrom, Runge-Syndrom*; durch eine Übertragung* des Säuglings hervorgerufene Störungen [reduziertes Fettpolster, Fehlen der Käseschmiere, Grünfärbung der Haut]
Dys|me|ga|lop|sie *f* (Ⓔ dysmegalopsia): Sehstörung mit Vergrößerung der Objekte
Dys|me|lie *f* (Ⓔ dysmelia): *Syn*: *Gliedmaßenfehlbildung*; auf einer Störung der Extremitätenentwicklung zwischen dem 29. und 46. Schwangerschaftstag beruhende Fehlbildung von Gliedmaßen; Gliedmaßenfehlbildungen treten isoliert, multipel und im Rahmen von Fehlbildungssyndromen auf; isolierte Fehlbildungen sind selten und meist durch exogene Ursachen [Thalidomid, LSD, Schnürfurchen] bedingt; symmetrische Fehlbildungen finden sich fast nur bei vererbten Fehlbildungssyndromen
atriodigitale Dysmelie (Ⓔ atriodigital dysplasia): *Syn*: *Holt-Oram-Syndrom, atriodigitale Dysplasie*; autosomal-dominante Fehlbildung des Daumens kombiniert mit einem Vorhofseptumdefekt*
Dys|me|nor|rhö *f, pl* **-rhö|en** (Ⓔ dysmenorrhea): *Syn*: *Menorrhalgie, Dysmenorrhoe, Dysmenorrhoea*; schmerzhafte Regelblutung mit krampfartigen Unterleibsschmerzen, die vor dem Blutungsbeginn oder am ersten Blutungstag einsetzen; die Schmerzintensität ist am stärksten während der ersten 12 Stunden und nimmt danach meist ab; am häufigsten findet sich die Dysmenorrhö bei jungen Frauen bis zum 20.

Tab. D82. Dysmelie-Syndrome

Krankheit	Symptome	Erbgang	Bemerkungen
Adams-Oliver-Syndrom	Distale transversale Defekte, narbige Kopfhautdefekte	AD	Verwechslung mit Schnürfurchen
Goltz-Gorlin-Syndrom	Longitudinal distale Defekte von Syndaktylie bis Spalthand, verstreute Hautdefekte, Pigmentanomalien, Dentitionsanomalien	XLD	Letal bei Knaben
EEC-Syndrom	Zentral longitudinale Defekte von Syndaktylie bis Spalthand/-fuß, Lippen-Kiefer-Gaumen-Spalte, ektodermale Dysplasie	AD	
Hanhart-Syndrom	Transversale Reduktionsdefekte, Mikroglossie, Bänder zwischen Ober- und Unterkiefer, Mikrogenie ± Gaumenspalte	AR	
Orofaziodigitales Syndrom I = OFD-1	Brachydaktylie, Syndaktylie, gingivale Bänder, Zungenkerben, Zahnanomalien	XLD	Letal bei Knaben Zahlreiche andere orofaziodigitale Syndrome
Roberts-Syndrom = SC-Pseudothalidomid-Syndrom	Tetraphokomelie, Lippen-Kiefer-Gaumen-Spalte, geistige Behinderung	AR	Phänotyp ähnlich Thalidomid-Embryopathie
Nager-Syndrom = akrofaziale Dysostose	Longitudinale präaxiale Defekte, evtl. nur triphalangealer Daumen, Mikrogenie, Gaumenspalte	AD, vermutlich heterogen	Fazies ähnlich Dysostosis mandibulofacialis
Holt-Oram-Syndrom	Longitudinale präaxiale Defekte, evtl. nur triphalangealer Daumen, angeborene Herzfehler	AD	Differenziere andere Herz-Hand-Syndrome
Fanconi-Panzytopenie-Syndrom	Präaxialer Reduktionsdefekt, evtl. nur triphalangealer Daumen, Panzytopenie, Mikrozephalie, Hyperpigmentation, Ohr-/Augenfehlbildungen, Wirbelkörperdefekte	AR	Vermehrt Chromosomenbrüche
Thrombozytopenie-Radiusaplasie-Syndrom = (TAR-)Syndrom	Beidseitige Radiusaplasie bei erhaltenem Daumen, fluktuierend Thrombozytopenie, evtl. angeborener Herzfehler	AR	Chromosomen normal
Poland-Anomalie	Symbrachydakytlie, evtl. Reduktionsdefekte des Armes, Aplasie des Musculus pectoralis major		Vaskuläre Sequenz?
Greig-Polysyndaktylie-Syndrom	Präaxiale Polydaktylie der Füße, postaxiale Polydaktylie der Hände, Syndaktylien, Brachymakrozephalie	AD	Mutation des GLI3-Gens für Transkriptionsfaktor
Pallister-Hall-Syndrom	Polydakytlie, hypothalamisches Hamartom, Hypophysenausfälle, angeborener Herzfehler, Hypospadie, Mikropenis, Analatresie	AD	

AD autosomal-dominant, **AR** autosomal-rezessiv, **XLD** X-chromosomal-dominant

Lebensjahr; oft bessert sie sich nach der 1. Schwangerschaft; **Therapie:** Ovulationshemmer, Prostaglandinsynthesehemmer; bei **psychogener Dysmenorrhö** Psychotherapie oder autogenes Training

Dys|me|nor|rhoea *f, pl* **-rhoe|ae:** *→Dysmenorrhö*

Dysmenorrhoea membranacea (Ⓔ membranous dysmenorrhea): schmerzhafte Ausscheidung von Gebärmutterschleimhaut während der Monatsblutung

dys|me|nor|rho|isch *adj* (Ⓔ dysmenorrheal): Dysmenorrhö betreffend, von ihr betroffen oder gekennzeichnet

dys|me|ta|bo|lisch *adj* (Ⓔ dysmetabolic): Dysmetabolismus betreffend, stoffwechselgestört

Dys|me|ta|bo|lis|mus *m* (Ⓔ dysmetabolism): Stoffwechselstörung, fehlerhafter Stoffwechsel

Dys|me|trie *f* (Ⓔ dysmetria): Zielunsicherheit bei Bewegungen; *s.a. zerebelläre Ataxie*

Dys|me|trop|sie *f* (Ⓔ dysmetropsia): Sehstörung mit Fehleinschätzung der Objektgröße

Dys|mi|kro|bie *f*: *→Dysbiose*

Dys|mi|mie *f* (Ⓔ dysmimia): Störung der Mimik/Gestik

Dys|mne|sie *f* (Ⓔ dysmnesia): Gedächtnisstörung

paramnestische Dysmnesie: *→Paramnesie*

dys|mnes|tisch *adj* (Ⓔ dysmnesic): Dysmnesie betreffend, von ihr betroffen oder gekennzeichnet

Dys|mor|phia *f*: *→Dysmorphie*

Dysmorphia mandibulo-oculo-facialis: *→Dyskephaliesyndrom von François*

Dys|mor|phie *f* (Ⓔ dysmorphism): *Syn: Dysmorphia*; (angeborene) Gestaltanomalie, Deformität, Fehlbildung

dys|mor|pho|phob *adj* (Ⓔ dysmorphophobic): Dysmorphophobie betreffend, durch sie gekennzeichnet

Dys|mor|pho|pho|bie *f* (Ⓔ dysmorphophobia): krankhafte Angst vor körperlichen Missbildungen; auch die wahnhafte Überzeugung durch reale oder vermeintliche Körperfehler aufzufallen

Dys|morph|op|sie *f* (Ⓔ dysmorphopsia): Verzerrtsehen

Dys|my|e|li|no|ge|ne|se *f* (Ⓔ dysmyelination): Störung der Myelinscheidenbildung

Dys|o|don|tie *f* (Ⓔ **1.–2.** dysodontiasis): **1.** Fehlentwicklung der Zahnanlage mit Zahn- und Zahnstellungsanomalien **2.** verzögerte/erschwerte/fehlerhafte Zahnung*

Dys|on|to|ge|ne|se *f* (Ⓔ dysontogenesis): *Syn: Dysontogenie*; Störung der Fruchtentwicklung; Art und Ausmaß der Schädigung wird v.a. vom Zeitpunkt bestimmt, an dem die Entwicklung gestört wird

dys|on|to|ge|ne|tisch *adj* (Ⓔ dysontogenetic): Dysontogenese betreffend, durch sie bedingt

Dys|on|to|ge|nie *f*: *→Dysontogenese*

Dys|op|sie *f* (Ⓔ dysopsia): *Syn: Dysopia, Dysopie, Dysopsia*; allgemeiner Begriff für Sehstörung

Dys|o|re|xie *f* (Ⓔ dysorexia): Appetitstörung

Dys|or|ga|no|pla|sie *f* (Ⓔ dysorganoplasia): (angeborene) Organfehlentwicklung

Dys|o|rie *f*: *→Dysorose*

dys|o|risch *adj* (Ⓔ dysoric): Dysorie betreffend, mit gestörter Gefäßpermeabilität

Dys|o|ro|se *f* (Ⓔ dysoria): *Syn: Dyshorie, Dysorie*; Störung der Permeabilität des Gefäßendothels; führt zum Durchtritt von Serum und Zellen ins Gewebe

Dys|os|mie *f* (Ⓔ dysosmia): *Syn: Dysosphresie*; Störung des Geruchssinns

Dys|os|phre|sie *f*: *→Dysosmie*

Dys|os|te|o|ge|ne|se *f*: *→Dysostose*

Dys|os|to|se *f* (Ⓔ dysostosis): *Syn: Dysostosis, Dysosteogenese*; durch eine fehlerhafte Knochenentwicklung oder Knochenbildung gekennzeichnete Erkrankung; kann lokalisiert [z.B. Madelung*-Deformität, Coxa* vara] oder generalisiert [z.B. Dysostosis* acrofacialis oder cleidocranialis] auftreten

akrofaziale Dysostose: *→Dysostosis acrofacialis*

orodigitofaziale Dysostose (Ⓔ orodigitofacial dysostosis): *Syn: orofaziodigitales Syndrom, OFD-Syndrom, Papillon-Léage-Psaume-Syndrom*; seltenes, X-chromosomal vererbtes Syndrom mit oralen [Lappenzunge, Gaumenspalte], digitalen [Brachydaktylie*, Syndaktylie*] und fazialen [Lippenspalte, Nasenknorpelhypoplasie] Fehlbildungen; evtl.

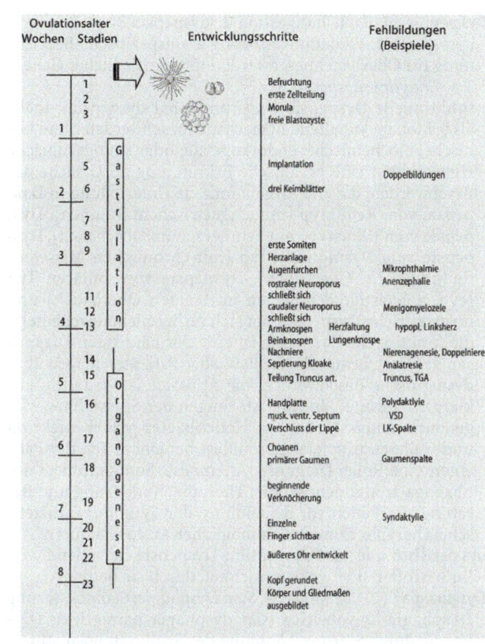

Abb. D83. Dysontogenese. Zeittafel der Embryonalentwicklung und häufiger Fehlbildungen

geistige Retardierung

Dys|os|to|sis *f, pl* **-ses:** *→Dysostose*

Dysostosis acrofacialis (Ⓔ acrofacial dysostosis): *Syn: Weyers-Syndrom, Nager-Syndrom, akrofaziale Dysostose*; seltenes, autosomal-dominant vererbtes Syndrom mit Fehlbildungen der Akren [Polydaktylie*, Synostose* der Mittelhandknochen] und des Ober- und Unterkiefers [Unterkieferspalte, Diastema*, Mikrogenie]

Dysostosis cleidocranialis (Ⓔ cleidocranial dysostosis): *Syn: kleidokraniale Dysplasie, Dysplasia cleidocranialis, Scheuthauer-Marie-Sainton-Syndrom, Scheuthauer-Marie-Syndrom*; seltenes, autosomal-dominant vererbtes Syndrom mit Fehlbildung des Schlüsselbeins [Hypoplasie* oder Aplasie*] und des Schädels [vorspringender Stirnhöcker, Sattelnase, kleiner Unterkiefer], kombiniert mit sonstigen Skelettfehlbildungen [Hypoplasie* von Beckenschaufel, Sitzbein und Schambein]

Dysostosis cranio-facialis (Ⓔ craniofacial dysostosis): *Syn: Crouzon-Syndrom*; autosomal-dominant vererbtes Syndrom mit Fehlbildungen im Bereich des Schädels [Kraniosynostose* mit Ausbildung eines Turmschädels] und des Gesichts [Mittelgesichtshypoplasie, kurze Oberlippe]; klinisch wichtig sind auch die Augensymptome [Exophthalmus*, Hypertelorismus*] und die progrediente Innenohrschwerhörigkeit; evtl. geistige Retardierung

Dysostosis enchondralis metaphysaria (Ⓔ metaphyseal dysostosis): *Syn: Jansen-Syndrom*; zur Gruppe der metaphysären Chondrodysplasien* gehörende, autosomal-dominant vererbte Dysostose mit disproportioniertem Zwergwuchs* [mittlere Endgröße 125 cm]

Dysostosis mandibularis (Ⓔ Nager's acrofacial dysostosis): *Syn: Nager-Syndrom, Nager-Reynier-Syndrom, Reynier-Nager-Syndrom*; autosomal vererbtes Syndrom mit Gesichts-, Kiefer- und Ohrmuschelfehlbildungen

Dysostosis mandibulo-facialis: *→Treacher-Collins-Syndrom*

Dysostosis multiplex: *→Pfaundler-Hurler-Syndrom*

dys|os|to|tisch *adj* (Ⓔ dysostotic): Dysostose betreffend, von ihr betroffen oder gekennzeichnet, durch sie bedingt

Dys|par|eu|nie *f* (Ⓔ dyspareunia): *Syn: Algopareunie*; schmerzhafter Geschlechtsverkehr/Koitus; kann sowohl organische Ursachen haben [z.B. Endometriose] als auch psychisch bedingt sein

D

Dys|pep|sie *f* (Ⓔ **1.** indigestion **2.** dyspepsia **3.** *→Säuglingsdyspepsie*): **1.** Verdauungsstörung **2.** unspezifische Bezeichnung für Oberbauchbeschwerden unterschiedlicher Genese **3.** *→Säuglingsdyspepsie*

funktionelle Dyspepsie (Ⓔ functional dyspepsia): mehr als 3 Monate anhaltende Oberbauchbeschwerden ohne klinische, biochemische, endoskopische oder sonographische Hinweise auf eine organische Erkrankung als Ursache der Beschwerden; die z.T. vorgenommene Unterteilung in **Dyspepsie vom Refluxtyp** [mit epigastrischem Brennen], **Dyspepsie vom Ulkustyp** [mit Schmerzen im Oberbauch], **Dyspepsie vom Dysmotilitätstyp** [mit chronischen Missempfindungen im Oberbauch], **Dyspepsie vom biliären Typ** [evtl. kolikartige Schmerzen im rechten Oberbauch] und **unspezifische Dyspepsie**, hat sich bisher nicht durchgesetzt die funktionelle Dyspepsie ist eine der häufigsten Diagnosen der Gastroenterologie; 40 % aller Patienten klagen über dyspeptische Beschwerden; die Ätiologie ist weiterhin unklar; Ernährung, Motilitätsstörungen der Speiseröhre, Magenentleerungsstörungen, Helicobacter-pylori-Infektion und Gallereflux spielen zumindest bei einem Teil der Patienten eine Rolle; **Diagnose**: Anamnese, Sonographie, Ösophagogastroduodenoskopie; **Therapie**: Aufklärung und Beratung der Patienten, Behandlung der Symptome, diätetische Therapie, Elimination möglicher Auslösefaktoren

dys|pep|tisch *adj* (Ⓔ dyspeptic): Dyspepsie betreffend, von ihr betroffen oder gekennzeichnet, durch sie bedingt

Dys|pha|gia *f* (Ⓔ dysphagia): *Syn*: *Dysphagie*; Schluckstörung

Dysphagia amyotactica (Ⓔ dysphagia paralytica): Dysphagie durch Störung/Lähmung der Schlundmuskulatur

Dysphagia inflammatoria (Ⓔ dysphagia inflammatoria): Schluckstörung bei Entzündung im Hals- oder Speiseröhrenbereich

Dysphagia lusoria (Ⓔ dysphagia lusoria): Schluckstörung bei Druck auf die Speiseröhre durch Gefäßfehlbildungen

Dysphagia sideropenica: *→sideropenische Dysphagie*

Dys|pha|gie *f* (Ⓔ dysphagia): *Syn*: *Dysphagia*; allgemeine Bezeichnung für Schluckstörungen unabhängig von der Ursache

atonisch-hypertonische Dysphagie (Ⓔ atonic-hypertonic dysphagia): *Syn*: *hypertonisch-atonische Dysphagie*; bei Säuglingen auftretende Dysphagie durch eine Störung der nervösen Regulation; kann zu rezidivierendem Erbrechen und Gedeihstörung führen

hypertonisch-atonische Dysphagie: *→atonisch-hypertonische Dysphagie*

oropharyngeale Dysphagie (Ⓔ oropharyngeal dysphagia): Schluckbeschwerden, deren Ursache im Mund-Rachen-Bereich liegt [z.B. Angina tonsillaris]

ösophageale Dysphagie (Ⓔ esophageal dysphagia): Schluckstörung, bei der der Speisebrei nicht durch die Speiseröhre befördert werden kann; die Ursache kann z.B. in einer Verlegung [Karzinom] oder Lähmung der Speiseröhre liegen

sideropenische Dysphagie (Ⓔ sideropenic dysphagia): *Syn*: *Plummer-Vinson-Syndrom, Paterson-Brown-Syndrom, Kelly-Paterson-Syndrom, Paterson-Kelly-Syndrom, Dysphagia sideropenica*; durch Vitamin- und Eisenmangel hervorgerufenes Syndrom mit Schluckbeschwerden, Zungenbrennen, Speiseröhrenkrämpfen und hypochromer Anämie*; **Therapie**: Vitamin- und Eisenpräparate

Dys|pha|go|zy|to|se *f* (Ⓔ dysphagocytosis): angeborener oder erworbener Defekt der Phagozytose*

chronisch-familiäre kongenitale Dysphagozytose: *→kongenitale Dysphagozytose*

kongenitale Dysphagozytose (Ⓔ congenital dysphagocytosis): *Syn*: *progressive septische Granulomatose, septische Granulomatose, chronisch-familiäre kongenitale Dysphagozytose*; angeborener [X-chromosomaler oder autosomal-rezessiver] Phagozytosedefekt mit chronisch rezidivierenden, bakteriellen Infektionen; die Bakterien werden in die Zellen aufgenommen, können aber nicht abgetötet werden; damit kommt es zur Bildung von Granulomen; Antibiotika wiederum können die Bakterien nicht abtöten, weil sie in den Granulozyten vor ihnen geschützt sind

dys|pha|go|zy|to|tisch *adj* (Ⓔ dysphagocytotic): Dysphagozytose betreffend, von ihr betroffen oder durch sie bedingt

Dys|pha|sia *f*: *→Dysphasie*

Dys|pha|sie *f* (Ⓔ dysphasia): *Syn*: *Dysphasia*; Sprachstörung, Störung der normalen Sprache; *s.a. Aphasie*

Dys|phe|mie *f* (Ⓔ dysphemia): Stottern*

dys|phon *adj* (Ⓔ dysphonic): Dysphonie betreffend

Dys|pho|nia *f*: *→Dysphonie*

Dys|pho|nie *f* (Ⓔ dysphonia): *Syn*: *Dysphonia, Stimmstörung, Stimmbildungsstörung*; funktionelle Störung der Stimmbildung mit rauer, heiserer Stimme; entsteht durch falsche Belastung der Stimmlippen, falsche Stimmtechnik, Überbelastung der Stimme oder auf psychogener Grundlage; am häufigsten ist die **hyperfunktionelle Dysphonie** bei Überbeanspruchung [Lehrer, Pfarrer, Sänger]; die **hypofunktionelle Dysphonie** dagegen beruht auf einem unvollständigen Stimmbandverschluss und findet sich eher bei **psychogener Dysphonie**; eine anlagebedingte Stimmschwäche wird als Phonasthenie* bezeichnet

hormonelle Dysphonie (Ⓔ hormonal dysphonia): Stimmstörung während der Pubertät [*s.a. Stimmbruch*], im Klimakterium oder bei Hormontherapie

psychogene Dysphonie (Ⓔ psychogenic dysphonia): meist findet man entweder eine hypofunktionelle Dysphonie mit unvollständigem Stimmbandverschluss oder eine **spastische Dysphonie** mit hochgradigem Pressen und Ächzen bei der Stimmbildung; häufiger bei Frauen als Männern; bei der Untersuchung findet sich eine normale Beweglichkeit der Stimmlippen und Entzündungszeichen fehlen

Dys|pho|rie *f* (Ⓔ dysphoria): Verstimmung, Missstimmung, Übellaunigkeit, Gereiztheit; als banale Alltagsverstimmung oder krankhafte Verstimmung bei hirnorganischen Erkrankungen

dys|pho|risch *adj* (Ⓔ dysphoric): Dysphorie betreffend, übellaunig, gereizt, verstimmt

Dys|phyl|la|xie *f* (Ⓔ dysphylaxia): Durchschlafstörung; *s.u. Insomnie*

Dys|pla|sia *f*: *→Dysplasie*

Dysplasia cleidocranialis: *→Dysostosis cleidocranialis*

Dysplasia coxae congenita: *→Hüftdysplasie*

Dysplasia cranio-carpo-tarsalis (Ⓔ craniocarpotarsal dysplasia): *Syn*: *Freeman-Sheldon-Syndrom, kranio-karpo-tarsales Dysplasie-Syndrom*; autosomal-dominantes Fehlbildungssyndrom mit charakteristischer Gesichtsdysmorphie [**whistling face**], kleinem Schädel und kleinen Händen und Füßen

Dysplasia ectodermalis (Ⓔ ectodermal dysplasia): *Syn*: *Ektodermaldysplasie*; angeborene Entwicklungsstörung von Organen und Geweben, die vom Ektoderm* abstammen

Dysplasia epiphysealis capitis femoris (Ⓔ dysplasia of upper femoral epiphysis): meist asymptomatische, ein- oder beidseitige Dysplasie der oberen Femurepiphysen; heilt i.d.R. spontan aus; häufig zusammen mit Morbus* Perthes

Dysplasia epiphysealis hemimelica (Ⓔ tarsoepiphyseal aclasis): *Syn*: *Trevor-Erkrankung, Trevor-Syndrom*; meist einseitige Knochen-Knorpelwucherung eines Gelenkes; betrifft Jungen häufiger als Mädchen [3:1]; führt zu Deformierung, Schmerzen und Behinderung; **Therapie**: operative Korrektur, evtl. Gelenkersatz

Dys|pla|sie *f* (Ⓔ dysplasia): *Syn*: *Dysplasia*; Fehlbildung oder Fehlentwicklung eines Gewebes oder Organs

angeborene ektodermale Dysplasie des Gesichts (Ⓔ congenital ectodermal dysplasia of the face): autosomal-dominante Missbildung mit streifenförmiger Alopezie* und Atrophie* der Kopfhaut

anhidrotisch-ektodermale Dysplasie (Ⓔ anhidrotic ectodermal dysplasia): *Syn*: *ektodermale kongenitale Dysplasie, Christ-Siemens-Syndrom, Christ-Siemens-Touraine-Syndrom, Guilford-Syndrom, Jacquet-Syndrom, Anhidrosis congenita*; X-chromosomal-rezessiv vererbtes Syndrom, das durch Fehlbildung der Haut(anhangsgebilde) [Hypotrichose*, Anhidrose*], der Zähne [Hypodontie*] und verschiedener Knorpel [Nase, Ohr] gekennzeichnet ist

arteriohepatische Dysplasie (Ⓔ Alagille's syndrome): *Syn*: *Alagille-Syndrom*; Fehlbildungssyndrom mit Hypoplasie

der Gallengänge, Pulmonalstenose, Gesichtsfehlbildungen und Wirbelkörperanomalien; die Prognose ist i.d.R. gut, da sich nur selten eine Leberzirrhose entwickelt
atriodigitale Dysplasie (Ⓔ atriodigital dysplasia): ***Syn***: *Holt-Oram-Syndrom, atriodigitale Dysmelie*; autosomal-dominante Fehlbildung des Daumens kombiniert mit einem Vorhofseptumdefekt*; *s.a. Dysmelie*
bronchopulmonale Dysplasie: *→ Wilson-Mikity-Syndrom*
chondroektodermale Dysplasie (Ⓔ chondroectodermal dysplasia): ***Syn***: *Ellis-van Creveld-Syndrom, Chondroektodermaldysplasie, Chondrodysplasia ectodermica*; seltenes, autosomal-rezessives Syndrom mit Mikromelie*, Polydaktylie*, Hypodontie*, Klein- oder Zwergwuchs und anderen Fehlbildungen
chorioidoretinale Dysplasie: *→ Aicardi-Syndrom*
diastrophische Dysplasie (Ⓔ Maroteaux-Lamy syndrome): ***Syn***: *Lamy-Maroteaux-Syndrom*; autosomal-rezessive Osteochondrodysplasie* mit u.a. unproportioniertem Zwergwuchs, Klumpfuß, Sandalenlücke, thorakaler Skoliose, Ohrmuschelfehlbildung und Gaumenspalte
ektodermale Dysplasie (Ⓔ ectodermal dysplasia): ***Syn***: *ektodermales Dysplasiesyndrom*; Oberbegriff für eine Gruppe von Erkrankungen, die alle durch Fehlbildungen der Haare [Hypotrichose] sowie andere Entwicklungsanomalien, z.B. der Nägel, Zähne, Knochen, gekennzeichnet sind; heute unterscheidet man **anhidrotisch-ektodermale Dysplasie, hidrotisch-ektodermale Dysplasie, hypohidrotisch-ektodermale Dysplasie** und **angeborene ektodermale Dysplasie des Gesichts**
ektodermale kongenitale Dysplasie: *→ anhidrotisch-ektodermale Dysplasie*
epiphysäre Dysplasie (Ⓔ epiphyseal dysplasia): ***Syn***: *Epiphysendysplasie*; Fehlentwicklung der Knochenepiphyse; als **multiple epiphysäre Dysplasie** [Ribbing-Müller-Syndrom] eine autosomal-dominante, generalisierte Störung der enchondralen Ossifikation der Epiphysen langer Röhrenknochen, aber auch platter Knochen [z.B. Wirbel]; beginnt bereits im Vorschulalter und führt zu Minderwuchs mit Knochendeformierung; eine schwere Form wird als **Fairbank-Syndrom** bezeichnet
familiäre metaphysäre Dysplasie (Ⓔ familial metaphyseal dysplasia): ***Syn***: *Pyle-Syndrom*; autosomal-rezessive Dysplasie der Metaphysen langer Knochen
fibröse Dysplasie (Ⓔ fibrous dysplasia): ***Syn***: *Jaffé-Lichtenstein-Krankheit, Jaffé-Lichtenstein-Uehlinger-Syndrom, fibröse Knochendysplasie, nicht-ossifizierendes juveniles Osteofibrom, halbseitige von Recklinghausen-Krankheit, Osteodystrophia fibrosa unilateralis, Osteofibrosis deformans juvenilis*; in der Kindheit [5.–15. Jahr] beginnende halbseitige Skeletterkrankung mit fortschreitendem Ersatz von Knochenmark durch fibröses Bindegewebe, die einen oder mehrere Knochen befallen kann; führt zu Knochenschmerzen, -verbiegung und Spontanfrakturen; kommt i.d.R. nach Abschluss des Wachstums zum Stillstand; häufig kombiniert mit Pigmentanomalien und endokrinen Störungen
hidrotisch-ektodermale Dysplasie (Ⓔ hidrotic ectodermal dysplasia): ***Syn***: *Clouston-Syndrom*; autosomal-dominant vererbte Dermatose* ohne Schweißdrüsendysplasie; *s.a. anhidrotisch-ektodermale Dysplasie*
hypohidrotisch-ektodermale Dysplasie (Ⓔ hypohidrotic ectodermal dysplasia): ***Syn***: *Anhidrosis hypotrichotica*; milde Form der anhidrotisch-ektodermalen Dysplasie* mit Hypohidrose*
kleidokraniale Dysplasie: *→ Dysostosis cleidocranialis*
kongenitale ektodermale und mesodermale Dysplasie (Ⓔ focal dermal hypoplasia): ***Syn***: *fokale dermale Hypoplasie, FDH-Syndrom, Goltz-Gorlin-Syndrom, Goltz-Peterson-Gorlin-Ravits-Syndrom, Jessner-Cole-Syndrom, Liebermann-Cole-Syndrom*; erbliches Fehlbildungssyndrom mit Hautatrophie, Pigmentanomalie sowie Augen-, Zahn- und Skelettfehlbildungen
mesomele Dysplasie Typ Nievergelt (Ⓔ mesomelic dwarfism): ***Syn***: *Nievergelt-Syndrom*; seltene, autosomal-dominante Dysplasie des Extremitätenskeletts; typisch sind radioulnare Synostosen und Minderwuchs durch Verkürzung von Tibia und Fibula
multiple epiphysäre Dysplasie (Ⓔ multiple epiphyseal dysplasia): ***Syn***: *Ribbing-Müller-Syndrom*; *s.u. epiphysäre Dysplasie*
okulo-aurikulo-vertebrale Dysplasie (Ⓔ oculoauriculovertebral dysplasia): ***Syn***: *Goldenhar-Syndrom*; Fehlbildungssyndrom mit Ohrmuschelfehlbildungen, Ohrfisteln, präaurikulären Anhängen, subkonjunktivalen Lipomen, Dermoidzysten, halbseitigen Gesichtsdysmorphien und Wirbelfehlbildungen; relativ häufig [1:3–5000 Neugeborene]
oto-spondylo-megaepiphysäre Dysplasie (Ⓔ otospondyloepiphyseal dysplasia): ***Syn***: *Weissenbacher-Zweymüller-Phänotyp*; i.d.R. autosomal-rezessiv vererbte Kombination von Innenohrschwerhörigkeit*, angeborenen Skelettveränderungen mit Verkürzung der langen Röhrenknochen und Robin*-Syndrom
polyostotische fibröse Dysplasie: *→ McCune-Albright-Syndrom*
reno-hepato-pankreatische Dysplasie (Ⓔ renohepatopancreatic dysplasia): *s.u. Caroli-Syndrom*
spondyloepiphysäre Dysplasie (Ⓔ spondyloepiphyseal dysplasia): ***Syn***: *Morquio-Syndrom, Morquio-Ullrich-Syndrom, Morquio-Brailsford-Syndrom, Mukopolysaccharidose IV*; im Kleinkindalter auftretende auf das Bindegewebe beschränkte Speicherkrankheit mit relativ leichter Symptomatik [Minderwuchs, Kielbrust, Hornhauttrübung] bei normaler Intelligenz; beim **Typ A** fehlt die Galaktose-6-Sulfatase, beim **Typ B** die β-Galaktosidase
zervikale Dysplasie (Ⓔ cervical dysplasia): dysplastische Veränderung der Zervixschleimhaut; *s.u. zervikale intraepitheliale Neoplasie*

Dys|pla|sie|syn|drom, ek|to|der|ma|les *nt*: *→ ektodermale Dysplasie*

Dysplasie-Syndrom, kranio-karpo-tarsales *nt*: *→ Dysplasia cranio-carpo-tarsalis*

dys|plas|tisch *adj* (Ⓔ dysplastic): Dysplasie betreffend, von ihr betroffen oder gekennzeichnet, durch sie bedingt

Dys|pnoe *f, pl* **-o|en** (Ⓔ dyspnea): ***Syn***: *Atemnot, Kurzatmigkeit, Luftnot*; erschwerte Atmung; subjektives Symptom bei vermehrter Atemarbeit; sowohl kardiale als auch pulmonale Dyspnoe können anfallsweise auftreten, chronisch bestehen und sich bei Belastung verstärken; später bestehen sie auch in Ruhe oder im Liegen; anamnestisch ist keine Unterscheidung zwischen kardialer und pulmonaler Dyspnoe möglich
exspiratorische Dyspnoe (Ⓔ expiratory dyspnea): Dyspnoe bei Verengung der Atemwege während der Ausatmung, z.B. bei Asthma* bronchiale
inspiratorische Dyspnoe (Ⓔ inspiratory dyspnea): erschwerte Einatmung bei Verlegung oder Einengung der Atemwege
kardiale Dyspnoe (Ⓔ cardiac dyspnea): Dyspnoe bei Linksherzinsuffizienz*; entwickelt sich in der Reihenfolge Belastungsdyspnoe – Ruhedyspnoe – Orthopnoe
pulmonale Dyspnoe (Ⓔ pulmonary dyspnea): durch Veränderungen oder Erkrankungen der Lunge verursachte Dyspnoe

dys|pno|isch *adj* (Ⓔ dyspneic): Dyspnoe betreffend, von ihr betroffen oder gekennzeichnet, kurzatmig

Dys|po|e|se *f* (Ⓔ dyspoiesis): ***Syn***: *Dyspoiese*; Bildungsstörung

Dys|po|i|e|se *f*: *→ Dyspoese*

Dys|pon|de|ro|sis *f, pl* **-ses** (Ⓔ dysponderosis): Oberbegriff für extreme Störungen des Körpergewichtes

Dys|pra|xie *f* (Ⓔ dyspraxia): leichte Apraxie*

Dys|pro|te|in|ä|mie *f* (Ⓔ dysproteinemia): abweichende Zusammensetzung der Plasmaeiweiße, d.h. Verschiebung der quantitativen Verhältnisse der einzelnen Proteinfraktionen zueinander; man unterscheidet **α-Typ**: α_1- und α_2-Globuline sind stark vermehrt, Albumine vermindert [Hypoalbuminämie]; meist Ausdruck akut entzündlicher Prozesse **α_2-β-Typ**: α_2- und β-Globuline sind stark erhöht, Albumine vermindert [Hypoalbuminämie]; z.B. beim nephrotischen Syndrom* **β-Typ**: die isolierte Vermehrung der β-Fraktion ist selten **γ-Typ**: Albumine sind vermindert [Hypoalbuminämie] bei z.T. starker Vermehrung der γ-Globuline [*Abb. D84*]

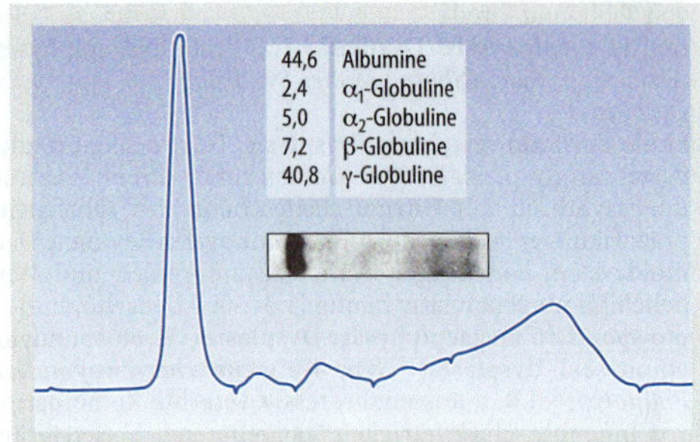

Abb. D84. Elektrophoresediagramm bei Dysproteinämie

dys|pro|te|in|ä|misch *adj* (Ⓔ dysproteinemic): Dysproteinämie betreffend

Dys|pro|throm|bin|ä|mie *f* (Ⓔ dysprothrombinemia): autosomal-rezessive Bildungsstörung von Prothrombin*, die zu unterschiedlich ausgeprägter Blutungsneigung führt

Dys|re|fle|xie *f* (Ⓔ dysreflexia): *Syn*: *Parareflexie*; Reflexstörung, z.B. Hyporeflexie*, Hyperreflexie*

Dys|rha|phie *f* (Ⓔ dysraphia): Fehlbildung durch einen unvollständigen Schluss des Neuralrohrs während der Embryonalperiode; *s.a. Dysrhaphiesyndrome*

Dys|rha|phie|syn|dro|me *pl*: *→Neuralrohrdefekte*

dys|rha|phisch *adj* (Ⓔ dysrhaphic): Dysrhaphie betreffend, durch sie bedingt

Dys|rhyth|mie *f* (Ⓔ dysrhythmia): Rhythmusstörung

kardiale Dysrhythmie (Ⓔ cardial dysrhythmia): Herzrhythmusstörung*

Dys|se|ba|cea *f* (Ⓔ dyssebacea): *Syn*: *Dyssteatosis*; Störung der Talgdrüsensekretion

Dys|som|nie *f* (Ⓔ dyssomnia): Oberbegriff für Störungen des Schlaf-Wachrhythmus, z.B. Insomnie*, Hypersomnie*; meist gleichgesetzt mit Schlafstörung*; *s.a. Essay Schlaf und Schlafstörungen S. 1915*

Dys|sper|ma|tis|mus *m* (Ⓔ dysspermatism): fehlerhafte Entwicklung der Spermien; auch Störung der Ejakulation

dys|sper|ma|to|gen *adj* (Ⓔ dysspermatogenic): durch Störung der Spermatogenese* bedingt

Dys|sta|sia *f*: *→Dysstasie*

Dys|sta|sie *f* (Ⓔ dysstasia): *Syn*: *Dysstasia*; Störung des Stehens; Beschwerden beim Stehen

Dys|stea|to|sis *f, pl* **-ses** (Ⓔ dyssebacia): *Syn*: *Dyssebacea*; Störung der Talgdrüsensekretion

dys|stea|to|tisch *adj* (Ⓔ dyssebaceous): Dyssteatosis betreffend, von ihr betroffen oder durch sie bedingt

Dys|sym|bo|lie *f* (Ⓔ dyssymboly): Störung der Konzeptbildung mit Unfähigkeit, Gedanken oder Ideen klar auszudrücken; charakteristisches Symptom bei Schizophrenie*

Dys|sy|ner|gia *f*: *→Dyssynergie*

Dyssynergia cerebellaris myoclonica (Ⓔ Hunt's syndrome): *Syn*: *Hunt-Syndrom*; autosomal-rezessive oder dominante Degeneration des Nucleus* dentatus mit Myoklonien* und Asynergie*

Dys|sy|ner|gie *f* (Ⓔ dyssynergia): *Syn*: *Dyssynergia*; Störung des Zusammenwirkens synergistischer Funktionen, Synergiestörung, z.B. Ataxie*

Dys|ta|xia *f* (Ⓔ dystaxia): Störung der Bewegungskoordination; leichte/partielle Ataxie*

Dys|te|lek|ta|se *f* (Ⓔ dystelectasis): vermindert Belüftung oder Entfaltung eines Lungenabschnitts; *s.a. Atelektase*

Dys|ther|mie *f* (Ⓔ dysthermia): Fehlregulation der Körpertemperatur

dys|thym *adj* (Ⓔ dysthymic): Dysthymie betreffend, von ihr betroffen oder gekennzeichnet

Dys|thy|mia *f* (Ⓔ dysthymia): *Syn*: *Dysthymie*; Beeinträchtigung der Stimmung im Sinne einer Depression; als milde Form der zyklothymen Depression angesehen; in der ICD 10 Bezeichnung für eine affektive Störung, die durch eine anhaltende ängstlich-traurige Verstimmung gekennzeichnet ist; wurde früher meist als neurotische Depression* bezeichnet

Dys|thy|mie *f*: *→Dysthymia*

Dys|thy|re|o|se *f* (Ⓔ dysthyreosis): Bezeichnung für Störungen der Schilddrüsenfunktion; Oberbegriff für Hyperthyreose* und Hypothyreose*

dys|thy|re|ot *adj* (Ⓔ dysthyreotic): Dysthyreose betreffend, von ihr betroffen oder gekennzeichnet, durch sie bedingt

Dys|to|kie *f* (Ⓔ dystocia): abnormaler/gestörter/erschwerter Geburtsverlauf

zervikale Dystokie (Ⓔ cervical dystocia): *Syn*: *Zervixdystokie*; Bezeichnung für einen gestörten Geburtsablauf durch eine fehlende oder stark verzögerte Eröffnung des Muttermundes; eine Zervixretraktionsstörung durch eine rigide Zervix oder eine Verklebung des äußeren Muttermundes durch straffe Fasern [**Conglutinatio orificii externi uteri**] ist sehr selten; häufiger sind Adhäsionen nach Konisation, Cerclage oder forcierter Dilatation; diese Hindernisse können digital während der Wehe gelöst werden; funktionelle Zervixdystokien treten bei Wehenschwäche auf; sie reagieren gut auf Analgetika und Anxiolytika

dys|ton *adj* (Ⓔ dystonic): *Syn*: *dystonisch*; Dystonie betreffend, von ihr betroffen oder gekennzeichnet, durch sie bedingt

Dys|to|nie *f* (Ⓔ dystonia): mangelhafter/fehlerhafter Spannungszustand/Tonus

biliäre Dystonie: *→biliäre Dyskinese*

dys|to|nisch *adj*: *→dyston*

dys|top *adj* (Ⓔ dystopic): *Syn*: *allotop, allotopisch, dystopisch*; Dystopie betreffend, von ihr betroffen oder durch sie bedingt

Dys|to|pie *f* (Ⓔ dystopy): *Syn*: *Allotopie*; Gewebeverlagerung; oft gleichgesetzt mit Ektopie*

dys|to|pisch *adj*: *→dystop*

dys|troph *adj* (Ⓔ dystrophic): *Syn*: *dystrophisch*; Dystrophie betreffend, von ihr betroffen oder gekennzeichnet, durch sie bedingt

Dys|tro|phia *f*: *→Dystrophie*

Dystrophia adiposogenitalis (Ⓔ adiposogenital degeneration): *Syn*: *Morbus Fröhlich, hypothalamisches Syndrom, hypothalamischer Symptomenkomplex, Fröhlich-Syndrom, Babinski-Fröhlich-Syndrom*; bei Kindern auftretende plötzliche Fettsucht in Kombination mit Minderwuchs und Hypogonadismus*; oft nur schwer von Pubertätsfettsucht abgrenzbar

Dystrophia epithelialis corneae: *→Fuchs-Endotheldystrophie*

Dystrophia musculorum progressiva: *→progressive Muskeldystrophie*

Dystrophia musculorum progressiva Duchenne: *→Duchenne-Muskeldystrophie*

Dystrophia musculorum progressiva Erb (Ⓔ Erb's atrophy): *Syn*: *Erb-Muskelatrophie, Erb-Muskeldystrophie, Erb-Syndrom*; autosomal-dominant vererbte, gutartige Verlaufsform der progressiven Muskeldystrophie mit fast normaler Lebenserwartung

fazioskapulohumerale Form der Dystrophia musculorum progressiva (Ⓔ Duchenne-Landouzy dystrophy): *Syn*: *Duchenne-Landouzy-Atrophie, fazio-skapulo-humerale Muskeldystrophie*; autosomal-dominante leichte Form der progressiven Muskeldystrophie mit kaum verkürzter Lebenserwartung; beginnt meist zwischen dem 10. und 20. Lebensjahr und betrifft beide Geschlechter etwa gleich häufig; anfangs sind die proximalen Oberarm- und Schultermuskeln betroffen, später auch das Gesicht [typische **Facies myopathica** mit schlaffen Gesichtszügen, leichter Ptose, fehlender Faltenbildung auf der Stirn und in der Nasolabialregion]

Dystrophia myotonica (Ⓔ myotonic dystrophy): *Syn*: *Curschmann-Steinert-Syndrom, Curschmann-Steinert-Batten-Syndrom, myotonische Dystrophie, dystrophische Myotonie*; autosomal-dominante Muskeldystrophie, die in vier Formen [kongenitale, kindliche, juvenile und Erwachsenenform] vorkommt; mit ca. 12:100.000 Einwohner die häufigste Myotonie; als Ursache wurde eine Vermehrung der sog. **CTG-Triplett repeats** auf dem Chromosom 19 gefunden; normal sind bis zu 30 Wiederholung, beim Curschmann-Steinert-Batten-Syndrom können aber mehr als 100 vorhanden sein; der Schweregrad der Erkrankung korreliert mit der Anzahl der Wiederholungen; auffällig ist, dass die Anzahl der repeats von Generation zu Generation zunimmt

Klinik: Muskeldystrophie der distalen Arm- und Beinmuskulatur, der Gesichts- und Augenmuskeln und des Myokards [Kardiomyopathie*]; Innenohrschwerhörigkeit, Stirnglatze bei Männern, Katarakt, Hodenatrophie bzw. Ovarialinsuffizienz, Steppergang; **Prognose:** der Verlauf ist langsam progredient und führt meist zur Arbeitsunfähigkeit vor dem 40. Lebensjahr; Exitus letalis im 40.–50. Jahr

Dystrophia pigmentosa (Ⓔ congenital pigment dystrophy): ***Syn:*** *kongenitale Pigmentdystrophie, Leschke-Syndrom*; Variante der Neurofibromatosis* generalisata mit makulöser Hautpigmentierung aber ohne Hauttumoren

Dystrophia unguium (Ⓔ onychodystrophy): ***Syn:*** *Nageldystrophie, Onychodystrophie*; erworbene Entwicklungsstörung der Nägel; mechanische Traumen [z.B. zu enge Schuhe] sind die häufigste Ursache; die Nägel wachsen langsam, sind verdickt und auffallend hart; relativ häufig ist eine ätiologisch ungeklärte Form bei Kindern, die alle Zehen- und Fingernägel befällt [**twenty nail syndrome**]

Dys|tro|phie *f* (Ⓔ dystrophy): ***Syn:*** *Dystrophia*; durch Mangel- oder Fehlernährung hervorgerufene Störung des gesamten Körpers, einzelner Organe oder Gewebe

frühinfantile spongiöse Dystrophie: *→Canavan-Syndrom*

myotonische Dystrophie: *→Dystrophia myotonica*

tapetoretinale Dystrophie (Ⓔ tapetoretinal degeneration): ***Syn:*** *tapetoretinale Degeneration*; Oberbegriff für erblich degenerative Erkrankungen der Netzhaut, die zu Erblindung führen; dazu gehören u.a. Chorioideremie*, Retinitis* pigmentosa, Makuladegeneration*, Leber*-Optikusatrophie

dys|tro|phisch *adj*: *→dystroph*

Dys|u|ria *f*: *→Dysurie*

Dysuria psychica (Ⓔ psychic dysuria): Unfähigkeit, in Gegenwart anderer Harn zu lassen

Dys|u|rie *f* (Ⓔ dysuria): ***Syn:*** *Fehlharnen, Schwerharnen, Dysuria*; schmerzhafte und erschwerte Miktion, schmerzhaftes und erschwertes Wasserlassen

dys|u|risch *adj* (Ⓔ dysuric): Dysurie betreffend, von ihr betroffen oder gekennzeichnet

Dys|vit|a|mi|no|se *f* (Ⓔ dysvitaminosis): Bezeichnung für Erkrankungen, die durch einen Vitaminmangel [Hypovitaminose*, Avitaminose*] oder Vitaminüberschuss [Hypervitaminose*] verursacht werden

Dys|ze|pha|lie *f* (Ⓔ dyscephaly): ***Syn:*** *Dyskephalie*; Fehlentwicklung des Schädels, Schädelfehlbildung

Dys|ze|pha|lo|syn|dak|ty|lie *f* (Ⓔ Waardenburg's syndrome): ***Syn:*** *Vogt-Waardenburg-Syndrom, Waardenburg-Syndrom*; Fehlbildungssyndrom mit Beteiligung von Schädel, Gesicht, Skelett und inneren Organen

Dys|zo|o|sper|mie *f* (Ⓔ dyszoospermia): Störung der Spermatozoenbildung

DZ *Abk.*: **1.** *→Dämmerzustand* **2.** Depressionszustand **3.** *→dizygot* **4.** Durchleuchtungszeit

D-Zelladenokarzinom *nt* (Ⓔ delta cell adenocarcinoma): ***Syn:*** *Delta-Zelladenokarzinom*; von den D-Zellen ausgehendes Adenokarzinom* des Pankreas; *s.a. D-Zell-Tumor*

D-Zelladenom *nt* (Ⓔ delta cell adenoma): ***Syn:*** *Delta-Zelladenom*; von den D-Zellen ausgehendes Adenom* des Pankreas; *s.a. D-Zell-Tumor*

D-Zelle *f* (Ⓔ D cell): ***Syn:*** *δ-Zelle, Delta-Zelle*; Somatostatin*-bildende Zelle der Langerhans*-Inseln der Bauchspeicheldrüse

D-Zellen-Tumor *m*: *→D-Zell-Tumor*

D-Zell-Tumor *m* (Ⓔ delta cell tumor): ***Syn:*** *D-Zellen-Tumor, Somatostatinom*; von den D-Zellen* des Pankreas ausgehender Somatostatin*-bildender Tumor; die Tumore bilden oft auch Kalzitonin*, Kortisol*, vasoaktives intestinales Polypeptid* und Gastrin*; **Therapie:** Resektion, Chemotherapie

DZI *Abk.*: diastolisches Zeitintervall

DZK *Abk.*: *→Deutsches Zentralkomitee zur Bekämpfung der Tuberkulose*

E

E *Abk.*: **1.** →*Echinococcus* **2.** →*Einheit* **3.** Einphasenstrom **4.** →*Ektopie* **5.** →*Ektropion* **6.** →*Elastance* **7.** Elastizitätsmodul **8.** →*Elektron* **9.** →*Emmetropie* **10.** →*Energie* **11.** →*Entamoeba* **12.** →*Enzym* **13.** →*Epinephrin* **14.** →*Erythem* **15.** →*Erythrozyt* **16.** →*Escherichia* **17.** →*Ester* **18.** →*Extinktion* **19.** Extinktionskoeffizient **20.** Hauptantigen E **21.** molarer Extinktionskoeffizient

e *Abk.*: elektrische Elementarladung

E *Abk.*: Epsilon

ε *Abk.*: **1.** Emissionskoeffizient **2.** epsilon **3.** Extinktionskoeffizient

E' *Abk.*: Volumenelastizitätskoeffizient

e^+ *Abk.*: →*Positron*

e^- *Abk.*: →*Elektron*

E_h *Abk.*: →*Redoxpotential*

e_L *Abk.*: Lysin-Exponent

E-, e- *präf.*: Wortelement mit der Bedeutung „aus/heraus"

EA *Abk.*: **1.** Early-Antigen **2.** →*Eigenanamnese* **3.** →*Enteroanastomose* **4.** Entwicklungsalter **5.** Epiandrosteron **6.** Erythrozytenantikörper **7.** →*Extremitätenableitung*

EAA *Abk.*: →*exogen-allergische Alveolitis*

EACA *Abk.*: **1.** ε-aminocapronic acid **2.** →*Epsilon-Aminocapronsäure*

EACD *Abk.*: ekzematöse allergische Kontaktdermatitis

EAC-Rosettentest *m* (Ⓔ EAC rosette assay): immunologische Technik zur Darstellung von B-Lymphozyten* unter Verwendung von Erythrozyten*, Antikörperserum und Komplement*

EACS *Abk.*: →*Epsilonaminocapronsäure*

EAD *Abk.*: Elektronenanhaftungsdetektor

EAE *Abk.*: **1.** experimentelle allergische Enzephalitis **2.** experimentelle allergische Enzephalomyelitis **3.** experimentelle autoimmune Enzephalomyelitis

EAEC *Abk.*: enteroadhärente Escherichia coli

EAEM *Abk.*: experimentelle allergische Enzephalomyelitis

EAG *Abk.*: →*Elektroatriogramm*

EAHF *Abk.*: Ekzem-Asthma-Heufieber-Komplex

EAI *Abk.*: **1.** Erythrozyten-Aggregationsindex **2.** Erythrozyten-Antikörper-Inhibitionstest

EAK *Abk.*: →*Epsilonaminocapronsäure*

Eales: Henry Eales; 1852–1923; britischer Augenarzt (Birmingham)

Eales-Krankheit *f* (Ⓔ Eales' disease): ***Syn***: *Eales-Erkrankung, Periphlebitis retinae, Angiopathia retinae juvenilis*; ätiologisch ungeklärte, vorwiegend jüngere Männer betreffende rezidivierende Blutungen in Netzhaut [Retina] und Glaskörper

EAN *Abk.*: experimentelle allergische Neuritis

E-Antigen *nt* (Ⓔ E antigen): *s.u. Rhesus-Antigene*

e-Antigen *nt* (Ⓔ e antigen): *s.u. Rhesus-Antigene*

EAO *Abk.*: experimentelle allergische Orchitis

EAP *Abk.*: **1.** β-Ethanolaminophosphorsäure **2.** →*Elektroakupunktur* **3.** Epiallopregnanolon **4.** Etoposid, Adriamycin, cis-Platin **5.** Etoposid, Adriamycin, Cisplatin (*engl.* platinol) **6.** evoziertes Aktionspotential

EaR *Abk.*: **1.** elektrische Entartungsreaktion **2.** →*Entartungsreaktion*

early cancer *nt* (Ⓔ early cancer): ***Syn***: *Frühkarzinom*; echtes Karzinom*, das durch die Basalmembran in die Submukosa* eingewachsen ist

EAS *Abk.*: **1.** Erholungsamplitudensumme **2.** Erregungsausbreitungsstörung

EAST *Abk.*: Enzym-Allergo-Sorbent-Test

East-Coast-Fieber *nt* (Ⓔ East Coast fever): ***Syn***: *bovine Theileriose, bovine Piroplasmose*; in Ostafrika vorkommende Piroplasmose* von Rindern durch Babesia* bovis oder divergens, die selten auf den Menschen übertragen wird

Eastern-Equine-Enzephalitis *f*: →*Eastern-Equine-Enzephalomyelitis*

Eastern-Equine-Enzephalitis-Virus *nt*: →*Eastern-Equine-Enzephalomyelitis-Virus*

Eastern-Equine-Enzephalomyelitis *f* (Ⓔ Eastern equine encephalomyelitis): ***Syn***: *östliche Pferdeenzephalitis, Eastern-equine-Encephalitis*; in Nord- und Mittelamerika auftretende schwer verlaufende Arbovirus-Enzephalitis* durch das Eastern-Equine-Enzephalomyelitis-Virus

Eastern-Equine-Encephalomyelitis-Virus *nt* (Ⓔ Eastern equine encephalomyelitis virus): ***Syn***: *Eastern-Equine-Encephalitis-Virus*; vor allem in Nord- und Mittelamerika vorkommendes Arbovirus*, das von Zecken und Mücken auf Pferde und seltener auch den Menschen übertragen wird; Erreger der Eastern-Equine-Enzephalomyelitis*

EasyTube *m*: *s.u. Essay Verfahren zur Sicherung der Atemwege S. 1533*

EAT *Abk.*: **1.** Enzym-Antikörper-Technik **2.** →*Epidermolysis acuta toxica*

Eaton: **1.** Lee M. Eaton; 1905–1958; amerikanischer Neurologe (Rochester) **2.** Monroe A. Eaton; amerikanischer Mikrobiologe (Boston) im 20. Jahrhundert

Eaton agent *nt* (Ⓔ Eaton agent): veraltet für →*Mycoplasma pneumoniae*

EAU *Abk.*: experimentelle autoimmune Uveitis

EB *Abk.*: **1.** endoplasmatisches Bläschen **2.** →*Erythroblast* **3.** →*Estradiolbenzoat* **4.** Ethidiumbromid

EBA *Abk.*: extrahepatische biliäre Atresie

EBAK *Abk.*: Epstein-Barr-Antikörper

EBAP *Abk.*: Eldisine, BCNU, Adriamycin, Prednison

EBB *Abk.*: endobronchiale Biopsie

Ebbecke: Ullrich Ebbecke; 1883–1960; deutscher Physiologe (Bonn)

Ebbecke-Phänomen *f* (Ⓔ Ebbecke's sign): verstärkter roter Dermographismus* mit Quaddelbildung bei lokaler vasomotorischer Dysregulation

Ebbehoy: **Ebbehoy-Winter-Shunt** *m* (Ⓔ Ebbehoy-Winter shunt): *s.u. Priapismus*

EBC *Abk.*: Ethylbenzylchlorid

EBDC *Abk.*: →*embryoid body derived cells*

EBD-Zellen *pl* (Ⓔ embryoid body derived cells): ***Syn***: *embryoid body derived cells*; *s.u. Essay Stammzellen – therapeutisches Klonieren S. 2021*

E|ber|e|sche *f* (Ⓔ rowan): ***Syn***: *Sorbus aucuparia, Vogelbeerbaum*; Baum aus der Familie der Rosengewächse [Rosaceae]; verwendet werden frische und getrocknete Früchte [**Sorbi aucupariae fructus**], die Fruchtsäuren [z.B. Äpfel- und Weinsäure], Carotinoide*, Anthocyane*, Glykoside* [z.B. Prunasin, Amygdalin*], Flavonoide* und Catechingerbstoffe* enthalten; besitzen eine diuretische und schwach laxierende Wirkung; **Anw.**: traditionell als Abführmittel; seltener bei rheumatischen Erkrankungen

E|ber|wurz *f* (Ⓔ carline thistle): ***Syn***: *Carlina acaulis*; distelartige Staude aus der Familie der Korbblütler [Asteraceae]; verwendet wird die im Herbst gesammelte Wurzel [**Carlinae radix**], die ein ätherisches Öl mit den Polyinen Carlinaoxid und Carlinen und bis zu 20 % Inulin* enthält; **Anw.**: traditionell bei Verdauungs- und Gallenblasenbeschwerden, als Diuretikum*, Diaphoretikum*, Stomachikum*; äußerlich auch bei bakteriellen Hauterkrankungen und Wunden

EBF *Abk.*: →*Erythroblastosis fetalis*

EBK *Abk.*: →*Eisenbindungskapazität*

EBM *Abk.*: Einheitlicher Bewertungsmaßstab

EBNA *Abk.*: Epstein-Barr nukleäres Antigen

Ebner: Victor von Ebner; 1842–1925; österreichischer Anatom und Histologe (Graz, Wien)

Ebner-Glanzstreifen *m*: →*Discus intercalaris*

Ebner-Halbmond *m* (Ⓔ serous crescent): ***Syn***: *von Ebner-Halbmond, seröser Halbmond, Giannuzzi-Halbmond, Heidenhain-Halbmond*; halbmondförmiges Endstück der sero-

E

mukösen Drüsen*

Ebner-Spüldrüsen *pl* (Ⓔ Ebner's glands): ***Syn:*** *von Ebner-Drüsen, von Ebner-Spüldrüsen, Ebner-Drüsen, Glandulae gustatoriae*; seröse Drüsen der Wallpapillen [Papillae* vallatae] der Zunge

Ebola-Fieber *nt*: *→Ebolaviruskrankheit*

Ebola-Virus *nt* (Ⓔ Ebola virus): hochkontagiöses Filovirus*, das ein schwer verlaufendes, oft tödliches hämorrhagisches Fieber verursacht; wurde erstmals 1976 im Sudan und in Zaire gefunden; als natürliches Reservoir werden Affen vermutet; die Übertragung erfolgt durch engen Kontakt mit Erkrankten oder ihren Körperflüssigkeiten; *s.a. Ebolaviruskrankheit*

E

E|bo|la|vi|rus|krank|heit *nt* (Ⓔ Ebola virus disease): ***Syn:*** *Ebola-Fieber, Ebola hämorrhagisches Fieber*; erstmals 1976 in Zentralafrika aufgetretenes hämorrhagisches Fieber durch das Ebola-Virus*; die Übertragung erfolgt durch Kontakt mit Körperflüssigkeiten erkrankter Patienten [Schmierinfektion]; nach einer Inkubationszeit von 4–16 Tagen beginnt das klinische Stadium mit hohem Fieber, Myalgien, Pharyngitis* mit Ulzeration von Gaumen und Zahnfleisch sowie gastrointestinalen Symptomen; ab dem 5. Tag kommt es zur Ausbildung eines hämorrhagischen Exanthems*; bisher ist keine kausale **Therapie** bekannt, intravenöse Flüssigkeitszufuhr verbessert aber die Prognose; die Letalität beträgt mehr als 50 %; *s.a. Marburg-Fieber*

E|bri|e|tas *f* (Ⓔ ebriety): Trunkenheit, einfacher Alkoholrausch

Ebstein: Wilhelm Ebstein; 1836–1912; deutscher Internist (Breslau, Göttingen)

Ebstein-Anomalie *f* (Ⓔ Ebstein's anomaly): ***Syn:*** *Ebstein-Syndrom*; seltener Herzfehler [weniger als 1 % aller angeborenen Herzfehler] mit Verlagerung der fehlgebildeten Trikuspidalklappe* in den rechten Ventrikel; damit wird der rechte Vorhof vergrößert [**Atrialisation des rechten Ventrikels**]; durch die Insuffizienz der Klappe kommt es zum Rückfluss von Blut während der Systole [**Pendelblut**]; in ausgeprägten Fällen finden sich Leistungsverminderung, Zyanose*, Jugularpuls, systolisches Herzgeräusch

Ebstein-Fieber *nt* (Ⓔ Pel-Ebstein fever): ***Syn:*** *Pel-Ebstein-Fieber*; wellenförmiges Fieber bei Lymphogranulomatose*

Ebstein-Syndrom *nt*: *→Ebstein-Anomalie*

EBT *Abk.*: p-Ethylsulfonyl-benzaldehyd-thiosemikarbazon

E|bul|li|ti|on *f*: *→Ebullismus*

E|bul|lis|mus *m* (Ⓔ ebullism): ***Syn:*** *Aeroembolismus, Ebullation*; Freisetzung von Gasblasen in Blut und Körpergeweben bei Druckabfall

E|bur|ne|a|ti|on *f* (Ⓔ eburnation): ***Syn:*** *Eburnisation, Eburnifikation*; übermäßige Knochenbildung mit elfenbeinartiger Verdichtung der Knochenstruktur

E|bur|ni|fi|ka|ti|on *f*: *→Eburneation*

E|bur|ni|sa|ti|on *f*: *→Eburneation*

EBV *Abk.*: **1.** *→EB-Virus* **2.** *→Epstein-Barr-Virus*

EB-Virus *nt*: *→Epstein-Barr-Virus*

EC *Abk.*: **1.** *→Eclampsia convulsiva* **2.** Enteritis-Coli **3.** *→enterochromaffin* **4.** *→Escherichia coli* **5.** Ethylcellulose

Ec-, ec- *präf.*: Wortelement mit der Bedeutung „aus/heraus"

ECA *Abk.*: eosinophile chemotaktische Aktivität

ECbG *Abk.*: Elektrozerebellogramm

ECC *Abk.*: Elektrocorticogramm

Ec|ce|ma *nt, pl* **-ma|ta:** *→Ekzem*

Ec|chon|dro|sis os|si|fi|cans *f* (Ⓔ hereditary multiple exostoses): ***Syn:*** *multiple kartilaginäre Exostosen, hereditäre multiple Exostosen, Exostosenkrankheit, multiple Osteochondrome, Ekchondrosis ossificans, Osteochondromatosis*; autosomal-dominant vererbte Skeletterkrankung mit multiplen Exostosen* im Bereich der Metaphysen* von Röhrenknochen, Rippen, Schulterblatt und Becken; i.d.R. benigner Verlauf, bei ca. 10 % der Patienten aber maligne Entartung

Ec|chy|mo|sis *f, pl* **-ses** (Ⓔ ecchymosis): ***Syn:*** *Ekchymose*; kleinflächige Hautblutung

ECE-Hemmer *pl* (Ⓔ ECE inhibitors): *s.u. Endotheline*

ECF *Abk.*: **1.** Eosinophilen-chemotaktischer Faktor **2.** extrazelluläre Flüssigkeit **3.** *→Extrazellularflüssigkeit*

ECF-A *Abk.*: Eosinophilen-chemotaktischer Faktor der Anaphylaxie

ECFV *Abk.*: extrazelluläres Flüssigkeitsvolumen

ECG *Abk.*: **1.** Elektrocorticogramm **2.** Elektrocorticographie

-echie *suf.*: Wortelement mit der Bedeutung „Halten/Zusammenhalten/Zurückhalten"

E|chi|na|cea *f* (Ⓔ Echinacea): ***Syn:*** *Sonnenhut, Igelkopf*; zu den Korbblütlern [Asteraceae] gehörende Pflanze, deren verschiedene Arten wirksame Kaffeesäurederivate [u.a. **Echinacosid, Verbascosid, Chlorogensäure, Cynarin**] enthalten; Echinaceapräparate werden äußerlich zur Wundbehandlung und innerlich zur Steigerung der Immunabwehr bei akuten oder chronischen Infekten verwendet

Echinacea angustifolia (Ⓔ Echinacea angustifolia): ***Syn:*** *schmalblättriger Sonnenhut, schmalblättriger Igelkopf*; meist werden die getrockneten Wurzeln [**Echinaceae angustifoliae radix**] zur Bereitung von Teeaufgüssen verwendet, die v.a. bei Erkältungskrankheiten und Grippe traditionell zur Förderung der natürlichen Abwehrkräfte eingesetzt werden

Echinacea pallida (Ⓔ Echinacea pallida): ***Syn:*** *blasser Sonnenhut, blasser Igelkopf, blasse Kegelblume*; i.d.R. werden frische oder getrocknete Wurzeln [**Echinaceae pallidae radix**] in Tinkturform verwendet; Echinacea pallida fördert die Phagozytose* und wirkt antibakteriell

Echinacea purpurea (Ⓔ Echinacea purpurea): ***Syn:*** *roter Sonnenhut, purpurfarbener Igelkopf, purpurfarbene Kegelblume, Purpursonnenhut*; verwendet werden das frisch geerntete Kraut [**Echinaceae purpureae herba**] und frische oder getrocknete Wurzeln [**Echinaceae purpureae radix**]; Anwendung und Wirkung wie Echinacea* angustifolia

E|chi|na|ce|ae an|gus|ti|fo|li|ae ra|dix *f* (Ⓔ Echinacea angustifolia root): Wurzel von Echinacea* angustifolia

E|chi|na|ce|ae pal|li|dae ra|dix *f* (Ⓔ Echinacea pallida root): Wurzel von Echinacea* pallida

E|chi|na|ce|ae pur|pu|re|ae her|ba *f* (Ⓔ Echinacea purpurea herb): *s.u. Echinacea purpurea*

E|chi|na|ce|ae pur|pu|re|ae ra|dix *f* (Ⓔ Echinacea purpurea root): Wurzel von Echinacea* purpurea

E|chi|na|co|sid *nt* (Ⓔ echinacoside): in Echinacea*-Arten enthaltenes Kaffeesäurederivat

E|chi|no|coc|co|sis *f, pl* **-ses:** *→Echinokokkose*

E|chi|no|coc|cus *m, pl* **-coc|ci** (Ⓔ **1.** Echinococcus **2.** *→Blasenwurm*): **1.** ***Syn:*** *Echinokokkus*; Gattung der Bandwürmer*; kommen als Dünndarmparasiten bei vielen Fleischfressern vor **2.** *→Blasenwurm*

Echinococcus alveolaris (Ⓔ Echinococcus alveolaris): Finne von Echinococcus* multilocularis

Echinococcus cysticus (Ⓔ Echinococcus cysticus): Finne von Echinococcus* granulosus

Echinococcus granulosus (Ⓔ Echinococcus granulosus): ***Syn:*** *Blasenbandwurm, Hundebandwurm, Taenia echinococcus*; 3–6 mm langer Bandwurm, der bei Hunden und anderen Caniden vorkommt; der erwachsene Wurm besteht aus einem Kopf [**Scolex**] mit Saugnäpfen und Hakenkranz zur Verankerung in der Darmschleimhaut des Endwirtes und einem Körper aus drei **Proglottiden**, in denen die Eier heranreifen; wenn die Eier reif sind, fällt die Proglottide ab und wird mit dem Kot ausgeschieden; nimmt ein geeigneter Zwischenwirt [Schaf, Schwein, Rind] die Eier auf, schlüpft im Darm aus dem Ei eine kugelförmige Larve [**Onkosphäre**] mit sechs Haken; sie bohrt sich durch die Darmwand und wird mit dem Blutstrom weitertransportiert; i.d.R. etabliert sich die Larve in Leber, Lunge oder anderen Organen [u.a. Gehirn], wo sie eine flüssigkeitsgefüllte Zyste [Echinokokkenzyste*] bildet; beim Menschen [Fehlzwischenwirt] ist Echinococcus granulosus der Erreger der zystischen Echinokokkose*

Echinococcus multilocularis (Ⓔ Echinococcus multilocularis): ***Syn:*** *Fuchsbandwurm*; 1–4 mm langer Bandwurm des Rotfuchses, der auch Katzen und Hunde befallen kann; der Körper [**Strobila**] besteht meist aus 4 Proglottiden; beim Menschen [Fehlzwischenwirt] Erreger der alveolären Echinokokkose*

E|chi|no|kok|ken|bla|se *f*: *→Echinokokkenzyste*

E|chi|no|kok|ken|in|fek|ti|on *f*: →*Echinokokkose*
E|chi|no|kok|ken|krank|heit *f*: →*Echinokokkose*
E|chi|no|kok|ken|zys|te *f* (Ⓔ echinococcus cyst): ***Syn***: *Echinokokkenblase, Echinokokkuszyste, Hydatide*; von Echinococcus* cysticus im Körper gebildete, flüssigkeitsgefüllte Blase bei zystischer Echinokokkose*

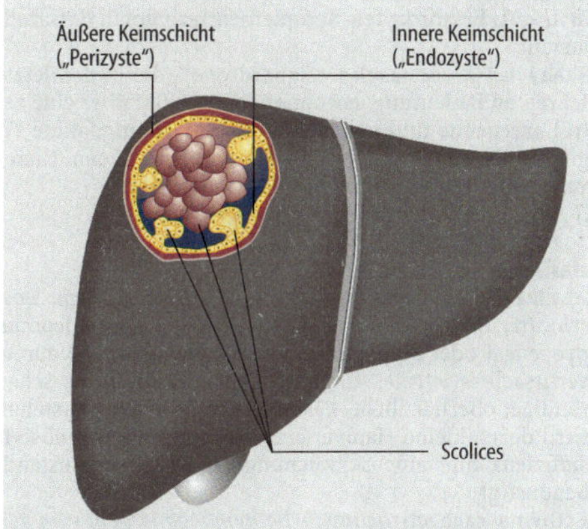

Abb. E1. Schematischer Aufbau einer Echinokokkenzyste

E|chi|no|kok|ko|se *f* (Ⓔ echinococcosis): ***Syn***: *Echinokokkenkrankheit, Echinokokkeninfektion, Echinococcosis, Hydatidenkrankheit, Hydatidose, Hundebandwurmkrankheit*; nach peroraler Aufnahme der Eier von Echinococcus* granulosus oder Echinococcus* multilocularis entstehende Erkrankung; je nach Verlauf unterscheidet man eine alveoläre und eine zystische Echinokokkose
alveoläre Echinokokkose (Ⓔ alveolar hydatid disease): durch Echinococcus* alveolaris hervorgerufene Erkrankung mit Bildung multipler, traubenartiger Zysten, v.a. in der Leber; im Gegensatz zu Echinococcus* granulosus bildet sich aber keine geschlossene Zyste, sondern eine Larve, die wie ein bösartiger Tumor infiltrativ wächst und zur Zerstörung des Lebergewebes und von Nachbarorganen [Milz und Lunge] führt; **Diagnostik**: serologische Tests [KBR, IFT, ELISA], Casoni*-Test, Ultraschall, Computertomographie; **Therapie**: chirurgische Entfernung; Chemotherapie mit Mebendazol*, wenn keine oder nur eine unvollständige Entfernung möglich ist
zystische Echinokokkose (Ⓔ unilocular hydatid disease): durch die Bildung solitärer, z.T. kindskopfgroßer Zysten in Leber [60 %] und Lunge [40 %] gekennzeichnete Erkrankung durch Echinococcus* granulosus [Kliniker sprechen meist von Echinococcus cysticus]; die **klinischen Symptome** hängen von der Lokalisation der Zyste ab; häufig sind Druckgefühl im Oberbauch, Ikterus*, Gallenkolik und Cholangitis* bei Leberbefall und Thoraxschmerz und Husten mit Auswurf bei Lungenbefall; platzt die Zyste, kann es zur Ausbildung eines allergischen Schocks kommen; **Diagnostik**: serologische Tests [KBR, IFT, ELISA], Casoni*-Test, Ultraschall, Computertomographie; **Therapie**: chirurgische Entfernung; Chemotherapie mit Mebendazol*, wenn keine oder nur eine unvollständige Entfernung möglich ist; die Chemotherapie behindert aber nur das weitere Wachstum des Parasiten, d.h., eine Langzeitbehandlung ist erforderlich

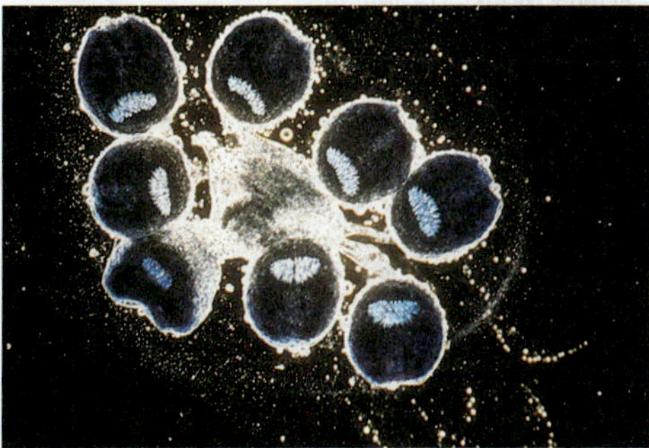
Abb. E2. Echinokokkose. Protoscolices im Punktat einer Leberzyste

E|chi|no|kok|kus *m* (Ⓔ Echinococcus): *s.u. Echinococcus*
E|chi|no|kok|kus|zys|te *f*: →*Echinokokkenzyste*
E|chi|no|sto|ma *nt, pl* **-mal|ta** (Ⓔ Echinostoma): zu den Trematoden* gehörende Saugwurmgattung, die v.a. in Süd- und Südostasien vorkommt; verschiedene Arten [**Echinostoma ilocanum, Echinostoma malayanum, Echinostoma lindoense**] können nach Aufnahme in den Körper [meist durch Verzehr infizierter Muscheln] eine Dünndarminfektion [Echinostomiasis*] verursachen
E|chi|no|sto|mi|a|sis *f, pl* **-ses** (Ⓔ echinostomiasis): durch Saugwürmer [Echinostoma*] hervorgerufene Tropenkrankheit mit meist asymptomatischem Verlauf; z.T. kommt es aber zu Bauchschmerzen, Übelkeit und Erbrechen
E|chi|no|zyt *m* (Ⓔ echinocyte): ***Syn***: *Stechapfelform*; in hyperosmolarer Lösung entstehende stechapfelförmige Erythrozytenform
ECHO *Abk.*: **1.** →*Echoenzephalogramm* **2.** Etoposid, Cyclophosphamid, Hydroxydaunorubicin, Vincristin (*engl.* oncovin)
Echo-, echo- *präf.*: Wortelement mit der Bedeutung „Schall/Widerhall/Ton"
E|cho|en|ze|pha|lo|gramm *nt* (Ⓔ echoencephalogram): bei der Echoenzephalographie gewonnene Aufnahme
E|cho|en|ze|pha|lo|graph *m* (Ⓔ echoencephalograph): ***Syn***: *Echoenzephalograf*; Ultraschallgerät zur Echoenzephalographie
E|cho|en|ze|pha|lo|gra|phie *f* (Ⓔ echoencephalography): ***Syn***: *Echoenzephalografie*; Ultraschalluntersuchung [Sonographie*] des Schädelinneren, insbesondere des Gehirns; hat in den letzten Jahren durch Computertomographie* und Kernspintomographie* an Bedeutung verloren
e|cho|en|ze|pha|lo|gra|phisch *adj* (Ⓔ echoencephalographic): ***Syn***: *echoenzephalografisch*; Echoenzephalographie betreffend, mittels Echoenzephalographie
E|cho|er|schei|nun|gen *pl* (Ⓔ echomatism): ***Syn***: *Echomatismus*; zwanghafte Nachahmung der Handlungen anderer Personen
E|cho|fo|no|kar|di|o|gra|fie *f*: →*Echophonokardiographie*
E|cho|gramm *nt* (Ⓔ echogram): ***Syn***: *Sonogramm, Ultraschallbild*; bei der Sonographie* erhaltenes Bild
E|cho|graph *m* (Ⓔ echograph): ***Syn***: *Sonograph, Echograf, Sonograf*; Ultraschallgerät
E|cho|gra|phie *f* (Ⓔ **1.** echography **2.** echographia): ***Syn***: *Echografie*; **1.** Ultraschalluntersuchung, Sonographie* **2.** Wiederholung von Worten beim Abschreiben
E|cho|kar|di|o|gramm *nt* (Ⓔ echocardiogram): ***Syn***: *Ultraschallechokardiogramm, Ultraschallkardiogramm*; bei der Echokardiographie gewonnene Aufnahme
E|cho|kar|di|o|gra|phie *f* (Ⓔ echocardiography): ***Syn***: *Ultraschallechokardiographie, Ultraschallkardiographie, Ultraschallechokardiografie, Ultraschallkardiografie, Echokardiografie*; Ultraschalluntersuchung des Herzens; nicht-invasive Methode, bei der elektrische Energie in Schallwellen mit einer Frequenz von 2–10 Mhz umgesetzt wird; Absorption, Reflexion und Brechung der Ultraschallwellen im Gewebe erzeugen spezifische Bilder, die auf einem Bildschirm dargestellt werden; in der Klinik werden drei verschiedene Verfahren eingesetzt, M-Mode*, 2D-Echokardiographie [B-Bild*] und Doppler-Sonographie*; die Echokardiographie wird v.a. zur Beurteilung von Perikard*, Myokard*, Endokard* und der Herzklappen eingesetzt
epikardiale Echokardiographie (Ⓔ epicardial echocardiography): intraoperativ eingesetzte Methode, bei der der Schallkopf direkt auf das Epikard* aufgesetzt wird
transösophageale Echokardiographie (Ⓔ transesophageal echocardiography): der Schallkopf ist an der Spitze eines

Endoskops* befestigt, das in die Speiseröhre eingeführt wird; der Schallkopf kann i.d.R. in alle Richtungen eingestellt werden [**multiplane transösophageale Echokardiographie**]; die Nähe zu den Vorhöfen ermöglicht eine extrem gute Darstellung von intraatrialen Strukturen

e|cho|kar|di|o|gra|phisch *adj* (Ⓔ echocardiographic): ***Syn***: *ultraschallkardiographisch, ultraschallechokardiographisch, ultraschallkardiografisch, ultraschallechokardiografisch, echokardiografisch*; Echokardiographie betreffend, mittels Echokardiographie

E|cho|ki|ne|se *f* (Ⓔ echokinesia): ***Syn***: *Echopraxie*; zwanghaftes Nachahmen von Bewegungen anderer Personen

E

E|cho|la|lie *f* (Ⓔ echolalia): ***Syn***: *Echophrasie*; zwanghaftes Nachsprechen von Wörtern oder Sätzen

E|cho|mam|mo|gra|phie *f* (Ⓔ echomammography): ***Syn***: *Echomammografie*; Ultraschalluntersuchung [Sonographie*] der (weiblichen) Brust

e|cho|mam|mo|gra|phisch *adj* (Ⓔ echomammographic): ***Syn***: *echomammografisch*; Echomammographie betreffend, mittels Echomammographie

E|cho|ma|tis|mus *m*: →*Echoerscheinungen*

E|cho|mi|mie *f* (Ⓔ echomimia): zwanghaftes Nachahmen von Gebärden anderer Personen

E|cho|oph|thal|mo|gra|phie *f* (Ⓔ echo-ophthalmography): ***Syn***: *Echoophthalmografie*; Ultraschalluntersuchung [Sonographie*] des Auges und der Augenmuskeln

E|cho|pho|no|kar|di|o|gra|phie *f* (Ⓔ echophonocardiography): ***Syn***: *Echophonokardiografie*; kombinierte Echokardiographie* und Phonokardiographie*

E|cho|phra|sie *f*: →*Echolalie*

E|cho|pra|xie *f*: →*Echokinese*

E|cho|vi|ren *pl*: →*ECHO-Viren*

ECHO-Viren *pl* (Ⓔ ECHO viruses): ***Syn***: *Echoviren*; zu den Enteroviren* gehörende kleine RNA-Viren* [enteric, cytopathic, human, orphan], die Infektionen der Atemwege [**Sommergrippe**], des Magen-Darm-Traktes und des Zentralnervensystems hervorrufen können

Echt-Zeit-Verfahren *nt* (Ⓔ real-time technique): ***Syn***: *Real-time-Technik, Real-time-Verfahren*; bildgebendes Verfahren [z.B. Sonographie*], bei der Vorgänge direkt am Monitor beobachtet werden können

ECI *Abk*.: echoventrikulographischer Kontraktionsindex

EC-IC-Bypass *Abk*.: extrakranieller-intrakranieller Bypass

Eck|zahn *m* (Ⓔ canine tooth): ***Syn***: *Reißzahn, Dens angularis, Dens caninus*; an der Ecke der vorderen Zahnreihe sitzender Zahn mit nur einer Wurzel; der obere Eckzahn ist länger und größer als der untere Eckzahn; bricht zwischen dem 10. und 12. Lebensjahr durch

Eck|zahn|gru|be *f* (Ⓔ canine fossa): ***Syn***: *Fossa canina*; kleine Grube in der Mitte der Außenfläche des Oberkiefers [Maxilla*], unterhalb des Foramen* infraorbitale

Ec|lamp|sia *f*: →*Eklampsie*

ECM *Abk*.: **1.** →*Erythema chronicum migrans* **2.** →*extrazelluläre Matrix*

ECMO *Abk*.: extrakorporale Membranoxygenierung

ECochG *Abk*.: **1.** →*Elektrokochleogramm* **2.** →*Elektrokochleographie*

ECoG *Abk*.: Elektrocorticogramm

E|co|na|zol *nt* (Ⓔ econazole): lokales Antimykotikum*; **Anw.**: Pilzinfektionen von Haut, Schleimhaut und Nägeln; **NW**: Brennen, Hautrötung, allergische Reaktionen [Juckreiz, Kontaktdermatitis*, Ekzem*]

Economo: Constantin von Economo; 1876–1931; österreichischer Neurologe (Wien)

Economo-Enzephalitis *f* (Ⓔ Economo's encephalitis): ***Syn***: *von Economo-Krankheit, Economo-Krankheit, von Economo-Enzephalitis, europäische Schlafkrankheit, Encephalitis epidemica/lethargica*; epidemische Enzephalitis* vermutlich viraler Genese, die primär zwischen 1915 und 1925 in Europa auftrat

Economy-class-Syndrom *nt* (Ⓔ economy class syndrome): ***Syn***: *Thrombose des ersten Ferientages*; Bezeichnung für eine akute Beinvenenthrombose* nach längerem Stillsitzen, v.a. im Flugzeug oder Bus; als Ursache werden eine Abknickung der Vena* poplitea, fehlende Funktion der Muskelpumpe und eine Dehydratation angenommen

E|co|thi|o|pat|i|o|did *nt* (Ⓔ echothiophate iodide): ***Syn***: *S-(Diethoxyphosphinyl)thiocholiniodid*; irreversibler Cholinesterasehemmer*; **Anw.**: Glaukom

ECP *Abk*.: **1.** Eosinophilen-Kationenprotein **2.** →*eosinophiles cationisches Protein* **3.** erythropoetische Koproporphyrie **4.** Estradiolcyclopentylpropionat

ECPG *Abk*.: elektrochemisches Potentialgefälle

ECR *Abk*.: **1.** Erythrozyten-Komplementrezeptor **2.** Extrazellularraum

Ecs|ta|sy *nt* (Ⓔ ecstasy): Designerdroge*, die in den letzten Jahren an Bedeutung gewonnen hat; verfügt über eine zentral anregende und halluzinatorische Wirkung; akute Vergiftung kann u.a. zu Hyperthermie, Leberschäden, Nierenversagen, Kreislaufversagen und Schock führen

ECT *Abk*.: →*Emissionscomputertomographie*

Ect-, ect- *präf*.: →*Ekto-*

-ectasia *suf*.: →*-ektasie*

Ec|thy|ma *nt, pl* **-ma|ta** (Ⓔ ecthyma): ***Syn***: *Ekthym, Lochschwäre, Ekthyma*; durch Streptokokken [Streptococcus* pyogenes] oder Staphylokokken [Staphylococcus* aureus] verursachtes eitriges Hautgeschwür, das meist als scharfrandige, oberflächliche Läsion imponiert; die Entstehung wird durch kleine Hautverletzungen, chronisch-venöse Insuffizienz und eine Schwächung des Allgemeinzustandes begünstigt

Ecthyma cachectirocum: →*Ecthyma gangraenosum terebrans*

Ecthyma contagiosum (Ⓔ contagious ecthyma): ***Syn***: *Orf, atypische Schafpocken, Steinpocken, Stomatitis pustulosa contagiosa*; von Schafen oder Ziegen auf den Menschen [v.a. Melker] übertragene Hautkrankheit, die durch rötliche, nässende Knoten charakterisiert ist; der Erreger [Parapoxvirus ovis] wird durch direkten Kontakt mit befallenen Tieren aufgenommen; nach 3–10 Tagen kommt es zur Entwicklung makulopapulöser Effloreszenzen*, die im weiteren Verlauf ulzerieren; die Abheilung beginnt i.d.R. nach 4–6 Wochen

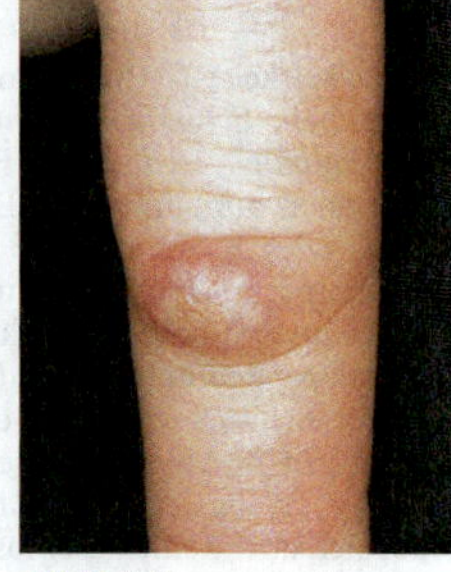
Abb. E3. Ecthyma contagiosum

Ecthyma gangraenosum: →*Ecthyma gangraenosum terebrans*

Ecthyma gangraenosum terebrans (Ⓔ ecthyma gangrenosum): ***Syn***: *Ecthyma gangraenosum, Ecthyma terebrans infantum, Ecthyma cachectirocum*; v.a. Kleinkinder und ältere Patienten befallende, eitrig-ulzeröse Hauterkrankung durch Pseudomonas* aeruginosa, Escherichia* coli u.a.

Ecthyma terebrans infantum: →*Ecthyma gangraenosum terebrans*

Ecto-, ecto- *präf*.: →*Ekto-*

-ectomia *suf*.: →*-ektomie*

Ec|to|pia *f*: →*Ektopie*

Ectopia cordis: →*Ektocardia*

ECV *Abk*.: **1.** →*Elektrokardioversion* **2.** extrazelluläres Volumen

ECW *Abk*.: extrazelluläres Wasser

EC-Zellen *pl* (Ⓔ EC cells): ***Syn***: *enterochromaffine/argentaffine/gelbe/enteroendokrine Zellen, Kultschitzky-Zellen*; u.a. Serotonin* enthaltende, basalgekörnte Zellen des Magen-Darm-Traktes, die sich mit Silber anfärben

Ec|ze|ma *nt, pl* **-ma|ta**: →*Ekzem*

ED *Abk*.: **1.** →*Effektivdosis* **2.** →*Einzeldosis* **3.** →*Elektrodiagnostik* **4.** emetische Dosis **5.** →*epidural* **6.** →*Erhaltungsdosis* **7.** →*Erythemdosis* **8.** Ethyldichlorarsin

E.d. *Abk*.: →*Encephalomyelitis disseminata*

ED_{50} *Abk*.: **1.** Dosis effectiva 50 **2.** →*mittlere effektive Dosis*

ED_{max} *Abk*.: **1.** →*Einzelmaximaldosis* **2.** maximale Einzeldosis

EDA *Abk*.: **1.** elektrodermale Aktivität **2.** enddiastolische Aktivität

EDAP *Abk.*: Etoposid, Dexamethason, Ara-C, Cisplatin (*engl.* platinol)
EDB *Abk.*: Ethylendibromid
EDC *Abk.*: Ethylendichlorid
EDD *Abk.*: enddiastolischer Durchmesser
EDDHA *Abk.*: Ethylendiamin-di-hydroxyphenylacetat
E|del|ga|se *pl* (Ⓔ noble gases): die gasförmigen, reaktionsträgen Elemente der VIII. Hauptgruppe des Periodensystems* der Elemente [Helium, Neon, Argon, Krypton, Xenon, Radon]
E|del|kas|ta|nie *f* (Ⓔ chestnut): *Syn*: *Castanea sativa, Castanea vesca, Castanea vulgaris*; Baum aus der Familie der Buchengewächse [Fagaceae]; verwendet werden die im Herbst gesammelten und getrockneten Laubblätter [**Castaneae folium**], die Gerbstoffe* und Flavonole [Quercetin-, Myricetinglykoside] enthalten und eine adstringierende Wirkung besitzen; **Anw.**: traditionell bei Atemwegserkrankungen, Durchblutungsstörungen und Durchfällen; auch als Gurgelmittel
E|de|tin|säu|re *f*: *→Ethylendiamintetraessigsäure*
EDFL *Abk.*: enddiastolische Faserlänge
EDG *Abk.*: **1.** *→Elektrodermatogramm* **2.** *→Elektrodurogramm*
EDH *Abk.*: *→epidurales Hämatom*
Edinger: Ludwig Edinger; 1855–1918; deutscher Neurologe (Frankfurt a.M.); Begründer der vergleichenden Neuroanatomie; Edinger studierte Medizin in Heidelberg; großen Einfluss auf ihn hatte Ernst von Leyden mit seinen Ausführungen zur klinischen Neurologie; nach dem Studium arbeitete Edinger u.a. zusammen mit Waldeyer in Straßburg und besuchte Kollegen in Berlin (Westphal, Wernicke, Ehrlich), Leipzig (Erb, Strümpell, Möbius, Kraeplin, Flechsig) und Paris (Charcot); in Frankfurt war er ein enger Kollege von Weigert*
Edinger-Westphal-Kern *m* (Ⓔ Edinger-Westphal nucleus): *Syn*: *Nucleus accessorius nervi oculomotorii*; autonomer Kern des Nervus* oculomotorius für die inneren Augenmuskeln
EDL *Abk.*: enddiastolische Länge
EDPAP *Abk.*: enddiastolischer Pulmonalarteriendruck
EDR *Abk.*: elektrodermale Reaktion
EDRF *Abk.*: endothelium derived releasing factor
EDS *Abk.*: *→Ehlers-Danlos-Syndrom*
EDSL *Abk.*: enddiastolische Segmentlänge
EDTA *Abk.*: **1.** Ethylendiamintetraacetat **2.** *→Ethylendiamintetraessigsäure*
EDV *Abk.*: enddiastolisches Volumen
EDVD *Abk.*: enddiastolischer Ventrikeldruck
EDVI *Abk.*: enddiastolischer Volumenindex
Edwards: John Hilton Edwards; geb. 1928; britischer Humangenetiker (Oxford)
Edwards-Syndrom *nt* (Ⓔ Edwards' syndrome): *Syn*: *Trisomie 18-Syndrom, Trisomie 18*; durch eine Trisomie* von Chromosom 18 verursachtes Fehlbildungssyndrom mit Schädel- und Knochenfehlbildungen, Skoliose* und körperlicher und geistiger Unterentwicklung; **Häufigkeit**: ca. 1:5000 Lebendgeburten; **Prognose**: 90 % der Patienten versterben im 1. Lebensjahr
Ed|ward|si|el|la *f* (Ⓔ Edwardsiella): gramnegative Gattung der Enterobacteriaceae*; **Edwardsiella tarda** wird gelegentlich aus Stuhl, Blut oder Urin isoliert, die Frage der Pathogenität ist aber nicht eindeutig geklärt
EDWS *Abk.*: enddiastolische Wandspannung
EE *Abk.*: **1.** Embryo-Extrakt **2.** Empfänger-Erythrozyt **3.** *→endogenes Ekzem* **4.** *→Enzymeinheit* **5.** *→exoerythrozytär* **6.** *→exsudative Enteropathie*
EEA *Abk.*: *→End-zu-End-Anastomose*
EEC-Syndrom *nt* (Ⓔ EEC syndrome): autosomal-dominantes, anhidrotisches Ektodermaldysplasie-Syndrom* mit Ektrodaktylie, Ektodermaldysplasie und Lippen-Kiefer-Gaumenspalte [*engl.* clefting]; sind auch noch Fehlbildungen der Harnwege vorhanden, spricht man von **EECUT-Syndrom** [*engl.* urinary tract]; **klinisch** auffällig sind An- oder Hypohydrose*, Dysplasie von Nägeln, Haaren und Zähnen, Spaltbildungen von Hand und Fuß [bis hin zu Spalthand oder Spaltfuß]; die geistige Entwicklung ist normal
EECUT-Syndrom *nt*: *s.u. EEC-Syndrom*
EED *Abk.*: Einstrahl-Einzeldosis
EEDTA *Abk.*: 2,2'-Bis-diacetylamino-diethylether
EEE *Abk.*: **1.** *→Eastern-Equine-Enzephalitis* **2.** *→Eastern-Equine-Enzephalomyelitis*
eEF *Abk.*: eukaryoter Elongationsfaktor
EEG *Abk.*: **1.** *→Elektroenzephalogramm* **2.** *→Elektroenzephalographie*
EEM *Abk.*: *→Erythema exsudativum multiforme*
EE3ME *Abk.*: Ethinylestradiol-3-methylether
EES *Abk.*: Ethylethansulfat
EET *Abk.*: **1.** errechneter Entbindungstermin **2.** Erythrozyten-Eisen-Turnover
EETR *Abk.*: Erythrozyten-Eisen-Turnover-Rate
EF *Abk.*: **1.** *→Ejektionsfraktion* **2.** *→Elongationsfaktor* **3.** enzephalitogener Faktor **4.** essentielle Fruktosurie **5.** Etafenon **6.** Exkretionsfraktion **7.** exophthalmogener Faktor **8.** Extrinsic-Faktor
eF *Abk.*: elastische Faser
Ef-, ef- *präf.*: Wortelement mit der Bedeutung „aus/heraus"
EFA *Abk.*: Euglobulin-Fibrinolyse-Aktivität
E|fa|vi|renz *nt* (Ⓔ efavirenz): nicht-nukleosidanaloger Reverse-Transkriptase-Hemmer; *s.u. Essay AIDS S. 31*
EfD *Abk.*: *→Einfalldosis*
EFE *Abk.*: *→Endokardfibroelastose*
E|feu *m* (Ⓔ ivy): *Syn*: *Hedera helix*; Kletterpflanze aus der Familie der Efeugewächse [Araliaceae]; verwendet werden die Blätter [**Hederae helicis folium**]; sie enthalten Triterpensaponine* und wirken expektorierend, spasmolytisch und schleimhautreizend; **Anw.**: akute und chronische Bronchitis; traditionell bei Keuchhusten*, Rheuma, Gicht* und Leber- und Gallenleiden; in der Homöopathie Anwendung bei Asthma* bronchiale, rheumatischen Erkrankungen sowie Leber- und Gallenleiden
Ef|fek|tiv|do|sis *f, pl* **-sen** (Ⓔ effective dose): *Syn*: *Dosis effectiva, Dosis efficax, Wirkdosis*; Bezeichnung für die effektiv wirksame Arzneimittelmenge
Ef|fek|tor *m* (Ⓔ **1.–2.** effector): **1.** Bezeichnung für Organe, Gewebe oder Zellen, die durch efferente Nervenimpulse angeregt oder gehemmt werden können **2.** Substanz, die die Enzymaktivität anregen [**Aktivator**] oder hemmen [**Inaktivator, Inhibitor**] kann
allosterischer Effektor (Ⓔ allosteric effect): *s.u. Allosterie*
Ef|fek|tor|hor|mo|ne *pl* (Ⓔ effector hormones): *s.u. Hypothalamus*
Ef|fek|tor|zel|len *f* (Ⓔ T effector cells): *Syn*: *T-Effektorzellen*; *s.u. T-Lymphozyten*
Ef|fekt, pi|e|zo|e|lek|tri|scher *m* (Ⓔ piezoelectric effect): übt man Druck oder Zug auf bestimmte Kristalle [z.B. Quarz, Turmalin] aus, zeigen sie eine elektrische Spannung an der Oberfläche [**Piezoelektrizität**]; legt man eine Hochfrequenzspannung an diese Kristalle an, deformieren sie sich [**umgekehrter piezoelektrischer Effekt**] und senden u.U. Schallwellen aus; beide Effekte werden in der Ultraschalltechnik ausgenutzt
Ef|fekt, zy|to|pa|thi|scher *m* (Ⓔ cytopathic effect): Bezeichnung für die Fähigkeit von Viren, Zellen in Einschichtkulturen zu schädigen; führt i.d.R. zur Bildung von Plaques*
ef|fe|rent *adj* (Ⓔ efferent): zentrifugal; wegführend, herausführend, herausleitend, ableitend
Ef|fe|renz *f* (Ⓔ efference): von den Nervenzellen ausgehende Erregung, die über die Neuriten zu Erfolgsorganen oder -geweben geleitet wird; oft gleichgesetzt mit der entsprechenden Leitungsbahn
Ef|fi|zi|enz *f* (Ⓔ efficiency): Wirkungsgrad, Nutzleistung; (Leistungs-)Fähigkeit
Ef|fla|ti|on *f* (Ⓔ eructation): *Syn*: *Eruktation*; Aufstoßen
Ef|flo|res|zenz *f* (Ⓔ efflorescence): *Syn*: *Hautblüte*; sichtbare Hautveränderung als direkte [**primäre Effloreszenz**] oder indirekte [**sekundäre Effloreszenz**] Krankheitsfolge
primäre Effloreszenz (Ⓔ primary efflorescence): *Syn*: *Primäreffloreszenz*; direkt durch eine Hauterkrankung hervorgerufene Veränderung der gesunden Haut; man unterscheidet Fleck [**Macula**], Knötchen [**Papula**], Bläschen [**Vesicula**], Blase [**Bulla**], Quaddel [**Urtica**] und Pustel [**Pustula**]

E

sekundäre Effloreszenz (Ⓔ secondary efflorescence): *Syn*: *Sekundäreffloreszenz*; Hautveränderung, die sich aus einer primären Effloreszenz entwickelt oder durch eine externe Schädigung verursacht wird; man unterscheidet Schuppe [**Squama**], Kruste [**Crusta**], Erosion [**Erosio**], **Rhagade**, Schrunde [**Fissura**], Geschwür [**Ulcus**], Abschürfung [**Excoriatio**], Narbe [**Cicatrix**] und Hautschwund [**Atrophie**]

Eflfluvilum *nt* (Ⓔ **1.–2.** effluvium): **1.** Ausfall, Entleerung, Erguss **2.** *Syn*: *Effluvium capillorum*; Haarausfall

androgenetisches Effluvium (Ⓔ androgenetic effluvium): *Syn*: *androgenetische Alopezie, Haarausfall vom männlichen Typ, männliche Glatzenbildung, Alopecia androgenetica, Calvities hippocratica*; autosomal vererbte Neigung zur Glatzenbildung bei Männern, die durch Androgene* ausgelöst wird; bei Frauen [**androgenetische Alopezie der Frau**] liegt meist ein erhöhter Androgenspiegel [adrenogenitales Syndrom*, Androgentherapie] oder eine erhöhte Testosteronempfindlichkeit der Haarfollikel vor

Effluvium capillorum (Ⓔ effluvium): *Syn*: *Effluvium*; Haarausfall

diffuses luetisches Effluvium (Ⓔ diffuse syphilitic alopecia): *s.u. Essay Syphilis S. 2077*

postpartales Effluvium (Ⓔ postpartum alopecia): *Syn*: *postpartale Alopezie, Alopecia postpartualis*; reversibler Haarausfall nach der Geburt; die Ursache besteht darin, dass bis 95 % aller Haarfollikel während der Schwangerschaft in der Anagenphase* verharren und damit postpartal synchron in die Telogenphase* eintreten und nach der 8. Woche post partum physiologisch ausfallen; die Haardichte normalisiert sich wieder innerhalb einiger Monate

Effluvium seminis: *→Ejakulation*

telogenes Effluvium (Ⓔ telogen effluvium): diffuser, nicht vernarbender Haarausfall, z.B. bei Säuglingen oder im Alter

toxisches Effluvium (Ⓔ toxic effluvium): durch Gifte oder Zytostatika* verursachter Haarausfall

Effort-Syndrom *nt* (Ⓔ effort syndrome): *Syn*: *DaCosta-Syndrom, neurozirkulatorische Asthenie, Soldatenherz, Phrenikokardie*; meist bei jüngeren Männern auftretende belastungsunabhängige Symptomatik mit Hyperventilation*, Tachykardie*, Herzschmerzen und Engegefühl; neben einer psychosomatischen Komponente wird auch eine Übererregbarkeit des Atemzentrums als Ursache diskutiert

Eflfortlthromlbolse *f*: *→Paget-Schroetter-Syndrom*

Eflfulsion *f* (Ⓔ effusion): Erguss, Flüssigkeitsansammlung

EFM *Abk*.: elektronisches Fetalmonitoring

EFP *Abk*.: Etoposid, 5-Fluorouracil, Cisplatin

EFR *Abk*.: effektive Filtrationsrate

EFS *Abk*.: **1.** *→essentielle Fettsäuren* **2.** Esterfettsäuren

EG *Abk*.: *→Echinococcus granulosus*

EGA *Abk*.: *→Elephantiasis genitoanorectalis*

EGB *Abk*.: Endothel-Glia-Barriere

EGEG *Abk*.: Elektrogastroenterogramm

Elgel *m* (Ⓔ fluke): Sammelbezeichnung für Würmer der Gattung Hirudinea* und für verschiedene Trematodengattungen

Elgesita *pl* (Ⓔ egesta): Körperausscheidungen; z.B. Kot, Sputum

EGF *Abk*.: *→epidermal growth factor*

EGG *Abk*.: **1.** *→Elektrogastrogramm* **2.** *→Elektrogastrographie*

EGJ *Abk*.: eiweißgebundenes Jod

EGOT *Abk*.: erythrozytäre Glutamat-Oxalacetat-Transaminase

Elgreslsilon *f* (Ⓔ extrusion): *Syn*: *Elongation, Extrusion*; (*Zahn*) Verlängerung während des Wachstums oder als Antwort auf eine physiologische Abnutzung

EGT *Abk*.: Euglobulintest

EGTA *Abk*.: Ethytenglykol-bis-β-amino-ethylether-N,N,N',N'-tetraacetat

EG-Zellen *pl* (Ⓔ embryonic germ cells): *Syn*: *embryonale Keimzellen, embryonic germ cells*; *s.u. Essay Stammzellen – therapeutisches Klonieren S. 2021*

EH *Abk*.: **1.** *→Entamoeba histolytica* **2.** Eosin-Hämatoxylin **3.** Erste Hilfe **4.** *→essentielle Hypertonie*

EHC *Abk*.: enterohepatische Clearance

EHD *Abk*.: Einzelhöchstdosis

EHDP *Abk*.: Ethyliden-1-hydroxy-1,1-diphosphonat

EHEC *Abk*.: *→enterohämorrhagische Escherichia coli*

Ehelfeindllichlkeit *f* (Ⓔ gamophobia): *Syn*: *Gamophobie*; krankhafte Abneigung gegen die Ehe oder das Heiraten

EHF *Abk*.: **1.** epidemisches hämorrhagisches Fieber **2.** extrem hohe Frequenz

EHK *Abk*.: enterohepatischer Kreislauf

EHL *Abk*.: essentielle Hyperlipidämie

Ehlers: Edward Ehlers; 1863–1937; dänischer Dermatologe (Kopenhagen)

Ehlers-Danlos-Syndrom *nt* (Ⓔ Ehlers-Danlos syndrome): *Syn*: *Danlos-Syndrom, Fibrodysplasia elastica generalisata*; Oberbegriff für insgesamt neun Syndrome mit angeborener [autosomal-rezessiver oder dominanter] Kollagendysplasie; auffällig sind Hyperelastizität der Haut [Cutis* hyperelastica], Überstreckbarkeit der Gelenke sowie eine Anfälligkeit für Hautverletzungen mit schlechter Heilungstendenz

Ehlrenlpreis *m* (Ⓔ speedwell): *Syn*: *Veronica officinalis*; Pflanze aus der Familie der Rachenblütler [Scrophulariaceae]; verwendet wird das während der Blüte gesammelte und getrocknete Kraut [**Veronicae herba**], das Iridoidglykoside* [z.B. Catalpol, Veronicosid, Verprosid, Mussaenosid, Ladrosid] und Flavonoide* enthält; **Anw.**: traditionell bei Atemwegserkrankungen und Erkrankungen von Magen-Darm-Trakt, Niere und ableitenden Harnwegen; auch bei Gicht* und Rheuma; äußerlich bei chronischen Hautleiden mit Hautjucken und zur Wundheilung; in der Homöopathie u.a. bei chronischer Bronchitis*, Blasenentzündung und chronischen Hautleiden verwendet

Ehrenritter: Johann Ehrenritter; österreichischer Anatom im 18. Jahrhundert

Ehrenritter-Ganglion *nt* (Ⓔ Ehrenritter's ganglion): *Syn*: *Müller-Ganglion, oberes Glossopharyngeusganglion, Ganglion superius nervi glossopharyngei, Ganglion rostralis nervi glossopharyngei*; im Foramen* jugulare liegendes oberes Ganglion des Nervus* glossopharyngeus

Ehrlich: Paul Ehrlich; 1854–1915; deutscher Arzt und Forscher (Berlin, Frankfurt a.M.); Nobelpreisträger 1908 für seine Arbeiten auf dem Gebiet der Immunologie; Ehrlich war einer der größten Forscher seiner Zeit; seine Interessen und Arbeiten umfassten u.a. Bakteriologie, Hämatologie, Immunologie, Onkologie und Chemotherapie; angeregt durch die Arbeiten seines Onkels Carl Weigert*, beschäftigte er sich systematisch mit der Verwendung von Farbstoffen in der Färbung von Gewebsschnitten und war der erste, der histologische Farbstoffe in saure, basische und neutrale Farbstoffe einteilte; zwischen 1885 und 1905 entwickelte Ehrlich u.a. die Seitenkettentheorie, die zur Grundlage der modernen Immunologie wurde; am bekanntesten war er zu seiner Zeit aber durch die Entwicklung von Salvarsan, einem arsenhaltigen Syphilismittel, das mehr als 30 Jahre lang das wirksamste Präparat auf dem Markt war

Ehrlich-Fingerversuch *m* (Ⓔ Ehrlich's finger test): Test zum Nachweis von in-vivo-Hämolyse durch Kältehämolysine; ein venös gestauter Finger wird 10 Minuten in Eiswasser und danach 10 Minuten in warmes Wasser [40°C] getaucht; das anschließend entnommene Blut zeigt Hämolyse* und Erythrophagozytose*

Ehrlich-Innenkörper *m*: *→Heinz-Innenkörperchen*

Ehrlich-Mastzellen *pl* (Ⓔ tissue mast cells): *Syn*: *Gewebemastzellen*; im Bindegewebe vorkommende Mastzellen* mit reichlich basophilen Granula

Ehrlich-Reaktion *f* (Ⓔ Ehrlich's test): unspezifischer Nachweis von Urobilinogen* und Bilirubin* im Harn

Ehrlich-Seitenkettentheorie *f* (Ⓔ Ehrlich's side-chain theory): erste Theorie, die von einer selektiven Antikörperbildung ausging; auch wenn Teile überholt sind, bildete sie doch die Grundlage der modernen Theorien zur Antikörperbildung

Ehrllilchia *f* (Ⓔ Ehrlichia): obligat intrazelluläre, gramnegative Bakterien der Familie Rickettsiaceae; sie werden durch Zecken und evtl. auch Trematoden übertragen; von den bekannten Arten spielen **Ehrlichia chaffeensis, phagocytophilia, egu, ewingii** und **sennetsu** eine Rolle als Erreger fieberhafter Allgemeininfektionen [Ehrlichiose*]

Ehr|li|chi|o|se *f* (Ⓔ ehrlichiosis): Infektionskrankheit durch Ehrlichia*-Arten; i.d.R. handelt es sich um fieberhafte Allgemeinerkrankungen mit Krankheitsgefühl, Fieber, Kopfschmerzen, Muskelschmerzen, Übelkeit, Erbrechen und Husten; bei der Blutuntersuchung findet man eine Leukozytopenie, Thrombozytopenie, Anämie und Erhöhung von GOT, GPT und LDH; die Unterscheidung in **humane monozytäre Ehrlichiose** [Erreger: Ehrlichia chaffeensis], **humane granulozytäre Ehrlichiose** [Erreger: Ehrlichia phagocytophilia, egu] und **Sennetsu-Ehrlichiose** [Erreger: Ehrlichia sennetsu] spielt klinisch keine Rolle; **Therapie**: Doxycyclin* ist das Antibiotikum der Wahl; Ciprofloxacin*, Ofloxacin* und Rifampicin* wirken ebenfalls gut; **Prognose**: gut; bei ca. 15 % kommt es zu Komplikationen [akutes Nierenversagen*, Verbrauchskoagulopathie*, Krampfanfälle, Koma*]; die Letalität liegt bei 2–5 %

EHT *Abk.*: *→ Elektrohauttest*

EHTC *Abk.*: Elektrohydrothermokoagulation

EHWZ *Abk.*: Eliminationshalbwertszeit

EI *Abk.*: **1.** *→ Eclampsia imminens* **2.** Exkretionsindex **3.** Exzentrizitätsindex

Ei *nt*: *→ Oozyt*

EIA *Abk.*: **1.** *→ Enzymimmunassay* **2.** *→ Enzymimmunoassay*

EIAB *Abk.*: extra-intrakranieller Arterienbypass

Ei-Amnionkultur *f* (Ⓔ amnion culture): Züchtung von Erregern [v.a. Viren] in der Amnionhöhle eines embryonierten Hühnereies

Ei|bisch *m* (Ⓔ marsh mallow): *Syn*: *Althaea officinalis*; Pflanze aus der Familie der Malvengewächse [Malvaceae]; verwendet werden Blätter [**Althaeae folium**] und Wurzeln [**Althaeae radix**]; sie enthalten Polysaccharidgemische, Stärke und Pektine*; **Anw.**: als Mucilaginosum bei Reizhusten sowie bei Reizung der Rachen- und Magenschleimhaut; traditionell bei Keuchhusten, Blasenleiden und Durchfall

Ei|chel *f* (Ⓔ glans): *Syn*: *Balanos, Glans penis*; vorderes Ende des Harnröhrenschwellkörpers [Corpus* spongiosum penis], in dessen Mitte die Öffnung der Harnsamenröhre [Ostium* urethrae externum] liegt; *s.a. Penis*

Ei|chel|ent|zün|dung *f* (Ⓔ balanitis): Balanitis*

Eichel-Vorhaut-Katarr *m*: *→ Eichel-Vorhaut-Katarrh*

Eichel-Vorhaut-Katarrh *m* (Ⓔ balanoposthitis): *Syn*: *Balanoposthitis, Eichel-Vorhaut-Katarr*; Entzündung von Eichel und Vorhaut; *s.a. Balanitis*

Ei|chen|rin|de *f* (Ⓔ oak bark): *Syn*: *Quercus cortex*; Rinde von **Stieleiche** [Quercus robur] oder **Traubeneiche** [Quercus petraea], die beide zur Familie der Buchengewächse [Fagaceae] gehören; enthält v.a. Catechingerbstoffe* und wirkt damit adstringierend und auch virustatisch; **Anw.**: bei entzündlichen Hauterkrankungen, Schleimhautentzündungen im Mund- und Rachenraum und Anogenitalbereich; innerlich bei Durchfall; traditionell bei Frostbeulen, Schweißfüßen, Gicht* und Durchfall

Eichstedt: Eichstedt-Krankheit *f*: *→ Pityriasis versicolor*

Ei|co|sa|no|i|de *pl*: *→ Eikosanoide*

EID *Abk.*: *→ Elektroimmunodiffusion*

Ei|dech|sen|le|der *f* (Ⓔ alligator skin): *s.u. Ichthyosis vulgaris*

Ei|de|ti|kum *nt, pl* **-ka** (Ⓔ hallucinogen): *Syn*: *Halluzinogen, Psychomimetikum, Psychotomimetikum, Phantastikum, Psychotoxikum, Psychodysleptikum*; Substanz, die bei gesunden Personen abnorme Erlebniszustände [Halluzinationen] auslöst

Ei|dot|ter *m* (Ⓔ yolk): *Syn*: *Vitellus, Eigelb, Dotter*; Nährsubstanz der Eizelle für den Embryo

Ei|dot|ter|kul|tur *f* (Ⓔ yolk culture): Züchtung von Erregern [v.a. Viren] im Dottersack eines embryonierten Hühnereies

EIDS *Abk.*: *→ erworbenes Immundefektsyndrom*

EIEC *Abk.*: *→ enteroinvasive Escherichia coli*

Ei|er|frucht *f* (Ⓔ egg plant): Aubergine, Solanum melongena; *s.u. Solanum*

Ei|er|stock *m, pl* **Ei|er|stö|cke** (Ⓔ ovary): *Syn*: *Ovarium, Oophoron, Ovar*; die Eierstöcke liegen zu beiden Seiten der Gebärmutter [Uterus*]; sie werden durch Bänder [Ligamentum* suspensorium ovarii und ovarii proprium] in ihrer Lage fixiert; jeder Eierstock wiegt zwischen 7 und 14 Gramm und misst ca. 4 cm × 2 cm × 1 cm; man unterscheidet einen **oberen Eierstockpol** [Extremitas tubaria ovarii] und einen **unteren Eierstockpol** [Extremitas uterina ovarii]; die mediale, dem Infundibulum* des Eileiters zugewandte Seite wird als **Facies medialis** bezeichnet, die der Bauchwand anliegende Seitenfläche als **Facies lateralis**; der Vorderrand, an dem das Mesovarium ansetzt, heißt **Margo mesovaricus**, der hintere konvexe Rand **Margo liber**; das **Hilum ovarii** ist die Eintritts- und Austrittsstelle für die Blut- und Lymphgefäße am vorderen oberen Rand [Margo mesovaricus]
das Ovar wird von einer Bindegewebshülle [**Tunica albuginea**] umgeben; das **Stroma ovarii** besteht aus einer Rindenschicht [**Cortex ovarii**], die die Eierstockfollikel* [Folliculi ovarici] und die Gelbkörper [Corpus* luteum] enthält, und einer Markzone [**Medulla ovarii**] aus Bindegewebe, in dem interstitielle Zellen liegen, die in ihrer Gesamtheit als **interstitielle Eierstockzellendrüsen** bezeichnet werden; *s.a. Follikelreifung*

Ei|er|stock|abs|zess *m* (Ⓔ ovarian abscess): *Syn*: *Ovarialabszess*; eitrige Eierstockentzündung* mit Gewebeeinschmelzung

Ei|er|stock|ar|te|rie *f* (Ⓔ ovarian artery): *Syn*: *Ovarika, Arteria ovarica*; Ast der Aorta* abdominalis; zieht auf dem Musculus* psoas major nach unten und gelangt im Ligamentum* suspensorium ovarii zum Eierstock

Ei|er|stock|band *nt* (Ⓔ ovarian ligament): *Syn*: *Ligamentum ovarii proprium, Ligamentum uteroovaricum*; Band zwischen Tubenwinkel des Uterus* und Eierstock [Ovar*]

Ei|er|stock|en|do|me|tri|o|se *f* (Ⓔ ovarian endometriosis): *Syn*: *Ovarialendometriose, Endometriosis ovarii*; Form der Endometriosis* genitalis externa mit einseitigem (seltener beidseitigem) Eierstockbefall; evtl. Ausbildung einer Schokoladenzyste*

Ei|er|stock|ent|fer|nung *f*: *→ Ovariektomie*

Ei|er|stock|ent|zün|dung *f*: *→ Oophoritis*

Ei|er|stock|fi|brom *nt* (Ⓔ ovarian fibroma): *Syn*: *Ovarialfibrom*; gutartiger Bindegewebstumor des Eierstocks

Ei|er|stock|fi|xie|rung *f* (Ⓔ ovariopexy): *Syn*: *Ovariopexie*; operative Anheftung/Fixierung eines oder beider Eierstöcke

Ei|er|stock|fol|li|kel *pl* (Ⓔ ovarian follicles): *Syn*: *Ovarialfollikel, Folliculi ovarici*; Gesamtheit von Eizelle und umgebendem Epithel; *s.a. Follikelreifung*

Ei|er|stock|gra|vi|di|tät *f*: *→ Eierstockschwangerschaft*

Ei|er|stock|hi|lus *m* (Ⓔ hilum of ovary): *Syn*: *Hilum ovarii*; am vorderen oberen Rand des Eierstocks [Margo mesovaricus] liegende Eintritts- und Austrittsstelle für die Blut- und Lymphgefäße

Ei|er|stock|in|zi|si|on *f*: *→ Ovariotomie*

Ei|er|stock|kap|sel *f* (Ⓔ albuginea of ovari): *Syn*: *Tunica albuginea ovarii*; unter dem Peritoneum* urogenitale liegende äußere Bindegewebsschicht des Ovars*

Ei|er|stock|kar|zi|nom *nt*: *→ Ovarialkarzinom*

Ei|er|stock|krebs *m*: *→ Ovarialkarzinom*

Ei|er|stock|mark *nt* (Ⓔ ovarian medulla): *Syn*: *Ovarialmark, Medulla ovarii*; *s.u. Eierstock*

Ei|er|stock|punk|ti|on *f* (Ⓔ ovariocentesis): *Syn*: *Ovariozentese*; Punktion eines Eierstocks, z.B. bei Schokoladenzyste oder zur Gewinnung von Eizellen für eine In-vitro-Befruchtung

Ei|er|stock|rin|de *f* (Ⓔ cortex of ovary): *Syn*: *Cortex ovarii*; äußere Schicht des Eierstocks, die die Eierstockfollikel* [Folliculi ovarici] und die Gelbkörper [Corpus luteum] enthält; *s.a. Eierstock*

Ei|er|stock|rup|tur *f*: *→ Ovariorrhexis*

Ei|er|stock|schmerz *m* (Ⓔ ovarialgia): Ovarialgie*

Ei|er|stock|schnitt *f*: *→ Ovariotomie*

Ei|er|stock|schwan|ger|schaft *f* (Ⓔ ovarian pregnancy): *Syn*: *Eierstockgravidität, Ovarialschwangerschaft, Ovarialgravidität, Graviditas ovarica*; Einnistung der Frucht im Eierstock; die meisten Eierstockschwangerschaften gehen frühzeitig zu Grunde und bleiben klinisch stumm

Ei|er|stock|stro|ma *nt* (Ⓔ stroma of ovary): *Syn*: *Ovarialstroma, Stroma ovarii*; *s.u. Ovar*

Ei|er|stock|tu|ber|ku|lo|se *f* (Ⓔ ovarian tuberculosis): häufige Form der Urogenitaltuberkulose*; *s.a. Essay Tuberkulose S. 2171*

E

Ei|er|stock|ve|ne, lin|ke *f* (Ⓔ left ovarian vein): *Syn*: *Vena ovarica sinistra*; mündet in die Nierenvenen [Venae* renales]

Ei|er|stock|ve|ne, rech|te *f* (Ⓔ right ovarian vein): *Syn*: *Vena ovarica dextra*; mündet in die untere Hohlvene [Vena* cava inferior]

Ei|er|stock|zel|len|drü|sen, in|ter|sti|ti|el|le *pl* (Ⓔ interstitial glands): *s.u. Eierstock*

Ei|er|stock|zys|te *f* (Ⓔ ovarian cyst): *Syn*: *Ovarialzyste*; Flüssigkeitsansammlung in einem erweiterten Follikel* oder Gelbkörper*; evtl. Ausbildung einer Schokoladenzyste*

EIF *Abk.*: Erythropoese-Inhibitionsfaktor

Ei|gelb *nt*: *→Eidotter*

Ei|ge|lenk *nt*: *→Articulatio condylaris*

Ei|gen|a|nam|ne|se *f* (Ⓔ autoanamnesis): Anamnese*, die auf den eigenen Angaben des Patienten/der Patientin basiert

Ei|gen|blut|be|hand|lung *f*: *→Eigenbluttherapie*

Ei|gen|blut|spen|de *f* (Ⓔ withdrawal of the patient's own blood): *s.u. Eigenbluttransfusion*

Ei|gen|blut|the|ra|pie *f* (Ⓔ autohemotherapy): *Syn*: *Eigenblutbehandlung, Autohämotherapie*; unspezifische Reiztherapie, bei der kleine Mengen von patienteneigenem Blut intramuskulär injiziert werden

Ei|gen|blut|trans|fu|si|on *f* (Ⓔ autotransfusion): *Syn*: *Autotransfusion*; Transfusion von patienteneigenem Blut; das Blut kann präoperativ entnommen werden [**Eigenblutspende**] oder wird während des Eingriffes aufgefangen und nach Reinigung wieder dem Patienten zugeführt

Ei|gen|ge|ruch *m* (Ⓔ scent): *s.u. Essay Riechen/Geruchssinn S. 1863*

Ei|gen|hem|mung *f* (Ⓔ **1.–2.** self-inhibition): **1.** Hemmung der Hämolyse bei der Komplementbindungsreaktion*, z.B. durch bakterielle Antigene im Serum **2.** Selbsthemmung einer Erregung durch rückläufige Impulse zu Renshaw*-Zellen

Ei|gen|impf|stoff *m* (Ⓔ autovaccine): *Syn*: *Autovakzine, Eigenvakzine*; Impfstoff aus vom Patienten stammenden Material [Erreger aus Stuhl-, Rachen-, Nasen-, Mundabstrichen etc.], das gereinigt und aufbereitet wurde; wird bei chronischen Infekten und zur Tumortherapie verwendet

Ei|gen|in|duk|ti|on *f* (Ⓔ self-induction): *s.u. Enzyminduktion*

Ei|gen|re|flex *m* (Ⓔ proprioceptive reflex): *Syn*: *Muskeleigenreflex, propriozeptiver Reflex, monosynaptischer Reflex*; Reflex, bei dem Reizort und Erfolgsorgan identisch sind

Ei|gen|se|rum *nt, pl* **-se|ren** (Ⓔ autoserum): *Syn*: *Autoserum*; aus dem eigenen Blut gewonnenes Serum*

Ei|gen|se|rum|be|hand|lung *f* (Ⓔ autoserum therapy): *Syn*: *Autoserotherapie*; Behandlung mit aus dem eigenen Blut gewonnenem Serum*

Ei|gen|strah|lung *f* (Ⓔ autoradiation): die für ein radioaktives Element kennzeichnende Strahlung mit einer spezifischen Wellenlänge

Ei|gen|vak|zi|ne *f*: *→Eigenimpfstoff*

Ei|häu|te *pl* (Ⓔ fetal membranes): *Syn*: *Embryonalhüllen*; die Fetus und Fruchtwasser umhüllenden drei Häute: Schafshaut [Amnion*], Zottenhaut [Chorion*] und Siebhaut [Dezidua*]

Ei|haut|kul|tur *f* (Ⓔ chorioallantoic culture): Züchtung von Erregern [v.a. Viren] auf der Chorion-Allantoishaut eines embryonierten Hühnereies

Ei|hü|gel *m* (Ⓔ proligerous disk): Discus proligerus; *s.u. Follikelreifung*

Ei|hül|le *f* (Ⓔ oolemma): *Syn*: *Oolemma, Zona pellucida, Membrana pellucida*; von den Follikelzellen gebildete Umhüllung der Eizelle; *s.a. Follikelreifung*

Ei|ke|nel|la cor|ro|dens *f* (Ⓔ Eikenella corrodens): fakultativ pathogenes, gramnegatives Stäbchenbakterium; normaler Kommensale der Mund- und Darmflora; wird gelegentlich bei Wundinfektionen, Abszessen, Meningitis* oder Endokarditis* gefunden; *s.a. HACEK-Gruppe*

Ei|ko|sa|no|i|de *pl* (Ⓔ eicosanoids): *Syn*: *Arachidonsäurederivate, Eicosanoide*; von der Arachidonsäure [Eicosatetraensäure] abgeleitete Derivate, z.B. Prostaglandine und Prostazykline

Ei|lei|ter *m* (Ⓔ uterine tube): *Syn*: *Tube, Tuba uterina, Salpinx*; Eierstock [Ovar*] und Gebärmutter [Uterus*] verbindender, 10–20 cm langer muskulöser Schlauch; die Aufgabe des Eileiters ist es, das Ei beim Eisprung aufzufangen und es zur Gebärmutter zu transportieren; die Befruchtung findet noch auf dem Weg zur Gebärmutter statt
der Eileiter hat zwei Öffnungen: eine in der Nähe des Eierstocks [Ostium abdominale tubae uterinae] und eine an der Einmündung in die Gebärmutter [Ostium uterinum tubae uterinae]; die **abdominelle Tubenöffnung** [Ostium abdominale tubae uterinae] wird vom **Infundibulum tubae uterinae** gebildet, das am Rand mit den Eileiterfransen [Fimbriae* tubae uterinae] besetzt ist, darauf folgt die **Eileiterampulle** [Ampulla tubae uterinae], die ca. 2 Drittel der Eileiterlänge ausmacht; sie verjüngt sich langsam von ca. 10 mm Weite auf 4 mm und geht in den sog. **Tubenisthmus** [Isthmus tubae uterinae] über, der einen Durchmesser von 2–3 mm hat; der letzte Abschnitt des Eileiters innerhalb der Gebärmutterwand wird als **Pars uterina tubae uterinae** bezeichnet
die Wand des Eileiters zeigt einen dreischichtigen Aufbau; die äußere **Tunica serosa tubae uterinae** wird von dem Peritoneum* viscerale gebildet, unter dem eine subseröse Schicht [**Tela subserosa**] mit Längsmuskulatur liegt; darunter folgt die eigentliche Muskelschicht [**Tunica muscularis tubae uterinae**], die im Bereich der Ampulle am kräftigsten ist; die innen liegende Schleimhaut der Tube [**Tunica mucosa tubae uterinae**] bildet hohe Schleimhautfalten [**Plicae tubariae**]; das einschichtige Epithel besteht aus Flimmerepithel* und sekretorischen Zellen

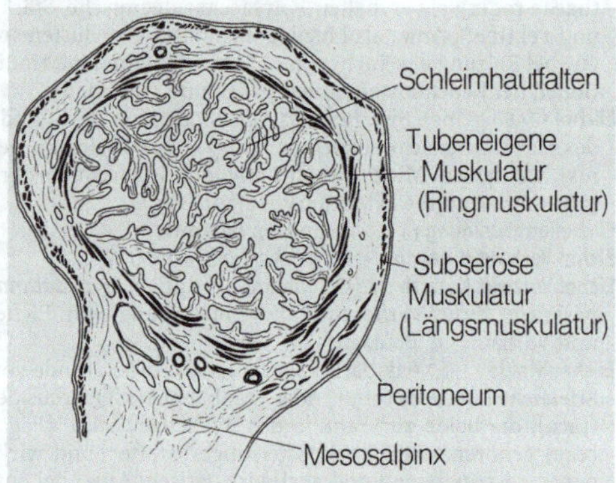

Abb. E4. Schnitt durch den Eileiter

Ei|lei|ter|am|pul|le *f* (Ⓔ ampulla of uterine tube): *Syn*: *Tubenampulle, Ampulla tubae uterinae*; 4–10 mm weiter Abschnitt des Eileiters zwischen Infundibulum und Isthmus

Ei|lei|ter|an|hef|tung *f* (Ⓔ salpingopexy): *Syn*: *Salpingopexie*; operative Anheftung/Fixierung eines Eileiters

Ei|lei|ter|blu|tung *f* (Ⓔ salpingorrhagia): *Syn*: *Salpingorrhagie*; Blutung aus dem Eileiter ist meist ein Zeichen für Tubarabort* oder Tubarruptur* bei Eileiterschwangerschaft*

Ei|lei|ter|ent|zün|dung *f*: *→Salpingitis 2.*

Ei|lei|ter|er|öff|nung *f*: *→Salpingostomatomie*

Ei|lei|ter|fran|sen *pl* (Ⓔ fimbriae of uterine tube): *Syn*: *Tubenfimbrien, Fimbriae tubae uterinae*; fransenförmige Fortsätze des trichterförmigen Endes des Eileiters* [Infundibulum* tubae uterinae]; die längste Tubenfimbrie [**Fimbria ovarica**] reicht bis zum Eierstock*, mit dem sie verwachsen ist

Ei|lei|ter|naht *f* (Ⓔ salpingorrhaphy): *Syn*: *Tubennaht, Salpingorrhaphie*; Naht eines oder beider Eileiter nach traumatischer oder operativer Durchtrennung oder Inzision

Ei|lei|ter|öff|nung, ab|do|mi|nel|le *f* (Ⓔ abdominal ostium): *Syn*: *abdominelle Tubenöffnung, Ostium abdominale tubae uterinae*; freie Öffnung des Eileiters zur Bauchhöhle hin; wird vom **Infundibulum tubae uterinae** gebildet, das am Rand mit den Eileiterfransen [Fimbriae* tubae uterinae] besetzt ist

Ei|lei|ter|plas|tik *f* (Ⓔ salpingoplasty): *Syn*: *Tubenplastik, Salpingoplastik*; plastische Operation des Eileiters, z.B. zur Wiederherstellung der Durchgängigkeit; oft gleichgesetzt mit Salpingostomatomie*

Ei|lei|ter|schleim|haut *f* (Ⓔ mucosa of uterine tube): *Syn*: *Tubenschleimhaut, Tubenmukosa, Endosalpinx, Tunica mucosa tubae uterinae*; die Schleimhaut des Eileiters [Tuba* uterina] trägt ein einschichtiges, iso- bis hochprismatisches Epithel, das aus Flimmerzellen und sezernierenden Zellen besteht; die Oberfläche ist stark gefaltet, wobei die Höhe der Falten von der Ampulle zum Uterus hin abnimmt

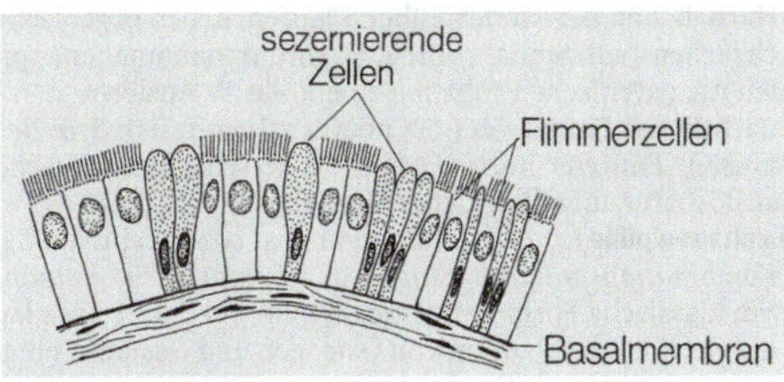

Abb. E5. Eileiterschleimhaut

Ei|lei|ter|schnitt *m*: *→Salpingostomatomie*

Ei|lei|ter|schwan|ger|schaft *f* (Ⓔ fallopian pregnancy): *Syn*: *Tubenschwangerschaft, Tubarschwangerschaft, Tubargravidität, Graviditas tubaria*; häufigste Form der Extrauteringravidität* mit Einnistung der Frucht im Eileiter; meist liegt eine Störung der Eileiterdurchgängigkeit vor [Verklebungen] oder die Tubenperistaltik ist gestört; das Ei kann sich im Anfangsteil des Eileiters [**ampulläre Eileiterschwangerschaft**], im mittleren Eileiterabschnitt [**isthmische Eileiterschwangerschaft**] oder im uterinen Eileiterabschnitt [**interstitielle Eileiterschwangerschaft**] einnisten; **Klinik**: der klinische Verlauf ist variabel; die meisten Eileiterschwangerschaften gehen aber frühzeitig zu Grunde und bleiben klinisch stumm; **ampulläre Eileiterschwangerschaften** führen meist zu einem Tubarabort*; selten kommt es zum Wachstum des Trophoblasten über das Fimbrienende hinaus und damit zur Entwicklung einer sekundären Bauchhöhlenschwangerschaft*; bei **isthmischen** und **interstitiellen Eileiterschwangerschaften** penetrieren die Plazentazotten zunehmend die Tubenwand, bis es in der 6.–8. Woche zur Ruptur kommt [Tubarruptur*]; die Ruptur führt zu einer starken intraabdominellen Blutung, Unterleibsschmerzen und der Entwicklung eines akuten Abdomens*; **Diagnostik**: Anamnese [Ausbleiben der normalen Monatsblutung; Schmierblutungen in der 2.–4. Woche], Schwangerschaftstest, Ultraschalluntersuchung, Laparoskopie*, Douglas*-Punktion; die **Therapie** hängt vom Entwicklungsstadium ab; in der Frühphase kann die Frucht laparoskopisch abgesaugt [ampulläre Eileiterschwangerschaft] oder zusammen mit Teilen des Eileiters entfernt werden [Salpingektomie*]; bei fortgeschrittener Eileiterschwangerschaft ist meist eine Eröffnung der Bauchhöhle [Laparotomie*] indiziert

Ei|lei|ter|tu|ber|ku|lo|se *f* (Ⓔ ovarian tube tuberculosis): häufige Form der Urogenitaltuberkulose*; *s.a. Essay Tuberkulose S. 2171*

EIM *Abk.*: erregbarkeits-induzierendes Material

EIN *Abk.*: *→exzitatorisches Interneuron*

Ein|at|men *nt*: *→Einatmung*

Ein|at|mung *f* (Ⓔ inspiration): *Syn*: *Einatmen, Inspiration, Inspirium*; die Einatmung ist immer ein aktiver Vorgang; durch Anspannung des Zwerchfells wird die Lunge ausgedehnt, was zu einem Einsaugen von Luft in die Atemwege führt; bei stärkerer Atmung kann der Brustkorb durch Aktivierung der inspiratorischen Atemhilfsmuskeln zusätzlich erweitert werden

Ein|bet|tung *f* (Ⓔ **1.** implantation **2.–3.** embedding): **1.** *Syn*: *Implantation, Nidation*; (*embryolog.*) Einnistung der Frucht in der Gebärmutterschleimhaut **2.** (*histolog.*) Einbringen von entwässerten und fixierten Gewebeproben in Einbettmassen [z.B. Zelloidin, Paraffin] zur Erhöhung der Schnittfestigkeit **3.** (*zahnmed.*) Einbringen von Prothesen- oder Füllungsmodellen aus Wachs in eine Einbettmasse

Ein|blu|tung *f* (Ⓔ bleeding): Hämorrhagie, Haemorrhagia

ein|ei|ig *adj* (Ⓔ monovular): (*Zwillinge*) monovular, monovulär

Ein|fach|by|pass *m* (Ⓔ single bypass): *s.u. aortokoronarer Bypass*

ein|fach|un|ge|sät|tigt *adj* (Ⓔ monounsaturated): (*chem.*) mit einer Doppelbindung

Ein|fach|zu|cker *m* (Ⓔ simple sugar): *Syn*: *Monose, Monosaccharid*; einfacher, aus nur einem Molekül bestehender Grundkörper der Kohlenhydrate; die für den Körper wichtigsten Monosaccharide bestehen aus 5 oder 6 Kohlenstoffatomen und werden deshalb als Pentose* oder Hexose* bezeichnet

Ein|fall|do|sis *f, pl* **-sen** (Ⓔ entry dose): Strahlendosis in der Eingangsebene in den Körper

Ein|fluss|stau|ung *f* (Ⓔ **1.** venous congestion **2.** urinary obstruction): **1.** venöse Einflussstauung mit Behinderung des Blutstroms in die rechte Herzhälfte; durch den Rückstau kommt es zur Anschwellung der Venen im Bereich von Kopf, Hals, Thorax und der oberen Extremitäten; **klinisch** auffällig sind Halsvenenschwellung, Kopfschmerzen, Druckgefühl, Nasenbluten; neben einer Herzinsuffizienz ist eine Einengung des Lumens der Vena* cava superior von innen oder außen [Mediastinal-, Bronchialtumoren] die häufigste Ursache **2.** Harnstauung bei Einflussbehinderung in die Harnblase; kann einseitig oder beidseitig auftreten; als Ursache kommen u.a. Harnleitersteine, Blasentumoren oder eine Harnleiterkompression infrage

obere Einflussstauung (Ⓔ upper venous congestion): durch verschiedene Ursachen [Rechtsherzinsuffizienz*, Linksherzinsuffizienz*, Vena-cava-superior-Syndrom*] hervorgerufener Rückstau von Blut in den großen [und evtl. kleinen] Kreislauf mit sichtbarer Stauung und Vergrößerung der Halsvenen, Plethora oder Zyanose, Lebervergrößerung u.ä.

Ein|ge|fäß|me|tho|de *f*: *s.u. Austauschtransfusion*

Ein|ge|wei|de|bruch *m* (Ⓔ splanchnocele): *Syn*: *Splanchnozele*; Verlagerung von Baucheingeweiden in eine angeborene oder erworbene Ausstülpung des Bauchfells; *s.a. Hernie*

Ein|ge|wei|de|her|nie *f*: *→Eingeweidebruch*

Ein|ge|wei|de|nerv *m* (Ⓔ visceral nerve): *Syn*: *Viszeralnerv, Nervus visceralis, Nervus autonomicus*; sympathischer oder parasympathischer Nerv, der Eingeweide versorgt

Ein|ge|wei|de|ner|ven *pl* (Ⓔ splanchnic nerves): *Syn*: *Nervi splanchnici*; sympathische oder parasympathische Fasern, die die Eingeweide der Bauch- und Beckenhöhle versorgen

großer Eingeweidenerv (Ⓔ greater splanchnic nerve): *Syn*: *Nervus splanchnicus major*; von den Thorakalganglien 5–9 abstammender sympathischer Eingeweidenerv, der vor der Wirbelsäule durch das Zwerchfell zum Plexus* coeliacus zieht

kleiner Eingeweidenerv (Ⓔ lesser splanchnic nerve): *Syn*: *Nervus splanchnicus minor*; von den Thorakalganglien 10–11 abstammender sympathischer Eingeweidenerv, der vor der Wirbelsäule durch das Zwerchfell zum Plexus* coeliacus zieht

lumbale Eingeweidenerven (Ⓔ lumbar splanchnic nerves): *Syn*: *Nervi splanchnici lumbales*; sympathische Fasern aus den Ganglia* lumbalia des Grenzstranges [Truncus* sympathicus], die mit dem Plexus* hypogastricus superior anastomosieren

sakrale Eingeweidenerven (Ⓔ sacral splanchnic nerves): *Syn*: *Nervi splanchnici sacrales*; sympathische Fasern aus den Ganglia* sacralia des Grenzstranges [Truncus* sympathicus], die mit dem Plexus* hypogastricus superior und inferior anastomosieren

unterster Eingeweidenerv (Ⓔ lowest splanchnic nerve): *Syn*: *Nervus splanchnicus imus*; inkonstanter Ast zwischen 12. Thorakalganglion des Grenzstranges [Truncus* sympathicus] und Plexus* renalis

Ein|ge|wei|de|schmerz *m* (Ⓔ visceral pain): *Syn*: *Viszeralgie, Viszeralneuralgie, viszeraler Schmerz*; Schmerzen in inneren Organen/Eingeweiden; von inneren Organen/Eingeweiden ausgehende Schmerzen; *s.a. Schmerz*

Ein|ge|wei|de|sen|kung *f* (Ⓔ enteroptosis): ***Syn:*** *Darmsenkung, Enteroptose, Splanchnoptose, Viszeroptose*; angeborene oder erworbene Senkung der Baucheingeweide; klinisch auffällig sind eine chronische Obstipation* und Rücken- oder Kreuzschmerzen beim Stehen

Ein|ge|wei|de|wür|mer *pl*: *→Helminthen*

Ein|glas|po|tenz *f*: *→Korsakoff-Potenz*

Ein|griff *m* (Ⓔ procedure): Operation*

kurativer Eingriff (Ⓔ curative operation): operativer Eingriff, der die Prognose des Patienten verbessert, in dem z.B. das Grundleiden beseitigt [Bruchoperation bei Leistenbruch] oder ein potenzieller Herd eliminiert wird [prophylaktische Mastektomie* bei familiärem Brustkrebs]

palliativer Eingriff (Ⓔ palliative operation): ***Syn:*** *Palliativoperation*; operativer Eingriff, dessen Ziel es ist, den Allgemeinzustand des Patienten zu verbessern oder akute Symptome zu mildern oder zu vermeiden, ohne dass das Grundleiden [meist Malignom] entfernt werden kann

Ein|heit *f* (Ⓔ unit): Maß, Maßeinheit; Größe, Vergleichsgröße

kolonie-bildende Einheit (Ⓔ colony-formig unit): ***Syn:*** *colony-formig unit*; *s.u. Blutbildung*; *Essay Bakterien S. 217*

Ein|hei|ten *pl* (Ⓔ units): *s.u. SI-Einheiten*

Ein|heits|mem|bran *f* (Ⓔ unit membrane): *s.u. Zellmembran*

Einhorn: Max Einhorn; 1862–1953; amerikanischer Internist (New York)

Einhorn-Sonde *f* (Ⓔ Einhorn's tube): aus Gummi oder Kunststoff hergestellte dünne, biegsame Duodenalsonde*, an deren Spitze eine durchbohrte Metallolive sitzt

Ein|kes|sel|ge|ne|ra|tor *m* (Ⓔ all-in-one generator): v.a in der Zahnheilkunde verwendeter Röntgengenerator, bei dem Röntgenröhre und Hochspannungserzeuger in einem Gehäuse installiert sind

Ein|klem|mung *f*: *→Inkarzeration*

Ein-Kompartiment-Modell *nt* (Ⓔ one compartment model): einfachstes Modell der Pharmakokinetik*; geht davon aus, dass ein Stoff nach intravenöser Gabe bzw. Aufnahme in den Körper sich nur in einem Kompartiment [z.B. Blut, Extrazellularraum] verteilt und graduell aus diesem eliminiert wird

Ein|kol|ten *nt*: *→Enkopresis*

Ein|la|ge *f* (Ⓔ **1.–2.** inlay **3.** insole): **1.** (*zahnmed.*) vorübergehend in eine Zahnkavität, die Pulpakammer oder den Wurzelkanal eingebrachtes Medikament; z.B. zur Devitalisierung oder Desinfektion **2.** im Rahmen einer Strahlentherapie in eine Körperhöhle eingebrachte radioaktive Substanz **3.** orthopädische Schuheinlage; *s.u. Orthese*

Ein|la|ge|fül|lung *f* (Ⓔ inlay): ***Syn:*** *Gussfüllung, Inlay*; außerhalb der Mundhöhle hergestellte Zahnfüllung, die mit Zement in der Kavität* befestigt wird

Einlass-Defekt *m* (Ⓔ inlet defect): ***Syn:*** *Inlet-Defekt*; *s.u. Ventrikelseptumdefekt*

Ein-Lungen-Anästhesie *f* (Ⓔ unilateral anesthesia): bei der Ein-Lungen-Anästhesie oder **Ein-Lungen-Beatmung** wird ein Doppellumentubus eingeführt, über den das Beatmungsgas oder das Narkosegemisch gezielt in einen Lungenflügel geleitet werden kann; wird z.B. bei Operationen an der Lunge zur Ruhigstellung der zu operierenden Lunge oder zur Verhütung der Lagerungsdrainage eines Lungenabszesses in den anderen Lungenflügel eingesetzt

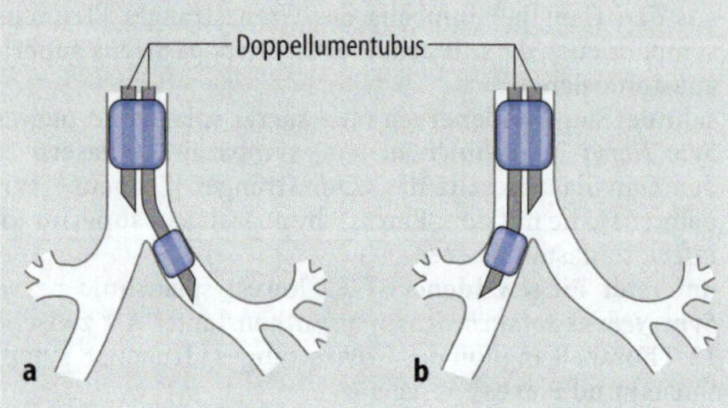

Abb. E6. Ein-Lungen-Anästhesie. **a** linksendobronchiale Intubation, **b** rechtsendobronchiale Intubation

Ein-Lungen-Beatmung *f* (Ⓔ unilateral ventilation): ***Syn:*** *seitengetrennte Beatmung*; *s.u. Ein-Lungen-Anästhesie*

Ein|mo|nats|pil|le *f* (Ⓔ once-a-month pill): Empfängnisverhütung* durch einmal im Monat erfolgende orale Einnahme von Ovulationshemmern*

Ein|mo|nats|sprit|ze *f* (Ⓔ once-a-month injection): Empfängnisverhütung* durch einmal im Monat erfolgende Injektion von Ovulationshemmern*

Ein|näs|sen *nt* (Ⓔ enuresis): ***Syn:*** *Enuresis*; unwillkürlicher Harnabgang bei Kindern über 3 Jahren; neben organischen Ursachen [z.B. Spina* bifida, Harnröhrenanomalien] spielen v.a. psychische Probleme eine Rolle als Auslöser

nächtliches Einnässen (Ⓔ nocturnal enuresis): ***Syn:*** *Bettnässen, Enuresis nocturna*; durch verschiedene Ursachen auslösbarer, unwillkürlicher Harnabgang im Schlaf

Ein|pha|sen|pil|le *f* (Ⓔ combination oral contraceptive): ***Syn:*** *Kombinationspräparat, Einphasenpräparat, 1-Phasenpräparat*; klassische Form der Antibabypille, bei der 21 Tage lang die gleiche Kombination von Östrogen und Gestagen eingenommen wird; *s.a. Ovulationshemmer*

Ein|schie|ßen *nt* (Ⓔ shooting-in of the milk): ***Syn:*** *Milcheinschuss*; Beginn der Milchproduktion nach der Geburt; die Stauung der Milch in den Drüsenschläuchen führt zu einer schmerzhaften Verhärtung der Brust

Ein|schlaf|do|sis *f* (Ⓔ sleep-inducing dose): Menge eines intravenös verabreichten Narkosemittels, das zum Einschlafen des Patienten führt

Ein|schlaf|la|tenz *f* (Ⓔ sleep latency): *s.u. Essay Schlaf und Schlafstörungen S. 1915*

Ein|schlaf|mit|tel *nt* (Ⓔ short-acting hypnotic): Bezeichnung für Schlafmittel mit rasch eintretender, kurzdauernder Wirkung; *s.a. Schlafmittel*

Ein|schlaf|stö|rung *f* (Ⓔ dyskoimesis): ***Syn:*** *Dyskoimesis*; *s.u. Insomnie*

Ein|schlei|chen *nt* (Ⓔ gradual increase of dosage): langsam ansteigende Dosierung eines Arzneimittels

Ein|schluss|blen|nor|rhoe *f*: *→Einschlusskonjunktivitis*

Ein|schluss|kon|junk|ti|vi|tis *f*, *pl* **-ti|den** (Ⓔ inclusion conjunctivitis): ***Syn:*** *Schwimmbadkonjunktivitis, Paratrachom, Einschlussblennorrhoe, Einschlusskörperchenkonjunktivitis*; durch Chlamydia*-Species hervorgerufene Bindehautentzündung mit trachomartigen Einschlusskörperchen; bei Neugeborenen erfolgt die Infektion beim Durchtritt durch den Geburtskanal, Erwachsene stecken sich in Schwimmbädern und beim Geschlechtsverkehr an; die Inkubationszeit beträgt 5–10 Tage; im Unterschied zum Trachom* gibt es keinen Pannus*, keine Hornhautbeteiligung oder Narbenbildung

trachomatöse Einschlusskonjunktivitis: *→Trachom*

Ein|schluss|kör|per|chen *pl* (Ⓔ **1.–2.** inclusion bodies): **1.** ***Syn:*** *Elementarkörperchen*; bei Virusinfektionen in der Zelle nachweisbare Körperchen **2.** allgemeine Bezeichnung für Partikel, die nach Fixierung und Färbung im Zellkern oder Zellplasma lichtmikroskopisch gefunden werden

Ein|schluss|kör|per|chen|kon|junk|ti|vi|tis *f*, *pl* **-ti|den:** *→Einschlusskonjunktivitis*

Ein|schluss|kör|per|en|ze|pha|li|tis Dawson *f* (Ⓔ Dawson's encephalitis): ***Syn:*** *subakute sklerosierende Panenzephalitis, subakute sklerosierende Leukenzephalitis van Bogaert*; chronisch-progrediente, alle Hirnteile [Panenzephalitis*] betreffende Slow-virus-Infektion*, die mehrere (bis zu 30) Jahre nach einer akuter Maserninfektion auftritt

Ein|schluss|kör|per|krank|heit, zy|to|me|ga|le *f*: *→Zytomegalie*

Ein|schnei|den *nt* (Ⓔ crowning): Sichtbarwerden des vorangehenden Kindsteiles in der Vulva* während einer Austreibungswehe; in der Wehenpause zieht es sich wieder zurück

Ein|schwemm|ka|the|ter *m* (Ⓔ flow-directed catheter): Katheter, der nach Einführen in eine Vene mit dem Blutstrom zum Herzen geführt wird; Einschwemmkatheterkönnen mehrere Tage im Körper bleiben; sie werden v.a. zur Blutentnahme, intrakardialen Druckmessung und EKG-Ableitung eingesetzt

Ein-Sekundenkapazität *f* (Ⓔ forced expiratory volume): *Syn*: *Sekundenkapazität, Atemstoßtest, Tiffeneau-Test*; Bestimmung der Luftmenge, die nach tiefer Einatmung in einer Sekunde ausgeatmet werden kann

Einlsichtslrecht *nt* (Ⓔ right to inspect records): Recht des Patienten, in die ihn betreffenden Krankenunterlagen Einsicht zu nehmen

Einlstelllung *f* (Ⓔ **1.** presentation **2.** fixation movements **3.** determination of optimum dose): **1.** →*Kindslage* **2.** Blickbewegungen zur Fixierung eines Objektes **3.** Festlegung der optimalen Dosis bei Langzeitmedikation [z.B. Insulintherapie]

Einlstelllungslalnolmallilen *pl* (Ⓔ fetal postural abnormalities): von der normalen Kindslage* abweichende Lagen, z.B. tiefer Querstand

Einlstelllungslnyslaglmus *m* (Ⓔ adjustment nystagmus): *Syn*: *Fixationsnystagmus*; feiner Nystagmus* beim Fixieren des Auges auf einen Punkt

Einlstichlaklilvilität *f* (Ⓔ initial activity): *s.u. Elektromyographie*

Einlstulfenltranslforlmaltilon *f* (Ⓔ one step transformation): *s.u. Essay Virus und Tumor S. 2185*

Einltagslfielber *nt* (Ⓔ ephemeral fever): *Syn*: *Ephemera, Febricula, Febris herpetica/ephemera*; virales Erkältungsfieber im Herbst und Winter, das 1 bis 3 Tage dauert; kann von schwerem Krankheitsgefühl und Herpes* labialis begleitet sein

Einthoven: Willem Einthoven; 1860–1927; holländischer Physiologe (Leyden); Nobelpreisträger 1924 für seine Pionierarbeiten auf dem Gebiet der Elektrokardiographie*

Einthoven-Ableitungen *pl* (Ⓔ Einthoven's leads): von Einthoven entwickelte klassische EKG-Technik, bei der die Elektroden am rechten und linken Arm und am linken Bein befestigt werden; die drei Ableitungen bilden ein gleichseitiges Dreieck [**Einthoven-Dreieck**], in dessen Mitte das Herz liegt; Ableitung I liegt zwischen rechtem und linkem Arm, Ableitung II zwischen rechtem Arm und linkem Bein und Ableitung III zwischen linkem Arm und linkem Bein; *s.a. Elektrokardiogramm*

Einltrittslefifekt *m* (Ⓔ Gauss' sign): *Syn*: *Gauss-Effekt, Gauss-Eintrittseffekt*; beim Eintritt des kindlichen Kopfes in das kleine Becken kommt es zur Verlangsamung des Herzschlages [Bradykardie] des Kindes

Einlwärtslschiellen *nt*: →*Esotropie*

Einlzeitlbelstrahllung *f* (Ⓔ single dose radiation therapy): Bestrahlung mit Applikation der Gesamtdosis in einer Sitzung

Einlzelldolsis *f, pl* **-sen** (Ⓔ single dose): Arzneimitteldosis für eine Gabe

Einlzellfalserlelleklrolmylolgralphie *f* (Ⓔ single fiber electromyography): *Syn*: *Einzelfaserelektromyografie*; Elektromyographie* mit Spezialelektroden, die die Ableitung der Aktionspotentiale einzelner Muskelfasern ermöglichen

Einlzellkollolnie *f* (Ⓔ single colony): *s.u. Kolonie*

Einlzeller *pl*: →*Protista*

Einlzelllknopflnaht *f* (Ⓔ interrupted suture): *s.u. Nahttechniken*

Einlzelllkulltur *f* (Ⓔ single-cell culture): Bakterienkultur, die aus einer einzigen überimpften Zelle entsteht; wichtige Methode zur Gewinnung von Reinkulturen bei der Impfstoffherstellung

Einlzelllunlgenltranslplanltaltilon *f* (Ⓔ lung transplant): Transplantation eines Lungenflügels; *s.a. Lungentransplantation*

Einlzellmalxilmalldolsis *f, pl* **-sen** (Ⓔ maximum single dose): maximal zulässige Einzeldosis*

Einlzellmitltel *nt* (Ⓔ simplex): in der Homöopathie Bezeichnung für die Verabreichung eines einzelnen Arzneimittels

Einzelstrang-RNA *f* (Ⓔ single-stranded RNA): nur aus einem Strang bestehende Ribinucleinsäure*

Einlzellzelllneklrolse *f* (Ⓔ single-cell necrosis): Untergang einzelner Zellen, z.B. von Leberparenchymzellen bei Hepatitis*

Einlzielhung *f* (Ⓔ **1.–2.** retraction): **1.** deutliches Einsinken der Zwischenrippenräume während der Inspiration bei erschwerter Atmung [Dyspnoe]; wird je nach Lokalisation als **epigastrische, interkostale, sternale** oder **jugulare Einziehung** bezeichnet **2.** Einziehung der Brustwand in Höhe der Herzspitze während der Systole*

EIP *Abk.*: endexspiratorisches Plateau

Eislanläslthelsie *f* (Ⓔ ice bag anesthesia): nur noch selten angewandte Kälteanästhesie durch Eispackungen; wird heute hauptsächlich zur Behandlung akuter Muskel-, Bänder- oder Gelenkverletzungen empfohlen

Eislberglltulmor *m* (Ⓔ iceberg tumor): *s.u. pleomorphes Adenom*

Eilsen *nt* (Ⓔ iron): *Syn*: *Ferrum*; für den Menschen unentbehrliches metallisches Spurenelement, das zwei- [Fe^{2+}; Ferroverbindungen] und dreiwertig [Fe^{3+}; Ferriverbindungen] in Verbindungen vorkommt; Bestandteil von Enzymen, Hämoglobin* und Myoglobin*

zweiwertiges Eisen wird im Dünndarm resorbiert und im Blut an Transferrin* gebunden; der **Gesamteisenbestand** des Erwachsenen beträgt ca. 4–5 g, davon sind ca. 70 % Bestandteil von Hämoglobin* und 10 % von Myoglobin*; der Rest liegt als Speicherform [Ferritin*] im Gewebe vor; der **Tagesbedarf** beträgt ca. 1 mg für Männer und 1,5–2 mg für Frauen; wichtige Eisenlieferanten in der Nahrung sind Fleisch, Leber, Getreide und Gemüse [Wirsing, Spinat, Hülsenfrüchte]

bei **Eisenmangel** kommt es zu Müdigkeit, Erschöpfung, Blutarmut [Eisenmangelanämie*], erhöhter Infektanfälligkeit und im Kindesalter auch zu Wachstumsstörungen; **überhöhte Eisenzufuhr** [Alkoholismus, häufige Bluttransfusionen] kann zu pathologischer Ablagerung von Hämosiderin* und zu Schädigungen von Leber [Zirrhose], Bauchspeicheldrüse [Pankreas*] führen

Eisen-59 *nt* (Ⓔ iron-59): instabiles Eisenisotop mit einer Halbwertszeit von 45 Tagen; wird in der Diagnostik von Eisenstoffwechselstörungen verwendet

Eilsenlbahnlnyslaglmus *m* (Ⓔ railroad nystagmus): optokinetischer Nystagmus* beim Blick aus einem fahrenden Zug

Eilsenlbinldungslkalpalzilät *f* (Ⓔ iron-binding capacity): Bindungsvermögen des Transferrins* für Eisen; die Bestimmung erfolgt meist mittels radialer Immundiffusion* oder radiochemisch mit Eisen-59*

freie Eisenbindungskapazität: →*latente Eisenbindungskapazität*

latente Eisenbindungskapazität (Ⓔ free iron-binding capacity): *Syn*: *freie Eisenbindungskapazität*; Bindungskapazität von freiem, noch nicht mit Eisen beladenem Transferrin; i.d.R. ist 1/3 des Transferrins mit Eisen gesättigt; bei **Eisenmangel** nimmt dieser Anteil ab, d.h. die latente Eisenbindungskapazität steigt an; bei **Eisenüberschuss** wird mehr Transferrin mit Eisen gesättigt und die latente Eisenbindungskapazität fällt ab; der Normalwertbereich beträgt 26–45 µmol/l

totale Eisenbindungskapazität (Ⓔ total iron-binding capacity): Gesamteisenbindungskapazität des Transferrins im Serum; ist die Summe von latenter Eisenbindungskapazität und Serumeisen; der Referenzbereich beträgt 45–73 µmol/l; bei Eisenmangel steigt der Wert an, bei chronischen Infekten und Tumoren nimmt er ab

Eilsenldelpot *nt* (Ⓔ iron depot): *s.u. Eisenstoffwechsel*

Eilsenldrahtlphlelbiltis *f, pl* **-tiltilden** (Ⓔ iron wire phlebitis): v.a. die Beine befallende Entzündung von Venen mit Verhärtung der Venenwand, die aber nicht zu einer Verdickung der Gefäße führt

Eilsenldrahtlpuls *m* (Ⓔ wiry pulse): *Syn*: *Drahtpuls*; klinische Bezeichnung für einen sehr harten Puls mit kleiner Amplitude, der durch einen gleichzeitigen Anstieg der systolischen und diastolischen Blutdruckwerte bedingt ist

Eisen-Hämatoxylinfärbung *f* (Ⓔ hematoxylin-iron stain): Färbung mit einer Mischung von Hämatoxylin* und Eisen(III)-chlorid, z.B. als Heidenhain*-Azanfärbung, Weigert*-Färbung; Chromatin, Nucleoli u.ä. erscheinen blauschwarz auf hellem Hintergrund

Eilsenlhut, blauler *m* (Ⓔ monksbane): *Syn*: *Aconitum napellus*; zu den Hahnenfußgewächsen [Ranunculaceae] gehörende Pflanze, die u.a. das giftige Alkaloid Aconitin* enthält; die frische Pflanze und die Wurzelknollen [Aconitum e radice] werden in der Homöopathie zur Behandlung von akuten Fieberzuständen, Neuralgien und Myalgien verwendet

Ei|sen|kraut *nt* (Ⓔ European vervain): *Syn*: *Verbena officinalis*; Pflanze aus der Familie der Eisenkrautgewächse [Verbenaceae]; verwendet werden die während der Blüte gesammelten und getrockneten Blätter und oberen Stengelabschnitte [**Verbenae herba**]; sie enthalten Iridoidglykoside* [z.B. Verbenalin, Hastatosid] und Kaffeesäurederivate [z.B. Verbascosid]; **Anw.**: innerlich traditionell als Diuretikum*, Adstringens*, bei Atemwegserkrankungen und rheumatischen Erkrankungen; in der Homöopathie bei Nieren- und Blasensteinen und als Diuretikum* und Emmenagogum*

E

Ei|sen|lun|ge *f* (Ⓔ pulmonary siderosis): *Syn*: *Eisenstaublunge, Schweißerlunge, Lungensiderose, Eisenoxidstaublunge, Siderosis pulmonum*; benigne, rückbildungsfähige Pneumokoniose* durch Ablagerung von Eisenstaub

Ei|sen|man|gel *m* (Ⓔ iron deficiency): *Syn*: *Sideropenie, Asiderose, Asiderosis*; durch ein Missverhältnis von Aufnahme und Bedarf hervorgerufene Verminderung des Gesamteisenbestandes des Körpers; als **Ursachen** kommen erhöhter Eisenbedarf in der Schwangerschaft, akute oder chronische Blutverluste [Menorrhagie*, gastrointestinale Blutung, Colitis* ulcerosa, Tumoren], häufiges Blutspenden, Störungen der Eisenresorption [Magenerkrankungen, Malabsorption], des Eisentransportes [Atransferrinämie*] oder der Eisenverwertung [sideroachrestische Anämie*] infrage

klinisch auffällig sind Eisenmangelanämie*, Blässe, Müdigkeit, Appetitlosigkeit, Veränderungen der Haut und Schleimhäute [brüchige Nägel und Haare, Atrophie und Trockenheit der Schleimhäute, Zungenbrennen, Mundwinkelrhagaden], Schluckbeschwerden und evtl. eine Entzündung der Magenschleimhaut [atrophische Gastritis*]; im Vordergrund der **Therapie** stehen Diagnose und Therapie der Ursache des Mangels; meist werden zweiwertige Eisenverbindungen [z.B. Eisen(II)-sulfat, Ferrum sulfuricum], die oral eingenommen werden, zum Ausgleich des Eisendefizits verschrieben; bei Unverträglichkeit oder Resorptionsstörungen können Eisen(III)-verbindungen parenteral [i.v. oder i.m.] zugeführt werden

Ei|sen|man|gel|an|ä|mie *f* (Ⓔ iron deficiency anemia): *Syn*: *sideropenische Anämie*; häufigste Anämieform, die auf einem angeborenen oder erworbenen Eisenmangel* beruht; der Eisenmangel führt zu Störungen der Hämoglobinbildung und damit zur Entstehung einer hypochromen Anämie*; die begleitende Störung der Erythropoese* führt zu einer Verminderung des Erythrozytenvolumens [mikrozytäre Anämie*] und zum Auftreten von anomalen Erythrozytenformen [Anulozyten*] im peripheren Blut; das **klinische Bild** wird durch die allgemeinen Symptome eines Eisenmangels geprägt; das **Blutbild** zeigt eine Verminderung von Erythrozytenvolumen und Hämoglobingehalt der Erythrozyten sowie Aniso-, Anulo- und Poikilozytose*

Eisenmenger: Victor Eisenmenger; 1864–1932; österreichischer Internist (Wien)

Eisenmenger-Reaktion *f* (Ⓔ Eisenmenger's reaction): bei Links-Rechts-Shunt* kommt es langfristig zu einer Verhärtung der Gefäßwand und damit zu einer Erhöhung des Gefäßwiderstandes im Lungenkreislauf*; übersteigt der Pulmonalgefäßwiderstand den des Körperkreislaufs kommt es zur Shunt-Umkehr, d.h., es bildet sich ein Rechts-Links-Shunt* mit Zyanose*

Eisenmenger-Tetralogie *f* (Ⓔ Eisenmenger's tetralogy): *Syn*: *Eisenmenger-Komplex, Eisenmenger-Syndrom*; angeborener Herzfehler mit Ventrikelseptumdefekt*, überreitender Aorta, pulmonaler Hypertonie* und Rechtsherzvergrößerung; der Ventrikelseptumdefekt führt zu Rechts-Links-Shunt* mit Zyanose, Polyglobulie, Trommelschlegelfingern und Uhrglasnägeln

Ei|sen|o|xid|staub|lun|ge *f*: → *Eisenlunge*

Ei|sen|pool, la|bi|ler *m* (Ⓔ labile iron pool): *s.u. Eisenstoffwechsel*

Ei|sen|pro|te|in *nt* (Ⓔ iron protein): *Syn*: *Ferroprotein*; eisenhaltiges Protein, z.B. Hämoglobin*, Myoglobin*

Eisen-Schwefel-Protein *nt* (Ⓔ iron-sulfur protein): ein Teil der Enzyme der Atmungskette enthält Eisen-Schwefel-Zentren, deren Funktion z.T. noch ungeklärt ist

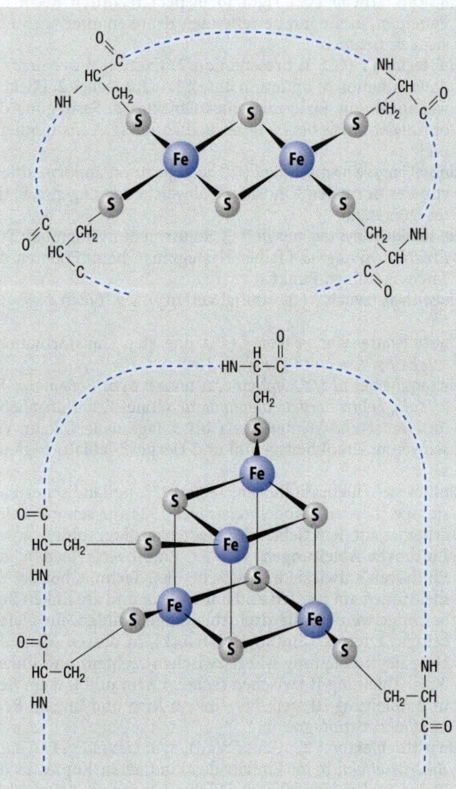

Abb. E7. Eisen-Schwefel-Proteine mit 2 und 4 Eisenatomen

Ei|sen|spei|cher|krank|heit *f* (Ⓔ iron storage disease): *Syn*: *Hämochromatose, Siderophilie, Bronzediabetes*; chronische Speicherkrankheit* mit erhöhter Eisenresorption und Hämosiderinablagerung in verschiedenen Organen [Leber, Bauchspeicheldrüse]; **klinisch** auffällig sind Leberzirrhose*, Diabetes* mellitus und eine blau-braun-bronzefarbene Hautpigmentierung; auch als Synonym für Siderose* verwendet

Ei|sen|star *m* (Ⓔ iron cataract): *Syn*: *Siderosis lentis*; durch eisenhaltige Fremdkörper hervorgerufene bräunliche Trübung der Augenlinse

Ei|sen|staub|lun|ge *f*: → *Eisenlunge*

Ei|sen|stoff|wech|sel *m* (Ⓔ iron metabolism): *Syn*: *Ferrokinetik*; durch Zellabbau, Galle, Harn, Stuhl und Schweiß verliert der Körper ca. 1 mg Eisen pro Tag, bei Frauen liegt der Wert etwas höher [1,5–2 mg]; da nur etwa 5–10 % des in der Nahrung enthaltenen Eisens im Darm resorbiert werden, sollte die Nahrung täglich mehr als 20 mg enthalten; nur zweiwertiges Eisen wird im oberen Dünndarm [Duodenum und Jejunum] resorbiert und im Blut an Transferrin* gebunden; der größte Teil des aufgenommenen Eisen wird zur Synthese von Hämoglobin* oder Myoglobin* verwendet [insgesamt ca. 80 %]; der Rest wird in Enzyme eingebaut, in Eisenspeichern in Leber, Milz oder Knochenmark gespeichert [**Eisendepot**] oder zirkuliert an Transferrin gebunden im Blut [**labiler Eisenpool**]; beim Hämoglobinabbau werden täglich 20–25 mg Eisen freigesetzt, die fast vollständig wieder in der Hämoglobinsynthese verwertet werden; Störungen des Eisenstoffwechsels können auf einer Erhöhung [Eisenspeicherkrankheit*] oder Verminderung

[Eisenmangel*] der Eisenresorption beruhen; daneben gibt es Störungen durch akute oder chronische Eisenverluste [Blutung] oder Eisenverwertungsstörungen

Eisensulfat-Dosimeter *nt* (Ⓔ Fricke's dosimeter): *Syn*: *Fricke-Dosimeter*; chemisches Dosimeter, das Fe^{2+}-Ionen enthält, die durch ionisierende Strahlung zu Fe^{3+}-Ionen oxidiert werden; das Dosimeter misst die dadurch verursachte Änderung der optischen Dichte der Lösung

Eis|es|sig *m* (Ⓔ glacial acetic acid): *Syn*: *Acidum aceticum glaciale*; hochkonzentrierte [95 %] Essigsäurelösung mit stechendem Geruch; wird als Reagens und Lösungsmittel verwendet

Ei|sprung *m* (Ⓔ ovulation): *Syn*: *Ovulation, Follikelsprung*; Ruptur des reifen Follikels [Folliculus ovarus maturus] um den 14. Tag des Zyklus; die Eizelle wird vom Eileiter aufgefangen und in Richtung Gebärmutter transportiert; *s.a. Follikelreifung*

EIT *Abk.*: Erythrozyten-Inkorporierungstest

EITB *Abk.*: enzymgebundener immunoelektrischer Transfer-Blot

Ei|ter *m* (Ⓔ pus): *Syn*: *Pus*; aus weißen Blutkörperchen [neutrophilen Leukozyten], Zelltrümmern und Serum bestehendes entzündliches Exsudat, das im Rahmen einer Entzündungsreaktion auf belebte oder unbelebte Fremdkörper gebildet wird; verschiedene Bakterien können dem Eiter eine typische Färbung geben, z.B. Pseudomonas* aeruginosa [blaugrün], Streptococcus* pyogenes und pneumoniae [gelbgrün]

Ei|ter|aus|schlag *m* (Ⓔ pyoderma): *Syn*: *Grindausschlag, Pyodermie, Pyodermitis, Pyodermia*; durch Eitererreger [Staphylokokken, Streptokokken] verursachte Erkrankung der Haut und Hautanhangsgebilde

Ei|ter|beu|le *f*: →*Furunkel*

Ei|ter|bläs|chen *nt* (Ⓔ pustule): *Syn*: *Pustel, Pustula*; zu den Primäreffloreszenzen* gerechneter, mit Eiter gefüllter, intraepidermaler oder subepidermaler Hohlraum; wird meist durch Bakterien verursacht, kann aber auch als **sterile Pustel** vorkommen; beim Zerreißen der Pusteldecke bildet sich aus der Decke eine Schuppe [Squama], der Pustelinhalt wird zur Kruste [Crusta] und der Pustelgrund ergibt eine Erosion

Ei|ter|er|re|ger *pl* (Ⓔ pus bacteria): *Syn*: *pyogene Erreger*; Bezeichnung für Mikroorganismen, die bei Entzündung eine Eiterbildung hervorrufen; dazu gehören u.a. Staphylokokken, Streptokokken, Pneumokokken, Gonokokken, Meningokokken und Pseudomonas aeruginosa

Ei|ter|flech|te *f*: **1.** →*Hallopeau-Krankheit 1.* **2.** →*Impetigo contagiosa*

Ei|ter|fluss *m* (Ⓔ pyorrhea): *Syn*: *Pyorrhoe, Pyorrhö*; reichliche Eiterabsonderung

Ei|ter|grind *m*: →*Impetigo contagiosa*

Ei|ter|harn *m* (Ⓔ pyuria): *Syn*: *Pyurie*; Ausscheidung von eitrigem Harn

Ei|ter|kok|ken *pl* (Ⓔ pyococci): *Syn*: *Pyokokken*; eitererregende Kokken*

Ei|ter|kör|per|chen *pl*: →*Eiterzellen*

ei|ternd *adj* (Ⓔ purulent): purulent*

Ei|ter|zel|len *pl* (Ⓔ pus cells): *Syn*: *Eiterkörperchen*; nur noch selten gebrauchte Bezeichnung, für die im Eiter gefundenen segmentkernigen Granulozyten*

Ei|ter|zys|te *f* (Ⓔ pyocyst): *Syn*: *Pyozyste*; eiterhaltige Zyste*

eit|rig *adj* (Ⓔ purulent): purulent*

eitrig-serös *adj* (Ⓔ seropurulent): seropurulent*

Ei|weiß|ab|bau *m* (Ⓔ protein breakdown): *Syn*: *Eiweißverdauung, Proteolyse, Proteinspaltung*; die mit der Nahrung aufgenommenen Eiweiße werden im Verdauungstrakt durch Enzyme abgebaut und als freie Aminosäuren* durch die Schleimhaut resorbiert; der Abbau beginnt mit der Denaturierung der Eiweiße durch Salzsäure im Magen und der Einwirkung von Pepsin*; im Dünndarm erfolgt die weitere Spaltung durch von der Bauchspeicheldrüse gebildete Proteasen* [Trypsin*, Chymotrypsin*, Carboxypeptidase*, Elastase*]

ei|weiß|ab|bau|end *adj* (Ⓔ proteolytic): proteolytisch*

Ei|weiß|be|darf *m* (Ⓔ protein requirement): *Syn*: *Eiweißminimum*; Eiweiße sind die wichtigste Nahrungsquelle für Stickstoff; da der Körper selbst bei absoluter Ruhe Stickstoff verliert [Harnstoff*], muss ihm eine Mindestmenge an Eiweiß zugeführt werden; dieser **minimale Eiweißbedarf** beträgt ca. 0,5 g/kg Körpergewicht pro Tag; damit der Körper aber in der Lage ist, eine normale Leistungsfähigkeit aufrecht zu erhalten, sollte die Nahrung ca. 1,2 g Eiweiß/kg Körpergewicht pro Tag [ca. 12 % des Kalorienbedarfs] enthalten [**funktioneller Eiweißbedarf**]; *s.a. Stickstoffbilanz*

Ei|weiß|de|fi|zit *nt* (Ⓔ protein deficiency): wird der Eiweißbedarf* nicht gedeckt, entsteht ein Eiweißdefizit und damit eine negative Stickstoffbilanz*; der Körper ist gezwungen, körpereigenes Eiweiß zum Ausgleich des Defizits abzubauen; langfristig kann dadurch ein Eiweißmangelsyndrom* entstehen

Ei|weiß|drü|se *f* (Ⓔ serous gland): *Syn*: *seröse Drüse, Glandula serosa*; Drüse, deren Endstücke ein dünnflüssiges, eiweißreiches Sekret bilden

Ei|wei|ße *pl* (Ⓔ proteins): *Syn*: *Eiweißkörper, Proteine, Peptide*; aus Aminosäuren* aufgebaute Naturstoffe, die neben Fetten und Kohlenhydraten zu den wichtigsten Bausteinen lebender Organismen gehören; Art und Anzahl der Aminosäuren bestimmen Größe und räumliche Struktur der Moleküle [*s.u. Eiweißstruktur*]; nach der Anzahl der Aminosäuren im Molekül unterscheidet man **Oligopeptide** [2–10 Aminosäuren], **Polypeptide** [10–100 Aminosäuren] und die eigentlichen **Proteine** [mehr als 100 Aminosäuren]
einfache Eiweiße bestehen nur aus Aminosäuren, **zusammengesetzte Eiweiße** [Proteide*] enthalten auch andere Atome oder Moleküle; nach der Form kann man Eiweiße in **globuläre** oder **sphärische Eiweiße** [kugelähnliche Molekülstruktur, meist wasserlöslich oder löslich in verdünnten Salzlösungen] und **fibrilläre Eiweiße** [langgestreckte Molekülform, unlöslich in Wasser oder Salzlösungen] einteilen; die Eiweißsynthese erfolgt am ribosomalen Syntheseapparat der Zelle; Eiweiße spielen im Körper u.a. eine Rolle als Stütz- und Gerüsteiweiße [Kollagen*, Elastin*, Keratin*], Plasmaproteine*, Immunglobuline*, Enzyme*, Transportproteine, Blutgerinnungsfaktoren* und Reservesubstanzen für die Energiegewinnung

Ei|weiß|e|lek|tro|pho|re|se *f* (Ⓔ protein electrophoresis): *s.u. Plasmaelektrophorese*

Ei|weiß|fäul|nis *f* (Ⓔ protein fermentation): *Syn*: *Eiweißgärung*; im Dickdarm stattfindende Vergärung von Eiweißen durch bakterielle Enzyme; dabei entstehen u.a. biogene Amine*, Indol*, Skatol*, freie Fettsäuren* und Ammoniak*; diese Abbauprodukte werden z.T. resorbiert und u.a. in Leber und Niere abgebaut oder entgiftet; bei Einschränkung der Leber- oder Nierenfunktion kann es deshalb zur Autointoxikation* kommen; *s.a. Leberausfallskoma*

Ei|weiß|gä|rung *f*: →*Eiweißfäulnis*

Ei|weiß|kör|per *pl*: →*Eiweiße*

Ei|weiß|man|gel *m* (Ⓔ protein deficiency): *Syn*: *Proteinmangel*; ein Eiweißmangel kann vielfältige Ursachen haben; in Entwicklungsländern handelt es sich i.d.R. um eine quantitativ und/oder qualitativ ungenügende Eiweißaufnahme mit der Nahrung; in den Industrieländern sind andere Ursachen, wie z.B. Resorptionsstörungen [Sprue*, Zöliakie*, Enzymmangel], Eiweißverlust [exsudative Enteropathie*, Eiterungen, Blutungen], erhöhter Verbrauch [Tumoren, chronische Infekte, Hyperthyreose*] oder Einschränkung der Eiweißsynthese [Leberinsuffizienz], wesentlich häufiger; in der Frühphase gleicht der Körper den Mangel durch Mobilisation von Organprotein aus, im weiteren Verlauf bildet sich aber ein Eiweißmangelsyndrom* aus

Ei|weiß|man|gel|an|ä|mie *f* (Ⓔ protein deficiency anemia): *Syn*: *Proteinmangelanämie*; Anämie* bei schwerem Eiweißmangel und dadurch verursachter Störung der Hämoglobinbildung; da es sich meist um einen kombinierten Mangelzustand handelt, bei dem auch andere Substanzen [Vitamine, Eisen] fehlen, gibt es keinen typischen Blutbildbefund

Ei|weiß|man|gel|dys|tro|phie *f* (Ⓔ protein-calorie malnutrition): *Syn*: *Proteinmangeldystrophie*; Entwicklungsstörung von Säuglingen und Kindern bei Eiweißmangel*; durch den Mangel kommt es zu Hypoproteinämie*, Müdigkeit, Apathie, Gewichtsverlust, Muskelschwund, Wassereinlagerung [**Eiweißmangelödem**], Leberschwellung [Fettleber], Wachstumsstörungen und erhöhter Infektanfälligkeit

Ei|weiß|man|gel|ödem *nt* (Ⓔ hunger edema): *s.u. Eiweißmangeldystrophie, Eiweißmangelsyndrom*

Ei|weiß|man|gel|syn|drom *nt* (Ⓔ protein deficiency syndrome): *Syn*: *Proteinmangelsyndrom*; durch einen länger bestehenden Eiweißmangel ausgelöstes Mangelsyndrom des Erwachsenen; **klinisch** auffällig sind Leistungsverlust, erhöhte Infektanfälligkeit, Haarausfall, Lebervergrößerung [Fettleber], Gewichtsabnahme und Ödembildung [**Eiweißmangelödem**]; bei den Laborwerten fällt die Verminderung des Plasmaproteinspiegels als Ausdruck der Hypoproteinämie* auf

Ei|weiß|mi|ni|mum *nt*: *→ Eiweißbedarf*

Ei|weiß|quo|ti|ent *m* (Ⓔ albumin-globulin ratio): *Syn*: *Albumin/Globulin-Quotient, Globulin/Albumin-Quotient*; Verhältnis von Albumin zu Globulin im Serum oder Liquor* cerebrospinalis; für Serum beträgt der Normalwert 1–2, für Liquor 0,1–0,4

Ei|weiß|stoff|wech|sel *m* (Ⓔ protein metabolism): *Syn*: *Proteinstoffwechsel, Proteinmetabolismus*; Gesamtheit von Resorption, Verdauung und Synthese von Eiweißen im Körper; Eiweiße werden im Darm bzw. der Darmschleimhaut abgebaut [Eiweißabbau*] und in Form ihrer Bausteine als freie Aminosäuren* in den Körper aufgenommen; die resorbierten Aminosäuren werden in Körperzellen im Rahmen der Proteinsynthese* in körpereigene Eiweiße umgewandelt oder nach Modifikation [Transaminierung*, Decarboxylierung*, Desaminierung*] in den Kohlenhydrat- und Fettstoffwechsel eingeschleust; Eiweiße können in den Zellen zur Energiegewinnung oxidiert werden, der physiologische Brennwert* beträgt 17,2 kJ [4,1 kcal] pro Gramm

Ei|weiß|struk|tur *f* (Ⓔ protein structure): *Syn*: *Proteinstruktur*; die Struktur von Eiweißen wird durch die Art und Reihenfolge der Aminosäuren, aus denen sie aufgebaut sind, bestimmt; dabei unterscheidet man: **1. Primärstruktur**: Reihenfolge der Aminosäuren eines Eiweißkörpers; auch als **Aminosäuresequenz** bezeichnet **2. Sekundärstruktur**: durch eine Interaktion der verschiedenen Aminosäuren des Moleküls entsteht eine räumliche Anordnung, z.B. Alphahelix, Faltblattstruktur **3. Tertiärstruktur**: dreidimensionale Anordnung der Eiweißkette, die durch Bindungen [Wasserstoffbrückenbindung, Disulfidbindung*, Ionenbindung] stabilisiert wird **4. Quartärstruktur**: Eiweiße, die aus mehreren Untereinheiten bestehen [oligomere Proteine*], haben eine spezifische räumliche Struktur, die ihnen z.B. ihre Funktion ermöglicht

Ei|weiß|syn|the|se *f*: *→ Proteinsynthese*

Ei|weiß|ver|dau|ung *f*: *→ Eiweißabbau*

Ei|weiß|ver|lust|syn|drom *nt* (Ⓔ protein-losing syndrome): *Syn*: *exsudative Enteropathie, exsudative Gastroenteropathie, eiweißverlierende Enteropathie, eiweißverlierende Gastroenteropathie, Gordon-Syndrom*; ätiologisch ungeklärte Erkrankung mit meist massiver Eiweißausscheidung in den Magen-Darm-Trakt; ist keine eigenständige Erkrankung, sondern ein Symptom oder eine Komplikation anderer Krankheiten, wie z.B. Morbus* Crohn, Colitis* ulcerosa, Dünndarmdivertikulose, Dickdarmpolypose; der Eiweißverlust führt zu einem Eiweißmangel* und u.U. zur Ausbildung eines Eiweißmangelsyndroms*

Ei|zel|le *f*: *→ Oozyt*

Ei|zell|spen|de *f* (Ⓔ single-egg donation): *s.u. Essay Infertilität und Sterilität S. 1041*

Ej|a|cu|la|tio *f, pl* **-ti|o|nes**: *→ Ejakulation*

Ejaculatio ante portas: *s.u. Ejaculatio praecox*

Ejaculatio praecox (Ⓔ premature ejaculation): vorzeitiger Samenerguss; häufigste Sexualstörung bei jüngeren Männern, bei der es rasch, unter Umständen schon vor der Einführung des Penis in die Scheide [**Ejaculatio ante portas**], zum Samenerguss kommt; nach sexueller Abstinenz ist eine vorübergehende Ejaculatio praecox normal und normalisiert sich bei regelmäßigem Sexualverkehr wieder; **therapeutisch** werden Verhaltenstherapie sowie Squeeze-Technik* und Stop-Start-Technik* empfohlen

Ejaculatio retardata (Ⓔ delayed ejaculation): verspäteter Samenerguss; gehört zu den sexuellen Funktionsstörungen, da sich ein subjektiver Leidensdruck entwickelt

Ej|a|ku|lat *nt* (Ⓔ ejaculate): *Syn*: *Samenflüssigkeit, Sperma, Semen*; bei der Ejakulation ausgespritzte Flüssigkeit; besteht aus den Sekreten von Nebenhoden*, Bläschendrüse* und Prostata*, Spermien* und gelösten Bestandteilen [Fett, Eiweiß, Fructose]; die durchschnittliche Menge beträgt ca. 3–5 ml, der pH liegt im Bereich von 7–8; die Anzahl der Spermien beträgt 20–120 Millionen/ml Ejakulat, mit einem Mittelwert von 60 Millionen/ml

Ej|a|ku|la|ti|on *f* (Ⓔ ejaculation): *Syn*: *Samenerguss, Ejaculatio, Effluvium seminis*; reflektorischer Ausstoß [Ejakulationsreflex*] von Samenflüssigkeit beim Orgasmus* des Mannes durch Kontraktion der Muskulatur der Samenleiterampullen, der Prostata, der Samenblase und des Beckenbodens

weibliche Ejakulation (Ⓔ female ejaculation): *s.u. Gräfenberg-Zone*

Ej|a|ku|la|ti|ons|gang *m*: *→ Ductus ejaculatorius*

Ej|a|ku|la|ti|ons|re|flex *m* (Ⓔ ejaculation reflex): mechanische Reizung der Eichel [Glans penis] löst einen Reflex aus, der vom **Ejakulationszentrum** des Rückenmarks [Th_{12}-S_2] gesteuert wird; sympathische Impulse verursachen eine Kontraktion der glatten Muskulatur von Nebenhoden, Prostata, Samenbläschen und Ductus* deferens; die Dehnung der Harnröhre durch die in sie beförderten Sekrete, führt zur reflektorischen Erregung der perinealen Muskulatur und zu 3–10 rhythmischen Kontraktionen, die das Ejakulat aus der Harnröhre ausstoßen

Ej|a|ku|la|ti|ons|stö|rung *f* (Ⓔ dysfunctional ejaculation): sexuelle Funktionsstörung durch anomale Ejakulation, z.B. Ejaculatio* praecox, Ejaculatio* retardata

Ej|a|ku|la|ti|ons|zen|trum *nt* (Ⓔ ejaculation center): *s.u. Centrum genitospinale, Ejakulationsreflex*

EJC *Abk.*: epitheloide juxtaglomenuläre Zellen

ejection click *nt* (Ⓔ ejection click): *s.u. Click*

Ej|ek|ti|ons|frak|ti|on *f* (Ⓔ ejection fraction): *Syn*: *Auswurffraktion, Austreibungsfraktion*; Auswurfleistung des Herzens, d.h. der während der Systole ausgeworfene Anteil der Blutmenge im linken Ventrikel; der Normalwert liegt bei ca. 65 %; bei Herzinsuffizienz* ist die Ejektionsfraktion trotz eines erhöhten Füllungsvolumens vermindert; die Bestimmung erfolgt mittels Kontrastmitteldarstellung der Ventrikel

Ej|ek|ti|ons|klick *m* (Ⓔ ejection click): *Syn*: *Austreibungsgeräusch, Austreibungston*; Herzton am Anfang der Austreibungsphase

EK *Abk.*: **1.** Eikultur **2.** *→ Einschwemmkatheter* **3.** *→ Elektrokoagulation* **4.** *→ Endokarditis* **5.** Ersatzkasse **6.** *→ Erythrozytenkonzentrat*

Ek-, ek- *präf.*: Wortelement mit der Bedeutung „aus/heraus“

EKC *Abk.*: *→ epidemische Keratokonjunktivitis*

Ek|chon|drom *nt* (Ⓔ ecchondroma): *Syn*: *peripheres Chondrom*; dem Knochen aufsitzender, gutartiger Knorpeltumor; oft Zufallsbefund beim Röntgen

Ek|chon|dro|sis os|si|fi|cans *f*: *→ Ecchondrosis ossificans*

Ek|chy|mo|se *f* (Ⓔ ecchymosis): *Syn*: *Ecchymosis*; kleinflächige Hautblutung

Ekchymosen-Syndrom, schmerzhafte *nt* (Ⓔ autoerythrocyte sensitization syndrome): *Syn*: *Erythrozytenautosensibilisierung, autoerythrozytäre Purpura, Syndrom der blauen Flecken, painful bruising syndrome*; fast ausschließlich bei Frauen auftretendes Syndrom mit rezidivierenden, schmerzhaften Hautblutungen; neben einer allergischen Genese [Autoantikörper gegen Erythrozyten] wird auch eine psychogene Auslösung [Konversionsneurose*] diskutiert

ek|chy|mo|tisch *adj* (Ⓔ ecchymotic): Ekchymose betreffend, von ihr betroffen oder gekennzeichnet

EKE *Abk.*: *→ Expressionskontrollelemente*

EKG *Abk.*: *→ Elektrokardiogramm*

EKK *Abk.*: **1.** *→ epidemische Keratokonjunktivitis* **2.** *→ extrakorporaler Kreislauf*

EKKG *Abk.*: Elektro-Karto-Kardiographie

ek|krin *adj* (Ⓔ eccrine): (*Drüse*) nach außen absondernd
Ek|lamp|sie *f* (Ⓔ eclampsia): *Syn*: *Eclampsia*; stärkste Form der Spätgestose* kurz vor der Geburt; i.d.R. kommt es nach Prodromalsymptomen [**drohende Eklampsie, Eclampsia imminens**] zu Krampfanfällen [**Eclampsia convulsiva**] mit darauf folgendem komatösen Schlaf; der eklamptische Anfall stellt eine akute Bedrohung für Mutter und Kind dar; da keine kausale **Therapie** möglich ist, muss eine stabilisierende Behandlung mit anschließender Schwangerschaftsbeendigung [i.d.R. Schnittentbindung] durchgeführt werden; zur Durchbrechung des Krampfanfalls und zur Prophylaxe weiterer Anfälle wird meist Magnesium eingesetzt; allerdings muss die Gefahr einer Magnesiumüberdosierung bei eingeschränkter Nierenfunktion beachtet werden, da Magnesium fast ausschließlich über die Niere ausgeschieden wird; Diazepam* wird sowohl zur Durchbrechung des Anfalls als auch zur Sedierung der Patientinnen verabreicht; eine Abschirmung von krampfauslösenden Faktoren [Lärm, Licht, Schmerzen] ist ebenfalls angebracht; vor der Entbindung müssen auch andere, eventuell vorhandene Symptome [Hypertension*, Hypovolämie*; Gerinnungsstörungen] behandelt werden
E|klamp|sis|mus *m*: *→Präeklampsie*
ek|lamp|tisch *adj* (Ⓔ eclamptic): Eklampsie betreffend, von ihr betroffen oder gekennzeichnet
ek|lamp|to|gen *adj* (Ⓔ eclamptogenic): Eklampsie verursachend
E|kli|pse *f* (Ⓔ eclipse): *Syn*: *Virusfinsternis*; Phase der Virusreplikation*, während der keine Viren in der infizierten Zelle nachgewiesen werden können; *s.a. Essay Viren S. 2273*
EKoG *Abk*.: **1.** *→Elektrokortikogramm* **2.** *→Elektrokortikographie*
EKP *Abk*.: ereigniskorreliertes Potential
EKS *Abk*.: *→Elektrokardioskop*
Eks|ta|se *f* (Ⓔ ecstasy): extremer, rauschhafter Glückszustand
ek|sta|tisch *adj* (Ⓔ ecstatic): Ekstase betreffend, von ihr betroffen oder gekennzeichnet
Eks|tro|phia *f*: *→Ekstrophie*
Eks|tro|phie *f* (Ⓔ exstrophy): *Syn*: *Ekstrophia, Exstrophie, Extrophie, Extrophia*; angeborene Fehlbildung, bei der ein inneres Organ nach außen verlagert und die Schleimhaut (zum Teil) nach außen gestülpt ist; *s.a. Blasenekstrophie*
EKT *Abk*.: **1.** Elektrokardiotachograph **2.** *→Elektrokrampftherapie*
Ekt-, ekt- *präf*.: *→Ekto-*
-ektase *suf*.: *→-ektasie*
Ek|ta|sia *f*: *→Ektasie*
Ek|ta|sie *f* (Ⓔ ectasy): *Syn*: *Ektasia*; dauerhafte Erweiterung von Hohlorganen, Gefäßen u.ä.
-ektasie *suf*.: Wortelement mit der Bedeutung „Erweiterung/Ausdehnung"
-ektatisch *suf*.: in Adjektiven verwendetes Wortelement mit der Bedeutung „erweiternd/streckend"
Ek|thym *nt*: *→Ecthyma*
Ek|thy|ma *nt, pl* **-mata**: *→Ecthyma*
ek|thy|ma|tös *adj* (Ⓔ ecthymiform): ekthymähnlich, ekthymartig
Ekto-, ekto- *präf*.: Wortelement mit der Bedeutung „außerhalb/außen"
Ek|to|blast *m*: *→Ektoderm*
Ek|to|car|dia *f* (Ⓔ ectocardia): *Syn*: *Ektokardie, Kardiozele, Hernia cordis, Ectopia cordis*; angeborene Verlagerung des Herzens aus dem Brustkorb, z.B. in den Bauchraum [**Ektocardia abdominalis/subthoracica**] oder vor den Brustkorb [**Ektocardia thoracica**] bei Brustwandspalte [Thorakoschisis*]; die Verlagerung kann vollständig [**Ectopia cordis completa**] oder unvollständig sein [**Ectopia cordis incompleta**] und ist meist von anderen Fehlbildungen [z.B. Fallot*-Tetralogie] begleitet
Ek|to|derm *nt* (Ⓔ ectoderm): *Syn*: *Ektoblast*; äußeres Keimblatt*, aus dem sich Haut, Hautanhangsgebilde, Nervensystem und Sinnesepithelien bilden
ek|to|der|mal *adj* (Ⓔ ectodermal): Ektoderm betreffend, vom Ektoderm abstammend
Ek|to|der|mal|dys|pla|sie *f* (Ⓔ ectodermal dysplasia): *Syn*: *Dysplasia ectodermalis*; angeborene Entwicklungsstörung von Organen und Geweben, die vom Ektoderm* abstammen
Ektodermaldysplasie-Syndrome *pl* (Ⓔ ectodermal dysplasia syndromes): *Syn*: *ektodermale Dysplasie-Syndrome*; Oberbegriff für Syndrome, die mit Fehlbildungen von Strukturen ektodermaler Herkunft einhergehen; klassische Erkrankungen dieser Gruppe sind die anhidrotisch-ektodermale Dysplasie* und die hidrotisch-ektodermale Dysplasie*; heute klassifiziert man die ektodermalen Dysplasie-Syndrome nach der Art der befallenen Strukturen [Haare, Zähne, Nägel, Schweißdrüsen]; *s.a. Hallermann-Streiff-Syndrom, Naegeli-Syndrom, Christ-Siemens-Touraine-Syndrom, Ellis-Creveld-Syndrom*
Ek|to|der|ma|to|se *f*: *→Ektodermose*
Ek|to|der|mo|se *f* (Ⓔ ectodermosis): *Syn*: *Ektodermatose*; Erkrankung eines vom Ektoderm* abstammenden Organs oder Gewebes, insbesondere der Haut
Ek|to|en|zym *nt* (Ⓔ ectoenzyme): *Syn*: *extrazelluläres Enzym, Exoenzym*; von der Zelle nach außen abgegebenes Enzym*
Ek|to|kar|die *f*: *→Ektocardia*
Ek|to|mie *f* (Ⓔ ectomy): vollständige operative Entfernung eines Organs, z.B. Gastrektomie*, Cholezystektomie*
-ektomie *suf*.: Wortelement mit der Bedeutung „Ausschneidung/Entfernung"
-ektomieren *suf*.: in Verben verwendetes Wortelement mit der Bedeutung „herausschneiden/entfernen"
ek|to|nu|kle|är *adj* (Ⓔ ectonuclear): *Syn*: *exonukleär*; außerhalb des Zellkerns (liegend)
ek|top *adj* (Ⓔ **1.–2.** ectopic): **1.** *Syn*: *heterotopisch, heterotop, ektopisch*; ursprungsfern, an atypischer Stelle liegend oder entstehend, (nach außen) verlagert **2.** *Syn*: *ektopisch*; Ektopie betreffend, von ihr betroffen oder gekennzeichnet
Ek|to|pa|ra|sit *m* (Ⓔ ectoparasite): auf der Oberfläche eines Wirtes lebender Parasit*
Ek|to|pia *f*: *→Ektopie*
Ektopia lentis congenita (Ⓔ congenital dislocation of lens): *Syn*: *Linsenektopie*; angeborene Verlagerung der Augenlinse
Ektopia portionis (Ⓔ cervical ectropion): *Syn*: *Ektropium, Portioektopie, Erosio falsa*; Ausstülpung der Zervixschleimhaut, die das Bild einer Pseudoerosion hervorruft; häufiger Befund in der Schwangerschaft und bei Einnahme von Ovulationshemmern; z.T. kommt es zur Ausheilung, z.T. zur Überwachsung der Ektopie mit Plattenepithel; überwuchert das Plattenepithel die Ausführungsgänge der Zervixdrüsen, kommt es zur Bildung von Retentionszysten [Ovula* Nabothi]; diese Transformationszone* [früher Umwandlungszone] zeigt eine erhöhte Empfindlichkeit gegenüber Papillomaviren und hat ein erhöhtes Karzinomrisiko; bei älteren Patientinnen kommt es oft zur Bildung entzündlicher Erosionen [**Erosio vera**], aus denen es bluten kann
Ektopia pupillae (Ⓔ corectopia): *Syn*: *Korektopie, Pupillenektopie*; angeborene Pupillenverlagerung
Ektopia renis (Ⓔ renal ectopia): *Syn*: *Nierenektopie, Nierendysplasie*; angeborene Verlagerung der Niere
Ektopia testis (Ⓔ testis ectopia): *Syn*: *Hodenektopie*; angeborene Verlagerung des Hodens
Ektopia vesicae (Ⓔ bladder ectopia): *Syn*: *Blasenektopie*; angeborene Verlagerung der Blase
Ek|to|pie *f* (Ⓔ ectopia): *Syn*: *Ektopia, Ectopia, Extraversion, Eversion*; angeborene Gewebe- oder Organverlagerung; die Verlagerung kann nach außen auf die Körperoberfläche oder innerhalb des Körpers erfolgen
ek|to|pisch *adj*: *→ektop*
Ek|to|plas|ma *nt* (Ⓔ ectoplasm): äußere, helle Protoplasmaschicht; *s.a. Protoplasma*
ek|to|plas|ma|tisch *adj* (Ⓔ ectoplasmatic): Ektoplasma betreffend
Ek|to|to|xin *nt* (Ⓔ ectotoxin): *Syn*: *Exotoxin*; von der Zelle nach außen abgegebenes Toxin*
ek|to|zer|vi|kal *adj* (Ⓔ ectocervical): Ektozervix betreffend
Ek|to|zer|vix *f*: *→Portio vaginalis cervicis*
Ek|to|zo|on *nt, pl* **-zoa, -zo|en** (Ⓔ ectozoon): tierischer Ektoparasit*
ek|to|zy|tär *adj* (Ⓔ ectocytic): *Syn*: *exozytär*; außerhalb der

E

Zelle (liegend)
Ek|tro|dak|ty|lie *f* (Ⓔ ectrodactyly): angeborene Fehlbildung des Hand- oder Fußskelettes mit Verstümmelung, z.B. Spalthand*, Spaltfuß*
ek|tro|mel *adj* (Ⓔ ectromelic): Ektromelie betreffend, von ihr betroffen
Ek|tro|me|lie *f* (Ⓔ ectromelia): angeborene Fehlbildung der Gliedmaßen; der Begriff ist nicht genau definiert; meist versteht man darunter Gliedmaßenfehlbildungen mit einer Unterentwicklung [Hypoplasie*] langer Röhrenknochen
Ek|tro|pi|on *nt*: →*Ektropium*
ek|tro|pi|o|nie|ren *v* (Ⓔ ectropionize): das Ober- oder Unterlid umstülpen
Ek|tro|pi|o|nie|rung *f* (Ⓔ **1.–2.** ectropionization): **1.** Umstülpen des Augenlids zur Untersuchung der Bindehaut des Lides [Tunica conjunctiva palpebrarum] oder zur Fremdkörperentfernung; die obere Übergangsfalte der Bindehaut kann nach **doppelter Ektropionierung** in Lokalanästhesie beurteilt werden **2.** Ausstülpung der Zervixschleimhaut und Bildung einer Ektopia* portionis

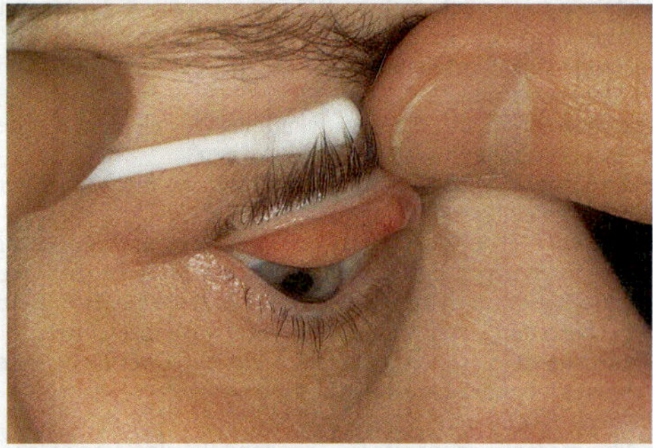
Abb. E8. Ektropionierung des Oberlids

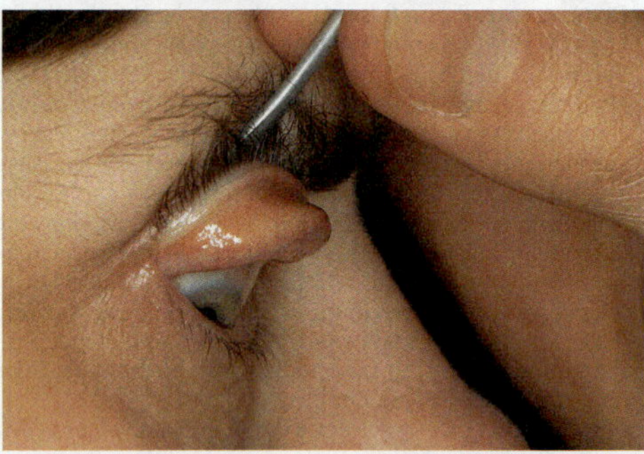
Abb. E9. Doppelte Ektropionierung

Ek|tro|pi|um *nt* (Ⓔ **1.** ectropium **2.** →*Ektopia portionis*): **1.** *Syn: Augenlidektropium, Lidektropium, Ektropion*; Umstülpung des Augenlids nach außen; unabhängig von der Ursache, kommt es zur Ausbildung einer chronischen Bindehautentzündung [Conjunctivitis*] und Tränenträufeln [Epiphora*]; **Therapie**: operative Korrektur [Blepharoplastik*, Tarsorrhaphie*] **2.** →*Ektopia portionis*
Ektropium cicatriceum (Ⓔ cicatricial ectropion): Augenlidektropium durch Narbenzug
Ektropium iridis (Ⓔ iridectropium): *Syn: Ektropium uveae*; angeborene Auswärtswendung des Pigmentepithels der Iris am Pupillenrand
Ektropium paralyticum (Ⓔ paralytic ectropion): Augenlidektropium bei Fazialislähmung*
Ektropium senile (Ⓔ senile ectropion): Augenlidektropium durch Muskelerschlaffung im Alter
Ektropium spasticum (Ⓔ spastic ectropion): Augenlidektropium durch einen Schließmuskelkrampf
Ektropium uveae: →*Ektropium iridis*
Ek|tro|syn|dak|ty|lie *f* (Ⓔ ectrosyndactyly): angeborenes Fehlen einzelner Finger- oder Zehenglieder mit Verwachsung vorhandener Glieder
EKV *Abk.*: →*Elektrokardioversion*
EKY *Abk.*: **1.** →*Elektrokymogramm* **2.** →*Elektrokymographie*
EKyG *Abk.*: →*Elektrokymogramm*
EKZ *Abk.*: →*extrakorporale Zirkulation*
Ek|zem *nt* (Ⓔ eczema): *Syn: Ekzema, Eczema, Eccema*; nichtinfektiöse, entzündliche Hautkrankheit mit Juckreiz, die durch endogene oder exogene Faktoren ausgelöst werden kann, im angloamerikanischen Bereich werden Ekzem und Dermatitis* oft gleichgesetzt; prinzipiell unterscheidet man akute Ekzeme von chronischen Ekzemen
akutes Ekzem (Ⓔ acute eczema): *Syn: Ekzema acutum*; das akute Ekzem ist durch einen spezifischen Ablauf der Entzündung charakterisiert; nach einer anfänglichen Rötung der Haut [**Ekzema rubrum/erythematosum**] kommt es zur Ausbildung kleiner Knötchen [**Ekzema papulosum**] und danach zur Bläschenbildung [**Ekzema vesiculosum**]; nach dem Platzen der Bläschen [**Ekzema madidans**] und dem Verkrusten der nässenden Flächen [**Ekzema crustosum**] kommt es zur Abschuppung der Effloreszenzen [**Ekzema squamosum**]; die Ausheilung erfolgt ohne Narbenbildung [Restitutio* ad integrum], auch wenn das Resterythem noch länger bestehen bleiben kann
allergisches Ekzem (Ⓔ allergic eczema): Oberbegriff für Ekzeme, die durch immunologische Reaktionen ausgelöst werden; *s.a. kontaktallergisches Ekzem, photoallergisches Ekzem*
angewaschenes Ekzem (Ⓔ winter eczema): *s.u. asteatotisches Ekzem*
asteatotisches Ekzem (Ⓔ asteatotic eczema): *Syn: Exsikkationsdermatitis, Exsikkationsekzem, xerotisches Ekzem, Austrocknungsekzem, Exsikkationsekzematid, Xerosis, Asteatosis cutis*; durch extrem trockene Haut hervorgerufenes chronisches Ekzem* durch Sebostase* bei älteren Menschen [**seniles/geriatrisches Ekzem**], bei übermäßiger Reinigung und Entfettung der Haut [**angewaschenes Ekzem**] oder durch Wettereinflüsse [Wind, Kälte]; **Therapie**: Verwendung ölhaltiger Badezusätze und rückfettender Salben; Harnstoffpräparate
atopisches Ekzem: →*endogenes Ekzem*
chronisches Ekzem (Ⓔ chronic eczema): *Syn: Ekzema chronicum*; das chronische Ekzem ist von einem nebeneinander aller Stadien des akuten Ekzems gekennzeichnet; oft kommt es zu einer Verdickung der Haut und Verstärkung der Hautfelderung [Lichenifikation*]; wie das akute Ekzem heilt auch das chronische Ekzem narbenlos ab
diskoides Ekzem: →*mikrobielles Ekzem*
dyshidrosiformes Ekzem: →*dyshidrotisches Ekzem*
dyshidrotisches Ekzem (Ⓔ dyshidrotic eczema): *Syn: dyshidrosiformes Ekzem, Ekzema dyhidroticum, Dysidrose, Dyshidrosis, Dysidrosis, Dyshidrose, Dyshidrose-Syndrom, Pompholyx*; mit klaren, intraepidermalen Bläschen an Händen und Fußsohlen einhergehende Dermatose* unterschiedlicher Ätiologie [u.a. endogenes Ekzem*, Kontaktekzem*]
endogenes Ekzem (Ⓔ endogenous eczema): *Syn: Neurodermitis disseminata, atopisches Ekzem, exsudatives Ekzem, neuropathisches Ekzem, konstitutionelles Ekzem, atopische Dermatitis, neurogene Dermatose, Neurodermitis diffusa/constitutionalis/atopica, Morbus Besnier, Prurigo Besnier, Besnier Prurigo, Ekzema endogenicum, Ekzema atopicum*; chronisch-rezidivierende, entzündliche Erkrankung mit trockener, stark juckender Haut; ätiologisch spielen erbliche Disposition, Allergien und Stressreaktionen eine Rolle; das endogene Ekzem gehört zu den Atopien*
Verlauf: meist beginnt die Erkrankung bereits im Säuglingsalter [2.–3. Monat] mit einem Befall von Gesicht, Kopfhaut und Windelbereich [Ekzema* infantum]; im Kindesalter sind die Gelenkbeugen [**Beugeekzem, Ekzema flexurarum**] und das Gesäß betroffen; bei Jugendlichen und Erwachsenen sind i.d.R. Gelenkbeugen [Ellenbeuge, Kniekehle], Gesicht, Nacken, Schulter- und Brustbereich befal-

len; die Erkrankung zeigt einen chronisch-schubweisen Verlauf; akute Schübe können sowohl durch äußere [Allergene, Klima] als auch innere Faktoren [psychische Belastung, Stress] ausgelöst werden
Klinik: die verschiedenen Manifestationsformen [**ekzematoide Form, lichenifizierte Form, pruriginöse Form**] treten nebeneinander und/oder nacheinander auf; durch die begleitende Sebostase* und Hypohidrose* ist die Haut glanzlos, trocken und schuppend; auffällig sind auch Glanznägel*, Hertoghe*-Zeichen, diffuser Haarausfall und weißer Dermographismus*; ca. 50 % der Patienten entwickeln eine Ichthyosis* vulgaris; selten kommt es auch zur Bildung einer Katarakt [Ekzemstar*]; die **Diagnose** stützt sich auf das klinische Bild und evtl. die Eigenanamnese [Ekzema* infantum]; bei Verdacht auf eine allergische Genese können Hauttests, IgE-Bestimmung und RAST* weiterhelfen, bei Nahrungsmittelallergie* oder -überempfindlichkeit sind Such- oder Auslassdiäten hilfreich; **differentialdiagnostisch** müssen v.a. kontaktallergisches Ekzem, seborrhoisches Ekzem, mikrobielles Ekzem, ektodermale Dysplasie-Syndrome und Pyodermie* ausgeschlossen werden; **Therapie:** wichtig ist die Vermeidung oder Ausschaltung auslösender Faktoren, wie z.B. nachgewiesener Allergene, Wolle oder anderer tierischer Produkte; im trockenen Stadium werden Teersalben und die Verwendung von Badeölen und fetten oder halbfetten Salben empfohlen; der Juckreiz kann kurzfristig mit corticoidhaltigen Externa oder systemisch mit Antihistaminika* gemildert werden; in vielen Fällen ist eine Klimatherapie [Meeresklima, Gebirgsklima über 1500 m] erfolgreich; UV-Bestrahlung [UVA oder UVB] zeigt ebenfalls gute Erfolge; **Prognose:** die Hauterscheinungen bessern sich oft im Laufe der späten Kindheit oder im Jugendalter; ein Großteil der Erkrankungen heilt nach dem 30. Lebensjahr ab

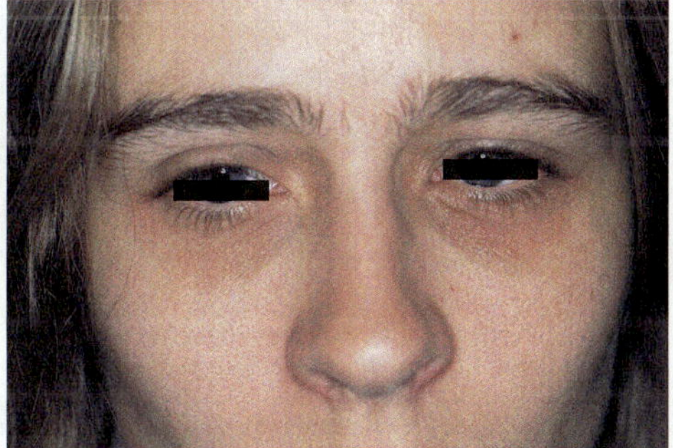

Abb. E10. Endogenes Ekzem. Isolierter Lidbefall

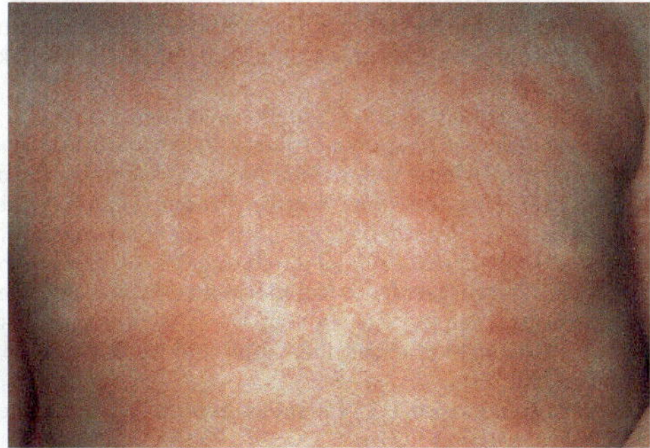

Abb. E11. Endogenes Ekzem. Unscharf begrenzte Ekzeme im Stammbereich

exsudatives Ekzem: *→endogenes Ekzem*
fotoallergisches Ekzem: *→photoallergisches Ekzem*
fototoxisches Ekzem: *→phototoxisches Ekzem*

geriatrisches Ekzem (Ⓔ senile eczema): *s.u. asteatotisches Ekzem*
intertriginöses Ekzem (Ⓔ eczema intertrigo): ***Syn:*** *Ekzema intertriginosum*; chronisches Ekzem der Körperfalten bei andauernder Intertrigo*
konstitutionelles Ekzem: *→endogenes Ekzem*
kontaktallergisches Ekzem: *→allergisches Kontaktekzem*
kumulativ-toxisches Ekzem: *→chronisch toxisches Kontaktekzem*
lichenifiziertes Ekzem (Ⓔ lichenoid eczema): ***Syn:*** *Ekzema lichenificatum*; chronisches Ekzem mit ausgeprägter Vergröberung der Hautfelderung [Lichenifikation*]
mikrobielles Ekzem (Ⓔ microbial eczema): ***Syn:*** *nummuläres Ekzem, nummulär-mikrobielles Ekzem, parasitäres Ekzem, diskoides Ekzem, bakterielles Ekzematoid, Dermatitis nummularis, Dermoepidermitis Lutz*; relativ häufiges, chronisch verlaufendes Ekzem, das durch disseminierte, münzenförmige Herde charakterisiert ist; **klinisch** auffällig sind scharf begrenzte, rote, von Schuppen oder Krusten bedeckte, nur leicht bis mäßig juckende Herde am Unterschenkel, dem oberen Rücken oder den Armen; die **Ätiologie** ist ungeklärt, diskutiert werden u.a. eine Überempfindlichkeit gegen Bakterien, mikrobielle Besiedlung der Haut und die Entwicklung von Streuherden aus einem Fokus; **differentialdiagnostisch** kommen v.a. Psoriasis*, endogenes Ekzem, asteatotisches Ekzem, Tinea* corporis und Kontaktekzem* infrage; **Therapie:** frische Herde werden mit austrocknenden Maßnahmen [Farbstofflösungen, evtl. Corticoide*] behandelt; nach Abklingen des nässenden Stadiums sind teerhaltige Präparate und Ölbäder angezeigt; **Prognose:** die Erkrankung neigt zu Rezidiven bzw. einem wellenförmigen chronischen Verlauf

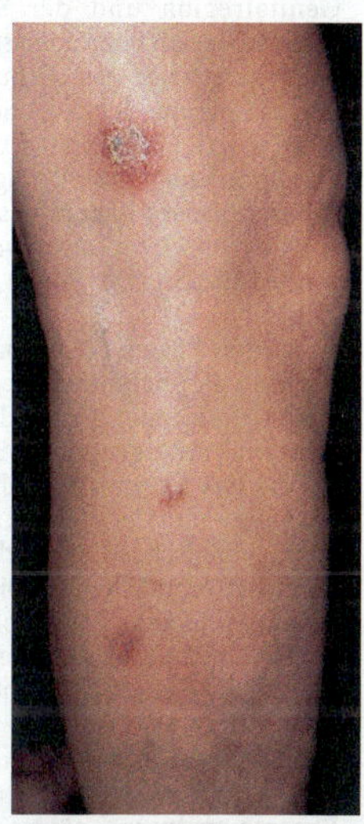

Abb. E12. Mikrobielles Ekzem

neuropathisches Ekzem: *→endogenes Ekzem*
nummuläres Ekzem: *→mikrobielles Ekzem*
nummulär-mikrobielles Ekzem: *→mikrobielles Ekzem*
parasitäres Ekzem: *→mikrobielles Ekzem*
perianales Ekzem (Ⓔ perianal eczema): ***Syn:*** *Analekzem*; meist juckendes, akutes oder chronisches Ekzem im Analbereich; als Ursache kommen u.a. Hautwolf, Hämorrhoiden, Allergien, Infektionen in Betracht
photoallergisches Ekzem (Ⓔ photoallergic contact dermatitis): ***Syn:*** *photoallergische/fotoallergische Dermatitis, photoallergische/fotoallergische Kontaktdermatitis, Photokontaktallergie, Fotokontaktallergie, fotoallergisches Ekzem*; durch eine Überempfindlichkeit der Haut gegen Lichtstrahlen verursachte akute oder chronische Entzündung; primär nicht-allergisierende Substanzen werden vom Licht in Haptene* umgewandelt, die nach Kopplung an Proteine eine Sensibilisierung auslösen; im akuten Stadium kommt es zu Rötung und Blasenbildung, später zu Pigmentierung und Lichenifikation* der betroffenen Hautareale; die **Therapie** besteht in der Vermeidung von Allergenen; im akuten Stadium sind corticoidhaltige Externa von Nutzen
phototoxisches Ekzem (Ⓔ phototoxic dermatitis): ***Syn:*** *Photokontaktdermatitis, Fotokontaktdermatitis, phototoxische/fototoxische Dermatitis, phototoxische/fototoxische Kontaktdermatitis, fototoxisches Ekzem*; durch photochemische Reaktionen ausgelöste nicht-allergische Kontaktdermatitis*; die phototoxische Substanz kann von außen kommen [Medikamente, ätherische Öle, Farbstoffe] oder im Körper gebildet werden [Porphyrine*]; das **klinische Bild**

gleicht dem des photoallergisches Ekzems; **Therapie**: Meidung bzw. Entfernung der auslösenden Substanz oder Behandlung des Grundleidens

seborrhoisches Ekzem (Ⓔ seborrheic eczema): ***Syn***: *Unna-Krankheit, Morbus Unna, seborrhoische/dysseborrhoische Dermatitis, Dermatitis seborrhoides*; ätiologisch ungeklärtes Ekzem mit unscharf begrenzten Erythemen*, das oft als Variante der Schuppenflechte [Psoriasis*] angesehen wird; diskutiert wird auch eine Beziehung zu den Atopien* und eine Auslösung durch Pityrosporum* ovale **klinisch** unterscheidet man ein **seborrhoisches Ekzem des Säuglings** [Säuglingsekzem, Dermatitis seborrhoides infantum] von der Erwachsenenform; das Säuglingsekzem beginnt meist innerhalb der ersten drei Monate; typisch sind trockene oder nässende Erytheme, die von fettigen Schuppenkrusten bedeckt sind; z.T. kommt es zur Entwicklung einer Erythrodermia* desquamativa Leiner; die Erwachsenenform ist durch unscharf begrenzte Erytheme der talgdrüsenreichen Hautareale von Gesicht, behaarter Kopfhaut, Genitalregion und der Schweißrinnen im Brust- und Rückenbereich charakterisiert; **Therapie**: bei Kleinkindern Salicylpräparate zur Schuppenlösung; bei Erwachsenen Teerpräparate, Ichthyol-Schwefelsalbe, u.U. antibiotikaoder corticoidhaltige Externa; Ketoconazol* [Creme, Shampoo] zeigt gute Erfolge

seborrhoisches Ekzem des Säuglings (Ⓔ infantile seborrheic eczema): *s.u. seborrhoisches Ekzem*

seniles Ekzem (Ⓔ senile eczema): *s.u. asteatotisches Ekzem*

subakutes Ekzem (Ⓔ subacute eczema): ***Syn***: *Ekzema subacutum*; Bezeichnung für ein akutes Ekzem mit schwächerer Ausprägung der Hauterscheinungen; der Juckreiz steht im Vordergrund der Symptomatik

tylotisches Ekzem (Ⓔ callous eczema): ***Syn***: *Schwielenekzem, Ekzema tyloticum, Ekzema callosum, Ekzema keratoticum*; chronisches Ekzem der Hände und Füße mit Hyperkeratose* und Schwielenbildung

vulgäres Ekzem (Ⓔ common eczema): ***Syn***: *Ekzema vulgare*; nicht klar definierte Entität; wird meist als Oberbegriff für die verschiedenen Formen des Kontaktekzems* verwendet

xerotisches Ekzem: *→asteatotisches Ekzem*

Ek|ze|ma *nt, pl* **-ma|ta**: *→Ekzem*

Ekzema acutum: *→akutes Ekzem*

Ekzema atopicum: *→endogenes Ekzem*

Ekzema callosum: *→tylotisches Ekzem*

Ekzema chronicum: *→chronisches Ekzem*

Ekzema crustosum (Ⓔ eczema crustosum): krustöses Ekzem; *s.u. akutes Ekzem*

Ekzema dyhidroticum: *→dyshidrotisches Ekzem*

Ekzema endogenicum: *→endogenes Ekzem*

Ekzema erythematosum (Ⓔ eczema erythematosum): *s.u. akutes Ekzem*

Ekzema flexurarum (Ⓔ flexural eczema): ***Syn***: *Beugeekzem*; Ekzem der Gelenkbeugen; *s.u. endogenes Ekzem*

Ekzema herpeticatum (Ⓔ eczema herpeticum): ***Syn***: *Kaposi-Dermatitis, Ekzema herpetiformis, varizelliforme Eruption Kaposi, Pustulosis acuta varicelliformis, Pustulosis acuta varioliformis*; meist bei Patienten mit endogenem Ekzem* auftretende disseminierte Aussaat von Herpes-simplex-Bläschen; nach dem Platzen der Bläschen entstehen hämorrhagische Erosionen, die i.d.R. gut abheilen; **therapeutisch** steht eine austrocknende Behandlung und die Gabe von Acyclovir* im Vordergrund; bei Sekundärinfektion evtl. Antibiotika

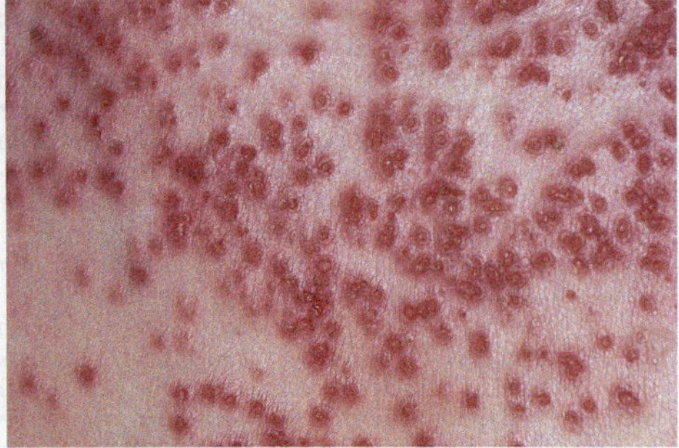
Abb. E13. Ekzema herpeticatum

Ekzema herpetiformis: *→Ekzema herpeticatum*

Ekzema infantum (Ⓔ infantile eczema): ***Syn***: *Milchschorf, frühexsudatives Ekzematoid, konstitutionelles Säuglingsekzem, Crusta lactea*; Frühform des seborrhoischen Ekzems*, die u.a. durch Allergene [Milcheiweiß] ausgelöst wird; beginnt meist im 1. oder 2. Monat an den Wangen und breitet sich langsam auf Gesicht, Kopfhaut und Hals aus; aus den ursprünglich kleinen Papeln und Papulovesikeln entwickeln sich nässende, verkrustende Herde, die oft Sekundärinfektionen zeigen; die **Therapie** besteht aus einer Vermeidung auslösender Ursachen und der symptomatischen Behandlung des Ekzems [Ölbäder]; das Ekzem kann abheilen oder in ein endogenes Ekzem übergehen

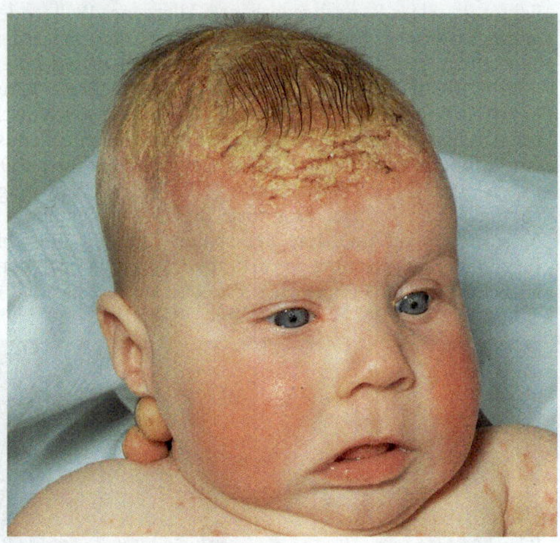
Abb. E14. Ekzema infantum

Ekzema intertriginosum: *→intertriginöses Ekzem*

Ekzema keratoticum: *→tylotisches Ekzem*

Ekzema lichenificatum: *→lichenifiziertes Ekzem*

Ekzema madidans (Ⓔ wet eczema): nässendes Ekzem; *s.u. akutes Ekzem*

Ekzema papulosum (Ⓔ papular eczema): knötchenförmiges Ekzem; *s.u. akutes Ekzem*

Ekzema paratraumaticum (Ⓔ traumatic eczema): ***Syn***: *Wundekzem*; im Bereich von Hautwunden oder Fistelgängen entstehendes Ekzem, das wahrscheinlich durch Bakterien verursacht wird

Ekzema rubrum (Ⓔ red eczema): *s.u. akutes Ekzem*

Ekzema solare (Ⓔ polymorphous light eruption): ***Syn***: *polymorphe Lichtdermatose (Haxthausen), Lichtekzem, polymorpher Lichtausschlag, Sommerprurigo, Lupus erythematodes-artige Lichtdermatose, Dermatopathia photoelectrica, Prurigo aestivalis*; ätiologisch ungeklärte, durch Sonnenlicht hervorgerufene Lichtdermatose*; die Art der Hautveränderungen ist extrem variabel [ekzemartig, plaqueartig, urtikariell, erythematös] und wechselt oft von Mal zu Mal

Ekzema squamosum (Ⓔ squamous eczema): schuppendes Ekzem; *s.u. akutes Ekzem*

Ekzema subacutum: *→subakutes Ekzem*

Ekzema tyloticum: *→tylotisches Ekzem*

Ekzema varicosum (Ⓔ stasis eczema): ***Syn***: *Stauungsekzem, Stauungsdermatitis, Stauungsdermatose, Dermatitis hypostatica/statica/varicosa/haemostatica*; ekzematisierte Dermatitis* bei chronisch venöser Insuffizienz*, die v.a.

die Haut des distalen Unterschenkels befällt

Ekzema vesiculosum (Ⓔ vesicular eczema): bläschenförmiges Ekzem; *s.u. akutes Ekzem*

Ekzema vulgare: → *vulgäres Ekzem*

Ek|ze|ma|tid *nt* (Ⓔ preeczematous lesion): präekzematöser Zustand ohne Exsudation; oft als Bezeichnung für mild verlaufende Ekzeme verwendet

Ek|ze|ma|ti|sa|ti|on *f* (Ⓔ eczematization): Auftreten ekzemartiger Veränderungen bei akuten oder chronischen Hauterkrankungen

ek|ze|ma|to|gen *adj* (Ⓔ eczematogenic): ekzemverursachend, ekzemauslösend

Ek|ze|ma|to|id *nt* (Ⓔ eczematoid lesion): ekzemartige Erkrankung

bakterielles Ekzematoid: → *mikrobielles Ekzem*

frühexsudatives Ekzematoid: → *Ekzema infantum*

ek|ze|ma|to|id *adj*: → *ekzematös*

ek|ze|ma|tös *adj* (Ⓔ eczematoid): *Syn*: *ekzematoid*; ekzemähnlich, ekzemartig, in der Art eines Ekzems

Ek|zem|star *m* (Ⓔ atopic cataract): *Syn*: *Cataracta neurodermitica*; grauer Star [Katarakt*] als Begleiterscheinung eines endogenen Ekzems*; relativ selten [1–5 % der Patienten]

EL *Abk.*: → *Erythroleukämie*

El|a|i|di|nie|rung *f* (Ⓔ elaidinization): *s.u. Elaidinsäure*

Ela|i|din|säu|re *f* (Ⓔ elaidic acid): trans-Isomer der Elainsäure*; der Schmelzpunkt der Elaidinsäure liegt bei 43–44 °C; d.h., die Umwandlung von Ölsäure [cis-Form] zu Elaidinsäure führt zur Härtung der Öle oder Fette; dieser Prozess der Isomerisierung ungesättigter Fettsäuren von der cis-Form in eine trans-Form mit höherem Schmelzpunkt wird als **Elaidinierung** bezeichnet

El|a|in|säu|re *f* (Ⓔ oleic acid): *Syn*: *Oleinsäure, Ölsäure*; einfach ungesättigte C_{18}-Fettsäure; als Glycerinester in fast allen tierischen [Fischtran] und pflanzlichen Fetten [Olivenöl, Erdnussöl] enthalten

ELAS *Abk.*: erweitertes Lymphadenopathie-Syndrom

El|as|tance *f* (Ⓔ elastance): Dehnbarkeit von Lunge und Brustkorb; als Reziprokwert der Compliance* wird sie auch als **elastischer Lungenwiderstand** bezeichnet

El|as|ta|se *f* (Ⓔ elastase): *Syn*: *Elastinase, Pankreaselastase, Pankreopeptidase E*; Elastin* und andere Proteine spaltendes Enzym; wird in der Bauchspeicheldrüse als inaktive Form [Proelastase] gebildet und von Trypsin* aktiviert; pathophysiologisch wichtig ist die Aktivierung bei akuten Pankreatitisformen, die zu Autodigestion* führen kann

El|as|ti|ca *f* (Ⓔ elastica): *Syn*: *Elastika, Tunica elastica, Membrana elastica*; aus elastischen Fasern bestehende innere [Membrana elastica interna] oder äußere [Membrana elastica externa] Schicht der Wand von Arterien* vom muskulären Typ

El|as|ti|ka *f*: → *Elastica*

El|as|ti|ka|nä|vus *m, pl* **-vi** (Ⓔ nevus elasticus): *s.u. Bindegewebsnävus*

El|as|tin *nt* (Ⓔ elastin): Gerüsteiweiß der elastischen Fasern mit gummiartiger Elastizität; besteht aus Polypeptidketten, die durch Desmosin* und Isodesmosin zu einer Quartärstruktur vernetzt werden; kommt v.a. in elastischen Fasern und Bändern sowie der Aortenwand vor

El|as|ti|na|se *f*: → *Elastase*

el|as|tisch *adj* (Ⓔ elastic): dehnbar, biegsam, nachgebend; verformbar, ausdehnungsfähig, expansionsfähig

El|as|to|i|do|se *f* (Ⓔ elastoidosis): *Syn*: *Elastoidosis*; an eine Elastose* erinnernde Hautveränderungen

El|as|to|i|do|sis *f, pl* **-ses**: → *Elastoidose*

Elastoidosis cutanea nodularis et cystica (Ⓔ nodular elastoidosis): *Syn*: *Favre-Racouchot-Krankheit*; fast ausschließlich bei älteren Männern vorkommende aktinische Elastose* mit Komedonen* und gelblichen Follikelzysten

El|as|to|ly|se *f* (Ⓔ elastolysis): *Syn*: *Elastolysis*; Abnahme oder Verlust der Elastizität des elastischen Bindegewebes

generalisierte Elastolyse: → *Cutis-laxa-Syndrom*

El|as|to|ly|sis *f*: → *Elastolyse*

Elastolysis generalisata: → *Cutis-laxa-Syndrom*

El|as|to|ma in|tra|pa|pil|la|re per|fo|rans ver|ru|ci|for|me *nt* (Ⓔ perforating elastosis): *Syn*: *perforierendes Elastom, Keratosis follicularis serpiginosa, Elastosis perforans serpiginosa*; seltene, ätiologisch ungeklärte Hautkrankheit durch eine transepidermale Ablagerung degenerierter elastischer Fasern; typisch sind die ringförmig oder serpiginös angeordneten verrukösen Papeln an Hals, Nacken und im Ellenbogenbereich mit zentraler Abheilung

El|as|tom, per|fo|rie|ren|des *nt*: → *Elastoma intrapapillare perforans verruciforme*

El|as|tor|rhe|xis *f* (Ⓔ elastorrhexis): Zerfall elastischer Fasern

Elastorrhexis generalisata und systemica: → *systemische Elastorrhexis*

systemische Elastorrhexis (Ⓔ systemic elastorrhexis): *Syn*: *Pseudoxanthoma elasticum, Grönblad-Strandberg-Syndrom, Darier-Grönblad-Strandberg-Syndrom, Elastorrhexis generalisata und systemica*; generalisierte, degenerative Erkrankung des elastischen Bindegewebes mit gelblichen Papeln und Hautflecken; die Vererbung erfolgt meist autosomal-rezessiv, z.T. auch autosomal-dominant; betroffen sind alle Organe, die elastisches Bindegewebe enthalten, d.h. Auge, Haut und Herz-Kreislauf-System; die Augenbeteiligung kann zur Erblindung führen; das **klinische Bild** wird aber von kardiovaskulären Symptomen [Hypertonie*, Arteriosklerose*, Myokarditis*, innere Blutungen] geprägt; der Verlauf ist langsam progredient; eine kausale Therapie ist nicht möglich

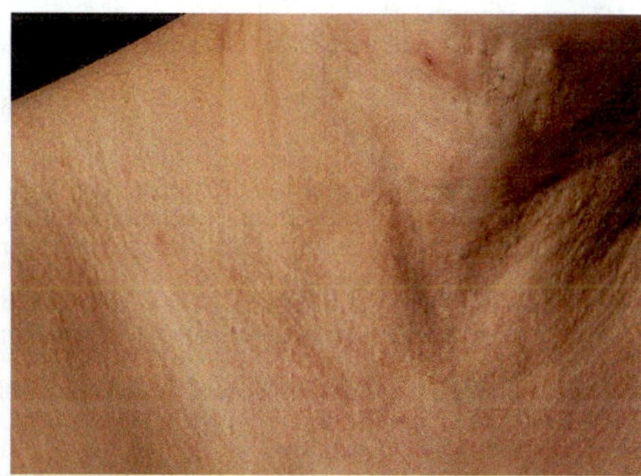

Abb. E15. Systemische Elastorrhexis

El|as|to|se *f* (Ⓔ **1.–2.** elastosis): **1.** *Syn*: *Gefäßelastose*; Angiopathie* durch Einlagerung veränderter elastischer Fasern in die Gefäßwand **2.** *Syn*: *Hautelastose, Elastosis*; durch eine Veränderung der elastischen Fasern hervorgerufene Änderung der Hautstruktur

aktinische Elastose (Ⓔ actinic elastosis): *Syn*: *senile Elastose, basophile Kollagendegeneration, Elastosis actinica/solaris/senilis*; durch eine Degeneration der elastischen und kollagenen Fasern hervorgerufene Verdickung und Vergröberung der Haut lichtexponierter Areale [Gesicht, Nacken]; Teilaspekt der Altershaut*

senile Elastose: → *aktinische Elastose*

El|as|to|sis *f, pl* **-ses** (Ⓔ elastosis): *Syn*: *Hautelastose, Elastose*; durch eine Veränderung der elastischen Fasern hervorgerufene Änderung der Hautstruktur

Elastosis actinica: → *aktinische Elastose*

Elastosis perforans serpiginosa: → *Elastoma intrapapillare perforans verruciforme*

Elastosis senilis: → *aktinische Elastose*

Elastosis solaris: → *aktinische Elastose*

ELB *Abk.*: → *Ein-Lungen-Beatmung*

ELDOR *Abk.*: Elektron-Elektron-Doppelresonanz

El|ec|tu|a|ri|um *nt*: → *Latwerge*

El|e|i|din *nt*: → *Eleidinkörnchen*

El|e|i|din|körn|chen *pl* (Ⓔ eleidin granules): *Syn*: *Keratohyalin, Eleidin*; weiche Vorstufe von Keratin*

Elek: Örjan Elek; schwedischer Bakteriologe (Göteborg) im 20. Jahrhundert

Elek-Ouchterlony-Test *m* (Ⓔ Elek-Ouchterlony test): Methode zum quantitativen Nachweis von bakteriellen Ektotoxinen durch eine Ausfällung des Toxins durch Antitoxin

e|lek|tiv *adj* (Ⓔ elective): wahlweise, Wahl-

E|lek|ti|vi|tät *f* (Ⓔ electivity): bei der Strahlentherapie von Tumoren ist es das Ziel, Tumorzellen stärker zu schädigen als die gesunden Zellen der Umgebung; die Fähigkeit einer bestimmten Technik, dieses Ziel zu erreichen, wird als Elektivität bezeichnet

E|lek|tiv|nähr|bö|den *pl* (Ⓔ elective culture media): Nährböden zur Anreicherung spezifischer Keime; Art und Zusammensetzung des Nährbodens bzw. die Zugabe von Hemmstoffen [z.B. Galle, Tellur] garantiert, dass nur bestimmte Organismen wachsen können; Elektivnährböden werden z.B. in der Choleradiagnostik und der Diagnostik von Salmonellen-Shigellen-Infektionen verwendet

E

E|lek|tiv|o|pe|ra|ti|on *f* (Ⓔ elective procedure): ***Syn:*** *Wahleingriff*; Operation zu einem von Chirurg und Patient festgelegten Zeitpunkt; der Eingriff ist notwendig, kann aber zu einem für Chirurg und Patienten optimalen Zeitpunkt durchgeführt werden

Elektr-, elektr- *präf.*: *→Elektro-*

Elektra-Komplex *m* (Ⓔ Electra complex): ***Syn:*** *weiblicher Ödipuskomplex*; übermäßige Bindung der Tochter an den Vater, die von einer Feindseligkeit gegenüber der Mutter begleitet wird [Elektra, die Tochter von Agamemnon, plante den Tod ihrer Mutter Klytemnestra als Rache für den Tod des Vaters]; wird z.T. auch auf die Zuneigung jüngerer Frauen zu älteren Männern angewendet

e|lek|trisch *adj* (Ⓔ electric): Elektrizität betreffend, mit Elektrizität/elektrischem Strom betrieben

Elektro-, elektro- *präf.*: Wortelement mit der Bedeutung „elektrischer Strom/Elektrizität"

E|lek|tro|a|e|ro|sol *nt* (Ⓔ electroaerosol): feines Aerosol, bei dem die Tröpfchen elektrische Ladungen tragen

E|lek|tro|a|ku|punk|tur *f* (Ⓔ electroacupuncture): Akupunktur* mit Verwendung von Elektroden, über die ein niederfrequenter Reizstrom angelegt wird

E|lek|tro|a|kus|tik *f* (Ⓔ electroacoustics): Lehre von der Umwandlung von Schallwellen in elektrische Wellen und umgekehrt

e|lek|tro|a|kus|tisch *adj* (Ⓔ electroacoustic): Elektroakustik betreffend, auf ihr beruhend

E|lek|tro|an|äs|the|sie *f*: *→Elektronarkose*

E|lek|tro|a|tri|o|gramm *nt* (Ⓔ electroatriogram): Aufzeichnung der Erregungsausbreitung in den Vorhöfen; *s.a. Essay Elektrokardiogramm S. 571*

E|lek|tro|bad *nt* (Ⓔ electrotherapeutic bath): elektromedizinisches Bad, das die therapeutische Wirkung von Wasser und Gleichstrom kombiniert; sowohl Teilbad [Zellenbad] als auch Vollbad [Stanger-Bad] haben eine hyperämisierende, analgetische und tonisierende Wirkung; Badezusätze, wie z.B. Antirheumatika*, werden durch die elektrophoretische Wirkung des Gleichstroms verstärkt resorbiert

E|lek|tro|bi|o|lo|gie *f* (Ⓔ electrobiology): Teilgebiet der Biologie*, das sich mit dem Einfluss elektrischer Vorgänge auf Lebewesen befasst

E|lek|tro|che|mie *f* (Ⓔ electrochemistry): Teilgebiet der Chemie, das sich mit dem Einfluss elektrischer Erscheinungen auf chemische Reaktionen beschäftigt

e|lek|tro|che|misch *adj* (Ⓔ electrochemical): Elektrochemie betreffend

E|lek|tro|chi|rur|gie *f* (Ⓔ electrosurgery): Oberbegriff für operative Eingriffe mit Hochfrequenzstrom, wie z.B. Elektrotomie*, Elektrokoagulation*, Elektrodesikkation*

e|lek|tro|chi|rur|gisch *adj* (Ⓔ electrosurgical): Elektrochirurgie betreffend, mittels Elektrochirurgie

E|lek|tro|cho|le|zys|tek|to|mie *f* (Ⓔ electrocholecystectomy): elektrochirurgische Gallenblasenentfernung [Cholezystektomie*]

E|lek|tro|de *f* (Ⓔ electrode): der Teil eines elektrischen Leiters, der als Eintritts- oder Austrittsstelle des elektrischen Stromes dient; Elektroden kommen in allen Größen [Makroelektroden für die Elektrokardiographie*; Mikroelektroden für Potentialmessungen an Zellmembranen] und Formen [Knopf-, Scheiben-, Punkt-, Platten-, Nadel-, Ringelektrode] vor; für besondere Anwendungen können Elektroden auf Endoskopen oder Kathetern [**Elektrodenkatheter, Katheterelektrode**] montiert werden

aktive Elektrode (Ⓔ active electrode): ***Syn:*** *differente Elektrode*; bei der Applikation von Reizstrom die Elektrode, von der der elektrische Strom ausgeht [**Reizelektrode**]; bei Ableitung von elektrischen Potentialen die Elektrode, die verglichen mit einer Nullelektrode eine Potentialdifferenz hat [**Ableitungselektrode**]; in der Elektrochirurgie die kleinere Elektrode mit höherer Stromdichte, die das Gewebe durchschneidet, koaguliert usw. [**Schneideelektrode**]

differente Elektrode: *→aktive Elektrode*

inaktive Elektrode (Ⓔ silent electrode): ***Syn:*** *indifferente Elektrode, passive Elektrode*; großflächige Elektrode, die fern von der aktiven Elektrode den Stromkreis schließt

indifferente Elektrode: *→inaktive Elektrode*

negative Elektrode: *→Kathode*

passive Elektrode: *→inaktive Elektrode*

positive Elektrode: *→Anode*

E|lek|tro|de|fi|bril|la|tion *f* (Ⓔ electric defibrillation): ***Syn:*** *elektrische Defibrillation*; Notfallmaßnahme zur Behandlung von Kammerflimmern oder -flattern; bei der **externen Elektrodefibrillation** werden zwei großflächige Elektroden auf die Brustwand aufgesetzt und ein Gleichstromimpuls [1–4 ms, 50–400 Joule] appliziert; Ziel ist es, alle nicht-refraktären Herzmuskelfasern zur gleichen Zeit zu depolarisieren und damit zu synchronisieren; nach kurzer Pause setzt dann wieder der normale Herzrhythmus ein; bei der **direkten** oder **internen Elektrodefibrillation** werden die Elektroden direkt auf das Herz aufgesetzt; die Feldstärke beträgt dann 10–50 Joule

E|lek|tro|den|ka|the|ter *m* (Ⓔ catheter electrode): *s.u. Elektrode*

E|lek|tro|der|ma|to|gramm *nt* (Ⓔ electrodermatogram): die bei Elektrodermatographie* gewonnene Aufzeichnung

E|lek|tro|der|ma|to|gra|phie *f* (Ⓔ electrodermatography): ***Syn:*** *Elektrodermatografie*; Registrierung von Hautpotentialen mittels unpolarisierter Elektroden [z.B. psychogalvanischer Hautreflex] oder des Hautwiderstandes gegen Gleich- oder Wechselstrom

E|lek|tro|der|ma|to|me|trie *f* (Ⓔ electrodermatometry): Messung und Aufzeichnung des Hautwiderstandes gegen elektrischen Gleich- und Wechselstrom

E|lek|tro|de|sik|ka|ti|on *f* (Ⓔ electrodesiccation): Austrocknung und Zerstörung eines umschriebenen Gewebebezirks durch Nadelelektroden, über die ein Hochfrequenzstrom mit geringer Stärke aber hoher Spannung appliziert wird

E|lek|tro|di|a|gnos|tik *f* (Ⓔ **1.–2.** electrodiagnostics): **1.** Prüfung von Muskeln und Nerven mit elektrischem Strom, z.B. durch Reizung mit faradischen oder galvanischem Strom; heute werden andere Techniken [Elektromyographie*, Elektroneurographie*] mit höherer Aussagekraft bevorzugt **2.** Ableitung und Registrierung bioelektrischer Ströme, z.B. Elektroenzephalographie*, Elektrokardiographie*

e|lek|tro|di|a|gnos|tisch *adj* (Ⓔ electrodiagnostic): Elektrodiagnostik betreffend

E|lek|tro|di|a|ly|se *f* (Ⓔ electrodialysis): Dialyse*, bei der zusätzlich ein elektrisches Feld angelegt wird; die damit ausgelöste Elektrolyse* und Iontophorese* erhöht die Wirkung der Dialyse

E|lek|tro|du|ro|gramm *nt* (Ⓔ electrodurogram): Sonderform des Elektroenzephalogramms*, bei der die Elektroden direkt auf die Dura* mater aufgelegt werden

E|lek|tro|end|os|mo|se *f* (Ⓔ electroendosmosis): Endosmose* in einem elektrischen Feld

E|lek|tro|en|ze|pha|lo|gramm *nt* (Ⓔ electroencephalogram): ***Syn:*** *Hirnstromkurve*; die bei Elektroenzephalographie gewonnene Aufzeichnung; *s.u. Essay Elektroenzephalogramm S. 563*

isoelektrisches Elektroenzephalogramm (Ⓔ isoelectric electroencephalogram): ***Syn:*** *Null-Linien-EEG*; Elektroenzephalogramm ohne jede Aktivität bei Hirntod*

E|lek|tro|en|ze|pha|lo|graph *m* (Ⓔ electroencephalograph): ***Syn:*** *Elektroenzephalograf*; Gerät zur Elektroenzephalographie

E|lek|tro|en|ze|pha|lo|gra|phie *f* (Ⓔ electroencephalography):

Elektroenzephalogramm

Syn: Hirnstrombild **Abk.** EEG

G. Schumann

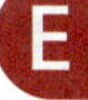

Definition

Bei der Elektroenzephalographie gewonnene Aufzeichnung.

Historisch

Die ersten Elektroenzephalogramme wurden 1924 von dem Jenaer Ordinarius für Neurologie und Psychiatrie Hans Berger abgeleitet. Die erste Veröffentlichung erschien 1929 im *„Archiv für Psychiatrie"* unter dem Titel *„Über das Elektroenkephalogramm des Menschen"*. Später erschienen dann noch 13 weitere Mitteilungen sowie eine Monographie [1938]; in diesen wurden die wesentlichsten Aspekte der Elektroenzephalographie beschrieben.

Entstehung des EEGs

Es handelt sich dabei um von der unverletzten Schädeloberfläche ableitbare langsame Potentialschwankungen, die durch oberflächennahe Nervenzellen der Großhirnrinde [Cortex* cerebri] generiert werden. Über Verbindungen mit anderen Kortexgebieten und über die Verbindung mit sukortikalen Gebieten erfolgt eine Modulierung dieser Potentiale.

Im Allgemeinen wird von einem Bipolmodel ausgegangen, wobei als Bipol die Dendriten* der Pyramidenzellen* angesehen werden. Durch Summation der dort entstehenden Potentiale entsteht das an der Oberfläche ableitbare Elektroenzephalogramm [Abb. 1].

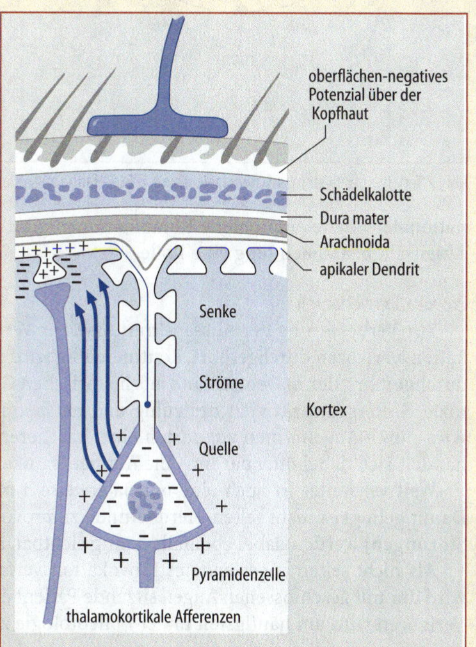

Abb. 1. Oberflächennegative langsame Hirnpotentiale entstehen durch Polarisation der Hirnrinde. Die extrazellulären Ströme erzeugen an der Kopfhaut messbare Potentiale

Ableitverfahren

Für Routineableitung werden Silber- bzw. Silberchloridelektroden in verschiedenen Formen verwendet, die mittels Hauben bzw. Gummibändern auf der Schädeloberfläche platziert werden. Für Spezialableitungen stehen Nadelelektroden, Sphenoidalelektroden, Elektroden für die Elektrokortikographie, Tiefenelektroden zur intrazerebralen Ableitung und weitere zur Verfügung.

Das **Grundprinzip** ist bei allen Ableitungsformen immer das Gleiche, d.h. man leitet Potentialdifferenzen zwischen zwei Punkten ab. Dabei werden prinzipiell drei Methoden der Ableitung unterschieden:

- **bipolare Ableitung:** 2 aktive Elektroden auf der Schädeloberfläche,
- **unipolare Ableitung:** Ableitung gegen eine Referenzelektrode, z.B. eine am Ohr angebrachte Elektrode,
- **Ableitung gegen eine Durchschnittsreferenzelektrode:** Hier werden alle anderen Elektroden zusammengeschaltet; diese damit entstehende „Elektrode" wird zur Ableitung gegen eine Elektrode auf der Schädeloberfläche benutzt.

Diese Elektroden werden nach verschiedenen Schemata untereinander kombiniert. International und in Deutschland am verbreitesten ist das 1958 von Jasper veröffentlichte **Ten-Twenty-System**, das von 4 definierten Punkten am Schädel ausgeht und die Verbindungslinien in 10 bzw. 20 %-Abschnitte unterteilt, wonach das System seinen Namen bekam [Abb. 2]. Die so platzierten Elektroden werden dann untereinander gemäß den oben erwähnten Ableitmethoden als Ableitschemata kombiniert, wobei es auch hier wieder auf inter-

E

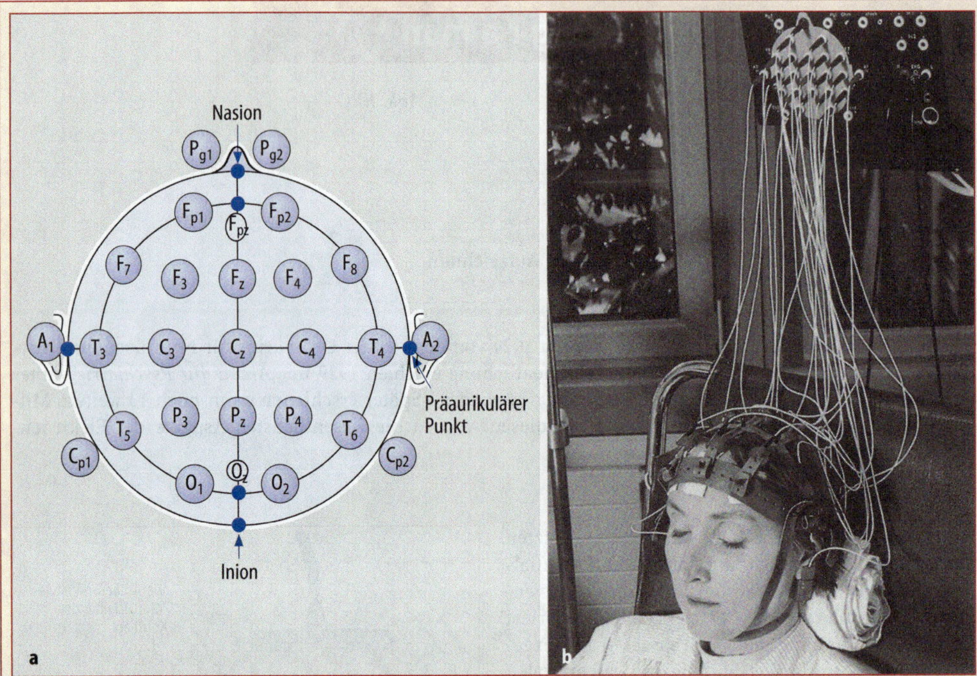

Abb. 2. Ten-Twenty-System. **a** Schemazeichnung, **b** EEG-Haube zur Ableitung

nationaler Ebene empfohlene Kombinationen gibt. In Deutschland spielen aus historischen Gründen noch Ableitschemata nach Jung eine Rolle.

Provokationsverfahren

Zur Verbesserung der Aussagekraft bzw. zur Verdeutlichung von Befunden werden verschiedene Provokationsverfahren durchgeführt. Routinemäßig wird in allen EEG-Laboratorien der so genannte **on-off-Effekt** durchgeführt, der in Deutschland aus historischen Gründen auch als **Berger-Effekt** bezeichnet wird. Die normale Hintergrundaktivität des ruhig und entspannt sitzenden Patienten aus dem Alphabereich [s. unten] wird durch Augenöffnen zugunsten einer rascheren Aktivität aus dem Betabereich [s. unten] blockiert. Es handelt sich dabei offenbar um eine Aufmerksamkeitsreaktion des Gehirns.

Weit verbreitet ist auch eine normalerweise 3 min. lang durchgeführte willkürliche Hyperventilation*. Damit gelingt es nicht selten, Herdbefunde zu provozieren. Störungen tieferer Hirnstrukturen [**subkortikale Störungen**] werden dabei ebenfalls häufig sichtbar, ähnliches gilt für Spitzenpotentiale.

Als nicht selten angewendetes Provokationsverfahren ist noch die **Fotostimulation** zu erwähnen. Dabei wird der mit geschlossenen Augen sitzende Patient einer Reihe unterschiedlicher Blitzmuster ausgesetzt. Das Verfahren wird am häufigsten in der Epileptologie zur Diagnostik spezieller Anfallsleiden angewendet.

Spezielle Verfahren

Weit verbreitet sind auch **polygraphische Ableitverfahren**, bei denen neben dem EEG zusätzlich noch EMG* [z.B. der Augenmuskulatur], EKG*, Atemfrequenz und weitere Parameter registriert werden. Die Domäne der **Polygraphie** liegt in der Schlafforschung bzw. in der Diagnostik nächtlicher Störungen, einschließlich unklarer anfallsartiger Zustände. Aber auch zur Differenzierung von unklaren synkopalen Zuständen wird sie häufig in Verbindung mit Kipptischuntersuchungen angewendet.

Langzeit-EEG-Untersuchungen über 24 Stunden spielen eine zunehmende Rolle. Das EEG wird auf einem kleinen transportablen Recorder aufgezeichnet, womit der Patient frei beweglich ist. Der Hauptvorteil der Methode besteht darin, dass bei einer 24-stündigen Ableitung die Wahrscheinlichkeit einer Registrierung von nur selten oder passager auftretenden elektrischen Phänomenen [z.B. epilepsietypische Potentiale] wesentlich höher ist als beim Standard-EEG, das willkürlich 20–30 min. der elektrischen Hirntätigkeit herausgreift.

Bei der **Videodoppelbildaufzeichnung** wird das EEG zusammen mit dem Bild des Patienten aufgenommen. Das Verfahren ist in der Epileptologie unentbehrlich geworden, wo es insbesondere zur Differentialdiagnose von Anfällen einschließlich der Herausfilterung von psychogenen Anfallsmechanismen dient.

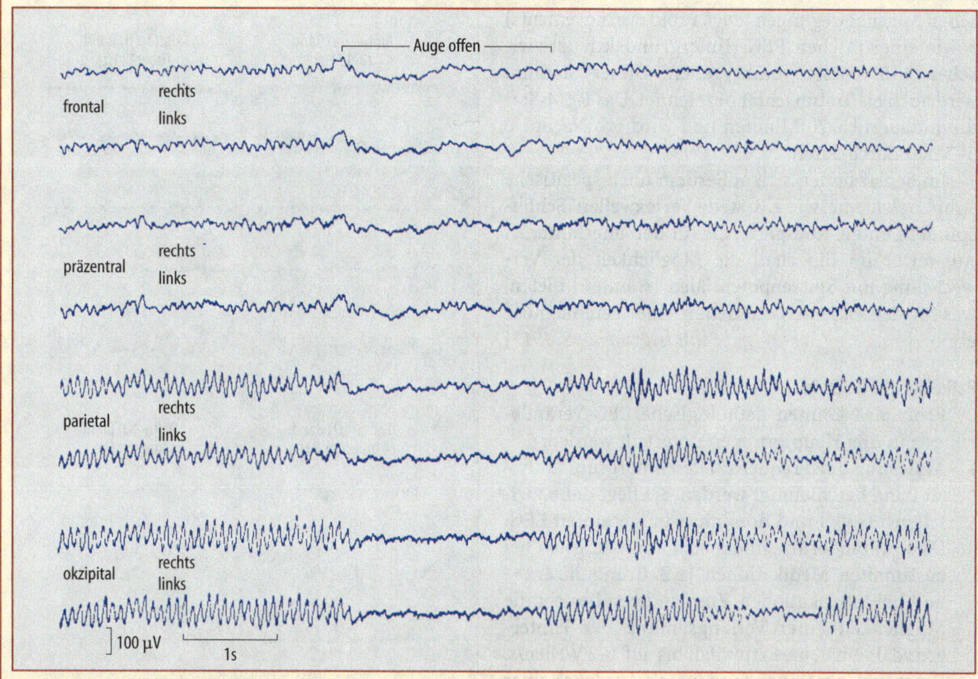

Abb. 3. Normales EEG mit on-off-Effekt beim Augenöffnen

EEG-Auswertung

Die Auswertung des EEGs erfolgt in der klinischen Routinediagnostik visuell. Dabei werden die Frequenzen und Amplituden der vorhandenen Potentiale, ihre Verteilung auf der Schädeloberfläche sowie das Auftreten von speziellen Potentialen beurteilt. Zur Ausschaltung subjektiver Faktoren, die bei dieser Art der Auswertung unvermeidlich in die Beurteilung einfließen, hat sich für wissenschaftliche Untersuchungen eine computergestütze Bearbeitung [z.B. Frequenzanalyse, Mapping] eingebürgert.

Normalbefund

Das normale EEG des Erwachsenen besteht ungefähr ab dem 16. Lebensjahr aus einer rhythmischen, seitengleichen Aktivität von 9–12/s-Wellen, normalerweise mit einer größeren Amplitude biokzipital. Wellen von dieser Frequenz wurden von Hans Berger als **Alphawellen** bezeichnet. Die Alphaaktivität wird durch Augenöffnen blockiert und beim Augenschluss aktiviert [**on-off-Effekt** oder **Berger-Effekt**].

Über der Frontopräzentralregion finden sich auch bei einem Normalbefund nicht selten sog. **Betawellen** [Wellen von 13–30/s], bitemporal lassen sich häufig einzelne sogenannte **Thetawellen** [4–7/s] nachweisen. Grundrhythmusvarianten sind bekannt und können von erfahrenen Auswertern rasch als physiologisch erkannt werden.

Im höheren Lebensalter nimmt die Frequenz der Alphaaktivität ab, besonders temporal finden sich vermehrte Thetawellen sowie einzelne **Deltawellen** [Wellen unter 4/s].

Kindliches EEG

Das kindliche EEG spiegelt die Wachstums- und Reifungsvorgänge des Gehirns wider. Die Hintergrundaktivität zeigt von Geburt an eine progrediente Frequenzbeschleunigung, die sich annähernd parallel zur Zunahme des Gewichtes und der Funktionsfähigkeit des Gehirns vollzieht. Bei Neugeborenen besteht bis zur 6. Lebenswoche eine Hintergrundaktivität von spannungsniedrigen Deltawellen um 1–3/s. Nach dem 3. Lebensjahr besteht die Hintergrundaktivität aus Deltaaktivität um 5–7/s. Im Alter von 10–14 Jahren ist dann eine Alphaaktivität von 8–12/s nachweisbar, allerdings noch mit vermehrten Thetawellen frontopräzentral und okzipital.

EEG im Schlaf

Das Schlaf-EEG ermöglicht objektive Aussagen zur Schlaftiefe und zum Schlafverlauf. Die EEG-Veränderungen im Schlaf lassen sich in Stadien einteilen. Während des Schlafens kommt es zu einer Verlangsamung der Hintergrundaktivität. Im Tiefschlaf beträgt sie nur noch 0,5–2/s-Wellen, außerdem besteht dann eine ausgeprägte Amplitudenzunahme. Unterbrochen werden diese Phasen durch die **REM-Phasen***, die mit raschen Augenbewegungen [*engl.* rapid eye movements] sowie einer raschen EEG-Hintergrundaktivität zwischen 6–8/s-Wellen einhergehen. Dieses Stadium wird auch als **Traumschlaf** bezeichnet. Das REM-Stadium dauert ca. 20 Minuten und wird pro Nacht ca. 5–7 mal durchlaufen.

Im Schlaf finden sich außerdem noch spezifische Graphoelemente, wie z.B. **steile Vertexwellen, Schlafspindeln** und **K-Komplexe**, die für den unerfahrenen Auswerter im Einzelfall die Möglichkeit der Verwechslung mit Spitzenpotentialen [s. unten] bieten, was für den Patienten die Gefahr einer Fehldiagnose ergibt. [*s.a. Essay Schlaf und Schlafstörungen S. 1915*]

Alpha- (α) Band (8-13 Hz) · Alpha- (β) Band (über13 Hz) · Theta- (ϑ) Band (4 bis unter 8 Hz) · Delta- (D) Band (unter 4 Hz) · 50 μV · 1 s

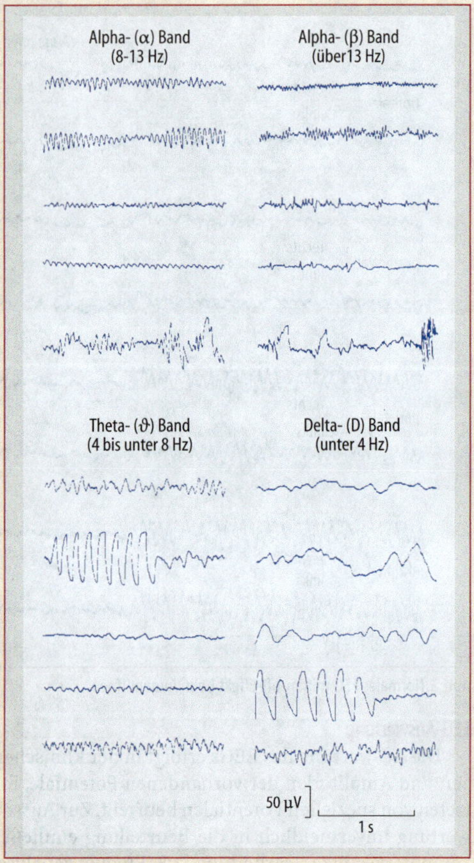

Abb. 4. Verschiedene EEG-Wellen. **a** Alphawellen, **b** Betawellen, **c** Thetawellen, **d** Deltawellen

Pathologische Befunde

Prinzipiell können pathologische EEG-Veränderungen in drei Hauptgruppen unterteilt werden:

- **Änderung der Frequenz**: Die Hintergrundaktivität kann beschleunigt werden. Sie liegt dann zwischen 13–30/s und dominiert im gesamten EEG. Diese Veränderung findet sich am häufigsten bei bestimmten Medikationen [z.B. Tranquilizern*] und bei Intoxikationen. Zum anderen besteht die Möglichkeit einer Verlangsamung der Hintergrundaktivität, im Extremfall bis auf 1–2 Wellen/s. Diese Verlangsamung wird u.a. als Ausdruck einer schweren allgemeinen Hirnschädigung, z.B. bei Enzephalitis* oder Hirnödem*, angesehen.
- **Auftreten von fokalen Auffälligkeiten** [**Herdbefunden**]: Auch hier gibt es wieder die Möglichkeit des [seltenen] sog. Betaherdes, wesentlich häufiger kommen aber Herde mit langsamen Wellen aus dem Theta- bzw. Deltabereich vor. Ursache dafür sind fokale Hirnveränderungen, die allerdings mit einer gewissen zeitlichen Progredienz verlaufen müssen, z.B. Blutungen, zerebrale Ischämien, rasch wachsende Tumoren. Langsam wachsende Tumoren [z.B. Meningeome*] lösen häufig keinen EEG-Herd aus.
- **Epilepsietypische Potentiale** [**Krampfpotentiale**]: Hier sind besonders Spitzen [**spikes, multi spikes**], **steile Wellen** [sharp waves], **spike-and-wave-Komplexe** [SW-Komplex] sowie **sharp-and-slow-waves-Komplexe** zu erwähnen. Es handelt sich dabei um mehr oder weniger spitze Graphoelemente, die aus der Hintergrundaktivität herausragen und zum Teil von langsamen Wellen gefolgt sind. Auch diese können wieder fokal im Sinne eines **Spitzenfokus** oder generalisiert, d.h. über allen Ableitpunkten, auftreten. Sie werden, wie der Name andeutet, am häufigsten bei Epilepsie gefunden [Abb. 5].

Klinische Bedeutung

Eine absolute Indikation besteht in der Diagnostik und Therapieüberwachung von epileptischen Anfallsleiden bzw. unklaren anfallsartigen Zuständen. [*s.a. Essay Epilepsie S. 617*]

Auch zur Diagnostik bzw. Verlaufskontrolle von allgemeinen Hirnschädigungen [Hirnödem*, Enzephalitis*] ist das EEG notwendig.

Im Bereich der Diagnostik von Hirntumoren bzw. von zerebralen Ischämien oder Blutungen ist es in den letzten Jahren von modernen neuroradiologischen Verfahren verdrängt worden. Eine Indikation besteht aber immer noch zur postoperativen bzw. posttherapeutischen Verlaufskontrolle zur Einschätzung der allgemeinen Hirnfunktion.

Spezielle Indikationen bestehen z. B. für die Diagnostik von narkoleptischen Syndromen, bei Verdacht auf Medikamentenabusus [stark ausgeprägte Betaaktivität insbesondere bei Tranquilizermissbrauch bzw. Intoxikationen], bei Stoffwechselerkrankungen sowie bei dementiellen Syndromen. Daneben gibt es noch spezielle EEG-Indikationen, wie z.B. die Bestimmung der Narkosestadien in der Anästhesie.

In der Hand eines erfahrenen Auswerters erlaubt das EEG eine unkomplizierte und für den Patienten nicht belastende Verlaufskontrolle von Veränderungen, die sowohl bei einer Besserung als auch Verschlech-

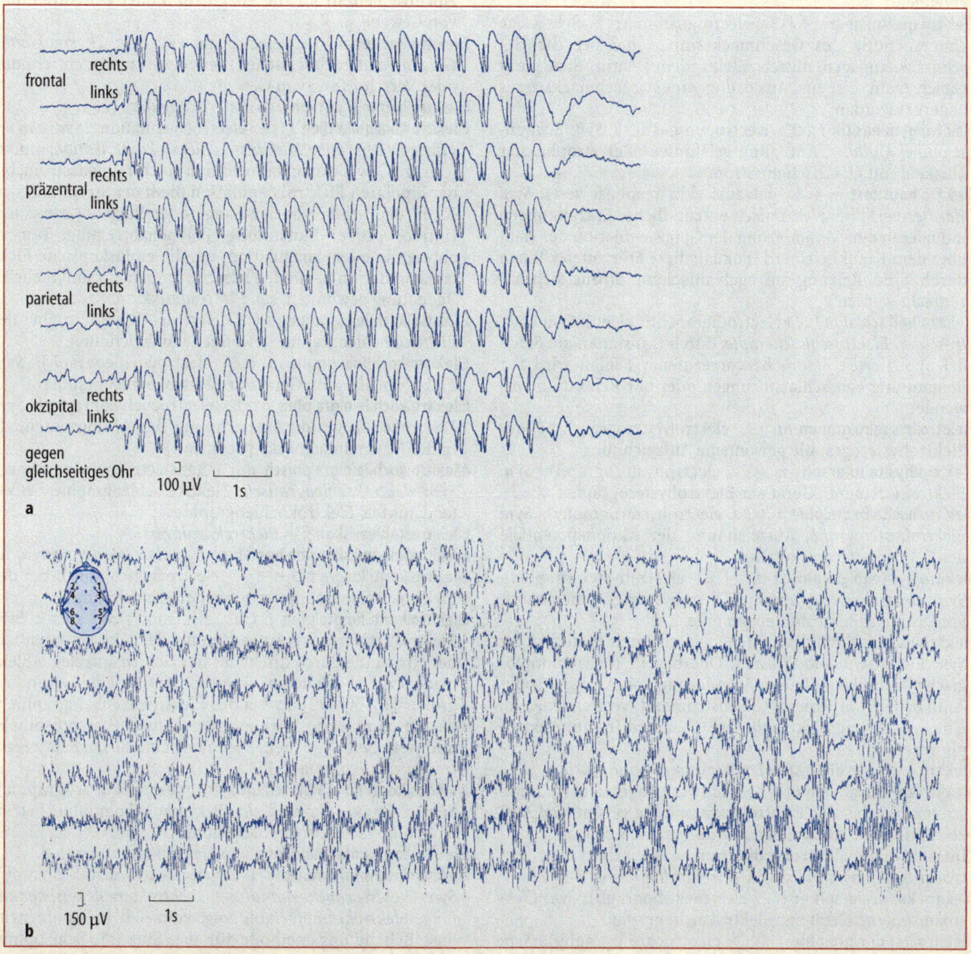

Abb. 5. **a** EEG-Ableitung bei Absence bei Pyknolepsie. Spike-and-wave-Komplexe über allen Regionen. **b** Status myoklonischer Anfälle. Fast kontinuierliches, generalisiertes Polyspike-wave-Muster

terung von Hirnerkrankungen, die in einem bestimmten Zeitraster verlaufen, auftreten. Bei chronischen Veränderungen mit langen Zeitverläufen fallen aber erst schwere Hirnschädigungen im EEG auf. In diesen Fällen sind andere Verfahren [u.a. CT*, MRT*] in frühen Stadien aussagekräftiger.

Quellenhinweise

Abb. 1–5: Poek K, Hacke W (2001) Neurologie, 11. Aufl. Springer-Verlag, Berlin Heidelberg New York

Zeichnung Abb. 1–5: Bitmap, Mannheim

Syn: *Elektroenzephalografie*; Registrierung und graphische Darstellung der hirnelektrischen Aktivität; *s.a. Essay Elektroenzephalogramm S. 563*

e|lek|tro|en|ze|phal|lo|gra|phisch *adj* (Ⓔ electroencephalographic): *Syn*: *elektroenzephalografisch*; Elektroenzephalographie betreffend, mittels Elektroenzephalographie

E|lek|tro|ex|zi|si|on *f* (Ⓔ electroexcision): elektrochirurgische Gewebeausschneidung

E|lek|tro|fo|kal|test *m* (Ⓔ electrofocal response): Abwandlung des Elektrohauttests*

E|lek|tro|fo|kus|sie|rung *f* (Ⓔ electrofocusing): *Syn*: *isoelektrische Fokussierung*; Methode zur Trennung von geladenen Makromolekülen [v.a. Eiweißen] in einem Gleichstromfeld; die zu untersuchende Substanz wird auf ein Trägergel aufgebracht; durch Anlegen einer Gleichstromspannung bildet sich ein pH-Gradient aus; die geladenen Moleküle wandern entlang dieses Gradienten bis zu dem pH-Wert, der ihrem isoelektrischen Punkt* entspricht

E|lek|tro|gas|tro|gramm *nt* (Ⓔ electrogastrogram): bei der Elektrogastrographie gewonnene Aufzeichnung

E|lek|tro|gas|tro|gra|phie *f* (Ⓔ electrogastrography): *Syn*: *Elektrogastrografie*; Registrierung und graphische Darstellung der Potentiale der Magenmuskulatur

e|lek|tro|gen *adj* (Ⓔ electrogenic): eine elektrische Spannung erzeugend

E|lek|tro|gus|to|me|trie *f* (Ⓔ electrogustometry): elektrische Untersuchung des Geschmackssinnes, bei der die Geschmacksknospen mittels Elektroden [Platin, Stahl] mit Gleichstrom bis zur Auslösung eines Geschmacksreizes angeregt werden

E|lek|tro|gym|nas|tik *f* (Ⓔ electrogymnastics): *Syn*: *Schwellstrombehandlung*; Anregung gelähmter oder atrophischer Muskeln mit elektrischem Strom

E|lek|tro|haut|test *m* (Ⓔ galvanic skin response test): *Syn*: *Herdtestverfahren*; chronisch-entzündliche Erkrankungen induzieren eine Veränderung der Gefäßregulation der Haut über dem Krankheitsherd [Fokus]; diese **Störzonen** können durch eine Reizung mit galvanischem Strom sichtbar gemacht werden

E|lek|tro|heil|schlaf *m* (Ⓔ electrotherapeutic sleep): *Syn*: *Elektroschlaf, Elektroschlaftherapie*; durch transkutan am Schädel applizierten Strom hervorgerufener Schlaf; wird zur Behandlung von Schlafstörungen oder zur Relaxation verwendet

E|lek|tro|hys|te|ro|gramm *nt* (Ⓔ electrohysterogram): bei der Elektrohysterographie gewonnene Aufzeichnung

E|lek|tro|hys|te|ro|graph *m* (Ⓔ electrohysterograph): *Syn*: *Elektrohysterograf*; Gerät zur Elektrohysterographie

E|lek|tro|hys|te|ro|gra|phie *f* (Ⓔ electrohysterography): *Syn*: *Elektrohysterografie*; Aufzeichnung der Aktionspotentiale der Gebärmuttermuskulatur

e|lek|tro|hys|te|ro|gra|phisch *adj* (Ⓔ electrohysterographic): *Syn*: *elektrohysterografisch*; Elektrohysterographie betreffend, mittels Elektrohysterographie

E|lek|tro|im|mun|dif|fu|si|on *f* (Ⓔ electroimmunodiffusion): *Syn*: *Elektroimmunodiffusion*; Oberbegriff für immunologische Techniken, die eine Wanderung von Antigen* oder Antikörper* in einem Gleichstromfeld verwenden, z.B. Überwanderungselektrophorese*, Laurell-Immunelektrophorese*

E|lek|tro|im|mu|no|dif|fu|si|on *f*: →*Elektroimmundiffusion*

E|lek|tro|kar|di|o|gramm *nt* (Ⓔ electrocardiogram): *Syn*: *Herzstromkurve*; bei der Elektrokardiographie gewonnene Aufzeichnung; *s.u. Essay Elektrokardiogramm S. 571*
intrakardiales Elektrokardiogramm (Ⓔ intracardiac electrocardiogram): *s.u. Essay Elektrokardiogramm S. 571*

E|lek|tro|kar|di|o|graph *m* (Ⓔ electrocardiograph): *Syn*: *Elektrokardiograf*; Gerät zur Elektrokardiographie

E|lek|tro|kar|di|o|gra|phie *f* (Ⓔ electrocardiography): *Syn*: *Elektrokardiografie*; Aufzeichnung der Aktionspotentiale der Herzmuskulatur; *s.a. Essay Elektrokardiogramm S. 571*
telemetrische Elektrokardiographie (Ⓔ telelectrocardiography): *Syn*: *Teleelektrokardiographie, Telekardiographie, Radioelektrokardiographie, Teleelektrokardiografie, Telekardiografie, Radioelektrokardiografie*; drahtlose Elektrokardiographie mit Übermittlung der Messwerte durch einen Sender

e|lek|tro|kar|di|o|gra|phisch *adj* (Ⓔ electrocardiographic): *Syn*: *elektrokardiografisch*; Elektrokardiographie betreffend, mittels Elektrokardiographie

E|lek|tro|kar|di|o|pho|no|gra|phie *f* (Ⓔ electrocardiophonography): *Syn*: *Elektrokardiophonografie*; kombinierte Elektrokardiographie* und Phonokardiographie*

E|lek|tro|kar|di|o|skop *nt* (Ⓔ electrocardioscope): *Syn*: *Kardioskop, Oszillokardioskop*; Gerät zur direkten Betrachtung der EKG-Kurve

E|lek|tro|kar|di|o|sko|pie *f* (Ⓔ electrocardioscopy): *Syn*: *Kardioskopie, Oszillokardioskopie*; direkte Darstellung der EKG-Kurve auf einem Sichtgerät; wird z.B. auf der Intensivstation oder als Miniversion im Notarztwagen eingesetzt

E|lek|tro|kar|di|o|ver|si|on *f* (Ⓔ electric cardioversion): *Syn*: *Elektrokonversion, elektrische Kardioversion, Elektroversion, Elektroreduktion, Synchrondefibrillation*; der Elektrodefibrillation* verwandtes Verfahren zur Therapie von Vorhofflimmern* und Vorhofflattern*; der Gleichstromstoß wird von der P-Welle des EKGs ausgelöst und stellt den normalen Sinusrhythmus wieder her; wird meist intraoperativ oder auf der Intensivstation eingesetzt

E|lek|tro|kaus|tik *f* (Ⓔ electrocautery): Verwendung von Hochfrequenzstrom zur Koagulation oder Durchtrennung von Gewebe

E|lek|tro|kau|ter *m* (Ⓔ electrocautery): *Syn*: *Thermokauter, Galvanokauter*; elektrisches Brenneisen zur Durchtrennung oder Verschorfung von Gewebe

E|lek|tro|kau|te|ri|sa|ti|on *f*: →*Elektrokoagulation*

E|lek|tro|ko|a|gu|la|ti|on *f* (Ⓔ electrocoagulation): *Syn*: *chirurgische Diathermie, Kaltkaustik, Elektrokauterisation*; punktförmige Gewebekoagulation durch Hochfrequenzstrom; bei der **bipolaren Elektrokoagulation** fließt der Strom nur zwischen den Schenkeln der Zange oder Pinzette; **Anw.**: u.a. (intraoperative) Blutstillung, Polypenabtragung, Tumorabtragung oder -koagulation; v.a. die **endoskopische Elektrokoagulation** hat in den letzten Jahren mehr und mehr an Bedeutung gewonnen; *s.a. Elektrodesikkation*

E|lek|tro|coch|le|o|gramm *nt* (Ⓔ electrocochleogram): bei der Elektrokochleographie gewonnene Aufzeichnung

E|lek|tro|koch|le|o|graph *m* (Ⓔ electrocochleograph): *Syn*: *Elektrokochleograf*; Gerät zur Elektrokochleographie

E|lek|tro|koch|le|o|gra|phie *f* (Ⓔ electrocochleography): *Syn*: *Elektrokochleografie*; Aufzeichnung der Aktionspotentiale in der Innenohrschnecke [Cochlea*]

e|lek|tro|koch|le|o|gra|phisch *adj* (Ⓔ electrocochleographic): *Syn*: *elektrokochleografisch*; Elektrokochleographie betreffend, mittels Elektrokochleographie

E|lek|tro|kon|ver|si|on *f*: →*Elektrokardioversion*

E|lek|tro|kon|vul|si|ons|be|hand|lung *f*: →*Elektrokrampftherapie*

E|lek|tro|kor|ti|ko|gramm *nt* (Ⓔ electrocorticogram): bei der Elektrokortikographie gewonnene Aufzeichnung

E|lek|tro|kor|ti|ko|gra|phie *f* (Ⓔ electrocorticography): *Syn*: *Elektrokortikografie*; Aufzeichnung der Aktionspotentiale der Hirnrinde durch direkt auf das Gehirn aufgelegte Elektroden; die abgeleiteten Aktionspotentiale sind wesentlich größer [10–50 mal] als bei der Elektroenzephalographie*, da die dämpfende Wirkung von Liquor* cerebrospinalis und Geweben [Knochen, Kopfhaut] entfällt *s.a. Essay Elektroenzephalogramm S. 563*

e|lek|tro|kor|ti|ko|gra|phisch *adj* (Ⓔ electrocorticographic): *Syn*: *elektrokortikografisch*; Elektrokortikographie betreffend, mittels Elektrokortikographie

E|lek|tro|krampf|be|hand|lung *f*: →*Elektrokrampftherapie*

E|lek|tro|krampf|the|ra|pie *f* (Ⓔ electroconvulsive therapy): *Syn*: *Elektroschockbehandlung, Elektrokonvulsionsbehandlung, Elektrokrampfbehandlung*; zum Teil heftig umstrittene Behandlungsmethode für u.a. Stupor*, Schizophrenie*, schwere Depressionen*, Katatonie* und akute psychotische Erregungszustände, bei der durch Anlegen einer Wechselstromspannung ein generalisierter epileptischer Anfall ausgelöst wird; die Fortschritte in der Entwicklung von neuen Psychopharmaka hat die Methode in den Augen vieler Psychiater heute obsolet gemacht; *s.a. Essay Epilepsie S. 617*

E|lek|tro|ky|mo|gramm *nt* (Ⓔ electrokymogram): bei der Elektrokymographie gewonnene Aufzeichnung

E|lek|tro|ky|mo|gra|phie *f* (Ⓔ electrokymography): *Syn*: *Fluorokardiographie, Aktinokardiographie, Fluorokardiografie, Aktinokardiografie, Elektrokymografie*; Registrierung der Herzrandbewegung und der Bewegung der großen Gefäße bei der Röntgendurchleuchtung; die Pulsation des Herzens verursacht Helligkeitsunterschiede auf dem Bildschirm, die von Photozellen in Stromschwankungen umgewandelt werden; wird heute nur noch selten eingesetzt, da Ultraschallverfahren [z.B. Echokardiographie*] einfacher sind und keine Strahlenbelastung mit sich bringen

e|lek|tro|ky|mo|gra|phisch *adj* (Ⓔ electrokymographic): *Syn*: *elektrokymografisch*; Elektrokymographie betreffend, mittels Elektrokymographie

E|lek|tro|la|rynx *m* (Ⓔ electrolarynx): *s.u. Laryngektomie*

E|lek|tro|li|tho|ly|se *f* (Ⓔ electrolithotrity): elektrische Steinauflösung; *s.a. Litholyse*

E|lek|tro|lun|ge *f* (Ⓔ electrophrenic respirator): kaum noch verwendetes Gerät zur Reizung der Atemhilfsmuskulatur und evtl. des Zwerchfells [**elektrophrenische Atmung**] bei Nervenschädigung und Lähmung

E|lek|tro|ly|se *f* (Ⓔ **1.** electrolysis **2.** →*therapeutische Elektro-*

lyse): **1.** Auflösung einer Substanz durch elektrischen Strom; die in Wasser gelöste oder geschmolzene Substanz zerfällt unter dem Einfluss von Gleichstrom in positiv geladene Teilchen [Kationen], die zur negativen Elektrode [Kathode] wandern, und negativ geladene Teilchen [Anionen], die zur positiven Elektrode [Anode] wandern **2.** *→therapeutische Elektrolyse*

therapeutische Elektrolyse (Ⓔ electrolysis): *Syn*: *Elektropunktur, Galvanopunktur, Elektrostixis, Elektrolyse*; Entfernung von Warzen, Haaren, Hautanhangsgebilden u.ä. durch eine Elektronadel

e|lek|tro|ly|sier|bar *adj* (Ⓔ electrolyzable): mittels Elektrolyse zersetzbar

e|lek|tro|ly|sie|ren *v* (Ⓔ electrolyze): mittels Elektrolyse zersetzen

E|lek|tro|ly|te *pl* (Ⓔ electrolytes): Stoffe, die in wässriger Lösung in Anionen [negativ geladene Teilchen] und Kationen [positiv geladene Teilchen] zerfallen und damit den elektrischen Strom leiten; **starke Elektrolyte** zerfallen vollständig [z.B. starke Säuren], **schwache Elektrolyte** nur z.T. [z.B. schwache Säuren]; *s.a. Dissoziationsgrad, Dissoziationskonstante, Elektrolythaushalt*

E|lek|tro|lyt|haus|halt *m* (Ⓔ electrolyte balance): Gesamtheit des Stoffwechsels der im Körper vorhandenen Elektrolyte; da Elektrolyte ungebunden nur in gelöster Form vorkommen können, sind Elektrolythaushalt und Wasserhaushalt direkt miteinander verbunden

die wichtigsten anorganischen Elektrolyte des Körpers sind Na^+, K^+, Ca^{2+}, Mg^{2+}, Cl^-, HCO_3^-, SO_4^{2-} und Phosphationen; Proteinanionen spielen eine wichtige Rolle bei der Konstanthaltung von Blut-pH und kolloidosmotischem Druck des Blutplasmas; innerhalb der Zellen sind K^+ und Phosphationen am häufigsten, im Extrazellularraum überwiegen Na^+ und Cl^-

Elektrolyte tragen wesentlich zum kolloidosmotischen Druck* des Blutplasmas und der Zellen bei; im Blutserum herrscht **Elektroneutralität**, d.h., die Summe von Anionen und Kationen ist gleich groß; erhöht oder vermindert sich die Konzentration eines oder mehrerer Elektrolyte, muss der Körper dafür sorgen, dass das Gleichgewicht neu eingestellt wird; Abweichung vom Gleichgewicht verursachen auch eine Änderung des pH-Wertes des Blutplasmas; fällt die Anionenkonzentration, steigt der pH-Wert an und umgekehrt; ein Anstieg der Kationensumme erhöht den pH-Wert, ein Absinken senkt den pH-Wert

Störungen des Elektrolythaushaltes sind meist mit Störungen des Wasserhaushaltes* und des Säure-Basen-Haushaltes* kombiniert, da ein direkter Zusammenhang von Aktion und Wirkung besteht; die Klinik von Störungen des Elektrolythaushaltes hängt von der Art und Ursache der Störung ab; neben isolierten Störungen [z.B. Hypokaliämie*] gibt es Störungen, die mehrere Elektrolyte [z.B. Hyperaldosteronismus*] oder alle gleichzeitig betrifft [z.B. Elektrolytverlust bei massiven Blutungen]

Tab. E16. Elektrolytkonzentration von Plasma, interstitieller und intrazellulärer Flüssigkeit

	Plasma [mmol/l]	Interstitielle Flüssigkeit [mmol/l]	Intrazelluläre Flüssigkeit (Skelettmuskel, intrazelluläres Wasser 74 %) [mmol/kg H_2O]
Kationen			
Alkalimetalle			
Natrium (Na^+)	142	144	10
Kalium (K^+)	4	4	150
Erdalkalimetalle			
Calcium (Ca^{2+})	2,5	1,25	1
Magnesium (Mg^{2+})	1,5	0,75	13
Insgesamt	150	150,0	174
Anionen			
Nichtmetalle			
Chlorid (Cl^-)	103	114	3
Phosphat, anorganisches (HPO_4^{2-})	1	1	50
Sulfat, anorganisches (SO_4^{2-})	0,5	0,5	10
Bicarbonat (HCO_3^-)	27	30	10
Organische Verbindungen			
Organische Säuren (A^-)	5	5	35
Proteinat (Pr^{n-})	2	0	6,5
Insgesamt	138,5	150,5	114,5
Summe von Kat- und Anionen	288,5		288,5

e|lek|tro|ly|tisch *adj* (Ⓔ electrolytic): Elektrolyse betreffend, mittels Elektrolyse

E|lek|tro|lyt|ko|ma *nt, pl* **-ma|ta** (Ⓔ electrolyte coma): *Syn*: *Pseudokoma, falsches Koma*; komatöser Zustand bei Störungen des Elektrolythaushaltes*

E|lek|tro|lyt|the|ra|pie *f* (Ⓔ electrolyte therapy): Zufuhr von Elektrolyten zur Therapie von Störungen des Elektrolythaushaltes; die Elektrolyte können oral eingenommen oder parenteral als Infusion zugeführt werden; die Art der Elektrolytlösung hängt von der zu therapierenden Störung ab; häufig verwendete Infusionslösungen sind physiologische Kochsalzlösung* und isotonische Kohlenhydratlösungen

e|lek|tro|mag|ne|tisch *adj* (Ⓔ electromagnetic): Elektromagnet(ismus) betreffend

E|lek|tro|ma|no|me|ter *nt* (Ⓔ electromanometer): Druckmessgerät, das Druck oder Druckwellen mit Hilfe eines Druckumwandlers in elektrische Signale umwandelt; wird z.B. zur direkten Blutdruckmessung verwendet

E|lek|tro|ma|no|me|trie *f* (Ⓔ electromanometry): Druckmessung mit Hilfe eines Druckwandlers, der Druckwellen in elektrische Impulse umwandelt

E|lek|tro|me|cha|nik *f* (Ⓔ electromechanics): Lehre von der Umsetzung elektrischer Vorgänge in mechanische

e|lek|tro|me|cha|nisch *adj* (Ⓔ electromechanic): Elektromechanik betreffend, auf ihr beruhend

E|lek|tro|me|di|zin *f* (Ⓔ electromedicine): Teilgebiet der Medizin, das sich mit der Anwendung von Elektrizität bzw. elektrischen Geräten in Diagnostik und Therapie befasst

E|lek|tro|me|ter *nt* (Ⓔ electrometer): Gerät zur Messung elektrischer Ladungen und Spannungen

E|lek|tro|my|o|gramm *nt* (Ⓔ electromyogram): bei der Elektromyographie gewonnene Aufzeichnung

E|lek|tro|my|o|graph *m* (Ⓔ electromyograph): *Syn*: *Elektromyograf*; Gerät zur Elektromyographie

E|lek|tro|my|o|gra|phie *f* (Ⓔ electromyography): *Syn*: *Elektromyografie*; Aufzeichnung der Aktionspotentiale von Muskeln; die Ableitungselektroden können auf der Haut liegen oder in den Muskel eingestochen werden [Nadelelektroden]; erfasst werden Ruheaktivität [z.B. pathologische Spontanaktivität bei neurologischen Schäden oder Muskelerkrankungen], Willküraktivität bei leichter Anspannung und bei Maximalinnervation; bei Verwendung von Nadelelektroden kann auch die Reaktion auf den Einstich [**Einstichaktivität**] registriert werden

e|lek|tro|my|o|gra|phisch *adj* (Ⓔ electromyographic): *Syn*: *elektromyografisch*; Elektromyographie betreffend, mittels Elektromyographie

E|lek|tron *nt* (Ⓔ electron): *Syn*: *Negatron*; stabiles, negativ geladenes Elementarteilchen mit Eigendrehimpuls [Spin*]; Träger einer negativen Elementarladung; Elektronen umkreisen den positiv geladenen Atomkern; die Gesamtheit dieser Bahnen wird als Elektronenhülle* bezeichnet; beim radioaktiven Zerfall von Atomen werden Elektronen als β-Teilchen* freigesetzt; Elektronen sind die Träger der Ladung des elektrischen Stroms

E|lek|tro|nar|ko|se *f* (Ⓔ electronarcosis): *Syn*: *Elektroanästhe-*

sie; in Deutschland nur selten praktiziertes Verfahren der Betäubung mittels elektrischem Strom

e|lek|tro|nar|ko|tisch *adj* (Ⓔ electronarcotic): Elektronarkose betreffend, mittels Elektronarkose

e|lek|tro|ne|ga|tiv *adj* (Ⓔ electronegative): Elektronegativität betreffend, negativ elektrisch

E|lek|tro|ne|ga|ti|vi|tät *f* (Ⓔ electronegativity): Maß für die Fähigkeit eines Atoms, innerhalb eines Moleküls Elektronen von anderen Atomen anzuziehen

E|lek|tro|nen|ak|zep|tor *m* (Ⓔ electron acceptor): bei einer Redoxreaktion* der Partner, der Elektronen aufnimmt

E|lek|tro|nen|be|schleu|ni|ger *m* (Ⓔ electron accelerator): ***Syn***: *Elektronenschleuder, Betatron*; Teilchenbeschleuniger, in dem an einer Kathode Elektronen erzeugt werden, die in einer ringförmigen Vakuumröhre [**Kreisbeschleuniger, Umlaufbeschleuniger**] mit Hilfe von elektromagnetischen Feldern auf Lichtgeschwindigkeit beschleunigt werden; die energiereichen Elektronen [bis zu 45 MeV] können direkt eingesetzt [Elektronentherapie*] oder zur Erzeugung ultraharter Röntgenstrahlung verwendet werden

E|lek|tro|nen|do|nor *m* (Ⓔ electron donor): bei einer Redoxreaktion* der Partner, der Elektronen abgibt

E|lek|tro|nen|hül|le *f* (Ⓔ electron shell): ***Syn***: *Atomhülle*; den Atomkern umgebende Hülle von Elektronen; die Elektronen umkreisen den Kern auf verschiedenen Bahnen oder Schalen, die von innen nach außen als K-, L-, M-Schale usw. bezeichnet werden; jede Schale kann mit maximal $2n^2$ Elektronen besetzt sein [n=1 für die K-Schale, n=2 für die L-Schale usw.]; die Elektronen einer Schale befinden sich auf demselben Energieniveau; *s.a. Atommodell*

E|lek|tro|nen|lin|se *f* (Ⓔ electromagnetic lens): elektromagnetisches oder elektrostatisches Feld, das Elektronenstrahlen ablenkt; die Bildentstehung in Fernsehröhren oder Elektronenmikroskopen beruht auf der Bündelung von Elektronenstrahlen durch Elektronenlinsen

E|lek|tro|nen|mi|kro|skop *nt* (Ⓔ electron microscope): Mikroskop, das Elektronenstrahlen durch ultradünne Schnitte schickt und damit ein hohes Auflösungsvermögen erreicht; **Technik**: von einer Glühkathode werden im Vakuum Elektronen ausgesandt, die durch elektromagnetische Felder beschleunigt und durch Magnetfeldlinsen [Kondensator] gebündelt werden; die gebündelten Elektronenstrahlen werden auf das zu untersuchende Präparat gerichtet; extrem dünne Schnitte [maximale Dicke: 100 nm] können durchstrahlt werden, dickere Präparate erlauben nur eine Untersuchung der Oberfläche; die gebeugten oder gestreuten Elektronenstrahlen werden mit Elektronenlinsen gebündelt und auf einem Leuchtschirm als Bildpunkte abgebildet; das Auflösungsvermögen liegt bei ungefähr 0,1 nm und ist damit ca. 1000 Mal größer als beim Lichtmikroskop; je nach Fragestellung oder Untersuchungsmaterial können spezielle, vom Grundmodell abweichende Mikroskope [Elektronenrastermikroskop*, Rasterelektronenmikroskop*, Emissionsmikroskop] eingesetzt werden

E|lek|tro|nen|mi|kro|sko|pie *f* (Ⓔ electron microscopy): Untersuchung kleinster Strukturen mit dem Elektronenmikroskop*

e|lek|tro|nen|mi|kro|sko|pisch *adj* (Ⓔ electron-microscopic): Elektronenmikroskop oder Elektronenmikroskopie betreffend, mit Hilfe eines Elektronenmikroskops

E|lek|tro|nen|ras|ter|mi|kro|skop *nt* (Ⓔ scanning electron microscope): ***Syn***: *Rasterelektronenmikroskop*; Elektronenmikroskop, bei dem die Probe von oben mit einem Elektronenstrahl abgetastet wird, dadurch entsteht eine große Plastizität der Bilder; die Auflösung liegt bei ca. 10 nm

E|lek|tro|nen|schleu|der *f*: *→Elektronenbeschleuniger*

E|lek|tro|nen|spin *m* (Ⓔ electron spin): die um den Kern kreisenden Elektronen haben ein magnetisches Feld und ein magnetisches Moment; bei **diamagnetischen Stoffen** heben sich diese Momente nach außen auf [**Spinkompensation**]; bei **paramagnetischen Stoffen** ist ein magnetisches Gesamtmoment messbar; legt man ein elektromagnetisches Feld an, absorbieren Stoffe elektromagnetische Strahlen, wodurch die magnetischen Momente in einen höheren magnetischen Zustand übergehen; dieser Übergang kann gemessen und aufgezeichnet werden

E|lek|tro|nen|spin|re|so|nanz|spek|tro|sko|pie *f* (Ⓔ electron spin resonance spectroscopy): ***Syn***: *ESR-Spektroskopie, paramagnetische Resonanzspektroskopie*; Spektroskopie*, die künstlich erzeugte paramagnetische Resonanz misst; **Prinzip**: *s.u. Elektronenspin*

E|lek|tro|nen|ste|ri|li|sa|tion *f* (Ⓔ β-rays sterilization): Sterilisation* mit β-Strahlen; wird v.a. zur Sterilisation von Kathetern, Implantaten und Instrumenten eingesetzt

E|lek|tro|nen|strahl|to|mo|gra|phie *f* (Ⓔ electron-ray tomography): ***Syn***: *Elektronenstrahltomografie*; innovative Technik, bei der aus einer Elektronenkanone kommende ultraschnelle Elektronen durch elektromagnetische Felder fokussiert und auf sog. **Targetringe** aus Wolfram* gelenkt werden; beim Auftreffen des Elektronenstrahls entstehen Röntgenstrahlen, die das Untersuchungsobjekt in einem Scanfeld durchstrahlen; die Abschwächung der Strahlen wird durch Detektoren gemessen und von einem Computer in Bilder umgesetzt

E|lek|tro|nen|strah|lung *f* (Ⓔ electron rays): in Teilchenbeschleunigern [Linearbeschleuniger, Elektronenbeschleuniger] erzeugte künstliche Strahlung aus schnellen Elektronen; *s.a. Elektronentherapie, Betastrahlung*

E|lek|tro|nen|the|ra|pie *f* (Ⓔ electron radiation therapy): Strahlentherapie mit schnellen Elektronen, die in Teilchenbeschleunigern erzeugt werden; die Eindringtiefe der Elektronen in das Gewebe hängt von der Energie ab [z.B. bis zu 5 cm bei 10 MeV] und lässt sich damit besser einstellen als die von Gamma- oder Röntgenstrahlen; man unterscheidet **Oberflächentherapie** [1–5 MeV, bis 2 cm] zur Behandlung von Tumoren der Haut und Schleimhaut, **Halbtiefentherapie** [6–20 MeV] für Tumoren, die bis zu 10 cm unter der Oberfläche sitzen und **Tiefentherapie** [bis zu 45 MeV] zur Bestrahlung tiefsitzender Tumoren [bis zu 15 cm]; die Elektronentherapie wird auch als Bewegungsbestrahlung, Siebbestrahlung und intrakavitäre Bestrahlung* eingesetzt

E|lek|tro|nen|trans|port|par|ti|kel *pl* (Ⓔ electron transport particles): Bezeichnung für Bruchstücke der Mitochondrienmembran, die Multienzymkomplexe der Atmungskette* enthalten

E|lek|tro|nen|volt *nt* (Ⓔ electron volt): abgeleitete SI-Einheit* für die Änderung der Energie eines Teilchens; 1 Elektronenvolt ist die kinetische Energie*, die ein einfach geladenes Teilchen aufweist, das eine Potentialdifferenz von 1 Volt durchlaufen hat; $1 \text{ eV} = 1{,}6 \times 10^{19}$ J

E|lek|tro|neu|ro|gra|phie *f* (Ⓔ electroneurography): ***Syn***: *Elektroneurografie*; Ableitung und Registrierung von Nervenaktionspotentialen nach willkürlicher oder künstlicher Reizung; wird u.a. zur Messung der Nervenleitgeschwindigkeit peripherer Nerven eingesetzt; wichtiges Instrument zur Lokalisation umschriebener Nervenschädigungen [z.B. Karpaltunnelsyndrom] und zur Verlaufskontrolle nach Schädigung oder Therapie

E|lek|tro|neu|ro|ly|se *f* (Ⓔ electroneurolysis): Zerstörung von Nervengewebe mittels elektrischem Strom

E|lek|tro|neu|ro|my|o|gra|phie *f* (Ⓔ electroneuromyography): ***Syn***: *Elektroneuromyografie, Stimulationselektromyografie, Stimulationselektromyographie*; Aufzeichnung der Aktionspotentiale eines Muskels bei gleichzeitiger Stimulation des versorgenden Nervens

E|lek|tro|neu|tra|li|tät *f* (Ⓔ electroneutrality): *s.u. Elektrolythaushalt*

e|lek|tro|nisch *adj* (Ⓔ electronic): Elektron(en) oder Elektronik betreffend

E|lek|tro|nys|tag|mo|gramm *nt* (Ⓔ electronystagmogram): durch Elektronystagmographie erhaltene Aufzeichnung

E|lek|tro|nys|tag|mo|graph *m* (Ⓔ electronystagmograph): ***Syn***: *Elektronystagmograf*; Gerät zur Elektronystagmographie

E|lek|tro|nys|tag|mo|gra|phie *f* (Ⓔ electronystagmography): ***Syn***: *Elektronystagmografie*; Nystagmusregistrierung durch Messung der korneoretinalen Potentiale; **Prinzip**: durch die unterschiedliche Ladung von Netzhaut [negativ] und Hornhaut [positiv] bildet der Augapfel einen elektrischen Dipol; mit Elektroden können die Änderungen des elektrischen Feldes bei Bewegungen des Augapfels erfasst und re-

Elektrokardiogramm

Syn: Herzstromkurve *Abk. EKG*

K.M. Heinroth, K. Werdan

Definitionen

Apparative Aufzeichnung der elektrischen Aktivität des Herzens

Historisch

Die erste Ableitung der Aktionspotentiale* des Herzens über Elektroden auf der Körperoberfläche wurde 1887 durch den englischen Physiologen Waller durchgeführt. Die Einführung dieser Untersuchungsmethode in die klinische Medizin geht auf den niederländischen Physiologen Einthoven* [1860–1927] zurück, der 1906 das erste Elektrokardiogramm am Menschen mit Hilfe eines Saitengalvanometers registrierte. Einthoven, der für seine Leistung 1924 den Nobelpreis erhielt, entwickelte die heute noch übliche Nomenklatur der EKG-Beschreibung sowie die Bestimmung der elektrischen Herzachse in der Frontalebene [**Einthoven-Dreieck***] mit Benennung der Ableitungen. Nehb* führte 1938 die bipolaren Thoraxableitungen ein. Durch Goldberger* wurden 1942 die Extremitätenableitungen um die unipolaren „augmentierten" Ableitungen vervollständigt, und Ende der 40er Jahre kamen die von Wilson* abgeleiteten unipolaren Brustwandableitungen hinzu. Seitdem etablierte sich das EKG zu einer differenzierten Standardmethode in der Kardiologie.

Entstehung des EKGs

Die an der Körperoberfläche ableitbaren Potentialveränderungen stellen ein zeit- und ortsabhängiges Summenpotential der elektrischen Herzaktion dar. Jede einzelne Herzmuskelzelle weist in Ruhe ein negatives Membranpotential von ca. –90 mV auf. Durch eine Erregung der Herzmuskelzelle kommt es aufgrund von Änderungen der Ionenleitfähigkeiten für Natrium und Kaliumionen zu einer plötzlichen Potentialänderung auf ca. +30 mV mit konsekutivem Kalziumeinstrom, dem so genannten **Aktionspotential***, das durch aktive Ionentransportprozesse nach einer Plateauphase wieder auf das Ruhemembranpotential* zurückgeführt wird.

Aufgrund des anatomischen Aufbaus und der elektrophysiologischen Eigenschaften des Herzens ergibt sich ein bestimmter zeitlicher und räumlicher Ablauf der Erregung der einzelnen Herzmuskelzellen. Durch die gleichzeitige Erregung vieler Herzmuskelzellen entstehen ausreichende Potentialgrößen, die eine Ableitung an der Körperoberfläche ermöglichen.

Ableitungen

Oberflächen-EKG

Ein **Standard-EKG** umfasst üblicherweise **12 Ableitungsstellen:**

- 3 bipolare Extremitätenableitungen nach Einthoven,
- 3 unipolare Extremitätenableitungen nach Goldberger,
- 6 bipolare Brustwandableitungen nach Wilson.

Dabei erfassen die Extremitätenableitungen elektrische Vektoren in der Frontalebene und die Brustwandableitungen elektrische Vektoren in der Horizontalebene. Für spezielle Fragestellungen können zusätzlich erweiterte bipolare Brustwandableitungen nach Wilson sowie die 3 Brustwandableitungen nach Nehb registriert werden.

Die **bipolaren Ableitungen nach Einthoven** [Abb. 1] erfassen jeweils die Spannungsunterschiede zwischen zwei Extremitäten. Diese Ableitungsstellen entsprechen den Eckpunkten eines in der Frontalebene gelegenen gleichseitigen Dreiecks – dem **Einthoven-Dreieck***. Die Anlage der Elektroden erfolgt proximal der Handgelenke respektive der Knöchel mit standardisierter Elektrodenkennzeichnung:

- rechter Arm – rot, linker Arm – gelb, linkes Bein – grün, rechtes Bein – schwarz [Erdung].

Daraus ergeben sich durch entsprechende Verschaltung:

- **Ableitung I:** rechter Arm [–] → linker Arm [+]
- **Ableitung II:** rechter Arm [–] → linkes Bein [+]
- **Ableitung III:** linker Arm [–] → linkes Bein [+]

E

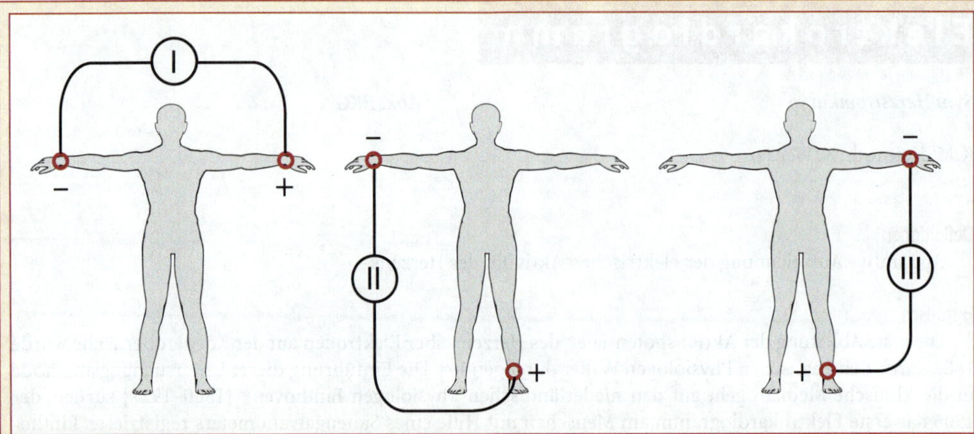

Abb. 1. Einthoven-Ableitungen

Bei identischer Elektrodenposition wie bei der Einthoven-Ableitung werden **unipolare Extremitätenableitungen nach Goldberger** durch Ableitung jeder einzelnen Extremität mit einer differenten Elektrode gegen eine indifferente Elektrode erhalten. Die indifferente Elektrode wird durch Zusammenschluss der beiden nicht exponierten Extremitäten gebildet, die differente Elektrode ist durch Widerstände von der indifferenten Elektrode abgeschaltet. Die so erhaltenen unipolaren Ableitungen projizieren sich in ihrer Achse vom Mittelpunkt des **Einthoven-Dreiecks*** in die jeweiligen Ecken dieses Dreiecks. Die Goldberger-Ableitungen werden als „vergrößerte" [augmented] unipolare Extremitätenableitungen wie folgt benannt: **aVR** [rechter Arm], **aVL** [linker Arm] und **aVF** [linker Fuß].

Aus den bi- und unipolaren Extremitätenableitungen ergeben sich ausschließlich in der Frontalebene liegende Ableitungsachsen, die im **Cabrera-Kreis** zusammengefasst werden.

Die **unipolaren Brustwandableitungen nach Wilson** stellen elektrische Potentialänderungen in der Horizontalebene dar. Dabei wird jeweils eine differente Brustwandelektrode gegen eine indifferente Elektrode [Zusammenschluss der drei Extremitätenableitungen über Widerstände] abgeleitet. Die Elektroden werden auf der Brustwand wie folgt angelegt:

- **V_1:** 4. ICR rechts parasternal,
- **V_2:** 4. ICR links parasternal,
- **V_3:** in einer gedachten Linie zwischen V_2 und V_4 [Höhe 5. Rippe],
- **V_4:** 5. ICR in der Medioclavicularlinie [MCL] links,
- **V_5:** von V_4 ausgehend horizontal nach links dorsal in der vorderen Axillarlinie,
- **V_6:** von V_4, V_5 weiter horizontal nach dorsal in der mittleren Axillarlinie.

Zusätzlich zu diesen Standardableitungen gibt es erweiterte Wilson-Ableitungen links- [**V_7–V_9**] und rechtspräkordial [**V_{3R}–V_{6R}**].

Für die **bipolaren Brustwandableitungen nach Nehb** werden die Extremitätenelektroden in folgender Weise auf der Brustwand platziert:

- 1 = rote Elektrode [„rechter Arm"] über der 2. Rippe rechts parasternal,
- 2 = grüne Elektrode [„linkes Bein"] über dem Herzspitzenstoß und
- 3 = gelbe Elektrode [„linker Arm"] in Höhe der grünen Elektrode in der hinteren Axillarlinie links.

Entsprechend Ableitung I wird eine dorsale Ableitung [**Nehb D**], entsprechend Ableitung II eine anteriore Ableitung [**Nehb A**] und entsprechend Ableitung III eine inferiore Ableitung [**Nehb J**] nach folgendem Schema registriert:

- **Nehb A:** 1 [–] → 2 [+]
- **Nehb J:** 3 [–] → 2 [+]
- **Nehb D:** 1 [–] → 3 [+]

Normales EKG

Im **Oberflächen-EKG** lassen sich **Vorhofteil** [**Elektroatriogramm** = Erregungsausbreitung und -rückbildung in den Vorhöfen], **atrioventrikuläre Überleitung** und **Kammerteil** [**Elektroventrikulogramm** = Erregungsausbreitung und -rückbildung in den Kammern] differenzieren [Abb. 2]. Nach Einthoven werden die dabei registrierten Zacken mit den Buchstaben **P** für die **Vorhoferregung, QRS** für die **Kammererregung** sowie **T** und **U** für die **Kammerrepolarisation** bezeichnet.

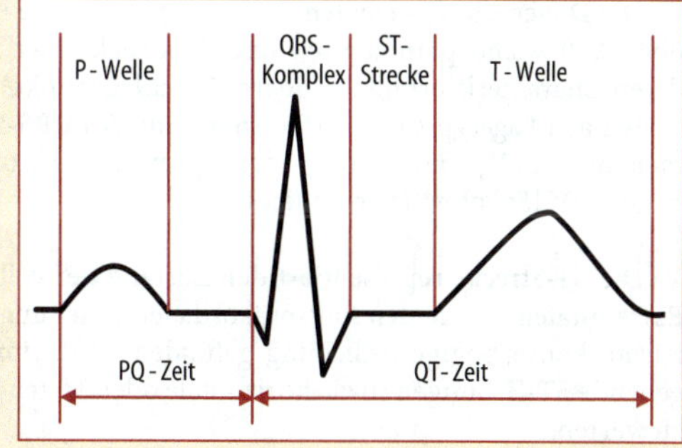

Abb. 2. Normales EKG. Nomenklatur

Elektroatriogramm: Die **P-Welle** entsteht durch die Depolarisation der beiden Vorhöfe mit Beginn der Erregungsausbreitung am Sinusknoten: der Anfangsteil der P-Welle durch Erregung des rechten Vorhofs, der zweite Anteil durch Erregung des linken Vorhofs. Die normale Dauer der P-Welle beträgt bis 0,10 s bei einer Amplitude von 0,1–0,25 mV. Die P-Welle ist gewöhnlich in allen Ableitungen positiv außer in III, V1 und den rechtspräkordialen Ableitungen. Die Repolarisation der Vorhöfe ist normalerweise im Oberflächen-EKG nicht erkennbar, da sie vom höheramplitudigen QRS-Komplex überdeckt wird.

Atrioventrikuläre Überleitung: Das **PQ-Intervall** wird von Beginn der P-Welle bis zum Beginn des QRS-Komplexes gemessen. Die normale PQ-Zeit beträgt frequenzabhängig 0,12–0,20 s.

Elektroventrikulogramm: Der **QRS-Komplex** charakterisiert die Depolarisation der Kammern und kann auch beim Gesunden je nach Ableitung verschiedene Variationen zeigen. Große Amplituden werden mit Großbuchstaben [Q, R, S], kleine Amplituden mit Kleinbuchstaben [q, r, s] bezeichnet.

Eine normale **Q-Zacke** in den Extremitätenableitungen hat nicht mehr als ¼ der Amplitude der folgenden R-Zacke und dauert nicht länger als 0,03 s [in aVL gelegentlich bis 0,04 s].

Die **R-Zacke** entspricht dem elektrischen Hauptvektor [siehe unter Lagetyp]. Präkordial nimmt sie von V_1–V_5 in der Größe zu, bei V_6 wieder ab, wobei große interindividuelle Unterschiede bestehen. Das Verhältnis von R-Zacke zu S-Zacke wird in den präkordialen Ableitungen als R/S-Quotient angegeben. Dieser nimmt von V_1 [< 1] bis V_5 zu, wobei der Wert 1 bei V_2–V_4 überschritten wird [Übergangs- oder Transitionszone].

Die **S-Zacke** entsteht durch die terminale Depolarisation der Ventrikel mit meist posteriorem und gering kranialem Vektor. So finden sich tiefe S-Zacken [bis 2,0 mV] in V_1–V_3 sowie kleine S-Zacken in I, aVL und V_6. Gelegentlich auftretende Knotungen oder Kerbungen im Bereich der Übergangszone sind bei normaler QRS-Dauer meist ohne pathologischen Wert.

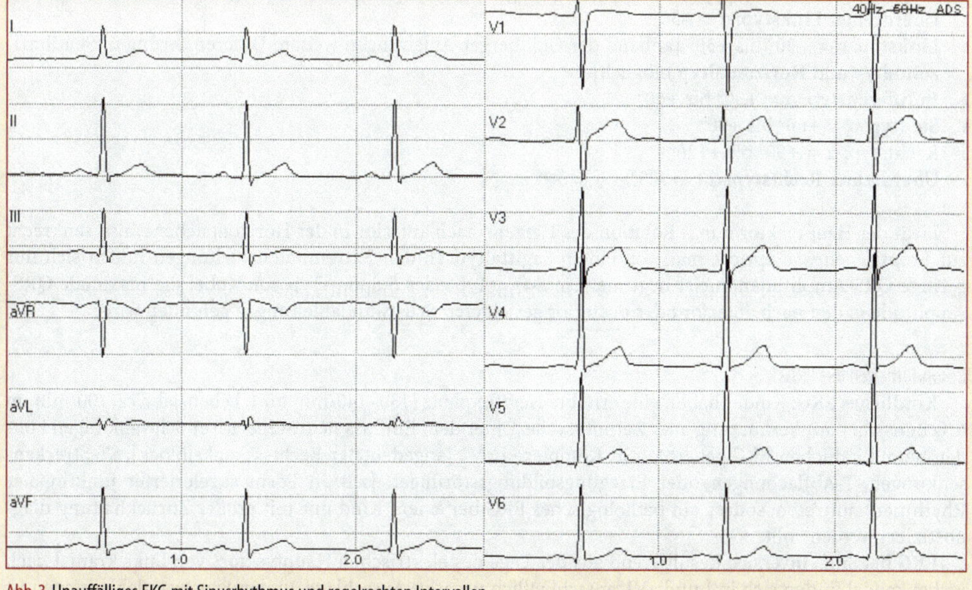

Abb. 3. Unauffälliges EKG mit Sinusrhythmus und regelrechten Intervallen

E

Die **Dauer eines normalen QRS-Komplexes** ohne intraventrikuläre Leitungsstörung beträgt 0,08 s; Werte über 0,10 s sind pathologisch und Ausdruck einer intraventrikulären Erregungsausbreitungsstörung, zu deren Charakterisierung der **obere Umschlagspunkt*** [OUP] herangezogen werden kann.

Je nach Lagetyp variiert die **Amplitude des QRS-Komplexes** in den Extremitätenableitungen. Die Summen aus S in V_1 und R in V_5 oder V_6 bzw. R in V_1 und S in V_5 liegen normalerweise < 3,5 mV respektive < 1,05 mV [**Sokolow-Lyon-Indices**].

Die **ST-Strecke** repräsentiert den Zustand der vollständigen Kammerdepolarisation und verläuft in den Extremitäten- sowie den linkspräkordialen Ableitungen isoelektrisch, während rechtspräkordial meist eine leichte konvexbogige Anhebung gefunden wird. Horizontale oder konvexbogig aus der R-Zacke hervorgehende ST-Hebungen sowie horizontale oder deszendierende ST-Senkungen > 0,1 mV sind als pathologisch zu werten.

Die **T-Welle** entsteht durch die Repolarisation der Ventrikel, ihre Dauer geht in die Bewertung der QT-Dauer ein. Der Vektor der T-Welle ist außer in Ableitung III konkordant zum Vektor des QRS-Komplexes. Die Amplitude der T-Welle sollte 1/8 bis 2/3 der R-Zacke betragen.

Die **QT-Dauer** charakterisiert die elektrische Kammersystole und wird vom Beginn der Kammerdepolarisation [Beginn der Q-Zacke] bis zum Ende der Kammerrepolarisation [Ende der T-Welle] gemessen. Die QT-Dauer ist frequenzabhängig, sodass neben der **absoluten QT-Dauer** eine **relative QT-Zeit** [anhand eines Nomogramms ermittelt, Normwert: 80–120 %] oder eine **korrigierte QT-Zeit** [**QTc**, berechnet nach der **Bazett-Formel**] angegeben wird [Bazett 1920]:

$$\mathrm{QTc} = \frac{\mathrm{unkorr.QT\ (s)}}{\sqrt{\mathrm{RR}}\ \mathrm{(s)}}$$

Die **QT-Dispersion** kennzeichnet die Differenz zwischen der kürzesten und der längsten im Oberflächen-EKG messbaren QT-Zeit.

Nicht obligat kann der T-Welle eine flach abgerundete Erhebung – die **U-Welle** – folgen, wobei die Abgrenzung zur T-Welle mitunter schwierig ist.

Lagetypen

Der Lagetyp ergibt sich aus Richtung des Hautvektors der Kammerdepolarisation, im Wesentlichen in der **Frontalebene.** Die Bestimmung des Lagetyps erfolgt durch Beurteilung dieses Hauptvektors in den Extremitätenableitungen. Die Lagetypen sind nach Winkelgraden α eingeteilt und wie folgt definiert:

- **Überdrehter Linkstyp:** α > –30°
- **Linkstyp:** α = –30° bis +30° [anhand der Goldberger-Ableitungen weitere Differenzierung in **Semihorizontaltyp** und **Horizontaltyp** möglich]
- **Indifferenztyp:** α = +30° bis +60°
- **Steiltyp:** α = +60° bis +90°
- **Rechtstyp:** α = +90° bis +120°
- **Überdrehter Rechtstyp:** α > +120°.

Liegt der Hauptvektor durch Rotation des Herzens nach anterior in der Horizontalebene, also senkrecht zur Frontalebene, so spricht man von einem **Sagittaltyp.** In den Extremitätenableitungen finden sich nur geringe QRS-Amplituden, meist liegt hier ein S_IQ_{III}-Typ oder $S_IS_{II}S_{III}$-Typ vor, wobei die maximale QRS-Amplitude in den nach anterior oder posterior gerichteten Brustwandableitungen gefunden wird.

Besonderheiten des EKGs

Kindliches EKG: Kinder haben eine erhöhte Herzfrequenz [130–140/min im 1. Lebensjahr, ca. 100/min im 6. Lebensjahr] mit Verkürzung aller Zeitintervalle. Unter dem Einfluss neurovegetativer Schwankungen können beim kindlichen EKG gekerbte rSr'-Komplexe in V_1 [angedeuteter Rechtsschenkelblock], ST-Streckensenkungen, T-Abflachungen oder Erregungsbildungsstörungen [z.B. in Form akzelerierter junktionaler Rhythmen] auftreten, sodass ein pathologisches EKG bei einem Kind nur mit großer Zurückhaltung diagnostiziert werden sollte.

EKG bei Situs inversus: Resultierend aus der Lage des elektrischen Hauptvektors von links kranial nach rechts kaudal finden sich in I und aVL ausschließlich negative Ausschläge. In den Brustwandableitungen ist die QRS-Amplitude klein und nach links abnehmend. Vertauscht man die Armelektroden und leitet man die Brustwand mit V_2–V_1–V_{3R} bis V_{6R} ab, erhält man ein „normales“ EKG-Bild.

EKG-Auswertung

Bei der Auswertung eines EKGs [Standard: 50 mm/s] sollten beurteilt werden:

- **Lagetyp**: physiologisch bei Erwachsenen sind Rechtstyp, Steiltyp, Indifferenztyp und Linkstyp; akute Lagetypwechsel,
- **Rhythmus** [Sinussrhythmus, Ersatzrhythmus, Parasystolie, Herzschrittmacher],
- **Frequenz** [normofrequent 60–100/min, Tachykardie, Bradykardie],
- **Zeitintervalle** [P, PQ, QRS, QT],
- **Vorhof-P-Welle:** Amplitude [≤ 0,25 mV], Breite [≤ 0,10 s], mono- oder biphasisch, positiv oder negativ,
- **AV-Überleitung-PQ-Zeit:** Verkürzung [< 0,12 s], Verlängerung [> 0,20 s], AV-Synchronizität, Überleitungsverhältnis, Präexzitation* [delta-Welle],
- **Ventrikel-QRS-Komplex:**
  - Erregungsausbreitung: QRS-Morphologie, QRS-Amplitude, QRS-Breite [≤ 0,11 s], OUP, Transitionspunkt,
  - Erregungspersistenz: ST-Strecke isoelektrisch, Hebung/Senkung,
  - Erregungsrückbildung: T-Welle dis-/konkordant, überhöht, abgeflacht, terminal/präterminal negativ, U-Welle,
  - Kammererregungsdauer: QTc-Zeit,
- **Rhythmusstörungen.**

Pathologisches EKG

Störungen des Vorhofteils: Die P-Welle kann überhöht und/oder verbreitert sein und damit Hinweise auf eine Vergrößerung eines oder beider Vorhöfe geben [**P-pulmonale, P-mitrale**]. Bei Vorhofflimmern ist keine P-Welle erkennbar, ebenso bei junktionalem Rhythmus oder Sinusarrest.

Störungen der AV-Überleitung [**AV-Block**] werden eingeteilt in

- **AV-Block I. Grades** [Leitungsverzögerung mit PQ-Zeit > 200 ms],
- **AV-Block II. Grades Typ Wenckebach** [Zunahme der PQ-Zeit von Schlag zu Schlag bis zum Aussetzen der AV-Überleitung, anschließend erneute Überleitung mit PQ-Zeit-Verlängerung von Schlag zu Schlag],
- **AV-Block II. Grades Typ Mobitz** [2:1 oder 3:1 oder höhergradiges fixes Überleitungsverhältnis],
- **AV-Block III. Grades** [keine Überleitung].

Störungen des Kammerteils

Eine Hypertrophie eines oder beider Ventrikel führt zu typischen EKG-Veränderungen [**Hypertrophie-EKG**]: Änderung des Lagetyps, Vergrößerung der QRS-Voltage durch Zunahme der Ventrikelmasse und Verringerung des Abstandes zwischen Ventrikel und Thoraxwand, Erregungsausbreitungsstörungen und Erregungsrückbildungsstörungen. Aussagekräftigste Veränderung für die EKG-Diagnose „Hypertrophie“ ist die Amplitudenzunahme der R- und S-Zacken.

EKG-Kriterien

- **Linksventrikuläre Hypertrophie**: Linkstyp oder überdrehter Linkstyp, $S_{V1}+R_{V5,V6} \geq 3{,}5$ mV [Sokolow-Lyon-Index],
- **Rechtsventrikuläre Hypertrophie**: Rechtstyp, überdrehter Rechtstyp, Sagittaltyp, $R_{V1}+S_{V5} \geq 1{,}05$ mV [Sokolow-Lyon-Index],
- **Biventrikuläre Hypertrophie**: Die nach rechts bzw. links orientierten Potentiale können sich gegenseitig aufheben. In der Regel überwiegen jedoch die EKG-Kriterien des muskelstarken linken Ventrikels; seltener sind sowohl Zeichen der links- wie auch der rechtsventrikulären Hypertrophie vorhanden.

EKG bei intraventrikulärer Erregungsausbreitungsstörung [Schenkelblock]

Entsprechend der Aufzweigung des ventrikulären Erregungsleitungssystems in einen rechten sowie einen linksanterioren und linksposterioren Schenkel entstehen im EKG bei Leitungsverzögerung oder Leitungsblockade in einer oder mehreren Leitungsbahnen typische „Blockbilder“. Der Begriff „Block“ ist insofern nicht ganz korrekt, als dass im Oberflächen-EKG nicht zwischen einer Leitungsverzögerung und einem völligen Leitungsblock unterschieden werden kann.

Beim **Rechtsschenkelblock** liegt eine Leitungsverzögerung oder -blockierung des rechten Tawara*-Schenkels vor. Kriterien des **kompletten** [**vollständigen**] **Rechtsschenkelblockes** sind:

E

- QRS-Dauer ≥ 0,12 s,
- V_1 [V_2]: QRS-Komplex M-förmig aufgesplittet [rsr', rsR', rSR'], OUP > 0,05 s,
- I. aVL, [V_5], V_6: breites plumpes S.

Das isolierte Vorliegen eines Rechtsschenkelblockes hat prognostisch keine Relevanz. Bei gleichzeitigem Vorliegen einer kardialen Grunderkrankung [koronare Herzkrankheit*, Cor* pulmonale] wird die Prognose durch diese bestimmt.

Ein **inkompletter Rechtsschenkelblock** wird im Allgemeinen diagnostiziert bei einer QRS-Dauer von ≥ 0,11 s und einer M-förmigen Aufsplitterung des QRS in V_1 [oder in V_2] mit Verspätung des OUP.

Ein **Linksschenkelblock** ist eine in der Regel schwere Störung der intraventrikulären Erregungsausbreitung, die durch eine deutliche Leitungsverzögerung oder Unterbrechung des linken Tawara-Schenkels verursacht ist. Kriterien des **kompletten [vollständigen] Linksschenkelblockes** sind:

- QRS-Dauer ≥ 0,12 s,
- V_5, V_6, I, aVL: breite geknotete träge R-Zacke [*abgebrochener Zuckerhut*] und ST-Senkung mit negativem T,
- V_5, V_6: OUP > 0,055 s,
- V_1, V_2, III, aVF: breites tiefes S.

Das Vorliegen eines kompletten Linksschenkelblockes weist nahezu immer auf eine kardiale Erkrankung hin und ist deshalb ungünstiger als ein Rechtsschenkelblock [RSB] zu bewerten.

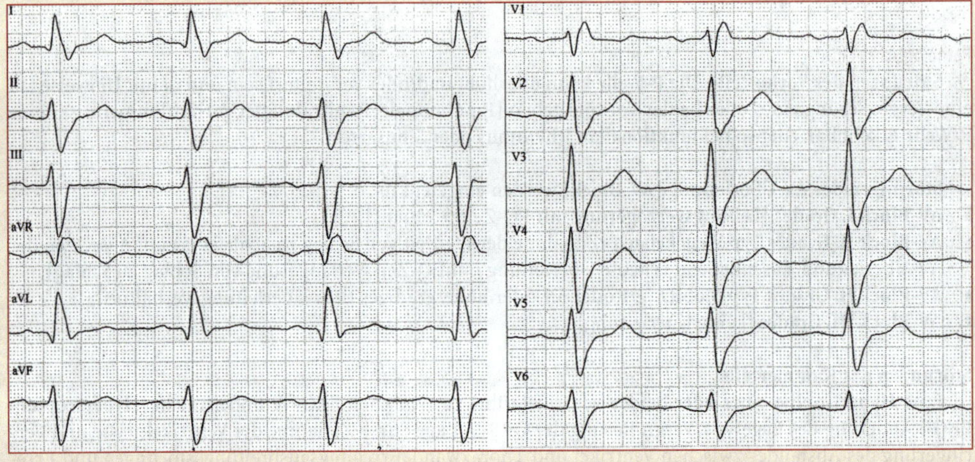

Abb. 4. EKG mit Rechtsschenkelblock

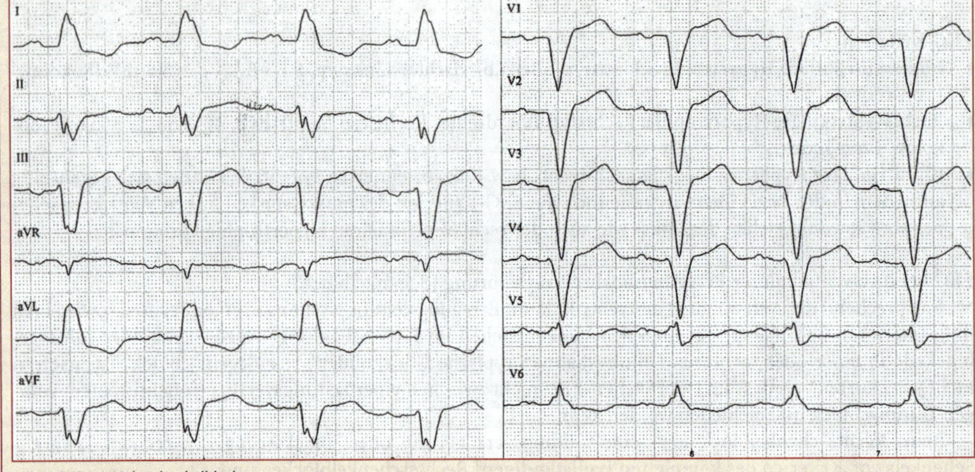

Abb. 5. EKG mit Linksschenkelblock

Die Definition des **inkompletten Linksschenkelblocks** ist nicht einheitlich. Meist wird darunter eine QRS-Dauer von 0,10 bis 0,11 s mit Verspätung des OUP in V_5/V_6 sowie Verbreiterung und Knotung der R-Zacke in I, aVL, V_5 und V_6 ohne septales Q in diesen Ableitungen verstanden.

Der linke Schenkel besteht zumindest funktionell aus einem anterioren und einem posterioren Schenkel. Eine isolierte Leitungsverzögerung oder -blockierung nur eines dieser Schenkel wird als **linksanteriorer** [LAH] bzw. **linksposteriorer Hemiblock** [LPH] bezeichnet.

Mehrfache Blockierungen: Von einem **bifaszikulären Block** spricht man, wenn zwei Tawara*-Schenkel betroffen sind: linksanteriorer und linksposteriorer Hemiblock [LAH+LPH], linksanteriorer Hemiblock und Rechtsschenkelblock [LAH+RSB] bzw. linksposteriorer Hemiblock und Rechtsschenkelblock [LPH+RSB].

Ein **trifaszikulärer Block** liegt vor, wenn alle drei Schenkel gleichzeitig betroffen sind; es resultiert funktionell ein AV-Block III. Grades.

EKG bei ST-Strecken-Hebungs-Myokardinfarkt [STEMI]

Ein akuter Myokardinfarkt* kann im EKG anhand typischer Veränderungen von QRS-Komplex, ST-Strecke und T-Welle erkannt werden [Abb. 6 und 7] und erlaubt in Verbindung mit entsprechender Klinik die Diagnosestellung. Dabei lassen sich anhand des EKG mehrere Infarktstadien abgrenzen, in zeitlicher Abfolge durch ein **Erstickungs-T**, gefolgt von einer ST-Elevation, Entwicklung eines **koronaren** [terminal negativen] **T** und Verbleib eines **Pardee-Q** [*Nekrosevektor*] gekennzeichnet.

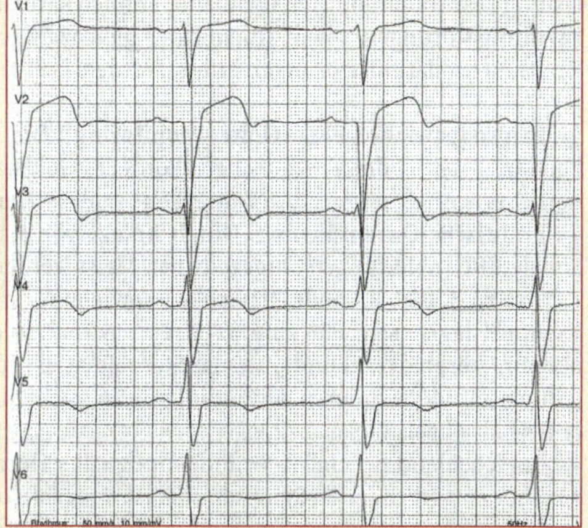

Abb. 6. Brustwand-Ableitung bei akutem Vorderwandinfarkt: ST-Elevation V_1–V_4

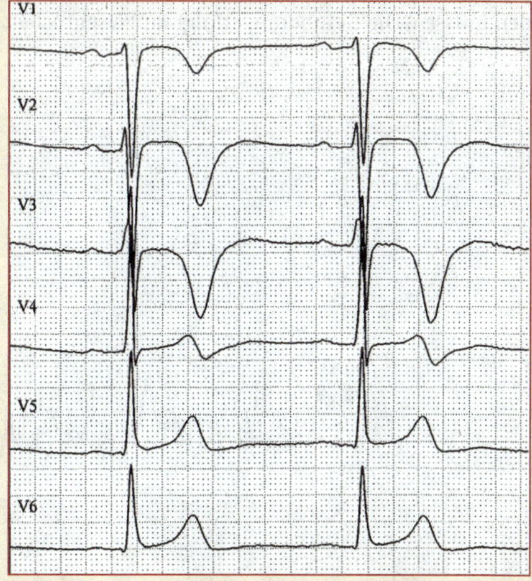

Abb. 7. Brustwand-Ableitung nach Reperfusion mit terminaler T-Negativierung V_1–V_4

EKG bei Elektrolytveränderungen

Typische EKG-Veränderungen finden sich bei Störungen des Kalium- und Kalziumhaushaltes.

- **Hypokaliämie:** T-Abflachung; ST-Senkung; verstärkte U-Welle mit TU-Verschmelzungswellen; die QT-Zeit wird nicht alteriert. Bei ausgeprägter Hypokaliämie können vermehrt supraventrikuläre und ventrikuläre Extrasystolen [auch Kammertachykardien und Kammerflimmern] auftreten.
- **Hyperkaliämie:** Spitz-hohe, schmalbasige T-Wellen [zeltförmiges T]; Abflachung der P-Welle; PQ-Zeit-Verlängerungen [AV-Block I°] und QRS-Komplex-Verbreiterungen. Junktionale oder ventrikuläre Ersatzrhythmen mit bizarr verbreiterten QRS-Komplexen können auftreten.
- **Hypokalzämie:** Verlängerung der QT-Dauer durch Verlängerung der Plateaudauer des Aktionspotentials.
- **Hyperkalzämie:** Verkürzung der QT-Dauer, supraventrikuläre und ventrikuläre Ektopien.

EKG bei Perikardveränderungen

Bei **akuter Perikarditis*** findet man ST-Hebungen in allen Ableitungen außer in aVR als Ausdruck einer Außenschichtschädigung; nicht selten kommt es zu einer T-Abflachung oder T-Negativierung, die insbesondere bei chronischem Verlauf mit einer **konstriktiven Perikarditis*** persistieren kann. Ein größerer **Perikarderguss*** führt häufig zu einer peripheren und zentralen **Niedervoltage***.

Spezielle EKG-Verfahren

Ösophagus-EKG: Durch Einführen einer Elektrodensonde in den Ösophagus [meist transnasal] können aufgrund der topographischen Nähe große Vorhofpotentiale abgeleitet werden. Dabei wird die Sonde zunächst bis in den Magen vorgeschoben und unter EKG-Kontrolle zurückgezogen, bis adäquate atriale Potentiale abgeleitet werden können [ca. 40 cm ab Zahnreihe]. Anwendung findet das Ösophagus-EKG zur Differentialdiagnose von supraventrikulären Rhythmusstörungen.

Spätpotential-EKG: Spätpotentiale sind hochfrequente, niederamplitudige Signale am Ende des QRS-Komplexes, die ihren Ursprung in Regionen eines geschädigten Ventrikelmyokards mit verlangsamter Leitung haben. Da deren Amplitude im Oberflächen-EKG sehr gering ist, können Spätpotentiale nur bei hoher Verstärkung und mit speziellen Verfahren zur Rauschunterdrückung abgeleitet werden. Dies erfolgt durch eine Signalmittellungstechnik [**signal-averaged electrocardiography**, **SAECG**] in der Zeitdarstellung oder durch Frequenzanalyse mittels schneller Fourier-Transformation [**Fast-Fourier-Transformation, FFT**].

Belastungs-EKG [**Ergometrie**]: Durch eine kontinuierliche EKG-Aufzeichnung während körperlicher Belastung [Fahrradergometer, Laufband] können kardiale Durchblutungsstörungen, belastungsassoziierte Herzrhythmusstörungen sowie anhand der gleichzeitigen obligaten Blutdruckmessung hyper- oder hypotone Kreislaufregulationsstörungen erfasst werden. [*s.a. Essay Sportmedizin Arbeits- und Sportphysiologie S. 2011*]

Langzeitspeicher-EKG [**Holter-Monitoring**]: Die Aufzeichnung des EKGs erfolgt mit tragbaren Magnetbandkassetten- oder Festspeicherrekordern. Goldstandard sind kontinuierliche Aufzeichnungen, die eine detaillierte Analyse von z.B. ST-Strecken-Analyse, Herzfrequenzvariabilität und QT-Variabilität ermöglichen.

Praktische Durchführung: Durch Anlage von 5 thorakalen Elektroden werden zwei zueinander orthogonale EKG-Ableitungen aufgezeichnet. Meist werden eine linkspräkordiale Ableitung CM5 [2. ICR re. parasternal zu 5. ICR li. medioklavicular] sowie eine „modifizierte Ableitung II" [2. ICR li. subclaviculär zum Xiphoid] registriert. Für eine ST-Strecken-Analyse erweisen sich eine mehr vertikale Ableitung zwischen oberem Sternaldrittel und unterem Sternaldrittel [oder Ansatz der 4. Rippe parasternal links] bzw. eine Ableitung von der vorderen Axillarlinie der 6. rechten Rippe zum gleichen Ableitpunkt auf der linken Seite [CC 5] als günstig.

Entscheidend für eine Zuordnung möglicher **Herzrhythmusstörungen*** oder ST-Streckenveränderungen zu einer entsprechenden Symptomatik ist weiterhin die exakte Führung eines Protokolls durch den Patienten mit Angabe von jeweiliger Tätigkeit, subjektivem Befinden, aufgetretener Symptomatik und eingenommener Medikation.

Auswertung: Langzeit-EKG-Systeme nehmen eine Computeranalyse mit vorläufiger Klassifizierung pathologischer Befunde vor, die durch einen erfahrenen Auswerter validiert und gegebenenfalls korrigiert werden müssen. Die Befundung erfolgt im Wesentlichen nach folgenden Gesichtspunkten:

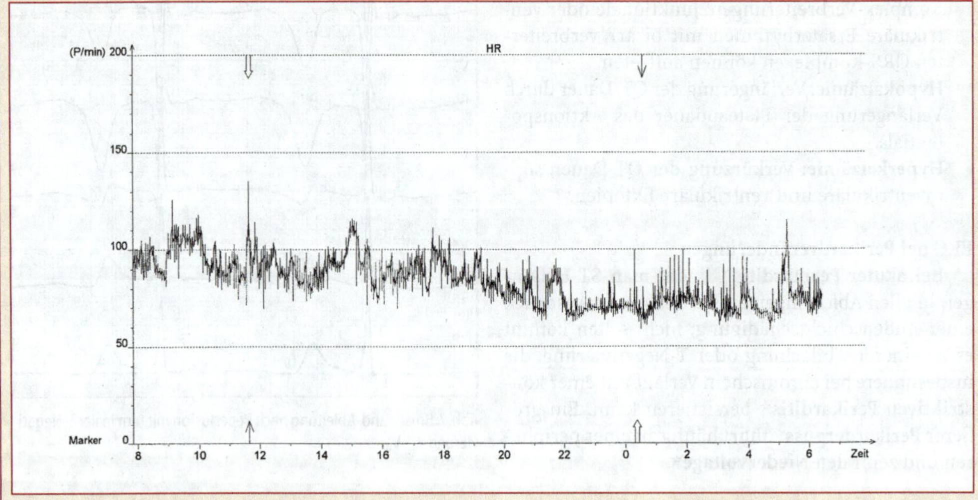

Abb. 8. 24-h-Herzfrequenzprofil mit regelrechter Tag-Nacht-Rhythmik

- Herzfrequenzverhalten [minimale, maximale, mittlere Herzfrequenz], Beurteilung der zirkadianen Rhythmik,
- Grundrhythmus, abweichende [intermittierende] Rhythmen
- Art, Häufigkeit, Ausmaß von Erregungsbildungs-, Erregungsleitungs- und Erregungsrückbildungsstörungen. Dabei ist nach Möglichkeit der Bezug zum Patientenprotokoll anzugeben.
- optional Analyse der Herzfrequenzvariabilität und der QT-Variabilität.

Intrakardiales EKG: Für die Ableitung werden mehrere spezielle Elektrodenkatheter über das venöse System im Herzen platziert [Abb. 9].

Das intrakardiale EKG [abgeleitet über einen Katheter im hohen rechten Vorhof = **HRA**, einen Katheter am His-Bündel = **HBE** und einen Katheter im rechtsventrikulären Apex = **RVA**] zeigt mit Beginn der P-Welle im Oberflächen-EKG ein A'-Potential in HRA [früheste atriale Erregung am Sinusknoten] sowie mit geringer Verspätung ein A-Potential in HBE [entsprechend der Erregung des basalen rechten Vorhofs]. Mit Beginn des QRS-Komplexes im Oberflächen-EKG stellt sich im intrakardialen EKG in HBE und RVA ein V-Potential dar [entsprechend der Erregung des basalen sowie apikalen rechten Ventrikels]. Zwischen dem A- und dem V-Potential lässt sich im HBE eine weitere bi- oder triphasische Deflektion abgrenzen: sie entspricht dem His-Bündel-Potential [Abb. 10]. Abzugrenzen ist das His-Bündel-Potential vom Potential des rechten Tawara-Schenkels, das weniger als 35 ms vor dem V-Potential im HBE registriert werden kann.

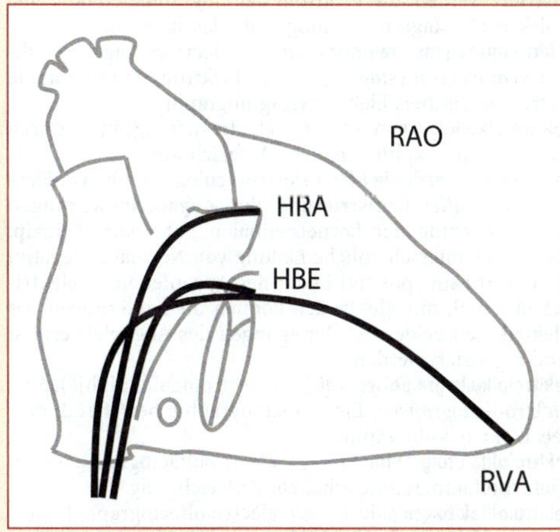

Abb. 9. Elektrodenpositionen für eine intrakardiale Standardableitung

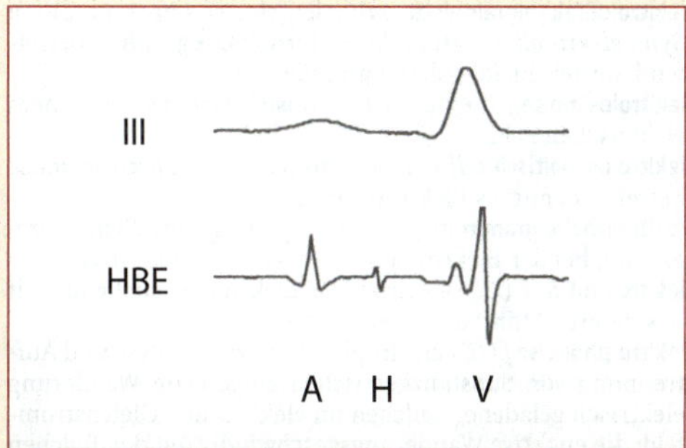

Abb. 10. Intrakardiales EKG (His-Bündel-EKG) mit Oberflächen-EKG zur besseren zeitlichen Zuordnung der Signale

Klinische Bedeutung des EKG

Das EKG stellt heute ein Standardverfahren in der Kardiologie dar. Wesentliche Anwendungsgebiete stellen die Diagnostik und Therapiekontrolle bei koronarer Herzerkrankung* [ST-Strecken-Analyse] mit besonderer Bedeutung in der Diagnostik des akuten Myokardinfarktes*, die Erfassung von Überleitungsstörungen und Herzrhythmusstörungen sowie von Kammerhypertrophien und die Kontrolle von Herzschrittmachern* dar. Neben der Beurteilung von Ischämiezeichen [ST-Strecken-Analyse] und Herzrhythmusstörungen kann im Langzeit-EKG anhand der Herzfrequenzvariabilität auch die kardiale autonome Funktion beurteilt werden.

Unter Berücksichtigung der Klinik steht mit dem EKG ein einfaches, unkompliziertes und den Patienten kaum belastendes Untersuchungsverfahren mit hoher Aussagekraft zur Verfügung. Für spezielle Fragestellungen kann anhand des EKG die Indikation zur weiteren Diagnostik gestellt werden [Herzkatheter* zur Beurteilung des Koronarstatus, Echokardiographie* zur Beurteilung von Hypertrophiezeichen, elektrophysiologische Untersuchung zur invasiven Abklärung von Herzrhythmusstörungen].

Quellenhinweise

Abb. 1: Modifiziert nach Gertsch M (2004) The ECG. A Two-Step Approach to Diagnosis. Springer-Verlag, Berlin Heidelberg New York

Zeichnung Abb. 1: C. Puhlmann, Friedrichshafen

gistriert werden; die Elektronystagmographie erlaubt eine objektive Nystagmusmessung und -klassifizierung

e|lek|tro|nys|tag|mo|gra|phisch *adj* (Ⓔ electronystagmographic): *Syn*: *elektronystagmografisch*; Elektronystagmographie betreffend, mittels Elektronystagmographie

E|lek|tro|o|ku|lo|gramm *nt* (Ⓔ electro-oculogram): durch Elektrookulographie erhaltene Aufzeichnung

E|lek|tro|o|ku|lo|gra|phie *f* (Ⓔ electro-oculography): *Syn*: *Elektrookulografie*; Registrierung der Augapfelbewegungen durch Messung der korneoretinalen Potentiale; **Prinzip**: durch die unterschiedliche Ladung von Netzhaut [negativ] und Hornhaut [positiv] bildet der Augapfel einen elektrischen Dipol; mit Elektroden können die Änderungen des elektrischen Feldes bei Bewegungen des Augapfels erfasst und registriert werden

e|lek|tro|o|ku|lo|gra|phisch *adj* (Ⓔ electro-oculographic): *Syn*: *elektrookulografisch*; Elektrookulographie betreffend, mittels Elektrookulographie

E|lek|tro|ol|fak|to|gramm *nt* (Ⓔ electro-olfactogram): durch Elektroolfaktographie erhaltene Aufzeichnung

E|lek|tro|ol|fak|to|gra|phie *f* (Ⓔ electro-olfactography): *Syn*: *Elektroolfaktografie*; Registrierung der Aktionspotentiale von Riechfasern nach Reizung mit verschiedenen Duftstoffen

e|lek|tro|ol|fak|to|gra|phisch *adj* (Ⓔ electro-olfactographic): *Syn*: *elektroolfaktografisch*; Elektroolfaktographie betreffend, mittels Elektroolfaktographie

E|lek|tro|os|mo|se *f* (Ⓔ electro-osmosis): Osmose* in einem elektrischen Feld

e|lek|tro|os|mo|tisch *adj* (Ⓔ electro-osmotic): Elektroosmose betreffend, mittels Elektroosmose

E|lek|tro|phe|ro|gramm *nt* (Ⓔ electropherogram): *Syn*: *Pherogramm*; bei der Elektrophorese erhaltenes Diagramm

e|lek|tro|phil *adj* (Ⓔ electrophil): Elektronen suchend, mit besonderer Affinität zu Elektronen

E|lek|tro|pho|re|se *f* (Ⓔ electrophoresis): zur Analyse und Auftrennung von Substanzgemischen eingesetzte Wanderung elektrisch geladener Teilchen im elektrischen Gleichstromfeld; die effektive Wanderungsgeschwindigkeit der Teilchen [**elektrophoretische Beweglichkeit**] hängt von der Stärke des elektrischen Feldes [je größer die Feldstärke, desto größer ist die Wanderungsgeschwindigkeit], Ionenladung [je höher die Ionenladung, desto größer ist die Wanderungsgeschwindigkeit], Größe der Teilchen [Substanzen mit großem Teilchenradius wandern langsamer] und Viskosität der Lösung [je zäher die Lösung, desto langsamer wandern die Teilchen] ab

nach der Art des Trägermediums unterscheidet man **trägerlose Elektrophorese**, bei der die zu untersuchende Substanz(en), Zellen [Zellelektrophorese] usw. in einer Pufferlösung suspendiert werden und zwischen zwei Glasplatten wandern, und **Trägerelektrophorese**, bei der die Suspension auf ein festes Trägermedium [Filterpapier, Gel] aufgebracht wird; die Auswertung erfolgt i.d.R. photometrisch oder durch Auswertung gefärbter Elektropherogramme bei der Trägerelektrophorese; *s.a. Immunelektrophorese, Radioimmunelektrophorese*

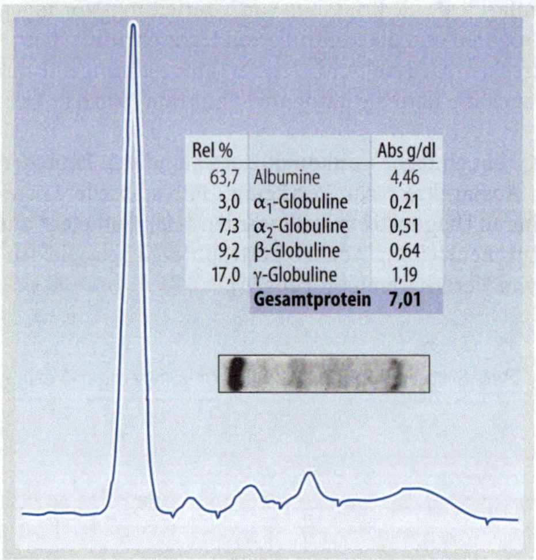

Rel %		Abs g/dl
63,7	Albumine	4,46
3,0	α_1-Globuline	0,21
7,3	α_2-Globuline	0,51
9,2	β-Globuline	0,64
17,0	γ-Globuline	1,19
	Gesamtprotein	**7,01**

Abb. E17. Serumelektrophorese

e|lek|tro|pho|re|tisch *adj* (Ⓔ electrophoretic): Elektrophorese betreffend, mittels Elektrophorese

E|lek|tro|phy|si|o|lo|gie *f* (Ⓔ electrophysiology): Physiologie* der Erregungsvorgänge von Zellen

E|lek|tro|po|ra|ti|on *f* (Ⓔ electroporation): *s.u. Essay Gentransfer und Gentherapie S. 761*

e|lek|tro|po|si|tiv *adj* (Ⓔ electropositive): Elektropositivität betreffend, positiv elektrisch

E|lek|tro|punk|tur *f* (Ⓔ electropuncture): *Syn*: *(therapeutische) Elektrolyse, Galvanopunktur, Elektrostixis*; Entfernung von Warzen, Haaren, Hautanhangsgebilden u.ä. durch eine Elektronadel

E|lek|tro|ra|di|o|gra|phie *f*: *→ Xeroradiographie*

E|lek|tro|re|duk|ti|on *f*: *→ Elektrokardioversion*

E|lek|tro|re|sek|ti|on *f* (Ⓔ electroresection): operative Entfernung mittels elektrochirurgischer Methoden

E|lek|tro|re|ti|no|gramm *nt* (Ⓔ electroretinogram): bei der Elektroretinographie erhaltene Kurve

E|lek|tro|re|ti|no|graph *m* (Ⓔ electroretinograph): *Syn*: *Elektroretinograf*; Gerät zur Elektroretinographie

E|lek|tro|re|ti|no|gra|phie *f* (Ⓔ electroretinography): *Syn*: *Elektroretinografie*; Aufzeichnung der bei Lichteinfall auftretenden Potentialschwankungen der Netzhaut; da das Potential aus verschiedenen Teilpotentialen zusammengesetzt ist, verlangt die Auswertung des Elektroretinogramms ausreichende klinische Erfahrung; die Elektroretinographie erlaubt eine Differenzierung von Erkrankungen von Sehnerv und Netzhaut und ist ein wichtiges Hilfsmittel bei der Diagnose verschiedener pathologischer Zustände [z.B. tapetoretinale Degeneration*] und der präoperativen Prognosestellung

e|lek|tro|re|ti|no|gra|phisch *adj* (Ⓔ electroretinographic): *Syn*: *elektroretinografisch*; Elektroretinographie betreffend, mittels Elektroretinographie

E|lek|tro|schlaf *m*: *→ Elektroheilschlaf*

E|lek|tro|schlaf|the|ra|pie *f*: *→ Elektroheilschlaf*

E|lek|tro|schock *nt* (Ⓔ electroshock): durch einen elektrischen Strom ausgelöster Schock; bezeichnet sowohl akzidentelle Stromzufuhr [Elektrounfall*] als auch die therapeutische Anwendung von Stromstößen [Elektrodefibrillation*]

E|lek|tro|schock|be|hand|lung *f*: *→ Elektrokrampftherapie*

E|lek|tro|smog *m* (Ⓔ electrosmog): Gesamtheit der elektromagnetischen Felder in der Umgebung eines Organismus; in der Vergangenheit wurde eine negative, d.h. krankheitserzeugende Potenz des Elektrosmogs bestritten; in den letzten Jahren gibt es aber Diskussionbeiträge, die auf mögliche Langzeitschäden [z.B. Leukämien durch elektromagnetische Felder unter Hochspannungsleitungen] hinweisen

E|lek|tro|spi|no|gra|phie *f* (Ⓔ electrospinography): *Syn*: *Elektrospinografie*; Aufzeichnung der Aktionspotentiale des Rückenmarks

e|lek|tro|sta|tisch *adj* (Ⓔ electrostatic): Elektrostatik betreffend

E|lek|tro|sti|mu|la|ti|on *f* (Ⓔ electrostimulation): Anwendung elektrischer Stimuli in Diagnostik [Elektromyographie*, Elektroneurographie*] und Therapie [transkutane elektrische Nervenstimulation*, Herzschrittmacher*]

E|lek|tro|sti|mu|la|ti|ons|an|al|ge|sie *f* (Ⓔ electrical nerve stimulation): *Syn*: *Neurostimulation*; Hemmung der Schmerzempfindung durch elektrische Reizung von Nervenfasern; die häufigste Form ist die transkutane elektrische Nervenstimulation*, bei schweren oder unheilbaren Schmerzzuständen [Phantomschmerz*, Tumoren] wird eine direkt Stimulation der Rückenmarksfasern oder von Hirnarealen bevorzugt; die Elektroakupunktur* ist eine Variante der Elektrostimulationsanalgesie

E|lek|tro|sti|xis *f*: *→Elektropunktur*

E|lek|tro|the|ra|pie *f* (Ⓔ electrotherapy): therapeutische Anwendung von elektrischen Strömen und elektromagnetischen Feldern, z.B. Elektrostimulationsanalgesie*, Elektrochirurgie*, Hochfrequenzwärmetherapie*

E|lek|tro|tod *m* (Ⓔ electrocution): Tod durch einen Elektrounfall*

E|lek|tro|tom *nt* (Ⓔ electrotome): elektrisches Skalpell*

E|lek|tro|to|mie *f* (Ⓔ electrotomy): Gewebedurchtrennung mit einem elektrischen Skalpell [**Elektrotom**]

e|lek|tro|to|nisch *adj* (Ⓔ electrotonic): Elektrotonus betreffend

E|lek|tro|to|nus *m* (Ⓔ electrotonus): die Veränderung von Gewebestrukturen beim Durchfluss von elektrischem Gleichstrom

E|lek|tro|trau|ma *nt*: *→Elektrounfall*

E|lek|tro|un|fall *m* (Ⓔ electrical accident): ***Syn***: *Elektrotrauma, elektrischer Unfall*; Unfall, bei dem elektrischer Strom durch den Körper fließt; die Schwere des Unfalls bzw. das Ausmaß der Schädigung hängt von verschiedenen Faktoren [Stromstärke, Spannung, Gleich- oder Wechselstrom, Durchströmungsdauer, Stromweg usw.] ab

Niederspannungsunfälle [Spannung unter 1000 V] können zu anhaltenden Muskelkontraktionen und damit zu Muskel-, Gelenk- und Knochenschäden führen; meist stehen aber die Herz-Kreislaufsymptome [Kammerflimmern*] im Vordergrund; an den Stromeintritts- und Austrittsstellen kommt es zu thermischen Hautschädigungen und Bildung der sog. **Strommarken**

Hochspannungsunfälle [Spannung größer als 1000 V] führen meist zu schwerer Gewebezerstörung [Verbrennungen 2.–4. Grades]; wird der initiale Stromunfall überlebt, hängt die Prognose von der Schwere der Gewebeschäden und der Folgeerscheinungen [z.B. Niereninsuffizienz] ab

E|lek|tro|u|re|te|ro|gramm *nt* (Ⓔ electroureterogram): bei der Elektroureterographie erhaltene Aufzeichnung

E|lek|tro|u|re|te|ro|gra|phie *f*: *→Elektrozystographie*

E|lek|tro|u|ro|gra|phie *f* (Ⓔ electrocystography): ***Syn***: *Elektrourografie*; Aufzeichnung der Aktionspotentiale der Harnblasenmuskulatur

E|lek|tro|va|go|gramm *nt* (Ⓔ electrovagogram): ***Syn***: *Vagogramm*; Aufzeichnung der Aktivität des Nervus* vagus

E|lek|tro|ven|tri|ku|lo|gramm *nt* (Ⓔ electroventriculogram): Abschnitt des Elektrokardiogramms, der sich auf die Erregungsausbreitung in den Kammern bezieht; *s.a. Essay Elektrokardiogramm S. 571*

E|lek|tro|ver|si|on *f*: *→Elektrokardioversion*

E|lek|tro|zys|to|gra|phie *f* (Ⓔ electrocystography): ***Syn***: *Elektrozystografie, Elektroureterografie, Elektroureterographie*; Aufzeichnung der Aktionspotentiale der Harnblasenmuskulatur

E|le|ment *nt* (Ⓔ element): chemisches Element, Grundstoff, der nur durch physikalische Methoden in einen anderen umgewandelt werden kann; zur Zeit kennt man ca. 110 Elemente; jedes Element hat eine charakteristische Ordnungszahl* und eine charakteristische Verteilung der Elektronen* in der Elektronenhülle*; Elemente mit gleicher Ordnungszahl, aber unterschiedlicher Neutronenzahl* werden als Isotope* bezeichnet; man kann die Elemente in **Metalle** [elektropostive Elemente], **Nichtmetalle** [elektronegative Elemente] und **Halbmetalle** [Metalloide, Semimetalle] unterteilen; daneben gibt es noch 2 Gruppen von **Übergangselementen**: die **Lanthanoide** [die dem Lanthan ähnlichen Elemente 58–71] und die **Actinoide** [die dem Actinium ähnlichen Elemente 90–110]; die auf das Uran folgenden Elemente werden als **Transurane** bezeichnet; sie sind alle radioaktiv und kommen i.d.R. nicht natürlich vor; *s.a. Periodensystem der Elemente*

E|le|men|tar|a|na|ly|se *f* (Ⓔ organic analysis): quantitative und qualitative Bestimmung der in einer Verbindung enthaltenen Elemente

E|le|men|tar|bün|del *pl* (Ⓔ fundamental columns): ***Syn***: *Binnenbündel, Grundbündel, Intersegmentalfaszikel, Fasciculi proprii*; benachbarte Rückenmarkssegmente verbindende Faserbündel, die an der Grenze zwischen grauer und weißer Substanz verlaufen

E|le|men|tar|kör|per|chen *pl* (Ⓔ elementary bodies): ***Syn***: *Einschlusskörperchen*; bei Virusinfektionen in der Zelle nachweisbare Körperchen

E|le|men|tar|par|ti|kel *pl* (Ⓔ elementary particles): *s.u. Mitochondrie*

E|le|men|tar|teil|chen *pl* (Ⓔ elementary particles): kleinste Bausteine der Materie, z.B. Elektron, Proton, Neutron

E|le|phan|ti|a|sis *f, pl* **-ses** (Ⓔ elephantiasis): durch eine Lymphabflussstörung hervorgerufene monströse Schwellung eines Körperabschnittes; meist gleichgesetzt mit Elephantiasis* tropica

Elephantiasis chirurgica (Ⓔ elephantiasis chirurgica): *s.u. Elephantiasis nostras*

Elephantiasis congenita hereditaria (Ⓔ Nonne-Milroy-Meige syndrome): ***Syn***: *chronisch hereditäres Trophödem, chronisch kongenitales Lymphödem, Nonne-Milroy-Meige-Syndrom*; genetisch bedingtes Lymphödem, das v.a. die Füße und Unterschenkel, seltener auch die Hände und Unterarme betrifft; man unterscheidet **1. Meige-Syndrom**: v.a. bei Mädchen in der Pubertät auftretende Form mit Minderwuchs, geistiger Retardierung und Hypogenitalismus **2. Nonne-Milroy-Syndrom**: autosomal-dominates Lymphödem der Füße und Unterschenkel; betrifft vorwiegend junge Mädchen und verschlechtert sich oft in der Pubertät

einheimische Elephantiasis: *→Elephantiasis nostras*

Elephantiasis filarica: *→Elephantiasis tropica*

Elephantiasis genitoanorectalis (Ⓔ genitoanorectal elephantiasis): ***Syn***: *Elephantiasis venera*; mit hochgradiger Schwellung von Skrotum und Penis bzw. Vulva einhergehende Elephantiasis des Anogenitalbereiches

Elephantiasis gingivae: veraltet für *→Fibromatosis gingivae*

Elephantiasis neuromatosis: *→Lappenelephantiasis*

Elephantiasis nostras (Ⓔ elephantiasis nostras): ***Syn***: *einheimische Elephantiasis, Elephantiasis simplex*; Bezeichnung für nicht-filarienbedingte Elephantiasisformen, z.B. bei Erysipel* oder nach chirugischer Lymphknotenrevision [**Elephantiasis chirurgica**]

Elephantiasis penis: *→Elephantiasis scroti*

Elephantiasis scroti (Ⓔ oschelephantiasis): ***Syn***: *Skrotalelephantiasis, Elephantiasis penis*; mit hochgradiger Schwellung von Skrotum und Penis einhergehende Elephantiasis des Anogenitalbereiches

Elephantiasis simplex: *→Elephantiasis nostras*

Elephantiasis tropica (Ⓔ elephantiasis): ***Syn***: *Elephantiasis filarica*; durch Filarien [Wuchereria* bancrofti, Brugia* malayi] verursachtes Lymphödem mit z.T. monströser Schwellung der Beine und Genitalien

Elephantiasis venera: *→Elephantiasis genitoanorectalis*

Elephantiasis vulvae (Ⓔ elephantiasis vulvae): mit hochgradiger Schwellung der Vulva* einhergehende Elephantiasis des Anogenitalbereiches

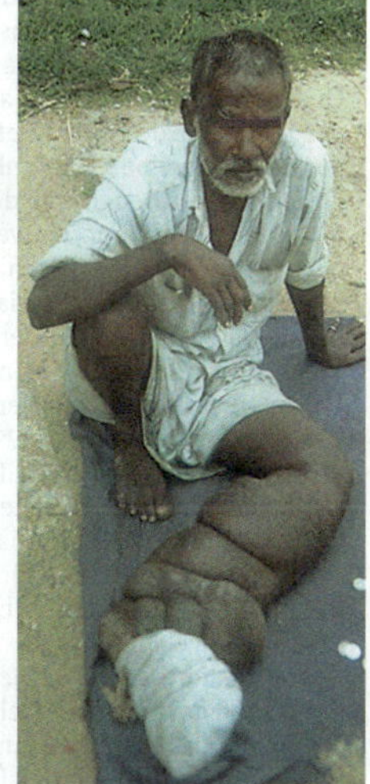

Abb. E18. Elephantiasis durch Brugia malayi

E|let|ta|ri|a car|da|mo|mum *f*: *→Kardamom*

E|leu|the|ro|coc|ci ra|dix *f* (Ⓔ Eleutherococci radix): ***Syn***: *Taigawurzel*; Wurzel von Eleutherococcus* senticosus

E|leu|the|ro|coc|cus sen|ti|co|sus *m* (Ⓔ Acanthopanax senticosus): ***Syn***: *Acanthopanax senticosus*; Strauch aus der Familie der Araliaceae; die getrocknete Wurzel bzw. der Wurzelstock [**Eleutherococci radix**] enthält Eleutheroside, die u.a. zu den Oleanolsäureglykosiden [I-M], Phenylpropanen [B], Cumarinen* [B_1] und Lignanen [D] gehören; **Anw.**: traditionell als Tonikum* bei Müdigkeit und Erschöpfung, in der Rekonvaleszenz und bei nachlassender Leistungs- und Konzentrationsfähigkeit; ebenfalls bei psychovegetativem Syndrom

E|le|va|ti|on *f* (Ⓔ elevation): (Auf-, Hoch-)Heben, Anhebung

E|le|va|to|ri|um *nt* (Ⓔ elevator): stumpfes Instrument zum Abheben der Knochenhaut usw.

ELF *Abk.*: Etoposid, Leucovorin, 5-Fluorouracil

El|fen|bein|wir|bel *m* (Ⓔ ivory vertebra): *Syn*: *Marmorwirbel*; Wirbel mit diffus verdichteter Struktur

E|li|mi|na|ti|on *f* (Ⓔ **1.–2.** elimination): **1.** Beseitigung, Entfernung, Ausmerzung, Eliminierung **2.** Ausscheidung, z.B. in der Galle oder im Harn

E

e|li|mi|nier|bar *adj* (Ⓔ eliminable): ausscheidbar

ELISA *Abk.*: *→Enzyme-linked-immunosorbent-Assay*

El.K. *Abk.*: *→Elementarkörperchen*

El|la|gi|tan|ni|ne *pl*: *→Ellagitanningerbstoffe*

El|la|gi|tan|nin|gerb|stof|fe *pl* (Ⓔ ellagic acid tannins): *Syn*: *Ellagitannine*; hydrolisierbare Gerbstoffe*, die Ellagsäure enthalten

Ell|bo|gen *m*: *→Ellenbogen*

El|le *f* (Ⓔ ulna): *Syn*: *Ulna*; innen liegender Unterarmknochen, der mit seinem proximalen Ende mit dem Humerus* artikuliert und dessen distales Ende mit dem Radius* das distale Radioulnargelenk bildet; das **Olecranon** ist der hintere Fortsatz der Ulna, der den tastbaren Ellenbogen bildet; es dient dem Musculus* triceps brachii als Ansatz; auf der Vorderseite liegt die Incisura* trochlearis, eine konkave Gelenkfläche, die die Gelenkwalze des Humerus* [Trochlea humeri] wie eine Zange umgibt; die **Tuberositas ulnae** ist eine Rauigkeit am Ansatz des Musculus* brachialis; der spitze Fortsatz am vorderen Ende der Incisura* trochlearis wird als **Processus coronoideus ulnae** bezeichnet der **Ulnaschaft** [Corpus ulnae] ist im Querschnitt dreieckig und hat damit drei Kanten [Margo anterior, posterior, interosseus] und drei Flächen [Facies anterior, posterior, medialis]; die innere Kante [**Margo interosseus ulnae**] dient der Membrana* interossea antebrachii als Ansatz; das untere Ende der Elle bildet das **Ulnaköpfchen** [Caput ulnae]; seine **Circumferentia articularis capitis ulnae** bildet mit der Incisura* ulnaris radii das untere Radioulnargelenk*; der **Griffelfortsatz** [Processus styloideus ulnae] entspringt von der Rückseite des Ellenköpfchens; *s.a. Unterarmknochen*

El|len|beu|gen|gru|be *f* (Ⓔ cubital fossa): *Syn*: *Fossa cubitalis*; Grube auf der Beugeseite des Ellenbogengelenks, durch die Muskeln, Gefäße und Nerven vom Oberarm zum Unterarm ziehen; die Arteria* brachialis teilt sich hier unter der Bizepsaponeurose* in Arteria* radialis und Arteria* ulnaris; die Begleitvenen der beiden Arterien [Venae* radiales und ulnares] vereinigen sich in der Ellenbeugengrube zu den Venae* brachiales; der Nervus* medianus zieht zwischen den Köpfen des Musculus* pronator teres in die Tiefe zur mittleren Gefäßnervenstraße des Unterarms; der Nervus* radialis verläuft in der Tiefe der Grube zwischen Musculus* brachialis und brachioradialis

El|len|bo|gen *m* (Ⓔ elbow): *Syn*: *Cubitus, Ellbogen*; Übergangsbereich zwischen Oberarm und Unterarm, der das Ellenbogengelenk enthält

El|len|bo|gen|fort|satz *m*: *→Olecranon*

El|len|bo|gen|frak|tur *f* (Ⓔ elbow fracture): Oberbegriff für Frakturen des distalen Humerus, Olekranons oder Radiusköpfchens im Bereich des Ellenbogengelenkes; man unterscheidet zwischen extrakapsulären Frakturen, Frakturen mit Gelenkbeteiligung und vollständigen Gelenkfrakturen

El|len|bo|gen|ge|gend *f*: *→Ellenbogenregion*

El|len|bo|gen|ge|lenk *nt* (Ⓔ elbow joint): *Syn*: *Articulatio cubiti*; aus drei Teilen [Articulatio* humeroradialis, Articulatio* humeroulnaris, Articulatio* radioulnaris proximalis] bestehendes Gelenk zwischen Oberarm und Unterarm

El|len|bo|gen|hö|cker *m*: *→Olecranon*

El|len|bo|gen|re|gi|on *f* (Ⓔ elbow region): *Syn*: *Ellenbogengegend, Regio cubitalis*; vorderer [vordere Ellenbogenregion] und hinterer [hintere Ellenbogenregion] Übergangsbereich zwischen Oberarm und Unterarm; auf der Vorderseite liegt die Fossa* cubitalis

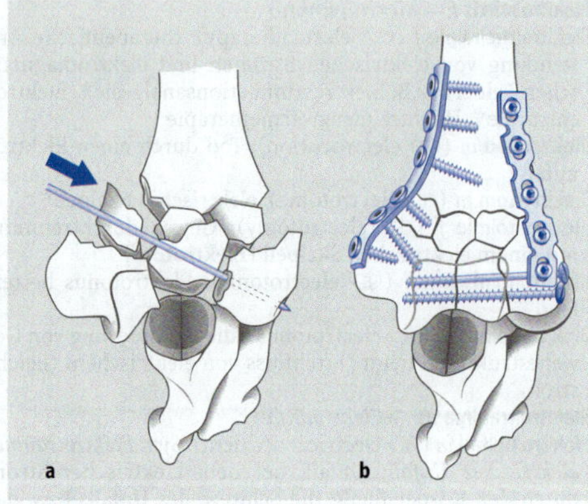

Abb. E19. Ellenbogenfraktur

El|len|bo|gen|schleim|beu|tel *m* (Ⓔ olecranon bursa): *Syn*: *Bursa subcutanea olecrani*; Schleimbeutel zwischen Olekranon* und Sehne des Musculus* triceps

El|len|bruch *m*: *→Ulnafraktur*

El|len|frak|tur *f*: *→Ulnafraktur*

El|len|köpf|chen *nt* (Ⓔ head of ulna): *Syn*: *Ulnaköpfchen, Caput ulnae*; unteres Ende der Elle [Ulna], dessen **Circumferentia articularis capitis ulnae** mit der Incisura* ulnaris radii das untere Radioulnargelenk* bildet; der **Griffelfortsatz** [Processus styloideus ulnae] entspringt von der Rückseite des Ellenköpfchens

El|len|nerv *m*: *→Nervus ulnaris*

El|len|schaft *m* (Ⓔ shaft of ulna): *Syn*: *Ulnaschaft, Ulnadiaphyse, Corpus ulnae*; Mittelteil der Elle [Ulna*], die im Querschnitt dreieckig ist; die innere Kante [**Margo interosseus ulnae**] dient der Membrana* interossea antebrachii als Ansatz

El|len|schlag|ader *f*: *→Arteria ulnaris*

Elliot: Rober Henry Elliot; 1864–1936; englischer Augenarzt in Indien

Elliot-Trepanation *f* (Ⓔ Elliot's operation): Druckentlastung bei Glaukom* durch Trepanation* der Lederhaut

El|lip|so|id *nt*: Schweigger-Seidel-Hülse; *s.u. Milz*

el|lip|so|id *adj* (Ⓔ ellipsoid): *Syn*: *elliptisch*; ellipsenförmig, ellipsenähnlich

El|lip|so|id|ge|lenk *nt*: *→Articulatio condylaris*

el|lip|to|zy|tär *adj* (Ⓔ elliptocytary): *Syn*: *ovalozytär*; Elliptozyten betreffend

El|lip|to|zy|ten|an|ämie *f*: *→Elliptozytose*

el|lip|to|zy|tisch *adj* (Ⓔ elliptocytotic): Elliptozytose betreffend, von ihr betroffen oder gekennzeichnet

El|lip|to|zy|to|se *f* (Ⓔ elliptocytosis): *Syn*: *Dresbach-Syndrom, hereditäre Elliptozytose, Ovalozytose, Kamelozytose, Elliptozytenanämie*; autosomal-dominant vererbte Erythrozytenanomalie mit Bildung ovaler oder elliptischer Formen; i.d.R. leichter Verlauf ohne klinische Symptome; u.U. Ur-

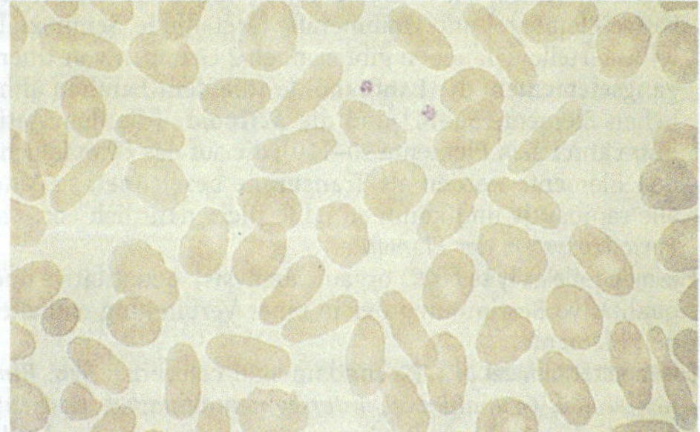

Abb. E20. Elliptozytose

sache einer korpuskulären hämolytischen Anämie*

Ellis: **1.** Calvin Ellis; 1826–1883; amerikanischer Arzt (Boston) **2.** Richard White Bernhard Ellis; 1902–1966; schottischer Kinderarzt (Edinburgh)

Ellis-Creveld-Syndrom *nt*: *→Ellis-van Creveld-Syndrom*

Ellis-Damoiseau-Linie *f* (Ⓔ Ellis' line): *Syn*: *Damoiseau-Linie*; kranial-konvexe, obere Begrenzungslinie von Pleuraergüssen; der höchste Punkt der Kurve liegt in der mittleren Axillarlinie*

Ellis-van Creveld-Syndrom *nt* (Ⓔ Ellis-van Creveld syndrome): *Syn*: *Chondroektodermaldysplasie, chondroektodermale Dysplasie, Chondrodysplasia ectodermica, Ellis-Creveld-Syndrom*; seltenes, autosomal-rezessives Syndrom mit Mikromelie*, Polydaktylie*, Hypodontie*, Klein- oder Zwergwuchs und anderen Fehlbildungen

Ellison: Edwin H. Ellison; 1918–1970; amerikanischer Chirurg

Ellison-Syndrom *nt*: *→Zollinger-Ellison-Syndrom*

Elmi *Abk.*: *→Elektronenmikroskop*

E|lon|ga|tio *f, pl* **-ti|o|nes** (Ⓔ elongation): Verlängerung; Dehnung, Streckung, Elongation

E|lon|ga|ti|on *f* (Ⓔ **1.–2.** elongation): **1.** Verlängerung **2.** *Syn*: *Extrusion, Egression*; (*Zahn*) Verlängerung während des Wachstums oder als Antwort auf eine physiologische Abnutzung

E|lon|ga|ti|ons|fak|to|ren *pl* (Ⓔ elongation factors): *s.u. Proteinsynthese*

E|lon|ga|ti|ons|pha|se *f* (Ⓔ elongation phase): *s.u. Proteinsynthese*

ELP *Abk.*: *→Elektrophorese*

ELR *Abk.*: Epidermis/Lymphozyten-Reaktion

ELRT *Abk.*: endolymphatische Radionuklidtherapie

ELS *Abk.*: Erregungsleitungssystem

Elsberg: Charles A. Elsberg; 1871–1948; amerikanischer Chirurg (New York)

Elsberg-Syndrom *nt* (Ⓔ Elsberg's syndrome): *Syn*: *Radiculitis sacralis*; Entzündung der sakralen Spinalnervenwurzeln bei Guillain*-Barré-Syndrom oder bei Infektion mit Herpes-simplex-Virus Typ II oder Zytomegalievirus; führt zu Dysästhesien und Parästhesein sowie häufig zu Blasenstörungen

E|lu|at *nt* (Ⓔ eluate): durch Elution* gewonnene Lösung

E|lu|ti|on *f* (Ⓔ elution): Auswaschen, (Her-)Ausspülen von Stoffen aus einem Stoffgemisch

ELZ *Abk.*: Euglobulinlysezeit

EM *Abk.*: **1.** Elastizitätsmodul **2.** *→Elektrometer* **3.** *→Elektronenmikroskop* **4.** elektrophoretische Mobilität **5.** Endomyokard **6.** Enterovirus-Meningitis **7.** Erwerbsminderung **8.** *→Erythema multiforme* **9.** *→Erythromycin*

Em *Abk.*: *→Emanation*

Em. *Abk.*: *→Emmetropie*

em. *Abk.*: emeritus

Em-, em- *präf.*: Wortelement mit der Bedeutung „innerhalb/hinein"

EMA *Abk.*: Exophthalmus-Myxödem-Akropachie

EMAC *Abk.*: Ehrlich-Mäuse-Aszites-Zellen

EMA-CO *Abk.*: Etoposid, Methotrexat-Leucovorin, Actinomycin D, Cyclophosphamid, Vincristin (*engl.* oncovin)

E|ma|na|ti|on *f* (Ⓔ emanation): beim radioaktiven Zerfall frei werdendes gasförmiges Isotop; meist als Synonym für Radon* verwendet

EMAT *Abk.*: Ehrlich-Mäuse-Aszites-Tumorzellen

EMB *Abk.*: **1.** Endomyokardbiopsie **2.** Eosin-Methylenblau **3.** *→Ethambutol*

Embden: Gustav Embden; 1874–1933; deutscher Biochemiker (Frankfurt a. M.)

Embden-Meyerhof-Weg *m*: *→Glykolyse*

Embol-, embol- *präf.*: *→Embolo-*

Em|bo|lek|to|mie *f* (Ⓔ embolectomy): operative Embolusentfernung; entweder als **direkte** oder **offene Embolektomie** nach Eröffnung der Arterie oder als **indirekte Embolektomie** mittels Ballonkatheter [Fogarty*-Ballonkatheter], Ringstripper u.ä.

pulmonale Embolektomie (Ⓔ pulmonary embolectomy): *Syn*: *Trendelenburg-Operation*; eine operative Entfernung von Emboli der Lungenarterien wird heute nur noch bei einer Kontraindikation gegen eine Thrombolyse durchgeführt

Em|bo|lia *f*: *→Embolie*

Embolia cutis medicamentosa (Ⓔ embolia cutis medicamentosa): *Syn*: *Nicolau-Syndrom, livedoartige Dermatitis*; nach intramuskulärer Injektion [v.a. von Depotpenicillinen, phenylbutazonhaltigen Antiphlogistika] innerhalb von Minuten bis Stunden entstehende brettharte, schmerzhafte Infiltration im Injektionsgebiet mit livedoartiger Hautzeichnung; führt zu lokaler Nekrose von Haut und/oder Muskulatur; **Therapie**: Glucocorticoide lokal, Antiphlogistika intern, Nekrosektomie und offene Wundheilung

Em|bo|lie *f* (Ⓔ embolism): *Syn*: *Embolia*; plötzlicher Verschluss eines Gefäßes durch einen Embolus*, Luft- oder Gasblasen, Fremdkörper, Fetttröpfchen etc.; die häufigste Form ist die **Thromboembolie** als Folge einer venösen oder arteriellen Thrombose*; die klinische Symptomatik hängt von Art, Lokalisation und Ausmaß der Embolie ab; *s.a. Fruchtwasserembolie, Luftembolie, Fettembolie*

arterielle Embolie (Ⓔ arterial embolism): embolischer Verschluss einer Arterie; betrifft meist die Becken- und Beinarterien [80 %] und tritt i.d.R. als akutes Ischämiesyndrom mit oft vitaler Gefährdung auf; als Embolusquelle dienen v.a. das Herz [80–90 %; Herzwandaneurysma, Herzklappenprothese, Mitral- und Aortenklappenfehler, bakterielle Endokarditis, Vorhofflimmern] und vorgeschaltete Gefäße [10–15 %; Aneurysmata, atheromatöse Plaques]; Luft-, Fett-, Fremdkörper-, Tumor- und paradoxe Embolien sind eher selten

die **Klinik** hängt von Art, Lokalisation und Ausmaß der Embolie ab; bei ausgeprägten Fällen findet sich eine **6-P-Symptomatik** von Schmerz [Pain], Blässe [Paleness], **Pulslosigkeit, Parästhesien, Lähmung** [Paralysis] der betroffenen Extremität und Schocksymptomen [Prostration]; **Therapie**: Embolektomie* ist die Methode der Wahl; wird oft als **Aspirationsembolektomie** durchgeführt

arterio-arterielle Embolie (Ⓔ arterio-arterial embolism): *s.u. Hirnembolie*

gekreuzte Embolie: *→paradoxe Embolie*

kardiale Embolie (Ⓔ cardial embolism): *s.u. Hirnembolie*

paradoxe Embolie (Ⓔ paradoxical embolism): *Syn*: *gekreuzte Embolie*; arterielle Embolie des großen Kreislaufs durch einen Embolus aus dem venösen System, z.B. bei Ventrikel- oder Vorhofseptumdefekt

parasitäre Embolie (Ⓔ parasitic embolism): Filarien, Askariden, Echinokokken und Schistosomen können in seltenen Fällen eine Embolie verursachen

venöse Embolie (Ⓔ venous embolism): embolischer Verschluss einer Vene; die Emboli stammen meist aus den tiefen Bein- und Beckenvenen oder dem rechten Vorhof und verursachen eine Lungenembolie*

Em|bo|lie|pro|phy|la|xe *f* (Ⓔ embolism prophylaxis): Maßnahmen zur Verhinderung einer Embolie* oder Thromboembolie*, v.a. nach Trauma, Operation, Geburt oder bei bettlägerigen Patienten [v.a. Patienten mit Herzinsuffizienz, Krampfadern, Thrombophlebitis oder Thrombosen in der Anamnese]; *s.a. Thromboseprophylaxe*

em|bo|li|form *adj* (Ⓔ emboliform): embolusähnlich, pfropfenförmig

Em|bo|li|sa|tion *f* (Ⓔ embolization): therapeutischer Verschluss eines Gefäßes durch z.B. Spiralen, Kleber usw.; wird i.d.R. als Katheterembolisation zur Blutstillung oder zur palliativen Behandlung von inoperablen Tumoren [**Tumorembolisation**] durchgeführt

em|bo|lisch *adj* (Ⓔ embolic): Embolus oder Embolie betreffend

Embolo-, embolo- *präf.*: Wortelement mit der Bedeutung „Embolus/Embolie"

Em|bo|lo|la|lie *f* (Ⓔ embololalia): *Syn*: *Embolophrasie*; Verwendung sinnloser Wörter oder Sätze

Em|bo|lo|my|ko|se *f* (Ⓔ embolomycosis): Embolie* durch einen Pilzpfropf bei Pilzsepsis* oder massivem Pilzeinbruch in die Blutbahn

em|bo|lo|my|ko|tisch *adj* (Ⓔ embolomycotic): Embolomykose betreffend, von ihr betroffen oder gekennzeichnet, durch

E

sie bedingt

Em|bo|lo|phra|sie *f*: →*Embololalie*

Em|bo|lus *m, pl* **-li** (Ⓔ embolus): im Blutkreislauf auftretender nicht-löslicher Körper, der bei Verschluss des Gefäßes eine Embolie* auslöst; am häufigsten sind losgelöste Thromben, Fetttröpfchen, Luft- oder Gasblasen, Tumorzellen oder Fremdkörper [z.B. Katheterspitzen]

Embry-, embry- *präf.*: →*Embryo-*

Em|bry|ek|to|mie *f* (Ⓔ embryectomy): Entfernung eines Embryos bei Extrauteringravidität*

Em|bryo *m, pl* **-bry|os, -bry|o|nen** (Ⓔ embryo): Keimling bis zum Ende des dritten Monats

Embryo-, embryo- *präf.*: Wortelement mit der Bedeutung „Leibesfrucht/Embryo"

Em|bry|o|blast *m* (Ⓔ embryoblast): *Syn*: *Embryonalknoten*; Zellgruppe der Blastozyste, aus der sich die zweiblättrige Keimscheibe* und im eigentlichen Sinn der Embryo entwickelt; *s.a. Essay Stammzellen – therapeutisches Klonieren S. 2021*

Em|bry|o|fe|to|pa|thia *f* (Ⓔ embryopathy): *Syn*: *Embryofetopathie*; Schädigung des ungeborenen Kindes während der Embryonal- oder Fetalperiode

Embryofetopathia alcoholica (Ⓔ alcoholic fetopathy): *Syn*: *embryofetales Alkoholsyndrom, Alkoholembryopathie, Alkoholembryopathiesyndrom, Embryopathia alcoholica*; durch chronischen Alkoholgenuss der Mutter hervorgerufene Schädigung mit Fruchttod [30–50 %], Minderwuchs, Mikrozephalus, Muskelhypotonie, Gesichtsfehlbildung und geistiger Retardierung

Embryofetopathia diabetica (Ⓔ diabetic fetopathy): *Syn*: *diabetische Embryopathie, diabetische Fetopathie, Embryopathia diabetica, Fetopathia diabetica*; die Ausprägung der Fetopathie hängt v.a. von der Einstellung des mütterlichen Diabetes* mellitus während der Schwangerschaft ab; bei optimaler Einstellung und Normoglykämie* kommt es zu normaler Entwicklung, während schlechte Einstellung und Hyperglykämie* zu Makrosomie und Fehlbildungen führt [Herzfehler, Transposition* der großen Gefäße, Vorhofseptumdefekt*, Fallot*-Tetralogie, Polydaktylie*, Syndaktylie*, Klumpfüße, Anenzephalie*, Meningomyelozele*]; bei Makroangiopathie der Plazenta und Plazentainsuffizienz kann es zu ausgeprägter Hypotrophie der Feten kommen

Em|bry|o|fe|to|pa|thie *f*: →*Embryofetopathia*

em|bry|o|gen *adj* (Ⓔ **1.** embryogenetic **2.** embryogenic): **1.** Embryogenese betreffend **2.** einen Embryo bildend

Em|bry|o|ge|ne|se *f* (Ⓔ embryogenesis): *Syn*: *Embryogenie*; Entwicklung des Embryos während der Embryonalperiode*

Em|bry|o|ge|nie *f*: →*Embryogenese*

em|bry|o|id *adj* (Ⓔ embryonoid): einem Embryo ähnlich, embryoähnlich

embryoid body derived cells *pl*: *s.u. Essay Stammzellen – therapeutisches Klonieren S. 2021*

Em|bry|o|im|plan|ta|ti|on *f*: →*Embryonentransfer*

Em|bry|o|lo|ge *m* (Ⓔ embryologist): Wissenschaftler auf dem Gebiet der Embryologie*

Em|bry|o|lo|gie *f* (Ⓔ embryology): Lehre von der Entwicklung des Embryos von der Befruchtung bis zur Geburt

Em|bry|o|lo|gin *f* (Ⓔ embryologist): Wissenschaftlerin auf dem Gebiet der Embryologie*

em|bry|o|lo|gisch *adj* (Ⓔ embryologic): Embryologie betreffend

em|bry|o|nal *adj* (Ⓔ embryonal): *Syn*: *embryonisch*; Embryo oder Embryonalstadien betreffend, vom Embryonalstadium stammend

Em|bry|o|nal|hül|len *pl* (Ⓔ fetal membranes): *Syn*: *Eihäute*; die Fetus und Fruchtwasser umhüllenden drei Häute: Schafshaut [Amnion*], Zottenhaut [Chorion*] und Siebhaut [Dezidua*]

Em|bry|o|nal|kern *m* (Ⓔ embryonic nucleus of lens): zentraler Teil der Augenlinse*

Em|bry|o|nal|kno|ten *m*: →*Embryoblast*

Em|bry|o|nal|pe|ri|o|de *f* (Ⓔ embryonal period): *Syn*: *Embryonalzeit*; Zeitraum von der Befruchtung bis zum Abschluss der Organogenese am Ende des dritten Schwangerschaftsmonats

Em|bry|o|nal|zeit *f*: →*Embryonalperiode*

Em|bry|o|nen|im|plan|ta|ti|on *f*: →*Embryonentransfer*

Em|bry|o|nen|schutz|ge|setz *nt*: *s.u. Essay Klonierung von Menschen I S. 1135, Essay Stammzellen – therapeutisches Klonieren S. 2021*

Em|bry|o|nen|trans|fer *m* (Ⓔ embryo transfer): *Syn*: *Embryonenimplantation, Embryonenübertragung, Embryotransfer, Embryoimplantation, Embryoübertragung*; Übertragung eines durch In-vitro-Fertilisation erzeugten Embryos in die Gebärmutter; der Transfer erfolgt 48 h nach der Eizellgewinnung und ist auf maximal 3 Embryonen beschränkt; *s.a. Essay Klonierung von Menschen I S. 1135,*

Em|bry|o|nen|über|tra|gung *f*: →*Embryonentransfer*

embryonic germ cells *pl*: *s.u. Essay Stammzellen – therapeutisches Klonieren S. 2021*

em|bry|o|niert *adj* (Ⓔ embryonated): Embryo(nen) enthaltend; befruchtet; bebrütet, angebrütet

em|bry|o|nisch *adj*: →*embryonal*

Em|bry|o|pa|thia *f*: →*Embryopathie*

Embryopathia alcoholica: →*Embryofetopathia alcoholica*

Embryopathia diabetica: →*Embryofetopathia diabetica*

Embryopathia rubeolosa (Ⓔ rubella embryopathy): *Syn*: *Rötelnembryopathie, Rubeolaembryopathie, Gregg-Syndrom*; Schädigung des Embryos durch eine intrauterine Rötelninfektion; die Art der Schädigung hängt vom Zeitpunkt der Infektion ab; bei einer Infektion vor der 12. Schwangerschaftswoche kommt es in 30 % der Fälle zu einer Rötelnembryopathie, die durch die Trias Innenohrschwerhörigkeit, Herzfehler [v.a. persistierender Ductus arteriosus] und Katarakt gekennzeichnet ist; Infektionen nach der 12. Schwangerschaftswoche führen nur in ca. 10 % zur Ausbildung einer **Rötelnfetopathie**, die durch selbstlimitierende und transiente Symptome, wie z.B. Hepatomegalie mit Hepatitis und Transaminasenerhöhung, Splenomegalie, Thrombozytopenie mit Petechien und Purpura, extramedullärer Blutbildung und hämolytischer Anämie auffällt; die Übergänge von Embryopathie zu Fetopathie sind fließend; **Diagnose**: Anamnese; Virusnachweis in Blut, Urin, Liquor, Stuhl; IgM-Antikörpernachweis; **Prävention**: Rötelnschutzimpfung aller Mädchen vor Eintritt der Pubertät

Em|bry|o|pa|thie *f* (Ⓔ embryopathy): *Syn*: *Embryopathia*; Schädigung der Leibesfrucht während der ersten drei Schwangerschaftsmonate

diabetische Embryopathie: →*Embryofetopathia diabetica*

Em|bry|o|split|ting *nt* (Ⓔ embryo splitting): *Syn*: *Embryotrennung, Embryoteilung, Blastomerentrennung*; *s.u. Essay Klonierung von Menschen I S. 1135*

Em|bry|o|tei|lung *f* (Ⓔ embryo splitting): *Syn*: *Embryosplitting, Embryotrennung, Blastomerentrennung*; *s.u. Essay Klonierung von Menschen I S. 1135*

Em|bry|o|to|mia *f*: →*Embryotomie*

Em|bry|o|to|mie *f* (Ⓔ embryotomy): *Syn*: *Embryotomia, Dissectio fetus*; Zerstückelung des abgestorbenen Embryos

em|bry|o|to|xisch *adj* (Ⓔ embryotoxic): den Embryo schädigend

Em|bry|o|to|xi|zi|tät *f* (Ⓔ embryotoxicity): den Embryo schädigende Wirkung

Em|bry|o|to|xon *nt*: →*Arcus lipoides juvenilis*

Em|bry|o|trans|fer *m*: →*Embryonentransfer*

Em|bry|o|tren|nung *f* (Ⓔ embryo splitting): *Syn*: *Embryosplitting, Embryoteilung, Blastomerentrennung*; *s.u. Essay Klonierung von Menschen I S. 1135*

Em|bry|o|tro|phie *f* (Ⓔ embryotrophy): Keimernährung, Embryoernährung

em|bry|o|tro|phisch *adj* (Ⓔ embryotrophic): den Embryo ernährend

Em|bry|o|über|tra|gung *f*: →*Embryonentransfer*

EMC *Abk.*: **1.** →*Encephalomyocarditis* **2.** →*Erythromycin*

EMC-Syndrom *nt* (Ⓔ EMC syndrome): *Syn*: *Encephalomyocarditis, Enzephalomyokarditis*; durch das **EMC-Virus** hervorgerufene Entzündung von Gehirn und Herzmuskel; extrem seltene Erkrankung, die zu Bewusstseinsstörung, motorischen Paresen und Herzinsuffizienz führt

EMCU *Abk.*: Exkretions-Miktions-Zystourethrographie

EMC-Virus *nt* (Ⓔ EMC virus): zu den Picornaviren* gehörendes Cardiovirus; Erreger des EMC-Syndroms*

EMD *Abk.*: **1.** →*Einzelmaximaldosis* **2.** elektromechanische Dissoziation

emE *Abk.*: elektromagnetische Einheit

E|mei|o|zy|to|se *f* (Ⓔ emiocytosis): *Syn*: *Emeozytose, Emiosis, Emiozytose*; aktive Ausscheidung von Substanzen aus der Zelle; Umkehrung der Pinozytose*

E|me|o|zy|to|se *f*: →*Emeiozytose*

E|me|pro|ni|um|bro|mid *nt* (Ⓔ emepronium bromide): Parasympatholytikum*, Spasmolytikum*

E|me|sis *f*: →*Erbrechen*

Emesis gravidarum (Ⓔ vomiting of pregnancy): *Syn*: *Schwangerschaftserbrechen, Vomitus gravidarum*; meist frühmorgens auftretendes Erbrechen in der Frühphase der Schwangerschaft; tritt bei ca. 80 % aller Schwangeren auf; beginnt in der 4.–8. SSW und endet in der 16. SSW; *s.a. Hyperemesis gravidarum*

E|me|ti|kum *nt, pl* **-ka** (Ⓔ emetic): *Syn*: *Brechmittel, Vomitivum*; bei den Brechmitteln unterscheidet man zwischen **peripheren Emetika** oder **Reflexemetika**, die über eine Reizung von Fasern des Nervus* vagus in der Magenschleimhaut wirken, und **zentralen Emetika**, die eine Triggerzone in der Medulla* oblongata beeinflussen

E|me|tin *nt* (Ⓔ emetine): *Syn*: *Methylcaephalin*; Expektorans*, Emetikum*

e|me|tisch *adj* (Ⓔ emetic): Brechreiz oder Erbrechen auslösend

e|me|to|gen *adj* (Ⓔ emetogenic): durch Erbrechen bedingt oder ausgelöst

E|me|to|ka|thar|ti|kum *nt, pl* **-ka** (Ⓔ emetocathartic): kombiniertes Abführ- und Brechmittel

EMF *Abk.*: **1.** elektromagnetischer Flussmesser **2.** elektromagnetisches Feld **3.** →*Endomyokardfibrose*

EMG *Abk.*: **1.** →*Elektromyogramm* **2.** →*Elektromyographie* **3.** Exomphalos-Makroglossie-Gigantismus

EMG-Syndrom *nt*: →*Beckwith-Wiedemann-Syndrom*

EMHT *Abk.*: Erythrozyten-Migrationshemmtest

EMI *Abk.*: **1.** elektromagnetische Interferenz **2.** elektromechanisches Intervall **3.** Elektro-Myointegral

E|mi|gra|ti|on *f* (Ⓔ emigration): Zellwanderung; Diapedese*

E|mi|nen|tia *f, pl* **-tiae** (Ⓔ eminence): Vorsprung, Erhöhung, Höcker

Eminentia arcuata (Ⓔ arcuate eminence): durch den oberen Bogengang* hervorgerufene Vorwölbung auf der Vorderseite des Felsenbeins

Eminentia carpalis radialis (Ⓔ radial carpal eminence): durch Tuberculum* ossis scaphoidei und Tuberculum* ossis trapezii gebildeter Vorsprung auf der lateralen Seite des Sulcus* carpi

Eminentia carpalis ulnaris (Ⓔ ulnar carpal eminence): durch Os* pisiforme und Hamulus* ossis hamati gebildeter Vorsprung auf der medialen Seite des Sulcus* carpi

Eminentia collateralis ventriculi lateralis (Ⓔ collateral eminence of lateral ventricle): durch den Sulcus* collateralis hervorgerufene Vorwölbung des Bodens des Vorderhorns des Seitenventrikels*

Eminentia conchae (Ⓔ eminence of concha): Erhöhung des Ohrmuschelrandes auf der Rückfläche der Concha* auriculae

Eminentia cruciformis (Ⓔ cruciform eminence): kreuzförmiger Knochenvorsprung auf der Innenseite der Schläfenbeinschuppe*

Eminentia fossae triangularis (Ⓔ eminence of triangular fossa): *Syn*: *Agger perpendicularis*; dreieckiger Vorsprung an der Rückfläche der Ohrmuschel

Eminentia frontalis (Ⓔ frontal eminence): *Syn*: *Stirnhöcker, Tuber frontale*; Höcker oberhalb des Augenbrauenbogens

Eminentia hypothenaris (Ⓔ hypothenar eminence): *Syn*: *Hypothenar, Kleinfingerballen*; der Kleinfingerballen wird von Musculus* abductor digiti minimi manus, Musculus* flexor digiti minimi brevis manus, Musculus* opponens digiti minimi manus und Musculus* palmaris brevis gebildet

Eminentia iliopubica (Ⓔ iliopubic eminence): Knochenvorsprung an der Vereinigung des oberen Schambeinasts* mit dem Darmbein [Os* ilium]

Eminentia intercondylaris (Ⓔ intercondylar eminence): zwischen den beiden Teilflächen der Gelenkfläche des Tibiakopfes liegende Erhebung, die vom **Tuberculum intercondylare laterale** und **mediale** gebildet wird

Eminentia maxillae (Ⓔ eminence of maxilla): *Syn*: *Tuber maxillae*; dünnwandige Erhebung der hinteren Wand der Kieferhöhle [Sinus* frontalis], die die Foramina* alveolaria enthält

Eminentia medialis fossae rhomboideae (Ⓔ medial eminence of rhomboid fossa): medialer Längswulst der Rautengrube [Fossa* rhomboidea]; wird durch Colliculus* facialis und Trigonum* nervi hypoglossi hervorgerufen

Eminentia mediana hypothalami (Ⓔ median eminence): *s.u. Hypothalamus*

Eminentia parietale (Ⓔ parietal eminence): *Syn*: *Tuber parietale*; kleiner Vorsprung oberhalb der Linea* temporalis superior

Eminentia pyramidalis (Ⓔ pyramidal eminence): kleiner Vorsprung an der Hinterwand der Paukenhöhle [Cavitas* tympani]

Eminentia scaphae (Ⓔ eminence of scapha): Vorsprung des Ohrmuschelrandes auf der Rückseite der Scapha*

Eminentia thenaris (Ⓔ thenar eminence): *Syn*: *Daumenballen, Thenar*; der von vier Muskeln [Musculus* abductor pollicis brevis, Musculus* flexor pollicis brevis, Musculus* opponens pollicis, Musculus* adductor pollicis] gebildete Daumenballen

E|mi|o|sis *f*: →*Emeiozytose*

E|mi|o|zy|to|se *f*: →*Emeiozytose*

E|mis|sa|ri|um *nt* (Ⓔ emissary): *Syn*: *Vena emissaria*; die Hirnsinus [Sinus* durae matris], Diploëvenen [Venae* diploicae] und äußere Schädelvenen verbindende Vene

E|mis|si|on *f* (Ⓔ **1.–2.** emission): **1.** Ausstoß; Ausstrahlung, Abstrahlung; Absonderung, Ausscheidung **2.** (*physik.*) Aussenden von Strahlung [elektromagnetische, ionisierende, korpuskuläre Strahlung, Röntgenstrahlung, Gammastrahlung]

E|mis|sions|com|pu|ter|to|mo|gra|phie *f* (Ⓔ emission computed tomography): *Syn*: *Schichtszintigraphie, Schichtszintigrafie, Emissionscomputertomografie*; computergesteuerte Szintigraphie* zur Gewinnung von Schichtaufnahmen; je nach der Art der verwendeten Radionuklide* unterscheidet man Positronemissionstomographie* und Single-Photon-Emissionscomputertomographie*; die axialen Schnittbilder sind mit der Computertomographie vergleichbar

EMIT *Abk.*: **1.** →*Enzyme-Multiplied-Immunoassay-Technique* **2.** Erythrozyten-Migrationsinhibitionstest

EMK *Abk.*: **1.** elektromotorische Kraft **2.** →*Erythema-migrans-Krankheit*

EMKB *Abk.*: endomyokardiale Katheterbiopsie

EML *Abk.*: **1.** elektromagnetische Ladungseinheit **2.** elektromagnetische Latenz

Em|me|na|go|gum *nt, pl* **-ga** (Ⓔ emmenagogue): *Syn*: *Menagogum*; menstruationsförderndes Mittel

Emmert: Carl Emmert; schweizer Chirurg (Bern) im 19. Jahrhundert

Emmert-Nagelplastik *f* (Ⓔ Emmert's onychoplasty): *Syn*: *Nagelkeilexzision, Nagelmatrixteilresektion*; Operation bei eingewachsenem Nagel, bei der ein seitlicher Nagelstreifen samt der zugehörigen Nagelmatrix entfernt wird

Emmet: Thomas Addis Emmet; 1828–1919; amerikanischer Gynäkologe (New York)

Emmet-Operation *f* (Ⓔ Emmet's operation): *Syn*: *Trachelorrhaphie*; operative Versorgung eines unter der Geburt erworbenen Risses des äußeren Muttermundes und der Zervix [**Emmet-Riss**]

Emmet-Riss *m* (Ⓔ Emmet' scar): unter der Geburt erworbener Riss der Zervix

em|me|trop *adj* (Ⓔ emmetropic): Emmetropie betreffend, normalsichtig

Em|me|tro|pie *f* (Ⓔ emmetropia): *Syn*: *Normalsichtigkeit*; das normalsichtige/emmetrope Auge vereinigt parallel einfallende Lichtstrahlen in der Fovea*; beim hypermetropen Augen vereinigen sich die Strahlen hinter der Netzhaut,

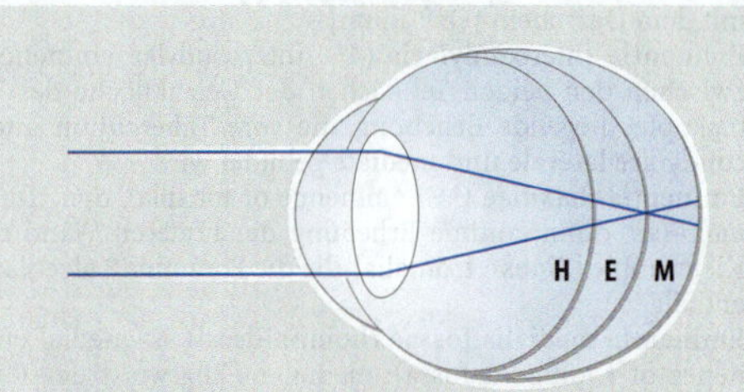

Abb. E21. Emmetropie. Bei Emmetropie [E] vereinigen sich parallel einfallende Strahlen auf der Netzhaut, bei Hypermetropie [H] hinter der Netzhaut und bei Myopie [M] überkreuzen sie sich davor

beim metropen Auge überschneiden sie sich vor ihr; in beiden Fällen wird das Bild unscharf

EMMV *Abk.*: erweitertes mandatorisches Minutenvolumen

EMO *Abk.*: Exophthalmus-Myxoedema praetibiale-Osteopathie

E|mo|di|ne *pl* (Ⓔ emodins): 1,8-Dihydroxy-Derivate der Anthrachinone; Bestandteil vieler pflanzlicher Abführmittel [z.B. Senna, Frangula, Aloe, Rheum]

E|mol|li|ens *nt, pl* **-en|zi|en, -en|ti|en** (Ⓔ emollient): *Syn*: *Emollientium*; erweichendes Mittel

E|mol|li|en|ti|um *nt, pl* **-en|zi|en, -en|ti|en** (Ⓔ emollient): *Syn*: *Emolliens*; erweichendes Mittel

E|mo|ti|on *f* (Ⓔ emotion): Gefühl, Gefühlsregung, Gemütsbewegung

e|mo|ti|o|nal *adj* (Ⓔ emotional): Gefühl oder Gemüt betreffend, emotionell, gefühlsmäßig, gefühlsbetont

e|mo|ti|o|nell *adj*: →*emotional*

E|mo|ti|ons|psy|cho|sen *pl*: →*zykloide Psychosen*

E|mo|ti|ons|syn|ko|pe *f* (Ⓔ emotional syncope): *s.u. vasovagale Synkope*

e|mo|tiv *adj* (Ⓔ emotive): gefühlsbedingt; gefühlsbetont; gefühlvoll

EMP *Abk.*: **1.** elektromagnetischer Puls **2.** enzophalitogenes Myelinprotein

Em|pa|thie *f* (Ⓔ empathy): Einfühlungsvermögen

Em|pe|ri|po|le|sis *f* (Ⓔ emperipolesis): Eindringen von Zellen [Plasmazellen, Lymphozyten] in andere Zellen

Emp|fäng|nis *f*: →*Konzeption*

Emp|fäng|nis|fä|hig|keit *f* (Ⓔ ability to conceive): *Syn*: *Konzeptionsfähigkeit, Potentia coencipiendi*; *s.u. Fertilität*

Emp|fäng|nis|ver|hü|tung *f*: →*Kontrazeption*

Em|phy|sem *nt* (Ⓔ **1.–2.** emphysema): **1.** Luft-/Gasansammlung in Geweben, die normalerweise luft-/gasfrei sind [z.B. Hautemphysem] **2.** *Syn*: *Emphysema*; übermäßige Luft-/Gasansammlung in einem lufthaltigen Gewebe oder Organ [z.B. Lungenemphysem]

subkutanes Emphysem: →*Emphysema subcutaneum*

Em|phy|se|ma *nt, pl* **-malta**: →*Emphysem*

Emphysema intestini (Ⓔ interstitial emphysema): *Syn*: *Darmemphysem, Darmwandemphysem, Pneumatosis cystoides intestini*; ätiologisch ungeklärte Emphysembildung der Darmwand, die i.d.R. asymptomatisch verläuft und als Zufallsbefund auf Röntgenbildern entdeckt wird

Emphysema malignum: →*Gasbrand*

Emphysema mediastinale (Ⓔ mediastinal emphysema): *Syn*: *Mediastinalemphysem, Pneumomediastinum*; Emphysem* des Mediastinalraums

Emphysema pulmonum: →*Lungenemphysem*

Emphysema septicum: →*Gasbrand*

Emphysema subcutaneum (Ⓔ subcutaneous emphysema): *Syn*: *Hautemphysem, subkutanes Emphysem*; Luft- oder Gasansammlung im subkutanen Gewebe

em|phy|se|ma|tös *adj* (Ⓔ emphysematous): emphysemartig

em|pi|risch *adj* (Ⓔ empiric): auf Erfahrung beruhend

Empl. *Abk.*: →*Emplastrum*

Em|plas|trum *nt* (Ⓔ emplastrum): Pflaster

Em|py|em *nt* (Ⓔ empyema): *Syn*: *Empyema*; Eiteransammlung in einer natürlichen Körperhöhle oder einem Hohlorgan, z.B. Pleuraempyem*; *s.a. Abszess*

Em|py|e|ma *nt, pl* **-malta**: →*Empyem*

em|py|e|ma|tös *adj* (Ⓔ empyemic): Empyem betreffend, empyemartig

Em|py|o|ze|le *f* (Ⓔ empyocele): eitrige Nabelzyste*

EMS *Abk.*: **1.** elektromechanische Systole **2.** →*Eosinophilie-Myalgie-Syndrom* **3.** Ethylmethansulfonat

Emser Salz *nt* (Ⓔ Ems salt): natürlich vorkommendes Salz; befeuchtet bei Inhalation die Atemwege und fördert die Ziliarmotorik der Nasen- und Trachealschleimhaut; **Anw.**: Katarrh der oberen Luftwege

EMT *Abk.*: Elektrophorese-Mobilitätstest

Em|tri|ci|ta|bin *nt* (Ⓔ emtricitabin): Nukleosidanaloger reverse Transkriptase-Hemmer; *s.u. Essay AIDS S. 31*

E|mul|ga|tor *m* (Ⓔ emulsifier): Stoff, der die Löslichkeit eines anderen Stoffes erhöht

e|mul|gie|ren *v* (Ⓔ emulsify): eine Emulsion herstellen

E|mul|sin *nt* (Ⓔ emulsin): Oberbegriff für Enzyme aus bitteren Mandeln etc., die Cyanglykoside enthalten

E|mul|si|on *f* (Ⓔ emulsion): feinste Verteilung eines Stoffes in einem anderen Stoff, in dem er nicht löslich ist, z.B. Öl-in-Wasser-Emulsion

E|mul|si|ons|kol|lo|id *nt* (Ⓔ emulsion colloid): Emulsion*, bei der die emulgierten Teilchen einen Durchmesser von 10^{-4}–10^{-7} cm aufweisen

EMV *Abk.*: **1.** elektromagnetische Verträglichkeit **2.** endomyokardiale Ventrikulotomie **3.** erweiterte mandatorische Ventilation

EMW *Abk.*: **1.** elektromagnetische Welle **2.** →*Embden-Meyerhof-Weg*

EN *Abk.*: **1.** →*efferentes Neuron* **2.** →*Endotrachealnarkose* **3.** →*Enolase* **4.** →*Erythema nodosum*

En-, En- *präf.*: Wortelement mit der Bedeutung „innerhalb/hinein"

ENA *Abk.*: extrahierbare nukleäre Antigene

E|na|la|pril *nt* (Ⓔ enalapril): ACE-Hemmer*; **Anw.**: arterielle Hypertonie, Herzinsuffizienz

E|na|mel|lum *nt* (Ⓔ enamel): *Syn*: *Adamantin, Zahnschmelz, Schmelz, Substantia adamantina*; emailleartige, transparente äußere Zahnschicht; härteste Substanz des menschlichen Körpers; die Anordnung der primär aus Apatitkristallen bestehenden **Schmelzprismen** ist für die mikroskopisch sichtbare Retzius*-Streifung und die Schreger*-Hunter-Linien verantwortlich

E|nan|them *nt* (Ⓔ enanthema): *Syn*: *Schleimhautausschlag*; entzündliche Veränderung der Schleimhäute, z.B. im Mund- und Wangenbereich bei Masern* oder Scharlach*; *s.a. Exanthem*

e|nan|the|ma|tös *adj* (Ⓔ enanthematous): Enanthem betreffend

en|an|ti|o|mer *adj* (Ⓔ enantiomorphic): *Syn*: *spiegelbildisomer*; Enantiomerie betreffend

En|ar|thron *nt* (Ⓔ joint body): Fremdkörper in einem Gelenk; *s.a. Gelenkmaus*

En|ar|thro|se *f* (Ⓔ enarthrosis): *Syn*: *Enarthrosis, Kugelgelenk, Articulatio spheroidea*; aus einem kugelförmigen Gelenkkopf und einer Pfanne bestehendes echtes Gelenk, das Bewegungen in drei Richtungen [Freiheitsgraden] erlaubt: Innenrotation-Außenrotation, Beugung-Streckung, Abduktion-Adduktion

En|ar|thro|sis *f, pl* **-ses**: →*Enarthrose*

En|ar|thro|sis sphe|ro|i|dea *f*: →*Enarthrose*

en|ar|thro|tisch *adj* (Ⓔ enarthrodial): Enarthrose betreffend

En-Bloc-Exstirpation *f*: →*En-bloc-Resektion*

En-bloc-Ösophagektomie *f* (Ⓔ en bloc esophagectomy): *s.u. Ösophagektomie*

En-bloc-Resektion *f* (Ⓔ en bloc resection): *Syn*: *Blockresektion, En-Bloc-Exstirpation*; Entfernung eines Organs oder Organteils zusammen mit umliegenden Strukturen, v.a. der Lymphgefäße und -knoten

En-bloc-Tumornephrektomie *f* (Ⓔ en bloc resection of kidney): *s.u. Tumornephrektomie*

Encephal-, encephal- *präf.*: →*Encephalo-*

En|ce|pha|li|tis *f, pl* **-tiden**: →*Enzephalitis*

Encephalitis epidemica (Ⓔ **1.** epidemic encephalitis **2.** lethargic encephalitis): **1.** *Syn*: *epidemische Enzephalitis*; epidemisch auftretende Enzephalitis **2.** *→Encephalitis lethargica*

Encephalitis equina: *→Encephalomyelitis equina*

Encephalitis haemorrhagica (Ⓔ hemorrhagic encephalitis): hämorrhagische Enzephalitis

Encephalitis japonica B (Ⓔ Japanese B encephalitis): ***Syn***: *japanische B-Enzephalitis*; primär im ostasiatischen Raum auftretende Enzephalitis*; das verursachende Arbovirus* [japanische B-Enzephalitis-Virus] wird durch die Reisfeldmücke übertragen; die Letalität beträgt 20–50 %

Encephalitis lethargica (Ⓔ lethargic encephalitis): ***Syn***: *von Economo-Krankheit, Economo-Krankheit, von Economo-Enzephalitis, europäische Schlafkrankheit, Economo-Enzephalitis, Encephalitis epidemica*; epidemische Enzephalitis vermutlich viraler Genese, die primär zwischen 1915 und 1925 in Europa auftrat

Encephalitis periaxialis (Ⓔ concentric periaxial encephalitis): ***Syn***: *konzentrische Sklerose, Leucoencephalitis periaxialis concentrica, Baló-Krankheit*; sehr seltene Sonderform der multiplen Sklerose* bei Kindern und Jugendlichen; allmählich progrediente Enzephalitis mit sklerosierender Entmarkung; führt zu spastischer Hemiparese*, später zu Tetraparese* und Exitus letalis

Encephalitis periaxialis diffusa (Ⓔ diffuse periaxial encephalitis): ***Syn***: *Schilder-Krankheit, diffuse Zerebralsklerose Schilder*; im Kindes- oder Jugendalter auftretende chronisch-progrediente Enzephalitis mit Demyelinisation* und Sklerose*

Encephalitis purulenta (Ⓔ purulent encephalitis): eitrige Enzephalitis; Hirnabszess*

Encephalitis toxoplasmatica (Ⓔ toxoplasmic encephalitis): ***Syn***: *Toxoplasmose-Enzephalitis*; durch Toxoplasma* gondii hervorgerufene Enzephalitis; *s.a. Toxoplasmose*

en|ce|pha|li|tisch *adj* (Ⓔ encephalitic): ***Syn***: *enzephalitisch*; Gehirnentzündung/Encephalitis betreffend, von ihr betroffen oder gekennzeichnet

En|ce|pha|li|to|zo|on *nt, pl* **-zo|a, -zo|en** (Ⓔ Encephalitozoon): Toxoplasma-ähnlicher Parasit; Erreger von Zoonosen, die selten auf den Menschen [v.a. Patienten mit HIV-Infektion] übertragen werden

Encephalitozoon cuniculi (Ⓔ Encephalitozoon cuniculi): *s.u. Encephalitozoonose*

En|ce|pha|li|to|zo|o|no|se *f* (Ⓔ encephalitozoonosis): ***Syn***: *Encephalitozoonosis*; durch das Protozoon **Encephalitozoon cuniculi** hervorgerufene Erkrankung von Säugetieren, die nur selten auf den Menschen übertragen wird

En|ce|pha|li|to|zo|o|no|sis *f, pl* **-ses:** *→Encephalitozoonose*

Encephalo-, encephalo- *präf.*: Wortelement mit der Bedeutung „Hirn/Gehirn/Enzephalon"

En|ce|pha|lo|en|te|ri|tis a|cu|ta *f* (Ⓔ infantile gastroenteritis): ***Syn***: *Enzephaloenteritis, Säuglingstoxikose*; schwere, durch toxische Symptome gekennzeichnete Form der Säuglingsdyspepsie*; bei unzureichender Behandlung der Dyspepsie kommt es zu schwerer Dehydratation, metabolischer Azidose, Elektrolytverschiebung, hypovolämischem Schock und Koma

En|ce|pha|lo|ma|la|cia *f*: *→Enzephalomalazie*

En|ce|pha|lo|me|nin|gi|tis *f, pl* **-ti|den** (Ⓔ encephalomeningitis): ***Syn***: *Enzephalomeningitis, Meningoenzephalitis, Meningoencephalitis*; Entzündung von Gehirn und Hirnhäuten; *s.a. Meningitis, Enzephalitis*

en|ce|pha|lo|me|nin|gi|tisch *adj* (Ⓔ encephalomeningitic): ***Syn***: *enzephalomeningitisch, meningoenzephalitisch*; Encephalomeningitis betreffend, von ihr betroffen oder gekennzeichnet

En|ce|pha|lo|my|e|li|tis *f, pl* **-ti|den** (Ⓔ encephalomyelitis): ***Syn***: *Enzephalomyelitis, Myeloenzephalitis, Myeloencephalitis*; Entzündung von Gehirn und Rückenmark; *s.a. Meningitis, Enzephalitis*

Encephalomyelitis benigna myalgica: *→Encephalomyelitis myalgica epidemica*

Encephalomyelitis disseminata: *→multiple Sklerose*

Encephalomyelitis equina (Ⓔ equine encephalomyelitis): ***Syn***: *Pferdeenzephalitis, Encephalitis equina*; in Nord- und Südamerika auftretende Arbovirus-Enzephalitis*, die in seltenen Fällen auf Menschen übertragen wird; Oberbegriff für östliche, westliche und venezuelanische Pferdeenzephalitis*

Encephalomyelitis myalgica epidemica (Ⓔ epidemic myalgic encephalomyelitis): ***Syn***: *epidemische myalgische Enzephalomyelopathie, epidemische Neuromyasthenie, Encephalomyelitis benigna myalgica*; ätiologisch unklare [Virusgenese?] Erkrankung, die durch Muskel-, Kopf- und Gliederschmerzen sowie Abgeschlagenheit und Muskelschwäche gekennzeichnet ist; wird heute meist als chronic fatigue syndrome* bezeichnet

Encephalomyelitis postvaccinalis (Ⓔ postvaccinal encephalomyelitis): ***Syn***: *Impfenzephalitis, Impfenzephalomyelitis, Impfenzephalopathie, Vakzinationsenzephalitis*; nach einer Impfung [Masern, Röteln] auftretende akute oder subakute Entzündung, die auf einer Immunreaktion beruht; ist heute extrem selten

en|ce|pha|lo|my|e|li|tisch *adj* (Ⓔ encephalomyelitic): ***Syn***: *enzephalomyelitisch, myeloenzephalitisch*; Encephalomyelitis betreffend, von ihr betroffen oder gekennzeichnet

En|ce|pha|lo|my|e|lo|ra|di|cu|li|tis *f, pl* **-ti|den** (Ⓔ encephalomyeloradiculitis): ***Syn***: *Enzephalomyeloradikulitis*; Entzündung von Gehirn, Rückenmark und Spinalnervenwurzeln; *s.a. Enzephalitis*

En|ce|pha|lo|my|o|car|di|tis *f, pl* **-ti|den** (Ⓔ encephalomyocarditis): ***Syn***: *Enzephalomyokarditis, EMC-Syndrom*; durch das **EMC-Virus** hervorgerufene Entzündung von Gehirn und Herzmuskel; extrem seltene Erkrankung, die zu Bewusstseinsstörung, motorischen Paresen und Herzinsuffizienz führt

En|ce|pha|lon *nt, pl* **-la** (Ⓔ encephalon): ***Syn***: *Gehirn, Encephalon*; das Gehirn wird unter entwicklungsgeschichtlichen Aspekten in drei Teile unterteilt: **Vorderhirn** [Prosencephalon*], **Mittelhirn** [Mesencephalon*] und **Rautenhirn** [Rhombencephalon*]; zum Vorderhirn gehören **Zwischenhirn** [Diencephalon*] und **Endhirn** [Telencephalon*]; das Rautenhirn umfasst das aus **Brücke** [Pons*] und **Kleinhirn** [Cerebellum*] bestehende **Nachhirn** [Metencephalon*] und das **verlängerte Mark** [Myelencephalon*]; Mittelhirn, Brücke und verlängertes Mark bilden den **Hirnstamm** [Truncus* encephali]; im Inneren des Gehirns liegen mit Liquor* cerebrospinalis gefüllte Hohlräume [Seitenventrikel*, III. Ventrikel, IV. Ventrikel, Aqueductus cerebri]; das Gehirn des Erwachsenen wiegt ca. 1350–1500 g bei Männern und ca. 1200–1400 g bei Frauen

En|ce|pha|lo|pa|thia *f*: *→Enzephalopathie*

Encephalopathia chronica progressiva subcorticalis: *→subkortikale arteriosklerotische Enzephalopathie*

Encephalopathia haemorrhagica superior (Wernicke) (Ⓔ Wernicke's encephalopathy): ***Syn***: *Wernicke-Enzephalopathie, Polioencephalitis haemorrhagica superior (Wernicke)*; Oberbegriff für akute Enzephalopathien mit den Leitsymptomen Augenmuskel- und Blickparese, [Rumpf-, Gang-, Stand-]Ataxie, Nystagmus und psychischen Störungen [Halluzinationen, Erregungszustände oder Apathie, Antriebsstörungen, evtl. Korsakow*-Psychose]; als Ursache findet sich i.d.R. ein Vitamin B_1-Mangel bei chronischem Alkoholismus [**Wernicke-Syndrom**]; kommt aber auch bei Magenkarzinom oder chronischem Magengeschwür, Leberzirrhose, Dysenterie, chronischer Mangelernährung, schweren Infektionskrankheiten, Hyperemesis* gravidarum und perniziöser Anämie vor; der Verlauf ist akut und führt unbehandelt innerhalb von wenigen Tagen zum Tode; bei rechtzeitiger parenteraler Behandlung mit Vitamin B_1 sinkt die Letalität auf 10–20 %

Encephalopathia myoclonica infantilis (Ⓔ myoclonic encephalopathy of childhood): ***Syn***: *Kinsbourne-Syndrom*; ätiologisch unklare, frühkindliche Enzephalopathie mit Myoklonie* von Rumpf und Extremitäten, Opsoklonus und häufig Entwicklung von Neuroblastomen*

Encephalopathia saturnina (Ⓔ saturnine encephalopathy): ***Syn***: *Bleienzephalopathie*; Großhirnschädigung bei chronischer Bleivergiftung*; äußert sich anfangs durch Übererregbarkeit, Schlafstörungen, Tremor saturninus, Sehstörungen; später kommt es zu Depressionen, Gedächtnisschwund, Demenz, Sprach-, Gang- und Sehstörungen [**Bleiamblyopie**]

Encephalopathia traumatica (Ⓔ traumatic encephalopathy): *Syn*: *Boxerenzephalopathie*; durch wiederholte Gehirnerschütterungen ausgelöste Schädigung des Gehirns, die durch Parkinson*-Syndrom und progrediente Demenz* gekennzeichnet ist

En|ce|pha|lo|ra|di|cu|li|tis *f, pl* **-ti|den** (Ⓔ encephaloradiculitis): *Syn*: *Enzephaloradikulitis*; Entzündung von Gehirn und Spinalnervenwurzeln; *s.a. Enzephalitis*

En|chei|re|sis *f* (Ⓔ maneuver): Handgriff, Methode, Operation

en|chon|dral *adj*: *→endochondral*

En|chon|drom *nt* (Ⓔ enchondroma): *Syn*: *Enchondroma, zentrales Chondrom*; von Knorpelgewebe ausgehender Tumor; Chondrom* innerhalb eines Knorpels

multiple kongenitale Enchondrome: *→Enchondromatose*

En|chon|dro|ma *nt, pl* **-ma|ta**: *→Enchondrom*

Enchondroma malignum: *→Chondrosarkom*

en|chon|dro|ma|tös *adj* (Ⓔ enchondromatous): Enchondrom betreffend, enchondromartig

En|chon|dro|ma|to|se *f* (Ⓔ enchondromatosis): *Syn*: *Ollier-Erkrankung, Ollier-Syndrom, multiple kongenitale Enchondrome, Hemichondrodystrophie*; angeborene, sich meist nach dem 2. Lebensjahr manifestierende Wucherung von Knorpelzellen der Epiphysenfugen und später auch der Metaphysen; tritt halbseitig mit bevorzugtem Befall von Unterarmen und Unterschenkeln auf und verursacht Achsenabweichungen, Fehlstellungen und halbseitigen Minderwuchs

En|chon|dro|se *f* (Ⓔ enchondrosis): *Syn*: *Enchondrosis*; Vorkommen multipler Enchondrome*

En|chon|dro|sis *f, pl* **-ses**: *→Enchondrose*

End-, end- *präf.*: *→Endo-*

End|an|gi|i|tis *f, pl* **-ti|den** (Ⓔ endangiitis): *Syn*: *Endangitis, Endoangitis, Endoangiitis*; Entzündung der Gefäßinnenwand [Endangium, Tunica intima]

Endangiitis obliterans (Ⓔ Winiwarter-Buerger disease): *Syn*: *Morbus Winiwarter-Buerger, Winiwarter-Buerger-Krankheit, Buerger-Krankheit, Buerger-Syndrom, Thrombangiitis/ Thrombendangiitis/Endarteritis obliterans*; meist bei Rauchern [Männer, 20–40 Jahre] auftretende arterielle Verschlusskrankheit mit Befall kleiner und mittelgroßer Arterien der Extremitäten; oft mit begleitender Phlebitis* oder Thrombophlebitis*; führt langfristig zu arterieller Verschlusskrankheit; **Therapie**: Einstellen des Rauchens ist die Behandlung der Wahl und ist auch von entscheidender Bedeutung für die Prognose; Prostazyklin i.v. über 3–4 Wochen verbessert die Symptomatik; nicht-steroidale Antiphlogistika für die begleitende Phlebitis* oder Thrombophlebitis*; evtl. thorakale oder lumbale Sympathektomie*

end|an|gi|i|tisch *adj* (Ⓔ endangiitic): *Syn*: *endangitisch*; Endangiitis betreffend, von ihr betroffen oder gekennzeichnet

End|an|gi|tis *f, pl* **-ti|den**: *→Endangiitis*

end|an|gi|tisch *adj*: *→endangiitisch*

End|an|gi|um *nt*: selten verwendete Bezeichnung für *→Intima*

End|a|or|ti|tis *f, pl* **-ti|ti|den** (Ⓔ endaortitis): Entzündung der Aortenintima; meist im Rahmen einer Endangiitis* obliterans oder rheumatischer Erkrankungen

end|a|or|ti|tisch *adj* (Ⓔ endaortitic): Endaortitis betreffend, von ihr betroffen oder gekennzeichnet

End|ar|te|ri|ek|to|mie *f*: *→Thrombendarteriektomie*

end|ar|te|ri|ell *adj* (Ⓔ endarterial): *Syn*: *intraarteriell*; in einer Arterie

End|ar|te|ri|en *pl* (Ⓔ end arteries): Endäste einer Arterie, die nicht mit anderen Arterien kommunizieren

End|ar|te|ri|i|tis *f, pl* **-ti|den**: *→Endarteritis*

Endarteriitis obliterans: *→Endangiitis obliterans*

end|ar|te|ri|i|tisch *adj*: *→endarteritisch*

End|ar|te|ri|tis *f, pl* **-ti|den** (Ⓔ endarteritis): *Syn*: *Endarteriitis, Endoarteritis, Endoarteriitis*; Entzündung der Arterienintima

Endarteritis obliterans: *→Endangiitis obliterans*

end|ar|te|ri|tisch *adj* (Ⓔ endarteritic): *Syn*: *endarteriitisch*; Endarteritis betreffend, von ihr betroffen oder gekennzeichnet

end|au|ral *adj* (Ⓔ endaural): im Ohr

End|bäum|chen *nt*: **1.** *s.u. Milz* **2.** *→Telodendrion*

End|darm *m*: *→Rektum*

end|di|a|sto|lisch *adj* (Ⓔ end-diastolic): am Ende der Diastole (auftretend)

En|de|mie *f* (Ⓔ endemic disease): *Syn*: *endemische Krankheit*; regional begrenzt auftretende Krankheit; *s.a. Epidemie, Pandemie*

en|de|misch *adj* (Ⓔ endemic): Endemie betreffend, als Endemie auftretend

En|de|mo|e|pi|de|mie *f* (Ⓔ endemoepidemic): primär endemische Krankheit, die gelegentlich als Epidemie* auftreten kann

en|de|mo|e|pi|de|misch *adj* (Ⓔ endemoepidemic): Endemoepidemie betreffend, sowohl endemisch als auch epidemisch

en|der|mal *adj* (Ⓔ endermic): *Syn*: *intrakutan*; in der Haut, in die Haut (eingeführt)

En|der|mo|se *f* (Ⓔ endermosis): Schleimhautausschlag

end|ex|spi|ra|to|risch *adj* (Ⓔ endexpiratory): am Ende der Ausatmung/Exspiration

End|ge|lenk *nt* (Ⓔ DIP joint): *Syn*: *DIP-Gelenk, distales Interphalangealgelenk, Articulatio interphalangealis distalis*; Gelenk zwischen mittlerem Finger- oder Zehenglied und dem Endglied

End|glied *nt* (Ⓔ distal phalanx): *Syn*: *Endphalanx, Nagelglied, Phalanx distalis*; distales Glied von Fingern und Zehen; *s.u. Ossa digitorum manus, Ossa digitorum pedis*

End|grup|pen|a|na|ly|se *f* (Ⓔ end-group analysis): Bestimmung der Endgruppe [z.B. Aminogruppe, Carboxylgruppe] am N-terminalen oder C-terminalen Ende von Proteinen*

End|hirn *nt* (Ⓔ endbrain): *Syn*: *Telencephalon, Telenzephalon, Cerebrum, Zerebrum*; aus den beiden Großhirnhälften [Hemispherium cerebri] und ihren Verbindungen [u.a. Corpus* callosum, Commissura* anterior und posterior] bestehender, größter Teil des Gehirns; die Oberfläche des Endhirns wird durch Windungen [Gyri* cerebri] und Furchen [Sulci* cerebri] auf ca. 1800 cm^2 vergrößert; es lassen sich 6 Lappen unterscheiden: **Stirnlappen** [Lobus* frontalis], **Scheitellappen** [Lobus* parietalis], **Hinterhauptslappen** [Lobus* occipitalis], **Schläfenlappen** [Lobus* temporalis], **Insel** [Lobus* insularis] und **limbischer Lappen** [Lobus* limbicus]

End|hirn|hälf|te *f*: *→Hemispherium cerebri*

End|hirn|he|mi|sphä|re *f*: *→Hemispherium cerebri*

End|kern *m* (Ⓔ termination nucleus): *Syn*: *Nucleus terminationis*; Hirnnervenkern, an dem afferente Fasern enden

End|kör|per|chen *nt* (Ⓔ end bulb): *Syn*: *sensible Endorgane, Terminalkörperchen, Nervenendkörperchen, Corpuscula nervosa terminalia*; in vielen Formen vorkommende Rezeptoren [meist Mechanorezeptoren], die aus einer Nervenendigung [Neurit*] und einem nicht neuronalen Anteil [Bindegewebe, Kapsel] bestehen; am häufigsten sind Merkel*-Zellen, Meissner*-Tastkörperchen, Vater*-Pacini-Lamellenkörperchen und Ruffini*-Körperchen

Endo: Shigeru Endo; 1869–1937; japanischer Bakteriologe (Kyoto)

Endo-Agar *m* (Ⓔ Endo agar): Differentialnährmedium zur Unterscheidung von lactosepositiven und -negativen Enterobacteriaceae*

Endo-, endo- *präf.*: Wortelement mit der Bedeutung „innen/innerhalb"

en|do|ab|do|mi|nal *adj* (Ⓔ endoabdominal): *Syn*: *intraabdominal, intraabdominell*; im Bauch(raum)/Abdomen auftretend oder liegend, in den Bauchraum hinein

En|do|a|my|la|se *f* (Ⓔ endo-amylase): *Syn*: *α-Amylase, Alphaamylase, Speicheldiastase, Ptyalin*; von Ohr- und Bauchspeicheldrüse gebildete Amylase*, die Stärke, Glykogen und andere Polysaccharide innerhalb des Moleküls spaltet

En|do|an|eu|rys|mor|rha|phie *f* (Ⓔ endoaneurysmorrhaphy): Spaltung und Ausräumung eines Aneurysmas* mit abschließender Vernähung

En|do|an|gi|i|tis *f, pl* **-ti|den**: *→Endangiitis*

en|do|an|gi|i|tisch *adj*: *→endangiitisch*

En|do|an|gi|tis *f, pl* **-ti|den**: *→Endangiitis*

En|do|ap|pen|di|zi|tis *f, pl* **-ti|den** (Ⓔ endoappendicitis): Entzündung der Schleimhaut der Appendix* vermiformis; *s.a. Appendicitis*

en|do|ap|pen|di|zi|tisch *adj* (Ⓔ endoappendicitic): Endoappendizitis betreffend, von ihr betroffen oder gekennzeichnet

En|do|ar|te|ri|i|tis *f, pl* **-ti|den**: →*Endarteritis*

en|do|ar|te|ri|i|tisch *adj*: →*endarteritisch*

En|do|ar|te|ri|tis *f, pl* **-ti|den**: →*Endarteritis*

en|do|ar|te|ri|tisch *adj*: →*endarteritisch*

En|do|au|to|in|va|si|on *f* (Ⓔ endoautoinvasion): *s.u. Strongyloidose*

En|do|blast|tu|mor *m*: →*Endotheliom*

En|do|bra|chy|ö|so|pha|gus *m*: →*Barrett-Ösophagus*

en|do|bron|chi|al *adj* (Ⓔ endobronchial): *Syn*: *intrabronchial*; in den Bronchien auftretend oder ablaufend

En|do|bron|chi|al|an|äs|the|sie *f*: →*Endobronchialnarkose*

En|do|bron|chi|al|nar|ko|se *f* (Ⓔ endobronchial anesthesia): *Syn*: *Endobronchialanästhesie*; Vollnarkose* unter Verwendung eines Endobronchialtubus

En|do|bron|chi|al|tu|bus *m*: →*Doppellumentubus*

En|do|bron|chi|tis *f, pl* **-ti|den** (Ⓔ endobronchitis): Entzündung der Bronchialschleimhaut; *s.a. Bronchitis*

en|do|bron|chi|tisch *adj* (Ⓔ endobronchitic): Endobronchitis betreffend, von ihr betroffen oder gekennzeichnet

En|do|car|di|tis *f, pl* **-ti|den**: →*Endokarditis*

Endocarditis lenta: →*subakute-bakterielle Endokarditis*

Endocarditis mycotica (Ⓔ fungal endocarditis): *Syn*: *Pilzendokarditis*; durch Pilzbefall [Candida*-Species] hervorgerufene infektiöse Endokarditis*

Endocarditis parietalis (Ⓔ parietal endocarditis): Entzündung des Endokards der Herzkammern

Endocarditis parietalis fibroplastica (Ⓔ Löffler's parietal fibroplastic endocarditis): *Syn*: *Löffler-Endokarditis, Löffler-Syndrom*; akut verlaufende Endocarditis mit vorwiegendem Befall der rechten Herzkammer; histologisch finden sich Eosinophilie* sowie eine fibrotische Verdickung des apikalen und subvalvulären Endokards, die häufig zu Thromboembolien führt; neben dem Herz können auch Lunge, Knochenmark, Gehirn, Nieren, Gastrointestinaltrakt, Leber und Haut betroffen sein [hypereosinophiles Syndrom]; **Therapie**: Glucocorticoide, rekombinantes Interferon-α, Thrombozytenaggregationshemmer; evtl. operative Endokardresektion und Klappenersatz

Endocarditis septica (Ⓔ septic endocarditis): *Syn*: *septische Endokarditis*; akute bakterielle Endokarditis im Rahmen einer Septikämie*; *s.a. infektiöse Endokarditis*

Endocarditis thrombotica (Ⓔ nonbacterial thrombotic endocarditis): *Syn*: *Libman-Sacks-Syndrom, Libman-Sacks-Endokarditis, Endokarditis Libman-Sacks, atypische verruköse Endokarditis*; Endokardbefall bei Lupus* erythematodes visceralis; betrifft v.a. die AV-Klappen; es kommt zu fibrinoiden Nekrosen des Endokards, v.a. an der Unterseite der Klappen, an die sich Thromben anlagern, die durch Granulationsgewebe organisiert werden; diese Wärzchen werden meist erst post mortem entdeckt, in seltenen Fällen können sie sich aber ablösen und eine Embolie verursachen; die Klappenschäden spielen hämodynamisch kaum eine Rolle und führen nur selten zur Entwicklung einer Insuffizienz; meist bleibt die Erkrankung aber unerkannt oder wird von den Symptomen der häufigeren Perikarditis* oder Myokarditis* überdeckt

Endocarditis thromboulcerosa: →*thromboulzeröse Endokarditis*

Endocarditis ulcerosa: →*ulzeröse Endokarditis*

Endocarditis valvularis (Ⓔ valvular endocarditis): *Syn*: *Herzklappenentzündung*; Entzündung des Endokards* der Herzklappen

Endocarditis verrucosa: →*verruköse Endokarditis*

En|do|car|di|um *nt*: →*Endokard*

En|do|cer|vi|ci|tis *f, pl* **-ti|den**: →*Endometritis cervicis uteri*

en|do|chond|ral *adj* (Ⓔ endochondral): *Syn*: *enchondral, intrakartilaginär*; in Knorpel/Cartilago entstehend oder liegend oder auftretend

En|do|co|li|tis *f, pl* **-ti|den**: →*Endokolitis*

En|do|cra|ni|um *nt*: →*Endokranium*

En|do|cys|ti|tis *f, pl* **-ti|ti|den** (Ⓔ endocystitis): *Syn*: *Blasenschleimhautentzündung, Endozystitis*; Entzündung der Blasenschleimhaut; *s.a. Cystitis*

En|do|des|o|xy|ri|bo|nu|cle|a|se *f* (Ⓔ endodeoxyribonuclease): *Syn*: *Endodesoxyribonuklease*; *s.u. Endonuclease*

En|do|des|o|xy|ri|bo|nu|kle|a|se *f* (Ⓔ endodeoxyribonuclease): *Syn*: *Endodesoxyribonuclease*; *s.u. Endonuclease*

En|do|en|te|ri|tis *f, pl* **-ti|den** (Ⓔ endoenteritis): *Syn*: *Darmschleimhautentzündung*; Entzündung der Darmschleimhaut; *s.a. Enteritis*

en|do|en|te|ri|tisch *adj* (Ⓔ endoenteritic): Darmschleimhautentzündung/Endoenteritis betreffend, von ihr betroffen oder gekennzeichnet

en|do|e|pi|der|mal *adj* (Ⓔ endoepidermal): *Syn*: *intraepidermal*; in der Oberhaut/Epidermis (liegend)

en|do|e|pi|the|li|al *adj* (Ⓔ endoepithelial): *Syn*: *intraepithalial*; im Deckgewebe/Epithel (liegend)

en|do|gan|gli|o|när *adj* (Ⓔ endoganglionic): *Syn*: *intraganglionär*; innerhalb eines Nervenknotens/Ganglions (liegend)

en|do|gas|tral *adj* (Ⓔ endogastric): *Syn*: *intragastral*; im Magen/Gaster (liegend)

En|do|gas|trek|to|mie *f* (Ⓔ endogastrectomy): operative Entfernung der Magenschleimhaut

En|do|gas|tri|tis *f, pl* **-ti|den** (Ⓔ endogastritis): *Syn*: *Magenschleimhautentzündung*; Entzündung der Magenschleimhaut; *s.a. Gastritis*

en|do|gas|tri|tisch *adj* (Ⓔ endogastritic): Endogastritis betreffend, von ihr betroffen oder gekennzeichnet

en|do|gen *adj* (Ⓔ **1.–2.** endogenous): **1.** im Innern entstehend oder liegend, nicht von außen zugeführt **2.** aus innerer Ursache, von innen kommend, anlagebedingt

en|do|glo|bu|lär *adj* (Ⓔ endoglobar): *Syn*: *intraglobulär, intraglobular, intrakorpuskulär, endokorpuskulär; intraerythrozytär*; in den Blutkörperchen liegend oder ablaufend

En|do|in|to|xi|ka|ti|on *f* (Ⓔ endointoxication): *Syn*: *Autointoxikation, Autotoxikose, Selbstvergiftung, endogene Intoxikation*; durch körpereigene Stoffwechselprodukte oder Autotoxine entstandene Selbstvergiftung, z.B. bei verminderter Ausscheidung [Leberinsuffizienz*, Niereninsuffizienz*]

en|do|ka|pil|lär *adj* (Ⓔ endocapillary): in einer Kapillare (liegend)

En|do|kard *f* (Ⓔ endocardium): innerste Herzwandschicht; einschichtiges Endothel* der Herzinnenräume, das die Kammern, Vorhöfe, Herzklappen, Papillarmuskeln, Sehnenfäden und Herztrabekel überzieht; eine Basalmembran aus lockeren subendokardialem Bindegewebe stellt die Verbindung zur Herzwandmuskulatur [Myokard*] her; die Endäste des Erregungsleitungssystems* [Rami subendocardiales] verlaufen im subendokardialen Bindegewebe; die Herzklappen* werden oft als eine Differenzierung des Endokards angesehen

En|do|kard|ent|zün|dung *f*: →*Endokarditis*

En|do|kard|fi|bro|e|las|to|se *f* (Ⓔ endocardial fibroelastosis): *Syn*: *endokardiale Fibroelastose, Fibroelastosis endocardica, fetale Endokarditis, fetale endomyokardiale Fibroelastose, Endokardsklerose*; ätiologisch ungeklärte, massive Verdickung des Endokards, insbesondere des linken Ventrikels; häufig Mitbeteiligung von Mitral- und Aortenklappe; evtl. handelt es sich um eine postinfektiöse oder immunologische Reaktionsform; beginnt meist schon in den ersten beiden Lebensjahren; befällt die Erkrankung ein normal entwickeltes Herz, spricht man von **primärer Endokardfibroelastose**; sie führt vornehmlich zu einer ausge-

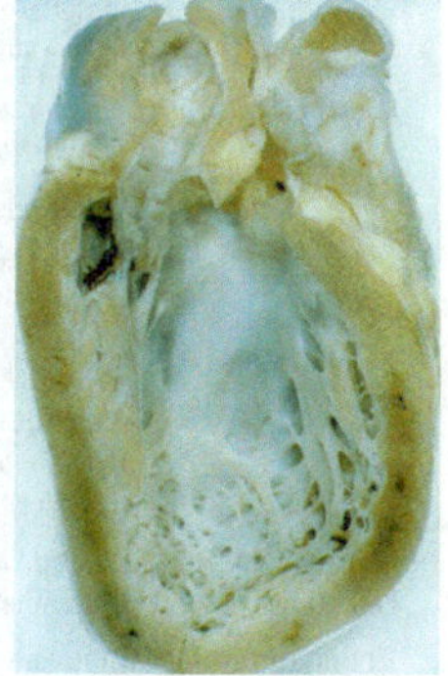

Abb. E22. Endokardfibroelastose

prägten Linksherzdilatation mit begleitender Klappeninsuffizienz; bei der **sekundären Endokardfibroelastose** liegen angeborene Herzfehler [Aortenstenose, Behinderung der Ausflussbahn] vor; hier kommt es meist zu einer ausgeprägten Hypertrophie des Myokards; die **Therapie** ist symptomatisch; oft stellt eine Herztransplantation die einzige Therapiealternative dar

En|do|kard|fi|bro|se *f* (Ⓔ endocardial fibrosis): zu fibrotischer Verdickung des Endokards führende Erkrankung; *s.a. Endokardfibroelastose, Endomyokardfibrose*

en|do|kar|di|al *adj* (Ⓔ **1.–2.** endocardial): **1.** *Syn*: *intrakardial*; innerhalb des Herzens (liegend), ins Herz hinein **2.** Endokard betreffend, vom Endokard ausgehend

E

En|do|kar|di|tis *f, pl* **-ti|den** (Ⓔ endocarditis): *Syn*: *Endokardentzündung, Endocarditis*; Entzündung der Herzinnenhaut [Endokard], die i.d.R. auch die Herzklappen [Endocarditis valvularis] betrifft; als Ursache kommen mechanische, ischämische, infektiöse, immunologische und toxische Schädigungen in Betracht; am weitaus häufigsten in Mittel- und Westeuropa ist heute die **infektiöse Endokarditis**; die früher dominierende **rheumatische Endokarditis** spielt dagegen in Osteuropa, Nordafrika, der Türkei sowie im Nahen und Fernen Osten weiterhin eine bedeutende Rolle; die Endokarditis prothetischer Herzklappen ist relativ häufig, während Löffler*-Endokarditis, Endokardfibroelastose*, Endomyokardfibrose* und Libman*-Sacks-Endokarditis eher selten auftreten; Patienten mit angeborenen oder erworbenen Herzklappenfehlern haben ein erhöhtes Risiko einer Endokarditis, z.B. nach Zahnbehandlungen oder Tonsillektomie*; sie müssen indentifiziert und prophylaktisch mit Antibiotika behandelt werden

Tab. E23. Risikogruppen der Endokarditis

Endokarditisrisiko	Angeborene Herzfehler (außer Vorhofseptumdefekt vom Sekundumtyp)
	Erworbene Herzklappenfehler (inkl. degenerative Veränderung, z.B. verkalkte Aortenklappe)
	Operierte Herzfehler mit Restbefund; ohne Restbefund nur für 1 Jahr
	Mitralklappenprolaps mit Mitralinsuffizienz
	Hypertrophe-obstruktive Kardiomyopathie
Besonders hohes Endokarditisrisiko	Herzklappenprothese inkl. Conduits/Grafts
	Zustand nach bakterieller Endokarditis
	Kongenital-zyanotische Vitien
Keine Endokarditis-prophylaxe bei	Miteralklappenprolaps ohne Mittralinsuffizienz
	Zustand nach aortokoronarem Bypass
	Zustand nach Schrittmacher- oder Kardiover-terimplantation (ICD)
	Zustand nach Verschluss eines Ductus Botalli
	Operierte Herzfehler ohne Restbefund nach dem 1. postoperativen Jahr

Tab. E24. Endokarditis. Eingriffe, die eine Prophylaxe indizieren

Oropharynx, Respirations- und oberer Verdauungstrakt	Zahnärztliche Eingriffe mit Blutungsgefahr (Zahnsteinentfernung, Parodontalkürettage, Parodontalchirurgie, Wurzelbehandlungen, zahnchirurgische Eingriffe)
	Tonsillektomie, Adenotomie
	Bronchoskopie mit starrem Instrument, Sklerosierung von Ösophagusvarizen, Ösophagus- und Bronchusdilatation und/oder Stentimplantation
	Gastroskopie mit und ohne Biopsie, ERCP, TEE, nasotracheale Intubation, flexible Bronchoskopie (keine Prophylaxe bei orotrachealer Intubation)
Intestinaltrakt	Chirurgische Eingriffe inkl. mikroinvasiver Technik am Gastrointestinaltrakt und den Gallenwegen
	Lithotrypsie im Bereich der Gallenwege
	Rektosigmoidokoloskopie (keine Prophylaxe bei Kontrasteinlauf)
Urogenitaltrakt	Zystoskopie, Lithotripsie, chirurgische Eingriffe
	Geburt, Dilatation und Kürettage, Hysterektomie (keine Prophylaxe bei Blasenkatheterisierung, IUP-Einlage/-Entfernung
langdauernde Herzkatheterisierung	wie z.B. Valvuloplasie (keine Prophylaxe bei Routinekatheter, PTCA oder Stentimplantantion)
Eingriffe an infizierten Herden	Abszesse, Phlegmone u.a.

atypische verruköse Endokarditis: *→Endocarditis thrombotica*

erregerbedingte Endokarditis: *→infektiöse Endokarditis*

fetale Endokarditis: *→Endokardfibroelastose*

infektiöse Endokarditis (Ⓔ infective endocarditis): *Syn*: *erregerbedingte Endokarditis*; Entzündung des Endokards durch Mikroorganismen [v.a. Bakterien, Pilze]; betrifft fast immer das Endokard der Herzklappen und Teile des angrenzenden muralen Endokards; bis zur Einführung der Penicilline und anderer Antibiotika vor ca. 50 Jahren betrug die Letalität der Erkrankung fast 100 %; heute liegt die Letalität akuter Fälle bei 10–15 %, bei Pilzinfektionen aber immer noch bei bis zu 50 %; das Erregerspektrum hat sich [z.T. Dank der Antibiotikabehandlung anderer Erkrankungen] ebenfalls verändert; Streptokokken treten seltener als Erreger auf, dafür finden sich häufiger gramnegative Bakterien, Pilze und atypische Erreger; das Durchschnittsalter der Patienten ist von 30 auf 50 Jahre angestiegen; i.v.-Drogenabusus und venöse Dauerkatheter haben dazu geführt, dass das rechte Herz und die Trikuspidalklappe häufiger befallen sind als früher; 55–75 % der Patienten mit infektiöser Endokarditis haben prädisponierende Faktoren, wie z.B. Anomalien des Klappenapparates, kongenitale Herzfehler, Mitralklappenprolaps, Drogenabusus; Klappenprothesen und andere kardiale Implantate bilden ein zunehmendes Problem [**Prothesenendokarditis**]

die linksseitige erregerbedingte Endokarditis betrifft vornehmlich Aortenklappe [50 %], Mitralklappe [25 %] und den Nahtring von Klappenprothesen [20 %]; in 90 % der Fälle verläuft sie klinisch als systemische Infektion oder Sepsis; die rechtsseitige erregerbedingte Endokarditis manifestiert sich häufig als septische Thromboembolie mit Pneumonie; die **akute infektiöse Endokarditis** entsteht bei Bakteriämie* mit Erregern hoher Virulenz; sie befällt auch makroskopisch unveränderte Herzklappen; innerhalb von zwei Wochen kommt es zu Fieber, Schweißausbrüchen, Schüttelfrost, allgemeinem Krankheitsgefühl, BSG-Erhöhung, Milzvergrößerung; ein neu auftretendes Herzgeräusch ist ein Kardinalsymptom und kann Vorzeichen einer sich entwickelnden Herzinsuffizienz sein; die **subakute infektiöse Endokarditis** entsteht meist auf dem Boden einer vorgeschädigten Herzklappe oder angeborener oder erworbener Herzfehler; früher war sie als subakute-bakterielle Endokarditis* durch Streptococcus* viridans eine klassische rheumatische Endokarditis; der Verlauf ist schleichender mit einer Entwicklung über Wochen bis Monate; metastatische Absiedlungen kommen nur selten vor; dafür finden sich vermehrt Anämie*, Hämaturie*, starker Gewichts- und Appetitverlust, Gelenkschmerzen und Trommelschlegelfinger; die häufigsten **Komplikationen** sind Embolie [bis zu 65 % Hirnembolien], metastatische Abszesse [Lunge, Hirn, Milz] und Herzinsuffizienz [v.a. bei Befall von Aorten- oder Mitralklappe], wobei linksseitige Endokarditis, pilzbedingte Endokarditis und Prothesenendokarditis das höchste Risiko haben

Diagnose: Anamnese, körperlicher Befund, Labor [BSG, Blutbild, C-reaktives Protein], am wichtigsten ist der Erregernachweis durch Blutkulturen, i.d.R. gelingt der Nachweis mit 3 × 2 Kulturen innerhalb von 24 h; daneben müssen noch sog. Nebenkriterien in Betracht gezogen werden; **Therapie:** spezifische Antibiotikatherapie, Sanierung von Infektionsquellen, symptomatische Behandlung von Fieber,

Tab. E25. Erreger der infektiösen Endokarditis

Penicillinempfindliche Kokken (MHK_{Pen}[a] <0,1 µg/ml)
Viridans Streptokokken: Streptococcus sanguis I (gordonii), S. mitior (mitis), S. sanguis II, S. mutans, S. milleri, S. salivarius, S. lactis, nutrionally variant streptococci (NVS)
D-Streptokokken: S. bovis
β-hämolysierende Streptokokken: Gruppe A (S. pyogenes), Gruppe B (S. agalactiae), Gruppe C (S. equisimilis), Gruppe F und Gruppe G
Pneumokokken
Enterokokken und wenig penicillinempfindliche Streptokokken (MHK_{Pen}[a] >0,1 µg/ml)
Enterokokken: Enterococcus faecalis, E. faecium
Staphylokokken/Mikrokokken
Koagulasepositive Staphylokokken: Staphylococcus aureus
Koagulasenegative Staphylokokken: S. epidermidis, S. hominis, S. haemolyticus
Micrococcus spp.
Grampositive Stäbchenbakterien
Corynebakterien: Corynebacterium xerosis, C. pseudodiphtheriticum, C. jeikeium
Lactobacillus spp.
Erysipelothrix rhusiopathiae
Listeria monocytogenes
Nocardia asteroides
Bacillus spp.
Gramnegative Bakterien
Enterobakterien: E. coli, Salmonella spp., Serratia marescens
Pseudomonaden: Pseudomonas aeruginosa
Sonstige gramnegative Bakterien: Haemophilus parainfluenzae[b], H. aphrophilus[b], Actinobacillus actinomycetem-comitans[b], Brucella melitensis, Cardiobacterium hominis[b], Eikenella corrodens[b], Kingella kingae[b], Acinetobacter calcoaceticus, Legionella pneumophiliae
Gramnegative Kokken
Neisserien: Neisseria meningitides und andere Spezies, ausgenommen N. gonorrhoeae
Mykobakterien (insbesondere schnell wachsende Mykobakterien)
Mycobacterium chelonae, M. fortuitum
Rickettsien und Chlamydien
Coxiella burnetii (Q-fever)
Anaerobe Bakterien
Peptostreptokokken
Bacteroides spp.
Pilze
Candida spp.

[a] MHK: minimale Hemmkonzentration
[b] Zusammengefasst als HACEK-Gruppe

Anämie, Herzinsuffizienz
Endokarditis Libman-Sacks: → *Endocarditis thrombotica*
rheumatische Endokarditis (Ⓔ rheumatic endocarditis): *Syn*: *Bouillaud-Krankheit*; infektallergische Entzündung der Herzklappen nach einer Infektion mit beta-hämolysierenden A-Streptokokken*; an den Schließungsrändern der Herzklappen [v.a. der Mitralklappe] bilden sich kleine Thromben [Vegetationen], die zuerst aus verschmolzenen Thrombozyten und später auch aus Fibrin bestehen; die Organisation der Thromben führt zu verformenden Narben und damit zu Insuffizienz und/oder Stenose der Klappe; in ca. 30 % der Fälle kommt es zur Ablösung von Thromben und zur Ausbildung einer klinisch manifesten Embolie*, von denen 2/3 das Gehirn betreffen; **Therapie:** Beseitigung der Streptokokkeninfektion mit Penicillin; Behandlung der Herzinsuffizienz [ACE-Hemmer*, Digitalis*], Thromboseprophylaxe; *s.a. rheumatisches Fieber*
septische Endokarditis (Ⓔ septic endocarditis): *Syn*: *Endocarditis septica*; akute bakterielle Endokarditis im Rahmen einer Septikämie*; *s.a. infektiöse Endokarditis*
subakute-bakterielle Endokarditis (Ⓔ subacute bacterial endocarditis): *Syn*: *Endocarditis lenta*; protrahiert verlaufende symptomarme Endokarditis; befällt v.a. vorgeschädigte Herzklappen; früher meist durch Streptococcus* viridans verursacht; heute finden sich auch Enterokokken*, Staphylokokken* und gramnegative Kokken; durch den Rückgang des akuten rheumatischen Fiebers seltener geworden; *s.a. infektiöse Endokarditis*
thromboulzeröse Endokarditis (Ⓔ thromboulcerative endocarditis): *Syn*: *Endocarditis thromboulcerosa*; perakute Endokarditis mit Ulzeration* der Herzklappen und Thrombusbildung; *s.a. infektiöse Endokarditis*
ulzeröse Endokarditis (Ⓔ ulcerative endocarditis): *Syn*: *Endocarditis ulcerosa*; perakute Endokarditis mit Ulzeration* der Herzklappen; *s.a. infektiöse Endokarditis*
verruköse Endokarditis (Ⓔ verrucous endocarditis): *Syn*: *Endocarditis verrucosa*; Endokarditis mit Bildung wärzchenförmiger Thromben auf den geschädigten Herzklappen; die Thromben können sich lösen und Ursache einer Lungen- oder Hirnembolie sein

Tab. E26. Haupt- und Nebenkriterien bei der Diagnose der Endokarditis

Hauptkriterien
Positive Blutkultur für infektiöse Endokarditis [IE]
A. Typische IE verursachende Mikroorganismen aus zwei getrennten Blutkulturen
I. St. viridans, St. bovis oder HACEK-Gruppe oder
II. Nicht im Krankenhaus erworbener St. aureus oder Enterokokken, bei Fehlen eines primären Focus oder
B. Mikroorganismen passend zur IE aus wiederholten positiven Blutkulturen
I. Mindestens 2 positive Blutkulturen, abgenommen im Abstand von mindestens 12 h oder
II. 3 positive Blutkulturen oder mehr als 4 positive Blutkulturen (erste und letzte Probe im Abstand von mehr als 1 h abgenommen)
Hinweis auf eine endokardiale Beteiligung
A. Positives Echokardiogramm für eine IE definiert als
I. Flottierende intrakardiale Masse auf einer Herzklappe oder ihrem Halteapparat innerhalb einer regurgierenden Strömung oder auf einem Implantat, bei Fehlen anderer anatomischer Erklärungen oder
II. Abszess oder
III. Neue Dehiszenz der Klappenprothese oder
B. Neue Klappeninsuffizienz (Verschlechterung oder Veränderung eines bereits existierenden Herzgeräusches erfüllt diese Kriterien nicht)
Nebenkriterien
1. Prädisposition: prädisponierende Herzfehler oder intravenöser Medikamenten-/Drogenmissbrauch
2. Fieber: Temperatur = 38,0 °C
3. Gefäßphänomene: größere arterielle Emboli, septische Lungeninfarkte, mykotisches Aneurysma, intrakraniale Blutung, konjunktivale Blutung und Janeway-Läsionen
4. Immunologische Phänomene: Glomerulonephritis, Osler-Knötchen, Roth-Flecken, Nachweis von Rheumafaktoren
5. Mikrobiologische Hinweise: positive Blutkultur (ohne die Hauptkriterien zu erfüllen) oder serologischer Hinweis für eine Infektion mit zur IE passenden Organismen
6. Echokardiographische Befunde: passend zur IE, ohne den Hauptkriterien zu genügen

en|do|kar|di|tisch *adj* (Ⓔ endocarditic): Endokarditis betreffend, von ihr betroffen oder gekennzeichnet

En|do|kard|kis|sen|de|fekt *m* (Ⓔ endocardial cushion defect): Herzfehler durch eine Entwicklungsstörung des Endokardkissens, einer embryonalen Vorstufe der Herzklappen; äußert sich z.B. als Ostium-primum-Defekt* oder als persistierender Atrioventrikularkanal*

En|do|kar|dio|pa|thie *f* (Ⓔ endocardiopathy): Endokarderkrankung; *s.a. Endokarditis, Endokardfibroelastose*

En|do|kard|skle|ro|se *f*: *→Endokardfibroelastose*

En|do|ko|a|gu|la|tion *f* (Ⓔ endoscopic coagulation): endoskopische Blutstillung durch Elektrokoagulation*

En|do|ko|li|tis *f*, *pl* **-ti|den** (Ⓔ endocolitis): *Syn*: *katarrhalische Kolitis, Endocolitis*; Entzündung der Kolonschleimhaut; *s.a. Kolitis*

E

en|do|ko|li|tisch *adj* (Ⓔ endocolitic): Endokolitis betreffend, von ihr betroffen oder gekennzeichnet

En|do|kol|pi|tis *f*, *pl* **-ti|den** (Ⓔ endocolpitis): Entzündung der Scheidenschleimhaut; *s.a. Kolpitis*

en|do|kol|pi|tisch *adj* (Ⓔ endocolpitic): Endokolpitis betreffend, von ihr betroffen oder gekennzeichnet

en|do|kor|pus|ku|lär *adj* (Ⓔ endocorpuscular): in den Blutkörperchen liegend oder ablaufend

en|do|kra|ni|al *adj* (Ⓔ **1.–2.** endocranial): **1.** *Syn*: *endokraniell, intrakranial, intrakraniell*; im Schädel/Cranium (liegend) **2.** Endokranium betreffend

en|do|kra|ni|ell *adj*: *→endokranial 1.*

En|do|kra|ni|tis *f*, *pl* **-ti|den** (Ⓔ endocranitis): *Syn*: *Pachymeningitis externa*; Entzündung des Endokraniums, d.h. der Außenseite der Dura* mater des Schädels; kann zur Bildung eines Epiduralabszesses führen

en|do|kra|ni|tisch *adj* (Ⓔ endocranitic): Endokranitis betreffend, von ihr betroffen oder gekennzeichnet

En|do|kra|ni|um *nt* (Ⓔ endocranium): *Syn*: *Endocranium; Dura mater cranialis*; Periost* der Schädelinnenseite

en|do|krin *adj* (Ⓔ **1.–2.** endocrine): **1.** mit innerer Sekretion **2.** endokrines System/Endokrinum betreffend

En|do|kri|no|lo|ge *m* (Ⓔ endocrinologist): Arzt/Wissenschaftler auf dem Gebiet der Endokrinologie*

En|do|kri|no|lo|gie *f* (Ⓔ endocrinology): Lehre von Funktion und Erkrankungen des endokrinen Systems

En|do|kri|no|lo|gin *f* (Ⓔ endocrinologist): Ärztin/Wissenschaftlerin auf dem Gebiet der Endokrinologie*

en|do|kri|no|lo|gisch *adj* (Ⓔ endocrinologic): Endokrinologie betreffend

En|do|kri|no|pa|thie *f* (Ⓔ endocrinopathy): Erkrankung endokriner Drüsen mit Störungen des Hormonhaushaltes und dadurch bedingte Störungen des Gesamtorganismus

en|do|kri|no|trop *adj* (Ⓔ endocrinotropic): mit besonderer Affinität zu endokrinen Drüsen

En|do|la|by|rin|thi|tis *f*, *pl* **-ti|den** (Ⓔ endolabyrinthitis): Entzündung des häutigen Labyrinths*; *s.a. Labyrinthitis*

en|do|la|by|rin|thi|tisch *adj* (Ⓔ endolabyrinthitic): Endolabyrinthitis betreffend, von ihr betroffen oder gekennzeichnet

en|do|la|ryn|ge|al *adj* (Ⓔ endolaryngeal): *Syn*: *intralaryngeal*; innerhalb des Kehlkopfes/Larynx (liegend)

En|do|li|max na|na *f* (Ⓔ Endolimax nana): apathogene Amöbe im Darm des Menschen

en|do|lu|mi|nal *adj* (Ⓔ endoluminal): *Syn*: *intraluminal*; im Lumen (liegend)

En|do|lym|pha *f*: *→Endolymphe*

en|do|lym|pha|tisch *adj* (Ⓔ endolymphatic): Endolymphe betreffend

En|do|lym|phe *f* (Ⓔ endolymph): *Syn*: *Endolympha*; lympharttige Flüssigkeit im membranösen Labyrinth des Innenohrs, die von der Elektrolytkonzentration der Intrazellularflüssigkeit* entspricht; wird von der Stria* vascularis des Ductus* cochlearis gebildet und im Saccus* endolymphaticus rückresorbiert

En|do|lymph|gang *m*: *→Ductus endolymphaticus*

En|do|lymph|strö|mung, sub|tek|to|ri|al|le *f* (Ⓔ suctectorial endolymph current): *s.u. Essay Hören/auditives System S. 939*

En|do|mas|to|i|di|tis *f*, *pl* **-ti|den** (Ⓔ endomastoiditis): Entzündung der Schleimhaut der Warzenfortsatzhöhle* und -zellen; *s.a. Mastoiditis*

en|do|mas|to|i|di|tisch *adj* (Ⓔ endomastoiditic): Endomastoiditis betreffend, von ihr betroffen oder gekennzeichnet

en|do|me|tri|al *adj* (Ⓔ endometrial): Gebärmutterschleimhaut/Endometrium betreffend, vom Endometrium ausgehend

en|do|me|tri|o|id *adj* (Ⓔ endometrioid): endometriumähnlich

En|do|me|tri|o|se *f* (Ⓔ endometriosis): *Syn*: *Endometriosis*; Vorkommen von Gebärmutterschleimhaut außerhalb der Schleimhautschicht der Gebärmutterhöhle; als ätiologische Faktoren werden genetische, mechanische, endokrine und immunologische Faktoren diskutiert; mindestens 10–20 % aller Frauen entwickeln eine Endometriose, wobei die Wahrscheinlichkeit bis zur Menopause zunimmt; die Pathogenese ist weiterhin ungeklärt; es gibt eine Reihe von Theorien [Metaplasie-, Transplantations-, Kombinationstheorie], von denen aber keine allgemein akzeptiert ist

die Endometriose kann sowohl die Organe des kleinen Beckens betreffen [**genitale Endometriose**], als auch außerhalb des kleinen Beckens vorkommen [**extragenitale Endometriose**]; die Einteilung basiert meist auf der **EEC-Klassifizierung** [endoscopic endometriosis classification]

Klinik: die Kardinalsymptome sind Dysmenorrhoe*, Menstruationsstörungen, Polymenorrhoe*, chronische Unterleibsbeschwerden, Dyspareunie*, abdominelles Völlegefühl, Rückenschmerzen und Sterilität; **Therapie**: wenn immer möglich, wird der Endometrioseherd chirurgisch entfernt; ist das nicht möglich, wird mit Danazol* oder GnRH-Analoga therapiert; z.T. wird auch eine symptomatisch-medikamentöse Therapie mit Schmerzmitteln [Acetylsalicylsäure*, Diclofenac*, Ibuprofen*], Östrogen-Gestagen-Kombinationspräparaten oder Gestagenpräparaten durchgeführt

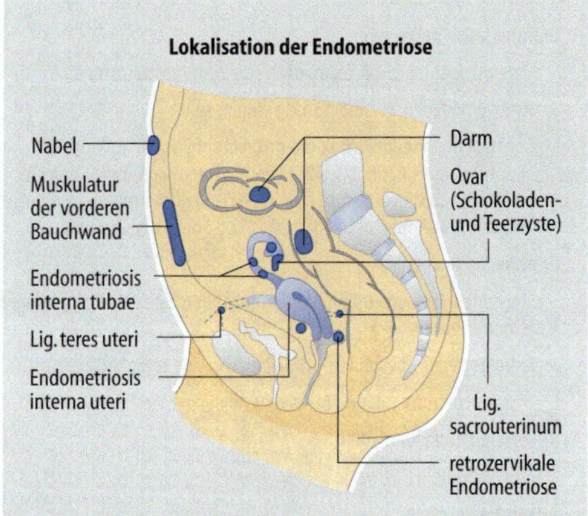

Abb. E27. Lokalisationen der Endometriose

extragenitale Endometriose: *→Endometriosis extragenitalis*

primäre Endometriose: *→Endometriosis genitalis interna*

En|do|me|tri|o|sis *f*, *pl* **-ses**: *→Endometriose*

Endometriosis externa: *→Endometriosis genitalis externa*

Endometriosis extragenitalis (Ⓔ extragenital endometriosis): *Syn*: *extragenitale Endometriose*; Endometriose mit Sitz außerhalb der Genitalorgane [z.B. Lunge (50 %), Darm, Bauchdecke, Harnblase]; *s.a. Endometriose*

Endometriosis genitalis (Ⓔ genital endometriosis): *Syn*: *genitale Endometriose*; Endometriose der Organe des kleinen Beckens; man unterscheidet Endometriosis* genitalis externa und Endometriosis genitalis interna; *s.a. Endometriose*

Endometriosis genitalis externa (Ⓔ external endometriosis): Endometriose mit Sitz außerhalb der Gebärmutter [z.B. im Eierstock]

Endometriosis genitalis interna (Ⓔ internal endometriosis): *Syn*: *primäre Endometriose, Endometriosis interna*; häufigste Form [40 %] der Endometriose; Sitz in der Gebärmutter [Endometriosis uteri interna] oder im Eileiter [En-

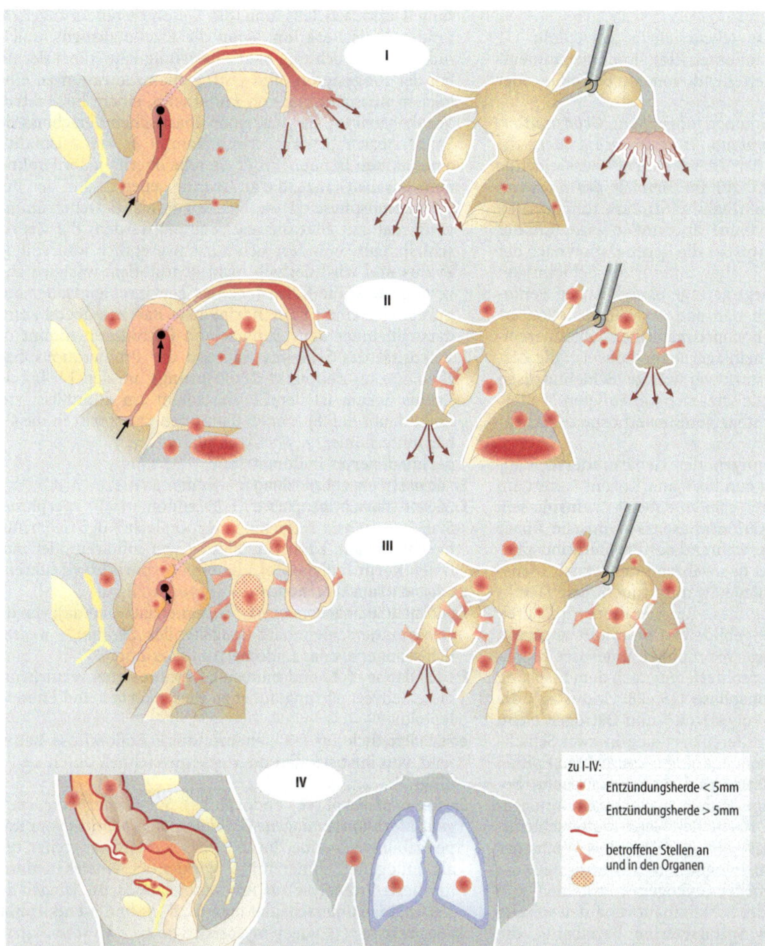

Abb. E28. EEC-Klassifikation der Endometriose

dometriosis tubae]

Endometriosis interna: *→Endometriosis genitalis interna*

Endometriosis ovarii (Ⓔ ovarian endometriosis): *Syn*: *Ovarialendometriose, Eierstockendometriose*; Form der Endometriosis* genitalis externa mit einseitigem (seltener beidseitigem) Eierstockbefall; evtl. Ausbildung einer Schokoladenzyste*

Endometriosis tubae (Ⓔ ovarian endometriosis): *Syn*: *Tubenendometriose*; Endometriosis* genitalis interna mit Sitz im Eileiter

Endometriosis uteri interna (Ⓔ internal endometriosis): *Syn*: *Adenomyose, Adenomyosis interna*; Endometriosis* genitalis interna mit Sitz in der Gebärmuttermuskulatur

En|do|me|tri|tis *f, pl* **-ti|den** (Ⓔ endometritis): *Syn*: *Endometriumentzündung*; Entzündung der Gebärmutterschleimhaut; die **akute Endometritis** entsteht fast immer als aufsteigende bakterielle Entzündung von der Zervix her; begünstigende Faktoren sind Menstruation, operative Eingriffe, Geburten, Fehlgeburten und Intrauterinpessare [erhöhen das Risiko um das Siebenfache]; die **chronische Endometritis** dagegen ist meist Folge einer Entzündung der Adnexe [z.B. Eierstockentzündung] oder tritt nach Strahlentherapie auf; **Klinik**: bei der akuten Endometritis ist der Uterus vergrößert und druckempfindlich; es bestehen Fieber, Leukozytose und eine Erhöhung von BSG* und CRP*; die Patientinnen klagen über Hypermenorrhoe*, Menorrhagie*, Nachblutungen oder Metrorrhagie*; bei der Inspektion kann evtl. ein eitriger Ausfluss aus dem Muttermund festgestellt werden; die chronische Endometritis dagegen verläuft symptomarm und ohne Entzündungszeichen; es besteht meist eine Hypo- oder Amenorrhoe*; **Therapie**: hoch dosierte Östrogene, zyklisch ergänzt durch Gestagene; Antibiotika

Endometritis cervicis uteri (Ⓔ cervicitis): *Syn*: *Zervixentzündung, Zervizitis, Cervicitis, Endocervicitis, Endozervizitis*; Entzündung der Schleimhaut der Cervix* uteri; die Zervixschleimhaut ist anfällig für Infektionen mit Bakterien [v.a. Gonokokken, Chlamydien] oder Viren [v.a. Papillomaviren, Herpesviren]: **Klinik**: symptomarm; vermehrt gelblicher Ausfluss, Kontaktblutungen [Geschlechtsverkehr], Blutungsstörungen; *s.a. Chlamydienzervizitis, Gonokokkenzervizitis*

Endometritis corporis uteri (Ⓔ endometritis): Entzündung der Schleimhaut der Gebärmutterhöhle

Endometritis decidualis (Ⓔ decidual endometritis): *Syn*: *Deziduaentzündung, Deziduitis, Decidualitis, Deciduitis*; Entzündung der Decidua* während der Schwangerschaft

Endometritis gonorrhoica (Ⓔ gonococcal endometritis): gonorrhoische Endometritis mit Befall der Zervix und evtl. aszendierender Adnexitis*; **Therapie**: *s.u. Gonorrhoe*

Endometritis puerperalis (Ⓔ puerperal endometritis): akute Endometritis im Wochenbett; häufigste Infektion der Gebärmutter, die v.a. bei mangelhafter Rückbildung und Aborten auftritt; **Therapie**: hoch dosierte Östrogene, zyklisch ergänzt durch Gestagene; Antibiotika

Endometritis tuberculosa (Ⓔ tuberculous endometritis): *Syn*: *tuberkulöse Endometritis*; tritt selten im Rahmen einer

Genitaltuberkulose auf

tuberkulöse Endometritis: →*Endometritis tuberculosa*

en|do|me|tri|tisch *adj* (Ⓔ endometritic): Endometriumentzündung/Endometritis betreffend, von ihr betroffen oder gekennzeichnet

En|do|me|tri|um *nt* (Ⓔ endometrium): *Syn*: *Gebärmutterschleimhaut, Uterusschleimhaut, Tunica mucosa uteri*; die Gebärmutterhöhle* und den Zervikalkanal* auskleidende Schleimhaut; die **Schleimhaut im Bereich des Corpus* uteri** besteht aus der **Funktionalis** [Stratum functionale], die während der Menstruation* abgestoßen wird, und der **Basalis** [Stratum basale], von der die Regeneration nach der Menstruation ausgeht [s. weiter unten]; die **Schleimhaut der Cervix* uteri** unterliegt geringeren zyklischen Veränderungen und bleibt auch während der Menstruation erhalten; sie besteht aus hochprismatischem Zylinderepithel*, das apikal Glykogeneinlagerungen aufweist; die Zervixschleimhaut enthält stark verzweigte Schleimdrüsen [Glandulae* cervicales]; sie setzt sich am äußeren Muttermund makroskopisch sichtbar vom unverhornten Plattenepithel* der Scheide ab

die **zyklischen Veränderungen** der Gebärmutterschleimhaut sind im Bereich von Fundus* und Corpus* uteri am ausgeprägtesten; man unterscheidet dabei 4 **Zyklusphasen: Proliferationsphase, Sekretionsphase, ischämische Phase** und **Desquamationsphase**; während der **Proliferationsphase** [5.–14. Zyklustag] wird das während der letzten Menstruationsblutung abgestoßene Stratum functionale [Funktionalis] wieder aufgebaut; diese Regeneration wird durch im wachsenden Follikel* gebildetes Östradiol* angeregt; zuerst bildet sich eine Lage von Epithel, unter der Bindegewebszellen und Drüsen proliferieren; nach dem Eisprung beginnt die sog. **Sekretionsphase** [15.–28. Zyklustag], die unter dem Einfluss von Progesteron* und Östrogen steht; das Stratum functionale differenziert sich in zwei Schichten, die obere Schicht besteht aus einem kompakten Epithel und wird deshalb als **Compacta** [Lamina compacta] bezeichnet; darunter liegt eine Schicht aus lockerem Bindegewebe [**Spongiosa**]; die Drüsen der Gebärmutterschleimhaut zeigen in dieser Phase ein geschlängeltes Wachstum [**Sägeblattstruktur** im histologischen Schnitt], und die Stromazellen lagern vermehrt Glykogen*, Proteine* und Lipide* ein; die Arterien der Schleimhaut verlaufen spiralig und werden deshalb als **Spiralarterien** bezeichnet; die veränderten Stromazellen werden als **Prädezidualzellen** bezeichnet [sie bilden nach einer Befruchtung und Einnistung Dezidualzellen] und die Gesamtveränderungen als **prädeziduale Reaktion**; wenn die Eizelle abstirbt, weil es nicht zur Befruchtung oder Einnistung kam, führt der Abfall der Progesteron- und Östrogenkonzentration zu einer lokalen Ausschüttung von **Endothelin**, einem hochaktiven Vasokonstriktor, der u.a. einen spastischen Verschluss der Spiralarterien bewirkt; damit kommt es zur Ausbildung einer akuten Ischämie* der Gewebe oberhalb der Funktionalis-Basalis-Grenze, die zu Grunde gehen und in der **Desquamationsphase** [1.–4. Zyklustag] als Gewebetrümmer vermischt mit Blut ausgeschwemmt werden; die **Zervixschleimhaut** verändert sich nur unwesentlich während des Zyklus und wird deshalb nicht abgestoßen; was sich aber verändert, ist die Konsistenz des **Zervixschleims**, der normalerweise eine undurchdringliche Barriere gegen Keime darstellt; unter dem Einfluss von Östrogenen nimmt die Viskosität des Schleims während der Proliferationsphase ab, d.h., zum Zeitpunkt des Eisprungs um den 14. Tag des Zyklus herum ist der Zervixschleim am dünnflüssigsten und erlaubt den Spermien damit den Durchtritt in die Gebärmutterhöhle; *s.a. Farnkrautphänomen*

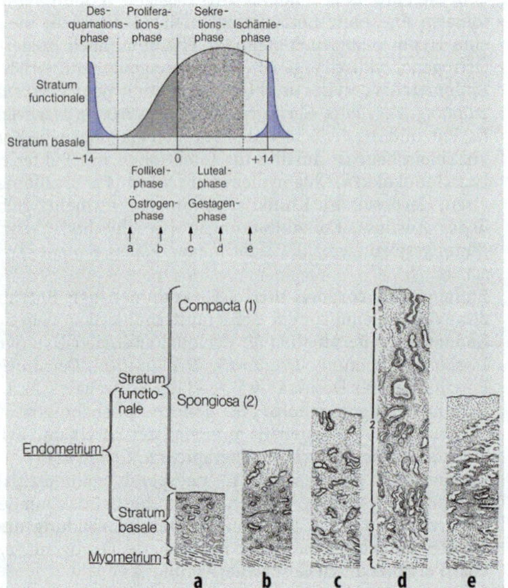

Abb. E29. Veränderung des Endometriums während der Zyklusphasen

dezidualisiertes Endometrium: →*Decidua*

En|do|me|tri|um|ent|zün|dung *f*: →*Endometritis*

En|do|me|tri|um|hy|per|pla|sie *f* (Ⓔ endometrial hyperplasia): *Syn*: *Hyperplasia endometrii*; Hyperplasie* der Gebärmutterschleimhaut; kann zur Bildung von solitären oder multiplen Korpuspolypen* [Adenoma corporis uteri] führen

En|do|me|tri|um|kar|zi|nom *nt*: →*Korpuskarzinom*

En|do|me|tri|um|sar|kom *nt* (Ⓔ endometrial sarcoma): von der Gebärmutterschleimhaut ausgehendes Sarkom*; wesentlich seltener als das Endometriumkarzinom*

En|do|mi|to|se *f* (Ⓔ endomitosis): Chromosomenvermehrung ohne Zellvermehrung; führt zu Riesenkernen und Endopolyploidie*

en|do|mi|to|tisch *adj* (Ⓔ endomitotic): Endomitose betreffend, von ihr betroffen oder gekennzeichnet, durch sie bedingt

En|do|mor|phi|ne *pl* (Ⓔ endorphins): *Syn*: *Endorphine, endogene Morphine, endogene Opioide, Opioidpeptide*; vom Körper gebildete Peptide, die an Opiatrezeptoren angreifen und als endogene Schmerzmittel wirken; sie entstehen durch limitierte Proteolyse aus Proopiomelanocortin; je nach der Kettenlänge unterscheidet man **α-, β-, γ-** und **δ-Endorphine**

En|do|my|ko|se *f* (Ⓔ deep mycosis): *Syn*: *tiefe Mykose, Systemmykose, viszerale Mykose*; Pilzerkrankung mit hauptsächlichem Befall innerer Organe; *s.a. Essay Mykosen S. 1427*

En|do|my|o|kard|fi|bro|se *f* (Ⓔ endomyocardial fibrosis): *Syn*: *Endomyokardose*; ätiologisch ungeklärte, massive Verdickung des Endokards insbesondere des linken Ventrikels; häufig Mitbeteiligung von Mitral- und Aortenklappe; in Europa sehr selten, häufig aber in Zentralafrika [Uganda, Nigeria]; die einzige Therapie ist eine Resektion der betroffenen Endokardabschnitte, allerdings ist die Mortalität hoch [15–25 %]; die meisten Patienten versterben innerhalb von 2–5 Jahren

en|do|my|o|kar|di|al *adj* (Ⓔ endomyocardial): Endokard und Herzmuskulatur/Myokard betreffend

En|do|my|o|kar|di|tis *f, pl* **-tiden** (Ⓔ endomyocarditis): *Syn*: *Myoendokarditis*; Entzündung von Endokard* und Myokard*; *s.a. Endokarditis, Myokarditis*

en|do|my|o|kar|di|tisch *adj* (Ⓔ endomyocarditic): Endomyokarditis betreffend, von ihr betroffen oder gekennzeichnet

En|do|my|o|kar|do|se *f*: →*Endomyokardfibrose*

En|do|my|o|me|tri|tis *f, pl* **-tiden** (Ⓔ endomyometritis): auf die Gebärmuttermuskulatur übergreifende Entzündung der Gebärmutterschleimhaut; *s.a. Endometritis*

En|do|my|o|pe|ri|kar|di|tis *f, pl* **-tiden** (Ⓔ endoperimyocarditis): *Syn*: *Pankarditis, Endoperimyokarditis*; Entzündung aller Herzwandschichten [Endokard*, Myokard*, Perikard*]; *s.a. Endokarditis, Myokarditis, Perikarditis*

en|do|my|o|pe|ri|kar|di|tisch *adj* (Ⓔ endoperimyocarditic): *Syn*: *pankarditisch*; Endomyoperikarditis betreffend, von ihr betroffen oder gekennzeichnet

En|do|my|si|um *nt* (Ⓔ endomysium): Hüllgewebe der Muskelfaser*; *s.a. Muskel*

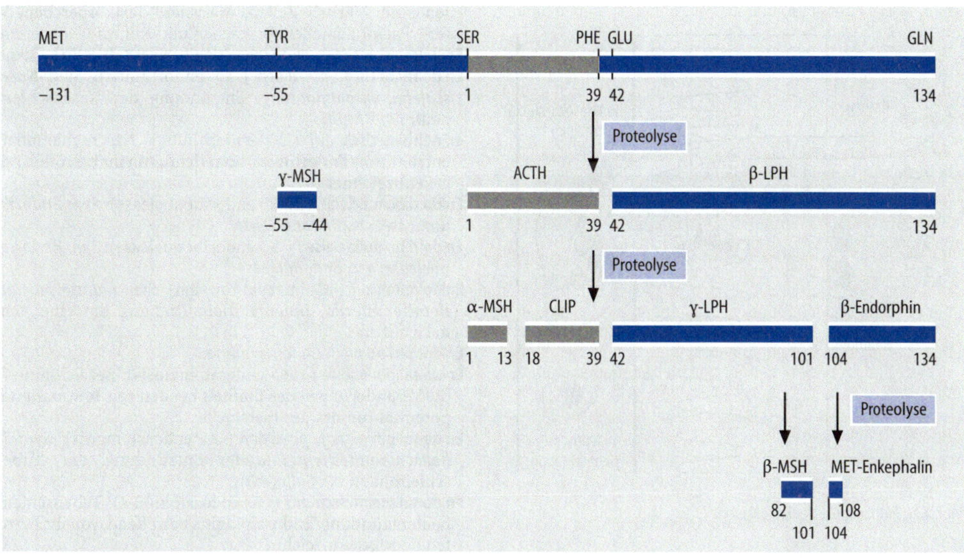

Abb. E30. Biosynthese von Endomorphinen. **MSH** = Melanozyten-stimulierendes Hormon, **CLIP** = Corticotropin-ähnliches Peptid, **LPH** = Lipotropin

Endomysium-Antikörper *m* (Ⓔ endomysium antibody): *s.u. Heubner-Herter-Krankheit*

en|do|na|sal *adj* (Ⓔ endonasal): *Syn*: *intranasal*; in der Nasenhöhle (liegend)

en|do|neu|ral *adj* (Ⓔ endoneural): *Syn*: *intraneural*; in einem Nerv (liegend), in einen Nerv hinein

En|do|neu|ri|tis *f, pl* **-ti|den** (Ⓔ endoneuritis): Entzündung des Endoneuriums*

en|do|neu|ri|tisch *adj* (Ⓔ endoneuritic): Endoneuritis betreffend, von ihr betroffen oder gekennzeichnet

En|do|neu|ri|um *nt* (Ⓔ endoneurium): bindegewebige Hülle der Nervenfasern, in der Blut- und Lymphgefäße verlaufen

En|do|neu|ri|um|ent|zün|dung *f*: *→Endoneuritis*

En|do|nu|cle|a|se *f* (Ⓔ endonuclease): *Syn*: *Endonuklease*; Enzym, das DNA [**Endodesoxyribonuclease**] oder RNA [**Endoribonuclease**] im Molekül spaltet

en|do|nu|kle|ar *adj* (Ⓔ endonuclear): *Syn*: *intranukleär*; im Zellkern/Nukleus (liegend)

en|do|nu|kle|är *adj*: *→endonuklear*

En|do|nu|kle|a|se *f*: *→Endonuclease*

En|do|ö|so|pha|gi|tis *f, pl* **-ti|den** (Ⓔ endoesophagitis): Entzündung der Ösophagusschleimhaut; *s.a. Ösophagitis*

en|do|ö|so|pha|gi|tisch *adj* (Ⓔ endoesophagitic): Endoösophagitis betreffend, von ihr betroffen oder gekennzeichnet

En|do|pa|ra|sit *m* (Ⓔ endoparasite): *s.u. Parasit*

en|do|pel|vin *adj* (Ⓔ endopelvic): *Syn*: *intrapelvin*; im Becken/in der Pelvis (liegend)

En|do|pep|ti|da|se *f* (Ⓔ endopeptidase): *Syn*: *Endoprotease*; Enzym, das im Molekül liegende Peptidbindungen spaltet; *s.a. Exopeptidase*

en|do|pe|ri|kar|di|al *adj* (Ⓔ **1.–2.** endopericardial): **1.** Endokard und Herzbeutel/Perikard betreffend **2.** *Syn*: *intraperikardial*; in der Perikardhöhle (liegend)

En|do|pe|ri|kar|di|tis *f, pl* **-ti|den** (Ⓔ endopericarditis): Entzündung von Endokard* und Perikard*; *s.a. Endokarditis, Perikarditis*

en|do|pe|ri|kar|di|tisch *adj* (Ⓔ endopericarditic): Endoperikarditis betreffend, von ihr betroffen oder gekennzeichnet

En|do|pe|ri|my|o|kar|di|tis *f, pl* **-ti|den**: *→Endomyoperikarditis*

En|do|pe|ri|neu|ri|tis *f, pl* **-ti|den** (Ⓔ endoperineuritis): Entzündung von Endoneurium* und Perineurium*

en|do|pe|ri|neu|ri|tisch *adj* (Ⓔ endoperineuritic): Endoperineuritis betreffend, von ihr betroffen oder gekennzeichnet

en|do|pe|ri|to|ne|al *adj* (Ⓔ endoperitoneal): *Syn*: *intraperitoneal, intraperitoneal*; innerhalb des Bauchfells/Peritoneums (liegend)

En|do|phle|bi|tis *f, pl* **-ti|den** (Ⓔ endophlebitis): Entzündung der Veneninnenwand; *s.a. Phlebitis*

Endophlebitis hepatica obliterans (Ⓔ Budd-Chiari syndrome): *Syn*: *Budd-Chiari-Syndrom*; zu einem Verschluss der Lebervenen führende Entzündung unbekannter Genese

Endophlebitis obliterans Mondor (Ⓔ Mondor's disease): *Syn*: *Mondor-Phlebitis*; schmerzhafte, rezidivierende Thrombophlebitis* seitlicher Rumpfvenen [Venae* thoracoepigastricae]

Endophlebitis portalis: *→Pylephlebitis*

en|do|phle|bi|tisch *adj* (Ⓔ endophlebitic): Endophlebitis betreffend, von ihr betroffen oder gekennzeichnet

En|do|pho|rie *f* (Ⓔ esophoria): *Syn*: *Esophorie, Strabismus convergens latens*; latentes Einwärtsschielen*; *s.a. Esotropie*

End|oph|thal|mia *f*: *→Endophthalmitis*

End|oph|thal|mie *f*: *→Endophthalmitis*

End|oph|thal|mi|tis *f, pl* **-ti|den** (Ⓔ endophthalmitis): *Syn*: *Endophthalmie, Endophthalmia*; Entzündung der Augeninnenräume; geht oft von einer primären Entzündung des Glaskörpers aus; ist unabhängig von der Ursache [meist Bakterien, seltener Pilze oder Viren] eine akute Notfallsituation, die durch eine sofortige Vitrektomie* und intraokulare Antibiotikaapplikation behandelt werden muss; eine **metastatische Endophthalmitis** durch Candida*-Species, Herpes simplex- und Herpes zoster-Viren findet sich v.a. bei abwehrgeschwächten Patienten [HIV-Infektion, Chemotherapie, i.v.-Drogenabusus]; die **chronische Endophthalmitis** tritt v.a. nach operativen Eingriffen, Kunstlinsenimplantaten und Fremdkörpern auf; sie kann zur Erblindung oder Glaukombildung führen

end|oph|thal|mi|tisch *adj* (Ⓔ endophthalmitic): Endophthalmitis betreffend, von ihr betroffen oder gekennzeichnet

en|do|phy|tisch *adj* (Ⓔ endophytic): nach innen wachsend

en|do|plas|ma|tisch *adj* (Ⓔ endoplasmic): Endoplasma betreffend, im Endoplasma liegend

En|do|plas|ti|tis *f, pl* **-ti|ti|den** (Ⓔ endoplastitis): v.a. durch Staphylococcus* epidermidis verursachtes septisches Krankheitsbild; die Bakterien adhärieren auf der Oberfläche temporär oder permanent implantierter Plastikkörper [z.B. Katheter]; innerhalb von wenigen Stunden bilden sie einen Polysaccharidschleim, in dem sich die Staphylokokken vermehren; von diesem Herd streuen die Bakterien und können eitrige Entzündungen [z.B. **CAPD-Peritonitis** bei kontinuierlicher ambulanter Peritonealdialyse] oder eine Sepsis [z.B. **katheterassoziierte Sepsis**] verursachen [*Abb. E31*]

en|do|po|ly|plo|id *adj* (Ⓔ endopolyploid): Endopolyploidie

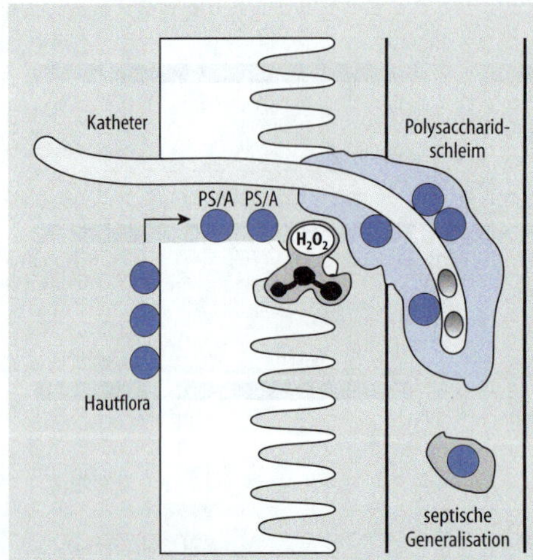

Abb. E31. Pathogenese der Endoplastitis

betreffend, von ihr betroffen

En|do|po|ly|plo|i|die *f* (Ⓔ endopolyploidy): durch Endomitose* verursachtes Vorkommen von mehr als zwei vollständigen Chromosomensätzen in einer Zelle

En|do|pro|te|a|se *f*: →*Endopeptidase*

En|do|pro|the|se *f* (Ⓔ endoprosthesis): Prothese* zur Einpflanzung im Körper, z.B. Hüftgelenksprothese

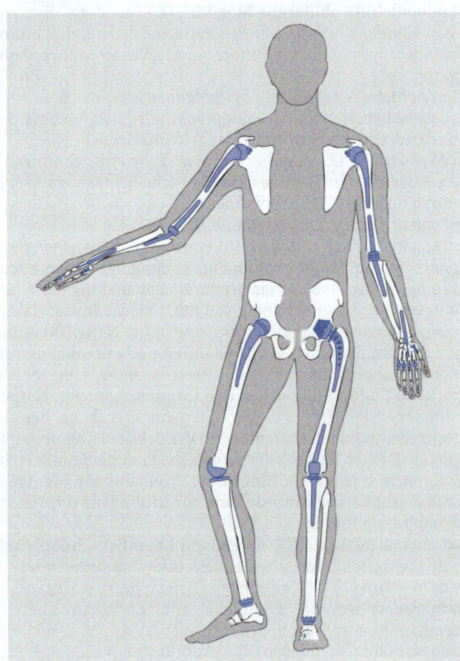
Abb. E32. Endoprothesen

ENDOR *Abk.*: Ethylnorepinephrin

End|or|ga|ne, sen|sib|le *pl* (Ⓔ terminal nerve corpuscles): *Syn*: *Terminalkörperchen, Nervenendkörperchen, Endkörperchen, Corpuscula nervosa terminalia*; in vielen Formen vorkommende Rezeptoren [meist Mechanorezeptoren], die aus einer Nervenendigung [Neurit*] und einem nicht-neuronalen Anteil [Bindegewebe, Kapsel] bestehen; am häufigsten sind Merkel*-Zellen, Meissner*-Tastkörperchen, Vater*-Pacini-Lamellenkörperchen und Ruffini*-Körperchen

En|do|rha|chis *f* (Ⓔ endorrhachis): Periost* des Wirbelkanals

En|do|rhi|ni|tis *f, pl* **-ti|den** (Ⓔ endorhinitis): *Syn*: *Nasenschleimhautentzündung*; Entzündung der Nasenschleimhaut; *s.a. Rhinitis*

en|do|rhi|ni|tisch *adj* (Ⓔ endorhinitic): Nasenschleimhautentzündung/Endorhinitis betreffend, von ihr betroffen oder gekennzeichnet

En|do|ri|bo|nu|cle|a|se *f* (Ⓔ endoribonuclease): *Syn*: *Endoribonuklease*; *s.u. Endonuclease*

En|do|ri|bo|nu|kle|a|se *f* (Ⓔ endoribonuclease): *Syn*: *Endoribonuclease*; *s.u. Endonuclease*

En|do|ro|ta|tio *f* (Ⓔ internal rotation): *Syn*: *Rotatio medialis, Rotatio interna, Innenrotation*; Drehung um eine Achse nach außen

En|dor|phi|ne *pl*: →*Endomorphine*

En|do|sal|pin|gi|o|se *f* (Ⓔ endosalpingiosis): Bezeichnung für die Veränderungen des Epithels bei den sog. **low malignant potential tumors** des Eierstocks

En|do|sal|pin|gi|tis *f, pl* **-ti|den** (Ⓔ endosalpingitis): *Syn*: *Tubenschleimhautentzündung*; Entzündung der Tubenschleimhaut; *s.a. Salpingitis*

en|do|sal|pin|gi|tisch *adj* (Ⓔ endosalpingitic): Tubenschleimhautentzündung/Endosalpingitis betreffend, von ihr betroffen oder gekennzeichnet

En|do|sal|pinx *f* (Ⓔ endosalpinx): *Syn*: *Eileiterschleimhaut, Tubenmukosa, Tubenschleimhaut, Tunica mucosa tubae uterinae*; die Schleimhaut des Eileiters [Tuba* uterina] trägt ein einschichtiges, iso- bis hochprismatisches Epithel, das aus Flimmerzellen und sezernierenden Zellen besteht; die Oberfläche ist stark gefaltet, wobei die Höhe der Falten von der Ampulle zum Uterus hin abnimmt

en|do|se|kre|to|risch *adj* (Ⓔ endosecretory): innere/endokrine Sekretion betreffend

En|do|sep|sis *f* (Ⓔ endosepsis): *Syn*: *Autosepsis*; Sepsis* durch im Körper lebende Erreger [z.B. Darmbakterien]

en|do|sep|tisch *adj* (Ⓔ endoseptic): *Syn*: *autoseptisch*; Endosepsis betreffend, von ihr betroffen oder gekennzeichnet, durch sie bedingt

En|do|skop *nt* (Ⓔ endoscope): mit Lichtquelle und optischem System ausgestattetes, starres oder flexibles Rohr zur Endoskopie*

En|do|sko|pie *f* (Ⓔ endoscopy): direkte Betrachtung von Hohlorganen, Körperhöhlen oder Gelenken mit einem Endoskop*; wird oft mit Probenentnahme oder der Durchführung diagnostischer [Kontrastmittelinjektion] oder therapeutischer Eingriffe [Polypenabtragung, Meniskusentfernung] kombiniert

en|do|sko|pisch *adj* (Ⓔ endoscopic): Endoskop oder Endoskopie betreffend, mittels Endoskop oder Endoskopie

End|os|mo|se *f* (Ⓔ endosmosis): Osmose* aus einem Außenmedium in ein von einer semipermeablen Membran umgebenes System

end|os|mo|tisch *adj* (Ⓔ endosmotic): Endosmose betreffend, mittels Endosmose, auf ihr beruhend

En|do|so|no|gra|phie *f* (Ⓔ endosonography): *Syn*: *Endosonografie*; Kombination von Endoskopie* und Sonographie*; die Endosonographie wird v.a. rektal, vaginal und transösophageal [transösophageale Echokardiographie*] durchgeführt

End|ost *nt* (Ⓔ endosteum): *Syn*: *Endosteum*; innere Knochenhaut, die die Markhöhle auskleidet

end|os|tal *adj* (Ⓔ **1.–2.** endosteal): **1.** innere Knochenhaut/Endosteum betreffend **2.** *Syn*: *intraossär, intraossal*; im Knochen liegend oder auftretend

End|ost|ent|zün|dung *f* (Ⓔ inflammation of the endosteum): Endostitis*

End|os|te|um *nt* (Ⓔ endosteum): *Syn*: *Endost*; innere Knochenhaut, die die Markhöhle auskleidet

End|os|ti|tis *f, pl* **-ti|den** (Ⓔ endosteitis): *Syn*: *Endostentzündung*; Entzündung der inneren Knochenhaut

end|os|ti|tisch *adj* (Ⓔ endostitic): Endostitis betreffend, von ihr betroffen oder gekennzeichnet

End|os|to|se *nt* (Ⓔ enostosis): nach innen gerichtete, überschießende Knochenbildung, die zur Einengung der Markhöhle führt

En|do|ten|di|ne|um *nt* (Ⓔ endotendineum): das innere Blatt des Stratum synoviale der Sehnenscheide*

En|do|te|non *nt*: → *Endotendineum*

En|do|thel *nt* (Ⓔ endothelium): ***Syn***: *Endothelium*; einschichtige Auskleidung von Gefäßen und Hohlorganen; wird von platten Epithelzellen gebildet

en|do|the|li|al *adj* (Ⓔ endothelial): Endothel betreffend, aus Endothel bestehend

En|do|the|li|al|zel|le *f* (Ⓔ endothelial cell): ***Syn***: *Endothelzelle*; das Endothel* bildende Zelle

En|do|the|li|i|tis *f, pl* **-ti|den** (Ⓔ endotheliitis): ***Syn***: *Endothelitis*; Endothelentzündung

Endotheliitis herpetica: → *herpetische Endotheliitis*

herpetische Endotheliitis (Ⓔ herpetic endotheliitis): ***Syn***: *Keratitis disciformis, Endotheliitis herpetica*; Herpes simplex-Infektion des Hornhautendothels; führt zu Schwellung der Endothelzellen, Quellung des Stromas und Epithels und scheibenförmiger Hornhauttrübung

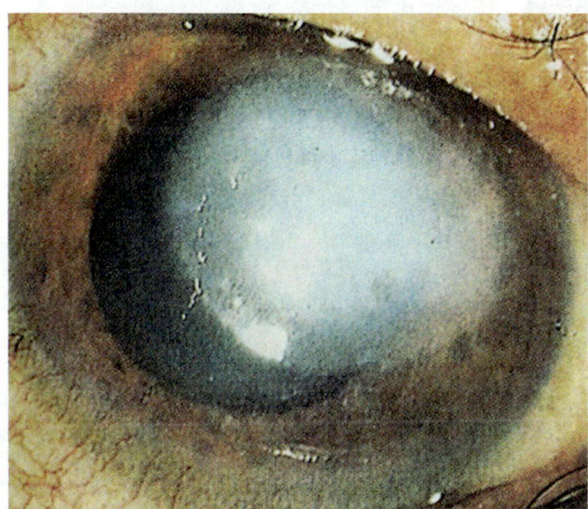

Abb. E33. Herpetische Endotheliitis

en|do|the|li|i|tisch *adj*: → *endothelitisch*

endothelin converting enzyme *nt*: *s.u. Endotheline*

En|do|the|li|ne *pl* (Ⓔ endothelins): v.a. vom Endothel* sowie neuronalen, epithelialen und intestinalen Zellen gebildete vasoaktive Polypeptide [ET-1, Et-3, ET-3]; da bei Patienten mit kardiogenem Schock, pulmonalem Hochdruck und akutem Nierenversagen erhöhte Spiegel gefunden wurden, gibt es Bemühungen, ihre Aktivierung durch das **endothelin converting enzyme** durch sog. **ECE-Hemmer** zu blockieren

en|do|the|li|o|id *adj* (Ⓔ endothelioid): endothelähnlich

en|do|the|li|o|ly|tisch *adj* (Ⓔ endotheliolytic): endothelzerstörend, endothelauflösend

En|do|the|li|om *nt* (Ⓔ endothelioma): ***Syn***: *Endothelioma*; vom Endothel ausgehender Tumor

En|do|the|li|o|ma *nt, pl* **-ma|ta** (Ⓔ endothelioma): ***Syn***: *Endotheliom*; vom Endothel ausgehender Tumor

Endothelioma cutis: → *Spiegler-Tumor*

En|do|the|li|o|ma|to|se *f* (Ⓔ endotheliomatosis): Vorkommen multipler Endotheliome

En|do|the|li|o|se *f* (Ⓔ endotheliosis): ***Syn***: *Retikuloendotheliose*; Oberbegriff für Erkrankungen des retikuloendothelialen Systems; z.T. auch selten verwendete Bezeichnung für Histiozytosis* X

en|do|the|li|o|trop *adj* (Ⓔ endotheliotropic): mit besonderer Affinität zum Endothel

En|do|the|li|tis *f, pl* **-ti|den**: → *Endotheliitis*

en|do|the|li|tisch *adj* (Ⓔ endotheliitic): ***Syn***: *endotheliitisch*; Endothelentzündung/Endothelitis betreffend, von ihr betroffen oder gekennzeichnet

En|do|the|li|um *nt*: → *Endothel*

Endothelium corneae (Ⓔ corneal endothelium): ***Syn***: *Korneaendothel, Epithelium posterius corneae*; inneres Korneaepithel, Epithel der Hornhauthinterfläche; *s.u. Kornea*

En|do|thel|zel|le *f* (Ⓔ endothelial cell): ***Syn***: *Endothelialzelle*; das Endothel* bildende Zelle

en|do|therm *adj* (Ⓔ endothermic): (*physik.*) Wärme von außen aufnehmend, wärmebindend

en|do|tho|ra|kal *adj* (Ⓔ endothoracic): ***Syn***: *intrathorakal*; im Brustkorb/Thorax (liegend)

En|do|tox|ä|mie *f* (Ⓔ endotoxemia): ***Syn***: *endogene Toxämie*; Vorkommen von Endotoxinen im Blut

En|do|to|xi|ko|se *f* (Ⓔ endotoxicosis): durch Endotoxine* hervorgerufene Erkrankung; oft gleichgesetzt mit Autointoxikation*

En|do|to|xin *nt* (Ⓔ **1.–2.** endotoxin): **1.** in der Zelle enthaltenes Toxin*, das erst bei Zellzerstörung frei wird **2.** ***Syn***: *Autotoxin*; im Körper entstandenes Toxin*

En|do|to|xin|ä|mie *f* (Ⓔ endotoxinemia): Vorkommen von Endotoxinen* im Blut; *s.a. Essay Schock S. 1937*

En|do|to|xin|schock *nt* (Ⓔ endotoxic shock): durch massives Auftreten von Endotoxinen verursachter septischer Schock; *s.a. Essay Schock S. 1937*

en|do|tra|che|al *adj* (Ⓔ endotracheal): ***Syn***: *intratracheal*; in der Luftröhre/Trachea (liegend), in die Luftröhre hinein

En|do|tra|che|al|an|äs|the|sie *f*: → *Endotrachealnarkose*

En|do|tra|che|al|nar|ko|se *f* (Ⓔ endotracheal anesthesia): ***Syn***: *Endotrachealanästhesie*; Vollnarkose* mit endotrachealer Intubation*

En|do|tra|che|al|tu|bus *m*: → *Trachealtubus*

En|do|tra|che|i|tis *f, pl* **-ti|den** (Ⓔ endotracheitis): Entzündung der Luftröhrenschleimhaut; *s.a. Tracheitis*

en|do|tra|che|i|tisch *adj* (Ⓔ endotracheitic): Endotracheitis betreffend, von ihr betroffen oder gekennzeichnet

en|do|u|re|thral *adj* (Ⓔ endourethral): ***Syn***: *intraurethral*; in der Harnröhre/Urethra (liegend)

en|do|u|te|rin *adj* (Ⓔ endouterine): ***Syn***: *intrauterin*; in der Gebärmutter/im Uterus, in die Gebärmutter hinein

en|do|zer|vi|kal *adj* (Ⓔ **1.–2.** endocervical): **1.** Zervikalkanal/Endozervix betreffend **2.** ***Syn***: *intrazervikal*; im Zervikalkanal (liegend)

En|do|zer|vix *f* (Ⓔ **1.–2.** endocervix): **1.** Halskanal der Zervix, Gebärmutterhalskanal, Zervikalkanal, Canalis cervicis uteri; Kanal durch den Gebärmutterhals; mündet auf dem äußeren Muttermund [Ostium* uteri] im Bereich der Portio* vaginalis cervicis **2.** Schleimhaut des Zervikalkanals

En|do|zer|vi|zi|tis *f, pl* **-ti|den**: → *Endometritis cervicis uteri*

en|do|zer|vi|zi|tisch *adj* (Ⓔ endocervicitic): Endozervizitis betreffend, von ihr betroffen oder gekennzeichnet

En|do|zys|ti|tis *f, pl* **-ti|den** (Ⓔ endocystitis): ***Syn***: *Blasenschleimhautentzündung, Endocystitis*; Entzündung der Blasenschleimhaut; *s.a. Cystitis*

en|do|zys|ti|tisch *adj* (Ⓔ endocystitic): Blasenschleimhautentzündung/Endozystitis betreffend, von ihr betroffen oder gekennzeichnet

En|do|zy|to|se *f* (Ⓔ endocytosis): Stoffaufnahme in die Zelle durch aktiven Transport in Membranvesikeln

en|do|zy|to|tisch *adj* (Ⓔ endocytotic): Endozytose betreffend, mittels Endozytose

End|pha|lanx *f* (Ⓔ distal phalanx): ***Syn***: *Endglied, Nagelglied, Phalanx distalis*; distales Glied von Fingern oder Zehen; *s.u. Ossa digitorum manus, Ossa digitorum pedis*

End|plat|te, mo|to|ri|sche *f* (Ⓔ motor end-plate): ***Syn***: *Muskelendplatte, myoneurale Synapse, neuromuskuläre Synapse*; Endorgan für die Übertragung der Erregung der motorischen Nervenfasern auf die Muskelfasern; das Axonende bildet meist mehrere, eng beieinander liegende Endkolben; die synaptische Bläschen mit dem Neurotransmitter Acetylcholin* enthalten; die Plasmamembran der Muskelfaser unter den Endkolben [**subsynaptische Membran**] bildet nach innen eingebuchtete parallele Falten, die in ihrer Gesamtheit als **subneurales Faltenfeld** bezeichnet werden
die Erregungsübertragung beginnt mit der Transmitterfreisetzung aus den synaptischen Bläschen in den Spaltraum zwischen Endkolben und subsynaptischer Membran; der Transmitter bindet sich an Rezeptoren und führt zu einer Änderung der Durchlässigkeit der Membran für Natrium-

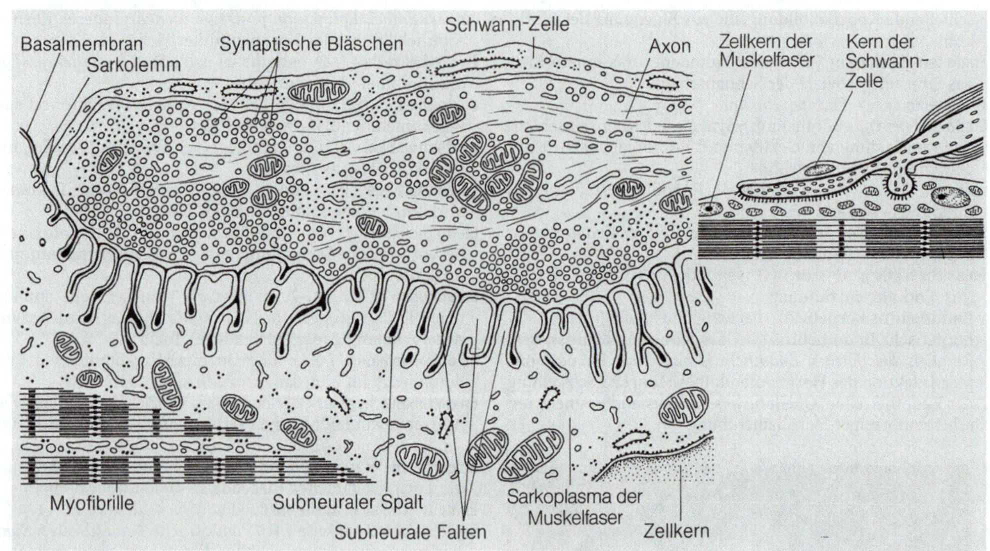

Abb. E34. Motorische Endplatte

und Kaliumionen; damit wird das chemische Signal in ein elektrisches Signal umgewandelt

End|pro|dukt|hem|mung *f* (Ⓔ end-product inhibition): *Syn*: *Rückkopplungshemmung, Feedback-Hemmung*; Hemmung einer biochemischen Reaktion(skette) durch das Endprodukt

En|drin *nt* (Ⓔ endrin): polychloriertes Insektizid*; in vielen Ländern verboten

End|strom|bahn *f* (Ⓔ terminal vascular bed): *Syn*: *terminale Strombahn*; Gesamtheit der Arteriolen, Kapillaren und postkapillaren Venen, die die Mikrozirkulation* der Gewebe bewirken

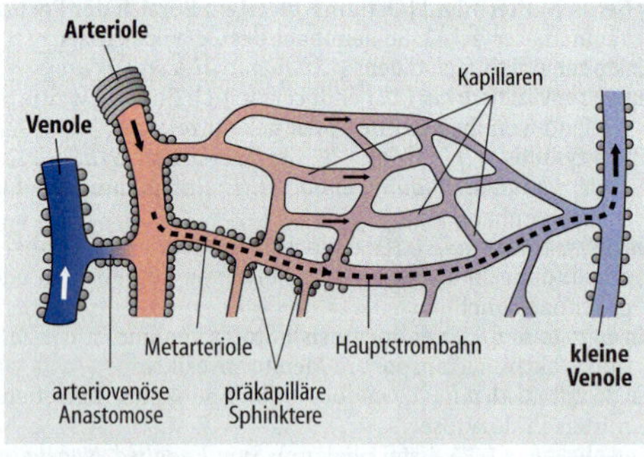

Abb. E35. Endstrombahn

end|sys|to|lisch *adj* (Ⓔ end-systolic): am Ende der Systole (auftretend)

End|wirt *m* (Ⓔ definitive host): *Syn*: *Definitivwirt*; Wirt, der die geschlechtsreife Form eines Parasiten beherbergt

End-zu-End-Anastomose *f* (Ⓔ end-to-end anastomosis): *Syn*: *terminoterminale Anastomose*; End-zu-End-Naht von Gefäßen, Hohlorganen oder Nerven

End-zu-Seit-Anastomose *f* (Ⓔ end-to-side anastomosis): *Syn*: *terminolaterale Anastomose*; End-zu-Seit-Naht von Gefäßen, Hohlorganen oder Nerven, z.B. der abführenden Schlinge bei Roux*-Y-Anastomose

E|ner|gie *f* (Ⓔ energy): (*physik.*) Fähigkeit eines Systems, Arbeit zu verrichten; die SI-Einheit der Energie ist das Joule; 1 Joule = 1 Newton × Meter [Nm] = 1 Wattsekunde [Ws] = 1 Volt × Ampere × Sekunde [VAs] = 0,239 Kalorien;

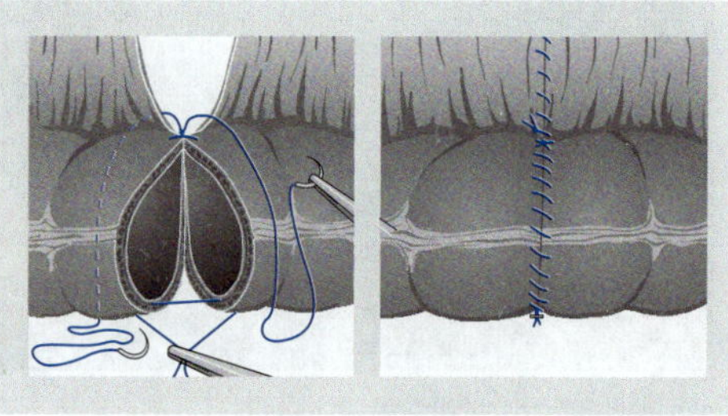

Abb. E36. End-zu-End-Anastomose des Kolons

1 Kalorie = 4,18 Joule

E|ner|gie|ä|qui|va|lent *nt* (Ⓔ energy equivalent): *Syn*: *kalorisches Äquivalent*; Energiemenge, die bei der Oxidation einer definierten Menge einer Substanz freigesetzt wird

E|ner|gie|do|sis *f, pl* **-sen** (Ⓔ absorbed dose): von Strahlung übertragener Energiebetrag pro Masseneinheit des bestrahlten Stoffs oder Körpers; die SI-Einheit der Energiedosis ist das Gray*

E|ner|gie|ge|win|nung, fer|men|ta|ti|ve *f* (Ⓔ fermentative energy production): *s.u. Essay Bakterien S. 217*

E|ner|gie|ge|win|nung, re|spi|ra|to|ri|sche *f* (Ⓔ respiratory energy production): *s.u. Essay Bakterien S. 217*

E|ner|gie|pa|ra|si|ten *pl* (Ⓔ energy parasites): *s.u. Chlamydia*

E|ner|gie|quo|ti|ent *m* (Ⓔ energy ratio): Quotient von Energiezufuhr und Körpergewicht

E|ner|gie|stoff|wech|sel *m* (Ⓔ energy metabolism): Gesamtheit aller energieliefernden und -verbrauchenden Reaktionen des Körpers

E|ner|gie|um|satz *m* (Ⓔ energy turnover): Energieverbrauch pro Zeiteinheit; der Energieumsatz des Menschen hängt u.a. von Tageszeit, Umgebungstemperatur, Aktivität und Nahrungsaufnahme ab; der aktuelle Energieumsatz entspricht deshalb der Summe aus Grundumsatz* und einem Leistungszuschlag, dessen Größe von der Art der Aktivität abhängt; je nach Art der Aktivität, spricht man dann von **Arbeits-**, **Leistungs-** oder **Freizeitumsatz**; körperliche Arbeit oder Sport haben einen größeren Energiebedarf als geistige Arbeit; der Energieumsatz von Männern liegt auf Grund der größeren Muskelmasse höher als der von Frauen auf die Zelle bezogen, kann man drei verschiedene Umsatz-

Tab. E37. Energieumsatz unter verschiedenen Bedingungen

Bedingungen		Energieumsatz		Vo_2
		MJ/d	W	ml/min
Grundumsatz	weibl.	6,3	76	215
	männl.	7,1	85	245
Freizeitumsatz	weibl.	8,4	100	275
	männl.	9,6	115	330
Zulässige Höchstwerte für jahrelange berufliche Arbeit, pro Tag	weibl.	15,5	186	535
	männl.	20,1	240	690
dito, pro Arbeitszeit	weibl.		360	1000
	männl.		490	1400
Arbeitsumsatz bei Ausdauerleistung (Leistungssportler)		MJ/h	W	ml/min
		4,3	1200	3400

größen unterscheiden: **Tätigkeitsumsatz** [Energieumsatz der aktiven Zelle], **Bereitschaftsumsatz** [Energieumsatz, der zur Aufrechterhaltung einer sofortigen, uneingeschränkten Funktionsbereitschaft nötig ist] und **Erhaltungsumsatz** [minimal notwendiger Energieumsatz zur Erhaltung der Struktur; beim Unterschreiten kommt es zu irreversibler Zellschädigung und Zelltod]

E|ner|gie|wert *m*: *→Brennwert*

E|ner|va|ti|on *f* ((E) enervation): ***Syn***: *Denervierung, Denervation, Enervierung*; Ausfall/Unterbrechung der nervalen Versorgung mit partiellem oder komplettem Funktionsausfall; kann traumatisch, degenerativ oder operativ [Vagotomie*] bedingt sein

e|ner|viert *adj* ((E) enervated): ***Syn***: *denerviert*; ohne Nervenversorgung

E|ner|vie|rung *f*: *→Enervation*

ENF *Abk*.: Einzelnephronfiltrat

En-face-Nische *f* ((E) en face niche): Abbildung eines Magen- oder Darmgeschwürs als runder Fleck in der Kontrastmittelaufnahme

En|flu|ran *nt* ((E) enflurane): als Allgemeinanästhetikum verwendeter halogenierter Kohlenwasserstoff [Chlor-Trifluoräthyldiflourmethyläther]; gute hypnotische und muskelrelaxierende Wirkung, schwache analgetische Wirkung; Isomer von Isofluran*

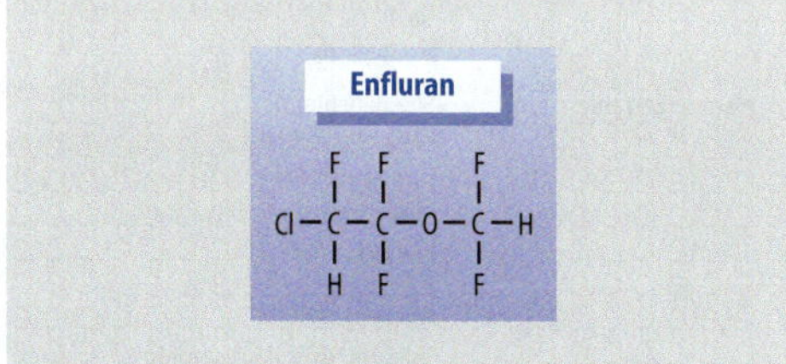

Abb. E38. Enfluran

ENG *Abk*.: *→Elektronystagmographie*

Engel: Gerhard Engel; deutscher Arzt im 19. Jahrhunderts

Engel-von Recklinghausen-Syndrom *nt*: *→Osteodystrophia fibrosa generalisata*

Engelmann: Guido Engelmann; 1876–1934; tschechischer Orthopäde (Berlin, Wien)

Engelmann-Syndrom *nt* ((E) Engelmann's disease): ***Syn***: *Camurati-Engelmann-Erkrankung, Camurati-Engelmann-Syndrom, Engelmann-Erkrankung, Osteopathia hyperostotica multiplex infantilis*; autosomal-dominant vererbte generalisierte Osteosklerose* mit symmetrischer Verdickung der Kortikalis im Bereich der Diaphysen langer Röhrenknochen und Myopathien

Eng|li|sche Krank|heit *f*: *→Vitamin-D-Mangel-Rachitis*

En|gramm *nt* ((E) engram): im Gehirn hinterlassene Gedächtnisspur, die die Wiedererinnerung ermöglicht

Eng|win|kel|glau|kom *m*: *→Glaukomanfall*

En|hance|ment *nt* ((E) enhancement): Steigerung, Erhöhung, Vergrößerung, Verstärkung

ENK *Abk*.: *→Enkephalin*

En|kel|ge|ne|ra|ti|on *f* ((E) second filial generation): ***Syn***: *Filialgeneration 2, F_2-Generation*; durch Kreuzung der Tochtergeneration erhaltene zweite Filialgeneration

En|ke|pha|li|ne *pl* ((E) enkephalins): Polypeptide, die wie die Endorphine* an Opiatrezeptoren wirken

En|ko|pre|sis *nt* ((E) encopresis): ***Syn***: *Einkoten*; Verschmieren von Kot nach dem 2. Lebensjahr oder nach Abschluss der Sauberkeitserziehung; kann organisch bedingt sein [intestinale oder neurologische Störung] oder bei epileptischen Anfällen auftreten; ist i.d.R. aber seelisch bedingt und wird dann als Reaktion [Regression*] auf eine Konfliktsituation [meist schlechtes Mutter-Kind-Verhältnis] angesehen

E

ENL *Abk*.: *→Erythema nodosum leprosum*

ENM *Abk*.: Elektronystagmometer

ENO *Abk*.: *→Enolase*

ENoG *Abk*.: **1.** *→Elektroneurographie* **2.** Elektroneuronographie

ENOL *Abk*.: *→Enolase*

E|no|la|se *f* ((E) enolase): Dehydratase* der Glykolyse*; katalysiert die Umwandlung von 2-Phosphoglycerat zu Phosphoenolpyruvat

En|oph|thal|mie *f*: *→Enophthalmus*

En|oph|thal|mus *m* ((E) enophthalmos): ***Syn***: *Enophthalmie*; Zurücksinken des Augapfels, z.B. durch Atrophie des Fettgewebes der Orbita nach einer Fraktur; kann durch einen Augapfelschwund [Phthisis bulbi] vorgetäuscht werden

En|os|to|se *f* ((E) enostosis): im Innern eines Knochens liegende Hyperostose*; **solitäre Enostosen** werden als **Knocheninseln** bezeichnet

En|o|xa|cin *nt* ((E) enoxacin): Gyrasehemmer*; **Anw.**: Nieren- und Harnwegsinfekte, Atemwegsinfekte

En|o|xi|mon *nt* ((E) enoximone): Phosphodiesterasehemmer* mit positiv inotroper und vasodilatatorischer Wirkung; Koronartherapeutikum; **Anw.**: Arrhythmien, Hypotonie; gastrointestinale Beschwerden

ENP *Abk*.: Ethyl-p-nitrophenylthiobenzol-phosphat

Ent-, ent- *präf*.: *→Ento-*

Ent|a|mö|bo|se *f* ((E) entamebiasis): ***Syn***: *Entamoebainfektion*; Befall mit und Erkrankung durch Entamoeba*-Species; *s.a. Amöbiasis*

Ent|a|moe|ba *f* ((E) Entamoeba): Amöbengattung, die kommensal oder parasitisch lebt; die meisten Arten sind apathogen; Entamoeba* histolytica ist der Erreger der Amöbenruhr*

Entamoeba coli ((E) Entamoeba coli): im Dickdarm vorkommende apathogene Amöbe

Entamoeba dispar ((E) Entamoeba dispar): im Darm vorkommende apathogene Amöbe

Entamoeba dysenteriae: *→Entamoeba histolytica*

Entamoeba gingivalis ((E) Entamoeba gingivalis): in der Mundhöhle vorkommende apathogene Amöbe

Entamoeba hartmanni ((E) Entamoeba hartmanni): apathogene Amöbe, die Entamoeba* histolytica ähnelt

Entamoeba histolytica ((E) Entamoeba histolytica): ***Syn***: *Ruhramöbe, Entamoeba dysenteriae*; Erreger der Amöbenruhr*; hat ein bewegliches Stadium [Trophozoit] und eine unbewegliche Dauerform [Zyste]; der Trophozoit kommt in zwei Formen vor, **Magnaform** [pathogene Gewebeform] und **Minutaform** [apathogene Darmlumenform]; *s.a. Amöbiasis*

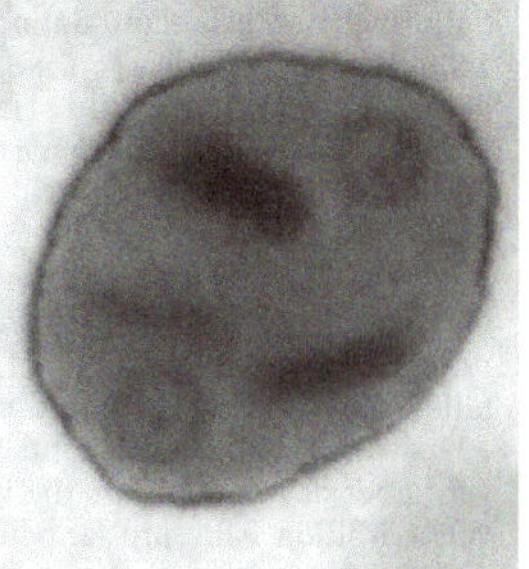

Abb. E39. Entamoeba histolytica. Zyste im Stuhl

Ent|a|moe|ba|in|fek|ti|on *f*: *→Entamöbose*

Ent|ar|tungs|re|ak|ti|on *f* (Ⓔ reaction of degeneration): Veränderung der normalen Erregbarkeit von Nerv und Muskel bei Schädigung des motorischen Neurons

Ent|bin|dung *f* (Ⓔ delivery): Leitung einer Geburt; Geburt

Ent|dif|fe|ren|zie|rung *f* (Ⓔ dedifferentiation): Umwandlung normaler Zellen in atypische Zellen

En|ten|form *f*: *→Aortenherz*

En|ten|gang *m* (Ⓔ waddling gait): ***Syn***: *Watschelgang*; typischer Gang bei doppelseitiger Lähmung des Musculus* gluteus medius

En|ten|schna|bel|bruch *f* (Ⓔ duckbill deformity): Form der Fersenbeinfraktur*

Enter-, enter- *präf.*: *→Entero-*

en|te|ral *adj* (Ⓔ enteral): ***Syn***: *intestinal*; Darm betreffend, im Darm (liegend), durch den Darm

En|ter|al|gie *f* (Ⓔ enteralgia): Darmschmerz(en), Darmneuralgie

En|te|rek|to|mie *f* (Ⓔ enterectomy): ***Syn***: *Darmentfernung, Darmresektion; Dünndarmresektion*; operative Entfernung eines Darmabschnittes; die verbleibenden Enden werden meist mittels End-zu-End-Anastomose* miteinander verbunden

En|ter|e|pi|plo|zele *f*: *→Enteroepiplozele*

en|te|risch *adj* (Ⓔ enteric): ***Syn***: *intestinal*; Dünndarm betreffend

En|te|ri|tis *f, pl* **-ti|den** (Ⓔ enteritis): ***Syn***: *Darmentzündung, Darmkatarrh, Darmkatarr, Darmwandentzündung*; Entzündung der Darmwand; meist gleichgesetzt mit Dünndarmentzündung; häufig kombiniert mit Entzündung von Magen [Gastroenteritis*] oder Dickdarm [Enterokolitis*]; sowohl akute als auch chronische Darmentzündungen können von einer Vielfalt von Erregern oder Noxen verursacht werden; Enteritiden spielen weltweit eine große Rolle, wobei in den Industrieländern chronisch entzündliche Darmerkrankungen, Nahrungsmittelallergien, Lebensmittelvergiftungen und akute infektiöse Diarrhoen im Vordergrund stehen; in den Entwicklungsländern spielen auch chronisch infektiöse und parasitäre Darmerkrankungen eine große Rolle; *s.a. Diarrhoe*, *Essay Chronisch entzündliche Darmerkrankungen S. 403*

Enteritis necroticans (Ⓔ necrotizing enteritis): ***Syn***: *Darmbrand*; nekrotisierende Enteritis* durch Clostridium* perfringens

pseudomembranöse Enteritis: *→Antibiotika-assoziierte Kolitis*

Enteritis regionalis: *→Enteritis regionalis Crohn*

Enteritis regionalis Crohn (Ⓔ Crohn's disease): ***Syn***: *Morbus Crohn, Crohn-Krankheit, Enteritis regionalis, Ileitis regionalis/terminalis, Ileocolitis regionalis/terminalis*; multifaktorielle [u.a. immunologisch, genetisch] alle Wandschichten betreffende granulomatöse Entzündung, die meist die unteren Ileumabschnitte [evtl. auch höhere Darmbezirke und auch das Kolon] befällt; *s.a. Essay Chronisch entzündliche Darmerkrankungen S. 403*

en|te|ri|tisch *adj* (Ⓔ enteritic): Darmentzündung/Enteritis betreffend, von ihr betroffen oder gekennzeichnet

Enteritis-Salmonellen *pl* (Ⓔ enteric fever salmonellae): die Gruppe der Enteritis-Salmonellen umfasst zwei Species, **Salmonella enterica** und **Salmonella bongori**, die mehr als 2400 Serotypen haben [*s.u. Kauffmann-White-Schema*]; sie kommen weltweit bei Wild-, Haus- und Nutztieren vor; der Mensch ist nur ein Zufallswirt; die Aufnahme erfolgt mit der Nahrung oder Getränken [„Salmonellen isst und trinkt man"]; die aufgenommenen Salmonellen penetrieren die Mukosazellen des unteren Dünndarms und führen zu einer lokalen Entzündung, die zu einer Störung des Flüssigkeits- und Elektrolyttransports führt; damit kommt es zu Durchfällen sowie Flüssigkeits- und Elektrolytverlusten
1998 wurden in Deutschland 98.352 Fälle gemeldet, man geht aber davon aus, dass die wirkliche Anzahl im Bereich von 1 Million Fälle pro Jahr liegt; **Diagnose**: Erregernachweis in der Kultur; die Bestimmung der Species oder Subspecies ist wichtig für Epidemiologen, Hygieniker oder unter rechtsmedizinischen Aspekten, spielt für die Therapie

Tab. E40. Differentialdiagnose der Enteritis

Idiopathisch		Morbus Crohn
		Colitis ulcerosa
Infektiös		
	Bakterien	Campylobacter jejuni
		Yersinia enterocolitica
		Salmonella-Species
		Shigella-Species
		Mycobacterium tuberculosis
		Neisseria gonorrhoea
		Treponema pallidum
		Staphylococcus aureus
		Escherichia coli
		Brucella melitensis
		Chlamydia trachomatis
		Aeromonas hydrophila
		Vibrio parahaemolyticus
		Plesiomonas shigelloides
	Viren	Coxsackie
		Ebstein-Barr
		Zytomegalie
		Herpes simplex
	Protozoen	Entamoeba histolytica
		Schistosoma mansoni
		Balantidium coli
		Strongyloides stercoralis
		Cryptosporidium
		Giardia lamblia
		Isospora belli
		Leishmania donovani
	Pilze	Histoplasmose
		Candidose
		Aktinomykose
Antibiotikaassoziierte Kolitis, pseudomembranöse Kolitis		
Medikamenteninduzierte Enterokolitis		Nichtsteroidale antiinflammatorische Medikamente
		Cyclosporin
		Klysmen
		Laxanzien
		Sulfasalazin
		Penicillamin
		Gold
		Methyldopa
Weitere Erkrankungen		Strahlenenteritis
		Ischämische Kolitis
		Diversionskolitis
		Mikroskopische Kolitis
		Morbus Behçet
		Eosinophile Enterokolitis
		Divertikulitis
		Solitäres Ulkus des Rektums
		Appendizitis
		Intestinales Lymphom
		Systemische Vaskulitiden (Schoenlein-Henoch-Purpura)
		Kolonkarzinom
		Meckel-Divertikel
		Karzinoid
		Morbus Whipple
		Idiopathische thrombozytopenische Purpura
		Thrombotisch-thrombozytopenische Purpura
		Gastrointestinale Lymphome
		Immunproliferative Erkrankungen
		Amyloidose

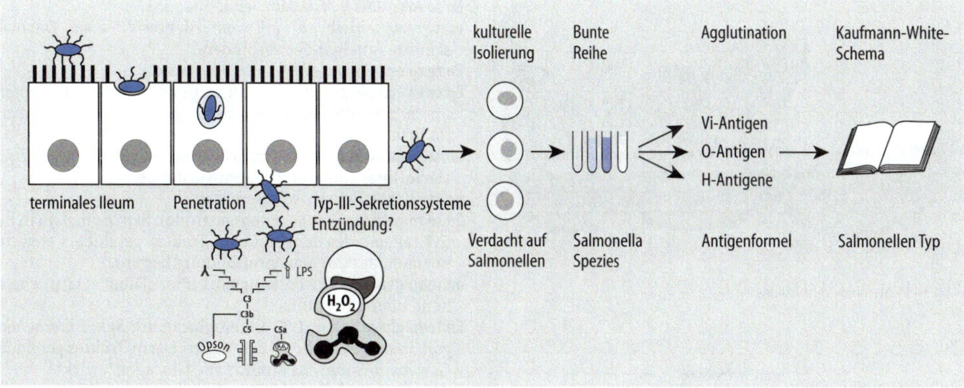

Abb. E41. Pathogenese und Diagnose der Salmonellenenteritis

aber keine Rolle; **Therapie**: meist empfindlich für Ampicillin*, Mezlocillin*, Ceftriaxon*, Chloramphenicol*, Cotrimoxazol*, Ciprofloxacin*

Entero-, entero- *präf.*: Wortelement mit der Bedeutung „Darm/Eingeweide"

En|te|ro|a|nas|to|mo|se *f* (Ⓔ enteroanastomosis): ***Syn***: *Darmanastomose, Enteroenterostomie, Enterostomie*; operative Verbindung von zwei oder mehreren Darmabschnitten; die Verbindung kann als End-zu-End-, End-zu-Seit- oder Seit-zu-Seit-Anastomose* erfolgen

antiperistaltische Enteroanastomose (Ⓔ antiperistaltic anastomosis): ***Syn***: *antiperistaltische Anastomose, antiperistaltische Enterostomie*; Darmanastomose mit Umkehr der Peristaltik* zur Verlangsamung der Speisebreipassage

isoperistaltische Enteroanastomose (Ⓔ isoperistaltic anastomosis): ***Syn***: *isoperistaltische Anastomose, isoperistaltische Enterostomie*; Darmanastomose mit normaler Ausrichtung der Peristaltik*

En|te|ro|bac|ter *m* (Ⓔ Enterobacter): gramnegative, peritrich begeißelte Bakterien; **Enterobacter agglomerans** und **Enterobacter cloacae** treten als Erreger von nosokomialen Infektionen [Harnwegs-, Atemwegs-, Wundinfekten, Sepsis* oder Meningitis*] auf; *s.a. Enterobacteriaceae*

En|te|ro|bac|te|ri|a|ceae *pl* (Ⓔ Enterobacteriaceae): ***Syn***: *Enterobakterien*; gramnegative, fakultativ anaerobe Familie von Darmbakterien, zu der u.a. Salmonella*, Shigella* und Enterobacter* gehören; einige Arten gehören zur physiologischen Darmflora [z.B. Escherichia] und wirken nur nach Verschleppung pathogen, andere Arten, z.B. Yersinia* oder Salmonella*, sind obligat pathogen

En|te|ro|bak|te|ri|en *pl* (Ⓔ enteric bacteria): ursprünglich Bezeichnung für alle physiologisch im Darm vorkommende Bakterien; heute meist gleichgesetzt mit Enterobacteriaceae*

En|te|ro|bi|a|sis *f, pl* **-ses** (Ⓔ enterobiasis): ***Syn***: *Enterobiusinfektion, Madenwurminfektion, Madenwurmbefall, Enterobiose, Oxyuriasis*; Befall und Erkrankung durch Enterobius* vermicularis; klinische Symptome sind Stuhldrang, Afterjucken, nervöse Störungen; selten Entwicklung einer Appendicitis* helminthica; **Diagnose**: Erregernachweis im Stuhl oder Eiernachweis auf der Afterhaut [Klebestreifenmethode]; **Therapie**: Mebendazol* [*Abb. E43*]

en|te|ro|bi|li|är *adj* (Ⓔ enterobiliary): Dünndarm/Enteron und Gallenwege betreffend

En|te|ro|bi|o|se *f*: →*Enterobiasis*

En|te|ro|bi|us|in|fek|ti|on *f*: →*Enterobiasis*

En|te|ro|bi|us ver|mi|cu|la|ris *m* (Ⓔ Enterobius vermicularis): ***Syn***: *Madenwurm, Oxyuris vermicularis*; im unteren Dünndarm und Dickdarm vorkommender parasitischer Wurm; Erreger der Enterobiasis*; die Weibchen wandern nachts zum Anus, legen ihre Eier ab und gehen zugrunde [*Abb. E44*]

En|te|ro|ce|le *f*: →*Enterozele*

Tab. E42. Enterobacteriaceae. Species und Krankheiten

Arten	Krankheiten
Escherichia coli (fakultativ pathogen)	Sepsis Harnwegsinfektionen Meningitis Wundinfektionen Peritonitis Cholecystitis/Cholangitis
EPEC	Säuglingsenteritis
EAggEC	Persistierende Enteritis (Kinder)
ETEC	Reisediarrhoe
EIEC	Ruhrartige Enterokolitis
EHEC	Enteritis hämorrhagische Kolitis hämolytisch-urämisches Syndrom thrombotisch-thrombozytopenische Purpura
Klebsiellen (Klebsiella pneumoniae)	Pneumonie, Atemwegsinfektinen Sepsis Harnwegsinfektionen
Klebsiella ozaenae	Stinknase (Ozaena)
Klebsiella rhinoscleromatis	Rhinosklerom
Proteus mirabilis	Harnwegsinfektionen
Proteus vulgaris	Sepsis Wundinfektionen
Enterobacter cloacae	Atemwegsinfektionen
Enterobacter agglomerans	Sepsis Harnwegsinfektionen Wundinfektionen
Serratia marescens	Atemwegsinfektionen Sepsis Harnwegsinfektionen Wundinfektionen
Salmonella typhi	Typhus
Salmonella paratyphi (A, B, C)	Paratyphus
Salmonella enteritidis	Gastroenteritis
Salmonella typhimurium (und weitere ca. 2400 Enteritis-Salmonellen)	Sepsis Abszesse
Shigella dysenteriae	Ruhr
Shigella flexneri	
Shigella boydii	
Shigella sonnei	
Yersinia enterocolitica	Enterokolitis, Infektarthritis
Yersinia pseudotuberculosis	Pseudoappendizitis, Infektarthritis
Yersinia pestis	Pest

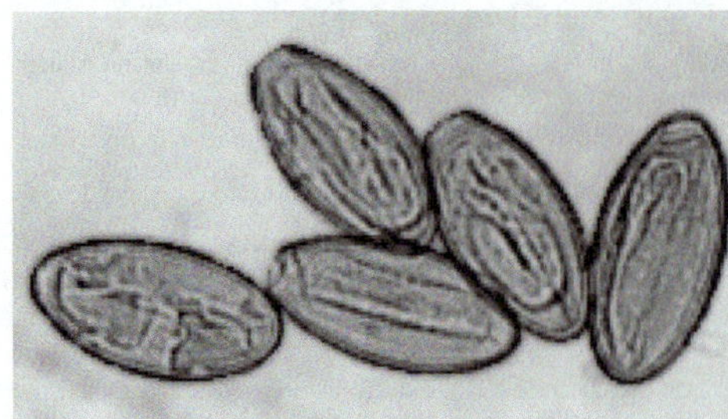

Abb. E43. Enterobius vermicularis

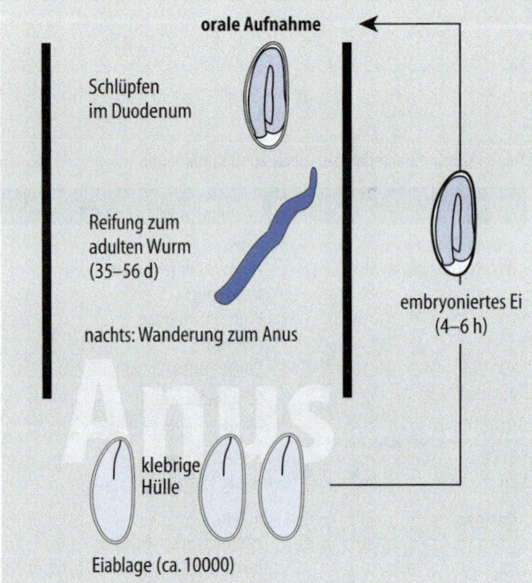

Abb. E44. Pathogenese der Enterobiasis

Enterocele vaginalis posterior (Ⓔ douglascele): ***Syn***: *Douglasozele, Douglas-Hernie*; Hernie* in den Douglas*-Raum; **ätiologisch** spielen Beckenbodeninsuffizienz, Geburtstrauma, Bindegewebsschwäche eine Rolle; die meisten Hernien sind **klinisch** stumm oder verursachen unspezifische Unterbauchbeschwerden

En|te|ro|chol|e|zys|to|to|mie *f* (Ⓔ enterocholecystotomy): operative Eröffnung von Darm und Gallenblase*

en|te|ro|chrom|af|fin *adj* (Ⓔ enterochromaffin): Bezeichnung für chromaffine Zellen des Magen-Darm-Traktes

En|te|ro|coc|cus *m, pl* **-coc|ci** (Ⓔ enterococcus): ***Syn***: *Enterokokkus, Enterokokke*; Gattung grampositiver, kokkenförmiger Darmbakterien; **Enterococcus faecalis** und **Enterococcus faecium** spielen als nosokomiale Erreger von Infektionen abwehrgeschwächter Patienten eine Rolle; v.a. die Vancomycinresistenz vieler Enterococcus faecium-Stämme ist ein Problem; Enterokokken sind empfindlich gegenüber Aminopenicillinen*, Ureidopenicillinen* und Glykopeptiden*

Tab. E45. Enterococcus. Species und Krankheiten

Arten	Krankheiten
Enterococcus faecalis, Enterococcus faecium	Sepsis Endokarditis Harnwegsinfektionen Peritonitis Cholezystitis, Cholangitis Weichteilinfektionen Wundinfektionen (Brandwunden) katheterassoziierte Infektionen

En|te|ro|co|li|tis *f, pl* **-ti|den**: *→Enterokolitis*

en|te|ro|en|te|risch *adj* (Ⓔ enteroenteric): zwei Darmabschnitte miteinander verbindend

En|te|ro|en|te|ro|sto|mie *f*: *→Enteroanastomose*

En|te|ro|e|pi|plo|ze|le *f* (Ⓔ enteroepiplocele): ***Syn***: *Darmnetzbruch, Enterepiplozele*; Hernie* mit Darmnetz [Omentum] im Bruchsack

en|te|ro|gas|tral *adj* (Ⓔ enterogastric): ***Syn***: *enterogastrisch*; Darm/Intestinum und Magen/Gaster betreffend

en|te|ro|gas|trisch *adj*: *→enterogastral*

En|te|ro|gas|tron *nt* (Ⓔ enterogastrone): ***Syn***: *Anthelon*; in den EC-Zellen* des Magen-Darm-Traktes gebildetes Gewebehormon, das die Magensaftbildung hemmt

en|te|ro|gen *adj* (Ⓔ enterogenous): im (Dünn-)Darm entstehend oder entstanden

En|te|ro|glu|ca|gon *nt* (Ⓔ enteroglucagon): ***Syn***: *Enteroglukagon*; in den EC-Zellen* des Magen-Darm-Traktes gebildetes Gewebehormon, das ähnlich wie Glucagon* wirkt

Enteroglucagon-Zellen *pl* (Ⓔ enteroglucagon-producing cells): ***Syn***: *L-Zellen, Enteroglukagon-Zellen*; Enteroglucagon-bildende Zellen der Magen- und Darmschleimhaut

Enteroglukagon-Zellen *pl*: *→Enteroglucagon-Zellen*

En|te|ro|gra|phie *f* (Ⓔ enterography): ***Syn***: *Enterografie*; Aufzeichnung der Darmbewegungen

en|te|ro|he|pa|tisch *adj* (Ⓔ enterohepatic): Darm/Intestinum und Leber/Hepar betreffend

En|te|ro|he|pa|ti|tis *f, pl* **-ti|ti|den** (Ⓔ enterohepatitis): Entzündung von Leber und Darm

en|te|ro|he|pa|ti|tisch *adj* (Ⓔ enterohepatitic): Enterohepatitis betreffend, von ihr betroffen oder gekennzeichnet

En|te|ro|he|pa|to|ze|le *f* (Ⓔ enterohepatocele): Nabelbruch* mit Leber und Darmteilen im Bruchsack

En|te|ro|hor|mo|ne *pl* (Ⓔ gastrointestinal hormones): in der Darmschleimhaut gebildete Gewebehormone

En|te|ro|hy|dro|ze|le *f* (Ⓔ enterohydrocele): kombinierte Enterozele* und Hydrozele*

En|te|ro|ki|na|se *f*: *→Enteropeptidase*

En|te|ro|ki|ne|se *f*: *→Peristaltik*

en|te|ro|ki|ne|tisch *adj*: *→peristaltisch*

En|te|ro|klys|ma *nt* (Ⓔ enteroclysis): ***Syn***: *Dünndarmeinlauf*; hoher Einlauf über einen eingeschobenen Gummischlauch

En|te|ro|kok|ke *f*: *→Enterococcus*

En|te|ro|kok|kus *m, pl* **-ken**: *→Enterococcus*

En|te|ro|ko|lek|to|mie *f* (Ⓔ enterocolectomy): operative Teilentfernung von Dünndarm und Kolon, z.B. terminales Ileum und Zäkum

en|te|ro|ko|lisch *adj* (Ⓔ enterocolic): Dünndarm/Intestinum tenue und Kolon betreffend

En|te|ro|ko|li|tis *f, pl* **-ti|den** (Ⓔ enterocolitis): ***Syn***: *Enterocolitis*; Schleimhautentzündung von Dünn- und Dickdarm; *s.a. Enteritis, Kolitis*

postantibiotische Enterokolitis (Ⓔ antibiotic-associated enterocolitis): ***Syn***: *Antibiotika-assoziierte Kolitis, Antibiotika-assoziierte Colitis, pseudomembranöse Kolitis, Colitis pseudomembranacea*; nach Antibiotikaeinnahme [Clindamycin, Lincomycin, Tetracycline, Ampicillin, Erythromycin, Penicillin, Neomycin, Metronidazol, Aminoglykoside] auftretende pseudomembranöse (Dick-)Darmentzündung; am häufigsten durch Clostridium* difficile, selten durch Viren; es finden sich Schleimhauterosionen, die mit Pseudomembranen aus Fibrin, Schleim und Granulozyten bedeckt sind

pseudomembranöse Enterokolitis: *→Antibiotika-assoziierte Kolitis*

en|te|ro|ko|li|tisch *adj* (Ⓔ enterocolitic): Enterokolitis betreffend, von ihr betroffen oder gekennzeichnet

En|te|ro|ko|lo|sto|mie *f* (Ⓔ enterocolostomy): ***Syn***: *Dünndarm-Dickdarm-Fistel, Dünndarm-Dickdarm-Anastomose*; operative Verbindung von Dünndarm und Dickdarm

en|te|ro|ku|tan *adj* (Ⓔ enterocutaneous): Darm/Intestinum und Haut betreffend oder verbindend

En|te|ro|kys|tom *nt*: *→Enterozyste*

En|te|ro|lith *m* (Ⓔ enterolith): ***Syn***: *Darmstein, Darmkonkrement*; durch Verkrustung von Kotsteinen* entstandenes Konkrement im Darm; meist asymptomatisch

En|te|ro|li|thi|a|sis *f, pl* **-ses** (Ⓔ enterolithiasis): meist asymptomatisches Vorkommen von Kotsteinen

En|te|ro|ly|se *f* (Ⓔ enterolysis): *Syn*: *Darmlösung*; operative Lösung von Darmverwachsungen

En|te|ro|me|ga|lie *f* (Ⓔ enteromegaly): *Syn*: *Megaenteron*; angeborene oder erworbene Darmvergrößerung; *s.a. Megakolon*

En|te|ro|my|ko|se *f* (Ⓔ enteromycosis): *Syn*: *Darmmykose*; Pilzerkrankung der Darmschleimhaut

En|te|ron *nt*: *→ Dünndarm*

En|te|ro|pa|ra|ly|se *f*: *→ Darmlähmung*

En|te|ro|pa|re|se *f*: *→ Darmlähmung*

En|te|ro|pa|thie *f* (Ⓔ enteropathy): *Syn*: *Enteropathia*; (nichtentzündliche) Darmerkrankung

eiweißverlierende Enteropathie: *→ exsudative Enteropathie*

exsudative Enteropathie (Ⓔ exudative enteropathy): *Syn*: *exsudative Gastroenteropathie, eiweißverlierende Enteropathie/Gastroenteropathie, Gordon-Syndrom, Eiweißverlustsyndrom*; ätiologisch ungeklärte Erkrankung mit meist massiver Eiweißausscheidung in den Magen-Darm-Trakt; ist keine eigenständige Erkrankung, sondern ein Symptom oder eine Komplikation anderer Krankheiten, wie z.B. Morbus* Crohn, Colitis* ulcerosa, Dünndarmdivertikulose, Dickdarmpolypose; der Eiweißverlust führt zu einem Eiweißmangel* und u.U. zur Ausbildung eines Eiweißmangelsyndroms*

glutenbedingte Enteropathie: *→ Zöliakie*

En|te|ro|pep|ti|da|se *f* (Ⓔ enteropeptidase): *Syn*: *Enterokinase*; von der Darmschleimhaut gebildete Protease*, die Trypsinogen* in Trypsin* umwandelt

En|te|ro|pe|xie *f* (Ⓔ enteropexy): operative Darmanheftung, z.B. bei Enteroptose* oder mobilem Kolon

En|te|ro|plas|tik *f* (Ⓔ enteroplasty): *Syn*: *Darmplastik*; plastische Darmoperation

En|te|ro|pto|se *f* (Ⓔ enteroptosis): *Syn*: *Darmsenkung, Viszeroptose, Splanchnoptose, Eingeweidesenkung*; angeborene oder erworbene Senkung der Baucheingeweide; klinisch auffällig sind eine chronische Obstipation* und Rücken- oder Kreuzschmerzen beim Stehen

en|te|ro|re|nal *adj* (Ⓔ enterorenal): *Syn*: *intestinorenal*; Darm/Intestinum und Niere(n)/Ren(es) betreffend oder verbindend

en|te|ro|re|zep|tiv *adj*: *→ enterozeptiv*

En|te|ror|rha|gie *f* (Ⓔ enterorrhagia): *Syn*: *Darmblutung*; Blutung in das Darmlumen; *s.a. Magen-Darm-Blutung*

En|te|ror|rha|phie *f* (Ⓔ enterorrhaphy): *Syn*: *Darmnaht*; Naht der Darmwand nach operativer oder traumatischer Darmeröffnung

En|te|ror|rhe|xis *f* (Ⓔ enterorrhexis): Darmriss, Darmruptur

En|te|ro|sep|sis *f* (Ⓔ enterosepsis): den Darmkanal betreffende oder aus dem Darmkanal entstehende Sepsis*

en|te|ro|sep|tisch *adj* (Ⓔ enteroseptic): Enterosepsis betreffend, von ihr betroffen oder gekennzeichnet, durch sie bedingt

En|te|ro|skop *nt* (Ⓔ enteroscope): *Syn*: *Darmendoskop*; spezielles Endoskop* zur Darmspiegelung

En|te|ro|sko|pie *f* (Ⓔ enteroscopy): *Syn*: *Darmspiegelung*; endoskopische Untersuchung des Darms

En|te|ro|spas|mus *m* (Ⓔ enterospasm): *Syn*: *Darmkrampf*; Krampf der Darmmuskulatur

En|te|ro|ste|no|se *f* (Ⓔ enterostenosis): *Syn*: *Darmverengung, Darmstenose*; angeborene [Darmatresie*] oder erworbene [Tumoren, Verwachsungsstränge, Fremdkörper] Einengung der Darmlichtung mit Behinderung der Darmpassage und evtl. Entwicklung eines Darmverschlusses [Ileus*]; **Therapie**: Resektion des atretischen Abschnitts und End-zu-End-Anastomose; ansonsten je nach Ursache

En|te|ro|sto|mie *f* (Ⓔ **1.** enterostomy **2.** enteroanastomosis): **1.** operative (Dünn-)Darmausleitung, Anlegen einer äußeren Darmfistel **2.** *→ Enteroanastomose*

antiperistaltische Enterostomie (Ⓔ antiperistaltic enterostomy): *Syn*: *antiperistaltische Anastomose, antiperistaltische Enteroanastomose*; Darmanastomose mit Umkehr der Peristaltik* zur Verlangsamung der Speisebreipassage

isoperistaltische Enterostomie (Ⓔ isoperistaltic enterostomy): *Syn*: *isoperistaltische Anastomose, isoperistaltische Enteroanastomose*; Darmanastomose mit normaler Ausrichtung der Peristaltik*

En|te|ro|to|mie *f* (Ⓔ enterotomy): *Syn*: *Darmschnitt, Darmeröffnung*; operative Eröffnung des Gastrointestinaltraktes aus diagnostischen oder therapeutischen Gründen

En|te|ro|to|x|ä|mie *f*: *→ Enterotoxinämie*

en|te|ro|to|xi|gen *adj* (Ⓔ enterotoxigenic): Enterotoxin bildend

En|te|ro|to|xin|ä|mie *f* (Ⓔ enterotoxemia): *Syn*: *Enterotoxämie*; Vorkommen von Enterotoxinen im Blut

En|te|ro|to|xi|ne *pl* (Ⓔ enterotoxins): auf den Darm einwirkende Bakteriengifte; spielen eine wesentliche Rolle bei der Entstehung vieler Darmerkrankungen, wie z.B. Nahrungsmittelvergiftungen

en|te|ro|to|xisch *adj* (Ⓔ enterotoxic): Enterotoxin betreffend oder enthaltend

en|te|ro|trop *adj* (Ⓔ enterotropic): mit besonderer Affinität zum Darm

en|te|ro|va|gi|nal *adj* (Ⓔ enterovaginal): Darm/Intestinum und Scheide/Vagina betreffend oder verbindend

en|te|ro|ve|si|kal *adj* (Ⓔ enterovesical): Darm/Intestinum und Harnblase/Vesica urinaria betreffend oder verbindend

en|te|ro|vi|ral *adj* (Ⓔ enteroviral): Enteroviren betreffend, durch Enteroviren verursacht

En|te|ro|vi|rus *nt, pl* **-ren** (Ⓔ enterovirus): *Syn*: *Darmvirus*; Genus säurestabiler RNA-Viren, die zur Familie der Picornaviridae* gehören; umfasst Polioviren, Coxsackieviren, ECHO-Viren, Enteroviren Typ 68–71 und Hepatitis A-Virus [Enterovirus Typ 72]

Enteroviren Typ 68-71 (Ⓔ enterovirus 68-71): verursachen überwiegend asymptomatische Infektionen; können aber als Erreger von Bronchiolitis und Pneumonie [Typ 68], akuter hämorrhagischer Konjunktivitis [Typ 70], Meningitis [Typ 71], Meningoenzephalitis [Typ 70, 71] und Hand-, Fuß, und Mundkrankheit [Typ 71] in Erscheinung treten

Enterovirus Typ 72: veraltet für *→ Hepatitis-A-Virus*

En|te|ro|ze|le *f* (Ⓔ enterocele): *Syn*: *Darmbruch, Enterocele*; Hernie* mit Darmteilen im Bruchsack

En|te|ro|zen|te|se *f* (Ⓔ enterocentesis): *Syn*: *Darmpunktion*; Punktion des (Dünn-)Darms; selten durchgeführt

en|te|ro|zep|tiv *adj* (Ⓔ interoceptive): *Syn*: *interozeptiv, interorezeptiv, enterorezeptiv*; innere/körpereigene Reize aufnehmend

En|te|ro|zo|on *nt, pl* **-zoa, -zo|en** (Ⓔ enterozoon): tierischer Darmparasit

En|te|ro|zys|te *f* (Ⓔ enterocyst): *Syn*: *enterogene Zyste, Dottergangszyste, Enterozystom, Enterokystom*; angeborene Zyste als Rest des Dottergangs [Ductus omphaloentericus]

En|te|ro|zys|tom *nt*: *→ Enterozyste*

En|te|ro|zys|to|ze|le *f* (Ⓔ enterocystocele): Hernie* mit Blasenteilen im Bruchsack

Ent|fie|be|rung *f* (Ⓔ defervescence): *Syn*: *Deferveszenz*; langsame Enfieberung wird als **lytische Deferveszenz** bezeichnet, schnelle als **kritische Deferveszenz**

Ent|frem|dung *f* (Ⓔ alienation): *Syn*: *Alienation*; das Fremdwerden mit der eigenen Person, der Umgebung, Familie, Gesellschaft usw.; oft mit Depersonalisation gleichgesetzt

Ent|frem|dungs|er|schei|nung *f* (Ⓔ depersonalization): *Syn*: *Depersonalisation*; Gefühl der Fremdheit der eigenen Person oder des eigenen Körpers; oft entsteht gleichzeitig auch das Gefühl, dass die Umwelt fremd oder nicht real ist; tritt häufig bei Depressionen und Neurosen auf

Ent|frem|dungs|psy|cho|se *f* (Ⓔ depersonalisation psychosis): zu den zykloiden Psychosen* gehörende Erkrankung mit (zahlreichen) Entfremdungserlebnissen

Ent|gif|tung *f* (Ⓔ detoxication): *Syn*: *Detoxikation, Desintoxikation*; meist im Sinne von Entgiftung des Körpers von Suchtmitteln, d.h. Entzug, verwendet

Ent|he|si|o|pa|thie *f* (Ⓔ enthesopathy): *Syn*: *Insertionstendopathie, Enthesopathie*; Erkrankung der Muskelansatzsehne

Ent|he|so|pa|thie *f*: *→ Enthesiopathie*

Ent|hir|nung *f*: *→ Dezerebration*

Ent|hir|nungs|star|re *f*: *→ Dezerebrationsstarre*

Ent|i|o|ni|sie|rung *f* (Ⓔ deionization): *Syn*: *Deionisierung*; Entfernung von Ionen, z.B aus Wasser

Ent|kei|mung *f.*: *→Desinfektion*

Ent|las|tungs|blu|tung *f* (Ⓔ decompression hemorrhage): Bezeichnung für eine Diapedeseblutung* im Rahmen einer Entlastungshyperämie*

Ent|las|tungs|de|pres|si|on *f* (Ⓔ post-stress depression): depressive Verstimmung nach Abschluss einer starken körperlichen, emotionalen oder geistigen Belastung, z.B. nach Examen oder nach Versetzung in den Ruhestand [**Pensionärskrankheit**]

Ent|las|tungs|hy|per|ä|mie *f* (Ⓔ decompression hyperemia): reaktive Hyperämie* nach Wegfall einer örtlichen Zirkulationsbehinderung

E

Ent|las|tungs|syn|drom *nt* (Ⓔ post-stress disorder): Kreislaufstörungen bei plötzlicher körperlicher Entlastung; *s.a. Entlastungsdepression*

Ent|mar|kung *f* (Ⓔ demyelination): *Syn*: *Demyelinisation, Demyelinisierung*; Myelinverlust der Nervenscheide; *s.a. Entmarkungskrankheiten*

Ent|mar|kungs|krank|hei|ten *pl* (Ⓔ demyelinating diseases): Oberbegriff für Erkrankungen des Zentralnervensystems mit Zerstörung von Markscheiden, z.B. multiple Sklerose*, metachromatische Leukodystrophie*

Ento-, ento- *präf.*: Wortelement mit der Bedeutung „innen/innerhalb"

En|to|blast *m*: *→Entoderm*

En|to|derm *nt* (Ⓔ entoderm): inneres Keimblatt, von dem sich u.a. die Epithelien des Verdauungs- und Respirationstraktes ableiten

en|to|der|mal *adj* (Ⓔ entodermal): inneres Keimblatt/Entoderm betreffend, vom Entoderm abstammend

En|to|mo|lo|gie *f* (Ⓔ entomology): Insektenkunde; Teilgebiet der Biologie

en|to|mo|phob *adj* (Ⓔ entomophobic): Insektenangst/Entomophobie betreffend, durch sie gekennzeichnet

En|to|mo|pho|bie *f* (Ⓔ entomophobia): *Syn*: *Insektenangst*; krankhafte Angst vor Insekten

Entomophthora-Mykose *f*: *→Entomophthorose*

Entomophthora-Phykomykose *f*: *→Entomophthorose*

En|to|moph|tho|ro|se *f* (Ⓔ entomophthoromycosis): *Syn*: *Entomophthora-Mykose, Entomophthora-Phykomykose*; in den Tropen [Zentralafrika, Indonesien] vorkommende Mykose* durch verschiedene Schimmelpilze [Basidiobolus*, Conodiobolus]; i.d.R. Ausbildung subkutaner, nasaler oder pulmonaler Granulome

En|to|plas|ma *nt* (Ⓔ entoplasm): vom Ektoplasma* umgebener innerer Teil des Protoplasmas*

ent|op|tisch *adj* (Ⓔ entoptic): im Augeninnern (entstanden oder liegend)

Ent|op|to|skop *nt* (Ⓔ entoptoscope): Gerät zur Entoptoskopie*

Ent|op|to|sko|pie *f* (Ⓔ entoptoscopy): Untersuchung der Transparenz der brechenden Medien des Auges

ent|o|tisch *adj* (Ⓔ entotic): im Ohr (entstanden oder liegend)

En|to|zo|on *nt, pl* **-zo|a, -zo|en** (Ⓔ entozoon): tierischer Endoparasit*

ENTP *Abk.*: erregendes Nervenendpotential

En|tro|pi|on *nt, pl* **-pia, -pi|en**: *→Entropium*

En|tro|pi|um *nt* (Ⓔ entropion): *Syn*: *Entropion*; Einwärtsstülpung des freien Lidrandes; die häufigste Form, das **senile Entropium**, kommt meist als Altersveränderung am Unterlid vor; am Oberlid findet man häufiger Ektropien durch Narben [**Narbenentropium**] nach Trachoma* oder Verletzung; alle Formen können durch Schleifen der Wimpern auf der Hornhaut zu Schäden [Erosion, Ulkus] führen und müssen operativ korrigiert werden

Entropium cicatriceum (Ⓔ cicatricial entropion): Narbenentropium; *s.u. Entropium*

Entropium senile (Ⓔ senile entropion): seniles Entropium; *s.u. Entropium*

Entropium spasticum (Ⓔ spastic entropion): seniles Entropium; *s.u. Entropium*

Ent|schä|di|gungs|neu|ro|se *f* (Ⓔ compensation neurosis): *Syn*: *Unfallneurose, Rentenbegehren, Rentensucht, Rententendenz, tendenziöse Unfallreaktion*; Begehrensneurose* mit hartnäckigem Streben nach einer Rente als Entschädigung für eine Krankheit oder eine Verletzung nach einem Unfall; je schwerer die Verletzung, desto geringer die Tendenz eine Begehrensneurose zu entwickeln

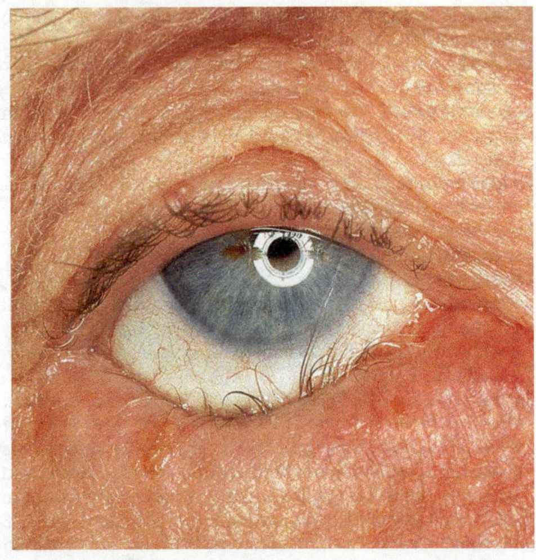

Abb. E46. Entropium senile

Ent|schla|ckung *f* (Ⓔ purge): Bezeichnung für die gezielte Ausscheidung von im Körper abgelagerten Zwischen- und Endprodukten des Stoffwechsels, z.B. durch Fasten, Rohkost, Ernährungstherapien [Schroth-Kur, Molkekur], körperliche Bewegung, Tees, Schwitzpackungen, Sauna, Moor-, Fangobäder usw.

Ent|seu|chung *f*: *→Desinfektion*

Ent|span|nungs|a|tel|ek|ta|se *f* (Ⓔ relaxation atelectasis): *s.u. Atelektase*

Ent|span|nungs|pha|se *f* (Ⓔ relaxation period): *s.u. Herzzyklus*

Ent|span|nungs|tech|nik *f* (Ⓔ relaxation technique): *Syn*: *Entspannungsverfahren, Entspannungstherapie*; Oberbegriff für alle Techniken, die sich auf die Lösung von körperlichen und/oder psychischen Verspannungen konzentrieren; dazu gehören u.a. Yoga, autogenes Training, Biofeedback, Atemübungen, Hypnose, Meditation

Ent|span|nungs|the|ra|pie *f*: *→Entspannungstechnik*

Ent|span|nungs|ver|fah|ren *f*: *→Entspannungstechnik*

Ent|weib|li|chung *f* (Ⓔ defeminization): *Syn*: *Defeminisierung*; Verlust der weiblichen Merkmale und Entwicklung körperlicher und seelischer Merkmale des männlichen Geschlechts; *s.a. Virilisierung*

Ent|we|sung *f* (Ⓔ disinfestation): *Syn*: *Desinfestation*; Abtötung oder Inaktivierung von Parasiten

Ent|wick|lungs|ak|ze|le|ra|ti|on *f* (Ⓔ acceleration): *Syn*: *Akzeleration*; beschleunigtes und vermehrtes Längenwachstum in den Entwicklungsländern

Ent|wick|lungs|neu|ro|lo|gie *f* (Ⓔ developmental neurology): Teilgebiet der Neurologie*, das sich mit den Veränderungen von Gehirn und Nervensystem während der Fruchtentwicklung und im Kindes- und Jugendalter befasst

Ent|wick|lungs|psy|cho|lo|gie *f* (Ⓔ developmental psychology): Teilgebiet der Psychologie*, das sich mit der seelischen Entwicklung, insbesondere im Kindes- und Jugendalter, befasst

Ent|wöh|nung *f* (Ⓔ **1.** weaning **2.** withdrawal): **1.** Abstillen **2.** *s.u. Entziehung*

Ent|wur|ze|lungs|de|pres|si|on *f* (Ⓔ uprooting depression): reaktive Depression bei einschneidenden Veränderungen, wie z.B. Deportation, Zwangsinternierung

Ent|zie|hung *f* (Ⓔ withdrawal): kontrollierter Entzug von Suchtmitteln mit dem Ziel des Abbaus der körperlichen und/oder psychischen Abhängigkeit; erfolgt i.d.R. als **Entziehungskur** unter ärztlicher Aufsicht oder in einer speziellen Klinik; im ersten Schritt wird das Suchtmittel [langsam] abgesetzt [**Entgiftung**], wobei die Entwicklung eines Entzugssyndrom* möglich ist; genauso wichtig wie Entgiftung ist aber die **Entwöhnung**, deren Ziel es ist, den Patienten und seinen Körper aus den alten Gewohnheiten und Verhaltensmustern zu lösen und ihm den Aufbau eines drogenfreien Lebens zu ermöglichen; in dieser Phase spielt die Betreuung durch Sozialarbeiter und Drogenberater eine wesentlich größere Rolle als die durch Ärzte

Ent|zie|hungs|er|schei|nun|gen *pl*: *→Entzugssyndrom 1.*

Ent|zie|hungs|kur *f* (Ⓔ withdrawal treatment): *s.u. Entziehung*

Ent|zie|hungs|syn|drom *nt*: *→Entzugssyndrom 1.*

Ent|zü|gel|lungs|hoch|druck *m* (Ⓔ neurogenic hypertension): *Syn*: *neurogener Hochdruck, neurogene Hypertonie*; Bluthochdruck und Tachykardie* bei Ausfall der nervalen Regulationsmechanismen, z.B. bei Polyneuritis, Schädigung der Pressorezeptoren, Schädelbasisfraktur

Ent|zugs|an|fäl|le *pl* (Ⓔ withdrawal seizure): *s.u. Essay Epilepsie S. 617*

Ent|zugs|blu|tung *f* (Ⓔ hormone-withdrawal bleeding): *Syn*: *Hormonentzugsblutung*; nach Absetzen von Hormonen [Östrogene] einsetzende Blutung aus der Gebärmutterschleimhaut; im Prinzip auch die Ursache der physiologischen Monatsblutung

Ent|zugs|de|lir *nt*: *→Entzugssyndrom 1.*

Ent|zugs|ef|fekt *m*: *→Entzugsyndrom*

Ent|zugs|er|schei|nun|gen *pl*: *→Entzugssyndrom 1.*

Ent|zugs|syn|drom *nt* (Ⓔ **1.–2.** withdrawal syndrome): **1.** *Syn*: *Entzugserscheinungen, Entzugsdelir, Entziehungserscheinungen, Entziehungssyndrom, Abstinenzsyndrom, Abstinenzerscheinungen, Delirium tremens*; Bezeichnung für die beim Entzug eines Suchtmittels auftretende körperliche Symptomatik, deren Ausprägung vom Suchtmittel und dem Allgemeinzustand des Patienten abhängt; i.d.R. kommt es zu Kopfschmerzen, Schwitzen, Kreislaufbeschwerden, Hitzewallungen, Unruhe, Schlafstörungen usw.; in Extremfällen kann es zu Delir oder akuten Psychosen [Alkoholentzug], schweren Depressionen und Selbstmordgefährdung kommen **2.** *→Entzugsyndrom*

Ent|zug|syn|drom *nt* (Ⓔ steal phenomenon): *Syn*: *Anzapfsyndrom, Entzugseffekt, Steal-Effekt, Steal-Phänomen*; durch Umleitung oder Ableitung von Blut hervorgerufene Symptomatik; kann z.B. auf einer Stenose, einem Verschluss, einer Anastomose oder einem Kollateralkreislauf beruhen; *s.a. Subclavian-steal-Syndrom, diastolisches Aortenanzapfsyndrom*

Ent|zün|dung *f* (Ⓔ inflammation): *Syn*: *Inflammatio*; durch die klassischen **Entzündungszeichen** Rötung [Rubor], Schwellung [Tumor], Wärme [Calor] und Schmerz [Dolor] charakterisierte Reaktion des Körpers auf schädigende Reize; nach dem zeitlichen Verlauf kann man **perakute** [Stunden], **akute** [Tage], **subakute** [Wochen] und **chronische Entzündung** [Monate, Jahre] unterscheiden, wobei chronische Entzündungen primär oder sekundär chronisch verlaufen können; histologisch lassen sich **alterative, exsudative** und **proliferative Entzündung** abgrenzen; oft wird aber auch eine Einteilung nach der Ursache [Bakterien, Viren, Pilze, chemische oder physikalische Noxen, Trauma] bevorzugt

die **akute Entzündungsreaktion** besteht aus drei Schritten: **1.** (lokale) **Schädigung** [Alteration] durch Noxen **2.** lokale **Kreislaufstörung** durch die Alteration der Zellen oder Gewebe führt in der 1. Minute zu einer Blässe durch [neurogene und über Adrenalin vermittelte] Konstriktion der Arterien; nach 1–2 Minuten kommt es zu Hyperämie [Rötung, Erwärmung] durch Dilatation der Gefäße; das Zentrum der Läsion ist dunkelrot [langsamer Blutstrom], die Peripherie hellrot [schneller Blutstrom] **3. Permeabilitätsstörung**, die durch Entzündungsmediatoren, wie z.B. Histamin, Bradykinin, Prostaglandine, ausgelöst wird; zuerst kommt es in der 3.–15. Minute zu Gefäßschwellung, Venendilatation und Auseinanderweichen der Endothelzellen; ab der 15. Minute bis zum Ende der ersten 24 h kommt es zu Plasmaexsudation [**Exsudationsphase**] und Einwanderung von Zellen [**Infiltrationsphase**] in das umliegende Gewebe; den Abschluss bildet die **Proliferationsphase**, in der es zu Wucherung der lokalen Zellen und Kapillaren als Reaktion auf die Veränderungen kommt; allerdings findet sich die Proliferationsphase i.d.R. nur bei chronisch-subakuten oder chronischen Erkrankungen

alterative Entzündung (Ⓔ lterative inflammation): Entzündung mit Veränderung der lokalen Struktur, aber ohne Exsudat oder Proliferation

eitrige Entzündung (Ⓔ purulent inflammation): *s.u. exsudative Entzündung*

exsudative Entzündung (Ⓔ exudative inflammation): Oberbegriff für Entzündungsreaktionen, die durch Austritt von Flüssigkeit und/oder Zellen gekennzeichnet sind, und bei denen Nekrose im Vordergrund steht; dazu gehören **eitrige Entzündungen** [mit den Sonderformen Abszess*, Empyem*, Furunkel* und Phlegmone*], **seröse** und **serösschleimige Entzündungen** [eiweißreiches Exsudat, keine Zellen], **hämorrhagische Entzündungen** [mit Blutaustritt], **fibrinöse Entzündungen**, evtl. **pseudomembranöse Entzündung, nekrotisierende Entzündungen** [Ulkus und Kavernenbildung] und **gangräneszierende Entzündungen** [feuchter und trockener Brand*, Gasbrand*]

produktive Entzündung: *→proliferative Entzündung*

proliferative Entzündung (Ⓔ proliferative inflammation): *Syn*: *produktive Entzündung*; Entzündungsreaktion, die durch Fibroblastenproliferation und Bildung von Granulationsgewebe gekennzeichnet ist; tritt v.a. bei chronischen Entzündungen auf und führt zu Narbenbildung oder auch Schädigung benachbarter Strukturen [z.B. bei rheumatoider Arthritis]

reparative Entzündung (Ⓔ reparative inflammation): proliferative Entzündung* mit Ausgleich eines Gewebeschadens durch Narbenbildung

Ent|zün|dungs|hem|mer *m*: *→Antiphlogistikum*

Ent|zün|dungs|me|di|a|to|ren *pl* (Ⓔ mediators of inflammation): Oberbegriff für Substanzen, die eine Rolle bei der Aktivierung und Regelung der Entzündungsreaktion spielen; dazu gehören u.a. Histamin*, Bradykinin* und die Arachidonsäuredrivate [Prostaglandine*, Prostazykline*, Thromboxan*]

Ent|zün|dungs|re|ak|ti|on, a|ku|te *f* (Ⓔ acute inflammation reaction): *s.u. Entzündung*

Ent|zün|dungs|syn|drom, sys|te|mi|sches *nt* (Ⓔ systemic inflammatory response syndrome): *Syn*: *systemic inflammatory response syndrome*; systemische, entzündliche Reaktion auf u.a. Trauma, Infektion, Ischämie, Verbrennung, Schock etc.; ist durch zwei oder mehr der folgenden Symptome charakterisiert: Hypo- oder Hyperthermie, Tachykardie, Tachypnoe, Leukozytose; *s.a. Essay Schock S. 1937*

Ent|zün|dungs|zei|chen *pl* (Ⓔ signs of inflammation): die klassischen Entzündungszeichen sind Rötung [Rubor], Schwellung [Tumor], Wärme [Calor] und Schmerz [Dolor]; dazu kommt noch als lokales Zeichen die eingeschränkte Funktion [**Functio laesa**]; als systemische oder generalisierte Entzündungszeichen kann man Fieber, Leukozytose* und Erhöhung der Blutkörperchensenkungsgeschwindigkeit* ansehen

E|nu|kle|a|ti|on *f* (Ⓔ **1.–2.** enucleation): **1.** operative Ausschälung einer Struktur **2.** Totalentfernung des Augapfels und Ersatz durch eine Kunststoffplombe [Glasauge]; wird v.a. bei chronischen Entzündungen bei erblindeten Augen durchgeführt

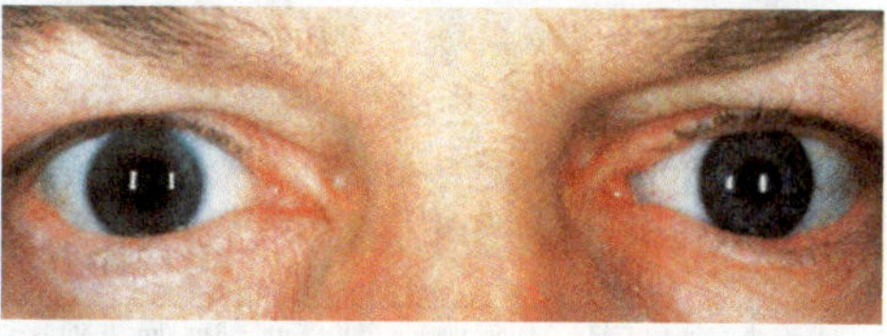

Abb. E47. Glasauge links

E|nu|re|sis *f* (Ⓔ enuresis): *Syn*: *Einnässen*; unwillkürlicher Harnabgang bei Kindern über 3 Jahren; neben organischen Ursachen [z.B. Spina* bifida, Harnröhrenanomalien] spie-

len v.a. psychische Probleme eine Rolle als Auslöser
Enuresis diurna (Ⓔ diurnal enuresis): meist psychisch bedingtes Einnässen im wachen Zustand
Enuresis nocturna (Ⓔ nocturnal enuresis): *Syn*: *nächtliches Einnässen, Bettnässen*; durch verschiedene Ursachen auslösbarer, unwillkürlicher Harnabgang im Schlaf

En|vellope *nt* (Ⓔ envelope): äußere Hülle des Virions; *s.a. Essay Viren S. 2273*

Enzephal-, enzephal- *präf.*: →*Enzephalo-*

En|ze|phal|li|tis *f, pl* **-tilden** (Ⓔ encephalitis): *Syn*: *Encephalitis, Gehirnentzündung, Hirnentzündung*; akute oder chronische Entzündung der Hirnsubstanz; pathologisch-anatomisch kann man zwischen Entzündungen der weißen Substanz [**Leukoenzephalitis**], der grauen Substanz [**Polioenzephalitis**] oder der gesamten Hirnsubstanz [**Panenzephalitis**] unterscheiden, klinisch spielt diese Unterscheidung aber nur selten eine Rolle; oft handelt es sich um eine kombinierte Entzündung von Gehirn und Hirnhäuten [Enzephalomeningitis], Gehirn und Rückenmark [Enzephalomyelitis], Gehirn und Spinalnervenwurzeln [Enzephaloradikulitis] oder Gehirn, Rückenmark und Spinalnervenwurzeln [Enzephalomyeloradikulitis]
die häufigsten Erreger sind Viren [Enteroviren*, Paramyxoviren*, Arboviren*, Herpesviren*], gefolgt von Bakterien [Streptokokken*, Staphylococcus* aureus, Pneumokokken* und Enterokokken*], Protozoen [Toxoplasmose*], Pilzen [Cryptococcus*] und Parasiten; relativ häufig sind Enzephalitiden als Begleiterscheinung anderer Erkrankungen [**parainfektiöse Enzephalitis** bei Masern, Röteln, Mumps] oder bei Allergien oder Immunerkrankungen [**reaktive Enzephalitis**]
die meisten Enzephalitiden entstehen durch hämatogene Streuung des Erregers, hämatogen-metastatische Absiedlung, Fortleitung oder als Folge einer offenen Hirnverletzung; die **klinische Symptomatik** hängt primär von Lokalisation und Ausmaß der Entzündung ab; die meisten Fälle beginnen aber akut aus voller Gesundheit heraus; im Anfangsstadium dominiert oft das Bild einer exogenen Psychose; die Patienten sind erregt, aggressiv, motorisch unruhig, verwirrt und desorientiert; die Mehrzahl ist bewusstseinseingetrübt oder komatös; Nackensteifigkeit, Fieber, Leukozytose und BSG-Beschleunigung können fehlen; je nach befallener Hirnregion kommt es zu EEG-Veränderungen, fokalen oder generalisierten Anfällen und neurologischen Herdsymptomen; **Diagnose**: Liquorstatus [Zellen, Gesamteiweiß, Zucker, Laktat], EEG, CT und MRT [anfangs meist unauffällig]
epidemische Enzephalitis (Ⓔ epidemic encephalitis): epidemisch auftretende Enzephalitis; meist gleichgesetzt mit Encephalitis* lethargica
Enzephalitis Pette-Döring (Ⓔ Pette-Döring panencephalitis): *Syn*: *einheimische Panenzephalitis, Panenzephalitis Pette-Döring*; früher eigenständige Erkrankung, die heute zur subakuten sklerosierenden Panenzephalitis* gerechnet wird
postinfektiöse Enzephalitis (Ⓔ postinfectious encephalitis): parainfektiöse Enzephalitis; *s.u. Enzephalitis*

en|ze|phal|li|tisch *adj* (Ⓔ encephalitic): Gehirnentzündung/Enzephalitis betreffend, von ihr betroffen oder gekennzeichnet

Enzephalo-, enzephalo- *präf.*: Wortelement mit der Bedeutung „Hirn/Gehirn/Enzephalon“

Tab. E48. Häufige Erreger der akuten Virusenzephalitis

Viren	relative Häufigkeit		Nachweis des Erregers						Nachweis der Immunantwort[a]	
	<1.LM	>1.LM	RA	ST	U	Bl	L	NPS	S	L[b]
Enteroviren										
Poliovirus	(+)	(+)	K	K			PCR			
Coxsackie-/Echovirus	+++	+++	K	K			PCR			
Enteroviren 70/71	+	+	K	K			PCR			
Paramyxoviren										
Masern/Mumps	–	+	K					K	sAK	iAK
Arboviren										
FSME	–	+							sAK	iAK
Toskana-Virus	((+))	+							sAK	iAK
JE-Virus	(+)	++							sAK	iAK
Rubella	+	+	K		K				sAK	
Herpesviren										
HSV-1	+	++	K			K, EM	PCR		sAK	iAK
HSV-2	++	+	K			K, EM	PCR		sAK	iAK
VZV	((+))	(+)	K			K, EM	PCR		sAK	
CMV	(+)–	(+)	K		K, Ag		PCR		sAK	
EBV	–	(+)					PCR		sAK	iAK
HHV-6	–	(+)					PCR		sAK	iAK
HHV-7	–	(+)					PCR		sAK	iAK
Rabies[c]										
HIV[d]	(+)	+					PCR,AG		AK	
Respiratorische Viren	(+)	(+)	AG,K					AG,K		

LM = Lebensmonat, **CMZ** = Cytomegalievirus, **EBV** = Epstein-Barr-Virus, **JE-Virus** = Japanese-encephalitis-Virus, **S** = Serum, **RA** = Rachenabstrich, **ST** = Stuhl, **U** = Urin, **Bl** = Bläscheninhalt, **NPS** = Nasopharyngealsekret, **Ag** = Antigen, **EM** = Elektronenmikroskopie, **PCR** = Polymerasekettenreaktion, **K** = Kultur, **sAK** = Serum-AK/gepaarte Seren, **iAK** = intrathekale AK/gepaartes Serum + Liquor
[a] die Immunantwort kann früh im Krankheitsverlauf oder bei Immundefekten fehlen
[b] intrathekale Antikörper
[c] Ag-Nachweis in Korneaabstrich, Haut- und Hirngewebe
[d] PCR und Ag im Serum

En|ze|pha|lo|ar|te|ri|o|gra|phie *f* (Ⓔ encephalo-arteriography): *Syn*: *Hirnangiographie, Hirnangiografie, Enzephaloarteriografie, zerebrale Angiographie*; Röntgenkontrastdarstellung* der Hirngefäße, d.h. selektive Angiographie der Arteriae* carotis interna und externa sowie der Arteria* vertebralis mit ihren Aufzweigungen; die Kontrastmittelinjektion erfolgt über transfemoral [Seldinger*-Judkins-Technik] oder transbrachial [Seldinger*-Sones-Technik] eingeführte Katheter oder [seltener] durch direkte Punktion der Arteria* carotis communis

En|ze|pha|lo|en|te|ri|tis *f, pl* **-ti|den** (Ⓔ infantile gastroenteritis): *Syn*: *Säuglingstoxikose, Encephaloenteritis acuta*; schwere, durch toxische Symptome gekennzeichnete Form der Säuglingsdyspepsie*; bei unzureichender Behandlung der Dyspepsie kommt es zu schwerer Dehydratation, metabolischer Azidose, Elektrolytverschiebung, hypovolämischem Schock und Koma

en|ze|pha|lo|en|te|ri|tisch *adj* (Ⓔ encephaloenteritic): Enzephaloenteritis betreffend, von ihr betroffen oder gekennzeichnet

En|ze|pha|lo|gra|phie *f* (Ⓔ encephalography): *Syn*: *Enzephalografie*; Oberbegriff für die verschiedenen Verfahren zur Darstellung der Hirnstruktur und -funktion, z.B. Elektroenzephalographie*, Enzephaloarteriographie*

en|ze|pha|lo|id *adj* (Ⓔ encephaloid): gehirnähnlich, gehirnsubstanzähnelnd

En|ze|pha|lo|ma|la|zie *f* (Ⓔ encephalomalacia): *Syn*: *Encephalomalacia, Hirnerweichung*; i.d.R. herdförmige Erweichung von Hirngewebe bei chronischer Ischämie [apoplektischer Insult*], Hirnembolie, Hirnblutung etc.

En|ze|pha|lo|me|ga|lie *f* (Ⓔ megalencephaly): *Syn*: *Makroenzephalie, Makrenzephalie, Kephalonie, Megalenzephalie, Gehirnvergrößerung*; übermäßige Größe und Gewicht des Gehirns; selten als autosomal-dominante Form, die v.a. Jungen betrifft

En|ze|pha|lo|me|nin|gi|tis *f, pl* **-ti|den** (Ⓔ encephalomeningitis): *Syn*: *Encephalomeningitis, Meningoenzephalitis, Meningoencephalitis*; Entzündung von Gehirn und Hirnhäuten; *s.a. Meningitis, Enzephalitis*

en|ze|pha|lo|me|nin|gi|tisch *adj* (Ⓔ encephalomeningitic): *Syn*: *meningoenzephalitisch*; Enzephalomeningitis betreffend, von ihr betroffen oder gekennzeichnet

En|ze|pha|lo|me|nin|go|pa|thie *f* (Ⓔ encephalomeningopathy): *Syn*: *Meningoenzephalopathie*; Erkrankung von Gehirn und Hirnhäuten

En|ze|pha|lo|me|nin|go|ze|le *f* (Ⓔ encephalomeningocele): *Syn*: *Meningoenzephalozele*; Vorfall von Hirnhaut und Hirnsubstanz durch eine angeborene oder erworbene Lücke im Schädel

En|ze|pha|lo|mye|li|tis *f, pl* **-ti|den** (Ⓔ encephalomyelitis): *Syn*: *Encephalomyelitis, Myeloenzephalitis, Myeloencephalitis*; Entzündung von Gehirn und Rückenmark; *s.a. Meningitis, Enzephalitis*

en|ze|pha|lo|mye|li|tisch *adj* (Ⓔ encephalomyelitic): *Syn*: *myeloenzephalitisch*; Enzephalomyelitis betreffend, von ihr betroffen oder gekennzeichnet

En|ze|pha|lo|mye|lo|neu|ro|pa|thie *f* (Ⓔ encephalomyeloneuropathy): Erkrankung von Gehirn, Rückenmark und peripheren Nerven

En|ze|pha|lo|mye|lo|pa|thie *f* (Ⓔ encephalomyelopathy): Erkrankung von Gehirn und Rückenmark

epidemische myalgische Enzephalomyelopathie: *→Encephalomyelitis myalgica epidemica*

subakute nekrotisierende Enzephalomyelopathie (Ⓔ subacute necrotizing encephalopathy): *Syn*: *Leigh-Syndrom*; seltene, autosomal- oder X-chromosomal-rezessive Erkrankung von Gehirn und Rückenmark; es kommt bereits im Kindesalter zu multifokalen, bilateralen Nekrosen in Gehirn, Hirnstamm und Rückenmark; führt i.d.R. innerhalb von einem Jahr zum Tod durch Atemlähmung

En|ze|pha|lo|mye|lo|ra|di|ku|li|tis *f, pl* **-ti|den** (Ⓔ encephalomyeloradiculitis): *Syn*: *Encephalomyeloradiculitis*; Entzündung von Gehirn, Rückenmark und Spinalnervenwurzeln; *s.a. Meningitis, Enzephalitis*

en|ze|pha|lo|mye|lo|ra|di|ku|li|tisch *adj* (Ⓔ encephalomyeloradiculitic): Enzephalomyeloradikulitis betreffend, von ihr betroffen oder gekennzeichnet

En|ze|pha|lo|mye|lo|ra|di|ku|lo|pa|thie *f* (Ⓔ encephalomyeloradiculopathy): Erkrankung von Gehirn, Rückenmark und Spinalnervenwurzeln

En|ze|pha|lo|mye|lo|ze|le *f* (Ⓔ encephalomyelocele): Vorfall von Hirnhaut, Hirnsubstanz und Rückenmark durch eine angeborene oder erworbene Fehlbildung von Schädel und Halswirbelsäule

En|ze|pha|lo|myo|kar|di|tis *f, pl* **-ti|den** (Ⓔ encephalomyocarditis): *Syn*: *Encephalomyocarditis, EMC-Syndrom*; durch das **EMC-Virus** hervorgerufene Entzündung von Gehirn und Herzmuskel; extrem seltene Erkrankung, die zu Bewusstseinsstörung, motorischen Paresen und Herzinsuffizienz führt

en|ze|pha|lo|myo|kar|di|tisch *adj* (Ⓔ encephalomyocarditic): Enzephalomyokarditis betreffend, von ihr betroffen oder gekennzeichnet

En|ze|pha|lon *nt, pl* **-la**: *→Encephalon*

En|ze|pha|lo|pa|thie *f* (Ⓔ encephalopathy): *Syn*: *Zerebropathie, Encephalopathia, Cerebropathia*; allgemeine Bezeichnung für jede nicht-entzündliche Gehirnerkrankung oder Schädigung der Gehirnsubstanz mit neurologischen und/ oder psychiatrischen Symptomen

bovine spongiforme Enzephalopathie (Ⓔ bovine spongiform encephalopathy): *Syn*: *Rinderwahnsinn*; seit 1985 epidemisch auftretende Enzephalopathie von Rindern, die ursprünglich in Großbritannien durch die Verfütterung von mit Scrapie-infizierten Schafskadavern hervorgerufen wurde; durch den Verzehr von Rindfleisch [v.a. Gehirn, Rückenmark, Innereien] wurde die Prionen* auf Menschen übertragen und es kam zur Ausbildung der sog. **CJE-Variante**; *s.a. Creutzfeldt-Jakob-Erkrankung*

HIV-assoziierte Enzephalopathie (Ⓔ HIV-associated encephalopathy): *s.u. Essay AIDS S. 31*

subakute spongiforme Enzephalopathie: *→Creutzfeldt-Jakob-Erkrankung*

subkortikale arteriosklerotische Enzephalopathie (Ⓔ chronic subcortical encephalitis): *Syn*: *Binswanger-Krankheit, Binswanger-Enzephalopathie, Morbus Binswanger, subkortikale progressive Enzephalopathie, Encephalopathia chronica progressiva subcorticalis*; zu den Multiinfarktsyndromen gehörender arteriosklerotisch-ischämisch bedingter Hirnschaden mit multiplen Mikronekrosen und diffuser Demyelinisierung des Marklagers; wichtigste Form der vaskulären Demenz; fast immer findet sich ein Status* lacunaris des Hirnstamms mit multiplen Erweichungsherden und Zystenbildung; in der Anamnese finden sich oft Hypertonus* und Diabetes* mellitus; langfristig kommt es sowohl zu neurologischen Ausfällen als auch Persönlichkeitsveränderungen und Demenz; die **Therapie** besteht in einer Blutdruckeinstellung und der Vermeidung hypotoner Episoden

subkortikale progressive Enzephalopathie: *→subkortikale arteriosklerotische Enzephalopathie*

en|ze|pha|lo|pa|thisch *adj* (Ⓔ encephalopathic): Enzephalopathie betreffend, von ihr betroffen oder gekennzeichnet

En|ze|pha|lo|ra|di|ku|li|tis *f, pl* **-ti|den** (Ⓔ encephaloradiculitis): *Syn*: *Encephaloradiculitis*; Entzündung von Gehirn und Spinalnervenwurzeln; *s.a. Meningitis, Enzephalitis*

en|ze|pha|lo|ra|di|ku|li|tisch *adj* (Ⓔ encephaloradiculitic): Enzephaloradikulitis betreffend, von ihr betroffen oder gekennzeichnet

En|ze|pha|lor|rha|gie *f* (Ⓔ encephalorrhagia): *Syn*: *Hirnblutung, Hirneinblutung, intrazerebrale Blutung*; Einblutungen in das Gehirn sind die Ursache für 10–15 % aller Schlaganfälle*; Männer und Frauen sind gleich stark betroffen; die Häufigkeit nimmt mit steigendem Lebensalter zu; **Ätiologie**: ca. 70 % der Patienten haben einen erhöhten Blutdruck; daneben spielen noch Alkoholkonsum, Gefäßmissbildungen, Antikoagulanzientherapie und thrombolytische Therapie [z.B. bei Lungenembolie] eine Rolle; die **Diagnose** basiert auf Anamnese und klinischem Befund; die Computertomographie liefert die aussagekräftigsten Bilder; **Therapie**: meist konservativ [Behandlung der Blu-

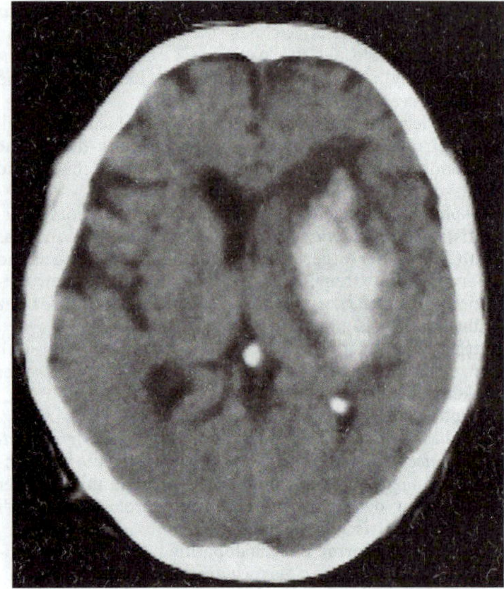

Abb. E49. Hypertensive Massenblutung in die Basalganglien im CT

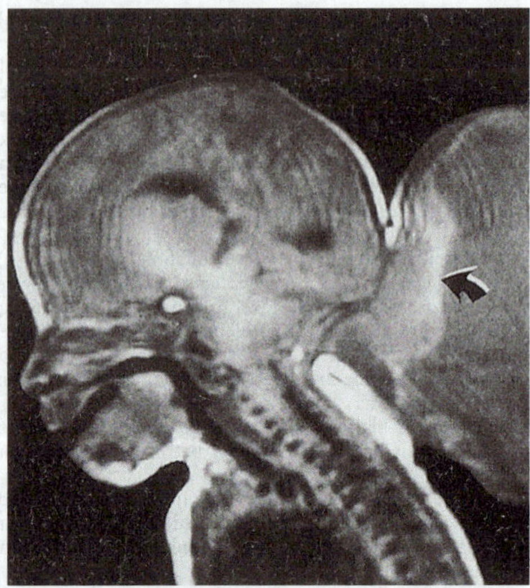

Abb. E51. Enzephalozele im MRT

Tab. E50. Nicht-hypertensive Ursachen von Enzephalorrhagien

Gefäßkrankheiten	Amyloidangiopathie, Amyloidose, Arteriitis, Dissektion
Blutkrankheiten und Gerinnungsstörungen	Antikoagulanzien, Aspirin, thrombolytische Therapie, disseminierte intravasale Gerinnung, Hämophilie, Leukämie, Thrombozytopenie, Sichelzellanämie, Anti-Kardiolipinantikörper
Intoxikationen	Alkohol, Amphetamine, Kohlenmonoxid, Kokain, Crack, Ecstasy, Adrenalin, Monoaminooxidasehemmer, Sympathomimetika
Trauma	Schädelhirntrauma, epileptischer Anfall, Strangulation
Tumoren	Melanom- und Karzinommetastasen, Ependymome, Meningeosis
Venenthrombose	Hormonelle Schwankungen, Schwangerschaft, Eklampsie, Kontrazeptiva

tungsursache, Hirndrucksenkung]; Kleinhirnblutungen, Lobärblutungen und Basalganglienblutungen werden z.T. operiert, die Ergebnisse sind aber nicht eindeutig

En|ze|pha|lo|se *f* (Ⓔ encephalosis): Oberbegriff für alle nichtentzündlichen Hirnschädigungen bzw. degenerativen Hirnerkrankungen

En|ze|pha|lo|skle|ro|se *f* (Ⓔ encephalosclerosis): *Syn*: *Hirnsklerose*; Oberbegriff für zu Verhärtung und evtl. Entmarkung des Gehirns führende Erkrankungen, z.B. tuberöse Hirnsklerose*

en|ze|pha|lo|skle|ro|tisch *adj* (Ⓔ encephalosclerotic): *Syn*: *hirnsklerotisch*; Enzephalosklerose betreffend, von ihr betroffen oder gekennzeichnet, durch sie bedingt

en|ze|pha|lo|spi|nal *adj* (Ⓔ encephalospinal): *Syn*: *cerebrospinal, zerebrospinal, spinozerebral*; Gehirn und Rückenmark/Medulla spinalis betreffend oder verbindend

en|ze|pha|lo|tisch *adj* (Ⓔ encephalotic): Enzephalose betreffend, von ihr betroffen oder gekennzeichnet, durch sie bedingt

En|ze|pha|lo|to|mie *f* (Ⓔ **1.–2.** encephalotomy): **1.** operativer Hirnschnitt, z.B. Leukotomie* **2.** *Syn*: *Kraniotomie*; Zerstückelung des Schädels eines abgestorbenen Embryos

En|ze|pha|lo|ze|le *f* (Ⓔ encephalocele): *Syn*: *Kraniozele, äußerer Hirnprolaps, Hirnbruch, Hernia cerebri*; angeborener oder erworbener Vorfall von Hirngewebe durch eine Lücke im Schädel; angeborene große Enzephalozelen führen oft zum Absterben des Fetus, wenn sie überlebt werden, besteht fast immer eine geistige Behinderung mit motorischen Störungen; kleinere Vorfälle können operativ reponiert und verschlossen werden

En|ze|pha|lo|zys|to|me|nin|go|ze|le *f* (Ⓔ encephalocystomeningocele): Enzephalomeningozele* mit Beteiligung der Liquorräume

En|ze|pha|lo|zys|to|ze|le *f* (Ⓔ encephalocystocele): *Syn*: *Hydroenzephalozele*; Enzephalozele* mit Beteiligung der Liquorräume

En|zo|o|no|se *f* (Ⓔ enzootic disease): bei Tieren endemisch auftretende Erkrankung

en|zy|ma|tisch *adj* (Ⓔ enzymic): Enzym(e) betreffend, durch Enzyme bewirkt

En|zym|de|fekt *m* (Ⓔ enzymatic defect): angeborene oder erworbene, verminderte oder fehlende Aktivität eines Enzyms; *s.a. Enzymopathie*

En|zym|di|a|gnos|tik *f* (Ⓔ enzyme diagnostics): Bestimmung der Enzymaktivität in Probenmaterial; *s.a. Enzymeinheit*

En|zy|me *pl* (Ⓔ enzymes): *Syn*: *Fermente, Biokatalysatoren*; Proteine, die biochemische Reaktionen katalysieren, ohne das Gleichgewicht zu verschieben; viele Enzyme benötigen Coenzyme*, ohne die sie unwirksam oder nur bedingt wirksam sind; der Komplex von Enzym und Coenzym wird als **Holoenzym** bezeichnet, der Proteinanteil alleine dann als **Apoenzym**

Enzyme werden nach der von ihnen katalysierten Reaktion in 6 Hauptgruppen unterteilt: **1. Oxidoreduktasen** katalysieren Redoxreaktionen*; sie brauchen fast immer ein Coenzym; dazu gehören u.a. Oxidasen* und Dehydrogenasen* **2. Transferasen** katalysieren der Transfer einer Gruppe zwischen zwei Substraten; enthält u.a. die Kinasen* und Transaminasen* **3. Hydrolasen** katalysieren die hydrolytischen Spaltung von Molekülen, wie z.B. Estern, Peptiden, Glykosiden; dazu gehören v.a. die Proteasen* und Peptidasen* **4. Lyasen** katalysieren die nicht-hydrolytische Spaltung von C-C-, C-O- und C-N-Bindungen durch Einführung einer Doppelbindung und umgekehrt; Beispiele sind Aldolase* und Fumarase **5. Isomerasen** ermöglichen die Umwandlung von natürlich vorkommenden isomeren Formen ineinander; wichtige Enzyme sind Aldose-Ketose-Isomerasen und Epimerasen* **6. Ligasen** katalysieren die energieabhängige Verknüpfung von Bindungen; der häufigste Energiedonor ist ATP*; dazu gehören u.a. Pyruvatcarboxylase* und Glutamatsynthetase*

extrazelluläres Enzym (Ⓔ extracellular enzyme): *Syn*: *Exoenzym, Ektoenzym*; von der Zelle nach außen abgebenes Enzym*

gelbe Enzyme (Ⓔ flavin enzymes): *Syn*: *Flavinenzyme, Flavinenzyme*; Enzyme, die Flavinnucleotide* enthalten

metallaktiviertes Enzym (Ⓔ metal-activated enzyme): *s.u. Metallenzym*

Prodrug-konvertierende Enzyme (Ⓔ prodrug-converting enzymes): *s.u. Essay Gentransfer und Gentherapie S. 761*

4-2-Enzym *nt* (Ⓔ C3 convertase): *Syn*: *C3-Konvertase*; Schlüsselenzym der Komplementaktivierung, das sowohl bei der klassischen als auch der alternativen Aktivierung die Umwandlung von C3 in C3b katalysiert; *s.a. Komplement*

En|zym|ein|heit *f* (Ⓔ enzyme unit): eine internationale Enzymeinheit [IE, IU] ist die Enzymmenge, die die Umwandlung von 1 µmol Substrat pro Minute unter Standardbedingungen [Temperatur, Substratsättigung] katalysiert; die Bestimmung der Enzymaktivität erfolgt erfolgt entweder durch Messung des Substratverbrauches oder der gebildeten Reaktionsprodukte; am häufigsten werden photometrische Methoden verwendet, die eine Extinktionsänderung messen

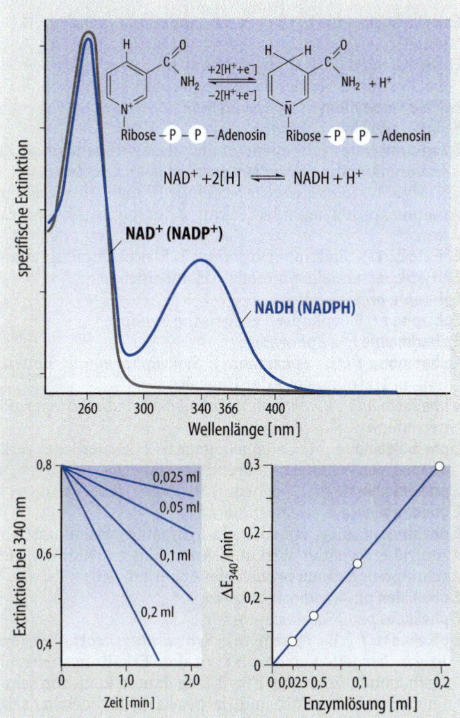

Abb. E52. Photometrische Bestimmung der Enzymaktivität

Enzyme-linked-immunosorbent-Assay *m* (Ⓔ enzyme linked immunosorbent assay): als Sandwichtest durchgeführter Immunoassay* unter Verwendung von mit Enzymen markierten Antikörpern [**Antigen-ELISA**] oder Antigenen [**Antikörper-ELISA**]; beim Antigen-ELISA wird ein spezifischer Antikörper gegen das zu bestimmende Antigen an eine Trägerplatte gebunden; die Probelösung wird auf den Träger aufgebracht und es bilden sich Antikörper-Antigen-Komplexe; im nächsten Schritt wird ein zweiter spezifischer, mit einem Enzym markierten Antikörper gegen das Antigen hinzugegeben; wird jetzt Testsubstrat zugefügt, kann das Antigen qualitativ und quantitativ bestimmt werden; *s.a. Enzyme-multiplied-immunoassay-technique*

Enzyme-multiplied-immunoassay-technique *nt* (Ⓔ enzyme-multiplied immunoassay technique): *Syn*: *homogener Enzymimmunoassay*; das zu untersuchende Antigen verdrängt ein enzymmarkiertes Antigen aus der Bindung an einen Antikörper; das markierte Antigen wird aktiv sobald es aus dem Antigen-Antikörperkomplex freigesetzt wird; die gemessene Enzymaktivität ist damit proportional zur Menge des zu bestimmenden Antigens in der Probe

En|zym|hem|mung *f*: →*Enzyminhibition*

Enzym-Immunassay *m*: →*Enzymimmunoassay*

En|zym|im|mu|no|as|say *m* (Ⓔ enzyme immunoassay): *Syn*: *Enzym-Immunassay*; Immunoassay unter Verwendung von mit Enzymen markierten Antigenen oder Antikörpern; der enzymmarkierte Antikörper oder das Antigen reagiert mit einem Antigen oder Antikörper der zu untersuchenden Probe; der enzymmarkierte Antigen-Antikörperkomplex kann im nächsten Schritt durch Zugabe eines Testsubstrates qualitativ und quantitativ bestimmt werden; *s.a. Enzyme-linked-immunosorbent-Assay, Enzyme-multiplied-immuno-assay-technique*

homogener Enzymimmunoassay: →*Enzyme-multiplied-immunoassay-technique*

En|zym|in|duk|ti|on *f* (Ⓔ enzyme induction): Erhöhung der Enzymsynthese bzw. der Enzymkonzentration als Antwort auf ein bestimmtes Signal; wirkt das Substrat des betreffenden Enzyms selbst als Signal, handelt es sich um **Eigeninduktion**, bei Induktion durch Pharmaka oder andere exogene Substanzen um **Fremdinduktion**; wiederholte Zufuhr von Substanzen, die eine Enzyminduktion bewirken, führt zur Toleranzentwicklung, die als erster Schritt einer Suchtbildung anzusehen ist

En|zym|in|hi|bi|ti|on *f* (Ⓔ enzyme inhibition): *Syn*: *Enzymhemmung*; reversible oder irreversible Hemmung der Wirkung eines Enzyms

En|zym|man|gel|krank|heit *f*: →*Enzymopathie*

En|zym|mus|ter *nt*: →*Enzymprofil*

En|zy|mo|pa|thie *f* (Ⓔ enzymopathy): *Syn*: *Enzymmangelkrankheit*; Erkrankung durch einen angeborenen, genetisch bedingten Mangel oder Fehlen eines spezifischen Enzyms

En|zym|pro|fil *nt* (Ⓔ enzyme profile): *Syn*: *Enzymmuster*; für Zellen oder Gewebe typische Zusammensetzung der Enzyme; Veränderung erlauben Aussagen über Art, Lokalisation und Schwere einer Schädigung

en|zys|tiert *adj* (Ⓔ encysted): verkapselt, von einer Kapsel umgeben

EO *Abk.*: **1.** endokrine Ophthalmopathie **2.** →*Ethylenoxid*

EOA *Abk.*: epidurale Opiatanästhesie

EOG *Abk.*: **1.** →*Elektrookulogramm* **2.** →*Elektrookulographie* **3.** →*Elektroolfaktogramm*

EOP *Abk.*: endogenes Opioidpeptid

Eos *Abk.*: →*eosinophiler Granulozyt*

E|o|sin *nt* (Ⓔ eosin): zur Kontrastfärbung verwendeter Farbstoff; entweder Natriumsalz des Tetrabromfluoresceins [**Eosin gelblich**] oder Natriumsalz des Dibromdinitrofluoresceins [**Eosin bläulich**]

E|o|si|no|pe|nie *f* (Ⓔ eosinopenia): Verminderung der eosinophilen Leukozyten* im peripheren Blut

e|o|si|no|phil *adj* (Ⓔ **1.–2.** eosinophilic): **1.** mit Eosin färbend **2.** eosinophile Leukozyten oder Eosinophilie betreffend

E|o|si|no|phil|ä|mie *f* (Ⓔ eosinophilia): *Syn*: *Eosinophilie*; Erhöhung der eosinophilen Leukozyten im peripheren Blut [*Abb. E53*]

E|o|si|no|phi|len|leuk|ä|mie *f* (Ⓔ eosinophilocytic leukemia): Form der akuten oder chronischen myeloischen Leukämie* mit Erhöhung der eosinophilen Leukozyten [*Abb. E54*]

E|o|si|no|phi|ler *m*: →*eosinophiler Granulozyt*

E|o|si|no|phi|lie *f* (Ⓔ **1.** eosinophilia **2.** eosinophilia): **1.** Neigung zu eosinophilen Farbstoffen, eosinophile Beschaffenheit **2.** →*Eosinophilämie*

Eosinophilie-Myalgie-Syndrom *nt* (Ⓔ eosinophilia-myalgia syndrome): durch die Einnahme von L-Tryptophan ausgelöstes Syndrom mit Eosinophilie sowie Gelenk- und Muskelschmerzen

e|o|si|no|tak|tisch *adj* (Ⓔ eosinotactic): Eosinotaxis betreffend

E|o|si|no|ta|xis *f* (Ⓔ eosinotaxis): Leukotaxis* eosinophiler

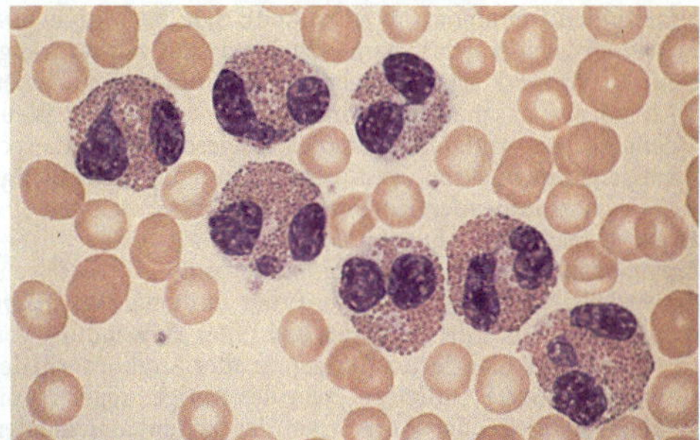

Abb. E53. Eosinophilämie

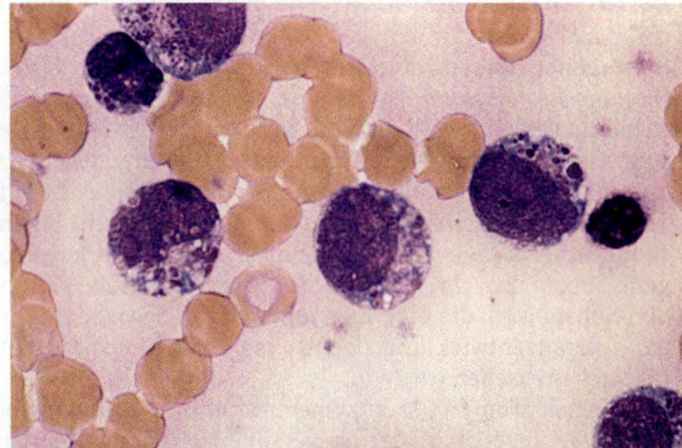

Abb. E54. Akute Eosinophilenleukämie

Leukozyten

EP *Abk.*: **1.** → *Elektrophorese* **2.** endogenes Pyrogen **3.** Endpunkt **4.** Epoxid **5.** Erstarrungspunkt **6.** → *Erythropoetin* **7.** Etoposid, Cisplatin (*engl.* platinol) **8.** → *evoziertes Potential* **9.** → *exsudative Perikarditis*

E-4-P *Abk.*: D-Erythrose-4-phosphat

Ep-, ep- *präf.*: → *Epi-*

EPA *Abk.*: Exophthalmus-produzierende Aktivität

E|pars|al|gia *f*: → *Eparsalgie*

E|pars|al|gie *f* (Ⓔ eparsalgia): *Syn*: *Eparsalgia*; Schmerzen bei Überbelastung

ep|a|xi|al *adj* (Ⓔ epaxial): hinter oder über einer Achse

EPC *Abk.*: Epilepsia partialis continua

EPE *Abk.*: **1.** empirische Parameter-Evaluierung **2.** endoskopische Polypektomie

EPEC *Abk.*: → *enteropathogene Escherichia coli*

Ep|en|dym *nt* (Ⓔ ependyma): *Syn*: *Ependyma*; Epithel* der Hirnventrikel und des Zentralkanals des Rückenmarks

Ep|en|dy|ma *nt*: → *Ependym*

ep|en|dy|mal *adj* (Ⓔ ependymal): Ependym betreffend, aus Ependym bestehend

Ep|en|dym|ent|zün|dung *f* (Ⓔ ependymitis): Ependymitis*

Ep|en|dy|mi|tis *f, pl* **-ti|den** (Ⓔ ependymitis): Ependymentzündung; die **Ependymitis callosa** ist eine diffuse, zu Sklerosierung führende Entzündung, die v.a. bei Hydrozephalus* auftritt; die **Ependymitis granularis** zeigt eine körnige Gliawucherung, die zu Aquäduktverschluss und Hydrozephalus* führen kann; sie findet sich z.B. bei Syphilis*, Toxoplasmose* oder Tuberkulose*

ep|en|dy|mi|tisch *adj* (Ⓔ ependymitic): Ependymentzündung/Ependymitis betreffend, von ihr betroffen oder gekennzeichnet

Ep|en|dy|mo|e|pi|the|li|om *nt*: → *Ependymom*

Ep|en|dy|mom *nt* (Ⓔ ependymoma): *Syn*: *Ependymoepitheliom, Ependymozytom*; vom Ependym* ausgehender Hirntumor; häufigster Tumor des Großhirns im Kindes- und Jugendalter, der bevorzugt im IV. Ventrikel sitzt; bei Erwachsenen findet man sie in der hinteren Schädelgrube oder dem Spinalkanal; sie wachsen langsam bis zu Apfelgröße heran und verursachen Hirndruckzeichen, Hydrocephalus* occlusus oder Querschnittssymptome; Ependymome sind semimaligne Tumoren die Abtropfmetastasen bilden können; oft enthalten sie Zysten und Verkalkungsherde; **Diagnose**: CT, MRT; **Therapie**: operative Resektion, Strahlentherapie; bei Hydrozephalus evtl. Shuntoperation, die aber das Metastasierungsrisiko erhöht; die 5-Jahresüberlebensrate liegt bei ca. 50 %

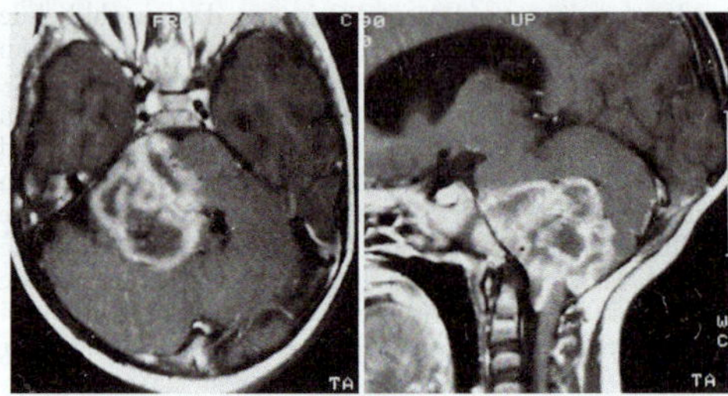

Abb. E55. Ependymom des IV.Ventrikels im MRT

Ep|en|dy|mo|pa|thie *f* (Ⓔ ependymopathy): Ependymerkrankung

Ep|en|dy|mo|zyt *m* (Ⓔ ependymocyte): *Syn*: *Ependymzelle*; das Ependym* bildende Neurogliazelle

Ep|en|dy|mo|zy|tom *nt*: → *Ependymom*

Ep|en|dym|zel|le *f*: → *Ependymozyt*

Ep|en|dym|zys|te *f* (Ⓔ ependymal cyst): *Syn*: *ependymale Zyste*; vom Ependym der Hirnventrikel gebildete Zyste

EPF *Abk.*: **1.** → *Endocarditis parietalis fibroplastica* **2.** Exophthalmus-produzierender Faktor **3.** exspiratorischer Peakflow

EPG *Abk.*: **1.** → *Elektropherogramm* **2.** Elektropupillographie

EPH *Abk.*: essentielle pulmonale Hämosiderose

Eph-, eph- *präf.*: → *Epi-*

Eph|ap|se *f* (Ⓔ ephapse): elektrische Synapse*

Ep|har|mo|nie *f*: → *Epharmose*

Ep|har|mo|se *f* (Ⓔ epharmony): *Syn*: *Epharmonie*; Entwicklung in Harmonie mit der Umwelt

e|phe|bisch *adj* (Ⓔ ephebic): Jugend oder Pubertät(speriode) betreffend

E|phe|bo|ge|ne|se *f* (Ⓔ ephebogenesis): körperliche Veränderung von Männern während der Pubertät

E|phe|drae her|ba *f* (Ⓔ ephedra): s.u. *Meerträubchen*

E|phed|ra si|ni|ca *f*: → *Meerträubchen*

E|phe|drin *nt* (Ⓔ ephedrine): Sympathomimetikum* mit zentral-erregender Wirkung; **Anw.**: Husten, Rhinitis, Heuschnupfen, Asthma bronchiale; Appetitzügler

E|phe|li|den *pl*: → *Sommersprossen*

E|phe|li|des *pl*: → *Sommersprossen*

E|phe|me|ra *f* (Ⓔ ephemera): *Syn*: *Eintagsfieber, Febricula, Febris herpetica/ephemera*; virales Erkältungsfieber im Herbst und Winter, das 1 bis 3 Tage dauert; kann von schwerem Krankheitsgefühl und Herpes* labialis begleitet sein

EPH-Gestose *f* (Ⓔ preeclampsia): veraltet für → *Präeklampsie*

Epi *Abk.*: → *Epirubicin*

Epi-, epi- *präf.*: Wortelement mit der Bedeutung „auf/darüber/darauf"

E|pi|ble|pha|ron *nt* (Ⓔ epiblepharon): angeborene Hautfalte am Lidrand, die ein Entropium* verursachen kann

e|pi|bul|bär *adj* (Ⓔ epibulbar): auf dem Augapfel/Bulbus oculi (liegend)

E|pi|can|thus *m*: → *Epikanthus*

E|pi|car|di|um *nt*: → *Epikard*

E|pi|cil|lin *nt* (Ⓔ epicillin): *Syn*: *α-Amino-3,6-dihydrobenzylpenicillin, Dihydroampicillin, Spectacillin*; Penicillinase-festes, halbsynthetisches Penicillin*; **Anw.**: wie Ampicillin*

E|pi|con|dy|li|tis *f, pl* **-ti|den** (Ⓔ epicondylitis): *Syn*: *Epikondylenentzündung, Epikondylitis*; Entzündung einer Epikondyle

Epicondylitis humeri radialis (Ⓔ radiohumeral epicondylitis): *Syn*: *Tennisellenbogen*; Entzündung des Epicondylus* lateralis humeri durch chronische Überanstrengung [Tennis spielen, Schreibmaschine schreiben]; **Therapie**: die Beschwerden verschwinden meist von selbst oder bei Schonung für 2–3 Wochen; ansonsten Ruhigstellung im Gipsverband, Infiltration mit Cortisonkristallsuspension oder Ultrasonophorese

Epicondylitis humeri ulnaris (Ⓔ medial humeral epicondylitis): *Syn*: *Golfspielerellenbogen*; Entzündung des Epicondylus* medialis humeri durch eine chronische Überanstrengung; **Therapie**: die Beschwerden verschwinden meist von selbst oder bei Schonung für 2–3 Wochen; ansonsten Ruhigstellung im Gipsverband, Infiltration mit Cortisonkristallsuspension oder Ultrasonophorese

E|pi|con|dy|lus *m, pl* **-li** (Ⓔ epicondyle): *Syn*: *Epikondyle*; Gelenkhöcker oder Knochenvorsprung auf einer Kondyle*

Epicondylus lateralis femoris (Ⓔ lateral epicondyle of femur): *Syn*: *seitliche/äußere Femurepikondyle*; Epikondyle auf der äußeren Kondyle* am unteren Femurende

Epicondylus lateralis humeri (Ⓔ lateral epicondyle of humerus): *Syn*: *seitliche/äußere Humerusepikondyle*; unteres Ende der Crista* supracondylaris lateralis

Epicondylus medialis femoris (Ⓔ medial epicondyle of femur): *Syn*: *innere/mediale Femurepikondyle*; Epikondyle auf der inneren Kondyle* am unteren Femurende

Epicondylus medialis humeri (Ⓔ medial epicondyle of humerus): *Syn*: *innere/mediale Humerusepikondyle*; unteres Ende der Crista* supracondylaris medialis

E|pi|cra|ni|um *nt* (Ⓔ epicranium): *Syn*: *Epikranium, Skalp*; die aus Haut, Unterhaut und Galea* aponeurotica bestehende Kopfhaut

E|pi|de|mie *f* (Ⓔ epidemic): *Syn*: *epidemische Krankheit*; räumlich und zeitlich begrenztes Auftreten einer Krankheit; bei langsamem Anstieg der Erkrankungsfälle handelt es sich um eine **Tardivepidemie**, bei schlagartigem Auftreten um eine **Explosivepidemie**; *s.a. Endemie, Pandemie*

E|pi|de|mi|o|lo|ge *m* (Ⓔ epidemiologist): Arzt/Wissenschaftler auf dem Gebiet der Epidemiologie*

E|pi|de|mi|o|lo|gie *f* (Ⓔ epidemiology): Lehre von Häufigkeit und Verteilung von Krankheiten

E|pi|de|mi|o|lo|gin *f* (Ⓔ epidemiologist): Ärztin/Wissenschaftlerin auf dem Gebiet der Epidemiologie*

e|pi|de|misch *adj* (Ⓔ epidemic): epidemieartig auftretend

e|pi|der|mal *adj* (Ⓔ epidermal): Oberhaut/Epidermis betreffend

epidermal growth factor *m*: *→Epidermiswachstumsfaktor*

Epidermal-Wachstumsfaktor *m* (Ⓔ epidermal growth factor): *Syn*: *epidermaler Wachstumsfaktor, epidermal growth factor, Epidermiswachstumsfaktor*; Faktor, der zu einer Proliferation von epithelialen und epidermalen Zellen führt; *s.u. Essay Virus und Tumor S. 2185*

E|pi|der|mal|zys|te *f*: *→Epidermoid*

E|pi|der|ma|ti|tis *f, pl* **-ti|ti|den**: *→Epidermitis*

e|pi|der|ma|ti|tisch *adj*: *→epidermitisch*

E|pi|der|mis *f* (Ⓔ epidermis): *Syn*: *Oberhaut*; vom äußere Keimblatt* [Ektoderm] abstammende äußere Hautschicht, die an den meisten Körperoberflächen dünn ist [durchschnittlich 0,2 mm], sich aber über stark beanspruchten Bereichen [Handteller, Fußsohle] auf mehr als 1 mm verstärkt; sie besteht aus mehrschichtigem verhornten Plattenepithel*, das eine hohe Regenerationsfähigkeit besitzt; 85 % der Epidermiszellen sind **Keratinozyten**, die in der Lage sind, sich in Horn umzuwandeln; während der Regeneration und Verhornung wandern die Keratinozyten langsam zur Oberfläche und bilden Verbände, die als **Hornschuppen** mehr als 100 Schichten bilden können; Hornschuppen werden laufend durch Abnutzung abgetragen oder von der Haut abgestoßen
histologisch kann man drei Schichten unterscheiden: **Regenerationsschicht, Verhornungsschicht** und **Hornhaut**; die **Regenerationsschicht** [Stratum germinativum] bildet die unterste Schicht der Epidermis, von der die Hautzellen nach außen wachsen; sie wird unterteilt in eine **Basalzellschicht** [Stratum basale], die durch die Basalmembran* vom Stratum* papillare der Dermis* abgetrennt wird, und eine **Stachelzellschicht** [Stratum spinosum]; die der Schicht ihren Namen gebenden **Stachelzellen** entstehen als Artefakt bei der histologischen Fixierung, die die Desmosomen*, die die polyedrischen Keratinozyten verbinden, als Stacheln erscheinen lässt; das Stratum germinativum enthält außer Keratinozyten noch sog. Spezialzellen, Melanozyten*, Langerhans*-Zellen und Merkel*-Zellen
die mittlere Epidermisschicht, die **Verhornungsschicht**, besteht aus der inneren **Körnerzellenschicht** [Stratum granulosum epidermidis], die bereits weitgehend abgeplattete Keratinozyten mit basophilen **Keratohyalinkörnern** enthält [**Granulazellen**], und der äußeren **Glanzschicht** [Stratum lucidum], die nur in dicker Epidermis [Handteller, Fußsohle] ausgebildet ist; die fortschreitende Verhornung führt zum Absterben der Keratinozyten, die abplatten und ihren Kern verlieren; in der **Hornhaut** [Stratum corneum] sind sie durch Kittsubstanzen zu Hornschuppen verbunden

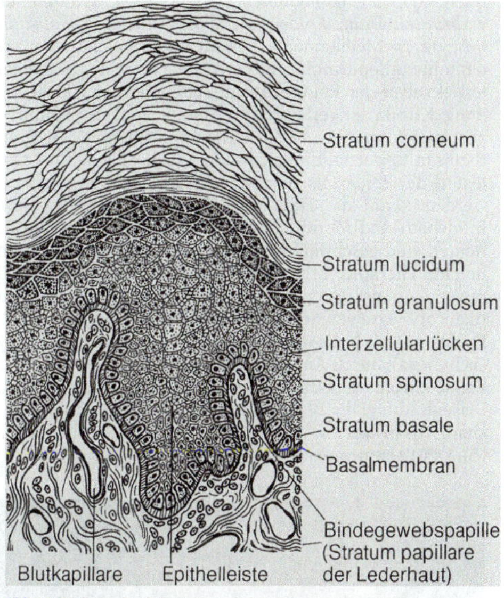

Abb. E56. Schnitt durch Epidermis und Stratum papillare der Dermis

E|pi|der|mis|ent|zün|dung *f*: *→Epidermitis*

E|pi|der|mis|läpp|chen *nt* (Ⓔ epidermic graft): *Syn*: *Epidermislappen*; aus Oberhaut/Epidermis bestehender Hautlappen zur freien Hauttransplantation [z.B. Reverdin*-Läppchen]; *s.a. Hautplastik*

E|pi|der|mis|lap|pen *m*: *→Epidermisläppchen*

E|pi|der|mis|plas|tik *f* (Ⓔ epidermatoplasty): plastische Operation unter Verwendung von Epidermisläppchen [z.B. Reverdin*-Läppchen]

E|pi|der|mis|wachs|tums|fak|tor *m* (Ⓔ epidermal growth factor): *Syn*: *epidermaler Wachstumsfaktor, epidermal growth factor, Epidermal-Wachstumsfaktor*; Faktor, der zu einer Proliferation von epithelialen und epidermalen Zellen führt

E|pi|der|mis|zel|le *f* (Ⓔ epidermic cell): verhornte Plattenepithelzelle der Epidermis*

E|pi|der|mis|zys|te *f*: *→Epidermoid*

E|pi|der|mi|tis *f, pl* **-ti|den** (Ⓔ epidermitis): *Syn*: *Epidermisentzündung, Epidermatitis*; Entzündung der Oberhaut [Epidermis*]; wird meist als Dermatitis* bezeichnet

e|pi|der|mi|tisch *adj* (Ⓔ epidermitic): *Syn*: *epidermatitisch*; Epidermitis betreffend, von ihr betroffen oder gekennzeichnet

E|pi|der|mo|dys|pla|sia ver|ru|ci|for|mis *f* (Ⓔ epidermodysplasia verruciformis): *Syn*: *Lewandowsky-Lutz-Krankheit, Lewandowsky-Lutz-Syndrom, Verrucosis generalisata (Lewandowsky-Lutz)*; meist schon im Säuglings- oder Kindesalter beginnende, z.T. durch Viren [**HP-Viren**] hervorgerufene, z.T. familiär gehäuft auftretende generalisierte Warzenerkrankung mit hoher Wahrscheinlichkeit einer malignen Entartung; die verrukösen oder papulösen Papillome treten isoliert oder beetartig auf; man findet sie v.a. an lichtexponierten Arealen sowie palmoplantar; **Therapie**: evtl. Exzision; **Prognose**: hängt vom verursachenden Virus ab; bei HP-Viren Typ 5, 8 und 14 besteht eine hohe Tendenz zur malignen Entartung; *s.a. Essay Virus und Tumor S. 2185*

E|pi|der|mo|id *nt* (Ⓔ epidermoid): ***Syn***: *Epidermoidzyste, Epidermalzyste, Epidermiszyste, echtes Atherom, Grützbeutel*; meist multiple, prall-elastische, gelbe Tumoren durch versprengtes Epithelgewebe ohne Ausführungsgang; enthält Hornlamellen und Haare; kommt am häufigsten im Gesicht, am Rumpf und den proximalen Extremitätenabschnitten vor; **Therapie**: Exzision

E|pi|der|mo|id|zys|te *f*: *→Epidermoid*

E|pi|der|mo|ly|sis *f, pl* **-ses** (Ⓔ epidermolysis): Ablösung der Oberhaut unter Blasenbildung

Epidermolysis acuta toxica (Ⓔ toxic bullous epidermolysis): ***Syn***: *medikamentöses Lyell-Syndrom, Syndrom der verbrühten Haut, Epidermolysis necroticans combustiformis*; durch Medikamente [Barbiturate, Sulfonamide, Hydantoine, Allopurinol, Antibiotika] verursachte flächenhafte Nekrolyse der Epidermis mit subepidermaler Blasenbildung; **Klinik**: der Verlauf ist meist akut; zunächst kommt es zur Ausbildung eines feinfleckigen, erythematösen Exanthems mit Blasenbildung; darauf folgt eine flächenhafte Ablösung der Epidermis, die fast handschuhartig abgeschoben werden kann; die Haut bzw. Schleimhaut von Lidern, Bindehaut und Mund ist ebenfalls früh betroffen; die Patienten sind geschwächt, haben Fieber und sind u.U. somnolent; **Therapie**: Erkennung und Beseitigung des auslösenden Agens; Intensivpflege mit vorsichtiger Antibiotikaprophylaxe von Sekundärinfektionen

Epidermolysis bullosa acquisita (Ⓔ acquired epidermolysis bullosa): durch Antikörper gegen Kollagenfasern verursachte chronische bullöse Dermatose* mit subepidermaler Blasenbildung; die Blasen oder Bläschen treten v.a. an mechanisch belasteten Stellen [Fingerknöchel, Ellenbogen, Knie, Füße] auf

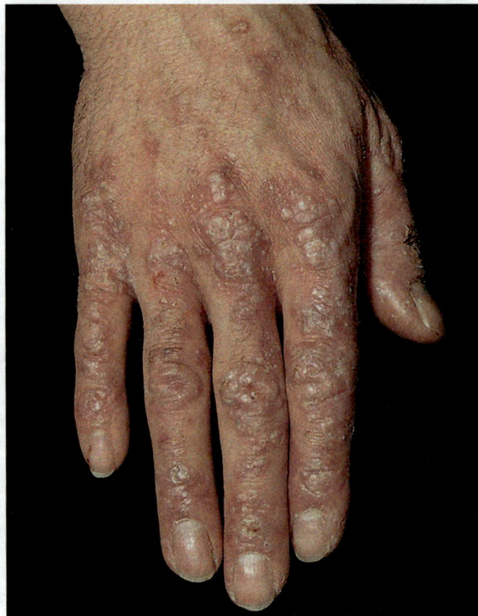

Abb. E57. Epidermolysis bullosa acquisita

Epidermolysis bullosa albopapuloidea (Ⓔ albopapuloid epidermolysis bullosa dystrophica): ***Syn***: *Epidermolysis bullosa dystrophica albopapuloidea, Epidermolysis bullosa hereditaria et albopapuloidea, Pasini-Typ der Epidermolysis bullosa dystrophicans; Pasini-Syndrom, Pasini-Pierini-Syndrom*; autosomal-dominante, milde Verlaufsform der Epidermolysis bullosa dystrophicans, die typische weiße Papeln am Stamm zeigt

Epidermolysis bullosa atrophicans generalisata gravis Typ Herlitz: *→Epidermolysis bullosa hereditaria letalis*

Epidermolysis bullosa dystrophica albopapuloidea: *→Epidermolysis bullosa albopapuloidea*

Epidermolysis bullosa dystrophicans: *→Epidermolysis bullosa hyperplastica*

Epidermolysis bullosa hereditaria (Ⓔ hereditary epidermolysis bullosa): Oberbegriff für angeborene Dermatosen mit einer starken Tendenz zur Blasenbildung; nach der Lokalisation der Blasen unterscheidet man drei Hauptgruppen: **Epidermolysis bullosa simplex** mit intraepidermaler/epidermolytischer Blasenbildung, **Epidermolysis bullosa junctionalis** mit Spaltbildung in der Lamina lucida der Basalmembran und **Epidermolysis bullosa dystrophicans**, bei der die Blasen unterhalb der Basalmembran entstehen; jede Hauptform besitzt mehrere Untertypen; der klinische Verlauf reicht von milden Formen bis hin zu schweren, tödlichen Verläufen

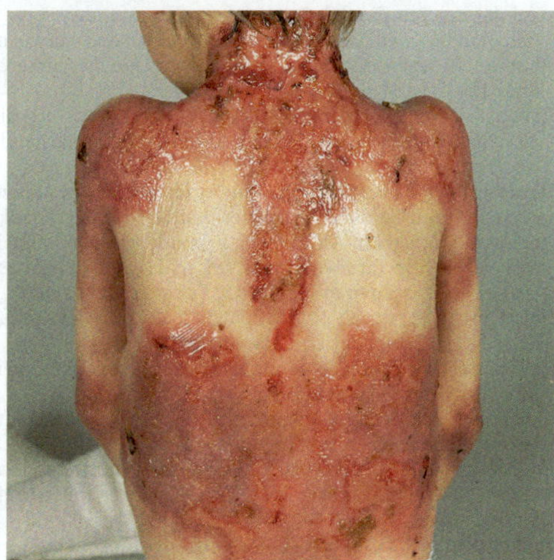

Abb. E58. Epidermolysis bullosa hereditaria

Epidermolysis bullosa hereditaria dystrophica dominans: *→Epidermolysis bullosa hyperplastica*

Epidermolysis bullosa hereditaria et albopapuloidea: *→Epidermolysis bullosa albopapuloidea*

Epidermolysis bullosa hereditaria letalis (Ⓔ junctional epidermolysis bullosa): ***Syn***: *Epidermolysis bullosa letalis, Epidermolysis bullosa junctionalis gravis, Herlitz-Syndrom, Herlitz-Typ der Epidermolysis bullosa junctionalis, Epidermolysis bullosa atrophicans generalisata gravis Typ Herlitz, kongenitaler nicht-syphilitischer Pemphigus*; schwer verlaufende Variante der Epidermolysis* bullosa junctionalis, bei der es schon während der Geburt zur Ablösung von Hautfetzen kommt; die Patienten versterben in den ersten Lebensjahren an den Komplikationen [Sekundärinfektionen, Wasser-, Protein- und Elektrolytverlust]

Epidermolysis bullosa hyperplastica (Ⓔ hyperplastic epidermolysis bullosa dystrophica): ***Syn***: *Cockayne-Touraine-Syndrom, Epidermolysis bullosa hereditaria dystrophica dominans, Epidermolysis bullosa dystrophica dominans*; autosomal-dominante milde Verlaufsform der Epidermolysis bullosa dystrophicans mit Blasenbildung von Haut und Schleimhaut, die zu Narbenbildung führt

Epidermolysis bullosa junctionalis (Ⓔ epidermolysis bullosa junctionalis): *s.u. Epidermolysis bullosa hereditaria*

Epidermolysis bullosa junctionalis gravis: *→Epidermolysis bullosa hereditaria letalis*

Epidermolysis bullosa letalis: *→Epidermolysis bullosa hereditaria letalis*

Tab. E59. Klassifikation der Epidermolysis bullosa hereditaria

	Erbmodus	Prädilektionsstellen	Bemerkung
Epidermolysis bullosa simplex (EBS)			
EBS generalisata	AD	Generalisiert	Typ Köbner
EBS localisata	AD	Akral	Typ Weber-Cockayne
EBS localisata	AR	Akral	
EBS Ogna	AD	Akral	Nur in Norwegen
EBS mit „mottled pigmentation"	AD	Generalisiert	Mit Pigmentanomalie
EBS herpetiformis	AD	Generalisiert	Typ Dowling-Meara
EBS herpetiformis mit „mottled pigmentation"	AD	Generalisiert	Mit Pigmentanomalie
EBS mit Muskeldystrophie	AR	Generalisiert	Frühe Muskelatrophie
EBS letalis	AR	Generalisiert	Im Sudan, hohe Mortalität
EBS Kallin	AR	Akral	Anodontie, Haar-, Nagelanomalien
EBS Mendes da Costa	X-	Akral	Alopezie, Hyperpigmentierung
Epidermolysis bullosa junctionalis (EBJ)			
EBJ gravis	AR	Generalisiert	Typ Herlitz, letal
EBJ generalisata	AR	Generalisiert	EBJ atrophicans mitis
EBJ inversa	AR	Große Beugen	
EBJ localisata	AR	Akral	
EBJ progressiva	AR	Akral	Späte Manifestation
EBJ cicatricans	AR	Generalisiert	Vernarbung
Epidermolysis bullosa dystrophicans (EBD)			
EBD generalisata	AD	Generalisiert	Typ Pasini
EBD localisata	AD	Akral	Typ Cockayne-Touraine
EBD generalisata mutilans	AR	Generalisiert	Typ Hallopeau-Siemens
EBD generalisata non-mutilans	AR	Große Beugen	
EBD localisata	AR	Akral	Rezessive und dominante Form oft nicht unterscheidbar

AD = autosomal-dominant; AR = autosomal-rezessiv; X- = X-chromosomal

Epidermolysis bullosa simplex (Ⓔ epidermolysis bullosa simplex): *s.u. Epidermolysis bullosa hereditaria*
Epidermolysis bullosa dystrophica dominans: *→Epidermolysis bullosa hyperplastica*
Epidermolysis necroticans combustiformis: *→Epidermolysis acuta toxica*
Epidermolysis toxica acuta: *→staphylogenes Lyell-Syndrom*

e|pi|der|mo|ly|tisch *adj* (Ⓔ epidermolytic): Epidermolysis betreffend, von ihr betroffen oder durch sie bedingt

E|pi|der|mo|my|co|sis *f, pl* **-ses:** *→Epidermomykose*
Epidermomycosis corporis: *→Tinea corporis*
Epidermomycosis pedis: *→Fußpilz*

E|pi|der|mo|my|ko|se *f* (Ⓔ epidermomycosis): ***Syn:*** *Dermatophytose, Dermatophytosis, Dermatophytie, Dermatophyteninfektion, Epidermomycosis, Epidermophytie, Epidermophytia*; durch Dermatophyten hervorgerufene Hautpilzerkrankung; oft gleichgesetzt mit Tinea*
palmare Epidermomykose: *→Tinea manus*

e|pi|der|mo|my|ko|tisch *adj* (Ⓔ epidermomycotic): Epidermomykose betreffend, von ihr betroffen oder gekennzeichnet

E|pi|der|mo|phyt *m* (Ⓔ epiphyte): ***Syn:*** *Hautschmarotzer, Epiphyt*; auf der Haut lebender Parasit*

E|pi|der|mo|phy|tia *f:* *→Epidermophytie*
Epidermophytia corporis: *→Tinea corporis*
Epidermophytia glutaealis (Ⓔ gluteal epidermophytosis): Tinea* corporis der Glutealregion
Epidermophytia manus: *→Tinea manus*
Epidermophytia pedis/pedum: *→Fußpilz*

E|pi|der|mo|phy|tie *f* (Ⓔ epidermophytosis): ***Syn:*** *Dermatophytose, Dermatophytosis, Dermatophytie, Epidermomykose, Epidermophytia, Epidermomycosis*; durch Dermatophyten* hervorgerufene Hautpilzerkrankung; oft gleichgesetzt mit Tinea*

E|pi|der|mo|phy|ton floc|co|sum *nt* (Ⓔ epidermolysis bullosa): zu den Dermatophyten* gehörender Erreger der Fußpilzerkrankung [Tinea pedis]

E|pi|der|mo|zo|o|pho|bie *f* (Ⓔ dermatozoic delusion): ***Syn:*** *Dermatozoenwahn, Ungezieferwahn, chronisch taktile Halluzinose, taktile Wahnhalluzinose*; wahnhafte Vorstellung, an einer parasitären Hautkrankheit zu leiden; häufig bei senilen und präsenilen Patienten und bei chronischem Alkoholismus*

e|pi|di|dy|mal *adj* (Ⓔ epididymal): Epididymis/Nebenhoden betreffend

E|pi|di|dy|mek|to|mie *f* (Ⓔ epididymectomy): ***Syn:*** *Nebenhodenentfernung*; operative Entfernung eines oder beider Nebenhoden [Epididymis*]

E|pi|di|dy|mis *f, pl* **-dy|mi|des** (Ⓔ epididymis): ***Syn:*** *Nebenhoden*; aus Kopf [Caput* epididymidis], Körper [Corpus* epididymidis] und Schwanz [Cauda* epididymidis] bestehender Abschnitt der ableitenden Samenwege, in dem die Spermien ausreifen; lehnt sich oben und hinten an den Hoden* an; der Kopf enthält die Ductuli* efferentes testis, die in den Nebenhodengang* [Ductus epididymidis] übergehen; der darauf folgende Samenleiter* [Ductus deferens] schließt sich am Ende des Nebenhodenschwanzes dem Samenstrang an

E|pi|di|dy|mi|tis *f, pl* **-ti|den** (Ⓔ epididymitis): ***Syn:*** *Nebenhodenentzündung*; Entzündung einer oder beider Nebenhoden [Epididymis*]; die **akute Epididymitis** kann zu Ausbildung eines akuten Skrotums führen und ist ein urologischer Notfall; die Erreger [v.a. Chlamydien, Escherichia coli, Proteus, Klebsiella, Pseudomonas aeruginosa] wandern durch den Samenleiter von der Prostata* oder Harnröhre nach unten; **Klinik:** plötzlich einsetzende Schmerzen im Skrotum, die nach oben zur Leiste ausstrahlen; hohes Fieber, ausgesprochenes Krankheitsgefühl, stark geschwollener und druckdolenter Nebenhoden, Pollakisurie*, Dysurie*; **Therapie:** Breitspektrumantibiotika, v.a. gegen gramnegative Keime, Analgetika, Antiphlogistika, kalte Umschläge, strenge Bettruhe
chronische Epididymitis (Ⓔ chronic epididymitis): tritt fast nur bei Erwachsenen im Rahmen spezifischer Entzündungen [Syphilis, Tuberkulose, Pilze, Parasiten] auf und verläuft oft symptomarm; häufig kommt es zu einem Übergreifen auf den Hoden [Epididymoorchitis] und eine Hodenentfernung wird unvermeidlich
Epididymitis tuberculosa (Ⓔ tuberculous epididymitis): ***Syn:*** *Nebenhodentuberkulose*; Nebenhodenbefall bei Urogenitaltuberkulose*

e|pi|di|dy|mi|tisch *adj* (Ⓔ epididymitic): Nebenhodenentzündung/Epididymitis betreffend, von ihr betroffen oder gekennzeichnet

E|pi|di|dy|mo|de|fe|ren|ti|tis *f, pl* **-ti|ti|den** (Ⓔ epididymodeferentitis): *Syn*: *Epididymofunikulitis, Funikuloepididymitis*; Entzündung von Nebenhoden [Epididymis*] und Samenstrang [Funiculus* spermaticus]; *s.a. Epididymitis*

E|pi|di|dy|mo|fu|ni|ku|li|tis *f, pl* **-ti|den**: *→Epididymodeferentitis*

E|pi|di|dy|mo|or|chi|tis *f, pl* **-ti|den** (Ⓔ epididymo-orchitis): *Syn*: *Orchiepididymitis*; Entzündung von Nebenhoden [Epididymis*] und Hoden [Orchis*]; *s.a. Epididymitis*

e|pi|di|dy|mo|or|chi|tisch *adj* (Ⓔ epididymo-orchitic): Epididymoorchitis betreffend, von ihr betroffen oder gekennzeichnet

E|pi|di|dy|mo|to|mie *f* (Ⓔ epididymotomy): *Syn*: *Nebenhodeneröffnung*; operative Eröffnung eines oder beider Nebenhoden [Epididymis*]

E|pi|di|dy|mo|va|sek|to|mie *f* (Ⓔ epididymovasectomy): Nebenhodenentfernung [Epididymektomie] mit (teilweiser) Samenstrangresektion [Vasektomie]

E|pi|di|dy|mo|va|so|sto|mie *f* (Ⓔ epididymovasostomy): operative Verbindung von Nebenhoden [Epididymis*] und Samenleiter [Ductus* deferens]

4-E|pi|do|xo|ru|bi|cin *nt* (Ⓔ 4-epidoxorubicin): Anthrazyklinderivat; zytostatisch wirksames Antibiotikum*; *s.u. Essay Chemotherapie S. 349*

e|pi|du|ral *adj* (Ⓔ epidural): *Syn*: *supradural*; auf der Dura mater (liegend)

E|pi|du|ral|abs|zess *m* (Ⓔ epidural abscess): *Syn*: *extraduraler Abszess, epiduraler Abszess*; meist hämatogen entstehender Abszess im Epiduralraum; die häufigsten Erreger sind Staphylokokken*

kranialer Epiduralabszess (Ⓔ cranial epidural abscess): meist handelt es sich um fortgeleitete Infektionen [Osteomyelitis, Nasennebenhöhlenentzündung] oder posttraumatische [Schädel-Hirn-Trauma] Abszessbildung; kann zu Meningitis* oder Enzephalitis* führen; **klinisch** kommt es meist zu starken Kopfschmerzen, Bewusstseinseintrübung oder Nervenausfällen; die **Therapie** besteht aus chirurgischer Eröffnung und Drainage sowie Antibiotikatherapie

spinaler Epiduralabszess (Ⓔ spinal epidural abscess): die meisten Abszesse sitzen im Bereich der mittleren Brust- oder oberen Lendenwirbelsäule; durch den Druck auf das Rückenmark und die Behinderung der Zirkulation kommt es zu Schmerzen, Fieber und leichter Nackensteifigkeit; im Verlauf der nächsten Tage [bis zu 2 Wochen] kommt es zur Ausbildung eines subakuten Querschnittssyndroms*; die **Therapie** besteht aus chirurgischer Eröffnung und Drainage sowie Antibiotikatherapie

E|pi|du|ral|an|äs|the|sie *f*: *→Periduralanästhesie*

E|pi|du|ral|blu|tung *f*: *→epidurale Blutung*

E|pi|du|ra|le *f*: *→Periduralanästhesie*

E|pi|du|ral|raum *m* (Ⓔ epidural space): *Syn*: *Epiduralspalt, Spatium epidurale*; Raum zwischen dem äußeren und dem inneren Blatt der Dura* mater des Rückenmarks oder des Gehirns

E|pi|du|ral|spalt *m*: *→Epiduralraum*

E|pi|du|ro|gra|phie *f* (Ⓔ epidurography): *Syn*: *Epidurografie*; Röntgenkontrastdarstellung* des Epiduralraums

e|pi|fas|zi|al *adj* (Ⓔ epifascial): auf einer Faszie (liegend)

E|pi|gas|tral|gie *f* (Ⓔ epigastralgia): *Syn*: *Oberbauchschmerz(en)*; Schmerzen im Oberbauch [Epigastrium*]

E|pi|gas|tri|ca in|fe|ri|or *f*: *→Arteria epigastrica inferior*

E|pi|gas|tri|ca su|per|fi|ci|a|lis *f*: *→Arteria epigastrica superficialis*

E|pi|gas|tri|ca su|pe|ri|or *f*: *→Arteria epigastrica superior*

e|pi|gas|trisch *adj* (Ⓔ epigastric): Oberbauch(gegend)/Epigastrium betreffend, im Epigastrium (liegend)

E|pi|gas|tri|um *nt* (Ⓔ epigastrium): *Syn*: *Regio epigastrica, Fossa epigastrica, Regio abdominalis superior*; Oberbauch, Oberbauchgegend; *s.a. Regiones abdominales*

E|pi|gas|tro|zel|e *f* (Ⓔ epigastrocele): *Syn*: *epigastrische Hernie, Hernia epigastrica*; über dem Nabel liegende mittlere Bauchwandhernie*, d.h., die Bruchpforte liegt in der Linea* alba zwischen Processus* xiphoideus und Nabel; **differentialdiagnostisch** muss eine Rektusdiastase* ausgeschlossen werden, da diese konservativ behandelt werden kann

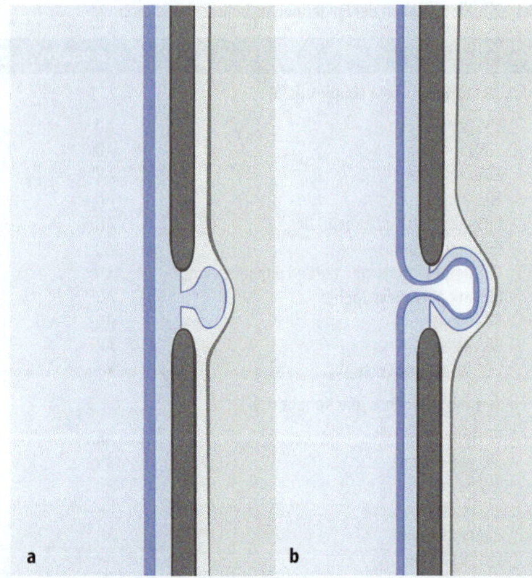

Abb. E60. Epigastrozele. **a** Austritt von präperitonealem Fettgewebe durch die Linea alba, **b** Austritt des Bruchsacks

e|pi|ge|ne|tisch *adj* (Ⓔ epigenetic): durch Gene und Umwelt beeinflusst oder bedingt

E|pi|glot|tek|to|mie *f* (Ⓔ epiglottectomy): *Syn*: *Kehldeckelentfernung, Epiglottisentfernung, Epiglottidektomie*; operative Entfernung des Kehldeckels [Epiglottis*]

E|pi|glot|ti|dek|to|mie *f*: *→Epiglottektomie*

E|pi|glot|ti|di|tis *f, pl* **-ti|den**: *→Epiglottitis*

e|pi|glot|ti|di|tisch *adj*: *→epiglottitisch*

E|pi|glot|tis *f* (Ⓔ epiglottis): *Syn*: *Kehldeckel*; aus elastischem Knorpel* bestehende tennisschlägerförmige Platte, die beim Schlucken den Kehlkopfeingang verschließt; am unteren Ende des knorpeligen Kehldeckelskeletts [**Cartilago epiglottica**] ist ein verlängerter Stiel [**Petiolus epiglottidis**], der über das **Ligamentum thyroepiglotticum** mit dem Schildknorpel* verbunden ist; auf der Unterseite der Epiglottis ist bei der Kehlkopfspiegelung ein kleines Höckerchen [**Tuberculum epiglotticum**] sichtbar

e|pi|glot|tisch *adj* (Ⓔ epiglottic): Kehldeckel/Epiglottis betreffend

E|pi|glot|tis|ent|fer|nung *f*: *→Epiglottektomie*

E|pi|glot|tis|ent|zün|dung *f*: *→Epiglottitis*

E|pi|glot|tis|höc|ker|chen *nt* (Ⓔ epiglottic tubercle): *Syn*: *Tuberculum epiglotticum*; Schleimhauthöckerchen über dem Epiglottisstiel im Vestibulum* laryngis; *s.a. Epiglottis*

E|pi|glot|tis|ö|dem *nt* (Ⓔ epiglottic edema): *s.u. Epiglottitis*

E|pi|glot|ti|tis *f, pl* **-ti|ti|den** (Ⓔ epiglottitis): *Syn*: *Kehldeckel-*

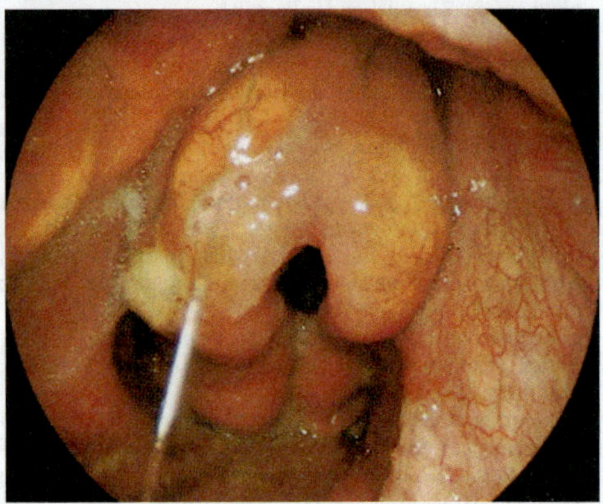

Abb. E61. Epiglottitis mit Abszess

entzündung, Epiglottisentzündung, Epiglottiditis; Entzündung des Kehldeckels; imponiert bei viraler Entzündung meist als **Epiglottisödem** und bei bakterieller Entzündung als Epiglottitis mit Abszess [**Angina laryngis**]

e|pi|glot|ti|tisch *adj* (Ⓔ epiglottitic): ***Syn***: *epiglottiditisch*; Kehldeckelentzündung/Epiglottitis betreffend, von ihr betroffen oder gekennzeichnet

e|pi|hy|al *adj* (Ⓔ epihyal): ***Syn***: *epihyoid*; auf oder über dem Zungenbein/Os hyoideum (liegend)

e|pi|hy|o|id *adj*: *→epihyal*

e|pi|kan|thal *adj* (Ⓔ epicanthal): Lidfalte/Epikanthus betreffend

E|pi|kan|thus *m* (Ⓔ epicanthus): ***Syn***: *Epicanthus*; sichelförmige Hautfalte am inneren [**Epikanthus medialis**] oder äußeren Rand [**Epikanthus lateralis**] des Oberlids; die mediale Falte findet sich bei Angehörigen der mongolischen Rasse und wird deshalb als **Mongolenfalte** bezeichnet; sie kann autosomal-dominant zusammen mit Ptosis und Blepharophimose vorkommen; am häufigsten findet man sie aber bei Patienten mit Down*-Syndrom

E|pi|kard *nt* (Ⓔ epicardium): ***Syn***: *viszerales Perikard, Lamina visceralis pericardii, Epicardium*; äußerste Herzwandschicht; innerhalb des Herzbeutels* bildet das Epikard die innere Schicht des Perikards*, die das Myokard* bedeckt; im subepikardialen Fettgewebe verlaufen die Herzgefäße

E|pi|kar|dek|to|mie *f* (Ⓔ epicardiectomy): ***Syn***: *Epikardresektion*; Teilentfernung des Epikards*

e|pi|kar|di|al *adj* (Ⓔ epicardial): Epikard betreffend

E|pi|kard|re|sek|ti|on *f*: *→Epikardektomie*

E|pi|ke|ra|to|pha|kie *f* (Ⓔ epikeratophakia): ***Syn***: *Keratophakie*; Methode zur Korrektur von starker Hyperopie*, Aphakie* oder Keratokonus*, bei der eine zugeschliffene Hornhautlamelle eines Spenders auf das Empfängerauge aufgenäht wird

E|pi|kon|dyl|al|gie *f* (Ⓔ epicondylalgia): ***Syn***: *Epikondylenschmerz*; Schmerzen in einer Epikondyle, z.B. bei Tennisellenbogen

e|pi|kon|dy|lär *adj* (Ⓔ epicondylar): Epikondyle betreffend

E|pi|kon|dy|le *f*: *→Epicondylus*

Epi|kon|dy|len|ent|zün|dung *f*: *→Epicondylitis*

E|pi|kon|dy|len|frak|tur *f* (Ⓔ epicondylar fracture): Fraktur einer Humerus- oder Femurepikondyle; *s.a. Humerusfraktur, Femurfraktur*

E|pi|kon|dy|li|tis *f, pl* **-ti|den**: *→Epicondylitis*

e|pi|kon|dy|li|tisch *adj* (Ⓔ epicondylitic): Epikondylitis betreffend, von ihr betroffen oder gekennzeichnet

e|pi|ko|ra|ko|id *adj* (Ⓔ epicoracoid): auf oder über dem Processus coracoideus (liegend)

E|pi|kor|ne|a|skle|ri|tis *f, pl* **-ti|den** (Ⓔ epicorneascleritis): oberflächliche Entzündung von Hornhaut [Kornea*] und Lederhaut [Sklera*]; *s.a. Episkleritis*

e|pi|kos|tal *adj* (Ⓔ epicostal): auf oder über einer Rippe/Costa (liegend)

e|pi|kra|ni|al *adj* (Ⓔ **1.–2.** epicranial): **1.** auf dem Schädel/Kranium (liegend) **2.** Epikranium betreffend

E|pi|kra|ni|um *nt*: *→Epicranium*

E|pi|kra|ni|us *m*: *→Musculus epicranius*

E|pi|kri|se *f* (Ⓔ epicrisis): zusammenfassender, kritischer Abschlussbericht des Arztes

e|pi|kri|tisch *adj* (Ⓔ epicritic): Epikrise betreffend

E|pi|ku|tan|test *m* (Ⓔ patch test): ***Syn***: *Patchtest*; Hauttest* zur Erfassung von Kontaktallergien; **Prinzip**: Testsubstanzen werden auf die Haut aufgebracht und das Auftreten allergischer Ekzemreaktionen nach 48 und 72 Stunden [u.U. auch nach 96 h und einer Woche] registriert; die **Auswertung** erfolgt nach folgender Skala: negativ (o); positiv (+): mildes Erythem; positiv +: Erythem mit leichter Infiltration; positiv ++: Erythem mit Papeln und kleinen Bläschen; positiv +++: Erythem, Blasen und Erosion; IR: toxisch-irritative Reaktion

wichtig ist die Anamnese der Patienten, weil sich daraus Hinweise auf verdächtige Substanzen ergeben, die dann gezielt getestet werden können; z.T. wird auch ein sog. **Gebrauchstest** [Repeated Open Application Test] durchgeführt; dabei werden verdächtige Produkte [z.B. Parfüm, Shampoos, Haarfärbemittel] eine Woche lang zweimal täglich in die Haut [meist Ellenbeuge] eingerieben und die Reaktion beurteilt; bei Verdacht auf eine photoallergische oder phototoxische Kontaktdermatitis* kann der Epikutantest als sog. **belichteter Epikutantest** oder **Photopatchtest** durchgeführt werden; hierbei werden die Testsubstanzen rechts und links auf den Rücken aufgebracht; eine Seite wird nach 24 h mit UVA-Licht bestrahlt, die andere nicht; es wird nach 48, 72 und evtl. 96 h abgelesen

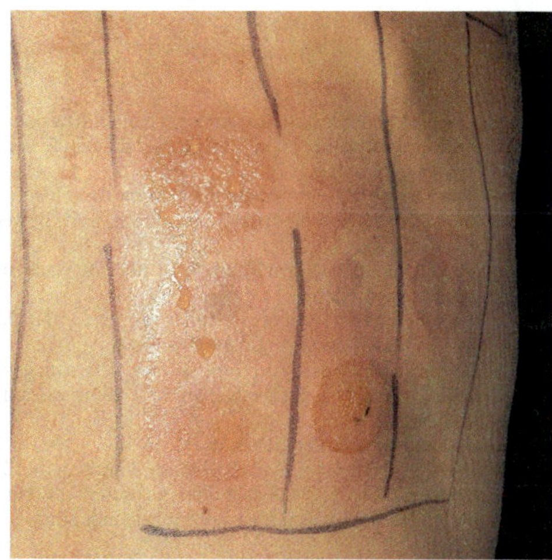

Abb. E62. Epikutantest

			48h	72h
1	Wollwachsalkohole	30 %		
2	4-Phenylendiamin	1 %		
3	Thiuram-Mix	1 %		
4	Neomycinsulfat	20 %		
5	Kobalt (II)-chlorid, $6H_2O$	1 %		
6	Nickel (II)-sulfat, $6H_2O$	5 %		
7	Benzocain	5 %		
8	Kolophonium	20 %		
9	N-Isopropyl-N'-phenyl-4-phenylendiamin	0,1 %		
10	Kaliumdichromat	0,5 %		
11	Mercapto-Mix	1 %		
12	Epoxidharz	1 %		
13	Perubalsam	25 %		
14	4-tert.-Butylphenol-Formaldehydharz	1 %		
15	Paraben-Mix	16 %		
16	Duftstoff-Mix	8 %		
17	Mercaptobenzothiazol	2 %		
18	Quecksilber (II)-amidchlorid	1 %		
19	Cetylstearylalkohol	20 %		
20	Zink-diäthyldithiocarbamat	1 %		
21	Dibromdicyanobutan/Phenoxyethanol (1:4)	1 %		
22	Sorbitansesquioleat	20 %		
23	Formaldehyd (in Wasser)	1 %		
24	(Chlor) Methylisothiazolon (3:1 in Wasser)	0,01 %		

Abb. E63. Standard-Epikutantest

e|pi|la|mel|lär *adj* (Ⓔ epilamellar): auf oder über der Basal-

membran (liegend)
E|pi|la|ti|on *f* (Ⓔ epilation): *Syn*: *Depilation*; Enthaarung, Haarentfernung
E|pi|lep|sia *f*: *→Epilepsie*
Epilepsia corticalis (Ⓔ cortical epilepsy): *Syn*: *Rindenepilepsie*; von einem bestimmten Bezirk der Hirnrinde ausgehende fokale Epilepsie
Epilepsia cursiva (Ⓔ cursive epilepsy): *Syn*: *Dromolepsie*; Epilepsie* mit Bewusstseinseinschränkung und Bewegungsautomatismen
Epilepsia diurna (Ⓔ diurnal epilepsy): nur im Wachzustand auftretende Epilepsie
Epilepsia nocturna (Ⓔ nocturnal epilepsy): *Syn*: *Schlafepilepsie*; nur im Schlaf auftretende Epilepsieform
Epilepsia tarda (Ⓔ tardy epilepsy): *Syn*: *Spätepilepsie, Epilepsia tardiva*; erstmalig nach dem 30. Lebensjahr auftretende Epilepsie
Epilepsia tardiva: *→Epilepsia tarda*
E|pi|lep|sie *f* (Ⓔ epilepsy): *Syn*: *Epilepsia*; Oberbegriff für Erkrankungen, die durch wiederholtes Auftreten von vom Großhirn ausgehenden Anfällen gekennzeichnet sind; *s.u. Essay Epilepsie S. 617*
bioelektrische Epilepsie: *→latente Epilepsie*
endogene Epilepsie: *→kryptogenetische Epilepsie*
essentielle Epilepsie: *→kryptogenetische Epilepsie*
fokale Epilepsie (Ⓔ focal epilepsy): von einem Rindenbezirk ausgehende Epilepsie mit Beschränkung auf eine Muskelgruppe
fotogene Epilepsie: *→photogene Epilepsie*
fotosensible Epilepsie: *→photogene Epilepsie*
generalisierte Epilepsie (Ⓔ generalized epilepsy): Epilepsie mit von beiden Gehirnhälften ausgehenden Anfällen, die beide Körperseiten betreffen
genuine Epilepsie: *→kryptogenetische Epilepsie*
halbseitige Epilepsie (Ⓔ one-sided epilepsy): Epilepsie mit auf eine Körperseite beschränkten Anfällen
idiopathische Epilepsie: *→kryptogenetische Epilepsie*
juvenile myoklonische Epilepsie (Ⓔ impulsive petit mal): *Syn*: *Herpin-Janz-Syndrom, Impulsiv-petit-mal*; v.a. bei Jugendlichen vorkommende Petit-mal-Form mit plötzlich einschießenden Muskelzuckungen
kryptogenetische Epilepsie (Ⓔ cryptogenic epilepsy): *Syn*: *idiopathische Epilepsie, genuine Epilepsie, endogene Epilepsie, essentielle Epilepsie*; Epilepsie unbekannter Ursache
larvierte Epilepsie: *→latente Epilepsie*
latente Epilepsie (Ⓔ latent epilepsy): *Syn*: *larvierte Epilepsie, bioelektrische Epilepsie, Präepilepsie*; Zustand mit Epilepsie-typischen EEG-Veränderungen ohne Anfall in der Vorgeschichte
myoklonisch-astatische Epilepsie (Ⓔ Lennox-Gastaut syndrome): *Syn*: *Lennox-Syndrom, Lennox-Gastaut-Syndrom*; den Blitz-Nick-Salaam-Krämpfen verwandte myoklonische Anfälle; kommt genetisch bedingt oder als Folge einer schweren prä- oder perinatalen Hirnschädigung vor; beginnt i.d.R. um das 4. Lebensjahr mit tonischen Anfällen und plötzlichem Tonusverlust, der zum Hinfallen führt; dazu kommen häufig Beugemyoklonien der Arme, orale Automatismen oder Zucken der Gesichtsmuskeln
myoklonische Epilepsie (Ⓔ myoclonus epilepsy): *Syn*: *Lafora-Syndrom, Unverricht-Syndrom, Myoklonusepilepsie*; autosomal-rezessive Epilepsie mit ausgeprägten Muskelzuckungen
organische Epilepsie: *→symptomatische Epilepsie*
photogene Epilepsie (Ⓔ photogenic epilepsy): *Syn*: *photosensible Epilepsie, fotogene Epilepsie, fotosensible Epilepsie*; durch Lichtreize ausgelöste Reflexepilepsie
photosensible Epilepsie: *→photogene Epilepsie*
psychomotorische Epilepsie (Ⓔ psychomotor epilepsy): Epilepsie mit psychischen Störungen und motorischen Bewegungsautomatismen
symptomatische Epilepsie (Ⓔ symptomatic epilepsy): *Syn*: *organische Epilepsie*; auf einer nachweisbaren Gehirnerkrankung oder -schädigung beruhende Epilepsie
traumatische Epilepsie (Ⓔ traumatic epilepsy): symptomatische Epilepsie nach einer Hirnschädigung
zerebellare Epilepsie (Ⓔ cerebellar epilepsy): Epilepsie durch Schädigungen im Kleinhirn
e|pi|lep|ti|form *adj* (Ⓔ epileptiform): *Syn*: *epilepsieartig, epileptoid*; in der Art eines epileptischen Anfalls
e|pi|lep|tisch *adj* (Ⓔ epileptic): Epilepsie betreffend, durch Epilepsie hervorgerufen, an Epilepsie leidend
e|pi|lep|to|gen *adj* (Ⓔ epileptogenous): einen epileptischen Anfall auslösend
e|pi|lep|to|id *adj*: *→epileptiform*
E|pi|lep|to|lo|ge *m* (Ⓔ epileptologist): Arzt für Epileptologie*
E|pi|lep|to|lo|gie *f* (Ⓔ epileptology): Teilgebiet der Neurologie*, das sich mit Diagnose und Therapie von Epilepsien* befasst
E|pi|lep|to|lo|gin *f* (Ⓔ epileptologist): Ärztin für Epileptologie*
E|pi|lo|bii herba *f* (Ⓔ willow herb): oberirdische Pflanzenteile des Weidenröschens*
E|pi|lo|bi|um *nt*: *→Weidenröschen*
E|pi|lo|ia *f*: *→Bourneville-Syndrom*
e|pi|man|di|bu|lär *adj* (Ⓔ epimandibular): auf oder über dem Unterkiefer(knochen) (liegend)
E|pi|mas|ti|got *m* (Ⓔ epimastigote): *Syn*: *epimastigote Form, Crithidia-Form*; nicht-infektiöse Zwischenform von Trypanosoma*, aus der die infektiöse trypomastigote Form* hervorgeht
E|pi|me|nor|rha|gie *f* (Ⓔ epimenorrhagia): zu häufige und zu starke Regelblutung [Menstruation*]
E|pi|me|nor|rhoe *f, pl* **-rho|en:** *→Polymenorrhoe*
E|pi|me|ra|se *f* (Ⓔ epimerase): Enzym, das epimere Verbindungen ineinander umwandelt, z.B. Glucose in Galaktose und umgekehrt
E|pi|my|si|o|to|mie *f* (Ⓔ epimysiotomy): operative Durchtrennung der Muskelscheide [Epimysium*]
E|pi|my|si|um *nt* (Ⓔ epimysium): *Syn*: *Muskelscheide*; lockere Hülle, die mehrere Sekundärbündel zu einem größeren Muskelbündel oder einem kleinen Muskel zusammenfasst und ihn verschieblich gegen die Umgebung abgrenzt; *s.a. Muskel*
E|pi|ne|phrek|to|mie *f* (Ⓔ adrenalectomy): *Syn*: *Nebennierenentfernung, Nebennierenresektion, Adrenalektomie*; operative Entfernung einer oder beider Nebennieren; indiziert bei Hyperplasie bei Morbus* Cushing, primärer Hyperplasie oder Karzinom; der Zugang kann paravertebral, transabdominal oder von lateral erfolgen; die **laparoskopische Adrenalektomie** ist schonend, aber zeitaufwendig
E|pi|ne|phrin *nt*: *→Adrenalin*
E|pi|ne|phri|tis *f, pl* **-ti|den** (Ⓔ paranephritis): *Syn*: *Paranephritis*; (meist hämatogene) Entzündung der Nierenkapsel und umliegender Strukturen; kann zur Entwicklung eines paranephritischer Abszesses* und einer Urosepsis* führen
e|pi|ne|phri|tisch *adj* (Ⓔ paranephric): *Syn*: *paranephritisch*; Epinephritis betreffend, von ihr betroffen oder gekennzeichnet
E|pi|ne|phron *nt*: *→Nebenniere*
e|pi|neu|ral *adj* (Ⓔ epineural): auf einem Wirbelbogen/Arcus vertebralis (liegend)
e|pi|neu|ri|al *adj* (Ⓔ epineurial): das Epineurium betreffend
E|pi|neu|ri|um *nt* (Ⓔ epineurium): *Syn*: *Nervenscheide*; aus lockerem Bindegewebe bestehende Hülle, die Nervenfaserbündel zu einem Nerven zusammenfasst; sie erlaubt eine Verschiebung der Nervenfasern gegeneinander, verhindert aber eine Überdehnung des Gesamtnervens
E|pi|or|chi|um *nt*: veraltet für *→Lamina visceralis tunicae vaginalis testis*
e|pi|o|tisch *adj* (Ⓔ epiotic): auf oder über dem Ohr (liegend)
e|pi|pe|ri|kar|di|al *adj* (Ⓔ epipericardial): auf dem Herzbeutel/Perikard (liegend), um das Perikard herum
e|pi|pha|ryn|ge|al *adj* (Ⓔ Epipharyngeal): *Syn*: *nasopharyngeal, rhinopharyngeal, pharyngonasal*; Nasenrachen(raum)/Epipharynx betreffend
E|pi|pha|ryn|gi|tis *f, pl* **-ti|den** (Ⓔ epipharyngitis): *Syn*: *Nasopharynxentzündung, Epipharynxentzündung, Nasopharyngitis, Rhinopharyngitis*; Entzündung des Nasenrachens [Epipharynx]; meist als Entzündung der Rachenmandel [**Angina retronasalis**]

Epilepsie

Syn: *Epilepsia*

G. Schumann

Epilepsie ist eine Erkrankung des Gehirns, die durch das Auftreten von epileptischen Anfällen gekennzeichnet ist. Da epileptische Anfälle auch bei anderen Gehirnerkrankungen auftreten können, kommt ihnen auch außerhalb der Krankheit „Epilepsie" eine große Bedeutung zu. Deshalb soll, abweichend von der üblichen Einteilung, zuerst eine Beschreibung des Phänomens **epileptischer Anfall** gegeben werden.

Epileptischer Anfall

Die Einteilung der epileptischen Anfälle hat sich im Laufe der Medizingeschichte und im Rahmen der verbesserten diagnostischen Möglichkeiten erheblich verändert. Das Fachgebiet der Epileptologie unterscheidet gegenwärtig über 50 verschiedene Anfallsformen, die aber zum Großteil nur mit technischen Hilfsmitteln [z.B. Videometrie] zu unterscheiden sind. Die exakte Unterscheidung spielt in der täglichen Routinediagnostik des Neurologen daher nur eine untergeordnete Rolle.

Es gibt drei Hauptanfallsformen, die seit Jahrzehnten bekannt sind, und die sich mit zum Teil leicht abgeänderten Benennungen in allen Lehrbüchern wiederfinden:

I. Großer epileptischer Anfall [auch tonisch-klonischer Anfall, Grand-mal-Anfall]

Ein (geringer) Teil der Patienten berichtet vor dem Anfall über das Auftreten von Sensationen verschiedenster Art [Aura*], die dem erfahrenen Arzt Hinweise auf den Entstehungsort des Anfalls geben. Für den Betroffenen bietet eine Aura die Möglichkeit, sich hinzulegen und somit Verletzungen zu vermeiden. Es kommt dann zu einer plötzlich einsetzenden Bewusstlosigkeit, die durch Kontraktion der Atemmuskulatur und gleichzeitiger Einengung der Stimmritze häufig mit einem **initialen Schrei** einhergeht. Der Patient stürzt dann zu Boden, wobei es zu Verletzungen kommen kann. Die krampfbedingte Beeinträchtigung der Atmung führt es zu einer Blaufärbung [Zyanose] des Gesichtes.

Es folgt dann ein **tonisches Stadium**, in dem es zu einem Verkrampfen des gesamten Körpers kommt, gefolgt von **klonischen Zuckungen**. Diese rhythmischen Muskelzuckungen betreffen insbesondere die Extremitäten, aber auch andere Muskeln, und es kann deshalb zu Zungenbissverletzungen durch Kontraktion der Kaumuskulatur kommen. Auch das nicht so seltene Einnässen bzw. Einkoten, das für die Patienten besonders unangenehm ist, beruht auf diesem Mechanismus.

Die Dauer eines Grand-mal-Anfalls liegt zwischen 1–3 min., selten auch länger. Diese relativ lange Dauer ist dadurch bedingt, dass es während des Anfalls bis zu einer Verdreifachung der Hirndurchblutung kommt, wodurch die Glucosezufuhr der Nervenzelle verbessert wird und sie somit zu einer ständigen Entladung in der Lage ist.

Im Gegensatz dazu kommt es bei der so genannten **konvulsiven Synkope** nur zu einem sekunden-dauernden Verkrampfen bzw. Zucken des Körpers. Durch den unterschiedlichen pathophysiologischen Mechanismus einer Synkope* bricht der Kreislauf zusammen und der Glucosenachschub sistiert, wodurch die Zelle nicht zu einer wiederholten Entladung fähig ist.

Nach und zum Teil auch während des Anfalls kommt es zu einer tiefen, röchelnden Atmung, die häufig von Schaumbildung gekennzeichnet ist.

Die Patienten benötigen unterschiedliche Zeiten für die **Reorientierung**, die bis zu mehreren Sunden dauern kann. Häufig kommt es zu einem **Erschöpfungsschlaf**, auch **Verwirrtheitszustände** nach einen Grand-mal-Anfall sind nicht selten.

Sturzverletzungen sind häufige Komplikationen und durch die extrem starken Muskelkontraktionen kann es (selten) zu Wirbelsäulenverletzungen im Sinne eines Abrisses von Muskelansätzen an den Wirbelkörpern u.Ä. kommen.

II. Kleiner epileptischer Anfall [auch Absence, Petit-mal-Anfall]

Bei den kleinen epileptischen Anfällen handelt es sich in der Mehrheit um genetisch bedingte Störungen, die bei Jugendlichen in bestimmten Entwicklungsschritten ablaufen [**altersgebundene kleine Anfälle nach Janz**]. Die Häufigkeit wird im allgemeinen zwischen 8–10 % der Gesamtanfälle angegeben.

Die Symptomatik besteht in einer kurzen Bewusstlosigkeit, die, da sie häufig nur einige Sekunden dauert, von der Umgebung nicht immer wahrgenommen wird. Selbst die Betroffenen bemerken sie häufig nicht. Allerdings können erfahrene Patienten oft am erstaunten Verhalten der Umgebung wahrnehmen, dass ein Anfall aufgetreten ist und diesen dann mit der Bemerkung einer kurzen Gedankenlosigkeit überspielen.

Die Absence geht normalerweise ohne motorische Äußerungen einher. Videodoppelbildaufzeichnungen haben aber in den letzten Jahrzehnten häufig minimale motorische Entäußerungen [z.B. Lidflattern] festgehalten.

Das typische elektrophysiologische Phänomen eines kleinen epileptischen Anfalls besteht im Auftreten von charakteristischen EEG-Veränderungen. Im Einzelnen handelt es sich um rhythmische, beidseitige Muster, die im typischen Fall einem so genannten 3/sec. Spike-wave Muster entsprechen [*s.a. Essay Elektroenzephalogramm S. 563*].

III. Komplex partieller Anfall [auch **Temporallappenanfall, psychomotorischer Anfall**]

Wie dem Namen bereits zu entnehmen ist, handelt es sich um einen Anfall, bei dem der Temporallappen eine entscheidende Rolle bei der Entstehung der Anfälle spielt. Es handelt sich um eine Anfallsform, die in der überwiegenden Mehrzahl auf einer organischen Ursache beruht und die deshalb beim Erstauftreten unbedingt eine intensive Abklärung unter Einsatz moderner neuroradiologischer Verfahren erfordert.

Im Gegensatz zum kleinen epileptischen Anfall kommt es bei einem komplex partiellen Anfall zu einer häufig auch klinisch beeindruckenden Symptomatik. Wie bei den Grand-mal-Anfällen kann es auch hier zum Auftreten von Auren kommen. Am häufigsten ist die so genannte **epigastrische Aura***, die in typischer Weise als aufsteigendes, zum Teil unangenehmes Hitzegefühl aus dem Magen-Darm-Bereich, das sich bis zum Hals ausbreiten kann, beschrieben wird. Geruchsveränderungen [**olfaktorische Aura***] und optische Phänomene [**optische Aura***] werden ebenfalls angegeben. Selten, aber für Patienten recht beängstigend sind Phänomene, bei denen sie das Gefühl haben, eine bestimmte Situation oder Umgebung schon einmal erlebt bzw. gesehen zu haben [**Déjà-vu-Erlebnis**]. Noch seltener ist ein Gefühl der Fremdheit in der vertrauten Umgebung [**Jamais-vu-Erlebnis**].

Im weiteren Verlauf kommt es dann zu einer Bewusstseinsveränderung, die normalerweise länger anhält als bei kleinen Anfällen. Häufig geben die Patienten auch an, dass sie die Umgebung weiter wahrgenommen haben, diese aber verändert war, und dass sie nicht reagieren konnten. Für den Außenstehenden ist die Person nicht ansprechbar, da es dem Patienten unmöglich ist, auf Aufforderungen adäquat zu reagieren.

Am typischsten und für die Diagnose beweisend sind **motorische Symptome**, wobei am häufigsten wiederholte monotone Bewegungen, z.B. Schmatzbewegungen des Mundes oder klopfende Bewegungen der Hände bzw. das Nesteln an Kleidungsstücken o.Ä., beobachtet werden. Aber auch komplexere motorische Phänomene werden (seltener) beobachtet, so z.B. Entkleiden auf einem Bahnsteig, Öffnen einer Zugtür, Weglaufen u.Ä.

Nach dem Anfall folgt eine im Durchschnitt 30 min. dauernde **Reorientierungsphase**. Allerdings gibt es dabei große Unterschiede und die Phase kann von Minuten bis zu Stunden reichen. Stürzen gehört nicht zum komplex partiellen Anfall; allerdings gibt es Übergänge, bei denen sich aus diesem Anfall ein **symptomatischer Grand-mal-Anfall** entwickeln kann [**sekundäre Generalisierung**].

Komplex partielle Anfälle werden im Gegensatz zu Grand-mal-Anfällen von Laien manchmal nicht als epileptisch erkannt, insbesondere bei komplexeren motorischen (und unsinnigen) Handlungen wird manchmal von Böswilligkeit o.Ä. ausgegangen.

Epileptischer Status [auch **Status epilepticus**]

Während die obigen Anfälle in der Regel nur einmal oder selten zweimal hintereinander auftreten, kommt es beim Status epilepticus zum ununterbrochenen Auftreten von Anfällen, wobei als typisch angesehen wird, dass der Patient zwischen den Anfällen das Bewusstsein nicht wiedererlangt.

Je nach der Art der epileptischen Anfälle ist ein Status häufig als lebensgefährlich anzusehen. Dies trifft immer auf **Staten mit großen epileptischen Anfällen** zu. Hier muss unmittelbare ärztliche Notfallhilfe veranlasst werden, da die Entwicklung eines Hirnödems bzw. eines Herz-Kreislaufversagens droht.

Staten mit kleinen epileptischen Anfällen sind verständlicherweise nicht so dramatisch. Die Patienten zeigen häufig eine Art Bewusstseinstrübung, begehen Fehlhandlungen, sind verlangsamt und reagieren inadäquat. Es besteht dabei trotzdem eine Gefährdung der Patienten und sie müssen dringend ärztliche Hilfe erhalten. Die Diagnose kann in diesen Fällen mit Hilfe des typischen EEG-Musters ohne Probleme gestellt werden.

Die **Ursache** eines epileptischen Status liegt beim Erstauftreten bei der überwiegenden Anzahl der Patienten in einer akuten Schädigung des Gehirns, d.h. ein Hirntumor, eine Entzündung [Enzaphalitis*}, eine Gehirnblutung oder eine Ischämie müssen dringend ausgeschlossen werden.

Es gibt Schätzungen, dass bei ca. 5 % aller Patienten mit Epilepsie irgendwann in ihrem Leben ein epileptischer Status auftritt. Allerdings sind dafür häufig Fehler in der Therapie verantwortlich, wobei das abrupte Weglassen der antiepileptischen Medikation an erster Stelle steht.

Neben den genannten Hauptformen epileptischer Anfälle gibt es noch Sonderformen, die durch eine Kombination dieser Formen entstehen. Da die verschiedenen Anfallsformen auch ineinander übergehen können, entsteht nicht selten ein auch für den Epileptologen verwirrendes Anfallsbild.

Diagnostik bei epileptischen Anfällen

Jedes Erstauftreten eines epileptischen Anfalls erfordert eine diagnostische Abklärung, wobei an erster Stelle bildgebende Verfahren [**Magnetresonanztomographie***, **Computertomographie***] des Schädels zu nennen sind. Sie sind ein absolutes Muss beim Erstauftreten von Grand-mal- bzw. komplex partiellen Anfällen, da diese beiden Anfallsarten häufig auf ein akutes krankhaftes Geschehen im Gehirn [z.B. Tumor, Enzephalitis*] hindeuten.

Dem **Elektroenzephalogramm*** kommt besonders bei der Diagnostik der kleinen epileptischen Anfälle eine wesentliche Rolle zu. Der Nachweis der typischen EEG-Veränderungen sichert häufig erstmals die Diagnose. Bei den anderen Anfallsarten gibt es Hinweise auf die (bioelektrische) Entstehung eines Anfalls. Sie können somit auch bei fehlenden MRT- bzw. CT-Befunden eine genauere Bestimmung des Entstehungsortes der Anfälle erlauben.

Im weiteren Verlauf gibt das EEG eine Übersicht über die Wirksamkeit der Medikation [Verschwinden von bioelektrischen Anfallszeichen], wobei die Bedeutung von regelmäßigen EEG-Kontrollen von anderen ärztlichen Fachgebieten häufig überschätzt wird. So sind dreimonatige Kontrollen bei Patienten ohne Anfälle bzw. Nebenwirkungen überflüssig [*s.a. Essay Elektroenzephalogramm S. 563*].

Gelegenheitsanfälle [epileptische Reaktionen, Okkasionsanfälle]

Die oben genannten drei Hauptanfallsformen stellen letztendlich eine Reaktionsform des Gehirns auf eine Reizung dar, d.h., es liegt eine organische Ursache vor. Bei einem Teil der Patienten wird aber trotz intensiven Einsatzes diagnostischer Verfahren keine organische Schädigung gefunden. Bei einer genauen Befragung lassen sich aber verschiedene Faktoren herausarbeiten, die für das Auftreten des Anfalls verantwortlich gemacht werden können. In erster Linie sind hier Schlafentzug und/oder Alkoholgenuss zu nennen. Drogenmissbrauch, Stoffwechselstörungen oder Medikamentennebenwirkungen sind ebenfalls häufige Ursachen. Bei Kindern besteht i.d.R. eine Beziehung zu fieberhaften Erkrankungen [**Fieberkrämpfe***].

Man schätzt, dass bis zu 5 % aller Menschen in ihrem Leben 1 oder 2 Anfälle erleiden, wobei die oben genannten Faktoren auslösend wirken. Diese Anfälle werden als Gelegenheitsanfälle bezeichnet [zum Vergleich: ca. 1 % der Menschen leiden an der Krankheit Epilepsie, s. unten]. Die Abgrenzung der Gelegenheitsanfälle von den Epilepsien ist nicht unumstritten, zumal sie sich im Wesentlichen an der Anfallshäufigkeit fixiert. Auch Patienten mit Epilepsie reagieren auf Schlafentzug u.Ä. häufig mit einem epileptischen Anfall.

Allerdings hat diese Abgrenzung einen großen, nicht zu unterschätzenden praktischen Nutzen. Beim Erstauftreten eines Anfalls besteht durch das Einschalten einer Zwischenstufe nicht die Notwendigkeit, dem Patienten die Diagnose einer Epilepsie mit ihren leider auch heute noch häufigen Nachteilen „anzuhängen".

Es ist möglich, mit der Einleitung einer (häufig nebenwirkungsreichen) Therapie abzuwarten und den Schwerpunkt mehr auf die Beratung bezüglich der Vermeidung der provokativen Faktoren zu legen. Die Tatsache, dass nach übereinstimmender Meinung große Unterschiede in der Häufigkeit Gelegenheitsanfälle/Krankheit Epilepsie vorliegen, rechtfertig ebenfalls eine Abgrenzung.

Zusammenfassend kann festgehalten werden, dass ein epileptischer Anfall vielfältige Ursachen haben kann und deshalb eine umfassende Exploration und Diagnostik erfordert. Ein epileptischer Anfall rechtfertigt nicht die automatische Diagnose „Epilepsie" mit ihren weitreichenden sozialen und therapeutischen Folgen!

Die Krankheit Epilepsie

Es wird dann von der **Krankheit Epilepsie** gesprochen, wenn es zum **wiederholten Auftreten von epileptischen Anfällen** kommt, ohne das ein provozierender Faktor nachzuweisen ist. Diese Definition ist nicht unumstritten, da es auch bei langjährigen Epilepsiepatienten zu provozierten Anfällen kommt. Allerdings liegt die Zahl der Anfälle immer über der von Gelegenheitsanfällen. Auch kommt es bei diesen Patienten fast immer zusätzlich zum Spontanauftreten von Anfällen ohne Ursache. Die Häufigkeit der Krankheit Epilepsie wird auf ca. 1 % der Bevölkerung geschätzt.

Historisch betrachtet handelt es sich bei der Epilepsie um eine der am längsten bekannten Krankheiten der Menschheit. Sie wurde im Altertum als heilige Krankheit [**Morbus sacer**] beschrieben. Alexander der Große, Julius Cäsar und F. M. Dostojewski, um nur einige zu nennen, sollen an Epilepsie gelitten haben.

Einteilung

Die Einteilung der Epilepsien war in den letzten Jahrzehnten einem ständigen Wechsel unterworfen. Hierzu haben verbesserte diagnostische Verfahren, insbesondere die modernen bildgebenden Verfahren [CT, MRT, PET, SPECT] und speziell in der Epilepsiediagnostik die Einführung der **Videodoppelbildaufzeichnung** [gleichzeitige Aufzeichnung eines EEGs in Kombination mit einer Videoaufnahme des Patienten] beigetragen. Weiteren Einfluss hatte aber auch die Möglichkeit zur Aufzeichnung eines 24h-Langzeit-EEGs.

Historisch bedeutsam sind z.B. Einteilungen nach der Anfallsart [z.B. **Grand mal-Epilepsie, psychomotorische Epilepsie, Absence-Epilepsie**] oder auch nach dem Zeitpunkt des Auftretens der Anfälle im 24-Stunden-Tagesablauf [z.B. **Aufwachepilepsie, Schlafepilepsie**]. **Janz** hat 1969 seine umfangreichen Untersuchungen über Epilepsien bei Kindern und Jugendlichen veröffentlicht und diese als altersgebundene Anfälle in 5 Gruppen eingeteilt:

- propulsiv Petit mal,
- myoklonisch-astatische Petit mal,
- pyknoleptische Petit mal,
- nicht-pyknoleptische Petit mal,
- impulsiv Petit mal.

E

Diese Einteilung stellte eine wesentliche Bereicherung dar und hat insbesondere im deutschen Sprachraum zur Entwicklung der Epileptologie im Kinder- und Jugendalter erheblich beigetragen.

Lange Jahre war auch eine Einteilung in **genuine Epilepsie** [Anfallsleiden ohne den Nachweis einer organischen Ursache] bzw. **symptomatische Epilepsie** [Anfallsleiden mit Nachweis einer früheren organischen Ursache] üblich. Nicht selten wurde auch der Terminus **Residualepilepsie** für Anfälle nach Geburtsschäden u.Ä. benutzt. Durch die zunehmende Internationalisierung der wissenschaftlichen Zusammenarbeit wurde eine einheitliche Einteilung notwendig, sodass sich schließlich die **Internationale Liga gegen Epilepsie** [ILAE] des Problems annahm und in den 70er-Jahren mit der Schaffung einer einheitlichen Einteilung begann.

Man einigte sich auf ein zweiteiliges System, in dem zum einen die Epilepsie eingeteilt wird und zum anderen jeder Epilepsieform eine Anfallsform zugeordnet ist.

Als Beispiele sollen hier nur eine **generalisierte Epilepsie mit tonisch-klonischen Anfällen** oder eine **generalisierte Epilepsie mit Absencen** erwähnt werden. Der Terminus *generalisiert* bedeutet, dass weder elektrophysiologisch noch klinisch Herdhinweise zu beobachten sind.

Leider hat die Internationale Nomenklatur der Epilepsien im täglichen Routinebetrieb der Neurologie/Psychiatrie nicht zu der erhofften Vereinheitlichung der Sprache geführt. Dies hängt damit zusammen, dass, wie oben erwähnt, zu unterschiedlichen Zeiten unterschiedliche Einteilungen im Gebrauch waren. Dies hat zu einem umgangssprachlichen „babylonischen" Sprachgewirr bezüglich der Einteilung der Epilepsie geführt, das insbesondere bei der Begutachtung von Patienten auffällig wird.

Tab. 1. Internationale Einteilung der Epilepsien. In Anlehnung an Vorschläge der ILAE [1981, 1989]

1981 [gekürzt]	1989 [gekürzt]
I. Partielle (fokale) Anfälle	**1. Fokale Epilepsien und Syndrome**
A. Einfach partielle Anfälle (mit elementarer Symptomatik)	1.1 Idiopathische Anfälle (mit speziellem Erkrankungsalter)
1. mit motorischen Symptomen (Sonderform: Jackson-Anfall)	Benigne Epilepsie des Kindesalters (Rolando)
	Lese-Epilepsie
2. mit sensiblen Symptomen (Sonderform: Jackson-Anfall)	1.2 Symptomatische Anfälle
3. mit vegetativen Symptomen	Temporallappenepilepsie
4. mit anderen Symptomen	Frontallappenepilepsie
B. Komplex partielle Anfälle (syn. psychomotorische Anfälle)	Okzipitallappenepilepsie
C. Partielle (fokale) Anfälle mit sekundärer Generalisierung	Parietallappenepilepsie
1. bei einfachen partiellen Anfällen	Supplementär-motorische Epilepsie
2. bei komplex partiellen Anfällen	1.3 Kryptogenetische fokale Epilepsie
II. Generalisierte Anfälle	**2. Generalisierte Epilepsien und Syndrome**
A. Absencen	2.1 Idiopathische Anfälle (mit speziellem Erkrankungsalter)
B. Myoklonische Anfälle	Benigne, myoklonische Epilepsie des Kindesalters
C. Klonische Anfälle	Absencen des Kindes- und Jugendalters
D. Tonische Anfälle	Myoklonische Epilepsie des Jugendalters
E. Tonisch-klonische Anfälle (Grand mal)	Epilepsie mit Grand-mal-Anfällen
F. Atonische Anfälle	2.2 Kryptogenetische oder symptomatische Anfälle
	West-Syndrom (infantile Spasmen)
	Lennox-Gastaut-Syndrom
	Myoklonisch-astatische Anfälle
	2.3 Symptomatische Anfälle (Fieberkrämpfe?)
III. Nicht klassifizierbare Epilepsien	**3. Unklassifizierbare Epilepsien**
	4. Spezielle Syndrome
	4.1 Situationsabhängige Anfälle
	Fieberkrämpfe
	Gelegenheitskrämpfe
	Anfälle bei Intoxikationen oder metabolischen Störungen

Therapie

Die Behandlung der Epilepsien ist, wie die Krankheit selbst, mit einer Jahrtausende alten Tradition behaftet. Wie der Name *„heilige Krankheit"* sagt, wurde sie im Altertum mit Göttern bzw. Dämonen in Verbindung gebracht und die Therapie entsprach dieser Vermutung.

Die moderne **medikamentöse Therapie** begann mit der Einführung von bromhaltigen Medikamenten. Der Weg führte dann über eine Behandlung mit einem Schlafmittel [Lepinal] zur Entwicklung des ersten, weltweit eingeführten Präparates, dem Diphenylhydantoin* [Phenytoin].

Die Entwicklung nahm nach einem vorübergehenden Stillstand einen rasanten Verlauf und gegenwärtig gibt es ca. 20 Präparate gegen Epilepsie [u.a. Carbamazepin, Valproat, Topiramat, Lamotrigin, Oxcarbazepin, Gabapentin, Levtiracepam], wobei Mittel gegen Anfälle [**Antikonvulsiva***] von Mitteln gegen Epilepsie [**Antiepileptika***] unterschieden werden.

Unter Anwendung (auch von Kombinationen) dieser Präparate gelingt es, bis zu 75 % der Epilepsiepatienten medikamentös anfallsfrei zu bekommen. Diese Zahl ist enorm wichtig, leidet doch der Patient häufig unter dem Vorurteil der Unheilbarkeit mit allen seinen negativen sozialen Folgen. Neben der medikamentösen

Tab. 2. Dosis und unerwünschte Wirkungen wichtiger Antiepileptika

Substanz	Dosis[a]	Fließgleichgewicht	Unerwünschte Wirkungen
Phenytoin [DPH]	3–5 × 100 mg	1–2 Wochen	Zerebelläre Ataxie (mit Blickrichtungs-, später Spontannystagmus), Verschwommensehen, Intentionstremor, verwaschene Sprache, Gangunsicherheit, Zahnfleischhyperplasie, Leukopenie, seltener allergisches Exanthem; selten permanente Kleinhirnschädigung (Folsäure); Enzyminduktion, Hypertrichose
Phenobarbital [PB]	3–4 × 100 mg	2–3 Wochen	Müdigkeit, Nystagmus, Langsamkeit, Appetitmangel, Dupuytren-Kontraktur, Leukopenie, Verhaltensstörungen bei Kindern, Enzyminduktion, Wechselwirkungen
Carbamazepin [CBZ]	3 × 200 mg – 3 × 400 mg retard, max. 4 × 400 mg	1 Woche	Bei Überdosierung: Müdigkeit, Nystagmus, Schwindel, zerebelläre Ataxie, Übelkeit, Erbrechen, Leukopenie; Haut: Stevens-Johnson-, Lyell-Syndrom; Enzyminduktion, Hponatriämie
Ethosuximid [ETX]	3–6 × 250 mg	1 Woche	Appetitmangel, Übelkeit, Erbrechen, Schluckauf, Müdigkeit, Kopfschmerzen, psychotische Symptome, Leukopenie
Clonazepam	0,5–1 × 2 mg	1 Woche	Appetitmangel, Müdigkeit, Gereiztheit, Nystagmus, Ataxie, Verlangsamung, vermehrter Speichelfluss, Bronchialsekretion
Valproinsäure [VPA]	3–6 × 300 mg – 4 × 500 mg	1 Woche	Appetit-, Gewichtszunahme, vorübergehender Haarausfall, Tremor, Schläfrigkeit; selten Thrombopenie u.a. Koagulopathien; Magen-Darm-Beschwerden, Pankreatitis, Leberfunktionsstörungen bis zum Leberkoma bei Kindern; Teratogenität
Vigabatrin [VGB]	2–3 g	1 Woche	Depression, Psychose, Gewichtszunahme, Gesichtsfelddefekte, hyperkinetisches Syndrom bei Kindern
Lamotrigin [LTG]	200–600 mg	5 Tage	Gering: Kopfschmerzen, Schwindel, Diplopie, Exanthem; bei Kombination Carbamazepin-Überdosierung [langsam dosieren!]
Gabapentin [GBP]	3–4 × 300 mg	3 Tage	Leicht und reversibel: Müdigkeit, Schwindel, Nystagmus, Abgeschlagenheit, Diplopie
Topiramat [TPM]	50–100 [maximal 500 mg]	4 Tage	Müdigkeit, Schwindel, Ataxie, Sprach- und Sprechstörungen, Parästhesien, Nystagmus, Benommenheit, Nervosität, psychomotorische Verlangsamung, Gedächtnisstörungen, Gewichtsverlust, Konzentrations- und Aufmerksamkeitsstörungen
Levetiracetam [LEV]	1500–3000 mg	2 Tage	Kopfschmerzen, Somnolenz, Übelkeit, Depressivität, Benommenheit, Durchfall, Labilität, Nervosität und Schwindel
Oxcarbazepin (OXC)	600–2400 mg pro Tag	2–3 Tage	Kontrolle des Natriumspiegels wegen evtl. Absinken notwendig, Doppelsehen, Müdigkeit, Übelkeit, Erbrechen, Schwindel, Kopfschmerzen, Schläfrigkeit

[a] mittlere Dosierung bei Dauerbehandlung, nicht Anfangsdosierung!

Behandlung sind gleichzeitig allgemeine Maßnahmen wichtig, da, wie bereits erwähnt, Anfälle unter anderem durch Alkohol und Schlafentzug provoziert werden.

Leider spricht aber ein Teil der Patienten nicht oder nur unzureichend auf eine medikamentöse Therapie an. Für diese Patienten wurden in den letzten Jahren **operative Therapieverfahren** entwickelt, die eine weitere Verbesserung der Erfolgsquote erbrachten. Man versucht dabei, den Ausgangsort der Anfälle zu finden und ihn zu entfernen. Allerdings ist die exakte Bestimmung des Ausgangsortes meist ein aufwendiges Verfahren. So müssen z.B. beim Versagen von Elektroden auf der Gehirnoberfläche diese in das Gehirn eingeführt werden. Da auch die Aufzeichnung von Anfällen notwendig ist, werden in den operativen Zentren deshalb die Antiepileptika im Rahmen der präoperativen Untersuchungen abgesetzt, um Anfälle zu provozieren.

Die therapeutischen Möglichkeiten haben sich in den letzten Jahrzehnten dramatisch verbessert. Es ist keinesfalls mehr gerechtfertigt, von der Epilepsie als einer unheilbaren Krankheit zu reden.

Spezielle Probleme

Epilepsie und Schwangerschaft

Die Krankheit Epilepsie betrifft jedes Lebensalter. Damit sind auch Frauen im zeugungsfähigen Alter betroffen. Es gibt zwei Einflussmöglichkeiten der Krankheit auf das ungeborene Kind:

- Zum einen besteht eine Gefährdung durch die Anfälle,
- zum anderen durch die notwendige Medikation.

Die Gefährdung durch die Anfälle hängt naturgemäß von der Art der Anfälle ab. Ein ein- oder mehrfacher Grand-mal-Anfall stellt nicht alleine durch die Gefahr der Sturzverletzung eine Gefährdung dar. Auch der Anfallsmechanismus mit einer doch teilweise erheblichen Kreislaufbelastung kann kindesgefährdend wirken. Das Auftreten von Anfällen während der Schwangerschaft muss deshalb möglichst vermieden werden.

Eine größere Gefährdung für das Kind besteht aber in Missbildungen, die durch die verabreichten Medikamente verursacht werden. Allerdings verbietet sich ein Absetzten der eingeleiteten Therapie wegen der Gefahr des Wiederauftretens der Anfälle mit einer dann möglichen kindlichen Gefährdung. Empfohlen wird deshalb die Einstellung [wenn möglich vor der Schwangerschaft !] auf eine möglichst niedrige [aber noch wirksame] Dosis der Präparate bzw. eine Umstellung auf ein Präparat, das als weniger kindesschädlich gilt.

Es muss aber betont werden, dass sich der Kenntnisstand in diesem Bereich ständig ändert: Ein Präparat, das gegenwärtig als wenig schädlich gilt, kann 2 Jahre später aufgrund neuerer Erkenntnisse anders eingeschätzt werden. Dies hängt damit zusammen, dass der teratogene Effekt eines Antiepileptikums nicht durch Studien geprüft werden kann, d.h., die für eine fundierte Aussage notwendigen Zahlen lassen sich damit nicht erreichen.

Es stellt sich damit die Frage, ob man einer Anfallspatientin nicht generell zum Verzicht auf eine Schwangerschaft raten sollte. Da der Sinn einer ärztlichen Tätigkeit aber auch bei diesen Patienten in der Ermöglichung eines weitgehend normalen Lebens mit Partnerschaft und Kindern bestehen sollte, muss eine eindeutige Entscheidung für die Schwangerschaft erfolgen. Allerdings kann man nur raten, möglichst vor der Schwangerschaft die zu erwartenden Probleme mit einem epileptologisch erfahrenen Arzt zu besprechen und die Therapie anpassen zu lassen.

Epilepsie und Vererbung

Eine der häufigsten Fragen der Patienten betrifft die Frage der Vererbung der Anfälle. Eine generelle Antwort ist aufgrund der Vielzahl der Ursachen für diese Krankheit nicht möglich. Die Zahlen, die sich bezüglich der Wahrscheinlichkeit des Auftretens von Anfällen bei den Kindern von Epilepsiepatienten in der Literatur finden, streuen von 2 bis 11 %. Geschwister von Anfallspatienten sollen ein Risiko von 2,5 bis 6 % haben.

Diese breit streuenden Ergebnisse zeigen letztendlich, wie inhomogen die Gruppen sind. Es besteht aber insofern Übereinstimmung, dass von einer Vererbung einer etwas erhöhten Anfallsbereitschaft ausgegangen werden kann. Werden allerdings die obigen Zahlen mit der Häufigkeit von Gelegenheitsanfällen von ca. 5 % verglichen, erscheinen sie doch weniger beeindruckend.

Epilepsie und Fahrerlaubnis

Die Einschränkungen, die bei einem Teil der Patienten mit Epilepsie notwendig sind, stellen sowohl für ihn als auch für den behandelnden Arzt eine große Belastung dar, da häufig Fragen der Berufstätigkeit an den Besitz einer Fahrerlaubnis gekoppelt sind.

Es gibt Schätzungen, dass 1–3 Promille aller Unfälle durch einen epileptischen Anfall verursacht werden. Zu den Unfallmechanismen, die für einen Anfall sprechen, gehören z.B. Geradeausfahren in einer Kurve oder langsames Abweichen nach rechts oder links auf gerader Strecke. Hier sollten immer Absencen in Erwägung gezogen werden.

Besonders gefährdet sind unbehandelte bzw. nicht-kooperative Patienten oder auch diejenigen, bei denen die Anfälle noch nicht erkannt oder fehldiagnostiziert wurden. Auch Patienten, bei denen die Anfälle zu psychischen Veränderungen geführt haben, haben ein etwas erhöhtes Risiko.

Die gesetzliche Regelungen haben sich in den letzten Jahrzehnten mehrfach im Sinne einer größeren Liberalität geändert. Es wurde damit aber auch den verbesserten Therapiemöglichkeiten Rechnung getragen. Als wichtigste Regelung ist eine zeitlich begrenzte Fahruntauglichkeit nach einem epileptischen Anfall zu erwähnen, wobei die Dauer von vielen Faktoren, z.B. von der Anfallsart, abhängt. Für Berufskraftfahrer gelten Sonderregelungen. Gegenwärtig ist hier von einer zweijährigen Fahruntauglichkeit nach dem letzten Anfall auszugehen. Auch hier kann nur empfohlen werden, sich aufgrund der weitreichenden Folgen dieser Problematik, z.B. Verlust des Arbeitsplatzes bei fehlender Fahrerlaubnis, an einen epileptologisch erfahrenen Arzt bzw. ein entsprechendes klinisches Zentrum zu wenden.

Epilepsie und Berufstätigkeit

Der Berufstätigkeit kommt im Rahmen der anzustrebenden vollen gesellschaftlichen Integration der Patienten mit Epilepsie eine wesentliche Rolle zu. Prinzipiell ist eine Berufstätigkeit anzustreben, wobei gewisse Einschränkungen zu beachten sind. So verbietet sich eine Schichtarbeit aufgrund der häufigen Bindung der Anfälle an den Schlaf-Wach-Rhythmus von selbst.

Bei symptomatischen epileptischen Anfallsleiden, z.B. nach Geburtsschäden, spielen zusätzliche Faktoren, wie z.B. eine intellektuelle Minderbegabung, eine weitere einengende Rolle. Auch die Anfallsform ist zu beachten; es leuchtet ein, dass eine Lehrerin mit kurzen Absencen weniger leidet als die Kollegin, die vor der Klasse einen Grand-mal-Anfall erleidet. Eine Standardformel ist der Ausschluss einer Tätigkeit an rotierenden Maschinen ohne Schutzvorrichtungen bzw. auf Leitern und Gerüsten.

Epilepsie und Reisen

Reisen in Europa ist für einen Patienten mit Epilepsie ohne Einschränkungen möglich. Probleme ergeben sich bei außereuropäischen Reisen durch die Zeitverschiebung. Der Zusammenhang mit dem Tagesrhythmus wurde mehrfach erwähnt und es ergibt sich daraus die Notwendigkeit von gewissen Vorsichtsmaßnahmen. Dies betrifft im Besonderen größere Zeitabweichungen, wobei Zeitverschiebungen von 2 Stunden ohne Probleme bewältigt werden. Bei größeren Umstellungen hat sich eine prophylaktische Medikation mit einem Antikonvulsivum* [z.B. Diazepam*] bewährt, das 2 Tage vorher und 3–5 Tage nach der Umstellung genommen werden sollte.

Allerdings spielen neben der Zeitumstellung auch psychische Gründe eine Rolle. Es gibt Beobachtungen, dass selbst medikamentös gut eingestellte und somit anfallsfreie Patienten regelmäßig am Flughafen einen Anfall erleiden. Auch hier empfiehlt sich eine Prophylaxe mit einem Antikonvulsivum.*

Epilepsie und Sport

Prinzipiell bestehen keine Bedenken gegen eine sportliche Betätigung unter Beachtung einzelner Einschränkungen. Sportarten mit Absturzgefahr verbieten sich naturgemäß, beim Schwimmen sollte der Patient aufgrund der Ertrinkungsgefahr beobachtet werden.

Von Hochleistungssport ist abzuraten, ebenso Sportarten die zu einer ausgeprägten Hyperventilation* führen [im EEG benutzt man die schnelle und vertiefte Atmung zur Provokation pathologischer EEG-Muster, es leuchtet ein, dass dieser Mechanismus bei bestimmten Sportarten der gleiche ist und zu Anfällen führen kann.]

Epilepsie und Alkohol

Der Einfluss von Alkohol wurde in den vorherigen Kapiteln häufig erwähnt, ein Provokationseinfluss ist unbestritten. Ca. 10–15 % aller Patienten, die eine Alkoholberatung aufsuchen, haben epileptische Anfälle in der Anamnese [eigene Beobachtung].

Am häufigsten sind so genannte **Entzugsanfälle** [i.d.R. Grand-mal-Anfälle], die auf demselben pathophysiologischen Mechanismus wie beim plötzlichen Absetzen von Antiepileptika beruhen. Alkohol erhöht wie Antiepileptika die Schwelle der Anfallsbereitschaft. Damit kommen Anfälle unter Alkoholeinfluss seltener vor. Beim Absetzen kommt es aber zu einem Überschusseffekt, und es besteht deshalb eine erhöhte Anfallsgefährdung [jeder Epileptologe kennt die Anfallshäufung am 1. und 2. Januar].

Während früher den Patienten ein striktes Alkoholverbot auferlegt wurde, wird dies heute etwas gelockert.

Quellenhinweise

Tab. 1–2: Poek K, Hacke W (2001) Neurologie, 11. Aufl. Springer-Verlag, Berlin Heidelberg New York

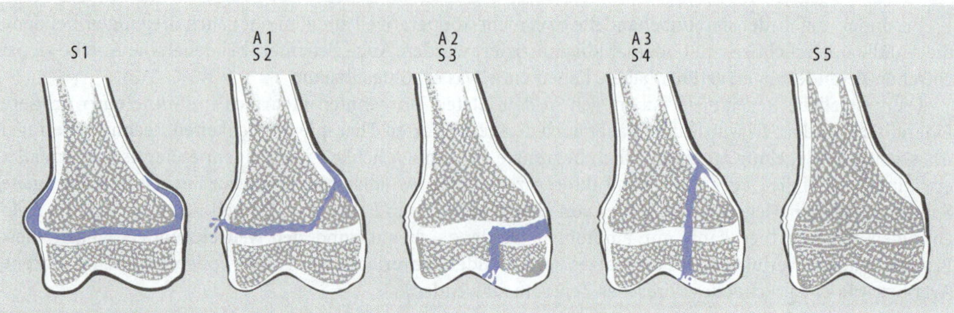

Abb. E64. Klassifikation der Epiphysenfrakturen nach Salter und Aitken

e|pi|pha|ryn|gi|tisch *adj* (Ⓔ epipharyngitic): *Syn*: *nasopharyngitisch, rhinopharyngitisch*; Epipharyngitis betreffend, von ihr betroffen oder gekennzeichnet

E|pi|pha|ryn|go|sko|pie *f* (Ⓔ posterior rhinoscopy): *Syn*: *Postrhinoskopie, Rhinoscopia posterior*; Nasenhöhlenspiegelung vom Nasenrachen aus

E|pi|pha|rynx *m* (Ⓔ epipharynx): *Syn*: *Nasenrachenraum, Nasopharynx, Rhinopharynx, Pars nasalis pharyngis*; oberer Teil der Rachenhöhle [Cavitas* pharyngis] hinter der Nasenhöhle [Cavitas* nasi]; enthält u.a. die Rachenmandel [Tonsilla* pharyngealis] und die Rachenmündung der Ohrtrompete [Tuba* auditiva]

E|pi|pho|ra *f* (Ⓔ epiphora): *Syn*: *Tränenträufeln, übermäßiger Tränenfluss, Dakryorrhoe*; Tränenträufeln kann auf einer vermehrten Tränenbildung [Fremdkörper, Bindehautreizung] oder einer Abflussstörung [Tränenwegverschluss] beruhen

e|pi|phre|nal *adj* (Ⓔ epiphrenal): *Syn*: *epiphrenisch*; auf oder über dem Zwerchfell (liegend)

e|pi|phre|nisch *adj*: *→epiphrenal*

e|pi|phy|sär *adj* (Ⓔ epiphysial): Epiphyse betreffend, zur Epiphyse gehörend

E|pi|phy|se *f*: **1.** *→Epiphysis* **2.** *→Epiphysis cerebri*

E|pi|phy|sen|dys|pla|sie *f* (Ⓔ epiphyseal dysplasia): *Syn*: *epiphysäre Dysplasie*; Fehlentwicklung der Knochenepiphyse; als **multiple epiphysäre Dysplasie** [Ribbing-Müller-Syndrom] eine autosomal-dominante, generalisierte Störung der enchondralen Ossifikation der Epiphysen langer Röhrenknochen, aber auch platter Knochen [z.B. Wirbel]; beginnt bereits im Vorschulalter und führt zu Minderwuchs mit Knochendeformierung

E|pi|phy|sen|ent|zün|dung *f*: *→Epiphysitis*

E|pi|phy|sen|frak|tur *f* (Ⓔ epiphyseal fracture): Frakturen der Epiphyse und der Epiphysenfuge sind grundsätzlich Gelenkfrakturen; je jünger die Patienten sind, desto wichtiger für Behandlung und Prognose ist die Beziehung der Frakturlinie zur Wachstumsfuge; die gebräuchlichsten Einteilungen der Epiphysenfrakturen sind die von Aitken und Salter-Harris; **Aitken I-Frakturen** entsprechen einer Epiphysenlösung* mit metaphysärem Biegekeil; da die Wachstumszone unversehrt ist, kommt es nicht zu Wachstumsstörungen; sie können reponiert und konservativ behandelt werden; bei **Aitken II-** und **III-Frakturen** besteht die Gefahr der Wachstumsstörung, wenn die Fraktur nicht anatomisch exakt reponiert und mit Zugschrauben fixiert wird
Epiphysenfrakturen ohne Gelenkbeteiligung [**flake fractures**] kommen meist als Begleitverletzung bei Luxationen oder Bänderläsionen [Abrissfraktur] vor; sie müssen i.d.R. operativ versorgt werden, damit die Gelenkfläche wieder hergestellt wird; Frakturen der Epiphyse im Adoleszentenalter, wenn die Epiphysenfuge schon teilweise verknöchert ist, werden als **Übergangsfrakturen** bezeichnet; sie haben meist keinen großen Einfluss mehr auf das Knochenwachstum, sollten aber operativ fixiert werden, um spätere Fehlstellungen oder Arthrosen zu vermeiden

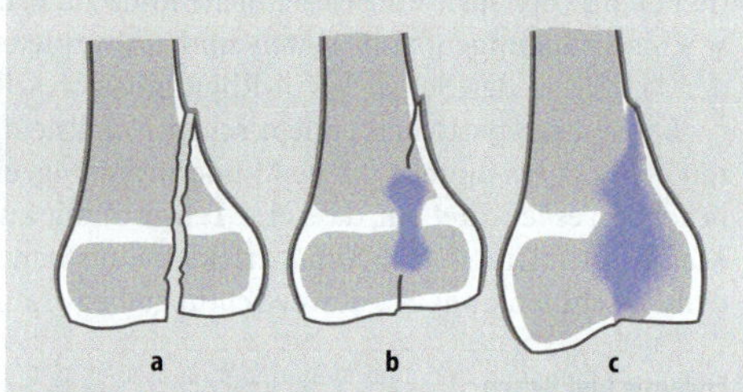

Abb. E65. Heilung einer Aitken III-Fraktur

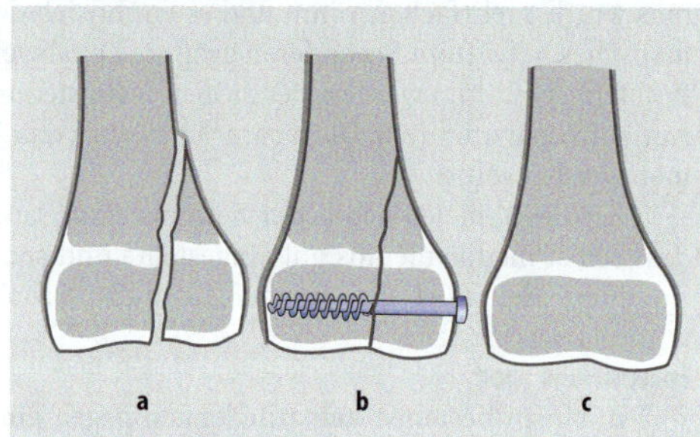

Abb. E66. Behandlung einer Aitken III-Fraktur

E|pi|phy|sen|fu|ge *f* (Ⓔ epiphysial disk): *Syn*: *epiphysäre Wachstumszone, Wachstumsfuge, Lamina epiphysialis, Epiphysenplatte*; zwischen Epiphyse* und Diaphyse* langer Knochen liegende Knorpelzone, die für das Längenwachstum verantwortlich ist; man kann vier Zonen unterscheiden **1. Reservezone**: aus hyalinem Knorpel bestehende Zone direkt unter der Epiphyse; **2. Proliferationszone**: enthält vorwiegend sich rasch teilende Knorpelzellen, die säulenförmig angeordnet sind [**Säulenknorpel**]; **3. Resorptionszone**: in Richtung zur Diaphyse vergrößern sich die Knorpelzellen und -höhlen und bilden **Blasenknorpel**; die Interzellularsubstanz besteht aus schmalen Septen mit Kalkeinlagerungen; **4. Verknöcherungszone** oder **Eröffnungszone**: die Knorpelzellen gehen zu Grunde oder werden durch Osteoklasten* abgebaut; die Grundsubstanz verknöchert, und die Knorpelspangen werden zu Knochenbälkchen

E|pi|phy|sen|fu|gen|knor|pel *m*: *→Epiphysenknorpel*

E|pi|phy|sen|kern *m* (Ⓔ epiphysial ossification nucleus): Knochenkern* in der Epiphyse; *s.a. Ossifikation*

E|pi|phy|sen|knor|pel *m* (Ⓔ epiphyseal cartilage): *Syn*: *Epiphysenfugenknorpel, epiphysäre Knorpelzone, Cartilago epiphysialis*; zwischen Epiphyse* und Diaphyse* noch wachsender langer Knochen liegender Knorpelabschnitt; enthält die Wachstumsfuge*

E|pi|phy|sen|li|nie *f* (Ⓔ epiphysial line): *Syn*: *Linea epiphysialis*; knorpelige Schicht zwischen Epiphyse* und Diaphyse* der langen Röhrenknochen; ist nach Abschluss des Wachstums nur noch schwer erkennbar

E|pi|phy|sen|lö|sung *f*: *→ Epiphyseolysis*

e|pi|phy|sen|nah *adj* (Ⓔ juxtaepiphyseal): juxtaepiphysär*

E|pi|phy|sen|ne|kro|se *f* (Ⓔ epiphyseal necrosis): *Syn*: *Epiphyseonekrose*; zu Nekrose von Knorpel und Knochen führende Erkrankung der Epiphyse; evtl. Ursache einer Epiphysenlösung*

aseptisch Epiphysennekrose (Ⓔ aseptic bone necrosis): *Syn*: *aseptische Epiphyseonekrose, Knorpelknochennekrose, Osteochondrose, Osteochondrosis*; zur Gruppe der aseptischen Knochennekrosen* zählende, spontan auftretende unspezifische Erkrankung der Epiphyse

Epi|phy|sen|plat|te *f*: *→ Epiphysenfuge*

E|pi|phy|sen|schluss *m* (Ⓔ epiphysial closure): das Ende des Knochenlängenwachstums darstellende Verknöcherung der Epiphysenfuge*

E|pi|phy|sen|stiel *m*: *→ Habenula*

E|pi|phy|se|o|de|se *f* (Ⓔ epiphyseodesis): *Syn*: *Epiphysiodese*; operative Fixierung der Epiphysenfuge* bei Abrutschen der Epiphyse [Epiphyseolysis*] oder zur Wachstumshemmung

E|pi|phy|se|o|ly|se *f*: *→ Epiphyseolysis*

E|pi|phy|se|o|ly|sis *f, pl* **-ses** (Ⓔ epiphysiolysis): *Syn*: *Epiphysiolyse, Epiphysiolysis, Epiphyseolyse, Epiphysenlösung*; Lösung der Wachstumsfuge; meist als Epiphyseolysis* capitis femoris, seltener auch traumatisch bedingt

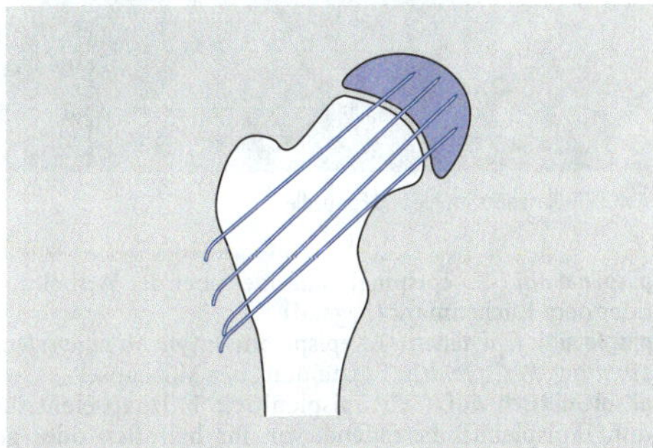

Abb. E67. Fixation mit Kirschner-Drähten

Epiphyseolysis capitis femoris (Ⓔ slipped upper femoral epiphysis): meist in der Vorpubertät auftretende Lösung der Epiphyse des Femurkopfes; manifestiert sich i.d.R. zwischen dem 10.–14. Jahr und befällt meist beide Oberschenkel; wesentlich häufiger bei Jungen und meist mit Dystrophia* adiposogenitalis assoziiert; **Klinik**: durch die Verschiebung des Schenkelhalses nach vorn oben kommt es zum Außenrotationsgang; bei Kniebeugung kommt es zu Außenrotation [**Drehnmann-Zeichen**] und bei doppelseitiger Epiphysenlösung überkreuzen sich die Unterschenkel bei Kniebeugung [**Scherenphänomen**]; **Diagnose**: klinische Untersuchung, Röntgen; **Therapie**: Reposition des Femurkopfes [z.B. durch Extension] und Epiphyseodese* [immer beide Seiten]; Korrekturosteotomie* bei Verheilung des Kopfes in Fehlstellung

E|pi|phy|se|o|ne|kro|se *f*: *→ Epiphysennekrose*

E|pi|phy|si|o|de|se *f*: *→ Epiphyseodese*

E|pi|phy|si|o|ly|se *f*: *→ Epiphyseolysis*

E|pi|phy|si|o|ly|sis *f, pl* **-ses**: *→ Epiphyseolysis*

E|pi|phy|si|o|pa|thie *f* (Ⓔ **1.–2.** epiphysiopathy): **1.** Erkrankung der Knochenepiphyse, Epiphysenerkrankung **2.** Erkrankung der Hirnanhangdrüse, Epiphysenerkrankung

E|pi|phy|sis *f, pl* **-ses** (Ⓔ epiphysis): *Syn*: *Epiphyse*; das Gelenkende eines Röhrenknochens; ist über die Epiphysenfuge* mit dem Mittelstück [Diaphyse*] verbunden; *s.a. Knochen*

Epiphysis anularis (Ⓔ anular epiphysis): *s.u. Corpus vertebrae*

Epiphysis cerebri (Ⓔ pineal body): *Syn*: *Pinealdrüse, Pinea, Glandula pinealis, Epiphyse, Zirbeldrüse, Corpus pineale*; ca. 1 cm große endokrine Drüse an der Hinterwand des III. Ventrikels*; bildet Melatonin* und spielt eine Rolle bei der Steuerung des Tag-Nacht-Rhythmus des Körpers

E|pi|phy|si|tis *f, pl* **-ti|den** (Ⓔ epiphysitis): *Syn*: *Epiphysenentzündung*; Entzündung der Knochenepiphyse oder der Epiphysenfuge

e|pi|phy|si|tisch *adj* (Ⓔ epiphysitic): Epiphysitis betreffend, von ihr betroffen oder gekennzeichnet

E|pi|phyt *m*: *→ Epidermophyt*

e|pi|phy|tisch *adj* (Ⓔ epiphytic): Epiphyt(en) betreffend, durch Epiphyten hervorgerufen

e|pi|pi|al *adj* (Ⓔ epipial): auf der Pia mater (liegend)

Epiplo-, epiplo- *präf.*: Wortelement mit der Bedeutung „Netz/Bauchnetz/Omentum"

E|pi|plo|ek|to|mie *f* (Ⓔ epiploectomy): *Syn*: *Bauchnetzentfernung, Omentumresektion, Omentektomie*; operative Entfernung des großen Bauchnetzes [Omentum* majus]

E|pi|plo|en|te|ro|ze|le *f* (Ⓔ epiploenterocele): *Syn*: *Omentoenterozele*; Hernie* mit Bauchnetz und Darmteilen im Bruchsack

e|pi|plo|isch *adj* (Ⓔ omental): *Syn*: *omental*; Bauchnetz/Epiploon betreffend

E|pi|plo|i|tis *f, pl* **-ti|den** (Ⓔ epiploitis): *Syn*: *Omentitis, Netzentzündung*; Entzündung des Bauchnetzes

e|pi|plo|i|tisch *adj* (Ⓔ epiploitic): *Syn*: *omentitisch*; Netzentzündung/Epiploitis betreffend, von ihr betroffen oder gekennzeichnet

E|pi|plo|me|ro|ze|le *f* (Ⓔ epiplomerocele): Schenkelbruch* mit Bauchnetz im Bruchsack

E|pi|plom|pha|lo|ze|le *f* (Ⓔ epiplomphalocele): Nabelbruch* mit Bauchnetz im Bruchsack

E|pi|plo|on *nt*: *→ Omentum*

E|pi|plo|pe|xie *f* (Ⓔ epiplopexy): *Syn*: *Omentopexie*; operative Anheftung des Bauchnetzes [Omentum]

E|pi|plo|ze|le *f* (Ⓔ epiplocele): *Syn*: *Netzbruch*; Hernie* mit Bauchnetz im Bruchsack

E|pi|ru|bi|cin *nt* (Ⓔ epirubicin): von **Streptomyces peucetius** gebildetes zytostatisches Antibiotikum*

Episio-, episio- *präf.*: Wortelement mit der Bedeutung „Scham/Schamgegend/Vulva"

E|pi|si|o|pe|ri|ne|o|plas|tik *f* (Ⓔ episioperineoplasty): *Syn*: *Vulva-Damm-Plastik*; plastische Operation an Vulva* und Damm, z.B. nach Dammriss

E|pi|si|o|pe|ri|ne|or|rha|phie *f* (Ⓔ episioperineorrhaphy): *Syn*: *Vulva-Damm-Naht*; Naht von Vulva* und Damm, z.B. nach Dammriss

E|pi|si|o|plas|tik *f* (Ⓔ episioplasty): *Syn*: *Vulvaplastik*; plastische Operation an der Vulva*

E|pi|si|or|rha|phie *f* (Ⓔ episiorrhaphy): Naht einer Episiotomie*

E|pi|si|o|ste|no|se *f* (Ⓔ episiostenosis): Verengung des Scheideneinganges

E|pi|si|o|to|mie *f* (Ⓔ episiotomy): *Syn*: *Scheidendammschnitt, Dammschnitt*; zur Verhütung eines Dammrisses oder zur Erleichterung der Geburt durchgeführte Durchtrennung

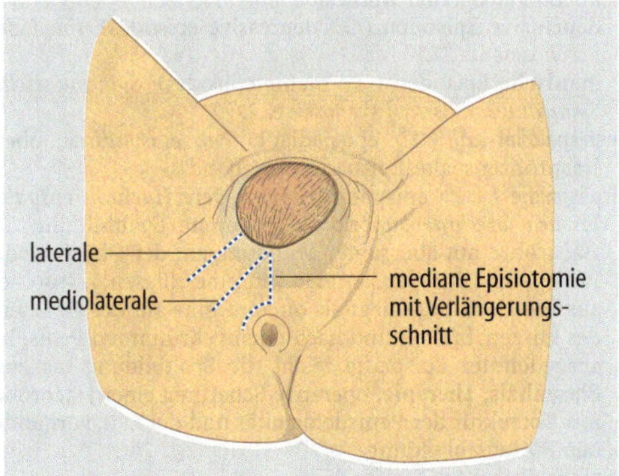

Abb. E68. Schnittführung bei lateraler, mediolateraler und medianer Episiotomie

des Damms mit einer speziellen **Episiotomieschere**; je nach Lage des Schnittes unterscheidet man **mediane**, **laterale** und **mediolaterale Episiotomie**, von denen die mediolaterale Episiotomie die gebräuchlichste Form ist; bei ihr werden auch die Fasern des Musculus* bulbospongiosus durchtrennt; der Dammschnitt wird auf der Höhe der Wehe durchgeführt, da zu diesem Zeitpunkt der Damm gespannt und die lokale Schmerzempfindlichkeit herabgesetzt ist

E|pi|si|o|to|mie|sche|re *f* (Ⓔ episiotomy scissors): *s.u. Episiotomie*

E|pi|skle|ra *f* (Ⓔ episclera): ***Syn:*** *Lamina episcleralis*; auf der Sklera* aufliegende gefäßreiche Schicht

E

E|pi|skle|ra|ent|zün|dung *f* (Ⓔ episcleritis): Episkleritis*

e|pi|skle|ral *adj* (Ⓔ **1.–2.** episcleral): **1.** Episklera betreffend **2.** auf der Lederhaut [Sklera*] (liegend)

E|pi|skle|ral|ve|nen *pl* (Ⓔ episcleral veins): ***Syn:*** *Venae episclerales*; Venen an der Oberfläche der Sclera*; münden in die Vena* ophthalmica superior oder inferior

E|pi|skle|ri|tis *f, pl* **-ti|den** (Ⓔ episcleritis): ***Syn:*** *Episkleraentzündung*; Entzündung der Episklera oder oberflächliche Entzündung der Lederhaut [Sklera*]; ist i.d.R. Folge einer Autoimmunerkrankung [rheumatoide Arthritis*, Polymyositis*, Dermatomyositis*]; oft findet sich ein linsengroßes, druckschmerzhaftes Knötchen [**episkleritisches Knötchen**]; **Therapie:** Steroidaugentropfen, nicht-steroidale Antiphlogistika; heilt meist spontan ab

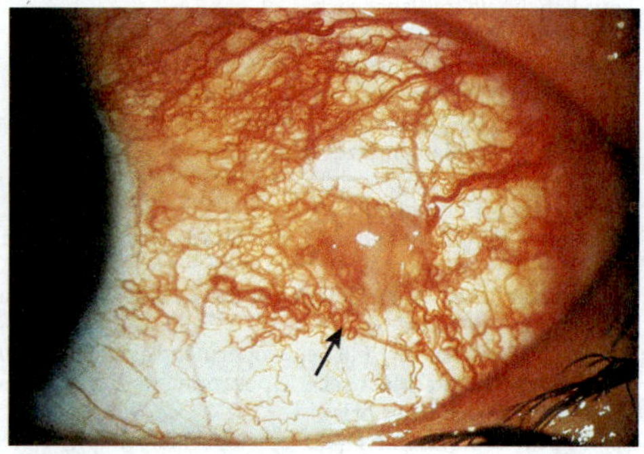

Abb. E69. Episkleritis mit episkleritischem Knötchen

e|pi|skle|ri|tisch *adj* (Ⓔ episcleritic): Episkleritis betreffend, von ihr betroffen oder gekennzeichnet

E|pi|so|de *f* (Ⓔ episode): vorübergehende, vollständig rückbildbare psychische Störung

amnestische Episode (Ⓔ episodic amnesia): ***Syn:*** *transiente globale Amnesie, Ictus amnesticus*; ätiologisch ungeklärte Amnesieform mit vorübergehender vollständiger Erinnerungsunfähigkeit; tritt plötzlich auf und klingt spontan wieder ab; hinterlässt eine kongrade Amnesie, evtl. mit kurzer retrograder Amnesie

depressive Episoden (Ⓔ depressive episodes): *s.u. Essay Psychosen S. 1777*

manische Episoden (Ⓔ manic episodes): ***Syn:*** *manisches Syndrom*; *s.u. Essay Psychosen S. 1777*

e|pi|spa|di|al *adj* (Ⓔ epispadiac): ***Syn:*** *epispadisch*; obere Harnröhrenspalte/Epispadie betreffend

E|pi|spa|die *f* (Ⓔ epispadias): ***Syn:*** *obere Harnröhrenspalte, Fissura urethrae superior*; angeborene Spaltbildung der Harnröhre mit aberranter Mündung auf der Oberseite des Penis; tritt häufig zusammen mit einer Blasenekstrophie* auf; die Harnröhre liegt als offene Rinne auf der Oberseite des kurzen, breiten und nach oben gekrümmten Penis; bei ausgedehnter Epispadie reicht die Spaltbildung bis zum Blasenhals; **Therapie:** operative Schaffung einer Harnröhre mit Korrektur der Penisdeformität und der evtl. vorhandenen Blasenfehlbildung

e|pi|spa|disch *adj*: → *epispadial*

E|pi|spas|ti|kum *nt, pl* **-ka** (Ⓔ epispastic): Zugmittel, Hautreizmittel, z.B. Rubefaciens*

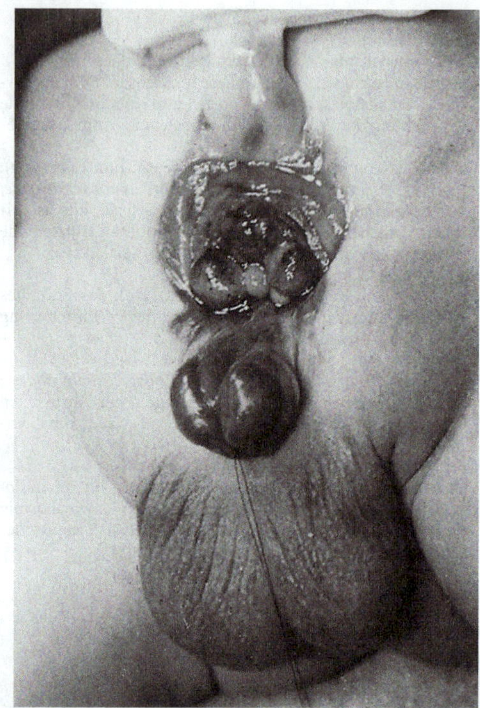

Abb. E70. Blasenekstrophie und Epispadie

e|pi|spi|nal *adj* (Ⓔ epispinal): auf oder über der Wirbelsäule oder dem Rückenmark (liegend)

E|pi|sple|ni|tis *f, pl* **-ti|den** (Ⓔ episplenitis): ***Syn:*** *Milzkapselentzündung, Perisplenitis*; Entzündung der Milzkapsel

e|pi|sple|ni|tisch *adj* (Ⓔ episplenitic): Milzkapselentzündung/Episplenitis betreffend, von ihr betroffen oder gekennzeichnet

E|pi|sta|se *f* (Ⓔ epistasis): ***Syn:*** *Epistasis, Epistasie*; Unterdrückung der phänotypischen Ausbildung eines Gens durch ein anderes, nicht-alleles Gen

E|pi|sta|sie *f*: → *Epistase*

E|pi|sta|sis *f*: → *Epistase*

e|pi|sta|tisch *adj* (Ⓔ epistatic): Epistase betreffend

E|pi|sta|xis *f* (Ⓔ epistaxis): ***Syn:*** *Rhinorrhagie, Nasenbluten*; Nasenbluten kann traumatisch [Nasenbeinfraktur, Nasenhöhlenverletzung] bedingt sein oder als Symptom einer anderen Krankheit [fieberhafte Infekte, Hypertonie, Nierenerkrankungen, hämorrhagische Diathese, Morbus Rendu-Osler] auftreten; wesentlich häufiger liegt die Ursache aber in einer Ruptur kleiner Nasengefäße des Locus* Kiesselbachi am vorderen Ende des Septums; andere Ursachen sind Septumpolypen und Tumoren

e|pi|ster|nal *adj* (Ⓔ episternal): ***Syn:*** *suprasternal*; auf oder über dem Brustbein/Sternum (liegend)

E|pi|stro|phe|us *m*: → *Axis 1.*

e|pi|tha|la|misch *adj* (Ⓔ **1.–2.** epithalamic): **1.** oberhalb des Thalamus (liegend) **2.** Epithalamus betreffend

E|pi|tha|la|mus *m* (Ⓔ epithalamus): am oberen Rand des III. Ventrikels zwischen rechtem und linkem Thalamus* liegender Hirnabschnitt, zu dem Habenula* und Zirbeldrüse [Epiphysis* cerebri] gehören

E|pi|thel *nt* (Ⓔ epithelium): ***Syn:*** *Deckgewebe, Epithelgewebe, Epithelialgewebe, Epithelium*; die äußere Oberfläche von Organen oder Strukturen bedeckende Zellschicht, die auch Hohlorgane und Körperhöhlen auskleidet; je nach Lokalisation und Funktion ist das Epithel unterschiedlich aufgebaut und ist auch von unterschiedlicher Herkunft; z.T. stammt es vom Ektoderm* [Epidermis*], z.T. vom Entoderm* [Darmepithel] und z.T. vom Mesoderm* [Endothel*,

Mesothel*] ab; prinzipiell kann man **Oberflächenepithel**, **Drüsenepithel**, **Sinnesepithel** und **Myoepithel** unterscheiden, allerdings findet man in den Geweben oft mehrere Epithelformen nebeneinander, z.B. Drüsenepithel und Myoepithel in Drüsen; als Gewebe wird Epithel durch die Form und Anordnung der Epithelzellen und die Differenzierung der Zelloberfläche bestimmt

Epithelzellen sind vieleckig und vielflächig [polyedrisch]; man unterscheidet **platte Epithelzellen** [im Schnitt niedrig und breit], **isoprismatische Epithelzellen** [gleich hoch und breit] und **hochprismatische Epithelzellen** [im Schnitt höher als breit]; nach der Anzahl und Anordnung der Zellen unterscheidet man **einschichtiges Epithel** [nur 1 Zelllage], **mehrschichtiges Epithel** [zwei oder mehr übereinander liegende Zellschichten] und **mehrreihiges Epithel** [alle Zellen berühren die Basalmembran, aber nicht alle reichen bis zur Oberfläche]; **verhorntes Epithel** ist ein mehrschichtiges Epithel mit einer äußeren Hornschicht [z.B. Epidermis*], **unverhorntes Epithel** findet sich meist als Schutzepithel innerer Oberflächen [z.B. Mundhöhle, Vagina*]

auf der Oberfläche der Epithelzellen können spezifische Zelldifferenzierungen, wie z.B. Mikrovilli* oder Kinozilien* gefunden werden, die dem Epithel einen besonderen Charakter [z.B. Flimmerepithel*] verleihen; eine besondere Epithelform ist das **Übergangsepithel** der ableitenden Harnwege, das sowohl mehrschichtig als auch mehrreihig vorkommt; es enthält **Deckzellen**, die im ungedehnten Zustand hochprismatisch und im gedehnten Zustand platt sind

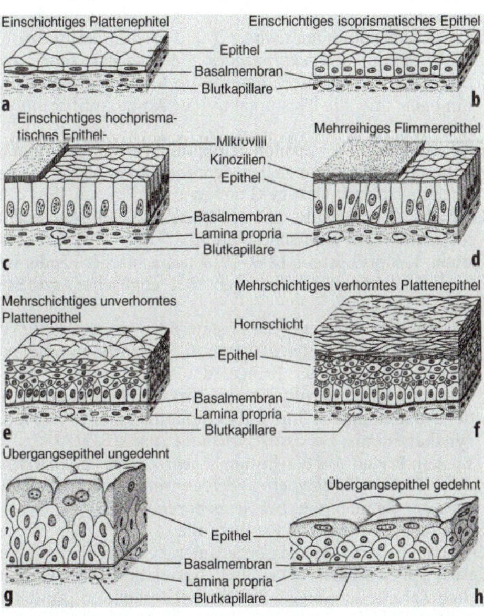

Abb. E71. Epithelien

einschichtiges Epithel (Ⓔ simple epithelium): besteht nur aus einer Zelllage, die direkt auf der Basalmembran* sitzt; einschichtiges Epithel findet man v.a. an Oberflächen, die an Austauschvorgängen beteiligt sind, wie z.B. Darm, Nieren, Endothel* von Blut- und Lymphgefäßen

hochprismatisches Epithel (Ⓔ cylindrical epithelium): *Syn*: *zylindrisches Epithel, Zylinderepithel*; aus zylindrischen Zellen aufgebautes Epithel, das u.a. den Verdauungskanal, die Gallenblase und die Eileiter auskleidet

isoprismatisches Epithel (Ⓔ cuboidal epithelium): *Syn*: *kubisches Epithel*; aus mehr kubischen Epithelzellen bestehend; findet sich u.a. in Drüsenausführungsgängen, Sammelrohren der Nieren und im Epithel der Augenlinse

kubisches Epithel: *→isoprismatisches Epithel*

mehrreihiges Epithel (Ⓔ stratified epithelium): alle Epithelzellen sitzen auf der Basalmembran*, aber ein Teil erreicht die Oberfläche des Epithels; kann zwei [Nebenhodengang*, Samenleiter*] oder mehr Reihen [Epithel der Atemwege] bilden

mehrschichtiges Epithel (Ⓔ stratified epithelium): besteht aus zwei oder mehreren Zelllagen; ist entweder verhornt [z.B. Epidermis*] oder unverhornt [Mund, Vagina]

oberflächenbildendes Epithel: *→Oberflächenepithel*

respiratorisches Epithel (Ⓔ respiratory epithelium): das mehrreihige hochprismatische Flimmerepithel* der luftleitenden Atemwege; enthält Becherzellen* sowie neuroendokrine Zellen und Sinneszellen

zylindrisches Epithel: *→hochprismatisches Epithel*

Epithel-, epithel- *präf.*: *→Epithelio-*

E|pi|thel|ge|we|be *nt*: *→Epithel*

Epitheli-, epitheli- *präf.*: *→Epithelio-*

e|pi|the|li|al *adj* (Ⓔ epithelial): Epithel betreffend, aus Epithel bestehend

E|pi|the|li|al|ge|we|be *nt*: *→Epithel*

E|pi|the|lia|li|sie|rung *f*: *→Epithelisierung*

E|pi|the|li|i|tis *f, pl* **-ti|den**: *→Epithelitis*

e|pi|the|li|i|tisch *adj*: *→epithelitisch*

Epithelio-, epithelio- *präf.*: Wortelement mit der Bedeutung „Deckgewebe/Epithel"

E|pi|the|li|o|ly|se *f* (Ⓔ epitheliolysis): Ablösung des Epithels, Epithelabhebung

e|pi|the|li|o|ly|tisch *adj* (Ⓔ epitheliolytic): Epitheliolyse betreffend oder verursachend, Epithelgewebe zerstörend

E|pi|the|li|om *nt* (Ⓔ epithelioma): *Syn*: *Epithelioma*; vom Epithel ausgehender gutartiger oder bösartiger Tumor, z.B. Adenom*, Papillom*, Karzinom*

malignes Epitheliom: *→Carcinoma*

verkalkendes Epitheliom Malherbe: *→Pilomatrixom*

E|pi|the|li|o|ma *nt, pl* **-o|ma|ta** (Ⓔ epithelioma): *Syn*: *Epitheliom*; vom Epithel ausgehender gutartiger oder bösartiger Tumor, z.B. Adenom*, Papillom*, Karzinom*

Epithelioma adenoides cysticum: *→Brooke-Krankheit*

Epithelioma basocellulare: *→Basaliom*

Epithelioma calcificans Malherbe: *→Pilomatrixom*

Epithelioma molluscum: *→Molluscum contagiosum*

Epithelioma contagiosum: *→Molluscum contagiosum*

e|pi|the|li|o|ma|tös *adj* (Ⓔ epitheliomatous): *Syn*: *epitheliomartig*; Epitheliom betreffend, einem Epitheliom ähnlich

E|pi|the|li|o|sis *f, pl* **-ses** (Ⓔ **1.–3.** epitheliosis): **1.** Proliferation des Bindehautepithels des Auges bei Conjunctivitis* trachomatosa **2.** Proliferation des Gangepithels der Brustdrüse bei Mastopathie* **3.** Vorkommen multipler Epitheliome*

E|pi|the|li|sa|ti|on *f*: *→Epithelisierung*

E|pi|the|li|sie|rung *f* (Ⓔ epithelization): *Syn*: *Epithelisation, Epithelialisierung*; Epithelbildung über einer Wunde; *s.a. Wundheilung*

E|pi|the|li|tis *f, pl* **-ti|den** (Ⓔ epitheliitis): *Syn*: *Epitheliitis*; Epithelentzündung; selten verwendeter Begriff

e|pi|the|li|tisch *adj* (Ⓔ epitheliitic): *Syn*: *epitheliitisch*; Epithelentzündung/Epithelitis betreffend, von ihr betroffen oder gekennzeichnet

E|pi|the|li|um *nt*: *→Epithel*

Epithelium anterius corneae (Ⓔ anterior epithelium of cornea): Hornhautepithel; *s.u. Kornea*

Epithelium lentis (Ⓔ epithelium of lens): *Syn*: *Linsenepithel*; das einschichtige isoprismatische Epithel* der Augenlinse*

Epithelium pigmentosum iridis (Ⓔ pigmented epithelium of iris): zweischichtiges pigmenthaltiges Epithel* der Hinterwand der Regenbogenhaut [Iris*], das die Augenfarbe bestimmt

Epithelium posterius corneae (Ⓔ posterior epithelium of cornea): *Syn*: *Korneaendothel, Endothelium corneae*; inneres Korneaepithel, Epithel der Hornhauthinterfläche; *s.u. Kornea*

Epithelium squamosum (Ⓔ squamous epithelium): *Syn*: *Schuppenepithel, Plattenepithel*; aus flachen Zellen bestehendes Epithel* der äußeren Haut und Schleimhaut; kann einschichtig oder mehrschichtig, verhornt oder unverhornt sein

E|pi|thel|kör|per|chen *nt* (Ⓔ epithelial body): *Syn*: *Nebenschilddrüse, Parathyroidea, Parathyreoidea, Glandula parathyroidea*; etwa erbsengroße, hinter der Schilddrüse liegende endokrine Drüsen, die über das Parathormon* den Calcium- und Phosphathaushalt regulieren; meist handelt es sich um zwei obere und zwei untere Drüsen [**Glandula parathyroidea inferior, superior**], es kommen aber häufig versprengte Drüsenanlagen vor [**Glandulae parathyroideae accessoriae**]

E|pi|thel|kör|per|chen|ent|fer|nung *f*: → *Parathyreoidektomie*

Epithelo-, epithelo- *präf.*: → *Epithelio-*

e|pi|the|lo|id *adj* (Ⓔ epithelioid): epithelähnlich

E|pi|the|lo|id|zel|len *pl* (Ⓔ epithelioid cells): *Syn*: *epitheloide Zellen*; epithelartige Zellen, z.B. in Granulomen bei Sarkoidose* [Morbus Boeck]

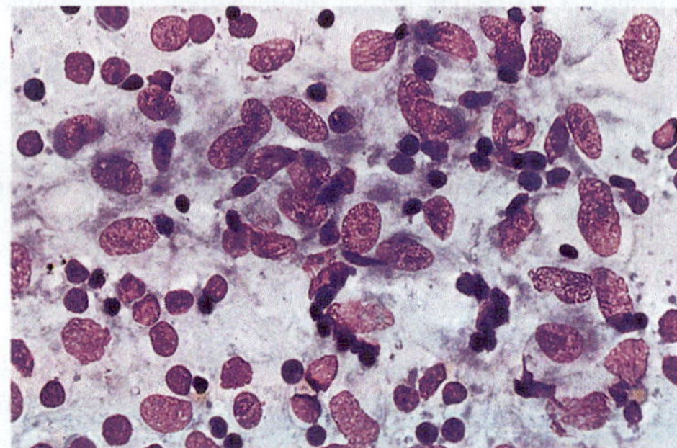

Abb. E72. Epitheloidzellen bei Sarkoidose

E|pi|the|lo|id|zell|nä|vus *m*: → *Spitz-Nävus*

E|pi|thel|per|len *pl* (Ⓔ pearly bodies): *Syn*: *Bohn-Perlen, Bohn-Drüsen*; Schleimretentionszysten beidseits der Gaumennaht bei Neugeborenen

E|pi|thel|zel|le *f* (Ⓔ epithelial cell): *s.u. Epithel*

E|pi|the|se *f* (Ⓔ epithesis): Prothese* zur Deckung äußerer Organdefekte

E|pi|top *nt* (Ⓔ epitope): *Syn*: *antigene Determinante, Antigendeterminante*; Teil des Antigens*, der mit dem Antikörper* reagiert und damit die Spezifität des Antikörpers bestimmt; *s.a. Essay Immunität S. 1009*

E|pi|tu|ber|ku|lo|se *f* (Ⓔ epituberculosis): veraltete Bezeichnung für eine meist bei Kindern vorkommende Form der Primärtuberkulose* mit ausgedehnter Verschattung großer Lungenbezirke

e|pi|tym|pa|nal *adj* (Ⓔ **1.–2.** epitympanic): **1.** *Syn*: *epitympanisch*; Kuppelraum [Epitympanum*] betreffend **2.** *Syn*: *epitympanisch*; oberhalb der Paukenhöhle/des Tympanums liegend

e|pi|tym|pa|nisch *adj*: → *epitympanal*

E|pi|tym|pa|non *nt* (Ⓔ epitympanum): *Syn*: *Kuppelraum, Attikus, Epitympanum, Recessus epitympanicus*; kuppelartige Ausbuchtung an der Decke der Paukenhöhle*

E|pi|tym|pa|num *nt*: → *Epitympanon*

E|pi|ty|phli|tis *f, pl* **-tiden** (Ⓔ epityphlitis): *Syn*: *Paratyphlitis*; Entzündung des Bindegewebes um den Blinddarm

e|pi|ty|phli|tisch *adj* (Ⓔ epityphlitic): *Syn*: *paratyphlitisch*; Epityphlitis betreffend, von ihr betroffen oder gekennzeichnet

e|pi|zo|isch *adj* (Ⓔ epizoic): Hautschmarotzer/Epizoon betreffend

E|pi|zo|on *nt* (Ⓔ epizoon): *Syn*: *Hautschmarotzer, Hautparasit; Dermatozoon*; auf der Haut lebender tierischer Parasit*

E|pi|zo|o|no|se *f* (Ⓔ epizoonosis): durch einen Hautschmarotzer [Epizoon] hervorgerufene Hautkrankheit

E|pi|zo|o|tie *f*: → *Epizoonose*

e|pi|zo|o|tisch *adj* (Ⓔ epizootic): durch Hautschmarotzer verursacht

E|pi|zys|to|to|mie *f* (Ⓔ epicystotomy): *Syn*: *suprapubische Zystotomie, suprapubischer Blasenschnitt*; suprapubische Eröffnung/Inzision der Blase

E|pi|zyt *m* (Ⓔ epicyte): Deckzelle der Epidermis*; Podozyt*

EPL *Abk.*: essentielles Phospholipid

EPMS *Abk.*: extrapyramidal-motorisches System

EPO *Abk.*: → *Erythropoetin*

EPOCH *Abk.*: Etoposid, Prednison, Vincristin (*engl.* oncovin), Cyclophosphamid, Hydroxydaunorubicin

E|po|e|tin *nt*: → *Erythropoetin*

e|po|ny|chi|al *adj* (Ⓔ eponychial): Eponychium betreffend

E|po|ny|chi|um *nt* (Ⓔ eponychium): *Syn*: *Nagelhäutchen, Nageloberhäutchen*; vom vorderen Rand der Nageltasche ausgehendes zartes Häutchen, das den hinteren Teil der Nageloberfläche bedeckt; kann ohne Schaden entfernt werden; *s.a. Nagel*

E|po|opho|rek|to|mie *f* (Ⓔ epoophorectomy): *Syn*: *Nebeneierstockentfernung*; operative Entfernung eines oder beider Nebeneierstöcke [Epoophoron*]

E|po|opho|ron *nt* (Ⓔ epoophoron): entwicklungsgeschichtlich dem Nebenhoden des Mannes [Epididymis*] entsprechender kranialer Rest der Urniere; liegt unter dem Eileiter zwischen den Blättern des Ligamentum* latum uteri; bildet den oberen Teil des Nebeneierstocks [Parovarium*]; *s.a. Wolff-Gang*

EPP *Abk.*: **1.** Endplattenpotential **2.** erythropoetische Protoporphyrie

E|pra|zi|non *nt* (Ⓔ eprazinone): zentral und peripher wirkendes Antitussivum*, Mukolytikum*, Expektorans*

EPS *Abk.*: **1.** Elementarpsychologie **2.** Erholungspulssumme **3.** Exophthalmus-produzierende Substanz **4.** extrapyramidales System **5.** extrazelluläre polymere Substanzen

Ep|si|lon|al|ko|ho|lis|mus *m* (Ⓔ epsilon alcoholism): *s.u. Alkoholismus*

Ep|si|lon|a|mi|no|cap|ron|säu|re *f* (Ⓔ epsilon-aminocaproic acid): *Syn*: *ε-Aminocapronsäure, 6-Aminohexansäure*; synthetische Aminosäure*; hemmt die Aktivierung von Plasminogen und die Plasminaktivität; **Anw.**: Antifibrinolytikum

Epsilon-Zellen *pl* (Ⓔ epsilon acidophilic cells): *Syn*: *E-Zellen*; atypische azidophile Zellen der Adenohypophyse*, deren Granula sich mit Orange G färben

EPSP *Abk.*: **1.** erregendes postsynaptisches Potential **2.** exzitatorisches postsynaptisches Potential

Epstein: **1.** Alois Epstein; 1849–1918; tschechischer Kinderarzt; **2.** Michael Anthony Epstein; geb. 1921; englischer Arzt (Bristol)

Epstein-Barr-Virus *nt* (Ⓔ Epstein-Barr virus): *Syn*: *EB-Virus, humanes Herpesvirus Typ 4*; zu den Herpesviridae* gehörendes DNA-Virus; Erreger der Mononucleosis* infectiosa und lymphoproliferativer Erkrankungen; Kofaktor bei der Entstehung des Burkitt*-Lymphoms und des Nasopharynxkarzinoms; *s.a. Essay Virus und Tumor S. 2185*

Epstein-Perlen *pl* (Ⓔ Epstein's pearls): *Syn*: *Bohn-Perlen, Bohn-Drüsen, Epithelperlen*; Schleimretentionszysten beidseits der Gaumennaht bei Neugeborenen

EPT *Abk.*: endoskopische Papillotomie

EPU *Abk.*: elektrophysiologische Untersuchung

Ep|u|lis *f, pl* **Ep|u|li|den** (Ⓔ epulis): Granulationsgeschwulst auf dem Zahnfleisch; meist als Riesenzellgranulom [**Epulis gigantocellularis**]; **Therapie**: Abtragung, Verätzung

ep|u|lo|id *adj* (Ⓔ epuloid): epulisähnlich, epulisartig

Epv *Abk.*: Encephalitis postvaccinalis

Epworth-Schläfrigkeits-Skala *f* (Ⓔ Epworth sleepiness scale): *s.u. Essay Schlaf und Schlafstörungen S. 1915*

EPX *Abk.*: → *eosinophiles Protein X*

EQ *Abk.*: **1.** → *Eiweißquotient* **2.** → *Energiequotient* **3.** Entwicklungsquotient **4.** Erholungsquotient **5.** Erregbarkeitsquotient

Eq *Abk.*: → *Äquivalent*

equ *Abk.*: Grammäquivalent

E|qua|tor *m* (Ⓔ equator): Äquator

Equator bulbi oculi (Ⓔ equator of eyeball): *Syn*: *Augapfeläquator*; der größte Querdurchmesser des Augapfels*, der ihn in einen annähernd gleich großen vorderen und hinteren Teil unterteilt

Equator lentis (Ⓔ equator of lens): *Syn*: *Linsenrand*; anatomische Bezeichnung für den Rand der Augenlinse*

Tab. E73. Tumorbildung durch Epstein-Barr-Viren

Tumor	Assoziation mit EBV (%)
Burkittlymphom (BL)	
Endemisch in Afrika	100
Nichtendemisch	15–85
Hodgkin-Lymphom (HD)	
Gemischter Zelltyp	32–96
Nodulär, sklerotisierend	10–50
Lymphozytenarm	–
Lymphozytenreich	–
T-Zell-Lymphome (Non HD)	
T-Zell-Lymphozytose	40–100
T-Zell-Lymphom, Nasalbereich	(alle ohne Unterschied)
T-Zell-Lymphom (angioimmunoblastisch, Lymphadenopathie-ähnlich)	
B-Zell-Lymphome (Non HD)	
Plasmozytische Hyperplasie	–
Polymorphe Hyperplasie	–
Polyklonales B-Zell-Lymphom	
Immunoblastisches Lymphom	70–100
NK-Zell-Lymphom (Nasal)	–
Gliomyosarkom	–
Nasopharynxkarzinom (NPC)	
Hochrisikogebiet	100
„Rest der Welt"	100
Magenkarzinom	EBER-1 +
Japan 6,7%+	EBNA-1 + Monoklonal

E|qui|li|bri|um *nt* (Ⓔ equilibrium): Gleichgewicht, Äquilibrium

e|qui|no|phob *adj* (Ⓔ equinophobic): Equinophobie betreffend, durch sie gekennzeichnet

E|qui|no|pho|bie *f* (Ⓔ equinophobia): krankhafte Angst vor Pferden

E|qui|se|ti her|ba *f* (Ⓔ horsetail herb): Sprosse des Schachtelhalms*

E|qui|se|tum ar|ven|se *nt*: → *Schachtelhalm*

Eq. Val *Abk.*: Grammäquivalent

ER *Abk.*: **1.** → *Eigenreflex* **2.** Ejektionsrate **3.** Elektronenradiographie **4.** → *Elektroresektion* **5.** → *endoplasmatisches Retikulum* **6.** → *Enteritis regionalis* **7.** epigastrische Region **8.** evozierte Reaktion

Er *Abk.*: Erbium

E.r. *Abk.*: → *Enteritis regionalis*

ERA *Abk.*: **1.** electric response audiometry **2.** Elektroreizaudiometrie

E|ra|di|ka|ti|on *f* (Ⓔ eradication): Vernichtung/Ausrottung eines Erregers, z.B. von Helicobacter* pylori durch eine Kombination von Antibiotika, H_2-Antihistaminikum und Säurehemmer

E|ra|di|ka|ti|ons|the|ra|pie *f* (Ⓔ eradication therapy): Eradikation* von Helicobacter* pylori durch eine Kombination von Antibiotika, H_2-Antihistaminikum und Säurehemmer

Erb: Wilhelm Heinrich Erb; 1840–1921; deutscher Neurologe (Heidelberg)

Erb-Charcot-Krankheit *f* (Ⓔ Erb-Charcot disease): ***Syn***: *Erb-Charcot-Syndrom, spastische Spinalparalyse, Diplegia spastica progressiva*; Systemerkrankung des Rückenmarks mit fortschreitender Degeneration des 1. Motoneurons [Pyramidenzellen des motorischen Kortex und der Pyramidenbahn]; tritt meist familiär, seltener auch sporadisch auf; **Klinik**: beginnt im Kindes- oder Jugendalter mit Steifigkeit in den Beinen, die in eine ausgeprägte Paraspastik und Adduktorenspasmen übergeht; später kommt es auch zu einem Befall der Arme; der Verlauf ist langsam progredient über 20–30 Jahre und führt am Ende zu Bettlägrigkeit

Erb-Duchenne-Lähmung *f*: → *Erb-Lähmung*

Erb-Goldflam-Syndrom *nt*: → *Myasthenia gravis pseudoparalytica*

Erb-Lähmung *f* (Ⓔ Erb's palsy): ***Syn***: *obere Armplexuslähmung, Erb-Duchenne-Lähmung, Duchenne-Erb-Lähmung*; die oberen Anteile [C_{4-6}] des Armplexus betreffende Lähmung; betrifft die Musculi deltoides, supraspinatus, infraspinatus, pectoralis, biceps brachii, supinator und triceps [selten]; der Arm hängt schlaff an der Seite und ist nach innen rotiert; er kann weder im Schultergelenk angehoben noch nach außen rotiert, im Ellenbogen gebeugt oder supiniert werden; Bizepsehnenreflex und Radiusperiostreflex sind ausgefallen, der Trizepssehnenreflex bleibt aber meist erhalten

Erb-Muskelatrophie *f*: → *Erb-Muskeldystrophie*

Erb-Muskeldystrophie *f* (Ⓔ Erb's atrophy): ***Syn***: *Erb-Muskelatrophie, Erb-Syndrom, Dystrophia musculorum progressiva Erb*; autosomal-dominant vererbte, gutartige Verlaufsform der progressiven Muskeldystrophie* mit fast normaler Lebenserwartung

Erb-Oppenheim-Goldflam-Syndrom *nt*: → *Myasthenia gravis pseudoparalytica*

Erb-Punkt *m* (Ⓔ Erb's point): Punctum nervosum; *s.u. Plexus cervicalis*

Erb-Syndrom *nt*: → *Erb-Muskeldystrophie*

Erb-Trias *f* (Ⓔ Erb's triad): spastische Paraplegie*, Hyperreflexie* und Rigor* der Extremitäten bei Pyramidenbahnschädigung

Erb-Westphal-Zeichen *nt* (Ⓔ Erb-Westphal sign): ***Syn***: *Westphal-Zeichen*; Fehlen oder Abschwächung des Patellarsehnenreflexes, v.a. bei Tabes* dorsalis

Erb|a|na|ly|se *f*: → *Genanalyse*

Erb|an|la|ge *f*: → *Gen*

Erb|bild *nt* (Ⓔ genotype): ***Syn***: *Genotypus, Genotyp*; Gesamtheit der Erbanlagen eines Organismus; *s.a. Phänotyp*

Erb|bi|o|lo|gie *f*: selten verwendeter Begriff für → *Genetik*

Erb|cho|rea *f*: → *Chorea Huntington*

Erb|ein|heit *f*: → *Gen*

ERBF *Abk.*: effektiver renaler Blutfluss

Erb|fak|tor *m*: → *Gen*

Erb|gang *m* (Ⓔ heredity): Vererbung eines genetischen Merkmals von den Eltern auf die Kinder; die Übertragung kann über Autosomen* [**autosomaler Erbgang**] oder Gonosomen* [**gonosomaler Erbgang**] erfolgen; je nach dem, ob das Gen auf beiden Chromosomen vorhanden sein muss oder nur auf einem, spricht man von **autosomal-rezessivem** [auf beiden Genen] oder **autosomal-dominantem Erbgang** [nur auf einem Gen] [*Abb. E74, E75*]

kodominanter Erbgang (Ⓔ codominant heredity): gleich-

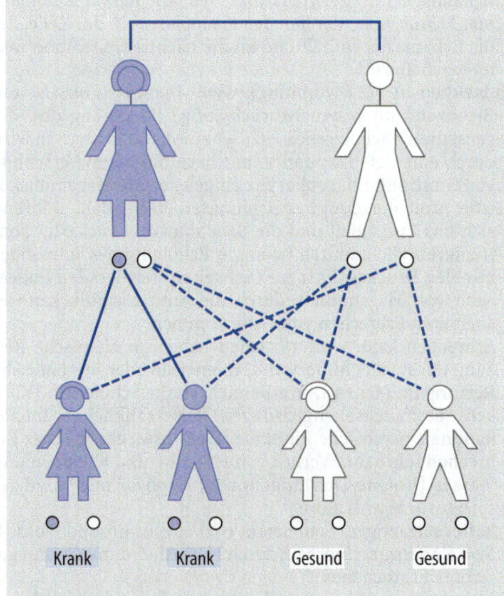

Abb. E74. Autosomal-dominanter Erbgang

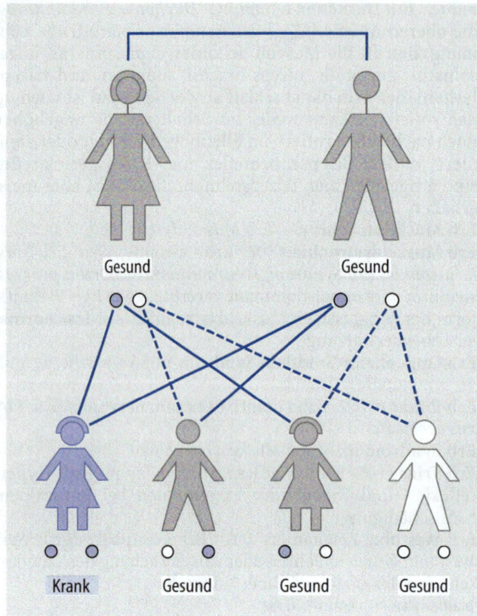

Abb. E75. Autosomal-rezessiver Erbgang

mäßige Ausprägung zweier heterozygoter Merkmale, z.B. bei der Blutgruppe AB

Erb|gleich|heit *f*: →*Homozygotie*

Erb|grind *m*: →*Favus*

Erbium-YAG-Laser *m* (Ⓔ erbium:YAG laser): arbeitet bei 2940 nm; wird zu schonenden Abtragung von Gewebe in der ästhetischen Chirurgie von Lidern und Gesichtshaut verwendet

Erb|krank|heit *nt* (Ⓔ hereditary disease): ***Syn***: *Erbleiden, Heredopathie*; familiär gehäuft auftretende Krankheit; ein Teil der Erkrankungen wird erst manifest, wenn ein Umweltfaktor oder Reiz zur Auslösung führt

Erb|leh|re *f*: →*Genetik*

Erb|lei|den *nt*: →*Erbkrankheit*

Er|blin|dung *f*: →*Blindheit*

Erb|plas|ma *nt* (Ⓔ germ plasma): ***Syn***: *Idioplasma, Keimplasma, Erbsubstanz*; der Teil des Protoplasmas* der Zelle, der die Erbanlagen enthält und an die nächste Generation weitergegeben wird

Er|bre|chen *nt* (Ⓔ vomiting): ***Syn***: *Vomitus, Emesis*; vom Brechzentrum gesteuerte rückläufige Entleerung des Magens, die als Schutzreflex anzusehen ist; das Erbrechen wird durch eine tiefe Inspiration mit nachfolgendem Verschluss von Glottis und Nasopharynx eingeleitet; die Magenmuskulatur und die Ösophagussphinkter erschlaffen, während sich das Zwerchfell und die Bauchmuskeln ruckartig kontrahieren; die dadurch bedingte Erhöhung des intraabdominalen Druckes führt zur (teilweisen) retrograden Entleerung von Mageninhalt; durch die Antiperistaltik kann es auch zum Erbrechen von Galle kommen

Erbrechen kann viele Ursachen haben: mechanische Reizung der Rachenhinterwand, chemische oder mechanische Reizung im Magen-Darm-Bereich, starke Schmerzen [Koliken], Stoffwechselentgleisungen, Reisekrankheiten, Intoxikationen, psychische Einflüsse [Ekel] usw.; chronisches Erbrechen führt zum Verlust von H^+-, Cl— und K^+-Ionen und Wasser [isotone Dehydratation*], Hypovolämie* und respiratorischer Alkalose*

kaffeesatzartiges Erbrechen (Ⓔ coffee-ground vomit): ***Syn***: *Kaffeesatzerbrechen*; durch Hämatin* dunkelbraun gefärbtes Erbrochenes

Erb|sen|bein *nt* (Ⓔ pisiform bone): ***Syn***: *Os pisiforme*; erbsenförmiger Handwurzelknochen; *s.u. Ossa carpi*

Erb|sen|pflü|cker|krank|heit *f*: →*Erntefieber*

Erb|sub|stanz *f*: →*Erbplasma*

ERC *Abk*.: **1.** →*endoskopische retrograde Cholangiographie* **2.** →*Enteritis regionalis Crohn* **3.** erythropoetische reaktionsfähige Zelle **4.** exspiratorische Reservekapazität

ERCD *Abk*.: endoskopische retrograde Cholangiodrainage

ERCP *Abk*.: →*endoskopische retrograde Cholangiopankreatikographie*

ERCS *Abk*.: →*endoskopische retrograde Cholangioskopie*

Erd|al|ka|li|me|tal|le *pl* (Ⓔ alkaline earth metals): Bezeichnung für die Elemente der II. Hauptgruppe des Periodensystems*

Erd|beer|an|gi|om *nt* (Ⓔ strawberry hemangioma): *s.u. Haemangioma capillare*

Erd|beer|gal|len|bla|se *f* (Ⓔ strawberry gallbladder): ***Syn***: *Stippchengallenblase*; bei Cholesteatose* auftretende gelbe Flecken der Gallenblasenschleimhaut

Erd|beer|zun|ge *f* (Ⓔ strawberry tongue): ***Syn***: *Himbeerzunge, Scharlachzunge*; für Scharlach* charakteristische hochrote Schleimhaut der Zunge

Erdheim: Jakob Erdheim; 1874–1937; österreichischer Pathologe (Wien)

Erdheim-Chester-Krankheit *f* (Ⓔ Chester-Erdheim disease): ***Syn***: *Lipogranulomatosis Erdheim-Chester*; ätiologisch ungeklärte Erkrankung mit Lipogranulomen* in inneren Organen, Orbita und Knochen

Erdheim-Gsell-Syndrom *nt* (Ⓔ Erdheim's cystic medial necrosis): ***Syn***: *Gsell-Erdheim-Syndrom, Medionecrosis Erdheim-Gsell*; idiopathische Nekrose* der Aortenmedia, die zu spontaner Aortenruptur oder Aneurysma* dissecans führen kann

Erdheim-Tumor *m* (Ⓔ Erdheim tumor): ***Syn***: *Kraniopharyngiom, Kraniopharyngeom*; benigner Hirntumor, der durch lokales Wachstum zu neurologischen Störungen führt; entsteht aus Resten des Hypophysenganges [Ductus craniopharyngeus]; tritt v.a. im Kindes- und Jugenalter auf; kann benigne oder semimaligne mit verdrängendem und destruierendem Wachstum sein; sie haben eine feste Kapsel und sind i.d.R. mehrfach gekammert; typisch sind Verkalkungen; **Klinik**: der Verlauf ist langsam; initial stehen Kopfschmerzen und Erbrechen im Vordergrund; später kommt es zu Hypophysenvorderlappeninsuffizienz mit Diabetes* insipidus und evtl. Hypogenitalismus; es kommt zu bizarren Gesichtsfelddefekten und bilateraler Optikusatrophie* bei Druck auf das Chiasma* opticum; **Diagnose**: CT, MRT; **Therapie**: operative Abtragung und Bestrahlung

Erd|rauch *m* (Ⓔ fumitory): ***Syn***: *Fumaria officinalis*; Kraut aus der Familie der Mohngewächse [Papaveraceae]; die getrockneten oberirdischen Pflanzenteile [**Fumariae herba**] enthalten Alkaloide* [z.B. Protoberberine, Protopine, Spirobenzylisochinoline, Indenbenzazepine], Phenolcarbonsäuren* und Flavonoidglykoside*; sie besitzen eine spasmolytische, diuretische und abführende Wirkung; **Anw.**: bei Magen-Darm- und Gallenblasenbeschwerden; traditionell auch bei Verstopfung, Blasen- und Leberleiden, rheumatischen Erkrankungen, Arthritis und als Tonikum; in der Homöopathie bei Leberleiden und juckenden Ekzemen

Erd|wachs *nt* (Ⓔ mineral wax): hartes Paraffin; *s.u. Paraffin*

e|rek|til *adj* (Ⓔ erectile): schwellfähig, erektionsfähig, erigibel

E|rek|ti|on *f* (Ⓔ erection): Anschwellung und Aufrichtung von Penis, Klitoris oder Brustwarzen

Erektionsreflex der Brustwarze *m* (Ⓔ erection reflex): *s.u. Laktation*

E|rek|ti|ons|stö|rung *f*: →*erektile Dysfunktion*

E|rek|ti|ons|zent|rum *nt* (Ⓔ erection center): *s.u. Centrum genitospinale*

E|rek|tor spi|nae *m*: →*Musculus erector spinae*

e|re|mo|phob *adj* (Ⓔ eremophobic): Eremophobie betreffend, durch sie gekennzeichnet

E|re|mo|pho|bie *f* (Ⓔ eremophobia): krankhafte Angst vor einsamen Plätzen oder vor dem Alleinsein

E|re|thie *f*: →*Erethismus*

e|re|thisch *adj* (Ⓔ erethistic): (über-)erregt, (über-)erregbar, reizbar, gereizt

E|re|this|mus *m* (Ⓔ erethism): *Syn*: *Erethie*; (krankhaft) gesteigerte Erregbarkeit, Übererregbarkeit, z.B. bei Alkoholabusus [**Erethismus ebriosorum**], Quecksilbervergiftung [**Erethismus mercurialis**] oder nach einer Enzephalitis* [**Erethismus postencephaliticus**]

e|reu|tho|phob *adj* (Ⓔ ereuthophobic): Errötungsfurcht/Ereuthophobie betreffend, durch sie gekennzeichnet

E|reu|tho|pho|bie *f* (Ⓔ ereuthophobia): *Syn*: *Errötungsfurcht, Erythrophobie*; krankhafte Angst vor dem Erröten

ERF *Abk.*: **1.** Erythropoese-regulierender Faktor **2.** exzitatorisches rezeptives Feld

Er|frie|rung *f* (Ⓔ frostbite): *Syn*: *Congelatio, Dermatitis congelationis*; lokale Gewebeschädigung durch Kälteeinwirkung; man unterscheidet 4 Grade: **Erfrierung 1. Grades**: zuerst Blässe, dann Rötung [Erythema congelationis]; **Erfrierung 2. Grades**: Schädigung der Epidermis mit Rötung und Blasenbildung; heilt narbenlos ab; **Erfrierung 3. Grades**: Schädigung der tiefen Hautschichten und des Unterhautgewebes mit Nekrosen und Gefahr der Entstehung einer feuchten Gangrän; abwartende Behandlung; chirurgische Behandlung erst nach Mumifikation und Demarkation; **Erfrierung 4. Grades**: schwere und ausgedehnte Gewebeschädigung, die zum Verlust des Gliedes [Zehen, Finger, Fuß] führt; abwartende Behandlung; chirurgische Behandlung erst nach Mumifikation und Demarkation

ERG *Abk.*: **1.** *→Elektroretinogramm* **2.** *→Elektroretinographie* **3.** *→Ergastoplasma*

Erg-, erg- *präf.*: *→Ergo-*

-erg *suf.*: *→-ergisch*

Er|gän|zungs|kost *f* (Ⓔ supplementary food): zusätzlich verabreichte Nahrung zum Ausgleich oder zur Prophylaxe eines Ernährungsmangels

er|ga|si|o|phob *adj* (Ⓔ ergasiophobic): Arbeitsscheu/Ergasiophobie betreffend, durch sie gekennzeichnet

Er|ga|si|o|pho|bie *f* (Ⓔ ergasiophobia): *Syn*: *Arbeitsscheu*; krankhafte Angst vor Arbeit oder körperlicher Bewegung

Er|gas|to|plas|ma *nt*: *→rauhes endoplasmatisches Retikulum*

-ergie *suf.*: Wortelement mit der Bedeutung „Arbeit/Leistung"

-ergisch *suf.*: in Adjektiven verwendetes Wortelement mit der Bedeutung „wirkend/tätig/arbeitend"

Ergo-, ergo- *präf.*: Wortelement mit der Bedeutung „Arbeit/Leistung"

Er|go|cal|ci|fe|rol *nt* (Ⓔ ergocalciferol): *Syn*: *Vitamin D_2*; durch UV-Lichteinwirkung aus 7-Dehydrocholesterin in der Haut entstehendes aktives Vitamin D; wird in der Leber zu 25-Hydoxycholecalciferol hydoxyliert und anschließend in der Niere in 1,25-Dihydroxycholecalciferol, der biologisch wirksamsten Form von Vitamin D, umgewandelt

Er|go|dy|na|mo|graf *m*: *→Ergodynamograph*

Er|go|dy|na|mo|graph *m* (Ⓔ ergodynamograph): *Syn*: *Ergodynamograf*; Gerät zur Aufzeichnung von Muskelkraft und geleisteter Arbeit

Ergo-EKG *nt* (Ⓔ ergometer ECG): *s.u. Ergometrie*

Er|go|gramm *nt* (Ⓔ ergogram): bei der Ergographie erhaltene Kurve

Er|go|graph *m* (Ⓔ ergograph): *Syn*: *Ergograf*; Gerät zur Aufzeichnung von geleisteter Arbeit

Er|go|gra|phie *f* (Ⓔ ergography): *Syn*: *Ergografie*; Aufzeichnung vom Muskel geleisteter körperlicher Arbeit

er|go|gra|phisch *adj* (Ⓔ ergographic): *Syn*: *ergografisch*; Ergographie betreffend, mittels Ergographie

Er|go|kar|di|o|gramm *nt* (Ⓔ ergocardiogram): bei der Ergokardiographie erhaltene Kurve

Er|go|kar|di|o|gra|phie *f* (Ⓔ ergocardiography): *Syn*: *Ergokardiografie*; Aufzeichnung der vom Herzmuskel geleisteten Arbeit

Er|go|me|ter *nt* (Ⓔ ergometer): Gerät zur Messung körperlicher Arbeit [z.B. Fahrradergometer]; eine gebremste Schwungmasse muss von Probanden in Bewegung gesetzt werden; der überwundene elektromechanische Widerstand ist ein Maß für die geleistete Arbeit

Er|go|me|trie *f* (Ⓔ ergometry): Messung der Arbeitsleistung und dabei auftretender physiologischer Veränderungen; meist wird nicht nur die Leistung gemessen, sondern es werden auch Belastungs-EKG* [**Ergo-EKG**], Sauerstoffverbrauch [**Ergooxymetrie, Ergooxytensiometrie**] oder Atemzeitvolumen und Sauerstoffaufnahme/Kohlendioxidabgabe [**Ergospirometrie**] gemessen; *s.a. Essay Sportmedizin – Arbeits- und Sportphysiologie S. 2011*

Er|go|o|xy|me|trie *f* (Ⓔ oxymetric ergometry): *s.u. Ergometrie*

Er|go|o|xy|ten|si|o|me|trie *f* (Ⓔ oxymetric ergometry): *s.u. Ergometrie*

Er|go|pep|ti|ne *pl* (Ⓔ ergopeptins): Ergotalkaloide* mit Peptidstruktur

Er|go|som *nt* (Ⓔ ergosome): *Syn*: *Polysom, Polyribosom*; aus mehreren Ribosomen und einem Molekül Messenger-RNA* bestehender aktiver Eiweißsynthesekomplex der Zelle; als **freie Ergosomen** im Plasma produzieren sie zelleigene Proteine; angelagert an die Membran des endoplasmatischen Retikulums [raues endoplasmatisches Retikulum*] bilden sie Proteine, die aus der Zelle ausgeschleust werden

Er|go|spi|ro|me|trie *f* (Ⓔ ergospirometry): *s.u. Ergometrie*

Er|gos|te|rin *nt* (Ⓔ ergosterol): *Syn*: *Provitamin D_2*; Vorstufe von Ergocalciferol*

Er|got|al|ka|lo|ide *pl* (Ⓔ ergot alkaloids): *Syn*: *Secalealkaloide, Mutterkornalkaloide, Ergotamine*; aus Mutterkorn [Secale cornutum] gewonnene Alkaloide, die sich chemisch von der Lysergsäure* ableiten; die therapeutisch eingesetzten Alkaloide [z.B. Ergotamin, Ergotoxin] haben eine kontrahierende Wirkung auf die glatte Muskulatur der Gebärmutter und Gefäße; sie werden u.a. als Gebärmuttertonikum und in der Migränebehandlung verwendet

Er|go|ta|min *nt* (Ⓔ ergotamine): Mutterkornalkaloid mit kontrahierender Wirkung auf die glatte Muskulatur; wird als Gebärmuttertonikum und in der Migränebehandlung verwendet; *s.a. Mutterkornpilz*

Er|go|ta|mi|ne *pl*: *→Ergotalkaloide*

Er|go|the|ra|pie *f* (Ⓔ ergotherapy): *Syn*: *Beschäftigungstherapie*; therapeutischer Ansatz, der sinnvolle handwerkliche oder künstlerische Betätigungen umfasst, die der Verbesserung oder Wiederherstellung von motorischen, sensorischen oder psychischen Funktionen dienen

Er|go|tis|mus *m* (Ⓔ ergotism): Vergiftung durch Mutterkornalkaloide*; führt zu Zyanose, Gefäßspasmen mit Taubheitsgefühl und Parästhesien, Muskellähmungen, Kopfschmerzen, Schwindel, Krämpfen, Bewusstseinsstörungen, Koma

Er|go|to|xin *nt* (Ⓔ ergotoxine): Mutterkornalkaloid mit kontrahierender Wirkung auf die glatte Muskulatur; wird als Gebärmuttertonikum und in der Migränebehandlung verwendet; *s.a. Mutterkornpilz*

er|go|trop *adj* (Ⓔ ergotropic): leistungssteigernd, kraftentfaltend

Er|guss *m* (Ⓔ effusion): Flüssigkeitsansammlung in einer Körperhöhle oder dem Gewebe

Er|hal|tungs|do|sis *f, pl* **-sen** (Ⓔ maintenance dose): zur Aufrechterhaltung eines angestrebten (Blut-, Gewebe-)Spiegels notwendige Arzneimitteldosis

Er|hal|tungs|um|satz *m* (Ⓔ maintenance level of metabolism): *s.u. Energieumsatz*

ERIA *Abk.*: Elektroradio-Immunoassay

E|ri|ca vul|ga|ris *f*: *→Heidekraut*

e|ri|gi|bel *adj* (Ⓔ erectile): schwellfähig, erektionsfähig, erektil

Er|in|ne|rungs|fäl|schung *f*: *→Erinnerungsverfälschung*

Er|in|ne|rungs|re|ak|ti|on *f* (Ⓔ booster effect): *Syn*: *Sekundärantwort, anamnestische Reaktion, Booster-Effekt*; beschleunigte und vermehrte Antikörperbildung bei wiederholtem Antigenkontakt

Er|in|ne|rungs|täu|schung *f*: *→Erinnerungsverfälschung*

Er|in|ne|rungs|ver|fäl|schung *f* (Ⓔ paramnesia): *Syn*: *Erinnerungsfälschung, Erinnerungstäuschung*; unbewusstes Verfälschen von Erinnerungen

Er|käl|tung *f*: *→Erkältungskrankheiten*

Er|käl|tungs|krank|hei|ten *pl* (Ⓔ common cold): *Syn*: *Erkältung*; meist nach Kälteexposition auftretende katarrhalische Erkrankung der oberen Luftwege; i.d.R. durch Viren [Schnupfenviren] verursacht

Er|ken|nungs|schwel|le *f* (Ⓔ recognition threshold): *s.u. Essay Riechen/Geruchssinn S. 1863*

Er|kran|kung *f* (Ⓔ disease): *Syn*: *Krankheit, Morbus*; durch subjektive oder objektive Symptome gekennzeichnete körperliche, geistige oder seelische Veränderung oder Störung
atopische Erkrankung: *→Atopie*
Erkrankungen mit exzessiver Tagesschläfrigkeit (Ⓔ disorders of excessive sleepiness): *s.u. Essay Schlaf und Schlafstörungen S. 1915*
idiopathische Erkrankung (Ⓔ idiopathic disease): *Syn*: *Autopathie*; Erkrankung ohne erkennbare Krankheitsursache
inflammatorische Erkrankungen (Ⓔ paradoxical reactions): *s.u. Essay AIDS S. 31*
interkurrente Erkrankung (Ⓔ intercurrent disease): akute Erkrankung, die im Verlauf oder während der Behandlung einer anderen [chronischen] Erkrankung auftritt
manisch-depressive Erkrankung (Ⓔ manic-depressive disorder): *s.u. affektive Psychosen*
monogenetische Erkrankungen (Ⓔ monogenetic disorders): Bezeichnung für Erkrankungen, bei denen ein defektes Gen die Ursache der Krankheit ist; dazu gehören z.B. zystische Fibrose* und Duchenne*-Muskeldystrophie; *s.a. Essay Gentransfer und Gentherapie S. 761*
myeloproliferative Erkrankungen (Ⓔ myeloproliferative syndromes): *Syn*: *myeloproliferative Syndrome*; Oberbegriff für chronische myelosiche Leukämie*, Polycythaemia* rubra vera, idiopathische Thrombozythämie* und Osteomyelofibrose*; die Übergänge zwischen den einzelnen Erkrankungen sind oft fließend
rheumatische Erkrankung (Ⓔ rheumatic disease): *Syn*: *Erkrankung des rheumatischen Formenkreises, Rheumatismus, Rheuma*; Oberbegriff für ätiologisch unterschiedliche Erkrankungen des Bewegungsapparates mit fließenden, ziehenden Schmerzen; dazu gehören z.B. die primär chronische Polyarthritis* und der Weichteilrheumatismus*
Erkrankung des rheumatischen Formenkreises: *→rheumatische Erkrankung*
X-gekoppelte lymphoproliferative Erkrankung (Ⓔ X-linked immunoproliferative syndrome): *Syn*: *X-chromosomales lymphoproliferatives Syndrom, Purtilo-Syndrom*; seltene, akut fatale Sonderform der infektiösen Mononukleose*, die auf einer angeborenen Störung der Immunkompetenz gegenüber Epstein*-Barr-Virus beruht

Er|kran|kungs|ra|te *f* (Ⓔ sickness rate): *s.u. Morbidität*

Er|lo|ti|nib *nt* (Ⓔ erlotinib): Tyrosinkinaseinhibitor; *s.u. Essay Chemotherapie S. 349*

Er|mü|dungs|bruch *m* (Ⓔ fatigue fracture): *Syn*: *Ermüdungsfraktur, Stressfraktur, Stressbruch*; Knochenbruch durch Langzeitbelastung, z.B. Marschfraktur*

Er|mü|dungs|frak|tur *f*: *→Ermüdungsbruch*

Er|mü|dungs|syn|drom, chro|ni|sches *nt*: *→Erschöpfungssyndrom, chronisches*

Er|mü|dungs|we|hen *pl* (Ⓔ secondary uterine inertia): *Syn*: *sekundäre Wehenschwäche*; hypotone Dysfunktion des Uterus mit zu schwachen oder zu kurzen Kontraktionen, z.B. bei protrahiertem Geburtsverlauf

Er|näh|rung *f* (Ⓔ nutrition): *Syn*: *Nutrition*; durch die Zufuhr von Nahrungsmitteln gewährleistete Versorgung des Körpers mit den benötigten Nähr- und Wirkstoffen; Ziel ist es, eine ausgewogene Ernährung zu ereichen, d.h., der Brennwert muss den Energiebedarf decken und die Mindestmengen für Eiweiße, Kohlenhydrate, Fette, Mineralien, Vitamine und Spurenelemente müssen erreicht werden
bilanzierte Ernährung (Ⓔ balanced nutrition): *Syn*: *ausgewogene Ernährung*; Bezeichnung für eine Ernährungsform mit genau definierter Nährstoffzusammensetzung, deren Bestandteile fast ausschließlich industriell hergestellt werden; wird z.B. bei akuten Darmerkrankungen verwendet
enterale Ernährung (Ⓔ enteral alimentation): künstliche Ernährung durch direktes Einbringen in den Darm, z.B. über eine Darmsonde
künstliche Ernährung (Ⓔ artificial alimentation): Oberbegriff für enterale und parenterale Ernährung
parenterale Ernährung (Ⓔ parenteral alimentation): künstliche Ernährung unter Umgehung des Darms, z.B. durch intravenöse Infusion von Aminosäure-, Glucose- und Fettlösung

Er|näh|rungs|leh|re *f* (Ⓔ dietetics): *Syn*: *Diätlehre, Diätetik*; Lehre von der gesunden Lebensweise; Lehre von der Zusammensetzung der Nahrung

Er|näh|rungs|me|di|zin *nt* (Ⓔ nutritional medicine): Anwendung von ernährungsphysiologischen Erkenntnissen zur Prävention oder Behandlung von Gesundheitsstörungen

Er|näh|rungs|phy|si|o|lo|gie *f* (Ⓔ nutrition physiology): Teilgebiet der Physiologie*, das sich mit Nahrungsaufnahme, Verdauung, Stoffwechsel und Ausscheidung beschäftigt

Er|näh|rungs|stö|rung *f* (Ⓔ nutritional disorder): Erkrankung als Folge einer quantitativ [Unterernährung] und/oder qualitativ [Fehlernährung] unzureichenden Ernährung; in Mitteleuropa spielen heute praktisch nur noch Ernährungsstörungen von Säuglingen oder Kleinkindern bei Stoffwechseldefekten, Allergien oder Überfütterung eine Rolle

Er|näh|rungs|the|ra|pie *f* (Ⓔ dietotherapy): *Syn*: *Diätotherapie*;

Tab. E76. Empfohlene Zufuhr von Nährstoffen

	Empfohlene Zufuhr/Tag	Erhöhter Bedarf	Depots	Mangelerscheinungen	Überdosierungserscheinungen
Eiweiße	0,8 g/kg KG bei üblicher Mischkost bezüglich tierischer und pflanzlicher Eiweiße und deren essentiellen Aminosäuren	Bei Alten und Kindern 1,2–1,5 g/kg KG; bei Schwerarbeit, Muskelaufbautraining, Schwangeren und Schwerkranken bis zu 2 g/kg KG	Kurzfristig verfügbarer Pool: ca. 45 g (Muskel 40 g, Blut und Leber 5 g)	Hungerödeme, Infektanfälligkeit, Apathie, Muskelatrophie, bei Kindern Entwicklungsstörungen	Überwiegen der Fäulnis im Darm, bei Disposition: Gicht durch gesteigerte Purinzufuhr bei Verzehr von Fleisch und Innereien
Kohlenhydrate	> 50 % der Energiezufuhr, mindestens 140 g für das Gehirn, alternativ: 300 g Eiweiß (Gluconeogenese)	Bei körperlicher Arbeit	300–400 g Glykogen	Untergewicht, verminderte Leistungsfähigkeit, Stoffwechselstörungen, Hypoglykämie, Ketose	Überwiegen der Gärung im Darm, Kohlenhydratmast, Fettsucht
Fette gesättigte und einfach ungesättigte Fettsäuren	25–30 % der Energiezufuhr, etwa zu gleichen Teilen Speisefett und verborgenes Fett	Bei körperlicher Arbeit, Schwangerschaft und Stillzeit	Sehr variabel	Untergewicht, verminderte Leistungsfähigkeit, Mangelerscheinungen durch Fehlen fettlöslicher Vitamine	Hypertriglyzeridämie und Hypercholesterolämie mit nachfolgender Arteriosklerose, Fettsucht
davon essentielle Fettsäuren	ca. 3,5 % der Energiezufuhr	Bei körperlicher Arbeit, Schwangerschaft und Stillzeit	Sehr variabel	Hämaturie, Veränderungen an Haut und Mitochondrien, Stoffwechselstörungen	Erhöhter Tocopherolbedarf (Vitamin E)

Krankheitsbehandlung durch eine spezifisch zusammengestellte Ernährung

Ern|te|fie|ber *nt* (Ⓔ autumn fever): *Syn*: *Feldfieber, Schlammfieber, Sumpffieber, Erbsenpflückerkrankheit, Leptospirosis grippotyphosa*; epidemisch auftretende anikterische Leptospirose*; verläuft meist als hoch fieberhafte grippeähnliche Erkrankung; am häufigsten ist die durch Leptospira* grippotyphosa hervorgerufene Form; **Therapie**: Penicillin G i.v.

Ern|te|krät|ze *f*: →*Erythema autumnale*

Ern|te|mil|be *f* (Ⓔ harvest mite): *Syn*: *Trombicula autumnalis*; Erreger der Erntekrätze [Erythema* autumnale]

Er|öff|nungs|pe|ri|o|de *f* (Ⓔ stage of dilation): Zeitraum vom Wehenbeginn bis zur vollständigen Eröffnung des Muttermundes; die Aufdehnung des Muttermundes ist eine Folge der zunehmenden Wehentätigkeit [Eröffnungswehen] und des Tiefertretens des kindlichen Kopfes; bei der Erstgebärenden dauert die Zervixdilatation im Durchschnitt 12 h, bei der Mehrgebärenden 6–7 h; man kann die Eröffnungsperiode noch in **Latenzphase** [Periode der Verkürzung der Zervix bei fehlender oder nur geringer Öffnung des Muttermundes] und **Aktivphase** [Periode der eigentlichen Muttermundseröffnung] unterteilen; *s.a. Geburt*

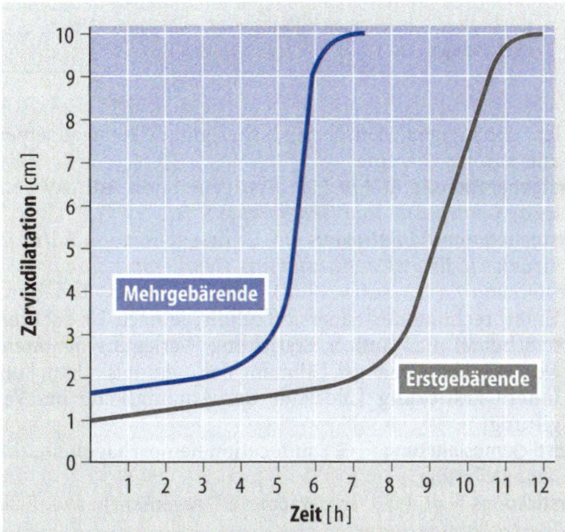

Abb. E77. Zervixdilatation bei Erst- und Mehrgebärenden

Er|öff|nungs|we|hen *pl* (Ⓔ dilating pains): sich langsam steigernde Wehen während der Eröffnungsperiode*; führen zu einer Auflockerung und Dilatation der Zervix; die Wehenfrequenz liegt bei 5–20/h, bei einer Wehendauer von 30–60 Sekunden; der intrauterine Druck kann 60 mm Hg erreichen [ab ca. 25 mm Hg werden Wehen als schmerzhaft empfunden]

Er|öff|nungs|zo|ne *f* (Ⓔ cartilage breakdown zone): *s.u. Wachstumsfuge*

E|ro|ma|nia *f*: →*Erotomanie*

E-Rosettentest *m* (Ⓔ E rosette assay): immunologische Technik zur Darstellung von T-Lymphozyten mit Schaferythrozyten; *s.a. EAC-Rosettentest*

E|ro|sio *f, pl* **-si|o|nes** (Ⓔ erosion): *Syn*: *Erosion*; oberflächlicher Haut- oder Schleimhautdefekt

Erosio corneae: →*Hornhauterosion*

Erosio falsa: →*Ektopia portionis*

Erosio portionis (Ⓔ exocervical erosion): *Syn*: *Portioerosion, Erosio vera, Erosio simplex*; oberflächlicher Epitheldefekt des Muttermundes; *s.a. Ektopia portionis*

Erosio simplex: →*Erosio portionis*

Erosio vera (Ⓔ exocervical erosion): *s.u. Ektopia portionis*

E|ro|si|on *f* (Ⓔ erosion): *Syn*: *Erosio*; oberflächlicher Haut- oder Schleimhautdefekt

E|ro|ti|ko|ma|nie *f*: →*Erotomanie*

e|ro|tisch *adj* (Ⓔ erotic): Erotik betreffend; sinnlich

E|ro|to|ma|nie *f* (Ⓔ erotomania): *Syn*: *Liebestollheit, Liebeswut, Amor insanus, Hypererosie, Eromania, Erotikomanie*; übermäßig gesteigerter Sexualtrieb; Oberbegriff für Nymphomanie* und Satyriasis*

e|ro|to|phob *adj* (Ⓔ erotophobic): Erotophobie betreffend, durch sie gekennzeichnet

E|ro|to|pho|bie *f* (Ⓔ erotophobia): krankhafte Angst vor körperlicher Liebe oder Sexualität

ERP *Abk.*: **1.** effektive Refraktärphase **2.** →*endoskopische retrograde Pankreatographie*

ERP-AV *Abk.*: effektive Refraktärphase des AV-Knotens

ERPC *Abk.*: endoskopische retrograde Pankreatocholangiographie

ERPF *Abk.*: effektiver renaler Plasmafluss

ERPT *Abk.*: endoskopische retrograde Papillotomie

er|ra|tisch *adj* (Ⓔ erratic): (im Körper) umherwandernd

Er|re|ger *m* (Ⓔ germ): Krankheitserreger, Pathogen

fakultativ pathogener Erreger (Ⓔ opportunistic pathogen): *Syn*: *Opportunist*; Keim, der nur unter bestimmten Bedingungen eine Infektion erfolgreich etablieren kann; meist handelt es sich um Keime der Normalflora*, die erst durch Verschleppung an einen anderen Standort in die Lage versetzt werden, eine Infektion zu verursachen; Keime der physiologischen Darmflora können z.B. nach Verschleppung eine Infektion im Urogenitaltrakt auslösen; *s.a. Essay Infektion S. 1027*

obligat pathogene Erreger (Ⓔ obligate pathogens): *s.u. Essay Infektion S. 1027*

pyogene Erreger (Ⓔ pyogenic agents): *Syn*: *Eitererreger*; Bezeichnung für Mikroorganismen, die bei Entzündung eine Eiterbildung hervorrufen; dazu gehören u.a. Staphylokokken, Streptokokken, Pneumokokken, Gonokokken, Meningokokken und Pseudomonas aeruginosa

Er|re|ger|wech|sel *m* (Ⓔ change of pathogens): Auftreten eines anderen Erregers im Verlauf einer Infektionskrankheit

Er|re|gungs|bil|dung *f* (Ⓔ impuls generation): der Herzrhythmus wird durch Erregungen gesteuert, die im Herzen selbst entstehen [Autorhythmie]; der Ursprung der Erregung liegt normalerweise im Sinusknoten im rechten Vorhof, der in Ruhe eine Herzfrequenz von 60–90/min aufrecht erhält; die Fortleitung der Impulse erfolgt über das Erregungsleitungssystem* des Herzens

ektope/heterotope Erregungsbildung: →*Heterotopie*

Er|re|gungs|bil|dungs|stö|rung *f* (Ⓔ excitation disturbance): Störung der normalen Erregungsbildung im Sinusknoten*

Er|re|gungs|lei|tungs|stö|rung *f* (Ⓔ disturbance in conduction): *Syn*: *Leitungsstörung, Reizleitungsstörung*; den Herzrhythmus beeinträchtigende Störung des Erregungsleitungssystems des Herzens; *s.a. Herzblock, Block*

Er|re|gungs|lei|tungs|sys|tem des Herzens *nt* (Ⓔ cardiac conducting system): *Syn*: *kardiales Erregungsleitungssystem, Reizleitungssystem, Systema conducente cordis, Complexus stimulans cordis*; autonomes System, das für die Erregungsbildung und -ausbreitung in der Herzmuskulatur zuständig

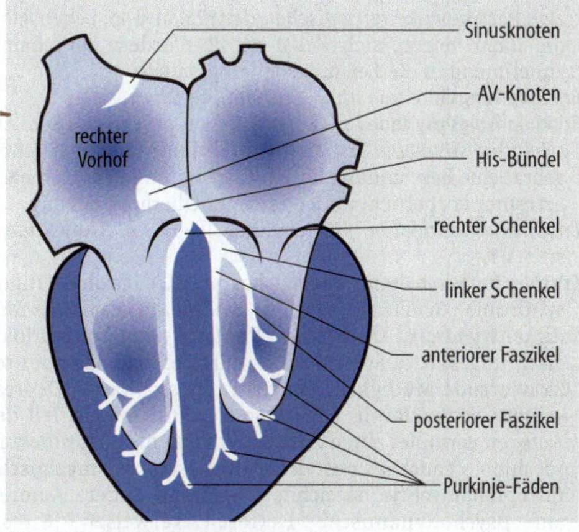

Abb. E78. Erregungsleitungssystem des Herzens

ist; besteht aus **Sinusknoten** [Nodus* sinuatrialis], **Atrioventrikularknoten** [Nodus* atrioventricularis] und dem **His-Bündel** [Fasciculus* atrioventricularis], das sich in einen rechten und linken **Tawara-Schenkel** [Crus* dextrum und sinistrum fasciculi atrioventricularis] aufteilt; die Tawara-Schenkel verlaufen auf beiden Seiten des Kammerseptums* zur Herzspitze; ihre **Rami subendocardiales** dringen in die Arbeitsmuskulatur ein, wo sie als **Purkinje*-Fasern** die Endstrecke des Erregungsleitungssystems bilden; einzelne Purkinje*-Fasern können als sog. **falsche Sehnenfäden** durch den Kammerraum ziehen

Er|re|gungs|lei|tungs|sys|tem, kar|di|a|les *nt*: *→Erregungsleitungssystem des Herzens*

Er|re|gungs|rück|bil|dungs|stö|run|gen *pl* (Ⓔ disturbances in repolarization): finden sich nach Myokardinfarkten, bei Koronarstenosen, Prinzmetal-Angina und anderen Ischämiebedingungen; im Belastungs-EKG treten sie als (aszendierende, parallele, deszendierende, muldenförmige) ST-Senkung oder [selten] ST-Hebung in Erscheinung; manchmal kommt es aber erst nach dem Ende der Belastung zur ST-Senkung

Er|re|gungs|zu|stand, ka|ta|to|ner *m* (Ⓔ catatonic excitement): *s.u. Katatonie*

Er|rö|tungs|furcht *f* (Ⓔ erythrophobia): ***Syn***: *Erythrophobie, Ereuthophobie*; krankhafte Angst vor dem Erröten

ERS *Abk.*: *→Erregungsrückbildungsstörung*

Er|satz|bla|se *f* (Ⓔ artificial bladder): ***Syn***: *Blasenersatz, Blasensubstitution*; Bildung einer künstlichen Blase nach totaler [z.B. Kolon-Conduit*, Ileumneoblase*] oder subtotaler Blasenentfernung [Mainz*-Pouch]

Er|satz|kno|chen *pl* (Ⓔ replacement bone): Knochen, die durch Verknöcherung von knorpeligen Vorläufern entstehen; dazu gehören die langen Röhrenknochen [Femur, Humerus, Tibia]

Er|satz|kno|chen|bil|dung *f* (Ⓔ cartilaginous ossification): ***Syn***: *chondrale Ossifikation, chondrale Knochenbildung*; Ersatz von Knorpelgewebe durch Knochengewebe; verläuft meist in zwei Stufen: die **perichondrale Ossifikation** bildet eine Knochenmanschette unter dem Perichondrium, von der dann die **enchondrale Ossifikation** ausgeht, die die Ersatzknochenbildung im eigentlichen Sinne darstellt; *s.a. Knochen*

Er|satz|ma|gen *m*: *→Magenersatz*

Er|satz|mut|ter *f* (Ⓔ surrogate mother): ***Syn***: *Leihmutter, Surrogatmutter*; Frau, die ein künstlich befruchtetes Ei einer anderen Frau austrägt

Er|satz|rhyth|mus *m* (Ⓔ escape rhythm): Herzrhythmus bei Ausfall des Sinusknotens, z.B. AV-Rhythmus*

Er|satz|sys|to|le *f* (Ⓔ escaped beat): bei Ausfall des Sinusrhythmus auftretende Extrasystole*

Er|schöp|fungs|de|li|ri|um *nt*: *→Erschöpfungspsychose*

Er|schöp|fungs|de|pres|si|on *nt* (Ⓔ exhaustion depression): depressive Reaktion bei extremer körperlicher oder psychischer Erschöpfung; betrifft v.a. übergewissenhafte, ehrgeizige Persönlichkeiten zwischen dem 25. und 45. Lebensjahr, die dazu neigen, sich selbst zu überfordern und damit zunehmend in ein Leistungsdefizit geraten

Er|schöp|fungs|ir|re|sein *nt*: *→Erschöpfungspsychose*

Er|schöp|fungs|psy|cho|se *f* (Ⓔ exhaustion psychosis): ***Syn***: *Erschöpfungsirresein, Erschöpfungsdelirium*; nur noch selten gebrauchte Bezeichnung für ein Erschöpfungssyndrom nach extremer körperlicher oder geistiger Überanstrengung

Er|schöp|fungs|schlaf *m* (Ⓔ terminal sleep): *s.u. Essay Epilepsie S. 617*

Er|schöp|fungs|syn|drom, chro|ni|sches *nt* (Ⓔ chronic fatigue syndrome): ***Syn***: *chronic fatigue syndrome, chronisches Müdigkeitssyndrom, chronisches Ermüdungssyndrom*; ätiologisch ungeklärtes Syndrom, das durch anhaltende oder rezidivierende Müdigkeit, Konzentrationsschwäche, Depressionen, Nachtschweiß u.ä. gekennzeichnet ist; ein Teil der Autoren vermutet einen Zusammenhang mit Virusinfekten [deshalb oft auch als **postvirale Müdigkeit** oder **myalgische Enzephalomyelitis** bezeichnet], während andere Autoren auf psychodynamische Faktoren verweisen [Stress, Zeitdruck, Erfolgszwang, oft bei selbstunsicheren, sensiblen, abhängigen Menschen]; bisher gibt es keine allgemein anerkannte Therapie

Tab. E79. Diagnostische Kriterien des chronischen Erschöpfungssyndroms

Hauptkriterium
andauernde Müdigkeit oder Ermüdbarkeit für mindestens 6 Monate, die
nicht durch eine andere Krankheit erklärt werden kann
neu aufgetreten ist
nicht Folge einer chronischen Belastungssituation ist
durch Bettruhe nicht zu beheben ist
die durchschnittliche Leistungsfähigkeit deutlich vermindert
Nebenkriterien
(wenigstens 4 davon müssen ebenfalls mindestens 6 Monate nach Einsetzen der Müdigkeit bestanden haben)
Halsschmerzen
Schmerzhafte axilläre oder zervikale Lymphknoten
Muskelschmerzen
Wandernde, nicht entzündliche Gelenkschmerzen
Neu aufgetretene Kopfschmerzen
Schwierigkeiten in der Konzentration und im Kurzzeitgedächtnis
Keine Erholung nach dem Schlaf
Mehr als 24 h andauernde Müdigkeit nach früher gewohnten Belastungen

ErstgenerationsAd/AAV *nt* (Ⓔ first generation Ad/AAV): *s.u. Essay Gentransfer und Gentherapie S. 761*

ErstgenerationsAd/Retrovirus *nt* (Ⓔ first generation Ad/retrovirus): *s.u. Essay Gentransfer und Gentherapie S. 761*

Er|sti|ckung *f* (Ⓔ suffocation): ***Syn***: *Suffocatio*; Tod durch Unterbrechung der Sauerstoffzufuhr; je nach Ursache unterscheidet man **äußere Erstickung** [Verlegung der Atemwege, Sauerstoffmangel, Lähmung der Atemmuskulatur] und **innere Erstickung** [Blockade der Atmungskette bei Vergiftung]

Er|sti|ckungs|blu|tung *f* (Ⓔ suffocation hemorrhage): *s.u. Bindehautblutung*

Erstickungs-T *nt* (Ⓔ hyperacute ST-segement): *s.u. Essay Elektrokardiogramm S. 571*

Erst|lings|ex|an|them *nt* (Ⓔ syphilitic roseola): ***Syn***: *makulöses Syphilid, Kieler Masern, Roseola syphilitica*; im Rahmen einer sekundären Syphilis* auftretende Roseola; *s.a. Essay Syphilis S. 2077*

ERT *Abk.*: endolymphatische Radionuklidtherapie

E-Ruhrbakterium *nt* (Ⓔ Shigella sonnei): ***Syn***: *Kruse-Sonne-Ruhrbakterium, Kruse-Sonne-Bakterium, Shigella sonnei*; nicht-toxinbildender Erreger der Dysenterie*; *s.a. Shigella*

E|ruk|ta|ti|on *f* (Ⓔ eructation): ***Syn***: *Efflation*; Aufstoßen

E|rup|tio *f*, *pl* **-ti|o|nes** (Ⓔ eruption): ***Syn***: *Eruption*; Ausschlag, Hautausschlag

E|rup|ti|on *f* (Ⓔ **1.–3.** eruption): **1.** Ausbruch, Hervortreten, Hervorbrechen **2.** selten verwendet für *→Zahndurchbruch* **3.** ***Syn***: *Eruptio*; Ausschlag, Hautausschlag

varizelliforme Eruption Kaposi: *→Ekzema herpeticatum*

E|rup|ti|ons|zys|te *f* (Ⓔ eruption cyst): ***Syn***: *Dentitionszyste*; Zyste über dem noch nicht durchgebrochenen Zahn; entsteht vorwiegend über Milchzähnen; die **Therapie** besteht in der Eröffnung und Abtragung der Membran

e|rup|tiv *adj* (Ⓔ eruptive): ausbrechend; von einem Ausschlag begleitet

ERV *Abk.*: **1.** endogenes Retrovirus **2.** *→exspiratorisches Reservevolumen*

Er|wach|se|nen|hä|mo|glo|bin *nt* (Ⓔ hemoglobin A): ***Syn***: *Hämoglobin A*; normales Hämoglobin* des Erwachsenen; besteht aus zwei α- und zwei β-Ketten [Hämoglobin A_1]; ca. 2,5 % enthalten δ-Ketten anstatt β-Ketten [Hämoglobin A_2] und haben deshalb eine erhöhte Sauerstoffaffinität

Er|war|tungs|angst *f* (Ⓔ anticipatory anxiety): Angst vor einem bestimmten Ereignis in der Zukunft

Er|war|tungs|po|ten|ti|al *nt* (Ⓔ expectancy potential): ***Syn***:

Bereitschaftspotential, Erwartungswelle, Erwartungspotenzial, Bereitschaftspotenzial; im EEG sichtbares, ca. 1 Sekunde vor einer Willkürbewegung auftretendes Potential, das mit der Entwicklung eines Bewegungsprogrammes assoziiert wird

Er|war|tungs|po|ten|zi|al *nt*: →*Erwartungspotential*

Er|war|tungs|wel|le *f*: →*Erwartungspotential*

Er|wei|chungs|ne|kro|se *f* (Ⓔ liquefaction necrosis): ***Syn***: *Kolliquationsnekrose*; Nekrose* mit Verflüssigung des Gewebes; typisch für Laugenverätzungen

Er|wei|chungs|zys|te *f* (Ⓔ liquefaction cyst): Zystenbildung nach Erweichung und Nekrose des Gewebes

ERY *Abk.*: →*Erysipelothrix*

Ery *Abk.*: →*Erythrozyt*

E|ry|si|pel *f* (Ⓔ erysipelas): ***Syn***: *Wundrose, Rose, Erysipelas, Streptodermia cutanea lymphatica*; durch β-hämolytische Streptokokken* der Gruppe A verursachte akute Infektion der oberen Hautschichten mit Rötung und evtl. Blasenbildung [**bullöses Erysipel**]; manchmal Einblutung [**hämorrhagisches Erysipel**], Entwicklung einer Phlegmone* [**phlegmonöses Erysipel**] oder einer Gangrän* [**gangränöses Erysipel**]; bei Entwicklung eines **chronisch-rezidivierenden Erysipels** kommt es zur Verödung der ableitenden Lymphbahnen und Entwicklung eines Lymphödems [**Elephantiasis nostras**]; **DD**: Erysipeloid*, tiefe Beinvenenthrombose*, Thrombophlebitis*, angioneurotisches Ödem; **Diagnose**: Anamnese, klinisches Bild; **Therapie**: Bettruhe, hoch dosiertes Penicillin i.v., evtl. zusammen mit Flucoxazillin

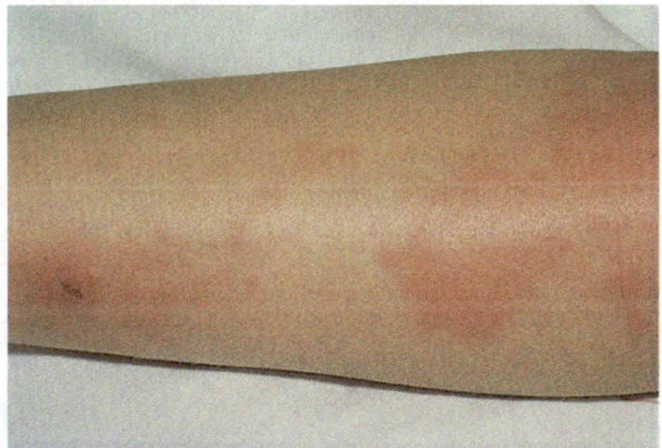

Abb. E80. Erysipelas saltans

E|ry|si|pe|las *f*: →*Erysipel*

E|ry|si|pe|lo|id *nt* (Ⓔ erysipeloid): ***Syn***: *Rosenbach-Krankheit, falsche Rose, Fischrose, Fischhändlerrotlauf, Rotlauf, Schweinerotlauf, Pseudoerysipel, Erythema migrans*; durch **Erysipelothrix rhusiopathiae** verursachte, meist die Finger/Hände betreffende schmerzlose, livide Entzündung; unbehandelt kommt die Entzündung von alleine zum Stillstand, hat aber einen monatelangen rezidivierenden Verlauf; **Therapie**: Ruhigstellung, Penicillin V oder G hoch dosiert für mindestens 10 Tage

e|ry|si|pe|lo|id *adj* (Ⓔ erysipeloid): erysipelähnlich, in der Art einer Erysipel

E|ry|si|pe|lo|thrix *f* (Ⓔ Erysipelothrix): Gattung gramnegativer, unbeweglicher Stäbchenbakterien

Erysipelothrix insidiosa (Ⓔ Erysipelothrix insidiosa): Erysipelothrix rhusiopathiae; *s.u. Erysipeloid*

Erysipelothrix rhusiopathiae (Ⓔ Erysipelothrix rhusiopathiae): ***Syn***: *Erysipelothrix insidiosa, Schweinerotlauf-Bakterium*; *s.u. Erysipeloid*

E|ry|si|pel|phleg|mo|ne *f* (Ⓔ phlegmonous erysipelas): phlegmonöses Erysipel; *s.u. Erysipel*

E|ry|them *nt* (Ⓔ erythema): ***Syn***: →*Erythema*; umschriebene, meist entzündliche Hautrötung, durch eine Gefäßerweiterung aus physikalischer, chemischer, infektiöser oder psychischer Ursache; ist eine typische Primäreffloreszenz* [Makula]; bei Rötung größerer Hautbereiche oder des gesamten Körpers spricht man von Erythrodermie*

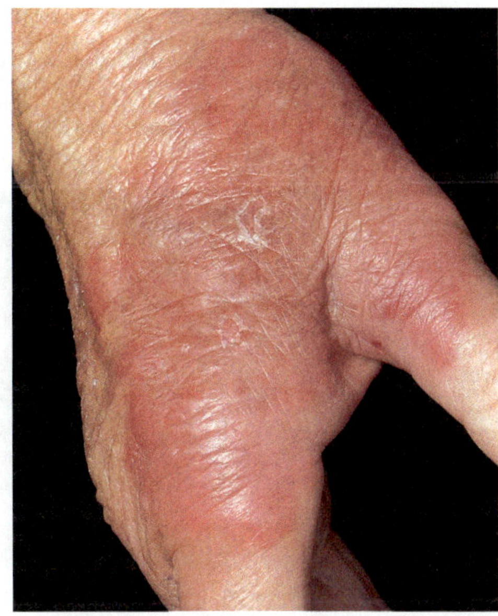

Abb. E81. Erysipeloid

E|ry|the|ma *nt, pl* **-ma|ta** (Ⓔ erythema): ***Syn***: *Erythem*; umschriebene, meist entzündliche Hautrötung, durch eine Gefäßerweiterung aus physikalischer, chemischer, infektiöser oder psychischer Ursache; ist eine typische Primäreffloreszenz* [Makula]; bei Rötung größerer Hautbereiche oder des gesamten Körpers spricht man von Erythrodermie*

Erythema anulare centrifugum (Ⓔ erythema anulare centrifugum): von Darier vor mehr als 100 Jahren beschriebene klassische Dermatose mit typischem ringförmigen Erythem und Schuppenkrause am inneren Abhang des Randwalls; die Ätiologie ist ungeklärt; verschiedene Medikamente und Infektionskrankheiten können aber als Auslöser fungieren; **klinisch** unterscheidet man eine **oberflächliche** und eine **tiefe Form**, die beide einen schubartigen, chronisch-rezidivierenden Verlauf zeigen; die Herde bestehen Wochen bis Monate und wandern nur sehr langsam; **Therapie**: Behandlung oder Beseitigung von Begleitkrankheiten; Antihistaminika und Corticoide werden mit wechselndem Erfolg eingesetzt

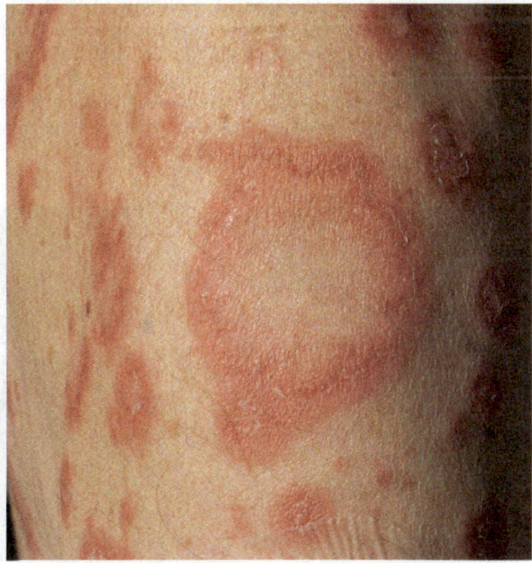

Abb. E82. Erythema anulare centrifugum

Erythema anulare rheumaticum (Ⓔ erythema anulare rheumaticum): ***Syn***: *Erythema rheumaticum, Erythema marginatum rheumaticum, Erythema circinatum*; seltene Dermatose, die nur zusammen mit rheumatischem Fieber* auftritt [10 % der Patienten]; wahrscheinlich handelt es sich um eine allergische Reaktion auf β-hämolysierende Streptokokken*

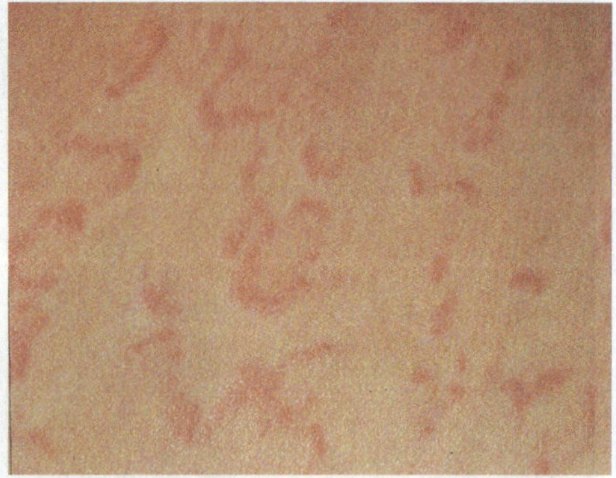

Abb. E83. Erythema anulare rheumaticum

Erythema anulatum: →*Pityriasis rosea*
Erythema arthriticum epidemicum (Ⓔ epidemic arthritic erythema): ***Syn***: *Rattenbisskrankheit, Rattenbissfieber II, atypisches Rattenbissfieber, Haverhill-Fieber, Bakterienrattenbissfieber, Streptobazillenrattenbissfieber*; durch Rattenbisse oder verdorbene Lebensmittel übertragene meldepflichtige Infektionskrankheit durch **Streptobacillus moniliformis;** verläuft hoch fieberhaft mit Befall mehrerer Gelenke [Polyarthralgie], Muskelschmerzen [Myalgie], Schüttelfrost und Kopfschmerzen; das Exanthem ist makulopapulös; hinzu kommen Petechien* an den Extremitäten und palmoplantar
Erythema autumnale (Ⓔ trombiculiasis): ***Syn***: *Erntekrätze, Heukrätze, Sendlinger Beiß, Giesinger Beiß, Herbstbeiße, Herbstkrätze, Gardnerbeiß, Gaadener Beiß, Trombidiose, Trombidiosis, Trombikulose*; durch Milben der Gattung Trombicula* verursachte, heftig juckende Dermatose* mit Quaddelbildung; **Klinik**: intensiv juckende, kleine Quaddeln, v.a. an Armen und Beinen, mit einem roten Pünktchen im Zentrum; Spontanheilung nach 1–2 Wochen
Erythema bullosum vegetans (Ⓔ Neumann's disease): ***Syn***: *Neumann-Krankheit, Pyostomatitis vegetans*; Typ Neumann des Pemphigus vegetans; *s.u. Pemphigus vegetans*
Erythema caloricum (Ⓔ erythema caloricum): ***Syn***: *Hitzeerythem*; durch Wärmeeinwirkung verursachtes Erythem
Erythema chronicum migrans (Ⓔ erythema chronicum migrans): ***Syn***: *Wanderröte, Erythema migrans*; nach Zeckenbiss entstehendes, sich langsam ausbreitendes Erythem; klassisch als Leitsymptom bei Lyme-Disease*

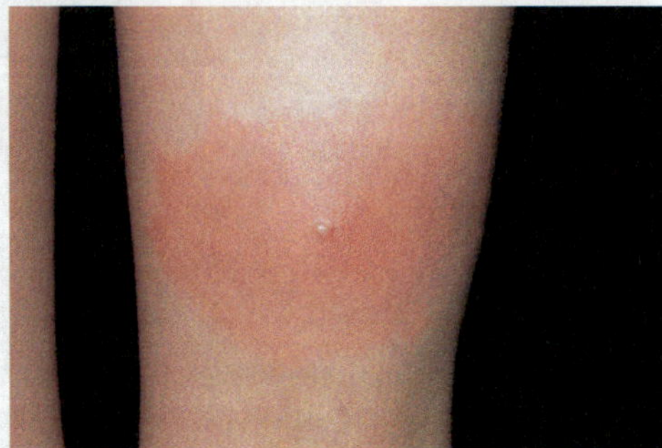

Abb. E84. Erythema chronicum migrans

Erythema circinatum: →*Erythema anulare rheumaticum*
Erythema congelationis (Ⓔ cold erythema): Erythem bei Erfrierung* 1. und 2. Grades
Erythema contusiforme: →*Erythema nodosum*
Erythema dyschromicum perstans (Ⓔ ashy dermatitis): ***Syn***: *Dermatosis cenicienta, ashy dermatosis*; seltene, v.a. in Südamerika vorkommende Variante des Lichen* ruber, bei der es zur Bildung aschgrauer Flecken am Rumpf ohne vorhergehende Entzündung kommt
Erythema elevatum diutinum (Ⓔ Bury's disease): ***Syn***: *Erythema elevatum et diutinum, Erythema microgyratum persistenz, Erythema figuratum perstanz*; ätiologisch ungeklärte, chronische Erkrankung mit entzündlichen Papeln, Knoten und Knötchen
Erythema elevatum et diutinum: →*Erythema elevatum diutinum*
Erythema exsudativum multiforme (Ⓔ Hebra's disease): ***Syn***: *Erythema multiforme, Kokardenerythem, Scheibenrose*; akut auftretendes Exanthem* mit kokardenförmigen Effloreszenzen*; die häufigsten Auslöser sind Herpes simplex-Virus*, Streptokokken und Mykoplasmen; die Erkrankung ist selbstlimitierend, neigt aber in ca. 30 % der Fälle zu Rezidiven [sind praktisch immer durch Herpes simplex-Virus ausgelöst]; meist ist nur eine externe Behandlung der Effloreszenzen [Schüttelmixturen, Mundspülungen] nötig; *s.a. Erythema exsudativum multiforme majus*

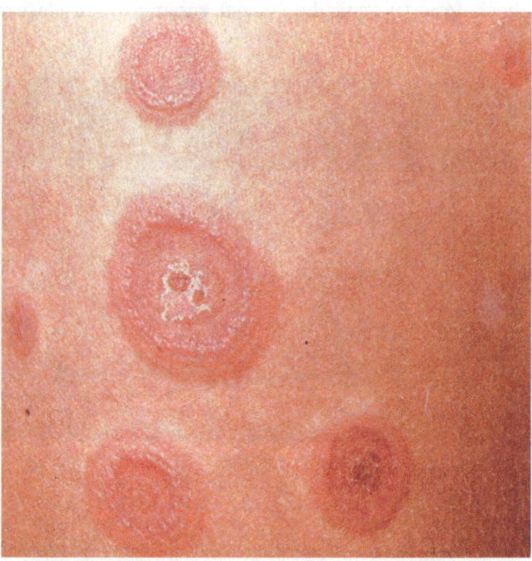

Abb. E85. Erythema exsudativum multiforme

Erythema exsudativum multiforme majus (Ⓔ Johnson-Stevens disease): ***Syn***: *Stevens-Johnson-Syndrom, Stevens-Johnson-Fuchs-Syndrom, Dermatostomatitis Baader, Fiessinger-Rendu-Syndrom*; akut auftretendes, durch verschiedene Faktoren [Arzneimittel, Infektionen] hervorgerufenes Exanthem mit scheibenförmigen, rötlich-lividen Effloreszenzen* und schwerer Störung des Allgemeinbefindens; die Hauterscheinungen sind wesentlich ausgeprägter als beim Erythema* exsudativum multiforme, der Befall der Schleimhaut ist massiv, und oft finden sich Zeichen eines Systembefalls bzw. einer Mitbeteiligung innerer Organe; die Erytheme sind größer als beim Erythema exsudativum multiforme und neigen zur Konfluenz; sind mehr als 30 % der Körperoberfläche befallen, wird das Syndrom von vielen Autoren als **toxische epidermale Nekrolyse** oder **Lyell-Syndrom** bezeichnet; die Erytheme habe eine Neigung zur Nekrose, und oft bilden sich hämorrhagische Blasen, die leicht platzen und verkrustete Erosionen hinterlassen; **Prognose:** je größer das Ausmaß der befallenen Haut, desto schlechter ist die Prognose; beim Stevens-Johnson-Syndrom überleben mehr als 95 % der Patienten, bei der toxischen epidermalen Nekrolyse zwischen 25 und 85 %

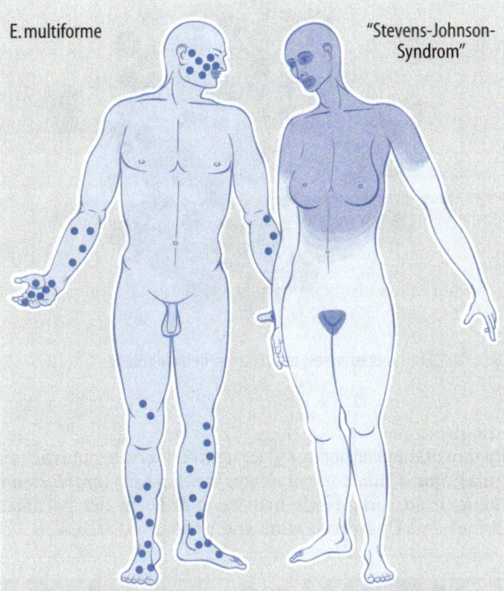

Abb. E86. Verteilung der Läsionen bei Erythema exsudativum multiforme und Erythema exsudativum multiforme majus [Stevens-Johnson-Syndrom]

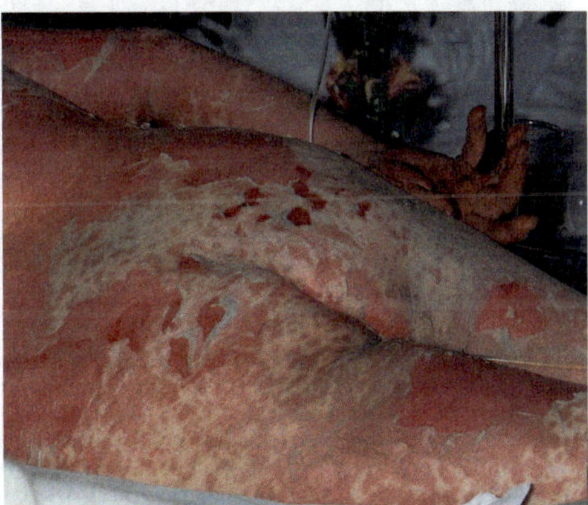

Abb. E87. Erythema exsudativum multiforme majus

Erythema faciale perstans: →*Erythema perstans faciei*
Erythema figuratum perstanz: →*Erythema elevatum diutinum*
Erythema glutaeale: →*Windeldermatitis*
Erythema gyratum repens (Ⓔ gyrate erythema): seltene Form des Erythema* anulare centrifugum, die als Begleitsymptom bei malignen Tumoren [Brust, Bronchien, Magen, Lymphome] auftritt

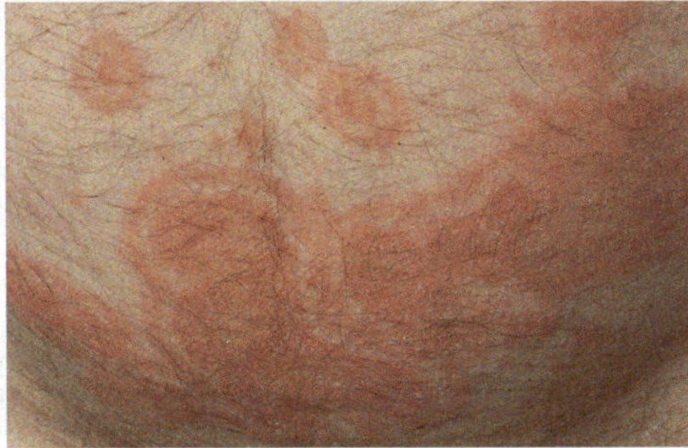

Abb. E88. Erythema gyratum repens

Erythema induratum (Ⓔ erythema induratum): ***Syn***: *Bazin-Krankheit, Bazin-Syndrom, nodöses Tuberkulid, Nodulärvaskulitis, Erythema induratum Bazin, Tuberculosis cutis indurativa*; meist jüngere Frauen betreffende Vaskulitis* der kleinen und mittleren Subkutangefäße mit knotigen Schwellungen; ist wahrscheinlich in einem großen Teil der Fälle mit einer Organtuberkulose assoziiert
Erythema induratum Bazin: →*Erythema induratum*
Erythema infectiosum: →*Ringelröteln*
Erythema marginatum rheumaticum: →*Erythema anulare rheumaticum*
Erythema microgyratum persistenz: →*Erythema elevatum diutinum*
Erythema migrans: 1. →*Erythema chronicum migrans* **2.** →*Erysipeloid*
Erythema multiforme: →*Erythema exsudativum multiforme*
Erythema nodosum (Ⓔ erythema nodosum): ***Syn***: *Knotenrose, Dermatitis contusiformis, Erythema contusiforme*; infekt- oder medikamentenallergische Erkrankung mit Ausbildung schmerzhafter subkutaner Knoten an den Streckseiten der Unterschenkel und evtl. der Arme; betrifft v.a. junge Frauen [auch in der Schwangerschaft, **Erythema nodosum gravidarum**] und hat eine Tendenz zu Rezidiven; **Klinik**: unscharf begrenzte, hellrote, sehr schmerzhafte Knoten, die bis zu handtellergroß werden können; dazu kommen Fieber, Abgeschlagenheit, Gelenkschmerzen und Krankheitsgefühl; **labor.**: Leukozytose, hohe Blutsenkung; Erhöhung des Antistreptolysintiters bei vorausgegangenem Streptokokkeninfekt; **Therapie**: Beseitigung oder Behandlung der Ursache; Entzündungshemmer, Bettruhe; *s.a. Essay Chronisch entzündliche Darmerkrankungen S. 403*

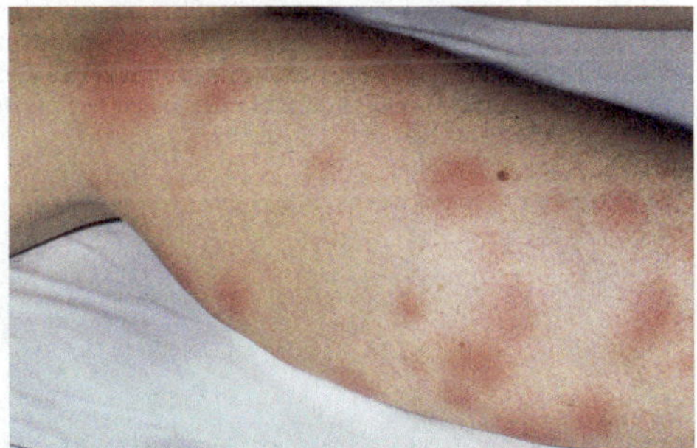

Abb. E89. Erythema nodosum

Erythema nodosum gravidarum (Ⓔ erythema nodosum gravidarum): *s.u. Erythema nodosum*
Erythema nodosum leprosum (Ⓔ erythema nodosum leprosy): Erythema nodosum bei Arthus-Reaktion bei Lepra*
Erythema palmare (Ⓔ palmar erythema): ***Syn***: *Palmarerythem*; Rötung des Handtellers; typisches Hautzeichen bei Leberzirrhose*
Erythema palmare et plantare hereditarium symmetricum (Ⓔ erythema palmare et plantare hereditarium symmetricum): ***Syn***: *Erythema palmoplantare hereditarium*; ätiologisch ungeklärtes Erythem von Handteller und Fußsohle, das sich schon in der Kindheit manifestiert; wahrscheinlich abortive Form der Palmoplantarkeratose*
Erythema palmare et plantare symptomaticum (Ⓔ symptomatic palmar and plantar erythema): erworbenes Erythem von Handteller und Fußsohle, z.B. bei Leberzirrhose*
Erythema palmoplantare hereditarium (Ⓔ erythema palmoplantare hereditarium): →*Erythema palmare et plantare hereditarium symmetricum*
Erythema papulosum posterosivum: →*Windeldermatitis*
Erythema perstans faciei (Ⓔ persistent facial erythema): ***Syn***: *Erythema faciale perstans, Typus rusticanus, Rubeosis faciei*; Schmetterlingserythem des Gesichts als Ausdruck

E

E

einer Dauerirritation oder als Symptom bei z.B. Lupus erythematodes oder Rosazea

Erythema rheumaticum: *→Erythema anulare rheumaticum*

Erythema solaris: *→Sonnenbrand*

Erythema subitum: *→Exanthema subitum*

Erythema-migrans-Krankheit *f:* *→Lyme-Disease*

E|ry|the|ma|to|des *m:* *→Lupus erythematodes*

Erythematodes integumentalis: *→Lupus erythematodes integumentalis*

Erythematodes visceralis: *→Lupus erythematodes visceralis*

Erythematodes-Phänomen *nt* (Ⓔ LE phenomenon): das Vorkommen bzw. der Nachweis von Lupus erythematodes-Zellen* im Blut

e|ry|the|ma|tös *adj* (Ⓔ erythematous): Erythem betreffend, durch ein Erythem gekennzeichnet

E|ry|them|do|sis *f* (Ⓔ **1.** erythema dose **2.** *→minimale Erythemdosis*): **1.** *Syn*: *Hauterythemdosis*; Bezeichnung für die Strahlendosis, die ein Erythem erzeugt, aber keine Dauerschädigung der Haut bewirkt **2.** *→minimale Erythemdosis*

minimale Erythemdosis (Ⓔ minimal erythema dose): *Syn*: *Erythemdosis*; Strahlendosis, die bei Lichttherapie ein Erythem hervorruft

E|ry|therm|al|gie *f:* *→Erythromelalgie*

Erythr-, erythr- *präf.:* *→Erythro-*

E|ry|thral|gie *f:* *→Erythromelalgie*

E|ry|thrä|mie *f:* *→Polycythaemia vera*

akute Erythrämie: *→Di Guglielmo-Krankheit*

e|ry|thrä|misch *adj* (Ⓔ erythremic): Erythrämie betreffend, von ihr betroffen oder gekennzeichnet, durch sie bedingt

E|ry|thras|ma *nt* (Ⓔ erythrasma): *Syn*: *Zwergflechte Baerensprung, Baerensprung-Krankheit, Erythrasma intertriginosum*; durch **Corynbacterium minutissimum** verursachte, weltweit auftretende [v.a. in den Tropen] Hautinfektion; typisch sind intertriginöse, braunrote Plaques mit feiner Schuppung; **Diagnose:** klinisch; Kultur; Wood*-Licht [rote Fluoreszenz durch ein vom Bakterium produziertes Porphyrin]; **Therapie**: Breitbandantibiotika lokal; **Prognose**: neigt zu Rezidiven

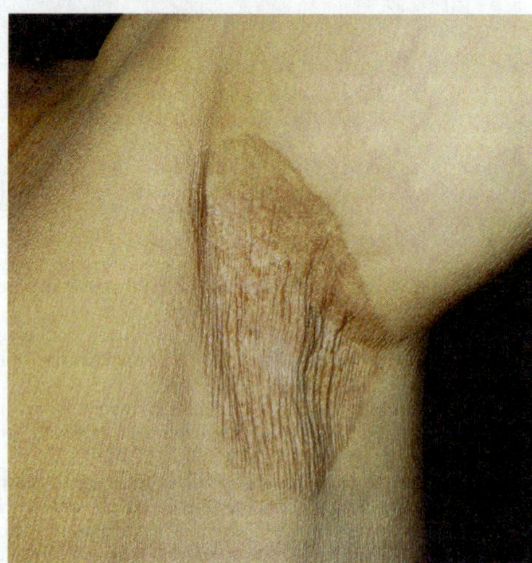

Abb. E90. Erythrasma

Erythro-, erythro- *präf.:* Wortelement mit der Bedeutung „rot/rötlich"

E|ry|thro|blast *m* (Ⓔ erythroblast): *Syn*: *Erythrozytoblast*; kernhaltige Vorstufe der Erythrozyten

E|ry|thro|blast|ä|mie *f* (Ⓔ erythroblastemia): *Syn*: *Erythroblastose, Erythroblastosis*; Auftreten von Erythroblasten im peripheren Blut

e|ry|thro|blast|ä|misch *adj* (Ⓔ erythroblastemic): Erythroblastämie betreffend, von ihr betroffen oder durch sie bedingt

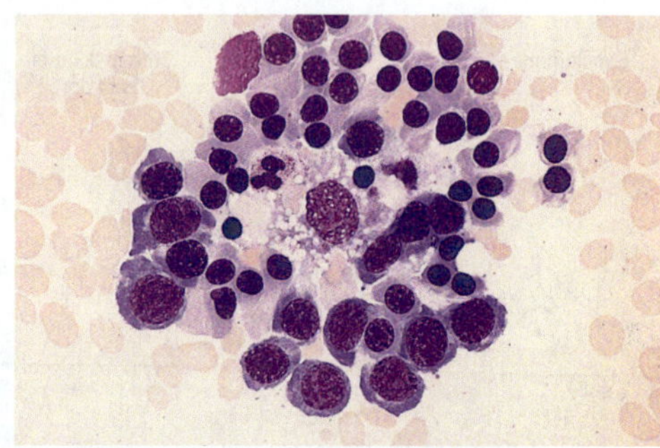

Abb. E91. Erythroblastennest mit zentraler Retikulumzelle

E|ry|thro|blas|ten|an|ä|mie *f* (Ⓔ familial erythroblastic anemia): *Syn*: *Thalassaemia minor, familiäre Erythroblastenanämie*; mild verlaufende heterozygote Form der β-Thalassämie* mit Überproduktion von Hb A_2

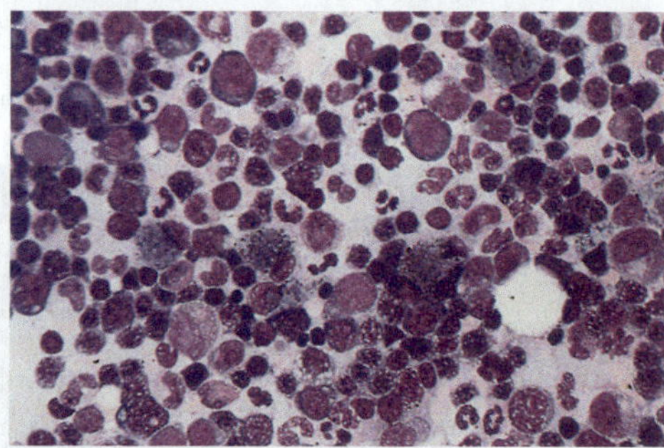

Abb. E92. Erythroblastenanämie

E|ry|thro|blas|to|pe|nie *f* (Ⓔ erythroblastopenia): *Syn*: *Erythroblastophthise, isolierte aplastische Anämie*; Verminderung der Erythroblasten im Knochenmark

akute Erythroblastopenie (Ⓔ acute erythroblastopenia): v.a. bei Kindern auftretende Virusinfektion [Parvovirus B19]; charakteristisch sind **Riesenproerythroblasten** im Knochenmark; meist kommt es innerhalb von 2 Wochen zur spontanen Rückbildung

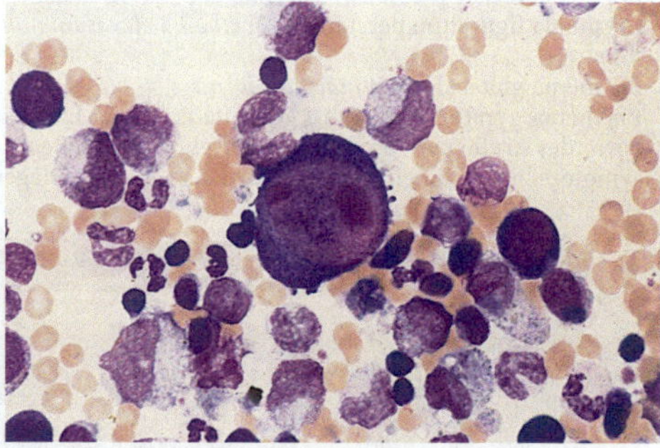

Abb. E93. Akute Erythroblastopenie

chronische Erythroblastopenie (Ⓔ chronic erythroblastopenia): *Syn*: *pure red cell anemia*; schwere Störung der Erythrozytenbildung mit Entwicklung einer aplastischen Anämie*; typisch ist das Fehlen oder die starke Reduzierung von Erythrozytenvorstufen im Knochenmark

E|ry|thro|blas|to|phthi|se *f:* *→Erythroblastopenie*

E|ry|thro|blas|to|se *f* (Ⓔ erythroblastosis): *Syn*: *Erythroblastämie, Erythroblastosis*; Auftreten von Erythroblasten im peripheren Blut

Erythroblastose des Erwachsenen: →*Di Guglielmo-Krankheit*

fetale Erythroblastose (Ⓔ fetal erythroblastosis): *Syn*: *Neugeborenenerythroblastose, Erythroblastosis fetalis, Morbus haemolyticus fetalis, Morbus haemolyticus neonatorum*; immunhämolytische Anämie* von Feten oder Neugeborenen durch mütterliche Antikörper gegen die kindlichen Erythrozyten; meist [85 %] besteht eine AB0- oder Rhesusinkompatibilität* [**AB0-Erythroblastose; Rhesus-Erythroblastose**]; durch Übertritt der mütterlichen Antikörper durch die Plazenta in den kindlichen Kreislauf kommt es zu einem vorzeitigen und vermehrten Abbau fetaler Erythrozyten; da das anfallende indirekte Bilirubin über die Plazenta abtransportiert und von der Mutter ausgeschieden wird, ist die kindliche Bilirubinkonzentration intrauterin kaum erhöht; allerdings kommt es schon vor der Geburt zur extramedullären Blutbildung mit Hepatosplenomegalie* und zum Auftreten unreifer Erythrozytenvorstufen [Erythroblasten] im fetalen Blut

Klinik: bei **AB0-Erythroblastose** weisen die Neugeborenen meist nur eine geringe Anämie*, Hepatosplenomegalie* und im Blutbild Zeichen einer gesteigerten Erythropoese auf; die Hyperbilirubinämie* ist meist nur mäßig ausgeprägt; bei der **Rhesus-Erythroblastose** kann es zu einem leichten Verlauf mit mittelschwerer Anämie und nur leichtem Bilirubinikterus kommen; häufig ist aber ein schweres Krankheitsbild mit schwerer fetaler Anämie* und Ausbildung eines Hydrops* fetalis mit allgemeinem Ödem, Aszites* und Leber- und Herzinsuffizienz

Therapie: die **AB0-Erythroblastose** kann meist mit Phototherapie alleine behandelt werden; eine Austauschtransfusion ist nur selten nötig; bei der leicht verlaufenden Form der **Rhesus-Erythroblastose** ist ebenfalls die Phototherapie ausreichend; schwere Formen verlangen eine postpartale oder evtl. sogar eine intrauterine Austauschtransfusion; *s.a. Anti-D-Prophylaxe*

E|ry|thro|blas|to|sis *f, pl* **-ses:** →*Erythroblastose*

Erythroblastosis fetalis: →*fetale Erythroblastose*

E|ry|thro|cu|pre|in *nt* (Ⓔ erythrocuprein): *Syn*: *Hyperoxiddismutase, Superoxiddismutase, Hämocuprein*; in Erythrozyten vorhandenes Enzym, das Superoxid-Radikale* abbaut

E|ry|thro|cy|a|no|sis *f, pl* **-ses** (Ⓔ erythrocyanosis): *Syn*: *Erythrozyanose*; flächenhafte, rötlich-bläuliche Erytheme mit teigigem Infiltrat; als **Erythrocyanosis crurum puellarum (Klingmüller)** Befall v.a. der Unterschenkel adipöser Mädchen

E|ry|thro|der|ma *f*: →*Erythrodermie*

Erythroderma ichthyosiforme congenitum: →*Netherton-Syndrom*

E|ry|thro|der|ma|ti|tis *f, pl* **-ti|ti|den:** →*Erythrodermie*

E|ry|thro|der|mia *f*: →*Erythrodermie*

Erythrodermia congenitalis ichthyosiformis bullosa (Ⓔ bullous congenital ichthyosiform erythroderma): *Syn*: *kongenitale ichthyosiforme Erythrodermie, epidermolytische Ichthyose, Erythrodermia ichthyosiformis congenitalis Brocq*; autosomal-dominante Variante der Ichthyosis* congenita gravis; schon bei der Geburt fallen Erythrodermie, Blasenbildung und eine groblamelläre Schuppung auf [Bild des „verbrühten Kindes"]; im Laufe der nächsten Jahre nimmt die Erythrodermie und Neigung zur Blasenbildung langsam ab; dafür kommt es zur Ausbildung schmutzigbrauner Hyperkeratosen an Handflächen und Fußsohlen

Erythrodermia desquamativa Leiner (Ⓔ Leiner's disease): *Syn*: *Säuglingsschälflechte, Leiner-Dermatitis, Leiner-Erythrodermie*; Säuglinge und Kleinkinder betreffende schwerste Form des seborrhoischen Ekzems*

Erythrodermia ichthyosiformis congenitalis Brocq: →*Erythrodermia congenitalis ichthyosiformis bullosa*

Erythrodermia psoriatica (Ⓔ erythrodermic psoriasis): *Syn*: *psoriatische Erythrodermie, Psoriasis erythrodermica*; Erythrodermie bei ausgedehnter Psoriasis* vulgaris

E|ry|thro|der|mie *f* (Ⓔ erythroderma): *Syn*: *Erythroderma, Erythrodermia, Erythrodermatitis*; großflächige entzündliche Rötung der Haut; meist handelt es sich um ein Begleitsymptom bei anderen Erkrankungen [**sekundäre Erythrodermie**]; **primäre Erythrodermien** entstehen i.d.R. durch Störungen der Gefäßregulation [physikalisch, thermisch, psychisch], als Intoleranzreaktion auf Medikamente oder Toxine oder als Reaktion auf eine physikalische oder chemische Irritation

kongenitale ichthyosiforme Erythrodermie: →*Erythrodermia congenitalis ichthyosiformis bullosa*

psoriatische Erythrodermie (Ⓔ erythrodermic psoriasis): *Syn*: *Erythrodermia psoriatica, Psoriasis erythrodermica*; Erythrodermie bei ausgedehnter Psoriasis* vulgaris

seborrhoische Erythrodermie (Ⓔ seborrheic erythroderma): *Syn*: *Alterserythrodermie*; Erythrodermie* bei ausgeprägtem seborrhoischem Ekzem*, v.a. nach unsachgemäßer Therapie

E|ry|thro|don|tie *f* (Ⓔ erythrodontia): rot-braune Färbung der Zähne bei Porphyrie*

e|ry|thro|gen *adj* (Ⓔ **1.** erythemogenic **2.** erythrogenic): **1.** ein Erythem verursachend **2.** *Syn*: *erythrozytogen*; erythrozytenbildend

E|ry|thro|ge|ne|se *f*: →*Erythropoese*

E|ry|thro|ka|ta|ly|se *f* (Ⓔ erythrokatalysis): Erythrozytenabbau

E|ry|thro|ke|ra|to|der|mi|a fi|gu|ra|ta va|ri|a|bi|lis *f*: →*Mendes-Da-Costa-Syndrom*

E|ry|thro|ki|ne|tik *f* (Ⓔ erythrokinetics): Erfassung des Erythrozytenumsatzes im Körper; meist durch Markierung mit radioaktiven Isotopen [^{51}Cr, ^{59}Fe]; *s.a. Ferrokinetik*

E|ry|thro|kla|sie *f* (Ⓔ erythroclasis): Erythrozytenfragmentierung, z.B. durch mechanische Belastung bei künstlichen Herzklappen

e|ry|thro|klas|tisch *adj* (Ⓔ erythroclastic): Erythroklasie betreffend

E|ry|thro|leu|kä|mie *f* (Ⓔ erythroleukemia): akute myeloische Leukämie* mit starker Vermehrung der erythrozytopoetischen Zellen im Knochenmark

akute Erythroleukämie (Ⓔ acute erythremia): *Syn*: *akute myeloische Leukämie Subtyp M6*; Form [M6] der akuten myeloischen Leukämie*

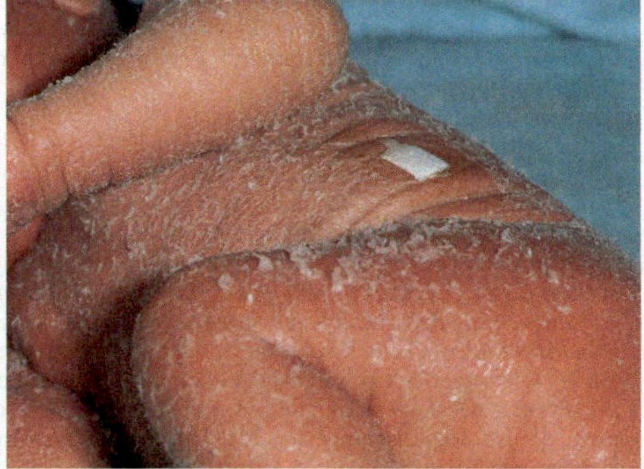

Abb. E94. Erythrodermia congenitalis ichthyosiformis bullosa

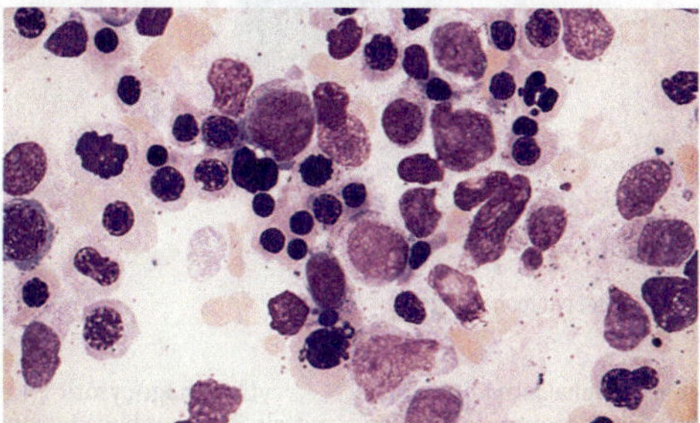

Abb. E95. Akute Erythroleukämie

E|ry|thro|leu|ko|blas|to|se *f*: *→Erythroleukose*

E|ry|thro|leu|ko|se *f* (Ⓔ erythroleukosis): ***Syn***: *Erythroleukoblastose*; durch das Auftreten unreifer Vorstufen, sowohl der erythrozytären als auch der leukozytären Reihe, gekennzeichnete Erkrankung; oft gleichgesetzt mit Erythroleukämie*

E|ry|thro|ly|se *f* (Ⓔ erythrolysis): ***Syn***: *Erythrozytolyse, Erythrozytenauflösung*; Auflösung von Erythrozyten; *s.a. Hämolyse*

E|ry|thro|mel|al|gie *f* (Ⓔ erythromelalgia): ***Syn***: *Gerhardt-Syndrom, Mitchell-Gerhardt-Syndrom, Weir-Mitchell-Krankheit, Erythralgie, Erythermalgie, Akromelalgie*; anfallsartige Hyperämie* der Akren nach Wärmeexposition; kommt als idiopathische Form, aber auch bei Diabetes* mellitus, Polyzythämie*, Endangiitis* obliterans und verschiedenen neurologischen Krankheitsbildern vor; **Therapie:** Abkühlung [Eisbad] bessert die akuten Symptome; Aspirin und andere Schmerzmittel intern; evtl. paravertebrale Grenzstrangblockade

E|ry|thro|me|lie *f* (Ⓔ erythromelia): blau-schwarze Färbung der Haut der Akren bei Acrodermatitis* chronica atrophicans

E|ry|thro|my|cin *nt* (Ⓔ erythromycin): von **Streptomyces erythreus** gebildetes Makrolid-Antibiotikum* mit begrenztem Wirkungsspektrum [grampositive Keime, Haemophilus influenzae, Bordetella pertussis, einige Rickettsien, Chlamydien und Spirochäten]; kann oral [Erythromycinsuccinat] und intravenös [als Lactobionat oder Glucoheptonat] verabreicht werden

E|ry|thro|my|e|lo|se *f* (Ⓔ erythremic myelosis): durch das Auftreten von Erythroblasten* und Myeloblasten* im peripheren Blut gekennzeichnete Erkrankung; oft gleichgesetzt mit akuter Erythroleukämie*

akute Erythromyelose: *→Di Guglielmo-Krankheit*

E|ry|thro|ne|o|zy|to|se *f* (Ⓔ erythroneocytosis): Auftreten unreifer Erythrozytenvorstufen im peripheren Blut; Linksverschiebung* des roten Blutbildes

E|ry|thro|pa|thie *f* (Ⓔ erythropathy): ***Syn***: *Erythrozytopathie*; Erkrankung mit Auftreten pathologischer Erythrozytenformen, z.B. Sichelzellenanämie*

E|ry|thro|pe|nie *f* (Ⓔ erythropenia): ***Syn***: *Erythrozytopenie, Erythrozytenmangel*; Verminderung der Erythrozyten im peripheren Blut

E|ry|thro|pha|gen *pl* (Ⓔ erythrophages): ***Syn***: *Erythrozytophagen*; Erythrozyten abbauende Makrophagen*

E|ry|thro|pha|gie *f*: *→Erythrophagozytose*

e|ry|thro|pha|gisch *adj* (Ⓔ erythrophagous): Erythrophagozytose betreffend

E|ry|thro|pha|go|zy|to|se *f* (Ⓔ erythrophagocytosis): ***Syn***: *Erythrophagie*; Erythrozytenabbau durch spezialisierte Makrophagen [**Erythrophagen**]; physiologisch im Rahmen der Blutmauserung, aber auch verstärkt bei z.B. immunhämolytischer Anämie*

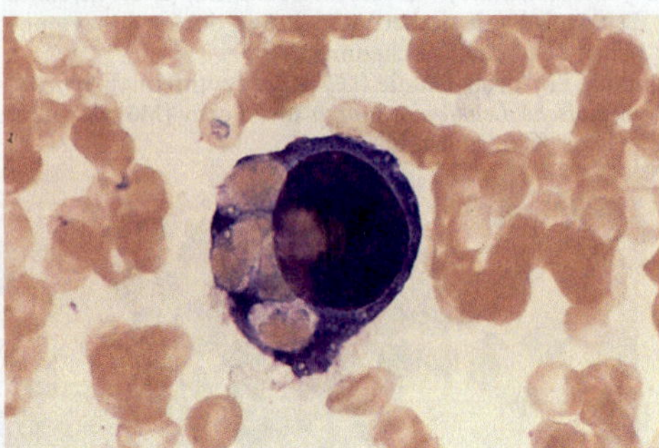

Abb. E96. Erythrophagozytose

e|ry|thro|pha|go|zy|to|tisch *adj* (Ⓔ erythrophagocytotic): Erythrophagozytose betreffend, mittels Erythrophagozytose

e|ry|thro|phil *adj* (Ⓔ erythrophil): mit besonderer Affinität zu roten Farbstoffen

e|ry|thro|phob *adj* (Ⓔ **1.–2.** erythrophobic): **1.** Errötungsfurcht/Erythrophobie betreffend, durch sie gekennzeichnet **2.** Rotangst/Erythrophobie betreffend, durch sie gekennzeichnet

E|ry|thro|pho|bie *f* (Ⓔ **1.–2.** erythrophobia): **1.** ***Syn***: *Errötungsfurcht, Ereuthophobie*; krankhafte Angst vor dem Erröten **2.** ***Syn***: *Rotangst*; krankhafte Angst vor roter Farbe

E|ry|thro|pie *m*: *→Erythropsie*

E|ry|thro|pla|kia por|ti|o|nis *f*: *→Erythroplakie*

E|ry|thro|pla|kie *f* (Ⓔ erythroplakia): ***Syn***: *Erythroplakia portionis*; roter Schleimhautfleck am Muttermund; muss diagnostisch abgeklärt werden

orale Erythroplakie (Ⓔ oral erythroplakia): Carcinoma* in situ der Mundschleimhaut mit samtartigen, geröteten Läsionen, die von weißen Flecken [Leukoplakien] durchsetzt sind

E|ry|thro|pla|sie Queyrat *f*: *→Queyrat-Syndrom*

E|ry|thro|po|e|se *f* (Ⓔ erythropoiesis): ***Syn***: *Erythrogenese, Erythrozytogenese, Erythropoiese, Erythrozytopoese, Erythrozytenbildung*; die Bildung der roten Blutkörperchen erfolgt zuerst im Dottersack, dann in Leber und Milz [**hepatolienale Blutbildung**]; ab dem 7. Schwangerschaftsmonat ist das Knochenmark der Hauptort und ab der 2.–4. Woche nach der Geburt auch der einzige Ort der Erythrozytenbildung; beim Erwachsenen ist das blutbildende Knochenmark* auf kurze platte Knochen [Schädel, Wirbel, Brustbein, Becken] und die distalen und proximalen Enden der langen Röhrenknochen konzentriert; bei Bedarf [z.B. bei Tumoren oder schwerem Blutverlust] kann aber das gesamte Knochenmark innerhalb kurzer Zeit wieder erthropoetisch aktiv werden; Ausgangspunkt der Erythrozytenbildung ist eine **lymphatische Stammzelle**, aus der die **erythroid determinierte Stammzelle** der Erythropoese hervorgeht; über verschiedene Vorläuferzellen [Proerythroblasten, Makroblasten, Normoblasten] bilden sich schließlich die reifen Erythrozyten

pathologische Erythropoese (Ⓔ pathologic erythropoiesis): unspezifischer Oberbegriff für alle Störungen der Erythrozytenbildung; dabei kann es sich um eine Verminderung [aplastische Anämie*] oder Steigerung [nach Blutverlust] der Erythropoese oder eine **extramedulläre Erythrozytenbildung** handeln

E|ry|thro|po|e|tin *nt* (Ⓔ erythropoietin): ***Syn***: *Epoetin, Erythropoietin, erythropoetischer Faktor, Hämatopoietin, Hämatopoetin, Hämopoietin, Hämopoetin*; in der Niere gebildetes Zytokin*, das im Knochenmark die Differenzierung von pluripotenten Stammzellen in Proerythroblasten und deren Reifung zu Erythrozyten anregt; Erythropoetin ist ein hitzestabiles Glykoprotein mit einem Zuckeranteil von 40 %; der wichtigste Stimulus für die Erythropoetinbildung und -ausschüttung ist Sauerstoffmangel [Hypoxie]; bei Anämie, chronischer Hypoxie oder Aufenthalt in großer Höhe ist der Erythropoetinspiegel erhöht, was zu einer vermehrten Erythrozytenbildung und damit zur Hämatokriterhöhung führt; bei Niereninsuffizienz und anderen Nierenerkrankungen ist der Erythropoetinspiegel erniedrigt, was zur Ausbildung einer Anämie führt; in diesen Fällen wird gentechnisch hergestelltes Erythropoetin [**rekombinantes Erythropoetin**] verabreicht; Erythropoetin wird auch zum Doping verwendet

e|ry|thro|po|e|tisch *adj*: *→erythropoietisch*

E|ry|thro|poi|e|se *f*: *→Erythropoese*

E|ry|thro|poi|e|tin *nt*: *→Erythropoetin*

e|ry|thro|poi|e|tisch *adj* (Ⓔ erythropoietic): ***Syn***: *erythropoetisch*; Erythropoiese betreffend oder stimulierend

E|ry|thro|pros|op|al|gie *f* (Ⓔ erythroprosopalgia): ***Syn***: *Bing-Horton-Neuralgie, Bing-Horton-Syndrom, Horton-Syndrom, Horton-Neuralgie, Histaminkopfschmerz, Kephalgie, Cephalaea histaminica, cluster headache*; streng halbseitig auftretende Schmerzattacken im Augen-Stirn-Schläfen-Bereich mit Rötung des Auges, Tränenfluss und anderen Symptomen; die Ätiologie ist ungekärt, z.T. tritt die Erkrankung familiär gehäuft auf; **Therapie:** Antihistaminika

E|ry|throp|sie *f* (Ⓔ erythropsia): ***Syn***: *Rotsehen, Erythropie*;

Form der Chromatopsie*, bei der alle Gegenstände rot sind

E|ry|throp|sin *nt*: → *Rhodopsin*

E|ry|thro|pyk|no|se *f* (Ⓔ erythropyknosis): Pyknose* bei kernhaltigen Erythrozyten

E|ry|thror|rhe|xis *f* (Ⓔ erythrorrhexis): *Syn*: *Erythrozytorrhexis*; Ruptur von Erythrozyten

E|ry|thro|se *f* (Ⓔ erythrose): Aldotetrose*, deren Phosphatderivat [**Erythrose-4-phosphat**] als Zwischenprodukt im Pentosephosphatzyklus* auftritt

E|ry|thro|sin *nt* (Ⓔ erythrosin): in Wasser und Ethanol lösliche Substanz, die im sauren Bereich kirschrot und im alkalischen gelbbraun ist; wird als Röntgenkontrastmittel [Gallenblase], Farbstoff [Lebensmittel, Kosmetika] und Indikator eingesetzt; in der Zahnheilkunde als Zahnplaqueindikator zur Sichtbarmachung mikrobieller Plaques

E|ry|thro|sis *f*, *pl* **-ses** (Ⓔ erythrosis): flächenhafte, rötliche Hautverfärbung

Erythrosis interfollicularis colli (Ⓔ erythrosis interfollicularis colli): Rötung der interfollikulären Haut der lichtexponierten Areale im Hals- und Nackenbereich; Teilaspekt der Altershaut

E|ry|thro|xy|lin *nt* (Ⓔ cocaine): *Syn*: *Cocain, Kokain*; unter das Betäubungsmittelgesetz fallendes, in Cocablättern [Folia Cocae] enthaltenes Alkaloid, das nur noch als Lokalanästhetikum verwendet wird; wegen seiner zentralnervösen Wirkung [Euphorie, Leistungssteigerung] hat es eine große Bedeutung als Rauschgift erlangt; *s.a. Kokainismus*

E|ry|thro|xy|lum co|ca *nt* (Ⓔ Erythroxylum coca): Cocastrauch; *s.u. Cocablätter*

E|ry|thro|zy|a|no|se *f*: → *Erythrocyanosis*

e|ry|thro|zy|a|no|tisch *adj* (Ⓔ erythrocyanotic): Erythrozyanose betreffend, von ihr betroffen oder gekennzeichnet, durch sie bedingt

e|ry|thro|zy|tär *adj* (Ⓔ erythrocytic): Erythrozyten betreffend

E|ry|thro|zy|ten *pl* (Ⓔ erythrocytes): *Syn*: *rote Blutzellen, rote Blutkörperchen*; scheibenförmige, kernlose Blutzellen, die Hämoglobin* enthalten und den Sauerstoff von der Lunge zu den Geweben transportieren; **normale Erythrozyten** [Normozyten] sind bikonkave Scheiben, die am Rand ca. 2 µm und in der Mitte ca. 1 µm dick; der Durchmesser beträgt 7–8 µm mit einem Mittelwert von ca. 7,5 µm; die mittlere Lebensdauer der Erythrozyten beträgt 100–120 Tage; *s.a. Blutmauserung, Erythropoese*

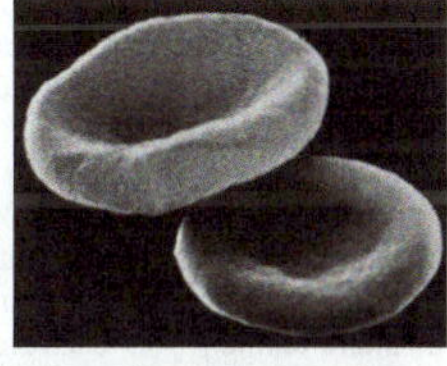
Abb. E97. Erythrozyten

basophiler Erythrozyt (Ⓔ basophilic erythrocyte): *Syn*: *basophil getüpfelter Erythrozyt*; die basophile Tüpfelung ist ein Zeichen einer gestörten Regeneration; sie findet sich v.a. bei Bleivergiftung*

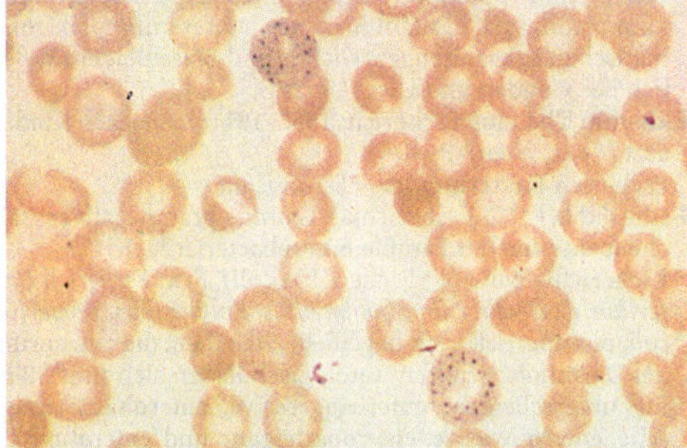
Abb. E98. Basophile Erythrozyten

basophil getüpfelter Erythrozyt: → *basophiler Erythrozyt*

polychromatischer Erythrozyt (Ⓔ polychromatic erythrocyte): wenn die Erythrozyten noch RNA-Reste enthalten, sind sie auch durch basische Farbstoffe anfärbbar und zeigen sog. **Cabot-Ringe**

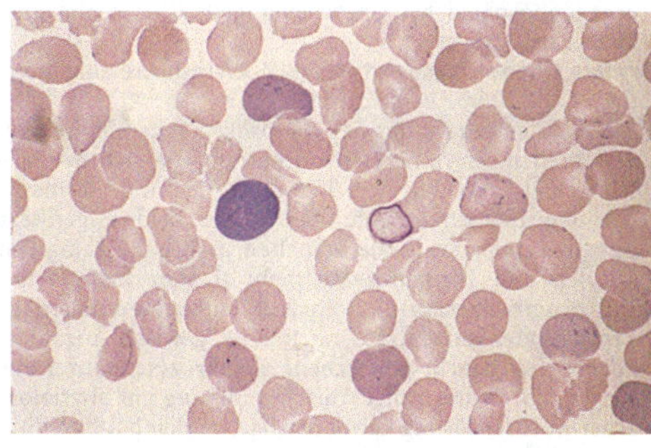
Abb. E99. Polychromatischer Erythrozyt

reifer Erythrozyt (Ⓔ normocyte): *Syn*: *Normozyt*; normaler Erythrozyt; *s.u. Erythrozyten*

stechapfelförmiger Erythrozyt: → *Akanthozyt*

trikonkave Erythrozyten (Ⓔ triconcave erythrocytes): *Syn*: *Knizozyten*; treten v.a. bei hämolytischen Anämien* auf

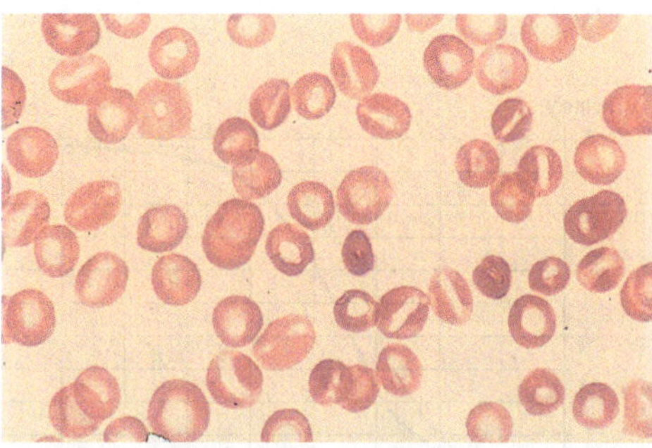
Abb. E100. Trikonkave Erythrozyten

E|ry|thro|zy|ten|ag|glu|ti|na|ti|on *f*: → *Hämagglutination*

E|ry|thro|zy|ten|an|ti|ge|ne *pl* (Ⓔ erythrocyte antigens): auf der Oberfläche der Zellmembran der Erythozyten sitzen zahlreiche antigen wirkende Substanzen, von denen die Blutgruppenantigene* die größte Bedeutung haben

familiäre Erythrozytenantigene (Ⓔ private antigens): Erythrozytenantigene, die nur bei wenigen Menschen auftreten; *s.a. Blutgruppenantigene*

ubiquitäre Erythrozytenantigene (Ⓔ public antigens): Erythrozytenantigene, die nur bei vielen Menschen auftreten; *s.a. Blutgruppenantigene*

E|ry|thro|zy|ten|auf|lö|sung *f*: → *Erythrolyse*

E|ry|thro|zy|ten|au|to|sen|si|bi|li|sie|rung *f* (Ⓔ erythrocyte autosensitization syndrome): *Syn*: *autoerythrozytäre Purpura, Syndrom der blauen Flecken, painful bruising syndrome, schmerzhafte Ekchymosen-Syndrom*; fast ausschließlich bei Frauen auftretendes Syndrom mit rezidivierenden, schmerzhaften Hautblutungen; neben einer allergischen Genese [Autoantikörper gegen Erythrozyten] wird auch eine psychogene Auslösung [Konversionsneurose*] diskutiert

E|ry|thro|zy|ten|bil|dung *f*: → *Erythropoese*

E|ry|thro|zy|ten|ein|zel|vo|lu|men *nt* (Ⓔ mean corpuscular volume): *Syn*: *mittleres Erythrozytenvolumen, mittleres zelluläres Volumen*; ergibt sich aus dem Hämatokrit geteilt durch die Erythrozytenzahl pro Liter; der Normalbereich liegt bei 80–98 µm^3

E|ry|thro|zy|ten|en|zy|me *pl* (Ⓔ erythrocyte enzymes): Erythrozyten enthalten eine Reihe von Enzymen zur anaeroben Glykolyse, des Pentosephosphatzyklus, der Glutathionsynthese, zum Abbau von Superoxid-Radikalen usw.; Mangel oder Defekt eines oder mehrerer Enzyme wird als **Erythrozytenenzymopathie** bezeichnet; dazu gehören u.a. Glucose-6-phosphatdehydrogenasemangel*, Glucosephosphatisomerase-Mangel*

E|ry|thro|zy|ten|en|zy|mo|pa|thie *f* (Ⓔ erythrocyte enzymopathy): *s.u. Erythrozytenenzyme*

E|ry|thro|zy|ten|kon|zen|trat *nt* (Ⓔ packed red cells): es gibt verschiedene Erythrozytenkonzentrate, die sich in ihrem Restgehalt an Leukozyten, Thrombozyten und Plasma sowie den zugesetzten Additiven unterscheiden; **gefilterte Erythrozytenkonzentrate** enthalten praktische keine Leukozyten und Thrombozyten mehr [**leukozytenfreie Erythrozytenkonzentrate**], während **leukozytendepletierte Erythrozytenkonzentrate** noch eine gewisse Anzahl an Leukozyten haben; **gewaschene Erythrozytenkonzentrate** werden durch dreimalige Aufschwemmung mit physiologischer Kochsalzlösung gewonnen; sie werden bei Eiweißunverträglichkeit eingesetzt

E|ry|thro|zy|ten|man|gel *m*: *→Erythrozytopenie*

E|ry|thro|zy|ten|re|sis|tenz *f* (Ⓔ erythrocyte resistance): Widerstandsfähigkeit der Erythrozyten, z.B. gegen mechanische Belastung

osmotische Erythrozytenresistenz (Ⓔ osmotic erythrocyte fragility): Widerstandsfähigkeit der Erythrozyten gegen Osmose; wird in hypotonen Kochsalzlösungen bestimmt; vermindert bei verschiedenen hämatologischen Krankheitsbildern [Kugelzellenanämie, perniziöse Anämie]

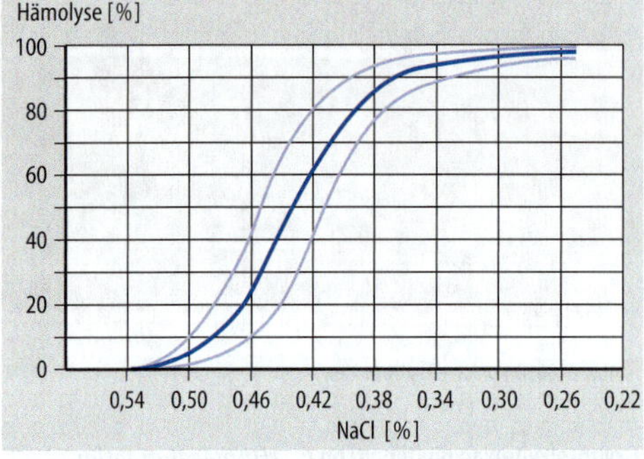

Abb. E101. Osmotische Erythrozytenresistenz. Normalkurve [blau] mit Streuung

E|ry|thro|zy|ten|schat|ten *pl* (Ⓔ erythrocyte shadows): *Syn*: *Blutschatten, Blutkörperchenschatten*; ausgelaugte, d.h. enthämoglobinisierte Erythrozyten im Blutausstrich oder Urinsediment

E|ry|thro|zy|ten|sen|kungs|re|ak|tion *f*: *→Blutkörperchensenkungsgeschwindigkeit*

E|ry|thro|zy|ten|ver|tei|lungs|kur|ve *f*: *→Price-Jones-Kurve*

E|ry|thro|zy|ten|vo|lu|men *nt* (Ⓔ red cell volume): *Syn*: *totales Erythrozytenvolumen*; Gesamtvolumen der Erythrozyten im zirkulierenden Blut; berechnet sich aus Hämatokrit und dem Blutvolumen

mittleres Erythrozytenvolumen (Ⓔ mean corpuscular volume): *Syn*: *Erythrozyteneinzelvolumen, mittleres zelluläres Volumen*; ergibt sich aus dem Hämatokrit geteilt durch die Erythrozytenzahl pro Liter; der Normalbereich liegt bei 80–98 μm^3

totales Erythrozytenvolumen: *→Erythrozytenvolumen*

E|ry|thro|zy|ten|zahl *f* (Ⓔ red blood count): *Syn*: *Erythrozytenzählung*; Bestimmung der Anzahl von Erythrozyten in einem bestimmten Blutvolumen; wurde früher in Zählkammern durchgeführt; heute werden Analyseautomaten eingesetzt, die die Streuung von Laserlicht durch die Blutkörperchen oder Änderungen der elektrischen Leitfähigkeit messen; der Normalwert für die Erythrozytenzahl liegt für Männer bei 4,5–6,2 × 10^{12}/l und für Frauen bei 4,2–5,4 × 10^{12}/l

E|ry|thro|zy|ten|zäh|lung *f*: *→Erythrozytenzahl*

E|ry|thro|zyt|hä|mie *f* (Ⓔ erythrocythemia): *Syn*: *Erythrozytose*; Anstieg der Erythrozytenzahl auf Werte außerhalb des Normalbereichs

e|ry|thro|zyt|hä|misch *adj* (Ⓔ erythrocythemic): Erythrozythämie betreffend, durch sie gekennzeichnet

E|ry|thro|zy|to|blast *m*: *→Erythroblast*

e|ry|thro|zy|to|gen *adj* (Ⓔ erythrocytopoietic): *Syn*: *erythrogen*; erythrozytenbildend

E|ry|thro|zy|to|ge|ne|se *f*: *→Erythropoese*

E|ry|thro|zy|to|ly|se *f*: *→Erythrolyse*

E|ry|thro|zy|to|pa|thie *f*: *→Erythropathie*

E|ry|thro|zy|to|pe|nie *f* (Ⓔ erythrocytopenia): *Syn*: *Erythropenie, Erythrozytenmangel*; Verminderung der Erythrozyten im peripheren Blut

E|ry|thro|zy|to|pha|gen *pl* (Ⓔ erythrophages): *Syn*: *Erythrophagen*; Erythrozyten abbauende Makrophagen*

E|ry|thro|zy|to|po|e|se *f*: *→Erythropoese*

E|ry|thro|zy|tor|rhe|xis *f* (Ⓔ erythrocytorrhexis): *Syn*: *Erythrorrhexis*; Ruptur von Erythrozyten

E|ry|thro|zy|to|se *f* (Ⓔ erythrocytosis): *Syn*: *Erythrozythämie*; Anstieg der Erythrozytenzahl auf Werte außerhalb des Normalbereichs

E|ry|thro|zyt|u|rie *f* (Ⓔ erythrocyturia): *Syn*: *echte Hämaturie, Hämatozyturie*; Erythrozytenausscheidung im Harn; *s.a. Hämaturie*

E|ryth|ru|rie *f* (Ⓔ erythruria): Ausscheidung von rötlichem Harn, z.B. Beturie*

ES *Abk.*: **1.** *→Elektroschock* **2.** Entoderm-Sinus **3.** *→Ernährungsstörung*

Es *Abk.*: **1.** Einsteinium **2.** elektrische Stimulation **3.** Empfängerserum **4.** endoskopische Sphinkterotomie **5.** Enzymsubstrat **6.** *→Extrasystole*

ESA *Abk.*: **1.** *→Elektrostimulationsanalgesie* **2.** Elektrostimulationsanästhesie **3.** *→End-zu-Seit-Anastomose*

ESCC *Abk.*: Elektrolyt-Steroid-Kardiopathie durch Kalzifizierung

ESCH *Abk.*: Elektrolyt-Steroid-Kardiopathie durch Hyalinisation

Es|cha|ro|ti|kum *nt* (Ⓔ escharotic): *Syn*: *Kaustikum, Ätzmittel*; Mittel mit gewebezerstörender Wirkung

Es|cha|ro|to|mie *f* (Ⓔ escharotomy): Ausschneidung von Verbrennungsschorf

E|sche *f* (Ⓔ ash): *Syn*: *Fraxinus excelsior*; Baum aus der Familie der Ölbaumgewächse [Oleaceae]; verwendet werden die im Frühjahr gesammelten und getrockneten **Eschenblätter** [Fraxini folium] und die Rinde jüngerer Zweige [**Eschenrinde, Fraxini cortex**]; die Eschenrinde enthält u.a. Cumaringlykoside und Secoiridoide und hat eine antiexsudative, antiphlogistische und analgetische Wirkung; die Eschenblätter enthalten u.a. Flavonoide*, Gerbstoffe*, Phenolcarbonsäuren*, Schleimstoffe, D-Mannitol, Triterpene* und Sterole*; **Anw.**: Zubereitungen aus der Rinde als Antipyretikum* und Tonikum*; die Blätter als Aufguss oder Galenikum traditionell als Abführmittel, Diuretikum*, bei rheumatischen Erkrankungen, Gicht* und Blasenleiden; äußerlich bei Wunden und Ulcus* cruris

Escherich: Theodor Escherich; 1857–1911; deutscher Kinderarzt (Graz, Wien)

Escherich-Bakterium *nt*: *→Escherichia coli*

Es|che|ri|chia *f* (Ⓔ Escherichia): Gattung gramnegativer Stäbchenbakterien der Familie Enterobacteriaceae*

Escherichia coli (Ⓔ Escherichia coli): *Syn*: *Escherich-Bakterium, Colibakterium, Colibazillus, Kolibazillus, Bacterium coli*; plumpe, peritrich begeißelte Stäbchen, die zur normalen Darmflora gehören; serologisch lassen sich fünf Stämme unterscheiden: **enteroaggressive, enterohämorrhagische, enteroinvasive, enteropathogene** und **enterotoxische Escherichia coli**

die Wand von Escherichia coli enthält Lipopolysaccharide, die als Endotoxine wirken und Fieber, Komplementaktivierung, hypotonen Schock und Verbrauchskoagulopathie verursachen können; im Stuhl kommt Escherichia coli in

großen Mengen vor [10^6-10^8 pro g] und wird deshalb als Indikatorkeim für eine fäkale Kontamination von Trinkwasser oder Lebensmitteln verwendet; die Anzüchtung im Labor gelingt auf einfachen Kulturmedien aus Blut-, Urin-, Liquor-, Stuhl-, Wasserproben etc.
Escherichia coli ist Erreger einer Reihe intestinaler [Säuglingsenteritis, Reisediarrhö] und extraintestinaler [Harnwegsinfekte, Meningitis] Infektionskrankheiten; als Antibiotika kommen v.a. Cephalosporine* der 2. und 3. Generation, Carbapeneme*, Gyrasehemmer* und Cotrimoxazol* in Frage
diffus adhärierende Escherichia coli (Ⓔ diffuse adhering Escherichia coli): *s.u. enteropathogene Escherichia coli*
enteroaggressive Escherichia coli (Ⓔ enteroaggressive Escherichia coli): den enteropathogenen Escherichia coli verwandte Stämme, die erst kürzlich definiert wurden; können bei Kindern und Säuglingen eine persistierende Enteritis* mit Gewichtsverlust und Gedeihstörung verursachen
enterohämorrhagische Escherichia coli (Ⓔ enterohemorrhagic Escherichia coli): bilden Zytotoxine, die wegen ihrer Ähnlichkeit mit dem Exotoxin von Shigella dysenteriae Typ I als Shiga-Toxine bezeichnet werden; verursachen hämorrhagische Kolitis, hämorrhagisch-urämisches Syndrom und thrombotisch-thrombozytopenische Purpura
enteroinvasive Escherichia coli (Ⓔ enteroinvasive Escherichia coli): v.a. in warmen Ländern vorkommende Stämme, die Durchfallerkrankungen verursachen, die meist als wässrige Diarrhoe verlaufen; kann aber auch ein Ruhr-ähnliches Krankheitsbild mit Fieber und blutig-schleimigen Durchfällen verursachen
enteropathogene Escherichia coli (Ⓔ enteropathogenic Escherichia coli): weltweit verbreiter darmpathogener Typ; kommt in zwei Formen vor: **Klasse-I-EPEC** [gesicherte Krankheitserreger mit lokaler Adhärenz] und **Klasse-II-EPEC** [**diffus adhärierende Escherichia coli**, DAEC; fraglich pathogen]; werden durch direkten Kontakt [Schmierinfektion] übertragen und verursachen bei Säuglingen unter 1 Jahr eine Enteritis* mit wässrigen oder breiigen Durchfällen, die zu Exsikkose führen kann
enterotoxische Escherichia coli (Ⓔ enterotoxicogenic Escherichia coli): bilden zwei Exotoxine, das hitzestabile **ST** und das hitzelabile **LT**, das dem Choleratoxin verwandt ist; häufigste Erreger von Durchfallerkrankungen in südlichen Länder [Montezumas Rache]; in tropischen Ländern oft Erreger von Säuglingsenteritis
Escherichia coli Nissle (Ⓔ Escherichia coli Nissle): *s.u. Essay Chronisch entzündliche Darmerkrankungen S. 403*
ESchG *Abk.*: *→Embryonenschutzgesetz*
Esch|scholt|zia *f.*: *→Goldmohn*
Esch|schol|zi|a ca|li|for|ni|ca *f.*: *→Goldmohn*
Esch|schol|zi|ae her|ba *f* (Ⓔ California poppy): *s.u. Goldmohn*
Es|cin *nt* (Ⓔ escin): ***Syn***: *Aescin*; Glykosidgemisch aus dem Samen der Rosskastanie [Aesculus* hippocastanum]; **Anw.**: Behandlung von Ödemen oder anderen Schwellungszuständen, v.a. der Beine; **NW**: Schleimhautreizung
ESCN *Abk.*: Elektrolyt-Steroid-Kardiopathie mit Nekrose
Es|cu|le|tin *nt* (Ⓔ esculetin): ***Syn***: *Aesculetin*; Aglykon* von Esculin*
Es|cu|lin *nt* (Ⓔ esculin): ***Syn***: *Aesculinum, Aesculin*; aus Rinde und Samen der Rosskastanie [Aesculus* hippocastanum] gewonnenes Cumarinderivat; **Anw.**: in Lichtschutzsalben; Zusatz zu Differenzierungsnährböden für Bakterien
ESD *Abk.*: endsystolischer Durchmesser
EsD *Abk.*: Esterase D
ESE *Abk.*: elektrostatische Einheit
E-Selektine *pl* (Ⓔ E-selectins): *s.u. Selektine*
E|se|rin *nt*: *→Physostigmin*
E|se|ris|mus *m*: *→Physostigminvergiftung*
ESF *Abk.*: Erythropoese-stimulierender Faktor
ESG *Abk.*: Erythrozytensenkungsgeschwindigkeit
ESK *Abk.*: **1.** *→Ein-Sekundenkapazität* **2.** exspiratorische Sekundenkapazität
ESL *Abk.*: **1.** elektrostatische Ladungseinheit **2.** endsystolische Länge
ESMA *Abk.*: Elektronenstrahl-Mikroanalyse
Esmarch: Johann Friedrich August von Esmarch; 1823–1908; deutscher Chirurg (Kiel)
Esmarch-Binde *f* (Ⓔ Esmarch's wrap): *s.u. Esmarch-Blutleere*
Esmarch-Blutleere *f* (Ⓔ Esmarch's method): Ausstreichen des Blutes und Abbindung der Blutzufuhr einer Extremität zur Erzielung von Blutleere; die Extremität wird hochgelagert und dann das Blut mittels breiter Gummibinde [**Esmarch-Binde**] von peripher nach zentral aus den Gefäßen herausgepresst; danach wird die Blutsperre angelegt und die Gummibinde entfernt; erlaubt Operationen in Blutleere von maximal 1 h
Esmarch-Handgriff *m*: *→Esmarch-Heiberg-Handgriff*
Esmarch-Heiberg-Handgriff *m* (Ⓔ Heiberg-Esmarch maneuver): ***Syn***: *Esmarch-Handgriff, Heiberg-Esmarch-Handgriff*; Anheben und Vorschieben des Unterkiefers zur Freimachung der Atemwege

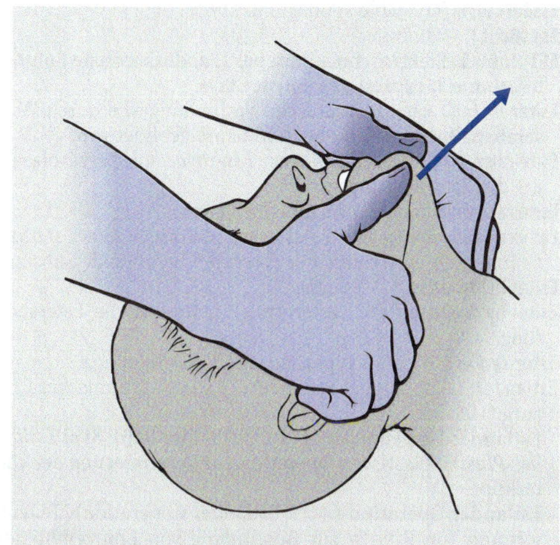

Abb. E102. Esmarch-Heiberg-Handgriff

Eso-, eso- *präf.*: Wortelement mit der Bedeutung „nach innen/hinein"
E|so|pho|rie *f* (Ⓔ esophoria): ***Syn***: *Endophorie, Strabismus convergens latens*; latentes Einwärtsschielen*; *s.a. Esotropie*
e|so|trop *adj* (Ⓔ esotropic): Esotropie betreffend, von ihr gekennzeichnet, nach innen schielend
E|so|tro|pie *f* (Ⓔ esotropia): ***Syn***: *Einwärtsschielen, Strabismus convergens/internus*; häufigste Schielform; im Kindesalter unterscheidet man das **frühkindliche Schielsyndrom** [Einwärtsschielen, fehlendes Binokularsehen und latenter Nystagmus], das **normosensorische Spätschielen** [beginnt meist nach dem 2. bis 3. Lebensjahr; das Binokularsehen ist deshalb normal entwickelt und die Therapie besteht in einer operativen Korrektur] und den **Mikrostrabismus** [Silberblick mit einem Schielwinkel von $< 5^o$ und anomaler retinaler Korrespondenz]; im Erwachsenenalter auftretende Formen beruhen i.d.R. auf einer Schädigung der nervalen Versorgung [Augenmuskellähmung*]
ESP *Abk.*: **1.** elektrostatisches Potential **2.** eosinophiler Stimulationspromotor **3.** Erregungs-Schwellenpotential **4.** extrasensorische Perzeption
Es|pun|dia *f* (Ⓔ espundia): ***Syn***: *südamerikanische Haut-Schleimhaut-Leishmaniose, mukokutane Leishmaniase Südamerikas*; durch Leishmania* brasiliensis hervorgerufene Hautleishmaniose* mit späterem Übergreifen auf die Schleimhaut von Mund, Nase, Rachen und Kehlkopf
ESR *Abk.*: **1.** Elektronenspinresonanz **2.** *→Erythrozytensenkungsreaktion*
ESR-Spektroskopie *f.*: *→Elektronenspinresonanzspektroskopie*
ESS *Abk.*: **1.** endsystolische Spannung **2.** *→Epworth-Schläfrigkeits-Skala*

Ess-Brechsucht *f* (Ⓔ bulimia): ***Syn***: *Bulimia nervosa, Bulimarexie, Fress-Kotzsucht*; isoliert oder zusammen mit Anorexia nervosa auftretende Essstörung, die durch abwechselndes exzessives Essen [**Fressattacke**] und selbst herbeigeführtes Erbrechen charakterisiert ist; *s.a. Anorexia nervosa*

es|sen|ti|ell *adj* (Ⓔ **1.** essential **2.** idiopathic): **1.** ***Syn***: *essenziell*; wesentlich, lebensnotwendig **2.** ***Syn***: *idiopathisch, primär, essenziell*; ohne erkennbare Ursache (entstanden), unabhängig von anderen Krankheiten

es|sen|zi|ell *adj*: *→essentiell*

Es|sig|bak|te|ri|en *pl*: *→Essigsäurebakterien*

Es|sig|säu|re *f* (Ⓔ acetic acid): ***Syn***: *Äthansäure, Ethansäure, Acidum aceticum*; organische Säure [CH_3-COOH]; wichtiges Zwischenprodukt des Kohlenhydrat- und Fettstoffwechsels; ihre Salze heißen Acetat*

aktivierte Essigsäure: *→Acetyl-CoA*

Es|sig|säu|re|bak|te|ri|en *pl* (Ⓔ vinegar bacteria): ***Syn***: *Essigbakterien, Acetobacter*; essigsäurebildende Bakterien; ohne medizinische Bedeutung

Ess|löf|fel *m* (Ⓔ table spoon): *s.u. Löffel*

Ess|sucht *f*: *→Bulimie*

EST *Abk*.: **1.** Elektroschocktherapie **2.** endoskopische Sphinkterotomie **3.** expressed sequence tags

Es|ter *m* (Ⓔ ester): organische Verbindung, die durch Wasserabspaltung aus Alkohol und Säure gebildet wird

Es|te|ra|se *f* (Ⓔ esterase): ***Syn***: *Esterhydrolase*; Hydrolase*, die die Esterbindung spaltet

Es|te|ra|se|hem|mer *m*: *→Esteraseinhibitor*

Es|te|ra|se|in|hi|bi|tor *m* (Ⓔ esterase inhibitor): ***Syn***: *Esterasehemmer*; die Aktivität einer Esterase* hemmende Substanz

Es|ter|hy|dro|la|se *f*: *→Esterase*

Es|ter|hy|dro|ly|se *f* (Ⓔ esterolysis): hydrolytische Esterspaltung

Ester-Typ *m* (Ⓔ ester type): *s.u. Lokalanästhetikum*

Estlander: Jakob August Estlander; 1831–1881; finnischer Chirurg (Helsinki)

Estlander-Lippenplastik *f* (Ⓔ Estlander flap): ***Syn***: *Estlander-Plastik*; plastische Operation zur Vergrößerung der Unterlippe

Estlander-Operation *f* (Ⓔ Estlander's operation): Teilentfernung von Rippen zur Beseitigung von Empyemhöhlen im Pleuraraum

Estlander-Plastik *f*: *→Estlander-Lippenplastik*

Es|tra|di|ol *nt* (Ⓔ estradiol): ***Syn***: *Östradiol*; im Eierstock gebildetes, stärkstes natürliches Östrogen*; **Anw.**: Hormonersatztherapie im Klimakterium, primäre Amenorrhoe, Prostata- und Brustkrebs [nach der Menopause]

Es|tra|di|ol|ben|zo|at *nt* (Ⓔ estradiol benzoate): ***Syn***: *Östradiolbenzoat*; semisynthetischer Ester des Estradiols*; **Anw.**: Hormonersatztherapie im Klimakterium, primäre Amenorrhoe, Prostata- und Brustkrebs [nach der Menopause]

Es|tra|di|ol|va|le|rat *nt* (Ⓔ estradiol valerate): ***Syn***: *Östradiolvalerat*; semisynthetischer Ester des Estradiols*; **Anw.**: Hormonersatztherapie im Klimakterium, primäre Amenorrhoe, Prostata- und Brustkrebs [nach der Menopause]

Es|tra|mus|tin *nt* (Ⓔ estramustine): alkylierendes Zytostatikum*; **Anw.**: Prostatakarzinom

Es|tri|ol *nt* (Ⓔ estriol): ***Syn***: *Östriol*; nur schwach wirksames Zwischen- und Ausscheidungsprodukt von Estradiol* und Estron*; **Anw.**: wie Estradiol*

Es|tron *nt* (Ⓔ estrone): ***Syn***: *Follikulin, Östron, Folliculin*; neben Östradiol* zweitwichtigstes natürliches Östrogen

ESV *Abk*.: endsystolisches Ventrikelvolumen

ESVI *Abk*.: endsystolischer Volumenindex

ESWL *Abk*.: *→extrakorporale Stoßwellenlithotripsie*

ESWS *Abk*.: endsystolische Wandspannung

ES-Zellen *pl* (Ⓔ embryonic stem cells): ***Syn***: *embryonale Stammzellen*; *s.u. Essay Stammzellen – therapeutisches Klonieren S. 2021*

ET *Abk*.: **1.** Einnahmetag **2.** *→Elektrotherapie* **3.** *→Embryonentransfer* **4.** *→Embryotransfer* **5.** Endothelin **6.** *→Endotrachealtubus* **7.** *→Epikutantest* **8.** *→Ergotherapie* **9.** errechneter Termin

ETA *Abk*.: *→Ethionamid*

E|ta|cryn|säu|re *f* (Ⓔ ethacrynic acid): ***Syn***: *Acidum etacrynicum*; Schleifendiuretikum*

E|ta|gen|frak|tur *f* (Ⓔ segmental fracture): ***Syn***: *Stückfraktur*; Trümmerfraktur* langer Knochen [z.B. Stoßstangenfraktur des Schienbeins], bei der zwei oder mehrere Frakturlinien vorliegen und die Hauptfragmente durch einen längeren Knochenzylinder getrennt sind

E|ta|gen|naht *f* (Ⓔ closure in (anatomic) layers): schichtweises Vernähen einer Operationswunde

E|ta|gen|tu|ber|ku|lo|se *f*: *s.u. Tuberculosis cutis colliquativa*

ETAI *Abk*.: Endotoxin-Ektotoxin in Aluminiumhydroxid

E|tam|syl|at *nt* (Ⓔ etamsylate): ***Syn***: *Diethylammonium-2,5-dihydroxybenzolsulfonat, Cyclonamin*; Hämostyptikum*

E|ta|ner|cept *nt* (Ⓔ etanercept): ***Syn***: *TNF-binding protein 1*; *s.u. Essay Chronisch entzündliche Darmerkrankungen S. 403*

ETC *Abk*.: *→Ösophago-Trachealer-Combitube*

ETEC *Abk*.: *→enterotoxische Escherichia coli*

ETF *Abk*.: **1.** elektronentransportierendes Flavoprotein **2.** *→Etilefrin*

ETH *Abk*.: *→Ethionamid*

ETHA *Abk*.: *→Ethionamid*

E|tha|cri|din *nt* (Ⓔ ethacridine): ***Syn***: *6,9-Diamino-2-ethoxyacridin*; lokales Antiseptikum*; **Anw.**: Wundinfektionen, Angina, Pyodermie, Erysipel

E|tham|bu|tol *nt* (Ⓔ ethambutol): wichtiges Tuberkulostatikum*; *s.a. Essay Tuberkulose S. 2171*

E|tha|nal *nt* (Ⓔ ethanal): ***Syn***: *Azetaldehyd, Äthanal, Acetaldehyd*; im Intermediärstoffwechsel [v.a. Alkoholabbau] entstehender Aldehyd mit stechendem Geruch; ist z.T. Ursache der chronischen Leberzellschädigung bei langdauerndem Alkoholabusus

E|tha|nol *m* (Ⓔ ethanol): ***Syn***: *Äthanol, Äthylalkohol, Ethylalkohol, Weingeist, Alkohol*; bei der Gärung von Kohlenhydraten entstehender Alkohol, der mit Wasser mischbar ist; der physiologische Brennwert beträgt 29,8 kJ/g; Ethanol wird über den Darm ins Blut aufgenommen und gelangt in praktisch alle Körpergewebe; der Abbau erfolgt in den Leberzellen durch die Ethanoldehydrogenase des Zytosols oder die mikrosomale Ethanoloxidase; das erste Zwischenprodukt des Abbaus ist Acetaldehyd*, das für einen Großteil der Schädigungen beim chronischen Alkoholabusus verantwortlich ist; etwa 5 % des aufgenommenen Alkohols wird in Urin, Schweiß und der Atemluft ausgeschieden

die **Blutalkoholkonzentration** hängt von der aufgenommenen Alkokolmenge, der Resorptionsgeschwindigkeit und dem Körpergewicht ab [da Fettgewebe und Knochen nur wenig Alkohol aufnehmen, wird anstatt Körpergewicht oft das **Reduktionsgewicht** verwendet; Körpergewicht × 0,7 = Reduktionsgewicht]; die Alkoholresorption aus dem Darm

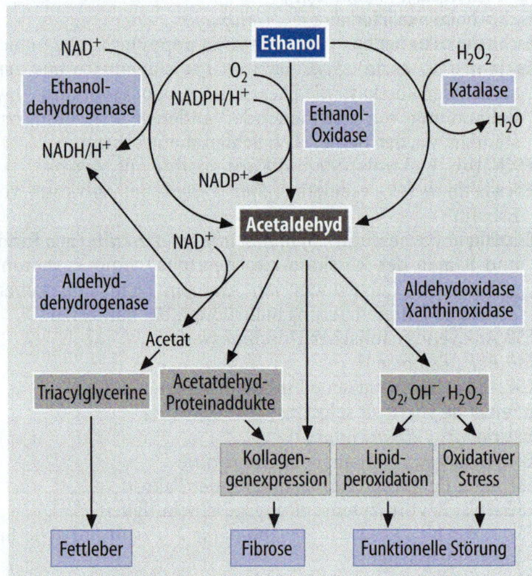

Abb. E103. Stoffwechsel von Ethanol in der Leber

Tab. E104. Ethanol. Zu erwartende Blutalkoholkonzentration

Körpergewicht [kg]	Reduktionsgewicht [kg]	Zugeführte Alkoholmenge [g]				Stündlicher Alkoholabbau
50	35	3,5	10,5	14	28	5,5
55	38,5	3,8	11,4	15	30	6
60	42	4,2	12,6	17	34	6,6
65	45,5	4,5	13,5	18	36	7,1
70	49	4,9	14,1	19,5	40	7,7
75	52,5	5,2	15,6	21	42	8,2
80	56	5,6	16,8	22,5	45	9,8
85	59,5	5,9	17,9	23,5	47	9,3
90	63	6,3	18,6	25	50	9,9
95	66,5	6,6	20	26,6	53	10,5
100	70	7,0	21	28	56	11
Resultierende Blutalkoholkonzentration [‰]		0,1	0,3	0,4	0,8	

wird durch Nahrungsaufnahme vor und während des Alkoholkonsums verlangsamt; sie wird beschleunigt durch Kohlensäure [Sekt], Wärme [Glühwein, Grog], nüchtern Trinken und schnelles Trinken; der Alkoholabbau pro Stunde ist relativ konstant und liegt im Bereich von 1 g/10 kg Körpergewicht oder 1,5 g/10 kg Reduktionsgewicht, d.h., bei höherem Körpergewicht wird mehr Alkohol pro Zeiteinheit abgebaut

E|tha|nol|a|min *nt* (Ⓔ ethanolamine): ***Syn***: *Monoethanolamin, Monoäthanolamin, 2-Aminoethanol, 2-Hydroxyethylamin, Colamin, Äthanolamin*; Baustein von Kephalinen; **Anw.**: Behandlung von Varizen

E|than|säu|re *f*: →*Essigsäure*

E|then *nt* (Ⓔ ethene): ***Syn***: *Äthen, Äthylen, Ethylen*; einfachster ungesättigter Kohlenwasserstoff mit einer Doppelbindung [$CH_2{=}CH_2$]

E|thenz|a|mid *nt* (Ⓔ ethenzamide): ***Syn***: *2-Ethoxybenzamid*; Analgetikum*, Antiphlogistikum*, Antipyretikum*

E|ther *m* (Ⓔ **1.–2.** ether): **1.** ***Syn***: *Äther, Aether*; chemische Verbindung mit der allgemeinen Formel R_1-O-R_2, wobei R für Alkylrest steht; meist leicht flüchtige Substanzen, die als Lösungsmittel verwendet werden **2.** ***Syn***: *Äther, Diäthyläther, Diethylether*; durch Wasserabspaltung aus zwei Ethanolmolekülen gewonnene klare, berauschende Flüssigkeit, die früher als Narkosemittel [**Aether pro narcosi**] verwendet wurde

E|ther|schwe|fel *m* (Ⓔ ether sulfur): *s.u. Schwefel*

E|thik *f* (Ⓔ ethics): ***Syn***: *Morallehre, Moralphilosophie*; Lehre vom moralischen/sittlichen Verhalten der Menschen

deontologische Ethik (Ⓔ deontological ethics): beurteilt die sittliche Richtigkeit einer Handlung danach, ob sie einem anerkannten moralischen Prinzip folgt, ungeachtet der Konsequenzen, die die Handlung verursacht; *s.a. Essay Euthanasie S. 649*

konsequentialistische Ethik (Ⓔ consequential ethics): ***Syn***: *utilitaristische Ethik*; beurteilt die sittliche Richtigkeit einer Handlung danach, welche Konsequenzen sie erzielt; *s.a. Essay Euthanasie S. 649*

Ethik der Sterbehilfe (Ⓔ ethics of euthanasia): *s.u. Essay Euthanasie S. 649*

utilitaristische Ethik: →*konsequentialistische Ethik*

E|thin *nt* (Ⓔ ethene): ***Syn***: *Äthin, Acetylen*; einfachster Kohlenwasserstoff mit einer Dreifachbindung [H-C≡C-H]; giftiges, brennbares Gas

E|thi|nyl|es|tra|di|ol *nt* (Ⓔ ethinyl estradiol): ***Syn***: *Äthinylöstradiol*; synthetisches Östrogen*; **Anw.**: hormonelle Kontrazeption, klimakterische Beschwerden, Behandlung von Prostata- und Mammakarzinom, Amenorrhoe, Akne, habituellem oder drohendem Abort

E|thi|on|a|mid *nt* (Ⓔ ethionamide): Tuberkulostatikum*

eth|mo|fron|tal *adj* (Ⓔ ethmofrontal): Siebbein und Stirnbein/Os frontale betreffend oder verbindend

Eth|moid *nt*: →*Os ethmoidale*

eth|mo|i|dal *adj* (Ⓔ ethmoidal): Siebbein/Os ethmoidale betreffend

Eth|mo|i|dal|ve|nen *pl* (Ⓔ ethmoidal veins): ***Syn***: *Siebbeinvenen, Venae ethmoidales*; Begleitvenen der Arteriae* ethmoidales anteriores und posteriores; münden in die Vena* ophthalmica superior

Eth|mo|i|dek|to|mie *f* (Ⓔ ethmoidectomy): ***Syn***: *Siebbeinausräumung*; der gewählte Zugangsweg ist von der Lage des zu entfernenden Prozesses abhängig; bei der **Siebbeinausräumung von außen** wird ein Hautschnitt von der Augenbraue bogenfömig zur seitlichen Nase durchgeführt und Teile des Tränenbeins und des Nasenbeins entfernt; die **endonasale Siebbeinoperation** erlaubt eine Ausräumung der vorderen Siebbeinzellen; bei der **transmaxillären** oder **permaxillären Siebbeinausräumung** erfolgt der Zugang durch die Kieferhöhle

Eth|mo|i|di|tis *f, pl* **-ti|den** (Ⓔ **1.–2.** ethmoiditis): **1.** ***Syn***: *Siebbeinentzündung*; Entzündung des Siebbeins [Os* ethmoidale] **2.** →*Sinusitis ethmoidalis*

eth|mo|i|di|tisch *adj* (Ⓔ ethmoiditic): Ethmoiditis betreffend, von ihr betroffen oder gekennzeichnet

Eth|mo|i|do|to|mie *f* (Ⓔ ethmoidotomy): operative Eröffnung der Siebbeinzellen

Ethno-, ethno- *präf.*: Wortelement mit der Bedeutung „Volk"

Eth|no|lo|gie *f* (Ⓔ ethnology): Völkerkunde

medizinische Ethnologie: →*Ethnomedizin*

Et|hno|me|di|zin *nt* (Ⓔ ethnomedicine): ***Syn***: *Medizinethnologie, medizinische Ethnologie, Medizinanthropologie*; häufig verwendeter Begriff, der aber von unterschiedlichen Autoren und Disziplinen unterschiedlich definiert wird; prinzipiell handelt es sich um die vergleichende Untersuchung von Medizinbegriffen und -systemen in Abhängigkeit von kulturellen und anthropologischen Besonderheiten einer Region oder Volksgruppe; je nach Autor schließt diese Untersuchung die akademische Medizin ein oder konzentriert sich auf Heilmethoden außerhalb der Schulmedizin

Eth|no|psy|cho|lo|gie *f* (Ⓔ ethnopsychology): Zweig der Psychologie*, der sich mit dem unterschiedlichen psychologischen Verhalten in verschiedenen Kulturen befasst

E|tho|lo|gie *f* (Ⓔ ethology): (vergleichende) Verhaltensforschung

e|tho|lo|gisch *adj* (Ⓔ ethological): Ethologie betreffend

E|tho|su|xi|mid *nt* (Ⓔ ethosuximide): ***Syn***: *3-Ethyl-3-methyl-2,5-pyrrolidindion*; Antiepileptikum*; **Anw.**: kleine generalisierte Anfälle, myoklonisch-astatische Anfälle, Absence, Myoklonie, tonische und atonische Anfälle

E|thyl|al|ko|hol *m*: →*Ethanol*

E|thyl|a|min *nt* (Ⓔ ethylamine): ***Syn***: *Äthylamin, Aminoethan*; primäres Amin*; in der Synthese von Farbstoffen und Pharmaka eingesetzt

E|thy|len *nt*: →*Ethen*

E|thy|len|di|a|min *nt* (Ⓔ ethylenediamine): ***Syn***: *Äthylendiamin*; nach Ammoniak riechende, an der Luft rauchende Flüssigkeit; Grundbaustein von Insektiziden und Pharmaka [Antihistaminika*]

E|thy|len|di|a|min|te|tra|es|sig|säu|re *f* (Ⓔ ethylenediaminetetraacetic acid): ***Syn***: *Äthylendiamintetraessigsäure, Edetinsäure*; organische Säure, die als Chelatbildner im Labor und bei Schwermetallvergiftungen verwendet wird

E|thy|len|gly|kol|sa|li|cy|lat *nt*: →*Hydroxyethylsalicylat*

E|thy|len|i|mi|ne *pl* (Ⓔ ethyleneimines): ***Syn***: *Äthylenimine*; zu den alkylierenden Substanzen gehörende Zytostatika*

E|thy|len|o|xid *nt* (Ⓔ ethylene oxide): ***Syn***: *Äthylenoxid*; farbloses Gas, das zur Sterilisation hitzeempfindlicher Produkte verwendet wird; wird wegen der toxischen und allergischen Risiken immer weniger eingesetzt

E|thy|len|o|xid|ste|ri|li|sa|ti|on *f* (Ⓔ ethylene dioxide sterilization): chemische Sterilisation* hitzeempfindlicher Produkte mit Ethylenoxid; wird wegen der toxischen und allergischen Risiken immer weniger verwendet

E|thy|len|te|tra|chlo|rid *nt* (Ⓔ tetrachloroethylene): ***Syn***: *Tetrachloräthylen, Tetrachlorethylen, Äthylentetrachlorid, Per-*

E

chloräthylen; halogenierter Kohlenwasserstoff; weit verbreitetes Lösungsmittel mit geringer Toxizität
E|thy|len|tri|chlo|rid *nt*: *→Trichlorethylen*
E|thy|no|di|ol|di|a|ce|tat *nt* (Ⓔ ethynodiol diacetate): Gestagen*
E|ti|do|ca|in *nt* (Ⓔ etidocaine): langwirksames Lokalanästhetikum*; HWZ 2,6 h
E|ti|dro|nat *nt* (Ⓔ etidronate): *Syn*: *Etidronsäure, Acidum etidronicum*; Bisphosphonat*; **Anw.**: Morbus* Paget, Osteoporose*
E|ti|dron|säu|re *f*: *→Etidronat*
E|ti|le|f|rin *nt* (Ⓔ etilefrine): α-Sympatholytikum*, Antihypotonikum*; **Anw.**: Hypotonie, Kreislaufkollaps, schockbedingte Kreislaufstörungen; **NW**: Schwindel, Unruhe, Schwitzen, gastrointestinale Symptome, Angina pectoris, Herzrhythmusstörungen
ETK *Abk.*: Erythrozyten-Transketolase
ETN *Abk.*: **1.** *→Endotrachealnarkose* **2.** Erythrityltetranitrat
E|to|fen|a|mat *nt* (Ⓔ etofenamate): nicht-steroidales Antiphlogistikum*; Antirheumatikum*
E|to|fi|brat *nt* (Ⓔ etofibrate): Diester aus Clofibrin- und Nicotinsäure*; **Anw.**: Lipidsenker, primäre Hyperlipoproteinämie*, familiäre Hypercholesterinämie* und Hypertriglyceridämie
E|to|fyl|lin|clo|fi|brat *nt* (Ⓔ etofylline clofibrat): Ester der Clofibrinsäure* mit Etofyllin; **Anw.**: Lipidsenker
E|to|mi|dat *nt* (Ⓔ etomidate): Imidazolderivat; Hypnotikum*; Injektionsnarkotikum* mit kurzer Wirkung; hat keine analgetische Wirkung; **Anw.**: Narkoseeinleitung, Kurznarkose
E|to|po|sid *nt* (Ⓔ etoposide): *Syn*: *VP-16*; zu den Mitosegiften gehörendes Zytostatikum*; *s.a. Essay Chemotherapie S. 349*
E|to|zo|lin *nt* (Ⓔ etozolin): Schleifendiuretikum*; **Anw.**: Ödeme
ETP *Abk.*: *→Elektronentransportpartikel*
ETPhos *Abk.*: Elektronen-Transportphosphorylierung
E|tre|tin *nt* (Ⓔ etretin): *Syn*: *Acitretin*; aromatisches Retinoid; **Anw.**: Psoriasis, Hyperkeratosen; **NW**: teratogen, embryotoxisch, Schleimhautaustrocknung, Hautschuppung
E|tre|ti|nat *nt* (Ⓔ etretinate): Dermatikum zur Behandlung von Hyperkeratosen* und Psoriasis*
ETT *Abk.*: **1.** *→Endotrachealtubus* **2.** Epinephrin-Toleranztest
EU *Abk.*: **1.** *→Energieumsatz* **2.** Erstuntersuchung **3.** Erwerbsunfähigkeit **4.** Europium **5.** *→Extrauteringravidität*
Eu-, eu- *präf.*: Wortelement mit der Bedeutung „gut/gesund/normal/regelrecht"
Eu|bac|te|ri|a|les *pl* (Ⓔ Eubacteriales): nicht mehr übliche Bezeichnung für echte Bakterien*
Euböa-Fieber *nt*: selten verwendete Bezeichnung für *→Q-Fieber*
Eu|ca|lyp|ti ae|the|ro|le|um *nt* (Ⓔ eucalyptus oil): *Syn*: *Eukalyptusöl*; *s.u. Eukalyptus*
Eu|ca|lyp|ti fo|li|um *nt* (Ⓔ eucalyptus leaf): *s.u. Eukalyptus*
Eu|ca|lyp|tol *nt*: *→Eukalyptol*
Eu|ca|lyp|tus glo|bu|lus *m*: *→Eukalyptus*
Eu|chlor|hy|drie *f* (Ⓔ euchlorhydria): normale Säurebildung im Magen
Eu|cho|lie *f* (Ⓔ eucholia): normale Zusammensetzung der Galle
Eu|chro|ma|sie *f* (Ⓔ euchromatopsy): *Syn*: *Trichromasie*; normales Farbensehen, trichromatisches Sehen
Eu|chro|ma|tin *nt* (Ⓔ euchromatin): *Syn*: *Achromatin*; im Ruhekern der Zelle nicht anfärbbares Chromatin
eu|chro|ma|tisch *adj* (Ⓔ euchromatic): *Syn*: *achromatisch*; Euchromatin betreffend, aus Euchromatin bestehend
Eu|chro|ma|to|pie *f*: *→Euchromatopsie*
Eu|chro|ma|top|sie *f* (Ⓔ euchromatopsy): *Syn*: *Euchromatopie*; normales Farbensehen; *s.a. Farbensinnstörung*
Eu|chro|mo|so|men *pl* (Ⓔ euchromosomes): *Syn*: *Autosomen*; alle Chromosomen, außer Geschlechtschromosomen; *s.a. Chromosom*
Eu|chy|lie *f* (Ⓔ euchylia): normale Zusammensetzung des Chylus*
EUG *Abk.*: *→Extrauteringravidität*
Eu|ge|ni|a jam|bo|la|na *f*: *→Jambulbaum*
eu|ge|nisch *adj* (Ⓔ eugenic): Eugenik betreffend
Eu|ge|nol *nt* (Ⓔ eugenol): *s.u. Nelkenöl*
Eu|glo|bu|line *pl* (Ⓔ euglobulins): Plasmaglobulinfraktion, die im sauren Bereich [pH < 5,5] ausfällt
Eu|glyk|ä|mie *f* (Ⓔ euglycemia): *Syn*: *Normoglykämie*; normaler Blutzuckerspiegel
eu|glyk|ä|misch *adj* (Ⓔ euglycemic): *Syn*: *normoglykämisch*; Euglykämie betreffend, mit normalem Blutzuckerspiegel
Eu|gna|thie *f* (Ⓔ eugnathia): *Syn*: *Regelbiss, Neutrogenie, Neutralbiss*; normaler Schlussbiss der Zahnreihen
Eu|gno|sie *f* (Ⓔ eugnosia): normale sensorische Aufnahmefähigkeit
eu|gnos|tisch *adj* (Ⓔ eugnostic): Eugnosie betreffend
eu|go|na|do|trop *adj* (Ⓔ eugonadotropic): mit normaler Keimdrüsenfunktion
eu|go|nisch *adj* (Ⓔ eugonic): üppig wachsend, mit üppigem Wachstum
EÜH *Abk.*: Erythrozytenüberlebensdauer-Halbwertszeit
Eu|hy|dra|ta|ti|on *m* (Ⓔ euhydration): normaler Wassergehalt des Körpers
Eu|ka|lyp|tol *nt* (Ⓔ eucalyptol): *Syn*: *Zineol, Cineol, Eucalyptol*; als Sekretolytikum* verwendetes ätherisches Öl; Hauptbestandteil des Eukalyptusöls und anderer ätherischer Öle
Eu|ka|lyp|tus *m* (Ⓔ eucalyptus): *Syn*: *Eucalyptus globulus*; Baum aus der Familie der Myrtengewächse [Myrtaceae]; verwendet werden die Laubblätter älterer Bäume [**Eucalypti folium**] sowie das ätherische **Eukalyptusöl** [Eucalypti aetheroleum], das mehr als 70 % Eukalyptol* enthält; die Wirkung ist primär sekretolytisch, expektorierend und schwach spasmolytisch; **Anw.**: traditionell bei Erkältungskrankheiten, rheumatischen Erkrankungen; in der Homöopathie v.a. bei Bronchitis* und Nierenbeckenentzündung
Eu|ka|lyp|tus|öl *nt* (Ⓔ eucalyptus oil): *s.u. Eukalyptus*
Eu|ka|ry|on *nt* (Ⓔ eukaryon): *Syn*: *echter Kern*; von einer Kernmembran umgebener Zellkern; Kennzeichen der Eukaryoten
Eu|ka|ry|ont *m*: *→Eukaryot*
eu|ka|ry|ont *adj*: *→eukaryot*
eu|ka|ry|on|tisch *adj*: *→eukaryot*
Eu|ka|ry|o|se *f* (Ⓔ eukaryosis): Vorhandensein eines echten Kerns; kennzeichnend für Eukaryoten*
Eu|ka|ry|ot *m* (Ⓔ eukaryote): *Syn*: *Eukaryont*; ein- oder mehrzelliger Organismus mit echtem Zellkern [Eukaryon] und Zellorganellen
eu|ka|ry|ot *adj* (Ⓔ eukaryotic): *Syn*: *eukaryont, eukaryontisch*; Eukaryon oder Eukaryo(n)t betreffend
Eu|ke|ra|tin *nt* (Ⓔ eukeratin): Keratin* mit einem hohen Cystingehalt
Eu|ki|ne|sie *f* (Ⓔ eukinesia): normale Beweglichkeit, Normalität der Bewegungsabläufe
eu|ki|ne|tisch *adj* (Ⓔ eukinetic): Eukinesie betreffend, mit normalem Bewegungsablauf
Eu|len|au|gen|zel|len *pl* (Ⓔ owl's eye cells): *s.u. Zytomegalievirus*
Eulenburg: Albert Eulenburg; 1840–1917; deutscher Neurologe (Berlin)
Eulenburg-Syndrom *nt* (Ⓔ Eulenburg's disease): *Syn*: *Eulenburg-Krankheit, Paramyotonie, Paramyotonia congenita*; autosomal-dominante Erkrankung mit Muskelstarre bei Kälteexposition und nachfolgender Erschlaffung
Euler: Hans von Euler-Chelpin; 1873–1964; deutscher Biochemiker (Stockholm); Nobelpreis für Medizin 1929
Euler-Liljestrand-Reflex *m* (Ⓔ Euler-Liljestrand reflex): *Syn*: *von Euler-Liljestrand-Reflex, Euler-Liljestrand-Mechanismus, von Euler-Liljestrand-Mechanismus*; Druckanstieg in der Arteria* pulmonalis bei einem Abfall des alveolären Sauerstoffpartialdruckes; wichtiger Mechanismus zur Regulation der lokalen Lungendurchblutung
Eu|me|la|nin *nt* (Ⓔ eumelanin): *s.u. Melanin*
Eu|me|nor|rhoe *f*, *pl* **-rho|en** (Ⓔ eumenorrhea): normale/regelrechte Monatsblutung; liegt vor, wenn die Blutung regelmäßig alle 21–35 Tage eintritt, 3–7 Tage dauert und schmerzlos ist
Eu|my|ce|tes *pl*: *→Eumyzeten*
Eu|my|co|phy|ta *pl*: *→Eumyzeten*

Eu|my|co|ta *pl*: → *Eumyzeten*

Eu|my|ze|ten *pl* (Ⓔ Eumycetes): *Syn*: *echte/höhere/perfekte Pilze, Fungi perfecti*; *s.u. Essay Pilze S. 1697*

Eu|my|ze|tom *nt*: → *Maduramykose*

Eu|nuch *m* (Ⓔ eunuch): vor der Pubertät kastrierter Mann

Eu|nu|chis|mus *m* (Ⓔ eunuchism): Bezeichnung für die Veränderungen nach präpubertärer Kastration [Hochwuchs, Fehlen der sekundären Körperbehaarung, Fettsucht, Fistelstimme, Minderentwicklung der Muskulatur, Hypogonadismus*]

eu|nu|cho|id *adj* (Ⓔ eunuchoid): einem Eunuchen ähnlich

Eu|nu|cho|i|dis|mus *m* (Ⓔ eunuchoidism): charakteristische, an einen Eunuchismus erinnernde Veränderung des Körperbaus bei Hypogonadismus*

fertiler Eunuchoidismus (Ⓔ fertile eunuch syndrome): *Syn*: *Pasqualini-Syndrom*; seltene, inkretorische Hodeninsuffizienz durch einen isolierten hypophysären LH-Mangel und sekundär hypoplastische Leydig-Zwischenzellen; die Spermatogenese ist intakt und die Hoden haben eine normale Größe und Konsistenz; insgesamt ist die Testosteronbildung aber unter der Norm und es kommt zu Ausbildung eines eunuchoiden Habitus

Eu|os|mie *f* (Ⓔ euosmia): normaler Geruchssinn

Eu|pep|sie *f* (Ⓔ eupepsia): normale Verdauung

eu|pep|tisch *adj* (Ⓔ eupeptic): Eupepsie betreffend oder fördernd

Eu|pho|rie *f* (Ⓔ **1.–2.** euphoria): **1.** Hochgefühl, Hochstimmung, Glücksgefühl **2.** krankhaft gehobene Stimmung, motivlose Heiterkeit, motivloses Glücksgefühl

eu|pho|risch *adj* (Ⓔ euphoric): Euphorie betreffend

eu|pho|ri|sie|rend *adj* (Ⓔ euphoriant): euphorieauslösend, in Euphorie versetzend

Eu|phra|si|ae her|ba *f* (Ⓔ eyebright): oberirdische Pflanzenteile von Augentrost*

Eu|phra|si|a of|fi|ci|na|lis *f*: → *Augentrost*

eu|plo|id *adj* (Ⓔ euploid): Euploidie betreffend, mit einem vollständigen Chromosomensatz

Eu|plo|i|die *f* (Ⓔ euploidy): Vorhandensein eines vollständigen Chromosomensatzes*

Eu|pnoe *f, pl* **-o|en** (Ⓔ eupnea): normale/freie/ungestörte Atmung, normale Ruheatmung

eu|pno|isch *adj* (Ⓔ eupneic): Eupnoe betreffend, von ihr gekennzeichnet

Eu|pro|te|in|ä|mie *f* (Ⓔ euproteinemia): normaler Proteingehalt des Blutes

Eury-, eury- *präf.*: Wortelement mit der Bedeutung „breit/weit"

eu|ry|som *adj* (Ⓔ eurysomatic): (*Konstitution*) breitwüchsig

EUS *Abk.*: endoskopischer Ultraschall

Eustach: Bartolomeo Eustach, auch Eustachio; 1520–1574; italienischer Anatom (Rom)

Eustach-Röhre *f* (Ⓔ eustachian tube): *Syn*: *Ohrtrompete, Tube, Eustach-Kanal, Eustachio-Röhre, Eustachio-Tube, Eustachio-Kanal, Tuba auditiva/auditoria*; Verbindung zwischen Paukenhöhle [Cavitas* tympani] und Rachen [Pharynx*]; ihre Aufgabe ist der Druckausgleich zwischen Paukenhöhle und Umgebung und die Belüftung der Paukenhöhle, die für die Schwingungsfähigkeit des Trommelfells von größter Bedeutung ist; sie ist ca. 36 mm lang und besteht aus einem kürzeren knöchernen Teil [**Pars ossea**] und dem längeren knorpeligen Abschnitt [**Pars cartilaginea**]; der Knorpel [**Cartilago tubae auditivae**] besteht aus zwei Knorpelplatten [**Lamina lateralis** und **medialis tubae auditivae**], die unten und an der Seite durch eine Bindegewebsplatte [**Lamina membranacea tubae auditivae**] verbunden werden; der **Tubenisthmus** [Isthmus tubae auditivae] ist die engste Stelle am Übergang vom knorpeligen zum knöchernen Abschnitt; die Rachenöffnung der Ohrtrompete [Ostium pharyngeum tubae auditivae] wird vom Torus* tubarius umgeben

Eustachio: → *Eustach*

Eustachio-Kanal *m*: → *Eustach-Röhre*

Eustachio-Klappe *f* (Ⓔ eustachian valve): *Syn*: *Sylvius-Klappe, Valvula venae cavae inferioris*; Falte an der Einmündung der unteren Hohlvene [Vena* cava inferior] in den rechten Vorhof

Eustachio-Röhre *f*: → *Eustach-Röhre*

Eu|sthe|nu|rie *f* (Ⓔ eusthenuria): Ausscheidung eines Harns von normaler Farbe und normalem spezifischem Gewicht

EUT *Abk.*: endoskopische Ultraschall-Tomographie

Eu|tha|na|sie *f* (Ⓔ **1.–2.** euthanasia): **1.** leichter/schmerzloser Tod **2.** Sterbehilfe; *s.u. Essay Euthanasie S. 649*

eu|therm *adj* (Ⓔ euthermic): bei optimaler Temperatur

Eu|thy|re|o|se *f* (Ⓔ euthyroidism): normale Schilddrüsenfunktion

eu|thy|re|ot *adj* (Ⓔ euthyroid): Euthyreose betreffend, von ihr betroffen oder gekennzeichnet, mit normaler Schilddrüsenfunktion

Eu|thy|skop *nt* (Ⓔ euthyscope): lichtstarker Augenspiegel zur Behandlung der Schielamblyopie*

Eu|thy|sko|pie *f* (Ⓔ euthyscopy): Behandlung der Schielamblyopie* mit einem Euthyskop

Eu|to|kie *f* (Ⓔ eutocia): normale Entbindung

eu|ton *adj* (Ⓔ eutonic): *Syn*: *normotonisch*; mit Normaltonus

Eu|to|nie *f* (Ⓔ **1.** eutonia **2.** → *Alexander-Technik*): **1.** ausgeglichener Spannungszustand [Tonus] des Organismus oder eines Hohlorgans; *s.a. Dystonie* **2.** → *Alexander-Technik*

eu|top *adj* (Ⓔ eutopic): *Syn*: *eutopisch, normotop, orthotop*; am regelrechten Ort (liegend oder entstanden)

Eu|to|pie *f* (Ⓔ eutopia): normale/regelrechte Lage von Organen

eu|to|pisch *adj*: → *eutop*

eu|troph *adj* (Ⓔ eutrophic): Eutrophie betreffend; nährstoffreich

Eu|tro|phie *f* (Ⓔ eutrophy): guter Ernährungszustand; gute/ausreichende Ernährung*

EUV *Abk.*: extremer Ultraviolett-Laser

EV *Abk.*: **1.** → *Erythrozytenvolumen* **2.** → *extravasal*

eV *Abk.*: → *Elektronenvolt*

EVA *Abk.*: **1.** Ethylenvinylacetat **2.** Ethylviolettazid **3.** Etoposid, Vinblastin, Adriamycin **4.** extravehikuläre Aktivität

E|va|can|ti|um *nt, pl* **-can|zi|en, -can|ti|en** (Ⓔ evacuant): Abführmittel*

E|va|cu|a|tio u|te|ri *f*: → *Evakuation 2.*

E|va|gi|na|ti|on *f* (Ⓔ **1.** evagination **2.** → *Desinvagination*): **1.** Ausstülpung eines Organs **2.** → *Desinvagination*

E|va|ku|a|ti|on *f* (Ⓔ **1.** evacuation **2.** suction curretage): **1.** Absaugen/Ausräumung eines Hohlorgans **2.** (Vakuum-)Kürettage, Gebärmutterausräumung; wird v.a. bei missed abortion* durchgeführt

E|va|ku|a|ti|ons|zys|to|skop *nt* (Ⓔ cytoscopic evacuator): Zystoskop*, das die Absaugung von Gewebe- oder Steintrümmern erlaubt

Evans: **1.** Curtis A. Evans; 1879–1947; amerikanischer Kinderarzt **2.** Robert Sherman Evans; amerikanischer Arzt im 20. Jahrhundert

Evans-Fisher-Syndrom *nt*: → *Evans-Syndrom*

Evans-Regel *f* (Ⓔ Evans' rule): Faustregel zur Berechnung der Flüssigkeits- und Elektrolytherapie in den ersten 24 h bei Kindern mit Verbrennungen 2./3.-Grades: jeweils 1 ml Ringer-Lactat- und 1 ml kolloidale Infusionslösung pro kg Körpergewicht und Prozent verbrannter Körperoberfläche [bis zu maximal 50 %]

Evans-Syndrom *nt* (Ⓔ Evans's syndrome): *Syn*: *Evans-Fisher-Syndrom*; autoimmunhämolytische Anämie* mit Thrombopenie* und Blutungsneigung durch Antikörper gegen Erythrozyten und Thrombozyten; findet sich v.a. bei Lymphomen* und Kollagenosen*

E|va|po|ra|ti|on *f* (Ⓔ evaporation): Verdampfung, Verdunstung; Verdampfen; Eindampfen

e|va|po|ra|tiv *adj* (Ⓔ evaporative): durch Verdampfung

E|va|si|ons|me|cha|nis|mus *m* (Ⓔ evasion mechanism): *s.u. Essay Infektion S. 1027*

EVE *Abk.*: Ethylvinylether

E|ven|te|ra|ti|on *f* (Ⓔ eventration): *Syn*: *Eventratio, Eventration*; Vorfall der Baucheingeweide; kann angeboren [Bauchdeckenaplasie*] oder erworben sein [Platzbauch*]

E|ven|tra|tio *f, pl* **-ti|o|nes**: → *Eventeration*

E|ven|tra|ti|on *f*: → *Eventeration*

E|ver|si|on *f* (Ⓔ **1.–2.** eversion): **1.** Auswärtsdrehung, Auswärtskehrung, Auswärtswendung; Ausstülpung, Verlagerung nach außen **2.** Ektopie, Ektopia, Ectopia, Extraversion; angeborene Gewebs- oder Organverlagerung; die Verlagerung kann nach außen auf die Körperoberfläche oder innerhalb des Körpers erfolgen

E|ver|si|ons|frak|tur *f* (Ⓔ eversion fracture): Knöchelfraktur* durch Auswärtsdrehung des Fußes

EVG *Abk.*: *→Elektroventrikulogramm*

EVI *Abk.*: Erythrozyten-Veränderungsindex

E|vi|de|ment *nt* (Ⓔ evidement): (*franz.*) Ausräumung, Ausschabung, Auskratzung, Kürettage

E|vis|ze|ra|ti|on *f* (Ⓔ **1.–2.** evisceration): **1.** *Syn*: *Exenteration*; operative Eingeweideentfernung, z.B. bei ausgedehntem Tumorbefall **2.** *Syn*: *Exenteratio bulbi*; Ausweidung des Augapfels, d.h., das Augeninnere wird entfernt, während die Lederhaut erhalten bleibt; von vielen Augenärzten heute als veraltet abgelehnt

E|vo|lu|ti|on *f* (Ⓔ **1.–2.** evolution): **1.** (schrittweise) Entwicklung, z.B. von niederen Lebewesen zu höheren Formen **2.** Selbstentwicklung/Drehung der Frucht im Mutterleib

E|vo|lu|ti|ons|leh|re *f*: *→Darwinismus*

e|vo|ziert *adj* (Ⓔ evoked): durch einen Reiz ausgelöst

EVP *Abk.*: Endoxan, Vincristin, Prednisolon

EW *Abk.*: **1.** *→Eiweiße* **2.** Erwartungswert

Ewart: William Ewart; 1848–1929; englischer Arzt (London)

Ewart-Zeichen *nt*: *→Pins-Zeichen*

Ewing: James Ewing; 1866–1943; amerikanischer Pathologe (New York)

Ewing-Knochensarkom *nt* (Ⓔ Ewing's sarcoma): *Syn*: *Ewing-Sarkom, endotheliales Myelom*; vom Knochenmark ausgehender extrem bösartiger Tumor, der v.a. bei Kindern und Jugendlichen auftritt; sitzt meist im meta-diaphysären Bereich langer Röhrenknochen; neigt zu früher Metastasierung in Lunge und andere Knochen; im **Röntgenbild** sieht man eine mottenfraßähnliche Knochendestruktion mit Periostreaktion [**Zwiebelschalenstruktur**] und Periostsporn [**Codman-Dreieck**]; **Therapie**: Zytostatika-Strahlen-Kombinationstherapie; die früher propagierte Radikalentfernung [meist als Amputation] ist heute obsolet; **Prognose**: 55–70 % 5-Jahresüberlebensrate bei lokalem Wachstum, 15–20 % bei Fernmetastasen

Ex-, ex- *präf.*: Wortelement mit der Bedeutung „aus/heraus"

Ex|a|cer|ba|tio *f, pl* **-ti|o|nes** (Ⓔ exacerbation): *Syn*: *Exazerbation*; (erneute) Verschlimmerung, Verschärfung, Steigerung

Ex|ag|ge|ra|tio *f, pl* **-ti|o|nes** (Ⓔ exaggeration): Übertreibung, Übersteigerung

E|xal|ta|ti|on *f* (Ⓔ exaltation): hysterische Aufregung, übertriebene Begeisterung, Überspanntheit

e|xal|tiert *adj* (Ⓔ exalted): hysterisch aufgeregt, überschwenglich begeistert, überspannt

Ex|a|nie *f*: *→Rektumprolaps*

Ex|an|them *nt* (Ⓔ **1.–2.** exanthema): **1.** *Syn*: *Exanthema, Ausschlag, Hautausschlag*; allgemeine Bezeichnung für entzündliche Veränderungen größerer Hautareale, die alle Effloreszenzen* zeigen können [z.B. bei Masern, Röteln] **2.** *Syn*: *Exanthema, Ausschlag, Hautausschlag*; Erkrankung mit Exanthem als Hauptsymptom

Ex|an|the|ma *nt, pl* **-ma|ta**: *→Exanthem*

Exanthema subitum (Ⓔ exanthema subitum): *Syn*: *sechste Krankheit, Erythema subitum, Roseola infantum, Pseudorubella, Dreitagefieber*; durch humane Herpesviren [6, 7] verursachte Kleinkinderkrankheit [4 Monate – 2 Jahre], die durch ein plötzlich einsetzendes hohes Fieber [40 °C] gekennzeichnet ist; nach drei Tagen kommt es zu Entfieberung und Auftreten eines flüchtigen hellroten Ausschlages [Exanthem]

ex|an|the|ma|tisch *adj*: *→exanthematös*

ex|an|the|ma|tös *adj* (Ⓔ exanthematous): Exanthem betreffend, durch ein Exanthem gekennzeichnet, exanthemartig, exanthematisch

Ex|ar|ti|ku|la|ti|on *f* (Ⓔ exarticulation): Amputation/Abset-

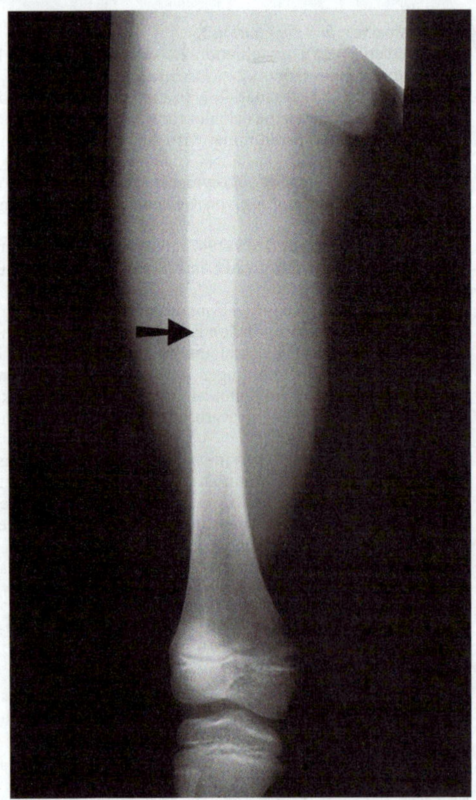

Abb. E105. Ewing-Knochensarkom in der Röntgenaufnahme

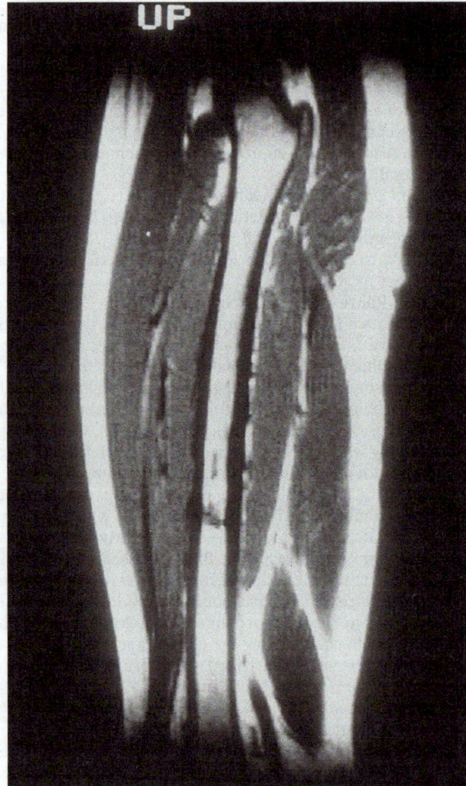

Abb. E106. Ewing-Knochensarkom im MRT

Euthanasie

Syn: Sterbehilfe

F. Oduncu

Aufgabe des Arztes ist es, unter Beachtung des Selbstbestimmungsrechtes des Patienten Leben zu erhalten, Gesundheit zu schützen und wiederherzustellen sowie Leiden zu lindern und Sterbenden bis zum Tod beizustehen [Bundesärztekammer, 1998].

E

Einführung

Die Legalisierung der Euthanasie [d.h. straffreie Tötung auf Verlangen] in den Niederlanden [2001] und in Belgien [2002] hat erneut heftige und kontroverse Diskussionen um Sterbehilfe auch hier zu lande entfacht. Die Diskussion wird dadurch erschwert, dass der deutsche Begriff der Sterbehilfe zum einen inhaltlich nicht nur deskriptive, sondern auch normative Elemente enthält, und zum anderen für die Qualifizierung von vielen, z.T. radikal unterschiedlichen medizinischen Maßnahmen am Lebensende herhalten muss. So umfasst das Spektrum medizinischer Sterbehilfe Maßnahmen der **aktiven Tötung** [**aktive Sterbehilfe**] bis hin zur **palliativen Sterbebegleitung** [**reine Sterbehilfe**]. Im Folgenden werden die verschiedenen Formen der Sterbehilfe, wie sie national und international in der medizinischen Praxis vollzogen werden, dargestellt und einer kritischen ethisch-rechtlichen Beurteilung unterzogen.

Euthanasie-Praxis in den Niederlanden und Belgien

Das niederländische Parlament hat am 10. April 2001 weltweit als erstes Land die **aktive Sterbehilfe** und den **medizinisch assistierten Suizid** bei Einhaltung bestimmter so genannter Sorgfaltskriterien legalisiert. Seit dem 16. Mai 2002 hat nun auch Belgien ein Euthanasie-Gesetz, das die aktive Sterbehilfe straffrei stellt. **Euthanasie** *wird als eine absichtlich lebensbeendende Handlung durch eine andere als die betroffene Person auf deren ausdrückliche Bitte hin definiert.* Das belgische Gesetz – im Gegensatz zum niederländischen Gesetz – regelt nur die aktive Sterbehilfe, d.h. die aktive Tötung auf Verlangen, nicht aber den medizinisch assistierten Suizid. In beiden Euthanasie-Gesetzen besteht die Möglichkeit, aktive Sterbehilfe auch mittels Patientenverfügungen zu verlangen. In beiden Ländern werden die euthanasierten Fälle mithilfe einer Kontrollkommission überwacht, die sich aus Ärzten, Juristen und Ethikern zusammensetzt. Kommt die Kommission zu dem Schluss, dass der Arzt nicht entsprechend den Vorschriften gehandelt hat, kann sie den Staatsanwalt einschalten. Fundamentale **Grundvoraussetzungen für die Genehmigung von Euthanasie** ist das Vorliegen eines freiwilligen Verlangens des Patienten nach Euthanasie oder medizinisch assistiertem Suizid bei Vorliegen eines nachweislich unerträglichen, aussichtslosen und unheilbaren Leidens [Tab. 1].

Von grundlegender Bedeutung für die holländische Euthanasie-Politik, aber auch für die Euthanasie-Debatte überhaupt und die Gesetzesänderung waren die Ergebnisse der von der holländischen Regierung in Auftrag gegebenen Untersuchung von 1990, der sog. **Remmelink-Report**, und die in den Jahren 1995 und 2001 von **van der Wal** und **van der Maas** durchgeführten Studien, in denen Ärzte in anonymisierter Weise befragt wurden.

Aktive Sterbehilfe wurde 1990 bei 2.300, 1995 bei 3.200 und 2001 bei 3.500 Menschen durchgeführt [Tab. 2]. **Beihilfe zum Suizid** wurde mit jeweils 400, 400 und 300 Fällen angegeben. Als Gründe für Euthanasie und medizinisch assistiertem Suizid nannten

Tab. 1. Sorgfaltskriterien zur Gewährung von Euthanasie und medizinisch assistiertem Suizid

- Freiwilliges, wiederholtes Verlangen des Patienten
- Vorliegen eines unerträglichen, aussichtslosen Leidens
- Bestätigung der o.g. Kriterien durch einen unabhängigen Kollegen
- retrospektive Meldung an die Kontrollkommission
- Euthanasie auch per Patientenverfügung möglich

Tab. 2. Euthanasie und medizinisch assistierter Suizid in den Niederlanden in den Jahren 1990, 1995 und 2001

	1990	1995	2001
Sterbefälle insgesamt	128.800	135.700	140.400
ausdrückliche Bitte	8.900	9.700	9.700
Euthanasie	2.300	3.200	3.500
medizinisch assistierter Suizid	400	400	300
Tötung ohne Verlangen	1.000	900	900
Meldungen der Euthanasiefälle	18%	41%	54%

E

die befragten Ärzte hauptsächlich *aussichtsloses und unerträgliches Leiden* [Tab. 3].

Bei näherer Betrachtung der niederländischen Euthanasiepraxis sind doch deutliche paternalistische Tendenzen aufseiten der Ärzte festzustellen. So haben die Ärzte nur etwa einem Drittel der ausdrücklichen Bitten nach Euthanasie von 1990 [8.900 Bitten], 1995 [9.700 Bitten] und 2001 [9.700 Bitten] entsprochen [Tab. 2]. Bei 1000 [1990] bzw. 900 [1995, 2001] Patienten wurde dagegen die **aktive Sterbehilfe** sogar **ohne ausdrückliche Bitte der Betroffenen** ausgeführt. Als Gründe für die **Tötung ohne Verlangen** gaben die Ärzte [Tab. 4] am häufigsten an, dass jede medizinische Maßnahme aussichtslos geworden war und die Nächsten es nicht mehr mit ansehen konnten.

Diese erschreckend hohen Zahlen von Tötungen ohne Verlangen wurden erst durch die anonymisierte Form der Ärztebefragung aufgedeckt. Als Gründe für die Nichtmeldung dieser Fälle gaben die Ärzte überwiegend an, dass sie sich und die Familie vor rechtlichen Problemen schützen wollten.

Insgesamt wurden im Jahr 1990 nur 18 %, 1995 41 % und 2001 54 % der Euthanasie-Fälle an die Staatsanwaltschaft bzw. Kontrollkommissionen gemeldet. Das heißt, dass 82 %, 59 % bzw. 46 % der Ärzte trotz zugestandender Straffreiheit keine Rechenschaft über ihr Handeln ablegen wollten und im Gegensatz zu den Fakten eine natürliche Todesursache bescheinigten. Die Todesbescheinigungen waren also gefälscht. Vor allem aber zeigt die erschreckende Zahl von Tötungen ohne Verlangen, dass ein Missbrauch auch durch die niederländische de facto-Legalisierung nicht verhindert werden konnte. Es stellt sich sogar die Frage, ob der Missbrauch nicht gerade durch die Duldung und Legalisierung der Tötung gefördert wird. Die Zahlen legen unmissverständlich offen, dass die bisherige Duldungspolitik des niederländischen Staates einen nicht mehr aufzuhaltenden Missbrauch der Euthanasie in Gang gesetzt hat. Und es steht demnach zu befürchten, dass das aktuelle Gesetz diesen Missbrauch nur noch einfacher als bisher gestalten wird.

Tab. 3. Gründe für das Verlangen nach Euthanasie und medizinisch-assistiertem Suizid in % [Mehrfachnennungen möglich]

Aussichtsloses und unerträgliches Leiden	74
Vermeidung von Entwürdigung	56
Vermeidung von weiterem Leiden	47
Sinnloses Leiden	44
Schmerzen	32
Lebensmüdigkeit	18
Vermeidung von Ersticken	18
Familie nicht mehr zur Last zu fallen	13

Tab. 4. Gründe des Arztes für lebensbeendende Maßnahmen ohne ausdrückliches Verlangen des Patienten [%] [Mehrfachnennungen möglich]

Jede medizinische Handlung war sinnlos geworden	67
Keine Aussicht auf Besserung	44
Die Nächsten konnten es nicht mehr ertragen	38
Geringe Lebensqualität	36
Unterstellter Wunsch des Patienten	30
Vermeidung von Entwürdigung/weiterem Leiden	9
Eine Behandlung war eingestellt, Patient verstarb nicht	2

Tab. 5. Deontologische Ethik

Deontologische Argumente gegen Euthanasie
Sanctity of Life („Heiligkeit des Lebens")
Sinnerfahrung im Leiden (religiös, anthropologisch)
Verstoß gegen Standesethik
Ausdruck eugenischer Zielsetzung
Leiden ruft Mitleid und Fürsorge hervor
Deontologische Argumente für Euthanasie
Quality of Life
Pflicht des Arztes, Leiden zu beseitigen
Recht auf eigenen Tod (Wahlfreiheit, Autonomie)

Beide Kriterien, die per Gesetz zur Gewährung von Euthanasie vorliegen müssen, nämlich *unerträgliches Leiden* und *freiwilliges Verlangen nach aktiver Sterbehilfe* sind realiter schwer objektivierbar. Pflegekräfte haben bereits darauf hingewiesen, dass das Verlangen nach Euthanasie oft die Folge von unzulänglicher Pflege, Betreuung und mangelndem menschlichen Kontakt ist. Ein solches Verlangen nach Euthanasie kann man dann nicht freiwillig nennen. Schwerkranke und Sterbende fühlen wegen ihrer oft hilflosen Lage besonders den Druck, den andere auf sie ausüben können. Die Familie wird versucht sein, unter diesen gesetzlichen Prämissen früher und häufiger als der Patient selbst nach Euthanasie zu verlangen, weil man das Leiden des Patienten nicht mehr mit ansehen kann, oder weil man von den ewigen Krankenhaus- oder Pflegeheimbesuchen genug hat. In Zukunft steht zu befürchten, dass Kranke noch eher als eine Last empfunden werden, einfach weil die Möglichkeit besteht, sich auf Verlangen töten zu lassen.

Folglich muss festgestellt werden, dass praktisch alle Sorgfaltskriterien, die an die Lebensbeendigung geknüpft sind, rigoros übergangen werden. *Freiwilligkeit*, *Selbstbestimmung* und *subjektiv erlebtes Leiden* spielen eine untergeordnete Rolle. In der Praxis ist der Patient dem Arzt oftmals ausgeliefert, und dort, wo er sich nicht ausreichend wehren kann, auch seinen Angehörigen. Der Arzt kann der gesetzlich vorgeschriebenen Sorgfaltspflicht mühelos entkommen, indem er einfach nicht meldet und stattdessen eine natürliche Todesursache bescheinigt.

Ethik der Sterbehilfe

In der Euthanasie-Debatte haben sich zwei Argumentationstypen in der ethischen Begründung oder Ablehung der aktiven Sterbehilfe entwickelt. Hierbei handelt es sich um **deontologische Argumente** gegen und für [Tab. 5] sowie **konsequentialistische Argumente** gegen und für Sterbehilfe [Tab. 6, 7].

Eine **deontologische Ethik** [Kant, Rawls] beurteilt die sittliche Richtigkeit einer Handlung danach, ob sie einem anerkannten moralischen Prinzip folgt, ungeachtet der Konsequenzen, die die Handlung verursacht. Dagegen beurteilt eine **konsequentialistische** oder **utilitaristische Ethik** [Bentham, Mill, Singer] die sittliche Richtigkeit einer Handlung danach, welche Konsequenzen sie erzielt.

Für die **ethische Beurteilung der Sterbehilfe** ist der Erkenntnisgewinn aus wissenschaftlichen Studien und klinischer Praxis unverzichtbar. So lassen sich etwa viele der aufgeführten deontologischen und konsequentialistischen Argumente durch die Ergebnisse der drei großen, in Holland durchgeführten Euthanasie-Studien bekräftigen oder entschärfen. Deshalb spielen neben den theoretisch-ethischen Argumenten zunehmend **klinisch-pragmatische Argumente** eine entscheidende Rolle [Tab. 8]. Diese reflektieren die Realität einer Handlungsweise und ihre Folgen und lassen so erkennen, ob es sich bei der ethischen Argumentation um handfeste berechtigte Argumente oder eher um persönliche Befürchtungen handelt, die bei näherer Betrachtung bald verpuffen.

Aus den klinischen Daten lassen sich eindeutige Aussagen zur Ethik der Sterbehilfe machen. Hier sind die klinisch-pragmatischen Argumente gegen Euthanasie überzeugend und tragen wesentlich zur Bekräftigung der in Tab. 6 und 8 genannten ethischen Argumente gegen Euthanasie bei. Dagegen zeigt die klinische Praxis eindeutig, dass die oben genannten ethischen Argumente, die für Euthanasie plädieren, kaum realisierbar sind und nur sehr schwache Argumente darstellen.

Tab. 6. Konsequentialistische Ethik

Konsequentialistische Argumente gegen Euthanasie
Missbrauch und Dammbruch [„slippery slope"]
Unterhöhlung der Freiwilligkeit durch fremde Interessen
Perversion der „Freiheit zum Tode" in „Unfreiheit zum Leben"
Stärkung des Arztes, Schwächung des Patienten
Schädigung des Arzt-Patienten-Verhältnisses
Vertrauensverlust in der Medizin
Gefährdung der Bedingungen des Zusammenlebens
Verlust an Fürsorge für kranke und alte Mitmenschen
Änderung des gesellschaftlichen Umgangs mit Schwächeren
Verhinderung eines Ausbaus der Palliativmedizin
Verhinderung des medizinischen Fortschritts

Tab. 7. Konsequentialistische Ehik

Konsequentialistische Argumente für Euthanasie
Erlangung von Leidensfreiheit
Stärkung der Patientenautonomie
Terminal Kranke verursachen hohe Kosten

Tab. 8. Klinisch-pragmatische Argumente gegen Euthanasie

- Adäquate palliative Versorgung reduziert Verlangen nach Euthanasie [Hospiz-Studien]
- Palliativmedizin ist „aktive Lebenshilfe"
- Ältere und kranke Menschen fühlen sich durch Euthanasie-Debatte bedroht
- Patienten geraten unter den Druck von Familie, Gesellschaft
- Ärzte empfinden Tötungsakt als Perversion ihrer Kunst
- Die Möglichkeit der Euthanasie schwächt den Willen von Ärzten und Familien, für die Alten und Kranken mehr zu tun
- Studien belegen eindeutig Missbrauch, Ohnmacht des Staates
- Studien belegen Missachtung der Kriterien „freiwilliges Verlangen" und „unerträgliches Leiden"
- Patienten wollen nicht Tod per se, sondern wirksame Schmerzmittel, menschliche Zuwendung und Ansprache

Da klinische Studien in der Euthanasiepraxis keinen Beitrag zur Ermittlung der Ursprünge des so häufig vorgebrachten ethischen Arguments des Tötungsverbots liefern können, soll an der Stelle ein anderer Begründungsversuch unternommen werden. Hier geht es vor allem darum, sich dem Vorwurf der Euthanasie-Befürworter zu stellen, das darin besteht, dass das **Tötungsverbot**, das gemeinhin mit der **Heiligkeit des Lebens** begründet würde, sowieso nur religiös zu rechtfertigen wäre. Von den Euthanasie-Befürwortern wird deshalb dagegen gehalten, dass rein religiös begründete bzw. begründbare Argumente den heutigen Menschen nicht mehr vermittelt werden könnten. Das vermeintlich starke Argument der *Heiligkeit des Lebens* kann als Schlüsselargument zwischen der *Euthanasie-verneinenden traditionellen, prinzipienorientierten deontologischen Ethik* einerseits und der *Euthanasie-bejahenden konsequentialistischen und utilitaristischen Ethik* andererseits angesehen werden. Dabei sind aber die Ursprünge des Tötungsverbots keineswegs nur religiös motiviert und begründet.

Die **Ursprünge des Tötungsverbots** lassen sich als eine natürliche Tötungshemmung schon sehr früh in der Evolution innerhalb von geschlossenen, sozial lebenden Gruppen ansiedeln [von Lutterotti]. Diese Form der Tötungshemmung war entscheidend, da sie das Überleben dieser sozial lebenden Gruppen sicherte. Demgegenüber hat die Religion, die erst viel später in evolutive Prozesse eingreifen konnte, das Tötungsverbot nicht neu erfunden, sondern mit dem Tötungsverbot – bzw. positiv ausgedrückt: mit der Heiligkeit des Lebens – lediglich ein essentielles, fundamental wichtiges Ordnungsprinzip sanktioniert, das zur Regelung friedlichen Zusammenlebens der Gruppe einfach notwendig war. An dieser Stelle gilt es festzuhalten, dass zwar biologisches Verhalten [**natürliche Tötungshemmung**] noch keine Sollensansprüche rechtfertigt [naturalistischer Fehlschluss], aber eine Nichtbeachtung des Tötungsverbots, z.B. in der klinischen Euthanasie-Praxis, zu schwerwiegendem Dammbruch und Missbrauch führt. Andererseits gilt auch, dass Religion, Ethik und Philosophie, die zu normativen Aussagen berechtigt sind, die Tatsachen des Seins, also die Fakten aus der holländischen Euthanasie-Praxis berücksichtigen müssen, damit eben dem oben beschriebenen Fehlverhalten vorgebeugt werden kann.

E

In Deutschland unterschiedene Formen der Sterbehilfe

Aktive Sterbehilfe [aktive Euthanasie, Hilfe zum Sterben]

Unter **aktiver** bzw. **aktiv direkter Sterbehilfe** versteht man die **intendierte und** [von einem Arzt] **aktiv herbeigeführte, vorzeitige Beendigung des Lebens** durch vorsätzliche Verabreichung lebensbeendender Substanzen. **Der Arzt tötet den Patienten,** um Schmerzen und Leiden zu beenden. Dies kann auf Verlangen des Patienten, der sterben möchte, geschehen [**freiwillige** oder **eigentliche aktive Sterbehilfe**] oder ohne Einwilligung eines Patienten, der zwar einwilligen könnte, aber dies nicht tut [**unfreiwillige aktive Sterbehilfe**] bzw. der nicht einwilligen kann, weil er nicht versteht, um was es geht [**nicht-freiwillige aktive Sterbehilfe**].

Tab. 9. Formen der Sterbehilfe

- Aktive [direkte] Sterbehilfe [„aktive Euthanasie",„Hilfe zum Sterben"]
- [Aktive] Indirekte Sterbehilfe [„Doppelwirkung",„Doppeleffekt"]
- Beihilfe zum Suizid [„medizinisch-assistierter Suizid"]
- Passive Sterbehilfe [„passive Euthanasie",„Sterbenlassen"]

Das **Grundgesetz** [GG] garantiert den Schutz des Lebens mit Art. 1 Abs. I GG [*Die Würde des Menschen ist unantastbar*] und Art. 2 Abs. II GG [*Jeder hat das Recht auf Leben und körperliche Unversehrtheit*]. Danach ist eine aktive Sterbehilfe unzulässig und wird nach § 216 StGB [*Tötung auf Verlangen*] oder nach den sonstigen Strafbestimmungen über vorsätzliche Tötung nach §§ 211, 212 StGB [*Mord, Totschlag*] unter Strafe gestellt. Auch die Bundesärztekammer formuliert in ihren neuen **Grundsätzen zur ärztlichen Sterbebegleitung** von **1998** eine strikte Ablehnung der aktiven Sterbehilfe: *Eine gezielte Lebensverkürzung durch Maßnahmen, die den Tod herbeiführen oder das Sterben beschleunigen sollen, ist unzulässig und mit Strafe bedroht, auch dann, wenn sie auf Verlangen des Patienten geschieht.*

Indirekte Sterbehilfe [Doppelwirkung, Doppeleffekt]

Im Gegensatz zur beabsichtigten Beschleunigung des Todeseintritts bei der aktiven Sterbehilfe handelt es sich bei der **indirekten** bzw. **aktiv indirekten Sterbehilfe** um die **unbeabsichtigte, nicht-intendierte Inkaufnahme des vorzeitigen Todeseintritts** als Nebenwirkung einer sinnvollen Therapiemaßnahme bei Einwilligung des Patienten nach vollständiger Aufklärung [*informed consent*]. Die primäre Absicht ist hier nicht die Verkürzung des Lebens, sondern die Linderung von Leiden. Die Todesfolge wird nach allgemein ethischen als auch nach der christlichen Glaubenslehre unter der Geltung des **Prinzips der Doppelwirkung** für zulässig gehalten. Der Bundesgerichtshof hat erstmals 1996 die indirekte Sterbehilfe für zulässig erklärt: *Eine ärztlich gebotene schmerzlindernde Medikation entsprechend dem erklärten oder mutmaßlichen Patientenwillen wird bei einem Sterbenden nicht dadurch unzulässig, dass sie als unbeabsichtigte, aber in Kauf genommene unvermeidbare Nebenfolge den Todeseintritt beschleunigen kann.*

In gleicherweise formuliert die Bundesärztekammer in ihren so genannten Grundsätzen zur ärztlichen Sterbebegleitung: *Bei Sterbenden kann die Linderung des Leidens so im Vordergrund stehen, dass eine möglicherweise unvermeidbare Lebensverkürzung hingenommen werden darf.*

Beihilfe zum Suizid [medizinisch assistierter Suizid, Beihilfe zur Selbsttötung, Beihilfe zum Selbstmord]

Bei der **Beihilfe zum Suizid** ist der Arzt seinem Patienten bei der Verwirklichung von dessen selbstständig gefasster Entscheidung, sein Leben zu beenden, z.B. durch Bereitstellung eines tödlichen Medikamentes, behilflich. Im Gegensatz zur aktiven Sterbehilfe bestimmt der Arzt hier weder den Geschehensablauf noch führt er die Tötungshandlung selbst aus. Das aktive Tun des Arztes [Bereitstellung der tödlichen Substanz] als Selbstmordbeihilfe bleibt mangels Vorliegens einer rechtswidrigen Haupttat straflos, wenn der Selbsttötung eine frei verantwortliche Willensentscheidung des Lebensmüden zugrunde liegt. Die Beihilfe zu einer Tat ist nur dann strafbar, wenn letztere einem Straftatbestand des StGB entspricht; das ist bei der Selbsttötung nicht der Fall [vgl. § 27 I StGB]. Die **Bundesärztekammer lehnt die Beihilfe zur Selbsttötung** als ärztliche Option **ab:** *Die Mitwirkung des Arztes beim Suizid widerspricht dem ärztlichen Ethos und kann strafbar sein.*

Passive Sterbehilfe [Sterbenlassen, Therapieabbruch, Therapieverzicht]

Bei der **passiven Sterbehilfe** handelt es sich um den **Behandlungsverzicht bei sterbenden** Patienten **oder** um die **aktive Beendigung von lebensverlängernden Maßnahmen** bei [mutmaßlicher] Einwilligung des Patienten. Der Unterschied zwischen aktiver und passiver Sterbehilfe wird als Unterschied gesehen zwischen der aktiven Beendigung menschlichen Lebens [Tötung] und dem Sterbenlassen oder der Entscheidung, Leben nicht zu verlängern, also etwa keine [weiteren] lebensverlängernden Behandlungsmaßnahmen vorzunehmen. **Der Arzt lässt den Patienten sterben.** Beim Abbruch lebenserhaltender Maßnahmen in aussichtslosen Situationen, z.B. durch das aktive Abschalten der Beatmungsmaschine, ist nicht der Abbruch die Todesursache, sondern die zugrunde liegende Krankheit des Patienten. So stirbt der Patient an Ursachen, deren medizinische Bekämpfung nicht mehr sinnvoll ist. Jedes eigenmächtige Vorgehen des Arztes gegen den Willen des Patienten wäre ein widerrechtlicher Eingriff in das Selbstbestimmungsrecht des Patienten über seinen Körper und in die Würde der menschlichen Persönlichkeit und damit in die Patientenautonomie. In die gleiche Richtung geht auch die Stellungnahme der Bundesärztekammer. Es wird aber auch hervorgehoben, dass es, trotz der Pflicht des Arztes zur Lebenserhaltung, Situationen geben kann, in denen Maßnahmen zur Lebensverlängerung nicht mehr angebracht sind. **Ein Behandlungsabbruch ist jedoch auch dann nicht gestattet, sondern an die Stelle von Lebensverlängerung und Lebenserhaltung treten dann palliativ-medizinische und pflegerische Maßnahmen. Die Entscheidung über eine Änderung des Therapieziels muss dem Willen des Patienten entsprechen.** In den Grundsätzen ist erstmals eine unverzichtbare Basisbetreuung für *alle* Patienten definiert worden. Dazu gehören u.a. menschenwürdige Unterbringung, Zuwendung, Körperpflege, Lindern von Schmerzen, Atemnot und Übelkeit sowie Stillen von Hunger und Durst.

Früheuthanasie als Sonderfall der Sterbehilfe

Ein wenig geklärter Sonderfall der Sterbehilfe ist die so genannte **Früheuthanasie,** d.h. das **Sterbenlassen von schwer missgebildeten bzw. nicht lebensfähigen Neugeborenen** entweder durch einen Behandlungsverzicht oder Behandlungsabbruch. Dabei handelt es sich aber um keinen Fall der eigentlichen individuellen Sterbehilfe, weil weder das schwerkranke Neugeborene einen Willen hat noch ein mutmaßlicher Wille sich eruieren lässt. Es muss nach bestem Wissen und Gewissen geprüft werden, was dem Interesse des Neugeborenen am besten entspricht, wobei die Einstellung der Eltern hier unbedingt miteinzubeziehen ist. Diese Forderungen werden auch in den Grundsätzen der Bundesärztekammer hervorgehoben. Bei Neugeborenen mit schwersten Fehlbildungen oder schweren Stoffwechselstörungen, bei denen keine Aussicht auf Heilung oder Besserung besteht, kann nach hinreichender Diagnostik und im Einvernehmen mit den Eltern eine lebenserhaltende Behandlung, die ausgefallene oder ungenügende Vitalfunktionen ersetzt, unterlassen oder nicht weitergeführt werden. Gleiches gilt für extrem unreife Kinder, deren unausweichliches Sterben abzusehen ist, und für Neugeborene, die schwerste Zerstörungen des Gehirns erlitten haben. Eine weniger schwere Schädigung ist kein Grund zur Vorenthaltung oder zum Abbruch lebenserhaltender Maßnahmen, auch dann nicht, wenn Eltern dies fordern.

Sterbebegleitung [reine Sterbehilfe, Hilfe beim/im Sterben]

Sterbebegleitung ist heute die Hauptaufgabe der jungen Disziplin der Palliativmedizin. Nach den Definitionen der WHO sowie der Deutschen Gesellschaft für Palliativmedizin [DGP] ist **Palliativmedizin** [*engl.* palliative care] *die aktive, ganzheitliche Behandlung von Patienten mit einer progredienten, weit fortgeschrittenen Erkrankung und einer begrenzten Lebenserwartung zu der Zeit, in der die Erkrankung nicht mehr auf kurative Behandlung anspricht und die Beherrschung der Schmerzen und anderer Krankheitsbeschwerden sowie psychologischer, sozialer und spiritueller Probleme höchste Priorität besitzt. Das Ziel der Palliativmedizin ist die Erreichung der bestmöglichen Lebensqualität für die Patienten und ihre Angehörigen.*

Deshalb hat sich die DGP in ihrer aktuellen Stellungnahme eindeutig gegen das niederländische Euthanasie-Gesetz ausgesprochen: *Die Palliativmedizin bejaht das Leben und sieht Sterben als einen natürlichen Prozess. Sie lehnt aktive Sterbehilfe in jeder Form ab. Die Aufgabe von Ärzten ist die Vorbeugung, Heilung und Linderung von Krankheiten und darauf müssen sich kranke, alte und gebrechliche Menschen jederzeit verlassen können!*

E

In der Palliativmedizin geht es also nicht um das *medizinisch-technisch Machbare*, sondern um das *medizinisch-ethisch Vertretbare.* Zu den wesentlichen Prinzipien und Leitsätzen der Palliativmedizin definiert der deutsche Pionier der Palliativmedizin Eberhard Klaschik:

- Kompetente Symptomkontrolle, insbesondere der Schmerzen
- Integration der psychischen, sozialen und geistig-seelischen Probleme
- Kompetenz in den wichtigen Fragen der Kommunikation und Ethik
- Akzeptanz des Sterbens und des Todes als ein Teil des Lebens
- Durch zeitbegrenzte Rehabilitation, Wiederherstellung bzw. Erhaltung der Selbstständigkeit und maximalen Leistungsfähigkeit kann der Patient bis zum Tod so aktiv und kreativ wie möglich leben
- Unterstützung der Angehörigen sowohl während der Erkrankung als auch beim Sterben des Patienten und in der Zeit danach
- Arbeit im multiprofessionellen und interdisziplinären Team
- Palliativmedizin ist aktive Lebenshilfe
- Akzeptanz der Autonomie und Respekt vor der Würde des Menschen im Leben, im Sterben und danach
- Wahrhaftigkeit in der Kommunikation
- Nicht der Schmerz, sondern der Mensch, der Schmerzen hat, muss behandelt werden
- Hoffnung auf ein Leben und Sterben in Würde
- Niemals: Da ist nichts mehr zu machen, sondern immer: Da ist noch viel, das getan werden kann und getan werden muss.

Diese ganzheitliche palliative Versorgung und Behandlung geht zurück auf das Konzept **Total Care** von Ciceley Saunders, der Begründerin der Hospizbewegung und Palliativmedizin in Europa. Ihrem Ansatz von **Total Care** liegt das Verständnis von **Total Pain** zugrunde. Krankheit und Leid sind multidimensional und können organische, psychische, spirituelle und soziale Beschwerden verursachen. Um allen diesen Beschwerden wirksam begegnen zu können, muss auch das Therapiekonzept multidimensional [*total*] ausgerichtet sein. Diesem hohen Anspruch kann die Palliativmedizin nur durch eine neue Form der interdisziplinären Zusammenarbeit gerecht werden. Voraussetzung dafür ist aber nicht nur die Bereitschaft, im Team zusammenzuarbeiten, sondern auch die *fachliche* und *menschliche Kompetenz* der Ärzte und in gleichem Maße die des Pflegepersonals, der Seelsorger, der Sozialarbeiter, der Psychologen und etwaiger anderer Mitglieder des multidisziplinären Teams.

Diese Begleitung erfolgt auf dem Fundament einer barmherzigen und anteilnehmenden Grundeinstellung des Arztes und aller anderen Beteiligten. Genau um diese Grundeinstellung geht es auch in dem Begriff von **RAHME** [*aramäisch* Barmherzigkeit, Mitleid, Liebe, Empathie, Anteilnahme, Fürsorge; *hebräisch* hessed, *arabisch* rahim] als *dritter bzw. mittlerer Weg* zu den beiden Extremen der *aktiven Sterbehilfe* und der *Lebensverlängerung um jeden Preis* [Übertherapie].

Eine **RAHME-volle Betreuung** umfasst zwei Aspekte bzw. zwei Kompetenzen:

- Einerseits fordert RAHME die **fachlich-technische Kompetenz**: Diese ist notwendig, um die erreichbaren und unerreichbaren Ziele auf dem Boden der objektivierbaren Fakten zu definieren. Bei terminal kranken und sterbenden Patienten steht die Anwendung fachlich kompetenter palliativer Therapie im Vordergrund, die eine adäquate Symptombehandlung wie das Lindern von Schmerzen, Depressionen, Übelkeit, Obstipation, Erbrechen, Atemnot, Ängste sowie das Stillen von Hunger und Durst ermöglicht.
- Andererseits fordert RAHME die **ethisch-menschliche Kompetenz**: Diese bezeichnet eine empathische, anteilnehmende Einstellung zum Bedürftigen und Kranken als Mitmenschen und autonome Person. Dies erfordert, terminal kranke und sterbende Patienten zu jeder Zeit ernst zu nehmen und sie in alle Entscheidungsprozesse miteinzubeziehen, ihre Autonomie bis zuletzt zu wahren und zu fördern. Das wird ermöglicht durch eine Form der ganzheitlichen Palliation, die nicht nur die organische, sondern in gleichem Maße auch die psychische, spirituelle und soziale Leidenslinderung und Interessen der schwerkranken Patienten zum Ziel hat.

Genau um diese beiden Aspekte geht es in der ärztlich-pflegerischen **Sterbebegleitung**, die den Weg des Patienten, den er noch zu gehen hat, weder unnötig verkürzen [**Euthanasie**] noch verlängern [**Übertherapie**] will. Genauso wichtig sind Besuche von Familienangehörigen und Freunden des Sterbenden aus seiner vertrauten Umgebung. Sie leisten einen großen menschlich-seelsorgerlichen Beistand, indem sie durch ihr regelmäßiges Wiederkommen dem Sterbenden zeigen, dass er von den tragenden Bindungen seiner bisherigen Lebensgeschichte nicht abgeschnitten ist. Dieser Weg fördert die Einstellung zum schwerkranken und sterbenden Mitmenschen insofern, als er nicht als Objekt diagnostischer und therapeutischer Maßnahmen betrachtet, sondern in seinem bloßen Dasein und seiner menschlichen Würde geachtet wird, die er in seiner körperlichen Hinfälligkeit und seinem völligen Ausgeliefertsein nicht verlieren darf.

Patientenverfügung, Vorsorgevollmacht, Betreuungsverfügung

Jeder Mensch besitzt qua Mensch Menschenwürde und folglich ein Recht auf Selbstbestimmung. Das gilt ebenso auch für Situationen, in denen der Patient nicht mehr in der Lage ist, seinen Willen zu äußern. Für einen solchen Fall gibt es vorsorgliche Willensbekundungen, die den Arzt darüber informieren, in welchem Umfang bei fehlender Einwilligungsfähigkeit bestimmte medizinische Behandlungen gewünscht bzw. nicht gewünscht werden. Nach geltendem Recht existieren drei verschiedene Möglichkeiten der vorsorglichen Willensbekundung – **Patientenverfügung, Betreuungsverfügung und Vorsorgevollmacht** – zur Sicherung der Selbstbestimmung auch im Fall der Äußerungsunfähigkeit. Es muss stets geprüft werden, ob die Verfügung, die eine Behandlungsbegrenzung verlangt, auch für die aktuelle Situation gelten soll. Die genannten Rechtsinstrumente sind kein Ersatz, sondern eine sinnvolle Ergänzung für das Gespräch zwischen Arzt und Patient. Der Patient erhält die Möglichkeit, für Fälle, in denen er selbst nicht mehr entscheiden kann, seine Erwartungen an die Ärzte zu formulieren, und der Arzt bekommt für diese Fälle eine Entscheidungshilfe an die Hand. So bleibt auch dann eine Kommunikationsbrücke bestehen, wenn der Patient nicht mehr ansprechbar ist. Idealerweise sollten Patientenverfügungen mit Vorsorgevollmachten oder Betreuungsverfügungen kombiniert werden.

Patientenverfügung [PV]

Eine Patientenverfügung [fälschlicherweise oft auch als **Patiententestament** bezeichnet] ist eine mündliche oder [besser] schriftliche Erklärung eines einsichts- und urteilsfähigen Menschen, dass er in bestimmten, mehr oder weniger konkret benannten Krankheitssituationen bestimmte Maßnahmen zur Verlängerung des Lebens wünscht oder ablehnt. Grundsätzlich können mit einer PV sowohl *Maßnahmen der passiven als auch der indirekten Sterbehilfe* gefordert werden. Anders als ein Testament bedürfen PV keiner bestimmten Form, sollten aber in der Regel schriftlich abgefasst sein. Der Bundesgerichtshof [Beschluss vom 17. März 2003 XII ZB 2/03] hat nunmehr, soweit Einwilligungsunfähigkeit besteht und eine Einwilligungsfähigkeit auch nach ärztlicher Prognose nicht mehr hergestellt werden kann und weiter eine infauste Prognose gegeben ist, sich dahingehend eingelassen, dass, wenn das Grundleiden einen irreversiblen tödlichen Verlauf genommen hat, lebenserhaltende oder lebensverlängernde Maßnahmen unterbleiben müssen, wenn dies dem Willen des Patienten entspricht, der etwa in einer Patientenverfügung geäußert wurde.

Vorsorgevollmacht [VV]

Im Wege der VV kann ein Bevollmächtigter auch für die Einwilligung in ärztliche Maßnahmen, deren Unterlassung oder Beendigung bestellt werden. Bei Behandlung mit hohem Risiko für Leben und Gesundheit bedarf diese Einwilligung der Schriftform [§ 1904 BGB] und muss sich ausdrücklich auf eine solche Behandlung beziehen. Die Einwilligung des Betreuers oder Bevollmächtigten in eine *das Leben gefährdende Behandlung* bedarf der Zustimmung des Vormundschaftsgerichts [§ 1904 BGB].

Betreuungsverfügung [BV]

Betreuungsverfügungen können Empfehlungen und Wünsche zur Wahl des Betreuers und zur Ausführung der Betreuung enthalten. Nach dem aktuellen Urteil des Bundesgerichtshofs vom 17. März 2003 gilt: Ist für einen Patienten ein Betreuer bestellt, so muss dieser dem Patientenwillen Geltung verschaffen. Der Betreuer kann seine Einwilligung in eine ärztlicherseits gebotene lebenserhaltende oder lebensverlängernde Behandlung nur mit Zustimmung des Vormundschaftsgerichts wirksam verweigern. Für eine Einwilligung des Betreuers und eine Zustimmung des Vormundschaftsgerichts ist kein Raum, wenn die Weiterbehandlung von vorneherein nicht medizinisch indiziert und auch nicht sinnvoll ist [so der Bundesgerichtshof explizit].

Fazit

Medizinische Maßnahmen der **Sterbehilfe** reichen von der direkten und vorsätzlichen Tötung eines Patienten [aktive Sterbehilfe] bis hin zu einer ausschließlich palliativen Sterbebegleitung [reine Sterbehilfe]. In diesem **Spannungsfeld zwischen Medizin, Ethik und Recht** muss sich der ärztliche Heilauftrag immer wieder neu orientieren und definieren. **Aktive Sterbehilfe** [Euthanasie] **und die Beihilfe zur Selbsttötung waren niemals Ziele der Medizin und dürfen es auch niemals werden.**

Wie die niederländische und belgische Euthanasie-Praxis zeigt, sind Dammbruch und Missbrauch vorprogrammiert und, trotz gesetzlich zugestandener Straffreiheit, unvermeidbar. Durch die Legalisierung der aktiven Sterbehilfe und der damit sich zunehmend einschleichenden gesellschaftlichen Akzeptanz geraten zwangsläufig mehr und mehr Menschen in einen Rechtfertigungszwang, die trotz psychischer oder organischer Leiden und unheilbarer Krankheit noch weiterleben oder ihre dementen Angehörigen am Leben lassen wollen.

Schließlich muss auch bedacht werden, welche Konsequenzen es für das Arzt-Patienten-Verhältnis hätte, wenn der Arzt potentieller Ausführender einer Tötungshandlung würde. Wie wird sich ein Patient fühlen, der ein teurer Pflegefall geworden ist, wenn sich ihm ein Arzt mit einer Spritze nähert? Da Sektionsergebnisse keinen Hinweis auf eine mögliche Zustimmung des Patienten und das Motiv des Arztes zulassen, wäre ein Missbrauch in Form einer *Kumpanei der Interessierten*, also von Angehörigen und Arzt, nicht objektivierbar.

Befürworter begründen ihre Forderung nach aktiver Sterbehilfe damit, dass es die einzige Hilfe sei, die sie einem unheilbar Schwerkranken in seiner aussichtslosen Situation noch geben könnten. Diese Form der Sterbehilfe kann aber schon faktisch keine echte Hilfe sein, weil sie primär nicht das Leiden, sondern den kranken Mitmenschen selbst beseitigt. Ebensowenig ist sie die einzige Hilfe, weil Sterbende in Wirklichkeit nicht das erlösende Gift bzw. den Tod per se wollen, sondern etwas ganz anderes, nämlich menschliche Zuwendung und wirksame Schmerzmittel. Die mittlerweile gut belegten Erfahrungen der Hospize und der Palliativmedizin zeigen uns folgendes: **Je mehr menschliche Zuwendung und effektive Schmerzstillung die Kranken erfahren, desto mehr nehmen sie ihren bevorstehenden Tod an und versuchen, die ihnen noch verbleibende Zeit so erfüllt wie möglich zu (er)leben.** In gleichem Maße nimmt auch der Wunsch nach einer vorzeitigen ärztlichen Beendigung ihres Lebens ab. Auf diese Weise erscheint der Gedanke der Euthanasie nicht als Hilfe, sondern eher als Verweigerung der medizinischen und menschlichen Zuwendung.

Allen diesen Formen des Missbrauchs und der Verachtung der Medizin werden die Konzepte der **ärztlich-pflegerischen RAHME** und der modernen **Palliativmedizin** entgegengestellt. Ärztlich-pflegerische RAHME schafft ein partnerschaftliches Verhältnis zum Patienten, in dem der Patient das starke Gefühl hat, dass er trotz seiner körperlichen Hinfälligkeit und Gebrechlichkeit ernst genommen und nicht alleine gelassen wird. Mit der neuen Disziplin der Palliation ist es möglich geworden, durch eine **ganzheitliche, fürsorgliche, mitmenschliche und interdisziplinäre Betreuung und Sterbebegleitung** quälende Schmerzen und andere Symptome auf ein erträgliches Maß zu reduzieren und unnötiges Leiden zu verhindern. Damit ist die Palliativmedizin aktive Lebenshilfe; **eine aktive Sterbehilfe ist nicht erforderlich, ethisch nicht zu rechtfertigen und rechtlich unzulässig.**

zung einer Gliedmaße in einem Gelenk, z.B. Vorfußamputation im Lisfranc-Gelenk

Ex|a|zer|ba|ti|on *f*: →*Exacerbatio*

Ex|ca|va|tio *f, pl* **-ti|o|nes** (Ⓔ excavation): Aushöhlung, Ausbuchtung, Höhle, Vertiefung, Exkavation

Excavatio disci (Ⓔ optic cup): *Syn*: *Papillenexkavation, Excavatio papillae*; Vertiefung der Sehnervenpapille [Discus* nervi optici]; Eintrittsstelle von Arteria* und Vena* centralis retinae

Excavatio papillae: →*Excavatio disci*

Excavatio rectouterina (Ⓔ rectouterine excavation): *Syn*: *Douglas-Raum*; zwischen Uterus* und Rektum* liegender Raum; tiefster Punkt der Peritonealhöhle* bei der Frau

Excavatio rectovesicalis (Ⓔ rectovesical excavation): *Syn*: *Proust-Raum*; Bauchfelltasche zwischen Blase und Rektum*; beim Mann tiefste Stelle der Peritonealhöhle*

Excavatio vesicouterina (Ⓔ vesicouterine excavation): *Syn*: *vorderer Douglas-Raum*; spaltförmige Bauchfelltasche zwischen Gebärmutter und Blase

Excimer-Laser *m* (Ⓔ Excimer laser): Laser mit einem Edelgas-Halogen-Gemisch [Excited dimer]; ermöglicht präzises Ätzen kleinster Strukturen; wird in der Augenheilkunde zur Korrektur von Keratopathien und Hornhauterosionen sowie der Korrektur von Myopie und Astigmatismus [Lasik*] verwendet

Ex|co|chle|a|tio *f, pl* **-ti|o|nes** (Ⓔ excochleation): *Syn*: *Exkochleation*; Auslöffeln, Auskratzen mit einem scharfen Löffel

Ex|co|ri|a|tio *f, pl* **-ti|o|nes** (Ⓔ excoriation): *Syn*: *Exkoriation*; Hautabschürfung mit Entfernung der Epidermis

Ex|cre|men|tum *nt, pl* **-ta** (Ⓔ excrement): *Syn*: *Exkrement*; Ausscheidung; Stuhl, Kot

Ex|cre|tum *nt, pl* **-ta** (Ⓔ excretion): *Syn*: *Exkret*; ausgeschiedene Substanz, Ausscheidung

ex|en|ke|phal *adj*: →*exenzephal*

Ex|en|ke|pha|lie *f*: →*Exenzephalie*

Ex|en|te|ra|tio *f, pl* **-ti|o|nes** (Ⓔ exenteration): *Syn*: *Exenteration*; Ausweidung, Eingeweideentfernung, Organentfernung

Exenteratio bulbi (Ⓔ evisceration): *Syn*: *Eviszeration*; Ausweidung des Augapfels, d.h., das Augeninnere wird entfernt, während die Lederhaut erhalten bleibt; von vielen Augenärzten als veraltet abgelehnt

Exenteratio orbitae (Ⓔ orbital exenteration): operative Entfernung aller Strukturen in der Augenhöhle, bei der die Periorbita* vom Orbitarand bis zur Orbitaspitze abgeschält wird; nach Epithelisierung der knöchernen Höhle wird eine Epithese, die Auge und Augenlid nachahmt, eingesetzt; wird nur bei ausgedehnten malignen Tumoren der Orbita durchgeführt

Ex|en|te|ra|ti|on *f* (Ⓔ exenteration): *Syn*: *Exenteratio*; Ausweidung, Eingeweideentfernung, Organentfernung

ex|en|ze|phal *adj* (Ⓔ exencephalous): *Syn*: *exenkephal*; Exenzephalie betreffend, von ihr betroffen oder gekennzeichnet

Ex|en|ze|pha|lie *f* (Ⓔ exencephaly): *Syn*: *Exenkephalie*; angeborene Fehlbildung mit Lage des Gehirns außerhalb des Schädels

ex|er|gon *adj* (Ⓔ exergonic): (*chem.*) energiefreisetzend

Ex|fo|li|a|tin *nt* (Ⓔ exfoliatin): Staphylococcus* aureus bildet zwei Serinproteasen [**Exfoliatin A und B**], die zur Lösung des Stratum corneum vom Stratum granulosum führen, wodurch die typischen Blasen des Staphylococcal-Scalded-Skin-Syndroms* entstehen

Ex|fo|li|a|tio *f, pl* **-ti|o|nes** (Ⓔ exfoliation): Abblättern, Abschälen; Abblätterung, Abschälung, Abstoßung

Exfoliatio areata linguae (Ⓔ benign migratory glossitis): flächenhafte Schleimhautabstoßung bei Lingua* geographica; wird manchmal auch als Schleimhautvariante der Psoriasis* vulgaris gedeutet

Ex|fo|li|a|ti|on *f* (Ⓔ exfoliation): *Syn*: *Exfoliatio*; Abblättern, Abschälen; Abblätterung, Abschälung, Abstoßung

ex|fo|li|a|tiv *adj* (Ⓔ exfoliative): schuppend, abblätternd

Ex|fo|li|a|tiv|zy|to|lo|gie *f* (Ⓔ exfoliative cytology): *Syn*: *exfoliative Zytodiagnostik*; Entnahme und Untersuchung oberflächlicher Zellen

Ex|hai|re|se *f* (Ⓔ exeresis): *Syn*: *Exhärese*; Herausziehen einer anatomischen Struktur, z.B. von Nerven [Neurexhairese] oder Venen [Venenstripping]

Ex|ha|la|tio *f, pl* **-ti|o|nes** (Ⓔ exhalation): Ausatmen; Ausatmung

Ex|hä|re|se *f*: →*Exhairese*

Ex|hi|bi|ti|o|nis|mus *m* (Ⓔ exhibitionism): fast nur bei Männern vorkommende Störung des Sexualverhaltens, die durch einen unwiderstehlichen Drang zur Entblößung der Genitale vor dem anderen Geschlecht charakterisiert ist; wird entweder mit oder ohne gleichzeitige Selbstbefriedigung durchgeführt

Ex|hu|mie|ren *nt*: →*Exhumierung*

Ex|hu|mie|rung *f* (Ⓔ exhumation): ***Syn***: *Exhumieren*; Wiederausgrabung einer Leiche

E|xit|do|sis *f, pl* **-sen** (Ⓔ exit dose): ***Syn***: *Austrittsdosis*; Bezeichnung für die an der Austrittsseite des Körpers gemessene Ionendosis*; entspricht in der Röntgendiagnostik in etwa der Eingangsdosis für das Bildwandlersystem

E|xi|tus *m* (Ⓔ death): Tod, tödlicher Ausgang [**Exitus letalis**]

Ex|ka|va|ti|on *f*: →*Excavatio*

Ex|koch|le|a|ti|on *f* (Ⓔ excochleation): ***Syn***: *Excochleatio*; Auslöffeln, Auskratzen mit einem scharfen Löffel

Ex|ko|ri|a|ti|on *f* (Ⓔ excoriation): ***Syn***: *Excoriatio*; Hautabschürfung mit Entfernung der Epidermis

Ex|kre|ment *nt* (Ⓔ excrement): ***Syn***: *Excrementum*; Ausscheidung; Stuhl, Kot

Ex|kret *f* (Ⓔ excretion): ***Syn***: *Excretum*; ausgeschiedene Substanz, Ausscheidung

Ex|kre|ti|on *f* (Ⓔ excretion): Ausscheidung, Absonderung

Ex|kre|ti|ons|ik|te|rus *m* (Ⓔ retention jaundice): hepatogener Ikterus* durch eine gestörte Bilirubinsekretion

ex|kre|to|risch *adj* (Ⓔ excretory): Exkretion betreffend, sezernierend, ausscheidend, absondernd

Exner: Siegmund Exner; 1846–1926; österreichischer Physiologe

Exner-Streifen *m* (Ⓔ Exner's stripe): *s.u. Lamina molecularis*

Exo-, exo- *präf.*: Wortelement mit der Bedeutung „außen/außerhalb"

E|xo|a|my|la|se *f* (Ⓔ exo-amylase): ***Syn***: *Betaamylase, β-Amylase, Saccharogenamylase, Glykogenase*; in Pflanzen und Mikroorganismen vorkommende Amylase*, die schrittweise Maltose abspaltet

E|xo|au|to|in|va|si|on *f* (Ⓔ exoautoinvasion): *s.u. Strongyloidose*

E|xo|des|o|xy|ri|bo|nu|cle|a|se *f* (Ⓔ exodeoxyribonuclease): *s.u. Exonuclease*

E|xo|en|zym *nt* (Ⓔ exoenzyme): ***Syn***: *Ektoenzym, extrazelluläres Enzym*; von der Zelle nach außen abgegebenes Enzym*

e|xo|e|ry|thro|zy|tär *adj* (Ⓔ exoerythrocytic): (*Parasitenzyklus*) außerhalb der Erythrozyten

e|xo|gen *adj* (Ⓔ **1.** exogenous **2.** on the outside): **1.** von außen zugeführt oder stammend oder wirkend, durch äußere Ursachen entstehend **2.** an der Außenfläche/Oberfläche ablaufend

E|xo|ka|renz *f* (Ⓔ diminished food consumption): mangelhafte Nährstoffzufuhr, Mangelernährung

e|xo|krin *adj* (Ⓔ exocrine): (*Drüse*) nach außen absondernd oder ausscheidend

Ex|om|phal|os *m* (Ⓔ exomphalos): angeborener oder erworbener Bauchwandbruch durch den Nabelring [Anulus umbilicalis]; ist v.a. bei Frühgeborenen häufig [80 % bei einem Geburtsgewicht unter 1200 g, ca. 20 % bei mehr als 2500 g]; da sich die Hernien i.d.R. spontan verschließen, wird nur bei großen Hernien, Einklemmung oder nach dem 4. Lebensjahr operiert

Exomphalos-Makroglossie-Gigantismus-Syndrom *nt*: →*Beckwith-Wiedemann-Syndrom*

Ex|om|pha|lo|zel|le *f* (Ⓔ **1.–2.** exomphalos): **1.** ***Syn***: *Nabelbruch, Nabelhernie, Exomphalos, Umbilikalhernie, Hernia umbilicalis*; angeborener oder erworbener Bauchwandbruch durch den Nabelring [Anulus umbilicalis]; ist v.a. bei Frühgeborenen häufig [80 % bei einem Geburtsgewicht unter 1200 g, ca. 20 % bei mehr als 2500 g]; da sich die Hernien i.d.R. spontan verschließen, wird nur bei großen Hernien, Einklemmung oder nach dem 4. Lebensjahr operiert **2.** ***Syn***: *Omphalozele, Nabelschnurbruch, Exomphalos, Hernia funiculi umbilicalis*; durch eine Verschlussstörung der Bauchwand verursachter Bruch, der Darmteile und Leber in einer Hülle von Amnionepithel enthält; evtl. kombiniert mit anderen Fehlbildungen [Herzfehler, EMG-Syndrom*, Chromosomenanomalien]; die Häufigkeit beträgt ca. 1–3 Fälle pro 10.000 Lebendgeburten; die **Diagnose** erfolgt meist schon bei der pränatalen Ultraschalluntersuchung, und deshalb erfolgt die Entbindung i.d.R. als Sectio; die **operative Versorgung** entspricht dem der Gastroschisis*, d.h., die prolabierten Organe werden [evtl. schrittweise] in die Bauchhöhle zurückverlagert und die Bruchpforte verschlossen; bei größerem Bauchdeckendefekt wird eine Bauchdeckenplastik mit lyophilisierter Dura oder Silastic vorgenommen

E

E|xon *nt* (Ⓔ exon): DNA-Segment, das Information für die RNA-Synthese kodiert

E|xo|nu|cle|a|se *f* (Ⓔ exonuclease): ***Syn***: *Exonuklease*; Nuclease*, die DNA* [**Exodesoxyribonuclease**] oder RNA* [**Exoribonuclease**] vom Ende her abbaut

e|xo|nu|kle|är *adj* (Ⓔ ectonuclear): ***Syn***: *ektonukleär*; außerhalb des Zellkerns (liegend)

E|xo|nu|kle|a|se *f*: →*Exonuclease*

E|xo|pa|thie *f* (Ⓔ exopathy): durch äußere Ursachen [Erreger, Noxen] hervorgerufene Krankheit; exogene Krankheit

E|xo|pep|ti|da|se *f* (Ⓔ exopeptidase): Protease*, die Peptide vom Ende her abbaut

E|xo|pho|rie *f* (Ⓔ exophoria): latentes Auswärtsschielen; *s.a. Exotropie*

Ex|oph|thal|mie *f*: →*Exophthalmus*

ex|oph|thal|misch *adj* (Ⓔ exophthalmic): Exophthalmus betreffend, durch Exophthalmus gekennzeichnet

ex|oph|thal|mo|gen *adj* (Ⓔ exophthalmogenic): einen Exophthalmus verursachend oder auslösend

Ex|oph|thal|mo|me|ter *m* (Ⓔ exophthalmometer): Gerät zur Bestimmung des Exophthalmus*

Ex|oph|thal|mos *m*: →*Exophthalmus*

Ex|oph|thal|mus *m* (Ⓔ exophthalmos): ***Syn***: *Exophthalmos, Exophthalmie, Ophthalmoptose, Protrusio bulbi, Protopsis bulbi*; ein- oder beidseitiges Hervortreten des Augapfels aus der Augenhöhle; kann durch Tumoren der Augenhöhle oder andere raumfordernde Prozesse [z.B. **pulsierender Exophthalmus** bei Aneurysma] verursacht werden; am häufigsten aber im Rahmen der endokrinen Orbitopathie* bei Basedow*-Krankheit; extremer Exophthalmus mit Erblindungsgefahr durch Kompression des Nervus* opticus wird als **maligner Exophthalmus** bezeichnet

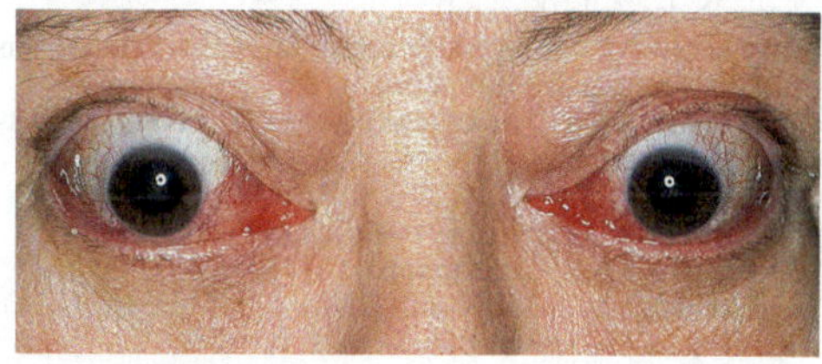

Abb. E107. Exophthalmus

e|xo|phy|tisch *adj* (Ⓔ exophytic): nach außen wachsend

E|xo|ri|bo|nu|cle|a|se *f* (Ⓔ exoribonuclease): *s.u. Exonuclease*

E|xo|ro|ta|tio *f* (Ⓔ external rotation): ***Syn***: *Außenrotation, Rotatio lateralis, Rotatio externa*; Drehung um eine Achse nach außen

E|xo|sep|sis *f* (Ⓔ exosepsis): durch eine äußere Infektion hervorgerufene Sepsis*

e|xo|sep|tisch *adj* (Ⓔ exoseptic): Exosepsis betreffend, von ihr betroffen durch sie bedingt

E|xo|ske|lett *nt* (Ⓔ exoskeleton): *s.u. Essay Bakterien S. 217*

Ex|os|mo|se *f* (Ⓔ exosmosis): von innen nach außen gerichtete Osmose*

ex|os|mo|tisch *adj* (Ⓔ exosmotic): Exosmose betreffend, mittels Exosmose

E

E|xo|spo|ri|um *nt* (Ⓔ exosporium): *s.u. Essay Bakterien S. 217*
Ex|os|to|se *f* (Ⓔ exostosis): *Syn*: *Exostosis*; nach außen wachsende benigne Hyperplasie* von Knochengewebe
hereditäre multiple Exostosen: *→Exostosenkrankheit*
kartilaginäre Exostose (Ⓔ osteocartilaginous exostosis): *Syn*: *knorpelige Exostose, osteo-kartilaginäre Exostose, Osteochondrom, Chondroosteom*; aus Knochen- und Knorpelgewebe bestehende Exostose*; häufigste gutartige Knorpelgeschwulst des Knochens; die autosomal-dominante Form [**Exostosenkrankheit**] tritt generalisiert am gesamten Skelett auf und ist mit Wachstumsstörungen verbunden; verläuft i.d.R. asymptomatisch, bis Nerven oder Gefäße verdrängt werden; das Röntgenbild zeigt pilzartige Exostosen, die breitbasig oder gestielt auf dem Knochen aufsitzen; **Therapie**: operative Entfernung nur bei Beschwerden oder Sarkomverdacht
knorpelige Exostose: *→kartilaginäre Exostose*
multiple kartilaginäre Exostosen: *→Exostosenkrankheit*
osteo-kartilaginäre Exostose: *→kartilaginäre Exostose*
Ex|os|to|sen|krank|heit *f* (Ⓔ hereditary multiple exostoses): *Syn*: *multiple kartilaginäre Exostosen, hereditäre multiple Exostosen, multiple Osteochondrome, Ekchondrosis ossificans, Ecchondrosis ossificans*; autosomal-dominant vererbte Skeletterkrankung mit multiplen Exostosen* im Bereich der Metaphysen* von Röhrenknochen, Rippen, Schulterblatt und Becken; i.d.R. benigner Verlauf, bei ca. 10 % der Patienten aber maligne Entartung; *s.a. kartilaginäre Exostose*
Ex|os|to|sis *f, pl* **-ses**: *→Exostose*
ex|os|to|tisch *adj* (Ⓔ exostotic): Exostose(n) betreffend, exostosenartig, exostosenähnlich
e|xo|therm *adj* (Ⓔ exothermal): (*Reaktion*) Wärme abgebend
E|xo|to|xin *nt* (Ⓔ exotoxin): *Syn*: *Ektotoxin*; von der Zelle nach außen abgegebenes Toxin*
e|xo|trop *adj* (Ⓔ exotropic): Exotropie betreffend, nach außen schielend
E|xo|tro|pie *f* (Ⓔ exotropia): *Syn*: *Auswärtsschielen, Strabismus divergens*; **manifestes Auswärtsschielen** tritt wesentlich seltener auf als Einwärtsschielen* [Verhältnis ca. 1:5]; häufiger ist das latente oder intermittierende Auswärtsschielen, das den Patienten aber selten bewusst wird, da das Binokularsehen nicht gestört ist; oft haben die Patienten sogar ein leicht vergrößertes Sehfeld [**Panoramasehen**], das bei einer operativen Korrektur auf Normalgröße schrumpft, wodurch sich die Patienten manchmal nach der Operation behindert fühlen
e|xo|zel|lu|lär *adj*: *→exozytär*
e|xo|zy|tär *adj* (Ⓔ ectocytic): *Syn*: *ektozytär, exozellulär*; außerhalb der Zelle (liegend)
E|xo|zy|to|se *f* (Ⓔ exocytosis): aktive Stoffausscheidung aus der Zelle mittels Vesikelbildung
e|xo|zy|to|tisch *adj* (Ⓔ exocytotic): Exozytose betreffend, mittels Exosmose
Exp. *Abk.*: *→Exposition*
ex|pan|siv *adj* (Ⓔ expansive): (*Wachstum*) verdrängend
Ex|pec|to|ran|tia *pl*: *→Expektorans*
Ex|pek|to|rans *nt, pl* **-ran|zi|en, -ran|ti|en** (Ⓔ expectorant): schleimlösendes/auswurfförderndes Mittel
Ex|pek|to|ra|ti|on *f* (Ⓔ expectoration): Auswurf bzw. Aushusten von Sekreten oder Fremdkörpern aus dem Bronchialsystem
exper. *Abk.*: experimentell
Ex|phal|la|tio *f* (Ⓔ phallectomy): *Syn*: *Phallektomie, Penektomie, Penisentfernung, Penisamputation*; operative (Teil-) Entfernung des Penis, z.B. bei Peniskarzinom
Ex|plan|ta|ti|on *f* (Ⓔ explantation): Entnahme von Geweben oder Organen aus lebenden oder verstorbenen Spendern zur Züchtung oder Transplantation
Ex|plo|ra|ti|on *f* (Ⓔ exploration): Untersuchung, Erkundung, Ausforschung; Anamneseerhebung
ex|plo|ra|tiv *adj* (Ⓔ explorative): untersuchend, Probe-
Ex|plo|ra|tiv|la|pa|ro|to|mie *f* (Ⓔ explorative laparotomy): *Syn*: *Probelaparotomie, explorative Laparotomie*; Eröffnung der Bauchhöhle zur Abklärung eines unklaren Zustandes oder zum Tumorstaging*
Ex|plo|si|ons|trau|ma *nt* (Ⓔ blast injury): *Syn*: *Detonationstrauma, Knalltrauma*; durch eine explosionsartige Druckerhöhung hervorgerufene Schädigung, z.B. Trommelfellruptur
Ex|plo|siv|e|pi|de|mie *f* (Ⓔ explosive epidemic): *s.u. Epidemie*
Ex|po|si|ti|on *f* (Ⓔ exposure): das Ausgesetztsein der Wirkung von Umwelteinflüssen, Strahlen, Erregern usw.
Ex|pres|si|on *f* (Ⓔ expression): *Syn*: *Exprimieren*; Herausdrücken der Frucht aus der Gebärmutter
Ex|pres|si|ons|kon|troll|e|le|men|te *pl* (Ⓔ expression control elements): *s.u. Essay Gentransfer und Gentherapie S. 761*
ex|pres|siv *adj* (Ⓔ expressive): ausdrucksvoll, ausdrucksstark; ausdrucksfähig
Ex|pres|si|vi|tät *f* (Ⓔ expressivity): Grad der Ausprägung einer Erbanlage
variable Expressivität (Ⓔ variable expressivity): bei manchen Erkrankungen finden sich keine klinisch manifesten Symptome oder die Symptome sind intra- und interfamiliär variabel; Beispiele dafür sind Marfan*-Syndrom und tuberöse Hirnsklerose*
Ex|pri|mie|ren *nt*: *→Expression*
Ex|pul|si|on *f* (Ⓔ expulsion): Austreibung, z.B. der Frucht aus der Gebärmutter
ex|pul|siv *adj* (Ⓔ expulsive): austreibend
Ex|san|gu|i|na|tio *f, pl* **-ti|o|nes** (Ⓔ exsanguination): *Syn*: *Verblutung*; Tod durch massiven Blutverlust nach innen oder außen
Ex|sik|kans *nt, pl* **-kan|zi|en, -kan|ti|en** (Ⓔ exsiccant): *Syn*: *Desikkans*; Trockenmittel
Ex|sik|ka|ti|on *f*: *→Exsikkose*
Ex|sik|ka|ti|ons|der|ma|ti|tis *f, pl* **-ti|ti|den**: *→Exsikkationsekzem*
Ex|sik|ka|ti|ons|ek|zem *nt* (Ⓔ asteatotic eczema): *Syn*: *Exsikkationsdermatitis, xerotisches Ekzem, asteatotisches Ekzem, Austrocknungsekzem, Exsikkationsekzematid, Xerosis, Asteatosis cutis*; durch extrem trockene Haut hervorgerufenes chronisches Ekzem* durch Sebostase* bei älteren Menschen [**seniles/geriatrisches Ekzem**], bei übermäßiger Reinigung und Entfettung der Haut [**angewaschenes Ekzem**] oder durch Wettereinflüsse [Wind, Kälte]; **Therapie**: Verwendung ölhaltiger Badezusätze und rückfettender Salben; Harnstoffpräparate
Ex|sik|ka|ti|ons|ek|ze|ma|tid *nt*: *→Exsikkationsekzem*
ex|sik|ka|tiv *adj* (Ⓔ exsiccant): austrocknend
Ex|sik|ka|tor *m* (Ⓔ exsiccator): *Syn*: *Desikkator*; Trockenapparat
Ex|sik|ko|se *f* (Ⓔ exsiccation): *Syn*: *Exsikkation*; Austrocknung des Körpers durch Abnahme des Gesamtkörperwassers; *s.a. Dehydratation*
ex|spek|ta|tiv *adj* (Ⓔ expectant): (*Behandlung*) abwartend
Ex|spi|ra|ti|on *f* (Ⓔ expiration): *Syn*: *Ausatmen, Ausatmung, Exspiratio, Exspirium*; unter Ruhebedingungen oder bei normaler Atmung [Eupnoe] erfolgt die Ausatmung passiv durch Entspannung des Zwerchfells und der inspiratorischen Interkostalmuskeln; dieser Zustand wird oft auch als **Postinspiration** bezeichnet; bei der **aktiven** oder **forcierten Exspiration** wird das Thoraxvolumen durch Kontraktion der exspiratorischen Interkostalmuskeln verkleinert; gleichzeitig führt die Kontraktion von Musculus* transversus abdominis, Musculus* obliquus externus und internus abdominis und Musculus* quadratus lumborum zur einer Erhöhung des intraabdominellen Druckes und zur Hebung der Zwerchfellkuppel
ex|spi|ra|to|risch *adj* (Ⓔ expiratory): Exspiration betreffend
Ex|spi|ri|um *nt* (Ⓔ **1.–2.** expiration): **1.** *→Exspiration* **2.** Bezeichnung für das auskultatorisch hörbare Ausatmungsgeräusch; ein **verlängertes Exspirium** findet sich bei Behinderung der Ausatmung, z.B. bei Asthma* bronchiale, Obstruktion der Atemwege oder spastischer Bronchitis
Ex|stir|pa|ti|on *f* (Ⓔ extirpation): (vollständige) Entfernung eines umschriebenen Gebildes [Tumor, Zyste] oder Organs
ex|stir|pie|ren *v* (Ⓔ extirpate): (völlig) entfernen; eine Exstirpation durchführen
Ex|stro|phie *f*: *→Ekstrophie*
Ex|su|dat *nt* (Ⓔ exudate): bei einer Entzündung ausgeschwitzte Flüssigkeit, die je nach Zusammensetzung als se-

röses, hämorrhagisches, fibrinöses, eitriges Exsudat usw. bezeichnet wird

Ex|su|da|ti|on *f* (Ⓔ exudation): *Syn*: *Exsudatio*; Exsudatbildung, Ausschwitzung eines Exsudats

Ex|su|da|ti|ons|pha|se *f* (Ⓔ exudation phase): *s.u. Entzündung*

Ex|su|da|ti|ons|zys|te *f* (Ⓔ exudative cyst): durch Exsudatansammlung entstandene Pseudozyste* oder Exsudatansammlung in einer vorgebildeten Höhle [z.B. Hydozele]

ex|su|da|tiv *adj* (Ⓔ exudative): Exsudat oder Exsudation betreffend

Ext. *Abk.*: **1.** →*Extinktion* **2.** →*Extraktion*

ext. *Abk.*: externus

Ex|ten|si|on *f* (Ⓔ **1.** extension **2.** traction): **1.** aktive oder passive Streckung in einem Gelenk **2.** *Syn*: *Zug, Streckung, Extensionsbehandlung*; mechanische Streckung einer Extremität zur Fraktureinrenkung oder Entlastung

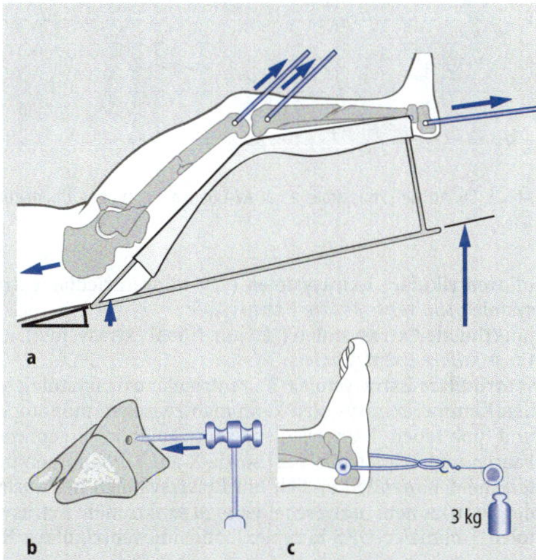

Abb. E108. Extensionsbehandlung bei Femurschaftfraktur

extension for prevention *nt*: *s.u. Karies*

Ex|ten|si|ons|be|hand|lung *f*: →*Extension*

Ex|ten|si|ons|ver|band *m* (Ⓔ extension bandage): *Syn*: *Streckverband*; Verband zur Dauerextension von Extremitäten, z.B. Pflasterzugverband

Ex|ten|sor *m* (Ⓔ extensor): *Syn*: *Musculus extensor*; Strecker, Streckmuskel

Ex|ten|so|ren|lo|ge *f* (Ⓔ extensor compartment of leg): *Syn*: *Compartimentum cruris extensorum, Compartimentum cruris anterius*; Muskelloge auf der Vorderseite des Unterschenkels; enthält Musculus* tibialis anterior, Musculus* extensor digitorum longus, Musculus* extensor hallucis longus

ex|te|ri|or *adj* (Ⓔ exterior): auf der Außenseite (liegend), äußerlich, äußere(r, s)

ex|tern *adj* (Ⓔ external): außen (liegend), äußere(r, s), äußerlich

Ex|ter|na *f* (Ⓔ tunica externa): *Syn*: *Tunica externa*; äußere Gefäßschicht; wird bei Arterien als Tunica* adventitia bezeichnet

Ex|ter|nus ab|do|mi|nis *m*: →*Musculus obliquus externus abdominis*

Ex|ter|nus|a|po|neu|ro|se *f* (Ⓔ external oblique aponeurosis): Aponeurose des Musculus* obliquus externus abdominis

ex|te|ro|fek|tiv *adj* (Ⓔ exterofective): auf äußere Reize reagierend

ex|te|ro|re|zep|tiv *adj* (Ⓔ exteroceptive): *Syn*: *exterozeptiv*; äußere Reize aufnehmend

ex|te|ro|zep|tiv *adj*: →*exterorezeptiv*

Ex|tink|ti|on *f* (Ⓔ extinction): Abschwächung von Strahlen beim Durchgang durch ein Medium; wird z.B. bei der Spektrophotometrie gemessen

Extr. *Abk.*: **1.** →*Extractum* **2.** →*Extrakt*

Extra-, extra- *präf.*: Wortelement mit der Bedeutung „außen/außerhalb"

ex|tra|ad|re|nal *adj* (Ⓔ extra-adrenal): außerhalb der Nebenniere/Glandula adrenalis (liegend)

ex|tra|ar|ti|ku|lär *adj* (Ⓔ extra-articular): außerhalb eines Gelenkes (liegend)

ex|tra|au|ral *adj* (Ⓔ extra-aural): außerhalb des Ohres (liegend)

ex|tra|bi|li|är *adj* (Ⓔ extracystic): außerhalb der Gallenblase/Vesica biliaris (liegend)

ex|tra|bron|chi|al *adj* (Ⓔ extrabronchial): außerhalb der Bronchien (liegend)

ex|tra|bul|bär *adj* (Ⓔ extrabulbar): außerhalb eines Bulbus (liegend)

ex|tra|chro|mo|so|mal *adj* (Ⓔ extrachromosomal): außerhalb eines Chromosoms/der Chromosomen (liegend)

Ex|trac|tum *nt, pl* **-ta**: →*Extrakt*

Extractum belladonnae (Ⓔ belladonna extract): *Syn*: *Tollkirschenextrakt, Belladonnaextrakt, Belladonnae extractum*; braunes, hygroskopisches Pulver mit charakteristischem Geruch und bitterem Geschmack; **Anw.**: Spasmolytikum, v. a. bei krampfartigen Magenbeschwerden; *s.a. Atropa belladonna*

Extractum Filicis maris (Ⓔ aspidium extract): *s.u. Wurmfarn*

ex|tra|du|ral *adj* (Ⓔ extradural): *Syn*: *peridural*; außerhalb der Dura mater (liegend)

Ex|tra|du|ral|raum *m* (Ⓔ extradural space): *Syn*: *Spatium extradurale*; Raum zwischen dem äußeren und dem inneren Blatt der Dura* mater oder des Gehirns; Epiduralraum [Spatium* epidurale] des Schädels

ex|tra|em|bry|o|nal *adj* (Ⓔ extraembryonic): außerhalb des Embryos (liegend)

ex|tra|e|pi|phy|sär *adj* (Ⓔ extraepiphysial): *Syn*: *extraepiphyseal*; außerhalb der Epiphyse (liegend), nicht mit der Epiphyse verbunden

ex|tra|e|pi|phy|se|al *adj*: →*extraepiphysär*

ex|tra|fu|sal *adj* (Ⓔ extrafusal): außerhalb einer Muskelspindel (liegend)

ex|tra|ge|ni|tal *adj* (Ⓔ extragenital): außerhalb der Geschlechtsorgane (liegend), nicht von den Geschlechtsorganen stammend, unabhängig von den Geschlechtsorganen

ex|tra|glan|du|lär *adj* (Ⓔ extraglandular): außerhalb einer Drüse (liegend)

ex|tra|glo|bu|lär *adj* (Ⓔ ectoglobular): außerhalb einer roten Blutzelle/eines Erythrozyten

ex|tra|he|pa|tisch *adj* (Ⓔ extrahepatic): nicht in der Leber (liegend oder ablaufend)

Ex|tra|hie|ren *nt* (Ⓔ **1.–3.** extraction): **1.** *Syn*: *Extraktion*; Herstellung eines Extrakts **2.** *Syn*: *Extraktion*; (*Zahn*) Ziehen **3.** *Syn*: *Extraktion*; (*chirurg.*) Herausziehen, Entfernen

ex|tra|hy|po|tha|la|misch *adj* (Ⓔ extrahypothalamic): außerhalb des Hypothalamus (liegend)

ex|tra|in|tes|ti|nal *adj* (Ⓔ extraintestinal): außerhalb des Darms/Darmtrakts (liegend)

ex|tra|ka|pil|lär *adj* (Ⓔ extracapillary): außerhalb einer Kapillare (liegend)

ex|tra|kap|su|lär *adj* (Ⓔ extracapsular): außerhalb der (Gelenk-, Organ-)Kapsel (liegend)

ex|tra|kar|di|al *adj* (Ⓔ extracardial): außerhalb des Herzens (liegend)

ex|tra|kor|po|ral *adj* (Ⓔ extracorporal): *Syn*: *extrasomatisch*; außerhalb des Körpers (liegend oder ablaufend), nicht mit dem Körper verbunden

ex|tra|kor|pus|ku|lär *adj* (Ⓔ extracorpuscular): außerhalb der Blutkörperchen (ablaufend)

ex|tra|kra|ni|al *adj* (Ⓔ extracranial): *Syn*: *extrakraniell*; außerhalb der Schädelhöhle (liegend)

ex|tra|kra|ni|ell *adj*: →*extrakranial*

Ex|trakt *m* (Ⓔ extract): *Syn*: *Extractum, Auszug*; aus Pflanzen oder Tieren gewonnener wässriger oder alkoholischer Auszug

Ex|trak|ti|on *f* (Ⓔ **1.–4.** extraction): **1.** *Syn*: *Extrahieren*; Herstellung eines Extrakts **2.** *Syn*: *Extrahieren*; (*Zahn*) Ziehen **3.**

Syn: *Extrahieren*; (*chirurg.*) Herausziehen, Entfernen **4.** Herausziehen des Kindes, z.B. Zangenentbindung, Vakuumextraktion

ex|trak|tiv *adj* (Ⓔ extractive): *Syn*: *auslaugend, ausziehend*; durch Extraktion (erfolgend)

ex|tra|li|ga|men|tär *adj* (Ⓔ extraligamentous): außerhalb eines Bandes/Ligaments (liegend), nicht mit einem Band/Ligament verbunden

ex|tra|me|dul|lär *adj* (Ⓔ **1.–2.** extramedullary): **1.** außerhalb des (Knochen-, Rücken-)Marks (liegend), nicht mit dem Mark verbunden **2.** außerhalb des Markhirns [Medulla oblongata] (liegend)

ex|tra|me|nin|ge|al *adj* (Ⓔ extrameningeal): außerhalb der Meningen* (liegend oder ablaufend)

ex|tra|mi|to|chon|dri|al *adj* (Ⓔ extramitochondrial): außerhalb der Mitochondrien* (liegend)

ex|tra|mu|ral *adj* (Ⓔ extramural): außerhalb der (Organ-)Wand (liegend oder ablaufend)

ex|tra|nu|kle|är *adj* (Ⓔ extranuclear): außerhalb des (Zell-)Kerns (liegend)

ex|tra|o|ral *adj* (Ⓔ extraoral): außerhalb der Mundhöhle (liegend)

ex|tra|os|sär *adj* (Ⓔ extraosseous): außerhalb des Knochens (liegend)

ex|tra|pa|ren|chy|mal *adj* (Ⓔ extraparenchymal): außerhalb des Parenchyms liegend oder gebildet, unabhängig vom Parenchym

ex|tra|pel|vin *adj* (Ⓔ extrapelvic): außerhalb des Beckens/Pelvis (liegend)

ex|tra|pe|ri|kar|di|al *adj* (Ⓔ extrapericardial): außerhalb des Herzbeutels/Pericardium (liegend)

ex|tra|pe|ri|ne|al *adj* (Ⓔ extraperineal): nicht am Damm/Perineum (liegend)

ex|tra|pe|ri|os|tal *adj* (Ⓔ extraperiosteal): außerhalb der Knochenhaut/Periosteum (liegend)

ex|tra|pe|ri|to|ne|al *adj* (Ⓔ extraperitoneal): außerhalb der Bauchfellhöhle/Peritonealhöhle (liegend)

Ex|tra|pe|ri|to|ne|al|raum *m* (Ⓔ extraperitoneal space): *Syn*: *Spatium extraperitoneale*; Raum außerhalb der Peritonealhöhle [Cavitas* peritonealis]; umfasst **Retroperitonealraum** [Spatium retroperitoneale], **Retroinguinalraum** [Spatium* retroinguinale] und Retzius-Raum [Spatium* retropubicum]

ex|tra|plan|tar *adj* (Ⓔ extraplantar): an oder auf der Außenseite der Fußsohle (liegend)

ex|tra|pla|zen|tar *adj* (Ⓔ extraplacental): außerhalb der Plazenta (liegend), nicht mit der Plazenta verbunden

ex|tra|pleu|ral *adj* (Ⓔ extrapleural): außerhalb des Brustfells/der Pleura oder der Pleurahöhle (liegend)

ex|tra|pro|sta|tisch *adj* (Ⓔ extraprostatic): außerhalb der Vorsteherdrüse/Prostata (liegend), unabhängig von der Prostata

ex|tra|pul|mo|nal *adj* (Ⓔ extrapulmonary): außerhalb der Lunge(n)/Pulmo (liegend), nicht mit der Lunge verbunden

ex|tra|py|ra|mi|dal *adj* (Ⓔ extrapyramidal): außerhalb der Pyramidenbahn (liegend)

ex|tra|re|nal *adj* (Ⓔ extrarenal): außerhalb der Niere (liegend), nicht von der Niere ausgehend

Ex|tra|schlag *m*: *→Extrasystole*

ex|tra|so|ma|tisch *adj* (Ⓔ extrasomatic): *Syn*: *extrakorporal*; außerhalb des Körpers (liegend oder ablaufend), nicht mit dem Körper verbunden

Ex|tra|sys|to|le *f* (Ⓔ extrasystole): *Syn*: *Extraschlag*; vorzeitige Herzmuskelkontraktion außerhalb des normalen Rhythmus; beruht auf einer Störung der Reizbildung [z.B. Sinusknotensyndrom] oder Reizleitung [z.B. AV-Block 3. Grades]; nach dem Ursprungsort unterscheidet man **supraventrikuläre Extrasystolen** [vom Vorhof ausgehend] und **ventrikuläre Extrasystolen** [mit Ursprung in der Kammermuskulatur]; Extrasystolen sind die häufigste Rhythmusstörung überhaupt und treten bei Herzgesunden und Herzkranken auf; Extrasystolie ist keine Erkrankung, sondern ein Symptom und muss daher nur beim akuten Myokardinfarkt therapiert werden; ansonsten steht die Diagnose und Therapie der Grunderkrankrung im Vordergrund; *s.a.* *Essay Elektrokardiogramm S. 571*

atriale Extrasystole (Ⓔ atrial extrasystole): *Syn*: *Vorhofextrasystole*; von einem Reizbildungszentrum im Vorhof ausgehende supraventrikuläre Extrasystole; treten häufig mit oder ohne kardiale Grunderkrankung auf; körperliche und emotionale Belastung, Kaffee-, Nicotin- und Alkoholgenuss können auch beim Gesunden Vorhofextrasystolen auslösen

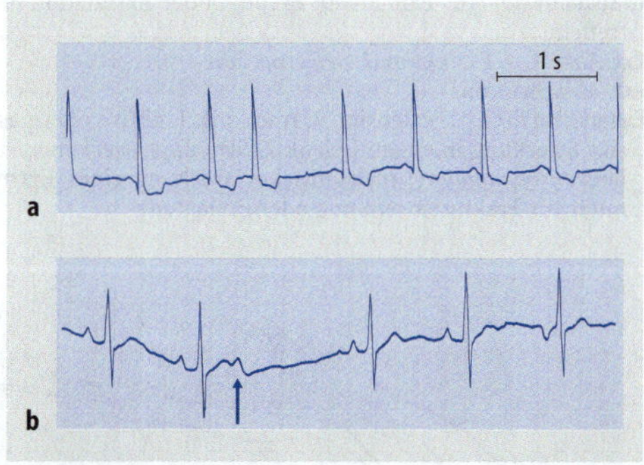

Abb. E109. Atriale Extrasystole. **a** mit AV-Überleitung, **b** ohne Überleitung [Pfeil]

idioventrikuläre Extrasystolen (Ⓔ idioventricular extrasystole): *s.u. ventrikuläre Extrasystole*

junktionale Extrasystolen (Ⓔ junctional extrasystole): *s.u. ventrikuläre Extrasystole*

ventrikuläre Extrasystole (Ⓔ ventricular extrasystole): bei den Kammerextrasystolen kann man zwischen monotopen und polytopen Extrasystolen, ventrikulärem Bigeminus, Paaren und Triplets [Salven] sowie R-auf-T-Phänomen unterscheiden; handelt es sich um **Ersatzsystolen** bei Ausfall des Sinusknotens, unterscheidet man **junktionale Extrasystolen** [schmaler QRS-Komplex] und **idioventrikuläre Ex-**

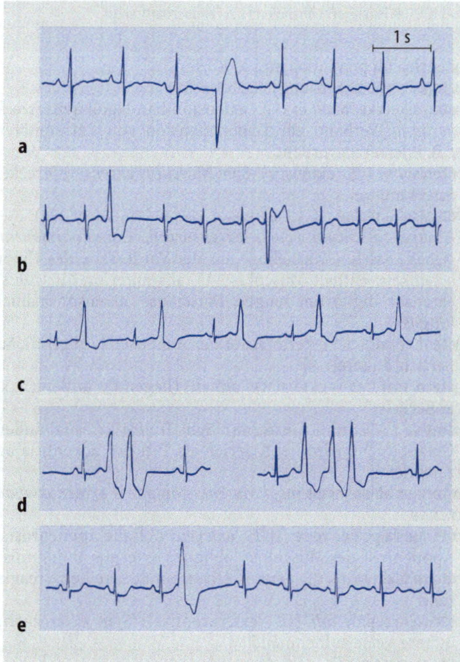

Abb. E110. Ventrikuläre Extrasystolen. **a** ventrikuläre Extrasystole, **b** polytope ventrikuläre Extrasystole, **c** Bigeminus, **d** Paar und Triplet **e** R-auf-T-Phänomen

Tab. E111. Klassifizierung ventrikulärer Extrasystolen [VES]

	24h-Bandaufzeichnung	Bei Ergometerbelastung
Grad 0	Keine Arrhythmie	Keine Arrhythmie
Grad 1	Isolierte unifokale VES <30/h oder >1/min	Isolierte unifokale VES <3/min
Grad 2	Isolierte unifokale VES >30/h oder >1/min	Isolierte unifokale VES >2/min
Grad 3	Multiforme VES	Multiforme VES
Grad 4	a) VES-Paare b) VES-Salven oder Kammertachykardien	a) VES-Paare b) VES-Salven oder Kammertachykardien
Grad 5	Frühzeitiges VES; R-auf-T-Phänomen	Frühzeitiges VES; R-auf-T-Phänomen

trasystolen [breiter QRS-Komplex]; zur Einschätzung der Bedeutung dieser Extrasystolen wurde die **Klassifikation nach Lown und Wolf** verwendet; sie weist aber erhebliche Nachteile auf und wird heute von den meisten Kardiologen abgelehnt

Ex|tra|sys|to|lie *f* (Ⓔ multiple extrasystoles): gehäuftes Auftreten von Extrasystolen*

ex|tra|tho|ra|kal *adj* (Ⓔ extrathoracic): außerhalb des Brustkorbs/Thorax (liegend)

Ex|tra|tö|ne *pl* (Ⓔ additional heart sounds): zusätzlich zu den normalen Herztönen auftretende Töne, z.B. 3. Herzton, 4. Herzton, systolischer Klick; *s.a. Herztöne*

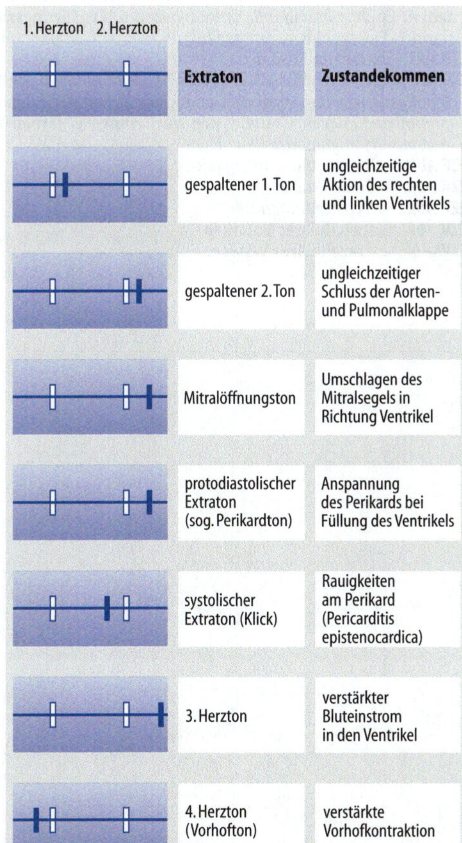

Abb. E112. Extratöne

ex|tra|tra|che|al *adj* (Ⓔ extratracheal): außerhalb der Luftröhre/Trachea (liegend)

ex|tra|tu|bal *adj* (Ⓔ **1.–3.** extratubal): **1.** außerhalb einer Tube (liegend) **2.** außerhalb des Eileiters [Tuba uterina] (liegend) **3.** außerhalb der Ohrtrompete [Tuba auditiva] (liegend)

ex|tra|tym|pa|nal *adj* (Ⓔ extratympanic): *Syn*: *extratympanisch*; außerhalb der Paukenhöhle/Tympanum (liegend)

ex|tra|tym|pa|nisch *adj*: → *extratympanal*

ex|tra|u|te|rin *adj* (Ⓔ extrauterine): außerhalb der Gebärmutter/Uterus (liegend)

Ex|tra|u|te|rin|gra|vi|di|tät *f*: → *Extrauterinschwangerschaft*

Ex|tra|u|te|rin|schwan|ger|schaft *f* (Ⓔ ectopic pregnancy): *Syn*: *ektopische Schwangerschaft, Extrauteringravidität, Graviditas extrauterina, Parakyese, ektopische Gravidität, extrauterine Gravidität*; Einnistung der Frucht außerhalb der Gebärmutter; die mit Abstand häufigste Form ist die Eileiterschwangerschaft* [95–98 %], gefolgt von Eierstockschwangerschaft* und Bauchhöhlenschwangerschaft*; **Zervikalgravidität** [Einnistung im Zervikalkanal], **intramurale Gravidität** [Einnistung in der Tiefe des Myometriums] und **heterotope Schwangerschaft** [Zwillingsschwangerschaft mit gleichzeitiger intra- und extrauteriner Einnistung] sind sehr selten; **Klinik**: der Verlauf ist variabel; die meisten Extrauterinschwangerschaften gehen frühzeitig zu Grunde und bleiben klinisch stumm, es kann aber auch zur Ausbildung eines Akuten* Abdomens kommen

Diagnostik: Anamnese [Ausbleiben der normalen Monatsblutung; Schmierblutungen in der 2.–4. Woche], Schwangerschaftstest, Ultraschalluntersuchung, Laparoskopie*, Douglas*-Punktion; die **Therapie** hängt vom Entwicklungsstadium und der Art der ektopischen Schwangerschaft ab; in der Frühphase kann die Frucht laparoskopisch abgesaugt oder zusammen mit Teilen des Eileiters entfernt werden [Eileiterschwangerschaft]; bei fortgeschrittener Eileiterschwangerschaft und Bauchhöhlenschwangerschaft ist meist eine Eröffnung der Bauchhöhle [Laparotomie*] indiziert

ex|tra|va|gi|nal *adj* (Ⓔ extravaginal): außerhalb der Scheide/Vagina (liegend)

ex|tra|va|sal *adj* (Ⓔ extravascular): außerhalb der (Blut-)Gefäße (liegend oder erfolgend)

Ex|tra|va|sat *nt* (Ⓔ extravasate): aus einem Gefäß ausgetretene Flüssigkeit

Ex|tra|va|sa|ti|ons|zys|te *f* (Ⓔ extravasation cyst): durch Extravasation entstandene Pseudozyste* oder Extravasatansammlung in einer vorgebildeten Höhle

ex|tra|vent|ri|ku|lär *adj* (Ⓔ extraventricular): außerhalb einer Kammer/eines Ventrikels (liegend oder ablaufend), insbesondere außerhalb der Herzkammer

Ex|tra|ver|si|on *f* (Ⓔ **1.–3.** extraversion): **1.** *Syn*: *Extroversion*; Auswärtsdrehung, Auswärtswendung **2.** *Syn*: *Extravertiertheit, Extroversion*; Öffnung zu Außenwelt; offenes, entgegenkommendes Verhalten **3.** *Syn*: *Ektopia, Ectopia, Ektopie, Eversion*; angeborene Gewebs- oder Organverlagerung; die Verlagerung kann nach außen auf die Körperoberfläche oder innerhalb des Körpers erfolgen

ex|tra|ver|tiert *adj* (Ⓔ **1.–2.** extroverted): **1.** *Syn*: *extrovertiert*; (*anatom.*) nach außen gedreht **2.** *Syn*: *extrovertiert*; (*psychol.*) nach außen gewandt, welt-offen, aufgeschlossen

ex|tra|ve|si|kal *adj* (Ⓔ extracystic): außerhalb der (Harn-)Blase (liegend)

ex|tra|zel|lu|lär *adj* (Ⓔ extracellular): außerhalb der Zelle (liegend)

Ex|tra|zel|lu|lär|flüs|sig|keit *f* (Ⓔ extracellular fluid): *Syn*: *Extrazellularflüssigkeit, extrazelluläre Flüssigkeit*; außerhalb der Zelle befindliche Flüssigkeit

Ex|tra|zel|lu|lär|raum *m* (Ⓔ extracellular space): *Syn*: *extrazellulärer Raum*; Gesamtheit der die Extrazellulärflüssigkeit enthaltenden Räume des Körpers; macht ca. 25 % des Körpergewichtes aus; besteht aus interstitiellem Raum, **Transzellulärraum** [Körperhöhlen, Liquorraum] und Plasmaraum

ex|tra|ze|re|bel|lar *adj* (Ⓔ extracerebellar): *Syn*: *extrazerebellär*; außerhalb des Kleinhirns/Zerebellum (liegend)

ex|tra|ze|re|bral *adj* (Ⓔ extracerebral): außerhalb des Ge-

hirns/Zerebrum (liegend)
Ex|tre|mi|tas *f, pl* **-ta|tes** (Ⓔ extremity): äußeres Ende, Endstück, das Äußerste, Spitze; Gliedmaße, Glied
Extremitas acromialis (Ⓔ acromial extremity of clavicle): *s.u. Clavicula*
Extremitas anterior splenica (Ⓔ anterior extremity of spleen): vorderer/unterer Milzpol; *s.u. Milz*
Extremitas inferior renis (Ⓔ inferior extremity of kidney): unterer Nierenpol; *s.u. Niere*
Extremitas inferior testis (Ⓔ inferior extremity of testis): unterer Hodenpol; *s.u. Hoden*
Extremitas posterior splenica (Ⓔ posterior extremity of spleen): hinterer/oberer Milzpol; *s.u. Milz*
Extremitas sternalis (Ⓔ sternal extremity of clavicle): *s.u. Clavicula*
Extremitas superior renis (Ⓔ superior extremity of kidney): oberer Nierenpol; *s.u. Niere*
Extremitas superior testis (Ⓔ superior extremity of testis): oberer Hodenpol; *s.u. Hoden*
Extremitas tubaria ovarii (Ⓔ tubal extremity of ovary): oberer Eierstockpol; *s.u. Eierstock*
Extremitas uterina ovarii (Ⓔ uterine extremity of ovary): unterer Eierstockpol, Uteruspol des Eierstocks; *s.u. Eierstock*
Ex|tre|mi|tä|ten *pl* (Ⓔ extremities): Gliedmaßen, Arme und Beine
Ex|tre|mi|tä|ten|ab|lei|tung *f* (Ⓔ limb lead): EKG-Ableitung von den Extremitäten nach Einthoven* oder Goldberger*; *s.a. Essay Elektrokardiogramm S. 571*
Ex|tre|mi|tä|ten|pa|re|se *f* (Ⓔ extremity paralysis): *Syn: Gliedmaßenlähmung*; Lähmung von Armen und/oder Beinen
Extremitätenperfusion in regionaler Hyperthermie, intravasale *f* (Ⓔ intravascular regional perfusion in hypothermia): *s.u. Essay Chemotherapie S. 349*
ex|trin|sic *adj*: *→extrinsisch*
extrinsic factor *m*: *→Vitamin B_{12}*
ex|trin|sisch *adj* (Ⓔ extrinsic): *Syn: extrinsic, exogen*; von außen (kommend oder wirkend), äußerlich, äußere(r, s)
Extro-, extro- *präf.*: *→Extra-*
Ex|tro|phie *f*: *→Ekstrophie*
Ex|tro|ver|si|on *nt*: *→Extraversion*
ex|tro|ver|tiert *adj*: *→extravertiert*
Ex|tru|si|on *f* (Ⓔ **1.–2.** extrusion): **1.** (*Sekret*) Ausschleusung **2.** *Syn: Elongation, Egression*; (*Zahn*) Verlängerung während des Wachstums oder als Antwort auf eine physiologische Abnutzung
ekkrine Extrusion (Ⓔ eccrine extrusion): *Syn: Krinozytose*; aktive Sekretabgabe nach außen
Ex|tu|ba|ti|on *f* (Ⓔ extubation): *Syn: Tubusentfernung, Extubieren*; Herausziehen eines [Endotracheal-]Tubus oder einer Tracheotomiekanüle
Ex|tu|bie|ren *nt*: *→Extubation*
Ex|ul|ce|ra|tio *f, pl* **-ti|o|nes**: *→Exulzeration*
Exulceratio simplex (Ⓔ Dieulafoy's erosion): *Syn: Dieulafoy-Erosion, Dieulafoy-Ulkus*; Magenschleimhautgeschwür mit massiver Blutung aus einer Arterienanomalie
Ex|ul|ze|ra|ti|on *f* (Ⓔ ulceration): *Syn: Exulceratio*; Geschwürbildung, Ulzeration
Ex|zi|si|on *f* (Ⓔ excision): *Syn: Ausschneidung*; Entfernung eines Gewebe- oder Organteils mit einem scharfen Instrument [z.B. Skalpel, scharfer Löffel]; umfasst sowohl therapeutische als auch diagnostische Entfernung [Probeexzision]
ex|zi|ta|bel *adj* (Ⓔ excitable): erregbar, reizbar
Ex|zi|tans *nt, pl* **-tan|zi|en, -tan|ti|en** (Ⓔ excitant): *Syn: Exzitantium, Analeptikum*; Reizmittel, Stimulans; der Begriff wird v.a. auf Substanzen angewendet, die das Zentralnervensystem stimulieren, wie z.B. Koffein
Ex|zi|tan|ti|um *nt, pl* **-tan|zi|en, -tan|ti|en**: *→Exzitans*
Ex|zi|ta|ti|on *f* (Ⓔ excitation): Anregung, Reizung; Reiz; Erregung
Ex|zi|ta|ti|ons|sta|di|um *nt* (Ⓔ excitative stage): *Syn: rasende Wut; s.u. Tollwut*
ex|zi|ta|tiv *adj*: *→exzitatorisch*
ex|zi|ta|to|risch *adj* (Ⓔ excitative): *Syn: exzitativ*; anregend oder erregend (wirkend)
ex|zi|to|mo|to|risch *adj* (Ⓔ excitomotor): die Bewegung oder Motorik anregend
EZ *Abk.*: **1.** *→eineiige Zwillinge* **2.** *→Endothelzelle* **3.** Energiezahl **4.** Epidermiszellen **5.** Erholungszeit **6.** Ernährungszustand **7.** Esterzahl **8.** *→extrazellulär* **9.** *→Extrazellulärraum*
EZB *Abk.*: Extrazellulärbilanz
E-Zellen *pl* (Ⓔ **1.** E cells **2.** *→Lupus erythematodes-Zellen*): **1.** *Syn: Epsilon-Zellen*; atypische azidophile Zellen der Adenohypophyse*, deren Granula sich mit Orange G färben **2.** *→Lupus erythematodes-Zellen*
EZF *Abk.*: *→Extrazellularflüssigkeit*
EZK *Abk.*: *→Einzellkultur*
EZR *Abk.*: *→Extrazellulärraum*
EZV *Abk.*: extrazelluläres Volumen
EZW *Abk.*: extrazelluläres Wasser

F

F *Abk.*: **1.** Fahrenheit **2.** →*Farad* **3.** Faraday-Konstante **4.** Farad-Einheit **5.** Felderung **6.** →*Fertilität* **7.** →*Fett* **8.** →*Fluor* **9.** →*Flush* **10.** →*Fokus* **11.** freie Energie **12.** →*French* **13.** Frequenz **14.** Friktion **15.** Fusionspunkt **16.** Harnfarbwert **17.** Kraft

f *Abk.*: **1.** Aktivitätskoeffizient **2.** →*Brennweite* **3.** →*feminin* **4.** Femto- **5.** →*Fokaldistanz* **6.** Frequenz

F_0 *Abk.*: oligomycinempfindlichkeitsübertragender Faktor

F° *Abk.*: Fahrenheit

F I *Abk.*: →*Faktor I*

F1 *Abk.*: →*Filialgeneration 1*

F_1 *Abk.*: →*F_1-Generation*

F II *Abk.*: →*Faktor II*

F2 *Abk.*: →*Filialgeneration 2*

F_2 *Abk.*: →*F_2-Generation*

F III *Abk.*: →*Faktor III*

F V *Abk.*: →*Faktor V*

F VI *Abk.*: →*Faktor VI*

F VII *Abk.*: →*Faktor VII*

F VIII *Abk.*: →*Faktor VIII*

F IX *Abk.*: →*Faktor IX*

F X *Abk.*: →*Faktor X*

F XI *Abk.*: →*Faktor XI*

F XII *Abk.*: →*Faktor XII*

F XIII *Abk.*: →*Faktor XIII*

FA *Abk.*: **1.** Facharzt **2.** Familienanamnese **3.** →*Fasciculus arcuatus* **4.** febrile Antigene **5.** fetale Antigene **6.** filtrierbares Agens **7.** Fluoreszein-konjugiertes Pertussis-Antiserum **8.** Fluoreszenz-Antikörper **9.** →*Formaldehyd* **10.** Formamid **11.** Freund-Adjuvans

FAB *Abk.*: funktionelle abdominale Beschwerden

Fab *Abk.*: →*Fab-Fragment*

$F(ab')_2$ *Abk.*: $F(ab')_2$-Fragment

Fa|bel|la *nt* (Ⓔ fabella): Sesambein auf der Rückseite des Kniegelenks

FABER *Abk.*: Flexion, Abduktion, externe Rotation

Faber: Knud Helge Faber; 1862–1956; dänischer Internist (Kopenhagen)

Faber-Anämie *f* (Ⓔ Faber's anemia): *Syn*: *Chloranämie*; schwere Eisenmangelanämie* bei Achlorhydrie*

Fab-Fragment *nt* (Ⓔ Fab fragment): antigen-bindender Teil der Immunglobuline*

Fa|bis|mus *m*: →*Favismus*

Fabry: Johannes Fabry; 1860–1930; deutscher Hautarzt (Dortmund)

Fabry-Syndrom *nt* (Ⓔ Fabry's disease): *Syn*: *Morbus Fabry, hereditäre Thesaurismose Ruiter-Pompen-Weyers, Ruiter-Pompen-Weyers-Syndrom, Thesaurismosis hereditaria lipoidica, Angiokeratoma universale, Angiokeratoma corporis diffusum*; X-chromosomal vererbte Sphingolipidose* [Mangel an α-Galaktosidase] mit multiplen Angiokeratomen und Befall innerer Organe [Nieren, Herz-Kreislaufsystem], der Augen [Katarakt] und des Zentralnervensystems [epileptische Anfälle, psychotische Episoden, Schmerzzustände]; der Befall der Niere führt meist zu terminaler Niereninsuffizienz; **Therapie**: Dauersubstitution der α-Galaktosidase; **Prognose**: selbst bei Enzymsubstitution meist tödlicher Verlauf zwischen dem 30. und 50. Lebensjahr

FAC *Abk.*: 5-Fluorouracil, Adriamycin, Cyclophosphamid

FAC-BCG *Abk.*: 5-Fluorouracil, Adriamycin, Cyclophosphamid, Bacille Calmette-Guerin

face lift *m/nt*: →*Face-Lifting*

Face-Lifting *nt* (Ⓔ face-lift): *Syn*: *face lift, Rhytidektomie*; operative Straffung der Gesichtshaut zur Glättung von Falten, Doppelkinn u.ä.; ästhetisch-plastische Eingriffe umfassen heute mehr als nur eine einfache Hautstraffung; das Lifting kann z.B. mehrschichtig erfolgen [**composite face lift**], spezifische Problemgebiete behandeln [z.B. **Stirnlift**] und mit Laseroberflächenbehandlung [**resurfacing**] kombiniert werden

Fa|cet|te *f* (Ⓔ facet): (kleine) Gelenkfläche, Gelenkfacette

Facett|ek|to|mie *f* (Ⓔ facetectomy): operative Entfernung des Gelenkfortsatzes eines Wirbels [Vertebra*] zusammen mit der Gelenkfläche [Facies articularis] für die Intervertebralgelenke [Articulationes* zygapophysiales]

Fä|cher|blatt|baum *m*: →*Ginkgo biloba*

Fa|ci|es *f* (Ⓔ **1.** face **2.** surface): **1.** Gesicht **2.** Außenfläche, Vorderseite

Facies abdominalis (Ⓔ abdominal facies): *Syn*: *Facies peritonealis*; klinische Bezeichnung für den ängstlich verfallenen, blassen Gesichtsausdruck bei Erkrankungen im Bauchraum

Facies adenoidea (Ⓔ adenoid facies): typischer Gesichtsausdruck bei adenoiden Vegetationen*, der vor allem durch den ständig offenen Mund und evtl. eine Schiefstellung der Schneidezähne imponiert

Facies anterior cordis (Ⓔ sternocostal surface of heart): *Syn*: *Herzvorderfläche, Sternokostalfläche, Facies sternocostalis cordis*; die dem Brustbein [Sternum*] zugewandte vordere Fläche des Herzens

Facies anterior corneae (Ⓔ anterior surface of cornea): die Vorderfläche der Kornea*

Facies anterior corporis maxillae (Ⓔ anterior surface of maxilla): *s.u. Corpus maxillae*

Facies anterior glandulae suprarenalis (Ⓔ anterior surface of suprarenal gland): die Vorderfläche der Nebenniere*

Facies anterior iridis (Ⓔ anterior surface of iris): die nicht von Epithel* bedeckte Vorderfläche der Regenbogenhaut [Iris*]

Facies anterior lentis (Ⓔ anterior surface of lens): die Vorderfläche der Augenlinse*

Facies anterior palpebraris (Ⓔ anterior surface of eyelid): äußere/vordere Lidfläche

Facies anterior patellae (Ⓔ anterior surface of patella): Vorderfläche der Kniescheibe*

Facies anterior radii (Ⓔ anterior surface of radius): Vorderfläche des Radius*

Facies anterior renis (Ⓔ anterior surface of kidney): Vorderfläche der Niere*

Facies anterior scapulae (Ⓔ anterior surface of scapula): *Syn*: *Facies costalis scapulae*; Rippenfläche des Schulterblattes

Facies anterior ulnae (Ⓔ anterior surface of ulna): Vorderfläche der Ulna*

Facies anterior uteri (Ⓔ anterior surface of uterus): *Syn*: *Facies vesicalis uteri*; Blasenfläche des Uterus*

Facies anterolateralis cartilaginis arytenoideae (Ⓔ anterolateral surface of arytenoid cartilage): *s.u. Cartilago arytenoidea*

Facies anterolateralis humeri (Ⓔ anterolateral surface of humerus): *s.u. Humerus*

Facies anteromedialis humeri (Ⓔ anteromedial surface of humerus): *s.u. Humerus*

Facies antonina (Ⓔ facies antonina): typische Gesichtsveränderung bei tuberkuloider Lepra*; durch den Muskelschwund kommt es zu beidseitiger Oberlidptose*, Ektropion*, Herabhängen der Unterlippe, Lähmung der Augenmuskeln usw.

Facies approximalis dentis (Ⓔ approximal surface): *Syn*: *Approximalfläche, Kontaktfläche, Facies contactus dentis*; Zahnfläche, die mit einem anderen Zahn in Berührung kommt oder steht

Facies articularis (Ⓔ articular surface): Gelenkfläche; *s.u. echtes Gelenk*

Facies articularis acromialis (Ⓔ acromial facet): *s.u. Clavicula*

Facies articularis anterior dentis (Ⓔ anterior articular

F

surface of dens): *s.u. Dens axis*
Facies articularis arytenoidea (Ⓔ arytenoid articular surface of crocoid cartilage): *s.u. Cartilago cricoidea*
Facies articularis calcanea anterior tali (Ⓔ anterior calcaneal articular surface of talus): Gelenkfläche des Caput* tali für das Talokalkanealgelenk*
Facies articularis calcanea media tali (Ⓔ middle calcaneal articular surface of talus): Gelenkfläche des Collum* tali für das Talokalkanealgelenk*
Facies articularis calcanea posterior (Ⓔ posterior talar articular surface): *s.u. Corpus tali*
Facies articularis capitis costae (Ⓔ articular surface of head of rib): Gelenkfläche des Rippenköpfchens [Caput costae]
Facies articularis capitis fibulae (Ⓔ articular surface of head of fibula): Gelenkfläche des Wadenbeinköpfchens [Caput fibulae]
Facies articularis carpi (Ⓔ carpal articular surface): *s.u. Corpus radii*
Facies articularis cartilaginis arytenoideae (Ⓔ articular surface of arytenoid cartilage): *s.u. Cartilago arytenoidea*
Facies articularis cuboidea calcanei (Ⓔ cuboidal articular surface of calcaneus): *s.u. Calcaneus*
Facies articularis fibularis tibiae (Ⓔ fibular articular surface of tibia): Gelenkfläche oben an der Außenseite des Schienbeins, die zusammen mit der Gelenkfläche des Wadenbeinköpfchens [Facies articularis capitis fibulae] das obere Tibiofibulargelenk* bildet
Facies articularis fossa mandibularis (Ⓔ articular surface of mandibular fossa): *s.u. Fossa mandibularis*
Facies articularis inferior atlantis (Ⓔ inferior articular surface fossa of atlas): *s.u. Atlas*
Facies articularis inferior tibiae (Ⓔ inferior articular surface of tibia): Gelenkfläche am unteren Ende des Schienbeins [Tibia*], die mit dem Sprungbein [Talus*] im Talokruralgelenk* artikuliert; *s.a. Tibia*
Facies articularis inferior vertebrae (Ⓔ inferior articular facet of vertebra): Gelenkfläche des Processus* articularis inferior vertebrae
Facies articularis malleoli lateralis (Ⓔ malleolar articular surface of fibula): *s.u. Malleolus lateralis*
Facies articularis malleoli medialis (Ⓔ malleolar articular surface of tibia): *s.u. Malleolus medialis*
Facies articularis navicularis tali (Ⓔ navicular articular surface of talus): Gelenkfläche des Sprungbeinkopfes [Caput* tali], die mit dem Kahnbein [Os* naviculare] einen Teil des unteren Sprunggelenkes* bildet
Facies articularis patellae (Ⓔ articular surface of of patella): Gelenkfläche auf der Rückseite der Kniescheibe
Facies articularis posterior dentis (Ⓔ posterior articular surface of dens): *s.u. Dens axis*
Facies articularis sternalis (Ⓔ sternal facet): *s.u. Clavicula*
Facies articularis superior atlantis (Ⓔ superior articular surface of atlas): *s.u. Atlas*
Facies articularis superior tibiae (Ⓔ superior articular surface of tibia): die das Tibiaplateau bildende Gelenkfläche des Schienbeinkopfes [Caput* tibiae]; wird durch die Eminentia* intercondylaris sowie die Area* intercondylaris anterior und posterior in eine linke und rechte Teilfläche unterteilt
Facies articularis superior vertebrae (Ⓔ superior articular facet of vertebra): Gelenkfläche des Processus* articularis superior vertebrae
Facies articularis talaris anterior calcanei (Ⓔ anterior talar articular surface of calcaneus): *s.u. Calcaneus*
Facies articularis talaris media calcanei (Ⓔ middle talar articular surface of calcaneus): *s.u. Calcaneus*
Facies articularis talaris posterior calcanei (Ⓔ posterior talar articular surface of calcaneus): *s.u. Calcaneus*
Facies articularis thyroidea (Ⓔ thyroid articular surface of crocoid cartilage): *s.u. Cartilago cricoidea*
Facies articularis tuberculi costae (Ⓔ articular surface of tubercle of rib): Gelenkfläche des Rippenhöckers [Tuberculum costae]; *s.u. Rippenkörper*
Facies auricularis ossis ilii (Ⓔ auricular surface of ilium): Gelenkfläche des Darmbeins für das Iliosakralgelenk*
Facies auricularis ossis sacri (Ⓔ auricular surface of sacrum): Gelenkfläche des Kreuzbeins für das Iliosakralgelenk*
Facies buccalis dentis (Ⓔ buccal surface): die der Wange zugewandte Fläche der Zähne
Facies colica splenica (Ⓔ colic surface of spleen): der dem Kolon* anliegende Teil der Facies* visceralis der Milz*
Facies contactus dentis: *→Facies approximalis dentis*
Facies costalis pulmonis (Ⓔ costal surface of lung): Rippenfläche der Lunge*
Facies costalis scapulae (Ⓔ costal surface of scapula): ***Syn***: *Facies anterior scapulae*; Rippenfläche des Schulterblattes*
Facies diaphragmatica cordis (Ⓔ diaphragmatic surface of heart): ***Syn***: *Facies inferior cordis*; Zwerchfellfläche des Herzens*
Facies diaphragmatica hepatis (Ⓔ diaphragmatic surface of liver): Zwerchfellfläche der Leber*
Facies diaphragmatica pulmonis (Ⓔ diaphragmatic surface of lung): Zwerchfellfläche der Lunge*
Facies diaphragmatica splenica (Ⓔ diaphragmatic surface of spleen): Zwerchfellfläche der Milz*
Facies distalis dentis (Ⓔ distal surface of tooth): die der Mittellinie abgewandte Zahnfläche
Facies dorsales digitorum (Ⓔ dorsal surface of fingers/toes): ***Syn***: *Fingerrücken; Zehenrücken*; Rückfläche von Fingern oder Zehen
Facies dorsalis ossis sacri (Ⓔ posterior surface of sacral bone): Rückfläche des Kreuzbeins [Os* sacrum]
Facies externa ossis frontalis (Ⓔ external surface of frontal bone): die Außen-/Vorderfläche des Stirnbeins [Os* frontale]
Facies gastrica (Ⓔ facies gastrica): typischer Gesichtsausdruck mit tiefer Nasolabialfalte* bei Magenkrankheiten
Facies gastrica splenica (Ⓔ gastric surface of spleen): dem Magen anliegender Teil der Facies* visceralis der Milz*
Facies glutea ossis ilii (Ⓔ gluteal surface of ilium): *s.u. Ilium*
Facies hippocratica (Ⓔ hippocratic facies): spitzes, blasses Gesicht mit eingefallenen Augen und Wangen des Sterbenden
Facies inferior cordis: *→Facies diaphragmatica cordis*
Facies inferior linguae (Ⓔ inferior surface of tongue): Zungenunterfläche
Facies infratemporalis corporis maxillae (Ⓔ infratemporal surface of maxilla): *s.u. Corpus maxillae*
Facies interlobaris pulmonis (Ⓔ interlobar surface of lung): die Lungenoberfläche in der Fissura* horizontalis und obliqua
Facies interna ossis frontalis (Ⓔ internal surface of frontal bone): die Innen-/Rückfläche des Stirnbeins [Os* frontale]
Facies intervertebralis (Ⓔ intervertebral surface of vertebra): *s.u. Corpus vertebrae*
Facies intestinalis uteri (Ⓔ intestinal surface of uterus): ***Syn***: *Facies posterior uteri*; Darmfläche der Gebärmutter*
Facies labialis dentis (Ⓔ labial surface of tooth): die vordere, den Lippen zugewandte Fläche der Schneide- und Eckzähne
Facies lateralis (Ⓔ lateral surface): Seitenfläche
Facies lateralis fibulae (Ⓔ lateral surface of fibula): seitliche Fibulafläche; *s.u. Corpus fibulae*
Facies lateralis ovarii (Ⓔ lateral surface of ovary): die der Bauchwand anliegende Seitenfläche des Eierstocks*
Facies lateralis radii (Ⓔ lateral surface of radius): *s.u. Radius*
Facies lateralis testis (Ⓔ lateral surface of testis): *s.u. Hoden*
Facies lateralis tibiae (Ⓔ lateral surface of tibia): *s.u. Tibia*
Facies leontina (Ⓔ leonine facies): ***Syn***: *Leontiasis, Löwengesicht*; durch eine Verdickung der Schädelknochen hervorgerufenes löwenartiges Gesicht; findet sich v.a. bei lepromatöser Lepra* und kutanen Formen der Onchozerkose* in Zentralamerika
Facies lingualis dentis (Ⓔ lingual surface of tooth): ***Syn***: *Facies oralis dentis*; die der Zunge zugewandte Innenseite

der Zähne
Facies lunata (Ⓔ moon face): ***Syn***: *Mondgesicht*; volles, rundes Gesicht; tritt v.a. bei den verschiedenen Formen des Cushing*-Syndroms auf
Facies lunata acetabuli (Ⓔ lunate surface of acetabulum): *s.u. Acetabulum*
Facies malleolaris lateralis (Ⓔ lateral malleolar facet): *s.u. Corpus tali*
Facies malleolaris medialis (Ⓔ medial malleolar facet): *s.u. Corpus tali*
Facies masticatoria dentis: →*Facies occlusalis dentis*
Facies medialis cartilaginis arytenoideae (Ⓔ medial surface of arytenoid cartilage): *s.u. Cartilago arytenoidea*
Facies medialis fibulae (Ⓔ medial surface of fibula): mittlere Fibulafläche; *s.u. Corpus fibulae*
Facies medialis ovarii (Ⓔ medial surface of ovary): die mediale, dem Infundibulum des Eileiters zugewandte Seite des Eierstocks*
Facies medialis testis (Ⓔ medial surface of testis): *s.u. Hoden*
Facies medialis tibiae (Ⓔ medial surface of tibia): *s.u. Tibia*
Facies medialis ulnae (Ⓔ medial surface of ulna): *s.u. Ulna*
Facies mediastinalis pulmonis (Ⓔ mediastinal surface of lung): Mediastinalfläche der Lunge*
Facies mesialis dentis (Ⓔ mesial surface of tooth): die der Mittellinie zugewandte Fläche der Zähne
Facies mitralis (Ⓔ mitral facies): ***Syn***: *Mitralgesicht*; blasses Gesicht mit rötlich-bläulichen Wangen und zyanotischen Lippen bei schwerer Mitralstenose* oder anderen Erkrankungen mit stark reduziertem Herzminutenvolumen*
Facies myopathica (Ⓔ myopathic facies): ***Syn***: *Sphinxgesicht*; typischer, schlaffer und müder Gesichtsausdruck bei Muskeldystrophie*
Facies nasalis corporis maxillae (Ⓔ nasal surface of maxilla): *s.u. Corpus maxillae*
Facies occlusalis dentis (Ⓔ occlusal surface): ***Syn***: *Facies masticatoria dentis*; Kaufläche des Zahns
Facies oralis dentis: →*Facies lingualis dentis*
Facies orbitalis corporis maxillae (Ⓔ orbital surface of maxilla): *s.u. Corpus maxillae*
Facies palatinalis dentis (Ⓔ palatal surface of tooth): Gaumenfläche des Zahns
Facies palmaris digitorum (Ⓔ palmar surface): die Handflächenseite der Finger
Facies pancreatica splenica (Ⓔ pancreatic surface of spleen): der Bauchspeicheldrüse* anliegender Teil der Facies* visceralis der Milz*
Facies paralytica (Ⓔ facies paralytica): fehlende Mimik bei beidseitiger Fazialislähmung*
Facies patellaris femoris (Ⓔ patellar surface of femur): knorpelüberzogene Gleitfläche für die Kniescheibe [Patella*] am unteren Femurende
Facies pelvica ossis sacri (Ⓔ pelvic surface of sacrum): die dem kleinen Becken* zugewandte Vorderfläche des Kreuzbeins [Os* sacrum]
Facies peritonealis: →*Facies abdominalis*
Facies plantaris digitorum (Ⓔ plantar surface): die Unterseite der Zehen
Facies poplitea femoris (Ⓔ popliteal surface of femur): durch das Labium laterale und mediale der Linea* aspera umfasste dreieckige Fläche auf der Rückseite des distalen Femurschaftes*
Facies posterior (Ⓔ posterior surface): Rückfläche, Hinterfläche
Facies posterior cartilaginis arytenoideae (Ⓔ posterior surface of arytenoid cartilage): *s.u. Cartilago arytenoidea*
Facies posterior corneae (Ⓔ posterior surface of cornea): die Rückseite der Kornea*
Facies posterior fibulae (Ⓔ posterior surface of fibula): hintere Fibulafläche; *s.u. Corpus fibulae*
Facies posterior glandulae suprarenalis (Ⓔ posterior surface of suprarenal gland): Rückfläche der Nebenniere*
Facies posterior humeri (Ⓔ posterior surface of humerus): *s.u. Corpus humeri*
Facies posterior iridis (Ⓔ posterior surface of iris): ***Syn***: *Irisrückfläche*; Rückfläche der Regenbogenhaut [Iris*]; bildet die vordere Begrenzung der hinteren Augenkammer; ihr Epithel bildet pro Tag ca. 2–3 ml Kammerwasser
Facies posterior lentis (Ⓔ posterior surface of lens): ***Syn***: *Linsenrückfläche*; die dem Glaskörper anliegende Rückfläche der Augenlinse*
Facies posterior palpebrae (Ⓔ posterior surface of eyelid): innere/hintere Lidfläche
Facies posterior radii (Ⓔ posterior surface of radius): *s.u. Radius*
Facies posterior renis (Ⓔ posterior surface of kidney): *s.u. Niere*
Facies posterior scapulae (Ⓔ posterior surface of scapula): Rückfläche des Schulterblattes*
Facies posterior tibiae (Ⓔ posterior surface of tibia): *s.u. Tibia*
Facies posterior ulnae (Ⓔ posterior surface of ulna): *s.u. Ulna*
Facies posterior uteri: →*Facies intestinalis uteri*
Facies pulmonalis cordis (Ⓔ pulmonary surface of heart): die der rechten [**Facies pulmonalis cordis dextra**] bzw. linken [**Facies pulmonalis cordis sinistra**] Lunge zugewandte Seite des Herzens
Facies renalis glandulae suprarenalis (Ⓔ renal surface of suprarenal gland): die Unterfläche der Nebenniere*, mit der sie auf der Niere aufsitzt
Facies renalis splenica (Ⓔ renal surface of spleen): der Niere* anliegender Teil der Facies* visceralis der Milz*
Facies sacropelvica ossis ilii (Ⓔ sacropelvic surface of ilium): *s.u. Ilium*
Facies scarlatinosa (Ⓔ facies scarlatinosa): für Scharlach* typische gleichmäßige Rötung der Wangen, die in starkem Kontrast zum blassen Kinn-Mund-Dreieck [**zirkumorale Blässe**] steht
Facies sternocostalis cordis: →*Facies anterior cordis*
Facies superior tali (Ⓔ superior surface of talus): obere Gelenkfläche der Trochlea* tali, die der Gelenkfläche am unteren Ende des Schienbeins [Facies* articularis inferior tibiae] zugewandt ist
Facies symphysialis (Ⓔ symphysial surface): *s.u. Os pubis*
Facies temporalis ossis frontalis (Ⓔ temporal surface of frontal bone): *s.u. Os frontale*
Facies tetanica (Ⓔ facies tetanica): das durch einen Risus* sardonicus gekennzeichnet Gesicht bei Wundstarrkrampf [Tetanus*]
Facies urethralis (Ⓔ urethral surface of penis): Penisunterseite
Facies vesicalis uteri (Ⓔ vesical surface of uterus): ***Syn***: *Facies anterior uteri*; Blasenfläche des Uterus*
Facies vestibularis dentis (Ⓔ vestibular surface of tooth): die Außenfläche der Zähne
Facies visceralis hepatis (Ⓔ visceral surface of liver): die untere, den Baucheingeweiden zugewandte Fläche der Leber*
Facies visceralis splenica (Ⓔ visceral surface of spleen): die konkave Medialfläche der Milz*, die der Niere [**Facies renalis splenica**], dem Magen [**Facies gastrica splenica**], dem Kolon [**Facies colica splenica**] und manchmal auch dem Schwanz der Bauchspeicheldrüse [**Facies pancreatica splenica**] anliegt
FAC-LEV *Abk.*: 5-Fluorouracil, Adriamycin, Cyclophosphamid, Levamisol
FAC-M *Abk.*: 5-Fluorouracil, Adriamycin, Cyclophosphamid, Methotrexat
FACP *Abk.*: 5-Fluorouracil, Adriamycin, Cyclophosphamid, Cisplatin (*engl.* platinol)
FACVP *Abk.*: 5-Fluorouracil, Adriamycin, Cyclophosphamid, VP-16
FAD *Abk.*: →*Flavinadenindinucleotid*
Faldenleiltelrung *nt* (Ⓔ suture abscess): Eiterung im Stichkanal einer Naht
Faldenlgralnullom *nt* (Ⓔ suture granuloma): Fremdkörpergranulom* als Reaktion auf Nahtmaterial

Fa|den|pa|pil|len *pl* (Ⓔ filiform papillae): ***Syn***: *fadenförmige Zungenpapillen, Papillae filiformes*; *s.u. Zungenpapillen*
Fa|den|pil|ze *pl* (Ⓔ hyphal fungi): ***Syn***: *Hyphomycetes, Hyphomyzeten*; hyphenbildende Pilze*; *s.a. Essay Pilze S. 1697*
Fa|den|wür|mer *pl* (Ⓔ Nematoda): ***Syn***: *Nematoden, Nematoda, Nematodes*; fadenförmige, runde Würmer, die sich i.d.R. durch Eier vermehren, z.T. auch lebendgebärend; im Gegensatz zu den Bandwürmern* besitzen sie einen vollständigen Verdauungstrakt mit subterminalem Anus; ein Atmungs- und Kreislaufsystem fehlt aber; wichtige Gattungen sind u.a. Ankylostoma*, Ascaris*, Dracunculus*, Trichinella*, Onchocerca*
FADH$_2$ *Abk.*: reduziertes Flavinadenindinucleotid
FADN *Abk.*: *→Flavinadenindinucleotid*
FAD-PP *Abk.*: FAD-Pyrophosphorylase
Fae|ces *pl*: *→Fäzes*
Faesebeck: **Faesebeck-Ganglion** *nt* (Ⓔ Blandin's ganglion): ***Syn***: *Blandin-Ganglion, Ganglion submandibulare*; parasympathisches Ganglion*, das u.a. Unterkieferdrüse, Unterzungendrüse und Zungendrüsen versorgt
Faex *f* (Ⓔ yeast): Hefe; *s.a. Hefen*
Faex medicinalis (Ⓔ medicinal yeast): gereinigte Bierhefe [Saccharomyces cerevisiae]
FAF *Abk.*: **1.** Fibroblasten-aktivierender Faktor **2.** frontales Augenfeld
FAHP *Abk.*: frühe akustische Hirnstammpotentiale
Fahr: Theodor Fahr; 1877–1945; deutscher Pathologe (Hamburg)
Fahr-Krankheit *f* (Ⓔ Fahr's disease): ***Syn***: *Fahr-Syndrom*; idiopathische Gefäßsklerose im Bereich der Stammganglien; führt zu Kopfschmerzen, Sprachstörungen, progredienter Demenz, extrapyramidalen und pyramidalen Symptomen, Koordinationsstörungen und evtl. epileptischen Anfällen
Fahr-Volhard-Nephrosklerose *f* (Ⓔ Fahr-Volhard disease): ***Syn***: *maligne Nephrosklerose*; zu Niereninsuffizienz führende, rasch progrediente Nephrosklerose*, z.B. bei maligner Hypertonie
Fahrenheit: Gabriel Daniel Fahrenheit; 1686–1736; deutscher Physiker
Fahrenheit-Skala *f* (Ⓔ Fahrenheit scale): auf der Fahrenheit-Skala liegt der Gefrierpunkt von Wasser bei 32° und der Siedepunkt bei 212°; damit ergibt sich als Umrechnung:
$°C = (°F - 32) \times 5/9$ bzw.
$°F = (°C \times 9/5) + 32$
Fahrenheit-Thermometer *nt* (Ⓔ Fahrenheit thermometer): Thermometer mit Fahrenheit*-Skala
Fahr|rad|er|go|me|ter *nt* (Ⓔ bicycle ergometer): fahrradähnliches Ergometer, das v.a. zur Messung von Herz-Kreislauf-Parametern eingesetzt wird; die vom Probanden aufzubringende Leistung kann konstant gehalten oder stufenlos verändert werden
Fairbank: **Fairbank-Syndrom** *nt* (Ⓔ Fairbank's syndrome): schwere Form der multiplen epiphysären Dysplasie*
F-AK *Abk.*: Forssman-Antikörper
fä|kal *adj* (Ⓔ fecal): ***Syn***: *fäkulent, sterkoral*; Kot/Fäzes betreffend, aus Fäkalien bestehend, von Fäkalien stammend, kotig
Fä|kal|ap|pen|di|zi|tis *f, pl* **-ti|den** (Ⓔ stercoral appendicitis): ***Syn***: *Sterkoralappendizitis*; durch Kotsteine hervorgerufene Appendizitis*
Fä|ka|li|en *pl*: *→Fäzes*
Fä|kal|sta|se *f* (Ⓔ fecal impaction): ***Syn***: *Koprostase, Kotstauung, Kotverhaltung*; Kotstauung im Dickdarm; z.B. bei Obstruktion
Fä|kal|u|rie *f* (Ⓔ fecaluria): Kotausscheidung im Harn; meist Folge einer Darm-Blasen-Fistel
F-Aktin *nt* (Ⓔ F-actin): ***Syn***: *fibrilläres Aktin*; *s.u. Aktin*
Fa|ktor *m* (Ⓔ factor): (maßgebender) Umstand, bestimmendes Element
Faktor I (Ⓔ factor I): ***Syn***: *Fibrinogen*; in der Leber gebildeter, Vitamin K-abhängiger Blutgerinnungsfaktor; Vorstufe des Fibrins*; *s.a. Blutgerinnung, Fibrin*
Faktor II (Ⓔ factor II): ***Syn***: *Prothrombin*; in der Leber gebildeter, Vitamin K-abhängiger Blutgerinnungsfaktor; inaktive Vorstufe des Thrombins* [Faktor IIa]; gehört auch zu den Akute-Phase-Proteinen*; Mangel führt zu Hypoprothrombinämie*; *s.a. Blutgerinnung*
Faktor IIa (Ⓔ factor IIa): ***Syn***: *Thrombin*; proteolytischer Faktor der Blutgerinnung*, der die Umwandlung von Fibrinogen zu Fibrin bewirkt; wird aus Prothrombin* [Faktor II] gebildet
Faktor III (Ⓔ factor III): ***Syn***: *Gewebethrombokinase, Prothrombinase, Thromboplastin, Thrombokinase, Prothrombinaktivator, Gewebethromboplastin, Plasmathromboplastin*; aus verschiedenen Komponenten [u.a. aktivierter Faktor V, Faktor X] bestehender Lipoproteinkomplex, der Prothrombin* [Faktor II] in Thrombin* umwandelt; entsteht sowohl bei der intravaskulären als auch der extravaskulären Aktivierung des Gerinnungssystem und stellt damit die gemeinsame Endstrecke der beiden Systeme dar; *s.a. Blutgerinnung*

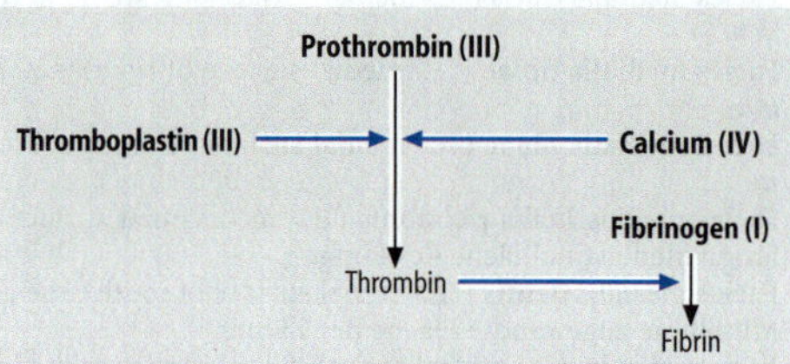

Abb. F1. Klassisches Schema der Blutgerinnung. Thromboplastin überführt Prothrombin zu Thrombin

Faktor V (Ⓔ factor V): ***Syn***: *Proakzelerin, Proaccelerin, Acceleratorglobulin, labiler Faktor, Akzeleratorglobulin, Plasmaakzeleratorglobulin*; thermolabiler Blutgerinnungsfaktor; ist an der Umwandlung von Prothrombin* zu Thrombin* beteiligt; *s.a. Blutgerinnung*
Faktor VI (Ⓔ factor VI): ***Syn***: *Akzelerin, Accelerin*; zur Blutgerinnungskaskade gehörender Faktor, der dort aus Akzeleratorglobulin gebildet wird; *s.a. Blutgerinnung*
Faktor VII (Ⓔ factor VII): ***Syn***: *Proconvertin, Autothrombin I, Serum-Prothrombin-Conversion-Accelerator, stabiler Faktor*; in der Leber gebildeter Faktor der Blutgerinnung*; Mangel führt zu Hypoprokonvertinämie*
Faktor VIII (Ⓔ factor VIII): ***Syn***: *Antihämophiliefaktor, antihämophiles Globulin*; in der Leber gebildeter Faktor der Blutgerinnung*; Mangel oder Fehlen führt zu Hämophilie* A
Faktor IX (Ⓔ factor IX): ***Syn***: *Autothrombin II, antihämophiles Globulin B, Christmas-Faktor*; Vitamin K-abhängig in der Leber synthetisierter Faktor des intrinsischen Systems der Blutgerinnung*; Mangel führt zu Hämophilie* B
Faktor X (Ⓔ factor X): ***Syn***: *Stuart-Prower-Faktor, Autothrombin III*; in der Leber gebildeter Faktor der Blutgerinnung, der die gemeinsame Endstrecke von intra- und extravaskulärem System darstellt; bildet zusammen mit Faktor V, Calcium und Phospholipiden einen Enzymkomplex [**Prothrombinase**], der die Umwandlung von Prothrombin [Faktor II] zu Thrombin katalysiert; Mangel führt zu erhöhter Blutungsneigung; *s.a. Blutgerinnung*
Faktor XI (Ⓔ factor XI): ***Syn***: *Plasmathromboplastinantecedent, antihämophiler Faktor C, Rosenthal-Faktor*; zum intrinsischen System gehörender Faktor der Blutgerinnungskaskade; ein angeborener Mangel führt zu Hämophilie* C
Faktor XII (Ⓔ factor XII): ***Syn***: *Hageman-Faktor*; im retikulohistiozytären System gebildeter Blutgerinnungsfaktor; *s.a. Faktor-XII-Mangel*
Faktor XIII (Ⓔ factor XIII): ***Syn***: *fibrinstabilisierender Faktor, Laki-Lorand-Faktor*; in Leber und Thrombozyten gebildeter Blutgerinnungsfaktor, der von Thrombin [Faktor IIa] aktiviert wird; verknüpft die Fibrinmonomere durch Ausbildung von Peptidbindungen und formt damit unlösliches [stabiles] Fibrin; ein Mangel kann zu Wundheilungsstörungen und Nachblutungen führen
antihämophiler Faktor C: *→Faktor XI*

antinukleäre Faktoren (Ⓔ antinuclear antibodies): ***Syn***: *antinukleäre Antikörper*; Antikörper* gegen Zellkernbestandteile; finden sich bei verschiedenen Autoimmunkrankheiten*, z.B. Lupus* erythematodes, Sjögren*-Syndrom

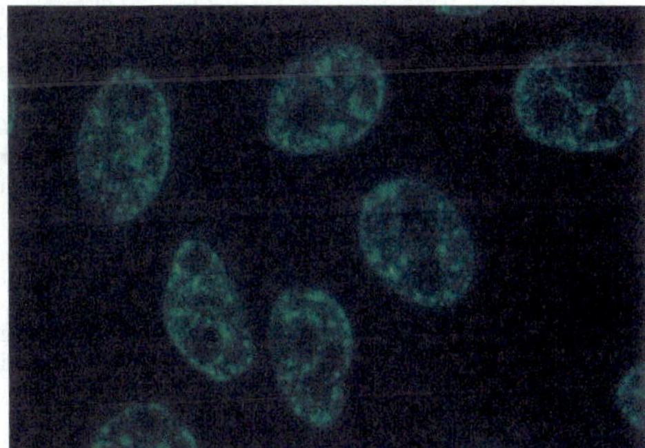

Abb. F2. Antinukleäre Faktoren [direkte Immunfloureszenz]

atrialer natriuretischer Faktor (Ⓔ atrial natriuretic factor): ***Syn***: *Atriopeptin, Atriopeptid, atriales natriuretisches Peptid, atriales natriuretisches Hormon*; in Myozyten des linken Vorhofs und anderen Geweben gebildetes Hormon mit Einfluss auf die Wasser- und Natriumdiurese

Faktor B (Ⓔ factor B): ***Syn***: *C3-Proaktivator, glycinreiches Beta-Globulin*; zum alternativen Weg der Komplementaktivierung gehörender Faktor; *s.u. Komplement*

chemotaktischer Faktor (Ⓔ chemotactic factor): ***Syn***: *Chemotaxin, Chemotaktin*; Chemotaxis* bewirkende biologische Substanz

colicinogener Faktor (Ⓔ colicinogenic factor): ***Syn***: *Kolizinogen, Col-Faktor, Colicinogen, kolizinogener Faktor*; Plasmid*, das die Geninformation für die Bildung von Colicin* durch Escherichia* coli überträgt

erythropoetischer Faktor: *→Erythropoetin*

fibrinstabilisierender Faktor: *→Faktor XIII*

Granulozyten-Kolonie-stimulierender Faktor (Ⓔ granulocyte colony-stimulating factor): ***Syn***: *Granulopoetin*; Kolonie-stimulierender Faktor, der die Granulozytenbildung in Zellkulturen fördert

kolizinogener Faktor: *→colicinogener Faktor*

kolonie-stimulierende Faktoren (Ⓔ colony-stimulating factors): ***Syn***: *colony-stimulating factors*; Oberbegriff für von verschiedenen Zellen gebildete hämopoetische Wachstumsfaktoren, die für die Proliferation von Vorläuferzellen unabdingbar sind; *s.a. Blutbildung*

labiler Faktor: *→Faktor V*

stabiler Faktor: *→Faktor VII*

thrombozytopoesestimulierender Faktor (Ⓔ thrombopoietin): ***Syn***: *Thrombopoietin, Thrombopoetin*; von den Leber- und Nierenzellen gebildeter hämopoetischer Wachstumsfaktor, der die Thrombozytenbildung im Knochenmark anregt; *s.a. Blutbildung*

Fak|to|ren|aus|tausch *m* (Ⓔ crossing-over): ***Syn***: *Crossing-over, Chiasmabildung*; partieller Chromosomenaustausch zwischen gepaarten Chromosomen während der Meiose*

Fak|to|ren|se|rum *nt, pl* **-se|ren** (Ⓔ monovalent antiserum): Testserum, das Antikörper gegen einen Antigenfaktor enthält

Faktor-I-Mangel *m*: **1.** *→Afibrinogenämie* **2.** *→Hypofibrinogenämie*

Faktor-II-Mangel *m* (Ⓔ factor II deficiency): ***Syn***: *Hypoprothrombinämie*; erblicher [selten] oder erworbener [Leberinsuffizienz, Vitamin K-Mangel] Mangel an Blutgerinnungsfaktor II [Prothrombin] mit erhöhter Blutungsneigung; die vorübergehende **Hypoprothrombinämie der Neugeborenen** beruht auf Unreife der Leberzelle bzw. einem Vitamin K-Mangel

Faktor-V-Mangel *m* (Ⓔ factor V deficiency): ***Syn***: *Owren-Syndrom, Parahämophilie (A), Hypoproakzelerinämie, Hypoproaccelerinämie, Hypoproaccelerinämie*; seltener, autosomal-rezessiver Mangel an Blutgerinnungsfaktor V; führt zu erhöhter Blutungsneigung, wenn der Spiegel unter 10–20 % sinkt; **Therapie**: Ersatztherapie mit Frischplasma

Faktor-VII-Mangel *m* (Ⓔ factor VII deficiency): ***Syn***: *Parahämophilie B, Hypoprokonvertinämie, Hypoproconvertinämie, Hypokonvertinämie, Hypoconvertinämie*; erblicher [phänotypisch autosomal-rezessiver, genotypisch autosomal-kodominanter] Mangel an Blutgerinnungsfaktor VII; führt zu erhöhter Blutungsneigung ähnlich der Hämophilie*

Faktor-VIII-Mangel *m*: *→Hämophilie A*

Faktor-IX-Mangel *m*: *→Hämophilie B*

Faktor-X-Mangel *m* (Ⓔ factor X deficiency): ***Syn***: *Stuart-Prower-Syndrom*; seltener, autosomal-rezessiver Mangel an Faktor X der Blutgerinnung; führt zu einer leichten hämophilieähnlichen Symptomatik

Faktor-XI-Mangel *m* (Ⓔ factor XI deficiency): ***Syn***: *PTA-Mangel, PTA-Mangelsyndrom, Hämophilie C, Rosenthal-Krankheit*; durch einen autosomal-rezessiv vererbten Mangel an Faktor* XI bedingte erbliche Blutungsneigung

Faktor-XII-Mangel *m* (Ⓔ factor XII deficiency): ***Syn***: *Hageman-Syndrom*; autosomal-rezessiver Mangel an Faktor* XII der Blutgerinnung; klinisch unauffällig

Faktor-XIII-Mangel *m* (Ⓔ factor XIII deficiency): autosomal-rezessiver Mangel an Faktor* XIII der Blutgerinnung; kann zu Wundheilungsstörungen und Nachblutungen führen

fä|ku|lent *adj* (Ⓔ feculent): ***Syn***: *sterkoral*; kotig, kotartig, stuhlartig, stuhlähnlich

Fä|ku|lom *nt* (Ⓔ fecaloma): ***Syn***: *Kotgeschwulst, Koprom, Sterkorom*; durch die Bauchdecke tastbare Masse aus verhärtetem Stuhl im Dickdarm

fa|kul|ta|tiv *adj* (Ⓔ facultative): freigestellt, wahlweise

fal|ci|form *adj* (Ⓔ falciform): sichelförmig

Falciparum-Malaria *f*: *→Malaria tropica*

Fall|hand *nt* (Ⓔ drop hand): ***Syn***: *Kusshand*; Herabhängen der Hand bei Radialislähmung*

Fall|haut *f*: *→Cutis-laxa-Syndrom*

Fal|lo|pos|ko|pie *f* (Ⓔ fallopian endoscopy): endoskopische Untersuchung der Eileiter [Tuba uterina]

Fallot: Étienne-Louis Arthur Fallot; 1850–1911; französischer Arzt (Marseille)

Fallot-Pentalogie *f* (Ⓔ pentalogy of Fallot): Fallot-Tetralogie* mit zusätzlichem Vorhofseptumdefekt*

Fallot-Tetralogie *f* (Ⓔ Fallot's tetrad): ***Syn***: *Fallot-Tetrade*; angeborener Herzfehler [8 % aller Herzfehler] mit [subvalvulärer, valvulärer, supravalvulärer] Pulmonalstenose*, hochsitzendem Ventrikelseptumdefekt*, überreitender Aorta und Hypertrophie des rechten Ventrikels; die Ausprägung der verschiedenen Anomalien ist variabel, die Pulmonalstenose ist aber der hämodynamisch wichtigste Faktor, da sie die Lungendurchblutung und indirekt die Hypertrophie des rechten Ventrikels und die Größe des Rechts-links-Shunts bestimmt; assoziierte Fehlbindungen sind Vorhofseptumdefekt [Fallot-Pentalogie], Aplasie der Pulmonalklappe und rechter Aortenbogen

Klinik: bereits in den ersten Wochen oder Monaten tritt Zyanose auf [blue baby]; häufig kommt es zu hypoxämischen Anfällen beim Übergang von Ruhe zu Aktivität; so kommt es nach dem Schlafen beim Stillen zu einem plötzlichen Bewusstseinsverlust mit Hautblässe und u.U. Krampfanfall; es kommt zu Gedeihstörung, Trinkschwäche, Entwicklungsstörungen, Trommelschlegelfingern* und Uhrglasnägeln*; **Diagnose**: raues Systolikum über dem 2. und 3. Interkostalraum parasternal links; Zeichen der rechtsventrikulären Hypertrophie im EKG, Echokardiographie, Herzkatheter, Angiographie, Thoraxröntgen [Holzschuhherz*]; **Therapie**: β-Blocker [Propranolol, Atenolol] zur Vermeidung der hypoxämischen Anfälle; die operative Korrektur bei azyanotischer Form [**pink Fallot**] wird nach dem Ende des ersten Lebensjahres vorgenommen, bei zyanotischen Formen sobald ein Gewicht von 4000–5000 g erreicht ist; die Operation strebt den Verschluss des Ventrikelseptumdefektes [durch einen Perikardflicken vom rechten Vorhof aus] und die Beseitigung der Pulmonalstenose an

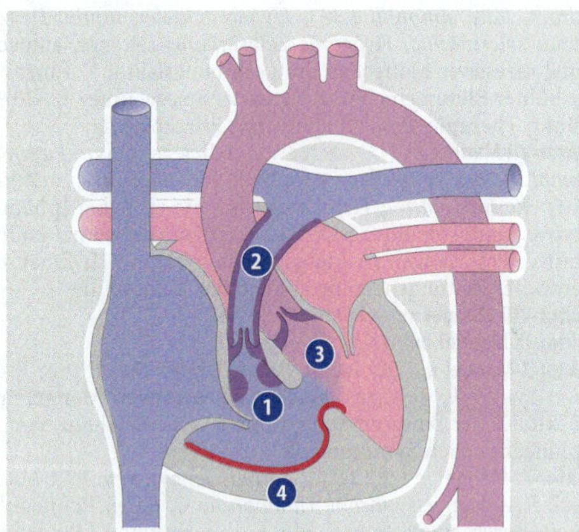
Abb. F3. Fallot-Tetralogie

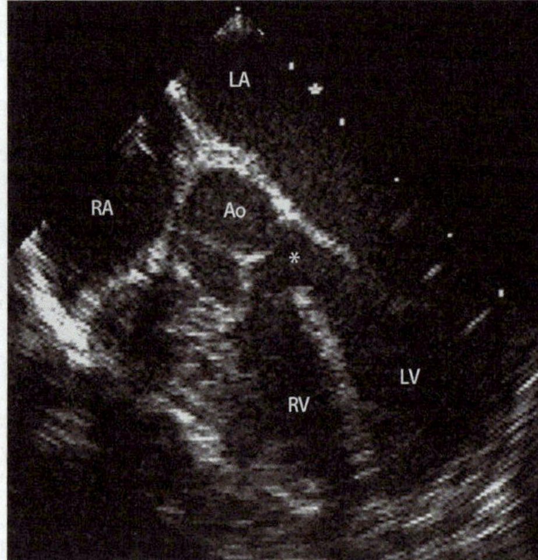

Abb. F4. Fallot-Tetralogie. Echokardiographischer Befund; *RA* = rechtes Atrium, *RV* = rechter Ventrikel, *LV* = linker Ventrikel, *LA* = linkes Atrium, *AO* = Aorta

[evtl. nur Kommissurotomie* der eingeengten Klappe, meist ist aber eine Vergrößerung des Klappenrings nötig; die entstehende Pulmonalinsuffizienz wird gut toleriert]; die Letalität der Operation liegt im Bereich von 2–5 %; die Lebenserwartung nach erfolgreicher Korrektur ist gut; Rezidiveingriff sind relativ selten nötig

Fallot-Trilogie *f* (Ⓔ trilogy of Fallot): angeborener Herzfehler mit hochsitzendem Ventrikelseptumdefekt, Pulmonalstenose und Hypertrophie des rechten Ventrikels; **Klinik** und **Therapie** *s.u. Fallot-Tetralogie*

Falllsucht *f.*: veraltet für →*Epilepsie*

FALS *Abk.*: familiäre amyotrophische Lateralsklerose

Falschlerlinlnelrung *f.*: →*Paramnesie*

Falschlgellenk *nt.*: →*Pseudarthrose*

Fallte *f* (Ⓔ fold): (*anatom.*) Plica

aryepiglottische Falte (Ⓔ aryepiglottic fold): ***Syn***: *Plica aryepiglottica*; Falte von der Epiglottis* zum Aryknorpel [Cartilago* arytenoidea]; bildet den seitlichen Rand des Aditus* laryngis

epigastrische Falte (Ⓔ epigastric fold): ***Syn***: *Plica umbilicalis lateralis, Plica epigastrica*; Bauchfellfalte an der Innenseite der Bauchwand; enthält Arteria* und Vena* epigastrica inferior

Falltenlhaut *f.*: →*Cutis-laxa-Syndrom*

Falltenlzunlge *f.*: →*Lingua scrotalis*

Falx *f* (Ⓔ falx): Sichel, sichelförmige Struktur

Falx cerebelli (Ⓔ falx of cerebellum): ***Syn***: *Kleinhirnsichel*; schmaler Fortsatz der Dura* mater cranialis zwischen den beiden Kleinhirnhemisphären

Falx cerebri (Ⓔ falx of cerebrum): ***Syn***: *Großhirnsichel, Hirnsichel*; sichelförmiger, bindegewebiger Fortsatz der Dura* mater cranialis zwischen den beiden Großhirnhemisphären; an der oberen Anhaftungsstelle am Schädeldach liegt der Sinus* sagittalis superior, im unteren freien Rand verläuft der Sinus* sagittalis inferior

Falx inguinalis (Ⓔ inguinal falx): ***Syn***: *Leistensichel, Tendo conjunctivus*; dünne, sehnenartige Platte an der Hinterwand des Leistenkanals*; besteht aus bogenförmigen Fasern von der Rektusscheide* zur Fascia* transversalis

FAM *Abk.*: 5-Fluorouracil, Adriamycin, Mitomycin-C

FAM-CF *Abk.*: 5-Fluorouracil, Adriamycin, Mitomycin, Citrovorum-Faktor

Famlcilclolvir *nt* (Ⓔ famciclovir): Virostatikum; **Anw.**: Frühbehandlung des akuten Herpes zoster, Varicella-Zoster-Virus-Infektionen

FAME *Abk.*: 5-Fluorouracil, Adriamycin, MeCCNU

Falmillilenlanltilgelne *pl* (Ⓔ private antigens): ***Syn***: *familiäre/seltene/private Antigene, Privatantigene*; Antigene, die nur bei wenigen Menschen oder nur innerhalb einer Familie auftreten

Falmillilenlgelruch *m* (Ⓔ family scent): *s.u. Essay Riechen/Geruchssinn S. 1863*

FAMMe *Abk.*: 5-Fluorouracil, Adriamycin, Mitomycin-C, MeCCNU

FAMM-Syndrom *nt* (Ⓔ B-K mole syndrome): *s.u. Nävusdysplasie-Syndrom*

Falmoltildin *nt* (Ⓔ famotidine): H_2-Antihistaminikum*; **Anw.**: Ulkustherapie, Refluxösophagitis, Gastritis; **NW**: Verstopfung, Durchfälle, Übelkeit, Erbrechen, Kopfschmerzen, Haarausfall

FAMTX *Abk.*: 5-Fluorouracil, Adriamycin, Methotrexat

Fanconi: Guido Fanconi; 1892–1979; schweizer Kinderarzt (Zürich)

Fanconi-Abderhalden-Syndrom *nt.*: →*Abderhalden-Fanconi-Syndrom*

Fanconi-Anämie *f* (Ⓔ Fanconi's anemia): ***Syn***: *konstitutionelle infantile Panmyelopathie, Fanconi-Panmyelopathie, Fanconi-Syndrom*; vererbte Blutbildungsstörung, die alle Zellreihen des Knochenmarks betrifft, d.h., es kommt zu Anämie*, Granulozytopenie* und Thrombozytopenie*; zusätzlich treten Missbildungen [Mikrozephalie*, Hypogenitalismus*, Hypo- oder Aplasie von Unterarm- oder Handknochen] auf; eine Knochenmarktransplantation kann die Panmyelopathie heilen, die meisten Patienten versterben aber an den Missbildungen innerer Organe vor Erreichen des Erwachsenenalters oder den häufigen Malignomen [z.B. Leukämie]

Fanconi-Panmyelopathie *f.*: →*Fanconi-Anämie*

Fanconi-Prader-Syndrom *nt.*: →*Adrenoleukodystrophie*

Fanconi-Schlesinger-Syndrom *nt* (Ⓔ Fanconi-Schlesinger syndrome): ***Syn***: *chronische idiopathische Hyperkalzämie, Schlesinger-Syndrom*; zentralbedingte Regulationsstörung des Calcium- und Phosphathaushaltes unbekannter Ätiologie; führt schon im Kleinkindalter zu Osteosklerose*, Nephrosklerose*, Weichteilverkalkungen, geistiger Retardierung; **Therapie**: Vitamin D-arme Ernährung, Senkung des Calciumspiegels

Fanconi-Syndrom *nt.*: **1.** →*Fanconi-Anämie* **2.** →*Debré-de Toni-Fanconi-Syndrom*

renales Fanconi-Syndrom *nt.*: →*Debré-de Toni-Fanconi-Syndrom*

Fanlgo *m* (Ⓔ fango): Mineralschlamm aus heißen Quellen, der u.a. für Bäder und Packungen verwendet wird; hat eine antirheumatische, antineuralgische und antiphlogistische Potenz

FAO *Abk.*: Facharztordnung

FAP *Abk.*: **2.** →*familiäre adenomatöse Polypose* **2.** familiäre Amyloidose-Polyneuropathie **3.** 5-Fluorouracil, Adriamycin, Cisplatin (*engl.* platinol)

FAR *Abk.*: Fluoreszenz-Antikörper-Reaktion

Fa|rad *nt* (Ⓔ farad): abgeleitete SI-Einheit der elektrischen Kapazität

Fa|ra|di|sa|ti|on *f* (Ⓔ faradization): *Syn*: *Faradotherapie*; Behandlung mit faradischem Strom; wird v.a. zur Behandlung einzelner Muskeln bei inkompletter Denervation verwendet

Fa|ra|do|the|ra|pie *f*: → *Faradisation*

Farb-Doppler-Echokardiographie *f* (Ⓔ color Doppler echocardiography): farbkodierte Doppler-Echokardiographie; *s.u. Doppler-Echokardiographie*

Farb-Dopplerverfahren *nt* (Ⓔ color Doppler): farbkodierte Doppler-Echokardiographie; *s.u. Doppler-Echokardiographie*

Farb-Duplex-Sonographie *f* (Ⓔ color duplex ultrasonography): *Syn*: *Angiodynographie, Angiodynografie, farbkodierte Duplexsonographie, Farb-Duplex-Sonografie*; Verfahren der Doppler*-Sonographie, das eine Beurteilung von Gefäßgeometrie und Strömungsverhältnissen ermöglicht

Fär|be|in|dex *m* (Ⓔ color index): *Syn*: *Hämoglobinquotient, color index*; aus Hämoglobin* und Erythrozytenzahl* bestimmter Quotient; heute ersetzt durch Färbekoeffizient*

Fär|be|ko|ef|fi|zi|ent *m* (Ⓔ mean corpuscular hemoglobin): *Syn*: *mean corpuscular hemoglobin*; Hämoglobingehalt des einzelnen Erythrozyten; berechnet sich als Quotient von Hämoglobingehalt des Blutes [g/l] und der Erythrozytenzahl [10^{12}/l]; der Normalwert liegt bei 26,4–34 pg oder 1,7–2 mmol; ist bei hypochromen Anämien* vermindert und bei hyperchromen Anämien* erhöht

Far|ben|am|bly|o|pie *f* (Ⓔ color amblyopia): vermindertes Farbenunterscheidungsvermögen; *s.a. Farbensinnstörung*

Far|ben|a|no|ma|lie *f*: → *Farbensinnstörung*

Far|ben|as|the|no|pie *f* (Ⓔ color asthenopia): vermindertes Farbenunterscheidungsvermögen bei Ermüdung der Augen; *s.a. Farbensinnstörung*

Far|ben|blind|heit *f* (Ⓔ color blindness): *Syn*: *Achromatopie, Monochromasie, totale Farbenblindheit, Achromasie*; totaler Ausfall des Farbensehens durch Fehlen der Zapfenfunktion; entweder autosomal-rezessiv vererbt [**primäre Achromatopsie**] oder erworben [**sekundäre Achromatopsie**] bei Erkrankungen der Netzhaut oder des Sehnervs; das Dämmerungssehen ist normal, die Tagessehschärfe aber auf 1/10 herabgesetzt

Far|ben|fehl|sich|tig|keit *f*: → *Farbensinnstörung*

Far|ben|he|mi|a|nop|sie *f* (Ⓔ color hemianopsia): *Syn*: *Hemiachromatopsie, Hemichromatopsia*; nur das Farbensehen betreffende Hemianopsie*

Far|ben|mes|ser *m* (Ⓔ colorimeter): *Syn*: *Kolorimeter, Chromatometer, Chromometer*; Messgerät für die Kolorimetrie*

Far|ben|schwä|che *f*: → *Farbensinnstörung*

Far|ben|se|hen *nt* (Ⓔ **1.** chromatopsia **2.** color vision): **1.** *Syn*: *Chromatopie, Chromatopsie, Chromopsie*; Sehstörung, bei der alle Gegenstände in einem Farbton erscheinen, z.B. Gelbsehen [Xanthopsie] **2.** *Syn*: *Chromatopie, Chromatopsie, Chromopsie*; Fähigkeit zum Farbensehen, Farbsinn

Far|ben|sinn|stö|rung *f* (Ⓔ color anomaly): *Syn*: *Farbenfehlsichtigkeit, Farbenanomalie, Farbenschwäche, Dyschromatopsie, Dyschromatopie, Chromatodysopie, Chromatodysopsie*; angeborene oder erworbene Störung des normalen Farbensehens, z.B. Rotschwäche, Grünschwäche; betrifft Männer [8 %] wesentlich häufiger als Frauen [0,4 %]; 4,2 % haben eine Grünschwäche [Deuteranomalie], 1,6 % eine Rotschwäche [Protanomalie]; 1,5 % sind grünblind [Protanopie], 0,7 % rotblind [Deuteranopie]; die Diagnose erfolgt mit Ishihara*-Farbtafeln, dem Farnsworth*-Munsell-Test oder dem Anomaloskop*

Farber: Sidney Farber; 1903–1973; amerikanischer Kinderarzt (Boston)

Farber-Krankheit *f* (Ⓔ Farber's syndrome): *Syn*: *Ceramidasemangel, Morbus Farber, disseminierte Lipogranulomatose, familiäre Lipogranulomatose, Zeramidasemangel*; seltene, autosomal-rezessiv vererbte Enzymopathie* mit Ceramidablagerung in praktisch allen Körpergeweben; am häufigsten sind schmerzhafte Gelenkschwellungen und subkutane Knötchen, Heiserwerden durch Befall der Stimmbänder und Beeinträchtigung der psychomotorischen Entwicklung; meist tödlicher Verlauf im Kindes- oder Jugendalter; bei den anderen Fällen kommt es oft zu stark behindernden Verkrüppelungen, ähnlich einer schweren rheumatischen Arthritis

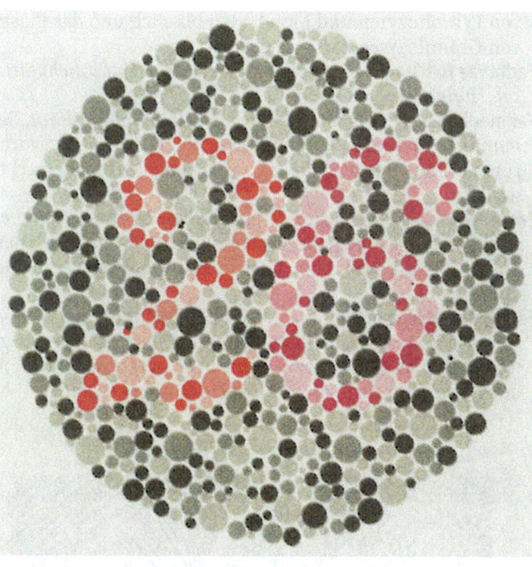

Abb. F5. Ishihara-Tafel. Farbtüchtige lesen 26, Rotblinde nur 6, Grünblinde nur 2

Fär|ber|gins|ter *m* (Ⓔ woadwaxen): *Syn*: *Genista tinctoria*; Halbstrauch aus der Familie der Schmetterlingsblütler [Fabaceae]; verwendet werden die während der Blütezeit gesammelten und getrockneten oberirdischen Pflanzenteile [**Genistae herba**]; sie enthalten Alkaloide* vom Spartein-Typ und Flavonoide*; **Anw.**: traditionell als Diuretikum* und zur Behandlung und Vorbeugung von Nierensteinen; auch als Laxans, bei Gicht* und rheumatischen Beschwerden

Fär|ber|röte *f*: → *Krapp*

Farb|fle|cken *pl*: *s.u. Sehrinde*

Farb|ra|di|kal *nt* (Ⓔ chromophore): *Syn*: *Chromophor*; farbgebende Gruppe einer Verbindung

Farb-Scanning *nt*: → *Farbszintigraphie*

Farb|schweiß *f*: → *Chromhidrose*

Farb|sko|tom *nt* (Ⓔ color scotoma): umschriebener Gesichtsfeldausfall für Farben

Farb|stoff|bak|te|ri|en *pl*: → *Farbstoffbildner*

Farb|stoff|bild|ner *pl* (Ⓔ chromogenic bacteria): *Syn*: *Pigmentbildner, Farbstoffbakterien*; pigment- oder farbstoffbildende Bakterien, z.B. Pseudomonas* aeruginosa

Farb|stoff|ver|dün|nungs|me|tho|de *f* (Ⓔ dye dilution method): *Syn*: *Farbstoffverdünnungstechnik*; Methode zur Bestimmung von Blutvolumina, z.B. Herzzeitvolumen; **Prinzip**: ein wasserlöslicher Farbstoff wird an einer Stelle des Kreislaufs injiziert und nach einer bestimmten Zeit wird an derselben oder einer anderen Stelle eine Blutprobe entnommen; die in ihr gemessene Konzentration erlaubt Rückschlüsse auf verschiedene Volumina

Farb|stoff|ver|dün|nungs|tech|nik *f*: → *Farbstoffverdünnungsmethode*

Farb|szin|ti|gra|phie *f* (Ⓔ color scanning): *Syn*: *Farb-Scanning, Farbszintigrafie*; Szintigraphie*, bei der die Impulsraten des Szintigramms in Farbtöne umgewandelt werden; da das menschliche Auge nur 16–20 Grautöne, aber wesentlich mehr Farben unterscheiden kann, können die gewonnenen Szintigramme subjektiv besser beurteilt werden

Fär|bung *f* (Ⓔ stain): Behandlung von histologischen, zytologischen, mikrobiologischen etc. Präparaten mit Farbstoffen zur besseren oder gezielten Darstellung bestimmter Strukturen

panoptische Färbung nach Pappenheim (Ⓔ Pappenheim's stain): *Syn*: *Pappenheim-Färbung*; panoptische Färbung für Blutausstriche; der luftgetrocknete Blutausstrich wird erst mit May*-Grünwald-Lösung und dann mit Giemsa*-Färbung gefärbt; die Kerne werden rötlich-violett, das Plasma von Lymphozyten und Monozyten bläulich und das Plasma von Granulozyten zartrosa gefärbt

Farlfalrae follilum *nt* (Ⓔ coltsfoot leaf): ***Syn***: *Huflattichblätter*; *s.u. Huflattich*

Farlmerlhaut *f* (Ⓔ farmer's skin): ***Syn***: *Landmannshaut, Seemannshaut*; durch Wettereinflüsse, v.a. UV-Licht, hervorgerufene Hautalterung, die z.T. als Präkanzerose betrachtet wird

Farlmerllunlge *f* (Ⓔ farmer's lung): ***Syn***: *Drescherkrankheit, Dreschfieber*; exogen-allergische Alveolitis* durch Inhalation von Pilzsporen von Thermoaktinomyzeten* in Heu oder Stroh

Farnlkrautlphälnolmen *nt* (Ⓔ fern phenomenon): ***Syn***: *Arborisationsphänomen, Farntest*; charakteristische Form des getrockneten Zervixschleims; am ausgeprägtesten kurz vor der Ovulation; wird zur Zyklusdiagnostik verwendet

F

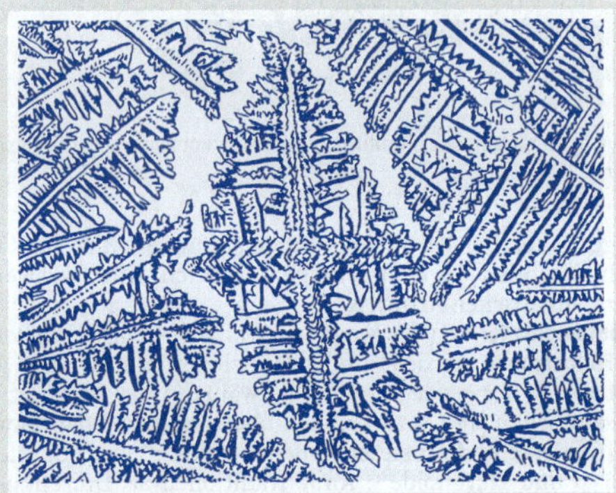

Abb. F6. Farnkrautphänomen

Farnsworth: Farnsworth-Munsell-Test *m* (Ⓔ Farnsworth-Munsell test): Test zur Untersuchung des Blau-Gelb-Sehens, bei dem der Proband verschiedenfarbige Scheibchen nach dem Prinzip der größtmöglichen Ähnlichkeit ordnet

Farnltest *m*: →*Farnkrautphänomen*

Farnlwurlzel *f* (Ⓔ aspidium root): Wurzel von Wurmfarn*

FAS *Abk.*: fetales Alkoholsyndrom

Fasc. *Abk.*: →*Fasciculus*

Fasci-, fasci- *präf.*: →*Fascio-*

Faslcia *f, pl* **-ciae** (Ⓔ fascia): ***Syn***: *Faszie*; bindegewebige Hülle um Muskeln oder Muskelgruppen

Fascia abdominis (Ⓔ abdominal fascia): ***Syn***: *Bauchfaszie*; zwischen Unterhautbindegewebe und Bauchmuskulatur verlaufende Faszie

Fascia abdominis parietalis (Ⓔ parietal abdominal fascia): ***Syn***: *parietale Bauchfaszie*; innere Bauchfaszie zwischen Bauchmuskulatur und Bauchfell*

Fascia abdominis visceralis (Ⓔ visceral abdominal fascia): ***Syn***: *viszerale Bauchfaszie, Fascia endoabdominalis*; die Organe der Bauchhöhle überziehende Faszie

Fascia antebrachii (Ⓔ antebrachial fascia): ***Syn***: *Unterarmfaszie*; umhüllt die Unterarmmuskulatur; entspringt von den Humerusepikondylen und dem Olekranon*; sie dient den oberflächlichen Beugern und Streckern als zusätzlicher Ursprung

Fascia axillaris (Ⓔ axillary fascia): zwischen den Musculi pectoralis major und latissimus dorsi ausgespannt Faszie, die die Achselhöhle unten begrenzt; hat zahlreiche Öffnungen für den Durchtritt von Nerven und Gefäßen

Fascia brachii (Ⓔ brachial fascia): ***Syn***: *Oberarmfaszie*; Fortsetzung der Fascia* axillaris, die die gesamte Oberarmmuskulatur umhüllt; von ihr ziehen das Septum* intermusculare brachii mediale und laterale zur medialen bzw. lateralen Humeruskante

Fascia buccopharyngea (Ⓔ buccopharyngeal fascia): überzieht die Rachenmuskeln und geht nach vorne in den Musculus* buccinator über

Fascia buccopharyngealis (Ⓔ buccopharyngeal fascia): veraltet für →*Fascia buccopharyngea*

Fascia cervicalis: →*Halsfaszie*

Fascia clavipectoralis (Ⓔ clavipectoral fascia): Bindegewebshülle um Musculus* pectoralis minor und Musculus* subclavius

Fascia clitoridis (Ⓔ fascia of clitoris): bindegewebige Hülle des Corpus* clitoridis

Fascia colli: →*Halsfaszie*

Fascia colli media: veraltet für Lamina pretrachealis fasciae cervicalis; *s.u. Halsfaszie*

Fascia colli profunda: veraltet für Lamina prevertebralis fasciae cervicalis; *s.u. Halsfaszie*

Fascia colli superficialis: veraltet für Lamina superficialis fasciae cervicalis; *s.u. Halsfaszie*

Fascia cremasterica (Ⓔ cremasteric fascia): Bindegewebshülle des Musculus* cremaster

Fascia cribrosa (Ⓔ cribriform fascia): dünne Bindegewebsplatte, die den Hiatus* saphenus verschließt

Fascia cruris (Ⓔ crural fascia): ***Syn***: *Unterschenkelfaszie*; unter dem Unterhautfettgewebe verlaufende Faszie, die die gesamte Unterschenkelmuskulatur umhüllt; von ihr entspringen das Septum* intermusculare cruris anterius und posterius, die zusammen mit dem sog. **tiefen Blatt der Fascia cruris** die Muskellogen des Unterschenkels bilden

Fascia deltoidea (Ⓔ deltoid fascia): Faszie des Musculus* deltoideus

Fascia diaphragmatica (Ⓔ diaphragmatic fascia): Faszie des Zwerchfells*

Fascia dorsalis manus (Ⓔ dorsal fascia of hand): ***Syn***: *Handrückenfaszie*; dünne Faszie des Handrückens

Fascia dorsalis pedis (Ⓔ dorsal fascia of foot): ***Syn***: *Fußrückenfaszie*; dünne Faszie des Fußrückens

Fascia endoabdominalis: →*Fascia abdominis visceralis*

Fascia endopelvina: →*Fascia pelvis parietalis*

Fascia endothoracica (Ⓔ endothoracic fascia): ***Syn***: *endothorakale Faszie, Fascia parietalis thoracis*; zwischen Brustwand bzw. Zwerchfell und Pleura* parietalis liegende feste Bindegewebsschicht; der straffe Abschnitt über der Pleurakuppel* wird als **Membrana suprapleuralis** bezeichnet, die Faszie über dem Zwerchfell als **Fascia phrenicopleuralis**

Fascia extraperitonalis (Ⓔ extraperitoneal fascia): aus lockerem Bindegewebe bestehende Schicht zwischen dem Peritoneum* parietale und der tiefen Lendenmuskulatur des Bauchraums [**Fascia extraperitonalis abdominis**] und der Beckenhöhle [**Fascia extraperitonalis pelvis**]

Fascia iliaca (Ⓔ iliac fascia): aus zwei Teilen bestehende Faszie, die Musculus* iliacus [**Pars iliaca**] und Musculus* psoas major [**Pars psoatica**] überzieht

Fascia inferior diaphragmatis pelvis (Ⓔ inferior fascia of pelvic diaphragm): Faszie auf der Unterseite des Beckenbodens*

Fascia infraspinata (Ⓔ infraspinous fascia): Faszie über der Fossa* infraspinata und dem Musculus* infraspinatus

Fascia investiens (Ⓔ investing fascia): einen Muskel oder eine Muskelgruppe direkt umhüllende Bindegewebsschicht

Fascia investiens perinei superficialis: →*Fascia perinei*

Fascia lata (Ⓔ fascia lata): ***Syn***: *Oberschenkelfaszie*; derbe Hülle der Oberschenkelmuskulatur; ist oben am Leistenband* und dem Labium externum der Crista* iliaca befestigt; setzt sich unten in die Fascia* cruris fort; von ihr ziehen das Septum* intermusculare femoris laterale und mediale sowie das Septum* intermusculare vastoadductorium in die Tiefe und bilden die Muskellogen des Oberschenkels; der Tractus* iliotibialis ist eine Verstärkung der Faszie an der Außenseite des Oberschenkels

Fascia masseterica (Ⓔ masseteric fascia): ***Syn***: *Masseterfaszie*; den Musculus* masseter umfassende Faszie, die ein oberflächliches und tiefes Blatt [Lamina superficialis und profunda] erkennen lässt

Fasciae musculares bulbi (Ⓔ muscular fasciae of eye): Faszienhülle der äußeren Augenmuskeln in der Orbita*

Fascia musculi quadrati lumborum (Ⓔ quadratus lumborum fascia): tiefes Blatt der Rückenfaszie [Lamina profunda

fasciae thoracolumbalis]; *s.u. Fascia thoracolumbalis*
Fasciae musculorum (Ⓔ fascia of muscles): *s.u. Muskel*
Fascia nuchae (Ⓔ nuchal fascia): ***Syn***: *Nackenfaszie*; trennt im Nackenbereich die tiefe Nackenmuskulatur von der oberflächlichen Lage
Fascia obturatoria (Ⓔ obtuator fascia): ***Syn***: *Obturatorfaszie*; Faszie für den Musculus* obturatorius internus im kleinen Becken
Fascia parietalis thoracis: *→Fascia endothoracica*
Fascia parotidea (Ⓔ parotid fascia): Faszienhülle der Ohrspeicheldrüse [Glandula* parotis]; ihr oberflächliches Blatt [Lamina superficialis] ist eine Fortsetzung der Lamina superficialis der Fascia* cervicalis; das tiefe Blatt [Lamina profunda] geht in die Fascia* pharyngobasilaris über
Fascia pectoralis (Ⓔ pectoral fascia): ***Syn***: *Pektoralisfaszie*; Teil der oberflächlichen vorderen Brustwandfaszie, die den Musculus* pectoralis major bedeckt
Fascia pelvica: *→Fascia pelvis*
Fascia pelvis (Ⓔ pelvic fascia): ***Syn***: *Beckenfaszie, Fascia pelvica*; Beckenwand und -boden bedeckendes lockeres Bindegewebe, das in Fascia* pelvis parietalis und Fascia* pelvis visceralis unterteilt wird; die Fascia* extraperitonealis ist auch Teil der Beckenfaszie
Fascia pelvis parietalis (Ⓔ parietal pelvic fascia): ***Syn***: *parietale Beckenfaszie, Fascia endopelvina*; äußeres Blatt der Beckenfaszie, das die Beckenwand, Muskeln, Nerven und Gefäße bedeckt
Fascia pelvis visceralis (Ⓔ visceral pelvic fascia): ***Syn***: *viszerale Beckenfaszie*; inneres Blatt der Beckenfaszie; umhüllt die Beckeneingeweide
Fascia penis (Ⓔ fascia of penis): ***Syn***: *Penisfaszie*; unter der Haut des Penis* liegende Bindegewebsschicht, die in eine **oberflächliche Penisfaszie** [Fascia penis superficialis] und eine **tiefe Penisfaszie** [Fascia penis profunda] unterteilt wird; zwischen den beiden Faszien verlaufen die Venae* dorsales superficiales penis
Fascia penis profunda (Ⓔ deep fascia of penis): Buck-Faszie, tiefe Penisfaszie; *s.u. Fascia penis*
Fascia penis superficialis (Ⓔ superficial fascia of penis): oberflächliche Penisfaszie; *s.u. Fascia penis, Tela subcutanea penis*
Fascia perinei (Ⓔ perineal fascia): ***Syn***: *Dammfaszie, Fascia investiens perinei superficialis*; unter dem Unterhautbindegewebe liegende Faszie des Dammbereichs
Fascia pharyngobasilaris (Ⓔ pharyngobasilar fascia): an der Schädelbasis befestigte Faszie, die zwischen Schleimhaut und Muskelschicht des Rachens liegt
Fascia phrenicopleuralis (Ⓔ phrenicopleural fascia): *s.u. Fascia endothoracica*
Fascia precaecocolica (Ⓔ prececocolic fascia): inkonstante Faszie vor dem Caecum*; Teil der Fascia* abdominis parietalis
Fascia presacralis (Ⓔ presacral fascia): Teil der Fascia* pelvis parietalis zwischen Kreuzbein [Os* sacrum] und Rektum*
Fascia rectoprostatica (Ⓔ rectoprostatic fascia): ***Syn***: *Septum rectovesicale*; Teil der Fascia* pelvis visceralis zwischen Rektum* und Prostata*
Fascia rectosacralis (Ⓔ rectosacral fascia): Teil der Fascia* pelvis parietalis hinter dem Rektum*
Fascia rectovaginalis (Ⓔ rectovaginal fascia): ***Syn***: *Septum rectovaginale*; Teil der Fascia* pelvis visceralis zwischen Rektum* und Vagina*
Fascia renalis (Ⓔ renal fascia): ***Syn***: *Nierenfaszie, Gerota-Faszie, Gerota-Kapsel*; aus Fasern und Fettgewebe bestehende Faszie, die Niere* und Nebenniere* umgibt
Fascia spermatica externa (Ⓔ external spermatic fascia): ***Syn***: *äußere Samenstrangfaszie*; aus Fasern der Fascia* abdominis entstehender äußerer Überzug des Samenstranges [Funiculus* spermaticus]
Fascia spermatica interna (Ⓔ internal spermatic fascia): ***Syn***: *innere Samenstrangfaszie*; aus der Fascia* transversalis hervorgehende innere Faszie des Samenstranges [Funiculus* spermaticus]
Fascia superior diaphragmatis pelvis (Ⓔ superior fascia of pelvic diaphragm): auf dem Musculus* levator ani liegende obere Beckenfaszie
Fascia temporalis (Ⓔ temporal fascia): derbe Faszie über der Fossa* supraspinata
Fascia thoracica (Ⓔ thoracic fascia): vom Epimysium* der Binnenmuskeln des Thorax* gebildete Faszie
Fascia thoracolumbalis (Ⓔ thoracolumbar fascia): ***Syn***: *Rückenfaszie*; aus drei Blättern [tiefes, mittleres und oberflächliches Blatt] bestehende Faszie, die die autochthone Rückenmuskulatur* umscheidet; das **tiefe Blatt** [Lamina profunda fasciae thoracolumbalis] und das **mittlere Blatt** [Lamina media fasciae thoracolumbalis] umgeben den Musculus* quadratus lumborum; das **oberflächliche Blatt** [Lamina superficialis fasciae thoracolumbalis] liegt außen dem Musculus* erector spinae auf
Fascia transversalis (Ⓔ transverse fascia): auf der Innenseite des Musculus* transversus abdominis liegende Faszie, die einen Teil der Rektusscheide* bildet
Fascia trunci (Ⓔ fascia of trunk): die unter dem Unterhautbindegewebe verlaufende Körperfaszie, die dem Stamm und die Extremitäten bedeckt

Fas|ci|cu|lus *m, pl* **-li** (Ⓔ fascicle): ***Syn***: *Faszikel*; Faserbündel, Faserstrang, Strang
Fasciculus anterior (Ⓔ anterior fascicle): *s.u. Musculus palatopharyngeus*
Fasciculus anterior musculi palatopharyngei (Ⓔ anterior fascicle of palatopharyngeus muscle): *s.u. Musculus palatopharyngeus*
Fasciculus arcuatus: *→Fasciculus longitudinalis superior*
Fasciculus atrioventricularis (Ⓔ atrioventricular bundle): ***Syn***: *His-Bündel*; vom Atrioventrikularknoten [Nodus* atrioventricularis] ausgehendes Faserbündel des Erregungsleitungssystems* des Herzens; spaltet sich im Kammerseptum* in die Tawara*-Schenkel
Fasciculus ciliaris (Ⓔ ciliary fascicle): *s.u. Musculus orbicularis oculi*
Fasciculus cuneatus medullae spinalis (Ⓔ cuneate fasciculus of spinal cord): ***Syn***: *Burdach-Strang*; im Hinterstrang [Funiculus* posterior] des Rückenmarks verlaufende Fasern der Tast- und Tiefensensibilität des Oberkörpers
Fasciculus gracilis medullae spinalis (Ⓔ fasciculus gracilis of spinal cord): ***Syn***: *Goll-Strang*; im Hinterstrang [Funiculus* posterior] des Rückenmarks verlaufende Fasern der Tast- und Tiefensensibilität der unteren Körperhälfte
Fasciculus interfascicularis (Ⓔ interfascicular fasciculus): ***Syn***: *Schultze-Komma, Fasciculus semilunaris*; kommaförmiges Faserbündel zwischen den langen Bahnen des Hinterstrangs [Funiculus* posterior] des Rückenmarks
Fasciculus lateralis plexus brachialis (Ⓔ lateral cord of brachial plexus): *s.u. Plexus brachialis*
Fasciculus lenticularis (Ⓔ lenticular fasciculus): ***Syn***: *Linsenkernbündel*; efferente Fasern aus dem Pallidum*, die durch den Linsenkern [Nucleus* lentiformis] ziehen und in den Fasciculus* thalamicus einstrahlen
Fasciculus longitudinalis dorsalis (Ⓔ dorsal longitudinal fasciculus): ***Syn***: *Schütz-Bündel, Schütz-Längsbündel, dorsales Längsbündel, Fasciculus longitudinalis posterior*; vom Zwischenhirn [Mesencephalon*] bis in die Medulla* oblongata reichendes Bündel markarmer Fasern, die Hypothalamuszentren mit Hirnstammzentren verbinden
Fasciculus longitudinalis inferior (Ⓔ inferior longitudinal fasciculus): ***Syn***: *unteres Längsbündel*; dickes Bündel von Assoziationsfasern* zwischen Schläfen- und Hinterhauptslappen
Fasciculus longitudinalis medialis (Ⓔ medial longitudinal fasciculus): ***Syn***: *mediales Längsbündel*; vom oberen Mittelhirn [Mesencephalon*] bis in das Brustmark* reichende größte Assoziationsbahn des Hirnstamms; verbindet u.a. die Augenmuskelkerne untereinander und mit dem Akzessoriuskern [Nucleus* nervi accessorii]
Fasciculus longitudinalis posterior: *→Fasciculus longitudinalis dorsalis*
Fasciculus longitudinalis superior (Ⓔ superior longitudinal fasciculus): ***Syn***: *oberes Längsbündel, Fasciculus arcuatus*; dickes Bündel von Assoziationsfasern* zwischen

F

Scheitel- und Schläfenlappen
Fasciculus mammillotegmentalis (Ⓔ mamillotegmental fasciculus): *Syn*: *Gudden-Haubenbündel*; zur weißen Hypothalamussubstanz gehörendes Bündel, das Corpus* mammillare und Nuclei* anteriores thalami verbindet
Fasciculus mammillothalamicus (Ⓔ mamillothalamic fasciculus): *Syn*: *Vicq d'Azyr-Bündel*; Faserbündel der weißen Hypothalamussubstanz, das den Hypothalamus* mit der Mittelhirnhaube [Tegmentum* mesencephali] und der Formatio* reticularis des Hirnstamms verbindet
Fasciculus medialis plexus brachialis (Ⓔ medial cord of brachial plexus): *s.u. Plexus brachialis*
Fasciculus medialis telencephali (Ⓔ medial fascicle of forebrain): *Syn*: *mediales Vorderhirnbündel*; in der weißen Substanz des Hypothalamus* verlaufende Fasern u.a. aus den Basalganglien* und dem Mandelkörper [Corpus* amygdaloideum], die zum Hirnstamm ziehen
Fasciculi occipitales horizontales (Ⓔ horizontal occipital fasciculi): horizontal verlaufende Assoziationsfasern* des Hinterhauptslappens, die in zwei Gruppen [**Fibrae cuneatae, Fibrae linguales**] eingeteilt werden
Fasciculi occipitales verticales (Ⓔ vertical occipital fasciculi): vertikal verlaufende Assoziationsfasern* des Hinterhauptslappens, die in zwei Gruppen [**Fibrae caudales, Fibrae laterales**] eingeteilt werden
Fasciculus occipitofrontalis inferior (Ⓔ inferior occipitofrontal fasciculus): unteres Assoziationsfaserbündel vom Hinterhauptslappen zum Stirnlappen
Fasciculus occipitofrontalis superior (Ⓔ superior occipitofrontal fasciculus): *Syn*: *Fasciculus subcallosus*; oberes Assoziationsfaserbündel vom Hinterhauptslappen zum Stirnlappen
Fasciculus opticus: veraltet für →*Nervus opticus*
Fasciculi plexus brachialis (Ⓔ secondary cords of cervical plexus): *s.u. Plexus brachialis*
Fasciculus posterior (Ⓔ posterior fascicle): *s.u. Musculus palatopharyngeus*
Fasciculus posterior musculi palatopharyngei (Ⓔ posterior fascicle of palatopharyngeus muscle): *s.u. Musculus palatopharyngeus*
Fasciculus posterior plexus brachialis (Ⓔ posterior cord of brachial plexus): *s.u. Plexus brachialis*
Fasciculi proprii (Ⓔ proper fasciculi): *Syn*: *Binnenbündel, Elementarbündel, Grundbündel, Intersegmentalfaszikel*; benachbarte Rückenmarkssegmente verbindende Faserbündel, die an der Grenze zwischen grauer und weißer Substanz verlaufen
Fasciculi proprii anteriores (Ⓔ anterior proper fasciculi): Fasciculi proprii des Vorderstranges [Funiculus* anterior]
Fasciculi proprii laterales (Ⓔ lateral proper fasciculi): Fasciculi proprii des Seitenstranges [Funiculus* lateralis]
Fasciculi proprii posteriores (Ⓔ posterior proper fasciculi): Fasciculi proprii des Hinterstranges [Funiculus* posterior]
Fasciculus retroflexus (Ⓔ habenulointerpeduncular tract): *Syn*: *Meynert-Bündel, Tractus habenulointerpeduncularis*; Faserbündel vom Nucleus habenulae zum Nucleus interpeduncularis; Teil der Riechbahn*
Fasciculus semilunaris: →*Fasciculus interfascicularis*
Fasciculus septomarginalis (Ⓔ septomarginal fasciculus): *Syn*: *ovales Bündel*; am Septum* medianum posterius liegendes Bündel von Assoziationsfasern
Fasciculus subcallosus: →*Fasciculus occipitofrontalis superior*
Fasciculus subthalamicus (Ⓔ subthalamic fasciculus): Faserbündel, das zwischen Nucleus* subthalamicus und Globus* pallidus durch die innere Kapsel* zieht
Fasciculus sulcomarginalis (Ⓔ sulcomarginal fasciculus): Teil der Fasciculi* proprii anteriores
Fasciculus thalamicus (Ⓔ thalamic fasciculus): *Syn*: *Forel-Bündel*; vom Forel*-Feld H1 zum Thalamus* ziehendes Faserbündel
Fasciculi transversi aponeurosis plantaris (Ⓔ transverse fasciculi of plantar aponeurosis): querverlaufende Fasern der Plantaraponeurose*
Fasciculus uncinatus cerebelli (Ⓔ uncinate fasciculus of cerebellum): hakenförmiges Bündel langer Assoziationsfasern des Kleinhirns
Fasciculus uncinatus cerebri (Ⓔ uncinate fasciculus of cerebrum): hakenförmiges Bündel langer Assoziationsfasern zwischen Stirn- und Schläfenlappen
Fas|ci|i|tis *f, pl* **-ti|den**: →*Fasziitis*
eosinophile Fasciitis: →*Shulman-Syndrom*
Fascio-, fascio- *präf.*: Wortelement mit der Bedeutung „Band/Faszie"
Fas|ci|o|la *f* (Ⓔ **1.** fasciola **2.** fasciola): **1.** (*anatom.*) Bändchen **2.** (*biolog.*) Gattung der Saugwürmer
Fasciola gigantea (Ⓔ Fasciola gigantea): gleicht Fasciola* hepatica; ebenfalls Erreger der Fascioliasis*
Fasciola hepatica (Ⓔ Fasciola hepatica): *Syn*: *großer Leberegel*; blutsaugender Parasit der Gallengänge; bis zu 40 mm lang und 13 mm breit; Erreger der Fascioliasis*
Fasciola-hepatica-Infektion *f*: →*Fascioliasis*
Fas|ci|o|li|a|sis *f, pl* **-ses** (Ⓔ fascioliasis): *Syn*: *Leberegelkrankheit, Fasciola-hepatica-Infektion, Fasziolíasis, Fasziolose, Fasciolosis*; Befall durch Fasciola* hepatica oder gigantea mit Entwicklung einer Gallengangsobstruktion [evtl. Ikterus*] und schmerzhafter Hepatomegalie; **Diagnose**: Eiernachweis im Stuhl oder der Galle
Fas|ci|o|lop|si|a|sis *f, pl* **-ses** (Ⓔ fasciolopsiasis): durch Fasciolopsis* buski hervorgerufene tropische Durchfallerkrankung
Fas|ci|o|lop|sis bus|ki *f* (Ⓔ Fasciolopsis buski): *Syn*: *Riesendarmegel, großer Darmegel*; v.a. in Südostasien vorkommender Erreger der Fasciolopsiasis*
Fas|ci|o|lo|sis *f, pl* **-ses**: →*Fascioliasis*
Fa|ser *f* (Ⓔ fiber): *Syn*: *Fibra*; fadenförmige Bindegewebsstruktur, Bindegewebsfaser; Nervenfaser
argyrophile Fasern: →*retikuläre Fasern*
dentatorubrale Fasern (Ⓔ dentatorubral fibers): *Syn*: *Fibrae dentatorubrales*; Projektionsfasern vom Nucleus* dentatus zum Nucleus* ruber
elastische Fasern (Ⓔ elastic fibers): aus Elastin und Kohlenhydraten aufgebaute Bindegewebsfasern; sie bilden dreidimensionale Netze von gelblicher Farbe; kommen meist zusammen mit kollagenen Fasern* [z.B. in Organkapseln] vor; besonders reich an elastischen Fasern sind das Lungengewebe und die Wand von Arterien* vom elastischen Typ
frontopontine Fasern (Ⓔ frontopontine fibers): *Syn*: *Fibrae frontopontinae*; im Tractus* corticopontinus verlaufende Fasern von der frontalen Großhirnrinde zur Brücke [Pons*]
kollagene Fasern (Ⓔ collagen fibers): *Syn*: *Kollagenfasern*; hauptsächlich aus Kollagen bestehende Stützfasern faseriger Bindegewebe; Kollagenfasern sind weiß-opak und haben eine Dehnbarkeit von ca. 5 %; stehen sie längere Zeit unter Spannung, werden sie länger, lässt die Spannung nach, verkürzen sie sich; Kollagenfasern sind die mit Abstand häufigsten Fasern des Bindegewebes und kommen in praktisch allen Geweben vor; *s.a. Kollagen, Kollagenbildung*
kortikobulbäre Fasern: →*kortikonukleäre Fasern*
kortikomesenzephale Fasern (Ⓔ corticomesencephalic fibers): *Syn*: *Fibrae corticomesencephalicae*; Faserzug von der Großhirnrinde zum Mittelhirn [Mesencephalon*]
kortikonukleäre Fasern (Ⓔ corticonuclear fibers): *Syn*: *kortikobulbäre Fasern, Fibrae corticonucleares*; von der Großhirnrinde zu den Hirnnervenkernen in der Medulla* oblongata [**Fibrae corticonucleares bulbi**], der Brücke* [**Fibrae corticonucleares pontis**] und dem Mittelhirn* [**Fibrae corticonucleares mesencephali**] ziehende Fasern
kortikopontine Fasern (Ⓔ corticopontine fibers): *Syn*: *Großhirn-Brückenfasern, Fibrae corticopontinae*; zu den Fibrae* pontis longitudinales gehörende, von der Großhirnrinde kommende Fasern
kortikoretikuläre Fasern (Ⓔ corticoreticular fibers): *Syn*: *Fibrae corticoreticulares*; Projektionsbahnen* von der Großhirnrinde zur Formatio* reticularis von Mittelhirn*, Medulla* oblongata und Rautenhirn*
kortikorubrale Fasern (Ⓔ corticorubral fibers): *Syn*:

Fibrae corticorubrales; Projektionsbahnen* von der Großhirnrinde zum Nucleus* ruber
kortikospinale Fasern (Ⓔ corticospinal fibers): *Syn*: *Pyramidenbahnfasern, Fibrae corticospinales*; Nervenfasern der Pyramidenbahn [Tractus* corticospinalis]
kortikotektale Fasern (Ⓔ corticotectal fibers): *Syn*: *Fibrae corticotectales*; durch die innere Kapsel [Capsula* interna] ziehende Projektionsfasern von der Hirnrinde zum Tectum* mesencephali
kortikothalamische Fasern (Ⓔ corticothalamic fibers): *Syn*: *Fibrae corticothalamicae*; Projektionsfasern von der Großhirnrinde zum Thalamus*
markhaltige Fasern (Ⓔ myelinated fibers): markhaltige Nervenfasern; *s.u. Nervenfaser*
marklose Fasern (Ⓔ nonmyelinated fibers): marklose Nervenfasern; *s.u. Nervenfaser*
myelinfreie Fasern (Ⓔ nonmyelinated fibers): marklose Nervenfasern; *s.u. Nervenfaser*
myelinisierte Fasern (Ⓔ myelinated fibers): markhaltige Nervenfasern; *s.u. Nervenfaser*
okzipitopontine Fasern (Ⓔ occipitopontine fibers): *Syn*: *Fibrae occipitopontinae*; zum retrolentikulären Teil der Capsula* interna gehörende Fasern vom Hinterhauptslappen [Lobus* occipitalis] zum Stirnlappen [Lobus* frontalis]
okzipitotektale Fasern (Ⓔ occipitotectal fibers): *Syn*: *Fibrae occipitotectales*; zum retrolentikulären Teil der Capsula* interna gehörende Fasern vom Hinterhauptslappen [Lobus* occipitalis] zum Tectum* mesencephali
periventrikuläre Fasern (Ⓔ periventricular fibers): *Syn*: *Fibrae periventriculares*; dünne Nervenfasern im zentralen Höhlengrau des Hypothalamus*
postkommissurale Fasern (Ⓔ postcommissural fibers): Fibrae postcommissurales; *s.u. Columna fornicis*
präkommissurale Fasern (Ⓔ precommissural fibers): Fibrae precommissurales; *s.u. Columna fornicis*
retikuläre Fasern (Ⓔ reticular fibers): *Syn*: *Gitterfasern, argyrophile Fasern, Retikulinfasern*; mit Silbersalzen anfärbbare Bindegewebsfasern, die aus Retikulin* bestehen; werden u.a. in Fibroblasten, retikulären Zellen, Schwann-Zellen gebildet und finden sich in der Basallamina, dem Fasergerüst von Milz, Lymphknoten und Knochenmark sowie im Bindegewebe zahlreicher Organe
retikulospinale Fasern (Ⓔ reticulospinal fibers): *Syn*: *Fibrae reticulospinales*; im Vorderstrang des Rückenmarks [Funiculus* anterior] verlaufende Fasern aus der Formatio* reticularis des Hirnstamms
rubro-oliväre Fasern (Ⓔ rubro-olivary fibers): vom Nucleus* ruber zur Olive* ziehende Fasern; Teil des Tractus* tegmentalis centralis
somatoafferente Fasern (Ⓔ somatoafferent fibers): *Syn*: *somatoafferente Nervenfasern*; Nervenfasern, die somatische Impulse zum Zentralnervensystem leiten
somatoefferente Fasern (Ⓔ somatoefferent fibers): *Syn*: *somatoefferente Nervenfasern*; Nervenfasern, die Impulse zu quergestreifter Muskulatur oder Gewebe führen
spinobulbäre Fasern (Ⓔ spinobulbar fibers): *Syn*: *Fibrae spinobulbares*; im Lemniscus* spinalis nach oben zum Hirnstamm ziehende Fasern aus den Rückenmarkskernen
thalamoparietale Fasern (Ⓔ thalamoparietal fibers): *Syn*: *Fibrae thalamoparietales*; Projektionsfasern* vom Scheitellappen [Lobus* parietalis] zum Thalamus*
viszeroafferente Fasern (Ⓔ visceroafferent fibers): *Syn*: *viszeroafferente Nervenfasern*; Nervenfasern, die viszerale Impulse zum Zentralnervensystem führen
viszeroefferente Fasern (Ⓔ visceroefferent fibers): *Syn*: *viszeroefferente Nervenfasern*; Nervenfasern, die Impulse zu glatten Muskeln oder Drüsen leiten
Fa|ser|as|tro|zyt *m* (Ⓔ fibrous astrocyte): *Syn*: *faseriger/fibrillärer Astrozyt*; v.a. in der weißen Hirnsubstanz vorkommender Astrozyt* mit langen Zytoplasmafortsätzen und fibrillären Strukturen

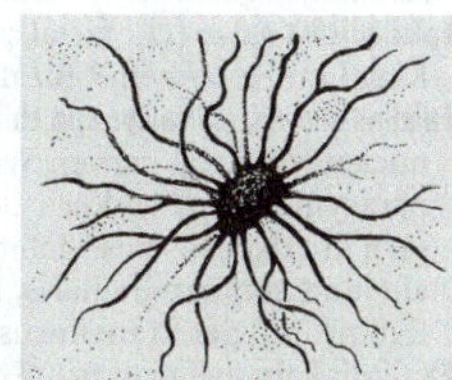
Abb. F7. Faserastrozyt

Fa|ser|en|do|skop *nt*: →*Fiberendoskop*
Fa|ser|knor|pel *m* (Ⓔ fibrous cartilage): *Syn*: *fibröser Knorpel, Bindegewebsknorpel, Cartilago collagenosa, Cartilago fibrosa*; Knorpel, bei dem die Interzellularsubstanz fast nur aus Kollagenfasern besteht, die geflechtartig angeordnet sind; kommt u.a. in den Bandscheiben vor
Fa|ser|knor|pel|ent|zün|dung *f* (Ⓔ fibrochondritis): Fibrochondritis*
Fa|ser|krebs *m* (Ⓔ scirrhous cancer): *Syn*: *szirrhöses Karzinom, Szirrhus, Scirrhus, Skirrhus, Carcinoma scirrhosum*; Karzinom* mit harter Konsistenz durch ein Überwiegen von Stromaanteilen
Fass|tho|rax *m* (Ⓔ barrel chest): *Syn*: *fassförmiger Thorax*; typische Thoraxform bei Lungenemphysem*
FAST *Abk.*: Fluoreszenz-Allergo-Sorbent-Test
Fas|ten|hy|po|gly|kä|mie *f* (Ⓔ fasting hypoglycemia): Hypoglykämie* bei unzureichender Nahrungszufuhr
Fast-Fourier-Transformation *f* (Ⓔ fast Fourier transformation): *s.u. Essay Elektrokardiogramm S. 571*
Fas|ti|di|um *nt* (Ⓔ fastidium): Ekel, Abscheu
Fas|ti|gi|um *nt* (Ⓔ fastigium): der First des Daches des IV. Ventrikels zwischen Velum* medullare inferius und superius
Faszi-, faszi- *präf.*: →*Faszio-*
Fas|zie *f* (Ⓔ fascia): *Syn*: *Fascia*; bindegewebige Hülle um Muskeln oder Muskelgruppen
endothorakale Faszie: →*Fascia endothoracica*
Fas|zi|ek|to|mie *f* (Ⓔ fasciectomy): *Syn*: *Faszienentfernung, Faszienexzision, Faszienresektion*; operative Entfernung einer Faszie*
Fas|zi|en|ent|fer|nung *f*: →*Fasziektomie*
Fas|zi|en|ent|zün|dung *f*: →*Fasziitis*
Fas|zi|en|ex|zi|sion *f*: →*Fasziektomie*
Fas|zi|en|naht *f*: →*Fasziorrhaphie*
Fas|zi|en|re|sek|ti|on *f*: →*Fasziektomie*
Fas|zi|en|rup|tur *f* (Ⓔ fascial rupture): Ruptur einer Muskelfaszie; führt zur Bildung einer echten Muskelhernie*
Fas|zi|en|schnitt *m*: →*Fasziotomie*
Fas|zi|en|spal|tung *f*: →*Fasziotomie*
Fas|zi|en|trans|plan|ta|ti|on *f* (Ⓔ fascia graft): Entnahme patienteneigener Faszie [meist Fascia* lata] zur Deckung von Duralücken, Verstärkung von Sehnen etc.
Fas|zi|i|tis *f, pl* **-ti|den** (Ⓔ fasciitis): *Syn*: *Fasciitis, Faszienentzündung*; Entzündung einer Faszie
intravaskuläre Fasziitis (Ⓔ intrvascular fasciitis): *s.u. noduläre Fasziitis*
kraniale Fasziitis (Ⓔ cranial fasciitis): *s.u. noduläre Fasziitis*
nekrotisierende Fasziitis (Ⓔ necrotizing fasciitis): *Syn*: *Streptokokkengängrän*; seltene, perakute Faszientzündung mit Nekrose, starken toxischen Systemzeichen und hoher Letalität; wird meist durch Streptokokken [**Killerkokken** der Laienpresse] verursacht; tritt i.d.R. nach Minimaltrauma mit foudroyant verlaufender nekrotisierender Erysipelphlegmone [ähnelt einer Verbrennung III. Grades] auf; es kommt zu rasch in die Tiefe vorschreitender Nekrose, die innerhalb einiger Tage zu Sepsis und toxischem Schock mit Multiorganversagen führt; **Therapie**: hoch dosierte Antibiotika [Clindamycin*, evtl. kombiniert mit Cefuroxim* und Quinolonen], chirurgische Abtragung der nekrotischen Gewebe
noduläre Fasziitis (Ⓔ nodular fasciitis): rasch wachsende, gutartige, knotige Läsion der tiefen Faszien, Muskulatur und evtl. der Subkutis; wird wegen des raschen Wachstums als Pseudosarkom bezeichnet; die noduläre Fasziitis tritt v.a. an der oberen Extremität junger Erwachsener auf, die **proliferative Fasziitis** dagegen bei älteren Patienten; es gibt auch noch Sonderformen, wie z.B. die **kraniale Fasziitis** [am Kopf von Kindern; führt zu Knochendefekten], **parosteale, ossifizierende** und **intravaskuläre Fasziitis**, die alle bevorzugt Kinder und junge Erwachsene betreffen; meist kommt es zum Stillstand des Wachstums bei Erreichen einer gewissen Größe [mehrere Zentimeter], selten auch zu Spontanregression; **DD**: Sarkome; **Therapie**: Exzision

F

ossifizierende Fasziitis (Ⓔ ossifying fasciitis): *s.u. noduläre Fasziitis*

parosteale Fasziitis (Ⓔ parosteal fasciitis): *s.u. noduläre Fasziitis*

proliferative Fasziitis (Ⓔ proliferative fasciitis): *s.u. noduläre Fasziitis*

synergistische nekrotisierende Fasziitis (Ⓔ synergistic necrotizing fasciitis): ***Syn**: gramnegative anaerobe kutane Gangrän*; klinisch nicht von der nekrotisierenden Fasziitis* unterscheidbare Mischinfektion durch Streptokokken und gramnegative Keimen [Escherichia* coli, Klebsiella*, Proteus*]; **Therapie**: hoch dosierte Antibiotika [Clindamycin*, kombiniert mit Cefuroxim* und Quinolonen], chirurgische Abtragung der nekrotischen Gewebe

F

fas|zi|i|tisch *adj* (Ⓔ fasciitic): Fasziitis betreffend, von ihr betroffen oder gekennzeichnet

Fas|zi|kel *m* (Ⓔ fascicle): ***Syn**: Fasciculus*; Faserbündel, Faserstrang, Strang

fas|zi|ku|lär *adj* (Ⓔ fasciculate): Faszikel betreffend; büschelförmig

Fas|zi|ku|la|ti|on *f* (Ⓔ fasciculation): ***Syn**: faszikuläre Zuckungen*; regellose, blitzartige Muskelzuckungen

Faszio-, faszio- *präf.*: Wortelement mit der Bedeutung „Band/ Faszie"

Fas|zi|o|de|se *f* (Ⓔ fasciodesis): Verstärkung einer Kapsel durch Aufnähen eines Faszientransplantats

fas|zi|o|gen *adj* (Ⓔ fasciogen): von einer Faszie ausgehend, durch eine Faszie bedingt

Fas|zi|o|li|a|sis *f, pl* **-ses**: *→Fascioliasis*

Fas|zi|o|lop|si|a|sis *f, pl* **-ses**: *→Fasciolopsiasis*

Fas|zi|o|lo|se *f*: *→Fascioliasis*

Fas|zi|or|rha|phie *f* (Ⓔ fasciorrhaphy): ***Syn**: Fasziennaht*; Naht einer Faszie nach operativer oder traumatischer Eröffnung

Fas|zi|o|to|mie *f* (Ⓔ fasciotomy): ***Syn**: Faszienschnitt, Faszienspaltung*; operative Spaltung einer Faszie*

FAT *Abk.*: **1.** Fluoreszenz-Antikörper-Technik **2.** fluoreszenzmikroskopischer Antikörpertest

Fa|ti|ga|tio *f, pl* **-ti|o|nes** (Ⓔ fatigue): Ermüdung; Ermattung, Erschöpfung

Fau|ces *pl* (Ⓔ fauces): ***Syn**: Schlund*; die Übergangszone zwischen Mundhöhle und Rachen; enthält die Gaumenbögen [Arcus* palatoglossus und palatopharyngeus]

Fau|ci|tis *f, pl* **-ti|den** (Ⓔ faucitis): Entzündung der Rachenenge [Isthmus* faucium]; meist Teil einer akuten Pharyngitis* oder Angina*

Faul|baum *m* (Ⓔ buckthorn): ***Syn**: Rhamnus frangula, Frangula alnus*; Strauch aus der Familie der Kreuzdorngewächse [Rhamnaceae]; verwendet wird die gelagerte oder künstlich gealterte Rinde [**Faulbaumrinde, Frangulae cortex**], die 1,8-Dihydroxyanthracenderivate [z.B. Glucofrangulin, Frangulin] und Aglykone* enthält; wirkt als osmotisches Abführmittel; **Anw.**: Obstipation*; traditionell bei Hämorrhoiden*, Gallenkoliken und Wurmbefall; selten auch als Abortivum*; in der Homöopathie Verwendung bei Diarrhö*

Faul|baum|rin|de *f* (Ⓔ buckthorn bark): ***Syn**: Frangulae cortex*; *s.u. Faulbaum*

amerikanische Faulbaumrinde (Ⓔ cascara sagrada bark): ***Syn**: Cascararinde, Rhamni purshianae cortex*; Rinde von Rhamnus purshiana [Rhamnaceae]; enthält 1,8-Dihydroxyanthracenderivate; **Anw.**: *s.u. Faulbaum*

Faul|e|cken *pl* (Ⓔ perlèche): ***Syn**: Mundwinkelcheilitis, Mundwinkelrhagaden, Angulus infectiosus oris/candidamycetica, Cheilitis/Stomatitis angularis, Perlèche*; schmerzhaftes, akutes oder chronisches Ekzem* des Mundwinkels; tritt meist im Rahmen einer Candida-Mykose auf; bei älteren Patienten häufig durch ein Einreißen der Mundwinkelschleimhaut beim Einführen von Zahnprothesen bedingt

Fa|vis|mus *m* (Ⓔ favism): ***Syn**: Fabismus, Bohnenkrankheit*; nach Verzehr von Favabohnen auftretende hämolytische Krise bei vorbestehendem Glucose-6-phosphatdehydrogenasemangel*

Favre: Maurice Jules Favre; 1876–1954; französischer Hautarzt (Lyon)

Favre-Racouchot-Krankheit *f* (Ⓔ Favre-Racouchot syndrome): ***Syn**: Elastoidosis cutanea nodularis et cystica*; fast ausschließlich bei älteren Männern vorkommende, aktinische Elastose* mit Komedonen* und gelblichen Follikelzysten

Fa|vus *m, pl* **-vi** (Ⓔ favus): ***Syn**: Erbgrind, Flechtengrind, Kopfgrind, Pilzgrind, Tinea favosa, Tinea capitis favosa, Dermatomycosis favosa*; Pilzerkrankung durch Trichophyton* schoenleinii; typisch sind die Bildung von schildförmigen Schuppen [**Scutula**] und ein penetranter, an Mäuseurin erinnernder Geruch; evtl. Abheilung mit Favusalopezie; kommt v.a. unter schlechten hygienischen und sozioökonomischen Verhältnissen vor, und die Ansteckung erfolgt oft innerhalb der Familie [deshalb auch Erbgrind genannt]; **Therapie**: Itrakonazol*, Fluconazol* oder Terbinafin* intern, Breitbandantibiotika intern oder extern [Clotrimazol*, Ketoconazol*, Miconazol*]

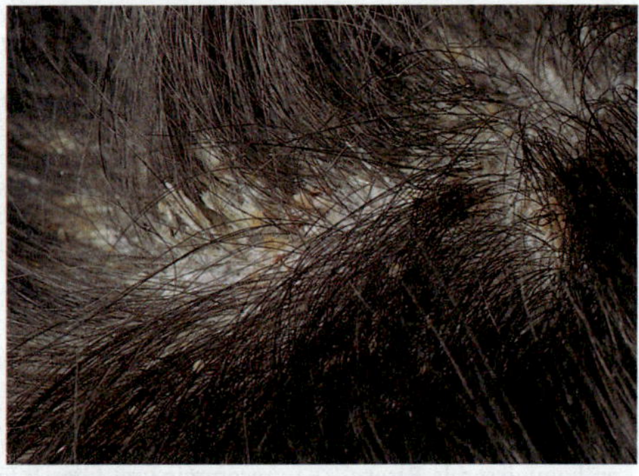

Abb. F8. Favus

Fa|vus|al|o|pe|zie *f* (Ⓔ favus alopecia): narbige Alopezie* bei Favus*

Fa|vus|schild|chen *nt*: *→Favusskutulum*

Fa|vus|sku|tu|lum *nt, pl* **-la** (Ⓔ scutulum): ***Syn**: Skutulum, Scutulum, Favusschildchen*; bei Favus* vorkommende schildartige Effloreszenzen aus Pilzgeflecht und Hautdetritus

Fawcett: Edward Fawcett; 1867–1942; englischer Anatom (Bristol)

Fawcett-Plaques *pl* (Ⓔ Fawcett plaques): multiple kleinste Teleangiektasien an den Fingerbeeren bei Osler*-Rendu-Weber-Syndrom

FAZ *Abk.*: foveoläre avaskuläre Zone

Fä|zes *pl* (Ⓔ feces): ***Syn**: Stuhl, Kot, Faeces, Fäkalien*; meist breiige oder feste Masse aus unverdauten Nahrungsresten, Abfallprodukten des Stoffwechsels, Wasser und Mikroorganismen [30–50 %, maximal bis zu 75 %]; die durchschnittliche tägliche Menge beträgt ca. 150–200 Gramm; sie wird, wie die Passagezeit auch, von der Zusammensetzung der Nahrung beeinflusst; ballaststoffreiche Nahrung verkürzt die Passagezeit und kann das Stuhlgewicht auf bis zu 500 g pro Tag erhöhen

Fazi-, fazi- *präf.*: *→Fazio-*

fa|zi|al *adj* (Ⓔ facial): Gesicht betreffend, zum Gesicht gehörend

Fa|zi|a|lis *m*: *→Nervus facialis*

Fa|zi|a|lis|de|kom|pres|si|on *f* (Ⓔ facial nerve decompression): Freilegung des Nervus* facialis im Fazialiskanal*; *s.a. Fazialisparese*

Fa|zi|a|lis|gan|gli|on *nt*: *→Fazialisknieganglion*

Fa|zi|a|lis|ka|nal *m* (Ⓔ facial canal): ***Syn**: Canalis nervi facialis*; Kanal im Felsenbein* für den Nervus* facialis

Fa|zi|a|lis|kern, pa|ra|sym|pa|thi|scher *m* (Ⓔ parasympathetic nucleus of facial nerve): ***Syn**: Nucleus salivatorius superior*; parasympathischer Kern des Nervus* facialis, dessen Fasern mit dem Nervus* intermedius zu Glandula* sublingualis und submandibularis, den Drüsen des Nasen-Rachen-Raums und der Tränendrüse [Glandula* lacrimalis] ziehen

Fa|zi|a|lis|knie, äu|ße|res *nt* (Ⓔ external genu of facial nerve): ***Syn**: Geniculum nervi facialis*; rechtwinkelige Biegung des

Nervus* facialis im Fazialiskanal [Canalis* nervi facialis], der sich das Ganglion* geniculatum anlagert

Fa|zi|a|lis|knie|gan|gli|on *nt* (Ⓔ geniculate ganglion): *Syn*: *Ganglion geniculi, Fazialisganglion, Ganglion geniculatum*; dem Fazialisknie* anliegendes Ganglion des Nervus* intermedius

Fa|zi|a|lis|knie, in|ne|res *nt* (Ⓔ internal genu of facial nerve): *Syn*: *Genu nervi facialis*; von den Fasern des Fazialiskerns [Nucleus* nervi facialis] gebildete Vorwölbung am Boden des IV. Ventrikels

Fa|zi|a|lis|kon|trak|tur *f* (Ⓔ facial contracture): Kontraktur der vom Nervus* facialis versorgten mimischen Muskeln bei unvollständiger Restitution nach Fazialislähmung*; **Klinik**: die Lidspalte ist verengt, der Mundwinkel etwas nach oben gezogen; typisch sind pathologische Mitbewegungen, z.B. Verengung der Lidspalte bei Mundbewegung

Fa|zi|a|lis|krampf *m*: *→Fazialis-Tic*

Fa|zi|a|lis|läh|mung *f*: *→Fazialisparese*

Fa|zi|a|lis|pa|re|se *f* (Ⓔ facial palsy): *Syn*: *Fazialislähmung, Gesichtslähmung, Fazioplegie, Prosopoplegie*; angeborene oder erworbene Lähmung des Nervus* facialis und der von ihm versorgten Gesichtsmuskeln; bei der **peripheren Fazialisparese** sind alle versorgten Gesichtsmuskeln, auch die Stirnmuskeln, einseitig- oder beidseitig gelähmt; allerdings ist die Lähmung nicht immer vollständig, was die Abgrenzung von einer zentralen Fazialisparese* erschwert; die Gesichtslähmung führt zu kosmetischer Entstellung, Hasenauge [Lagophthalmus], Schwierigkeiten beim Sprechen und Kauen; bei doppelseitiger Lähmung ist das Gesicht ausdruckslos; die Begleitsymptome hängen von der Lokalisation der Nervenstörung ab; Schädigung vor dem Ganglion* geniculi verursacht einen Ausfall aller Fasern mit Beeinträchtigung der Tränen- und Speichelsekretion, Hyperakusis durch Lähmung des Nervus* stapedius und Geschmackslähmung der vorderen 2/3 der Zunge

bei den meisten Fällen ist keine Ursache zu ermitteln [**idiopathische** oder **entzündliche Fazialisparese**]; andere Ursachen sind lymphozytäre Meningitis [v.a. Borrelien], Schädelbasisbrüche, Mastoiditis*, Otitis* media sowie Entzündungen oder Tumoren der Schädelbasis; **Diagnose**: Anamnese, körperlicher Befund; Elektroneurographie; **Therapie**: meist abwartend, da 75 % der idiopathischen und traumatischen Formen spontan ohne Defekt ausheilen, 20 % hinterlassen einen Defekt, 5 % bleiben gelähmt; Innervationsübungen vor dem Spiegel erhöht die Rate der Ausheilung; bei bleibender Lähmung kann eine Anastomose zwischen dem Nervus* hypoglossus und dem peripheren Fazialisstumpf angelegt werden; bevorzugt wird aber eine Nervennaht [bei Trauma] oder -transplantation; z.T. wird auch eine **cross-face-Plastik** empfohlen; dabei nimmt man ein Transplantat aus dem Nervus* suralis und verbindet mit ihm Fazialisfasern der gesunden Seite mit Fasern der gelähmten Seite

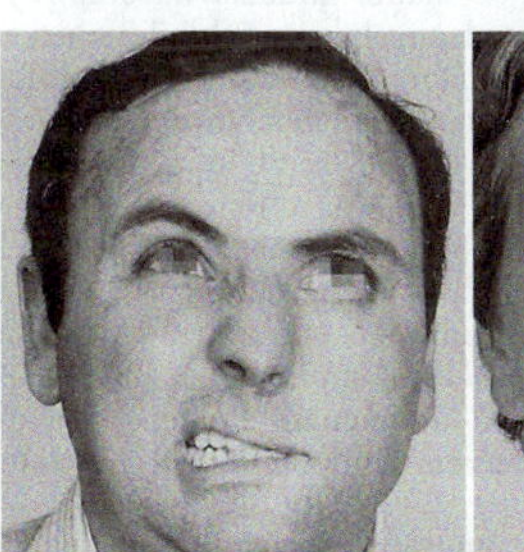

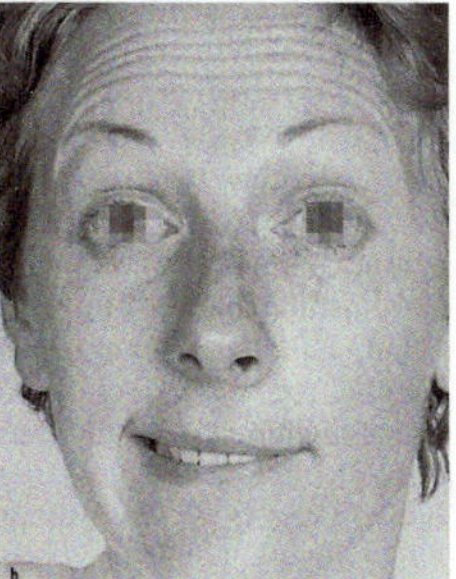

Abb. F9. Fazialisparese. **a** periphere Fazialisparese links, **b** zentrale Fazialisparese links

zentrale Fazialisparese (Ⓔ central facial palsy): *Syn*: *zentrale faziale Parese*; zentrale Lähmung der Gesichtsmuskeln; der Begriff sollte nicht mehr verwendet werden, da der Nerv intakt ist; im Gegensatz zur peripheren Fazialisparese* kann die Stirn gerunzelt werden, weil die zentralen Fasern zur Innervation der Stirnmuskeln nur z.T. auf die andere Seite kreuzen und z.T. ungekreuzt zum gleichseitigen Fazialiskern ziehen

Fazialis-Tic *m* (Ⓔ facial spasm): *Syn*: *Bell-Spasmus, Fazialiskrampf, Gesichtszucken, mimischer Gesichtskrampf, Tic convulsiv/facial*; unwillkürliches Zucken der vom Nervus* facialis versorgten Gesichtsmuskeln

Fazio-, fazio- *präf.*: Wortelement mit der Bedeutung „Gesicht/Facies"

fa|zi|o|bra|chi|al *adj* (Ⓔ faciobrachial): Gesicht und Arm/Brachium betreffend

fa|zi|o|lin|gu|al *adj* (Ⓔ faciolingual): Gesicht und Zunge/Lingua betreffend

Fa|zi|o|ple|gie *f*: *→Fazialisparese*

fazio-skapulo-humeral *adj* (Ⓔ facioscapulohumeral): Gesicht, Schulterblatt/Scapula und Oberarm/Humerus betreffend

Fa|zi|o|ste|no|se *f* (Ⓔ faciostenosis): Entwicklungsstörung des Gesichts mit Fehlbildung

fa|zi|o|zer|vi|kal *adj* (Ⓔ faciocervical): Gesicht und Hals/Zervix betreffend oder verbindend

FB *Abk.*: *→Faktor B*

Fb *Abk.*: *→Fibroblast*

FBA *Abk.*: **1.** *→Fetalblutanalyse* **2.** Finger-Boden-Abstand

Fbg. *Abk.*: *→Fibrinogen*

FBP *Abk.*: Folat-bindendes Protein

FBS *Abk.*: **1.** Feedback-Signal **2.** Feedback-System

FC *Abk.*: **1.** frontaler Cortex **2.** funktionelle Clearance

Fc *Abk.*: **1.** *→Fc-Fragment* **2.** komplementbindende Fraktion

5-FC *Abk.*: 5-Fluorocytosin

FCA *Abk.*: *→Fluocinolonacetonid*

FCAP *Abk.*: 5-Fluorouracil, Cyclophosphamid, Adriamycin, Cisplatin (*engl.* platinol)

FCC *Abk.*: *→Flucloxacillin*

FCCP *Abk.*: Trifluormethoxy-carbonyl-cyanid-phenylhydrazon

FCE *Abk.*: 5-Fluorouracil, Cisplatin, Etoposid

Fc-Fragment *nt* (Ⓔ Fc fragment): Teil der Immunglobuline* [fragment crystalline], der für die Klassenzuordnung, Komplementbindung und Plazentagängigkeit zuständig ist

FCKW *Abk.*: Fluorchlorkohlenwasserstoff

FCL *Abk.*: 5-Fluorouracil, Leucovorin

FCM *Abk.*: Flow-Zytometrie

FCP *Abk.*: 5-Fluorouracil, Cyclophosphamid, Prednison

FD *Abk.*: **1.** *→fibröse Dysplasie* **2.** follikulare dendritische Zelle **3.** Füllungsdruck

FDA *Abk.*: **1.** Fluoresceindiacetat **2.** Food and Drug Administration

FDC *Abk.*: 5-Fluorouracil, Doxorubicin, Cisplatin

FDG *Abk.*: Fluordesoxyglucose

FDH *Abk.*: *→fokale dermale Hypoplasie*

FDH-Syndrom *nt* (Ⓔ focal dermal hypoplasia): *Syn*: *fokale dermale Hypoplasie, kongenitale ektodermale und mesodermale Dysplasie, Goltz-Gorlin-Syndrom, Goltz-Peterson-Gorlin-Ravits-Syndrom, Jessner-Cole-Syndrom, Liebermann-Cole-Syndrom*; seltenes, erbliches Fehlbildungssyndrom mit Hautatrophie, Pigmentanomalie sowie Augen-, Zahn- und Skelettfehlbildungen

FDI-System *nt* (Ⓔ FDI system): *Syn*: *Two-Digit-System*; *s.u. Gebissschema*

FDL *Abk.*: Fluoresceindilaurat

FDMS *Abk.*: Felddesorptions-Massenspektrometrie

FDNB *Abk.*: 1-Fluor-2,4-dinitrobenzol

FDP *Abk.*: **1.** *→Fibrindegradationsprodukte* **2.** *→Fibrinogendegradationsprodukte* **3.** Flächendosisprodukt **4.** *→Fructose-1,6-diphosphat*

FDP-ALD *Abk.*: *→Fructosediphosphataldolase*

FDPase *Abk.*: *→Fructose-1,6-diphosphatase*

FDUMP *Abk.*: Fluordesoxyuridin-monophosphat

FDV *Abk.*: **1.** forcierte Diffusionsventilation **2.** frühdiastolisches Volumen

FE *Abk.*: **1.** *→fetale Erythroblastose* **2.** *→Fettembolie* **3.** fraktionierte Exkretion **4.** *→Frontalebene* **5.** funktionelle Entspannung

Fe *Abk.*: **1.** *→Eisen* **2.** *→Ferrum*

FEBK *Abk.*: *→freie Eisenbindungskapazität*
Fe|bri|cu|la *f* (Ⓔ febricula): ***Syn***: *Ephemera, Eintagsfieber, Febris herpetica/ephemera*; virales Erkältungsfieber im Herbst und Winter, das 1 bis 3 Tage dauert; kann von schwerem Krankheitsgefühl und Herpes* labialis begleitet sein
fe|bril *adj* (Ⓔ febrile): mit Fieber (verbunden), fieberhaft, fiebernd, fiebrig, fieberig, fieberkrank
Fe|bris *f* (Ⓔ fever): Fieber; fieberhafte Erkrankung
Febris aphthosa (Ⓔ foot-and-mouth disease): ***Syn***: *(echte) Maul- und Klauenseuche, Aphthosis epizootica, Stomatitis epidemica*; relativ selten auf den Menschen übertragene Viruskrankheit von Wiederkäuern und Schweinen; der Erreger [**Maul- und Klauenseuche-Virus**] ist ein Picorna-Virus, das über verseuchtes Futter und Milch oder direkten Kontakt übertragen wird; **Klinik**: nach einer Inkubationszeit von 2–6 Tagen kommt es zu einem Prodromalstadium mit Fieber, Kopfschmerzen und Mattigkeit; an der Eintrittspforte des Erregers bildet sich eine Blase, danach kommt es zur Virämie* mit Rötung der Mundschleimhaut und einem morbilliformen Exanthem; Entwicklung linsengroßer, aphthöser Läsionen an der Schleimhaut von Lippen, Mund, Zunge und Rachen sowie der Haut der Fußsohlen, Handflächen und Fingerspitzen; **DD**: Herpangina*, Stomatitis* aphthosa, Aphthoid Pospischill-Feyrter; **Diagnose**: Gewebekultur, Neutralisationstest, KBR; **Therapie**: symptomatisch; **Prognose**: narbenlose Abheilung innerhalb von 14 Tagen
Febris aseptica (Ⓔ aseptic fever): ***Syn***: *aseptisches Foeber*; Fieber ohne nachweisbare Infektion, z.B. nach Operationen
Febris biliosa (Ⓔ bilious fever): Fieber mit Gelbsucht
Febris biliosa et haemoglobinurica (Ⓔ blackwater fever): ***Syn***: *Schwarzwasserfieber*; bei Malaria* tropica auftretendes Fieber mit massiver Hämolyse* und dunkelbraunem Harn
Febris continua (Ⓔ continuous fever): ***Syn***: *Continua, Kontinua*; gleichbleibend hohes Fieber, kontinuierliches Fieber
Febris enterica (Ⓔ enteric fever): ***Syn***: *Febris gastrica, gastrisches Fieber*; leichte Verlaufsform des Typhus abdominalis [Febris* typhoides]
Febris ephemera (Ⓔ ephemeral fever): ***Syn***: *Eintagsfieber, Ephemera, Febricula, Febris herpetica*; virales Erkältungsfieber im Herbst und Winter; dauert 1–3 Tage und ist meist von schwerem Krankheitsgefühl begleitet; oft auch Herpes* labialis
Febris gastrica: *→Febris enterica*
Febris herpetica: *→Febricula*
Febris intermittens (Ⓔ intermittent fever): ***Syn***: *intermittierendes Fieber*; Fieber mit Temperaturschwankungen
Febris mediterranea: *→Maltafieber*
Febris melitensis: *→Maltafieber*
Febris puerperalis (Ⓔ childbed fever): ***Syn***: *Wochenbettfieber, Kindbettfieber, Puerperalfieber, Puerperalsepsis*; durch Eindringen von Erregern [Streptokokken, Staphylokokken, Escherichia coli] in die Gebärmutter verursachte hoch fieberhafte Erkrankung mit septischen Symptomen; **DD**: Lochienstau, Wundinfektion [z.B. nach manueller Plazentalösung], Harnwegsinfekt, Thrombophlebitis; **Therapie**: Breitbandantibiotika; später Antibiotika entsprechend dem Erreger
Febris quartana (Ⓔ quartan fever): ***Syn***: *Viertagefieber*; jeden vierten Tag auftretendes Fieber bei Malaria* quartana; auch gleichgesetzt mit Malaria* quartana
Febris quintana: *→Fünftagefieber*
Febris quotidiana (Ⓔ quotidian fever): ***Syn***: *Quotidiana*; tägliche Fieberschübe bei Malaria* tropica
Febris recurrens (Ⓔ recurrent fever): ***Syn***: *Rückfallfieber, Rekurrensfieber*; Fieber mit regelmäßigen Fieberanfällen und fieberfreien Intervallen
Febris remittens (Ⓔ remittent fever): ***Syn***: *remittierendes Fieber*; Fieber mit Temperaturschwankungen
Febris rheumatica: *→rheumatisches Fieber*
Febris tertiana (Ⓔ tertian fever): ***Syn***: *Dreitagefieber, Tertiana*; jeden dritten Tag auftretendes Fieber bei Malaria* tertiana
Febris traumatica (Ⓔ traumatic fever): ***Syn***: *Wundfieber, zentrales Fieber*; bei Infektion von Verletzungen auftretendes Fieber
Febris typhoides: *→Typhus abdominalis*
Febris undulans (Ⓔ undulant fever): ***Syn***: *undulierendes Fieber*; Fieber mit wellenförmigem Verlauf
Febris undulans Bang: *→Morbus Bang*
Febris urethralis (Ⓔ urinary fever): ***Syn***: *Urethralfieber, Harnfieber, Katheterfieber*; akutes Fieber bei Keimverschleppung beim Katheterisieren oder Eingriffen an der Harnröhre
Febris uveoparotidea (Ⓔ uveoparotid fever): ***Syn***: *Heerfordt-Syndrom, Uveoparotitis, Febris uveoparotidea Heerfordt*; von Iridozyklitis* und chronischer Parotitis* gekennzeichnete Sonderform der Sarkoidose*
Febris uveoparotidea Heerfordt: *→Febris uveoparotidea*
Fe|bu|prol *nt* (Ⓔ febuprol): ***Syn***: *1-Butoxy-3-phenoxy-2-propanol*; Choleretikum*
FEC *Abk.*: 5-Fluorouracil, Epirubicin, Cyclophosphamid
Fechner: Gustav Theodor Fechner; 1801–1887; deutscher Arzt und Physiker (Leipzig)
Fechner-Gesetz *nt* (Ⓔ Fechner's psychophysical law): die Stärke einer Reizempfindung wächst proportional mit dem Logarithmus der Reizstärke
Fe|cun|da|tio *f, pl* **-ti|o|nes** (Ⓔ fecundation): Befruchtung*
FED *Abk.*: 5-Fluorouracil, Etoposid, DDP
Fede: Francesco Fede; 1832–1913; italienischer Kinderarzt (Neapel)
Fede-Riga-Geschwür *nt* (Ⓔ Riga-Fede disease): ***Syn***: *Riga-Geschwür, Keuchhustengeschwür*; Aphthe* am Zungenbändchen bei Keuchhusten; entsteht durch das Scheuern des Zungenbändchens an den unteren Schneidezähnen
Fe|der|al|aun *nt*: *→Asbest*
Fe|der|weiß *nt*: *→Asbest*
Feedback-Hemmung *f* (Ⓔ feedback inhibition): ***Syn***: *Rückkopplungshemmung, Endprodukthemmung*; Hemmung einer biochemischen Reaktion(skette) durch das Endprodukt
FEEG *Abk.*: fetales Elektroenzephalogramm
Feer: Emil Feer; 1864–1955; schweizer Kinderarzt (Zürich)
Feer-Krankheit *f* (Ⓔ Feer's disease): ***Syn***: *Rosakrankheit, vegetative Neurose der Kleinkinder, Swift-Syndrom, Selter-Swift-Feer-Krankheit, Feer-Selter-Swift-Krankheit, Acrodynia, Akrodynie*; vermutlich durch eine Quecksilbervergiftung verursachte Schädigung des Stammhirns bei Kleinkindern; führt zu Haut- und Organsymptomen
Feer-Selter-Swift-Krankheit *f*: *→Feer-Krankheit*
FEF *Abk.*: forcierter exspiratorischer Flow
Fegler: Ferdinand Fegler; deutscher Hautarzt (Hamburg) im 20. Jahrhundert
Fegler-Syndrom *nt* (Ⓔ Fegler's syndrome): Bezeichnung für einen posttraumatischen Naevus* flammeus, v.a. im Versorgungsgebiet des Nervus* trigeminus
^{59}Fe-GRRT *Abk.*: ^{59}Fe-Ganzkörper-Resorptions-Retentionstest
FEH *Abk.*: fixierte essentielle Hypertonie
Fehl|bil|dung *f* (Ⓔ malformation): angeborene Fehlgestaltung eines Organs oder Organteils
Fehl|bil|dungs|syn|drom *nt* (Ⓔ malformation syndrome): ***Syn***: *Missbildungssyndrom*; durch angeborene Fehlbildungen gekennzeichnetes Syndrom; dabei kann es sich um Fehlbildungssyndrome mit Chromosomenabberation [z.B. Trisomie*, Mikrodeletionssyndrome*], Fehlbildungssyndrome ohne Nachweis chromosomaler Aberrationen [z.B. Cornelia-de-Lange-Syndrom], Embro- oder Fetopathien, Entwicklungsbehinderungen unbekannter Ursache usw. handeln
oroakrales Fehlbildungssyndrom (Ⓔ oroacral syndrome): ***Syn***: *Ankyloglossum-superius-Syndrom*; angeborene Verwachsung von Zunge und Gaumen in Kombination mit Fazialisparese* und Unterentwicklung der Hand-Unterarm-Knochen
Fehl|di|a|gno|se *f* (Ⓔ misdiagnosis): fehlerhafte Diagnose, die zu falscher Therapie oder zum Verzicht auf eine Therapie und zum Stellen einer **Fehlprognose** führen kann
Fehl|ge|burt *f*: *→Abort*
Fehl|hal|tung, is|chi|a|ti|sche *f* (Ⓔ scoliotic deformity): ***Syn***: *skoliotische Fehlhaltung, Schmerzfehlhaltung*; *s.u. Skoliose*
Fehl|hal|tung, sko|li|o|ti|sche *f* (Ⓔ scoliotic deformity): ***Syn***: *ischiatische Fehlhaltung, Schmerzfehlhaltung*; *s.u. Skoliose*
Fehl|har|nen *nt* (Ⓔ dysuria): ***Syn***: *Schwerharnen, Dysuria,*

Dysurie; schmerzhafte und erschwerte Miktion, schmerzhaftes und erschwertes Wasserlassen

Fehl|pro|gno|se *f* (Ⓔ false prognosis): *s.u. Fehldiagnose*

Fehl|wirt *m* (Ⓔ accidental host): ***Syn***: *Blindwirt*; Wirt, in dem die Entwicklung eines Parasiten nicht zum Abschluss gelangen kann

Fehr: Oskar Fehr; 1871–1959; deutscher Augenarzt (Berlin)

Fehr-Syndrom *nt* (Ⓔ Fehr's macular dystrophy): ***Syn***: *fleckige Hornhautdystrophie*; autosomal-rezessive Hornhautdystrophie mit Mukopolysaccharidablagerungen; beginnt bereits im 1. Lebensjahr und führt langfristig zu zunehmender Sehminderung bis hin zur rudimentären Hell-Dunkel-Wahrnehmung jenseits des 40.–50. Lebensjahres

Fei|ge *f* (Ⓔ fig tree): ***Syn***: *Ficus carica*; Baum aus der Familie der Maulbeergewächse [Moraceae]; verwendet werden die reifen, getrockneten Fruchtstände [**Caricae fructus**]; sie enthalten das proteolytische Enzym **Ficin**, Invertzucker* [50–70 %], Pektin*, organische Säuren und Mineralstoffe; **Anw.**: Abführmittel [alleine oder zusammen mit Manna*, Sennesblättern*, Rizinusöl*]

Feig|war|ze *f* (Ⓔ fig wart): ***Syn***: *Feuchtwarze, spitzes Kondylom, Papilloma acuminatum/venereum*; v.a. durch Geschlechtsverkehr übertragene Viruserkrankung mit Ausbildung spitzer, warzenartiger Papillome im Genitalbereich, v.a. Frenulum, inneres Präputialblatt und Sulcus* coronarius beim Mann und hintere Kommissur und kleine Schamlippen bei der Frau; **DD**: Condyloma latum, Condyloma planum; **Therapie**: Podophyllinlösung; chirurgische Abtragung oder Lasertherapie haben Rezidivraten von 30–70 %; 20–30 % der Fälle heilen spontan ab

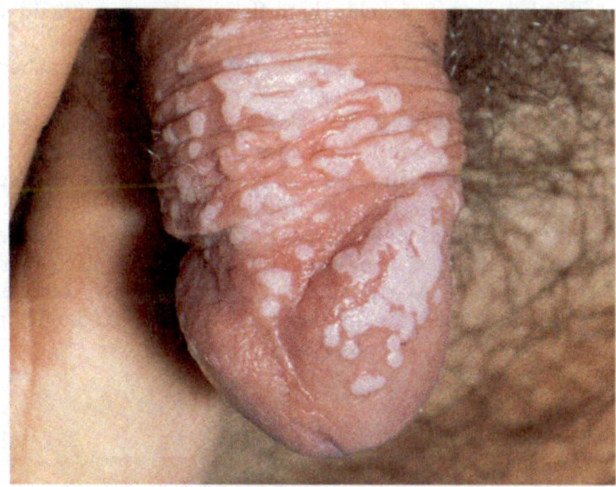

Abb. F10. Feigwarzen. Darstellung durch Essigsäureprobe

Feil: André Feil; französischer Neurologe (Paris) im 20. Jahrhundert

Feil-Krankheit *f*: *→ Klippel-Feil-Syndrom*

Feind *m* (Ⓔ enemy): ***Syn***: *entgegengesetztes Mittel*; *s.u. Arzneimittelbeziehung*

Fein|na|del|chol|an|gi|o|gra|phie *f* (Ⓔ fine-needle cholangiography): ***Syn***: *Feinnadelcholangiografie*; Cholangiographie* mit transhepatischer Injektion von Kontrastmittel mittels einer dünnen Hohlnadel; erfolgt meist unter Ultraschall- oder CT-Kontrolle

Fei|ung *f* (Ⓔ active immunization): aktive Immunisierung*

stille Feiung (Ⓔ occult immunization): aktive Immunisierung* durch eine asymptomatische Erkrankung

FEK *Abk.*: fraktionierte Exkretion von Kalium

F-EKG *Abk.*: Funktions-EKG

fEKG *Abk.*: fetales EKG

Fel *nt* (Ⓔ bile): Galle*

Feld|block *m* (Ⓔ field block): Infiltrationsanästhesie* des Operationsgebietes

Fel|der|haut *f* (Ⓔ reticular dermis): der größte Teil der Haut wird durch feine Rinnen in polygonale Felder unterteilt; Haare und Talgdrüsen liegen in den Rinnen, während Schweiß- und Duftdrüsen auf dem Feld münden; *s.a. Leistenhaut*

Fel|der, re|zep|ti|ve *pl* (Ⓔ receptive fields): *s.u. Sehrinde*

Feld|fie|ber *nt* (Ⓔ field fever): ***Syn***: *Erntefieber, Schlammfieber, Sumpffieber, Erbsenpflückerkrankheit, Leptospirosis grippotyphosa*; epidemisch auftretende anikterische Leptospirose*; verläuft meist als hoch fieberhafte grippeähnliche Erkrankung; am häufigsten ist die durch Leptospira* grippotyphosa hervorgerufene Form; **Therapie**: Penicillin G i.v.

Feld, pe|ri|po|rta|les *nt* (Ⓔ periportal field): ***Syn***: *Periportalfeld*; von Bindegewebe ausgefüllter Raum zwischen mehreren Leberläppchen [Lobuli hepatis]; jedes periportale Feld enthält **Interlobularvenen** [Venae interlobulares hepatis], **Interlobulararterien** [Arteriae interlobulares hepatis] und **ableitende Gallengänge** [Ductus biliferi interlobulares]; zusammen werden die Gefäße als **Glisson-Trias** bezeichnet; *s.a. Leber*

Feld|thy|mi|an *m*: *→ Quendel*

Fe|li|no|se *f*: *→ Katzenkratzkrankheit*

Fel|la|tio *f, pl* **-ti|o|nes**: *→ Coitus oralis*

Fel|sen|bein *nt* (Ⓔ petrosal bone): ***Syn***: *Pars petrosa ossis temporalis, Felsenbeinpyramide, Pyramis ossis temporalis*; Teil der äußeren Schädelbasis, der Mittel- und Innenohr enthält; der obere Teil liegt an der Grenze zwischen mittlerer und hinterer Schädelgrube; am Felsenbein lassen sich Spitze [Apex partis petrosae], Vorderfläche [Facies anterior], Hinterfläche [Facies posterior], untere Fläche [Facies inferior] und Warzenfortsatz [Processus mastoideus] unterscheiden; die **Felsenbeinspitze** [Apex partis petrosae] enthält den **Canalis caroticus**, die **Canaliculi caroticotympanici** und den **Canalis musculotubarius**

auf der **Vorderfläche** [Facies anterior] erkennt man die **Eminentia arcuata**, die durch den oberen Bogengang hervorgerufen wird; das dünne Dach der Paukenhöhle [**Tegmen tympani**] liegt seitlich davon; im vorderen Teil öffnen sich der **Hiatus canalis nervi petrosi majoris** und **minoris**, die sich in den **Sulcus nervi petrosi majoris** bzw. **minoris** fortsetzen; die Oberkante des Felsenbeins [**Margo superior**] trennt Vorderfläche und Rückfläche und bildet die Grenze zwischen mittlerer und hinterer Schädelgrube; auf ihr verläuft der **Sulcus sinus petrosi superior** für den gleichnamigen venösen Sinus; nahe der Felsenbeinspitze findet sich die **Fossa trigeminalis** für das **Ganglion trigeminale**

in der Mitte der **Hinterfläche** [Facies posterior] liegt die innere Öffnung [**Porus acusticus internus**] des inneren Gehörganges [**Meatus acusticus internus**]; lateral und weiter oben davon liegt die **Fossa subarcuata** und lateral vom Porus die Öffnung des **Canaliculus vestibuli**; von der **unteren Felsenbeinfläche** [Facies inferior] entspringt der **Processus styloideus**, der Ursprungsstelle von Muskeln [Musculus* stylohyoideus, styloglossus, stylopharyngeus] und Bändern [Ligamentum* stylomandibulare, stylohyoideum] ist; hinter dem Processus styloideus liegt das **Foramen stylomastoideum** und ventromedial vor ihm die **Fossa jugularis** mit dem **Canaliculus mastoideus**; der **Processus intrajugularis** unterteilt das **Foramen jugulare** in zwei Abschnitte; der **Warzenfortsatz** [Processus mastoideus] liegt hinter dem äußeren Gehörgang; er enthält zahlreiche schleimhautausgekleidete, lufthaltige Zellen [**Cellulae mastoideae**], die über das Antrum* mastoideum mit der Paukenhöhle* verbunden sind

Fel|sen|bein|ent|zün|dung *f* (Ⓔ petrositis): Petrositis*

Fel|sen|bein|frak|tur *f* (Ⓔ fracture of the petrous bone): laterobasale Schädelbasisfraktur*, die quer [**Felsenbeinquerfraktur**] oder längs [**Felsenbeinlängsfraktur**] verlaufen kann; bei beiden Frakturen kann es zur Zerreißung der Dura* mater und damit zum Liquorabfluss aus dem Ohr [Felsenbeinlängsfraktur] oder der Nase [Felsenbeinquerfraktur] kommen; daneben besteht die Gefahr einer aufsteigenden Infektion, die noch nach Jahren zu Meningitis*, Meningoenzephalitis* oder Hirnabszess* führen kann

Fel|sen|bein|längs|frak|tur *f* (Ⓔ longitudinal fracture of the petrous bone): *s.u. Felsenbeinfraktur*

Fel|sen|bein|py|ra|mi|de *f*: *→ Felsenbein*

Fel|sen|bein|quer|frak|tur *f* (Ⓔ transverse fracture of the petrous bone): *s.u. Felsenbeinfraktur*

Fel|sen|bein|spit|ze *f* (Ⓔ apex of petrous portion of temporal

bone): Apex partis petrosae ossis temporalis; *s.u. Felsenbein*
Fel|sen|bein|ve|ne *f* (Ⓔ petrosal vein): *Syn*: *Vena petrosa*; kurzer, kräftiger Venenstamm, der Kleinhirn- und Brückenvenen aufnimmt; mündet in den Sinus* petrosus superior
Fel|sen|ge|birgs|fie|ber *nt* (Ⓔ Rocky Mountain spotted fever): *Syn*: *Felsengebirgsfleckfieber, amerikanisches Zeckenbissfieber, Rocky Mountain spotted fever*; von Schildzecken [Dermacentor* andersoni] übertragene Infektionskrankheit durch Rickettsia* rickettsii, die v.a. in Nord- und Südamerika vorkommt; **Klinik**: nach einer Inkubationszeit von 2–24 Tagen kommt es zu einem morbilliformen Exanthem, das sich zentripedal ausbreitet; zusätzlich finden sich Nasenbluten, Fieber und Splenohepatomegalie; **Therapie**: Tetracyclin
Fel|sen|ge|birgs|fleck|fie|ber *nt*: *→Felsengebirgsfieber*
Felty: Augustus Roi Felty; 1895–1963; amerikanischer Internist (Hartford)
Felty-Syndrom *nt* (Ⓔ Felty's syndrome): Sonderform der rheumatoiden Arthritis* im Erwachsenenalter; **klinisch** findet man Polyarthritis*, Splenomegalie*, Leukopenie*, Thrombopenie*, erhöhte Infektanfälligkeit, Lymphknotenschwellung und Hepatomegalie*; **Therapie**: Splenektomie* soll das Krankheitsbild bessern
FeLV *Abk.*: feline leukemia virus
FEM *Abk.*: **1.** *→Fahrradergometer* **2.** Feldelektronenmikroskopie
Fe|mi|nie|rung *f*: *→Feminisierung*
fe|mi|nin *adj* (Ⓔ feminine): weiblich
Fe|mi|ni|sie|rung *f* (Ⓔ feminization): *Syn*: *Feminierung*; Verweiblichung, d.h. Auftreten sekundärer weiblicher Geschlechtsmerkmale bei Männern; tritt z.B. nach Kastration oder Hormontherapie auf
testikuläre Feminisierung (Ⓔ testicular feminization syndrome): *Syn*: *Reifenstein-Syndrom*; Störung der phänotypischen Geschlechtsausprägung durch eine komplette Androgenresistenz durch einen Rezeptordefekt; die betroffenen Kinder haben einen männlichen Chromosomensatz [46,XY] und zwei Hoden, besitzen aber einen kompletten weiblichen Phänotyp; der Rezeptordefekt bedingt auch ein Fehlen der sekundären Körperbehaarung, weshalb die Patienten auch als **hairless women** bezeichnet werden
fe|mo|ral *adj* (Ⓔ femoral): Femur/Oberschenkel(knochen) betreffend
Fe|mo|ral|her|nie *f*: *→Schenkelhernie*
Fe|mo|ra|lis *f*: *→Arteria femoralis*
Fe|mo|ra|lis|läh|mung *f* (Ⓔ femoral palsy): Lähmung des Nervus* femoralis; das klinische Bild hängt von der Höhe der Lähmung ab; meist liegt die Schädigung distal vom Abgang der Äste zum Musculus* iliopsoas, d.h., nur der Musculus* quadriceps femoris ist gelähmt; damit kann das Bein nicht im Kniegelenk gestreckt werden, die Patella steht tief und ist abnorm beweglich, der Patellarsehnenreflex* ist abgeschwächt oder erloschen; das Knie biegt sich im Stehen nach hinten durch [Genu recurvatum]; das Heben des Beines beim Laufen oder Treppensteigen ist erschwert; sind die proximalen Äste mitbetroffen, kann der Oberschenkel nicht in der Hüfte gebeugt werden und das Aufsetzen oder Aufstehen ist erschwert; die Sensibilität über der Vorderseite des Oberschenkels und der Innenseite des Unterschenkels ist gestört; als Ursache kommen Tumoren und Hämatome im Becken oder im Musculus iliopsoas, Bruchbänder und iatrogene Schädigung [v.a. bei gynäkologischen oder Hüftoperationen] vor
Femoro-, femoro- *präf.*: Wortelement mit der Bedeutung „Oberschenkel/Femur"
fe|mo|ro|ab|do|mi|nal *adj* (Ⓔ femoroabdominal): Oberschenkel(knochen) und Bauch/Abdomen betreffend oder verbindend
fe|mo|ro|i|li|a|kal *adj* (Ⓔ femoroiliac): Oberschenkel(knochen) und Darmbein/Ilium betreffend oder verbindend
fe|mo|ro|pa|tel|lar *adj* (Ⓔ femoropatellar): Oberschenkel(knochen) und Kniescheibe/Patella betreffend oder verbindend
fe|mo|ro|pop|li|te|al *adj* (Ⓔ **1.–2.** femoropopliteal): **1.** Oberschenkel und Kniekehle betreffend oder verbindend **2.** Arteria* femoralis und Arteria* poplitea verbindend
fe|mo|ro|ti|bi|al *adj* (Ⓔ femorotibial): Oberschenkel(knochen) und Schienbein/Tibia betreffend oder verbindend
Fe|mur *nt* (Ⓔ **1.** thigh **2.** femur): **1.** *Syn*: *Oberschenkel*; Region zwischen Hüfte und Knie **2.** *Syn*: *Oberschenkelknochen, Os femoris*; längster Knochen des menschlichen Körpers, der oben mit dem Becken das Hüftgelenk* bildet und unten zusammen mit dem Schienbein* das Kniegelenk*; am Femur unterscheidet man Kopf [Caput* femoris], Hals [Collum* femoris], Schaft [Corpus* femoris] und Kondylen [Condylus* medialis und lateralis femoris]; der kugelför-

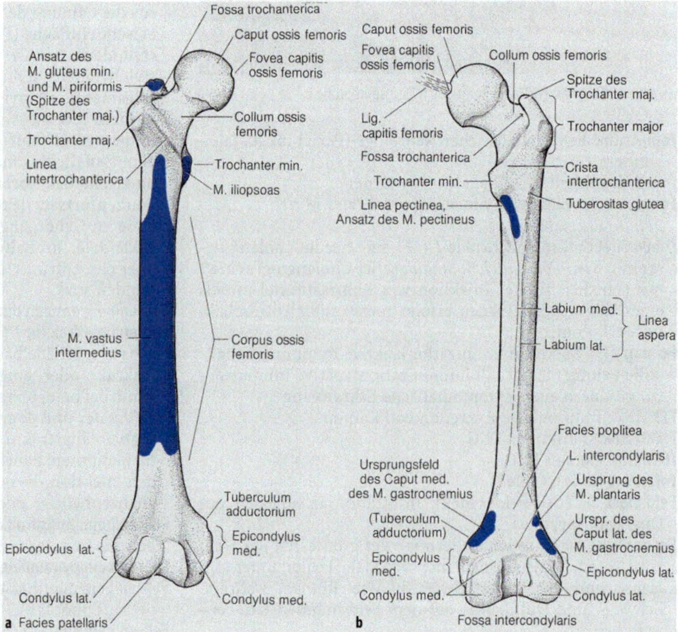

Abb. F11. Rechtes Femur. **a** von vorne, **b** von hinten; Blau = Ursprünge und Ansätze von Muskeln

mige **Femurkopf** hat etwas unterhalb der Mitte eine Einsenkung [Fovea* capitis femoris], in der Ligamentum* capitis femoris ansetzt; er artikuliert mit der Facies* lunata des Acetabulums* und bildet ein Nussgelenk*; am Übergang vom Kopf zum **Schenkelhals** liegt die obere Epiphysenfuge* des Femurs, deren Lösung im Wachstumsalter [Epiphyseolysis* capitis femoris] zum Abgleiten des Kopfes vom Hals führen kann; der Hals bildet mit dem Schaft einen Winkel [**Kollodiaphysenwinkel**], der beim Erwachsenen ca. 127° [115–140°] beträgt; steht der Hals steiler, d.h., ist der

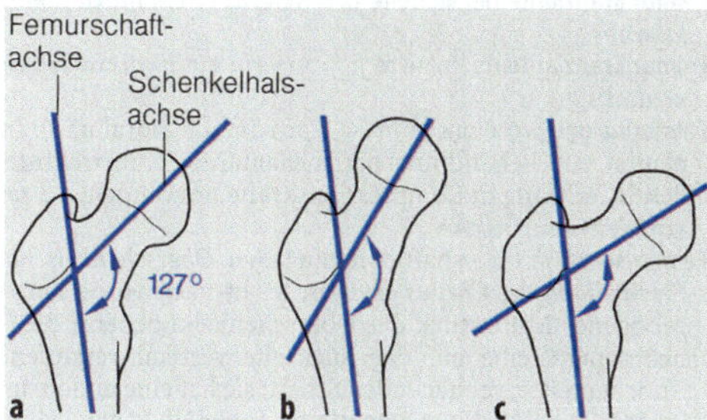

Abb. F12. Kollodiaphysenwinkel. **a** normal **b** Coxa valga **c** Coxa vara

Winkel wesentlich größer als 127°, kommt es zur **Coxa valga** mit einer Tendenz zur O-Beinstellung; ist der Winkel wesentlich kleiner als 127°, spricht man von **Coxa vara**, die eine Tendenz zur X-Beinstellung hat; der Schaft wiederum ist in sich nach vorne gedreht, d.h., die Halsachse bildet mit der durch die Kondylen verlaufenden Achse einen Winkel [**Antetorsionswinkel**] von ca. 14°

am Übergang von Hals zum Schaft liegen zwei kräftige Knochenvorsprünge, an denen Muskeln ansetzen; der außen liegende **Trochanter major** ist Ansatzpunkt für den Musculus* piriformis und gluteus minimus; der an der Innenseite liegende **Trochanter minor** ist Ansatz für den Musculus* iliopsoas; die beiden Trochanteren werden vorne von der **Linea intertrochanterica** und hinten von der kräftigen **Crista intertrochanterica** verbunden; der **Femurschaft*** ist leicht konvex nach vorne gebogen; auf seiner Rückseite verläuft eine kräftige Knochenleiste [**Linea aspera**]; am unteren Ende des Oberschenkelknochens befinden sich die beiden kräftigen Kondylen [Condylus* medialis und lateralis femoris], die mit dem Tibiakopf* das Kniegelenk bilden; zwischen den beiden Kondylen liegt vorne die knorpelüberzogene Gleitfläche für die Kniescheibe* [**Facies patellaris**] und hinten die knorpelfreie **Fossa intercondylaris**, die oben von der **Linea intertrochanterica** begrenzt wird; auf den Kondylen sitzt jeweils eine Epikondyle [**Epicondylus lateralis** und **medialis femoris**]

Fe|mur|dia|phy|se *f*: *→Femurschaft*

Fe|mur|e|pi|kon|dy|le, äu|ße|re *f* (Ⓔ lateral epicondyle of femur): *Syn*: *Epicondylus lateralis femoris*; Epikondyle* auf der äußeren Kondyle* am unteren Femurende

Fe|mur|e|pi|kon|dy|le, me|di|a|le *f* (Ⓔ medial epicondyle of femur): *Syn*: *Epicondylus medialis femoris*; Epikondyle auf der inneren Kondyle* am unteren Femurende

Fe|mur|frak|tur *f* (Ⓔ femoral fracture): *Syn*: *Oberschenkelbruch, Oberschenkelfraktur, Fractura femoris*; Bruch des Oberschenkelknochens; je nach Lokalisation unterscheidet man **distale Femurfraktur** [im unteren Oberschenkel], **proximale** bzw. **hüftgelenksnahe Femurfraktur** [in der Nähe des Hüftgelenks], **Femurschaftfraktur** und **Femurhalsfraktur**

distale Femurfraktur (Ⓔ distal femoral fracture): die distale Oberschenkelfraktur entsteht entweder durch massive Gewalteinwirkung bei Unfällen, und ist dann von Weichteilverletzungen begleitet, oder es handelt sich um eine einfache Fraktur älterer Patienten mit Osteoporose; in beiden Fällen wird das distale Fragment durch den Musculus* gastrocnemius nach dorsal gezogen; die **Therapie** hängt von der Schwere der Fraktur und der Frage der Gelenkbeteiligung ab; gelenknahe Frakturen und diakondyläre Frakturen mit Gelenkbeteiligung verlangen eine genaue anatomische Reposition und Fixierung [z.B. mit Platte und Kondylenschraube]

hüftgelenksnahe Femurfraktur: *→proximale Femurfraktur*

pertrochantäre Femurfraktur (Ⓔ pertrochanteric femoral fracture): *Syn*: *pertrochantäre Oberschenkelfraktur*; *s.u. proximale Femurfraktur*

proximale Femurfraktur (Ⓔ proximal femoral fracture): *Syn*: *hüftgelenksnahe Femurfraktur, proximale Oberschenkelfraktur*; die hüftgelenksnahen Oberschenkelfrakturen sind typische Frakturen älterer Patienten und machen ca. 35–40 % aller Femurfrakturen aus; man unterteilt sie in **pertrochantäre** und **subtrochantäre Femurfrakturen**; **klinisch** finden sich die gleichen Symptome wie bei der Schenkelhalsfraktur* [Beinverkürzung, Außenrotation, Stauchungsschmerz, Schmerzen in der Leiste]; **Therapie:** i.d.R. geschlossene Reposition im Extensionstisch und gedeckte Insertion einer **dynamischen Hüftschraube** oder eines **proximalen Femurnagels** [*Abb. F14, F15*]

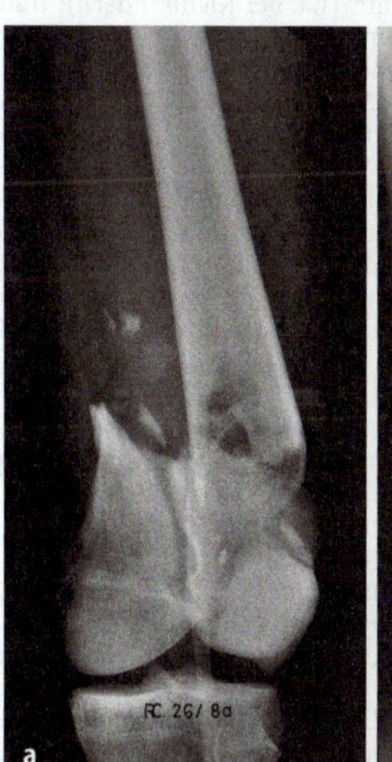

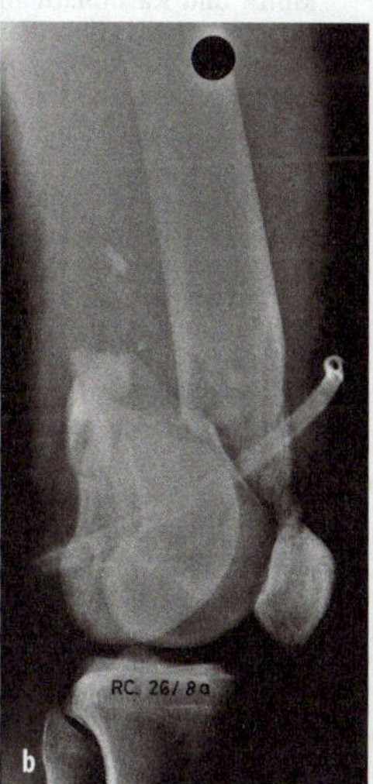

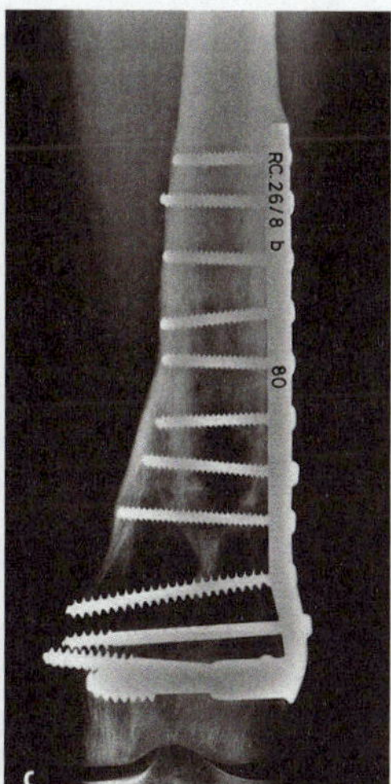

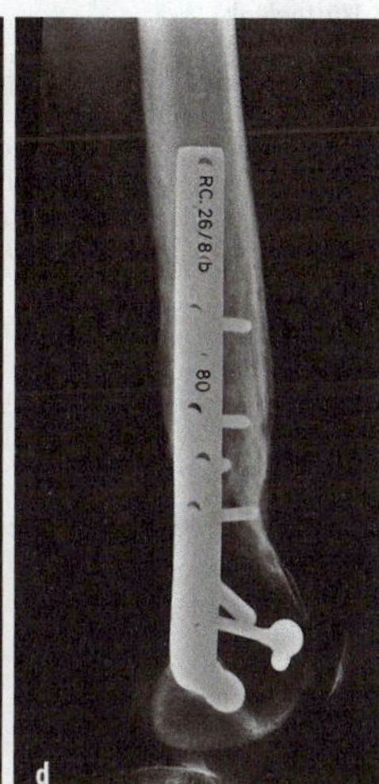

Abb. F13. Distale intraartikuläre Femurfraktur

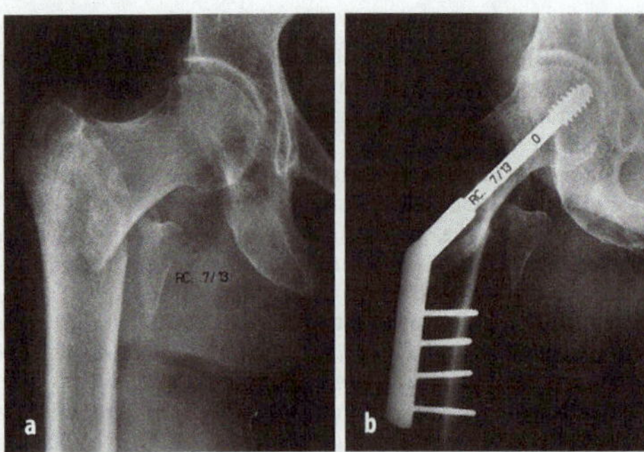
Abb. F14. Pertrochantäre Femurfraktur mit Abriss des Trochanter minor

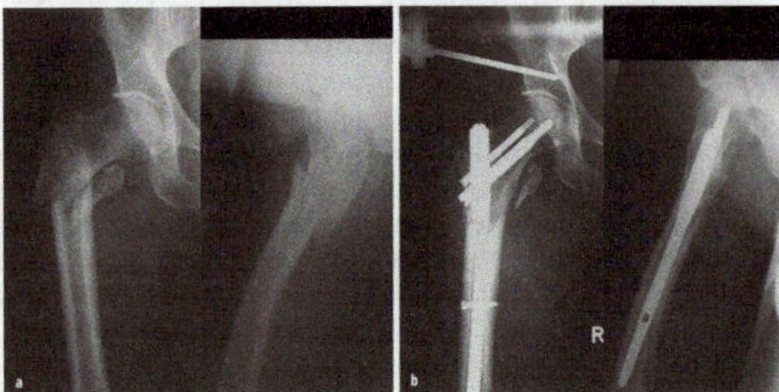
Abb. F15. Subtrochantäre Femurfraktur mit Abriss des Trochanter minor

subtrochantäre Femurfraktur (Ⓔ subtrochanteric femoral fracture): ***Syn***: *subtrochantäre Oberschenkelfraktur*; *s.u. proximale Femurfraktur*

Fe|mur|hals *m* (Ⓔ neck of femur): ***Syn***: *Oberschenkelhals, Schenkelhals, Collum femoris*; Hals des Oberschenkelknochens, der mit dem Oberschenkelschaft einen stumpfen Winkel [Collum-Corpus-Winkel*] bildet; trägt den Oberschenkelkopf, der mit dem Azetabulum* artikuliert

Fe|mur|hals|frak|tur *f*: *→Schenkelhalsfraktur*

Fe|mur|kon|dy|le, fi|bu|la|re/la|te|ra|le *f*: *→Condylus lateralis femoris*

Fe|mur|kon|dy|le, me|di|a|le/ti|bi|a|le *f*: *→Condylus medialis femoris*

Fe|mur|kopf *m* (Ⓔ head of femur): ***Syn***: *Oberschenkelkopf, Hüftkopf, Caput femoris*; kugelförmiger Kopf des Femurs*, der unterhalb der Mitte eine Einsenkung [Fovea* capitis femoris] hat, in der das Ligamentum* capitis femoris ansetzt; bildet zusammen mit der Hüftpfanne* des Beckens das Hüftgelenk

Fe|mur|kopf|ne|kro|se *f* (Ⓔ necrosis of the femoral head): ***Syn***: *Hüftkopfnekrose*; Osteochondrose* des Hüftkopfs; führt i.d.R. zu Deformierung

avaskuläre Femurkopfnekrose (Ⓔ idiopathic avascular necrosis of the femoral head): ***Syn***: *ischämische Femurkopfnekrose, idiopathische Hüftkopfnekrose des Erwachsenen*; einseitig oder beidseitig [50 %] auftretende meist Männer zwischen 20 und 50 Jahren betreffende aseptische Knochennekrose* des Hüftkopfes; als Ursache kommen Strahlentherapie, Cortison-, Zytostatikabehandlung, Schenkelhalsfraktur, Caisson-Krankheit und Fettstoffwechselstörungen in Frage; **Klinik**: schleichender Beginn mit Leistenschmerzen und Einschränkung der Beweglichkeit, später Kontrakturen und Beinverkürzung; **Diagnose**: Röntgen, CT, MRT; **Therapie**: Totalendoprothese; selten Umstellungsosteotomie mit Spongiosaunterfütterung

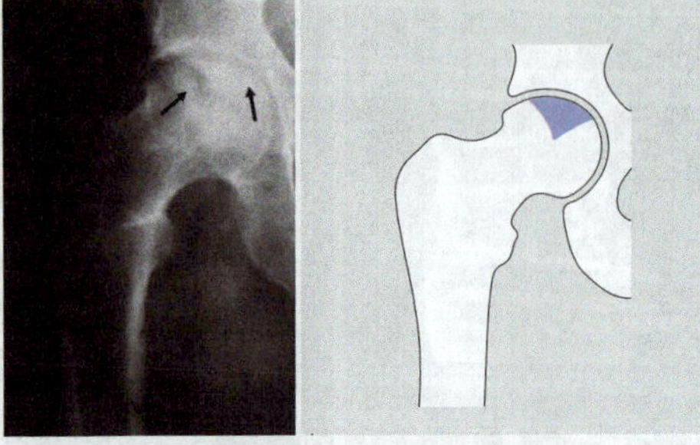
Abb. F16. Avaskuläre Femurkopfnekrose. Keilförmige Demarkierung des nekrotischen Knochenbezirks

ischämische Femurkopfnekrose: *→avaskuläre Femurkopfnekrose*

Fe|mur|kranz|ar|te|rie, äu|ße|re *f*: *→Arteria circumflexa femoris lateralis*

Fe|mur|kranz|ar|te|rie, in|ne|re *f*: *→Arteria circumflexa femoris medialis*

Fe|mur|na|gel, pro|xi|ma|ler *m* (Ⓔ proximal femoral nail): Implantat zur Behandlung pertrochantärer Femurfrakturen, das Scherkräfte in Kompressionskräfte umwandelt; *s.a. proximale Femurfraktur*

Fe|mur|schaft *m* (Ⓔ shaft of femur): ***Syn***: *Oberschenkelschaft, Femurdiaphyse, Corpus femoris*; leicht nach vorne konvex gebogenes Mittelstück des Oberschenkelknochens; die **Linea aspera**, eine auf der Rückseite vertikal verlaufende Knochenleiste, verstärkt den Schaft; sie hat eine äußere und innere Lippe [**Labium laterale** und **mediale**]; das Labium laterale verbreitert sich am oberen Ende und bildet die **Tuberositas glutea**, an der der Musculus* gluteus maximus ansetzt; gelegentlich bildet sich hier ein **Trochanter tertius** aus; am unteren Ende geht der Schaft in die laterale und mediale Femurkondyle* über; außen, oben und vorne am Femurschaft liegt der Trochanter* major, innen, hinten und unten der Trochanter* minor; die **Linea intertrochanterica** verbindet die beiden Trochanter auf der Vorderseite, auf der Rückseite wird diese Rolle von der kräftigen **Crista intertrochanterica** übernommen

Fe|mur|schaft|frak|tur *f*: *→Oberschenkelschaftfraktur*

FENa *Abk.*: fraktionierte Exkretion von Natrium

Fen|bu|fen *nt* (Ⓔ fenbufen): nicht-steroidales Antiphlogistikum*, Analgetikum*, Antirheumatikum*

Fen|cam|fa|min *nt* (Ⓔ fencamfamin): ***Syn***: *Fencamphamin*; Psychotonikum*

Fen|camph|a|min *nt*: *→Fencamfamin*

Fen|chel *m* (Ⓔ fennel): ***Syn***: *Bitterfenchel, Foeniculum vulgare*; Pflanze aus der Familie der Doldengewächse [Apiaceae], die in verschiedenen Varietäten verkommt, i.d.R. werden die Spaltfrüchte [**Foeniculi fructus**] von Bitterfenchel verwendet; sie enthalten ein ätherisches Öl mit trans-Anethol [bis 70 %], das sekretolytisch, spasmolytisch, karminativ und antibakteriell wirkt; **Anw.**: Expektorans*, Stomachikum* und Karminativum* [v.a. bei Kleinkindern]; traditionell auch als Diuretikum*, Laktagogum* und bei Menstruationsbeschwerden und Mastitis*

Fen|di|lin *nt* (Ⓔ fendiline): ***Syn***: *Penaxazan*; Calciumantagonist*, Koronartherapeutikum*; **Anw.**: Nachbehandlung des Herzinfarktes

Fe|nes|tra *f, pl* -rae (Ⓔ fenestra): (*anatom.*) Fenster

Fenestra cochleae (Ⓔ cochlear window): ***Syn***: *rundes Fenster, Schneckenfenster*; durch die Membrana* tympanica secundaria verschlossene Öffnung in der Seitenwand der Paukenhöhle [Cavitas* tympani]; an ihr endet die Scala* tympani

Fenestra ovalis: veraltet für *→Fenestra vestibuli*

Fenestra rotunda: veraltet für *→Fenestra cochleae*

Fenestra vestibuli (Ⓔ vestibular window): ***Syn***: *Vorhoffenster, ovales Fenster*; durch die Steigbügelplatte* verschlossene Öffnung zwischen Mittelohr* und Innenohr*; Ort der Schwingungsübertragung auf die Innenohrschnecke*

fe|nes|tral *adj* (Ⓔ fenestral): Fenster betreffend, fensterartig

Fe|nes|tra|ti|on *f*: *→Fensterung*

fe|nes|triert *adj* (Ⓔ fenestrate): mit Fenster(n)/Löchern (versehen), gefenstert

Fe|ne|tyl|lin *nt* (Ⓔ fenethylline): ***Syn***: *α-Methyl-phenethylamin*; Theophyllinderivat von Amphetamin*; **Anw.**: Weckamin bei Antriebsstörungen, Narkolepsie

Fen|flur|a|min *nt* (Ⓔ fenfluramine): ***Syn***: *Phenfluramin*; Appetitzügler*

Fenger: Christian Fenger; 1840–1902; amerikanischer Chirurg (Chicago)

Fenger-Plastik *f* (Ⓔ Fenger's plasty): Plastik zur Behebung einer Einengung des Ureterabgangs aus dem Nierenbecken; der Harnleiter wird längsgespalten und quervernäht

Felnolfilbrat *nt* (Ⓔ fenofibrate): Clofibrinsäureanalogon; **Anw.**: Lipidsenker

Felnoltelrol *nt* (Ⓔ fenoterol): **Syn**: *1-(3,5-Dihydroxyphenyl)-2-{[1-(4-hydroxyphenyl)-2-propyl]amino}ethanol*; β-Sympathomimetikum*, Bronchodilatator*; Tokolytikum*; **Anw.**: Bronchospasmolytikum bei obstruktiven Atemwegserkrankungen, Asthma* bronchiale; Wehenhemmung

Fenlprolpolrex *nt* (Ⓔ fenproporex): **Syn**: *3-[(1-Phenyl-2-propyl)amino]propionitril*; indirekt wirkendes Sympathomimetikum; **Anw.**: Appetitzügler

Fenslter, olvalles *nt*: → *Fenestra vestibuli*

Fenslter, runldes *nt*: → *Fenestra cochleae*

Fensltelrung *f* (Ⓔ fenestration): **Syn**: *Fensterungsoperation, Fenestration*; operative Schaffung einer Öffnung in einem Gewebe oder Organ; auch zur Schaffung eines Zuganges für einen Eingriff

intralaminäre Fensterung (Ⓔ intralaminar fenestration): *s.u. Flavektomie, Bandscheibenoperation*

Fensltelrungslolpelraltilon *f*: → *Fensterung*

Fenltalnyl *nt* (Ⓔ fentanyl): **Syn**: *N-(1-Phenethyl-4-piperidyl)-propionanilid*; synthetisches Morphinderivat; **Anw.**: Analgetikum* zur Neuroleptanalgesie* und balancierten Anästhesie*

FEP *Abk.*: freies Erythrozytenporphyrin

$FEPO_4$ *Abk.*: fraktionierte Phosphatexkretion

Ferlment *nt* (Ⓔ ferment): nur noch selten verwendeter Begriff für Enzym*

ferlmenltaltiv *adj* (Ⓔ fermentative): Gärung betreffend oder bewirkend, gärend, enzymatisch

ferlmenltierlbar *adj* (Ⓔ fermentable): gärfähig, gärungsfähig

Ferlmolselrum *nt, pl* **-selren** (Ⓔ fermoserum): enzymatisch angedautes Immunserum*

Fernlbelstrahllung *f* (Ⓔ teleradiotherapy): Bestrahlung mit großem Fokus-Haut-Abstand [meist 50–80 cm]

Fernldilalgnolse *f* (Ⓔ telediagnosis): **Syn**: *Telediagnose*; Diagnose* einer Erkrankung ohne direkten Patientenkontakt auf der Basis übermittelter Daten und Informationen; hat in den letzten Jahren an Bedeutung zugenommen, weil es dem behandelnden Arzt erlaubt direkt [z.B. per Videokonferenz] mit dem Konsiliararzt und Facharzt zu kommunizieren und damit Wartezeiten und Kommunikationsprobleme vermieden oder minimiert werden können

Fernllaplpen *m* (Ⓔ distant flap): Lappen, der entfernt von der Entnahmestelle eingesetzt wird [z.B. Crossover-Plastik*]; wird der Lappen in mehr als einem Schritt verpflanzt, spricht man von **Wanderlappen**

Fernllaplpenlplasltik *f*: → *Fernplastik*

Fernlmeltasltalsen *pl* (Ⓔ distant metastases): fern des Primärtumors wachsende Metastasen*, z.B. Wirbelsäulenmetastasen bei Brustkrebs

Fernlplasltik *f* (Ⓔ distant flap): **Syn**: *Fernlappenplastik*; Lappenplastik*, bei der das Transplantat in einem [**direkte Fernplastik**] oder mehreren Schritten [**indirekte Fernplastik**] an den Zielort verpflanzt wird

Fernlpunkt *m* (Ⓔ far point): **Syn**: *Punctum remotum*; Punkt, auf den der Sehapparat des Auges bei voller Erschlaffung des Akkommodationsapparates eingestellt ist

Fernlpunktlmeslsung *f* (Ⓔ optometry): **Syn**: *Opsiometrie, Optometrie*; Bestimmung des Fernpunktes des Auges

Fernlsehlkylmolgralphie *f* (Ⓔ video kymography): **Syn**: *Fernsehkymografie, Videokymografie, Videokymographie*; Kymographie*, bei der die Bewegungen des Herzens auf einem Durchleuchtungsschirm sichtbar gemacht werden

Ferré: **Rosenthal-Ferré-Ganglion** *nt* (Ⓔ Scarpa's ganglion): **Syn**: *Scarpa-Ganglion, Ganglion vestibulare*; im Boden des inneren Gehörgangs liegendes Ganglion* des vestibulären Teils des VIII. Hirnnerven [Nervus* vestibulocochlearis]

Ferri-, ferri- *präf.*: Wortelement mit der Bedeutung „Eisen/Ferrum/Eisen-III-"

Ferriferrocyanid-Reaktion *f* (Ⓔ Berlin blue reaction): **Syn**: *Berliner-Blau-Reaktion*; Nachweis von Eisen in Zellen oder Geweben durch Behandlung mit Kaliumferrocyanid und Bildung eines blauen Komplexes

Ferlrilhämlolglolbin *nt*: → *Hämiglobin*

Ferlrilolxildalse I *f*: → *Caeruloplasmin*

Ferlriltin *nt* (Ⓔ ferritin): aus einer Proteinkomponente [**Apoferritin**] und Eisen bestehendes Eisenspeicherprotein der Gewebe; *s.a. Eisenstoffwechsel*

Ferro-, ferro- *präf.*: Wortelement mit der Bedeutung „Eisen/Ferrum/Eisen-II-"

Ferlrolchellaltalse *f* (Ⓔ ferrochelatase): **Syn**: *Goldberg-Enzym*; mitochondriales Enzym der Hämsynthese, das den Einbau von Eisen in Protoporphyrin* katalysiert; autosomal vererbter Mangel führt zu Porphyrie*

Ferrocytochrom-c-Sauerstoff-Oxidoreduktase *f*: → *Cytochrom c-oxidase*

Ferlrolkilneltik *f*: → *Eisenstoffwechsel*

ferlrolkilneltisch *adj* (Ⓔ ferrokinetic): Ferrokinetik betreffend

Ferlrolprolteiln *nt* (Ⓔ ferroprotein): **Syn**: *Eisenprotein*; eisenhaltiges Protein, z.B. Hämoglobin*, Myoglobin*

Ferlrolzyt *m*: → *Siderozyt*

Ferlrum *nt*: → *Eisen*

Ferlsenlbein *nt* (Ⓔ heel bone): **Syn**: *Calcaneus, Kalkaneus*; größter Fußknochen, der zusammen mit dem Talus* die hintere Fußwurzel bildet; das hintere Drittel wird als **Fersenbeinhöcker** [Tuber calcanei] bezeichnet; es bildet die knöcherne Grundlage der Ferse [Hacke] und dient als Ansatz für die Achillessehne*; auf der Oberseite befinden sich drei mit Knorpel überzogene Gelenkflächen [**Facies articularis talaris anterior, media, posterior calcanei**], die sich an der Bildung der vorderen Abteilung des unteren Sprunggelenkes beteiligen; auf der Vorderseite ist die **Facies articularis cuboidea calcanei**, die Teil der Articulatio* calcaneocuboidea ist

Ferlsenlbeinlbruch *m*: → *Fersenbeinfraktur*

Ferlsenlbeinlentlzünldung *f*: → *Kalkaneitis*

Ferlsenlbeinlfrakltur *f* (Ⓔ heel bone fracture): **Syn**: *Kalkaneusfraktur, Fersenbeinbruch*; die relativ seltene Fersenbeinfraktur [2 % aller Frakturen] ist meist eine Folge eines Sturzes aus großer Höhe oder von Verkehrsunfällen; **extrakapsuläre Fersenbeinfrakturen** werden konservativ behandelt, **intrakapsuläre Fersenbeinfrakturen** mit Verschiebung der Fragmente erfordern eine offene Reposition und Plattenos-

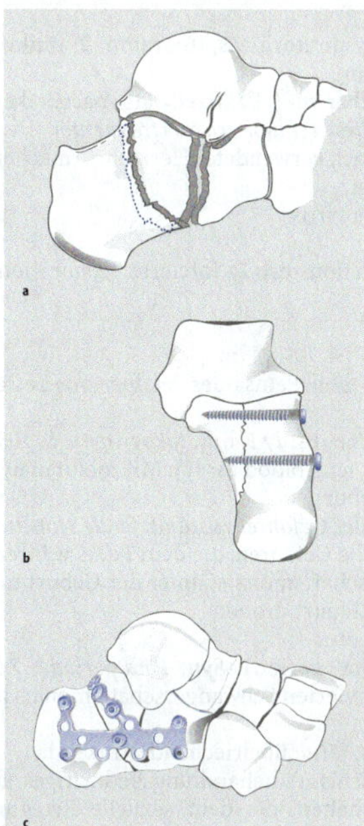

Abb. F17. Fersenbeinfraktur mit Einstauchung der dorsalen Gelenkfacette

F

teosynthese

Fer|sen|bein|hö|cker *m* (Ⓔ tuberosity of calcaneus): *s.u. Fersenbein*

Fersenbein-Würfelbeingelenk *nt* (Ⓔ calcaneocuboid joint): *Syn*: *Kalkaneokuboidgelenk, Articulatio calcaneocuboidea*; Fußwurzelgelenk zwischen Calcaneus* und Os* cuboideum

Fer|sen|re|gi|on *f* (Ⓔ calcaneal region): *Syn*: *Regio calcanea*; die Region über dem Fersenbein [Calcaneus*]

Fer|sen|schleim|beu|tel *m* (Ⓔ calcaneal bursa): *Syn*: *Bursa tendinis calcanei*; Schleimbeutel zwischen Achillessehne und Fersenbein

Fer|sen|schmerz *m* (Ⓔ calcaneodynia): Kalkaneodynie*

Fer|tig|arz|nei|mit|tel *pl* (Ⓔ preparation): industriell hergestellte, abgepackte Arzneimittel; die beigelegte Gebrauchsinformation enthält u.a. Angaben über enthaltene Arzneistoffe, Indikationen, Kontraindikationen und Dosierung

F

fer|til *adj* (Ⓔ fertile): fruchtbar, zeugungsfähig, fortpflanzungsfähig

Fer|ti|li|sa|ti|on *f*: *→Befruchtung*

assistierte Fertilisation (Ⓔ assisted fertilization): *s.u. Essay Infertilität und Sterilität S. 1041*

Fer|ti|li|tät *f* (Ⓔ fertility): *Syn*: *Fruchtbarkeit, Fortpflanzungsfähigkeit*; die Fähigkeit zu geschlechtlicher Fortpflanzung wird beim Mann als **Zeugungsfähigkeit** [Potentia generandi] und bei der Frau als **Empfängnis**- oder **Konzeptionsfähigkeit** [Potentia coencipiendi] bezeichnet; sie beginnt bei beiden Geschlechtern während der Pubertät; bei der Frau nimmt die Fertilität nach dem 40. Lebensjahr rapide ab und erlischt mit der Menopause*; beim Mann kann die Spermabildung bis ins hohe Alter erhalten bleiben, allerdings nimmt die Zahl normal beweglicher und gebildeter Spermien im Ejakulat im Alter beträchtlich ab

Tab. F18. Ursachen abnehmender Fertilität im Alter

Zunahme gestörter ovarieller Zyklen
Zunahme der Abortrate
Zunahme der Totgeburten
Zunahme chromosomaler Aberrationen (z.B. Down-Syndrom)
Zunahme pathologischer Veränderungen des inneren Genitale (evtl. durch vorangegangene Geburten)
Abnahme der Koitusfrequenz

FES *Abk.*: **1.** forciertes Exspirationsspirogramm **2.** funktionelle Elektrostimulation

Fest|fre|quenz|schritt|ma|cher *m* (Ⓔ fixed-rate pacemaker): *Syn*: *frequenzstabiler/festfrequenter/starrfrequenter Herzschrittmacher*; kaum noch verwendeter Herzschrittmacher* mit konstanter Frequenz

FeSV *Abk.*: feline sarcoma virus

Fet. *Abk.*: *→Fetus*

FET *Abk.*: **1.** Fäzes-Exkretionstest **2.** forcierte Exspirationstechnik

Fet *m*: *→Fetus*

Fet-, fet- *präf.*: *→Feto-*

fe|tal *adj* (Ⓔ fetal): *Syn*: *fötal*; Fetus oder Fetalperiode betreffend

fetal behavioral states *pl*: *s.u. Essay Kardiotokographie S. 1089*

Fe|tal|blut|a|na|ly|se *f* (Ⓔ fetal blood assay): Mikroblutanalyse des Feten unter der Geburt

fetal distress *nt*: *Syn*: *fetaler Gefahrenzustand, fetale Notsituation*; Oberbegriff für alle Gefahren, die dem Fetus während der letzten Schwangerschaftsmonate, unter der Geburt und unmittelbar nach der Geburt drohen

Fe|tal|o|me|trie *f*: *→Fetometrie*

Fe|tal|pe|ri|o|de *f* (Ⓔ fetal period): *Syn*: *Fötalperiode*; Zeitraum vom Beginn des vierten Schwangerschaftsmonats bis zur Geburt

fe|tid *adj* (Ⓔ fetid): *Syn*: *fötid*; übelriechend, stinkend

Fe|ti|schis|mus *m* (Ⓔ fetishism): behandlungsbedürftiges, abweichendes Sexualverhalten, bei dem sexuelle Erregung beim Anblick oder Berühren von Gegenständen einer anderen Person empfunden wird; oft kombiniert mit Masturbation oder Ejakulation beim Anblick oder Berührung des Objektes; die Gegenstände erhalten eine abnorme Bedeutung [Substitution des Triebobjektes durch das Fetischobjekt]; häufig wird der Lustgewinn noch durch das Stehlen des Objektes erhöht

Fe|ti|zid *nt* (Ⓔ feticide): *Syn*: *Foetizid*; Fetusschädigung, Fetusabtötung

fe|ti|zid *adj* (Ⓔ feticide): den Fetus schädigend oder abtötend

Feto-, feto- *präf.*: Wortelement mit der Bedeutung „Leibesfrucht/Fetus"

Fe|to|ge|ne|se *f* (Ⓔ fetogenesis): *Syn*: *Fötogenese*; Entwicklung des Fetus vom Ende der Embryonalperiode bis zur Geburt; Störungen der Entwicklung während dieser Phase führen zu Fetopathien*

Fe|to|gra|phie *f* (Ⓔ fetography): *Syn*: *Fetografie*; kaum noch durchgeführte Röntgenkontrastdarstellung* des Feten nach Injektion von Kontrastmittel in die Amnionhöhle

fe|to|ma|ter|nal *adj* (Ⓔ fetomaternal): Fetus und Mutter betreffend oder verbindend

Fe|to|me|trie *f* (Ⓔ fetometry): *Syn*: *Fetalometrie*; intrauterine Messung der Frucht, z.B. Bestimmung der Kopfgröße; erfolgt meist als Ultraschalluntersuchung

Fe|to|pa|thia *f*: *→Fetopathie*

Fetopathia diabetica: *→Embryofetopathia diabetica*

Fetopathia toxoplasmotica (Ⓔ fetal toxoplasmosis): pränatale Toxoplasmose; *s.u. Toxoplasmose*

Fe|to|pa|thie *f* (Ⓔ fetopathy): *Syn*: *Fetopathia*; Schädigung der Leibesfrucht zwischen dem Anfang des 4. Monats und der Geburt; der Übergang von Embryopathie zu Fetopathie ist oft nur graduell; *s.a. Embryopathie*

diabetische Fetopathie: *→Embryofetopathia diabetica*

fe|to|pla|zen|tar *adj* (Ⓔ fetoplacental): Fetus und Mutterkuchen/Plazenta betreffend oder verbindend

α_1-Fe|to|pro|te|in *nt* (Ⓔ α-fetoprotein): *Syn*: *alpha$_1$-Fetoprotein, Alphafetoprotein*; Glykoproteid, das v.a. in fetalem Gewebe gebildet wird; erhöhte Blutspiegel werden bei gewissen Erkrankungen [Leberzirrhose] und Tumoren [Leber-, Hodenkarzinom] gefunden; *s.a. Tumormarker*

Fe|to|skop *nt* (Ⓔ fetoscope): Endoskop* für die Fetoskopie*

Fe|to|sko|pie *f* (Ⓔ fetoscopy): direkte Betrachtung des Fetus mit einem speziellen Endoskop*, das durch den Zervikalkanal eingeführt wird; wird heute kaum noch durchgeführt

fe|to|sko|pisch *adj* (Ⓔ fetoscopic): Fetoskopie betreffend, mittels Fetoskopie

Fe|to|to|xi|zi|tät *nt* (Ⓔ fetotoxicity): Schädlichkeit einer Substanz für den Fetus

Fett *nt* (Ⓔ fat): *Syn*: *Acylglycerin, Glyzerid, Glycerid*; Ester* von Glycerin und gesättigten oder ungesättigten Fettsäuren; oft gleichgesetzt mit Lipid*; je nach Anzahl der veresterten OH-Gruppen unterscheidet man **Monoacylglycerine**, **Diacylglycerine** und **Triacylglycerine**, die auch als **Neutralfette** bezeichnet werden; Anzahl und Art der Fettsäuren bestimmen die physikalischen Eigenschaften der Fette; Fette aus mittel- oder kurzkettigen Fettsäuren sind bei Raumtemperatur flüssig [Öle], Fette mit langkettigen Fettsäuren fest; Triacylglycerine sind hydrophob und können deshalb nicht am Aufbau grenzflächenbildender Strukturen teilzunehmen, während Mono- und Diacylglycerine auch hydrophile Gruppen besitzen und damit eine wichtige Rolle bei der Bildung von Micellen, Membranen und der Emulgierung von Lipiden während der Resorption im Dünndarm spielen

die Hauptfunktion der Fette im Körper ist ihre Funktion als Energielieferant [1 g Fett liefert 39,1 kJ oder 9,3 kcal] bzw. -speicher [Depotfett], Kohlenstoffquelle für die Biosynthese von Glucose, Bausteine für Membranen und als Vorstufe wichtiger Moleküle, wie z.B. Prostaglandine* und Leukotriene*; der Körper enthält ca. 10 % Triacylglycerine [ca. 8 kg], die den Energiebedarf des Körpers für rund 37 Tage decken können; bei schwerer Adipositas kann diese Menge auf mehr als 50 kg ansteigen; damit wird anschaulich, dass die Gewichtsreduktion bei Übergewichtigen ein langwieriger Prozess ist, der oft das Durchhaltevermögen der Patienten überfordert; *s.a. Fettstoffwechsel, Fettsäuren, Lipide*

Fett|ab|bau *m*: → *Lipolyse*

Fett|as|pi|ra|ti|ons|pneu|mo|nie *f* (Ⓔ oil-aspiration pneumonia): *Syn*: *Lipidpneumonie, Ölaspirationspneumonie*; durch Inhalation öl- oder fetthaltiger Substanzen verursachte Pneumonie*

Fett|bi|o|syn|the|se *f*: → *Lipogenese*

Fett|bruch *m* (Ⓔ fat hernia): *Syn*: *Liparozele, Lipozele, Adipozele, Fetthernie*; Hernie* mit Fettgewebe im Bruchsack

Fett|dar|re *f*: → *Fettsklerem (der Neugeborenen)*

Fett|di|ar|rhoe *f, pl* **-rho|en**: → *Fettdurchfall*

Fett|durch|fall *f* (Ⓔ fatty diarrhea): *Syn*: *Steatorrhoe, Steatorrhö, Stearrhoe, Steatorrhoea, Fettdiarrhoe*; erhöhte Fettausscheidung [> 7 g/24 h] im Stuhl bei mangelhafter Verdauung [z.B. chronische Pankreatitis] oder Aufnahme durch den Darm [Morbus* Crohn]

Fett|em|bo|lie *f* (Ⓔ fat embolism): Embolie* durch Fetttröpfchen in der Blutbahn, z.B. nach Knochenbruch und Ausschwemmung von Fett aus dem Knochenmark; die Emboli finden sich am häufgsten in der Lunge, können aber auch im großen Kreislauf [Herz, Gehirn, Niere, Darm, Haut] auftreten; entsteht eine klinische Symptomatik, spricht man von **Fettemboliesyndrom**; es führt unbehandelt in weniger als 24 h zum Tode; **Klinik**: Dyspnoe, Kurzatmigkeit, Unruhe, Delir, Koma, petechiale Blutungen im Bereich von Rumpf und Konjunktiven, Zerebralsymptome [Verwirrtheit, Psychose, Apoplexie], Zeichen der Rechtsherzinsuffizienz; **Therapie**: Schockbehandlung, Volumentherapie, Verbesserung der Mikrozirkulation, Therapie von respiratorischer Insuffizienz, Hypoxie und Azidose; *s.a. Embolie*

Fett|em|bo|lie|syn|drom *nt* (Ⓔ fat embolism): *s.u. Fettembolie*

Fett|ent|fer|nung *f*: → *Lipektomie*

Fett|fär|bung *f* (Ⓔ fat stain): Färbetechnik zur Darstellung von Fett, z.B. mit Sudanfarbstoffen

Fett|ge|schwulst *nt*: → *Lipom*

Fett|ge|we|be *nt* (Ⓔ fat tissue): aus Gitterfasern und Fettzellen bestehendes lockeres Bindegewebe, das praktisch überall im Körper vorkommt; das Fettgewebe macht 10–20 % des Körpergewichtes aus, bei Adipositas liegt der Anteil höher; Fettgewebe hat mechanische Aufgaben [Baufett, z.B. als Druckpolster an den Fußsohlen oder als Organkapsel], füllt den Raum zwischen Organen und Muskeln aus, dient dem Wärmeschutz des Körpers und als wichtiger Energiespeicher [Depotfett], der beim normal Ernährten den Energiebedarf des Körpers für rund 37 Tage decken kann; die Fettverteilung im Körper hängt vom Alter und Geschlecht ab; Kinder speichern Fett gleichmäßig im subkutanen Bindegewebe, während bei Männern Fett überwiegend im Nacken, Lendenbereich und am Bauch gespeichert wird erfolgt die Speicherung bei Frauen an der Brust, dem Gesäß und den Oberschenkeln

histologisch unterscheidet man zwischen braunem und weißem Fettgewebe; Fettgewebe wird reichlich durchblutet, hat aber praktisch keinen Energieverbrauch; durch die Bildung von Leptin spielt das Fettgewebe eine aktive Rolle bei der Regulation des Fettstoffwechsels und des Körpergewichtes; *s.a. Fett, Fettstoffwechsel, Ernährung*

braunes Fettgewebe (Ⓔ brown fat): beim Menschen nur spärlich vorhandenes Fettgewebe aus plurivakuolären Fettzellen mit Lipochromeinlagerung; findet sich bei Säuglingen an Hals, Brust und im Retroperitonealraum, später nur noch vereinzelt, z.B. in der Fettkapsel der Niere

gelbes Fettgewebe: → *weißes Fettgewebe*

weißes Fettgewebe (Ⓔ white fat): *Syn*: *gelbes Fettgewebe*; Speicher- und Baugewebe aus univakuolären Fettzellen; enthält v.a. Triacylglycerine, die bei Körpertemperatur flüssig sind und damit eine Verformbarkeit der Zelle erlauben

Fett|ge|webs|a|tro|phie *f*: → *Lipoatrophie*

Fett|ge|webs|bruch *m* (Ⓔ fat hernia): *Syn*: *Steatozele, Fetthernie, Hernia adiposa*; Vorfall von Fettgewebe oder eines Fetttumors in das Unterhautgewebe

Fett|ge|webs|ent|fer|nung *f*: → *Lipektomie*

Fett|ge|webs|ent|zün|dung *f*: → *Pannikulitis*

Fett|ge|webs|ge|schwulst *f*: → *Lipom*

Fett|ge|webs|ne|kro|se *f*: → *Fettnekrose*

Fett|ge|webs|schwund *m*: **1.** → *Lipoatrophie* **2.** → *Lipodystrophie*

Fett|ge|webs|tu|mor *m*: → *Lipom*

Fett|her|nie *f*: **1.** → *Fettbruch* **2.** → *Fettgewebsbruch*

Fett|herz *nt* (Ⓔ fatty heart): *Syn*: *Cor adiposum, Adipositas cordis, Lipomatosis cordis*; subepikardiale Fetteinlagerung, z.B. bei diphtherischer Myokardschädigung

Fett|in|farkt *m* (Ⓔ fatty infarction): *s.u. Leberinfarkt*

Fett|kap|sel, pe|ri|re|na|le *f* (Ⓔ perinephric capsule): *Syn*: *Nierenfettkapsel, Capsula adiposa perirenalis*; aus lockerem Fettgewebe bestehende Kapsel, die Niere* und Nebenniere* umschließt

Fett|körn|chen|zel|le *f* (Ⓔ fatty granule cell): *Syn*: *Gitterzellen*; Bindegewebszellen des Endo- und Perineuriums, die nach Entfernung der Fettgranula ein gitterförmiges Muster zeigen

Fett|le|ber *m* (Ⓔ fatty liver): *Syn*: *Hepar adiposum, Steatosis hepatis*; übermäßiger Fettgehalt der Leberzellen bei vermehrtem Fettangebot aus der Nahrung oder Störungen des Fettabbaus; der normale Fettgehalt der Leber liegt unter 5 %; bei mehr als 5 % spricht man von **Leberverfettung**, bei mehr als 50 % von Fettleber; die häufigsten Ursachen sind Alkohol, Diabetes* mellitus, Unter- oder Überernährung, Medikamente [Tetracycline, Valproinsäure, Methotrexat, Corticosteroide], Schwangerschaft und Endokrinopathien [Hypo-, Hyperthyreose]; verläuft klinisch meist unauffällig; die Patienten klagen höchstens über Druckgefühl im rechten Oberbauch und Völlegefühl; **Therapie**: Absetzen der Noxe führt zu einer Rückbildung; besteht aber eine **Fettleberhepatitis** mit Fibrose oder Übergang zu Zirrhose, ist eine Progredienz zu erwarten

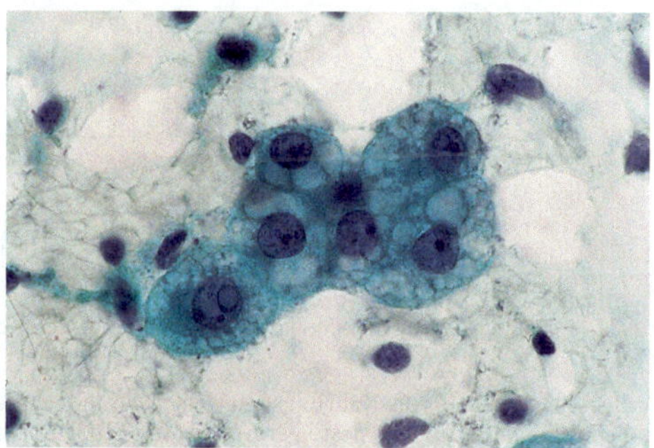

Abb. F19. Fettleber

Fett|le|ber|he|pa|ti|tis *f, pl* **-ti|ti|den** (Ⓔ fatty (liver) hepatitis): klinisch unauffällige, chronisch entzündliche Leberschädigung; *s.a. Fettleber*

Fett|lei|big|keit *f*: → *Adipositas*

Fett|mark *nt* (Ⓔ fatty marrow): *Syn*: *gelbes Knochenmark, Medulla ossium flava*; nicht-blutbildendes, fetthaltiges Knochenmark; entsteht aus rotem Knochenmark [Medulla* ossium rubra] und kann bei Bedarf wieder in dieses zurückverwandelt werden

Fett|me|ta|bo|lis|mus *m*: → *Fettstoffwechsel*

Fett|ne|kro|se *f* (Ⓔ fat necrosis): *Syn*: *Fettgewebsnekrose, Adiponekrose, Adiponecrosis, Steatonekrose*; meist das Unterhautgewebe betreffende Nekrose* des Fettgewebes; häufig als Folge einer Erfrierung

subkutane Fettnekrose der Neugeborenen (Ⓔ pseudosclerema): *Syn*: *symmetrische Fettsklerose, Adiponecrosis subcutanea neonatorum*; durch eine geburtstraumatische Schädigung hervorgerufene Fettgewebsnekrose im Bereich von Schulter, Wange und Gesäß

Fett|pha|ne|ro|se *f* (Ⓔ fat phanerosis): *Syn*: *Lipophanerose*; Sichtbarwerden intrazellulärer Fetteinlagerungen

Fett|säu|re|bi|o|syn|the|se *f* (Ⓔ fatty acid synthesis): die Biosynthese gesättigter Fettsäuren findet im Zytosol der meisten Zellen statt; die Ausgangssubstanz Acetyl-CoA* entstammt der Glykolyse* oder dem Citratzyklus*; die Geschwindigkeit der Biosynthese hängt von Hormonen [z.B.

F

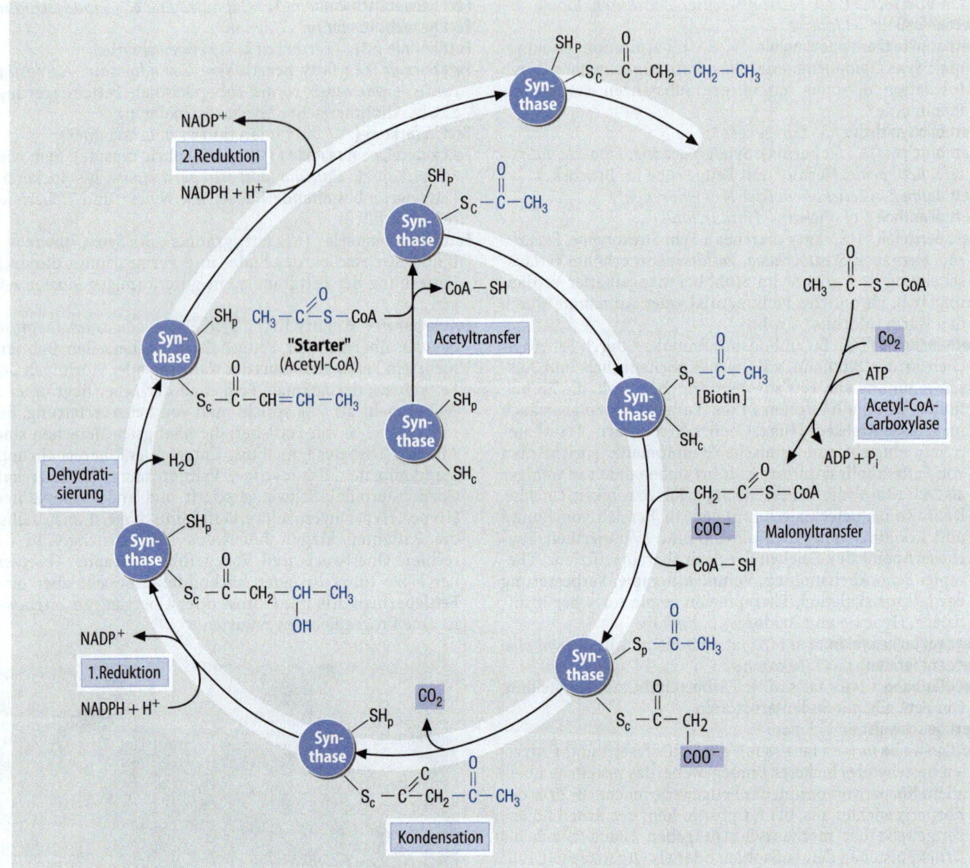

Abb. F20. Biosynthese langkettiger, geradzahliger Fettsäuren aus Acetyl-CoA

Insulin] und v.a. von Nahrungsfaktoren ab; je höher der Fettanteil der Nahrung, desto geringer ist die Fettsäurebiosynthese; bei hohem Kohlenhydratgehalt der Nahrung ist sie dagegen hoch

ungesättigte Fettsäuren können nicht im tierischen Organismus [Ausnahme: Palmitoleinsäure, Ölsäure] synthetisiert werden, sondern müssen mit der Nahrung zugeführt werden; der Körper ist aber in der Lage, mehrfach ungesättigte Fettsäuren durch Kettenverlängerung und Desaturierung herzustellen [z.B. Arachidonsäure aus Linolsäure]

Fettlsäulren *pl* (Ⓔ fatty acids): in Fetten vorkommende organische Säuren; nach der Kettenlänge unterscheidet man **kurzkettige, mittelkettige** und **langkettige Fettsäuren;** Fettsäuren mit Doppel- oder Dreifachbindungen im Molekül werden als **ungesättigte Fettsäuren,** Säuren ohne Doppelbindung als **gesättigte Fettsäuren** bezeichnet; von den wichtigen ungesättigten Fettsäuren können Palmitoleinsäure* und Ölsäure* im tierischen Organismus synthetisiert werden; Linolsäure* und Linolensäure* müssen dagegen mit der Nahrung zugeführt werden, d.h., sie sind **essentielle Fettsäuren;** Arachidonsäure* ist keine essentielle Fettsäure im eigentlichen Sinne, weil sie durch Kettenverlängerung aus Linolsäure hergestellt werden kann

freie Fettsäuren (Ⓔ free fatty acids): *Syn: nichtveresterte Fettsäuren, unveresterte Fettsäuren*; im Serum vorhandene, an Albumin gebundene Fettsäuren; bei gesteigerter Lipolyse*, Diabetes* mellitus, Hyperthyreose*, Adrenalinausschüttung etc. werden Fettsäuren vermehrt ins Blut abgegeben und in der Leber in Ketonkörper* umgewandelt

nichtveresterte/unveresterte Fettsäuren: *→freie Fettsäuren*

Fettlsäulrelolxildaltilon *f* (Ⓔ fatty acid oxidation): *s.u. Fettstoffwechsel*

Fettlsäulrelsynlthalse *f* (Ⓔ fatty acid synthase): im Zytosol der Zelle vorhandener Enzymkomplex, der sämtliche Teilschritte der Fettsäurebiosynthese* katalysiert

Fettlsklelrem (der Neugeborenen) *nt* (Ⓔ subcutaneous fat necrosis of the newborn): *Syn: Underwood-Krankheit, Sklerem, Fettdarre, Sclerema adiposum neonatorum*; bei Säuglingen auftretende teigig-ödematöse Verhärtung der Haut

Fettlsklelrolse *f* (Ⓔ fat tissue sclerosis): zu Sklerosierung* führende entzündliche Fettgewebserkrankung

symmetrische Fettsklerose: *→subkutane Fettnekrose der Neugeborenen*

Fettlspalltung *f*: *→Lipolyse*

Fettlspeilcherlzellle *f*: *→Fettzelle*

Fettlstofflwechlsel *m* (Ⓔ fat metabolism): *Syn: Fettmetabolismus, Lipometabolismus*; in den Industrieländern beträgt die tägliche Fettaufnahme ca. 60–100 g und deckt damit ca. 40 % des Energiebedarfs bei leichter körperlicher Arbeit; ca. 90 % dieser Fette sind Triacylglycerine*, der Rest Cholesterin*, Phospholipide* und fettlösliche Vitamine; im ersten Schritt, der **Fettverdauung** werden die Fette emulgiert, durch Lipasen* [hauptsächlich Pankreaslipase*] hydrolysiert und die Spaltprodukte [v.a. Glycerin und Fettsäuren] von der Dünndarmmukosa absorbiert; in der Darmschleimhaut werden Lipoid-Protein-Partikel [Chylomikronen] als Transportform für Triacylglycerine und andere Fette gebildet; sie werden in den Extrazellularraum abgegeben, von den intestinalen Lymphgefäßen aufgenommen und gelangen über den Ductus* thoracicus in den Kreislauf; der Abbau der Chylomikronen im extrahepatischen Gewebe wird durch die Lipoproteinlipase katalysiert, die

Tab. F21. Wichtige Fettsäuren

Trivialname	Chemischer Name	Formel	Mol.-Gew.	Vorkommen
Gesättigte Fettsäuren: Summenformel $C_nH_{2n+1}COOH$				
Essigsäure	Ethansäure	$C_2H_4O_2$	60,05	Endprodukt des bakteriellen Kohlenhydratabbaus; als Acetyl-CoA im Intermediärstoffwechsel
Propionsäure	Propansäure	$C_3H_6O_2$	74,08	Endprodukt des bakteriellen Kohlenhydratabbaus; als Propionyl-CoA im Intermediärstoffwechsel; Endprodukt beim Abbau ungeradzahliger Fettsäuren
n-Buttersäure	Butansäure	$C_4H_8O_2$	88,11	In Fetten, z.B. Butter
Isovaleriansäure	Isopentansäure	$C_5H_{10}O_2$	102,13	Als Isovaleryl-CoA Intermediat beim Abbau verzweigtkettiger Aminosäuren
Myristinsäure	Tetradecansäure	$C_{14}H_{28}O_2$	228,38	Anker für Membranproteine
Palmitinsäure	Hexadecansäure	$C_{16}H_{32}O_2$	256,43	Bestandteil tierischer und pflanzlicher Lipide
Stearinsäure	Octadecansäure	$C_{18}H_{36}O_2$	284,49	Bestandteil tierischer und pflanzlicher Lipide
Lignocerinsäure	Tetracosansäure	$C_{24}H_{48}O_2$	368,65	Bestandteil der Cerebroside und Sphingomyeline
Einfach ungesättigte Fettsäuren: Summenformel $C_nH_{2n-1}COOH$				
Crotonsäure	Trans-Butensäure	$C_4H_6O_2$	86,09	Als Crotonyl-CoA Metabolit beim Fettsäureabbau
Palmitoleinsäure	cis-Δ^9-Hexadecensäure	$C_{16}H_{30}O_2$	254,42	In Milchfett und Depotfett, Bestandteil der Pflanzenöle
Ölsäure	cis-Δ^9-Octadecensäure	$C_{18}H_{34}O_2$	282,47	Hauptbestandteil aller Fette und Öle
Nervonsäure	cis-Δ^{15}-Tetracosensäure	$C_{24}H_{46}O_2$	366,63	In Cerebrosiden
Mehrfach ungesättigte Fettsäuren				
Linolsäure[a]	cis-$\Delta^{9,12}$-Octadecadiensäure	$C_{18}H_{32}O_2$	280,45	In Pflanzenölen und Depotfett
Linolensäure[a]	cis-$\Delta^{9,12,15}$-Octadecatriensäure	$C_{18}H_{30}O_2$	278,44	In Fischölen
Arachidonsäure	cis-$\Delta^{5,8,11,14}$-Eicosatetraensäure	$C_{20}H_{32}O_2$	304,48	In Fischölen, Bestandteil vieler Phosphoglyceride

[a] Essentielle Fettsäuren

Triacylglycerine in Glycerin und Fettsäuren spaltet; die Fettsäuren werden von den extrahepatischen Geweben verstoffwechselt, das Glycerin dagegen wird in der Leber phosphoryliert und in den Stoffwechsel eingeschleust
die Zellen können Fettsäuren als Triacylglycerine speichern oder abbauen; **geradzahlige, gesättigte Fettsäuren** werden durch **β-Oxidation** zu Acetyl-CoA abgebaut [*siehe Abb. F23*]; der Begriff β-Oxidation beruht darauf, dass die Fettsäuren durch Abbau am 2. C-Atom, dem β-Atom, verkürzt werden]; **ungradzahlige, gesättigte Fettsäuren** werden ebenfalls durch β-Oxidation abgebaut; dabei entsteht beim letzten Durchgang Propionyl-CoA anstelle von Acetyl-CoA; für den Abbau von **ungesättigten Fettsäuren** werden Hilfsenzyme gebraucht, die die cis-Doppelbindungen in trans-Doppelbindungen umlagern können; danach erfolgt der weitere Abbau per β-Oxidation; *s.a. Fett, Fettsäurebiosynthese, Abb. F22, F23*

Fett|stoff|wech|sel|stö|rung *f* (Ⓔ dyslipidosis): Dyslipidose*

Fett|stuhl *m* (Ⓔ fatty stool): lehmartiger Stuhl mit hohem Fettgehalt, z.B. bei Lipasemangel; *s.a. Steatorrhö*

Fett|sucht *f*: *→ Adipositas*

konstitutionelle Fettsucht (Ⓔ adiposogenital puberal obesity): *Syn*: *Adiposogigantismus*; Riesenwuchs kombiniert mit Pubertätsfettsucht*

Fett|syn|the|se *f*: *→ Lipogenese*

Fett|tu|mor *m*: *→ Lipom*

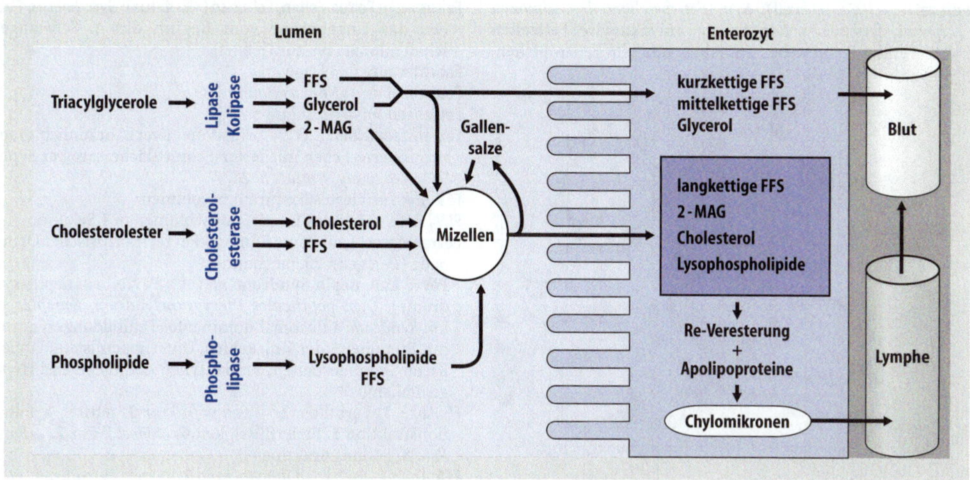

Abb. F22. Fettverdauung und -absorption

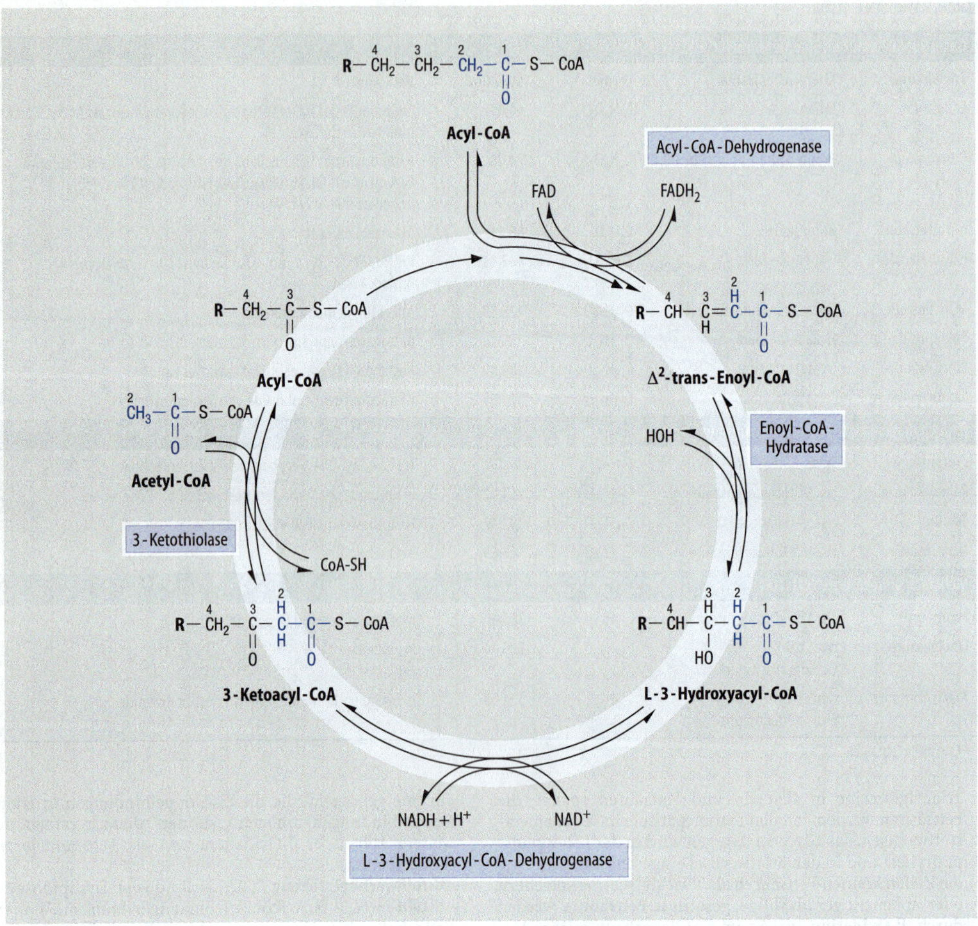

Abb. F23. β-Oxidation der Fettsäuren

Fett|ver|dau|ung *f* (Ⓔ fat digestion): *s.u. Fettstoffwechsel*

Fett|wachs *nt* (Ⓔ lipocere): ***Syn***: *Adipocire, Leichenwachs*; aus den Körperfetten entstehendes wachsähnliches Fett in Leichen, die längere Zeit im Wasser oder feuchten Boden liegen; verlangsamen den Zerfall des Körpers

Fett|zel|le *f* (Ⓔ fat cell): ***Syn***: *Fettspeicherzelle, Adipozyt, Lipozyt*; fettspeichernde Zellen; **univakuoläre Fettzellen** des weißen Fettgewebes enthalten nur ein Fetttröpfchen, **plurivakuoläre Fettzellen** des braunen Fettgewebes mehrere Tröpfchen

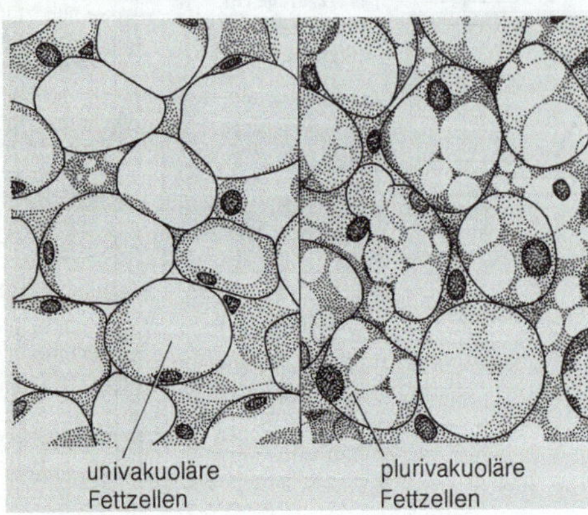

Abb. F24. Fettzellen

Fett|zir|rho|se *f* (Ⓔ fatty cirrhosis): ***Syn***: *Steatocirrhosis*; sich auf dem Boden einer Fettleber* entwickelnde Leberzirrhose*

Fe|tus *m, pl* **Fe|tus, Fe|ten, Fe|tus|se** (Ⓔ fetus): ***Syn***: *Foetus, Foet, Fet*; das Ungeborene vom Beginn des 4. Schwangerschaftsmonats bis zur Geburt

Feucht|war|ze *f*: *→Feigwarze*

Feu|er|mal *nt*: *→Naevus flammeus*

Feu|er|star *m*: *→Glasbläserstar*

Feu|er|stein|le|ber *f* (Ⓔ brimstone liver): bräunlich-graue, vergrößerte Leber mit fester Schnittfläche, z.B. bei Syphilis*; *s.a. Essay Syphilis S. 2077*

FEV *Abk.*: forciertes Exspirationsvolumen

FEV_1 *Abk.*: forciertes Exspirationsvolumen in 1 Sekunde

Fèvre: Marcel Paul Louis Edmond Fèvre; französischer Orthopäde (Paris) im 20. Jahrhundert

Fèvre-Languepin-Syndrom *nt* (Ⓔ Fèvre-Languepin syndrome): ***Syn***: *popliteales Pterygiumsyndrom, Kniepterygium-Syndrom*; autosomal-dominantes Fehlbildungssyndrom mit Pterygien* der Kniekehlen, Unterlippenfisteln, Lippen-Kiefer-Gaumenspalte*, Syndaktylie* der Zehen und Hypogenitalismus*

FF *Abk.*: **1.** Farbfilter **2.** *→Femurfraktur* **3.** fettfrei **4.** Filtrationsfraktion **5.** Fixierflüssigkeit **6.** *→Fleckfieber* **7.** *→Forel-Feld* **8.** Füllungsfraktion

FFA *Abk.*: **1.** *→Fokus-Film-Abstand* **2.** *→freie Fettsäuren*

F-Faktor *m* (Ⓔ F factor): ***Syn***: *F-Plasmid*; *s.u. Essay Bakterien*

S. 217

FFD *Abk.*: Fokus-Film-Distanz

FFF *Abk.*: Fünffingerfurche

FFI *Abk.*: **1.** fatal familial insomnia **2.** *→flexible fiberoptische Intubation*

FFKS *Abk.*: fettfreie Körpersubstanz

FFP *Abk.*: Fresh-frozen-Plasma

FFR *Abk.*: Frequency-Following-Responses

FFS *Abk.*: *→freie Fettsäuren*

FFV *Abk.*: *→Finger-Finger-Versuch*

FG *Abk.*: **1.** Feuchtgewicht **2.** freies Glycerin **3.** Frischgewicht **4.** *→Frühgeborenes* **5.** *→Frühgeburt*

F_1-Generation *f* (Ⓔ filial generation 1): *Syn*: *Tochtergeneration, Filialgeneration 1*; erste Generation von Nachkommen

F_2-Generation *f* (Ⓔ filial generation 2): *Syn*: *Enkelgeneration, Filialgeneration 2*; durch Kreuzung der Tochtergeneration erhaltene zweite Filialgeneration

FGF *Abk.*: fibroblast growth factor

FGG *Abk.*: *→Fließgleichgewicht*

FH *Abk.*: **1.** Fetalherz **2.** Follikelhormon **3.** *→Frankfurter Horizontale*

FH_2 *Abk.*: *→Dihydrofolsäure*

FH_4 *Abk.*: *→Tetrahydrofolsäure*

FHA *Abk.*: **1.** filamentöses Hämagglutinin **2.** Fokus-Haut-Abstand

FHBL *Abk.*: familiäre Hypo-β-Lipoproteinämie

FHCH *Abk.*: *→familiäre Hypercholesterinämie*

FHD *Abk.*: Fokus-Haut-Distanz

FHE *Abk.*: Frankfurter Horizontalebene

FHF *Abk.*: *→fetale Herzfrequenz*

FHF-Alterationen *pl* (Ⓔ FHR alterations): Veränderungen der fetalen Herzfrequenz, d.h. Abnahme oder Zunahme; *s.a. Essay Kardiotokographie S. 1089*

FHT *Abk.*: fetale Herztöne

FI *Abk.*: **1.** *→Färbeindex* **2.** *→Foramen intervertebrale*

FIA *Abk.*: **1.** Festphasenimmunoassay **2.** Fluoreszenzimmunoassay

FIA-ABS *Abk.*: Fluoreszenz-Immunabsorptionstest

Filberlbronlcholskop *nt* (Ⓔ fiberoptic bronchoscope): *Syn*: *Glasfaserbronchoskop*; flexibles Bronchoskop* mit Kaltlichtfaseroptik

Filberlenldolskop *nt* (Ⓔ fiberscope): *Syn*: *Fibroskop, Faserendoskop*; flexibles Endoskop* mit Kaltlichtfaseroptik

Filberlgasltrolskop *nt* (Ⓔ fibergastroscope): *Syn*: *Glasfasergastroskop*; flexibles Gastroskop* mit Kaltlichtfaseroptik

Fibr-, fibr- *präf.*: Wortelement mit der Bedeutung „Faser/Fibra/Fiber"

Filbra *f, pl* **-brae** (Ⓔ fiber): Faser, faserähnliche Struktur; Nervenfaser*

Fibrae anuloolivares (Ⓔ anulo-olivary fibers): Teil des Tractus* tegmentalis centralis

Fibrae arcuatae (Ⓔ arcuate fibers): *Syn*: *Bogenfasern*; bogenförmige Verbindungsfasern

Fibrae arcuatae cerebri (Ⓔ arcuate fibers of cerebrum): bogenförmige Assoziationsfasern der Großhirnrinde*

Fibrae arcuatae externae anteriores (Ⓔ anterior external arcuate fibers): im unteren Kleinhirnstil [Pedunculus* cerebellaris inferior] verlaufende bogenförmige afferente Fasern

Fibrae arcuatae externae posteriores (Ⓔ posterior external arcuate fibers): im unteren Kleinhirnstil [Pedunculus* cerebellaris inferior] verlaufende bogenförmige afferente Fasern

Fibrae arcuatae internae (Ⓔ internal arcuate fibers): sensible Fasern des Tractus* bulbothalamicus, die in der Medulla* oblongata in der Decussatio* lemnisci medialis zur anderen Seite kreuzen

Fibrae associationis (Ⓔ association fibers): *Syn*: *Assoziationsfasern*; verschiedene Hirnrindengebiete miteinander verbindende Fasern; man unterscheidet **kurze Assoziationsfasern** [Fibrae associationis breves], die benachbarte Hirnwindungen verbinden, von **langen Assoziationsfasern** [Fibrae associationis longae], die die Gehirnlappen miteinander verknüpfen

Fibrae associationis breves (Ⓔ short association fibers): *s.u. Fibrae associationis*

Fibrae associationis longae (Ⓔ long association fibers): *s.u. Fibrae associationis*

Fibrae caudales (Ⓔ caudal fibers): *s.u. Fasciculi occipitales verticales*

Fibrae cerebelloolivares (Ⓔ cerebello-olivary fibers): Teil des Tractus* tegmentalis centralis

Fibrae circulares musculi ciliaris (Ⓔ circular fibers of ciliary muscle): *Syn*: *Müller-Muskel*; vordere, zirkulär-verlaufende Fasern des Ziliarmuskels [Musculus* ciliaris]

Fibrae commissurales (Ⓔ commissural fibers): *Syn*: *Kommissurenfasern*; markhaltige Nervenfasern, die die beiden Großhirnhälften miteinander verbinden; bilden den Balken [Corpus* callosum] sowie die Commissura* hippocampi und Commissura* anterior

Fibrae corporis callosi (Ⓔ corpus callosus fibers): im Balken [Corpus* callosum] verlaufende Kommissurenfasern

Fibrae corticomesencephalicae (Ⓔ corticomesencephalic fibers): *Syn*: *kortikomesenzephale Fasern*; Faserzug von der Großhirnrinde zum Mittelhirn [Mesencephalon*]

Fibrae corticonucleares (Ⓔ corticonuclear fibers): *Syn*: *kortikonukleäre/kortikobulbäre Fasern*; von der Großhirnrinde zu den Hirnnervenkernen in der Medulla* oblongata [**Fibrae corticonucleares bulbi**], der Brücke* [**Fibrae corticonucleares pontis**] und dem Mittelhirn* [**Fibrae corticonucleares mesencephali**] ziehende Fasern

Fibrae corticopontinae (Ⓔ corticopontine fibers): *Syn*: *Großhirn-Brückenfasern, kortikopontine Fasern*; zu den Fibrae* pontis longitudinales gehörende, von der Großhirnrinde kommende Fasern

Fibrae corticoreticulares (Ⓔ corticoreticular fibers): *Syn*: *kortikoretikuläre Fasern*; Projektionsbahnen* von der Großhirnrinde zur Formatio* reticularis von Mittelhirn*, Medulla* oblongata und Rautenhirn*

Fibrae corticorubrales (Ⓔ corticorubral fibers): *Syn*: *kortikorubrale Fasern*; Projektionsbahnen* von der Großhirnrinde zum Nucleus* ruber

Fibrae corticospinales (Ⓔ corticospinal fibers): *Syn*: *kortikospinale Fasern, Pyramidenbahnfasern*; Nervenfasern der Pyramidenbahn [Tractus* corticospinalis]

Fibrae corticotectales (Ⓔ corticotectal fibers): *Syn*: *kortikotektale Fasern*; durch die innere Kapsel [Capsula* interna] ziehende Projektionsfasern von der Hirnrinde zum Tectum* mesencephali

Fibrae corticothalamicae (Ⓔ corticothalamic fibers): *Syn*: *kortikothalamische Fasern*; Projektionsfasern von der Großhirnrinde zum Thalamus*

Fibrae corticothalamici (Ⓔ corticothalamic fibers): im hinteren Schenkel der Capsula* interna verlaufende Projektionsfasern von der Hirnrinde zum Thalamus*

Fibrae cuneatae (Ⓔ cuneate fibers): *s.u. Fasciculi occipitales horizontales*

Fibrae dentatorubrales (Ⓔ dentatorubral fibers): *Syn*: *dentatorubrale Fasern*; Projektionsfasern vom Nucleus* dentatus zum Nucleus* ruber

Fibrae frontopontinae (Ⓔ frontopontine fibers): *Syn*: *frontopontine Fasern, Arnold-Bündel*; im Tractus* corticopontinus verlaufende Fasern von der frontalen Großhirnrinde zur Brücke [Pons*]

Fibrae geniculocalcarinae (Ⓔ geniculocalcarine fibers): *Syn*: *Gratiolet-Sehstrahlung, Radiatio optica*; vom Corpus* geniculatum laterale zur primären und sekundären Sehrinde* ziehende Fasern

Fibrae geniculotemporales (Ⓔ geniculotemporal fibers): *Syn*: *Hörstrahlung, Radiatio acustica*; vom Corpus* geniculatum mediale zur primären Hörrinde* ziehende Fasern der Hörbahn*

Fibrae intercrurales anuli inguinalis superficialis (Ⓔ intercrural fibers of superficial inguinal anulus): Fasern der Externusaponeurose*, die den lateralen und medialen Schenkel [Crus* laterale und mediale anuli inguinalis superficialis] verbinden und den äußeren Leistenring [Anulus* inguinalis superficialis] oben begrenzen

Fibrae intrathalamicae (Ⓔ intrathalamic fibers): intrathalamische Verbindungsfasern

Fibrae laterales (Ⓔ lateral fibers): *s.u. Fasciculi occipitales verticales*
Fibrae lentis (Ⓔ lens fibers): *Syn*: *Linsenfasern*; vom Ektoderm* abstammende längliche Zellen, die das Stroma* der Augenlinse bilden
Fibrae linguales (Ⓔ lingual fibers): *s.u. Fasciculi occipitales horizontales*
Fibrae longitudinales musculi ciliaris (Ⓔ longitudinal fibers of ciliary muscle): längs verlaufende Fasern des Ziliarmuskels [Musculus* ciliaris]
Fibrae medulloreticulospinales (Ⓔ medulloreticulospinal fibers): Fasern aus der Formatio* reticularis der Medulla* oblongata zum Rückenmark
Fibrae meridionales musculi ciliaris (Ⓔ meridional fibers of ciliary muscle): *Syn*: *Brücke-Fasern, Brücke-Muskel*; meridionale Fasern des Ziliarmuskels [Musculus* ciliaris]
Fibrae obliquae musculi sphincter pyloricus (Ⓔ oblique fibers of sphincter pyloricus muscle): schräge Muskel(faser)züge des Schließmuskels des Magenausganges [Musculus sphincter pyloricus]
Fibrae occipitopontinae (Ⓔ occipitopontine fibers): *Syn*: *okzipitopontine Fasern*; zum retrolentikulären Teil der Capsula* interna gehörende Fasern vom Hinterhauptslappen [Lobus* occipitalis] zum Stirnlappen [Lobus* frontalis]
Fibrae occipitotectales (Ⓔ occipitotectal fibers): *Syn*: *okzipitotektale Fasern*; zum retrolentikulären Teil der Capsula* interna gehörende Fasern vom Hinterhauptslappen [Lobus* occipitalis] zum Tectum* mesencephali
Fibrae olivospinales (Ⓔ olivospinal fibers): *Syn*: *Helweg-Dreikantenbahn, Tractus olivospinalis*; an der Oberfläche des Seitenstranges* des Rückenmarks verlaufende Fasern aus den Nuclei* olivares inferiores
Fibrae paraventriculares: veraltet für *→Fibrae paraventriculohypophysiales*
Fibrae paraventriculohypophysiales (Ⓔ paraventriculohypophysial fibers): vom Nucleus* paraventricularis stammende Axone, die im Tractus* hypothalamohypophysialis zum Hypophysenhinterlappen* ziehen
Fibrae parietopontinae (Ⓔ parietopontine fibers): *Syn*: *parietale Großhirn-Brückenfasern*; im hinteren Schenkel der inneren Kapsel [Capsula* interna] verlaufende Fasern, die motorische Signale vom Kortex zum Kleinhirn führen
Fibrae periventriculares (Ⓔ periventricular fibers): *Syn*: *periventrikuläre Fasern*; dünne Nervenfasern im zentralen Höhlengrau des Hypothalamus*
Fibrae pontis longitudinales (Ⓔ longitudinal pontine fibers): *Syn*: *longitudinale Brückenfasern*; von der Großhirnrinde stammende Fasern, die z.T. in der Brücke [Pons*] enden, z.T. abwärts ins Rückenmark* ziehen
Fibrae pontis transversae (Ⓔ transverse pontine fibers): *Syn*: *transverse Brückenfasern*; Axone der Brückenkerne [Nuclei* pontis], die zuerst horizontal und dann bogenförmig nach hinten zu den Kleinhirnhemispären ziehen [**Fibrae pontocerebellares**]
Fibrae pontocerebellares (Ⓔ pontocerebellar fibers): *s.u. Fibrae pontis transversae*
Fibrae postcommissurales (Ⓔ postcommissural fibers): *s.u. Columna fornicis*
Fibrae precommissurales (Ⓔ precommissural fibers): *s.u. Columna fornicis*
Fibra projectionis (Ⓔ projecting fiber): *Syn*: *Projektionsfaser*; Großhirnrinde und Hirnstamm [**kurze Projektionsfasern**] oder Rückenmark [**lange Projektionsfasern**] verbindende Nervenfaser
Fibrae radiales musculi ciliaris (Ⓔ radial fibers of ciliary muscle): radiäre Fasern des Ziliarmuskels [Musculus* ciliaris]
Fibrae reticulospinales (Ⓔ reticulospinal fibers): *Syn*: *retikulospinale Fasern*; im Vorderstrang des Rückenmarks [Funiculus* anterior] verlaufende Fasern aus der Formatio* reticularis des Hirnstamms
Fibrae rubroolivares (Ⓔ rubro-olivary fibers): *Syn*: *rubroolivāre Fasern*; vom Nucleus* ruber zur Olive* ziehende Fasern; Teil des Tractus* tegmentalis centralis
Fibrae spinobulbares (Ⓔ spinobulbar fibers): *Syn*: *spinobulbäre Fasern*; im Lemniscus* spinalis nach oben zum Hirnstamm ziehende Fasern aus den Rückenmarkskernen
Fibrae spinocuneatae (Ⓔ spinocuneate fibers): aufsteigende Fasern aus Hinterhornzellen des Rückenmarks, die im Fasciculus* cuneatus nach oben ziehen
Fibrae spinogracilis (Ⓔ spinogracile fibers): aufsteigende Fasern aus Hinterhornzellen des Rückenmarks, die im Fasciculus* gracilis nach oben ziehen
Fibrae spinohypothalamicae (Ⓔ spinohypothalamic fibers): im Vorderseitenstrang* verlaufende aufsteigende Fasern vom Rückenmark zum Hypothalamus*
Fibrae spinomesencephalicae (Ⓔ spinomesencephalic fibers): im Vorderseitenstrang* verlaufende aufsteigende Fasern vom Rückenmark zum Mittelhirn [Mesencephalon*]; bestehen aus den **Fibrae spinotectales** zum Tectum* mesencephali und den **Fibrae spinoperiaqueductales** zum zentralen Höhlengrau*
Fibrae spinoperiaqueductales (Ⓔ spinoperiaqueductal fibers): *s.u. Fibrae spinomesencephalicae*
Fibrae spinoreticulares (Ⓔ spinoreticular fibers): aufsteigende Fasern vom Rückenmark zur Formatio* reticularis des Hirnstamms
Fibrae spinotectales (Ⓔ spinotectal fibers): *s.u. Fibrae spinomesencephalicae*
Fibrae spinothalamicae (Ⓔ spinothalamic fibers): im Vorderseitenstrang* verlaufende aufsteigende Fasern vom Rückenmark zum Thalamus*
Fibrae striae terminalis (Ⓔ fibers of stria terminalis): Nervenfasern der Stria* terminalis
Fibrae supraopticae: veraltet für *→Fibrae supraopticohypophysiales*
Fibrae supraopticohypophysiales (Ⓔ supraopticohypophysial fibers): vom Nucleus* supraopticus stammende Axone, die im Tractus* hypothalamohypophysialis zum Hypophysenhinterlappen* ziehen
Fibrae tectoolivares (Ⓔ tecto-olivary fibers): Fasern vom Tectum* mesencephali zur Olive*
Fibrae tectopontinae (Ⓔ tectopontine fibers): zu den longitudinalen Brückenfasern* gehörende Nervenfasern vom Tectum* mesencephali zur Brücke [Pons*]
Fibrae tectoreticulares (Ⓔ tectoreticular fibers): Projektionsfasern vom Tectum* mesencephali zur Formatio* reticularis
Fibrae temporopontinae (Ⓔ temporopontine fibers): *Syn*: *temporale Großhirn-Brückenfasern*; absteigende Fasern von der motorischen Großhirnrinde zum Kleinhirn
Fibrae thalamoparietales (Ⓔ thalamoparietal fibers): *Syn*: *thalamoparietale Fasern*; Projektionsfasern* vom Scheitellappen [Lobus* parietalis] zum Thalamus*
Fibrae zonulares (Ⓔ zonular fibers): Zonularfasern; *s.u. Ziliarkörper*
Fi|bra|te *pl* (Ⓔ fibrates): Oberbegriff für Clofibrinsäure* und verwandte Stoffe, die als Lipidsenker* eingesetzt werden
fi|bril|lär *adj* (Ⓔ fibrillar): Fibrille(n) betreffend, aus Fibrillen bestehend, (fein-)faserig
Fi|bril|la|ti|on *f* (Ⓔ fibrillation): *Syn*: *Fibrillieren, Flimmern*; ungeordnete, schnell aufeinander folgende Muskelkontraktionen; wird meist auf die ungeordnete Kontraktion von Teilen der Herzmuskulatur [Kammerflimmern*, Vorhofflimmern*] angewandt
Fi|bril|le *f* (Ⓔ fibril): kleine oder dünne Faser
Fi|bril|lie|ren *nt*: *→Fibrillation*
Fi|bril|lo|ly|se *f* (Ⓔ fibrillolysis): Fibrillenauflösung, Fibrillenzerstörung
fi|bril|lo|ly|tisch *adj* (Ⓔ fibrillolytic): Fibrillolyse betreffend, fibrillenzerstörend, fibrillenauflösend
Fi|brin *nt* (Ⓔ fibrin): hochmolekulares, wasserunlösliches Protein; entsteht bei der Blutgerinnung aus Fibrinogen [Faktor I]; die löslichen Fibrinmonomere lagern sich unter Wirkung elekrostatischer Kräfte zu Fibrinpolymeren aneinander; in Gegenwart von Faktor XIIIa und Calciumionen werden die Monomere durch kovalente Bindungen verknüpft, und es entstehen unlösliche Fibrinpolymere [*Abb. F25*]
Fi|brin|ä|mie *f* (Ⓔ fibrinemia): Vorkommen von Fibrin im

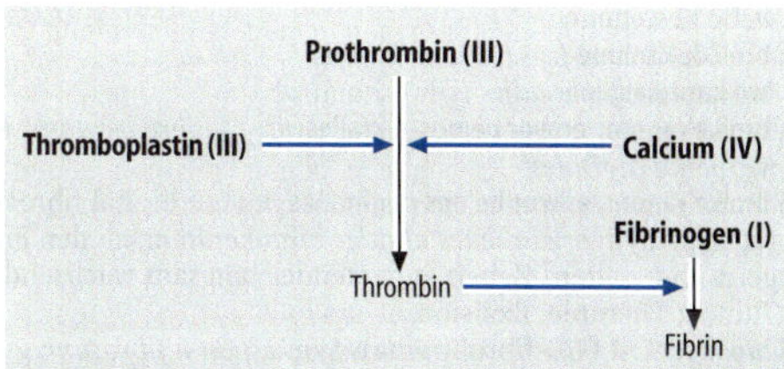

Abb. F25. Klassisches Schema der Blutgerinnung. Thrombin wandelt Fibrinogen in Fibrin um

Blut

Fib|rin|bil|dung *f*: → *Fibrinogenese*

Fi|brin|de|gra|da|ti|ons|pro|duk|te *pl*: → *Fibrinspaltprodukte*

Fi|brin|ge|rinn|sel *nt* (Ⓔ fibrin clot): bei der Blutgerinnung entstehendes netzförmiges Gerinnsel; auch Bezeichnung für Fibrinauflagerungen bei fibrinöser Entzündung*; *s.a. Blutgerinnung, Hämostase*

Fi|brin|kle|ber *m* (Ⓔ fibrin glue): in der Chirurgie eingesetzter Gewebekleber aus einem Fibrinogenpräzipitat, aus dem Fibrin freigesetzt wird

Fi|brin|mo|no|me|re *pl* (Ⓔ fibrin monomeres): *s.u. Fibrin*

Fi|bri|no|gen *nt* (Ⓔ fibrinogenous): *Syn*: *Faktor I*; in der Leber gebildeter, Vitamin K-abhängiger Blutgerinnungsfaktor; Vorstufe des Fibrins*; *s.a. Blutgerinnung, Fibrin*

fi|bri|no|gen *adj* (Ⓔ fibrinogenous): fibrinbildend

Fi|bri|no|gen|ä|mie *f* (Ⓔ fibrinogenemia): *Syn*: *Hyperfibrinogenämie*; erhöhter Fibrinogengehalt des Blutes, z.B. bei Infektionen, rheumatischen Erkrankungen oder Tumoren

Fi|bri|no|gen|de|gra|da|ti|ons|pro|duk|te *pl*: → *Fibrinspaltprodukte*

Fi|bri|no|ge|ne|se *f* (Ⓔ fibrinogenesis): *Syn*: *Fibrinbildung*; Fibrinbildung aus Fibrinogen im Rahmen der Blutgerinnung* oder bei entzündlichen Prozessen

Fi|bri|no|gen|in|ak|ti|vie|rung *f*: → *Fibrinogenolyse*

Fi|bri|no|gen|man|gel *m*: **1.** → *Afibrinogenämie* **2.** → *Hypofibrinogenämie*

Fi|bri|no|gen|man|gel|blu|tung *f* (Ⓔ fibrinogen deficiency hemorrhage): durch einen Mangel an Fibrinogen hervorgerufene Blutung; *s.u. Afibrinogenämie, Hypofibrinogenämie*

Fi|bri|no|ge|no|ly|se *f* (Ⓔ fibrinogenolysis): *Syn*: *Fibrinogenspaltung, Fibrinogeninaktivierung*; Fibrinogenauflösung, z.B. durch Plasmin; führt u.U. zu einer Störung der Blutgerinnung

fi|bri|no|ge|no|ly|tisch *adj* (Ⓔ fibrinogenolytic): Fibrinogenolyse betreffend, fibrinogenauflösend, fibrinogenspaltend, fibrinogeninaktivierend

Fi|bri|no|ge|no|pe|nie *f*: → *Hypofibrinogenämie*

Fi|bri|no|gen|spalt|pro|duk|te *pl*: → *Fibrinspaltprodukte*

Fi|bri|no|gen|spal|tung *f*: → *Fibrinogenolyse*

fi|bri|no|id *adj* (Ⓔ fibrinoid): fibrinähnlich, fibrinartig

Fi|bri|no|ly|se *f* (Ⓔ fibrinolysis): *Syn*: *Fibrinspaltung*; enzymatische Aufspaltung von Fibrin oder Fibringerinnseln; Bildung und Auflösung von Fibrin stehen in einem Gleichgewicht, das bei Verletzung in Richtung Fibrinbildung verschoben wird; wichtigstes Glied des fibrinolytischen Systems ist Plasmin*, das, ähnlich wie Thrombin*, durch ein **extrinsisches** oder **intrinsisches System** aus seiner Vorstufe [Plasminogen*] aktiviert wird; Plasmin ist eine Seropeptidase, die aus Fibrin lösliche Peptide abspaltet [Fibrinspaltprodukte*] und außerdem Fibrinogen*, Prothrombin* und die Gerinnungsfaktoren V, VIII, IX, XI und XII spaltet; damit wirkt Plasmin nicht nur fibrinolytisch, sondern hemmt auch die Blutgerinnung

das extrinsische System wird durch Gewebeaktivatoren aktiviert, die als **tissue-type Plasminogenaktivator** [t-Pa] bezeichnet werden; sie finden sich in z.B. in Uterus oder Urin [Urokinase*]; die Blutaktivatoren des intrinsischen Systems brauchen Prokativatoren [z.B. Präkallikrein], die bei entzündlicher oder traumatischer Schädigung aus Blutzellen freigesetzt werden

Fi|bri|no|ly|se|hem|mer *m* (Ⓔ fibrinolytic): *Syn*: *Fibrinolyseinhibitor, Antifibrinolytikum*; die Fibrinolyse* hemmende Substanz

Fi|bri|no|ly|se|in|hi|bi|tor *m*: → *Fibrinolysehemmer*

Fi|bri|no|ly|se|in|hi|bi|to|ren *pl* (Ⓔ antifibrinolytics): Substanzen, die die Fibrinolyse* hemmen, z.B. ε-Aminocapronsäure

Fi|bri|no|ly|sin *nt* (Ⓔ fibrinolysin): *Syn*: *Plasmin*; Seropeptidase, die aus Fibrin lösliche Peptide abspaltet [Fibrinspaltprodukte*] und außerdem Fibrinogen*, Prothrombin* und die Gerinnungsfaktoren V, VIII, IX, XI und XII spaltet; damit wirkt Plasmin nicht nur fibrinolytisch, sondern hemmt auch die Blutgerinnung; *s.a. Fibrinolyse, Blutgerinnung*

Fi|bri|no|ly|ti|kum *nt, pl* **-ka** (Ⓔ fibrinolytic): *Syn*: *Thrombolytikum*; Substanz, die direkt oder über eine Aktivierung des körpereigenen Fibrinolysesystems intravasale Thromben auflöst

F

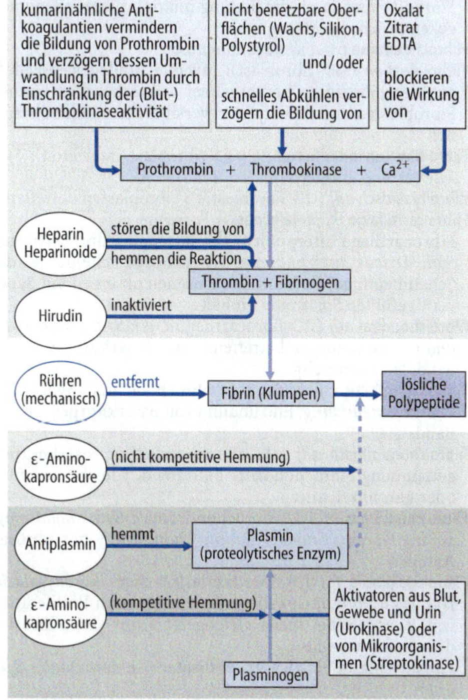

Abb. F26. Wirkunsweise von Antikoagulantien und Fibrinolytika

fi|bri|no|ly|tisch *adj* (Ⓔ fibrinolytic): Fibrinolyse betreffend oder verursachend, fibrinspaltend

Fi|bri|no|pe|nie *f*: → *Hypofibrinogenämie*

fi|bri|nös *adj* (Ⓔ fibrinous): Fibrin betreffend oder enthaltend, fibrinartig, fibrinhaltig, fibrinreich

fi|bri|no|zel|lu|lär *adj* (Ⓔ fibrinocellular): aus Fibrin und Zellen bestehend

Fi|brin|po|ly|me|re *pl* (Ⓔ fibrin polymeres): *s.u. Fibrin*

Fi|brin|spalt|pro|duk|te *pl* (Ⓔ fibrinolytic split products): *Syn*: *Fibrinogenspaltprodukte, Fibrindegradationsprodukte, Fibrinogendegradationsprodukte*; Abbauprodukte von Fibrin und Fibrinogen, die z.T. eine hemmende Wirkung auf die Blutgerinnung ausüben; eine Erhöhung der Fibrinspaltprodukte ist Zeichen einer erhöhten Fibrinolyse und findet sich z.B. bei Hyperfibrinolyse*, septischem Schock*, Schwangerschaftstoxikose* und missed abortion

Fi|brin|spal|tung *f*: → *Fibrinolyse*

Fi|brin|u|rie *f* (Ⓔ fibrinuria): Fibrinausscheidung im Harn

Fibro-, fibro- *präf.*: Wortelement mit der Bedeutung „Faser/Fibra/Fiber“

Fi|bro|a|de|nom *nt* (Ⓔ fibroadenoma): *Syn*: *Fibroadenoma*; gutartiger Mischtumor aus Drüsen- und Bindegewebe, bei dem die fibröse Komponente überwiegt; häufigste gutartige Neoplasie der Brustdrüse; je nach der Art des Wachstums unterscheidet man **perikanalikuläre** und **intrakanalikuläre Fibroadenome** sowie das **Fibroadenoma phylloides** mit weiten Spalten; wichtig ist die Abgrenzung von malignen Tumoren, die letztendlich nur histologisch erfolgen kann; **Therapie**: nicht nötig; postmenopausal kommt es zu degenerativer Regression mit Verkalkung; das Entartungsrisiko liegt nicht höher als bei normalem Gewebe

Filbrolaldelnolma *nt, pl* **-malta**: *→Fibroadenom*

Fibroadenoma intracanaliculare (Ⓔ intracanalicular fibroadenoma): intrakanalikuläres Fibroadenom; *s.u. Fibroadenom*

Fibroadenoma pericanaliculare (Ⓔ pericanalicular fibroadenoma): perikanalikuläres Fibroadenom; *s.u. Fibroadenom*

F

Filbrolaldelnolmaltolsis *f, pl* **-ses** (Ⓔ fibroadenosis): *Syn*: *Fibroadenose*; durch die Bildung multipler Fibroadenome* gekennzeichnete Mastopathie*

Filbrolaldelnolse *f*: *→Fibroadenomatosis*

Filbrolblast *m* (Ⓔ fibroblast): juvenile Bindegewebszelle*, aus der Fibrozyten hervorgehen; wahrscheinlich können Fibroblasten und Fibrozyten reversibel ineinander übergehen

Filbrolblasltenlinlterlfelron *nt* (Ⓔ fibroblast interferon): *Syn*: *Interferon-β, β-Interferon*; *s.u. Interferone*

filbrolblasltisch *adj* (Ⓔ fibroblastic): Fibroblasten betreffend

Filbrolcarltillalgo *m, pl* **-lalgilnes**: *→Faserknorpel*

Fibrocartilago interpubica (Ⓔ interpubic fibrocartilage): *Syn*: *Discus interpubicus*; Faserknorpelscheibe in der Schambeinfuge, die beim Erwachsenen oft einen mit Synovia* gefüllten Spaltraum enthält

filbrolchondlral *adj* (Ⓔ fibrocartilaginous): *Syn*: *fibrokartilaginär*; Faserknorpel betreffend, aus Faserknorpel bestehend, faserknorpelig

Filbrolchondlriltis *f, pl* **-tilden** (Ⓔ fibrochondritis): *Syn*: *Faserknorpelentzündung*; Entzündung von Faserknorpel, z.B. der Bandscheibe*

filbrolchondlriltisch *adj* (Ⓔ fibrochondritic): Faserknorpelentzündung/Fibrochondritis betreffend, von ihr betroffen oder gekennzeichnet

Filbrolchonldrom *nt* (Ⓔ fibrochondroma): *Syn*: *chondromyxoides Fibrom, Chondrofibrom*; Chondrom* mit fibrösen Anteilen

Filbroldyslplalsia *f* (Ⓔ fibrodysplasia): *Syn*: *Fibrodysplasie, Dysplasia fibrosa*; Gewebeveränderung durch Proliferation von Fasergewebe; meist gleichgesetzt mit Osteofibrosis* deformans juvenilis

Fibrodysplasia elastica generalisata: *→Ehlers-Danlos-Syndrom*

Filbroldyslplalsie *f*: *→Fibrodysplasia*

filbrolellasltisch *adj* (Ⓔ fibroelastic): aus Kollagen und elastischen Fasern bestehend

Filbrolellasltolse *f* (Ⓔ fibroelastosis): *Syn*: *Fibroelastosis*; durch eine übermäßige Bildung fibrös-elastischen Bindegewebes gekennzeichnete Erkrankung

endokardiale Fibroelastose: *→Endokardfibroelastose*

fetale endomyokardiale Fibroelastose: *→Endokardfibroelastose*

Filbrolellasltolsis *f, pl* **-ses**: *→Fibroelastose*

Fibroelastosis endocardiaca: *→Endokardfibroelastose*

Filbrolelpilthellilom *nt* (Ⓔ fibroepithelioma): Mischtumor aus Binde- und Epithelgewebe

prämalignes Fibroepitheliom: *→Fibroepithelioma Pinkus*

Filbrolelpilthellilolma Pinkus *nt* (Ⓔ Pinkus tumor): *Syn*: *Pinkus-Tumor, prämalignes Fibroepitheliom, fibroepithelialer Tumor (Pinkus)*; semimaligner Hauttumor; nicht-invasive Form des oberflächlichen Basalioms*

filbrolgen *adj* (Ⓔ fibrogenic): die Faserbildung induzierend

Filbrolgelnelse *f* (Ⓔ fibrogenesis): Fasersynthese, Faserbildung

filbrolhisltiolzyltär *adj* (Ⓔ fibrohistiocytic): sowohl faserig/fibrös als auch histiozytär

filbrolid *adj* (Ⓔ fibroid): aus Fasern oder fibrösem Bindegewebe bestehend

Filbrolildekltolmie *f*: *→Fibromektomie*

filbrolkarltillalgilnär *adj*: *→fibrochondral*

Filbrolkelraltom, erlworlbelnes alkralles *nt*: *→Fibrokeratom, erworbenes digitales*

Filbrolkelraltom, erlworlbelnes dilgiltalles *nt* (Ⓔ digital fibrokeratoma): *Syn*: *erworbenes akrales Fibrokeratom*; an den Fingern und [selten] Zehen auftretender langsam wachsender Tumor; **Therapie**: Exzision

Filbrollilpom *nt* (Ⓔ fibrolipoma): *Syn*: *Lipoma fibrosum*; gutartiger Mischtumor aus Binde- und Fettgewebe

filbrollilpolmaltös *adj* (Ⓔ fibrolipomatous): Fibrolipom betreffend, in der Art eines Fibrolipoms

Filbrom *nt* (Ⓔ fibroma): *Syn*: *Bindegewebsgeschwulst, Fibroma*; vom Bindegewebe ausgehender gutartiger Tumor; am häufigsten als Fibroma* durum oder molle

chondromyxoides Fibrom: *→Fibrochondrom*

filiformes Fibrom (Ⓔ filiform fibroma): multiples papilläres Fibrom; *s.u. Fibroma molle*

hartes Fibrom: *→Dermatofibrom*

multiple papilläre Fibrome (Ⓔ multiple papillary fibromas): *s.u. Fibroma molle*

weiches Fibrom: *→Stielwarze*

Filbrolma *nt, pl* **-malta**: *→Fibrom*

Fibroma cavernosum (Ⓔ telangiectatic fibroma): *Syn*: *Fibroma lymphangiectaticum, Fibroma teleangiectaticum*; Fibrom mit zahlreichen erweiterten Blut- oder Lymphgefäßen

Fibroma cysticum (Ⓔ cystic fibroma): zystisches Fibrom*

Fibroma durum: *→Dermatofibrom*

Fibroma filiforme (Ⓔ filiform fibroma): multiples papilläres Fibrom; *s.u. Stielwarze*

Fibroma lymphangiectaticum: *→Fibroma cavernosum*

Fibroma molle: *→Stielwarze*

Fibroma molle pendulans (Ⓔ pedunculated fibroma): *Syn*: *Fibroma pendulans*; *s.u. Stielwarze*

Fibroma pendulans (Ⓔ pedunculated fibroma): *Syn*: *Fibroma molle pendulans*; *s.u. Stielwarze*

Fibroma teleangiectaticum: *→Fibroma cavernosum*

Fibroma thecacellulare xanthomatodes (Ⓔ thecoma): *Syn*: *Thekazelltumor, Thekom, Priesel-Tumor, Loeffler-Priesel-Tumor*; von den Thekazellen* des Eierstocks ausgehendes Fibrom mit lipidhaltigen Zellen; gutartiger Tumor, der meist perimenopausal auftritt und Hormone produzieren kann

filbrolmaltös *adj* (Ⓔ fibromatous): Fibrom betreffend, fibromähnlich, fibromartig

Filbrolmaltolse *f* (Ⓔ fibromatosis): *Syn*: *Fibromatosis*; lokalisierte oder diffuse, i.d.R. benigne Bindegewebsproliferation; auch Bezeichnung für das Auftreten multipler Fibrome

abdominelle Fibromatose (Ⓔ abdominal desmoid): *Syn*: *abdominales Desmoid*; meist bei Frauen in der Schwangerschaft vorkommende Fibromatose der Bauchwand

extraabdominelle Fibromatose (Ⓔ extra-abdominal fibromatosis): *Syn*: *extraabdominales Desmoid*; außerhalb der Bauchhöhle, meist am Stamm oder den Extremitäten auftretende Fibromatose

infantile digitale Fibromatose: *→juvenile Fibromatose*

intraabdominelle Fibromatose (Ⓔ intra-abdominal fibromatosis): *Syn*: *intraabdominales Desmoid*; Fibromatose im Becken und Mesenterium; häufig kombiniert mit Polypose*; *s.a. Gardner-Syndrom*

juvenile Fibromatose (Ⓔ infantile digital fibromatosis): *Syn*: *infantile digitale Fibromatose, rezidivierendes Digitalfibrom, rezidivierende Digitalfibromatose des Kindesalters*; meist schon im Kleinkindalter auftretender solitärer, selten multipler, fibromatöser Tumor der Zehen oder Finger; die **kongenitale generalisierte Fibromatose** als schwerste Variante, befällt mit bis zu hundert Läsionen Haut, Knochen und innere Organe und kann schon in der Kindheit zum Tode führen

kongenitale generalisierte Fibromatose (Ⓔ congenital generalized fibromatosis): autosomal-rezessiv vererbte Fibromatose mit multiplen Bindegewebsknoten

palmare Fibromatose: *→Dupuytren-Kontraktur*

plantare Fibromatose (Ⓔ plantar fibromatosis): *Syn*: *Led-*

derhose-Syndrom I, Morbus Ledderhose, Plantaraponeurosenkontraktur, Dupuytren-Kontraktur der Plantarfaszie, Fibromatosis plantae, Fußsohlenfaszienkontraktur; der palmaren Fibromatose entsprechende, manchmal auch gleichzeitig auftretende bindegewebige Verhärtung der Palmaraponeurose mit Beugekontraktur von Zehen

Filbrolmaltolsis *f, pl* **-ses:** *→ Fibromatose*

Fibromatosis colli (Ⓔ fibromatosis colli): muskulärer Schiefhals durch Fibrosierung des Musculus* sternocleidomastoideus

Fibromatosis gingivae (Ⓔ gingival fibromatosis): ***Syn:*** *Zahnfleischhyperplasie, Gingivahyperplasie, Gingiva hyperplastica*; sowohl hereditäre als auch durch exogene Faktoren [Hydantoin*] hervorgerufene bindegewebige Wucherung des Zahnfleisches; **Therapie:** Absetzen oder Vermeiden des auslösenden Agens; Zahnfleischexzision; Zahnsteinentfernung, tägliche Zahnfleischmassage

Fibromatosis plantae: *→ plantare Fibromatose*

Filbrolmekltolmie *f* (Ⓔ fibromectomy): ***Syn:*** *Fibroidektomie, Fibromentfernung, Fibromexzision*; operative Entfernung eines Fibroms*

filbrolmemlbralnös *adj* (Ⓔ fibromembranous): fibrös und membranös, fibrös-membranös

Filbromlentlferlnung *f: → Fibromektomie*

Filbromlexlzilsilon *f: → Fibromektomie*

filbrolmuslkullär *adj* (Ⓔ fibromuscular): sowohl faserig/fibrös als auch muskulär; fibröses Bindegewebe und Muskelgewebe betreffend

Filbrolmylallgie *f: → Fibrositis-Syndrom*

Filbrolmylom *nt* (Ⓔ fibromyoma): Myom* mit hohem Bindegewebsanteil

Filbrolmylolmekltolmie *f* (Ⓔ fibromyomectomy): ***Syn:*** *Fibromyomexzision*; operative Entfernung eines Fibromyoms*

Filbrolmylomlentlferlnung *f: → Fibromyomektomie*

Filbrolmylomlexlzilsilon *f: → Fibromyomektomie*

Filbrolmylolsiltis *f, pl* **-tilden** (Ⓔ fibromyositis): chronisch fibrosierende Muskelentzündung

filbrolmylolsiltisch *adj* (Ⓔ fibromyositic): Fibromyositis betreffend, von ihr betroffen oder gekennzeichnet

Filbrolnekltin *nt* (Ⓔ fibronectin): ***Syn:*** *Fibronectin*; im Blutplasma, der extrazellulären Matrix und Basalmembranen vorkommendes Glykoprotein* mit opsonierender Wirkung; Thrombozyten besitzen spezifische **Fibronektinrezeptoren**, die mit dem Fibronektin geschädigter Gefäßwände reagieren und zu Thrombozytenadhäsion führen

Filbrolplalsie *f* (Ⓔ fibroplasia): ***Syn:*** *Fibroplasia*; vermehrte Bildung von Bindegewebsfasern

retrolentale Fibroplasie: *→ Frühgeborenenretinopathie*

filbrolplasltisch *adj* (Ⓔ fibroplastic): fibröses Bindegewebe bildend

filbrös *adj* (Ⓔ fibrous): faserig, faserreich

Filbrolsa *f* (Ⓔ fibrous membrane of articular capsule): Membrana fibrosa; *s.u. echtes Gelenk*

Filbrolsarlkom *nt* (Ⓔ fibrosarcoma): ***Syn:*** *Fibrosarcoma*; Sarkom* mit reichlich Kollagenfasern

filbrolsarlkolmaltös *adj* (Ⓔ fibrosarcomatous): Fibrosarkom betreffend, in der Art eines Fibrosarkoms

Filbrolse *f* (Ⓔ fibrosis): ***Syn:*** *Fibrosis*; krankhafte Vermehrung des Bindegewebes durch eine vermehrte Faserproduktion und einen verminderten Abbau; als Ursachen finden sich u.a. chronisches Ödem, organisierte Entzündung, Nekrose, Thrombose oder Hämatom, mechanische Belastung [z.B. bei chronischer Blutstauung] und proliferative Entzündung [z.B. chronische Hepatitis]; oft gleichgesetzt mit Sklerose*

idiopathische retroperitoneale Fibrose (Ⓔ retroperitoneal fibrosis): ***Syn:*** *Ormond-Syndrom, Morbus Ormond, retroperitoneale Fibrose*; seltene, ätiologisch ungeklärte, fortschreitende Fibrose des peritonealen Bindegewebes; führt i.d.R. zu einer externen Harnleiterstenose

proliferative Fibrose (Ⓔ proliferative fibrosis): fortschreitende Fibrose; kann zur Entwicklung einer Zirrhose* führen

retroperitoneale Fibrose: 1. *→ idiopathische retroperitoneale Fibrose* **2.** *→ symptomatische retroperitoneale Fibrose*

symptomatische retroperitoneale Fibrose (Ⓔ retroperitoneal fibrosis): ***Syn:*** *retroperitoneale Fibrose*; durch verschiedene Ursachen [Tumoren, Entzündungen] ausgelöstete, progrediente Fibrose des retroperitonealen Bindegewebes mit Bildung einer externen Harnleiterstenose

zystische Fibrose (Ⓔ cystic fibrosis): ***Syn:*** *Mukoviszidose, zystische Pankreasfibrose, Fibrosis pancreatica cystica*; autosomal-rezessiv vererbtes Syndrom mit generalisierter Dysfunktion exokriner Drüsen und fortschreitender zystischer Fibrose von Lunge und Bauchspeicheldrüse; betrifft v.a. Kaukasier, von denen ca. 5 % phänotypisch gesunde, heterozygote Träger sind; das entsprechende Gen [**CF-Gen**] liegt auf dem langen Arm von Chromosom 7 und besteht aus 27 Exons; es kodiert ein Protein aus 140 Aminosäuren, das als **cystic fibrosis transmembrane regulator** [CFTR] bezeichnet wird; CFTR wirkt v.a. als cAMP-abhängiger Chloridkanal in der apikalen Zellmembran und beeinflusst Amilorid-sensitive Na-Kanäle; bei der zystischen Fibrose liegen Mutationen am CF-Gen vor [bisher kennt man mehr als 800 Mutationen, die für die variable Ausprägung des Syndroms verantwortlich sind], die zu einer Veränderung des CFTR-Moleküls führen; der damit ausgelöste **Basisdefekt** [fehlender oder verminderter Cl-Transport durch gestörte Regulation der Cl-Kanäle und erhöhte Durchlässigkeit Amilorid-sensitiver Na-Kanäle] führt zu Elektrolytverlusten über die Schweißdrüsen und zu Eindickung des Sekretes aller exokrinen Drüsen [„Mukoviszidose"], die damit nicht oder nur schwer abfließen können und die Drüsenlichtung und Ausführungsgänge verlegen; als Folge davon kommt es zu chronischer Entzündung mit zystisch-fibröser Umwandlung [„zystische Fibrose"] und progredientem Funktionsverlust der betroffenen Drüsen bzw. Organe [Lunge, Gastrointestinaltrakt, Pankreas, Leber, Nasennebenhöhlen, Vas deferens, Schweißdrüsen]

das **klinische Bild** hängt vom Ausprägungsgrad der Störung und dem Lebensalter der Patienten ab [*siehe Tab. F28*]; in schweren Fällen kommt es schon bei Säuglingen zum Mekoniumileus*; später wird das Bild durch die Trias Lungenerkrankungen, Maldigestion und erhöhte NaCl-Ausscheidung im Schweiß charakterisiert; der Lungenbefall führt zu Verminderung der mukoziliären Clearance und damit zu rezidivierenden Entzündungen, die zur Ausbildung von Bronchiektasen und progredienter Destruktion des Lungengewebes führen; mehr als 90 % der Morbidität und Mortalität der Patienten beruht auf dem Lungenbefall; 90–95 % der Patienten entwickeln eine exokrine Pankreasinsuffizienz, die zu Maldigestion, Steatorrhö und Wachstumsverzögerung führt [**distales intestinales Obstruktionssyndrom**]; später kann sich auch eine endokrine Insuffizienz und ein Diabetes* mellitus herausbilden; andere Komplikationen sind Cholestase*, evtl. mit Ausbildung einer biliären Zirrhose*, chronische Sinusitis*, Azoospermie bei 95–98 % aller männlichen Patienten, Hämoptyse*, Pneumothorax*, pulmonale Hypertension*, Cor* pulmonale, Rektumprolaps, portale Hypertension* und Ösophagusvarizenblutung

Diagnose: Schweißtest nach Gibson und Cooke: die Schweißsekretion wird mittels Pilocarpin-Iontophorese am volaren Unterarm stimuliert; der Schweiß wird mit Filterpapier oder Kapillarsammelsystem aufgefangen und die Natrium- und Chloridkonzentration bestimmt; der Test ist **positiv bei > 60 mEqu/l**; zur endgültigen Diagnose sollten 2–3 positive Tests vorliegen; molekulargenetische Tests werden vermehrt eingesetzt, sind aber noch zweitrangig; in den letzten Jahren wird vermehrt ein Neugeborenenscreening durchgeführt; Neugeborene mit zystischer Fibrose haben einen erhöhten Trypsinogenspiegel im Blut; dieser kann alleine [**IRT-Test**, immunreaktives Trypsinogen] oder zusammen mit DNA-Tests [**IRT/DNA-Test**] bestimmt werden; **Therapie:** nach dem erste Versuche einer Gentherapie fehlschlugen, ist weiterhin nur eine symptomatische Therapie möglich; die Ernährungs- und Verdauungsstörungen werden mit Substitution der Pankreasenzyme und hochkalorischer Ernährung angegangen; die Lungenerkrankungen werden mit Physio- und Inhalationstherapie zur

Sekretmobilisierung und Antibiotikatherapie der Atemwegsinfektionen behandelt; die progrediente Verschlechterung der Lungenfunktion führt in vielen Fällen zur Notwendigkeit einer Lungentransplantation; neuere Therapieansätze zur Verbesserung der CFTR-Funktion oder Korrektur des Elektrolyttransportdefektes sind bisher nur wenig erfolgversprechend; *s.a. Essay Gentransfer und Gentherapie S. 761*

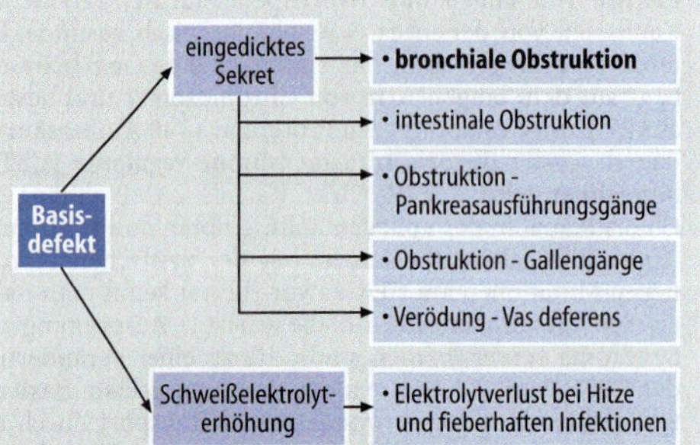

Abb. F27. Klinische Manifestation der zystischen Fibrose

Tab. F28. Zystische Fibrose in verschiedenen Lebensabschnitten

Neugeborenenperiode	Mekoniumileus (10–15 %) Mekoniumpfropf Ikterus neonatorum prolongatus
Säuglings- und Kleinkindalter	
Pulmonal	Pneumonie, obstruktive Bronchitis, chronischer Husten, Asthma, Einziehungen
Gastrointestinal	Chronischer Durchfall, Malabsorptionssyndrom, Gedeihstörung, Rektumprolaps, großes Abdomen, Anämie, Vitaminmangel, gastroösophagealer Reflux, Salzverlust → hypochlorämische Alkalose
Kindesalter	
Pulmonal	Bonchiektasen, Asthma, Pneumothorax Hämoptysen, Trommelschlegelfinger Sinusitis, Polyposis nasi
Gastrointestinal	Malabsorptionssyndrom, Wachstumsstillstand, DIOS, Invagination, Pankreatitis, biliäre Zirrhose – portale Hypertension
Adoleszenten- und Erwachsenenalter	Verzögerte Pubertät Glukoseintoleranz – Diabetes mellitus Gallensteine Biliäre Zirrhose – portale Hypertension Männliche Sterilität

fi|bro|se|rös *adj* (Ⓔ fibroserous): *Syn*: *serofibrös*; sowohl faserig/fibrös als auch serös, fibrös-serös

Fi|bro|sis *f, pl* **-ses**: *→ Fibrose*

Fibrosis pancreatica cystica: *→ zystische Fibrose*

Fi|bro|si|tis *f*: *→ Fibrositis-Syndrom*

fi|bro|si|tisch *adj* (Ⓔ fibrositic): Fibrositis betreffend, von ihr betroffen oder gekennzeichnet

Fibrositis-Syndrom *nt* (Ⓔ fibrositis): *Syn*: *Weichteilrheumatismus, Muskelrheumatismus, Fibrositis, Fibromyalgie, fibromyalgisches Syndrom*; Oberbegriff für chronische, nichtrheumatische Erkrankungen mit typischen extraartikulären Schmerzen [Muskulatur, Skelettweichteile], Morgensteifigkeit, allgemeiner Abgeschlagenheit [eine Beziehung zum chronischen Erschöpfungssyndrom* wird diskutiert], Schlafstörungen usw.; klinisch besteht kein Unterschied zwischen der primären Form ohne bekannte Ätiologie und der sekundären Form, die zusammen mit anderen Erkrankungen [rheumatische Erkrankungen, Colitis* ulcerosa] vorkommt

Fi|bro|skop *nt*: *→ Fiberendoskop*

fibrös-serös *adj*: *→ fibroserös*

fi|bro|tisch *adj* (Ⓔ fibrotic): Fibrose betreffend, von ihr betroffen oder gekennzeichnet, durch sie bedingt

Fi|bro|zyt *m* (Ⓔ fibrocyte): *Syn*: *Bindegewebszelle*; flache, spindelförmige, fixe Bindegewebszelle* mit abgeplattetem, ellipsoidem Kern, der im Profil spindelförmig erscheint; Ruheform der Fibroblasten*

Fi|bu|la *f, pl* **-lae** (Ⓔ fibula): *Syn*: *Wadenbein*; aus Kopf [Caput* fibulae], Hals [Collum* fibulae], Schaft [Corpus* fibulae] und Außenknöchel [Malleolus* lateralis] bestehender äußerer Unterschenkelknochen; der Kopf hat eine Gelenkfläche **[Facies articularis capitis fibulae]**, die mit dem Schienbein [Tibia*] die Articulatio* tibiofibularis bildet; an der Oberseite des Kopfes sitzt der Apex* capitis fibulae, der dem seitlichen Kollateralband des Kniegelenks als Ansatz dient; auf den kurzen Hals folgt der dreiflächige Schaft, der sich unten zum Außenköchel verbreitert; seine Gelenkfläche **[Facies articularis malleoli]** ist Teil des oberen Sprunggelenkes*

Fi|bu|la|di|a|phy|se *f* (Ⓔ shaft of fibula): aus Hals [Collum* fibulae] und Schaft [Corpus* fibulae] bestehender Teil der Fibula*

Fi|bu|la|frak|tur *f* (Ⓔ fibula fracture): *Syn*: *Wadenbeinfraktur, Wadenbeinbruch*; Wadenbeinfrakturen können isoliert, zusammen mit Schienbeinfrakturen **[Unterschenkelschaftfraktur]** oder als Fraktur des Außenknöchels [distale Fibula] vorkommen; sie werden i.d.R. konservativ behandelt, außer die Stabilität des oberen Sprunggelenks ist betroffen, oder es liegt eine Dislokation im Gelenk vor

Fi|bu|la|köpf|chen *nt* (Ⓔ head of fibula): *Syn*: *Wadenbeinköpfchen, Caput fibulae*; oberes Ende des Wadenbeins, das mit dem Schienbein [Tibia] durch das straffe Tibiofibulargelenk verbunden ist

fi|bu|lar *adj* (Ⓔ fibular): *Syn*: *peronäal, peroneal*; Wadenbein/Fibula betreffend

Fi|bu|la|ris *f*: *→ Arteria fibularis*

Fi|bu|la|ris|grup|pe *f* (Ⓔ perineal muscles): *Syn*: *Peroneusgruppe, Musculi peronei*; seitlich an der Wade liegende Muskelgruppe [Musculus peroneus brevis und longus], die den Fuß plantarflektieren und pronieren

Fi|bu|la|ris|läh|mung *f* (Ⓔ peroneal paralysis): *Syn*: *Peronäuslähmung*; Lähmung des Nervus* peroneus profundus; führt zu Atrophie der prätibialen Muskeln; es besteht ein **Spitzfuß** und der Fuß kann nicht angehoben werden; beim Gehen zeigt sich ein **Steppergang** [auch **Hahnentritt**]: der Fuß hängt herab und das Bein muss verstärkt im Knie gebeugt werden um den Ausfall der Fußheber auszugleichen; der Achillessehenreflex ist normal

Fi|bu|la|ris|phä|no|men *nt* (Ⓔ peroneal phenomenon): *Syn*: *Lust-Zeichen*; bei Tetanie* oder Spasmophilie* kommt es bei Beklopfen des Nervus fibularis hinter dem Wadenbeinköpfchen zu einer kurzen Hebung und Pronation des Fußes

Fi|bu|la|schaft *m*: *→ Corpus fibulae*

fi|bu|lo|kal|ka|ne|al *adj* (Ⓔ fibulocalcaneal): Wadenbein und Fersenbein/Kalkaneus betreffend oder verbindend

fi|bu|lo|ti|bi|al *adj* (Ⓔ tibiofibular): *Syn*: *peroneotibial, tibiofibular*; Wadenbein und Schienbein/Tibia betreffend

FIC *Abk*.: Fluoresceinisocyanat

Fich|te *f* (Ⓔ spruce): *Syn*: *Abies, Picea*; Oberbegriff für Bäume aus der Familie der Kieferngewächse [Pinaceae], wie z.B. **Picea abies/excelsa, Abies alba/pectinata, Abies sachalinensis** und **Abies sibirica**; Verwendung finden frische **Fichtennadeln [Piceae folium]**, frische Triebe **[Piceae turiones recentes]** und das aus frischen Nadeln, Zweigspitzen oder Ästen gewonnene ätherische **Fichtenöl [Piceae aetheroleum]**, das Bornylacetat, Pinene*, Phellandren und Cadinen enthält; wirkt sekretolytisch, schwach antiseptisch und hyperämisierend; **Anw.**: als Badeextrakt; innerlich bei Entzündungen der oberen Atemwege; das Öl zu Einreibungen und zur Inhalation bei Rheuma und Neuralgien*

Fich|ten|na|del|franz|brannt|wein *m* (Ⓔ spruce needle rubbing alcohol): *s.u. Kiefer*

Fich|ten|na|deln *pl* (Ⓔ spruce needles): *Syn*: *Piceae folium*; *s.u. Fichte*

Fich|ten|öl *nt* (Ⓔ fir needle oil): ***Syn***: *Piceae aetheroleum*; *s.u. Fichte*

Fi|cin *nt* (Ⓔ ficin): *s.u. Feige*

Fick: Adolph Eugen Fick; 1829–1901; deutscher Physiologe (Zürich)

Fick-Prinzip *nt* (Ⓔ Fick's principle): die in einem Organ oder Gewebe aus dem Blut aufgenommene oder in das Blut abgegebene Menge einer spezifischen Substanz kann aus der arteriovenösen Konzentrationsdifferenz der Substanz und dem Duchblutungsvolumen pro Zeiteinheit berechnet werden

Fi|cus ca|ri|ca *f*: *→Feige*

FID *Abk.*: **1.** Flammenionisationsdetektor **2.** forcierte inspiratorische Flussrate

Fie|ber *nt* (Ⓔ **1.–2.** fever): ***Syn***: *Febris*; **1.** Erhöhung der Körpertemperatur über den Normalwert **2.** fieberhafte Erkrankung; Erkankung mit Fieber als Leitsymptom

argentinisches hämorrhagisches Fieber (Ⓔ Argentinean hemorrhagic fever): ***Syn***: *Juninfieber*; durch das Juninfiebervirus* verursachtes Fieber mit Blutungen und Erbrechen; tritt v.a. in Südamerika auf

aseptisches Fieber (Ⓔ aseptic fever): ***Syn***: *Febris aseptica*; Fieber ohne nachweisbare Infektion, z.B. nach Operationen

bolivianisches hämorrhagisches Fieber (Ⓔ Bolivian hemorrhagic fever): ***Syn***: *Madungofieber, Machupofieber, Maisschnitterfieber*; in Südamerika vorkommendes hämorrhagisches Fieber durch das Machupovirus*

Dengue-hämorrhagisches Fieber (Ⓔ dengue hemorrhagic fever): grippeähnlicher Verlauf mit zweigipfligem Fieber, Kopf-, Augen-, Gelenk- und Knochenschmerzen, Lymphknotenschwellung und Hepatomegalie; nach 4–10 Tagen Besserung der Remission von 2–4 Tagen; danach plötzliche Verschlechterung mit Blutdruckabfall, spontanen Hämorrhagien, Petechien in Haut und Schleimhaut, Kreislaufkollaps; im Extremfall Ausbildung eines Schocksyndroms mit Exsudaten in Perikard, Bauch- und Brusthöhle

Ebola hämorrhagisches Fieber: *→Ebolaviruskrankheit*

gastrisches Fieber: *→Febris enterica*

hämorrhagisches Fieber (Ⓔ hemorrhagic fever): fieberhafte Erkrankung mit ausgeprägter Blutungsneigung

hämorrhagisches Fieber mit renalem Syndrom (Ⓔ hemorrhagic fever with renal syndrome): ***Syn***: *akute hämorrhagische Nephrosonephritis, Korea-hämorrhagisches Fieber, koreanisches hämorrhagisches Fieber, Nephropathia epidemica*; hauptsächlich in Ostasien auftretende durch Hantavirus* verursachte, schwerverlaufende Erkrankung; die Übertragung erfolgt durch direkten Kontakt mit den Ausscheidungen [Speichel, Kot] von infizierten Ratten oder Mäusen oder kontaminierte Lebensmittel; **Klinik**: nach einer Inkubationsperiode von 12–24 Tagen kommt es zu einem plötzlichen Beginn mit biphasischem Verlauf [Fieber, Kopf-, Augen- Muskelschmerzen in der 1. Phase; Blutungen und Nierenschäden in der 2. Phase]; stehen die Nierenschädigung im Vordergrund [meist bei Puumala-Virus-Befall], spricht man von **Nephropathia epidemica**; bei Befall mit Sin-Nombre-Virus* kann es zu einem **Hantavirus-Pulmonary-Syndrom** mit interstitieller Pneumonie, Lungenödem, Pleuratranssudat und Herzversagen kommen; die Letalität beträgt dann bis zu 60 %

intermittierendes Fieber (Ⓔ intermittent fever): ***Syn***: *Febris intermittens*; Fieber mit Temperaturschwankungen

Korea-hämorrhagisches Fieber: *→hämorrhagisches Fieber mit renalem Syndrom*

koreanisches hämorrhagisches Fieber: *→hämorrhagisches Fieber mit renalem Syndrom*

prätibiales Fieber (Ⓔ pretibial fever): ***Syn***: *Fort-Bragg-Fieber, japanisches Herbstfieber*; durch Leptospira* interrogans var. autumnalis verursachte fieberhafte Erkrankung mit typischen erythematösen Läsionen an der Tibia sowie Kopf- und Muskelschmerzen

remittierendes Fieber (Ⓔ remittent fever): ***Syn***: *Febris remittens*; Fieber mit Temperaturschwankungen

rheumatisches Fieber (Ⓔ rheumatic fever): ***Syn***: *akuter Gelenkrheumatismus, Polyarthritis rheumatica acuta, Febris rheumatica*; zu den Poststreptokokkenerkrankungen* gehörende akute Entzündung der großen Gelenke [Polyarthritis]; charakteristisch sind u.a. Fieber, Herzbeteiligung [Endokarditis, Myokarditis, Perikarditis], Chorea* minor, Erythema anulare rheumaticum und Weichteilschwellungen; **Diagnose**: das rheumatische Fieber ist heute eine seltene Erkrankung in Mitteleuropa und wird zu oft diagnostiziert; dies kann bei einer strikten Beachtung der Jones*-Kriterien vermieden werden; **Therapie**: im akuten Stadium Bettruhe, Penicillin über mindestens 10 Tage zur Beseitigung der Streptokokken; in schweren Fällen Corticosteroide, danach evtl. Acetylsalicylsäure; wichtig ist die **Rezidivprophylaxe** über eine Dauer 5–10 Jahren [*Tab. F29, F30*]

typhoides Fieber: *→Typhus abdominalis*

Tab. F29. Therapie des akuten rheumatischen Fiebers

Therapie	Dosierung	Applikation	Dauer [Tage]	Hinweise
Bettruhe			20–30	Bei Karditis
Lagerung, Kontrakturprophylaxe, Kryotherapie in Ergänzung zu ASS				Bei Arthritis
Digitalisglykoside, Saluretika, ACE-Hemmer				Bei Herzinsuffizienz Cave: AV-Block!
Penicilline				
Benzylpenicillin (Penicillin G)	1–2 Mio IE/Tag	i.v.	Mindestens 10	Nach Rachenabstrich unverzüglich (<24 h) Penicillintherapie
Clemizolpenicillin (Megacillin)	1–2 Mio IE/Tag	i.v.		Bei Procainallergie
Phenoxymethyl-Penicillin (Penicillin V)	1–2 Mio IE/Tag Kinder 1–2 Jahre 0,3–0,6 Mio IE/Tag 3–6 Jahre 0,6–1,2 Mio IE/Tag 7–14 Jahre 0,8–1,6 Mio IE/Tag	p.o.		
Phenoxypropylpenicillin (Propicillin)	1–2 Mio IE/Tag (Propicillin)	p.o.		
Erythromycin	20 mg/kg/Tag	p.o.		
Acetylsalicylsäure (ASS)	4mal 1,5–2,5 g /Tag	p.o.	Initial	
	3mal 1,0 g/Tag	p.o.	20–80	
Prednisolon	40–100 mg/Tag stufenweise Reduktion		3–6	Allein oder in Kombination mit Salicylsäurederivaten
Rezidivprophylaxe im Anschluss				

Tab. F30. Prophylaxe des rheumatischen Fiebers

Arzneistoff	Dosierung	Applikation
Bei Penicillinallergie kontraindiziert:		
Phenoxy-Methyl-Penicillin (Penicillin V)	2–4 × 0,25 Mio IE/Tag	p.o.
Phenoxybutyramid- Penicillin (Propicillin)	3–4 × 0,2 Mio IE/Tag	p.o.
Bei oraler Antikoagulanzientherapie relativ kontraindiziert:		
Benzathin-Benzylpenicillin	1,2 Mio IE/14–21 Tage	i.m.
Bei Penicillinallergie:		
Sulfadiazin	0,5–1,0 g/Tag	p.o.

F

undulierendes Fieber (Ⓔ undulant fever): *Syn*: *Febris undulans*; Fieber mit wellenförmigem Verlauf
zentrales Fieber (Ⓔ central fever): *Syn*: *Wundfieber, Febris traumatica*; bei Infektion von Verletzungen auftretendes Fieber
Fie|ber|al|bu|min|u|rie *f*: →*Fieberproteinurie*
Fie|ber|bläs|chen *pl* (Ⓔ cold sore): *Syn*: *Herpes febrilis/labialis*; Herpes* simplex der Lippen
fie|ber|frei *adj* (Ⓔ nonfebrile): afebril*, apyretisch*
fie|ber|haft *adj* (Ⓔ febrile): febril*
fie|be|rig *adj* (Ⓔ febrile): febril*
Fie|ber|klee *m*: →*Bitterklee*
Fie|ber|krampf *m* (Ⓔ febrile convulsion): *Syn*: *Infektkrampf*; Krampfanfall bei Kleinkindern [6. Monat – 5. Lebensjahr] bei Fieber oder infektiösen Erkrankungen; **einfache Fieberkrämpfe** sind kurz und nur 1–2 % der Kinder entwickeln später eine Epilepsie*; bei **komplizierten Fieberkrämpfen** liegt das Epilepsierisiko dagegen bei 10–15 %; **Therapie**: Fiebersenkung, Unterbrechung des Anfalls, z.B. mit i.v.-Injektion von Diazepam* oder Clonazepam*; eine Dauertherapie ist nur selten nötig

Tab. F31. Einfache und komplizierte Fieberkrämpfe

	Einfache Fieberkrämpfe	Komplizierte Fieberkrämpfe
Anamnese	Unauffällig	Familiäre Belastung
Alter bei Erstanfall	6 Monate–5 Jahre	< 6 Monate, > 5 Jahre
Anfallsmorphe	Tonisch-klonisch	Fokale Symptome
Dauer	< 15 min	> 15 min
Postiktal	Unauffällig	Neurologische Herdzeichen
Häufigkeit/24 h	1 Anfall	Mehrmalig
Rezidiv	< 3 Rezidive	> 3 Rezidive
EEG 2 Wo. nach Anfall	o.B.	Herd- bzw. Epilepsiezeichen

Fie|ber|mü|cke *f* (Ⓔ Anopheles): *Syn*: *Malariamücke, Gabelmücke, Anopheles*; weltweit verbreitete Stechmückenart, die Malaria und andere Infektionskrankheiten überträgt
Fie|ber|pro|te|in|u|rie *f* (Ⓔ febrile proteinuria): *Syn*: *Fieberalbuminurie, febrile Proteinurie, febrile Albuminurie*; Eiweißausscheidung [Proteinurie] im Harn bei fieberhaften Erkrankungen
Fie|ber|rin|de *f* (Ⓔ cinchona bark): *Syn*: *Chinarinde*; getrocknete Rinde von Cinchona-Arten [**Chinarindenbäume**] die zahlreiche Chinaalkaloide [z.B. Chinin*, Chinidin*] enthält
fieb|rig *adj* (Ⓔ febrile): febril*
Fiedler: Carl Ludwig Alfred Fiedler; 1835–1921; deutscher Arzt (Dresden)
Fiedler-Myokarditis *f* (Ⓔ Fiedler's myocarditis): *Syn*: *idiopathische Myokarditis, akute idiopathische Riesenzellmyokarditis*; idiopathische Myokarditis mit zahlreichen mehrkernigen Riesenzellen; führt zu einer schlaffen Dilatation der Ventrikel und Perikarderguss; meist kommt es zu akutem tödlichen Herzversagen zwischen dem 20. und 50. Lebensjahr
Fiessinger: Noël Armand Fiessinger; 1881–1946; französischer Anatom (Paris)
Fiessinger-Leroy-Reiter-Syndrom *nt*: →*Morbus Reiter*
Fiessinger-Leroy-Syndrom *nt*: →*Morbus Reiter*
Fiessinger-Rendu-Syndrom *nt*: →*Erythema exsudativum multiforme majus*
Fièvre boutonneuse *f* (Ⓔ boutonneuse fever): *Syn*: *Boutonneusefieber, Mediterranes Fleckfieber*; durch **Rickettsia conorii** verursachte Infektionskrankheit mit Kopf- und Gliederschmerzen, die v.a. im Mittelmeerraum auftritt
FIF *Abk.*: Formaldehyd-induzierte Fluoreszenz
FIG *Abk.*: Formiminoglycin
FIGLU *Abk.*: Formiminoglutaminsäure
FIGS *Abk.*: Formiminoglutaminsäure
FIH *Abk.*: fettinduzierte Hyperglykämie
Fila *pl*: →*Filum*
Fila|men|tum *nt, pl* **-ta** (Ⓔ filament): fadenförmiger Fortsatz, Filament
Fila|ria *f* (Ⓔ filaria): zu den Nematoden* gehörende Fadenwurmgattung; s.a Filarien
Filaria bancrofti: →*Wuchereria bancrofti*
Filaria loa: →*Loa loa*
Filaria malayi (Ⓔ Brug's filaria): *Syn*: *Malayenfilarie, Wuchereria malayi, Brugia malayi*; zu den Fadenwürmern gehörender Parasit des Menschen, der im Lymphgefäßsystem lebt und zu Elephantiasis* und Filariasis* malayi führt
Filaria medinensis: →*Guineawurm*
Filaria-loa-Infektion *f*: →*Loiasis*
Fila|ri|a|sis *f, pl* **-ses** (Ⓔ filariasis): *Syn*: *Filarieninfektion, Filariose*; in den Tropen häufige Erkrankung durch Filarien; meist steht der Befall des lymphatischen Systems im Vordergrund [Elephantiasis*]
Filariasis bancrofti: →*Bancroftose*
Filariasis malayi (Ⓔ Malayan filariasis): *Syn*: *Brugia malayi-Filariose, Brugiose malayische Filariose*; durch Mücken [Aedes, Culex] übertragene tropische Infektionskrankheit; die von der Mücke übertragene Larve siedelt sich in den Lymphgefäßen an und führt im akuten Stadium zu Fieber, mononukleärer eosinophiler Lymphangitis und Schwellung von Haut und Extremitäten; unbehandelt kommt es zur Ausbildung einer Elephantiasis*; **Diagnose**: Nachweis der nachts im Blut gefundenen Mikrofilarien [Larven] im Blutausstrich [Giemsa-Färbung]; **Therapie**: Ivermectin*, Suraminnatrium* systemisch
Fila|ri|en *pl* (Ⓔ filariae): meist in den Tropen und Subtropen vorkommende Fadenwürmer; wichtige Gattungen sind u.a. Wuchereria*, Onchocerca*, Brugia*, Filaria*
Fila|ri|en|ar|thri|tis *f, pl* **-tiden** (Ⓔ filarial arthritis): durch Filarien* hervorgerufene Gelenkentzündung
Fila|ri|en|in|fek|ti|on *f*: →*Filariasis*
fila|ri|form *adj* (Ⓔ filariform): filarienähnlich, filarienartig
Fila|ri|o|se *f*: →*Filariasis*
malayische Filariose: →*Filariasis malayi*
fila|ri|zid *adj* (Ⓔ filaricidal): filarien(ab)tötent
Fil|gras|tim *nt* (Ⓔ filgrastim): rekombinanter Granulozyten-Kolonie-stimulierender Faktor [G-CSF]; **Anw.**: Neutropenie bei Chemotherapie
Fi|li|al|ge|ne|ra|ti|on *f* (Ⓔ filial generation): auf eine Elterngeneration folgende Generation, z.B. Tochtergeneration, Enkelgeneration
Filialgeneration 1 (Ⓔ first filial generation): *Syn*: *Tochtergeneration, F_1-Generation*; erste Generation von Nachkommen
Filialgeneration 2 (Ⓔ second filial generation): *Syn*: *Enkelgeneration, F_2-Generation*; durch Kreuzung der Tochtergeneration erhaltene zweite Filialgeneration
Fi|li|a|li|sie|rung *f*: →*Metastasierung*
Fi|li|cin *nt* (Ⓔ filicin): *Syn*: *Filixsäure*; im Wurmfarn enthaltenes Phloroglucinol; *s.a. Dryopteris filix-mas*
Fi|li|cis ma|ris fo|li|um *nt* (Ⓔ male fern leaf): Blätter des Wurmfarns*
Fi|li|cis ma|ris her|ba *f* (Ⓔ male fern herb): oberirdische Pflanzenteile des Wurmfarns*

Fi|li|cis ma|ris rhi|zo|ma *nt* (E) male fern): Wurzelstock des Wurmfarns*

fi|li|form *adj* (E) filiform): fadenförmig, faserig, faserartig

Fi|li|pen|du|la ul|ma|ri|a *f*: →*Mädesüß*

Fi|lix|säu|re *f*: →*Filicin*

Fil|ling *nt* (E) filling): *s.u. intrakranielles Aneurysma*

Fil|ma|ron|öl *nt* (E) aspidium oleoresin): *Syn*: *Aspidinol filicinum oleo solutum*; *s.u. Wurmfarn*

Film|do|si|me|ter *nt* (E) film dosimeter): *Syn*: *Filmplakette, Strahlenschutzplakette*; Dosimeter*, das einen strahlenempfindlichen Film enthält; die Auswertung erfolgt durch einen Vergleich mit Filmen der gleichen Charge, die mit Standarddosen gleicher Strahlung exponiert wurden; Filmdosimeter werden als sog. **amtliche Personendosimeter** zur Strahlenschutzkontrolle beruflich strahlenexponierter Personen eingesetzt

Film|pla|ket|te *f*: →*Filmdosimeter*

Fi|lo|vi|ren *pl* (E) filoviruses): filamentöse RNA-Viren*; umfasst Ebola-Virus*, Marburg-Virus* und Reston-Virus*

Fi|lo|vi|ri|dae *pl* (E) Filoviridae): fadenförmige RNA-Viren, zu denen u.a. das Ebola-Virus* gehört

Fil|tra|ti|ons|o|pe|ra|ti|on *f* (E) filtration procedure): *s.u. Essay Glaukom S. 797*

Fil|tra|ti|ons|ra|te, glo|mu|lä|re *f* (E) glomerular filtration rate): das pro Zeiteinheit in den Nierenglomeruli filtrierte Flüssigkeitsvolumen; hängt primär von der Gesamtfläche der Glomeruli, der Nierendurchblutung und dem effektiven Filtrationsdruck [Differenz von hydrostatischem und onkotischem Druck in der Glomerulumkapillare und dem Kapselraum] ab; die Bestimmung der glomulären Filtrationsrate erfolgt mit Hilfe von Substanzen, die frei filtriert und die weder sezerniert noch resorbiert werden, wie z.B Inulin*; Kreatinin* kann ebenfalls verwendet werden, auch wenn es geringfügig im Tubulus transportiert wird; da es aber im Gegensatz zu Inulin im Körper gebildet wird und damit nicht von außen zugeführt werden muss, wird es im klinischen Alltag bevorzugt

Fil|tra|ti|ons|schlit|ze *pl* (E) filtration slits): *s.u. Nephron*

Fi|lum *nt, pl* **-la** (E) filum): Faden, fadenförmige Struktur

Fila olfactoria (E) olfactory fibers): *Syn*: *Riechfäden*; die Axone der Sinneszellen der Pars* olfactoria der Nasenschleimhaut, die als marklose Nervenfasern zum Bulbus* olfactorius ziehen; bilden zusammen den Riechnerv [Nervus* olfactorius]

Fila radicularia (E) root filaments of spinal nerves): Wurzelfasern der Spinalnerven* [Nervi spinales], die die vordere und hintere Spinalnervenwurzel* [Radix anterior, posterior] bilden

Filum spinale: →*Filum terminale*

Filum terminale (E) terminal filament): Endfaden des Rückenmarks, der keine Nervenzellen enthält; besteht aus einer inneren Schicht [**Pars pialis fili terminalis**], die von der Pia* mater gebildet wird, und der äußeren, von der Dura* mater abstammenden **Pars duralis fili terminalis**; ist ca. 25 cm lang und setzt am unteren Ende des Wirbelkanals* an; der Anfangsteil wird als **Pars spinalis fili terminalis** bezeichnet

Filz|laus *f*: →*Phthirus pubis*

Filz|laus|be|fall *m*: →*Pediculosis pubis*

FIM *Abk.*: Feldionenmikroskopie

Fim|bria *f, pl* **-bri|ae, -bri|en** (E) fimbria): *Syn*: *Fimbrie*; Franse, fransenartige Struktur

Fimbria hippocampi (E) fimbria of hippocampus): Markbündel des Hippocampus*, das in die Fornix* übergeht

Fimbria ovarica (E) ovarian fimbria): längste Tubenfimbrie; *s.u. Fimbriae tubae uterinae*

Fimbriae tubae uterinae (E) fimbriae of uterine tube): *Syn*: *Tubenfimbrien, Eileiterfransen*; fransenförmige Fortsätze des trichterförmigen Endes des Eileiters* [Infundibulum* tubae uterinae]; die längste Tubenfimbrie [**Fimbria ovarica**] reicht bis zum Eierstock*, mit dem sie verwachsen ist

Fim|brie *f*: →*Fimbria*

Fim|bri|ek|to|mie *f* (E) fimbriectomy): *Syn*: *Fimbrienentfernung*; operative Entfernung der Tubenfimbrien [Fimbriae tubae uterinae]; als Sterilitätsoperation zusammen mit einem Verschluss des trichterförmigen Endes des Eileiters* [Infundibulum tubae uterinae]

Fim|bri|en|ent|fer|nung *f*: →*Fimbriektomie*

Fim|bri|en|lö|sung *f*: →*Fimbriolyse*

Fim|bri|en|plas|tik *f*: →*Fimbrioplastik*

Fim|bri|o|ly|se *f* (E) fimbriolysis): *Syn*: *Fimbrienlösung*; Lösung der Eileiterfransen bei Verwachsungen und dadurch bedingter tubarer Sterilität*

Fim|bri|o|plas|tik *f* (E) fimbrioplasty): *Syn*: *Fimbrienplastik*; plastische Operation der Eileiterfransen; oft gleichgesetzt mit Salpingostomatotomie*

Fim|bri|o|ze|le *f* (E) fimbriocele): Hernie* mit Tubenfimbrien im Bruchsack

Fin|ger *m* (E) finger): (*anatom.*) Digitus*

schnellender Finger (E) trigger finger): *Syn*: *Trigger-Finger*; bei Tendovaginitis* stenosans kann es zu einer Verdickung des Ringbandes der Sehnenscheide der Fingerbeuger im Bereich des Fingergrundgelenkes kommen; damit wird der Gleitvorgang der Sehne behindert und beim Beugen entsteht ein Widerstand, der zu einer schnappenden oder schnellenden Bewegung führt; **Therapie**: Spaltung des Ringbandes

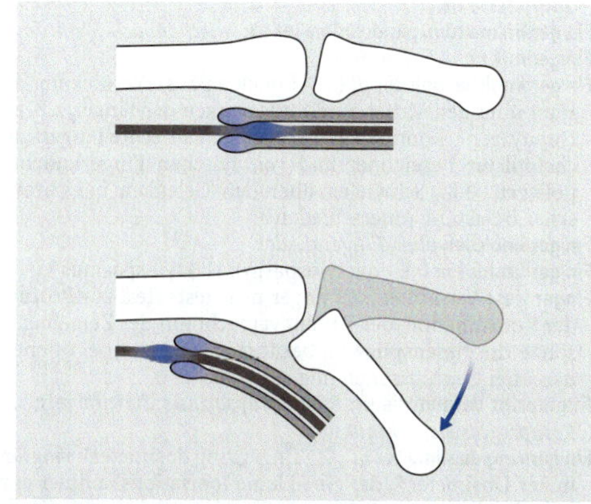

Abb. F32. Schnellender Finger

Fin|ger|ab|druck, ge|ne|ti|scher *m* (E) DNA fingerprinting): *Syn*: *DNA-Fingerprint-Methode, DNA-Typing, DNA-Profiling*; Untersuchung von DNA-Bereichen zur Feststellung genetischer Unterschiedlichkeit oder Identität

Fin|ger|a|gno|sie *f* (E) finger agnosia): Unfähigkeit, die Finger der Hand zu unterscheiden, zu benennen oder vorzuzeigen; kommt bei Schädigung des Gyrus* angularis der dominierenden Großhirnhälfte vor; Teil des Gerstmann*-Syndroms

Fin|ger|a|po|ple|xie *f*: →*Achenbach-Syndrom*

Fin|ger|ar|te|ri|en *pl* (E) digital arteries): Arteriae digitales; *s.u. Arteria*

dorsale Fingerarterien (E) dorsal digital arteries of hand): *Syn*: *Arteriae digitales dorsales manus*; Äste zur Rückseite der Finger aus dem Ramus carpalis dorsalis der Arteria* radialis oder dem Rete* carpale dorsale

Fin|ger|beu|ge|re|flex *m*: →*Trömner-Reflex*

Fin|ger|beu|ger, o|ber|fläch|li|cher *m*: →*Musculus flexor digitorum superficialis*

Fin|ger|beu|ger, tie|fer *m*: →*Musculus flexor digitorum profundus*

Fin|ger|bla|se, eit|ri|ge *f*: →*Bulla repens*

Fin|ger|ent|zün|dung *f* (E) dactylitis): Daktylitis*

Finger-Finger-Perkussion *f* (E) bimanual percussion): indirekte Perkussion*, bei der mit dem Finger einer Hand auf den aufgelegten Finger der anderen Hand geklopft wird

Finger-Finger-Versuch *m* (E) finger-to-finger test): Test zur Prüfung der Koordination; der Patient versucht die Zeigefingerspitzen beider Hände zur Berührung zu bringen; wird erst bei offenen, dann bei geschlossenen Augen versucht

Fin|ger|frak|tur *f* (E) finger fractures): Frakturen der Fingerglieder werden i.d.R. konservativ behandelt [**Stack-Schiene**], außer es liegt eine Schaftfraktur mit Tendenz zum Abrutschen vor; wichtig ist, dass Fingerstrecksehnenabrisse* nicht übersehen werden

Fin|ger|glie|der *pl* (Ⓔ phalanges): ***Syn***: *Fingerknochen, Ossa digitorum manus, Phalangen, Phalanges*; der Daumen [Pollex] hat nur zwei Fingerglieder, die restlichen Finger jeweils drei; sie werden als **Grundglied** [Phalanx proximalis], **Mittelglied** [Phalanx media] bzw. **Endglied** [Phalanx distalis] bezeichnet; beim Daumen fehlt das Mittelglied; jedes Glied hat eine Basis [**Basis phalangis**], einen Körper [**Corpus phalangis**] und einen Kopf [**Caput phalangis**]; auf der palmaren Seite der Endglieder fällt die **Tuberositas phalangis distalis** auf; an ihr befestigen sich straffe Bindegewebszüge der Haut, die eine zu starke Verschiebung der Fingerbeere verhindern

F

Fin|ger|grund|ge|len|ke *pl* (Ⓔ knuckle joints): ***Syn***: *Metakarpophalangealgelenke, MP-Gelenke, Articulationes metacarpophalangeae*; Gelenke zwischen Mittelhand und Fingern; Ellipsoidgelenke* zwischen den Köpfchen der Mittelhandknochen und den Basen der Grundglieder der Finger; die Gelenke werden durch Bänder [Ligamenta collateralia und palmaris, Ligamentum metacarpale transversum profundum] verstärkt

Fin|ger|hä|ma|tom, par|o|xys|ma|les *nt*: *→Achenbach-Syndrom*

Fin|ger|hut *m*: *→Digitalis*

Fin|ger|knö|chel|pols|ter *pl* (Ⓔ knuckle pads): Verdickung der Haut über den Mittel- und Endgelenken der Finger, z.B. bei Dupuytren*-Kontraktur; werden auch als **echte Fingerknöchelpolster** bezeichnet und von **falschen Fingerknöchelpolstern**, d.h., Schwielen über den Gelenken bei chronischer Belastung unterschieden

Fin|ger|kno|chen *pl*: *→Fingerglieder*

Fin|ger|krampf *m* (Ⓔ dactylospasm): Daktylospasmus*

Finger-Nase-Versuch *m* (Ⓔ finger-nose test): Test zur Prüfung der Koordination; der Patient versucht mit der Zeigefingerspitze die Nasenspitze zu berühren; wird erst bei offenen, dann bei geschlossenen Augen versucht

fingerprint dermatosis *nt*: ***Syn***: *Parapsoriasis digitiformis*; *s.u. Parapsoriasis en plaques*

Fin|ger|ring|do|si|me|ter *nt* (Ⓔ finger ring dosimeter): ringförmiger Dosimeter*, der eine kleine Ionisationskammer enthält, die durch die einfallende Strahlung dosisabhängig ihre Ladung verliert

Fin|ger|stre|cker *m* (Ⓔ extensor muscle of fingers): ***Syn***: *Musculus extensor digitorum*; Streckmuskel der Finger; **Ursprung**: Epicondylus lateralis humeri, Fascia antebrachii; **Ansatz**: Dorsalaponeurose des 2.–5. Fingers; **Innervation**: Nervus radialis

Fin|ger|streck|seh|nen|ab|riss *m* (Ⓔ rupture of the extensor tendon): Abriss der Strecksehnen vom Endglied [**Hammerfinger**] oder Mittelglied [**Knopflochdeformität**]; die Behandlung ist entweder konservativ [**Stack-Schiene** bei Hammerfinger] oder operativ [Sehnennaht, Ruhigstellung]

Fin|ger|ve|nen, pal|ma|re *pl* (Ⓔ palmar digital veins): ***Syn***: *Venae digitales palmares*; Begleitvenen der Fingerarterien, die in den Arcus* venosus palmaris superficialis münden

Fin|ger|ver|krüm|mung *f* (Ⓔ dactylogryposis): Daktylogryposе*

Fin|ne *f* (Ⓔ cysticercus): Larvenstadium von Bandwürmern*

Fin|nen|aus|schlag *m*: *→Akne*

Fin|nen|krank|heit *f*: *→Zystizerkose*

Finsen: Niels Ryberg Finsen; 1860–1904; dänischer Arzt (Kopenhagen); Nobelpreisträger für Medizin 1903 für die Entdeckung der heilenden Wirkung von UV-Strahlen bei Lupus* vulgaris und verschiedenen Lupus* erythematodes-Formen

Finsen-Therapie *f* (Ⓔ Finsen bath): Lichttherapie* von Lupus* vulgaris und verschiedenen Lupus* erythematodes-Formen mit einer Kohlebogenlampe [**Finsen-Lampe**], die kurzwelliges UV-Licht [**Finsen-Licht**] emittiert

F_iO_2 *Abk.*: inspiratorische Sauerstofffraktion

First-pass-Effekt *m* (Ⓔ first pass effect): Abbau oder Veränderung von oralen Medikamenten in der Leber vor dem Erreichen des Wirkungsortes

FIS *Abk.*: forciertes Inspirationsspirogramm

Fisch|au|gen|zel|le *f* (Ⓔ fisheye cell): nach Neuritendurchtrennung auftretende Nervenzelle mit peripher liegendem Kern und Auflösung der Nissl*-Schollen

Fisch|band|wurm|be|fall *m* (Ⓔ diphyllobothriasis): ***Syn***: *Diphyllobothriose, Diphyllobothriasis, Bothriozephalose, Bothriocephalosis*; durch den breiten Fischbandwurm [Bothriocephalus latus] hervorgerufene Infektionskrankheit mit Befall des Dünndarms; langfristig kommt es zu Vitamin-B_{12}-Mangelerscheinungen [Anämie*, Appetitlosigkeit, Mattigkeit, Schwindel, Ohrensausen, Herzbeschwerden]; die Infektion erfolgt durch die Aufnahme infektiöser Larven [**Plerozerkoide**] mit dem Fleisch von Süßwasserfischen; innerhalb von 3 Wochen wächst daraus ein geschlechtsreifer Wurm heran; **Diagnose**: Nachweis von Bandwurmgliedern [Proglottiden] im Stuhl; **Therapie**: Niclosamid*, Praziquantel* oral

Fisch|band|wurm, brei|ter *m* (Ⓔ broad fish tapeworm): ***Syn***: *Grubenkopfbandwurm, Diphyllobothrium latum, Bothriocephalus latus*; Darmparasit des Menschen [Endwirt], der bis zu 10 m lang werden kann; Erreger der Bothriocephalosis[Fischbandwurmbefall*]; die Infektion erfolgt durch die Aufnahme infektiöser Larven [**Plerozerkoide**] mit dem Fleisch von Süßwasserfischen; innerhalb von 3 Wochen wächst daraus ein geschlechtsreifer Wurm heran

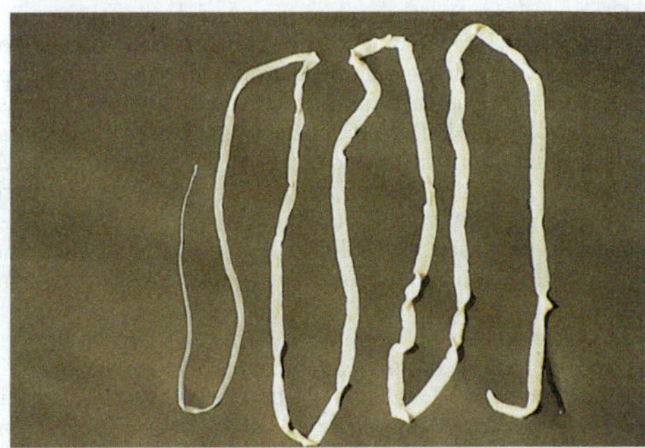

Abb. F33. Breiter Fischbandwurm

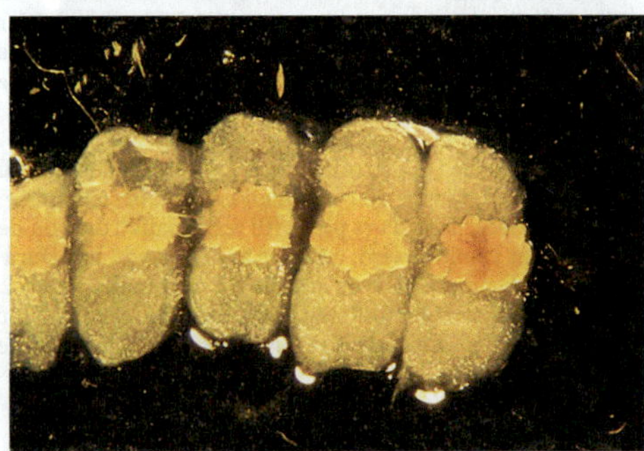

Abb. F34. Bandwurmglieder des breiten Fischbandwurms

Fischer: Fischer-Score *nt* (Ⓔ Fischer score): *s.u. Essay Kardiotokographie S. 1089*

Fisch|händ|ler|rot|lauf *f*: *→Erysipeloid*

Fisch|kör|ner *pl*: *→Kokkelskörner*

Fisch|maul|ste|no|se *f* (Ⓔ fishmouth stenosis): ***Syn***: *Knopflochstenose*; i.d.R. erworbene, meist postendokarditische, höchstgradige Verengung einer Herzklappe; am häufigsten betroffen sind Aorten- und Mitralklappe

Fisch|ro|se *f*: *→Erysipeloid*

Fisch|schup|pen|krank|heit *f*: *→Ichthyosis vulgaris*

Fisch|ver|gif|tung *f* (Ⓔ fish poisoning): ***Syn***: *Ichthyismus, Ichthysmus*; Lebensmittelvergiftung* durch Fische oder Fischprodukte

Fisch|wir|bel|bil|dung *f* (Ⓔ cod fish vertebra): bei Osteoporose* häufige zentrale Wirbeleindellung, die meist im Bereich der Lendenwirbelsäule gefunden wird

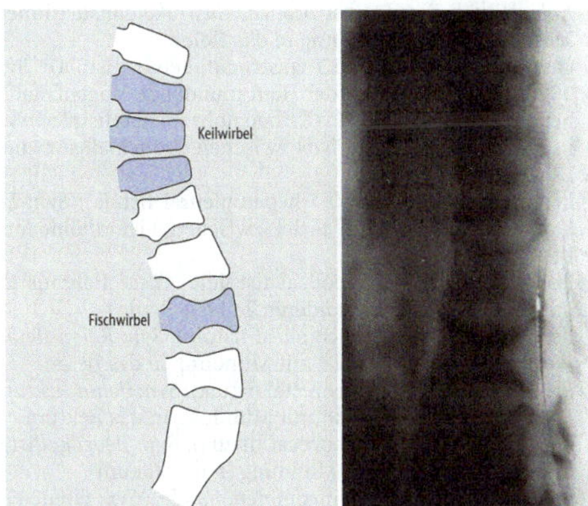

Abb. F35. Fischwirbelbildung bei Osteoporose

FISH *Abk.*: Fluoreszenz-in-situ-Hybridisierung
fis|si|par *adj* (Ⓔ fissiparous): (*biolog.*) sich durch Teilung vermehrend
Fis|sur *f* (Ⓔ fissure): *Syn*: *Fissura*; Spalt, Spalte, Furche, Rinne
Fis|su|ra *f, pl* **-rae** (Ⓔ fissure): *Syn*: *Fissur*; Spalt, Spalte, Furche, Rinne

Fissura ani: → *Analfissur*
Fissura ansoparamedianis (Ⓔ ansoparamedian fissure): Fissura lunogracilis; *s.u. Lobulus gracilis*
Fissura anterior inferior cerebelli (Ⓔ anterior inferior fissure of cerebeli): Fissura intrabiventralis; *s.u. Lobulus biventer*
Fissura antitragohelicina (Ⓔ antitragohelicine fissure): Antitragus* und Helix* trennende Furche der Ohrmuschel*
Fissura calcarina (Ⓔ calcarine fissure): *Syn*: *Spornfurche, Kalkarina, Sulcus calcarinus*; Furche an der Innenfläche des Hinterhauptslappens [Lobus* occipitalis], die von der primären Sehrinde* umfasst wird
Fissurae cerebelli (Ⓔ cerebellar fissures): Kleinhirnfurchen; *s.u. Kleinhirn*
Fissura choroidea ventriculi lateralis (Ⓔ choroid fissure): längliche Vertiefung am Ansatz des Plexus* choroideus des Seitenventrikels
Fissura dorsolateralis cerebelli: veraltet für → *Fissura posterolateralis cerebelli*
Fissura facialis: → *Gesichtsspalte*
Fissura horizontalis cerebelli (Ⓔ horizontal fissure of cerebellum): horizontale Kleinhirnfurche, die Lobulus* semilunaris superior und inferior trennt
Fissura horizontalis pulmonis dextri (Ⓔ horizontal fissure of right lung): horizontaler Interlobärspalt zwischen Mittel- und Oberlappen der rechten Lunge; verläuft ca. in Höhe der 4. Rippe bis zur Axillarlinie*
Fissura intrabiventralis (Ⓔ intrabiventral fissure): *s.u. Lobulus biventer*
Fissura ligamenti teretis (Ⓔ fissure for ligamentum teres): Leberfurche für das Ligamentum* teres hepatis
Fissura ligamenti venosi (Ⓔ fissure for ligamentum venosum): Leberfurche für das Ligamentum* venosum
Fissura longitudinalis cerebri (Ⓔ longitudinal fissure of cerebrum): tiefe mediale Längsspalte des Endhirns [Telencephalon*], die die beiden Hemisphären trennt
Fissura lunogracilis (Ⓔ lunogracile fissure): *s.u. Lobulus gracilis*
Fissura mediana anterior medullae oblongatae (Ⓔ anterior median fissure of medulla oblongata): vordere Mittelfurche der Medulla* oblongata, die von der rechten und linken Pyramidenbahn [Tractus* corticospinalis] begrenzt wird
Fissura mediana anterior medullae spinalis (Ⓔ anterior median fissure of spinal cord): *Syn*: *vordere Rückenmarksfissur*; Einschnitt an der Vorderseite des Rückenmarks, der die beiden Vorderstränge [Funiculus* anterior] trennt und fast bis zur grauen Rückenmarkssubstanz* reicht
Fissura obliqua pulmonis (Ⓔ oblique fissure of lung): schräger Interlobärspalt, der in der rechten Lunge Ober- und Mittellappen trennt und in der linken Lunge Ober- und Unterlappen
Fissura orbitalis inferior (Ⓔ inferior orbital fissure): *Syn*: *Augenhöhlenbodenspalte, untere Orbitaspalte*; Spalte zwischen dem großen Keilbeinflügel* und der Pars* orbitalis der Maxilla*, die Orbita* und Fossa* pterygopalatina verbindet; Durchtrittsstelle für Arteria* und Vena* infraorbitalis, Vena* ophthalmica inferior, Nervus* infraorbitalis und Nervus* zygomaticus
Fissura orbitalis superior (Ⓔ superior orbital fissure): *Syn*: *Augenhöhlendachspalte, obere Orbitaspalte*; Orbita* und mittlere Schädelgrube [Fossa* cranii media] verbindende Spalte zwischen großem und kleinem Keilbeinflügel*; Durchtrittsstelle für Nervus* oculomotorius, trochlearis, ophthalmicus und abducens sowie die Vena* ophthalmica superior
Fissura petrooccipitalis (Ⓔ petro-occipital fissure): schmale Fissur zwischen Foramen* lacerum und Foramen* jugulare
Fissura petrosquamosa (Ⓔ petrosquamous fissure): kleine Fissur am Boden der mittleren Schädelgrube [Fossa* cranii media] an der Grenze von Pars* petrosa und squamosa des Schläfenbeins*
Fissura petrotympanica (Ⓔ petrotympanic fissure): *Syn*: *Glaser-Spalte*; Austrittsstelle der Chorda* tympani aus dem Schädel; liegt direkt hinter der Gelenkfläche des Schläfenbeins*
Fissura posterolateralis (Ⓔ posterolateral fissure): *s.u. Lobus flocculonodularis*
Fissura posterolateralis cerebelli (Ⓔ posterolateral fissure of cerebellum): Kleinhirnfissur, die den Lobus* flocculonodularis vom Lobus* cerebelli posterior abgrenzt
Fissura prebiventralis (Ⓔ prebiventral fissure): *s.u. Lobulus gracilis*
Fissura prepyramidalis (Ⓔ prepyramidal fissure): Fissura prebiventralis; *s.u. Lobulus gracilis*
Fissura prima cerebelli (Ⓔ primary fissure): über Kleinhirnwurm* [Vermis] und Kleinhirnhemisphären ziehende Furche, die das Kleinhirn* in Lobus* cerebelli anterior und posterior unterteilt
Fissura pterygomaxillaris (Ⓔ pterygomaxillary fissure): Spalte zwischen Processus* pterygoideus und Tuber* maxillae, durch die die Arteria* maxillaris zur Flügelgaumengrube [Fossa* pterygopalatina] zieht
Fissura secunda cerebelli (Ⓔ secondary fissure): Kleinhirnfissur zwischen Lobulus* quadrangularis posterior und Lobulus* semilunaris superior
Fissura sphenopetrosa (Ⓔ sphenopetrosal fissure): seitliche Fortsetzung der Fissura* petrosquamosa am hinteren Rand des Foramen* lacerum in der mittleren Schädelgrube [Fossa* cranii media]; Durchtrittsstelle für den Nervus* petrosus minor
Fissura Sylvii: veraltet für → *Sulcus lateralis cerebri*
Fissura thoracica (Ⓔ thoracoschisis): *Syn*: *Thorakoschisis, Brustkorbspalte, Schizothorax, Schistothorax*; angeborene Brustkorbspalte
Fissura transversa cerebri (Ⓔ transverse fissure of cerebrum): tiefe Querspalte zwischen Endhirn* und Kleinhirn*, in der das Tentorium* cerebelli liegt
Fissura tympanomastoidea (Ⓔ tympanomastoid fissure): kleine Fissur zwischen Pars* tympanica und Processus* mastoideus des Schläfenbeins
Fissura tympanosquamosa (Ⓔ tympanosquamous fissure): seitliche Fortsetzung der Fissura* tympanomastoidea zwischen Pars* tympanica und Pars* squamosa des Schläfenbeins
Fissura urethrae inferior: → *Hypospadie*
Fissura urethrae superior: → *Epispadie*
Fissura-orbitalis-superior-Syndrom *nt* (Ⓔ superior orbital fis-

sure syndrome): *Syn*: *Keilbeinflügel-Syndrom*; durch Meningeome* oder Orbitatumoren verursachte Lähmung der Hirnnerven III [Nervus* oculomotorius], IV [Nervus* trochlearis] und VI [Nervus* abducens] zusammen mit Sensibilitätsstörungen des Nervus* ophthalmicus, Schmerzen und Exophthalmus* [Pseudotumor* orbitae]

Fis|su|rek|to|mie *f* (Ⓔ fissurectomy): Entfernung einer Fissur, z.B. Analfissur*

Fis|tel *f* (Ⓔ **1.–2.** fistula): **1.** *Syn*: *Fistula*; spontan entstandene gangförmige Verbindung eines Organs mit der Körperoberfläche [**äußere Fistel**] oder einem anderen Organ [**innere Fistel**]; die meisten Fisteln entstehen durch chronische Entzündungen [Morbus* Crohn] oder gehen von Abszessen aus; daneben gibt es auch traumatisch erworbene und angeborene Fisteln [z.B. mediane Halsfistel*] **2.** *Syn*: *Anastomose, Fistelung*; operativ angelegte Verbindung eines Organs mit der Körperoberfläche oder einem anderen Organ

anovesikale Fistel (Ⓔ anovesical fistula): *Syn*: *Fistula anovesicalis, After-Blasen-Fistel*; innere Analfistel* mit Mündung in die Blase

arteriovenöse Fistel (Ⓔ **1.** arteriovenous fistula **2.** arteriovenous shunt): **1.** angeborene oder erworbene Verbindung einer Arterie mit einer Vene **2.** *Syn*: *arteriovenöser Shunt/Bypass*; operative Verbindung einer Arterie und einer Vene

äußere Fistel (Ⓔ external fistula): *Syn*: *Fistula externa*; auf der Körperoberfläche mündende Fistel

biliäre Fistel (Ⓔ biliary fistula): *Syn*: *Gallenfistel, Biliärfistel, Gallefistel, Fistula biliaris*; von der Gallenblase oder den Gallengängen ausgehende Fistel, die in ein anderes Organ mündet [**innere Gallenfistel**] oder nach außen führt [**äußere Gallenfistel**]

biliodigestive Fistel (Ⓔ **1.** biliary-enteric fistula **2.** biliary-enteric bypass): **1.** *Syn*: *Gallen-Darm-Fistel, bilioenterische/biliointestinale Fistel, Fistula biliodigestiva*; Gallenblase/Gallengänge und (Dünn-)Darm verbindende Fistel **2.** *Syn*: *biliodigestive Anastomose, biliodigestiver Bypass, biliodigestiver Shunt, biliointestinaler Shunt*; operative Verbindung von Gallengang oder Gallenblase und Verdauungskanal

bilioenterische Fistel: →*biliodigestive Fistel 1.*

biliogastrische Fistel (Ⓔ biliary-gastric fistula): *Syn*: *Gallen-Magen-Fistel*; Gallenblase/Gallengänge und Magen verbindende Fistel

biliointestinale Fistel: →*biliodigestive Fistel 1.*

biliokutane Fistel (Ⓔ biliary-cutaneous fistula): *Syn*: *äußere Gallenfistel, Fistula biliocutanea*; auf der Haut mündende Gallenfistel*

blinde Fistel: →*inkomplette Fistel*

branchiogene Fistel: →*Kiemengangsfistel*

bronchoösophageale Fistel (Ⓔ bronchoesophageal fistula): *Syn*: *Bronchus-Ösophagus-Fistel*; innere Bronchusfistel* mit Verbindung zur Speiseröhre

bronchopankreatische Fistel (Ⓔ bronchopancreatic fistula): *Syn*: *Bronchus-Pankreas-Fistel*; innere Bronchusfistel* mit Verbindung zur Bauchspeicheldrüse

bronchopleurale Fistel (Ⓔ bronchopleural fistula): *Syn*: *Fistula bronchopleuralis*; innere Bronchusfistel* mit Mündung in den Pleuraspalt

cholezystointestinale Fistel: →*Fistula cholecystointestinalis*

enteroenterische Fistel (Ⓔ enteroenteric fistula): innere Darmfistel* mit Mündung in einen anderen Teil des Darms

enterokolische Fistel (Ⓔ enterocolic fistula): *Syn*: *Dünndarm-Dickdarm-Fistel, Dünndarm-Kolon-Fistel, Darm-Kolon-Fistel, Fistula enterocolica*; innere Dünndarmfistel* mit Mündung ins Kolon

enterokutane Fistel (Ⓔ enterocutaneous fistula): *Syn*: *äußere Darmfistel*; auf der Haut mündende Darmfistel*

enterovaginale Fistel (Ⓔ enterovaginal fistula): *Syn*: *Darm-Scheiden-Fistel*; innere Darmfistel* mit Einmündung in die Scheide [Vagina*]

enterovesikale Fistel (Ⓔ enterovesical fistula): *Syn*: *Darm-Blasen-Fistel*; innere Darmfistel* mit Einmündung in die Blase

gastroduodenale Fistel (Ⓔ gastroduodenal fistula): *Syn*: *Magen-Duodenum-Fistel*; innere Magenfistel* mit Mündung in den Zwölffingerdarm [Duodenum]

gastrointestinale Fistel (Ⓔ gastrointestinal fistula): *Syn*: *Magen-Darm-Fistel*; innere Magenfistel* mit Mündung in den Darm

gastrokolische Fistel (Ⓔ gastrocolic fistula): *Syn*: *Magen-Kolon-Fistel, Fistula gastrocolica, Gastrokolonfistel*; innere Magenfistel* mit Mündung in das Kolon

gastrokutane Fistel (Ⓔ gastrocutaneous fistula): *Syn*: *äußere Magenfistel*; auf der Haut mündende Magenfistel*

hepatobronchiale Fistel (Ⓔ hepatobronchial fistula): *Syn*: *Leber-Bronchus-Fistel*; Fistel zwischen Bronchialbaum und Leber

hepatopleurale Fistel (Ⓔ hepatopleural fistula): *Syn*: *Leber-Pleurahöhlen-Fistel*; Fistel zwischen Pleurahöhle und Leber

ileoileale Fistel (Ⓔ ileoileal fistula): innere Ileumfistel* mit Mündung in einen anderen Teil des Ileums

ileokolische Fistel (Ⓔ coloileal fistula): *Syn*: *Kolon-Ileum-Fistel*; innere Kolonfistel* mit Mündung in das Ileum

ileorektale Fistel (Ⓔ ileorectal fistula): *Syn*: *Ileum-Rektum-Fistel*; innere Ileumfistel* mit Mündung in das Rektum

ileozäkale Fistel (Ⓔ ileocecal fistula): *Syn*: *Ileozäkalfistel*; innere Ileumfistel* mit Mündung in das Zäkum

inkomplette Fistel (Ⓔ incomplete fistula): *Syn*: *blinde Fistel, Fistula incompleta*; unvollkommene, blind endende Fistel

innere Fistel (Ⓔ internal fistula): *Syn*: *Fistula interna*; in einem anderen Organ oder einer Körperhöhle mündende Fistel

koloileale Fistel (Ⓔ coloileal fistula): *Syn*: *Kolon-Ileum-Fistel*; innere Kolonfistel* mit Mündung in das Ileum

kolokutane Fistel (Ⓔ colocutaneous fistula): *Syn*: *äußere Kolonfistel*; auf der Haut mündende Kolonfistel*, aus der Kot austreten kann

kolovaginale Fistel (Ⓔ colovaginal fistula): *Syn*: *Dickdarm-Scheiden-Fistel, Kolon-Scheiden-Fistel*; innere Kolonfistel* mit Mündung in die Scheide [Vagina], aus der Kot austreten kann

kolovesikale Fistel (Ⓔ colovesical fistula): *Syn*: *Dickdarm-Blasen-Fistel, Kolon-Blasen-Fistel*; innere Kolonfistel* mit Mündung in die Blase; führt meist zu Pneumaturie* und Fäkalurie*

komplette Fistel (Ⓔ complete fistula): *Syn*: *Fistula completa*; Fistel, die zwei Hohlräume oder Organe miteinander verbindet

kongenitale präaurikuläre Fistel (Ⓔ congenital preauricular fistula): *Syn*: *Aurikularfistel, Fistula auris congenita, angeborene Ohrfistel*; meist blind endende Fistel, die aus Resten der 1. Kiemenfurche entsteht

metroperitoneale Fistel (Ⓔ metroperitoneal fistula): *Syn*: *uteroperitoneale Fistel*; Gebärmutter und Peritonealhöhle verbindende komplette Fistel

oronasale Fistel (Ⓔ oronasal fistula): Mund- und Nasenhöhle verbindende komplette Fistel

perianale Fistel (Ⓔ perianal fistula): *Syn*: *Perianalfistel*; in der Umgebung des Anus mündende äußere Fistel; *s.a. Analfistel*

perineovaginale Fistel (Ⓔ perineovaginal fistula): *Syn*: *Scheiden-Damm-Fistel*; Scheide und Damm verbindende äußere Fistel

rektolabiale Fistel (Ⓔ rectolabial fistula): Rektum und Schamlippen verbindende äußere Fistel

rektouterine Fistel: →*uterorektale Fistel*

rektovulväre Fistel (Ⓔ rectovulvar fistula): *Syn*: *Rektum-Vulva-Fistel*; Rektum und Vulva verbindende äußere Fistel

sigmoideovesikale Fistel: →*sigmoidovesikale Fistel*

sigmoidovesikale Fistel (Ⓔ sigmoidovesical fistula): *Syn*: *Sigma-Blasen-Fistel*; innere Sigmafistel* mit Mündung in die Blase; führt meist zu Pneumaturie* und Fäkalurie*

ureteroduodenale Fistel (Ⓔ ureteroduodenal fistula): *Syn*: *Harnleiter-Duodenum-Fistel*; Harnleiter und Duodenum verbindende innere Harnleiterfistel*

ureterointestinale Fistel (Ⓔ ureterointestinal fistula): *Syn*: *Harnleiter-Darm-Fistel*; Harnleiter und Darm verbindende innere Harnleiterfistel*

ureterokutane Fistel (Ⓔ ureterocutaneous fistula): *Syn*:

Fistula ureterocutanea, äußere Harnleiterfistel; auf der Haut mündende Harnleiterfistel*
ureterorektale Fistel (Ⓔ ureterorectal fistula): ***Syn***: *Harnleiter-Rektum-Fistel*; Harnleiter und Rektum verbindende innere Harnleiterfistel*
ureterouterine Fistel (Ⓔ ureterouterine fistula): ***Syn***: *Harnleiter-Gebärmutter-Fistel*; Harnleiter und Gebärmutter verbindende innere Harnleiterfistel*
ureterovaginale Fistel (Ⓔ ureterovaginal fistula): ***Syn***: *Harnleiter-Scheiden-Fistel, Fistula ureterovaginalis*; Harnleiter und Scheide verbindende Harnleiterfistel*
ureterovesikale Fistel (Ⓔ ureterovesical fistula): ***Syn***: *Harnleiter-Blasen-Fistel*; Harnleiter und Blase verbindende innere Harnleiterfistel*
urethroskrotale Fistel (Ⓔ urethroscrotal fistula): ***Syn***: *Harnröhren-Skrotum-Fistel*; Harnröhre und Skrotum verbindende Fistel
urethrovaginale Fistel (Ⓔ urethrovaginal fistula): ***Syn***: *Harnröhren-Scheiden-Fistel*; Harnröhre und Scheide verbindende Fistel
uteroperitoneale Fistel: →*metroperitoneale Fistel*
uterorektale Fistel (Ⓔ uterorectal fistula): ***Syn***: *Gebärmutter-Rektum-Fistel*; Gebärmutter und Rektum verbindende Fistel
uterovaginale Fistel (Ⓔ uterovaginal fistula): ***Syn***: *Gebärmutter-Scheiden-Fistel, Fistula uterovaginalis*; Gebärmutter und Scheide verbindende Fistel
uterovesikale Fistel (Ⓔ uterovesical fistula): ***Syn***: *Gebärmutter-Blasen-Fistel, Uterovesikalfistel*; Gebärmutter und Blase verbindende Fistel
vaginokutane Fistel (Ⓔ vaginocutaneous fistula): ***Syn***: *äußere Scheidenfistel*; auf der Haut mündende Scheidenfistel*
vaginovesikale Fistel (Ⓔ vaginovesical fistula): ***Syn***: *Scheiden-Blasen-Fistel, Vaginovesikalfistel*; Scheide und Blase verbindende Fistel
vesikointestinale Fistel (Ⓔ vesicointestinal fistula): ***Syn***: *Harnblasen-Darm-Fistel, Blasen-Darm-Fistel*; innere Blasenfistel* mit Mündung in den Darm
vesikokutane Fistel (Ⓔ vesicocutaneous fistula): ***Syn***: *äußere Blasenfistel, Fistula vesicocutanea*; auf der Haut mündende Blasenfistel*
vesikoperineale Fistel (Ⓔ vesicoperineal fistula): ***Syn***: *Blasen-Damm-Fistel, Fistula vesicoperinealis*; äußere Blasenfistel* mit Mündung auf dem Damm
vesikorektale Fistel (Ⓔ vesicorectal fistula): ***Syn***: *Harnblasen-Rektum-Fistel, Blasen-Rektum-Fistel, Fistula vesicorectalis*; innere Blasenfistel* mit Mündung in das Rektum
vesikoumbilikale Fistel (Ⓔ vesicoumbilical fistula): ***Syn***: *Harnblasen-Nabel-Fistel, Blasen-Nabel-Fistel, Fistula vesicoumbilicalis*; äußere Blasenfistel* mit Mündung am Nabel
vesikouterine Fistel (Ⓔ vesicouterine fistula): ***Syn***: *Blasen-Gebärmutter-Fistel, Harnblasen-Gebärmutter-Fistel, Fistula vesicouterina*; innere Blasenfistel* mit Mündung in die Gebärmutter
vesikovaginale Fistel (Ⓔ vesicovaginal fistula): ***Syn***: *Harnblasen-Scheiden-Fistel, Blasen-Scheiden-Fistel, Vesikovaginalfistel, Fistula vesicovaginalis*; innere Blasenfistel* mit Mündung in die Scheide
vesikozervikale Fistel (Ⓔ vesicocervical fistula): innere Blasenfistel* mit Mündung in die Zervix uteri
vulvorektale Fistel (Ⓔ vulvorectal fistula): ***Syn***: *Vulva-Rektum-Fistel*; Vulva und Rektum verbindende Fistel

Fis|tel|fül|lung *f*: →*Fistulographie*

Fis|tel|kar|zi|nom *f* (Ⓔ fistula cancer): vom Epithel einer Fistel ausgehendes Karzinom*

Fis|tel|spal|tung *f*: →*Fistulotomie*

Fis|tel|lung *f* (Ⓔ **1.** fistulation **2.** fistula): **1.** Anlegen einer künstlichen Verbindung eines Organs mit der Körperoberfläche oder einem anderen Organ **2.** →*Fistel*

Fis|tu|la *f, pl* **-lae** (Ⓔ fistula): ***Syn***: *Fistel*; spontan entstandene gangförmige Verbindung eines Organs mit der Körperoberfläche [**Fistula externa**] oder einem anderen Organ [**Fistula interna**]; die meisten Fisteln entstehen durch chronische Entzündungen [Morbus* Crohn] oder gehen von Abszessen aus; daneben gibt es auch traumatisch erworbene und angeborene Fisteln [z.B. mediane Halsfistel*]
Fistula ani: →*Analfistel*
Fistula anorectalis (Ⓔ **1.** anorectal fistula **2.** →*Analfistel*): **1.** ***Syn***: *After-Mastdarm-Fistel, Anorektalfistel, Anus-Rektum-Fistel*; innere Analfistel* mit Mündung in das Rektum **2.** →*Analfistel*
Fistula anovesicalis: →*anovesikale Fistel*
Fistula auris congenita (Ⓔ congenital preauricular fistula): ***Syn***: *kongenitale präaurikuläre Fistel, angeborene Ohrfistel, Aurikularfistel*; meist blind endende Fistel, die aus Resten der 1. Kiemenfurche entsteht
Fistula biliaris (Ⓔ biliary fistula): ***Syn***: *Gallenfistel, Biliärfistel, Gallefistel, biliäre Fistel*; von der Gallenblase oder den Gallengängen ausgehende Fistel, die in ein anderes Organ mündet [**innere Gallenfistel**] oder nach außen führt [**äußere Gallenfistel**]
Fistula biliocutanea (Ⓔ biliary-cutaneous fistula): ***Syn***: *äußere Gallenfistel, biliokutane Fistel*; auf der Haut mündende Gallenfistel*
Fistula biliodigestiva: →*biliodigestive Fistel 1.*
Fistula bronchopleuralis: →*bronchopleurale Fistel*
Fistula cholecystocolica (Ⓔ cholecystocolonic fistula): ***Syn***: *Gallenblasen-Kolon-Fistel*; innere Gallenblasenfistel* mit Mündung in das Kolon
Fistula cholecystoduodenalis (Ⓔ cholecystoduodenal fistula): ***Syn***: *Gallenblasen-Duodenum-Fistel*; innere Gallenblasenfistel* mit Mündung in das Duodenum*
Fistula cholecystogastrica (Ⓔ cholecystogastric fistula): ***Syn***: *Gallenblasen-Magen-Fistel*; innere Gallenblasenfistel* mit Mündung in den Magen
Fistula cholecystointestinalis (Ⓔ cholecystointestinal fistula): ***Syn***: *cholezystointestinale Fistel, Gallenblasen-Dünndarm-Fistel, Gallenblasen-Darm-Fistel*; innere Gallenblasenfistel* mit Mündung in den (Dünn-)Darm
Fistula coccygealis (Ⓔ coccygeal fistula): ***Syn***: *Steißbeinfistel, Steißbeinzyste, pilonidaler Abszess, Sinus pilonidalis, Pilonidalfistel, Kokzygealfistel, Haarnestfistel, Haarnestgrübchen, Pilonidalzyste, Sakraldermoid, Fistula pilonidalis*; epithelausgekleideter Fistelgang in der medianen Steißbeingegend/Analfalte; durch einen persistierenden embryonalen Neuroporus oder [häufiger] durch Eindringen von Haaren und Oberflächenepithel in die Haut bedingt; betrifft meist jüngere, stark behaarte Männer, die vorwiegend sitzende Tätigkeiten ausüben [Taxi-, LKW-Fahrer]; **differentialdiagnostisch** kommen v.a. Analfistel* und ein periproktitischer Abszess* infrage; die **Therapie** besteht in Ausschneidung und Sekundärheilung*
Fistula colli congenita: →*Halsfistel*
Fistula colli congenita lateralis (Ⓔ median cervical fistula): ***Syn***: *mediane Halsfistel; s.u. Halsfistel*
Fistula colli congenita medialis (Ⓔ lateral cervical fistula): ***Syn***: *laterale Halsfistel; s.u. Halsfistel*
Fistula completa (Ⓔ complete fistula): ***Syn***: *komplette Fistel*; Fistel, die zwei Hohlräume oder Organe miteinander verbindet
Fistula enterocolica: →*enterokolische Fistel*
Fistula externa (Ⓔ external fistula): ***Syn***: *äußere Fistel*; an der Körperoberfläche mündende Fistel
Fistula gastrica (Ⓔ gastric fistula): ***Syn***: *Magenfistel*; vom Magen ausgehende Fistel, die in ein anderes Organ mündet [**innere Magenfistel**] oder nach außen führt [**äußere Magenfistel**]
Fistula gastrocolica (Ⓔ gastrocolic fistula): ***Syn***: *Magen-Kolon-Fistel, gastrokolische Fistel*; innere Magenfistel* mit Mündung in das Kolon
Fistula incompleta (Ⓔ incomplete fistula): ***Syn***: *inkomplette/blinde Fistel*; unvollkommene, blind endende Fistel
Fistula interna (Ⓔ internal fistula): ***Syn***: *innere Fistel*; in einem anderen Organ oder einer Körperhöhle mündende Fistel
Fistula lymphatica (Ⓔ lymphatic fistula): ***Syn***: *Lymphfistel*; meist innere, lymphabsondernde Fistel eines Lymphgefäßes; kann zur Entwicklung eines Chyloperitoneums* oder Chylothorax* beitragen; die Ursache liegt meist in einer traumatischen oder iatrogenen Schädigung

Fistula omphaloenterica (Ⓔ omphalomesenteric fistula): *Syn*: *Dottergangsfistel*; am Nabel mündende, von einem fortbestehenden Dottergang ausgehende Fistel
Fistula perinealis (Ⓔ perineal fistula): *Syn*: *Dammfistel, Beckenbodenfistel*; auf dem Damm mündende Fistel; meist handelt es sich um komplette oder inkomplette Analfisteln*
Fistula pilonidalis: *→Fistula coccygealis*
Fistula rectalis (Ⓔ rectal fistula): *Syn*: *Mastdarmfistel, Rektalfistel*; vom Rektum ausgehende Fistel, die in andere Organe mündet [**innere Mastdarmfistel**] oder nach außen führt [**äußere Mastdarmfistel**]
Fistula rectourethralis (Ⓔ rectourethral fistula): *Syn*: *Mastdarm-Harnröhren-Fistel, Rektourethralfistel*; innere Mastdarmfistel* mit Mündung in die Harnröhre

Fistula rectovaginalis (Ⓔ rectovaginal fistula): *Syn*: *Rektovaginalfistel, Mastdarm-Scheiden-Fistel*; innere Mastdarmfistel* mit Mündung in die Scheide [Vagina]
Fistula rectovesicalis (Ⓔ rectovesical fistula): *Syn*: *Rektovesikalfistel, Mastdarm-Blasen-Fistel*; innere Mastdarmfistel* mit Mündung in die Blase
Fistula rectovestibularis (Ⓔ rectovestibular fistula): *Syn*: *Mastdarm-Scheidenvorhof-Fistel, Rektovestibulärfistel*; äußere Mastdarmfistel* mit Mündung in den Scheidenvorhof
Fistula stercoralis (Ⓔ stercoral fistula): *Syn*: *Kotfistel*; angeborene oder nach Darmverletzung entstehende kotführende, äußere Darmfistel*
Fistula umbilicalis (Ⓔ umbilical fistula): *Syn*: *Nabelfistel*; angeborene Fistel zwischen Nabel und Ileum [Kotfistel] oder Nabel und Blase [Urinfistel]; meist eine Dottergangsfistel*
Fistula ureterica (Ⓔ ureteral fistula): *Syn*: *Harnleiterfistel, Ureterfistel*; vom Harnleiter ausgehende Fistel, die in andere Organe mündet [**innere Harnfistel**] oder nach außen führt [**äußere Harnfistel**]
Fistula ureterocutanea (Ⓔ ureterocutaneous fistula): *Syn*: *ureterokutane Fistel, äußere Harnleiterfistel*; auf der Haut mündende Harnleiterfistel*
Fistula ureterovaginalis (Ⓔ ureterovaginal fistula): *Syn*: *Harnleiter-Scheiden-Fistel, ureterovaginale Fistel*; Harnleiterfistel* mit Mündung in der Scheide [Vagina]
Fistula uterovaginalis (Ⓔ uterovaginal fistula): *Syn*: *Gebärmutter-Scheiden-Fistel, uterovaginale Fistel*; Gebärmutter und Scheide verbindende Fistel
Fistula vesicalis (Ⓔ vesical fistula): *Syn*: *Blasenfistel, Harnblasenfistel*; von der Blase ausgehende Fistel, die in andere Organe mündet [**innere Blasenfistel**] oder nach außen führt [**äußere Blasenfistel**]
Fistula vesicocolica (Ⓔ vesicocolic fistula): *Syn*: *Blasen-Kolon-Fistel, Harnblasen-Kolon-Fistel*; innere Blasenfistel* mit Einmündung in das Kolon
Fistula vesicocutanea (Ⓔ vesicocutaneous fistula): *Syn*: *äußere Blasenfistel, vesikokutane Fistel*; auf der Haut mündende Blasenfistel*
Fistula vesicoperinealis (Ⓔ vesicoperineal fistula): *Syn*: *Blasen-Damm-Fistel, vesikoperineale Fistel*; äußere Blasenfistel* mit Mündung auf dem Damm
Fistula vesicorectalis (Ⓔ vesicorectal fistula): *Syn*: *Harnblasen-Rektum-Fistel, Blasen-Rektum-Fistel, vesikorektale Fistel*; innere Blasenfistel* mit Mündung in das Rektum
Fistula vesicoumbilicalis (Ⓔ vesicoumbilical fistula): *Syn*: *Harnblasen-Nabel-Fistel, Blasen-Nabel-Fistel, vesikoumbilikale Fistel*; äußere Blasenfistel* mit Mündung am Nabel
Fistula vesicouterina (Ⓔ vesicouterine fistula): *Syn*: *Blasen-Gebärmutter-Fistel, Harnblasen-Gebärmutter-Fistel, vesikouterine Fistel*; innere Blasenfistel* mit Mündung in der Gebärmutter [Uterus]
Fistula vesicovaginalis (Ⓔ vesicovaginal fistula): *Syn*: *Harnblasen-Scheiden-Fistel, Blasen-Scheiden-Fistel, Vesikovaginalfistel, vesikovaginale Fistel*; innere Blasenfistel* mit Mündung in die Scheide [Vagina]
Fis|tul|ek|to|mie *f* (Ⓔ fistulectomy): *Syn*: *Syringektomie*; komplette operative Entfernung eines Fistelganges; *s.a. Fistel*
Fis|tu|lo|en|te|ro|sto|mie *f* (Ⓔ fistuloenterostomy): Ableitung einer Fistel* in den Darm
Fis|tu|lo|gra|phie *f* (Ⓔ fistulography): *Syn*: *Fistulografie, Fistelfüllung*; Röntgenkontrastdarstellung* einer Fistel*
Fis|tu|lo|sto|mie *f* (Ⓔ fistulostomy): *Syn*: *Syringostomie*; operative Eröffnung einer Fistel* und Bildung einer äußeren Fistel zur Ableitung
Fis|tu|lo|to|mie *f* (Ⓔ fistulotomy): *Syn*: *Fistelspaltung, Syringotomie*; operative Eröffnung einer Fistel* und Umwandlung in ein Geschwür
FITC *Abk.*: Fluoresceinisothiocyanat
Fitz-Hugh: Thomas Fitz-Hugh; 1894–1963; amerikanischer Internist
Fitz-Hugh-Curtis-Syndrom *nt* (Ⓔ Fitz-Hugh and Curtis syndrome): *Syn*: *Perihepatitis acuta gonorrhoica*; seltene, im Rahmen einer Gonorrhoe* auftretende Entzündung der Leberkapsel
FIV$_1$ *Abk.*: forciertes Inspirationsvolumen in 1 Sekunde
FIVC *Abk.*: forcierte inspiratorische Vitalkapazität
Fi|xa|teur ex|terne *m* (Ⓔ external fixator): *Syn*: *externes Fixiersystem*; externe Fixiersysteme sind ein Bindeglied zwischen konservativer Behandlung und stabiler Osteosynthese*; sie werden zur Fixierung von Knochen bei Trümmerbrüchen, v.a. bei offenen Brüchen mit Weichteilschäden eingesetzt; oft werden sie nur bis zur Abschwellung der Weichteile belassen und dann durch eine offene Osteosynthese* ersetzt
Schrauben [z.B. Schanz-Schrauben] oder Nägel [z.B. Steinmann-Nägel] werden in den Knochen verankert und durch Stäbe verspannt; der fertige Apparat kann eindimensional/unilateral oder zweidimensional/bilateral sein; für komplexere Aufgaben können ringförmige Fixateure eingesetzt werden

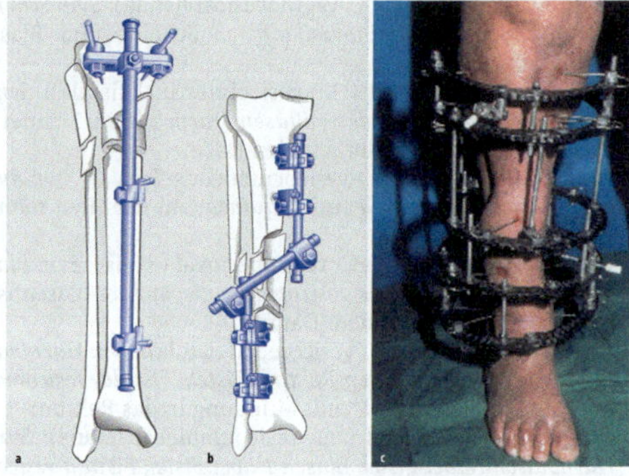

Abb. F36. Fixateur externe bei offener Tibiafraktur

Fi|xa|teur in|terne *m* (Ⓔ internal fixator): *Syn*: *internes Fixiersystem*; dem Fixateur* externe ähnlicher Apparat zur inneren Fixierung von Knochen; wird v.a. bei Frakturen der Wirbelsäule eingesetzt
Fi|xa|ti|on *f*: *→Fixierung*
Fi|xa|ti|ons|nys|tag|mus *m* (Ⓔ fixation nystagmus): *Syn*: *Einstellungsnystagmus*; feiner Nystagmus* beim Fixieren des Auges auf einen Punkt
Fi|xier|sys|tem, ex|ter|nes *nt*: *→Fixateur externe*
Fi|xier|sys|tem, in|ter|nes *nt*: *→Fixateur interne*
Fi|xie|rung *f* (Ⓔ **1.–4.** fixation): *Syn*: *Fixation*; **1.** (*chirurg.*) Befestigung **2.** Einstellung des Auges auf einen Punkt **3.** Konservierung von Zellen oder Geweben und Aufbringen auf einen Objektträger **4.** (*psychiat.*) Festlegung auf bestimmte Personen oder Objekte
FK *Abk.*: **1.** *→Femurkopf* **2.** *→Fieberkrampf* **3.** *→Fremdkörper* **4.** *→Fructokinase*
FK506 *Abk.*: *→Tacrolimus*
FKDS *Abk.*: *→farbkodierte Duplexsonographie*
FKE *Abk.*: *→Fremdkörperembolie*
FKHA *Abk.*: Fingerkuppen-Hohlhand-Abstand
FKW *Abk.*: Fluorkohlenwasserstoff
FL *Abk.*: **1.** Feldlazarett **2.** *→Fettleber*
fl *Abk.*: **1.** Femtoliter **2.** fluidus

Fl. *Abk.*: *→Flores*

FLA *Abk.*: **1.** Fibrinolyse-Aktivierung **2.** Film-Leuchtschirm-Abstand

FLAC *Abk.*: 5-Fluorouracil, Leucovorin, Adriamycin, Cyclophosphamid

Flac|ci|da *f* (Ⓔ flaccida): *Syn*: *Shrapnell-Membran, Pars flaccida membranae tympanicae*; schlaffer oberer Abschnitt des Trommelfells*

Flä|chen|des|in|fek|ti|on *f* (Ⓔ surface disinfection): meist werden Aldehyde [Formaldehyd*] verwendet; Wischen oder Scheuern ist dabei effizienter und wirkungsvoller als Versprühen, Vernebeln oder Verdampfen

Flä|chen|ky|mo|gra|phie *f* (Ⓔ radiokymography): *Syn*: *Flächenkymografie*; Aufzeichnung der Organbewegung auf einer Aufnahme; meist zur Darstellung der Herzwand- und Gefäßpulsation

Flach|köp|fig|keit *f* (Ⓔ chamecephaly): Chamäzephalie*

Flach|rü|cken *m* (Ⓔ flat back): meist durch angeborene oder erworbene Schäden der Wirbelsäule verursachte Fehlhaltung

Flachs *m* (Ⓔ flax): *Syn*: *Lein, Linum usitatissimum*; *s.u. Leinsamen*

Flach|wir|bel *m* (Ⓔ flat vertebra): *Syn*: *Platyspondylie, Vertebra plana*; angeborene oder erworbene Abflachung eines oder mehrerer Wirbel; die häufigste Ursache ist Osteoporose*

Fla|gel|la|ta *pl* (Ⓔ Flagellata): *Syn*: *Geißeltierchen, Geißelinfusorien, Flagellaten, Mastigophoren, Mastigophora*; beim Menschen als Parasiten auftretende Einzeller mit einer oder mehreren Geißeln; *s.a. Trypanosoma, Leishmania, Trichomonas*

Fla|gel|la|ten *pl*: *→Flagellata*

Fla|gel|la|ti|on *f* (Ⓔ flagellation): Geißelung als Mittel der sexuellen Erregung

Fla|gel|le *f*: *→Flagellum*

Fla|gel|lum *nt, pl* **-la** (Ⓔ flagellum): *Syn*: *Geißel, Flagelle*; peitschenförmiges Fortbewegungsorgan von Zellen; *s.a. Essay Bakterien S. 217*

FLAIR *Abk.*: fluid attenuated inversion recovery

flake fracture *nt*: *s.u. Epiphysenfraktur*

Flam|men|e|mis|si|ons|pho|to|me|trie *f*: *→Flammenphotometrie*

Flam|men|pho|to|me|ter *nt* (Ⓔ flame photometer): *Syn*: *Flammenfotometer, Flammfotometer, Flammphotometer*; Photometer zur Flammenphotometrie*

Flam|men|pho|to|me|trie *f* (Ⓔ flame photometry): *Syn*: *Flammenfotometrie, Flammenemissionsfotometrie, Flammenemissionsphotometrie*; quantitative Analysenmethode, bei der gelöste Substanzen in einer Flamme zerstäubt werden; ein Flammenphotometer misst das von der erhitzten Substanz ausgesandte Licht und stellt es als (Linien-)Spektrum dar

Flamm|pho|to|me|ter *nt*: *→Flammenphotometer*

FLAP *Abk.*: 5-Fluorouracil, Leucovorin, Adriamycin, Cisplatin (*engl.* platinol)

flap *nt*: (*engl.*) (Gewebe-)Lappen

axial pattern flap: *s.u. Lappenplastik*

random pattern flap: *s.u. Lappenplastik*

Flapping-Tremor *m*: *→Flattertremor*

Flat|ter|tre|mor *m* (Ⓔ flapping tremor): *Syn*: *Asterixis, Flapping-Tremor*; grobschlägiger Tremor* im präkomatösen Zustand bei verschiedenen Erkrankungen, wie z.B. Leberinsuffizienz

Fla|tu|lenz *f* (Ⓔ flatulence): Geblähtsein, Blähung, Blähungen

Fla|tus *m* (Ⓔ flatus): Wind, Blähung; Darmluft, Darmgas

Flatus vaginalis (Ⓔ flatus vaginalis): *Syn*: *Garrulitas vulvae*; hörbares Entweichen von Luft aus der Scheide

Flaum|haar *nt* (Ⓔ lanugo): *s.u. Lanugo*

Flav. *Abk.*: Flavin

Flav-, flav- *präf.*: *→Flavo-*

Fla|vek|to|mie *f* (Ⓔ flavectomy): Teilentfernung der Ligamenta* flava; als sog. **intralaminäre Fensterung** im Rahmen einer Bandscheibenoperation*

Fla|vin|a|de|nin|di|nu|cle|o|tid *nt* (Ⓔ flavin adenine dinucleotide): Dinucleotid aus Flavinmononucleotid* und Adenosinmonophosphat; prosthetische Gruppe vieler Flavinenzyme

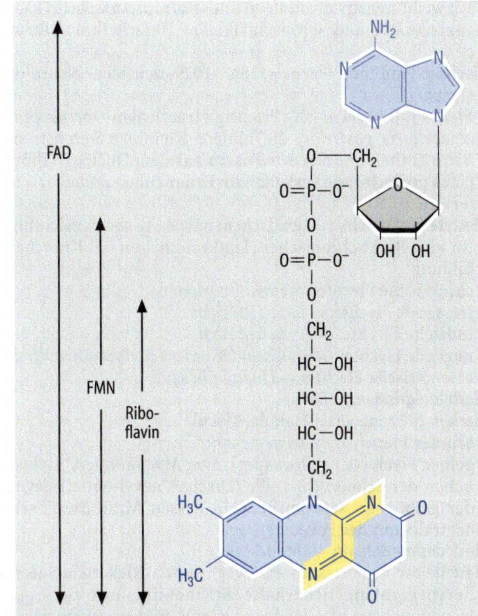

Abb. F37. Riboflavin und Derivate

Fla|vin|a|de|nin|di|nu|kle|o|tid *nt*: *→Flavinadenindinucleotid*

Fla|vi|ne *pl* (Ⓔ flavins): *Syn*: *Lyochrome*; Derivate des Isoalloxazins, z.B. Riboflavin

Fla|vin|en|zy|me *pl* (Ⓔ flavin enzymes): *Syn*: *Flavoproteine*; Enzyme, die Flavinnucleotide* enthalten; dazu gehören Oxidasen [z.B. Xanthinoxidase], Reduktasen [z.B. Cytochromreduktase] und Dehydrogenasen [z.B. NADH-Dehydrogenase]

Fla|vin|mo|no|nu|cle|o|tid *nt* (Ⓔ flavin mononucleotide): *Syn*: *Riboflavin-5'-phosphat*; aus Riboflavin* und Phosphat aufgebaute prosthetische Gruppe vieler Flavinenzyme; *s.a. Flavinadenindinucleotid*

Fla|vin|mo|no|nu|kle|o|tid *nt*: *→Flavinmononucleotid*

Fla|vin|nu|cle|o|ti|de *pl* (Ⓔ flavin nucleotides): Oberbegriff für Flavinmononucleotid* und Flavinadenindinucleotid*

Fla|vin|nu|kle|o|ti|de *pl*: *→Flavinnucleotide*

Fla|vi|vi|ri|dae *pl* (Ⓔ Flaviviridae): RNA-Viren, zu denen Flavivirus* und das Hepatitis-C-Virus* gehören

Fla|vi|vi|rus *nt, pl* **-ren** (Ⓔ flavivirus): Gattung der Flaviviridae* mit mehr als 20 menschenpathogenen Arten, die meist durch Mücken oder Zecken übertragen werden; dazu gehören u.a. Gelbfieber-Virus*, FSME-Virus* und Dengue-Virus*

Flavo-, flavo- *präf.*: Wortelement mit der Bedeutung „gelb/gelblich"

Fla|vo|bac|te|ri|um *nt* (Ⓔ Flavobacterium): gramnegative Stäbchenbakterien mit gelbem Farbstoff [**Gelbkeime**]; nur selten Krankheitserreger

Fla|vo|ne *pl* (Ⓔ flavones): Gruppe wichtiger Pflanzenfarbstoffe; liegen i.d.R. als wasserlösliche Glykoside* [Flavonglykoside] vor; dazu gehören z.B. die Catechine* und Anthocyanidine*

Fla|von|gly|ko|si|de *pl* (Ⓔ flavone glycosides): *s.u. Flavone*

Fla|vo|no|i|de *pl* (Ⓔ flavonoids): Oberbegriff für Flavane, Isoflavane und Neoflavane; sekundäre Pflanzenstoffe, die sich vom Phenylchroman ableiten; liegen in den Pflanzen i.d.R. als Glykoside* [Flavonoidglykoside] vor; ihre biologische Bedeutung ist noch ungeklärt

Fla|vo|no|id|gly|ko|si|de *pl* (Ⓔ flavonoid glycosides): *s.u. Flavonoide*

Fla|vo|pro|te|i|ne *pl*: *→Flavinenzyme*

Fla|vo|xat *nt* (Ⓔ flavoxate): Spasmolytikum*

fld. *Abk.*: fluidus

Fle|ca|i|nid *nt* (Ⓔ flecainide): Antiarrhythmikum* der Klasse

F

IC; wirkt negativ dromotrop und inotrop; **Anw.**: tachykarde ventrikuläre und supraventrikuläre Herzrhythmusstörungen

Flechsig: Paul Emil Flechsig; 1847–1929; deutscher Neurologe (Leipzig)

Flechsig-Bündel *nt* (Ⓔ Flechsig's tract): ***Syn***: *Tractus spinocerebellaris posterior*; die hintere Kleinhirn-Seitenstrang-Bahn enthält ungekreuzte Fasern aus dem Nucleus* thoracicus posterior; sie verlaufen im Pedunculus cerebellaris inferior

Flech|te *f* (Ⓔ lichen): ***Syn***: *Lichen*; unspezifische Bezeichnung für eine Reihe chronischer Hautkrankheiten mit Knötchenbildung

chinesische Flechte: → *Tinea imbricata*

fressende Flechte: → *Lupus vulgaris*

indische Flechte: → *Tinea imbricata*

nagende Flechte: → *chronisch-diskoider Lupus erythematodes*

orientalische Flechte: → *Tinea imbricata*

Flech|ten|grind *m*: → *Favus*

Fleck *m* (Ⓔ macula): Makula, Macula

blinder Fleck: → *Discus nervi optici*

gelber Fleck (Ⓔ yellow spot): ***Syn***: *Macula lutea, Makula*; neben der Sehnervenpapille [Discus* nervi optici] liegender gelblicher Netzhautfleck, in dessen Mitte die Fovea* centralis mit der Foveola* liegt

Fleck|des|mo|som *nt*: → *Desmosom*

Fleck|fie|ber *nt* (Ⓔ spotted fever): durch **Rickettsia**-Species hervorgerufene fieberhafte Erkrankung mit fleckigem Hautausschlag; oft gleichgesetzt mit epidemischem Fleckfieber*

endemisches Fleckfieber (Ⓔ endemic typhus): ***Syn***: *murines Fleckfieber, Rattenfleckfieber, Flohfleckfieber*; durch Flöhe [Pestfloh, Katzenfloh] übertragenes Fleckfieber durch Rickettsia* typhi; der Verlauf ist milder als beim epidemischen Fleckfieber*; **Therapie**: Tetracycline*, Chloramphenicol*

epidemisches Fleckfieber (Ⓔ epidemic typhus): ***Syn***: *klassisches Fleckfieber, Läusefleckfieber, Flecktyphus, Hungertyphus, Kriegstyphus, Typhus exanthematicus*; weltweit verbreitete, durch schlechte hygienische Bedingungen geförderte Infektionskrankheit; der Erreger Rickettsia* prowazekii wird v.a. durch die Kleiderlaus* von Mensch zu Mensch übertragen; **Klinik**: nach einer Inkubationszeit von 10–14 Tagen entwickelt sich rasch ein hohes Fieber [Kontinua über 8–10 Tage], das von Kopf-, Muskel- und Gliederschmerzen sowie Atemwegs- und Herzbeschwerden begleitet wird; vom 4.–7. Tag erscheinen typische blassrote **Fleckfieberroseolen**, die am oberen Rumpf beginnen und sich nach unten ausbreiten; hinzu kommen Bewusstseinseintrübung und neurologische Schäden, die zu Koma und Tod führen können; **Diagnose**: Antikörpernachweis [Weil*-Felix-Reaktion, KBR, IF, ELISA]; **Therapie**: Tetracycline*, Chloramphenicol*; **Prognose**: unbehandelt tödlicher Verlauf innerhalb von 2–3 Wochen; da die Krankheit keine dauernde Immunität hinterlässt, kann es noch nach Jahren oder Jahrzehnten zu einem Rezidiv kommen, das dann als Brill*-Zinsser-Krankheit bezeichnet wird

japanisches Fleckfieber (Ⓔ scrub typhus): ***Syn***: *Tsutsugamushi-Fieber, Milbenfleckfieber, Scrub-Typhus, Buschfleckfieber*; von **Kadanimilben** übertragene hoch fieberhafte Infektionskrankheit durch Rickettsia* tsutsugamushi; die Mortalität beträgt bis zu 30 %

klassisches Fleckfieber: → *epidemisches Fleckfieber*

Mediterranes Fleckfieber (Ⓔ boutonneuse fever): ***Syn***: *Fièvre boutonneuse, Boutonneusefieber*; durch **Rickettsia conorii** verursachte Infektionskrankheit mit Kopf- und Gliederschmerzen, die v.a. im Mittelmeerraum auftritt

murines Fleckfieber: → *endemisches Fleckfieber*

Fleck|ty|phus *m*: → *epidemisches Fleckfieber*

Fleischer: Bruno Fleischer; 1874–1965; deutscher Augenarzt (Erlangen)

Fleischer-Kayser-Ring *m*: → *Kayser-Fleischer-Kornealring*

Fleisch|flie|ge *f* (Ⓔ Sarcophaga): ***Syn***: *Sarcophaga*; Fliegengattung, deren Larven Erreger der Myiasis* sind

Fleisch|mo|le *f* (Ⓔ fleshy mole): ***Syn***: *Mola carnosa*; *s.u. Blutmole*

Fleisch|ver|gif|tung *f* (Ⓔ meat poisoning): Lebensmittelvergiftung* durch verdorbenes Fleisch; *s.a. Allantiasis*

Fleisch|wärz|chen (der Scheide) *pl* (Ⓔ hymenal caruncles): ***Syn***: *Hymenalkarunkeln, Carunculae hymenales*; Reste des Jungfernhäutchens am Scheideneingang

Fleisch, wil|des *nt* (Ⓔ proud flesh): ***Syn***: *Caro luxurians*; überschießendes Granulationsgewebe*

Flemming: Sir Alexander Flemming; 1881–1955; schottischer Bakteriologie (London); Nobelpreisträger für Medizin 1945 zusammen mit H. Florey und E. B. Chain für die Entdeckung von Penicillin*; Flemming entdeckte Penicillin bereits 1928, allerdings dauerte es fast 10 Jahre, bis von dieser Entdeckung und den sich daraus ergebenden Möglichkeiten Notiz genommen wurde; Florey und Chain gelang es 1939 Penicillin als stabiles Trockenpulver darzustellen

Fletcher: Sir William Fletcher; 1872–1938; englischer Arzt (London)

Fletcher-Faktor *m* (Ⓔ Fletscher's factor): ***Syn***: *Kallikreinogen, Präkallikrein*; inaktive Vorstufe von Kallikrein*; *s.a. Kallikrein-Kinin-System*

Fle|xi|bi|li|tas *f* (Ⓔ flexibility): Biegsamkeit, Flexibilität

Flexibilitas cerea (Ⓔ waxy flexibility): bei verschiedenen psychischen Erkrankungen auftretende wachsartige Biegsamkeit der Extremitäten

Fle|xio *f* (Ⓔ flexion): Beugung, Biegung, Krümmung, Flexion

Flexio uteri *f* (Ⓔ flexion of uterus): Abwinkelung des Gebärmutterkörpers gegen den Hals

Fle|xi|ons|hal|tung *f*: → *Flexionslage*

Fle|xi|ons|la|ge *f* (Ⓔ flexion): ***Syn***: *Flexionshaltung*; Beugung des Kindskopfes auf die Brust

Flexner: Simon Flexner; 1863–1946; amerikanischer Bakteriologe (New York, Baltimore)

Flexner-Bacillus *m* (Ⓔ Flexner's bacillus): ***Syn***: *Shigella flexneri*; weltweit verbreitete und in Mitteleuropa endemische Gruppe B der Shigellen*; die Infektionen verlaufen relativ leicht, da keine Enterotoxine gebildet werden; *s.a. Shigellenruhr*

Fle|xor *m* (Ⓔ flexor): Beuger, Beugemuskel; *s.u. Musculus flexor*

Fle|xur *f*: → *Flexura*

Fle|xu|ra *f*, *pl* **-rae** (Ⓔ flexure): ***Syn***: *Flexur*; Biegung, Beugung, Krümmung

Flexura anorectalis: → *Flexura perinealis*

Flexura coli (Ⓔ colic flexure): rechte [**Flexura coli dextra**] und linke [**Flexura coli sinistra**] Kolonflexur am Anfang und Ende des Querkolons

Flexura coli dextra (Ⓔ right colic flexure): ***Syn***: *rechte Kolonflexur, Flexura coli hepatica*; Kolonkrümmung am Übergang von aufsteigendem Kolon [Colon* ascendens] zu Querkolon [Colon* transversum] im rechten Oberbauch

Flexura coli hepatica: → *Flexura coli dextra*

Flexura coli sinistra (Ⓔ left colic flexure): ***Syn***: *linke Kolonflexur, Flexura coli splenica*; Kolonkrümmung am Übergang von Querkolon [Colon* transversum] zu absteigendem Kolon [Colon* descendens] im linken Oberbauch

Flexura coli splenica: → *Flexura coli sinistra*

Flexura duodeni (Ⓔ duodenal flexure): ***Syn***: *Zwölffingerdarmkrümmung, Duodenalflexur*; obere [**Flexura duodeni superior**] und untere [**Flexura duodeni inferior**] Krümmung des Zwölffingerdarms [Duodenum*]; *s.a. Duodenum*

Flexura duodenojejunalis (Ⓔ duodenojejunal flexure): ***Syn***: *Duodenojejunalflexur*; Flexur am Übergang von Duodenum* und Jejunum*

Flexura inferior lateralis (Ⓔ inferior lateral flexure): Flexura inferodextra lateralis; *s.u. Flexurae laterales*

Flexura inferodextra lateralis (Ⓔ inferodextral lateral flexure): ***Syn***: *Flexura inferior lateralis*; *s.u. Flexurae laterales*

Flexura intermedia lateralis (Ⓔ intermediate lateral flexure): Flexura intermediosinistra lateralis; *s.u. Flexurae laterales*

Flexura intermediosinistra lateralis (Ⓔ intermediosinistral lateral flexure): ***Syn***: *Flexura intermedia lateralis*; *s.u. Flexurae laterales*

Flexurae laterales (Ⓔ lateral flexures): drei sachte Krümmungen der Ampulla* recti zwischen Flexura* sacralis recti und Flexura* perinealis; die erste geht nach rechts [**Flexura superodextra lateralis**], die zweite nach links [**Flexura intermediosinistra lateralis**] und die dritte wieder nach rechts [**Flexura inferodextra lateralis**]; *s.a. Rektum*

Flexura perinealis (Ⓔ perineal flexure of rectum): ***Syn***: *Flexura anorectalis, Perinealflexur des Rektums*; nach vorne gerichtete Krümmung des Analkanals [Canalis* analis] beim Durchtritt durch das Diaphragma* pelvis

Flexura sacralis recti (Ⓔ sacral flexure of rectum): ***Syn***: *Sakralflexur des Rektums*; nach hinten gerichtete Krümmung der Ampulla* recti oberhalb des Diaphragma* pelvis

Flexura superior lateralis (Ⓔ superior lateral flexure): Flexura superodextra lateralis; *s.u. Flexurae laterales*

Flexura superodextra lateralis (Ⓔ superodextral lateral flexure): ***Syn***: *Flexura superior lateralis*; *s.u. Flexurae laterales*

FLI *Abk.*: fulminante Leberinsuffizienz

Fli|cken|plas|tik *f* (Ⓔ patch angioplasty): ***Syn***: *Patch-Plastik, Flickentransplantat*; Deckung eines Defektes oder einer operativ kreierten Erweiterung mit einem Gewebe- oder Gefäßstückchen [**Serosapatch, Venenpatch**] oder einem Kunststoffgewebe

Fli|cken|trans|plan|tat *f*: *→Flickenplastik*

Flie|der|tee *m* (Ⓔ elderberry tea): *s.u. Holunder, schwarzer*

Flie|gen|ma|den|krank|heit *f*: *→Myiasis*

Flie|ger|o|ti|tis *f, pl* **-ti|ti|den** (Ⓔ aviation otitis): ***Syn***: *Aerotitis, Aerootitis, Barotitis, Barootitis, Otitis barotraumatica*; durch eine (plötzliche) Luftdruckänderung hervorgerufene Mittelohrentzündung [Otitis* media]

Flie|ger|si|nu|si|tis *f, pl* **-ti|ti|den** (Ⓔ areosinusitis): ***Syn***: *Aerosinusitis, Barosinusitis*; durch eine (plötzliche) Luftdruckänderung hervorgerufene Entzündung der Nasennebenhöhlen [Sinusitis*]

Fließ|gleich|ge|wicht *nt* (Ⓔ steady state): ***Syn***: *dynamisches Gleichgewicht, steady state*; Gleichgewichtszustand eines offenen Systems

Fließ|le|hre *f*: *→Rheologie*

Flim|mer|e|pi|thel *nt* (Ⓔ ciliated epithelium): Epithel mit Flimmerhärchen an der Oberfläche, z.B. das respiratorische Epithel der Atemwege

Flim|mer|fre|quenz, kri|ti|sche *f*: *→Flimmerfusionsfrequenz*

Flim|mer|fu|si|ons|fre|quenz *f* (Ⓔ flicker-fusion frequency): ***Syn***: *kritische Flimmerfrequenz*; Bildfrequenz, bei der Einzelbilder zu einem flimmerfreien Bild verschmelzen; liegt bei ca. 25 Lichtreizen pro Sekunde

Flim|mer|haa|re *pl* (Ⓔ kinocilia): ***Syn***: *Zilien, Kinozilien*; kleinste, haarähnliche Zellfortsätze, die aktiv bewegt werden; sie sind ca. 6–12 µm lang, bei einem Durchmesser von ca. 0,3 µm; jede Zilie ist über das **Basalkörperchen** [Kinetosom] in der Zellwand verankert; das Kinetosom besteht aus insgesamt 27 Mikrotubuli*, die in 9 Dreiergruppen angeordnet sind; der **Zilienschaft** [der Teil oberhalb der Zelle] enthält 9 Mikrotubuluspaare [Doubletten], die sich ringförmig um ein zentrales Tubuluspaar anordnen [**9x2+2-Muster**]; die von den A-Tubuli ausgehenden Dyneinarme und radiären Speichen sind für die Bewegung der Zilien verantwortlich

Flim|mer|lar|ve *f* (Ⓔ coracidium): ***Syn***: *Wimperlarve, Korazidium, Coracidium*; bewimpertes erstes Larvenstadium verschiedener Bandwürmer

Flim|mern *nt* (Ⓔ fibrillation): ***Syn***: *Fibrillieren, Fibrillation*; ungeordnete, schnell aufeinander folgende Muskelkontraktionen; wird meist auf die ungeordnete Kontraktion von Teilen der Herzmuskulatur [Kammerflimmern*, Vorhofflimmern*] angewandt

Flim|mer|sko|tom *nt* (Ⓔ scintillating scotoma): anfallsweises Augenflimmern bei Durchblutungsstörungen des Gehirns oder Migräne*

Flint: Austin Flint; 1812–1866; amerikanischer Internist (New York)

Flint-Geräusch *nt* (Ⓔ Flint's murmur): ***Syn***: *Austin Flint-Geräusch*; Herzgeräusch bei Aorteninsuffizienz* durch die begleitende funktionelle Mitralstenose*; spätdiastolisches,

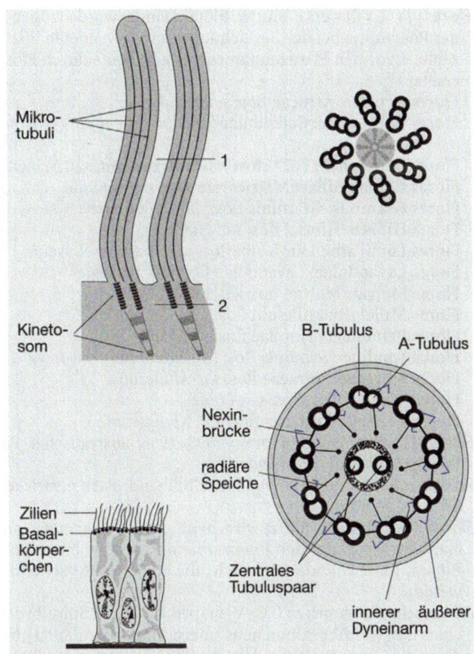

Abb. F38. Flimmerhaare

niederfrequentes Geräusch über Herzspitze; tritt nur bei schwerer Aorteninsuffizienz auf

Floc|cu|lus *m* (Ⓔ floccule): ***Syn***: *Flöckchen*; äußerer Teil des Lobus* flocculonodularis, der über einen Stiel [Pedunculus flocculi] mit den zentralen Nodulus vermis verbunden ist

Flöck|chen *nt*: *→Flocculus*

Flo|ckungs|re|ak|tion *f* (Ⓔ flocculation reaction): ***Syn***: *Ballungsreaktion, Trübungsreaktion, Klärungsreaktion*; Reaktion, die zur Ausflockung der Probe führt

Flö|he *pl* (Ⓔ fleas): ***Syn***: *Siphonaptera, Aphaniptera*; kleine blutsaugende Insekten, die wichtige Krankheitsüberträger sind

Floh|fleck|fie|ber *nt* (Ⓔ flea-borne typhus): ***Syn***: *endemisches/murines Fleckfieber, Rattenfleckfieber*; durch Flöhe [Pestfloh, Katzenfloh] übertragenes Fleckfieber durch Rickettsia* typhi; der Verlauf ist milder als beim epidemischen Fleckfieber*; **Therapie:** Tetracycline*, Chloramphenicol*

Floh|sa|men *pl* (Ⓔ fleawort): Oberbegriff für **Plantago afra/psyllium** und **Plantago arenaria/indica**, Pflanzen aus der Familie der Wegerichgewächse [Plantaginaceae]; verwendet werden die reifen Samen [eigentliche Flohsamen, **Psyllii semen**] und die Schalen [**Flohsamenschalen, Psyllii testae**]; die Samen enthalten v.a. Schleimstoffe und die Samenschalen Iridoidglykoside* [z.B. Aucubin] und Alkaloide* [z.B. Plantagonin, Indicain]; **Anw.:** mildes Abführmittel; traditionell als Mucilaginosum bei Bronchitis*

indische Flohsamen (Ⓔ Indian fleawort): ***Syn***: *Plantago ovata, Plantago ispaghula*; Pflanze aus der Familie der Wegerichgewächse [Plantaginaceae]; verwendet werden die reifen Samen [**Plantaginis ovatae semen**] und die Schalen [**Plantaginis ovatae testae**]; die Schleimstoffe [85 % Arabinoxylane] finden sich ausschließlich in der Epidermis der Samenschale; **Anw.:** habituelle Obstipation und zur unterstützenden Therapie bei Durchfallerkrankungen und Reizdarm

Floh|sa|men|schal|len *pl* (Ⓔ fleawort seed coat): ***Syn***: *Psyllii testae*; *s.u. Flohsamen*

Floppy-Valve-Syndrom *nt*: *→Mitralklappenprolaps-Syndrom*

Flor. *Abk.*: *→Flores*

Flo|ra *f* (Ⓔ flora): Gesamtheit der Bakterien in einem Organ oder Körperbereich

Flora intestinalis: *→Darmflora*

Flo|res *pl* (Ⓔ flowers): Blüten, Blütenstände; wurde früher in der Pharmazie bei der Bezeichnung der verwendeten Pflanzenteile vor den Pflanzennamen gestellt; heute durch Flos* ersetzt
Flores Arnicae: Arnicae flos; *s.u. Arnika*
Flores Calendulae: Calendulae flos; *s.u. Calendula (officinalis)*
Flores Caryophylli (Ⓔ clove): Gewürznelken; *s.u. Nelkenöl*
Flores Chamomillae: Matricariae flos; *s.u. Kamille*
Flores Graminis: Graminis flos; *s.u. Heublumen*
Flores Hibisci: Hibisci flos; *s.u. Hibiskus*
Flores Lamii albi: Lamii albi flos; *s.u. Taubnessel, weiße*
Flores Lavandulae: Lavandulae flos; *s.u. Lavendel*
Flores Malvae: Malvae flos; *s.u. wilde Malve*
Flores Millefolii: Millefolii flos; *s.u. Schafgarbe*
Flores Primulae: Primulae flos; *s.u. Primel*
Flores Sambuci: Sambuci flos; *s.u. Holunder, schwarzer*
Flores Spiraeae: Spiraeae flos; *s.u. Mädesüß*
Flores Tiliae: Tiliae flos; *s.u. Linde*
Flores Verbasci: Verbasci flos; *s.u. Königskerze*

Florey: Howard Walter Florey; 1898–1968; australischer Pathologe (Oxford); *s.u. Flemming*

flo|ri|de *adj* (Ⓔ florid): ***Syn***: *florid*; blühend, stark entwickelt oder ausgeprägt

Flos *m* (Ⓔ flower): Blüte; wird heute in der Pharmazie anstatt Flores* hinter den Pflanzennamen gestellt; bezeichnet Blüten, Blütenstände oder -teile, die als Droge* verwendet werden

Flö|ten|schna|bel|bruch *m* (Ⓔ V-shaped fracture): Spiralbruch eines langen Röhrenknochens [meist Tibia oder Fibula], bei dem die lang auslaufenden Bruchenden an ein Flötenmundstück erinnern; mit der Gefahr der Durchspießung der Haut von innen verbunden

flot|tie|ren *v* (Ⓔ float): sich hin- und herbewegen

flot|tie|rend *adj* (Ⓔ floating): ***Syn***: *fluktuierend*; frei beweglich, wandernd

Flow *m* (Ⓔ flow): Fluss, Strom, Strömung von Flüssigkeiten oder Gasen

Flow|me|ter *nt* (Ⓔ flowmeter): ***Syn***: *Durchflussmesser, Strömungsmesser*; Gerät zur Messung der Strömungsgeschwindigkeit und/oder des Strömungsvolumens von Gasen oder Flüssigkeiten

FLSB *Abk.*: frequenzabhängiger Linksschenkelblock

FLT3-Rezeptor-Inhibitoren *pl* (Ⓔ FTL3 receptor inhibitors): *s.u. Essay Chemotherapie S. 349*

Flucht|re|flex *m* (Ⓔ escape reflex): angeborener, polysynaptischer Reflex*, der Gliedmaßen vom schädigenden Reiz wegbewegt

Flu|clo|xa|cil|lin *nt* (Ⓔ flucloxacillin): halbsynthetisches, Penicillinase-festes Penicillin*, das gut gegen Penicillinase-bildende Staphylokokken und Enterokokken wirkt; **Anw.**: Meningitis, Haut-, Schleimhaut- und Weichteilinfektionen

Flu|co|na|zol *nt* (Ⓔ fluconazole): Antimykotikum* zur systemischen Behandlung von Candidainfektionen

Flu|cy|to|sin *nt* (Ⓔ flucytosine): ***Syn***: *5-Fluorcytosin*; Antimykotikum* mit guter Wirkung gegen Candida*-Species und Cryptococcus* neoformans

Flud|a|ra|bin *nt* (Ⓔ fludarabine): *s.u. Essay Non-Hodgkin-Lymphome S. 1517, Essay Chemotherapie S. 349*

Flu|dro|cor|ti|son *nt* (Ⓔ fludrocortisone): Fluorcorticoid* mit starker mineralocorticoider Wirkung; **Anw.**: essentielle Hypotonie*, Addison*-Krankheit, adrenogenitales Syndrom*, periphere Durchblutungsstörungen

Flu|dro|xy|cor|tid *nt* (Ⓔ fludroxycortide): Fluorcorticoid*; **Anw.**: lokaler Entzündungshemmer; v.a. bei Dermatosen

Flu|fen|a|min|säu|re *f* (Ⓔ flufenamic acid): ***Syn***: *N-2-(3-Trifluormethylanilino)-anthranilsäure*; Anthranilsäurederivat; nicht-steroidales Antiphlogistikum*, Antirheumatikum*

Flug|angst *f* (Ⓔ fear of flying): ***Syn***: *Aerophobie*; krankhafte Angst vor dem Fliegen

Flü|gel|bein *nt*: *→Os sphenoidale*

Flü|gel|fal|ten *pl* (Ⓔ alar folds): ***Syn***: *Plicae alares*; Hautfalten vom Hoffa-Fettkörper [Corpus adiposum infrapatellare] zur Kniescheibe [Patella*]

Flü|gel|fell *nt*: *→Pterygium*

Flü|gel|gau|men|gru|be *f* (Ⓔ pterygopalatine fossa): ***Syn***: *Fossa pterygopalatina*; hinter dem Jochbogen [Arcus zygomaticus] liegende Mulde, in der das Ganglion* pterygopalatinum und die Endäste von Arteria* maxillaris und Venae* maxillares liegen; die Fossa pterygopalatina steht über eine Reihe von Öffnungen [Foramen* rotundum, Foramen* sphenopalatinum, Canalis* pterygoideus, Canalis* palatinus major, Fissura* orbitalis inferior, Fissura* pterygomaxillaris] mit dem Schädelinneren in Verbindung

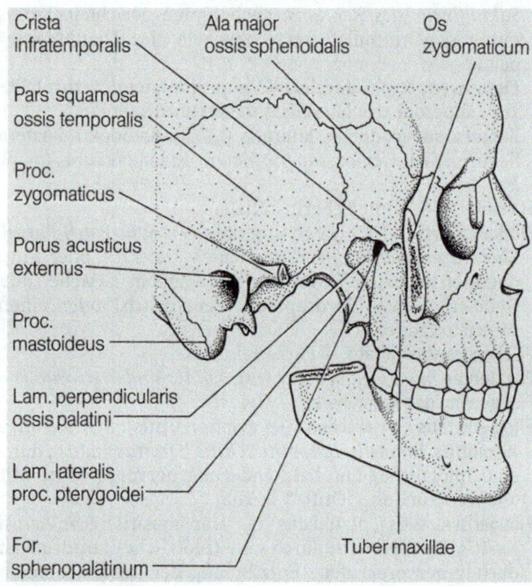

Abb. F39. Rechte Flügelgaumengrube

Flü|gel|plat|te *f* (Ⓔ alar plate): ***Syn***: *Lamina alaris*; während der Embryonalentwicklung von Gehirn und Rückenmark temporär auftretende Struktur, aus der später im Rückenmark Hinterhorn* und die hinteren Abschnitte des Seitenhorns* und im Gehirn somatoafferente und viszeroafferente Kerne im Boden des IV. Ventrikels* hervorgehen

Flü|gel|zel|len *f* (Ⓔ wing cells): ***Syn***: *Sehnenzellen*; Fibrozyten* der Sehnen; *s.u. Sehne*

Flug|me|di|zin *f* (Ⓔ aviation medicine): Teilgebiet der Medizin, das sich mit der Physiologie und Pathologie des Fliegens beschäftigt; oft gleichgesetzt mit Luft- und Raumfahrtmedizin

flu|id *adj* (Ⓔ fluid): flüssig, fließend

Flu|i|di|tät *f* (Ⓔ fluidity): Fließeigenschaft einer Flüssigkeit

fluid lung *nt* (Ⓔ fluid lung): subakutes Lungenödem*

Fluid-Mosaic-Modell *nt* (Ⓔ fluid-mosaic model): *s.u. Plasmalemm*

Flu|i|dum *nt* (Ⓔ fluid): Flüssigkeit; flüssiges Arzneimittel, z.B. zur Einreibung

Flu|i|mu|cil *nt* (Ⓔ fluimucil): *s.u. Essay Chemotherapie S. 349*

Fluk|tu|a|ti|on *f* (Ⓔ **1.–3.** fluctuation): **1.** Schwankung, Wellenbewegung, z.B. die palpatorisch tastbare Bewegung der Flüssigkeit bei Gelenkerguss **2.** die Abweichung der Nulllinie im Elektrokardiogramm* **3.** ***Syn***: *Oszillation*; kurzfristige Veränderungen der fetalen Herzfrequenz im Kardiotokogramm; *s.a. Essay Kardiotokographie S. 1089*

fluk|tu|ie|rend *adj* (Ⓔ fluctuant): ***Syn***: *flottierend*; frei beweglich, wandernd

Flu|ma|ze|nil *nt* (Ⓔ flumazenil): Benzodiazepinrezeptorantagonist, HWZ 53 min, Wirkungsdauer 2–3 h; **Anw.**: Benzodiazepinintoxikation; **NW**: Übelkeit, Erbrechen, Angstgefühl, Herzklopfen, Krampfanfälle, Entzugssymptome

Flu|me|ta|son *nt* (Ⓔ flumethasone): Fluorcorticoid*; **Anw.**: lokaler Entzündungshemmer; v.a. bei Dermatosen

Flu|na|ri|zin *nt* (Ⓔ flunarizine): Vasodilatator* mit calciumantagonistischer und antihistaminartiger Wirkung; **Anw.**: Migräneprophylaxe, Schwindel, Gleichgewichtsstörungen

Flu|ni|so|lid *nt* (Ⓔ flunisolide): Fluorcorticoid*; **Anw.**: lokal bei Asthma* bronchiale, Rhinitis* allergica

Flu|ni|tra|ze|pam *nt* (Ⓔ flunitrazepam): Benzodiazepin*; HWZ 10–30 h; **Anw.**: Hypnotikum* bei chronischen Schlafstörungen; prä- und postoperatives Muskelrelaxans

Flu|o|ci|no|lon|a|ce|to|nid *nt* (Ⓔ fluocinolone acetonide): Fluorcorticoid*; **Anw.**: lokaler Entzündungshemmer; v.a. bei Dermatosen

Flu|o|ci|no|nid *nt* (Ⓔ fluocinonide): Fluorcorticoid*; **Anw.**: lokaler Entzündungshemmer; v.a. bei Dermatosen

Flu|o|cor|tin|bu|tyl *nt* (Ⓔ fluocortin butyl): Fluorcorticoid*; **Anw.**: lokaler Entzündungshemmer; v.a. bei Dermatosen

Flu|o|cor|to|lon *nt* (Ⓔ fluocortolone): Fluorcorticoid*; **Anw.**: lokaler Entzündungshemmer; v.a. bei Dermatosen

Flu|or *m* (Ⓔ **1.** fluorine **2.** discharge): **1.** (*chem.*) Element der Halogengruppe; wichtiger Bestandteil des Zahnschmelzes und der Knochen [Fluorhydroxylapatit]; wird zur Prophylaxe von Zahnkaries* und Osteoporose* verwendet; *s.a. Fluorose* **2.** (*patholog.*) Ausfluss, v.a. Scheidenausfluss [Fluor* vaginalis]

Fluor albus (Ⓔ leukorrhea): *Syn*: *Weißfluss, Leukorrhoe*; weißlicher Ausfluss aus der Scheide

Fluor genitalis: 1. *→Fluor vaginalis* **2.** *→Fluor urethralis*

Fluor urethralis (Ⓔ urethral discharge): *Syn*: *Urethralausfluss, Fluor genitalis*; Ausfluss aus der Harnröhre, z.B. bei Gonorrhoe* oder unspezifischer Urethritis*

Fluor vaginalis (Ⓔ vaginal discharge): *Syn*: *Fluor genitalis, Scheidenausfluss, Vaginalfluor*; Ausfluss aus der Scheide ist ein häufiges Symptom bei entzündlichen und nicht-entzündlichen Erkrankungen von Scheide und Gebärmutter; Farbe, Konsistenz und Geruch des Fluors geben oft schon Hinweise auf die Art der Erkrankung oder den Erreger; bei Infektion mit Gardnerella* vaginalis ist der Ausfluss dünnflüssig, reichlich und hat einen fauligen, fischartigen Geruch [Aminkolpitis*]; bei Soorkolpitis* ist der Ausfluss weißlich-krümmelig, bei Trichomonas* vaginalis gelblich, reichlich, dünnflüssig, schaumig und scharf riechend

Tab. F40. Differentialdiagnose bei Fluor vaginalis

Diagnostik der Zervizitis	Klinische Inspektion der Zervix Swab-Test vom Zervikalkanal Abstrichpräparat vom Zervikalkanal
Diagnostik einer Kolpitis oder bakteriellen Vaginose	Klinische Beurteilung des Vaginalsekrets Amintest (Vaginalsekret: fischiger Geruch?) pH-Wert-Bestimmung (Vaginalsekret >4,7) Nativpräparat (clue cells? Trichomonaden? Sproßzellen?) Färbepräparat (clue cells? Laktobazillen? Leukozyten? Sprosszellen?)
Spezifischer Erregernachweis	Neisseria gonorrhoeae (Zervix, Urethra) Chlamydia trachomatis (Zervix, Urethra) Sprosspilze (Vagina) Trichomonas vaginalis (Vagina) Genitale Mykoplasmen (Vagina, Urethra) Anaerobe Bakterien (Vagina)

Flu|or|cor|ti|co|i|de *pl* (Ⓔ flourine corticosteroide): Fluor-haltige, synthetische Corticoide [meist Glucocorticoide*]; leiten sich vom 1,4-Pregnadien-3,20-dion oder 4-Pregnen-3,20-dion ab; haben eine entzündungshemmende [antiphlogistische] und antiallergische Potenz

5-Flu|or|cy|to|sin *nt*: *→Flucytosin*

Flu|o|res|ce|in *nt*: *→Fluoreszein*

Fluorescent-Treponema pallidum-Antikörper-Test *m* (Ⓔ fluorescent treponemal antibody test): *s.u. Essay Syphilis S. 2077*

Flu|o|res|cin *nt*: *→Fluoreszin*

Flu|o|res|ze|in *nt* (Ⓔ fluorescein): *Syn*: *Fluorescein, Resorcinphthalein*; fluoreszierender Xanthinfarbstoff; wird u.a. zur Bestimmung der Kreislaufzeit, zur Diagnose von Hornhautdefekten, als Indikator und Farbstoff verwendet

Flu|o|res|ze|in|u|rie *f* (Ⓔ fluoresceinuria): Fluoreszeinausscheidung im Harn

Flu|o|res|zenz *f* (Ⓔ fluorescence): direkte, kurze Lichtabstrahlung nach Anregung durch energiereiche Strahlen: längere Lichtabstrahlung wird als Phosphoreszenz* bezeichnet; der Oberbegriff für beide Phänomene ist Lumineszenz*

Flu|o|res|zenz|an|gi|o|gra|phie *f* (Ⓔ fluorescence angiography): *Syn*: *Fluoreszenzangiografie*; lichtoptische Untersuchung [Ophthalmoskopie*] des Augenhintergrundes nach Fluoreszeininjektion

Flu|o|res|zenz|fär|bung *f*: *→Fluorochromisierung*

Flu|o|res|zenz|fo|to|me|trie *f*: *→Fluorometrie*

Flu|o|res|zenz|mi|kro|skop *nt* (Ⓔ fluorescence microscope): Mikroskop* zur Fluoreszenzmikroskopie

Flu|o|res|zenz|mi|kro|sko|pie *f* (Ⓔ fluorescence microscopy): mikroskopische Untersuchung mit UV-Licht zur Untersuchung von Primärfluoreszenz oder Sekundärfluoreszenz durch fluoreszierende Farbstoffe

Flu|o|res|zenz|pho|to|me|trie *f*: *→Fluorometrie*

Flu|o|res|zenz|szin|ti|gra|phie *f* (Ⓔ fluorescence scanning): *Syn*: *Fluoreszenzszintigrafie*; v.a. zur Untersuchung der Schilddrüse verwendete Technik, die auf der Röntgenfluoreszenz von Iod beruht

Fluoreszenz-Treponemen-Antikörpertest *m* (Ⓔ fluorescent treponemal antibody absorption test): *Syn*: *FTA-Test*; Syphilistest durch indirekte Immunofluoreszenz*; *s.a. Essay Syphilis S. 2077*

Flu|o|res|zin *nt* (Ⓔ fluorescin): *Syn*: *Fluorescin*; Reduktionsprodukt von Fluoreszein*

Flu|o|res|zyt *m* (Ⓔ fluorocyte): im UV-Licht fluoreszierender Erythrozyt*, z.B. bei Porphyrie

Flu|o|rid *nt* (Ⓔ fluoride): Salz der Fluorwasserstoffsäure*

Flu|o|ri|me|trie *f*: *→Fluorometrie*

Flu|or|me|thyl|pred|ni|so|lon *nt*: *→Dexamethason*

Flu|o|ro|chro|me *f* (Ⓔ fluorochromes): fluoreszierende Farbstoffe

Flu|o|ro|chro|mi|sie|rung *f* (Ⓔ fluorochroming): *Syn*: *Floureszenzfärbung*; Färbung mit fluoreszierenden Farbstoffen

Flu|o|ro|fo|to|me|trie *f*: *→Fluorometrie*

Flu|o|ro|kar|di|o|gra|phie *f* (Ⓔ electrokymography): *Syn*: *Aktinokardiographie, Elektrokymographie, Aktinokardiografie, Elektrokymografie, Fluorokardiografie*; Registrierung der Herzrandbewegung und der Bewegung der großen Gefäße bei der Röntgendurchleuchtung; die Pulsation des Herzens verursacht Helligkeitsunterschiede auf dem Bildschirm, die von Photozellen in Stromschwankungen umgewandelt werden; wird heute nur noch selten eingesetzt, da Ultraschallverfahren [z.B. Echokardiographie*] einfacher sind und keine Strahlenbelastung mit sich bringen

Flu|o|ro|me|tho|lon *nt* (Ⓔ fluorometholone): Fluorcorticoid*; **Anw.**: lokaler Entzündungshemmer, v.a. bei Augenerkrankungen

Flu|o|ro|me|trie *f* (Ⓔ fluorometry): *Syn*: *Fluorimetrie, Fluorophotometrie, Fluoreszenzphotometrie, Fluorofotometrie, Fluoreszenzfotometrie*; quantitative oder qualitative Analyse fluoreszierender Stoffe

flu|o|ro|me|trisch *adj* (Ⓔ fluorometric): Fluorometrie betreffend, mittels Fluorometrie

Flu|o|ro|pho|to|me|trie *f*: *→Fluorometrie*

Flu|o|ro|se *f* (Ⓔ fluorosis): *Syn*: *chronische Fluorvergiftung*; durch eine erhöhte Zufuhr von Fluor oder Fluorverbindungen verursachte chronische Vergiftung; äußert sich in Husten, Auswurf, Atemnot, Osteopathie* und evtl. Kachexie; eine Schädigung der Zähne [**Zahnfluorose**] ist aber nur während der Zahnentwicklung in den ersten 8–10 Jahren möglich

Flu|o|ro|skop *nt* (Ⓔ fluoroscope): Gerät zur Fluoroskopie*

Flu|o|ro|sko|pie *f* (Ⓔ fluoroscopy): *Syn*: *Durchleuchtung*; Sichtbarmachung von Strahlen auf einem Leuchtschirm; insbesondere die Röntgendurchleuchtung

flu|o|ro|sko|pisch *adj* (Ⓔ fluoroscopic): Fluoroskopie betreffend, mittels Fluoroskopie

Flu|o|ro|zyt *m* (Ⓔ fluorocyte): im UV-Licht fluoreszierender Retikulozyt*, z.B. bei Porphyrie

5-Flu|o|ro|u|ra|cil *nt* (Ⓔ fluorouracil): *Syn*: *5-Fluor-2,4(1H,3H)-pyrimidindion*; zu den Antimetaboliten gehörendes Zytostatikum*; **Anw.**: Keratosen, oberflächliche Basaliome, palliativ bei Karzinomen [Brust, Rektum, Kolon, Magen, Eierstock]; *s.a. Essay Chemotherapie S. 349*

Flu|or|ver|gif|tung, chro|ni|sche *f*: *→Fluorose*

Flu|or|was|ser|stoff|säu|re *f* (Ⓔ hydrofluoric acid): *Syn*: *Flusssäure*; stark ätzende Säure

Flu|o|xe|tin *nt* (Ⓔ fluoxetine): Antidepressivum* [Serotonin-uptake-Hemmer]; HWZ 3 Tage

Flu|pen|ti|xol *nt* (Ⓔ flupentixol): Neuroleptikum*; HWZ 30 h; **Anw.**: akute und chronische Psychosen, Angst- und Verwirrungszustände

Flu|phen|a|zin *nt* (Ⓔ fluphenazine): Neuroleptikum*; HWZ 15 h; **Anw.**: endogene und exogene Psychosen, Schizophrenie, Manien, Angst- und Erregungszustände

Flu|pred|ni|den *nt* (Ⓔ flupredniden): *Syn*: *Fluprednyliden*; lokales Corticosteroid*

Flu|pred|ny|li|den *nt*: *→Flupredniden*

Flur|a|ze|pam *nt* (Ⓔ flurazepam): Benzodiazepin*; HWZ 1–2 Stunden [Metabolit 72 h]; **Anw.**: Ein- und Durchschlafstörungen

Flur|bi|pro|fen *nt* (Ⓔ flurbiprofen): *Syn*: *2-(2-Fluor-4-biphenyl)-propionsäure*; nicht-steroidales Antiphlogistikum*, Analgetikum*, Antirheumatikum*

Flush *m* (Ⓔ flush): anfallsartige Wallung, Hitze

Flush|syn|drom *nt* (Ⓔ carcinoid syndrome): *Syn*: *Biörck-Thorson-Syndrom, Karzinoidsyndrom*; durch ein Karzinoid* ausgelöste Symptome eines Hyperserotoninismus* [Durchfälle, anfallsweise Blutwallungen]; entsteht meist durch Lebermetastasen eines Dünndarmkarzinoids, da die von ihnen gebildeten endokrin aktiven Stoffe [Serotonin*, Histamin*, Kinine*, Prostaglandine*] nicht von der Leber inaktiviert werden, sondern in den Kreislauf gelangen

Flu|spi|ri|len *nt* (Ⓔ fluspirilene): Butyrophenonderivat, Dopaminantagonist, stark wirksames Neuroleptikum*; Antiemetikum*; nur schwach sedierend; **Anw.**: Langzeittherapie von schizophrenen Psychosen

Fluss, a|xo|plas|ma|ti|scher *m* (Ⓔ axoplasmic stream): *s.u. Nervenzelle*

Fluss|blind|heit *f*: *→Knotenfilariose*

Flüs|sig|keit, ex|tra|zel|lu|lä|re *f* (Ⓔ extracellular fluid): *Syn*: *Extrazellulärflüssigkeit, Extrazellularflüssigkeit*; außerhalb der Zelle befindliche Flüssigkeit

Flüs|sig|keit, in|tra|zel|lu|lä|re *f* (Ⓔ intracellular fluid): *Syn*: *Intrazellularflüssigkeit, Intrazellulärflüssigkeit*; Flüssigkeit/Wasser in der Zelle; der Anteil der Intrazellularflüssigkeit am Körpergewicht variiert in Abhängigkeit von Alter, Geschlecht und Verhältnis von Muskelmasse zu Fettgewebe; der Durchschnitt liegt bei 30–40 %

Flüs|sig|keits|chro|ma|to|gra|phie *f* (Ⓔ liquid chromatography): *Syn*: *Flüssigkeitschromatografie*; Chromatographie*, bei der die mobile Phase flüssig ist

Flüssigkeits-Flüssigkeitschromatographie *f* (Ⓔ liquid-liquid chromatography): *Syn*: *Flüssigkeits-Flüssigkeitschromatografie*; Chromatographie*, bei der mobile und stationäre Phase von zwei nicht miteinander mischbaren Flüssigkeiten [z.B. Wasser und Öl] gebildet werden; die Verteilung der zu trennenden Substanzen hängt von ihrem Verteilungsquotienten ab

Flüs|sig|keits|ho|mö|o|sta|se *f* (Ⓔ isorrhea): *Syn*: *Isorrhoe*; Konstanz des Flüssigkeitshaushaltes/der Wasserbilanz

Flüs|sig|keits|ma|no|me|ter *nt* (Ⓔ fluid manometer): mit Flüssigkeit [z.B. Quecksilber] gefülltes Manometer*

Flüs|sig|keits|ther|mo|me|ter *nt* (Ⓔ liquid-in-glass thermometer): mit Flüssigkeit [z.B. Alkohol] gefülltes Thermometer*

Flüs|sig|keits|waa|ge *f* (Ⓔ areometer): *Syn*: *Senkwaage, Tauchwaage, Aräometer*; Messgerät zur Bestimmung der Flüssigkeitsdichte durch Messung der Eintauchtiefe

Fluss|säu|re *f* (Ⓔ hydrofluoric acid): *Syn*: *Fluorwasserstoffsäure*; stark ätzende Säure

Flut|a|mid *nt* (Ⓔ flutamide): Zytostatikum*, Antiandrogen*; **Anw.**: Prostatakarzinom; *s.a. Essay Chemotherapie S. 349*

Flu|ti|ca|son *nt* (Ⓔ fluticasone): Fluorcorticoid*; **Anw.**: lokaler Entzündungshemmer; v.a. bei Asthma* bronchiale und allergischer Rhinitis*

Flu|va|sta|tin *nt* (Ⓔ fluvastatin): HMG-CoA-Reduktasehemmer; **Anw.**: Lipidsenker

Flu|vox|a|min *nt* (Ⓔ fluvoxamine): Antidepressivum* [Serotonin-uptake-Hemmer]; HWZ 15 h

FLV *Abk.*: **1.** feline leukemia virus **2.** Friend-Leukämie-Virus

FM *Abk.*: **1.** Fettmasse **2.** Fibrinmonomer **3.** *→Flavinmononucleotid* **4.** *→Frauenmilch* **5.** *→Frequenzmodulation*

Fm *Abk.*: Fermium

fm *Abk.*: femtomolar

FMD *Abk.*: fibromuskuläre Dysplasie

FMEF *Abk.*: forcierter mittelexspiratorischer Flow

FMF *Abk.*: **1.** *→familiäres Mittelmeerfieber* **2.** forcierter mittelexspiratorischer Flow

FMH *Abk.*: fettmobilisierendes Hormon

FMK *Abk.*: Fibrin-Monomer-Komplex

FMLP *Abk.*: N-Formyl-methionyl-leucyl-phenylalanin

FMN *Abk.*: *→Flavinmononucleotid*

$FMNH_2$ *Abk.*: reduziertes Flavinmononucleotid

fmol *Abk.*: Femtomol

FMP *Abk.*: **1.** Flumethasonpivalat **2.** Fructosemonophosphat

FMS *Abk.*: **1.** fettmobilisierende Substanz **2.** fibromuskuläre Stenose

FMV *Abk.*: 5-Fluorouracil, MeCCNU, Vincristin

FN *Abk.*: *→Fibronektin*

F-N *Abk.*: Finger-Nase-Test

FNB *Abk.*: Feinnadelbiopsie

Fneg *Abk.*: falsch-negativ

FNH *Abk.*: fokale noduläre Hyperplasie

FNP *Abk.*: Feinnadelpunktion

FNV *Abk.*: *→Finger-Nase-Versuch*

FO *Abk.*: **1.** 5-Fluorotsäure **2.** *→Foramen ovale* **3.** *→frontookzipital*

FOA *Abk.*: **1.** Fokus-Oberflächen-Abstand **2.** *→Fokus-Objekt-Abstand*

FOAM *Abk.*: 5-Fluorouracil, Vincristin (*engl.* oncovin), Adriamycin, Mitomycin-C

Foamy viruses *pl*: *s.u. Essay Gentransfer und Gentherapie S. 761*

FOB *Abk.*: fiberoptische Bronchoskopie

FOC *Abk.*: fiberoptischer Katheter

Fo|cus *m, pl* **-ci** (Ⓔ **1.–2.** focus): *Syn*: *Fokus*; **1.** (*physik.*) Brennpunkt* **2.** (*patholog.*) Herd

FOD *Abk.*: **1.** Fokus-Oberflächen-Distanz **2.** Fokus-Objekt-Distanz

Foe|ni|cu|li fruc|tus *m* (Ⓔ fennel seed): Spaltfrüchte von Fenchel*

Foe|ni|cu|lum vul|ga|re *nt*: *→Fenchel*

Foe|nu|grae|ci se|men *nt* (Ⓔ fenugreek seed): *Syn*: *Bockshornsamen*; *s.u. Bockshornklee*

Foerster: Otfried Foerster; 1873–1941; deutscher Neurologe (Breslau)

Foerster-Operation *f* (Ⓔ Foerster's operation): *Syn*: *Rhizotomia posterior*; Durchtrennung der hinteren Rückenmarkswurzel zur Therapie starker Schmerzzustände

Foet *m*: *→Fetus*

Foe|ti|zid *nt* (Ⓔ feticide): *Syn*: *Fetizid*; Fetusschädigung, Fetusabtötung

Foe|tor *m* (Ⓔ fetor): schlechter Geruch

Foetor ex ore (Ⓔ bad breath): *Syn*: *Mundgeruch, Atemgeruch, Halitosis, Halitose, Kakostomie*; Bezeichnung für schlechten Mundgeruch, unabhängig von der Genese

Foetor hepaticus (Ⓔ liver breath): charakteristischer Mundgeruch nach Leber oder Lehmerde bei Lebererkrankungen

Foetor uraemicus (Ⓔ uremic fetor): urinöser Mundgeruch bei Urämie*

Foe|tus *m*: *→Fetus*

Fogarty: Thomas J. Fogarty; zeitgenössischer amerikanischer Arzt (Bethesda)

Fogarty-Ballonkatheter *m* (Ⓔ Fogarty catheter): Ballonkatheter* für die intravasale Embolektomie* und Thrombektomie*

Foix: Charles Foix; 1882–1927; französischer Internist und Neurologe (Paris)

Foix-Alajouanine-Syndrom *nt* (Ⓔ Foix-Alajouanine myelitis): *Syn*: *subakute nekrotisierende Myelitis, angiodysplas-*

tische Myelomalazie, Varicosis spinalis, Myelitis necroticans, spinale Varikose; durch (extra-/intra-)medulläre Gefäßmissbildungen [venöses Angioma racemosum] verursachte Rückenmarksschädigung, die i.d.R. zu einer Querschnittslähmung führt; klinisch nicht von einer **Myelitis transversa** bei viraler oder postinfektiöser Myelitis* zu unterscheiden

fo|kal *adj* (Ⓔ **1.–2.** focal): **1.** Brennpunkt/Fokus betreffend, im Brennpunkt **2.** von einem Herd/Fokus ausgehend, auf einen Herd oder umschriebenen Bereich beschränkt

Fo|kal|block *m* (Ⓔ focal block): ***Syn**: fokaler Block*; auf einen kleineren Bezirk beschränkter Herzblock

Fo|kal|dis|tanz *f* (Ⓔ focal distance): ***Syn**: Brennweite*; Abstand von Brennpunkt und Hauptebene eines optischen Systems

Fo|kal|in|fek|ti|on *f* (Ⓔ focal infection): ***Syn**: Herdinfektion*; von einem Herd/Fokus ausgehende Infektion; *s.a. Fokalsepsis*

Fo|kal|ne|kro|se *f* (Ⓔ focal necrosis): auf einen umschriebenen Bereich beschränkte Nekrose*

Fo|kal|sep|sis *f* (Ⓔ focal septicemia): von einer Fokalinfektion ausgehende Sepsis*; oft nur die von einem Herd ausgehende Streuung [Bakteriämie*, Virämie*], die subakut verläuft und nicht als Sepsis in Erscheinung tritt

Fo|kus *m, pl* **Fo|kus|se** (Ⓔ **1.–2.** focus): ***Syn**: Focus*; **1.** (*physik.*) Brennpunkt* **2.** (*patholog.*) Herd

Fokus-Film-Abstand *m* (Ⓔ source-film distance): Abstand zwischen Fokus und dem Auftreffpunkt der Achse des Nutzstrahlenbündels auf dem Film

Fokus-Herd-Abstand *m* (Ⓔ source-focus distance): Abstand zwischen Fokus und dem angenommenen Mittelpunkt des Bestrahlungsherdes

Fokus-Objekt-Abstand *m* (Ⓔ source-object distance): Abstand zwischen Fokus und dem Auftreffpunkt der Achse des Nutzstrahlenbündels auf eine bestimmte Ebene durch das Objekt

Fo|kus|sie|rung, i|so|e|lek|tri|sche *f* (Ⓔ isoelectric focusing): ***Syn**: Elektrofokussierung*; Methode zur Trennung von geladenen Makromolekülen [v.a. Eiweißen] in einem Gleichstromfeld; die zu untersuchende Substanz wird auf ein Trägergel aufgebracht; durch Anlegen einer Gleichstromspannung bildet sich ein pH-Gradient aus; die geladenen Moleküle wandern entlang dieses Gradienten bis zu dem pH-Wert, der ihrem isoelektrischen Punkt entspricht

Fol. *Abk.*: **1.** →*Folia* **2.** →*Folium*

Fo|la|cin *nt*: →*Folsäure*

Foley: Frederic Eugene Basil Foley; 1891–1966; amerikanischer Urologe (St. Paul)

Foley-Katheter *m* (Ⓔ Foley catheter): Ballonkatheter*; wird v.a. zur Spülung oder Kontrastmitteldarstellung der Harnwege verwendet

Foley-Plastik *f* (Ⓔ Foley Y-plasty pyeloplasty): ***Syn**: Nierenbeckenplastik nach Foley*; Y-V-Plastik des Nierenbeckens zur Behandlung einer Hydronephrose* bei hoher Harnleiterinsertion

Fo|lia *pl*: →*Folium*

Fo|li|um *nt, pl* **-lia** (Ⓔ folium): Blatt, blattartige Struktur; wird heute in der Pharmazie anstatt Folia hinter den Pflanzennamen gestellt; bezeichnet Blätter, die als Droge* verwendet werden

Folia Althaeae: Althaeae folium; *s.u. Eibisch*

Folia Betulae: Betulae folium; *s.u. Birke*

Folia cerebelli (Ⓔ cerebellar folia): Kleinhirnwindungen; *s.u. Kleinhirn*

Folia Cocae (Ⓔ coca leaves): ***Syn**: Cocablätter*; das Rauschgift Cocain* enthaltende Blätter des südamerikanischen Cocastrauchs [**Erythroxylum coca**]

Folia Crataegi: Crataegi folium; *s.u. Weißdorn, gemeiner*

Folia Cynarae: Cynarae folium; *s.u. Artischocke*

Folia Eucalypti globuli: Eucalypti folium; *s.u. Eukalyptus*

Folia Farfarae: Farfarae folium; *s.u. Huflattich*

Folia Hamamelidis: Hamamelidis folium; *s.u. Hamamelis*

Folia Harongae: Harunganae madagascariensis folium; *s.u. Haronga*

Folia Juglandis: Juglandis folium; *s.u. Walnuss, echte*

Folia Malvae: Malvae folium; *s.u. Malve, wilde*

Folia Mate: Mate folium; *s.u. Mate*

Folia Melissae: Melissae folium; *s.u. Melisse*

Folia Menthae crispae: Menthae crispae folium; *s.u. Krauseminze*

Folia Menthae piperitae: Menthae piperitae folium; *s.u. Pfefferminze*

Folia Orthosiphonis: Orthosiphonis folium; *s.u. Katzenbart*

Folia Piceae: Piceae folium; *s.u. Fichte*

Folia Plantaginis lanceolatae: Plantaginis lanceolatae folium; *s.u. Spitzwegerich*

Folia Rosmarini (Ⓔ rosmary leaves): *s.u. Rosmarin*

Folia Rubi fruticosi: Rubi fruticosi folium; *s.u. Brombeere*

Folia Salviae: Salviae folium; *s.u. Salbei*

Folia Salviae trilobae: Salviae trilobae folium; *s.u. dreilappiger griechischer Salbei*

Folia Scopoliae: Scopoliae carniolicae folium; *s.u. Glockenbilsenkraut*

Folia Sennae: Sennae folium; *s.u. Sennesblätter*

Folia Theae: Theae folium; *s.u. Tee, schwarzer*

Folia Urticae: Urticae folium; *s.u. Brennessel*

Folia Uvae ursi: Uvae ursi folium; *s.u. Bärentraube*

Folium vermis (Ⓔ folium vermis): mittlerer Teil des Kleinhirnwurms [Vermis* cerebelli] zwischen Declive* und Tuber* vermis

Fol|li|cu|lin *nt*: →*Follikulin*

Fol|li|cu|li|tis *f, pl* **-ti|den** (Ⓔ folliculitis): ***Syn**: Haarfollikelentzündung, Follikelentzündung, Follikulitis*; Entzündung des Haarfollikels; kann alle haartragenden Regionen betreffen, findet sich aber v.a. am behaarten Kopf, Gesicht und Rumpf; wird am häufigsten durch Staphylococcus* aureus verursacht; es kommen aber auch Infektionen durch koryneforme und gramnegative Bakterien sowie Malassezia* furfur vor; die Entzündung ist i.d.R. auf die oberflächlichen Anteile des Follikels beschränkt; kommt es zu einem Befall tieferer Follikelanteile entwickelt sich eine Furunkel*; Diabetes* mellitus, seborrhoisches Ekzem*, Akne* vulgaris und erhöhte Feuchtigkeit der Haut [Schwitzen, Okklusivverband] begünstigen die Entstehung der Follikulitis, v.a. die Bildung einer abszedierenden Follikulitis und von Furunkeln

Folliculitis atrophicans reticulata: →*Folliculitis ulerythematosa reticulata*

Folliculitis barbae: →*Folliculitis simplex barbae*

Folliculitis barbae candidamycetica (Ⓔ candidal folliculitis barbae): ***Syn**: Candidafolliculitis*; seltene oberflächliche Bartflechte durch Candida*-Species bei abwehrgeschwächten Patienten oder Diabetes* mellitus; neigt zur Sekundärinfektion durch Staphylokken etc. **Therapie**: Ablösung der Krusten durch Salicylsäure, lokale Antimykotika oder antimikrobielle Lösungen

Folliculitis decalvans (Ⓔ Quinquaud's disease): ***Syn**: Quinquaud-Krankheit, Folliculitis depilans*; seltene, bei Männern auftretende Folliculitis der Kopfhaare, die zur Zerstörung der Haarbälge und vernarbender Alopezie* führt

Folliculitis depilans: →*Folliculitis decalvans*

Folliculitis picea: →*Teerakne*

Folliculitis pustulosa: →*Folliculitis staphylogenes superficialis*

Folliculitis simplex: →*Folliculitis simplex barbae*

Folliculitis simplex barbae (Ⓔ barber's rash): ***Syn**: Bartflechte, Sycosis barbae/simplex/vulgaris/non-parasitaria, Folliculitis barbae/simplex*; meist durch Staphylococcus* aureus hervorgerufene oberflächliche Bartflechte; **Therapie**: Rasierverbot, antimikrobielle Lösungen extern

Folliculitis staphylogenes superficialis (Ⓔ superficial pustular perifolliculitis): ***Syn**: Bockhart-Krankheit, Staphylodermia Bockhart, Staphylodermia follicularis, Ostiofollikulitis/Ostiofolliculitis/Impetigo Bockhart, Impetigo follicularis Bockhart, Folliculitis pustulosa*; (rezidivierende) superfizielle Staphylokokkeninfektion der Haarfollikel mit Restitutio* ad integrum

Folliculitis ulerythematosa reticulata (Ⓔ folliculitis ulerythematosa reticulata): ***Syn**: Atrophodermia reticulata symmetrica faciei, Folliculitis atrophicans reticulata, Atrophodermia vermiculata*; atrophisierende Form der Keratosis* pilaris mit wurmstichartigen, grübchenförmigen Einsenkungen im Gesichts- und Wangenbereich

Fol|li|cu|lo|sis *f, pl* **-ses** (Ⓔ folliculosis): *Syn*: *Follikulose*; Bezeichnung für Erkrankungen mit Bildung multipler kleiner Lymphfollikel

Fol|li|cu|lus *m, pl* **-li** (Ⓔ follicle): *Syn*: *Follikel*; bläschenförmiges Gebilde, Bläschen

Folliculi glandulae thyroideae (Ⓔ thyroid follicles): *Syn*: *Schilddrüsenfollikel*; Speicherfollikel der Schilddrüse*, die von einschichtigem Epithel umgeben sind; das in ihnen gespeicherte eosinophile oder basophile Kolloid besteht aus Thyreoglobulin*, an das die Schilddrüsenhormone Thyroxin* und Triiodthyronin* in inaktiver Form gebunden sind

Folliculi lymphatici aggregati: veraltet für Noduli* lymphoidei aggregati

Folliculi lymphatici lienales: veraltet für *→Noduli lymphoidei lienalis*

Folliculi lymphatici solitarii: veraltet für *→Noduli lymphoidei solitarii*

Folliculi lymphatici splenici: veraltet für *→Noduli lymphoidei lienalis*

Folliculus lymphaticus: veraltet für *→Nodulus lymphoideus*

Folliculi ovarici (Ⓔ ovarian follicles): *Syn*: *Eierstockfollikel, Ovarialfollikel*; Gesamtheit von Eizelle und umgebendem Epithel; *s.a. Follikelreifung*

Folliculi ovarici primarii (Ⓔ primary ovarian follicles): Primärfollikel; *s.u. Follikelreifung*

Folliculi ovarici secundarii (Ⓔ secondary ovarian follicles): Sekundärfollikel; *s.u. Follikelreifung*

Folliculi ovarici tertiarii (Ⓔ tertiary ovarian follicles): Tertiärfollikel; *s.u. Follikelreifung*

Folliculi ovarici vesiculosi (Ⓔ graafian follicles): Graaf-Follikel; *s.u. Follikelreifung*

Folliculus pili (Ⓔ hair follicle): Haarfollikel; *s.u. Haar*

Fol|li|kel *m* (Ⓔ follicle): *Syn*: *Folliculus*; bläschenförmiges Gebilde, Bläschen

atretischer Follikel (Ⓔ pseudolutein body): *Syn*: *Corpus atreticum*; Bezeichnung für die Reste von Tertiärfollikeln*, die nicht zum sprungreifen Follikel heranreifen, sondern absterben und langsam abgebaut werden

reife Follikel (Ⓔ tertiary follicles): Tertiärfollikel; *s.u. Follikelreifung*

wachsende Follikel (Ⓔ enlarging follicles): Sekundärfollikel; *s.u. Follikelreifung*

Fol|li|kel|a|my|lo|i|do|se *f* (Ⓔ follicular amyloidosis): sekundäre Amyloidose* mit Ablagerung von AA-Amyloid in den Milzfollikeln*

Fol|li|kel|a|tre|sie *f* (Ⓔ follicular atresia): Atresia folliculi

Fol|li|kel|ent|zün|dung *f*: *→Follikulitis*

Fol|li|kel|höh|le *f* (Ⓔ antrum of follicle): Antrum folliculi; *s.u. Follikelreifung*

Fol|li|kel|per|sis|tenz *f* (Ⓔ persistency of follicle): Bestehenbleiben des Follikels über den Zeitpunkt der Ovulation hinaus; ist während der Adoleszenz und in der Prä- und Perimenopause die häufigste Ursache von Dauerblutungen; die Ursache liegt in einer fehlenden Luteinisierung und dem Ausbleiben des Eisprungs; der Follikel bleibt bestehen und bildet Östrogene, die zu einer unphysiologisch langen Endometriumproliferation und glandulär-zystischer Hyperplasie führen; schließlich kommt es zu einem relativen Östrogenmangel und einer Durchbruchsblutung, die durch den Gestagenmangel verlängert ist und den Charakter einer starken Dauerblutung annehmen kann; **Diagnose**: Anamnese [typisch ist ein blutungsfreies Intervall von 4–8 Wochen vor der Durchbruchsblutung], Sonographie, Kürettage [findet evtl. nur noch Reste einer **abgebluteten glandulär-zystischen Hyperplasie**]; **Therapie**: bei leichteren Fällen und in der Adoleszenz kombinierte Östrogen-Gestagengabe; bei starker Blutung und in der Peri- und Postmenopause (fraktionierte) Abrasio

Fol|li|kel|pha|se *f* (Ⓔ follicle phase): die Phase der Follikelreifung während der ersten 14 Tage des Menstruationszyklus*; *s.a. Follikelreifungsphase*

Fol|li|kel|rei|fung *f* (Ⓔ follicle maturation): Follikelreifung und Eibildung [Oogenese] beginnen bereits während der Embryonalperiode und setzen sich nach der Geburt fort; während der Embryonalentwicklung entstehen im Eierstock [Ovar*] aus Urkeimzellen Oogonien, die zwischen der 10. und 37. Schwangerschaftswoche in die Prophase der Meiose* eintreten und dann als **Oozyten I. Ordnung** bezeichnet werden; sie werden von einem einschichtigen platten **Follikelepithel** umgeben; Eizelle und Follikelepithel werden zusammen als **Primordialfollikel** oder **früher Primärfollikel** bezeichnet; bei der Geburt enthalten die Eierstöcke ca. 500.000 Primordialfollikel, von denen ca. 90 % während der Ruheperiode bis zum Beginn der Pubertät zu Grunde gehen; nach Abschluss der Pubertät sind noch ca. 50.000 Primordialfollikel vorhanden, von denen nur 400–500 während der zeugungsfähigen Periode der Frau heranreifen

Primordialfollikel, die von einem kubischen oder hochprismatischen Epithel umgeben sind, und die die Eizelle mit einer Zona* pellucida umgeben, werden als **Primärfollikel** bezeichnet; unter dem Einfluss der hormonellen Veränderungen während des Zyklus kommt es zur Proliferation des Follikelepithels, das mehrschichtig wird; im Interzellularraum findet sich **Liquor folliculi**; die Epithelzellen zeigen eine deutliche Granulierung und werden jetzt als **Granulosazellen** bezeichnet, in ihrer Gesamtheit bilden sie das **Stratum granulosum**, das außen von einer zarten Basalmembran [**Lamina vitrea**] umgeben ist; außerhalb der Basalmembran liegt eine mehrschichtige Zellhülle [**Theca folliculi**], die sich von umgebenden Bindegewebe ableitet; im **Tertiärfollikel** vereinigen sich die Interzellularräume zu einer gemeinsamen Höhle, dem **Antrum folliculi**, das mit Liquor gefüllt ist; die Eizelle ragt zusammen mit Zona pellucida und **Corona radiata** als **Eihügel** [Discus proligerus] in die Follikelhöhle vor; die **Theca folliculi** gliedert sich in **Theca interna**, deren spindelförmige Zellen Androgene* und Östrogene* bilden, und der aus Myofibroblasten aufgebauten **Theca externa**; der größte Teil der Tertiärfollikel gehen zu Grunde und bildet das sog. **Thekaorgan**, das aus Zellen der Theca interna entsteht; später zerfällt das Thekaorgan in einzelne östrogenbildende interstitielle Zellgruppen [**Zwischenzellen**], die später vollständig verschwinden; pro Zyklus vollendet ein oder mehrere Tertiärfollikel die 1. meiotische Teilung und wird damit zum sprungreifen **Graaf-Follikel**, während dieser Reifung wächst der Tertiärfollikel von ca. 0,5–0,7 cm Durchmesser auf 2,4–2,8 cm an

zwischen dem 12. und 15. Tag des Menstruationszyklus* kommt es zum **Follikelsprung** [Ovulation]; die Eizelle [Oozyt II. Ordnung] wird freigesetzt und von den Frimbrien des Eileiters aufgefangen; die Follikelhöhle fällt zusammen und wandelt sich im Laufe der nächsten Tage zum **Gelbkörper** [Corpus* luteum] um

Fol|li|kel|rei|fungs|hor|mon *nt*: *→Follitropin*

Fol|li|kel|rei|fungs|pha|se *f* (Ⓔ follicle-maturation phase): *Syn*: *östrogene/proliferative Phase, Proliferationsphase*; Phase des Menstrualzyklus [5.–14. Tag], während der die Gebärmutterschleimhaut unter dem Einfluss von Östrogen* proliferiert; *s.a. Endometrium*

Fol|li|kel|re|ten|ti|ons|zys|te *f* (Ⓔ steatoma): *Syn*: *falsches Atherom, Ölretentionszyste, Talgretentionszyste, Sebozystom, Steatom, Retentionsatherom*; Retentionszyste* einer Talgdrüse durch Verlegung des Ausführungsgangs; bei multiplem Vorkommen, spricht man von **Steatocystoma multiplex**; in seltenen Fällen kommt es zur Entzündung und narbigen Abheilung von Zysten, v.a. im Bereich der Rücken- und Brustrinne [**Steatocystoma multiplex conglobatum**]; **Therapie**: Exzision bei kosmetischer Störung; bei Entzündung [Steatocystoma multiplex conglobatum] Eröffnung oder Exzision, Antibiotika lokal oder systemisch

Fol|li|kel|sprung *m* (Ⓔ follicular rupture): *Syn*: *Ovulation, Eisprung*; Ruptur des reifen Follikels [Folliculus ovarus maturus] um den 14. Tag des Zyklus; die Eizelle wird vom Eileiter aufgefangen und in Richtung Gebärmutter transportiert; *s.a. Follikelreifung*

Fol|li|kel|zen|trums|lym|phom *nt* (Ⓔ follicular center cell lymphoma): *s.u. Essay Non-Hodgkin-Lymphome S. 1517*

Fol|li|kel|zys|te *f* (Ⓔ follicular cyst): vom Follikelepithel ausgehende Eierstockzyste*, die sich i.d.R. innerhalb mehrerer Monate zurückbildet; der Verlauf sollte sonographisch beo-

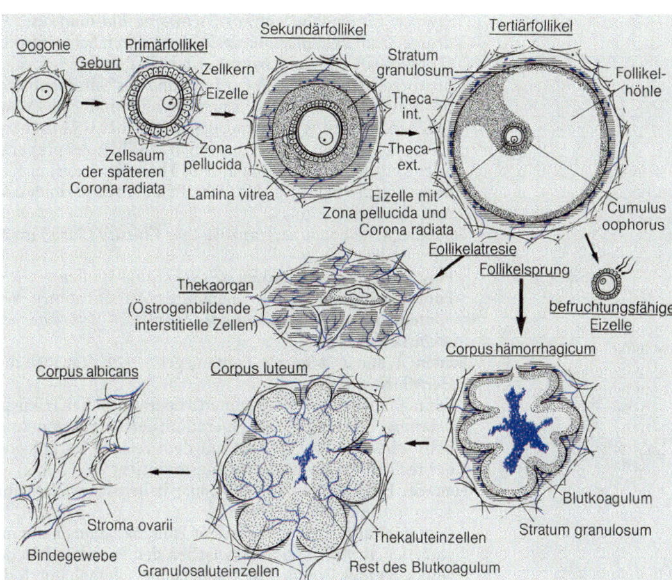

Abb. F41. Schema der Follikelreifung

bachtet werden

fol|li|ku|lar *adj* (Ⓔ follicular): ***Syn***: *follikulär*; Follikel betreffend, von einem Follikel (ab-)stammend oder ausgehend, aus Follikeln bestehend, follikelähnlich

Fol|li|ku|lar|zys|te *f* (Ⓔ eruption cyst): ***Syn***: *follikuläre Zyste*; odontogene Kieferzyste* am Schmelzorgan noch nicht durchgebrochener Zähne; ca. 10 % aller Kieferzysten

Fol|li|ku|lin *nt* (Ⓔ folliculin): ***Syn***: *Estron, Östron, Folliculin*; neben Östradiol* zweitwichtigstes natürliches Östrogen

Fol|li|ku|li|tis *f, pl* **-ti|den** (Ⓔ folliculitis): ***Syn***: *Haarfollikelentzündung, Follikelentzündung, Folliculitis*; Entzündung des Haarfollikels; kann alle haartragenden Regionen betreffen, findet sich aber v.a. am behaarten Kopf, Gesicht und Rumpf; wird am häufigsten durch Staphylococcus* aureus verursacht; es kommen aber auch Infektionen durch koryneforme und gramnegative Bakterien sowie Malassezia* furfur vor; die Entzündung ist i.d.R. auf die oberflächlichen Anteile des Follikels beschränkt; kommt es zu einem Befall tieferer Follikelanteile entwickelt sich eine Furunkel*; Diabetes* mellitus, seborrhoisches Ekzem*, Akne* vulgaris und erhöhte Feuchtigkeit der Haut [Schwitzen, Okklusivverband] begünstigen die Entstehung der Follikulitis, v.a. die Bildung einer abszedierenden Follikulitis und von Furunkeln

abszedierende Follikulitis (Ⓔ pustular folliculitis): Folliculitis* mit abszedierenden Infiltraten; wird durch Diabetes* mellitus, seborrhoisches Ekzem*, Akne* vulgaris und erhöhter Feuchtigkeit der Haut [Schwitzen, Okklusivverband] begünstigt

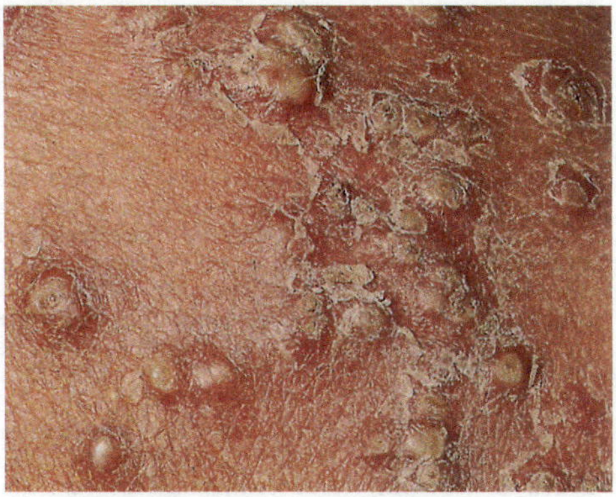

profunde dekalvitierende Follikulitis (Ⓔ dissecting cellulitis of scalp): ***Syn***: *Perifolliculitis capitis abscedens et suffodiens*; zu Abszess- und Fistelbildung neigende Haarbalgentzündung; *s.a. Folliculitis decalvans*

Abb. F42. Abszedierende Follikulitis

fol|li|ku|li|tisch *adj* (Ⓔ folliculitic): Haarfollikelentzündung/Folliculitis betreffend, von ihr betroffen oder gekennzeichnet

Fol|li|ku|lo|se *f*: → *Folliculosis*

Fölling: Ivar Asbjörn Fölling; 1888–1964; norwegischer Physiologe (Oslo)

Fölling-Krankheit *f*: → *Phenylketonurie*

Fol|li|tro|pin *nt* (Ⓔ follitropin): ***Syn***: *follikelstimulierendes Hormon, Follikelreifungshormon*; in den basophilen Zellen des Hypophysenvorderlappens* gebildetes gonadotropes Hormon, das bei der Frau die Follikelreifung* im Eierstock und beim Mann die Produktion von Spermatozoen in den Keimepithelien durch Stimulation der Sertoli*-Zellen fördert; die Sertoli-Zellen bilden unter dem Einfluss von Follitropin auch **Inhibin**, das durch eine Rückkopplungshemmung die Follitropinsynthese in der Hypophyse hemmt [*Abb. F43*]

Fol|säu|re *f* (Ⓔ folic acid): ***Syn***: *Pteroylglutaminsäure, Vitamin B_c, Biopterin*; essentieller, zum Vitamin B-Komplex gehörender Nahrungsbestandteil; wird im Körper in seine biologisch aktive Form **Tetrahydrofolsäure** überführt; Mangel führt zu neurologischen Störungen und Anämie* [*Abb. F44*]

Fol|säu|re|an|ta|go|nis|ten *pl* (Ⓔ folic acid antagonists): zur Behandlung von akuten Leukämien und malignen Tumoren verwendete Antimetaboliten*; *s.a. Essay Chemotherapie S. 349*

Fol|säu|re|man|gel|an|ä|mie *f* (Ⓔ folic acid deficiency anemia): megaloblastäre Anämie* bei ungenügender Folsäurezufuhr [Alkoholismus, Mangelernährung, Dialyse], Resorptionsstörung im Darm [Sprue, Zöliakie, orale Kontrazeptiva], erhöhtem Bedarf [Schwangerschaft] oder Behandlung mit Folsäureantagonisten

FOM *Abk.*: 5-Fluorouracil, Vincristin (*engl.* oncovin), Mitomycin-C

Fono-, fono- *präf.*: Wortelement mit der Bedeutung „Schall/Laut/Ton"

Fo|no|an|gi|o|gra|fie *f*: → *Phonoangiographie*

Fo|no|gra|fie *f*: → *Phonographie*

Fo|no|kar|di|o|graf *m*: → *Phonokardiograph*

Fo|no|kar|di|o|gra|fie *f*: → *Phonokardiographie*

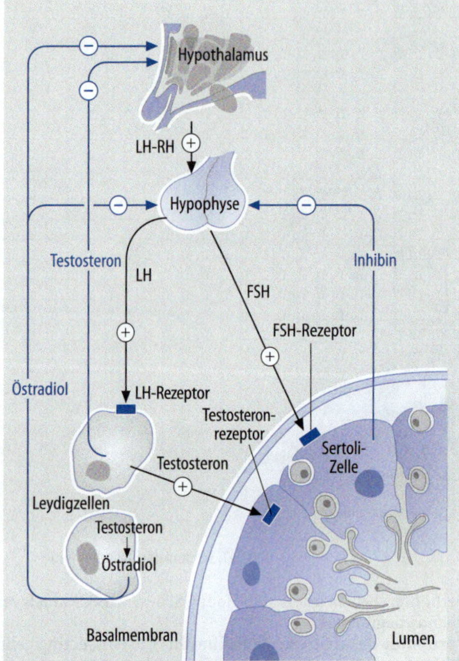

Abb. F43. Rückkopplungshemmung von Hypothalamus und Hypophyse

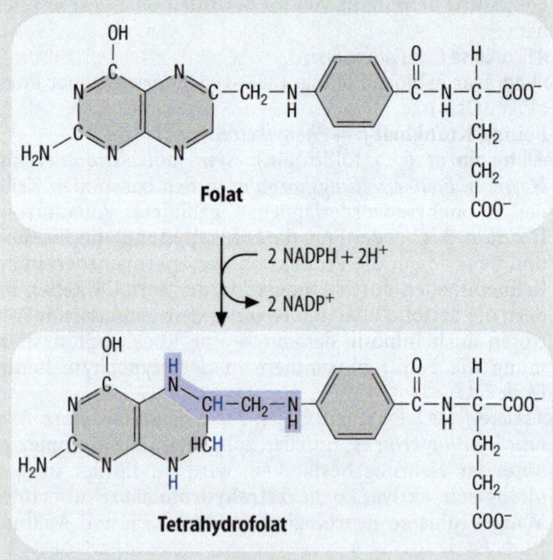

Abb. F44. Bildung von Tetrahydrofolat aus Folsäure

Folnolmelter *nt* (Ⓔ phonometer): *Syn*: *Phonometer*; Gerät zur Messung der Lautstärke von Flüstersprache bei der Hörprüfung

Folnolmylolgralfie *f*: *→Phonomyographie*

Folnolskop *nt* (Ⓔ phonoscope): *Syn*: *Phonoskop*; Stethoskop* mit eingebautem Mikrofon

Folnolskolpie *f* (Ⓔ phonoscopy): *Syn*: *Fonoskopie*; Auskultation mit einem Fonoskop*

Fonlselcalea *f* (Ⓔ Fonsecaea): zu den Schwärzepilzen gehörende Gattung, deren Arten [**Fonsecaea compacta, pedrosoi**] als Erreger der Fonsecas-Krankheit in Erscheinung treten

Fonsecas: O. de Fonsecas; brasilianischer Arzt im 20. Jahrhundert

Fonsecas-Krankheit *f* (Ⓔ chromomycosis): *Syn*: *Chromomykose, Chromoblastomykose, schwarze Blastomykose, Pedrosos-Krankheit, Blastomycosis nigra*; durch Schwärzepilze [Fonsecaea*-, Cladosporium*- und Phialophora*-Species] hervorgerufene Mykose* der Haut und des Unterhautgewebes mit Befall von Hand, Unterschenkel und Fuß [**Moos-Fuß**]; endemisch in Russland, dem Süden der USA und Brasilien; **Diagnose**: mikroskopischer [Kalilaugenpräparat] oder kultureller Erregernachweis; **Therapie**: Exzision kleinerer Herde; bei ausgedehntem Befall Itraconazol* oder Amphotericin* B intern

Fontaine: René Fontaine; französischer Chirurg (Paris) im 20. Jahrhundert

Fontaine-Ratschow-Stadien *pl*: *→Fontaine-Stadien*

Fontaine-Stadien *pl* (Ⓔ Fontaine's classification): *Syn*: *Fontaine-Ratschow-Stadien*; *s.u. chronische arterielle Verschlusskrankheit*

Fontan: François Maurice Fontan; geb. 1929; französischer Herzchirurg

Fontan-Operation *f* (Ⓔ Fontan's operation): bei Trikuspidalatresie* durchgeführte Operation; der Truncus* pulmonalis wird durchtrennt und mit dem rechten Vorhof oder der rechten Pulmonalarterie anastomosiert

Fontana: Felice Fontana; 1730–1805; italienischer Naturforscher und Physiologe (Florenz)

Fontana-Räume *pl* (Ⓔ spaces of Fontana): *Syn*: *Spatia anguli iridocornealis*; Lücken zwischen den Faserbündeln des Hueck-Bandes [Reticulum* trabeculare sclerae], durch die das Kammerwasser zum Schlemm-Kanal [Sinus* venosus sclerae] geleitet wird

Fonltalnellle *f* (Ⓔ fontanelle): *Syn*: *Fonticulus*; angeborene, physiologische Schädellücke, die sich im Laufe der Entwicklung schließt; bei der Geburt erlauben Fontanellen und Schädelnähte* ein Zusammenschieben der Schädelknochen, wodurch der Kopf etwas kleiner wird

große Fontanelle: *→vordere Fontanelle*

hintere Fontanelle (Ⓔ posterior fontanelle): *Syn*: *kleine Fontanelle, Hinterhauptsfontanelle, Fonticulus posterior*; dreieckige Fontanelle am hinteren Ende der Pfeilnaht* zwischen den beiden Scheitelbeinen und dem Hinterhauptsbein; schließt sich im 3. Lebensmonat

kleine Fontanelle: *→hintere Fontanelle*

vordere Fontanelle (Ⓔ anterior fontanelle): *Syn*: *große Fontanelle, Stirnfontanelle, Fonticulus anterior*; rautenförmige Fontanelle am vorderen Ende der Pfeilnaht*; wird von den beiden Stirn- und Scheitelbeinen begrenzt; sie schließt sich i.d.R. im 2. Lebensjahr

Fonltilcullus *m, pl* **-li**: *→Fontanelle*

Fonticulus anterior: *→vordere Fontanelle*

Fonticulus anterolateralis: *→Fonticulus sphenoidalis*

Fonticulus mastoideus (Ⓔ mastoid fontanelle): *Syn*: *hintere Seitenfontanelle, Warzenfontanelle, Fonticulus posterolateralis*; Fontanelle hinter dem Warzenfortsatz, die von Scheitel-, Schläfen- und Hinterhauptsbein begrenzt wird

Fonticulus posterior: *→hintere Fontanelle*

Fonticulus posterolateralis: *→Fonticulus mastoideus*

Fonticulus sphenoidalis (Ⓔ sphenoidal fontanelle): *Syn*: *Keilbeinfontanelle, vordere Seitenfontanelle, Fonticulus anterolateralis*; zwischen Stirn-, Scheitel-, Schläfen- und Keilbein liegende Fontanelle

FOPCA *Abk.*: *→familiäre olivopontozerebelläre Atrophie*

For. *Abk.*: *→Foramen*

Folralmen *nt* (Ⓔ foramen): Öffnung, Loch

Foramina alveolaria corporis maxillae (Ⓔ alveolar foramina of maxilla): äußere Öffnungen der Canales* alveolares auf dem Tuber* maxillae, durch die die hinteren Oberkiefernerven [Rami alveolares superiores posteriores] zu den Backenzähnen des Oberkiefers ziehen

Foramen apicis dentis (Ⓔ apical foramen of tooth): *Syn*: *Wurzelspitzenöffnung*; Öffnung des Wurzelkanals* an der Zahnwurzelspitze für den Durchtritt von Nerven und Gefäßen

Foramen caecum (Ⓔ cecal foramen of frontal bone): Foramen am Übergang von Crista* galli und Crista* frontalis; ist beim Erwachsenen verschlossen, enthält aber beim Kind eine Vena* emissaria

Foramen caecum linguae (Ⓔ cecal foramen of the tongue): kleine Einsenkung an der Grenze von Zungenkörper und Zungengrund; Rest des embryonalen Ductus* thyroglossalis
Foramen caecum medullae oblongatae (Ⓔ cecal foramen of medulla oblongata): dreieckige Einsenkung am unteren Ende der Brücke [Pons*]
Foramen costotransversarium (Ⓔ costotransverse foramen): Spaltraum zwischen dem Rippenhals [Collum* costae] und dem Querfortsatz [Processus* transversus vertebrae] des korrespondierenden Wirbels
Foramina cribrosa (Ⓔ cribriform foramina): kleine Öffnungen der Siebbeinplatte [Lamina* cribrosa ossis ethmoidalis], durch die die Riechfäden [Fila* olfactoria] sowie Arteria* ethmoidalis anterior und Venae* ethmoidales anteriores von der Nasenhöhle zur vorderen Schädelgrube [Fossa* cranii anterior] ziehen
Foramen epiploicum: →*Foramen omentale*
Foramen ethmoidale anterius (Ⓔ anterior ethmoidal foramen): Foramen an der Grenze von Pars* orbitalis des Stirnbeins [Os* frontale] und Siebbein [Os* ethmoidale]; Durchtrittsstelle für Arteria* und Nervus* ethmoidalis anterior sowie Venae* ethmoidales anteriores
Foramen ethmoidale posterius (Ⓔ posterior ethmoidal foramen): Foramen an der Grenze von Pars* orbitalis des Stirnbeins [Os* frontale] und Siebbein [Os* ethmoidale]; Durchtrittsstelle für Arteria*, Nervus* ethmoidalis posterior und Venae* ethmoidales posteriores
Foramen frontale (Ⓔ frontal foramen): ***Syn***: *Incisura frontalis*; Foramen am medialen Ende des oberen Augenhöhlenrandes [Margo* supraorbitalis orbitae]; Durchtrittsstelle für Ramus* medialis der Arteria* supraorbitalis und des Nervus* supraorbitalis
Foramina incisiva (Ⓔ incisive foramina): Mündungen der Canales* incisivi hinter den oberen Schneidezähnen
Foramen infraorbitale (Ⓔ infraorbital foramen): äußere Öffnung des Canalis* infraorbitalis am unteren Rand der Augenhöhle
Foramen infrapiriforme (Ⓔ infrapiriform foramen): *s.u. Foramen ischiadicum majus*
Foramen interventriculare (Ⓔ interventricular foramen): ***Syn***: *Monro-Foramen, Foramen Monroi*; Öffnung zwischen III. Ventrikel* und Seitenventrikel*
Foramen intervertebrale (Ⓔ intervertebral foramen): ***Syn***: *Zwischenwirbelloch, Intervertebralforamen*; Öffnung zwischen zwei übereinander liegenden Wirbeln; Austrittsstelle der Spinalnerven* aus dem Spinalkanal*; im Halsbereich sind die Foramina intervertebralia am engsten, im Lendenbereich am größten
Foramina intervertebralia (Ⓔ intervertebral foramina of sacrum): nur auf Querschnitten erkennbare Austrittsstellen der sakralen Spinalnerven* auf der Rückfläche des Kreuzbeins
Foramen ischiadicum majus (Ⓔ greater sciatic foramen): ***Syn***: *großes Sitzbeinloch*; Ligamentum* sacrospinale und Ligamentum* sacrotuberale schließen die Incisura* ischiadica major hinten ab und bilden ein Foramen, das durch den Musculus* piriformis in das oben liegende **Foramen suprapiriforme** [für Arteria* glutea superior, Venae* gluteae superiores und Nervus* gluteus superior] und das untere **Foramen infrapiriforme** [für Nervus* ischiadicus, Arteria* comitans nervi ischiadici, Nervus* gluteus inferior, Arteria* glutea inferior, Venae* gluteae inferiores, Nervus* cutaneus femoris posterior, Nervus* pudendus, Arteria* und Vena* pudenda interna] unterteilt wird
Foramen ischiadicum minus (Ⓔ lesser sciatic foramen): ***Syn***: *kleines Sitzbeinloch*; Ligamentum* sacrospinale und Ligamentum* sacrotuberale ergänzen die Incisura* ischiadica minor zum kleinen Sitzbeinloch, durch den der Musculus* obturatorius internus zieht; Nervus* pudendus, Arteria* und Vena* pudenda interna ziehen rückläufig zwischen den beiden Bändern zur Fossa* ischioanalis
Foramen jugulare (Ⓔ jugular foramen): ***Syn***: *Drosselloch*; Öffnung in der hinteren Schädelgrube [Fossa* cranii posterior]; Durchtrittsstelle für Vena* jugularis interna, Nervus* glossopharyngeus, Nervus* vagus und Nervus* accessorius
Foramen lacerum (Ⓔ lacerated foramen): Spalte zwischen dem großen Keilbeinflügel [Ala* major ossis sphenoidalis] und der Felsenbeinspitze [Apex partis petrosae ossis temporalis]; Durchtrittsstelle für Nervus* petrosus major und Nervus* petrosus profundus
Foramen Luschkae: veraltet für →*Apertura lateralis ventriculi quarti*
Foramen Magendii: veraltet für →*Apertura mediana ventriculi quarti*
Foramen magnum (Ⓔ foramen magnum): ***Syn***: *großes Hinterhauptsloch*; Übergang der hinteren Schädelgrube [Fossa* cranii posterior] in den Wirbelkanal [Canalis* vertebralis]; enthält Medulla* oblongata, Radix* spinalis nervi accessorii, Arteria* vertebralis, Arteria* spinalis anterior und Arteria* spinalis posterior
Foramen mandibulae (Ⓔ mandibular foramen): Eingang in den Unterkieferkanal [Canalis* mandibulae] an der Innenseite des Unterkiefers
Foramen mastoideum (Ⓔ mastoid foramen): kleines Loch hinter dem Warzenfortsatz [Processus* mastoideus], durch den ein venöses Emissarium* Sinus* sigmoideus und Kopfhautvenen verbindet
Foramen mentale (Ⓔ mental foramen): Öffnung auf der Vorderseite des Unterkieferkörpers unterhalb des 1. oder 2. Prämolaren; Durchtrittsstelle für Nervus* und Arteria* mentalis
Foramen Monroi: →*Foramen interventriculare*
Foramina nasalia (Ⓔ nasal foramina): kleine Öffnungen auf der Außenseite des Nasenbeins [Os* nasale] für den Durchtritt von Blutgefäßen
Foramen nutricium (Ⓔ nutrient foramen): Eintrittsstelle der Arteria* nutricia in den Knochen
Foramen obturatum (Ⓔ obturator foramen): großes Foramen im unteren Bereich des Hüftbeins [Os* coxae], das von Schambein [Os* pubis] und Sitzbein [Os* ischii] gebildet wird; die **Membrana obturatoria** verschließt das Foramen; im oberen Teil der Membran liegt der Canalis* obturatorius
Foramen omentale (Ⓔ omental foramen): ***Syn***: *Winslow-Foramen, Winslow-Loch, Foramen epiploicum*; Eingang in den Netzbeutel*
Foramen ovale (Ⓔ oval foramen of sphenoid bone): ovale Öffnung im großen Keilbeinflügel [Ala* major ossis sphenoidalis], die die mittlere Schädelgrube [Fossa* cranii media] mit der Flügelgaumengrube [Fossa* pterygopalatina] verbindet; Durchtrittsstelle für Nervus* mandibularis und Plexus* venosus foraminis ovalis
Foramen ovale cordis (Ⓔ oval foramen of heart): beim Fetus physiologisch vorkommende Verbindung von rechtem und linkem Vorhof*
Foramina palatina minora (Ⓔ lesser palatine foramina): Öffnungen der Canales* palatini minores, durch die sekretorische Fasern aus dem Ganglion* pterygopalatinum und sensible Fasern aus dem Nervus* maxillaris ziehen
Foramen palatinum majus (Ⓔ greater palatine foramen): Öffnung des Canalis* palatinus major am Gaumen; Durchtrittsstelle für Nervus* palatinus major, Arteria* palatina major und Vena* palatina externa
Foramina papillaria renalis (Ⓔ papillary foramina of kidney): kleine Öffnungen an der Spitze der Nierenpapillen*, durch die der Harn in die Nierenkelche tropft
Foramen parietale (Ⓔ parietal foramen): kleine Öffnung am Oberrand des Scheitelbeins [Os* parietale], in der die Vena* emissaria parietalis liegt
Foramen petrosum (Ⓔ petrous foramen): inkonstante kleine Öffnung hinter dem Foramen* ovale, durch die der Nervus* petrosus minor zieht
Foramen processus transversi: veraltet für →*Foramen transversarium vertebrae cervicales*
Foramen rotundum (Ⓔ round foramen): Öffnung im großen Keilbeinflügel [Ala* major ossis sphenoidalis], die die mittlere Schädelgrube [Fossa* cranii media] und die Fossa* infratemporalis verbindet; Durchtrittsstelle für den Nervus* maxillaris

F

Foramina sacralia anteriora (Ⓔ anterior sacral foramina): Öffnungen auf der Vorderseite des Kreuzbeins [Os* sacrum]

Foramina sacralia dorsalia: veraltet für →*Foramina sacralia posteriora*

Foramina sacralia pelvica: veraltet für →*Foramina sacralia anteriora*

Foramina sacralia posteriora (Ⓔ posterior sacral foramina): Öffnungen auf der Rückseite des Kreuzbeins [Os* sacrum]

Foramen singulare (Ⓔ solitary foramen): Öffnung am Boden des inneren Gehörganges für den Nervus* ampullaris posterior

Foramen sphenopalatinum (Ⓔ sphenopalatine foramen): Lücke zwischen der Lamina* perpendicularis des Gaumenbeins [Os* palatinum] und dem Keilbein [Os* sphenoidale], das die Flügelgaumengrube [Fossa* pterygopalatina] mit der Nasenhöhle verbindet; durch sie ziehen die Arteriae* nasales posteriores laterales und die Rami* nasales posteriores superiores und inferiores

Foramen spinosum (Ⓔ spinous foramen): laterodorsal vom Foramen* ovale liegende Öffnung im großen Keilbeinflügel [Ala* major ossis sphenoidalis], durch die Arteria* meningea media, die Venae* meningeae mediae und der Ramus* meningeus des Nervus* mandibularis ziehen

Foramen stylomastoideum (Ⓔ stylomastoid foramen): Austrittsstelle des Nervus* facialis an der Schädelbasis direkt hinter dem Processus* styloideus des Schläfenbeins

Foramen supraorbitale (Ⓔ supraorbital foramen): ***Syn***: *Incisura supraorbitalis*; lateral vom Foramen* frontale liegende kleinere Öffnung für die Arteria* und Vena* supraorbitalis und den Ramus lateralis des Nervus* supraorbitalis

Foramen suprapiriforme (Ⓔ suprapiriform foramen): *s.u. Foramen ischiadicum majus*

Foramen thyroideum (Ⓔ thyroid foramen): inkonstante Öffnung im oberen Teil des Schildknorpels [Cartilago thyroidea]

Foramen transversarium vertebrae cervicales (Ⓔ transverse foramen): Loch im Querfortsatz [Processus* transversus vertebrae] der Halswirbel 1–6 für die Arteria* vertebralis

Foramen venae cavae (Ⓔ vena caval foramen): Öffnung für den Durchtritt der unteren Hohlvene [Vena* cava inferior] durch das Zwerchfell*

Foramina venarum minimarum (Ⓔ foramina of smallest veins of heart): Mündungen der kleinen Herzvenen [Venae* cordis minimae] im rechten Vorhof*

Foramen venosum (Ⓔ venous foramen): inkonstant Öffnung medial vom Foramen* ovale, durch die ein Emissarium* verläuft

Foramen vertebrale (Ⓔ vertebral foramen): ***Syn***: *Wirbelloch*; von Wirbelkörper [Corpus* vertebrae] und Wirbelbogen [Arcus* vertebrae] umschlossenes Loch für das Rückenmark und seine Häute; im Halsbereich ist es weit und annähernd dreieckig, im Brustbereich fast rund und im Lendenbereich wieder dreieckig und weit; im Kreuzbein [Os* sacrum] bildet es den Canalis* sacralis

Foramen zygomaticofaciale (Ⓔ zygomaticofacial foramen): kleine Öffnung im Jochbein [Os* zygomaticum] für den Ramus zygomaticofacialis des Nervus* zygomaticus

Foramen zygomaticoorbitale (Ⓔ zygomatico-orbital foramen): kleine Öffnung im Jochbein [Os* zygomaticum] für den Nervus* zygomaticus

Foramen zygomaticotemporale (Ⓔ zygomaticotemporal foramen): kleine Öffnung im Jochbein [Os* zygomaticum] für den Ramus zygomaticotemporalis des Nervus* zygomaticus

Foramen-Monroi-Blockade *f* (Ⓔ foramen of Monro blockage): *s.u. Monro-Zyste*

Fo|ra|mi|no|to|mie *f* (Ⓔ foraminotomy): operative Erweiterung eines Foramen* intervertebrale

Forbes: **1.** Ann Poppenheimer Forbes; 1911–1992; amerikanischer Arzt **2.** Gilbert Burnett Forbes; amerikanischer Kinderarzt im 20. Jahrhundert

Forbes-Albright-Syndrom *nt* (Ⓔ Forbes-Albright syndrome): Bezeichnung für ein Galaktorrhoe-Amenorrhoe-Syndrom* durch ein benignes Prolactinom*

Forbes-Syndrom *nt*: →*Glykogenose Typ III*

For|ceps *f* (Ⓔ **1.–2.** forceps): **1.** zwingenförmiges Organ, zwingenförmige Struktur, Zwinge **2.** Zange, Klemme, Forzeps; Geburtszange*

Forceps frontalis (Ⓔ forceps frontalis): vordere Balkenzwinge; *s.u. Balken*

Forceps major (Ⓔ forceps major): hintere Balkenzwinge; *s.u. Balken*

Forceps minor (Ⓔ forceps minor): vordere Balkenzwinge; *s.u. Balken*

Forceps occipitalis (Ⓔ forceps occipitalis): hintere Balkenzwinge; *s.u. Balken*

Fordyce: John Addison Fordyce; 1859–1925; amerikanischer Hautarzt (New York)

Fordyce-Drüsen *pl* (Ⓔ Fordyce's granules): ***Syn***: *Fordyce-Zustand, freie/ektope Talgdrüsen*; vereinzelt oder multipel vorkommende Talgdrüsen, v.a. an der Mundschleimhaut

Fordyce-Krankheit *f* (Ⓔ angiokeratoma of Fordyce): ***Syn***: *Angiokeratoma Fordyce, Angiokeratoma scroti*; im 4. Lebensjahrzehnt auftretende kleine Angiome* des Skrotums oder der Vulva [**Angiokeratoma vulvae**]

Fordyce-Zustand *m*: →*Fordyce-Drüsen*

Forel: Auguste Henri Forel; 1848–1931; schweizer Psychiater (Zürich)

Forel-Bündel *nt* (Ⓔ thalamic fasciculus): ***Syn***: *Fasciculus thalamicus*; vom Forel*-Feld H1 zum Thalamus* ziehendes Faserbündel

Forel-Feld *nt* (Ⓔ Forel's field): Kerngebiet im Subthalamus* hinter dem Nucleus* ruber; teilt sich subthalamisch in zwei Felder auf

Forel-Haubenkreuzung *f* (Ⓔ Forel's decussation): ***Syn***: *vordere Haubenkreuzung, Decussatio tegmentalis anterior*; Kreuzung von Fasern des Tractus* rubrospinalis im vorderen Teil der Mittelhirnhaube [Tegmentum* mesencephali]

fo|ren|sisch *adj* (Ⓔ forensic): gerichtlich, Gerichts-, Rechts-

Forestier: Jacques Forestier; 1890–1978; französischer Neurologe (Aix-les-Bains)

Forestier-Krankheit *f* (Ⓔ Forestier's disease): ***Syn***: *Forestier-Syndrom, Morbus Forestier, hyperostotische Spondylose, Spondylosis hyperostotica, Hyperostosis vertebralis senilis ankylosans*; meist ältere Patienten betreffende Hyperostose der (Brust-)Wirbelsäule mit ausgeprägter Spangenbildung; vermutlich durch Stoffwechselstörungen [Diabetes* mellitus, Hyperurikämie] ausgelöst

Forest yaws *nt*: *s.u. südamerikanische Hautleishmaniose*

Form *f*: **amastigoteForm** (Ⓔ amastigote): ***Syn***: *Amastigote, Leishmania-Form*; runde, unbegeißelte Form von Trypanosoma* cruzi

ekzematoide Form (Ⓔ eczematoid type): *s.u. endogenes Ekzem*

epimastigote Form (Ⓔ epimastigote): ***Syn***: *Epimastigot, Crithidia-Form*; nicht-infektiöse Zwischenform von Trypanosoma*, aus der die infektiöse trypomastigote Form* hervorgeht

lichenifizierte Form (Ⓔ lichenoid type): *s.u. endogenes Ekzem*

pruriginöse Form (Ⓔ pruriginous type): *s.u. endogenes Ekzem*

pseudohypertrophe pelvifemorale Form: →*Duchenne-Muskeldystrophie*

trypomastigote Form (Ⓔ trypomastigote): ***Syn***: *Trypomastigot, Trypanosomen-Form*; im Blut auftretende infektiöse Form von Trypanosoma*

Form|al|de|hyd *m* (Ⓔ formaldehyde): ***Syn***: *Methanal, Ameisensäurealdehyd*; vom Methan abgeleitetes, stechend riechendes, farbloses Gas; *s.a. Formalin*

Form|al|de|hyd|gas|ste|ri|li|sa|ti|on *f* (Ⓔ formaldehyde sterilization): chemische Sterilisation* mit Formaldehydgas; kann auch Keime der Resistenzstufe 3 abtöten

Form|al|de|hy|di so|lu|ti|o aquo|sa *nt*: →*Formalin*

Form|al|de|hyd|lö|sung *f*: →*Formalin*

For|ma|lin *nt* (Ⓔ formaldehyde solution): ***Syn***: *Formaldehyd-*

lösung, Solutio Formaldehydii, Formaldehydi solutio aquosa; wässrige Lösung von Formaldehyd* mit ca. 10 % Methanol*; **Anw.**: Desinfektionsmittel, Raumdesinfektion, Konservierungsmittel für Präparate

N-For|ma|mi|do|yl|thi|e|na|my|cin *nt*: *→Imipenem*

For|ma|tio *f, pl* **-ti|o|nes** (Ⓔ formation): Bildung, Gebilde, Formation

Formatio reticularis (Ⓔ reticular formation): vom Rückenmark [**Formatio reticularis spinalis**] bis zu Brücke [**Formatio reticularis tegmentum pontis**] und Zwischenhirn [**Formatio reticularis tegmentum mesencephali**] reichende Formation, die ein lebenswichtiges Koordinationszentrum des Zentralnervensystems darstellt; sie ist Knotenpunkt und Schaltstelle von **aufsteigendem** und **absteigendem Retikularissystem**; das **aufsteigende Retikularissystem** vermittelt Erregungen, die zur Aktivierung der Hirnrinde führen, und wird deshalb auch als **aufsteigendes retikuläres aktivierendes System** bezeichnet; das **absteigende Retikularissystem** verbindet die Formatio reticularis mit dem Rückenmark; die Formatio reticularis enthält zahlreiche Kerne [Nuclei* reticulares, Nuclei* raphes] und nicht immer scharf abgrenzbare Nervenzellgruppen, die serotoninerge, noradrenerge, adrenerge und cholinerge Zellen enthalten; histologisch lassen sich drei Zonen [**mediane, mediale magnozelluläre** und **laterale parvozelluläre Zone**] abgrenzen, die aber funktionell eng zusammen wirken; die Formatio reticularis ist eine Schaltstation wichtiger Reflexe [Schluckreflex, Saugreflex, Speichelsekretionsreflex, Kornealreflex, Vestibularisreflex, Okulomotoriusreflex] und Nervenzentren [Kreislaufzentrum, Atemzentrum, Brechzentrum]; sie wirkt mit bei der Kontrolle des Herz-Kreislauf-Systems und ist Teil der Schmerzkontrolle; sie beeinflusst mit dem extrapyramidal-motorischen System den Tonus der Muskulatur und koordiniert Bewegungen [z.B. Dreh- oder Beugebewegungen von Kopf und Rumpf]

For|ma|ti|on *f* (Ⓔ formation): *anatom.* Formatio

for|ma|tiv *adj* (Ⓔ formative): gestaltend, bildend, formend

For|mes|tan *nt* (Ⓔ formestan): ***Syn***: *4-Hydroxyandrost-4-en-3,17-dion*; Androstendionanalogon, Aromatasehemmer*; **Anw.**: fortgeschrittenes Mammakarzinom; *s.a. Essay Chemotherapie S. 349*

For|mi|at *nt* (Ⓔ formate): Salz der Ameisensäure*

For|mi|ca|tio *f, pl* **-ti|o|nes** (Ⓔ formication): ***Syn***: *Ameisenlaufen, Hautkribbeln*; Empfindungsstörung [Dysästhesie] mit Kribbelgefühl auf der Haut, z.B. bei vasomotorischen Störungen oder Neuritis*

For|mi|ci|a|sis *f, pl* **-ses** (Ⓔ formiciasis): Bezeichnung für die Hautveränderungen nach Ameisenbiss

For|mol|to|xo|id *nt* (Ⓔ formol toxoid): ***Syn***: *Toxoid, Anatoxin*; durch Formaldehyd* entgiftetes Toxin*, das aber noch als Antigen* wirkt und deshalb zur aktiven Immunisierung verwendet werden kann

N^{10}-Formyl-Tetrahydrofolsäure *f* (Ⓔ N^{10}-formyltetrahydrofolic acid): ***Syn***: *Leukovorin, Citrovorum-Faktor, Leucovorin*; von Leuconostoc citrovorum gebildete aktive Form der Folsäure*

For|nix *m, pl* **-ni|ces** (Ⓔ **1.** fornix **2.** *→Fornix cerebri*): **1.** Gewölbe, Kuppel, Dach, Bogen **2.** *→Fornix cerebri*

Fornix cerebri (Ⓔ fornix of cerebrum): ***Syn***: *Hirngewölbe*; zum limbischen System* gehörendes efferentes Faserbündel des Hippocampus*; besteht aus Fornixpfeiler* [Columna fornicis], Fornixkörper* [Corpus fornicis], Fornixschenkel* [Crus fornicis] und Fornixkommissur* [Commissura fornicis]

Fornix conjunctivae inferior (Ⓔ inferior conjunctival fornix): untere Umschlagsfalte der Augenbindehaut [Tunica* conjunctiva]

Fornix conjunctivae superior (Ⓔ superior conjunctival fornix): obere Umschlagsfalte der Augenbindehaut [Tunica* conjunctiva]

Fornix gastricus (Ⓔ fornix of stomach): Magenkuppel; *s.u. Magen*

Fornix pharyngis (Ⓔ fornix of pharynx): ***Syn***: *Pharynxkuppel*; oberer Teil des Nasenrachens [Pars* nasalis pharyngis], in dem die Rachenmandel [Tonsilla* pharyngealis] liegt

Fornix renalis (Ⓔ renal fornix): von den kleinen Nierenkelchen [Calices* renales minores] gebildetes Gewölbe um die Nierenpapillen

Fornix sacci lacrimalis (Ⓔ fornix of lacrimal sac): ***Syn***: *Tränensackkuppel*; oberster Teil des Tränensacks [Saccus* lacrimalis]

Fornix vaginae (Ⓔ fornix of vagina): ***Syn***: *Scheidengewölbe*; oberes Ende der Scheide [Vagina*], das über die Einmündung der Cervix* uteri hinaus ins Becken ragt; wird in drei Abschnitte eingeteilt **Pars anterior** [vorderes Scheidengewölbe], **Pars posterior** [hinteres Scheidengewölbe] und **Pars lateralis** [Seitengewölbe der Scheide]

Fornix ventricularis: veraltet für *→Fornix gastricus*

For|nix|kom|mis|sur *f* (Ⓔ commissure of fornix): ***Syn***: *Commissura fornicis*; linken und rechten Fornix* verbindende Kommissur

For|nix|kör|per *m* (Ⓔ body of fornix): ***Syn***: *Fornixstamm, Corpus fornicis*; unter dem Corpus* callosum liegender Teil der Fornix*, der über die Commissura* fornicis mit dem anderen Fornixkörper kommuniziert

For|nix|pfei|ler *m* (Ⓔ column of fornix): ***Syn***: *Gewölbesäule, Gewölbepfeiler, Fornixsäule, Columna fornicis*; paarige Teile des Fornix*, deren Fasern vor [**Fibrae precommissurales**] oder hinter [**Fibrae postcommissurales**] der Fornixkommissur [Commissura* fornicis] verlaufen

For|nix|rup|tur *f* (Ⓔ rupture of the fornix): spontane Ruptur des Nierenbeckens am Übergang zum Nierenparenchym bei plötzlicher Druckerhöhung, z.B forcierte Diurese* bei Harnabflussstörung

For|nix|säu|le *f*: *→Fornixpfeiler*

For|nix|schen|kel *pl* (Ⓔ crura of fornix): ***Syn***: *Crus fornicis*; nach hinten gebogener Anfangsteil des Fornix*

For|nix|stamm *m*: *→Fornixkörper*

Fo|ro|ma|ci|din *nt* (Ⓔ spiramycin): ***Syn***: *Spiramycin*; Makrolidantibiotikum aus **Streptomyces ambofaciens**; wirkt ähnlich wie Erythromycin*

Forrester: Forrester-Brown-Schiene *f* (Ⓔ Forrester splint): Spreizschiene* zur Behandlung der kongenitalen Hüftgelenkdysplasie

Fort-Bragg-Fieber *nt* (Ⓔ Fort Bragg fever): ***Syn***: *prätibiales Fieber, japanisches Herbstfieber*; durch Leptospira* interrogans var. autumnalis verursachte fieberhafte Erkrankung mit typischen erythematösen Läsionen an der Tibia sowie Kopf- und Muskelschmerzen

Fort|pflan|zung, ein|ge|schlecht|li|che *f* (Ⓔ cytogenic reproduction): *s.u. Parthenogenese*

Fort|pflan|zungs|fä|hig|keit *f*: *→Fertilität*

For|zeps *f* (Ⓔ forceps): Zange, Klemme, Forceps; Geburtszange*

Foscarnet-Natrium *nt* (Ⓔ foscarnet sodium): ***Syn***: *Trinatriumphosphonoformiat*; Virustatikum mit breitem antiviralem Spektrum; hemmt virale DNA-Polymerasen und reverse Transkriptase [nicht-nukleosidanaloger Reverse-Transkriptase-Hemmer]; **Anw.**: Zytomegalievirus-Infektionen, v.a. bei abwehrgeschwächten Patienten [HIV-Infektion], Aciclovir-resistente Herpes-simplex-Infektionen; *s.a. Essay AIDS S. 31*

Fos|fes|trol *nt* (Ⓔ fosfestrol): ***Syn***: *Diethylstilbestroldiphosphat*; synthetisches Östrogen*; **Anw.**: Zytostatikum* bei metastasierendem Prostatakarzinom

Fos|fo|my|cin *nt* (Ⓔ fosfomycin): ***Syn***: *Phosphonomycin*; bakterizides Breitspektrumantibiotikum; Hemmer der bakteriellen Pyruvyltransferase; wirkt gegen Staphylokokken, Streptokokken, Gonokokken, Haemophilus influenzae, Salmonellen, Shigellen, Escherichia coli, Proteus

FOSQ *Abk.*: *→functional outcome of sleep questionnaire*

Fos|sa *f, pl* **Fos|sae** (Ⓔ fossa): Grube, Höhle, Mulde, Nische

Fossa acetabuli (Ⓔ acetabular fossa): knorpelfreier Teil der Hüftgelenkspfanne [Acetabulum*]

Fossa antihelica (Ⓔ fossa of anthelix): durch die Antihelix* bedingte Einziehung der Rückfläche der Ohrmuschel*

Fossa axillaris (Ⓔ axillary fossa): ***Syn***: *Achselhöhle, Achselhöhlengrube, Achselgrube*; von der **vorderen** und **hinteren Achselfalte** begrenzte Grube, die oft mit Axilla* oder Regio* axillaris gleichgesetzt wird; in der **vorderen Achsel-**

falte [Plica axillaris anterior] verläuft der Musculus* pectoralis major, in der **hinteren Achselfalte** [Plica axillaris posterior] der Musculus* latissimus dorsi; in der Tiefe der Achselhöhle verlaufen periphere Leitungsbahnen zum Oberarm; die Haut ist behaart und enthält große und kleine Schweißdrüsen

Fossa canina (Ⓔ canine fossa): ***Syn***: *Eckzahngrube*; kleine Grube in der Mitte der Außenfläche des Oberkiefers [Maxilla*], unterhalb des Foramen* infraorbitale

Fossa cerebellaris (Ⓔ cerebellar fossa): beidseitige Vertiefung der Squama* occipitalis des Hinterhauptbeins [Os* occipitale], in der die Kleinhirnhemisphären liegen

Fossa cerebralis (Ⓔ cerebral fossa): beidseitige Vertiefung der Squama* occipitalis des Hinterhauptbeins [Os* occipitale] hinter der Fossa* cerebellaris, in der der Hinterhauptslappen [Lobus* occipitalis] liegt

F

Fossa condylaris (Ⓔ condylar fossa): kleine Vertiefung hinter der Hinterhauptskondyle [Condylus* occipitalis], in die der Canalis* condylaris mündet

Fossa coronoidea (Ⓔ coronoid fossa): Vertiefung oberhalb der Trochlea* humeri, die bei Beugung im Ellenbogengelenk den Processus* coronoideus der Ulna* aufnimmt

Fossa cranii anterior/media/posterior; *s.u. innere Schädelbasis*

Fossa cubitalis (Ⓔ cubital fossa): ***Syn***: *Ellenbeugengrube*; Grube auf der Beugeseite des Ellenbogengelenks, durch die Muskeln, Gefäße und Nerven vom Oberarm zum Unterarm ziehen; die Arteria* brachialis teilt sich hier unter der Bizepsaponeurose* in Arteria* radialis und Arteria* ulnaris; die Begleitvenen der beiden Arterien [Venae* radiales und ulnares] vereinigen sich in der Ellenbeugengrube zu den Venae* brachiales; der Nervus* medianus zieht zwischen den Köpfen des Musculus* pronator teres in die Tiefe zur mittleren Gefäßnervenstraße des Unterarms; der Nervus* radialis verläuft in der Tiefe der Grube zwischen Musculus* brachialis und brachioradialis

Fossa digastrica (Ⓔ digastric fossa): beidseitige Vertiefung an der Innenseite des Unterkiefers [Mandibula*] seitlich der Spina* mentalis superior; Ansatzpunkt des vorderen Bauchs des Musculus* digastricus

Fossa epigastrica (Ⓔ epigastric fossa): ***Syn***: *Regio epigastrica, Epigastrium*; Oberbauch, Oberbauchgegend; *s.a. Regiones abdominales*

Fossa glandulae lacrimalis (Ⓔ fossa of lacrimal gland): seichte Mulde der Pars orbitalis des Stirnbeins [Os* frontale], in der die Tränendrüse [Glandula* lacrimalis] liegt

Fossa hyaloidea (Ⓔ hyaloid fossa): ***Syn***: *Glaskörpermulde*; durch die Augenlinse [Lens*] verursachte Mulde auf der Vorderseite des Glaskörpers [Corpus* vitreum]

Fossa hypophysialis (Ⓔ hypophysial fossa): ***Syn***: *Hypophysengrube*; tiefe Grube in der Sella* turcica, die die Hypophyse* aufnimmt; wird oben vom Diaphragma* sellae verschlossen

Fossa iliaca (Ⓔ iliac fossa): die Innenfläche der Darmbeinschaufel [Ala* ossis ilii], an der der Musculus* iliacus entspringt

Fossa incisiva (Ⓔ incisive fossa): kleine Grube am harten Gaumen [Palatum* durum], in die sich die Canales* incisivi öffnen

Fossa incudis (Ⓔ incudal fossa): Furche in der Hinterwand der Paukenhöhle [Cavitas* tympani] für den hinteren Ambossschenkel [Crus breve incudis]

Fossa infraclavicularis (Ⓔ infraclavicular fossa): ***Syn***: *Unterschlüsselbeingrube, Mohrenheim-Grube*; Einsenkung unter dem äußeren Ende des Schlüsselbeins [Clavicula*], die durch das Trigonum* clavipectorale begrenzt wird

Fossa infraspinata (Ⓔ infraspinous fossa): ***Syn***: *Untergrätengrube*; große Mulde auf der Rückseite des Schulterblattes [Scapula*] unterhalb der Schulterblattgräte [Spina scapulae], von der der Musculus* infraspinatus entspringt

Fossa infratemporalis (Ⓔ infratemporal fossa): ***Syn***: *Unterschläfengrube*; Fortsetzung der Fossa* temporalis nach unten; wird zum größten Teil durch den Musculus* pterygoideus lateralis ausgefüllt; medial und lateral vom Musculus* pterygoideus lateralis liegt der Plexus* venosus pterygoideus; die Arteria* maxillaris gibt während ihres Verlaufes durch die Unterschläfengrube mehrere Äste ab [u.a. Arteria* alveolaris inferior, meningea media, masseterica, buccalis]; der Nervus* mandibularis gibt ebenfalls mehrere Äste in der Fossa infratemporalis ab [u.a. Nervus* lingualis, buccalis, alveolaris inferior, auriculotemporalis]; die Chorda* tympani zieht von der Fissura* petrotympanica her zum Nervus* lingualis und begleitet ihn zur Fovea sublingualis; das Ganglion* oticum liegt medial des Nervus* mandibularis direkt unter dem Foramen* ovale

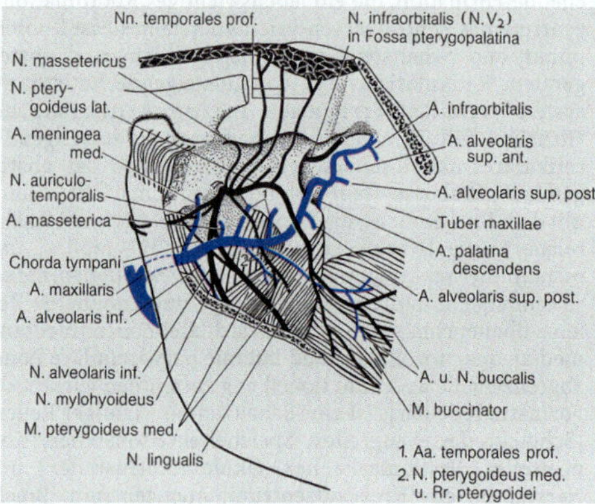

Abb. F45. Topographie der Fossa infratemporalis

Fossa inguinalis lateralis (Ⓔ lateral inguinal fossa): ***Syn***: *äußere/seitliche Leistengrube*; seichte Grube an der inneren Bauchwand seitlich von der Plica* umbilicalis lateralis über dem inneren Leistenring [Anulus* inguinalis profundus]; *s.a. Leistenhernie*

Fossa inguinalis medialis (Ⓔ medial inguinal fossa): ***Syn***: *innere/mittlere Leistengrube*; grubenförmige Vertiefung der inneren Bauchwand zwischen Plica* umbilicalis medialis und lateralis, die dem äußeren Leistenring [Anulus* inguinalis superficialis] gegenüber liegt; da hier die Bauchwand nur aus Faszie und Bauchfell besteht, kommt es leicht zur Bildung von Hernien [mediale Leistenhernie*]

Fossa intercondylaris (Ⓔ intercondylar fossa of femur): *s.u. Femur*

Fossa interpeduncularis (Ⓔ interpeduncular fossa): von den Hirnschenkeln umfasste Fläche an der vorderen Oberfläche des Mesencephalon*, in der der Nervus* oculomotorius das Gehirn verlässt; der durchlöcherte Boden der Fossa interpeduncularis wird als **Substantia perforata posterior** bezeichnet

Fossa ischioanalis (Ⓔ ischioanal fossa): von einem Fettkörper [Corpus adiposum fossae ischioanalis] ausgefüllter Bindegewebsraum zu beiden Seiten des Anus*, der vom Canalis* pudendalis durchzogen wird

Fossa ischiorectalis: veraltet für *→Fossa ischioanalis*

Fossa jugularis (Ⓔ jugular fossa): ***Syn***: *Drosselgrube, Jugulum*; große Grube an der Unterfläche des Felsenbeins [Pars* petrosa ossis temporalis], die den Bulbus* superior der Vena* jugularis interna aufnimmt; am Boden der Grube liegt der Canaliculus* mastoideus

Fossa lateralis cerebri (Ⓔ lateral fossa of brain): von Stirn-, Scheitel- und Schläfenlappen begrenzte Grube, die im Laufe der Embryonalentwicklung zu einer tiefen Furche [Sulcus* lateralis cerebri] anwächst; der Boden der Grube wird von der Insel [Insula*] gebildet

Fossa malleoli lateralis (Ⓔ fossa of lateral malleolus): Grube am unteren Ende des Wadenbeins [Fibula*], in der das Ligamentum talofibulare posterius befestigt ist

Fossa mandibularis (Ⓔ mandibular fossa): Grube an der Unterseite des Processus* zygomaticus des Schläfenbeins [Os* temporale], die die Gelenkfläche [**Facies articularis fossa mandibularis**] für das Kiefergelenk [Articulatio* temporomandibularis] bildet

Fossa navicularis urethrae (Ⓔ navicular fossa of (male) urethra): kahnförmiger Endabschnitt der männlichen Harnröhre

Fossa olecrani (Ⓔ olecranon fossa): Mulde auf der Rückseite des Humerus* oberhalb der Trochlea* humeri, die bei Streckung des Ellenbogengelenks das Olecranon* aufnimmt

Fossa ovalis (Ⓔ oval fossa of heart): Vertiefung des Vorhofseptums im rechten Vorhof* als Rest des Foramen* ovale cordis

Fossa ovarica (Ⓔ ovarian fossa): ***Syn***: *Claudius-Grube*; flache Mulde in der Rückseite des breiten Mutterbandes [Ligamentum* latum uteri], in der der Eierstock* liegt

Fossa parajejunalis (Ⓔ parajejunal fossa): ***Syn***: *Broesike-Raum*; Bauchfellausbuchtung unter dem ersten Jejunumabschnitt

Fossa pararectalis (Ⓔ pararectal fossa): flache Mulde des Peritoneum* urogenitale zu beiden Seiten des Rektums*

Fossa paravesicalis (Ⓔ paravesical fossa): Vertiefung des Peritoneum* urogenitale zu beiden Seiten der Blase bei Frauen

Fossa poplitea (Ⓔ popliteal fossa): ***Syn***: *Kniekehle*; rhombenförmiges Feld auf der Rückseite des Knies, das oben medial durch die Musculi* semimembranosus und semitendinosus, oben lateral durch den Musculus* biceps femoris, unten medial und lateral durch das Caput* mediale und laterale des Musculus gastrocnemius begrenzt wird; alle wichtigen Nerven und Gefäße vom Oberschenkel zum Unterschenkel verlaufen durch die Kniekehle; die Arteria* poplitea liegt am tiefsten, über ihr verläuft die Vena* poplitea; der Nervus* tibialis liegt oberflächlicher als die Vene und die Arterie, verlässt aber die Kniekehle zusammen mit ihnen zwischen den beiden Gastroknemiusköpfen; der Nervus* fibularis communis verlässt die Kniekehle lateral am Wadenbeinköpfchen [Caput* fibulae]

Fossa pterygoidea (Ⓔ pterygoid fossa): zwischen der Lamina* lateralis und medialis des Keilbeins [Os* sphenoidale] liegende Mulde, von der der Musculus* pterygoideus medialis entspringt

Fossa pterygopalatina: *→Flügelgaumengrube*

Fossa radialis (Ⓔ radial fossa): Mulde auf der Vorderseite des Humerus* über dem Capitulum* humeri, die bei Beugung des Ellenbogengelenks das Radiusköpfchen [Caput* radii] aufnimmt

Fossa retromolaris (Ⓔ retromolar fossa): flache Mulde des Pars* alveolaris des Unterkiefers [Mandibula*] hinter dem letzten Backenzahn

Fossa rhomboidea (Ⓔ rhomboid fossa): ***Syn***: *Rautengrube*; rautenförmiger Boden des IV. Ventrikels*; hat eine Mittelfurche [**Sulcus medianus ventriculi quarti**] und einen beidseitigen, nur schwach ausgeprägten **Sulcus limitans ventriculi quarti**; an der breitesten Stelle fallen die querverlaufenden **Striae medullares ventriculi quarti** auf, die von markhaltigen Verbindungsfasern von der Olive* zum Kleinhirn* gebildet werden; die Ursprungskerne von Nervus* hypoglossus und Nervus* vagus bilden dreieckige graue Bezirke [**Trigonum nervi hypoglossi, Trigonum nervi vagi**]; das innere Fazialisknie* ruft den Colliculus facialis hervor

Fossa sacci lacrimalis (Ⓔ fossa of lacrimal sac): flache Mulde an der Medialseite der Orbita*, in der der Tränensack [Saccus* lacrimalis] liegt

Fossa scaphoidea (Ⓔ scaphoid fossa): längliche Mulde an der Wurzel der Lamina* medialis des Keilbeins [Os* sphenoidale], von der der Musculus* tensor veli palatini entspringt

Fossa subarcuata (Ⓔ subarcuate fossa): kleine Mulde auf der Hinterfläche des Felsenbeins [Pars* petrosa ossis sphenoidalis]

Fossa subscapularis (Ⓔ subscapular fossa): seichte Vertiefung der Vorderfläche des Schulterblattes [Scapula*], von der der Musculus* subscapularis entspringt

Fossa supraclavicularis major (Ⓔ greater supraclavicular fossa): ***Syn***: *große Schlüsselbeingrube*; oberhalb des Schlüsselbeins [Clavicula*] liegende seichte Grube, die vom Trigonum* omoclaviculare umgrenzt wird

Fossa supraclavicularis minor (Ⓔ lesser supraclavicular fossa): ***Syn***: *kleine Schlüsselbeingrube*; kleine Grube zwischen den beiden Ursprüngen des Musculus* sternocleidomastoideus am inneren Teil des Schlüsselbeins [Clavicula*]

Fossa supraspinata (Ⓔ supraspinous fossa): ***Syn***: *Obergrätengrube*; Grube auf der Rückseite des Schulterblattes [Scapula*] oberhalb der Schulterblattgräte [Spina scapulae]; Ursprungsort des Musculus* supraspinatus

Fossa supratonsillaris (Ⓔ supratonsillar fossa): kleine Nische oberhalb der Gaumenmandel [Tonsilla* palatina] zwischen den Gaumenbögen

Fossa supravesicalis (Ⓔ supravesical fossa): Fläche auf der Innenseite der Bauchwand oberhalb der Harnblase zwischen Plica* umbilicalis mediana und medialis

Fossa temporalis (Ⓔ temporal fossa): ***Syn***: *Schläfengrube*; den Boden der Regio* temporalis bildende Vertiefung, die vom Musculus* temporalis ausgefüllt wird; die Arteria* temporalis superficialis verläuft oberflächlich auf dem Muskel; die Vena* temporalis media verläuft in der Fascia* temporalis und überkreuzt den Ramus* zygomaticotemporalis

Fossa tonsillaris (Ⓔ tonsillar fossa): zwischen den Gaumenbögen [Arcus* palatoglossus und palatopharyngeus] liegende Vertiefung, in der die Gaumenmandel [Tonsilla* palatina] liegt

Fossa triangularis auriculae (Ⓔ triangular fossa): dreieckige Vertiefung der Ohrmuschel zwischen den Schenkeln der Antihelix*

Fossa trochanterica (Ⓔ trochanteric fossa): medial vom Trochanter* major liegende Mulde, in der die Musculi* obturatorii und gemelli ansetzen

Fossa vesicae biliaris (Ⓔ gallbladder fossa): ***Syn***: *Gallenblasengrube, Gallenblasenbett, Leberbett, Fossa vesicae felleae*; bauchfellfreie Fläche an der Unterseite des rechten Leberlappens, an der die Gallenblase* anliegt

Fossa vesicae felleae: *→Fossa vesicae biliaris*

Fossa vestibuli vaginae (Ⓔ vestibular fossa): Fläche zwischen der Scheidenöffnung [Ostium* vaginae] und dem Frenulum* labiorum pudendi; tiefste Stelle des Scheidenvorhofs [Vestibulum* vaginae]

Fos|su|la *f, pl* **-lae** (Ⓔ fossula): kleine Vertiefung/Mulde, Grübchen

Fossula fenestrae cochleae (Ⓔ fossula of cochlear window): kleine Vertiefung in der medialen Wand der Paukenhöhle [Cavitas* tympani], in der die Fenestra* cochleae liegt

Fossula fenestrae vestibuli (Ⓔ fossula of vestibular window): kleine Vertiefung in der medialen Wand der Paukenhöhle [Cavitas* tympani], in der die Fenestra* vestibuli liegt

Fossula petrosa (Ⓔ petrosal fossula): kleine Grube an der Unterseite des Felsenbeins [Pars* petrosa ossis sphenoidalis] in das Ganglion* inferius nervi glossopharyngei liegt

Fossulae tonsillares tonsillae pharyngealis (Ⓔ tonsillar fossulae of pharyngeal tonsil): Öffnungen der Mandelkrypten* der Rachenmandel*

Fossulae tonsillares tonsillae palatini (Ⓔ tonsillar fossulae of palatine tonsil): Öffnungen der Mandelkrypten* der Gaumenmandel*

Foster-Kennedy: *s.u. Kennedy*

Fot-, fot- *präf.*: *→Foto-*

Föt-, föt- *präf.*: *→Föto-*

fö|tal *adj* (Ⓔ foetal): ***Syn***: *fetal*; Fötus oder Fetalperiode betreffend

Fö|tal|pe|ri|o|de *f* (Ⓔ fetal period): ***Syn***: *Fetalperiode*; Zeitraum vom Beginn des vierten Schwangerschaftsmonats bis zur Geburt

fö|tid *adj* (Ⓔ fetid): ***Syn***: *fetid*; übelriechend, stinkend

Foto-, foto- *präf.*: Wortelement mit der Bedeutung „Licht"

Föto-, föto- *präf.*: Wortelement mit der Bedeutung „Leibesfrucht/Fetus"

Fo|to|ab|la|ti|on *f* (Ⓔ photoablation): ***Syn***: *Photoablation*; Gewebeabtragung mittels Lichtstrahl [Laser]

Folto|al|ler|gie *f* (Ⓔ photoallergy): *Syn*: *Lichtallergie, Photoallergie*; Überempfindlichkeit der Haut gegen verschiedene Lichtarten; *s.a. Fotokontaktallergie*

Folto|che|mo|the|ra|pie *f* (Ⓔ photochemotherapy): *Syn*: *Photochemotherapie*; kombinierte Foto- und Chemotherapie*, z.B. Psoralen plus UVA [PUVA]

Folto|der|ma|ti|tis *f, pl* **-ti|ti|den**: *→Photodermatose*

Folto|der|ma|to|se *f*: *→Photodermatose*

Folto|dys|pho|rie *f*: *→Photodysphorie*

Folto|e|lek|tro|nys|tag|mo|gra|fie *f*: *→Photoelektronystagmographie*

folto|gen *adj* (Ⓔ **1.–2.** photogenic): *Syn*: *photogen*; **1.** durch Licht verursacht **2.** Licht ausstrahlend

Föl|to|ge|ne|se *f*: *→Fetogenese*

Folto|ko|a|gu|la|ti|on *f* (Ⓔ photocoagulation): *Syn*: *Photokoagulation, Lichtkoagulation*; Koagulation* von Netzhautteilen durch konzentrierte Lichtbündel [Laser*]

Folto|kon|takt|al|ler|gie *f* (Ⓔ photoallergic contact dermatitis): *Syn*: *photoallergische/fotoallergische Dermatitis, photoallergische/fotoallergische Kontaktdermatitis, Photokontaktallergie, photoallergisches/fotoallergisches Ekzem*; durch eine Überempfindlichkeit der Haut gegen Lichtstrahlen verursachte akute oder chronische Entzündung; primär nicht-allergisierende Substanzen werden vom Licht in Haptene* umgewandelt, die nach Kopplung an Proteine eine Sensibilisierung auslösen; im akuten Stadium kommt es zu Rötung und Blasenbildung, später zu Pigmentierung und Lichenifikation* der betroffenen Hautareale; die **Therapie** besteht in der Vermeidung von Allergenen; im akuten Stadium sind corticoidhaltige Externa von Nutzen

Folto|kon|takt|der|ma|ti|tis *f* (Ⓔ phototoxic dermatitis): *Syn*: *Photokontaktdermatitis, phototoxische/fototoxische Dermatitis, phototoxische/fototoxische Kontaktdermatitis, phototoxisches/fototoxisches Ekzem*; durch photochemische Reaktionen ausgelöste nicht-allergische Kontaktdermatitis*; die phototoxische Substanz kann von außen kommen [Medikamente, ätherische Öle, Farbstoffe] oder im Körper gebildet werden [Porphyrine*]; das **klinische Bild** gleicht dem der Fotokontaktallergie; **Therapie**: Meidung bzw. Entfernung der auslösenden Substanz oder Behandlung des Grundleidens

Folto|me|ter *m* (Ⓔ photometer): *Syn*: *Photometer*; Gerät zur Fotometrie*

Folto|me|trie *f* (Ⓔ photometry): *Syn*: *Photometrie*; Messung der Lichtdurchlässigkeit oder -absorption von Lösungen zur Konzentrationsbestimmung von Stoffen

folto|me|trisch *adj* (Ⓔ photometric): *Syn*: *photometrisch*; Fotometrie betreffend, mittels Fotometrie

Folto|pa|thie *f* (Ⓔ photopathy): *Syn*: *Photopathie*; durch Lichteinwirkung hervorgerufene Erkrankung; *s.a. Fotokontaktallergie*

Folto|scan|ner *m* (Ⓔ photoscanner): *s.u. Photoszintigraphie*

Folto|sen|si|bi|li|sie|rung *f* (Ⓔ photosensitization): *Syn*: *Photosensibilisierung*; Herabsetzung der Lichtreizschwelle der Haut

Folto|sen|si|bi|li|tät *f* (Ⓔ photosensitivity): *Syn*: *Photosensibilität*; Lichtempfindlichkeit

Folto|sti|mu|la|ti|on *f* (Ⓔ photostimulation): *Syn*: *Photostimulation*; *s.u. Essay Elektroenzephalogramm S. 563*

Folto|sub|trak|ti|on *f* (Ⓔ photographic subtraction): *s.u. Subtraktionsverfahren*

Folto|szin|ti|gra|fie *f*: *→Photoszintigraphie*

Folto|the|ra|pie *f* (Ⓔ phototherapy): *Syn*: *Lichttherapie, Phototherapie, Lichtbehandlung*; Behandlung mit natürlichem oder künstlichem Licht [v.a. UVA]

Folto|to|xi|zi|tät *f* (Ⓔ phototoxicity): *Syn*: *Phototoxizität*; schädliche Wirkung von Lichtstrahlen

fou|dro|yant *adj* (Ⓔ foudroyant): schlagartig einsetzend, fulminant

Fournier: Jean Alfred Fournier; 1832–1915; französischer Hautarzt (Paris)

Fournier-Gangrän *f* (Ⓔ Fournier's gangrene): *Syn*: *Fournier-Krankheit, Skrotalgangrän*; fiebrige, nekrotische Gangrän des Skrotums; Sonderform der nekrotisierenden Fasziitis*; **Therapie**: chirurgische Entfernung der Nekrosen; Antibiotikatherapie [Clindamycin* plus Cefuroxim*]

Fournier-Zähne *pl* (Ⓔ screwdriver teeth): fehlgebildete Mahlzähne bei angeborener Syphilis*

Fo|vea *f, pl* **-ve|ae** (Ⓔ fovea): kleine Grube oder Vertiefung

Fovea articularis capitis radii (Ⓔ articular fovea of radial head): *s.u. Caput radii*

Fovea capitis femoris (Ⓔ fovea of head of femur): Grube im kugelförmigen Femurkopf [Caput* femoris], in der das Ligamentum* capitis femoris befestigt ist

Fovea centralis (Ⓔ central fovea of retina): *Syn*: *Sehgrube*; zentrale Grube im gelben Fleck [Macula* lutea] der Netzhaut [Retina*]; Stelle des schärfsten Sehens

Fovea costalis inferior (Ⓔ inferior costal fovea): an der Unterkante des Wirbelkörpers des 2.–9. Brustwirbels vorhandene knorpelüberzogene Fläche, die Teil der Gelenkpfanne des Rippenkopfgelenks ist

Fovea costalis processus transversi (Ⓔ transverse costal fovea): Gelenkfläche des Querfortsatzes [Processus* transversus vertebrae] der Brustwirbel, die Teil des Kostotransversalgelenkes ist

Fovea costalis superior (Ⓔ superior costal fovea): an der Oberkante des Wirbelkörpers des 2.–9. Brustwirbels vorhandene knorpelüberzogene Fläche, die Teil der Gelenkpfanne des Rippenkopfgelenks ist

Fovea dentis atlantis (Ⓔ dental fovea of atlas): *s.u. Atlas*

Fovea oblonga cartilaginis arytenoideae (Ⓔ oblong fovea of arytenoid cartilage): kleine Grube auf der Vorderseite der Aryknorpel*, an der der Musculus* thyroarytenoideus ansetzt

Fovea pterygoidea (Ⓔ pterygoid fovea): kleine Grube auf der medialen Seite des Collum* mandibulae

Fovea radialis (Ⓔ snuff box): *Syn*: *Tabatière*; Hautgrube zwischen den Sehnen des Musculus* extensor pollicis brevis [radial] und Musculus* extensor pollicis longus [ulnar] über dem 1. Mittelhandknochen; in der Tiefe der Fovea liegt die Arteria* radialis

Fovea sublingualis (Ⓔ sublingual fovea): Mulde an der Innenseite des Unterkieferkörpers [Corpus* mandibulae] für die Unterzungendrüse [Glandula* sublingualis]

Fovea submandibularis (Ⓔ submandibular fovea): Mulde an der Innenseite des Unterkieferkörpers [Corpus* mandibulae] für die Glandula* submandibularis

Fovea triangularis cartilaginis arytenoideae (Ⓔ triangular fovea of arytenoid cartilage): dreieckige Mulde auf der Vorderfläche der Aryknorpel* oberhalb der Fovea* oblonga cartilaginis arytenoideae

Fovea trochlearis (Ⓔ trochlear fovea): kleine Furche in der Pars* orbitalis des Stirnbeins [Os* frontale], in der die Sehne des Musculus* obliquus superior bulbi gleitet

Fo|ve|o|la *f, pl* **-lae** (Ⓔ **1.–2.** foveola): **1.** Grübchen, winzige Vertiefung **2.** *Syn*: *Sehgrübchen*; kleines Grübchen in der Mitte der Fovea* centralis der Netzhaut [Retina*]

Foveola coccygea (Ⓔ coccygeal foveola): *Syn*: *Steißbeingrübchen*; Hautgrube über der Steißbeinspitze

Foveolae gastricae (Ⓔ gastric foveolae): *Syn*: *Magengrübchen*; Grübchen in der Magenschleimhaut; Mündungsort der Magendrüsen [Glandulae* gastricae]

Foveolae granulares (Ⓔ granular foveolae): *Syn*: *Pacchioni-Fossae*; durch die Pacchioni*-Granulationen verursachte Grübchen der Lamina interna der Calvaria*

Foveola suprameatalis/suprameatica (Ⓔ suprameatal fossa): kleine dreieckige Grube über der Öffnung des Meatus* acusticus externus

fo|ve|o|lär *adj* (Ⓔ foveolar): Foveola betreffend; eingedellt, eingedrückt

Fowler: **Fowler-Test** *m* (Ⓔ Fowler's loudness balance test): *Syn*: *Recruitmentmessung nach Fowler*; überschwellige Hörmessung bei Verdacht auf eine sensorische Schwerhörigkeit [Innenohrschwerhörigkeit*]; bei einseitiger oder seitendifferenter Schwerhörigkeit muss ein Ton gleicher Frequenz auf dem schlechter hörenden Ohr mit größerer Lautstärke gegeben werden, damit er als gleich laut empfunden wird; der Lautheitsausgleich [Recruitment] spricht für eine sensorische Schwerhörigkeit

Fox: **1.** William T. Fox; 1836–1879; amerikanischer Hautarzt **2.**

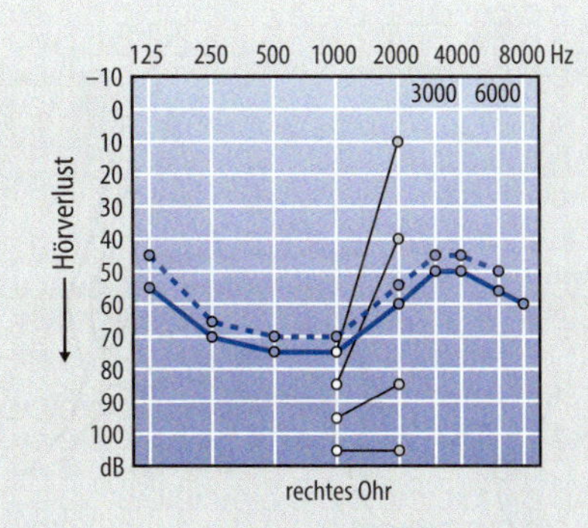

Abb. F46. Fowler-Test. Lautheitsausgleich [Recruitment] im erkrankten rechten Ohr

George Henry Fox; 1846–1937; amerikanischer Hautarzt (New York)

Fox-Fordyce-Krankheit *f* (Ⓔ Fox-Fordyce disease): *Syn*: *apokrine Miliaria, Apocrinitis sudoripara pruriens, Acanthosis circumporalis pruriens, Hidradenoma eruptivum*; zu Juckreiz und Papelbildung führender Verschluss der Ausführungsgänge apokriner Schweißdrüsen; tritt v.a. bei Frauen nach der Pubertät auf und betrifft die Achseln, Mamillen und die Genitalregion; **Therapie**: lokale Antiseptika

FP *Abk.*: **1.** →*Fallot-Pentalogie* **2.** Familienplanung **3.** →*Fazialisparese* **4.** →*Fernpunkt* **5.** Flammpunkt **6.** Flavinphosphat **7.** →*Flavoproteine* **8.** Fließpunkt **9.** Fontanellenpunktion **10.** Fusionspunkt **11.** Fußpuls

Fp *Abk.*: Schmelzpunkt

F-1-P *Abk.*: →*Fructose-1-phosphat*

F-1,6-P *Abk.*: →*Fructose-1,6-diphosphat*

F-2,6-P *Abk.*: →*Fructose-2,6-diphosphat*

F-6-P *Abk.*: →*Fructose-6-phosphat*

FPA *Abk.*: **1.** Fibrinopeptid A **2.** Fluprednylidenacetat

F1P-ALD *Abk.*: Fructose-1-phosphataldolase

FPB *Abk.*: Fibrinopeptid B

FPC *Abk.*: febrile Pharyngoconjunktivitis

FPE *Abk.*: →*First-pass-Effekt*

FPH$_2$ *Abk.*: reduziertes Flavinphosphat

FPI *Abk.*: Freiburger Persönlichkeitsinventar

FPIA *Abk.*: Fluoreszenz-Polarisations-Immunoassay

FPK *Abk.*: Fructose-6-phosphatkinase

F-Plasmid *nt* (Ⓔ F plasmid): F-Faktor; *s.u. Essay Bakterien S. 217*

Fpos *Abk.*: falsch-positiv

FPP *Abk.*: **1.** familiäre periodisch auftretende Paralyse **2.** Fibrin-PAMBA-Plattentest

FPQ *Abk.*: Farbstoff-Protein-Quotient

FPRNA *Abk.*: First-pass-Radionuklid-Angiokardiographie

FQ *Abk.*: **1.** Fibrinolysequotient **2.** Flächenquotient

FR *Abk.*: **1.** Feedback-Regulator **2.** →*Flockungsreaktion* **3.** →*Formatio reticularis*

Fr *Abk.*: **1.** Francium **2.** Frequenz

FRACON *Abk.*: Framycetin, Colistin, Nystatin

Frac|tu|ra *f, pl* **-rae**: →*Fraktur*

Fractura communitiva: →*Trümmerfraktur*

Fractura femoris: →*Femurfraktur*

Fractura malleolaris: →*Knöchelfraktur*

Fractura radii classico: →*typische Radiusfraktur*

Fractura radii loco typico: →*typische Radiusfraktur*

Fraenkel: Eugen Fraenkel; 1853–1925; deutscher Pathologe (Hamburg)

Fraenkel-Gasbazillus *m*: →*Welch-Fränkel-Gasbrandbazillus*

fra|gil *adj* (Ⓔ fragile): zerbrechlich, brüchig, gebrechlich

Fragiles-X-Syndrom *nt* (Ⓔ fragile X syndrome): *Syn*: *Marker-X-Syndrom, Martin-Bell-Syndrom, Syndrom des fragilen X-Chromosoms*; v.a. das männliche Geschlecht betreffendes Syndrom mit Gesichtsfehlbildungen, überstreckbaren Gelenken, Hypotonie, Plattfüßen, Makroorchidie, Hyperaktivität, Sprachstörungen und verzögerter körperlicher und geistiger Entwicklung; häufigste Ursache einer genetisch bedingten geistigen Retardierung nach dem Down*-Syndrom; die Häufigkeit bei Männern beträgt 1:1.000, bei Frauen 1:2.000; das X-Chromosom der Patienten hat auf dem langen Arm eine fragile Stelle, die zur Benennung des Syndroms führte; die phänotypische Ausprägung des Syndroms ist sehr variabel und oft kommt es erst nach der Pubertät zur klinischen Manifestation und Diagnosestellung

zu den Besonderheiten des Syndroms gehört auch, dass es gesunde männliche Anlageträger gibt und 20 % der Männer keine geistige Retardierung aufweisen; 30–50 % der heterozygoten Frauen sind geistig retardiert; Mütter und Töchter von gesunden männlichen Anlageträgern zeigen keine Symptome, obwohl sie heterozygot sind, die Enkelinnen können aber betroffen sein

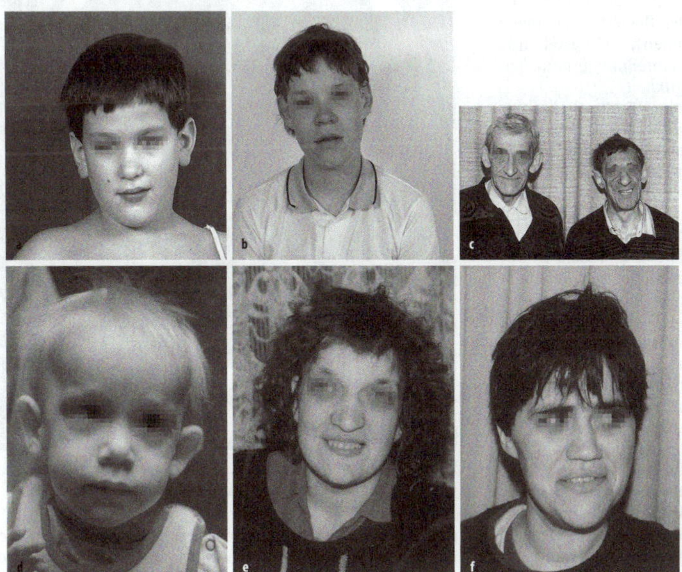

Abb. F47. Fragiles-X-Syndrom. **a** Kindesalter, **b** Pubertät, **c** Erwachsenenalter, **d** kleines Mädchen, **e** und **f** erwachsene Trägerinnen

Fra|gi|li|tas *f* (Ⓔ fragility): *Syn*: *Fragilität*; Zerbrechlichkeit, Brüchigkeit, Sprödigkeit
Fra|gi|li|tät *f* (Ⓔ fragility): *Syn*: *Fragilitas*; Zerbrechlichkeit, Brüchigkeit, Sprödigkeit
Fra|gi|lo|zyt *m* (Ⓔ fragilocyte): *s.u. Fragilozytose*
Fra|gi|lo|zy|to|se *f* (Ⓔ fragilocytosis): Vorkommen von **Fragilozyten**, d.h. Erythrozyten* mit verminderter osmotischer Resistenz, im Blut
Frag|ment *nt* (Ⓔ fragment): Bruchstück, Bruchteil
frag|men|tär *adj* (Ⓔ fragmentary): bruchstückhaft, unvollendet, lückenhaft, fragmentarisch
Frag|men|to|zyt *m* (Ⓔ helmet cell): *Syn*: *Schistozyt, Schizozyt*; kleiner, fehlgebildeter Erythrozyt*; entstehen durch Abspaltung von anderen Erythrozyten bzw. sind die Reste von Erythrozyten, von denen Teile abgespalten wurden; findet sich v.a. bei mechanischer Schädigung [künstliche Herzklappen], Anämie und Hämolyse

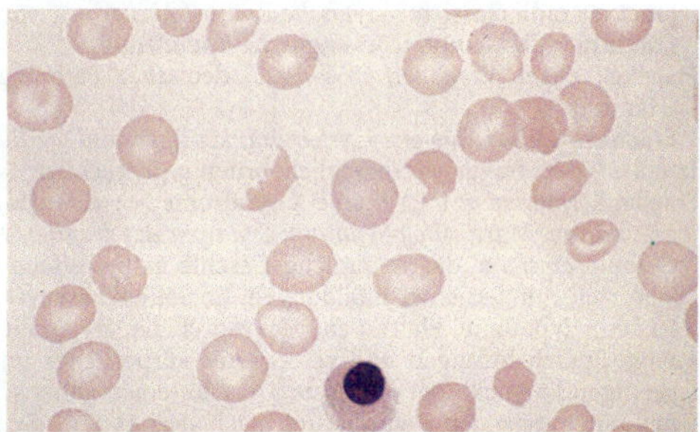

Abb. F48. Fragmentozyten

Frak|tur *f* (Ⓔ fracture): *Syn*: *Bruch, Knochenbruch, Knochenfraktur, Fractura*; durch äußere Gewalteinwirkung entstandene Unterbrechung der Gewebekontinuität des Knochens mit oder ohne Verschiebung der Knochenfragmente; klinisch unterscheidet man **sichere Frakturzeichen** [Fehlstellung, falsche Beweglichkeit, Knochenreiben] von **unsicheren Frakturzeichen** [Spontan- und Bewegungsschmerz, Funktionsverlust, Schwellung]; zur Sicherung der Diagnose und zur Therapieplanung sollten immer Röntgenaufnahmen in zwei Ebenen [meist a.-p. und seitlich] angefertigt werden; dazu kommen je nach Fraktur noch Spezialaufnahmen; wichtig für Prognose und Therapie sind Art und Lage der Fraktur [z.B. offene Fraktur, Trümmerfraktur, intraartikuläre Fraktur], Art und Umfang der Begleitverletzungen [Weichteilschäden, Gefäßverletzungen], vorbestehende Schäden [Arthrose] u.ä.; *s.a. Fraktureinteilung, Frakturheilung, Frakturbehandlung, Frakturkrankheit*
bimalleoläre Fraktur (Ⓔ bimalleolar fracture): Fraktur von Innen- und Außenknöchel; *s.a. Knöchelfraktur*
direkte Fraktur (Ⓔ direct fracture): *Syn*: *direkter Bruch*; durch direkte Gewalteinwirkung auf einen gesunden Knochen entstandene Fraktur
dislozierte Fraktur (Ⓔ displaced fracture): Fraktur mit Verschiebung/Dislokation der Bruchenden; je nach der auf dem Röntgenbild sichtbaren Verschiebung [Dislokation] des distalen Fraktursegmentes unterscheidet man Verschiebung zur Seite [**Dislocatio ad latus**], Verkürzung [**Dislocatio cum contractione**], Verlängerung [**Dislocatio cum distractione**], Achsenknickung [**Dislocatio ad axim**] und Verdrehung [**Dislocatio ad peripheriam**]
extraartikuläre Fraktur (Ⓔ extra-articular fracture): Fraktur ohne Gelenkbeteiligung; *s.a. Fraktureinteilung*
extrakapsuläre Fraktur (Ⓔ extracapsular fracture): Fraktur außerhalb der Gelenkkapsel
frontobasale Fraktur (Ⓔ frontobasal fracture): *Syn*: *frontobasale Schädelbasisfraktur*; Schädelbasisfraktur* im vorderen und unteren Bereich, die vorwiegend durch eine direkte Gewalteinwirkung auf Stirn oder Gesichtsschädel entsteht; bei Eröffnung der Dura* mater kommt es zum Liquorausfluss aus der Nase [Rhinoliquorrhoe]

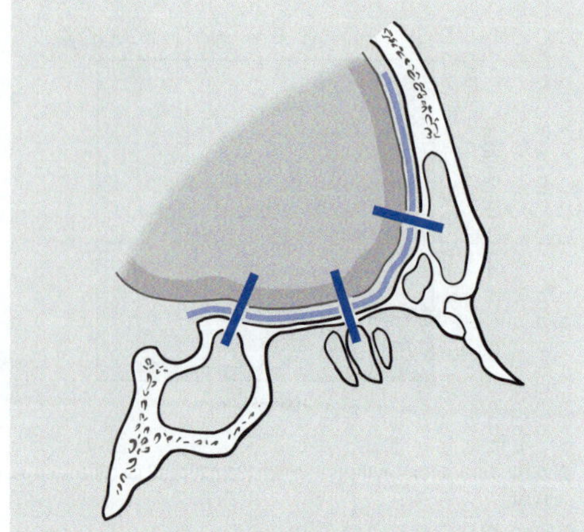

Abb. F49. Frontobasale Frakturen mit Rhinoliquorrhoe

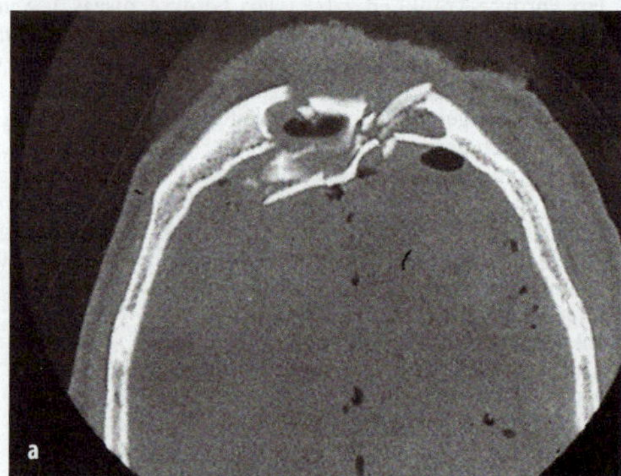

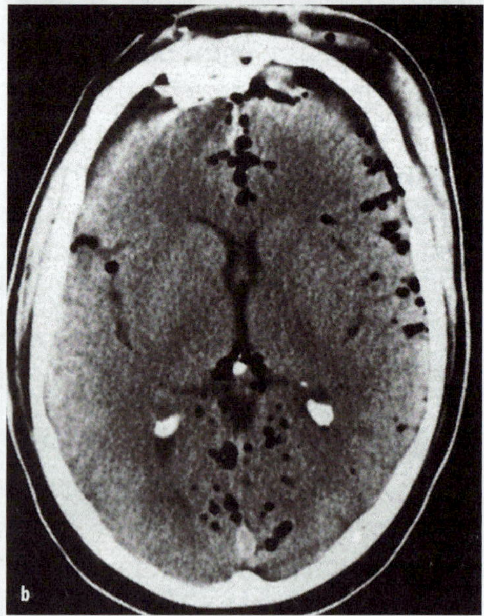

Abb. F50. Frontobasale Fraktur im CT. **a** frontobasale Fraktur mit Impression, **b** freie Luft im Subarachnoidalraum als Zeichen für eine Liquorfistel

geschlossene Fraktur (Ⓔ closed fracture): *Syn*: *geschlossener Bruch*; Fraktur ohne Verbindung zur Körperoberfläche; nach **Tschern und Ostern** unterscheidet man: G_0 kein oder

nur geringer Weichteilschaden; G_1 oberflächliche Hautabschürfung; G_2 lokalisierte Haut- oder Muskelkontusion, tiefe, kontaminierte Hautabschürfung; G_3 ausgedehnte Hautkontusion, Muskelquetschung, Kompartmentsyndrom
Fraktur des hinteren Pfeilers (Ⓔ fracture of the posterior column): *s.u. Hüftpfannenfraktur*
indirekte Fraktur (Ⓔ indirect fracture): ***Syn***: *indirekter Bruch*; durch indirekte Gewalteinwirkung entstandene Fraktur
inkomplette Fraktur (Ⓔ incomplete fracture): ***Syn***: *unvollständige Fraktur*; Fraktur ohne vollständige Kontinuitätsunterbrechung des Knochens, z.B. Grünholzfraktur*
intraartikuläre Fraktur (Ⓔ intra-articular fracture): Knochenbruch innerhalb eines Gelenkes; *s.a. Fraktureinteilung*
intrakapsuläre Fraktur (Ⓔ intracapsular fracture): Fraktur innerhalb der Gelenkkapsel
komplette Fraktur (Ⓔ complete fracture): ***Syn***: *vollständige Fraktur, vollständiger Bruch, kompletter Bruch*; Fraktur mit vollständiger Kontinuitätsunterbrechung des Knochens
komplizierte Fraktur (Ⓔ compound fracture): ***Syn***: *Wundfraktur*; Knochenbruch mit Weichteilverletzung; *s.a. geschlossene Fraktur, offene Fraktur*
kongenitale Fraktur (Ⓔ congenital fracture): bei der Geburt vorhandene Fraktur, intrauterin erworbene Fraktur
laterobasale Fraktur: *→Felsenbeinfraktur*
neurogene Fraktur (Ⓔ neurogenic fracture): pathologische Fraktur bei Vorschädigung durch neurologische Ausfälle
nicht-dislozierte Fraktur (Ⓔ nondisplaced fracture): Fraktur ohne Verschiebung/Dislokation der Bruchenden
offene Fraktur (Ⓔ open fracture): ***Syn***: *Wundfraktur*; Knochenbruch mit Weichteilverletzung und offener Verbindung zur Körperoberfläche; nach **Gustilo und Anderson** unterscheidet man: **Grad I** Durchspießung von innen, Hautwunde < 1 cm **Grad II** Wunde > 1 cm, ausgedehnter Weichteilschaden **Grad III** ausgedehnter Weichteilschaden mit Zerstörung von Haut, Muskeln, Gefäßen und Nerven; der Knochen kann noch bedeckt [**III a**] sein oder freiliegen [**III b**]; bei rekonstruktionspflichtigen Gefäßschäden, spricht man von **III c**
pathologische Fraktur (Ⓔ pathologic fracture): ***Syn***: *Spontanfraktur*; nicht durch traumatische Schädigung hervorgerufene Fraktur eines bereits krankhaft veränderten Knochens
schleichende Fraktur: selten verwendete Bezeichnung für *→Ermüdungsbruch*
subkapitale Fraktur (Ⓔ subcapital fracture): Fraktur unterhalb eines Gelenkkopfes
traumatische Fraktur (Ⓔ traumatic fracture): durch Einwirkung auf einen gesunden Knochen entstandene Fraktur [Gegensatz: pathologische Fraktur]
unkomplizierte Fraktur (Ⓔ simple fracture): Fraktur ohne Weichteilverletzung oder Verbindung zur Körperoberfläche
unvollständige Fraktur: *→inkomplette Fraktur*
vollständige Fraktur: *→komplette Fraktur*
Fraktur des vorderen Pfeilers (Ⓔ fracture of the anterior column): *s.u. Hüftpfannenfraktur*

Frak|tur|be|hand|lung *f* (Ⓔ fracture treatment): Ziel der Frakturbehandlung ist es, optimale Vorraussetzungen für eine Frakturheilung zu schaffen sowie die Funktion und Anatomie wieder herzustellen; die Wahl der Therapie hängt von vielen Faktoren ab [Typ und Lokalisation der Fraktur, Begleitverletzungen, Risikofaktoren, Lebensalter usw.] und muss jeweils individuell entschieden werden; grundsätzlich muss zwischen konservativer und operativer Behandlung unterschieden werden
die Hauptvorteile der **konservativen Frakturbehandlung** sind: kein Narkose- oder Operationsrisiko, geringes Infektionsrisiko, keine zusätzliche Gewebeschädigung durch die Operation, keine Narbenbildung, keine Metallentfernung oder Zweitoperation; die wichtigsten Nachteile sind: u.U. lange Bettlägrigkeit oder Immobilisation mit Thrombose- und Emboliegefahr; Inaktivitätsschäden am gesamten Bewegungsapparat, Frakturkrankheit*; für die **operative Frakturbehandlung** [Osteosynthese] spricht: exakte Rekonstruktion der anatomischen Verhältnisse, bewegungsstabile Fixation und damit frühzeitige Bewegungstherapie, nur kurze Bettlägrigkeit, keine Inaktivitätsatrophie und seltener Frakturkrankheit*; nachteilig sind: Operations- und Narkoserisiko, zusätzliche Gewebeschädigung durch die Operation, Infektionsrisiko, Narbe, meist Metallentfernung bzw. Zweitoperation
für beide Verfahren gilt, dass die funktionelle Nachbehandlung erst den Erfolg der Behandlung sichert und dem Patienten eine größt mögliche Wiederherstellung der Funktion ermöglicht
konservative Frakturbehandlung (Ⓔ conservative fracture treatment): die konservative Behandlung besteht aus drei Schritten: **1.** geschlossene Reposition der Fraktur **2.** Ruhigstellung in Gips- oder Kunststoffverband **3.** funktionelle Nachbehandlung; da die Ruhigstellung zu einer Inaktivitätsatrophie der Muskeln und Knochen führt und zur Einsteifung der benachbarten Gelenke, besitzt die Nachbehandlung einen besonders hohen Stellenwert
die Ruhigstellung im Gips- oder Kunststoffverband ist der größte Nachteil der konservativen Behandlung; zu enge Verbände oder nicht-ausreichende Polsterung können zu Zirkulationsstörungen, venöser Stauung und Schwellung, Drucknekrosen, Nervenschäden, Frakturkrankheit* usw. führen; primär zirkulär angebrachte Gipsverbände müssen vollständig gespalten werden, und die Patienten müssen in den ersten Tagen täglich vom Arzt gesehen werden; bei Schmerzen oder den oben erwähnten Symptomen muss der Verband überprüft und evtl. entfernt werden; als Regel gilt **Der Patient im Gips hat immer Recht!**
Indikationen zur konservativen Therapie sind: stabile Beckenbrüche oder Wirbelkörperfrakturen, Rippenbrüche, Schlüsselbein- und Schulterblattfrakturen ohne Gelenkbeteiligung, nur wenig dislozierte Oberarmfrakturen, Schädelfrakturen, Hand-, Finger-, Fuß- und Zehenbrüche; da das

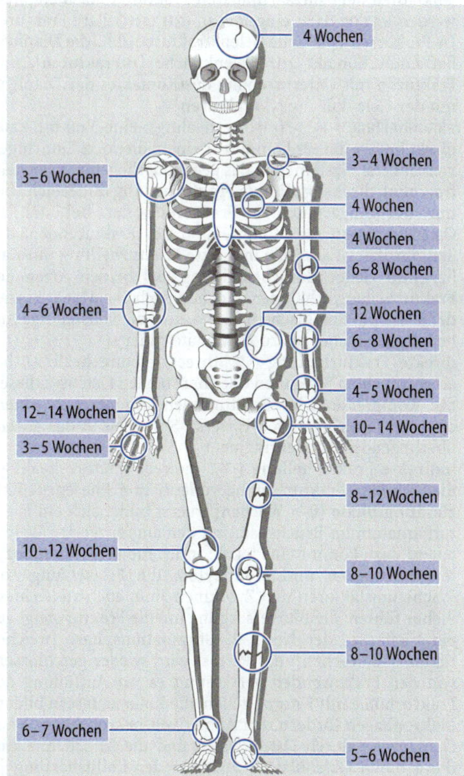

Abb. F51. Mittlere Heilungsdauer bei konservativer Frakturbehandlung

F

wachsende Skelett der Kinder noch in der Lage ist, Achsenfehler auszugleichen, wird die Indikation im Kindesalter weiter gestellt als bei Erwachsenen

operative Frakturbehandlung (Ⓔ surgical fracture treatment): eine operative Frakturbehandlung ist absolut indiziert u.a. bei Polytrauma, offenen Frakturen und geschlossenen Frakturen mit schwerer Weichteilschädigung, dislozierten Gelenkfrakturen, Wirbelsäulenfrakturen mit Einengung des Spinalkanals, Luxationsfrakturen, proximalen Femurfrakturen [Ausnahme: eingestauchte Adduktionsfraktur], instabilen Frakturen langer Röhrenknochen; bei allen anderen Frakturen muss genau zwischen Operationsrisiko und Operationsnutzen abgewägt werden; dabei gilt die Regel, dass kindliche Frakturen eher konservativ behandelt werden können, während bei älteren Patienten die Vorteile der Frühmobilisierung nach Operation eine große Rolle spielen

die wichtigsten Verfahren sind Schraubenosteosynthese*, Plattenosteosynthese*, Marknagelung*, Zuggurtung*, Fixateur* externe und interne, dynamische Hüftschraube* und proximaler Femurnagel*, perkutane Drahtspickung und Verbundosteosynthese*; wie bei der konservativen Behandlung gilt aber, dass erst die postoperative Nachbehandlung den Erfolg der Behandlung sichert oder ermöglicht

Frak|tur|dis|lo|ka|ti|on *f* (Ⓔ fracture-dislocation): *Syn: Luxationsfraktur, Verrenkungsbruch*; gelenknahe oder intraartikuläre Fraktur mit Luxation* der Fragmente oder eines angrenzenden Knochens; es handelt sich um instabile Frakturen mit Verletzung des Bandapparates der Kapsel; oft kommt es auch zur Abscherung von Gelenkknorpel [**flake fracture**]; findet sich v.a. im Bereich der großen Gelenke [Sprunggelenk, Hüftgelenk, Ellenbogengelenk]

Frak|tur|ein|tei|lung *f* (Ⓔ fracture classification): bei den Diaphysenbrüchen unterscheidet man nach der AO einfache Frakturen [**A-Frakturen**], Frakturen mit Biegungskeil [**B-Frakturen**] und Trümmerfrakturen [**C-Frakturen**]; die gelenknahen oder intraartikulären Frakturen der Metaphyse werden analog dazu eingeteilt in extraartikuläre Frakturen [**A-Frakturen**], partielle Gelenkfrakturen, d.h., die Diaphyse hat noch Kontakt zur Gelenkfläche [**B-Frakturen**], und Frakturen mit Unterbrechung des Kontaktes der Diaphyse mit der Gelenkfläche [**C-Frakturen**]

Frak|tur|hei|lung *f* (Ⓔ fracture healing): eine Fraktur kann direkt heilen, d.h., es kommt zur einem direkten Eindringen von Havers*-Systemen in das gegenüberliegende Knochenfragment; diese sog. **direkte Frakturheilung** findet sich aber nur bei eingestauchten Frakturen oder bei stabilen Osteosynthesen mit Kompression der Frakturenden; der Standardfall ist aber die **indirekte Frakturheilung** mit Kallus- und Geflechtknochenbildung; bei beiden Arten der Frakturheilung erhält der Knochen nach 3–4 Monaten wieder seine physiologische Belastbarkeit, die vollständige Abheilung kann aber bis zu 24 Monate dauern

direkte Frakturheilung (Ⓔ direct fracture healing): bei eingestauchten Frakturen oder bei stabilen Osteosynthesen mit Kompression der Frakturenden kommt es zu einem direkten Eindringen von Havers*-Systemen in das gegenüberliegende Knochenfragment

indirekte Frakturheilung (Ⓔ indirect fracture healing): die indirekte Frakturheilung verläuft in 4 Phasen: **1. Entzündungsphase** [0–4 Wochen]: zuerst bildet sich ein Frakturhämatom im Bruchspalt und den angrenzenden Weichteilen; dazu kommt eine lokale Infiltration mit Granulozyten, Mastzellen und Monozyten; die Freisetzung von Wachstumsfaktoren und Zytokinen kann auch zu leichtem Fieber führen; die Blutversorgung um die Fraktur steigt auf ein Vielfaches der Norm **2. Granulationsphase** [weicher Kallus 3–8 Wochen]: das Periost wird wieder geschlossen; von den Frakturenden her kommt es zur Auffüllung der Frakturhöhle mit Knorpelzellen, die Kollagenfasern bilden; Makrophagen fördern den Abbau von nekrotischem Knochengewebe durch Osteoklasten und die Knochenneubildung durch Osteoblasten **3. Phase der Kallushärtung** [6 Wochen – 4 Monate]: Mineralisation der Grundsubstanz; der gebildete Geflechtknochen* orientiert sich in Richtung

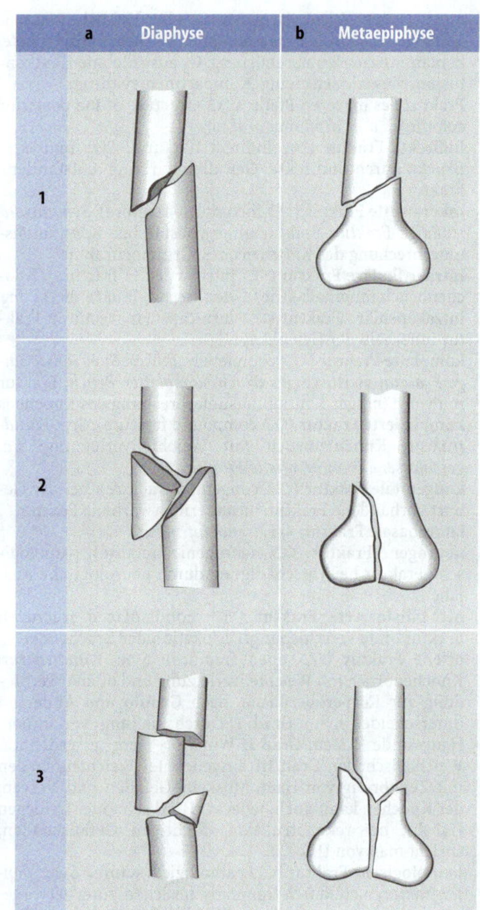

Abb. F52. Fraktureinteilung

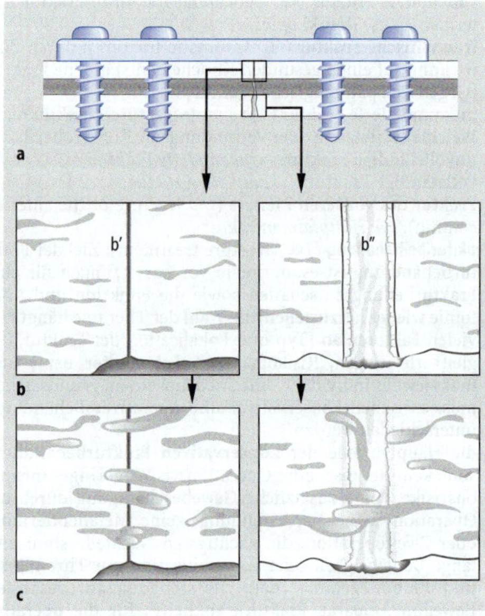

Abb. F53. Direkte Frakturheilung

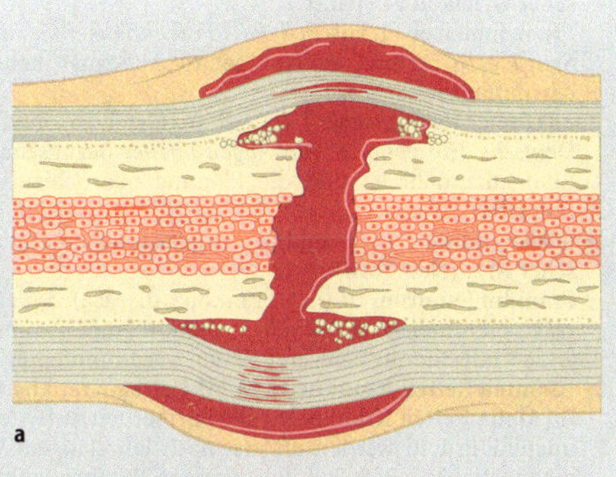

a

Frakturhämatom und Entzündungsphase
- Kontinuität des Periostes, der Kortikalis und der Spongiosa ist unterbrochen
- Hämatobildung im Frakturspalt und in den angrenzenden Weichteilen
- Blutstillung und Resorption des Hämatoms
- Abgrenzung der Fraktur von den Weichteilen durch Bindegewebsschicht aus dem Periost
- Absterben zentraler Osteozyten
- Beginn der Osteogenese aus unverletzten Haversschen Kanälen

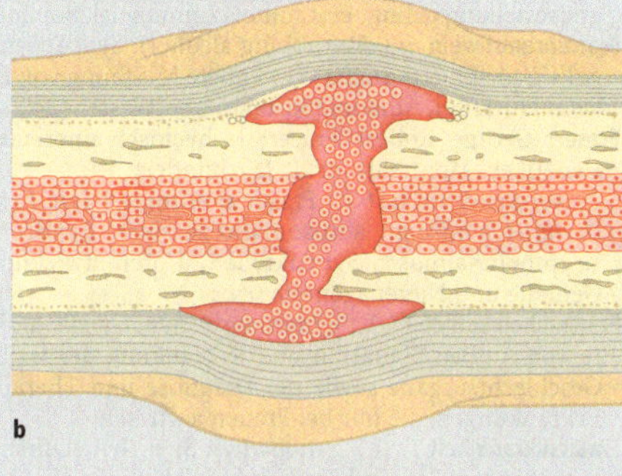

b

4 – 6 Wochen nach der Fraktur
- Auffüllung der Frakturhöhle durch Knorpelzellen von peripher nach zentral
- Langsame Revaskularisation der Haversschen Kanäle
- Herstellung der medullären Durchblutung
- Appositionale Knochenbildung im Grenzbereich
- Verschluss der periostalen Bindegewebsschicht zu den angrenzenden Weichteilen

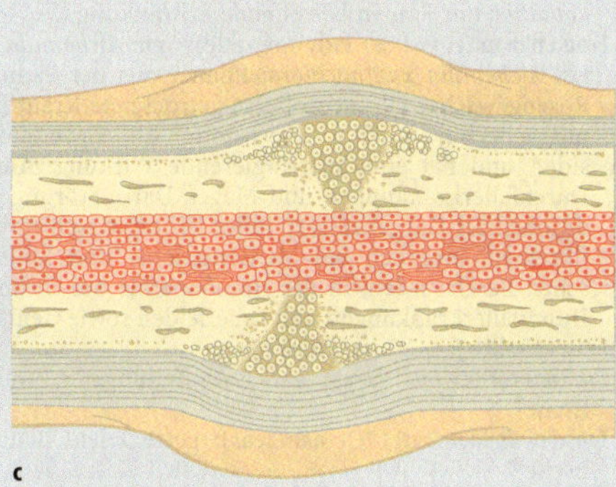

c

Heilungsverlauf nach 12 Wochen
- Enchondrale Ossifikation und Kalkausbildung
- Abschluß der Längsüberbrückung der Fraktur im Markbereich
- Beginn des Remodellings über Wiederherstellung durchgängiger Haversschen Kanäle und Ossifikation im Kortikalisbereich

Abb. F54. Indirekte Frakturheilung

der Belastungsachse und verleiht dem Knochen seine normale Steifigkeit **4. Remodelingphase** [3–24 Monate]: der Geflechtknochen wird langsam in Lamellenknochen umgewandelt; der Knochen erhält seine überspröngliche Struktur

primäre Frakturheilung: veraltet für *→ direkte Frakturheilung*

sekundäre Frakturheilung: veraltet für *→ indirekte Frakturheilung*

verzögerte Frakturheilung (Ⓔ delayed union of fracture): von verzögerter Frakturheilung spricht man, wenn nach 4 Monaten noch kein verhärteter Kallus im Röntgenbild nachweisbar ist; meist wird versucht, die Frakturheilung durch mechanische [Marknagelung] oder biologische Reize [autologe Spongiosaplastik] anzuregen

Frak|tur|kal|lus *m* (Ⓔ fracture callus): ***Syn***: *Knochenkallus, Kallus, Bruchkallus, Callus*; nach einem Knochenbruch entstehende, den Knochen umgebende Scheide, von der der Heilungsprozess ausgeht; *s.a. indirekte Frakturheilung*

Frak|tur|krank|heit *f* (Ⓔ post-traumatic osteopathy): Bezeichnung für die Veränderung von Knochen, Muskeln und Gelenken durch die Immobilisierung bei der (konservativen) Frakturbehandlung; dazu gehören v.a. Inaktivitätsatrophie und Einschränkung der Gelenkbeweglichkeit; die heute übliche Nachbehandlung von Frakturen minimiert bzw. therapiert diese Folgeerscheinungen; der Begriff wird von manchen Autoren auch als Synonym für Sudeck*-Syndrom verwendet

Frak|tur|zei|chen *nt* (Ⓔ fracture signs): *s.u. Fraktur*

Fram|boe|sia tro|pi|ca *f*: *→ Frambösie*

Fram|bö|sie *f* (Ⓔ frambesia): ***Syn***: *Pian, Parangi, Yaws, Framboesia tropica, Polypapilloma tropicum*; chronische, tropische Infektionskrankheit durch **Treponema pertenue**; im Endstadium kommt es zu schweren Schädigungen von Haut, Weichteilen und Knochen [Säbelscheidentibia, Sattelnase]; **Therapie**: wie Syphilis* [*Abb. F55*]

frameshift-Mutation *f* (Ⓔ frameshift mutation): Mutation, bei der eine Gruppe von Nucleotiden eingesetzt oder entfernt wird; damit kommt es zu einer Verschiebung des Ablesemusters für alle folgenden Kodons, solange die Anzahl der eingesetzten oder entfernten Nucleotiden nicht durch drei teilbar ist

Fra|my|ce|tin *nt* (Ⓔ neomycin B): ***Syn***: *Neomycin B*; von Streptomyces*-Species gebildetes Aminoglykosid-Antibiotikum*; **Anw.**: wegen der hohen Oto- und Nephrotoxizität nur lokal zur Behandlung von Haut- und Schleimhautinfek-

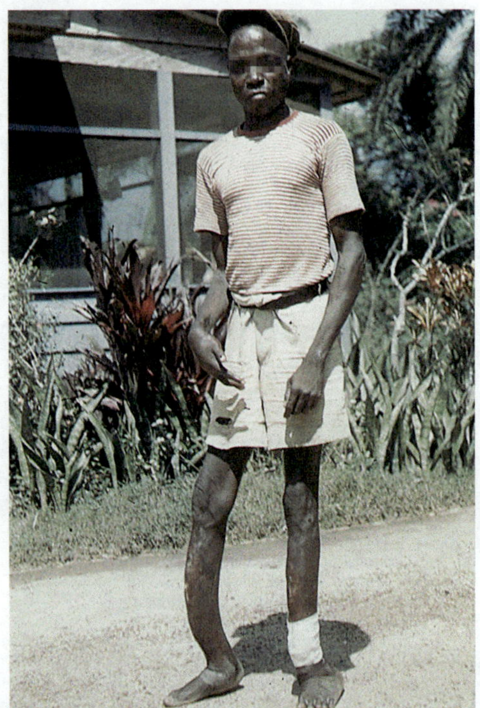

Abb. F55. Säbelscheidentibia bei Frambösie

ten

Franceschetti: Adolphe Franceschetti; 1896–1968; schweizer Augenarzt (Genf)

Franceschetti-Erosion *f* (Ⓔ Franceschetti's disease): angeborene Erkrankung mit wiederkehrenden Geschwüren der Augenhornhaut

Franceschetti-Jadassohn-Syndrom *nt* (Ⓔ Franceschetti-Jadassohn syndrome): ***Syn***: *Melanophorennävus, Incontinentia pigmenti Typ Franceschetti-Jadassohn, Naegeli-Syndrom, Naegeli-Bloch-Sulzberger-Syndrom, familiärer Chromatophorennävus, Dermatitis pigmentosa reticularis*; autosomal-dominante Dermatose mit Hyperpigmentierungen, Palmoplantarkeratosen, Zahnanomalien, Alopezie* und Hypohidrose*

Franceschetti-Syndrom *nt*: *→ Treacher-Collins-Syndrom*

Franceschetti-Treacher-Collins-Syndrom *nt*: *→ Treacher-Collins-Syndrom*

Franceschetti-Zwahlen-Syndrom *nt*: *→ Treacher-Collins-Syndrom*

Francis: Edward Francis; 1872–1957; amerikanischer Bakteriologe

Francis-Krankheit *f*: *→ Tularämie*

Fran|ci|sel|la *f* (Ⓔ Francisella): Gattung gramnegativer, unbeweglicher Bakterien; **Francisella tularensis** ist der Erreger der Tularämie*

Fran|gu|la al|nus *f*: *→ Faulbaum*

Fran|gu|lae cor|tex *m* (Ⓔ buckthorn bark): ***Syn***: *Faulbaumrinde*; *s.u. Faulbaum*

Frank: Otto Frank; 1865–1944; deutscher Physiologe (München)

Frank-Starling-Gesetz *nt* (Ⓔ Frank-Starling law): ***Syn***: *Starling-Gesetz*; bei vermehrter diastolischer Füllung nimmt die Auswurfleistung des Herzens zuerst zu, sinkt nach Erreichen eines Maximalwertes dann aber wieder ab

Fränkel: **1.** Bernhard Fränkel; 1836–1911; deutscher HNO-Arzt **2.** Albert Fränkel, 1848–1916; deutscher Internist (Berlin) **3.** Albert Fränkel; 1864–1938; deutscher Internist

Fränkel-Pneumokokkus *m*: *→ Streptococcus pneumoniae*

Frankenhäuser: Ferdinand Frankenhäuser; 1832–1894; deutscher Gynäkologe (Jena)

Frankenhäuser-Plexus *m* (Ⓔ Frankenhäuser's ganglion): ***Syn***: *Plexus uterovaginalis*; vegetativer Plexus* neben Gebärmutter und Scheide

Frank|fur|ter Ho|ri|zon|ta|le *f* (Ⓔ Frankfort horizontal): ***Syn***: *Deutsche Horizontale, Ohr-Augen-Ebene*; Bezugsebene für Röntgenaufnahmen und die Planung neurochirurgischer Eingriffe

Franklin: Edward C. Franklin; zeitgenössischer amerikanischer Arzt (New York)

Franklin-Syndrom *nt* (Ⓔ Franklin's disease): ***Syn***: *Schwerekettenkrankheit, H-Krankheit*; monoklonale Paraproteinämie* mit Bildung schwerer Ketten der Immunglobuline G [**Gamma-Ketten-Krankheit**], M [**M-Ketten-Krankheit**] oder A [**Alpha-Ketten-Krankheit**]; alle Formen verlaufen klinisch unauffällig und werden oft erst nach jahrelangem Verlauf diagnostiziert; aufgrund der geringen Paraproteinkonzentration ist die Elektrophorese oft normal und die Diagnosestellung gelingt erst mittels Immunelektrophorese*

Franz|brannt|wein *m* (Ⓔ rubbing alcohol): ***Syn***: *Spiritus Vini gallici*; für Einreibungen verwendete Mischung von Branntwein [10 Teile], Äthanol [56 Teile] und Wasser [34 Teile]

Fraser: George Robert Fraser; tschechisch-amerikanischer Genetiker (Montreal) im 20. Jahrhundert

Fraser-Syndrom *nt* (Ⓔ Fraser syndrome): ***Syn***: *Kryptophthalmus-Syndrom*; autosomal-rezessives Syndrom mit Kryptophthalmus*, Syndaktylie*, Unterentwicklung der Genitale und Nierenagenesie*

Frau|en|heil|kun|de *f* (Ⓔ gynecology): ***Syn***: *Gynäkologie*; Lehre von Aufbau, Funktion und Erkrankung der weiblichen Geschlechtsorgane sowie der Diagnose und Therapie von Erkrankungen, die nur bei Frauen auftreten

Frau|en|krank|heit *f* (Ⓔ gynopathy): ***Syn***: *Gynopathie, Gynäkopathie*; nur Frauen betreffende Erkrankung

Frau|en|man|tel *m* (Ⓔ lady's-mantle): ***Syn***: *Alchemilla vulgaris, Alchemilla xanthochlora*; Pflanze aus der Familie der Rosengewächse [Rosaceae]; das getrocknete Kraut [**Alchemillae herba**] enthält u.a. Gerbstoffe* und Flavonoidglykoside* und hat eine adstringierende Wirkung; **Anw.**: bei Durchfallerkrankungen und Magen-Darm-Störungen; traditionell als Gurgelwasser; äußerlich bei Geschwüren und Ekzemen, innerlich bei Menstruations- und klimakterischen Beschwerden; in der Homöopathie bei chronischen Durchfallerkrankungen und Leberleiden sowie Genitalfluor

Frau|en|milch *f*: *→ Muttermilch*

Fra|xi|ni cor|tex *m* (Ⓔ ash bark): Rinde jüngerer Zweige der Esche*

Fra|xi|ni fo|li|um *nt* (Ⓔ ash leaf): getrocknete Blätter der Esche*

Fra|xi|nus ex|cel|si|or *m*: *→ Esche*

Fra|xi|nus or|nus *m*: *→ Manna*

Fra|xi|nus ro|tun|di|fo|li|a *m*: *→ Manna*

Frazier: Charles Harrison Frazier; 1870–1936; amerikanischer Chirurg (Philadelphia)

Frazier-Spiller-Operation *f* (Ⓔ Frazier-Spiller operation): ***Syn***: *Neurotomia retrogasserina, retroganglionäre Neurotomie*; Durchtrennung der sensiblen Fasern des Nervus* trigeminus bei Trigeminusneuralgie*

FRB *Abk.*: Fernröntgenbild

FRC *Abk.*: *→ funktionelle Residualkapazität*

Freeman: Ernest Arthur Freeman; 1900–1975; englischer Orthopäde (Wolverhampton)

Freeman-Sheldon-Syndrom *nt* (Ⓔ Freeman-Sheldon syndrome): ***Syn***: *Dysplasia cranio-carpo-tarsalis, kranio-karpotarsales Dysplasie-Syndrom*; autosomal-dominantes Fehlbildungssyndrom mit charakteristischer Gesichtsdysmorphie [**whistling face**], kleinem Schädel und kleinen Händen und Füßen

freezing effect *nt*: *s.u. Essay Parkinson-Syndrome S. 1631*

Frei|tod *m* (Ⓔ voluntary death): Selbstmord, Suizid, Selbsttötung

Frei|zeit|um|satz *m* (Ⓔ leisure metabolic rate): *s.u. Energieumsatz*

Fremd|a|nam|ne|se *f* (Ⓔ foreign anamnesis): Anamnese* durch Befragung von Familie und Freunden des Patienten

Fremd|in|duk|ti|on *f* (Ⓔ external induction): *s.u. Enzyminduktion*

Fremd|kör|per *m* (Ⓔ foreign body): ***Syn***: *Corpus alienum*; Bezeichnung für alle körperfremde Substanzen oder Strukturen, lebend oder unbelebt, die in auf natürlichem [Verschlucken] oder künstlichem Weg [Verletzung, Insertion] in den Körper eingebracht wurden; können vom Körper toleriert werden oder zu einer Reaktion [Fremdkörpergranulom*, allergische Reaktion*] führen

Fremd|kör|per|as|pi|ra|ti|on *m* (Ⓔ foreign-body aspiration): Einatmung eines Fremdkörpers in die Atemwege [Erdnüsse!], kann zur Verlegung eines Bronchus und Ersticken führen

Fremd|kör|per|em|bo|lie *f* (Ⓔ foreign-body embolism): ***Syn***: *Fremdmaterialembolie*; durch einen in den Blutkreislauf eingedrungenen Fremdkörper [Kanüle, Katheterteile] ausgelöste Embolie*

Fremd|kör|per|gra|nu|lom *nt* (Ⓔ foreign-body granuloma): Granulationsgewebe um einen Fremdkörper, z.B. als Fadengranulom*; typisch sind Fremdkörperriesenzellen, d.h. (mehrkernige) Phagozyten, die Fremdmaterial enthalten

Fremd|kör|per|me|nin|gi|tis *f, pl* **-ti|den** (Ⓔ foreign-body meningitis): ***Syn***: *Reizmeningitis*; Pseudomeningitis* im Anschluss an eine Lumbalpunktion, Kontrastmittelinjektion oder Operation am Zentralnervensystem; tritt 1–3 Wochen nach dem Eingriff auf und klingt nach 2–3 Wochen wieder ab

Fremd|kör|per|rie|sen|zel|len *pl* (Ⓔ foreign body giant cells): sich um Fremdsubstanzen bildende vielkernige Riesenzellen*; *s.a. Fadengranulom*

Fremd|ma|te|ri|al|em|bo|lie *f*: *→Fremdkörperembolie*

Fremd|re|flex *m* (Ⓔ extrinsic reflex): ***Syn***: *polysynaptischer Reflex, heterozeptiver Reflex*; Reflex, bei dem Reizort und Erfolgsorgan nicht identisch sind; es handelt sich um automatische Schutzreaktionen [z.B. Wegziehen der Hand von einer heißen Herdplatte], die meist durch schmerzhafte Reize ausgelöst werden; die Reflexantwort ist variabel und nimmt häufig bei wiederholter Reizung ab [Habituation]; Schädigung des Rückenmarks oder der absteigenden Bahnen führt zu einer Unterdrückung oder Steigerung von Fremdreflexen; *s.a. Reflex*

Fre|mi|tus *m* (Ⓔ fremitus): tastbares oder hörbares Vibrieren, Vibration, Schwirren

Fremitus bronchialis (Ⓔ bronchial fremitus): ***Syn***: *Bronchialfremitus*; fühlbares Schwirren der Thoraxwand bei Rasselgeräuschen* der Lunge

Fremitus pectoralis: *→Stimmfremitus*

French *nt* (Ⓔ French): ***Syn***: *Charrière*; Maßeinheit für die Dicke von Kathetern und Dehnsonden; 1 French = 1/3 mm

Fren|ek|to|mie *f* (Ⓔ frenectomy): ***Syn***: *Frenulektomie*; operative Entfernung des Zungenbändchens [Frenulum linguae]

Frenkel: **Frenkel-Test** *m* (Ⓔ Frenkel's intracutaneous test): Intrakutantest auf Toxoplasmose* unter Verwendung von Toxoplasmin*

Fre|no|plas|tik *f* (Ⓔ frenoplasty): ***Syn***: *Zungenbändchenplastik, Frenuloplastik*; plastische Operation des Zungenbändchens, z.B. bei Verkürzung

Fre|no|to|mie *f* (Ⓔ frenotomy): ***Syn***: *Frenulotomie, Ankylotomie, Zungenbändchendurchtrennung*; Durchtrennung eines angewachsenen Zungenbändchens [Frenulum linguae]

Fre|nu|lek|to|mie *f*: *→Frenektomie*

Fre|nu|lo|plas|tik *f*: *→Frenoplastik*

Fre|nu|lo|to|mie *f*: *→Frenotomie*

Fre|nu|lum *nt, pl* **-la** (Ⓔ frenulum): Bändchen

Frenulum clitoridis (Ⓔ frenulum of clitoris): ***Syn***: *Klitorisbändchen*; Bändchen am dorsalen Ansatz der kleinen Schamlippen* an der Klitoris*

Frenulum labii inferioris (Ⓔ inferior labial frenulum): ***Syn***: *Unterlippenbändchen, unteres Lippenbändchen*; mediane Schleimhautfalte von der Innenseite der Unterlippe zum Alveolarfortsatz des Unterkiefers

Frenulum labii superioris (Ⓔ superior labial frenulum): ***Syn***: *Oberlippenbändchen, oberes Lippenbändchen*; mediane Schleimhautfalte von der Innenseite der Oberlippe zum Alveolarfortsatz des Oberkiefers

Frenulum labiorum pudendi (Ⓔ frenulum of pudendal labia): Hautbändchen zwischen den großen Schamlippen über der Commissura* labiorum posterior

Frenulum linguae (Ⓔ lingual frenulum): ***Syn***: *Zungenbändchen*; mediale Schleimhautfalte an der Unterseite der Zunge*

Frenulum ostii ilealis (Ⓔ frenulum of ileocecal valve): Schleimhautfalte an der Mündung des Ileums* in das Zäkum*

Frenulum preputii (Ⓔ frenulum of prepuce of penis): ***Syn***: *Vorhautbändchen*; Hautbändchen an der Unterseite des Penis*, das Eichel* und Vorhaut* verbindet und ein zu starkes Zurückweichen der Vorhaut verhindert

Frenulum valvae ileocaecalis: veraltet für *→Frenulum ostii ilealis*

Frequency Doubling Test *m*: *s.u. Essay Glaukom S. 797*

Fre|quenz|a|na|ly|se *f* (Ⓔ frequency analysis): computergestützte Analyse von rhythmischen Biosignalen; z.B. automatisierte EEG- oder EKG-Analyse

Fre|quenz, cha|rak|te|ris|ti|sche *f* (Ⓔ characteristic frequency): *s.u. Essay Hören/auditives System S. 939*

Frequenz|mo|du|la|ti|on *f* (Ⓔ frequency modulation): *s.u. Essay Hören/auditives System S. 939*

Fre|quenz|se|lek|ti|vi|tät *f* (Ⓔ frequency selectivity): *s.u. Essay Hören/auditives System S. 939*

Fre|quenz|un|ter|schieds|schwel|le *f* (Ⓔ frequency-difference threshold): *s.u. Essay Hören/auditives System S. 939*

Fress|at|ta|cke *f* (Ⓔ hyperphagia): *s.u. Bulimia nervosa*

Fress-Kotzsucht *f*: *→Bulimia nervosa*

Fress|sucht *f*: *→Bulimie*

Fress|zel|le *f*: *→Phagozyt*

Freud: Sigmund Freud; 1856–1939; deutscher Neurologe und Psychiater (Wien); Mitbegründer der Psychoanalyse*, die zum großen Teil auf den von ihm veröffentlichten Werken *Studien über Hysterie* [1895], *Die Traumdeutung* [1900], *Zur Psychopathologie des Alltagslebens* [1901], *Vorlesungen zur Einführung in die Psychoanalyse* [1917] und *Jenseits des Lustprinzips* [1920] beruht

Freund *m* (Ⓔ friend): ***Syn***: *gut folgendes Mittel*; *s.u. Arzneimittelbeziehung*

Frey: Max von Frey; 1852–1932; deutscher Physiologe (Würzburg)

Frey-Reizhaare *pl* (Ⓔ Frey's irritation hairs): Haare und Borsten von abgestufter Dicke zur Prüfung der Reizempfindlichkeit der Augenhornhaut

Frey-Syndrom *nt*: *→aurikulotemporales Syndrom*

FRF *Abk.*: FSH-Releasing-Faktor

FRH *Abk.*: Follikelhormon-Releasing-Hormon

Fricke: **Fricke-Dosimeter** *nt* (Ⓔ Fricke's dosimeter): ***Syn***: *Eisensulfat-Dosimeter*; chemisches Dosimeter, das Fe^{2+}-Ionen enthält, die durch ionisierende Strahlung zu Fe^{3+}-Ionen oxidiert werden; das Dosimeter misst die dadurch verursachte Änderung der optischen Dichte der Lösung

Friderichsen: Carl Friderichsen; 1886–1961; dänischer Kinderarzt (Kopenhagen)

Friderichsen-Waterhouse-Syndrom *nt* (Ⓔ Friderichsen-Waterhouse syndrome): ***Syn***: *Waterhouse-Friderichsen-Syndrom*; perakute Sepsis* bei Meningokokkenbefall mit massiven Blutungen in Haut, Schleimhaut und inneren Organen, Kreislaufschock, akuter Nebenniereninsuffizienz*, Verbrauchskoagulopathie*, akuter interstitieller Myokarditis* oder Perikarditis* mit Herzbeuteltamponade; tritt bei 15 % aller Patienten mit Meningokokkensepsis* auf und verläuft in mehr als 85 % der Fälle tödlich

Friedländer: Carl Friedländer; 1847–1887; deutscher Pathologe (Berlin)

Friedländer-Bacillus *m* (Ⓔ Friedländer's bacillus): ***Syn***: *Friedländer-Bakterium, Bacterium pneumoniae Friedländer, Klebsiella pneumoniae*; gramnegatives Bakterium mit zahlreichen Antigentypen; Erreger von Friedländer*-Pneumonie, Harnwegsinfektionen und Sepsis, v.a. bei abwehrgeschwächten Patienten; die Bakterien werden über kontaminierte Gegenstände, pflanzliche Lebensmittel [v.a. Salate] und aerogen [Klimaanlagen] aufgenommen

Friedländer-Pneumonie *f* (Ⓔ Friedländer's pneumonia):

F

Syn: *Klebsiellenpneumonie*; häufig bei älteren und abwehrgeschwächten Patienten sowie Patienten mit chronisch-obstruktiver Lungenerkrankung, Diabetes* mellitus und Alkoholabusus auftretende bakterielle Lungenentzündung durch den Friedländer*-Bacillus; **Therapie**: Breitspektrumcephalosporine [z.B. Ceftriaxon*, Cefotaxim*], Imipenem*

Friedreich: Nikolaus Friedreich; 1825–1882; deutscher Internist (Würzburg, Heidelberg); studiert Medizin in Heidelberg und Würzburg; arbeitete dort auch mit Virchow* zusammen und wurde 1856 sein Nachfolger; wechselte 1858 als Professor für spezielle Pathologie und Therapie nach Heidelberg; Friedreich arbeitete insbesondere auf dem Gebiet der Ataxien [Friedreich-Ataxie] und progressiven Muskelatrophien und -dystrophien

Friedreich-Ataxie *f* (Ⓔ Friedreich's ataxia): *Syn*: *Friedreich-Krankheit, spinale/spinozerebellare Heredoataxie, Heredoataxia spinalis*; autosomal-rezessive Kleinhirn-Rückenmarkerkrankung mit einer Prävalenz von 1–2 pro 100.000 Neugeborene; die ersten Symptome treten meist in der frühen Pubertät auf; am Anfang stehen eine sensible Ataxie und Muskelhypotonie; die Eigenreflexe erlöschen im Verlauf der Erkankung und es kommt zu einer Verminderung der Vibrationsempfindung und zur Ausbildung strumpfförmiger Sensibilitätsstörungen; im Laufe der nächsten Jahre entwickeln sich Zeichen der zerebellären Ataxie [Dysdiadochokinese, Intentionstremor, Nystagmus, Sprachstörungen], Schwerhörigkeit, Skelettdeformitäten [durch die Muskelhypotonie bedingt], Kardiomyopathie und Diabetes mellitus; viele Patienten versterben an den Folgen der Kardiomyopathie*

Friedreich-Fuß *m* (Ⓔ Friedreich's foot): spastische Hohl- und Spitzfußbildung mit Krallenzehen bei Friedreich*-Ataxie

Friedreich-Krankheit *f*: *→ Friedreich-Ataxie*

Friedreich-Schallwechsel *m* (Ⓔ Friedreich's change of note): *Syn*: *Friedreich-Zeichen, Kavernenzeichen*; Änderung der Tonlage des tympanitischen Perkussionsschalls über Lungenkavernen; bei Einatmung wird sie höher, bei Ausatmung tiefer

Friedreich-Zeichen *nt*: *→ Friedreich-Schallwechsel*

Friedrich: **1.** Paul Leopold Friedrich; 1864–1916; deutscher Chirurg (Greifswald, Marburg) **2.** Heinrich Friedrich; 1893–1954; deutscher Chirurg (Erlangen)

Friedrich-Syndrom *nt* (Ⓔ Friedrich's disease): seltene aseptische Epiphysennekrose des sternalen Schlüsselbeinabschnitts

Friedrich-Wundausschneidung *f* (Ⓔ surgical debridement): *Syn*: *Friedrich-Wundversorgung*; Hautwunden, die nicht älter als 8 Stunden sind [**8-Stunden-Regel**] können primär durch eine Wundnaht verschlossen werden; die Wundränder werden zur Auffrischung exzidiert und anschließend adaptiert; vor der Naht muss die Wunde aber durch Spülung mit Kochsalzlösung gereinigt werden; (stark) kontaminierte, verschmutzte oder infizierte Wunden sowie Bisswunden dürfen nie primär verschlossen werden; dasselbe gilt für fraglich kontaminierte oder verschmutzte Wunden

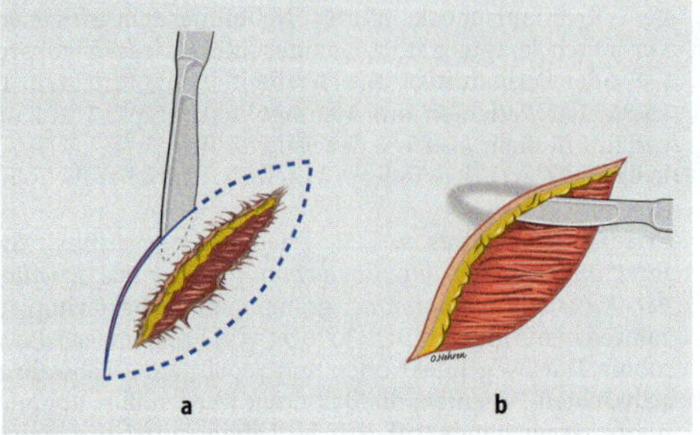

Abb. F56. Friedrich-Wundausschneidung. **a** Exzision des traumatisierten Wundrandes, **b** Mobilisation des Wundrandes zur Verminderung der Zugspannung

Frisch|blut|kon|ser|ve *f* (Ⓔ fresh blood): Vollblutkonserve, die nicht älter als drei Tage ist

Fritsch: Heinrich Fritsch; 1844–1915; deutscher Frauenarzt (Breslau)

Fritsch-Syndrom *nt*: *→ Asherman-Fritsch-Syndrom*

FRK *Abk*.: *→ funktionelle Residualkapazität*

Fröhlich: Alfred Fröhlich; 1871–1953; österreichischer Pharmakologe (Wien)

Fröhlich-Obrinsky-Syndrom *nt*: *→ Bauchdeckenaplasie*

Fröhlich-Syndrom *nt* (Ⓔ Fröhlich's syndrome): *Syn*: *Morbus Fröhlich, Dystrophia adiposogenitalis, hypothalamisches Syndrom, hypothalamischer Symptomenkomplex, Babinski-Fröhlich-Syndrom*; bei Kindern auftretende plötzliche Fettsucht in Kombination mit Minderwuchs* und Hypogonadismus*; oft nur schwer von Pubertätsfettsucht* abgrenzbar

Froin: Georges Froin; 1874–1926; französischer Arzt (Paris)

Froin-Syndrom *nt*: *→ Nonne-Froin-Syndrom*

Froment: Jules Froment; 1878–1946; französischer Internist (Lyon)

Froment-Zeichen *nt* (Ⓔ Froment's sign): bei Ulnarislähmung* ist die Daumenadduktion abgeschwächt; will der Patient ein Blatt Papier zwischen Daumen und Zeigefinger festhalten, muss er deshalb das Endglied beugen; fehlt bei gleichzeitiger Medianuslähmung*

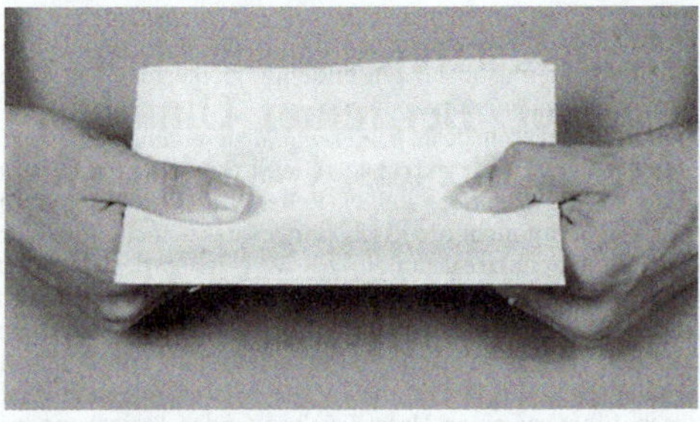

Abb. F57. Froment-Zeichen

Frommel: Richard Frommel; 1854–1912; deutscher Gynäkologe (Erlangen)

Frommel-Syndrom *nt*: *→ Chiari-Frommel-Syndrom*

Frons *f* (Ⓔ frons): (*anatom.*) Stirn

fron|tal *adj* (Ⓔ frontal): stirnwärts, stirnseitig; Stirn oder Stirnbein/Os frontale betreffend

Fron|tal|e|be|ne *f* (Ⓔ frontal plane): *Syn*: *Planum frontale, Planum coronale*; in der Vertikalachse verlaufende Körperebene, die parallel zur Stirn [Frons] liegt

Fron|tal|hirn|e|pi|lep|sie *f* (Ⓔ frontal-lobe epilepsy): durch einen Herd im Frontalhirn ausgelöste Epilepsie*; *s.a. Essay Epilepsie S. 617*

Fron|tal|lap|pen *m* (Ⓔ frontal lobe): *Syn*: *Stirnlappen, Lobus frontalis*; in der vorderen Schädelgrube [Fossa* cranii anterior] liegender Hirnlappen, der den vorderen Pol [Polus frontalis] des Gehirns bildet; wird durch den Sulcus* centralis cerebri vom Scheitellappen [Lobus* parietalis] und durch den Sulcus* lateralis cerebri vom Schläfenlappen [Lobus* temporalis] getrennt; die vor dem Sulcus* centralis cerebri liegenden hinteren Abschnitte des Frontallappens [z.B. primär motorischer Kortex*, prämotorischer Kortex, frontales Augenfeld, Broca*-Zentrum] stehen im Dienste motorischer Vorgänge; die vordere Hälfte des Frontallappens [**präfrontaler Kortex**] steuert komplexe Verhaltensweisen [Antrieb, Motivation]; bei Patienten mit psychischen Auffälligkeiten ist diese Region auffällig häufig beeinträchtigt

Fron|tal|lap|pen|ve|nen *pl* (Ⓔ frontal veins): *Syn*: *Stirnlappenvenen, Venae frontales*; führen Blut aus dem oberflächlichen Bereich des Stirnlappens [Lobus* frontalis] zu den Venae* superiores cerebri

Fron|tal|pol *m* (Ⓔ frontal pole): *Syn*: *Polus frontalis*; Vorderende des Frontallappens [Lobus frontalis]

Fron|tal|re|gi|on *f* (Ⓔ frontal region): *Syn*: *Stirngegend, Regio frontalis*; Bezirk über dem Stirnbein [Os* frontale]

Fronto-, fronto- *präf.*: Wortelement mit der Bedeutung „Stirn/Stirnbein/Frons"

fron|to|ma|xil|lär *adj* (Ⓔ frontomaxillary): *Syn*: *frontomaxillar*; Stirn oder Stirnbein und Oberkiefer/Maxilla betreffend oder verbindend

fron|to|na|sal *adj* (Ⓔ frontonasal): Stirn oder Stirnhöhle und Nase betreffend oder verbindend

fron|to|ok|zi|pi|tal *adj* (Ⓔ frontooccipital): *Syn*: *okzipitofrontal*; Stirn und Hinterhaupt/Okziput betreffend

fron|to|tem|po|ral *adj* (Ⓔ frontotemporal): Stirnbein und Schläfenbein/Os temporale betreffend oder verbindend

Front|zäh|ne *f* (Ⓔ anterior teeth): Schneide- und Eckzähne

Frosch|ge|schwulst *f*: →*Ranula*

Frösch|lein|ge|schwulst *f*: →*Ranula*

Frosch|stel|lung *f*: →*Lorenz-Stellung*

Frostberg: Nils Frostberg; zeitgenössischer schwedischer Radiologe (Stockholm)

Frostberg-Zeichen *nt* (Ⓔ Frostberg's sign): *Syn*: *umgekehrte Drei-Zeichen, ε-Zeichen*; ε-förmige Deformierung des absteigenden Abschnittes des Duodenums bei Pankreaskopfkarzinom oder Pankreatitis

Frost|beu|len *pl*: →*Pernio*

Frost, u|rä|mi|scher *m* (Ⓔ urhidrosis): *Syn*: *Urhidrosis, Uridrosis, Sudor urinosus*; Ausscheidung von Harnstoff und Harnsäure im Schweiß bei Urämie*

FRP *Abk.*: funktionelle Refraktärphase

FRP-AVN *Abk.*: funktionelle Refraktärphase des AV-Knotens

FRP-HPS *Abk.*: funktionelle Refraktärphase des His-Purkinje-Systems

FRP-RA *Abk.*: funktionelle Refraktärphase des rechten Atriums

FRP-V *Abk.*: funktionelle Refraktärphase des Ventrikels

FRS *Abk.*: **1.** Fernröntgenseitenbild **2.** Ferredoxin-reduzierende Substanz **3.** →*Furosemid*

Fru *Abk.*: →*Fructose*

Fruc *Abk.*: →*Fructose*

Frucht *f* (Ⓔ embryo, fetus): Embryo*, Fetus*

Frucht|bar|keit *f*: →*Fertilität*

Frucht|be|häl|ter *m* (Ⓔ spore case): Sporangium*

Frucht|bla|se *f* (Ⓔ bag of waters): von den Eihäuten* gebildeter Sack, in dem die Frucht heranwächst

Frucht|bla|sen|punk|ti|on *f* (Ⓔ amniocentesis): *Syn*: *Amnionpunktion, Amniozentese*; Punktion der Fruchtblase zur Gewinnung von Fruchtwasser zur Anlage von Zellkulturen; meist wird die Punktion zwischen der 15. und 18. Schwangerschaftswoche durchgeführt [**klassische** oder **späte Amniozentese**]; da die Ergebnisse der angelegten Zellkulturen erst nach 2 Wochen vorliegen, wird heute mehr und mehr eine **Frühamniozentese** in der 12.–14. Schwangerschaftswoche bevorzugt

Frucht|kap|sel|auf|bruch *f* (Ⓔ capsel rupture): Ruptur der Membran um die Frucht bei Eileiterschwangerschaft; als **äußerer Fruchtkapselaufbruch** die Tubenruptur* und als **innerer Fruchtkapselaufbruch** der Tubarabort*

Frucht|schmie|re *f* (Ⓔ vernix caseosa): *Syn*: *Käseschmiere, Vernix caseosa*; aus Epidermiszellen und Talgdrüsensekret bestehende Schmiere auf der Haut von Säuglingen, die das Herausgleiten bei der Geburt erleichtert; bei übertragenen Neugeborenen ist die Käseschmiere bereits abgebaut und die Haut ist ausgetrocknet, dünnt und grünlich gefärbt

Frucht|was|ser *nt* (Ⓔ amniotic fluid): *Syn*: *Liquor amnii*; die in der Fruchtblase vorhandene Flüssigkeit wird alle 2–3 Stunden erneuert; sie besteht aus von Feten über die Harnblase und die Lunge abgegebener Flüssigkeit sowie Epidermiszellen und Zellen der Mundschleimhaut; nur ein geringer Teil wird über die Eihäute aus dem mütterlichen Blut abgeschieden; am Ende der Schwangerschaft enthält die Fruchtblase ca. 800–1000 ml Fruchtwasser

Frucht|was|ser|as|pi|ra|ti|on *nt* (Ⓔ amniotic fluid aspiration): Aspiration von Fruchtwasser durch den Säugling unter der Geburt; ist besonders gefährlich, wenn das Fruchtwasser infiziert oder mekoniumhaltig ist, da sich dann schnell eine Aspirationspneumonie* entwickeln kann

Frucht|was|ser|di|a|gnos|tik *f* (Ⓔ amniotic fluid diagnosis): Untersuchung des Fruchtwassers nach Fruchtblasenpunktion* oder direkt als Fruchtwasserspiegelung*; *s.a. Neuralrohrdefekte, Triple-Test*

Frucht|was|ser|em|bo|lie *f* (Ⓔ amniotic fluid embolism): *Syn*: *Amnioninfusionssyndrom*; durch Eindringen von Fruchtwasser in den mütterlichen Kreislauf verursachte Embolie*; oft kommt es zur Ausbildung einer Verbrauchskoagulopathie, v.a. wenn der Fetus bereits abgestorben ist; gehört zu den 5 häufigsten mütterlichen Todesursachen

Frucht|was|ser|in|fek|ti|on *f*: →*Amnioninfektionssyndrom*

Fruchtwasser-Spektrophotometrie *f* (Ⓔ amniotic fluid spectrophotometry): spektrometrische Untersuchung von Fruchtwasser, das im Rahmen einer Fruchtwasserpunktion [Amniozentese] gewonnen wurde; wird v.a. bei Verdacht auf oder Vorliegen von Morbus* haemolyticus fetalis durchgeführt

Frucht|was|ser|spie|ge|lung *f* (Ⓔ amnioscopy): *Syn*: *Amnioskopie*; direkte Betrachtung der Fruchtblase mit einem Amnioskop, das durch den Zervikalkanal eingeführt wird; wird v.a. in der Spätphase von Risikoschwangerschaften eingesetzt und dient primär der Beurteilung von Fruchtwasserbeschaffenheit und -farbe

Frucht|zu|cker *m*: →*Fructose*

Fruc|to|fu|ra|no|se *f* (Ⓔ fructofuranose): *Syn*: *Fruktofuranose*; Ringform [Furanose*] der Fructose mit 5 C-Atomen

β-Fruc|to|fu|ra|no|si|da|se *f*: →*Invertase*

Fruc|to|ki|na|se *f* (Ⓔ fructokinase): *Syn*: *Fruktokinase, Ketohexokinase, Ketokinase*; Kinase*, die Fructose* in Fructose-6-phosphat umwandelt; da ihre Aktivität weder durch Hunger noch durch Hormone beeinflusst wird, kann Fructose auch bei Diabetikern aus dem Blut aufgenommen werden und wird deshalb als Ersatzmittel für Glucose verwendet

Fruc|to|py|ra|no|se *f* (Ⓔ fructopyranose): *Syn*: *Fruktopyranose*; Ringform [Pyranose*] der Fructose mit 6 C-Atomen

Fruc|tos|ä|mie *f* (Ⓔ fructosemia): *Syn*: *Fruktosämie*; Vorkommen von Fructose im Blut

Fruc|to|san *nt* (Ⓔ fructosan): *Syn*: *Fruktosan, Levulan, Laevulan, Polyfruktose*; aus Fructose*-Einheiten aufgebautes Polysaccharid*

Fruc|to|se *f* (Ⓔ fructose): *Syn*: *Fruchtzucker, D-Fructose, D-Fruktose, Levulose, Lävulose, Laevulose*; in Früchten, Honig u.ä. vorkommender, süßester natürlicher Zucker; Bestandteil der Saccharose*; wichtig als Energielieferant für Spermatozoen; bei Diabetes* mellitus wird Fructose als Süßmittel eingesetzt; kann im Körper erst nach Umwandlung in Glucose abgebaut werden; die Ausnahme ist die Leber, die Fructose direkt abbauen kann; die gewonnenen Triosephosphate [Glycerinaldehyd, Dihydroxyaceton] können in der Glykolyse* abgebaut oder in die Gluconeogenese eingeschleust werden [*Abb. F58*]

Fructose-1,6-bisphosphat *nt*: →*Fructose-1,6-diphosphat*

Fructose-2,6-bisphosphat *nt*: →*Fructose-2,6-diphosphat*

Fruc|to|se|bis|phos|phat|al|do|la|se *f*: →*Fructosediphosphataldolase*

Fructose-1,6-bisphosphatase *f*: →*Fructose-1,6-diphosphatase*

Fructose-1,6-diphosphat *nt* (Ⓔ fructose-1,6-diphosphate): *Syn*: *Harden-Young-Ester, Fruktose-1,6-bisphosphat, Fructose-1,6-bisphosphat, Fruktose-1,6-diphosphat*; bei der Glykolyse* und Gluconeogenese* auftretendes Zwischenprodukt

Fructose-2,6-diphosphat *nt* (Ⓔ fructose-2,6-diphosphate): *Syn*: *Fruktose-2,6-bisphosphat, Fructose-2,6-bisphosphat, Fructose-2,6-diphosphat*; wichtiger allosterischer Regulator von Phosphofructokinase* und Fructose-1,6-diphosphatase*; erhöhte Konzentration aktiviert Phosphofructokinase und damit die Glykolyse* und inhibiert Fructose-1,6-diphosphatase und damit die Gluconeogenese*

Fruc|to|se|di|phos|phat|al|do|la|se *f* (Ⓔ fructose bisphosphate aldolase): *Syn*: *Fruktosebisphosphataldolase, Aldehydlyase, Aldolase, Fructosebisphosphataldolase, Fruktosediphosphataldolase*; Schlüsselenzym des Embden-Meyerhof-Wegs*; katalysiert die Umwandlung von Fructose-1,6-diphosphat zu Dihydroxyacetonphosphat und D-Glycerinaldehyd-3-phosphat; man unterscheidet zwei Formen: **Aldolase A**, die sog. muskeltypische Form, die in den meisten Geweben vorliegt, und **Aldolase B**, die nur in Leber und Niere nach-

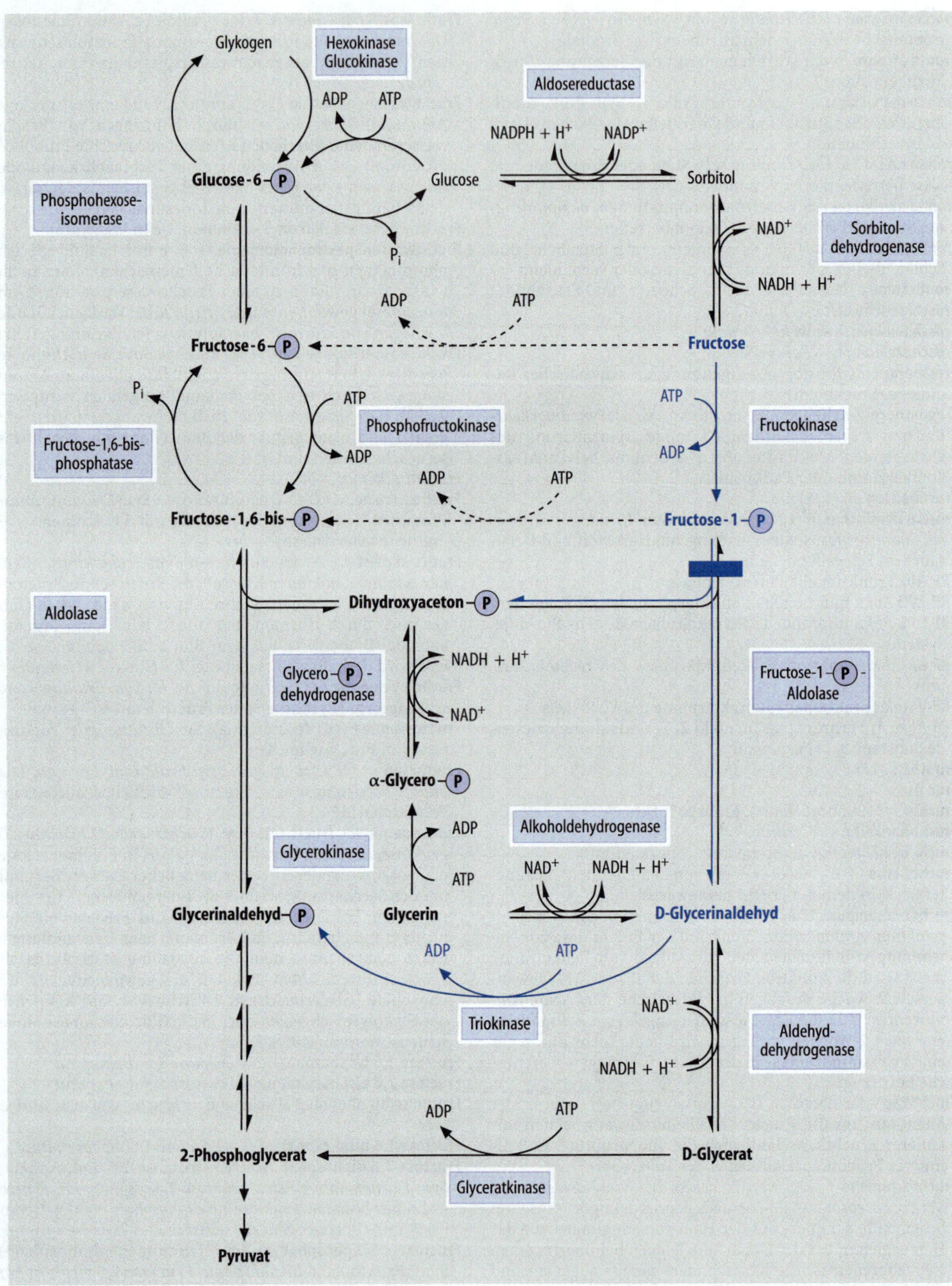

Abb. F58. Fructosestoffwechsel der Leber

weisbar ist; die Blutspiegel der Aldolasen sind erhöht bei Leberschädigung [Hepatitis, Zirrhose], Herzerkrankungen, Muskelschäden u.a.

Fructose-1,6-diphosphatase *f* (Ⓔ fructose-1,6-diphosphatase): *Syn*: *Hexosediphosphatase, Fruktose-1,6-bisphosphatase, Fructose-1,6-bisphosphatase, Fruktose-1,6-diphosphatase*; Hydrolase*, die die Spaltung von Fructose-1,6-diphosphat im Rahmen der Gluconeogenese* katalysiert; wird in der Leber durch Fructose-2,6-diphosphat reguliert

Fructose-1-phosphat *nt* (Ⓔ fructose-1-phosphate): *Syn*: *Fruktose-1-phosphat*; Zwischenprodukt des Fructosestoffwechsels; *s.a. Fruktoseintoleranzsyndrom*

Fructose-6-phosphat *nt* (Ⓔ fructose-6-phosphate): *Syn*: *Neuberg-Ester, Fruktose-6-phosphat*; Zwischenprodukt von Glykolyse* und Gluconeogenese*

Fruc|tos|ur|ie *f*: *→Fruktosurie*

Fruc|tus *m, pl* **Fruc|tus** (Ⓔ fruit): Frucht, Früchte; wird heute in der Pharmazie hinter den Pflanzennamen gestellt und bezeichnet Früchte, die als Droge* verwendet werden

Fructus Agni casti: Agni casti fructus; *s.u. Mönchspfeffer*

Fructus Ammi visnagae: Ammeos visnagae fructus; *s.u. Ammei*

Fructus Angelicae: Angelicae fructus; *s.u. Angelika*
Fructus Anisi: Anisi fructus; *s.u. Anis*
Fructus Anisi stellati: Anisi stellati fructus; *s.u. Sternanis*
Fructus Capsici: Capsici fructus und Capsici fructus acer; *s.u. Capsicum*
Fructus Carvi: Carvi fructus; *s.u. Kümmel*
Fructus Cocculi: Cocculi fructus; *s.u. Kokkelskörner*
Fructus Coriandri: Coriandri fructus; *s.u. Koriander*
Fructus Cynosbati: Rosae pseudofructus cum fructibus; *s.u. Hagebutte*
Fructus Foeniculi: Foeniculi fructus; *s.u. Fenchel*
Fructus Juniperi: Juniperi fructus; *s.u. Wacholder*
Fructus Myrtilli: Myrtilli fructus; *s.u. Heidelbeere*
Fructus Rhamni cathartici: Rhamni cathartici fructus; *s.u. Kreuzdorn*

Frühlalbort *m* (Ⓔ early abortion): Abort* vor der 16. Schwangerschaftswoche

Frühlamlnilolzenltelse *f* (Ⓔ early amniocentesis): *s.u. Fruchtblasenpunktion*

Frühldilalgnolse *f* (Ⓔ early diagnosis): die für Therapie und Prognose, aber auch für die Erkennung und Eindämmung von Epidemien wichtige, möglichst frühzeitige Diagnose* einer Erkrankung

Frühldilalstollilkum *nt, pl* **-ka**: *→frühdiastolisches Herzgeräusch*

frühldilalstollisch *adj* (Ⓔ protodiastolic): protodiastolisch*

Früh-Dumping *nt* (Ⓔ early dumping syndrome): ***Syn***: *postalimentäres Frühsymptom, Frühdumpingsyndrom*; nach Magenentfernung [Gastrektomie*] auftretendes Syndrom, das durch die beschleunigte Speisepassage in das Jejunum ausgelöst wird; 20–30 Minuten nach Nahrungsaufnahme kommt es zu einer hypoglykämischen Phase mit Schwitzen, Übelkeit und evtl. Kreislaufkollaps; **Therapie**: Vermeidung zuckerhaltiger Getränke, 6 kleine Mahlzeiten pro Tag, proteinreiche, kohlenhydratarme Nahrung; bei Versagen wird eine Reoperation nötig

Frühldumlpinglsynldrom *nt*: *→Früh-Dumping*

Frühleulthalnalsie *f* (Ⓔ early euthanasia): Sterbenlassen von schwer missgebildeten bzw. nicht lebensfähigen Neugeborenen entweder durch einen Behandlungsverzicht oder Behandlungsabbruch; *s.a. Essay Euthanasie S. 649*

Frühlelxanlthem *nt* (Ⓔ syphilitic roseola): ***Syn***: *Erstlingsexanthem, Roseola syphilitica, Kieler Masern*; *s.u. Essay Syphilis S. 2077*

Frühlgelbolrelnenlreltilnolpalthie *f* (Ⓔ retinopathy of prematurity): ***Syn***: *retrolentale Fibroplasie, Terry-Syndrom, Retinopathia praematurorum*; Netzhauterkrankung von untergewichtigen Frühgeborenen, die vermutlich durch die toxische Wirkung von Sauerstoff im Brutkasten verursacht wird; unter dem Einfluss der erhöhten Sauerstoffspannung kommt es zur Schädigung des Gefäßendothels und zum Ausbleiben des Gefäßwachstums in Richtung Ora serrata; nach Absetzen der Sauerstoffbeatmung kommt es damit zu Ischämie der peripheren Netzhaut und zu reaktiver Vasoproliferation in den Glaskörper; es kommt zu Einblutungen und Schrumpfung der Netzhaut, die zu Ablösung [**Traktionsablatio**] führen kann; hinter der Linse bildet sich dann eine fibröse Platte aus Gefäßen und Bindegewebe, die mit der abgelösten Netzhaut verbacken sind; in schweren Fällen kommt es zur Erblindung; eine **Therapie** [Kryotherapie*, panretinale Laserkoagulation*] ist nur in frühen Stadien möglich, deshalb ist die Kontrolle des O_2-Partialdruckes bei Beatmung von Frühgeborenen und die wiederholte Augenspiegelung der Säuglinge von größter Bedeutung

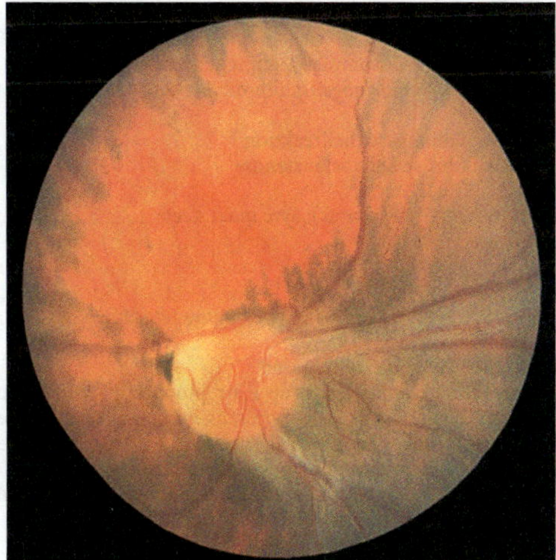

Abb. F59. Narbenstadium der Frühgeborenenretinopathie

Tab. F60. Stadieneinteilung der Frühgeborenenretinopathie

Stadium	Plus-Diagnose
Stadium 1 Demarkationslinie	Iris-Gefäßerweiterung
Stadium 2 Leiste	Rigide Pupille
Stadium 3 Leiste und extraretinale Proliferationen	Glaskörpertrübung
Stadium 4 extraretinale Proliferationen und Ablatio retinae	Tortuositas der Netzhautgefäße
Stadium 5 totale Ablatio	Blutungen

Frühlgelbolrelnes *nt* (Ⓔ premature infant): vor Abschluss der 37. Schwangerschaftswoche [259. Schwangerschaftstag] geborener Säugling; im Vergleich zu reifgeborenen Säuglingen sind Frühgeborene durch unterdurchschnittliche Körpermaße und -gewicht, schwache Stimme, angestrengte und beschleunigte Atmung, gerötete und ödematöse Haut, ausgeprägte Lanugobehaarung, reduzierten Muskeltonus und fehlende Ohrknorpel gekennzeichnet; die Nägel erreichen nicht die Finger- oder Zehenkuppen; bei Jungen findet sich ein Hodenhochstand und bei Mädchen eine klaffende Vulva

aufgrund ihrer Unreife haben Frühgeborene ein besonders hohes Risiko für Atemnotsyndrom*, Apnoe*, Bradykardie*, intrakranielle Blutung*, persistierenden Ductus* arteriosus, Hypoglykämie*, Hyperbilirubinämie*, Kernikterus*, Elektrolytstörungen, Infektionen und Hypothermie*

Frühlgelburt *f* (Ⓔ premature delivery): ***Syn***: *Partus praematurus*; Geburt zwischen der 28. und der 37. Schwangerschaftswoche

Frühlgeslto lse *f* (Ⓔ pre-eclampsia): in der Frühphase der Schwangerschaft [1. Drittel] auftretende schwangerschaftstypische Erkrankung mit Übelkeit und Brechreiz; schwerste Form ist die Hyperemesis* gravidarum

Frühljahrslaklne *f* (Ⓔ Mallorca acne): ***Syn***: *Mallorca-Akne, Sommerakne, Akne aestivalis*; meist Frauen betreffende Akne* sonnenexponierter Hautareale

Frühljahrslkaltarrh *m* (Ⓔ vernal catarrh): ***Syn***: *Frühjahrskatarr, Frühjahrskonjunktivitis, Conjunctivitis vernalis*; allergische Bindehautentzündung mit Häufung im Früh-

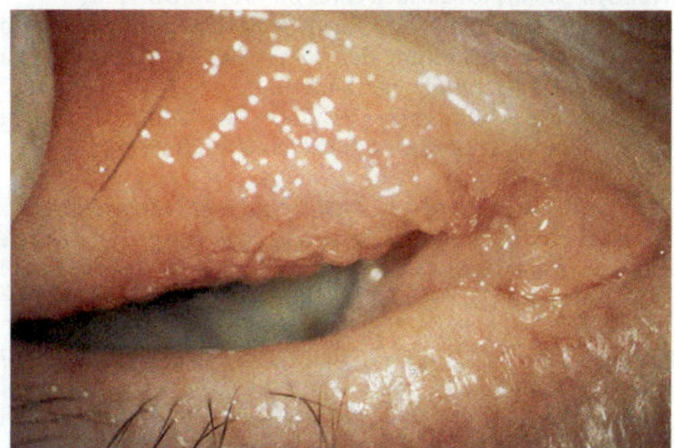

Abb. F61. Frühjahrskatarrh

jahr/Frühsommer; tritt isoliert als beidseitige Konjunktivitis oder zusammen mit einer atopischen Erkrankung auf; ist vornehmlich die Bindhaut der Lider betroffen, spricht man von **tarsaler Form**, bei primärem Befall der Bindehaut des Augapfels von **limbärer Form**; **Therapie**: kurzfristig Cortisontropfen; langfristig cromoglicinhaltige Augentropfen

Früh|jahrs|kon|junk|ti|vi|tis *f, pl* **-tilden**: *→Frühjahrskatarrh*

Frühjahr-Sommer-Enzephalitis *f*: *→Frühsommer-Meningoenzephalitis*

russische Frühjahr-Sommer-Enzephalitis: *→russische Frühsommer-Enzephalitis*

Früh|kar|zi|nom *nt* (Ⓔ early cancer): ***Syn***: *early cancer*; echtes Karzinom*, das durch die Basalmembran in die Submukosa* eingewachsen ist

Früh|la|tenz *f* (Ⓔ early latent syphilis): *s.u. Essay Syphilis S. 2077*

Früh|lings|a|do|nis|rös|chen *nt*: *→Adonisröschen*

Früh|lings|schlüs|sel|blu|me *f* (Ⓔ true primrose): ***Syn***: *Primula veris*; *s.u. Primel*

Früh|pro|tei|ne *pl* (Ⓔ early proteins): *s.u. Essay Viren S. 2273, Essay Virus und Tumor S. 2185*

Früh|re|zi|div *nt* (Ⓔ early relapse): Monate bis Jahre nach der Ersterkrankung auftretendes Rezidiv*

Frühsommer-Enzephalitis *f*: *→Frühsommer-Meningoenzephalitis*

russische Frühsommer-Enzephalitis (Ⓔ Russian spring-summer encephalitis): ***Syn***: *russische Frühjahr-Sommer-Enzephalitis, russische Zeckenenzephalitis*; durch Zecken übertragene Virusenzephalitis* mit endemischen Herden in Mittel- und Osteuropa; *s.a. Frühsommer-Meningoenzephalitis*

Frühsommerenzephalitis-Virus, russische *nt* (Ⓔ Russian spring-summer encephalitis virus): ***Syn***: *RFSE-Virus, RSSE-Virus*; durch Zecken übertragenes Arbovirus*, Erreger der russischen Frühsommer-Enzephalitis*

Frühsommer-Meningoenzephalitis *f* (Ⓔ Central European encephalitis): ***Syn***: *zentraleuropäische Zeckenenzephalitis, Frühsommer-Enzephalitis, Central European Encephalitis, Frühjahr-Sommer-Enzephalitis*; durch das **CEE-Virus** verursachte Arbovirus-Enzephalitis* Mitteleuropas; das Virus ist v.a. in der Slowakei und Österreich endemisch und wird meist durch den Holzbock* [Ixodes ricinis] übertragen; nach einer Inkubationszeit von 7–14 Tagen kommt es bei ca. 30 % der gestochenen Personen zu einem uncharakteristischen grippalen Infekt mit Kopf- und Gliederschmerzen und nur leichtem Fieber; die Symptome klingen nach 2–4 Tagen wieder ab; bei ca. 10 % der Erkrankten beginnt nach einem beschwerdefreien Interval von ca. 10 Tagen eine 2. Krankheitsphase mit Meningitis* [60 %], Meningoenzephalitis* [40 %], Meningoenzephalomyelitis* oder Meningitis mit Radikulitis*; die Meningitis heilt i.d.R. folgenlos ab, die Enzephalitis führt in 5–7 % der Fälle zu Restzuständen [Lähmungen]; die Letalität beträgt ca. 1 %; es gibt eine Schutzimpfung mit Totimpfstoff*, die die Anzahl der Fälle in den endemischen Gebieten drastisch gesenkt hat

Früh|sterb|lich|keit *f* (Ⓔ early infant mortality): Säuglingssterblichkeit* bis zum 7. Tag nach der Geburt; liegt in Deutschland bei ca. 2,5 pro 1000 Lebendgeborene

Früh|symp|tom, post|al|i|men|tä|res *nt*: *→Früh-Dumping*

Früh|sy|no|vek|to|mie *f* (Ⓔ early synovectomy): Synovektomie* im Frühstadium der rheumatoiden Arthritis* zur Verzögerung der Gelenkschädigung

Früh|sy|phi|lis *f* (Ⓔ early syphilis): Sammelbegriff für das Primär- und Sekundärstadium der Syphilis*; *s.a. Essay Syphilis S. 2077*

Früh|sys|to|li|kum *nt, pl* **-ka**: *→frühsystolisches Herzgeräusch*

Früh|tief *nt* (Ⓔ early deceleration): ***Syn***: *Dip I, Typ-I-Dezeleration, frühe Dezeleration*; wehenabhängige Dezeleration*, die mit der Wehe beginnt und am Wehenende schon wieder beendet ist; *s.a. Essay Kardiotokographie S. 1089*

Früh|to|xi|zi|tät *f* (Ⓔ early toxicity): *s.u. Essay Chemotherapie S. 349*

Früh|wo|chen|bett *nt* (Ⓔ early childbed): *s.u. Puerperium*

Fruk|ta|ne *pl* (Ⓔ fructans): aus Fructose* aufgebaute Polysaccharide*

Fruk|to|fu|ra|no|se *f*: *→Fructofuranose*

β-Fruk|to|fu|ra|no|si|da|se *f*: *→Invertase*

Fruk|to|ki|na|se *f*: *→Fructokinase*

Fruk|to|py|ra|no|se *f*: *→Fructopyranose*

Fruk|tos|ä|mie *f* (Ⓔ fructosemia): ***Syn***: *Fructosämie*; Vorkommen von Fructose im Blut

Fruk|to|san *nt*: *→Fructosan*

Fruk|to|se *f*: *→Fructose*

Fruktose-1,6-bisphosphat *nt*: *→Fructose-1,6-diphosphat*

Fruktose-2,6-bisphosphat *nt*: *→Fructose-2,6-diphosphat*

Fruk|to|se|bis|phos|phat|al|do|la|se *f*: *→Fructosediphosphataldolase*

Fruktose-1,6-bisphosphatase *f*: *→Fructose-1,6-diphosphatase*

Fruktose-1,6-diphosphat *nt*: *→Fructose-1,6-diphosphat*

Fruktose-2,6-diphosphat *nt*: *→Fructose-2,6-diphosphat*

Fruk|to|se|di|phos|phat|al|do|la|se *f*: *→Fructosediphosphataldolase*

Fruktose-1,6-diphosphatase *f*: *→Fructose-1,6-diphosphatase*

Fruk|to|se|in|to|le|ranz *f*: *→Fruktoseintoleranzsyndrom*

Fruk|to|se|in|to|le|ranz|syn|drom *nt* (Ⓔ fructose intolerance): ***Syn***: *(hereditäre) Fruktoseintoleranz*; seltener [1:130.000], autosomal-rezessiv vererbter komplexer Enzymdefekt; in Leber und Niere liegt Aldolase* A statt Aldolase B vor, die Fructose-1-phosphat wesentlich langsamer spaltet als Fructose-1,6-diphosphat; damit werden sowohl Glykolyse* als auch Gluconeogenese* gehemmt und Fruktosezufuhr führt zu Fruktosämie*, Hypoglykämie*, Erbrechen und Leberschäden

Fruktose-1-phosphat *nt*: *→Fructose-1-phosphat*

Fruktose-6-phosphat *nt*: *→Fructose-6-phosphat*

Fruk|tos|u|rie *f* (Ⓔ fructosuria): ***Syn***: *Fructosurie*; Fruktoseausscheidung im Harn; kann Ausdruck einer schweren Leberinsuffizienz sein; die **benigne Fruktosurie** ist ein harmloser, nicht-behandlingsbedürftiger Mangel an Fructokinase*

FRV *Abk.*: funktionelles Residualvolumen

FS *Abk.*: **1.** *→Fettsäure* **2.** *→Fettsucht* **3.** *→Fusidinsäure*

FSA *Abk.*: fetales Sulfoglykoprotein-Antigen

FSE *Abk.*: *→Frühsommer-Enzephalitis*

FSF *Abk.*: *→fibrinstabilisierender Faktor*

FSG *Abk.*: **1.** *→fokal-segmentale Glomerulosklerose* **2.** funktionelles Szintigramm

FSGS *Abk.*: *→fokal-segmentale Glomerulosklerose*

FSH *Abk.*: *→follikelstimulierendes Hormon*

FSH-HP *Abk.*: *→urinäres hoch-gereinigtes follikelstimulierendes Hormon*

FSH-RF *Abk.*: FSH-Releasing-Faktor

FSH-RH *Abk.*: **1.** follikelstimulierendes-Hormon-Releasing-Hormon **2.** FSH-Releasing-Hormon

FSME *Abk.*: **1.** Fettsäuremethylester **2.** Frühjahrs-Sommer-Meningoenzephalitis **3.** *→Frühsommer-Meningoenzephalitis* **4.** Fumarsäuremonoethylester

FSME-Virus *nt* (Ⓔ CEE virus): ***Syn***: *CEE-Virus*; Flavivirus*; Erreger der Frühsommer-Meningoenzephalitis

FSP *Abk.*: **1.** *→Fibrinogenspaltprodukte* **2.** *→Fibrinspaltprodukte*

FSR *Abk.*: Fällungsschnellreaktion

FSS *Abk.*: fibröse Subaortenstenose

FSt *Abk.*: freies Sterin

F1-Status *m* (Ⓔ F1 status): ***Syn***: *quiet sleep*; *s.u. Essay Kardiotokographie S. 1089*

F2-Status *m* (Ⓔ F2 status): *s.u. Essay Kardiotokographie S. 1089*

F4-Status *m* (Ⓔ F4 status): ***Syn***: *jogging fetus*; *s.u. Essay Kardiotokographie S. 1089*

FSTK *Abk.*: Fettsäurethiokinasen

F-Strep|to|kok|ken *pl* (Ⓔ group F streptococci): ***Syn***: *Streptokokken der Gruppe F, Streptococcus minutus*; β-hämolysierende Streptokokken; treten nur selten als Eitererreger oder Erreger einer atypischen Pneumonie in Erscheinung

FT *Abk.*: **1.** *→Fallot-Tetralogie* **2.** Fluoreszenz-Antiglobulin-Test **3.** *→Formoltoxoid* **4.** Fourier-Transformation

FT_3 *Abk.*: freies Triiodthyronin

F_3T *Abk.*: 5-Trifluormethylurazil

FT_4 *Abk.*: freies Thyroxin

FTA *Abk.*: **1.** →*Fluorescent-Treponema pallidum-Antikörper-Test* **2.** Fluoreszenz-Treponemen-Antikörper
FTA-Abs *Abk.*: **1.** Fluoreszenz-Treponemen-Antikörper-Absorptionstest **2.** FTA-Abs-Test
FTA-ABS-IgG-Test *m* (Ⓔ FTA-ABS-IgG test): *s.u. Essay Syphilis S. 2077*
FTA-ABS-IgM-Test *m* (Ⓔ FTA-ABS-IgM test): *s.u. Essay Syphilis S. 2077*
FTA-Absorptions-Test *m* (Ⓔ fluorescent treponemal antibody absorption test): *s.u. Essay Syphilis S. 2077*
FTA-Test *m*: →*Fluoreszenz-Treponemen-Antikörpertest*
F_3TDR *Abk.*: Trifluorthymidindesoxyribosid
FTE *Abk.*: freies Thyroxin-Äquivalent
FTI *Abk.*: freier Thyroxin-Index
FTM *Abk.*: fraktionierte Testmahlzeit
6-FTP *Abk.*: 6-Fluortryptophan
FTR *Abk.*: →*funktioneller Totraum*
FTT *Abk.*: **1.** Fluoreszenz-Talkum-Test **2.** Fructosetoleranztest
FU *Abk.*: **1.** fraktionierte Urinanalyse **2.** fäkales Urobilinogen
5-FU *Abk.*: →*5-Fluorouracil*
FUB *Abk.*: **1.** funktionelle Unterbauchbeschwerden **2.** funktionelle Uterusblutung
FUC *Abk.*: →*Fucose*
Fuchs: **1.** Ernst Fuchs; 1851–1930; österreichischer Augenarzt (Wien) **2.** Alfred Fuchs; 1870–1927; österreichischer Neurologe (Wien)
Fuchs-Endotheldystrophie *f* (Ⓔ Fuchs' epithelial dystrophy): *Syn*: *Fuchs-Hornhautdystrophie, Dystrophia epithelialis corneae*; ätiologisch ungeklärte Degeneration von Hornhautepithel und -endothel; führt zu Hornhautquellung, bullöser Abhebung des Epithels [**Keratitis bullosa**] und vergrößertem und polymorphem Endothelmuster [**Cornea guttata**]

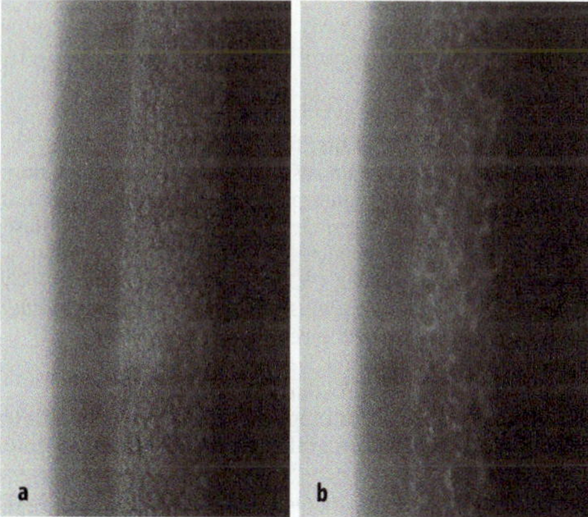

Abb. F62. Fuchs-Endotheldystrophie. a normaler Befund der Endothelmikroskopie, b vergrößertes und polymorphes Muster bei Endotheldystrophie

Fuchs-Fleck *f* (Ⓔ Fuchs' coloboma): durch Neovaskularisation und Pigmentwucherung verursachte Makulanarbe bei Myopia* maligna, die zur Herabsetzung der Sehschärfe führt
Fuchs-Heterochromiezyklitis *f*: →*Heterochromiezyklitis Fuchs*
Fuchs-Hornhautdystrophie *f*: →*Fuchs-Endotheldystrophie*
Fuchs|band|wurm *m*: →*Echinococcus multilocularis*
Fuch|sin *nt* (Ⓔ fuchsin): *Syn*: *Rosanilin*; in der Histologie verwendeter roter Farbstoff; der Begriff wird oft auch auf ein Gemisch von Fuchsin und **Parafuchsin** angewandt, das u.a. als Antiseptikum* verwendet wird
fuch|si|no|phil *adj* (Ⓔ fuchsinophil): mit Fuchsin färbend
Fuch|si|no|phi|lie *f* (Ⓔ fuchsinophilia): leichte Anfärbbarkeit mit Fuchsin
Fuchs|kreuz|kraut *m* (Ⓔ fox ragwort): *Syn*: *Senecio nemorensis ssp. fuchsii, Senecio fuchsii, Senecio ovatus*; Pflanze aus der Familie der Korbblütler [Asteraceae]; verwendet werden die oberirdischen Pflanzenteile [**Senecionis herba**], die u.a. ätherisches Öl, Flavonoide*, Cumarinderivate*, Pyrrolizidinalkaloide und Sesquiterpenester enthalten; **Anw.**: traditionell bei Diabetes* mellitus, Krämpfen, klimakterischen Beschwerden, Blutungen und Bluthochdruck
Fu|co|se *f* (Ⓔ fucose): *Syn*: *L-Fucose, Fukose, 6-Desoxy-L-Galaktose*; beim Menschen in den Blutgruppensubstanzen A, B und O sowie in der Muttermilch vorkommender Desoxyzucker*; auch Bestandteil verschiedener Glykoside* und Antibiotika*
α-L-Fucosidase *f* (Ⓔ α-L-fucosidase): *s.u. Fucosidose-Syndrom*
Fu|co|si|do|se *f*: →*Fucosidose-Syndrom*
Fucosidose-Syndrom *nt* (Ⓔ fucosidosis): *Syn*: *Fucosidose, Fukosidose*; durch einen autosomal-rezessiv vererbten Mangel an **α-L-Fucosidase** hervorgerufene lysosomale Speicherkrankheit* [Oligosaccharidose*]; klinisch stehen Hepatosplenomegalie*, Kardiomegalie*, Wachstumsverzögerung und geistige Retardierung* im Vordergrund
Fu|cus *m*: →*Tang*
Fucus vesiculosus (Ⓔ Fucus vesiculosus): *Syn*: *Blasentang*; *s.u. Tang*
FUDR *Abk.*: 5-Fluorodesoxyuridin
5-FUdR *Abk.*: 5-Fluordesoxyuridin
fu|gax *adj* (Ⓔ fleeting): flüchtig, vergänglich, kurzlebig, vorübergehend
Fu|ko|se *f*: →*Fucose*
Fu|ko|si|do|se *f*: →*Fucosidose-Syndrom*
Fu|gu|ra|ti|on *f*: →*Blitzschlag*
Füll|hal|ter|do|si|me|ter *nt* (Ⓔ pencil dosimeter): *Syn*: *Pen-Dosimeter*; Dosimeter* in Form eines Füllhalters, der eine kleine Ionisationskammer enthält, die durch die einfallende Strahlung dosisabhängig ihre Ladung verliert
Füll|lungs|druck, mitt|le|rer *m* (Ⓔ mean filling pressure): *Syn*: *statischer Blutdruck*; Druck im gesamten Kreislaufsystem bei akutem Herzstillstand; liegt mit 6–7 mm Hg höher als der zentrale Venendruck*
Füll|lungs|pha|se *f* (Ⓔ filling period): *s.u. Diastole*
ful|mi|nant *adj* (Ⓔ fulminant): plötzlich oder schlagartig (auftretend), foudroyant
5-FU/LV *Abk.*: 5-Fluorouracil, Leucovorin
FUM *Abk.*: **1.** 5-Fluorouracil, Methotrexat **2.** Fumarathydratase
Fu|ma|ra|se *f* (Ⓔ fumarase): Enzym, das die Umwandlung von Fumarat* zu Malat* im Citronensäurezyklus* und im Aspartatzyklus* katalysiert
Fu|ma|rat *nt* (Ⓔ fumarate): Salz der Fumarsäure*
Fu|ma|ri|ae her|ba *f* (Ⓔ fumitory weed): *s.u. Erdrauch*
Fu|ma|ri|a of|fi|ci|na|lis *f*: →*Erdrauch*
Fu|mar|säu|re *f* (Ⓔ fumaric acid): Zwischenprodukt des Citratzyklus*
Func|tio *f, pl* **-ti|o|nes** (Ⓔ function): Funktion, Tätigkeit, Wirksamkeit
Functio laesa (Ⓔ functio laesa): gestörte Funktion; *s.a. Entzündung*
functional outcome of sleep questionnaire *nt*: *s.u. Essay Schlaf und Schlafstörungen S. 1915*
Fun|dek|to|mie *f* (Ⓔ fundectomy): *Syn*: *Fundusresektion*; operative Entfernung eines Fundus, z.B. des Magenfundus
Fundiliformis-Sepsis *f* (Ⓔ Fusobacterium necrophorum septicemia): *s.u. Fusobacterium necrophorum*
Fundo-, fundo- *präf.*: Wortelement mit der Bedeutung „Grund/Boden/Fundus"
Fun|do|pe|xie *f* (Ⓔ **1.–2.** fundopexy): **1.** operative Anheftung eines Organfundus, z.B. des Magenfundus an die Speiseröhre **2.** operative Anheftung des Magenfundus an das Zwerchfell zum Verschluss der Bruchlücke bei Hiatushernie*
Fun|do|plas|tik *f* (Ⓔ fundoplasty): Deckung der Myotomie* der terminalen Ösophagusmuskulatur bei Achalasie* [*Abb. F63*]
Fun|do|pli|ca|tio *f, pl* **-ti|o|nes** (Ⓔ fundoplication): *Syn*: *Fundoplikation nach Nissen*; manschettenartige Umnähung des Magenfundus um die untere Speiseröhre; wird v.a. zur Therapie der Refluxösophagitis* durchgeführt, da sie in mehr als 90 % aller Fälle zu einer effektiven und dauerhaften

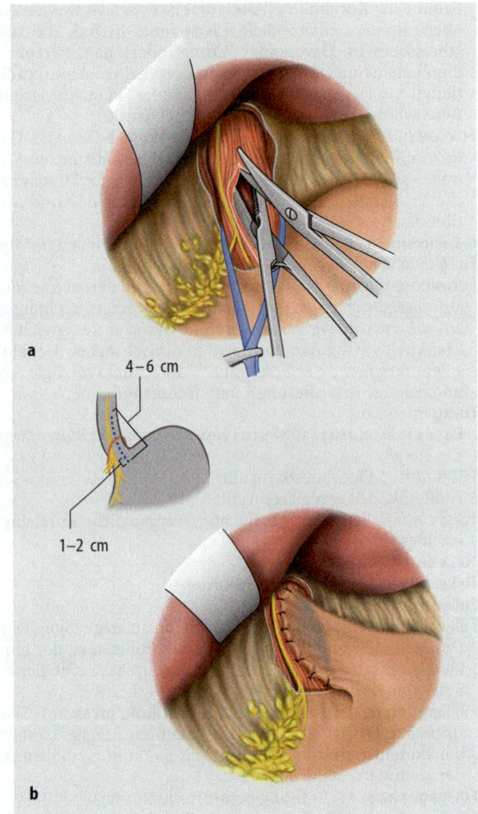

Abb. F63. Fundoplastik

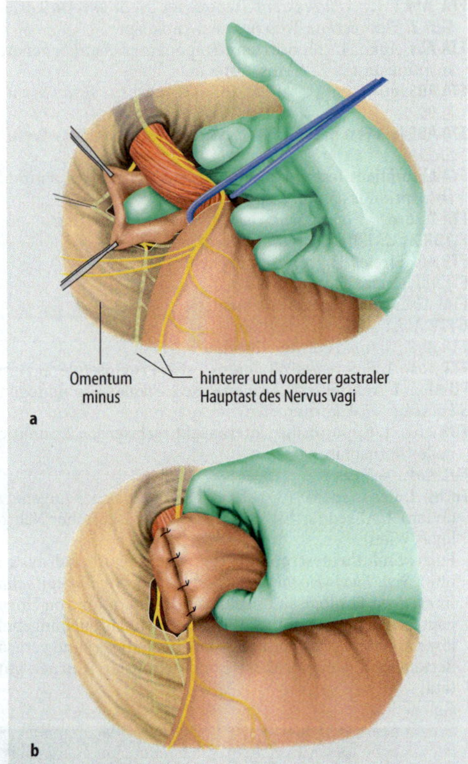

Abb. F64. Fundoplicatio

Refluxverhütung führt [*Abb. F64*]

Fun|do|pli|ka|ti|on nach Nissen *f*: *→ Fundoplicatio*

Fun|do|sko|pie *f*: *→ Funduskopie*

Fun|dus *m, pl* **-di** (Ⓔ fundus): (Hinter-)Grund, Boden, Bodenteil

Fundus albinoticus: *→ albinotischer Fundus*

albinotischer Fundus (Ⓔ albinotic fundus): ***Syn***: *Fundus albinoticus*; Pigmentarmut des Augenfundus bei Albinismus*

Fundus arteriosclerotícus (Ⓔ fundus arteriosclerotícus): Veränderung des Augenhintergrundes bei Arteriosklerose*; *s.a. arteriosklerotische Retinopathie*

Fundus flavimaculatus (Ⓔ fundus flavimaculatus): ***Syn***: *Morbus Stargardt, Stargardt-Krankheit, juvenile Makuladegeneration*; meist autosomal-rezessiv vererbte Makuladegeneration, die im 1. oder 2. Lebensjahrzehnt beginnt; es bilden sich kleine, oft bizarr geformte gelbe Flecken über dem gesamten Fundus; die Sehschärfe ist stark herabgesetzt, wird aber selten schlechter als 0,05

Fundus gastricus (Ⓔ fundus of stomach): ***Syn***: *Magenfundus, Magengrund*; oberster Teil des Magens; *s.u. Magen*

Fundus hypertonicus (Ⓔ fundus hypertonicus): Veränderung des Augenhintergrundes bei benigner Hypertonie*; *s.a. Retinopathia hypertonica*

Fundus meatus acustici interni (Ⓔ fundus of internal acoustic meatus): stumpfes Ende des inneren Gehörganges [Meatus* acusticus internus]; wird von der Crista* transversa in eine obere und untere Hälfte geteilt

Fundus oculi (Ⓔ fundus of eye): ***Syn***: *Augenfundus, Augenhintergrund, Fundus*; die durch die Pupille direkt betrachtbaren Teile der inneren Augapfeloberfläche

Fundus uteri (Ⓔ fundus of uterus): ***Syn***: *Gebärmutterfundus, Uterusfundus*; oberster Teil der Gebärmutter*

Fundus ventricularis: *→ Fundus gastricus*

Fundus ventriculi: veraltet für *→ Fundus gastricus*

Fundus vesicae (Ⓔ fundus of bladder): ***Syn***: *Harnblasengrund, Blasengrund*; unterer, breiter Teil der Blasenwand mit den Einmündungen der Harnleiter und dem Blasendreieck [Trigonum* vesicae]

Fundus vesicae biliaris (Ⓔ fundus of gallbladder): ***Syn***: *Gallenblasenkuppel, Fundus vesicae felleae*; abgerundetes oberes Ende der Gallenblase*

Fundus vesicae felleae: *→ Fundus vesicae biliaris*

Fun|dus|drü|sen *pl*: *→ Glandulae gastricae propriae*

Fun|dus|ka|me|ra *f* (Ⓔ retinograph): ***Syn***: *Retinograph, Retinograf*; Kamera zur Fotografie der Netzhaut/des Augenhintergrundes

Fun|du|skop *nt* (Ⓔ funduscope): ***Syn***: *Ophthalmoskop, Augenspiegel*; Instrument zur direkten Untersuchung des Augenhintergrundes [Fundoskopie]

Fun|du|sko|pie *f* (Ⓔ funduscopy): ***Syn***: *Augenspiegelung, Ophthalmoskopie, Fundoskopie*; Betrachtung des Augenhintergrundes [Fundus oculi] mit einem Augenspiegel

Fun|dus|re|sek|ti|on *f*: *→ Fundektomie*

Fünf|ta|ge|fie|ber *nt* (Ⓔ five-day fever): ***Syn***: *Wolhyn-Fieber, Wolhynienfieber, Febris quintana, Werner-His-Krankheit, Quintana*; heute seltenes Fieber durch **Bartonella quintana**, das v.a. während des 1. und 2. Weltkrieges als so genanntes **Schützengrabenfieber** auftrat; der Erreger wird unter unhygienischen Bedingungen von der Kleiderlaus* von Mensch zu Mensch übertragen

fun|gal *adj* (Ⓔ fungal): Pilz/Fungus betreffend

Fung|ä|mie *f* (Ⓔ fungemia): ***Syn***: *Pilzsepsis, Mykämie, Myzetämie, Myzethämie*; Vorkommen von Pilzen im Blut

Fun|gi *pl* (Ⓔ fungi): ***Syn***: *Myzeten*; die mehr als 100.000 Arten umfassenden echten Pilze*, die sexuelle Sporen bilden; Erreger von Mykosen bei Tieren und Menschen; *s.u. Essay Pilze S. 1697, Essay Mykosen S. 1427*

Fungi imperfecti (Ⓔ imperfect fungi): ***Syn***: *unvollständige/imperfekte Pilze, Deuteromyzeten, Deuteromycotina,*

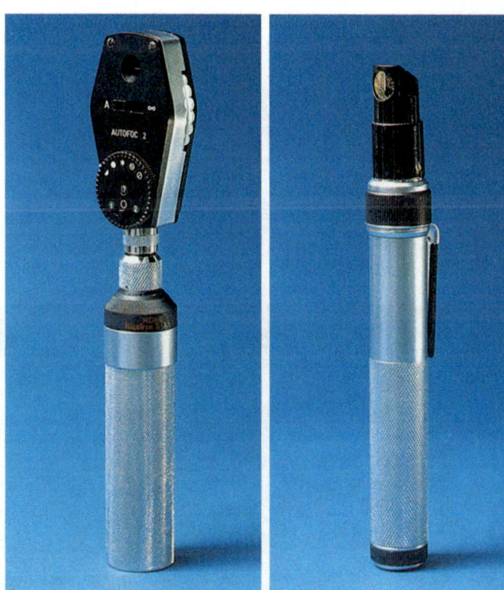

Abb. F65. Funduskop-Modelle

Deuteromycetes; Pilze, die keine sexuellen Sporen, sondern nur so genannte **Nebenfruchtformen** [asexuelle Sporen] bilden; die Einteilung erfolgt nach der Form der Sporen

Fungi perfecti (Ⓔ perfect fungi): *Syn*: *echte/höhere/perfekte Pilze, Eumyzeten*; *s.u. Essay Pilze S. 1697*

fun|gi|form *adj* (Ⓔ fungiform): pilzförmig, schwammförmig

Fun|gi|sta|ti|kum *nt, pl* **-ka** (Ⓔ fungistat): *Syn*: *fungistatisches Mittel*; das Pilzwachstum hemmendes Mittel

fun|gi|sta|tisch *adj* (Ⓔ fungistatic): das Pilzwachstum hemmend

fun|gi|to|xisch *adj*: →*fungizid*

Fun|gi|zid *nt* (Ⓔ fungicide): *Syn*: *fungizides Mittel*; Pilze abtötendes Mittel

fun|gi|zid *adj* (Ⓔ fungicidal): *Syn*: *fungitoxisch*; Pilze abtötend

fun|go|id *adj* (Ⓔ fungoid): *Syn*: *fungös*; pilzartig, schwammartig

fun|gös *adj*: →*fungoid*

Fun|gus *m, pl* **-gi** (Ⓔ **1.–2.** fungus): **1.** →*Fungi* **2.** schwammige/pilzartige Geschwulst

Fungus articuli (Ⓔ fungal arthritis): *Syn*: *Gelenkfungus*; Gelenkauftreibung bei Gelenktuberkulose*

Fu|ni|cu|li|tis *f, pl* **-ti|den**: →*Funikulitis*

Funiculitis vertebralis (Ⓔ funiculitis): *Syn*: *Funikulitis*; Entzündung der Spinalnervenwurzel

Fu|ni|cu|lus *m, pl* **-li** (Ⓔ funiculus): kleiner (Gewebe-)Strang, strangartiges Gebilde

Funiculus anterior medullae spinalis (Ⓔ anterior funiculus of spinal cord): *Syn*: *Vorderstrang (des Rückenmarks)*; nicht immer klar vom Seitenstrang [Funiculus* lateralis medullae spinalis] abgrenzbarer vorderer Strang der weißen Rückenmarkssubstanz [Substantia* alba medullae spinalis]; enthält u.a. Tractus* corticospinalis anterior, Tractus* vestibulospinalis lateralis und medialis und Tractus* tectospinalis; rechter und linker Vorderstrang sind durch die Commissura* alba anterior medullae spinalis verbunden

Funiculus dorsalis medullae spinalis: veraltet für →*Funiculus posterior medullae spinalis*

Funiculus lateralis medullae oblongatae (Ⓔ lateral funiculus of medulla oblongata): *Syn*: *Seitenstrang des Markhirns*; Fortsetzung des Funiculus* lateralis medullae spinalis in der Medulla* oblongata

Funiculus lateralis medullae spinalis (Ⓔ lateral funiculus of spinal cord): *Syn*: *Seitenstrang des Rückenmarks*; Teil der weißen Rückenmarkssubstanz [Substantia* alba medullae spinalis] zwischen vorderer und hinterer Spinalnervenwurzel; wird meist mit dem Vorderstrang zusammen als **Vorderseitenstrang** bezeichnet; enthält u.a. Tractus* corticospinalis lateralis, Tractus* spinocerebellaris anterior und posterior, Tractus* spinoreticularis

Funiculi medullae spinalis (Ⓔ funiculi of spinal cord): *Syn*: *Markstränge des Rückenmarks*; die weiße Rückenmarkssubstanz [Substantia* alba medullae spinalis] wird in drei Markstränge unterteilt, die außen die graue Substanz umgeben: **Vorderstrang** [Funiculus* anterior medullae spinalis], **Seitenstrang** [Funiculus* lateralis medullae spinalis] und **Hinterstrang** [Funiculus* posterior medullae spinalis]; die Verbindung zwischen den Marksträngen der rechten und linken Seite erfolgt vorne durch die Commissura alba anterior und hinten durch die Commissura alba posterior

Funiculus posterior medullae spinalis (Ⓔ posterior funiculus of spinal cord): *Syn*: *Hinterstrang (des Rückenmarks)*; hinterer Abschnitt der weißen Rückenmarkssubstanz [Substantia* alba medullae spinalis], der u.a. Fasciculus* cuneatus und Fasciculus* gracilis umfasst; rechter und linker Hinterstrang werden durch die **Commissura alba posterior medullae spinalis** verbunden

Funiculus separans (Ⓔ separating funiculus): schmale Ependymbrücke am Boden des IV. Ventrikels, die Trigonum nervi vagi und Area postrema trennt

Funiculus spermaticus (Ⓔ spermatic cord): *Syn*: *Samenstrang*; aus Samenleiter [Ductus* deferens], Arteria* und Vena* testicularis, Arteria* ductus deferentis, Plexus* pampiniformis und Nervenfasern bestehender Strang, der von der Fascia* spermatica externa umhüllt wird; zieht vom Nebenhodenschwanz [Cauda* epididymidis] bis zum inneren Leistenring*

Funiculus umbilicalis: →*Nabelschnur*

Funiculus ventralis medullae spinalis: veraltet für →*Funiculus anterior medullae spinalis*

fu|ni|ku|lär *adj* (Ⓔ funicular): bandartig, strangartig

Fu|ni|ku|li|tis *f, pl* **-ti|den** (Ⓔ **1.** spermatitis **2.** funiculitis): **1.** *Syn*: *Samenstrangentzündung, Funiculitis, Spermatitis, Deferentitis*; Entzündung des Samenstrangs [Funiculus spermaticus] **2.** *Syn*: *Funiculitis vertebralis*; Entzündung der Spinalnervenwurzel

fu|ni|ku|li|tisch *adj* (Ⓔ funiculitic): Funikulitis betreffend, von ihr betroffen oder gekennzeichnet

Fu|ni|ku|lo|e|pi|di|dy|mi|tis *f, pl* **-ti|den** (Ⓔ funiculoepididymitis): *Syn*: *Epididymofunikulitis, Epididymodeferentitis*; Entzündung von Samenstrang [Funiculus* spermaticus] und Nebenhoden [Epididymis*]; *s.a. Epididymitis*

Fu|ni|ku|lo|pe|xie *f* (Ⓔ funiculopexy): operative Anheftung des Samenstranges [Funiculus* spermaticus]

Fu|ni|ku|lo|ze|le *f* (Ⓔ cord hydrocele): *Syn*: *Hydrocele funiculi spermatici*; Flüssigkeitsansammlung im Verlauf des Samenstrangs; *s.u. Hydrozele*

Funk|ti|o|na|lis *f* (Ⓔ functionalis): *Syn*: *Lamina functionalis, Pars functionalis, Stratum functionale*; oberflächliche Schicht der Gebärmutterschleimhaut, die während der Proliferationsphase an Dicke zunimmt und in der Menstruation abgestoßen wird; in der Schwangerschaft dient sie der Einnistung des befruchteten Eies; *s.a. Endometrium*

Funk|ti|ons|a|na|ly|se *f* (Ⓔ functional analysis): Abklärung der Funktionstüchtigkeit eines Organs oder Organsystems durch eine Kombination geeigneter diagnostischer Verfahren

Funk|ti|ons|pro|te|i|ne *pl* (Ⓔ functional proteins): *s.u. Globulin*

FUR *Abk.*: 5-Fluoruridin

FURAM *Abk.*: 5-Fluorouracil, Adriamycin, Mitomycin-C

Fu|ra|no|cu|ma|rin *nt*: →*Furocumarin*

Fu|ra|no|se *f* (Ⓔ furanose): durch eine Halbacetalbildung und Verknüpfung der C-Atome 1 und 4 entstehende Ringform von Monosacchariden* mit 5 C-Atomen

Fur|chen|ke|ra|ti|tis *f, pl* **-ti|ti|den**: →*Herpes-simplex-Keratitis*

Furcht *f* (Ⓔ fear): sich auf ein bestimmtes Objekt oder eine bestimmte Situation beziehende Angst*; wird heute meist mit Angst* gleichgesetzt

krankhafte Furcht: →*Phobie*

Fur|chung *f* (Ⓔ cleavage): *Syn*: *Furchungsteilung*; mitotische Teilung der Zygote*; die entstehenden Zellen werden als

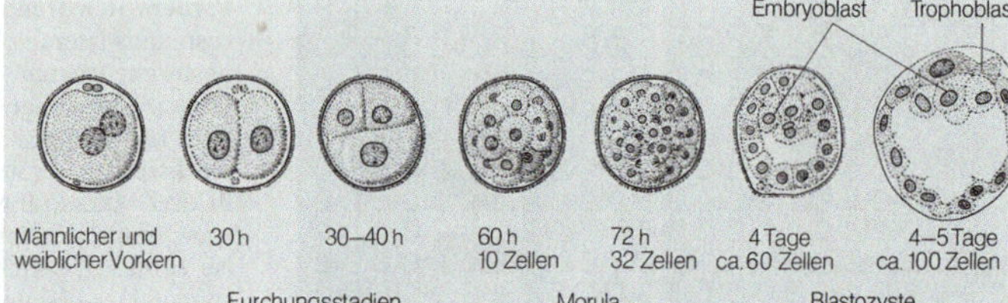

Abb. F66. Furchungsstadien, Morula und Blastozyste

Blastomere bezeichnet; innerhalb von ca. 30 h nach der Befruchtung wird das **2-Zellen-Stadium** erreicht; Furchungsstadien mit mehr als 8 Zellen werden als **Morula** [Maulbeere] bezeichnet; die Blastomeren der frühen Stadien [z.B. 2- oder 4-Zellen-Stadium] sind noch omnipotent, d.h., sie können sich bei Zerfall des Furchungsstadiums unabhängig entwickeln [eineiige Zwillinge, Drillinge etc.]

Fur|chungs|tei|lung *f*: →*Furchung*

Fur|chungs|zel|le *f* ((E) cleavage cell): ***Syn***: *Blastomer*; durch Furchung der Zygote* entstehende Zelle des 2-, 4-, 8-Zellenstadiums usw.

fu|ri|bund *adj* ((E) raging): wütend, rasend, tobsüchtig

Fu|ro|cu|ma|rin *nt* ((E) furocoumarin): ***Syn***: *Furanocumarin*; Oberbegriff für trizyklische Furanderivate, die entweder linear oder angular mit Cumarin* verknüpft sind; zu den **linearen Furocumarinen** gehört z.B. Psoralen, zu den **angulären Furocumarinen** Pimpinellin

Fu|ror *m* ((E) furor): Wut, Raserei, Tobsucht

Fu|ro|se|mid *nt* ((E) frusemide): Schleifendiuretikum* mit starker Wirkung; **Anw.**: [Hirn-, Lungen-]Ödem, forcierte Diurese* bei Vergiftungen, arterielle Hypertonie*, Hyperkaliämie*, Hyperkalzämie*; **NW**: Hypokaliämie*, Hypokalzämie*, Hyponatriämie*, verminderte Bicarbonatausscheidung, Hyperglykämie*, Hyperurikämie*, Übelkeit, Erbrechen, Tachykardie, erhöhte Thrombosegefahr

Fur|sul|ti|a|min *nt* ((E) fursultiamine): ***Syn***: *Thiamintetrahydrofurfuryldisulfid*; Vitamin B_1-Derivat

Fu|run|cu|lo|sis *f, pl* **-ses**: →*Furunkulose*

Fu|run|cu|lus *m, pl* **-li**: →*Furunkel*

Fu|run|kel *m* ((E) boil): ***Syn***: *Eiterbeule, Furunculus*; eitrige Haarbalgentzündung durch Staphylococcus* aureus oder andere Staphylokokken; ist von einer Entzündung der regionalen Lymphknoten begleitet und heilt unter Verödung des Haarfollikels ab; v.a. **Gesichtsfurunkel** sind schmerzhaft und können bei Keimverschleppung ins Gehirn zu Sepsis oder Sinus-cavernosus-Thrombose* führen; sie dürfen deshalb auf keinen Fall von Patienten ausgedrückt werden; **Therapie**: Zugsalben oder Wärmeapplikation bei noch nicht reifen Furunkeln; reife Furunkel können durch Stichinzision eröffnet und entleert werden; systemische Antibiotika; *s.a. Karbunkel, Furunkulose*

fu|run|ku|lös *adj* ((E) furuncular): Furunkel betreffend

Fu|run|ku|lo|se *f* ((E) furunculosis): ***Syn***: *Furunculosis*; wiederholtes Auftreten multipler Furunkel an z.T. unterschiedlichen Körperteilen; wird durch eine Abwehrschwäche, Erkrankungen des hämopoetischen Systems, Diabetes* mellitus u.a. begünstigt

Fu|sa|ri|um *nt* ((E) Fusarium): weltweit vorkommende Fadenpilze, die Infektionen von Haut, Hornhaut und Nägel verursachen können; bilden z.T. Toxine [**Fusarium-Toxine**], z.T. Antibiotika; **Therapie**: Amphotericin* B

Fus|cin *nt* ((E) fuscin): ***Syn***: *Fuszin*; beim Hämoglobinabbau entstehendes braunes Pigment; kommt in Galle, Stuhl und Urin vor

Fu|si|din|säu|re *f* ((E) fusidic acid): ***Syn***: *Acidum fusidicum*; bakteriostatisch und bakterizid wirkendes Steroidantibiotikum; wirkt u.a. gegen Staphylococcus* aureus, Corynebacterium* diphtheriae, Clostridien, Neisserien, Mycobacterium* tuberculosis; **Anw.**: therapieresistente Staphylokokkeninfektionen [u.U. zusammen mit β-Lacatamantibiotika]

fu|si|form *adj* ((E) fusiform): spindelförmig

Fu|si|on *f* ((E) **1.–2.** fusion): **1.** Zell-, Chromosomenverschmelzung **2.** Verschmelzung der beiden Bildeindrücke zu einem Bild; Grundlage des binokulären Sehens

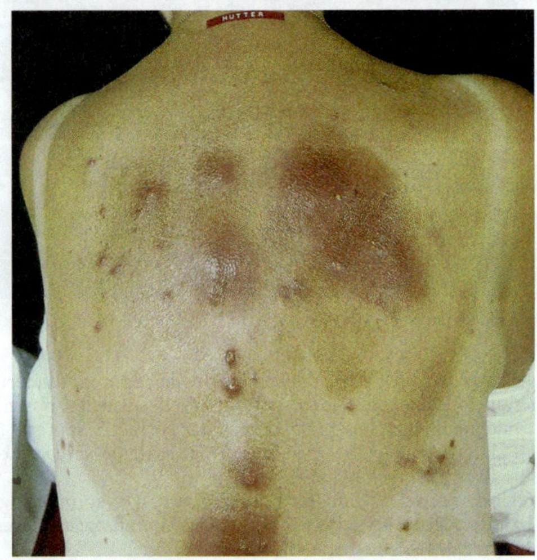

Abb. F67. Furunkulose

zentrische Fusion ((E) centric fusion): ***Syn***: *Robertson-Translokation*; *s.u. Translokation 1.*

Fu|si|ons|nie|re *f* ((E) fused kidney): ***Syn***: *Verschmelzungsniere*; angeborene Verschmelzung der beiden Nieren; meist als Hufeisenniere*

Fu|so|bac|te|ri|um *nt* ((E) Fusobacterium): ***Syn***: *Fusobakterium*; gramnegative, obligat anaerobe Stäbchenbakterien, die oft Teil der physiologischen Flora [z.B. der Mundhöhle] sind

Fusobacterium fusiforme ((E) Fusobacterium fusiforme): ***Syn***: *Fusobacterium Plaut-Vincenti, Fusobacterium nucleatum*; zusammen mit Borrelia* vincentii Erreger der Fusospirillose*

Fusobacterium necrophorum ((E) Fusobacterium necrophorum): ***Syn***: *Buday-Stäbchen, Sphaerophorus necrophorus/fundiliformis, Bacteroides fundiliformis*; Erreger von Weichteilinfektionen und evtl. eines septischen Krankheitsbildes [**Fundiliformis-Sepsis**]

Fusobacterium nucleatum: →*Fusobacterium fusiforme*

Fusobacterium Plaut-Vincenti: →*Fusobacterium fusiforme*

Fu|so|bak|te|ri|um *nt*: →*Fusobacterium*

Fu|so|bor|re|li|o|se *f* ((E) fusospirochetosis): ***Syn***: *Fusospirochätose*; durch ein gemeinsames Vorkommen von Fusobacterium*-Species und Spirochäten* [**fusospirilläre Symbiose**] auf der Haut oder Schleimhaut hervorgerufene Erkrankung; *s.a. Fusospirillose*

Fu|so|spi|ril|lo|se *f* ((E) Vincent's disease): ***Syn***: *Plaut-Vincent-Angina, Vincent-Angina, ulzeromembranöse Angina, Angina ulcerosa/ulceromembranacea, Angina Plaut-Vincent*; Fusoborreliose* durch Fusobacterium* fusiforme und Borrelia* vincentii; meist einseitige ulzeröse Mandelentzündung mit Schluckbeschwerden und evtl. Zahnfleischbefall; i.d.R. kein Fieber und nur leichtes Krankheitsgefühl; **Therapie**: Penicillin* G, Erythromycin; auswischen des Ulkus mit Chromsäure [5 %] oder Antibiotikalösung

Fu|so|spi|ro|chä|to|se *f*: →*Fusoborreliose*

Füß|chen|zel|le *f*: →*Podozyt*

Fuß|kno|chen *pl* (Ⓔ bones of the foot): ***Syn***: *Ossa pedis*; umfasst Fußwurzelknochen [Ossa* tarsi], Mittelfußknochen [Ossa* metatarsi] und Zehenknochen [Ossa* digitorum pedis]

Fuß|la|ge *f* (Ⓔ foot presentation): Beckenendlage* mit Vorliegen eines [**unvollkommene Fußlage**] oder beider Füße [**vollkommene Fußlage**]

Fuß|my|ko|se *f*: → *Fußpilz*

Fuß|pilz *m* (Ⓔ athlete's foot): ***Syn***: *Sportlerfuß, Fußpilzerkrankung, Athletenfuß, Fußmykose, Tinea pedis/pedum, Epidermophytia pedis/pedum, Epidermomycosis pedis*; durch Dermatophyten* hervorgerufene Pilzerkrankung der Füße; häufigste Pilzerkrankung überhaupt; je nach Form findet man Erosionen und Rhagaden der Zehenzwischenräume [**intertriginöser Typ, Interdigitalmykose**], schuppende Hyperkeratosen der Fußränder und Ferse [**squamös-hyperkeratotischer Typ**] oder Rötung der Zehenzwischenräume zusammen mit feinlamellärer Schuppung der Fußränder [**oligosymptomatischer Typ**]; **DD**: Erythrasma*, Psoriasis* inversa, Fußekzem; **Therapie**: zuerst lokale Behandlung mit Undecylensäure- oder Oxychinolinderivaten, Tolnaftat oder Azolpräparaten; systemische Antimykotika [Itrakonazol*, Fluconazol*, Terbinafin*] nur bei ausgedehnten oder refraktären Fällen

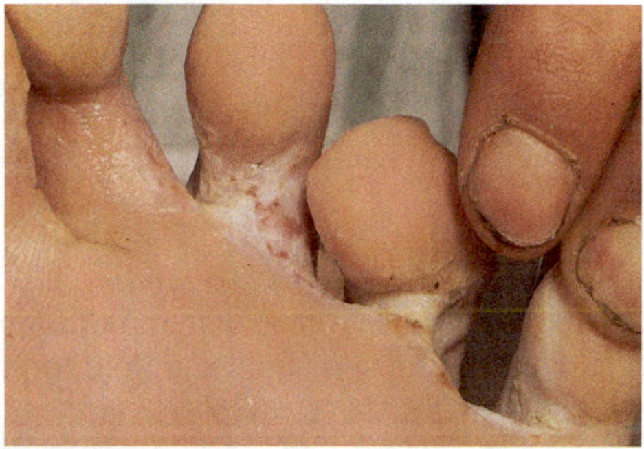

Abb. F68. Fußpilz

Fuß|pilz|er|kran|kung *f*: → *Fußpilz*

Fuß|re|gi|on *f* (Ⓔ foot region): ***Syn***: *Regio pedis*; umfasst den gesamten Fuß mit Ausnahme der Region über dem oberen Sprunggelenk [Regio* talocruralis anterior und posterior]

Fuß|rü|cken|fas|zie *f* (Ⓔ dorsal fascia of foot): ***Syn***: *Fascia dorsalis pedis*; dünne Faszie des Fußrückens

Fuß|rü|cken|schlag|a|der *f*: → *Arteria dorsalis pedis*

Fuß|schmerz *m* (Ⓔ podalgia): Podalgie, Pododynie

Fuß|soh|len|a|po|neu|ro|se *f*: → *Aponeurosis plantaris*

Fuß|soh|len|bo|gen, o|ber|fläch|li|cher *m*: → *Arcus plantaris superficialis*

Fuß|soh|len|bo|gen, tie|fer *m*: → *Arcus plantaris profundus*

Fuß|soh|len|fas|zie *f*: → *Aponeurosis plantaris*

Fuß|soh|len|fas|zi|en|kon|trak|tur *f* (Ⓔ plantar fibromatosis): ***Syn***: *Ledderhose-Syndrom I, Morbus Ledderhose, plantare Fibromatose, Plantaraponeurosenkontraktur, Dupuytren-Kontraktur der Plantarfaszie, Fibromatosis plantae*; der palmaren Fibromatose* entsprechende, manchmal auch gleichzeitig auftretende bindegewebige Verhärtung der Palmaraponeurose mit Beugekontraktur von Zehen

Fuß|soh|len|nerv, mitt|le|rer *m*: → *Nervus plantaris medialis*

Fuß|soh|len|nerv, seit|li|cher *m*: → *Nervus plantaris lateralis*

Fuß|soh|len|war|ze *f*: → *Dornwarze*

Fuß|tief|la|ge|rung *f* (Ⓔ anti-Trendelenburg's position): ***Syn***: *Anti-Trendelenburg-Lagerung*; im Gegensatz zur Trendelenburg*-Lagerung sind Kopf und Oberkörper höher als die Beine; wird v.a. zur Narkoseeinleitung, Aspirationsprophylaxe und bei Patienten mit arterieller Verschlusskrankheit bevorzugt

Fuß|wur|zel *f* (Ⓔ root of foot): ***Syn***: *Tarsus*; der hintere Abschnitt des Fußes, der die Fußwurzelknochen* [Ossa tarsalia], Bänder und Muskelsehnen enthält; ist über das obere Sprunggelenk [Articulatio* talocruralis] mit dem Unterschenkel verbunden; die Lisfranc*-Gelenklinie [Articulationes tarsometatarsales] trennt Fußwurzel und Mittelfuß

Fuß|wur|zel|kno|chen *pl* (Ⓔ tarsal bones): ***Syn***: *Tarsalknochen, Tarsalia, Ossa tarsalia/tarsi*; die Fußwurzel besteht aus 7 Knochen: Sprungbein [Talus*], Fersenbein [Calcaneus*], Kahnbein [Os* naviculare], Würfelbein [Os* cuboideum] und den drei Keilbeinen [Os* cuneiforme mediale, intermedium und laterale]

Fußwurzel-Mittelfußgelenke *pl*: → *Articulationes tarsometatarsales*

Fuß|zel|len *pl* (Ⓔ foot cells): ***Syn***: *Sertoli-Zellen, Stützzellen, Ammenzellen*; pyramidenförmige Zellen des Hodens, die für die Ernährung der Samenzellen von Bedeutung sind; sie kleiden die Samenkanälchen aus, ernähren die zwischen ihnen reifenden Spermien, produzieren das Spermaplasma, in dem die Spermien transportiert werden, und bilden Hormone und hormonähnliche Substanzen

Fus|zin *nt* (Ⓔ **1.** fuscin **2.** fuscin): **1.** gelb-brauner Farbstoff im Pigmentepithel der Choroidea* **2.** ***Syn***: *Fuscin*; beim Hämoglobinabbau entstehendes braunes Pigment; kommt in Galle, Stuhl und Urin vor

fu|til *adj* (Ⓔ futile): sinnlos, zwecklos, nutzlos, wirkungslos

Füt|te|rungs|tu|ber|ku|lo|se *f* (Ⓔ ingestion tuberculosis): ***Syn***: *Ingestionstuberkulose*; bovine Tuberkulose* durch Trinken kontaminierter Kuhmilch; tritt v.a. bei Kindern und Säuglingen auf

FUU *Abk.*: Fieber unbekannter Ursache

FUVAC *Abk.*: 5-Fluorouracil, Vinblastin, Adriamycin, Cyclophosphamid

FVC *Abk.*: forcierte Vitalkapazität

FVF *Abk.*: Flimmerverschmelzungsfrequenz

FVK *Abk.*: **1.** Fluss-Volumen-Kurve **2.** forcierte Vitalkapazität

FW *Abk.*: **1.** → *Fruchtwasser* **2.** Füllungswelle

FWA *Abk.*: → *Fruchtwasseraspiration*

FWE *Abk.*: → *Fruchtwasserembolie*

F-Wellen *pl* (Ⓔ F waves): Flatter- oder Flimmerwellen im EKG; *s.a. Essay Elektrokardiogramm S. 571*

F-Zellen *pl* (Ⓔ **1.–2.** F cells): **1.** ***Syn***: *PP-Zellen*; Zellen der Langerhans*-Inseln, in denen das pankreatische Polypeptid* gebildet wird **2.** (*bakteriol.*) Bakterienzellen, die Sexpili als Haftorganellen tragen; die männlichen Zellen werden als **F^+-Zellen**, die weiblichen als **F^--Zellen** bezeichnet; *s.a. Essay Bakterien S. 217*

FZV *Abk.*: Fettzellvolumen

F

G

G *Abk.*: **1.** →*Ganglion* **2.** →*Ganglioside* **3.** →*Gastrin* **4.** Gauge **5.** Gauß **6.** Generation **7.** →*Gentamicin* **8.** Giga- **9.** →*Glandula* **10.** →*Globulin* **11.** →*Glucose* **12.** →*Glycin* **13.** →*Gnathostoma* **14.** Gravitationskonstante **15.** →*Gray* **16.** Grey **17.** →*Guanin* **18.** →*Guanosin* **19.** Körpergewicht

g *Abk.*: **1.** Erdbeschleunigung **2.** Gewicht **3.** →*gingival* **4.** →*Gramm* **5.** Gravitationskraft

γ *Abk.*: gamma

GA *Abk.*: **1.** Gallium **2.** Gesamtaktivität **3.** Glukoamylase **4.** Glyceraldehyd **5.** Glycerinaldehyd **6.** →*Golgi-Apparat*

Gaadener Beiß *m*: →*Trombidiose*

GABA *Abk.*: **1.** →*Gammaaminobuttersäure* **2.** Gammaaminobutyrat

GABAerg *adj* (Ⓔ GABAergic): auf Gamma-Aminobuttersäure* ansprechend

Ga|ba|pen|tin *nt* (Ⓔ gabapentin): mit Gamma-Aminobuttersäure* verwandtes Antiepileptikum*

GABA-T *Abk.*: Gammaaminobutyrat-α-Ketoglutarat-Transaminase

Ga|bel|mü|cke *f* (Ⓔ Anopheles): *Syn*: *Malariamücke, Fiebermücke, Anopheles*; weltweit verbreitete Stechmückenart, die Malaria und andere Infektionskrankheiten überträgt

Ga|bel|schwanz|lar|ve *f* (Ⓔ cercaria): *Syn*: *Schwanzlarve, Cercaria, Zerkarie*; infektiöses Entwicklungsstadium [1. Larvenstadium] von Trematoden, z.B. Schistosoma*

GABS *Abk.*: →*Gammaaminobuttersäure*

GAC *Abk.*: Glucose-Assimilationskoeffizient

GAD *Abk.*: Glutamatdecarboxylase

Gaenslen: Frederick Julius Gaenslen; 1877–1937; amerikanischer Chirurg (Milwaukee)

Gaenslen-Zeichen *nt* (Ⓔ Gaenslen's sign): Schmerzen in rheumatisch erkrankten Fingergrundgelenken bei kräftigem Händedruck [**Gaenslen-Handgriff**]

GAG *Abk.*: **1.** →*Glykosaminoglykane* **2.** Glyoxalbisguanylhydrazon

gag *Abk.*: Gruppenantigen

GAGPS *Abk.*: Glykosaminglykanpolysulfat

GalN *Abk.*: →*Galaktosamin*

GalNAc *Abk.*: N-Acetylgalaktosamin

Gaisböck: Felix Gaisböck; 1868–1955; österreichischer Internist (Innsbruck)

Gaisböck-Syndrom *nt* (Ⓔ Gaisböck's syndrome): *Syn*: *Polycythaemia hypertonica, Polycythaemia rubra hypertonica*; Polycythaemia* kombiniert mit Hypertonie*

GalTT *Abk.*: →*Galaktosetoleranztest*

G-Aktin *nt* (Ⓔ G-actin): *Syn*: *globuläres Aktin*; *s.u. Aktin*

Gal *Abk.*: →*Galaktose*

Galact-, galact- *präf.*: →*Galacto-*

Ga|lac|tit *nt*: →*Galaktit*

Galacto-, galacto- *präf.*: Wortelement mit der Bedeutung „Milch"

Ga|lac|to|se *f*: →*Galaktose*

Galakt-, galakt- *präf.*: →*Galakto-*

Ga|lak|ta|go|gum *nt, pl* **-ga** (Ⓔ galactagogue): den Milchfluss förderndes Mittel

Ga|lakt|ä|mie *f* (Ⓔ galactemia): Lipidämie* mit milchig-trübem Plasma

Ga|lak|ta|ne *pl* (Ⓔ galactans): aus Galaktose* bestehende Polysaccharide*

Ga|lakt|hid|ro|se *f* (Ⓔ galactidrosis): Milchschwitzen

Ga|lak|tit *nt* (Ⓔ galactitol): *Syn*: *Galactit, Dulcit*; sechswertiger Alkohol [Hexit], der bei Diabetes und Galaktoseintoleranz im Harn auftritt

Galakto-, galakto- *präf.*: Wortelement mit der Bedeutung „Milch"

ga|lak|to|bol *adj* (Ⓔ galactobolic): die Milchsekretion fördernd

ga|lak|to|gen *adj* (Ⓔ galactogenous): die Milchbildung fördernd, milchbildend

Ga|lak|to|ge|ne|se *f* (Ⓔ lactogenesis): Milchbildung; *s.u. Laktation*

Ga|lak|to|gra|phie *f* (Ⓔ galactography): *Syn*: *Duktographie, Duktografie, Galaktografie, Glandulographie, Glandulografie*; Röntgenkontrastdarstellung* der Milchgänge der Brust [Ductus* lactiferi]

Ga|lak|to|ki|na|se *f* (Ⓔ galactokinase): Kinase*, die Galaktose* im ersten Schritt des Galaktosestoffwechsels in Galaktose-1-phosphat umwandelt

Ga|lak|to|ki|na|se|man|gel *m*: →*hereditäre Galaktosämie*

Ga|lak|to|me|ter *m* (Ⓔ galactometer): Gerät zur Bestimmung des spezifischen Gewichtes von Milch

ga|lak|to|phag *adj* (Ⓔ galactophagous): von Milch lebend

Ga|lak|to|pho|ri|tis *f, pl* **-ti|den** (Ⓔ galactophoritis): *Syn*: *Milchgangentzündung*; Entzündung der Milchgänge; *s.a. Mastitis*

ga|lak|to|pho|ri|tisch *adj* (Ⓔ galactophoritic): Galaktophoritis betreffend, von ihr betroffen oder gekennzeichnet

Ga|lak|to|pho|ro|gra|phie *f*: *Syn*: *Galaktophorografie*; selten verwendete Bezeichnung für →*Galaktographie*

Ga|lak|to|po|e|se *f* (Ⓔ galactopoiesis): Phase der Aufrechterhaltung der Milchsekretion; *s.u. Laktation*

ga|lak|to|po|e|tisch *adj* (Ⓔ galactopoietic): Galaktopoese betreffend oder anregend

Ga|lak|to|py|ra|no|se *f* (Ⓔ galactopyranose): Pyranose*-Form der Galaktose*

Ga|lak|tor|rhö *f, pl* **-rhö|en**: →*Galaktorrhoe*

Ga|lak|tor|rhoe *f, pl* **-rho|en** (Ⓔ galactorrhea): *Syn*: *Milchfluss, Galaktorrhö*; unwillkürlicher Milchabgang während der Stillphase oder bei Hyperprolaktinämie*

Galaktorrhoe-Amenorrhoe-Syndrom *nt* (Ⓔ galactorrhea-amenorrhea syndrome): *Syn*: *Amenorrhoe-Galaktorrhoe-Syndrom*; Erkrankung mit endokrin bedingter Erhöhung des Prolactinspiegels [Hyperprolaktinämie*] und dadurch bedingter Galaktorrhoe* und Amenorrhoe*

Ga|lak|tos|ä|mie *f* (Ⓔ **1.** galactosemia **2.** →*hereditäre Galaktosämie*): **1.** erhöhter Galaktosegehalt des Blutes **2.** →*hereditäre Galaktosämie*

hereditäre Galaktosämie (Ⓔ galactose diabetes): *Syn*: *(kongenitale) Galaktosämie, Galaktoseintoleranz, Galaktoseunverträglichkeit, Galaktosediabetes, Galaktokinasemangel*; autosomal-rezessive Enzymopathie* durch Mangel an Galaktosekinase; führt zu Galaktosämie, Galaktosurie und bereits in der 3.–5. Lebenswoche zur Glaukomentwicklung; **Therapie**: lebenslange lactosefreie und galaktosearme Diät; **Prognose**: bei frühzeitiger Diagnose und Therapie gut

klassische Galaktosämie (Ⓔ classic galactosemia): *Syn*: *Galaktoseintoleranz, Galaktoseunverträglichkeit, Galaktose-1-phosphat-uridyltransferasemangel*; autosomal-rezessiv vererbter Mangel an **Galaktose-1-Phosphat-Uridyltransferase**, der schon bei Säuglingen zu Hypoglykämie*, Krampfanfällen, Gedeihstörung, Hepatosplenomegalie* führt; später Ausbildung einer Katarakt* und auffällige psychomotorische Retardierung*; **Therapie**: lebenslange lactosefreie und galaktosearme Diät; **Prognose**: selbst bei adäquater Diät Störungen der geistigen Entwicklung und Ausbildung neurologischer Symptome [Intentionstremor, Ataxie]

Ga|lak|tos|a|min *nt* (Ⓔ galactosamine): *Syn*: *Chondrosamin*; Amin der Galaktose*; Bestandteil von Glykoproteinen und Mukopolysacchariden

Ga|lak|to|se *f* (Ⓔ galactose): *Syn*: *Zerebrose, D-Galaktose, Galactose, Cerebrose*; Aldohexose*; Stereoisomer der D-Glucose*, mit der Galaktose das Disaccharid Lactose* [Milchzucker] bildet; kommt im Körper u.a. in Gangliosiden*, Cerebrosiden*, Glykolipiden*, Mukopolysacchariden* vor; die Aufnahme erfolgt v.a. mit Milch oder Milchprodukten; Milchzucker wird von Disaccharidasen in Glucose und Galaktose gespalten, die in die Pfortader resorbiert und zur Lebertransportiert werden; Galaktose wird dort phosphoryliert und die **aktive Galaktose** [UDP-Galaktose] zu UDP-

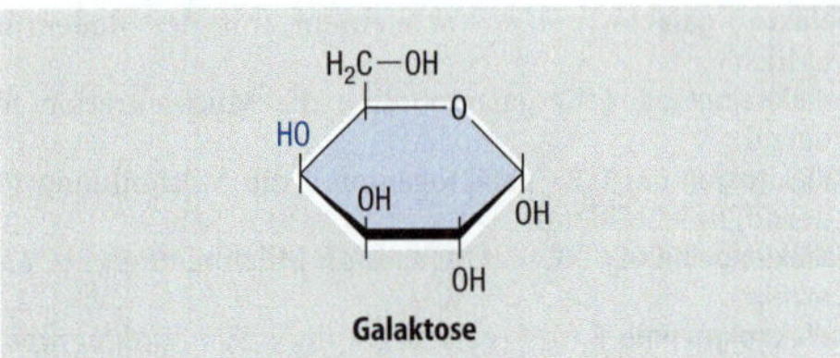

Abb. G1. Galaktose

Glucose epimerisiert und in den Glucosestoffwechsel eingeschleust; *s.a. Galaktosämie*

aktive Galaktose (Ⓔ UDPgalactose): **Syn**: *Uridindiphosphat-D-Galaktose, UDP-Galaktose*; an Uridindiphosphat* gebundene aktivierte Galaktose

Gallakltolseldilalbeltes *m*: *→hereditäre Galaktosämie*

Gallakltolselinltollelranz *f*: **1.** *→hereditäre Galaktosämie* **2.** *→klassische Galaktosämie*

Galaktose-1-phosphat *nt* (Ⓔ galactose-1-phosphate): entsteht im ersten Schritt des Galaktosestoffwechsels; wird durch die Galaktose-1-phosphat-uridyltransferase in aktive Galaktose* umgewandelt

Galaktose-1-phosphat-uridyltransferasemangel *m*: *→klassische Galaktosämie*

Gallakltolseltollelranzltest *m* (Ⓔ galactose tolerance test): **Syn**: *Bauer-Probe*; Leberfunktionstest durch orale Galaktosegabe und Bestimmung der Spiegel in Blut oder Urin; die Galaktoseclearance ist vermindert bei Schädigung des Leberparenchyms [Zirrhose, Hepatitis] und Galaktoseintoleranz

Gallakltolselunlverlträgllichlkeit *f*: **1.** *→hereditäre Galaktosämie* **2.** *→klassische Galaktosämie*

β-Gallakltolsildalse *f* (Ⓔ β-galactosidase): **Syn**: *Laktase, Lactase, Betagalaktosidase*; Disaccharidase* der Dünndarmschleimhaut, die Milchzucker [Lactose*] in Glucose* und Galaktose* spaltet; *s.a. Laktasemangel*

β-Galaktosidase-Defekt, neutrale *m* (Ⓔ neutral β-galactosidase deficiency): **Syn**: *Lactosylceramidose*; Sphingolipidose* mit Speicherung von Lactosylceramid bei Mangel an neutraler β-Galaktosidase

Gallakltolstalse *f* (Ⓔ galactostasis): **Syn**: *Milchstauung, Milchstau*; einzelne Teile der Brustdrüse werden beim Stillen nur teilweise entleert und dadurch hart und schmerzempfindlich; meist kommt es auch zu einem leichten Temperaturanstieg; **Therapie**: Eisbeutel, vorsichtiges Ausstreichen der gestauten Bezirke beim Stillen oder Abpumpen; vorübergehende Prolactinsuppression mit Dopaminantagonisten

Gallakltoslulrie *f* (Ⓔ galactosuria): Galaktoseausscheidung im Harn

Gallakltolsyllcerlalmid *nt* (Ⓔ galactosylceramide): **Syn**: *Cerebrosid, Zerebrosid*; zu den Glykosphingolipiden gehörendes komplexes Lipid*, das u.a. im Myelin* enthalten ist; entsteht durch Veresterung von Ceramid* mit Galaktose*

Gallakltolsyllcelralmildalse *f* (Ⓔ galactosylceramidase): *s.u. Globoidzellen-Leukodystrophie*

Gallakltolwalldelnalse *f* (Ⓔ galactowaldenase): **Syn**: *UDP-Glucose-4-Epimerase, UDP-Galaktose-4-Epimerase*; die so genannte Walden-Umkehr [Epimerisierung von UDP-Galaktose zu UDP-Glucose] katalysierendes Enzym

Gallakltolzelle *f* (Ⓔ **1.–2.** galactocele): **1.** **Syn**: *Milchzyste, Laktationszyste*; durch Milchstau hervorgerufene Zyste der Brustdrüse **2.** Hydrozele* mit milchigem Inhalt

Gallakltolzelrelbrolsidllilpildolse *f*: *→Globoidzellen-Leukodystrophie*

Gallakltolzelrelbrolsildolse *f*: *→Globoidzellen-Leukodystrophie*

Gallaktlulrie *f* (Ⓔ galacturia): **Syn**: *Chylurie, Chylolipurie*; Chylusausscheidung im Harn bzw. Ausscheidung eines chylösen Urins; die häufigsten Ursachen sind angeborene Lymphfisteln oder eine Verlegung des Ductus* thoracicus [**europäische Chylurie**]; bei der **tropischen** oder **parasitären Chylurie** wird der Ductus durch Filaria* bancrofti verschlossen

Gallanlgae rhilzolma *nt* (Ⓔ galingale root): Wurzelstock von Galgant*

Gallea *f* (Ⓔ galea): Helm, Haube, haubenartiges Gebilde

Galea aponeurotica (Ⓔ galea aponeurotica): **Syn**: *Aponeurosis epicranialis, Kopfhautaponeurose*; mit der Kopfhaut fest verbundene Sehnenplatte des Kopfes

Galeazzi: Riccardo Galeazzi; 1866–1952; italienischer Chirurg und Orthopäde (Mailand)

Galeazzi-Fraktur *f* (Ⓔ Galeazzi's fracture): **Syn**: *Galeazzi-Luxationsfraktur, Galeazzi-Verletzung*; distale Radiusfraktur* mit Luxation des Ellenköpfchens im distalen Radioulnargelenk

Gallelgae oflfilcilnallis herlba *f* (Ⓔ goat's rue herb): oberirdische Pflanzenteile der Geißraute*

Gallelga oflfilcilnallis *f*: *→Geißraute*

Galen: Galen; ca. 129 – ca. 200; griechischer Arzt und Philosoph; schrieb mehr als 500 Bücher, von denen 83 Werke aus dem Bereich der Medizin erhalten sind; war u.a. Leibarzt von Marcus Aurelius, Chirurg und Anatom; seine Anschauungen und Lehren bildeten für mehr als tausend Jahre den Zentralpunkt von Medizin und Physiologie und wurden erst durch die Arbeiten von Vesalius, Harvey u.a. ab dem 16. Jahrhundert ersetzt

Galen-Tasche *f*: *→Galen-Ventrikel*

Galen-Vene *f* (Ⓔ Galen's vein): **Syn**: *Vena magna cerebri*; in den Sinus* rectus mündende größte Hirnvene; entsteht durch Vereinigung der Venae* internae cerebri; zieht um

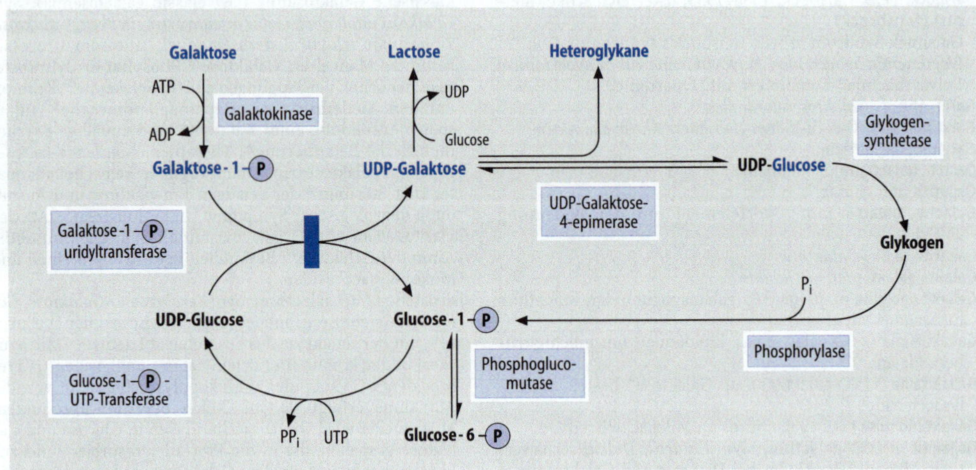

Abb. G2. Stoffwechsel der Galaktose

das Splenium des Corpus callosum nach hinten zum Sinus* rectus

Galen-Ventrikel *m* (Ⓔ ventricle of Galen): ***Syn***: *Morgagni-Ventrikel, Morgagni-Tasche, Galen-Tasche, Kehlkopftasche, Ventriculus laryngis*; seitliche Ausbuchtung der Glottis* zwischen Taschen- und Stimmfalte; von ihr geht ein kleiner, nach oben gerichteter Blindsack aus, der als **Kehlkopfblindsack** [Sacculus laryngis] bezeichnet wird; *s.a. Larynx*

Ga|le|nik *f* (Ⓔ galenics): ***Syn***: *pharmazeutische Technologie*; Wissenschaft von der Zubereitung von Arzneimitteln aus Arznei- und Hilfsstoffen sowie der Formgebung und technologischen Prüfung der Arzneimittel

Ga|le|ni|ka *pl* (Ⓔ galenicals): ***Syn***: *galenische Mittel*; aus natürlichen Rohstoffen hergestellte Arzneimittel, im Gegensatz zu den Rohdrogen oder chemischen Substanzen

Ga|le|op|si|dis her|ba *f* (Ⓔ hemp nettle herb): ***Syn***: *Lieber-Kräuter*; *s.u. Hohlzahn*

Ga|le|op|sis och|ro|leu|ca *f*: *→ Hohlzahn*

Ga|le|op|sis se|ge|tum *f*: *→ Hohlzahn*

Gal|gant *m* (Ⓔ galingale): ***Syn***: *Alpinia officinarum*; Staude aus der Familie der Ingwergewächse [Zingiberaceae]; verwendet wird der getrocknete Wurzelstock [**Galangae rhizoma**]; enthält ätherisches Öl, Flavonoide* und ein scharf schmeckendes Harz mit u.a. Alpinol, Galangol; hemmt die Prostaglandinsynthese und wirkt damit entzündungshemmend; besitzt auch spasmolytische und antibakterielle Wirkung; **Anw.**: Verdauungsbeschwerden; traditionell bei Magen-Darm-Beschwerden, Anorexie*, Hypochondrie

Ga|lii o|do|ra|ti her|ba *f* (Ⓔ sweet woodruff weed): oberirdische Pflanzenteile des Waldmeisters*

Ga|li|um o|do|ra|tum *nt*: *→ Waldmeister*

Gal|le *f* (Ⓔ **1.** gall **2.** gallbladder): **1.** ***Syn***: *Bilis, Fel*; in der Leber gebildetes Sekret, das direkt in den Darm abgegeben [**Lebergalle**] oder erst in der Gallenblase gespeichert und eingedickt wird [**Blasengalle**]; enthält außer Gallensäuren* auch Cholesterin*, Gallenfarbstoff* und Elektrolyte **2.** *→ Gallenblase*

Gal|le|fis|tel *f*: *→ Gallenfistel*

Gal|le|ka|näl|chen *pl*: *→ Gallenkanälchen*

Gal|len|bla|se *f* (Ⓔ gallbladder): ***Syn***: *Galle, Vesica biliaris/fellea*; an der Leberunterfläche liegende birnenförmige Struktur, die die in der Leber* gebildete Gallenflüssigkeit speichert und bei Bedarf in den Darm abgibt; sie ist ca. 8–12 cm lang, 4–5 cm breit und hat ein Volumen von 40–50 ml; das abgerundete obere Ende wird als **Gallenblasenkuppel** [Fundus vesicae biliaris] bezeichnet; darauf folgt der **Gallenblasenkörper** [Corpus vesicae biliaris], der in den **Gallenblasenhals** [Collum vesicae biliaris] übergeht, aus dem der **Gallenblasengang** [Ductus cysticus] hervorgeht; der trichterförmige Teil zwischen Corpus und Collum bildet das **Infundibulum vesicae biliaris** die Wand besteht aus drei Schichten: **1. Tunica serosa**, dem Bauchfellüberzug [Peritoneum* viscerale] der Gallenblase **2.** die **Tunica muscularis** enthält glatte Muskelfasern, die scherengitterförmig angeordnet sind; sie werden durch Bindegewebe aufgelockert **3.** die **Tunica mucosa** [Gallenblasenschleimhaut] trägt ein einschichtiges Epithel, das auf der Oberfläche einen Mikrovillisaum trägt; sie bildet ausgedehnte Schleimhautfalten [**Plicae mucosae**]

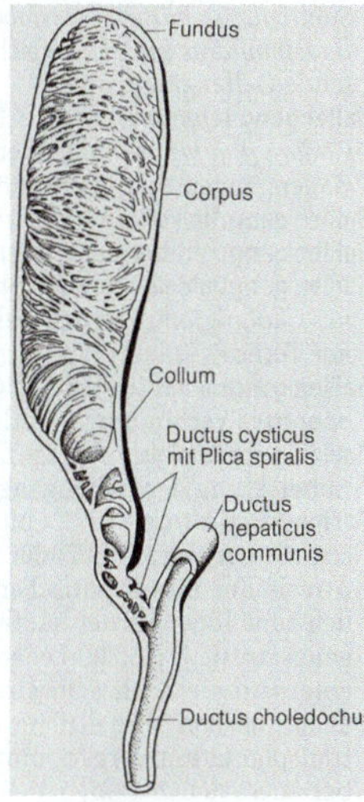

Abb. G3. Längsschnitt durch Gallenblase und Gallengänge

Gal|len|bla|sen|a|pla|sie *f* (Ⓔ gallbladder aplasia): unvollständige Entwicklung der Gallenblase

Gal|len|bla|sen|ar|te|rie *f* (Ⓔ cystic artery): Arteria* cystica

Gal|len|bla|sen|aus|wei|tung *f* (Ⓔ cholecystectasia): Cholezystektasie*; *s.a. Gallenblasenhydrops*

Gal|len|bla|sen|bett *nt* (Ⓔ gallbladder bed): ***Syn***: *Gallenblasengrube, Leberbett, Fossa vesicae felleae/biliaris*; bauchfellfreie Fläche an der Unterseite des rechten Leberlappens, an der die Gallenblase* anliegt

Gal|len|bla|sen|cho|les|te|a|to|se *f* (Ⓔ gallbladder cholesteatosis): ***Syn***: *Stippchengallenblase, Cholesteatosis vesicularis/vesicae*; Cholesteatose der Gallenblase mit stippchenförmigen Lipoidflecken; selten Ursache einer alkalkulären Cholezystitis*

Gallenblasen-Darm-Anastomose *f*: *→ Cholezystoenterostomie*

Gallenblasen-Darm-Fistel *f* (Ⓔ **1.** cholecystointestinal fistula **2.** cholecystoenterostomy): **1.** ***Syn***: *Gallenblasen-Darm-Anastomose, Gallenblasen-Dünndarm-Fistel, Gallenblasen-Dünndarm-Anastomose, Cholezystoenteroanastomose, Cholezystenteroanastomose, Cholezystenterostomie, Cholezystoenterostomie, Cholecystoenterostomie*; (*chirurg.*) operative Verbindung von Gallenblase* und (Dünn-)Darm **2.** ***Syn***: *cholezystointestinale Fistel, Gallenblasen-Dünndarm-Fistel, Fistula cholecystointestinalis*; (*patholog.*) innere Gallenblasenfistel* mit Mündung in den (Dünn-)Darm

Gallenblasen-Dünndarm-Fistel *f*: *→ Gallenblasen-Darm-Fistel*

Gallenblasen-Duodenum-Fistel *f* (Ⓔ **1.** cholecystoduodenostomy **2.** cholecystoduodenal fistula): **1.** ***Syn***: *Cholezystoduodenostomie, Cholecystoduodenostomie*; (*chirurg.*) operative Verbindung von Gallenblase* und Duodenum* **2.** ***Syn***: *Fistula cholecystoduodenalis*; (*patholog.*) innere Gallenblasenfistel* mit Mündung in das Duodenum*

Gal|len|bla|sen|dys|ki|ne|sie *f* (Ⓔ biliary dyskinesia): ***Syn***: *Gallendyssynergie, biliäre Dystonie, Dyskinesie des Gallensystems, biliäre Dyskinese*; Störung der Gallenblasenentleerung, die als primäre Form bei vegetativer Dystonie auftreten kann; häufiger ist aber eine sekundäre Dysfunktion des Oddi*-Sphinkters nach Gallenblasenentfernung [Postcholezystektomiesyndrom*] oder Vagotomie*, bei Schwangerschaft, Diabetes* mellitus, Adipositas* und Sichelzellanämie*; kann zur Entwicklung einer Gallenkolik*, intermittierenden Oberbauchbeschwerden, Erhöhung der Leber- und Pankreasenzyme und Pankreatitis* führen; **Therapie**: Anticholinergika, organische Nitrate [Amylnitrit, Isosorbiddinitrat, Glyceryltrinitrat], Calciumantagonisten [Nifedipin]; evtl. endoskopische Sphinkterotomie

Gal|len|bla|sen|ek|ta|sie *f* (Ⓔ cholecystectasia): Cholezystektasie*; *s.a. Gallenblasenhydrops*

Gal|len|bla|sen|em|py|em *nt* (Ⓔ gallbladder empyema): Eiteransammlung in der Gallenblase als Folge einer Eiterbildung bei Cholecystitis emphysematosa oder Infektion bei Gallenblasenhydrops*

Gal|len|bla|sen|ent|fer|nung *f*: *→ Cholezystektomie*

Gal|len|bla|sen|ent|zün|dung *f*: *→ Cholezystitis*

Gal|len|bla|sen|er|öff|nung *f*: *→ Cholezystotomie*

Gal|len|bla|sen|fis|tel *f* (Ⓔ **1.** cholecystostomy **2.** gallbladder fistula): **1.** ***Syn***: *Cholezystostomie*; (*chirurg.*) operativ angelegte Verbindung der Gallenblase* nach außen [**äußere Gallenblasenfistel**] oder mit anderen Teilen des Gastrointestinaltraktes [**innere Gallenblasenfistel**] **2.** (*patholog.*) von der Gallenblase ausgehende Fistel, die nach außen führt [**äußere Gallenblasenfistel**] oder in andere Teile des Gastrointestinaltraktes oder Organe mündet [**innere Gallenblasenfistel**]

Gal|len|bla|sen|fis|te|lung *f* (Ⓔ cholecystostomy): ***Syn***: *Cholezystostomie*; operatives Anlegen einer inneren oder äußeren Gallenblasenfistel

Gal|len|bla|sen|fun|dus *m*: *→ Gallenblasenkuppel*

Gal|len|bla|sen|gang *m*: *→ Ductus cysticus*

Gal|len|bla|sen|gru|be *f*: *→ Gallenblasenbett*

Gal|len|bla|sen|hals *m* (Ⓔ neck of gallbladder): ***Syn***: *Collum vesicae biliaris/felleae*; unteres Ende der Gallenblase*, aus dem der Ductus* cysticus hervorgeht

Gal|len|bla|sen|hy|drops *m* (Ⓔ hydrops of gallbladder): ***Syn***: *Stauungsgallenblase*; akute, schmerzhafte Vergrößerung der Gallenblase bei einem Verschluss des Ductus* cysticus, z.B.

durch einen Gallenstein; führt zu typischer Gallenkolik mit heftigen Schmerzen im rechten Oberbauch, die sich oft bis zum Unerträglichen steigern und nach hinten ins rechte Schulterblatt ausstrahlen; palpatorisch kann die prallgefüllte, druckdolente Gallenblase, die mit farbloser Galle gefüllt ist, lokalisiert werden; wichtig ist die Unterscheidung von schmerzhaftem Gallenblasenhydrops bei Zystikusverschluss und schmerzlosem Gallenblasenhydrops beim Gallengangsverschluss durch ein Gallengangskarzinom*; **Diagnose**: Sonographie, Anamnese, körperlicher Befund; **Therapie**: Cholezystektomie*

Gallenblasenhypoplasie *f* (Ⓔ gallbladder hypoplasia): angeborene Kleinheit der Gallenblase

Gallenblasen-Ileum-Fistel *f* (Ⓔ cholecystoileostomy): ***Syn***: *Cholezystoileostomie*; operative Verbindung von Gallenblase* und Ileum*; meist erfolgt die Verbindung mit einer ausgeschalteten Ileumschlinge [Roux*-Y-Schlinge]

Gallenblasen-Jejunum-Fistel *f* (Ⓔ cholecystojejunostomy): ***Syn***: *Cholezystojejunostomie*; operative Verbindung von Gallenblase* und Jejunum*; meist erfolgt die Verbindung mit einer ausgeschalteten Jejunumschlinge [Roux*-Y-Schlinge]

Gallenblasenkarzinom *nt* (Ⓔ gallbladder carcinoma): vom Epithel der Gallenblase ausgehender bösartiger Tumor; ca. 2 % aller malignen Tumoren; tritt v.a. im Alter und vorwiegend bei Frauen auf; **Klinik**: verläuft lange Zeit symptomarm und hat deshalb bei Diagnosestellung meist schon die Organgrenzen überschritten; bei Verschluss des Ductus* cysticus kommt es zu Ikterus* und schmerzlosem Gallenblasenhydrops* [**Courvoisier-Zeichen**]; **Diagnose**: CT, Sonographie; **Therapie**: Cholezystektomie*, evtl. kombiniert mit partieller Hepatektomie* [Segmente Iva und V]; die **Prognose** ist überwiegend schlecht, weil der Tumor meist spät entdeckt wird; selbst bei zufällig entdeckten Tumoren im Frühstadium liegt die 5-Jahresüberlebensrate nur bei 50 %

Gallenblasen-Kolon-Fistel *f* (Ⓔ **1.** cholecystocolostomy **2.** cholecystocolonic fistula): **1.** ***Syn***: *Cholezystokolostomie*; (*chirurg.*) operative Verbindung von Gallenblase und Kolon **2.** ***Syn***: *Fistula cholecystocolica*; (*patholog.*) innere Gallenblasenfistel* mit Mündung in das Kolon

Gallenblasenkörper *m* (Ⓔ body of gall bladder): ***Syn***: *Corpus vesicae biliaris/felleae*; Hauptteil der Gallenblase* zwischen Gallenblasenfundus [Fundus* vesicae felleae] und Gallenblasenhals [Collum* vesicae felleae]

Gallenblasenkuppel *f* (Ⓔ fundus of gallbladder): ***Syn***: *Gallenblasenfundus, Fundus vesicae biliaris/felleae*; abgerundetes oberes Ende der Gallenblase*

Gallenblasen-Magen-Fistel *f* (Ⓔ **1.** cholecystogastrostomy **2.** cholecystogastric fistula): **1.** ***Syn***: *Cholecystogastrostomie, Cholecystogastrostomie, Cholezystogastroanastomose*; (*chirurg.*) operative Verbindung von Gallenblase und Magen **2.** ***Syn***: *Fistula cholecystogastrica*; (*patholog.*) innere Gallenblasenfistel* mit Mündung in den Magen

Gallenblasen-Nierenbecken-Fistel *f* (Ⓔ cholecystonephrostomy): ***Syn***: *Cholezystonephrostomie, Cholezystopyelostomie*; operative Verbindung von Gallenblase und Nierenbecken

Gallenblasenperforation *f*: *→ Gallenblasenruptur*

Gallenblasenruptur *f* (Ⓔ gallbladder rupture): ***Syn***: *Gallenblasenperforation*; Ruptur der Gallenblase bei Entzündung, Gallenblasenempyem* oder Gallensteinen*

Gallenblasenschleimhaut *f* (Ⓔ mucosa of gallbladder): ***Syn***: *Tunica mucosa vesicae biliaris/felleae*; die Gallenblasenschleimhaut trägt ein einschichtiges Epithel, das auf der Oberfläche einen Mikrovillisaum trägt

Gallenblasenschmerzen *pl* (Ⓔ gallbladder pain): Cholezystalgie*

Gallenblasensenkung *f* (Ⓔ cholecystoptosis): ***Syn***: *Cholezystoptose, Choloptose*; Absenkung der Gallenblase; meist im Rahmen einer Enteroptose*

Gallenblasenvene *f* (Ⓔ cystic vein): ***Syn***: *Vena cystica*; Begleitvene der Arteria* cystica, die das Blut von Gallenblase, Gallenblasengang und Choledochus zur Pfortader [Vena* portae hepatis] führt

Gallen-Darm-Fistel *f* (Ⓔ **1.** biliary-enteric fistula **2.** biliary-enteric fistula): **1.** ***Syn***: *biliodigestive/bilioenterische/biliointestinale Fistel, Fistula biliodigestiva*; Gallenblase/Gallengänge und (Dünn-)Darm verbindende Fistel **2.** ***Syn***: *biliodigestive Anastomose, biliodigestiver Bypass, biliodigestiver Shunt, biliointestinaler Shunt, biliodigestive Fistel*; operative Verbindung von Gallengang oder Gallenblase und Verdauungskanal

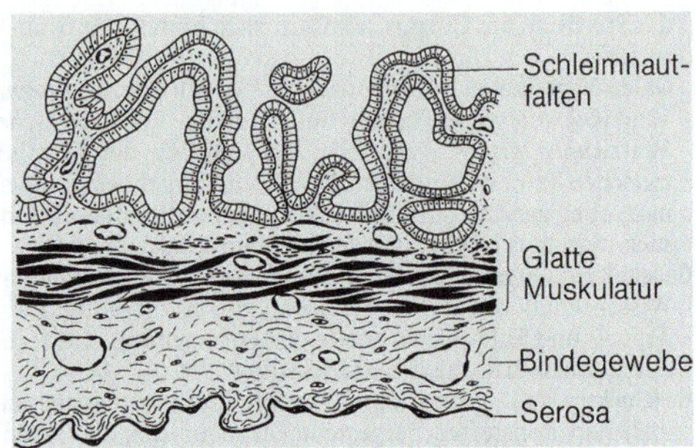

Abb. G4. Querschnitt durch die Gallenblasenschleimhaut

Gallendysynergie *f*: *→ Gallenblasendyskinesie*

Gallenentzündung *f*: *→ Cholezystitis*

Gallenfarbstoffe *f* (Ⓔ bile pigments): beim Abbau von Hämoglobin entstehende farbige Verbindungen [z.B. Bilirubin*, Biliverdin*], die mit der Galle ausgeschieden werden

Gallenfistel *f* (Ⓔ biliary fistula): ***Syn***: *Biliärfistel, Gallefistel, biliäre Fistel, Fistula biliaris*; von der Gallenblase oder den Gallengängen ausgehende Fistel, die in ein anderes Organ mündet [**innere Gallenfistel**] oder nach außen führt [**äußere Gallenfistel**]

äußere Gallenfistel (Ⓔ external biliary fistula): ***Syn***: *biliokutane Fistel, Fistula biliocutanea*; auf der Haut mündende Gallenfistel*

Gallengang-Darm-Fistel *f* (Ⓔ cholangioenterostomy): ***Syn***: *Gallengang-Dünndarm-Fistel, Cholangioenterostomie*; operativ angelegte Verbindung von Gallengängen und (Dünn-) Darm

Gallengang-Dünndarm-Fistel *f* (Ⓔ cholangioenterostomy): ***Syn***: *Gallengang-Darm-Fistel, Cholangioenterostomie*; operativ angelegte Verbindung von Gallengängen und (Dünn-) Darm

Gallengang-Duodenum-Fistel *f* (Ⓔ cholangioduodenostomy): ***Syn***: *Cholangioduodenostomie*; operativ angelegte Verbindung von Gallengängen und Zwölffingerdarm [Duodenum*]

Gallengänge, interlobuläre *pl* (Ⓔ interlobular bile ducts): ***Syn***: *Ductus biliferi interlobulares, Ductuli biliferi, Ductuli interlobulares biliferi*; zwischen den Leberläppchen verlaufende Gallengänge

Gallengang-Jejunum-Fistel *f* (Ⓔ cholangiojejunostomy): ***Syn***: *Cholangiojejunostomie*; operativ angelegte Verbindung von Gallengängen und Jejunum*

Gallengang, linker *m*: *→ Ductus hepaticus sinister*

Gallengang, rechter *m*: *→ Ductus hepaticus dexter*

Gallengangsadenom *nt* (Ⓔ bile duct adenoma): ***Syn***: *benignes Cholangiom*; von den Gallengängen ausgehender benigner Tumor

Gallengangsanastomose *f* (Ⓔ biliary duct anastomosis): operative Verbindung von Gallengängen

Gallengangsaplasie *f* (Ⓔ biliary aplasia): unvollständige Entwicklung der Gallengänge

Gallengangsatresie *f* (Ⓔ biliary atresia): angeborener Verschluss der intra- und/oder extrahepatischen Gallengänge; Atresie der intrahepatischen Gallengänge führt unweigerlich zum Tode; bei der häufigeren extrahepatischen Gallengangsatresie [1:15.000 Lebendgeborene] wird eine **Hepatoenterostomie nach Schweizer** durchgeführt oder, falls die anatomischen Verhältnisse dagegen sprechen, eine Lebertransplantation vorgenommen; die Erfolgsrate liegt heute bei ca. 50 % [*Abb. G5*]

Gallengangsdilatation *f* (Ⓔ cholangiectasis): Cholangioektasie*

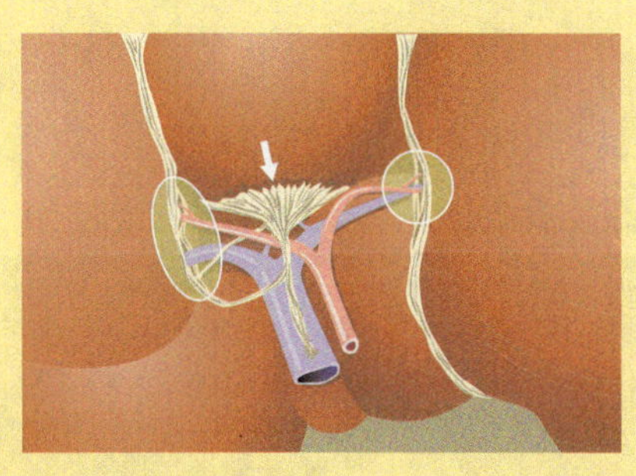

a

Exploration der Leberpforte

Die Exploration der Leberpforte zur Durchführung einer HPE nach SCHWEIZER beschränkt sich nicht auf die Region der fibrösen Leberpfortenplatte wie beim Verfahren nach KASAI vielmehr wird die Excision der Leberpforte über die rechte und linke laterale Leberpfortenfissur weitergeführt. Dort können größere Gallengangsrudimente des rechten und linken Leberlappens gefunden werden.

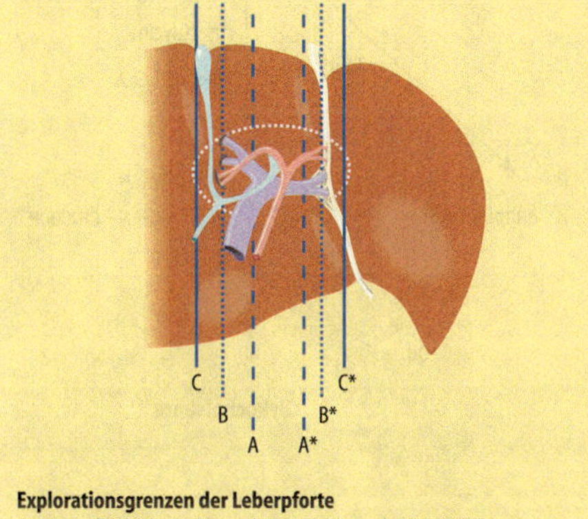

Explorationsgrenzen der Leberpforte

A-A*: nach KASAI, B-B*: nach ITO, C-C*: nach SCHWEIZER

b

Abb. G5. Gallengangsatresie. Formen der Hepatoenterostomie

Gal|len|gangs|ent|zün|dung *f*: → *Cholangitis*

Gal|len|gangs|er|öff|nung *f*: → *Cholangiotomie*

Gal|len|gangs|er|wei|te|rung *f* (Ⓔ cholangiectasis): Cholangioektasie*

Gal|len|gangs|fis|tel *f* (Ⓔ cholangiostomy): *Syn*: *Cholangiostomie*; operativ angelegte Verbindung zwischen Gallengängen und anderen Teilen des Gastrointestinaltraktes [**innere Gallengangsfistel**] oder nach außen auf die Haut [**äußere Gallengangsfistel**]

Gal|len|gangs|fis|te|lung *f* (Ⓔ cholangiostomy): *Syn*: *Cholangiostomie*; Anlegen einer äußeren Gallengangsfistel*

Gal|len|gangs|hy|po|pla|sie *f* (Ⓔ biliary hypoplasia): unvollständige Entwicklung der Gallengänge

Gal|len|gangs|kar|zi|nom *nt*: → *cholangiozelluläres Karzinom*

Gal|len|gangs|tu|mor *m* (Ⓔ bile duct tumor): *Syn*: *Cholangiom*; vom Epithel der Gallengänge ausgehende Geschwulst

Gal|len|grieß *m* (Ⓔ biliary calculi): kleinste Gallensteine*

Gal|len|ka|näl|chen *pl* (Ⓔ bile canaliculi): *Syn*: *Canaliculi biliferi*; durch die Zellwände der anliegenden Leberzellen begrenzte Kanälchen, die die Galle zu den interlobulären Gallenkanälchen [Ductus* biliferi interlobulares] führen

Gal|len|ko|lik *f* (Ⓔ biliary colic): *Syn*: *Colica hepatica, Colica biliaris*; meist durch Gallensteine oder eine Gallenblasenentzündung hervorgerufene akute Symptomatik mit heftigen Schmerzen im rechten Oberbauch, die sich oft bis zum Unerträglichen steigern und nach hinten ins rechte Schulterblatt ausstrahlen; häufig kommt es zu vagalen Reaktionen wie Hypotonie* und Kollaps* sowie Übelkeit und Erbrechen; *s.a. Cholelithiasis, Cholezystitis*

Gallen-Magen-Fistel *f* (Ⓔ **1.** cholangiogastrostomy **2.** biliary-gastric fistula): **1.** *Syn*: *Cholangiogastrostomie*; operativ angelegte Verbindung von Gallenwegen und Magen **2.** *Syn*: *biliogastrische Fistel*; Gallenblase/Gallengänge und Magen verbindende Fistel

Gal|len|man|gel *m* (Ⓔ acholia): *Syn*: *Acholie*; mangelhafte oder fehlende Gallenausscheidung durch intra- oder extrahepatischen Gallestau [Cholestase*]; führt i.d.R. zu Ikterus*, hellem [acholischem] Stuhl und Steatorrhö*

Gal|len|säu|ren *pl* (Ⓔ bile acids): in der Leber aus Cholesterin* gebildete Stoffwechselprodukte, die in der Gallenblase gespeichert und bei Bedarf in den Darm abgegeben werden; die wichtigsten Gallensäuren sind Cholsäure* und Chenodesoxycholsäure*; der tägliche Umsatz, d.h. die mit der Galle ausgeschiedene Menge, beträgt ca. 10 g; da der größte Teil der Gallensäuren aber im Ileum resorbiert wird [enterohepatischer Kreislauf], muss die Leber pro Tag nur ca. 200–500 mg synthetisieren; im Darm sind die Gallensäuren wichtig für die Fettverdauung und -resorption, außerdem regulieren sie die Cholesterinbiosynthese in der Leber; ein absoluter oder relativer Mangel an Gallensäuren in der Galle verändert das Mischungsverhältnis von Cholesterin, Gallensäuren und Phosphatidylcholin und führt zu einer erhöhten Bildung von cholesterinhaltigen Gallensteinen [**lithogene Galle**]; aus diesem Grund werden Gallensäuren zur Prophylaxe und Therapie von Gallensteinen verwendet [*Abb. G6*]

G

Gal|len|säu|re|pool *m* (Ⓔ bile acid pool): Gesamtmenge der Gallensäuren [3–5 g]

Gal|len|säu|re|ver|lust|syn|drom, en|te|ra|les *nt* (Ⓔ bile acid malabsorption syndrome): vermehrte Gallensäureausscheidung durch eine Störung der Rückresorption der Gallensäuren im Darm [z.B. nach Ileumresektion, Vagotomie*, bei Morbus* Crohn, Zöliakie*] führt zu Diarrhö*, Steatorrhö*, Fettabsorptionsstörungen und evtl. Harn- und Gallensteinen

Gal|len|stein *m* (Ⓔ biliary calculus): *Syn*: *Cholelith, Calculus biliaris, Calculus felleus*; einzelne [**Solitärstein**] oder multiple Konkremente in der Gallenblase oder den Gallengängen; je nach Zusammensetzung unterscheidet man **Cholesterinsteine** [10 %], **Cholesterinmischsteine** [80 %] und **Pigmentsteine** [ca. 10 %, v.a. **Calciumbilirubinatsteine**]; *s.a. Cholelithiasis*

Gal|len|stein|ent|fer|nung *f* (Ⓔ cholelithotomy): operative Eröffnung der Gallenwege zur Entfernung von Gallensteinen; Oberbegriff für Choledocholithotomie* und Cholezystolithotomie*

Gal|len|stein|i|le|us *m* (Ⓔ gallstone ileus): akuter oder intermittierender Darmverschluss durch einen großen Gallenstein*

Gal|len|stein|krank|heit *f*: → *Cholelithiasis*

Gal|len|stein|lei|den *nt*: → *Cholelithiasis*

Gal|len|stein|pan|kre|a|ti|tis *f*, *pl* **-ti|ti|den** (Ⓔ gallstone pancreatitis): *Syn*: *biliäre Pankreatitis*; meist durch zahlreiche, kleine Gallensteine begünstigte akute Pankreatitis*

Gal|len|wegs|en|do|sko|pie *f*: → *Cholangioskopie*

Gal|len|wegs|szin|ti|gramm *nt* (Ⓔ cholescintigram): *Syn*: *Choleszintigramm*; Szintigramm* der Gallenwege

Gal|len|wegs|szin|ti|gra|phie *f*: → *Choleszintigraphie*

Gal|len|zy|lin|der *pl*: → *Gallethromben*

Gal|le|pe|ri|to|ni|tis *f*, *pl* **-ti|den** (Ⓔ bile peritonitis): *Syn*: *gallige Peritonitis, Choleperitonitis*; durch Gallenaustritt in die Bauchhöhle hervorgerufene Peritonitis*

Gal|lert|bauch *m* (Ⓔ gelatinous ascites): *Syn*: *Pseudomyxoma peritonei, Hydrops spurius*; Ansammlung gallertartiger Massen in der Bauchhöhle bei Ruptur von gallertartigen Kystomen* von Eierstock oder Appendix

Gal|lert|kar|zi|nom *nt*: → *Gallertkrebs*

Gal|lert|kern *m* (Ⓔ gelatinous nucleus): *Syn*: *Nucleus pulposus*; gallertartiger Kern der Bandscheibe*, der ihr eine viskös-elastische Verformbarkeit verleiht, d.h., sie kann wie ein Wasserkissen Druckkräfte gleichmäßig auf Deck- und Grundplatte verteilen; da er im Laufe des Tages unter der Belastung und durch Wasserverlust an Höhe verliert, kann

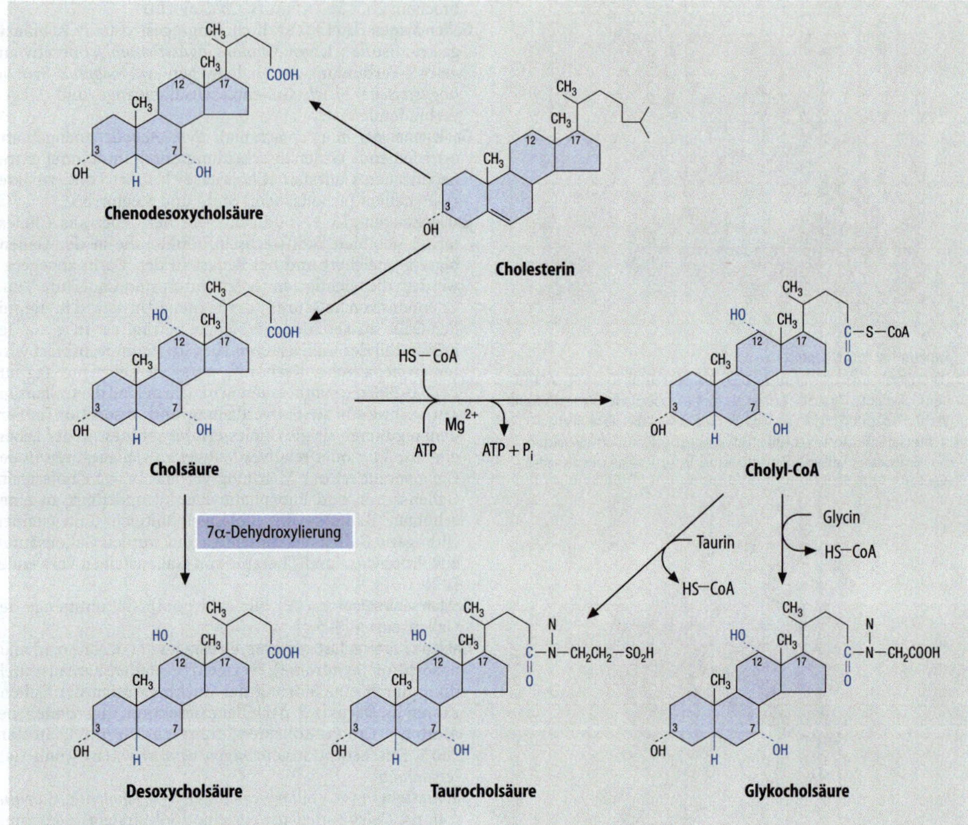

Abb. G6. Bildung der Gallensäuren und ihrer Konjugate

die um Körpergröße 2–3 cm abnehmen

Gal|lert|krebs *m* ((E) gelatiniform cancer): *Syn*: *Schleimkrebs, Schleimkarzinom, Gallertkarzinom, Kolloidkrebs, Kolloidkarzinom, Carcinoma colloides/gelatinosum/mucoides/mucosum*; schleimproduzierendes Adenokarzinom*, meist mit Siegelringzellen

Gal|lert|stru|ma *f*: → *Struma colloides*

Gal|le|stau|ung *f*: → *Cholestase*

Gal|le|throm|ben *pl* ((E) bile thrombi): *Syn*: *Gallezylinder, Gallenzylinder*; durch Eiweiße eingedickte Galle in den Gallenkapillaren bei Cholestase*

Gal|le|zy|lin|der *pl*: → *Gallethromben*

Gal|lo|pa|mil *nt* ((E) gallopamil): Calciumantagonist*, Koronardilatator; **Anw.**: Prophylaxe und Intervalltherapie der Angina* pectoris

Gal|lo|tan|ni|ne *pl*: → *Gallusgerbstoffe*

Gal|lus|gerb|stof|fe *pl* ((E) gallotannins): *Syn*: *Gallotannine*; von der Gallussäure abgeleitete Gerbstoffe*

GalN *Abk.*: → *Galaktosamin*

GalNAc *Abk.*: N-Acetylgalaktosamin

Gallopp *m* ((E) gallop): *Syn*: *Galopprhythmus*; durch einen zusätzlichen Ton [z.B. 3. Herzton] hervorgerufener auskultatorischer Dreierrhythmus

diastolischer Galopp: → *protodiastolischer Galopp*

präsystolischer Galopp ((E) presystolic gallop): *Syn*: *Vorhofgalopp, Aurikulargalopp, Atrialgalopp*; Galopprhythmus mit dumpfem Vorhofton [4. Herzton], z.B. bei Linkshypertrophie und in der Akutphase des Myokardinfarktes

protodiastolischer Galopp ((E) protodiastolic gallop): *Syn*: *diastolischer Galopp, Ventrikelgalopp, 3. Herztongalopp, Dritter-Ton-Galopp*; Galopprhythmus mit kräftigem 3. Herzton am Anfang der Diastole*, findet sich v.a. bei Myokarditis*, Mitralstenose* oder -insuffizienz* und Vorhofseptumdefekt

Ga|lopp|rhyth|mus *m*: → *Galopp*

Gal-1-P *Abk.*: → *Galaktose-1-phosphat*

Gal-1-PUT *Abk.*: Galaktose-1-phosphat-uridyltransferase

GALT *Abk.*: gut-associated lymphoid tissue

GalTT *Abk.*: → *Galaktosetoleranztest*

Gal|va|no|kau|ter *m* ((E) galvanocautery): *Syn*: *Thermokauter, Elektrokauter*; elektrisches Brenneisen zur Durchtrennung oder Verschorfung von Gewebe

Gal|va|no|me|ter *nt* ((E) galvanometer): *Syn*: *Galvanoskop*; Gerät zur Messung kleinster elektrischer Ströme und Spannungen

Gal|va|no|punk|tur *f* ((E) electrolysis): *Syn*: *Elektropunktur, Elektrostixis, therapeutische Elektrolyse*; Entfernung von Warzen, Haaren, Hautanhangsgebilden u.ä. durch eine Elektronadel

Gal|va|no|skop *nt*: → *Galvanometer*

-gam *suf.*: in Adjektiven verwendetes Wortelement mit Bezug auf „Verschmelzung/Fortpflanzung"

Ga|ma|si|di|o|se *f*: → *Gamasidiosis*

Ga|ma|si|di|o|sis *f, pl* **-ses** ((E) gamasoidosis): *Syn*: *Vogelmilbenkrätze, Gamasidiose*; durch blutsaugende Milben [Dermanyssus* avium, Dermanyssus* gallinae] hervorgerufene flüchtige Urtikaria* mit heftigem Juckreiz

Ga|met *m* ((E) gamete): reife Keimzelle, Geschlechtszelle; *s.a. Spermium, Ovum*

Gamet-, gamet- *präf.*: → *Gameto-*

Ga|me|ten|bil|dung *f* ((E) gametogenesis): Gametogenese*

Ga|me|ten|ent|wick|lung *f* ((E) gametogenesis): Gametogenese*

Ga|me|ten|trans|fer, intratubarer *m* ((E) intratubal gamete transfer): *s.u. artifizielle Insemination*

Ga|me|ten|ver|schmel|zung *f*: → *Syngamie*
Gameto-, gameto- *präf.*: Wortelement mit Bezug auf „Geschlechtszelle/Gamet"
ga|me|to|gen *adj* (Ⓔ gametogenous): Gametogenese betreffend
Ga|me|to|ge|ne|se *f* (Ⓔ gametogenesis): *Syn*: *Gametenbildung, Gametenentwicklung*; die Bildung der reifen Keimzellen [Gameten]; Oberbegriff für Oogenese* und Spermatogenese*
Ga|me|to|pa|thie *f* (Ⓔ gametopathy): endogene oder exogene Schädigung der Keimzellen
Ga|me|to|zyt *m* (Ⓔ gametocyte): Zelle, die sich im Rahmen der Gametogenese teilen und die reifen Keimzellen [Gameten] bilden
-gamie *suf.*: Wortelement mit Bezug auf „Verschmelzung/Fortpflanzung"
Gam|ma|al|ko|ho|lis|mus *m* (Ⓔ gamma alcoholism): *Syn*: *γ-Alkoholismus*; *s.u. Alkoholismus*
Gamma-Aminobuttersäure *f* (Ⓔ γ-aminobutyric acid): *Syn*: *γ-Aminobuttersäure*; durch Abspaltung der α-Carboxylgruppe der Glutaminsäure* entstehende nicht-proteinogene Aminosäure*; Neurotransmitter* von gabaergen Neuronen in Cortex*, Kleinhirn* und Rückenmark*; *s.a. Essay Schlaf und Schlafstörungen S. 1915*
Gam|ma|a|myl|a|se *f* (Ⓔ gamma-amylase): *Syn*: *γ-Amylase, Glukan-1,4-α-Glukosidase, lysosomale α-Glukosidase*; in den Lysosomen von Leber und Niere vorkommende Amylase
Gam|ma|en|ze|pha|lo|gra|phie *f*: → *Hirnszintigraphie*
Gam|ma|glo|bu|li|ne *pl*: → *γ-Globuline*
Gam|ma|glo|bu|lin|man|gel *m* (Ⓔ hypogammaglobulinemia): *Syn*: *Hypogammaglobulinämie*; verminderter Gammaglobulingehalt des Blutes; kann angeboren oder erworben sein; Säuglinge durchlaufen eines physiologische Hypogammaglobulinämie zwischen dem 2. und 6. Monat; *s.a. Agammaglobulinämie*
Gam|ma|glu|ta|myl|trans|fe|ra|se *f* (Ⓔ γ-glutamylcyclotransferase): *Syn*: *γ-Glutamyltransferase, Gammaglutamyltranspeptidase, γ-Glutamyltranspeptidase*; membranständiges Enzym von Leber, Niere, Pankreas, Milz und Dünndarm; überträgt Glutamylreste von Glutathion* auf Peptide; der Blutspiegel steigt bei Leber- und Gallenerkrankungen an
Gam|ma|glu|ta|myl|trans|pep|ti|da|se *f*: → *Gammaglutamyltransferase*
Gamma-GT *Abk.*: → *Gammaglutamyltransferase*
Gam|ma|hä|mo|ly|se *f* (Ⓔ gamma hemolysis): *Syn*: *γ-Hämolyse*; (*Bakterien*) Wachstum ohne Hämolyse, nicht-hämolytisches/nicht-hämolysierendes Wachstum
gamma-hämolytisch *adj* (Ⓔ gamma-hemolytic): *Syn*: *γ-hämolytisch*; (*Bakterien*) nicht-hämolytisch, nicht-hämolysierend
Gam|ma|her|pes|vi|ren *pl* (Ⓔ Gammaherpesvirinae): γ-Herpesviren; *s.u. Herpesviren*
Gam|ma|ka|me|ra *f* (Ⓔ gamma camera): *Syn*: *Anger-Kamera, Szintillationskamera*; das Detektorsystem enthält einen sog. **Szintillationskristall**, der beim Eindringen von Gammastrahlen* Lichtblitze erzeugt, die sich im gesamten Kristall ausbreiten und von Photomultiplern registriert und verstärkt werden; die Stromimpulse können grafisch dargestellt oder elektronisch gespeichert werden
Gamma-Ketten-Krankheit *f* (Ⓔ gamma chain disease): *Syn*: *γ-Schwerkettenkrankheit, γ-Kettenkrankheit, Gamma-Schwerkettenkrankheit*; monoklonale Paraproteinämie* mit Bildung schwerer Ketten von Immunglobulin* G; verläuft klinisch unauffällig; die häufigsten Symptome sind Fieber, Lymphadenopathie* und Splenomegalie*
Gamma-Schwerkettenkrankheit *f*: → *Gamma-Ketten-Krankheit*
Gam|ma|spek|tro|me|trie *f* (Ⓔ gamma spectrometry): Messung von Gammaspektren
Gam|ma|spek|tro|sko|pie *f* (Ⓔ gamma spectroscopy): Verfahren zur Darstellung von Gammaspektren
Gam|ma|spek|trum *nt, pl* **-spek|tren** (Ⓔ gamma spectrum): *Syn*: *γ-Spektrum*; Spektrum der Energie von Gammastrahlen; je nach der Herkunft der Strahlen ein kontinuierliches Spektrum oder ein Linienspektrum
Gam|ma|strah|len *pl* (Ⓔ gamma rays): *Syn*: *γ-Strahlen*; beim radioaktiven Zerfall freigesetzte energiereiche [50 keV bis zu MeV] elektromagnetische Strahlen mit einer Wellenlänge von 10^{-9}–10^{-14} cm
Gam|ma|strah|ler *m* (Ⓔ gamma radionuclide): radioaktive Substanz, die Gammastrahlen* emittiert
Gam|ma|strah|lung *f* (Ⓔ gamma radiation): *Syn*: *γ-Strahlung*; ionisierende elektromagnetische Strahlung, die beim Zerfall von Radionukliden abgestrahlt wird; wird in Strahlendiagnostik und -therapie eingesetzt
Gam|ma|zis|mus *m* (Ⓔ gammacism): Sprachstörung, bei der „G" weggelassen oder durch „D" ersetzt wird
Gam|me|xan *nt* (Ⓔ gamma-benzene hexachloride): *Syn*: *Hexachlorcyclohexan, Lindan, Benzolhexachlorid*; äußerlich gegen Hautparasiten [Läuse] angewandtes toxisches Insektizid*
Gam|mo|pa|thie *f* (Ⓔ gammopathy): Erkrankung mit monoklonaler [**monoklonale Gammopathie**] oder polyklonaler [**polyklonale Gammopathie**] Immunglobulinvermehrung; **benigne monoklonale Gammopathien** sind häufig und nehmen mit steigendem Alter zu [1 % bei 25-Jährigen, 15 % bei 90-Jährigen]; bei ca. 20 % der Patienten kommt es im Laufe der Zeit aber zu einer Entartung des Zellklons und Ausbildung einer malignen B-Zellerkrankung [multiples Myelom*, Morbus* Waldenström, chronische lymphatische Leukämie*]; aus diesem Grund werden die benignen monoklonalen Gammopathien auch als **monoclonal gammopathies of undetermined significance** [MGUS] bezeichnet; die Abgrenzung von benignen und malignen monoklonalen Gammopathien ist häufig schwierig und manchmal sogar unmöglich; *s.a. Paraproteinämie*

Tab. G7. Differentialdiagnose von benigner monoklonaler Gammopathie [BMG] und multiplem Myelom

	BMG	Multiples Myelom
Paraproteinkonzentration	Niedrig	Meist hoch
Plasmazellinfiltration des Knochenmarks	Meist < 10%	Meist > 10%
Knochenläsionen	Keine	Bei 90% der Patienten
Knozentration der Nichtparaprotein-Immunglobuline	Normal	Bei 80% der Patienten erniedrigt
Hämoglobin	Normal	Normal bis erniedrigt
Kalzium	Normal	Normal bis erhöht

benigne monoklonale Gammopathie (Ⓔ benign monoclonal gammopathy): *s.u. Essay Non-Hodgkin-Lymphome S. 1517*
biklonale Gammopathie (Ⓔ biclonal gammopathy): *Syn*: *Doppelparaproteinämie*; Vorkommen von zwei Paraproteinen im Serum; *s.a. Paraproteinämie*
monoklonale Gammopathie unklarer Signifikanz (Ⓔ monoclonal gammopathy of unknown significance): *s.u. Essay Non-Hodgkin-Lymphome S. 1517*
Gamna: Carlo Gamna; 1866–1950; italienischer Arzt
Gamna-Gandy-Knötchen *pl* (Ⓔ Gamna-Gandy nodules): *Syn*: *Gamna-Gandy-Körperchen, Gandy-Gamna-Knötchen*; braun-gelbe, harte, verkrustete Knötchen in der Milz, seltener auch in Leber und Ovar
Ga|mo|ge|ne|se *f* (Ⓔ gamogenesis): *Syn*: *Gamogenesis, Gamogonie*; geschlechtliche Fortpflanzung durch Vereinigung von männlicher und weiblicher Keimzelle
Ga|mo|ge|ne|sis *f*: → *Gamogenese*
Ga|mo|go|nie *f*: → *Gamogenese*
ga|mo|phob *adj* (Ⓔ gamophobic): Ehefeindlichkeit/Gamophobie betreffend, durch sie gekennzeichnet
Ga|mo|pho|bie *f* (Ⓔ gamophobia): *Syn*: *Ehefeindlichkeit*; krankhafte Abneigung gegen die Ehe oder das Heiraten
Ga|mo|zyt *m*: → *Gamet*
Gamstorp: Ingrid Gamstorp; zeitgenössischer schwedische Kinderärztin (Lund)
Gamstorp-Syndrom *nt* (Ⓔ Gamstorp's disease): *Syn*: *Adynamia episodica hereditaria, periodische hyperkaliämische Lähmung*; autosomal-dominante Erkrankung mit anfalls-

G

weiser schlaffer Lähmung der Muskeln von Stamm und Extremitäten, die meist schon vor dem 20. Lebensjahr beginnt; **Klinik**: die Anfälle sind nur kurz [Minuten bis 1 Stunde] und kommen meist tagsüber vor; Kälte, Fasten und Ruhe nach körperlicher Anstrengung wirken als Auslöser; die im EKG sichtbare Verlängerung der PQ-Zeit und Abflachung der P-Welle bleiben asymptomatisch; **Therapie**: im Anfall Calciumgluconat i.v.; Carboanhydrasehemmer* zur Prophylaxe

Ganlcilclolvir *nt* (Ⓔ ganciclovir): Virustatikum*; **Anw.**: Mittel der Wahl gegen das Zytomegalievirus*; *s.a. Essay Gentransfer und Gentherapie S. 761*

Gandy: Charles Gandy; 1872–1943; amerikanischer Chirurg (Mesilla Park)

Gandy-Gamna-Knötchen *pl*: *→Gamna-Gandy-Knötchen*

Ganglaltalxie *f* (Ⓔ gait ataxia): *s.u. zerebelläre Ataxie*

Ganglauflweiltung *f*: *→Gangektasie*

Ganglekltalsie *f* (Ⓔ ductal ectasia): ***Syn***: *Gangaufweitung, Duktektasie*; Erweiterung/Dilatation eines Ausführungsganges, z.B. des Ductus* choledochus

Gangli-, gangli- *präf.*: *→Ganglio-*

Ganlglilekltolmie *f*: *→Ganglionektomie*

Ganlglilenlblolckalde *f* (Ⓔ ganglionic blockade): pharmakologische Unterbrechung der Erregungsübertragung in den vegetativen Ganglien; *s.a. Ganglienblocker*

Ganlglilenlblolcker *m* (Ⓔ ganglion-blocking agent): ***Syn***: *Ganglioplegikum*; Substanz, die die Erregungsübertragung in sympathischen und parasympathischen Ganglien unterbricht; werden heute kaum noch verwendet

Ganlglilenlentlzünldung *f*: *→Ganglionitis*

Ganlglilenlkaplsel *f* (Ⓔ capsule of ganglion): ***Syn***: *Capsula ganglii*; Kapsel um ein Nervenganglion

Ganlglilenlstrolma *nt* (Ⓔ stroma of ganglion): Stroma ganglii; *s.u. Ganglion 2.*

Ganlglilenlzelle *nt* (Ⓔ ganglion cell): ***Syn***: *Gangliozyt*; Bezeichnung für Nervenzellen* in einem Ganglion

Ganlglilenlzelllschicht *f* (Ⓔ ganglionic layer of retina): ***Syn***: *Stratum ganglionicum*; *s.u. Retina*

Ganlglilitis *f, pl* **-tilden**: *→Ganglionitis*

ganlglilitisch *adj*: *→ganglionitisch*

Ganglio-, ganglio- *präf.*: Wortelement mit der Bedeutung „Knoten/Nervenknoten/Ganglion"

Ganlglilolblast *m* (Ⓔ ganglioblast): Vorläuferzelle der Ganglienzelle

Ganlglilollylse *f* (Ⓔ gangliolysis): Auflösung/Zerfall von Ganglien

Ganlglilon *nt, pl* **-glia, -glilen** (Ⓔ **1.–2.** ganglion): **1.** ***Syn***: *Synovialzyste, Überbein*; mukoide Zystenbildung einer Gelenkkapsel oder des Sehnengleitgewebes; wird v.a. an der Streckseite des Handgelenks und am Fußrücken gefunden; muss differentialdiagnostisch von bösartigen Tumoren der Gelenkkapsel oder Sehnenscheide abgegrenzt werden; die **Therapie** besteht in chirurgischer Abtragung, allerdings haben Überbeine eine hohe Rezidivrate **2.** ***Syn***: *Nervenknoten*; Ansammlung von Nervenzellen im peripheren Nervensystem; Ganglien haben eine Kapsel [**Capsula ganglii**], die das aus Nervenzellen und zwischen ihnen liegende Bindegewebe bestehende Stroma [**Stroma ganglii**] umgibt

Ganglia aorticorenalia (Ⓔ aorticorenal ganglia): vegetative Ganglien beidseits der Aorta* abdominalis am Abgang der Nierenarterie [Arteria* renalis]

Ganglien der Auerbach-Plexus (Ⓔ Auerbach's ganglia): Nervenzellgruppen der Auerbach*-Plexus, die fälschlich als Ganglien bezeichnet werden

autonomes Ganglion: *→Ganglion autonomicum*

Ganglion autonomicum (Ⓔ autonomic ganglion): ***Syn***: *vegetatives/autonomes Ganglion*; meist aus multipolaren Nervenzellen aufgebautes Ganglion, das sympathische [**Ganglion sympathicum**] oder parasympathische [**Ganglion parasympathicum**] Fasern abgibt; vegetative Ganglien sind Teil des Grenzstranges* oder liegen prävertebral; Ansammlungen von Nervenzellen im Verlauf vegetativer Nerven oder in Eingeweidewänden werden ebenfalls als vegetative Ganglien bezeichnet; vegetative Ganglien sind die Umschaltstellen von Nervenfasern des vegetativen Systems; die in das Ganglion eintretende Fasern werden als **präganglionäre Nervenfasern** [Neurofibrae preganglionicae] bezeichnet, die umgeschalteten Fasern als **postganglionäre Nervenfasern** [Neurofibrae postganglionicae]

Ganglia cardiaca (Ⓔ cardiac ganglia): ***Syn***: *Wrisberg-Ganglien*; Ganglien des Herzgeflechtes [Plexus* cardiacus], in denen Fasern des Nervus* vagus umgeschaltet werden

Ganglion caudalis nervi glossopharyngei: *→Ganglion inferius nervi glossopharyngei*

Ganglion caudalis nervi vagi: *→Ganglion inferius nervi vagi*

Ganglion cervicale inferioris (Ⓔ inferior cervical ganglion): ***Syn***: *unteres Halsganglion*; unteres Halsganglion des Grenzstranges*; aus ihm gehen der Nervus* cardiacus cervicalis inferior und der Nervus* vertebralis hervor; ist meist mit dem obersten Brustganglion zum Ganglion* cervicothoracicum verschmolzen

Ganglion cervicale medium (Ⓔ middle cervical ganglion): ***Syn***: *mittleres Halsganglion*; mittleres Halsganglion des Grenzstranges*; oft nicht vorhanden oder nur aus kleineren Zellgruppen bestehend; gibt den Nervus* cardiacus cervicalis medius ab

Ganglion cervicale superius (Ⓔ superior cervical ganglion): ***Syn***: *oberes Halsganglion*; oberes Halsganglion des Grenzstranges*; liegt in Höhe des 2. und 3. Halswirbels hinter Arteria* carotis interna und Vena* jugularis interna; aus ihm entspringen Nervus* jugularis, Nervus* caroticus internus, Nervi* carotici externi, Nervus* cardiacus cervicalis superior und Rami laryngophagei zum Plexus* pharyngeus

Ganglion cervicothoracicum (Ⓔ cervicothoracic ganglion): ***Syn***: *Sternganglion, Ganglion stellatum, Stellatum*; durch Verschmelzung von unterem Halsganglion und 1. Brustganglion des Grenzstranges* entstandenes Ganglion; aus ihm gehen der Nervus* cardiacus cervicalis inferior, der Nervus* vertebralis und die Ansa* subclavia hervor

Ganglion ciliare (Ⓔ ciliary ganglion): ***Syn***: *Schacher-Ganglion, Ziliarganglion*; parasympathisches Ganglion hinter dem Augapfel; enthält Fasern für Ziliarmuskel [Musculus* ciliaris] und Pupillensphinkter [Musculus* sphincter pupillae]

Ganglion cochleare (Ⓔ cochlear ganglion): ***Syn***: *Corti-Ganglion, Ganglion spirale cochlearis*; Ganglion des Nervus* cochlearis im Spindelkanal der Ohrschnecke [Cochlea*]

Ganglia coeliaca (Ⓔ celiac ganglia): vegetative Ganglien des Plexus* coeliacus

Ganglion craniospinale sensorium (Ⓔ craniospinal ganglion): ***Syn***: *kraniospinales Ganglion*; Ganglion der Hirn- und Rückenmarksnerven; die kraniospinalen Ganglien liegen in den Hinterwurzeln der Spinalnerven [Ganglion* sensorium nervi spinalis] bzw. im Verlauf sensibler Hirnnerven [Ganglion* sensorium nervi cranialis]

Ganglion Gasseri: veraltet für *→Ganglion trigeminale*

Ganglion geniculatum (Ⓔ geniculate ganglion): ***Syn***: *Ganglion geniculi, Fazialisganglion, Fazialisknieganglion*; dem Fazialisknie* anliegendes Ganglion des Nervus* intermedius

Ganglion geniculi: *→Ganglion geniculatum*

Ganglion impar (Ⓔ ganglion impar): unterstes, unpaares Grenzstrangganglion

Ganglion inferius nervi glossopharyngei (Ⓔ lower ganglion of glossopharyngeal nerve): ***Syn***: *unteres Glossopharyngeusganglion, Ganglion caudalis nervi glossopharyngei*; unmittelbar unterhalb des Foramen* jugulare liegendes Ganglion des Nervus* glossopharyngeus

Ganglion inferius nervi vagi (Ⓔ lower ganglion of vagus nerve): ***Syn***: *unteres Vagusganglion*; unmittelbar unterhalb des Foramen* jugulare liegendes Ganglion des Nervus* vagus

Ganglia intermedia (Ⓔ intermediate ganglia): kleine Nervenzellansammlungen in den Rami* communicantes grisei

intramurales Ganglion (Ⓔ intramural ganglion): in der Eingeweide- oder Gefäßwand liegendes vegetatives Ganglion

kraniospinales Ganglion: →*Ganglion craniospinale sensorium*

Ganglia lumbalia (Ⓔ lumbar ganglia): ***Syn***: *lumbale Grenzstrangganglien, Lumbalganglien des Grenzstranges*; *s.u. Grenzstrang*

Ganglion mesentericum inferius (Ⓔ inferior mesenteric ganglion): prävertebrales vegetatives Ganglion am Anfang der Arteria* mesenterica inferior

Ganglion mesentericum superius (Ⓔ superior mesenteric ganglion): prävertebrales vegetatives Ganglion am Anfang der Arteria* mesenterica inferior

Ganglion oticum (Ⓔ otic ganglion): ***Syn***: *Arnold-Ganglion*; autonomes Ganglion in der Fossa* infratemporalis unter dem Foramen* ovale; versorgt u.a. die Ohrspeicheldrüse

Ganglion parasympathicum (Ⓔ parasympathetic ganglion): ***Syn***: *parasympathisches Ganglion, Parasympathikusganglion*; vegetatives, i.d.R. in unmittelbarer Nähe des Erfolgsorgans liegendes Ganglion des Parasympathikus*

parasympathisches Ganglion: →*Ganglion parasympathicum*

paravertebrale Ganglien: →*Ganglia trunci sympathetici*

Ganglia pelvica (Ⓔ pelvic ganglia): ***Syn***: *Beckenganglien*; parasympathische Ganglien des kleinen Beckens, die die Nervi* splanchnici pelvici abgeben

Ganglia phrenica (Ⓔ phrenic ganglia): vegetative Ganglien zu beiden Seiten der Aorta* abdominalis direkt unter dem Durchtritt durch das Zwerchfell

prävertebrale Ganglien (Ⓔ prevertebral ganglia): Bezeichnung für sympathische Ganglien, die nicht zum Grenzstrang [Truncus* sympathicus] gehören; liegen i.d.R. vor der Wirbelsäule und in der Umgebung der großen Bauchgefäße [z.B. Ganglion mesentericum inferius und superius]

Ganglion pterygopalatinum (Ⓔ pterygopalatine ganglion): ***Syn***: *Meckel-Ganglion*; parasympathisches Ganglion der Fossa* pterygopalatina, das u.a. die Tränendrüse und die Drüsen der Nasen- und Gaumenschleimhaut versorgt

Ganglia renalia (Ⓔ renal ganglia): vegetative Ganglien des Plexus* renalis

Ganglion rostralis nervi glossopharyngei: →*Ganglion superius nervi glossopharyngei*

Ganglion rostralis nervi vagi: →*Ganglion superius nervi vagi*

Ganglia sacralia (Ⓔ sacral ganglia): ***Syn***: *sakrale Grenzstrangganglien, Sakralganglien des Grenzstranges*; *s.u. Grenzstrang*

Ganglion semilunare: veraltet für →*Ganglion trigeminale*

Ganglion semilunare Gasseri: veraltet für →*Ganglion trigeminale*

Ganglion sensorium nervi cranialis (Ⓔ sensory ganglion of cranial nerve): ***Syn***: *Hirnnervenganglion*; im Verlauf sensibler Hirnnerven auftretendes Ganglion* craniospinale sensorium

Ganglion sensorium nervi spinalis: →*Spinalganglion*

Ganglion spirale cochleae: →*Ganglion cochleare*

Ganglion stellatum: →*Ganglion cervicothoracicum*

Ganglion sublinguale (Ⓔ sublingual ganglion): parasympathisches Ganglion; versorgt u.a. die Unterzungendrüse

Ganglion submandibulare (Ⓔ submandibular ganglion): ***Syn***: *Faesebeck-Ganglion, Blandin-Ganglion*; parasympathisches Ganglion, das u.a. Unterkieferdrüse, Unterzungendrüse und Zungendrüsen versorgt

Ganglion superius nervi glossopharyngei (Ⓔ superior ganglion of glossopharyngeal nerve): ***Syn***: *Müller-Ganglion, Ehrenritter-Ganglion, oberes Glossopharyngeusganglion, Ganglion rostralis nervi glossopharyngei*; im Foramen* jugulare liegendes oberes Ganglion des Nervus* glossopharyngeus

Ganglion superius nervi vagi (Ⓔ superior ganglion of vagus nerve): ***Syn***: *oberes Vagusganglion, Ganglion rostralis nervi vagi*; im Foramen* jugulare liegendes oberes Ganglion des Nervus* vagus

sympathetisches Ganglion: →*Ganglion sympathicum*

Ganglion sympathicum (Ⓔ sympathetic ganglion): ***Syn***: *sympathisches Ganglion, Sympathikusganglion*; die Ganglien des Sympathikus* bilden den Grenzstrang [Truncus* sympathicus] und prävertebrale vegetative Ganglien; sie enthalten die postganglionären Neurone sowie prä- und postganglionäre Nervenfasern

Ganglion terminale (Ⓔ terminal ganglion): ***Syn***: *terminales Ganglion*; Ganglienzellgruppen im Verlauf des Nervus* terminalis

terminales Ganglion: →*Ganglion terminale*

Ganglia thoracica (Ⓔ thoracic ganglia): ***Syn***: *thorakale Grenzstrangganglien, Brustganglien des Grenzstranges*; *s.u. Grenzstrang*

Ganglion thoracicum splanchnicum (Ⓔ splanchnic thoracic ganglion): kleines Ganglion auf dem Nervus* splanchnicus major in Höhe des 12. Brustwirbels

Ganglion trigeminale (Ⓔ trigeminal ganglion): ***Syn***: *Gasser-Ganglion*; am Felsenbein liegendes sensibles Ganglion des Nervus* trigeminus

Ganglia trunci sympathetici (Ⓔ sympathetic trunk ganglia): ***Syn***: *Grenzstrangganglien, paravertebrale Ganglien*; Kette sympathischer Ganglien, die durch die **Rami interganglionares** zum **Grenzstrang** verbunden werden; sie bestehen aus meist multipolaren Nervenzellen, die von Mantelzellen umgeben werden; *s.a. Grenzstrang*

Ganglion tympanicum (Ⓔ tympanic ganglion): ***Syn***: *Intumescentia tympanica*; Verdickung [Pseudoganglion] des Nervus* tympanicus

vegetatives Ganglion: →*Ganglion autonomicum*

Ganglion vertebrale (Ⓔ vertebral ganglion): vor der Arteria* vertebralis liegendes kleines Ganglion zwischen Ganglion cervicale medium und inferioris

Ganglion vestibulare (Ⓔ vestibular ganglion): ***Syn***: *Scarpa-Ganglion, Rosenthal-Ferré-Ganglion*; im Boden des inneren Gehörgangs liegendes Ganglion des vestibulären Teils des VIII. Hirnnerven

Ganglion viscerale: veraltet für →*Ganglion autonomicum*

gan|gli|o|när *adj* (Ⓔ ganglionic): Ganglion betreffend

Gan|gli|o|nek|to|mie *f* (Ⓔ **1.–2.** ganglionectomy): **1.** ***Syn***: *Ganglionexzision, Gangliektomie*; Entfernung eines Überbeins [Ganglion] **2.** ***Syn***: *Gangliektomie*; Entfernung eines Nervenganglions

Gan|gli|on|ent|zün|dung *f*: →*Ganglionitis*

Gan|gli|o|neu|rom *nt* (Ⓔ gangliocytoma): ***Syn***: *Gangliozytom*; von den Ganglienzellen ausgehender gutartiger Tumor; tritt v.a. bei jungen Frauen [20–30 Jahre] in den Nebennieren auf; wächst lokal verdrängend; **Therapie**: chirurgische Entfernung

Gan|gli|on|ex|zi|si|on *f* (Ⓔ ganglionectomy): ***Syn***: *Gangliektomie, Ganglionektomie*; Entfernung eines Überbeins [Ganglion]

Gan|gli|o|ni|tis *f, pl* **-ti|den** (Ⓔ ganglionitis): ***Syn***: *Ganglionentzündung, Ganglienentzündung, Gangliitis*; Entzündung eines Nervenganglions; z.B. die akute, parainfektiöse Entzündung des Ziliarganglions [**Ganglionitis ciliaris**] mit Pupillotonie* und Störung der Akkommodation

gan|gli|o|ni|tisch *adj* (Ⓔ ganglionitic): ***Syn***: *gangliitisch*; Ganglionitis betreffend, von ihr betroffen oder gekennzeichnet

Gan|gli|o|ple|gi|kum *nt, pl* **-ka**: →*Ganglienblocker*

gan|gli|o|ple|gisch *adj* (Ⓔ ganglionoplegic): ganglienblockend

Gan|gli|o|si|de *pl* (Ⓔ gangliosides): in der weißen und grauen Hirnsubstanz vorkommende Sphingolipide* mit Aminozuckern und Sialinsäure [*Abb. G8*]

Gan|gli|o|si|do|se *f* (Ⓔ gangliosidosis): genetisch determinierte, zu den Sphingolipidosen* gehörende Speicherkrankheit* mit Einlagerung von Gangliosiden in das Zentralnervensystem und andere Organe; s.a. *GM_1-Gangliosidose, GM_2-Gangliosidose*

Gan|gli|o|zyt *m*: →*Ganglienzelle*

Gan|gli|o|zy|tom *nt*: →*Ganglioneurom*

Gan|go|sa *f* (Ⓔ gangosa): ***Syn***: *Rhinopharyngitis mutilans*; im Verlauf der Frambösie* auftretende Zerstörung von Knochen- und Knorpelgewebe mit Mutilation von Nase und Oberlippe

Gan|grae|na *f*: →*Gangrän*

Gangraena arteriosclerotica: →*arteriosklerotische Gangrän*

Gangraena congelationis (Ⓔ third degree frostbite): ***Syn***: *Kältebrand*; Erfrierung 4. Grades; *s.u. Congelatio*

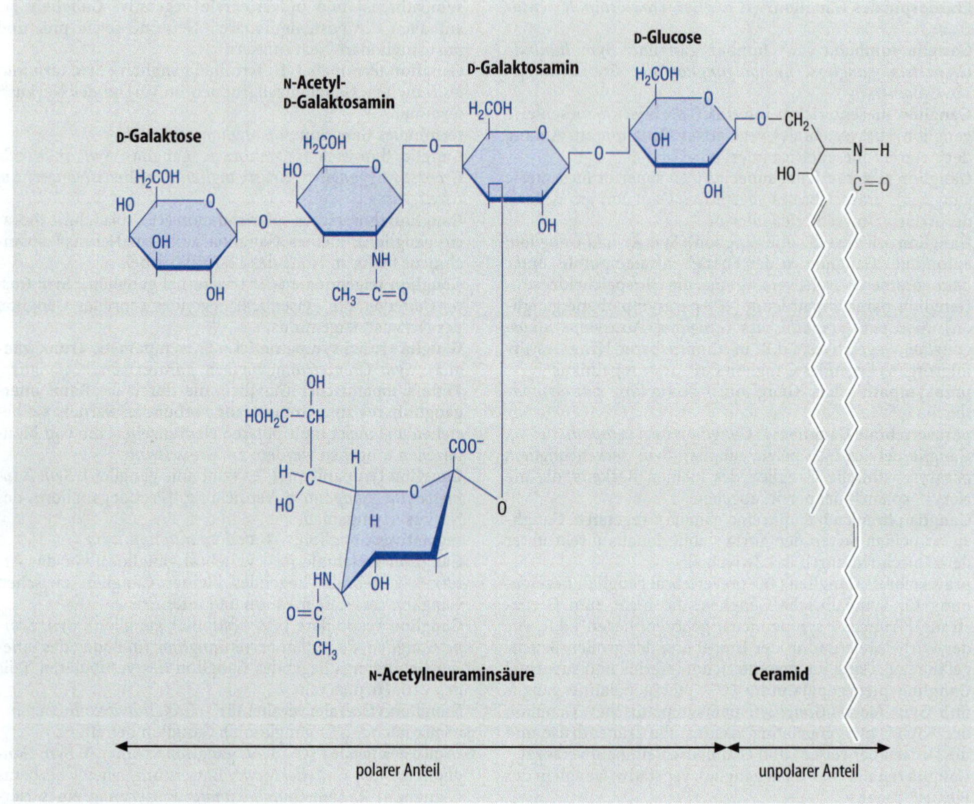

Abb. G8. Struktur des Gangliosids GM_1

Gangraena emphysematosa: *→ Gasbrand*

Gangraena pulmonis (Ⓔ pulmonary gangrene): ***Syn***: *Lungenbrand, Lungengangrän*; herdförmige oder diffuse Gangrän des Lungengewebes, die als Sekundärinfektion von Bronchiektasen oder aus einem Abszess entsteht

Ganlgrän *f* (Ⓔ gangrene): ***Syn***: *Brand, gangräne Nekrose, Gangraena*; Gewebeuntergang mit Nekrose*, Autolyse und schwärzlicher Verfärbung; bei Infektion mit Fäulniserregern spricht man von **feuchter Gangrän**, bei eingetrockneter Nekrose von **trockener Gangrän**

arteriosklerotische Gangrän (Ⓔ arteriosclerotic gangrene): ***Syn***: *Gangraena arteriosclerotica*; durch arteriosklerotische Veränderungen hervorgerufene Gangrän

gramnegative anaerobe kutane Gangrän (Ⓔ synergistic necrotizing fasciitis): ***Syn***: *synergistische nekrotisierende Fasziitis*; klinisch nicht von der nekrotisierenden Fasziitis* unterscheidbare Mischinfektion durch Streptokokken und gramnegative Keimen [Escherichia* coli, Klebsiella*, Proteus*]; **Therapie**: hoch dosierte Antibiotika [Clindamycin*, kombiniert mit Cefuroxim* und Quinolonen], chirurgische Abtragung der nekrotischen Gewebe

infektiöse Gangrän des Mundes: *→ Noma*

postthrombotische Gangrän (Ⓔ thrombotic gangrene): im Anschluss an eine Thrombose auftretende Gangrän; v.a. am Unterschenkel nach tiefer Beinvenenthrombose

ganlgrälnös *adj* (Ⓔ gangrenous): Gangrän betreffend, mit einer Gangrän, in Form einer Gangrän

Galnolblast *m* (Ⓔ ganoblast): ***Syn***: *Zahnschmelzbildner, Adamantoblast, Ameloblast*; den Zahnschmelz bildende Zelle

Galnolblasltom *nt* (Ⓔ enameloblastoma): ***Syn***: *Adamantinom, Ameloblastom*; meist im Unterkiefer auftretende zystische Geschwulst, die von Epithelresten ausgeht; neigt nach Resektion zu Rezidiven, bildet aber keine Metastasen

Gänlselfinlgerlkraut *nt* (Ⓔ silverweed): ***Syn***: *Potentilla anserina*; Kraut aus der Familie der Rosengewächse [Rosaceae]; verwendet werden frische oder getrocknete Blätter und Blüten [**Potentillae anserinae herba**]; sie enthalten v.a. Gerbstoffe*, Flavonoide* und Leukoanthocyanidine; **Anw.**: Aufgüsse und Galenika innerlich bei Dysmenorrhoe*, akuten Durchfallerkrankungen und Entzündungen im Mund- und Rachenbereich; traditionell bei Darmkoliken, Blähungen, Meteorismus*; auch als Blutstillungsmittel [Hämostyptikum]; in der Homöopathie bei Magen-Darm-Krämpfen, Gastritis* und Dysmenorrhoe*

Gänlselfuß *m*: *→ Pes anserinus*

Gänlselgurlgellarltelrilen *pl* (Ⓔ trachea-like arteries): *s.u. Mönckeberg-Mediasklerose*

Gänlselhaut *f* (Ⓔ goose flesh): ***Syn***: *Cutis anserina*; durch Kältreize und psychische oder emotionale Faktoren kommt es einem reflektorischen Aufrichten der Haare und spitzen Vorspringen der Haarfollikel

Ganser: Sigbert Ganser; 1853–1931; deutscher Psychiater (Dresden)

Ganser-Syndrom *nt* (Ⓔ Ganser's syndrome): ***Syn***: *Pseudodemenz, Scheinblödsinn, Zweckpsychose, pseudodementes Syndrom*; schwer von Simulation zu unterscheidendes Vorkommen von Vorbeireden, Vorbeihandeln und Nichtwissenwollen; wurde ursprünglich bei Häftlingen beschrieben [**Gefängnispsychose**], die als geisteskrank entlassen werden wollten, kann aber auch organische Ursachen haben

Ganzlheitslmeldilzin *f* (Ⓔ holistic medicine): ***Syn***: *holistische Medizin*; Richtung der Medizin, die versucht, den Patienten in seiner seelisch-körperlichen Gesamtheit und in der Interaktion mit seiner Umwelt zu sehen; im Gegensatz zur Schulmedizin wird auf die Subjektivität und Individualität von Symptomen und Reaktionen in Diagnose und Therapie Rücksicht genommen

Ganzlkeimlvaklzilne *f* (Ⓔ pertussis vaccine): ***Syn***: *P-Vakzine*;

s.u. Pertussisimpfung

Ganzkörper-Computertomographie *f*: →*Ganzkörpertomographie*

Ganz|kör|per|ple|thys|mo|gra|phie *f* (Ⓔ body plethysmography): ***Syn***: *Ganzkörperplethysmografie, Body-Plethysmographie, Body-Plethysmografie, Körperplethysmographie, Körperplethysmografie*; Plethysmographie*, bei der der Proband in einer luftdicht-abgeschlossenen Kabine sitzt und durch einen Pneumotachographen* atmet; das Verfahren misst Atemwegswiderstände und intrathorakale Lungenvolumina*

Ganz|kör|per|szin|ti|gra|phie *f* (Ⓔ total body scintigraphy): ***Syn***: *Ganzkörperszintigrafie*; Szintigraphie* des gesamten Körpers, z.B. bei der Tumordiagnostik

Ganz|kör|per|to|mo|gra|phie *f* (Ⓔ whole body tomography): ***Syn***: *Ganzkörpertomografie, Ganzkörper-Computertomographie, Ganzkörper-Computertomografie*; Computertomographie* des gesamten Körpers; meist werden aber nur Brustkorb und Abdomen dargestellt

GAP *Abk.*: **1.** →*Glycerinaldehyd-3-phosphat* **2.** GTFase-aktivierendes Protein

GAPD *Abk.*: Glycerinaldehyd-3-phosphatdehydrogenase

GAPDH *Abk.*: Glycerinaldehyd-3-phosphatdehydrogenase

gap junction *nt*: erlaubt den direkten Fluss von Strom von einer Zelle zur nächsten; *s.u. elektrische Synapse*

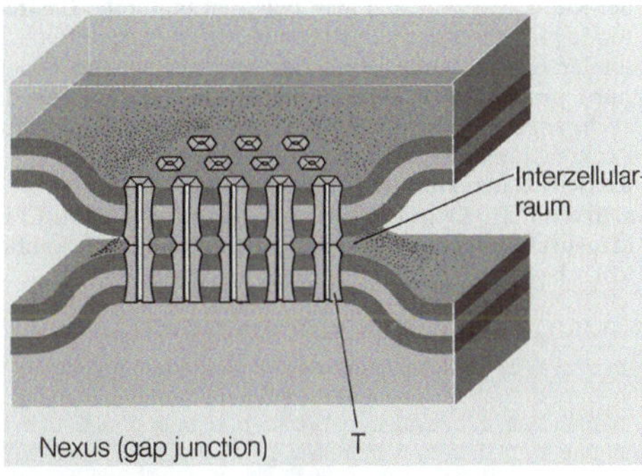

Abb. G9. Gap junction

GAR *Abk.*: Glycinamidribonucleotid

Garcin: Raymond Garcin; 1897–1971; französischer Neurologe (Paris)

Garcin-Guilain-Syndrom *nt*: →*Garcin-Syndrom*

Garcin-Syndrom *nt* (Ⓔ Garcin's syndrome): ***Syn***: *Garcin-Guilain-Syndrom, Halbbasissyndrom*; Halbseitenlähmung aller Hirnnerven* bei Krankheitsprozessen [z.B. basale Meningitis*] oder Traumen im Bereich einer Hälfte der Schädelbasis

Gardner: **1.** Eldon John Gardner; amerikanischer Genetiker (Logen) im 20. Jahrhundert **2.** W. J. Gardner; amerikanischer Arzt im 20. Jahrhundert **3.** Herman L. Gardner; amerikanischer Gynäkologe im 20. Jahrhundert **4.** Frank H. Gardner; amerikanischer Kinderarzt (Boston) im 20. Jahrhundert

Gardner-Diamond-Syndrom *nt*: →*Syndrom der blauen Flecken*

Gardner-Syndrom *nt* (Ⓔ **1.–2.** Gardner's syndrome): **1.** ***Syn***: *hereditäre Adenomatosis*; autosomal-dominante mesenchymale Dysplasie mit intestinaler Polypose* sowie Osteomen*, Atheromen*, Fibromen* und Sebozystadenomen*; bei ca. 50 % Entartung der Polypen **2.** ätiologisch ungeklärte pseudomembranöse Entzündung der Scheidenschleimhaut [**Colpitis ulcerosa**], die zu narbiger Scheidenschrumpfung führt

Gard|ner|beiß *m*: →*Trombidiose*

Gard|ne|rel|la va|gi|na|lis *f* (Ⓔ Gardnerella vaginalis): gramnegatives oder gramlabiles Stäbchenbakterium, das bei Entzündungen der Scheide [Aminkolpitis*] und Harnröhre gefunden wird

Gar|gal|ä|sie *f* (Ⓔ gargalesthesia): ***Syn***: *Gargalästhesie*; Kitzelgefühl

Gar|gal|äs|the|sie *f* (Ⓔ gargalesthesia): ***Syn***: *Gargaläsie*; Kitzelgefühl

Gar|goy|lis|mus *m* (Ⓔ gargoylism): ***Syn***: *Wasserspeiergesicht*; typische Gesichtsveränderung, z.B. beim Pfaundler*-Hurler-Syndrom

Gar|li|cin *nt* (Ⓔ garlicin): im Knoblauch [Allium* sativum] vorkommendes Antibiotikum ungeklärter Struktur

Garré: Karl Garré; 1857–1928; deutscher Chirurg (Rostock)

Garré-Osteomyelitis *f* (Ⓔ Garré's osteomyelitis): ***Syn***: *nicht-eitrige Osteomyelitis, sklerosierende Osteomyelitis, Garré-Krankheit, Osteomyelitis sicca Garré*; i.d.R. abakterielle Entzündung der Diaphysen der langen Röhrenknochen, die zu Sklerosierung und Verkleinerung der Markhöhle führt; **Therapie**: Aufbohren des Markraums und Entfernung aller Herde

Gar|ru|li|tas vul|vae *f* (Ⓔ flatus vaginalis): ***Syn***: *Flatus vaginalis*; hörbares Entweichen von Luft aus der Scheide

Gar|ten|boh|ne *f* (Ⓔ bean): ***Syn***: *Phaseolus vulgaris*; einjährige Pflanze aus der Familie der Schmetterlingsblütler [Fabaceae]; verwendet werden die getrockneten Bohnen [**Phaseoli semen**] sowie die getrockneten Fruchtwände [**Phaseoli fructus sine semine, Phaseoli pericarpium**]; sie enthalten u.a. Phaseolin, Phytoalexine, Aminosäuren und Flavonoide* sowie Phytagglutinin und Phasin [nur in der Bohne]; **Anw.**: traditionell bei Gicht*, Rheuma, Nierenleiden, Harnsteinen, Herzerkrankungen; in der Homöopathie v.a. als Diuretikum*, bei Nieren- und Blasenleiden, Gicht, Rheuma und Hexenschuss oder Ischias

Gar|ten|rau|te *f*: →*Raute*

Gartner: Hermann Treschow Gartner; 1785–1827; dänischer Anatom (Kopenhagen)

Gartner-Gang *m* (Ⓔ Gartner's canal): ***Syn***: *Ductus longitudinalis epoophori*; Längsgang des Epoophorons*; Rest des Wolff*-Gangs der Urniere

Gartner-Gang-Zyste *f* (Ⓔ Gartner's cyst): meist im seitlichen oberen Drittel der Scheidenwand liegende Vaginalzyste*; sind meist asymptomatisch, können aber als große Zysten imponieren und eine Zystozele* vortäuschen; **Therapie**: Ausschneidung bei Beschwerden

Gärtner: August Gärtner; 1848–1934; deutscher Arzt

Gärtner-Bazillus *m* (Ⓔ Gärtner's bacillus): Erreger einer akuten Gastroenteritis*; *s.a. Salmonella*

Gärt|ner|mi|kro|spo|rie *f*: *s.u. Microsporum gypseum*

Gä|rung *f* (Ⓔ fermentation): ***Syn***: *Fermentierung*; enzymatischer Abbau von Glucose*; entsteht als Endprodukt Lactat*, spricht man von **Milchsäuregärung**, wird Ethanol* gebildet von **alkoholischer Gärung**; *s.a. Glykolyse, Essay Bakterien S. 217*

GAS *Abk.*: **1.** →*Gastroenterologie* **2.** generalisierte Arteriosklerose **3.** Gruppe A-Streptokokken

Gas-Adsorptionschromatographie *f* (Ⓔ gas-solid chromatography): ***Syn***: *Gas-Adsorptionschromatografie*; *s.u. Gaschromatographie*

Gas|a|na|ly|se *f*: →*Blutgasanalyse*

Gas|brand *m* (Ⓔ gas gangrene): ***Syn***: *Gasgangrän, Gasödem, Gasphlegmone, malignes Ödem, Emphysema septicum/malignum, Oedema malignum, Gangraena emphysematosa*; durch Clostridium* perfringens Typ A und andere Clostridienarten verursachte, meldepflichtige, schwere Wundinfektion, die durch hochgradige Toxämie und ausgedehnte Ödem- und/oder Gasbildung gekennzeichnet ist; von manchen Autoren wird die Bezeichnung Gasbrand oder Gasödem für nekrotisierende Entzündungen oberhalb der Faszien verwendet, während die Gasgangrän zusätzlich Myonekrosen aufweist

die Kontamination der Wunde kann exogen [z.B. durch Staub] oder endogen durch die physiologische Bakterienflora erfolgen; die Infektion kann aber nur entstehen, wenn anaerobe Bedingungen herrschen; daher erhöhen schlecht durchblutete oder verschmutzte Wunden, große Wundhöhlen und Fremdkörper im Gewebe das Risiko einer Entstehung; **Klinik**: ca. 2 Tage nach Infektion kommt es zu heftigen Schmerzen und schweren toxischen Symptomen [Fieber, Blutdruckabfall, Schock, Nierenversagen]; die Haut über der Wunde ist geschwollen und bräunlich-livide verfärbt; bei Palpation kann ein Knistern gefühlt werden; auf Druck entleert sich ein faulig-riechendes Sekret, das von Gasblasen durchsetzt ist; **Diagnose**: basiert auf Klinik und Anamnese; die Erreger können mikroskopisch [Gramfärbung] im Wundsekret dargestellt werden; **Therapie**: unverzügliche Wundrevision mit Entfernung des nekrotischen Gewebes; hoch dosiertes Penicillin G; evtl. hyperbare Sauerstofftherapie

Gas|brand|ba|zil|len *pl* (Ⓔ gas bacillus): ***Syn***: *Gasödembazillen, Gasbrandclostridien*; Clostridium* perfringens und andere Clostridienarten, die Gasbrand verursachen können

Gas|brand|clos|tri|di|en *pl*: *→Gasbrandbazillen*

Gas|brust *f*: *→Pneumothorax*

Gas|chro|ma|to|gra|phie *f* (Ⓔ gas chromatography): ***Syn***: *Gaschromatografie*; Form der Chromatographie*, bei der Gase oder leicht flüchtige Flüssigkeiten mit Hilfe eines inerten Trägergases über die Trennsäule geleitet werden; je nach Sorptionsmittel unterscheidet man **Gas-Adsorptionschromatographie** [festes Adsorptionsmittel] und **Gas-Flüssigkeitschromatographie** [flüssiges Sorptionsmittel]

Gas|em|bo|lie *f*: *→Luftembolie*

Gas-Flüssigkeitschromatographie *f* (Ⓔ gas-liquid chromatography): ***Syn***: *Gas-Flüssigkeitschromatografie*; *s.u. Gaschromatographie*

Gas|gan|grän *f*: *→Gasbrand*

Gas|ge|misch, al|ve|o|lä|res *nt*: *→Alveolarluft*

Gas|ö|dem *nt*: *→Gasbrand*

Gas|ö|dem|ba|zil|len *pl*: *→Gasbrandbazillen*

Gas|phleg|mo|ne *f*: *→Gasbrand*

Gasser: Conrad Gasser; 1912–1982; schweizer Kinderarzt (Zürich)

Gasser-Ganglion *nt* (Ⓔ Gasser's ganglion): ***Syn***: *Ganglion trigeminale*; am Felsenbein liegendes sensibles Ganglion des Nervus* trigeminus

Gasser-Syndrom *nt* (Ⓔ **1.–2.** Gasser's syndrome): **1.** vorwiegend im Kindesalter auftretende Mikroangiopathie* der Nierengefäße mit Niereninsuffizienz **2.** *→hämolytisch-urämisches Syndrom*

Gas|ter *f*: *→Magen*

Gas|ther|mo|me|ter *nt* (Ⓔ gas thermometer): mit Gas gefülltes Thermometer*; misst entweder die Volumenveränderung bei konstantem Druck oder die Druckveränderung bei konstantem Volumen

Gastr-, gastr- *präf.*: *→Gastro-*

Gas|tra|de|ni|tis *f*, *pl* **-ti|den** (Ⓔ gastradenitis): ***Syn***: *Magendrüsenentzündung, Gastroadenitis, Gastritis glandularis*; Entzündung der Magendrüsen; *s.a. Gastritis*

gas|tra|de|ni|tisch *adj* (Ⓔ gastradenitic): ***Syn***: *gastroadenitisch*; Magendrüsenentzündung/Gastradenitis betreffend, von ihr betroffen oder gekennzeichnet

gas|tral *adj* (Ⓔ gastric): ***Syn***: *gastrisch*; Magen betreffend

Gas|tral|gie *f* (Ⓔ gastralgia): ***Syn***: *Gastrodynie, Magenschmerz(en)*; Schmerzen im Magen oder der Magengegend

Gas|trek|ta|sie *f* (Ⓔ gastrectasia): ***Syn***: *Magenerweiterung*; akute oder chronische Erweiterung des Magens bei Verschluss des Magenausgangs oder Atonie der Magenmuskulatur

Gas|trek|to|mie *f* (Ⓔ gastrectomy): ***Syn***: *Magenentfernung, totale Magenresektion*; operative Entfernung des Magens; in der Klinik unterscheidet man zwischen **subtotaler Gastrektomie** [4/5-Resektion; *s.a. Magenresektion nach Billroth II*], **totaler Gastrektomie** [Resektion von Magen und Omentum* minus] und **erweiterter totaler Gastrektomie**, bei der auch angrenzende Strukturen [z.B. unterer Ösophagus, Pankreas] reseziert werden; *s.a. Magenersatz*

partielle Gastrektomie: *→Magenresektion*

Gas|tri|ci|sin *nt* (Ⓔ gastricsin): ***Syn***: *Gastricsin, Pepsin C*; im Magensaft vorkommendes proteolytisches Enzym; wandelt lösliches Casein* in unlösliches Paracasein* um

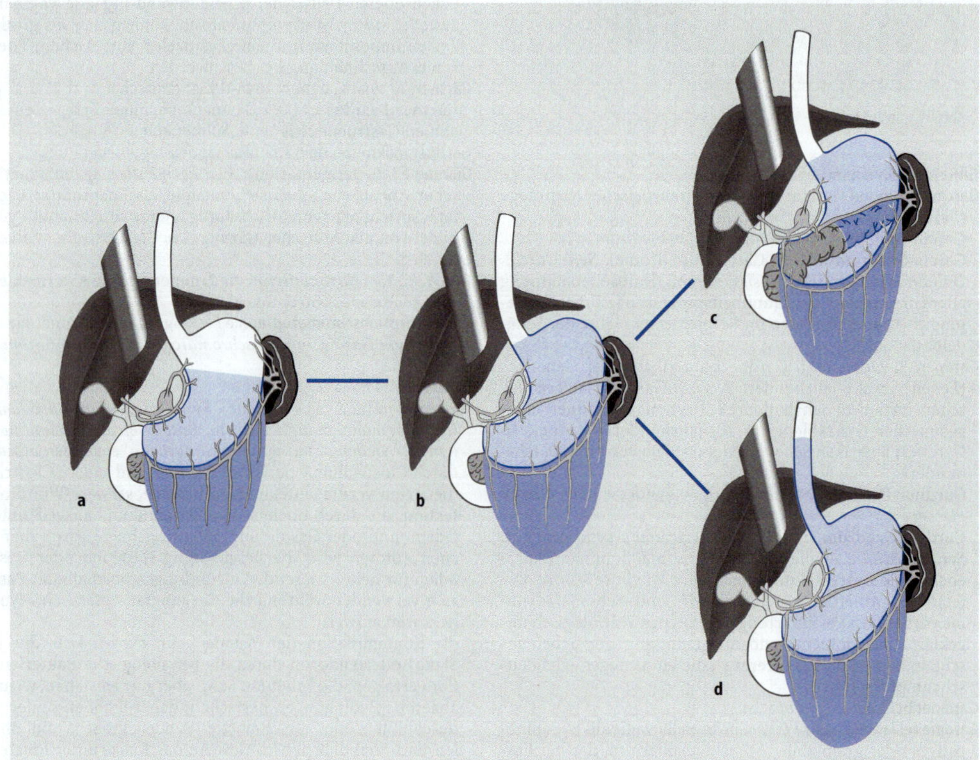

Abb. G10. Resektionsausmaß bei Magenkarzinom. **a** subtotale Magenresektion, **b** totale Magenresektion, **c** erweiterte totale Magenresektion mit Pankreaslinksresektion und Splenektomie, **d** transmediastinal erweiterte totale Magenresektion unter Mitnahme des distalen Ösophagus

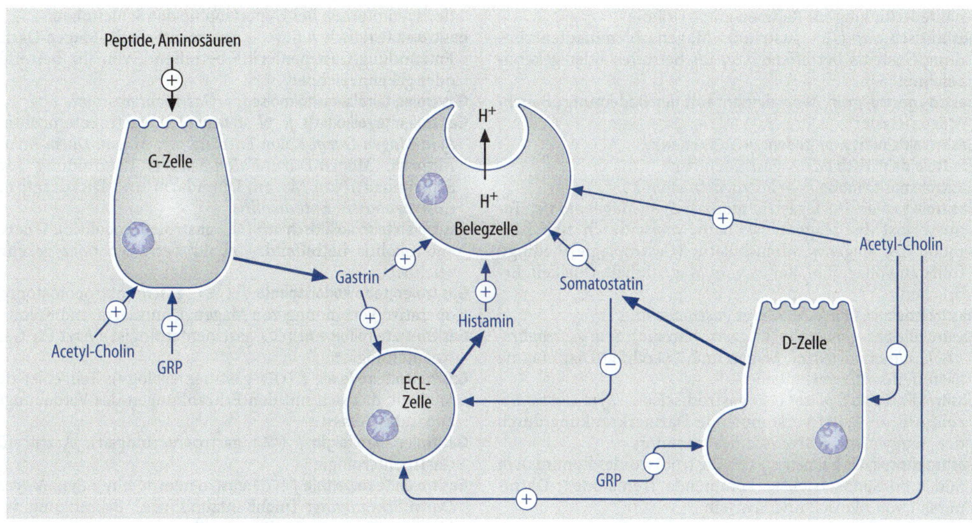

Abb. G11. Rolle von Gastrin in der Regulation der Salzsäureproduktion

Gas|tri|cis|in *nt*: → *Gastricisin*

Gas|trin *nt* (Ⓔ gastrin): in der Antrumschleimhaut gebildetes Gewebehormon, das die Salzsäuresekretion des Magens anregt und ein wichtiges Glied der Regulationskette der Säurebildung des Magens ist

Gas|tri|nom *nt* (Ⓔ gastrinoma): Gastrin-bildender Tumor des Magen-Darm-Traktes; Ursache des Zollinger*-Ellison-Syndroms

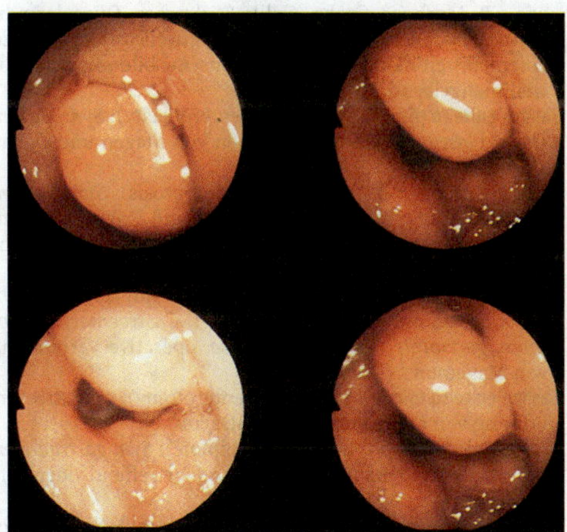

Abb. G12. Duodenales Gastrinom bei Zollinger*-Ellison-Syndrom

Gas|trin|zel|len *pl* (Ⓔ G cells): *Syn*: *G-Zellen*; gastrinbildende Zellen finden sich in der Magenschleimhaut, der Schleimhaut von Duodenum und Jejunum und im Pankreas

gas|trisch *adj*: → *gastral*

Gas|tri|tis *f, pl* **-ti|den** (Ⓔ gastritis): *Syn*: *Magenkatarrh, Magenkatarr, Magenschleimhautentzündung, Magenentzündung*; Entzündung der Magenschleimhaut; kann nach der Akutheit in **akute** oder **chronische Gastritiden** und Sonderformen [z.B. lymphozytäre Gastritis] unterteilt werden; nach der Lokalisation kann man **Antrumgastritis, Korpusgastritis** und **Pangastritis** unterscheiden; am gebräuchlichsten ist heute aber die Unterteilung der chronischen Gastritis in: **Gastritis Typ A** [Autoimmungastritis, die die Korpusschleimhaut gefällt], **Gastritis Typ B** [Helicobacter-pylori-Gastritis der Antrumschleimhaut], **Gastritis Typ A/B** [Mischform von A und B mit Befall von Antrum- und Korpusschleimhaut] und **Gastritis Typ C** [chemisch bedingte Gastritis, v.a. bei Gallereflux]

akute Gastritis (Ⓔ acute gastritis): auf die Schleimhautoberfläche begrenzte akute Entzündung unterschiedlicher Genese [Alkohol, Medikamente, Viren, Bakterien]; ist durch Bauchschmerzen und Erbrechen gekennzeichnet; **Diagnose**: Gastroskopie*, evtl. mit Biopsie; **Therapie**: Nahrungskarenz, Ausschaltung der auslösenden Noxe, bei Helicobacter* pylori Eradikationstherapie

atrophische Gastritis: → *chronisch-atrophische Gastritis*

atrophisch-hyperplastische Gastritis (Ⓔ atrophic-hyperplastic gastritis): Variante der chronisch-atrophischen Gastritis* mit Verdickung der Schleimhaut

chronisch-atrophische Gastritis (Ⓔ chronic atrophic gastritis): *Syn*: *atrophische Gastritis*; meist im Antrum beginnende chronische Magenentzündung mit Atrophie der Schleimhaut; wird am häufigsten durch Helicobacter* pylori verursacht [Gastritis Typ B]; daneben kommen noch die Autoimmungastritis* [Gastritis Typ A] und Sonderformen mit unbekannter Ätiologie vor

chronisch-follikuläre Gastritis (Ⓔ chronic follicular gastritis): Variante der chronisch-atrophischen Gastritis mit Proliferation der mukösen und submukösen Lymphfollikel

Gastritis corrosiva (Ⓔ corrosive gastritis): *Syn*: *Ätzgastritis*; durch Säuren oder Laugen hervorgerufene Magenschleimhautentzündung

Gastritis erosiva (Ⓔ erosive gastritis): *Syn*: *erosive Gastritis*; Gastritis mit Erosion der Schleimhaut

erosive Gastritis: → *Gastritis erosiva*

follikuläre Gastritis (Ⓔ follicular gastritis): chronische Gastritis, deren Erscheinungsbild von einer Hyperplasie der submukösen Lymphfollikel geprägt wird

Gastritis glandularis: → *Gastradenitis*

Gastritis haemorrhagica (Ⓔ hemorrhagic gastritis): *Syn*: *hämorrhagische Gastritis*; erosive Gastritis mit Schleimhautblutungen

hämorrhagische Gastritis: → *Gastritis haemorrhagica*

Gastritis phlegmonosa (Ⓔ phlegmonous gastritis): *Syn*: *phlegmonöse Gastritis*; Gastritis mit flächenhafter eitriger Infiltration von Magenschleimhaut und Magenwand

phlegmonöse Gastritis: → *Gastritis phlegmonosa*

Gastritis polyposa (Ⓔ polypous gastritis): hypertrophische Gastritis mit polypoider Wucherung der Schleimhaut

pseudomembranöse Gastritis (Ⓔ pseudomembranous gastritis): akute Gastritis mit Ausbildung fibrinöser Pseudomembranen

urämische Gastritis (Ⓔ uremic gastritis): Magenschleimhautentzündung im Rahmen einer Urämie*

gas|tri|tisch *adj* (Ⓔ gastritic): Magenschleimhautentzündung/Gastritis betreffend, von ihr betroffen oder gekennzeichnet

Gastro-, gastro- *präf.*: Wortelement mit der Bedeutung „Bauch/Magen/Gaster"

Gas|tro|ade|ni|tis *f, pl* **-ti|den**: *→ Gastradenitis*

gas|tro|ade|ni|tisch *adj*: *→ gastradenitisch*

Gas|tro|anas|to|mo|se *f*: *→ Gastrogastrostomie*

Gas|tro|ato|nie *f* (Ⓔ gastric atonia): ***Syn***: *Magenatonie*; Tonusverlust der Magenmuskulatur; meist durch eine Lähmung der Magenwandmuskulatur [Gastroplegie] bedingt; führt zu Völlegefühl, Reflux vom Mageninhalt, Übelkeit, Erbrechen

Gas|tro|cne|mi|us *m*: *→ Musculus gastrocnemius*

gas|tro|dia|phrag|mal *adj* (Ⓔ gastrophrenic): ***Syn***: *gastrophrenisch, phrenikogastral*; Magen und Zwerchfell/Diaphragma betreffend oder verbindend

Gas|tro|dis|ci|a|sis *f, pl* **-ses** (Ⓔ gastrodisciasis): ***Syn***: *Gastrodiscoidiasis*; in Asien vorkommende Darmerkrankung durch den Saugwurm Gastrodiscoides* hominis

Gas|tro|dis|co|i|des ho|mi|nis *f* (Ⓔ Gastrodiscoides hominis): in Süd- und Südostasien vorkommende Trematode*; Darmparasit von Mensch und Schwein

Gas|tro|dis|co|i|di|a|sis *f, pl* **-ses**: *→ Gastrodisciasis*

gas|tro|du|o|de|nal *adj* (Ⓔ gastroduodenal): Magen und Zwölffingerdarm/Duodenum betreffend oder verbindend

Gas|tro|du|o|de|na|lis *f*: *→ Arteria gastroduodenalis*

Gas|tro|du|o|de|nek|to|mie *f* (Ⓔ gastroduodenectomy): (Teil-) Entfernung von Magen und Zwölffingerdarm [Duodenum*]; *s.a. Magenresektion*

Gas|tro|du|o|de|ni|tis *f, pl* **-ti|den** (Ⓔ gastroduodenitis): Entzündung (der Schleimhaut) von Magen und Zwölffingerdarm [Duodenum*]

Gas|tro|du|o|de|no|sko|pie *f* (Ⓔ gastroduodenoscopy): endoskopische Untersuchung von Magen und Zwölffingerdarm

Gas|tro|du|o|de|no|sto|mie *f* (Ⓔ gastroduodenostomy): ***Syn***: *gastroduodenale Anastomose, Magen-Duodenum-Fistel*; operative Verbindung von Magen und Zwölffingerdarm [Duodenum*]; *s.a. Magenresektion*

Gas|tro|dy|nie *f*: *→ Gastralgie*

gas|tro|en|te|ral *adj* (Ⓔ gastrointestinal): ***Syn***: *gastrointestinal*; Magen und Darm/Intestinum betreffend

Gas|tro|en|te|ri|tis *f, pl* **-ti|den** (Ⓔ gastroenteritis): ***Syn***: *Magen-Darm-Entzündung, Magen-Darm-Katarrh, Magen-Darm-Katarr*; Entzündung (der Schleimhaut) von Magen und Dünndarm [Enteron]; häufig ist auch das Kolon mitbefallen [Gastroenterokolitis]; die weitaus häufigste Form ist die **infektiöse Gastroenteritis** durch Bakterien [Salmonella, Shigella, Escherichia coli, Campylobacter jejuni, Yersinia, Clostridium difficile, Choleravibrionen], Viren [Rota-, Adeno-, Entero-, Astroviren, Magen-Darm-Grippe], Pilze [Candida, Histoplasma] oder Protozoen [Giardia intestinalis, Cryptosporidium, Entamoeba histolytica], die oft Folge einer Nahrungsmittelvergiftung ist; v.a. bei Kindern in den unterentwickelnden Ländern dominiert Rotavirus als Erreger und verursacht jährlich mehr als 1 Million Todesfälle verläuft klinisch i.d.R. als akuter Brechdurchfall ohne wesentliche Dehydratation; v.a. bei Kindern und älteren Patienten kann es aber zu mittelschwerer oder schwerer Dehydratation und Entwicklung einer Schocksymptomatik kommen; **Therapie**: die akute Gastroenteritis ohne Dehydratation kann rein diätetisch mit Nahrungskarenz für 1–2 Tage und danach stufenweisem Nahrungsaufbau behandelt werden; bei Gastroenteritis mit Dehydratation steht die Rehydration und der Ausgleich der Elektrolytverluste im Vordergrund; dies kann oral oder durch i.v.-Infusion erfolgen; Antibiotikagabe ist nur selten indiziert; *s.a. Enteritis, Enterokolitis*

eosinophile Gastroenteritis (Ⓔ eosinophilic gastroenteritis): ***Syn***: *eosinophile Gastroenteropathie*; seltene Erkrankung mit typischer Eosinophilie* des Blutbildes und eosinophiler Infiltration von Mukosa* und Wand des Gastrointestinaltrakts; z.T. ist eine Milchallergie nachweisbar; führt zu Durchfall, Blut- und Eiweißverlust, evtl. auch Obstruktionssymptomen bei Hypertrophie der Schleimhaut

gas|tro|en|te|ri|tisch *adj* (Ⓔ gastroenteritic): Magen-Darm-Entzündung/Gastroenteritis betreffend, von ihr betroffen oder gekennzeichnet

Gas|tro|en|te|ro|anas|to|mo|se *f*: *→ Gastroenterostomie*

Gas|tro|en|te|ro|ko|li|tis *f, pl* **-ti|den** (Ⓔ gastroenterocolitis): ***Syn***: *Magen-Darm-Kolon-Entzündung, Magen-Darm-Kolon-Katarrh, Magen-Darm-Kolon-Katarr*; Entzündung (der Schleimhaut) von Magen, Dünndarm und Dickdarm; *s.a. Gastroenteritis, Enterokolitis*

gas|tro|en|te|ro|ko|li|tisch *adj* (Ⓔ gastroenterocolitic): Gastroenterokolitis betreffend, von ihr betroffen oder gekennzeichnet

Gas|tro|en|te|ro|ko|lo|sto|mie *f* (Ⓔ gastroenterocolostomy): operative Verbindung von Magen, Dünndarm und Kolon

Gas|tro|en|te|ro|lo|ge *m* (Ⓔ gastroenterologist): Arzt für Gastroenterologie*

Gas|tro|en|te|ro|lo|gie *f* (Ⓔ gastroenterology): Teilgebiet der Medizin, das sich mit den Erkrankungen des Verdauungsapparates befasst

Gas|tro|en|te|ro|lo|gin *f* (Ⓔ gastroenterologist): Ärztin für Gastroenterologie*

Gas|tro|en|te|ro|pa|thie *f* (Ⓔ gastroenteropathy): ***Syn***: *Magen-Darm-Erkrankung*; (nicht-entzündliche) Erkrankung von Magen und Darm; *s.a. Enteropathie*

eiweißverlierende Gastroenteropathie: *→ exsudative Gastroenteropathie*

eosinophile Gastroenteropathie: *→ eosinophile Gastroenteritis*

exsudative Gastroenteropathie (Ⓔ protein-losing enteropathy): ***Syn***: *exsudative/eiweißverlierende Enteropathie, eiweißverlierende Gastroenteropathie, Gordon-Syndrom, Eiweißverlustsyndrom*; ätiologisch ungeklärte Erkrankung mit meist massiver Eiweißausscheidung in den Magen-Darm-Trakt; ist keine eigenständige Erkrankung, sondern ein Symptom oder eine Komplikation anderer Krankheiten, wie z.B. Morbus* Crohn, Colitis* ulcerosa, Dünndarmdivertikulose, Dickdarmpolypose; der Eiweißverlust führt zu einem Eiweißmangel* und u.U. zur Ausbildung eines Eiweißmangelsyndroms*

Gas|tro|en|te|ro|plas|tik *f* (Ⓔ gastroenteroplasty): ***Syn***: *Magen-Darm-Plastik*; plastische Operation von Magen und Darm; *s.a. Gastrektomie*

Gas|tro|en|te|ro|pto|se *f* (Ⓔ gastroenteroptosis): ***Syn***: *Magen-Darm-Senkung*; Senkung von Magen und Darm; meist im Rahmen einer allgemeinen Baucheingeweidesenkung [Enteroptose*]

Gas|tro|en|te|ro|sto|mie *f* (Ⓔ gastroenterostomy): ***Syn***: *Magen-Darm-Fistel, Magen-Dünndarm-Fistel, Gastroenteroanastomose, gastrointestinale Anastomose*; operative Verbindung von Magen und (Dünn-)Darm

Gas|tro|en|te|ro|to|mie *f* (Ⓔ gastroenterotomy): operative Eröffnung von Magen und (Dünn-)Darm

gas|tro|epi|plo|isch *adj* (Ⓔ gastroepiploic): ***Syn***: *gastroomental*; Magen und Bauchnetz/Epiploon betreffend oder verbindend

Gas|tro|gas|tro|sto|mie *f* (Ⓔ gastrogastrostomy): ***Syn***: *Gastroanastomose*; operative Verbindung zweier Magenabschnitte (z.B. Kardia und Pylorusregion)

gas|tro|gen *adj* (Ⓔ gastrogenic): vom Magen ausgehend, aus dem Magen stammend

gas|tro|he|pa|tisch *adj* (Ⓔ gastrohepatic): Magen und Leber/Hepar betreffend oder verbindend

gas|tro|i|le|al *adj* (Ⓔ gastroileal): Magen und Ileum betreffend oder verbindend

Gas|tro|i|le|i|tis *f, pl* **-ti|den** (Ⓔ gastroileitis): Entzündung (der Schleimhaut) von Magen und Ileum*

gas|tro|i|le|i|tisch *adj* (Ⓔ gastroileitic): Gastroileitis betreffend, von ihr betroffen oder gekennzeichnet

Gas|tro|i|le|o|sto|mie *f* (Ⓔ gastroileostomy): ***Syn***: *Magen-Ileum-Fistel, gastroileale Anastomose, Magen-Ileum-Anastomose*; operative Verbindung von Magen und Ileum*

gas|tro|in|tes|ti|nal *adj*: *→ gastroenteral*

Gas|tro|in|tes|ti|nal|blu|tung *f*: *→ Magen-Darm-Blutung*

Gas|tro|in|tes|ti|nal|trakt *m* (Ⓔ gastrointestinal canal): ***Syn***:

Magen-Darm-Trakt; der Teil des Verdauungstraktes* vom Mageneingang bis zum After

gas|tro|je|ju|nal *adj* (Ⓔ gastrojejunal): Magen und Jejunum betreffend oder verbindend

Gas|tro|je|ju|no|sto|mie *f* (Ⓔ gastrojejunostomy): *Syn*: *Magen-Jejunum-Fistel, gastrojejunale Anastomose, Magen-Jejunum-Anastomose*; operative Verbindung von Magen und Jejunum*; *s.a. Magenresektion*

gas|tro|kar|di|al *adj* (Ⓔ gastrocardiac): Magen und Herz betreffend

Gas|tro|ki|ne|ti|kum *nt, pl* **-ka** (Ⓔ gastrokinetic agent): Substanz, die die Magenentleerung beschleunigt

Gas|tro|ki|ne|to|graf *m*: →*Gastrokinetograph*

Gas|tro|ki|ne|to|graph *m* (Ⓔ gastrokinetograph): *Syn*: *Gastrokinetograf*; Gerät zur Aufzeichnung der Magenmotilität

Gas|tro|kne|mi|us *m*: →*Musculus gastrocnemius*

gas|tro|ko|lisch *adj* (Ⓔ gastrocolic): Magen und Kolon betreffend oder verbindend

Gas|tro|ko|li|tis *f, pl* **-ti|den** (Ⓔ gastrocolitis): *Syn*: *Magen-Kolon-Entzündung, Magen-Kolon-Katarrh, Magen-Kolon-Katarr*; Entzündung (der Schleimhaut) von Magen und Dickdarm [Kolon*]

gas|tro|ko|li|tisch *adj* (Ⓔ gastrocolitic): Gastrokolitis betreffend, von ihr betroffen oder gekennzeichnet

Gas|tro|ko|lon|fis|tel *f* (Ⓔ gastrocolic fistula): *Syn*: *Magen-Kolon-Fistel, Fistula gastrocolica, Magen-Kolon-Fistel, Fistula gastrocolica;* innere Magenfistel* mit Mündung in das Kolon

Gas|tro|ko|lo|pto|se *f* (Ⓔ gastrocoloptosis): Senkung von Magen und Dickdarm [Kolon]; meist im Rahmen einer allgemeinen Baucheingeweidesenkung [Enteroptose*]

Gas|tro|ko|lo|sto|mie *f* (Ⓔ gastrocolostomy): *Syn*: *Magen-Kolon-Fistel*; operative Verbindung von Magen und Kolon

Gas|tro|ko|lo|to|mie *f* (Ⓔ gastrocolotomy): operative Eröffnung von Magen und Kolon

gas|tro|ku|tan *adj* (Ⓔ gastrocutaneous): Magen und Haut/Cutis betreffend oder verbindend

gas|tro|li|e|nal *adj* (Ⓔ gastrolienal): Magen und Milz/Lien betreffend oder verbindend

Gas|tro|lith *m* (Ⓔ gastrolith): *Syn*: *Magenstein*; aus unverdauten Nahrungsresten [Haare, Fasern] gebildetes Konkrement im Magen

Gas|tro|li|thi|a|sis *f, pl* **-ses** (Ⓔ gastrolithiasis): Vorkommen von Magensteinen

Gas|tro|lo|ge *m* (Ⓔ gastrologist): Arzt für Gastrologie*

Gas|tro|lo|gie *f* (Ⓔ gastrology): Teilgebiet der Medizin, das sich mit den Erkrankungen des Magens befasst

Gas|tro|lo|gin *f* (Ⓔ gastrologist): Ärztin für Gastrologie*

Gas|tro|ly|se *f* (Ⓔ gastrolysis): operative Magenlösung, Magenmobilisierung

Gas|tro|ma|la|zie *f* (Ⓔ gastromalacia): saure Magenerweichung durch Selbstandauung nach dem Tod

Gas|tro|me|ga|lie *f* (Ⓔ gastromegaly): Magenvergrößerung; meist durch eine Lähmung der Magenwandmuskulatur [Gastroplegie] bedingt

Gas|tro|my|i|a|sis *f* (Ⓔ gastromyiasis): Befall des Magens mit Fliegenlarven

Gas|tro|my|ko|se *f* (Ⓔ gastromycosis): Pilzerkrankung des Magens

Gas|tro|my|o|to|mie *f* (Ⓔ gastromyotomy): operative Durchtrennung der Magenwandmuskulatur

gas|tro|o|men|tal *adj*: →*gastroepiploisch*

gas|tro|ö|so|pha|ge|al *adj* (Ⓔ gastroesophageal): *Syn*: *ösophagogastral*; Magen und Speiseröhre/Ösophagus betreffend oder verbindend

Gas|tro|ö|so|pha|gi|tis *f, pl* **-ti|den** (Ⓔ gastroesophagitis): Entzündung (der Schleimhaut) von Magen und Speiseröhre [Ösophagus*]; *s.a. Gastritis, Ösophagitis, gastroösophagealer Reflux*

gas|tro|ö|so|pha|gi|tisch *adj* (Ⓔ gastroesophagitic): Gastroösophagitis betreffend, von ihr betroffen oder gekennzeichnet

Gas|tro|pan|kre|a|ti|tis *f, pl* **-ti|ti|den** (Ⓔ gastropancreatitis): Entzündung von Magen und Bauchspeicheldrüse [Pankreas*]

Gas|tro|pa|ra|ly|se *f*: →*Gastroplegie*

Gas|tro|pa|re|se *f*: →*Gastroplegie*

Gas|tro|pa|thia *f* (Ⓔ gastropathy): *Syn*: *Gastropathie*; Magenerkrankung, Magenleiden

Gastropathia hypertrophica gigantea (Ⓔ giant hypertrophic gastritis): *Syn*: *Riesenfaltengastritis, Ménétrier-Syndrom, Morbus Ménétrier, Riesenfaltenmagen, Riesenfaltengastropathie*; zu Vergröberung des Faltenreliefs führende chronische Entzündung der Magenschleimhaut unbekannter Genese; führt zu Oberbauchbeschwerden, Erbrechen, Diarrhö, Eiweißverlust mit Ödemen, Hypo- oder Anazidität; ist eine Präkanzerose, die alle 2–3 Jahre endoskopisch kontrolliert werden sollte; die Riesenfaltengastritis bei chronischer Helicobacter-pylori-Gastritis* bietet endoskopisch dasselbe Bild, bildet sich aber nach Eradikationstherapie wieder zurück

Gastropathia nervosa (Ⓔ nervous stomach complaint): nervöse Magenbeschwerden; *s.a. Reizmagen*

Gas|tro|pa|thie *f*: →*Gastropathia*

Gas|tro|pe|ri|to|ni|tis *f, pl* **-ti|den** (Ⓔ gastroperitonitis): Entzündung von Magen und Bauchfell [Peritoneum*]

gas|tro|pe|ri|to|ni|tisch *adj* (Ⓔ gastroperitonitic): Gastroperitonitis betreffend, von ihr betroffen oder gekennzeichnet

Gas|tro|pe|xie *f* (Ⓔ gastropexy): operative Magenanheftung; z.B. bei Hiatushernie*

gas|tro|phre|nisch *adj*: →*gastrodiaphragmal*

Gas|tro|plas|tik *f* (Ⓔ gastroplasty): *Syn*: *Magenplastik*; plastische Operation des Magens; *s.a. Gastrektomie*

Gas|tro|ple|gie *f* (Ⓔ gastroplegia): *Syn*: *Magenlähmung, Gastroparese, Gastroparalyse*; zu Magenatonie* und -überdehnung führende Lähmung der Magenwandmuskulatur

Gas|tro|pli|ka|ti|on *f* (Ⓔ gastroplication): operative Magenverengerung durch Raffnähte

Gas|tro|pto|se *f* (Ⓔ gastroptosis): *Syn*: *Magensenkung*; meist angeborene, seltener erworbene Senkung des Magens; meist zusammen mit einer Senkung des Darms [Gastroenteroptose*] im Rahmen einer allgemeinen Baucheingeweidesenkung [Enteroptose*]

gas|tro|pul|mo|nal *adj* (Ⓔ gastropulmonary): *Syn*: *pneumogastral*; Magen und Lunge/Pulmo betreffend

Gas|tro|py|lo|rek|to|mie *f* (Ⓔ gastropylorectomy): operative Entfernung der Pars pyloria des Magens*

gas|tro|py|lo|risch *adj* (Ⓔ gastropyloric): Magen und Magenpförtner/Pylorus betreffend

gas|tro|re|nal *adj* (Ⓔ nephrogastric): *Syn*: *renogastral*; Magen und Niere(n) betreffend

Gas|tror|rha|gie *f* (Ⓔ gastrorrhagia): *Syn*: *Magenblutung*; Blutung in den Magen; *s.a. Magen-Darm-Blutung*

Gas|tror|rha|phie *f* (Ⓔ gastrorrhaphy): *Syn*: *Magennaht*; Naht der Magenwand nach traumatischer oder operativer Durchtrennung oder Inzision

Gas|tror|rhe|xis *f* (Ⓔ gastrorrhexis): *Syn*: *Magenruptur*; Ruptur der Magenwand, z.B. durch starke Bauchpresse bei gefülltem Magen, Überblähung [Fehlintubation!], Unfall; seltenes Krankheitsbild, das aber zu akuter Lebensgefahr führt und zur Durchführung einer Notoperation zwingt

Gas|tror|rhoe *f, pl* **-rho|en** (Ⓔ gastrorrhea): *Syn*: *Magenfluss*; übermäßige Magensaftproduktion

Gas|tro|schi|sis *f*: →*Bauchspalte*

gas|tro|se|lek|tiv *adj* (Ⓔ gastroselective): nur auf den Magen (ein-)wirkend

Gas|tro|skop *nt* (Ⓔ gastroscope): Endoskop* für die Gastroskopie*

Gas|tro|sko|pie *f* (Ⓔ gastroscopy): *Syn*: *Magenspiegelung*; endoskopische Untersuchung des Magens

gas|tro|sko|pisch *adj* (Ⓔ gastroscopic): Gastroskopie betreffend, mittels Gastroskopie

Gas|tro|spas|mus *m* (Ⓔ gastrospasm): *Syn*: *Magenkrampf*; krampartige, heftige Magenschmerzen, die meist von Erbrechen begleitet sind; findet sich v.a. bei akuter Gastritis* oder Gastroenteritis*, Lebensmittelvergiftung* oder Ulkus

Gas|tro|sta|xis *f* (Ⓔ gastrostaxis): Sickerblutung aus der Magenschleimhaut; *s.a. obere Gastrointestinalblutung*

Gas|tro|ste|no|se *f* (Ⓔ gastrostenosis): *Syn*: *Magenverengung, Magenstenose*; meist durch eine entzündliche Schrumpfung hervorgerufene Einengung des Magenlumens

Gas|tro|sto|ma *nt, pl* **-ma|ta** (Ⓔ gastrostoma): *Syn*: *Magenfis-*

G

tel; operativ angelegte äußere Magenfistel

Gas|tro|sto|mie *f* (Ⓔ gastrostomy): *Syn*: *Magenfistelung*; Anlegen einer äußeren Magenfistel [z.B. Witzel*-Fistel]

Gas|tro|to|mie *f* (Ⓔ gastrotomy): *Syn*: *Magenschnitt*; operative Eröffnung des Magens

gas|tro|trop *adj* (Ⓔ gastrotropic): mit besonderer Affinität zum Magen

Gas|tro|zel|le *f* (Ⓔ **1.–2.** gastrocele): **1.** *Syn*: *Magenhernie*; Hernie* mit Magenteilen im Bruchsack **2.** *Syn*: *Magendivertikel*; meist asymptomatisches, echtes oder falsches Divertikel* der Magenwand; liegt meist subkardial, präpylorisch oder an der großen Kurvatur; oft Zufallsbefund beim Röntgen oder der Magenspiegelung; **Therapie**: Abtragung bei Beschwerden oder Perforation

Gas|tru|la|ti|on *f* (Ⓔ gastrulation): Bildung der Keimblätter während der frühen Embryonalperiode

Gas|zys|te *f* (Ⓔ gas cyst): gashaltige Zyste*

GAT *Abk.*: Glucose-Arginin-Test

GAU *Abk.*: größter anzunehmender Unfall

Gaucher: Philippe Charles Ernest Gaucher; 1854–1918; französischer Hautarzt (Paris)

Gaucher-Erkrankung *f*: →*Morbus Gaucher*

Gauer: Otto Gauer; 1909–1979; deutscher Physiologe (Berlin)

Gauer-Henry-Reflex *m* (Ⓔ Gauer-Henry reflex): *Syn*: *Diuresereflex*; volumenregulatorischer Reflex zur Regelung der renalen Wasserausscheidung über Dehnungsrezeptoren in den Vorhöfen; Zunahme des Blutvolumens führt zu einer Hemmung der ADH-Sekretion und damit zu einer Zunahme der Diurese*, Abnahme des Blutvolumens bewirkt eine verstärkte ADH-Sekretion und schränkt die Flüssigkeitsausscheidung über die Niere ein

Gau|men *m* (Ⓔ palate): *Syn*: *Palatum*; der Gaumem trennt Mund- und Nasenhöhle; man unterscheidet einen vorderen harten Gaumen* [Palatum durum] und einen hinteren beweglichen Teil [weicher Gaumen*], der in das Gaumenzäpfchen [Uvula*] ausläuft

harter Gaumen (Ⓔ hard palate): *Syn*: *Palatum durum*; bildet die vorderen zwei Drittel des Gaumens; Grundlage ist der knöcherne Gaumen [Palatum* osseum], auf dem eine schwach verhornte Schleimhaut liegt, die seromuköse Drüsen [Glandulae* palatinae] enthält; die makroskopisch sichtbaren Querfalten der Schleimhaut werden als **Plicae palatinae transversae** oder **Rugae palatinae** bezeichnet; die **Raphe palati** ist eine mediane, längsverlaufende Schleimhautfalte über der Verwachsungslinie der beiden Gaumenfortsätze

knöcherner Gaumen (Ⓔ bony palate): *Syn*: *Palatum osseum*; die knöcherne Grundlage des harten Gaumens [Palatum* durum] wird von den Gaumenfortsätzen der beiden Oberkieferknochen [Processus* palatinus maxillae] und die Lamina* horizontalis ossis palatini gebildet; über der medianen Verwachsungsnaht [Sutura palatina mediana] bildet sich eine Schleimhautfalte [Raphe* palati]

weicher Gaumen (Ⓔ soft palate): *Syn*: *Palatum molle, Gaumensegel, Velum palatinum*; der hintere bewegliche Teil des Gaumens wird von der **Gaumenaponeurose** [Aponeurosis palatina] und den Sehnen der in sie einstrahlenden Muskeln [Musculus* levator veli palatini, tensor veli palatini, uvulae, palatoglossus und palatopharyngeus] gebildet; da dieser weiche Teil beim Schluckakt nach oben gezogen wird und den Rachen von der Nasenhöhle abgrenzt, wird er auch als **Gaumensegel** bezeichnet; die Schleimhaut des weichen Gaumens besteht auf der Mundseite aus unverhorntem Plattenepithel, auf der Rachenseite aus mehrreihigem Flimmerepithel

Gau|men|a|po|neu|ro|se *f* (Ⓔ palatine aponeurosis): Aponeurosis palatina; *s.u. weicher Gaumen*

Gau|men|bein *nt* (Ⓔ palate bone): *Syn*: *Os palatinum*; besteht aus zwei Platten: **1.** der **Lamina horizontalis ossis palatini**, die mit der gegenüber liegenden Platte das hintere Drittel des knöchernen Gaumens bildet; die Verwachsungsnaht der beiden Platten bildet oben auf der Nasenseite die Crista* nasalis, in der der Vomer* verzapft ist **2.** der **Lamina perpendicularis ossis palatini**, die mit der Facies nasalis an der Bildung des hinteren Abschnitts der seitlichen Nasenwand beteiligt ist; am oberen Ende spaltet sich die Lamina perpendicularis in einen **Processus orbitalis**, der am Aufbau der Orbita* beteiligt ist, und einen **Processus sphenoidalis**; die zwischen den beiden Processus liegende **Incisura sphenopalatina** ist Teil des **Foramen sphenopalatinum**

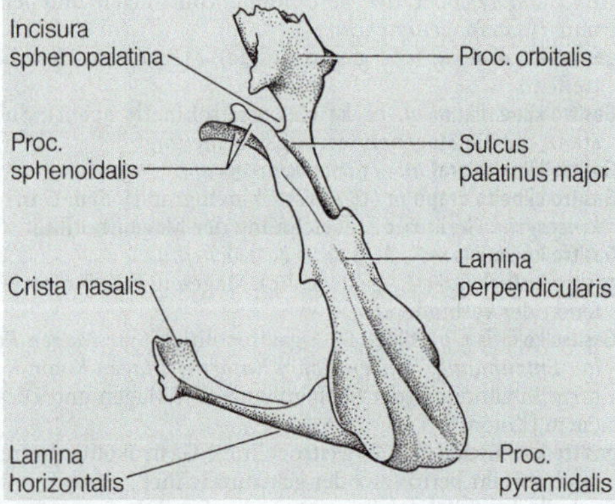

Abb. G13. Rechtes Gaumenbein von dorsal

Ga|umen|bo|gen, hin|te|rer *m* (Ⓔ posterior palatine arch): *Syn*: *Gaumenschlundbogen, Arcus palatopharyngeus*; durch den Musculus* palatopharyngeus aufgeworfener hinterer Schleimhautbogen der Schlundenge; hintere Begrenzung der Fossa* tonsillaris, in der die Gaumenmandel* liegt

Gau|men|bo|gen, vor|de|rer *m* (Ⓔ anterior palatine arch): *Syn*: *Gaumenzungenbogen, Arcus palatoglossus*; durch den Musculus* palatoglossus aufgeworfener vorderer Schleimhautbogen der Schlundenge; vordere Begrenzung der Fossa* tonsillaris, in der die Gaumenmandel* liegt

Gau|men|drü|sen *pl* (Ⓔ palatine glands): *Syn*: *Gaumenspeicheldrüsen, Glandulae palatinae*; zu den kleinen Speicheldrüsen [Glandulae* salivariae minores] gehörende seromuköse Drüsen der Gaumenschleimhaut

Gau|men|ent|zün|dung *f* (Ⓔ uranisconitis): Uranitis*

Gau|men|fort|satz des Oberkiefers *m* (Ⓔ palatine process of maxilla): Processus palatinus maxillae; *s.u. Maxilla*

Gau|men|he|ber *m* (Ⓔ levator veli palatini muscle): *Syn*: *Musculus levator veli palatini*; Heber des Gaumensegels, der auch die Rachenöffnung der Ohrtrompete [Tuba auditiva] öffnet; **Ursprung**: Knorpel der Ohrtrompete, Unterfläche des Felsenbeins; **Ansatz**: die Fasern beider Seiten durchflechten sich und bilden eine Muskelschlinge; **Innervation**: Nervus tensoris veli palatini

Gau|men|leis|te *f* (Ⓔ palatine raphe): *Syn*: *Raphe palati*; mediane, längsverlaufende Schleimhautleiste über der Verwachsungslinie der beiden Gaumenfortsätze

Gau|men|man|del *f* (Ⓔ palatine tonsil): *Syn*: *Tonsilla palatina*; in der Fossa* tonsillaris zwischen den Gaumenbögen [Arcus* palatoglossus und palatopharyngeus] liegende Tonsille; sie wird von einer zarten Kapsel [**Capsula tonsillaris**] umgeben, die sie vom umgebenden Gewebe abgrenzt; die zahlreichen tiefen Krypten [**Cryptae tonsillares**] münden in den **Fossulae tonsillares** auf der Oberfläche; das Kryptenepithel enthält Lymphfollikel* [Noduli lymphoidei] mit Primär- und Sekundärfollikeln; im Lumen der Krypten finden sich sog. Pfröpfe, d.h. aus abgeschilferten Epithelzellen, Lymphozyten und Bakterien bestehender Detritus; übermäßiger Bakterienbefall führt zur Entwicklung einer Mandelentzündung [Tonsillitis*]

Gau|men|man|del|kryp|ten *pl* (Ⓔ tonsillar crypts of palatine tonsil): *Syn*: *Cryptae tonsillares tonsillae palatinae*; Mandelkrypten* der Gaumenmandel* [Tonsilla palatina]

Gau|men|naht *f* (Ⓔ palatine suture): *Syn*: *Uranorrhaphie*; Naht des Gaumens nach Trauma oder Inzision

Gau|men|naht, me|di|a|ne *f* (Ⓔ median palatine suture): *Syn*: *Sutura palatina mediana*; in der Mitte des knöchernen Gaumens liegende Verwachsungsnaht der Pars horizontalis der

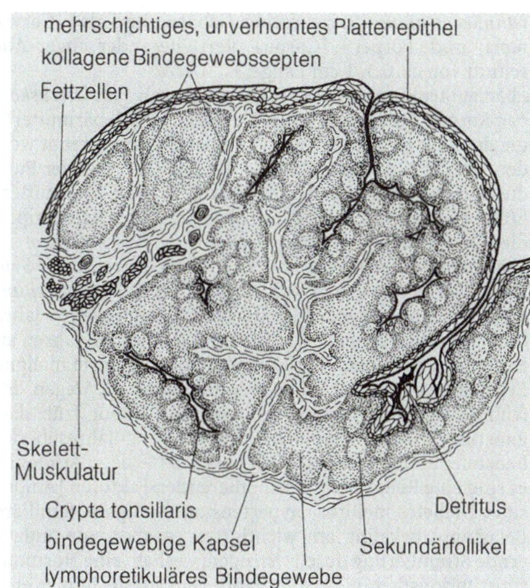

Abb. G14. Schnitt durch die Gaumenmandel

beiden Gaumenbeine [Os* palatinum]

Gau|men|naht, que|re *f* (Ⓔ transverse palatine suture): *Syn*: *Sutura palatina transversa*; querverlaufende Verwachsungsnaht zwischen der Pars horizontalis der beiden Gaumenbeine [Os* palatinum] und dem Processus palatinus der Maxilla*

Gau|men|ner|ven, klei|ne *pl* (Ⓔ lesser palatine nerves): *Syn*: *Nervi palatini minores*; sensible Äste des Ganglion* pterygopalatinum für die Schleimhaut des weichen Gaumens

Gau|men|nerv, gro|ßer *m* (Ⓔ greater palatine nerve): *Syn*: *Nervus palatinus major*; sensibler Ast des Ganglion* pterygopalatinum für die Schleimhaut des harten Gaumens

Gau|men|plas|tik *f* (Ⓔ uranoplasty): *Syn*: *Palatoplastik, Uranoplastik*; plastische Operation zur Korrektur von Fehlbildungen [Gaumenspalte*] oder Verletzungen

Gau|men|plat|te, künst|li|che *f*: →*Obturator*

Gau|men|re|flex *m* (Ⓔ palatal reflex): Anheben des Gaumensegels bei Berührung des Zäpfchens

Gau|men|rip|pe *f*: →*Gaumenwulst*

Gau|men|rück|ver|la|ge|rung *f*: →*Push-back-Operation*

Gau|men|schlag|a|der, ab|stei|gen|de *f*: →*Arteria palatina descendens*

Gau|men|schlag|a|der, auf|stei|gen|de *f*: →*Arteria palatina ascendens*

Gau|men|schlag|a|der, gro|ße *f*: →*Arteria palatina major*

Gau|men|schlund|bo|gen *m* (Ⓔ palatopharyngeal arch): *Syn*: *hinterer Gaumenbogen, Arcus palatopharyngeus*; durch den Musculus* palatopharyngeus aufgeworfener hinterer Schleimhautbogen der Schlundenge; hintere Begrenzung der Fossa* tonsillaris, in der die Gaumenmandel* liegt

Gau|men|se|gel *nt*: →*weicher Gaumen*

Gau|men|se|gel|spal|te *f* (Ⓔ soft palate cleft): *Syn*: *Velumspalte, Velum fissum*; angeborene Spaltbildung des weichen Gaumens; *s.a. Gaumenspalte*

Gau|men|spal|te *f* (Ⓔ cleft palate): *Syn*: *Palatoschisis, Uranoschisis, Palatum fissum*; angeborene Spaltbildung des Gaumens; tritt meist zusammen mit Spalten der Lippe und des Kiefers auf; *s.a. Lippen-Kiefer-Gaumen-Spalte*

Gau|men|spei|chel|drü|sen *pl*: →*Gaumendrüsen*

Gau|men|ve|ne *f* (Ⓔ palatine vein): *Syn*: *Vena palatina externa*; führt Blut aus den Tonsillen und dem weichen Gaumen zur Vena* facialis

Gau|men|wulst *m* (Ⓔ palatine torus): *Syn*: *Gaumenrippe, Torus palatinus*; beidseitiger Knochenwulst neben der Sutura* palatina mediana

Gau|men|zäpf|chen *nt* (Ⓔ palatine uvula): *Syn*: *Zäpfchen, Uvula palatina*; hinteres Ende des Gaumensegels [Velum* palatinum], in das der Musculus* uvulae einstrahlt; ist außen von mehrschichtigem, unverhorntem Plattenepithel überzogen, das seromuköse Drüsen enthält

Gau|men|zäpf|chen|ent|zün|dung *f*: →*Staphylitis*

Gaumen-Zäpfchen-Plastik *f* (Ⓔ uranostaphyloplasty): *Syn*: *Uranostaphyloplastik*; plastische Operation zur Korrektur von Fehlbildungen oder Verletzungen des Gaumens und des Zäpfchens

Gaumen-Zäpfchen-Spalte *f* (Ⓔ uranostaphyloschisis): Uranostaphyloschisis*

Gau|men|zun|gen|bo|gen *m* (Ⓔ palatoglossal arch): *Syn*: *vorderer Gaumenbogen, Arcus palatoglossus*; durch den Musculus* palatoglossus aufgeworfener vorderer Schleimhautbogen der Schlundenge; vordere Begrenzung der Fossa* tonsillaris, in der die Gaumenmandel* liegt

Gauss: 1. Carl Friedrich Gauss; 1777–1855; deutscher Mathematiker und Astronom (Göttingen) **2.** Carl J. Gauss; 1875–1957; deutscher Gynäkologe (Würzburg)

Gauss-Effekt *m* (Ⓔ Gauss' sign): *Syn*: *Gauss-Eintrittseffekt, Eintrittseffekt*; beim Eintritt des kindlichen Kopfes in das kleine Becken kommt es zur Verlangsamung des Herzschlags [Bradykardie] des Kindes

GAV *Abk.*: Gliedmaßenarterienverschluss

Ga|ze *f* (Ⓔ gauze): für Verbände verwendetes weitmaschiges Baumwollgewebe

GB *Abk.*: **1.** →*Gallenblase* **2.** →*Gasbrand* **3.** Gesamtbilirubin **4.** →*Glukosebelastung* **5.** →*Guillain-Barré-Syndrom*

Gb *Abk.*: Gilbert

GBA *Abk.*: Gastro-Bioassay

G-Banding *nt*: →*Giemsa-Bänderung*

GBE *Abk.*: →*Ginkgo-biloba-Extrakt*

GBG *Abk.*: **1.** Gesetz zur Bekämpfung der Geschlechtskrankheiten **2.** →*glycinreiches Beta-Globulin*

GBH *Abk.*: gamma-Benzolhexachlorid

GBM *Abk.*: glomeruläre Basalmembran

GBS *Abk.*: **1.** Gruppe B-Streptokokken **2.** Guanidinbernsteinsäure **3.** →*Guillain-Barré-Syndrom*

GBT *Abk.*: **1.** Glukosebelastungstest **2.** Glutamat-Brenztraubensäure-Transaminase

GBV *Abk.*: Gesamtblutvolumen

GC *Abk.*: **1.** →*Gaschromatographie* **2.** →*Glucocorticoid* **3.** Guanin-Cytosin **4.** →*Guanylatcyclase*

gC *Abk.*: granulomatöse Colitis

gcal *Abk.*: →*Grammkalorie*

G

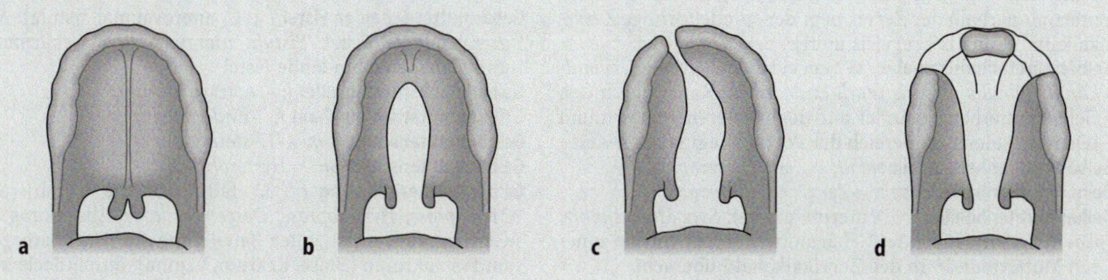

Abb. G15. Gaumenspalte. **a** Uvula bifida, **b** Spalte von weichem und hartem Gaumen, **c** Lippen-Kiefer-Gaumen-Spalte, **d** doppelseitige Lippen-Kiefer-Gaumen-Spalte

GCDA *Abk.*: *→Glykochenodesoxycholsäure*
GCDS *Abk.*: *→Glykochenodesoxycholsäure*
GCS *Abk.*: Glasgow coma scale
G-CSF *Abk.*: granulocyte colony stimulating factor
GCV *Abk.*: *→Ganciclovir*
GD *Abk.*: **1.** *→Gastroduodenostomie* **2.** *→Gesamtdosis*
Gd *Abk.*: Gadolinium
GdB *Abk.*: Grad der Behinderung
GDC *Abk.*: Glykodesoxycholsäure
GDCA *Abk.*: Glykodesoxycholsäure
GDH *Abk.*: **1.** Glucosedehydrogenase **2.** *→Glutamatdehydrogenase* **3.** Glycerin-3-phosphatdehydrogenase
GDP *Abk.*: *→Guanosindiphosphat*
GDPA *Abk.*: Glycyldehydrophenylalanin
GDU *Abk.*: Gastroduodenalulkus
GE *Abk.*: **1.** *→Gastroenteritis* **2.** *→Gastroenterologie* **3.** *→Gastroenterostomie* **4.** *→Gegenstromelektrophorese* **5.** *→Gesamteiweiß* **6.** Gifteinheit **7.** gonadotroper Epithelfaktor
Ge *Abk.*: **1.** Gerbich-Blutgruppe **2.** Germanium

G

Ge|bär|mut|ter *f*: *→Uterus*
Ge|bär|mut|ter|an|hef|tung *f* (Ⓔ hysteropexy): ***Syn***: *Gebärmutterfixierung, Uteropexie, Hysteropexie*; operative Anheftung/Fixierung der Gebärmutter an die vordere Bauchwand oder Blase zur Lagekorrektur
Ge|bär|mut|ter|a|pla|sie *f* (Ⓔ uterine aplasia): ***Syn***: *Uterusaplasie*; unvollständige Gebärmutterentwicklung
Ge|bär|mut|ter|a|tre|sie *f* (Ⓔ hysteratresia): ***Syn***: *Uterusatresie, Atresia uteri, Atretometrie*; angeborener Verschluss der Gebärmutterhöhle; *s.a. Gynatresie*
Ge|bär|mut|ter|a|tro|phie *f* (Ⓔ uterine atrophy): physiologische Atrophie* der Gebärmutter nach der Menopause
Ge|bär|mut|ter|aus|schal|bung *f* (Ⓔ uterine curettage): ***Syn***: *Abrasio uteri*; sowohl zu therapeutischen als auch diagnostischen Zwecken [Blutungen] durchgeführte Kürettage der Gebärmutterhöhle; wichtig ist, dass sich der Operateur vor dem Eingriff ein genaues Bild von der Größe und Lage der Gebärmutter [Anteflektion, Retroflektion] macht; v.a. beim graviden Uterus ist die Gefahr einer Gebärmutterperforation groß
Gebärmutter-Blasen-Fistel *f* (Ⓔ uterovesical fistula): ***Syn***: *uterovesikale Fistel*; Gebärmutter und Blase verbindende Fistel
Ge|bär|mut|ter|blu|tung *f*: *→Dauerblutung, azyklische*
Ge|bär|mut|ter|drü|sen *pl* (Ⓔ uterine glands): ***Syn***: *Uterusdrüsen, Glandulae uterinae*; tubulöse Drüsen der Gebärmutterschleimhaut, die Zyklusveränderungen unterliegen; *s.a. Endometrium*
Ge|bär|mut|ter|ent|fer|nung *f*: *→Hysterektomie*
Ge|bär|mut|ter|ent|zün|dung *f*: *→Metritis*
Ge|bär|mut|ter|er|kran|kung *f* (Ⓔ metropathy): Hysteropathie, Metropathie, Uteropathie
Ge|bär|mut|ter|er|öff|nung *f*: *→Hysterotomie*
Ge|bär|mut|ter|fi|xie|rung *f*: *→Gebärmutteranheftung*
Ge|bär|mut|ter|fun|dus *m* (Ⓔ fundus of uterus): ***Syn***: *Uterusfundus, Fundus uteri*; oberster Teil der Gebärmutter*
Ge|bär|mut|ter|hals *m* (Ⓔ cervix of uterus): ***Syn***: *Uterushals, Zervix, Collum, Kollum, Cervix uteri*; der Gebärmutterhals umfasst das untere Drittel der Gebärmutter* [unteres Uterinsegment]; man unterscheidet einen oberhalb der Scheide liegenden Abschnitt [Portio* supravaginalis cervicis] und einen in die Scheide hineinragenden Teil [Portio* vaginalis cervicis] mit dem äußeren Muttermund* [Ostium uteri]; innerhalb der Zervix liegt der spindelförmige Zervikalkanal [Canalis* cervicis uteri]
Ge|bär|mut|ter|hals|ka|nal *m* (Ⓔ cervical canal): ***Syn***: *Zervikalkanal, Canalis cervicis uteri, Endozervix*; Kanal durch den Gebärmutterhals; mündet auf dem äußeren Muttermund [Ostium* uteri] im Bereich der Portio* vaginalis cervicis
Ge|bär|mut|ter|hals|kar|zi|nom *nt*: *→Zervixkarzinom*
Ge|bär|mut|ter|hals|krebs *m*: *→Zervixkarzinom*
Ge|bär|mut|ter|höh|le *f* (Ⓔ uterine cavity): ***Syn***: *Uterushöhle, Cavitas uteri*; Höhle des Gebärmutterkörpers, die am inneren Muttermund* in den Zervikalkanal* übergeht
Ge|bär|mut|ter|hy|po|pla|sie *f* (Ⓔ uterine hypoplasia): ***Syn***: *Uterushypoplasie*; angeborene Kleinheit der Gebärmutter
Ge|bär|mut|ter|isth|mus *m* (Ⓔ isthmus of uterus): ***Syn***: *Uterusisthmus, Isthmus uteri*; zwischen Gebärmutterhals* [Cervix uteri] und -körper* [Corpus uteri] liegender enger Abschnitt von ca. 0,5–1 cm Länge; *s.a. Uterus*
Ge|bär|mut|ter|kör|per *m* (Ⓔ body of uterus): ***Syn***: *Uteruskörper, Korpus, Corpus uteri*; die oberen 2/3 der Gebärmutter*, die durch den Isthmus* uteri von der Zervix getrennt werden; oberhalb der Einmündung der Eileiter* liegt der Fundus* uteri; innerhalb des Korpus liegt die Gebärmutterhöhle [Cavitas* uteri], in die oben im Gebärmutterzipfel die Eileiter einmünden; *s.a. Myometrium, Endometrium*
Ge|bär|mut|ter|kör|per|krebs *m* (Ⓔ corpus carcinoma): ***Syn***: *Korpuskarzinom, Carcinoma corporis uteri, Endometriumkarzinom*; vorwiegend Frauen in der Menopause [60 Jahre oder älter] betreffender Krebs, der in den letzten Jahren an Bedeutung gewonnen hat und heute die häufigste maligne Erkrankung des weiblichen Genitaltraktes ist; wegen der früh auftretenden Symptome wird der Tumor früh diagnostiziert und therapiert, wodurch die 5-Jahresüberlebensrate für alle Tumorstadien bei ca. 80 % liegt; **Ätiologie**: es sind eine Reihe von prädisponierenden Faktoren [Adipositas, Diabetes mellitus, Hypertension, Nullipara, familiäre Belastung] bekannt, am wichtigsten ist aber eine andauernde Stimulierung durch Östrogen, weshalb eine Hormonsubstitutionstherapie bei vorhandenem Uterus immer eine Kombinationstherapie von Östrogen und Gestagen sein sollte; 75–80 % der Tumoren sind endometrioide Adenokarzinome; daneben sind noch klarzellige Karzinome [4 %] und gemischte Adenokarzinome [10 %] häufig
Klinik: das häufigste Symptom ist eine vaginale Blutung, v.a. in der Menopause; irreguläre Monatsblutungen, fleischwasserfarbener Ausfluss und Unterleibsbeschwerden sind ebenfalls häufig; **Diagnose**: Kolposkopie, Pap-Smear, bimanuelle und rektale Untersuchung, Sonographie, CT, Lymphographie; die operative Entfernung ist die **Therapie** der Wahl; das Ausnaß hängt vom Stadium der Erkrankung ab; eine Nachbestrahlung ist i.d.R. indiziert und wird als perkutane Bestrahlung und vaginale Kontaktbestrahlung durchgeführt; hoch dosierte Gestagentherapie zeigt gute Erfolge bei der Behandlung von Fernmetastasen, wenn der Tumor Hormonrezeptoren besitzt; Chemotherapie spielt bisher keine Rolle
Ge|bär|mut|ter|krampf *m* (Ⓔ hysterospasm): ***Syn***: *Clonus uteri*; dicht aufeinanderfolgende krampfartige Wehen, die in einen Wehensturm* übergehen können
Ge|bär|mut|ter|krebs *m* (Ⓔ uterine carcinoma): ***Syn***: *Uteruskarzinom*; von der Gebärmutter ausgehender bösartiger Tumor; je nach der Lage unterscheidet man Zervixkarzinom* und Korpuskarzinom*
Ge|bär|mut|ter|my|om *nt*: *→Myoma uteri*
Ge|bär|mut|ter|naht *f* (Ⓔ hysterorrhaphy): ***Syn***: *Uterusnaht, Hysterorrhaphie*; Naht der Gebärmutter nach traumatischer oder operativer Eröffnung oder Inzision
Ge|bär|mut|ter|plas|tik *f* (Ⓔ uteroplasty): ***Syn***: *Uterusplastik, Metroplastik*; plastische Chirurgie zur Behebung von Fehlbildungen oder zur Rekonstruktion nach Tumorentfernung
Ge|bär|mut|ter|po|lyp *m*: *→Korpuspolyp*
Gebärmutter-Rektum-Fistel *f* (Ⓔ uterorectal fistula): ***Syn***: *uterorektale Fistel*; Gebärmutter und Rektum verbindende Fistel
Ge|bär|mut|ter|riss *m*: *→Uterusruptur*
Ge|bär|mut|ter|rup|tur *f*: *→Uterusruptur*
Gebärmutter-Scheiden-Fistel *f* (Ⓔ uterovaginal fistula): ***Syn***: *uterovaginale Fistel, Fistula uterovaginalis*; Gebärmutter und Scheide verbindende Fistel
Ge|bär|mut|ter|schlag|a|der *f*: *→Arteria uterina*
Ge|bär|mut|ter|schleim|haut *f*: *→Endometrium*
Ge|bär|mut|ter|schmerz *m*: *→Hysteralgie*
Ge|bär|mut|ter|schnitt *m*: *→Hysterotomie*
Ge|bär|mut|ter|sen|kung *f* (Ⓔ falling of the womb): ***Syn***: *Metroptose, Hysteroptose, Descensus uteri*; Absenkung der Gebärmutter, meist unter Beteiligung der Nachbarorgane und -strukturen [Blase, Rektum, Vagina]; durch Beckenbodenschwäche bzw. Schwäche des Aufhängeapparates nach Geburten und im Alter begünstigt; sobald ein Teil der Gebärmutter von außen sichtbar wird, handelt es sich um ei-

nen **Gebärmutterprolaps** [Prolapsus uteri]; wird die Portio vor dem Scheideneingang sichtbar, spricht man von **Partialprolaps**; bei vollständiger Umstülpung der Scheide und Vorfall des Uterus in toto handelt es sich um einen **Totalprolaps**

Ge|bär|mut|ter|skle|ro|se *f* (Ⓔ uterosclerosis): meist durch entzündliche Prozesse ausgelöste Verhärtung der Gebärmutterwand

Ge|bär|mut|ter|spie|ge|lung *f* (Ⓔ hysteroscopy): ***Syn***: *Hysteroskopie*; endoskopische Untersuchung der Gebärmutter

Ge|bär|mut|ter|ve|nen *pl* (Ⓔ uterine veins): ***Syn***: *Uterusvenen, Venae uterinae*; leiten das Blut aus dem Plexus* venosus uterinus zur Vena* iliaca interna

Ge|bär|mut|ter|vor|fall *m* (Ⓔ prolapse of the uterus): *s.u. Gebärmuttersenkung*

Ge|bär|mut|ter|zip|fel *m* (Ⓔ uterine horn): ***Syn***: *Cornu uteri*; zipfelförmige Ausziehung der Gebärmutter* um die Einmündung der Eileiter im oberen Teil des Corpus* uteri

GebFra *Abk.*: Geburtshilfe und Frauenheilkunde

Ge|birgs|ze|cken|fie|ber, a|me|ri|ka|ni|sches *nt*: *→Colorado-Zeckenfieber*

Ge|biss *nt* (Ⓔ dentition): Gesamtheit der Zähne des Ober- und Unterkiefers; die 20 Zähne der 1. Zahnung bilden zusammen das Milchgebiss oder deziduale Gebiss, die 32 Zähne der 2. Zahnung das Dauergebiss [auch permanentes oder bleibendes Gebiss]

bleibendes Gebiss (Ⓔ permanent dentition): ***Syn***: *Dauergebiss, permanentes Gebiss*; Gesamtheit der 32 bleibenden Zähne; bestehen aus 4 oberen und 4 unteren Schneidezähnen [Dentes incisivi], je 2 oberen und unteren Eckzähnen [Dentes canini], 4 oberen und 4 unteren Prämolaren [Dentes premolares] und jeweils 6 oberen und unteren Molaren [Dentes molares]

deziduale Gebiss (Ⓔ deciduous dentition): ***Syn***: *Milchgebiss*; die ab dem 6.–7. Lebensmonat durchbrechenden 20 Milchzähne; haben im Gegensatz zum bleibenden Gebiss keine Prämolaren und Weisheitszähne

permanentes Gebiss: *→bleibendes Gebiss*

Ge|biss|a|no|ma|lie *f* (Ⓔ dental anomaly): ***Syn***: *Dysgnathie*; Abweichung von der normalen Gebissform, z.B. offener Biss

Ge|biss|for|mel *f* (Ⓔ dental formula): ***Syn***: *Zahnformel*; schematische Darstellung des Gebisses; die Zahngruppen werden mit den Buchstaben I [Incisivi], C [Canini], P [Prämolaren] und M [Molaren] bezeichnet, wobei für Milchzähne* kleine Buchstaben verwendet werden; obere und untere Zahnreihe werden in Bruchform dargestellt, wobei eine senkrechte Linie für die Mittellinie steht; *s.a. Gebissschema*

Gebiss|sche|ma *nt* (Ⓔ dentition diagram): ***Syn***: *Zahnschema*; System zur schriftlichen Darstellung eines individuellen, aktuellen Gebisszustandes; von den verschiedenen Systemen wird heute meist das sog. **FDI-System** [**Fédération Dentaire International**; auch **Two-Digit-System**] verwendet; dabei wird den vier Quadranten jeweils eine Kennziffer von 1–4 zugeordnet [1 = oberer rechter Quadrant, 2 = oberer linker Quadrant, 3 = unterer linker Quadrant, 4 = unterer rechter Quadrant]; die Zähne werden von 1–8 durchnumeriert, wobei die Numerierung von der Mittellinie aus nach dorsal erfolgt; Beispiel: der obere rechte mittlere Schneidezahn erhält die Kennziffer 11, wobei die Ziffern getrennt gelesen werden, d.h. eins-eins

beim Milchgebiss werden die Quadranten mit den Ziffern 5–8 benannt, wobei der rechte obere Quadrant die Ziffer 5 erhält und dann im Uhrzeigersinn weiter numeriert wird; *s.a. Gebissformel*

GebO *Abk.*: Gebührenordnung

Gebrauchs-Dosimeter *nt* (Ⓔ secondary standard dosimeter): *s.u. Dosimeter*

Ge|brauchs|test *m* (Ⓔ repeated open application test): ***Syn***: *Repeated Open Application Test*; *s.u. Epikutantest*

Ge|burt *f* (Ⓔ labor): ***Syn***: *Partus, Entbindung, Niederkunft*; Ausstoßung der Frucht aus der Gebärmutter; der normale Geburtsablauf besteht aus drei Phasen: **1. Eröffnungsperiode**: Zeitraum vom Wehenbeginn bis zur vollständigen Eröffnung des Muttermundes; die Aufdehnung des Muttermundes ist eine Folge der zunehmenden Wehentätigkeit [Eröffnungswehen*] und des Tiefertretens des kindlichen Kopfes; bei der Erstgebärenden dauert die Zervixdilatation im Durchschnitt 12 h, bei der Mehrgebärenden 6–7 h; man kann die Eröffnungsperiode noch in **Latenzphase** [Periode der Verkürzung der Zervix bei fehlender oder nur geringer Öffnung des Muttermundes] und **Aktivphase** [Periode der eigentlichen Muttermundseröffnung] unterteilen **2. Austreibungsperiode**: Zeit von der vollständigen Eröffnung des Muttermundes bis zur Geburt des Kindes; während der letzten Phase der Austreibungsperiode, der **Pressphase**, ist das Kind besonders gefährdet, weil die Presswehen zu einer Verminderung der Durchblutung führen [*s.a. Dezeleration*] und der kindliche Kopf einem verstärkten Druck ausgesetzt ist; die Austreibungsperiode dauert ca. 1 h bei Erstgebärenden und 20 min bei Mehrgebärenden **3. Nachgeburtsperiode**: Zeitraum von der Geburt des Kindes bis zur Ausstoßung der Plazenta; oft auch für die ersten zwei Stunden nach der Geburt des Kindes verwendet

zeitliche Abweichungen vom normalen Geburtsverlauf werden als **Sturzgeburt** [Partus praecipitatus; extrem schnelle Geburt, bei der das Kind mit einer Wehe ausgetrieben] oder **protrahierte/verlängerte Geburt** bezeichnet; bei der protrahierten Geburt kann die Eröffnungsphase und/oder Austreibungsphase verlängert sein; die häufigsten Ursachen dafür sind primäre oder sekundäre Wehenschwäche*, Beckenanomalien, abolutes oder relatives Missverhältnis von Beckengröße und Größe des Fetus, Lageanomalien* des Fetus, Hydramnion*, Nabelschnurumschlingung*, -knoten, -vorfall; *s.a. Kardiotokographie, Geburtsmechanismus*

Ge|bur|ten|häu|fig|keit *f*: *→Geburtenziffer*

Ge|bur|ten|ra|te *f*: *→Geburtenziffer*

Ge|bur|ten|zif|fer *f* (Ⓔ birth rate): ***Syn***: *Natalität, Geburtenrate, Geburtenhäufigkeit*; Zahl der Lebendgeborenen pro 1000 Einwohner pro Jahr

Ge|burts|ge|schwulst *f*: *→Caput succedaneum*

Ge|burts|hel|fer|stel|lung *f* (Ⓔ Trousseau's sign): *s.u. Karpopedalspasmen*

Ge|burts|hin|der|nis *nt* (Ⓔ obstructed labor): alle Faktoren, die einem normalem Geburtsablauf im Wege stehen; *s.a. Geburt*

Ge|burts|läh|mung *f* (Ⓔ birth palsy): ***Syn***: *geburtstraumatische Lähmung*; durch eine Verletzung während der Geburt hervorgerufene Lähmung des Kindes, z.B. Armplexuslähmung

Ge|burts|me|cha|nis|mus *m* (Ⓔ labor mechanics): der bei der Geburt führende Körperteil [bei 96 % aller Geburten der Hinterkopf] muss sich auf seinem Weg durch den Geburtskanal den anatomischen Gegebenheiten anpassen; zuerst muss sich der Kopf im Beckeneingang einstellen; beim Tiefertreten kommt es dann zur Beugung nach vorne [Flexion] als Anpassung an die Topfform der Beckenhöhle; zur Erzielung der besten Ausgangsstellung am Beckenboden dreht sich der Kopf um 90°, womit der Hinterkopf nach vorne kommt [**innere Drehung, 1. Rotation**]; sobald der Kopf aus dem Geburtskanal ausgetreten ist, streckt er sich [Deflexion] und benutzt den unteren Symphysenrand als Hypomochlion; die Schultern müssen diesselbe innere Drehung durchführen, wie zuvor der Kopf; sie überträgt sich über die Wirbelsäule auf den Kopf, der sich erneut um 90° dreht und in seine Ausgangsstellung zurückkehrt [**äußere Drehung, 2. Rotation**] [*Abb. G16*]

Ge|burts|scha|den *m* (Ⓔ birth injury): ***Syn***: *Geburtstrauma*; unter der Geburt erworbene kindliche Schäden, z.B. Geburtslähmung

Ge|burts|ter|min *m* (Ⓔ expected date of delivery): errechneter, wahrscheinlicher Termin der Geburt

Ge|burts|trau|ma *nt*: *→Geburtsschaden*

Ge|burts|we|hen *pl* (Ⓔ labor pains): werden unterteilt in **1. Eröffnungswehen**: sich langsam steigernde Wehen während der Eröffnungsperiode*; führen zu einer Auflockerung und Dilatation der Zervix; die Wehenfrequenz liegt bei 5–20/h bei einer Wehendauer von 30–60 Sekunden; der intrauterine Druck kann 60 mm Hg erreichen [ab ca. 25 mm Hg werden Wehen als schmerzhaft empfunden] **2. Austreibungswehen**: die Wehen der Austreibungsperiode können einen intrauterinen Druck von mehr als 100 mm Hg [maximal 225 mm

G

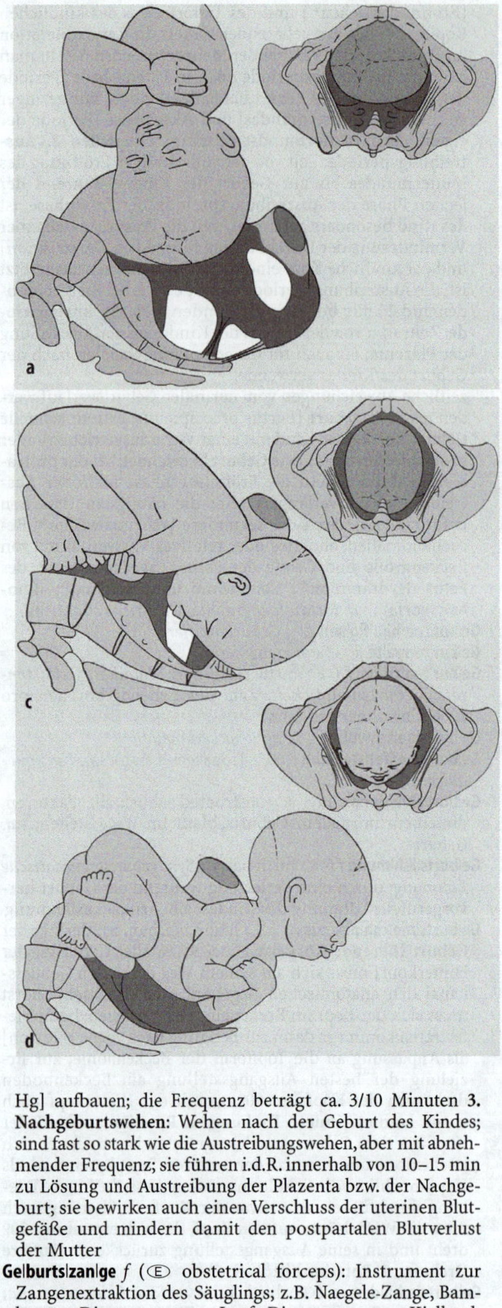

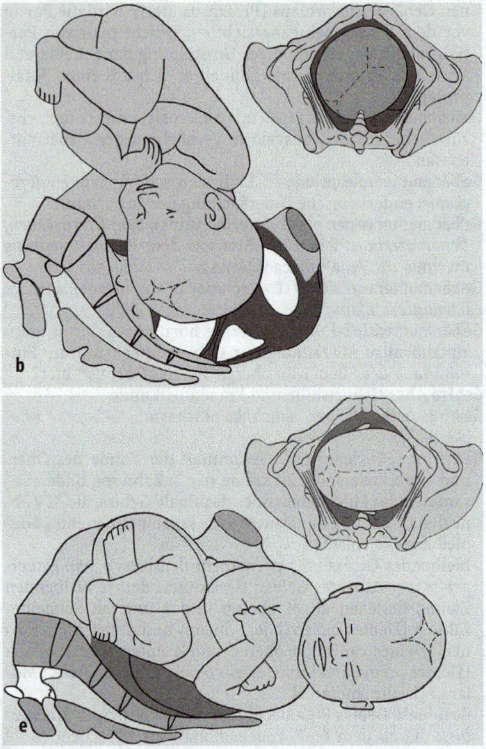

Abb. G16. Geburtsmechanismus bei okzipitoanteriorer Flexionshaltung

Hg] aufbauen; die Frequenz beträgt ca. 3/10 Minuten 3. **Nachgeburtswehen:** Wehen nach der Geburt des Kindes; sind fast so stark wie die Austreibungswehen, aber mit abnehmender Frequenz; sie führen i.d.R. innerhalb von 10–15 min zu Lösung und Austreibung der Plazenta bzw. der Nachgeburt; sie bewirken auch einen Verschluss der uterinen Blutgefäße und mindern damit den postpartalen Blutverlust der Mutter

Ge|burts|zan|ge *f* (Ⓔ obstetrical forceps): Instrument zur Zangenextraktion des Säuglings; z.B. Naegele-Zange, Bamberger Divergenzzange, Laufe-Divergenzzange, Kjelland-Zange; *s.a. Zangenentbindung*

GEC *Abk.*: Galaktose-eliminierende Kapazität

Ge|dächt|nis *f* (Ⓔ memory): die Fähigkeit, Gesehenes, Gehörtes, Gelesenes usw. zu speichern und sich später wieder daran zu erinnern; Erinnerungsvermögen

deklaratives Gedächtnis (Ⓔ declarative memory): *Syn*: *explizites Gedächtnis*; Bezeichnung für die Fähigkeit zur bewussten Wiedergabe von Fakten und Ereignissen; oft auch als **Wissensgedächtnis** bezeichnet

explizites Gedächtnis: *→ deklaratives Gedächtnis*

implizites Gedächtnis: *→ nicht-deklaratives Gedächtnis*

nicht-deklaratives Gedächtnis (Ⓔ procedural memory): *Syn*: *prozedurales/implizites Gedächtnis*; Bezeichnung für

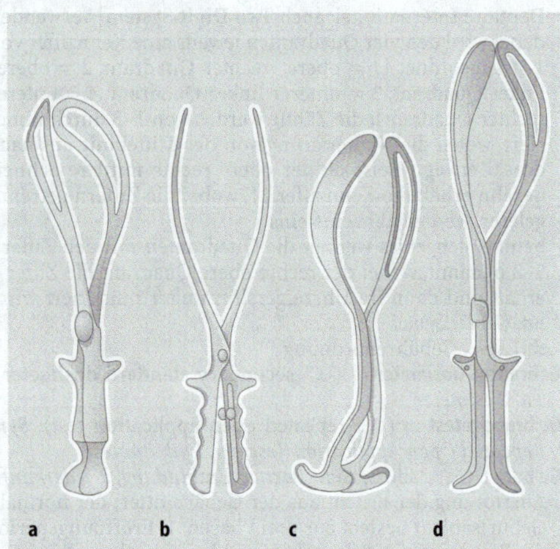

Abb. G17. Geburtszangen. **a** Naegele-Zange, **b** Bamberger Divergenzzange, **c** Laufe-Divergenzzange, **d** Kjeland-Zange

alle bewussten oder unbewussten Lernmechanismen, die eine Veränderung des Verhaltens bewirken [deshalb auch als **Verhaltensgedächtnis** bezeichnet] oder Fertigkeiten und Gewohnheiten bilden

prozedurales Gedächtnis: *→nicht-deklaratives Gedächtnis*

Ge|dächt|nis|spur *f* (Ⓔ memory trace): Engramm*

Ge|dächt|nis|täu|schung *f*: *→Paramnesie*

Ge|dächt|nis|zel|len *pl* (Ⓔ memory cells): ***Syn:*** *memory cells, Memory-Zellen*; nach dem Erstkontakt mit einem Antigen entstehende Zellen, die beim Zweitkontakt eine Beschleunigung der Immunantwort bewirken; *s.a. B-Lymphozyten, T-Lymphozyten*

Ge|dan|ken|aus|brei|tung *f* (Ⓔ thought broadcasting): Symptom 1. Ranges; *s.u. Schizophrenie*

Ge|dan|ken|ein|ge|bung *f* (Ⓔ thought insertion): Symptom 1. Ranges; *s.u. Schizophrenie*

Ge|dan|ken|ent|zug *m* (Ⓔ thought withdrawal): Symptom 1. Ranges; *s.u. Schizophrenie*

Ge|dan|ken|laut|wer|den *nt* (Ⓔ audible thoughts): Symptom 1. Ranges; *s.u. Schizophrenie*

Gee: Samuel Jones Gee; 1839–1911; englischer Arzt

Gee-Herter-Heubner-Syndrom *nt*: *→Zöliakie*

Ge|fah|ren|zu|stand, fe|ta|ler *m* (Ⓔ fetal distress): ***Syn:*** *fetale Notsituation, fetal distress*; Oberbegriff für alle Gefahren, die dem Fetus während der letzten Schwangerschaftsmonate, unter der Geburt und unmittelbar nach der Geburt drohen

Ge|fäng|nis|psy|cho|se *f* (Ⓔ **1.** *→Ganser-Syndrom* **2.** prison psychosis): **1.** *→Ganser-Syndrom* **2.** ***Syn:*** *Haftpsychose*; im Gefängnis auftretende psychogene Pseudopsychose als Reaktion auf das Erlebnis der Haft oder Straftat; es kommt zu Depression, Stupor, paranoiden Zustandsbildern und evtl. Ganser*-Syndrom

Ge|fäß|bänd|chen *nt* (Ⓔ fascicular keratitis): *s.u. Gefäßbändchen-Keratitis*

Gefäßbändchen-Keratitis *f* (Ⓔ fascicular keratitis): ***Syn:*** *Keratitis fascicularis*; Keratitis mit Bildung eines zur Hornhautmitte wandernden Infiltrats [**Wanderphlyktäne**], das Gefäße bandförmig mit sich zieht [**Gefäßbändchen**]

Ge|fäß|dar|stel|lung *f* (Ⓔ angiography): Angiographie*

Ge|fäß|e|las|to|se *f* (Ⓔ elastosis): ***Syn:*** *Elastose*; Angiopathie* durch Einlagerung veränderter elastischer Fasern in die Gefäßwand

Ge|fäß|ent|zün|dung *f* (Ⓔ angiitis): Angiitis*, Vaskulitis*

Ge|fäß|ge|flecht *nt*: *→Gefäßplexus*

Ge|fäß|ge|räusch *nt* (Ⓔ vascular murmur): auskultatorisch hörbares Strömungsgeräusch über Gefäßen; meist als Stenosegeräusch*

Ge|fäß|hy|a|li|no|se *f* (Ⓔ angiohyalinosis): ***Syn:*** *Angiohyalinose*; Hyalinose* mit vorwiegendem Befall der Gefäßwände

Ge|fäß|in|jek|ti|on *f* (Ⓔ injection): ***Syn:*** *Injektion*; Sichtbarwerden von Gefäßen, z.B. bei Konjunktivitis*

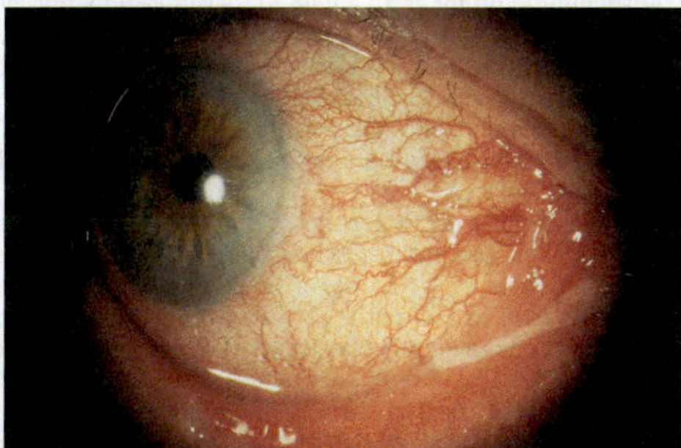

Abb. G18. Gefäßinjektion

Ge|fäß|mal *nt*: *→Naevus flammeus*

Ge|fäß|naht *f* (Ⓔ vascular suture): Angiorrhaphie*

Ge|fäß|ne|kro|se *f* (Ⓔ angionecrosis): Angionekrose*

Ge|fäß|neur|al|gie *f* (Ⓔ angioneuralgia): ***Syn:*** *Angioneuralgie*; neuralgischer Gefäßschmerz; meist brennender Schmerz und Schwellung der umgebenden Gewebe

Ge|fäß|neu|ro|se *f* (Ⓔ angioneurosis): ***Syn:*** *Angioneurose, Vasoneurose*; selten gebrauchte Bezeichnung für Störungen der vegetativen Gefäßregulation mit Durchblutungsstörungen, z.B. Raynaud*-Syndrom

Ge|fäß|plas|tik *f* (Ⓔ angioplasty): Angioplastik*

Ge|fäß|ple|xus *m* (Ⓔ vascular plexus): ***Syn:*** *Gefäßgeflecht, Plexus vasculosus*; aus Blut- oder Lymphgefäßen aufgebautes Netzwerk

Ge|fäß|pol *m* (Ⓔ vacular pole): ***Syn:*** *Polus vascularis*; *s.u. Nierenkörperchen*

Ge|fäß|pro|the|se *f* (Ⓔ vascular prosthesis): aus Kunststoff gefertiger Gefäßersatz

Ge|fäß|schmerz *m* (Ⓔ angialgia): ***Syn:*** *Vasalgie, Vasodynie*; Schmerzen in einem Gefäß oder entlang eines Gefäßes

Ge|fäß|skle|ro|se *f* (Ⓔ angiosclerosis): ***Syn:*** *Gefäßwandsklerose, Angiosklerose*; Verdickung und Verhärtung der Wand von Blut- oder Lymphgefäßen; *s.a. Arteriosklerose*

zerebrale Gefäßsklerose: *→Zerebralarteriensklerose*

Ge|fäß|spin|ne *f*: *→Sternnävus*

Ge|fäß|ste|no|se *f* (Ⓔ angiostenosis): ***Syn:*** *Angiostenose*; Einengung (des Lumens) von Blut- oder Lympfgefäßen

Ge|fäß|trans|plan|ta|ti|on *f* (Ⓔ vascular graft): Transplantation von körpereigenen Gefäßabschnitten [z.B. Vena* saphena magna], allogenen [Nabelschnurgefäße, Leichenspende] oder xenogenen Gefäßen [Rind, Schwein] zum Gefäßersatz oder zur Gefäßplastik; *s.a. aortokoronarer Bypass*

Ge|fäß|tu|mor *m* (Ⓔ vascular tumor): Angiom*

Ge|fäß|wand|ent|zün|dung *f* (Ⓔ angitis): Angiitis*; Vaskulitis*

Ge|fäß|wand|ne|kro|se *f* (Ⓔ angionecrosis): Angionekrose*

Ge|fäß|wand|skle|ro|se *f*: *→Gefäßsklerose*

zerebrale Gefäßwandsklerose: *→Zerebralarteriensklerose*

Ge|fi|ti|nib *nt* (Ⓔ gefitinib): Tyrosinkinaseinhibitor; *s.u. Essay Chemotherapie S. 349*

Ge|flecht|kno|chen *m* (Ⓔ woven bone): *s.u. Knochen*

Ge|flecht|schicht *f* (Ⓔ reticular layer of dermis): *s.u. Dermis*

Ge|flü|gel|züch|ter|lun|ge *f* (Ⓔ bird-breeder's lung): ***Syn:*** *Vogelhalterlunge, Vogelzüchterlunge, Taubenzüchterlunge, Wellensittichhalterlunge*; exogen-allergische Alveolitis* durch Inhalation von Kot- oder Federstaub von Vögeln

Ge|frier|schnitt *m* (Ⓔ frozen section): Schnitt von tiefgefrorenem Gewebe

Ge|frier|trock|nung *f* (Ⓔ freeze-drying): ***Syn:*** *Lyophilisation, Lyophilisierung, Kryodesikkation*; schonendes Trocknungsverfahren, bei dem Proben tiefgefroren und dann im Vakuum getrocknet werden

GEG *Abk.*: Gamma-Enzophalogramm

Ge|gen|an|zei|ge *f*: *→Gegenindikation*

Ge|gen|far|ben *pl*: *→Komplementärfarben*

Ge|gen|gift *nt* (Ⓔ antidote): Antidot*

Ge|gen|in|di|ka|ti|on *f* (Ⓔ contraindication): ***Syn:*** *Gegenanzeige, Kontraindikation*; Umstände, die die Anwendung eines Arzneimittels oder einer diagnostischen oder therapeutischen Maßnahme verbieten

Ge|gen|mit|tel *nt* (Ⓔ antidote): ***Syn:*** *Antidot*; *s.u. Arzneimittelbeziehung*

Ge|gen|strom|e|lek|tro|pho|re|se *f* (Ⓔ counterelectrophoresis): ***Syn:*** *Gegenstromimmunoelektrophorese, Überwanderungselektrophorese*; Elektrophorese* mit entgegengesetzter Wanderungsrichtung von Antigen und Antikörper

Ge|gen|strom|im|mu|no|e|lek|tro|pho|re|se *f*: *→Gegenstromelektrophorese*

Ge|gen|trans|port *m* (Ⓔ countertransport): ***Syn:*** *Austauschtransport, Antiport, Countertransport*; Austauschvorgang durch die Zellmembran, bei dem Substanzen in entgegengesetzter Richtung transportiert werden

Ge|gen|über|tra|gung *f* (Ⓔ countertransference): *s.u. Übertragung*

Ge|hirn *nt* (Ⓔ brain): ***Syn:*** *Encephalon, Enzephalon, Hirn*; der im Schädel liegende Teil des zentralen Nervensystems; wird unter entwicklungsgeschichtlichen Aspekten in drei Teile unterteilt: **Vorderhirn** [Prosencephalon*], **Mittelhirn** [Mesencephalon*] und **Rautenhirn** [Rhombencephalon*]; zum Vorderhirn gehören **Zwischenhirn** [Diencephalon*] und **Endhirn** [Telencephalon*]; das Rautenhirn umfasst das aus **Brücke** [Pons*] und **Kleinhirn** [Cerebellum*] bestehende **Nachhirn** [Metencephalon*] und das **verlängerte Mark** [Myelencephalon*]; Mittelhirn, Brücke und verlängertes Mark bilden den **Hirnstamm** [Truncus* encephali]; im Inneren des Gehirns liegen mit Liquor* cerebrospinalis gefüllte Hohlräume [Seitenventrikel, III. Ventrikel, IV. Ventrikel, Aqueductus cerebri]; das Gehirn des Erwachsenen wiegt ca. 1350–1500 g bei Männern und ca. 1200–1400 g bei Frauen

Ge|hirn|abs|zess *m*: →*Hirnabszess*

Ge|hirn|ar|te|rie, hin|te|re *f*: →*Arteria cerebri posterior*

Ge|hirn|ar|te|rie, mitt|le|re *f*: →*Arteria cerebri media*

Ge|hirn|ar|te|rie, vor|de|re *f*: →*Arteria cerebri anterior*

Ge|hirn|blu|tung *f*: →*Enzephalorrhagie*

Ge|hirn|ent|zün|dung *f*: →*Enzephalitis*

Ge|hirn|er|schüt|te|rung *f*: →*Kommotionssyndrom*

Ge|hirn|kon|tu|si|on *f*: →*Kontusionssyndrom*

Ge|hirn|prel|lung *f*: →*Kontusionssyndrom*

Ge|hirn|schlag *m*: →*apoplektischer Insult*

Ge|hirn|ver|grö|ße|rung *f* (Ⓔ megaloencephaly): Enzephalomegalie*

Ge|hör|gang, äu|ße|rer *m* (Ⓔ external acoustic meatus): *Syn*: *Meatus acusticus externus*; ca. 3,5 cm langer Gang von der äußeren Ohröffnung [**Porus acusticus externus**] bis zum Trommelfell*; das vordere Drittel [Meatus* acusticus externus cartilagineus] wird von Knorpel gebildet, der hinteren 2/3 liegen in der Pars tympanica des Schläfenbeins [Os* temporale]

Ge|hör|gang|ek|zem *nt* (Ⓔ eczematoid external otitis): *Syn*: *Otitis externa diffusa*; bakterielle, pilzbedingte oder allergische Entzündung des äußeren Gehörganges; wird v.a. durch Schädigung des Epithels [Wattestäbchen!] oder verunreinigtes Wasser verursacht; tritt als **akute, nässende Form** auf [meist durch Pseudomonas* aeruginosa, Staphylococcus* aureus oder Proteus*], die dann als akute Otitis externa bezeichnet wird, oder als **trockene Form** mit Juckreiz und Schuppenbildung [meist durch Pilze]

Ge|hör|gang|ent|zün|dung *f*: →*Otitis externa*

Ge|hör|gang, in|ne|rer *m* (Ⓔ internal acoustic meatus): *Syn*: *Meatus acusticus internus*; im Felsenbein [Pars* petrosa ossis temporalis] liegender Kanal, durch den Nervus* facialis, Nervus* vestibulocochlearis und Arteria* und Vena* labyrinthi verlaufen; sein Eingang [**Porus acusticus internus**] liegt auf der Rückseite des Felsenbeins

Ge|hör|gangs|fu|run|kel *m* (Ⓔ furuncular otitis): *Syn*: *Ohrfurunkel, Otitis externa furunculosa, Otitis externa circumscripta*; Staphylokokkeninfektion der Haarbälge des häutigen Gehörganges; führt zu umschriebener, schmerzhafter Schwellung des Epithels und der angrenzenden Weichteile; **Therapie**: Analgetika, Alkoholumschläge oder Einlage von Alkoholstreifen; evtl. Inzision und Eiterdränage

Ge|hör|gangs|knor|pel *m* (Ⓔ cartilage of acoustic meatus): *Syn*: *Cartilago meatus acustici*; den knorpeligen Abschnitt des äußeren Gehörganges bildender Knorpel

Ge|hör|gangs|my|ko|se *f* (Ⓔ otomycosis): *Syn*: *Ohrmykose, Otomykose*; oft chronisch rezidivierende, auf den äußeren Gehörgang beschränkte Pilzinfektion; i.d.R. mit Juckreiz verbunden, meist aber schmerzlos; *s.a. Gehörgangekzem*

Ge|hör|gangs|schne|cke *f*: →*Kochlea*

Ge|hör|gangs|tem|pe|ra|tur *f* (Ⓔ meatus temperature): *s.u. Körpertemperatur*

Ge|hör|knö|chel|chen *pl* (Ⓔ auditory ossicles): *Syn*: *Ossicula auditus/auditoria*; die drei Knöchelchen des Mittelohrs: Hammer [Malleus], Amboss [Incus] und Steigbügel [Stapes]; sie sind gelenkig miteinander verbunden und bilden damit eine Kette, die die Schwingungen des Trommelfells auf das Innenohr überträgt

Ge|hör|lo|sig|keit *f*: →*Taubheit*

Gehör- und Gleichgewichtsorgan *nt* (Ⓔ organ of hearing and balance): *Syn*: *Organum vestibulocochleare*; Oberbegriff für die im Innenohr [Auris interna] liegenden Strukturen [Labyrinthus osseus, membranaceus, vestibularis und cochlearis], die die anatomische Grundlage für Gehör und Gleichgewichtssinn bilden; *s.a. Essay Gleichgewichtssinn S. 817, Essay Hören/auditives System S. 939*

Gei|ßel *f* (Ⓔ flagellum): *Syn*: *Flagellum, Flagelle*; peitschenförmiges Fortbewegungsorgan von Zellen; *s.a. Essay Bakterien S. 217*

Gei|ßel|an|ti|gen *nt* (Ⓔ flagellar antigen): *Syn*: *H-Antigen*; Antigen* der Geißel von Mikroorganismen; Geißelantigene werden zur Klassifizierung von Bakterien [z.B. Kauffmann*-White-Schema] verwendet

Gei|ßel|in|fu|so|ri|en *pl*: →*Geißeltierchen*

Gei|ßel|tier|chen *pl* (Ⓔ Flagellata): *Syn*: *Geißelinfusorien, Flagellaten, Flagellata, Mastigophoren, Mastigophora*; beim Menschen als Parasiten auftretende Einzeller mit einer oder mehreren Geißeln; *s.a. Trypanosoma, Leishmania, Trichomonas*

Geiß|rau|te *f* (Ⓔ goat's rue): *Syn*: *Galega officinalis*; Staude aus der Familie der Schmetterlingsblütler [Fabaceae]; verwendet werden die getrockneten oberirdischen Pflanzenteile [**Galegae officinalis herba**]; sie enthalten Alkaloide*, Gerbstoffe*, Saponine*, Flavonoide* und Guanidinderivate [Galegin, Hydroxygalegin]; **Anw.**: traditionell als Diuretikum*

Ge|i ur|ba|ni her|ba *f* (Ⓔ herb bennet): blühendes Kraut der Nelkenwurz*

Ge|i ur|ba|ni rhi|zo|ma *nt* (Ⓔ herb bennet rhizome): Wurzelstock der Nelkenwurz*

GEK *Abk.*: Galaktose-Elimininationskapazität

Ge|krö|se *nt* (Ⓔ mesentery): *Syn*: *Mesenterium, Dünndarmgekröse*; Verdoppelung des Bauchfells [Peritoneum*], die Jejunum* und Ileum* an der hinteren Bauchwand befestigt; die **Mesenterialwurzel** [Radix mesenterii] verläuft von der Flexura* duodenojejunalis schräg nach rechts unten bis zur Fossa* iliaca; zwischen den beiden Blättern des Mesenteriums verlaufen Nerven, Gefäße und Lymphknoten

Ge|krö|se|schlag|a|der, o|be|re *f*: →*Arteria mesenterica superior*

Ge|krö|se|schlag|a|der, un|te|re *f*: →*Arteria mesenterica inferior*

Ge|krö|se|wur|zel *f* (Ⓔ root of mesentery): Mesenterialwurzel; *s.u. Gekröse*

Gel *nt* (Ⓔ gel): halbfeste, formelastische Dispersion

Ge|las|ma *nt* (Ⓔ gelasmus): zwanghaftes/hysterisches Lachen, Lachkrampf

Ge|la|ti|ne *f* (Ⓔ gelatin): beim Kochen von Kollagen* entstehendes Eiweißgemisch; **Gelatine Typ A** [*engl.* acid] besitzt in wässriger Lösung einen pH-Wert von 3,8–6,0, **Gelatine Typ B** [*engl.* basic] einen von pH-Wert von 5,0–7,4

ge|la|ti|nös *adj* (Ⓔ gelatinous): gelartig, gallertartig, gelatineartig

Gelb|fie|ber *nt* (Ⓔ yellow fever): *Syn*: *Ochropyra*; in den Tropen und Subtropen [Afrika, Süd- und Mittelamerika] auftretendes Virusfieber [Gelbfiebervirus*] mit Leberschwellung, Gelbsucht und Hämaturie; **Klinik**: zweiphasischer Verlauf; in der 1. Phase Fieber, Schüttelfrost, Gelbsucht, Kopf- und Muskelschmerzen und Erbrechen; nach einer scheinbaren Erholung [bei einem Teil der Patienten erfolgt Ausheilung] kommt es zu einem massiven Rezidiv mit Fieber, Bradykardie und Blutungen; ca. 50 % der Patienten versterben in dieser Phase; die beiden Formen [**urbanes Gelbfieber** und **sylvatisches Gelbfieber**] sind klinisch nicht zu unterscheiden; **Diagnose**: Antikörpernachweis [HHT, ELISA]; **Prophylaxe**: Impfung; die erworbene Immunität halt ca. 10 Jahre an

Gelb|fie|ber|flie|ge *f* (Ⓔ tiger mosquito): *Syn*: *Aedes aegypti*; in tropischen und subtropischen Gebieten u.a. Überträger des Gelbfiebers

Gelb|fie|ber|vi|rus *nt, pl* **-ren** (Ⓔ yellow fever virus): durch Mücken [Aedes aegypti] übertragener Erreger des Gelbfiebers*; zu den Flaviviren* gehörendes Arbovirus*

Gelb|kei|me *pl* (Ⓔ flavobacteria): *s.u. Flavobacterium*

Gelb|kör|per *m* (Ⓔ yellow body of ovary): *Syn*: *Corpus luteum*; nach dem Eisprung aus dem Follikel entstehender hormonproduzierender [Progesteron*, Östrogen*] Körper, der durch Fetttröpfchen gelb gefärbt ist; ist am 8.–10. Tag nach dem Eisprung am größten [**Corpus luteum menstruationis**]; sofern keine Schwangerschaft eintritt kommt es zur Rückbildung [Corpus* albicans]; wird das Ei befruchtet und eine Schwangerschaft entsteht, entwickelt sich ein

Schwangerschaftsgelbkörper [Corpus luteum graviditatis], der einen Durchmesser von 2–3 cm haben kann und bis zum Ende des 3. Monats bestehen bleibt

Gelb|kör|per|hor|mon *nt* (Ⓔ corpus luteum hormone): ***Syn***: *Corpus-luteum-Hormon, Progesteron, Luteohormon*; vom Gelbkörper des Eierstocks während des Genitalzyklus und der Plazenta während der Schwangerschaft gebildetes Hormon, das u.a. die Uterusschleimhaut für die Einnistung vorbereitet und die Schwangerschaft erhält; Progesteron hemmt während der Schwangerschaft die Ovulation und die LH-Sekretion der Hypophyse, bewirkt die Ausbildung des Milchgangssystems in der Brust und erhöht die Körpertemperatur um 0,4–0,8 °C; extragenital hat es eine schwache Wirkung auf die Natriumretention und den Eiweißstoffwechsel

Gelb|kör|per|pha|se *f* (Ⓔ luteal phase): ***Syn***: *gestagene Phase, Lutealphase, Transformationsphase, Sekretionsphase*; zweite Phase des Menstruationszyklus; die Zeit vom Eisprung bis zur Monatsblutung [15.–28. Tag]; *s.u. Endometrium*

Gelb|se|hen *nt* (Ⓔ yellow vision): ***Syn***: *Xanthopie, Xanthopsie*; Chromatopsie* mit Gelbfärbung aller Farben

Gelb|sucht *f*: *→ Ikterus*

gelb|süch|tig *adj*: *→ ikterisch*

Gelb|wurz *f* (Ⓔ turmeric): ***Syn***: *Curcuma domestica, Curcuma longa, Kurkuma*; Pflanze aus der Familie der Ingwergewächse [Zingiberaceae]; verwendet wird der Wurzelstock [**Curcumae domesticae rhizoma**], der ätherisches Öl, Sesquiterpenketone [Turmerone, Curlon, Zingiberen] und Dicinnamoylmethanderivate [z.B. Curcumin*, Desmethoxycurcumin, Bisdesmethoxycurcumin] enthält; **Anw.**: innerlich bei Verdauungsbeschwerden, Völlegefühl, Blähungen, Meteorismus*, Arthritis*; traditionell bei Durchfall, Gelbsucht, Bronchitis* und Wurmbefall; äußerlich bei Entzündungen von Haut und Auge

javanische Gelbwurz (Ⓔ East Indian turmeric): ***Syn***: *Curcuma xanthorrhiza, javanische Kurkuma*; Pflanze aus der Familie der Ingwergewächse [Zingiberaceae]; verwendet wird der Wurzelstock [**Curcumae xanthorrhizae rhizoma**], der ätherisches Öl [Curcumen, Xanthorrhizol, Germacren] und Curcuminoide [Curcumin*] und Xanthorrhizol enthält; wirkt choleretisch und cholekinetisch; **Anw.**: traditionell bei Verdauungsbeschwerden, Leber- und Gallenleiden

Gel|chro|ma|to|gra|phie *f* (Ⓔ gel-filtration chromatography): ***Syn***: *Gelfiltration, Ausschlusschromatographie, Ausschlusschromatografie, Gelfiltrationschromatografie, Gelchromatografie, Gelfiltrationschromatographie, Molekularsiebchromatographie, Molekularsiebchromatografie*; Chromatographie* mit Gel als stationärer Phase; das Gel hat Poren mit einem definierten Durchmesser; damit können nur Moleküle bis zu einer gewissen Größe durch das Gel diffundieren

Geld|rol|len|bil|dung *f* (Ⓔ rouleaux formation): ***Syn***: *Pseudohämagglutination, Pseudoagglutination, Rouleau-Bildung*; Aggregation von Erythrozyten* in Form geldrollenförmiger Ketten bei Änderung der Plasmaproteinzusammensetzung

Gelée royale *f* (Ⓔ royal jelly): ***Syn***: *Bienenköniginnenfuttersaft*; Sekret der Kopfdrüsen der Honigbiene* mit entzündungshemmender, antibakterieller und die Wundheilung fördernder Wirkung; enthält u.a. Vitamin* B, Enzyme [z.B. Cholinesterase*, Phosphatase], Zucker, Biopterin*, kortikosteroidartige Substanzen und Proteine [Royalisin]; **Anw.**: traditionell innerlich als Roborans* und bei Anämien; äußerlich zur Steigerung der Hautdurchblutung

Ge|le|gen|heits|an|fäl|le *pl*: *→ Gelegenheitskrämpfe*

Ge|le|gen|heits|kräm|pfe *pl* (Ⓔ incidental convulsions): ***Syn***: *Gelegenheitsanfälle, epileptische Reaktionen, Okkasionsanfälle*; einmalig auftretende Krämpfe, z.B. Fieberkrämpfe; *s.a. Essay Epilepsie S. 617*

Gel|elek|tro|pho|re|se *f* (Ⓔ gel electrophoresis): Elektrophorese* mit Gel als stationärer Phase

Ge|lenk *nt* (Ⓔ joint): ***Syn***: *Articulatio*; bewegliche oder unbewegliche Verbindung von zwei oder mehreren Knochen

echtes Gelenk (Ⓔ diarthrosis): ***Syn***: *Diarthrosis, Diarthrose, Junctura synovialis, Articulatio synovialis*; aus **Gelenkkapsel** [Capsula articularis], **Gelenkhöhle** [Cavitas articularis], **Gelenkflächen** [Facies articularis] und **Verstärkungsapparat** [Bänder, Menisci] bestehendes Gelenk; der Bewegungsspielraum hängt von der Art des Gelenkes [z.B. Scharniergelenk*, Kugelgelenk*] und dem Vorhandensein straffer Bänder [Amphiarthrose*] ab; die **Gelenkflächen** werden von **Gelenkknorpel** [Cartilago articularis] überzogen; seine Dicke hängt im Wesentlichen von der Stärke der Belastung ab; die **Gelenkkapsel** umschließt das Gelenk vollständig; sie besteht aus zwei Schichten, einer äußeren fibrösen **Membrana fibrosa** [Stratum fibrosum] und der inneren **Membrana synovialis** [Stratum synoviale]; die **Membrana synovialis** bildet die Gelenkinnenhaut und produziert die Gelenkschmiere [**Synovia**]; sie wirft gefäßreiche Falten [**Plicae synoviales**] und Zotten [**Villi synoviales**] auf und enthält Nervenfasern und Rezeptoren

die **Gelenkhöhle** ist nur ein kapillärer Spaltraum zwischen den Gelenkflächen und der Kapsel; die in ihr vorhandene **Gelenkschmiere** [Synovia] wirkt als Gleitmittel und ernährt den gefäßlosen Gelenkknorpel; die **Gelenkbänder** [Ligamenta articularia] sind ein wichtiger funktioneller Bestandteil, die das Gelenk stabilisieren und abnorme oder übermäßige Bewegungen verhindern; je nach Ursprung und Verlauf unterscheidet man innerhalb der Gelenkkapsel verlaufende Bänder [**Ligamenta intercapsularia**], Bänder, die in die Gelenkkapsel einstrahlen oder eingewebt sind [**Ligamenta capsularia**] und außerhalb der Kapsel verlaufende Bänder [**Ligamenta extracapsularia**]

Gelenkzwischenscheiben [Discus articularis] gleichen Unebenheiten der Gelenkflächen aus und wirken als Druckverteiler; die keilförmigen Zwischenscheiben des Kniegelenks werden als **Meniscus articularis** bezeichnet; manche Gelenke [Hüftgelenk*, Schultergelenk*] haben noch eine am Pfannenrand ansetzende **Gelenklippe** [Labrum articulare], die die Kontaktfläche zwischen Kopf und Pfanne vergrößert

einfaches Gelenk (Ⓔ simple joint): ***Syn***: *Articulatio simplex*; Gelenk, in dem zwei Knochen artikulieren, z.B. Kniegelenk

straffes Gelenk (Ⓔ amphiarthrosis): ***Syn***: *Wackelgelenk, Amphiarthrose, Amphiarthrosis*; von straffen Bändern zusammengehaltenes Gelenk mit nur geringer Beweglichkeit [z.B. Iliosakralgelenk*]

Ge|lenk|ar|thro|se *f*: *→ Arthrosis deformans*

Ge|lenk|bän|der *pl* (Ⓔ joint ligaments): *s.u. echtes Gelenk*

Ge|lenk|chon|dro|ma|to|se *f*: *→ synoviale Chondromatose*

polytope Gelenkchondromatose (Ⓔ Henderson-Jones syndrome): ***Syn***: *Henderson-Jones-Syndrom, Reichel-Syndrom*; Chondromatose* mit multiplen gestielten Knorpelknoten; führt zu Ergussbildung und Bildung freier Gelenkkörper

Ge|lenk|dys|pla|sie *f* (Ⓔ arthrodysplasia): ***Syn***: *Arthrodysplasia, Arthrodysplasie*; angeborene Gelenkverformung, z.B. Hüftdysplasie*

Ge|lenk|ei|te|rung *f*: *→ Arthritis purulenta*

Ge|lenk|em|py|em *nt* (Ⓔ arthroempyesis): *s.u. Arthritis purulenta*

Ge|lenk|ent|fer|nung *f*: *→ Arthrektomie*

Ge|lenk|ent|zün|dung *f*: *→ Arthritis*

akut-eitrige Gelenkentzündung: *→ Arthritis purulenta*

Ge|lenk|er|guss *m* (Ⓔ joint effusion): ***Syn***: *Gelenkhydrops, Hydarthrose, Hydrops articularis*; Flüssigkeitsansammlung in einem Gelenk; *s.a. Gelenkempyem*

blutiger Gelenkerguss (Ⓔ sanguineous joint effusion): Hämarthrose*, Hämarthros

Ge|lenk|er|kran|kung *f* (Ⓔ joint disease): Arthropathie*

degenerative Gelenkerkrankung (Ⓔ degenerative joint disorder): meist bei älteren Menschen auftretende vorwiegend die Gelenke der unteren Extremität [Hüfte, Knie] betreffende chronische Erkrankung, die zu Zerstörung der Gelenkflächen [Gelenkknorpel und -knochen] führt; im fortgeschrittenen Stadium wird meist eine operativer Gelenkersatz nötig

Ge|lenk|er|öff|nung *f*: *→ Arthrotomie*

Ge|lenk|fis|tel|lung *f*: *→ Arthrostomie*

Ge|lenk|flä|chen *pl* (Ⓔ articular surfaces): *s.u. echtes Gelenk*

Ge|lenk|fun|gus *m* (Ⓔ fungous synovitis): *Syn*: *Gelenkschwamm, Fungus articuli*; Gelenkauftreibung bei Gelenktuberkulose*

Ge|lenk|gicht *f* (Ⓔ articular gout): *Syn*: *Gichtarthritis, Arthraga, Arthritis urica*; anfallsweise, akute Gelenkentzündung im Rahmen der Gicht*, die durch Urateinlagerung verursacht wird; der akute Gichtanfall beginnt meist nachts oder frühmorgens im Anschluss an eine üppige Mahlzeit verbunden mit Alkoholgenuss; am häufigsten betroffen sind Großzehengrundgelenk [Podagra], Kniegelenk [Gonagra], oberes Sprunggelenk, Handwurzel, Daumengrundgelenk und die Fingergrundgelenke; **Diagnose**: Anamnese und körperlicher Befund, Labor [Hyperurikämie*], Gichttophi bei chronischer Gicht, Nachweis von Harnsäurekristallen in Geweben oder Gelenkflüssigkeit; Uratkristalle sind nicht im Röntgenbild sichtbar, bei chronischer Gicht finden sich aber rundliche, scharf begrenzte, osteolytische Defekte in Gelenknähe; **Therapie**: *s.u. Gicht*

Ge|lenk|höh|le *f* (Ⓔ joint cavity): *Syn*: *Gelenkraum, Gelenkspalt*; *s.u. echtes Gelenk*

Ge|lenk|hy|drops *m*: *→ Gelenkerguss*

Ge|lenk|kap|sel *f* (Ⓔ joint capsule): *s.u. echtes Gelenk*

Ge|lenk|kap|sel|phleg|mo|ne *f* (Ⓔ capsular abscess): *Syn*: *Kapselphlegmone*; diffus-eitrige Entzündung der Gelenkkapsel; kann zu einer akut-eitrigen Gelenkentzündung* führen

Ge|lenk|knor|pel *m* (Ⓔ joint cartilage): *s.u. echtes Gelenk*

Ge|lenk|knor|pel|ent|zün|dung *f* (Ⓔ arthrochondritis): Arthrochondritis*

Ge|lenk|kon|trak|tur *f*: *→ Kontraktur*

Ge|lenk|kör|per *m* (Ⓔ joint body): *Syn*: *Gelenkstein, Arthrolith*; intraartikulärer, krustierter Körper; meist gleichgesetzt mit Gelenkmaus*

freier Gelenkkörper: *→ Gelenkmaus*

Ge|lenk|leh|re *f* (Ⓔ arthrology): *Syn*: *Arthrologie, Arthrologia*; Lehre von den Gelenken; Teilgebiet der Anatomie

Ge|lenk|lei|den *nt* (Ⓔ joint disease): Arthropathie*

Ge|lenk|lip|pe *f* (Ⓔ articular lip): *s.u. echtes Gelenk*

Ge|lenk|maus *f* (Ⓔ joint mouse): *Syn*: *freier Gelenkkörper, Corpus liberum*; freie Gelenkkörper sind meist Knochen-Knorpel-Sequester, die im Rahmen degenerativer Erkrankungen [Osteochondrosis* dissecans] oder nach Traumen entstehen; selten handelt es sich um entzündliche Strukturen [z.B. Reiskörper* bei Tuberkulose]; da der freie Körper überall im Gelenk auftauchen und zu Einklemmungserscheinungen mit Schmerzen, Blockierung und Erguss führen kann, wird er als Gelenkmaus bezeichnet; **Therapie**: arthroskopische Entfernung; evtl. Reimplantation und Fixierung mit Schrauben oder Stiften

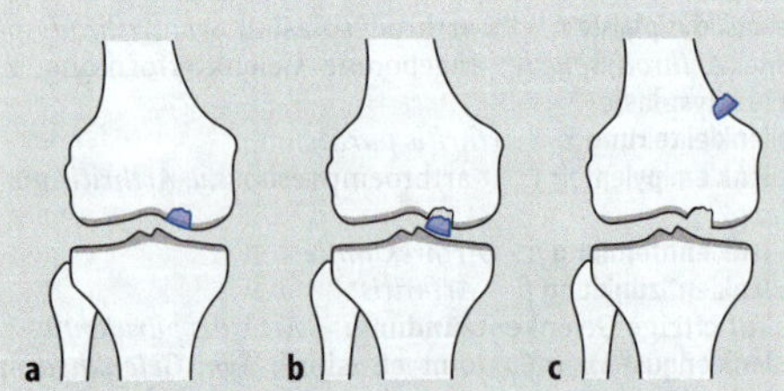

Abb. G19. Entstehung einer Gelenkmaus. **a** demarkierter Knochen-Knorpel-Sequester, **b** Ablösung des Sequesters, **c** freier Gelenkkörper im Kniegelenk

Ge|lenk|mus|kel *m* (Ⓔ articular muscle): *Syn*: *Kapselspanner, Musculus articularis*; an der Gelenkkapsel* ansetzender Muskel

ge|lenk|nah *adj* (Ⓔ juxta-articular): juxtaartikulär*

Ge|lenk|plas|tik *f* (Ⓔ arthroplasty): *Syn*: *Arthroplastik*; plastische Gelenkoperation; das Spektrum reicht von Eingriffen zur Verstärkung der Kapsel oder zur Erhöhung der Beweglichkeit bis hin zum vollständigen Gelenkersatz [Totalendoprothese*]

Ge|lenk|pro|the|se *f* (Ⓔ arthroplasty): Prothese* zum vollständigen [**Endoprothese**] oder teilweisen Ersatz [**Hemiprothese**] eines Gelenkes

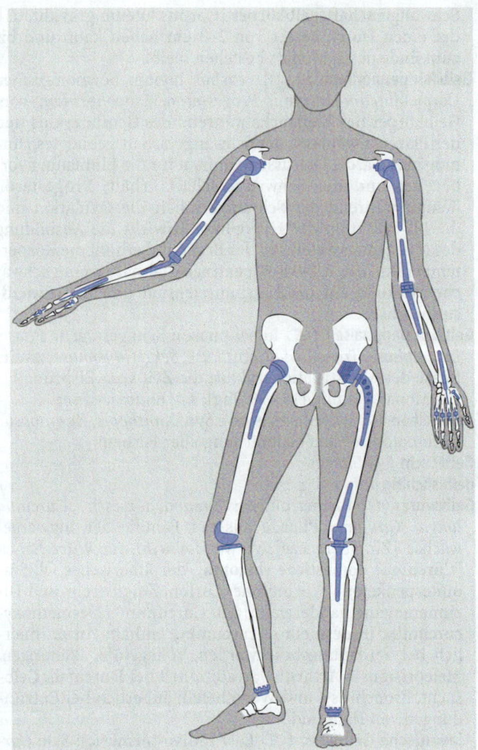

Abb. G20. Gelenkprothesen

Ge|lenk|punk|ti|on *f* (Ⓔ arthrocentesis): *Syn*: *Arthrozentese*; Punktion eines Gelenkes zur Entnahme von Gelenksflüssigkeit oder -exsudat oder zur Instillation von Medikamenten

Ge|lenk|raum *m*: *→ Gelenkhöhle*

Ge|lenk|re|sek|ti|on *f*: *→ Arthrektomie*

Ge|lenk|rheu|ma|tis|mus *m* (Ⓔ articular rheumatism): rheumatische Erkrankung der Gelenke; als **akuter Gelenkrheumatismus** die Gelenkbeteiligung beim rheumatischen Fieber* und als **chronischer Gelenkrheumatismus** die primär chronische Polyarthritis*

Ge|lenk|schei|be *f*: *→ Gelenkzwischenscheibe*

Ge|lenk|schmer|zen *pl* (Ⓔ arthralgia): Arthralgie*

Ge|lenk|schmie|re *f* (Ⓔ synovia): *s.u. echtes Gelenk*

Ge|lenk|schwamm *m*: *→ Gelenkfungus*

Ge|lenk|schwel|lung *f* (Ⓔ arthrocele): Arthrozele*

Ge|lenk|si|mu|la|tor *m* (Ⓔ articulator): *Syn*: *Artikulator*; Gerät mit eingesetzten Zahn- und Kiefermodellen zur Simulation der Bewegung zueinander

Ge|lenk|spalt *m* (Ⓔ joint cavity): Gelenkhöhle; *s.u. echtes Gelenk*

Ge|lenk|spie|ge|lung *f* (Ⓔ arthroscopy): *Syn*: *Arthroskopie*; endoskopische Untersuchung einer Gelenkhöhle nach Punktion und Auffüllung des Gelenkspaltes mit Gas [CO_2] oder Flüssigkeit; kann zu diagnostischen Zwecken [u.U. mit Probenentnahme] oder als therapeutischer Eingriff [Gelenkspülung, minimal invasive Chirurgie*] durchgeführt werden

Ge|lenk|stei|fe *f* (Ⓔ joint stiffness): Einschränkung der Beweglichkeit eines Gelenkes

Ge|lenk|stein *m*: *→ Gelenkkörper*

Ge|lenk|sy|no|vek|to|mie *f*: *→ Synovektomie*

Ge|lenk|tu|ber|ku|lo|se *f* (Ⓔ joint tuberculosis): *Syn*: *Arthritis tuberculosa*; tuberkulöse Gelenkentzündung; kann als primäre Form [von der Synovialmembran ausgehend] oder sekundäre Form auftreten; führt i.d.R. zu totaler Gelenkzerstörung und Gelenkversteifung; **Diagnose:** Erregernachweis im Probematerial; **Therapie:** *s.u. Tuberkulose*

Gellenklverlstaulchung *f* (Ⓔ sprain): *Syn: Distorsion, Verstauchung, Verrenkung, Distorsio*; die Gelenkverstauchung ist meist Folge einer Luxation oder Subluxation mit Spontanreposition; die Überdehnung oder Verletzung der Bänder und Weichteilstrukturen führt zu Schwellung, Schmerzen, Funktionseinschränkung und evtl. Bluterguss in das Gelenk; **Diagnose:** Röntgen, CT; wichtig ist der Ausschluss von behandlungsbedürftigen Knochen- oder Bandverletzungen; **Therapie:** vorübergehende Ruhigstellung; evtl. Krankengymnastik

Gellenklverlsteilfung *f.*: *→Ankylose*

Gellenklwallze *f* (Ⓔ trochlea): Gelenkkopf, Knochenende, Kondyle; *s.a. Condylus*

Gellenklzwilschenlscheilbe *f* (Ⓔ articular disk): *Syn: Gelenkscheibe, Discus articularis*; aus Knorpel bestehende, diskusförmige Zwischenscheiben verschiedener Gelenke; sie sind i.d.R. mit der Kapsel verwachsen und teilen das Gelenk in zwei Abteilungen; funktionell wirken sie als Druckverteiler und haben auch eine Polster- oder Schutzfunktion, da sie Unebenheiten der Gelenkflächen ausgleichen

Gellfiltlraltilon *f.*: *→Gelchromatographie*

Gellfiltlraltilonslchrolmaltolgralphie *f.*: *→Gelchromatographie*

Gélineau: Jean-Baptiste Gélineau; 1859–1906; französischer Psychiater (Paris)

Gélineau-Syndrom *nt*: *→Narkolepsie*

Gellolleplsie *f.*: *→Kataplexie*

Gellolplelgie *f.*: *→Kataplexie*

Gellolse *f* (Ⓔ gelosis): Bezeichnung für eine knotenförmige Gewebsverhärtung; oft gleichgesetzt mit Myogelose*

Gellseldin *nt* (Ⓔ gelsedine): *s.u. Gelsemium sempervirens*

Gellselmilcin *nt* (Ⓔ gelsemicin): *s.u. Gelsemium sempervirens*

Gellselmii rhilzolma *nt* (Ⓔ Yellow Jessamine root): *Syn: gelbe Jasminwurzel, Rhizoma Gelsemii*; *s.u. Gelsemium sempervirens*

Gellselmin *nt* (Ⓔ gelsemine): *s.u. Gelsemium sempervirens*

Gellselmilum semlperlvilrens *nt* (Ⓔ Gelsemium sempervirens): *Syn: gelber Jasmin, falscher Jasmin, Giftjasmin*; Strauch aus der Familie der Loganiaceae; verwendet wird der getrocknete Wurzelstock mit Wurzeln [**Gelsemii rhizoma**]; enthält u.a. Indolalkaloide* [Gelsemin*, Gelsemicin*, Gelsedin*, Sempervirin*], Gerbstoffe* und ätherisches Öl; regt das Zentralnervensystem an und hat eine schmerzlindernde und dämpfende Wirkung; **Anw.:** traditionell bei Neuralgie*, Migräne*, Asthma* bronchiale und nervöser Übererregung; in der Homöopathie bei Grippe*, Migräne*, Neuralgie*, Myokarditis* und Regelstörungen

Gemlciltalbin *nt* (Ⓔ gemcitabine): Zytostatikum* mit antimetabolischer Wirkung; **Anw.:** Pankreas-, Bronchialkarzinom; *s.a. Essay Chemotherapie S. 349*

Gemlfilbrolzil *f* (Ⓔ gemfibrozil): Lipidsenker der Fibratgruppe; **Anw.:** kombinierte Hyperlipidämien

Gelmilni *pl* (Ⓔ twins): Zwillinge*

Gelmilnollolgie *f* (Ⓔ gemellology): Zwillingsforschung

Gelmisltolzyt *m* (Ⓔ gemistocyte): *Syn: gemistozytischer Astrozyt*; bei Entmarkungskrankheiten oder Neoplasmen auftretende angeschwollene Astrozyten* mit eosinophilem Plasma

Gemlma *f* (Ⓔ gemma): Knospe, knospenförmige Struktur

Gemma gustatoria (Ⓔ taste bud): *Syn: Geschmacksknospe, Caliculus gustatorius*; auf der Zunge sitzendes epitheliales Sinnesorgan aus Geschmackszellen und Stützzellen

Gen *nt* (Ⓔ gene): *Syn: Erbfaktor, Erbeinheit, Erbanlage*; funktionelle Einheit der Chromosomen*, die die Information für ein Genprodukt enthält; Gene des Menschen und der anderen Eukaryonten werden als **unterbrochene Gene** bezeichnet, weil die informationstragenden Exons* von Introns* unterbrochen werden; man schätzt, dass das menschliche Genom aus 65.000–80.000 Genen besteht, die in **rezessive** und **dominante Gene** unterteilt werden

therapeutisches Gen (Ⓔ therapeutic gene): *s.u. Essay Gentransfer und Gentherapie S. 761*

-gen *suf.*: *→-genetisch*

Gelna *f* (Ⓔ cheek): *Syn: Bucca, Mala*; Backe, Wange

Genlalnallylse *f* (Ⓔ genetic analysis): *Syn: Erbanalyse*; Kombination von Chromosomenanalyse* und anderen Untersuchungsmethoden [z.B. Polymerasekettenreaktion*] sowie der Familienanamnese zur Abklärung des Risikos, eine Erbkrankheit zu übertragen; ist die Grundlage der **genetischen Beratung** vor oder während einer Schwangerschaft

Gelnelrallilsaltilon *f.*: *→Generalisierung*

Gelnelrallilsielrung *f* (Ⓔ generalization): *Syn: Generalisation*; Ausbreitung einer Krankheit auf den ganzen Körper

Gelnelrallalmellle *f* (Ⓔ basic lamella): *s.u. Knochen*

Gelnelraltilonslralte *f* (Ⓔ generation rate): *s.u. Essay Bakterien S. 217*

Gelnelraltilonslwechlsel *m* (Ⓔ alternation of generations): *Syn: Digenesis, Digenese*; (*biolog.*) unregelmäßiger oder periodischer Wechsel zwischen zwei oder mehreren Generationen, die sich unterschiedlich fortpflanzen [z.B. geschlechtlich-ungeschlechtlich]; bei den meisten Parasiten ist damit i.d.R. auch ein Wirtswechsel* verbunden

gelnelraltiv *adj* (Ⓔ generative): Zeugung oder Fortpflanzung betreffend; geschlechtlich

Generic name *m* (Ⓔ generic name): internationaler Freiname einer Substanz

Gelnelrilka *pl* (Ⓔ generics): Fertigarzneimittel, die unter einem Generic name auf dem Markt sind

gelnelrisch *adj* (Ⓔ generic): Geschlecht oder Gattung betreffend

Gelnelse *f* (Ⓔ genesis): Entstehung; Erzeugung; Bildung

-genese *suf.*: Wortelement mit der Bedeutung „Entstehung/Entwicklung/Erzeugung"

-genesie *suf.*: *→-genese*

Gelnelsung *f* (Ⓔ recovery): *Syn: Rekonvaleszenz*; Erholung von einer Krankheit

Gelneltic enlgilneelring *nt*: *→Genmanipulation*

Gelneltik *f* (Ⓔ genetics): *Syn: Vererbungslehre, Erblehre*; Lehre von der Vererbung und ihrer Bedeutung für die Übertragung von Krankheiten; sollte besser als Humangenetik bezeichnet werden; durch die Fortschritte in der Molekularbiologie und v.a. das Humangenomprojekt hat sich die Genetik in den letzten Jahren zu einer Schlüsseldisziplin entwickelt, die immer mehr Bedeutung für die Diagnose und Therapie von Krankheiten gewinnt; *s.a. Essay Gentransfer und Gentherapie S. 761*

-genetisch *suf.*: in Adjektiven verwendetes Wortelement mit der Bedeutung „entstehend/erzeugend"

Genlexlpreslsilon *f* (Ⓔ gene expression): Ausbildung, der durch ein Gen übertragenen Information; *s.a. Expressivität; Essay Gentransfer und Gentherapie S. 761*

Genlfrelquenz *f* (Ⓔ gene frequency): *Syn: Genhäufigkeit*; Häufigkeit einzelner Gene in der Bevölkerung

Genlhäulfiglkeit *f.*: *→Genfrequenz*

Geni-, geni- *präf.*: *→Genio-*

Gelnilcullum *nt, pl* **Gelnilculla** (Ⓔ geniculum): kleines Knie, kleine knieähnliche Struktur

Geniculum canalis nervi facialis (Ⓔ geniculum of facial canal): Knie des Fazialiskanals [Canalis* nervi facialis] im Felsenbein [Pars* petrosa ossis temporalis]

Geniculum nervi facialis (Ⓔ geniculum of facial nerve): *Syn: äußeres Fazialisknie*; rechtwinkelige Biegung des Nervus* facialis im Fazialiskanal [Canalis* nervi facialis], der sich das Ganglion* geniculatum anlagert

-genie *suf.*: *→-genese*

Gelnilkullaltumlneurlallgie *f* (Ⓔ geniculate neuralgia): *Syn:*

Tab. G21. Rezessive und dominante Gene

Rezessive Gene	kodieren meist für Enzymproteine. Defekte führen gewöhnlich zum Ausfall des Genprodukts. Ein Normalallel reicht zur Aufrechterhaltung der Funktion aus.
Dominante Gene	kodieren meist für Strukturproteine. Defekte führen gewöhnlich zum Einbau eines falschen Genproduktes. Normalallel und Defektallel werden exprimiert, Missbildungen sind die Folge.

Ramsay Hunt-Syndrom, Neuralgia geniculata, Zoster oticus, Herpes zoster oticus; schmerzhafte Gürtelrose* mit besonderer Beteiligung der Ohrmuschel, des äußeren Gehörgangs und des Innenohrs; kann zu Schwerhörigkeit oder Ertaubung führen; **Klinik**: der Schmerz ist initial auf das Ohr, das seitliche Gesicht und den Nacken lokalisiert; schmerzhafte Bläschen sitzen auf der Ohrmuschel, im äußeren Gehörgang und auf dem Trommelfell, z.T. aber auch auf der Zunge und am Gaumen; in der 1. oder 2. Krankheitswoche kommt es meist zur Fazialislähmung* mit halbseitiger Geschmackslähmung und Beeinträchtigung der Speichelsekretion; dazu kommen u.U. Schwindel und Nystagmus*, Trigeminusneuralgie*, Schluckbeschwerden und Schluckauf; **Therapie**: antivirale Therapie mit Aciclovir*, Valaciclovir* oder Famciclovir*; Antibiotika zur Verhütung einer bakteriellen Sekundärinfektion; Schmerzmittel

Ge|ni|ku|la|tum|ot|al|gie *f*: selten verwendete Bezeichnung für *→ Genikulatumneuralgie*

G

Ge|nin *nt* (Ⓔ aglycon): *Syn*: *Aglycon, Aglykon*; Nichtkohlenhydratanteil eines Glykosids

Genio-, genio- *präf.*: Wortelement mit der Bedeutung „Kinn"

Ge|ni|o|glos|sus *m*: *→ Musculus genioglossus*

Ge|ni|o|hy|o|i|de|us *m*: *→ Musculus genioglossus*

Ge|ni|o|plas|tik *f* (Ⓔ genioplasty): *Syn*: *Kinnplastik*; plastische Operation am Kinn

Ge|nis|tae her|ba *f* (Ⓔ woadwaxen): *s.u. Färberginster*

Ge|nis|ta tinc|to|ri|a *f*: *→ Färberginster*

Genital-, genital- *präf.*: Wortelement mit der Bedeutung „Geschlechtsorgan/Genitale"

Ge|ni|ta|le *nt*: *→ Geschlechtsorgane*

Ge|ni|tal|flu|or *m*: **1.** *→ Fluor vaginalis* **2.** *→ Fluor urethralis*

Ge|ni|ta|li|en *pl*: *→ Geschlechtsorgane*

Ge|ni|tal|or|ga|ne *pl*: *→ Geschlechtsorgane*

Ge|ni|tal|tu|ber|ku|lo|se *f* (Ⓔ genital tuberculosis): i.d.R. durch hämatogene Streuung entstehende, sekundäre Tuberkulose* der Geschlechtsorgane; häufigste extrapulmonale Tuberkulose*; bei Frauen meist Befall der Eileiter oder des Endometriums, bei Männern der Prostata oder der Hoden; *s.a. Urogenitaltuberkulose*

genital ulcer disease *nt*: *Syn*: *Granuloma inguinale*; *s.u. Essay Geschlechtskrankheiten – Genitale Kontaktinfektionen S. 781*

Ge|ni|tal|ver|kehr *m* (Ⓔ intercourse): Geschlechtsverkehr mit Vereinigung der Genitalien

Ge|ni|tal|zy|klus *m*: *→ Menstruationszyklus*

Genito-, genito- *präf.*: Wortelement mit der Bedeutung „Geschlechtsorgan/Genitale"

ge|ni|to|fe|mo|ral *adj* (Ⓔ genitofemoral): *Syn*: *genitokrural*; Genitale oder Genitalregion und Oberschenkel/Femur betreffend oder verbindend

Ge|ni|to|fe|mo|ra|lis *m*: *→ Nervus genitofemoralis*

ge|ni|to|kru|ral *adj*: *→ genitofemoral*

Gen|kar|to|gra|phie *f* (Ⓔ genetic mapping): *Syn*: *Genkartografie*; graphische Darstellung der Lage einzelner Gene auf den Chromosomen

Gen|lo|kus *m* (Ⓔ locus): *Syn*: *Genort*; Lage eines Gens auf einem Chromosom

Gen|ma|ni|pu|la|ti|on *f* (Ⓔ genetic engineering): *Syn*: *genetische Manipulation, Genetic engineering, Gentechnologie*; Veränderung des Genoms von Pflanzen, Tieren oder Menschen zur Erforschung der Gene und zur Entwicklung neuer Arznei- und Nahrungsmittel oder Therapien; *s.a. Essay Gentransfer und Gentherapie S. 761*

Gen|mu|ta|ti|on *f* (Ⓔ gene mutation): nur ein Gen betreffende Mutation*

Geno-, geno- *präf.*: Wortelement mit der Bedeutung „Geschlecht/Stamm"

Ge|no|der|ma|to|lo|gie *f* (Ⓔ genodermatology): Teilgebiet der Dermatologie*, das sich mit Diagnose und Therapie erblicher Hautkrankheiten [**Genodermatosen**] befasst

Ge|no|der|ma|to|se *f* (Ⓔ genodermatosis): *Syn*: *Genodermie*; Bezeichnung für eine genetisch determinierte Hauterkrankung, die aber erst durch innere oder äußere Reize ausgelöst werden muss

Ge|no|der|mie *f*: *→ Genodermatose*

Ge|nom *nt* (Ⓔ genome): Gesamtheit der Gene eines Organismus

Ge|nom|ak|ti|vie|rung *f* (Ⓔ genome activation): *s.u. Essay Chemotherapie S. 349*

Ge|nom|mu|ta|ti|on *nt* (Ⓔ genomic mutation): Mutation*, die zu einer Veränderung der Chromosomenzahl [Aneuploidie] führt; Chromosomenverlust und Ausbildung einer Monosomie führt i.d.R. zu Absterben der Frucht [Außnahme Turner*-Syndrom]

Tab. G22. Entstehungsmechanismen von Genommutationen

Mechanismus	Folgen
Non-disjunction	
meiotisch (häufiger)	Trisomien, Monosomien
mitotisch (seltener)	chromosomale Mosaike
Chromosomenverlust	Monosomien (nur Turner-Syndrom lebensfähig; häufig Verlust des väterlichen X-Chromosoms)
Polyploidisierung	Triploidien, Tetraploidien
Uniparentale Diploidie	Blasenmole bzw. Teratome
Uniparentale Disomie	Auslöser für genetische Erkrankungen

Ge|ort *m*: *→ Genlokus*

Ge|no|typ *m* (Ⓔ genotype): *Syn*: *Genotypus, Erbbild, Idiotyp, Idiotypus*; Gesamtheit der Erbanlagen eines Organismus; *s.a. Phänotyp*

ge|no|ty|pisch *adj* (Ⓔ genotypic): Genotyp betreffend, auf ihm beruhend, durch ihn bestimmt

Ge|no|ty|pus *m*: *→ Genotyp*

Gen|re|ar|range|ment *nt* (Ⓔ gene rearrangement): *s.u. Essay Immunität S. 1009*

Gen|re|pres|so|ren *pl* (Ⓔ gene repressors): *s.u. Essay Chemotherapie S. 349*

Gen|ta|mi|cin *nt* (Ⓔ gentamicin): *Syn*: *Gentamycin*; von **Micromonospora**-Species gebildetes Aminoglykosid-Antibiotikum*; gut wirksam gegen Staphylokokken, Listerien, Proteus, Bordetella, Haemophilus, Klebsiella, Mycoplasma, Neisseria, Proteus und Pseudomonas aeruginosa; **Anw.**: Sepsis, Meningitis, Pneumonie, Harnwegsinfektionen

Gen|ta|my|cin *nt*: *→ Gentamicin*

Gen|tech|nik|ge|setz *nt*: *s.u. Essay Gentransfer und Gentherapie S. 761*

Gen|tech|no|lo|gie *f*: *→ Genmanipulation*

GenTG *Abk.*: *→ Gentechnikgesetz*

Gen|the|ra|pie *f* (Ⓔ gene therapy): Korrektur von genetischen Defekten oder Veränderung von Genen einer Zelle, z.B. zur Krebstherapie; *s.a. Essay Gentransfer und Gentherapie S. 761*

Gen|ti|a|na|vi|o|lett *nt* (Ⓔ gentian violet): Anilinfarbstoff mit fungistatischer und bakteriostatischer Wirkung

Gen|ti|a|nin *nt* (Ⓔ gentianin): in Enzianarten vorkommendes Pyridinalkaloid

gen|ti|a|no|phil *adj* (Ⓔ gentianophil): leicht mit Gentianaviolett färbend

gen|ti|a|no|phob *adj* (Ⓔ gentianophobic): nicht mit Gentianaviolett färbend

Gen|ti|nin *nt* (Ⓔ gentinin): in Enzianarten vorkommendes Pyridinalkaloid

Gen|ti|sin *nt* (Ⓔ gentisin): in Enzianarten vorkommendes Pyridinalkaloid

Gen|ti|sin|säu|re *f* (Ⓔ gentisic acid): *Syn*: *2,5-Dihydroxybenzoesäure, 5-Hydroxysalicylsäure*; Salicylsäurederivat mit antipyretischer, analgetischer und antiphlogistischer Wirkung

Gen|trans|fer *m* (Ⓔ gene transfer): *s.u. Essay Gentransfer und Gentherapie S. 761*

Ge|nu *nt*, *pl* **Ge|nua** (Ⓔ **1.–2.** knee): **1.** Knie, Knick, Abknickung **2.** *Syn*: *Knie*; der das Kniegelenk* enthaltende Abschnitt zwischen Ober- und Unterschenkel; der hintere Teil wird von der Kniekehle* gebildet, vorne liegt die Kniescheibe, das Sesambein der Quadrizepssehne

Genu capsulae internae (Ⓔ knee of internal capsule): *Syn*: *Kapselknie*; Knie der inneren Kapsel [Capsula* interna];

Gentransfer und Gentherapie

K. Brand

Definition

Gentherapie ist das gezielte Einbringen eines funktionsfähigen Gens in Körperzellen mit therapeutischer Zielsetzung. Der Gentherapeut versucht entweder eine defekte Zellfunktion wiederherzustellen, wie etwa bei der Substitutionstherapie monogenetischer Erkrankungen, oder aber der Zelle eine zusätzliche Funktion zu vermitteln, wie etwa bei der Übertragung toxischer Gene. Damit können prinzipiell alle Erkrankungen, bei denen Proteine eine entscheidende pathogenetische Rolle spielen oder therapeutisch verwendet werden können, Ziel einer gentherapeutischen Behandlung sein.

Der Transfer des **therapeutischen Gens [Transgen]** erfolgt zumeist mittels eines **Transfervehikels**, des so genannten **Vektors**, der für die Aufnahme der DNA in die Zelle und den Transport in den Zellkern sorgt.

Seit den ersten klinischen Gentherapieprotokollen der Jahre 1989/90 wurden mehr als 636 Gentherapiestudien durchgeführt, initiiert oder angemeldet. Bei der großen Mehrzahl der Studien handelt es sich um Untersuchungen zur Dosisfindung und Toxizität der Gentherapeutika. Von wenigen Ausnahmen abgesehen wurde bisher nicht von schweren akuten Nebenwirkungen berichtet, sodass Gentherapie, zumindest in der derzeit üblichen Dosierung, als gut verträglich angesehen werden kann.

Vonseiten der Effizienz zeigen die Daten der frühen klinischen Studien in der überwiegenden Zahl dezente klinisch fassbare therapeutische Wirkungen. Lang andauernde Besserungen der behandelten Erkrankungen konnten in einigen Studien nachgewiesen werden, in der Mehrzahl der Fälle waren die positiven Effekte aber vorübergehender Natur. Die Ursache hierfür liegt nach Meinung der meisten Forscher in einer noch ungenügenden Ausgereiftheit der Einzelkomponenten der Gentherapeutika, insbesondere der Vektoren. Mit großem finanziellen und personellen Aufwand wird daher versucht, bestehende Insuffizienzen der Gentherapeutika auszuräumen. Die rasante Entwicklung in dieser jungen Disziplin gibt Anlass zur Hoffnung, dass sich Gentherapie zu einer echten standardmäßigen Behandlungsoption entwickeln wird.

Gentherapie, im Vergleich etwa mit Chemotherapie, erlaubt ein höheres Maß an Regulierbarkeit und damit an Spezifität. Zugleich ist sie aber störanfälliger und benötigt eine gute Feinabstimmung der einzelnen Komponenten, um eine optimale Effizienz zu haben. Ein möglichst grundlegendes Verständnis der molekularen Grundlagen des Gentransfers ist unerlässlich, um eine sinnvolle Gentherapie zu entwickeln und verantwortungsvoll zu betreiben.

Geschichte von Gentransfer und Gentherapieansätzen

Gentherapie ist nicht, wie häufig angenommen, ein neues Konzept. Schon in den 60er Jahren gab es recht präzise Vorstellungen über die Möglichkeiten des Transfers rekombinanter DNA. Ausgehend von der Alteration von Genen als Ursache von Krebs spekulierte Tatum [1966]: *„Eine Behandlung könnte über eine Modifikation und Regulation von Genaktivitäten oder mit den Mitteln von Genreparatur oder -substitution erreicht werden.“*

Nennenswerte Fortschritte in der Methodik des Gentransfers gab es allerdings erst in den späten 70er Jahren, als ausgefeilte Transfektionstechniken und Selektionsmethoden in der Zellkultur mit den gewaltigen Fortschritten der rekombinanten DNA-Technologie verbunden werden konnten. Jetzt war es möglich, in größerem Maßstab verschiedenste Gene in Säugerzellen einzubringen, auf Antibiotikaresistenz zu selektieren und die Effekte des Transgens zu studieren.

Für die Schaffung der ersten realistischen Möglichkeit zur Gentherapie kann wohl in erster Linie die Entwicklung viraler Vektoren seit 1981 und entsprechender Verpackungszelllinien Mitte der 80er Jahre verantwortlich gemacht werden. Mit dem Transfer mehrerer krankheitsassoziierter Gene in verschiedene Zellen in Zellkultur bekam die Möglichkeit eines effizienten Gentransfers in Säugerzellen zum Zweck der Gentherapie eine breite Akzeptanz.

Das Transgen im Zentrum der therapeutischen Prinzipien

Eine gentherapeutische Expressionskassette besteht aus den regulatorischen Elementen, dem zu transferierenden therapeutischen Gen [Transgen] und einem Poly-A-Signal. Aus Gründen der Handhabbarkeit und des besseren Zugriffs wird in der Gentherapie fast ausschließlich mit cDNA, der von Introns befreiten [gespleißten], nur aus kodierenden Einheiten [Exons*] bestehenden DNA gearbeitet. Die Größe der üblicherweise verwendeten cDNA liegt zwischen 1 und 10 Kilobasenpaaren [kbp], ein Parameter, der bei vielen viralen Vektoren, die zur Zeit noch Limitierungen in der maximalen Kapazität des Genoms haben, von Bedeutung sein kann. Bei der Wahl der Herkunft des Transgens werden humane Gene [Ausnahme: Suizid- und Markergene] bevorzugt, da von ihnen [bzw. ihren Epressionsprodukten] die geringste Modifizierung und Inaktivierung durch die Zielzelle und die geringste Immunogenität erwartet werden können.

Üblicherweise ist das Transgen eine Wildtyp-DNA, aber andere Strukturen sind auch möglich. Darunter sind mutierte Transgene, wie z. B. dominant negative Onkogene*, die überexprimierte Onkogene* hemmen können. In jüngerer Zeit hat es die Verfügbarkeit von Vektoren mit erhöhter Verpackungskapazität erlaubt, Gene in voller Länge inklusive der Introns* in den Vektor aufzunehmen. Weitere Sequenzen, die gentherapeutisch transferiert werden können, sind **katalytische RNA, Ribozyme** und kurze **interferierende RNA** [RNAi]. Hier werden kleine doppelsträngige RNA-Oligonukleotide gebildet, die mit Ziel-messenger-RNA interferieren können. Sequenzen, die für diese Oligonukleotide kodieren, wurden bereits erfolgreich durch virale Vektoren ex vivo und in vivo zur Therapie von HIV-Infektion und von Tumoren transferiert.

Krebs-Gentherapie-Strategien und ihre Kandidatengene

Mit zwei Dritteln aller Studien nimmt die gentherapeutische Behandlung von Krebs eine dominante Stellung ein. Krebs-Gentherapie-Strategien im engeren Sinn, die auf eine möglichst vollständige Ausmerzung der Tumorzellen zielen, können von supportiven Maßnahmen zum Schutz des normalen Körpergewebes vor den Effekten der konventionellen Therapie, wie z. B. der Chemotherapie, unterschieden werden. Die Wahl der Gentherapie-Strategie und damit die Wahl des Transgens sind von entscheidender Bedeutung für die Anforderungen, die an den Vektor gestellt werden.

Immunmodulation

Prinzip: Tumoren weisen bis zu einem gewissen Grad Immunogenität auf. Das menschliche Immunsystem kann auf diese Immunität antworten, indem spezifische Tumorantigene erkannt werden und in der Folge eine humorale oder zelluläre Immunantwort* entsteht. Bei der Entstehung von Krebs scheint diese Immunantwort allerdings nur von limitierter Intensität und Zeitdauer zu sein. Je besser die Strategien der Krebszellen, der Detektion des Immunsystems zu entkommen, aufgedeckt werden, umso bessere Strategien der Rekonstitution einer effektiven Antitumorimmunantwort können entwickelt werden.

Der beachtliche Wissenszuwachs in der Immunbiologie von Tumoren machte die immunologischen Ansätze zur dominanten Strategie in der Tumor-Gentherapie während der letzten Jahre. Immunmodulierende Studien können kategorisiert werden nach

- den Zielzellen [Tumorzellen, Wirtszellen, T-Zellen oder antigenpräsentierenden Zellen wie den dentritischen Zellen],
- der Art des Gentransfers [welcher Vektor, in vitro, ex vivo, in vivo] oder
- den transferierten Transgenen [Zytokine, kostimulatorische Moleküle, tumorassoziierte Antigene].

Beispiel: Einer der interessantesten Zielzelltypen für genetische Modifikation sind T-Lymphozyten*. Die Applikation **zytokintransduzierter, tumorinfiltrierender T-Lymphozyten** [TILS] war eines der ersten klinischen Gentherapie-Protokolle. In jüngerer Zeit waren T-Lymphozyten das Ziel von genetischer ex-vivo-Modifikation durch Zytokin-Gentransfer, durch tumorantigenspezifische T-Zell-Rezeptoren oder chimäre Rezeptoren, oder sie wurden aus genetisch modifizierten Tumoren oder deren drainierenden Lymphknoten isoliert. Andere Ansätze versuchen, T-Zellreaktivität mit Antikörpern, die direkt gegen die entsprechenden T-Zell-Rezeptoren gerichtet sind, zu erhöhen. Diese Ansätze werden auf verschiedene Arten komplettiert, um die Antigenerkennung auf Tumorzellen zu verbessern.

Während der letzten Dekade sind mehr und mehr tumorspezifische Antigene* definiert worden, die ein sehr interessantes Ziel für Gentransferansätze wurden. Neben der Applikation der entsprechenden Peptide sind einige dieser Antigene auch durch virale Vektoren oder mittels Liposomen oder nackter DNA entweder direkt in die Tumoren oder über dendritische Zellen transferiert worden, und es wurde eine immunologische Antwort gegen den Tumor provoziert. Die Detektion neuer Tumorantigene mit neuen Methoden wie SEREX [serologische Analyse von Tumorantigenen durch rekombinantes Expressionsklonieren] oder Methoden zur Detektion differenzieller Genexpression wie Mikroarray-Technologien wecken große Hoffnungen für die Zukunft.

Schließlich sollte in diesem Zusammenhang die **antikörpergestützte Immuntherapie** erwähnt werden, insbesondere seitdem rekombinante Antikörper nun endlich klaren klinischen Nutzen gezeigt haben. Das Konzept, das dieser Strategie zugrunde liegt, ist die Entwicklung monoklonaler Antikörper gegen lösliche Tumorantigene* oder gegen Antigene, die auch auf der Oberfläche der malignen Zellen oder im Tumorstroma exprimiert werden. Eine tumor-gentherapeutische Verwendung der Antikörpergene ist vermutlich nur eine Frage der Zeit.

Prodrug-konvertierende Enzyme [Suizidgen-Strategie]

Prinzip: Die Suizidgen-Strategie kombiniert die klassische zytotoxische Chemotherapie mit der Gentransfer-Technologie. Das zugrunde liegende Konzept limitiert die Aktion eines bekannten zytotoxischen Medikamentes auf den Ort der Tumorläsion. Um dies zu erreichen, wird unter Verwendung eines Vektors die cDNA eines Prodrug-konvertierenden Enzyms in den Tumor eingebracht. Daraufhin erfolgt die regionale oder systemische Applikation der korrespondierenden, nicht-toxischen Prodrug. Sobald die Prodrug den Tumor erreicht und von den Tumorzellen aufgenommen wird, die das Prodrug-konvertierende Enzym exprimieren, wird sie in das zytotoxische Medikament konvertiert.

Im Falle konventioneller Chemotherapie* können toxische und myeloablative Nebeneffekte dosislimitierend sein. Im Gegensatz dazu sind bei Verwendung des Suizidgen-Konzeptes zytotoxische Effekte der konvertierten Prodrug im Wesentlichen auf den Ort der Tumorinfiltration bezogen, und die Zeitdauer der Wirkung ist auf die Dauer des Vorhandenseins der Krebszellen, die das Prodrug-konvertierende Enzym exprimieren, beschränkt.

Außerdem wird die Effizienz der Suizidgen-Strategie durch den **Bystander-Effekt** verbessert [Abb. 1]. Dieser Effekt erlaubt die Abtötung auch von uninfizierten Tumorzellen in der Nachbarschaft infizierter Zellen aufgrund interzellulärer Kommunikation, die z. B. durch GAP-Junctions vermittelt wird. Dieser Mechanismus ist allerdings noch nicht vollständig verstanden.

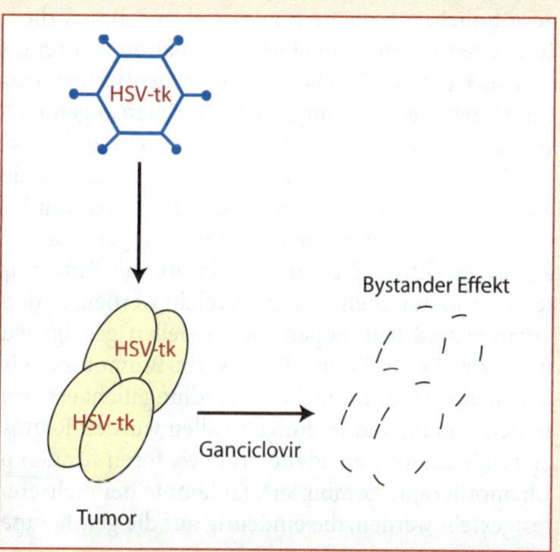

Abb. 1. Herpes simplex-Thymidinkinase [HSV-tk]/Ganciclovir [GCV]-Konzept. In den Tumor wird unter Zuhilfenahme eines viralen Vektors das HSV-tk Gen transferiert und zur Expression gebracht. Die Thymidinkinase toxifiziert intrazelllulär intravenös appliziertes GCV. Toxifiziertes GCV tötet die Tumorzellen ab. Auf Grund des Bystander-Effektes genügt die Transduktion eines Teils der Tumorzellen um alle Zellen abzutöten.

Das am häufigsten verwendete Prodrug-konvertierende Enzym für klinische Applikationen ist das **Herpes-simplex-Virus-Thymidinkinase-Gen** [HSVTK, Abb. 1]. Das Enzym Thymidinkinase* [TK] phosphoryliert die Prodrug **Ganciclovir** [GCV] zum Ganciclovirmonophosphat, das dann zum toxischen Ganclovirtriphosphat weiter phosphoryliert wird. Die Hemmung der DNA-Polymerase* durch Ganciclovirtriphosphat führt letztlich zum Zelltod.

Wie in verschiedenen Publikationen gezeigt wurde, können komplette Remissionen erreicht werden, selbst wenn nur 10 % der Tumormasse transduziert sind. Hierfür ist vermutlich vor allem der ausgeprägte Bystander-Effekt verantwortlich. Studien in immunkompetenten Tieren legen nahe, dass das Immunsystem eine supportive Rolle für diese Effekte hat. Erfolgversprechende Resultate der Tumorwachstumsinhibition wurden in einigen Fällen von Nebeneffekten, die durch das HSVTK/GCV-System bedingt sind, begleitet.

Wie in anderen gentherapeutischen Strategien ist die Möglichkeit der Suizidgen-Strategie, Tumorzellen abzutöten, in experimentellen und klinischen Studien durch eine insgesamt niedrige Effizienz des Gentransfers in vivo limitiert. Dies ist wahrscheinlich der Hauptgrund für die insgesamt ungenügende klinische Effizienz des Konzeptes in verschiedenen klinischen Phase-I-, -II- und -III-Studien unter Verwendung Retrovirus-produzierender Zellen. Etwas bessere Therapieantworten wurden in Studien beobachtet, die adenovirale Vektoren verwendeten, aber die Therapie war von neurologischen Nebenwirkungen begleitet. Toxizität kann prinzipiell hier wie auch bei der Behandlung von kolorektalen Lebermetastasen durch gewebsspezifische Expression des Transgens [wie z. B. durch den Nestin-Promotor] oder durch zielgerichtete Vektoren prinzipiell verhindert werden.

Tumorsuppressorgene und Antionkogene

Während der letzten zehn Jahre ist eine zunehmende Zahl von Genen identifiziert worden, die während der Karzinogenese pathologisch reguliert werden. Während eines komplexen und multifaktoriellen Prozesses, der schließlich zur makroskopischen Präsenz von Krebs führt, werden Gene durch unterschiedliche molekulare Mechanismen wie Gendeletion, Mutation oder Promotorsilencing reguliert. Am Ende dieser Prozesse genetischer Alteration, die in der Aktivierung oder Inaktivierung multipler Gene resultieren, proliferiert die Krebszelle auf eine unkontrollierte Art, kann nicht mehr in den programmierten Zelltod übergehen und hat invasives Potenzial akquiriert. Gene, die diese Prozesse fördern, wie Onkogene*, werden aktiviert, wogegen Gene, die diese Prozesse supprimieren, wie Tumorsuppressorgene*, inaktiviert werden. [*s.a. Essay Mechanismen der Entstehung genetisch bedingter Krebsformen S. 1561, Essay Virus und Tumor – Grundbegriffe der Onkologie S. 2185*]

Die aktuellen gentherapeutischen Ansätze umfassen die Inaktivierung überexprimierter Onkogene* durch Antisensmoleküle oder dominant negative Mutanten oder alternativ die Rekonstitution der Zellen mit Tumorsuppressorgenen*, die verloren gegangen sind oder Mutationen* erworben hatten. Die Überlegung ist hierbei nicht so sehr auf eine Reversion der Tumorzellen in die normalen Augangszellen gerichtet. Diese Aufgabe wäre schwierig zu lösen, weil während des Transformationsprozesses gewöhnlich mehr als eine Mutation durch die Tumorzelle akquiriert wird. Das Ziel ist eher, die Schwachstellen in der regulatorischen Balance der Zellen zu definieren und damit die Gene oder Genkombinationen, die den höchsten Einfluss auf die Induktion eines Zellzyklusarrests oder der Apoptose* haben könnten, zu bestimmen. Es ist daher von entscheidender Bedeutung, ein ausreichendes Verständnis der zellulären Balance mit Blick auf die Signaltransduktion, Zellzyklusregulation und Empfänglichkeit für Apoptose* zu haben. Am effizientesten ist es gewöhnlich, sich die Gene zum Ziel zu nehmen, die im jeweiligen Tumor bereits eine Fehlfunktion aufweisen. In einigen Fällen kann eine Kombination mehrerer Gene Aktivität und Effizienz erhöhen.

Das Haupthindernis dieses therapeutischen Ansatzes ist die Notwendigkeit einer besonders hohen Gentransfereffizienz, da möglichst alle Zellen abgetötet werden sollen und ein Bystander-Effekt, wenn überhaupt vorhanden, zumindest schwächer ausgeprägt ist als bei Prodrug-konvertierenden Strategien.

Unter verschiedenen Tumorsuppressorgenen, die in vivo Effizienz zeigten, wurde bisher nur p53 klinisch eingesetzt. Unter anderem wurden Patienten mit Lungenkrebs* behandelt. Nicht-kleinzelliger Lungenkrebs ist in den meisten Fällen hoch resistent gegenüber Chemotherapie. Daher war dieser Tumortyp von Beginn an ein attraktives Ziel für den Einsatz von Tumorsuppressorgenen wie p53. Beeindruckende Resultate konnten in präklinischen Studien erreicht werden, in denen eine signifikante Tumorwachstumshemmung in subkutanen und orthotopen Tiermodellen gezeigt wurde. Ein retroviraler Vektor, der das Wildtyp-p53-Gen unter der Kontrolle des Beta-Aktin-Promotors beinhaltete, wurde klinisch verwendet. Neun Patienten, bei denen eine konventionelle Behandlung nicht erfolgreich gewesen war, erhielten direkte Injektionen der Viren in den Tumor, und in einigen Fällen wurden Regressionen beobachtet. Um die In-vivo-Gentransfereffizienz zu erhöhen, wurden adenovirale Vektoren für den p53-Gentransfer verwendet und das p53-Adenovirus mit Chemotherapie kombiniert. So konnte bei mehreren Patienten eine vorübergehende lokale Tumorkontrolle festgestellt werden, die eindeutig auf die gentherapeutische Behandlung zurückzuführen war.

Tumorlyse durch rekombinante Viren

Seit den frühen Anfängen war Krebstherapie durch virale Onkolyse eine der herausforderndsten Strategien zur Behandlung menschlicher Malignome. Die Idee, dass Viren als selektive Antikrebsagenzien benutzt werden könnten, geht fast ein Jahrhundert zurück.

Prinzip: Die Injektion des Virus direkt in den Tumor führt zur Transduktion einer bestimmten Zahl von Zellen, in denen virale Replikation stattfindet. In der Konsequenz werden die infizierten Zellen schließlich zerstört und virale Nachkommen werden freigesetzt, das die Ausbreitung der Infektion und einen Anstieg der Transfereffizienz erlaubt.

Die Forschung auf diesem Feld der Molekularbiologie hat in den letzten Jahren stark zugenommen, und die verfügbaren Techniken der Virusproduktion und Reinigung wurden signifikant verbessert. Daher können jetzt wesentlich größere Virusmengen produziert und appliziert werden als früher. Allerdings steht man jetzt vor der Herausforderung, die virale Replikation auf das Tumorgewebe zu begrenzen. Eine Strategie nutzt die Abhängigkeit des replizierenden Adenovirus vom Status des p53-Gens in der infizierten Zelle aus.

Die Modellerkrankung für die Therapie mit selektiv replikationskompetenten Adenoviren sind HNO-Tumoren, was u. a. auf deren gute Erreichbarkeit für direkte Injektionen und auf das häufige Fehlen von p53 zurückzuführen ist. Gentherapie mit Onyx-015, dem bestbekannten konditionell replikationskompetenten Adenovirus, ist wahrscheinlich eines der aussichtsreichsten Konzepte in der klinischen Krebsgentherapie. Mit Blick auf die Toxizität scheint es so, als wenn bei intratumoraler Injektion von Onyx-15 die Proliferation des Vektors tatsächlich auf das maligne Gewebe begrenzt bliebe und dass die Therapie mit vorübergehendem niedrigeren Fieber und Schmerzen an der Injektionsstelle relativ gut toleriert wird. Bisher wurden drei klinische Studien publiziert. Fünf von 36 Patienten in der Phase-II-Studie zeigten partielle oder sogar komplette [n = 3] Remissionen. Im kombinatorischen Ansatz zeigten 63 % im Vergleich zu 30–40 % in historischen Kontrollen partielle oder komplette Remissionen.

Neben Adenoviren wurden auch andere onkolytische Viren in Tiermodellen getestet. Wie Adenoviren lysiert auch das neurotrophe Herpes simplex-Virus* [HSV] Zellen bei der viralen Freisetzung. Das Newcastle disease-Virus [NDV] ist ein Hühnerparamyxovirus, das mit geringen Krankheitszeichen beim Menschen assoziiert ist. Eine Zytotoxizität für eine Vielzahl humaner Tumorzelllinien und demgegenüber eine Resistenz humaner Fibroblastenzelllinien wurde gezeigt. Kürzlich wurde eine klinische Studie veröffentlicht, bei das Newcastle disease-Virus in 67 Patienten mit soliden Tumoren intravenös injiziert wurde. Bei den höheren Dosen traten objektive Tumorantworten auf.

Die vermutlich ebenfalls tumorspezifisch replizierenden autonomen Parvoviren sind DNA-Viren mit kleinem Genom, die hinsichtlich ihrer Replikation von Helfer-Viren oder spezifischen zellulären Funktionen abhängen. Der zytopathische Effekt scheint von der DNA-Replikation wie auch von der Expression nicht-struktureller Genprodukte abzuhängen.

Antiangiogenetische und antiproteolytische Gentherapie

Diese Formen der Gentherapie unterscheiden sich klar von der Mehrzahl anderer, nicht-immunologischer Gentherapieansätze zur Krebstherapie insoweit, als die Produkte der entsprechenden Gene extrazellulär wirken. Dies entbindet von der Notwendigkeit, die Mehrzahl der Tumorzellen transduzieren zu müssen und erlaubt sogar, normales Gewebe, das häufig einfacher als der Tumor zu transduzieren ist, zum Ziel des Gentransfers zu wählen.

Prinzip: Inhibition der Angiogenese [Gefäßbildung] ist zu einem sehr vielversprechenden Ziel der Krebstherapie überhaupt geworden. Die Vorteile im Vergleich zu anderen therapeutischen Ansätzen, das Wachstum neuer Blutgefäße zu bekämpfen, schließen die Unabhängigkeit von Tumorresistenzmechanismen, den breiten und generell einsetzbaren Mechanismus und den einfachen Zugang zu den Zielen innerhalb der Blutgefäße ein. Mehr als 20 endogene Angiogeneseinhibitoren und fast so viele Stimulatoren, die als Ziele für kleine inhibitorische Moleküle dienen können, sind charakterisiert worden. Interessanterweise hat sich herausgestellt, dass auch mehrere Standardchemotherapeutika ihre Antitumoreffekte teilweise durch Inhibition von Angiogenese ausüben.

Zur Zeit befinden sich über 75 antiangiogenetische Agenzien [Proteine wie auch kleine Moleküle] in der klinischen Prüfung. Es wurde Antitumoreffizienz beobachtet, obwohl der Erfolg bisher unter den Erwartungen geblieben ist. Ein wichtiger Grund hierfür könnte die Wahl des Krankheitsstadiums sein. Obwohl antiangiogenetische Therapie höchstwahrscheinlich den besten Effekt in frühen Stadien des Tumorwachstums oder der Metastasierung hat, sind bisher vor allem Patienten mit sehr hoher Tumorlast behandelt worden.

Antiangiogenetische Gentherapie ist zwar bisher noch nicht klinisch geprüft worden, jedoch lieferten mehrere präklinische Experimente vielversprechende Ergebnisse. Unter den ersten Genen, die überprüft wurden, waren die Gene für die löslichen Formen der Endothelzellrezeptorproteine [TIE2 und FLT-1], die mit angiogenetischen Faktoren interagieren. Diese Gene wurden in vivo oder ex vivo transferiert und resultierten in einer signifikanten Inhibition des Tumorwachstums. Weiterhin wurden antiangiogenetische proteolytische Fragmente wie Angiostatin oder Endostatin, immunomodulatorische Gene mit antiangiogenetischen Eigenschaften, wie Interferone und IL-12 oder weitere Moleküle, verwendet, die eigentlich eher für andere Funktionen bekannt sind [z. B. TIMPs, p53 oder p16].

Antiangiogenetische Therapie selbst ist bisher erst in ihren Anfängen, und die zukünftige Entwicklung dieser Behandlung wird natürlich große Bedeutung für die korrespondierenden gentherapeutischen Ansätze haben. Gleiches gilt für die im Folgenden beschriebene antiproteolytische Therapie.

Exzessive Degradation und Umbauvorgänge der **extrazellulären Matrix** [ECM] sind entscheidende Punkte der Krebsprogression auf fast jedem Schritt von dem ersten Zusammenbrechen der Basalmembran eines Primärtumors bis zum Wachstum etablierter Metastasen. Es gibt 4 Klassen von Proteasen*, die im ECM-Turnover eine Rolle spielen, darunter **Matrixmetalloproteinasen** [MMP], **Serinproteinasen, ADAMS** und die **BMP1-Familie.** Die natürlicherweise vorkommenden Inhibitoren der Matrixmetalloproteinasen, die 4 bekannten TIMPs und die Inhibitoren der Serinproteasen, die PEI, wurden bereits präklinisch mit Blick auf Antitumoreffizienz evaluiert und sind die bekanntesten Beispiele antiproteolytischer Gentherapie. Exzellente Resultate wurden nach intratumoraler, intraperitonealer oder systemischer, auf die Leber ausgerichteter Injektion von Erstgenerations-TIMP-1-, -2- oder -3-Adenovirus gewonnen [Abb. 2].

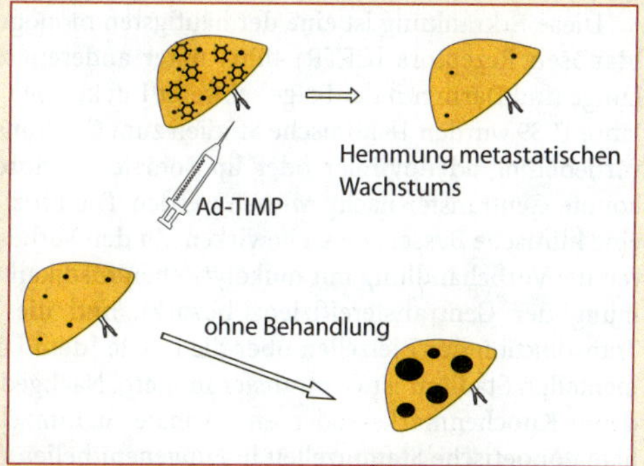

Abb. 2. Das Imprägnationskonzept in der Gentherapie [präklinische Phase]. Vor oder nach der Bildung von Mikrometastasen wird das Leber-Organgewebe durch intravenöse Injektion eines Vektors, der ein Abwehr-Transgen trägt transduziert, und vor metastatischer Invasion geschützt. Im vorliegenden Beispiel wurde als Abwehr-Transgen ein Gewebsinhibitor von Metalloproteasen [TIMP] verwendet. Mit den im Tierexperiment verwendeten adenoviralen Vektoren lassen sich bis zu 100% des Lebergewebes transduzieren.

Es gibt mehrere Vorteile molekularer antiangiogenetischer oder antiproteolytischer Therapie gegenüber der direkten Applikation des korrespondierenden Proteins. Zunächst kann die Verwendung zielgerichteter Vektoren eine verbesserte intratumorale Konzentration antiangiogenetischer oder antiproteolytischer Faktoren bewirken, und damit das Risiko potenzieller Nebeneffekte auf Wundheilung, endometriale Reifung oder embryonales Wachstum minimieren. Zweitens können die Kosten der Gentherapie niedriger sein als die einer Proteintherapie. Drittens legen experimentelle Daten nahe, dass z. B. eine effektive antiangiogenetische Therapie eine dauerhafte Anwesenheit eines Inhibitors im Blut benötigt, die vielleicht durch Gentherapie effizienter erreicht werden kann als durch Bolus-Proteintherapie.

Medikamentenresistenz-Gene

Prinzip: Die Strategie des Transfers von Medikamentenresistenz-Genen zielt darauf ab, toxische Nebeneffekte der Chemotherapie zu verhindern, indem Normalzellen resistent für chemotherapeutische Toxizität gemacht werden. Dieser Ansatz versucht, das Problem zu lösen, dass die Zytotoxizität der Chemotherapie gewöhnlich nicht zwischen proliferierenden Normal- und Krebszellen unterscheiden kann.

Ganz besonders betroffen sind hämatopoetische Vorläuferzellen, was sich daran sehen lässt, dass die Knochenmarksuppression immer noch der dosislimitierende Effekt bei den meisten Hochdosischemotherapien ist. [*s.a. Essay Chemotherapie S. 349*]

Um diese Limitierung zu überwinden, wurden verschiedene experimentelle Ansätze entwickelt. Eine Strategie ist der direkte Gentransfer von Medikamentenresistenz-Genen wie z. B. Transportern, die Medikamente über die Plasmamembran nach außen transportieren, so wie z. B. das **Multiple-Medikamentenresistenz-Gen** [MDR] und die **Multiple-Medikamentenresistenz-Proteine** [MRP] oder Enzyme, die Resistenz gegenüber alkylierenden Agenzien*, wie z. B. Glutathion-S-Transferase und O6-Alkylguanin-DNS-Alkyltranferase, oder auch gegen Metaboliten wie Dehydrofolatreduktase [DGFR] bewirken. In den ersten klinischen Studien wurden zunächst nur selten und nur niedrige Expressionslevel der transferierten Gene gesehen, aber in jüngerer Zeit wurde bereits vereinzelt über rasche Erholungen der Hämatopoese nach Chemotherapie und auch Langzeit-in-vivo-Expression berichtet.

Monogenetische Erkrankungen

Monogenetische Erkrankungen sind das klassische Ziel der Gentherapie. Ein defektes Gen, das zu einem bestimmten Krankheitsbild führt, wird durch Transfer einer gesunden Version kompensiert und die Krankheit dadurch geheilt. Da die Erkrankung definitionsgemäß auf dem Defekt nur eines Gens beruht, scheint hier der denkbar einfachste Fall für einen gentherapeutischen Ansatz vorzuliegen. Tatsächlich gehörten monogenetische Erkrankungen auch zu den ersten gentherapeutisch behandelten. Allerdings wurde schnell klar, dass bei Verwendung der ersten Vektoren neben ungenügender Effizienz des Gentransfers vor allem die fehlende Langzeitexpression der transferierten Gene eine dauerhafte Verbesserung der Krankheitsbilder bereits im Tiermodell nicht erlaubte. Mit den heutigen verbesserten Vektoren konnten inzwischen sehr aussichtsreiche Resultate im Tiermodell und vereinzelte Erfolge auch beim Menschen erreicht werden.

Zystische Fibrose [Mukoviszidose]

Diese Erkrankung ist eine der häufigsten monogenetischen Erkrankungen. Der Defekt eines transmembranösen Rezeptors [CFTR] führt unter anderem zur Absonderung eines zähen [mukösen] Schleims in Lunge und Darm mit der Folge schwerer Infektionen und hoher Mortalität. Seit der Klonierung des CFTR im Jahre 1989 wurden 18 klinische Studien zum Gentransfer in die Luftwege, zumeist auf dem Wege der Aerosolvernebelung adenoviraler oder liposomaler Vektoren durchgeführt. In einigen, aber nicht allen Studien konnte Gentransfer nachgewiesen werden. Die Effizienz des Gentransfers war in allen Fällen zu gering, um eine klinische Besserung zu bewirken. Zu den Verbesserungen, die auf den klinischen Einsatz warten, gehören die Vorbehandlung mit mukolytischen Medikamenten, da der Bronchialschleim eine dramatische Hemmung der Gentransfereffizienz bewirkt, und die Herstellung von Vektoren mit Rezeptoren, die eine Transduktion der Zielzellen über die basale [dem Luftweg abgewandte] Zellmembran erlauben. Im experimentellen Stadium ist Gentransfer in utero. Nachgedacht wird auch über einen Gentransfer in Lungen-residente Knochenmarks- oder embryonale Stammzellen*, insbesondere seitdem gezeigt wurde, dass sich hämatopoetische Stammzellen in Lungenepithelien differenzieren können.

Duchenne-Muskeldystrophie [Dystrophia musculorum progressiva Duchenne]

Es handelt sich um eine relative häufige [1:3500], meist im Jugendalter letale, X-chromosomal-rezessive Erkankung der Skelettmuskuatur, die durch eine Mutation im Dystrophin-Gen hervorgerufen wird. Neben der Schwierigkeit, eine ausreichende Gentransfereffizienz und Langzeitexpression zu erreichen, stellt die Größe des Gens mit 11 kbp besondere Anforderungen an das Vektorsystem. Die erste klinische Phase-I-Studie wurde 2002, allerdings unter Verwendung unverpackter Plasmid-DNA, initiiert.

Schwere kombinierte Immundefekte

Diese Krankheitsgruppe hat besondere Bedeutung für die Gentherapie, da sie sowohl die Erkrankung des historisch ersten klinischen Gentherapieexperimentes als auch die Erkrankung des ersten erfolgreichen Gentherapieexperimentes mit Heilungen schwer kranker Patienten überhaupt beinhaltet. Bei ersterem handelt es sich um eine Defizienz des Gens für die Adenosindesaminase [ADA], die zu einem kompletten Block in der T-Lymphozytenreifung führt und ein Krankheitsbild mit schweren bis zu tödlichen Infektionen bedingt [**Adenosindesaminasemangel**]. Mittels retroviralen Gentransfers wurde das korrekte Gen in reife T-Lymphozyten* oder deren Vorläuferzellen eingeführt. Trotz Nachweis eines teilweise lang andauernden Gentransfers konnte in keiner der klinischen Studien ein klarer Nutzen für den Patienten demonstriert werden. Hauptursache hierfür ist die Tatsache, dass die Patienten neben der Gentherapie das fehlende ADA-Protein in Polymer-verpackter Form [PEG-ADA] injiziert bekamen, was allein bereits zu einer dramatischen Besserung der Symptome führt. Damit wurde sowohl eine Beurteilung der Wirkung der Gentherapie erschwert als auch die transduzierten Lymphozyten eines etwaigen, für eine erfolgreiche Gentherapie notwendigen, Überlebensvorteils gegenüber ihren mutierten Konkurrenten beraubt.

Genau dieser Überlebensvorteil ist wahrscheinlich einer der Gründe für den erfolgreichen Verlauf der Gentherapie von **X-SCID**, einer Erkrankung, die auf einem Defekt von γc-Zytokin-Rezeptor-Untereinheiten beruht und zu einer Immunmangelsituation führt, die die betroffenen männlichen Kinder zum Aufenthalt in keimfreien Sauerstoffzelten [**Bubble boys**] zwingt. Durch retroviralen Gentransfer wurde ex vivo ein gesundes Allel in Knochenmarksstammzellen transferiert und den Kindern reinfundiert. Mindestens 9 von 10 behandelten Kindern zeigten eine Korrektur der T-Zell-Defizienz und Besserungen der NK-Zell- und B-Zell-Aktivität, die nun bis zu 3,5 Jahre anhält. Es traten keine opportunistischen Infektionen mehr auf, und die Kinder, deren einzige Rettung eine oft erfolglose Knochenmarkstransplantation ist, können ein normales Leben führen. Unglücklicherweise entwickelte einer der erfolgreich behandelten Jungen 3 Jahre nach der Therapie eine Leukämie*, die chemotherapeutisch behandelt wurde. Letzten, inzwischen hoch rangig publizierten Informationen zufolge hat im Rahmen der retroviralen Integration ins Wirtszellgenom eine Aktivierung eines möglichen Leukämiegens stattgefunden. Schon früher wurde vereinzelt Gentherapie-assoziierte Tumorentstehung in Tierexperimenten beschrieben. Es wird eine strenge Nutzen-Risiko-Abwägung und Patientenaufklärung bei Verwendung integrierenden Vektoren empfohlen. Man kann sich hier auch an den Indikationsstellungen für konventionelle Chemotherapie orientieren.

Septische Granulomatose

Diese seltene, auf einem Defekt der Phagozyten-NADPase beruhende Erkrankung geht mit einer unzureichenden Phagozytosefähigkeit von Granulozyten* und Monozyten* einher und führt zu schweren Infektionen. Ähnlich wie bei anderen auf die Ex-vivo-Transduktion von hämatopoetischen Stammzellen* abzielenden Studien, konnten in einer klinischen Studie transduzierte Granulozyten im peripheren Blut nachgewiesen werden, allerdings in verschwindend geringen Anteilen von unter 0,05 %.

Hämophilie

Die Bluterkrankheit ist ein X-chromosomal vererbter Defekt der Blutgerinnungsfaktoren VIII [**Hämophilie A**] oder IX [**Hämophilie B**]. Durch Gabe rekombinanter Faktorenpräparate kann die Erkrankung gut behandelt werden, aber die Kosten sind hoch und etwa 80 % der Weltbevölkerung haben keinen Zugang zu den Medikamenten.

Die auch in größeren Säugetieren [wie Hunden] erhobenen tierexperimentellen Daten gehören wohl mit zu den besten in der Gentherapie, da über lang andauernde Heilungen nach intramuskulärem und intrahepatischem Gentransfer sowie nach Implantation ex vivo transduzierter Fibroblasten* mehrfach berichtet wurden. Die klinischen Erfolge bei inzwischen mehr als 25 behandelten Patienten in 3 klinischen Studien zeigten jedoch geringe und kurz andauernde Konzentrationserhöhungen der entsprechenden Blutgerinnungsfaktoren im Blut und eine noch nicht eindeutig bestimmbare Besserung des klinischen Bildes anhand einer verringerten Einnahme von Blutgerinnungsfaktoren.

Lysosomale Speicherkrankheiten

Diese insgesamt nicht seltenen [1:7.000] Erkrankungen beruhen auf Enzymdefekten in der lysosomalen Degradation von Makromolekülen. Besonders die Formen, die mit einer Beteiligung des zentralen Nervensystems einhergehen, sind interessant für die Gentherapie, da das zentrale Nervensystem mit den derzeit verfügbaren Vektoren, anders mit substituierten Enzymen, gut erreicht werden kann. So wurde z. B. im Tiermodell eine exzellente Transfereffizienz mit lentiviralen Vektoren erreicht und dramatische Verbesserungen von Verhaltensauffälligkeiten in einem Mausmodell für Mukopolysaccharidose* VII gesehen.

G

Hypercholesterinämie

Familiäre Hypercholesterinämie geht auf einen Defekt im Rezeptor für das LDL-Lipoprotein* zurück, was zu einer verminderten Aufnahme von Cholesterin* durch die Leber und damit zu erhöhten Cholesterinspiegeln im Blut führt. Vor allem homozygote Merkmalsträger [1:1.000.000] entwickeln früh eine ausgeprägte lebenslimitierende Arteriosklerose* und können auch medikamentös nur unzureichend eingestellt werden.

Schon Mitte der 90er Jahre wurde eine klinische Studie durchgeführt, bei der Patienten autologe, LDL-Rezeptor-transduzierte Hepatozyten* infundiert bekamen. Die Transgenexpression in der Leber war gering, und klinische Effekte waren fraglich. In der Folgezeit wurde der Schwerpunkt auf die Entwicklung geeigneter Vektoren für einen effizienten, nicht-toxischen In-vivo-Gentransfer gelegt. Mit AAV, Lentiviren und HD-Ads stehen inzwischen geeignete Vektoren zur Verfügung, und Langzeitheilungen im Mausmodell sind bereits möglich.

Kardiovaskuläre Erkrankungen

Diese Erkrankungen nehmen vor Krebs zur Zeit noch den ersten Platz unter den Todesursachen der westlichen Welt ein. Etwa ein Zehntel der über 600 klinischen Gentherapiestudien, darunter auch eine Phase-III-Studie, hat kardiovaskuläre Erkrankungen zum Ziel. Die meisten Studien versuchen über adenoviralen Transfer oder Transfer unverpackter DNA proangiogenetische oder antiproliferative Gene entweder in die Wände größerer Gefäße oder in Muskelgewebe zu bringen, um durch Gefäßwachstum oder Offenhalten großer Arterien die Blutzirkulation in gefährdeten Extremitäten und im Herzen zu verbessern. Gentransfer, wenn auch noch in unzureichendem Ausmaß, sowie einzelne Hinweise auf eine biologische Wirksamkeit wurden gefunden. Da bezüglich weiterer Verbesserungen der eingesetzten Vektoren nur die Anforderung erhöhter Gentransfereffizienz, nicht aber zugleich die Forderung nach Langzeitexpression erfüllt werden muss, gehört diese Therapieform zu den hoffnungsvollsten in der Gentherapie.

Infektionskrankheiten: AIDS

Das primäre Ziel des HIV_1-Virus* sind Zellen des hämatopoetischen Systems, insbesondere die T-Lymphozyten*, was zu einer verminderten Zahl und Funktionsstörung von T-Lymphozyten führt. Trotz der mittlerweile **hochaktiven antiretroviralen Kombinationstherapie** [HAART] ist das Vollbild AIDS immer noch eine lebensbedrohliche Erkrankung. Eine ganze Reihe von klinischen Gentherapie-Studien wurde bereits durchgeführt und labormedizinische Reaktionen konnten festgestellt werden. Unter den Strategien sind solche zur Stärkung der körpereigenen Immunabwehr wie der adoptive Transfer von genmodifizierten, gegen HIV-infizierte Zellen gerichteten T-Lymphozyten oder die Vakzinierung mit Genen, die für HIV-Bestandteile kodieren. Andere Strategien greifen an den verschiedenen Schritten des viralen Lebenszyklus an. Eine erfolgreiche Gentherapie könnte entweder in Kombination mit HAART angewandt werden, um die residuale Viruslast weiter zu reduzieren, oder im Idealfall die nebenwirkungsreiche teure HAART ersetzen. Große Hoffnungen werden auch auf den Transfer von DNA für RNA-i-Moleküle, die z. B. gegen die virale rev-mRNA gerichtet sind, gesetzt. [*s.a. Essay AIDS S. 31*]

Neurodegenerative Erkrankungen

Sehr überzeugende tierexperimentelle Resultate wurden für die häufigen Erkrankungen des **Morbus Parkinson** [0,1–1 % Prävalenz] und der **Alzheimer-Krankheit** [0,02–5 % Prävalenz] publiziert.

In der klinischen Testung war bereits ein gentherapeutischer Versuch zur Behandlung der **amyotrophen Lateralsklerose.** Der intrathekale Transfer von Zellen, die ex vivo mit einem neuralen Wachstumsfaktor transfiziert worden waren, erlaubte eine mindestens 17-tägige Sekretion des Transgenproduktes in die Rückenmarkflüssigkeit.

Der durch eine Degeneration der dopaminergen Neurone der Substantia* nigra gekennzeichnete Morbus Parkinson geht einher mit Rigor*, Tremor* und Akinese*, die mit der herkömmlichen Therapie mit L-Dopa vor allem in späteren Stadien nicht befriedigend behandelt werden können. Unter den gentherapeutischen Strategien findet sich der Transfer von L-Dopa oder Dopamin-transfizierten Zellen, von Genen neurotropher Faktoren oder von anderen Genen, die einen dopaminergen Phänotyp produzieren.

Regulatorische Elemente

Die Bedeutung der **Expressionskontrollelemente** [EKE] für die erfolgreiche Anwendung der Gentherapie kann nicht genügend betont werden. Die Möglichkeit, Gene kontrolliert zu exprimieren und damit Proteine kontrolliert zu synthetisieren, stellt einen wichtigen Unterschied zu herkömmlichen Verfahren dar. Expressionskontrollelemente sind für die Expressionshöhe eines Gens in Abhängigkeit vom transfizierten Zelltyp verantwortlich. Damit besteht die Möglichkeit, die Transgenexpression z. B. auf den Tumor zu beschränken, selbst wenn mit dem Gentransfer auch Normalzellen getroffen wurden.

Gewebsspezifische Genexpression

Bei Säugetieren wird die für ein Protein kodierende DNA-Sequenz von der RNA-Polymerase II transkribiert. Um aktiv zu werden, muss das Enzym im Verbund mit Transkriptionsfaktoren an 5' vom Transkriptionsstart gelegene DNA-Sequenzen, die Promotorregion, binden. Weiter 5' oder auch 3' gelegene Enhancer haben zusätzlich Einfluss auf das Expressionsniveau des abgelesenen Gens. Bei identischem Genotyp haben die Zellen des Körpers teilweise sehr unterschiedliche Phänotypen, ein Phänomen, was vor allem in Unterschieden im Expressionsniveau der Gene begründet liegt. Welche Genloci in welchem Gewebe zu welchen Zeitpunkten aktiv sind, hängt von dem jeweiligen Satz an Transkriptionsfaktoren ab, über die ein Zelltyp verfügt. Promotoren oder Enhancer [EKE] werden für ein bestimmtes Gewebe oder einen Zelltyp als gewebespezifisch bezeichnet, wenn dort ein so spezifischer Satz an Transkriptionsfaktoren existiert, dass die EKE nur oder vorzugsweise in diesem bestimmten Zelltyp aktiv sind und das nachgeschaltete Gen aktivieren. Es ist von entscheidender Bedeutung für eine gentherapeutische Anwendung dieses Prinzips, dass ein gewebespezifischer Promotor grundsätzlich ein heterologes Gen regulieren kann, das natürlicherweise von einem anderen Promotor exprimiert wird [Abb. 3]. Die EKE vieler Gene sind heute gut charakterisiert, und für die meisten Gewebe sind auch mehr oder weniger gewebespezifische Promotoren bzw. Enhancer identifiziert worden.

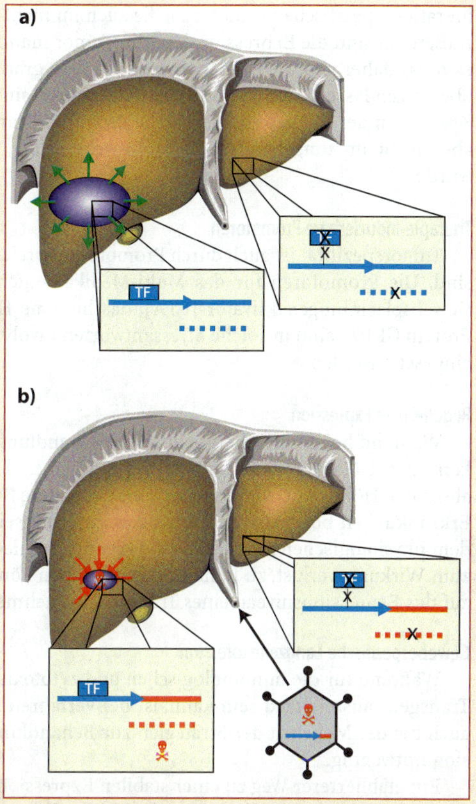

Abb. 3. Prinzip der gewebsspezifischen Genexpression. **a** Zunächst wird ein Promotor [durchgezogener blauer Pfeil] ermittelt, der im Tumor, nicht aber im Normalgewebe aktiv ist. Einen ersten Hinweis hierauf erhält man durch Expressionsunterschiede [Transkript = mRNA, gestrichelte blaue Linie] des jeweiligen dazugehörigen Gens [durchgezogene blaue Linie] in Tumor und Normalgewebe. Zwar sind der Kandidatenpromotor und sein Gen sowohl im Tumor als auch im Normalgewebe vorhanden, aber eine Genexpression ist nur im Tumor, der die notwendigen Transkriptionsfaktoren [TF] besitzt, möglich.
b Im nächsten Schritt wird der gefundene Promotor einem toxischen Transgen [rot] vorangestellt und diese therapeutische Kassette in einen Vektor eingebracht. Hierauf wird der Vektor in den Tumor eingebracht. Bei Applikation z.B. in ein zuführendes Gefäß wird zwar das gesamte Organ, also Tumor und Normalgewebe transduziert, aber die Expression des toxischen Transgens erfolgt nur im Tumor. Dadurch kann Tumorbehandlung ohne Nebenwirkungen für das behandelte Organ erreicht werden.

Besondere Bedeutung hat die gewebsspezifische Genexpression in der Tumortherapie, da hier vorzugsweise mit toxischen Transgenen gearbeitet wird. Da sich Tumorzellen in ihrem Phänotyp erheblich von den sie umgebenden Zellen unterscheiden, also Unterschiede in der Transkriptionsregulation vorliegen müssen, ist das Reservoir an tumorzellspezifischen EKE potenziell recht groß. Während der letzten Jahre ist eine große Zahl tumorspezifischer Promotoren auf ihre Anwendung in der Gentherapie hin überprüft worden. Grund hierfür ist die Tatsache, dass im Großen und Ganzen jeder Tumortyp seine eigenen tumorspezifischen Gene und damit Promotoraktivierungen hat. Bisher hatte tumorspezifische Genexpression im Bereich der Suizidgen-Therapie sowie der replikationskompetenten Adenoviren besondere Bedeutung. Unter anderem wurde der Promotor des prostataspezifischen Antigens [PSA] verwendet, um prostataspezifische Replikation konditionell replikationskompetenter Adenoviren zu bedingen. Eine klinische Studie, in der ein solcher Vektor zur Infektionen lokale Prostatakarzinomrezidive injiziert wurde, zeigte einen relativ hohen Grad an Sicherheit ohne Grad-IV-Toxizität und mehr als 50%-iger Reduktion der Level an prostataspezifischem Antigen [klinischer Verlaufsparameter] bei allen Patienten, die mit der höchsten Dosis behandelt wurden.

Natürlich kann tumorspezifische Genexpression nur so spezifisch sein, wie der Grad der differenziellen Genexpression des jeweiligen endogenen Gens ist und hat daher bestimmte Limitierungen. Anders gesagt kann residuale Genexpression auch in Geweben, in denen dies nicht gewünscht ist, auftreten. So sind unter den Promotoren, die für tumorspezifische Genexpression verwendet werden, auch im engeren Sinne gewebsspezifische Promotoren, die also auch im korrespondierenden Normalgewebe aktiv sind, oder proliferationsspezifische Promotoren, die auch im nicht-tumorösen, proliferierenden Gewebe aktiviert werden. Außerdem sind die Expressionslevel im Tumor manchmal nur graduell höher als im normalen Gewebe, und es muss daher geprüft werden, inwieweit diese graduellen Differenzen sich in die therapeutische Situation übersetzen lassen. Tumorspezifische Promotoren sind besonders interessant in der Situation metastatischen Krebses, in der der gewebsspezifische Promotor Transgenexpression in dem metastatischen Tumor erlaubt, aber nicht im umgebenden Normalgewebe selbst, wenn dieses unbeabsichtigt vom Vektor transduziert wurde.

Therapie-induzierbare Promotoren

Tumorspezifität ist auch durch Promotoren erreichbar, die chemotherapie- oder bestrahlungsinduzierbar sind. Die Promotoren für das Multi-Medikamentenresistenz-Gen MDR1, den bestrahlungsinduzierbaren Gewebsplasminogenaktivator [t-PA], das humane Hitzeschockprotein HSP70 oder das Glukose-regulierte Protein GRP78 sind in solche Stressantworten involviert und können als Therapie-induzierbare Promotoren eingesetzt werden.

G

Regulierbare Expression

Während bei der gentherapeutischen Behandlung von Krebs die Gewebsspezifität im Vordergrund steht, kommt bei Marker- und supportiven Studien und bei der Therapie nicht-tumoröser Erkrankungen der absoluten Höhe der Genexpression eine besondere Bedeutung zu. Bei der Therapie monogenetisch vererbter Erkrankungen beispielsweise muss gewährleistet sein, dass das Expressionsniveau des substituierten Gens dem physiologischen möglichst nahe kommt. Zu niedrige Konzentrationen des Expressionsprodukts führen zum Wirkungsverlust, zu hohe Konzentrationen können toxisch sein. Eine Möglichkeit, von außen Einfluss auf das Expressionsniveau eines Transgens zu nehmen, bieten regulierbare Promotoren, z. B. das tet-System.

Gewebespezifische Langzeitexpression

Während für die immunologischen und zytotoxischen Therapieverfahren eine transiente Expression des Transgens ausreichend sein kann, ist bei Verfahren zur Knochenmarkprotektion oder Genmarkierung wie auch bei der Mehrheit der Strategien zur Behandlung nicht-tumoröser Erkrankungen eine Langzeitexpression notwendig.

Ein etablierterer Weg zu einer stabilen Expression eines Transgens zu kommen, ist die stabile Integration des Gens in das Wirtszellgenom. Hier ist allerdings zu beachten, dass sowohl die Erhaltung der Spezifität als auch die Wahrung einer adäquaten und reproduzierbaren Effizienz der Genregulation nach der Integration in das Chromatin ein Problem darstellen können [Positionseffekte]. Auf verschiedene Arten wie z. B. durch das Einführen von strukturellen Begrenzungselementen wie Matrix-attachment-sites [MAR], die eine Art Schutz- und Begrenzungsfunktion auszuüben scheinen, oder der Verwendung von positionsunabhängigen Enhancerelementen kann eine stabilere Expression erreicht werden. Weiterhin können auch Sequenzen, die eine autonome Replikation von transferierten Plasmiden in den Zielzellen ermöglichen, eingesetzt werden. Experimente in dieser Richtung befinden sich zurzeit noch im Anfangsstadium.

Der Vektor

DNA wird, von Ausnahmen abgesehen, ohne Hilfsmittel nur sehr schlecht von Zellen aufgenommen. Einer In-vivo-Anwendung nackter DNA steht außerdem die rasche Inaktivierung durch Nukleasen des Bluts entgegen. Es wurden daher Vektorsysteme entwickelt, die neben dem Schutz der DNA vor enzymatischem Abbau noch 2 weitere wichtige Aufgaben übernehmen: eine möglichst effiziente Aufnahme durch die Tumorzelle und die Gewährleistung, dass das Gen zunächst ins Zytosol und dann in den Zellkern gelangt.

Die Entwicklung von Vektoren für einen effizienten Gentransfer stellt die zurzeit größten Anforderungen an die gentherapeutische Forschung dar. Die verwendeten Vektoren haben durchweg makromolekulare bis subzellulare Größe und können daher nicht nach herkömmlichen pharmakokinetischen Gesichtspunkten beurteilt werden. Während in der Frühphase der gentherapeutischen Bemühungen im Wesentlichen auf geringfügig modifizierte natürliche Vektoren zurückgegriffen wurde bzw. In-vitro-Transfektionsmethoden empirisch auf ihre In-vivo-Anwendung getestet wurden, um die prinzipielle Möglichkeit eines Gentransfers mit der Expression eines Transgens zu zeigen, hat man sich in den letzten Jahren verstärkt bemüht, den gestiegenen Ansprüchen an die Gentherapie durch eine immer ausgefeiltere Modifikation der Vektorstruktur Rechnung zu tragen.

Nicht-virale Methoden

Bei nicht-viralen Verfahren besteht kein Risiko der Entstehung rekombinanter infektiöser Partikel. Im Vergleich zu manchen viralen Vektoren ist außerdem die Gefahr der insertionellen Mutagenese geringer. Diese Vorteile bleiben sicher bis auf weiteres die wesentlichen Pluspunkte nicht-viraler gegenüber viralen Therapien. Zwei weitere Vorteile, nämlich die bessere Herstellbarkeit und Handhabung sowie die hohe DNA-

Aufnahmekapazität, haben sich durch entsprechende Weiterentwicklungen viraler Vektoren relativiert. Den Vorteilen steht als wesentlicher Nachteil die geringe In-vivo-Gentransfereffizienz nicht-viraler Methoden entgegen.

Physikalische Methoden

Ex-vivo-Verfahren: Ein in der Grundlagenforschung häufig angewandtes Transfektionsverfahren ist die **Elektroporation.** In Suspension befindliche Zellen werden einem Spannungsfeld ausgesetzt. Durch kurzzeitig entstehende Öffnungen in der Plasmamembran kann Plasmid-DNA in die Zellen gelangen. Nach Optimierung der verschiedenen Parameter in Abhängigkeit von der jeweiligen Zelllinie können transiente Transfektionsraten von bis zu 90 % erreicht werden. Über stabile Transfektionsraten hämatopoetischer Vorläuferzellen von bis zu 4,5 % wurde berichtet.

Ein weiteres infrage kommendes Verfahren ist die **Mikroinjektion.** Es bleibt abzuwarten, ob es gelingt, durch automatisierte Injektionen die Ausbeute stabil transfizierter Zellen [z. B. hämatopoetischer Stammzellen] signifikant zu erhöhen und unter geeigneten Kulturbedingungen ex vivo zu vermehren, bevor sie reinfundiert werden. Beide Verfahren sind bisher nicht nennenswert zu gentherapeutischen Zwecken eingesetzt worden.

In-vivo-Verfahren: Beim **Partikelbombardement** werden zunächst 1–3 µm große Gold- oder Tungsten-Partikel mit Plasmid-DNA beschichtet. Die Partikel werden dann mit Hilfe eines Art Schockwellengenerators in einem elektrischen Spannungsfeld beschleunigt und auf das Zielgewebe gefeuert. Die Barriere der Zellmembran wird so durch den physikalischen Einschlag durchbrochen und die DNA intrazellular freigesetzt. Über Verzögerungen im Tumorwachstum durch den Zytokingentransfer wurde berichtet.

Bei der **Jetinjektion** durchbricht ein unter hohen Druck gesetzter Strom aus Flüssigkeitskügelchen die Zellmembranen und reißt die zugefügte DNA mit. Mit dieser Technik ließ sich Maushaut durchdringen und der darunter liegende Muskel transfizieren, wobei die Expression des Reportergens jedoch nur 1/10 derjenigen nach Injektion [Kanüle] der gleichen DNA-Menge betrug.

Chemische Methoden

Bei den chemischen Gentransfermethoden wird im Allgemeinen gereinigte Plasmid-DNA, die das Transgen enthält, mit einer Trägersubstanz komplexiert, und diese Komplexe werden ex vivo oder in vivo appliziert.

Kalzium-Phosphat-Kopräzipitation: Mit diesem bereits in den frühen 70er Jahren entwickelten und optimierten Verfahren wurde erstmals die zelluläre Aufnahme von DNA substanziell gesteigert. Die in der Grundlagenforschung intensiv eingesetzte Methode erlaubt eine Transfektion von, je nach Zelltyp, 10–50 %, wobei ein nennenswerter Prozentsatz der DNA bis in den Zellkern gelangt und dort transient exprimiert wird. Ein kleiner Anteil der Zellen [bis zu 1 %, meist weniger als 0,1 %] kann aufgrund der stabilen Integration des Transgens ins Genom eine Langzeitexpression aufweisen. Die nur in vitro einsetzbare Methode wurde aber bisher gentherapeutisch nicht in größerem Maße eingesetzt.

Liposomen und Polymere: Etwa 10 % aller klinischen Gentherapiestudien verwenden kationische Liposomen, die wahrscheinlich die zurzeit wichtigsten nicht-viralen Vektoren sind. Versuche, die noch ungenügende Gentransfereffizienz kationischer Lipide und Polymere zu erhöhen, müssen 3 wesentliche Barrieren

Tab. 1. Eigenschaften gentherapeutischer Vektoren und Eignung für Krebsgentherapie

	Effizienz des Gentransfers in ruhenden Zellen	Daten zur Langzeit-expression	Effizienz des Gentransfers in Tumoren	Immuno-genität	Akute Toxizität	Gefahr der Onkogenese	Zahl der klinischen Studien	Klinische Erfolge	Einfachkeit der Herstellung
Adenoviren	+++	–	+++	+++	++	–	+++	+	+++
HD-Ad	+++	++	?	+	+	–	(+)	–	+
AAV	++	++	+	–	–	+	+	(+)	++
Retroviren	–	+++	+	–	–	++	+++	+++	+++
Lentiviren	++	++	?	–	+	+	(+)	–	++
HSV	++	–	++	+++	++	–	+	(+)	++
Vaccinia	++	–	++	+++	+	–	+	(+)	+++
Chimäre Vektoren	+++	++	?	+–+++	+–++	(–)–++	–	–	+
Liposomen	+	+	+	+	+	–	++	+	+++
Nackte DNA	+	+	(+)	–	–	–	++	+	+++

überwinden: die Stabilität während und nach dem Herstellungsprozess, die extrazellulären und die intrazellulären Barrieren.

Kationische DNA-Komplexe binden an die negativ geladene Zellmembran und werden durch Endozytose* aufgenommen. Wie auch bei viralen Vektoren wurde bereits ein Targeting durch Addition von Liganden für zelluläre Rezeptoren verwendet, um extrazelluläre Barrieren zu überwinden. So ist z. B. Transferrin* ein häufig verwendeter Ligand, um Tumorzellen gezielt zu erreichen. Endozytotisch aufgenommene DNA bleibt im Großen und Ganzen im endosomalen Kompartiment, und es ist daher von höchster Bedeutung, dass die Freisetzung aus dem Endosom vor der lysosomalen Degradation beginnt. Nach dieser Freisetzung müssen die Nukleinsäuren zum Zellkern wandern. Da DNA im Zytoplasma nicht sehr stabil ist, muss der optimale Zeitpunkt für die Freisetzung der DNA aus dem Endosom und dem daraus resultierenden Verlust der Protektion vor Nukleasen bestimmt werden. Am Zellkern angekommen, muss eine weitere Hürde überwunden werden, da die nukleäre Aufnahme von DNA einer Länge von mehr als 250 Basenpaaren kaum möglich ist. Ein Erfolg versprechender Ansatz, um dieses Problem zu lösen, ist die Aufnahme **nukleärer Lokalisationssignale** [NLS] in die Liposomen.

Kombinationen

Die derzeitige Vektorentwicklung wird von der Modifikation bestehender viraler Gentransfersysteme zur Kompensation bestehender Insuffizienzen dominiert. Daneben gibt es aber auch Bestrebungen, in synthetischen nicht-viralen Vektoren die Vorteile verschiedener Gentransfersysteme zu kombinieren, d.h. virale Bestandteile in nicht-virale Vektoren zu inkorporieren oder Rezeptoren und Polymere in nicht-virale DNA-Verpackungssysteme mit aufzunehmen. Für die In-vitro-Anwendung wurden bemerkenswerte Verbesserungen der Gentransfereffizienz festgestellt.

Virale Vektoren

Virale Vektoren wurden in mehr als 70 % aller Gentherapiestudien eingesetzt. Anscheinend lassen sich die in Jahrmillionen der Evolution entwickelten Fähigkeiten der Viren, Wirtszellen zu infizieren, auch gentherapeutisch nutzen. Es ist natürlich eine Voraussetzung für einen letztlichen Erfolg, dass die viralen Eigenschaften nur so weit genutzt werden, wie sie zum Gentransfer gebraucht und alle darüber hinaus gehenden Funktionen unterbunden werden können. Außerdem muss geprüft werden, ob die ebenfalls in Jahrmillionen entwickelten Abwehrmechanismen der infizierten Wirtszellen im Falle des therapeutischen Gentransfers umgangen werden. Die erstaunliche Modifizierbarkeit viraler Vektoren macht es wahrscheinlich, dass diese Ziele prinzipiell zu erreichen sind.

Adenoviren: Einer der am häufigsten verwendeten Vektoren, vor allem für die In-vivo-Applikation in der Tumorgentherapie sind replikationsdefiziente, rekombinante Adenoviren. Der Durchseuchungsgrad in der Bevölkerung erreicht 90 %, wobei in der überwiegenden Zahl der Fälle Erkältungskrankheiten oder inapparente Infektionsverläufe auftreten. Die hüllenlosen Viren* bestehen aus einem Kapsid* mit Spikes und einem, die genomische DNA enthaltenden Kern. Die Replikationsfähigkeit wird durch Entfernung der u.a. als viraler Transkriptionsfaktor dienenden E1-Region aus dem viralen Genom beseitigt.

Auf 293 Zellen, die die E1A-Region konstitutiv exprimieren, lassen sich Erstgenerations-adenovirale Vektoren zu den höchsten Titern [bis zu 10^{12} infektiöse Einheiten/ml] unter den viralen Vektoren generieren. Außerdem infizieren sie die meisten Zellen epithelialen Ursprungs sehr gut inklusive vieler Krebszellen, vermutlich weil diese Zellen die notwendigen Rezeptoren, den Coxsackie-Adenovirus-Rezeptor und die Integrine zur Bindung und Internalisierung exprimieren. Die Tatsache, dass Adenoviren sowohl ruhende als auch sich teilende Zellen infizieren können, kann neben dem daraus resultierenden Mangel an Spezifität für den Tumor auch als Vorteil angesehen werden, da schlafende Tumorzellen einen beträchtlichen Teil der Tumormasse ausmachen können. Diese Eigenschaften haben Erstgenerationsadenoviren zum Vektor der ersten Wahl für viele klinische Studien gegen Krebs gemacht. 171 [26,9 %] der 336 klinischen Gentherapieprotokolle verwenden Erstgenerationsadenoviren, die Mehrheit von diesen zur Behandlung von Krebs.

Adenovirale Toxizität kann durch adenovirale Vektoren der zweiten Generation, in denen Gene wie die E4-Region oder die E2A-Region deletiert wurden, verringert werden. In **Helfer-abhängigen** [auch minimal oder gutless] **adenoviralen Vektoren** [**HD-Ads**] sind überhaupt keine viralen Gene mehr vorhanden. HD-Ads wurden bisher in mehreren präklinischen Modellen geprüft, aber von der Durchführung klinischer Studien wurde bisher noch nicht berichtet.

Onco-Retroviren und Lentiviren: Ein anderes, sehr populäres Gentransfervehikel, das immer noch in mehr als einem Drittel aller Gentherapiestudien eingesetzt wird und bei der Hälfte aller behandelten Patienten verwendet wurde, sind Retrovirus-abgeleitete Vektoren, die gewöhnlich vom murinen Leukämievirus [MLV] stammen. Die Familie der Retroviridae kann in 3 Subfamilien unterteilt werden, die alle klinische Relevanz haben:

- **Oncovirinae**, die mit dem murinen [Maus] Moloney-Leukämie-Virus [MoMuLV] das Virus für die Entwicklung der gentherapeutischen Standardvektoren stellen,
- **Lentivirinae**, die mit HIV-1 und HIV-2 als Erreger von AIDS und jüngst in stark modifizierter Form auch für gentherapeutische Zwecke Bedeutung haben,
- **Spumavirinae** oder **Foamy viruses**, die kürzlich erstmalig für einen gentherapeutischen Einsatz evaluiert wurden.

Die genaue Kenntnis der viralen Struktur und des Lebenszyklus dieser Wildtypviren hat die Entwicklung gentherapeutischer Vektoren ermöglicht und ist nach wie vor nötig, um Verbesserungen der Vektoren zu erreichen.

Das **Retrovirus** ist behüllt und besitzt einen inneren Core*, der aus einer ikosahedralen [von 20 gleichseitigen Dreiecken begrenzten] Proteinschale, dem Kapsid*, 2 Kopien der viralen genomischen mRNA* und den 3 zur Infektion benötigten Enzymen Protease*, reverse Transkriptase* und Integrase* besteht. Diese viral kodierten Strukturen [gag und pol] bringt das Virus vom vorausgegangenen Zyklus in der letzten Wirtszelle mit. [*s.a. Essay AIDS S. 31*]

Retrovirale Vektoren waren die ersten Vektoren, bei denen sämtliche viralen Gene von Vektor-produzierenden Zellen bereitgestellt wurden. Die Retroviren selber enthalten nur die beiden Long Terminal Repeats [LTR], das Verpackungssignal und das Transgen [Abb. 4]. Im Bereich der Krebsgentherapie wurden diese Vektoren klinisch vor allen Dingen für Ex-vivo-Transfer von Markergenen, Medikamentenresistenz-Genen und immunmodulatorischen Genen eingesetzt. Für den In-vivo-Gentransfer von Tumoren wurden anstelle der relativ niedrig titrigen Viren selbst vektorproduzierende Zellen direkt in die Tumoren appliziert unter der Vorstellung, dass vektorproduzierende Zellen Retroviren freisetzen würden bis sie vom Immunsystem eliminiert würden. Diesbezügliche Tierexperimente waren erfolgreich, der Verlauf der klinischen Studien war bisher jedoch eher enttäuschend, was höchstwahrscheinlich auf die insgesamt erheblich zu niedrige Gentransfereffizienz zurückzuführen ist.

Zu den wichtigsten Verbesserungen der letzten Jahre gehört die Pseudotypisierung (Austausch der Virushülle) von retroviralen Vektoren mit Hüllproteinen des Vesicular-Stomatitis-Virus, was die erreichbaren Titer auf 10^9 infektiöse Partikel/ml erhöht hat.

Vom Sicherheitsstandpunkt aus ist die Eigenschaft der Retroviren, nur sich teilende Zellen zu infizieren, günstig. Auf der anderen Seite infizieren diese Vektoren keine ruhenden Zellen, was deren Effizienz in der Antitumortherapie reduzieren könnte. Für die Behandlung der meisten nicht-malignen Erkrankungen ist die retrovirale Eigenschaft, nur teilende Zellen zu infizieren, ein gravierender Nachteil, da die meisten Zielgewebe nicht oder extrem langsam proliferieren. Es gibt daher kaum klinische Studien zum In-vivo-Gentransfer von Retroviren zur Behandlung monogenetischer, degenerativer oder kardiovaskulärer Erkrankungen, und die wenigen durchgeführten Studien zeigten den erwarteten sehr geringen Gentransfer.

Im Gegensatz zu MLV-abgeleiteten Vektoren sind lentivirale Retroviren, die im Allgemeinen von pseudotypisiertem HIV-1 abgeleitet sind, in der Lage, auch nicht-teilende Zellen zu infizieren. Sie gehören zu den aussichtsreichsten Vektoren für die Langzeitbehandlung monogenetischer Erkrankungen. Lentivirale Vektoren könnten auch für solche krebsgentherapeutischen Ansätze interessant sein, die auf eine Langzeittransduktion maligne entarteten Gewebes zur Krebstherapie abzielen. Im Wesentlichen wegen [möglicherweise überschätzter] Sicherheitsbedenken mit Blick auf die Entstehung von Wildtyp-HIV-Viren wurden bisher noch keine klinischen Studien initiiert, aber apathogene lentivirale Vektoren nicht humaner Mammalier könnten dieses Problem sehr bald umgehen.

Adenoassoziierte Viren [AAV]: Die zu den Parvoviren gehörenden AAV sind hüllenlose, nur 18–26 nm große Partikel mit einem ikosahedrischen Kapsid. Im Zellkern wird die lineare einzelsträngige AAV-DNA zu einem doppelsträngigen Molekül repliziert und ins Wirtszellgenom integriert. Die Fähigkeit der Wildtyp AAVs an einer bestimmten Stelle auf Chromosom 19 zu integrieren, die allerdings bei den derzeitigen Vektoren nicht erhalten wurde, gibt ihnen einen prinzipiellen Sicherheitsvorteil gegenüber retroviralen bzw. lentiviralen Vektoren, die im Wesentlichen ungerichtet ins Genom integrieren. Sie sind daher sehr viel versprechende Kandidaten für die Fälle, in denen Langzeitexpression benötigt wird, wie für die Behandlung monogenetischer oder degenerativer Erkrankungen oder dem Schutz hämatopoetischer Stammzellen vor Hochdosis-Chemotherapie. Mit Blick auf die klinische Anwendung gehören AAV mit 15 Studien zu den etablierten Vektoren.

Herpes simplex-Viren [HSV]: Das Herpes simplex-Virus ist ein etwa 180 nm großes, umhülltes DNA-Virus mit einem ikosahedralen Kapsid. Zwischen Kapsid und Hülle liegt eine dünne Proteinschicht, das Tegument. Das Genom besteht aus einer linearen, doppelsträngigen DNA von 152 kbp Länge.

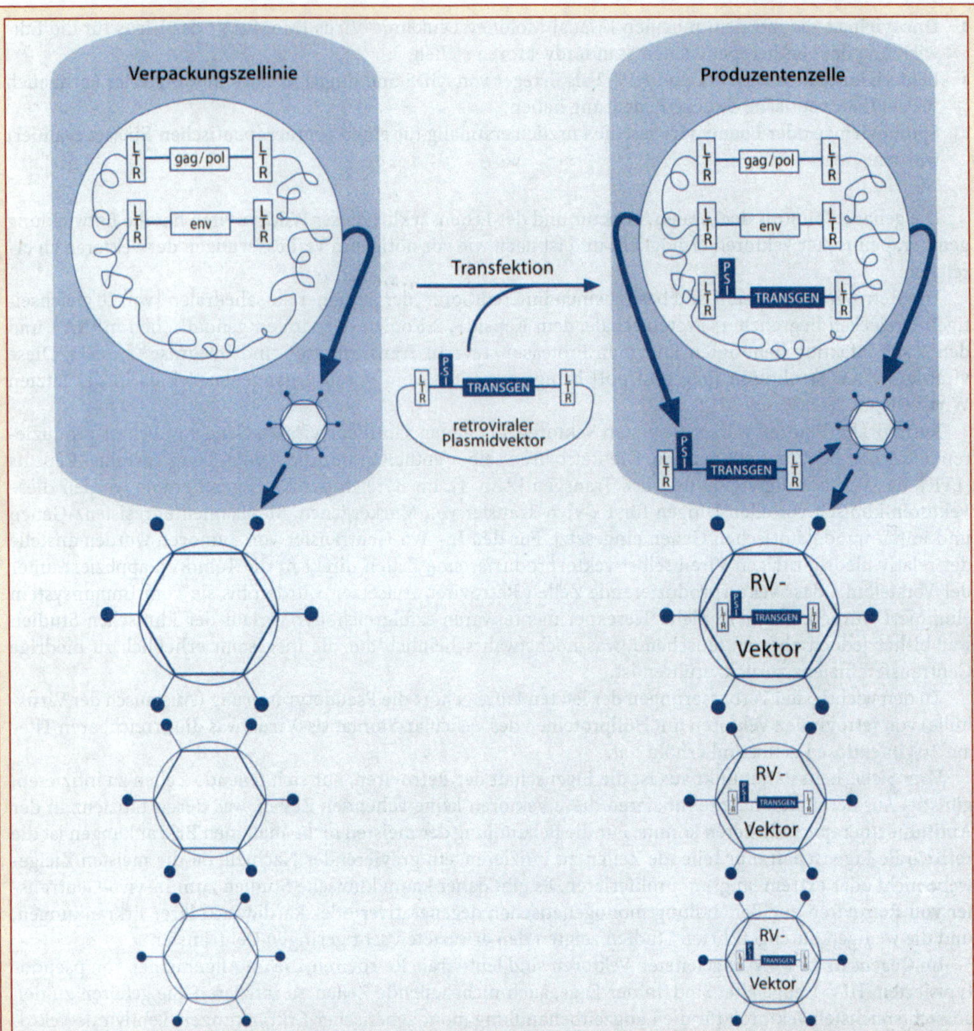

Abb. 4. Produktion retroviraler Vektoren. **Links:** Durch Transfektion mit entsprechenden retroviralen Plasmiden wird eine Verpackungszelllinie generiert, die nach Selektion stabil ins Genom integrierte retrovirale [gag/pol, env] Sequenzen besitzt. Die Expression retroviraler Sequenzen führt zur Produktion leerer Viruspartikel, da die retrovirale RNA nicht als virales Genom verpackt werden kann [fehlende Verpackungssequenz Psi]. **Rechts:** Die Transfektion der Verpackungszelllinie mit einem retroviralen, nur das Transgen [keine retroviralen Proteine] tragenden Plasmid führt zu dessen stabiler Integration. Aufgrund des vorhandenen Verpackungssignals auf dieser Sequenz kann die gebildete RNA als genomische RNA in die Virushüllen verpackt werden. Damit werden Transgen-tragende, replikationsdefiziente Viruspartikel gebildet. Die Auslagerung der retroviralen Gene auf die Verpackungszelllinie schafft außerdem erst den nötigen Platz für die Aufnahme des Transgens.

Basierend auf ihrem Tropismus für neuronales Gewebe sind HSV prinzipiell für neurologische Therapien sehr geeignet. Sie können teilende und nicht-teilende Zellen inklusive einer Vielzahl auch nicht-neuronaler Zellen infizieren. Herpes simplex-Viren wurden bereits in fünf klinischen Studien verwendet, und zumindest die intratumorale Injektion hat keine schwere Toxizität hervorgerufen.

Vacciniaviren gehören zur Familie der **Pockenviren.** Sie sind die am besten studierten unter den Pockenviren, da sie seit dem Beginn des letzten Jahrhunderts routinemäßig zur Pockenschutzimpfung eingesetzt wurden. Infektiöse Viren haben eine ziegelsteinartige Form und einen Durchmesser von 300–400 nm, was sie zu den größten Viren des Tierreichs macht. Eine Lipoproteinhülle umgibt die komplexe Core-Struktur, die eine lineare doppelsträngige 200 kbp lange DNA sowie verschiedene virale Proteine beinhaltet.

Vacciniavirus sowie andere Pockenviren [wie das Geflügel-Pockenvirus] infizieren eine Vielzahl von Zelltypen. Sie sind wenig toxisch und haben eine hohe Verpackungskapazität. Aufgrund ihrer hohen intrinsischen Immunogenität wurden sie vor allem als Adjuvans und Transfervehikel für Immunogentherapie von

Krebs verwendet. Diese Eigenschaft wie auch die Tatsache von fast 100% präexistierenden Antikörpern haben eine weiter verbreitete Anwendung von Vacciniavirus bisher verhindert. Trotz dieser Limitierungen ist bisher die beeindruckende Zahl von 39 klinischen Studien initiiert worden.

EBV-Viren haben einen sehr interessanten natürlichen Tropismus für B-Zellen, aber die Möglichkeit der Entstehung von transformierten Wildtyp-Viren, z. B. durch homologe Rekombination, führt zu Sicherheitsbedenken.

Baculoviren sind Insektenviren, die nicht auf Humanzellen replizieren können, die aber eine Vielzahl humaner Zelllinien effizient transduzieren können. Allerdings inaktiviert das menschliche Komplementsystem diese Vektoren sehr schnell, sodass ausgiebige Modifikationen der Zelloberfläche erforderlich waren, um den Gentransfer in vivo zu verbessern.

Alphaviren, wie das Sindbis-Virus und das Semliki-Forest-Virus, können sehr effizient ihr RNA-Genom in Zielzellen multiplizieren, was zu einer hohen Transgenexpression führt. Weitere Verbesserungen ihrer Verpackungssysteme könnten diese Vektoren zu sehr interessanten Agenzien für die Zukunft machen, insbesondere für den Gentransfer ins Gehirn, die Antitumortherapie durch Induktion von Apoptose oder intratumoraler Replikation und Immunogentransfer.

Chimäre Vektoren

Chimäre Vektoren, die durch die Verwendung zweier oder mehrerer Viren konstruiert werden, haben die Vor- und Nachteile der zugrunde liegenden Ausgangsvektoren. Beispiele sind: ErstgenerationsAd/AAV, HD-Ad/AAV, HD-Ad/Transposon, HD-Ad/Retrotransposon, ErstgenerationsAd/Retrovirus und HD-Ad/Lentivirus. Diese Chimären wurden vor allen Dingen evaluiert, um die hohe Effizienz des Transfers mancher Vektoren mit der Möglichkeit zur Langzeitexpression anderer Vektoren zu verbinden oder um im Falle von AAV die Produktion zu erleichtern oder deren limitierte Aufnahmekapazität zu erhöhen. HSV/AAV-Chimäre oder Baculovirus/AAV-Chimäre wurden konstruiert, um Zellspezifität mit stabiler Genexpression zu kombinieren.

Vektortargeting

Die zur Zeit preferenziell verwendeten viralen Vektoren zum Gentransfer können eine Vielzahl von Zielzellen und Geweben infizieren. Obwohl dies von Interesse für zelltypunabhängige Genexpression ist, ist es von Nachteil, wenn gewebsspezifisch exprimiert werden muss. Daher ist es notwendig, die Oberfläche der Vektoren so zu modifizieren, dass die Zielzellen auf spezifischere Art infiziert werden. Mehrere Ansätze wurden entwickelt, um z. B. den Tropismus adenoviraler Vektoren für Krebszellen zu erhöhen. Die Effizienz der Bindung an die Oberfläche einer Zielzelle durch ein Adenovirus hängt von der Anwesenheit spezifischer Rezeptoren wie dem Coxsackie- und Adenovirusrezeptor [CAR] und in geringerem Ausmaß der α2-Domäne des MHC-Klasse-1-Moleküls auf der Zelloberfläche ab, das mit dem adenoviralen Fiber-Knob-Protein interagiert.

Rechtliche und ethische Erwägungen

Experimentelle gentherapeutische Arbeiten werden durch das **Gentechnikgesetz** [GenTG] geregelt. Die klinischen Prüfungen unterliegen dem Arzneimittelgesetz [AMG]. Über die Genehmigung zur Durchführung von klinischen Studien entscheiden die lokalen Ethikkommissionen. Der Stellungnahme der Kommission für *„Somatische Gentherapie"* bei der Bundesärztekammer [BÄK] wird besondere Bedeutung beigemessen. Die BÄK hat außerdem Richtlinien für die somatische Gentherapie herausgegeben. Keimbahntherapie ist nach dem Embryonenschutzgesetz verboten.

Klinische Prüfungen müssen dem Landesamt für Gentechnische Sicherheit und dem Paul Ehrlich Institut oder dem Bundesinstitut für Arzneimittel- und Medizinprodukte gemeldet werden.

Zusammenfassung und Ausblick

Wir haben nun fast 15 Jahre präklinischen Gentransfers und mehr als ein Jahrzehnt klinischer Gentherapie erlebt. Eine Vielzahl von Vektoren und Transgenen wurden erfolgreich im Tiermodell getestet. Mehrere Vektoren und therapeutische Prinzipien wurden in 634 Studien klinisch geprüft. Das generelle Ergebnis dieser Studien ist, dass gentherapeutische Vektoren zumindest in den bisher eingesetzten Dosierungen gewöhnlich mit milder oder mittlerer akuter Toxizität toleriert werden, die reversibel ist. Eine erkennbare Effizienz wurde in der Mehrzahl der klinischen Studien gesehen. In einigen Studien konnte ein klarer Nutzen für den Patienten im Vergleich mit historischen Kontrollen oder in einigen Fällen auch im Vergleich mit internen Kontrollen festgestellt werden. Die besten Resultate in klinischen Studien sind anscheinend in all den Fällen erreicht worden, in denen die Zielerkrankung schon natürlicherweise gut für die Gentherapie geeignet war. Im Bereich der Krebsgentherapie ist hier als Beispiel die gute Erreichbarkeit der oberflächlichen Blasenkrebse für eine intravesikale virale Gentherapie zu nennen, die gute Erreichbarkeit von Hals-Nasen-Ohren-Krebsmanifestationen für intratumoralen Transfer kompetenter Viren, die gute Infizierbarkeit des hepatozellulären Karzinoms durch adenovirale Vektoren oder des Glioblastoms durch Herpes simplex-Viren, die von Natur aus neurotrophe Viren sind. Erfolg versprechende Resultate wurden bei den meisten immuntherapeutischen Studien gesehen, die nicht so stark wie andere Krebsgentherapien von einer hohen Effizienz des Gentransfers abhängen.

Auch im Bereich der Gentherapie monogenetischer Erkrankungen gab es einzelne Studien mit viel versprechenden Resultaten. Hervorzuheben ist die klinische Heilung mehrerer Jungen mit der schweren Immunmangelkrankheit X-SCID. Schließlich sind auch im kardiovaskulären Bereich Erfolg versprechende Studienresultate berichtet worden.

Trotz einzelner Erfolge kann aber von einem breiten Durchbruch der Gentherapie oder gar dem Einzug in den klinischen Alltag noch keine Rede sein. Obwohl die meisten klinischen Studien als Phase-I- oder Phase-I/II-Studien geplant wurden und damit als Ziel vor allem Dosisfindung und Toxizitätsfindung haben, ist das Fehlen eines wirklichen Durchbruches mit Blick auf klinische Effizienz bei den meisten Erkrankungen doch etwas enttäuschend gewesen, zumindest für diejenigen, die eine gute Chance gesehen hatten, dass sich Gentherapie relativ rasch zu einer routinemäßigen klinischen Behandlungsform entwickeln könnte. Das therapeutische Fenster der meisten gentherapeutischen Strategien ist anscheinend noch zu klein, um eine breitflächig überzeugende klinische Effizienz zu erlauben. Dies ist allerdings ein Problem, dem sich fast alle Formen medizinischer Therapie auf ihrem Weg zur Entwicklung zu einer routinemäßigen klinischen Behandlung ausgesetzt sehen. Dieses therapeutische Fenster kann erweitert werden, indem man entweder weniger toxische therapeutische Prinzipien bzw. Vektorsysteme entwickelt, die es erlauben, die Dosis zu erhöhen, oder indem die Systeme effizienter gemacht werden, was eine höhere Wirksamkeit ohne Dosiserhöhung erlaubt. Gegenwärtig werden in der Gentherapie beide Wege verfolgt. Beispiele für vermutlich weniger toxische Vektoren sind HD-Ads gegenüber Erstgenerations-Ads. Ein Beispiel für ein effizienteres therapeutisches Prinzip ist die Kombination z. B. von Suizidgentransfer mit replikationskompetenten viralen Vektoren, um die Effizienz des Gentransfers zu erhöhen. Eine dritte Strategie, die eine Reduktion der applizierten Dosis erlaubt, ohne Effizienz zu verlieren, ist das Vektortargeting, entweder in Form des Trophismustargetings oder des transkriptionellen Targetings. Dieser sehr Erfolg versprechende Ansatz wird mittelfristig das wirkliche Potenzial der Gentherapie herausstellen: das Design intelligenter Medikamente.

Die Zwischenschaltung mehrerer Schritte zwischen der Applikation einer aktiven Substanz und der Generierung eines beobachtbaren Effektes erlaubt ein ungewöhnlich hohes Maß an Freiheit der Regulation, was etwaige Nachteile dieser erhöhten Komplexizität vermutlich kompensiert. Man kann sich mit den Methoden der Gentherapie in einem Grad an die Biologie der Zielerkrankung anpassen, der bisher nicht erreichbar war. Auf diese Weise scheint die Natur tatsächlich bis zu einem gewissen Grad vorhersehbar und berechenbar zu sein, was die Voraussetzung für solche komplexeren therapeutischen Strategien ist. Da wir auf der anderen Seite, von wenigen Ausnahmen abgesehen, von einer engen Anpassung unserer Vektoren und Transgene an die Besonderheiten unserer Zielzellen und Zielerkrankungen weit entfernt sind, darf es uns nicht überraschen, dass bisher klinische Effizienz in der Gentherapie noch nicht breitflächig überzeugend war. Angesichts der kontinuierlichen Weiterentwicklung dieser Disziplin darf man aber gespannt in die Zukunft blicken.

Weiterführende Literatur

Brand K (2003) Gene therapy of Cancer. In: Gene Therapy [Templeton NS, ed.]. Marcel Dekker, New York Basel

Lattime EC, Gerson SL [eds.] (2002) Gene Therapy of Cancer. Academic Press, London

Tatum EL (1966) Molecular biology, nucleic acids and the future of medicine. Perspect Biol Med 10: 19–32

Wolff JA, Lederberg J (1994) An early history of gene transfer and therapy. Hum Gene Ther 5: 469–480

der zwischen den Crus anterius und posterius liegende Abschnitt
Genu corporis callosi (Ⓔ genu of corpus callosum): Balkenknie; *s.u. Balken*
Genu nervi facialis (Ⓔ genu of facial nerve): *Syn*: *inneres Fazialisknie*; von den Fasern des Fazialiskerns [Nucleus* nervi facialis] gebildete Vorwölbung am Boden des IV. Ventrikels
Genu recurvatum (Ⓔ genu recurvatum): Überstreckbarkeit des Kniegelenks, z.B. bei Femoralislähmung*

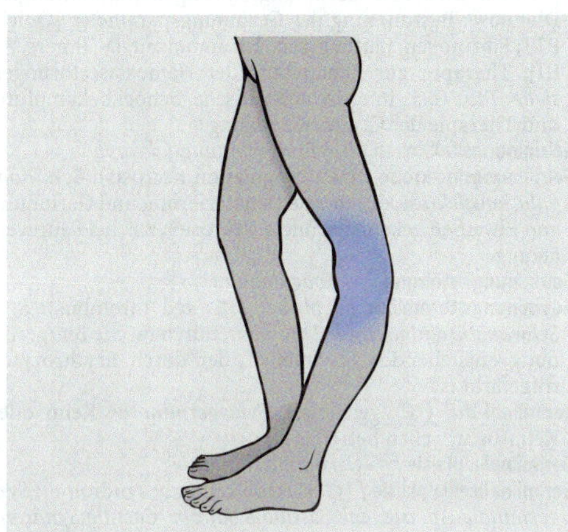

Abb. G23. Genu recurvatum

Genu valgum (Ⓔ knock-knee): *Syn*: *X-Bein*; entsteht z.B. bei Rachitis*, lokalisierten Erkrankungen der Wachstumsfuge oder durch Fehlstellungen nach Frakturen oder Gelenkentzündungen; angeborene Fälle sind selten; präarthrotische Deformität, die zu Gonarthrose* führen kann
Genu varum (Ⓔ bow leg): *Syn*: *O-Bein*; entsteht z.B. bei Rachitis*, lokalisierten Erkrankungen der Wachstumsfuge oder durch Fehlstellungen nach Frakturen oder Gelenkentzündungen; angeborene Fälle sind selten; präarthrotische Deformität, die zu Gonarthrose* führen kann

ge|nu|in *adj* (Ⓔ idiopathic): angeboren, ursprünglich; meist im Sinne von idiopathisch, essentiell, primär verwendet

Ge|nuss|mit|tel *pl* (Ⓔ luxury food): Bezeichnung für Substanzen, die nicht zur Deckung des Energie- oder Nährstoffbedarfs des Körpers, sondern wegen ihrer anregenden oder beruhigenden Wirkung, ihres Geschmacks usw. konsumiert werden; dazu gehören, z.B. nicotin- und alkoholhaltige Produkte, Kaffee, Tee, Kakao

Gen|va|ri|an|te, un|de|fi|nier|te *f* (Ⓔ undefined genetic variation): *s.u. Essay Mechanismen der Entstehung genetisch bedingter Krebsformen S. 1561*

Geo-, geo- *präf.*: Wortelement mit der Bedeutung „Erde"

Ge|o|me|di|zin *f* (Ⓔ geomedicine): Teilgebiet der Medizin, das sich mit der geographischen Ausbreitung und Verbreitung von Erkrankungen beschäftigt

Ge|o|tri|cho|se *f* (Ⓔ geotrichosis): *Syn*: *Geotrichuminfektion, Geotrichum-Mykose*; Infektion durch **Geotrichum candidum**; Befall der Haut, v.a. aber der Lunge mit Kavernenbildung, peribronchitischen Infiltraten und evtl. Abszessbildung; tritt v.a. bei abwehrgeschwächten Patienten [HIV, Tumor, Chemotherapie] auf; **Diagnose**: mikroskopischer und kultureller Pilznachweis; **Therapie**: Antimykotika [Imidazoldrivate] lokal oder systemisch

Ge|o|tri|chum can|di|dum *nt* (Ⓔ Geotrichum candidum): *Syn*: *Milchschimmel*; hefeähnlicher Pilz; Erreger der Geotrichose*

Ge|o|tri|chum|in|fek|ti|on *f*: → *Geotrichose*

Geotrichum-Mykose *f*: → *Geotrichose*

Ge|pe|frin *nt* (Ⓔ gepefrine): Sympathomimetikum*, Antihypotonikum*

ge|phy|ro|phob *adj* (Ⓔ gephyrophobic): Brückenangst/Gephyrophobie betreffend, durch sie gekennzeichnet

Ge|phy|ro|pho|bie *f* (Ⓔ gephyrophobia): *Syn*: *Brückenangst*; krankhafte Angst vor Brücken oder davor, einen Fluss zu überqueren

GER *Abk.*: → *granuläres endoplasmatisches Retikulum*

Ger-, ger- *präf.*: → *Gero-*

Ge|ra|to|lo|gie *f*: → *Gerontologie*

Ge|räusch *nt* (Ⓔ murmur): bei der Auskultation wahrgenommenes Schallereignis, z.B. Herzgeräusch oder Atemgeräusch

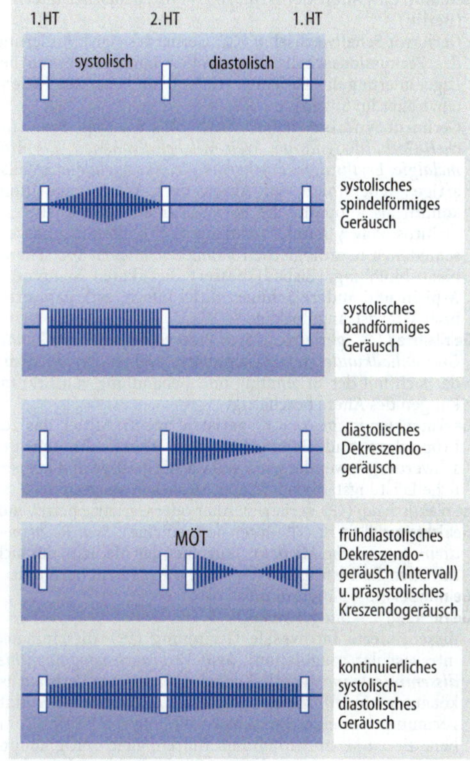

Abb. G24. Herzgeräusche

diastolisches Geräusch (Ⓔ diastolic murmur): während der Diastole* auftretendes Geräusch
holosystolisches Geräusch (Ⓔ holosystolic murmur): *Syn*: *pansystolisches Geräusch*; während der gesamten Systole* hörbares Geräusch
pansystolisches Geräusch: → *holosystolisches Geräusch*
präsystolisches Geräusch (Ⓔ presystolic murmur): *Syn*: *spät-diastolisches Geräusch*; vor der Systole* auftretendes Geräusch
respiratorisches Geräusch (Ⓔ respiratory sound): *Syn*: *Atemgeräusch*; durch die einströmende und ausströmende Luft verursachtes Geräusch über Lunge, Bronchien und Luftröhre
spät-diastolisches Geräusch: → *präsystolisches Geräusch*
systolisches Geräusch (Ⓔ systolic murmur): während der Systole* auftretendes Geräusch

Gerbasi: Michele Gerbasi; zeitgenössischer italienischer Kinderarzt (Palermo)
Gerbasi-Anämie *f* (Ⓔ megaloblastic anemia of infancy): *Syn*: *pseudoperniziöse Säuglingsanämie, reversible Megaloblastenanämie des Kindesalters, reversible megaloblastäre Anämie*; seltene, alimentäre, megaloblastäre Anämie* bei untergewichtigen oder unterernährten Säuglingen oder Kleinkindern

Gerb|säu|re *f* (Ⓔ tannic acid): *Syn*: *Tannin, Acidum tannicum*;

aus Galläpfeln gewonnenes Estergemisch; wird als Gerb-, Beiz- und Imprägniermittel verwendet

Gerb|stof|fe *pl* (Ⓔ tannins): Oligo- und Polyphenole pflanzlicher Herkunft, die zum Gerben von Haut zu Leder verwendet werden können; medizinisch wichtig sind Catechingerbstoffe*, Tanningerbstoffe* und Lamiaceengerbstoffe*; sie wirken i.d.R. sekretionshemmend, antiphlogistisch, antimikrobiell und reizmildernd; **Anw.**: äußerlich zur Wundbehandlung, Entzündungen von Haut und Schleimhaut [z.B. in Gurgelmitteln], bei Hämorrhoiden; innerlich bei Verdauungsbeschwerden und Durchfallerkrankungen

Gerhardt: Carl Adolf Gerhardt; 1833–1902; deutscher Internist (Berlin)

Gerhardt-Schallwechsel *m* (Ⓔ Gerhardt's sign): Änderung des Perkussionsschalls über großen Lungenkavernen bei Lageänderung des Patienten [tiefer beim liegenden Patienten, höher im Sitzen]

Gerhardt-Syndrom *nt* (Ⓔ Gerhardt's disease): *Syn*: *Mitchell-Gerhardt-Syndrom, Weir-Mitchell-Krankheit, Erythromelalgie, Erythralgie, Erythermalgie, Akromelalgie*; anfallsartige Hyperämie* der Akren nach Wärmeexposition; kommt als idiopathische Form, aber auch bei Diabetes* mellitus, Polyzythämie*, Endangiitis* obliterans und verschiedenen neurologischen Krankheitsbildern vor; **Therapie**: Abkühlung [Eisbad] bessert die akuten Symptome; Aspirin und andere Schmerzmittel intern; evtl. paravertebrale Grenzstrangblockade

G

Ge|ri|a|trie *f* (Ⓔ geriatrics): *Syn*: *Presbyatrie, Altersheilkunde, Greisenheilkunde*; interdisziplinäres Gebiet der Medizin, das sich mit der Erkennung und Behandlung von Erkrankungen des Alters beschäftigt

Ge|ri|at|ri|kum *nt, pl* **-ka** (Ⓔ geriatric agent): Mittel, das zur Prophylaxe und Behandlung von altersbedingten Beschwerden verwendet wird; soll v.a. die geistige und körperliche Leistungsfähigkeit älterer Menschen steigern

ge|ri|a|trisch *adj* (Ⓔ geriatric): Alter oder Geriatrie betreffend

Ge|richts|me|di|zin *nt* (Ⓔ forensic medicine): *Syn*: *Rechtsmedizin, forensische Medizin*; Teilgebiet der Medizin, das sich mit allen Rechtsfragen befasst, die die Medizin berühren

Ge|rinn|sel *nt*: → *Blutgerinnsel*

Ge|rin|nung *f*: → *Blutgerinnung*

disseminierte intravasale Gerinnung (Ⓔ disseminated intravascular coagulation): *Syn*: *Verbrauchskoagulopathie, disseminierte intravasale Koagulation*; bei der Verbrauchskoagulopathie führt eine intravasale Aktivierung der Blutgerinnung* zu einer vermehrten Bildung von Fibrinthromben, die zu Mikrothrombosen führen; gleichzeitig kommt es zu einer reaktiv gesteigerten Fibrinolyse* und damit zu einem erhöhten Verbrauch an Gerinnungsfaktoren, Fibrinolysefaktoren und Thrombozyten, was zu einer vermehrten Blutungsneigung führt; die disseminierte intravasale Gerinnung ist keine Erkrankung an sich, sondern nur Folgeerscheinung einer Grundkrankheit [z.B. Sepsis, septischer Abort]; sie kann aber zu lebensbedrohlichem Organversagen durch Thrombosierung der Mikrozirkulation und massive Blutungen führen

man kann 3 Phasen unterscheiden: in der **Initialphase** oder **Aktivierungsphase** besteht eine kompensierte Hyperkoagulabilität mit Bildung von Fibrinthromben; während der **frühen Verbrauchsphase** kommt es zu einem Mangel an Gerinnungsfaktoren mit Störung der Hämostase und/oder Mikrozirkulationsstörungen durch Thrombosierung; die **späte Verbrauchsphase** zeigt das Vollbild von reaktiver Hyperfibrinolyse und Gerinnungsstörungen mit Blutungen; **Diagnose**: Bestimmung der Gerinnungsparameter [Quick, PTT, Fibrinogen, Blutungszeit, Thrombinzeit, D-Dimere, AT III]; **Therapie**: zur Behandlung der Hämostasestörungen *siehe Tab. G25*, intensivmedizinische Schockbekämpfung und Therapie der Grunderkrankung

Tab. G25. Disseminierte intravasale Gerinnung. Therapie der verschiedenen Stadien

DIC-Stadium	Therapieoption [Dosis]
Initialphase	Heparin 10.000–20.000 IE/Tag
	(AT-III-Substitution bei AT-III-Mangel)
Frühe Verbrauchsphase	FFP bei Mangel an Hämostasekomponenten und/oder Volumendefizit
	AT-III-Substitution (Ziel 70 bis > 120%)
	Heparin 0-600 IE/h (Cave: hämorrhagische Diathese)
Späte Verbrauchsphase	FFP
	AT-III-Substitution
	Faktorenkonzentrate (v.a. Fibrinogen)
	Thrombozytenkonzentrate (Prognose der Grundkrankheit berücksichtigen!)
Hyperfibrinolyse	Aprotinin (Bolus 200.000 KIE, 100.000 KIE/h)

Ge|rin|nungs|fak|to|ren *pl*: → *Blutgerinnungsfaktoren*

Ge|rin|nungs|ne|kro|se *f* (Ⓔ coagulation necrosis): *Syn*: *Koagulationsnekrose*; durch eine Denaturierung und Gerinnung von Eiweißen gekennzeichnete Nekrose*, z.B. bei Säureverätzung

Ge|rin|nungs|stö|rung *f*: → *Koagulopathie*

Ge|rin|nungs|throm|bus *m, pl* **-ben** (Ⓔ red thrombus): *Syn*: *Schwanzthrombus, roter Thrombus*; durch rasche Blutgerinnung entstehender Thrombus*, der durch Erythrozyten rotgefärbt ist

ger|mi|nal *adj* (Ⓔ germinal): *Syn*: *germinativ*; Keim oder Keim(bahn)zellen betreffend

Ger|mi|nal|a|pla|sie *f*: → *Germinalzellaplasie*

Ger|mi|nal|zell|a|pla|sie *f* (Ⓔ Sertoli-cell-only syndrome): *Syn*: *germinale Aplasie, del Castillo-Syndrom, Castillo-Syndrom, Sertoli-Zell-Syndrom, Sertoli-cell-only-Syndrom, Germinalaplasie*; Aspermie* durch ein angeborenes Fehlen des Keimepithels der Hodenkanälchen; manchmal geht das Keimepithel aber prä-, peri- oder postnatal zu Grunde oder bildet sich aufgrund einer Störung der Funktion der Sertoli-Zellen zurück

ger|mi|na|tiv *adj*: → *germinal*

Ger|mi|no|blast *m*: → *Zentroblast*

Ger|mi|no|blas|tom *nt*: → *zentroblastisch-zentrozytisches Lymphom*

Ger|mi|nom *nt* (Ⓔ germinoma): bösartiger Tumor des Keimgewebes

Ger|mi|no|zyt *m* (Ⓔ germinocyte): *Syn*: *Zentrozyt*; B-Lymphozyt in den Keimzentren der Lymphknoten

Ger|mi|zid *nt* (Ⓔ germicide): keimtötendes Mittel

ger|mi|zid *adj* (Ⓔ germicide): keim(ab)tötend

Gero-, gero- *präf.*: Wortelement mit der Bedeutung „Greis/Alter"

Ge|ro|der|ma *nt* (Ⓔ geroderma): *Syn*: *atrophische Altershaut, Greisenhaut*; dünne Haut des Greisenalters

Ge|röll|zys|te *f* (Ⓔ ganglionic cyst): *Syn*: *Trümmerzyste, Detrituszyste*; gelenknahe Knochenzyste mit Knochenresten und proliferierendem Bindegewebe

Geronto-, geronto- *präf.*: Wortelement mit der Bedeutung „Greis/Alter"

Ge|ron|to|lo|gie *f* (Ⓔ gerontology): *Syn*: *Geratologie, Alternsforschung*; Lehre vom Altern und den dabei auftretenden Veränderungen

Ge|ron|to|phi|lie *f* (Ⓔ gerontophilia): sexuelle Zuneigung zu älteren Personen

Ge|ron|to|xon *nt*: → *Arcus senilis*

Gerota: Dimitru Gerota; 1867–1939; rumänischer Anatom (Bukarest)

Gerota-Kapsel *f* (Ⓔ Gerota's capsule): *Syn*: *Nierenfaszie, Gerota-Faszie, Fascia renalis*; aus Fasern und Fettgewebe bestehende Faszie*, die Niere* und Nebenniere* umgibt

Gers|ten|korn *nt*: → *Hordeolum*

Gers|ten|krät|ze *f*: → *Getreidekrätze*

Gerstmann: Josef Gerstmann; 1887–1969; österreichischer Neurologe (Wien, New York)

Gerstmann-Sträussler-Scheinker-Syndrom *nt*: → *Gerstmann-Syndrom*

Gerstmann-Syndrom *nt* (Ⓔ Gerstmann's syndrome): *Syn*: *Gerstmann-Sträussler-Scheinker-Syndrom*; Prionenerkrankung auf der Basis einer dominant vererbten Mutation, die eine Prävalenz von ca. 1:10 Millionen hat; die Veränderung betrifft primär das Kleinhirn und man findet Amyloidplaques, die denen bei Kuru* ähneln; der Verlauf ist chronisch progredient; anfangs stehen Ataxie*, Dysarthrie* und Nystagmus* im Vordergrund, später kommt es auch zu Demenz*; *s.a. Creutzfeldt-Jakob-Erkrankung*

Ge|ruchs|hal|lu|zi|na|ti|on *f* (Ⓔ olfactory hallucination): *Syn*: *olfaktorische Halluzination, Pseudosmie*; tritt v.a. bei Schizophrenie und als Aura* bei Epilepsien auf; häufig kombiniert mit gustatorischer Halluzination; die Patienten klagen über Gasgeruch oder darüber, dass die Nahrung nach Kot, Urin oder Leichen rieche

Ge|ruchs|klas|sen *pl* (Ⓔ odor classes): *Syn*: *Duftklassen*; *s.u. Essay Riechen/Geruchssinn S. 1863*

Ge|ruchs|schwel|le *f* (Ⓔ odor threshold): *s.u. Essay Riechen/Geruchssinn S. 1863*

Ge|ruchs|sinn *m* (Ⓔ sense of smell): *Syn*: *Riechen*; chemischer Sinn, dessen chemosensible Sinneszellen durch Riechstoffmoleküle erregt werden; *s.u. Essay Riechen/Geruchssinn S. 1863*

Ge|rüst|ei|weiß *nt* (Ⓔ scleroprotein): *Syn*: *Skleroprotein, Strukturprotein, Albuminoid*; wasserunlösliches, fibrilläres Eiweiß, das primär eine Funktion beim Aufbau von Strukturen hat, z.B. Kollagen*, Keratin*

Ge|samt|a|zi|di|tät *f* (Ⓔ total acidity): *Syn*: *Gesamtsäure*; Summe der sauren Substanzen im Magensaft

Ge|samt|do|sis *f, pl* **-sen** (Ⓔ **1.–2.** total dose): **1.** *→Gesamtherddosis* **2.** die im Rahmen einer Therapie verabreichtete Gesamtmenge eines Arzneimittels

Ge|samt|ei|weiß *nt* (Ⓔ total serum protein): *Syn*: *Gesamtprotein*; Eiweißkonzentration im Blutplasma; der Normalbereich beträgt 60–85 g/l

Ge|samt|herd|do|sis *f, pl* **-sen** (Ⓔ total dose): *Syn*: *Gesamtdosis*; Gesamtsumme der bei fraktionierter Bestrahlung gegebenen Einzeldosen

Ge|samt|kör|per|was|ser *nt* (Ⓔ total body water): *Syn*: *Körperwasser*; gesamtes, im Körper vorhandenes Wasser; Summe von **extrazellulärem** und **intrazellulärem Wasser**; der Anteil des Wassers schwankt mit dem Alter, Geschlecht und Körpergewicht und zwischen 53 und 75 %; die Bestimmung erfolgt mittels Indikatorverdünnungsmethode* unter Verwendung von z.B. Antipyrin, das in alle Flüssigkeitsräume des Körpers eindringt

Ge|samt|li|pi|de *pl* (Ⓔ total lipid): Konzentration von Lipiden im Blutplasma

Ge|samt|pro|te|in *nt*: *→Gesamteiweiß*

Ge|samt|säu|re *f*: *→Gesamtazidität*

Ge| samt|schlaf|dau|er *f* (Ⓔ total sleep time): *Syn*: *Gesamtschlafzeit*; *s.u. Essay Schlaf und Schlafstörungen S. 1915*

Ge|samt|schlaf|zeit *f* (Ⓔ total sleep time): *Syn*: *Gesamtschlafdauer*; *s.u. Essay Schlaf und Schlafstörungen S. 1915*

Ge|samt|thy|ro|xin *nt* (Ⓔ total thyroxin): normal 65–155 nmol/l

Ge|samt|tri|iod|thy|ro|nin *nt* (Ⓔ total triiodothyronine): normal 1,2–2,8 nmol/l

Ge|säß|ar|te|rie, o|be|re *f*: *→Arteria glutea superior*

Ge|säß|ar|te|rie, un|te|re *f*: *→Arteria glutea inferior*

Ge|säß|fal|te *f*: *→Gesäßfurche*

Ge|säß|fur|che *f* (Ⓔ gluteal fold): *Syn*: *Gesäßfalte, Sulcus glutealis*; trennt das Gesäß bzw. die Regio* glutealis vom hinteren Oberschenkel [Regio* femoris posterior]

Ge|säß|ge|gend *f* (Ⓔ gluteal region): *Syn*: *Gesäßregion, Regio glutealis*; Region über den Gesäßbacken; wird unten vom Sulcus* glutealis von der Regio* femoris posterior getrennt

Ge|säß|li|nie, hin|te|re *f* (Ⓔ posterior gluteal line): Linea glutea posterior; *s.u. Ilium*

Ge|säß|li|nie, un|te|re *f* (Ⓔ inferior gluteal line): Linea glutea inferior; *s.u. Ilium*

Ge|säß|li|nie, vor|de|re *f* (Ⓔ anterior gluteal line): Linea glutea anterior; *s.u. Ilium*

Ge|säß|mus|kel, gro|ßer *m*: *→Musculus gluteus maximus*

Ge|säß|mus|kel, klei|ner *m*: *→Musculus gluteus minimus*

Ge|säß|mus|kel, mitt|le|rer *m*: *→Musculus gluteus medius*

Ge|säß|re|gi|on *f*: *→Gesäßgegend*

ge|sät|tigt *adj* (Ⓔ saturated): (*chem.*) ohne Doppel- oder Dreifachbindung

Ge|schlecht *nt* (Ⓔ sex): Zuordnung zum männlichen oder weiblichen Geschlecht; basiert auf den äußeren Geschlechtsorganen und sekundären Geschlechtsmerkmalen [**phänotypisches Geschlecht, genitales Geschlecht**]; diese Zuordnung stimmt i.d.R. mit dem chromosomalen Geschlecht* überein; bei Fehlbildungen oder endokrinen Störungen [z.B. adrenogenitales Syndrom*] können aber Unterschiede bestehen; z.T. kann die Zuordnung dann erst durch eine Untersuchung der Gonaden vorgenommen werden [**gonadales Geschlecht**]

chromosomales Geschlecht (Ⓔ chromosomal sex): *Syn*:

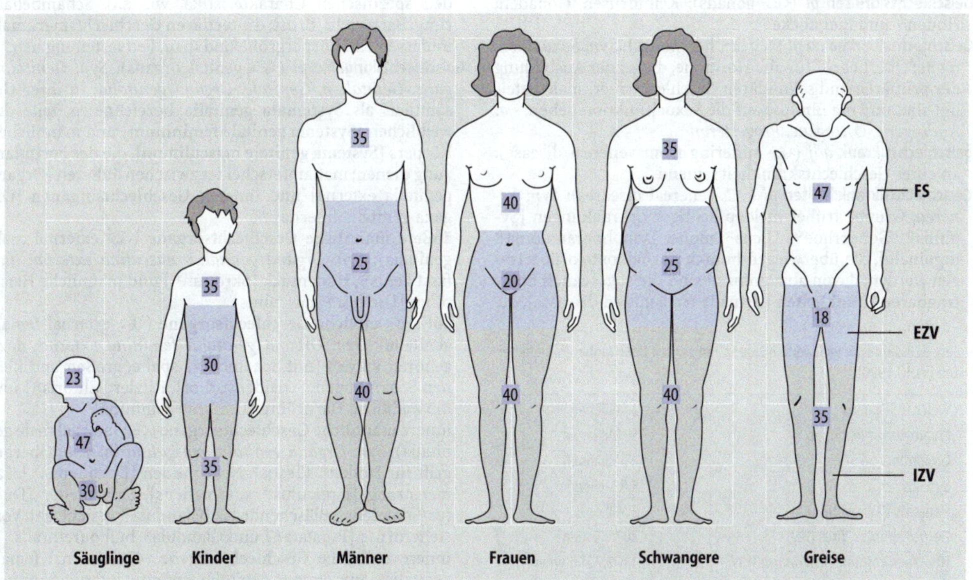

Abb. G26. Anteil von intra- und extrazellulärem Wasser am Körpergewicht. **FS** = feste Substanzen [Knochen, Fett, etc.], **EZV** = Extrazellulärvolumen, **IZV** = Intrazellulärvolumen

Tab. G27. Erreger von sexuell übertragbaren Krankheiten [sexually transmitted diseases]

Bakterielle Infektionen	Treponema pallidum	Syphilis
	Neisseria gonorrhoeae	Gonorrhö
	Haemophilus ducreyi	Ulcus molle
	Donovania granulomatosis	Granuloma inguinale
	Chlamydia trachomatis, L1-L3	Lymphogranuloma venereum
	Chlamydia trachomatis, D-K	Okulogenitale Infektion
	Genitale Mykoplasmen	Urogenitale Infektion
	Anaerobe Bakterien	Bakterielle Vaginose
	Darmbakterien	Enteritiden
	Shigellen	
	Salmonellen	
	Kampylobakter	
Virale Infektionen	Humanes Immundefizienzvirus (HIV)	AIDS
	Humane Papillomaviren (HPV)	Condylomata acuminata, bowenoide Papeln, zervikale intraepitheliale Neoplasie
	Molluscum-contagiosum-Virus (MCV)	Mollusca contagiosa
	Hepatitis-B-Virus (HBV)	Hepatitis B
	Herpes-simplex-Virus (HSV)	Herpes genitalis
	Zytomegalievirus (CMV)	Zytomegalie
Pilzinfektionen	Sprosspilze	Genitale Kandidiasis
Infektionen durch Protozoen	Trichomonas vaginalis	Trichomoniasis
	Enteritische Protozoen	Enteritiden
	Giardia lamblia	
	Entamoeba histolytica	
	Cryptosporidium	
Infektionen durch Ektoparasiten	Phthirus pubis	Pedikulose
	Sarcoptes hominis	Skabies

genetisches Geschlecht; durch die Chromosomenzusammensetzung bestimmtes Geschlecht

genetisches Geschlecht: → *chromosomales Geschlecht*

ge|schlecht|lich *adj* (Ⓔ sexual): sexuell

Ge|schlechts|chro|ma|tin *nt* (Ⓔ sex chromatin): *Syn*: *Sexchromatin, X-Chromatin, Barr-Körperchen, Barr-Körper*; bei Frauen in der Nähe der Kernmembran liegender Chromatinkörper, der vom inaktivierten X-Chromosom gebildet wird; *s.a. Drumstick*

Ge|schlechts|chro|mo|so|men *pl* (Ⓔ sex chromosomes): *Syn*: *Heterosomen, Gonosomen*; das Geschlecht bestimmende Chromosomen*; beim Mann je ein X- und ein Y-Chromosom, bei der Frau zwei X-Chromosomen

Ge|schlechts|drü|sen *pl* (Ⓔ gonads): Keimdrüsen, Gonaden; Hoden* und Eierstöcke*

Ge|schlechts|hor|mo|ne *pl* (Ⓔ sex hormones): *Syn*: *Sexualhormone*; Oberbegriff für alle Hormone, die an der Ausbildung der primären und sekundären Geschlechtsmerkmale beteiligt sind und die Einfluss auf die Sexualfunktion haben; *s.a. Androgene, Östrogene, Progesteron*

ge|schlechts|krank *adj* (Ⓔ suffering from venereal disease): an einer Geschlechtskrankheit leidend

Ge|schlechts|krank|hei|ten *pl* (Ⓔ venereal diseases): *Syn*: *Venerea*; Gruppe früher meldepflichtiger Erkrankungen [Syphilis*, Gonorrhoe*, Ulcus* molle, Lymphogranuloma* inguinale], die überwiegend durch Sexualkontakt übertragen werden; davon abzugrenzen sind die sog. **sexuell übertragbaren Krankheiten** [sexually transmitted diseases], die auch durch Sexualverkehr übertragen werden und vorwiegend die Genitalregion betreffen; von vielen Autoren werden die beiden Gruppen heute zusammengefasst, wobei den klassischen Geschlechtskrankheiten eine Sonderrolle eingeräumt wird; *s.a. Essay Geschlechtskrankheiten – Genitale Kontaktinfektionen S. 781, Essay Syphilis S. 2077*

Tab. G28. Jährliche weltweite Inzidenz von sexuell übertragbaren Krankheiten [WHO 1990]

Weicher Schanker	2 Millionen
Chlamydieninfektionen	50 Millionen
Gonorrhoe	25 Millionen
Syphilis	3,5 Millionen
Hepatitis-B-Virus (HBV)	2 Millionen
Herpes-simplex-Virus (HSV)	20 Millionen
Humanes Immundefizienzvirus (HIV)	1,6-1,7 Millionen
Humanes Papillomvirus (HPV)	30 Millionen
Trichomoniasis	120 Millionen

vierte Geschlechtskrankheit: → *Lymphogranuloma inguinale*

Ge|schlechts|merk|ma|le *pl* (Ⓔ sex characters): geschlechtsspezifische Merkmale, die die beiden Geschlechter unterscheiden; die Geschlechtsorgane* bezeichnet man als **primäre Geschlechtsmerkmale**; **sekundäre Geschlechtsmerkmale** sind die sich während der Pubertät entwickelnden spezifischen Charakteristika, wie z.B. Schambehaarung, Bartwuchs, Brust; die **tertiären Geschlechtsmerkmale** umfassen z.B. Körpergröße und -bau, Fettverteilung usw.

Ge|schlechts|or|ga|ne *pl* (Ⓔ genital organs): *Syn*: *Genitalorgane, Genitalien, Genitale, Organa genitalia*; in ihrer Gesamtheit als **Systemata genitalia** bezeichneten Teile des weiblichen [**Systema genitale femininum**] und männlichen Körpers [**Systema genitale masculinum**], die der Fortpflanzung dienen; man unterscheidet zwischen **äußeren** [Organa genitalia externa] und **inneren Geschlechtsorganen** [Organa genitalia interna]

äußere männliche Geschlechtsorgane (Ⓔ external male genitalia): *Syn*: *Organa genitalia masculina externa*; umfasst Penis*, Hodensack [Skrotum*] und männliche Harnröhre [Urethra* masculina]

äußere weibliche Geschlechtsorgane (Ⓔ external female genitalia): *Syn*: *Organa genitalia feminina externa*; dazu gehören Vulva* [mit Schamberg, -spalte, großen und kleinen Schamlippen, Scheidenvorhof], Kitzler [Clitoris*] und die weibliche Harnröhre [Urethra* feminina]

innere männliche Geschlechtsorgane (Ⓔ internal male genitalia): *Syn*: *Organa genitalia masculina interna*; Oberbegriff für Hoden* [Testis], Nebenhoden [Epididymis*], Samenstrang [Funiculus* spermaticus], Samenleiter [Ductus* deferens], Bläschendrüse [Glandula* vesiculosa], Vorsteherdrüse [Prostata*] und Glandula* bulbourethralis

innere weibliche Geschlechtsorgane (Ⓔ internal female genitalia): *Syn*: *Organa genitalia feminina interna*; Sammelbegriff für Eierstock [Ovar*], Eileiter [Tuba* uterina], Gebärmutter [Uterus*] und Scheide [Vagina*]

Geschlechtskrankheiten – Genitale Kontaktinfektionen

P. Fritsch, R. Zangerle, A. Stary

G

Definitionen

Genitale Kontaktinfektionen [sexuell übertragbare Krankheiten, sexually transmitted infections, STI] sind eine nicht streng abgegrenzte Gruppe von Infektionskrankheiten, die in der Regel durch Geschlechtsverkehr übertragen werden [Tab. 1].

Geschlechtskrankheiten [**Venerea**] sind eine Untergruppe der STI, die vom Gesetzgeber als solche bezeichnet und meldepflichtig sind [in Österreich] bzw. waren [in Deutschland bis 2000]: **Syphilis, Gonorrhoe, Ulcus molle** und **Lymphogranuloma venereum.** Üblicherweise hinzugezählt, obwohl in den Gesetzen meist nicht enthalten, wird das **Granuloma inguinale.**

In der Nachkriegszeit wurden in der BRD und in Österreich relativ strenge Geschlechtskrankheitengesetze erlassen, die u.a. eine Melde-, Untersuchungs-, Behandlungs- sowie eine Belehrungspflicht enthielten. In Deutschland ist stattdessen seit 1.1.2001 das Infektionsschutzgesetz in Kraft, das die meisten der genannten Pflichten nicht mehr beinhaltet. Meldepflichtig ist nur Hepatitis* B und der Nachweis einer HIV-Infektion; Syphilis-Infektionen müssen nur anonymisiert an das Robert Koch-Institut [Berlin] gemeldet werden.

Die Gruppe der STI ist außerordentlich heterogen: sie umfasst lebensbedrohliche wie nahezu triviale, akute und chronische, seit Jahrhunderten bekannte wie erst in den letzten Jahrzehnten neu aufgetretene oder aufgeklärte bzw. als STI erkannte Krankheiten. Ihnen allen ist die Verbindung mit der Sexualsphäre gemeinsam, die die STI nicht nur zu einem medizinischen, sondern auch zu einem sozialen und politischen Problem machen.

Die **Venerologie** [Lehre der Geschlechtskrankheiten und der übrigen genitalen Kontaktinfektionen] ist ein integraler und historisch gewachsener Teil der Dermatologie mit Berührungspunkten zur Urologie, Gynäkologie, Pädiatrie, Infektiologie und Neurologie. Bis in die Nachkriegsjahrzehnte wurde sie durch die klassischenVenerea geprägt; in den letzten Jahren haben sich jedoch einschneidende Änderungen ergeben

Tab. 1. Genitale Kontaktinfektionen [„sexually transmitted diseases"] und ihre Erreger

bakterielle Infektionen	Treponema pallidum	Syphilis	Geschlechtskrankheiten (Venerea)
	Neisseria gonorrhoeae	Gonorrhoe	Geschlechtskrankheiten (Venerea)
	Haemophilus ducreyi	Ulcus molle	Geschlechtskrankheiten (Venerea)
	Donovania granulomatosis	Granuloma inguinale	Geschlechtskrankheiten (Venerea)
	Chlamydia trachomatis, L1-L3	Lymphogranuloma venereum	Geschlechtskrankheiten (Venerea)
	Chlamydia trachomatis, D-K	okulogenitale Infektion	
	genitale Mykoplasmen	urogenitale Infektion	
	anaerobe Bakterien	bakterielle Vaginose	
	Darmbakterien	Enteritiden	
	Shigellen		
	Salmonellen		
	Campylobacter		
virale Infektionen	humanes Immundefizienzvirus (HIV)	AIDS	
	humane Papillomviren (HPV)	Condylomata acuminata, bowenoide Papeln	
	Molluscum contagiosum-Virus (MCV)	Mollusca contagiosa	
	Hepatitis-B-Virus (HBV)	Hepatitis B	
	Herpes-simplex-Virus (HSV)	Herpes genitalis	
	Zytomegalievirus (CMV)	Zytomegalie	
Pilzinfektionen	Sprosspilze	genitale Candidiasis	
Infektionen durch Protozoen	Trichomonas vaginalis	Trichomoniasis	
	enteritische Protozoen	Enteritiden	
	Giardia lamblia		
	Entamoeba histolytica		
	Cryptosporidium		
Infektionen durch Ektoparasiten	Phthirus (Pediculus) pubis	Pedikulose	
	Sarcoptes hominis	Skabies	

[Tab. 2]: die Inzidenz der STI sinkt – nach einem Gipfel vor etwa 20 Jahren – wieder ab, und ihr Schwerpunkt hat sich zu den nicht-venerischen STI verschoben, weil die Venerea dank den Kontrollmaßnahmen zurückgingen. Die bedeutsamen Komplikationen der urogenitalen Chlamydieninfektion und die mit männlicher Homosexualität verknüpften Infektionen wurden erkannt. Die bedeutendste Änderung war das Auftreten der HIV-Infektion, die der Venerologie wieder eine hohe Aktualität verlieh. Schließlich wurden Diagnostik und Therapie aller STI erheblich effektiver und sicherer. [*s.a. Essay AIDS S. 31, Essay Syphilis S. 2077*]

Tab. 2. Jährliche Inzidenz sexuell übertragbarer Infektionen weltweit

weicher Schanker	2 Millionen
Chlamydieninfektionen	50 Millionen
Gonorrhoe	25 Millionen
Syphilis	3,5 Millionen
Hepatitis-B-Virus (HBV)	2 Millionen
Herpes-simplex-Virus (HSV)	20 Millionen
humanes Immundefizienzvirus (HIV)	1,6–1,7 Millionen
humanes Papillomvirus (HPV)	30 Millionen
Trichomoniasis	120 Millionen

Quelle: World Health Organisation Features, 1990

G

Allgemeine Charakteristika genitaler Kontaktinfektionen

Trotz der großen Vielfalt von Erregern [Treponemen, Bakterien, Viren, Chlamydien, Parasiten] und klinischer Symptome folgen die genitalen Kontaktinfektionen einer begrenzten Zahl von pathologischen Grundmustern. Weitere Gemeinsamkeiten betreffen Eigenschaften der Erreger, Epidemiologie und schließlich psychologische Konfliktsituationen.

Pathologische Grundmuster

- **Genitale Ulzera und Erosionen** und lymphogene Ausbreitung: Syphilis*, Ulcus* molle, Lymphogranuloma* venereum und Granuloma* inguinale [auch *genital ulcer disease*, *GUD*].
- **Nicht-aszendierende epitheliale Infektion der Hohlorgane des Urogenitaltrakts** [Lower genital tract infection, LGTI]: lokalisierte Infektionen von Zervix* und/oder Urethra* durch Neisseria* gonorrhoea, verschiedene Erreger der nicht-gonorrhoischen Urethritis* und Zervizitis*, z.B. durch Chlamydia* trachomatis, und andere Erreger.
- **Aszendierende epitheliale Infektion der Hohlorgane des Urogenitaltrakts** [Upper genital tract infection, UGTI], im Anschluss an eine LGTI: Gonorrhoe*, urogenitale Chlamydieninfektion.
- **Vulvovaginitis/Vaginose:** Vaginitis* durch Trichomonas* vaginalis, durch Sprosspilze sowie die bakterielle Vaginose*.
- **Lokalisierte Virusläsionen mit Rezidivtendenz:** Herpes* genitalis, Infektion mit humanen Papillomviren*.
- **Ektoparasitosen:** Skabies*, Pediculosis* pubis.
- **Systemkrankheiten:** Hepatitis* B, AIDS*.
- Darminfektionen, Hepatitis A [durch oroanale Kontakte].

Gemeinsame Eigenschaften der meisten Erreger

- Weitgehende **Spezialisierung auf den Menschen**: Folgen sind Fehlen von Tierreservoirs, Notwendigkeit der Übertragung von Mensch zu Mensch; Ermangelung oder nur bedingte Verwertbarkeit von Tiermodellen.
- Weitgehende **Spezialisierung auf die Genitalgegend** [Schleimhautepithel: Gonokokken, Scheidenmilieu: Trichomonaden, Haarquerschnitt: Pediculi pubis etc.].
- **Hohe Empfindlichkeit** gegenüber **physikalischen** [und meist auch **chemischen**] **Noxen**, insbesondere Austrocknung. Die Überlebenszeit der Erreger außerhalb des Organismus ist meist sehr kurz, indirekte Übertragung nur unter besonderen Umständen möglich.
- **Relativ geringe Infektiosität [gilt nicht für Herpes genitalis und Papillomvirus-Infektion!]**: Die Erreger sind meist nicht infektiös genug, dass flüchtige direkte Kontakte zur Übertragung führen. Voraussetzungen sind i.d.R. länger währender physischer Kontakt und/oder mechanische Friktion und feuchtwarmes Milieu. Diese Voraussetzungen sind beim Geschlechtsverkehr am wirksamsten erfüllt; andererseits können aber venerische Infektionen auch unter anderen Umständen, die diesen Bedingungen gerecht werden, übertragen werden: im Familienkreis, unter schlechten sozioökonomischen Umständen, in Massenquartieren etc.
- **Neigung zu Mehrfach- und Mischinfektionen:** Wegen des gemeinsamen Übertragungsmodus können oft mehrere STI gleichzeitig erworben werden. Da die Inkubationszeiten recht unterschiedlich sind, bleibt die „langsamere" Krankheit häufig zunächst unbemerkt. Daraus ergibt sich z.B. die Gefahr der unzureichenden Mitbehandlung einer noch nicht manifesten Syphilis durch die Gonorrhoe-Therapie [das Primärstadium der Syphilis wird unterdrückt, der Erkrankte kann direkt in die Latenzphase eingehen]. Ein anderes

Beispiel ist die häufige Mischinfektion von Gonorrhoe und Chlamydienurethritis [„postgonorrhoische" Urethritis* nach Therapie der Gonorrhoe].

Grundsätzlich ist jede genitale Kontaktinfektion Anlass, nach den anderen STI zu fahnden. Eine solche Alarmfunktion haben auch und insbesondere jene STI, deren Übertragungsmodus nicht ausschließlich durch Genitalkontakt erfolgt [z.B. Skabies, Hepatitis B, Kondylome].

Gemeinsame Eigenschaften der meisten genitalen Kontaktinfektionen, die eine erfolgreiche Bekämpfung erschweren

- Viele verursachen, zumindest in bestimmten Phasen, nur geringe oder keine Beschwerden und können dennoch übertragen werden.
- Die meisten hinterlassen keine protektive Immunität. Dies erklärt, dass Epidemien immer wieder dieselben Risikopopulationen durchlaufen und die Bemühungen nach aktiven Immunisierungen bisher – mit Ausnahme der Hepatitis B – erfolglos geblieben sind.
- Virale STI [Condylomata* acuminata, Herpes* genitalis] können nur beschränkt kausal behandelt werden. Eine Eliminierung der Viren erfolgt nicht [latente Infektion und Rezidivgefahr].
- Epidemiologische Gemeinsamkeiten s. u.
- Ihre Verknüpfung mit dem Geschlechtstrieb setzt die Wirksamkeit rationaler Aufklärung und prophylaktischer wie gesetzgeberischer Bemühungen herab. Die Tabuisierung der Genitalsphäre wirkt als Hindernis zur Aufdeckung der Infektionsketten.

Psychologische Konfliktsituationen

- **Partnerkonflikt:** Die Einschleppung einer sexuell erworbenen Infektion in eine Partnerbeziehung muss notwendigerweise von dritter Seite erfolgt sein. Selbst bei STI, die auch auf nicht-sexuelle Weise übertragen werden können, bedeutet dies eine Belastung der Partnerschaft.
- **Konflikt mit der sozialen Umgebung** und am Arbeitsplatz: Venerea werden nicht selten mit moralischen Werturteilen belegt, woraus für die Betroffenen empfindliche Konsequenzen entstehen können.
- **Konfliktsituation mit dem Gesetz:** Der Betroffene versucht aus Misstrauen gegen die Administration nicht selten, der Meldepflicht zu entgehen. Aus ähnlichen Motiven werden auch Sexualkontakte oft verschwiegen [missverstandener Beschützerwunsch oder um die eigene Rolle als Infektionsquelle zu verschleiern]. Der venerisch Erkrankte fühlt sich daher oft in einer **Zwangssituation.** In Österreich besteht keine namentliche Meldepflicht der erkrankten Person.

Epidemiologie

Aus der Verknüpfung mit dem Geschlechtsakt resultiert eine Reihe epidemiologischer Charakteristika aller STI. Bestimmend für die Ausbreitung von STI in der Bevölkerung sind die de facto-Infektiosität des Erregers [d.h. dessen natürliche Infektiosität unter Einrechnung von Gegenmaßnahmen wie Kondomgebrauch, Impfungen etc.], die durchschnittliche Häufigkeit des Partnerwechsels, und die de facto-Dauer der Infektiosität [d.h. unter Einrechnung der Gegenmaßnahmen wie medizinische Versorgung, Partnermanagement etc.]. Diese Faktoren stehen miteinander in der Beziehung:

$$R = \beta \times C \times D$$

[R = Zahl der Neuinfektionen im Beobachtungszeitraum; β = Übertragungskoeffizient – Wahrscheinlichkeit der Übertragung pro Geschlechtsverkehr; C = Zahl der Partner im Beobachtungszeitraum; D = durchschnittliche Dauer der Infektiosität].

Risikogruppen

Bestimmte Bevölkerungsgruppen haben ein deutlich höheres Infektionsrisiko.

- **Altersprädilektion:** STI können zwar in jedem Alter jenseits der Pubertät auftreten [unter geeigneten Umständen auch davor], doch liegt der Inzidenzgipfel im frühen Erwachsenenalter [25–30 Jahre: Periode der höchsten sexuellen Aktivität und des häufigsten Partnerwechsels]. Der Inzidenzgipfel liegt bei Frauen früher als bei Männern.
- **Geschlechtsprädilektion:** Lediglich im Alter unter 20 Jahren überwiegt das weibliche Geschlecht, danach stets das männliche [durchschnittlich 2,1:1].
- **Demografische Prädilektion:** Die Inzidenz von STI ist in Städten höher als auf dem Land und in Großstädten höher als in kleinen.
- **Soziale Prädilektion:** „Höhere" Schichten haben weniger STI als „niedere". Dies liegt am schwereren Zugang der letzteren zur medizinischen Versorgung und dem dadurch längeren Intervall zwischen Infektion und Behandlung [Dauer der Infektiosität].

- **Prädilektion unterentwickelter Länder:** In manchen Ländern der dritten Welt schaukeln sich schlechte medizinische Versorgung und der Zwang zur Prostitution als Erwerbsquelle gegenseitig auf.
- **Berufliche Prädilektion:** Neben Angehörigen einschlägiger Berufe [Prostituierte etc.] sind dies vor allem Personenkreise, die unter erzwungener zeitweiliger sexueller Enthaltsamkeit leben müssen [Militär, Schiffsbesatzungen, Gastarbeiter, Fernfahrer, „migrant workers" etc.]. **Prostituierte** stellen entgegen Laienmeinung keine herausragende Ansteckungsquelle dar; die **interessierten Amateure** sind ein größeres Risiko als die [von Amts wegen kontrollierten] Professionisten. Dies gilt allerdings nur in den entwickelten Ländern.
- **Männliche Homosexuelle:** Diese stellen eine Risikogruppe besonderer Art dar.

G

Inzidenz der genitalen Kontaktinfektionen

(Nach-)Kriegszeiten und Perioden gesellschaftlicher Wirren sind mit einem Anstieg der Inzidenz von Geschlechtskrankheiten verknüpft [Tab. 3]. Der letzte Inzidenzgipfel in den 70er-Jahren ist mit der „sexuellen Revolution" und dem Anstieg des Reiseverkehrs korreliert [Abb. 1]. In den letzten 20 Jahren kam es in den westlichen Industrieländern bis vor kurzem zu einer Abnahme der Infektionszahlen vor allem der „klassischen" Venerea.

Die Ursachen dafür sind mannigfach:

- Bessere Aufklärung über Infektionsprophylaxe, insbesondere über wirksamen mechanischen Schutz [Kondom, Pessar].
- Verbesserung der diagnostischen Möglichkeiten.
- Zunahme des Gesundheitsbewusstseins.
- Verbesserte Behandlungsmöglichkeiten: Verkürzung der Therapiedauer und besser verträgliche Medikamente erhöhen die Compliance des Patienten.
- Angst vor der HIV-Infektion.

Tab. 3. Meldungen von Geschlechtskrankheiten in Wien (1946–1997)

Jahr	Syphilis	Gonorrhoe	Ulcus molle	Lymphogranuloma venereum	Gesamt
1946	5.994	13.012	135	0	19.145
1951	420	2.709	3	0	3.132
1965	240	1.340	1	0	1.581
1970	397	3.462	2	0	3.861
1981	424	3.638	41	0	4.103
1988	163	1.299	3	2	1.467
1992	107	1.160	0	1	1.268
1993	95	846	0	0	931
1994	109	836	0	0	945
1995	152	661	0	1	814
1996	182	448	0	1	631
1997	157	291	0	0	458

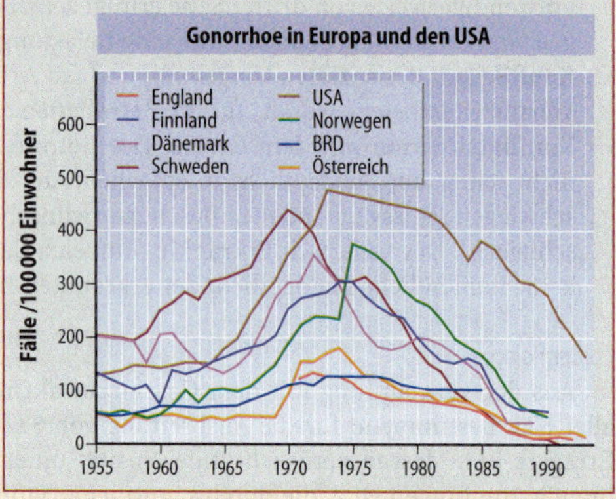

Abb. 1. Inzidenz der Gonorrhoe. Beachte den gleichmäßigen Verlauf mit dem Gipfel in den 70er-Jahren [Quelle: A. Luger, 1999]

Dass die Abnahme der Inzidenz von STD nicht deutlicher ausfiel, liegt an folgenden Ursachen:

- Anstieg des Lebensstandards und damit des Freizeitangebots, das soziale Kontakte erleichtert.
- Erhöhte Reisetätigkeit.
- Abbau sexueller Tabus, in dessen Folge Partner häufiger gewechselt und geschlechtliche Aktivitäten in jüngerem Alter begonnen werden. Zusätzlich werden früher tabuisierte Praktiken eher vollzogen [orogenitale, anogenitale Kontakte].
- Orale Kontrazeption und die dadurch geförderte hohe Inakzeptanz des bzw. Verzicht auf das Kondom.
- Nach der Öffnung des „Eisernen Vorhangs" nahmen die Venerea in den sog. Ostblockstaaten sprunghaft zu, teils bis zum 50-Fachen – ein Ausdruck des Einflusses politischer und sozialer Veränderungen auf die Epidemiologie der Venerea.

Infektionsketten

Früher vermutete man die Ursache der Persistenz der STD trotz aller medizinischer und gesetzlicher Bemühungen in deren endemischem Vorkommen [Reservoirs] bei latent infizierten Personen [Frauen mehr als Männer]. Heute herrscht ein mehr dynamisches Bild vor: Die Persistenz erklärt sich durch ständig ablaufende kleine Epidemien [Infektionsketten], die wellenartig die Risikogruppen durchlaufen. Nur die Gipfel dieser Wellen werden entdeckt, ihre breite Basis entspricht den Fällen mit asymptomatischem Verlauf bzw. in der Inkubationszeit.

Charakterwandel der Venerea

Manche Geschlechtskrankheiten, insbesondere Syphilis und Gonorrhoe, stehen in einem kontinuierlichen Prozess der Abmilderung der klinischen Symptome: Vehemente Verlaufsformen werden seltener, asymptomatische hingegen häufiger. Schwere einschmelzende Komplikationen bei Gonorrhoe etwa sind zur Rarität geworden. Bei der Syphilis kommt es seltener als früher zu gravierenden Spätkomplikationen, und selbst in diesen Fällen ist die Symptomatik ungleich milder als noch vor einigen Jahrzehnten. Die Ursachen dieser Entwicklung liegen vermutlich vor allem in der (ungezielten) Exposition der Bevölkerung mit Antibiotika.

Quellenhinweise

Abb. 1, Tab. 1–3: Fritsch P (2004) Dermatologie und Venerologie. 2. Aufl. Springer-Verlag, Berlin Heidelberg New York; Zeichnung Abb. 1: Bitmap, Mannheim

Ge|schlechts|teil *nt*: → *Geschlechtsorgane*

Ge|schlechts|zel|le *f* (Ⓔ gamete): Gamet*; *s.a. Spermium, Ovum*

Ge|schmacks|au|ra *f* (Ⓔ gustatory aura): ***Syn***: *gustatorische Aura*; unmittelbar vor einem epileptischen Anfall auftretende unangenehme Geschmacksempfindung

Ge|schmacks|hal|lu|zi|na|ti|on *f* (Ⓔ gustatory hallucination): ***Syn***: *gustatorische Halluzination, gustative Halluzination*; meist handelt es sich um unangenehme Geschmacksempfindungen; findet sich v.a. bei Schizophrenien und als Aura* bei Epilepsien; häufig kombiniert mit olfaktorischer Halluzination

Ge|schmacks|knos|pe *f* (Ⓔ taste bud): ***Syn***: *Gemma gustatoria, Caliculus gustatorius*; auf der Zunge sitzendes epitheliales Sinnesorgan aus Geschmackszellen und Stützzellen; *s.a. Essay Schmecken/Geschmackssinn S. 1927*

Ge|schmacks|läh|mung *f* (Ⓔ taste blindness): Ageusie*; *s.a. Essay Schmecken/Geschmackssinn S. 1927*

Ge|schmacks|or|gan *nt* (Ⓔ gustatory organ): ***Syn***: *Organum gustatorium/gustus*; Gesamtheit der Geschmacksknospen [Caliculus gustatorius] und Geschmacksporen [Porus gustatorius]; im weiteren Sinne gehören dazu auch die Geschmacksbahn und die zugehörigen Hirnzentren; *s.a. Essay Schmecken/Geschmackssinn S. 1927*

Ge|schmacks|pa|pil|len *pl* (Ⓔ gustatory papillae): *s.u. Essay Schmecken/Geschmackssinn S. 1927*

Ge|schmacks|po|re *f* (Ⓔ taste pore): Öffnung der Geschmacksknospen* [Caliculus gustatorius] zur Zungenoberfläche hin; *s.a. Essay Schmecken/Geschmackssinn S. 1927*

Ge|schmacks|qua|li|tä|ten *pl* (Ⓔ qualities of taste): *s.u. Essay Schmecken/Geschmackssinn S. 1927*

Ge|schmacks|re|zep|to|ren *pl* (Ⓔ taste receptors): *s.u. Essay Schmecken/Geschmackssinn S. 1927*

Ge|schmacks|sinn *m* (Ⓔ sense of taste): ***Syn***: *Schmecken*; chemischer Sinn, dessen Rezeptoren vier Grundqualitäten [süß, sauer bitter und salzig] erkennen können; *s.a. Essay Schmecken/Geschmackssinn S. 1927*

Ge|schmacks|sin|nes|zel|le *f* (Ⓔ taste cell): ***Syn***: *Geschmackszelle, Schmeckzelle*; modifizierte Epithelzellen der Zungenschleimhaut, die zusammen mit Stützzellen die Geschmacksknospen bilden; sekundäre Sinneszellen, die über chemische Synapsen innerviert werden; ihre afferenten Fasern bilden die Geschmacksfasern, die sich im Tractus* solitarius sammeln; *s.a. Essay Schmecken/Geschmackssinn S. 1927*

Ge|schmacks|ver|bes|se|rer *m* (Ⓔ corrective): Corrigentium*

Ge|schmacks|ver|lust *m* (Ⓔ taste blindness): Ageusie*; *s.a. Essay Schmecken/Geschmackssinn S. 1927*

Ge|schmacks|zel|le *f*: → *Geschmackssinneszelle*

Ge|schwulst *f* (Ⓔ tumor; swelling): Tumor; Schwellung

falsche Geschwulst (Ⓔ pseudotumor): ***Syn***: *Scheingeschwulst, Pseudotumor*; durch eine entzündliche Schwellung vorgetäuschte Tumorbildung

teratogene/teratoide Geschwulst: → *Teratom*

ge|schwulst|er|zeu|gend *adj* (Ⓔ oncogenic): onkogen*

Ge|schwulst|leh|re *f*: → *Onkologie*

Ge|schwür *nt*: → *Ulkus*

Ge|schwürs|krank|heit *f*: → *Geschwürsleiden*

Ge|schwürs|lei|den *nt* (Ⓔ helcosis): ***Syn***: *Geschwürskrankheit, Ulkuskrankheit, Helkosis*; chronisch rezidivierendes Ulkus* von Magen oder Dünndarm; der größte Teil der Fälle wird durch Helicobacter* pylori oder die Einnahme von nichtsteroidalen Antiphlogistika verursacht; das **klinische Bild** ist meist unspezifisch; klassische Zeichen [z.B. Nüchternschmerz bei Ulcus* duodeni oder postprandialer Schmerz bei Ulcus* ventriculi] fehlen und die **Diagnose** des Helicobacter-Ulkus beruht deshalb immer auf Gastroskopie und Untersuchung des gewonnenen Biopsiematerial [meist Schnelltest auf Urease]; **Therapie**: Absetzen der nicht-steroidalen Antiphlogistika bzw. Eradikationstherapie von Helicobacter* pylori; die empfohlene Standardtherapie besteht aus einer Kombination von Säurehemmung durch Protonenpumpenhemmer oder H_2-Antagonisten und 2 Antibiotika [meist Metronidazol, Clarithromycin, Amoxicillin] für die Dauer von mindestens 1 Woche; bei erfolgreicher Eradikationstherapie ist keine Rezidivprophylaxe erforderlich; *s.a. Ulcus duodeni, Ulcus ventriculi*

Ge|sicht *nt* (Ⓔ face): Facies*

Ge|sichts|at|ro|phie *f* (Ⓔ facial atrophy): Schwund der Gesichtsmuskulatur

progressive halbseitige Gesichtsatrophie (Ⓔ progressive unilateral facial atrophy): ***Syn***: *Romberg-Syndrom, Romberg-Trophoneurose, Romberg-Parry-Trophoneurose, Romberg-Parry-Syndrom, Hemiatrophia progressiva faciei, Hemiatrophia progressiva facialis*; ätiologisch ungeklärte, evtl. durch eine Trigeminusschädigung hervorgerufene Verkleinerung einer Gesichtshälfte mit Atrophie von Haut und Muskeln

Ge|sichts|ein|stel|lung *f*: → *Gesichtslage*

Ge|sichts|feld *nt* (Ⓔ visual field): ***Syn***: *Sehfeld*; Bereich, in dem mit dem unbewegten Auge Gegenstände wahrgenommen werden können; die Bestimmung erfolgt mittels Perimetrie*; das **binokulare Gesichtsfeld** ist dementsprechend der Bereich, in dem Objekte von beiden Augen wahrgenommen werden können; die seitlichen Bereich des Blickfeldes können wegen der Sehbehinderung durch die Nase jeweils nur von einem Auge gesehen werden; *s.a. Blickfeld, Abb. G29*

Ge|sichts|feld|aus|fall *m*: → *Skotom*

Ge|sichts|fu|run|kel *m* (Ⓔ facial boil): *s.u. Furunkel*

Ge|sichts|haa|re *pl* (Ⓔ facial hairs): Barthaare, Barba; *s.u. Terminalhaar*

Ge|sichts|krampf *m* (Ⓔ facial spasm): ***Syn***: *Spasmus facialis*; Krampf der Gesichtsmuskulatur, z.B. bei Tetanus

mimischer Gesichtskrampf: → *Gesichtszucken*

Ge|sichts|la|ge *f* (Ⓔ face presentation): ***Syn***: *Gesichtseinstellung*; Schädellage* mit dem Gesicht als führendem Teil;

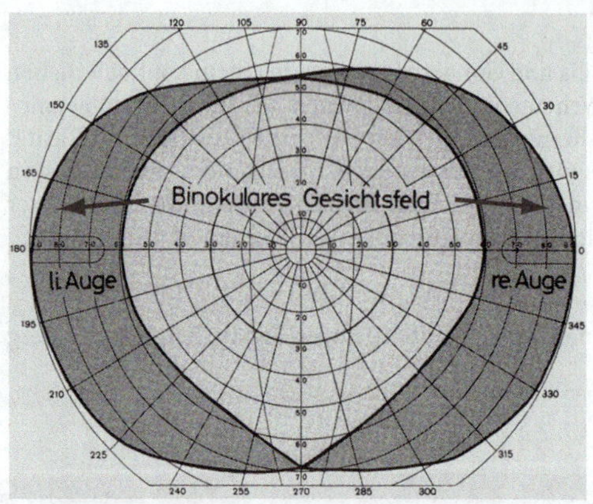

Abb. G29. Binokulares Gesichtsfeld

kommt nur bei ca. 0,3 % aller Geburten vor; die vaginale Geburt erfolgt i.d.R. spontan und mit nur geringer Verzögerung, sollte aber nur von einem/einer erfahrenen Geburtshelfer(in) geleitet werden

Ge|sichts|läh|mung *f*: *→Fazialisparese*

Ge|sichts|nä|vus *m* (Ⓔ facial nevus): solitärer oder multipler Nävus* im Gesichtsbereich, z.B. bei Sturge*-Weber-Krabbe-Syndrom

Ge|sichts|neur|al|gie *f* (Ⓔ faciocephalalgia): ***Syn***: *Gesichtsschmerz, Prosopalgie*; neuralgischer Schmerz im Gesichtsbereich; meist handelt es sich um typische Neuralgien [z.B. Trigeminusneuralgie*, Genikulatumneuralgie*]; v.a. bei Frauen treten aber auch atypische Formen auf, die sich nicht an anatomische Grenzen halten und wahrscheinlich psychogen bedingt sind

atypische Gesichtsneuralgie (Ⓔ atypical faciocephalalgia): meist bei Frauen auftretender diffuser Schmerz im Bereich einer Gesichtshälfte; wahrscheinlich psychosomatisch bedingt

Ge|sichts|re|gi|on *f* (Ⓔ facial region): ***Syn***: *Regio facialis*; wird unterteilt in: Regio* orbitalis, infraorbitalis, buccalis, parotideomasseterica, zygomatica, nasalis, oralis und mentalis

Ge|sichts|schlag|ader *f*: *→Arteria facialis*

Ge|sichts|schlag|ader, que|re *f*: *→Arteria transversa faciei*

Ge|sichts|schmerz *m*: *→Gesichtsneuralgie*

Ge|sichts|schwin|del *m* (Ⓔ ocular vertigo): ***Syn***: *Augenschwindel, Vertigo ocularis*; durch eine Augenmuskellähmung* hervorgerufenes Schwindelgefühl

Ge|sichts|sko|li|o|se *f* (Ⓔ craniofacial asymmetry): durch einen kindlichen Schiefhals* verursacht Asymmetrie von Kopf und Gesicht

Ge|sichts|spal|te *f* (Ⓔ facial cleft): ***Syn***: *Prosoposchisis, Fissura facialis*; angeborene Spaltbildung im Gesicht; **quere Gesichtsspalten** führen zur Spaltbildung im Mundbereich [Stomatoschisis*], **schräge Gesichtsspalten** im Wangenbereich [Meloschisis*]; *s.a. Lippen-Kiefer-Gaumen-Spalte*

Ge|sichts|täu|schung *f* (Ⓔ optic hallucination): ***Syn***: *optische Halluzination, visuelle Halluzination*; elementare oder komplexe Halluzination, bei der Personen, Bilder, Objekte, Lichterscheinungen usw. gesehen werden

Ge|sichts|ve|ne *f* (Ⓔ facial vein): ***Syn***: *Vena facialis*; Fortsetzung der Vena* angularis, die vom medialen Augenwinkel schräg nach unten vorne zur Unterkieferkante zieht und dort die Vena* retromandibularis aufnimmt; verläuft dann unter der Glandula* submandibularis zur Vena* jugularis interna

quere Gesichtsvene (Ⓔ transverse facial vein): ***Syn***: *Vena transversa faciei*; Begleitvene der Arteria* transversa faciei; mündet in die Vena* retromandibularis

tiefe Gesichtsvene (Ⓔ deep facial vein): ***Syn***: *Vena profunda faciei*; Vene vom Plexus* pterygoideus zur Vena* facialis

Ge|sichts|zu|cken *nt* (Ⓔ mimic tic): ***Syn***: *Bell-Spasmus, Fazialiskrampf, Fazialis-Tic, mimischer Gesichtskrampf, Tic convulsiv/facial*; unwillkürliches Zucken der vom Nervus* facialis versorgten Gesichtsmuskeln

ges|ta|gen *adj* (Ⓔ gestagenic): Gestagen betreffend

Ges|ta|ge|ne *pl* (Ⓔ gestagens): ***Syn***: *gestagene Hormone*; synthetische Hormone*, die ähnlich wie Progesteron* wirken

Ges|ta|gen|test *m* (Ⓔ progesterone challenge test): *s.u. Östrogen-Gestagen-Test*

Ges|ta|tio *f, pl* **-ti|o|nes** (Ⓔ gestation): ***Syn***: *Gestation*; Gesamtheit von Schwangerschaft, Geburt und Wochenbett

Ges|ta|ti|on *f*: *→Gestatio*

Ges|ta|ti|ons|di|a|be|tes *m* (Ⓔ gestational diabetes): ***Syn***: *Graviditätsdiabetes, Schwangerschaftsdiabetes*; während der Schwangerschaft bestehende diabetische Stoffwechsellage; kann bereits vor der Schwangerschaft bestehen oder eine Erstmanifestation darstellen; die Klasse A der Einteilung nach White entspricht dem eigentlichen Gestationsdiabetes und enthält ca. 90 % aller Fälle; 50 % der Patientinnen entwickeln aber innerhalb der nächsten 15 Jahre einen klinisch manifesten Diabetes* mellitus; sowohl die exakte Definition als auch die Diagnose des Gestationsdiabetes ist weiterhin umstritten; damit erklärt sich auch, dass die Häufigkeit mit 0,15 % bis fast 20 % angegeben wird

Einigkeit besteht aber darüber, dass Patientinnen mit Gestationsdiabetes eine gestörte Glukosetoleranz* aufweisen; da nicht alle Schwangeren einem oralen Glukosetoleranztest* unterworfen werden können, konzentriert man sich auf Patientinnen mit Risikofaktoren in der Anamnese [familiäre Belastung, Geburt eines makrosomen Kindes oder Kindes mit Fehlbildungen, Totgeburt, habitueller Abort, Alter] oder bei der Untersuchung [Übergewicht, Glukosurie, Hypertonie, Hydramnion]

wegen der 3–4fach erhöhten Morbidität und Mortalität von Kindern diabetischer Mütter, ist eine gute Einstellung des Blutzuckerspiegels [maximal 90 mg/dl nüchtern und 120 mg/dl 2 h postprandial] durch Ernährungsmaßnahmen und Insulingabe von größter Bedeutung; die Schwangere kann nach entsprechender Schulung selbst Blutzuckertagesprofile erstellen, sollte aber regelmäßig von einem erfahrenen Diabetologen gesehen werden; ***s.a. Essay Diabetes mellitus S. 481***

Tab. G30. Klassifizierung des Gestationsdiabetes [nach White 1978]

Klasse A	Blutzuckerkontrolle mit alleinigen Ernährungsmaßnahmen (unabhängig von Diabetesdauer und Diabetesmanifestation)
Klasse B	Klinisch manifester Diabetes, Beginn nach dem 20. Lebensjahr; Dauer < 10 Jahre, Keine vaskuläre Erkrankung
Klasse C	Beginn zwischen dem 10. und 20. Lebensjahr oder Krankheitsdauer von 10- 20 Jahren, Keine vaskuläre Erkrankung
Klasse D	Beginn < 10. Lebensjahr oder Dauer > 20 Jahre, schließt Patienten mit vaskulären Erkrankungen ein (Hypertonie, benigne Retinopathie, Arteriosklerose)
Klasse F	Nephropathie mit Makroproteinunrie (> 0,5 g/24 h)
Klasse H	Koronarsklerose
Klasse R	Proliferative Retinopathie oder Glaskörperblutung

Ges|ta|ti|ons|to|xi|ko|se *f*: *→Gestose*

Ges|to|den *nt* (Ⓔ gestodene): synthetisches Gestagen*; **Anw.**: hormonale Kontrazeption

Ges|to|se *f* (Ⓔ gestosis): ***Syn***: *Gestationstoxikose, Schwangerschaftstoxikose*; Oberbegriff für Erkrankungen, die nur im Zusammenhang mit einer Schwangerschaft auftreten; je nach dem Zeitpunkt des Auftretens unterscheidet man Frühgestose* und Spätgestose*; oft werden Gestose und Spätgestose gleichgesetzt

Ge|sund|heit *nt* (Ⓔ health): subjektives Wohlbefinden ohne Zeichen einer körperlichen, geistigen oder seelischen Störung

Ge|sund|heits|für|sor|ge *f*: *→Hygiene*

Ge|sund|heits|leh|re *f*: *→Hygiene*

Ge|trei|de|krät|ze *f* (Ⓔ grain itch): ***Syn***: *Gerstenkrätze, Acarodermatitis urticarioides*; Milbendermatitis durch die **Kugel-**

bauchmilbe [Pyemotes], die auf Stroh oder Getreide lebt; **Klinik:** Quaddelbildung und Juckreiz; evtl. Allgemeinsymptome [Fieber, Lymphknotenschwellung, Proteinurie, Ödeme]; **Therapie:** intern Antihistaminika, extern Corticoidsalbe oder -lotion

Ge|trei|de|staub|lun|ge *f* (Ⓔ thresher's lung): ***Syn***: *Kornkäferlunge*; exogen-allergische Alveolitis* durch Antigene des Kornkäfers bei Verfütterung von befallenem Getreide

Ge|um ur|ba|num *nt*: →*Nelkenwurz*

GeV *Abk.*: Gigaelektronenvolt

Ge|we|be *nt* (Ⓔ tissue): aus Zellen gleicher Art bestehender Zellverband, der auch noch Interzellularsubstanz enthält; man unterscheidet 4 Grundgewebe: **Epithelgewebe, Nervengewebe, Muskelgewebe** sowie **Binde- und Stützgewebe** [Bindegewebe, Knochen, Knorpel]; das spezifische Gewebe von Organen wird als **Parenchym** bezeichnet, das unspezifische Gewebe mit überwiegend Stützfunktion als **Stroma**

hämopoetisches Gewebe (Ⓔ hemopoietic tissue): blutbildendes Gewebe; *s.u. Blutbildung*

lymphatisches Gewebe (Ⓔ lymphatic tissue): spezifisches Gewebe des lymphatischen Systems*

Ge|we|be|at|mung *f* (Ⓔ tissue respiration): ***Syn***: *Zellatmung, innere Atmung*; Gasaustausch der Zellen mit der Umgebung und biologische Oxidation von Brennstoffen zur Energiegewinnung; *s.a. Atmungskette*

Ge|we|be|di|a|gno|se *f* (Ⓔ histodiagnosis): ***Syn***: *Histodiagnose*; Diagnose durch [histologische/chemische/physikalische etc.] Untersuchung von Gewebeproben

Ge|we|be|do|sis *f, pl* **-sen** (Ⓔ tissue dose): ein bestimmtes Gewebe betreffende Strahlendosis*

Ge|we|be|ein|dring|tie|fe *nt* (Ⓔ tissue penetration): Eindringtiefe ionisierender Strahlen in Gewebe

Ge|we|be|hor|mon *nt* (Ⓔ tissue hormone): im Gewebe gebildetes Hormon, z.B. Enterogastron

Ge|we|be|kul|tur *f* (Ⓔ tissue culture): Züchtung von gesunden oder erkrankten Geweben

Ge|we|be|leh|re *f*: →*Histologie*

Ge|we|be|ma|kro|phag *m* (Ⓔ tissue macrophage): ***Syn***: *Histiozyt, Klasmatozyt*; amöboid-bewegliche Bindegewebszelle mit ausgeprägter Phagozytosefähigkeit; kommt als sesshafte [**Macrophagocytus stabilis**] oder mobile Form [**Macrophagocytus nomadicus**] vor, die sich beide von Blutmonozyten ableiten

Ge|we|be|mast|zel|len *pl* (Ⓔ tissue mast cells): ***Syn***: *Ehrlich-Mastzellen*; im Bindegewebe vorkommende Mastzellen* mit reichlich basophilen Granula

Ge|we|be|schi|zo|go|nie *f* (Ⓔ preerythrocytic schizogony): ***Syn***: *präerythrozytäre Schizogonie*; *s.u. Malaria*

Ge|we|be|spie|gel *f* (Ⓔ tissue level): die Konzentration eines Stoffes in einem Gewebe

Ge|we|be|throm|bo|ki|na|se *f*: →*Thromboplastin*

Ge|we|be|throm|bo|plas|tin *nt*: →*Thromboplastin*

Ge|we|be|un|ver|träg|lich|keit *f*: →*Histoinkompatibilität*

Ge|we|be|ver|träg|lich|keit *f* (Ⓔ **1.** tissue tolerance **2.** →*Histokompatibilität*): **1.** ***Syn***: *Biokompatibilität*; Verträglichkeit/Kompatibilität von körperfremdem Stoffen mit Körpergewebe **2.** →*Histokompatibilität*

Ge|webs|kal|li|kre|in *nt* (Ⓔ tissue kallikrein): *s.u. Kallikrein*

Ge|wer|be|ak|ne *f* (Ⓔ occupational acne): ***Syn***: *Berufsakne, Akne occupationalis*; berufsbedingte Kontaktakne, z.B. Teer- oder Ölakne

Ge|wichts|a|na|ly|se *f*: →*Gravimetrie*

Ge|wichts|sinn *m* (Ⓔ weight sense): Barästhesie*

Ge|wichts|sinn|mes|ser *m* (Ⓔ baresthesiometer): ***Syn***: *Drucksinnmesser, Barästhesiometer*; Gerät zur Messung des Druck-/Gewichtssinns [Barästhesie]

Ge|wit|ter|angst *f* (Ⓔ brontophobia): ***Syn***: *Gewitterfurcht, Astraphobie, Keraunophobie*; krankhafte Angst vor Gewittern

Ge|wit|ter|furcht *f*: →*Gewitterangst*

Ge|wöh|nung *f* (Ⓔ **1.–2.** habituation): **1.** ***Syn***: *Habituation, Toleranzentwicklung*; Anpassung des Körpers an immer höhere Mengen einer Substanz; erster Schritt der Suchtentwicklung; *s.a. Sucht* **2.** ***Syn***: *Habituation*; Entwicklung einer automatischen Verhaltensweise durch ständige bewusste oder unbewusste Wiederholung

Ge|wöll|be|pfei|ler *m* (Ⓔ fornix column): ***Syn***: *Gewölbesäule, Fornixsäule, Fornixpfeiler, Columna fornicis*; paarige Teile des Fornix*, deren Fasern vor [**Fibrae precommissurales**] oder hinter [**Fibrae postcommissurales**] der Fornixkommissur [Commissura* fornicis] verlaufen

Ge|wöll|be|säu|le *f*: →*Gewölbepfeiler*

Ge|würz|nel|ken|baum *m* (Ⓔ clove tree): ***Syn***: *Syzygium aromaticum*; *s.u. Nelkenöl*

GF *Abk.*: **1.** →*Gesichtsfeld* **2.** Glasfaktor **3.** →*Glomerulusfiltrat* **4.** →*Griseofulvin*

GFAP *Abk.*: gliales fibrilläres azidisches Protein

GFP *Abk.*: Gamma-Fetoprotein

GFR *Abk.*: glomeruläre Filtrationsrate

GFSE *Abk.*: Gesamtfettsäureester

GFV *Abk.*: →*Gelbfiebervirus*

GG *Abk.*: **1.** →*Gammaglobuline* **2.** Gehgips **3.** Glycylglycin

GGE *Abk.*: Guajakol-Glycerinether

GGG *Abk.*: glycinreiches Gamma-Glykoprotein

Ggl. *Abk.*: →*Ganglion*

GGT *Abk.*: **1.** →*Gammaglutamyltransferase* **2.** →*Gammaglutamyltranspeptidase* **3.** →*gestörte Glukosetoleranz*

GGTP *Abk.*: →*Gammaglutamyltranspeptidase*

GH *Abk.*: **1.** →*Gingivahyperplasie* **2.** growth hormone

GHD *Abk.*: →*Gesamtherddosis*

GH-IF *Abk.*: growth hormone inhibiting factor

GHL *Abk.*: generalisierte hyperplastische Lymphadenopathie

Ghon: Anton Ghon; 1866–1936; österreichischer Pathologe (Wien, Prag)

Ghon-Herd *m* (Ⓔ Ghon focus): ***Syn***: *Ghon-Primärkomplex*; Primärherd bei Lungentuberkulose*

ghost-cell-Glaukom *nt* (Ⓔ ghost-cell glaucoma): *s.u. Essay Glaukom S. 797*

GHR *Abk.*: galvanischer Hautreflex

GH-RH *Abk.*: →*growth hormone releasing hormone*

GH-RIH *Abk.*: growth hormone release inhibiting hormone

GHS *Abk.*: Gougerot-Houwer-Sjögren-Syndrom

GHWS *Abk.*: Gewebehalbwertsschicht

GHWT *Abk.*: Gewebehalbwertstiefe

GHz *Abk.*: Gigahertz

GI *Abk.*: **1.** →*gastrointestinal* **2.** Gingiva-Index **3.** Globin-Insulin **4.** gonadotroper Interstitiumfaktor **5.** →*Granuloma inguinale*

Giannuzzi: Guiseppe Giannuzzi; 1839–1876; italienischer Anatom und Physiologe (Siena)

Giannuzzi-Halbmond *m* (Ⓔ crescent of Giannuzzi): ***Syn***: *von Ebner-Halbmond, Ebner-Halbmond, seröser Halbmond, Heidenhain-Halbmond*; halbmondförmiges Endstück der seromukösen Drüsen*

Gianotti: Fernando Gianotti; italienischer Hautarzt im 20. Jahrhundert

Gianotti-Crosti-Syndrom *nt* (Ⓔ Gianotti-Crosti syndrome): ***Syn***: *infantile papulöse Akrodermatitis, Acrodermatitis papulosa eruptiva infantilis, Akrodermatitis papulosa*

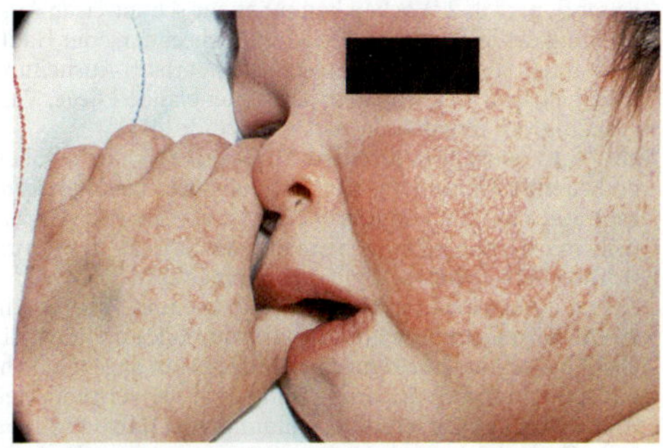

Abb. G31. Gianotti-Crosti-Syndrom

infantum; papulöses Exanthem* bei Kleinkindern im Rahmen einer Hepatitis B

Giardia-Infektion *f*: →*Giardiasis*

Gi|ar|dia lam|blia *f* (Ⓔ Giardia intestinalis): *Syn*: *Lamblia intestinalis*; birnenförmiger Darmparasit, der in zwei Formen [Trophozoit; Zyste] auftritt; die Zysten wandeln sich nach oraler Aufnahme in Trophozoiten um, die sich im Darm vermehren und nach 3–4 Wochen wieder Zysten bilden, die mit dem Stuhl ausgeschieden werden; Erreger der Giardiasis*

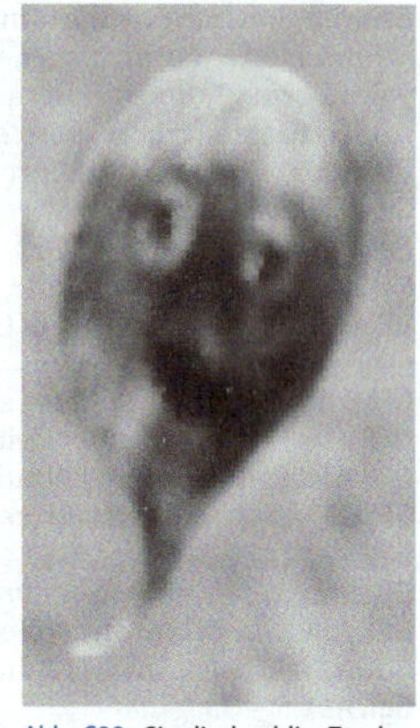

Abb. G32. Giardia lamblia. Trophozoit im Duodenalsekret

Gi|ar|di|a|sis *f, pl* **-ses** (Ⓔ giardiasis): *Syn*: *Giardia-Infektion, Lamblia-Infektion, Lambliasis*; asymptomatische oder als Durchfallerkrankung imponierende Dünndarminfektion durch Giardia* lamblia; **Diagnose:** Zystennachweis im Stuhl; **Therapie:** Metronidazol*, Ornidazol*, Tinidazol* oral

GIB *Abk.*: *→gastrointestinale Blutung*

Gib|bus *m* (Ⓔ gibbus): *Syn*: *Spitzbuckel, anguläre Kyphose, knickförmige Kyphose*; stärkste Ausprägung einer Kyphose* mit spitzwinkliger Abknickung; meist als Folge einer tuberkulösen Spondylitis* [**Pott-Buckel**]

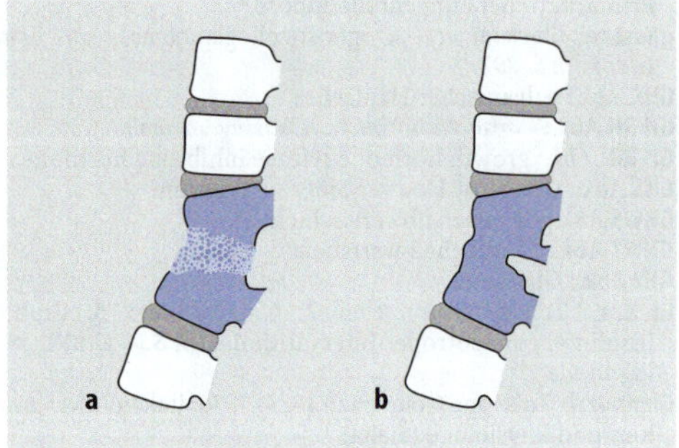

Abb. G33. Gibbus-Entwicklung

Gibert: Gibert-Krankheit *f* (Ⓔ pityriasis rosea): *Syn*: *Röschenflechte, Schuppenröschen, Pityriasis maculata circinata, Roseola anulata, Erythema anulatum, Lichen anulatus, Pityriasis rosea*; ätiologisch ungeklärte, akut entzündliche Dermatose mit biphasischem Verlauf und Selbstlimitierung; am Anfang steht immer eine **Primärplaque** [meist ein kreisrunder, scharf begrenzter, lachsroter Herd am oberen Rumpf]; nach 1–2 Wochen kommt es zur schubweisen Ausbreitung des leicht juckenden Exanthems entlang der Hautspaltlinien; bei komplikationslosem Verlauf Ausheilung innerhalb von 1–3 Monaten; **Therapie**: blande Pflege, Vermeidung von Irritationen; evtl. Corticoide lokal

Gicht *f* (Ⓔ gout): *Syn*: *familiäre Hyperurikämie*; in Schüben verlaufende Erkrankung mit Erhöhung der Harnsäurekonzentration im Blut [Hyperurikämie*]; die familiäre Hyperurikämie beruht auf einer angeborenen Störung des Purinstoffwechsels [**primäre Hyperurikämie**], die in 75–80 % der Fälle die Ausscheidung über die Niere beeinträchtigt und in 20–25 % zu einer vermehrten Harnsäurebildung führt; die Gicht bei **sekundärer Hyperurikämie** beruht dagegen nicht auf einer Stoffwechselstörung, sondern einer verminderten Ausscheidung oder erhöhten Bildung von Harnsäure und sollte deshalb besser als Hyperurikämiesyndrom* bezeichnet werden

bei beiden Formen kommt es zu einer Ablagerung von Urat in bradytrophen Geweben [Knorpel, Knochen, Gelenkkapsel, Bänder, Sehnen] sowie im Nierengewebe; es gibt 4 Formen: **1. asymptomatische Hyperurikämie**: erhöhter Harnsäurespiegel, der zufällig entdeckt wird **2. akuter Gichtanfall:** entsteht durch Uratkristalle im Gelenkinnenraum und führt zu erheblicher Schwellung, Entzündung und Ergussbildung; beginnt meist nachts oder frühmorgens [i.d.R. nach üppiger Mahlzeit mit Alkoholgenuss] und ist extrem schmerzhaft; klassisch ist der Befall des Großzehengrundgelenkes [Podagra]; kann aber auch Knie- oder Daumengrundgelenk, Finger- und Handwurzelgelenke sowie das obere Sprunggelenk betreffen **3. interkritische Phase**: symptomfreies Intervall zwischen zwei Anfällen; die pathologischen Veränderungen sind aber progredient **4. chronische Gicht**: progrediente Zerstörung der Gelenke und benachbarter Knochenareale, Ausbildung von **Gichtknoten** [z.B. am Ohr], Entwicklung einer Gichtnephropathie*

die **Diagnose** basiert auf Harnsäurespiegel, typischen Beschwerden, Nachweis von Uratkristallen in Gewebe oder Gelenkflüssigkeit; **Therapie**: Verringerung der Harnsäurebildung durch Nahrungsumstellung [Vermeidung purinreicher Lebensmittel, wie z.B. Schweinefleisch, Ölsardinen, grüne Bohnen] und Xanthinoxidasehemmer* [Allopurinol*, Oxipurinol*]; Erhöhung der Harnsäureausscheidung durch Urikosurika* [Probenecid*, Benzbromaron*]; im akuten Anfall Antiphlogistika* [Indometacin*, Ibuprofen*, Acemetacin*, Diclofenac*], Colchicin* und Corticosteroide*

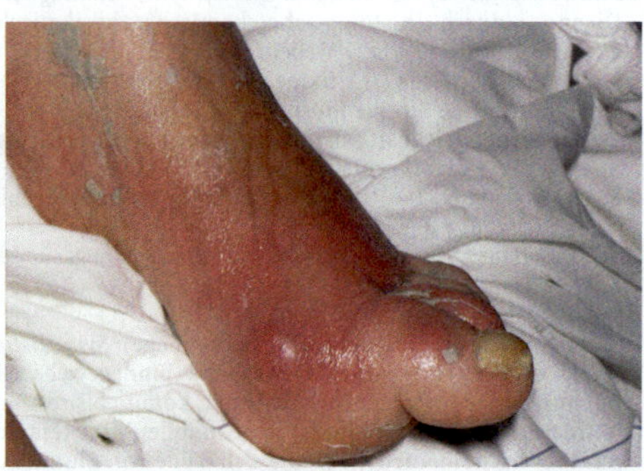

Abb. G34. Akuter Gichtanfall

Tab. G35. Gicht. Ursachen der primären Hyperurikämie

	Ursache	Häufigkeit
Überproduktion von Harnsäure	PRPP-Synthetase: Zunahme der Aktivität	20–25 % der Gichtfälle
	Glutamin-PRPP-Amidotransferse: Aufhebung der Rückkopplungshemmung	
	Xanthinoxidase: Zunahme der Aktivität	
	Hypoxanthin-Guanin-Phosphoribosyltransferase: Abnahme oder Fehlen der Aktivität	
	Adeninphosphoribosyltransferase: Fehlen des Enzyms	
Hemmung der renalen Ausscheidung	Tubuläre Harnsäuresekretion: Verminderung	75–80 % der Gichtfälle

extraartikulare Gicht (Ⓔ abarticular gout): *Syn*: *viszerale Gicht*; Schädigung von inneren Organen oder Strukturen außerhalb der Gelenke bei chronischer Gicht*, z.B. Gichtnephropathie

sekundäre Gicht (Ⓔ secondary gout): Gicht bei sekundärer Hyperurikämie

viszerale Gicht: *→extraartikulare Gicht*

Gicht|an|fall, a|ku|ter *m* (Ⓔ acute gout): *s.u. Gicht*

Gicht|ar|thri|tis *f, pl* **-ti|den**: *→ Gelenkgicht*

Gicht|kno|ten *m* (Ⓔ arthritic calculus): *Syn*: *Nodus arthriticus, Tophus arthriticus*; *s.u. Gicht*

Gicht|ne|phro|pa|thie *f* (Ⓔ gout nephropathy): *Syn*: *Uratnephropathie, Gichtniere, Uratniere*; Nierenerkrankung und -schädigung bei chronischer Gicht*

Gicht|nie|re *f*: *→ Gichtnephropathie*

Gicht|sy|no|vi|tis *f, pl* **-ti|den** (Ⓔ gouty synovitis): Entzündung der Synovialis* im Rahmen der akuten Gicht*

Gicht|u|re|thri|tis *f, pl* **-ti|den** (Ⓔ gouty urethritis): zum Komplex Gichtnephropathie* gehörige unspezifische Harnleiterentzündung

Giebel: **Giebel-Rohr** *nt* (Ⓔ Giebel's tube): in der Atemtherapie verwendetes Kunststoffrohr aus ineinander steckbaren Segmenten zur stufenweisen Vergrößerung des Totraums des Respirationstraktes; das maximale Volumen liegt bei ca. 100 ml; Atmung durch das Rohr führt zu einer Erhöhung des Totraumvolumens und des alveolären CO_2-Partialdrucks; damit kommt es reflektorisch [CO_2-Antwort] zu einer Steigerung der Ventilation

Giemsa: Gustav Giemsa; 1867–1948; deutscher Chemiker und Bakteriologe (Hamburg)

Giemsa-Bänderung *f* (Ⓔ Giemsa banding): *Syn*: *Giemsa-Banding, G-Banding*; Methode zur Sichtbarmachung der Chromosomenbanden; die Chromosomen werden mit Trypsin* angedaut und dann mit Giemsa*-Lösung gefärbt; Varianten der Giemsa-Bänderung sind die **R-Bänderung** nach Vorbehandlung mit heißem Phosphatpuffer, die **C-Bänderung** zur Darstellung des Heterochromatins um das Zentromer des Y-Chromosoms und die **T-Bänderung**, die die Telomerregion markiert

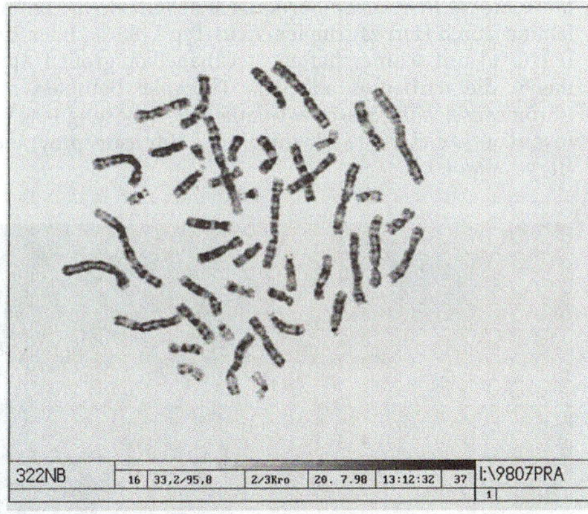

Abb. G36. Giemsa-Bänderung. Darstellung der Chromosomenbanden während der Metaphase

Giemsa-Färbung *f* (Ⓔ Giemsa stain): histologische Differentialfärbung mit Azur-Eosin-Methylenblau-Lösung; färbt Zellkerne rotviolett, Erythrozyten blassrot, das Zytoplasma von Lymphozyten blau, basophile Granula blau, neutrophile rotviolett und eosinophile röchlichbraun

Giemsa-Lösung *f* (Ⓔ Giemsa solution): Azur-Eosin-Methylenblau-Lösung zur Giemsa-Färbung

Gierke: Edgar Otto Konrad von Gierke; 1877–1945; deutscher Pathologe (Karlsruhe)

Gierke-Krankheit *f*: *→ Glykogenose Typ I*

Giesinger Beiß *m*: *→ Trombidiose*

Gieson: *s.u. van Gieson*

Gieß|be|cken|knor|pel *m*: *→ Aryknorpel*

Gie|ßer|fie|ber *nt* (Ⓔ metal fume fever): *Syn*: *Gießfieber, Metalldampffieber; Zinkfieber; Kupferfieber*; durch Zink- oder Kupferdämpfe hervorgerufenes, vorübergehendes Fieber mit Muskelschmerzen und Abgeschlagenheit

Gieß|fie|ber *nt*: *→ Gießerfieber*

Gieß|kan|nen|schim|mel *m*: *→ Aspergillus*

GIF *Abk.*: Gonadotropin-Inhibitionsfaktor

Gifford: Harold Gifford; 1858–1929; amerikanischer Augenarzt (Omaha)

Gifford-Zeichen *nt* (Ⓔ Gifford's sign): bei systemischer Sklerodermie*, Morbus* Basedow oder Myxödem* kann das verdickte Oberlid nicht ektropioniert werden

Gift|e|feu *m* (Ⓔ poison ivy): *Syn*: *Rhus radicans*; *s.u. Rhusdermatitis*

Gift|ei|che *f* (Ⓔ poison oak): *Syn*: *Rhus diversiloba, Rhus quercifolium*; *s.u. Rhusdermatitis*

Gift|jas|min *m*: *→ Gelsemium sempervirens*

Gift|kun|de *f*: *→ Toxikologie*

Gift|su|mach *m* (Ⓔ poison sumac): *Syn*: *Rhus vernix*; *s.u. Rhusdermatitis*

Giga-, giga- *präf.*: Wortelement mit der Bedeutung „milliardenfach"

Gigant-, gigant- *präf.*: *→ Giganto-*

Gi|gan|tis|mus *m* (Ⓔ gigantism): *Syn*: *Somatomegalie, Hypersomie, Riesenwuchs*; durch einen erhöhten Wachstumshormonspiegel verursachter proportionierter Großwuchs

zerebraler Gigantismus (Ⓔ cerebral gigantism): *Syn*: *Sotos-Syndrom*; i.d.R. sporadisch auftretender, seltener autosomal-rezessiv oder dominant vererbter Riesenwuchs kombiniert mit typischem Gesicht [rundes Gesicht, prominente Stirn, hoher Haaransatz, Hypertelorismus*] und psychomotorischer Retardierung; wesentlich seltener als andere Gigantismus-Formen [z.B. Klinefelter*-, Marfan*-Syndrom]

Giganto-, giganto- *präf.*: Wortelement mit der Bedeutung „Riese/Gigant"

Gi|gan|to|blast *m* (Ⓔ gigantoblast): extrem großer Megaloblast*

Gi|gan|to|mas|tie *f*: *→ Hypermastie*

Gi|gan|to|me|lie *f* (Ⓔ gigantomelia): übermäßige Vergrößerung einer oder mehrerer Gliedmaßen; *s.a. Gigantismus, Akromegalie*

Gi|gan|to|zyt *m*: *→ Megalozyt*

GIH *Abk.*: *→ gastrointestinale Hormone*

GII *Abk.*: gastrointestinale Infektion

GIK *Abk.*: *→ Glucose-Insulin-Kalium-Lösung*

GIL *Abk.*: Glabella-Inion-Linie

Gilbert: Nicolas Augustin Gilbert; 1858–1927; französischer Internist (Paris)

Gilbert-Meulengracht-Syndrom *nt* (Ⓔ Gilbert's disease): *Syn*: *Meulengracht-Krankheit, Meulengracht-Syndrom, Meulengracht-Gilbert-Krankheit, Meulengracht-Gilbert-Syndrom, Icterus juvenilis intermittens Meulengracht, intermittierende Hyperbilirubinämie Meulengracht, Morbus Meulengracht*; häufige [2–6 % der Bevölkerung], hereditäre Hyperbilirubinämie*, die v.a. Männer unter 25 Jahren betrifft; kann durch Stress, Infektionen oder Fasten ausgelöst werden; die Leberfunktion ist normal; keine Therapie notwendig

Gilbert-Syndrom *nt* (Ⓔ Behçet's syndrome): *Syn*: *Behçet-Krankheit, Behçet-Syndrom, bipolare/große/maligne Aphthose, Aphthose Touraine, Aphthose Behçet*; durch Aphthen der Mund- und Genitalschleimhaut, Hypopyoniritis*, nodöse Erytheme und Gelenkschwellungen gekennzeichnetes Syndrom unbekannter Genese

Gilchrist: Thomas Caspar Gilchrist; 1862–1927; amerikanischer Hautarzt (Baltimore)

Gilchrist-Krankheit *f* (Ⓔ Gilchrist's disease): *Syn*: *nordamerikanische Blastomykose*; chronische Systemmykose* mit primärem Befall der Lunge; kann spontan ausheilen oder in eine chronische Form mit Dissemination in andere Organe [Knochen, Zentralnervensystem, Genitalien] übergehen; **Erreger**: Blastomyces* dermatitidis; **Diagnose**: mikroskopischer oder kultureller Erregernachweis; **Therapie**: Itraconazol* oder Ketoconazol* bei milden Formen; Amphotericin* B bei schwerem Verlauf

Gilchrist-Verband *m* (Ⓔ Gilchrist bandage): Schulter-Arm-Verband zur Ruhigstellung bei Verletzungen im Bereich des Schultergürtels [*Abb. G37*]

Gilford: Hastings Gilford; 1861–1941; englischer Chirurg (London)

Gilford-Syndrom *nt*: *→ Progerie*

Gilles de la Tourette: *s.u. Tourette*

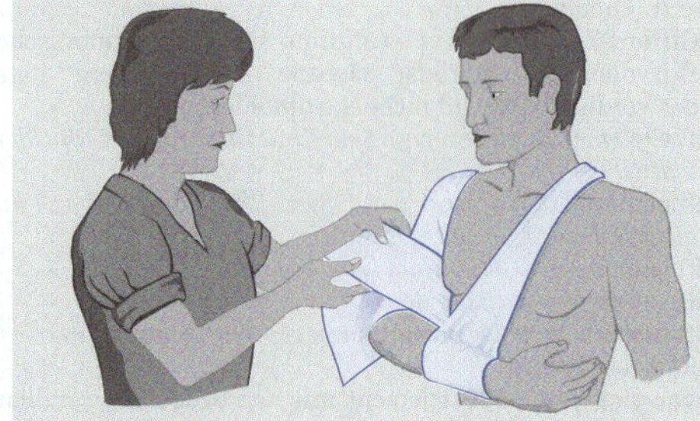
Abb. G37. Gilchrist-Verband

G

Gimbernat: Antonio de Gimbernat; 1734–1817; spanischer Anatom und Chirurg

Gimbernat-Band *nt* (Ⓔ Gimbernat's ligament): Teil des Leistenbandes [Ligamentum* inguinale] zum Pecten* ossis pubis

Gimbernat-Hernie *f* (Ⓔ Gimbernat's hernia): ***Syn***: *Laugier-Hernie*; Schenkelhernie* mit Bruchpforte im Ligamentum* lacunare

Gingiv-, gingiv- *präf.*: → *Gingivo-*

Ginlgilva *f, pl* **-vae** (Ⓔ gingiva): ***Syn***: *Zahnfleisch*; die Alveolarfortsätze von Oberkiefer und Unterkiefer [**Gingiva alveolaris**] und den Zahnhals [**Margo gingivalis**] überziehende Fortsetzung der Mundschleimhaut; das **Gingivaepithel** ist ein schwach verhorntes Plattenepithel*, das durch seine Tüpfelung ein orangenschalenähnliches Aussehen erhält; das Zahnfleich besitzt ein Fasersystem, das es am Zahn befestigt; die zwischen den Zähnen liegende Gingiva wird als **Interdentalpapille** [Papilla gingivalis/interdentalis] bezeichnet; an der Grenze von Zahnfleisch und Zahnhals schlägt sich das Epithel nach innen um und bildet dabei die **Zahnfleischfurche** [Sulcus gingivalis]

Gingiva hyperplastica: → *Gingivahyperplasie*

Ginlgilvalhylperlplalsie *f* (Ⓔ gingival hyperplasia): ***Syn***: *Zahnfleischhyperplasie, Gingiva hyperplastica, Fibromatosis gingivae*; sowohl hereditäre als auch durch exogene Faktoren [Hydantoin*] hervorgerufene bindegewebige Wucherung des Zahnfleisches; **Therapie:** Absetzen oder Vermeiden des auslösenden Agens; Zahnfleischexzision; Zahnsteinentfernung, tägliche Zahnfleischmassage

ginlgilval *adj* (Ⓔ gingival): Zahnfleisch/Gingiva betreffend

Ginlgilvekltolmie *f* (Ⓔ gingivectomy): ***Syn***: *Gingivoektomie*; Zahnfleischabtragung

Ginlgilviltis *f, pl* **-tilden** (Ⓔ gingivitis): ***Syn***: *Zahnfleischentzündung*; akute oder chronische Entzündung der Gingiva* mit Rötung, Schwellung, Blutung beim Zähneputzen und evtl. Ulzeration; **Therapie:** Mundhygiene; eine spezifische Therapie ist praktisch nie erforderlich

Gingivitis catarrhalis (Ⓔ catarrhal gingivitis): akute Gingivitis mit Rötung und Blutungsneigung

Gingivitis desquamativa (Ⓔ desquamative gingivitis): Gingivitis mit flächenhafter Epithelabschilferung

Gingivitis gravidarum (Ⓔ pregnancy gingivitis): ***Syn***: *Schwangerschaftsgingivitis*; durch die verbesserte Durchblutung begünstigte Zahnfleischentzündung

HIV-assoziierte Gingivitis (Ⓔ HIV-associated gingivitis): bei 50 % aller HIV-Patienten kommt es zu Entzündungen des Zahnfleisches und/oder der Wurzelhaut [**HIV-assoziierte Periodontitis**]; *s.a. Essay AIDS S. 31*

Gingivitis hyperplastica (Ⓔ hyperplastic gingivitis): ***Syn***: *hyperplastische Gingivitis*; Gingivitis mit Zahnfleischhyperplasie

hyperplastische Gingivitis: → *Gingivitis hyperplastica*

Gingivitis hypertrophicans (Ⓔ hyperplastic gingivitis): ***Syn***: *hypertrophische Gingivitis*; Gingivitis mit Zahnfleischhypertrophie

hypertrophische Gingivitis: → *Gingivitis hypertrophicans*

Gingivitis marginalis (Ⓔ marginal gingivitis): Entzündung des Zahnfleischsaums

Gingivitis simplex (Ⓔ catarrhal gingivitis): ***Syn***: *unspezifische Gingivitis, Schmutzgingivitis*; unspezifische Zahnfleischentzündung mit Schwellung, Rötung und evtl. Blutungsneigung

unspezifische Gingivitis: → *Gingivitis simplex*

ginlgilviltisch *adj* (Ⓔ gingivitic): Zahnfleischentzündung/Gingivitis betreffend, von ihr betroffen oder gekennzeichnet

Gingivo-, gingivo- *präf.*: Wortelement mit der Bedeutung „Zahnfleisch/Gingiva"

Ginlgilvolekltolmie *f*: → *Gingivektomie*

Ginlgilvolglosslsiltis *f, pl* **-tilden** (Ⓔ gingivoglossitis): Entzündung von Zahnfleisch [Gingiva*] und Zunge

ginlgilvolglosslsiltisch *adj* (Ⓔ gingivoglossitic): Gingivoglossitis betreffend, von ihr betroffen oder gekennzeichnet

ginlgilvollalbilal *adj* (Ⓔ gingivolabial): Zahnfleisch und Lippe(n) betreffend oder verbindend

Ginlgilvolpelriloldonltiltis *f, pl* **-tiltilden** (Ⓔ gingivoperiodontitis): Entzündung von Zahnfleisch [Gingiva*] und Wurzelhaut [Periodontium*]

ginlgilvolpelriloldonltiltisch *adj* (Ⓔ gingivoperiodontitic): Gingivoperiodontitis betreffend, von ihr betroffen oder gekennzeichnet

Ginlgilvolplasltik *f* (Ⓔ gingivoplasty): ***Syn***: *Zahnfleischplastik*; operative Wiederherstellung einer normalen Zahnfleischstruktur, z.B. bei Zahnfleischhyperplasie*

Ginlgilvolstolmaltiltis *f, pl* **-tiltilden** (Ⓔ gingivostomatitis): Entzündung von Zahnfleisch [Gingiva*] und Mundschleimhaut

Gingivostomatitis herpetica (Ⓔ herpetic stomatitis): ***Syn***: *aphthöse Stomatitis, Stomatitis herpetica, Stomatitis aphthosa, Stomatitis maculo-fibrinosa*; akut verlaufende Erstinfektion durch Herpes-simplex-Virus Typ I [90 %] oder Typ II [10 %] mit schmerzhaften, stecknadelkopfgroßen Aphthen*, die narbenlos abheilen; **Therapie:** Betupfen mit Chromsäurelösung 5 % oder Gentianaviolettlösung 1 %; Virostatika [Aciclovir*, Idoxuridin*], Tetracainspray; *s.a. Herpes simplex*

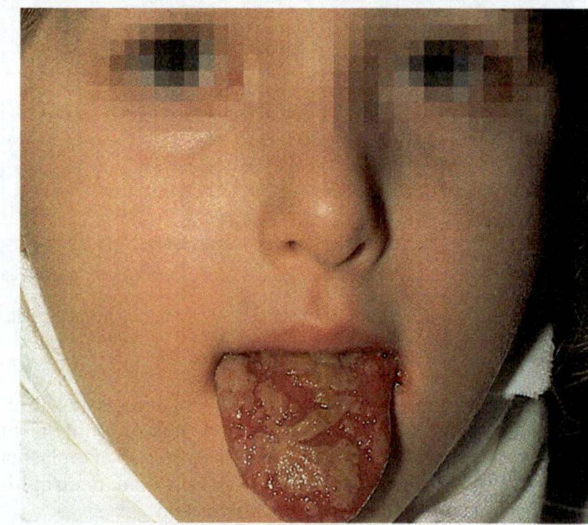
Abb. G38. Gingivostomatitis herpetica

ginlgilvolstolmaltiltisch *adj* (Ⓔ gingivostomatitic): Gingivostomatitis betreffend, von ihr betroffen oder gekennzeichnet

Ginglko billolbae follilum *nt* (Ⓔ ginkgo leaf): *s.u. Ginkgo biloba*

Ginlglylmus *m* (Ⓔ ginglymus): ***Syn***: *Scharniergelenk*; Gelenk, das nur Bewegungen in einer Ebene erlaubt

Ginklgo billolba *m* (Ⓔ maidenhair tree): ***Syn***: *Fächerblattbaum*; Baum der Familie Ginkgoaceae; verwendet werden die Blätter [**Gingko bilobae folium**], aus denen **Ginkgo-biloba-Extrakt** gewonnen wird; er enthält Flavonoidglykoside*, Ginkgolide und Bilobalide, die die Durchblutung fördern und die Erythrozyten- und Thrombozytenaggregation hemmen; **Anw.**: periphere und zentrale arterielle Durchblutungsstörungen, Claudicatio* intermittens, Hirnleistungsschwäche

Ginkgo-biloba-Extrakt *m* (Ⓔ ginkgo extract): *s.u. Ginkgo biloba*

Gin|seng *m* (Ⓔ ginseng): ***Syn***: *Panax ginseng, Panax pseudoginseng*; Staude aus der Familie der Efeugewächse [Araliaceae]; verwendet werden die Haupt-, Neben- u. Haarwurzeln [**Ginsengwurzel, Ginseng radix**], die Triterpensaponine [Ginsenoside] enthalten; sie stimulieren das Immunsystem, steigern die geistige und körperliche Leistungsfähigkeit und schützen vor Stress; **Anw.**: Tonikum*, v.a. bei Müdigkeits- und Erschöpfungszuständen, Nachlassen der [geistigen, körperlichen] Leistungsfähigkeit, Konzentrationsschwäche und in der Rekonvaleszenz; in Asien traditionell als Mittel gegen Impotenz

Gin|seng ra|dix *f* (Ⓔ galingale root): ***Syn***: *Ginsengwurzel*; *s.u. Ginseng*

Gin|seng|wur|zel *f* (Ⓔ ginseng root): ***Syn***: *Ginseng radix*; *s.u. Ginseng*

GIP *Abk.*: **1.** gastrales inhibitorisches Polypeptid **2.** gastrisches inhibitorisches Polypeptid

Gips *m* (Ⓔ **1.** plaster **2.** plaster cast): **1.** wasserarmes Calciumsulfat, das bei Wasserzusatz schnell zu einer festen Masse erhärtet **2.** *→Gipsverband*

Gips|kraut *nt* (Ⓔ baby's-breath): Bezeichnung für Gypsophila-Arten [v.a. Gypsophila paniculata], Stauden aus der Familie der Nelkengewächse [Caryophyllaceae]; verwendet wird die Wurzel mit kurzen Wurzelstöcken [**weiße Seifenwurzel, Gypsophilae radix**]; sie enthält Saponine* [Gypsophilasaponin] und Phytosterole*; **Anw.**: Entzündungen der oberen Atemwege; traditionell bei Husten und äußerlich bei Ekzemen

Gips|ver|band *m* (Ⓔ cast): aus Gipsbinden gefertigter starrer Verband zur Ruhigstellung von Gliedmaßen und Gelenken

Giraldes: Joachim Albin Cardozo Cazado Giraldes; 1808–1875; portugiesischer Chirurg

Giraldes-Organ *nt* (Ⓔ Giraldés' organ): ***Syn***: *Beihoden, Paradidymis*; kleines Knötchen in der Nähe des Nebenhodenkopfes*; Rest der Urniere

Girdlestone: Gathorne Robert Girdlestone; 1881–1950; englischer Orthopäde (Oxford)

Girdlestone-Plastik *f* (Ⓔ Girdlestone procedure): ***Syn***: *Girdlestone-Operation*; bei schwerer Zerstörung von Hüftkopf und -pfanne, die nicht durch Implantation einer Totalendoprothese* behandelt werden kann, durchgeführte Plastik; die Reste von Hüftkopf und -hals werden operativ abgetragen; der Femurstumpf wird von der Hüftpfanne und der Beckenschaufel gestützt; das Bein ist stark verkürzt [ca. 6 cm], erlaubt aber eine fast schmerzlose Bewegung

GIS *Abk.*: Gastrointestinalsystem

GIST *Abk.*: gastrointestinales Stromatumor-Syndrom

GIT *Abk.*: **1.** *→Gastrointestinaltrakt* **2.** Glucoseinfusionstest **3.** Glutathion-Insulin-Transhydrogenase

Gitelman: **Gitelman-Syndrom** *nt* (Ⓔ Gitelman's syndrome): *s.u. Bartter-Syndrom*

Gi|to|xi|ge|nin *nt* (Ⓔ gitoxigenin): Aglykon von Gitoxin

Gi|to|xin *nt* (Ⓔ gitoxin): Digitalisglykosid* aus Digitalis* purpurea und Digitalis* lanata

GITT *Abk.*: Glucose-Insulin-Toleranztest

Git|ter|fa|sern *pl* (Ⓔ reticular fibers): ***Syn***: *retikuläre Fasern, argyrophile Fasern, Retikulinfasern*; mit Silbersalzen anfärbbare Bindegewebsfasern, die aus Retikulin* bestehen; werden u.a. in Fibroblasten, retikulären Zellen, Schwann-Zellen gebildet und finden sich in der Basallamina, dem Fasergerüst von Milz, Lymphknoten und Knochenmark sowie im Bindegewebe zahlreicher Organe

Git|ter|ke|ra|ti|tis *f, pl* **-ti|den**: *→Herpes-simplex-Keratitis*

Git|ter|trans|plan|tat *nt*: *→Mesh graft*

Git|ter|zel|len *pl* (Ⓔ gitterzellen): ***Syn***: *Fettkörnchenzellen*; Bindegewebszellen des Endo- und Perineuriums, die nach Entfernung der Fettgranula ein gitterförmiges Muster zeigen

GJ *Abk.*: *→Gap junction*

GK *Abk.*: **1.** Ganzkörper **2.** Gegenstandskatalog **3.** *→Geschlechtskrankheit* **4.** *→Gewebekultur* **5.** *→Glukokinase* **6.** Glycerinkinase

Gk *Abk.*: *→Glaskörper*

GKB *Abk.*: Ganzkörperbestrahlung

GKF *Abk.*: Gesamtkörperfett

GKID *Abk.*: Gewebekultur-Infektionsdosis

GKP *Abk.*: *→Ganzkörperplethysmographie*

GKV *Abk.*: **1.** Gesamtkörpervolumen **2.** Gesetzliche Krankenversicherung

GKW *Abk.*: *→Gesamtkörperwasser*

GL *Abk.*: **1.** *→Gesichtslage* **2.** Grundleiden

Gl. *Abk.*: *→Glandula*

Gla|bel|la *f* (Ⓔ glabella): ***Syn***: *Stirnglatze*; unbehaarte Stelle zwischen den Augenbrauen

glan|do|trop *adj* (Ⓔ glandotropic): auf Drüsen einwirkend

Glan|du|la *f, pl* **-lae** (Ⓔ gland): Drüse*

Glandulae adrenales accessoriae: *→Glandulae suprarenales accessoriae*

Glandula adrenalis: *→Nebenniere*

Glandula apocrinae (Ⓔ apocrine gland): ***Syn***: *apokrine Drüse*; Drüse, die den apikalen Teil der Zelle mit dem Sekret abstößt; verschiedene Schweißdrüsen und die Ohrenschmalzdrüsen* des äußeren Gehörganges zeigen apokrine Sekretion

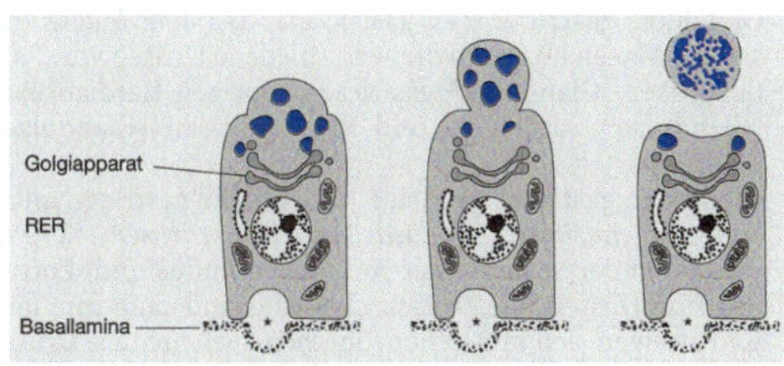

Abb. G39. Glandula. Apokrine Sekretion

Glandulae areolares (Ⓔ areolar glands): ***Syn***: *Montgomery-Drüsen, Warzenvorhofdrüsen*; apokrine Schweißdrüsen im Warzenvorhof der Brust

Glandulae biliares (Ⓔ glands of biliary mucosa): Schleimdrüsen der Gallengänge

Glandulae bronchiales (Ⓔ bronchial glands): ***Syn***: *Bronchialdrüsen*; seromuköse Drüsen der Bronchialschleimhaut

Glandulae buccales (Ⓔ buccal glands): ***Syn***: *Bukkaldrüsen*; Speicheldrüsen* der Wangenschleimhaut

Glandula bulbourethralis (Ⓔ bulbourethral gland): ***Syn***: *Cowper-Drüse, Bulbourethraldrüse*; am hinteren Ende des Bulbus* penis befindliche, erbsengroße paarige Drüse, die in den hinteren Teil der Harnröhre mündet; produziert Gleitmittel für den Sexualverkehr

Glandulae cardiacae (Ⓔ glands of cardia): ***Syn***: *Kardiadrüsen*; schleimproduzierende Drüsen der Kardiaregion [Pars* cardiaca] des Magens

Glandulae ceruminosae (Ⓔ ceruminous glands): ***Syn***: *Ohrenschmalzdrüsen, Zeruminaldrüsen*; apokrine Drüsen des äußeren Gehörganges, die ein pigmenthaltiges, fettreiches Sekret bilden

Glandulae cervicales (Ⓔ cervical glands of uterus): ***Syn***: *Zervixdrüsen*; den glasklaren Zervixschleim bildende Drüsen des Gebärmutterhalses [Cervix* uteri]; der **Zervixschleim**, der normalerweise eine undurchdringliche Barriere gegen Keime darstellt, verändert seine Konsistenz im Verlauf des Sexualzyklus; unter dem Einfluss von Östrogenen nimmt die Viskosität des Schleims während der Proliferationsphase* ab, d.h., zum Zeitpunkt des Eisprungs um den 14. Tag des Zyklus herum ist der Zervixschleim am dünnflüssigsten und erlaubt den Spermien damit den Durchtritt in die Gebärmutterhöhle; *s.a. Farnkrautphänomen*

Glandulae ciliares (Ⓔ ciliary glands): ***Syn***: *Moll-Drüsen, Wimperndrüsen*; apokrine Schweißdrüsen am Lidrand

Glandulae conjunctivales (Ⓔ conjunctival glands): ***Syn***: *Krause-Drüsen, Konjunktivaldrüsen*; Schleimdrüsen der

Augenbindehaut [Conjunctiva*]
Glandulae cutis (Ⓔ cutaneous glands): *Syn*: *Hautdrüsen*; Oberbegriff für die Schweißdrüsen [Glandula* sudorifera] und Talgdrüsen [Glandula* sebacea] der Haut
Glandulae ductus biliares: → *Glandulae ductus choledochi*
Glandulae ductus choledochi (Ⓔ glands of bile duct): *Syn*: *Glandulae ductus biliares*; Schleimdrüsen des Ductus* choledochus
Glandulae duodenales (Ⓔ duodenal glands): *Syn*: *Brunner-Drüsen, Duodenaldrüsen*; in der Submukosa* des Zwölffingerdarms [Duodenum*] liegende mukoide Drüsen; sie bestehen aus gewundenen und verzweigten Schläuchen, die in die Dünndarmkrypten oder zwischen den Dünndarmzotten münden; ihr Sekret enthält u.a. Maltase*, Amylase* und proteolytische Enzyme*
Glandulae endocrinae (Ⓔ endocrine glands): *Syn*: *endokrine Drüsen, unechte Drüsen, Drüsen mit innerer Sekretion*; Drüsen, die ihr Sekret direkt in die Blut- oder Lymphbahn abgeben oder in den Interzellularraum sezernieren; handelt es sich um klassische Drüsen [Hypophyse*, Schilddrüse*], wird das sezernierte Produkt als Hormon* bezeichnet; **endokrine Zellgruppen** [Langerhans*-Inseln] und **Einzelzellen** bilden sog. **aglanduläre Hormone**, die als **Gewebehormone** bezeichnet werden, wenn sie lokal um die Zelle herum wirksam sind
Glandulae gastricae (Ⓔ gastric glands): *Syn*: *Magendrüsen*; im Magen kommen drei verschiedene Drüsen vor: Fundusdrüsen [Glandulae* gastricae propriae], Kardiadrüsen [Glandulae* cardiacae] und Pylorusdrüsen [Glandulae* pyloricae]
Glandulae gastricae propriae (Ⓔ proper gastric glands): *Syn*: *Magendrüsen, Fundusdrüsen, Hauptdrüsen, Korpusdrüsen*; in der Schleimhaut von Magenfundus und -korpus liegende Drüsen; die Drüsenschläuche sind ca. 6 mm lang und zweigen sich in 2–3 Endröhrchen auf; mehrere Drüsen münden zusammen mit schmalen Halsstücken in den Foveolae* gastricae; die Drüsenwand enthält **Belegzellen***, **Schleimzellen***, **Hauptzellen***, **Nebenzellen*** und **enteroendokrine Zellen**

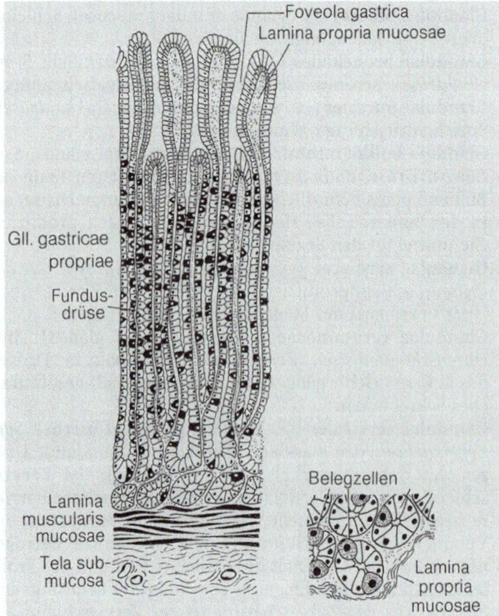

Abb. G40. Magendrüsen

Glandulae gustatoriae (Ⓔ gustatory glands): *Syn*: *von Ebner-Drüsen, von Ebner-Spüldrüsen, Ebner-Spüldrüsen, Ebner-Drüsen*; seröse Drüsen der Wallpapillen [Papillae* vallatae] der Zunge
Glandulae intestinales (Ⓔ intestinal glands): *Syn*: *Lieberkühn-Drüsen, Lieberkühn-Krypten, Darmdrüsen*; tubulöse Drüsen der Dünndarm- und Dickdarmschleimhaut, die diverse Zelltypen [Becherzellen*, Paneth*-Zellen, enterochromaffine Zellen*] enthalten
Glandulae labiales (Ⓔ labial glands): *Syn*: *Lippendrüsen, Lippenspeicheldrüsen*; seromuköse Drüsen der Lippenschleimhaut; gehören zu den kleinen Speicheldrüsen [Glandulae* salivariae minores]
Glandulae lacrimales accessoriae (Ⓔ accessory lacrimal glands): *Syn*: *Nebentränendrüsen*; inkonstant auftretende zusätzliche Tränendrüsen
Glandula lacrimalis (Ⓔ lacrimal gland): *Syn*: *Tränendrüse*; tubuloalveoläre Drüse, die ein dünnflüssiges eiweißarmes Sekret bildet; sie liegt in der Fossa* glandulae lacrimalis des Stirnbeins über dem äußeren Augenwinkel; die Aponeurose des Musculus* levator palpebrae superioris teilt sie in eine kleinere **Pars palpebralis** und eine größere **Pars orbitalis**
Glandulae laryngeales (Ⓔ laryngeal glands): *Syn*: *Kehlkopfdrüsen, Larynxdrüsen*; gemischte Schleimdrüsen des Kehlkopfes
Glandulae linguales (Ⓔ lingual glands): *Syn*: *Zungendrüsen, Zungenspeicheldrüsen*; zu den kleinen Speicheldrüsen [Glandulae* salivariae minores] gehörende Drüsen der Zunge; man unterscheidet Glandula* lingualis anterior, Glandulae* gustatoriae und Glandulae* radicis linguae
Glandula lingualis anterior (Ⓔ anterior lingual gland): *Syn*: *Blandin-Drüse, Zungenspitzendrüse, Nuhn-Drüse*; seromuköse Speicheldrüse der Zungenspitze, deren Ausführungsgänge im Bereich des Zungenbändchens* münden
Glandula mammaria: → *Brustdrüse*
Glandulae molares (Ⓔ molar glands): seromuköse Drüsen der Wangenschleimhaut gegenüber dem 3. Molaren [Weisheitszahn*]
Glandula mucosa (Ⓔ mucous gland): *Syn*: *Schleimdrüse*; schleimbildende/muköse/muzinöse Drüse
Glandulae nasales (Ⓔ nasal glands): *Syn*: *Nasendrüsen, Nasenschleimhautdrüsen*; mukoseröse Drüsen der Nasenschleimhaut
Glandulae oesophageae (Ⓔ esophageal glands): *Syn*: *Speiseröhrendrüsen*; Schleimdrüsen der Speiseröhrenschleimhaut
Glandulae olfactoriae (Ⓔ olfactory glands): *Syn*: *Bowman-Spüldrüsen*; unter der Riechschleimhaut liegende seröse Drüsen; wahrscheinlich werden erst im Schleim dieser Drüsen gelöste Stoffe von den Sinneszellen wahrgenommen
Glandulae oris (Ⓔ glands of mouth): *Syn*: *Mundspeicheldrüsen*; Speicheldrüsen der Mundhöhle; werden in große [Glandulae* salivariae majores] und kleine [Glandulae* salivariae minores] Speicheldrüsen unterteilt
Glandulae palatinae (Ⓔ palatine glands): *Syn*: *Gaumendrüsen, Gaumenspeicheldrüsen*; zu den kleinen Speicheldrüsen [Glandulae* salivariae minores] gehörende seromuköse Drüsen der Gaumenschleimhaut
Glandula parathyroidea (Ⓔ parathyroid gland): *Syn*: *Nebenschilddrüse, Epithelkörperchen, Parathyroidea, Parathyreoidea*; etwa erbsengroße, hinter der Schilddrüse liegende endokrine Drüsen, die über das Parathormon* den Calcium- und Phosphathaushalt regulieren; meist handelt es sich um zwei obere und zwei untere Drüsen [**Glandula parathyroidea inferior, superior**], es kommen aber häufig versprengte Drüsenanlagen vor [**Glandulae parathyroideae accessoriae**]
Glandula parotidea (Ⓔ parotid gland): *Syn*: *Ohrspeicheldrüse, Parotis*; rein seröse Speicheldrüse, die sich mit ihrem oberflächlichen Teil [**Pars superficialis**] auf dem Musculus* masseter der Wange ausbreitet; unten biegt sie sich um den Unterkieferrand und liegt mit dem tiefen Abschnitt [**Pars profunda**] in der Fossa* retromolaris; der größte Teil der Ohrspeicheldrüse wird von einer derben Faszie [Fascia parotidea] umgeben; der Drüsenkörper wird von der Vena* retromandibularis und der Arteria* carotis externa durchzogen; der Nervus* facialis bildet in der Ohrspeicheldrüse den Plexus* intraparotideus; der Ausfüh-

rungsgang [Ductus* parotideus] überquert den Musculus* masseter und durchbohrt den Musculus* buccinator, bevor er in Höhe des 2. oberen Molaren auf der **Papilla ductus parotidei** mündet; der **Parotisspeichel** ist dünnflüssig und eiweiß- und enzymreich; außerdem enthält er Immunglobuline [Immunglobulin* A] zur Abwehr von Keimen in der Mundhöhle
Glandula parotidea accessoria (Ⓔ accessory parotid gland): inkonstante kleine Ohrspeicheldrüse, die abgetrennt von der Parotis liegt
Glandula parotis: veraltet für →*Glandula parotidea*
Glandulae pharyngeae: veraltet für →*Glandulae pharyngeales*
Glandulae pharyngeales (Ⓔ pharyngeal glands): ***Syn***: *Rachendrüsen, Rachenspeicheldrüsen*; Schleimdrüsen der Rachenschleimhaut
Glandula pinealis (Ⓔ pineal gland): ***Syn***: *Zirbeldrüse, Pinealdrüse, Pinea, Corpus pineale, Epiphyse, Epiphysis cerebri*; ca. 1 cm große endokrine Drüse an der Hinterwand des III. Ventrikels*; bildet Melatonin* und spielt eine Rolle bei der Steuerung des Tag-Nacht-Rhythmus des Körpers
Glandula pituitaria: →*Hypophyse*
Glandulae preputiales (Ⓔ preputial glands): ***Syn***: *Vorhautdrüsen, Präputialdrüsen, Tyson-Drüsen, präputiale Drüsen*; talgproduzierende Drüsen der Penisvorhaut
Glandulae pyloricae (Ⓔ pyloric glands): ***Syn***: *Pylorusdrüsen*; Drüsen der Pylorusregion des Magens; bilden einen neutralen Schleim und in speziellen Zellen [G-Zellen*] das Peptidhormon Gastrin*
Glandulae radicis linguae (Ⓔ glands of root of tongue): muköse Drüsen am Zungenrand und der Zungenwurzel
Glandulae salivariae (Ⓔ salivary glands): ***Syn***: *Speicheldrüsen*; Oberbegriff für die kleine [Glandulae* salivariae minores] und großen [Glandulae* salivariae majores] Drüsen in der Umgebung der Mundhöhle
Glandulae salivariae majores: →*große Speicheldrüsen*
Glandulae salivariae minores (Ⓔ minor salivary glands): ***Syn***: *kleine Speicheldrüsen*; Oberbegriff für die Speicheldrüsen der Schleimhaut von Lippen [Glandulae labiales], Wange [Glandulae buccales], Gaumen [Glandulae palatinae] und Zunge [Glandulae linguales]
Glandula sebacea (Ⓔ sebaceous gland): ***Syn***: *Talgdrüse*; in der Haut liegende holokrine Drüsen*, die ihr Sekret in die Haarbälge abgeben; da die Zelle bei der Sekretion zerfällt, werden fortlaufend neue Drüsenzellen [**Sebozyten**] gebildet; der Talg macht Haut und Haare geschmeidig und ist am Aufbau des Säureschutzmantels* der Haut beteiligt; Talgdrüsen, die ihr Sekret nicht in Haarbälge entleeren, werden als **freie Talgdrüsen** [Glandulae sebaceae liberae] bezeichnet; sie kommen u.a. im Lippenrot, auf den Augenlidern und an der Brustwarze vor
Glandulae sebaceae (Ⓔ sebaceous glands of conjunctiva): ***Syn***: *Zeis-Drüsen*; Talgdrüsen der Augenlider, die in die Haarbälge der Wimpern münden
Glandula seminalis: →*Samenbläschen*
Glandula seromucosa (Ⓔ seromucous gland): ***Syn***: *seromuköse Drüse, gemischte Drüse*; Mischdrüsen enthalten in den Endstücken sowohl seröse Drüsenzellen, die ein eiweißhaltiges, dünnflüssiges Sekret bilden als auch muköse Drüsenzellen, die einen zähflüssigen Schleim produzieren; die serösen Endstücke sitzen den mukösen Endstücken kappenförmig auf [Ebner*-Halbmond]
Glandula serosa (Ⓔ serous gland): ***Syn***: *Eiweißdrüse, seröse Drüse*; Drüse, deren Endstücke ein dünnflüssiges, eiweißreiches Sekret bilden
Glandula sine ductibus (Ⓔ ductless gland): nicht mehr gebräuchliche Bezeichnung für endokrine Drüsen [Glandulae* endocrinae]
Glandula sublingualis (Ⓔ sublingual gland): ***Syn***: *Unterzungendrüse, Unterzungenspeicheldrüse*; auf dem Musculus* mylohyoideus liegende paarige, große Speicheldrüse, die ein seromuköses Sekret bildet; ihr Hauptausführungsgang [Ductus sublingualis major] mündet zusammen mit dem Ductus* submandibularis auf der Caruncula* sublingualis; daneben gibt es noch mehrere kleine Ausführungsgänge [Ductus sublinguales minores], die auf der Plica* sublingualis münden
Glandula submandibularis (Ⓔ submandibular gland): ***Syn***: *Unterkieferdrüse*; seromuköse Speicheldrüse, die zwischen Unterkiefer [Mandibula*], Musculus* mylohyoideus und Musculus* hyoglossus liegt; ihr Ausführungsgang [Ductus submandibularis] mündet zusammen mit dem Ductus* sublingualis major auf der Caruncula* sublingualis
Glandula submaxillaris: veraltet für →*Glandula submandibularis*
Glandula sudorifera: →*Schweißdrüse*
Glandulae sudoriferae apocrinae (Ⓔ apocrine sweat glands): ***Syn***: *apokrine Schweißdrüsen, Duftdrüsen*; verzweigte Schweißdrüsen der Haut von Achselhöhle, Genitalbereich und perianaler Region [Glandulae circumanales], die apokrin sezernieren; bei der Frau kann ihre Aktivität mit dem Sexualzyklus schwanken; das Sekret ist alkalisch und fetthaltig; da damit lokal der Säureschutzmantel* der Haut gestört wird, sind die Duftdrüsen anfällig für bakterielle Infektionen [Schweißdrüsenabszess*]
Glandulae sudoriferae eccrinae (Ⓔ eccrine sweat glands): ***Syn***: *ekkrine Schweißdrüsen*; histologische Bezeichnung für die Schweißdrüsen [Glandula* sudorifera], deren Endstücke ekkrin sezernieren; dient v.a. der Abgrenzung von apokrinen Duftdrüsen [Glandulae* sudoriferae apocrinae]
Glandulae suprarenales accessoriae (Ⓔ accessory suprarenal glands): versprengte Nebennierendrüsen, versprengtes Nebennierengewebe; kann im Retroperitonealraum liegen, aber auch in den Eierstöcken* oder Hoden gefunden werden
Glandula suprarenalis: →*Nebenniere*
Glandulae tarsales (Ⓔ tarsal glands): ***Syn***: *Meibom-Drüsen*; Talgdrüsen der Lidplatte, die auf der hinteren Lidkante münden
Glandula thyroidea: →*Schilddrüse*
Glandulae thyroideae accessoriae (Ⓔ accessory thyroid glands): ***Syn***: *akzessorische Schilddrüsen*; selten vorkommendes versprengtes Schilddrüsengewebe; am häufigsten am Zungengrund hinter den Foramen* caecum linguae
Glandulae tracheales (Ⓔ tracheal glands): ***Syn***: *Luftröhrendrüsen, Trachealdrüsen*; seromuköse Drüsen der Luftröhrenschleimhaut
Glandulae tubariae (Ⓔ mucous glands of auditory tube): ***Syn***: *Tubendrüsen*; muköse Drüsen der Schleimhaut der Tuba* auditiva
Glandulae urethrales urethrae femininae (Ⓔ urethral glands of female urethra): tubuläre Schleimdrüsen der Schleimhaut der weiblichen Harnröhre
Glandulae urethrales urethrae masculinae (Ⓔ urethral glands of male urethra): ***Syn***: *Littré-Drüsen, Urethraldrüsen*; muköse Drüsen der Schleimhaut der männlichen Harnröhre
Glandulae uterinae (Ⓔ uterine glands): ***Syn***: *Gebärmutterdrüsen, Uterusdrüsen*; tubulöse Drüsen der Gebärmutterschleimhaut, die Zyklusveränderungen unterliegen; *s.a. Endometrium*
Glandula vesiculosa: →*Glandula seminalis*
Glandulae vestibulares minores (Ⓔ lesser vestibular glands): kleine Schleimdrüsen, die um die äußere Harnröhrenöffnung der Frau herum münden
Glandula vestibularis major (Ⓔ greater vestibular gland): ***Syn***: *Bartholin-Drüse*; muköse Drüse im unteren Drittel der kleinen Schamlippen

glan|du|lär *adj* (Ⓔ **1.** glandular **2.** glanular): **1.** Drüse/Glandula betreffend **2.** Glans* clitoridis oder Glans* penis betreffend

Glan|du|lo|gra|phie *f* (Ⓔ **1.** adenography **2.** →*Galaktographie*): **1.** ***Syn***: *Glandulografie*; Röntgenkontrastdarstellung* einer Drüse **2.** →*Galaktographie*

Glans *f, pl* **Glan|des**: →*Glans penis*
Glans clitoridis (Ⓔ glans of clitoris): *s.u. Clitoris*
Glans penis (Ⓔ glans of penis): ***Syn***: *Eichel, Balanos*; vorderes Ende des Harnröhrenschwellkörpers [Corpus* spongiosum penis], in dessen Mitte die Öffnung der Harnsamenröhre [Ostium* urethrae externum] liegt; *s.a. Penis*

Glanz|au|ge *nt* (Ⓔ watery eye): feucht-glänzendes Auge, z.B. bei Hyperthyreose*

Glanz|haut *f* (Ⓔ glossy skin): ***Syn***: *Lioderma, Leioderma, Atrophoderma neuroticum*; papierdünne, glatte Haut bei neurotrophischer Atrophie*

Glanzmann: Eduard Glanzmann; 1887–1959; schweizer Kinderarzt (Bern)

Glanzmann-Naegeli-Syndrom *nt* (Ⓔ Glanzmann's disease): ***Syn***: *Thrombasthenie, Purpura thrombasthenica*; autosomal-rezessiver Defekt des Fibrinogenrezeptors Glykoprotein IIb/IIIA der Thrombozyten; führt zu einer Störung der Thrombozytenadhäsion und -aggregation mit vermehrter Blutungsneigung [petechialen Blutungen von Haut und Schleimhaut]; **Diagnose**: Thrombelastographie, Blutungszeit; **Therapie**: Thrombozytenkonzentrat

Glanz|nä|gel *pl* (Ⓔ polished nails): ***Syn***: *Poliernägel*; Bezeichnung für glatt-glänzende Nägel; findet man als Folge von chronischem Kratzen bei Dermatosen mit heftigem Juckreiz, v.a. endogenem Ekzem*

G

Glanz|schicht *f* (Ⓔ translucent layer of epidermis): Stratum lucidum; *s.u. Epidermis*

Glas|blä|ser|star *m* (Ⓔ glassblower's cataract): ***Syn***: *Feuerstar, Infrarotstar, Infrarotkatarakt, Wärmestar, Schmiedestar, Cataracta calorica*; durch Infrarotstrahlen hervorgerufene Linsentrübung; heute nur noch selten; *s.a. Katarakt*

Glaser: Johann Heinrich Glaser; 1629–1675; schweizer Anatom

Glaser-Spalte *f* (Ⓔ glaserian fissure): ***Syn***: *Fissura petrotympanica*; Austrittsstelle der Chorda* tympani aus dem Schädel; liegt direkt hinter der Gelenkfläche des Schläfenbeins*

Glas|fa|ser|bron|cho|skop *nt* (Ⓔ fiberoptic bronchoscope): ***Syn***: *Fiberbronchoskop*; flexibles Bronchoskop* mit Kaltlichtfaseroptik

Glas|fa|ser|gas|tro|skop *nt* (Ⓔ fibergastroscope): ***Syn***: *Fibergastroskop*; flexibles Gastroskop* mit Kaltlichtfaseroptik

Glasgow-Koma-Skala *f* (Ⓔ Glasgow coma scale): international verbreitete Skala zur Beurteilung von bewusstlosen Patienten; *s.a. Koma*

Tab. G41. Glasgow-Koma-Skala

Augenöffnen		Motorische Reaktionen		Sprachliche Reaktionen	
Spontan	4	Befolgt Aufforderungen	6	Orientiert	5
Akustische Stimuli	3	Lokalisiert einen Stimulus	5	Verwirrt	4
Schmerzreize	2	Zieht die Extremitäten zurück	4	Einzelne Wörter	3
Fehlen	1	Flexionshaltung	3	Unartikulierte Laute	2
		Extensionshaltung	2	Keine	1
		Keine Bewegung	1		

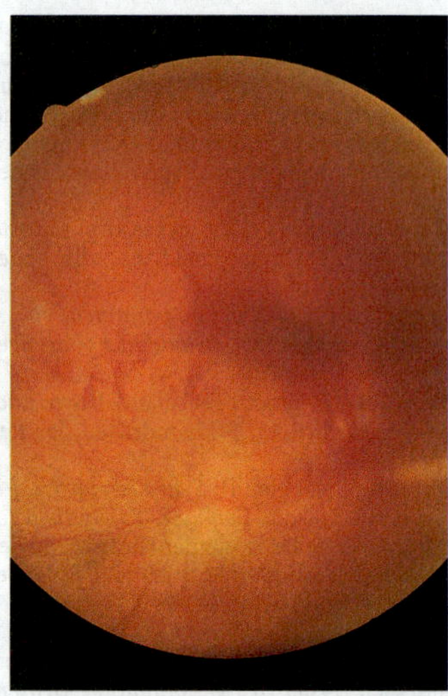

Abb. G42. Glaskörperblutung bei Retinopathia* diabetica

Glas|kno|chen|krank|heit *f*: *→ Osteogenesis imperfecta*

Glas|kör|per *m*: *→ Corpus vitreum*

Glas|kör|per|ab|he|bung, hin|te|re *f* (Ⓔ posterior detachment of vitreous): *s.u. Myopia maligna*

Glas|kör|per|blu|tung *f* (Ⓔ vitreal hemorrhage): Einblutung in den Glaskörper bei Trauma, diabetischer Retinopathie*, Eales*-Erkrankung oder degenerativer Schrumpfung des Glaskörpers kann zur akuter Erblindung führen; wird das Blut nicht resorbiert, muss eine Vitrektomie* durchgeführt werden

Glas|kör|per|ent|fer|nung *f*: *→ Vitrektomie*

Glas|kör|per|ent|zün|dung *f* (Ⓔ hyalitis): ***Syn***: *Hyalitis, Hyaloiditis*; *s.u. Endophthalmitis*

Glas|kör|per|glit|zern *nt*: *→ Spintherismus*

Glas|kör|per|mem|bran *f* (Ⓔ vitreous membrane): Membrana vitrea; *s.u. Corpus vitreum*

Glas|kör|per|mul|de *f* (Ⓔ hyaloid fossa): ***Syn***: *Fossa hyaloidea*; durch die Augenlinse [Lens*] verursachte Mulde auf der Vorderseite des Glaskörpers [Corpus* vitreum]

Glas|kör|per|ne|o|vas|ku|la|ri|sa|ti|on *f* (Ⓔ vitreous neovascularization): ***Syn***: *Neovaskularisation*; bei einer voll ausgeprägten proliferativen diabetischen Retinopathie* kommt es zu einer Gefäßneubildung auf der Rückseite des Glaskörpers, die von der Papille und den großen Gefäßbogen ausgeht; wegen des defekten Wandbaus dieser Gefäße kommt es leicht zu Exsudation und Einblutungen in den Glaskörper mit dramatischer Sehverschlechterung

Glas|kör|per|raum *m* (Ⓔ vitreous chamber): ***Syn***: *Camera vi-*

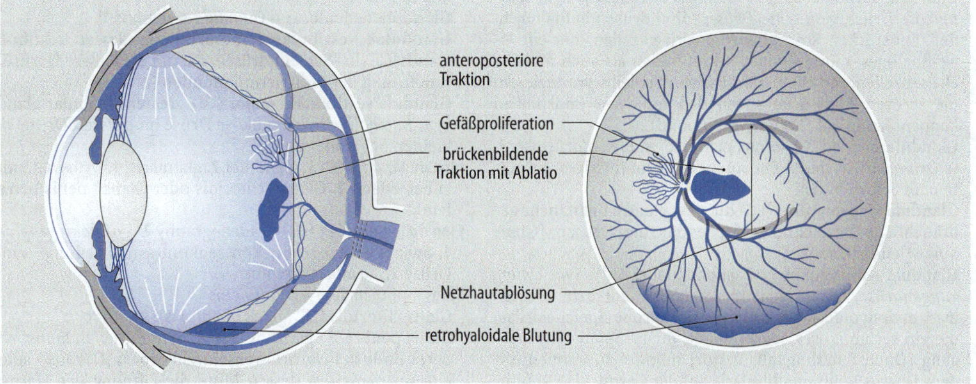

Abb. G43. Glaskörperneovaskularisation

trea bulbi oculi, Camera postrema bulbi oculi; der vom Glaskörper [Corpus* vitreum] eingenommene Raum; *s.a. Augapfel*

Glas|kör|per|re|sek|ti|on *f*: *→ Vitrektomie*

Glas|kör|per|schlag|a|der *f* (Ⓔ hyaloid artery): ***Syn***: *Arteria hyaloidea*; Ast der Arteria* centralis retinae zum Glaskörper, die nur während der Embryonalzeit vorkommt

Glas|kör|per|stro|ma *nt* (Ⓔ vitreous stroma): Stroma vitreum; *s.u. Corpus vitreum*

Glas|kör|per|trü|bun|gen *pl* (Ⓔ vitreous opacities): ***Syn***: *Glaskörperneovaskularisation*; das Sehvermögen einschränkende Trübungen des Glaskörpers, z.B. Mückensehen* oder Synchisis* scintillans

Glas|woll|haa|re *pl*: *→ Pili canaliculi*

Glas|zäh|ne *pl*: *→ Dentinogenesis imperfecta hereditaria*

Glatt|form *f* (Ⓔ smooth strain): ***Syn***: *S-Form, S-Stamm*; Bakterienstamm, der Kolonien mit glatter Oberfläche bildet

Glat|zen|bil|dung, männ|li|che *f*: *→ androgenetische Alopezie*

Glau|ber|salz *nt* (Ⓔ Glauber's salt): Natriumsulfat; wird als salinisches Abführmittel verwendet

Glau|co|ma *nt, pl* **-mata**: *→ Glaukom*

Glaucoma absolutum (Ⓔ absolute glaucoma): Glaukom mit Erblindung

Glaucoma acutum congestivum: *→ Glaukomanfall*

Glaucoma apoplecticum (Ⓔ apoplectic glaucoma): ***Syn***: *Glaucoma haemorrhagicum*; Glaukom nach Zentralvenenthrombose

Glaucoma chronicum congestivum (Ⓔ chronic angle-closure glaucoma): chronische Form des Winkelblockglaukoms*

Glaucoma haemorrhagicum: *→ Glaucoma apoplecticum*

Glaucoma simplex (Ⓔ simple glaucoma): ***Syn***: *Simplexglaukom, Weitwinkelglaukom, Offenwinkelglaukom*; primäres Glaukom durch Abflussbehinderung im Schlemm*-Kanal ohne Einengung des Kammerwinkels*; *s.a. Essay Glaukom S. 797*

Glau|kom *nt* (Ⓔ glaucoma): ***Syn***: *grüner Star, Glaucoma*; Augenerkrankung mit vorübergehender oder permanenter Erhöhung des Augeninnendrucks; führt langfristig zu Atrophie des Sehnervens und Erblindung; *s.a. Essay Glaukom S. 797*

Glau|kom|an|fall *m* (Ⓔ acute glaucoma): ***Syn***: *(akutes) Winkelblockglaukom, Glaucoma acutum congestivum, (akutes) Engwinkelglaukom, Winkelblockung*; anfallsartige starke Erhöhung des Augeninnendrucks durch Verlegung des Kammerwinkels; **Klinik**: das Auge fühlt sich steinhart an und ist gerötet; die Patienten klagen über heftige, dumpfe Schmerzen im Auge, die in den ganzen Kopf, die Zähne oder sogar den Bauchraum ausstrahlen können; es kommt zu Sehstörungen mit Nebelsehen oder Farbringen um Gegenstände bei Dunkelheit; **DD**: Iritis, akutes Sekundärglaukom; **Therapie**: das Winkelblockglaukom ist ein Notfall, weil eine akute Gefahr der Erblindung besteht; meist verwendet man Pilocarpin* [1–2 % zur Verengung der Pupille], Acetazolamid* [i.v. zur Hemmung der Kammerwasserbildung], Mannit* [20 %-ige Infusion zum Wasserentzug] und Apraclonidin- und Betablocker-Augentropfen zur kurzfristigen Drucksenkung; *s.a. Essay Glaukom S. 797*

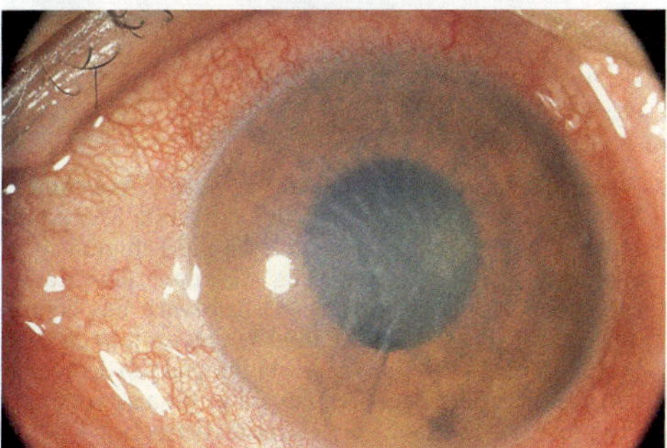

Abb. G44. Glaukomanfall

glau|ko|ma|tös *adj* (Ⓔ glaucomatous): Glaukom betreffend

Glau|kom|fle|cken *pl* (Ⓔ glaucomatous cataract): *s.u. Essay Glaukom S. 797*

Glau|ko|se *f* (Ⓔ glaucosis): Bezeichnung für eine Erblindung als Folgeerscheinung eines Glaukoms*

Glc *Abk.*: *→ Glucose*

GLCF *Abk.*: Gärungs-Lactobacillus-casei-Faktor

Glc-N *Abk.*: *→ Glucosamin*

Glc-6-P *Abk.*: *→ Glucose-6-phosphat*

GLD *Abk.*: globoide Leukodystrophie

GLDH *Abk.*: *→ Glutamatdehydrogenase*

gleich|ar|tig *adj*: *→ homogen*

gleich|er|big *adj*: *→ homozygot*

Gleich|er|big|keit *f*: *→ Homozygotie*

Gleich|ge|schlecht|lich|keit *f*: *→ Homosexualität*

Gleich|ge|wichts|nerv *m*: *→ Nervus vestibularis*

Gleich|ge|wichts|or|gan *nt* (Ⓔ organ of equilibrium): der Vestibularapparat des Innenohrs; besteht aus Sacculus*, Utriculus* und den drei Bogengängen [Ductus* semicirculares]; jeder Bogengang hat vor der Einmündung in den Utriculus* vestibularis eine ampulläre Aufweitung [Ampulla* membranacea], in der das Sinnesepithel lokalisiert ist; die beiden Sinnesfelder des Gleichgewichtsorgans [Maculae] liegen im Sacculus* [Macula sacculi] bzw. Utriculus* [Macula utriculi] im Vestibulum* labyrinthi; sie sind jeweils ca. 2–3 mm^2 groß und bestehen aus Stützzellen und Sinneszellen [Haarzellen]; die Zilien der Haarzellen ragen nach oben in die gallertartige Deckmembran [**Membrana statoconiorum**], in der winzige Kalkkonkremente [**Statoconien**] liegen; bei Bewegungen des Kopfes wird die Endolymphe in Sacculus und Utriculus beschleunigt und damit die Membrana statoconiorum leicht verschoben; die Verschiebung der Membran führt zu einer Bewegung der Statoconien, die wiederum die Zilien der Haarzellen abbiegen; die Haarzellen registrieren auch die Lage des Kopfes im Schwerefeld der Erde; *s.a. Essay Gleichgewichtssinn S. 817*

Gleich|ge|wichts|stein|chen *pl* (Ⓔ ear crystals): selten verwendete Bezeichnung für Statoconien; *s.a. Gleichgewichtsorgan*

Gleich|strom *m* (Ⓔ direct current): ***Syn***: *galvanischer Strom*; elektrischer Strom mit konstanter Flussrichtung

Gleit|bruch *m*: *→ Gleithernie*

Gleit|her|nie *f* (Ⓔ **1.** sliding hernia **2.** *→ axiale Hiatushernie*): **1.** ***Syn***: *Gleitbruch*; Hernie*, bei der ein mit Bauchfell überzogenes Organ durch eine Bruchpforte hin und her gleitet; ca. 3 % aller Hernien **2.** *→ axiale Hiatushernie*

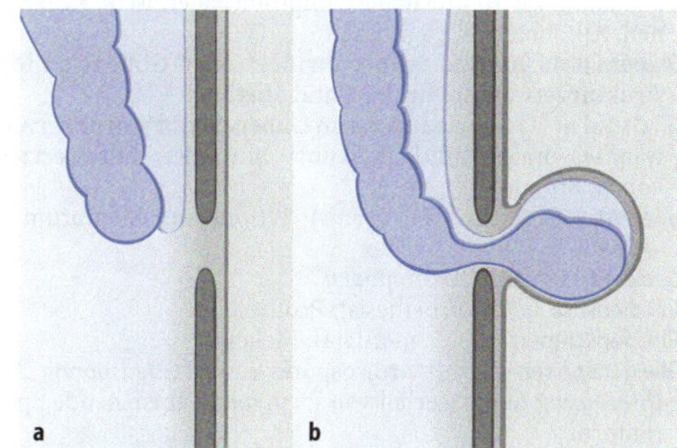

Abb. G45. Gleithernie

Gleit|ho|den *m* (Ⓔ retractile testis): Form des Maldescensus testis, bei der sich der Hoden in das Skrotum drücken lässt, dann aber wieder nach oben gleitet

Glenn: William Wallace Lumpkin Glenn; amerikanischer Chirurg im 20. Jahrhundert

Glenn-Operation *f* (Ⓔ Glenn's operation): ***Syn***: *Kava-Pulmonalis-Anastomose, bidirektionale kavopulmonale Anastomose*; bei Trikuspidalatresie* mit Septumdefekt angelegte End-zu-End-Anastomose der Arteria* pulmonalis dextra mit der Vena* cava inferior, die zu einer Verbesserung der

Lungendurchblutung führt

gle|no|hu|me|ral *adj* (Ⓔ glenohumeral): Gelenkpfanne/Cavitas glenoidalis und Oberarmknochen/Humerus betreffend

gle|no|i|dal *adj* (Ⓔ glenoid): höhlenartig, höhlenförmig

Gle|no|id|frak|tur *f* (Ⓔ glenoid fracture): *s.u. Skapulafraktur*

GLI *Abk.*: Glucagon-like-Immunreaktivität

Glia *f* (Ⓔ glia): *Syn*: *Neuroglia*; interstitielles (Stütz-)Gewebe des Zentralnervensystems, das den Raum zwischen den Nervenzellen ausfüllt; besteht aus Zellen [Astrozyten*, Oligodendrozyten*, Mikroglia*], die, im Gegensatz zu Nervenzellen, ihre Teilungsfähigkeit behalten und damit nach Verletzung oder Reizung proliferieren können und von denen bös- und gutartige Tumoren ausgehen können; sie bilden die Axonscheide der Nervenfasern* und wirken bei der Ernährung der Nervenzellen mit

Gli|a|din *nt* (Ⓔ gliadin): als Allergen* wirkende Fraktion des Glutens*; **Gliadinunverträglichkeit** ist die Ursache der Zöliakie*

G

Gli|a|din|un|ver|träg|lich|keit *f* (Ⓔ gliadin intolerance): *s.u. Gliadin*

Gli|a|grenz|mem|bran *f* (Ⓔ glial limiting membrane): *Syn*: *Membrana limitans gliae*; von Gliazellen bzw. ihren Fortsätzen gebildete Grenzmembran

oberflächliche Gliagrenzmembran (Ⓔ superficial glial limiting membrane): *Syn*: *Membrana limitans gliae superficialis*; Gliagrenzmembran an der Oberfläche von Gehirn und Rückenmark

perivaskuläre Gliagrenzmembran (Ⓔ perivascular glial limiting membrane): *Syn*: *Membrana limitans gliae perivascularis*; Gliagrenzmembran, die die Blutgefäße des Zentralnervensystems umgibt; Teil der Blut-Hirn-Schranke*

gli|al *adj* (Ⓔ glial): *Syn*: *gliär, neuroglial*; Glia betreffend

gli|är *adj*: *→glial*

Gli|a|zel|le *f* (Ⓔ glia cell): *Syn*: *Neurogliazelle, Gliozyt, Neurogliozyt*; interstitielle Zelle des Nervensystems; in ihrer Gesamtheit bilden die Gliazellen ein interstitielles (Stütz-)Gewebe, das den Raum zwischen den Nervenzellen ausfüllt [Glia*]; im Gegensatz zu Nervenzellen behalten sie ihre Teilungsfähigkeit und können damit nach Verletzung oder Reizung proliferieren; je nach Größe und Form unterscheidet man im Zentralnervensystem Astrozyten*, Mikroglia*, Ependymzellen* und Pituizyten*; im peripheren Nervensystem gehören dazu Schwann*-Zellen, Mantelzellen* und Lemnozyten*

Gli|ben|cla|mid *nt* (Ⓔ glibenclamide): wirksamstes Thioharnstoff*-Derivat; **Anw.**: orales Antidiabetikum* bei Diabetes* mellitus Typ II; HWZ 8–16 h; Wirkdauer 15 h; **NW**: Hypoglykämie, gastrointestinale Symptome, allergische Reaktionen, Alkoholunverträglichkeit

Gli|born|u|rid *nt* (Ⓔ glibornuride): dem Glibenclamid* strukturverwandtes orales Antidiabetikum*

Gli|cla|zid *nt* (Ⓔ gliclazide): dem Glibenclamid* strukturverwandtes orales Antidiabetikum* mit einer Halbswertzeit von 12 Stunden

Glied *nt* (Ⓔ **1.** limb **2.** *→Penis*): **1.** (*anatom.*) Membrum **2.** *→Penis*

Glie|der|fü|ßer *pl*: *→Arthropoden*

Glied|er|satz *m* (Ⓔ prosthesis): Prothese*

Glie|der|schmerz *m* (Ⓔ melalgia): Melalgie*

Glie|der|spo|ren *pl* (Ⓔ arthrospores): *Syn*: *Gliedsporen, Arthrosporen*; durch Zerfall von Pilzhyphen entstehende Sporenform

Glie|der|star|re, an|ge|bo|re|ne *f*: *→Guérin-Stern-Syndrom*

Glie|der|wür|mer *pl* (Ⓔ Annelida): *Syn*: *Ringelwürmer, Anneliden, Annelida*; Würmerstamm, zu dem u.a. die Blutegel gehören

Glied|ma|ßen *pl* (Ⓔ limbs): Extremitäten, Arme und Beine

Glied|ma|ßen|a|pra|xie *f* (Ⓔ ideomotor apraxia): *Syn*: *ideomotorische Apraxie, ideokinetische Apraxie*; durch eine Störung der sprachdominanten Hemisphäre verursachte Apraxie*, bei der Bewegungsabläufe ungeschickt [amorphe Bewegungen] und unvollständig [fragmentarische Ausführung] ausgeführt werden; kennzeichnend sind aber **Parapraxien**, d.h. das Auftreten von fehlerhaften Bewegungselementen innerhalb einer Bewegungssequenz

Glied|ma|ßen|fehl|bil|dung *f*: *→Dysmelie*

Glied|ma|ßen|läh|mung *f* (Ⓔ extremity paralysis): *Syn*: *Extremitätenparese*; Lähmung von Armen und/oder Beinen

Glied|spo|ren *pl*: *→Gliedersporen*

Gli|o|blast *m* (Ⓔ glioblast): *Syn*: *Spongioblast*; embryonale Zelle, aus der Gliazellen hervorgehen

Gli|o|blas|tom *nt* (Ⓔ glioblastoma): *Syn*: *malignes Gliom*; von den Gliazellen ausgehender bösartiger Hirntumor, der eine mittlere Überlebenszeit von 6 Monaten hat

buntes Glioblastom: *→Glioblastoma multiforme*

Gli|o|blas|to|ma mul|ti|for|me *nt* (Ⓔ glioblastoma multiforme): *Syn*: *buntes Glioblastom*; schnell wachsendes Glioblastom mit polymorphen Zellen; tritt meist nach dem 50. Lebensjahr auf und befällt Männer doppelt so oft wie Frauen; der Tumor geht von der weißen Substanz der Großhirnhemisphäre aus und wächst rasch infiltrierend; das rasche Wachstum führt zur Bildung arteriovenöser Anastomosen, Blutungsherden, Nekrose und Ödem; **Klinik**: Kopfschmerzen und Hirndruckzeichen sowie häufig Lähmungen und apoplektartige Verschlechterung; **Therapie**: eine Radikalentfernung ist nicht möglich, deshalb wird das befallene Gewebe möglichst weitgehend abgetragen und eine Nachbestrahlung durchgeführt; Zytostatika und Corticoide können das Leben der Patienten um einige Monate verlängern; **Prognose**: die mittlere Überlebenszeit beträgt ca. 6 Monate

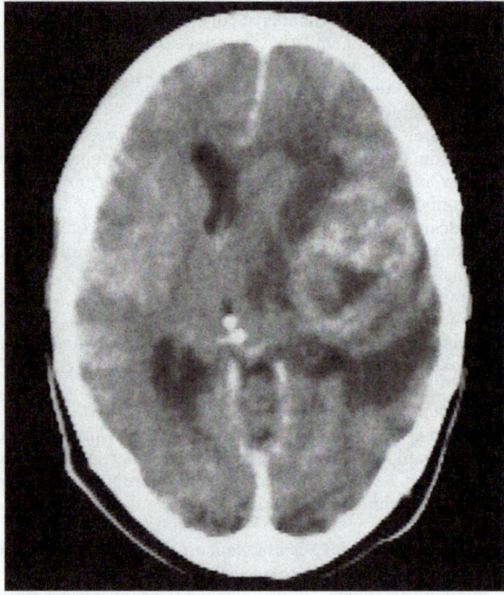
Abb. G46. Linksseitiges Glioblastoma multiforme im CT

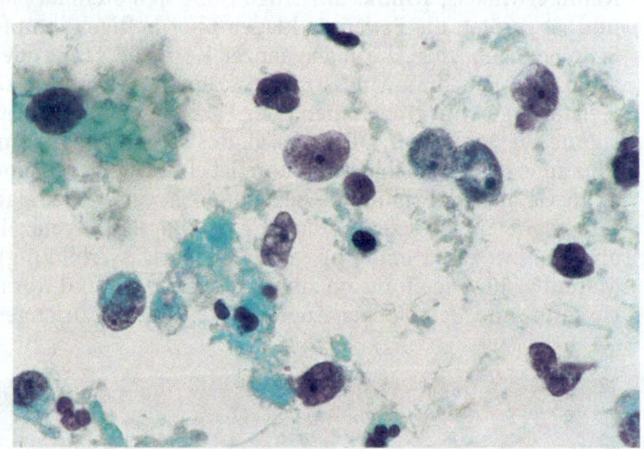
Abb. G47. Glioblastoma multiforme

gli|o|gen *adj* (Ⓔ gliogenous): von Gliazellen gebildet

Gli|om *nt* (Ⓔ glioma): *Syn*: *Neurogliom Neuroma verum*; von

Glaukom

Syn. Glaucoma

F. Grehn

Definition

Unter dem Begriff Glaukom wird eine Anzahl ätiologisch unterschiedlicher Krankheiten mit typischer **Schädigung der Papille und des Gesichtsfeldes** zusammengefasst, deren gemeinsamer pathogenetischer Faktor ein **individuell zu hoher Augeninnendruck** ist. Der alte Ausdruck „**Grüner Star**" sollte nicht mehr verwendet werden, da er immer wieder Anlass zu Verwechslungen mit dem „Grauen Star" [Katarakt* oder Linsentrübung] gibt.

Pathogenese: Regulation des Augeninnendrucks und ihre Störungen

Der Augeninnendruck der Augen-gesunden Bevölkerung beträgt 15,5 ± 5,5 mmHg [± 2 Standardabweichungen], d.h., die Normalwerte liegen zwischen 10 und 21 mmHg. Der **Augeninnendruck wird vom Kammerwasserfluss erzeugt und durch den Abflusswiderstand im Trabekelwerk geregelt.** Das Kammerwasser wird vom Ziliarepithel in einer Menge von ca. 2,4 mm^3/min durch aktive Sekretion und Ultrafiltration gebildet und in die Hinterkammer* abgegeben. Es umspült die Linse und fließt durch die Pupille in die Vorderkammer*. Das Kammerwasser verlässt das Auge durch das schwammartige Trabekelwerk im Kammerwinkel*, gelangt so in den Schlemm*-Kanal und fließt über die Kollektorkanälchen schließlich in die Venen der Sklera oder Bindehaut und damit ins Blutgefäßsystem [**trabekulärer Abfluss**]. Nur einer kleiner Teil [ca. 15 %] gelangt über andere Wege, insbesondere durch die Septen des Ziliarmuskels, in das Gefäßsystem der Aderhaut [Chorioidea] [**uveoskleraler Abfluss**]. Die Kammerwasserproduktion unterliegt einem Tag-Nacht-Rhythmus und ist nachts um ca. 40 % vermindert, bleibt aber ansonsten konstant und ist vom tatsächlichen Augeninnendruck weitgehend unabhängig.

Funktionen des Kammerwassers sind

- Ernährung der angrenzenden Strukturen, insbesondere der Linse und der Hornhaut.
- Aufrechterhaltung der Augapfelform. Der Augeninnendruck gewährleistet eine formstabile Wölbung der Hornhaut und eine konstante Refraktion des Auges.
- Detoxifikation des Augeninneren durch den hohen Ascorbinsäuregehalt [Abfangen freier Radikale].
- Lymphersatz, da das Augeninnere keine Lymphgefäße enthält.

Die **Steigerung des Augeninnendrucks bei Glaukom entsteht ausschließlich durch Behinderung des Kammerwasserabflusses** im Trabekelwerk, nicht etwa durch Überproduktion von Kammerwasser. **Ursache des Druckanstiegs** sind krankhafte Veränderungen des Trabekelwerks [Tab. 1].

Der hierdurch erhöhte Augeninnendruck ruft langfristig die für das Glaukom typischen Schäden an der Papille hervor; es kommt zu einem Schwund von Optikusfasern, d.h. von Axonen der retinalen Ganglienzellen. Hieran sind sowohl mechanische Faktoren als auch Minderdurchblutung beteiligt [Tab. 2]. Die meisten Optikusfasern laufen in einem Bogen auf die Papille zu, nur diejenigen zwischen Fovea und Papille verlaufen geradlinig. Beim Glaukom werden typischerweise die Nervenfasern mit bogenförmigem Verlauf zuerst geschädigt. Erst wenn mehr als 200.000–300.000 der 1,1 Millionen Axone geschädigt sind, treten Gesichtsfelddefekte auf.

Einteilung der Glaukome

Primäre Glaukome treten spontan auf, **sekundäre Glaukome** sind Folge anderer Augenerkrankungen oder von Allgemeinerkrankungen. Beide Glaukomformen werden je nach Zustand des Kammerwinkels weiter unterteilt. Ist der Kammerwinkel offen, wird von **Offenwinkelglaukom**, ist der Kammerwinkel durch die Irisbasis verlegt und der Kammerwasserabfluss hierdurch blockiert, von **Winkelblockglaukom** gesprochen.

Epidemiologie und sozioökonomische Bedeutung

Das Glaukom gehört zu den **häufigsten Erblindungsursachen.** Weltweit sind ca. 6,7 Millionen Menschen an Glaukom erblindet. In den Industrienationen rangiert es an 3. Stelle der Erblindungsursachen [nach Makuladegeneration* und diabetischer Retinopathie*], in den Entwicklungsländern an 2. Stelle [nach Katarakt*], weltweit ist es die häufigste Ursache irreversibler Erblindung. In den Industrienationen ist die Erkrankung nur bei etwa 50 % der manifest Glaukomkranken bekannt, in Entwicklungsländern sehr viel seltener.

Tab. 1. Glaukomformen und ihre Ursachen

Glaukomform	Ursachen
primäre Glaukome	meist sporadisch, polygenetische Ursachen werden wegen familiärer Häufung vermutet
primäres Offenwinkelglaukom (früher: Glaucoma chronicum simplex)	Ablagerungen hyalinen Materials im Trabekelwerk
primäres Winkelblockglaukom	
akut: Glaukomanfall	Verlegung des Kammerwinkels durch die Irisbasis ("Winkelblock") bei anlagemäßig engem Kammerwinkel
chronisch	Verklebungen des Kammerwinkels (Goniosynechien)
primäres kongenitales Glaukom des Säuglings und Kleinkindes (Hydrophthalmie, Buphthalmus)	unvollständige oder fehlerhafte Differenzierung des Trabekelwerks
sekundäre Glaukome (Auswahl)	
Neovaskularisationsglaukom	allmählich fortschreitender Verschluss des Kammerwinkels durch neu gebildete Gefäße und eine fibrovaskuläre Membran (häufig bei Diabetes mellitus und nach Zentralvenenthrombose)
Pigmentdispersionsglaukom	Ablagerung von Pigment (aus der Rückfläche der Iris) im Kammerwinkel
Pseudoexfoliationsglaukom	Ablagerung von feinfibrillärem (sog. Pseudoexfoliations-) Material, das vor allem vom Ziliarepithel gebildet wird, im Kammerwinkel
Kortisonglaukom	Kortikosteroid-induzierte Ansammlung von Mukopolysacchariden im Trabekelwerk
entzündliches Glaukom	Ödem der Trabekelzellen bei Entzündung des Trabekelwerks (Trabekulitis, z.B. durch Herpes-simplex- oder Varizella-Zoster-Viren) oder Ablagerung von Entzündungsproteinen im Kammerwinkel
verletzungsbedingstes Glaukom (traumatisches Glaukom)	Zerreißung und Narbenbildung des Trabekelwerks
Glaukom durch Entwicklungsstörungen und Fehlbildungen	Differenzierungsstörung des Trabekelwerks, z.B. Axenfeld-Rieger-Anomalie

Tab. 2. Pathogenese der Papillenschädigung bei Glaukom

Pathomechanismus	Auswirkungen
Mechanisch durch erhöhten Augeninnendruck	**Abknickung der Axone → Unterbrechung des retrograden Axoplasmatransports und damit fehlende Versorgung des Zellsomas mit Neurotrophinen → Zelltod (Apoptose)**
Durchblutungsstörung durch erhöhten Augeninnendruck und Ateriosklerose	**Minderversorgung der Papille → Degeneration von Nervenfaser- und Gliagewebe**
fehlerhafte Zusammensetzung der Kollagene der Lamina cribrosa	**Ausbuchtung der Bindegewebstrabekel der Lamina cribrosa nach hinten → Schädigung von Nervenfasern, Kapillaren und Glia**

Prävalenz. Etwa 1–2 % der Bevölkerung in Industrienationen leiden an einem manifesten Glaukom mit Schädigung der Papille, etwa 1/10 sind dadurch erheblich sehbehindert oder erblindet. Die Prävalenz nimmt mit steigendem Lebensalter zu.

Geschlechtsverteilung. Bei primärem Offenwinkelglaukom sind Männer, bei primärem Winkelblockglaukom Frauen häufiger betroffen.

Ethnische Faktoren. Bei Weißen überwiegt das primäre Offenwinkelglaukom [ca. 90 % der Fälle]. Farbige sind hiervon etwa 4-mal häufiger und in jüngerem Alter betroffen. Asiaten und Eskimos leiden sehr viel häufiger an Winkelblockglaukom.

Sozioökonomische Bedeutung. In Westeuropa entstehen durch Blindengeld, Ausfall von Arbeitskraft und Frühberentung infolge Glaukoms jährlich wesentlich höhere Kosten als durch die Behandlung des Glaukoms. Deshalb kommt der Früherkennung des Glaukoms [Vorsorgeuntersuchung mit Augendruckmessung und Untersuchung der Sehnervenpapille bei jeder Brillenbestimmung] eine besondere Bedeutung zu.

G

Untersuchungsmethoden bei Glaukom

Die **Diagnose** Glaukom **beruht auf 5 Befunden:**

- Augeninnendruckmessung [Tonometrie]
- Ophthalmoskopie der Papille
- Gesichtsfelduntersuchung [Perimetrie]
- Beurteilung der vorderen Augenkammer mit der Spaltlampe
- Kammerwinkeluntersuchung [Gonioskopie].

Augeninnendruckmessung [Tonometrie]

Die Tonometrie ist heute durch verschiedene nicht-invasive Verfahren, also ohne Eröffnung des Augapfels möglich. Sie erreicht eine Genauigkeit von ± 1 mmHg.

Bei der **Applanationstonometrie** wird die Kraft gemessen, die notwendig ist, um ein planes Messkörperchen so weit mit der Hornhaut in Kontakt zu bringen, dass eine Fläche von ca. 3 mm Durchmesser abgeplattet wird. Dann entspricht der Anpressdruck dem intraokularen Druck. Er kann auf einer Skala abgelesen werden. Die Methode ist von der individuell unterschiedlichen Dehnungsfähigkeit von Kornea* und Sklera* weitgehend unabhängig.

Das **Applanationstonometer nach Goldmann** misst am genauesten und wird deshalb routinemäßig verwendet, meist an der Spaltlampe am sitzenden Patienten [Abb. 1]. Die Hornhaut ist dabei durch Oberflächenanästhesie [Augentropfen] betäubt.

Für Messungen am liegenden Patienten, bei Kindern und außerhalb von Augenarztpraxis und Klinik wurden lageunabhängige Applanationstonometer entwickelt, sog. **Handapplanationstonometer.**

Bei der **Non-Contact-Tonometrie** berührt das Messgerät die Hornhaut nicht. Die Hornhaut wird durch einen Luftstoß abgeplattet und das hierdurch veränderte Reflexbild zur Messung benutzt. Damit entfällt die Oberflächenanästhesie der Hornhaut. Darüber hinaus besteht keine Gefahr einer Keimübertragung [z.B. Keratoconjunctivitis* epidemica] oder einer Verletzung des Hornhautepithels. Jedoch ist die Messgenauigkeit geringer als beim Goldmann-Tonometer, der Luftstoß ist subjektiv unangenehm und das Messprinzip funktioniert ebenfalls nicht bei vernarbter Hornhautoberfläche.

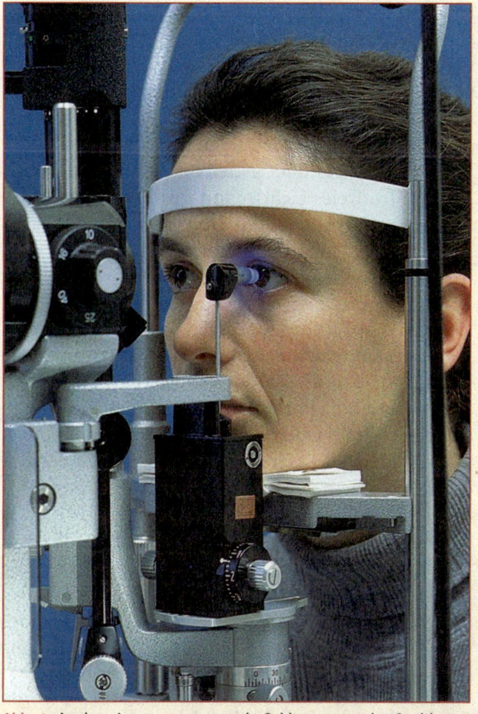

Abb. 1. Applanationstonometer nach Goldmann, an der Spaltlampe montiert

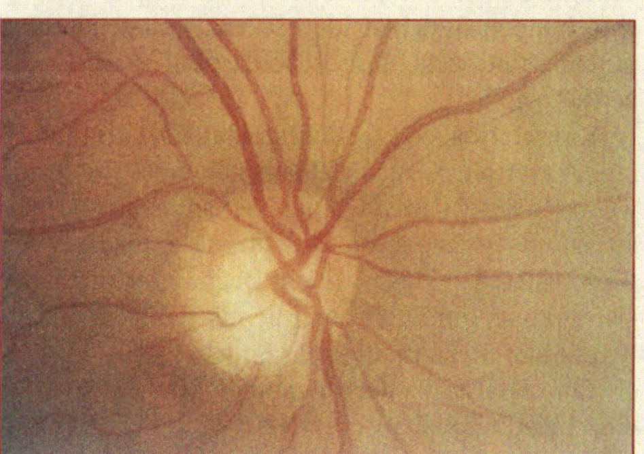

Abb. 2. Glaukomatöse Papillenexkavation. Man beachte die randständige Papillenexkavation

Ophthalmoskopie der Papille

Folgende ophthalmoskopische Befunde sprechen für eine glaukomatöse Papillenexkavation [Abb. 2]:

- **Große Exkavation:** Exkavationen bis an den Rand der Papille sind beweisend für ein Glaukom. Exkavationen, die bis zu 60 % der Papillenfläche einnehmen, können ohne Glaukom vorkommen, wenn bei großem Papillendurchmesser nicht die gesamte Papillenfläche von Nervenfasern ausgefüllt wird. Die Exkavation ist an der Einsenkung der Papille zu erkennen, an der keine Nervenfasern durch die Lamina cribrosa eintreten.
- Eine **Asymmetrie der Papillenexkavationen** beider Augen spricht für ein Glaukom auf der stärker exkavierten Seite.
- **Hochovale Exkavation und Kerbenbildung** des Nervenfasersaums der Papille. Die physiologische Papillenexkavation ist queroval, weil am oberen und unteren Pol der Papille besonders viele Nervenfasern einlaufen. Bei Glaukom gehen zunächst die Nervenfasern des oberen und unteren Papillenpols zu Grunde. Daraus resultiert eine hochovale Exkavation bzw. Kerbenbildung [Abb. 2].

- **Abknicken der Gefäße am Papillenrand** bei fehlendem Nervenfasersaum [Abb. 2, unterer Papillenpol].
- **Reduzierte Nervenfaserzeichnung** neben der Papille. Schaltet man bei der Ophthalmoskopie im aufrechten Bild oder an der Spaltlampe mit der Lupe den Grünfilter in den Beleuchtungsstrahlengang [rotfreies Licht], dann wird die Streifung der Nervenfaserschicht um die Papille herum besonders gut sichtbar und schlitzförmige Nervenfaserdefekte neben der Papille als Hinweis auf ein Glaukom lassen sich sehr genau erkennen.

Durch **Fotografie** der Papille lässt sich der aktuelle Befund für einen späteren Vergleich genau festhalten. Neuerdings gibt es Geräte, die eine dreidimensionale, digitale Oberflächenkarte der Papille registrieren können [**Laser-Tomographie**]. Diese Methode ist vor allem für eine quantitative Verlaufskontrolle bei beginnendem Glaukom wichtig.

Die Polarisationsänderung des von der Nervenfaserschicht zurückfallenden Lichts macht sich die **Polarimetrie** zu Nutze. Hierdurch sind Rückschlüsse auf Nervenfaserdicke bzw. Nervenfaserausfall möglich. Es gibt Geräte, mit denen auf diese Weise die Nervenfaserschicht dokumentiert werden kann.

Gesichtsfelduntersuchung [Perimetrie]

Nervenfaserausfälle führen zur Degeneration der dazugehörigen Ganglienzellen und deshalb zu entsprechenden Gesichtsfeldausfällen. Deshalb sind Papillenbefund und Gesichtsfeldausfall miteinander verknüpft.

Korrelation von Gesichtsfeldausfall und Papillenexkavation: Gesichtsfeldausfälle treten erst auf, wenn ein erheblicher Teil der Nervenfasern [> 30 %] zu Grunde gegangen ist. Deshalb ist der Beginn eines Gesichtsfelddefektes nicht der Beginn der Glaukomerkrankung, sondern immer bereits ein fortgeschrittenes Stadium [„Anfang vom Ende"].

Charakteristika der glaukomatösen Gesichtsfeldeinschränkung: Typischerweise wird bei Glaukom das **parazentrale Gesichtsfeld zuerst geschädigt** und das Zentrum lange ausgespart. Infolgedessen bleibt auch die **Sehschärfe lange gut**. Der Patient bemerkt die Gesichtsfeldeinschränkung zunächst nicht [so wie der „blinde Fleck" des Auges nicht wahrgenommen wird]. Auch bei fortgeschrittenen Glaukomstadien wird der Gesichtsfeldausfall oft durch das andere Auge kompensiert. Deshalb kommt es nicht selten vor, dass der Patient bereits an einem Auge durch Glaukom erblindet ist, wenn er erstmals den Arzt aufsucht. Das Durchlaufen aller Stadien bei unbehandeltem primärem Offenwinkelglaukom dauert etwa 10–15 Jahre [Abb. 3].

Spaltlampenuntersuchung

Bei der Spaltlampenuntersuchung wird besonders auf Folgendes geachtet:

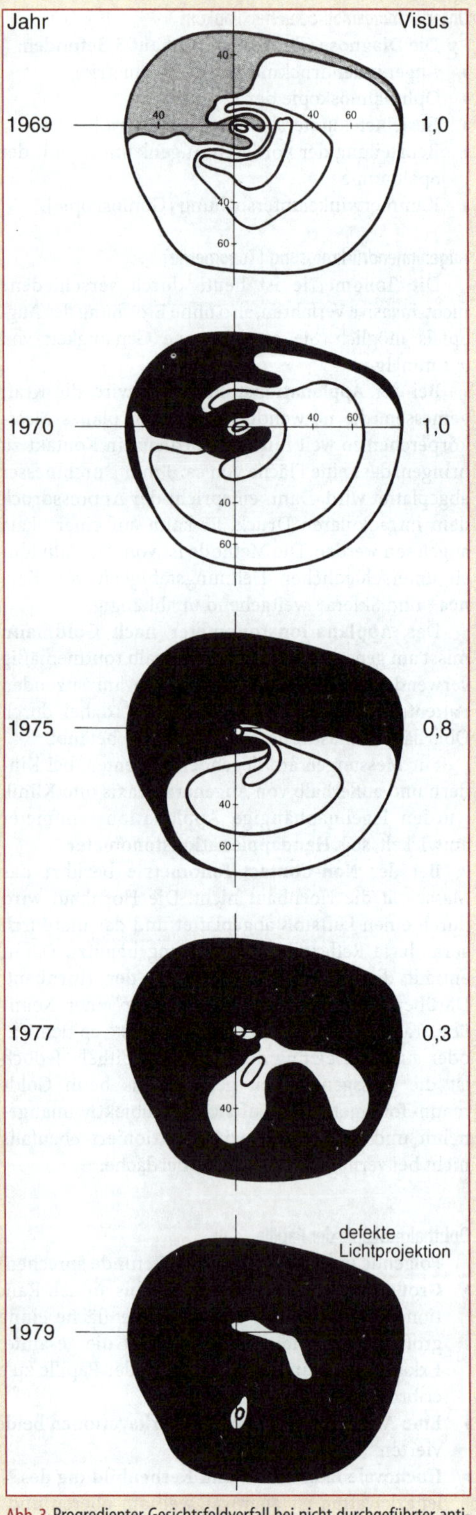

Abb. 3. Progredienter Gesichtsfeldverfall bei nicht durchgeführter antiglaukomatöser Therapie

- **Kammerwinkeleingang**: eng bei Disposition zum Glaukomanfall
- **Vorderkammertiefe**: herabgesetzt bei Winkelblockglaukom
- **Pigmentierung der Hornhautrückfläche**: Krukenberg-Spindel bei Pigmentglaukom.
- **Weißliche Ablagerungen auf der Linse:** Pseudoexfoliationsglaukom.

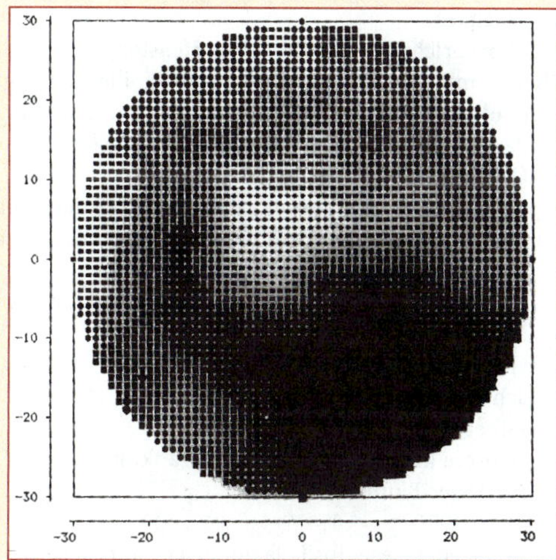

Abb. 4. Gesichtsfeldausfälle bei Glaukom, statische automatisierte Schwellenperimetrie, Graustufendarstellung

Kammerwinkelspiegelung [Gonioskopie]

Der Kammerwinkel ist ohne Hilfsmittel nicht sichtbar. Durch das schräge Auftreffen der vom Kammerwinkel reflektierten Lichtstrahlen kommt es an der Grenzfläche zwischen Hornhaut und Luft zur Totalreflexion. Durch sog. **Gonioskopielinsen**, die auf die anästhesierte Hornhaut aufgesetzt werden, wird die Totalreflexion aufgehoben, und der Kammerwinkel kann eingesehen werden.

Die **Strukturen des Kammerwinkels** sind beginnend in Richtung Kammerwinkelgrund:

- **Schwalbe-Linie**: die Grenzlinie zwischen Hornhautendothel und Trabekelwerk.
- **Trabekelband**: sein vorderer Anteil ist oft unpigmentiert, sein hinterer Anteil meist pigmentiert. Unter dem hinteren pigmentierten Teil befindet sich der Schlemm*-Kanal.
- **Skleralsporn** als weißliches Band.
- **Ziliarkörperband** als bräunliches Band unterschiedlicher Breite, an dem die Irisbasis angewachsen ist.

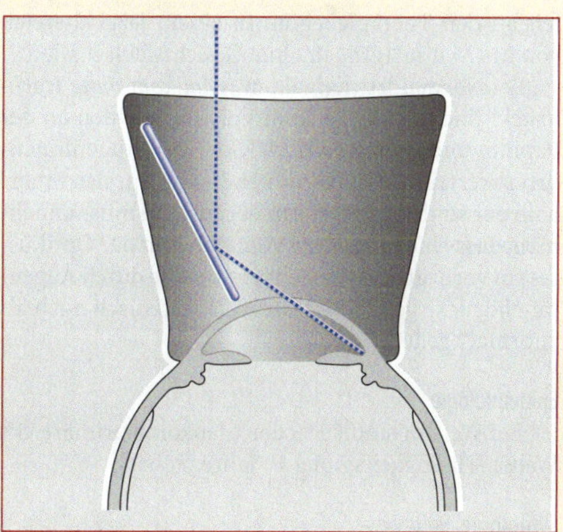
Abb. 5. Gonioskopielinse des Kammerwinkels nach Goldmann. Schema des Strahlenganges

Sonstige diagnostische Methoden

Zur Verbesserung der Frühdiagnose des Glaukoms werden derzeit zusätzliche Untersuchungsmethoden entwickelt, die noch keinen Eingang in die tägliche Routine des Augenarztes gefunden haben:

- Untersuchung der **Kontrast-, Bewegungs- und Flickerwahrnehmung**, weil diese Funktionen bereits vor der Entstehung von Gesichtsfeldausfällen gestört sind.
- Die **Blau-Gelb-Perimetrie** nutzt aus, dass kurzwellige Lichtreize den beginnenden Gesichtsfeldausfall früher anzeigen als weiße Prüfpunkte.
- Dem **Frequency Doubling Test** liegt das psychophysische Phänomen zu Grunde, dass Gittermuster bei einer bestimmten zeitlichen Repetitionsrate mit doppelter Ortsfrequenz wahrgenommen werden. Diese ist im glaukomgeschädigten Gesichtsfeldbereich verändert.
- Bei der **Rauschfeldkampimetrie** blickt der Patient auf ein schnell wechselndes Flimmermuster und kann seine glaukomatösen Ausfälle selbst wahrnehmen.
- Im **Musterelektroretinogramm** sind Störungen der elektrischen Antwort der retinalen Ganglienzellen auf spezielle Lichtreize bereits im Frühstadium des Glaukoms erkennbar.

Primäre Glaukome

Offenwinkelglaukom

Das **primäre Offenwinkelglaukom** ist eine langsam progrediente, meist beidseitige Augenerkrankung des älteren Menschen, die durch Steigerung des Augeninnendrucks, Papillenexkavation mit typischer Gesichtsfeldeinschränkung und einen offenen Kammerwinkel gekennzeichnet ist. Es entsteht, weil sich im trabekulären Maschenwerk hyalines Material [„Plaque-Material"] ablagert. Hierdurch steigt der Augeninnendruck an. Der erhöhte Augeninnendruck schädigt die Optikusfasern und möglicherweise auch die Kapillaren der Papille.

Sonderformen

Man spricht von **okulärer Hypertension**, wenn der Augeninnendruck oberhalb der statistischen Norm, also über 21 mmHg liegt, und weder eine Papillenschädigung noch eine Gesichtsfeldeinschränkung vorliegt. Aus einer okulären Hypertension kann sich ein Glaukom entwickeln. Die Wahrscheinlichkeit, dass sich aus einer okulären Hypertension ein Glaukom entwickelt, ist bei Vorliegen folgender **Risikofaktoren** besonders hoch:

- Glaukomschaden am anderen Auge
- große Papillenexkavation [mehr als 60 % der Papillenfläche einnehmend]
- Seitendifferenz der Papillenexkavation von mehr als 20 % der Papillenfläche
- Streifenblutung am Papillenrand
- Nachweis von Pseudoexfoliationsmaterial auf der Linse oder Nachweis einer Pigmentdispersion
- Myopie > –5 dpt
- Glaukom bei Blutsverwandten 1. Grades
- schwarze Hautfarbe
- höheres Lebensalter [> 70 Jahre]
- schwere kardiovaskuläre Vorerkrankungen
- niedriger Blutdruck.

G

Nicht jeder dieser Risikofaktoren hat das gleiche Gewicht. Das Zusammentreffen mehrerer Faktoren erhöht das Risiko einer Glaukomschädigung. Das Vorhandensein von Risikofaktoren veranlasst im Zweifelsfall den Therapiebeginn in einem Druckbereich von 21–25 mmHg, auch ohne Gesichtsfeldschaden.

Bei **Normaldruckglaukom** [*Glaukom ohne Hochdruck*] finden sich glaukomtypische Schäden an der Papille und Gesichtsfelddefekte bei Augeninnendruckwerten, die immer unter 21 mmHg, also innerhalb der statistischen Norm liegen. Man muss annehmen, dass eine besondere Vulnerabilität der Optikusfasern vorliegt und der Sehnerv bereits durch Augeninnendrucke geschädigt wird, die statistisch noch als „normal" gelten.

Übersicht 1. Pathomechanismen des Normaldruckglaukoms

Folgende pathogenetische Faktoren für Offenwinkelglaukom werden angeschuldigt:

- nächtlicher Blutdruckabfall: die Differenz zwischen Augeninnendruck und Blutdruck [= Perfusionsdruck] ist zu gering, um eine adäquate Blutversorgung der Optikusfasern aufrechtzuerhalten
- Vasospasmen führen zu einer verminderten Durchblutung der Papille
- ein Defekt in der Kollagenzusammensetzung der Lamina cribrosa: die Optikusfasern werden auch schon bei noch im statistischen Normbereich liegenden Augeninnendruck abgeknickt

Epidemiologie

Bei Weißen sind 90 % der Glaukome primäre Offenwinkelglaukome. Farbige erkranken früher daran als Weiße [Häufigkeitsgipfel 10 Jahre früher].

Symptome, Befunde

Ein **Offenwinkelglaukom** bemerkt der Patient in der Regel nicht, denn subjektiv bestehen keine Sehstörung [erst im Endstadium] und keine Schmerzen. Der Arzt erhebt folgende Befunde:

Augeninnendruckmessung: Bei 70 % der Patienten mit primärem Offenwinkelglaukom ist der Augeninnendruck auf Werte über 21 mmHg erhöht. Auch ein Augendruck von 21 mmHg kann jedoch mit einer Papillenschädigung und Gesichtsfeldeinschränkung einhergehen [Normaldruckglaukom, s.o.]. Deshalb sollten bereits grenzwertige Befunde den Verdacht auf ein beginnendes Glaukom lenken. Unterschiedliche Augeninnendrucke im Seitenvergleich sprechen für ein Glaukom an dem Auge mit dem höheren Augeninnendruck.

Bei einmalig erhöhtem Augeninnendruck muss die Augendrucksteigerung durch wiederholte Messungen, vor allem zu verschiedenen Tageszeiten [**Tagesdruckprofil:** Tonometrie alle 3 Stunden], bestätigt werden. **Schwankungen** des Augeninnendrucks **von über 5 mmHg** im Verlauf eines Tages sind für das primäre Offenwinkelglaukom **typisch.**

Ophthalmoskopie: Die typischen glaukomatösen Veränderungen an der Papille bei primärem Offenwinkelglaukom sind:

- große Papillenexkavation [> 60 % der Papillenfläche einnehmend]
- Kerben im Nervenfasersaum der Papille
- Abknicken der Gefäße am Papillenrand
- schlitzförmige Nervenfaserdefekte neben der Papille bei Ophthalmoskopie mit dem Grünfilter.

Perimetrie: Typisch für einen glaukomatösen Gesichtsfelddefekt sind:

- parazentrale absolute Skotome*

- langes Erhaltenbleiben der zentralen Sehschärfe [z.B. der Lesefähigkeit]
- bei fortgeschrittenem Glaukomschaden Sektorskotome oder Ausfall des Gesichtsfeldes bis auf einen zentralen Rest.

Gonioskopie: Für das primäre Offenwinkelglaukom ist folgendes typisch:

- **keine** Goniosynechien
- meist pigmentiertes Trabekelwerk, jedoch ist die Pigmentation schwächer als bei Pigment- oder Pseudoexfoliationsglaukom [s.u. sekundäre Glaukome].

Der Kammerwinkeleingang kann durch Dickenzunahme der Linse eng sein [bei der Differentialdiagnose „chronisches Winkelblockglaukom" finden sich dagegen immer Goniosynechien].

Übersicht 2. Zur Sicherung der Diagnose „Offenwinkelglaukom" sind erforderlich:

- eine Tagesdruckkurve
- ein Vergleich des Augeninnendrucks von rechtem und linkem Auge
- eine dokumentierte Papillenschädigung
- der eindeutige Nachweis von Gesichtsfelddefekten [Ausschluss von Artefakten und falsch-positiven Befunden]

G

Therapie

Die Therapie des **Offenwinkelglaukoms** zielt im Wesentlichen darauf ab, den erhöhten Augeninnendruck zu senken. Die nach pathogenetischen Gesichtspunkten sinnvolle Verbesserung der Mikrozirkulation des Sehnervs ist heute nur in Ausnahmefällen [Vasospasmus] möglich. Die medikamentöse Hemmung des programmierten Zelltodes [Apoptosehemmung] wird in Zukunft wahrscheinlich therapeutisch genutzt werden können.

Es gibt **3 Methoden zur Senkung des Augeninnendrucks:**

- Medikamente [Augentropfen]
- Laserbehandlung
- Operation.

Üblicherweise wird mit einer medikamentösen Therapie begonnen, evtl. als Kombinationstherapie. Ist eine medikamentöse Therapie nicht ausreichend, dann muss ergänzend eine Laserbehandlung oder schließlich eine Operation durchgeführt werden.

Vor Behandlungsbeginn sollte der für den Patienten gültige Druckbereich definiert werden, der ein Fortschreiten des Glaukomschadens voraussichtlich verhindert. Die Obergrenze dieses individuellen Druckbereiches wird **Zieldruck** genannt. Der Zieldruck hängt insbesondere von vier Aspekten ab:

- dem Ausmaß des vorhandenen Glaukomschadens
- dem Augeninnendruck zum Zeitpunkt der Diagnosestellung
- dem Vorliegen von Risikofaktoren [s.o.]
- der individuellen Lebenserwartung.

Eine Senkung des Augeninnendrucks unter die statistische Obergrenze von 21 mmHg ist alleine oft nicht ausreichend. Je geringer die Drucksteigerung war, die zu dem Glaukomschaden geführt hat, desto tiefer muss der Augeninnendruck gesenkt werden. Bei sehr großer Exkavation oder fortgeschrittenem Gesichtsfeldverfall werden Drucke unter 15 mmHg angestrebt. Die Senkung des Augeninnendrucks ist umso dringlicher, je höher der Augeninnendruck und je stärker fortgeschritten die Gesichtsfeldeinschränkung ist. Ist bereits ein Auge durch Glaukom schwer geschädigt oder gar erblindet, dann müssen Arzt und Patient die Situation besonders ernst nehmen.

Medikamentöse Therapie. Der Augeninnendruck kann mit 5 unterschiedlich wirkenden Substanzen gesenkt werden, die als Augentropfen allein oder in Kombination verabreicht werden können.

Übersicht 3. Substanzen, die den Augeninnendruck senken

- Betablocker
- Sympathomimetika
- lokale Karboanhydrasehemmer
- Prostaglandinderivate
- Parasympathomimetika [Miotika]

Für die Wirksamkeit von Glaukom-Augentropfen sind außer dem Wirkmechanismus der Substanz auch die hydrophilen und lipophilen Eigenschaften [Galenik, Penetration der Hornhaut] von Bedeutung.

Betablocker wirken über eine **Drosselung der Kammerwasserproduktion.** Der große Vorteil dieser Medikamente ist, dass sie keine Sehstörung auslösen, da Pupille und Akkommodation nicht beeinflusst werden. Die lokale Verträglichkeit ist in der Regel gut. Betablocker sind allerdings absolut kontraindiziert bei Asthma bronchiale, Bradykardie und AV-Überleitungsstörungen 2. und 3. Grades. Die meisten Präparate enthalten nicht-selektive Betablocker. Auch β-1-selektive Substanzen dürfen bei Asthma bronchiale nicht verwendet werden, da die Selektivität nie vollständig ist. Vorsicht mit Betablocker-Augentropfen ist auch geboten bei Kontaktlinsenträgern und „trockenem Auge“, da manche Betablocker die Hornhautsensibilität herabsetzen und die Trockenheit des Auges verstärken können.

Sympathomimetika. Die α-2-agonistisch wirkenden Substanzen **Clonidin, Aproclonidin** und **Brimonidin** senken den Augeninnendruck durch **Drosselung der Kammerwasserproduktion.** Die Pupille bleibt unbeeinflusst, die Verträglichkeit ist gut. Höhere Konzentrationen von Clonidin senken den Blutdruck, was bei Hypertonikern erwünscht, bei Hypotonikern aber gefährlich sein kann. Apraclonidin wirkt akut, nicht aber langfristig stark drucksenkend und ist deshalb nach operationsbedingten Steigerungen des Augeninnendrucks empfehlenswert. Es hat eine relativ hohe Allergisierungsneigung. Brimonidin ist diesbezüglich günstiger und soll zusätzlich einen neuroprotektiven Effekt besitzen.

Früher wurde Adrenalin bei Glaukom verabreicht. Heute wird dessen Dipivalylester **Dipivefrin** [0,1 %] verwendet. Die systemischen Nebenwirkungen sind geringer. Adrenalin wirkt wahrscheinlich über beta-2-Rezeptoren auf das Trabekelwerk und **verbessert den Kammerwasserabfluss.** 2 Stunden nach Applikation entsteht bei vielen Patienten eine auffällige Rötung der Bindehaut [reaktive Hyperämie], die sehr unangenehm sein kann. Dipivefrin ist bei Glaukompatienten mit Asthma bronchiale geeignet, da es teilweise systemisch resorbiert wird und bronchodilatatorisch wirkt.

G

Carboanhydrasehemmer wirken durch eine **Drosselung der Kammerwasserproduktion.** Ursprünglich konnten Carboanhydrasehemmer, z.B. **Acetazolamid**, nur als Tabletten eingenommen oder intravenös gespritzt werden. In dieser Form sind sie heute noch bei akutem Winkelblockglaukom [„Glaukomanfall“] erforderlich, selten jedoch bei chronischen Glaukomformen. Ihre systemischen Nebenwirkungen [Metallgeschmack, Kribbeln an den Händen, Nierenkoliken, selten Leukopenie] machen eine Daueranwendung problematisch.

Seit einigen Jahren stehen neue, als Augentropfen anwendbare Carboanhydrasehemmer zur Verfügung; **Dorzolamid** und **Brinzolamid** durchdringen die Hornhaut gut. Ihr Vorteil besteht neben der effektiven Drucksenkung darin, dass keine Pupillen- oder Akkommodationsstörung und keine Beeinflussung der Gefäßweite eintreten.

Prostaglandinderivate senken den Augeninnendruck, indem sie den **uveoskleralen Abflussweg** [durch die Septen des Ziliarmuskels] **eröffnen.** Die speziell für die Augenheilkunde entwickelten Substanzen **Latanoprost, Bimatoprost** und **Travoprost** wirken **stark drucksenkend** und müssen nur 1 x abends getropft werden. Sie rufen keine nennenswerten Entzündungszeichen hervor, während die nativen Prostaglandine entzündliche Reaktionen am Auge fördern. Allerdings verdunkeln diese Prostaglandinderivate bei jahrelanger Anwendung die Irisfarbe [auffällig bei einseitiger Anwendung] und führen zu einem verstärkten Wimpernwachstum. Beide Nebenwirkungen sind aber ungefährlich.

Parasympathomimetika [Cholinergika, Miotika] sind die ältesten Glaukommedikamente. Sie haben eine gute drucksenkende Wirkung, werden heute aber nur noch selten als **Pilocarpin** [0,5–2 %] und **Carbachol** [0,75–3 %] verwendet. Sie wirken direkt auf die postsynaptischen cholinergen Rezeptoren und steigern den Tonus des Ziliarmuskels. Der mechanische Zug spreizt die Maschen des Trabekelwerks und **verbessert** so **den Abfluss des Kammerwassers** in den Schlemm*-Kanal. Die gleichzeitig hervorgerufene Verengung der Pupille [Miosis] ist eine unerwünschte Nebenwirkung. Insbesondere bei älteren Menschen mit beginnender Linsentrübung vermindert sie das Sehvermögen bei schlechter Beleuchtung und erschwert das Autofahren bei Nacht. Bei jüngeren Patienten, die noch gut akkommodieren können, entsteht durch die Anspannung des Ziliarmuskels eine störende Myopisierung [Kurzsichtigkeit]. Parasympathomimetika müssen wegen ihrer kurzen Wirkdauer 3–4 x tgl. getropft werden.

Laserbehandlung. Die Behandlung des Trabekelmaschenwerkes mit „Laserschüssen“ wird **Trabekuloplastik** genannt. Hierzu wird meist ein Laser verwendet, der im Grünbereich emittiert [z.B. Argonionenlaser, frequenzverdoppelter Nd:YAG-Laser], wobei 80–100 Laserpunkte von 50 µm Durchmesser und 0,1 s Dauer über eine Gonioskopielinse auf die gesamte Zirkumferenz des Trabekelwerks verteilt werden. Die thermische Wirkung des Lasers führt zu einer **Verbesserung des Kammerwasserabflusses** und einer Drucksenkung von 5–8 mmHg. Nicht immer ist die Drucksenkung ausreichend, außerdem ist die Wirkungsdauer häufig auf wenige Jahre oder kürzer beschränkt.

Anstelle einer Operation oder nach erfolglosen Operationen wird die sog. **Zyklophotokoagulation** angewendet. Sie zielt auf eine Verödung des sezernierenden Ziliarepithels. Hierbei wird ein Infrarotlaser [Diodenlaser oder Neodymium-YAG-Laser] verwendet, für dessen Licht die Sklera weitgehend transparent ist, sodass das Ziliarepithel ohne Eröffnung des Augapfels erreicht wird.

Operation. Man unterscheidet perforierende, d. h. den Augapfel eröffnende, und nicht-perforierende Operationsverfahren.

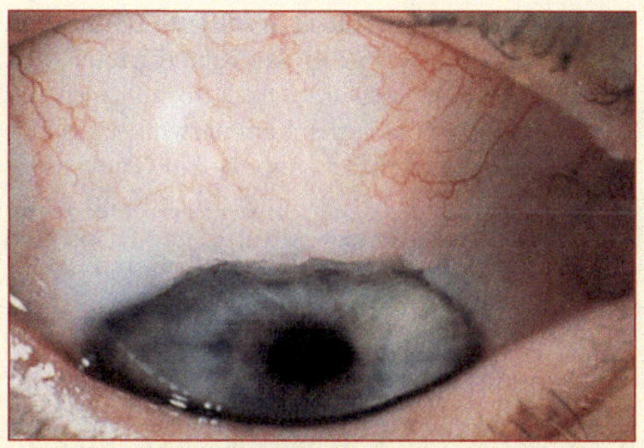

Abb. 6. Sickerkissen nach filtrierender Glaukomoperation. Man erkennt die „glasige" Struktur mit reduzierter Gefäßzeichnung der Bindehaut

Perforierende Operationsverfahren: Eine **Filtrationsoperation** wird ausgeführt, wenn der Augeninnendruck medikamentös oder mit Lasertrabekuloplastik nicht gesenkt werden kann. Die Operation schafft dem Kammerwasser einen neuen Abflussweg unter die Bindehaut, wo es von Lymphgefäßen und Venen aufgenommen wird. **Technik:** Oberflächlich wird im Bereich des Trabekelwerks ein kleiner Skleradeckel präpariert. Dann wird durch das Trabekelwerk eine rechteckige Öffnung [**Trabekulektomie**] oder eine runde Öffnung [**Goniotrepanation**] in die vordere Augenkammer angelegt. Anschließend wird das Skleradeckelchen über die Öffnung gelegt und mit Fäden fixiert, sodass es den Kammerwasserfluss drosselt, und die Bindehaut darüber wasserdicht verschlossen. Das absickernde Kammerwasser wölbt die Bindehaut etwas vor, wodurch ein sog. **Sickerkissen** entsteht, das vom Oberlid bedeckt und geschützt wird [Abb. 6].

Die Filtrationsoperation ist einerseits wirksamer als eine medikamentöse Behandlung oder die Lasertherapie, andererseits birgt die Eröffnung des Auges **Risiken** in sich. Allerdings sind nicht die bei korrekter Technik seltenen operativen Komplikationen problematisch, sondern die natürlicherweise einsetzende **Wundheilung.** Diese führt in einem Viertel der Fälle zu einer Vernarbung mit einem partiellen oder vollständigen Verschluss des Sickerkissens, sodass der Augeninnendruck wieder ansteigt. Besonders nach Voroperationen neigt das Bindegewebe der Konjunktiva* zu verstärkter Kollagenbildung. In solchen Fällen werden heutzutage Antimetaboliten* [Mitomycin C, 5-Fluorouracil] auf die Operationsstelle aufgebracht oder subkonjunktival appliziert, um die Narbenbildung zu bremsen.

Nicht-perforierende Operationsverfahren: Sie werden neuerdings vermehrt angewandt, weil ihre unmittelbaren postoperativen Komplikationen von manchen Operateuren geringer als die der Filtrationsoperation angesehen werden. Bei der **tiefen Sklerektomie** wird eine mikroskopisch dünne Membran [Innenwand des Schlemm*-Kanals] zwischen Vorderkammer* und Skleradeckel belassen. Dadurch wird ein überschießender Abfluss von Kammerwasser in den ersten Tagen nach der Operation vermieden.

Bei einer ähnlichen Modifikation [**Viskokanalostomie**] wird der Schlemm*-Kanal durch hoch visköse Hyaluronsäure geweitet mit dem Ziel, dass das Kammerwasser somit wieder seinen natürlichen Abflussweg nehmen kann.

Diese Operationsverfahren senken den Augeninnendruck jedoch nicht so effektiv wie die Filtrationsoperation, selbst wenn später das Trabekel- und Descemetfenster von innen über eine Gonioskopielinse mit dem Nd:YAG-Laser geöffnet wird.

Andere Operationsverfahren, die gelegentlich bei primärem Offenwinkelglaukom zum Einsatz kommen, wenn andere Operationen erfolglos waren, sind **zyklodestruktive Eingriffe** [**Zyklokryotherapie** und **Zyklophotokoagulation**], die den Ziliarkörper veröden und den Kammerwasserfluss reduzieren, sowie **Abfluss-Systeme** [Implantate], die vorwiegend bei Sekundärglaukomen verwendet werden.

Winkelblockglaukom

Das Winkelblockglaukom entsteht durch einen Kammerwinkelverschluss. Man unterscheidet ein akutes, ein intermittierendes und ein chronisches Winkelblockglaukom.

Pathogenese

Dem **akuten Winkelblockglaukom** [**Glaukomanfall**] liegt eine akute Verlegung des Kammerwinkels durch die Irisbasis [„Winkelblock"] zu Grunde. Dies kommt nur bei **anlagemäßig engem Kammerwinkel**, besonders bei Kurzbau [Hypermetropie*] und relativ großer Linse [Alterslinse] vor. Die Disposition zum akuten Winkelblockglaukom lässt sich oft an der **Abflachung der Vorderkammer**, dem **engen Kammerwinkel** und der **vorgewölbten Iris** erkennen.

Der häufigste Auslöser des akuten Winkelblockglaukoms ist ein **Pupillarblock.** Er entsteht bei flacher Vorderkammer, wenn hierdurch die Irisrückfläche der Linse relativ straff aufliegt und den Durchfluss des Kammerwassers durch die Pupille behindert. Dabei entsteht ein Druckgefälle zwischen dem Raum hinter der Iris [Hinterkammer*] und dem Raum vor der Iris [Vorderkammer*]. Diese Situation wird als **relativer Pupillarblock** bezeichnet. Wenn die Pupille sich bei Dunkelheit erweitert oder bei einer Augenuntersuchung medikamentös weit gestellt wird, kann der Durchfluss durch die Pupille so stark behindert werden, dass ein vollständiger **Pupillarblock** resultiert. Dann staut sich das Kammerwasser in der Hinterkammer und drückt die dünne Iriswurzel nach vorne gegen das Trabekelwerk, wodurch der Kammerwinkel zirkulär verlegt [„blockiert"] wird [Abb. 7]. Ein Glaukomanfall ist die Folge; der Augeninnendruck steigt plötzlich auf 50–70 mmHg an und ruft starke Schmerzen und Sehstörungen hervor.

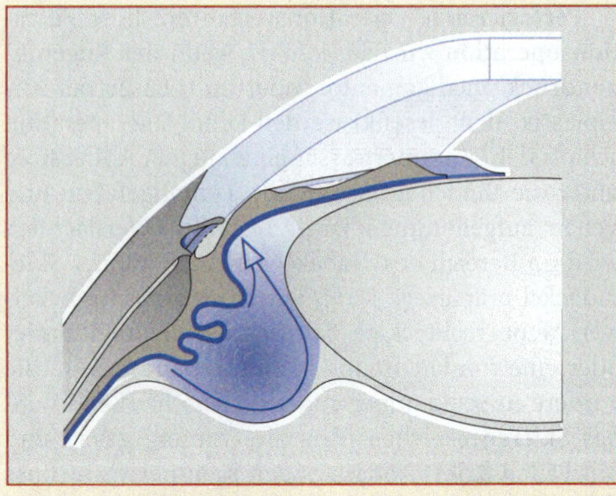

Abb. 7. Mechanismus des akuten Winkelblockglaukoms [Pupillarblock] (nach Mackensen und Harms)

Das **intermittierende Winkelblockglaukom** ist eine Vorstufe des akuten Winkelblockglaukoms [„Glaukomanfall"]. Hierbei treten vorübergehende Drucksteigerungen durch Winkelverschluss auf, der Pupillarblock löst sich aber jeweils wieder spontan auf.

G

Ein **chronisches Winkelblockglaukom** entsteht meist, wenn ein Glaukomanfall nicht rechtzeitig behandelt wird. Dann entstehen Verklebungen des Kammerwinkels [**Goniosynechien**], die zu einer chronischen Steigerung des Augeninnendrucks mit Papillenschädigung und Gesichtsfeldeinschränkung führen. Primär, d.h. ohne vorangegangenen Glaukomanfall, entsteht ein chronisches Winkelblockglaukom in Europa selten, im asiatischen Raum dagegen häufiger.

Epidemiologie

Frauen sind doppelt so häufig betroffen wie Männer. Das Erkrankungsalter liegt bevorzugt im 6.–8. Lebensjahrzehnt. In Europa sind nur ca. 5 % der Glaukomfälle primäre Winkelblockglaukome, bei Eskimos und Asiaten dagegen über 50 %.

Symptome, Befunde

Das **akute Winkelblockglaukom** ist eine augenärztliche **Notfallsituation**, die jeder Allgemeinarzt erkennen muss, da eine Verzögerung der Behandlung das Augenlicht gefährdet. Fast immer empfindet der Patient ein akutes Winkelblockglaukom als dramatisches Ereignis, deshalb der Ausdruck *Glaukomanfall*. Seine **Symptome** sind:

- **Lokal** treten **Schmerzen** im Auge und in der gleichseitigen Gesichtshälfte auf, die als tiefsitzend und dumpf empfunden werden. Die **Schmerzen** können in den ganzen Kopf, die Zähne oder in das Abdomen **ausstrahlen.**
- **Übelkeit und Erbrechen** können zum Verdacht eines Hirntumors oder akuten Abdomens führen.
- **Herzrhythmusstörungen** werden durch Vagusreiz ausgelöst.
- **Sehverschlechterung, Farbringe**: Durch das Augendruck-bedingte Epithelödem der Hornhaut sieht der Patient wie durch eine Nebelwand, bei Dunkelheit sieht er Farbringe um die Lichtquellen.

Beim **intermittierenden Winkelblockglaukom** treten diese Symptome in abgeschwächter Form auf. Der Patient sucht den Augenarzt oft nicht auf, weil die Beschwerden nicht so ausgeprägt sind und spontan wieder zurückgehen. Oft kommt es jedoch nach einigen intermittierenden Druckanstiegen zum Vollbild des Glaukomanfalls.

Bei akutem Winkelblockglaukom lassen sich folgende **Befunde** erheben:

- **stark erhöhter Augeninnendruck** [50–70 mmHg]. Durch Palpieren des Bulbus lässt sich die extreme Steigerung des Augeninnendrucks im Vergleich zum nicht betroffenen anderen Auge erkennen: **Der Bulbus ist „steinhart".**
- **Bindehautrötung und Erweiterung der Skleragefäße.** Es besteht eine tiefe Gefäßinjektion [Sklera!] mit bläulich-livider Färbung, anders als bei einer einfachen Konjunktivitis.
- Das **Hornhautepithel** ist **getrübt**, was mit einer gut fokussierten Taschenlampe oder an der Spaltlampe erkennbar ist.
- Die **Pupille** ist **entrundet, erweitert** und **lichtstarr**. Die direkte Lichtreaktion fehlt, weil der Musculus* sphincter pupillae durch die Ischämie bei hohem Augeninnendruck gelähmt ist.
- Die **Vorderkammer** ist **abgeflacht**. Bei seitlicher Beleuchtung mit der Visitenlampe wird der Schatten sichtbar, den die Irisvorwölbung wirft.
- Der **Kammerwinkel** ist **verschlossen** [an der Spaltlampe sichtbar].

- Die **Papille** ist, wenn ein Glaukomanfall erstmals auftritt, **nicht exkaviert**. Nur bei chronischem Winkelblockglaukom oder wiederholten starken Druckanstiegen entstehen eine Papillenexkavation und ein Gesichtsfelddefekt.

Als **Folge eines akuten Winkelblockglaukoms** können auftreten:
- **Goniosynechien [periphere vordere Synechien]** entstehen nach „verschlepptem" Glaukomanfall und führen zum chronischen Winkelblockglaukom.

Übersicht 4. Symptome und Befunde bei akutem Winkelblockglaukom

- lokale und ausstrahlende Schmerzen
- Nebelsehen und Farbringe
- tastbare Härte des Augapfels
- Rötung des Auges
- Hornhauttrübung
- reaktionslose, mittelweite, entrundete Pupille
- flache Vorderkammer

- **Glaukomflecken:** weißliche Flecken unter der Vorderkapsel der Linse, die nach akutem Winkelblockglaukom bestehen bleiben. Außerdem quillt die Linse und wird trüb. Dann muss wegen der engen Vorderkammer bald eine Katarakt-Operation durchgeführt werden.
- **Irisinfarkte:** entstehen durch die druckbedingte Ischämie während des Glaukomanfalls. Zeitlebens bleiben eine lokalisierte Irisatrophie mit Depigmentierung des Irisstromas und eine sektorielle Lähmung des Musculus* sphincter pupillae zurück.

G

Differentialdiagnose

Vom akuten Winkelblockglaukom abgegrenzt werden müssen:
- **akutes Sekundärglaukom:** Schmerzen, ein erhöhter Augeninnendruck und ein Hornhautepithelödem treten auch bei **neovaskulärem Sekundärglaukom** [Folge von Zentralvenenverschluss*, Diabetes* mellitus] oder **entzündlichem Sekundärglaukom** [Herpes-Endotheliitis, glaukomatozyklitische Krise*] auf.
- **Iritis:** Zwar ist das Auge gerötet und schmerzhaft, die Unterscheidung zum akuten Winkelblockglaukom ist aber einfach: Der Bulbus ist weich, niemals steinhart, die Pupille ist enger als normal, der Kammerwinkel ist offen.
- Erbrechen und Herzrhythmusstörungen bei akutem Winkelblockglaukom können zu Fehldiagnosen wie **akutes Abdomen, Hirntumor** oder **Herzrhythmusstörung** führen.

Therapie

Prinzipiell muss bei **akutem Winkelblockglaukom** zunächst der Augeninnendruck medikamentös gesenkt und danach sofort eine periphere Iridektomie [mit Laser oder chirurgisch] ausgeführt werden. Die Iridektomie ist auch notwendig, wenn sich der Augeninnendruck mit Medikamenten leicht senken lässt oder andererseits hoch bleibt. Auch am zweiten Auge muss bald eine prophylaktische Iridektomie* erfolgen, damit es nicht kurze Zeit später zum Glaukomanfall am zweiten Auge kommt.

Medikamentöse Therapie: Die folgenden Medikamente werden gleichzeitig verabreicht und der Augeninnendruck in stündlichen Intervallen kontrolliert:
- **Carboanhydrasehemmer: Acetazolamid** 500–1000 mg intravenös. Durch Drosselung der Kammerwasserproduktion sinkt der Augeninnendruck.
- **Parasympathomimetika,** z.B. Pilocarpin-Augentropfen [2 %] 3 x im Abstand von 10 Minuten. Verengt sich die Pupille nicht, darf nicht weitergetropft werden, da sonst der Winkelblock durch Anspannung des Ziliarmuskels noch verstärkt wird.
- **Betablocker-** bzw. **Apraclonidin-Augentropfen.** Beide Substanzen senken den Augeninnendruck akut durch Drosselung der Kammerwasserproduktion.
- **Mannit 20 %:** 250 ml als Infusion. Durch die hyperosmolare Lösung wird dem Auge Wasser entzogen. Wegen der generellen Flüssigkeitsverschiebung in den intravasalen Raum ist Vorsicht bei herzinsuffizienten Patienten geboten.

Operative Therapie: Die **periphere Iridektomie** [Ausschneiden einer kleinen peripheren Irislücke oben bei 12 Uhr] stellt eine Verbindung zwischen hinterer und vorderer Augenkammer her. Das Kammerwasser kann dann direkt in die Vorderkammer fließen, der Pupillarblock [Abb. 8] ist aufgehoben. Es werden zwei Methoden angewandt:
- Die **chirurgische Iridektomie** ist bei Glaukomanfall vorzuziehen, insbesondere wenn der Augeninnendruck nach medikamentöser Behandlung nicht ausreichend sinkt, der Winkel noch verschlossen und die Hornhaut trüb ist. Hierbei wird die Vorderkammer durch einen kleinen Schnitt operativ eröffnet und die Ausschneidung mit einer Mikroschere vorgenommen.
- Die **Laser-Iridektomie** mit dem Neodymium-YAG-Laser ist zu empfehlen, wenn der Augeninnendruck medikamentös normalisiert wurde und die Hornhaut klar ist, oder als prophylaktischer Eingriff am 2.

G

Auge. Der hochenergetische infrarote Laserstrahl wird ohne chirurgische Eröffnung des Auges auf die Irisbasis fokussiert und dadurch eine Irislücke geschaffen, wobei die davor liegende Hornhaut und die dahinter liegende Linse nicht geschädigt werden. [Abb. 8]

Wenn bereits Goniosynechien vorhanden sind [chronisches Winkelblockglaukom], ist die periphere Iridektomie allein nicht mehr ausreichend wirksam.

Dringlichkeit der Therapie: Bei akutem Winkelblockglaukom besteht **Erblindungsgefahr.** Wenn innerhalb von 6 Stunden keine Senkung des Augeninnendrucks und keine Öffnung des Kammerwinkels erreicht wird, muss operiert werden. Andernfalls kommt es zu Goniosynechien und es entsteht ein chronisches Winkelblockglaukom. Deshalb muss auch der Allgemeinarzt darauf achten, dass keine Zeitverzögerung entsteht [dringlicher Transport in eine Klinik oder Praxis, die eine Laser-Iridektomie oder gegebenenfalls auch eine chirurgische Iridektomie ausführen kann].

Beim **intermittierenden Winkelblockglaukom** ist bei engem Kammerwinkel bereits prophylaktisch eine Iridektomie zu empfehlen.

Das **chronische Winkelblockglaukom** ist schwer zu therapieren: Medikamente sind oft unwirksam und eine Filtrationsoperation ist wegen der engen Vorderkammer besonders riskant. In jedem Fall muss eine Iridektomie oder Iridotomie ausgeführt werden.

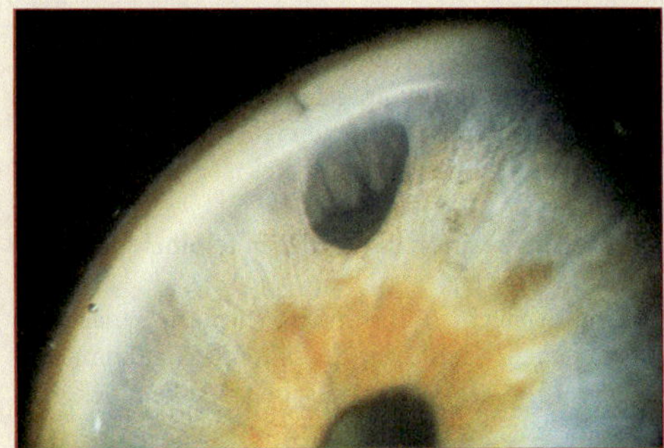

Abb. 8. Periphere Iridektomie

Übersicht 5. Allgemeinärztliche Notfallmaßnahmen bei Winkelblockglaukom

- Diagnosesicherung durch Palpation des Bulbus [„steinharter Bulbus"]
- Acetazolamid 500 mg i.v.
- Pilocarpin-Augentropfen [2 %] und Betablocker-Augentropfen, wenn kein Facharzt innerhalb 1 Stunde erreichbar ist
- Antiemetika
- Analgetika bei gesicherter Diagnose nach Bedarf
- dringlicher Transport in eine Augenklinik oder -praxis

Kongenitales Glaukom [Hydrophthalmie, Buphthalmus]

Das kongenitale Glaukom entsteht durch eine **Entwicklungsstörung des Kammerwinkels.** Das persistierende embryonale Gewebe blockiert den Kammerwasserabfluss, da es den Bereich des Trabekelwerks und des Schlemm*-Kanals teilweise noch überdeckt. Der chronisch erhöhte Augeninnendruck führt typischerweise zu einer **Hornhautvergrößerung** und **-trübung,** zu einer **Dilatation der Bulbuswand** und **Vergrößerung des Bulbus** [deshalb Buphthalmus = Ochsenauge].

Epidemiologie

Der Manifestationszeitpunkt liegt meist im 1. Lebensjahr, zuweilen ist das Glaukom auch schon bei Geburt vorhanden. In 65–80 % der Fälle ist es beidseitig, allerdings meist unterschiedlich ausgeprägt. Die **Häufigkeit** beträgt 1:10.000–18.000 Geburten. Das kongenitale Glaukom ist zwar selten, aber schwerwiegend, da es zur Erblindung kommen kann, wenn die Erkrankung nicht entdeckt wird.

Die **Vererbung** erfolgt autosomal-rezessiv mit geringer Penetranz, dadurch wird meist ein sporadisches Auftreten vorgetäuscht. Knaben sind häufiger betroffen als Mädchen [3:2].

Symptome, Befunde

Die Kinder fallen durch „schöne große Augen" auf [Abb. 9]. Dieses markante Zeichen, das schon bei Geburt vorhanden sein kann, wird durch die **großen Hornhäute** bei vergrößertem Bulbus hervorgerufen. Es bestehen **Lichtscheu, Lidkrampf** und vermehrter **Tränenfluss.**

Folgende Befunde können – auch ohne Narkose mit dem bloßen Auge oder mit der Handspaltlampe – erhoben werden:

- **Vergrößerung der Hornhaut** [Abb. 9] bei vergrößertem Bulbus.
- **Hornhauttrübung.** Durch den hohen Augeninnendruck kommt es zu einem Hornhautödem und dadurch zu einer Trübung der Hornhaut, deren Intensität je nach aktuellem Augeninnendruck schwanken kann.
- **Einrisse der Descemet-Membran** enstehen, weil diese Schicht der Hornhaut durch den erhöhten Augeninnendruck einreißt.
- **Vermehrtes Tränen**

Eine genauere Untersuchung zur Entscheidung über eine Operation kann nur in Narkose durchgeführt werden:

- **Messung des horizontalen Hornhautdurchmessers** mit einem Messzirkel: Der Hornhautdurchmesser ist normalerweise bei Geburt oder im 1. Lebensjahr ≤ 10,5 mm, nach dem 1. Lebensjahr ≤ 12 mm und ab dem 3. Lebensjahr ≤ 12,5 mm. Bei kongenitalem Glaukom beträgt der Hornhautdurchmesser im 1. Lebensjahr oft 13–15 mm.
- **Ultraschallmessung der Augapfellänge.** Der Augapfel ist bei gesunden Neugeborenen 17–20 mm lang, bei kongenitalem Glaukom oft auf 24–27 mm verlängert.
- **Ophthalmoskopie der Papille.** Die Papille ist zentral exkaviert und häufig vergrößert. Die typische randständige Exkavation des Erwachsenen findet sich jedoch anfangs noch nicht, außerdem kann sich die Exkavation nach Drucksenkung zurückbilden.
- **Gonioskopie** zur Beurteilung der Differenzierungsstörung des Kammerwinkels.
- **Messung des Augeninnendrucks.** Sie wird heute in der Regel mit dem lageunabhängigen **Handapplanationstonometer** ausgeführt. Die Grenzwerte liegen bei Säuglingen etwa 3 mmHg niedriger als bei Erwachsenen, also bei gesunden Säuglingen bei 8–18 mmHg.
- Nachweis von Rissen der Descemet-Membran.

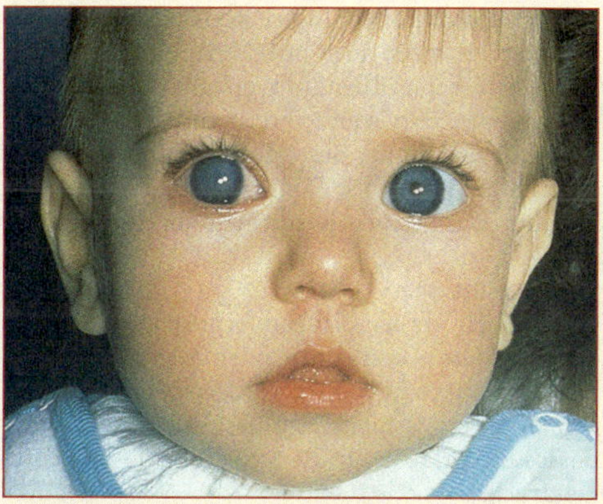

Abb. 9. Säugling mit kongenitalem Glaukom des rechten Auges: Beachte Hornhautvergrößerung und Hornhauttrübung

Übersicht 6. Symptome, Befunde und Therapie des kongenitalen Glaukoms

Symptome und Befunde	Therapie
Lichtscheu und Tränenfluss Hornhauttrübung und Hornhautvergrößerung Einrisse der Descemet-Membran vergrößerter, auch verlängerter Augapfel erhöhter Augeninnendruck glaukomatöse Exkavation der Papille	Trabekulotomie oder Goniotomie

Nachsorge
Befundkontrollen [z.T. in Narkose] Amblyopiebehandlung

Differentialdiagnose

Ein kongenitales Glaukom kann mit einer **angeborenen Tränenwegsstenose** verwechselt werden, die ebenfalls Lichtscheu und Tränenfluss hervorruft. Hierbei ist die Hornhaut aber klar und ihr Durchmesser nicht vergrößert, außerdem ist das Auge wegen des Tränenwegsverschlusses durch gelblichen Schleim „verschmiert".

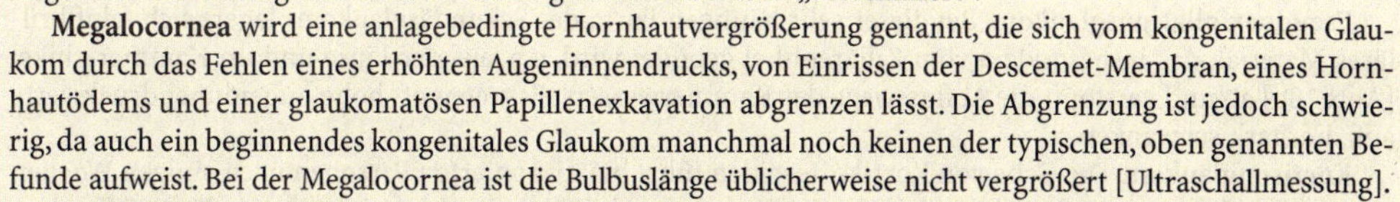

Megalocornea wird eine anlagebedingte Hornhautvergrößerung genannt, die sich vom kongenitalen Glaukom durch das Fehlen eines erhöhten Augeninnendrucks, von Einrissen der Descemet-Membran, eines Hornhautödems und einer glaukomatösen Papillenexkavation abgrenzen lässt. Die Abgrenzung ist jedoch schwierig, da auch ein beginnendes kongenitales Glaukom manchmal noch keinen der typischen, oben genannten Befunde aufweist. Bei der Megalocornea ist die Bulbuslänge üblicherweise nicht vergrößert [Ultraschallmessung].

Stoffwechselstörungen [z.B. Mukopolysaccharidose*] gehen mit einer Hornhauttrübung einher und müssen ausgeschlossen werden. Abzugrenzen sind auch **sekundäre angeborene Glaukome.** Häufig ist die autosomal-dominant vererbte **Axenfeld-Rieger-Anomalie,** bei der sich in 2/3 der Fälle ein kongenitales Glaukom durch Differenzierungsstörung des Kammerwinkels entwickelt. Die Axenfeld-Rieger-Anomalie ist weiterhin durch Irisatrophie, vorverlagerte Schwalbe-Linie und periphere Irisbrücken gekennzeichnet.

Therapie

Ein erwiesenes kongenitales Glaukom ist eine **absolute Operationsindikation.** Medikamente sind nicht ausreichend und nicht dauerhaft wirksam. Heute wird meist eine **Trabekulotomie** oder **Goniotomie** ausgeführt. Hierbei sucht der Operateur den Schlemm*-Kanal von außen [Trabekulotomie] oder von innen [Goniotomie] auf und öffnet das Gewebe zwischen dem Schlemm*-Kanal und der Vorderkammer*. Dieser Spalt im embryonalen Gewebe bleibt zeitlebens offen. Wenn eine Operation nicht ausreicht, muss an einer anderen Stelle der Zirkumferenz operiert werden. In etwa 80 % der Fälle lässt sich dadurch der Augeninnendruck normalisieren.

Eine Operation hat nur Aussicht auf Erfolg, solange der Schlemm*-Kanal noch nicht durch die Dehnung des vorderen Augenabschnitts verschlossen ist.

Verlaufskontrollen: In der Regel müssen die oben genannten Befunde zunächst vierteljährlich kontrolliert werden, meist auch in Kurznarkose, bei gutem Verlauf später jährlich. Anders als beim Erwachsenen kann sich beim Kleinkind die glaukomatöse Papillenexkavation nach operativer Senkung des Augeninnendrucks wieder teilweise zurückbilden.

Nachbehandlung: Besonders wichtig ist es, eine **Amblyopie** [Sehschwäche durch Benachteiligung des erkrankten Auges, insbesondere bei einseitiger Erkrankung] zu **verhüten.** Hierzu muss wie bei Schielbehandlung das besser sehende Auge abgeklebt werden, um das schwächere Auge zu trainieren.

Sekundäre Glaukome

Sekundär werden Glaukomformen bezeichnet, die durch andere Augenleiden oder Allgemeinerkrankungen verursacht werden. Auch bei Sekundärglaukomen ist die Behinderung des Kammerwasserabflusses die Ursache für die Steigerung des Augeninnendrucks.

Einteilung

Sekundärglaukome werden nach pathogenetischen Gesichtspunkten eingeteilt, weil ihre Therapie sich stärker an der Pathogenese als an der Ätiologie orientiert.

Übersicht 7. Ursachen sekundärer Glaukome

- Neovaskularisation
- Pigmentdispersion
- Pseudoexfoliation
- Kortison
- Phakolyse
- Entzündungen
- Verletzungen
- angeborene Missbildungen des Auges, z.B. Sturge-Weber-Syndrom

Im Folgenden sind die wichtigsten Arten der Sekundärglaukome aufgeführt:

Neovaskularisationsglaukom. Bei Ischämie der Netzhaut, besonders bei Diabetes* mellitus und nach Zentralvenenverschluss*, bildet die Netzhaut vaskuläre Wachstumsfaktoren [**vascular endothelial growth factor, VEGF**], die mit dem Kammerwasser in den vorderen Augenabschnitt gelangen und auf der Iris und im Kammerwinkel zu Gefäßneubildung [Neovaskularisation] führen [**Rubeosis iridis**]. Es entsteht eine fibrovaskuläre Membran, die den Kammerwinkel auskleidet und zu einem Winkelblock führt. Die Prognose des Neovaskularisationsglaukoms ist besonders schlecht.

Pigmentdispersionsglaukom [Pigmentglaukom]. Ursache ist eine nach hinten durchhängende Irisbasis, die auf den Zonulafasern reibt, wodurch Pigment der Irisrückfläche freigesetzt wird. Die Pigmentgranula werden von den Trabekelzellen phagozytiert und verstopfen das Trabekelwerk im Kammerwinkel, wo sie gonioskopisch als braunschwarzes Band sichtbar sind [Abb. 10a]. Die radiär gestellten Pigmentlücken der Iris schimmern im rückfallenden Licht rot durch [**Kirchenfensterphänomen**, wegen der Ähnlichkeit mit den Rosettenfenstern gotischer Kathedralen]. Das Pigmentdispersionsglaukom findet sich häufig bei Männern mit Myopie im jüngeren Lebensalter.

Pseudoexfoliationsglaukom. Bei dieser sehr häufigen Form des Sekundärglaukoms lagert sich feinfibrilläres Material, das insbesondere vom Ziliarepithel gebildet wird, u.a. auf der Linse und im Kammerwinkel [Abb. 10b] ab und verstopft die Abflusswege des Kammerwassers. Es treten oft hohe Augeninnendruckwerte auf, die stark schwanken.

Kortisonglaukom. Die Gabe von Kortikosteroiden führt bei disponierten Personen nach einigen Wochen zur Ansammlung von Mukopolysacchariden im Trabekelwerk und dadurch zu einem sekundären Offenwinkelglaukom. Kortikosteroidaugentropfen sind meist gefährlicher als systemische Kortikosteroidgaben. Zuweilen lassen sich Patienten solche Augentropfen wegen Kontaktlinsenunverträglichkeit oder trockenem Auge verordnen, weil hierdurch die Beschwerden gemindert werden. Glücklicherweise kommt es nur in 5 %

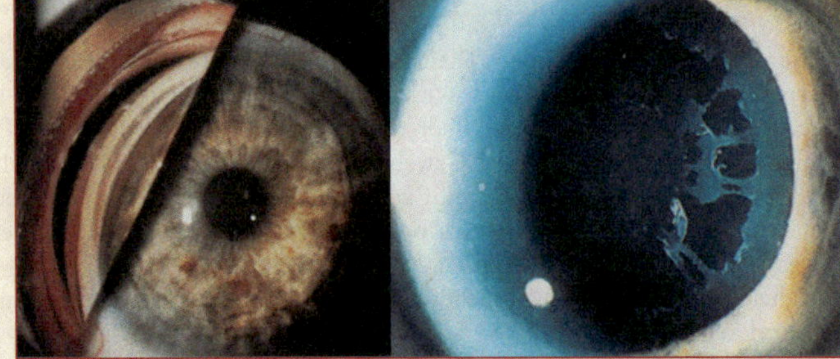

Abb. 10. **a** Pigmentdispersionsglaukom. Links schräg: Einblick in den stark pigmentierten Kammerwinkel. **b** Auflagerung von Pseudoexfoliationsmaterial auf die Linsenvorderfläche bei Pseudoexfoliationsglaukom

der Fälle nach Kortikosteroidgabe zu einem starken Druckanstieg, bei hoher Myopie allerdings sehr viel häufiger.

Eine Verordnung von kortikosteroidhaltigen Augentropfen ohne augenärztliche Kontrolle ist verboten! Für dadurch entstandene Glaukomschäden kann der verordnende Arzt verantwortlich gemacht werden.

Phakolytisches Glaukom. Bei hypermaturer Katarakt* dringt Linseneiweiß durch die Linsenkapsel. Die mit Linseneiweiß angefüllten Makrophagen verstopfen das Trabekelwerk. Die trübe Linse muss umgehend entfernt werden.

Entzündliches Glaukom. Entzündungen können ein Ödem der Trabekelzellen bewirken [**Herpes-simplex-Trabekulitis, glaukomatozyklitische Krise**] oder die Maschen des Trabekelwerks durch Entzündungs-Proteine verstopfen.

Verletzungsbedingtes Glaukom [traumatisches Glaukom]. Bei einer Verletzung des Augapfels kann eine Blutung in die Vorderkammer die Abflusswege des Kammerwassers verlegen, insbesondere durch ausgelaugte, starre Erythrozyten [**„ghost-cell"-Glaukom**]. Nach einer schweren Augapfelprellung* [Kontusion] entstehen Risse im Trabekelwerk. Die Narben führen zum Anstieg des Augeninnendrucks. Verätzungen [insbesondere durch Laugen] veröden den Schlemm*-Kanal.

Sekundärglaukome bei angeborenen Missbildungen des Auges. Ein Beispiel ist das **Sturge-Weber-Syndrom:** Bei Naevus flammeus des Gesichtes und Hämangiomen der Episklera und der Aderhaut entwickelt sich oft schon im Kindesalter ein ipsilaterales Sekundärglaukom.

G

Therapie

Im Vordergrund steht die Therapie der zu Grunde liegenden Erkrankung. Außerdem muss der Augeninnendruck gesenkt werden, um das Fortschreiten der Sehnervenschädigung zu verhindern. Beim **Neovaskularisationsglaukom** wird zuerst die retinale Ischämie behandelt, und zwar mittels panretinaler Laserkoagulation. Dann wird zur Senkung des Augeninnendrucks ggf. eine Verödung des Ziliarepithels mittels Zyklokryotherapie oder Zyklophotokoagulation durchgeführt.

Beim **Pigmentdispersionsglaukom** vermindern Engstellung der Pupille und eine Iridektomie die Retrokurvatur der Iris und können den Pigmentabrieb verringern. Außerdem wird der Augeninnendruck medikamentös wie beim primären Offenwinkelglaukom gesenkt.

Das **Pseudoexfoliationsglaukom** und das **traumatische Glaukom** werden wie das primäre Offenwinkelglaukom therapiert. Beim **Kortisonglaukom** müssen die Kortikosteroidaugentropfen sofort abgesetzt werden. Zunächst kann abgewartet werden, denn der Druck normalisiert sich anfangs noch spontan. Ist dies nicht der Fall, wird wie beim primären Offenwinkelglaukom behandelt.

Beim **phakolytischen Glaukom** ist eine Kataraktoperation erforderlich. Bei **entzündlichen Glaukomen** wird die Ursache behandelt [bei Herpesinfektion Aciclovir lokal und systemisch]. Zusätzlich wird symptomatisch der Augeninnendruck gesenkt, meist durch systemische Gabe von Karboanhydrasehemmern.

Operationen haben bei sekundären Glaukomen eine schlechtere Prognose als beim primären Offenwinkelglaukom. Bei Neovaskularisationsglaukom und therapierefraktären Glaukomen anderer Ursache werden eine **panretinale Laserkoagulation** sowie eine **Zyklokryotherapie** oder eine **Zyklophotokoagulation** durchgeführt.

Bei den anderen, **nicht-neovaskulären Sekundärglaukomen** wird zunächst eine **Trabekulektomie** versucht. Ferner werden die Vernarbungsprozesse durch Antimetaboliten* [Mitomycin C, 5-Fluorouracil] gehemmt. In sehr schwierigen Fällen wird ein **Abfluss-System** mit einem Silikonschlauch in der Vorderkammer implantiert. Das Kammerwasser wird durch den Silikonschlauch unter die Bindehaut zu einer Kunststoffplatte abgeleitet, die eine Resorptionsfläche für Kammerwasser freihält.

Quellenhinweise

Abb. 1–10, Tab. 1–2: Grehn F (1998) Augenheilkunde, 27. Aufl. Springer-Verlag, Berlin Heidelberg New York
Zeichnung Abb. 5, 7: Bitmap, Mannheim

den Gliazellen ausgehender Hirntumor; meist handelt es sich um langsam wachsende, gutartige Tumoren des Kindes- und Jugendalters, die nach Resektion eine sehr gute Prognose haben; *s.a. Astrozytom*

malignes Gliom: *→ Glioblastom*

gli|o|ma|tös *adj* (Ⓔ gliomatous): gliomartig

Gli|o|ma|to|se *f* (Ⓔ gliomatosis): *Syn*: *Neurogliomatose, Gliomatosis cerebri*; Bezeichnung für eine diffuse Gliaproliferation mit Befall meist beider Hemisphären; führt zu Antriebsmangel, Konzentrationsverlust, Gedächtnisstörungen, epileptischen Anfällen und evtl. fokalen neurologischen Symptomen; die **Therapie** ist aufgrund der diffusen Ausbreitung schwierig; Chemotherapie und Strahlentherapie werden versucht, die Ergebnisse sind aber nicht überzeugend

Gli|o|ma|to|sis ce|re|bri *f*: *→ Gliomatose*

Gli|o|se *f* (Ⓔ gliosis): *Syn*: *Gliosis*; meist nach primärer Schädigung von Nervengewebe auftretende Vermehrung und Wucherung der Glia*

G

Gli|o|sis *f, pl* **-ses**: *→ Gliose*

Gli|o|zyt *m*: *→ Gliazelle*

Gli|pi|zid *nt* (Ⓔ glipizide): dem Glibenclamid* strukturverwandtes orales Antidiabetikum* mit einer Halbswertzeit von 4 Stunden

Gli|qui|don *nt* (Ⓔ gliquidone): dem Glibenclamid* strukturverwandtes orales Antidiabetikum*

Glis|o|xe|pid *nt* (Ⓔ glisoxepide): dem Glibenclamid* strukturverwandtes orales Antidiabetikum*

Glisson: Francis Glisson; 1597–1677; englischer Arzt (London)

Glisson-Kapsel *f* (Ⓔ Glisson's capsule): *Syn*: *Capsula fibrosa perivascularis hepatis*; Fortsetzung der Bindegewebskapsel der Leber [Tunica* fibrosa hepatis] entlang der Blutgefäße in das Lebergewebe

Glisson-Krankheit *f*: *→ Vitamin-D-Mangel-Rachitis*

Glisson-Schlinge *f* (Ⓔ Glisson's sling): Zugvorrichtung zur Behandlung von Wirbelsäulenverletzungen, Bandscheibenvorfall etc.

Glisson-Trias *f* (Ⓔ hepatic triad): die Trias von **Interlobularvenen** [Venae interlobulares hepatis], **Interlobulararterien** [Arteriae interlobulares hepatis] und **ableitenden Gallengänge** [Ductus biliferi interlobulares] im Periportalfeld der Leber*

Glisson-Zirrhose *f* (Ⓔ Glisson's cirrhosis): Zirrhose* der Glisson-Kapsel

Glis|so|ni|tis *f, pl* **-ti|den** (Ⓔ glissonitis): Entzündung der Glisson*-Kapsel

Gll. *Abk.*: Glandulae

Gln *Abk.*: *→ Glutamin*

Glo|bal|in|suf|fi|zi|enz *f* (Ⓔ total heart failure): *Syn*: *globale Herzinsuffizienz*; *s.u. Herzinsuffizienz*

Glo|bin *nt* (Ⓔ globin): Eiweißkomponente des Hämoglobins*; schützt das Eisen im Häm vor einer Oxidation durch Sauerstoff

glo|bo|id *adj* (Ⓔ globoid): kugelförmig, sphärisch, globulär, kugelig

Glo|bo|id|zel|len *pl* (Ⓔ globoid cells): *s.u. Globoidzellen-Leukodystrophie*

Globoidzellen-Leukodystrophie *f* (Ⓔ globoid cell leukodystrophy): *Syn*: *Galaktozerebrosidlipidose, Galaktozerebrosidose, Leukodystrophia cerebri progressiva hereditaria*; autosomal-rezessiv vererbter Defekt der **Galaktosylceramidase** mit Entmarkungsarealen und Ablagerung von Cerebrosiden in Riesenzellen [**Globoidzellen**]; beginnt entweder schon im Säuglingsalter [**frühkindliche Form**] oder nach dem 2. Lebensjahr [**juvenile Form**]; verläuft rasch progredient mit Erblindung, Spastik, zerebellären Symptomen, Demenz und Enthirnungsstarre

glo|bu|lär *adj*: *→ globoid*

Glo|bu|lär|pro|te|in *nt*: *→ Globulin*

Glo|bu|lin *nt* (Ⓔ globulin): *Syn*: *globuläres Protein, Globulärprotein*; Oberbegriff für kugelförmige Eiweiße, die aufgrund ihrer Form gut wasserlöslich sind; dazu gehören die meisten Enzyme, Plasmaproteine*, Hämoglobin*, Myoglobin* und Peptidhormone* [z.B. Insulin]; sie werden oft auch als **Funktionsproteine** bezeichnet

α-Globulin (Ⓔ α-globulin): *Syn*: *Alphaglobulin*; erste Plasmaeiweißfraktion bei der Elektrophorese*; wird in α_1- und α_2-Globuline unterteilt

α_1-Globuline (Ⓔ α_1 globulins): kleinste Fraktion der Plasmaproteine* [2–5 %]; dazu gehören u.a. saures α_1-Glykoprotein, α_1-Antitrypsin*, α_1-Lipoprotein, Transcortin*, Prothrombin* und α_1-Fetoprotein*

α_2-Globuline (Ⓔ α_2 globulins): ca. 5–19 % der Gesamtplasmaproteine; enthält u.a. Caeruloplasmin*, Antithrombin* III, α_2-Makroglobulin, Plasminogen* und Pseudocholinesterase*

antihämophiles Globulin (Ⓔ antihemophilic globulin): *Syn*: *Antihämophiliefaktor, Faktor VIII*; in der Leber gebildeter Faktor der Blutgerinnung*; Mangel oder Fehlen führt zu Hämophilie* A

antihämophiles Globulin B: *→ Faktor IX*

β-Globulin (Ⓔ β-globulin): *Syn*: *Betaglobulin*; Plasmaprotein, das in der Elektrophorese* zwischen α- und γ-Globulin liegt; am häufigsten sind β-Lipoprotein*, Transferrin*, Fibrinogen* und C-reaktives Protein*

Cortisol-bindendes Globulin (Ⓔ cortisol-binding globulin): *Syn*: *Transkortin, Transcortin, corticosteroid binding globulin*; α_1-Globulin; Transportprotein für Cortisol* im Blut

γ-Globuline (Ⓔ γ-globulins): *Syn*: *Gammaglobuline*; überwiegend aus Immunglobulinen* bestehende Fraktion der Plasmaproteine*

Thyroxin-bindendes Globulin (Ⓔ thyroxine-binding globulin): α_1-Globulin; wichtigstes Transportprotein für Thyroxin* und Triiodthyronin im Plasma

Vitamin-B_{12}-bindendes Globulin (Ⓔ transcobalamin): *Syn*: *Transcobalamin*; Transportprotein für Vitamin B_{12} im Blut

Globulin/Albumin-Quotient *m*: *→ Eiweißquotient*

Glo|bu|lin|u|rie *f* (Ⓔ globulinuria): Globulinausscheidung im Harn; *s.a. Proteinurie*

glo|bu|li|zid *adj* (Ⓔ globulicidal): Erythrozyten zerstörend

Glo|bus *m, pl* **-ben, -bi** (Ⓔ globus): Kugel, kugelförmige Struktur; Kloß

Globus pallidus (Ⓔ globus pallidus): zum extrapyramidalmotorischen System* gehörender Teil des Linsenkerns [Nucleus* lentiformis]; die **mediale Marklamelle** [Lamina medullaris medialis] trennt den medialen Teil [**Globus pallidus medialis**] vom lateralen Teil [**Globus pallidus lateralis**], der wiederum durch die **laterale Marklamelle** [Lamina medullaris lateralis] vom Putamen* abgetrennt wird; eine akzessorische Marklamelle [Lamina medullaris accessoria corpori striati] unterteilt den Globus pallidus medialis in eine **Pars lateralis** und eine **Pars medialis**

Glo|bus|ge|fühl *nt* (Ⓔ lump in the throat): *Syn*: *Globussymptom*; Fremdkörpergefühl im Hals, Kloß im Hals; findet sich bei Erkrankungen im Schlund-Kehlkopfbereich, neurologischen Erkrankungen [Bulbärparalyse*] und als psychogenes Krankheitsbild; gehäuft auch bei endogener Depression*

Glo|bus|symp|tom *nt*: *→ Globusgefühl*

Glo|cken|bil|sen|kraut *nt* (Ⓔ scopolia): *Syn*: *Tollkraut, Scopolia carniolica*; Pflanze aus der Familie der Nachtschattengewächse [Solanaceae]; verwendet werden die getrockneten Blätter [**Scopoliae carniolicae folium**] und Wurzelstöcke [**Scopoliae carniolicae rhizoma**]; die Blätter enthalten Alkaloide* [v.a. Scopolamin*, Rutin*, Aesculetin*], Chlorogen- und Kaffeesäure, der Wurzelstock Alkaloide* [v.a. Hyoscyamin*, Scopolamin*] und Cumarinderivate; besitzen anticholinerge und parasympatholytische Eigenschaften; wirken positiv chronotrop* und dromotrop*; **Anw.**: Krämpfe von Magen-Darm-Trakt, Gallengängen und ableitenden Harnwegen; traditionell bei Koliken, Gicht* und als Schlafmittel

Glo|cken|ga|so|me|ter *nt* (Ⓔ bell gasometer): *s.u. Spirometer*

Glo|cken|schwen|gel|pe|nis *m*: *s.u. Essay Syphilis S. 2077*

Glo|man|gi|om *nt* (Ⓔ glomangioma): *Syn*: *Glomustumor, Glomangioma, Angiomyoneurom*; langsam wachsender, von einem Glomus* ausgehender bösartiger Tumor

Glo|man|gi|o|ma *nt, pl* **-ma|ta**: *→ Glomangiom*

Glom|ek|to|mie *f* (Ⓔ glomectomy): Glomusentfernung; Glomus-caroticum-Entfernung
glo|me|ru|lär *adj* (Ⓔ glomerular): Glomerulus/Glomerulum betreffend
Glo|me|ru|li|tis *f, pl* **-ti|den** (Ⓔ glomerulitis): *Syn: Glomerulumentzündung*; Entzündung der Glomeruli; meist im Rahmen einer Glomerulonephritis*
glo|me|ru|li|tisch *adj* (Ⓔ glomerulitic): Glomerulumentzündung/Glomerulitis betreffend, von ihr betroffen oder gekennzeichnet
Glomerulo-, glomerulo- *präf.*: Wortelement mit der Bedeutung „Knäuel/Glomerulus/Glomerulum"
Glo|me|ru|lo|ne|phri|tis *f, pl* **-ti|den** (Ⓔ glomerulonephritis): Entzündung des Nierengewebes mit primärem Befall der Glomeruli; Erkrankungen, die sich Anfangs ausschließlich auf die Glomeruli begrenzen werden als **primäre Glomerulonephritis** bezeichnet, während es sich bei der **sekundären Glomerulonephritis** um eine Entzündung im Rahmen einer Systemerkrankung [z.B. Lupus* erythematodes] handelt; unter klinischen Aspekten kann man beide Formen und die diabetische Glomerulopathie* zusammenfassen und 5 Verlaufsformen unterscheiden, die nebeneinander verlaufen und ineinander übergehen können [*siehe Tab. G48*]; die histologische Diagnose ist für Therapieplanung und Prognose vom größter Wichtigkeit und muss durch eine Nierenbiopsie herbeigeführt werden
akute Glomerulonephritis: *→endokapilläre Glomerulonephritis*
chronische Glomerulonephritis (Ⓔ chronic glomerulonephritis): *Syn: chronische Nephritis*; zu chronischer Niereninsuffizienz* führende Entzündung variabler histologischer Ausprägung
diffuse Glomerulonephritis (Ⓔ diffuse glomerulonephritis): Stadium III der Nierenbeteiligung bei systemischem Lupus* erythematodes; führt zu diffuser Zerstörung der Glomeruli; **Therapie**: Immunsuppression mit Steroiden und Cyclophosphamid*
endokapilläre Glomerulonephritis (Ⓔ endocapillary glomerulonephritis): *Syn: akute Glomerulonephritis, akute diffuse Glomerulonephritis, exsudative Glomerulonephritis, exsudativ-proliferative Glomerulonephritis, postinfektiöse Glomerulonephritis, Poststreptokokkennephritis, Poststreptokokkenglomerulonephritis*; meist im Anschluss an eine Streptokokkeninfektion auftretende Sekundärkrankheit durch Immunkomplexbildung; tritt auch nach Pneumokokken-, Staphylokokken-, Meningokokkeninfektionen und viralen Infekten [Mumps, Zytomegalievirus, Epstein-Barr-Virus] auf; **Therapie**: Antibiotika zur Eliminierung des Antigens; Immunsuppression hat keine Erfolge gezeigt; **Prognose:** Ausheilung bei 90 % der Kinder und 50–70 % der Erwachsenen; chronische Formen imponieren als membranoproliferative Glomerulonephritis*
exsudative Glomerulonephritis: *→endokapilläre Glomerulonephritis*
exsudativ-proliferative Glomerulonephritis: *→endokapilläre Glomerulonephritis*
extrakapilläre Glomerulonephritis: *→rapid-progressive Glomerulonephritis*
extrakapilläre proliferative Glomerulonephritis: *→rapid-progressive Glomerulonephritis*
fokal-segmentale Glomerulonephritis (Ⓔ focal segmental glomerulosclerosis): *Syn: fokal-segmental sklerosierende Glomerulonephritis, fokal-segmentale Glomerulosklerose, minimal proliferierende Glomerulonephrits mit fokaler Sklerose*; durch eine herdförmige juxtaglomeruläre Sklerose gekennzeichnete Glomerulonephritis; bisher ist keine wirksame Therapie bekannt; ca. die Hälfte der Patienten entwickelt innerhalb von 10 Jahren eine dialysepflichtige Niereninsuffizienz
fokal-segmental sklerosierende Glomerulonephritis: *→fokal-segmentale Glomerulonephritis*
maligne Glomerulonephritis: *→rapid-progressive Glomerulonephritis*
membranoproliferative Glomerulonephritis (Ⓔ membranoproliferative glomerulonephritis): zu Niereninsuffizienz* führende i.d.R. chronisch progressive Glomerulonephritis mit Mesangiumproliferation und Verdickung der Basalmembran; meist eine sekundäre Glomerulonephritis bei chronischen Entzündungen [Streptokokken, Staphylokokken, Hepatitis* B und C; Lupus* erythematodes], seltener idiopathisch; **Therapie**: Dipyramidol/Acetylsalicylsäue bei nephrotischem Syndrom oder Einschränkung der Nierenfunktion; die **Prognose** hängt vom Typ ab; Typ I führt nur bei 20 % zu Niereninsuffizienz, Typ II und III dagegen führen praktisch immer innerhalb von 10 Jahren zu einer dialysepflichtigen Niereninsuffizienz
membranöse Glomerulonephritis (Ⓔ membranous glomerulonephritis): *Syn: perimembranöse Glomerulonephritis*; klassische Immunkomplexnephritis* mit Ablagerung von Immunkomplexen auf der Basalmembran; häufigste Ursache des nephrotischen Syndroms im Erwachsenenalter; häufig mit chronischen Infektionen [Streptokokken, Syphilis, Malaria, Hepatitis B], Tumoren [Hodgkin- und Non-Hodgkin-Lymphone], Medikamenten [Gold, Penicillamin] und Systemerkrankungen [Stadium V der Nierenbeteiligung bei Lupus erythematodes] assoziiert; **Therapie**: Elimination der auslösenden Noxe; Immunsuppression mit Steroiden und Chlorambucil*; alternativ Ciclosporin* [v.a. ältere Patienten]; **Prognose**: im Kindesalter ist eine spontane Ausheilung häufig; bei Erwachsenen kommt es bei 30 % innerhalb von 10 Jahren zu chronischer Niereninsuffizienz*
mesangiale Glomerulonephritis (Ⓔ mesangial glomerulonephritis): primär das Mesangium betreffende herdförmige Glomerulonephritis
mesangioproliferative Glomerulonephritis (Ⓔ mesangio-

Tab. G48. Klinische Verlaufsformen akuter und chronischer Glomerulonephritiden und histologische Diagnose

Klinische Verlaufsform	Symptomatik	Histologische Diagnosen
Akut/Nephritisch	Mikro- oder Makrohämaturie, Erythrozytenzylinder, Hypertonus, Ödeme, Proteinurie < 3,5 g/24 h, Kreatininanstieg, der spontan reversibel sein kann	Endokapillär proliferative GN, sekundäre Glomerulonephritiden (z.B. bei Lupus erythematodes, Morbus Wegener)
Nephrotisch (akut oder chronisch)	Proteinurie > 3,5 g/24 h, Hypoproteinämie, Hyperlipidämie, Ödeme, mit und ohne Hypertonus, mit und ohne Kreatininanstieg	„minimal change" GN, membranöse GN, fokal segmentale Glomerulosklerose, mesangioproliferative GN, membranoproliferative GN, Glomerulopathien (z.B. diabetische Nephrosklerose, Amyloidose)
Rapid progressiv	Rascher Nierenfunktionsverlust, nephritisch, gelegentlich nephrotisch	Intra- und extrakapilläre proliferative GN mit diffuser Halbmondbildung
Oligosymptomatisch	Mikrohämaturie, Proteinurie < 3,5 g/24 h, kein Nierenfunktionsverlust	Mesangioproliferative GN, „minimal change" GN
Chronisch	Langsamer Nierenfunktionsverlust, nephrotisches Syndrom oder Proteinurie < 3,5 g/24 h, Hämaturie	Mesangioproliferative GN, fokal segmentale Glomerulosklerose, membranöse GN, membranoproliferative GN, „minimal change" GN (ohne Nierenfunktionsverlust), Glomerulopathien

proliferative glomerulonephritis): häufigste primär chronische Glomerulonephritis; histologisch von einer Proliferation der Mesangiumzellen charakterisiert; **Therapie**: Steroide; **Prognose**: chronische Niereninsuffizienz bei 20–50 %

minimal proliferierende Glomerulonephritis (Ⓔ minimal change glomerulonephritis): ***Syn***: *glomeruläre Minimalläsionen, glomeruläre Minimalveränderungen, Minimal-change-Glomerulonephritis, Lipoidnephrose, Lipidnephrose*; durch eine Diskrepanz von histologischem Bild (nur minimale Veränderungen der Mesangiumzellen und der Basalmembran) und klinischen Symptomen (nephrotisches Syndrom*) gekennzeichnete Erkrankung; **Therapie**: *siehe Abb. G49*; **Prognose**: ca. 90 % der Kinder und 40–50 % der Erwachsenen gelangen nach der ersten Therapiephase in eine anhaltende Remission

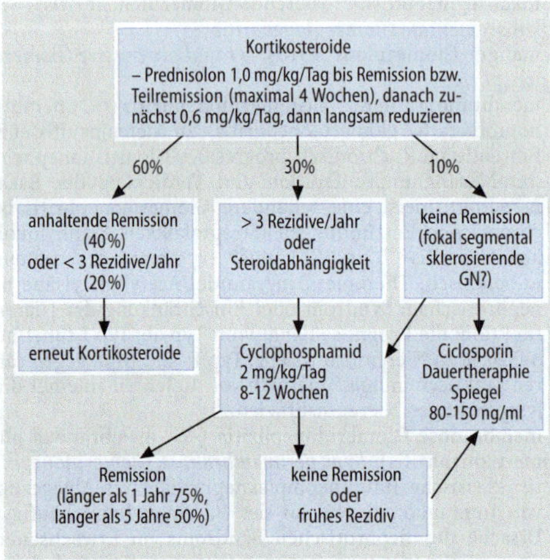

Abb. G49. Therapie der minimal proliferierenden Glomerulonephritis

minimal proliferierende interkapilläre Glomerulonephritis (Ⓔ minimal mesangioproliferative glomerulonephritis): milde Verlaufsform der mesangioproliferativen Glomerulonephritis*

minimal proliferierende Glomerulonephritis mit fokaler Sklerose: →*fokal-segmentale Glomerulonephritis*

perimembranöse Glomerulonephritis: →*membranöse Glomerulonephritis*

postinfektiöse Glomerulonephritis: →*endokapilläre Glomerulonephritis*

rapid-progressive Glomerulonephritis (Ⓔ rapidly progressive glomerulonephritis): ***Syn***: *maligne Glomerulonephritis, rasch progrediente Glomerulonephritis, exsudativ-proliferative Glomerulonephritis, exsudativ-proliferative Glomerulonephritis, subakute Glomerulonephritis*; Glomerulonephritis [Immunkomplexnephritis* oder Antibasalmembran-Glomerulonephritis*] mit akutem Verlauf und terminaler Niereninsuffizienz* innerhalb weniger Wochen; histologisch finden sich typische **Halbmonde** aus proliferierenden Epithelzellen und Monozyten zwischen Bowman*-Kapsel und glomerulären Kapillarschlingen; **Therapie**: Steroidpulstherapie gefolgt von oraler Steroidtherapie oder Steroidtherapie plus Cyclophosphamid*

rasch progrediente Glomerulonephritis: →*rapid-progressive Glomerulonephritis*

subakute Glomerulonephritis: →*rapid-progressive Glomerulonephritis*

glo|me|ru|lo|ne|phri|tisch *adj* (Ⓔ glomerulonephritic): Glomerulonephritis betreffend, von ihr betroffen oder gekennzeichnet

Glo|me|ru|lo|ne|phro|pa|thie *f*: →*Glomerulonephrose*

glo|me|ru|lo|ne|phro|pa|thisch *adj* (Ⓔ glomerulonephropathic): ***Syn***: *glomerulonephrotisch*; Glomerulonephropathie betreffend, von ihr betroffen oder gekennzeichnet, durch sie bedingt

Glo|me|ru|lo|ne|phro|se *f* (Ⓔ glomerulonephropathy): ***Syn***: *Glomerulonephropathie*; Oberbegriff für degenerative oder nicht-entzündliche Schädigungen der Nierenglomeruli; nicht exakt von Glomerulonephritis* oder Glomerulopathie* abgegrenzt

glo|me|ru|lo|ne|phro|tisch *adj* (Ⓔ glomerulonephropathic): ***Syn***: *glomerulonephropathisch*; Glomerulonephrose betreffend, von ihr betroffen oder gekennzeichnet, durch sie bedingt

Glo|me|ru|lo|pa|thie *f* (Ⓔ glomerulopathy): nicht-entzündliche Erkrankung der Nierenglomeruli; *s.a. Glomerulosklerose, Glomerulonephritis*

diabetische Glomerulopathie: →*diabetische Glomerulosklerose*

Glo|me|ru|lo|skle|ro|se *f* (Ⓔ glomerulosclerosis): Oberbegriff für alle durch Fibrosierung und Vernarbung der Glomeruli gekennzeichnete Erkrankungen, unabhängig von der Genese; *s.a. Glomerulonephritis*

diabetische Glomerulosklerose (Ⓔ diabetic glomerulosclerosis): ***Syn***: *Kimmelstiel-Wilson-Syndrom, diabetische Nephrosklerose, diabetische Nephropathie, diabetische Glomerulopathie*; im Rahmen des Diabetes* mellitus auftretende Schädigung der Glomeruli und Nierentubuli, die langfristig zu Niereninsuffizienz* führt; die außerhalb der Niere entstehenden Gefäßschäden manifestieren sich u.a. in einer Retinopathia* diabetica; die diabetische Glomerulosklerose tritt bei ca. 50 % der Typ-I-Diabetiker auf und ist für ca. 80 % aller Fälle von terminaler Niereninsuffizienz verantwortlich; Studien haben gezeigt, dass der arteriellen Hypertonie eine bedeutende Rolle bei der Progression der Erkrankung zukommt; **Therapie**: möglichst optimale Einstellung der Blutzuckerwerte; ACE-Hemmer* [Captopril*] zeigen unabhängig von ihrer antihypertensiven Wirkung auch einen positiven Effekt auf die Progression der Veränderungen

fokal-segmentale Glomerulosklerose (Ⓔ focal segmental glomerulosclerosis): fokale und segmentale Sklerose von Glomeruli, z.B. bei nephrotischem Syndrom* oder fokal-segmentaler Glomerulonephritis*

glo|me|ru|lo|skle|ro|tisch *adj* (Ⓔ glomerulosclerotic): Glomerulosklerose betreffend, von ihr betroffen oder gekennzeichnet, durch sie bedingt

Glo|me|ru|lum *nt, pl* **-la**: →*Glomerulus*

Glo|me|ru|lum|ent|zün|dung *f*: →*Glomerulitis*

Glo|me|ru|lus *nt, pl* **-li** (Ⓔ glomerulus): ***Syn***: *Glomerulum*; ein kompliziert gebautes Kapillarknäuel im Nierenkörperchen*; das zuführende Gefäß [Arteriola glomerularis afferens] tritt am **Gefäßpol** [Polus vascularis] in das Nierenkörperchen ein und teilt sich in 2–5 Äste, die jeweils 30–40 anastomosierende Kapillarschlingen bilden, die außen vom inneren Blatt der Bowman*-Kapsel überzogen werden; die Wand der Glomeruluskapillaren enthält Schlitzporen [**Filtrationsschlitze**], die von einer dünnen Membran [**Schlitzmembran**] überbrückt werden; der durch die Schlitzporen abfiltrierte Primärharn verlässt am Harnpol das Nierenkörperchen; die Glomeruluskapillaren vereinigen sich wieder zur Arteriola glomerularis efferens und verlassen die Kapsel am Gefäßpol

Glo|me|ru|lus|ar|te|ri|o|le, abführende/efferente *f*: →*Arteriola glomerularis efferens*

Glo|me|ru|lus|ar|te|ri|o|le, afferente/zuführende *f*: →*Arteriola glomerularis afferens*

Glo|me|ru|lus|fil|trat *nt* (Ⓔ glomerular filtrate): in den Nierenglomeruli gebildeter **Vorharn** oder **Primärharn**; *s.a. Urin*

glo|mo|id *adj* (Ⓔ glomoid): glomusähnlich, glomusartig

Glo|mus *nt* (Ⓔ glomus): Gefäßknäuel, Nervenknäuel

Glomera aortica (Ⓔ aortic glomera): ***Syn***: *Corpora paraaortica*; Paraganglien* entlang der Aorta* abdominalis

Glomus caroticum (Ⓔ carotid glomus): ***Syn***: *Karotisdrüse, Paraganglion caroticum*; Paraganglion* der Karotisgabel [Bifurcatio carotidis]; spricht auf Änderungen des Sauerstoffpartialdruckes und des pH-Wertes an

Glomus choroideum (Ⓔ choroid glomus): Vergrößerung des Plexus* choroideus des Seitenventrikels

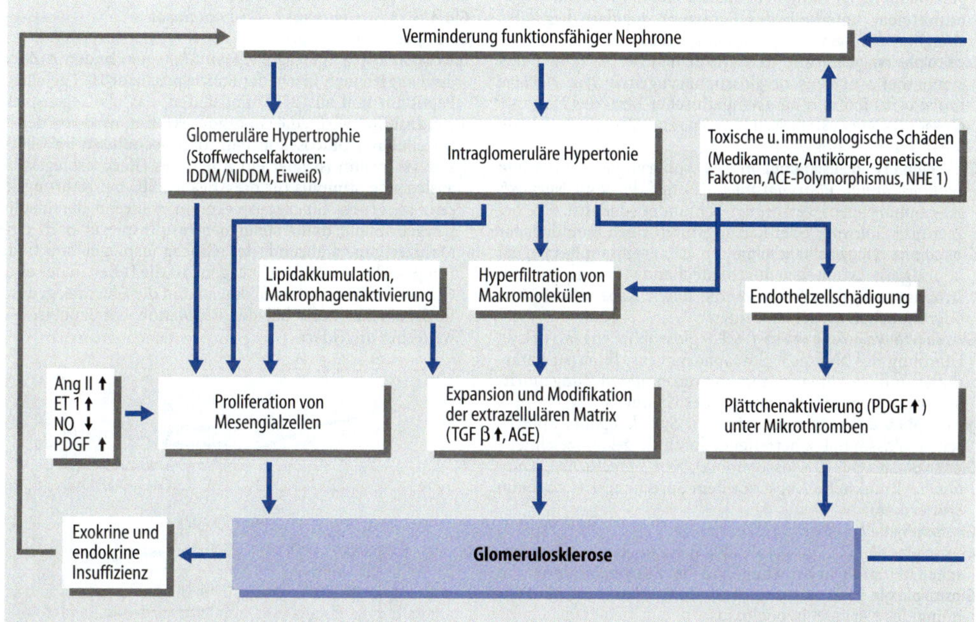

Abb. G50. Pathophysiologie der Glomerulosklerose

Glomus coccygeum (Ⓔ coccygeal glomus): *Syn*: *Steißknäuel, Steißbeinknäuel*; Gefäßknäuel an der Steißbeinspitze

Glomus jugulare (Ⓔ jugular glomus): *Syn*: *Glomus tympanicum, Paraganglion jugulare, Paraganglion tympanicum*; Paraganglion* in der Wand des Bulbus* superior venae jugularis

Glomus neuromyoarteriale: → *Glomusorgan*

Glomus tympanicum: → *Glomus jugulare*

Glo|mus|kör|per *m*: → *Glomusorgan*

Glo|mus|or|gan *nt* (Ⓔ glomus organ): *Syn*: *Masson-Glomus, Hoyer-Grosser-Organ, Glomuskörper, Knäuelanastomose, Glomus neuromyoarteriale, Anastomosis arteriovenosa glomeriformis*; in die Unterhaut eingebettete kleine Gefäßknäuel; wahrscheinlich von Bedeutung für die Hautdurchblutung und Wärmesteuerung

Glo|mus|tu|mor *m*: → *Glomangiom*

Gloss-, gloss- *präf.*: → *Glosso-*

Glos|sa *f*: → *Zunge*

Gloss|al|gie *f*: → *Glossodynie*

Gloss|anth|rax *m* (Ⓔ glossanthrax): Glossitis* bei Milzbrand*

Glos|sek|to|mie *f* (Ⓔ glossectomy): *Syn*: *Zungenamputation*; (Teil-)Amputation der Zunge

Glos|si|na *f* (Ⓔ Glossina): *Syn*: *Zungenfliege, Tsetsefliege*; in Afrika verbreitete Fliege; Überträger der Schlafkrankheit

Glos|si|tis *f, pl* **-ti|den** (Ⓔ glossitis): *Syn*: *Zungenentzündung, Zungenschleimhautentzündung*; Entzündung der Zunge/Zungenschleimhaut; äußert sich durch streifen- oder fleckförmige Rötung der Oberfläche, Zungenbrennen und Schmerzen [v.a. an den Rändern], Parästhesie und Schmeckstörungen; bei chronischem Verlauf kommt es zu Atrophie der glatten, glänzenden, hochroten Schleimhaut; als Ursache kommen v.a. scharfe Zahnkanten und Zahnstein, Candidainfektion [Soor*], Vitamin A, B oder C-Mangel, perniziöse Anämie*, Eisenmangelanämie*, Menopause* und Diabetes* mellitus in Frage; gehäuft auch bei larvierten Depressionen; **Therapie**: Beseitigung der Ursache, Mundhygiene, Vermeidung scharfer Getränke oder Speisen

Glossitis areata exsudativa: → *Lingua geographica*

Glossitis atrophicans (Ⓔ atrophic glossitis): *Syn*: *Hunter-Glossitis, Moeller-Hunter-Glossitis, Moeller-Glossitis, Glossitis Moeller-Hunter, Moeller-Glossitis, Moeller-Hunter-Glossitis*; atrophische Glossitis als Begleiterscheinung von Anämien [perniziöse Anämie*, Eisenmangelanämie*] oder Lebererkrankungen

Glossitis exfoliativa marginata: → *Lingua geographica*

Glossitis mediana rhombica: → *Glossitis rhombica mediana*

Glossitis Moeller-Hunter: → *Glossitis atrophicans*

Glossitis rhombica mediana (Ⓔ median rhomboid glossitis): *Syn*: *Rautenzunge, Glossitis mediana rhombica*; ätiologisch unklare Anomalie mit rautenförmigem, rotem Schleimhautbezirk des Zungenrückens; von manchen Autoren auch als seltene Manifestation des Mundsoors* betrachtet

glos|si|tisch *adj* (Ⓔ glossitic): Zungenentzündung/Glossitis betreffend, von ihr betroffen oder gekennzeichnet

Glosso-, glosso- *präf.*: Wortelement mit der Bedeutung „Zunge/Glossa"

Glos|so|dy|na|mo|me|ter *nt* (Ⓔ glossodynamometer): Gerät zur Bestimmung der Muskelkraft der Zunge

Glos|so|dy|nia *nt*: → *Glossodynie*

Glos|so|dy|nie *f* (Ⓔ glossodynia): *Syn*: *Glossalgie, Glossodynia, Zungenbrennen, Zungenschmerz(en)*; brennende Zungenschmerzen sind ein Begleitsymptom u.a. bei perniziöser Anämie*, Plummer-Vinson-Syndrom und Diabetes* mellitus

glos|so|e|pi|glot|tisch *adj* (Ⓔ glossoepiglottic): Zunge und Kehldeckel/Epiglottis betreffend oder verbindend

glos|so|hy|al *adj* (Ⓔ glossohyal): Zunge und Zungenbein/Os hyoideum betreffend oder verbindend

glos|so|pa|la|ti|nal *adj* (Ⓔ palatoglossal): *Syn*: *palatolingual*; Zunge und Gaumen/Palatum betreffend oder verbindend

Glos|so|pa|thie *f* (Ⓔ glossopathy): (nicht-entzündliche) Zungenerkrankung

glos|so|pha|ryn|ge|al *adj* (Ⓔ glossopharyngeal): Zunge und Rachen/Pharynx betreffend oder verbindend

Glos|so|pha|ryn|ge|us *m*: → *Nervus glossopharyngeus*

Glos|so|pha|ryn|ge|us|gan|gli|on, o|be|res *nt* (Ⓔ superior ganglion of glossopharyngeal nerve): *Syn*: *Müller-Ganglion, Ehrenritter-Ganglion, Ganglion superius nervi glossopharyngei, Ganglion rostralis nervi glossopharyngei*; im Foramen* jugulare liegendes oberes Ganglion des Nervus* glossopharyngeus

Glos|so|pha|ryn|ge|us|gan|gli|on, un|te|res *nt* (Ⓔ inferior ganglion of glossopharyngeal nerve): *Syn*: *Ganglion inferius nervi*

glossopharyngei, Ganglion caudalis nervi glossopharyngei; unmittelbar unterhalb des Foramen* jugulare liegendes Ganglion des Nervus* glossopharyngeus

Glos|so|pha|ryn|ge|us|kern, pa|ra|sym|pa|thi|scher *m* (Ⓔ parasympathetic nucleus of glossopharyngeus): *Syn*: *Nucleus salivatorius inferior*; parasympathischer Kern des Nervus* glossopharyngeus, dessen Fasern zur Ohrspeicheldrüse [Glandula* parotis] ziehen

Glos|so|pha|ryn|ge|us|krampf *m* (Ⓔ pharyngospasm): *Syn*: *Schlundkrampf, Pharyngismus*; Krampf der vom Nervus* glossopharyngeus versorgten Schlundmuskulatur, z.B. bei Tetanus*, Tollwut* oder Reizung durch einen Fremdkörper

Glos|so|pha|ryn|ge|us|neur|al|gie *f* (Ⓔ glossopharyngeal neuralgia): ist meist durch stechende Schmerzen im Oropharynx gekennzeichnet, die durch Kauen, Schlucken oder Sprechen ausgelöst werden

Glos|so|pha|ryn|ge|us|pa|re|se *f* (Ⓔ glossopharyngeal palsy): Lähmung des Nervus* glossopharyngeus; führt zu Parästhesie und Geschmackslähmung des hinteren Zungendrittels sowie Empfindungsstörung des Gaumens

G

glos|so|phob *adj* (Ⓔ glossophobic): *Syn*: *lalophob*; Sprechscheu/Glossophobie betreffend, durch sie gekennzeichnet

Glos|so|pho|bie *f* (Ⓔ glossophobia): *Syn*: *Sprechscheu, Lalophobie*; krankhafte Angst vor dem Sprechen; tritt v.a. beim Stottern auf

Glos|so|phy|tie *f*: →*schwarze Haarzunge*

Glos|so|plas|tik *f* (Ⓔ glossoplasty): *Syn*: *Zungenplastik*; plastische Operation an der Zunge, z.B. bei Zungenkarzinom

Glos|so|ple|gie *f* (Ⓔ glossoplegia): Zungenlähmung bei Lähmung des Nervus* hypoglossus

Glos|so|pto|se *f* (Ⓔ glossoptosis): Zurücksinken der Zunge, z.B. bei Bewusstlosigkeit oder unter Narkose; Gefahr der Erstickung; **Therapie**: Esmarch*-Handgriff, Einlage eines Guedel*-Tubus

Glos|so|py|rie *f* (Ⓔ glossopyrosis): *Syn*: *Zungenbrennen, Glossopyrosis*; Parästhesie* der Zungenschleimhaut mit Brennen, Jucken und Schmerzreiz ohne erkennbare Schädigung; Teilaspekt der Glossodynie*

Glos|so|py|ro|sis *f, pl* **-ses**: →*Glossopyrie*

Glos|sor|rha|phie *f* (Ⓔ glossorrhaphy): *Syn*: *Zungennaht*; Naht der Zunge nach Verletzung oder Inzision

Glos|so|schi|sis *f* (Ⓔ schistoglossia): *Syn*: *Zungenspalte, Spaltzunge, Lingua bifida*; angeborene Längsspaltung der Zunge

Glos|so|spas|mus *m* (Ⓔ glossospasm): *Syn*: *Zungenkrampf*; tonischer oder klonischer Krampf der Zungenmuskulatur, z.B. bei Epilepsie*

Glos|so|to|mie *f* (Ⓔ glossotomy): Zungenschnitt, Zungendurchtrennung

Glos|so|tri|chie *f* (Ⓔ glossotrichia): *Syn*: *Haarzunge, Trichoglossie, Lingua pilosa/villosa*; Hypertrophie* der filiformen Zungenpapillen [Papillae* filiformes]

Glos|so|ze|le *f* (Ⓔ **1.–2.** glossocele): **1.** Herausquellen einer vergrößerten Zunge [Makroglossie*] aus dem Mund **2.** zystische Zungengeschwulst

Glott-, glott- *präf.*: Wortelement mit der Bedeutung „Zunge/Glossa"

Glot|tis *f, pl* **-ti|des** (Ⓔ glottis): Stimmapparat des Kehlkopfes; z.T. nur Bezeichnung für die Stimmritze [Rima* glottidis]

glot|tisch *adj* (Ⓔ glottic): Glottis betreffend

Glot|tis|krampf *m* (Ⓔ glottic spasm): *Syn*: *Stimmritzenkrampf, Laryngospasmus*; krampfartige Verengung mit Stridor*, Atemnot, Zyanose, Angstgefühl und evtl. kurzer Bewusstlosigkeit [**Ictus laryngis**]; findet sich bei Tetanus*, Spasmophilie*, Fremdkörperreiz oder als **inspiratorischer funktioneller Stridor** mit paradoxer Stimmlippenbewegung, d.h., die Stimmlippe schließt sich bei Inspiration

Glot|tis|ö|dem *nt* (Ⓔ glottic edema): akutes Kehlkopfödem mit Verschluss der Stimmritze

Glot|ti|tis *f, pl* **-ti|ti|den** (Ⓔ glottitis): *Syn*: *Glottisentzündung*; Entzündung des Stimmapparates oder der Stimmritze [Glottis*]

glot|ti|tisch *adj* (Ⓔ glottitic): Glottitis betreffend, von ihr betroffen oder gekennzeichnet

GLP *Abk.*: **1.** generalisierte Lymphadenopathie **2.** Glucagon-ähnliches Peptid **3.** Glykolipoproteine

GLS *Abk.*: gamma-Linolensäure

Glu *Abk.*: **1.** →*Glutamat* **2.** →*Glutaminsäure*

Gluc-, gluc- *präf.*: →*Gluco-*

Glu|ca|gon *nt* (Ⓔ glucagon): *Syn*: *Glukagon*; in den A-Zellen der Langerhans*-Inseln der Bauchspeicheldrüse* gebildetes Peptidhormon aus 29 Aminosäuren, das als Gegenspieler von Insulin* wirkt; die Glucagonsekretion wird von der extrazellulären Glucosekonzentration beeinflusst; im Gegensatz zu Insulin ist aber ein Abfall des Glucosespiegels der auslösende Stimulus für die Abgabe, d.h., bei Nahrungskarenz steigt der Glucagonspiegel an, während der Insulinspiegel abfällt; dafür steigt der Insulinspiegel nach einer Mahlzeit an, während der Glucagonspiegel sinkt; der Hauptwirkungsort des Glucagons ist die Leber, in der es die Glucosefreisetzung aus Glykogen und die Gluconeogenese* fördert; seine Rolle bei der Regulation der Lipolyse* ist weiterhin ungeklärt

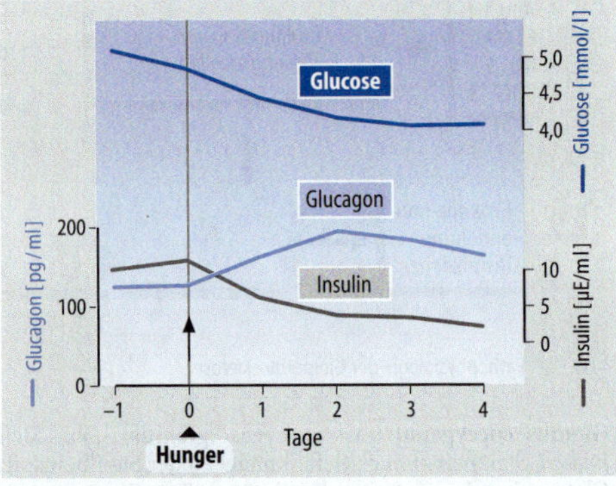

Abb. G51. Glucagon. Glucagonspiegel. Glucagon, Glucose- und Insulinspiegel vor und während Fasten

Glu|ca|go|nom *nt* (Ⓔ glucagonoma): *Syn*: *Glukagonom, A-Zell-Tumor, A-Zellen-Tumor*; von den A-Zellen der Langerhans*-Inseln ausgehender Glucagon-bildender Tumor

1,4-α-Glucan-branching-Enzym *nt*: →*Branchingenzym*

Glucan-1,4-α-Glucosidase *f* (Ⓔ glucan-1,4-α-glucosidase): *Syn*: *Gammaamylase, γ-Amylase, lysosomale α-Glucosidase, Glukan-1,4-α-Glukosidase*; in den Lysosomen von Leber und Niere vorkommende Amylase

Glu|cit *nt* (Ⓔ glucitol): *Syn*: *Sorbit, Sorbitol, Glucitol*; als Süßstoff verwendeter sechswertiger Zuckeralkohol; entsteht durch Reduktion am C-Atom 1 der Glucose*

Glu|ci|tol *nt*: →*Glucit*

Glücks|hau|be *f* (Ⓔ caput galeatum): *Syn*: *Caput galeatum*; Eihautreste, die den Kindskopf bei der Geburt bedecken

Gluco-, gluco- *präf.*: Wortelement mit der Bedeutung „Zucker/Glucose/Glykose"

Glu|co|ce|re|bro|si|da|se *f* (Ⓔ glucocerebrosidase): *Syn*: *Glukozerebrosidase*; lysosomales Enzym, das Glucocerebroside abbaut; Fehlen des Enzyms verursacht die retikulärhistiozytäre Speicherkrankheit Morbus* Gaucher

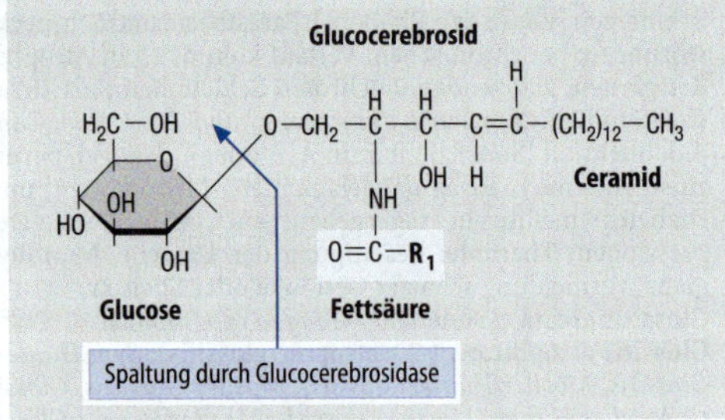

Abb. G52. Abbau von Glucocerebrosid durch Glucocerebrosidase

Gleichgewichtssinn

H.P. Zenner

Der aufrechte Gang ist ein aktiver Prozess des Gleichgewichtssinns. Der Gleichgewichtssinn befindet sich im Innenohr. Informationen, die zu Bewegungs- und Lageempfindungen führen, stammen vor allem aus den Vestibularorganen [Gleichgewichtsorganen] des Innenohrs, die durch Informationen aus dem visuellen und dem propriozeptiven System ergänzt werden.

Makula- und Bogengangsorgane

Der Vestibularapparat ist Teil des Innenohrs und befindet sich dort im Labyrinth*. Er besteht aus 5 Organen [Abb. 1]:

- 2 Makulaorganen [**Macula utriculi** und **Macula sacculi**] sowie
- 3 Bogengangsorganen [**horizontaler, hinterer und vorderer Bogengang**].

Alle 5 Sinnesorgane besitzen Sinnesepithelien, deren Sinneszellen als **Haarzellen** bezeichnet werden. Die Sinneshärchen ragen in eine gallertige, mucopolysaccharidhaltige Masse. In den Bogengängen heißt sie **Cupula.** In den beiden Makulaorganen enthält das gallertige Kissen, das auf den Sinneszellen aufliegt, zusätzliche winzige Kalziumkarbonatkristalle [**Statokonien**], die unter dem Elektronenmikroskop wie Steine [Lithen] aussehen. Das Kissen wird daher **Otolithenmembran** [*Otolith = Ohrstein*] genannt.

Die Sinneszellen der Vestibularorgane haben einen charakteristischen Aufbau [Abb. 1]. Sie sind mit den Sinneszellen der Cochlea* verwandt. Sie besitzen an ihrem oberen Ende zahlreiche feine Härchen [**Stereozilien**], die ihnen den Namen Haarzelle verliehen haben.

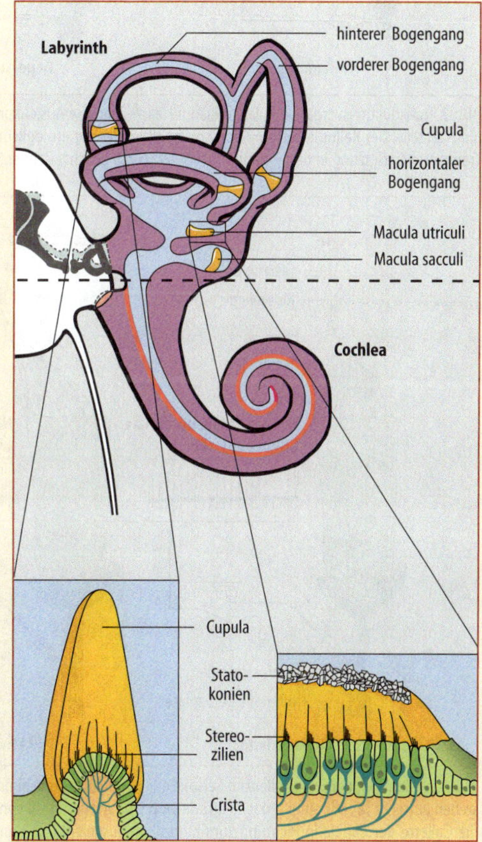

Abb. 1. Das Labyrinth des Innenohrs im Schema. Endolymphe (hell) und Perilymphe (dunkel) des Labyrinths und der Cochlea stehen miteinander in Verbindung.

Gleichgewichtssinn durch Beschleunigungsmessung

Die Reizung der Haarzellen

Wie in der Cochlea* ist der adäquate Reiz der Haarzellen eine Deflektion der Stereozilien. Die Haarzellen sind befähigt, den mechanischen Reiz, d.h. die Abscherung der Stereozilien, in elektrische und chemische Signale umzusetzen. Letztere erregen die afferenten Fasern der Gleichgewichtsnerven mit dem afferenten Transmitter* Glutamat* [Abb. 2].

Anders als bei den inneren Haarzellen der Cochlea ist an den vestibulären Haarzellen schon in Ruhe ein ständiger Transmitterausstoß zu finden, der im afferenten Nerv zu einer überraschend hohen Spontanaktivität [**Ruheaktivität**, Abb. 3a] führt. Beschleunigungsreize ändern den Transmitterfluss und erhöhen oder erniedrigen dadurch die Entladungsrate im Nerv [Abb. 3b, c]. Eine Abscherung in Reizrichtung steigert die Aktivität der afferenten Nervenfasern, eine Abscherung in Gegenrichtung reduziert die Zahl der neuronalen Entladungen. Bewegungen quer zu dieser Achse sind ohne Effekt.

Beschleunigungssinn in den Translationsrichtungen

Die beiden Makulaorgane eines Ohrs können sog. Translationsbeschleunigungen messen. Dazu gehören insbesondere die Schwerkraft, aber auch die Beschleunigung oder das Bremsen von Auto oder Flugzeug, im

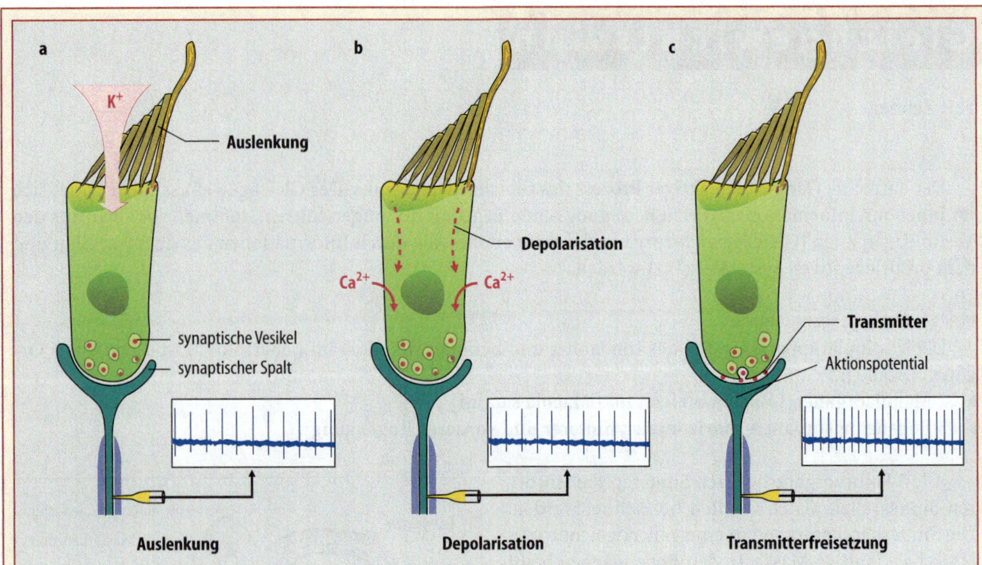

Abb. 2. Transduktionsvorgänge in vestibulären Haarzellen. Eine Auslenkung der Stereozilien [a] führt zum Einstrom endolymphatischen Kaliums in die Haarzelle. Der Kaliumeinstrom depolarisiert die Zelle und ermöglicht den Eintritt von Kalzium [b]. Der intrazelluläre Kalziumanstieg trägt zur Transmitterfreisetzung in den synaptischen Spalt [c] mit anschließender Stimulation der afferenten Nervenfaser bei.

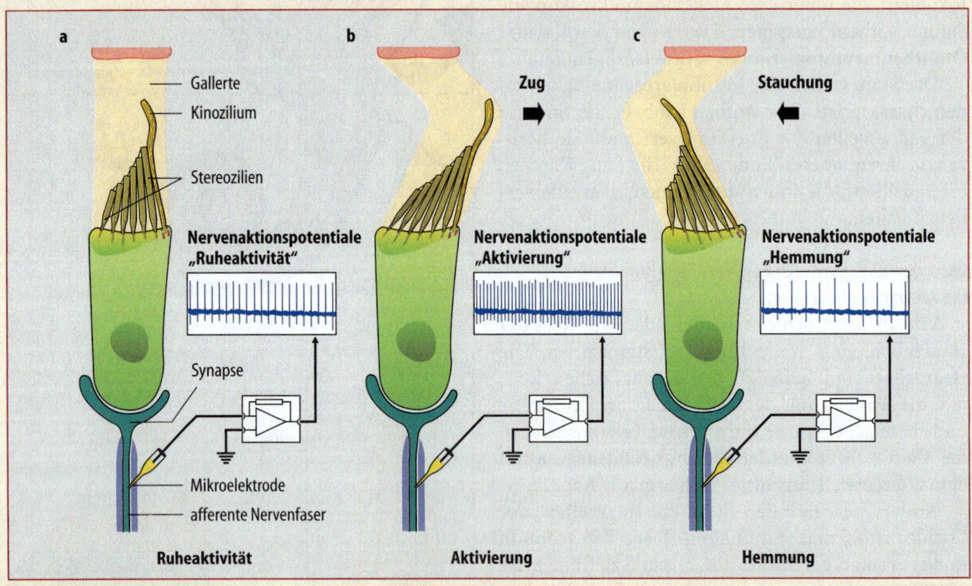

Abb. 3. Auslenkung der Stereozilien am Beispiel einer Cupula. In Ruhe nimmt die Gallerte der Cupula eine mittlere Stellung ein und die Sinneshärchen stehen aufrecht [a]. Mit einer Mikroelektrode wird eine mittlere Zahl von Nervenaktionspotenzialen in der afferenten Nervenfaser gemessen. Wird die Gallerte der Cupula in Richtung zum Kinozilium ausgelenkt, so nimmt sie die Sinneshärchen der Haarzelle mit und biegt sie um [b]. In der afferenten Nervenfaser ist eine Zunahme der Nervenaktionspotenziale messbar. In Gegenrichtung ist eine Hemmung mit Abnahme der Aktivität zu erkennen [c].

Lift oder bei Sturz und Sprung. Durch die Einlagerung der Kalziumkarbonatkristalle ist die spezifische Dichte der Otolithenmembran nämlich höher als die der sie umgebenden Endolymphe*. Bei einer Translationsbeschleunigung des Körpers bleibt die verschiebbare Otolithenmembran daher um einen winzigen Betrag zurück, ebenso wie ein beweglicher Gegenstand im beschleunigenden Fahrzeug nach hinten rutscht. Dadurch werden die Stereozilien abgeschert und die Haarzellen der Makulaorgane adäquat gereizt.

Für jede denkbare Stellung des Kopfes im Raum gibt es eine bestimmte Konstellation der Abscherung der jeweils 2 Makulaorgane des rechten und des linken Innenohrs. Dies führt zu einer jeweils bestimmten Erregungskonstellation der dazugehörigen afferenten Nervenfasern, die vom zentralen Nervensystem zur Beurteilung der Stellung des Kopfes im Raum ausgewertet wird.

Beschleunigungssinn beim Drehen

Die Bogengangsorgane erlauben es dem Menschen, **Drehbeschleunigungen [Winkelbeschleunigungen]** wahrzunehmen. Jeder Bogengang bildet nämlich einen nahezu kreisförmigen geschlossenen Kanal, der mit Endolymphe* gefüllt ist [Abb. 1, 4]. Jeder dieser Kanäle ist jedoch im Bereich der Ampulle durch eine dicke Trennwand, die **Cupula**, unterbrochen. Sie ist auf der Innenseite des Bogengangs mit der Wandung verwachsen. An der Außenseite des Ringes [Abb. 4] umscheidet sie die Haarzellen, sodass die Stereozilien in die Cupula hineinragen. Die Cupula enthält keine Kalziumkarbonatkristalle, daher haben Endolypmhe* und Cupula die gleiche spezifische Dichte. Eine Translationsbeschleunigung führt deshalb nicht zur Relativbewegung zwischen Bogengang, Cupula und Zilien; die Haarzellen werden nicht gereizt.

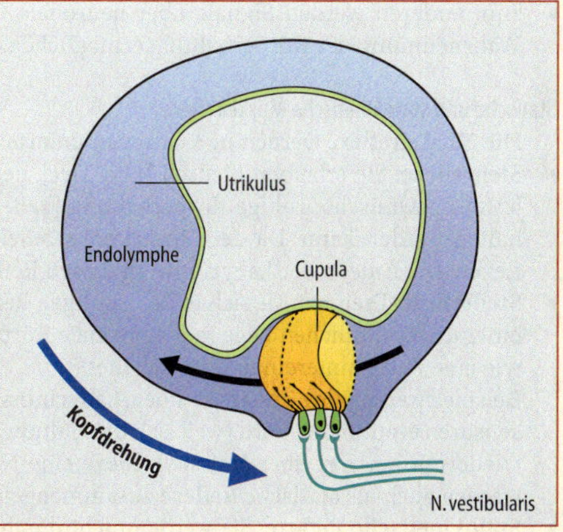

Abb. 4. Ein Bogengang mit Cupula und Haarzellen im Schema. Bei Kopfdrehung [blauer Pfeil] wird auch der Bogengang gedreht. Die Endolymphe mit der Cupula bleibt jedoch zurück. Dadurch werden die Stereozilien ausgelenkt.

Anders ist dies bei Drehbeschleunigungen. Wird der Kopf gedreht, bleibt die kreisförmig angeordnete Endolymphe wegen ihrer Trägheit im Bogengang gegenüber den knöchernen Bogengangswänden zurück [Abb. 4]. Da die Cupula mit der knöchernen Kanalwand verwachsen ist, bleibt sie zunächst nicht zurück, sondern sie wird mit dem Schädel bewegt. Sie „stößt" dadurch gegen die zurückbleibende Endolymphe und wird als elastische Membran durch die Endolymphe ausgelenkt [Abb. 4]. Diese Auslenkung schert die Stereozilien der Haarzellen ab, wodurch diese adäquat gereizt werden.

Geschwindigkeitsmessung

Die drei Bogengänge eines jeden Innenohrs sind dreidimensional angeordnet, sodass für jede Dimension des Raumes ein Bogengang zuständig ist. Zusammen mit den 3 Bogengangsorganen des anderen Ohres ergibt sich dadurch für jede Winkelbeschleunigung ein spezifisches Muster an Aktivitätssteigerungen und Aktivitätshemmungen der jeweils zuständigen afferenten Nervenfasern. Diese Muster werden zentral ausgewertet und ergeben die Information, welche Drehbeschleunigung auf den Kopf einwirkt.

Im täglichen Leben werden die Bogengangsorgane häufig durch reine Kopfdrehungen gereizt. Da die physiologische Drehbewegung des Kopfes aus anatomischen Gründen begrenzt ist, ist sie je nach Geschwindigkeit der Bewegung bereits nach Bruchteilen einer Sekunde beendet. Dabei wird der Kopf zunächst beschleunigt, dann wieder abgebremst und angehalten. Beim Beschleunigen wird die Cupula kurz ausgelenkt, beim Bremsen wieder in die Ruhelage zurückgebracht. Bei kurzen Kopfbewegungen entspricht daher die Cupulaauslenkung ungefähr auch der Drehgeschwindigkeit, obwohl die Drehbeschleunigung den Reiz darstellt.

Zentrales vestibuläres System

Muskelreflexe und Körpergleichgewicht

Im zentralen vestibulären System einlaufende Informationen erlauben die notwendigen Muskelreflexe, die zum Körpergleichgewicht beitragen. Die afferenten Nervenfasern des Nervus* vestibularis leiten ihre Signale über **Kopfhaltung und Bewegung** an 4 verschiedene Kerne [Nucleus superior Bechterew, Nucleus inferior Roller, Nucleus medialis Schwalbe und Nucleus lateralis Deiters] weiter. In diesen Kernen wird die vestibuläre Information über die Kopforientierung durch weitere Signale über die Stellung des Körpers im Raum ergänzt. Sie stammen auf neuronalem Wege v.a. von Somatosensoren der Halsmuskeln und -gelenke [Halssensoren]. Die Halssensoren übermitteln daher zusätzlich noch die Haltung des Kopfes gegenüber dem Rumpf. Auf diese Weise kann das ZNS aus den Gesamtinformationen die **Gesamtkörperhaltung** berechnen. Dazu tragen noch zusätzliche somatosensorische Informationen von Sensoren weiterer Gelenke, wie etwa von Armen und Beinen, bei.

Die in den Vestibulariskernen gesammelte Information aus Labyrinthsensoren, Halssensoren und weiteren somatosensorischen Eingängen werden auf Hirnbahnen weitergegeben:

- zum einen, um ständig Muskelreflexe auszulösen, die v.a. das Gleichgewicht erhalten. Auf diese Weise ist der aufrechte Gang des Menschen möglich;

- zum anderen werden Signale über neuronale Bahnen zur Großhirnrinde gesendet, die eine bewusste Wahrnehmung der Körperhaltung ermöglichen.

Statische und statokinetische Muskelreflexe

Die Muskelreflexe werden in 3 Gruppen unterteilt:

- **Stehreflexe:** Sie erlauben Mensch [und Tier], den Tonus jedes einzelnen Muskels so zu steuern, dass die jeweils gewünschte ruhige Körperhaltung [z. B. aufrechtes Stehen, gebeugte Haltung] zuverlässig eingehalten werden kann. Da der Muskeltonus reflektorisch gesteuert wird, spricht man von **tonischen Reflexen.** Die Anteile der Labyrinthe an diesen Reflexen werden als **tonische Labyrinthreflexe** bezeichnet.
- **Stellreflexe:** Ereignen sie sich in der richtigen Reihenfolge, dann erlauben sie es dem Körper, sich etwa aus einer ungewöhnlichen Lage in die normale Körperstellung zu begeben. Dabei sind zahlreiche Stellreflexe wie eine Kette hintereinander geschaltet.
  Beispielsweise wird zunächst über **Labyrinthstellreflexe** die Kopfhaltung verändert, was über Halssensoren empfunden wird [weil sich die Haltung des Kopfes gegenüber dem Körper verändert hat]; dieses wiederum bewirkt über **Halsstellreflexe** eine Normalstellung des Rumpfes. Stehreflexe und Stellreflexe werden auch als **statische Reflexe** zusammengefasst. Sie werden durch eine Haltung ausgelöst.
- **Statokinetische Reflexe:** Sie werden nicht durch eine Haltung, sondern durch eine Bewegung ausgelöst. Sie erlauben z. B. beim Laufen und Springen, aber auch im Lift oder beim Autofahren, das Gleichgewicht zu halten und reflektorisch eine jeweils adäquate Körperstellung zu finden. So wird in einem Lift bei Beschleunigung nach unten ein erhöhter Extensorentonus, bei Beschleunigung nach oben ein erhöhter Flexorentonus ausgelöst.

Augenmuskeln

Bahnen zu den Augenmuskelkernen sind an statischen kompensatorischen Augenbewegungen und am statokinetischen Nystagmus beteiligt.

Bei klinischen Gleichgewichtsfunktionsuntersuchungen spielen **vestibulookuläre Reflexe** [VOR] eine besonders wichtige Rolle. Physiologisch lassen auch sie sich in statische und statokinetische Reflexe einteilen. Statische Reflexe lösen kompensatorische Augenbewegungen aus, damit sich bei Änderungen der Kopfhaltung das Gesichtsfeld nicht ändert. Die Netzhautbilder bleiben dadurch gewissermaßen stehen.

Ein statokinetischer Muskelreflex ist der sog. **vestibuläre Nystagmus.** Er ist klinisch außerordentlich wichtig. Dabei handelt es sich um eine durch einen Bewegungsreiz vestibulär ausgelöste Augenbewegung. Dreht man beispielsweise den Kopf um 90° nach rechts, dann wird der Augapfel zunächst kompensatorisch nach links geführt, um möglichst das ursprüngliche Gesichtsfeld zu erhalten. Naturgemäß hat die kompensatorische Augenbewegung einen maximal möglichen Ausschlag. Bevor dieser erreicht wird, erfolgt eine ruckartige Rückbewegung; in unserem Beispiel zur rechten Seite, die die Drehbewegung des Kopfes überholt. Darauf folgt wieder eine langsame Bewegung nach links. Die Abfolge von langsamer und schneller Bewegung geschieht so lange, bis die Drehbewegung des Kopfes beendet ist. *Die schnelle Komponente dieser Augenbewegung* kann viel besser beobachtet werden. Sie *heißt* **Nystagmus.** Im Beispiel handelt es sich um einen **Horizontalnystagmus**, der v.a. durch die beiden horizontalen Bogengänge als vestibulärer Nystagmus ausgelöst wird. Sind die Augen geöffnet, dann löst die Verschiebung des Gesichtsfeldes einen zusätzlichen Reflex über das Auge aus, der als **optokinetischer Nystagmus** bezeichnet wird. Vestibulärer Nystagmus und optokinetischer Nystagmus wirken im Beispiel synergistisch. Aber auch ohne visuellen Reiz [geschlossene Augen, im Dunkeln] wird ein Nystagmus bereits rein vestibulär ausgelöst.

Weiterführende Literatur

Baloh RW, Honrubia V (1990) Clinical Neurophysiology of the Vestibular System, 2nd edn. Davis, Philadelphia

Gummer AW, Plinkert P, Zenner HP (1996) Auditory-Visual Interaction in the Superior Colliculus. In: Greger R, Windhorst U. Comprehensive Human Physiology, Vol. 1, Springer-Verlag, Heidelberg, S. 839–845

Zenner HP, Gummer AW (1996) The Vestibular System. In: Greger R, Windhorst U. Comprehensive Human Physiology, Vol. 1, Springer-Verlag, Heidelberg, S. 697–709

Zenner HP, Zrenner E (1996) Physiologie der Sinne. Spektrum-Verlag, Heidelberg

Quellenhinweise

Abb. 1-4: Schmidt RF, Thews G, Lang F (Hrsg.) (2000) Physiologie des Menschen, 28. Aufl. Springer-Verlag, Berlin Heidelberg New York

Zeichnung Abb. 1-4: O. Nehren, Mannheim

Glu|co|cor|ti|co|i|de *pl* (Ⓔ glucocorticoids): *Syn*: *Glukokortikoide, Glukosteroide*; in der Zona fasciculata der Nebennierenrinde* gebildete Steroidhormone, deren wichtigster Vertreter Cortisol* ist; die Regelung der Glucocorticoidsekretion unterliegt einer Steuerung durch Hypothalamus* und Hypophysenvorderlappen*; das im Hypothalamus gebildete Corticotropin-releasing-Hormon [CRH] stimuliert die Sekretion von adrenokortikotropem Hormon [ACTH] aus dem Hypophysenvorderlappen; ACTH gelangt auf dem Blutweg zur Nebennierenrinde und stimuliert hier die Ausschüttung von Cortisol, das durch einen Rückkopplungsmechanismus die CRH-Sekretion im Hypothalamus hemmt
Glucocorticoide spielen eine bedeutende Rolle als Regulatoren des Intermediärstoffwechsels und als Modulatoren der Immunantwort; sie stimulieren die Gluconeogenese [Gegenspieler des Insulins] sowie die Proteolyse und Lipolyse und hemmen gleichzeitig die Proteinbiosynthese; Glucocorticoide unterdrücken die Immunantwort und Entzündungsreaktion und hemmen die Bildung von Zytokinen* und die Kollagenbildung in Fibroblasten
Cortisol und sein Oxidationsprodukt Cortison werden z.B. zur Substitutionstherapie bei primärer Nebenniereninsuffizienz, parenteral bei Status asthmaticus, allergischem Schock und Gelenkrheumatismus angewandt; meist werden aber **synthetische Glucocorticoide** bevorzugt, weil sie stärker entzündungshemmend sind [Dexamethason* ist 30-mal wirksamer als Cortisol] und keine mineralocorticoide Wirkung haben

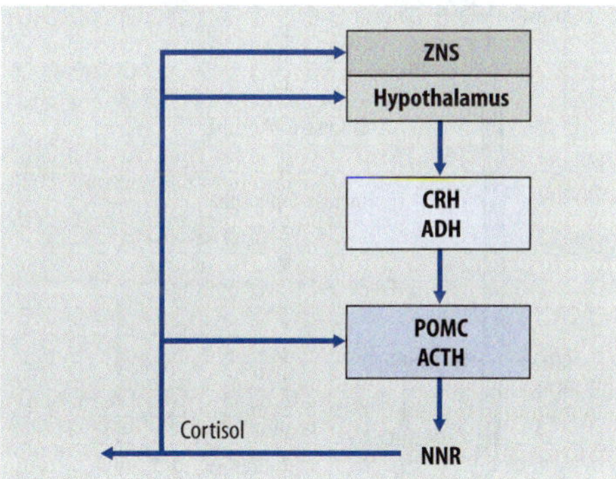

Abb. G53. Hypothalamo-hypophyseo-adrenaler Regelkreis

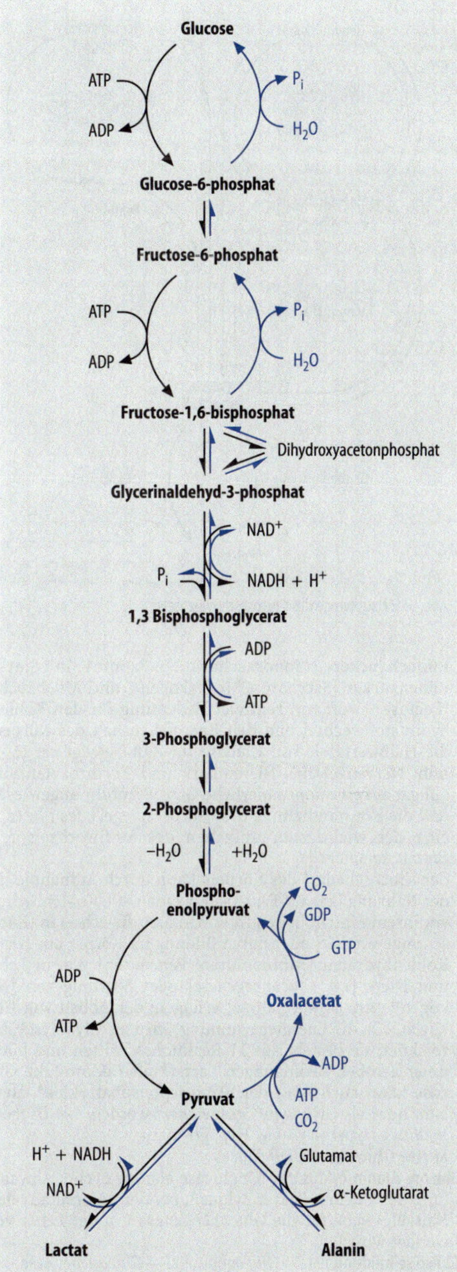

Abb. G54. Gluconeogenese und Glykolyse

Glu|co|fu|ra|no|se *f* (Ⓔ glucofuranose): *Syn*: *Glukofuranose*; Furanose*-Form der Glucose

glu|co|gen *adj* (Ⓔ glucogenic): *Syn*: *glukogen*; Glucose bildend

Glu|co|ge|ne|se *f* (Ⓔ glucogenesis): *Syn*: *Glukogenese, Glykogenese, Glukosebildung*; Glucosebildung durch Abbau von Kohlenhydraten während der Verdauung oder bei der Glykogenolyse*; *s.a. Gluconeogenese*

Glu|co|ki|na|se *f* (Ⓔ glucokinase): *Syn*: *Glukokinase*; Kinase*, die Glucose zu Glucose-6-phosphat phosphoryliert

Glu|co|ne|o|ge|ne|se *f* (Ⓔ gluconeogenesis): *Syn*: *Glykoneogenese, Glukoneogenese, Glucosebildung*; Neubildung von Glucose aus Nicht-Kohlenhydraten [Aminosäuren, Fettsäuren] u.a. in Leber und Niere; Ausgangsstoffe sind Lactat [wird von Muskeln und Erythrozyten gebildet], Glycerat [stammt aus dem Fettstoffwechsel] und die Abbauprodukte glucogener Aminosäuren*; die Gluconeogenese ist eine Reaktionssequenz, die im Prinzip eine Umkehrung der Glykolyse* darstellt; allerdings ist die Bildung von Phosphoenolpyruvat, Fructose-6-phosphat und Glucose-6-phosphat aus thermodynamischen Gründen nicht einfach reversibel, sondern verlangt spezielle Reaktionsschritte

glu|co|ne|o|ge|ne|tisch *adj* (Ⓔ gluconeogenetic): *Syn*: *glukoneogenetisch*; Gluconeogenese betreffend

Glu|co|pe|nie *f* (Ⓔ glucopenia): *Syn*: *Glykopenie, Glukopenie*; Zuckermangel im Gewebe; *s.a. Hypoglykämie*

Glu|co|pro|te|in *nt* (Ⓔ glucoprotein): *Syn*: *Glukoprotein*; aus einem Kohlenhydrat- und einem Proteinanteil bestehendes Heteroglykan*

Glu|co|py|ra|no|se *f* (Ⓔ glucopyranose): *Syn*: *Glukopyranose*; Pyranose*-Form der Glucose*

Glu|cos|ä|mie *f*: → *Glukosämie*

Glu|cos|a|min *nt* (Ⓔ glucosamine): *Syn*: *Glukosamin, Aminoglucose, Aminoglukose*; Aminozuckerderivat der Glucose*; Baustein komplexer Polysaccharide*

Glu|co|se *f* (Ⓔ glucose): *Syn*: *D-Glukose, Traubenzucker, Dextrose, D-Glucose, Glykose, α-D-Glucopyranose*; zu den Aldohexosen* gehörender wichtigster vom Körper verwendeter

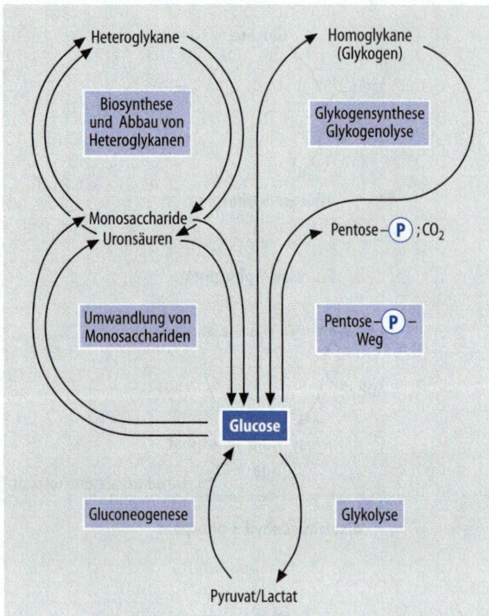

Abb. G55. Hauptwege des Glucosestoffwechsels

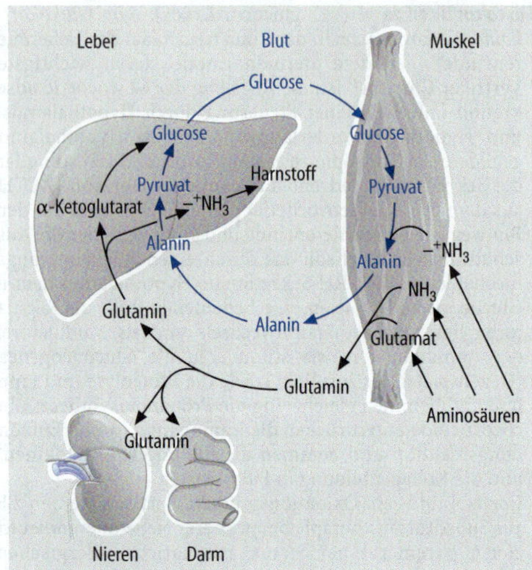

Abb. G56. Glucose-Alanin-Zyklus

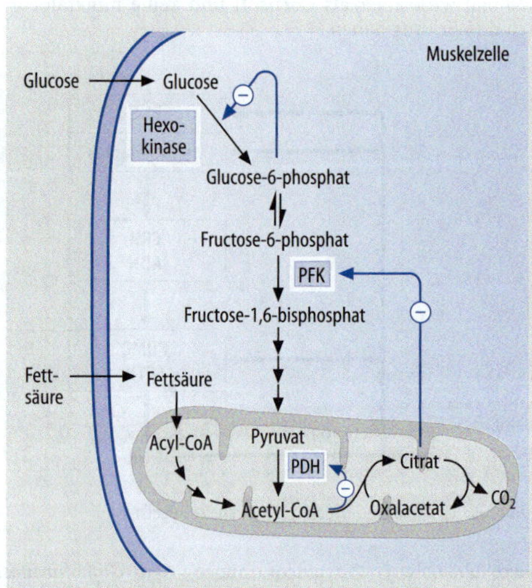

Abb. G57. Glucose-Fettsäure-Zyklus. **PDH** = Pyruvatdehydrogenase, **PFK** = Phosphofructokinase

Einfachzucker [Monosaccharid*]; kommt in Stärke, Rübenzucker [Saccharose*], Glykogen* und Milchzucker [Lactose*] vor; von zentraler Bedeutung für den Kohlenhydratstoffwechsel und den Energiehaushalt des Körpers; die Halbwertszeit von Glucose im Blut beträgt ca. 15–20 min; Nervengewebe, Nierenmark und Erythrozyten sind obligat auf eine kontinuierliche Glucosezufuhr angewiesen, und die Konstanthaltung des Glucosespiegels des Blutes ist eine der wichtigsten Aufgaben des Stoffwechsels [*s.a. Blutzuckerspiegel*]

der Glucosebedarf des Körpers kann durch Aufnahme mit der Nahrung [bis auf Fructose* werden alle Kohlenhydrate vor ihrem Eintritt in den Intermediärstoffwechsel in Glucose umgewandelt] oder durch Bildung im Körper aus Nicht-Kohlenhydraten [Aminosäuren, Fettsäuren] u.a. in Leber und Niere [*s.a. Gluconeogenese*] oder Spaltung von Glykogen* [*s.a. Glykogenolyse*] erfolgen; der Abbau von Glykogen, d.h. die Energiegewinnung, wird als Glykolyse* bezeichnet; sie besteht aus 11 Reaktionsschritten und bildet unter aeroben Bedingungen Lactat* als Endprodukt; Glucose kann auch über den Pentosephosphatzyklus* abgebaut oder als Glykogen* gespeichert werden; *s.a. Diabetes mellitus, Hyperglykämie, Hypoglykämie*

aktive Glucose: *→ UDP-Glucose*

Glucose-Alanin-Zyklus *m* (Ⓔ glucose-alanine cycle): Abwandlung des Glucose-Laktat-Zyklus*, bei dem Alanin aus dem Muskelgewebe für die Gluconeogenese* in der Leber verwendet wird

Glu|co|se|bil|dung *f*: **1.** *→ Glucogenese* **2.** *→ Gluconeogenese*

Glu|co|se|car|ri|er *m* (Ⓔ glucose carrier): Glucose transportierendes Molekül

Glucose-1,6-diphosphat *nt* (Ⓔ glucose-1,6-diphosphate): *Syn*: *Glukose-1,6-diphosphat*; Zwischenprodukt des Kohlenhydratstoffwechsels

Glucose-Doppelbelastung *f* (Ⓔ Staub-Traugott test): *Syn*: *Staub-Traugott-Versuch*; oraler Glukosetoleranztest* mit zweimaliger Glucosezufuhr im Abstand von 90 Minuten

Glucose-Fettsäure-Zyklus *m* (Ⓔ glucose-fatty acid cycle): *Syn*: *Randle-Zyklus*; gegenseitige Beeinflussung von Fettsäureoxidation und Glucoseutilisation im Muskelgewebe; die vermehrte Fettsäureoxidation bei Belastung hemmt Aufnahme und Verbrauch von Glucose, die damit den glucoseabhängigen Organen [v.a. Gehirn] zur Verfügung steht

Glucose-Galaktose-Malabsorption *f* (Ⓔ glucose-galactose malabsorption): seltene, autosomal-rezessiv vererbte Erkrankung, bei der weder Glucose* noch Galaktose* aus dem Darm absorbiert werden; führt schon im Säuglingsalter zu Durchfällen und Glukosurie*

Glucose-Insulin-Kalium-Lösung *f* (Ⓔ glucose-insulin-kalium solution): Lösung zur intravenösen Infusion bei Coma* diabeticum

Glucose-Lactat-Zyklus *m* (Ⓔ glucose-lactate cycle): *Syn*: *Cori-Zyklus*; Abbau von Glykogen zu Lactat im Muskel und Glykogenese aus Lactat in der Leber

Glu|co|se|o|xi|da|se *f* (Ⓔ glucose oxidase): *Syn*: *Glukoseoxidase*; Oxidoreduktase*, die die Oxidation von Glucose unter gleichzeitiger Bildung von Wasserstoffperoxid* katalysiert; zum Nachweis von Glucose eingesetzt [**Glucoseoxidaseteststreifen**]; Systeme zur Blutzuckerselbstkontrolle arbeiten ebenfalls mit der Glucoseoxidasemethode

Glucoseoxidase-Peroxidase-Reaktion *f* (Ⓔ oxidase reaction): zur enzymatischen Bestimmung von Glucose in Blut und Harn verwendete Reaktion, bei der das entstehende H_2O_2 durch eine Farbreaktion nachgewiesen wird

Glu|co|se|o|xi|da|se|test|strei|fen *pl* (Ⓔ glucose oxidase strips): *s.u. Glucoseoxidase*

Glucose-Pepton-Agar nach Sabouraud *m/nt* (Ⓔ Sabouraud's agar): ***Syn***: *Sabouraud-Glucose-Pepton-Agar*; als Pilznährboden verwendetes Kulturmedium*

Glucose-1-phosphat *nt* (Ⓔ glucose-1-phosphate): ***Syn***: *Cori-Ester, Glukose-1-phosphat*; Metabolit des Kohlenhydratstoffwechsels; Zwischenstufe bei der Bildung von aktiver Glucose [UDP-Glucose] aus Glucose-6-phosphat

Glucose-6-phosphat *nt* (Ⓔ glucose-6-phosphate): ***Syn***: *Robison-Ester, Glukose-6-phosphat*; zentrales Zwischenprodukt des Glucosestoffwechsels; verbindet Glykolyse* mit Gluconeogenese*, Pentosephosphatzyklus* und Glykogenese*

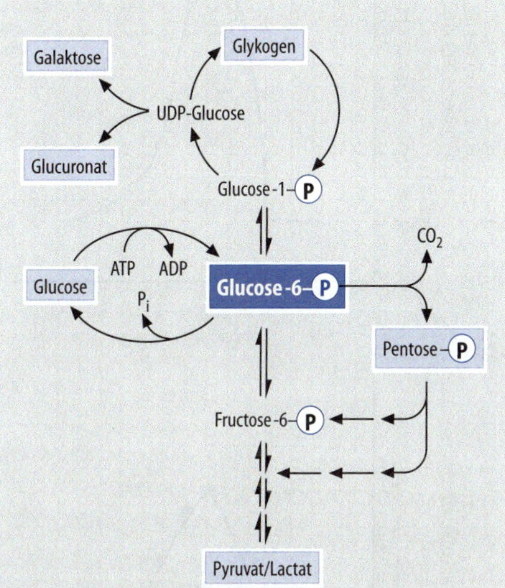

Abb. G58. Stellung von Glucose-6-phosphat im Glucosestoffwechsel

Glucose-6-phosphatase *f* (Ⓔ glucose-6-phosphatase): ***Syn***: *Glukose-6-phosphatase*; im endoplasmatischen Retikulum* von Leber, Niere und Darm vorkommende Hydrolase*, die die Umwandlung von Glucose-6-phosphat in Glucose und umgekehrt katalysiert

Glucose-6-phosphatdehydrogenase *f* (Ⓔ glucose-6-phosphate dehydrogenase): ***Syn***: *Zwischenferment, Glukose-6-phosphatdehydrogenase*; Enzym des Pentosephosphatzyklus*, das Glucose-6-phosphat zu 6-Phosphogluconolacton oxidiert; *s.a. Glucose-6-Phosphatdehydrogenasemangel*

Glucose-6-Phosphatdehydrogenasemangel *m* (Ⓔ glucose-6-phosphate dehydrogenase deficiency): ***Syn***: *Glukose-6-Phosphatdehydrogenasemangelkrankheit, G-6-PDH-Mangel, G-6-PDH-Mangel krankheit, Glucose-6-Phosphatdehydrogenasemangelkrankheit, Glukose-6-Phosphatdehydrogenasemangel*; X-chromosomal-rezessiv vererbte, häufigste Stoffwechselerkrankung [100 Millionen Menschen], die überwiegend Farbige und Bewohner der Mittelmeergegend betrifft; bisher wurden ca. 250 Varianten mit unterschiedlicher Ausprägung und Klinik beschrieben; klinisch kommt es zu einer akuten oder chronischen hämolytischen Anämie*, die durch oxidativ wirkende Substanzen [Phenacetin*, Sulfonamide*, Favabohnen] ausgelöst werden kann

Glucose-6-Phosphatdehydrogenasemangelkrankheit *f*: *→ Glucose-6-Phosphatdehydrogenasemangel*

Glu|co|se|phos|phat|i|so|me|ra|se *f* (Ⓔ glucose-6-phosphate isomerase): ***Syn***: *Glucose-6-phosphatisomerase, Phosphohexoseisomerase, Phosphoglucoseisomerase, Glukosephosphatisomerase*; Isomerase*, die die reversible Konversion von Glucose-6-phosphat und Fructose-6-phosphat katalysiert; *s.a. Glucosephosphatisomerase-Mangel*

Glucose-6-phosphatisomerase *f*: *→ Glucosephosphatisomerase*

Glucosephosphatisomerase-Defekt *m*: *→ Glucosephosphatisomerase-Mangel*

Glucosephosphatisomerase-Mangel *m* (Ⓔ glucosephosphate isomerase deficiency): ***Syn***: *Glukosephosphatisomerase-Defekt, Glukosephosphatisomerase-Mangel, Glucosephosphatisomerase-Defekt*; autosomal-rezessiv vererbte Stoffwechselstörung mit schwerer hämolytischer Anämie*

Glucose-1-phosphat-uridylyltransferase *f* (Ⓔ glucose-1-phosphate uridylyltransferase): ***Syn***: *Glucose-1-phosphat-UTP-transferase*; wichtiges Enzym des Glykogenaufbaus; katalysiert die Bildung von aktiver Glucose*

Glucose-1-phosphat-UTP-transferase *f*: *→ Glucose-1-phosphat-uridylyltransferase*

Glu|co|si|da|se *f* (Ⓔ glucosidase): ***Syn***: *Glukosidase*; Hydrolase*, die glucosehaltige Disaccharide spaltet

lysosomale α-Glucosidase (Ⓔ lysosomal α-glucosidase): ***Syn***: *Gammaamylase, γ-Amylase, Glukan-1,4-α-Glucosidase*; in den Lysosomen von Leber und Niere vorkommende Amylase

α-Glu|co|si|da|se|hem|mer *pl* (Ⓔ α-glucosidase inhibitors): ***Syn***: *Alphaglucosidasehemmer*; hemmen die α-Glucosidase der Dünndarmmukosa und damit die Spaltung glucosehaltiger, mit der Nahrung zugeführter Disaccharide; *s.a. Acarbose*

Glu|cos|u|rie *f*: *→ Glukosurie*

Glu|cu|re|se *f*: *→ Glukosurie*

Glu|cu|ro|ni|de *pl* (Ⓔ glucuronides): ***Syn***: *Glukuronide, Glukuronoside, Glucuronoside*; in der Leber durch Konjugation von Glucuronsäure* mit exogenen und endogenen Substanzen entstandene wasserlösliche Entgiftungsprodukte, die mit der Galle ausgeschieden werden

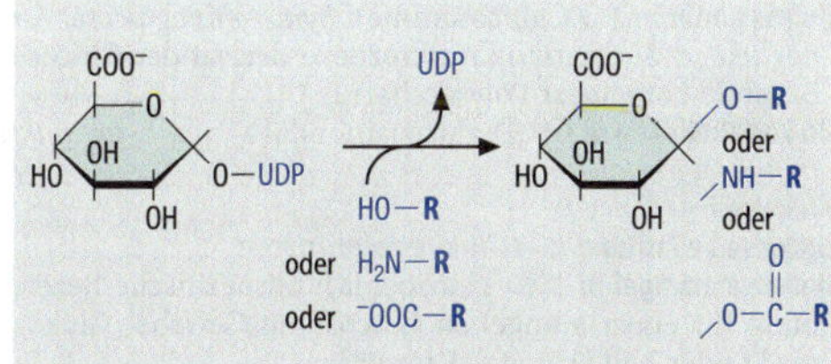

Abb. G59. Bildung von Glucuroniden aus UDP-Glucuronsäure

Glu|cu|ro|no|si|de *pl*: *→ Glucuronide*

Glu|cu|ron|säu|re *f* (Ⓔ glucuronic acid): ***Syn***: *Glukuronsäure, Glykuronsäure*; durch enzymatische Oxidation aus Glucose* entstehende Säure, die in der Leber mit exogenen und endogenen Substanzen konjugiert wird; Bestandteil von Hyaluronsäure* und Chondroitinsulfat* [*Abb. G60*]

GluDH *Abk.*: *→ Glutamatdehydrogenase*

Gluk-, gluk- *präf.*: *→ Gluko-*

Glu|ka|gon *nt*: *→ Glucagon*

Glu|ka|go|nom *nt*: *→ Glucagonom*

Glukan-1,4-α-Glukosidase *f*: *→ Glucan-1,4-α-Glucosidase*

Gluko-, gluko- *präf.*: Wortelement mit der Bedeutung „Zucker/Glucose/Glykose"

Glu|ko|fu|ra|no|se *f*: *→ Glucofuranose*

glu|ko|gen *adj* (Ⓔ glucogenic): ***Syn***: *glucogen*; Glucose bildend

Glu|ko|ge|ne|se *f*: *→ Glucogenese*

Glu|ko|ki|na|se *f*: *→ Glucokinase*

glu|ko|ki|ne|tisch *adj* (Ⓔ glucokinetic): Glucose aktivierend

Glu|ko|kor|ti|ko|ide *pl*: *→ Glucocorticoide*

Glu|ko|ne|o|ge|ne|se *f*: *→ Gluconeogenese*

glu|ko|ne|o|ge|ne|tisch *adj* (Ⓔ gluconeogenetic): ***Syn***: *gluconeogenetisch*; Gluconeogenese betreffend

Glu|ko|pe|nie *f*: *→ Glucopenie*

Glu|ko|pro|te|in *nt*: *→ Glucoprotein*

Glu|ko|py|ra|no|se *f*: *→ Glucopyranose*

Glu|kos|ä|mie *f* (Ⓔ hyperglycosemia): ***Syn***: *Hyperglykämie, Hyperglukosämie, Hyperglucosämie, Glucosämie*; pathologische Blutzuckererhöhung [> 6,7 mmol/l]; v.a. bei Diabetes*

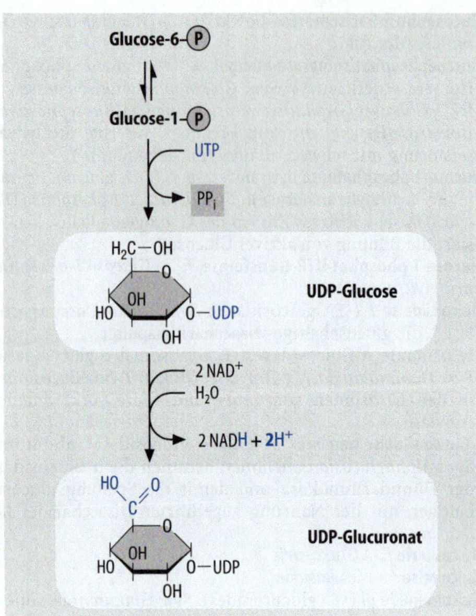

Abb. G60. Bildung von UDP-Glucuronsäure

mellitus, NNR-Überfunktion, Phäochromozytom, Hirntumoren, Meningitis; *s.a. hyperglykämisches Koma*

Glu|kos|a|min *nt* (Ⓔ glucosamine): ***Syn***: *Aminoglucose, Aminoglukose, Glucosamin*; Aminozuckerderivat der Glucose*; Baustein komplexer Polysaccharide*

Glu|kos|a|mi|ni|da|se *f* (Ⓔ glucosaminidase): *s.u. Essay Bakterien S. 217*

Glu|ko|se *f*: *→Glucose*

Glu|ko|se|be|las|tung *f*: *→Glukosetoleranztest*

Glu|ko|se|man|gel *m* (Ⓔ glucopenia): unspezifische Bezeichnung für einen Mangel an Glucose im Gewebe [Glukopenie*] oder Blut [Hypoglykämie*]

Glu|ko|se|o|xi|da|se *f*: *→Glucoseoxidase*

Glukose-6-Phosphatdehydrogenasemangel *m*: *→Glucose-6-Phosphatdehydrogenasemangel*

Glukose-6-Phosphatdehydrogenasemangelkrankheit *f*: *→Glucose-6-Phosphatdehydrogenasemangel*

Glu|ko|se|phos|phat|i|so|me|ra|se *f*: *→Glucosephosphatisomerase*

Glukosephosphatisomerase-Defekt *m*: *→Glucosephosphatisomerase-Mangel*

Glukosephosphatisomerase-Mangel *m*: *→Glucosephosphatisomerase-Mangel*

Glu|ko|se|schwel|le *f* (Ⓔ glucose threshold): Bezeichnung für die Glucosekonzentration des Plasmas [10 mmol/l], bei der die maximale Rückresorptionskapazität der Niere überschritten wird und es zur Ausscheidung von Glucose im Harn kommt [Glukosurie*]

Glu|ko|se|spie|gel *m*: *→Blutzuckerspiegel*

Glu|ko|se|to|le|ranz *f* (Ⓔ glucose tolerance): Fähigkeit des Organismus eine zugeführte Glukosemenge physiologisch zu verarbeiten, d.h. ohne eine Erhöhung des Blutzuckerspiegels auf pathologische Werte und ohne Glukoseausscheidung im Harn

gestörte Glukosetoleranz: *→pathologische Glukosetoleranz*

pathologische Glukosetoleranz (Ⓔ impaired glucose tolerance): ***Syn***: *gestörte Glukosetoleranz*; erhöhte, aber nicht eindeutig einen Diabetes* mellitus beweisende Blutzuckerwerte im Glukosetoleranztest*; 30–60 % der Patienten entwickeln innerhalb von 10 Jahren einen klinisch manifesten Diabetes; oft gleichgesetzt mit subklinischem Diabetes* mellitus; *s.a. Essay Diabetes mellitus S. 481*

Glu|ko|se|to|le|ranz|test *m* (Ⓔ glucose tolerance test): ***Syn***: *Glukosebelastung*; Test zur Bestimmung der Glukosetoleranz bei Verdacht auf Diabetes* mellitus; ist indiziert bei grenzwertigem Blutzuckerspiegel, Glukosurie*, familiärer Diabetesbelastung, Adipositas, Infektionsneigung, Fettstoffwechselstörungen und Neuropathien; je nach Zufuhrmechanismus unterscheidet man **intravenöse** und **orale Glukosetoleranztests**; bei den oralen Tests gibt es einfache Formen und Versionen mit doppelter Glukosegabe [Glucose-Doppelbelastung*]

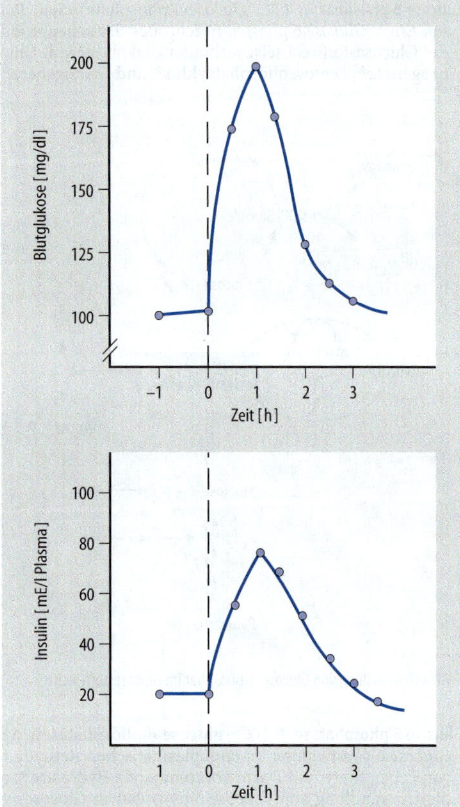

Abb. G61. Glukosetoleranztest

oraler Glukosetoleranztest (Ⓔ oral glucose tolerance test): **Durchführung**: Bestimmung der Nüchternblutglukose [Kapillarblut]; orale Aufnahme von 75 g Glucose in 250–300 ml Flüssigkeit oder 300 ml Glucose-Oligosaccharidgemisch; Bestimmung der Blutglukose im Kapillarblut nach 1 h und 2 h; **Auswertung**: kapilläre Blutglukose < 11.1 mmol/l nach 1 h und < 7,8 mmol/l nach 2 h **unauffälliger OGTT**; kapilläre Blutglukose > 11.1 mmol/l nach 2 h und Nüchternblutglukose > 6,7 mmol/l **manifester Diabetes mellitus**; kapilläre Blutglukose nach 2 h zwischen 7,8 und 11,1 mmol/l und Nüchternblutglukose < 6,7 mmol/l **pathologische Glukosetoleranz**; *s.a. Essay Diabetes mellitus S. 481*

Glu|ko|si|da|se *f*: *→Glucosidase*

Glu|ko|ste|ro|i|de *pl*: *→Glucocorticoide*

Glu|kos|u|rie *f* (Ⓔ glucosuria): ***Syn***: *Glucosurie, Glukurese, Glucurese, Glykosurie, Glykurie*; (erhöhte) Glucoseausscheidung im Harn [Normalwert ca. < 1,1 mmol/24 h]; die häufigste Ursache ist Diabetes* mellitus; kann aber auch durch Medikamente oder glukosereiche Nahrung [**prärenale Glukosurie**] bedingt sein; *s.a. Diabetes mellitus, Melliturie*

renale Glukosurie (Ⓔ **1.–2.** renal glycosuria): **1.** ***Syn***: *Diabetes renalis, Nierendiabetes*; autosomal-rezessiv vererbte Störung der Glukoserückresorption mit konstanter Glukosurie **2.** Glukosurie bei Nierenschädigung [Glomerulonephritis*] oder in der Schwangerschaft

Glu|ko|ze|re|bro|si|da|se *f*: *→Glucocerebrosidase*
Glu|ko|ze|ro|bro|si|do|se *f*: *→Morbus Gaucher*
Glu|ku|re|se *f*: *→Glukosurie*
Glu|ku|ro|ni|de *pl*: *→Glucuronide*
Glu|ku|ro|no|si|de *pl*: *→Glucuronide*
Glu|ku|ron|säu|re *f*: *→Glucuronsäure*
Glu|si|dum *nt*: *→Saccharin*
Glut *Abk.*: Glucosetransporter
glu|tä|al *adj* (Ⓔ gluteal): Gesäß oder Gesäßmuskulatur betreffend
Glu|ta|mat *nt* (Ⓔ glutamate): ***Syn***: *α-Aminoglutamat*; Salz der Glutaminsäure*
Glu|ta|mat|de|hy|dro|ge|na|se *f* (Ⓔ glutamate dehydrogenase): ***Syn***: *Glutaminsäuredehydrogenase*; Enzym, das in den Lebermitochondrien Glutaminsäure in α-Ketoglutarsäure umwandelt und umgekehrt; eine Erhöhung der Glutamatdehydrogenase im Serum ist ein Hinweis auf einen Zerfall von Lebergewebe mit Mitochondrienzerstörung
Glu|ta|mat|o|xal|a|ce|tat|trans|a|mi|na|se *f*: veraltet für *→Aspartataminotransferase*
Glu|ta|mat|py|ru|vat|trans|a|mi|na|se *f*: veraltete Bezeichnung für *→Alaninaminotransferase*
Glu|ta|mat|syn|the|ta|se *f* (Ⓔ glutamate synthetase): mitochondriales Enzym, das Glutamin in der Leber die Umwandlung von Glutamat zu katalysiert
Glu|ta|min *nt* (Ⓔ glutamine): nicht-essentielle, aus Glutaminsäure gebildete proteinogene Aminosäure*

Tab. G62. Glutamin als Aminogruppendonator

Akzeptor	Produkt	Biosynthese von
Fructose-6-phosphat	Glucosamin-6-phosphat	Aminozuckern
Desamido-NAD	NAD^+	NAD^+
Phosphoribosyl-prophosphat	5-Phosphoribosylamin	Purinen
Xanthosinmono-phosphat	Guanosinmonophosphat (GMP)	GMP
Aspartat	Asparagin	Asparagin
Bicarbonat und ATP	Carbamylphosphat	Pyrimidin

Glu|ta|mi|na|se *f* (Ⓔ glutaminase): Hydrolase*, die die Umwandlung von Glutamin zu Glutaminsäure katalysiert
Glu|ta|min|säu|re *f* (Ⓔ glutamic acid): ***Syn***: *α-Aminoglutarsäure*; nicht-essentielle Aminosäure, die eine wichtige Rolle im Citratzyklus* und dem Aminosäureabbau spielt; *s.a. Ammonium*

Tab. G63. Stoffwechselbedeutung der Glutaminsäure

Reaktion	Produkt	Bedeutung des Reaktionsproduktes
Transaminierung oder dehydrierende Desaminierung	α-Ketoglutarat	Abbau zum amphibolen Produkt des Citratzyklus, Freisetzung von freiem Ammoniak, Abgabe der Aminogruppe auf die Akzeptorverbindung
Decarboxylierung	γ-Aminobutyrat	Überträgerstoff bei hemmenden Neuronen in der grauen Substanz des ZNS
Kondensation mit Acetyl-CoA	Acetylglutamat	Cofaktor der mitochondrialen Carbamylphosphat-synthetase
Amidbildung	Glutamin	Entgiftung von freiem Ammoniak im Gehirn (Ammoniakfixierung); Bildung der proteinogenen Aminosäure Glutamin

Glu|ta|min|säu|re|de|hy|dro|ge|na|se *f*: *→Glutamatdehydrogenase*
Glu|ta|myl|cys|te|in|gly|cin *nt*: *→Glutathion*
γ-Glu|ta|myl|trans|fe|ra|se *f*: *→Gammaglutamyltransferase*
γ-Glu|ta|myl|trans|pep|ti|da|se *f*: *→Gammaglutamyltransferase*
Glu|ta|ral *nt* (Ⓔ glutaral): ***Syn***: *Pentandial, Glutaraldehyd, Glutardialdehyd*; Desinfektionsmittel; **Anw.**: Instrumentendesinfektion
Glu|tar|al|de|hyd *m*: *→Glutaral*
Glu|tar|a|zid|u|rie *f*: *→Glutarsäureazidurie*
Glu|tar|di|al|de|hyd *m*: *→Glutaral*
Glu|tar|säu|re *f* (Ⓔ glutaric acid): beim Lysinabbau entstehende gesättigte Dicarbonsäure
Glu|tar|säu|re|a|zid|u|rie *f* (Ⓔ glutaric aciduria): ***Syn***: *Glutarazidurie*; vermehrte Glutarsäureausscheidung im Harn; autosomal-rezessive Enzymopathie, die in zwei Formen vorkommt; bei **Glutarsäureazidurie Typ I** liegt ein Mangel an Glutaryl-CoA-Dehydrogenase vor, bei **Glutarsäureazidurie Typ II** ein Acyl-CoA-Dehydrogenasemangel; beide Formen sind **klinisch** durch Muskelhypotonie, Irritabilität und Zittrigkeit gekennzeichnet; langfristig kommt es zu progredienter Demenz, Hypoglykämie, metabolischer Azidose; **Therapie**: lysin- und tryptophanarme Diät verhindert die Progression des Leidens

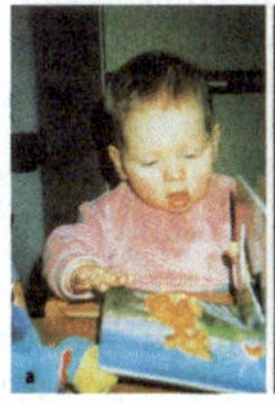
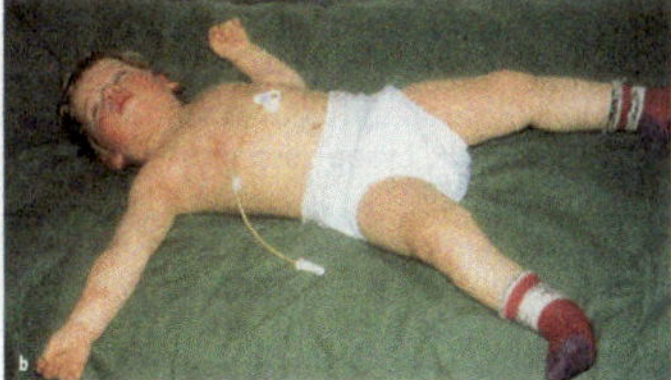

Abb. G64. Glutarsäureazidurie

Glu|ta|thi|on *nt* (Ⓔ glutathione): ***Syn***: *Glutamylcysteinglycin*; in Erythrozyten* enthaltenes Tripeptid, das die Membran vor Oxidation schützt; **oxidiertes Glutathion** [GSSG] und **reduziertes Glutathion** [GSH] bilden ein Redoxsystem, das z.B. Peroxidionen entgiftet

```
          O             O
          ‖             ‖
     H2C—C—N—CH—C—N—CH2—COO⁻
      |       |   |       |
     CH2      H  CH2      H
      |   +       |
   H—C—NH3        SH
      |
     COO⁻
```

Abb. G65. Glutathion

Glu|ta|thi|on|ä|mie *f* (Ⓔ glutathionemia): Vorkommen vom Glutathion im Blut
Glu|ta|thi|on|per|o|xi|da|se *f* (Ⓔ glutathione peroxidase): ***Syn***: *GSH-Peroxidase*; wichtiges Enzym bei der Entgiftung von Peroxidionen in Erythrozyten; *s.a. Glutathion*
Glu|ta|thi|on|re|duk|ta|se *f* (Ⓔ glutathione reductase): ***Syn***: *GSSG-Reduktase*; regeneriert oxidiertes Glutathion zu reduziertem Glutathion in Erythrozyten; *s.a. Glutathion*
Glu|ta|thi|on|u|rie *f* (Ⓔ glutathionuria): vermehrte Glutathionausscheidung im Harn
Glu|te|li|ne *pl* (Ⓔ glutelins): wasserunlösliche Getreideproteine
Glu|ten *nt* (Ⓔ gluten): ***Syn***: *Klebereiweiß*; aus Prolaminen und Glutelinen bestehende Eiweißmischung; *s.a. Zöliakie*
Glu|te|nin *nt* (Ⓔ glutenin): Glutelin von Weizen
glu|te|o|in|gui|nal *adj* (Ⓔ gluteo-inguinal): Gesäß(muskulatur) und Leistengegend/Regio inguinalis betreffend oder verbindend
Glu|te|us ma|xi|mus *m*: *→Musculus gluteus maximus*

Glu|te|us me|di|us *m*: *→Musculus gluteus medius*
Glu|te|us mi|ni|mus *m*: *→Musculus gluteus minimus*
Glu|tin *nt* (Ⓔ glutin): beim Kochen von Kollagen* entstehendes Eiweißgemisch; meist gleichgesetzt mit Gelatine*
Glu|ti|tis *f, pl* **-ti|ti|den** (Ⓔ glutitis): *Syn*: *Gesäßentzündung*; Entzündung der Gesäßmuskulatur
glu|ti|tisch *adj* (Ⓔ glutitic): Gesäßentzündung/Glutitis betreffend, von ihr betroffen oder gekennzeichnet
Gly *Abk*.: **1.** *→Glycin* **2.** *→Glykogen* **3.** *→Glykokoll*
Glyc-, glyc- *präf*.: *→Glyco-*
Gly|ce|rid *nt* (Ⓔ glyceride): *Syn*: *Acylglycerin, Glyzerid*; Ester* aus Glycerin und gesättigten oder ungesättigten Fettsäuren*; je nach der Zahl der veresterten Alkoholgruppen unterscheidet man **Monoglycerid**, **Diglycerid** und **Triglycerid**; *s.a. Fett*
Gly|ce|rin *nt* (Ⓔ glycerol): *Syn*: *Glyzerin, Glycerol, Propan-1,2,3-triol*; einfachster dreiwertiger Alkohol; bildet mit Fettsäuren Glyceride*; klare, fast farblose, sirupartige Flüssigkeit mit süßem Geschmack; mit Wasser und Äthanol mischbar; wird als Laxans* und Otologikum verwendet
Glycerinaldehyd-3-phosphat *nt* (Ⓔ glyceraldehyde 3-phosphate): Triosephosphat*; Zwischenprodukt der Gluconeogenese* und der Glykolyse*
Gly|ce|rin|phos|pha|tid *nt* (Ⓔ glycerol phosphatide): *Syn*: *Phosphoglyzerid, Glycerophosphatid, Glyzerinphosphatid*; amphiphiles Lipid*, das Glycerophosphorsäure enthält; zur Gruppe gehören u.a. Phosphatidylcholin*, Phosphatidylserin*, Phosphatidylethanolamin*, Phosphatidylinositol*, Cardiolipin*, Lysophosphatidylcholin* und die Plasmalogene
Gly|ce|rol *nt*: *→Glycerin*
Gly|ce|ro|li|pi|de *pl* (Ⓔ glycerolipids): *s.u. Glykolipide*
Gly|ce|rol|tri|ni|trat *nt* (Ⓔ glyceryl trinitrate): *Syn*: *Nitroglycerin, Nitroglyzerin*; organisches Nitrat*; **Anw.**: Angina pectoris, Myokardinfarkt, Koronarspasmus, hypertensive Krise, akute Linksherzinsuffizienz
Gly|ce|ro|phos|pha|tid *nt*: *→Glycerinphosphatid*
Gly|cin *nt* (Ⓔ glycine): *Syn*: *Aminoessigsäure, Glykokoll, Glycin, Leimzucker*; einfachste Aminosäure*; Bestandteil vieler Gerüsteiweiße
Gly|ci|ne max *f*: *→Soja*
gly|cin|erg *adj* (Ⓔ glycinergic): auf Glycin ansprechend
Gly|ci|no|sis *f* (Ⓔ glycinemia): *Syn*: *nicht-ketotische Hyperglyzinämie, nicht-ketotische Hyperglycinämie, Glykokollkrankheit, Glyzinose, Glycinurie mit Hyperglyzinämie*; autosomal-rezessiv vererbte Störung des Glycinabbaus, die schon in den ersten Lebenstagen zu Krämpfen und Muskelhypotonie führt
Gly|cin|u|rie *f* (Ⓔ glycinuria): *Syn*: *Glyzinurie*; Glycinausscheidung im Harn
Glycinurie mit Hyperglyzinämie: *→Glycinosis*
Glyco-, glyco- *präf*.: Wortelement mit der Bedeutung „Zucker/Glucose/Glykose"
Gly|co|ka|lix *f* (Ⓔ glycocalyx): *Syn*: *Glykokalyx, Glykokalix*; Kohlenhydratsaum [Glykoproteine*, Glykolipide*] an der Außenfläche der Zellmembran; besteht aus 2–20 Molekülen Glucose*, Galaktose*, Mannose*, Fucose*, N-Acetylglucosamin*, N-Acetylgalaktosamin oder N-Acetylneuraminsäure; die Glycokalix ist zell- oder gewebespezifisch und ist Träger der Antigen- und Blutgruppeneigenschaften; sie spielt auch eine Rolle bei der Resorption von Stoffen in die Zelle
Gly|co|ly|se *f*: *→Glykolyse*
Gly|co|pro|te|id *nt*: *→Glykoprotein*
Gly|co|pro|te|in *nt*: *→Glykoprotein*
Gly|co|pyr|ro|ni|um|bro|mid *nt* (Ⓔ glycopyrronium bromide): Parasympatholytikum*, Spasmolytikum*; **Anw.**: Krämpfe und Koliken im Magen-Darm-Trakt
Glycosyl-Phosphatidylinositol-Anker *m* (Ⓔ glycosyl phosphatidylinositol anchor): GPI-Anker; *s.u. Phosphatidylinositol*
Gly|cyr|rhi|za gla|bra *f*: *→Süßholz*
Gly|cyr|rhi|zin *nt* (Ⓔ glycyrrhizin): in der **Süßholzwurzel** [Radix liquiritiae] vorkommende Substanz; wird bei Magengeschwüren und Gastritis* verabreicht; *s.a. Essay SARS S. 1893*
Glyk-, glyk- *präf*.: *→Glyko-*
Gly|k|ä|mie *f* (Ⓔ glycemia): *Syn*: *Blutzucker*; Zuckergehalt des Blutes; *s.a. Glukosämie*
Glyko-, glyko- *präf*.: Wortelement mit der Bedeutung „Zucker/Glucose/Glykose"
Gly|ko|che|no|des|o|xy|chol|säu|re *f* (Ⓔ glycochenodeoxycholic acid): Gallensäure*
Gly|ko|chol|säu|re *f* (Ⓔ glycocholic acid): *s.u. Gallensäuren*
Gly|ko|gen *nt* (Ⓔ glycogen): *Syn*: *tierische Stärke, animalische Stärke*; aus Glucose* aufgebautes verzweigtkettiges Polysaccharid*; Speicherform für Kohlenhydrate im Körper; kommt in besonders hoher Konzentration in Leber [10 g/100 g Frischgewebe] und Muskelgewebe [1 g/100 g Frischgewebe] vor; diese Werte schwanken aber sehr stark in Abhängigkeit von der Ernährung und dem Aktivitätsniveau; nach 12–18 stündigem Fasten oder bei längerer körperlicher Belastung ist die Leber praktisch glykogenfrei, d.h., Glykogenaufbau und -abbau befinden sich in einem Fließgleichgewicht, das je nach Bedarf angepasst und vom Blutglucosespiegel sowie den antagonistischen Hormonen Insulin* und Glucagon* reguliert wird; *s.a. Glykogenese, Glykogenolyse*

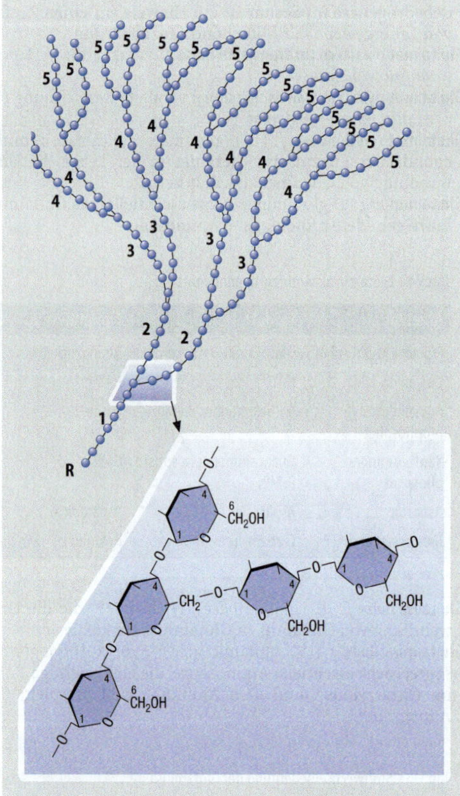

Abb. G66. Aufbau von Glykogen

Tab. G67. Kohlenhydratspeicher verschiedener Gewebe

Gewebe	Konzentration [g/100 g]	Gesamtmenge [g]
Leberglykogen	10	150
Muskelglykogen	1	250
Extrazelluläre Glucose	0,1	15
	Zusammen	415

Gly|ko|gen|ab|bau *m*: *→Glykogenolyse*
Gly|ko|ge|na|se *f* (Ⓔ glycogenase): *Syn*: *Betaamylase, β-Amy-*

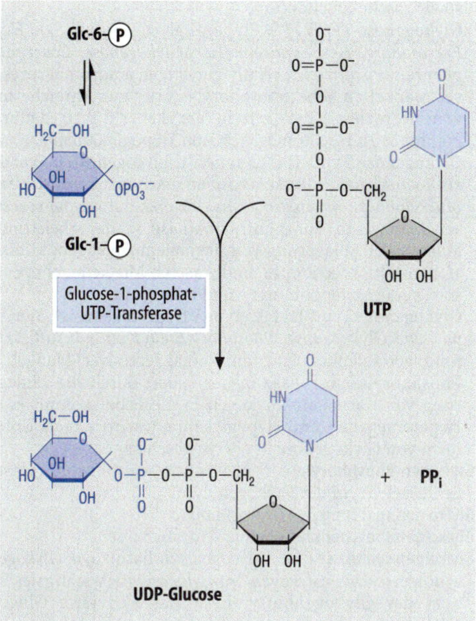

Abb. G68. Glykogenese. Bildung von UDP-Glucose

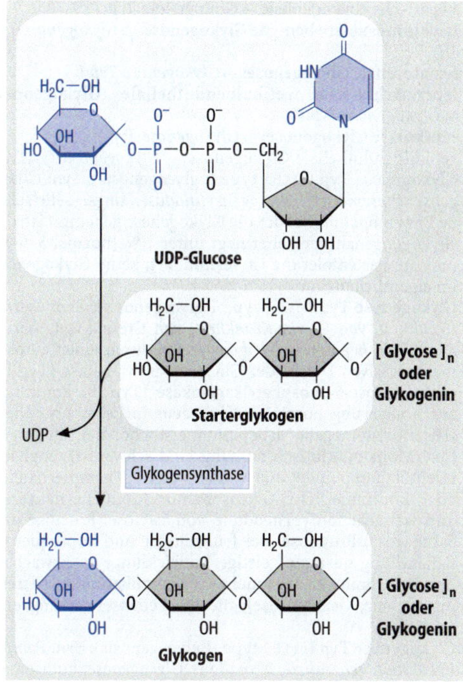

Abb. G69. Kettenverlängerung bei der Glykogenese

lase, Saccharogenamylase, Exoamylase; in Pflanzen und Mikroorganismen vorkommende Amylase*, die schrittweise Maltose abspaltet

Gly|ko|gen|bil|dung *f*: *→ Glykogenese*

Gly|ko|ge|ne|se *f* (Ⓔ glycogenesis): ***Syn***: *Glykogenbildung, Glykogenie*; der Glykogenaufbau findet v.a. in Muskel und Leber statt; zuerst muss Glucose zu Glucose-6-phosphat phosphoryliert werden [Glucose-6-phosphat kann auch der Gluconeogenese entnommen werden]; Glucose-6-phosphat wird durch die Phosphoglucomutase in Glucose-1-phosphat überführt, das mit Uridintriphosphat [UTP] zu UDP-Glucose [aktive Glucose] reagiert; UDP-Glucose wird von Glykogensynthase auf ein **Starterglykogen** oder eine bereits bestehende Glykogenkette übertragen

gly|ko|ge|ne|tisch *adj* (Ⓔ glycogenetic): die Glykogenese betreffend oder fördernd

Gly|ko|ge|nie *f*: *→ Glykogenese*

Gly|ko|ge|no|ly|se *f* (Ⓔ glycogenolysis): ***Syn***: *Glykogenabbau, Glykogenspaltung*; der Glykogenabbau erfolgt durch phosphorolytische Spaltung zu Glucose-1-phosphat unter Katalyse von Glykogen-Phosphorylase; Glucose-1-phosphat wird in Glucose-6-phosphat umgewandelt, das durch die Glucose-6-phosphatase zu Glucose* dephosphoryliert wird; die Glucose kann abgebaut oder ins Blut abgegeben werden

gly|ko|ge|no|ly|tisch *adj* (Ⓔ glycogenolytic): Glykogenolyse betreffend oder fördernd, glykogenspaltend

Gly|ko|ge|no|se *f* (Ⓔ glycogenosis): ***Syn***: *Glykogenspeicherkrankheit, Glykogenthesaurismose*; Oberbegriff für angeborene Störungen des Glykogenstoffwechsels, bei denen es durch einen Enzymdefekt zu vermehrter Ablagerung von normalem oder pathologischem Glykogen in verschiedenen Organen kommt; insgesamt wird die Inzidenz auf 1:25.000 Lebendgeborene geschätzt, wobei die Typen I und VI am häufigsten sind; die Glykogenose Typ VIII wird oft als Unterform von Typ VI betrachtet und Typ 0 wird von vielen Autoren nicht zu den Glykogenosen gerechnet

generalisierte maligne Glykogenose: *→ Glykogenose Typ II*

Tab. G70. Klassifikation der Glykogenosen

Typ	Enzymdefekt	Speicherorgan	Hypoglykämie	Symptome
Ia	Glucose-6-phosphatase	Leber, Niere	+++	Hepatomegalie, Hyperlaktatämie, Hypertriglyzeridämie, Hyperurikämie, Nephromegalie, Kleinwuchs, Blutungsneigung
Ib	Glucose-6-phosphat-Translokase	Leber	+++	Wie Ia, zusätzlich Neutropenie, Infektneigung
II	Lysosomale α-Glucosidase	Generalisiert	Nein	Infantile Form: Kardiomegalie, Hepatomegalie, progressive Muskelhypotonie Juvenile/adulte Form: Myopathie
III	Amylo-1,6-Glucosidase	Leber, Muskel, Erythrozyten	+	Hepatomegalie, Myopathie
IV	Brancher-Enzym	Leber	Nein	Leberzirrhose, Hepatosplenomegalie
V	Phosphorylase	Muskel	Nein	Muskelkrämpfe nach Belastung, rasche Ermüdbarkeit, Myoglobinurie
VI	Phosphorylase/Phosphorylase-B-Kinase	Leber, Muskel, Erythrozyten	Nein	Hepatomegalie
VII	Phosphofructokinase	Muskel, Erythrozyten	Nein	Wie V
0	Glykogensynthetase	Keine Speicherung	+++	Gedeihstörung

hepatische Glykogenose: → *Glykogenose Typ VIII*
hepatomuskuläre benigne Glykogenose: → *Glykogenose Typ III*
hepatorenale Glykogenose: → *Glykogenose Typ I*
leberzirrhotische retikuloendotheliale Glykogenose: → *Glykogenose Typ IV*
muskuläre Glykogenose: → *Glykogenose Typ V*
retikuloendotheliale Glykogenose: → *Glykogenose Typ IV*
Glykogenose Typ 0 (Ⓔ type 0 glycogenosis): ***Syn***: *Glykogensynthasemangel, Glykogensynthetasemangel*; sehr seltene Enzymopathie, bei der die Glykogenese gehemmt ist; der Glykogengehalt der Leber liegt unter 1 % [normal 3–5 %] und die Fastentoleranz ist vermindert; keine Glykogenose im eigentlichen Sinn
Glykogenose Typ I (Ⓔ type I glycogenosis): ***Syn***: *Gierke-Krankheit, von Gierke-Krankheit, van Creveld-von Gierke-Krankheit, hepatorenale Glykogenose*; durch einen autosomal-rezessiven Defekt der Glucose-6-phosphatase [**Typ Ia**] oder Glucose-6-phosphat-Translokase [**Typ Ib**] kommt es zur Ablagerung normalen Glykogens in Leber und Niere [Hepatorenomegalie*]; beginnt meist schon bei Säuglingen [3–6 Monate]; klinisch auffällig sind schwere Hypoglykämie*, Hyperlipämie* und Minderwuchs*; **Therapie:** häufige oder kontinuierliche Glucosezufuhr [Sondenernährung] und weitgehende Vermeidung von Lactose, Fructose und Saccharose; **Prognose:** bei frühzeitiger und konsequenter Behandlung normale geistige Entwicklung; im Erwachsenenalter kommt es aber meist zu Komplikationen [Niereninsuffizienz, Osteoporose], die die Lebenserwartung einschränken
Glykogenose Typ II (Ⓔ type II glycogenosis): ***Syn***: *Pompe-Krankheit, generalisierte maligne Glykogenose*; autosomal-rezessiv vererbter Mangel an lysosomaler α-1,4-Glucosidase mit Glykogeneinlagerung in Muskeln, Leber, Herz, Milz, Lunge und ZNS; klinisch gibt es drei Verlaufsformen, **frühinfantile, spätinfantile** und **adulte Form**, die alle tödlich verlaufen
Glykogenose Typ III (Ⓔ type III glycogenosis): ***Syn***: *Forbes-Syndrom, hepatomuskuläre benigne Glykogenose, Cori-Krankheit*; autosomal-rezessiver Mangel an Amylo-1,6-Glucosidase; dadurch kommt es zur Ablagerung eines pathologischen Glykogens in Leber, Herz und Skelettmuskulatur; klinisch auffällig sind Muskelschwäche, Hypotonie* und Kardiohepatomegalie*; die Muskelsymptome variieren von leicht bis schwer, werden aber meist erst nach der Pubertät krankheitsbestimmend

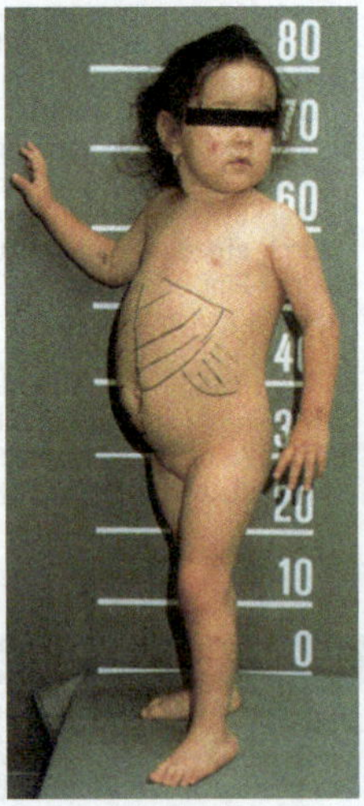

Abb. G71. Glykogenose Typ III

Glykogenose Typ IV (Ⓔ type IV glycogenosis): ***Syn***: *Andersen-Krankheit, Amylopektinose, leberzirrhotische retikuloendotheliale Glykogenose*; durch Fehlen der Amylo-1,6-Glucosidase* hervorgerufene Ablagerung vermindert verzweigter Glykogenmoleküle, die Amylopektin ähneln; **klinisch** stehen Leberzirrhose*, Splenomegalie*, portale Hypertension* und Minderwuchs im Vordergrund; meist kommt es zu tödlichem Leberversagen vor dem 5. Lebensjahr
Glykogenose Typ V (Ⓔ type V glycogenosis): ***Syn***: *McArdle-Krankheit, McArdle-Syndrom, muskuläre Glykogenose, Muskelphosphorylasemangel, Myophosphorylaseinsuffizienz*; autosomal-rezessiver, isolierter Mangel an Muskelphosphorylase mit Anreicherung von normalem Glykogen in der Skelettmuskulatur; die betroffenen Patienten [meist Erwachsene] klagen über Muskelschwäche und -krämpfe sowie rasche Erschöpfung
Glykogenose Typ VI (Ⓔ type VI glycogenosis): ***Syn***: *Hers-Erkrankung, Hers-Syndrom, Hers-Glykogenose, Leberphosphorylaseinsuffizienz*; relativ gutartiger, autosomal-rezessiver Mangel an Leberphosphorylase, der zur Anreicherung von normalem Glykogen in der Leber führt; dadurch kommt es zu Hepatomegalie* und Hypoglykämie*
Glykogenose Typ VII (Ⓔ type VII glycogenosis): ***Syn***: *Tarui-Krankheit, Muskelphosphofruktokinaseinsuffizienz, Muskelphosphofructokinaseinsuffizienz*; autosomal-rezessiver Mangel an Phosphofructokinase in der Skelettmuskulatur mit Ablagerung von normalem Glykogen; klinisch stehen Muskelkrämpfe und rasche Muskelerschöpfung sowie eine Myoglobinurie* im Vordergrund
Glykogenose Typ VIII (Ⓔ type VIII glycogenosis): ***Syn***: *hepatische Glykogenose, Phosphorylase-b-Kinase-Insuffizienz*; mild verlaufender, X-chromosomal-rezessiver Mangel an Phosphorylase-b-Kinase in der Leber; durch die Einlagerung von normalem Glykogen in die Leber kommt es zu Hepatomegalie* und Hypoglykämie*; wird z.T. als Unterform von Glykogenose Typ VI angesehen
Glykogen-Phosphorylase *f* (Ⓔ glycogen phosphorylase): Schlüsselenzym der Glykogenolyse*
Gly|ko|gen|spal|tung *f*: → *Glykogenolyse*
Gly|ko|gen|spei|cher|krank|heit *f*: → *Glykogenose*
Gly|ko|gen|syn|tha|se *f* (Ⓔ glycogen synthase): ***Syn***: *Glykogensynthetase, UDP-Glykogen-Transglucosylase*; wichtigstes Enzym der Glykogenbiosynthese, das aktivierte Glucose [UDP-Glucose] auf ein Starterglykogen überträgt; wegen dieser Zentralstellung wird die Glykogenese durch Aktivierung bzw. Inaktivierung des Enzyms durch Dephosphorylierung [**aktive Glykogensynthase**, Glykogensynthase a] bzw. Phosphorylierung [**inaktive Glykogensynthase**, Glykogensynthase b] reguliert
Gly|ko|gen|syn|tha|se|man|gel *m*: → *Glykogenose Typ 0*
Gly|ko|gen|syn|the|ta|se *f*: → *Glykogensynthase*
Gly|ko|gen|syn|the|ta|se|man|gel *m*: → *Glykogenose Typ 0*
Gly|ko|gen|the|sau|ris|mo|se *f*: → *Glykogenose*
Gly|ko|hä|mo|glo|bin *nt* (Ⓔ glycohemoglobin): glykosyliertes Hämoglobin*; *s.a. Hämoglobin* A_{1c}
Gly|ko|ka|lix *f*: → *Glycokalix*
Gly|ko|ka|lyx *f*: → *Glycokalix*
Gly|ko|koll *nt*: → *Glyzin*
Gly|ko|koll|be|ta|in *nt* (Ⓔ betaine): ***Syn***: *Trimethylglykokoll, Trimethylglycin, Oxyneurin, Trimethylaminoessigsäure, Betain*; wird als lipotroper Stoff bei Lebererkrankungen, Arterio- und Koronararteriensklerose eingesetzt
Gly|ko|koll|krank|heit *f*: → *Glycinosis*
Gly|kol *m* (Ⓔ glycol): vom Äthan abgeleiteter einfachster, zweiwertiger Alkohol
Gly|kol|al|de|hyd *f* (Ⓔ glycolaldehyde): ***Syn***: *Diose*; einfachster Aldehydalkohol*
Gly|ko|li|pi|de *pl* (Ⓔ glycolipids): Oligosaccharide* mit einem Lipidanteil, die als Membranbestandteile vorkommen; man unterscheidet **Sphingolipide** mit Ceramid* als Grundbaustein, **Glycerolipide**, mit Diacylglycerin* als Lipidanteil, und **Isoprenol-Glykolipide**, die eine wichtige Rolle bei der Synthese von Polysacchariden der Zellwand von Bakterien spielen
Gly|kol|sa|li|cy|lat *nt*: → *Hydroxyethylsalicylat*
Gly|ko|lyl|harn|stoff *m* (Ⓔ hydantoin): ***Syn***: *Hydantoin*; heute nicht mehr gebräuchliches Antiepileptikum*; seine Derivate [Phenytoin*, Allantoin*, Nitrofurantoin*] haben eine antiepileptische und hypnotische Wirkung
Gly|ko|ly|se *f* (Ⓔ glycolysis): ***Syn***: *Embden-Meyerhof-Weg, Glycolyse*; Abbauweg für Glucose in den Körperzellen, der sowohl unter aeroben als auch anaeroben Bedingungen ablaufen kann; besteht aus 11 Einzelreaktionen und führt zur Bildung von Lactat; bei Hefen entsteht Ethanol* als Endprodukt der Glykolyse; die Zwischenprodukte der Glykolyse können zur Gluconeogenese* verwendet werden
gly|ko|ly|tisch *adj* (Ⓔ glycolytic): Glykolyse betreffend oder fördernd
Gly|ko|ne|o|ge|ne|se *f*: → *Gluconeogenese*
Gly|ko|pe|nie *f* (Ⓔ glycopenia): ***Syn***: *Glukopenie*; Zuckerman-

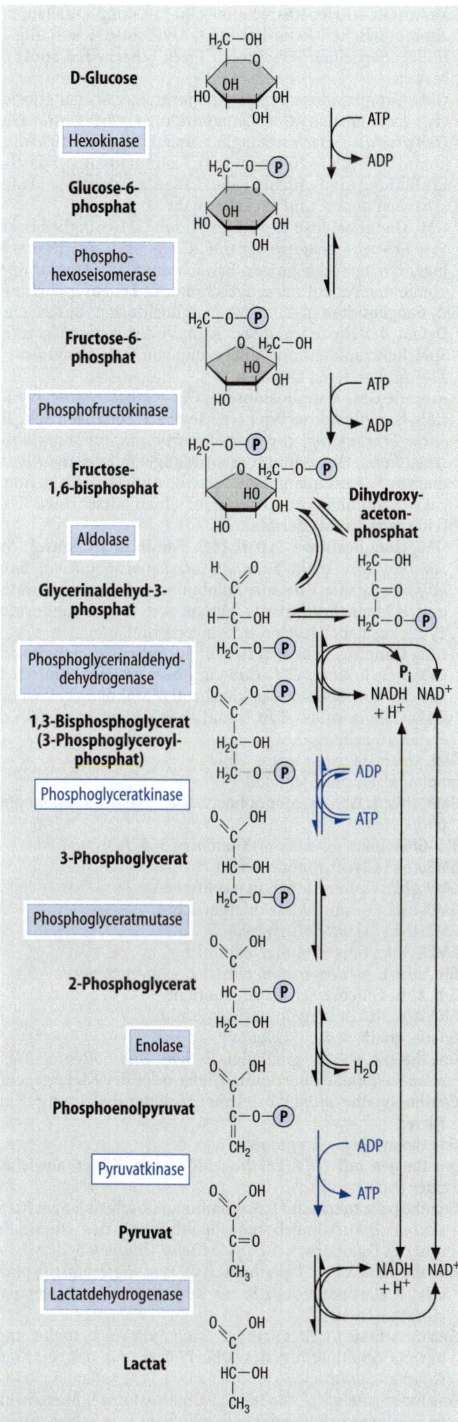

Abb. G72. Glykolyse

gel im Gewebe

Gly|ko|pep|ti|de *pl*: → *Peptidoglykane*

gly|ko|priv *adj* (Ⓔ glycoprival): durch Glucosemangel bedingt, durch Glucosemangel hervorgerufen

Gly|ko|pro|te|id *nt*: → *Glykoprotein*

Gly|ko|pro|te|in *nt* (Ⓔ glycoprotein): ***Syn***: *Glycoproteid, Glykoproteid, Glycoprotein*; Protein* mit einem Kohlenhydratanteil, dessen Größe beträchtlich variieren kann [Monosaccharid bis Polysaccharid]; Glykoproteine sind in der Natur weit verbreitet, die meisten Membran- und Exportproteine der Zelle sind Glykoproteine; dazu gehören z.B. Blutgruppensubstanzen*, Immunglobuline*, Fibrinogen*, Kollagen* und andere Strukturproteine, Enzyme [Acetylcholinesterase*], Transportproteine [Transferrin*] und Peptidhormone [follikelstimulierendes Hormon*]; nach der Art der Verknüpfung von Kohlenhydratanteil und Peptidkette unterscheidet man **N-glykosidische Glykoproteine** [über Asparaginylketten verknüpft] und **O-glykosidische Glykoproteine** [über Threonyl- oder Serylketten verknüpft]

α_1-saures Glykoprotein (Ⓔ α_1-acid glycoprotein): α_1-Globulin* unbekannter Funktion; erhöht bei entzündlichen Prozessen mit Gewebezerfall

Glykoprotein-IIb/IIIa-Antagonisten *pl*: → *GP-IIb/IIIa-Antagonisten*

Glykoprotein-IIb/IIIa-Rezeptor-Antagonisten *pl*: → *GP-IIb/IIIa-Antagonisten*

Gly|ko|pty|a|lis|mus *m*: → *Glykosialie*

Gly|kos|a|mi|no|gly|ka|ne *pl* (Ⓔ glycosaminoglycans): ***Syn***: *Mukopolysaccharide*; aus Aminozucker, Glucuronsäure und Galakturonsäure bestehende Proteoglykane*, z.B. Heparin*, Chondroitinsulfat* [*Abb. G73*]

Gly|ko|se *f*: → *Glucose*

Gly|ko|si|a|lie *f* (Ⓔ glycosialia): ***Syn***: *Glykoptyalismus*; Glucoseausscheidung im Speichel

Gly|ko|si|da|se *f* (Ⓔ glycosidase): ***Syn***: *Glykosidhydrolase*; Hydrolase*, die Glykoside spaltet

Gly|ko|si|de *pl* (Ⓔ glycoside): Verbindungen, bei denen die acetalische OH-Gruppe eines Monosaccharids am C-Atom 1 mit einer OH- [**O-Glykoside**] oder NH_2-Gruppe [**N-Glykoside**] verbunden ist; der Nichtkohlenhydratanteil des Glykosids wird als **Aglykon** bezeichnet; das Glykosid wird nach dem Ausgangszucker als Glucosid [Glucose], Galaktosid [Galaktose] usw. bezeichnet; DNA*, RNA*, Digitalisglykoside* und die Gruppe der Streptomycinantibiotika gehören zu den Glykosiden

Gly|ko|sid|hy|dro|la|se *f*: → *Glykosidase*

Gly|ko|sphin|go|li|pi|de *pl* (Ⓔ glycosphingolipid): ***Syn***: *Sphingoglykolipide*; Sphingolipide* mit einem Kohlenhydratanteil, z.B. Cerebrosid*

Gly|kos|u|rie *f*: → *Glukosurie*

Gly|ko|syl|trans|fe|ra|se *f* (Ⓔ glycosyltransferase): Enzym, das ein Monosaccharid glykosidisch an eine Saccharidkette anhängt; Glykosyltransferasen spielen z.B. eine wichtige Rolle bei der Bildung der Blutgruppenantigene*

Glucan-verzweigende Glykosyltransferase: → *Branchingenzym*

Gly|ko|syl|ze|ra|mid|li|pi|do|se *f*: → *Morbus Gaucher*

gly|ko|trop *adj* (Ⓔ glycotropic): eine Hyperglykämie* verursachend

Glyk|u|rie *f*: → *Glukosurie*

Gly|ku|ron|säu|re *f*: → *Glucuronsäure*

Gly|ku|ron|u|rie *f* (Ⓔ glycuronuria): Glykuronsäureausscheidung im Harn

Gly|o|xa|lin *nt* (Ⓔ glyoxaline): ***Syn***: *Imidazol*; heterozyklische Verbindung; Grundgerüst von u.a. Histamin*, Histidin*

Gly|o|xyl|säu|re|di|u|re|id *nt*: → *Allantoin*

GlyR *Abk*.: Glyoxylatreduktase

Gly|ze|rid *nt*: → *Glycerid*

Gly|ze|rin *nt* (Ⓔ glycerol): ***Syn***: *Glycerin, Glycerol, Propan-1,2,3-triol*; einfachster dreiwertiger Alkohol; bildet mit Fettsäuren Glyceride*; klare, fast farblose, sirupartige Flüssigkeit mit süßem Geschmack; mit Wasser und Äthanol mischbar; wird als Laxans* und Otologikum verwendet

Gly|ze|rin|phos|pha|tid *nt*: → *Glycerinphosphatid*

Gly|zin *nt*: → *Glyzin*

Gly|zi|no|se *f*: → *Glycinosis*

Gly|zin|u|rie *f* (Ⓔ glycinuria): ***Syn***: *Glycinurie*; Glyzinausscheidung im Harn

GM *Abk*.: **1.** → *Gentamicin* **2.** → *Grand mal* **3.** Granulozyten-Makrophagen

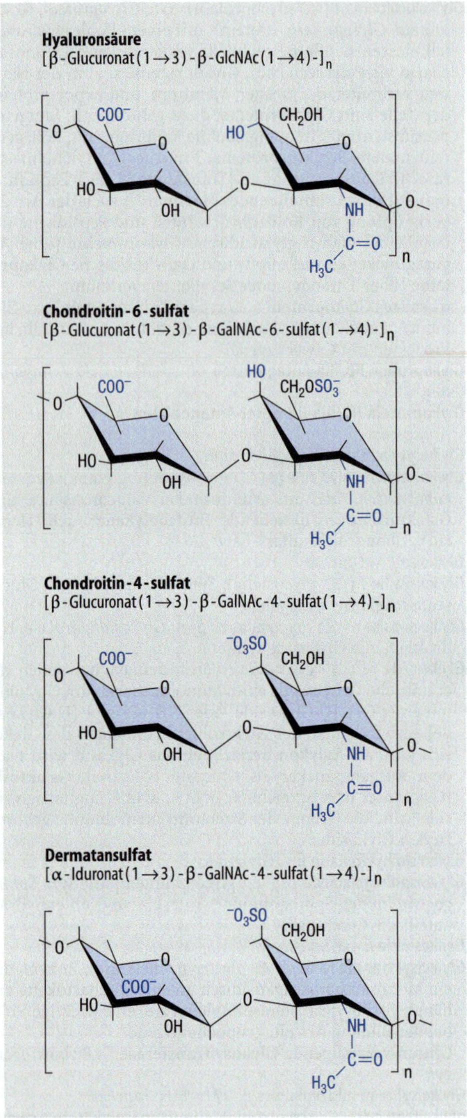

Hyaluronsäure
[β-Glucuronat(1→3)-β-GlcNAc(1→4)-]$_n$

Chondroitin-6-sulfat
[β-Glucuronat(1→3)-β-GalNAc-6-sulfat(1→4)-]$_n$

Chondroitin-4-sulfat
[β-Glucuronat(1→3)-β-GalNAc-4-sulfat(1→4)-]$_n$

Dermatansulfat
[α-Iduronat(1→3)-β-GalNAc-4-sulfat(1→4)-]$_n$

Abb. G73. Glykosaminoglykane

GMA *Abk.*: Glykolmethacrylat

GM-CSF *Abk.*: **1.** granulocyte macrophage-colony stimulating factor **2.** Granulozyten-Makrophagen-koloniestimulierender Faktor

GM_1-Gangliosidose *f* (Ⓔ GM_1-gangliosidosis): Speicherkrankheit durch einen angeborenen Defekt der lysosomalen β-Galaktosidase, der zur Einlagerung von GM_1-Gangliosid in ein oder mehrere Organe führt; kommt in drei Typen vor

Erwachsenenform der GM_1-Gangliosidose: *→ GM_1-Gangliosidose Typ III*

generalisierte GM_1-Gangliosidose: *→ GM_1-Gangliosidose Typ I*

infantile GM_1-Gangliosidose: *→ GM_1-Gangliosidose Typ I*

juvenile GM_1-Gangliosidose: *→ GM_1-Gangliosidose Typ II*

GM_1-Gangliosidose Typ I (Ⓔ infantile GM_1-gangliosidosis): ***Syn*:** *generalisierte GM_1-Gangliosidose, infantile GM_1-Gangliosidose*; bereits bei Neugeborenen zu Muskelhypotonie und Ödemen führende Variante; im weiteren Verlauf kommt es zu Hepatosplenomegalie*, Krampfanfällen, psychomotorischer Retardierung*, Dysostose*; auffällig oft findet man einen kirschroten Fleck [**cherry-red spot**] der Makula

GM_1-Gangliosidose Typ II (Ⓔ juvenile GM_1-gangliosidosis): ***Syn*:** *juvenile GM_1-Gangliosidose, spätinfantile GM_1-Gangliosidose*; nach anfänglich unauffälliger Entwicklung, kommt es nach 6–20 Monaten zu Krampfanfällen, Spastik*, Erblindung und Ataxie*; die Patienten versterben meist zwischen dem 3. und 10. Lebensjahr

GM_1-Gangliosidose Typ III (Ⓔ adult GM_1-gangliosidosis): ***Syn*:** *Erwachsenenform der GM_1-Gangliosidose*; tritt erst bei Jugendlichen oder jungen Erwachsenen auf; langsam progredienter Verlauf mit eingeschränkter Lebenserwartung

GM_2-Gangliosidose *f* (Ⓔ GM_2-gangliosidosis): durch einen Defekt der Hexosaminidase A und/oder B hervorgerufene Speicherkrankheit mit Ablagerung von GM_2-Gangliosid im ZNS und anderen Organen

juvenile GM_2-Gangliosidose: *→ GM_2-Gangliosidose Typ III*

GM_2-Gangliosidose Typ I (Ⓔ Tay-Sachs disease): ***Syn*:** *Tay-Sachs-Erkrankung, Tay-Sachs-Syndrom, infantile amaurotische Idiotie*; Hexosaminidase-A-Mangel mit geistiger Retardierung*, Krampfanfällen, Spastik und Hepatosplenomegalie*; auffällig oft findet man einen kirschroten Fleck [**cherry-red spot**] der Makula

GM_2-Gangliosidose Typ II (Ⓔ Sandhoff's disease): ***Syn*:** *Sandhoff-Krankheit, Sandhoff-Jatzekewitz-Syndrom, Sandhoff-Jatzekewitz-Variante*; kombinierter Hexosaminidase A und B-Mangel; klinischer Verlauf wie GM_2-Gangliosidose Typ I; zusätzlich noch Kardiomyopathie*

GM_2-Gangliosidose Typ III (Ⓔ juvenile GM_2-gangliosidosis): ***Syn*:** *juvenile GM_2-Gangliosidose*; verläuft klinisch bis auf die Abwesenheit des kirschroten Makulaflecks wie die GM_2-Gangliosidose Typ I; tödlicher Verlauf innerhalb der ersten 10 Lebensjahre

GML *Abk.*: Glabella-Meatus-Linie

gmol *Abk.*: Gramm-Molekül

GMP *Abk.*: **1.** Glucosemonophosphat **2.** *→ Guanosinmonophosphat*

3',5'-GMP *Abk.*: *→ zyklisches Guanosin-3',5'-Phosphat*

GMS *Abk.*: Glycerinmonostearat

GMV *Abk.*: Gramm-Molekularvolumen

GMW *Abk.*: Gramm-Molekulargewicht

GMZ *Abk.*: *→ glatte Muskelzelle*

GMZR *Abk.*: Geiger-Müller-Zählrohr

GN *Abk.*: **1.** *→ Glomerulonephritis* **2.** *→ gramnegativ*

G/N *Abk.*: Glucose/Stickstoff-Quotient

GNA *Abk.*: α-Glutamyl-β-naphthylamid

Gnath-, gnath- *präf.*: *→ Gnatho-*

Gnalthallgie *f* (Ⓔ gnathalgia): ***Syn*:** *Gnathodynie, Kieferschmerz(en)*; Schmerzen im Kiefer oder der Kiefergegend

Gnatho-, gnatho- *präf.*: Wortelement mit der Bedeutung „Kinn/Kiefer"

Gnaltholdylnie *f*: *→ Gnathalgie*

gnaltholgen *adj* (Ⓔ gnathogenic): vom Kiefer ausgehend oder stammend

Gnaltholpallaltolschilsis *f* (Ⓔ gnathopalatoschisis): ***Syn*:** *Kiefer-Gaumenspalte*; angeborene Spaltbildung des Oberkiefers und des Gaumens; *s.a. Lippen-Kiefer-Gaumen-Spalte*

Gnaltholplasltik *f* (Ⓔ gnathoplasty): ***Syn*:** *Kieferplastik*; plastische Kieferoperation, z.B. zur Korrektur einer Kieferspalte [Gnathoschisis]

Gnaltholschilsis *f* (Ⓔ gnathoschisis): ***Syn*:** *Kieferspalte*; angeborene Spaltbildung des Oberkiefers; *s.a. Lippen-Kiefer-Gaumen-Spalte*

Gnaltholstolma *nt, pl* **-malta** (Ⓔ Gnathostoma): Magenwurm von Schweinen, Hunden oder Katzen; nur selten auf den Menschen übertragen

Gnaltholstolmalinlfekltilon *f*: *→ Gnathostomiasis*

Gnaltholstolmilalsis *f, pl* **-ses** (Ⓔ gnathostomiasis): ***Syn*:** *Gnathostomainfektion*; durch Gnathostoma*-Species verursachte Wurmerkrankung von Tieren, die selten auf den Menschen übertragen wird

GNB *Abk.*: **1.** *→ gramnegative Bakterien* **2.** größte Negativitätsbewegung

Gnit|zen *pl* (Ⓔ Ceratopogonidae): kleine, behaarte Mücken; *s.a. Phlebotomus*

-gnose *suf.*: Wortelement mit der Bedeutung „Kenntnis/Wissen"

-gnosie *suf.*: *→-gnose*

-gnosis *suf.*: *→-gnose*

-gnostisch *suf.*: in Adjektiven verwendetes Wortelement mit der Bedeutung „wissend"

Gno|to|bi|o|lo|gie *f*: *→Gnotobiose*

Gno|to|bi|o|se *f* (Ⓔ gnotobiotics): ***Syn***: *Gnotobiotik, Gnotobiologie*; Studium von keimfrei zur Welt gebrachten und aufgezogenen Versuchstieren

Gno|to|bi|o|tik *f*: *→Gnotobiose*

GnRF *Abk.*: *→Gonadotropin-releasing-Faktor*

GnRH *Abk.*: *→Gonadotropin-releasing-Hormon*

GnRH-Agonisten *pl*: *→Gonadorelinanaloga*

GNT *Abk.*: Gold-Natriumthiomalat-Therapie

GO *Abk.*: *→Gonorrhoe*

GOÄ *Abk.*: Gebührenordnung für Arzte

GOD *Abk.*: **1.** Gesamtoberflächendosis **2.** *→Glucoseoxidase* **3.** Gonadendosis

GOD/POD *Abk.*: Glucoseoxidase-Peroxidase

Goethe: Johann Wolfgang von Goethe; 1749–1832; deutscher Dichter und Naturforscher (Frankfurt, Weimar)

Goethe-Knochen *m* (Ⓔ incisive bone): ***Syn***: *Zwischenkieferknochen, Intermaxillarknochen, Premaxilla, Prämaxilla, Os incisivum*; unpaariger Knochen, der beim Säugling vorhanden ist, später aber mit dem Gaumenfortsatz des Oberkiefers [Processus palatinus maxillae] verschmilzt

Gold *nt* (Ⓔ gold): ***Syn***: *Aurum*; Schwermetall der Kupfergruppe; zur Behandlung rheumatischer Erkrankungen [Basistherapeutikum] und für Zahnfüllungen verwendet; **radioaktives Gold** [Gold-198] wird in kolloidaler Lösung oder in fester Form [Goldseeds*] zur Behandlung von Tumoren, v.a. von Leukämien mit Hepatosplenomegalie verwendet

Gold|aus|schlag *m* (Ⓔ chrysoderma): ***Syn***: *Chrysoderma, Chrysiasis, Chrysosis, Auriasis, Pigmentatio aurosa*; meist durch therapeutische Goldapplikation hervorgerufene irreversible Einlagerung von Goldpartikeln in die Haut und Schleimhaut, aber auch Lederhaut und Bindehaut des Auges [**Chrysosis corneae**]

Goldberg: Morten Falk Goldberg; geb. 1937; amerikanischer Internist

Goldberg-Enzym *nt* (Ⓔ ferrochelatase): ***Syn***: *Ferrochelatase*; mitochondriales Enzym der Hämsynthese, das den Einbau von Eisen in Protoporphyrin* katalysiert; autosomal vererbter Mangel führt zu Porphyrie*

Goldberger: Emanuel Goldberger; amerikanischer Kardiologe (New York) im 20. Jahrhundert

Goldberger-Ableitungen *pl* (Ⓔ Goldberger's augmented limb leads): EKG-Ableitung von den Extremitäten; *s.u. Essay Elektrokardiogramm S. 571*

Goldblatt: Harry Goldblatt; 1891–1977 amerikanischer Physiologe (Cleveland)

Goldblatt-Hochdruck *m* (Ⓔ Goldblatt's hypertension): ***Syn***: *Drosselungshochdruck*; Bluthochdruck bei Drosselung der Nierendurchblutung durch innere oder äußere Einengung der Nierenarterie; *s.a. Goldblatt-Mechanismus*

Goldblatt-Mechanismus *m* (Ⓔ Goldblatt's mechanism): Drosselung der Nierendurchblutung führt im Tierexperiment zu einer Anregung des Renin-Angiotensin-Aldosteron-Systems* und zu Bluthochdruck

Goldenhar: Maurice Goldenhar; schweizer Arzt im 20. Jahrhundert

Goldenhar-Syndrom *nt* (Ⓔ Goldenhar's syndrome): ***Syn***: *okulo-aurikulo-vertebrale Dysplasie*; Fehlbildungssyndrom mit Ohrmuschelfehlbildungen, Ohrfisteln, präaurikulären Anhängen, subkonjunktivalen Lipomen, Dermoidzysten, halbseitigen Gesichtsdysmorphien und Wirbelfehlbildungen; relativ häufig [1:3-5000 Neugeborene]

Goldflam: Samuel Vulfowitch Goldflam; 1852–1932; polnischer Neurologe (Warschau)

Goldflam-Krankheit *f*: *→Myasthenia gravis pseudoparalytica*

Gold|flie|gen *pl* (Ⓔ Calliphoridae): ***Syn***: *Schmeißfliegen, Calliphoridae*; metallisch glänzende große Fliegen, die als Myiasiserreger und Vektoren medizinische Bedeutung haben

Goldmann: Hans Goldmann; schweizer Augenarzt (Bern) im 20. Jahrhundert

Goldmann-Applanationstonometer *nt* (Ⓔ Goldmann's applanation tonometer): Applanationstonometer*, das den Druck misst, der notwendig ist, um eine planes Messkörperchen so fest auf die Hornhaut zu drücken, dass eine ebene Fläche von 3 mm Durchmesser entsteht; der gemessene Anpressdruck entspricht direkt dem Augeninnendruck

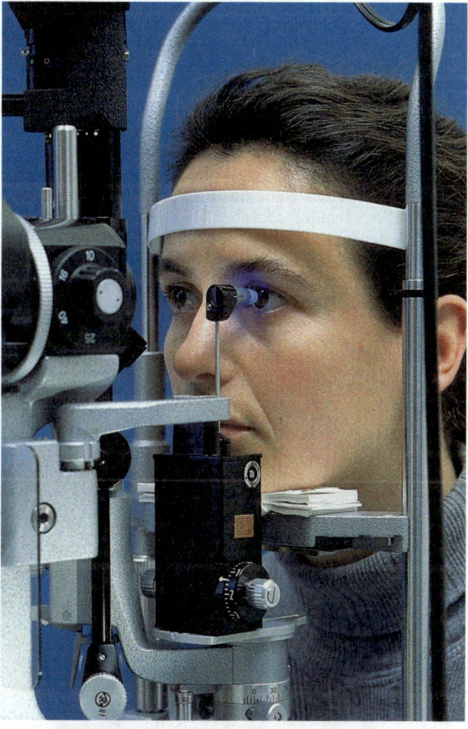

Abb. G74. Goldmann-Applanationstonometer

Goldmann-Gonioskopielinse *nt* (Ⓔ Goldmann's goniolens): dreispiegeliges Glas, das auf die anästhesierte Hornhaut aufgesetzt wird; ermöglicht eine direkte Betrachtung des Kammerwinkels; *s.a. Gonioskopie*

Gold|mohn *m* (Ⓔ California poppy): ***Syn***: *Eschscholzia californica, Eschscholtzia, kalifornischer Mohn*; Pflanze aus der Familie der Mohngewächse [Papaveraceae]; verwendet werden die während der Blüte gesammelten und getrockneten oberirdischen Teile [**Eschscholziae herba**], die Alkaloide* vom Protopin-Typ enthalten; **Anw.**: traditionell bei Schlafstörungen, nervöser Übererregbarkeit und Bettnässen; in der Homöopathie zur Behandlung von Schlafstörungen verwendet

Gold|o|ran|ge *nt*: *→Helianthin*

Gold|re|gen *nt* (Ⓔ golden chain): *s.u. Cytisin*

Gold|ru|te *f* (Ⓔ goldenrod): Bezeichnung für Solidago-Arten [z.B. Solidago virgaurea, Solidago serotina, Solidago gigantea], Pflanzen aus der Familie der Korbblütler [Asteraceae]; verwendet werden die oberirdischen Pflanzenteile [**Solidaginis virgaureae herba, Solidaginis herba**], die Saponine*, Phenolglykoside und Flavonoide* enthalten; **Anw.**: traditionell bei Gicht*, Rheuma, Entzündung der ableitenden Harnwege und Nierengrieß; Solidago virgaurea bei Hauterkrankungen; in der Homöopathie Verwendung der frischer Blüten von Solidago virgaurea zur Behandlung von Gicht*,

G

Nierenentzündung und Prostatahyperplasie*

Gold|seeds *pl* (Ⓔ gold seeds): zur Karzinombehandlung verwendete kleine Kugeln aus **Radiogold** [Gold-198]

Gold|the|ra|pie *f* (Ⓔ aurotherapy): ***Syn***: *Aurotherapie, Chrysotherapie*; Behandlung mit goldhaltigen Substanzen, z.B. als Basistherapie bei rheumatoider Arthritis*

Gold|thi|o|glu|co|se *f* (Ⓔ gold thioglucose): ***Syn***: *Aurothioglukose, Aurothioglucose, Goldthioglukose*; zur Therapie der rheumatoiden Arthritis* verwendetes goldhaltiges Antiphlogistikum*

Gold|thi|o|glu|ko|se *f*: *→Goldthioglucose*

Golf|spie|ler|el|len|bo|gen *m* (Ⓔ golf arm): ***Syn***: *Epicondylitis humeri ulnaris*; Entzündung des Epicondylus* medialis humeri durch eine chronische Überanstrengung; **Therapie**: die Beschwerden verschwinden meist von selbst oder bei Schonung für 2–3 Wochen; ansonsten Ruhigstellung im Gipsverband, Infiltration mit Cortisonkristallsuspension oder Ultrasonophorese

Golgi: Camillo Golgi; 1843–1926; italienischer Histologe (Pavia); erhielt 1906 den Nobelpreis für Medizin für seine Entdeckungen im Bereich der Neurohistologie

Golgi-Apparat *m* (Ⓔ Golgi complex): ***Syn***: *Golgi-Komplex, Binnennetz*; in der Nähe des Zellkerns liegender Komplex aus flachen Membransäckchen [**Diktysomen**] und Vesikeln; von Bedeutung für die Ausschleusung von Sekreten [Proteine, Lipide], die in den verschiedenen Abschnitten [**cis-Zone, mittlere Zone, trans-Zone**] modifiziert, kondensiert und in Sekretgranula verpackt werden

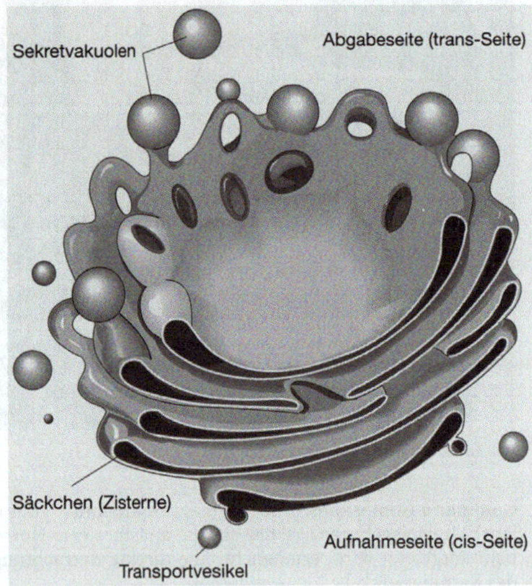

Abb. G75. Golgi-Apparat

Golgi-Bergmann-Epithelialzellen *pl* (Ⓔ Bergmann's cells): Gliazellen der Purkinje-Zellschicht der Kleinhirnrinde*

Golgi-Komplex *m*: *→Golgi-Apparat*

Golgi-Mazzoni-Körperchen *nt* (Ⓔ Golgi-Mazzoni corpuscle): druckempfindliche Lamellenkörperchen in der Haut der Finger und Genitalregion

Golgi-Sehnenorgan *nt* (Ⓔ Golgi's tendon organ): ***Syn***: *Sehnenorgan*; der Muskelspindel vergleichbares Organ, das am muskelnahen Anfang der Sehne liegt; besteht aus Aα-Fasern, die zwischen den Kollagenfasern der Sehne liegen und die bei Dehnung der Sehne erregt werden; dient der Konstanthaltung der Muskelspannung

Golgi-Zellen *pl* (Ⓔ Golgi's cells): Körnerzellen des Stratum granulosum der Kleinhirnrinde*, die v.a. rückkoppelnd hemmen

Goll: Friedrich Goll; 1829–1903; schweizer Anatom (Zürich)

Goll-Strang *m* (Ⓔ Goll's fasciculus): ***Syn***: *Fasciculus gracilis medullae spinalis*; im Hinterstrang [Funiculus* posterior] des Rückenmarks verlaufende Fasern der Tast- und Tiefensensibilität der unteren Körperhälfte

Goltz: Friedrich Goltz; 1834–1902; deutscher Physiologe (Königsberg, Straßburg)

Goltz-Gorlin-Syndrom *nt* (Ⓔ Goltz-Gorlin syndrome): ***Syn***: *fokale dermale Hypoplasie, FDH-Syndrom, kongenitale ektodermale und mesodermale Dysplasie, Goltz-Peterson-Gorlin-Ravits-Syndrom, Jessner-Cole-Syndrom, Liebermann-Cole-Syndrom*; seltenes, erbliches Fehlbildungssyndrom mit Hautatrophie, Pigmentanomalie sowie Augen-, Zahn- und Skelettfehlbildungen

Goltz-Peterson-Gorlin-Ravits-Syndrom *nt*: *→Goltz-Gorlin-Syndrom*

Gom|pho|sis *f, pl* **-ses** (Ⓔ **1.** impaction **2.** gomphosis): **1.** Einkeilung/Einstauchung von Frakturenden **2.** ***Syn***: *Syndesmosis dentolaveolaris*; Verankerung des Zahns im Zahnfach durch die Sharpey*-Fasern

Gon-, gon- *präf.*: Wortelement mit der Bedeutung „Knie"

Gonad-, gonad- *präf.*: *→Gonado-*

go|na|dal *adj* (Ⓔ gonadal): Keimdrüse(n)/Gonade(n) betreffend

Go|nad|ar|che *f* (Ⓔ gonadarche): Beginn der endokrinen Keimdrüsenproduktion in der Pubertät*

Go|na|dek|to|mie *f* (Ⓔ gonadectomy): ***Syn***: *Gonadenentfernung*; operative Entfernung der Keimdrüsen/Gonaden

Go|na|den *pl* (Ⓔ gonads): Keimdrüsen, Geschlechtsdrüsen; Hoden und Eierstöcke

Go|na|den|a|ge|ne|sie *f* (Ⓔ gonadal agenesia): angeborenes Fehlen der Gonaden

Go|na|den|a|pla|sie *f* (Ⓔ gonadal aplasia): fehlende Entwicklung der Gonaden

Go|na|den|dys|ge|ne|sie *f* (Ⓔ gonadal dysgenesis): Störung der Gonadenentwicklung, die zu einer Störung der Entwicklung der äußeren Genitale führen kann; Oberbegriff für Ullrich*-Turner-Syndrom, Klinefelter*-Syndrom, Swyer*-Syndrom, reiner oder gemischter Gonadendysgenesie* und testikulärer Dysgenesie*

gemischte Gonadendysgenesie (Ⓔ mixed gonadal dysgenesis): relativ häufige Störung der Geschlechtsdifferenzierung, bei der ein Hoden und auf der anderen Seite eine **Streak-Gonade** vorliegt; meist findet man ein 45,XO/46,XY-Mosaik; trotz des Vorhandenseins eines Hodens kommt es zu inkompletter Maskulinisierung mit Fehlbildungen des äußeren Geschlechtes [alle Formen der Hypospadie*] und der Hoden verbleibt meist intraabdominell [Bauchhoden*]; fast immer finden sich eine Vagina, ein Uterus und ein Eileiter

reine Gonadendysgenesie (Ⓔ pure gonadal dysgenesis): es liegen beidseitig **Streak-Gonaden** [Bindegewebsstränge ohne Keimepithel und ohne Hormonproduktion] vor; das äußere Geschlecht ist komplett weiblich, karyotypisch handelt es sich um Männer [46,XY] oder Frauen [46,XX]; während der Pubertät kommt es wegen der fehlenden Hormonbildung nicht zu einer Feminisierung; wegen des erhöhten Tumorrisikos müssen die Streak-Gonaden entfernt werden

Go|na|den|ent|fer|nung *f*: *→Gonadektomie*

Go|na|den|ent|wick|lung *f*: *→Gonadogenese*

Go|na|den|schutz *m* (Ⓔ gonadal shield): Schutz der Gonaden bei Belastung mit ionisierender Strahlung

Gonado-, gonado- *präf.*: Wortelement mit der Bedeutung „Geschlechtsdrüse/Gonade"

Go|na|do|blas|tom *nt* (Ⓔ gonadoblastoma): seltener, gutartiger Tumor, der v. a. bei Gonadendysgenesie und jungen Männern [95 % der Fälle] auftritt; kann u.U. entarten und ein Dysgerminom* bilden

Go|na|do|ge|ne|se *f* (Ⓔ gonadogenesis): ***Syn***: *Gonadenentwicklung*; Entwicklung der Keimdrüsen [Hoden*, Eierstock*]

Go|na|do|li|be|rin *nt* (Ⓔ gonadoliberin): ***Syn***: *Luliberin, Lutiliberin, LH-releasing-Faktor, LH-releasing-Hormon, Gonadotropin-releasing-Faktor, Gonadotropin-releasing-Hormon*; im Hypothalamus* gebildetes Neurohormon, das die Freisetzung von Gonadotropinen* aus dem Hypophysenvorderlappen regelt

Go|na|do|pa|thie *f* (Ⓔ gonadopathy): Erkrankung der Keimdrüsen, Gonadenerkrankung

Go|na|do|re|lin *nt* (Ⓔ gonadorelin): synthetisches Gonadoliberin*; *s.a. Gonadorelinanaloga*

Go|na|do|re|lin|a|na|lo|ga *pl* (Ⓔ gonadorelin analogues): ***Syn***: *LHRH-Agonisten, GnRH-Agonisten*; synthetische Substanzen, die eine höhere Rezeptoraffinität besitzen als Gonadorelin; werden v.a. in der Hormontherapie von Brust- und Prostatatumoren verwendet; *s.a. Buserelin*

go|na|do|trop *adj* (Ⓔ gonadotropic): auf die Gonaden wirkend

Go|na|do|tro|pi|ne *pl* (Ⓔ gonadotropins): ***Syn***: *gonadotrope Hormone*; die im Hypophysenvorderlappen* gebildeten Hormone luteinisierendes Hormon [LH] und follikelstimulierendes Hormon [FSH], die auf die Gonaden wirken; ihre Freisetzung wird durch Gonadoliberin* reguliert
rekombinante Gonadotropine (Ⓔ recombinant gonadotropins): *s.u. Essay Infertilität und Sterilität S. 1041*

Gonadotropin-releasing-Faktor *m*: → *Gonadoliberin*

Gonadotropin-releasing-Hormon *nt*: → *Gonadoliberin*

Gon|ag|ra *nt/f* (Ⓔ gonagra): ***Syn***: *Kniegicht*; Knieschmerzen bei Gicht*

Gon|al|gie *f* (Ⓔ gonalgia): ***Syn***: *Knieschmerz(en)*; Schmerzen im Knie(gelenk)

Gon|ar|thri|tis *f, pl* **-ti|den**: → *Gonitis*

gon|ar|thri|tisch *adj* (Ⓔ gonarthritic): ***Syn***: *gonitisch*; Gonarthritis betreffend, von ihr betroffen oder gekennzeichnet

Gon|ar|thro|se *f* (Ⓔ gonarthrosis): ***Syn***: *Kniegelenksarthrose*; Arthrosis* deformans des Kniegelenks; die Entwicklung wird durch präarthrotische Deformitäten [X-Bein, O-Bein, Genu recurvatum], Frakturen mit Gelenkbeteiligung, Meniskus- und Kreuzbandläsionen, Übergewicht, Schwerarbeit und anlagebedingte Minderwertigkeit des Knorpels begünstigt; **Klinik**: belastungsabhängige Beschwerden, Bewegungseinschränkungen, Ergussbildung, Kontraktur, Anfangsschmerz nach dem Aufstehen, der bei Bewegung [Einlaufen] besser wird; der Verlauf ist meist schubweise; **Diagnose**: Röntgen [Gelenkspaltverschmälerung, subchondrale Sklerosierung, Zystenbildung, Randkantenausziehung]; **Therapie**: Krankengymnastik, Wärmepackungen, Elektrotherapie; operative Korrektur von Achsenabweichungen, Gelenkersatz

gon|ar|thro|tisch *adj* (Ⓔ gonarthrotic): Gonarthrose betreffend, von ihr betroffen oder gekennzeichnet, durch sie bedingt

Gon|ar|thro|to|mie *f* (Ⓔ gonarthrotomy): operative Eröffnung des Kniegelenks

Go|ne|cys|tis *f*: → *Bläschendrüse*

Go|ne|zys|tis *f*: → *Bläschendrüse*

Gon|gy|lo|ne|ma pul|chrum *nt* (Ⓔ Gongylonema pulchrum): Fadenwurm; *s.u. Gongylonemiasis*

Gon|gy|lo|ne|mi|a|sis *f, pl* **-ses** (Ⓔ gongylonemiasis): ***Syn***: *Gongylonemainfektion*; selten auf den Menschen übertragene, meist symptomarm verlaufende Erkrankung durch **Gongylonema pulchrum**

Gonio-, gonio- *präf.*: Wortelement mit der Bedeutung „Ecke/Winkel"

Go|ni|on *nt* (Ⓔ gonion): anatomischer Messpunkt; der am weitesten nach unten, hinten und außen liegende Punkt des Unterkieferwinkels

Go|ni|o|plas|tik *f*: → *Trabekuloplastik*

Go|ni|o|skop *nt* (Ⓔ gonioscope): ***Syn***: *Gonioskopierlinse*; Gerät zur Gonioskopie*

Go|ni|o|sko|pie *f* (Ⓔ gonioscopy): ***Syn***: *Kammerwinkelspiegelung*; Untersuchung des Kammerwinkels des Auges; da der Kammerwinkel nicht direkt sichtbar ist, benötigt man spezielle Linsengeräte, die das Licht in den Kammerwinkel ablenken; *s.a. Essay Glaukom S. 797*

Go|ni|o|sko|pier|lin|se *f*: → *Gonioskop*

Go|ni|o|syn|e|chi|en *pl* (Ⓔ goniosynechias): ***Syn***: *periphere vordere Synechien*; *s.u. Essay Glaukom S. 797*

Go|ni|o|to|mie *f*: → *Trabekulotomie*

Go|ni|o|tra|be|ku|lo|to|mie *f*: → *Trabekulotomie*

Go|ni|o|tre|pa|na|ti|on *f* (Ⓔ goniotrepanation): *s.u. Essay Glaukom S. 797*

Go|ni|tis *f, pl* **-ti|den** (Ⓔ gonitis): ***Syn***: *Gonarthritis*; Entzündung des Knies oder des Kniegelenks; die **infektiöse Gonarthritis** wird meist von Bakterien verursacht, die hämatogen oder iatrogen [Gelenkpunktion!] in das Gelenk gelangen; es kann zu Eiteransammlung [Empyem], Zerstörung des Gelenkknorpels und Versteifung kommen; bei den abakteriellen Entzündungen stehen das rheumatische Fieber* und die Gicht* an erster Stelle; Entzündungen im Rahmen von Gonorrhoe* [**Gonitis gonorrhoica**], Syphilis* [**Gonitis syphilitica**] oder Tuberkulose* [**Gonitis tuberculosa**] spielen in Mitteleuropa heute kaum noch eine Rolle

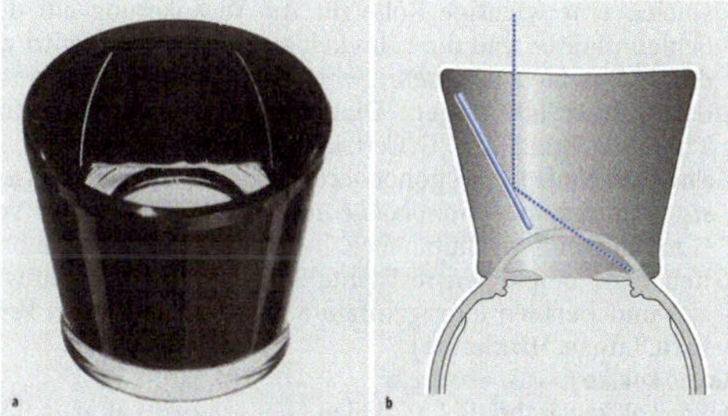

Abb. G76. Gonioskopie. **a** Gonioskopie nach Goldmann **b** Schema des Strahlenganges

go|ni|tisch *adj* (Ⓔ gonitic): ***Syn***: *gonarthritisch*; Gonitis betreffend, von ihr betroffen oder gekennzeichnet

Gono-, gono- *präf.*: Wortelement mit der Bedeutung „Abstammung/Geschlecht/Samen"

Go|no|blen|nor|rhö *f, pl* **-rhö|en** (Ⓔ gonoblennorrhea): ***Syn***: *Gonokokkenkonjunktivitis, gonorrhoische Bindehautentzündung, gonorrhoische Blennorrhö, Gonoblennorrhoe, Conjunctivitis gonorrhoica, Augentripper, Ophthalmoblennorrhoe*; durch Gonokokken* hervorgerufene eitrige Bindehautentzündung [Conjunctivitis*]; Neugeborene werden unter der Geburt durch die Mutter infiziert, Erwachsene beim Geschlechtsverkehr; **Klinik**: typisch ist die starke Eiteransammlung, die meist zwischen dem 1. und 3. Lebenstag auftritt; die Lider sind stark geschwollen, und beim Öffnen spritzt Eiter heraus; **Therapie**: lokal mit Penicillin-G-Tropfen; **Prophylaxe**: Neugeborenen wird 1 %ige Silbernitratlösung in den Bindehautsack getropft [**Credé-Prophylaxe**]; in den USA wird heute aber meist Erythromycin* verwendet, da es besser gegen die häufigere **Chlamydienblennorrhoe** wirkt

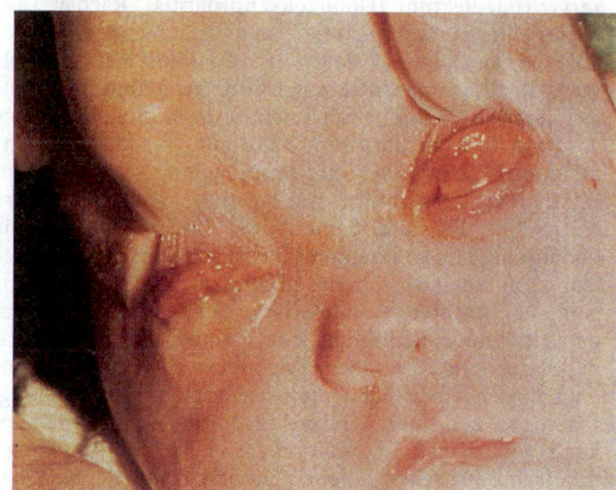

Abb. G77. Gonoblennorrhö

Go|no|blen|nor|rhoe *f, pl* **-rho|en**: → *Gonoblennorrhö*

Go|no|coc|cus *m, pl* **-coc|ci** (Ⓔ gonococcus): ***Syn***: *Gonokokkus, Gonokokke, Neisseria gonorrhoeae*; gramnegative, unbewegliche Diplokokken; einziger Wirt ist der Mensch; weltweit vorkommender Erreger der Gonorrhoe*; variable Oberflächenstrukturen [Lipooligosaccharide, Pili, Proteine] spielen eine wichtige Rolle für die Verankerung auf den Schleimhäuten und die Fähigkeit zur Zellinvasion; wird v.a. durch Geschlechtsverkehr, Schleimhautkontakt oder unter der Geburt übertragen; **Diagnose:** Mikroskopie, Kultur; **Therapie:** Penicillin* G, Ceftriaxon*, Spectinomycin*

Go|no|kokk|ä|mie *f* (Ⓔ gonococcemia): ***Syn:*** *Gonokokkensepsis, disseminierte Gonokokkeninfektion*; Vorkommen von Gonokokken* im Blut; bei ca. 1–3 % aller Gonorrhoen breiten sich komplementresistente Stämme über den Blutweg aus und befallen extragenitale Strukturen [Gelenke, Perikard, Lunge, Hirnhäute]

Go|no|kok|ke *f*: →*Gonococcus*

Go|no|kok|ken|ar|thri|tis *f, pl* **-ti|den** (Ⓔ gonococcal arthritis): *Syn*: *Arthritis gonorrhoica*; bakterielle Infektarthritis* im Rahmen einer Gonorrhoe*

Go|no|kok|ken|en|do|kar|di|tis *f, pl* **-ti|den** (Ⓔ gonococcal endocarditis): durch Gonokokken* hervorgerufene Endokarditis*

Go|no|kok|ken|in|fek|ti|on, dis|se|mi|nier|te *f* (Ⓔ gonococcemia): *Syn*: *Gonokokkensepsis, Gonokokkämie*; Vorkommen von Gonokokken* im Blut; bei ca. 1–3 % aller Gonorrhoen breiten sich komplementresistente Stämme über den Blutweg aus und befallen extragenitale Strukturen [Gelenke, Perikard, Lunge, Hirnhäute]

Go|no|kok|ken|kon|junk|ti|vi|tis *f, pl* **-ti|den:** →*Gonoblennorrhö*

Go|no|kok|ken|prok|ti|tis *f, pl* **-ti|ti|den** (Ⓔ gonococcal proctitis): durch Gonokokken hervorgerufene Mastdarmentzündung; *s.a. Gonorrhoe*

Go|no|kok|ken|sal|pin|gi|tis *f, pl* **-ti|den** (Ⓔ gonococcal salpingitis): durch Gonokokken hervorgerufene Eileiterentzündung; *s.a. Gonokokkenzervizitis, Gonorrhoe*

Go|no|kok|ken|sep|sis *f*: →*Gonokokkämie*

Go|no|kok|ken|sto|ma|ti|tis *f, pl* **-ti|ti|den** (Ⓔ gonococcal stomatitis): durch Gonokokken hervorgerufene Entzündung der Mundschleimhaut

Go|no|kok|ken|zer|vi|zi|tis *f, pl* **-ti|den** (Ⓔ gonococcal cervicitis): *Syn*: *Cervicitis gonorrhoica*; durch Gonokokken* hervorgerufene Entzündung der Cervix* uteri; tritt in ca. 80 % aller Fälle von Gonorrhoe* auf; evtl. Ausgangspunkt einer aszendierenden Infektion der Adnexen; **Therapie:** *s.u. Gonorrhoe*

Go|no|kok|kus *m, pl* **-ken:** →*Gonococcus*

Go|nor|rhö *f, pl* **-rhö|en:** →*Gonorrhoe*

Go|nor|rhoe *f, pl* **-rho|en** (Ⓔ gonorrhea): *Syn*: *Tripper, Gonorrhö, Gonorrhoea, Morbus Neisser*; durch **Neisseria gonorrhoeae** hervorgerufene früher meldepflichtige Geschlechtskrankheit, die bevorzugt die Schleimhäute von Harnröhre [**Urethritis gonorrhoica**], Gebärmutterhals [**Gonokokkenzervizitis**], Rektum [**Gonokokkenproktitis**], Rachen [**Rachentripper**] und Augenbindehaut [**Gonoblennorrhö**] befällt; die Übertragung erfolgt durch Geschlechtsverkehr, selten auch als Schmierinfektion; **Klinik:** bei Männern kommt es 3 Tage [2–7 Tage] nach Infektion zur Entzündung des vorderen Teils der Harnröhre mit Rötung des Meatus, Brennen beim Wasserlassen und Ausscheidung von rahmigem Eiter; im weiteren Verlauf Aufsteigen der Infektion [hintere Harnröhre, Prostata, Samenblase, Samenleiter, Nebenhoden]; bei Frauen kommt es initial zur Entwicklung einer akuten gonorrhoischen Harnröhrenentzündung mit eitrigem Ausfluss, Brennen und Schmerzen beim Wasserlassen; die Harnröhrenentzündung wird chronisch und kann auch das Blasendreieck betreffen [**Trigonumzystitis**]; die Schleimhaut im Bereich der Schamlippen zeigt Rötung, Schwellung, Erosionen und oberflächliche Ulzerationen; die Infektion kann aufsteigen und praktische alle Abschnitte des Genitaltraktes betreffen [Eileiter, Endometrium, Eierstöcke] **Diagnostik:** mikroskopischer oder kultureller Erregernachweis; Komplementbindungsreaktion bei metastatischen Beschwerden [z.B. Arthritis gonorrhoica]; **Therapie:** bei umkomplizierter Gonorrhoe Einmalinjektion [**One-shot-Therapie**] mit Spectinomycin* oder Cephalosporine wie Ceftriaxon*, Ciprofloxacin, Ofloxacin; komplizierte Fälle müssen evtl. stationär behandelt werden; eingesetzt werden Cephalosporine der 3. Generation [z.B. Ceftriaxon*], Erythromycin* oder Chinolone* für mindestens 7 Tage; *s.a. Essay Geschlechtskrankheiten – Genitale Kontaktinfektionen S. 781*

anorektale Gonorrhoe (Ⓔ anorectal gonorrhea): durch Ausbreitung der Initialinfektion oder Analverkehr hervorgerufene Gonorrhoe des Anorektums

aszendierende Gonorrhoe (Ⓔ ascending gonorrhea): genitale Gonorrhoe der Frau, die sich nach oben auf Eileiter, Endometrium, Eierstöcke usw. ausbreitet

genitale Gonorrhoe (Ⓔ genital gonorrhea): im Anfangsstadium ist die Gonorrhoe auf die untere Genitalregion begrenzt; unbehandelt kommt es zu einer Ausbreitung auf die restlichen Genitalorgane

go|nor|rho|isch *adj* (Ⓔ gonorrheal): Gonorrhoe betreffend, von ihr betroffen oder gekennzeichnet

Go|no|so|men *pl* (Ⓔ gonosomes): *Syn*: *Geschlechtschromosomen, Heterosomen, Heterochromosomen*; das Geschlecht bestimmende Chromosomen*; beim Mann je ein X- und ein Y-Chromosom, bei der Frau zwei X-Chromosomen

Go|no|zel|le *f*: →*Spermatozele*

Go|no|zy|ten *pl* (Ⓔ gonocytes): Zwischenstufe der Gametogenese*, aus der die Spermatogonien* und Oogonien* hervorgehen

Gonyo-, gonyo- *präf.*: Wortelement mit der Bedeutung „Knie"

Goodpasture: Ernest William Goodpasture; 1886–1960; amerikanischer Pathologe

Goodpasture-Syndrom *nt* (Ⓔ Goodpasture's syndrome): Autoimmunerkrankung mit rapid progressiver Glomerulonephritis* und rezidivierenden Lungenblutungen durch eine Autoimmunvaskulitis und Alveolitis*; es finden sich Antikörper sowohl gegen die glomeruläre als auch die alveoläre Basalmembran; **Therapie:** Immunsuppression mit Steroiden und Cyclophosphamid; Plasmapherese zur Abtrennung der Antikörperkomplexe, Nierentransplantation bei terminaler Insuffizienz und Fehlen der Antikörper nach Immunsuppression für mindestens 6 Monate

Goormaghtigh: Norbert Goormaghtigh; 1890–1960; belgischer Pathologe (Gent)

Goormaghtigh-Zellen *pl* (Ⓔ Goormaghtigh cells): interstitielle Zellen im Bereich des Gefäßpols des Nierenkörperchens*

Gopalan: Coluthur Gopalan; indischer Biochemiker im 20. Jahrhundert

Gopalan-Syndrom *nt* (Ⓔ Gopalan's syndrome): *Syn*: *Syndrom der brennenden Füße, heiße Greisenfüße, Burning-feet-Syndrom*; durch verschiedene Ursachen [Vitamin B_1, B_2, B_6, B_{12}-Mangel, Lebererkrankungen, Diabetes* mellitus] hervorgerufenes, schmerzhaftes Brennen der Füße während der Nacht

GOQ *Abk.*: Glucoseoxidationsquotient

GÖR *Abk.*: →*gastroösophagealer Reflux*

Gordon: 1. Alfred Gordon; 1874–1953; amerikanischer Neurologe (Philadelphia) **2.** Harold Gordon; amerikanischer Pathologe (Louisville) im 20. Jahrhundert

Gordon-Kniephänomen *nt* (Ⓔ Gordon's sign): *s.u. Chorea*

Gordon-Reflex *m* (Ⓔ Gordon's reflex): Variante des Babinski*-Reflexes; festes Kneten der Wadenmuskulatur führt bei Pyramidenbahnschädigung* zu tonischer Dorsalbewegung der großen Zehe und oft auch spreizender Plantarbewegung der übrigen Zehen [**Fächerphänomen**]

Gordon-Syndrom *nt* (Ⓔ exudative enteropathy): ***Syn:*** *exsudative Enteropathie, exsudative Gastroenteropathie, eiweißverlierende Enteropathie, eiweißverlierende Gastroenteropathie, Eiweißverlustsyndrom*; ätiologisch ungeklärte Erkrankung mit meist massiver Eiweißausscheidung in den Magen-Darm-Trakt; ist keine eigenständige Erkrankung, sondern ein Symptom oder eine Komplikation anderer Krankheiten, wie z.B. Morbus* Crohn, Colitis* ulcerosa, Dünndarmdivertikulose, Dickdarmpolypose; der Eiweißverlust führt zu einem Eiweißmangel* und u.U. zur Ausbildung eines Eiweißmangelsyndroms*

Gorham: Lemuel W. Gorham; 1885–1968; amerikanischer Internist (New York)

Gorham-Osteolyse *f* (Ⓔ Gorham's disease): ***Syn:*** *Gorham-Erkrankung, Gorham-Staut-Erkrankung*; nach Traumen auftretende Osteolyse*, die von alleine abheilt; kann zu

Spontanfrakturen führen

Gorham-Staut-Erkrankung *f*: *→Gorham-Osteolyse*

Gorlin: Robert James Gorlin; geb. 1923; amerikanischer Arzt (Minneapolis)

Gorlin-Goltz-Syndrom *nt* (Ⓔ Gorlin-Goltz syndrome): ***Syn***: *Basalzellnävus-Syndrom, nävoides Basalzellkarzinom-Syndrom, nävoides Basalzellenkarzinom-Syndrom, nävoide Basaliome, Naevobasaliome, Naevobasaliomatose*; autosomal-dominantes Syndrom mit multiplen Basaliomen und Fehlbildungen von Skelettsystem [u.a. Spina bifida, Skoliose] und Zentralnervensystem

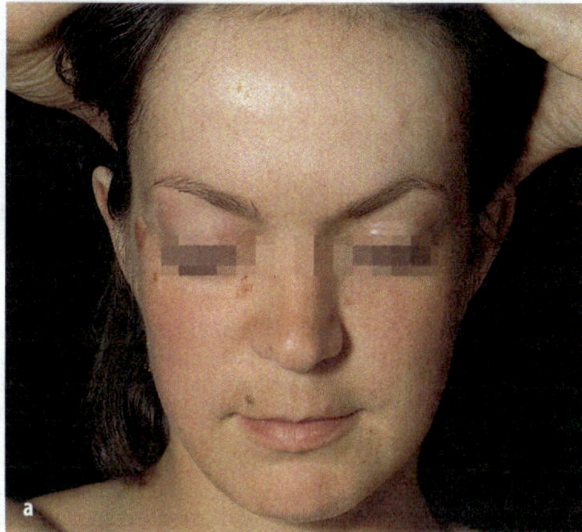

Abb. G78. Gorlin-Goltz-Syndrom

Tab. G79. Gorlin-Goltz-Syndrom und assoziierte Fehlbildungen

Kieferzysten
Prognathie
Kiefer-Lippen-Gaumenspalten
Hoher Gaumen
Verkalkungen der Dura, Tentorium, Falx cerebri
Agenesie des Corpus callosum
Meningeome
Katarakt, Iriskolobom
Verschmelzung von Wirbelkörpern
Kyphoskoliose
Spina bifida
Rippenfehlbildungen
Hohlbrust
Lymphatische Mesenterialzysten
Nierenfehlbildungen
Ovarial-, Kardialfibrome
Verkürzung des IV. Metakarpalknochens (Albright-Zeichen)
Polydaktylie
Medulloblastom
Fibrosarkome (Ovarium)

GOS *Abk.*: Glasgow outcome scale

Go|se|re|lin *nt* (Ⓔ goserelin): Gonadoliberinagonist; **Anw.**: Brustkrebs nach der Menopause, hormonabhängiges Prostatakarzinom; *s.a. Essay Chemotherapie S. 349*

Gos|sy|pol *nt* (Ⓔ gossypol): tetrazyklisches Triterpen aus zwei gleichen Sesquiterpeneinheiten, das in den Samen und der Wurzelrinde von Gossypium-Arten [Baumwolle] enthalten ist; hat eine antioxidative, insektizide und spermizide Potenz; wird als orales Kontrazeptivum für den Mann [Pille für den Mann] diskutiert

GOT *Abk.*: *→Glutamatoxalacetattransaminase*

GOT-C *Abk.*: zytoplasmatische GOT

GOT-M *Abk.*: mitochondriale GOT

Got|tes|ge|richts|boh|ne *f*: *→Kalabarbohne*

Gottstein: Georg Gottstein; deutscher Chirurg (Breslau) im 19./20. Jahrhundert

Gottstein-Heller-Operation *f →Heller-Operation*

Gottstein-Operation *f*: *→Heller-Operation*

Gougerot: Henri Gougerot; 1881–1955; französischer Hautarzt (Paris)

Gougerot-Blum-Krankheit *f* (Ⓔ Gougerot-Blum syndrome): ***Syn***: *Gougerot-Krankheit, Blum-Krankheit, lichenoide Purpura, Dermatitis lichenoides purpurica et pigmentosa*; Variante der Purpura* pigmentosa progressiva [Morbus Schamberg] mit lichenoidem Aspekt

Gougerot-Carteaud-Syndrom *nt* (Ⓔ Gougerot-Carteaud syndrome): ***Syn***: *Papillomatosis confluens et reticularis*; ätiologisch ungeklärte Erkrankung mit Hyperpigmentierung der Haut und verrukösen Keratosen; tritt v.a. am oberen Rumpf bei jungen Frauen auf und ist mit Adipositas*, Diabetes* mellitus und Hormonstörungen assoziiert

Gougerot-Hailey-Hailey-Krankheit *f*: *→Hailey-Hailey-Syndrom*

Gougerot-Krankheit *f*: *→Gougerot-Blum-Krankheit*

Gowers: Sir William Richard Gowers; 1845–1915; englischer Internist und Neurologe (London)

Gowers-Bündel *nt* (Ⓔ Gowers' tract): ***Syn***: *Tractus spinocerebellaris anterior*; die vordere Kleinhirn-Seitenstrang-Bahn führt gekreuzte und ungekreuzte Fasern von Nervenzellen des Hinterhorns zum Kleinhirn [Cerebellum*]

GOZ *Abk.*: Gebührenordnung für Zahnärzte

GP *Abk.*: **1.** *→Globus pallidus* **2.** Glutamylphenylalanin **3.** Glycerin-1-phosphat **4.** *→Glykoprotein* **5.** *→grampositiv*

G-1-P *Abk.*: *→Glucose-1-phosphat*

G-1,6-P *Abk.*: *→Glucose-1,6-diphosphat*

G-6-P *Abk.*: *→Glucose-6-phosphat*

GPA *Abk.*: Glykophorin A

GPA(M) *Abk.*: Glykophorin A (M-Typ)

GPA(N) *Abk.*: Glykophorin A (N-Typ)

G-6-Pase *Abk.*: *→Glucose-6-phosphatase*

GPB *Abk.*: *→grampositive Bakterien*

GPC *Abk.*: **1.** Gel-Permeations-Chromatographie **2.** Glycerophosphorylcholin

GPD *Abk.*: **1.** *→Glutathionperoxidase* **2.** Glycerinaldehydphosphatdehydrogenase

G-6-PD *Abk.*: *→Glucose-6-phosphatdehydrogenase*

α-GPD *Abk.*: Alpha-Glycerinphosphatdehydrogenase

GPDH *Abk.*: *→Glucose-6-phosphatdehydrogenase*

G-6-PDH *Abk.*: *→Glucose-6-phosphatdehydrogenase*

G-6-PDH-Mangel *m*: *→Glucose-6-Phosphatdehydrogenasemangel*

G-6-PDH-Mangelkrankheit *f*: *→Glucose-6-Phosphatdehydrogenasemangel*

GPE *Abk.*: Glycerophosphorylethanolamin

G_0-Phase *f* (Ⓔ G_0 phase): *s.u. Zellzyklus*

G_1-Phase *f* (Ⓔ G_1 phase): *s.u. Zellzyklus*

G_2-Phase *f* (Ⓔ G_2 phase): *s.u. Zellzyklus*

GPI *Abk.*: *→Glucosephosphatisomerase*

GPI-Anker *m* (Ⓔ GPI anchor): ***Syn***: *Glycosyl-Phosphatidylinositol-Anker*; *s.u. Phosphatidylinositol*

GP-IIb/IIIa-Antagonisten *pl* (Ⓔ GP-IIb/IIIa antagonists): ***Syn***: *Glykoprotein-IIb/IIIa-Antagonisten, Glykoprotein-IIb/IIIa-Rezeptor-Antagonisten, GP-IIb/IIIa-Rezeptor-Antagonisten*; neue Klasse von Thrombozytenaggregationshemmern*, die selektiv an den Glykoprotein-IIb/IIIa-Rezeptor der Thrombozyten* binden; vermindern die Thrombozytenaggregation und die Bindung von Fibrin an die Thrombozytenoberfläche; **Anw.**: instabile Angina* pectoris, Behandlung das akuten Myokardinfarktes*, evtl zusammen mit PTCA*; *s.a. Essay Myokardinfarkt S. 1427*

GP-IIb/IIIa-Rezeptor-Antagonisten *pl*: *→GP-IIb/IIIa-Antagonisten*

GPM *Abk.*: Glyceratphosphatmutase

GPO *Abk.*: Glycerin-1-phosphatoxidase

GPOX *Abk.*: Glycerin-1-phosphatoxidase

GPP *Abk.*: generalisierte pustulöse Psoriasis

GPRT *Abk.*: Guanosinphosphoribosyltransferase

GPS *Abk.*: *→Goodpasture-Syndrom*

GPT *Abk.*: *→Glutamatpyruvattransaminase*
GPV *Abk.*: Gesamtplasmavolumen
GPW *Abk.*: gesamter peripherer Widerstand
GR *Abk.*: *→Glutathionreduktase*
Gr. *Abk.*: *→Gravida*
g-R *Abk.*: Gramm-Röntgen
Graaf: Regnier de Graaf; 1641–1673; holländischer Anatom (Delft)
Graaf-Follikel *pl* (Ⓔ graafian follicles): *s.u. Follikelreifung*
Grab|mil|be *f*: *→Sarcoptes*
Grad. *Abk.*: Gradient
Gradenigo: Giuseppe Gradenigo; 1859–1936; italienischer Ohrenarzt (Neapel, Turin)
Gradenigo-Syndrom *nt* (Ⓔ Gradenigo's syndrome): Abduzensparese*, Trigeminusneuralgie* und [evtl.] Okulomotoriusparese* bei Mastoiditis* im Bereich der Pyramidenspitze [Petroapicitis]
Gra|ding *nt* (Ⓔ grading): histologische Differentierung der Malignität von Tumoren; *s.a. Staging*
Graefe: Albrecht Freiherr von Graefe; 1828–1870; deutscher Augenarzt (Berlin)
Graefe-Zeichen *nt* (Ⓔ Graefe's sign): Zurückbleiben des Oberlids bei Blicksenkung des Auges; kommt v.a. bei Morbus* Basedow und retrobulbären Tumoren vor
Gräfenberg: Ernst Gräfenberg; 1881–1957; amerikanischer Gynäkologe
Gräfenberg-Zone *f* (Ⓔ Gräfenberg zone): ***Syn***: *G-Spot, G-Zone*; anatomisch nicht exakt definierte Zone in der Scheidenvorderwand; manuelle Stimulation oder Stimulation während des Geschlechtsverkehrs führt zu einer Schwellung des umgebenden Gewebes und führt bei vielen Frauen zur Auslösung zum Teil heftiger Orgasmen; häufig kommt es auch zu einem gleichzeitigem Erguss von Flüssigkeit aus den Skene*-Gängen [**weibliche Ejakulation**]
-grafie *suf.*: *→-graphie*
-grafisch *suf.*: *→-graphisch*
Graft-versus-Host-Reaktion *f* (Ⓔ graft-versus-host reaction): ***Syn***: *Transplantat-Wirt-Reaktion, GvH-Reaktion*; Abstoßungsreaktion, bei der das transplantierte Gewebe eine Immunreaktion gegen Wirtsgewebe zeigt; *s.a. Abstoßungsreaktion*
Graft-versus-Leukemia-Effekt *m* (Ⓔ graft-versus-leukemia reaction): *s.u. Essay Chemotherapie S. 349*
Graham: Allen Graham; amerikanischer Arzt (Melrose) im 20. Jahrhundert
Graham-Tumor *m* (Ⓔ Graham's tumor): kleines, nicht abgekapseltes Adenokarzinom* mit fibrösem Stroma in einer hyperplastischen Struma*; nur gering maligne
Graham-Little: Sir Ernest Gordon Graham-Little; 1867–1950; englischer Hautarzt
Graham-Little-Syndrom *nt* (Ⓔ Graham Little syndrome): ***Syn***: *Lichen ruber follicularis, Lichen ruber acuminatus, Lichen planopilaris, Lichen acuminatus, Lasseur-Graham-Little-Syndrom*; auf die Haarfollikel begrenzte Form des Lichen* ruber planus, die zu vernarbender Alopezie* führt

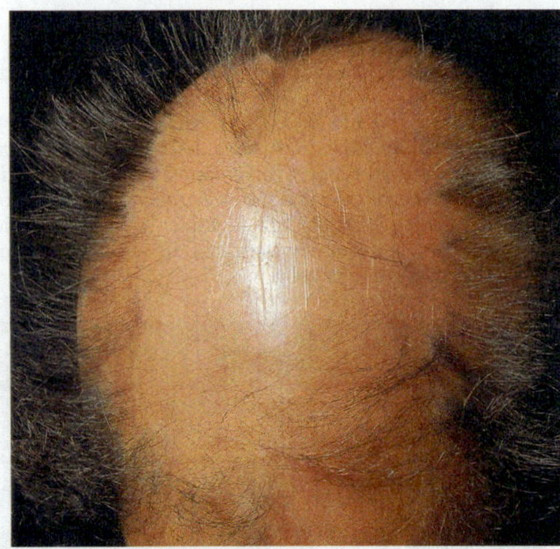

Abb. G80. Graham-Little-Syndrom

Graham Steell: Graham Steell; 1851–1942; englischer Internist (Manchester)
Graham Steell-Geräusch *nt* (Ⓔ Graham Steell's murmur): ***Syn***: *Steell-Geräusch*; frühdiastolisches Herzgeräusch bei relativer Pulmonalinsuffizienz*; Decrescendogeräusch im 3. Interkostalraum parasternal links
Gram: Hans Christian Joachim Gram; 1853–1938; dänischer Arzt und Pharmakologe (Kopenhagen)
Gram-Färbung *f* (Ⓔ Gram's method): wichtigste Differentialfärbung von Bakterien, die sich Unterschiede im Wandaufbau zu Nutze macht; **gramnegative Bakterien** färben sich rot, **grampositive Bakterien** [und Sprosspilze] blau [*Abb. G81*]
Gra|mi|ci|din *nt* (Ⓔ gramicidin): von **Bacillus brevis** gebildetes Polypeptidantibiotikum
Gra|mi|nis flos *m*: *→Heublumen*
Gra|mi|nis rhi|zo|ma *nt* (Ⓔ couch grass root): ***Syn***: *Agropyri repentis rhizoma*; Wurzelstock der Quecke*
Gramm *nt* (Ⓔ gram): im SI-System Untereinheit der Masse; Symbol: g; 1 g = 1/1000 Kilogramm*
-gramm *suf.*: Wortelement mit der Bedeutung „(schriftliche/bildliche) Darstellung/Aufzeichnung"
Gramm|ka|lo|rie *f* (Ⓔ gram calorie): *s.u. Kalorie*
Gram-negativ *adj* (Ⓔ Gram-negative): ***Syn***: *gramnegativ*; (*Bakterien*) nicht mit Gramfärbung färbend

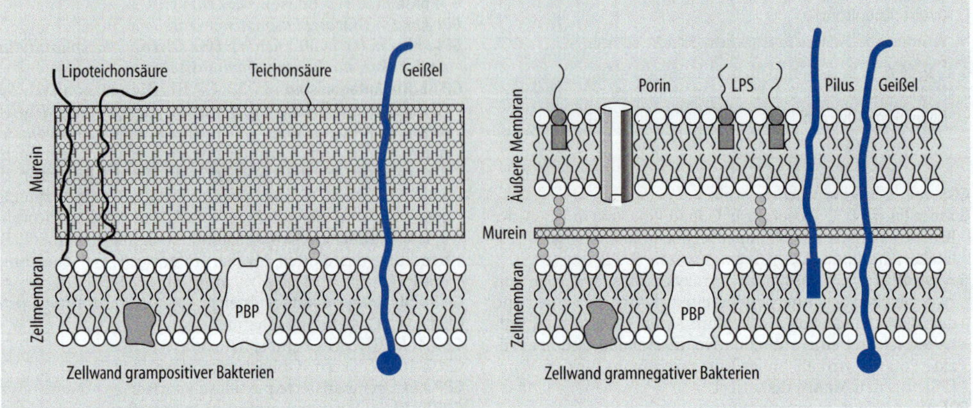

Abb. G81. Gram. Zellwandaufbau. *PBS* = Penicillin-bindende Proteine, *LPS* = Lipopolysaccharide

gram|ne|ga|tiv *adj*: → *Gram-negativ*

Gram-positiv *adj* (Ⓔ Gram-positive): *Syn*: *grampositiv*; (*Bakterien*) mit Gramfärbung färbend

gram|po|si|tiv *adj*: → *Gram-positiv*

gran. *Abk.*: granuliert

Gran *nt* (Ⓔ grain): altes Gewicht, das noch in der Pharmazie verwendet wird; 1 Gran = 0,0609 g

Grand mal *nt* (Ⓔ grand mal): *Syn*: *Grand-mal-Epilepsie*; generalisierte Epilepsie* mit tonisch-klonischen Krampfanfällen; *s.a. Essay Epilepsie S. 617*

Grand-mal-Anfall *m* (Ⓔ tonic-clonic seizure): *Syn*: *tonisch-klonischer Anfall, großer epileptischer Anfall*; *s.u. Essay Epilepsie S. 617*

Gra|nu|la *pl*: → *Granulum*

gra|nu|lär *adj* (Ⓔ granular): *Syn*: *granular, granulös*; körnig, gekörnt, granuliert

Gra|nu|lar|zell|tu|mor *m* (Ⓔ granular-cell tumor): *Syn*: *Myoblastom, Myoblastenmyom, Abrikossoff-Geschwulst, Abrikossoff-Tumor, Myoblastoma granulocellularis*; seltener, gutartiger Tumor, der von der quergestreiften Muskulatur oder den Schwann*-Zellen von Nervenscheiden ausgeht; findet sich meist in der Speiseröhre oder Lunge; entartet nur selten

Gra|nu|la|tio *f, pl* **-tio|nes** (Ⓔ granulation): *Syn*: *Granulation*; körnchenähnliche Struktur

Granulationes arachnoideae (Ⓔ arachnoidal granulations): *Syn*: *Pacchioni-Granulationen, Arachnoidalzotten*; hirsekorngroße, zottenartige Wucherungen der Arachnoidea* unbekannter Funktion

Gra|nu|la|ti|on *f* (Ⓔ **1.** granulation **2.** → *Granulationsgewebe*): **1.** *Syn*: *Granulatio*; körnchenähnliche Struktur **2.** → *Granulationsgewebe*

toxische Granulation (Ⓔ toxic granulation): *s.u. Granulationsanomalie*

Gra|nu|la|ti|ons|a|no|ma|lie *f* (Ⓔ anomalous granulation): Veränderung der Leukozytengranulation, z.B. **toxische Granulation** bei schweren Infekten oder Knochenmarksschädigung, Alder*-Granulationsanomalie, Steinbrinck*-Chédiak-Higashi-Granulationsanomalie

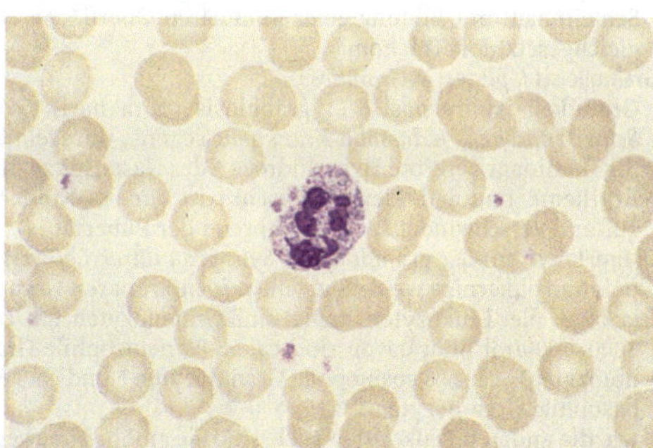

Abb. G82. Toxische Granulation

Gra|nu|la|ti|ons|ge|schwulst *f*: → *Granulom*

Gra|nu|la|ti|ons|ge|we|be *nt* (Ⓔ granulation tissue): *Syn*: *Granulation*; bei Verletzung und Entzündung auftretendes hellrotes, zellreiches Gewebe, das vom Gefäßbindegewebe entspringt; durch Einlagerung von Kollagenfasern entsteht Narbengewebe; *s.a. Wundheilung*

Gra|nu|la|zel|len *pl* (Ⓔ granule cells): *s.u. Epidermis*

Granulo-, granulo- *präf.*: Wortelement mit der Bedeutung „Körnchen/körnig"

Gra|nu|lom *nt* (Ⓔ granuloma): aus Granulationsgewebe bestehende knötchenartige Veränderung mit histiozytären Zellen [oft Epitheloidzellen*] und evtl. zentraler exsudativer Nekrose und Riesenzellen*; findet sich z.B. bei Tuberkulose* oder schwer abbaubaren Fremdkörpern [Fremdkörpergranulom*, Asbestose*, Silikose*]

eosinophiles Granulom (Ⓔ eosinophilic granuloma): gutartige, umschriebene Histiozytosis X mit multiplen oder solitären Langerhans-Zellgranulomen, die v.a. im 2.–6. Jahr

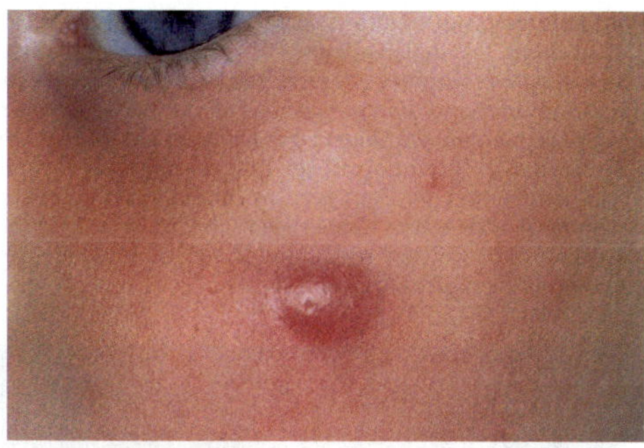

Abb. G83. Eosinophiles Granulom

auftritt; heilt meist innerhalb von 1–2 Jahren von alleine ab

kokzidioidales Granulom: → *Coccidioidomycose*

retikulohistiozytisches Granulom (Ⓔ reticulohistiocytic granuloma): *Syn*: *Riesenzellenhistiozytom, Retikulohistiozytom*; Histiozytom [Dermatofibrom*] mit Riesenzellen; gutartiger Tumor, der meist solitär an Kopf und Nacken vorkommt

rheumatisches Granulom: → *Rheumaknötchen*

Gra|nu|lo|ma *nt, pl* **-ma|ta**: → *Granulom*

Granuloma coccidioides: → *Coccidioidomycose*

Granuloma glutaeale infantum (Ⓔ granuloma gluteale infantum): *s.u. Windeldermatitis*

Granuloma inguinale (Ⓔ groin ulcer): *Syn*: *Donovanosis, Donovaniosis, Granuloma venereum, Granuloma inguinale, Granuloma pudendum chronicum*; in den Tropen und Subtropen endemisch auftretende, sexuell übertragene [keine Geschlechtskrankheit!], chronisch granulomatöse Erkrankung der Genitalregion durch Calymmatobacterium* granulomatis; beginnt mit schmerzlosen subkutanen Papeln und Knoten, die sich in langsam wachsende Geschwüre umwandeln; Gefahr der Sekundärinfektion, die zu Nekrosen führen kann; **Therapie**: Tetracyclin oder Cotrimoxazol bis zur völligen Abheilung der Läsionen; *s.a. Essay Geschlechtskrankheiten – Genitale Kontaktinfektionen S. 781*

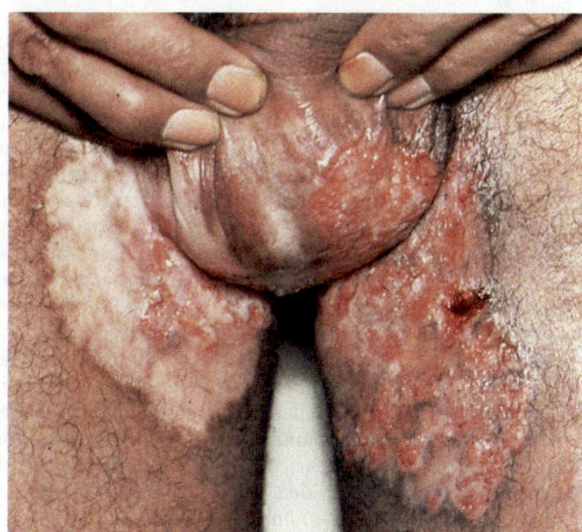

Abb. G84. Granuloma inguinale

Granuloma nitidum (Ⓔ lichen nitidus): *Syn*: *Pinkus-Krankheit, Lichen nitidus*; ätiologisch unklare, benigne Dermatose mit lichenoiden Papeln und lymphohistiozytären Infiltraten der Epidermis; eine **Therapie** ist selten nötig, da der Lichen selbst nach Jahren noch abheilen kann; bei Leidensdruck Retinoide oder Corticoide extern

Granuloma paracoccidioides: → *Parakokzidioidomykose*

Granuloma pediculatum: → *Granuloma teleangiectaticum*

Granuloma pudendum chronicum: → *Granuloma inguinale*

Granuloma pyogenicum: → *Granuloma teleangiectaticum*
Granuloma teleangiectaticum (Ⓔ pyogenic granuloma): ***Syn***: *eruptives Angiom, proliferierendes Angiom, Stielknollen, Botryomykose, Botryomykom, Botryomycosis, Granuloma pediculatum, Granuloma pyogenicum*; gutartige, chronisch-eitrige, granulomatöse Erkrankung der Mundschleimhaut und der Haut von Gesicht, Händen und Zehen; tritt meist nach traumatischer Hautschädigung auf; **Klinik**: erbsengroße, weiche, rötlich-livide, leicht blutende Geschwulst; **Therapie**: Exzision

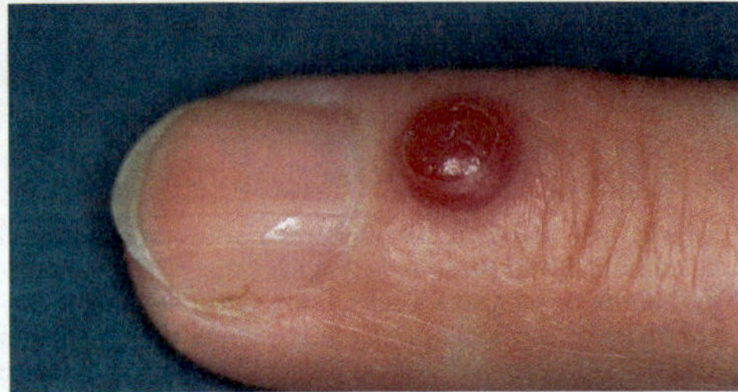
Abb. G85. Granuloma teleangiectaticum

Granuloma venereum: → *Granuloma inguinale*
gra|nu|lo|ma|tös *adj* (Ⓔ granulomatous): mit Granulomen
Gra|nu|lo|ma|to|se *f* (Ⓔ granulomatosis): ***Syn***: *Granulomatosis*; Vorkommen multipler Granulome*
allergische Granulomatose (Ⓔ allergic granulomatosis): ***Syn***: *Churg-Strauss-Syndrom, allergische granulomatöse Angiitis*; systemische, nekrotisierende Gefäßentzündung unbekannter Ursache; die Veränderungen entsprechen denen der Panarteriitis* nodosa, allerdings sind alle Gefäße betroffen und es kommt zur Granulombildung; es besteht auch eine Eosinophilie* sowie ein Asthma* bronchiale; **Therapie**: Prednison*, evtl. in Kombination mit Cyclophosphamid; Ausschleichen erst nach 6–12 monatiger stabiler Remission; **Prognose**: unbehandelt tödlicher Ausgang in 50 % innerhalb eines Jahres
chronische Granulomatose: → *septische Granulomatose*
progressive septische Granulomatose: → *septische Granulomatose*
rhinogene Granulomatose (Ⓔ Wegener's granulomatosis): ***Syn***: *Wegener-Granulomatose, Wegener-Klinger-Granulomatose, maligne granulomatöse Angiitis*; ätiologisch ungeklärte, systemische Erkrankung mit Nekrose* der Blutgefäße und Bildung von Granulomen im Nasen-, Mund- und Rachenraum; **Therapie**: Prednison* in Kombination mit Cyclophosphamid*; operative Abtragung der Granulome und plastische Rekonstruktion der zerstörten Strukturen
septische Granulomatose (Ⓔ chronic granulomatous disease): ***Syn***: *progressive septische Granulomatose, chronisch-familiäre kongenitale Dysphagozytose, kongenitale Dysphagozytose, chronische Granulomatose*; angeborener [X-chromosomaler oder autosomal-rezessiver] Phagozytosedefekt mit chronisch rezidivierenden, bakteriellen Infektionen; die Bakterien werden in die Zellen aufgenommen, können aber nicht abgetötet werden; damit kommt es zur Bildung von Granulomen; Antibiotika wiederum können die Bakterien nicht abtöten, weil sie in den Granulozyten vor ihnen geschützt sind; *s.a. Essay Immunität S. 1009, Essay Gentransfer und Gentherapie S. 761*
Gra|nu|lo|ma|to|sis *f, pl* **-ses** (Ⓔ granulomatosis): ***Syn***: *Granulomatose*; Vorkommen multipler Granulome*
Granulomatosis disciformis chronica et progressiva (Ⓔ granulomatosis disciformis chronica et progressiva): ***Syn***: *Miescher-Granulomatose, Granulomatosis tuberculoides pseudosclerodermiformis, Granulomatosis pseudosclerodermiformis symmetrica chronica Gottron, Necrobiosis lipoidica granulomatosa*; seltene, granulomatöse Variante der Necrobiosis* lipoidica
Granulomatosis infantiseptica (Ⓔ perinatal listeriosis): ***Syn***: *Neugeborenenlisteriose*; Fetopathie* durch intrauterine, diaplazentare Infektion mit Listeria* monocytogenes; disseminierte Bildung von Granulomen in Haut, Leber, Lunge, Milz, Darm und Gehirn; die Letalität beträgt fast 100 %
Granulomatosis pseudosclerodermiformis symmetrica chronica Gottron: → *Granulomatosis disciformis chronica et progressiva*
Granulomatosis tuberculoides pseudosclerodermiformis: → *Granulomatosis disciformis chronica et progressiva*
Gra|nu|lom|zel|le *f*: → *Hodgkin-Zelle*
Gra|nu|lo|pe|nie *f*: → *Granulozytopenie*
Gra|nu|lo|po|e|se *f* (Ⓔ granulopoiesis): ***Syn***: *Granulozytopoese, Granulozytopoiese, Granulozytenbildung*; die Granulozyten entstehen im Knochenmark aus der **myeloischen Stammzelle** unter dem Einfluss spezifischer koloniestimulierender Faktoren [Granulozyten-CSF, Granulozyten-Monozyten-CSF, Stammzellfaktor]; Myeloblasten*, Promyelozyten*, Myelozyten*, Metamyelozyten* und stabkernige Granulozyten* sind Zwischenstufen dieses Entwicklungsprozesses; *s.a. Blutbildung*
Gra|nu|lo|po|e|tin *nt* (Ⓔ granulopoietin): ***Syn***: *Granulozyten-Kolonie-stimulierender Faktor*; Kolonie-stimulierender Faktor*, der die Granulozytenbildung in Zellkulturen fördert
gra|nu|lo|po|e|tisch *adj* (Ⓔ granulopoietic): ***Syn***: *granulozytopoetisch*; Granulopoese betreffend oder stimulierend
gra|nu|lös *adj*: → *granulär*
Gra|nu|lo|sa|lu|te|in|zel|len *pl* (Ⓔ granulosa-lutein cells): aus Granulosazellen entstehende Luteinzellen*
Gra|nu|lo|sa|zel|len *pl* (Ⓔ granulosa cells): *s.u. Follikelreifung*
Gra|nu|lo|sa|zell|tu|mor *m* (Ⓔ granulosa cell tumor): meist gutartiger Tumor der Granulosazellen*; tritt i.d.R. einseitig auf; östrogenbildende Granulosazelltumoren bei Kindern können zu Pseudopubertas* praecox führen; bei Erwachsenen kann es zu glandulär-zystischer Hyperplasie des Endometriums, Vergrößerung von Uterus und Zunahme der Brustgröße kommen; die Patientinnen fühlen sich schwanger, ohne schwanger zu sein; **Diagnose**: Sonographie, CT, Laparoskopie; **Therapie**: laparoskopische Ovariektomie*
Gra|nu|lo|se *f* (Ⓔ granulosis): ***Syn***: *Körnerkrankheit, Körnchenkrankheit, Granulosis*; Erkrankung der Haut oder Schleimhaut mit Bildung einer granulären Oberfläche; oft gleichgesetzt mit Trachom*
Gra|nu|lo|sis *f, pl* **-ses**: → *Granulose*
Granulosis rubra nasi (Ⓔ granulosis rubra nasi): ***Syn***: *Schwitznäschen, Jadassohn-Krankheit*; seltene, unregelmäßig dominant vererbte Hyperhidrose* der Nasenspitze mit Erythem* und evtl. kleinen Blasen; tritt nur bei Kindern auf und verschwindet spontan während der Pubertät
Gra|nu|lo|zyt *m* (Ⓔ granulocyte): ***Syn***: *granulärer Leukozyt*; polymorphkernige weiße Blutzelle mit anfärbbaren Granula; 60 % aller Leukozyten im Blut sind Granulozyten, d.h. ca. 3000–6000/ml Blut; davon sind ca. 95 % neutrophile Granulozyten*, ca. 4 % eosinophile Granulozyten* und ca. 1 % basophile Granulozyten
wie die anderen Leukozyten auch, sind sie amöboid beweglich und können die Wand der Blutgefäße aktiv durchdringen [Leukodiapedese*]; mehr als die Hälfte der Granulozyten hält sich deshalb im extravasalen Raum auf, wo sie als Phagozyten Krankheitskeime aufnehmen und vernichten
basophiler Granulozyt (Ⓔ basophilic granulocyte): mit basischen Farbstoffen anfärbbarer granulozytärer Leuko-

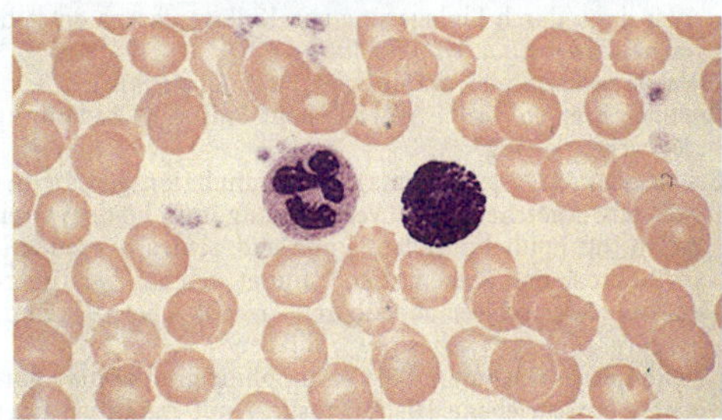
Abb. G86. Basophiler Granulozyt

zyt; die Granula enthalten Histamin* und Heparin*; an ihrer Oberfläche tragen sie spezifische Rezeptoren für IgE-Antikörper, die sich wiederum mit einen Antigen verbinden können; damit kommt es zur Ausschüttung von Histamin und zur Ausbildung allergischer Symptome [Gefäßerweiterung, Hautrötung, Quaddelbildung, Bronchospasmus]
eosinophiler Granulozyt (Ⓔ eosinophilic granulocyte): mit Eosin anfärbbarer granulozytärer Leukozyt; ihre Zahl unterliegt einem ausgeprägten Zirkadianrhythmus [spätmorgens und am frühen Abend liegt die Zahl wesentlich unter dem Durchschnitt, um Mitternacht deutlich höher als der Durchschnitt], der mit der Glucocorticoidausscheidung der Nebennierenrinde zusammenhängt; die Granula enthalten Lipide und Proteine, die v.a. gegen Parasiten wirksam sind

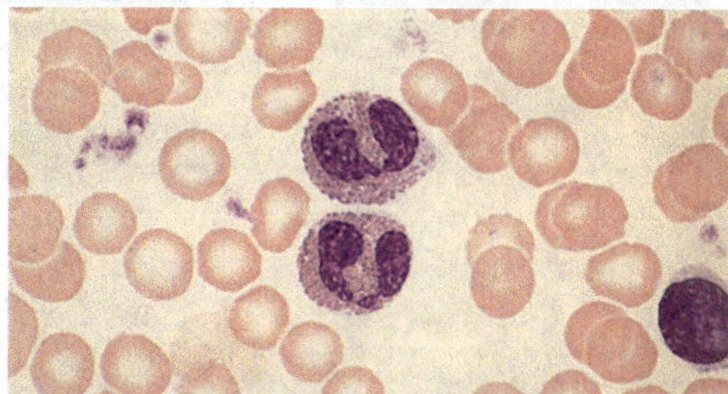

Abb. G87. Eosinophiler Granulozyt

jugendlicher Granulozyt (Ⓔ juvenile form): *Syn*: *Metamyelozyt, Jugendform*; unreife Granulozytenvorstufe, die vereinzelt auch im peripheren Blut vorkommt

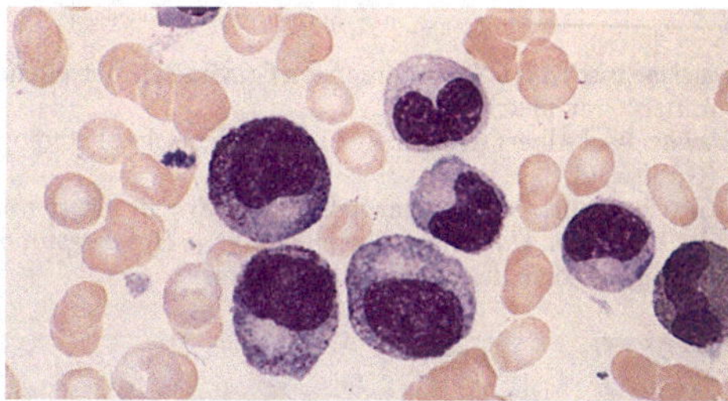

Abb. G88. Jugendlicher Granulozyt

neutrophiler Granulozyt (Ⓔ neutrophilic granulocyte): *Syn*: *Neutrophiler, neutrophiler Leukozyt*; mit neutralen Farbstoffen anfärbbarer granulozytärer Leukozyt; sie phagozytieren Bakterien und Gewebetrümmer, die sie enzymatisch abbauen oder durch Bildung von H_2O_2 bzw. Superoxidradikalen [O_2^-] abtöten; Fehlen dieser Funktion führt zur septischen Granulomatose*
segmentkerniger Granulozyt (Ⓔ segmented granulocyte): *Syn*: *Segmentkerniger*; reifer Granulozyt mit segmentiertem Kern [meist 3–5 Segmente]

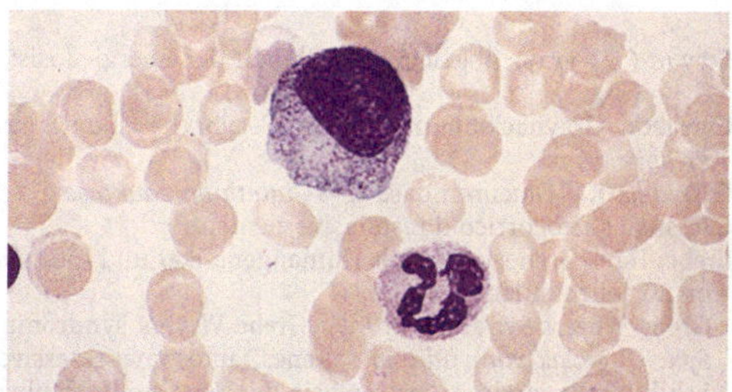

Abb. G89. Segmentkerniger Granulozyt

stabkerniger Granulozyt (Ⓔ staff cell): *Syn*: *Stabkerniger*; jugendlicher Granulozyt mit einem stabförmigen Kern; Zwischenstufe zwischen jugendlichem und reifem Granulozyt

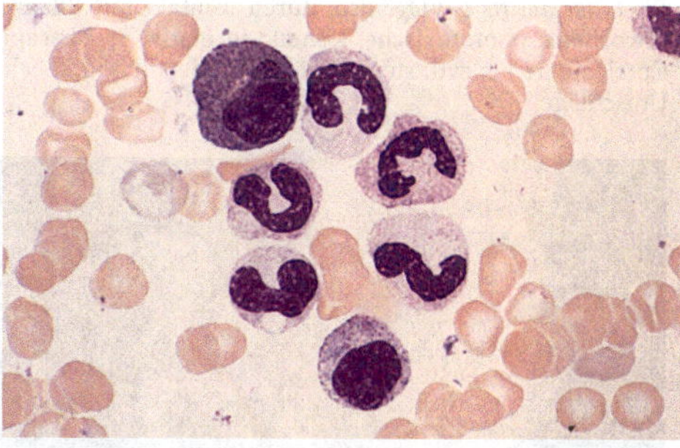

Abb. G90. Stabkernige und neutrophile Granulozyten

gra|nu|lo|zy|tär *adj* (Ⓔ granulocytic): Granulozyt(en) betreffend

Gra|nu|lo|zy|ten|bil|dung *f*: → *Granulopoese*

Gra|nu|lo|zy|ten|kon|zen|trat *nt* (Ⓔ leukocyte concentrate): durch Blutzellseparation gewonnenes Konzentrat, das zur **Granulozytentranfusion** verwendet wird

Gra|nu|lo|zy|ten|trans|fu|sion *f* (Ⓔ granulocyte transfusion): *s.u. Granulozytenkonzentrat*

Gra|nu|lo|zy|to|pe|nie *f* (Ⓔ granulocytopenia): *Syn*: *Granulopenie*; Verminderung der Granulozyten im peripheren Blut; akute Granulozytopenien werden meist durch Virusinfektionen bedingt, chronische Granulozytopenien finden sich als Begleitsymptom bei z.B. Kollagenosen*; *s.a. Agranulozytose*

Gra|nu|lo|zy|to|po|e|se *f*: → *Granulopoese*

gra|nu|lo|zy|to|po|e|tisch *adj*: → *granulopoetisch*

Gra|nu|lo|zy|to|po|i|e|se *f*: → *Granulopoese*

Gra|nu|lo|zy|to|se *f* (Ⓔ granulocytosis): Erhöhung der Granulozytenzahl im peripheren Blut; tritt meist als isolierte Erhöhung einer Granulozytenart auf [Basophilie*, Neutrophilie*, Eosinophilie*]

gra|nu|lo|zy|to|tisch *adj* (Ⓔ granulocytotic): Granulozytose betreffend, von ihr betroffen oder gekennzeichnet, durch sie bedingt

Gra|nu|lum *nt, pl* **-la** (Ⓔ granule): Körnchen; Zellkörnchen, Speicherkörnchen
α-Granula (Ⓔ alpha granules): *s.u. Thrombozytengranula*
azurophile Granula (Ⓔ azurophil granules): *Syn*: *Azurgranula*; durch Azur rotgefärbte Körnchen im Zytoplasma von Monozyten, Lymphozyten und Vorstufen der Granulozyten
elektronendichte Granula (Ⓔ electron-dense granules): *s.u. Thrombozytengranula*
metachromatische Granula (Ⓔ metachromatic granules): *Syn*: *Volutinkörnchen, Volutingranula, Babès-Ernst-Granula, Babès-Ernst-Körperchen*; intrazelluläre Polkörperchen bei verschiedenen Bakterien, die einen Polyphosphatspeicher darstellen; sie sind typisch für Diphtheriebakterien
Granula mitochondriales (Ⓔ mitochondrial granules): *s.u. Mitochondrie*

Graph-, graph- *präf.*: → *Grapho-*

Graph|äs|the|sie *f* (Ⓔ graphesthesia): Fähigkeit, auf die Haut geschriebene Zeichen zu erkennen

-graphia *suf.*: → *-graphie*

-graphie *suf.*: Wortelement mit der Bedeutung „Schreiben/Darstellung/Aufzeichnung"

-graphisch *suf.*: in Adjektiven verwendetes Wortelement mit der Bedeutung „aufzeichnend/darstellend"

Grapho-, grapho- *präf.*: Wortelement mit der Bedeutung „Schrift/Schreiben"

Gra|phor|rhoe *f, pl* **-rho|en** (Ⓔ graphorrhea): *Syn*: *Kritzelsucht*; krankhafte Neigung zu schreiben

Gra|pho|spas|mus *m* (Ⓔ graphospasm): *Syn*: *Schreibkrampf, Mogigraphie*; Krampf durch Überbelastung der Handmuskeln beim Schreiben

Gräs|er|der|ma|ti|tis *f, pl* **-ti|ti|den** (Ⓔ grass dermatitis): *Syn*: *Wiesengräserdermatitis, Wiesengrasdermatitis, Pflanzendermatitis, Phyto-Photodermatitis, phytophototoxische Dermatitis, Dermatitis pratensis, Dermatitis bullosa pratensis, Photodermatitis phytogenica*; durch Kontakt mit Pflanzen erworbene phototoxische Kontaktdermatitis*; **Therapie**: Corticoidcreme, evtl. sterile Eröffnung der Blasen, feuchte Umschläge

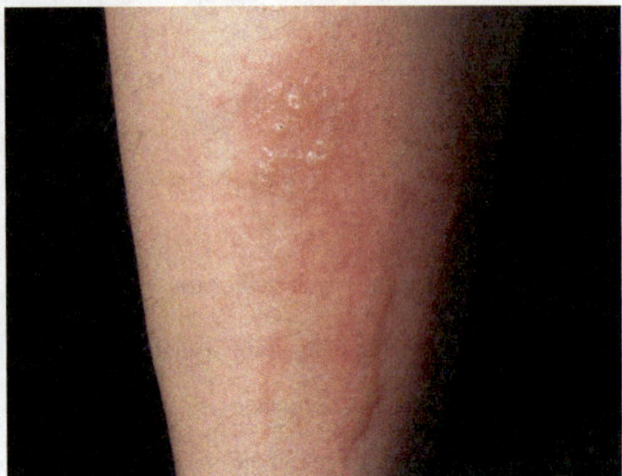

Abb. G91. Gräserdermatitis

Gratiolet: Louis-Pierre Gratiolet; 1815–1865; französischer Anatom (Paris)

Gratiolet-Sehstrahlung *f* (Ⓔ radiation of Gratiolet): *Syn*: *Radiatio optica, Fibrae geniculocalcarinae*; vom Corpus* geniculatum laterale zur primären und sekundären Sehrinde* ziehende Fasern

Grau|haa|rig|keit *f*: →*Canities*

Grau|syn|drom *nt*: →*Grey-Syndrom*

grav. *Abk.*: gravide

Gravi-, gravi- *präf.*: Wortelement mit der Bedeutung „schwer"

gra|vid *adj* (Ⓔ gravid): schwanger

Gra|vi|da *f, pl* **-dae** (Ⓔ gravida): Schwangere

Gra|vi|di|tas *f, pl* **-ta|tes** (Ⓔ pregnancy): *Syn*: *Gravidität*; Schwangerschaft*

Graviditas abdominalis: →*Abdominalgravidität*

Graviditas extrauterina: →*Extrauterinschwangerschaft*

Graviditas interstitialis (Ⓔ interstitial pregnancy): *Syn*: *intramurale/interstitielle Schwangerschaft*; Einnistung der Frucht im intramuralen Abschnitt des Eileiters

Graviditas ovarica: →*Eierstockschwangerschaft*

Graviditas tubaria: →*Eileiterschwangerschaft*

Gra|vi|di|tät *f* (Ⓔ pregnancy): *Syn*: *Graviditas*; Schwangerschaft*

ektopische Gravidität: →*Extrauterinschwangerschaft*

eutopische Gravidität (Ⓔ eutopic pregnancy): *Syn*: *intrauterine Gravidität, uterine Gravidität*; Schwangerschaft mit Einnistung der Frucht in der Gebärmutter

extrauterine Gravidität: →*Extrauterinschwangerschaft*

intramurale Gravidität (Ⓔ **1.** intramural pregnancy **2.** →*Graviditas interstitialis*): **1.** *Syn*: *intramurale Schwangerschaft*; Extrauterinschwangerschaft* mit Einnistung in der Tiefe des Myometriums **2.** →*Graviditas interstitialis*

intrauterine Gravidität: →*eutopische Gravidität*

uterine Gravidität: →*eutopische Gravidität*

zervikale Gravidität (Ⓔ cervical pregnancy): *Syn*: *Zervikalgravidität*; Extrauterinschwangerschaft* mit Einnistung im Zervikalkanal; sehr selten, kann aber aufgrund ihrer Lage zu massiven Blutungen führen; **Therapie**: intraamniale Methotrexatapplikation; Kürettage; evtl. Hysterektomie

Gra|vi|di|täts|di|a|be|tes *m*: →*Gestationsdiabetes*

Gra|vi|me|ter *nt* (Ⓔ gravimeter): Gerät zur Messung der Schwerkraft [Gravität]

Gra|vi|me|trie *f* (Ⓔ gravimetry): *Syn*: *Gewichtsanalyse, gravimetrische Analyse*; quantitative Analyse durch Gewichtsbestimmung von Niederschlägen

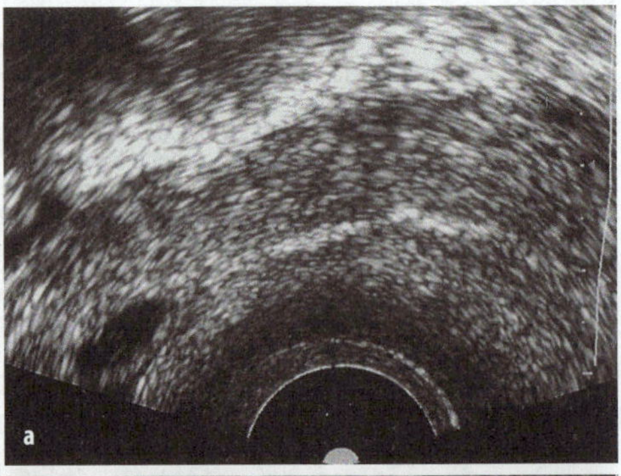

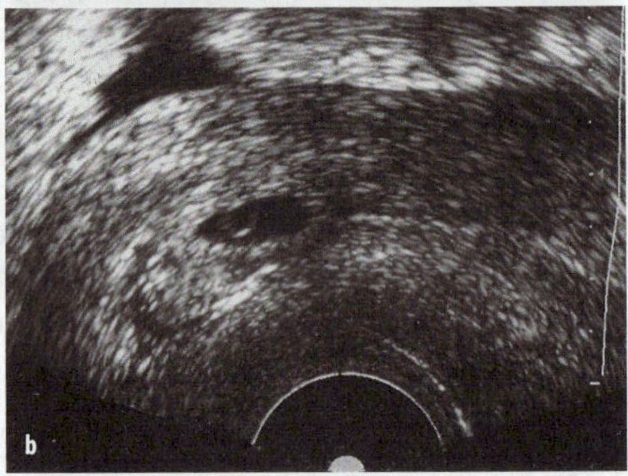

Abb. G92. Zervikale Gravidität. Ultraschallaufnahme mit Fruchtblase im Dottersack

gra|vi|me|trisch *adj* (Ⓔ gravimetric): Gravimetrie betreffend, mittels Gravimetrie

Grawitz: Paul Albert Grawitz; 1850–1932; deutscher Pathologe (Greifswald)

Grawitz-Tumor *m* (Ⓔ Grawitz's tumor): *Syn*: *hypernephroides Karzinom, klarzelliges Nierenkarzinom, Hypernephrom*; hellzellige Form des Nierenzellkarzinoms*

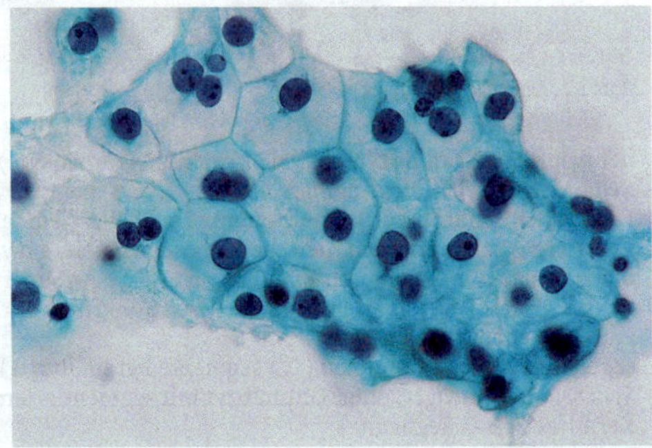

Abb. G93. Grawitz-Tumor

Gray *nt* (Ⓔ gray): abgeleitete SI-Einheit der Energiedosis; 1 Gy = 1 J/g

Grayhack: **Grayhack-Shunt** *m* (Ⓔ Grayhack's shunt): *s.u. Priapismus*

GRD *Abk.*: **1.** β-Glucuronidase **2.** →*Glutathionreduktase*

GRE *Abk.*: glucocorticoid responsive element

Grebe: Hans Grebe; deutscher Humangenetiker und Internist im 20. Jahrhundert

Grebe-Weyers-Syndrom *nt* (Ⓔ Grebe-Weyers syndrome): *Syn*: *Oligodaktyliesyndrom*; seltenes, autosomal-rezessives Fehlbildungssyndrom mit Aplasie der Ulna und der ulnaren Randstrahlen, Lippen-Kiefer-Gaumen-Spalte*, Sternum- und Nierenanomalien

Greenfield: Joseph Godwin Greenfield; 1884–1958; britischer Pathologe (London)

Greenfield-Syndrom *nt* (Ⓔ Greenfield's disease): spätinfantile Form der metachromatischen Leukodystrophie*; beginnt im 2.–3. Lebensjahr mit Schlaf- und Entwicklungsstörungen; verläuft i.d.R. innerhalb weniger Jahre tödlich

Greenwald: **Greenwald-Ester** *m* (Ⓔ 2,3-diphosphoglycerate): *Syn*: *2,3-Diphosphoglycerat, 2,3-Bisphosphoglycerat*; in hoher Konzentration in Erythrozyten vorkommender energiereicher Ester; wird aus 1,3-Bisphosphoglycerat* gebildet; wirkt am Hämoglobin als allosterischer Effektor, der die Sauerstoffaffinität reduziert, womit die Sauerstoffabgabe im Gewebe erleichtert wird; bei Mangel kommt es zu hämolytischer Anämie*

Gregg: Sir Norman McAllister Gregg; 1892–1966; australischer Augenarzt (Sidney)

Gregg-Syndrom *nt* (Ⓔ rubella embryopathy): *Syn*: *Rötelnembryopathie, Rubeolaembryopathie, Embryopathia rubeolosa*; Schädigung des Embryos durch eine intrauterine Rötelninfektion; die Art der Schädigung hängt vom Zeitpunkt der Infektion ab; bei einer Infektion vor der 12. Schwangerschaftswoche kommt es in 30 % der Fälle zu einer Rötelnembryopathie, die durch die Trias Innenohrschwerhörigkeit, Herzfehler [v.a. persistierender Ductus arteriosus] und Katarakt gekennzeichnet ist; Infektionen nach der 12. Schwangerschaftswoche führen nur in ca. 10 % zur Ausbildung einer **Rötelnfetopathie**, die durch selbstlimitierende und transiente Symptome, wie z.B. Hepatomegalie mit Hepatitis und Transaminasenerhöhung, Splenomegalie, Thrombozytopenie mit Petechien und Purpura, extramedullärer Blutbildung und hämolytischer Anämie auffällt; die Übergänge von Rötelnembryopathie zu -fetopathie sind fließend; **Diagnose**: Anamnese; Virusnachweis in Blut, Urin, Liquor, Stuhl; IgM-Antikörpernachweis; **Prävention**: Rötelnschutzimpfung aller Mädchen vor Eintritt der Pubertät

Greig: David Middleton Greig; 1864–1936; schottischer Arzt (Edinburgh)

Greig-Polysyndaktylie-Syndrom *nt* (Ⓔ Greig syndrome): *Syn*: *Greig-Syndrom I, Zephalopolysyndaktylie*; autosomal-dominante Fehlbildung von Kopf [Makrozephalie*], Fingern und Zehen [Poly- und Syndaktylie*]

Greilsenlbolgen *m*: → *Arcus senilis*

Greilsenlfülße, heilße *pl*: → *Gopalan-Syndrom*

Greilsenlhaut *f* (Ⓔ gerodermia): *Syn*: *Geroderma, atrophische Altershaut*; dünne Haut des Greisenalters

Greilsenlheillkunlde *f*: → *Geriatrie*

Greither: **Greither-Syndrom** *nt* (Ⓔ Greither syndrome): *Syn*: *Keratodermia palmoplantaris progressiva, Keratosis extremitatum hereditaria transgrediens et progrediens, Keratosis palmoplantaris transgrediens Typ Greither*; autosomal-dominante Palmoplantarkeratose*, die progredient verläuft und auch auf Hand-, Fußrücken, Unterarme und -schenkel übergreift

Grenzldelbillität *f* (Ⓔ borderlin debility): niedrige Intelligenz [IQ 70–84]; erlaubt den Abschluss der Grund- und Hauptschule und das Erlernen eines Handwerks, solange der IQ im oberen Bereich liegt

Grenzldolsis *f, pl* **-sen** (Ⓔ threshold dose): *Syn*: *Schwellendosis*; zur Erzielung eines Effektes notwendige minimale Strahlendosis

Grenzlfalllläsilon *f* (Ⓔ borderline tumor): *Syn*: *Borderline-Läsion, Borderline-Tumor*; Epithelveränderung, die an der Grenze zur Malignität liegt

Grenzlnälvus *m, pl* **-vi**: → *Junktionsnävus*

Grenzlstrahllen *pl* (Ⓔ Bucky's rays): *Syn*: *Bucky-Strahlen*; ultraweiche Röntgenstrahlen [6–12 kV]; werden nur zur Bestrahlung entzündlicher Erkrankungen der oberen Hautschichten eingesetzt [**Grenzstrahlentherapie**]

Grenzlstrahllenlthelralpie *f* (Ⓔ soft radiation therapy): *s.u. Grenzstrahlen*

Grenzlstrang *m* (Ⓔ sympathetic trunk): *Syn*: *Truncus sympathicus*; aus den Grenzstrangganglien und ihren Verbindungsfasern bestehender Teil des Sympathikus* zu beiden Seiten der Wirbelsäule; reicht von der Schädelbasis bis zum Steißbein; die Ganglien [Ganglia* trunci sympathici] bestehen aus meist multipolaren Nervenzellen, die von Mantelzellen umgeben werden; sie werden durch die **Rami interganglionares** miteinander verbunden; der Grenzstrang ist mit dem Rückenmark über Verbindungsäste verbunden [Ramus* communicans albus, Ramus* communicans griseus]

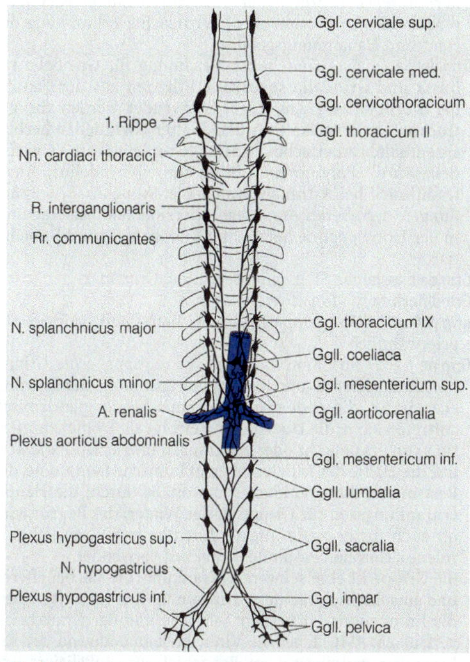

Abb. G94. Grenzstrang

Grenzlstranglblolckalde *f* (Ⓔ sympathetic block): Ausschaltung eines Teils des Grenzstranges [**zervikale, thorakale, lumbale Grenzstrangblockade**] durch Lokalanästhetika; *s.a. Ganglienblockade, Ganglienblocker*

Grenzlstranglganlglilen *pl* (Ⓔ sympathetic trunk ganglia): *Syn*: *paravertebrale Ganglien, Ganglia trunci sympathetici*; Kette sympathischer Ganglien*, die durch die **Rami interganglionares** zum **Grenzstrang** verbunden werden; sie bestehen aus meist multipolaren Nervenzellen, die von Mantelzellen umgeben werden; *s.a. Grenzstrang*

Grenzlstranglrelseklti lon *f* (Ⓔ sympathectomy): *Syn*: *Sympathektomie*; teilweise oder vollständige Entfernung von Grenzstrangganglien*

Grenzlwertlhylperltolnie *f* (Ⓔ borderline hypertension): *Syn*: *Borderline-Hypertonie*; klinische Bezeichnung für einen nur mäßig erhöhten Blutdruck, d.h., der diastolische Druck liegt in Ruhe zwischen 90 und 94 mm Hg; *s.a. Hypertonie*

Grenzlzolnenlamlpultaltilon *f* (Ⓔ borderline amputation): Abtragung von nekrotischem Gewebe bis zum Übergang von krankem zu gesundem Gewebe

Grey-Syndrom *nt* (Ⓔ gray syndrome): *Syn*: *Grausyndrom*; durch Chloramphenicol* ausgelöstes toxisches Syndrom bei Neugeborenen mit blasser Zyanose und aufgetriebenem Abdomen

GRF *Abk.*: **1.** → *Gonadotropin-releasing-Faktor* **2.** Growth-Hormon-Releasing-Faktor

GRH *Abk.*: **1.** → *Gonadotropin-releasing-Hormon* **2.** Growth-Hormon-Releasing-Hormon

GRIA *Abk.*: Gastrin-Radioimmunoassay

griflfellförlmig *adj* (Ⓔ peg-shaped): styloid*

Griflfellfortlsatz *m* (Ⓔ **1.–4.** styloid process): **1.** → *Processus styloideus ossis metacarpalis tertii* **2.** → *Processus styloideus*

G

ossis temporalis **3.** *s.u. Radius* **4.** *s.u. Caput ulnae*

Grif|fel|zahn *m* (Ⓔ peg tooth): ***Syn***: *Zapfenzahn, Kegelzahn, Dens emboliformis*; ätiologisch ungeklärte, meist die oberen seitlichen Schneidezähne betreffende Zahnverkümmerung

Grimm|darm *m*: *→Kolon*

Grind *m* (Ⓔ scab): Wundschorf; Hautausschlag mit Krusten- und Borkenbildung

feuchter Grind: *→Impetigo contagiosa*

Grind|aus|schlag *m* (Ⓔ pyoderma): ***Syn***: *Eiterausschlag, Pyodermie, Pyodermitis, Pyodermia*; durch Eitererreger [Staphylokokken, Streptokokken] verursachte Erkrankung der Haut und Hautanhangsgebilde

Grin|de|li|a *f* (Ⓔ Grindelia): Bezeichnung für **Grindelia robusta** und **Grindelia squarrosa**, Pflanzen aus der Familie der Korbblütler [Asteraceae]; verwendet werden die getrockneten Stengelspitzen und Blätter [**Grindeliae herba**]; sie enthalten ätherisches Öl, Harz [Grindeliasäure, Oxygrindeliasäure], Polyine und Bitterstoffe [Grindelin]; **Anw.**: traditionell bei Asthma* bronchiale, Bronchitis*, Entzündungen der oberen Atemwege, Nierenleiden und Rheuma; in der Homöopathie bei Asthma* bronchiale und Bronchitis*

Grin|de|li|ae her|ba *f* (Ⓔ gumweed): *s.u. Grindelia*

Grind|flech|te *f*: *→Impetigo contagiosa*

grip|pal *adj* (Ⓔ grippal): Grippe betreffend, grippeartig, grippeähnlich

Grip|pe *f* (Ⓔ flu): ***Syn***: *Influenza, Virusgrippe, echte Grippe*; hochkontagiöse akute Allgemeinerkrankung durch Influenzaviren*, die endemisch, epidemisch oder pandemisch auftreten kann; die Übertragung erfolgt als Tröpfcheninfektion von erkrankten oder subklinisch infizierten Patienten; nur die Hälfte der Infizierten zeigt klinische Symptome, der Rest macht die Krankheit symptomlos durch; die Haupterkrankungszeit für Grippe ist der Winter; der Begriff wird oft auch für grippale Infekte durch andere Viren [Rhino-, Adeno-, Corona-, Parainfluenzaviren] verwendet

die Grippe ist eine schwere Erkrankung, die v.a. bei älteren und abwehrgeschwächten Patienten tödlich verlaufen kann; die Inkubationszeit beträgt 1–5 Tage und der Krankheitsverlauf ca. 8–10 Tage; die Viren bleiben während der Erkrankung vorwiegend im Bronchialbaum lokalisiert und verursachen eine Epithelschädigung mit Transsudation, Nekrose und Desquamation; es kommt zu hohem Fieber, Kopfschmerzen, Schüttelfrost, Glieder- und Muskelschmerzen sowie einem allgemeinen Krankheitsgefühl; v.a. bei älteren Patienten kommt es auch zu Myokarditis* mit Kreislaufschwäche; es besteht eine Bronchitis*, evtl. auch eine Laryngotracheitis* oder Pneumonie*; häufig kommt es zu bakterieller Sekundärinfektion [Streptokokken, Staphylokokken, Haemophilus influenzae] und Pneumonie; weitere Komplikationen sind Otitis* media, Meningitis*, Enzephalitis*, Guillain*-Barré-Syndrom und Pseudokrupp* bei Kindern; **Therapie**: symptomatische Behandlung, Amantadin*, Neuraminidaseinhibitoren*; **Prävention**: Impfung mit einem Spaltimpfstoff* verleiht einen 50 %-igen Schutz gegen eine Infektion, bei den anderen Patienten verläuft die Infektion abgeschwächt; der Impfschutz hält für ca. 12 Monate an; die Schutzimpfung ist für alle älteren und abwehrgeschwächten Patienten sowie medizinisches Personal indiziert

Grip|pe|en|an|them *nt* (Ⓔ influenza enanthema): Rötung der Mund- und Rachenschleimhaut mit flohstichartigen Blutungen

Grip|pe|en|ze|pha|li|tis *f, pl* **-ti|den** (Ⓔ influenzal encephalitis): ***Syn***: *Influenzaenzephalitis*; Enzephalitis* als relativ seltene Komplikation einer Grippe*

Grip|pe|ex|an|them *nt* (Ⓔ influenza rash): v.a. bei Kindern vorkommender Hautausschlag, der an Scharlach oder Masern erinnert

Grip|pe|o|ti|tis *f, pl* **-ti|ti|den** (Ⓔ influenzal otitis): meist durch einen kombinierten Infekt von Haemophilus* influenzae und Grippevirus ausgelöste akute, hämorrhagische Mittelohrentzündung [Otitis* media] mit Blasenbildung auf dem Trommelfell

Grip|pe|pneu|mo|nie *f* (Ⓔ influenzal pneumonia): seltene atypische Pneumonie* durch Grippeviren; häufiger ist eine bakterielle Pneumonie* durch Sekundärinfektion mit Staphylococcus* aureus, Haemophilus* influenzae usw.

Grip|pe|vi|rus *nt, pl* **-ren**: *→Influenzavirus*

Gri|se|o|ful|vin *nt* (Ⓔ griseofulvin): von **Penicillium griseofulvum** produziertes orales Antimykotikum*

GRNV *Abk.*: getriggerte Radionuklid-Ventrikulographie

Grönblad: Ester Elizabeth Grönblad; 1898–1942; schwedische Augenärztin (Stockholm)

Grönblad-Strandberg-Syndrom *nt*: *→systemische Elastorrhexis*

Grö|ßen|wahn *m* (Ⓔ delusion of grandeur): ***Syn***: *expansiver Wahn, Megalomanie, Makromanie*; bei verschiedenen Erkrankungen [Schizophrenie*, Manie*] vorkommender Wahn, der durch eine Selbsterhöhung und Selbstüberschätzung gekennzeichnet ist

Groß|hirn *nt* (Ⓔ upper brain): ***Syn***: *Zerebrum, Cerebrum*; der aus den Großhirnhemisphären, Fornix* cerebri und Kommissuren bestehende Teil des Gehirns; meist gleichgesetzt mit Gehirn [Encephalon*] oder Endhirn [Telencephalon*]

Großhirn-Brückenfasern *pl* (Ⓔ corticopontine fibers): ***Syn***: *kortikopontine Fasern, Fibrae corticopontinae*; zu den Fibrae* pontis longitudinales gehörende, von der Großhirnrinde kommende Fasern

parietale Großhirn-Brückenfasern (Ⓔ parietopontine fibers): ***Syn***: *Fibrae parietopontinae*; im hinteren Schenkel der inneren Kapsel [Capsula* interna] verlaufende Fasern, die motorische Signale vom Kortex zum Kleinhirn führen

temporale Großhirn-Brückenfasern (Ⓔ temporopontine fibers): ***Syn***: *Fibrae temporopontinae*; absteigende Fasern von der motorischen Großhirnrinde zum Kleinhirn

Groß|hirn|ent|zün|dung *f* (Ⓔ cerebritis): Cerebritis, Zerebritis; *s.a. Enzephalitis*

Groß|hirn|fur|chen *pl* (Ⓔ sulci of cerebrum): ***Syn***: *Sulci cerebri*; die zwischen den Hirnwindungen [Gyri* cerebri] liegenden Furchen

Groß|hirn|hälf|te *f*: *→Hemispherium cerebri*

Groß|hirn|he|mi|sphä|re *f*: *→Hemispherium cerebri*

Groß|hirn|man|tel *m* (Ⓔ pallium): ***Syn***: *Hirnmantel, Pallium*; Bezeichnung für die Großhirnrinde [Cortex* cerebri] und die darunter liegenden Faserbahnen im Bereich der Endhirnhemisphären

Groß|hirn|rin|de *f* (Ⓔ cerebral cortex): ***Syn***: *Kortex, Hirnrinde, Cortex cerebri*; die graue Substanz an der Oberfläche des Großhirns* [Cerebrum], die auch in die Sulci* cerebri zieht; im klinischen Alltag werden Großhirnrinde und Pallium* oft gleichgesetzt; die Dicke der Großhirnrinde schwankt zwischen 2 mm in der Sehrinde* und 5 mm im Gyrus* precentralis; je nach dem histologischen Aufbau werden Iso-

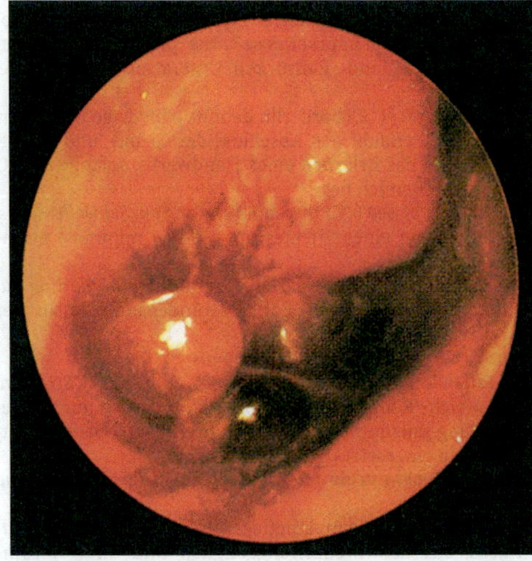

Abb. G95. Grippeotitis

cortex* [6 Schichten] und Allocortex* [3–4 Schichten] unterschieden; der Mesocortex* ist eine Übergangsform zwischen Isocortex und Allocortex; die Oberfläche der Hirnrinde wird durch Windungen [Gyri* cerebri] und Furchen [Sulci* cerebri] auf ca. 1800 cm^2 vergrößert; es lassen sich 6 Lappen unterscheiden: **Stirnlappen** [Lobus* frontalis], **Scheitellappen** [Lobus* parietalis], **Hinterhauptslappen** [Lobus* occipitalis], **Schläfenlappen** [Lobus* temporalis], **Insel** [Lobus* insularis] und **limbischer Lappen** [Lobus* limbicus]; die motorischen Rindengebiete [primär motorischer Kortex*, prämotorischer Kortex*, Broca*-Zentrum] liegen vor dem Sulcus* centralis cerebri, die sensorischen Rindengebiete [somatosensorischer Kortex*, Sehrinde*, primäre Hörrinde*] hinter ihm

Großlhirnlsilchel *f* (Ⓔ falx of cerebrum): ***Syn***: *Hirnsichel, Falx cerebri*; sichelförmiger, bindegewebiger Fortsatz der Dura* mater cranialis zwischen den beiden Großhirnhemisphären; an der oberen Anhaftungsstelle am Schädeldach liegt der Sinus* sagittalis superior, im unteren freien Rand verläuft der Sinus* sagittalis inferior

Großlhirnltod *m* (Ⓔ cerebral death): ***Syn***: *zerebraler Tod, kortikaler Tod*; Ausfall der Großhirnrinde und der kognitiven Funktionen; die Zentren im Hirnstamm arbeiten aber noch und die betroffenen Patienten können u.U. jahrelang im Koma liegen

Großlhirnlvelnen *pl* (Ⓔ cerebral veins): ***Syn***: *Venae cerebri*; bei den Großhirnvenen unterscheidet man oberflächliche [**Venae superficiales cerebri**] und tiefe Venen [**Venae profundae cerebri**]

oberflächliche Großhirnvenen (Ⓔ superficial cerebral veins): ***Syn***: *Venae superficiales cerebri*; die oberflächlichen Großhirnvenen umfassen Venae* superiores cerebri, Vena* media superficialis cerebri und Venae* inferiores cerebri

tiefe Großhirnvenen (Ⓔ deep cerebral veins): ***Syn***: *Venae profundae cerebri*; als tiefe Großhirnvenen werden die Vena* basalis und Vena* magna cerebri bezeichnet

Großlhirnlwinldunlgen *pl*: → *Gyri cerebri*

Großlköplfiglkeit *f* (Ⓔ macrocephaly): ***Syn***: *Makrozephalie, Makrokephalie*; angeborene Vergrößerung des Schädels

Großlwuchs *m*: → *Hochwuchs*

Großlzelhe *f* (Ⓔ big toe): Hallux*

Großlzelhenlbeulger, kurlzer *m*: → *Musculus flexor hallucis brevis*

Großlzelhenlbeulger, lanlger *m*: → *Musculus flexor hallucis longus*

Großlzelhenlstrelcker, kurlzer *m*: → *Musculus extensor hallucis brevis*

Großlzelhenlstrelcker, lanlger *m*: → *Musculus extensor hallucis longus*

großlzelllig *adj* (Ⓔ macrocellular): makrozellulär*

Grover: Ralph Grover; amerikanischer Hautarzt im 20. Jahrhundert

Grover-Krankheit *f* (Ⓔ Grover's disease): ***Syn***: *Morbus Grover, transiente akantholytische Dermatose, benigne papulöse akantholytische Dermatose, transitorische akantholytische Dermatose*; ätiologisch ungeklärte transiente Hauterkrankung mit papulovesikulösen, juckenden Effloreszenzen* und Akantholyse*; betrifft v.a. Männer in der 2. Lebenshälfte; wird oft durch UV-Exposition ausgelöst; heilt spontan nach 3 Wochen bis 3 Monaten ab

growth hormone releasing hormone *nt*: → *Somatoliberin*

GRT *Abk.*: Gesamtkörper-Retentionstest

Grüblchenlnälgel *pl* (Ⓔ pitted nails): ***Syn***: *Tüpfelnägel*; grübchenförmige, kleine Nageldefekte, z.B. bei Psoriasis

Grulbenlgas *nt* (Ⓔ methane): Methan*

Grulbenlkopflbandlwurm *m*: → *Fischbandwurm, breiter*

Grulbenlkranklheit *f*: → *Ankylostomiasis*

Grulbenlwurm *m*: → *Ancylostoma duodenale*

Gruber: Max von Gruber; 1853–1927; deutscher Bakteriologe (Wien, München)

Gruber-Widal-Reaktion *f* (Ⓔ Gruber-Widal reaction): ***Syn***: *Gruber-Widal-Test, Widal-Reaktion, Widal-Test*; Agglutination von Bakterien mit Antiseren; wird v.a. zur Unterscheidung von Bakterienstämmen verwendet

Gruby: **Gruby-Krankheit** *f*: → *Mikrosporie*

grünlblind *adj* (Ⓔ deuteranopic): ***Syn***: *deuteranop*; Grünblindheit betreffend, von ihr betroffen, durch sie bedingt

Grünlblindlheit *f* (Ⓔ green blindness): ***Syn***: *Deuteranopsie, Rot-Grün-Dichromasie, Deuteranopie*; Farbenfehlsichtigkeit für Grün; Rot und Grün werden verwechselt, da das Farbensehen nur aus zwei Komponenten [Blau und Gelb] besteht [Dichromasie]

Grundlbünldel *pl* (Ⓔ fundamental columns): ***Syn***: *Binnenbündel, Elementarbündel, Intersegmentalfaszikel, Fasciculi proprii*; benachbarte Rückenmarkssegmente verbindende Faserbündel, die an der Grenze zwischen grauer und weißer Substanz verlaufen

Grundlgelsetz, bilollolgilsches *nt*: → *Arndt-Schulz-Gesetz*

Grundlglied *nt* (Ⓔ proximal phalanx): ***Syn***: *Grundphalanx, Phalanx proximalis*; proximales Glied von Fingern oder Zehen; *s.u. Ossa digitorum manus, Ossa digitorum pedis*

Grundlphallanx *f*: → *Grundglied*

Grundlplatlte *f* (Ⓔ basal plate): *s.u. Corpus vertebrae*

Grundlsublstanz *f* (Ⓔ ground substance): ***Syn***: *Zwischenzellsubstanz, Kittsubstanz, Interzellulärsubstanz, Interzellularsubstanz*; aus geformten [Fasern] und ungeformten [Proteinen, Sacchariden] Elementen und Flüssigkeit bestehende Substanz zwischen den Zellen des Binde- und Stützgewebes

Grundlsympltolme *pl* (Ⓔ primary symptoms): *s.u. Schizophrenie*

Grundlumlsatz *m* (Ⓔ basal metabolic rate): ***Syn***: *Basalumsatz, basal metabolic rate*; Stoffwechselumsatz unter Ruhebedingungen; die Bestimmung erfolgt morgens [der Energieumsatz des Körpers zeigt tageszyklische Schwankungen mit einem Anstieg am Vormittag und einem Abfall während der Nacht], in Ruhe [körperliche und geistige Arbeit erhöht den Energieverbrauch], nüchtern [nach Nahrungsaufnahme, insbesondere von Eiweiß, kommt es zu einem postprandialen Anstieg des Energieumsatzes, der ca. 12 h anhält] und bei Indifferenztemperatur [Abweichungen der Umgebungstemperatur von der sog. thermischen Neutralzone beeinflussen den Energieumsatz]; damit kann der Grundumsatz auch als **morgendlicher Ruhe-Nüchternumsatz bei Indifferenztemperatur** definiert werden

Tab. G96. Anteil verschiedener Organe am Grundumsatz

Organ	Leber	Muskel	Gehirn	Herz	Nieren	Rest
Anteil	26%	26%	18%	9%	7%	14%

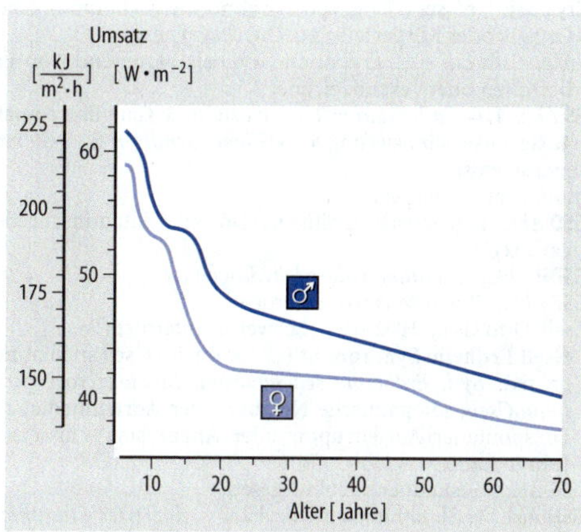

Abb. G97. Abhängigkeit des Grundumsatzes von Lebensalter und Geschlecht

Leber und Muskel tragen zusammen zur Hälfte zum Grundumsatz bei, während das Gehirn ca. 18 % beisteuert; aufgrund der größeren Muskelmasse liegt der Grundumsatz bei Männern ca. 15–20 % höher als bei Frauen; Säuglinge und Kleinkinder haben den höchsten Grundumsatz, danach nimmt er, mit Ausnahme der Pubertät, stetig ab

Grund|zy|to|plas|ma *nt* (Ⓔ hyaloplasma): *Syn*: *Hyaloplasma, zytoplasmatische Matrix*; fast glasklares, lichtmikroskopisch homogenes Grundplasma der Zelle*

Grün|holz|bruch *m*: *→Grünholzfraktur*

Grün|holz|frak|tur *f* (Ⓔ greenstick fracture): *Syn*: *Grünholzbruch*; unvollständiger Bruch langer Röhrenknochen bei Kindern, bei dem das Periost unversehrt erhalten bleibt

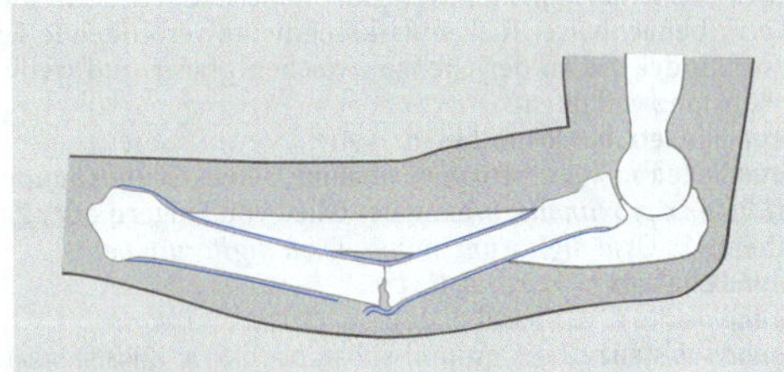

Abb. G98. Grünholzfraktur

Grün|schwä|che *f* (Ⓔ deuteranomaly): *Syn*: *Deuteranomalie*; Farbensinnstörung* für Grün; Rot und Grün werden verwechselt oder können nur schwer voneinander unterschieden werden

Grün|se|hen *nt* (Ⓔ green vision): *Syn*: *Chloropie, Chloropsie*; erworbene Störung des Farbensehens [z.B. bei Digitalisvergiftung] mit Grüntönung aller Farben

Grütz|beu|tel *m* (Ⓔ epidermoid): *Syn*: *Epidermoidzyste, Epidermalzyste, Epidermiszyste, echtes Atherom, Epidermoid*; meist multiple, prall-elastische, gelbe Tumoren durch versprengtes Epithelgewebe ohne Ausführungsgang; enthält Hornlamellen und Haare; kommt am häufigsten im Gesicht, am Rumpf und den proximalen Extremitätenabschnitten vor; **Therapie**: Exzision

GRV *Abk.*: gesetzliche Rentenversicherung

Grynfeltt: Joseph Casimir Grynfeltt; 1840–1913; französischer Chirurg (Montpellier)

Grynfeltt-Dreieck *nt* (Ⓔ Grynfeltt's triangle): *Syn*: *Trigonum lumbale superius*; dreieckige Muskellücke zwischen 12. Rippe und Musculus* obliquus internus abdominis und quadratus lumborum; da die Bauchwand in diesem Bereich nur muskelschwach ist, kann es zur Hernienbildung [**Grynfeltt-Hernie**] oder zum Durchbruch vom Abszessen nach außen kommen

Gry|po|sis *f, pl* **-ses** (Ⓔ gryposis): abnorme Krümmung eines Organs oder Körperteils; *s.a. Onychogryposis*

gry|po|tisch *adj* (Ⓔ grypotic): Gryposis betreffend, von ihr betroffen oder gekennzeichnet

GS *Abk.*: **1.** *→Gallensäuren* **2.** Gallensteine **3.** Ganglion spinale **4.** Gegensensibilisierung **5.** *→Gilbert-Syndrom* **6.** *→Glomerulosklerose*

gs *Abk.*: gruppenspezifisch

GSD *Abk.*: **1.** genetisch signifikante Dosis **2.** Glutaminsäuredecarboxylase

GSDH *Abk.*: *→Glutaminsäuredehydrogenase*

GSE *Abk.*: Gluten-sensitive Enteropathie

Gsell: Otto Gsell; 1902–1991; schweizer Internist (Basel)

Gsell-Erdheim-Syndrom *nt* (Ⓔ Erdheim-Gsell medial necrosis): *Syn*: *Erdheim-Gsell-Syndrom, Medionecrosis Erdheim-Gsell*; idiopathische Nekrose* der Aortenmedia, die zu spontaner Aortenruptur oder Aneurysma* dissecans führen kann

GSG *Abk.*: Gesundheitsstrukturgesetz

GSH *Abk.*: **1.** Glutathionsulfhydryl **2.** *→reduziertes Glutathion*

GSH-Peroxidase *f* (Ⓔ glutathione peroxidase): *Syn*: *Glutathionperoxidase*; wichtiges Enzym bei der Entgiftung von Peroxidionen in Erythrozyten; *s.a. Glutathion*

GSP *Abk.*: **1.** gastrosekretagoges Pankreaspeptid **2.** Gesamtwert der sauren Phosphatase

G-Spot *m*: *→Gräfenberg-Zone*

GSR *Abk.*: generalisierte Sanarelli-Shwartzman-Reaktion

GSS *Abk.*: *→Gerstmann-Sträussler-Scheinker-Syndrom*

GSSG *Abk.*: **1.** Glutathiondisulfid **2.** *→oxidiertes Glutathion*

GSSG-Reduktase *f* (Ⓔ glutathione reductase): *Syn*: *Glutathionreduktase*; regeneriert oxidiertes Glutathion zu reduziertem Glutathion in Erythrozyten; *s.a. Glutathion*

G-Strep|to|kok|ken *pl* (Ⓔ group G streptococci): *Syn*: *Streptokokken der Gruppe G, Streptococcus anginosus*; β-hämolysierende Streptokokken der Lancefield-Gruppe G treten nur selten als Eitererreger oder Erreger einer atypischen Pneumonie in Erscheinung

GT *Abk.*: **1.** Galaktosämie-Test **2.** *→Geburtstermin* **3.** *→Gentherapie* **4.** *→gereinigtes Tuberkulin* **5.** Gesprächstherapie **6.** Gesundheitstraining **7.** *→Glukosetoleranz* **8.** Gruppentherapie

γ-GT *Abk.*: **1.** *→γ-Glutamyltransferase* **2.** *→γ-Glutamyltranspeptidase*

GTF *Abk.*: Glukosetoleranzfaktor

GTH *Abk.*: **1.** *→Glutathion* **2.** gonadotropes Hormon

GTM *Abk.*: generalisierte Tendomyopathie

GTN *Abk.*: **1.** Glomerulotubulonephritis **2.** Glyceryltrinitrat

GTP *Abk.*: *→Guanosintriphosphat*

GTPH *Abk.*: Guanosintriphosphatcyclohydrolase

GTP-Zyklohydrolase-1-Mangel *m* (Ⓔ GTP cyclohydrolase I deficiency): *s.u. Hyperphenylalaninämie durch Cofaktormangel*

GTS *Abk.*: Glucose-Transportsystem

GTT *Abk.*: *→Glukosetoleranztest*

Gtt *Abk.*: Guttae

GU *Abk.*: **1.** Glucuronidase **2.** Gonokokken-Urethritis **3.** *→Grundumsatz*

Gu|a|ia|ci ae|the|ro|le|um *nt* (Ⓔ guaiac oil): *Syn*: *Guajaköl*; *s.u. Guajak*

Gu|a|ia|ci cor|tex *m* (Ⓔ guaiac bark): *Syn*: *Guajakrinde*; *s.u. Guajak*

Gu|a|ia|ci re|si|na *f* (Ⓔ guaiac gum): *Syn*: *Guajakharz*; *s.u. Guajak*

Gu|a|ia|cum of|fi|ci|na|le *nt* (Ⓔ Guaiacum officinale): *s.u. Guajak*

Gu|a|ia|cum sanc|tum *nt* (Ⓔ Guaiacum sanctum): *s.u. Guajak*

Gu|ai|fe|ne|sin *nt* (Ⓔ guaifenesin): *Syn*: *Guajakolglycerolether*; Expektorans*, Antiasthmatikum*, Spasmolytikum*, Sedativum*

Gua|jak *nt* (Ⓔ guaiacum tree): Bezeichnung für **Guaiacum officinale** und **Guaiacum sanctum**, Bäume aus der Familie der Jochbeingewächse [Zygophyllaceae]; verwendet werden **Guajakholz** [Pockholz, Guaiaci lignum], **Guajakrinde** [Guaiaci cortex], ätherisches **Guajaköl** [Guaiaci aetheroleum] und **Guajakharz** [Guaiaci resina]; das Holz enthält 25 % Harz [(-)-Guajaretsäure, Dihydroguajaretsäure, Dehydroguajalignan], das Öl u.a. Guajol [Sesquiterpenalkohol], Triterpene* und Sterine*, die Rinde Triterpensaponine*; Anw.: traditionell als Diuretikum sowie bei Gicht, rheumatischen Erkrankungen und Atemwegserkrankungen; früher auch bei Syphilis*; in der Homöopathie bei Bronchitis*, Pleuritis* und rheumatischen Erkrankungen; *s.a. Guajakprobe*

Gu|a|jak|harz *nt* (Ⓔ guaiac gum): *Syn*: *Guaiaci resina*; *s.u. Guajak, Guajakprobe*

Gua|jak|holz *m* (Ⓔ guaiac wood): *Syn*: *Pockholz, Guaiaci lignum*; *s.u. Guajak*

Gua|jak|öl *nt* (Ⓔ guaiac oil): *Syn*: *Guaiaci aetheroleum*; *s.u. Guajak*

Gua|ja|kol|gly|ce|rol|e|ther *m*: *→Guaifenesin*

Gua|ja|kol|gly|ce|rol|e|ther|carb|a|mat *nt*: *→Methocarbamol*

Gu|a|jak|pro|be *f* (Ⓔ guaiac test): *Syn*: *Guajaktest*; qualitativer Blutnachweis in Stuhl, Urin oder Magensaft mit Guajakharzlösung; die Lösung färbt sich bei Anwesenheit von Blut blau; die Probe ist äußerst empfindlich; ist sie negativ, ist eine weitere Probe auf Blut überflüssig

Gua|jak|rin|de *f* (Ⓔ guaiac bark): *Syn*: *Guaiaci cortex*; *s.u. Guajak*

Gu|a|nam|pra|zin *nt*: *→Amilorid*

Gu|a|ni|din *nt* (Ⓔ guanidine): *Syn*: *Iminoharnstoff*; Abbauprodukt des Guanins*

Gu|a|ni|din|ä|mie *f* (Ⓔ guanidinemia): *Syn*: *Hyperguanidinämie*; erhöhter Guanidingehalt des Blutes

Gu|a|nin *nt* (Ⓔ guanine): *Syn*: *2-Amino-6-hydoxypurin*; Purinbase*, die mit Ribose* Guanosin bildet

Gu|a|no|sin *nt* (Ⓔ guanosine): Nucleosid* aus Guanin und Ribose*; Baustein der RNA*

Gu|a|no|sin|di|phos|phat *nt* (Ⓔ guanosine diphosphate): *Syn*: *Guanosin-5'-diphosphat*; an der Energieübertragung im Stoffwechsel [Citratzyklus*] beteiligtes Nucleotid*

Gu|a|no|sin|mo|no|phos|phat *nt* (Ⓔ guanosine monophosphate): *Syn*: *Guanosin-5'-monophosphat, Guanylsäure*; Monophosphorsäureester des Guanosins*; wird aus Inosinmonophosphat* bzw. Xanthosinmonophosphat gebildet und fungiert als Ausgangssubstanz für die Bildung von Guanosindiphosphat* und Guanosintriphosphat*
zyklisches Guanosinmonophosphat (Ⓔ cyclic guanosine monophosphate): *Syn*: *Zyklo-GMP, Cyclo-GMP, zyklisches Guanosin-3',5'-Phosphat*; als Neurotransmitter und Mediator der Histaminfreisetzung vorkommende Ringform von Guanosinmonophosphat*; die intrazelluläre Synthese aus Guanosintriphosphat wird durch die **Guanylatcyclase** katalysiert; die **membrangebunde Guanylatcyclase** wird über das natriuretische Atriopeptid* stimuliert, die **lösliche Guanylatcyclase**, die nicht in allen Zellen vorhanden ist, durch Stickstoffoxid [NO]

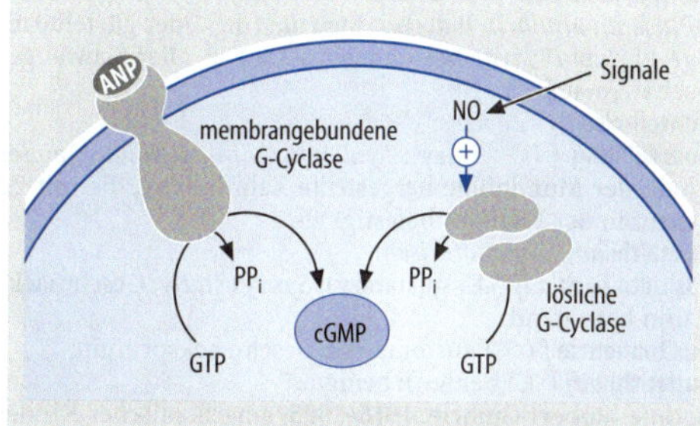

Abb. G99. Bildung von zyklischem Guanosinmonophosphat

Guanosin-3',5'-Phosphat, zyklisches *nt*: →*zyklisches Guanosinmonophosphat*

Gu|a|no|sin|tri|phos|phat *nt* (Ⓔ guanosine triphosphate): *Syn*: *Guanosin-5'-triphosphat*; energiereiches Triphosphat; wichtiger Energie- und Phosphatdonor des Stoffwechsels

Gu|a|nyl|lat|cy|cla|se *f* (Ⓔ guanylate cyclase): *s.u. zyklisches Guanosinmonophosphat*

Gu|a|nyl|säu|re *f*: →*Guanosinmonophosphat*

Guarnieri: Guiseppe Guarnieri; 1856–1918; Pathologe (Pisa)
Guarnieri-Körperchen *pl* (Ⓔ Guarnieri's corpuscles): *Syn*: *Guarnieri-Einschlusskörperchen*; rund-ovale Einschlusskörperchen im Zytoplasma von Epidermiszellen bei Infektion mit Poxviridae*

Gu|ber|na|cu|lum tes|tis *nt* (Ⓔ Hunter's gubernaculum): embryonales Leitband des Hodens während seiner Wanderung zum Skrotum; *s.a. Hoden*

Gubler: Adolphe Marie Gubler; 1821–1879; französischer Arzt (Paris)
Gubler-Lähmung *f* (Ⓔ Gubler's paralysis): *Syn*: *Millard-Gubler-Syndrom, Gubler-Hemiplegie, Brücken-Mittelhirn-Syndrom, Hemiplegia alternans inferior*; bei Schädigung im Brücken- und Mittelhirnbereich auftretende Lähmung des Nervus* facialis, kombiniert mit spastischer Lähmung der Gliedmaße der anderen Körperseite

GUD *Abk.*: →*genital ulcer disease*

GUDC *Abk.*: Glykoursodesoxycholsäure

Gudden: Bernhard Alloys von Gudden; 1824–1886; deutscher Psychiater (München)
Gudden-Haubenbündel *nt* (Ⓔ mamillotegmental fasciculus): *Syn*: *Fasciculus mammillotegmentalis*; zur weißen Hypothalamussubstanz gehörendes Bündel, das Corpus* mammillare und Nuclei* anteriores thalami verbindet

Guedel: Arthur Ernest Guedel; 1883–1956; amerikanischer Narkosearzt (Los Angeles)
Guedel-Tubus *m* (Ⓔ Guedel's tube): Oropharyngealtubus* zur Freihaltung der Atemwege

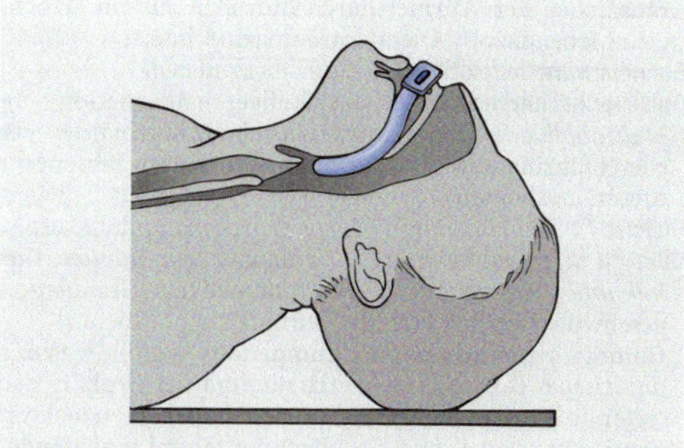
Abb. G100. Guedel-Tubus

Guérin: Alphonse François Marie Guérin; 1817–1895; französischer Chirurg (Paris)
Guérin-Fraktur *f* (Ⓔ Guérin's fracture): Form der Oberkieferfraktur mit horizontalem Verlauf der Frakturlinie; entspricht dem Typ III der Kieferfraktureinteilung nach LeFort*; *s.a. Mittelgesichtsfraktur*
Guérin-Stern-Syndrom *nt* (Ⓔ congenital multiple arthrogryposis): *Syn*: *Arthrogryposis multiplex congenita, angeborene Gliederstarre*; angeborene, ein- oder beidseitige Kontraktur* großer Gelenke durch Schrumpfung der Gelenkkapseln, Bänder und Muskeln mit allgemeiner Muskelhypotonie; **Therapie**: symptomatische Behandlung und Korrektur durch Redressionsbehandlung oder Operation [z.B. bei Klumpfüßen]

Guglielmo: *s.u. Di Guglielmo*

Guilford: **Guilford-Syndrom** *nt*: →*Christ-Siemens-Syndrom*

Guillain: Georges Guillain; 1876–1961; französischer Neurologe (Paris)
Guillain-Barré-Syndrom *nt* (Ⓔ Guillain-Barré syndrome): *Syn*: *Polyradikuloneuritis, Radikuloneuritis, Neuronitis*; aufsteigende Entzündung und Lähmung von Spinalnerven und ihrer Wurzeln im Anschluss an Virusentzündungen [Zytomegalievirus, Epstein-Barr-Virus, Varicella-Zoster-Virus] oder Infektion mit Campylobacter* jejuni, die auf einer Autoimmunreaktion gegen Nervengewebe beruht; kann in jedem Alter auftreten, bevorzugt aber junge Männer und Patienten zwischen 50 und 60 Jahren; **Klinik**: akuter oder subakuter Verlauf mit symmetrischen Lähmungen, an den Armen schwerer als an den Beinen; bei 15–20 % ist auch die Atemmuskulatur betroffen und sie müssen beatmet werden; es kommt zu Parästhesien und vegetativen Störungen mit einem Wechsel von Unter- und Überfunktion von Sympathikus und Parasympathikus; die dadurch bedingten Symptome [paroxysmale Tachykardie oder Bradykardie, periphere Vasokonstriktion, plötzliche Hypotonie etc.] sind entscheidend für den Ausgang der Erkankung; die **Diagnose** beruht auf dem klinischen Bild; **Therapie**: symptomatisch, Immunglobuline sind wirksam, obwohl der Mechanismus ungeklärt ist, Plasmapherese verkürzt den Krankheitsverlauf und fördert die Rückbildung der Lähmungen; **Prognose**: die Mortalität liegt bei 5 %; 60 % heilen komplett aus, der Rest behält Lähmungen oder Muskelschwächen

Gui|nea|wurm *m* (Ⓔ Guinea worm): *Syn*: *Medinawurm, Drachenwurm, Filaria medinensis, Dracunculus medinensis*; im Unterhautbindegewebe parasitierender Fadenwurm

Gu|i|nea|wurm|be|fall *m* (Ⓔ Guinea worm disease): *Syn*: *Medinawurminfektion, Medinawurmbefall, Guineawurminfektion, Drakunkulose, Dracontiasis, Dracunculosis, Drakontiase*; durch Befall mit Dracunculus* medinensis hervorgerufene Erkrankung; die mit dem Trinkwasser aufgenommenen Larven durchdringen die Magenwand und wandern ins subkutane Bindegewebe, wo sie zu adulten Würmern [Männchen 3–4 cm, Weibchen bis zu 1 m] heranwachsen; durch Abgabe eines toxischen Sekretes kommt es zur Ausbildung einer 2–3 cm großen, juckenden Blase, die reißt und sich in ein flaches Ulkus umwandelt; der Wurm kann am Ulkusgrund gesehen werden; **Therapie**: langsames Herausziehen der Würmer durch Aufrollen auf ein Stäbchen etc.; Mebendazol*, Diethylcarbamazin* intern

Gui|nea|wurm|in|fek|ti|on *f*: *→ Guineawurmbefall*

Gul|li|ver|hal|lu|zi|na|ti|on *f* (Ⓔ Gulliver hallucination): ***Syn***: *Makrohalluzination, makropsychische Halluzination*; visuelle Halluzination*, bei der die halluzinierten Personen als Riesen erscheinen

Gu|lo|se *f* (Ⓔ gulose): mit Glucose* isomere Aldohexose*

Gum|ma *nt, pl* **-ma|ta, -men** (Ⓔ gumma): ***Syn***: *Gumme, Gummiknoten, Gummigeschwulst*; gummiartige Granulationsgeschwulst, v.a. bei Syphilis [Gumma* syphiliticum]

Gumma syphiliticum (Ⓔ gummatous syphilid): ***Syn***: *syphilitisches Gumma*; im Tertiärstadium der Syphilis* auftretende klassische Läsion; die Knoten sind bis zu mehreren Zentimetern groß und bestehen aus zentral verkäsendem, tuberkuloidem Granulationsgewebe; am häufigsten findet man sie auf der Kopfhaut, an den langen Röhrenknochen [Tibia], dem Gaumen, dem Nasenseptum, den Lippen und der Zunge; *s.a. Essay Syphilis S. 2077*

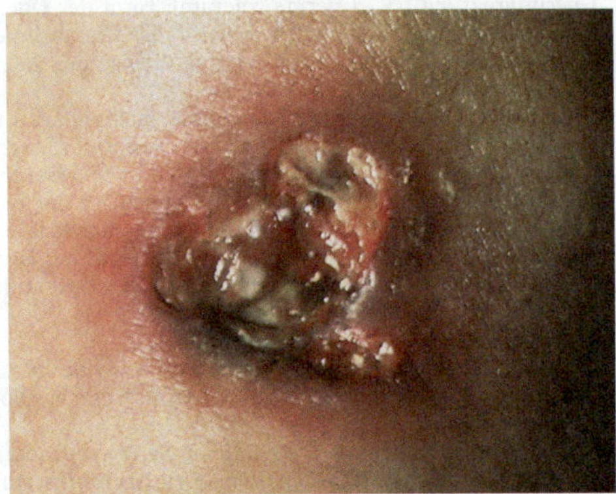

Abb. G101. Gumma syphiliticum

syphilitisches Gumma: *→ Gumma syphiliticum*

tuberkulöses Gumma (Ⓔ tuberculous gumma): ***Syn***: *metastatischer tuberkulöser Abszess*; solitäre oder multiple subkutane Knoten mit Einschmelzung und Fistelbildung; entstehen durch hämatogene Streuung, v.a. bei Kindern mit schlechter Ernährungs- und Abwehrlage

gum|ma|tös *adj* (Ⓔ gummatous): ***Syn***: *gummös*; Gumme/Gumma betreffend, gummaartig

Gum|me *f*: *→ Gumma*

Gum|mi *nt/m* (Ⓔ gum): Bezeichnung für luftgetrocknete Säfte oder Harze verschiedener Pflanzen

Gummi arabicum (Ⓔ gum arabic): getrocknetes Sekret des Stamms von Acacia senegal und anderen Akazien-Arten; enthält Arabinsäure-Salze und saures Polysaccharid* aus Arabinose*, Rhamnose*, Galaktose*, Glucuronsäure*; **Anw.**: Emulgator*, Stabilisator*, Mucilaginosum*

Gummi Myrrha (Ⓔ myrrh gum): ***Syn***: *Myrrha*; *s.u. Myrrhe*

Gum|mi|ge|schwulst *f*: *→ Gumma*

Gum|mi|haut *f* (Ⓔ cutis hyperelastica): ***Syn***: *Kautschukhaut, Cutis hyperelastica*; überdehnbare, in Falten abhebbare Haut, die nach dem Loslassen sofort wieder in die Ausgangslage zurückkehrt, z.B. bei Ehlers*-Danlos-Syndrom

Gum|mi|kno|ten *m*: *→ Gumma*

gum|mös *adj*: *→ gummatös*

Gumprecht: Ferdinand Gumprecht; 1864–1947; deutscher Internist (Jena, Weimar)

Gumprecht-Kernschatten *pl* (Ⓔ Gumprecht's shadows): ***Syn***: *Gumprecht-Schatten, Gumprecht-Schollen*; Reste zerquetscher Leukozyten im Blutausstrich; finden sich besonders häufig bei chronisch lymphatischer Leukämie*

Gunn: Robert Marcus Gunn; 1850–1909; englischer Augenarzt (London)

Gunn-Kreuzungszeichen *nt* (Ⓔ Gunn's crossing sign): ***Syn***: *Gunn-Zeichen*; *s.u. Retinopathia arteriosclerotica*

Günther: Hans Günther; 1884–1956; deutscher Internist (Bonn, Leipzig)

Günther-Krankheit *f* (Ⓔ Günther's disease): ***Syn***: *Morbus Günther, Porphyria erythropoietica congenita, Porphyria congenita Günther, kongenitale erythropoetische Porphyrie*; sehr seltene, autosomal-rezessive, schwerste Form der angeborenen Porphyrie mit u.a. Rotfärbung der Zähne, hämolytischer Anämie*, rotem Urin und Splenomegalie*; **DD**: Xeroderma pigmentosum, Epidermolysis bullosa hereditaria, Hydroa vacciniformia; **Therapie**: bis jetzt keine kausale Therapie möglich; Sonnenschutz, Vermeidung von Sekundärinfektionen; evtl. Umkehrung des Tag-Nacht-Rhythmus

Gur|ken|kern|band|wurm *m* (Ⓔ double-pored dog tapeworm): ***Syn***: *Dipylidium caninum*; v.a. Hunde, seltener auch den Menschen befallender Bandwurm; ca. 20–40 cm lang, der Kopf hat Haken und vier Saugnäpfe; *s.a. Dipylidiasis*

Gur|ken|kraut *nt* (Ⓔ borage): ***Syn***: *Boraginis herba*; *s.u. Boretsch*

Gür|tel|ge|fühl *nt* (Ⓔ girdle sensation): ***Syn***: *Zonästhesie*; Gefühl, als ob ein fester Gürtel den Rumpf umgibt, z.B. bei Myelitis*, multipler Sklerose*

Gür|tel|pla|zen|ta *f* (Ⓔ annular placenta): ***Syn***: *Ringplazenta, Placenta anularis, Placenta zonaria*; ring- oder gürtelförmige Plazenta*; tritt bei weniger als 0,1 % aller Schwangerschaften auf

Gür|tel|ro|se *f*: *→ Zoster*

Guss|fül|lung *f* (Ⓔ inlay): ***Syn***: *Inlay, Einlagefüllung*; außerhalb der Mundhöhle hergestellte Zahnfüllung, die mit Zement in der Kavität* befestigt wird

gus|ta|tiv *adj*: *→ gustatorisch*

gus|ta|to|risch *adj* (Ⓔ gustatory): ***Syn***: *gustativ*; Geschmackssinn betreffend

Gus|to|me|trie *f* (Ⓔ gustometry): Geschmacksprüfung

gut|ar|tig *adj* (Ⓔ benign): benigne*

Guthrie: Robert Guthrie; 1916–1995; amerikanischer Kinderarzt (Buffalo)

Guthrie-Hemmtest *m* (Ⓔ Guthrie test): ***Syn***: *Guthrie-Test*; Screeningtest zum Ausschluss von Phenylketonurie* bei Neugeborenen; am 4.–5. Lebenstag wird Kapillarblut auf Spezialfilterpapier [**Guthrie-Karte**] aufgetropft; die Karte wird auf eine mit Bacillus subtilis beimpfte Agarplatte aufgebracht; enthält die Blutprobe Phenylalanin* kommt es zum Wachstum der Bakterien

gut|tu|ral *adj* (Ⓔ **1.–2.** guttural): **1.** Kehle/Guttur betreffend, kehlig **2.** (*Stimme*) rauh, heiser, kehlig

GUV *Abk.*: Gesetzliche Unfallversicherung

Guyon: Felix Jean Casimir Guyon; 1831–1920; französischer Chirurg (Paris)

Guyon-Loge *f* (Ⓔ Guyon's canal): ***Syn***: *Ulnarisloge, Ulnarkanal*; Lücke über dem Retinaculum* musculorum flexorum manus auf der Kleinfingerballenseite, durch die der Nervus* ulnaris sowie die Arteria* ulnaris und ihre Begleitvenen ziehen

GV *Abk.*: **1.** *→ Gentianaviolett* **2.** Gesamtvolumen **3.** Geschlechtsverkehr

GVH *Abk.*: *→ Graft-versus-Host-Reaktion*

GvHR *Abk.*: **1.** *→ Graft-versus-Host-Reaktion* **2.** *→ GvH-Reak-*

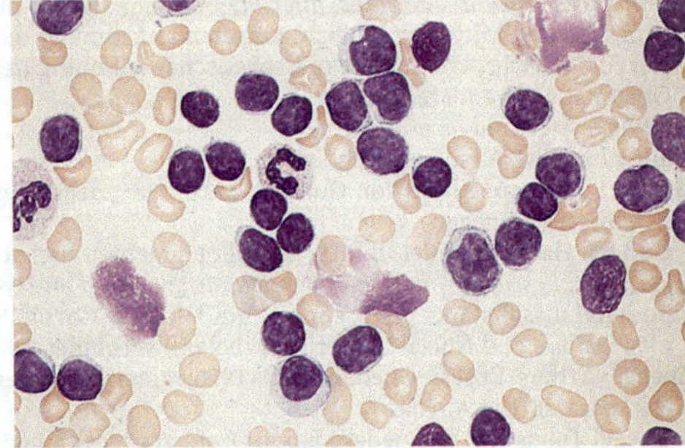

Abb. G102. Gumprecht-Kernschatten bei chronisch lymphatischer Leukämie

tion
GvH-Reaktion *f.*: *→ Graft-versus-Host-Reaktion*
GVHS *Abk.*: Graft-versus-host-Syndrom
GVR *Abk.*: Gesamtkörper-Verlustrate
GW *Abk.*: *→ Generationswechsel*
GWG *Abk.*: generalisierte Wegener-Granulomatose
GWH *Abk.*: *→ Grenzwerthypertonie*
GX *Abk.*: Glycinxylidid
Gy *Abk.*: *→ Gray*
gym|no|phob *adj* (Ⓔ gymnophobic): Gymnophobie betreffend, durch sie gekennzeichnet
Gym|no|pho|bie *f* (Ⓔ gymnophobia): krankhafte Angst vor nackten Körpern oder vor dem Nacktsein
GYN *Abk.*: *→ Gynäkologie*
Gyn-, gyn- *präf.*: Wortelement mit der Bedeutung „Frau/weiblich"
Gynäko-, gynäko- *präf.*: Wortelement mit der Bedeutung „Frau/weiblich"
gy|nä|ko|id *adj* (Ⓔ gynecoid): *Syn*: *gynoid*; frauenähnlich, frauenartig
Gy|nä|ko|lo|ge *m* (Ⓔ gynecologist): Arzt für Gynäkologie*
Gy|nä|ko|lo|gie *f* (Ⓔ gynecology): *Syn*: *Frauenheilkunde*; Lehre von Aufbau, Funktion und Erkrankung der weiblichen Geschlechtsorgane sowie der Diagnose und Therapie von Erkrankungen, die nur bei Frauen auftreten
Gy|nä|ko|lo|gi|kum *nt, pl* **-ka** (Ⓔ gynecologic remedy): Mittel zur Behandlung von Erkrankungen der weiblichen Geschlechtsorgane
Gy|nä|ko|lo|gin *f* (Ⓔ gynecologist): Ärztin für Gynäkologie*
gy|nä|ko|lo|gisch *adj* (Ⓔ gynecological): Gynäkologie betreffend
Gy|nä|ko|mas|tie *f* (Ⓔ gynecomastia): Vergrößerung der männlichen Brustdrüse; als **echte Gynäkomastie** z.B. bei hormonbildenden Tumoren [β-HCG-bildende Seminome], Hypogonadismus*, Hormontherapie bei Prostatatumoren und als reversible **Pubertätsgynäkomastie**; die **falsche Gynäkomastie** [Pseudogynäkomastie] kann einseitig [z.B. Lipom] oder beidseitig [bei Adipositas] sein
Gy|nä|ko|pa|thie *f* (Ⓔ gynecopathy): *Syn*: *Gynopathie, Frauenkrankheit*; nur Frauen betreffende Erkrankung
Gy|nä|ko|pho|bie *f.*: *→ Gynäphobie*
Gyn|and|rie *f* (Ⓔ gynandria): *Syn*: *Gynandrismus, Pseudohermaphroditismus femininus*; Patientin mit chromosomal weiblichem Geschlecht [46,XX] und männlichen oder gemischten Geschlechtsmerkmalen; die häufigste Ursache ist das adrenogenitale Syndrom*
Gyn|and|ris|mus *m*: *→ Gynandrie*
Gyn|an|dro|blas|tom *nt* (Ⓔ gynandroblastoma): extrem seltener, gutartiger Mischtumor des Eierstocks, der sowohl Granulosazellen* als auch Leydigzellen enthält; kann selten zu einem **malignen Gynandroblastom** entarten
gy|nä|phob *adj* (Ⓔ gynephobic): Gynäphobie betreffend, durch sie gekennzeichnet
Gy|nä|pho|bie *f* (Ⓔ gynephobia): *Syn*: *Gynäkophobie, Weiberscheu*; krankhafte Angst vor oder Abneigung gegen Frauen
Gyn|a|tre|sie *f* (Ⓔ gynatresia): Oberbegriff für angeborene Verschlüsse im weiblichen Geschlechtstrakt; *s.a. Scheidenatresie, Gebärmutteratresie*
Gyno-, gyno- *präf.*: Wortelement mit der Bedeutung „Frau/weiblich"
gy|no|id *adj*: *→ gynäkoid*
Gy|no|pa|thie *f.*: *→ Gynäkopathie*
Gy|no|plas|tik *f* (Ⓔ gynoplasty): Chirurgie der weiblichen Geschlechtsorgane
gy|no|plas|tisch *adj* (Ⓔ gynoplastic): Gynoplastik betreffend
Gyp|so|phil|lae ra|dix *f* (Ⓔ white soapwort root): *Syn*: *weiße Seifenwurzel*; *s.u. Gipskraut*
Gyp|so|phil|la pa|ni|cul|la|ta *f.*: *→ Gipskraut*
Gy|ra|se *f* (Ⓔ gyrase): *Syn*: *DNA-Gyrase, DNS-Gyrase*; Bakterienenzym, das die Ausbildung der Tertiärstruktur der Bakterien-DNA steuert; wichtiges Enzym der bakteriellen Replikation, Rekombination, Reparatur und Transkription
Gy|ra|se|hem|mer *pl* (Ⓔ gyrase inhibitors): *Syn*: *Chinolone, Quinolone, Chinolonantibiotika*; das Enzym Gyrase* hemmende Antibiotika; sie beeinträchtigen die bakterielle Replikation und Transkription und wirken damit bakterizid; da sie sich fast alle von der 4-Oxychinolin-3-carbonsäure [Chinolon] ableiten, werden sie auch als **Chinolone** oder **Chinolonantibiotika** bezeichnet; wirken besser gegen gramnegative Erreger [Staphylokokken, Streptokokken, Neisserien, Escherichia coli, Klebsiellen, Salmonellen, Shigellen] als gegen grampositive Erreger; **Anw.**: Atemwegs-, Harnwegsinfekte, nosokomiale Infekte, Problemkeime; *s.a. Ciprofloxacin, Ofloxacin, Cinoxacin*
Gyr|ek|to|mie *f* (Ⓔ gyrectomy): (Teil-)Entfernung einer Kleinhirnwindung
gy|ren|ze|phal *adj* (Ⓔ gyrencephalic): (*Gehirn*) mit vielen Windungen versehen
Gy|rus *m, pl* **-ri** (Ⓔ gyrus): Kreis, Windung; *s.a. Gyri cerebri*
Gyrus angularis (Ⓔ angular gyrus): bogenförmiger Gyrus am hinteren Ende des Sulcus* temporalis superior; Fortsetzung des Gyrus* temporalis medius; enthält Zentren für Lese-, Schreib- und Rechenfunktionen
Gyri breves insulae (Ⓔ short gyri of insula): kurze vordere Windungen der Insula*
Gyri cerebelli (Ⓔ convolutions of cerebellum): *Syn*: *Folia cerebelli*; Kleinhirnwindungen; *s.u. Kleinhirn*
Gyri cerebri (Ⓔ convolutions of cerebrum): *Syn*: *Hirnwindungen, Großhirnwindungen*; von den Hirnfurchen [Sulci* cerebri] begrenzte Windungen der Großhirnoberfläche, deren Ausbildung große Variationen aufweist [*Abb. G103*]
Gyrus cinguli (Ⓔ cingulate gyrus): parallel zum Balken [Corpus* callosum] verlaufende Hirnwindung
Gyrus dentatus (Ⓔ dentate gyrus): zum Riechhirn gehörender Gyrus am medialen Rand des Hippocampus*
Gyrus fasciolaris (Ⓔ fasciolar gyrus): Fortsetzung des Gyrus* dentatus; geht in das Indusium* griseum über
Gyrus frontalis inferior, medialis, medius, superior (Ⓔ frontal gyri): die vier Stirnhirnwindungen
Gyri insulae (Ⓔ gyri of insula): Windungen der Insula*
Gyrus lingualis (Ⓔ lingual gyrus): Windung an der Unterseite des Hinterhauptslappens
Gyrus longus insulae (Ⓔ long gyrus of insula): lange Windung der Insula*
Gyrus occipitotemporalis lateralis (Ⓔ lateral occipitotemporal gyrus): Windung an der Basis von Schläfen- und Hinterhauptslappen
Gyrus occipitotemporalis medialis (Ⓔ medial occipitotemporal gyrus): Windung an der Basis von Schläfen- und Hinterhauptslappen
Gyri orbitales (Ⓔ orbital gyri): unregelmäßige Windungen auf der Orbitalfläche des Stirnlappens
Gyrus parahippocampalis (Ⓔ parahippocampal gyrus): Windung an der Basis des Schläfenlappens; setzt sich nach hinten in den Gyrus* lingualis fort
Gyrus paraterminalis (Ⓔ paraterminal gyrus): *Syn*: *Gyrus subcallosus*; schmale Windung an der Medialseite des Stirnlappens; Fortsetzung des Gyrus* cinguli
Gyrus postcentralis (Ⓔ postcentral gyrus): hintere Zentralwindung des Großhirns zwischen Sulcus* centralis cerebri und Sulcus* postcentralis
Gyrus precentralis (Ⓔ precentral gyrus): vordere Zentralwindung des Großhirns zwischen Sulcus* precentralis und Sulcus* centralis cerebri
Gyrus rectus (Ⓔ straight gyrus): gerade Windung an der Basalfläche des Stirnlappens
Gyrus subcallosus: *→ Gyrus paraterminalis*
Gyrus supramarginalis (Ⓔ supramarginal gyrus): umgreift bogenförmig das hintere Ende des Sulcus* lateralis cerebri
Gyri temporales transversi (Ⓔ transverse temporal gyri): 2 kurze Querwindungen [**Gyrus temporalis transversus anterior, posterior**] an der Innenfläche des Gyrus temporalis superior; die vordere Windung [Gyrus temporalis transversus anterior] wird auch als **primäre Hörrinde** bezeichnet
Gyrus temporalis inferior, medius, superior (Ⓔ inferior, middle, and superior temporal gyrus): Schläfenwindungen, Windungen des Schläfenlappens
Gyrus temporalis transversus anterior (Ⓔ transverse anterior temporal gyrus): *s.u. Gyri temporales transversi*

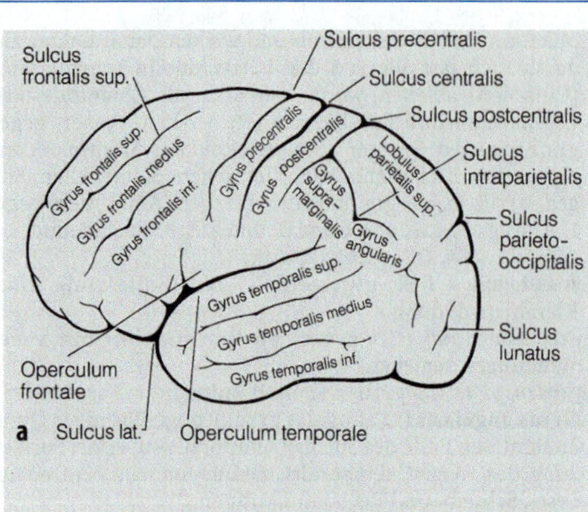

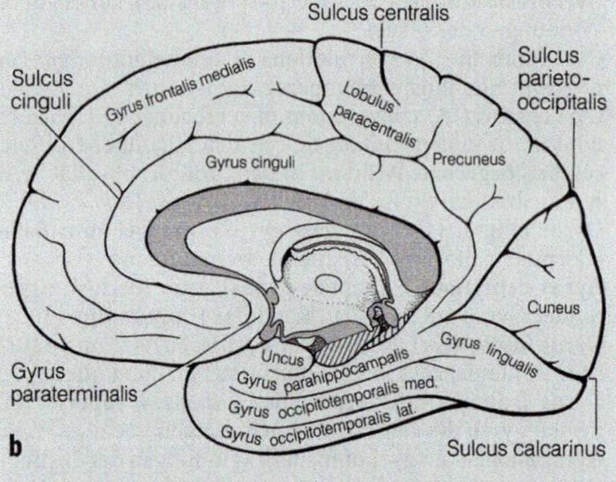

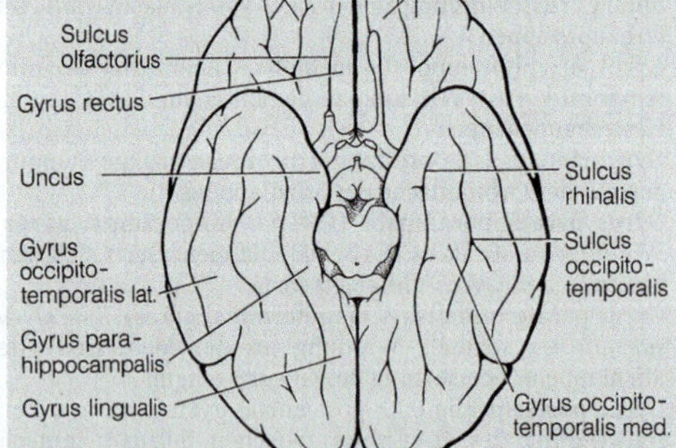

Abb. G103. Gyri und Sulci cerebri. a Seitenansicht, b rechte Hemisphäre von medial, c von kaudal

Gyrus temporalis transversus posterior (Ⓔ transverse posterior temporal gyrus): *s.u. Gyri temporales transversi*

GZ *Abk.*: **1.** Gerinnungszeit **2.** Gesamtzahl

G-Zellen *pl* (Ⓔ G cells): *Syn*: *Gastrinzellen*; gastrinbildende Zellen finden sich in der Magenschleimhaut, der Schleimhaut von Duodenum und Jejunum und im Pankreas

G-Zone *f*: *→Gräfenberg-Zone*

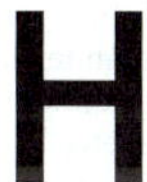

H *Abk.*: **1.** Enthalpie **2.** *→Helium* **3.** Henry **4.** *→Heparin* **5.** *→Heroin* **6.** *→Histamin* **7.** *→Histidin* **8.** Holzknecht-Einheit **9.** Homogenität **10.** *→Hormon* **11.** *→Hounsfield-Einheit* **12.** H-Substanz **13.** *→human* **14.** *→Hydrogenium* **15.** *→Hyoscin* **16.** *→Hypermetropie* **17.** magnetische Feldstärke **18.** *→Wasserstoff*

h *Abk.*: **1.** Hekto- **2.** hora **3.** Planck-Wirkungsquantum **4.** Stunde

η *Abk.*: **1.** absolute Viskosität **2.** eta

H^+ *Abk.*: Wasserstoffion

H^- *Abk.*: molare Wasserstoffionenkonzentration

H_0 *Abk.*: Nullhypothese

H_1 *Abk.*: Alternativhypothese

^1H *Abk.*: Protium

^2H *Abk.*: *→Deuterium*

H_3 *Abk.*: Procainhydrochlorid

^3H *Abk.*: *→Tritium*

h_r *Abk.*: Wärmeübergangszahl für Strahlung

HA *Abk.*: **1.** 11-Hydroxyandrosteron **2.** *→Hämadsorption* **3.** *→Hämagglutination* **4.** Hämagglutinin **5.** *→hämolytische Anämie* **6.** *→Hämophilie A* **7.** *→Hepatitis A* **8.** Herzarbeit **9.** *→Humanalbumin*

Ha *Abk.*: **1.** absolute Hyperopie **2.** Hahnium

HA1 *Abk.*: Hämadsorptionsvirus 1

HA2 *Abk.*: Hämadsorptionsvirus 2

HAA *Abk.*: **1.** hämolytische Anämie-Antigen **2.** Hepatitis-assoziiertes Antigen

Haab: Otto Haab; 1850–1931; schweizer Augenarzt (Zürich)

Haab-Reflex *m* (Ⓔ Haab's reflex): *Syn*: *Rindenreflex der Pupille*; Engstellung der Pupille bei Konzentration auf ein Objekt in der Peripherie des Gesichtsfeldes

HAAg *Abk.*: Hepatitis-A-Antigen

HAAK *Abk.*: Hepatitis-A-Antikörper

Haar *nt* (Ⓔ hair): *Syn*: *Pilum, Crinis*; Haare sind Anhangsgebilde der Haut; während der Fetalzeit wird Flaumhaar* gebildet, das ab dem 6. Lebensmonat durch Wollhaar* ersetzt wird; bei der Frau bedeckt Wollhaar auch nach der Pubertät den größten Teil des Körpers, während beim Mann Terminalhaar* fast vollständig das Flaumhaar ersetzt; die **Haardichte** ist unterschiedlich für verschiedene Körperregionen, sie liegt bei ca. 300 Haaren/cm^2 im Bereich der Kopfhaut, ca. 45/cm^2 am Kinn und ca. 30/cm^2 in der Schamgegend

die Haare verschiedener Körperregionen unterscheiden sich in Länge, Durchmesser und äußerer Erscheinung, der histologische Aufbau ist aber überall gleich; der über die Hautoberfläche hinausragende Teil des Haares wird als **Haarschaft** [Scapus pili] bezeichnet; er besteht aus dem **Mark** [Medulla pili], das nur bei dicken Haaren vorhanden ist, und der **Rinde** [Cortex pili], die aus langen, verhornten Zellen besteht, die auch Pigment enthalten; der unter der Oberfläche liegende Teil wird als **Haarwurzel** [Radix pili] bezeichnet; sie wird außen von der sog. **Haarzwiebel** [Bulbus pili] umgeben, von der das Wachstum der Haare ausgeht; die beiden äußeren Schichten des Bulbus bilden den **Haarbalg** oder die **bindegewebige Wurzelscheide**, die beiden inneren Schichten die **epitheliale Wurzelscheide**; die sog. **Glashaut** ist die Basalmembran zwischen den beiden Wurzelscheiden; die **epitheliale Wurzelscheide** besteht aus der **äußeren Wurzelscheide** und der **inneren Wurzelscheide**, die wiederum drei Lagen hat: außen die **Henle-Schicht**, in der Mitte die **Huxley-Schicht** und innen die **Scheidenkutikula**, die der äußeren Rindenschicht [**Haarkutikula**] gegenüberliegt und mit ihr zusammen das Haar in der Wurzelscheide verankert; die **Haarpapille** [Papilla pili] am unteren Ende des Bulbus ist gefäßreich und ernährt die Haarwurzel; Haarpapille und die beiden Wurzelscheiden bilden zusammen den **Haarfollikel** [Folliculus pili]; die Haut um den Haarschaft ist trichterförmig in die Tiefe gezogen und wird deshalb als **Haartrichter** bezeichnet; die Mündung der **Talgdrüsen** liegt im Übergangsbereich von Haartrichter und Haarwurzel; unterhalb der Mündung entspringt der **Haarmuskel** [Musculus* arrector pili], der das Haar aufrichtet [Gänsehaut]

die Lebensdauer von Haaren schwankt zwischen Monaten [Augenwimperm 3–6 Monate] und Jahren [Kopfhaare 2–6 Jahre]; man unterscheidet dabei Wachstumsphase [**Anagenphase**], Übergangsphase [**Katagenphase**] und Ruhephase [**Telogenphase**]; die Haare werden dementsprechend als **Anagenhaar**, **Katagenhaar** und **Telogenhaar** bezeichnet; beim Haarwechsel schiebt das neugebildete Haar das alte, von der Papille losgelöste **Kolbenhaar** nach oben; *s.a. Terminalhaar*

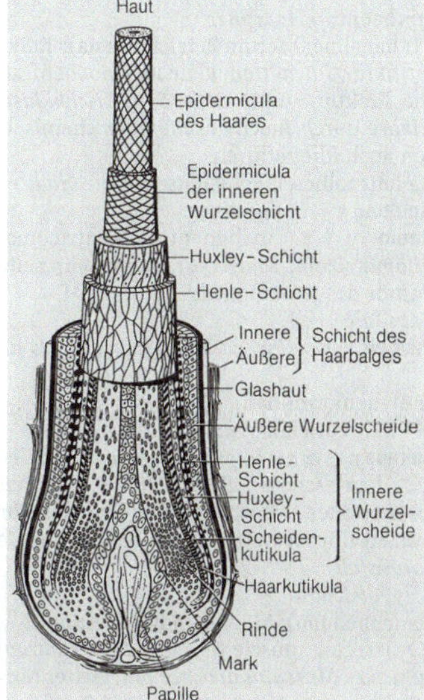

Abb. H1. Aufbau von Haar und Haarwurzel

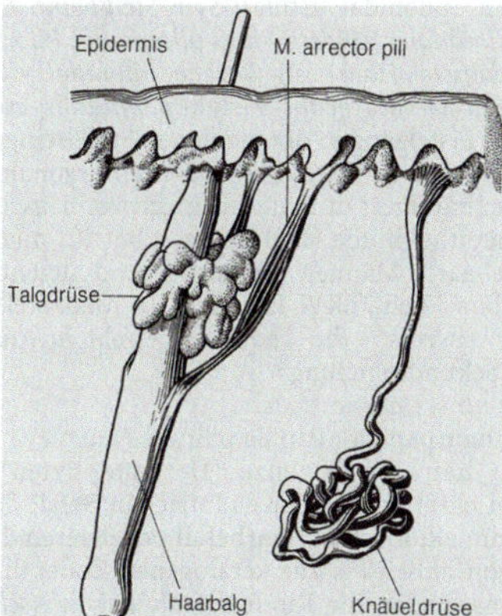

Abb. H2. Verankerung der Haare in der Haut

Haar|a|na|ly|se *f* (Ⓔ hair analysis): physikalisch-chemische Untersuchung von Haaren, z.B. zum Nachweis von Giften [Cadmium, Arsen] oder Drogen

Haar|auf|rich|ter *m*: *→Haarmuskel*

Haar|aus|fall *m* (Ⓔ hair loss): Alopezie; die Abgrenzung von

Alopecia* und Effluvium* wird meist nicht mehr beachtet; ursprünglich bezeichnete Effluvium den Haarausfall, d.h. den aktuellen Vorgang, und Alopecia als Kahlheit das Resultat dieses Vorgangs

kreisrunder Haarausfall (Ⓔ Jonston's arc): →*Alopecia areata*

Haarausfall vom männlichen Typ: →*androgenetische Alopezie*

Haar|aus|rei|ßen *nt*: →*Haarrupfsucht*

Haar|balg *m* (Ⓔ hair follicle): bindegewebige Wurzelscheide; *s.u. Haar*

Haar|balg|ent|zün|dung *f* (Ⓔ inflammation of the hair bulbs): Trichitis*; Folliculitis*

Haar|balg|knöt|chen *nt*: →*Trichoepitheliom*

Haar|balg|mil|be *f* (Ⓔ hair follicle mite): *Syn*: *Demodex folliculorum*; lebt als Ektoparasit auf der Gesichtshaut; Erreger der Demodikose*

Haar|balg|mus|kel *m*: →*Haarmuskel*

Haar|ball *m* (Ⓔ hairball): *Syn*: *Trichobezoar*; aus verschluckten Haaren gebildeter Magen- oder Darmstein

Haar|be|fall, ek|to|tri|cher *m*: →*Haarpilze*

Haar|be|fall, en|do|tri|cher *m*: →*Haarpilze*

Haar|bruch *m* (Ⓔ **1.** hair-line fracture **2.** trichoclasia): **1.** *Syn*: *Knochenfissur, Infraktur, Infraktion*; kleinste Knochenfraktur ohne typische Fraktursymptome **2.** *Syn*: *Trichoklasie*; Abbrechen der Haare durch mechanische oder chemische Schädigung; selten auch idiopathisch

Haar|fol|li|kel *m* (Ⓔ hair follicle): Folliculus pili; *s.u. Haar*

Haar|fol|li|kel|ent|zün|dung *f*: →*Follikulitis*

Haar|fol|li|kel|kar|zi|nom *nt* (Ⓔ malignant pilomatricoma): *Syn*: *malignes Pilomatrixom, Matrixkarzinom*; sehr seltener, bösartiger Tumor des Haarfollikels

Haar|ge|fäß *nt*: →*Kapillare*

Haar|knöt|chen|krank|heit *f*: **1.** →*Piedra* **2.** →*Trichorrhexis nodosa*

schwarze Haarknötchenkrankheit: →*Piedra nigra*

Haar|ku|ti|ku|la *f* (Ⓔ hair cuticle): *Syn*: *Kutikula*; *s.u. Haar*

Haar|leu|ko|pla|kie, o|ra|le *f*: →*orale haarförmige Leukoplakie*

Haar|lo|sig|keit *f* (Ⓔ hairlessness): *Syn*: *Kahlheit, Alopezie, Alopecia*; angeborener oder erworbener, nur Teile des Körpers oder den ganzen Körper betreffender Verlust der Behaarung; *s.a. Haarausfall*

Haar|man|gel *m*: →*Hypotrichose*

Haar|mark *nt* (Ⓔ hair medulla): Medulla pili; *s.u. Haar*

Haar|mus|kel *m* (Ⓔ arrector muscle of hair): *Syn*: *Haaraufrichter, Haarbalgmuskel, Musculus arrector pili*; glatter Muskel, der bei Kontraktion das Haar aufrichtet [Gänsehaut]; *s.a. Haar*

Haar|nest|fis|tel *f* (Ⓔ pilonidal fistula): *Syn*: *Steißbeinfistel, Steißbeinzyste, pilonidaler Abszess, Sinus pilonidalis, Pilonidalfistel, Kokzygealfistel, Haarnestgrübchen, Pilonidalzyste, Sakraldermoid, Fistula coccygealis, Fistula pilonidalis*; epithelausgekleideter Fistelgang in der medianen Steißbeingegend/Analfalte; durch einen persistierenden embryonalen Neuroporus oder [häufiger] durch Eindringen von Haaren und Oberflächenepithel in die Haut bedingt; betrifft meist jüngere, stark behaarte Männer, die vorwiegend sitzende Tätigkeiten ausüben [Taxi-, LKW-Fahrer]; **DD**: Analfistel*, periproktitischer Abszess*; die **Therapie** besteht in Ausschneidung und Sekundärheilung*

Haar|nest|grüb|chen *nt*: →*Haarnestfistel*

Haar|pa|pil|le *f* (Ⓔ hair papilla): Papilla pili; *s.u. Haar*

Haar|pil|ze *pl* (Ⓔ hair fungi): Pilze [Dermatophyten*] können zu einem ektotrichen oder endotrichen Befall der Haare führen; beim **ektotrichen Haarbefall** penetrieren die Pilze das Haar von außen bis zur keratogenen Zone; ihre Arthrosporen umscheiden die Rinde [*„Stab, der in Asche gerollt wurde“*]; beim **endotrichen Haarbefall** durchsetzen die Pilze das gesamte Haar und ihre Sporen verdrängen das Haarmark [*„Sack, mit Nüssen gefüllt“*]; ektotricher Befall schwächt die mechanische Festigkeit mäßig, endotricher Befall stark; deshalb brechen die Haare z.T. oberhalb, z.T. in der Haut ab

Haar|rin|de *f* (Ⓔ cortex of hair): Cortex pili; *s.u. Haar*

Haar|rupf|sucht *f* (Ⓔ trichotillomania): *Syn*: *Trichoklastie, Trichomanie, Trichotillomanie, Haarausreißen*; zwanghaftes Ausrupfen der Haare

Haar|schaft *m* (Ⓔ hair shaft): Scapus pili; *s.u. Haar*

Haar|schaft|a|no|ma|li|en *pl* (Ⓔ anomalies of hair shaft): charakteristische Haarveränderungen, die isoliert oder als Teilsymptom anderer Erkrankungen auftreten können; die Art der Anomalie ist genetisch determiniert; man unterscheidet **Haarschaftanomalien mit erhöhter Brüchigkeit** [Monilethrix*, Trichorrhexis* nodosa, Trichorrhexis* invaginata, Pili* torti] und **Haarschaftanomalien ohne erhöhte Brüchigkeit** [Pili* anulati, Pili* canaliculi]

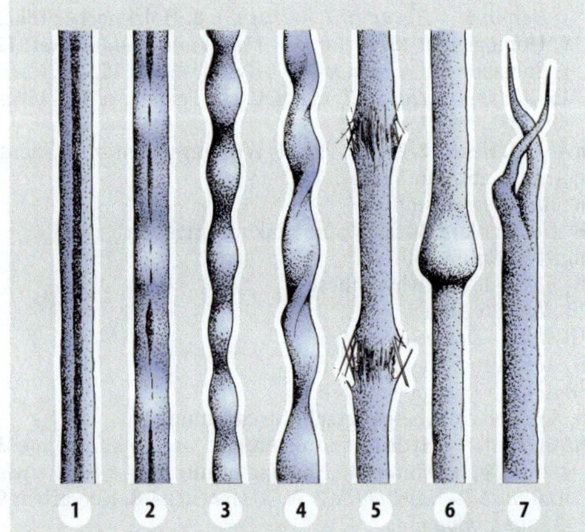

Abb. H3. Haarschaftanomalien. **1** normales Haar **2** Pili anulati **3** Monilethrix **4** Pili torti **5** Trichorrhexis nodosa **6** Trichorrhexis invaginata **7** Trichoschisis

Haar|spal|tung *f* (Ⓔ trichoschisis): *Syn*: *Trichoschisis, Trichoptilosis, Trichoschisis*; meist von der Spitze ausgehende Längsspaltung der Haare

HAART *Abk.*: →*hochaktive antiretrovirale Therapie*

Haar|trich|ter *m* (Ⓔ hair funnel): *s.u. Haar*

Haar|wir|bel *pl* (Ⓔ hair whorls): *Syn*: *Vortices pilorum*; die Wirbel der Kopf- und Achselhaare; werden durch den Verlauf der Hautleisten bedingt

Haar|wur|zel *f* (Ⓔ hair root): Radix pili; *s.u. Haar*

Haar|wur|zel|sta|tus *m* (Ⓔ hair root status): *Syn*: *Trichogramm*; Ergebnis der lichtmikroskopischen Beurteilung von Haarwurzeln; **Normalbefund**: 75–85 % Anagenhaare, 15–20 % Telogenhaare, 1–2 % Katagenhaare

Haar|zel|len *pl* (Ⓔ **1.–2.** hair cells): **1.** *Syn*: *Hörzellen*; Sinneszellen im Corti*-Organ des Innenohrs **2.** durch haarförmige Fortsätze charakterisierte B-Lymphozyten*, z.B. bei Haarzellenleukämie*

akustische Haarzellen (Ⓔ acoustic hair cells): Haarzellen des Corti*-Organs

äußere Haarzellen (Ⓔ outer hair cells): *s.u. Corti-Organ*

innere Haarzellen (Ⓔ inner hair cells): *s.u. Corti-Organ*

Haar|zel|len|leuk|ä|mie *f* (Ⓔ hairy cell leukemia): *Syn*: *leukämische Retikuloendotheliose, Haarzell-Leukämie, Hairy-cell-*

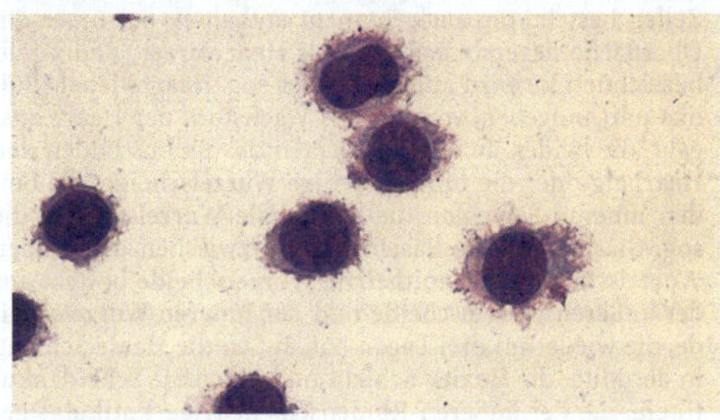

Abb. H4. Haarzellenleukämie

Leukämie; seltenes, langsam fortschreitendes Non-Hodgkin-Lymphom* mit Haarzellen* im Blutausstrich; *s.a. Essay Non-Hodgkin-Lymphome S. 1517*

Haarzell-Leukämie *f*: *→ Haarzellenleukämie*

Haar|zell|scha|den *m*: *→ Innenohrschwerhörigkeit*

Haar|zun|ge *f* (Ⓔ hairy tongue): ***Syn***: *Glossotrichie, Trichoglossie, Lingua pilosa/villosa*; Hypertrophie* der filiformen Zungenpapillen [Papillae* filiformes]

schwarze Haarzunge (Ⓔ black hairy tongue): ***Syn***: *Glossophytie, Melanoglossie, Lingua villosa nigra, Lingua pilosa nigra*; durch Nicotinsäureamidmangel, chemische Reize, Bakterien oder Pilze hervorgerufene grauschwarze Hyperkeratose* der filiformen Zungenpapillen [Papillae* filiformes]

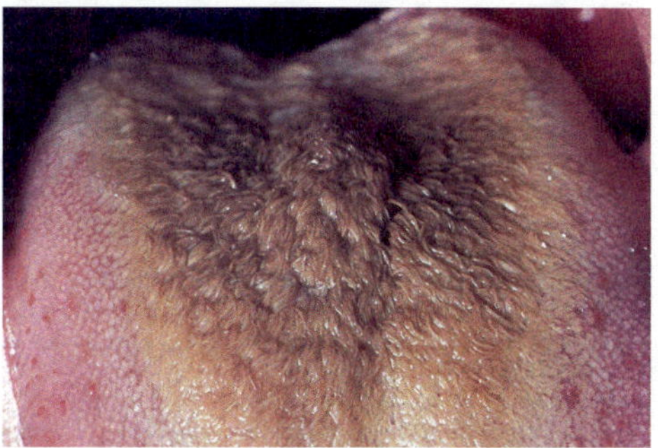

Abb. H5. Schwarze Haarzunge

weiße Haarzunge (Ⓔ hairy leukoplakia): ***Syn***: *orale Haarleukoplakie, orale haarförmige Leukoplakie*; weißlich-leistenartige Veränderungen v.a. am Zungenrand bei HIV-Infektion*; gilt als prognostisch ungünstiges Zeichen

Haar|zwie|bel *f* (Ⓔ hair bulb): Bulbus pili; *s.u. Haar*

Haar|zyk|lus *m* (Ⓔ hair cycle): der Lebenszyklus der Haare besteht aus Wachstumsphase [**Anagenphase**], Übergangsphase [**Katagenphase**] und Ruhephase [**Telogenphase**]; die Haare werden dementsprechend als **Anagenhaar, Katagenhaar** und **Telogenhaar** bezeichnet; beim Haarwechsel schiebt das neugebildete Haar das alte, von der Papille losgelöste **Kolbenhaar** nach oben

HAB *Abk.*: Homöopathisches Arzneibuch

Ha|be|nu|la *f* (Ⓔ habenula): ***Syn***: *Zirbeldrüsenstiel, Epiphysenstiel, Zügel*; zum Epithalamus* gehörende Markbündel, die eine Fortsetzung der Stria* medullaris thalami darstellen; an ihrem Ende liegt die Epiphyse [Glandula* pinealis]

ha|bi|tu|al *adj*: *→ habituell*

Ha|bi|tu|a|ti|on *f* (Ⓔ **1.–2.** habituation): **1.** ***Syn***: *Gewöhnung, Toleranzentwicklung*; Anpassung des Körpers an immer höhere Mengen einer Substanz; erster Schritt der Suchtentwicklung; *s.a. Sucht* **2.** ***Syn***: *Gewöhnung*; Entwicklung einer automatischen Verhaltensweise durch ständige bewusste oder unbewusste Wiederholung

ha|bi|tu|ell *adj* (Ⓔ habitual): ***Syn***: *habitual*; gewohnheitsmäßig, wiederholt auftretend, rezidivierend

Ha|bi|tus *m* (Ⓔ habitus): Körperbau, Konstitution; Körperhaltung, Körperstellung

Ha|bro|ne|ma|in|fek|ti|on *f*: *→ Habronematosis*

Hab|ro|ne|ma|to|sis *f, pl* **-ses** (Ⓔ habronemiasis): ***Syn***: *Habronemainfektion, Habronemosis*; Befall und Infektion mit Fadenwürmern* der Gattung **Habronema**; verläuft i.d.R. als Darmbefall mit gastrointestinalen Beschwerden und Durchfall

Hab|ro|ne|mo|sis *f, pl* **-ses**: *→ Habronematosis*

HAC *Abk.*: Histamintransacetylase

HACC *Abk.*: *→ Hexachlorcyclohexan*

HACEK-Gruppe *f* (Ⓔ HACEK group): Sammelbegriff für **Ha**emophilus scrophilus, **A**ctinobacillus actinomycetemcomitans, **C**ardiobacterium hominis, **E**ikenella corrodens und **K**ingella kingae, die alle Endokarditis* verursachen können, schwer anzüchtbar sind und sich damit leicht der Diagnose entziehen; Haemophilus paraphrophilus wird heute auch dazu gerechnet

Ha|cken|fuß *m* (Ⓔ talipes calcaneus): ***Syn***: *Pes calcaneus*; Fußfehlstellung in Dorsalflexion; findet sich v.a. bei intrauterin erworbenen neuromuskulären Störungen [Spina bifida, Myelodysplasie]; Hackenfuß bei intrauteriner Zwangshaltung gleicht sich spontan innerhalb

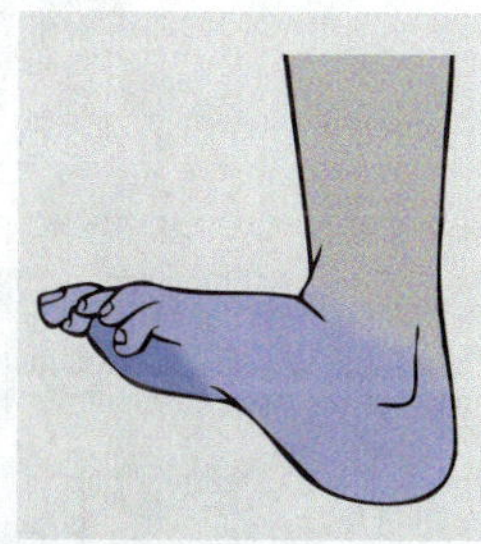

Abb. H7. Hackenfuß

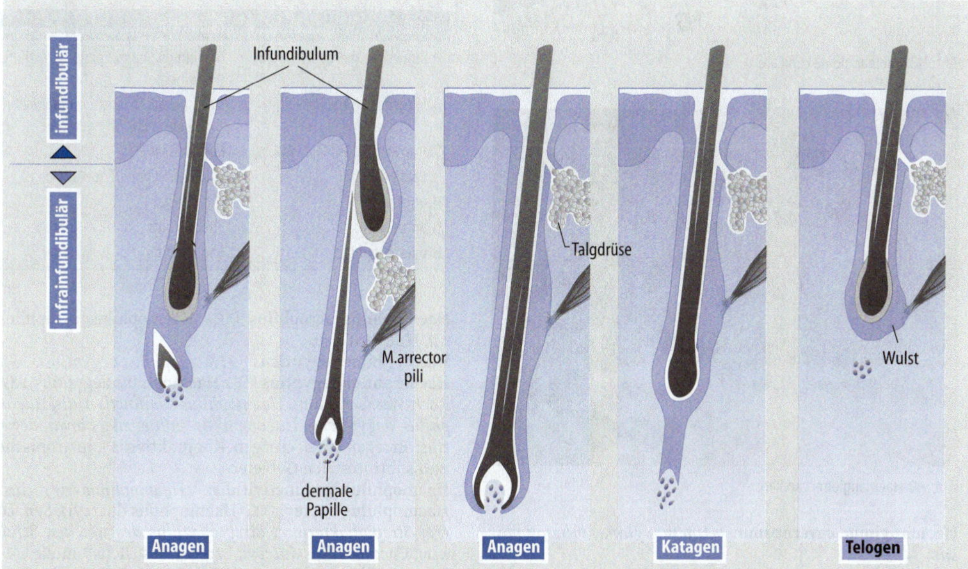

Abb. H6. Schematische Darstellung des Haarzyklus

von Tagen aus; **Therapie:** manuelle Redression mit anschließender Schienen- oder Gipsredression; evtl. Korrektur durch Osteotomie mit Knochenkeilexzision

Ha|cken|hohl|fuß *m* (Ⓔ talipes calcaneocavus): ***Syn:*** *Pes calcaneus excavatus*; Fußfehlstellung mit Abknickung des Vorfußes und Steilstellung des Fersenbeins; *s.a. Hohlfuß*

HAD *Abk.*: **1.** *→Hämadsorption* **2.** Hexamethylmelamin, Adriamycin, DDP **3.** 3-Hydroxyacyl-CoA-dehydrogenase

Haldern|krank|heit *f*: *→Lungenmilzbrand*

HADES *Abk.*: Histogramm-adaptierte digitale Elektrostimulation

HAE *Abk.*: hereditäres Angioödem

Haem-, haem- *präf.*: Wortelement mit der Bedeutung „Blut"

Hae|ma|dip|sa *f* (Ⓔ Haemadipsa): blutsaugender Landegel in Asien

Haem|an|gi|o|ma *nt, pl* **-malta:** *→Hämangiom*

Haemangioma capillare (Ⓔ capillary hemangioma): ***Syn:*** *Kapillarhämangiom, kapilläres Hämangiom*; aus wuchernden Kapillaren bestehendes Hämangiom*; harmloses Angiom, das v.a. bei Kleinkindern innerhalb der ersten Wochen auftritt [**kapilläres infantiles Hämangiom**]; wird wegen seiner roten Farbe und Form auch als **Erdbeerangiom** bezeichnet; tritt meist am Gesicht oder Hals auf [60 %] und kann mehrere Zentimeter groß werden [**kapilläres Riesenangiom**]; die Rückbildung kann Jahre dauern [50–60 % innerhalb von 5 Jahren, 90 % innerhalb von 9 Jahren]; **Therapie:** Farbstofflaser zur selektiven Zerstörung der Gefäße

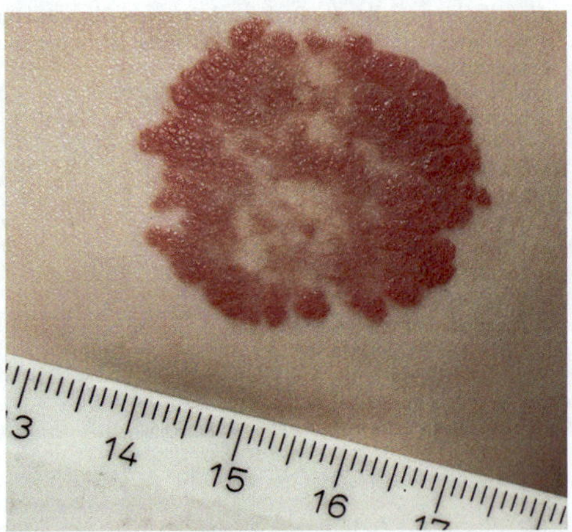

Abb. H8. Haemangioma capillare

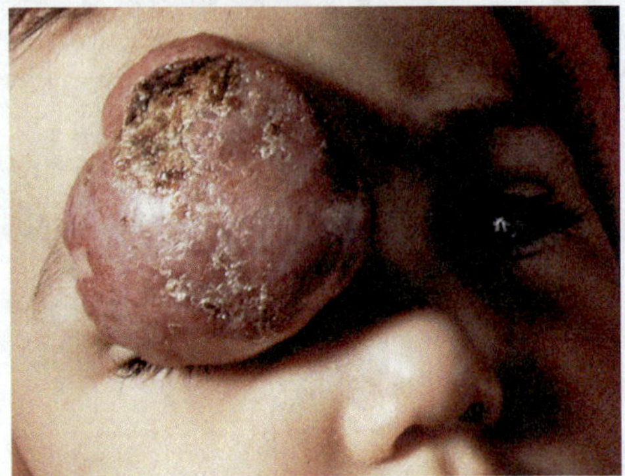

Abb. H9. Haemangioma capillare

Haemangioma cavernosum: *→Haemangioma tuberonodosum*

Haemangioma planotuberosum: *→Blutschwamm 1.*

Haemangioma racemosum: *→Rankenangiom*

Haemangioma simplex: *→Blutschwamm 1.*

Haemangioma tuberonodosum (Ⓔ cavernous hemangioma): ***Syn:*** *kavernöses Hämangiom, Kavernom, Haemangioma cavernosum*; meist schon bei der Geburt vorhandenes subkutanes Hämangiom mit venösen Hohlräumen; tritt auffällig oft zusammen mit einem Haemangioma* racemosum auf; kann mehrere Zentimeter groß sein; wächst wenig und hat nur eine geringe Tendenz zur Regression, d.h., es bleibt meist lebenslang erhalten; **Therapie:** Verödung

Haem|an|gi|o|ma|to|sis *f, pl* **-ses:** *→Hämangiomatose*

Haem|an|gi|o|sar|co|ma *nt, pl* **-malta:** *→Hämangiosarkom*

Haemangiosarcoma haemorrhagicum multiplex: *→Kaposi-Sarkom*

Hae|ma|phy|sa|lis *f* (Ⓔ Haemaphysalis): parasitäre Schildzecken-Gattung; Überträger von u.a. Q-Fieber*, Zeckenbissfieber*, Tularämie*

Haemat-, haemat- *präf.*: *→Haemato-*

Haemato-, haemato- *präf.*: Wortelement mit der Bedeutung „Blut"

Hae|ma|to|cele *f* (Ⓔ hematocele): ***Syn:*** *Blutbruch, Hämatozele*; Blutansammlung in einem physiologischen Hohlraum oder einer Gewebsspalte

Haematocele retrouterina (Ⓔ retrouterine hematocele): Blutansammlung im Douglas*-Raum

Haematocele testis (Ⓔ testicular hematocele): ***Syn:*** *Hämatozele*; Blutansammlung in der Tunica vaginalis des Hodens oder im Hodenparenchym; meist im Anschluss an ein direktes Trauma

Hae|ma|to|ma *nt, pl* **-malta:** *→Hämatom*

Haematoma epidurale/extradurale: *→epidurales Hämatom*

Haematoma subdurale: *→subdurales Hämatom*

Hae|mat|uria *f*: *→Hämaturie*

Hae|men|te|ria *f* (Ⓔ Haementeria): Blutegelgattung

Haementeria officinalis (Ⓔ Haementeria officinalis): ***Syn:*** *Placobdella officinalis*; in Mexiko vorkommender Blutegel

-haemia *suf.*: *→-ämie*

Haemo-, haemo- *präf.*: Wortelement mit der Bedeutung „Blut"

Hae|mo|glo|bin|u|ria *f*: *→Hämoglobinurie*

Hae|mo|phi|lia *f*: *→Hämophilie*

Haemophilia vera: *→Hämophilie A*

Hae|mo|phi|lus *m* (Ⓔ Haemophilus): gramnegative, fakultativ anaerobe Stäbchenbakterien, die keine Sporen bilden; wachsen nur auf bluthaltigen Medien; benötigt die Wachstumsfaktoren X [Hämin] und V [NAD]

Tab. H10. Haemophilus. Species und Krankheiten

Arten	Krankheiten
H. influenzae (bekapselt: Typ B)	Meningitis, Sepsis, Epiglottis, Arthritis, (Pneumonie)
H. influenzae (unbekapselt)	Otitis media, Sinusitis, Konjunktivitis, Tracheobronchitis, Pneumonie
Biotyp aegyptius (Koch-Weeks)	Konjunktivitis
H. parainfluenzae	HNO-Infektionen, Endokarditis
H. ducreyi	Ulcus molle
H. aphrophilus	Endokarditis
H. paraphrophilus	Endokarditis

Haemophilus acrophilus (Ⓔ Haemophilus acrophilus): *s.u. HACEK-Gruppe*

Haemophilus aegypticus: *→Haemophilus aegyptius*

Haemophilus aegyptius (Ⓔ Haemophilus aegyptius): ***Syn:*** *Koch-Weeks-Bazillus, Haemophilus conjunctivitidis, Haemophilus aegypticus, Haemophilus influenzae biovar aegyptius*; Erreger einer eitrigen Konjunktivitis* in tropischen und subtropischen Gebieten

Haemophilus conjunctivitidis: *→Haemophilus aegyptius*

Haemophilus ducreyi (Ⓔ Haemophilus ducreyi): ***Syn:*** *Ducrey-Streptobakterium, Streptobazillus des weichen Schankers, Coccobacillus ducreyi*; Erreger des Ulcus* molle

Haemophilus influenzae (Ⓔ Haemophilus influenzae): ***Syn:*** *Pfeiffer-Bazillus, Pfeiffer-Influenzabazillus*; Erreger von eitriger Laryngitis*, Konjunktivitis*, Endokarditis*, Meningitis* und atypischer Pneumonie* [v.a. als Sekundärinfektion bei Grippe*]; manche Stämme tragen Polysaccharidkapseln und lassen sich in Serotypen A-F einteilen; davon ist **Haemophilus influenzae B** [HiB] ein gefährlicher Erreger von Meningitis* oder Sepsis; bis zur Einführung der Schutzimpfung gegen HiB war die Meningitis durch HiB die häufigste eitrige Meningitis; Haemophilus influenzae ist empfindlich gegenüber Aminopenicillinen, Ureidopenicillinen, Cephalosporinen und Chloramphenicol

Haemophilus influenzae biovar aegyptius: →*Haemophilus aegyptius*

Haemophilus parainfluenzae (Ⓔ Haemophilus parainfluenzae): physiologischer Teil der Flora der oberen Atemwege; selten Erreger von Atemwegsinfekten, Sepsis*, Meningitis* oder Endokarditis*

Haemophilus paraphrophilus (Ⓔ Haemophilus paraphrophilus): *s.u. HACEK-Gruppe*

Haemophilus-influenzae-Meningitis *f* (Ⓔ Haemophilus influenzae meningitis): ***Syn***: *Influenzabazillenmeningitis*; meist bei Kindern auftretende akut eitrige Meningitis* mit hoher Mortalität im Neugeborenenalter; wird meist durch Haemophilus influenzae B verursacht; bis zur Einführung der Schutzimpfung gegen HiB war die Meningitis durch HiB die häufigste eitrige Meningitis

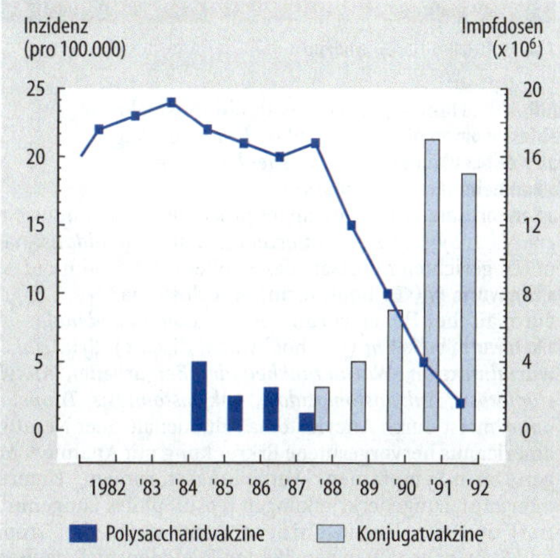

Abb. H11. Senkung der Inzidenz der Haemophilus-influenzae-Meningitis durch HiB-Impfung

Hae|mor|rha|gia *f* (Ⓔ hemorrhage): ***Syn***: *Hämorrhagie*; Blutung, Einblutung

Haemorrhagia per diapedesin (Ⓔ hemorrhage by diapedesis): ***Syn***: *Diapedeseblutung, Durchtrittsblutung*; Blutaustritt durch Lücken im Kapillarendothel, z.B. bei Blutstauung, hämorrhagischer Diathese*

Haemorrhagia per rhexin (Ⓔ hemorrhage per rhexin): ***Syn***: *Rhexisblutung, Zerreißungsblutung*; Blutung nach Riss der Gefäßwand

Ha|fer *m* (Ⓔ oat): ***Syn***: *Avena sativa*; Pflanze aus der Familie der Süßgräser [Poaceae]; verwendet werden die reifen, getrockneten **Haferkörner** [**Avenae fructus, Avenae fructus excorticatus**], die grünen, kurz vor der Vollblüte geernteten oberirdischen Pflanzenteile [**Avenae herba**] und die getrockneten Blätter und Stengel [**Haferstroh, Avenae stramentum**]; die Haferkörner enthalten Sterole* und Steroidsaponine* [Avenacosid A, B], Kraut und Stroh auch noch Flavonoide*; **Anw.**: traditionell bei Magen-Darm-Beschwerden, nervösen Erschöpfungszuständen, rheumatischen Erkrankungen, Gicht* und als Diuretikum*; in Bädern zur äußerlichen Behandlung von entzündlichen, seborrhoischen Hauterkrankungen und Hauterkrankungen mit Juckreiz [Pruritus]; in der Homöopathie Verordnung bei Schlafstörungen und Erschöpfungszuständen

Ha|fer|kör|ner *pl* (Ⓔ oats): ***Syn***: *Avenae fructus, Avenae fructus excorticatus*; *s.u. Hafer*

Ha|fer|stroh *nt* (Ⓔ oat straw): ***Syn***: *Avenae stramentum*; *s.u. Hafer*

Ha|fer|zel|len|kar|zi|nom *nt* (Ⓔ oat cell carcinoma): ***Syn***: *oat-cell-Karzinom, Haferzellkarzinom, Carcinoma avenocellulare*; kleinzelliges/kleinzellig-anaplastisches Bronchialkarzinom* mit typischen Zellen

Ha|fer|zell|kar|zi|nom *nt*: →*Haferzellenkarzinom*

Haf|nia *f* (Ⓔ Hafnia): gramnegative, peritrich begeißelte Stäbchenbakterien

Haft|glas *nt*: →*Kontaktlinse*

Haft|plat|te *f* (Ⓔ desmosome): *s.u. Desmosom*

Haft|psy|cho|se *f* (Ⓔ prison psychosis): ***Syn***: *Gefängnispsychose*; im Gefängnis auftretende psychogene Pseudopsychose als Reaktion auf das Erlebnis der Haft oder Straftat; es kommt zu Depression, Stupor, paranoiden Zustandsbildern und evtl. Ganser*-Syndrom

Haft|scha|le *f*: →*Kontaktlinse*

Haft|ze|cken *pl* (Ⓔ hard ticks): ***Syn***: *Schildzecken, Ixodidae*; blutsaugende Zecken von Vögeln, Säugetieren und Menschen, deren Körper mit chitinhaltigen Schilden bedeckt ist; spielen eine bedeutende Rolle als Krankheitsüberträger [Vektoren]

Haft|zo|ne *f* (Ⓔ zonula adherens): ***Syn***: *Zonula adhaerens*; Form der Zellverbindung, bei der das Plasma entlang der Membran verdichtet ist; *s.a. Desmosom*

H-Ag *Abk.*: →*Hauch-Antigen*

Ha|ge|but|te *f* (Ⓔ rose): Bezeichnung für **Rosa canina, Rosa pendulina** und andere Sträucher aus der Familie der Rosengewächse [Rosaceae]; verwendet werden die Scheinfrüchte [**Hagebutten**, Rosae pseudofructus cum fructibus, Cynosbati fructus] sowie die **Hagebuttenschalen** [Rosae pseudofructus, Cynosbati fructus sine semine]; sie enthalten Carotinoide*, Zucker, Fruchtsäuren, Pektine* und Vitamin* C [bis zu 1,7 %]; **Anw.**: traditionell zur Prophylaxe und Therapie von Vitamin-C-Mangel*; auch bei grippalen Infekten, Erkältungen, Verdauungs- und Gallenbeschwerden und bei Beschwerden der ableitenden Harnwege

Ha|ge|but|ten *pl* (Ⓔ rose hips): ***Syn***: *Rosae pseudofructus cum fructibus, Cynosbati fructus*; Scheinfrüchte der Hagebutte*

Ha|ge|but|ten|scha|len *pl* (Ⓔ rose hip peel): ***Syn***: *Rosae pseudofructus, Cynosbati fructus sine semine*; *s.u. Hagebutte*

Ha|gel|korn *nt* (Ⓔ chalazion): ***Syn***: *Chalazion*; Vergrößerung einer oder mehrerer Meibom*-Drüsen bei chronischer granulierender Entzündung; **Therapie:** kleine Hagelkörner bilden sich meist von alleine wieder zurück, große müssen evtl. operativ ausgeschnitten werden; bei rezidivierenden Hagelkörnern muss an eine Systemerkrankung [z.B. Diabetes* mellitus] gedacht werden

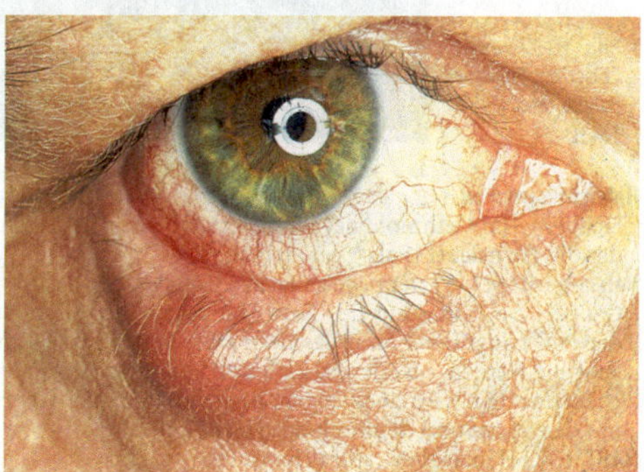

Abb. H12. Hagelkorn

Hageman: Nachname des ersten Patienten mit Hageman*-Syndrom

Hageman-Faktor *m* (Ⓔ Hageman factor): ***Syn***: *Faktor XII*; im retikulohistiozytären System gebildeter Blutgerinnungsfaktor; *s.a. Blutgerinnung*

Hageman-Syndrom *nt* (Ⓔ Hageman factor deficiency): ***Syn***: *Faktor-XII-Mangel*; autosomal-rezessiver Mangel an Faktor XII der Blutgerinnung; klinisch unauffällig

HAGG *Abk.*: **1.** hitzeaggregiertes Gammaglobulin **2.** hyperimmunes Antivariola-Gammaglobulin

Haglund: Patrik Sims Emil Haglund; 1870–1937; schwedischer Orthopäde (Stockholm)

Haglund-Exostose *f*: *→Haglund-Ferse*

Haglund-Ferse *f* (Ⓔ Haglund's deformity): ***Syn***: *Haglund-Exostose*; Exostose* des Tuber* calcanei mit schmerzhafter Weichteilschwellung; **Therapie**: Druckentlastung, Abmeißelung der Exostose

Haglund-Syndrom *nt* (Ⓔ calcaneoapophysitis): ***Syn***: *Sever-Krankheit, Apophyseose calcanei, Apophysitis calcanei*; Entzündung der Fersenbeinapophyse; tritt v.a. im Wachstumsalter auf

HAH *Abk.*: Hämagglutinationshemmung

HAHH-Syndrom *nt* (Ⓔ HAHH syndrome): neuroektodermales Syndrom mit Erkrankungen von Haut [Naevus* sebaceus (Jadassohn)], Auge [Kolobom, Hornhauttrübungen], Hirn [zerebrale Krampfanfälle] und Herz

Hahnemann: Samuel Christian Friedrich Hahnemann; 1755–1843; deutscher Arzt (Leipzig, Paris); studierte Medizin in Leipzig und ließ sich 1805 in Torgau nieder; veröffentlichte 1810 *Organon der rationellen Heilkunde*, in dem er die Grundsätze seiner neuen Heillehre [Homöopathie*] niederlegte; zog nach Leipzig und habilitierte dort 1812; nach einem Streit mit Leipziger Apothekern über die Zubereitung von Arzneien durch homöopathische Ärzte verließ er 1821 Leipzig und zog nach Köthen; 1835 zog er mit seiner zweiten Frau nach Paris und praktizierte dort bis zu seinem Tod als homöopathischer Arzt

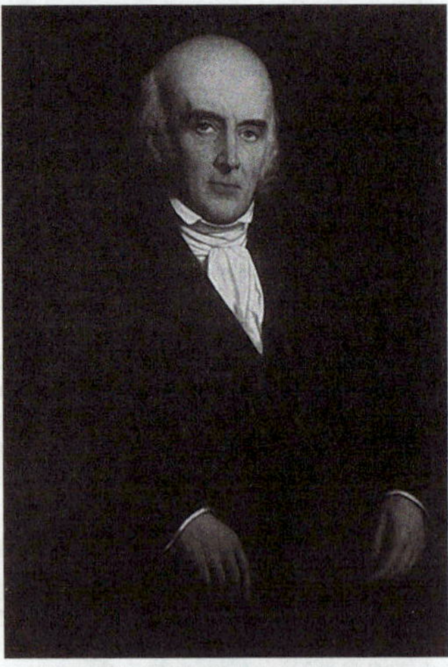

Abb. H13. Samuel Christian Friedrich Hahnemann [1755–1843]

Hah|nen|kamm *m* (Ⓔ cock's comb): ***Syn***: *Crista galli*; vom Siebbein [Os* ethmoidale] ausgehende Knochenleiste, an der die Hirnsichel [Falx* cerebri] ansetzt

Hah|nen|tritt *m* (Ⓔ steppage gait): ***Syn***: *Steppergang*; typische Gangart bei Lähmung des Nervus* peroneus profundus; der Fuß hängt herab und das Bein muss verstärkt im Knie gebeugt werden, um den Ausfall der Fußheber auszugleichen; das Bein wird hoch angehoben und der Fuß setzt erst mit der Spitze und dann mit der Hacke auf

HAHT *Abk.*: Hämagglutination-Hemmtest

Hailey: **1.** William Howard Hailey; 1898–1967; amerikanischer Hautarzt (Atlanta) **2.** Hugh Hailey; amerikanischer Hautarzt (Atlanta) im 20. Jahrhundert

Hailey-Hailey-Syndrom *nt* (Ⓔ Hailey-Hailey disease): ***Syn***: *Hailey-Hailey-Krankheit, Morbus Hailey-Hailey, familiärer gutartiger Pemphigus, Gougerot-Hailey-Hailey-Krankheit, Pemphigus chronicus benignus familiaris (Hailey-Hailey), Pemphigus Gougerot-Hailey-Hailey, Pemphigus chronicus, Dyskeratosis bullosa, Dyskeratosis bullosa hereditaria*; chronisch verlaufende rezidivierende Dermatose* mit typischen nässenden Erosionen und Schuppenkrusten der großen Körperfalten; wird durch Sonne, Wärme, Reibung oder Infektionen ausgelöst; **Klinik**: initial solitäre oder gruppierte Bläschen, die jucken oder brennen; durch Konfluenz der Blasen kommt es zur Ausbildung ausgedehnter entzündlich-impetiginisierter Herde mit charakteristischen retikulären Erosionen; **Therapie**: bei kleineren Herden Antibiotika und Corticoide lokal; meist wird heute eine Dermabrasion durchgeführt, die oft dramatische Erfolge bringt

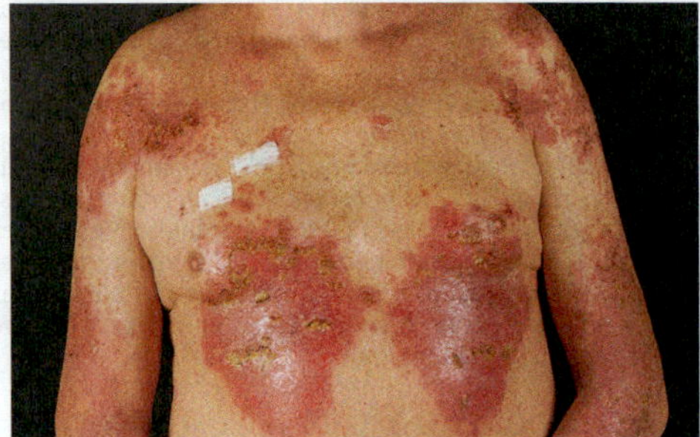

Abb. H14. Hailey-Hailey-Syndrom

HAIR *Abk.*: Hämagglutinations-Inhibitionsreaktion

hairless women *pl*: *s.u. testikuläre Feminisierung*

Hairy-cell-Leukämie *f*: *→Haarzellenleukämie*

Ha|ken|bein *nt*: *→Os hamatum*

Ha|ken|fort|satz *m* (Ⓔ uncinate process): **1.** *s.u. Caput pancreatis* **2.** ***Syn***: *Processus uncinatus ossis ethmoidalis*; nach unten gerichteter Fortsatz des Siebbeins [Os* ethmoidale]

Ha|ken|wurm *m* (Ⓔ hookworm): Ancylostoma*

europäischer Hakenwurm: *→Ancylostoma duodenale*

Ha|ken|wurm|be|fall *m* (Ⓔ hookworm disease): ***Syn***: *Hakenwurminfektion, Wurmkrankheit der Bergarbeiter, Ankylostomatosis, Ankylostomatidose, Ankylostomiasis, Tunnelanämie*; meist durch Ancylostoma* duodenale oder Necator* americanus hervorgerufene Erkrankung mit Anämie*, Magen-Darm-Symptomen [Verdauungsstörungen, Unterernährung], Lungenerkrankungen [eosinophiles Lungeninfiltrat] und evtl. Herzinsuffizienz*; tritt v.a. in den Tropen und Subtropen auf; in gemäßigten Regionen auch bei Bergleuten und Tunnelarbeitern; **Therapie**: Imidazolderivate [Mebendazol*, Albendazol*]

Ha|ken|wurm|in|fek|ti|on *f*: *→Hakenwurmbefall*

HAL *Abk.*: Hypoalphaipoproteinämie

Hal-, hal- *präf.*: Wortelement mit der Bedeutung „Salz"

Halb|an|ti|gen *nt*: *→Hapten*

Halb|ba|sis|syn|drom *nt*: *→Garcin-Syndrom*

Halb|chro|mo|som *nt* (Ⓔ chromatid): ***Syn***: *Chromatide*; Längshälfte eines Chromosoms*

halb|durch|läs|sig *adj* (Ⓔ semipermeable): semipermeabel*

Halb|e|lek|tro|lyt|lö|sung *f* (Ⓔ half-normal saline): Infusionslösung, deren Elektrolytkonzentration der Hälfte der Elektrolytkonzentration des Extrazellulärraums entspricht

Halberstädter: Ludwig von Halberstädter; 1876–1949; deutscher Röntgenarzt (Berlin)

Halberstädter-Prowazek-Körperchen *pl* (Ⓔ Halberstaedter-Prowazek bodies): ***Syn***: *Prowazek-Körperchen, Prowazek-Einschlusskörperchen, Halberstädter-Prowazek-Einschlusskörperchen*; Einschlusskörperchen der Bindehautzellen bei Trachom*

Halb|me|tal|le *pl* (Ⓔ metalloids): ***Syn***: *Metalloide, Semimetalle*; *s.u. Element*

halb|mond|för|mig *adj* (Ⓔ semilunar): semilunar*

Halb|mond|kör|per *m* (Ⓔ crescent body): ***Syn***: *Achromozyt, Achromoretikulozyt, Schilling-Halbmond*; bei Anämien vorkommender, halbmondförmiger Zellschatten

Halb|mond, se|rö|ser *m* (Ⓔ serous crescent): ***Syn***: *von Ebner-*

Halbmond, Ebner-Halbmond, Giannuzzi-Halbmond, Heidenhain-Halbmond; halbmondförmiges Endstück der serömukösen Drüsen*

Halb|sei|ten|blind|heit *f*: *→Hemianopie*

Halb|sei|ten|läh|mung *f* ((E) hemiplegia): ***Syn***: *Hemiplegia, Hemiplegie*; auf eine Körperseite beschränkte Lähmung

Halb|sei|ten|schmerz *m* ((E) hemialgia): ***Syn***: *Hemialgie*; auf eine Körperseite begrenzter Schmerz

Halb|sei|ten|schwä|che *f*: *→Hemiparese*

halb|sei|tig *adj* ((E) one-sided): hemilateral*

Halb|tie|fen|the|ra|pie *f* ((E) semi-deep irradiation): *s.u. Elektronentherapie*

Halb|werts|zeit *f*: *→Halbwertzeit*

Halb|wert|zeit *f* ((E) half-time): ***Syn***: *Halbwertszeit*; Zeitraum, in dem ein radioaktiver Stoff die Hälfte seiner Strahlenwirksamkeit abgibt

biologische Halbwertzeit ((E) biological half-live): Zeitraum, in dem die Hälfte eines Stoffes abgebaut oder ausgeschieden wird

effektive Halbwertzeit ((E) effective half-live): Zeitraum, in dem die Aktivität eines Stoffes durch radioaktiven Zerfall und Ausscheidung auf die Hälfte abnimmt

Hal|ci|no|nid *nt* ((E) halcinonide): halogeniertes Glucocorticoid*; **Anw.**: lokaler Entzündungshemmer; v.a. bei Dermatosen

Half|ter|ver|band *m* ((E) hammock bandage): ***Syn***: *Capistrum, Kopfbindenverband*; Verbandstechnik für Kopfverbände

Hali-, hali- *präf.*: Wortelement mit der Bedeutung „Salz"

Ha|li|ste|re|se *f* ((E) halisteresis): ***Syn***: *Halisteresis*; Schwund/ Verlust der Mineralsalze des Knochens, z.B. bei Osteomalazie

Ha|li|ste|re|sis *f, pl* **-ses**: *→Halisterese*

Ha|li|to|se *f* ((E) halitosis): ***Syn***: *Mundgeruch, Atemgeruch, Halitosis, Kakostomie, Foetor ex ore*; Bezeichnung für schlechten Mundgeruch, unabhängig von der Genese

Ha|li|to|sis *f*: *→Halitose*

Haller: Albrecht von Haller; 1708–1777; schweizer Physiologe und Anatom (Bern)

Haller-Gefäßkranz *m* ((E) circle of Haller): ***Syn***: *Zinn-Gefäßkranz, Circulus vasculosus nervi optici*; Arterienkranz an der Eintrittsstelle des Sehnervs in die Sklera*, aus dem die Netzhautarteriolen entspringen

Haller-Membran *f* ((E) Haller's membrane): Lamina vasculosa; *s.u. Choroidea*

Haller-Netz *nt* ((E) rete of Haller): ***Syn***: *Rete testis*; Netz von Hodenkanälchen [Tubuli seminiferi], aus dem im Mediastinum* testis die Ductuli* efferentes testis hervorgehen; kann Ausgangspunkt eines bösartigen Tumors [**Rete-Tumor**] sein; *s.a. Hoden*

Hallermann: Wilhelm Hallermann; 1901–1975; deutscher Augenarzt (Göttingen, Freiburg)

Hallermann-Streiff-François-Syndrom *nt*: *→Hallermann-Streiff-Syndrom*

Hallermann-Streiff-Syndrom *nt* ((E) Hallermann-Streiff syndrome): ***Syn***: *Hallermann-Streiff-François-Syndrom, Dysmorphia mandibulo-oculo-facialis, Dyskephaliesyndrom von François*; autosomal-rezessives Fehlbildungssyndrom mit Fehlbildungen von Schädel [Brachyzephalie], Gesicht [dünne Nase mit hypoplastischen Nasenflügeln, Mittelgesichtshypoplasie], Augen [Mikrophthalmus, Katarakt], Zähnen [Hypodontie, dysplastische Zähne], Kryptorchismus und mentaler Retardierung [15 % der Fälle]

Hallervorden: Julius Hallervorden; 1882–1965; deutscher Neurologe (Gießen)

Hallervorden-Spatz-Erkrankung *f* ((E) Hallervorden-Spatz disease): ***Syn***: *Hallervorden-Spatz-Syndrom*; seltene, autosomal-rezessive neurodegenerative Erkrankung mit Eiseneinlagerung in Pallidum* und Substantia* nigra [histologisch als **Tigerauge** bezeichnet]; beginnt i.d.R. am Ende des 1. Lebensjahrzehnts mit langsam progredienter Dystonie*, Rigidität*, ausgeprägten orofazialen Dyskinesien, extrapyramidalen Symptomen, Choreoathetose* und Spastik*; oft kommt es auch zu Sehstörungen durch eine Retinitis* pigmentosa oder Optikusatrophie*; die obligate Demenz ist langsam progredient; die **Prognose** ist schlecht, da es bisher keine kausale Therapie gibt

Hallopeau: François Henri Hallopeau; 1842–1919; französischer Hautarzt (Paris)

Hallopeau-Krankheit *f* ((E) **1.** Hallopeau's disease **2.** pyoderma vegetans): **1.** ***Syn***: *Eiterflechte, Acrodermatitis continua suppurativa, Acrodermatitis perstans, Akrodermatitis continua suppurativa*; ätiologisch ungeklärte, rezidivierende Erkrankung der Finger- und Zehenkuppen mit Pustelbildung und Mutilation*; **Therapie**: Acitretin intern, evtl. Methotrexat* bei Therapieresistenz; extern feuchte Umschläge; PUVA* **2.** ***Syn***: *Pyoderma vegetans*; Typ Hallopeau des Pemphigus vegetans; *s.u. Pemphigus vegetans*

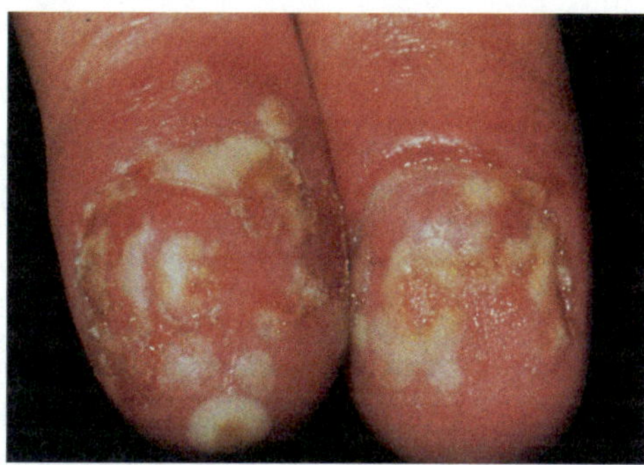

Abb. H15. Hallopeau-Krankheit

Hal|lux *m, pl* **-lu|ces** ((E) hallux): ***Syn***: *Digitus primus pedis*; Großzehe

Hallux flexus ((E) hallux flexus): *s.u. Hallux rigidus*

Hallux malleus ((E) hallux malleus): ***Syn***: *Hammergroßzehe*; Hammerbildung der Großzehe; *s.a. Hammerzehe*

Hallux rigidus ((E) stiff toe): Versteifung des Großzehengrundgelenkes, z.B. in Beugestellung [**Hallux flexus**]; als Ursache kommen v.a. Gicht* und rheumatoide Arthritis* in Frage; **Therapie**: Teilresektion des Gelenkes; z.T. wird auch ein Gelenkersatz durchgeführt

Hallux valgus ((E) hallux valgus): ***Syn***: *X-Großzehe, Ballengroßzehe*; X-förmige Abknickung der Großzehe im Grundgelenk, die immer zusammen mit einem Spreizfuß auftritt; die Bildung wird durch zu enges Schuhwerk gefördert, meist liegt aber eine angeborene Disposition vor; **Therapie**: Krankengymnastik; das Tragen von Schlaufensandalen kann die weitere Progression einer beginnenden X-Großzehe aufhalten; bei schmerzhaften Druckschwielen wird eine Korrekturosteotomie durchgeführt [*Abb. H16, H17, H18*]

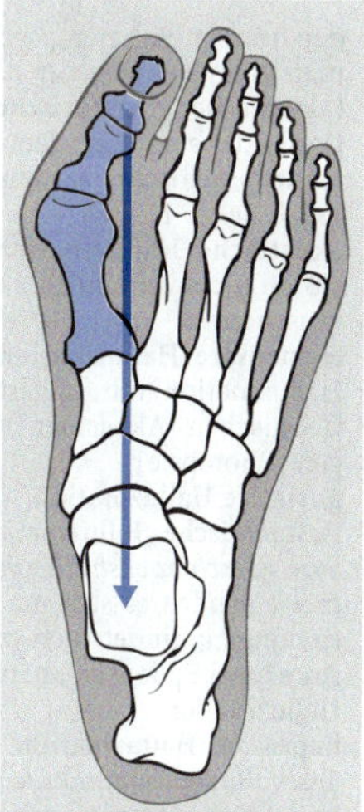

Abb. H16. Hallux valgus

Hallux-valgus-Nachtschiene *f* ((E) hallux valgus night splint): ***Syn***: *Thomsen-Schiene*; gepolsterte Schiene zur Korrektur des Hallux* valgus bzw. zur Verhinderung einer weiteren Progression

Hal|lu|zi|na|ti|on *f* ((E) hallucination): Sinnestäuschung, bei der die Wahrnehmung nicht durch ein real existierendes Objekt gefördert wird, und bei der, im Gegensatz zur Illusion, kein äußerer Sinnesreiz vorliegt; Halluzinationen können durch Krankheitsprozesse des Zentralnervensystems oder chemische Substanzen [Halluzinogene] ausgelöst wer-

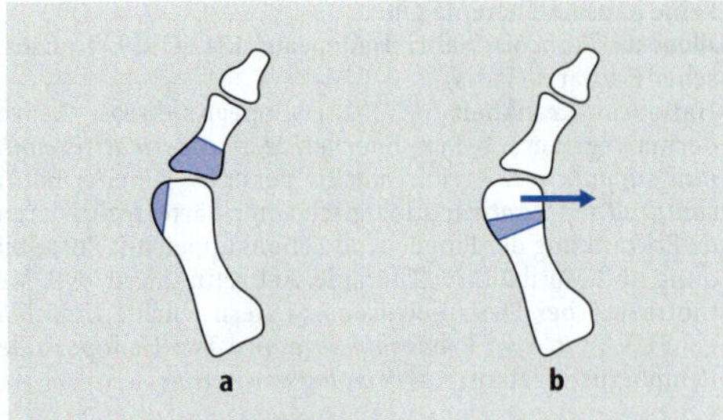

Abb. H17. Hallux valgus. Operation nach Brandes [a] und Osteotomie des Metatarsale I [b]

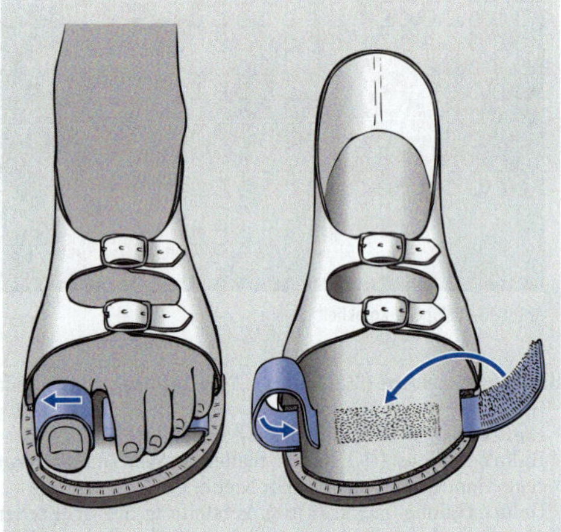

Abb. H18. Hallux valgus. Schlaufensandale zur Frühbehandlung und postoperativen Behandlung

den oder im Rahmen psychischer Erkrankungen auftreten; man kann sie nach der Art der Sinnestäuschung einteilen [**akustische, gustatorische, haptische, visuelle Halluzination**] oder aber nach dem Inhalt [**stabile, mikropsychische, makropsychische, szenenhafte Halluzination**]; *s.a. Essay Psychosen S. 1777*

akustische Halluzination (Ⓔ acoustic hallucination): Hören nicht vorhanderer Laute, z.B. von Stimmen oder Geräuschen

elementare Halluzination (Ⓔ elemental hallucination): Halluzination mit ungestaltetem Inhalt, z.B. Hören von Geräuschen [Akoasmen] oder Sehen von Lichterscheinungen [Photopsie]

gustative Halluzination: *→gustatorische Halluzination*

gustatorische Halluzination (Ⓔ gustatory hallucination): ***Syn:*** *Geschmackshalluzination, gustative Halluzination*; meist handelt es sich um unangenehme Geschmacksempfindungen; findet sich v.a. bei Schizophrenien und als Aura* bei Epilepsien; häufig kombiniert mit olfaktorischer Halluzination

haptische Halluzination (Ⓔ haptic hallucination): ***Syn:*** *Tasthalluzination, taktile Halluzination*; v.a. bei Psychosen und Schizophrenie vorkommende Halluzination, bei der ein Berühren der Haut empfunden wird; eine klassische Form ist der Dermatozoenwahn*

hypnagoge Halluzination (Ⓔ hypnagogic hallucination): während des Einschlafens im Halbschlaf auftretende [meist akustische oder optische] physiologische Sinnestäuschung

hypnopompe Halluzination (Ⓔ hypnopompic hallucination): während des Aufwachens im Halbschlaf auftretende [meist akustische oder optische] physiologische Sinnestäuschung

imperative Halluzination (Ⓔ imperative hallucination): v.a. bei Schizophrenien vorkommende akustische Halluzination, die dem Kranken Befehle [z.B. eine andere Person zu töten] erteilt

induzierte Halluzination: *→psychogene Halluzination*

komplexe Halluzination (Ⓔ complex hallucination): Halluzination mit gestaltetem Inhalt, d.h., es werden Stimmen gehört, Personen gesehen usw.

makropsychische Halluzination (Ⓔ Gulliver hallucination): ***Syn:*** *Makrohalluzination, Gulliverhalluzination*; visuelle Halluzination, bei der die halluzinierten Personen als Riesen erscheinen

mikropsychische Halluzination (Ⓔ lilliputian hallucination): ***Syn:*** *Mikrohalluzination, Lilliputhalluzination*; visuelle Halluzination*, bei der die halluzinierten Personen als Lilliputaner erscheinen

olfaktorische Halluzination (Ⓔ olfactory hallucination): ***Syn:*** *Geruchshalluzination, Pseudosmie*; tritt v.a. bei Schizophrenien und als Aura* bei Epilepsien auf; häufig kombiniert mit Geschmackshalluzination; die Patienten klagen über Gasgeruch oder darüber, dass die Nahrung nach Kot, Urin oder Leichen rieche

optische Halluzination: *→visuelle Halluzination*

physiologische Halluzination (Ⓔ physiologic hallucination): nicht auf einer psychischen oder organischen Erkrankungen beruhende Halluzination, z.B. hypnagoge Halluzination*, hypnopompe Halluzination* oder Halluzinationen bei extremer Erschöpfung

psychogene Halluzination (Ⓔ induced hallucination): ***Syn:*** *induzierte Halluzination*; nicht auf einer psychischen oder organischen Erkrankungen beruhende Halluzination, die z.B. bei Hypnose oder Massensuggestion auftritt

stabile Halluzination (Ⓔ stereotype hallucination): ***Syn:*** *stereotype Halluzination*; Halluzination mit mehr oder minder konstantem Inhalt

stereotype Halluzination: *→stabile Halluzination*

szenenhafte Halluzination (Ⓔ dream-like hallucination): ***Syn:*** *szenische Halluzination, traumhafte Halluzination*; traumähnliche Halluzination, die neben optischen Elementen auch akustische und andere Elemente enthalten kann

szenische Halluzination: *→szenenhafte Halluzination*

taktile Halluzination: *→haptische Halluzination*

traumhafte Halluzination: *→szenenhafte Halluzination*

visuelle Halluzination (Ⓔ visual hallucination): ***Syn:*** *optische Halluzination, Gesichtstäuschung*; elementare oder komplexe Halluzination, bei der Personen, Bilder, Objekte, Lichterscheinungen usw. gesehen werden

hal|lu|zi|na|tiv *adj* (Ⓔ hallucinative): auf Halluzinationen beruhend

hal|lu|zi|na|to|risch *adj* (Ⓔ hallucinatory): ***Syn:*** *halluzinotisch*; Halluzinationen bzw. Halluzinosen betreffend oder durch sie gekennzeichnet

Hal|lu|zi|no|gen *nt* (Ⓔ hallucinogen): ***Syn:*** *Psychomimetikum, Psychotomimetikum, Eidetikum, Phantastikum, Psychotoxikum, Psychodysleptikum*; Substanz, die bei gesunden Personen abnorme Erlebniszustände [Halluzinationen] auslöst

hal|lu|zi|no|gen *adj* (Ⓔ hallucinogenic): Halluzinationen auslösend

Hal|lu|zi|no|ge|ne|se *f* (Ⓔ hallucinogenesis): Halluzinationsbildung, z.B. bei Psychosen*, im Halbschlaf oder durch Halluzinogene*

Halluzinogen-Typ *m* (Ⓔ hallucinogen type dependence): *s.u. Drogenabhängigkeit*

Hal|lu|zi|no|se *f* (Ⓔ hallucinosis): psychopathologische Erkrankung mit dominierenden Halluzinationen bei unbeeinträchtigtem Bewusstsein

akustische Halluzinose (Ⓔ auditory hallucinosis): ***Syn:*** *Verbalhalluzinose*; Form, bei der Worte oder Sätze halluziniert werden

alkoholische Halluzinose (Ⓔ alcoholic hallucinosis): ***Syn:*** *Alkoholhalluzinose, Alkoholwahnsinn*; bei langjährigem, chronischem Alkoholismus* auftretende Psychose* mit starken Halluzinationen, v.a. Dermatozoenwahn*, Verfolgungswahn*

chronisch taktile Halluzinose (Ⓔ dermatozoic delusion):

Syn: *Dermatozoenwahn, Ungezieferwahn, taktile Wahnhalluzinose, Epidermozoophobie*; wahnhafte Vorstellung, an einer parasitären Hautkrankheit zu leiden; häufig bei senilen und präsenilen Patienten und bei chronischem Alkoholismus*

haptische Halluzinose (Ⓔ haptic hallucinosis): Krankheitsbild mit überwiegend taktilen Halluzinationen

optische Halluzinose (Ⓔ optical hallucinosis): Krankheitsbild mit überwiegend optischen Halluzinationen

organische Halluzinose (Ⓔ organic hallucinosis): organisch bedingtes Krankheitsbild mit ständigen oder wiederkehrenden Halluzinationen

hallluzilnoltisch *adj* (Ⓔ hallucinatory): *Syn*: *halluzinatorisch*; Halluzinosen bzw. Halluzinationen betreffend oder durch sie gekennzeichnet

Hallmaltolgelnelse *f* (Ⓔ halmatogenesis): *Syn*: *sprunghafte Variation, Halmatogenesis*; sprunghafte Veränderung von einer Generation zur nächsten

Hallmaltolgelnelsis *f*: → *Halmatogenese*

Halo-, halo- *präf.*: Wortelement mit der Bedeutung **1.** „Salz" **2.** „Ring/Hof/Lichthof"

Hallolfanltrin *nt* (Ⓔ halofantrine): Antimalariamittel zur Akuttherapie von Infektion mit Plasmodium* falciparum oder vivax

Hallolgelne *pl* (Ⓔ halogens): *Syn*: *Salzbildner*; die Elemente der VII. Hauptgruppe des Periodensystems* der Elemente [Fluor*, Chlor*, Brom*, Iod*, Astat*]

Hallolgelnilde *pl* (Ⓔ halides): Salze der Halogenwasserstoffsäuren

hallolgelniert *adj* (Ⓔ halogenated): halogenhaltig, mit Halogen verbunden

hallolid *adj* (Ⓔ haloid): salzähnlich

Hallolmeltalson *nt* (Ⓔ halometasone): halogeniertes Glucocorticoid*; **Anw.**: lokaler Entzündungshemmer; v.a. bei Dermatosen

Hallolmeltrie *f* (Ⓔ halometry): Bestimmung des Durchmessers roter Blutkörperchen durch mikroskopische Messung des Halos der fixierten und geschrumpften Zellen im Blutausstrich

Halo-Nävus *m*: → *Sutton-Nävus*

Hallolpelrildol *nt* (Ⓔ haloperidol): Neuroleptikum*

hallolphil *adj* (Ⓔ halophile): (*biolog.*) salzliebend

Hallolthan *nt* (Ⓔ halothane): als Allgemeinanästhetikum verwendeter halogenierter Kohlenwasserstoff [Brom-Chlor-Trifluorethan]; farblose, klare Flüssigkeit, die unter Licht- und Wärmeeinwirkung zerfällt und deshalb geschützt aufbewahrt werden muss; nicht brennbar, nicht explosiv; Halothan flutet nur langsam an; hat eine gute narkotische Wirkung, schwache analgetische und muskelrelaxierende Wirkung; wird abgeatmet und zu 20 % in der Leber zu Trichloressigsäure, Brom und Chlorid abgebaut; zu den unerwünschten Wirkungen gehören Atemdepression, Blutdruckabfall, Halothanhepatitis*, Verminderung der Nierendurchblutung und glomerulären Filtrationsrate sowie maligne Hyperthermie*

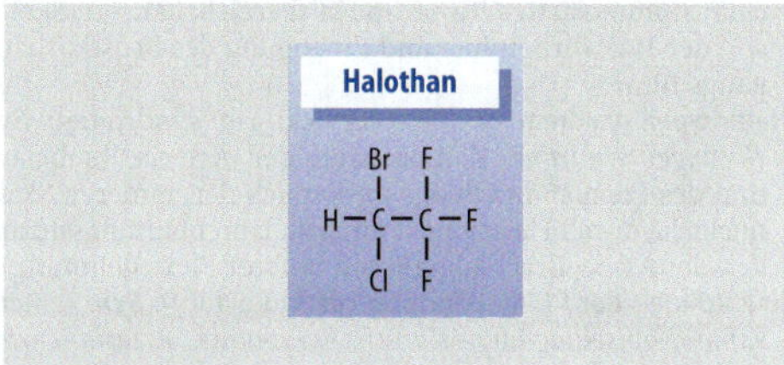

Abb. H19. Halothan

Hallolthanlhelpaltiltis *f, pl* **-tiltilden** (Ⓔ halothane hepatitis): relativ seltene Leberschädigung, die meist nur durch einen flüchtigen Ikterus in Erscheinung tritt; betrifft v.a. Frauen über 40 Jahre, Patienten mit Adipositas und mit intraoperativer Hypoxie*

HALP *Abk.*: homologes Human-Antilymphozyten-Plasma

Halslarltelrie, olberlflächllilche *f*: → *Arteria cervicalis superficialis*

Halsband der Venus *nt* (Ⓔ collar of venus): *Syn*: *Leucoderma colli*; syphilitisches Leukoderm* am Halsansatz und Nacken

Halsldislsekltilon *f*: → *neck dissection*

Halsldreileck, hinltelres *nt* (Ⓔ posterior triangle of neck): *Syn*: *Trigonum cervicale posterius, Trigonum colli posterius, Regio cervicalis lateralis*; dreieckiger Bezirk, der vorne vom Hinterrand des Musculus* sternocleidomastoideus, hinten durch dem Musculus* trapezius und unten durch den Venter anterior des Musculus* digastricus begrenzt wird; enthält die Fossa* supraclavicularis major und das Trigonum* omoclaviculare

Halsldreileck, vorldelres *nt* (Ⓔ anterior triangle of neck): *Syn*: *Trigonum cervicale anterius, Regio cervicalis anterior, Trigonum colli anterius*; dreieckiger Bezirk dessen Spitze auf dem Manubrium* sterni steht und dessen Basis vom Unterkiefer [Mandibula*] gebildet wird; der Vorderrand des Musculus* sternocleidomastoideus bildet die Seiten des Dreiecks; wird in vier Teile unterteilt: Trigonum* submandibulare, caroticum, omotracheale und submentale

Halslfaslzie *f* (Ⓔ cervical fascia): *Syn*: *Fascia cervicalis, Fascia colli*; die aus drei Blättern bestehen Halsfaszie; die **oberflächliche Halsfaszie** [Lamina superficialis fasciae cervicalis] ist an der Unterkante der Mandibula* befestigt und verläuft unter dem Platysma*; ihr hinterer Abschnitt wird als **Nackenfaszie** [Fascia nuchae] bezeichnet; die **mittlere Halsfaszie** [Lamina pretrachealis fasciae cervicalis] umschließt die infrahyale Muskulatur und ist auch mit der Karotisscheide* [Vagina carotica] verbunden; die **tiefe Halsfaszie** [Lamina prevertebralis fasciae cervicalis] verläuft von der Schädelbasis bis zum Brustkorb, wo sie in die Fascia* endothoracica übergeht; sie bedeckt den Grenzstrang [Truncus* sympathicus], den Plexus* brachialis und die Arteria* subclavia

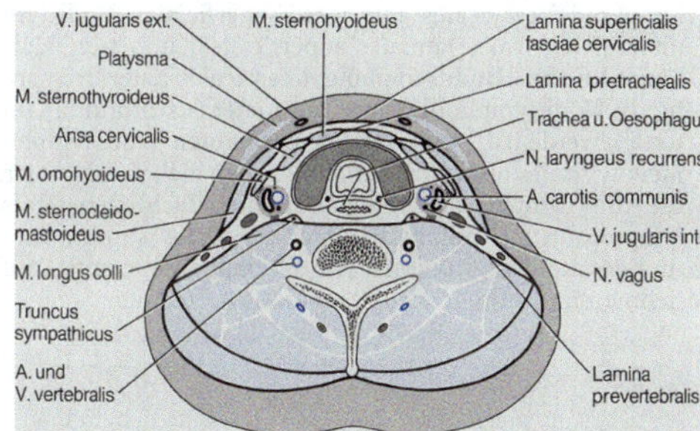

Abb. H20. Schematische Darstellung der Halsfaszie

Halslfisltel *f* (Ⓔ cervical fistula): *Syn*: *Fistula colli congenita*; bei den Halsfisteln handelt es um Ausführungsgänge von **Halszysten**, die Reste des embryonalen Ductus* thyroglossalis [**mediane Halszyste**] oder der 2. Kiemenspalte [**laterale Halszyste**] darstellen; die **mediane Halszysten** imponieren als prallelastische Schwellungen, die beim Schlucken nach oben steigen; **laterale Halszysten** dagegen sind nur schwer tastbar und werden i.d.R. erst bei Entstehung der Fistel auffällig; die Fistelmündung liegt meist am Vorderrand des Musculus* sternocleidomastoideus in Höhe des Kehlkopfes; **Therapie**: sowohl die **mediane** als auch die **laterale Halsfistel** müssen sorgfältige totalexstirpiert werden, da sonst Rezidive auftreten; bei medianen Halsfisteln muss der mittlere Teil des Zungenbeinkörpers mit reseziert werden [*Abb. H21*]

Halslganlglilon, mittllelres *nt*: → *Ganglion cervicale medium*

Halslganlglilon, olbelres *nt*: → *Ganglion cervicale superius*

Halslganlglilon, unltelres *nt*: → *Ganglion cervicale inferioris*

Halslgelflecht *nt*: → *Plexus cervicalis*

HalslgrenzlstranglbloIckalde *f* (Ⓔ stellate block): *Syn*: *zervikale Grenzstrangblockade*; Blockade der zervikalen Grenz-

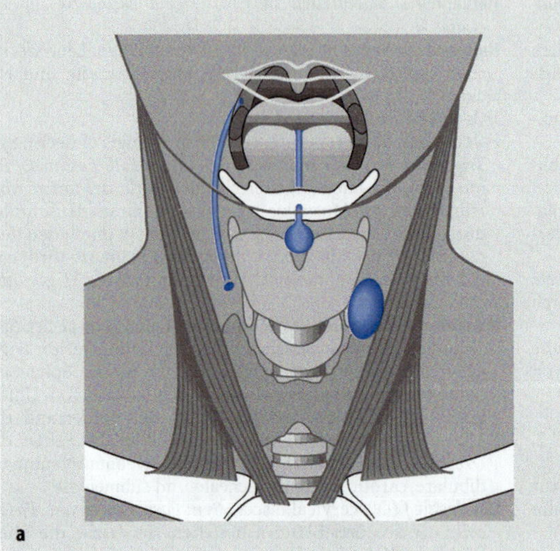

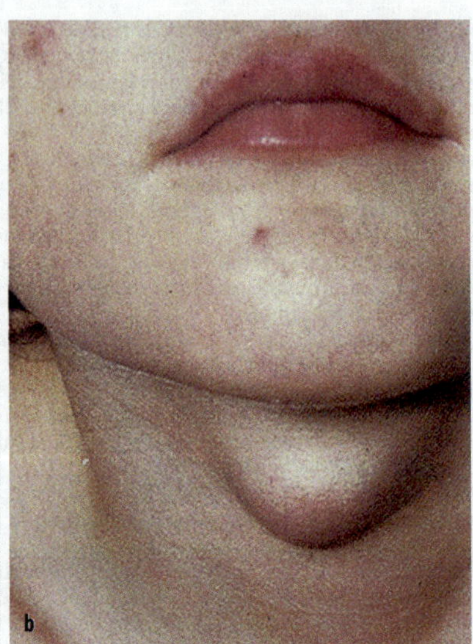

Abb. H21. Halsfistel. **a** Schema medianer und lateraler Halsfisteln, **b** mediane Halszyste

strangganglien durch Lokalanästhetika*; *s.a. Ganglienblockade*

Hals|lor|do|se *f* (Ⓔ cervical lordosis): *s.u. Wirbelsäule*

Hals|lymph|kno|ten *pl* (Ⓔ cervical lymph nodes): ***Syn***: *Zervikallymphknoten, Nodi lymphoidei cervicales/colli*; ca. ein Drittel aller Lymphknoten liegt im Halsbereich; die Lymphknoten der vorderen [Nodi lymphoidei cervicales anteriores] und seitlichen Halsregion [Nodi lymphoidei cervicales laterales] können jeweils in **oberflächliche** [Nodi lymphoidei cervicales anteriores superficiales, Nodi lymphoidei cervicales laterales superficiales] und **tiefe Halslymphknoten** [Nodi lymphoidei cervicales anteriores profundi, Nodi lymphoidei cervicales laterales profundi] unterteilt werden; die **tiefen Halslymphknoten** [Nodi lymphoidei cervicales profundi] sind überregionale Lymphknoten, die die Lymphe der regionalen **oberflächlichen Halslymphknoten** [Nodi lymphoidei cervicales superficiales] und der Kopflymphknoten [Nodi lymphoidei capitis] aufnehmen und zum Truncus* jugularis weiterleiten

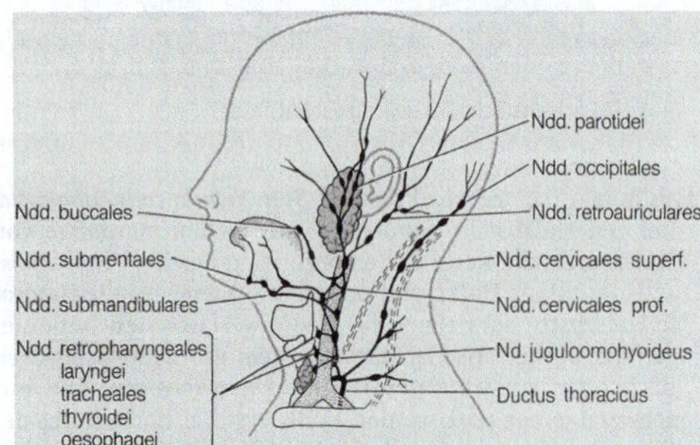

Abb. H22. Lymphknoten und -gefäße von Kopf und Hals

Hals|lymph|kno|ten|tu|ber|ku|lo|se *f* (Ⓔ tuberculosis of cervical lymph nodes): ***Syn***: *tuberkulöse Lymphadenitis colli*; als primäre Tuberkulose* eine Ingestionstuberkulose* durch Trinken kontaminierter Kuhmilch, v.a. bei Kindern und Jugendlichen; häufiger ist heute aber die postprimäre Halslymphknotentuberkulose durch Streuung aus Lungenherden; **DD**: Lymphadenitis durch atypische Mykobakterien; **Therapie**: tuberkulostatische Therapie [*s.u. Tuberkulose*]; Lymphknotenentfernung bei Therapieversagen oder Fistelbildung

Hals|mark *nt* (Ⓔ cervical cord): ***Syn***: *Zervikalsegmente, Zervikalmark, Halssegmente, Cervicalia, Segmenta cervicalia, Pars cervicalis medullae spinalis*; der Halsabschnitt des Rückenmarks besteht aus acht Zervikalsegmenten [C_{1-8}]; aus ihnen gehen die acht Spinalnerven des Halsmarks [Nervi cervicales] hervor; jeder Zervikalnerv hat einen vorderen [**Ramus anterior**] und einen hinteren Ast [**Ramus posterior**]; die vorderen Äste bilden den Plexus* cervicalis und Teile des Plexus* brachialis; die hinteren Äste teilen sich jeweils in einen medialen Ast [**Ramus medialis**] und einen lateralen Ast [**Ramus lateralis**] auf, die motorisch die Muskeln des Nacken versorgen; der Hautast [**Ramus cutaneus posterior**] entspringt aus dem Ramus lateralis

Hals-Nasen-Ohrenarzt *m*: *→Otorhinolaryngologe*

Hals-Nasen-Ohrenärztin *f*: *→Otorhinolaryngologin*

Hals-Nasen-Ohrenheilkunde *f*: *→Otorhinolaryngologie*

Hals|ner|ven *pl* (Ⓔ cervical nerves): ***Syn***: *Zervikalnerven, Nervi cervicales*; die acht Spinalnerven des Halsmarks*

Hals|ner|ven|ge|flecht *nt*: *→Plexus cervicalis*

Hals|ple|xus *m*: *→Plexus cervicalis*

Hals|re|gi|o|nen *pl* (Ⓔ cervical regions): ***Syn***: *Regiones cervicales/colli*; am Hals unterscheidet man ein **vorderes Halsdreieck** [Regio cervicalis anterior] und ein **hinteres Halsdreieck** [Regio cervicalis lateralis], die von der **Regio sternocleidomastoidea** getrennt werden; die Rückseite wird als **Nacken** [Regio cervicalis posterior] bezeichnet

Hals|rip|pe *f* (Ⓔ cervical rib): ***Syn***: *Costa cervicalis, Costa colli*; stummelartige Rippe im Halsbereich; kann zu Skoliose* der Halswirbelsäule und Einengung des Brustkorbausgangs führen

Hals|rip|pen|syn|drom *nt* (Ⓔ cervical rib syndrome): ***Syn***: *Naffziger-Syndrom*; Kompression der Arteria* subclavia und des Plexus* brachialis im Bereich der vorderen Skalenuslücke durch Halsrippen; führt zu Durchblutungsstörungen der Arme, Brachialgie* und unterer Plexuslähmung

Hals|schlag|ader *f* (Ⓔ common carotid artery): ***Syn***: *gemeinsame Kopfschlagader, Karotis communis, Arteria carotis communis*; Gefäßstamm für die Arteria* carotis externa und interna; entspringt rechts aus dem Truncus* brachiocephalicus und links aus dem Aortenbogen*; verläuft hinter dem Musculus* sternocleidomastoideus zum Trigonum* caroticum, wo sie sich in Höhe des Oberrandes des 5. Halswirbels in Arteria* carotis externa und interna aufteilt; an der Teilungsstelle ist sie zum Sinus* caroticus erweitert; auf der Rückseite der Aufteilungsgabel liegt der **Glomus caroticum**

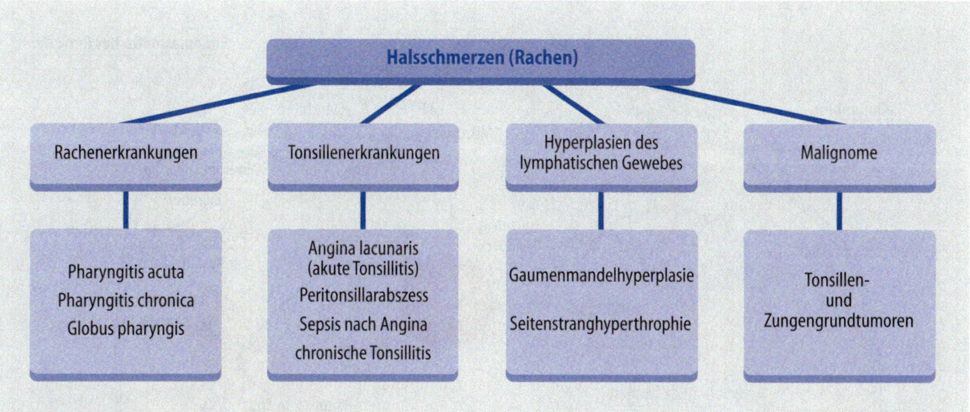

Abb. H23. Diffentialdiagnose von Halsschmerzen

Hals|schlag|a|der, auf|stei|gen|de *f*: →*Arteria cervicalis ascendens*

Hals|schlag|a|der, que|re *f*: →*Arteria transversa colli*

Hals|schlag|a|der, tie|fe *f*: →*Arteria cervicalis profunda*

Hals|schmer|zen *pl* (Ⓔ sore throat): Schmerzen im Rachen und oberen Kehlkopfbereich

Hals|seg|men|te *pl*: →*Halsmark*

Halsted: William Stewart Halsted; 1852–1922; amerikanischer Chirurg (Baltimore)

Halsted-Operation *f* (Ⓔ Halsted's mastectomy): ***Syn***: *radikale Mastektomie*; klassische Brustentfernung [Mastektomie*] mit Entfernung von Musculus* pectoralis major und minor und Ausräumung der Achsellymphknoten; wird heute nur noch selten durchgeführt

Hals|ve|ne, tie|fe *f* (Ⓔ deep cervical vein): ***Syn***: *Vena colli profunda, Vena cervicalis profunda*; Begleitvene der Arteria* cervicalis profunda; mündet in die Vena* brachiocephalica oder Vena* vertebralis

Hals|wir|bel *pl* (Ⓔ cervical vertebrae): ***Syn***: *Vertebrae cervicales*; die 7 Wirbel der Halswirbelsäule; der **1. Halswirbel** [Atlas] hat keinen Wirbelkörper, sondern besteht aus einer rechten und linken **Massa lateralis**, die durch den vorderen und hinteren Atlasbogen* verbunden werden; auf der Oberseite der Massa lateralis befindet sich die Gelenkfläche [Facies articularis superior] für das Atlantookzipitalgelenk* zwischen Atlas und Schädel, auf der Unterseite die Gelenkfläche [Facies articularis inferior] für die Articulatio* atlantoaxialis lateralis; auf der Innenseite des vorderen Atlasbogens ist die **Fovea dentis**, die als Gelenkpfanne für die Articulatio* atlantoaxialis mediana dient; der **2. Halswirbel** [Axis] ist durch einen stiftförmigen, nach oben aus dem Wirbelkörper herausragenden Fortsatz [Dens* axis] gekennzeichnet; der Dens ragt nach oben in den Ring des ersten Halswirbels [Atlas*] hinein und artikuliert mit der Fovea* dentis des Atlas; die auf der Oberseite des Querfortsatzes liegende rechte und linke Gelenkfläche [Facies articularis superior] ist Teil der Articulatio* atlantoaxialis lateralis; der Dornfortsatz [Processus spinosus] ist gabelförmig gespalten

die Dornfortsätze der 2.–6. Halswirbel sind relativ kurz, gegabelt und nach unten gerichtet; der Dornfortsatz des 7. Halswirbels ist nicht gespalten und länger als die anderen Dornfortsätze; da er leicht zu tasten ist, wird der 7. Halswirbel als **Vertebra prominens** bezeichnet; die Querfortsätze der Halswirbel 3–7 haben jeweils ein **Tuberculum anterius** [Höckerchen an der Vorderseite, an dem Muskeln ansetzen; wird als Rippenrudiment betrachtet] und **Tuberculum posterius** [Höckerchen an der Rückseite]; das Tuberculum anterius des 6. Halswirbels, vor dem die Arteria* carotis communis nach oben zieht, wird als **Tuberculum caroticum** bezeichnet; die Querfortsätze der Halswirbel 1–6 haben jeweils ein **Foramen transversarium** für die Arteria* vertebralis; die wulstförmige Erhöhung des lateralen Oberrandes der Halswirbelkörper heißt **Uncus corporis**

VII. Halswirbel (Ⓔ prominent vertebra): ***Syn***: *Prominens, Vertebra prominens*; unterster Halswirbel, der einen stark vorspringenden Dornfortsatz hat; *siehe oben*

Hals|wir|bel|säu|len|ky|pho|se *f* (Ⓔ trachelokyphosis): ***Syn***: *HWS-Kyphose, Trachelokyphose*; Kyphose* der Halswirbelsäule

Hals|zys|te *f* (Ⓔ cervical cyst): *s.u. Halsfistel*

Hal|te|band *nt*: **äußeres Halteband der Kniescheibe:** →*Retinaculum patellae laterale*

inneres Halteband der Kniescheibe: →*Retinaculum patellae mediale*

oberes Halteband der Peronäussehnen: →*Retinaculum musculorum peroneorum superius*

Halteband der Plantarflexoren: →*Retinaculum musculorum flexorum pedis*

unteres Halteband der Peronäussehnen: →*Retinaculum musculorum peroneorum inferius*

HAM *Abk.*: **1.** Hexamethylmelamin, Adriamycin, Melphalan **2.** Hexamethylmelamin, Adriamycin, Methotrexat **3.** →*Höchstabgabemenge*

Häm *nt* (Ⓔ heme): eisenhaltiges Porphyrin; Farbstoffanteil von Hämoglobin* und Myoglobin*, der Sauerstoff und Kohlendioxid transportiert; wird in fast allen Zellen gebildet, v.a. aber in den Erythroblasten des Knochenmarks, Erythrozyten des strömenden Blutes und in der Leber [*Abb. H25*]

Häm-, häm- *präf.*: Wortelement mit der Bedeutung „Blut"

HAMA *Abk.*: **1.** Human-Albumin-Mikrosphäre **2.** Human-Antimaus-Antikörper

häm|ad|sor|bie|rend *adj* (Ⓔ hemadsorbent): ***Syn***: *hämadsorptiv*; Erythrozyten adsorbierend

Häm|ad|sorp|ti|on *f* (Ⓔ hemadsorption): Festhaften von roten

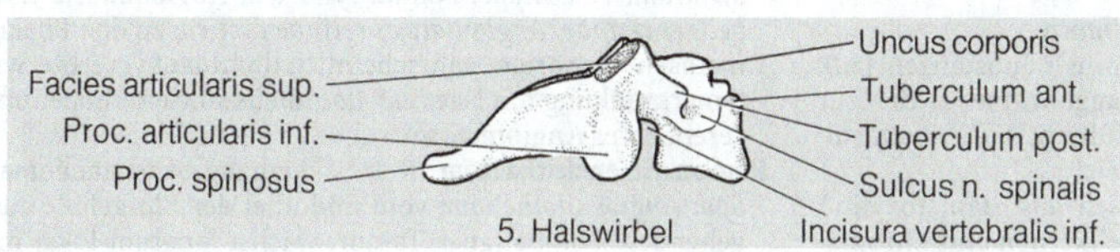

Abb. H24. Halswirbel von der rechten Seite

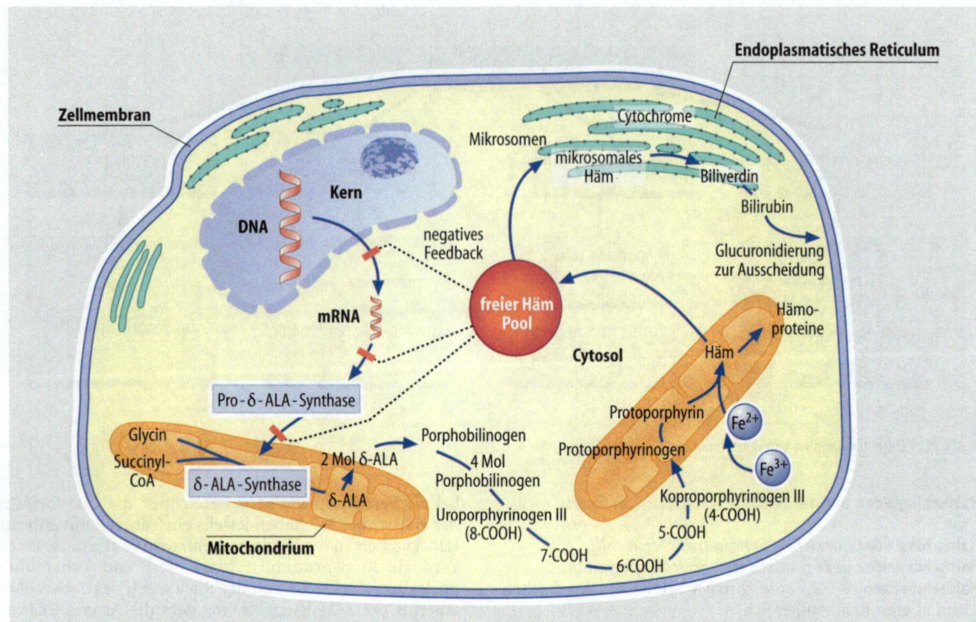

Abb. H25. Biosynthese von Häm

Blutkörperchen, z.B. an einer Oberfläche

häm|ad|sorp|tiv *adj*: *→hämadsorbierend*

Häm|ag|glu|ti|na|ti|on *f* (Ⓔ hemagglutination): durch Hämagglutinine* ausgelöste Blutverklumpung; bei der **direkten** oder **aktiven Hämagglutination** erfolgt die Verklumpung durch Antikörper gegen Oberflächenantigene der Erythrozyten; erfolgt die Agglutination erst nach Beladung der Erythrozytenoberfläche mit einem Antigen, spricht man von **indirekter** oder **passiver Hämagglutination**; *s.a. Hämagglutinationshemmtest*

Häm|ag|glu|ti|na|tions|hemm|test *m* (Ⓔ hemagglutination-inhibition assay): serologischer Test zum Nachweis von Antikörpern oder Antigenen, der auf der Hemmung einer normalerweise auftretenden Hämagglutination* beruht

aktiver Hämagglutinationshemmtest: *→direkter Hämagglutinationshemmtest*

direkter Hämagglutinationshemmtest (Ⓔ direct hemagglutination-inhibition assay): *Syn*: *aktiver Hämagglutinationshemmtest*; in einem Serum vorhandene Antikörper neutralisieren Antigene [z.B. Virusantigen], die eine Hämagglutination bewirken würden; das Ausbleiben der Hämagglutination beweist das Vorhandensein der spezifischen Antikörper im Testserum und kann damit indirekt eine vorhandene oder abgelaufene Infektion beweisen

indirekter Hämagglutinationshemmtest (Ⓔ indirect hemagglutination-inhibition assay): *Syn*: *passiver Hämagglutinationshemmtest*; ein Testserum wird mit einem spezifischen Antiserum gemischt; die Antikörper des Antiserums neutralisieren Antigene des Testserums und verhindern damit die Agglutination der zugesetzten Erythrozyten

passiver Hämagglutinationshemmtest: *→indirekter Hämagglutinationshemmtest*

häm|ag|glu|ti|na|tiv *adj* (Ⓔ hemagglutinative): *Syn*: *hämagglutinierend*; Hämagglutination betreffend oder verursachend

häm|ag|glu|ti|nie|rend *adj*: *→hämagglutinativ*

Häm|ag|glu|ti|ni|ne *pl* (Ⓔ hemagglutinins): Substanzen [z.B. agglutinierende Antikörper, Phytoagglutinine*], die zur Verklumpung von Erythrozyten* führen; *s.a. Hämagglutination*

Häm|alaun *nt* (Ⓔ hemalum): Gemisch aus Hämatoxylin* und Alaun*; wird zu Färbung von Zellkernen und Chromatin verwendet

Ha|ma|mel|i|dis aqua *f* (Ⓔ witch hazel water): *s.u. Hamamelis*

Ha|ma|mel|i|dis cor|tex *m* (Ⓔ witch hazel bark): *s.u. Hamamelis*

Ha|ma|mel|i|dis cor|ti|cis aqua *f* (Ⓔ witch hazel water): *s.u. Hamamelis*

Ha|ma|mel|i|dis fo|li|um *nt* (Ⓔ witch hazel leaf): *s.u. Hamamelis*

Ha|ma|mel|is *f* (Ⓔ witch hazel): *Syn*: *Hamamelis virginiana, virginische Zaubernuss*; Strauch aus der Familie der Hamamelidaceae; verwendet werden die getrockneten Blätter [**Hamamelidis folium**], die getrocknete Rinde der Stämme und Zweige [**Hamamelidis cortex**] und ein Wasserdampfdestillat der frischen Zweige bzw. Blätter [**Hamamelidis aqua, Hamamelidis corticis aqua**]; die Rinde enthält mehr als 4 % Gerbstoffe* [Hamamelitannine, Ellagitannin, Catechintannine, Gallussäure]; die Blättern enthalten Gerbstoffe* [v.a. Gallotannine], Flavonoide* und ätherisches Öl, das auch die Hauptmenge des Destillats ausmacht; sowohl Rinde als auch Blätter und Destillat wirken entzündungshemmend und adstringierend; **Anw.**: äußerlich und innerlich bei z.B. lokalen Entzündungen der Haut und Schleimhaut, Hämorrhoiden*, Krampfadern; die Blätter traditionell innerlich bei akutem Durchfall; in der Homöopathie bei Krampfadern, Hämorrhoiden* und Haut- und Schleimhautblutungen

Häm|ana|ly|se *f*: *→Hämoanalyse*

Häm|an|gi|o|blast *m* (Ⓔ hemangioblast): *Syn*: *Angioblast*; gefäßbildende Zelle

Häm|an|gi|o|blas|tom *nt* (Ⓔ hemangioblastoma): *Syn*: *Lindau-Tumor, Angioblastom*; von der Gefäßwand ausgehender, gutartiger Tumor

retino-zerebelläres Hämangioblastom (Ⓔ retinocerebral angiomatosis): *Syn*: *Netzhautangiomatose, Hippel-Lindau-Syndrom, von Hippel-Lindau-Syndrom, Angiomatosis cerebelli et retinae, Angiomatosis retinae cystica*; zu den Phakomatosen* gehörige, wahrscheinlich dominant vererbte Systemerkrankung mit Naevus* flammeus sowie retinaler und zerebellarer Angiomatose

Häm|an|gi|o|en|do|the|li|om *nt* (Ⓔ hemangioendothelioma): *Syn*: *Angioendotheliom*; vom Endothel der Blutgefäße ausgehender semimaligner Tumor; wächst langsam lokal mit nur geringer Tendenz zur Metastasierung; histologisch unterscheidet man **kaposiformes Hämangioendotheliom** [tritt meist bei Kindern in den tiefen Weichteilen der oberen Extremität auf], **retiformes Hämangioendotheliom** [v.a. im mittleren Lebensalter auftretender Tumor mit netzförmigen Verzweigungen], **epitheloides Hämangioendotheliom** [solitärer, meist an ein großes Gefäß gebundener, schmerzhafter Tumor tiefer Weichteile] und **Spindelzellhämangioendotheliom** [rotblaue, solitäre oder multiple Knoten der Dermis oder Subkutis, v.a. der distalen Extremitäten]; alle Formen verlaufen protrahiert über Jahre; meist besteht eine Rezidivtendenz, aber kaum eine Neigung zu Metastasierung; **Therapie**: Exzision

malignes/sarkomatöses Hämangioendotheliom: →*Hämangiosarkom*

Hämlanlgilom *nt* (Ⓔ hemangioma): ***Syn***: *Blutschwamm, Haemangioma*; gutartiger Gefäßtumor, der meist bei der Geburt vorhanden ist oder in den ersten Lebensmonaten entsteht [**infantiles Hämangiom**]; es gibt aber auch Formen, die erst im späteren Lebensalter entstehen [**senile Angiome, Granuloma pyogenicum**]; der Begriff *„Blutschwamm"* bezieht sich auf äußerlich sichtbare kutane oder subkutane Hämangiome, wie z.B. das kapilläre infantile Hämangiom*; Hämangiome kommen auch im Rahmen von Fehlbildungssyndromen [Blaue-Gummiblasen-Nävus-Syndrom*, Maffucci*-Syndrom] vor

blastomatöses Hämangiom: Blutschwamm; *siehe oben*

epitheloides Hämangiom (Ⓔ angiolymphoid hyperplasia with eosinophilia): ***Syn***: *angiolymphoide Hyperplasie mit Eosinophilie*; seltene, chronisch-persistierende Kapillarproliferation mit ins Lumen vorspringenden epitheloiden Endothelzellen; bildet multiple, hautfarbene bis rötliche Knötchen an der Kopfhaut und im Ohr- und Nackenbereich; befällt v.a. Frauen mittleren Alters; eine in Japan vorkommende Erkankung mit ähnlicher Symptomatik ist das **Kimura-Syndrom**, bei dem es sich um ein Pseudolymphom oder niedrig malignes Lymphom handelt; **Therapie**: Exzision

kapilläres Hämangiom: →*Haemangioma capillare*

kapilläres infantiles Hämangiom (Ⓔ capillary infantile hemangioma): *s.u. Haemangioma capillare*

kavernöses Hämangiom: →*Haemangioma tuberonodosum*

sinusoidales Hämangiom (Ⓔ sinusoidal hemangioma): große sinusoidale Hohlräume, v.a. am Rumpf junger Frauen

targetoides hämosiderotisches Hämangiom (Ⓔ target hemangioma): solitäres Angiom mit schießscheiben-ähnlicher Gestalt; meist bei mittelalten Männern am Rumpf; histologisch zeigt sich eine ausgeprägte Eisenspeicherung

Hämlanlgilolmaltolse *f* (Ⓔ hemangiomatosis): ***Syn***: *Haemangiomatosis*; Vorkommen multipler Hämangiome*; bei Säuglingen als **benigne neonatale Hämangiomatose** mit bis zu mehreren Hundert kleinen [1–10 mm] Hämangiomen; besteht eine Assoziation mit Fehlbildungen von Leber oder Intestinaltrakt, handelt es sich um eine **diffuse neonatale Hämangiomatose**; *s.a. Blaue-Gummiblasen-Nävus-Syndrom*

viszerokutane Hämangiomatose: →*Blaue-Gummiblasen-Nävus-Syndrom*

Hämangiom-Thrombopenie-Syndrom *nt* (Ⓔ hemangioma-thrombocytopenia syndrome): ***Syn***: *Kasabach-Merritt-Syndrom, Thrombozytopenie-Hämangiom-Syndrom, Thrombopenie-Hämangiom-Syndrom*; bei Riesenhämangiomen kann es durch Thrombose* im Angiom zu Thrombopenie* und Verbrauchskoagulopathie* kommen; die Mortalität liegt bei 20–30 %; **Therapie**: Antikoagulation, Substitution von Thrombozyten und Faktoren, Röntgenbestrahlung des Riesenangioms

Hämlanlgilolsarlkom *nt* (Ⓔ hemangiosarcoma): ***Syn***: *sarkomatöses/malignes Hämangioendotheliom, Haemangiosarcoma*; entartetes Hämangioendotheliom* mit Metastasierung; findet sich z.B. in der Schilddrüse und Knochen; *s.a. Kaposi-Sarkom*

Hälmalphelrelse *f* (Ⓔ hemapheresis): ***Syn***: *Hämopherese*; Abtrennung von Blutbestandteilen und Reinfusion des Restblutes

Hämlarlthros *m*: →*Hämarthrose*

Hämlarlthrolse *f* (Ⓔ hemarthrosis): ***Syn***: *blutiger Gelenkerguss, Hämarthros*; blutige Ergussbildung in einem Gelenk als Traumafolge oder bei Hämophilie*

hämlarlthroltisch *adj* (Ⓔ hemarthrotic): Hämarthrose betreffend, von ihr betroffen oder gekennzeichnet

Halmarltom *nt* (Ⓔ hamartoma): von einer embryonalen Gewebefehlbildung ausgehender Tumor, z.B. Naevus* verrucosus

renales Hamartom: →*Angiomyolipom*

Halmarltolmaltolse *f*: →*Hamartose*

Halmarltolmaltolsis *f, pl* **-ses**: →*Hamartose*

Hamartom-Syndrom, multiples *nt*: →*Cowden-Syndrom*

halmarltolphob *adj* (Ⓔ hamartophobic): Hamartophobie betreffend, durch sie gekennzeichnet

Halmarltolpholbie *f* (Ⓔ hamartophobia): krankhafte Angst vor Fehlhandlungen

Halmarltolse *f* (Ⓔ hamartomatosis): ***Syn***: *Hamartomatose, Hamartomatosis, Hamartosis*; Vorkommen multipler Hamartome*; *s.a. Hamartom-Syndrom, multiples*

Halmarltolsis *f, pl* **-ses**: →*Hamartose*

Hämlaslkos *m* (Ⓔ hemorrhagic ascites): ***Syn***: *blutiger/hämorrhagischer Aszites*; Aszites* mit Blutbeimengung

Hämat-, hämat- *präf.*: →*Hämato-*

Hälmaltelmelsis *f* (Ⓔ hematemesis): ***Syn***: *Bluterbrechen, Vomitus cruentus*; Erbrechen von hellem oder dunkelbraunem [**Kaffeesatzerbrechen**] Blut; *s.a. Magen-Darm-Blutung*

Hälmatlhidlrolsis *f, pl* **-ses**: →*Hämhidrose*

Hälmaltildrolsis *f, pl* **-ses**: →*Hämhidrose*

Hälmaltin *nt* (Ⓔ hematin): ***Syn***: *Hydroxyhämin, Oxyhämin*; durch Einwirkung von Säure oder Alkalien auf Hämoglobin* entstehendes Derivat mit dreiwertigem Eisen, das keinen Sauerstoff transportieren kann; farbgebendes Pigment in Plasmodium*-Species

salzsaures Hämatin (Ⓔ chlorohemin): durch Einwirkung von Salzsäure gebildetes Hämatin

Hälmaltinlälmie *f* (Ⓔ hematinemia): Vorkommen von Hämatin im Blut

Hälmaltinlulrie *f* (Ⓔ hematinuria): Hämatinausscheidung im Harn

Hämato-, hämato- *präf.*: Wortelement mit der Bedeutung „Blut"

Hälmaltolbilie *f* (Ⓔ **1.–2.** hematobilia): ***Syn***: *Hämobilie*; **1.** Blutausscheidung in der Galle **2.** Einblutung in die Gallenwege bzw. Blutung in die Gallenwege mit Ausscheidung eines Gallen-Blut-Gemisches in den Magen-Darm-Trakt

Hälmaltolchelzie *f* (Ⓔ hematochezia): ***Syn***: *Blutstuhl, blutiger Stuhl*; sichtbare Blutbeimengung zum Stuhl; färbt das Blut den Stuhl schwarz, spricht man von **Teerstuhl** [Melaena]; **okkultes Blut** im Stuhl ist nur durch Tests nachweisbar; *s.a. Magen-Darm-Blutung*

Hälmaltolchylie *f* (Ⓔ hematochylia): Vorkommen von Erythrozyten im Chylus*

Hälmaltolchyllulrie *f* (Ⓔ hematochyluria): kombinierte Hämaturie* und Chylurie*

hälmaltolgen *adj* (Ⓔ **1.** hematogenous **2.** blood-borne): **1.** im Blut entstanden, aus dem Blut stammend **2.** durch Blut übertragen, über den Blutweg

hälmaltolid *adj* (Ⓔ hematoid): blutähnlich, blutartig

Hälmaltolildin *nt* (Ⓔ hematoidin): beim Hämoglobinabbau entstehender eisenfreier Farbstoff

Hälmaltolkollpolmetlra *f* (Ⓔ hematocolpometra): Blutansammlung in Scheide und Gebärmutter; i.d.R. bei Abflussbehinderung bei Hymenalatresie*

Hälmaltolkollpos *m* (Ⓔ hematocolpos): ***Syn***: *Hämokolpos*; Blutansammlung in der Scheide; i.d.R. bei Abflussbehinderung bei Hymenalatresie*

Hälmaltolkrit *m* (Ⓔ hematocrit): Anteil der roten Blutzellen [Erythrozyten*] am Gesamtblutvolumen; beträgt bei erwachsenen Männern 0,44–0,46, bei Frauen 0,41–0,43; liegt bei Neugeborenen ca. 20 % höher und bei Kleinkindern ca. 10 % niedriger; die Bestimmung erfolgt entweder nach **Wintrobe** [Zentrifugation von ungerinnbar gemachtem Blut in standardisierten Hämatokritröhrchen] oder im Rahmen einer automatischen Blutanalyse durch rechnerische Ermittlung [$Hkt = MCV \times Z_E$]

H

Hä|ma|to|lo|ge *m* (Ⓔ hematologist): Arzt für Hämatologie*

Hä|ma|to|lo|gie *f* (Ⓔ hematology): Teilgebiet der inneren Medizin, das sich mit Diagnose und Therapie von Erkrankungen des Blutes und der blutbildenden Organe befasst

Hä|ma|to|lo|gin *f* (Ⓔ hematologist): Ärztin für Hämatologie*

Hä|ma|tom *nt* (Ⓔ hematoma): ***Syn***: *Bluterguss, Haematoma*; traumatisch bedingte Blutansammlung im Gewebe oder einem Hohlraum

epidurales Hämatom (Ⓔ epidural hematoma): ***Syn***: *Epiduralblutung, extradurale Blutung, epidurale Blutung, extradurales Hämatom, Haematoma extradurale, Haematoma epidurale*; arterielle Blutung mit Bildung eines Blutergusses im Epiduralraum* im Anschluss an ein Trauma; das auslösende Trauma kann minimal sein; oft kommt es deshalb erst nach einem freien Intervall von Stunden oder Tagen zur Ausbildung der Symptome; **Klinik**: zunehmende Bewusstseinseintrübung, kontralaterale Halbseitenlähmung, Okkulomotoriuslähmung auf der betroffenen Seite; die **Diagnose** wird mittels Schädel-CT gesichert; **Therapie**: Schädeltrepanation und Drainage

extradurales Hämatom: *→epidurales Hämatom*

intrakranielles Hämatom (Ⓔ intracranial hematoma): Bluterguss innerhalb der Schädelhöhle; *s.a. epidurales Hämatom, subdurales Hämatom*

intrazerebrales Hämatom (Ⓔ intracerebral hematoma): Bluterguss im Gehirn; Einblutung ins Gehirn; tritt meist zusammen mit sub- oder epiduralem Hämatom auf; häufig findet sich ein symptomfreies Interval zwischen Trauma und dem Auftreten von Symptomen; **Klinik**: Kopfschmerzen, Erbrechen, Atemstörungen, Hemiparese, Blutdruckanstieg, Bewusstseinseintrübung oder -verlust; weite, lichtstarre Pupillen bei Mittelhirneinklemmung; **Diagnose**: CT; **Therapie**: stereotaktische Punktion oder operative Entfernung; meist bleiben aber Restlähmungen zurück; die Letalität ist hoch

subdurales Hämatom (Ⓔ subdural hematoma): ***Syn***: *Subduralhämatom, Haematoma subdurale*; Bluterguss im Subduralraum; selten als **akutes subdurales Hämatom**, häufiger als **chronisches subdurales Hämatom** nach Bagatelltrauma; relativ häufig bei chronischem Alkoholmissbrauch [**Pachymeningeosis haemorrhagica interna**]; typisch ist ein symptomfreies Intervall von Tagen bis Wochen zwischen Trauma [z.B. Kopfanschlagen beim Einsteigen in ein Auto] und dem Auftreten von Symptomen; **Klinik**: im Mittelpunkt steht eine langsam progrediente Störung von Antrieb und Bewusstsein; Zeichen einer Halbseitenlähmung finden sich nur bei einem kleineren Teil der Fälle; **Diagnose**: CT; **Therapie**: operative Entfernung

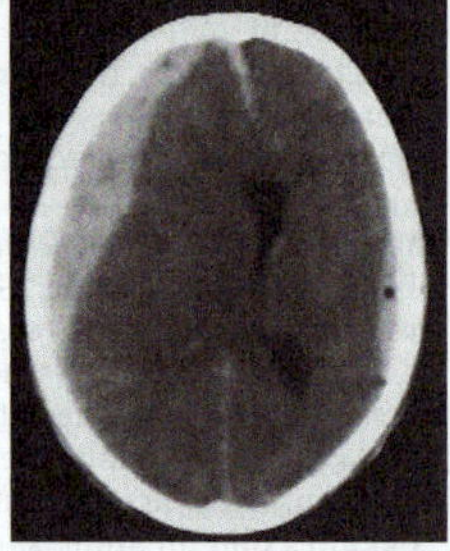

Abb. H26. Subdurales Hämatom rechts im CT. Epidurales Hämatom links mit Luftbläschen

Hä|ma|to|me|tra *f* (Ⓔ hematometra): ***Syn***: *Hämometra*; Blutansammlung in der Gebärmutter; i.d.R. bei Abflussbehinderung bei Hymenalatresie*

Hä|ma|tom|pha|lo|ze|le *f* (Ⓔ hematomphalocele): Nabelhernie* mit Einblutung

Hä|ma|to|my|e|lie *f* (Ⓔ hematomyelia): ***Syn***: *akute hämorrhagische Myelitis, Hämatomyelitis*; meist mehrere Rückenmarkssegmente betreffende Schädigung als Folge einer Rückenmarkseinblutung; das klinische Bild hängt von der Lokalisation und vom Ausmaß der Blutung ab; kann zu spinalem Schock* und kompletter Querschnittslähmung* führen; die Prognose ist ungünstig; meist bleiben Lähmungen und Sensibilitätsstörungen zurück

Hä|ma|to|my|e|li|tis *f, pl* **-tiden**: *→Hämatomyelie*

hä|ma|to|my|e|li|tisch *adj* (Ⓔ hematomyelitic): Hämatomyelitis betreffend, von ihr betroffen oder gekennzeichnet

Hä|ma|to|my|e|lo|gramm *nt*: *→zentrales Blutbild*

Hä|ma|to|ne|phro|se *f*: *→Hämatopelvis*

Hä|ma|to|pel|vis *f* (Ⓔ hematonephrosis): ***Syn***: *Hämatonephrose*; Blutansammlung im Nierenbecken

Hä|ma|to|pe|nie *f* (Ⓔ hematopenia): ***Syn***: *Blutmangel*; Verminderung des Blutvolumens

Hä|ma|to|pe|ri|kard *nt* (Ⓔ hemopericardium): ***Syn***: *Hämoperikard*; Blutansammlung im Herzbeutel; blutiger Perikarderguss*

Hä|ma|to|pe|ri|to|ne|um *nt* (Ⓔ hemoperitoneum): ***Syn***: *Hämoperitoneum*; Blutansammlung in der Bauchhöhle

hä|ma|to|phag *adj* (Ⓔ hematophagous): (*biolog.*) blutsaugend

hä|ma|to|phob *adj* (Ⓔ hematophobic): ***Syn***: *hämophob*; Hämatophobie betreffend, durch sie gekennzeichnet

Hä|ma|to|pho|bie *f* (Ⓔ hematophobia): ***Syn***: *Hämophobie, Blutscheu*; krankhafte Abneigung gegen Blut

hä|ma|to|plas|tisch *adj* (Ⓔ hematoplastic): blutbildend

Hä|ma|to|pneu|mo|tho|rax *m* (Ⓔ hemopneumothorax): ***Syn***: *Pneumohämothorax, Hämopneumothorax*; Blut- und Luftansammlung im Pleuraraum

Hä|ma|to|po|e|se *f*: *→Blutbildung*

Hä|ma|to|po|e|tin *nt*: *→Erythropoetin*

hä|ma|to|po|e|tisch *adj*: *→hämopoetisch*

Hä|ma|to|poi|e|se *f*: *→Blutbildung*

Hä|ma|to|poi|e|tin *nt*: *→Erythropoetin*

hä|ma|to|poi|e|tisch *adj*: *→hämopoetisch*

Hä|ma|to|por|phy|rin *nt* (Ⓔ hemoporphyrin): beim Hämoglobinabbau entstehendes Porphyrin*

Hä|ma|to|por|phy|rin|u|rie *f* (Ⓔ hematoporphyrinuria): Hämatoporphyrinausscheidung im Harn

Hä|ma|tor|rha|chis *f* (Ⓔ hemorrhachis): ***Syn***: *Rückenmarkapoplexie, Apoplexia spinalis, spinale Meningealapoplexie*; Rückenmarkeinblutung, die u.U. zu Querschnittslähmung führt

Hä|ma|tor|rhö *f, pl* **-rhö|en** (Ⓔ hematorrhea): ***Syn***: *Blutsturz, Hämatorrhoe, Massenblutung*; starke/massive Blutung

Hä|ma|tor|rhoe *f, pl* **-rho|en**: *→Hämatorrhö*

Hä|ma|to|sal|pinx *f* (Ⓔ hemosalpinx): Blutansammlung im Eileiter; i.d.R. bei Abflussbehinderung bei Hymenalatresie* oder Eileiterschwangerschaft*

Hä|ma|to|sche|o|ze|le *f* (Ⓔ hematoscheocele): Blutansammlung im Hodensack [Skrotum]

Hä|ma|to|sep|sis *f*: **1.** *→Sepsis* **2.** *→Septikämie*

hä|ma|to|sep|tisch *adj* (Ⓔ hematoseptic): Hämatosepsis betreffend, von ihr betroffen oder gekennzeichnet, durch sie bedingt

Hä|ma|to|se|ro|tho|rax *m* (Ⓔ hemoserothorax): Blut- und Flüssigkeitsansammlung im Pleuraraum

Hä|ma|to|spek|tro|skop *nt* (Ⓔ hematospectroscope): ***Syn***: *Hämospektroskop*; Gerät zur Hämatospektroskopie*

Hä|ma|to|spek|tro|sko|pie *f* (Ⓔ hematospectroscopy): ***Syn***: *Hämospektroskopie*; spektroskopische Untersuchung des Blutes

Hä|ma|to|sper|ma|to|ze|le *f* (Ⓔ hematospermatocele): Blutansammlung im Samenbläschen

Hä|ma|to|sper|mie *f* (Ⓔ hemospermia): ***Syn***: *Hämospermie*; Blut in der Samenflüssigkeit

hä|ma|to|sta|tisch *adj* (Ⓔ **1.–2.** hemostatic): **1.** ***Syn***: *hämostyptisch*; Hämostase betreffend, blut(ungs)stillend **2.** Blutstauung/Hämostase betreffend

Hä|ma|to|the|ra|pie *f*: *→Hämotherapie*

Hä|ma|to|tho|rax *m*: *→Hämothorax*

Hä|ma|to|to|xi|ko|se *f* (Ⓔ hematotoxicosis): toxische Schädigung des hämopoetischen Systems

hä|ma|to|to|xisch *adj* (Ⓔ hematotoxic): ***Syn***: *hämotoxisch*; Blutzellen schädigend

hä|ma|to|trop *adj* (Ⓔ hematotropic): ***Syn***: *hämotrop*; mit besondere Affinität zu Blut oder Blutzellen

Hä|ma|to|tym|pa|non *nt*: *→Hämotympanon*

Hä|ma|to|xy|lin *nt* (Ⓔ hematoxylin): aus **Hämatoxylinum campechianum** [Blauholz] gewonnener Farbstoff und Indikator

Hämatoxylin-Eosin *nt* (Ⓔ hematoxylin-eosin): färbt Kerne blau und das Zytoplasma rot

Hä|ma|to|ze|le *f* (Ⓔ **1.–2.** hematocele **3.** testicular hematocele):

1. *Syn*: *Blutbruch, Haematocele*; Blutansammlung in einem physiologischen Hohlraum oder einer Gewebsspalte **2.** Einblutung in eine Körperhöhle **3.** *Syn*: *Haematocele testis*; Blutansammlung in der Tunica vaginalis des Hodens oder im Hodenparenchym; meist im Anschluss an ein direktes Trauma

Hä|ma|to|zo|on *nt, pl* **-zo|a, -zo|en** (Ⓔ hematozoon): *Syn*: *Hämozoon*; (ein- oder vielzelliger) Blutparasit, z.B. Plasmodium

Hä|ma|to|zy|to|ly|se *f*: →*Hämolyse*

Hä|ma|to|zyt|u|rie *f* (Ⓔ hematocyturia): *Syn*: *echte Hämaturie, Erythrozyturie*; Ausscheidung von Erythrozyten im Harn; *s.a. Hämaturie*

Ha|ma|tum *nt*: →*Os hamatum*

Hä|mat|u|rie *f* (Ⓔ hematuria): *Syn*: *Blutharnen, Haematuria*; Blutausscheidung im Harn; i.e.S. die vermehrte Ausscheidung von Erythrozyten [normal 10^6/24 h]; eine mit bloßem Auge sichtbare Hämaturie wird als **makroskopische Hämaturie** bezeichnet, eine nur unter dem Mikroskop erkennbare Hämaturie dementsprechend als **mikroskopische Hämaturie**; klinisch wichtig ist auch die Unterscheidung zwischen **schmerzloser** und **schmerzhafter Hämaturie**

Ätiologie und **Diagnostik**: 75 % aller Hämaturien sind durch Tumoren, Obstruktionen, Infekte und Harnsteine bedingt; die wichtigsten diagnostischen Methoden, neben Anamnese und klinischer Untersuchung, sind Urinsediment und -zytologie, Sonographie und andere bildgebende Verfahren sowie endoskopische Techniken; eine Hämaturie ist solange als tumorverdächtiges Symptom einzustufen, bis ein Tumor ausgeschlossen werden kann

ägyptische Hämaturie (Ⓔ endemic hematuria): *Syn*: *Blasenbilharziose, Harnblasenbilharziose, Urogenitalschistosomiasis, Urogenitalbilharziose, ägyptische Hämaturie, ägyptische Bilharziose, urogenitale Schistosomiasis, Schistosomiasis urogenitalis*; durch Blasenpärchenegel [Schistosoma* haematobium] hervorgerufene chronische Infektion der Blase und anderer Beckenorgane; die chronische Reizung der Blasenschleimhaut führt oft zu Blasenkrebs; typisch ist auch eine Hämaturie, die in Endemiegebieten schon bei Kindern auftritt; **Diagnose**: Eiernachweis im Harnsediment; Antikörpernachweis im Serum [EIA, IF, HA]; **Therapie**: einmalige Gabe von Praziquantel* oral; *s.a. Schistosomiasis*

echte Hämaturie (Ⓔ hematocyturia): *Syn*: *Hämatozyturie, Erythrozyturie*; Ausscheidung von Erythrozyten im Harn

falsche Hämaturie (Ⓔ false hematuria): Ausscheidung eines rotgefärbten Harns, z.B. bei Hämoglobinurie*

makroskopische Hämaturie: →*Makrohämaturie*

mikroskopische Hämaturie (Ⓔ microscopic hematuria): *Syn*: *Mikrohämaturie*; nur unter dem Mikroskop erkennbare Hämaturie

Häm|hid|ro|se *f* (Ⓔ hematidrosis): *Syn*: *Blutschwitzen, Blutschweiß, Hämatidrosis, Hämathidrosis, Hämidrosis, Hämhidrosis*; Ausscheidung von bluthaltigem Schweiß

Häm|hid|ro|sis *f, pl* **-ses**: →*Hämhidrose*

häm|hid|ro|tisch *adj* (Ⓔ hemidrotic): Hämhidrose betreffend, von ihr betroffen oder gekennzeichnet

Häm|i|dro|sis *f, pl* **-ses**: →*Hämhidrose*

-hämie *suf.*: →*-ämie*

Hä|mi|glo|bin *nt* (Ⓔ methemoglobin): *Syn*: *Ferrihämoglobin, Methämoglobin*; oxidierte Form von Hämoglobin* mit dreiwertigem Eisen, das keinen Sauerstoff transportieren kann; in Erythrozyten wird ständig Hämiglobin gebildet, das von der **Methämoglobinreduktase** wieder in Hämoglobin umgewandelt wird; dadurch liegt der Hämiglobingehalt der Erythrozyten nur zwischen 1–2 %

Hä|min *nt* (Ⓔ hemin): Komplex aus dreiwertigem Eisen und Porphyrin*

Hamman: Louis Hamman; 1877–1946; amerikanischer Internist (Baltimore)

Hamman-Rich-Syndrom *nt* (Ⓔ Hamman-Rich syndrome): *Syn*: *diffuse progressive interstitielle Lungenfibrose*; ätiologisch ungeklärte Lungenfibrose* mit Zerstörung der Alveolen und Ausbildung einer Wabenlunge*; verläuft oft fulminant mit tödlichem Ausgang innerhalb weniger Monate

Ham|mer *m* (Ⓔ hammer): *Syn*: *Malleus*; mit dem Trommelfell verbundenes Gehörknöchelchen*; überträgt die Trommelfellschwingungen auf den Amboss*; der **Hammergriff** [Manubrium mallei] ist fest in das Trommelfell eingewebt; der von ihm abgehende **Processus lateralis mallei** verursacht eine Vorwölbung des Trommelfells nach außen [**Prominentia mallearis**]; der längere **Processus anterior mallei** dient dem Ligamentum* mallei anterius zum Ansatz; auf den kurzen **Hammerhals** [Collum mallei] folgt der klobige **Hammerkopf** [Caput mallei], der mit dem Amboss* das Hammer-Amboss-Gelenk bildet

Hammer-Amboss-Gelenk *nt* (Ⓔ incudomalleolar joint): *Syn*: *Inkudomalleolargelenk, Articulatio incudomallearis*; gelenkige Verbindung zwischen Hammer und Amboss im Mittelohr

Ham|mer|fal|te, hin|te|re *f* (Ⓔ posterior mallear fold): *Syn*: *Plica mallearis posterior*; durch den Hammerstiel [Manubrium mallei] hervorgerufene Schleimhautfalte auf der Rückseite des Trommelfells*

Ham|mer|fal|te, vor|de|re *f* (Ⓔ anterior mallear fold): *Syn*: *Plica mallearis anterior*; durch den Hammerstiel [Manubrium mallei] hervorgerufene Schleimhautfalte auf der Rückseite des Trommelfells*

Ham|mer|fin|ger *m* (Ⓔ mallet finger): *s.u. Fingerstrecksehnen-*

Tab. H27. Stufendiagnostik bei Hämaturie

Untersuchung	Befund	Diagnose
Urinsediment	Bakterien und Leukozyten Kristalle Hämaturie Keine Erythrozyten	Harnwegsinfekt Urolithiasis Tumor/Urolithiasis z.B. Myoglobinurie, z.B. medikamentös bedingt
Urinzytologie	Mäßig bis schlecht differenzierte Urothelzellen	Tumor
Sonographie	Raumforderung Stein Ektasien des Nierenbeckenkelchsystems	Tumor Urolithiasis Hydronephrose
Abdomenübersicht (im Stehen)	Schattengebendes Konkrement Psoasschatten nicht abgrenzbar Vermehrte intestinale Luftanreicherung „freie" Luft	Urolithiasis z.B. Hämatom, Abszess, Tumor Inkompletter Ileus Bei z.B. Kolik, Organperforation
Urethrozytoskopie	Lokalisation der Blutungsquelle	Tumor, Prostatahyperplasie, Ektatische Venen, Endometriose, Stein, Fremdkörper
Urogramm, retrogrades Ureterpyelogramm	KM-Aussparung im Nierenbecken oder Harnleiter	Tumor, Urolithiasis
Computertomogramm Magnetresonanztomogramm Angiographie	In der Regel **keine** zusätzliche Information	

abriss

Ham|mer|griff *m* (Ⓔ manubrium of malleus): *s.u. Hammer*

Ham|mer|groß|ze|he *f* (Ⓔ hallux malleus): *Syn*: *Hallux malleus*; Hammerbildung der Großzehe; *s.a. Hammerzehe*

Ham|mer|hals *m* (Ⓔ neck of malleus): *Syn*: *Collum mallei*; schmales Segment zwischen Hammergriff [Manubrium mallei] und Hammerkopf [Caput mallei]

Ham|mer|kopf *m* (Ⓔ head of malleus): *Syn*: *Caput mallei*; Kopf des Hammers, der mit dem Amboss* das Hammer-Amboss-Gelenk bildet

Ham|mer|ze|he *f* (Ⓔ hammer toe): *Syn*: *Digitus malleus*; meist erworbene Beugekontraktur der Endgelenke der Zehen mit Überstreckung im Grundgelenk; betrifft i.d.R. die zweite Zehe im Rahmen von Spreiz- oder Ballenhohlfuß; **Therapie**: bei Beschwerden operative Behandlung, z.B. Hohmann-Resektion

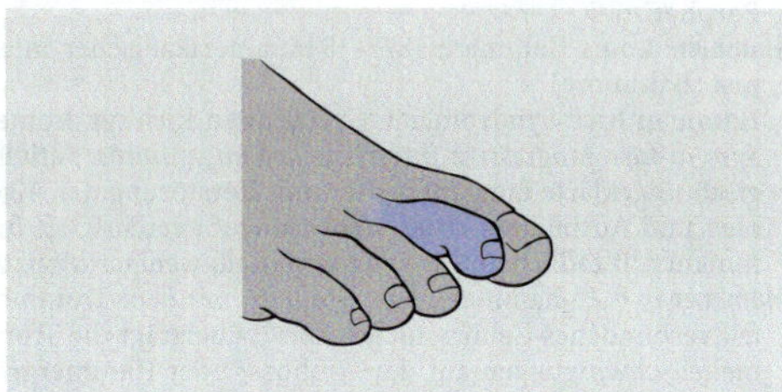

Abb. H28. Hammerzehe

Hammond: William Alexander Hammond; 1828–1900; amerikanischer Neurologe (New York)

Hammond-Syndrom *nt* (Ⓔ Hammond's disease): *Syn*: *Athetosis duplex, Athétose double*; durch einen frühkindlichen Hirnschaden [Geburtstrauma, Asphyxie*, Icterus* neonatorum gravis] hervorgerufene beidseitige Athetose* mit Zeichen anderer zerebraler Schädigungen [u.a. Epilepsien]

Hämo-, hämo- *präf.*: Wortelement mit der Bedeutung „Blut"

Hä|mo|a|na|ly|se *f* (Ⓔ hemanalysis): *Syn*: *Hämanalyse*; Blutuntersuchung, Blutanalyse

Hä|mo|bi|lie *f*: →*Hämatobilie*

hä|mo|blas|tisch *adj* (Ⓔ hemoblastic): *Syn*: *hämozytoblastisch*; Hämozytoblast betreffend

Hä|mo|blas|to|se *f* (Ⓔ hemoblastosis): Oberbegriff für diffuse, maligne Erkrankungen des hämopoetischen Systems, z.B. Leukämie*, Plasmozytom*

Hä|mo|chro|ma|to|se *f* (Ⓔ hemochromatosis): *Syn*: *Siderophilie, Bronzediabetes, Eisenspeicherkrankheit*; chronische Speicherkrankheit* mit erhöhter Eisenresorption und Hämosiderinablagerung in verschiedenen Organen [Leber, Bauchspeicheldrüse]; **klinisch** auffällig sind Leberzirrhose*, Diabetes* mellitus und eine blau-braun-bronzefarbene Hautpigmentierung; auch als Synonym für Siderose* verwendet

idiopathische Hämochromatose (Ⓔ idiopathic hemochromatosis): *Syn*: *(von) Recklinghausen-Appelbaum-Krankheit*; autosomal-rezessiv vererbte Eisenspeicherkrankheit*, die erst relativ spät in Erscheinung tritt [Männer nach dem 30. Jahr, Frauen nach der Menopause]

Hä|mo|cu|pre|in *nt* (Ⓔ hemocuprein): *Syn*: *Hyperoxiddismutase, Superoxiddismutase, Erythrocuprein*; in Erythrozyten vorhandenes Enzym, das Superoxid-Radikalen* abbaut

Hä|mo|di|a|fil|tra|ti|on *f* (Ⓔ hemodiafiltration): Kombination von Hämodialyse* und Hämofiltration*

Hä|mo|di|a|ly|se *f* (Ⓔ hemodialysis): *Syn*: *Blutwäsche, extrakorporale Dialyse*; künstliche Entfernung von harnpflichtigen Abfallprodukten und Wasser aus dem Blut bei z.B. akutem Nierenversagen oder chronischer Niereninsuffizienz*; **Prinzip**: über eine Rollerpumpe wird arterielles Blut zu einem Dialysator* gepumpt; im Dialysator diffundieren (harnpflichtige) Substanzen durch eine semipermeable Membran in eine Dialysatlösung, die zur Erhaltung eines möglichst großen Gradienten dem Blut entgegengesetzt fließt [Gegenstromprinzip]; die Porengröße der semipermeablen Membran bestimmt die Durchlässigkeit für Moleküle verschiedener Größe; da die Membran in beide Richtungen durchlässig ist, spielt die Konzentration von Substanzen im Dialysat ebenfalls eine große Rolle; meist führt man den Patienten während der Dialyse Calcium*, Bicarbonat* und Glucose* zu, indem man ihre Konzentration im Dialysat höher einstellt als im Patientenblut; das gereinigte Blut durchläuft eine Luftfalle zur Abscheidung von Luftblasen und wird dann über eine Vene reinfundiert; Dialysefrequenz und -dauer sind individuell verschieden; im Schnitt wird 3-mal pro Woche für 4–5 Stunden dialysiert; **Komplikationen**: Blutdruckabfall oder -erhöhung, Übelkeit, Erbrechen, Kopfschmerzen, Krampfanfälle, Muskelkrämpfe, Dialysearthropathie*, Dialyseosteopathie*, Hämodialysedysäquilibrium*; *s.a. Peritonealdialyse, Hämofiltration*

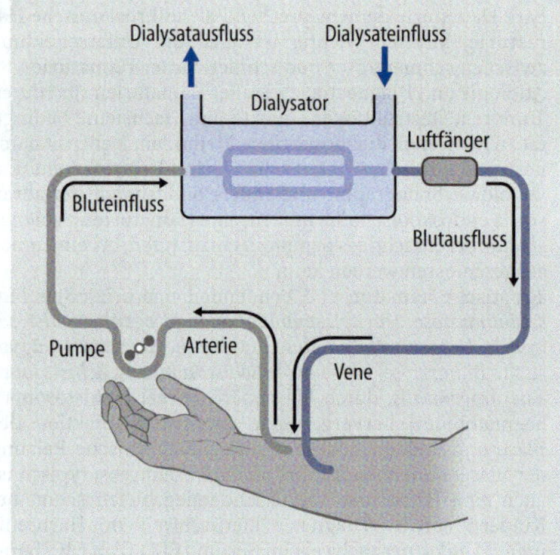

Abb. H29. Prinzip der Hämodialyse

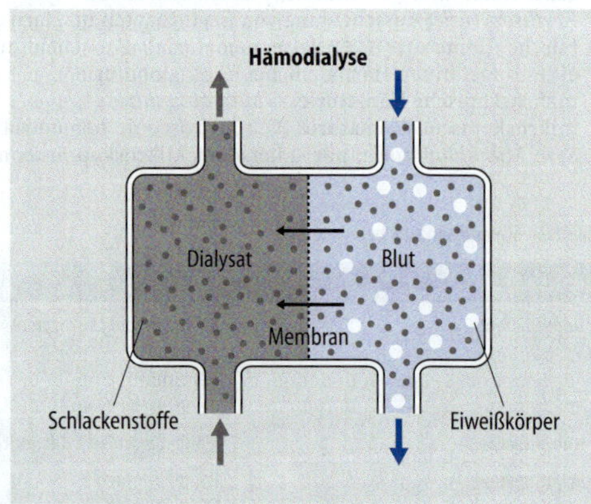

Abb. H30. Prinzip des Stoffaustauchs im Dialysator

Hä|mo|di|a|ly|se|dys|ä|qui|li|bri|um *nt* (Ⓔ dialysis disequilibrium syndrome): *Syn*: *Dysäquilibriumsyndrom*; während oder nach Hämodialyse* auftretende Hirnsymptome, wie z.B. Müdigkeit, Kopfschmerzen, Übelkeit, Erbrechen, Bewusstseinsstörung, Pulsbeschleunigung, Hypertonie und Krampfanfälle; beruht wahrscheinlich auf einem osmotischen Hirnödem; das Risiko kann durch langsame Dialyseeinleitung, mit nur 2–3 h Dialyse während der ersten 3–5 Tage, gesenkt werden

Hä|mo|di|lu|ti|on *f* (Ⓔ hemodilution): *Syn*: *Blutverdünnung*;

durch eine Erhöhung des Flüssigkeitsanteils oder eine Verringerung der roten Blutkörperchen verursachte Verdünnung des Blutes; wird therapeutisch zur Thromboseprophylaxe oder zur Förderung der Hirndurchblutung oder der Mikrozirkulation durchgeführt; die Therapie mit Cumarinderivaten wird oft fälschlicherweise als Blutverdünnung bezeichnet, wirkt aber über eine Hemmung der Vitamin K-abhängigen Blutgerinnungsfaktoren

Hälmoldylnalmik *f* (Ⓔ hemodynamics): Lehre von den Bewegungen des Blutes im Kreislauf

hälmoldylnalmisch *adj* (Ⓔ hemodynamic): Hämodynamik betreffend

Hälmolfiltlraltilon *f* (Ⓔ hemofiltration): Blutreinigung durch Abfiltration von Stoffen und Zellfragmenten mittels Hämofilter; das gewonnene Ultrafiltrat enthält neben harnpflichtigen Substanzen auch Wasser und Elektrolyte, die dem Körper in Form einer Substitutionslösung wieder zugeführt werden müssen; die Patienten müssen i.d.R. dreimal pro Woche hämofiltriert werden, wobei jeweils ca. 40 % des Körpergewichts filtriert und substituiert werden; nur ca. 3 % aller terminal niereninsuffizienten Patienten werden mit Hämofiltration behandelt, weil die Kosten höher sind im Vergleich zur Hämodialyse*
bei Patienten, die 24 h/Tag hämofiltriert werden müssen, verwendet man entweder die **kontinuierliche arteriovenöse Hämofiltration** [ein großlumiger Katheter verbindet Arteria und Vena femoralis; das Blut wird durch den Blutdruck des Patienten durch den zwischengeschalteten Hämofilter gepresst und die Substitutionslösung über einen Katheter in die Vene infundiert] oder die **kontinuierliche venovenöse Hämofiltration**, bei der das Blut von einer Pumpe extrakorporal durch den Filter gepumpt wird und nach Zusatz der Substitutionslösung wieder in eine Vene infundiert wird

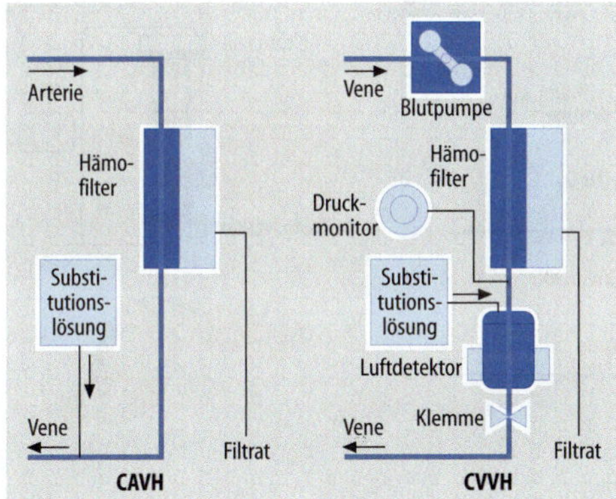

Abb. H31. Hämofiltration. **CAVH** = kontinuierliche arteriovenöse Hämofiltration, **CVVH** = kontinuierliche venovenöse Hämofiltration

Hälmolfuslzin *nt* (Ⓔ hemofuscin): aus Hämosiderin* entstehendes eisenfreies Pigment

Hälmolglolbin *nt* (Ⓔ hemoglobin): in den roten Blutkörperchen enthaltener Blutfarbstoff, der aus einem Globinanteil und einer eisenhaltigen prosthetischen Gruppe [Häm*] besteht; Hämoglobin transportiert Sauerstoff von der Lunge zum Gewebe und Kohlendioxid vom Gewebe zur Lunge; daneben ist es Teil des Proteinatpuffersystems zur Konstanthaltung des pH-Wertes des Blutes; ein Erwachsener mit 70 kg Körpergewicht hat ca. 800 g Hämoglobin; davon werden ca. 6–6,5 g pro Tag abgebaut bzw. synthetisiert
Hämoglobin ist ein kugelförmiges Molekül, das aus 4 Polypeptidketten und einer prosthetischen Gruppe [Häm*] besteht; die verschiedenen Hämoglobine unterscheiden sich in der Struktur der Polypeptidketten; **embryonales Hämoglobin** [auch **Hämoglobin Gower 1 und 2**] besteht aus jeweils zwei ε- und ζ-Ketten; ab dem dritten Monat dominiert **fetales Hämoglobin** [jeweils zwei α- und zwei γ-Ketten], das aber bis zum Zeitpunkt der Geburt schon teilweise durch Erwachsenenhämoglobin [Hämoglobin A] ersetzt wird; das Hämoglobin von Kindern und Erwachsenen besteht aus zwei α- und zwei β-Ketten [Hämoglobin A_1]; ca. 2,5 % enthält δ-Ketten anstatt β-Ketten [Hämoglobin A_2] und hat deshalb eine erhöhte Sauerstoffaffinität
die Zusammenlegung der vier Ketten zu einer funktionstüchtigen Einheit [Quartärstruktur] erfolgt über komplementäre Bereiche an der Oberfläche der Ketten; die Untereinheiten werden durch Wasserstoffbrückenbindungen sowie hydrophobe und elektrostatische Wechselwirkungen zusammengehalten; damit können sie ohne großen Energieaufwand gegeneinander verlagert werden, was für die Funktion des Hämoglobins von größter Wichtigkeit ist; die Anlagerung von Sauerstoff an die Hämeinheit des Hämoglobins wird als **Oxygenierung** bezeichnet, die Abgabe von Sauerstoff als **Desoxygenierung**; mit sauerstoffbeladenes Hämoglobin wird dementsprechend als **Oxyhämoglobin** bezeichnet, Hämoglobin ohne Sauerstoff als **Desoxyhämoglobin**; da die beiden Formen ein unterschiedliches Absorptionsspektrum für Licht im Rot- und Infrarotbereich haben, kann die Sauerstoffsättigung des Blutes unblutig mittels Photodetektoren gemessen werden [**Pulsoxymetrie**]; *s.a. Hämoglobinopathie, Abb. H32, H33, H34*

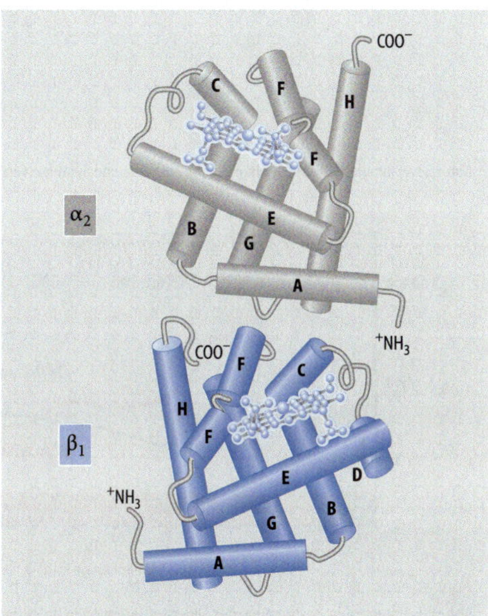

Abb. H32. Tetramere Struktur von Hämoglobin

Hämoglobin A (Ⓔ hemoglobin A): *Syn: Erwachsenenhämoglobin*; normales Hämoglobin des Erwachsenen; besteht aus zwei α- und zwei β-Ketten [Hämoglobin A_1]; ca. 2,5 % enthält δ-Ketten anstatt β-Ketten [Hämoglobin A_2] und hat deshalb eine erhöhte Sauerstoffaffinität

Hämoglobin A_1 (Ⓔ hemoglobin A_1): *s.u. Hämoglobin A*

Hämoglobin A_{1c} (Ⓔ hemoglobin A_{1c}): bei Gesunden liegt ca. 4–8 % des Hämoglobins in glykierter Form vor; bei Patienten mit Hyperglykämie [v.a. Diabetes* mellitus] steigt die Konzentration von Hämoglobin A_{1c} steil an; wegen der langen Lebensdauer von Hämoglobin erlaubt die Bestimmung von Hämoglobin A_{1c} im Blut von Diabetikern Rückschluss auf die Güte der Einstellung des Zuckerspiegels während der letzten Wochen bzw. der Compliance der Patienten mit ihren Diätvorschriften; *s.a. Essay Diabetes mellitus S. 481*

Hämoglobin A_2 (Ⓔ hemoglobin A_2): *s.u. Hämoglobin A*

Hämoglobin C (Ⓔ hemoglobin C): anomales Hämoglobin, bei dem Lysin anstatt Glutaminsäure in Position 6 der β-

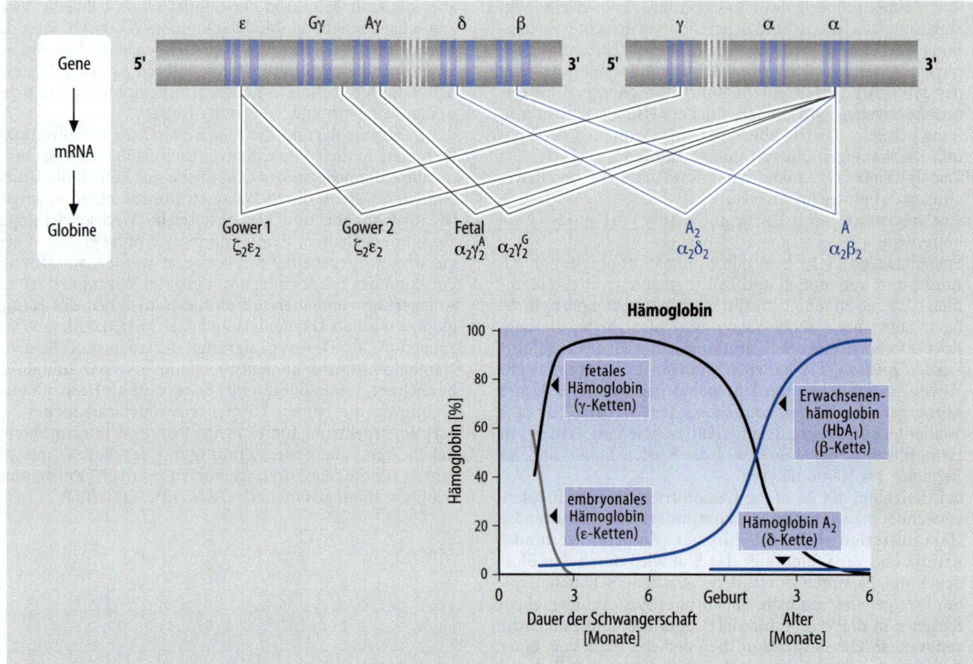

Abb. H33. Hämoglobin. Gene der Hämoglobinsynthese und Synthese von embryonalem, fetalem und Erwachsenen-Hämoglobin

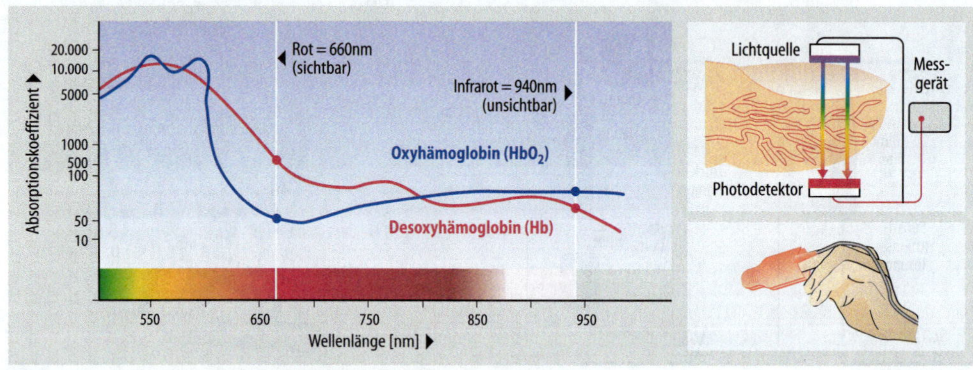

Abb. H34. Hämoglobin. Bestimmung des Sauerstoffsättigung mittels Pulsoxymetrie

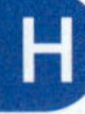

Kette eingebaut wird; bei homozygoten Patienten kommt es zum Auftreten von Targetzellen und Normoblasten im Blutbild, Milzschwellung und hämolytischer Anämie [**Hämoglobin-C-Krankheit**], bei Heterozygoten nur zur Targetzellbildung

Hämoglobin D (Ⓔ hemoglobin D): anomales Hämoglobin mit Veränderungen der β-Kette; Homozygotie führt zu hämolytischer Anämie [**Hämoglobin-D-Krankheit**]

desoxygeniertes Hämoglobin: *→reduziertes Hämoglobin*

Hämoglobin E (Ⓔ hemoglobin E): anomales Hämoglobin; bei homozygoten Patienten kommt es zum Auftreten von Targetzellen und Normoblasten im Blutbild, Milzschwellung und hämolytischer Anämie [**Hämoglobin-E-Krankheit**], bei Heterozygoten nur zur Targetzellbildung

embryonales Hämoglobin (Ⓔ embryonic hemoglobin): besteht aus jeweils zwei ε- und ζ-Ketten; wird ab dem 3. Monat durch fetales Hämoglobin* ersetzt

Hämoglobin F (Ⓔ hemoglobin F): ***Syn***: *fetales Hämoglobin*; normales Hämoglobin des Feten, das eine höhere Sauerstoffaffinität hat; enthält jeweils jeweils zwei α- und zwei γ-Ketten; wird z.T. schon vor der Geburt durch Hämoglobin A ersetzt

fetales Hämoglobin: *→Hämoglobin F*

glykiertes Hämoglobin: *→glykosyliertes Hämoglobin*

glykosyliertes Hämoglobin (Ⓔ glycosylated hemoglobin): ***Syn***: *glykiertes Hämoglobin*; Hämoglobin mit kovalent gebundener Glucose; *s.a. Hämoglobin A_{1c}*

Hämoglobin H (Ⓔ hemoglobin H): aus vier β-Ketten bestehendes anomales Hämoglobin, das bei verschiedenen α-Thalassämieformen gefunden wird; führt zu hämolytischer Anämie, Splenomegalie, Hypochromie und Anisozytose [**Hämoglobin-H-Krankheit**]

Hämoglobin I (Ⓔ hemoglobin I): anomales Hämoglobin durch Störung der Aminosäuresequenz der α-Kette; führt zu Sichelzellbildung

Hämoglobin Lepore (Ⓔ hemoglobin Lepore): anomales Hämoglobin, das aus zwei normalen α-Ketten und zwei anomalen Ketten, die Anteile von β- und δ-Ketten erhalten, besteht; führt zu einer milden hämolytischen Anämie

Hämoglobin M (Ⓔ hemoglobin M): Oberbegriff für die

mehr als 250 anomalen Hämoglobine mit Störung der Aminosäuresequenz der α- oder β-Kette, die alle zu Methämoglobinbildung führen

Tab. H35. Genetisch bedingte Hämoglobinvarianten

Hämoglobin	Störung		Substitution
HbS	Sichelzellbildung	β^{6}	Glu → Val
HbM Iwate	Methämoglobinbildung	α^{87}	His → Tyr
HbM Boston	Methämoglobinbildung	α^{58}	His → Tyr
HbM Hyde park	Methämoglobinbildung	β^{92}	His → Tyr
HbM Saskatoon	Methämoglobinbildung	β^{63}	His → Tyr
HbM Milwaukee I	Methämoglobinbildung	β^{67}	Val → Glu
HbH Hammersmith	Abspaltung des Hämanteils	β^{42}	Phe → Ser

oxygeniertes Hämoglobin (Ⓔ oxygenated hemoglobin): *Syn*: *Oxyhämoglobin*; mit Sauerstoff beladenes Hämoglobin

Hämoglobin Rainier (Ⓔ hemoglobin Rainier): anomales Hämoglobin, bei dem Histidin anstatt von Tyrosin in Position 145 der β-Kette eingebaut wird

reduziertes Hämoglobin (Ⓔ reduced hemoglobin): *Syn*: *desoxygeniertes Hämoglobin, Desoxyhämoglobin*; in der Körperperipherie durch Desoxygenation* aus Oxyhämoglobin* gebildetes sauerstoffarmes Hämoglobin

Hämoglobin S: → *Sichelzellhämoglobin*

Hä|mo|glo|bin|ä|mie *f* (Ⓔ hemoglobinemia): Vorkommen von freiem Hämoglobin im Blut, z.B. bei schwerer Hämolyse

Hämoglobin-C-Krankheit *f* (Ⓔ hemoglobin C disease): *s.u. Hämoglobin C*

Hämoglobin-C-Thalassämie *f* (Ⓔ hemoglobin C-thalassemia): *Syn*: *HbC-Thalassämie*; kombinierte Heterozygotie für Hämoglobin C und β-Thalassämie* mit schwerer Anämie

Hämoglobin-D-Krankheit *f* (Ⓔ hemoglobin D disease): *s.u. Hämoglobin D*

Hämoglobin-E-Krankheit *f* (Ⓔ hemoglobin E disease): *s.u. Hämoglobin E*

Hämoglobin-E-Thalassämie *f* (Ⓔ hemoglobin E-thalassemia): *Syn*: *HbE-Thalassämie*; kombinierte Heterozygotie für Hämoglobin E und β-Thalassämie* mit schwerer Anämie

Hämoglobin-H-Krankheit *f* (Ⓔ hemoglobin H disease): *s.u. Hämoglobin H*

Hä|mo|glo|bin|kon|zen|tra|ti|on, mittlere der Erythrozyten *f* (Ⓔ mean corpuscular hemoglobin concentration): *Syn*: *mittlere korpuskuläre Hämoglobinkonzentration*; berechnet sich aus der Hämogloginkonzentration des Blutes geteilt durch den Hämatokrit; bei **hypochromen Anämien** liegt der Wert unter der Norm [20–22 mmol/l], bei **hyperchromen Anämien** über dem Normalwert

Hä|mo|glo|bin|kon|zen|tra|ti|on, mitt|le|re kor|pus|ku|lä|re *f*: → *Hämoglobinkonzentration, mittlere der Erythrozyten*

Hä|mo|glo|bi|no|cho|lie *f* (Ⓔ hemoglobinocholia): Hämoglobinausscheidung in der Galle

Hä|mo|glo|bi|no|ly|se *f* (Ⓔ hemoglobinolysis): *Syn*: *Hämoglobinabbau, Hämoglobinspaltung*; das beim Hämoglobinabbau anfallende Eisen und die Aminosäuren werden wiederverwendet; das Porphyringerüst [Häm*] wird zu Bilirubin* abgebaut

Hä|mo|glo|bi|no|me|trie *f* (Ⓔ hematometry): *Syn*: *Hämoglobinbestimmung*; quantitative Bestimmung des Hämoglobingehaltes einer Probe

Hä|mo|glo|bi|no|pa|thie *f* (Ⓔ hemoglobinopathy): erbliche Erkrankung mit Bildung von anomalen Hämoglobinformen, z.B. Thalassämie*, Sichelzellanämie*

Hä|mo|glo|bin|quo|ti|ent *m* (Ⓔ blood quotient): *Syn*: *Färbeindex*; aus Hämoglobin und Erythrozytenzahl bestimmter Quotient; heute ersetzt durch Färbekoeffizient*

Hämoglobin-S-Thalassämie *f* (Ⓔ hemoglobin S-thalassemia): *Syn*: *Sichelzellthalassämie, Sichelzellenthalassämie, Mikrodrepanozytenkrankheit, HbS-Thalassämie*; kombinierte Heterozygotie für Hämoglobin* S und Thalassämie*; imponiert klinisch als Sichelzellenanämie* mit Symptomen der Thalassämie*

Hä|mo|glo|bin|u|rie *f* (Ⓔ hemoglobinuria): *Syn*: *Haemoglobinuria*; Hämoglobinausscheidung im Harn

paroxysmale nächtliche Hämoglobinurie (Ⓔ paroxysmal nocturnal hemoglobinuria): *Syn*: *Marchiafava-Micheli-Anämie, Schlafhämoglobinurie*; chronisch hämolytische Anämie* mit Gelbsucht und Milzvergrößerung

hä|mo|glo|bin|u|risch *adj* (Ⓔ hemoglobinuric): Hämoglobinurie betreffend, von ihr betroffen oder gekennzeichnet

Hä|mo|gramm *nt* (Ⓔ hemogram): *Syn*: *Blutstatus, Blutbild*; quantitative Bestimmung der Blutbestandteile

Hä|mo|his|ti|o|blast *m* (Ⓔ hemohistioblast): an eine Retikulumzelle erinnernde Knochenmarkzelle; wahrscheinlich ein Vorläufer der Hämozytoblasten*

Hä|mo|ki|ne|se *f* (Ⓔ hemokinesis): Blutfluss, Blutzirkulation

hä|mo|ki|ne|tisch *adj* (Ⓔ hemokinetic): den Blutfluss betreffend oder fördernd

Hä|mo|ko|a|gu|la|se *f* (Ⓔ hemocoagulin): *Syn*: *Reptilase, Batroxobin*; von der Giftschlange Bothrops atrox gebildetes Enzym [Protease]; wurde früher als Hämostyptikum* verwendet; heute nur noch zur Bestimmung der Reptilasezeit*

Hä|mo|kol|pos *m* (Ⓔ hemocolpos): *Syn*: *Hämatokolpos*; Blutansammlung in der Scheide; i.d.R. bei Abflussbehinderung bei Hymenalatresie*

Hä|mo|kry|o|sko|pie *f* (Ⓔ hemocryoscopy): Gefrierpunktbestimmung des Blutes

Hä|mo|ly|se *f* (Ⓔ hemolysis): *Syn*: *Hämatozytolyse*; Auflösung/Zerfall der roten Blutkörperchen, Erythrozytenauflösung, Erythrozytenzerstörung; auch Bezeichnung für den Erythrozytenabbau im Rahmen der physiologischen Blutmauserung; eine verstärkte Hämolyse findet sich z.B. bei hämolytischer Anämie*, chronischen Entzündungen, Hämoglobinopathien*, künstlichen Herzklappen etc.; durch den vermehrten Anfall an Hämoglobinabbauprodukten [Bilirubin*] kann es zur Ausbildung einer Gelbsucht [Ikterus*] kommen

α-Hämolyse (Ⓔ α-hemolysis): *Syn*: *Alphahämolyse*; Bakterienwachstum mit Hämolyse auf Blutagar, das durch Ausbildung einer grünen Zone um die Kolonie gekennzeichnet ist

β-Hämolyse (Ⓔ β-hemolysis): *Syn*: *Betahämolyse, beta-Hämolyse*; Bakterienwachstum mit vollständiger Hämolyse der Erythrozyten in Blutagar; *s.a. Streptococcus*

γ-Hämolyse (Ⓔ γ-hemolysis): *Syn*: *Gammahämolyse*; Bakterienwachstum ohne Hämolyse, nicht-hämolytisches/nicht-hämolysierendes Wachstum

kolloid-osmotische Hämolyse (Ⓔ colloid osmotic hemolysis): *Syn*: *osmotische Hämolyse*; durch eine Änderung des kolloidosmotischen Drucks hervorgerufene Zerstörung der roten Blutkörperchen; *s.a. osmotische Erythrozytenresistenz*

osmotische Hämolyse: → *kolloid-osmotische Hämolyse*

Hä|mo|ly|se|plaque|tech|nik *f* (Ⓔ hemolytic plaque assay): *Syn*: *Jerne-Technik, Plaquetechnik*; Nachweis antikörperbildender Zellen unter Verwendung von Schaferythrozyten

hä|mo|ly|sie|rend *adj*: → *hämolytisch*

Hä|mo|ly|sin *nt* (Ⓔ **1.–2.** hemolysin): **1.** hämolyseverursachendes Toxin, Hämolysegift **2.** *Syn*: *Immunhämolysin*; hämolyseauslösender Antikörper*

hä|mo|ly|tisch *adj* (Ⓔ hemolytic): Hämolyse betreffend, von ihr betroffen oder gekennzeichnet, durch sie bedingt, Hämolyse auslösend

α-hämolytisch (Ⓔ α-hemolytic): *Syn*: *alphahämolytisch*; Alphahämolyse betreffend, mittels Alphahämolyse

β-hämolytisch (Ⓔ β-hemolytic): *Syn*: *betahämolytisch*; Betahämolyse betreffend, von ihr betroffen oder gekennzeichnet

γ-hämolytisch (Ⓔ γ-hemolytic): *Syn*: *gammahämolytisch*; Gammahämolyse betreffend, nicht-hämolytisch, nicht-hämolysierend

Hä|mo|me|di|as|ti|num *nt* (Ⓔ hemomediastinum): Blutansammlung im Mediastinalraum*

Hä|mo|me|tra *f* (Ⓔ hemometra): *Syn*: *Hämatometra*; Blutansammlung in der Gebärmutter; i.d.R. bei Abflussbehinderung bei Hymenalatresie*

Hä|mo|pa|thie *f* (Ⓔ hemopathy): Erkrankung des Blutes oder

der blutbildenden Gewebe

Hä|mo|per|fu|si|on *f* (Ⓔ hemoperfusion): Modifikation der Hämodialyse*, bei der adsorbierende Stoffe [Aktivkohle] verwendet werden

Hä|mo|pe|ri|kard *nt* (Ⓔ hemopericardium): *Syn*: *Hämatoperikard*; Blutansammlung im Herzbeutel; blutiger Perikarderguss*

Hä|mo|pe|ri|to|ne|um *nt* (Ⓔ hemoperitoneum): *Syn*: *Hämatoperitoneum*; Blutansammlung in der Bauchhöhle

Hä|mo|pe|xin *nt* (Ⓔ hemopexin): im Plasma vorkommendes β-Globulin, das Hämin bindet und zum Abbau in die Leber transportiert

Hä|mo|pha|ge *m* (Ⓔ hemophage): *Syn*: *Hämophagozyt*; *s.u. Hämozytophagie*

Hä|mo|pha|go|zyt *m* (Ⓔ hemophagocyte): *Syn*: *Hämophage*; *s.u. Hämozytophagie*

Hä|mo|pha|go|zy|to|se *f*: *→Hämozytophagie*

hä|mo|pha|go|zy|to|tisch *adj* (Ⓔ hematophagic): *Syn*: *hämozytophag*; Hämophagozytose betreffend, von ihr betroffen oder durch sie bedingt

Hä|mo|phe|re|se *f*: *→Hämapherese*

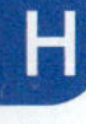

hä|mo|phil *adj* (Ⓔ **1.** hemophil **2.** hemophilic): **1.** (*biolog.*) blutliebend **2.** Bluterkrankheit/Hämophilie betreffend, von ihr betroffen oder gekennzeichnet

Hä|mo|phi|lie *f* (Ⓔ hemophilia): *Syn*: *Bluterkrankheit, Haemophilia*; hereditäre Blutgerinnungsstörung mit verminderter Aktivität des Blutgerinnungsfaktors VIII [Hämophilie* A], IX [Hämophilie* B] oder XI [Hämophilie* C]; die klinische Einteilung basiert auf der Restaktivität und den klinischen Symptomen; *s.a. Essay Gentransfer und Gentherapie S. 761*

Tab. H36. Hämophilie. Schweregrad und Blutungsneigung

Schweregrad	Restaktivität [%]	Klinik
Schwere Form	< 2, meist < 1	Häufige und bedrohliche Blutungen, v.a. in Knie-, Ellbogen- und Sprunggelenke, Gefahr der hämophilen Arthropathie, Spontanblutungen
Mittelschwere Form	2–5	Kaum noch Gelenkblutung meist traumatisch, bei Entwicklung einer Arthropathie jedoch auch schwere Deformierungen möglich
Milde Form	5–10	Im Alltag oft langjährig unauffällig, allerdings bedrohliche Blutungen auch bei kleineren Eingriffen

Hämophilie A (Ⓔ hemophilia A): *Syn*: *klassische Hämophilie, Faktor-VIII-Mangel, Haemophilia vera*; durch einen Mangel an Blutgerinnungsfaktor VIII verursachte klassische Blutgerinnungsstörung; tritt mit einer Häufigkeit von 1:5000 beim männlichen Geschlecht auf und ist damit die häufigste, schwere Blutgerinnungsstörung; wird X-chromosomal-rezessiv vererbt und betrifft damit praktisch nur Männer; heterozygote Frauen sind symptomlose Überträger; durch den Mangel an Faktor VIII ist die Aktivierung von Faktor X im intrinsischen System gestört und die Aktivierung von Prothrombin ist verlangsamt oder bleibt aus die Hämophilie A zeigt kein einheitliches Krankheitsbild, sondern es kommen sowohl schwerste Formen vor, die bereits bei Säuglingen zu Blutungen führen, als auch subklinische Formen, die erst im Erwachsenenalter auftreten oder zufällig entdeckt werden; nach der Restaktivität von Faktor VIII unterscheidet man deshalb 4 Schweregrade: schwer: < 1 %, mittelschwer: 1–5 %, leicht: 5–15 % und subhämophil: 15–35 %

Klinik: i.d.R. treten die ersten Symptome auf, wenn die Kinder anfangen zu Stehen oder zu Laufen; die Blutungen betreffen v.a. große Gelenke [Sprung-, Knie-, Ellenbogengelenk] und führen unbehandelt zu Gelenkdeformitäten [Blutergelenk]; daneben kommt es zu Weichteil- und Muskelblutungen, seltener Hämaturie* oder intrazerebralen Blutungen; **Diagnose**: Bestimmung der Faktor VIII-Aktivität; **Therapie**: lebenslange Substitutionstherapie, die i.d.R. als i.v.-Applikation vom Patienten oder bei Kindern von den Eltern vorgenommen werden kann; die verwendeten Faktorenkonzentrate enthalten hochgradig gereinigten Faktor VIII und Spuren an von Willenbrand-Faktor; z.T. werden auch schon gentechnisch hergestellte Faktorenkonzentrate verwendet; DDAVP [1-Desamino-8-D-Arginin-Vasopressin] ist ein Derivat des antidiuretischen Hormons, das zu einem Anstieg der Konzentration von Faktor VIII und von Willebrand-Faktor im Blut führt; vor operativen Eingriffen muss der Spiegel in Abhängigkeit vom Eingriff auf das gewünschte Niveau angehoben werden; die gefürchtetste Komplikation ist die Bildung von Antikörpern gegen den zugeführten Faktor, die zu einer Hemmkörperhämophilie* führt; *s.a. von Willebrand-Jürgens-Syndrom*

Tab. H37. Hämophilie A. Dosierung von Faktorkonzentraten

	Erforderlicher Faktorenspiegel[a]	Dauer der Substitution
Gelenkblutung	15–30 %	2 Tage
Muskel-, ausgedehnte Weichteilblutungen	40–50 %	2–3 Tage
Iliopsoas, Unterschenkel-, Unterarmmuskulatur	40–50 %	3–5 Tage
Mundhöhle, Zahnextraktion, kleine Operationen	30–50 %	5 Tage, evtl. länger Wundheilung beachten
Zerebrale, thorakale, abdominale Blutung, Frakturen der großen Röhrenknochen	50–100 %	4–14 Tage Wundheilung beachten
Große Operationen, OP im ZNS, Geburtshilfe	50–100 %	2–3 Wochen Wundheilung beachten

[a] 1 I.E. Faktor VII oder IX/kg KG hebt den Plasmaspiegel um 1 % an

Hämophilie B (Ⓔ hemophilia B): *Syn*: *Christmas-Krankheit, Faktor IX-Mangel, Faktor IX-Mangelkrankheit*; durch einen angeborenen Mangel an Christmas*-Faktor bedingte Blutgerinnungsstörung; **Therapie**: lebenslange Substitutionstherapie, die i.d.R. als i.v.-Applikation vom Patienten oder bei Kindern von den Eltern vorgenommen werden kann; die verwendeten Faktorenkonzentrate enthalten hochgradig gereinigten Faktor IX

Hämophilie C (Ⓔ hemophilia C): *Syn*: *Faktor XI-Mangel, PTA-Mangel, PTA-Mangelsyndrom, Rosenthal-Krankheit*; autosomal-rezessiv vererbter Mangel an Faktor XI mit erblicher Blutungsneigung

echte Hämophilie (Ⓔ hemophilia): Oberbegriff für Hämophilie A, B und C

klassische Hämophilie: *→Hämophilie A*

vaskuläre Hämophilie: *→Angiohämophilie*

hä|mo|phob *adj* (Ⓔ hemophobic): *Syn*: *hämatophob*; Hämophobie betreffend, durch sie gekennzeichnet

Hä|mo|pho|bie *f* (Ⓔ hemophobia): *Syn*: *Hämatophobie, Blutscheu*; krankhafte Abneigung gegen Blut

Häm|oph|thal|mus *m* (Ⓔ hemophthalmus): Bluterguss ins Auge bzw. Einblutung in Augenstrukturen; *s.a. Hyposphagma, Glaskörperblutung*

Hä|mo|pneu|mo|pe|ri|kard *nt* (Ⓔ hemopneumopericardium): *Syn*: *Pneumohämoperikard*; Luft- und Blutansammlung im Herzbeutel

Hä|mo|pneu|mo|tho|rax *m* (Ⓔ hemopneumothorax): *Syn*: *Pneumohämothorax, Hämatopneumothorax*; Luft- und Blutansammlung im Pleuraraum

Hä|mo|po|e|se *f*: *→Blutbildung*

Hä|mo|po|e|tin *nt*: *→Erythropoetin*

hä|mo|po|e|tisch *adj* (Ⓔ hemopoietic): *Syn*: *hämatopoetisch, hämatopoietisch, hämopoietisch*; Blutbildung/Hämopoese betreffend, die Hämopoese anregend, blutbildend

Hä|mo|poi|e|se *f*: *→Blutbildung*

Hä|mo|poi|e|tin *nt*: *→Erythropoetin*
hä|mo|poi|e|tisch *adj*: *→hämopoetisch*
Hä|mo|pro|te|in *nt* (Ⓔ hemoprotein): Chromoprotein, das eisenhaltiges Porphyrin enthält, z.B. Hämoglobin*, Myoglobin*
Hä|mo|ptoe *f*: *→Hämoptyse*
Hä|mo|pty|se *f* (Ⓔ hemoptysis): *Syn*: *Hämoptoe, Hämoptysis, Bluthusten, Blutspucken*; bei blutigem Auswurf ist es wichtig zwischen Blutungsquellen im Mund-, Nasen- und Rachenraum, Verdauungstrakt und den Atemwegen zu unterscheiden; Blut aus dem Mund-, Nasen- und Rachenraum ist hellrot und es besteht kein Hustenreiz; bei Blut aus dem Verdauungstrakt [Hämatemesis, Bluterbrechen] besteht ein Brechreiz und das Blut ist i.d.R. dunkelrot, geronnen oder kaffeesatzartig; bei Bluthusten [Blutbeimengung zum Auswurf bis hin zum rein blutigen Auswurf] besteht ein gleichzeitiger Hustenreiz und das Blut ist hellrot und schaumig; die häufigsten Ursachen sind Bronchiektasen*, Lobärpneumonie* [blutig tingierter Auswurf], Lungentuberkulose*, Bronchialkarzinom*, Parasitenbefall, Lungenembolie*, Herzinsuffizienz, Autoimmunerkrankungen [Goodpasture*-Syndrom]
Hä|mo|pty|sis *f, pl* **-ses**: *→Hämoptyse*
Hä|mo|rhe|o|lo|gie *f* (Ⓔ hemorheology): *Syn*: *Hämorrheologie*; Wissenschaft, die sich mit den Fließeigenschaften des Blutes befasst
Hä|mor|rha|gie *f* (Ⓔ hemorrhage): *Syn*: *Haemorrhagia*; Blutung, Einblutung
hä|mor|rha|gisch *adj* (Ⓔ hemorrhagic): Blutung betreffend, durch Blutung gekennzeichnet
Hä|mor|rhe|o|lo|gie *f*: *→Hämorheologie*
hä|mor|rho|i|dal *adj* (Ⓔ hemorrhoidal): *Syn*: *hämorridal*; Hämorrhoiden betreffend; hämorrhoidenähnlich
Hä|mor|rho|i|dal|ring *f*: *→Hämorrhoidalzone*
Hä|mor|rho|i|dal|throm|bo|se *f* (Ⓔ thrombosed hemorrhoids): akute Thrombosierung von Hämorrhoiden*
Hä|mor|rho|i|dal|zo|ne *f* (Ⓔ hemorrhoidal zone): *Syn*: *Hämorrhoidalring, Hämorridalring, Hämorridalzone, Zona columnaris*; unterster Abschnitt des Mastdarms [Zona columnaris]; *s.u. Rektum*
Hä|mor|rho|i|dek|to|mie *f* (Ⓔ hemorrhoidectomy): *Syn*: *Hämorridektomie, Hämorrhoidenexzision*; operative Entfernung von Hämorrhoiden*
Hä|mor|rho|i|den *pl* (Ⓔ hemorrhoids): krampfaderähnliche Erweiterung des Mastdarmschwellkörpers [Corpus cavernosum recti]; die Ausbildung von Hämorrhoiden wird durch faser- und fettreiche Nahrung, Alkoholgenuss, Obstipation, psychischen Stress und Schwangerschaft gefördert; zusätzlich besteht meist eine familiäre Disposition; Hämorrhoiden können in den distalen Analkanal vorfallen, wodurch es zu Schwellung, Fibrosierung, Thrombosierung, Ulzeration und Blutung kommen kann
klinisch unterscheidet man: **Hämorrhoiden I. Grades** [früher als **innere Hämorrhoiden** bezeichnet; sie liegen oberhalb der Linea dentata und können nur endoskopisch diagnostiziert werden], **Hämorrhoiden II. Grades** [prolabieren beim Pressen unterhalb die Linea dentata, reponieren aber spontan], **Hämorrhoiden III. Grades** [prolabieren beim Pressen oder Stuhlgang nach außen und können spontan reponieren oder digital reponiert werden] und **Hämorrhoiden VI. Grades**, die dauerhaft extraanal liegen und deshalb früher als **äußere Hämorrhoiden** bezeichnet wurden
Therapie: Grad I und Grad II-Hämorrhoiden bedürfen i.d.R. keiner Therapie; bei klinischen Symptomen [Juckreiz, Blutungen] können Grad II-Hämorrhoiden sklerosiert oder mit einer **Gummibandligatur** behandelt werden; bei Grad III und Grad IV-Hämorrhoiden ist eine Hämorrhoidektomie* indiziert
Hä|mor|rho|i|den|ex|zi|si|on *f*: *→Hämorrhoidektomie*
hä|mor|ri|dal *adj*: *→hämorrhoidal*
Hä|mor|ri|dal|ring *m*: *→Hämorrhoidalzone*
Hä|mor|ri|dal|zo|ne *f*: *→Hämorrhoidalzone*
Hä|mor|ri|dek|to|mie *f*: *→Hämorrhoidektomie*
Hä|mo|si|de|rin *nt* (Ⓔ hemosiderin): wasserunlöslicher Eisen-Eiweiß-Komplex; Speicherform von Eisen in Geweben; *s.a. Eisenstoffwechsel*
Hä|mo|si|de|rin|u|rie *f* (Ⓔ hemosiderinuria): Hämosiderinausscheidung im Harn
Hä|mo|si|de|ro|se *f* (Ⓔ hemosiderosis): *Syn*: *Hämosiderosis*; Hämosiderinablagerung in verschiedenen Organen und der Haut [**Hämosiderosis cutis**] bei übermäßigem lokalisierten oder generalisierten Eisengehalt, nach Blutungen oder Verletzungen
Hä|mo|si|de|ro|sis *f, pl* **-ses**: *→Hämosiderose*
Hämosiderosis cutis (Ⓔ cutaneous hemosiderosis): *s.u. Hämosiderose*
hä|mo|si|de|ro|tisch *adj* (Ⓔ hemosiderotic): Hämosiderose betreffend, von ihr betroffen oder gekennzeichnet, durch

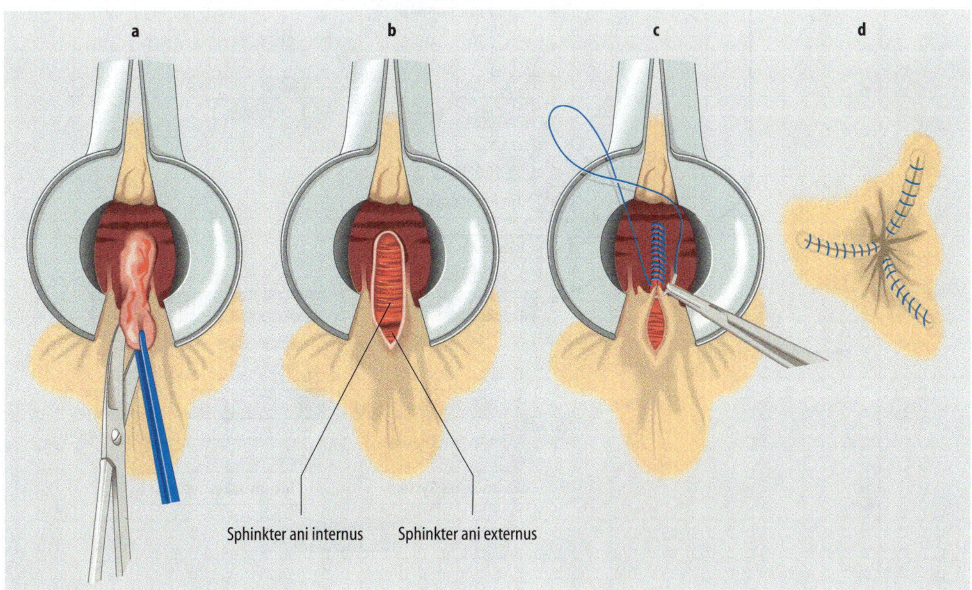

Abb. H38. Geschlossene Hämorrhoidektomie

sie bedingt

Hä|mo|spek|tro|skop *nt*: *→Hämatospektroskop*

Hä|mo|spek|tro|sko|pie *f*: *→Hämatospektroskopie*

Hä|mo|sper|mie *f* (Ⓔ hemospermia): *Syn*: *Hämatospermie*; Blut in der Samenflüssigkeit

Hä|mo|sta|se *f* (Ⓔ hemostasis): *Syn*: *Blutstillung*; vom Körper initiierte Mechanismen zum Schutz vor Blutverlusten; im ersten Schritt [**primäre Hämostase**] kommt es zur Stillung kleinerer Blutungen durch Vasokonstriktion und Abdichtung des Gefäßdefektes durch einen Thrombozytenpfropf [weißer Abscheidungsthrombus]
noch während dieser Vorgang abläuft, kommt es zu einer Aktivierung der Blutgerinnung* [**sekundäre Hämostase**], die das Gefäß durch einen roten Abscheidungsthrombus verschließt, der sich im Rahmen der Nachgerinnung kontrahiert und verfestigt; Störungen der Hämostase führen zu Blutungsneigung oder Thrombosen; Defekte der primären Hämostase können durch die Gefäße [vaskulär] oder durch die Thrombozyten [thrombozytär] verursacht werden; Störungen der sekundären Hämostase beruhen auf einem angeborenen oder erworbenen Mangel an einem oder mehreren Gerinnungsfaktoren; *s.a. Blutgerinnung*

Hä|mo|sta|ti|kum *nt, pl* **-ka** (Ⓔ hematostatic): *Syn*: *Hämostyptikum, Styptikum, Blutstillungsmittel*; Blutstillungsmittel, blutstillendes Mittel

hä|mo|sta|tisch *adj* (Ⓔ hemostatic): *Syn*: *hämostyptisch, styptisch; adstringierend*; Hämostase betreffend, blut(ungs)stillend

Hä|mo|styp|ti|kum *nt, pl* **-ka** (Ⓔ hemostyptic): *Syn*: *Hämostatikum, Styptikum, Blutstillungsmittel*; Blutstillungsmittel, blutstillendes Mittel

hä|mo|styp|tisch *adj*: *→hämostatisch*

Hä|mo|the|ra|pie *f* (Ⓔ hemotherapy): *Syn*: *Hämatotherapie, Transfusionstherapie, Bluttherapie*; therapeutische Transfusion* von Blut oder Blutbestandteilen

Hä|mo|tho|rax *m* (Ⓔ hemothorax): *Syn*: *Blutbrust, Hämato-*

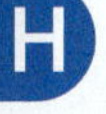

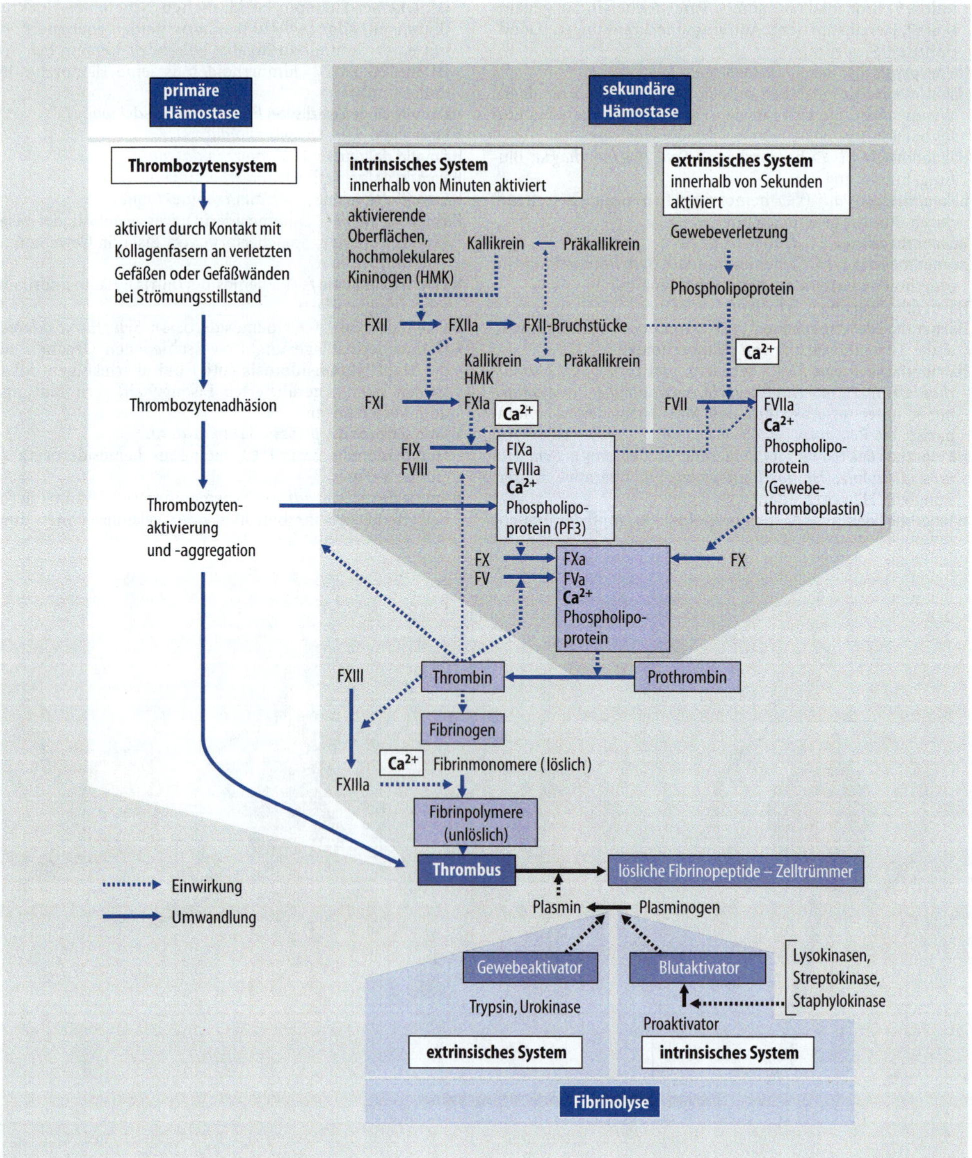

primäre Hämostase
sekundäre Hämostase
Thrombozytensystem
aktiviert durch Kontakt mit Kollagenfasern an verletzten Gefäßen oder Gefäßwänden bei Strömungsstillstand
Thrombozytenadhäsion
Thrombozytenaktivierung und -aggregation
intrinsisches System innerhalb von Minuten aktiviert
aktivierende Oberflächen, hochmolekulares Kininogen (HMK)
Kallikrein ← Präkallikrein
FXII → FXIIa → FXII-Bruchstücke
Kallikrein HMK ← Präkallikrein
FXI → FXIa Ca^{2+}
FIX, FVIII → FIXa, FVIIIa, Ca^{2+}, Phospholipoprotein (PF3)
extrinsisches System innerhalb von Sekunden aktiviert
Gewebeverletzung
Phospholipoprotein
Ca^{2+}
FVII → FVIIa, Ca^{2+}, Phospholipoprotein (Gewebethromboplastin)
FX, FV → FXa, FVa, Ca^{2+}, Phospholipoprotein ← FX
Thrombin ← Prothrombin
FXIII → FXIIIa
Fibrinogen
Ca^{2+} Fibrinmonomere (löslich)
Fibrinpolymere (unlöslich)
Thrombus → lösliche Fibrinopeptide – Zelltrümmer
Plasmin ← Plasminogen
Gewebeaktivator
Trypsin, Urokinase
Blutaktivator
Proaktivator
Lysokinasen, Streptokinase, Staphylokinase
extrinsisches System
intrinsisches System
Fibrinolyse
Einwirkung
Umwandlung

Abb. H39. Schema von Hämostase und Fibrinolyse

thorax; Blutansammlung im Pleuraraum*
hä|mo|to|xisch *adj* (Ⓔ hemotoxic): ***Syn***: *hämatotoxisch*; Blutzellen schädigend
hä|mo|trop *adj* (Ⓔ hemotropic): ***Syn***: *hämatotrop*; mit besonderer Affinität zu Blut oder Blutzellen
Hä|mo|tym|pa|non *nt* (Ⓔ hemotympanum): ***Syn***: *Hämotympanum, Hämatotympanon*; Bluterguss in die Paukenhöhle, z.B. bei Felsenbeinfraktur

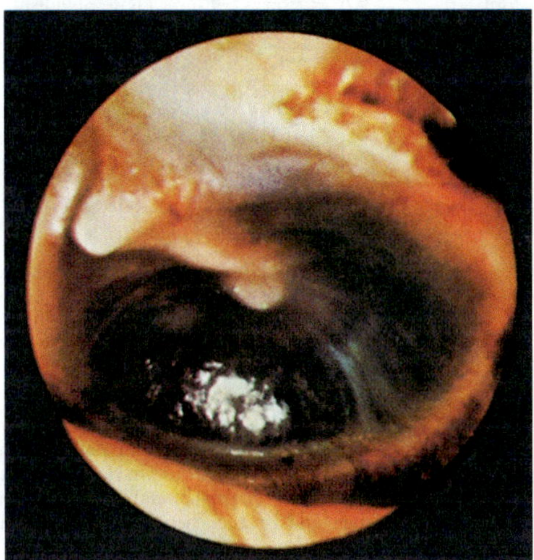

Abb. H40. Hämotympanon. Schwarz-blau verfärbtes Trommelfell bei Bluterguss in der Paukenhöhle

Hä|mo|tym|pa|num *nt*: →*Hämotympanon*
Hä|mo|zo|on *nt, pl* **-zo|a, -zo|en** (Ⓔ hemozoon): ***Syn***: *Hämatozoon*; (ein- oder vielzelliger) Blutparasit
Hä|mo|zy|ten *pl* (Ⓔ hemocytes): ***Syn***: *Blutkörperchen, Blutzellen*; Sammelbegriff für die im Blut enthaltenen Zellen, d.h. **rote Blutkörperchen** [Erythrozyten], **weiße Blutkörperchen** [Leukozyten] und **Blutplättchen** [Thrombozyten] sowie ihre Vorstufen
Hä|mo|zy|to|blast *m* (Ⓔ hemocytoblast): ***Syn***: *Blutstammzelle*; pluripotente Stammzelle im Knochenmark; *s.u. Blutbildung*
hä|mo|zy|to|blas|tisch *adj* (Ⓔ hemocytoblastic): ***Syn***: *hämoblastisch*; Hämozytoblast betreffend
Hä|mo|zy|to|ly|se *f*: →*Hämolyse*
hä|mo|zy|to|phag *adj* (Ⓔ hemocytophagic): ***Syn***: *hämophagozytotisch*; Hämozytophagie betreffend, von ihr betroffen oder durch sie bedingt
Hä|mo|zy|to|pha|gie *f* (Ⓔ hemocytophagia): ***Syn***: *Hämophagozytose*; Abbau von Blutzellen durch spezialisierte Makrophagen* [Hämophagen]; physiologisch im Rahmen der Blutmauserung*
HAMP *Abk.*: Hexamethylmelamin, Adriamycin, Methotrexat, Cisplatin (*engl.* platinol)
Ha|mu|lus *m* (Ⓔ hamulus): kleiner Haken, hakenförmiger Fortsatz
Hamulus lacrimalis (Ⓔ lacrimal hamulus): hakenförmiger Fortsatz des Tränenbeins [Os* lacrimale], der die Fossa* glandulae lacrimalis lateral und vorne umfasst
Hamulus laminae spiralis (Ⓔ hamulus of bony spiral lamina): hakenförmiges oberes Ende der Lamina* spiralis ossea
Hamulus ossis hamati (Ⓔ hamulus of hamate bone): hakenförmiger Fortsatz des Hakenbeins [Os* hamatum]
Hamulus pterygoideus (Ⓔ pterygoid hamulus): hakenförmiger Fortsatz der Lamina medialis des Processus* pterygoideus des Keilbeins [Os* sphenoidale]
Hand *f* (Ⓔ hand): (*anatom.*) Manus
Hand: Alfred Hand; 1868–1949; amerikanischer Kinderarzt (Philadelphia)
Hand-Schüller-Christian-Krankheit *f* (Ⓔ Hand-Schüller-Christian disease): ***Syn***: *Schüller-Hand-Christian-Krankheit, Schüller-Krankheit, Christian-Schüller-Krankheit*; im Kindesalter auftretende Form der Histiozytosis* X als Retikulohistiozytose mit Speicherung von Cholesterinkristallen; die Granulome führen zu Wucherungen an Skelett, Schädel, Orbita [Exophthalmus] und im Hypophysenbereich [kann zu Diabetes* insipidus führen]; **Therapie**: Zytostatika kombiniert mit Corticosteroiden; Bestrahlung bei Hypophysenbefall; Adiuretin* bei Diabetes insipidus
Hand|ap|pla|na|ti|ons|to|no|me|ter *nt* (Ⓔ hand applanation tonometer): *s.u. Essay Glaukom S. 797*
Hand|beu|ger, ra|di|a|ler *m*: →*Musculus flexor carpi radialis*
Hand|beu|ger, ul|na|rer *m*: →*Musculus flexor carpi ulnaris*
Hand|chi|rur|gie *f* (Ⓔ hand surgery): Cheiroplastik*, Chiroplastik
Hän|de|des|in|fek|ti|on *f* (Ⓔ hand disinfection): Ziel der **chirurgischen Händedesinfektion** ist die Beseitigung der transienten und der residenten Hautflora*; zuerst wird in der **Waschphase** mit einer Bürste die Haut und der Nagelfalz von oberflächlichen Verunreinigungen befreit; in der folgenden **Desinfektionsphase** werden meist Alkohole zur Abtötung der Keime verwendet
die **hygienische Händedesinfektion** stellt die Beseitigung der transienten Hautflora* in den Vordergrund; deshalb erfolgt zuerst die Desinfektion mit alkoholhaltigen Desinfektionsmitteln und dann die Händewaschung; die korrekt ausgeführte hygienische Händedesinfektion ist die effizienteste Methode zur Vermeidung iatrogener und nosokomialer Infektionen, denn „**Der größte Feind der Wunde ist die Hand des Arztes**" [Bier*]
Hand-Fuß-Syndrom *f* (Ⓔ hand-and-foot syndrome): ***Syn***: *Sichelzelldaktylitis*; bei Sichelzellanämie* auftretende schmerzhafte Schwellung von Händen und Füßen
Hand|ge|lenk, dis|ta|les *nt* (Ⓔ midcarpal joint): ***Syn***: *Articulatio mediocarpalis*; Gelenk zwischen den beiden Reihen der Handwurzelknochen; hat einen S-förmigen Gelenkspalt und wird deshalb als verzahntes Scharniergelenk bezeichnet
Hand|ge|lenk, pro|xi|ma|les *nt* (Ⓔ radiocarpal joint): ***Syn***: *Radiokarpalgelenk, Articulatio radiocarpalis*; Gelenk zwischen Speiche/Radius und der proximalen Reihe der Handwurzelknochen [Kahnbein, Mondbein, Dreiecksbein]; Ellipsoidgelenk* mit zwei Freiheitsgraden [Beugung/Streckung und Abduktion/Adduktion]; wird auf der palmaren, dorsalen, radialen und ulnaren Seite durch straffe Bänder [Ligamentum collaterale carpi radiale, Ligamentum radiocarpale dorsale und palmare, Ligamentum ulnocarpale dorsale und palmare, Ligamentum collaterale carpi ulnare] verstärkt
Hand|hä|ma|tom, par|o|xys|ma|les *nt*: →*Achenbach-Syndrom*
Hand|kno|chen *pl* (Ⓔ bones of the hand): ***Syn***: *Ossa manus*; umfasst die Knochen der Handwurzel [Ossa* carpi], der Mittelhand [Ossa* metacarpi] und der Finger [Ossa* digitorum manus]
Hand|li|ni|en|xan|tho|me *pl* (Ⓔ xanthomas of the palmar creases): *s.u. Xanthom*
Hand|re|gi|on *f* (Ⓔ hand region): ***Syn***: *Regio manus*; umfasst Hand [Manus] und Handwurzelregion [Regio* carpalis]
Hand|rü|cken|fas|zie *f* (Ⓔ dorsal fascia of hand): ***Syn***: *Fascia dorsalis manus*; dünne Faszie des Handrückens
Hand|rü|cken|re|flex *m* (Ⓔ carpometacarpal reflex): ***Syn***: *Karpometakarpalreflex, Bechterew-Jacobsohn-Reflex*; Kontraktion der Fingermuskeln nach Beklopfen des Handrückens; Pyramidenbahnzeichen*
Hand|stre|cker, kur|zer ra|di|a|ler *m*: →*Musculus extensor carpi radialis brevis*
Hand|stre|cker, lan|ger ra|di|a|ler *m*: →*Musculus extensor carpi radialis longus*
Hand|stre|cker, ul|na|rer *m*: →*Musculus extensor carpi ulnaris*
Hand-Vorderarm-Zeichen *nt*: →*Léri-Vorderarmzeichen*
Hand|wur|zel *m* (Ⓔ wrist): (*anatom.*) Carpus
Hand|wur|zel|ge|gend *f*: →*Handwurzelregion*
Hand|wur|zel|ka|nal *m* (Ⓔ carpal tunnel): ***Syn***: *Handwurzeltunnel, Karpalkanal, Karpaltunnel, Canalis carpi*; zwischen den Handwurzelknochen und dem Retinaculum* musculorum flexorum manus liegender Kanal, durch den u.a. der

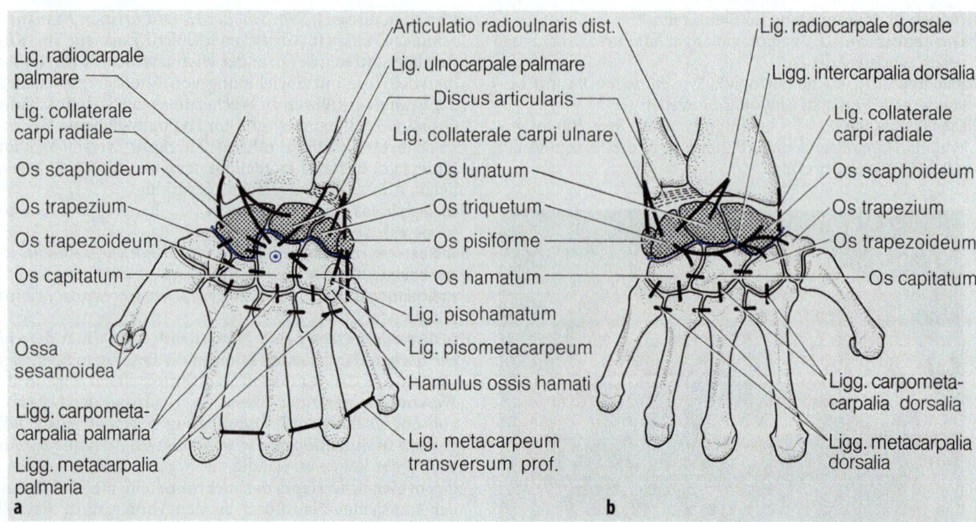

Abb. H41. Handwurzelknochen und ihre Bänder. **a** von palmar, **b** von dorsal

Nervus* medianus zieht

Hand|wur|zel|kno|chen *pl* (Ⓔ carpal bones): ***Syn***: *Karpalknochen, Ossa carpalia, Ossa carpi, Carpalia*; die 8 Knochen der Handwurzel, die in zwei Reihen angeordnet sind; die proximale Reihe besteht aus **Kahnbein [Os* scaphoideum]**, **Mondbein** [Os* lunatum], **Dreiecksbein** [Os* triquetrum] und **Erbsenbein** [Os* pisiforme], die distale Reihe umfasst **großes Vieleckbein** [Os* trapezium], **kleines Vieleckbein** [Os* trapezoideum], **Kopfbein** [Os* capitatum] und **Hakenbein** [Os* hamatum]

Hand|wur|zel|re|gi|on *f* (Ⓔ carpal region): ***Syn***: *Handwurzelgegend, Regio carpalis*; der Bereich über der Handwurzel [Carpus] hat eine Beugeseite [Regio carpalis anterior] und eine Streckseite [Regio carpalis posterior]

Hand|wur|zel|tun|nel *m*: *→Handwurzelkanal*

Hanf|fie|ber *nt* (Ⓔ hemp fever): ***Syn***: *Hanfstaublunge, Cannabiose*; durch Hanfstaub ausgelöste Form der Byssinose*

Hanf, in|di|scher *m* (Ⓔ cannabis sativa): ***Syn***: *Cannabis sativa/indica*; Wild- und Kulturpflanze, deren weibliche Form zahlreiche Wirkstoffe [**Cannabinoide**] mit psychotroper Wirkung enthält; *s.a. Haschisch, Marihuana*

Hanf|staub|lun|ge *f*: *→Hanffieber*

Hän|ge|bir|ke *f* (Ⓔ weeping birch): ***Syn***: *Betula pendula*; *s.u. Birke*

Hän|ge|brust *f* (Ⓔ pendulous breasts): Mastoptose, Mamma pendulans

hang|over *m* (Ⓔ hangover): *engl.* für Kater; wird als Bezeichnung für unangenehme Nachwirkungen von Arzneimitteln [v.a. Schlafmitteln], Alkohol und ionisierender Strahlung [Strahlenkater*] verwendet

Hanken: Hanken-Büngner-Bänder *pl*: *→Büngner-Bänder*

HANÖ *Abk.*: *→hereditäres angioneurotisches Ödem*

Hanot: Victor Charles Hanot; 1844–1896; französischer Internist (Paris)

Hanot-Zirrhose *f*: *→primär biliäre Leberzirrhose*

HANP *Abk.*: humanes atriales natriuretisches Peptid

Hansen: Erhard Henrik Armauer Hansen; 1841–1912; norwegischer Arzt (Bergen)

Hansen-Bazillus *m*: *→Mycobacterium leprae*

Hansen-Krankheit *f*: *→Lepra*

Han|se|no|sis *f, pl* **-ses**: *→Lepra*

H_1-Antagonist *m* (Ⓔ H_1 antihistamin): H_1-Antihistaminikum; *s.u. Antihistaminikum*

H_2-Antagonist *m* (Ⓔ H_2 antihistamin): H_2-Antihistaminikum; *s.u. Antihistaminikum*

Han|ta|vi|rus *nt* (Ⓔ Hantavirus): zu den Bunya-Viren gehörendes Virus, dessen Species das hämorrhagische Fieber* mit renalem Syndrom und die Nephropathia* epidemica verursachen; in Europa treten v.a. das **Puumala-Virus** und das **Dobrava-Virus** auf, in den USA das **Sin-Nombre-Virus**; das **Hantaan-Virus** wurde erstmals während des Korea-Krieges beschrieben und ist auch heute noch primär auf Ostasien beschränkt

Hantavirus-Lungen-Syndrom *nt* (Ⓔ Hantavirus pulmonary syndrome): ***Syn***: *Hantavirus-Pulmonary-Syndrom*; *s.u. hämorrhagisches Fieber mit renalem Syndrom*

Hantavirus-Pulmonary-Syndrom *nt* (Ⓔ Hantavirus pulmonary syndrome): ***Syn***: *Hantavirus-Lungen-Syndrom*; *s.u. hämorrhagisches Fieber mit renalem Syndrom*

Han|tel|form *f* (Ⓔ dumbbell crystal): *s.u. Kristallurie*

Han|tel|tu|mor *m* (Ⓔ dumbbell tumor): *s.u. pleomorphes Adenom*

H-Antigen *nt* (Ⓔ H antigen): ***Syn***: *Geißelantigen, Hauch-Antigen*; Antigen* der Geißel von Mikroorganismen; Geißelantigene werden zur Klassifizierung von Bakterien [z.B. Kauffmann*-White-Schema] verwendet; *s.a. Essay Bakterien S. 217*

H_1-Antihistaminikum *nt* (Ⓔ H_1 antihistamin): *s.u. Antihistaminikum*

H_2-Antihistaminikum *nt* (Ⓔ H_2 antihistamin): *s.u. Antihistaminikum*

HAO *Abk.*: hereditares Angioödem

HAP *Abk.*: **1.** *→Heredopathia atactica polyneuritiformis* **2.** Histaminazoprotein **3.** hitzestabile alkalische Phosphatase **4.** *→Hydroxyapatit* **5.** Hypertonie-assoziiertes Protein

ha|phe|phob *adj* (Ⓔ haphephobic): ***Syn***: *haptephob, haptophob*; Berührungsangst/Haphephobie betreffend, durch sie gekennzeichnet

Ha|phe|pho|bie *f* (Ⓔ haphephobia): ***Syn***: *Berührungsangst, Haptephobie, Haptophobie*; krankhafte Angst vor dem Berührtwerden

Haplo-, haplo- *präf.*: Wortelement mit der Bedeutung „einmal/einfach“

ha|plo|id *adj* (Ⓔ haploid): mit einfachem Chromosomensatz

Ha|plo|i|die *f* (Ⓔ haploidy): Vorhandensein eines einfachen Chromosomensatzes

Happy-puppet-Syndrom *nt*: *→Angelman-Syndrom*

Hap|ten *nt* (Ⓔ hapten): ***Syn***: *Halbantigen, unvollständiges Antigen*; niedermolekulares Antigen*, das erst nach Bindung an einen Carrier als Vollantigen wirkt und eine Antikörperbildung auslöst

hap|te|phob *adj*: *→haphephob*

Hap|te|pho|bie *f*: *→Haphephobie*

hap|tisch *adj* (Ⓔ haptic): ***Syn***: *taktil*; Tastsinn betreffend

Hap|to|glo|bin *nt* (Ⓔ haptoglobin): ***Syn***: *α_2-Haptoglobin*; in der Leber gebildetes α_2Globulin; bindet das bei Hämolyse freiwerdende Hämoglobin und transportiert es zum Abbau in die Leber

hapltolphob *adj*: → *haphephob*

Hapltolpholbie *f*: → *Haphephobie*

HAR *Abk*.: Hämagglutinationsreaktion

Harada: Einosuke Harada; 1892–1947; japanischer Augenarzt

Harada-Syndrom *nt*: → *Vogt-Koyanagi-Harada-Syndrom*

Harden: Sir Arthur Harden; 1865–1940; englischer Biochemiker (London)

Harden-Young-Ester *m* (Ⓔ Harden-Young ester): ***Syn***: *Fructose-1,6-diphosphat, Fructose-1,6-bisphosphat*; bei der Glykolyse* und Gluconeogenese* auftretendes Zwischenprodukt

Hardy: Alfred Hardy; 1810–1893; französischer Dermatologe (Paris)

Hardy-Weinberg-Gesetz *nt* (Ⓔ Hardy-Weinberg law): in einer ausreichend großen Population stehen dominante und rezessive Merkmale im Gleichgewicht, d.h., die Genhäufigkeiten und die Häufigkeiten der homozygoten und heterozygoten Genträger bleibt von Generation zu Generation konstant, wenn weder Auslese noch Inzucht eine Rolle spielen

Harllelkinlfeltus *m* (Ⓔ harlequin fetus): ***Syn***: *Ichthyosis congenita Riecke I, Ichthyosis congenita gravis, Ichthyosis congenita universalis, Keratosis diffusa maligna, Hyperkeratosis universalis congenita*; autosomal-rezessiv vererbte, schwerste Form der Ichthyosis* congenita; schon intrauterin kommt es zur Ausbildung dunkler panzerartiger Hornplatten sowie einer Ektropionierung von Lippen, Lidern und Genitalschleimhaut und Entwicklung einer Plattnase; **Prognose**: früher tödlich; heute besteht durch Retinoide eine gute Überlebenschance, allerdings geht die Erkrankung dann in eine erythrodermische lamelläre Ichthyose* über

Harn *m*: → *Urin*

Harnlablleiltung *f* (Ⓔ urinary drainage): Oberbegriff für alle Maßnahmen zur temporären oder permanenten Ableitung von Harn unter Umgehung oder Ersatz von Teilen des harnableitenden Systems; gängige Methoden der **temporären Harnableitung** sind Blasenkatheter*, suprapubische Blasendrainage*, Nephrostomie* usw.; bei den **permanenten Harnableitungen** unterscheidet man Verfahren, die ein **inkontinentes** oder **nasses Urostoma** bilden [z.B. Kolon-Conduit*, Ileum-Conduit*] von Verfahren, die ein **kontinentes** oder **trockenes Urostoma** kreieren [z.B. Mainz*-Pouch, Kock*-Pouch]; dazu kommen noch **Blasenaugmentation** und **Blasenersatz**

Harnlabslzess *m* (Ⓔ urinary abscess): durch Austritt von infiziertem Harn in das Gewebe entstehender Abszess; liegt meist in direkter Umgebung der ableitenden Harnwege

Harnlbelreiltung *f*: → *Harnbildung*

Harnlbilldung *f* (Ⓔ uropoiesis): ***Syn***: *Harnbereitung, Harnproduktion, Uropoese*; die Harnbildung findet in der Niere statt; pro Tag werden ca. 150 l Flüssigkeit von den Nierenkörperchen abfiltriert, von denen 99 % im Tubulussystem wieder resorbiert werden, so dass am Ende nur ca. 1,5 l Harn pro Tag ausgeschieden werden; während dieser Harnkonzentrierung werden auch 90 % der im Filtrat gelösten Substanzen resorbiert, während andere [Wasserstoffionen, Basen, organische Säuren] aktiv sezerniert werden; in Abhängigkeit vom Wasserhaushalt des Körpers, kann der Harn stark konzentriert [bis zu 1200 mmol/] oder extrem verdünnt sein [bis zu 50 mmol/l]

Harnlblalse *f* (Ⓔ bladder): ***Syn***: *Blase, Vesica urinaria*; muskuläres Hohlorgan, dessen Form und Größe vom Füllungszustand abhängt; sie sammelt den aus den Nieren kommenden Harn und hält ihn bis zur willkürlichen Harnentleerung; sie kann maximal 1500 ml fassen, bei 250–500 ml tritt aber bereits ein starker Harndrang auf

man unterscheidet an der Harnblase **Apex vesicae** [Blasenspitze], **Corpus vesicae** [Blasenkörper] und **Collum vesicae** [Blasenhals] am Übergang in die Harnröhre*; der untere, breite Teil der Blasenwand mit den Einmündungen der Harnleiter [Ostium ureteris] und dem Blasendreieck [Trigonum* vesicae] wird als **Fundus vesicae** [Blasengrund] bezeichnet

die **Blasenschleimhaut** [Tunica mucosa] trägt Urothel*, das **Deckzellen** enthält, die im ungedehnten Zustand hochprismatisch und im gedehnten Zustand platt sind; die Muskelschicht [**Tunica muscularis**] unter der Schleimhaut besteht aus einer äußeren und inneren Längsmuskelschicht [Stratum longitudinale], zwischen denen eine zirkuläre Muskelschicht [Stratum circulare] liegt; die Fasern der drei Schichten gehen ineinander über und bilden zusammen den Musculus* detrusor vesicae; die glatte Muskulatur im Bereich des Blasendreiecks [Trigonum vesicae] wird als **Musculi trigoni vesicae** bezeichnet; sie besteht aus einer oberflächlichen [**Musculus trigoni vesicae superficialis**] und einer tiefen Schicht [**Musculus trigoni vesicae profundus**], die zusammen das Ostium* urethrae internum umschließen und das Eindringen von Ejakulat in die Harnblase bei der Ejakulation verhindern; der Bauchfellüberzug [Peritoneum* viscerale] der Harnblase bildet die außen liegende **Tunica serosa**

Harnlblalsenlanlhefltung *f* (Ⓔ cystopexy): ***Syn***: *Blasenanheftung, Zystopexie*; operative Anheftung/Fixierung der Blase, z.B. bei Blasensenkung; *s.a. Kolposuspension*

Harnlblalsenlalplalsie *f* (Ⓔ acystia): unvollständige Entwicklung der Harnblase

Harnlblalsenlaltolnie *f*: → *Blasenatonie*

Harnlblalsenlaltrolphie *f* (Ⓔ cystatrophia): ***Syn***: *Blasenatrophie, Zystatrophie*; Atrophie* der Blasenmuskulatur bei chronischer Überdehnung

Harnlblalsenlbillharlzilolse *f* (Ⓔ vesical schistosomiasis): ***Syn***: *Blasenbilharziose, Urogenitalschistosomiasis, Urogenitalbilharziose, ägyptische Hämaturie, ägyptische Bilharziose, urogenitale Schistosomiasis, Schistosomiasis urogenitalis*; durch Blasenpärchenegel [Schistosoma* haematobium] hervorgerufene chronische Infektion der Blase und anderer Beckenorgane; die chronische Reizung der Blasenschleimhaut führt oft zu Blasenkrebs; typisch ist auch eine Hämaturie, die in Endemiegebieten schon bei Kindern auftritt; **Diagnose**: Eiernachweis im Harnsediment; Antikörpernachweis im Serum [EIA, IF, HA]; **Therapie**: einmalige Gabe von Praziquantel* oral; *s.a. Schistosomiasis*

Harnlblalsenlbruch *m*: → *Blasenhernie*

Harnblasen-Damm-Fistel *f*: → *Blasen-Damm-Fistel*

Harnblasen-Darm-Anastomose *f* (Ⓔ cystoenteric anastomosis): ***Syn***: *Blasen-Darm-Anastomose, Blasen-Darm-Fistel, zystoenterische/vesikointestinale Anastomose*; operative Verbindung von Harnblase und Darm

Harnblasen-Darm-Fistel *f*: → *Harnblasen-Darm-Anastomose*

Harnlblalsenldilverltilkel *nt* (Ⓔ bladder diverticulum): ***Syn***: *Blasendivertikel*; angeborene oder erworbene Wandschwäche der Blase mit sackartiger Ausstülpung; meist asymptomatisch

Harnlblalsenldreileck *nt* (Ⓔ vesical trigone): ***Syn***: *Blasendreieck, Lieutaud-Dreieck, Trigonum vesicae*; von den beiden Harnleitermündungen und dem Harnröhrenabgang gebildetes Dreieck am Boden der Harnblase* [Vesica urinaria]

Harnlblalsenlenldolmeltrilolse *f*: → *Blasenendometriose*

Harnlblalsenlentlferlnung *f*: → *Zystektomie 1.*

Harnlblalsenlentlzünldung *f* (Ⓔ bladder inflammation): ***Syn***: *Blasenentzündung, Cystitis, Zystitis*; Entzündung der Harnblase, die auf die Schleimhaut beschränkt sein kann oder auch tiefere Wandschichten befällt; kann asymptomatisch verlaufen, meist finden sich aber erhebliche Blasensymptome, wie z.B. Pollakisurie [häufiges Wasserlassen], Algurie [Schmerzen beim Wasserlassen], Dysurie [erschwertes Wasserlassen], Strangurie [schmerzhafter Harndrang], Urgeinkontinenz* oder Hämaturie*; Fieber und Flankenschmerz treten nur selten auf; **Therapie**: Antibiotika für 3–5 Tage in Abhängigkeit vom Antibiogramm

Harnlblalsenlfisltel *f*: → *Blasenfistel*

Harnlblalsenlfunldus *m*: → *Harnblasengrund*

Harnblasen-Gebärmutter-Fistel *f*: → *Blasen-Gebärmutter-Fistel*

Harnlblalsenlgelschwür *nt* (Ⓔ bladder ulceration): ***Syn***: *Blasengeschwür, Ulcus vesicae*; Geschwür der Blasenschleimhaut; meist als kleines Geschwür bei Frauen [**Ulcus simplex**

vesicae]
Harn|bla|sen|grund *m* (Ⓔ fundus of bladder): *Syn*: *Blasengrund, Fundus vesicae*; unterer, breiter Teil der Blasenwand mit den Einmündungen der Harnleiter und dem Blasendreieck [Trigonum* vesicae]
Harn|bla|sen|hals *m* (Ⓔ neck of urinary bladder): *Syn*: *Blasenhals, Cervix vesicae, Collum vesicae*; Übergang von der Harnblase* in die Harnröhre*
Harn|bla|sen|hals|ent|zün|dung *f*: →*Cystitis colli*
Harn|bla|sen|her|nie *f*: →*Blasenhernie*
Harn|bla|sen|kar|zi|nom *nt*: →*Harnblasenkrebs*
Harn|bla|sen|ka|tarr *m*: →*Blasenkatarrh*
Harn|bla|sen|ka|tarrh *m*: →*Blasenkatarrh*
Harnblasen-Kolon-Fistel *f*: →*Blasen-Kolon-Fistel*
Harn|bla|sen|kör|per *m* (Ⓔ body of (urinary) bladder): *Syn*: *Blasenkörper, Corpus vesicae*; Hauptteil der Harnblase* zwischen Blasenspitze [Apex* vesicae] und Blasengrund [Fundus* vesicae]
Harn|bla|sen|krampf *m*: →*Zystospasmus*
Harn|bla|sen|krebs *m* (Ⓔ bladder cancer): *Syn*: *Blasenkrebs, Harnblasenkarzinom, Blasenkarzinom*; v.a. ältere Männer betreffender, vom Blasenepithel ausgehender, bösartiger Tumor
Harn|bla|sen|läh|mung *f*: →*Blasenlähmung*
Harnblasen-Nabel-Fistel *f*: →*Blasen-Nabel-Fistel*
harn|bla|sen|nah *adj* (Ⓔ near the bladder): juxtavesikal*
Harn|bla|sen|naht *f* (Ⓔ cystorrhaphy): *Syn*: *Blasennaht, Zystorrhaphie*; Naht der Harnblase nach traumatischer oder operativer Eröffnung
Harn|bla|sen|pa|pil|lom *f* (Ⓔ bladder papilloma): *Syn*: *Blasenpapillom*; von der Blasenschleimhaut ausgehender gutartiger Tumor, der zu schmerzloser Hämaturie* führen kann
Harn|bla|sen|plas|tik *f* (Ⓔ cystoplasty): *Syn*: *Blasenplastik, Zystoplastik*; plastische Operation der Harnblase zur Rekonstruktion und/oder Verbesserung der Funktion; *s.a. Harnableitung*
Harnblasen-Rektum-Fistel *f*: →*Blasen-Rektum-Fistel*
Harnblasen-Scheiden-Fistel *f*: →*Blasen-Scheiden-Fistel*
Harn|bla|sen|schleim|haut *f* (Ⓔ mucosa of urinary bladder): *Syn*: *Blasenschleimhaut, Tunica mucosa vesicae urinariae*; das Urothel* der Blasenschleimhaut enthält **Deckzellen**, die im ungedehnten Zustand hochprismatisch und im gedehnten Zustand platt sind
Harn|bla|sen|schnitt *m*: →*Blasenschnitt*
Harnblasen-Sigma-Fistel *f* (Ⓔ vesicosigmoidostomy): *Syn*: *Blasen-Sigma-Fistel, Vesikosigmoideostomie, Vesikosigmoidostomie*; operative Verbindung von Blase und Sigmoid zur Harnableitung*
Harn|bla|sen|spie|ge|lung *f* (Ⓔ cystoscopy): *Syn*: *Blasenspiegelung, Zystoskopie*; endoskopische Untersuchung der Harnblase
Harn|bla|sen|stein *nt* (Ⓔ bladder stone): *Syn*: *Blasenstein, Zystolith, Calculus vesicae*; Harnstein* in der Blase; kann in der Blase entstehen [**primärer Blasenstein**] oder aus den oberen Harnwegen stammen [**sekundärer Blasenstein**]; **Therapie**: transurethrale Zertrümmerung mittels Ultraschall, elektrohydraulicher Stoßwellen, Laserbestrahlung oder mit dem Steinpunch und Absaugung der Trümmer
Harn|bla|sen|tu|ber|ku|lo|se *f* (Ⓔ bladder tuberculosis): *Syn*: *Blasentuberkulose, Cystitis tuberculosa*; tuberkulöse Blasenentzündung; *s.u. Urogenitaltuberkulose*
Harn|bla|sen|ve|nen *pl* (Ⓔ vesical veins): *Syn*: *Blasenvenen, Venae vesicales*; Venen vom Plexus* venosus vesicalis zur Vena* iliaca interna
Harn|drang, im|pe|ra|ti|ver *m*: →*Dranginkontinenz*
Harn|fie|ber *nt* (Ⓔ urinary fever): *Syn*: *Katheterfieber, Urethralfieber, Febris urethralis*; akutes Fieber bei Keimverschleppung beim Katheterisieren oder Eingriffen an der Harnröhre
septisches Harnfieber: →*Harnsepsis*
Harn|fis|tel *f* (Ⓔ **1.–2.** urinary fistula): **1.** harnführende innere oder äußere Fistel des Urogenitaltraktes **2.** operativ angelegte Fistel zur Harnableitung*, z.B. Harnleiter-Haut-Fistel*
Harn|glu|co|se *f* (Ⓔ urinary glucose): Glucosegehalt des Harns; *s.a. Glukosurie*
Harn|grieß *m* (Ⓔ gravel): kleine Harnkonkremente; *s.a. Harnstein*
Harn|in|di|kan *nt* (Ⓔ indican): *Syn*: *Indikan*; im Darm entstehendes Abbauprodukt tierischer Eiweiße
Harn|in|kon|ti|nenz *f* (Ⓔ urinary incontinence): *Syn*: *Blaseninkontinenz, Incontinentia urinae*; Unfähigkeit, Harn in der Blase zurückzuhalten; unabhängig von der Ursache kann man nach **Ingelmann-Sundberg und Stamey** drei Grade der Harninkontinenz unterscheiden: **Grad 1**: Harnverlust beim Niesen, Husten, Heben **Grad 2**: Harnverlust bei Bewegung [Gehen, Treppensteigen, Aufstehen] **Grad 3**: Harnverlust im Liegen; die vier Formen der Blaseninkontinenz sind: Stressinkontinenz*, Urge-Inkontinenz*, Reflexinkontinenz* und Überlaufinkontinenz*

Tab. H42. Einteilung der Harninkontinenz

Stressinkontinenz	Urinverlust infolge intraabdominaler Druckerhöhung infolge Insuffizienz des urethralen Verschlusses
Urge-Inkontinenz	
Motor-Urge-Inkontinenz	Nicht unterdrückbare (instabile) Detrusorkontraktionen bei erhaltener Sensibilität und intaktem Harnröhrenverschluss
Urethrale Instabilität	Instabile Relaxationen der Urethra ohne Nachweis von Detrusorkontraktionen
Reflexinkontinenz	Nicht unterdrückbare Detrusorkontraktionen mit fehlender Sensibilität für die Blasenfüllung bei neurologischen Erkrankungen (Querschnittlähmung)
Überlaufinkontinenz	Intravesikaler Druck übersteigt den der Urethra infolge vermindert dehnbarer Blase (low compliance bladder) oder als Überlaufmechanismus bei hohen Restharnmengen infolge mechanischer Obstruktion

Harn|kon|kre|ment *nt*: →*Harnstein*
Harn|lei|ter *m* (Ⓔ ureter): *Syn*: *Ureter*; 25–30 cm langer Kanal vom Nierenbecken [Pelvis renalis] zur Harnblase* [Vesica urinaria]; die Wand besteht aus drei Schichten: **1. Harnleiterschleimhaut** [Tunica mucosa]: sie trägt ein mehrreihiges Übergangsepithel [Urothel*] **2. Muskelschicht** [Tunica muscularis]: zeigt nur eine undeutliche Schichtengliederung; sie bildet eine glatte Muskelschicht, die schraubenförmig vom Harnleiteranfang zur Harnblasenmündung zieht und die den Harn mittels peristaltischer Wellen transportiert **3. Adventitia** [Tunica adventitia]: äußere Bindegewebsschicht
man unterscheidet drei Harnleiterabschnitte: **1. Bauchabschnitt** [Pars abdominalis]: vom Anfang bis zur Grenze des kleinen Beckens; liegt retroperitoneal unter dem Peritoneum* parietale **2. Beckenabschnitt** [Pars pelvica]: der rechte Harnleiter überkreuzt die Arteria* iliaca externa, der linke die Gabelung der Arteria* iliaca communis; bei der Frau unterkreuzen die Harnleiter die Arteria* uterina, beim Mann den Samenleiter [Ductus* deferens] **3. Pars intramuralis**: Endabschnitt in der Harnblasenwand vor der Mündung im Ostium* ureteris
klinisch wichtig sind die sog. **Harnleiterengen**: **1.** am Ursprung vom Nierenbecken, **2.** an der Überkreuzung der Arteria* iliaca externa bzw. Arteria* iliaca communis und **3.** beim Durchtritt durch die Harnblasenwand
Harnleiter-Blasen-Fistel *f* (Ⓔ ureterovesical fistula): *Syn*: *ureterovesikale Fistel*; Harnleiter und Blase verbindende innere Harnleiterfistel*
Harnleiter-Blasen-Plastik *f* (Ⓔ ureterovesicoplasty): *Syn*: *Ureterovesikoplastik*; plastische Operation von Harnleiter und Blase, z.B. Antirefluxplastik* bei vesikoureteralem Reflux*
Harn|lei|ter|blu|tung *f* (Ⓔ ureterorrhagia): *Syn*: *Ureterorrhagie*; meist durch Steinabgang oder Tumoren verursachte

Blutung

Harnleiter-Darm-Fistel *f* (Ⓔ ureterointestinal fistula): ***Syn***: *ureterointestinale Fistel*; Harnleiter und Darm verbindende innere Harnleiterfistel*

Harnleiter-Dünndarm-Anastomose *f* (Ⓔ ureteroenterostomy): ***Syn***: *Ureter-Dünndarm-Anastomose, Ureteroenterostomie, Ureteroenteroanastomose*; operative Verbindung von Harnleiter [Ureter] und (Dünn-)Darm zur permanenten Harnableitung

Harnleiter-Duodenum-Fistel *f* (Ⓔ ureteroduodenal fistula): ***Syn***: *ureteroduodenale Fistel*; Harnleiter und Duodenum verbindende innere Harnleiterfistel*

Harn|lei|ter|ent|zün|dung *f*: → *Ureteritis*

Harn|lei|ter|er|wei|te|rung *f*: → *Megaureter*

Harn|lei|ter|fis|tel *f* (Ⓔ **1.** ureteral fistula **2.** ureterostoma): **1.** ***Syn***: *Ureterfistel, Fistula ureterica*; vom Harnleiter ausgehende Fistel, die in andere Organe mündet [**innere Harnleiterfistel**] oder nach außen führt [**äußere Harnleiterfistel**] **2.** ***Syn***: *Ureterfistel, Ureterostoma*; operativ angelegte äußere Harnleiterfistel; *s.a. Ureterokutaneostomie*

Harn|lei|ter|fis|tel|ung *f* (Ⓔ ureterostomy): ***Syn***: *Ureterfistelung, Ureterostomie*; Anlegen einer äußeren Harnleiterfistel zur temporären oder permanenten Harnableitung*; *s.a. Ureterokutaneostomie*

Harnleiter-Gebärmutter-Fistel *f* (Ⓔ ureterouterine fistula): ***Syn***: *ureterouterine Fistel*; Harnleiter und Blase verbindende innere Harnleiterfistel*

Harnleiter-Haut-Fistel *f*: → *Ureterokutaneostomie*

Harnleiter-Ileum-Anastomose *f* (Ⓔ ureteroileostomy): ***Syn***: *Ureter-Ileum-Anastomose, Ureteroileostomie*; operative Verbindung von Harnleiter [Ureter] und Ileum zur permanenten Harnableitung*; *s.a. Ileumconduit*

Harn|lei|ter|ka|the|ter *m*: → *Ureterkatheter*

Harnleiter-Kolon-Anastomose *f* (Ⓔ ureterocolostomy): ***Syn***: *Ureter-Kolon-Anastomose, Ureterokolostomie*; operative Verbindung von Harnleiter [Ureter] und Kolon zur permanenten Harnableitung*; *s.a. Kolon-Conduit*

Harn|lei|ter|naht *f* (Ⓔ ureterorrhaphy): Ureterorrhaphie*

Harn|lei|ter|neur|al|gie *f* (Ⓔ ureteralgia): Ureteralgie*

Harn|lei|ter|plas|tik *f* (Ⓔ ureteroplasty): Ureteroplastik*

Harnleiter-Rektum-Fistel *f* (Ⓔ ureterorectal fistula): ***Syn***: *ureterorektale Fistel*; Harnleiter und Rektum verbindende innere Harnleiterfistel*

Harn|lei|ter|re|sek|ti|on *f*: → *Ureterektomie*

Harnleiter-Scheiden-Fistel *f* (Ⓔ ureterovaginal fistula): ***Syn***: *ureterovaginale Fistel, Fistula ureterovaginalis*; Harnleiter und Scheide verbindende Harnleiterfistel*

Harn|lei|ter|schleim|haut *f* (Ⓔ mucosa of ureter): ***Syn***: *Ureterschleimhaut, Tunica mucosa ureteris*; die Harnleiterschleimhaut trägt ein mehrreihiges Übergangsepithel [Urothel*]

Harn|lei|ter|schmerz *m* (Ⓔ ureteralgia): Ureteralgie*

Harn|lei|ter|schnitt *m*: → *Ureterotomie*

Harnleiter-Sigma-Fistel *f*: → *Ureterosigmoidostomie*

Harn|lei|ter|stein *m* (Ⓔ ureterolith): ***Syn***: *Ureterstein*; Harnstein* im Harnleiter; die operative Entfernung [Ureterolithotomie] erfolgt meist als ureteroskopische Steinextraktion oder mittels extrakorporaler Stoßwellenlithotripsie; *s.a. Harnstein, Urolithiasis*

Harn|lei|ter|ste|no|se *f* (Ⓔ ureterostenosis): ***Syn***: *Harnleiterverengung, Ureterostenose, Ureterstenose*; angeborene [Harnleiterklappe, Ureterozele*] oder erworbene [Entzündung, Tumor, retroperitoneale Fibrose*] Einengung des Harnleiterlumens; die **Therapie** besteht in einer retrograden oder antegraden Ballondilatation

Harn|lei|ter|ver|en|gung *f*: → *Harnleiterstenose*

Harn|pol *m* (Ⓔ tubular pole): ***Syn***: *Polus tubularis*; *s.u. Nephron*

Harn|pro|duk|ti|on *f*: → *Harnbildung*

Harn|re|ten|ti|on *f*: → *Harnverhaltung*

Harn|röh|re *f* (Ⓔ urethra): ***Syn***: *Urethra*; zu den äußeren Geschlechtsorganen gehörende Röhre, die den Harn von der Harnblase an führt; männliche und weibliche Harnröhre unterscheiden sich sehr stark, da die männliche Harnröhre auch als Samenröhre dient

männliche Harnröhre: → *Urethra masculina*

weibliche Harnröhre (Ⓔ female urethra): ***Syn***: *Urethra feminina*; die Harnröhre der Frau ist ca. 3–5 cm lang; sie beginnt an der inneren Harnröhrenöffnung [**Ostium urethrae internum**] in der Blasenwand im Bereich des Blasendreiecks [Trigonum* vesicae] und mündet im **Ostium urethrae externum** oberhalb des Scheideneingangs [Ostium* vaginae]; der Abschnitt in der Blasenwand wird als **Pars intramuralis** bezeichnet; die Schleimhaut [**Tunica mucosa urethrae**] trägt im Anfangsteil ein Übergangsepithel [Urothel*], im mittleren Abschnitt ein mehrreihiges Zylinderepithel* und im Endabschnitt ein mehrschichtiges, unverhorntes Plattenepithel; die Muskelschicht [**Tunica muscularis**] besteht aus einer inneren Ringmuskelschicht [Stratum circulare], deren quergestreifte Muskelfasern den **Sphincter urethrae internus** bilden, und einer äußeren Längsmuskelschicht [Stratum longitudinale]

Harn|röh|ren|an|fang *m* (Ⓔ internal urethral opening): ***Syn***: *innere Harnröhrenöffnung, Ostium urethrae internum*; innere Öffnung der Harnröhre in der Blasenwand im Bereich des Blasendreiecks [Trigonum vesicae]

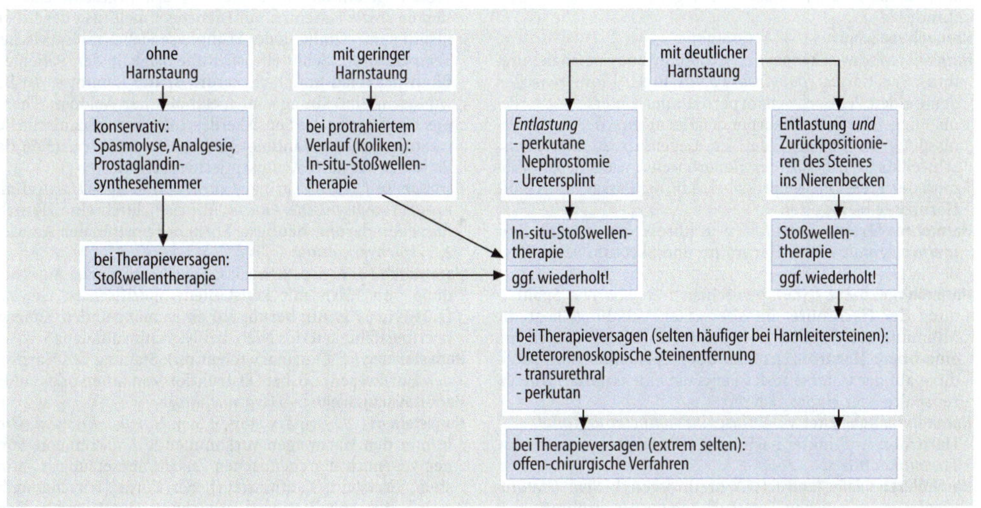

Abb. H43. Therapieschema Harnleiterstein

Harn|röh|ren|ar|te|rie *f*: →*Arteria urethralis*
Harn|röh|ren|a|tre|sie *f* (Ⓔ atreturethria): *Syn*: *Urethraatresie, Atreturethrie*; angeborener Verschluss der Harnröhre; nur 10 % der kindlichen Harnröhrenstenosen, der Rest ist zum größten Teil iatrogen bedingt; **Therapie**: Urethrotomia* interna; bei Rezidivverschluss oder längerer Atresie End-zu-End-Anastomose
Harn|röh|ren|aus|fluss *m* (Ⓔ urethrorrhea): Urethrorrhoe*
Harn|röh|ren|blu|tung *f* (Ⓔ urethrorrhagia): *Syn*: *Urethrorrhagie*; die häufigsten Ursachen sind iatrogen [Katheter!] oder Verletzungen [Koitus]; aus der Harnröhre austretendes Blut kann aber aus der Harnröhre, der Prostata, der Blase oder den Harnleitern stammen
Harnröhren-Damm-Fistel *f* (Ⓔ urethroperoneal fistula): *Syn*: *Urethrostomie*; Anlegen einer äußeren Harnröhrenfistel zum Damm
Harn|röh|ren|di|ver|ti|kel *nt* (Ⓔ urethrocele): *Syn*: *Urethrozele*; echte Divertikel durch Aussackung der Harnröhre; sind oft nur mit einem kleinen Fistelgang mit der Harnröhre verbunden und haben eine Tendenz zur eitrigen Entzündung; **Therapie**: operative Abtragung
Harn|röh|ren|ent|zün|dung *f*: →*Urethritis*
Harn|röh|ren|fis|tel *f* (Ⓔ urethral fistula): von der Harnröhre ausgehende Fistel
Harn|röh|ren|mün|dung *f* (Ⓔ external urethral opening): *Syn*: *äußere Harnröhrenöffnung, Ostium urethrae externum*; die männliche Harnröhre mündet auf der Spitze der Eichel [Glans* penis], die Harnröhre der Frau oberhalb des Scheideneingangs [Ostium* vaginae]
Harn|röh|ren|naht *f* (Ⓔ urethrorrhaphy): Urethrorrhaphie*
Harn|röh|ren|öff|nung, äu|ße|re *f*: →*Harnröhrenmündung*
Harn|röh|ren|öff|nung, in|ne|re *f*: →*Harnröhrenanfang*
Harn|röh|ren|plas|tik *f* (Ⓔ urethroplasty): Urethroplastik*
Harn|röh|ren|po|lyp *m* (Ⓔ urethral polyp): *Syn*: *Urethralpolyp*; fibroepithelialer Polyp der Harnröhrenschleimhaut; findet sich v.a. bei Frauen nach der Menopause; kann zu Abflussstörungen, Inkontinenz oder Hämaturie führen; **Therapie**: endoskopische Abtragung
Harn|röh|ren|pro|laps *m* (Ⓔ urethrocele): *Syn*: *Urethrozele, Harnröhrenschleimhautprolaps*; Vorwölbung der Harnröhre in die Scheide [Vagina]; ist meist durch ein Harnröhrendivertikel* oder eine Bindegewebsschwäche bedingt; **Therapie**: Abtragung des Divertikels von der Scheide her; bei Bindegewebsschwäche Kolporrhaphie*
Harnröhren-Scheiden-Fistel *f* (Ⓔ urethrovaginal fistula): *Syn*: *urethrovaginale Fistel*; Harnröhre und Scheide verbindende Fistel
Harn|röh|ren|schleim|haut|pro|laps *m*: →*Harnröhrenprolaps*
Harn|röh|ren|schlit|zung *f*: →*Urethrotomie*
Harn|röh|ren|schmerz *m* (Ⓔ urethralgia): Urethralgie*, Urethrodynie
Harn|röh|ren|schnitt *m*: →*Urethrotomie*
Harn|röh|ren|schwell|kör|per *m* (Ⓔ spongy body of (male) urethra): *Syn*: *Corpus spongiosum penis*; in der Rinne zwischen den beiden Penisschwellkörpern an der Unterseite des Penis* liegender Schwellkörper der Harnröhre, der an der Penisspitze die Eichel bildet; im Gegensatz zu den Penisschwellkörpern bleibt der Harnröhrenschwellkörper während der Erektion kompressibel, d.h., die Passage durch die Harnröhre bleibt offen
Harnröhren-Skrotum-Fistel *f* (Ⓔ urethroscrotal fistula): *Syn*: *urethroskrotale Fistel*; Harnröhre und Skrotum verbindende Fistel
Harn|röh|ren|spal|te *f* (Ⓔ penischisis): angeborene Spaltbildung der Harnröhre mit aberranter Mündung; liegt die Mündung auf der Oberseite des Penis handelt es sich um eine **obere Harnröhrenspalte** oder **Epispadie***; bei Mündung auf der Unterseite des Penis um eine **untere Harnröhrenspalte** oder **Hypospadie***
Harn|röh|ren|sphink|ter *m*: →*Musculus sphincter urethrae*
Harnröhrensphinkter nach Scott (Ⓔ Scott operation): *s.u. Stressinkontinenz*
Harn|röh|ren|spie|ge|lung *f* (Ⓔ urethroscopy): *Syn*: *Urethroskopie*; endoskopische Untersuchung der Harnröhre*
Harn|röh|ren|ste|no|se *f* (Ⓔ urethrostenosis): *Syn*: *Harnröhrenverengung, Urethrastenose, Harnröhrenstriktur, Strictura urethrae*; angeborene [Harnröhrenklappe] oder häufiger erworbene [Entzündung, Tumor, Prostatahypertrophie, Verletzung (Katheterismus!)] Einengung des Harnröhrenlumens; **Therapie**: retrograde Ballondilatation oder Bougierung, Urethrotomie* bei Striktur
Harn|röh|ren|strik|tur *f*: →*Harnröhrenstenose*
Harn|röh|ren|ver|en|gung *f*: →*Harnröhrenstenose*
Harn|sa|men|röh|re *f*: →*Urethra masculina*
Harn|säu|re *f* (Ⓔ uric acid): *Syn*: *2,6,8-Trihydroxypurin*; beim Menschen als Endprodukt des Purinabbaus auftretende, in Wasser schwerlösliche organische Säure; die tägliche Ausscheidung im Harn hängt stark von der aufgenommenen Nahrung ab und liegt deshalb im Bereich von 350–2000 mg; eine erhöhte Konzentration und Ausscheidung findet sich u.a. bei der Gicht*, bei Krankheiten des blutbildenden Systems [Leukämie*] und bei Chemotherapie mit Purinanaloga*; *s.a. Harnsäurebildung*
Harn|säu|re|aus|schei|dung *f* (Ⓔ uricosuria): Urikosurie*; meist gleichgesetzt mit Hyperurikosurie*
Harn|säu|re|bil|dung *f* (Ⓔ uricopoiesis): *Syn*: *Urikopoiese, Urikopoese*; beim Menschen ist die Harnsäure das Endprodukt des Purinabbaus; andere Säugetiere und Reptilien können die Harnsäure weiter zu Allantoin abbauen, das wesentlich besser wasserlöslich ist und damit weniger Probleme als die Harnsäure beim Transport im Blut bzw. der Ausscheidung über die Niere bereitet
Harn|säu|re|in|farkt *m* (Ⓔ uric acid infarct): *Syn*: *akute Harnsäurenephropathie*; Ablagerung von Harnsäurezylindern in den Nierentubuli führt zu Tubulusatrophie und evtl. zu tödlicher Urämie*; kommt v.a. bei Neugeborenen [gesteigerter Erythrozytenabbau], Zytostatikatherapie und Nulldiät bei gleichzeitiger Applikation von Urikosurika vor
Harn|säu|re|ne|phro|pa|thie, akute *f*: →*Harnsäureinfarkt*
Harn|säu|re|stein *nt*: →*Uratstein*
Harn|se|di|ment *nt* (Ⓔ urine sediment): *Syn*: *Urinsediment*; die im Harn enthaltenen organischen [Zellen, Bakterien] und kristallinen [Salze] Bestandteile; die Beurteilung erfolgt an frisch zentrifugiertem Harn; erlaubt sowohl qualitative als auch quantitative Aussagen [Leukozyturie* bei mehr als 5 Leukozyten im Gesichtsfeld bei 400-facher Vergrößerung]; die größte Bedeutung liegt in der Diagnose von Mikrohämaturie*, Kristallurie*, Harnzylindern* usw.
Harn|sep|sis *f* (Ⓔ urosepsis): *Syn*: *septisches Harnfieber, uroseptischer Schock, Urosepsis*; von den Harnwegen ausgehende Sepsis* bzw. septischer Schock, der v.a. von Escherichia* coli, Proteus* mirabilis, Klebsiella* und Pseudomonas* aeruginosa verursacht wird; tritt gehäuft nach Operationen sowie bei Urolithiasis* mit Harnstauung auf; besonders gefährdet sind ältere oder abwehrgeschwächte Patienten sowie Patienten mit Diabetes* mellitus oder Leberinsuffizienz; **Klinik**: in der Frühphase Fieber mit septischen Temperaturen, Schüttelfrost, Ruhelosigkeit der Patienten, Blutdruckabfall und Tachykardie; später kommt es zu Bewusstseinseintrübung und metabolischer Azidose; **Therapie**: Beseitigung des Sepsisherdes; intensivmedizinische Betreuung, Breitbandantibiotika i.v.; **Prognose**: ca. 15 % der Patienten versterben am septischen Schock
Harn|sper|re *f* (Ⓔ **1.** urinary obstruction **2.** →*Harnverhaltung*): **1.** *Syn*: *falsche Anurie*; Anurie* durch eine Harnabflussbehinderung; häufigste Form der postrenalen Anurie* **2.** →*Harnverhaltung*
Harn|star|re *f* (Ⓔ isosthenuria): *Syn*: *Isosthenurie*; Ausscheidung von Harn mit konstantem spezifischem Gewicht [1,010–1,012 g/ml]; beruht auf einer mangelnden Konzentrierungsfähigkeit der Niere bei Niereninsuffizienz*
Harn|stau|ung *f* (Ⓔ urinary retention): Stauung des Harns in den Harnwegen, z.B. bei Obstruktion von innen oder außen
Harn|stau|ungs|nie|re *f*: →*Hydronephrose*
Harn|stein *m* (Ⓔ urinary stone): *Syn*: *Harnkonkrement, Urolith*; in den Harnwegen vorkommende Konkremente können z.B. nach der chemischen Zusammensetzung [Cystinstein, Uratstein, Xanthinstein], der Form [Hirschgeweihstein], der Lokalisation [Parenchymstein, Nierenbeckenstein, Harnleiterstein] usw. klassifiziert werden; man unter-

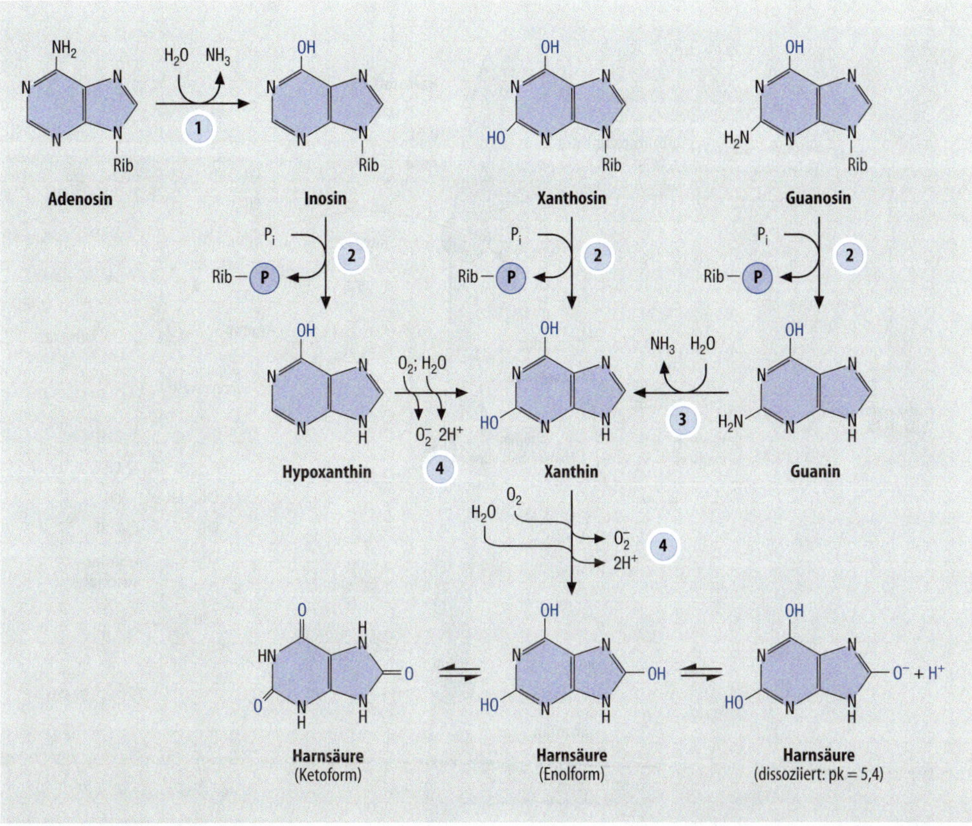

Abb. H44. Harnsäurebildung im Purinabbau

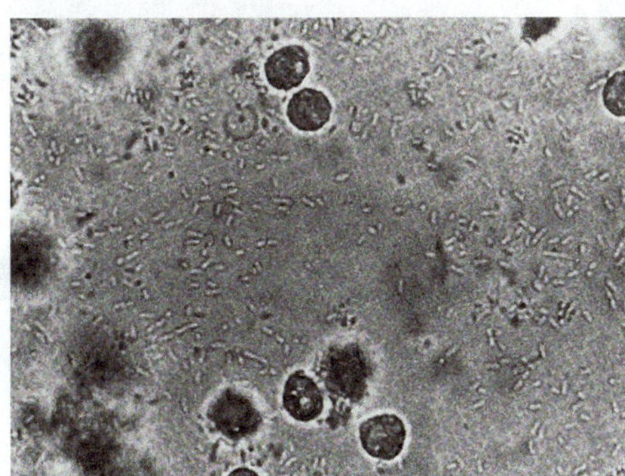
Abb. H45. Harnsediment mit Bakterien

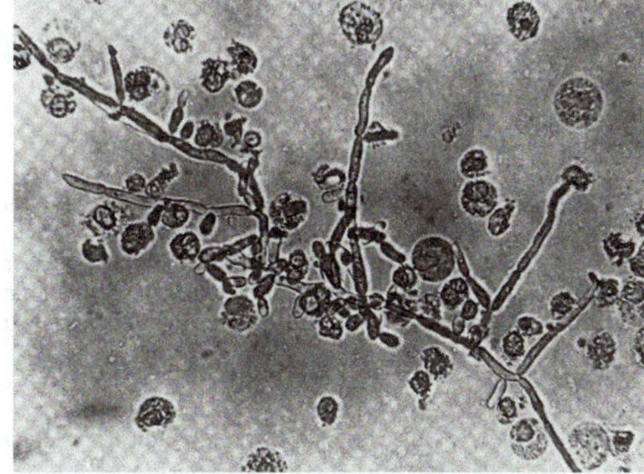
Abb. H46. Harnsediment mit Pilzen

scheidet auch zwischen **röntgenpositiven** und **röntgennegativen Steinen, sterilen Steinen** und **Infektsteinen** sowie **spontan abgangsfähigem Stein** und **ESWL-Stein**; Epidemiologie, Klinik und Therapie *s.u. Urolithiasis*

Harn|stein|lei|den *nt*: → *Urolithiasis*

Harn|stoff *m* (Ⓔ urea): ***Syn***: *Karbamid, Carbamid, Urea, Kohlensäurediamid*; im Harn ausgeschiedenes, stickstoffhaltiges Endprodukt des Eiweißstoffwechsels; pro Tag werden im Harnstoffzyklus* ca. 30 g Harnstoff gebildet, bei eiweißreicher Ernährung kann die Harnstoffbildung aber auf das Zwei- bis Dreifache ansteigen; therapeutisch wird Harnstoff in Wundsalben und als Creme für Ichthyosis eingesetzt

Harn|stoff|bil|dung *f* (Ⓔ ureapoiesis): Harnstoff wird im sog. **Harnstoffzyklus** in der Leber aus Ammoniak und Bicarbonat gebildet, wobei ein Teil der Reaktion in den Mitochondrien, ein anderer Teil im Zytosol der Leberzellen stattfindet; Störungen der Harnstoffsynthese führen zu einem Anstieg der Ammoniakkonzentration [Hyperammoniämie], die im Extremfall zu Koma oder Tod führen kann

Harn|stoff|zy|klus *m* (Ⓔ Krebs urea cycle): ***Syn***: *Ornithinzyklus, Krebs-Henseleit-Zyklus*; in den Mitochondrien und dem Zytosol der Leberzellen ablaufender Zyklus, der aus Ammoniak und Kohlendioxid Harnstoff bildet [*Abb. H47*]

Harn|stot|tern *nt* (Ⓔ stuttering urination): ***Syn***: *Blasenstottern*; schmerzhafte Unterbrechungen des Harnflusses, z.B. durch kleine Harnsteine

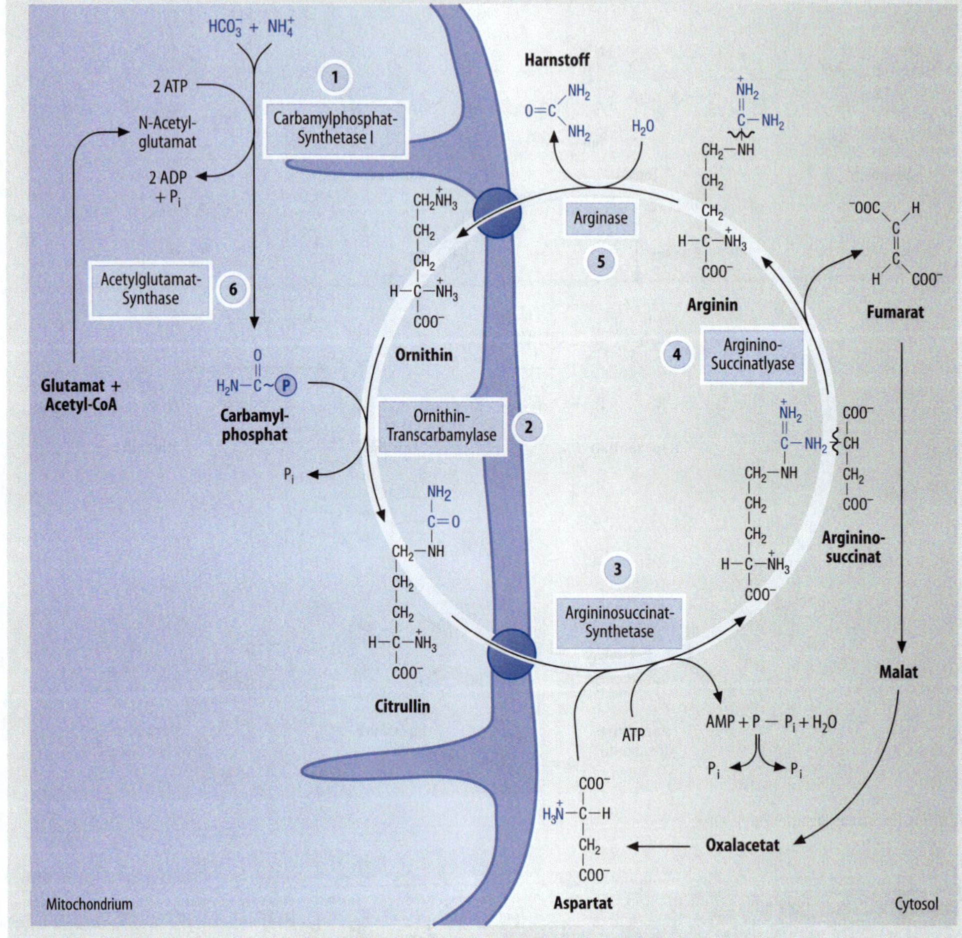

Abb. H47. Harnstoffzyklus

Harn|träu|feln *nt* (Ⓔ urinary dribbling): unwillkürlicher, tropfenweiser Harnabgang

Harn|ver|fär|bung *f* (Ⓔ chromaturia): *Syn*: *Chromaturie, Chromurie*; Ausscheidung eines durch endogene [Bilirubin, Hämoglobin] oder exogene [rote Beete] Farbstoffe gefärbten Harns

Harn|ver|gif|tung *f*: → *Urämie*

Harn|ver|halt *m*: → *Harnverhaltung*

Harn|ver|hal|tung *f* (Ⓔ urinary retention): *Syn*: *Harnsperre, Harnretention, Harnverhalt, Ischurie, Ischuria, Anurese, Retentio urinae*; akutes oder chronisches Unvermögen, die Blase spontan zu entleeren; die Ursache kann mechanisch oder funktionell sein; die weitaus häufigste Ursache der akuten oder chronischen Harnverhaltung ist die benigne Prostatahypertrophie*; **chronische Harnverhaltung** führt zu einer permanenten Überdehnung der Harnblase mit Restharnmengen von bis zu 5 Litern, wobei die überdehnte Blase i.d.R. indolent ist und die Patienten nur über häufige Miktionen zu kleiner Urinmengen oder Überlaufinkontinenz klagen; **Therapie**: sofortige Entlastung der Blase durch suprapubische Blasenpunktion oder transurethralen Blasenkatheter; danach Behandlung der Ursache

Harn|waa|ge *f* (Ⓔ urometer): *Syn*: *Urometer*; Spindelaräometer zur Bestimmung des spezifischen Gewichts von Harn

Harn|weg|in|fek|ti|on *f* (Ⓔ urinary tract infection): *Syn*: *Harnwegsinfekt, Harnwegsinfektion*; man unterscheidet zwi-

Tab. H48. Ursachen der Harnverhaltung

Mechanische, infravesikale Obstruktion
Prostataadenom
Prostatakarzinom
Prostatitis
Blasenhalssklerose
Meatusstenose
Phimose
Urethrastriktur
Urethratumor
Urethraverletzung
Iatrogene Verletzung nach Zystoskopie und instrumentellen Manipulationen an der Urethra und Prostata
Funktionelle, infravesikale Obstruktion
Neurologische Ursachen
Polyradikulitis
Poliomyelitis
Rückenmarkstrauma
Diskusprolaps (L1–L5)
Psychogene Ursachen
Medikamentöse Ursachen
Vegetativ wirksame Medikamente
Psychopharmaka

schen **Infektionen der oberen Harnwege** [Niere, Nierenbecken], die meist mit Fieber und anderen systemischen Entzündungszeichen einhergehen, und **Infektionen der unteren Harnwege** [Harnleiter, Blase, Harnröhre], die nur lokale Entzündungszeichen zeigen und ohne Fieber verlaufen; ca. 95 % aller Harnwegsinfektionen betreffen Frauen und 5–10 % aller Frauen leiden an rezidivierenden Harnwegsinfekten; man geht heute davon aus, dass es eine angeborene Infektanfälligkeit gibt, die auf Defekten im immunbiologischen Bereich beruht; **Therapie**: Antibiotika gemäß dem Antibiogramm; am häufigsten verwendet werden Trimethoprim-Sulfamethoxazol*, Nitrofurantoin*, Cefalexin* und Gyrasehemmer*; als Faustregel gilt, dass **unkomplizierte Harnwegsinfekte** 3 Tage [manchmal hoch dosiert für 1 Tag] behandelt werden, **komplizierte Harnwegsinfekte** [z.B. Pyelonephritis] für mindestens 7 Tage; *s.a. Pyelonephritis, Nephritis, Cystitis*

persistierende Harnweginfektion (Ⓔ persistent urinary tract infection): durch einen dauernden Keimherd unterhaltene Harnweginfektion, wobei der Herd im Harntrakt liegt; i.d.R. liegt auch eine Erregerpersistenz vor und in der Urinkultur* wächst jeweils derselbe Erreger

rezidivierende Harnweginfektion (Ⓔ recurrent urinary tract infection): rezidivierende Harnweginfektionen sind von einander unabhängige Infektionen, die jeweils durch eine neue Keiminvasion verursacht werden; als Erregerreservoir für die rezidivierenden Infektionen der unteren Harnwege dient der Enddarm; die Bakterien wandern nach oben und infizieren zuerst die Harnröhre [Urethra], später die Blase und können bis ins Nierenbecken wandern

Harn|wegs|ge|schwür *nt* (Ⓔ urelcosis): *Syn*: *Urelkosis*; Geschwür der ableitenden Harnwege; u.a. Ulcus vesicae

Harn|wegs|in|fekt *m*: *→ Harnweginfektion*

Harn|wegs|in|fek|ti|on *f*: *→ Harnweginfektion*

Harn|zu|cker *m* (Ⓔ urinary glucose): Zuckergehalt des Harns; *s.a. Glukosurie*

Harn|zwang *m* (Ⓔ stranguria): *Syn*: *Strangurie*; schmerzhafter Harndrang, z.B. bei Blasenentzündung; führt oft nur zur Entleerung weniger Tropfen

Harn|zy|lin|der *pl* (Ⓔ urinary cast): *Syn*: *Zylinder*; im Harn vorkommende Tubulusabgüsse aus Eiweiß, Zellaggregaten u.ä., z.B. Erythrozyten-, Leukozyten- oder Lipidzylinder; **hyaline Zylinder** bestehen v.a. aus Eiweiß und sind häufig ohne pathologische Bedeutung; **granulierte Zylinder** finden sich dagegen im Rahmen schwerer Allgemeinerkrankungen und bei akuter und chronischer Nephritis*

Harn|zy|to|lo|gie *f* (Ⓔ urine cytology): zytodiagnostische Untersuchung des Harnsedimentes

Ha|ron|ga *f* (Ⓔ haroonga): *Syn*: *Harungana madagascariensis*; immergrünes Holzgewächs aus der Familie der Guttiferae; verwendet werden Rinde [**Harunganae madagascariensis cortex**] und Blätter [**Harunganae madagascariensis folium**]; sie enthalten 1,8-Dihydroxyanthracenderivate, die die Sekretion von Magen, Galle und Bauchspeicheldrüse anregen; **Anw.**: Verdauungsbeschwerden, exokrine Pankreasinsuffizienz*

Har|pa|go|phy|ti ra|dix *f* (Ⓔ grapple plant root): sekundäre Speicherwurzel der südafrikanischen Teufelskralle*

Har|pa|go|phy|tum pro|cum|bens *nt*: *→ Teufelskralle, südafrikanische*

Harrington: Paul Harrington; 1911–1980; amerikanischer Chirurg und Orthopäde (Houston)

Harrington-Operation *f* (Ⓔ Harrington instrumentation): *Syn*: *Skoliosekorrektur nach Harrington*; Aufrichtung der Wirbelsäule durch Versteifung mit **Harrington-Stäben**

Skoliosekorrektur nach Harrington *f*: *→ Harrington-Operation*

Harrington-Stäbe *pl* (Ⓔ Harrington rods): *s.u. Harrington-Operation*

Hartmann: Henry Hartmann; 1860–1952; französischer Chirurg (Paris)

Hartmann-Operation *f* (Ⓔ Hartmann's colostomy): abdominale Rektumamputation* mit Blindverschluss des Rektumstumpfes und Anlage eines Anus* praeter

Hart|man|nel|la *f* (Ⓔ Hartmannella): *s.u. Hartmannellose*

Hart|man|nel|li|a|sis *f, pl* **-ses**: *→ Hartmannellose*

Hart|man|nel|lo|se *f* (Ⓔ hartmannelliasis): *Syn*: *Hartmannellainfektion, Hartmannelliasis*; Befall und Infektion mit Protozoen* der Gattung **Hartmannella**; klinisch wichtig ist die primäre Amöbenenzephalitis* durch **Hartmannella hyalina**

Hart|me|tall|fi|bro|se *f*: *→ Hartmetalllunge*

Hart|me|talll|lun|ge *f* (Ⓔ metal pneumoconiosis): *Syn*: *Hartmetallfibrose*; Lungenfibrose* durch eingeatmete Hartmetallstäube [z.B. Cobalt, Wolfram, Chrom]; entschädigungspflichtige Berufskrankheit

Hartnup: britische Familie, bei der das Hartnup-Syndrom zuerst beschrieben wurde

Hartnup-Syndrom *nt* (Ⓔ Hartnup disease): *Syn*: *Hartnup-Krankheit, hereditäre Pellagra*; seltener, autosomal-rezessiver Defekt der Aufnahme von neutralen und zyklischen Aminosäuren* im Darm und Nierentubulus; durch den dadurch bedingten Tryptophan- und Nicotinamidmangel kommt es zu einer pellagraähnlichen Symptomatik mit Rötung, Schwellung und Juckreiz belichteter Hautareale; hinzu kommen zerebelläre Ataxie*, psychische Veränderungen und eine psychomotorische Retardierung; **Therapie**: eiweißreiche Kost; Nicotinamid hochdosiert [200 mg/Tag]; die **Prognose** ist gut; das Leiden bessert sich mit zunehmendem Alter

Hart|pa|raf|fin *nt* (Ⓔ hard paraffin): *s.u. Paraffin*

Hart|spann *m* (Ⓔ myogelosis): *Syn*: *Myogelose, Muskelhartspann, Muskelhärte*; knotenartige Verhärtung der Muskulatur mit Druck- und Spontanschmerz; meist bedingt durch Fehlbelastung oder entzündliche Prozesse

Hart|strahl|tech|nik *f* (Ⓔ high-kilovoltage technique): Röntgenaufnahmetechnik mit Röhrenspannungen von 100–150 kV und Verwendung von Verstärkerfolien; damit vermindern sich Belichtungszeit und Strahlenbelastung; wird v.a. für Lungen-, Kehlkopf-, Rachen-, Luftröhren- und Magen-Darm-Trakt-Aufnahmen und in der Schwangerschaft eingesetzt

Ha|run|ga|nae ma|da|gas|ca|ri|en|sis cor|tex *m* (Ⓔ haronga bark): *s.u. Haronga*

Ha|run|ga|nae ma|da|gas|ca|ri|en|sis fo|li|um *nt* (Ⓔ haronga leaf): *s.u. Haronga*

Ha|run|ga|na ma|da|gas|ca|ri|en|sis *f*: *→ Haronga*

HAS *Abk.*: *→ hypertensive Arteriosklerose*

HÄS *Abk.*: *→ Hydroxyäthylstärke*

Ha|schisch *nt* (Ⓔ hashish): aus indischem Hanf* gewonnenes Harz, das als Rauschgift gekaut oder geraucht wird; *s.a. Abhängigkeit*

Ha|sen|au|ge *nt*: *→ Lagophthalmus*

Ha|sen|pest *f*: *→ Tularämie*

Ha|sen|schar|te *f* (Ⓔ harelip): *Syn*: *Lippenspalte, Cheiloschisis*; angeborene, ein- oder beidseitige Spaltenbildung der Oberlippe; meist zusammen mit Kieferspalte [Lippen-Kiefer-Spalte*]

Hashimoto: Hakaru Hashimoto; 1881–1934; japanischer Pathologe und Chirurg

Hashimoto-Thyreoiditis *f* (Ⓔ Hashimoto's disease): *Syn*: *Autoimmunthyroiditis, Autoimmunthyreoiditis, Immunthyreoiditis, Immunthyroiditis, Struma lymphomatosa*; Autoimmunkrankheit* der Schilddrüse mit organspezifischen

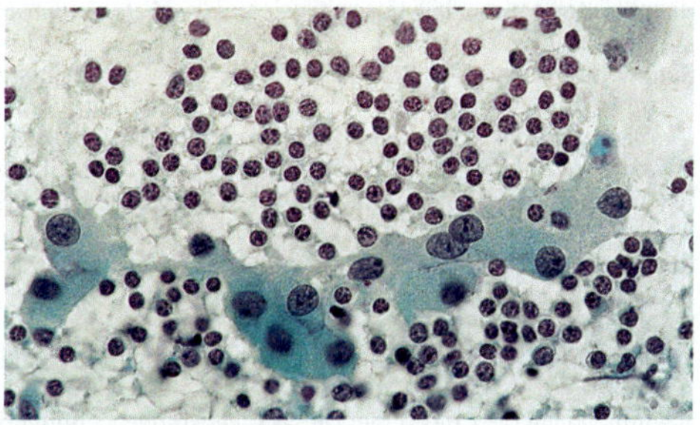

Abb. H49. Hashimoto-Thyreoiditis

H

Autoantikörpern*; oft mit anderen Autoimmunerkrankungen assoziiert; trotz der Vergrößerung der Schilddrüse entwickelt sich eine behandlungsbedürftige Hypothyreose*

Hasner: Joseph Ritter von Artha Hasner; 1819–1892; tschechischer Augenarzt (Prag)

Hasner-Klappe *f* (Ⓔ Hasner's valve): ***Syn***: *Hasner-Falte, Plica lacrimalis*; Schleimhautfalte an der Mündung des Tränennasengangs [Ductus nasolacrimalis] in den unteren Nasengang

Hassall: Arthur Hill Hassall; 1817–1894; englischer Chemiker und Arzt (London)

Hassall-Körperchen *pl* (Ⓔ Hassall's bodies): ***Syn***: *Virchow-Hassall-Körperchen, Corpuscula thymi*; *s.u. Thymus*

HAT *Abk*.: **1.** Hämagglutinationstest **2.** Handgrip-Apexkardiogramm-Test

Hau|ben|bahn, zen|tra|le *f* (Ⓔ central tegmental tract): ***Syn***: *Tractus tegmentalis centralis*; Nucleus* ruber und Olive* verbindende Bahn

Hau|ben|kreu|zun|gen *pl* (Ⓔ tegmental decussations): zusammenfassende Bezeichnung für vordere und hintere Haubenkreuzung

große Haubenkreuzung (Ⓔ decussation of superior cerebellar peduncles): ***Syn***: *Wernekinck-Kreuzung, Decussatio pedunculorum cerebellarium superiorum*; Kreuzung der oberen Kleinhirnstiele in Höhe der Vierhügelplatte [Lamina* tecti]

hintere Haubenkreuzung (Ⓔ dorsal tegmental decussation): ***Syn***: *Meynert-Haubenkreuzung, Decussatio tegmentalis posterior*; Kreuzung von Fasern des Tractus* tectospinalis im hinteren Teil der Mittelhirnhaube [Tegmentum* mesencephali]

vordere Haubenkreuzung (Ⓔ ventral tegmental decussation): ***Syn***: *Forel-Haubenkreuzung, Decussatio tegmentalis anterior*; Kreuzung von Fasern des Tractus* rubrospinalis im vorderen Teil der Mittelhirnhaube [Tegmentum* mesencephali]

Hau|ben|me|nin|gi|tis *f, pl* **-ti|den** (Ⓔ helmet meningitis): ***Syn***: *Konvexitätsmeningitis*; haubenförmige eitrige Meningitis* der oberen Hirnwölbung

Hauch-Antigen *nt*: *→ H-Antigen*

Hau|he|chel, dor|ni|ge *f* (Ⓔ restharrow): ***Syn***: *Ononis spinosa*; Pflanze aus der Familie der Schmetterlingsblütler [Fabaceae]; verwendet wird die Wurzel [**Ononidis radix**], die Flavonoide*, Isoflavonoide* [Ononin] und ätherisches Öl enthält; **Anw.**: Diuretikum*, v.a. bei Nierensteinen und Entzündungen der ableitenden Harnwege; traditionell bei Nieren- und Blasensteinen, rheumatischen Erkrankungen, Gicht* und Ekzem*; in der Homöopathie bei Erkrankungen der Niere und ableitenden Harnwege

Haupt|bron|chus *m* (Ⓔ main bronchus): ***Syn***: *Stammbronchus, Primärbronchus, Bronchus principalis*; noch außerhalb der Lunge entstehender rechter und linker Hauptast der Luftröhre, der die rechte bzw. linke Lunge mit Luft versorgt

Haupt|drü|sen *pl*: *→ Glandulae gastricae propriae*

Haupt|e|le|men|te *pl* (Ⓔ major elements): *s.u. Essay Bakterien S. 217*

Haupt|e|ry|them *nt* (Ⓔ main erythema): *s.u. Radiodermatitis*

Haupt|gal|len|gang *m*: *→ Choledochus*

Haupt|gü|te|kri|te|ri|en *pl* (Ⓔ primary test criteria): *s.u. Validität*

Haupt|his|to|kom|pa|ti|bi|li|täts|an|ti|ge|ne *pl*: *→ Histokompatibilitätsantigene*

Haupt|his|to|kom|pa|ti|bi|li|täts|kom|plex *m* (Ⓔ major histocompatibility complex): ***Syn***: *major Histokompatibilitätskomplex, major histocompatibility complex, HLA-Genkomplex*; Genkomplex auf dem Chromosom 6, der die Leukozytenantigene der Histokompatibilität* kodiert; *s.a. HLA-System*

Haupt|krüm|mung *f* (Ⓔ major curve): *s.u. Skoliose*

Haupt|lymph|gang, rech|ter *m*: *→ Ductus lymphaticus dexter*

Haupt|stück *nt* (Ⓔ body): *s.u. Nephron*

Haupt|wirt *m* (Ⓔ host of predilection): von einem Parasiten bevorzugter Wirt

Haupt|zel|len *pl* (Ⓔ **1.–2.** chief cells): **1.** Pepsinogen* bildende Zellen der Magenschleimhaut **2.** dunkel [aktiv] oder hell [inaktiv] erscheinende Zellen der Nebenschilddrüse*, in denen Parathyrin* gebildet wird

Haus|frau|en|ek|zem *nt*: *→ chronisch toxisches Kontaktekzem*

Haus|staub|al|ler|gie *f* (Ⓔ houst dust allergy): ***Syn***: *Hausstaubmilbenallergie*; Allergie* vom Soforttyp gegen Bestandteile des Hausstaubs, insbesondere Hausstaubmilben bzw. ihre Ausscheidungen [1 g Hausstaub kann 500–10.000 Hausstaubmilben enthalten!]; daneben spielen noch Federn, Tierhaare und Schimmelpilze eine bedeutende Rolle als Allergene; die **Behandlung** ist meist schwierig und i.d.R. unbefriedigend; die Erfolge einer Hyposensibilisierung* sind meist nicht überzeugend; die besten Resultate werden durch Sanierung und Hygiene erreicht

Haus|staub|mil|ben *pl* (Ⓔ house dust mites): ***Syn***: *Dermatophagoides*; sowohl **amerikanische Hausstaubmilbe** [Dermatophagoides farinae] als auch die **europäische Hausstaubmilbe** [Dermatophagoides pteronyssinus] bilden Allergene, die Hausstauballergie* und Asthma* bronchiale auslösen können

Haus|staub|mil|ben|al|ler|gie *f*: *→ Hausstauballergie*

Haus|trum *nt, pl* **Haus|tra** (Ⓔ haustrum): segmentale Aussackung

Haustra coli (Ⓔ haustra of colon): ***Syn***: *Dickdarmhaustren, Kolonhaustren, Sacculationes coli*; halbkugelige Ausbuchtungen der Dickdarmwand; *s.a. Kolon*

Haut *f* (Ⓔ skin): ***Syn***: *Integumentum commune*; das aus Kutis* und Subkutis* bestehende, die äußere Körperoberfläche bedeckende Organ

Haut|a|myl|o|i|do|se *f* (Ⓔ cutaneous amyloidosis): ***Syn***: *kutane Amyloidose*; durch primäre oder sekundäre Ablagerung von Amyloid* in die Haut hervorgerufene Erkrankung

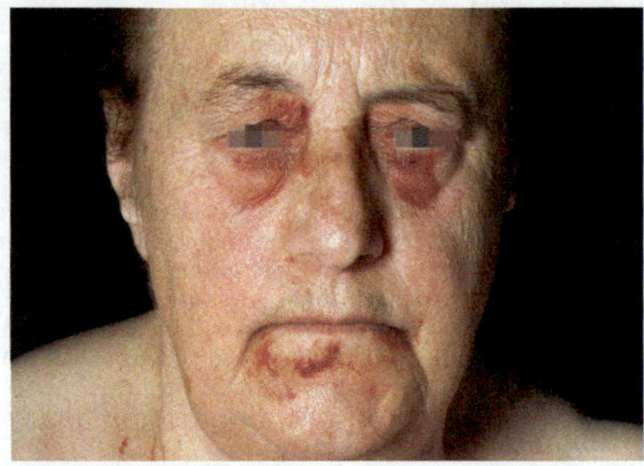

Abb. H50. Hautamyloidose

Haut|a|tro|phie *f* (Ⓔ atrophoderma): Atrophodermia*, Atrophoderma, Atrophodermie

Haut-Auge-Hirn-Herz-Syndrom *nt*: *→ HAHH-Syndrom*

Haut|aus|schlag *m* (Ⓔ rash): Exanthem*

Haut|au|to|plas|tik *f*: *→ autologe Hautlappenplastik*

Haut|au|to|trans|plan|ta|ti|on *f*: *→ autologe Hautlappenplastik*

Haut|blas|to|my|ko|se *f* (Ⓔ cutaneous blastomycosis): ***Syn***: *kutane Blastomykose*; Hautbefall durch Blastomyces* dermatitidis im Rahmen einer nordamerikanischen Blastomykose*

Haut|blü|te *f*: *→ Effloreszenz*

Haut|blu|tung *f* (Ⓔ dermatorrhagia): ***Syn***: *Hauteinblutung, Dermatorrhagie, Dermorrhagie*; Einblutung in die Haut; je nach der Größe unterscheidet man Petechie* [punktförmig], Ekchymose* [flächig], Sugillation* [mittelgroß] und Hämatom* [Erguss]

Haut|des|in|fek|ti|on *f* (Ⓔ skin disinfection): je Nach der Art des geplanten Eingriffs [Injektion, Operation] wird das Desinfektionsmittel zwischen 30 Sekunden und 5 Minuten eingerieben; verwendet werden meist Alkohole oder Kombinationspräparate mit Alkoholen, PVP-Jod oder Quecksilberverbindungen

Haut|do|sis *f, pl* **-sen** (Ⓔ skin dose): ***Syn***: *Oberflächendosis*; die aus Einfalldosis* und Streustrahlendosis* bestehende Teilkörperdosis der Haut

Haut|drü|sen *pl* (Ⓔ cutaneous glands): ***Syn***: *Glandulae cutis*; Oberbegriff für die Schweißdrüsen [Glandula* sudorifera] und Talgdrüsen [Glandula* sebacea] der Haut

Haut|ein|blu|tung *f*: →*Hautblutung*

Haut|e|las|to|se *f* (Ⓔ elastosis): ***Syn***: *Elastose, Elastosis*; durch eine Veränderung der elastischen Fasern hervorgerufene Änderung der Hautstruktur

Haut|em|phy|sem *nt* (Ⓔ subcutaneous emphysema): ***Syn***: *subkutanes Emphysem, Emphysema subcutaneum*; Luft- oder Gasansammlung im subkutanen Gewebe

Haut|ent|zün|dung *f*: →*Dermatitis*

Haut|er|kran|kung *f* (Ⓔ skin disease): Dermatose*; Dermatitis*; Dermatopathie*

Haut|e|ry|them|do|sis *f* (Ⓔ erythema dose): ***Syn***: *Erythemdosis*; Bezeichnung für die Strahlendosis, die ein Erythem erzeugt, aber keine Dauerschädigung der Haut bewirkt

Haut|fi|brom *nt*: →*Dermatofibrom*

Haut|flo|ra *f* (Ⓔ skin flora): Gesamtheit der physiologisch auf der Haut lebenden Mikroorganismen; man unterscheidet **residente** und **transiente Hautflora**; die Verteilung der residenten Flora ist nicht gleichmäßig und ändert sich je nach den Milieubedingungen; die wichtigsten Keime der residenten Flora sind Staphylokokken*, Corynebakterien, Propionibakterien, Malassezia* furfur sowie Mikrokokken

Tab. H51. Residente und transiente Hautflora

Residente Flora	Transiente Flora
Massenhaft	Spärlich
Monoton	Divers
Im Gleichgewicht untereinander und mit dem physiologischen Milieu der Haut	Kann sich auf der Haut nicht halten
Permanent	Temporär
Soziale Gefüge	Fremdkörper im System der Hautflora
Bestimmt Individualität mit Schutzfunktion	Spiegelt Angebot der Umwelt wieder
Apathogen, fakultativ pathogen	Apathogen + pathogen

Haut|fur|chen *pl* (Ⓔ skin furrows): ***Syn***: *Sulci cutis*; die Furchen zwischen den Hautleisten* [Cristae cutis]

Haut|grieß *m* (Ⓔ whitehead): ***Syn***: *Milium, Milie*; bis stecknadelkopfgroße, weißliche, subepitheliale Zysten v.a. im Gesicht; **primäre Milien** entstehen spontan, **sekundäre Milien** nach z.B. bullösen Dermatosen oder traumatischer Verschleppung von Epithel unter die Epidermis

Haut|horn *nt*: →*Cornu cutaneum*

Haut|ju|cken *nt* (Ⓔ itching): Pruritus*

Haut|kal|zi|no|se *f* (Ⓔ skin stones): ***Syn***: *Calcinosis cutis*; lokalisierte oder diffuse Ablagerung von Calciumsalzen in der Haut im Rahmen einer Stoffwechselstörung für Calcium oder Phosphat [Calcinosis* metastatica] oder ohne fassbare Stoffwechselstörung [Calcinosis* metabolica]

Haut|kar|zi|nom *nt* (Ⓔ skin cancer): ***Syn***: *Hautkrebs*; von der Epidermis* ausgehender bösartiger Tumor; im weiteren Sinne das Plattenepithelkarzinom der Haut oder das Basaliom*; der Begriff ist sehr unscharf und sollte nicht mehr verwendet werden; *s.a. Melanom*

Haut|knöt|chen *nt* (Ⓔ papule): Papel*

Haut|krank|heit *f* (Ⓔ skin disease): Dermatose*; Dermatitis*; Dermatopathie*

Haut|krebs *m*: →*Hautkarzinom*

schwarzer Hautkrebs: →*malignes Melanom*

Haut|krib|beln *nt* (Ⓔ formication): ***Syn***: *Ameisenlaufen, Formicatio*; Empfindungsstörung [Dysästhesie] mit Kribbelgefühl auf der Haut, z.B. bei vasomotorischen Störungen oder Neuritis*

Haut|lap|pen *m* (Ⓔ skin flap): *s.u. Hauttransplantation, Lappenplastik*

Haut|lap|pen|plas|tik *f* (Ⓔ skin grafting): ***Syn***: *Hautplastik, Dermatoplastik*; plastische Chirurgie zur Deckung von Hautdefekten; dabei unterscheidet man Hauttransplantation*, Lappenplastik* und freie Lappenplastik*

autologe Hautlappenplastik (Ⓔ dermatoautoplasty): ***Syn***: *Dermatoautoplastik, autologe Hautplastik, Hautautoplastik, Hautautotransplantation*; Hautlappenplastik mit patienteneigener Haut

heterologe Hautlappenplastik (Ⓔ dermatoheteroplasty): ***Syn***: *heterologe Hautplastik, Dermatoheteroplastik*; Hautlappenplastik mit artfremdem Gewebe

homologe Hautlappenplastik (Ⓔ dermatohomoplasty): ***Syn***: *homologe Hautplastik, Dermatohomoplastik*; Hautlappenplastik mit homologem Gewebe, d.h. Gewebe von einem genetisch unterschiedlichen Individuum der gleichen Spezies [z.B. Geschwister, Spender]

Haut|lei|den *nt* (Ⓔ skin disorder): Dermatose*; Dermatitis*; Dermatopathie*

Haut|leish|ma|ni|a|se *f*: →*Hautleishmaniose*

Haut|leish|ma|ni|o|se *f* (Ⓔ cutaneous leishmaniasis): ***Syn***: *kutane Leishmanose, kutane Leishmaniose, Hautleishmaniase, Leishmaniasis cutis*; durch Leishmania* tropica hervorgerufene lokalisierte Erkrankung der Haut ohne Systembeteiligung; typisch ist das Fortschreiten von juckendem Hautfleck über Papel zu weicher, verkrusteter Ulzeration, die allmählich [**Jahresbeule**] abheilt; je nach Region gibt es eine Reihe von lokalen Synonymen [Orientbeule, Aleppobeule, Jerichobeule, Biskrabeule, Delhibeule, Dattelbeule, Siskrabeule, Nilbeule, Lahorebeule]; **Therapie**: kleine Herde

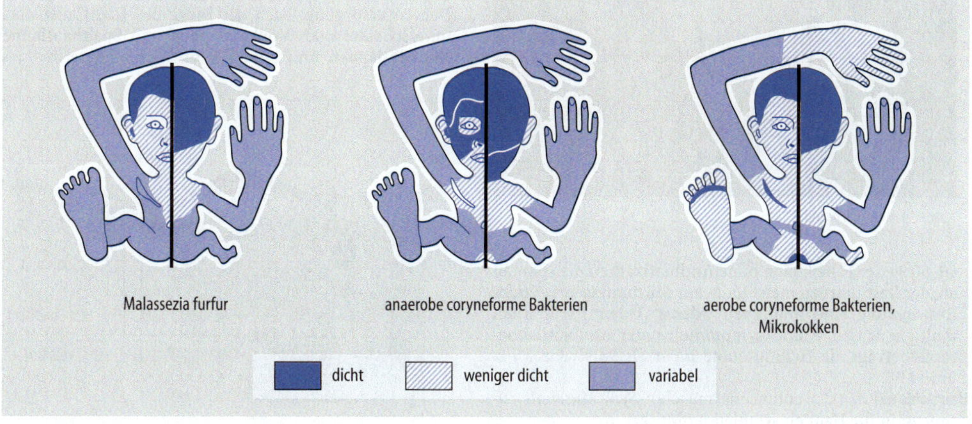

Abb. H52. Hautflora. Verteilungsmuster verschiedener Keime der residenten Hautflora

können chirurgisch entfernt werden; ausgedehntere Läsionen werden mit fünfwertigen Antimonpräparaten [Natriumstibogluconat] systemisch behandelt; **Prognose**: gut; verläuft meist komplikationslos und heilt unter Hinterlassung einer atrophen, hyperpigmentierten Narbe ab

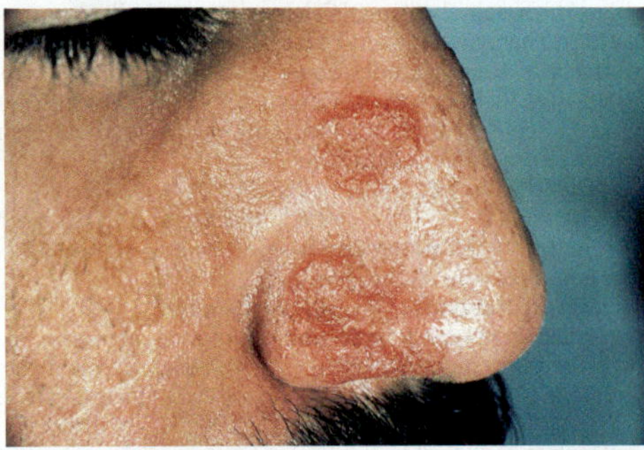

Abb. H53. Hautleishmaniose

amerikanische/südamerikanische Hautleishmaniose: → *kutane Leishmaniose Südamerikas*

Hautlleislten *pl* (Ⓔ skin ridges): *Syn*: *Tastleisten, Papillarleisten, Cristae cutis*; genetisch determiniertes Leistenmuster der Haut; entsteht durch die von der Lederhaut [Dermis*] in die Oberhaut [Epidermis*] zapfenförmig vordringenden Papillen [Papillae* dermis]

Hautlmaullwurf *m*: → *Larva migrans*

Hautlmilzlbrand *m* (Ⓔ cutaneous anthrax): häufigste Milzbrandform [ca. 95 % aller Fälle]; die Sporen dringen durch die verletzte Haut [meist Hände, Arme, Gesicht, Nacken] in den Körper ein; nach einer Inkubationszeit von 3–8 Tagen [bis zu 8 Wochen] kommt es zur Ausbildung einer typischen **Pustula maligna**, die relativ schmerzarm ist; die begleitende regionale Lymphadenitis ist ebenfalls indolent; 80–90 % der Fälle heilen ohne Antibiotikatherapie spontan ab; der Rest führt zu meist tödlicher Milzbrandsepsis* oder Entwicklung eines **malignen Ödems** [Ödem, Induration, multiple Blasen, Schocksymptome]; unter Antibiotikatherapie beträgt die Heilingsquote mehr als 98 %; *s.a. Milzbrand*

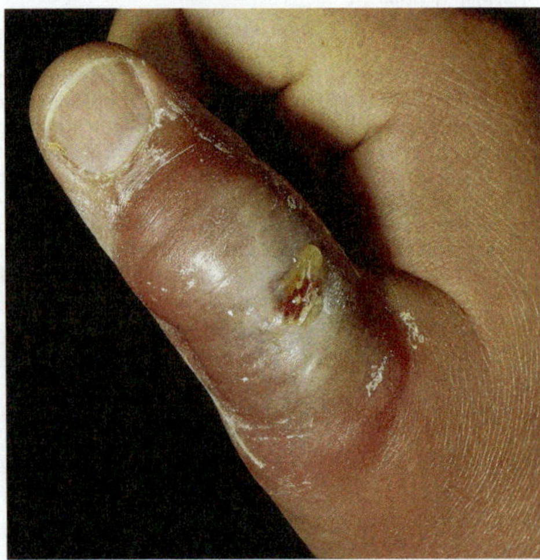

Abb. H54. Hautmilzbrand

Hautlmuslkel *m* (Ⓔ cutaneous muscle): *Syn*: *Musculus cutaneus*; in die Haut einstrahlender Muskel

Hautlnelkrolse *f* (Ⓔ cutaneous necrosis): i.d.R. alle Hautschichten umfassende Hautschädigung mit Nekrose* und Narbenbildung

Hautlnerv *m* (Ⓔ cutaneous nerve): *Syn*: *Nervus cutaneus*; sensibler Nerv*, der einen bestimmten Bezirk der Haut innerviert

Hautlöldem *nt* (Ⓔ anasarca): Ödem von Lederhaut und Unterhaut

Hautlpalpilllen *pl* (Ⓔ dermal papillae): *Syn*: *Papillae corii, Papillae dermis*; Papillen der Lederhaut [Dermis*], die die Papillarleisten bilden; sie dienen der Ernährung der Oberhaut und der Verzapfung von Dermis und Epidermis*

Hautlpalralsit *m* (Ⓔ epizoon): *Syn*: *Hautschmarotzer, Epizoon; Dermatozoon*; auf der Haut lebender Parasit*

Hautlpilz *m*: **1.** → *Hautpilzerkrankung* **2.** → *Dermatophyten*

Hautlpillze *pl* (Ⓔ cutaneous fungi): *Syn*: *Dermatophyten*; Sammelbegriff für Pilze*, die Hautpilzerkrankungen hervorrufen können; *s.a. Essay Pilze S. 1697*

Hautlpilzlerlkranlkung *f* (Ⓔ dermatomycosis): *Syn*: *kutane Mykose, Hautpilz, Dermatomykose, Dermatomycosis*; oberflächliche oder tiefe Pilzerkrankung der Haut durch Dermatophyten*, Hefen* oder Schimmelpilze*; Pilzerkrankungen der Haut sind häufig, verlaufen aber klinisch meist symptomarm, nur tiefe Pilzinfektionen führen zu stärkeren Entzündungszeichen; *s.a. Tinea, Trichomykose, Candidose, Essay Mykosen S. 1427*

Hautlplaslitik *f*: → *Hautlappenplastik*

Haut-Schleimhautleishmaniose, südamerikanische *f*: → *Haut-Schleimhautleishmaniose Südamerikas*

Haut-Schleimhautleishmaniose Südamerikas *f* (Ⓔ mucocutaneous leishmaniasis): *Syn*: *südamerikanische Haut-Schleimhaut-Leishmaniose, Espundia, mukokutane Leishmaniose*; mukokutane Form der südamerikanischen Hautleishmaniose*

Hautlschmalrotlzer *m*: → *Hautparasit*

Hautlschmerz *m* (Ⓔ dermatalgia): Dermatalgie, Dermatodynie

Hautlschrift *f*: → *Dermographismus*

Hautlspaltllilnilen *pl*: → *Langer-Linien*

Hautlsteilne *pl* (Ⓔ Profichet's disease): *Syn*: *Profichet-Krankheit, Profichet-Syndrom, Kalkgicht, Calcinosis circumscripta*; durch subkutane Ablagerung von Calciumphosphatsteinen gekennzeichnete Erkrankung unbekannter Genese

Hautltalg *m* (Ⓔ sebum): *Syn*: *Talg, Sebum*; das Sekret der in der Haut liegenden Talgdrüsen*; macht Haut und Haare geschmeidig und ist am Aufbau des Säureschutzmantels* der Haut beteiligt

Hautltest *m* (Ⓔ skin test): Allergietestung durch Aufbringen des Allergens auf [**Epikutantest**] oder in die Haut [**Intrakutantest**]

Hautltranslplanltat *nt* (Ⓔ skin graft): frei verpflanztes Hautstück; *s.u. Hauttransplantation*

Hautltranslplanltaltilon *f* (Ⓔ skin grafting): plastische Chirurgie zur Deckung von Hautdefekten unter Verwendung von freien Hautlappen, d.h. Hautstücken ohne Gefäß- oder Nervenversorgung; nach der Dicke des Hauttransplantats unterscheidet man **Vollhautlappen** und **Spalthautlappen**; **Vollhautlappen** umfassen Dermis* und Epidermis*; sie

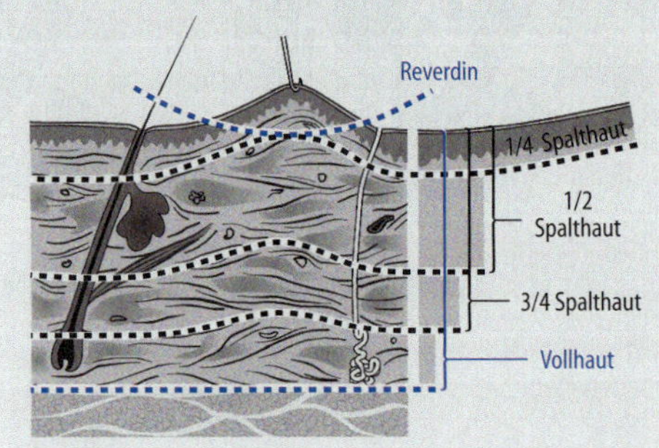

Abb. H55. Freie Hauttransplantate

Tab. H56. Klassifikation der Hauttuberkulose

I. Primäre Hauttuberkulose		Tuberkulöser Primärkomplex der Haut	
II. Postprimäre Hauttuberkulose	Inokulationstuberkulose	Gute Immunlage:	Tuberculosis verrucosa cutis [a]
		Mittelgute Immunlage:	(Ausnahmefälle von) Lupus vulgaris und Skrophuloderm [a]
		Schlechte Immunlage:	Tuberculosis ulcerosa cutis et mucosae [b,c]
	Hauttuberkulose durch endogene Ausbreitung	Lymphogen:	Lupus vulgaris
		Per continuitatem:	Lupus vulgaris, Skrophuloderm
		Hämatogen:	Lupus vulgaris, metastatischer tuberkulöser Abszess [c], akute Miliartuberkulose [c]
III. Impftuberkulose (BCG)		Milder tuberkulöser Primärkomplex der Haut; (Ausnahmefälle von Lupus vulgaris)	
IV. Tuberkulide			

[a] exogene Infektion [b] Autoinokulation [c] Immunlage schlecht

heilen nur auf einer infektfreien, guten Granulationsfläche an, ergeben aber die ästhetisch besten Resultate; nachteilig ist, dass ihre Entnahme einen Defekt hinterlässt, der wiederum mit einem Lappen verschlossen werden muss
Spalthautlappen bestehen nur aus Epidermis* und einem Teil der Dermis*; man unterscheidet **Reverdin-Läppchen**, die praktisch nur aus Epidermis bestehen, **1/4-Spalthaut**, **1/2-Spalthaut** und **3/4-Spalthaut**; die Entnahme [**Ernte**] erfolgt meist mit einem Dermatom; da die Hautanhangsgebilde [Haare, Schweißdrüsen] verbleiben, heilt die Entnahmestelle problemlos ab; damit ist eine Entnahme großer Mengen, z.B. zur Behandlung von ausgedehnten Verbrennungen, möglich; die Verwendung von **Mesh graft** [freies Hauttransplantat, das durch spezielle Dermatome eingeschlitzt wird und damit wie ein Maschengitter auseinandergezogen werden kann] ermöglicht die Deckung ausgedehnter Wundflächen, da die Lücken durch Epithelialisierung vom Transplantat aus geschlossen werden

Haut|tu|ber|ku|lo|se *f* (Ⓔ cutaneous tuberculosis): ***Syn***: *Tuberculosis cutis*; Oberbegriff für die verschiedenen primären und postprimären Tuberkuloseformen der Haut; insgesamt relativ selten; am häufigsten sind Tuberculosis cutis luposa [Lupus* vulgaris] und Tuberculosis* cutis colliquativa [Skrophuloderm]; die **primäre Hauttuberkulose** [besser **tuberkulöser Primärkomplex der Haut**] ist in Europa selten, tritt in Entwicklungsländern aber v.a. bei Kindern auf; sie heilt meist innerhalb eines Jahres unter Vernarbung aus; es kann aber auch zu hämatogener Aussaat und Organtuberkulose kommen; *s.a. Essay Tuberkulose S. 2171*

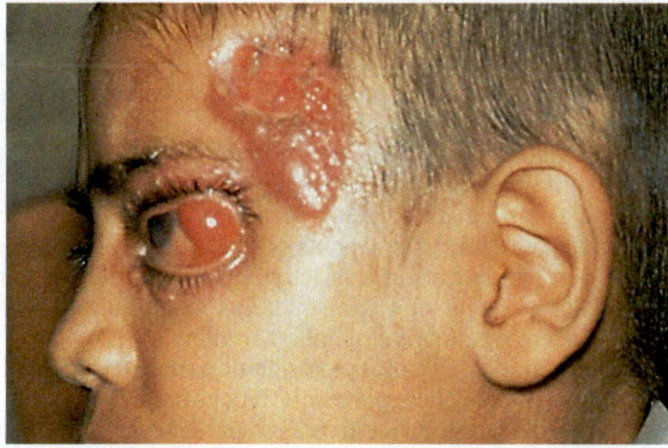

Abb. H57. Hauttuberkulose

Haut|tur|gor *m* (Ⓔ skin turgor): Eigenspannung der Haut, die primär vom Wassergehalt bestimmt wird

Haut|ve|ne *f* (Ⓔ cutaneous vein): ***Syn***: *Vena cutanea*; oberflächliche Vene, die unabhängig von einer Arterie verläuft; mündet meist in eine tiefe Vene; am Bein häufiger als am Arm

Haut|wolf *m* (Ⓔ intertrigo): ***Syn***: *Wundsein, Wolf, Intertrigo, Dermatitis intertriginosa*; rote, meist juckende Hautveränderung der Körperfalten; findet sich häufig bei adipösen, leicht schwitzenden Patienten; Sekundärinfektion mit Bakterien und v.a. Candida* albicans ist eine häufige Komplikation; **Therapie**: Trockenlegen, Hautpflege

Haut|zys|ten *pl* (Ⓔ cutaneous cysts): ***Syn***: *dermale/kutane Zysten*; echte, mit ektodermalen Anteilen ausgekleidete Zysten, die u.a. von der Epidermis, den Talgdrüsen oder den Schweißdrüsen ausgehen; dazu gehören z.B. Hornzysten*, Dermoidzysten* und Trichilemmalzysten*

HAV *Abk.*: *→Hepatitis-A-Virus*

Haverhill-Fieber *nt*: *→Rattenbissfieber II*

Havers: Clopton Havers; 1650–1702; englischer Anatom (London)

Havers-Kanal *m* (Ⓔ haversian canal): ***Syn***: *Canalis centralis*; Zentralkanal des Knochens; *s.u. Knochen*

Havers-Lamelle *f* (Ⓔ haversian lamella): Knochenlamelle; *s.u. Knochen*

Havers-Ringlamellensystem *f*: *→Havers-System*

Havers-System *nt* (Ⓔ haversian system): ***Syn***: *Havers-Ringlamellensystem, Osteon*; aus Knochenlamellen [Havers-Lamellen] bestehende Baueinheit des Knochens; *s.a. Knochen*

HAWIE *Abk.*: Hamburg-Wechsler-Intelligenztest für Erwachsene

HAWIK *Abk.*: Hamburg-Wechsler-Intelligenztest für Kinder

HAZ *Abk.*: **1.** Hyperalgesiezone **2.** hyperalgetische Zone

HB *Abk.*: **1.** Härteskala nach Brinell **2.** *→Hepatitis B* **3.** *→Herzblock* **4.** His-Block **5.** *→His-Bündel*

Hb *Abk.*: *→Hämoglobin*

Hb. *Abk.*: *→Herba*

HB III *Abk.*: *→Hämiglobin*

3-HB *Abk.*: 3-Hydroxybuttersäure

Hb$_E$ *Abk.*: **1.** Hämoglobingehalt des Erythrozyten **2.** Hb-Gehalt des Erythrozyten

Hb$_F$ *Abk.*: *→fetales Hämoglobin*

Hb$_p$ *Abk.*: **1.** frühfetales Hämoglobin **2.** primitives Hämoglobin

HbA *Abk.*: **1.** adultes Hämoglobin **2.** *→Hämoglobin A*

HbA$_1$ *Abk.*: *→Hämoglobin A_1*

HbA$_{1c}$ *Abk.*: *→Hämoglobin A_{1c}*

HbA$_2$ *Abk.*: *→Hämoglobin A_2*

HBAg *Abk.*: Hepatitis-B-Antigen

H-Bande *f* (Ⓔ H band): ***Syn***: *H-Streifen, helle Zone, Hensen-Zone*; H-Zone; *s.u. Muskelfaser*

HBB *Abk.*: **1.** 2-(α-Hydroxybenzyl)-benzimidazol **2.** His-Bündel-Block

HbBK *Abk.*: Hämoglobinbindungskapazität

HbC *Abk.*: *→Hämoglobin C*

HB$_c$Ag *Abk.*: *→Hepatitis B-Core-Antigen*

HBc-Antigen *nt* (Ⓔ hepatitis B core antigen): ***Syn***: *Hepatitis B-Core-Antigen*; nicht im Blut auftretendes Antigen des Viruskapsids des Hepatitis-B-Virus*; Vorstufe von HBe-Antigen*

HbCN *Abk.*: Methämoglobincyanid

HbCO *Abk.*: → *Kohlenmonoxidhämoglobin*
HbC-Thalassämie *f.*: → *Hämoglobin-C-Thalassämie*
HbD *Abk.*: → *Hämoglobin D*
HBDH *Abk.*: α-Hydroxybutyratdehydrogenase
HBDNAP *Abk.*: Hepatitis-B-DNA-polymerase
Hb_E *Abk.*: **1.** → *Färbekoeffizient* **2.** → *Hämoglobin E* **3.** His-Bündelelektrogramm
HB_eAg *Abk.*: → *Hepatitis Be-Antigen*
HBe-Antigen *nt* (Ⓔ hepatitis B e antigen): ***Syn***: *Hepatitis Be-Antigen*; im Serum nachweisbares Antigen des Hepatitis-B-Virus*, das während der Virusreplikation gebildet und ins Blut abgegeben wird; regt die Bildung von spezifischen Antikörpern [Anti-HBe] an
HbE-Thalassämie *f.*: → *Hämoglobin-E-Thalassämie*
HbF *Abk.*: → *Hämoglobin F*
Hb-F *Abk.*: → *fetales Hämoglobin*
HbH *Abk.*: → *Hämoglobin H*
Hb-Hp *Abk.*: Hämoglobin-Haptoglobin-Komplex
HbI *Abk.*: → *Hämoglobin I*
HBIG *Abk.*: Hepatitis-B-Immunglobulin
HBK *Abk.*: Hammelblutkörperchen
HbI *Abk.*: **1.** → *Hemiblock* **2.** → *Hypobetalipoproteinämie*
HBLV *Abk.*: humanes B-lymphotropes Virus
HbM *Abk.*: **1.** → *Hämoglobin M* **2.** → *Methämoglobin*
HBO *Abk.*: hyperbare Oxygenierung
HbO_2 *Abk.*: → *Oxyhämoglobin*
H_3BO_3 *Abk.*: → *Borsäure*
HBr *Abk.*: Bromwasserstoff
HbR *Abk.*: Methämoglobinreduktase
Hbr *Abk.*: Herzbreite
$HBrO_3$ *Abk.*: Bromsäure
HBRS *Abk.*: Herzbinnenraumszintigraphie
HBS *Abk.*: hepatobiliäre Szintigraphie
HbS *Abk.*: **1.** → *Hämoglobin S* **2.** → *Sichelzellenhämoglobin*
HB_sAg *Abk.*: → *Hepatitis B surface-Antigen*
HB_s-Antigen *nt*: → *Hepatitis B-Oberflächenantigen*
HbS-Thalassämie *f.*: → *Hämoglobin-S-Thalassämie*
HBT *Abk.*: 6-Hydroxy-1,3-benzoxathiol-2-on
HBV *Abk.*: → *Hepatitis-B-Virus*
HB-Vax *Abk.*: Hepatitis-B-Impfstoff
HBx-Protein *nt* (Ⓔ Hbx protein): *s.u. Hepatitis-B-Virus*
HC *Abk.*: **1.** hämorrhagische Colitis **2.** → *Hepatitis C* **3.** Hetacillin **4.** → *Histokompatibilität* **5.** → *Hodgkin-Zelle* **6.** → *Hydrocortison* **7.** Hydroxychinolin **8.** hypertrophische Cardiomyopathie
h_c *Abk.*: konvektive Wärmeübergangszahl
HCA *Abk.*: **1.** hepatozelluläres Adenom **2.** Hydrocortisonacetat
HCAO *Abk.*: Hexamethylmelamin, Cyclophosphamid, Adriamycin, Vincristin (*engl.* oncovin)
H-CAP *Abk.*: Hexamethylmelamin, Cyclophosphamid, Adriamycin, Cisplatin (*engl.* platinol)
HCB *Abk.*: → *Hexachlorbenzol*
HCC *Abk.*: **1.** Hepatitis contagiosa canum **2.** → *hepatozelluläres Karzinom* **3.** → *Hexachlorcyclohexan*
25-HCC *Abk.*: → *25-Hydroxycholecalciferol*
HCCH *Abk.*: → *Hexachlorcyclohexan*
HCG *Abk.*: → *humanes Choriongonadotropin*
hCG *Abk.*: → *Humanchoriongonadotropin*
HCH *Abk.*: **1.** → *Hexachlorcyclohexan* **2.** → *Hypercholesterinämie*
HCL *Abk.*: → *Haarzell-Leukämie*
HCl *Abk.*: **1.** Chlorwasserstoff **2.** → *Salzsäure*
HCM *Abk.*: hypertrophische Cardiomyopathie
HCMV *Abk.*: humanes Cytomegalie-Virus
HCN *Abk.*: **1.** → *Blausäure* **2.** → *Cyanwasserstoff*
HCo *Abk.*: Hydroxycobalamin
H_2CO_3 *Abk.*: → *Kohlensäure*
HCOOH *Abk.*: → *Ameisensäure*
HCP *Abk.*: **1.** hereditäre Koproporphyrie **2.** → *Hexachlorophen*
HCR *Abk.*: hepatische Clearance-Rate
HCS *Abk.*: → *humanes Chorionsomatotropin*
HCSM *Abk.*: humanes Chorionsomatomammotropin
HCSR *Abk.*: hypersensitiver Carotissinus-Reflex
HCSS *Abk.*: hypersensitives Carotissinus-Syndrom
HCT *Abk.*: **1.** → *Hämatokrit* **2.** humanes Chorionthyreotropin
hCT *Abk.*: humanes Calcitonin
HCTZ *Abk.*: → *Hydrochlorothiazid*
HCV *Abk.*: **1.** → *Hepatitis-C-Virus* **2.** humanes Coronavirus
HCX *Abk.*: → *Histiocytosis X*
HCy *Abk.*: Hämocyanine
HD *Abk.*: **1.** → *Hämodialyse* **2.** hämolysierende Dosis **3.** → *hämorrhagische Diathese* **4.** → *Hautdosis* **5.** → *Herddosis* **6.** Herzdämpfung **7.** Höchstdosis **8.** Hördistanz
HDA *Abk.*: **1.** Harnleiter-Darm-Anastomose **2.** Hydroxydopamin
HD-Ad/AAV *nt* (Ⓔ HD-Ad/AAV): *s.u. Essay Gentransfer und Gentherapie S. 761*
HD-Ad/Lentivirus *nt* (Ⓔ HD-Ad/lentivirus): *s.u. Essay Gentransfer und Gentherapie S. 761*
HD-Ad/Retrotransposon *nt* (Ⓔ HD-Ad/retrotransposon): *s.u. Essay Gentransfer und Gentherapie S. 761*
HD-Ads *Abk.*: → *Helfer-abhängige adenovirale Vektoren*
HD-Ad/Transposon *nt* (Ⓔ HD-Ad/transposon): *s.u. Essay Gentransfer und Gentherapie S. 761*
HDAg *Abk.*: Hepatitis-Delta-Antigen
HDC *Abk.*: **1.** Histidindecarboxylase **2.** Human-Diploidzellen **3.** → *Hydrocortison*
HDCC *Abk.*: human diploid cell culture
HDCS *Abk.*: Human-Diploidzellenstamm
HDCV *Abk.*: human diploid cell vaccine
HDE *Abk.*: Head-drop-Einheit
HDF *Abk.*: **1.** → *Hämodiafiltration* **2.** Herzdämpfungsfigur
HDHE *Abk.*: Heparindihydroergotamin
HDI *Abk.*: Hexamethylendiisocyanat
HDK *Abk.*: → *Hochdruckkrankheit*
HDL *Abk.*: → *high-density Lipoprotein*
HDLC *Abk.*: HDL-Cholesterin
HDL-Mangel, familiärer *m* (Ⓔ familial HDL deficiency): ***Syn***: *Tangier-Krankheit, Analphalipoproteinämie*; autosomal-rezessiv vererbtes Fehlen der $Alpha_1$-Lipoproteine; **Klinik**: Hepatomegalie*, Lymphadenopathie*, diffuse Korneatrübung, periphere Neuropathien, hyperplastische orangegelbliche Tonsillen; **Therapie**: diätetische Fettreduktion
HDM *Abk.*: → *Herzdruckmassage*
HDO *Abk.*: → *schweres Wasser*
HDP *Abk.*: Hexosediphosphat
HDS *Abk.*: hämodynamischer Schlaganfall
HDV *Abk.*: **1.** → *Hepatitis-Delta-Virus* **2.** → *Hepatitis D-Virus*
HE *Abk.*: **1.** → *Hämatoxylin-Eosin* **2.** Hammel-Erythrozyten **3.** Heptachlorepoxid **4.** Herzenzym **5.** Houndsfield-Einheit **6.** Huggins-Einheit **7.** → *Hypophysektomie*
He *Abk.*: **1.** → *Helium* **2.** → *Heparin*
h_e *Abk.*: Wärmeabgangszahl für Evaporation
HEA *Abk.*: humanes Erythrozyten-Antigen
Head: Sir Henry Head; 1861–1940; englischer Neurologe (London)

Head-Zonen *pl* (Ⓔ Head's zones): durch den metameren Aufbau der Körpers bedingter Zusammenhang von Hautzonen und inneren Organen aus dem gleichen Segment; die von Head postulierte Konvergenztheorie geht davon aus, dass somatische und vegetative Afferenzen einer Segmenthöhe miteinander in Beziehung stehen, weil sie im Rückenmark an einem gemeinsamen Neuron enden; bei Erkrankung eines inneren Organs geht das Gehirn davon aus, dass der Schmerz nicht vom Organ, sondern der Körperoberfläche kommt und damit können bestimmte Hautzonen überempfindlich schmerzhaft werden

HEAT *Abk.*: Human-Erythrozyten-Agglutinationstest
he|be|phren *adj* (Ⓔ hebephrenic): Hebephrenie betreffend
He|be|phre|nie *f* (Ⓔ hebephrenia): ***Syn***: *hebephrene Schizophrenie*; meist schon im Jugendalter beginnende, zu hochgradiger Persönlichkeitszerstörung führende Schizophrenieform; *s.a. Essay Psychosen S. 1777*
Heberden: William Heberden; 1710–1801; englischer Arzt (London)

Heberden-Polyarthrose *f* (Ⓔ Heberden's rheumatism): ***Syn***: *Heberden-Arthrose*; idiopathische Arthrose* der Interphalangealgelenke mit Bildung von **Heberden-Knoten**; tritt v.a. bei Frauen nach der Menopause auf; keine Therapie nötig

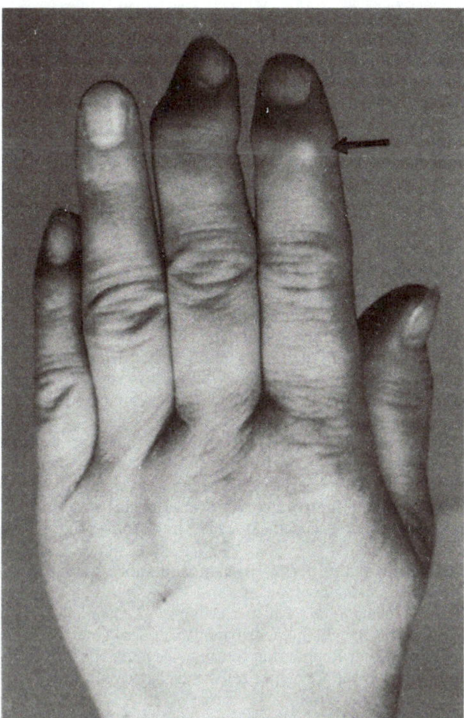

Abb. H58. Heberden-Polyarthrose

He|be|to|mie *f* (Ⓔ pubiotomy): *Syn*: *Beckenringosteotomie, Pubeotomie, Pubiotomie, Hebotomie*; Durchtrennung des Beckenrings, z.B. zur Geburtserleichterung

He|be|tu|do *f* (Ⓔ hebetude): Stumpfheit, Abstumpfung der Sinne

He|bo|to|mie *f*: →*Hebetomie*

HECV *Abk.*: humanes enterisches Coronavirus

HED *Abk.*: **1.** Hauteinheitsdosis **2.** →*Hauterythemdosis*

He|de|rae he|li|cis fo|li|um *nt* (Ⓔ ivy leaf): *s.u. Efeu*

He|de|rae he|li|cis her|ba *f* (Ⓔ ivy herb): oberirdische Teile des Efeus*

He|de|ra he|lix *f*: →*Efeu*

He|do|nik *f* (Ⓔ hedonism): *s.u. Essay Riechen/Geruchssinn S. 1863*

he|do|no|phob *adj* (Ⓔ hedonophobic): *Syn*: *hedophob*; Hedonophobie betreffend, durch sie gekennzeichnet

He|do|no|pho|bie *f* (Ⓔ hedonophobia): *Syn*: *Hedophobie*; krankhafte Angst vor angenehmen Empfindungen oder vor einem Lustgefühl

he|do|phob *adj*: →*hedonophob*

He|do|pho|bie *f*: →*Hedonophobie*

HEDP *Abk.*: **1.** Hydroxyethan-diphosphonsäure **2.** Hydroxyethyldiphosphat

Heerfordt: Christian Frederik Heerfordt; 1871–1953; dänischer Augenarzt (Kopenhagen)

Heerfordt-Syndrom *nt* (Ⓔ Heerfordt's disease): *Syn*: *Uveoparotitis, epitheloidzellige Sialadenitis, Febris uveoparotidea, Febris uveoparotidea Heerfordt*; von Iridozyklitis* und chronischer Parotitis* gekennzeichnete Sonderform der Sarkoidose*

HEF *Abk.*: humane embryonale Fibroblasten

He|fe|my|ko|sen *pl* (Ⓔ yeast mycoses): von unechten Hefen* verursachte Pilzerkrankungen, z.B. Candidose*

He|fen *pl* (Ⓔ yeasts): einzellige Pilze, die sich durch Spaltung und/oder Sprossung vermehren; die meisten Hefen sind **echte Hefen**, d.h., sie vermehren sich auch geschlechtlich; sie spielen medizinisch kaum eine Rolle, sind aber wegen ihrer Fähigkeit zur (alkoholischen) Gärung von Bedeutung [z.B. Bier-, Backhefe]; zu den **unechten Hefen** gehören einige humanpathogene Arten, wie z.B. Candida*, Trichosporon*, Cryptococcus* neoformans; *s.a. Essay Pilze S. 1697*

schwarze Hefen (Ⓔ black yeasts): *Syn*: *black yeasts*; *s.u. Essay Pilze S. 1697*

HEG *Abk.*: hämorrhagisch-erosive Gastritis

Hegar: Alfred Hegar; 1830–1914; deutscher Gynäkologe (Freiburg)

Hegar-Stifte *pl* (Ⓔ Hegar bougies): leicht gekrümmte Metallstifte mit einem Durchmesser von 1–26 mm zur Erweiterung des Zervikalkanals*

Hegar-Zeichen *nt* (Ⓔ Hegar's sign): Schwangerschaftszeichen; die Gebärmutter ist im 2.–3. Schwangerschaftsmonat im Isthmusbereich besonders weich und leicht zusammendrückbar

Hegglin: Robert Maquard Hegglin; 1907–1970; schweizer Internist (Zürich)

Hegglin-Anomalie *f*: →*May-Hegglin-Anomalie*

HEH *Abk.*: hyperkinetische essentielle Hypertonie

Heiberg: Jacob Heiberg; 1843–1888; norwegischer Chirurg (Oslo)

Heiberg-Esmarch-Handgriff *m*: →*Esmarch-Heiberg-Handgriff*

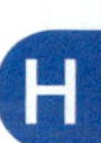

Hei|de|kraut *nt* (Ⓔ heather): *Syn*: *Calluna vulgaris, Erica vulgaris*; Pflanze aus der Familie der Heidekrautgewächse [Ericaceae]; verwendet werden die oberirdischen Pflanzenteile einschließlich Blüten [**Callunae herba**] sowie die Blüten [**Callunae flos**] alleine; das Kraut enthält Flavonoide*, Proanthocyanidine, Catechintannine, Triterpene* und Steroide*, die Blüten reichlich Phenole* [Catechin*, Quercetin*, Chlorogensäure*, Epicatechin]; **Anw.**: traditionell innerlich bei Erkrankungen der Niere und ableitenden Harnwege, Prophylaxe und Therapie von Nierensteinen, Gicht*, rheumatische und Magen-Darm-Erkrankungen; äußerlich zur Wundbehandlung.

Hei|del|bee|re *f* (Ⓔ whortleberry): *Syn*: *Vaccinium myrtillus*; Pflanze aus der Familie der Heidekrautgewächse [Ericaceae]; verwendet werden die Früchte [**Heidelbeeren, Myrtilli fructus**], die Catechingerbstoffe*, Anthocyane* und Flavonglykoside* enthalten, sowie die Blätter [**Myrtilli folium**]; besitzen eine adstringierende Wirkung; **Anw.**: bei Durchfallerkrankungen, Entzündungen im Bereich der Mund- und Rachenschleimhaut; traditionell bei Ekzemen; die Blätter traditionell als Adstringens*

Hei|del|bee|ren *pl* (Ⓔ whortleberries): *Syn*: *Myrtilli fructus*; *s.u. Heidelbeere*

Heidenhain: **1.** Martin Heidenhain; 1864–1949; deutscher Anatom (Tübingen, Würzburg) **2.** Adolph Heidenhain; deutscher Neurologe (Tübingen) im 20. Jahrhundert

Heidenhain-Azanfärbung *f* (Ⓔ Heidenhain's azan stain): *Syn*: *Azanfärbung*; histologische Färbung mit **Azo**karmin und **An**ilinblau-Goldorange; färbt den Kern [Chromatin] rot, das Zytoplasma rosa und Bindegewebsfasern und Mukus blau

Heidenhain-Halbmond *m* (Ⓔ demilune of Heidenhain): *Syn*: *von Ebner-Halbmond, Ebner-Halbmond, seröser Halbmond, Giannuzzi-Halbmond*; halbmondförmiges Endstück der seromukösen Drüsen*

Heil|an|äs|the|sie *f* (Ⓔ therapeutic anesthesia): *Syn*: *therapeutische Lokalanästhesie, therapeutische Regionalanästhesie*; Lokal- oder Regionalanästhesie zur Behandlung von Schmerzzuständen

Heil|an|zei|ge *f* (Ⓔ indication): *Syn*: *Indikation, Indicatio*; allgemein anerkannter Grund für eine bestimmte Therapie oder Maßnahme

Heil|bä|der|be|hand|lung *f*: →*Balneotherapie*

Heil|er|de *f* (Ⓔ healing earth): terrestrisches Peloid* [Ton, Lehm, Moorerde] in wechselnder Zusammensetzung; wird äußerlich [als Packung] oder innerlich bei Entzündungen, Quetschungen Verbrennungen, Ekzemen usw. angewendet

Heil|mit|tel *pl* (Ⓔ remedy): alle Mittel zur Behandlung von Krankheiten, egal ob zur innerlichen oder äußerlichen, direkten oder indirekten Anwendung

Heil|quel|len|kun|de *f*: →*Balneologie*

Hei|lung *f* (Ⓔ healing): Wiederherstellung der Gesundheit

oder des Zustandes vor der Erkrankung/Verletzung
p.p.-Heilung: *→primäre Wundheilung*
Heilung per primam intentionem: *→primäre Wundheilung*
Heilung per secundam intentionem: *→sekundäre Wundheilung*
p.s.-Heilung: *→sekundäre Wundheilung*

Heil|was|ser *nt* (Ⓔ water): dem Arzneimittelgesetz unterliegendes Wasser aus natürlichen oder künstlichen Quellen [Heilquellen], das zur Beseitigung, Besserung oder Verhütung von Krankheiten beitragen kann; unterscheidet sich von gewöhnlichem Wasser durch eine unterschiedliche Zusammensetzung [viel oder wenig Mineralien, spezielle Inhaltsstoffe], Temperatur usw.

Heimlich: Henry Jay Heimlich; amerikanischer Chirurg im 20. Jahrhundert
Heimlich-Handgriff *m* (Ⓔ Heimlich maneuver): Erste-Hilfe-Maßnahme bei Erstickungsgefahr durch Verlegung von Kehlkopf und/oder Speiseröhre durch einen Fremdkörper [Bolusobstruktion]; **Prinzip**: Erzeugung eines plötzlichen Drucks im Bauchraum drückt den Fremdkörper aus dem Kehlkopf/der Speiseröhre nach oben; beim **stehenden Patienten** umfasst der Helfen den Patienten von hinten in Höhe des unteren Brustkorbs; die Hände werden über der Magengrube verschränkt; dann werden ein oder mehrere plötzliche Druckstöße in Richtung Zwerchfell durchgeführt beim **liegenden Patienten** kniet der Helfer über dem Patienten und setzt seine Hände übereinander über der Magengrube auf; es wird ein- oder mehrmals schnell und kräftig in Richtung Zwerchfell gedrückt

Heine: Johann von Heine; 1800–1879; deutscher Orthopäde (Bad Cannstatt)
Heine-Medin-Krankheit *f* (Ⓔ Heine-Medin disease): ***Syn***: *(epidemische/spinale) Kinderlähmung, Poliomyelitis epidemica anterior acuta, Poliomyelitis anterior acuta*; durch das Poliomyelitis-Virus* hervorgerufene Viruskrankheit, die durch die Entwicklung schlaffer Lähmungen, v.a. der Beine, gekennzeichnet ist; die gegenwärtige Impfkampagne der Weltgesundheitsorganisation hat es sich zum Ziel gesetzt, die spinale Kinderlähmung bis zum Jahr 2005 auszurotten
die Übertragung der Viren erfolgt fäkal-oral als Schmierinfektion, z.T auch als Tröpfcheninfektion; die Inkubationszeit beträgt 5–10 Tage; 99 % aller Infektionen verlaufen inapparent, der Rest führt zu katarrhalischen Symptomen, die meist als grippaler Infekt angesehen werden; bei etwa 0,1 % kommt es zu aseptischer Meningitis* ohne Lähmungen und bei einem noch kleineren Teil zur klassischen Kinderlähmung mit schlaffen Lähmungen, v.a. der Extremitätenmuskulatur, seltener auch der Atemmuskeln; die Lähmungen bilden sich oft vollständig oder zum größten Teil zurück
die letzte große Epidemie in Europa und Nordamerika trat 1959/60 auf; durch die Einführung von Impfprogrammen mit einem attenuierten Lebendimpfstoff [Sabin*-Vakzine] 1961 konnte das Wildvirus fast vollständig verdrängt werden; gab es 1992 weltweit noch ca. 150.000 Neuerkrankungen, sank diese Zahl bis 1999 auf weniger als 7.000 ab; *s.a. Postpoliosyndrom*

Heinz: Robert Heinz; 1865–1924; deutscher Pharmakologe (Erlangen, München)
Heinz-Blaukörper *m*: *→Heinz-Innenkörperchen*
Heinz-Ehrlich-Körperchen *nt*: *→Heinz-Innenkörperchen*
Heinz-Innenkörperanämie *f* (Ⓔ Heinz-body anemia): ***Syn***: *Innenkörperanämie*; idiopathische oder enzymopenische hämolytische Anämie* mit Heinz*-Innenkörpern
Heinz-Innenkörperchen *pl* (Ⓔ Heinz-Ehrlich bodies): ***Syn***: *Heinz-Ehrlich-Körperchen, Ehrlich-Innenkörper, Heinz-Blaukörper, Heinz-Ehrlich-Körper, Heinz-Körper*; in Erythrozyten* gefundene Körnchen aus denaturiertem Hämoglobin*, das z.B. bei Glucose-6-Phosphatdehydrogenasemangel bei Einnahme gewisser Medikamente [Antimalariamittel, Antiepileptika, Analgetika, Sulfonamide] gebildet wird

Heiß|hun|ger *f*: *→Bulimie*

Heiß|luft|des|in|fek|ti|on *f* (Ⓔ hot air disinfection): Desinfektion* mit heißer Luft; kann nur Keime der Resistenzstufe 1 abtöten

Heiß|luft|ste|ri|li|sa|ti|on *f* (Ⓔ hot air sterilization): physikalische Sterilisation* mit heißer Luft; kann auch Keime der Resistenzstufe 3 abtöten

Heister: Lorenz Heister; 1683–1758; deutscher Anatom und Chirurg (Altdorf, Helmstedt)
Heister-Klappe *f* (Ⓔ Heister's valve): *s.u. Ductus cysticus*

Hekt-, hekt- *präf.*: *→Hekto-*

Hekto-, hekto- *präf.*: Wortelement mit der Bedeutung „hundertfach"

HEL *Abk.*: humane embryonale Lungenzellen

He-La-Zellen *pl* (Ⓔ HeLa cells): aus einem stark wachsenden Zervixkarzinom einer Patientin [Helen Lang] gewonnene Zelllinie; wird zur Züchtung von Zellklonen zur Prüfung von Zytostatika oder zur Viruszüchtung verwendet

Held: Hans Held; 1866–1942; deutscher Anatom (Leipzig)
Held-Bündel *nt* (Ⓔ Held's bundle): ***Syn***: *Tractus vestibulospinalis*; Fasern des Nucleus vestibularis lateralis [Deiters-Kern], die im Vorderstrang des Rückenmarks [Medulla* spinalis] verlaufen

He|le|nii rhi|zo|ma *nt* (Ⓔ elecampane root): getrockneter Wurzelstock von Alant*

He|le|nin *nt* (Ⓔ helenine): ***Syn***: *Alantkampfer*; im ätherischen Öl der Helenkrautwurzel [Rhizoma Helenii] vorkommende Substanz; wird als Expektorans* und Antiseptikum* verwendet

He|len|kraut|wur|zel *f* (Ⓔ elecampane root): ***Syn***: *Rhizoma Helenii*; *s.u. Helenin*

Helfer-T-Zellen *pl* (Ⓔ T helper cells): *s.u. T-Lymphozyten*

Hel|fer|vi|rus *nt* (Ⓔ helper virus): Virus, das einem defekten Virus bei der Replikation hilft; *s.a. Dependoviren*

Hel|fer|zel|len *pl* (Ⓔ helper cells): *s.u. T-Lymphozyten*

Heli-, heli- *präf.*: *→Helio-*

He|li|an|thin *nt* (Ⓔ helianthine): ***Syn***: *Methylorange, Orange III, Goldorange*; von rot auf gelb umschlagender Indikator [pH 3,1–4,4]

He|li|chry|si flos *m* (Ⓔ strawflower floret): getrocknete Blütenstände der Strohblume*

He|li|chry|sum a|re|na|ri|um *nt*: *→Strohblume*

Helico-, helico- *präf.*: *→Heliko-*

He|li|co|bac|ter *m* (Ⓔ Helicobacter): gramnegative Stäbchenbakterien
Helicobacter pylori (Ⓔ Helicobacter pylori): Erreger chronischer Magenschleimhautentzündungen [Helicobacter-pylori-Gastritis*] und wichtiger pathogenetischer Faktor für die Entstehung von Geschwüren von Magen [Ulcus* ventriculi] und Zwölffingerdarm [Ulcus* duodeni]

Helicobacter-pylori-Gastritis *f* (Ⓔ Helicobacter pylori gastritis): initial akute Gastritis*, die in eine chronisch-atrophische Gastritis* [Gastritis Typ B] übergehen kann; bisher ist nicht bekannt, welche Formen der akuten Erkrankung chronisch werden können; **Therapie**: Eradikation von Helicobacter pylori

He|li|co|tre|ma *nt* (Ⓔ helicotrema): ***Syn***: *Breschet-Hiatus, Schneckenloch*; Verbindung von Scala* tympani und Scala* vestibuli an der Schneckenspitze; *s.a. Cochlea*

he|li|kal *adj* (Ⓔ helical): Helix betreffend, in der Art einer Helix

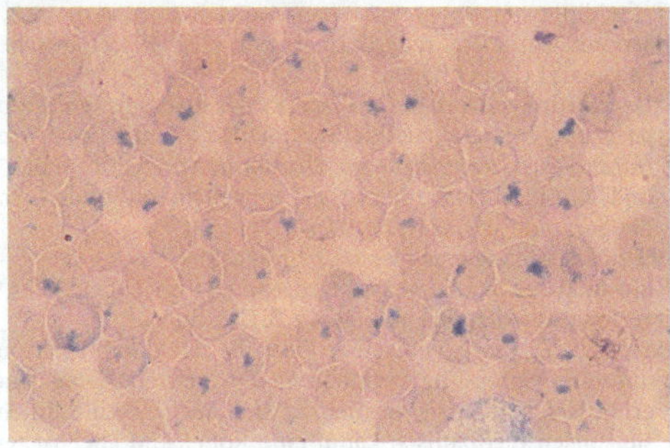

Abb. H59. Heinz-Innenkörperchen

He|li|ko-, he|li|ko- *präf.*: Wortelement mit der Bedeutung „Windung/Spirale/Helix"

He|li|o-, he|li|o- *präf.*: Wortelement mit der Bedeutung „Sonne"

He|li|o|en|ze|pha|li|tis *f, pl* **-ti|den** (Ⓔ heliencephalitis): *Syn*: *Insolationsenzephalitits*; im Rahmen eines massiven Sonnenstichs* auftretende Enzephalitis*

He|li|o|pa|thie *f* (Ⓔ heliopathy): durch Sonnenlicht hervorgerufene Erkrankung

he|li|o|phob *adj* (Ⓔ heliophobic): Lichtscheu/Heliophobie betreffend, durch sie gekennzeichnet

He|li|o|pho|bie *f* (Ⓔ heliophobia): *Syn*: *Lichtscheu*; krankhafte Angst vor Sonnenlicht; oft gleichgesetzt mit Photophobie*

He|li|o|sis *f, pl* **-ses** (Ⓔ heliosis): *Syn*: *Sonnenstich*; durch eine übermäßige Sonneneinwirkung auf den ungeschützten Kopf und den Nacken verursachter Hitzestau mit Reizung der Hirnhäute [Meninigismus]; am häufigsten betroffen sind Säuglinge und Kleinkinder; auffällig ist, dass die Körperhaut meist kühl ist, während der Kopf extrem heiß sein kann; dazu kommen Übelkeit, Erbrechen, Nackensteifigkeit, Kopfschmerzen und evtl. Kreislaufbeschwerden; evtl. Übergang in einen Hitzschlag*

He|li|o|the|ra|pie *nt* (Ⓔ heliotherapy): Behandlung mit Sonnenlicht; wirkt direkt auf die befallene Hat [z.B. bei Akne* vulgaris] und indirekt durch eine positive Beeinflussung des Allgemeinbefindens

He|li|o|troph|e|ry|them *nt* (Ⓔ heliotropherythema): *s.u. Dermatomyositis*

He|li|um *nt* (Ⓔ helium): leichtestes Edelgas*; wird z.T. in speziellen Gasgemischen für Asthmatiker und Taucher verwendet

He|lix *f, pl* **-li|ces** (Ⓔ **1.–2.** helix): **1.** (*anatom.*) äußerster Rand der Ohrmuschel [Auricula*] **2.** schneckenhausförmig gewundene Struktur; *s.a. DNA, Doppelhelix*

He|lix|hö|cker *m* (Ⓔ spine of helix): *Syn*: *Spina helicis*; kleiner Höcker am Vorderrand der Helix der Ohrmuschel [Auricula]

He|lix|schen|kel *m* (Ⓔ limb of helix): *Syn*: *Crus helicis*; Anfangsteil der Helix*, der Ohrmuschel, Cymba* conchae und Cavitas* conchae trennt

hel|ko|gen *adj* (Ⓔ helcogenic): aus einem Geschwür entstanden

Hel|ko|plas|tik *f* (Ⓔ helcoplasty): *Syn*: *Geschwürplastik, Geschwürversorgung, Ulkusplastik, Ulkusversorgung*; operative Versorgung eines Geschwürs* oder Ulkus*

Hel|ko|sis *f, pl* **-ses** (Ⓔ helcosis): Geschwürsleiden*; *s.a. Ulkus*

Hell|a|dap|ta|ti|on *f* (Ⓔ light adaptation): *Syn*: *Hellanpassung*; Anpassung des Sehapparates an Helligkeit; verläuft wesentlich schneller als Dunkeladaptation*, d.h., die Anpassung erfolgt innerhalb von Sekunden; ist der Leuchtdichtewechsel aber extrem, tritt eine vorübergehende Blendung auf

Hell|an|pas|sung *f*: → *Helladaptation*

Heller: **1.** Arnold Ludwig Gotthilf Heller; 1840–1913; deutscher Pathologe (Kiel) **2.** Ernst Heller; 1877–1964; deutscher Chirurg (Leipzig)

Heller-Operation *f* (Ⓔ Heller's operation): *Syn*: *Ösophagokardiomyotomie, Heller-Operation, Kardiotomie, Gottstein-Heller-Operation, Gottstein-Operation, Kardiomyotomie*; Längsspaltung der Kardiamuskulatur bei Achalasie*

Heller-Syndrom *nt* (Ⓔ Heller's syndrome): *Syn*: *Dementia infantilis*; ätiologisch unklarer, im 3.–4. Lebensjahr beginnender geistiger Verfall nach zunächst normaler Entwicklung

Helle-Zellen *pl* (Ⓔ **1.–2.** clear cells): **1.** allgemeine Bezeichnung für Zellen mit hellem Zytoplasma, z. B. in der Haut oder der Niere **2.** *Syn*: *Hellzellen, Klarzellen*; veraltete Bezeichnung für die Zellen des APUD-Systems*

Helle-Zellen-System *nt*: veraltet für → *APUD-System*

HELLP-Syndrom *nt* (Ⓔ HELLP syndrome): Variante der Präeklampsie* mit Hämolyse, erhöhten Leberenzymspiegeln [ALAT, ASAT] und Thrombopenie [*engl.*: **h**emolysis **el**evated **l**iver enzymes **l**ow **p**latelets]; die Symptome sind anfangs eher unspezifisch [Oberbauchbeschwerden, Übelkeit, Erbrechen], es kommt dann aber schnell zu Nierenversagen, Lungenödem, Aszites, Pleuraerguss, evtl. Leberruptur

Hell|zel|len *pl*: → *Helle-Zellen 2.*

Hell|zel|len|a|kan|thom *nt*: → *Klarzellakanthom*

Hel|min|then *pl* (Ⓔ helminths): *Syn*: *Helminthes, Eingeweidewürmer, Würmer*; parasitische Würmer; werden in zwei Klassen unterteilt: **1.** Plattwürmer [Plathelminthes*] und **2.** Fadenwürmer [Nemathelminthes*]

Hel|min|thes *pl*: → *Helminthen*

Hel|min|thi|a|se *f*: → *Helminthiasis*

Hel|min|thi|a|sis *f, pl* **-ses** (Ⓔ helminthiasis): *Syn*: *Wurmerkrankung, Wurmbefall, Wurmkrankheit, Wurminfektion, Helminthose, Helminthiase*; Oberbegriff für alle durch Befall und Infektion mit parasitierenden Würmern [Nematoden*, Zestoden*, Trematoden*] hervorgerufene Erkrankungen

hel|min|tho|id *adj* (Ⓔ helminthoid): wurmähnlich

Hel|min|tho|lo|gie *f* (Ⓔ helminthology): Teilgebiet der Parasitologie*, das sich mit den parasitären Würmern befasst

hel|min|tho|phob *adj* (Ⓔ helminthophobic): Helminthophobie betreffend, durch sie gekennzeichnet

Hel|min|tho|pho|bie *f* (Ⓔ helminthophobia): krankhafte Angst vor Würmern oder einer Wurmerkrankung

Hel|min|tho|se *f*: → *Helminthiasis*

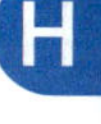

He|lo|se *f* (Ⓔ helosis): Vorkommen mehrerer Hühneraugen; **Therapie**: Beseitigung der Ursache; Keratolytika lokal

He|lo|to|mie *f* (Ⓔ helotomy): operative Entfernung von Hornhautschwielen oder Hühneraugen

HELP *Abk.*: Heparin-induzierte extrakorporale LDL-Präzipitation

Helweg: Hans Kristian Saxtorph Helweg; 1847–1901; dänischer Anatom

Helweg-Dreikantenbahn *f* (Ⓔ Helweg's tract): *Syn*: *Fibrae olivospinales, Tractus olivospinalis*; an der Oberfläche des Seitenstranges* des Rückenmarks verlaufende Fasern aus den Nuclei* olivares inferiores

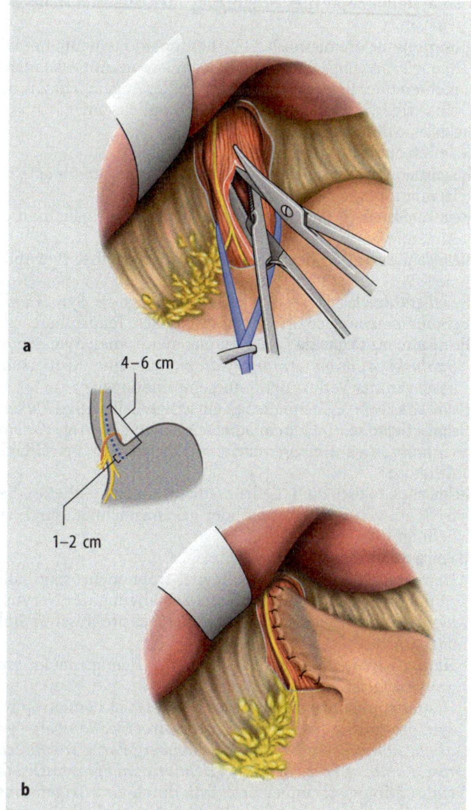

Abb. H60. Heller-Operation

HEMA *Abk.*: Hydroxyethylmethacrylat

He|me|ra|lo|pie *f* (Ⓔ night blindness): ***Syn***: *Nachtblindheit, Tagsichtigkeit*; eingeschränktes Dämmerungssehen durch eine herabgesetzte Dunkelanpassung; kommt bei Erkrankungen der Netzhautperipherie [Retinitis* pigmentosa, Chorioretinitis*], Vitamin A-Mangel* und als vererbte Form vor

Hemi-, hemi- *präf.*: Wortelement mit der Bedeutung „halb/teilweise"

He|mi|a|chro|ma|top|sie *f* (Ⓔ hemiachromatopsia): ***Syn***: *Farbenhemianopsie, Hemichromatopsie*; nur das Farbensehen betreffende Hemianopsie*

He|mi|al|gie *f* (Ⓔ hemialgia): ***Syn***: *Halbseitenschmerz*; auf eine Körperseite begrenzter Schmerz

He|mi|an|aes|the|sia *f* (Ⓔ hemianesthesia): ***Syn***: *Hemianästhesie*; halbseitige Empfindungslosigkeit

He|mi|a|na|ku|sis *f* (Ⓔ hemianacusia): einseitige Taubheit*

He|mi|an|äs|the|sie *f* (Ⓔ hemianesthesia): ***Syn***: *Hemianaesthesia*; halbseitige Empfindungslosigkeit

He|mi|an|en|ze|pha|lie *f* (Ⓔ hemianencephaly): angeborener halbseitiger Hirnmangel [Anenzephalie]

He|mi|an|o|pie *f* (Ⓔ hemianopia): ***Syn***: *Hemianopsie*; Ausfall einer Hälfte des Gesichtsfeldes durch Schädigung der Sehbahn* vor, im oder hinter dem Chiasma* opticum

binasale Hemianopie (Ⓔ binasal hemianopia): *s.u. heteronyme Hemianopie*

bitemporale Hemianopie (Ⓔ bitemporal hemianopia): *s.u. heteronyme Hemianopie*

gekreuzte Hemianopie: *→heteronyme Hemianopie*

gleichsinnige Hemianopie: *→homonyme Hemianopie*

heteronyme Hemianopie (Ⓔ heteronymous hemianopia): ***Syn***: *gekreuzte Hemianopie*; Hemianopie, die auf beiden Seiten den gleichen Bereich des Gesichtsfeldes betrifft; als **bitemporale Hemianopie** der Ausfall der äußeren Hälften bei medialer Schädigung des Chiasmas und als [seltene] **binasale Hemianopie** bei Schädigung der äußeren Teile des Chiasmas

homonyme Hemianopie (Ⓔ homonymous hemianopia): ***Syn***: *gleichsinnige Hemianopie*; Hemianopie, mit Ausfall der rechten oder linken Sehfeldhälfte beider Augen; tritt z.B. bei einseitiger Schädigung des Tractus* opticus auf

he|mi|an|o|pisch *adj*: *→hemianoptisch*

He|mi|an|op|sie *f*: *→Hemianopie*

he|mi|an|op|tisch *adj* (Ⓔ hemianopic): ***Syn***: *hemianoptisch*; Hemianop(s)ie betreffend

He|mi|an|os|mie *f* (Ⓔ hemianosmia): halbseitige/einseitige Anosmie*

He|mi|a|pla|sie *f* (Ⓔ hemiaplasia): halbseitige/einseitige Aplasie*

He|mi|ar|thro|plas|tik *f* (Ⓔ hemiarthroplasty): ***Syn***: *Hemiprothese*; teilweiser Ersatz eines Gelenkes; Teilprothese

He|mi|a|so|ma|to|gno|sie *f* (Ⓔ Anton's syndrome): ***Syn***: *Anton-Babinski-Syndrom, Anton-Syndrom*; auf eine Körperseite beschränkter Verlust der Sinnesempfindungen

He|mi|a|ta|xie *f* (Ⓔ hemiataxia): einseitige/halbseitige Ataxie*

He|mi|a|the|to|se *f* (Ⓔ hemiathetosis): ***Syn***: *einseitige Athetose, halbseitige Athetose*; nur eine Körperhälfte betreffende Athetose*

he|mi|a|the|to|tisch *adj* (Ⓔ hemiathetotic): Hemiathetose betreffend, von ihr betroffen oder gekennzeichnet, durch sie bedingt

He|mi|a|tro|phia *f*: *→Hemiatrophie*

Hemiatrophia linguae (Ⓔ lingual trophoneurosis): halbseitiger Zungenschwund, z.B. bei Schädigung des Nervus* hypoglossus oder seines Kerns oder bei progressiver Bulbärparalyse*

Hemiatrophia progressiva facialis: *→Hemiatrophia progressiva faciei*

Hemiatrophia progressiva faciei (Ⓔ facial hemiatrophy): ***Syn***: *progressive halbseitige Gesichtsatrophie, Romberg-Syndrom, Romberg-Trophoneurose, Romberg-Parry-Trophoneurose, Romberg-Parry-Syndrom, Hemiatrophia progressiva facialis*; ätiologisch ungeklärte, evtl. durch eine Trigeminusschädigung hervorgerufene Verkleinerung einer Gesichtshälfte mit Atrophie von Haut und Muskeln

He|mi|a|tro|phie *f* (Ⓔ hemiatrophy): ***Syn***: *Hemiatrophia*; halbseitige/einseitige Atrophie*

He|mi|a|zy|gos *f*: *→Vena hemiazygos*

He|mi|bal|lis|mus *m* (Ⓔ hemiballismus): auf eine Körperseite beschränkter Ballismus*

He|mi|block *m* (Ⓔ hemiblock): Unterbrechung eines Faszikels der Tawara*-Schenkel des Erregungsleitungssystems des Herzens; *s.a. intraventrikulärer Block*

linksanteriorer/linksposteriorer Hemiblock: *s.u. intraventrikulärer Block*

He|mi|ce|pha|lia *f* (Ⓔ hemicephalia): ***Syn***: *Hemizephalie, Hemikephalie*; partielle Anenzephalie*

He|mi|chon|dro|dys|tro|phie *f* (Ⓔ multiple enchondromatosis): ***Syn***: *Ollier-Erkrankung, Ollier-Syndrom, multiple kongenitale Enchondrome, Enchondromatose*; angeborene, sich meist nach dem 2. Lebensjahr manifestierende Wucherung von Knorpelzellen der Epiphysenfugen und später auch der Metaphysen; tritt halbseitig mit bevorzugtem Befall von Unterarmen und Unterschenkeln auf und verursacht Achsenabweichungen, Fehlstellungen und halbseitigen Minderwuchs

He|mi|cho|rea *f* (Ⓔ hemichorea): halbseitige/einseitige Chorea*

He|mi|chro|ma|top|sie *f*: *→Hemiachromatopsie*

He|mi|cra|nia *f* (Ⓔ hemicrania): ***Syn***: *Hemikranie*; Halbseitenkopfschmerz, halbseitiger/einseitiger Kopfschmerz; oft gleichgesetzt mit Migräne*

Hemicrania cerebellaris (Ⓔ Bárány's syndrome): ***Syn***: *Bárány-Syndrom*; durch halbseitigen Kopfschmerz, Vestibularisschwindel, Schwerhörigkeit und Ohrensausen gekennzeichnete seröse Meningitis* in der hinteren Schädelgrube

He|mi|dro|sis *f, pl* **-ses:** *→Hemihidrose*

He|mi|dys|tro|phie *f* (Ⓔ hemidystrophy): halbseitige/einseitige Dystrophie*

He|mi|ek|tro|me|lie *f* (Ⓔ hemiectromelia): halbseitige/einseitige Ektromelie*

He|mi|e|pi|lep|sie *f* (Ⓔ hemiepilepsy): halbseitige/einseitige Epilepsie*

he|mi|fa|zi|al *adj* (Ⓔ hemifacial): nur eine Gesichtshälfte betreffend

He|mi|gas|trek|to|mie *f* (Ⓔ hemigastrectomy): operative Entfernung einer Magenhälfte; *s.a. Magenresektion*

He|mi|gi|gan|tis|mus *m* (Ⓔ hemigigantism): Halbseitenriesenwuchs

he|mi|glos|sal *adj* (Ⓔ hemiglossal): ***Syn***: *hemilingual*; nur eine Zungenhälfte betreffend

He|mi|glos|sek|to|mie *f* (Ⓔ hemiglossectomy): operative Entfernung/Amputation einer Zungenhälfte

He|mi|glos|si|tis *f, pl* **-ti|den** (Ⓔ hemiglossitis): meist als Folge einer Angioneurose* oder Trophoneurose* auftretende halbseitige Zungenentzündung

he|mi|glos|si|tisch *adj* (Ⓔ hemiglossitic): Hemiglossitis betreffend, von ihr betroffen oder gekennzeichnet

He|mi|he|pa|tek|to|mie *f* (Ⓔ hemihepatectomy): operative Entfernung der rechten oder linken Leberhälfte; *s.a. Hepatektomie*

He|mi|hid|ro|se *f* (Ⓔ hemihidrosis): ***Syn***: *Hemihidrosis, Hemidrosis*; auf nur eine Körperhälfte beschränkte Schweißsekretion; besser definiert als halbseitige Anhidrose*

He|mi|hid|ro|sis *f, pl* **-ses:** *→Hemihidrose*

he|mi|hid|ro|tisch *adj* (Ⓔ hemihidrotic): Hemihidrose betreffend, von ihr betroffen oder gekennzeichnet, durch sie bedingt

He|mi|hyp|äs|the|sie *f* (Ⓔ hemihypesthesia): einseitige/halbseitige Hypästhesie*

He|mi|hy|per|äs|the|sie *f* (Ⓔ hemihyperesthesia): halbseitige/einseitige Hyperästhesie*

He|mi|hy|per|hid|ro|se *f* (Ⓔ hemihyperhidrosis): ***Syn***: *halbseitige/einseitige Hyperhidrose, Hemihyperhidrosis*; auf eine Körperhälfte beschränkte Steigerung der Schweißsekretion; selten als alternierende Hemihyperhidrose [**Hemihyperhidrosis cruciata**] mit Hemihyperhidrose einer Gesichtshälfte und der kontralateralen Körperhälfte

He|mi|hy|per|hid|ro|sis *f*: *→Hemihyperhidrose*

he|mi|hy|per|hid|ro|tisch *adj* (Ⓔ hemihyperhidrotic): Hemihyperhidrose betreffend, von ihr betroffen oder gekennzeichnet, durch sie bedingt

He|mi|hy|per|pla|sie *f* (Ⓔ hemihyperplasia): halbseitige/einseitige Hyperplasie*

He|mi|hy|per|tro|phie *f* (Ⓔ hemihypertrophy): ***Syn***: *Curtius-Syndrom*; angeborene halbseitige/einseitige Hypertrophie* oder halbseitiger Riesenwuchs

He|mi|hy|po|pla|sie *f* (Ⓔ hemihypoplasia): einseitige/halbseitige Hypoplasie*

He|mi|hy|po|to|nie *f* (Ⓔ hemihypotonia): halbseitige/einseitige Hypotonie*

He|mi|ke|pha|lie *f*: → *Hemicephalia*

Hemi-Kock-Augmentation *f* (Ⓔ hemi-Kock augmentation): *s.u. Blasenaugmentation*

He|mi|ko|lek|to|mie *f* (Ⓔ hemicolectomy): operative Entfernung einer Kolonhälfte; bei der **rechtsseitigen Hemikolektomie** Entfernung von aufsteigendem Kolon und rechtem Drittel des Querkolons, bei **linksseitiger Hemikolektomie** Entfernung von absteigendem Kolon und evtl. linker Hälfte des Querkolons

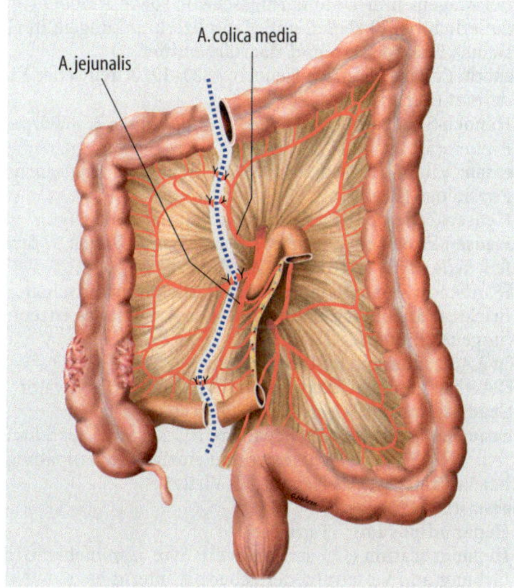

Abb. H61. Resektionsausmaß bei Hemikolektomie rechts

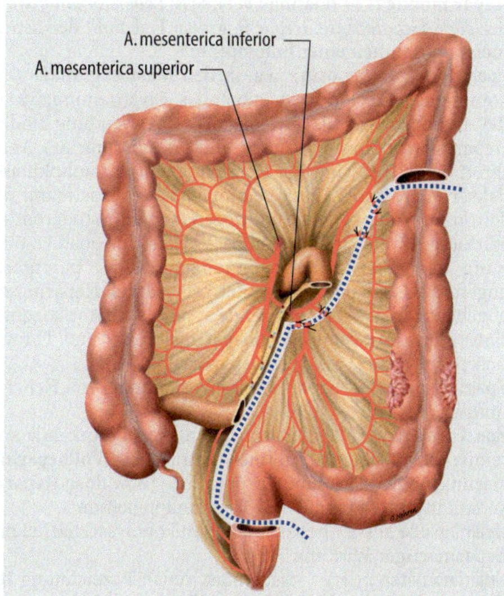

Abb. H62. Resektionsausmaß bei vollständiger Hemikolektomie links

He|mi|kor|po|rek|to|mie *f* (Ⓔ hemicorporectomy): selten durchgeführte ultraradikale Operation, bei der die gesamte untere Körperhälfte amputiert wird; der Darmausgang wird durch einen Anus* praeter ersetzt und die Blase durch eine Ureterostomie*

He|mi|kor|ti|kek|to|mie *f* (Ⓔ hemicorticectomy): operative Entfernung der Rinde einer Großhirnhälfte

He|mi|kra|nie *f*: → *Hemicrania*

He|mi|kra|ni|ek|to|mie *f* (Ⓔ hemicraniectomy): ***Syn***: *Hemikraniotomie*; operative Entfernung einer Schädelhälfte

He|mi|kra|ni|o|se *f* (Ⓔ hemicraniosis): ätiologisch ungeklärte Hyperostose* einer Schädelhälfte

He|mi|kra|ni|o|to|mie *f*: → *Hemikraniektomie*

He|mi|la|mi|nek|to|mie *f* (Ⓔ hemilaminectomy): halbseitige Entfernung eines oder mehrerer Wirbelbögen der Wirbelsäule

He|mi|la|ryn|gek|to|mie *f* (Ⓔ hemilaryngectomy): operative Entfernung einer Kehlkopfhälfte

he|mi|la|te|ral *adj* (Ⓔ hemilateral): ***Syn***: *semilateral*; nur eine Seite betreffend, einseitig, halbseitig

he|mi|lin|gu|al *adj*: → *hemiglossal*

He|mi|man|di|bu|lek|to|mie *f* (Ⓔ hemimandibulectomy): operative Entfernung einer Unterkieferhälfte

He|mi|ma|xil|lek|to|mie *f* (Ⓔ hemimaxillectomy): operative Entfernung einer Oberkieferhälfte

He|mi|me|lie *f* (Ⓔ hemimelia): auf einen Gliedmaßenstrahl beschränkte Peromelie*

He|mi|ne|phrek|to|mie *f* (Ⓔ heminephrectomy): operative Entfernung eines Teils einer Niere oder der Hälfte einer Verschmelzungsniere

He|mi|ne|phro|u|re|te|rek|to|mie *f* (Ⓔ heminephroureterectomy): operative Entfernung der Hälfte einer Verschmelzungsniere und des Harnleiters

He|mi|pa|re|se *f* (Ⓔ hemiparesis): ***Syn***: *Halbseitenschwäche*; leichte/unvollständige Halbseitenlähmung [Hemiplegie*] nach Schlaganfall, insbesondere durch Schädigung der absteigenden Fasern in der Capsula* interna

spastische Hemiparese (Ⓔ spastic hemiparesis): *s.u. Zerebralparese*

he|mi|pa|re|tisch *adj* (Ⓔ hemiparetic): Hemiparese betreffend, von ihr betroffen oder durch sie bedingt

He|mi|par|kin|so|nis|mus *m* (Ⓔ hemiparkinsonism): Parkinson*-Krankheit mit Symptomen auf nur einer Körperseite

He|mi|pel|vek|to|mie *f* (Ⓔ hemipelvectomy): Amputation eines Beines und der entsprechenden Beckenhälfte

He|mi|pha|lan|gek|to|mie *f* (Ⓔ hemiphalangectomy): Teilamputation eines Finger- oder Zehenglieds

He|mi|ple|gia *f*: → *Hemiplegie*

Hemiplegia alternans (Ⓔ crossed hemiplegia): ***Syn***: *gekreuzte Hemiplegie, Hemiplegia cruciata*; Halbseitenlähmung, bei der die gegenüberliegenden Seiten von Kopf und Körper betroffen sind

Hemiplegia alternans inferior (Ⓔ Gubler's hemiplegia): ***Syn***: *Brücken-Mittelhirn-Syndrom, Gubler-Lähmung, Millard-Gubler-Syndrom*; bei Schädigung im Brücken- und Mittelhirnbereich auftretende Lähmung des Nervus* facialis, kombiniert mit spastischer Lähmung der Gliedmaße der anderen Körperseite

Hemiplegia cruciata: → *Hemiplegia alternans*

He|mi|ple|gie *f* (Ⓔ hemiplegia): ***Syn***: *Hemiplegia*; (vollständige) Halbseitenlähmung; entsteht durch eine Schädigung der absteigenden motorischen Bahnen im Bereich der Capsula* interna, z.B. bei Schlaganfall; *s.a. Hemiplegie Typ Wernicke-Mann*

gekreuzte Hemiplegie: → *Hemiplegia alternans*

Hemiplegie Typ Wernicke-Mann (Ⓔ Wernicke-Mann hemiplegia): ***Syn***: *Wernicke-Prädilektionsparese*; spastische Halbseitenlähmung mit Beugestellung des Arms und Streckstellung von Bein und Fuß [Spitzfußstellung]; führt zum typischen Gangbild mit Kreisbewegung [Zirkumduktion] des betroffenen Beins; in leichten Fällen wird das Bein nur nachgezogen und die Mitbewegung des paretischen Arms ist vermindert

he|mi|ple|gisch *adj* (Ⓔ hemiplegic): Hemiplegie betreffend, von ihr betroffen oder durch sie bedingt

He|mi|pro|the|se *f* (Ⓔ hemiarthroplasty): ***Syn:*** *Hemiarthroplastik*; teilweiser Ersatz eines Gelenkes; Teilprothese
He|mi|py|lo|rek|to|mie *f* (Ⓔ hemipylorectomy): operative Entfernung der Hälfte der Pars pylorica des Magens
He|mi|py|o|ne|phro|se *f* (Ⓔ hemipyonephrosis): einseitige Pyonephrose*
He|mi|rha|chi|schi|sis *f* (Ⓔ hemirhachischisis): unvollständige Wirbelsäulenspalte; *s.a. Spina bifida*
He|mi|sphä|re *f*: *→Hemispherium*
He|mi|sphä|rek|to|mie *f* (Ⓔ hemispherectomy): operative Entfernung einer Kleinhirnhemisphäre
he|mi|sphä|risch *adj* (Ⓔ hemispheric): halbkugelig, halbkuglig
He|mi|sphe|ri|um *nt* (Ⓔ hemisphere): Hemisphäre, Halbkugel
Hemispherium cerebelli (Ⓔ cerebellar hemisphere): Kleinhirnhemisphäre; *s.u. Kleinhirn*
Hemispherium cerebri (Ⓔ cerebral hemisphere): ***Syn:*** *Großhirnhälfte, Endhirnhälfte, Großhirnhemisphäre, Endhirnhemisphäre*; das Endhirn [Telencephalon*] besteht aus zwei Hälften, die durch die Fissura* longitudinalis cerebri getrennt werden, vom Kleinhirn werden sie durch die Fissura* transversa cerebri abgetrennt; die beiden Endhirnhälften werden u.a. durch Balken [Corpus* callosum], Commissura* anterior und Commissura* fornicis verbunden; jede Endhirnhälfte hat eine Rinde [Cortex* cerebri], die zusammen mit den darunter liegenden Faserbahnen den Großhirnmantel [Pallium] bildet; die Oberfläche wird durch Windungen [Gyri* cerebri] und Furchen [Sulci* cerebri] auf ca. 1800 cm^2 vergrößert; es lassen sich 6 Lappen unterscheiden: **Stirnlappen** [Lobus* frontalis], **Scheitellappen** [Lobus* parietalis], **Hinterhauptslappen** [Lobus* occipitalis], **Schläfenlappen** [Lobus* temporalis], **Insel** [Lobus* insularis] und **limbischer Lappen** [Lobus* limbicus]
He|mi|spo|ra stel|la|ta *f* (Ⓔ Hemispora stellata): *s.u. Hemisporose*
He|mi|spo|ro|se *f* (Ⓔ hemisporosis): Schimmelpilzinfektion mit **Hemispora stellata**; ähnelt klinisch einer Sporotrichose*
He|mi|stru|mek|to|mie *f* (Ⓔ hemistrumectomy): operative Verkleinerung einer Struma*
He|mi|sys|to|lie *f* (Ⓔ hemisystole): Halbseitenkontraktion des Herzmuskels, d.h. nur der rechte Ventrikel kontrahiert sich; es kommt zu einem deutlich sichtbaren Venenpuls, während der Radialispuls fehlt
He|mi|thy|re|o|id|ek|to|mie *f* (Ⓔ hemithyroidectomy): operative Entfernung einer Schilddrüsenhälfte
He|mi|ze|pha|lie *f*: *→Hemicephalia*
he|mi|zy|got *adj* (Ⓔ hemizygous): mit nur einem Gen
Hemm|kon|zen|tra|ti|on, mi|ni|ma|le *f* (Ⓔ minimal inhibitory concentration): kleinste Konzentration einer antimikrobiellen oder antiviralen Substanz, die die Vermehrung des Erreger hemmt
Hemm|kör|per|hä|mo|phi|lie *f* (Ⓔ antigen-induced hemophilia): ***Syn:*** *Immunhemmkörperhämophilie*; bei einer Anzahl von Patienten mit Hämophilie* A [10–25 %] oder B [ca. 3 %] bilden sich Antikörper gegen den therapeutisch zugeführten Faktor VIII oder IX; zur Zeit gibt es noch keine eindeutig wirksame Gegenmaßnahme
Hem|mung *f* (Ⓔ inhibition): Verlangsamung, Störung oder Unterbrechung einer Funktion, Reaktion usw.
allosterische Hemmung (Ⓔ allosteric inhibition): *s.u. Allosterie*
kompetitive Hemmung (Ⓔ competitive inhibition): ***Syn:*** *konkurrierende Hemmung*; Hemmung durch eine Substanz, die ebenfalls eine Affinität zum Rezeptor hat; führt je nach Typ des Rezeptors zu Steigerung oder Hemmung der Aktivität der Effektorzelle
konkurrierende Hemmung: *→kompetitive Hemmung*
präsynaptische Hemmung (Ⓔ presynaptic inhibition): *s.u. Interneuron*
rekurrente Hemmung (Ⓔ retroactive inhibition): *s.u. Interneuron*
Hem|mungs|fehl|bil|dung *f* (Ⓔ arrested development malformation): Fehlbildung durch Hemmung der Entwicklung
Henderson: 1. Lawrence Joseph Henderson; 1878–1942; amerikanischer Chemiker (Boston) **2.** Melvin Starkey Henderson; 1883–1954; amerikanischer Orthopäde (Rochester)
Henderson-Jones-Syndrom *nt* (Ⓔ Henderson-Jones syndrome): ***Syn:*** *Reichel-Syndrom, polytope Gelenkchondromatose*; Chondromatose* mit multiplen gestielten Knorpelknoten; führt zu Ergussbildung und Bildung freier Gelenkkörper
Henle: Friedrich Gustav Jakob Henle; 1809–1885; deutscher Anatom (Zürich, Göttingen)
Henle-Koch-Postulate *pl*: *→Koch-Postulate*
Henle-Schicht *f* (Ⓔ Henle's layer): *s.u. Haar*
Henle-Schleife *f* (Ⓔ Henle's loop): U-fömiger Teil der Nierenkanälchen [Tubuli renalis]; umfasst die Pars recta proximalis, den Tubulus intermedius und die Pars recta distalis; *s.a. Nephron*
Hen|na *f/nt* (Ⓔ henna): ***Syn:*** *Lawsonia inermis*; Strauch aus der Familie der Blutweiderichgewächse [Lythraceae]; verwendet werden die getrockneten Blätter [**Lawsoniae folium**], die Naphthochinonfarbstoffe, hydroxylierte Naphthalinderivate und Gerbstoffe* enthalten; sie haben eine adstringierende und diuretische Wirkung; **Anw.:** traditionell bei Magen- und Dünndarmgeschwür sowie Amöbenruhr; äußerlich bei Ekzemen und Hautpilzerkrankungen; in Gesichts-, Haarwässern und Haarfärbemittel
Henoch: Eduard Heinrich Henoch; 1820–1910; deutscher Kinderarzt (Berlin)
Henoch-Syndrom *nt*: **1.** *→Purpura fulminans* **2.** *→Purpura rheumatica*
Hensen: Victor Hensen; 1835–1924; deutscher Anatom und Physiologe (Kiel)
Hensen-Zellen *pl* (Ⓔ Hensen's cells): *s.u. Corti-Organ*
Hensen-Zone *f* (Ⓔ Hensen's disk): ***Syn:*** *H-Bande, H-Streifen, helle Zone*; H-Zone; *s.u. Muskelfaser*
HEP *Abk.*: **1.** Hemiendoprothese **2.** Histaminäquivalent im Pricktest **3.** humane Epitheloidzellen **4.** humanes enzephalitogenes Protein
HEp-2 *Abk.*: humane Epithel-2-Zellen
HEPA *Abk.*: humaner extrinsischer Plasminogen-Aktivator
He|pad|na|vi|ren *pl*: *→Hepadnaviridae*
He|pad|na|vi|ri|dae *pl* (Ⓔ hepadnaviruses): ***Syn:*** *Hepadnaviren*; DNA-Viren; bekanntester und einziger humanpathogener Vertreter ist das Hepatitis-B-Virus*
He|par *nt*: *→Leber*
Hepar adiposum: *→Fettleber*
Hepar crocatum (Ⓔ saffron liver): ***Syn:*** *Safranleber*; Gelbfärbung und Verfettung der Leber bei Ikterus*
Hepar lobatum (Ⓔ lobular liver): *s.u. Essay Syphilis S. 2077*
Hepar migrans: *→Hepar mobile*
Hepar mobile (Ⓔ floating liver): ***Syn:*** *Lebersenkung, Wanderleber, Hepatoptose, Hepar migrans*; Tiefstand der Leber; meist im Rahmen einer Enteroptose*
He|pa|rin *nt* (Ⓔ heparin): u.a. in den Mastzellgranula vorkommendes, gerinnungshemmendes Glykosaminoglykan, das therapeutisch als Antikoagulans Verwendung findet; Heparin wirkt indirekt durch eine Aktivierung des Antithrombin* III sowie einer Hemmung von Thrombokinase, Faktor V, IX und XII; es hemmt in hoher Dosierung die Thrombozytenaggregation; wegen seiner aktivierenden Wirkung auf die Lipoproteinlipase hat es eine positive Wirkung bei Arteriosklerose; endogenes oder parenteral zugeführtes Heparin wird in der Leber durch Heparinasen abgebaut; **Anw.:** vorübergehende systemische Antikoagulation [meist intravenöse **Vollheparinisierung**] und Thromboseprophylaxe [**Low-dose-Heparin** subkutan]
He|pa|rin|ä|mie *f* (Ⓔ heparinemia): Vorkommen von Heparin im Blut
He|pa|ri|ni|sie|rung *f* (Ⓔ heparinization): vorübergehende systemische Antikoagulation [meist intravenöse **Vollheparinisierung**] oder Thromboseprophylaxe [**Low-dose-Heparin** subkutan] durch parenterale Heparinapplikation
He|pa|ri|no|i|de *pl* (Ⓔ heparinoids): Mukopolysaccharide mit heparinartiger Wirkung
He|pa|ri|no|zy|ten *pl* (Ⓔ tissue mast cells): Bezeichnung für die heparinhaltigen Gewebsmastzellen
He|pa|rin|re|kal|zi|fi|zie|rungs|zeit *f* (Ⓔ recalcification time):

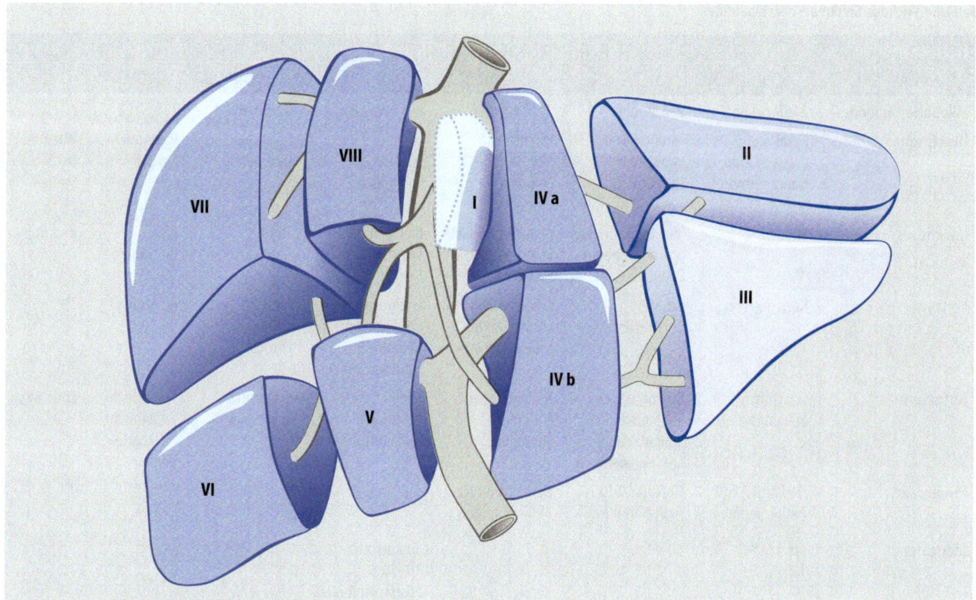

Abb. H63. Typische Formen der Hepatektomie

globaler Gerinnungstest, der das endogene Gerinnungssystem und die Thrombozytenfunktion testet

Hepat-, hepat- *präf.*: → *Hepato-*

He|pat|al|gie *f* (Ⓔ hepatalgia): ***Syn***: *Hepatodynie, Leberschmerz*; Schmerzen in der Leber

He|pa|tek|to|mie *f* (Ⓔ hepatectomy): ***Syn***: *Leberentfernung, Leberresektion*; operative Entfernung der Leber oder eines Teils der Leber; es können kleinere Bezirke [**Keilexzision**] ausgeschnitten oder ganze Segmente [**Segmentresektion**] entfernt werden; bei der **Hemihepatektomie** wird der rechte oder linke Leberlappen reseziert; die **erweiterte Hemihepatektomie** umfasst einen Leberlappen plus Segmente des anderen Lappens

He|pa|ti|ca com|mu|nis *f*: → *Arteria hepatica communis*

He|pa|ti|cae no|bi|lis her|ba *f* (Ⓔ hepatica): oberirdische Pflanzenteile des Leberblümchens*

He|pa|ti|ca no|bi|lis *f*: → *Leberblümchen*

Hepatica-Porta-Fistel *f* (Ⓔ hepatic artery-portal venous fistula): operativ angelegte Fistel zwischen Arteria* hepatica und Vena* portae hepatis

He|pa|ti|ca pro|pria *f*: → *Arteria hepatica propria*

He|pa|ti|ka *f*: → *Arteria hepatica propria*

Hepatiko-, hepatiko- *präf.*: Wortelement mit der Bedeutung „Hepatikus/Ductus hepaticus"

He|pa|ti|ko|chol|an|gi|o|en|te|ro|sto|mie *f* (Ⓔ hepaticocholangioenterostomy): ***Syn***: *Hepatikoenterostomie*; operative Verbindung von Ductus* hepaticus communis und Dünndarm

He|pa|ti|ko|chol|an|gi|o|je|ju|no|sto|mie *f* (Ⓔ hepaticocholangiojejunostomy): ***Syn***: *Hepatikojejunostomie*; operative Verbindung von Ductus* hepaticus communis und Jejunum*

He|pa|ti|ko|cho|le|do|cho|sto|mie *f* (Ⓔ hepaticocholedochostomy): operative Verbindung von Ductus* hepaticus communis und Ductus* choledochus

He|pa|ti|ko|do|cho|to|mie *f* (Ⓔ hepaticodochotomy): operative Eröffnung von Ductus* hepaticus communis und Ductus* choledochus

He|pa|ti|ko|du|o|de|no|sto|mie *f* (Ⓔ hepaticoduodenostomy): operative Verbindung von Ductus* hepaticus communis und Duodenum*

He|pa|ti|ko|en|te|ro|sto|mie *f*: → *Hepatikocholangioenterostomie*

He|pa|ti|ko|gas|tro|sto|mie *f* (Ⓔ hepaticogastrostomy): operative Verbindung von Ductus* hepaticus communis und Magen

He|pa|ti|ko|je|ju|no|sto|mie *f*: → *Hepatikocholangiojejunostomie*

He|pa|ti|ko|li|tho|to|mie *f* (Ⓔ hepaticolithotomy): operative Eröffnung des Ductus* hepaticus communis und Entfernung von Gallensteinen

He|pa|ti|ko|sto|mie *f* (Ⓔ hepaticostomy): Anlegen einer äußeren Ductus* hepaticus communis-Fistel zur Gallenableitung

He|pa|ti|ko|to|mie *f* (Ⓔ hepaticotomy): operative Eröffnung des Ductus* hepaticus communis

He|pa|ti|kus *m*: → *Ductus hepaticus communis*

He|pa|ti|sa|ti|on *f* (Ⓔ hepatization): bei Pneumonie* vorkommende leberähnliche Beschaffenheit des Lungengewebes durch Ausfüllung der Alveolen mit Exsudat; je nach der Beschaffenheit unterscheidet man **gelbe, rote** und **graue Hepatisation**

he|pa|tisch *adj* (Ⓔ hepatic): Leber/Hepar betreffend, zur Leber gehörig

He|pa|ti|tis *f, pl* **-ti|ti|den** (Ⓔ hepatitis): ***Syn***: *Leberentzündung, Leberparenchymentzündung*; Entzündung des Leberparenchyms; kann infektiös [Viren, Bakterien, Parasiten], toxisch [z.B. Alkoholhepatitis*], autoimmunologisch oder reaktiv bedingt sein; klinisch manifestiert sich die Entzündung durch Appetitverlust, Störung des Allgemeinbefindens, Lebervergrößerung [Hepatomegalie], leichtes Fieber und Gelbsucht [Ikterus*], die aber nur in der Hälfte der Fälle [v.a. akute Hepatitiden] auftritt; die **akute Hepatitis** ist i.d.R. eine Virushepatitis und verläuft klinisch auffällig, während die **chronische Hepatitis** vielfältige Ursachen haben kann und wesentlich symptomärmer verläuft [*Tab. H64*]

Hepatitis A (Ⓔ hepatitis A): ***Syn***: *Virushepatitis A, epidemische Hepatitis, Hepatitis epidemica*; durch das Hepatitis-A-Virus* hervorgerufene akute Virushepatitis [Inkubationszeit 15–45 Tage], die oft anikterisch verläuft und meist innerhalb von 4–8 Wochen ausheilt; die Übertragung erfolgt fäkal-oral über Lebensmittel [v.a. Salate, Muscheln] und Trinkwasser; die Schädigung der Leberzellen erfolgt indirekt durch zytotoxische Lymphozyten; **Klinik**: beginnt abrupt mit Krankheitsgefühl, Abneigung gegen Speisen, Schwindel, Erbrechen und Abdominalbeschwerden; bei Kindern verläuft die Infektion oft anikterisch [ohne Gelbsucht] und es gibt nur wenig schwer verlaufende Fälle; die Letalität hospitalisierter Patienten liegt bei 0,1–0,2 %; in seltenen Fällen kommt es zur Entwicklung einer Autoimmun-

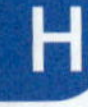

Tab. H64. Wichtige Merkmale der Hepatitiden

Eigenschaft	Hepatitis						
	A	B	D	C	E	G	TTV
Inkubationsperiode	2–6 Wochen	2–6 Monate	2–10 Wochen	2–10 Wochen	6 Wochen	?	?
Übertragung	Fäkal-oral (Wasser, Stuhl, Nahrungsmittel)	Parenteral Intimverkehr Perinatal	Parenteral Intimverkehr (?) Perinatal	Parenteral Sexuell Sporadisch	Fäkal-oral Trinkwasser	Parenteral Sexuell	Parenteral Fäkal-oral Sexuell (++)
Infektiöses Material	Stuhl	Blut, Blutprodukte, Speichel, Sperma, Exsudate	Blut, Blutprodukte, Speichel, Sperma, Exsudate	Blut, Blutprodukte, Speichel, Sperma, Exsudate	Stuhl, Trinkwasser	Blut, Blutprodukte	Blut, Stuhl
Verlauf	Kurz, gutartig	Schwer Chronizität	Schwerer als HB „Akute Schübe" Leberkarzinom	Leichter als HB Chronizität einer Hepatitis B Leberkarzinom	Gutartig Kurz Zirrhose	Fraglich	?
Auftreten	Endemisch Epidemisch	Risikogruppen Endemisch Sporadisch Lokal-epidemisch	Risikogruppen Endemisch Sporadisch	Endemisch Sporadisch Risikogruppen	Endemisch Sporadisch	Sporadisch Endemisch Risikogrup-pen	Endemisch
Prophylaxe	Hepatitis A-IgG Aktive Impfung	Hepatitis B-IgG Aktive Impfung	Hepatitis B-IgG Aktive Impfung	?	?	?	? +
Inapparenz	etwa 50%	60–80%	+	Sporadisch 10–50% Posttransfusional 60%	?	+	
Chronizität	–	10%	60–80%	etwa 60–80%	–	persistent	+?
Fulminanz	0,6% von Hospitalisierten	Wildtyp 1% Mutanten 30%	Koinfektion 1–2% Superinfektion bis 50%	<1%	Männer 2–3% Gravide 22%	+(?)	+?

hepatitis*; **Diagnose**: das Virus kann mittels Antigen-ELISA* bereits 2 Wochen vor dem klinischen Beginn nachgewiesen werden; bei Beginn der Erkrankung können Antikörper [Anti-HAV] im Serum nachgewiesen werden und die Transaminasen sind erhöht; **Therapie**: symptomatische Behandlung, Bettruhe, evtl. leichte Kost

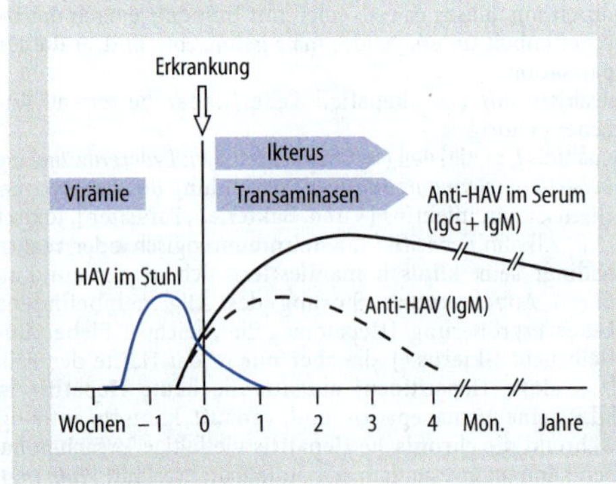

Abb. H65. Verlauf einer Hepatitis A

akute Hepatitis (Ⓔ acute hepatitis): meist durch Hepatitisviren* hervorgerufene akut verlaufende Leberentzündung, die durch Ikterus*, gastrointestinale Symptome und einen Anstieg der Serumtransaminasen gekennzeichnet ist; *s.a. Hepatitis A, B, C, D, E*

alkoholische Hepatitis: *→ alkoholtoxische Hepatitis*

alkoholtoxische Hepatitis (Ⓔ alcoholic hepatitis): ***Syn***: *chronische Alkoholhepatitis, alkoholische Hepatitis*; durch chronischen Alkoholabusus hervorgerufene (chronische) Leberentzündung, die zu Verfettung der Hepatozyten [**Fettleberhepatitis**] führt, aus der sich eine Leberzirrhose entwickeln kann

anästhetika-induzierte Hepatitis (Ⓔ anesthesia-induced hepatitis): ***Syn***: *narkose-induzierte Hepatitis*; durch Narkosemittel hervorgerufene Leberzellschädigung [z.B. Halothanhepatitis*]

anikterische Hepatitis (Ⓔ anicteric hepatitis): Hepatitis ohne klinisch manifeste Gelbsucht*

arzneimittel-induzierte Hepatitis (Ⓔ drug-induced hepatitis): Leberzellschädigung durch Arzneimittel oder Drogen

autoimmune Hepatitis (Ⓔ autoimmune hepatitis): ***Syn***: *Autoimmunhepatitis*; chronische Hepatitis durch Autoantikörper*; am häufigsten findet man antinukleäre Antikörper [ANA], Antikörper gegen glatte Muskelzellen [SMA], Leber-Niere-Mikrosomen-Antikörper [LKM] und Antikörper gegen lösliches Leberantigen [SLA]; das **klinische Bild** ist meist unspezifisch [Leistungsminderung, Schmerzen im rechten Oberbauch, Ikterus, seltener Palmarerythem und Spider naevi], später kommt es zu Zeichen der portalen Hypertension [Aszites*, Ösophagusvarizen*, Enzephalopathie*]; die Autoimmunhepatitis ist praktisch immer mit anderen extrahepatischen Autoimmunerkrankungen assoziiert [Thyreoiditis*, Diabetes* mellitus, rheumatoide Arthritis*, Colitis* ulcerosa, Lichen* planus], deren Symptome im Vordergrund stehen können; die serologische Einteilung in Autoimmunhepatitis Typ 1, 2 und 3 hat keine Bedeutung für die **Therapie**: Monotherapie mit Prednison oder Prednisolon oder Kombinationstherapie von Steroid mit Azathioprin*; **Prognose**: 90 % der Patienten überleben die ersten 10 Jahre, auch wenn 70 % Rezidive zeigen und mehrere Therapiezyklen benötigen; bei 10 % schlägt die Therapie nicht an und eine Lebertransplantation ist dann die letzte Therapieoption

Hepatitis B (Ⓔ hepatitis B): ***Syn***: *Virushepatitis B, Serumhepatitis, Transfusionshepatitis, Inokulationshepatitis*; Virushepatitis [Erreger: Hepatitis-B-Virus*] mit langer Inkubationszeit [45–160 Tage], die vor allem durch direkten Kontakt mit Blut oder Serum übertragen wird; die klassische akute B-Hepatitis verläuft klinisch auffälliger als eine Hepatitis A, führt aber in den meisten Fällen zur Ausheilung;

5–10 % der Patienten entwickeln eine chronische Hepatitis; weltweit sind ca. 300 Millionen Menschen an Hepatitis B erkrankt; für Deutschland wird die Anzahl der Infektionen auf ca. 50.000 pro Jahr angesetzt
das Virus wird v.a. durch kontaminiertes Blut, Nadeln [i.v.-Drogenabhängige] und Tätowierungsinstrumente sowie durch Speichel, Sperma und Zervixsekret oral und sexuell übertragen; wichtig ist auch die perinatale Mutter-Kind-Übertragung; der größte Teil der Infektionen verläuft klinisch inapparent, d.h., das Immunsystem eliminiert die Viren aus dem Körper; ist die Anzahl der Viren zu groß oder das Immunsystem nicht kompetent genug, kommt es nach 2–6 Monaten [die Länge der Inkubationszeit hängt primär von der Menge der eingedrungenen Viren ab; je mehr Viren, desto kürzer die Inkubationszeit] zu klinischen Erscheinungen; die Schädigung der Leberzellen wird aber nicht von den Viren verursacht, sondern ist durch die Immunreaktion bedingt, die die befallenen Zellen zerstört und das Virus eliminiert; die infizierten Zellen exprimieren Virusantigene [v.a. HBcAg und HBeAg], die als Zielantigen für zytotoxische T-Zellen dienen; bleibt die Eliminierung der Viren inkomplett, kommt es zur Ausbildung einer chronischen Hepatitis*

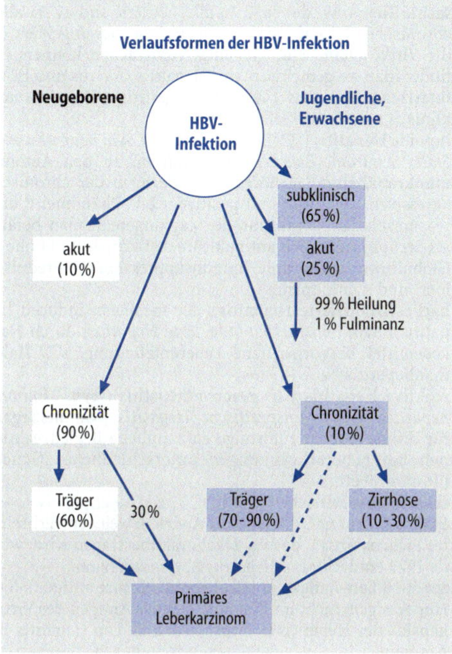

Abb. H66. Verlaufsformen der Hepatitis B

Klinik: gegen Ende der Inkubationsphase kommt es zu Krankheitsgefühl, Abneigung gegen Speisen, Schwindel, Erbrechen und Abdominalbeschwerden; 10–20 % zeigen auch Fieber, Exantheme, rheumatoide Beschwerden, Panzytopenie und Myalgien; nach 2 Tagen bis 2 Wochen kommt es zur Gelbsucht und die Leber ist fest und vergrößert; die Patienten fühlen sich meist aber schon besser; v.a. bei jüngeren Patienten ist der Verlauf oft leicht; die Erholung dauert i.d.R. mehrere Wochen; **Verlauf**: bei Erwachsenen verlaufen 90 % aller Infektionen entweder subklinisch oder als akute Hepatitis mit kompletter Erholung; 1 % der akuten Entzündungen verlaufen fulminant tödlich; 10 % der Infizierten entwickeln eine chronisch-aggressive Hepatitis* bzw. chronisch-persistierende Hepatitis*; wahrscheinlich ist ein direkter Übergang zur chronischen Form möglich; bei Neugeborenen kommt es in 90 % der Fälle zu Chronizität; die **Diagnose** stützt sich auf die Bestimmung der verschiedenen Antigene und Antikörper [*siehe Tab. H67*]; **Therapie**: symptomatische Behandlung, Bettruhe, evtl. leichte Kost; manche Autoren empfehlen die Gabe von Interferon-α bei protrahiertem Verlauf zur Vermeidung einer chronischen Hepatitis

Hepatitis C (Ⓔ hepatitis C): *Syn*: *Virushepatitis C*; parenteral übertragene häufigste Form der Posttransfusionshepatitis* [Erreger: Hepatitis-C-Virus*]; der klinische Verlauf ist meist leichter als bei anderen Virushepatitiden; 60–80 % der Patienten mit klinisch manifester Hepatitis C entwickeln eine mild verlaufende chronische Hepatitis; weniger als 1 % entwickeln eine fulminant tödliche Form; **Diagnose**: Antikörpernachweis [Anti-HCV] im Serum; **Therapie**: symptomatische Behandlung, Bettruhe, evtl. leichte Kost; manche Autoren empfehlen die Gabe von Interferon-α bei protrahiertem Verlauf zur Vermeidung einer chronischen Hepatitis [*Abb. H68*]

cholestatische Hepatitis (Ⓔ cholestatic hepatitis): durch eine Gallestauung ausgelöste, oft mit starkem Juckreiz einhergehende Hepatitis

Tab. H67. Labordiagnose bei Hepatitis B

Krankheitsstadium	HBsAg	HBeAg	Polymerase/ DNS	Anti-HBs	Anti-HBc-IgM	Anti-HBc-IgG	Anti-HBe	Infektiosität des Blutes	Besonderheiten
Inkubationsperiode	+	+/–	+/–	–	–	–	–	+++	
Akute Hepatitis	+	+	+	–	+	–	–	+++	
Rekonvaleszenz:									
früh	+	–	–	–	+	+/–	+/–	(+)	
spät	–	–	–	+	–	+	+	–	
Jahre nach Erkrankung	–	–	–	+/–	–	+	–	–	Anti-HBc sicherster Marker für Durchseuchung
Chronisch aktive Hepatitis	++	+	+	–	+	+	–	++	Hochinfektiös
Chronisch aktive Hepatitis	+	+/–	–	–	+	+	–/+	+	Mäßig infektiös
„Relaps“	+	+/–	+	–	–	+	–/+	+	Infektiös
Persistierende Hepatitis	+	–	–	–	–	+	+/–	+	Gering infektiös
HbsAg-Träger	+	–	–	–	–	+	–	(+)	Wenig infektiös, „gesund“
Nach Impfung	–	–	–	+	–	–	–	–	

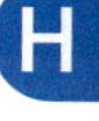

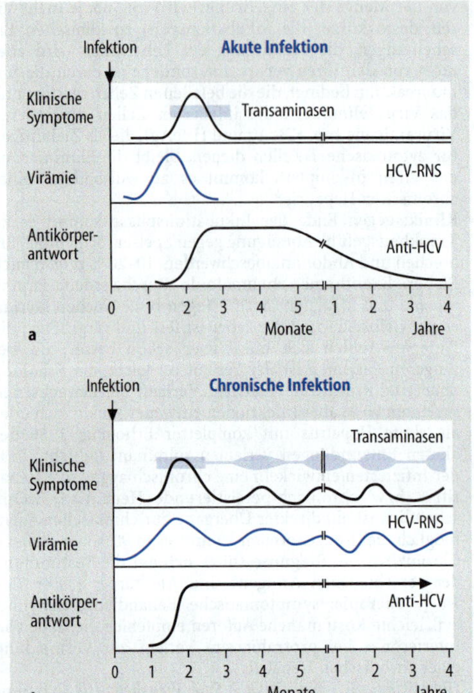

Abb. H68. Verlauf der akuten und chronischen Hepatitis C

chronisch-aggressive Hepatitis (Ⓔ chronic aggressive hepatitis): *Syn*: *chronisch-aktive Hepatitis*; meist als Folge einer Virushepatitis [Hepatitis* B, Non-A-Non-B-Hepatitis*] auftretende chronische Hepatitis mit typischen pathohistologischen Veränderungen [Mottenfraßnekrose*]; eine Ausheilung ist auch noch nach Jahren möglich, häufiger kommt es aber zur Entwicklung einer Leberzirrhose* und/oder eines primären Leberzellkarzinoms*; **Diagnose**: Klinik, Serologie, Biopsie; **Therapie**: Interferon-α

chronisch-aktive Hepatitis: *→chronisch-aggressive Hepatitis*

chronische Hepatitis (Ⓔ chronic hepatitis): Sammelbezeichnung für chronisch verlaufende [mindestens 6 Monate] Hepatitiden unterschiedlicher Ätiologie; klinisch lassen sich zwei Hauptformen, chronisch-aggressive Hepatitis* bzw. chronisch-persistierende Hepatitis* abgrenzen

chronisch-persistierende Hepatitis (Ⓔ chronic persistent hepatitis): chronische Hepatitis auf viraler oder medikamentös-toxischer Grundlage; i.d.R. gute Ausheilungstendenz und nur selten Übergang [10 %] in eine chronisch-aggressive Form; **Diagnose**: Klinik, Serologie, Biopsie; **Therapie**: symptomatisch; Interferon-α wenn es Zeichen eines Übergangs in die chronisch-aggressive Form gibt

Hepatitis D (Ⓔ hepatitis D): *Syn*: *Deltahepatitis, Virushepatitis D*; durch das Deltaagens* hervorgerufene Virushepatitis*, die an das Vorhandensein von Hepatitis B-Viren gebunden ist; es gibt vier mögliche Krankheitsverläufe: **1.** bei einer primären Doppelinfektion mit HBV und HDV kommt es zu einer meist schwer verlaufenden Hepatitis B*, die i.d.R. ausheilt, außer es kommt zu einer Lebernekrose; **2.** oft geht die primäre Doppelinfektion aber in eine chronisch-aktive Hepatitis* und später Zirrhose* über; bei Sekundärinfektion von HBsAg-Trägern mit dem Deltaagens kann es **3.** zu einer akuten Hepatitis mit Ausheilung oder **4.** zu chronisch-aktiver Hepatitis mit Zirrhose und oft fulminantem Verlauf kommen [*Abb. H69*]

Hepatitis E (Ⓔ hepatitis E): *Syn*: *Virushepatitis E*; früher zur Non-A-Non-B-Hepatitis* gerechnete, durch das Hepatitis-E-Virus* hervorgerufene epidemische Hepatitisform; die Übertragung erfolgt fakäl-oral, v.a. über Trinkwasser; nach einer Inkubationszeit von 18–64 Tagen kommt es zu einer akuten Hepatitis, die klinisch einer schweren Hepatitis A gleicht; die **Diagnose** erfolgt serologisch durch Nachweis von HEV-Antigen; heilt vollständig aus, hinterlässt aber keine bleibende Immunität, d.h. Reinfektionen sind möglich

Hepatitis epidemica: *→Hepatitis A*

epidemische Hepatitis: *→Hepatitis A*

fulminante Hepatitis (Ⓔ fulminant hepatitis): mit massiver Parenchymschädigung [Lebernekrose*, Leberdystrophie*] einhergehende Hepatitisform viraler oder toxischer [Halothan*, Knollenblätterpilz] Genese

Hepatitis G (Ⓔ hepatitis G): *Syn*: *Virushepatitis G*; durch RNA-Viren [Hepatis-G-Virus, Hepatitis-GB-Virus-C] verursachte Hepatitis, die ca. 3 % aller akuten und 17 % aller chronischen Hepatitiden ausmacht; es ist aber ungeklärt, ob die Viren alleine eine Hepatitis verursachen können; oft findet man sie gemeinsam mit Hepatitis C-Virus und HIV

ikterische Hepatitis (Ⓔ icterohepatitis): Hepatitis mit klinisch manifester Gelbsucht*

lupoide Hepatitis (Ⓔ lupoid hepatitis): *Syn*: *Bearn-Kunkel-Slater-Syndrom, Bearn-Kunkel-Syndrom*; zu den Autoimmunkrankheiten* gehörende Sonderform der chronisch-agressiven Hepatitis* mit positivem L.E.-Phänomen* und plasmazellulärem Infiltrat, die v.a. jüngere Frauen befällt; im Serum finden sich antinukleäre Antikörper und hohe γ-Globulinwerte; **Therapie**: Immunsuppression mit Prednisolon* und Azathioprin*

narkose-induzierte Hepatitis (Ⓔ anesthesia-induced hepatitis): *Syn*: *anästhetika-induzierte Hepatitis*; durch Narkosemittel hervorgerufene Leberentzündung, z.B. Halothanhepatitis*

reaktive Hepatitis (Ⓔ reactive hepatitis): *Syn*: *Minimalhepatitis, reaktiv-unspezifische Hepatitis*; Sammelbegriff für diffuse oder herdförmige entzündliche Begleitreaktionen bei Lebererkrankungen unterschiedlicher Genese [Tumor*, Fettleber*]

reaktiv-unspezifische Hepatitis: *→reaktive Hepatitis*

Hepatitis-A-Virus *nt* (Ⓔ hepatitis A virus): weltweit verbreitetes Picornavirus*, das v.a. fäkal-oral übertragen wird; wurde 1973 entdeckt; *s.a. Hepatitis A, Hepatitisviren*

Hepatitis B-Core-Antigen *nt* (Ⓔ hepatitis B core antigen): *Syn*: *HBc-Antigen*; nicht im Blut auftretendes Antigen des Viruskapsids des Hepatitis-B-Virus*; Vorstufe von Hepatitis Be-Antigen*

Hepatitis Be-Antigen *nt* (Ⓔ hepatitis B e antigen): *Syn*: *HBe-Antigen*; im Serum nachweisbares Antigen des Hepatitis-B-Virus*, das während der Virusreplikation gebildet und ins Blut abgegeben wird; regt die Bildung von spezifischen Antikörpern [Anti-HBe] an

Hepatitis B-Oberflächenantigen *nt* (Ⓔ hepatitis B surface antigen): *Syn*: *Australiaantigen, Hepatitis B surface-Antigen, HB_s-Antigen*; auf der Oberfläche von Hepatitis B-Viren auftretendes Antigen mit Bedeutung für Diagnostik und Verlaufsbeobachtung; *s.a. Hepatitis B*

Hepatitis B surface-Antigen *nt*: *→Hepatitis B-Oberflächenantigen*

Hepatitis-B-Virus *nt* (Ⓔ hepatitis B virus): DNA-Virus, das v.a. parenteral übertragen wird; das komplette Virus besteht aus einem Kapsid aus Hepatitis B-Core-Antigen*, das die Doppelstrang-DNA enthält, und einer lipidhaltigen Hülle mit den Hepatitis B-Oberflächenantigen*; bei der Replikation des Virus in der Wirtszelle werden außer dem Virus auch noch **HBsAG-Partikel** gebildet und freigesetzt; es sind rundliche oder filamentöse Partikel aus Hepatitis B-Oberflächenantigen*, die aber nicht infektiös sind; daneben wird noch das lösliche HBe-Antigen* ins Blut abgegeben; das Virus bildet das sog. **HBx-Protein**, das als Aktivator verschiedener viraler und zellulärer Promotoren wirkt und eine wichtige Rolle bei der Entstehung des Leberzellkarzinoms spielt

die Spiegel der verschiedenen Antigene bzw. der gegen sie gebildeten Antikörper schwanken zu verschiedenen Zeitpunkten der Infektion; sie erlauben nicht nur die Diagnose

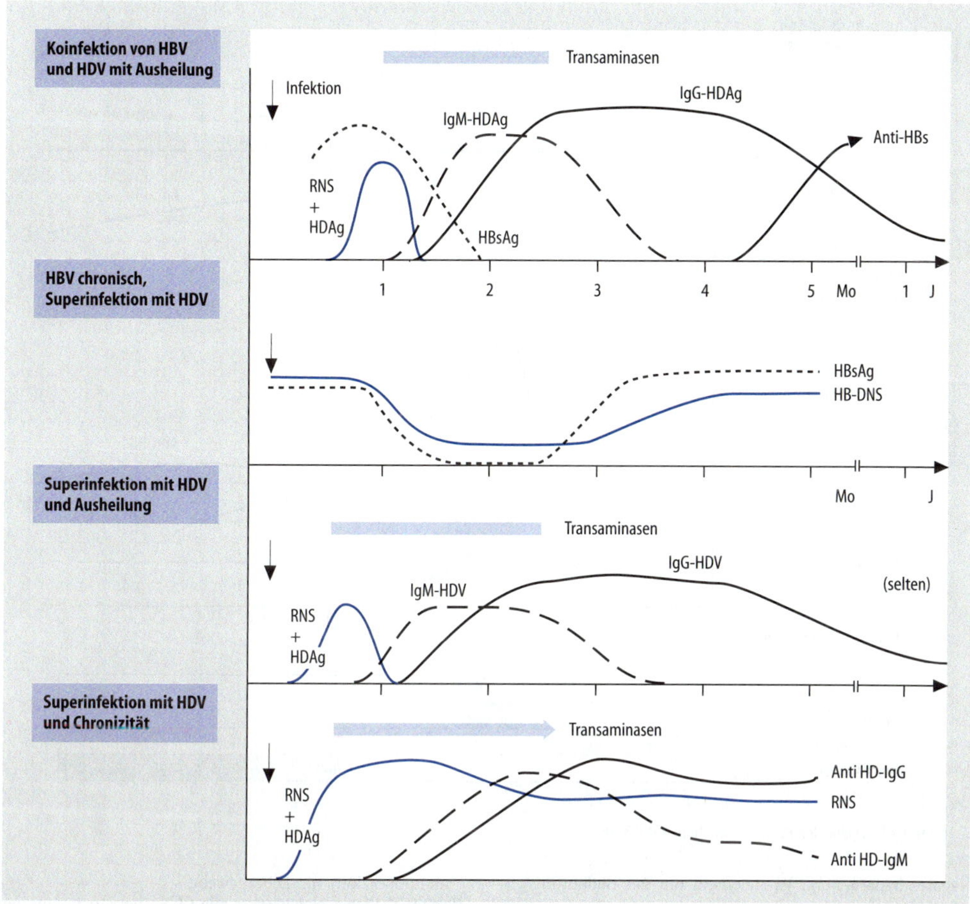

Abb. H69. Koinfektion von Hepatitis B und D bzw. Superinfektion mit Hepatitis-D-Virus

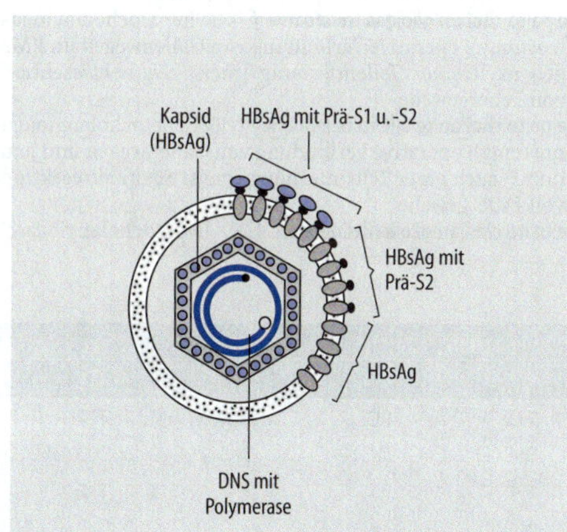

Abb. H70. Hepatitis-B-Virus

der Erkrankung, sondern helfen auch bei der Prognose des Verlaufs der chronischen Formen; *s.a. Hepatitis B, Hepatitisviren, Abb. H70, H71*

he|pa|ti|tisch *adj* (Ⓔ hepatitic): Leberentzündung/Hepatitis betreffend, von ihr betroffen oder gekennzeichnet

Hepatitis-C-Virus *nt* (Ⓔ hepatitis C virus): RNA-haltiges Flavivirus; wird v.a. parenteral übertragen; *s.a. Hepatitis C, Hepatitisviren*

Hepatitis-Delta-Virus *nt*: *→Hepatitis-D-Virus*

Hepatitis-D-Virus *nt* (Ⓔ hepatitis D virus): ***Syn***: *Hepatitis-Delta-Virus, Deltaagens*; defektes RNA-Virus*, das ein Helfervirus [Hepatitis B-Virus*] benötigt; Erreger der Hepatitis* D; das Deltaagens findet sich v.a. in Süditalien, Zentralafrika, im vorderen Orient sowie bei i.v.-Drogenabhängigen; in Deutschland liegt die Durchseuchung unter 1 %, bei i.v.-Drogenabhängigen aber bei 40 %; die Übertragung findet durch Geschlechtsverkehr, Kontakt mit Blut oder Blutprodukten, Speichel, nicht-sterilisierte Nadeln usw. statt; *s.a. Hepatitisviren*

Hepatitis-E-Virus *nt* (Ⓔ hepatitis E virus): Plusstrang-RNA-Virus, das endemisch und epidemisch in Asien, Afrika und Südamerika vorkommt; wird fäkal-oral übertragen; Erreger der Hepatitis* E; *s.a. Hepatitisviren*

Hepatitis-GB-Virus-C *nt* (Ⓔ hepatitis GB virus): RNA-haltiges Flavivirus; Erreger der Hepatitis* G; wird durch Blut oder Blutprodukte sowie sexuell übertragen; *s.a. Hepatitisviren*

Hepatitis-G-Virus *nt* (Ⓔ hepatitis G virus): RNA-haltiges Flavivirus; Erreger der Hepatitis* G; wird durch Blut oder Blutprodukte sowie sexuell übertragen; *s.a. Hepatitisviren*

He|pa|ti|tis|vi|ren *pl* (Ⓔ hepatitis viruses): die Erreger von virus-bedingten Hepatitiden gehören sowohl zu den DNA- als auch RNA-Viren; sie können akute und chronische Erkrankungen hervorrufen sowie Leberzirrhose* und Leberzellkarzinom* [*Abb. H72*]

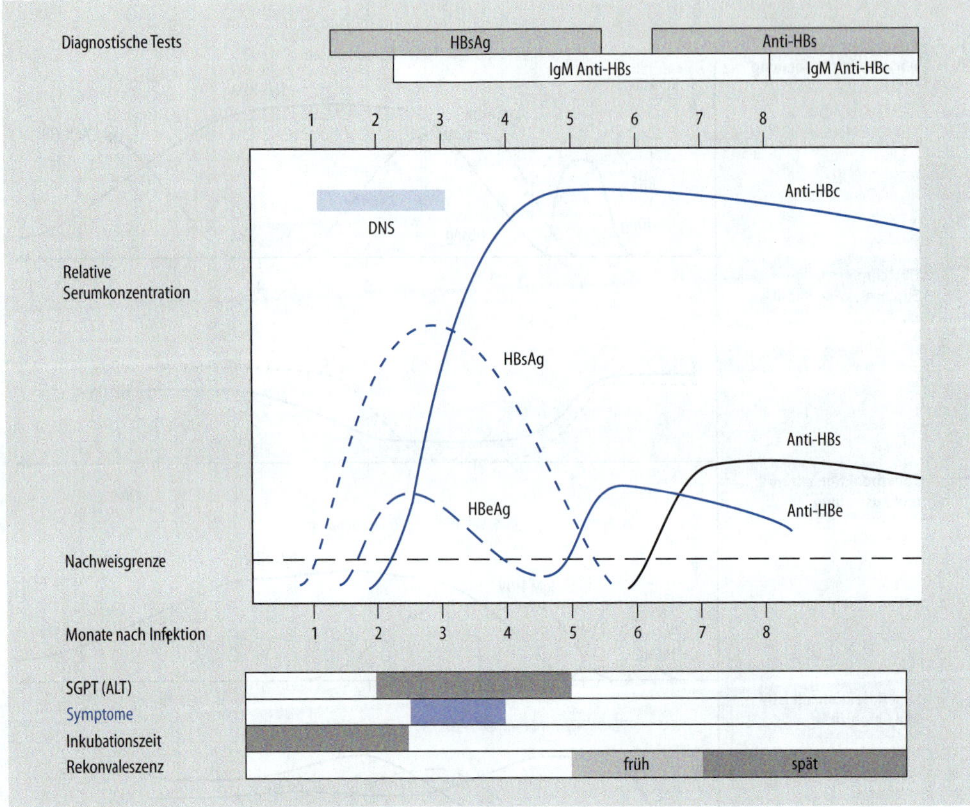

Abb. H71. Ablauf einer Infektion mit dem Hepatitis-B-Virus

Hepato-, hepato- *präf.*: Wortelement mit der Bedeutung „Leber/Hepar"

he|pa|to|bi|li|är *adj* (Ⓔ hepatobiliary): Leber und Galle oder Gallenblase betreffend oder verbindend

He|pa|to|blas|tom *nt* (Ⓔ hepatoblastoma): *Syn*: *Lebermischtumor*; embryonaler Lebertumor, der auch Knochen und Osteoid enthält; tritt v.a. bei Kindern vor dem 4. Lebensjahr auf; wächst schnell und metastasiert frühzeitig, meist in die Lunge; **Prognose**: schlecht

he|pa|to|bron|chi|al *adj* (Ⓔ hepatobronchial): Leber und Bronchus betreffend oder verbindend

He|pa|to|chol|an|gi|o|du|o|de|no|sto|mie *f* (Ⓔ hepatocholangioduodenostomy): operative Verbindung von Gallenwegen und Duodenum* nach einer Teilentfernung [meist Segmentresektion] von Lebergewebe

He|pa|to|chol|an|gi|o|en|te|ro|sto|mie *f* (Ⓔ hepatocholangioenterostomy): *Syn*: *Hepatoenterostomie*; operative Verbindung von Gallenwegen und Dünndarm nach einer Teilentfernung [meist Segmentresektion] von Lebergewebe

He|pa|to|chol|an|gi|o|gas|tro|sto|mie *f* (Ⓔ hepatocholangiogastrostomy): operative Verbindung von Gallenwegen und Magen nach einer Teilentfernung [meist Segmentresektion] von Lebergewebe

He|pa|to|chol|an|gi|o|je|ju|no|sto|mie *f* (Ⓔ hepatocholangiojejunostomy): operative Verbindung von Gallenwegen und Jejunum* nach einer Teilentfernung [meist Segmentresektion] von Lebergewebe

He|pa|to|chol|an|gi|o|kar|zi|nom *nt* (Ⓔ hepatocholangiocarci-

Tab. H72. Hepatitisviren

Eigenschaft	Hepatitis						
	A	B	D	C	E	G	TTV
Erreger	HAV	HBV	HDV	HCV	HEV	HGV	TTV
Nucleinsäure	RNS (+)	DNS +/–	RNS (-)	RNS (+)	RNS (+)	RNS (+)	DNS (+)
Genom (kb)	7,8	3,2 kbp	1,7	9,4	7,5	9,4	3,8 kb
Durchmesser (nm)	28	42	36	60–70	34	?	?
Hülle	–	+	+ (HBV)	+	–	+	-
Virusfamilie	Picorna	Hepadna	Virusoid	Flavi	„Hepatitis E"	Flavi	Circino
Züchtung in vitro	+	(+)	–	(+)	–	–	–
Stabilität –20 °C	+	+	?	?	sehr gering	?	?
Stabilität 60 °C/1 h	stabil	stabil	fast inaktiv	fast inaktiv	?	?	?
Stabilität 100 °C/20 min	inaktiviert	inaktiviert	inaktiviert	inaktiviert	?	?	?

noma): *Syn*: *Cholangiohepatom*; seltenes, von den Leberzellen und den Gallengängen ausgehendes Karzinom*

He|pa|to|chol|an|gi|o|sto|mie *f* (Ⓔ hepatocholangiostomy): Anlegen einer äußeren Gallenwegsfistel zur Gallenableitung

He|pa|to|chol|an|gi|tis *f, pl* **-ti|den** (Ⓔ hepatocholangitis): *Syn*: *Cholangiohepatitis*; Entzündung von Leber und Gallengängen bzw. der intrahepatischen Gallengänge

he|pa|to|chol|an|gi|tisch *adj* (Ⓔ hepatocholangitic): Hepatocholangitis betreffend, von ihr betroffen oder gekennzeichnet

he|pa|to|di|a|phrag|mal *adj* (Ⓔ phrenohepatic): *Syn*: *phrenikohepatisch*; Leber und Zwerchfell/Diaphragma betreffend oder verbindend

he|pa|to|du|o|de|nal *adj* (Ⓔ hepatoduodenal): Leber und Zwölffingerdarm/Duodenum betreffend oder verbindend

He|pa|to|dy|nie *f*: → *Hepatalgie*

He|pa|to|dys|tro|phie *f* (Ⓔ acute yellow atrophy): *Syn*: *akute gelbe Leberatrophie, akute gelbe Leberdystrophie, akute Lebernekrose*; massive Leberzellnekrose mit Leberzerfallskoma* und starker Gelbsucht bei fulminanter akuter Hepatitis* oder Vergiftungen [grüner Knollenblätterpilz, Chloroform]; verläuft meist tödlich

he|pa|to|en|te|ral *adj* (Ⓔ hepatoenteric): *Syn*: *hepatointestinal, hepatoenterisch*; Leber und Darm/Intestinum betreffend oder verbindend

he|pa|to|en|te|risch *adj*: → *hepatoenteral*

He|pa|to|en|te|ro|sto|mie *f*: → *Hepatocholangioenterostomie*

Hepatoenterostomie nach Schweizer (Ⓔ Schweizer's operation): *s.u. Gallengangsatresie*

he|pa|to|fu|gal *adj* (Ⓔ hepatofugal): von der Leber wegfließend oder wegführend

he|pa|to|gas|tral *adj* (Ⓔ hepatogastric): *Syn*: *hepatoventrikulär*; Leber und Magen/Gaster betreffend oder verbindend

he|pa|to|gen *adj* (Ⓔ **1.–2.** hepatogenic): **1.** Lebergewebe bildend **2.** von der Leber ausgehend, in der Leber entstanden

He|pa|to|gramm *nt* (Ⓔ hepatogram): Röntgenkontrastaufnahme der Leber

He|pa|to|gra|phie *f* (Ⓔ hepatography): *Syn*: *Hepatografie*; Röntgenkontrastdarstellung* der Leberarterie [Arteria* hepatica communis] und ihrer Äste

he|pa|to|id *adj* (Ⓔ hepatoid): leberähnlich, leberartig

he|pa|to|in|tes|ti|nal *adj*: → *hepatoenteral*

he|pa|to|ju|gu|lär *adj* (Ⓔ hepatojugular): Leber und Jugularvene betreffend

he|pa|to|kar|di|al *adj* (Ⓔ cardiohepatic): *Syn*: *kardiohepatisch*; Leber und Herz/Cardia betreffend

he|pa|to|ko|lisch *adj* (Ⓔ hepatocolic): Leber und Kolon betreffend oder verbindend

he|pa|to|len|ti|ku|lär *adj* (Ⓔ hepatolenticular): Leber und Linsenkern/Nucleus lentiformis betreffend

he|pa|to|li|e|nal *adj* (Ⓔ hepatolienal): Leber und Milz/Lien betreffend oder verbindend

He|pa|to|li|e|no|gra|phie *f*: → *Hepatosplenographie*

He|pa|to|lith *m* (Ⓔ hepatolith): *Syn*: *Leberstein*; intrahepatischer Gallenstein*

He|pa|to|li|thek|to|mie *f* (Ⓔ hepatolithectomy): *Syn*: *Hepatolithentfernung*; operative Entfernung von Lebersteinen [Hepatolithen]

He|pa|to|li|th|ent|fer|nung *f*: → *Hepatolithektomie*

He|pa|to|li|thi|a|sis *f, pl* **-ses** (Ⓔ hepatolithiasis): Vorkommen von Lebersteinen

He|pa|to|lo|ge *m* (Ⓔ hepatologist): Arzt für Hepatologie*

He|pa|to|lo|gie *f* (Ⓔ hepatology): Teilgebiet der inneren Medizin, das sich mit Diagnose und Therapie von Lebererkrankungen befasst

He|pa|to|lo|gin *f* (Ⓔ hepatologist): Ärztin für Hepatologie*

He|pa|to|ly|se *f* (Ⓔ hepatolysis): Leberzellzerstörung

He|pa|to|ly|sin *nt* (Ⓔ hepatolysin): Leberzellen-zerstörendes Zytolysin*

he|pa|to|ly|tisch *adj* (Ⓔ hepatolytic): Hepatolyse betreffend oder auslösend

He|pa|tom *m* (Ⓔ hepatoma): *Syn*: *(primärer) Lebertumor*; von den Leberparenchymzellen ausgehender Tumor

benignes Hepatom: → *Leberzelladenom*

malignes Hepatom: → *hepatozelluläres Karzinom*

He|pa|to|ma|la|zie *f* (Ⓔ hepatomalacia): *Syn*: *Hepatomalacia*; Lebererweichung

He|pa|to|me|ga|lie *f* (Ⓔ hepatomegaly): *Syn*: *Lebervergrößerung, Leberschwellung*; eine Vergrößerung der Leber ist ein unspezifisches Zeichen, das u.a. auf Verschlussikterus*, Stauungsleber*, Polyzythämie*, Leberzysten*, Speicherkrankheiten [Fett, Glykogen, Amyloid], Hepatitis*, Cholangitis*, Lymphogranulomatose* hinweisen kann

He|pa|to|me|la|no|se *f* (Ⓔ hepatomelanosis): *Syn*: *Hepatomelanosis*; Dunkelfärbung der Leber durch Pigmenteinlagerung

He|pa|to|me|la|no|sis *f*: → *Hepatomelanose*

He|pa|to|me|trie *f* (Ⓔ hepatometry): Bestimmung der Lebergröße

He|pa|tom|pha|lo|ze|le *f* (Ⓔ hepatomphalocele): *Syn*: *Hepatomphalos*; Nabelschnurbruch* mit Teilen der Leber im Bruchsack

He|pa|to|ne|phri|tis *f, pl* **-ti|den** (Ⓔ hepatonephritis): gleichzeitige Entzündung von Leber und Niere(n); meist als toxische Schädigung, z.B. durch Chloroform* oder Tetrachlorkohlenstoff

he|pa|to|ne|phri|tisch *adj* (Ⓔ hepatonephritic): Hepatonephritis betreffend, von ihr betroffen oder gekennzeichnet

He|pa|to|ne|phro|me|ga|lie *f* (Ⓔ hepatonephromegaly): Vergrößerung/Schwellung von Leber und Niere(n)

He|pa|to|om|pha|los *m*: → *Hepatomphalozele*

he|pa|to|pan|kre|a|tisch *adj* (Ⓔ hepatopancreatic): Leber und Bauchspeicheldrüse/Pancreas betreffend oder verbindend

He|pa|to|pa|thia *f*: → *Hepatopathie*

Hepatopathia gravidarum (Ⓔ hepatopathy of pregnancy): *Syn*: *Schwangerschaftsgelbsucht, Schwangerschaftscholestase, Icterus gravidarum/gravidatis*; von Juckreiz und [seltener] Gelbsucht [Ikterus*] geprägte Leberschädigung während der Schwangerschaft; meist kommt es zwischen der 28. und 34. SSW zu starkem Juckreiz und evtl. leichtem Ikterus durch eine intrahepatische Cholestase*; oft fallen auch eine Dunkelfärbung des Urins und Hellfärbung des Stuhls auf; Bilirubin*, alkalische Phosphatase* und die Transaminasen sind im Serum erhöht; tritt in Mitteleuropa selten auf [1–2:1000 Schwangerschaften], ist aber häufig in Chile, Polen und Skandinavien

He|pa|to|pa|thie *f* (Ⓔ hepatopathy): *Syn*: *Hepatopathia, Lebererkrankung, Leberleiden*; entzündliche oder nicht-entzündliche Erkrankung der Leber; geht entweder vom Leberparenchym [**primäre Hepatopathie**] oder den Gallenwegen [**sekundäre Hepatopathie**] aus; *s.a. Hepatose*

he|pa|to|pa|thisch *adj* (Ⓔ hepatopathic): leberschädigend

he|pa|to|pe|tal *adj* (Ⓔ hepatopetal): zur Leber hinfließend oder hinführend

He|pa|to|pe|xie *f* (Ⓔ hepatopexy): *Syn*: *Leberfixierung, Leberanheftung*; operative Anheftung/Fixierung der Leber, z.B. bei Hepatoptose*

He|pa|to|phle|bi|tis *f, pl* **-ti|den** (Ⓔ hepatophlebitis): *Syn*: *Lebervenenentzündung*; Entzündung der Lebervenen; *s.a. Pylephlebitis, Endophlebitis hepatica obliterans*

he|pa|to|phle|bi|tisch *adj* (Ⓔ hepatophlebitic): Lebervenenentzündung/Hepatophlebitis betreffend, von ihr betroffen oder gekennzeichnet

He|pa|to|phle|bo|gra|phie *f* (Ⓔ hepatophlebography): *Syn*: *Hepatophlebografie*; Röntgenkontrastdarstellung* der Lebervenen

He|pa|to|phos|pho|ry|la|se|man|gel *m*: → *Hers-Erkrankung*

he|pa|to|pleu|ral *adj* (Ⓔ hepatopleural): Leber und Pleura oder Pleurahöhle betreffend oder verbindend

he|pa|to|por|tal *adj* (Ⓔ hepatoportal): Leberpforte oder Pfortader(system) betreffend

He|pa|to|pto|se *f* (Ⓔ hepatoptosis): *Syn*: *Lebersenkung, Wanderleber, Hepar migrans, Hepar mobile*; Tiefstand der Leber; meist im Rahmen einer Enteroptose*

he|pa|to|pul|mo|nal *adj* (Ⓔ hepatopulmonary): Leber und Lunge(n)/Pulmo betreffend oder verbindend

he|pa|to|re|nal *adj* (Ⓔ hepatorenal): Leber und Niere/Ren betreffend oder verbindend

He|pa|to|re|no|me|ga|lie *f* (Ⓔ hepatorenomegaly): Vergrößerung/Schwellung von Leber und Niere

He|pa|tor|rha|gie *f* (Ⓔ hepatorrhagia): *Syn*: *Leberblutung, Lebereinblutung*; Einblutung in das Lebergewebe oder Blutung aus der Leber, z.B. bei Leberverletzung; *s.a. Leberruptur*

He|pa|tor|rha|phie *f* (Ⓔ hepatorrhaphy): *Syn*: *Lebernaht*; Naht der Leber nach Verletzung oder Inzision

He|pa|tor|rhe|xis *f* (Ⓔ hepatorrhexis): *Syn*: *Leberriss, Leberruptur*; Zerreißung der Leber bei stumpfer Gewalteinwirkung, v.a. Verkehrsunfällen; Klinik und Therapie hängen von Art und Ausmaß der Verletzung ab; **geschlossene Leberrupturen** können abwartend behandelt werden und erst das Auftreten von Komplikationen [zweizeitige Leberruptur, Fistelbildung mit Hämobilie*] macht eine operative Intervention nötig; **offene Leberrupturen** müssen operativ versorgt werden; die meisten Risse können durch einfache Naht oder Fibrinkleber verschlossen werden; bei größeren Rupturen, v.a. bei Mitbeteiligung der Vena* cava inferior, kann eine Teilentfernung [Hepatektomie*] notwendig werden

He|pa|to|se *f* (Ⓔ hepatosis): *Syn*: *funktionelle Lebererkrankung, funktionelle Leberschädigung*; Bezeichnung für nichtentzündliche Lebererkrankungen, die durch Schädigung des Parenchyms zu Funktionseinschränkungen führen, z.B. die **cholestatische Hepatose** bei chronischer Cholestase* durch Phenothiazine*, Sulfonamide, Hydantoine u.a. Medikamente, die zu biliärer Leberzirrhose* führen kann

H

He|pa|to|sko|pie *f* (Ⓔ hepatoscopy): direkte Betrachtung der Leber, direkte Leberuntersuchung

He|pa|to|sple|ni|tis *f, pl* **-ti|den** (Ⓔ hepatosplenitis): gleichzeitige Entzündung von Leber und Milz

he|pa|to|sple|ni|tisch *adj* (Ⓔ hepatosplenitic): Hepatosplenitis betreffend, von ihr betroffen oder gekennzeichnet

He|pa|to|sple|no|gra|phie *f* (Ⓔ hepatosplenography): *Syn*: *Hepatolienographie, Splenoportographie, Hepatolienografie, Splenoportografie, Hepatosplenografie*; Röntgenkontrastdarstellung* von Leber, Pfortader und Milz; die Kontrastmittelinjektion erfolgt i.d.R. über einen Katheter [Seldinger*-Judkins-Technik] in die Milzschlagader [Arteria* splenica]

He|pa|to|sple|no|me|ga|lie *f* (Ⓔ hepatosplenomegaly): *Syn*: *Splenohepatomegalie*; Vergrößerung/Schwellung von Leber und Milz; unspezifisches Zeichen, z.B. bei Speicherkrankheiten, Lymphomen oder extramedullärer Blutbildung

He|pa|to|sple|no|pa|thie *f* (Ⓔ hepatosplenopathy): kombinierte Erkrankung von Leber und Milz

He|pa|to|sto|mie *f* (Ⓔ hepatostomy): Anlegen einer äußeren Leberfistel

He|pa|to|the|ra|pie *f* (Ⓔ **1.–2.** hepatotherapy): **1.** Behandlung von Leberkrankheiten **2.** Behandlung mit Leberpräparaten

He|pa|to|to|mie *f* (Ⓔ hepatotomy): *Syn*: *Leberschnitt*; Durchtrennung der Leber oder von Lebergewebe

He|pa|to|tox|ä|mie *f* (Ⓔ hepatotoxemia): Autotoxikose* bei Leberversagen

He|pa|to|to|xin *nt* (Ⓔ hepatotoxin): *Syn*: *Lebergift*; hepatotoxische Substanz

he|pa|to|to|xisch *adj* (Ⓔ hepatotoxic): leberschädigend, leberzellschädigend

He|pa|to|to|xi|zi|tät *f* (Ⓔ hepatotoxicity): Lebergiftigkeit, Leberschädlichkeit

he|pa|to|trop *adj* (Ⓔ hepatotropic): auf die Leber einwirkend, Lebergewebe bevorzugend

he|pa|to|ven|tri|ku|lär *adj*: → *hepatogastral*

He|pa|to|vi|rus *nt, pl* **-ren** (Ⓔ Hepatovirus): Gattung der Picornaviridae*; enthält u.a. des Hepatitis-A-Virus; *s.a. Hepatitisviren*

He|pa|to|ze|le *f* (Ⓔ hepatocele): *Syn*: *Leberbruch*; Hernie* mit Teilen der Leber im Bruchsack

he|pa|to|zel|lu|lär *adj* (Ⓔ hepatocellular): Leberzelle(n) betreffend, von Leberzellen ausgehend

he|pa|to|ze|re|bral *adj* (Ⓔ hepatocerebral): Leber und Gehirn/Zerebrum betreffend

He|pa|to|zyt *m*: → *Leberzelle*

HEPES *Abk.*: N-2-Hydroxyethylpiperazin-N'-2-ethansulfonsäure

hEPO *Abk.*: humanes Erythropoetin

Hept-, hept- *präf.*: → *Hepta-*

Hepta-, hepta- *präf.*: Wortelement mit der Bedeutung „sieben"

Hep|ta|dak|ty|lie *f* (Ⓔ heptadactyly): Polydaktylie* mit sieben Fingern oder Zehen

Hep|ta|drin *nt*: → *Tuaminoheptan*

1,7-Hep|tan|di|car|bon|säu|re *f*: → *Azelainsäure*

hep|ta|va|lent *adj* (Ⓔ heptavalent): siebenwertig

Hep|to|se *f* (Ⓔ heptose): *Syn*: *C_7-Zucker*; Monosaccharid* mit 7 Kohlenstoffatomen

Hep|to|su|rie *f* (Ⓔ heptosuria): Heptoseausscheidung im Harn

Herb. *Abk.*: → *Herba*

Her|ba *f* (Ⓔ herb): (Heil-)Kraut; meist Bezeichnung für die getrockneten oberirdischen Teile [Blätter, Blüten, Früchte, Stengel] von Heilkräutern; wurde früher in der Pharmazie bei der Bezeichnung der verwendeten Pflanzenteile vor den Pflanzennamen gestellt, steht heute aber hinter dem Pflanzennamen

Herba Absinthii: Absinthii herba; *s.u. Artemisia absinthium*
Herba Adonidis: Adonidis herba; *s.u. Adonisröschen*
Herba Agrimoniae: Agrimoniae herba; *s.u. Odermennig*
Herba Alchemillae: Alchemillae herba; *s.u. Frauenmantel*
Herba Anserinae: Potentillae anserinae herba; *s.u. Gänsefingerkraut*
Herba Bursae pastoris: Bursae-pastoris herba; *s.u. Hirtentäschel*
Herba Cardui benedicti: Cnici benedicti herba; *s.u. Kardobenedikte*
Herba Centaurii: Centaurii herba; *s.u. Centaurium erythraea*
Herba Chelidonii: Chelidonii herba; *s.u. Schöllkraut*
Herba Convallariae: Convallariae herba; *s.u. Maiglöckchen*
Herba Droserae: Droserae herba; *s.u. Sonnentau*
Herba Echinaceae purpureae: Echinaceae purpureae herb; *s.u. Echinacea purpurea*
Herba Equiseti (Ⓔ horsetail): Equiseti herba; *s.u. Schachtelhalm*
Herba Fumariae: Fumariae herba; *s.u. Erdrauch*
Herba Galeopsidis: Galeopsidis herba; *s.u. Hohlzahn*
Herba Grindeliae (Ⓔ gumweed): Grindeliae herba; *s.u. Grindelia*
Herba Hederae helicis: Hederae helicis herba; *s.u. Efeu*
Herba Hyperici: Hyperici herba blühende; *s.u. Johanniskraut*
Herba Leonuri cardiacae: Leonuri cardiacae herba; *s.u. Herzgespann*
Herba Lycopi: Lycopi herba; *s.u. Wolfstrapp*
Herba Marrubii albi: Marrubii herba; *s.u. Andorn*
Herba Meliloti: Meliloti herba; *s.u. Steinklee*
Herba Millefolii: Millefolii herba; *s.u. Schafgarbe*
Herba Nasturtii: Nasturtii herba; *s.u. Brunnenkresse*
Herba Passiflorae: Passiflorae herba; *s.u. Passionsblume*
Herba Plantaginis lanceolatae: Plantaginis lanceolatae herba; *s.u. Spitzwegerich*
Herba Polygoni avicularis: Polygoni avicularis herba; *s.u. Vogelknöterich*
Herba Saniculae: Saniculae herba; *s.u. Sanikel*
Herba Serpylli: Serpylli herba; *s.u. Quendel*
Herba Solidaginis: Solidaginis herba; *s.u. Goldrute*
Herba Spiraeae: Spiraeae herba; *s.u. Mädesüß*
Herba Symphyti: Symphyti herba; *s.u. Beinwell*
Herba Taraxaci: Taraxaci herba; *s.u. Löwenzahn*
Herba Thymi: Thymi herba; *s.u. Thymian*
Herba Tropaeoli: Tropaeoli herba; *s.u. Kapuzinerkresse*
Herba Urticae: Urticae herba; *s.u. Brennessel*
Herba Violae tricoloris: Violae tricoloris herba; *s.u. Stiefmütterchen*
Herba Visci albi: Visci albi herba; *s.u. Mistel*

Herbert: Major Herbert Herbert; 1865–1942; englischer Augenarzt in Indien

Herbert-Dellen *pl* (Ⓔ Herbert's pits): *s.u. Trachom*

Her|bi|zi|de *nt* (Ⓔ herbicide): Unkrautvertilgungsmittel

Herbst|bei|ße *f*: → *Erythema autumnale*

Herbst|fie|ber, ja|pa|ni|sches *nt* (Ⓔ nanukayami fever): *Syn*: *Nanukayami, Nanukayami-Krankheit, Siebentagefieber, japanisches Siebentagefieber*; dem Schlammfieber* vergleichbare Erkrankung durch **Leptospira hebdomidis** in Ostasien

Herbstlkrätlze *f*: *→Erythema autumnale*

Herbstllaubllelber *f* (Ⓔ nutmeg liver): *s.u. Stauungsleber*

Herbstlzeitllolse *f* (Ⓔ autumn crocus): *Syn*: *Colchicum autumnale*; zu den Liliengewächsen gehörende Pflanze, die Colchicin* und andere Alkaloide enthält; Samen [**Colchici semen**], Blüten [**Colchici flos**] und Knollen [**Colchici tuber, Bulbus Colchici**] werden zur Behandlung von Gicht, Gastroenteritis, Krampfneigung und rheumatischen Erkrankungen eingesetzt

Herd *m* (Ⓔ focus): umschriebener Krankheitsherd, Fokus

Herdlbelfund *m* (Ⓔ focus): *s.u. Essay Elektroenzephalogramm S. 563*

Herdldolsis *f, pl* **-sen** (Ⓔ focal dose): die an einem (Kankheits-)Herd wirksame Energiedosis*

Herdlinlfekltilon *f* (Ⓔ focal infection): *Syn*: *Fokalinfektion*; von einem Herd/Fokus ausgehende Infektion

Herdlpneulmolnie *f* (Ⓔ focal pneumonia): *Syn*: *lobuläre Pneumonie, Bronchopneumonie*; sich nicht an anatomische Grenzen haltende, herdförmige Lungenentzündung [Pneumonie*], die meist als **endobronchiale Bronchopneumonie** oder **peribronchiale Bronchopneumonie** aus einer Bronchitis* oder Tracheobronchitis* hervorgeht

Herdltestlverlfahlren *nt*: *→Elektrohauttest*

helreldiltär *adj* (Ⓔ hereditary): ererbt, vererbt, erblich, erbbedingt; angeboren

Helreldiltät *f* (Ⓔ heredity): Erblichkeit, Vererbbarkeit eines genetischen Merkmals auf die Nachkommen; *s.a. Erbgang, Heredopathie*

Helreldolatalxia *f* (Ⓔ heredoataxia): *Syn*: *Heredoataxie*; erbliche Ataxie; *s.u. Ataxie*

Heredoataxia spinalis: *→spinozerebellare Heredoataxie*

Helreldolatalxie *f*: *→Heredoataxia*

spinale Heredoataxie: *→spinozerebellare Heredoataxie*

spinozerebellare Heredoataxie (Ⓔ hereditary spinal ataxia): *Syn*: *Friedreich-Krankheit, Friedreich-Ataxie, spinale Heredoataxie, Heredoataxia spinalis*; autosomal-rezessive Kleinhirn-Rückenmarkerkrankung mit einer Prävalenz von 1–2 pro 100.000 Neugeborene; die ersten Symptome treten meist in der frühen Pubertät auf; am Anfang stehen eine sensible Ataxie und Muskelhypotonie; die Eigenreflexe erlöschen im Verlauf der Erkankung und es kommt zu einer Verminderung der Vibrationsempfindung und zur Ausbildung strumpfförmiger Sensibilitätsstörungen; im Laufe der nächsten Jahre entwickeln sich Zeichen der zerebellären Ataxie [Dysdiadochokinese, Intentionstremor, Nystagmus, Sprachstörungen], Schwerhörigkeit, Skelettdeformitäten [durch die Muskelhypotonie bedingt], Kardiomyopathie und Diabetes mellitus; viele Patienten versterben an den Folgen der Kardiomyopathie*

Helreldoldelgelnelraltilon *f* (Ⓔ heredodegeneration): hereditäre Degeneration* des Zentralnervensystems, die zu einem schleichenden Verfall neuraler und psychischer Leistungen führt; dazu gehören u.a. kortikobasale Degeneration, hepatolentikuläre Degeneration* und Chorea Huntington

Helreldolpalthia *f*: *→Heredopathie*

Heredopathia atactica polyneuritiformis (Ⓔ Refsum syndrome): *Syn*: *Refsum-Syndrom, hereditäre motorische und sensible Neuropathie Typ IV*; autosomal-rezessive Lipidstoffwechselstörung, die zu Speicherung von Phytansäure führt; damit kommt es u.a. zu zerebellärer Ataxie*, Knochenanomalien, Schwerhörigkeit und Retinitis* pigmentosa; **Therapie**: Plasmapherese, Restriktion des Phytansäureaufnahme

Helreldolpalthie *f* (Ⓔ heredopathia): *Syn*: *Erbleiden, Erbkrankheit, Heredopathia*; familiär gehäuft auftretende Krankheit; ein Teil der Erkrankungen wird erst manifest, wenn ein Umweltfaktor oder Reiz zur Auslösung führt

Hering: Heinrich Ewald Hering; 1866–1949; deutscher Physiologe (Wien, Köln)

Hering-Blutdruckzügler *m* (Ⓔ Hering's sinus nerve): *Syn*: *Karotissinusnerv, Ramus sinus carotici nervi glossopharyngei*; Ast des Nervus* glossopharyngeus zum Sinus* caroticus

Helringslwurm *m* (Ⓔ herring worm): *Syn*: *Anisakis marina*; dem Spulwurm [Ascaris* lumbricoides] verwandter Wurm, der beim Menschen [Fehlendwirt] eine Darmerkrankung [Anisakiasis*] hervorruft; der natürliche Endwirt sind Robben, Heringe der Zwischenwirt

Helringslwurmlkranklheit *f* (Ⓔ herring-worm disease): *Syn*: *Anisakiasis*; durch den Heringswurm **Anisakis marina** hervorgerufene Darmerkrankung mit Ausbildung eosinophiler Granulome und Abszesse

Herlitz: Carl Gillis Herlitz; schwedischer Kinderarzt im 20. Jahrhundert

Herlitz-Syndrom *nt* (Ⓔ Herlitz syndrome): *Syn*: *Epidermolysis bullosa letalis, Epidermolysis bullosa hereditaria letalis, Epidermolysis bullosa junctionalis gravis, Herlitz-Typ der Epidermolysis bullosa junctionalis, Epidermolysis bullosa atrophicans generalisata gravis Typ Herlitz, kongenitaler nicht-syphilitischer Pemphigus*; schwer verlaufende Variante der Epidermolysis* bullosa junctionalis, bei der es schon während der Geburt zur Ablösung von Hautfetzen kommt; die Patienten versterben in den ersten Lebensjahren an den Komplikationen [Sekundärinfektionen, Wasser-, Protein- und Elektrolytverlust]

Hermansky: F. Hermansky; tschechischer Internist (Prag) im 20. Jahrhundert

Hermansky-Pudlak-Syndrom *nt* (Ⓔ Hermansky-Pudlak syndrome): autosomal-rezessives Syndrom mit Tyrosinase-positivem Albinismus*, hämorrhagischer Diathese*, Nystagmus* und Lichtscheu; besonders häufig in Puerto Rico

Hermlalphroldislmus *m*: *→Hermaphroditismus*

Hermlalphroldit *m* (Ⓔ hermaphrodite): *Syn*: *Zwitter*; an Hermaphroditismus* leidender Patient

hermlalphroldiltisch *adj* (Ⓔ hermaphroditic): Hermaphroditismus betreffend, zwittrig, zwitterhaft

Hermlalphroldiltislmus *m* (Ⓔ hermaphroditism): *Syn*: *Zwittrigkeit, Zwittertum, Hermaphrodismus*; Entwicklungsstörung mit Merkmalen beider Geschlechter im selben Indivuum

echter Hermaphroditismus: *→Hermaphroditismus verus*

falscher Hermaphroditismus: *→Pseudohermaphroditismus*

gonadaler Hermaphroditismus: *→Hermaphroditismus verus*

Hermaphroditismus spurius: *→Pseudohermaphroditismus*

Hermaphroditismus verus (Ⓔ true hermaphroditism): *Syn*: *echter Hermaphroditismus, gonadaler Hermaphroditismus*; Intersexualität mit Vorkommen von Hoden- und Eierstockgewebe in einem Organ [Ovotestis*] oder getrennt an verschiedenen Orten [*Abb. H73*]

Herlnia *f, pl* **-nilae**: *→Hernie*

Hernia abdominalis: *→Hernia ventralis*

Hernia accreta (Ⓔ adherent hernia): irreponible Hernie, bei der der Bruchsackinhalt mit dem Bruchsack verwachsen ist

Hernia acquisita (Ⓔ acquired hernia): erworbene Hernie*

Hernia adiposa (Ⓔ fat hernia): *Syn*: *Steatozele, Fetthernie, Fettgewebshernie*; Vorfall von Fettgewebe oder eines Fetttumors in das Unterhautgewebe

Hernia bilocularis (Ⓔ bilocular hernia): Hernie mit zwei Bruchsäcken; z.B. Krönlein*-Hernie

Hernia carnosa (Ⓔ sarcocele): *Syn*: *Sarkozele*; entzündliche oder neoplastische Hodenschwellung

Hernia cerebralis (Ⓔ cerebral hernia): *Syn*: *Hirnbruch, Hirnhernie, Hirnprolaps, Hernia cerebri*; Vorfall von Hirngewebe nach außen [Enzephalozele*] oder durch den Tentoriumschlitz [Hernia* tentorialis]

Hernia cerebri: *→Hernia cerebralis*

Hernia cicatricea: *→Narbenbruch*

Hernia completa (Ⓔ complete hernia): *Syn*: *kompletter/vollständiger Bruch*; Hernie, bei der Bruchsack und Bruchinhalt vollständig durch die Bruchpforte getreten sind

Hernia congenita (Ⓔ congenital hernia): angeborene/kongenitale Hernie*

Hernia cordis: *→Ektocardia*

Hernia cruralis: *→Schenkelhernie*

Hernia diaphragmatica (Ⓔ diaphragmatic hernia): *Syn*: *Zwerchfellhernie*; Hernie durch eine (anatomische) Lücke im Zwerchfell; man unterscheidet Hernien im Bereich des

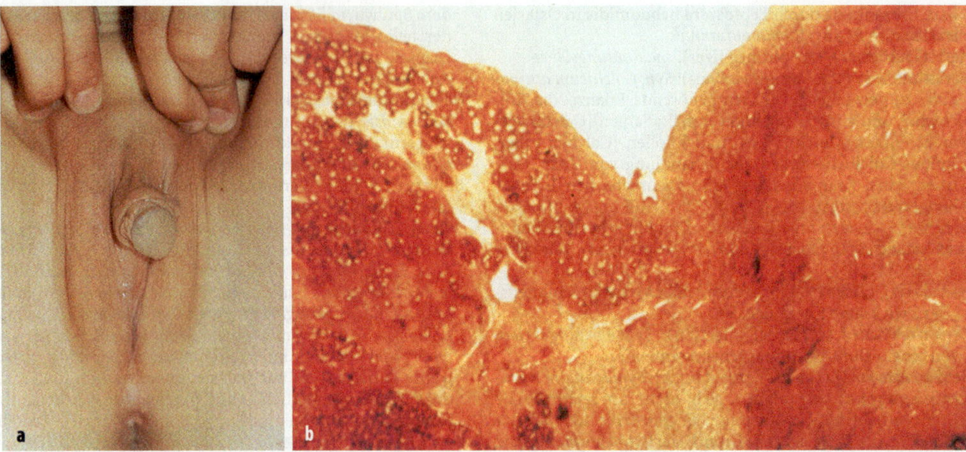
Abb. H73. Hermaphroditismus verus. a Genitalbefund, b Ovotestis

Hiatus* oesophageus [Hiatushernien*] und **extrahiatale Hernien** [Morgagni*-Hernie, Bochdalek*-Hernie]

Hernia disci intervertebralis: →*Bandscheibenprolaps*

Hernia duodenojejunalis (Ⓔ duodenojejunal hernia): *Syn*: *Treitz-Hernie*; innere Hernie durch die Plica* duodenojejunalis

Hernia encystica (Ⓔ encysted hernia): *Syn*: *Hey-Hernie*; erworbener Leistenbruch* in einen abgeschlossenen Teil des Processus vaginalis peritonei

Hernia epigastrica: →*Epigastrozele*

Hernia externa (Ⓔ external hernia): *Syn*: *äußere Hernie*; nach außen tretende Hernie; z.B. Leistenhernie*, Hernia* femoralis

Hernia femoralis: →*Schenkelhernie*

Hernia femoralis pectinea (Ⓔ pectineal hernia): *Syn*: *Cloquet-Hernie*; Hernia* femoralis mit dem Canalis* femoralis als Bruchpforte

Hernia femoralis retrovascularis (Ⓔ retrovascular hernia): *Syn*: *Narath-Hernie*; Schenkelhernie* mit Bruchsack in der Lacuna* vasorum retroinguinalis

Hernia funiculi umbilicalis (Ⓔ congenital umbilical hernia): *Syn*: *Omphalozele, Nabelschnurbruch, Exomphalos, Exomphalozele*; durch eine Verschlussstörung der Bauchwand verursachter Bruch, der Darmteile und Leber in einer Hülle von Amnionepithel enthält; evtl. kombiniert mit anderen Fehlbildungen [Herzfehler, EMG-Syndrom*, Chromosomenanomalien]; die Häufigkeit beträgt ca. 1–3 Fälle pro 10.000 Lebendgeburten; die **Diagnose** erfolgt meist schon bei der pränatalen Ultraschalluntersuchung und deshalb erfolgt die Entbindung i.d.R. als Sectio; die **operative Versorgung** entspricht dem der Gastroschisis*, d.h., die prolabierten Organe werden [evtl. schrittweise] in die Bauchhöhle zurückverlagert und die Bruchpforte verschlossen; bei größerem Bauchdeckendefekt wird eine Bauchdeckenplastik mit lyophilisierter Dura oder Silastic vorgenommen

Hernia hypogastrica (Ⓔ hypogastric hernia): unterhalb des Nabels liegende mittlere Bauchwandhernie*, d.h., die Bruchpforte liegt in der Linea* alba zwischen Nabel und Symphyse; **differentialdiagnostisch** muss eine Rektusdiastase* ausgeschlossen werden, da diese konservativ behandelt werden kann

Hernia incarcerata: →*inkarzerierte Hernie*

Hernia incompleta (Ⓔ incomplete hernia): *Syn*: *unvollständiger Bruch, inkomplette Hernie*; Hernie, bei der Bruchsack und Bruchinhalt nicht vollständig durch die Bruchpforte getreten sind

Hernia inguinalis: →*Leistenbruch*

Hernia inguinalis acquisita (Ⓔ acquired inguinal hernia): erworbener Leistenbruch

Hernia inguinalis completa (Ⓔ complete inguinal hernia): Leistenbruch, bei dem der Bruchsack außerhalb der Externusaponeurose zum Vorschein kommt

Hernia inguinalis congenita (Ⓔ congenital inguinal hernia): angeborener Leistenbruch

Hernia inguinalis directa (Ⓔ direct inguinal hernia): *Syn*: *direkter/innerer/gerader Leistenbruch, Hernia inguinalis interna/medialis*; durch die innere/mittlere Leistengrube [Fossa inguinalis medialis] austretender Leistenbruch; liegt oberhalb des Leistenbandes [Ligamentum* inguinale] und medial der epigastrischen Gefäße; die direkte Leistenhernie ist immer eine erworbene Hernie

Hernia inguinalis externa: →*Hernia inguinalis indirecta*

Hernia inguinalis indirecta (Ⓔ external inguinal hernia): *Syn*: *äußerer/indirekter/seitlicher/schräger Leistenbruch, Hernia inguinalis externa/lateralis/obliqua*; durch die äußere/seitliche Leistengrube [Fossa inguinalis lateralis] austretender Leistenbruch; liegt oberhalb des Leistenbandes [Ligamentum* inguinale] und lateral der epigastrischen Gefäße; kann beim Mann bis in das Skrotum reichen [Hernia* inguinoscrotalis]; die indirekte Leistenhernie kann angeboren [offener Processus vaginalis testis] oder erworben sein

Hernia inguinalis interna: →*Hernia inguinalis directa*

Hernia inguinalis lateralis: →*Hernia inguinalis indirecta*

Hernia inguinalis medialis: →*Hernia inguinalis directa*

Hernia inguinalis obliqua: →*Hernia inguinalis indirecta*

Hernia inguinoscrotalis (Ⓔ inguinoscrotal hernia): bis in das Skrotum hinabreichende indirekte Leistenhernie [Hernia inguinalis indirecta]

Hernia interna (Ⓔ internal hernia): *Syn*: *innere Hernie*; innerhalb der Bauchhöhle liegende Hernie; da sie von außen nicht sichtbar sind, werden sie meist erst bei Einklemmung mit Ileus* diagnostiziert oder im Rahmen eines Eingriffs entdeckt

Hernia ischiadica (Ⓔ sciatic hernia): *Syn*: *Beckenhernie, Ischiozele*; Hernie* mit Foramen ischiadicum majus oder minus als Bruchpforte

Hernia ischiorectalis: →*Hernia perinealis*

Hernia labialis (Ⓔ labial hernia): Leistenbruch mit Vorfall in die großen Schamlippen

Hernia labialis posterior (Ⓔ posterior labial hernia): *Syn*: *Hernia vaginolabialis*; Leistenbruch mit Vorfall in den hinteren Teil der großen Schamlippen

Hernia lentis (Ⓔ phacocele): *Syn*: *Linsenvorfall, Phakozele, Lentozele*; Vorfall der Linse durch einen Defekt von Hornhaut oder Sklera

Hernia lineae albae (Ⓔ median abdominal hernia): *Syn*: *mediane/mittlere Bauchwandhernie*; Bauchwandhernie* in der Linea* alba; liegt die Bruchpforte oberhalb des Nabels handelt es sich um eine **Hernia epigastrica**, liegt sie unterhalb des Nabels um eine **Hernia hypogastrica**

Hernia lumbalis (Ⓔ lumbar hernia): *Syn*: *Lendenbruch, Lumbalhernie*; Hernie mit Bruchpforte im Trigonum lumbale [Petit*-Hernie] oder Trigonum lumbale superius [Grynfeltt*-Hernie]

Hernia mesentericoparietalis (Ⓔ mesenteric hernia): innere Hernie in Ausstülpungen des Bauchfells

Hernia obturatoria (Ⓔ obturator hernia): ***Syn:*** *Obturatorhernie*; Hernie durch das Foramen obturatum

Hernia omentalis (Ⓔ **1.** omental hernia **2.** →*Epiplozele*): **1.** innere Hernie durch Lücken im Bauchnetz [Omentum] **2.** →*Epiplozele*

Hernia ovarialis (Ⓔ ovarian hernia): ***Syn:*** *Ovariozele*; Hernie mit Eierstock im Bruchsack

Hernia paraumbilicalis (Ⓔ paraumbilical hernia): um den Nabel herum liegende Bauchwandhernie

Hernia perinealis (Ⓔ perineal hernia): ***Syn:*** *Dammbruch, Hernia ischiorectalis, Perineozele*; angeborener oder erworbener Bruch von Baucheingeweide durch den Damm; der Bruchsack liegt in der Fossa* ischiorectalis

Hernia permagna (Ⓔ giant hernia): irreponible Hernie mit übergroßem Bruchsack

Hernia postoperativa: selten verwendete Bezeichnung für →*Narbenbruch*

Hernia pulmonalis (Ⓔ pneumocele): ***Syn:*** *Pneumatozele, Pneumozele, Lungenhernie*; hernienartiger Vorfall von Lungengewebe durch einen angeborenen Defekt in der Thoraxwand

Hernia rectalis: →*Rektozele*

Hernia retroperitonealis: →*Treitz-Hernie*

Hernia scrotalis (Ⓔ scrotal hernia): ***Syn:*** *Hodenbruch, Skrotalhernie*; bis in den Hodensack reichender Leistenbruch

Hernia sicca (Ⓔ dry hernia): Hernie ohne Bruchwasser

Hernia spuria (Ⓔ pseudohernia): ***Syn:*** *Pseudohernie, Scheinbruch*; kompletter oder teilweiser Eingeweidevorfall ohne Bruchsack

Hernia synovialis (Ⓔ synovial hernia): ***Syn:*** *Birkett-Hernie, Synovialhernie*; Vorfall der Membrana* synovialis durch eine Lücke in der Gelenkkapsel

Hernia tentorialis (Ⓔ tentorial hernia): Verdrängung von Hirngewebe durch den Tentoriumschlitz nach unten bei raumfordernden Prozessen in der Schädelhöhle [Blutung, Tumor]; kann zu **transtentorieller Herniation** mit neurologischer Symptomatik führen

Hernia tonsillaris (Ⓔ tonsillar hernia): Verdrängung der Kleinhirntonsillen durch das Foramen* magnum bei raumfordernden Prozessen in der Schädelhöhle [Blutung, Tumor]; kann zu **tonsillärer Herniation** mit neurologischer Symptomatik führen

Hernia traumatica: selten verwendete Bezeichnung für →*Narbenbruch*

Hernia umbilicalis (Ⓔ umbilical hernia): ***Syn:*** *Nabelbruch, Nabelhernie, Exomphalos, Umbilikalhernie, Exomphalozele*; angeborener oder erworbener Bauchwandbruch durch den Nabelring [Anulus umbilicalis]; ist v.a. bei Frühgeborenen häufig [80 % bei einem Geburtsgewicht unter 1200 g, ca. 20 % bei mehr als 2500 g]; da die Hernien sich i.d.R. spontan verschließen, wird nur bei großen Hernien, Einklemmung oder nach dem 4. Lebensjahr operiert

Hernia uterina (Ⓔ uterine hernia): ***Syn:*** *Hysterozele*; Eingeweidebruch mit Teilen der Gebärmutter im Bruchsack

Hernia vaginalis (Ⓔ vaginal hernia): ***Syn:*** *Scheidenbruch, Kolpozele*; Dammbruch in Richtung zur Scheide

Hernia vaginolabialis: →*Hernia labialis posterior*

Hernia varicosa: →*Varikozele*

Hernia ventralis (Ⓔ ventral hernia): ***Syn:*** *Bauchwandhernie, Bauchwandbruch, Bauchhernie, Bauchbruch, Laparozele, Hernia abdominalis*; Eingeweidebruch der Bauchwand; je nach Lokalisation unterscheidet man **mediane** oder **mittlere Bauchwandhernie** [Bruchpforte im Bereich der Linea alba] oder **seitliche Bauchwandhernie** [zwischen Linea semilunaris und Rektusscheide]

Hernia ventralis lateralis (Ⓔ lateral ventral hernia): ***Syn:*** *seitliche Bauchwandhernie*; Bauchwandhernie, bei der die Bruchpforte zwischen Linea semilunaris und Rektusscheide liegt

Her|ni|a|ri|ae her|ba *f* (Ⓔ rupturewort): oberirdische Teile von Bruchkraut*

Her|ni|a|ri|a gla|bra *f* (Ⓔ Herniaria glabra): *s.u. Bruchkraut*

Her|ni|a|ri|a hir|su|ta *f* (Ⓔ Herniaria hirsuta): *s.u. Bruchkraut*

Her|ni|a|ti|on *f* (Ⓔ herniation): ***Syn:*** *Hernienbildung, Bruchbildung*; Ausbildung einer Hernie durch Vorfall des Bruchsacks durch eine natürliche oder erworbene Lücke; *s.a. Hernie*

tonsilläre Herniation (Ⓔ tonsillar herniation): *s.u. Hernia tonsillaris*

transtentorielle Herniation (Ⓔ transtentorial herniation): *s.u. Hernia tentorialis*

Her|nie *f* (Ⓔ hernia): ***Syn:*** *Bruch, Hernia, Eingeweidebruch*; angeborene oder erworbene Verlagerung von Bauchorganen [**Bruchinhalt**] in eine sackartige Ausstülpung des Bauchfells [**Bruchsack**], die ganz oder teilweise durch eine angeborene oder erworbene Lücke in der Bauchwand [**Bruchpforte**] hervortritt [**äußere Hernie**] oder innerhalb der Bauchhöhle oder des Thorax liegt [**innere Hernie**]
5–10 % der Bevölkerung haben eine Hernie, wobei 90 % auf Männer entfallen; mit 75 % ist die Leistenhernie weitaus am häufigsten; Schenkel-, Narben- und Nabelhernie machen jeweils ca. 5–10 % der Brüche aus; die Symptomatik ist meist unspezifisch [*s.a. Leistenbruch*], und eine Operation kann meist als Wahleingriff vorgenommen werden; *s.a. Hernienplastik, inkarzerierte Hernie*

H

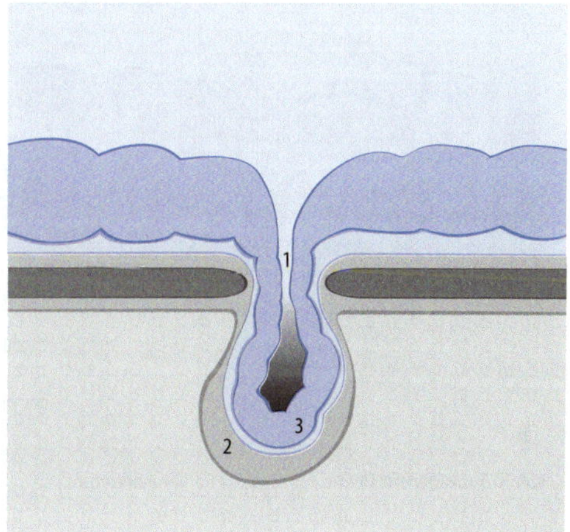

Abb. H74. Hernienteile. 1 = Bruchpforte, 2 = Bruchsack, 3 = Bruchsackinhalt

äußere Hernie: →*Hernia externa*

eingeklemmte Hernie: →*inkarzerierte Hernie*

epigastrische Hernie: →*Epigastrozele*

gastroösophageale Hernie: →*axiale Hiatushernie*

inkarzerierte Hernie (Ⓔ incarcerated hernia): ***Syn:*** *eingeklemmte Hernie, Hernia incarcerata*; irreponible Hernie, bei der der Bruchsack in der Bruchpforte eingeklemmt ist; kann bei inneren und äußeren Hernien auftreten; befinden sich Darmteile im Bruchsack, kommt es zur Obstruktion und zur Ausbildung eines mechanischen Ileus* [dritthäufigste Ileusursache]; die Einklemmung führt zu venöser Stauung und Ödembildung, die die Rückverlagerung weiter erschwert; im weiteren Verlauf wird auch die Blutzufuhr gedrosselt und es kommt zur Darmstrangulation mit Darmwandnekrose und später Perforation; eine Sonderform der inkarzerierten Hernie ist die Richter*-Hernie, bei der nur ein Teil der Darmwand eingeklemmt ist; **therapeutisch** steht die vorsichtige manuelle Reposition der Hernie im Vordergrund der Bemühungen; allerdings darf sie nur in den ersten Stunden versucht werden, da sonst die Gefahr besteht, dass bereits irreversibel geschädigter Darm in die Bauchhöhle zurückverlagert wird; i.d.R. wird deshalb eine Notoperation durchgeführt **Über einer inkarzerierten Hernie darf die Sonne weder auf- noch untergehen** [*Abb. H75*]

inkomplette Hernie: →*Hernia incompleta*

innere Hernie: →*Hernia interna*

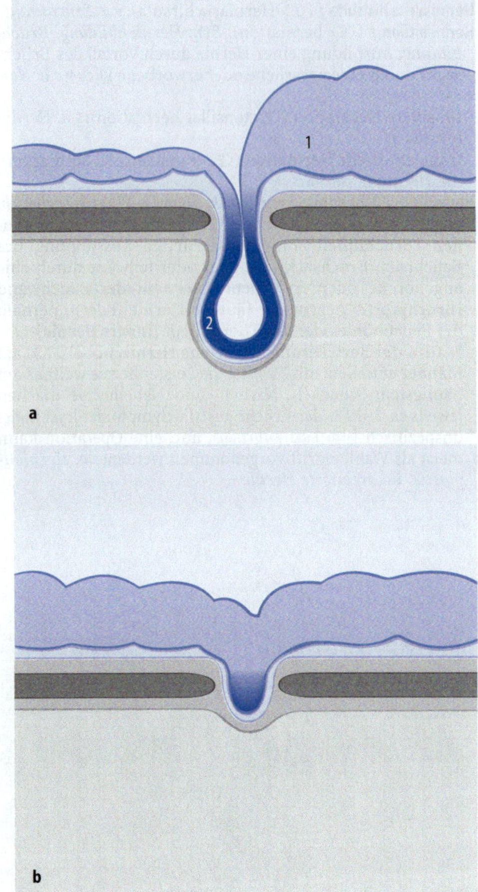

Abb. H75. Inkarzerierte Hernie. 1 = Ileus, 2 = Darmwandnekrose

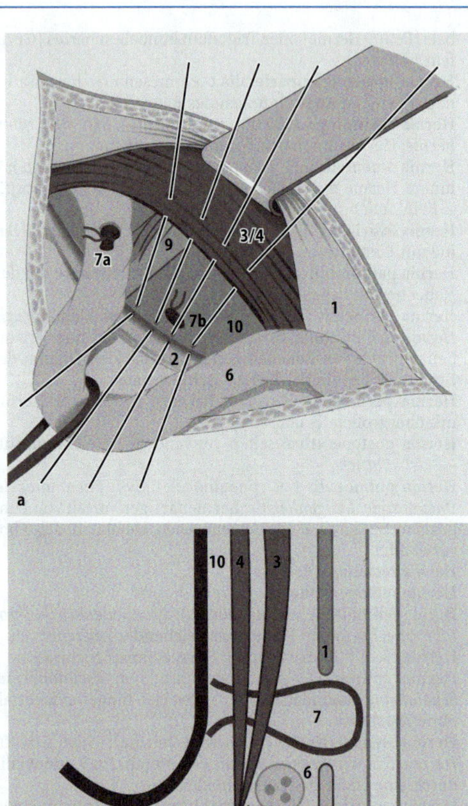

Abb. H76. Hernienplastik nach Basini [siehe Text]

irreponible Hernie (Ⓔ irreducible hernia): Hernie, die manuell nicht durch die Bruchpforte zurückverlagert werden kann; führt zur Einklemmung und langfristig zur inkarzerierten Hernie*

paraösophageale Hernie: *→paraösophageale Hiatushernie*

reponible Hernie (Ⓔ reducible hernia): *Syn*: *reponierbare Hernie*; Hernie, die manuell durch die Bruchpforte zurückverlagert werden kann

reponierbare Hernie: *→reponible Hernie*

retrozäkale Hernie (Ⓔ retrocecal hernia): *Syn*: *Rieux-Hernie*; hinter dem Zäkum liegende innere Hernie

Her|ni|en|bil|dung *f* (Ⓔ herniation): *Syn*: *Herniation, Bruchbildung*; Ausbildung einer Hernie

Her|ni|en|o|pe|ra|ti|on *f*: *→Hernienplastik*

Her|ni|en|plas|tik *f* (Ⓔ hernioplasty): *Syn*: *Bruchoperation, Hernienoperation, Hernioplastik*; operative Beseitigung einer Leisten- oder Schenkelhernie* mit Versorgung des Bruchsacks und Verschluss der Bruchpforte; die klassischen Verfahren sind **1. Hernienplastik nach Bassini**: der Verschluss des Bruchs bei Leistenbrüchen erfolgt durch Anheftung von Musculus* obliquus internus abdominis, Musculus* transversus abdominis und der Fascia* transversalis an das Leistenband [Ligamentum* inguinale] **2. Hernienplastik nach Shouldice** verschließt die Bruchpforte bei Leistenbrüchen durch eine Verdopplung der Fascia* transversalis und ihre Naht an das Leistenband [Ligamentum* inguinale] **3. Hernienplastik nach McVay-Lotheissen:** zum Bruchpfortenverschluss bei Schenkelhernien werden Musculus* obliquus internus abdominis, Musculus* transversus abdominis und Fascia* transversalis an das Pecten* ossis pubis fixiert **4. Hernienplastik nach Stoppa**: Methode zur Versorgung von großen, doppelseitigen Leistenhernien und Rezidivhernien; über einen präperitonealen Zugang wird ein großes, nicht-resorbierbares Kunststoffnetz zwischen Bauchfell und Bauchwand eingebracht

in den letzten Jahren wurde eine Reihe von laparoskopischen Techniken eingeführt; die wichtigsten sind **Direktnaht der Bruchlücke, IPOM-Technik** [intraperitoneal onlay mesh technique], bei der ein Kunststoffnetz intraperitoneal aufgelegt wird, **TAPP-Technik** [transabdominal preperitoneal mesh technique], mit transabdominaler Platzierung eines Kunststoffnetzes zwischen Bauchfell und Bauchwand, und die **TEP-Technik** [total extraperitoneal mesh technique], bei der ähnlich wie bei Stoppa ein Kunststoffnetz zwischen Bauchfell und Bauchwand eingebracht wird; bisher liegen noch keine Langzeiterfahrungen zu diesen Techniken vor, es sieht aber so aus, als könnte sich die TEP-Technik zur Methode der Wahl unter den laparoskopischen Hernienoperationen entwickeln [*Abb. H76, H77, H78, H79*]

Hernio-, hernio- *präf.*: Wortelement mit der Bedeutung „Bruch/Hernie"

Her|ni|o|la|pa|ro|to|mie *f* (Ⓔ herniolaparotomy): Bruchoperation [Hernienplastik*] mit Eröffnung des Bauchraums

Her|ni|o|plas|tik *f*: *→Hernienplastik*

Her|ni|o|to|mie *f* (Ⓔ herniotomy): kaum noch verwendete Be-

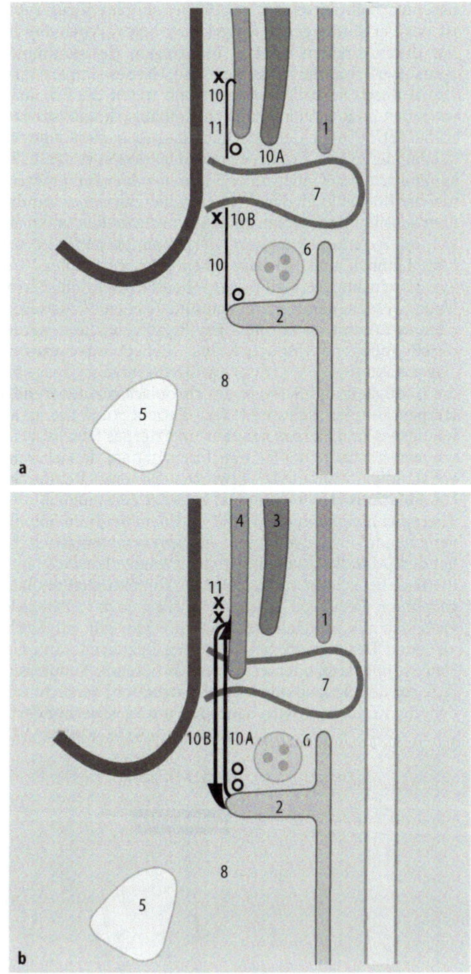

Abb. H77. Hernienplastik nach Shouldice [siehe Text]

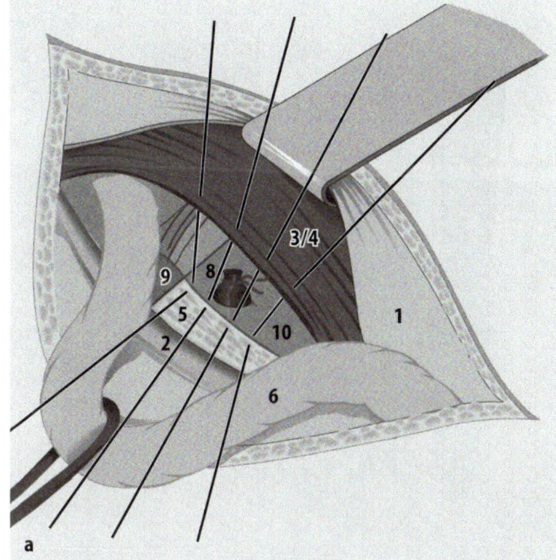

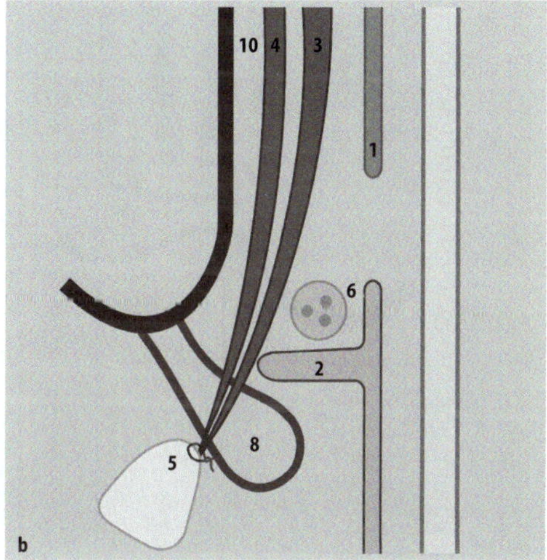

Abb. H78. Hernienplastik nach McVay [siehe Text]

zeichnung für Hernienoperation; heute durch Hernienplastik* ersetzt

He|ro|in *nt* (Ⓔ heroin): ***Syn***: *Diacetylmorphin, Diamorphin*; halbsynthetisches Morphinderivat mit starker analgetischer Wirkung und großem Abhängigkeitspotential; wird in einigen Ländern [z.B. Großbritannien] erfolgreich in der Schmerztherapie eingesetzt, spielt aber eine wesentlich größere Rolle als Rauschgift*

Herp|an|gi|na *f* (Ⓔ herpangina): ***Syn***: *Zahorsky-Syndrom, Angina herpetica*; durch Coxsackievirus* A verursachte fieberhafte Entzündung des Rachens mit Bläschenbildung, hohem Fieber und Lymphknotenschwellung

Her|pes *m* (Ⓔ herpes): Hautausschlag mit Bläschenbildung; heute meist gleichgesetzt mit Herpes* simplex

Herpes corneae: →*Herpeskeratitis*

Herpes corneae simplex: →*Herpeskeratitis*

Herpes febrilis: →*Herpes labialis*

Herpes genitalis (Ⓔ genital herpes): rezidivierende Haut-Schleimhautinfektion des Genitaltraktes durch Herpes-simplex-Virus* Typ II [90 %] oder Typ I [10 %]; wird primär durch Geschlechtsverkehr [**Herpes sexualis**] übertragen; bei Erstinfektion während der Schwangerschaft kommt es in bis zu 50 % der Fälle zum Abort, während Rezidive keinen Einfluss auf die Schwangerschaft haben; *s.a. Herpes gestationis*

Herpes gestationis (Ⓔ herpes gestationis): ***Syn***: *Pemphigus gravidarum*; seltene [1:50.000 Schwangerschaften], in der zweiten Schwangerschaftshälfte auftretende Autoimmunkrankheit mit Blasenbildung, die zu Früh- oder Totgeburt führen kann; beginnt meist mit starkem Juckreiz und erythematösen, urtikariellen oder multiformen Läsionen am und um den Nabel und in den Striae* distensae; nach Tagen bis Wochen kann es zu Generalisation der Läsionen kommen, die aber nur selten das Gesicht und nie die Schleimhäute betreffen; **Therapie**: lokale Corticosteroide, bei massivem Befall Corticoidstöße; nach der Schwangerschaft kommt es in 20 % zu Rezidiven unter oralen Kontrazeptiva [*Abb. H80*]

Herpes labialis (Ⓔ cold sore): ***Syn***: *Herpes febrilis, Fieberbläschen*; Herpes* simplex der Lippen

Herpes menstrualis (Ⓔ herpes menstrualis): rezidivierender Herpes* simplex während der Monatsblutung

Herpes sexualis (Ⓔ herpes sexualis): durch Geschlechtsverkehr übertragene Primär- oder Reinfektion mit Herpes-simplex-Virus* Typ II; manifestiert sich v.a. als Entzündung von Vulva und Vagina [**Vulvovaginitis herpetica**] bei der Frau, Entzündung von Eichel und Vorhaut [**Balanoposthitis herpetica**] beim Mann, **Proctitis herpetica** bei Analverkehr und Herpes labialis bei Oralverkehr

Herpes simplex (Ⓔ oral herpes): durch das Herpes-simplex-Virus* Typ I oder II ausgelöste Infektionskrankheit, die lokalisiert [Lippen, Genitalbereich] oder generali-

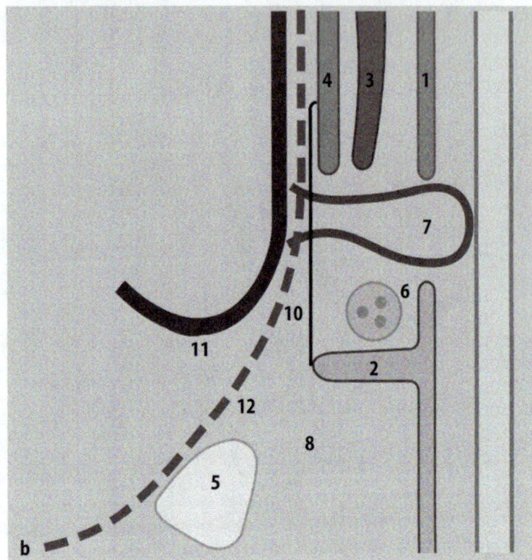

Abb. H79. Hernienplastik nach Stoppa [siehe Text]

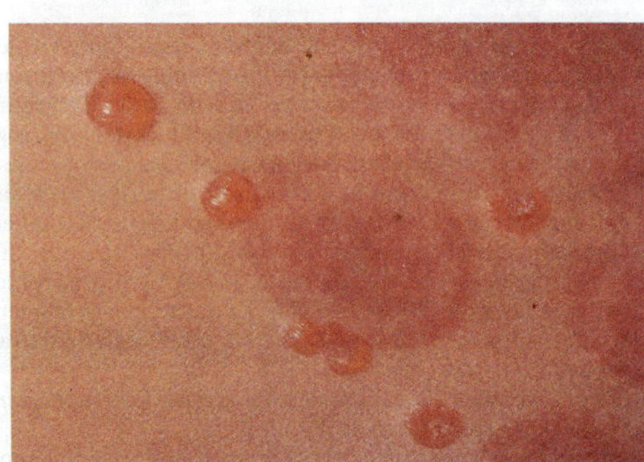

Abb. H80. Herpes gestationis

siert auftreten kann; lokale Herpes simplex-Fälle neigen zu Rezidiven, die durch körperliche [Menstruation, fiebrige Infekte] oder psychische Belastungen ausgelöst werden; bei Patienten mit geschwächter Abwehrlage [HIV-Infektion, Leukämie, Immunsuppression] kann es zu schwersten Verläufen und Sepsis kommen

Herpes-simplex-Virus Typ I verursacht vornehmlich Infektionen oberhalb der Gürtellinie [90 %] und selten Infektionen unterhalb derselben; bei Herpes-simplex-Virus Typ II ist das Verhältnis genau umgekehrt; beide Typen werden nur durch direkten Kontakt übertragen, Herpes-simplex-Virus Typ I v.a. durch Küssen und Herpes-simplex-Virus Typ II durch Sexualkontakt; deshalb treten die Primärinfektionen i.d.R. an der Mundschleimhaut [Gingiovstomatitis herpetica] oder Genitalschleimhaut [*s.u. Herpes genitalis*] auf; der größte Teil der Primärinfektionen verläuft aber subklinisch, v.a. Kinder unter 5 Jahren erkranken praktisch nie; der Körper kann das Virus eliminieren oder es wandert über sensible Hautnerven zu den Dorsalganglien und nistet sich im Trigeminusganglion [Herpes-simplex-Virus Typ I] oder Lumbal- und Sakralganglien [Herpes-simplex-Virus Typ II] ein und verbleibt dort lebenslänglich; die Betroffenen werden damit zu asymptomatischen Virusträgern oder es kommt zu chronischen Rezidiven; diese werden durch endogene [Monatszyklus, Fieber] oder exogene Triggerfaktoren [UV-Licht, Geschlechtsverkehr] ausgelöst; die Häufigkeit und Schwere des **chronisch-rezidivierenden Herpes simplex** schwankt von Patient zu Patient; am häufigsten sind Herpes genitalis und Herpes labialis; beide nehmen im Laufe der Zeit an Intensität ab; da sich keine vollständige Immunität entwickelt, ist eine Reinfektion [**Inokulations-Herpes-simplex**] zu jeder Zeit möglich

Therapie: hängt von der Klinik und dem Stadium ab; mild verlaufende Primärinfektion werden symptomatisch behandelt [Mundspülungen, Sitzbäder, Analgetika, Lokalanästhetika]; bei schwer verlaufenden Erstinfektionen und ausgedehnten Rezidiven Aciclovir*, Valaciclovir*, Famciclovir* systemisch; lokale Rezidive sprechen gut auf Aciclovir* und Derivate an; bei gehäuften Rezidiven kann eine Dauerprophylaxe oder eine intermittierende Suppression [z.B. vor dem Urlaub oder der Menstruation] versucht werden; die Rezidivrate wird damit z.T. um 75 % vermindert

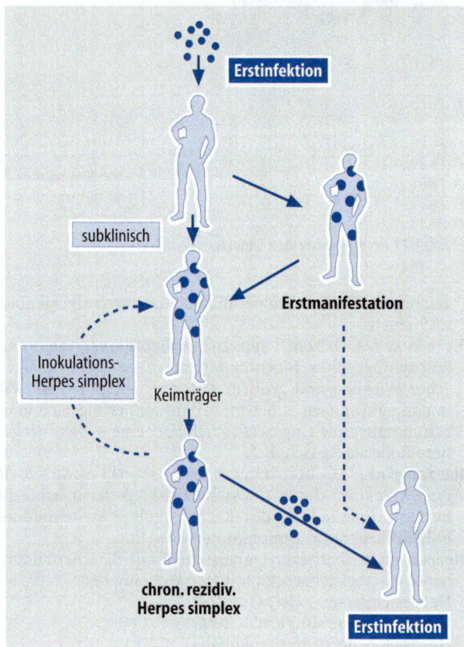

Abb. H81. Infektionskette bei Herpes simplex

chronisch-rezidivierender Herpes simplex (Ⓔ chronic recurring herpes simplex): *s.u. Herpes simplex*

Herpes zoster: *→Zoster*

Herpes zoster ophthalmicus: *→Zoster ophthalmicus*

Herpes zoster oticus (Ⓔ herpes zoster oticus): *→Zoster oticus*; ***Syn***: *Ramsay Hunt-Syndrom, Neuralgia geniculata,*

Zoster oticus, Genikulatumneuralgie; schmerzhafte Gürtelrose* mit besonderer Beteiligung der Ohrmuschel, des äußeren Gehörgangs und des Innenohrs; kann zu Schwerhörigkeit oder Ertaubung führen; **Klinik**: der Schmerz ist initial auf das Ohr, das seitliche Gesicht und den Nacken lokalisiert; schmerzhafte Bläschen sitzen auf der Ohrmuschel, im äußeren Gehörgang und auf dem Trommelfell, z.T. aber auch auf der Zunge und am Gaumen; in der 1. oder 2. Krankheitswoche kommt es meist zur Fazialislähmung* mit halbseitiger Geschmackslähmung und Beeinträchtigung der Speichelsekretion; dazu kommen u.U. Schwindel und Nystagmus*, Trigeminusneuralgie*, Schluckbeschwerden und Schluckauf; **Therapie**: antivirale Therapie mit Aciclovir*, Valaciclovir* oder Famciclovir*; Antibiotika zur Verhütung einer bakteriellen Sekundärinfektion; Schmerzmittel

Her|pes|en|ze|pha|li|tis *f, pl* **-ti|den** (Ⓔ herpes encephalitis): *Syn*: *Herpes-simplex-Enzephalitis, HSV-Enzephalitis*; rasch progrediente Virusenzephalitis* mit schlechter Prognose durch das Herpes-simplex-Virus*

Her|pes|gin|gi|vi|tis *f, pl* **-ti|den** (Ⓔ herpetic gingivitis): hauptsächlich die Mundschleimhaut betreffende Form der Gingivostomatitis* herpetica

Her|pes|ke|ra|ti|tis *f, pl* **-ti|ti|den** (Ⓔ herpetic keratitis): *Syn*: *Herpes corneae (simplex)*; meist einseitige, herpetische Infektion der Hornhaut, die als oberflächliche Form [Keratitis* dendritica] oder als tiefe Form [Keratitis* interstitialis herpetica; Keratitis* disciformis] verläuft; **Therapie**: bei oberflächlicher Herpeskeratitis Aciclovir-Augensalbe oder Trifluorthymidin-Augentropfen; bei tiefer Herpeskeratitis Aciclovir systemisch

Her|pes|ke|ra|to|kon|junk|ti|vi|tis *f, pl* **-ti|den** (Ⓔ herpetic keratoconjunctivitis): *Syn*: *herpetische Keratokonjunktivitis, Keratoconjunctivitis herpetica*; Herpeskeratitis*, die auch die Bindehaut [Conjunctiva*] einschließt

Her|pes|me|nin|go|en|ze|pha|li|tis *f, pl* **-ti|den** (Ⓔ herpetic meningoencephalitis): *Syn*: *Herpesmeningoenzephalitis, Meningoencephalitis herpetica*; schwere, rasch progredient verlaufende hämorrhagische Meningoenzephalitis* mit schlechter Prognose

Her|pes|re|ti|ni|tis *f* (Ⓔ herpes retinitis): *s.u. HIV-Retinopathie*

Herpes-simplex-Enzephalitis *f*: *→Herpesenzephalitis*

Herpes-simplex-Keratitis *f* (Ⓔ dendriform keratitis): *Syn*: *Furchenkeratitis, Gitterkeratitis*; häufig rezidivierende, oberflächliche Form der Herpeskeratitis*, die klinisch durch

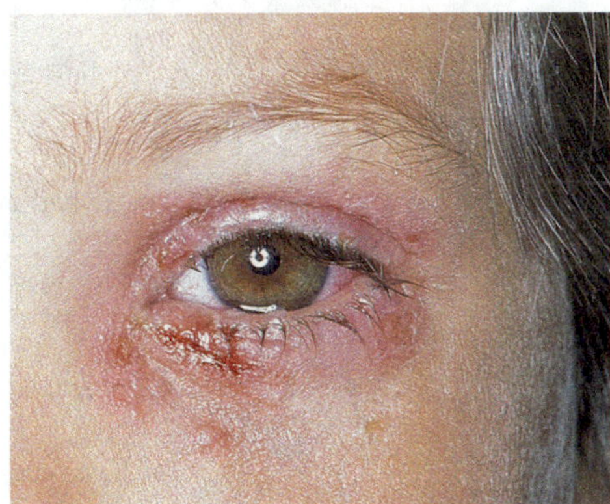

Abb. H82. Herpes-simplex-Keratitis

graue Epithelflecken [**Keratitis superficialis punctata**] oder geweihartige verzweigte Effloreszenzen [**Keratitis dendritica**] imponiert; häufigste Ursache für Hornhautvernarbung mit Sehstörungen

Herpes-simplex-Trabekulitis *f* (Ⓔ herpes simplex iridocyclitis): *s.u. Essay Glaukom S. 797*

Herpes-simplex-Virus *nt* (Ⓔ herpes simplex virus): *Syn*: *Herpesvirus hominis*; in zwei Typen [Herpes-simplex-Virus* Typ I und II] vorkommendes DNA-Virus mit weltweiter Verbreitung; beide Typen sind Erreger von Herpes* simplex

Herpes-simplex-Virus Typ I (Ⓔ herpes simplex virus type I): *Syn*: *HSV-Typ I, orales Herpes-simplex-Virus, labiales Herpes-simplex-Virus*; durch direkten Kontakt [v.a. Küssen] übertragener Erreger von Herpes* simplex und Herpes* labialis

Herpes-simplex-Virus Typ II (Ⓔ herpes simplex virus type II): *Syn*: *HSV-Typ II, genitales Herpes-simplex-Virus, venerisches Herpes-simplex-Virus*; i.d.R. durch Geschlechtsverkehr übertragener Erreger von Herpes* simplex, Herpes* sexualis und Herpes* genitalis; *s.a. Essay Gentransfer und Gentherapie S. 761*

venerisches Herpes-simplex-Virus: *→Herpes-simplex-Virus Typ II*

labiales Herpes-simplex-Virus: *→Herpes-simplex-Virus Typ I*

orales Herpes-simplex-Virus: *→Herpes-simplex-Virus Typ I*

Herpes-simplex-Virus-Thymidinkinase-Gen *nt* (Ⓔ herpes simplex virus thymidine kinase gene): *s.u. Essay Gentransfer und Gentherapie S. 761*

Her|pes|vi|ren *pl* (Ⓔ Herpesviridae): *Syn*: *Herpesviridae*; weltweit verbreitete DNA-Viren*, die eine Vielzahl von Erkrankungen [u.a. Enzephalitis, Meningitis, Pneumonie, Hepatitis, Herpes] verursachen können; alle Herpesviren besitzen die Fähigkeit zur Reaktivierung aus einer Latenz, d.h., sie persistieren trotz Anwesenheit neutralisierender Antikörper oft lebenslang im Organismus und können wiederholt Rezidive hervorrufen; man unterscheidet **α-Herpesviren** [Herpes-simplex-Virus*, Varicella-Zoster-Virus*], **β-Herpesviren** [Zytomegalievirus*, Humanes Herpesvirus* 6 und 7] und **γ-Herpesviren** [Epstein*-Barr-Virus, Humanes Herpesvirus* 8], die alle humanpathogen sind

humanes Herpesvirus Typ 4 (Ⓔ human herpesvirus 4): *Syn*: *EB-Virus, Epstein-Barr-Virus*; zu den Herpesviridae* gehörendes DNA-Virus; Erreger der Mononucleosis* infectiosa und lymphoproliferativer Erkrankungen; Kofaktor bei der Entstehung des Burkitt*-Lymphoms und des Nasopharynxkarzinoms

humanes Herpesvirus Typ 8 (Ⓔ human herpesvirus 8): *Syn*: *Kaposi-Sarkom-assoziiertes Herpesvirus*; *s.u. Essay AIDS S. 31*

Kaposi-Sarkom-assoziiertes Herpesvirus (Ⓔ Kaposi sarcoma-associated herpesvirus): *Syn*: *humanes Herpesvirus 8*; *s.u. Essay AIDS S. 31*

Her|pes|vi|ri|dae *pl*: *→Herpesviren*

Her|pes|vi|rus ho|mi|nis *nt*: *→Herpes-simplex-Virus*

Her|pes|vi|rus su|is *nt* (Ⓔ Herpesvirus suis): *Syn*: *Pseudowutvirus*; Erreger der Pseudowut*

Her|pes|vi|rus va|ri|cel|lae *nt*: *→Varicella-Zoster-Virus*

Herpes-zoster-Virus *nt*: *→Varicella-Zoster-Virus*

her|pe|ti|form *adj* (Ⓔ herpetiform): herpesähnlich, herpesartig

her|pe|tisch *adj* (Ⓔ herpetic): Herpes betreffend, mit Herpes einhergehend; Herpesviren betreffend, durch sie verursacht

her|pe|to|phob *adj* (Ⓔ herpetophobic): Herpetophobie betreffend, durch sie gekennzeichnet

Her|pe|to|pho|bie *f* (Ⓔ herpetophobia): krankhafte Angst vor Reptilien oder Amphibien

Herpin: **Herpin-Janz-Syndrom** *nt* (Ⓔ impulsive petit mal): *Syn*: *juvenile myoklonische Epilepsie, Impulsiv-petit-mal*; v.a. bei Jugendlichen vorkommende Petit-mal-Form mit plötzlich einschießenden Muskelzuckungen; *s.a. Essay Epilepsie S. 617*

Herrick: **Herrick-Syndrom** *nt*: *→Sichelzellenanämie*

Herring: Percy Theodore Herring; 1872–1967; englischer Physiologe

Herring-Körper *pl* (Ⓔ Herring's bodies): spindelförmige Auftreibung der Fasern des Tractus* hypothalamohypophysialis, die wahrscheinlich durch die transportierten Neurohormone verursacht wird

Hers: Henry-Géry Hers; belgischer Biochemiker (Brüssel) im 20. Jahrhundert

Hers-Erkrankung *f* (Ⓔ Hers' syndrome): *Syn*: *Hers-Syndrom, Hers-Glykogenose, Leberphosphorylaseinsuffizienz, Glykogenose Typ VI, Hepatophosphorylasemangel*; relativ gutartiger, autosomal-rezessiver Mangel an Leberphosphorylase, der zur Anreicherung von normalem Glykogen in der Leber führt; dadurch kommt es zu Hepatomegalie* und Hypoglykämie*

Herter: Christian Archibald Herter; 1865–1810; amerikanischer Arzt

Herter-Heubner-Syndrom *nt*: →*Zöliakie*

Hertoghe: Eugène Hertoghe; 1860–1928; belgischer Arzt (Antwerpen)

Hertoghe-Zeichen *nt* (Ⓔ Hertoghe's sign): Ausfall oder Rarefizierung der lateralen Augenbrauen bei z.B. endogenem Ekzem* oder Hypothyreose*

Hertwig: Richard von Hertwig; 1850–1937; deutscher Zoologe (München)

Hertwig-Magendie-Syndrom *nt* (Ⓔ Hertwig-Magendie phenomenon): *Syn*: *Magendie-Schielstellung*; erworbenes Schielen durch Schädigung der Bahnen zwischen Zwischenhirn und Medulla* oblongata bei Hirnstammläsionen; der Augapfel der betroffenen Seite weicht nach innen und unten ab; oft findet sich auch ein rotatorischer Nystagmus*

Hertz *nt* (Ⓔ hertz): Einheit der Frequenz; gemessen werden Schwingungen pro Sekunde [1 Hz = 1/s]

Herxheimer: Karl Herxheimer; 1861–1944; deutscher Hautarzt (Frankfurt a. M.)

Herxheimer-Jarisch-Reaktion *f*: →*Jarisch-Herxheimer-Reaktion*

Herxheimer-Krankheit *f*: →*Acrodermatitis chronica atrophicans*

Herz *nt* (Ⓔ heart): *Syn*: *Cor*; das Herz ist das Zentralorgan des Kreislaufs; wie eine Saug-Druckpumpe saugt es Blut während der Diastole* an und pumpt es während der Systole* wieder in den Kreislauf; funktionell und anatomisch kann man eine rechte und eine linke Hälfte unterscheiden, die jeweils wieder in einen Vorhof [Atrium] und eine Kammer [Ventriculus] unterteilt sind; das **rechte Herz** nimmt das aus der Körperperipherie und dem Schädel kommende sauerstoffarme [venöse] Blut im **rechten Vorhof** [Atrium* cordis dextrum] auf und pumpt es über den **rechten Ventrikel** [Ventriculus* dexter] in den Lungenkreislauf*; das sauerstoffreiche [arterielle] Blut strömt aus der Lunge in den **linken Vorhof** [Atrium* cordis sinistrum] und wird anschließend vom **linken Ventrikel** [Ventriculus sinister] in den Körperkreislauf* gepumpt; das Erregungsleitungssystem* des Herzens initiiert und koordiniert Erregungsbildung und -ausbreitung in der Muskulatur der verschiedenen Abschnitte

äußerlich unterscheidet man drei Flächen [Facies* sternocostalis, diaphragmatica und pulmonalis cordis], einen rechten Rand [Margo* dexter cordis], der aber nur am Leichenherz deutlich sichtbar ist, die obere **Herzbasis** [Basis cordis] mit Abgang und Mündung der großen Gefäße und die von der linken Herzkammer gebildete runde **Herzspitze** [Apex cordis]; der **Sulcus interventricularis anterior** ist eine Furche auf der Vorderseite des Herzens, die die Grenze von rechtem und linkem Ventrikel markiert; in ihr zieht der Ramus* interventricularis anterior der Arteria* coronaria sinistra zur Herzspitze; ihr entspricht der **Sulcus interventricularis posterior** der Rückseite des Herzens; in ihr zieht der Ramus* interventricularis posterior der Arteria* coronaria dextra zur Herzspitze; die **Herzkranzfurche** [Sulcus coronarius] verläuft an der Vorhof-Kammer-Grenze; in ihr liegen die Herzkranzgefäße [Arteria* coronaria dextra und sinistra]; beide Vorhöfe besitzen Blindsäcke, die als **linkes/rechtes Herzohr** [Auricula sinistra/dextra] bezeichnet werden

die beiden Ventrikel werden durch das **Kammerseptum** [Septum interventriculare] getrennt; sein unterer Teil ist muskulös [**Pars muscularis**], der obere membranös [**Pars membranacea**]; das **Vorhofseptum** [Septum interatriale] ist rein membranös; die **Herzwand** besteht aus einem bindegewebigen **Herzskelett**, das Faserringe um die Herzostien bildet [Anulus fibrosus dexter/sinister cordis], Endokard, Myokard und Epikard; das **Endokard** bildet die innerste Herzwandschicht; es besteht aus einschichtigem Endothel*, das die Kammern, Vorhöfe, Herzklappen, Papillarmuskeln, Sehnenfäden und Herztrabekel überzieht; die Endäste des Erregungsleitungssystems* [Rami subendocardiales] verlaufen im subendokardialen Bindegewebe; eine Basalmembran aus lockerem Bindegewebe stellt die Verbindung zur Herzwandmuskulatur [**Myokard**] her; sie ist die Arbeitsmuskulatur, von der die Papillarmuskeln [Musculi* papillares]

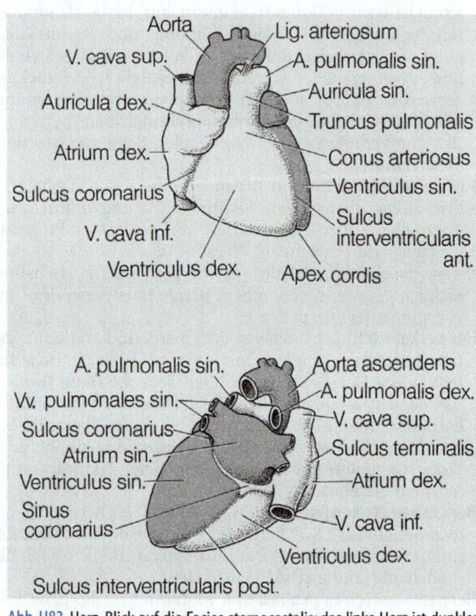

Abb. H83. Herz. Blick auf die Facies sternocostalis; das linke Herz ist dunkler als das rechte Herz

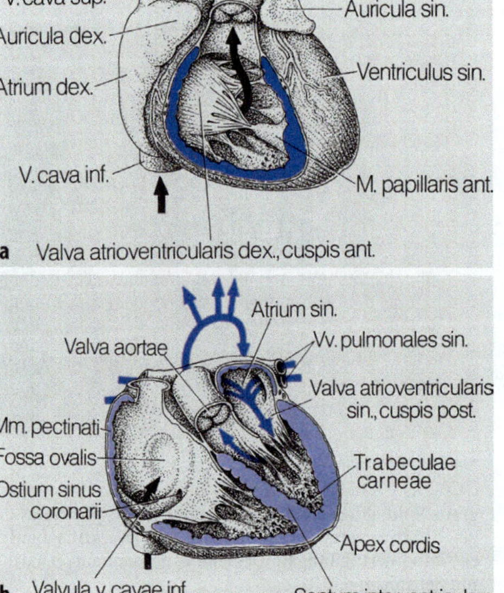

Abb. H84. Binnenräume des Herzens und Richtung des Blutstroms. **a** Blick in die rechte Kammer, **b** Blick in rechte Kammer und Vorhof sowie linke Kammer und Vorhof

und die Trabeculae* carneae cordis ausgehen; in den Vorhöfen ist das Myokard eher glatt, in den Kammern bildet es makroskopisch sichtbare Bündel, die den linken Ventrikel in drei Schichten [**äußere Schrägschicht, mittlere Ringschicht, innere Längsschicht**] umgeben; die äußerste Herzwandschicht heißt **Epikard**; innerhalb des Herzbeutels* bildet das Epikard die innere Schicht des Perikards*, die das Myokard bedeckt; im subepikardialen Fettgewebe verlaufen die Herzgefäße

Kammern und Vorhöfe werden durch Klappensysteme getrennt, die während der Systole* den Rückstrom von Blut in den Vorhof verhindern und während der Diastole* Blut aus dem Vorhof in die Kammer einlassen; die rechte Klappe hat drei Segel [Cuspis] und wird deshalb als **Trikuspidalklappe** [Valva tricuspidalis] bezeichnet; die linke besitzt nur zwei Segel und wird aufgrund ihrer Form **Mitralklappe** [Valva mitralis] genannt; die **Pulmonalklappe** [Valva trunci pulmonalis] verschließt den Ausgang des rechten Ventrikels im Truncus* pulmonalis; die **Aortenklappe** [Valva aortae] sitzt in der Aortenöffnung [Ostium aortae] der linken Herzkammer

Herz|a|myl|o|i|do|se *f* (Ⓔ myocardial amyloidosis): ***Syn***: *Herzmuskelamyloidose, Myokardamyloidose*; zu Kardiomyopathie* und chronischer Herzinsuffizienz* führende, idiopathische oder hereditäre Amyloidose*

Herz|an|eu|rys|ma *nt* (Ⓔ cardiac aneurysm): ***Syn***: *Herzwandaneurysma, Kammerwandaneurysma*; Aneurysma* der Herzwand, z.B. nach Infarkt

Herz|angst *f* (Ⓔ cardiophobia): ***Syn***: *Herzphobie, Kardiophobie*; krankhafte Angst vor einem Herzanfall durch eine bestehende oder angenommene Herzerkrankung

Herz|angst|syn|drom *nt* (Ⓔ cardiophobia syndrome): klinischer Symptomenkomplex [Schwindelgefühl, starkes Herzklopfen, Übelkeit, Beklemmungsgefühl, Todesangst] als Ausdruck einer Herzangst*

Herz|asth|ma *nt* (Ⓔ cardiac asthma): ***Syn***: *Asthma cardiale*; meist in der Nacht auftretende Atemnot durch eine Lungenstauung bei Linksherzinsuffizienz*; kann im Extremfall zu einem kardialbedingten akuten Lungenödem* führen; die Unterscheidung von einem Asthma* bronchiale ist oft schwierig, da beide Erkrankungen zu ähnlicher Symptomatik [extreme Dyspnoe, Bronchospasmus, Pulsus paradoxus, aufrechter Sitz mit Abstützung der Arme, diffuse Rasselgeräusche usw.] führen

Herz|aus|kul|ta|ti|on *f* (Ⓔ cardiac auscultation): Auskultation der Herztöne* und Herzgeräusche*; es gibt 4 Standardauskultationsstellen: **Aortenklappe** 2. Interkostalraum rechts, parasternal **Pulmonalklappe** 2. Interkostalraum links, parasternal **Mitralklappe** Herzspitze **Trikuspidalklappe** Ansatz der 5. Rippe rechts, parasternal

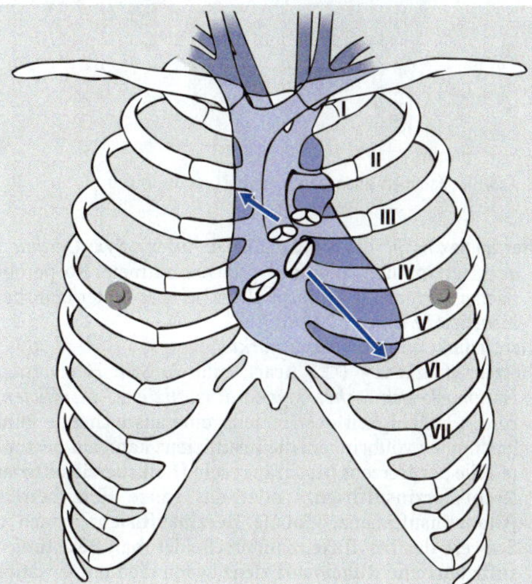

Abb. H85. Auskultationspunkte der Herzklappen

Herz|au|to|ma|tis|mus *m* (Ⓔ normal cardiac rhythm): Automatie von Herzerregung und -rhythmus

Herz|ba|sis *f* (Ⓔ base of heart): ***Syn***: *Basis cordis*; das obere, breite Herzende mit Abgang und Mündung der großen Gefäße

Herz|beu|tel *m* (Ⓔ pericardial sac): ***Syn***: *Perikard, Pericardium*; der Herzbeutel besteht aus dem äußeren **fibrösen Perikard** [Pericardium fibrosum] und dem inneren **serösen Perikard** [Pericardium serosum]; das **Pericardium fibrosum** enthält sowohl derbe Kollagenfaserzüge, die scherengitterförmig angeordnet sind als auch elastische Fasernetze, die eine Ausdehnung um 30 % erlauben; das fibröse Perikard ist mit den anliegenden Teilen der Pleura* verbunden und sendet die Ligamenta* sternopericardiaca zum Brustbein und die **Membrana bronchopericardiaca** zur Tracheabifurkation

das **seröse Perikard** besteht aus zwei Blättern, **Lamina visceralis** und **Lamina parietalis**; die **Lamina visceralis** liegt dem Myokard* direkt auf [deshalb auch **Epikard**], d.h., sie bildet die äußerste Schicht der Herzwand; die **Lamina parietales** liegt dem Pericardium fibrosum fest auf; zwischen ihr und der Lamina visceralis befindet sich die mit seröser Flüssigkeit [**Liquor pericardii**] gefüllte **Herzbeutelhöhle** [Cavitas pericardiaca]

Herz|beu|tel|ent|fer|nung *f*: *→Herzbeutelresektion*

Herz|beu|tel|ent|zün|dung *f*: *→Perikarditis*

Herz|beu|tel|er|öff|nung *f*: *→Perikardiotomie*

Herz|beu|tel|fens|te|rung *f* (Ⓔ pericardiostomy): ***Syn***: *Perikardfensterung, Perikardiostomie*; operative Fensterung des Perikards, z.B. zur Ergussableitung

Herz|beu|tel|höh|le *f* (Ⓔ pericardial cavity): ***Syn***: *Perikardhöhle, Cavitas pericardiaca/pericardialis*; mit seröser Flüssigkeit [**Liquor pericardii**] gefüllter Spaltraum zwischen Epikard* und Perikard*

Herz|beu|tel|kar|zi|no|se *f* (Ⓔ pericardial carcinomatosis): ***Syn***: *Perikardkarzinose*; zu (hämorrhagischem) Erguss und evtl. Herzbeuteltamponade führende Karzinose* des Herzbeutels

Herz|beu|tel|punk|ti|on *f* (Ⓔ pericardiocentesis): ***Syn***: *Perikardpunktion, Pericardiocentese, Perikardzentese, Perikardiozentese*; Punktion des Herzbeutels zur Druckentlastung bei Perikarderguss* oder Perikardtamponade*

Herz|beu|tel|re|sek|ti|on *f* (Ⓔ pericardiectomy): ***Syn***: *Herzbeutelentfernung, Perikardektomie, Perikardresektion*; teilweise oder vollständige Abtragung des Perikards, z.B. bei konstriktiver Perikarditis*

Herz|beu|tel|tam|po|na|de *f*: *→Perikardtamponade*

Herz|beu|tel|was|ser|sucht *f*: *→Hydroperikard*

Herz|block *m* (Ⓔ heart block): ***Syn***: *kardialer Block, Block*; Störung oder Unterbrechung der normalen Erregungsleitung des Herzens; nach der Lokalisation kann man zwischen **atrioventrikulärem Block** [Blockierung der Überleitung vom Vorhof auf die Kammer; *s.a. AV-Block*], **intraatrialem Block** und **intraventrikulärem Block** unterscheiden; die Blockierung der Erregungsüberleitung kann vorübergehend auftreten [z.B. bei Vagotonie] oder permanent vorhanden sein; wichtig ist die Unterscheidung von partiellem Block, der zu einer Verlängerung der Überleitungszeit und evtl. zum Ausfall einzelner Systolen führt, und vollständigem Block; *s.a. Block*

Herz|bräu|ne *f*: *→Angina pectoris*

Herz|bu|ckel *m* (Ⓔ heart hump): Vorwölbung der Brustwand bei Hypertrophie* des Herzens

Herz|de|kom|pen|sa|ti|on *f*: dekompensierte Herzinsuffizienz*

Herz|di|la|ta|ti|on *f* (Ⓔ cardiectasis): Erweiterung der Herzinnenräume oder des gesamten Herzens; kommt sowohl als physiologische Anpassung an eine erhöhte Dauerleistung vor [Sportlerherz] als auch pathologisch bei chronischer Volumen- oder Drucküberbelastung [z.B. Aorteninsuffizienz] sowie bei Kardiomyopathie*; *s.a. Linksherzdilatation, Rechtsherzdilatation*

Herz|druck|mas|sa|ge *f*: *→extrathorakale Herzmassage*

Herz|ent|zün|dung *f*: *→Carditis*

H

Herz|er|kran|kung, ko|ro|na|re *f.*: →*Herzkrankheit, koronare*

Herz|feh|ler *m* (Ⓔ heart defect): *Syn*: *Vitium cordis, Herzvitium*; Oberbegriff für angeborene oder erworbene Fehlbildungen des Herzens oder der Herzklappen; Herzfehler mit Einengung der Herzklappen oder Ausflussbahn können zu Druckbelastung und Herzhypertrophie* führen; bei Herzklappeninsuffizienz oder Defekten mit Links-Rechts- oder Rechts-Links-Shunt kommt es zu Volumenbelastung, die langfristig zu Erweiterung der Binnenräume [Herzdilatation*] führt; es hat sich bewährt Herzfehler in drei Gruppen zu unterteilen: **1. Herz- und Gefäßfehler ohne Shuntverbindung**: dazu gehören u.a. die angeborenen und erworbenen Herzklappenfehler*, Transposition* der großen Gefäße, Aortenisthmusstenose*, Aortenbogenanomalien* **2. Herz- und Gefäßfehler mit Links-Rechts-Shunt**: z.B. persistierender Ductus* arteriosus, Vorhofseptumdefekt*, Ventrikelseptumdefekt*, atrioventrikulärer Septumdefekt* **3. Herz- und Gefäßfehler mit Rechts-Links-Shunt**: z.B. Fallot*-Tetralogie, -Trilogie, -Pentalogie, Pulmonalatresie* mit Ventrikelseptumdefekt, Trikuspidalatresie*

Herz|feh|ler|zel|len *pl* (Ⓔ heart-failure cells): *Syn*: *Siderophagen*; bei herzbedingter Lungenstauung im Sputum auftretende mit Hämosiderin beladene Alveolarmakrophagen*

Herz|fi|bro|se *f.*: →*Herzmuskelsklerose*

Herz|fre|quenz *f* (Ⓔ heart rate): *Syn*: *Herzschlagfrequenz*; Zahl der Herzschläge pro Minute; entspricht normalerweise der Pulsrate

basale Herzfrequenz (Ⓔ baseline fetal heart rate): *s.u. Essay Kardiotokographie S. 1089*

fetale Herzfrequenz (Ⓔ fetal heart rate): *s.u. Essay Kardiotokographie S. 1089*

Herz|ge|räu|sche *pl* (Ⓔ heart murmurs): zwischen den Herztönen* auftretende Geräusche, die durch Strömungsturbulenzen des Blutes verursacht werden; Einfallzeit, Dauer und Charakter [Crescendo, Decrescendo] der Geräusche sowie das Punctum* maximum erlauben eine Zuordnung zu bestimmten Ursachen; **diastolische Herzgeräusche** findet man z.B. bei Mitralklappenstenose* und bei Aorten- und Pulmonalklappeninsuffizienz*, während **systolische Herzgeräusche** auf Mitral- oder Trikuspidalklappeninsuffizienz* bzw. Aorten- oder Pulmonalklappenstenose* hinweisen

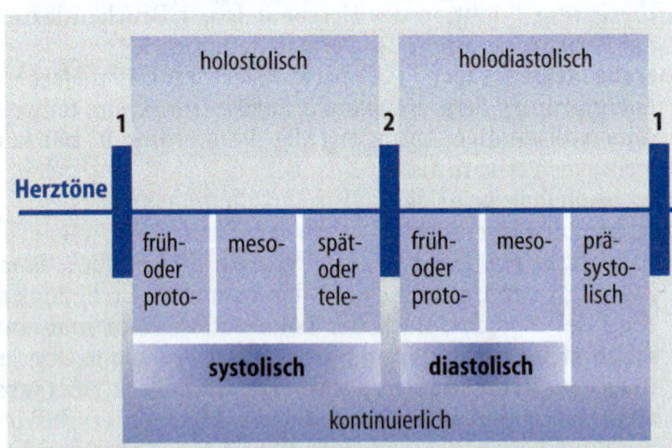

Abb. H86. Herzgeräusche

diastolisches Herzgeräusch (Ⓔ diastolic murmur): *Syn*: *Diastolikum*; während der Diastole* auftretendes Herzgeräusch

frühdiastolisches Herzgeräusch (Ⓔ early diastolic murmur): *Syn*: *protodiastolisches Herzgeräusch, Frühdiastolikum*; Herzgeräusch in der Frühphase der Diastole*

frühsystolisches Herzgeräusch (Ⓔ ealy systolic murmur): *Syn*: *protosystolisches Herzgeräusch, Frühsystolikum*; Herzgeräusch in der Frühphase der Systole*

holosystolisches Herzgeräusch (Ⓔ holosystolic murmur): *Syn*: *pansystolisches Herzgeräusch*; während der gesamten Systole* hörbares Herzgeräusch

mesodiastolisches Herzgeräusch (Ⓔ middiastolic murmur): Herzgeräusch in der Mitte der Diastole*

mesosystolisches Herzgeräusch (Ⓔ midsystolic murmur): Herzgeräusch in der Mitte der Systole*

pansystolisches Herzgeräusch: →*holosystolisches Herzgeräusch*

präsystolisches Herzgeräusch (Ⓔ presystolic murmur): *Syn*: *spät-diastolisches Herzgeräusch, Spätdiastolikum*; vor der Systole* auftretendes Herzgeräusch

protodiastolisches Herzgeräusch: →*frühdiastolisches Herzgeräusch*

protosystolisches Herzgeräusch: →*frühsystolisches Herzgeräusch*

spät-diastolisches Herzgeräusch: →*präsystolisches Herzgeräusch*

systolisches Herzgeräusch (Ⓔ systolic murmur): *Syn*: *Systolikum*; während der Systole* auftretendes Herzgeräusch

Herz|ge|spann *nt* (Ⓔ motherwort): *Syn*: *Leonurus cardiaca, Leonurus quinquelobatus*; Pflanze aus der Familie der Lippenblütler [Lamiaceae]; verwendet werden die getrockneten oberirdischen Pflanzenteile [**Leonuri cardiacae herba**]; sie enthalten Alkaloide*, Flavonoide*, Iridoide*, Di- und Triterpene*, Gerbstoffe* und ätherisches Öl; **Anw.**: traditionell bei Asthma* bronchiale, klimakterischen Beschwerden, nervöser Reizbarkeit, nervösen Herzbeschwerden, Hyperthyreose* und Bluthochdruck [Hypertonie*]

Herz|gly|ko|si|de *pl*: →*Digitalisglykoside*

Herz-Hand-Syndrom *nt*: →*Holt-Oram-Syndrom*

Herz|hy|per|tro|phie *f* (Ⓔ cardiac hypertrophy): *Syn*: *Herzmuskelhypertrophie, Myokardhypertrophie*; Dickenzunahme der Herzmuskulatur bei einer Druckbelastung des Ventrikels bei Stenose der Ausflussbahn oder bei chronischer Klappeninsuffizienz; führt zu **Linksherzhypertrophie** bei Aorten- oder Aortenklappenstenose* und Aorten- oder Mitralinsuffizienz* bzw. zu **Rechtsherzhypertrophie** bei Pulmonalstenose* und Pulmonal- oder Trikuspidalinsuffizienz*

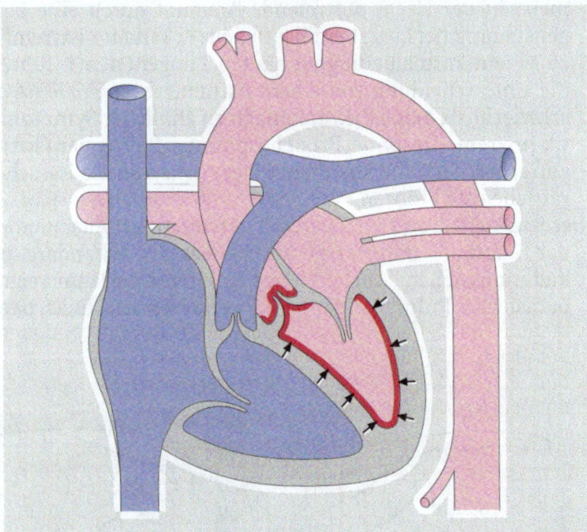

Abb. H87. Kammerwandhypertrophie bei Druckbelastung

Herz|in|dex *m, pl* **-di|ces** (Ⓔ cardiac index): *Syn*: *Cardiac index*; Herzminutenvolumen* pro Quadratmeter Körperoberfläche; normal 3–4 $l/min/m^2$; liegt bei manifester Linksherzinsuffizienz unter 2,2 $l/min/m^2$

Herz|in|farkt *m*: →*Myokardinfarkt*

Herz|in|suf|fi|zi|enz *f* (Ⓔ heart failure): *Syn*: *Herzversagen, Herzmuskelschwäche, Myokardinsuffizienz, Insufficientia cordis*; Unfähigkeit des Herzens, eine ausreichende Pumpleistung zu vollbringen; die Insuffizienz kann auf bestimmte Teile der Herzens beschränkt sein [**Linksherzinsuffizienz, Rechtsherzinsuffizienz**] oder das ganze Herz betreffen [**Globalinsuffizienz, globale Herzinsuffizienz**]; nach der Schwere der Insuffizienz unterscheidet man **Belastungsinsuffizienz** und **Ruheinsuffizienz**; wenn die Kompensationsmechanismen des Körpers erschöpft sind, kommt es zum klinischen Bild der **dekompensierten Herzinsuffizienz**

akute Herzinsuffizienz (Ⓔ acute heart failure): entsteht oft durch ausgedehnte Myokardinfarkte, bei Rhythmusstörungen oder durch akute Dekompensation einer chronischen Herzinsuffizienz; als Ursache einer akuten Verschlechterung einer vorbestehenden Insuffizienz kommen v.a. nicht ausreichende Medikation einer Hypertonie, Absetzen von Antihypertensiva, Lungenembolie*, Entzündungen von Herzmuskel [Myokarditis*] oder Lunge [Pneumonie*], Rhythmusstörungen und Ischämie* vor; **Therapie**: Behandlung der Ursache bzw. des sich entwickelnden kardiogenen Schocks; im Mittelpunkt steht die Senkung der Nachlast und des Blutdrucks durch Nitrate*, Diuretika* und Vasodilatatoren*
chronische Herzinsuffizienz (Ⓔ chronic heart failure): häufigste kardiale Erkrankung überhaupt; die Einteilung der chronischen Herzinsuffizienz nach der **N**ew **Y**ork **H**eart **A**ssociation beruht auf der Einschränkung der körperlichen Leistungsfähigkeit durch die verminderte Leistungsfähigkeit des Herzens; die wichtigsten Ursachen der chronischen Herzinsuffizienz sind Drucküberlastung [Hypertonie, koronare Herzkrankheit, Aortenstenose, Cor pulmonale], Volumenbelastung [Aorten- oder Mitralinsuffizienz, Herzfehler mit Shuntbildung], Füllungsbehinderung [Mitralstenose, konstriktive Perikarditis, restriktive Kardiomyopathie], Abnahme der Herzmuskelmasse [Zustand nach Infarkt, koronare Herzkrankheit] und primäre und sekundäre Erkrankungen des Myokards [Kardiomyopathie, Myokarditis, toxische Schädigung]
Klinik: neben der körperlichen Leistungsminderung finden sich **Symptome des Rückwärtsversagens** [Orthopnoe, Belastungsdyspnoe, Asthma cardiale, Lungenödem, venöse Einflussstauung, Leververgrößerung, generalisierte Ödeme] und **Symptome des Vorwärtsversagens** [Hypotonie, Schwindel, zerebrale Herdsymptome, intermittierende Abdominalbeschwerden, konzentrierter Harn]; **Diagnose**: *siehe Tab. H89*; **Therapie**: die medikamentöse Behandlung besteht aus einer Kombination von Diuretika*, ACE-Hemmern* und Digitalis*; dazu kommt eine gezielte Behandlung des Grundleidens sowie allgemeine Maßnahmen [körperliche Schonung, Gewichtsreduktion, Flüssigkeitsrestriktion, Kochsalz-arme Diät, Vermeidung von Alkohol]; Ziel ist eine Verbesserung von Hämodynamik, Belastungsfähigkeit, Lebensqualität und Prognose; bei therapieresistenter Herzinsuffizienz kann bei bestimmten Patienten [unter 60 Jahre, keine generalisierte Arteriosklerose, Leber- oder Nierenschädigung] eine Herztransplantation in Erwägung gezogen werden

Tab. H88. NYHA-Einteilung der Herzinsuffizienz

Grad I:	Herzkranke ohne Einschränkung der körperlichen Leistungsfähigkeit. Bei gewohnter körperlicher Betätigung kommt es nicht zum Auftreten von Dyspnoe, angiösem Schmerz oder zu Palpitationen.
Grad II:	Patienten mit leichten Einschränkungen der körperlichen Leistung. Diese Kranken fühlen sich in Ruhe und bei leichter Tätigkeit wohl. Beschwerden machen sich erst bei stärkeren Graden der gewohnten Betätigung bemerkbar.
Grad III:	Patienten mit starker Einschränkung der körperlichen Leistung. Diese Kranken fühlen sich in Ruhe wohl, haben aber schon bei leichten Graden der gewohnten Tätigkeit Beschwerden.
Grad IV:	Patienten, die keine körperliche Tätigkeiten ausüben können, ohne dass Beschwerden auftreten. Sie Symptome der Herzinsuffizienz können sogar in Ruhe auftreten und werden durch körperliche Tätigkeit verstärkt.

Tab. H89. Symptome der chronischen Herzinsuffizienz

Nachweisbare Grundkrankheit
Herzvergrößerung
Leistungsminderung
Symptome des Rückwärtsversagens Orthopnoe Belastungsdyspnoe Asthma cardiale, Lungenödem Venöse Einflussstauung Lebervergrößerung Höhlenergüsse Generalisierte Ödeme
Symptome des Vorwärtsversagens Hypotonie Schwindel Muskuläre Ermüdbarkeit Zerebrale Herdymptome Intermittierende Abdominalbeschwerden Konzentrierter Harn

Herz|ja|gen *nt*: → *Tachykardie*
Herz|kam|mer, lin|ke *f* (Ⓔ left ventricle): ***Syn***: *linker Ventrikel, Ventriculus cordis sinister, Ventriculus cordis sinister*; hinten liegende, muskelstarke Herzkammer, die sauerstoffreiches Blut in den Körperkreislauf pumpt; auf der Innenseite liegen ausgeprägte **Muskelleisten** [Trabeculae carneae ventriculi sinistri] und 2 **Papillarmuskeln** [Musculus papillaris anterior, posterior], von denen Sehnenfäden [Chordae tendineae cordis] zu den beiden Segelklappen der Aortenklappe [Valva* aortae] ziehen
das Blut strömt während der Diastole* durch die Mitralklappe [Valva* mitralis] in die linke Kammer und wird während der Systole* durch die Aortenklappe [Valva* aortae] in die Aorta* gepumpt; *s.a. Herz*
Herz|kam|mer, rech|te *f* (Ⓔ right ventricle): ***Syn***: *rechter Ventrikel, Ventriculus dexter, Ventriculus cordis dexter*; vorne liegende Herzkammer, die sauerstoffarmes Blut aus dem Körperkreislauf über die Pulmonalarterien [Arteriae* pulmonales] in den Lungenkreislauf pumpt; die Wand des rechten Ventrikels ist wesentlich schwächer als die der linken Seite; auf der Innenseite hat sie netzförmige **Muskelbälkchen** [Trabeculae carneae ventriculi dextri] und 3 **Papillarmuskeln** [Musculus papillaris anterior, posterior, septalis], von denen Sehnenfäden [Chordae tendineae cordis] zu den drei Segelklappen der Pulmunalklappe [Valva* trunci pulmonalis] ziehen
Blut fließt während der Diastole* durch die Trikuspidalklappe [Valva* tricuspidalis] in die rechte Kammer und wird während der Systole* durch die Pulmunalklappe [Valva* trunci pulmonalis] in die Pulmonalarterien [Arteriae* pulmonales] gepumpt; die **Trabecula septomarginalis** am Boden des rechten Ventrikels trennt Einfluss- und Ausflussbahn; *s.a. Herz*
Herz|ka|the|te|ri|sie|rung *f* (Ⓔ cardiac catheterization): Einführung eines dünnen Katheters in die Herzhöhlen nach Punktion einer Vene [**Rechtsherzkatheter**] oder Arterie [**Linksherzkatheter**] zur direkten Druckmessung, Probenentnahme, Kontrastmittelinjektion usw. [*Tab. H90*]
Herz|klap|pen *pl* (Ⓔ heart valves): ***Syn***: *Valvae cordis*; Oberbegriff für die Klappen zwischen rechtem Vorhof und rechter Kammer [Valva* tricuspidalis] oder linkem Vorhof und linker Kammer [Valva* mitralis] sowie die Klappen zwischen rechtem Ventrikel und Truncus* pulmonalis [Valva* trunci pulmonalis] und linkem Ventrikel und Aorta* [Valva* aortae]
Herz|klap|pen|an|eu|rys|ma *nt* (Ⓔ cardiac valve aneurysm): sackartige Vorwölbung an den Herzklappen bei Entzündung oder Degeneration
Herz|klap|pen|ent|zün|dung *f*: → *Endocarditis valvularis*
Herz|klap|pen|er|satz *m*: → *Herzklappenprothese*
Herz|klap|pen|feh|ler *m* (Ⓔ valvular defect): ***Syn***: *Klappenfehler*; angeborene oder erworbene Fehlbildung einer Herzklappe, die zu Verschlussunfähigkeit [**Herzklappeninsuffizienz**] oder Verengung [**Herzklappenstenose**] führen kann; *s.a. Herzfehler*
Herz|klap|pen|in|suf|fi|zi|enz *f* (Ⓔ valvular regurgitation): ***Syn***: *Klappeninsuffizienz*; die angeborene oder erworbene Verschlussunfähigkeit führt zu Rückfluss von Blut während der Systole [Insuffizienz der Atrioventrikularklappen] oder

Tab. H90. Indikationen für die Herzkatheterisierung

Asymptomatische Patienten	
Akzeptierte Indikationen	– Verdacht auf koronare Herzerkrankung basierend auf nicht-invasiven Untersuchungen – Bestimmte Berufsgruppen (Piloten, Busfahrer) – Zustand nach erfolgreicher Reanimation bei Herzstillstand
Mögliche Indikationen	– Nichtinvasiver Ischämienachweis bei Patienten ohne hohes Risiko – Patienten mit multiplen kardiovaskulären Risikofaktoren – Abgelaufener Myokardinfarkt und Ischämienachweis – Zustand nach Herztransplantation – Zustand nach Bypassoperation oder Ballondilatation mit positivem Ischämienachweis – Vor operativen Eingriffen bei positivem Ischämienachweis
Symptomatische Patienten	
Akzeptierte Indikationen	– Keine Beschwerdefreiheit unter medikamentöser Therapie – Instabile Angina – Prinzmetal-Angina – Angina der Stadien CCS I und II mit folgenden Befunden Pathologisches Belastungs-EKG Zustand nach Myokardinfarkt oder bekannter arterieller Hypertonus mit EKG-Veränderungen Nebenwirkungen einer medikamentösen Therapie Berufsbedingt notwenige Diagnosesicherung Rezidivierendes Lungenödem – Vor gefäßchirurgischen Eingriffen bei Angina-pectoris-Symptomatik und/oder nichtinvasivem Ischämienachweis – Nach erfolgreicher Reanimation bei Herzstillstand
Mögliche Indikationen	– Auftreten von Angina pectoris in folgenden Kollektiven: Frauen unter 40 Jahren mit positivem Ischämienachweis (nichtinvasiv) Männer unter 40 Jahren Patienten unter 40 Jahren nach Myokardinfarkt Patienten, die sich einem großen allgemeinchirurgischen Eingriff unterziehen müssen – Angina pectoris der Stadien CCS III oder IV unabhängig von einer Verbesserung der Symptomatik unter Therapie – Patienten, bei denen eine Risikostratifizierung durch nichtinvasive Tests nicht möglich ist
Atypische Angina pectoris unklarer Ursache	
Akzeptierte Indikationen	– Ischämienachweis mit nichtinvasiven Tests – Hinweis auf linksventrikuläre Funktionsstörung
Mögliche Indikationen	– Patienten, bei denen eine koronare Herzerkrankung durch nichtinvasive Tests nicht ausgeschlossen werden kann – Ausgeprägte Beschwerdesymptomatik trotz negativer nichtinvasiver Testung
Akuter Herzinfarkt, Präinfarktsyndrom	
Akzeptierte Indikationen	– Patienten, bei denen kurzfristig eine Herzkatheterdiagnostik durchgeführt werden kann – Patienten, bei denen Kontraindikationen für eine Lysetherapie oder eine Therapie mit Glykoprotein-IIB/IIIA-Rezeptorenblockern bestehen
Mögliche Indikationen	– Nach thrombolytischer Therapie, wenn die Beschwerdesymptomatik persistiert
Abgelaufener Herzinfarkt (nach 6 h)	
Akzeptierte Indikationen	– Wiederholte postinfarzielle Angina-pectoris-Symptomatik – Verdacht auf Septumruptur oder ischämisch bedingte Mitralinsuffizienz – Verdacht auf linksventrikuläres Pseudoaneurysma
Mögliche Indikationen	– Nach thrombolytischer Therapie des akuten Infarktes bei beschwerdefreiem Patienten – Linksherzinsuffizienz oder Hypotonie unter Medikation – Rezidivierende ventrikuläre Tachykardien oder Kammerflimmern – Kardiogener Schock – Myokardinfarkt durch Koronarembolie
Postinfarktphase (bis 8 Wochen nach Entlassung)	
Akzeptierte Indikationen	– Ruheangina mit minimaler Belastbarkeit – Linksherzinsuffizienz – Rezidivierende Angina pectoris – Ventrikuläre Arrhythmien – Nichtinvasiver Ischämienachweis – Nicht-Q-Zacken-Infarkt
Mögliche Indikationen	– Leichte Angina-pectoris-Symptomatik – Fehlende Symptomatik, aber jünger als 50 Jahren – Hohes Aktivitätsniveau oder körperliche Belastungen – Abgelaufener Infarkt oder Angina-pectoris-Symptomatik mehr als 6 Monate vor dem aktuellen Myokardinfarkt – Thrombolytische Therapie bei Infarkt
Herzklappenerkrankungen	
Akzeptierte Indikationen	– Vor Herzklappenoperation bei Erwachsenen mit thorakaler Beschwerdesymptomatik und EKG-Veränderungen – Vor Klappenchirurgie bei männlichen Patienten über 35 Jahren oder Frauen nach der Menopause
Mögliche Indikationen	– Bei Männern unter 35 oder Frauen über 40 Jahren, wenn ein Aorten- oder Mitralklappenersatz geplant ist – Vorhandensein multipler Risikofaktoren für KHK – Erneuter Klappenersatz, wenn die Koronarangiographie mehr als ein Jahre zurückliegt – Bei Endokarditis mit Koronarembolisation
Kongenitale Herzerkrankungen	
Akzeptierte Indikationen	– Angina-pectoris-Symptomatik – Verdacht auf Koronaranomalien – Männlicher Patient über 40 Jahre oder Frauen nach der Menopause
Mögliche Indikationen	– Vorhandensein einer kongenitalen Herzerkrankung mit häufig begleitender Koronaranomalie
Verschiedene Indikationen	
Akzeptierte Indikationen	– Erkrankungen der Aorta, bei denen das Vorhandensein und das Ausmaß einer koronaren Herzerkrankung Einfluss auf die Therapiestrategie hat – Linksherzinsuffizienz ohne erkennbare Ursache – Angina pectoris verbunden mit einer hypertrophen Kardiomyopathie bei Patienten über 35 Jahren oder Frauen nach der Menopause
Mögliche Indikationen	– Dilatative Kardiomyopathie – Zustand nach Thoraxtraume (Contusio cordis) – Männliche Patienten über 35 Jahre oder Frauen nach der Menopause vor kardiochirurgischen Eingriffen – Prospektive Organspende (Herztransplantation) – Kawasaki-Syndrom zur Erfassung koronarer Aneurysmen

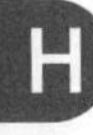

Diastole [Insuffizienz der Aorten- oder Pulmonalklappe]; bei einer **relativen** oder **funktionellen Herzklappeninsuffizienz** liegt eine Überdehnung eines Ventrikels vor; damit kann die Klappe nicht mehr vollständig schließen und es kommt zum Rückfluss; *s.a. Mitralinsuffizienz, Aorteninsuffizienz, Trikuspidalinsuffizienz, Pulmonalinsuffizienz*

Herz|klap|pen|kom|mis|sur *f* (Ⓔ commissure of cardiac valves): Kommissur am Übergang der Seitenränder der Taschenklappen der Aortenklappe* [Commissura valvularum semilunarium valvae aortae] oder Pulmonalklappe* [Commissura valvularum semilunarium valvae trunci pulmonalis]

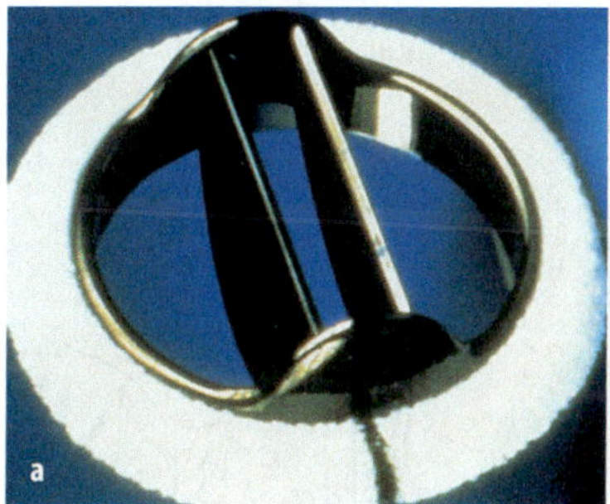
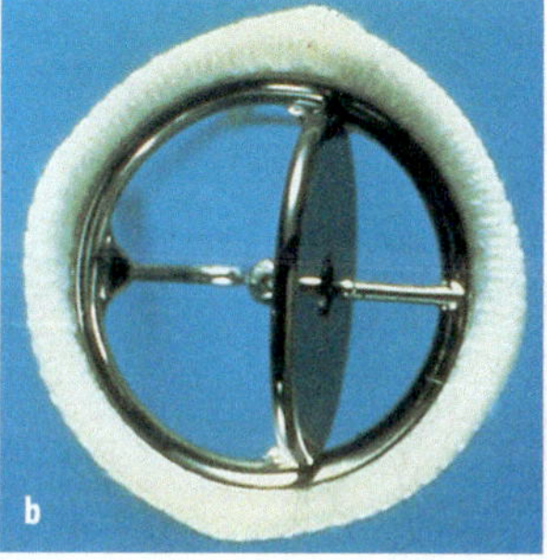
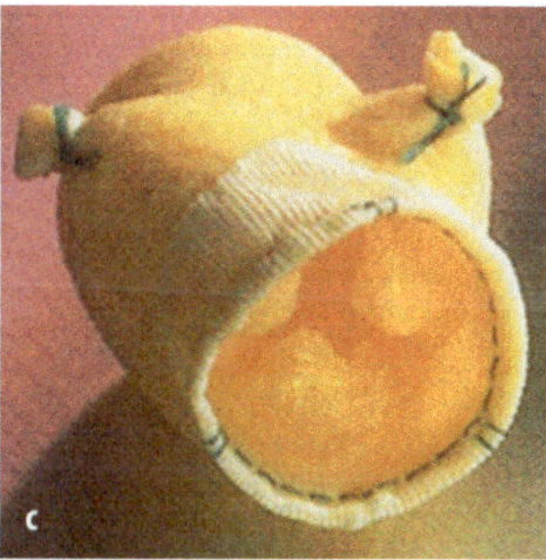

Abb. H91. Herzklappenprothesen. **a** mechanische Doppelflügelprothese, **b** Kippscheibenprothese, **c** Schweineklappe auf Gerüst montiert

Herz|klap|pen|plas|tik *f* (Ⓔ valvoplasty): ***Syn***: *Valvoplastik, Klappenplastik, Valvuloplastik*; plastische Operation einer Herzklappe zur Wiederherstellung der Funktion, z.B. bei Stenose oder Insuffizienz

Herz|klap|pen|pro|the|se *f* (Ⓔ artificial heart valve): ***Syn***: *Herzklappenersatz*; aus alloplastischem oder biologischem Material hergestellte künstliche Herzklappe; bei den **mechanischen Herzklappenprothesen** unterscheidet man **Kippscheibenprothesen** und **Doppelflügelprothesen**; die modernen mechanischen Herzklappenprothesen sind extrem körperfreundlich und verursachen nur eine geringe mechanische Hämolyse*; da sie aber thrombogen wirken, ist eine lebenslange Behandlung mit Antikoagulantien [Kumarinderivate] nötig
bei den **biologischen Herzklappenprothesen** handelt es sich entweder um **xenogene Herzklappenprothesen** [meist Schweineherzklappen] oder **allogene Herzklappenprothesen** [Leichentransplantate]; biologische Ersatzklappen haben den Vorteil, dass keine Antikoagulation erforderlich ist; dafür haben sie nur eine begrenzte Haltbarkeit und allogene Transplantate können eine Abstoßungsreaktion auslösen

Herz|klap|pen|skle|ro|se *f* (Ⓔ valvular sclerosis): ***Syn***: *Klappensklerose*; zu Herzklappeninsuffizienz* führende fibrotische Verdickung; am häufigsten wird die Mitralklappe* befallen

Herz|klap|pen|spal|tung *f* (Ⓔ valvotomy): ***Syn***: *Kardiovalvulotomie, Valvulotomie, Valvotomie, Klappenspaltung*; operative Spaltung einer stenotischen Herzklappe

Herz|klap|pen|ste|no|se *f* (Ⓔ valvular stenosis): ***Syn***: *Klappenstenose*; zu einer Einengung des Öffnungsdurchmessers führende Herzklappenerkrankung; kann angeboren oder erworben [Herzklappenentzündung*] sein; bei einer **relativen** oder **funktionellen Herzklappenstenose** liegt ein Missverhältnis von Durchflussvolumen und Öffnungsdurchmesser einer gesunden Herzklappe vor; *s.a. Aortenstenose, Pulmonalstenose, Mitralstenose, Trikuspidalstenose*

Herz|klop|fen *nt* (Ⓔ palpitation): ***Syn***: *Palpitation, Herzrasen, Herzpalpitation, Kardiopalmus, Palpitatio cordis, Hyperkinesis cordis*; verstärkte und beschleunigte Herzaktion, die als unangenehm empfunden wird

Herz|kon|tu|si|on *f*: *→Herzprellung*

Herz|krank|heit, ko|ro|na|re *f* (Ⓔ coronary heart disease): ***Syn***: *koronare Herzerkrankung, stenosierende Koronarsklerose, degenerative Koronarerkrankung*; Oberbegriff für alle Formen der Koronarinsuffizienz*, die auf einer stenosierenden Einengung der Koronargefäße beruhen, und die zu Angina* pectoris, Herzinfarkt*, Herzinsuffizienz*, Herzrhythmusstörungen* oder plötzlichem Herztod führen können; als Risikofaktoren wirken v.a. arterielle Hypertonie*, Diabetes* mellitus, Fettstoffwechselstörungen*, chronische Herzinsuffizienz*, Arteriosklerose*, Nicotinabusus, Antikonzeptiva und Zustand nach Myokardinfarkt; klinisch manifestiert sich die koronare Herzkrankheit meist als Angina* pectoris mit typischen retrosternalen Schmerzen und Ausstrahlung in den linken Pektoralismuskel, zur Innenseite des linken Arms bis zum kleinen Finger, in den Hals, Unterkiefer und zum Oberbauch; der akute Myokardinfarkt* und Herzrhythmusstörungen sind ebenfalls typische Manifestationen; **Diagnose**: Klinik, Anamnese, EKG, Echokardiographie, MRT, Herzkatheter, Koronarangiographie; **Labor**: Blutzucker, Triglyceride, Gesamtcholesterin, HDL- und LDL-Cholesterin, Lipoprotein-α, Apolipoprotein A und B, Herzmuskelenzyme [CK, CK-MB]; **DD**: Lungenembolie, Pneumothorax, Pleuritis sicca, Interkostalneuralgie, Aortendissektion, Kardiomyopathien, Perimyokarditis, Refluxösophagitis, Hiatushernie, peptisches Ulkus, Ösophagusruptur, funktionelle Herzbeschwerden, Herzangst, Panikattacken; **Therapie**: bei der akuten Manifestation steht die Behandlung der Angina* pectoris, des Infarktes, der Insuffizienz oder der Rhythmusstörung im Vordergrund; danach erfolgt eine beschwerdeorientierte Therapie und die Ausschaltung von Risiko- oder Auslösefaktoren

Herz|kranz|ar|te|rie *f*: *→Koronararterie*

Herz|kranz|fur|che *f* (Ⓔ coronary sulcus of heart): ***Syn***: *Kranzfurche, Sulcus coronarius*; Furche an der Vorhof-Kammer-Grenze, in der die Herzkranzgefäße [Arteria* coronaria dextra und sinistra] verlaufen

Herz|kranz|ge|fäß *nt*: *→Koronararterie*

Herz|kranz|schlag|a|der *f*: *→Koronararterie*

Herz-Kreislauf-Kollaps *m* (Ⓔ cardiovascular collapse): ***Syn***: *kardiovaskulärer Kollaps, Kreislaufkollaps*; durch eine vorübergehende Kreislaufinsuffizienz ausgelöster Kollaps mit oder ohne Bewusstlosigkeit; *s.a. Synkope, Adams-Stokes-Anfall*

Herz-Kreislauf-Stillstand *m* (Ⓔ cardiac arrest): ***Syn***: *Kreislaufstillstand*; Zustand, bei dem keine Blutzirkulation stattfindet; kann durch einen Herzstillstand [Asystolie], aber auch Kammerflimmern* bedingt sein; führt zu Bewusstlosigkeit, Atemstillstand, Sauerstoffmangel der Gewebe, Zyanose, Pupillenstarre, Reflexlosigkeit und Hirntod; **Therapie**: kardiopulmonale Reanimation*

Herz-Kreislauf-System *nt* (Ⓔ cardiovascular system): ***Syn***: *kardiovaskuläres System, Systema cardiovasculare*; umfasst Herz* [Cor], Arterien* [Arteriae], Venen* [Venae] sowie die großen Lymphstämme [Trunci* et ductus* lymphatici]

Herz-Lungen-Maschine *f* (Ⓔ heart-lung machine): Apparat zur Aufrechterhaltung eines extrakorporalen Kreislaufs bei z.B. Eingriffen am offenen Herzen; besteht im Prinzip aus einer Pumpe, die das Blut aus dem Körper zu einem Oxygenator/Wärmeaustauscher und dann durch einen Blutfilter zurück in den Körper pumpt; *s.a. kardiopulmonaler Bypass*

Herz-Lungen-Transplantation *f* (Ⓔ heart-lung transplantation): bei irreversibler Schädigung von Herz und Lunge durchgeführte Transplantation; die häufigste chirurgische Komplikation ist die Insuffizienz der bronchialen Anastomosen in der Frühphase; die **1-Jahres-Überlebensrate** liegt bei ca. 80 %, die **5-Jahres-Rate** bei 50–60 %

Herz-Lungen-Wiederbelebung *f*: *→kardiopulmonale Reanimation*

Herz|mas|sa|ge *m* (Ⓔ cardiac massage): rhythmische Kompression des Herzens zur Aufrechterhaltung oder Wiederherstellung eines Blutkreislaufs; entweder durch Druck auf die Brustwand [**extrathorakale Herzmassage**] oder durch direkte Kompression [**intrathorakale Herzmassage**] nach Eröffnung des Brustkorbs
extrathorakale Herzmassage (Ⓔ closed cardiac massage):

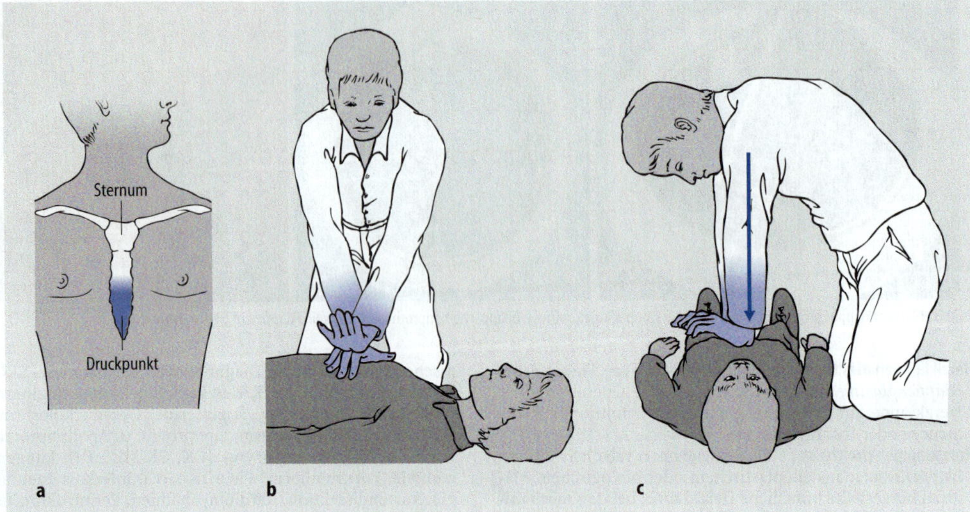

Abb. H92. Extrathorakale Herzmassage

Syn: *Herzdruckmassage*; der Helfer kniet oder steht auf Höhe des Brustkorbs im rechten Winkel neben dem Patienten; der Handballen einer Hand wird auf das untere Drittel des Brustbeins [Sternum] aufgesetzt; die andere Hand wird mit dem Ballen auf die erste Hand aufgesetzt, die Finger dürfen den Brustkorb nicht berühren; die Arme werden durchgestreckt und direkt über die Hände gebracht; das Brustbein wird kurz mit einer Kraft von 30–40 kp um ungefähr 5 cm nach unten gedrückt; die Frequenz der Kompressionen soll ca. 80/min betragen; *s.a. kardiopulmonale Reanimation*

intrathorakale Herzmassage (Ⓔ open cardiac massage): direkte Herzmassage nach Eröffnung des Brustkorbs

Herz|mi|nu|ten|vo|lu|men *nt* (Ⓔ minute volume): *Syn*: *Minutenvolumen*; pro Minute ausgeworfenes Blutvolumen; liegt in Ruhe bei ca. 5 l und steigt bei Belastung auf 25 l oder mehr an; die Messung beruht meist auf dem Fick*-Prinzip oder wird als Indikatorverdünnungsmethode* oder Thermodilutionsmethode* durchgeführt

Herz|mit|tel *nt* (Ⓔ cardiac): *Syn*: *Kardiakum*; unscharfer Oberbegriff für Stoffe, die auf das Herz wirken; dazu gehören u.a. Herzglykoside* und Antiarrhythmika* sowie pflanzliche Mittel [Arnika*]

Herzmulde der Lunge *f* (Ⓔ cardiac impression of lung): *Syn*: *Impressio cardiaca pulmonis*; vor und unterhalb des Lungenhilus* liegende Vertiefung der linken Lunge, die vom Herzen ausgefüllt wird

Herz|mus|kel|a|my|lo|i|do|se *f*: → *Herzamyloidose*

Herz|mus|kel|ent|zün|dung *f*: → *Myokarditis*

Herz|mus|kel|fi|bro|se *f*: → *Herzmuskelsklerose*

Herz|mus|kel|ge|we|be *nt* (Ⓔ cardiac muscle): *Syn*: *Herzmuskulatur*; das Herzmuskelgewebe gleicht in vieler Hinsicht dem quergesteiften Muskelgewebe* der Skelettmuskulatur, zeigt aber auch zahlreiche Besonderheiten: Herzmuskelzellen sind ca. 100 μm lang und unregelmäßig verzweigt; alle Herzmuskelzellen bilden ein großes Netzwerk, in dem die einzelnen Zellen hintereinander angeordnet und durch Disci* intercalares verbunden sind; Herzmuskelzellen können sich nach einer Schädigung nicht regenerieren, sondern werden durch Narbengewebe ersetzt; ein Teil des Herzmuskelgewebes ist zur Erregungsfortleitung befähigt und bildet in seiner Gesamtheit das Erregungsleitungssystem* des Herzens; *s.a. Muskelgewebe*

Herz|mus|kel|hy|per|tro|phie *f*: → *Herzhypertrophie*

Herz|mus|kel|in|farkt *m*: → *Myokardinfarkt*

Herz|mus|kel|naht *f* (Ⓔ cardiorrhaphy): *Syn*: *Kardiorrhaphie*; Naht der Herzwand oder der Herzmuskulatur nach traumatischer oder operativer Durchtrennung oder Inzision

Herz|mus|kel|ne|kro|se *f* (Ⓔ myocardial necrosis): *Syn*: *Herznekrose, Myokardnekrose*; i.d.R. lokalisierte Nekrose* des Herzmuskels; meist als ischämische Nekrose* bei einem Myokardinfarkt*

Herz|mus|kel|schwä|che *f*: → *Herzinsuffizienz*

Herz|mus|kel|si|de|ro|se *f* (Ⓔ myocardial siderosis): *Syn*: *Myokardsiderose*; durch Eisenablagerung im Rahmen einer Siderose* hervorgerufene Erkrankung; führt zu Kardiomyopathie* und Herzinsuffizienz*

Herz|mus|kel|skle|ro|se *f* (Ⓔ cardiosclerosis): *Syn*: *Herzmuskelfibrose, Herzfibrose, Myokardfibrose, Kardiosklerose, Myofibrosis cordis*; zu Herzinsuffizienz* führende Fibrose* und Verhärtung des Herzmuskelgewebes

Herz|mus|kel|typ *m* (Ⓔ heart muscle type): *s.u. Creatinkinase*

Herz|mus|kel|zel|le *f* (Ⓔ myocardial cell): *s.u. Herzmuskelgewebe*

Herz|mus|ku|la|tur *nt*: → *Myokard*

Herz|ne|kro|se *f*: → *Herzmuskelnekrose*

Herz|neu|ro|se *f* (Ⓔ cardiac neurosis): *Syn*: *Cor nervosum*; zu den Organneurosen* gehörendes Krankheitsbild mit belastungsunabhängigen kardialen Symptomen, kombiniert mit Ängstlichkeit und Selbstunsicherheit; *s.a. DaCosta-Syndrom*

Herz|ohr, lin|kes *nt* (Ⓔ left auricle of heart): *Syn*: *Auricula atrii sinistra*; vom linken Vorhof* ausgehender Blindsack an der Wurzel des Truncus* pulmonalis

Herz|ohr, rech|tes *nt* (Ⓔ right auricle of heart): *Syn*: *Auricula atrii dextra*; an der vorderen Wand des rechten Vorhofs* liegender Blindsack, der die Aortenwurzel umschließt

Herz|pal|pi|ta|ti|on *f*: → *Herzklopfen*

Herz|pho|bie *f*: **1.** → *Herzangst* **2.** → *Herzangstsyndrom*

Herz|ple|xus *m*: → *Plexus cardiacus*

Herz|po|lyp *m* (Ⓔ cardiac polyp): dem Endokard* aufsitzender organisierter Thrombus*

Herz|prel|lung *f* (Ⓔ cardiac contusion): *Syn*: *Herzkontusion, Contusio cordis*; durch stumpfe Gewalteinwirkung auf die Brustwand verursachte Herzschädigung, die zu Rhythmusstörungen, Veränderungen im EKG, Herzklappenabriss oder Herzmuskelruptur führen kann

Herz|punk|ti|on *f* (Ⓔ cardiopuncture): *Syn*: *Kardiocentese, Kardiozentese*; Punktion einer Herzkammer zur Blutentnahme oder zur direkten Injektion von Medikamenten

Herz|ra|sen *nt*: → *Herzklopfen*

Herz|rhyth|mus|stö|rung *f* (Ⓔ arrhythmia): *Syn*: *Arhythmie, Arrhythmie, Arrhythmia*; Störung des normalen Herzrhythmus oder der normalen Rhythmusbildung und Erregungsausbreitung; nach dem Sitz der Störung unterscheidet man **ventrikuläre Arrhythmien** [in der Kammer oder von der Kammer ausgehend, z.B. Kammerflimmern] und **supraventrikuläre Arrhythmien** [z.B. AV-Knotentachykardie]

Herz|rup|tur *f* (Ⓔ rupture of the myocardial wall): ***Syn***: *Myokardruptur, Kardiorrhexis, Herzwandruptur*; Riss der Herzwand durch Trauma oder bei ausgedehntem Myokardinfarkt*; führt i.d.R. zur sofortigen Perikardtamponade und zum Tod des Patienten

herz|schä|di|gend *adj* (Ⓔ cardiotoxic): kardiotoxisch*

Herz|schlag *m* (Ⓔ **1.** heartbeat **2.** sudden cardiac death): **1.** Herzaktion **2.** akuter Herztod*

Herz|schlag|fre|quenz *f*: *→Herzfrequenz*

Herz|schlag|vo|lu|men *nt* (Ⓔ stroke volume): ***Syn***: *Schlagvolumen*; das pro Herzschlag ausgestoßene Blutvolumen; beträgt ca. 70 ml

Herz|schmerz *m* (Ⓔ cardiodynia): ***Syn***: *Kardiodynie, Kardialgie*; unspezifische Bezeichnung für Schmerzen im Herzen oder der Herzgegend, z.B. bei Angina* pectoris; typisch für organisch bedingte Herzschmerzen ist die Ausstrahlung in den linken Arm, Schulter, Hand oder in den Unterkiefer; die Abgrenzung zu psychogen bedingten Schmerzen [Herzangstsyndrom*] ist oft schwierig

Herz|schnitt *m* (Ⓔ cardiotomy): Kardiotomie*

Herz|schritt|ma|cher *m* (Ⓔ **1.** cardiac pacemaker **2.** pacemaker): **1.** der Sinusknoten* im Herzvorhof **2.** ***Syn***: *künstlicher Herzschrittmacher, Schrittmacher, Pacemaker*; Gerät zur künstlichen Anregung des Herzmuskels; verwendet werden meist programmierbare **Einkammersysteme**, die entweder Vorhof oder Ventrikel stimulieren, oder **Zweikammersysteme** mit bifokaler Stimulation; diese Systeme erlauben eine größtmögliche Anpassung an die zu Grunde liegende Störung und damit eine Verbesserung der Funktion und eine Erhöhung der Lebensqualität der Patienten

jeder Schrittmacher wird durch einen Kode aus 5 Buchstaben kodiert, der Angaben über den Stimulationsort, die steuernde Kammer [Detektionsort], die Betriebsart, Programmierbarkeit und Antitachykardiefunktionen zusammenfasst [*s.a. Tab. H93*]

die gebräuchlichsten Systeme sind: **VVI-Stimulation**: steuernde und stimulierte Kammer: rechter Ventrikel; supraventrikuläre Erregung oder Extrasystolen inhibieren den Schrittmacher, d.h., es handelt sich um einen bedarfsgesteuerten Herzschrittmacher* **AAI-Stimulation**: steuernde und stimulierte Kammer: rechter Vorhof; Anstieg der Sinusfrequenz und supraventrikuläre Extrasystolen inhibieren den Schrittmacher **DDD-Stimulation**: programmierbares System zur sequentiellen Stimulation von Vorhof und Kammer, das auch von Vorhof und Kammer gesteuert wird **DDI-Stimulation**: bedarfsgesteuerter Herzschrittmacher der Vorhof und Kammer stimuliert, wenn Vorhof- und Kammerfrequenz unter eine gewählte Basisfrequenz sinken

bedarfsgesteuerter Herzschrittmacher (Ⓔ demand pacemaker): ***Syn***: *Bedarfsschrittmacher*; Herzschrittmacher, der über die Herzstromkurve gesteuert wird und nur bei Bedarf einspringt; man unterscheidet **kammergesteuerte** und **vorhofgesteuerte Herzschrittmacher**

festfrequenter Herzschrittmacher: *→frequenzstabiler Herzschrittmacher*

frequenzstabiler Herzschrittmacher (Ⓔ fixed-rate pacemaker): ***Syn***: *festfrequenter/starrfrequenter Herzschrittmacher, Festfrequenzschrittmacher*; kaum noch verwendeter Herzschrittmacher mit konstanter Frequenz

kammergesteuerter Herzschrittmacher (Ⓔ ventricular demand pacemaker): *s.u. bedarfsgesteuerter Herzschrittmacher*

starrfrequenter Herzschrittmacher: *→frequenzstabiler Herzschrittmacher*

vorhofgesteuerter Herzschrittmacher (Ⓔ atrial demand pacemaker): *s.u. bedarfsgesteuerter Herzschrittmacher*

Herz|schwie|le *f* (Ⓔ myocardial scar): Herzmuskelnarbe nach Gewebezerstörung [z.B. Herzinfarkt]

Herz|sen|kung *f* (Ⓔ drop heart): ***Syn***: *Wanderherz, Kardioptose, Bathykardie*; Herztiefstand, meist in Verbindung mit einer Enteroptose*

Herz|sep|tum *nt* (Ⓔ ventricular septum): die beiden Herzkammern bzw. -vorhöfe trennendes Septum; Gesamtheit von Vorhofseptum*, Vorhofkammerseptum* und Ventrikelseptum*

Herz|skle|ro|se *f*: *→Herzmuskelsklerose*

Herz|so|no|gra|phie *f*: *→Echokardiographie*

Herz|spit|ze *f* (Ⓔ apex of heart): ***Syn***: *Apex cordis*; die von der linken Herzkammer gebildete runde Spitze

Herz|spit|zen|ein|schnitt *m*: *→Herzspitzeninzisur*

Herz|spit|zen|in|zi|sur *f* (Ⓔ incisure of apex of heart): ***Syn***: *Herzspitzeneinschnitt, Incisura apicis cordis*; Einschnitt an der Herzspitze am Treffpunkt von Sulcus* interventricularis anterior und posterior

Herz|spit|zen|stoß *f* (Ⓔ apex beat): ***Syn***: *Herzstoß, Spitzenstoß*; über der Herzspitze fühlbares Anstoßen des Herzens an die Brustwand

herz|stär|kend *adj* (Ⓔ cardiotonic): kardiotonisch*

Herz|still|stand *m* (Ⓔ cardiac arrest): ***Syn***: *Asystolie*; durch Ausbleiben der Herzmuskelkontraktion ausgelöster Herz-Kreislaufstillstand; kommt als temporäres Phänomen bei neurokardiogener Synkope bei 1/3 der Patienten vor; führt zum sog. Null-Linien-EKG, das Zeichen des Herztodes ist; ohne sofortige Reanimation Exitus letalis

Herz|stol|pern *nt* (Ⓔ allodromy): vom Patienten empfundene Rhythmusunregelmäßigkeit; meist eine Extrasystole*

Herz|stoß *m*: *→Herzspitzenstoß*

Herz|strom|kur|ve *f* (Ⓔ electrocardiogram): ***Syn***: *Elektrokardiogramm*; bei der Elektrokardiographie* gewonnene Aufzeichnung

Herz|throm|bo|se *f* (Ⓔ cardiac thrombosis): Thrombusbildung im Herzen; die meisten Thromben bilden sich im Herzohr bei Vorhofflimmern*, als Parietalthromben der Kammerwand bei Herzinfarkt* oder an den Herzklappen bei Endokarditis*; die Thromben können sich lösen und Ursache einer Lungenembolie* oder einer zerebralen oder peripheren arteriellen Embolie* sein

Herz|tod *m* (Ⓔ cardiac death): Tod durch Herzstillstand

akuter Herztod (Ⓔ sudden cardiac death): ***Syn***: *Sekundentod, Herzschlag, plötzlicher Herztod*; innerhalb weniger Se-

Tab. H93. Erläuterung von Herzschrittmachercodes

Stimulationsort	Detektionsort	Betriebsart	Programmierbarkeit	Antitachykardiefunktion
V = Ventrikel A = Vorhof (Atrium) D = Vorhof und Ventrikel	V = Ventrikel A = Vorhof (Atrium) D = Vorhof und Ventrikel	I = Inhibition T = Triggerung D = Inhibition und Triggerung	P = bis 2 Funktionen M = multiprogrammierbar 0 = nicht programmierbar C = Telemetrie R = Frequenzadaption	0 = Keine B = Burst S = Scanning E = Extern
V	V	I	0	0
V	D	D	M	0
D	V	I	M	0
D	D	D	M	0
A	A	I	P	0
A	A	I	M	B

kunden eintretender Herztod; die häufigsten Ursachen sind koronare Herzkrankheit, akuter Herzinfarkt, Myokarditis, Tachykardie, Herzblock und akutes Cor pulmonale bei Lungenembolie
plötzlicher Herztod: →*akuter Herztod*

Herz|tö|ne *pl* (Ⓔ heart sounds): physiologisch auftretende Töne, die durch Bewegung des Muskels und der Klappen entstehen; der 1. und der 2. Herzton sind physiologisch, zusätzliche Töne oder Spaltungen des 1. oder 2. Herztones werden als Extratöne* bezeichnet

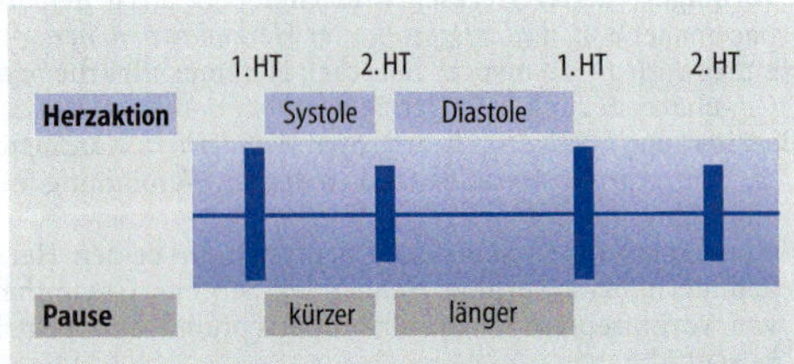

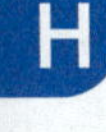

Abb. H94. Pausenlänge zwischen den Herztönen

1. Herzton (Ⓔ first heart sound): dumpfer Ton, der den Beginn der Systole* markiert; entsteht im Wesentlichen durch Schwingungen der Ventrikelwand und den Schluss der Mitral- und Trikuspidalklappe; ist abgeschwächt bei Mitralinsuffizienz, dekompensierter Herzinsuffizienz, Herzinfarkt und bei Verschlechterung der Schallleitung [Adipositas, Perikarderguss, Lungenemphysem, Pneumothorax]; ein verstärkter 1. Herzton findet sich bei Mitralstenose, Hyperthyreose, Bradykardie* und sympathikotoner Reaktionslage

2. Herzton (Ⓔ second heart sound): markiert den Beginn des Diastole und entsteht durch das Zuschlagen von Aorten- und Pulmonalklappe*; wegen des Druckunterschiedes in den beiden Kreislaufabschnitten, ist der Aortenton früher und lauter als der Pulmonalton; der Aortenton ist verstärkt bei arterieller Hypertonie, sympathikotoner Reaktionslage, Sklerose der Aorta oder Aortenklappe und im Anschluss an eine Extrasystole; abgeschwächt wird er von arterieller Hypotonie, valvulärer Aortenstenose, Aorteninsuffizienz und Linksherzinsuffizienz; der Pulmonalton ist verstärkt bei pulmonaler Hypertonie und Links-Rechts-Shunt [z.B. Vorhofseptumdefekt] und abgeschwächt bei Pulmonalstenose; eine **Spaltung des 2. Herztons** tritt physiologisch während der Inspiration auf; eine abnorm weite Spaltung findet sich aber bei Rechtsschenkelblock, Vorhofseptumdefekt und linksventrikulären Extrasystolen; eine **paradoxe Spaltung des 2. Herztons** [der Pulmonalton liegt vor dem Aortenton] findet sich bei Linksschenkelblock, transvenösen Schrittmachern, hochgradiger valvulärer Aortenstenose, Aortenisthmusstenose und Volumenbelastung des linken Ventrikels bei Aorteninsuffizienz

3. Herzton (Ⓔ third heart sound): bei Jugendlichen physiologisch, v.a. nach verstärkter körperlicher Belastung; beim Erwachsenen Zeichen einer verstärkten Ventrikelfüllung [z.B. bei Mitralinsuffizienz*] oder verminderten Dehnbarkeit des Ventrikels [z.B. bei Herzinsuffizienz*]

4. Herzton (Ⓔ fourth heart sound): *Syn*: *Vorhofton*; durch eine vermehrte Anspannung und Kontraktion des Vorhofs bei z.B. Linksherzhypertrophie* und in der Akutphase des Myokardinfarktes verursachter Extraton; häufig zusammen mit 3. Herzton als **Summationsgalopp**

3. Herz|ton|ga|lopp *m* (Ⓔ protodiastolic gallop): *Syn*: *protodiastolischer Galopp, diastolischer Galopp, Ventrikelgalopp, Dritter-Ton-Galopp*; Galopprhythmus mit kräftigem 3. Herzton am Anfang der Diastole*, findet sich v.a. bei Myokarditis*, Mitralstenose* oder -insuffizienz* und Vorhofseptumdefekt

Herz|tra|be|kel *pl* (Ⓔ muscular trabeculae of heart): *Syn*: *Trabeculae carneae*; netzförmige Muskelbälkchen an der Innenfläche der rechten [**Trabeculae carneae ventriculi dextri**] und linken Herzkammer [**Trabeculae carneae ventriculi sinistri**]

Herz|trans|plan|ta|ti|on *f* (Ⓔ heart transplantation): *Syn*: *Herzverpflanzung*; Ersatz eines erkrankten Herzens durch das Herz eines verstorbenen Spenders; man unterscheidet **orthotope Herztransplantation** [Einpflanzung am selben Ort] und **heterotope Herztransplantation** [Einpflanzung an anderer Stelle]; sie wird meist bei dilatativer oder ischämischer Kardiomyopathie* mit terminaler Herzinsuffizienz und einer geschätzten Lebenserwartung von unter 1 Jahr durchgeführt; die **1-Jahres-Überlebensrate** liegt bei mehr als 80 %, die **5-Jahres-Rate** bei 60–70 % und die **10-Jahres-Rate** im Bereich von 40–50 %

Herz|ve|nen *pl* (Ⓔ cardiac veins): *Syn*: *Venae cordis, Venae cardiacae*; die Venen der Herzwand; münden in den Sinus* coronarius, der das Blut in den rechten Vorhof führt

große Herzvene (Ⓔ great cardiac vein): *Syn*: *Vena cordis magna, Vena cardiaca magna*; im Sulcus* interventricularis anterior verlaufende Vene, die zusammen mit der Vena* obliqua atrii sinistri den Sinus* coronarius bildet

kleine Herzvene (Ⓔ small cardiac vein): *Syn*: *Vena cordis parva, Vena cardiaca parva*; Sammelvene für die Venae* cardiacae anteriores und die Vena* marginalis dextra; mündet in den Sinus* coronarius

kleinste Herzvenen (Ⓔ smallest cardiac veins): *Syn*: *Thebesius-Venen, Venae cordis minimae, Venae cardiacae minimae*; kleine Venen, die Blut aus beiden Vorhöfen [Venae* atriales dextrae und sinistrae] und Kammern [Venae* ventriculares dextrae und sinistrae] sammeln und zum Sinus* coronarius führen

mittlere Herzvene (Ⓔ middle cardiac vein): *Syn*: *Vena cordis media, Vena interventricularis posterior, Vena cardiaca media*; im Sulcus* interventricularis posterior verlaufende Vene, die in den Sinus* coronarius mündet

vordere Herzvenen (Ⓔ anterior cardiac veins): *Syn*: *Venae cordis anteriores, Venae ventriculi dextri anteriores, Venae cardiacae anteriores*; in der Vorderwand der rechten Kammer verlaufende Herzvenen, die in die Vena* cardiaca parva münden

Herz|ver|pflan|zung *f*: →*Herztransplantation*

Herz|ver|sa|gen *nt*: →*Herzinsuffizienz*

Herz|vi|ti|um *nt, pl* **-tia**: →*Herzfehler*

Herz|vor|der|flä|che *f* (Ⓔ sternocostal surface of heart): *Syn*: *Sternokostalfläche, Facies sternocostalis cordis, Facies anterior cordis*; die dem Brustbein [Sternum*] zugewandte vordere Fläche des Herzens

Herz|wand|an|eu|rys|ma *nt*: →*Herzaneurysma*

Herz|wand|rup|tur *f*: →*Herzruptur*

Herz|wie|der|be|le|bung *f* (Ⓔ carciac resuscitation): *Syn*: *kardiale Reanimation*; Wiederbelebung bei Herzstillstand; *s.a. Herzmassage, Herz-Kreislauf-Stillstand*

Herz|wir|bel *m* (Ⓔ vortex of heart): wirbelförmige Anordnung der Herzmuskelfasern über der Herzspitze [Apex cordis]

Herz|wurm *m* (Ⓔ heartworm): *Syn*: *Dirofilaria immitis*; bei Hunden, Katzen und Füchsen in der Herzmuskulatur gefundener Parasit, der selten auf den Menschen übertragen wird

Herz|zeit|vo|lu|men *nt* (Ⓔ cardiac output): ausgestoßenes Blutvolumen pro Zeiteinheit; *s.a. Herzminutenvolumen*

Herz|zy|klus *m* (Ⓔ cardiac cycle): *Syn*: *Herzaktion, Herzschlag*; der sich rhythmisch wiederholende Vorgang von Muskelkontraktion [Systole*] und Ausstoßung von Blut in den großen und kleinen Kreislauf und Muskelerschlaffung [Diastole*] mit Füllung der Herzkammern; sowohl in der Diastole als auch Systole lassen sich Aktionsphasen voneinander abgrenzen, in denen entweder eine Druckänderung bei konstantem Volumen oder eine Volumenänderung bei mäßiger Druckänderung stattfindet; in der Systole unterscheidet man: **1. Anspannungsphase**: mit dem Beginn der Systole führt die Anspannung der Myokardfasern zu einer Umformung der Ventrikel, einem Druckanstieg und sofortigem Verschluss der Atrioventrikularklappen; da sich das Volumen in dieser Phase nicht ändert, spricht man von isovolumetrischer Kontraktion; man kann die Anspannungsphase noch in **Umformungszeit** [Beginn des QRS-

Komplexes bis 1. Herzton] und **Druckanstiegszeit** [Beginn 1. Ton bis Beginn der Austreibung] unterteilen **2. Austreibungsphase**: sobald der Druck in den Ventrikeln den diastolischen Druck in der Aorta* bzw. Arteria* pulmonalis übersteigt, öffnen sich die Taschenklappen und das Blut strömt aus den Ventrikeln in die Gefäße; der Ventrikeldruck steigt zuerst noch an und fällt gegen Ende der Systole ab; während dieser Zeit sinkt das Volumen vom **enddiastolischen Volumen** von ca. 140 ml auf das **Restvolumen** von ca. 50 ml ab, d.h., das **Schlagvolumen** beträgt ca. 90 ml und die **Ejektionsfraktion** oder **Auswurffraktion** 0,64; die Austreibungsphase endet mit dem Schluss der Taschenklappen
die Diastole unterteilt sich in: **1. Entspannungsphase**: isovolumetrische Entspannung der Herzmuskelfasern führt zu einem Abfall des Druckes in den Kammern; sobald der Druck fast 0 mmHg erreicht hat, öffnen sich die Atrioventrikularklappen und die Füllung der Ventrikel beginnt **2. Füllungsphase**: die Füllung erfolgt anfangs schnell [**rasche Füllungsphase**] und wird am Ende der Diastole langsamer [**Diastase**]; die Vorhofkontraktion spielt bei normalem Herzrhythmus kaum eine Rolle, da die Kammerfüllung fast abgeschlossen ist; bei höherer Herzfrequenz wird aber die Diastole stärker verkürzt als die Systole und damit trägt die Vorhofkontraktion wesentlich zur Füllung bei

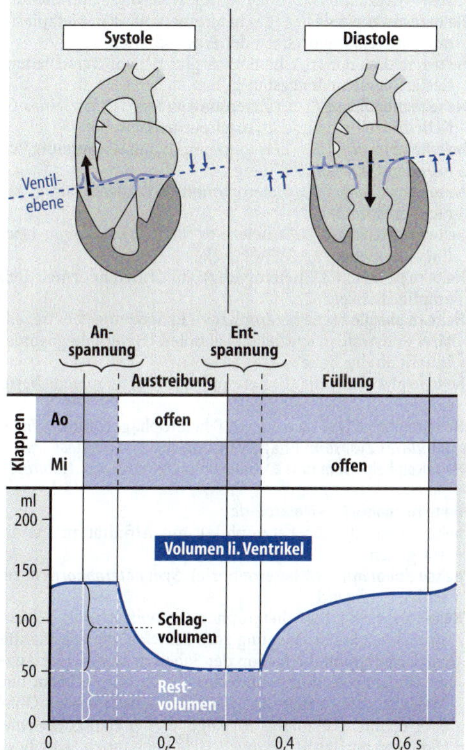

Abb. H95. Veränderung von Ventilebene, Klappenzustand und linksventrikulärem Volumen im Herzzyklus

HES *Abk.*: **1.** Hydrazinessigsäure **2.** →*Hydroxyethylstärke*

HESA *Abk.*: →*Hyperimmunglobulin-E-Staphylokokkenabszess-Syndrom*

Heschl: Richard L. Heschl; 1824–1881; österreichischer Pathologe (Wien)

Heschl-Querwindung *f* (Ⓔ Heschl's convolution): Gyrus temporalis transversus anterior; *s.u. Gyri temporales transversi*

Heslpelrildin *nt* (Ⓔ hesperidin): in verschiedenen Früchten [Apfelsinen, Paprikaschoten, Citronen] vorkommendes Flavonoid*

Hesselbach: Franz Kaspar Hesselbach; 1759–1816; deutscher Anatom und Chirurg (Würzburg)

Hesselbach-Band *nt* (Ⓔ Hesselbach's ligament): *Syn*: *Ligamentum interfoveolare*; Verdichtung der Faserzüge der Fascia* transversalis zwischen der Fossa* inguinalis medialis und lateralis

Hesselbach-Hernie *f* (Ⓔ Hesselbach's hernia): *Syn*: *Cooper-Hernie*; seitliche Schenkelhernie* durch die Lacuna* musculorum retroinguinalis

HET *Abk.*: Hydroxyeicosatetraensäure

Heter-, heter- *präf.*: →*Hetero-*

Hetero-, hetero- *präf.*: Wortelement mit der Bedeutung „anders/ verschieden"

Heltelrolallbulmin *nt* (Ⓔ heteroalbumose): atypisches Albumin*

Heltelrolanltilgen *nt* (Ⓔ heteroantigen): *Syn*: *hetrophiles Antigen, heterogenetisches Antigen*; Antigen, das partiell identisch ist mit einem artfremden [xenogenen] Antigen; die gegen das heterogenetische Antigen gebildeten Antikörper zeigen daher eine Kreuzreaktion mit dem entsprechenden artfremden Antigen

Heltelrolanltilkörlper *m* (Ⓔ heteroantibody): *Syn*: *Xenoantikörper, heterogener/xenogener Antikörper*; Antikörper* gegen ein artfremdes Antigen*

heltelrolblasltisch *adj* (Ⓔ heteroblastic): von mehreren Geweben abstammend

heltelrolchrom *adj* (Ⓔ heterochromous): *Syn*: *heterochromatisch*; verschiedenfarbig

Heltelrolchrolmaltin *nt* (Ⓔ heterochromatin): stark kondensiertes Chromatin*, das in allen Mitosephasen anfärbbar ist

heltelrolchrolmaltisch *adj* (Ⓔ heterochromatic): *Syn*: *heterochrom*; verschiedenfarbig

Heltelrolchrolmaltolse *f* (Ⓔ **1.** heterochromia **2.** heterotrichosis): **1.** *Syn*: *Heterochromie*; unterschiedliche Färbung von i.d.R. gleichfarbigen Strukturen **2.** *Syn*: *Heterochromie, Heterotrichosis*; Vorkommen verschiedener Haarfärbungen bei einer Person, z.B. Farbunterschiede zwischen Kopf- und Barthaaren

Heltelrolchrolmia *f* (Ⓔ heterochromia): *Syn*: *Heterochromie*; unterschiedliche Färbung der Regenbogenhaut des Auges; tritt als primäre [z.B. Heterochromiezyklitis* Fuchs] oder sekundäre Form [Siderose*, metallene Fremdkörper] auf

Heltelrolchrolmie *f* (Ⓔ **1.** heterochromia **2.** heterotrichosis **3.** heterochromia): **1.** *Syn*: *Heterochromatose*; unterschiedliche Färbung von i.d.R. gleichfarbigen Strukturen **2.** *Syn*: *Heterochromatose, Heterotrichosis*; Vorkommen verschiedener Haarfärbungen bei einer Person, z.B. Farbunterschiede zwischen Kopf- und Barthaaren **3.** *Syn*: *Heterochromia*; unterschiedliche Färbung der Regenbogenhaut des Auges; tritt als primäre [z.B. Heterochromiezyklitis* Fuchs] oder sekundäre Form [Siderose*, metallene Fremdkörper] auf

Heltelrolchrolmielzylkliltis Fuchs *f* (Ⓔ heterochromic cyclitis): *Syn*: *heterochrome Zyklitis, Fuchs-Heterochromiezyklitis*; embryonale Entwicklungsstörung mit Farbunterschieden der Hornhaut [Heterochromie*] und Entzündungszeichen des Ziliarkörpers [Zyklitis*]; führt zu Glaskörpertrübungen, Katarakt* [15 %] und Sekundärglaukom*

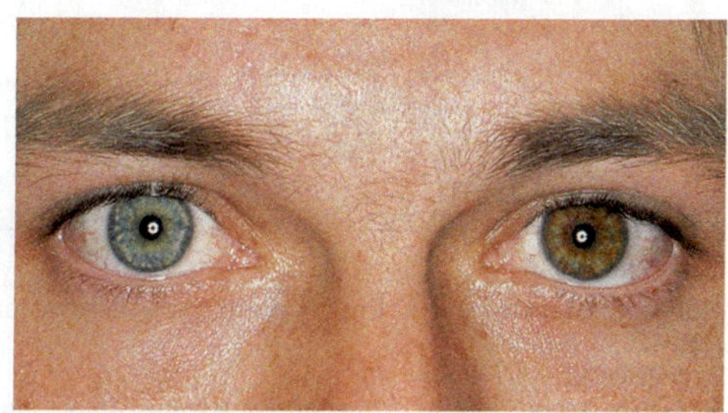

Abb. H96. Heterochromiezyklitis Fuchs

H

He|te|ro|chro|mo|so|men *pl*: *→Heterosomen*
he|te|ro|chron *adj* (Ⓔ heterochronous): zeitlich versetzt oder verschoben
He|te|ro|chro|nie *f* (Ⓔ heterochronia): zeitliche Verschiebung eines Vorganges
he|te|ro|cy|clisch *adj*: *→heterozyklisch*
he|te|ro|dont *adj* (Ⓔ heterodont): ***Syn***: *anisodont*; Heterodontie betreffend
He|te|ro|don|tie *f* (Ⓔ heterodontia): ***Syn***: *Anisodontie*; Gebiss mit unterschiedlich großen Zähnen, z.B. das menschliche Gebiss
he|te|ro|drom *adj* (Ⓔ heterodromous): in entgegengesetzter Richtung (ablaufend)
he|te|ro|e|zisch *adj* (Ⓔ heteroecious): ***Syn***: *heterözisch*; (*biolog.*) wirtswechselnd
he|te|ro|gam *adj* (Ⓔ heterogamous): ***Syn***: *anisogam*; Heterogamie betreffend
He|te|ro|ga|met *m* (Ⓔ heterogamete): ***Syn***: *Anisogamet*; ungleichgroße Gameten [z.B. Spermium und Eizelle]
he|te|ro|ga|me|tisch *adj* (Ⓔ heterogametic): ***Syn***: *anisogametisch*; Heterogameten betreffend

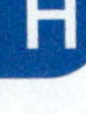

He|te|ro|ga|mie *f* (Ⓔ heterogamy): ***Syn***: *Anisogamie*; Fortpflanzung durch Vereinigung ungleicher Gameten [z.B. Spermium und Eizelle]
he|te|ro|gen *adj* (Ⓔ **1.–2.** heterogenic): **1.** uneinheitlich, ungleichartig, verschiedenartig **2.** ***Syn***: *heterogenetisch, xenogen, xenogenetisch*; von verschiedener Herkunft, von einer anderen Art (stammend)
He|te|ro|ge|ne|se *f* (Ⓔ heterogenesis): ***Syn***: *Heterogonie*; (*biolog.*) asexuelle Entstehung/Bildung
he|te|ro|ge|ne|tisch *adj* (Ⓔ heterogenetic): ***Syn***: *heterogen, xenogen, xenogenetisch*; von verschiedener Herkunft, von einer anderen Art (stammend)
He|te|ro|gly|ka|ne *pl* (Ⓔ heteroglycans): aus verschiedenen Monosacchariden* bestehende Polysaccharide*; enthalten neben einfachen Monosacchariden [Glucose, Galaktose] auch Aminozucker* und Uronsäuren*; sie treten praktisch ausnahmslos kovalent gebunden an Proteine oder Lipide auf und werden dann als Glykoproteine*, Proteoglykane*, Peptidoglykane* oder Glykolipide* bezeichnet

Tab. H97. Einteilung der Heteroglykane

Bezeichnung	Kohlenhydrat	Nichtkohlenhydrat	Funktion
Glykoproteine	Oligosaccharide aus 2–20 verschiedenen Monosacchariden	Verschiedenste Proteine	Vielseitig, vom Protein abhängig
Proteoglykane	Glykosaminoglykane mit sich wiederholenden Disacchariden; Molekulargewicht 2×10^5–3×10^6 D	Einfach aufgebaute Proteinskelette (core protein)	Bildung der extrazellulären Matrix
Peptidoglykane	Disaccharid aus N-Acetylglucosamin und N-Acetylrouraminsäure	Peptide aus 4–5 Aminosäuren	Bildung der bakteriellen Zellwand
Glykolipide	Oligosaccharide Oligosaccharide	Ceramid, Diacylglycerin Polyprenole	Bauteile zellulärer Membranen, Zwischenprodult bei der Glykoproteinbiosynthese

He|te|ro|gly|ka|no|se *f* (Ⓔ heteroglycanosis): Speicherung von Heteroglykanen*
He|te|ro|go|nie *f*: *→Heterogenese*
He|te|ro|hyp|no|se *f* (Ⓔ heterohypnosis): Hypnose durch eine fremde Person; Gegensatz zu Autohypnose*
he|te|ro|im|mun *adj* (Ⓔ heteroimmune): Heteroimmunität betreffend
He|te|ro|im|mu|ni|tät *f* (Ⓔ heteroimmunity): Vorhandensein heterophiler Antikörper*
He|te|ro|ke|ra|to|plas|tik *f* (Ⓔ heterokeratoplasty): ***Syn***: *heterologe Hornhautplastik*; Keratoplastik* unter Verwendung von heterologem Material
he|te|ro|kla|disch *adj* (Ⓔ heterocladic): Endäste verschiedener Gefäße betreffend
he|te|ro|krin *adj* (Ⓔ heterocrine): (*Drüse*) mehr als ein Sekret absondernd
He|te|ro|la|lie *f* (Ⓔ heterolalia): ***Syn***: *Vorbeireden, Heterophasie*; Ersetzen von vergessenen Worten mit anderen, nicht sinngemäßen Begriffen
he|te|ro|la|te|ral *adj* (Ⓔ heterolateral): ***Syn***: *kontralateral*; auf der anderen Seite (liegend), die andere (Körper-)Seite betreffend
he|te|ro|log *adj* (Ⓔ **1.–2.** heterologous): **1.** abweichend, nicht übereinstimmend **2.** ***Syn***: *xenogen*; von einer anderen Art stammend, artfremd
He|te|ro|lo|gie *f* (Ⓔ heterology): Abweichung in Art oder Form oder Funktion
He|te|ro|ly|se *f* (Ⓔ heterolysis): Zellauflösung durch Heterozytolysine*
He|te|ro|ly|sin *nt* (Ⓔ heterolysin): ***Syn***: *Heterozytolysin*; Heteroantikörper*, der eine Zellauflösung bewirkt
he|te|ro|ly|tisch *adj* (Ⓔ heterolytic): Heterolyse betreffend
He|te|ro|me|ta|pla|sie *f* (Ⓔ heterometaplasia): Metaplasie* mit Entwicklung ortsfremder Eigenschaften
he|te|ro|morph *adj* (Ⓔ heteromorphous): von verschiedener Gestalt, verschiedengestaltig
He|te|ro|mor|pho|se *f* (Ⓔ heteromorphosis): Ersatz eines Gewebes durch ein anderes, ortsfremdes Gewebe
he|te|ro|nom *adj* (Ⓔ heteronomous): unselbstständig, von fremden Gesetzen abhängig
he|te|ro|nym *adj* (Ⓔ heteronymous): ungleichnamig, sich nicht entsprechend
he|te|ro|o|vu|lär *adj* (Ⓔ hetero-ovular): ***Syn***: *dizygot*; (*Zwillinge*) zweieiig
He|te|ro|pa|thie *f* (Ⓔ heteropathy): abnorme/abnormale Reizempfindlichkeit
He|te|ro|pha|gie *f* (Ⓔ heterophagy): Phagozytose* extrazellulärer Substrate in speziellen Vakuolen [Heterophagosomen] innerhalb der Zelle
he|te|ro|pha|gisch *adj* (Ⓔ heterophagic): Heterophagie betreffend
He|te|ro|pha|go|ly|so|som *nt* (Ⓔ heterophagosome): ***Syn***: *sekundäres Lysosom*; Phagolysosom; *s.u. Phagozytose*
He|te|ro|pha|go|som *nt* (Ⓔ heterophagosome): *s.u. Heterophagie*
He|te|ro|pha|sie *f*: *→Heterolalie*
he|te|ro|phil *adj* (Ⓔ heterophile): mit Affinität zu fremden Antigenen
he|te|ro|phor *adj* (Ⓔ heterophoric): ***Syn***: *heterophorisch*; zum Schielen neigend
He|te|ro|pho|rie *f* (Ⓔ heterophoria): ***Syn***: *latentes Schielen, Strabismus latens*; Neigung zum Schielen, die erst manifest wird, wenn man die Fusion der Seheindrücke beider Augen verhindert, z.B. durch **Abdecktest** oder **Aufdecktest**; beim **Abdecktest** lässt man den Patienten ein entferntes Objekt fixieren und deckt dann ein Auge mit der Hand oder einem Okkluder ab; das Schielauge weicht nach innen [Esophorie] oder außen [Exophorie] ab; deutlicher wird die Abweichung noch, wenn man den Okkluder plötzlich wegnimmt [**Aufdecktest**]; das schielende Auge kehrt zur Mitte zurück [Fusionsbewegung]; diese Fusionsbewegung zeigt, dass das Auge nicht oder noch nicht schwachsichtig ist, und dass Binokularsehen vorhanden ist; eine **Therapie** ist nur bei Leidensdruck nötig; i.d.R. ist eine Augenmuskeloperation indiziert
he|te|ro|pho|risch *adj*: *→heterophor*
He|te|ro|phy|di|a|sis *f, pl* **-ses**: *→Heterophyiasis*
He|te|ro|phy|es he|te|ro|phy|es *f* (Ⓔ Heterophyes heterophyes): ***Syn***: *kleiner Darmegel, Zwergdarmegel*; in Afrika und Asien vorkommender Dünndarmparasit; Befall verursacht Hete-

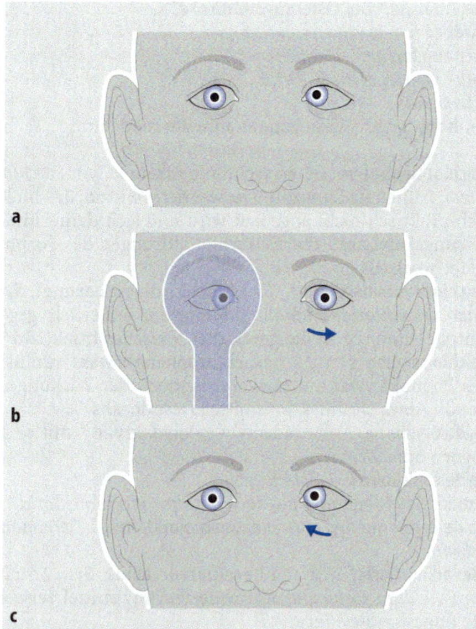

Abb. H98. Abdecktest bei Heterophorie

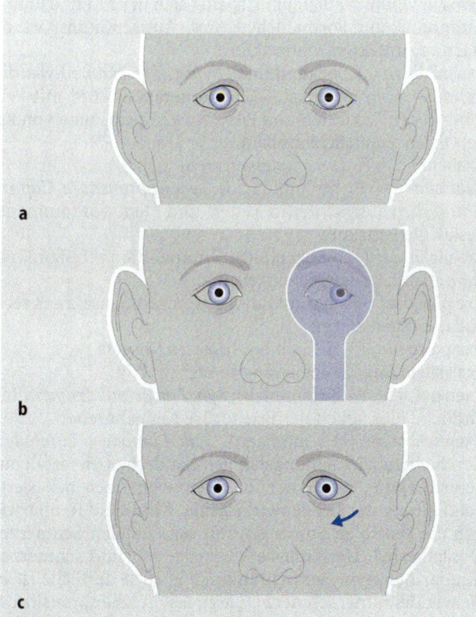

Abb. H99. Aufdecktest bei Heterophorie

rophyiasis*

Heterophyes-Infektion *f*: *→Heterophyiasis*

He|te|ro|phy|i|a|sis *f, pl* **-ses** (Ⓔ heterophyiasis): *Syn*: *Heterophyes-Infektion, Heterophydiasis, Heterophyose*; in Afrika und Asien auftretender Befall mit **Heterophyes heterophyes** oder anderen Heterophyes-Species; verläuft i.d.R. als Durchfallerkrankung; in seltenen Fällen hämatogene Streuung und Befall von Myokard oder Zentralnervensystem

He|te|ro|phy|o|se *f*: *→Heterophyiasis*

He|te|ro|pie *f* (Ⓔ heteropsia): *Syn*: *Heteropsie, Heteroskopie*; ungleiches Sehvermögen der Augen

He|te|ro|pla|sie *f* (Ⓔ heteroplasia): *Syn*: *Alloplasie*; atypisches Gewebewachstum mit Umwandlung in ein anderes Gewebe

He|te|ro|plas|mie *f* (Ⓔ heteroplasmia): zufällige Verteilung

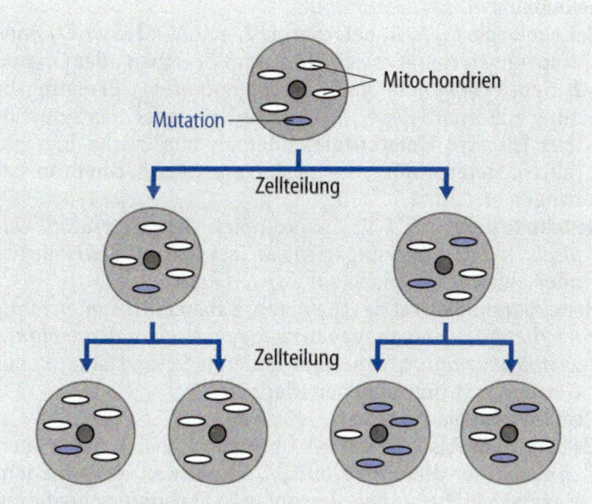

Abb. H100. Heteroplasmie

der verdoppelten Mitochondrien auf die Tochterzellen bei der Zellteilung

He|te|ro|plas|tik *f* (Ⓔ heteroplasty): *Syn*: *heterogene/heterologe/xenogene/xenogenetische Transplantation, Xenotransplantation, Heterotransplantation, Xenoplastik*; plastische Operation mit Übertragung von artfremdem Gewebe

he|te|ro|plas|tisch *adj* (Ⓔ heteroplastic): Heteroplasie oder Heteroplastik betreffend

he|te|ro|plo|id *adj* (Ⓔ heteroploid): Heteroploidie betreffend, mit abweichender Chromosomenzahl

He|te|ro|plo|i|die *f* (Ⓔ heteroploidy): Abweichung vom normalen Chromosomensatz

He|te|ro|po|ly|mer *nt* (Ⓔ heteropolymer): Polymer* aus zwei oder mehreren Verbindungen

he|te|ro|po|ly|mer *adj* (Ⓔ heteropolymeric): Heteropolymer betreffend

He|te|ro|pro|te|in *nt* (Ⓔ heteroprotein): atypisches Protein*

He|te|ro|pro|te|in|ä|mie *f* (Ⓔ heteroproteinemia): Vorkommen atypischer Eiweiße im Blut; *s.a. Paraproteinämie, Dysproteinämie*

He|te|ro|pro|te|i|ne *pl* (Ⓔ heteroproteins): Proteine, die von ihrer normalen Struktur abweichen

He|te|rop|sie *f*: *→Heteropie*

He|te|ro|pte|ra *pl* (Ⓔ Heteroptera): Wanzen*

He|te|ro|pyk|no|se *f* (Ⓔ heteropyknosis): Zustand mit nichthomogener Kernverdichtung

he|te|ro|pyk|no|tisch *adj* (Ⓔ heteropyknotic): Heteropyknose betreffend, von ihr betroffen oder gekennzeichnet

He|te|ro|se|rum *nt, pl* **-se|ren** (Ⓔ heterologous serum): *Syn*: *heterologes Serum*; Serum einer anderen Tierart [z.B. Pferdeserum] oder ein Serum mit heterologen Antikörpern*

He|te|ro|se|xu|a|li|tät *f* (Ⓔ heterosexuality): auf das andere Geschlecht gerichtete sexuelle Wünsche und Verhaltensweisen; hauptsächlich als Gegenbegriff zu Homosexualität* verwendet

he|te|ro|se|xu|ell *adj* (Ⓔ heterosexual): Heterosexualität betreffend, sexuell auf das andere Geschlecht orientiert, andersgeschlechtlich

He|te|ro|sis *f, pl* **-ses** (Ⓔ heterosis): generelle oder spezifische Überlegenheit von Heterozygoten gegenüber Homozygoten

He|te|ro|skop *nt* (Ⓔ heteroscope): Gerät zur Bestimmung des Schielwinkels

He|te|ro|sko|pie *f* (Ⓔ **1.** heteroscopy **2.** *→Heteropie*): **1.** Bestimmung des Schielwinkels **2.** *→Heteropie*

He|te|ro|so|men *pl* (Ⓔ heterosomes): *Syn*: *Gonosomen, Geschlechtschromosomen, Heterochromosomen*; das Geschlecht bestimmende Chromosomen; beim Mann je ein X- und ein Y-Chromosom, bei der Frau zwei X-Chromosomen

he|te|ro|therm *adj* (Ⓔ heterothermic): *Syn*: *poikilotherm, allotherm*; wechselwarm

he|te|ro|ton *adj* (Ⓔ heterotonic): *Syn*: *heterotonisch*; mit schwankendem Tonus

he|te|ro|to|nisch *adj*: *→heteroton*

he|te|ro|top *adj*: *→heterotopisch*

He|te|ro|to|pie *f* (Ⓔ **1.** heterotopia **2.** ectopy): **1.** *Syn*: *Dystopie*; ursprungsferne/atypische Lage von Geweben oder Organen **2.** *Syn*: *ektope/heterotope Erregungsbildung*; Erregungsbildung außerhalb des Sinusknotens bei Ausfall des Sinusknotens [**passive Heterotopie**] oder als zusätzliche Erregung [**aktive Heterotopie**], die zu Extrasystolen*, Rhythmusstörungen etc. führen kann

he|te|ro|to|pisch *adj* (Ⓔ heterotopic): *Syn*: *heterotop, ektopisch, ektop*; ursprungsfern, an atypischer Stelle liegend oder entstehend, (nach außen) verlagert

He|te|ro|trans|plan|tat *nt* (Ⓔ heterotransplant): *Syn*: *heterogenes/heterologes/xenogenes/xenogenetisches Transplantat, Xenotransplantat*; von einer anderen Spezies stammendes Gewebe [z.B. Schweineherzklappen]

He|te|ro|trans|plan|ta|ti|on *f*: *→Heteroplastik*

He|te|ro|tri|cho|sis *f, pl* **-ses** (Ⓔ heterotrichosis): *Syn*: *Heterochromatose, Heterochromie*; Vorkommen verschiedener Haarfarben bei einer Person, z.B. Farbunterschiede zwischen Kopf- und Barthaaren

he|te|ro|troph *adj* (Ⓔ heterotrophic): Heterotrophie betreffend, von ihr betroffen oder durch sie bedingt

He|te|ro|tro|phie *f* (Ⓔ **1.–2.** heterotrophy): **1.** Ernährungsfehler, Ernährungsstörung **2.** *s.a. Essay Bakterien S. 217*

He|te|ro|tro|pie *f*: *→Strabismus*

He|te|ro|vak|zi|ne *f* (Ⓔ heterovaccine): Impfstoff aus krankheitsfremden Erregerantigenen

he|te|ro|xen *adj* (Ⓔ heteroxenous): (*biolog.*) mehrwirtig

he|te|ro|zel|lu|lär *adj* (Ⓔ heterocellular): aus verschiedenen Zellen bestehend

he|ter|ö|zisch *adj*: *→heteroezisch*

he|te|ro|zy|got *adj* (Ⓔ heterozygous): Heterozygotie betreffend, ungleicherbig

He|te|ro|zy|go|tie *f* (Ⓔ heterozygosity): *Syn*: *Ungleicherbigkeit, Mischerbigkeit*; Vererbung durch zwei verschiedene Allele eines Gens

he|te|ro|zy|klisch *adj* (Ⓔ heterocyclic): *Syn*: *heterocyclisch*; (*Ringmolekül*) nicht nur aus Kohlenstoffatomen bestehend

He|te|ro|zy|to|ly|sin *nt* (Ⓔ heterolysin): *Syn*: *Heterolysin*; Heteroantikörper*, der eine Zellauflösung bewirkt

HETP *Abk.*: Hexaethyltetraphosphat

Heu|ba|zil|lus *m, pl* **-li** (Ⓔ hay bacillus): *Syn*: *Bacillus subtilis*; aerober Bacillus, der Nahrungsmittelvergiftung und Hornhautinfektionen (nach Verletzung) hervorrufen kann; bildet das Antibiotikum Bacitracin*

Heu|blu|men *pl* (Ⓔ hayseed): *Syn*: *Graminis flos*; Bezeichnung für die Blüten, Früchte und sonstigen oberirdische Pflanzenteile von Gräsern [Poaceen]; sie enthalten ein ätherisches Öl mit Cumarinen* und besitzen eine durchblutungsfördernde und muskelentspannende Wirkung; **Anw.**: als **Heublumensack** zur lokalen Wärmetherapie bei z.B. rheumatischen Beschwerden, Leber- und Gallenleiden, Magen-Darm-Störungen, Verspannungen der Rückenmuskulatur, Ischialgie, Lumbago; als **Heublumenbad** bei rheumatischen Beschwerden und zur Förderung des Stoffwechsels

Heu|blu|men|bad *nt* (Ⓔ hayseed bath): *s.u. Heublumen*

Heu|blu|men|sack *m* (Ⓔ hayseed bag): *s.u. Heublumen*

Heubner: Johann Otto Leonard Heubner; 1843–1926; deutscher Kinderarzt (Leipzig, Berlin)

Heubner-Herter-Krankheit *f*: *→Zöliakie*

Heubner-Sternenkarte *f*: *Syn*: *Sternhimmelmuster*; charakteristisch für Windpocken* ist ein schubweises Auftreten der Bläschen, das zu einem Nebeneinander von alten eingetrockneten und frischen Bläschen unterschiedlicher Größe führt

Heu|fie|ber *nt* (Ⓔ hay fever): *Syn*: *Heuschnupfen, Pollenschnupfen, saisonale Rhinitis, saisonale Rhinokonjunktivitis*; durch eine Pollenallergie ausgelöste Entzündung der Nasenschleimhaut, die meist auch die Augenbindehaut betrifft [Rhinokonjunktivitis] und auf die oberen Luftwege übergreifen kann; tritt v.a. während der Baumblüte im Frühjahr und Gräser- und Getreideblüte im Mai und Juni auf; *s.a. allergische Rhinitis*

Heuk: **Heuk-Assmann-Anämie** *f* (Ⓔ Heuk-Assmann anemia): *Syn*: *Anämie Typ Heuk-Assmann*; leukoerythroblastische Anämie* bei Osteomyelofibrose*

Heu|krät|ze *f*: *→Erythema autumnale*

Heu|schnup|fen *m*: *→Heufieber*

HEV *Abk.*: *→Hepatitis E-Virus*

Hex-, hex- *präf.*: *→Hexa-*

Hexa-, hexa- *präf.*: Wortelement mit der Bedeutung „sechs/sechsfach"

He|xa|chlor|ben|zol *nt* (Ⓔ hexachlorobenzene): *Syn*: *Perchlorbenzol*; früher als Fungizid* verwendetes Biozid, das biologisch praktisch nicht abgebaut wird und sich damit in der Nahrungskette anreichert; führt zu Störungen des Porphyrinstoffwechsels

He|xa|chlor|cy|clo|he|xan *nt* (Ⓔ hexachlorocyclohexane): *Syn*: *Benzolhexachlorid, Lindan, Gammexan*; äußerlich gegen Hautparasiten [Läuse] angewandtes toxisches Insektizid*

He|xa|chlo|ro|phen *nt* (Ⓔ hexachlorophene): wasserunlösliches Phenolderivat mit stärkerer bakterizider Wirkung als Phenol; **Anw.**: Desinfektionsmittel, Desodorans

He|xa|dak|ty|lie *f* (Ⓔ hexadactyly): Polydaktylie* mit sechs Fingern oder Zehen

He|xa|de|can|säu|re *f*: *→Palmitinsäure*

1-Hexadecylpyridiniumchlorid *nt*: *→Cetylpyridiniumchlorid*

He|xa|de|cyl|tri|me|thyl|am|mo|ni|um|bro|mid *nt*: *→Cetrimoniumbromid*

2,4-Hexadiensäure *f* (Ⓔ 2,4-hexadienoic acid): *Syn*: *Sorbinsäure, Acidum sorbicum*; als Konservierungsmittel verwendete ungesättigte Säure

He|xa|me|tho|ni|um *nt* (Ⓔ hexamethonium): Ganglienblocker*

He|xa|me|thy|len|te|tra|min *nt* (Ⓔ hexamethylentetramine): *Syn*: *Hexamin, Methenamin*; spaltet sich in saurer Lösung in Ammoniak und Formaldehyd; **Anw.**: Antiseptikum* v.a. bei Harnwegsinfekten, Diuretikum*

He|xa|mi|din *nt* (Ⓔ hexamidine): *Syn*: *4,4'-(Hexamethylendioxy)-dibenzamidin*; lokales Chemotherapeutikum mit Wirkung gegen Bakterien und Pilze; **Anw.**: Infektionen von Auge, Ohren, Haut, Schleimhaut

He|xa|min *nt*: *→Hexamethylentetramin*

He|xan|säu|re *f* (Ⓔ hexanoic acid): *Syn*: *Kapronsäure, Capronsäure, Butylessigsäure*; in Fetten und Ölen vorkommende gesättigte Fettsäure

he|xa|plo|id *adj* (Ⓔ hexaploid): Hexaploidie betreffend, von ihr betroffen oder gekennzeichnet

He|xa|plo|i|die *f* (Ⓔ hexaploidy): Chromosomensatz aus sechs vollständigen Sätzen

He|xa|po|da *pl* (Ⓔ Hexapoda): Insekten, Insecta

he|xa|va|lent *adj* (Ⓔ hexavalent): sechswertig

He|xen|milch *f* (Ⓔ hexenmilch): *Syn*: *Lac neonatorum*; milchähnliche Flüssigkeit der Brustdrüse Neugeborener

He|xen|schuss *m* (Ⓔ lumbago): *Syn*: *Lumbago, Lumbalgie*; durch einen rückbildungsfähigen Bandscheibenvorfall ausgelöste akute, rezidivierende Kreuzschmerzen mit steifer Fehlhaltung der Lendenwirbelsäule; **Klinik**: i.d.R. überwiegen die sensiblen Störungen mit segmentalen Schmerzen, Dysästhesie*, Hypästhesie*, Hypalgesie* und schmerzbedingter Bewegungseinschränkung; in 80 % der Fälle ist ein Nervendehnungsschmerz [Lasègue*-Zeichen] auslösbar; **Therapie**: Bettruhe, lokale Wärmeanwendung [Rotlicht, Fango, hyperämisierende Mittel], Schmerzmittel und Entzündungshemmer [z.B. Diclofenac*], Muskelrelaxanzien [z.B. Diazepam*]; nach Abklingen der akuten Beschwerden Massagen und Krankengymnastik

He|xe|ti|din *nt* (Ⓔ hexetidine): zur Mund- und Rachenhygiene verwendetes Desinfiziens*

He|xi|tol *nt* (Ⓔ hexitol): sechswertiger Alkohol, z.B. Sorbit*, Mannitol*

Hexo-, hexo- *präf.*: *→Hexa-*

He|xo|ki|na|se *f* (Ⓔ hexokinase): Kinase*, die Hexosen zu Hexosephosphat phosphoryliert

He|xo|pre|na|lin *nt* (Ⓔ hexoprenaline): Bronchodilatator*, Antiasthmatikum*, Tokolytikum* [v.a. bei drohender Frühgeburt]

He|xos|a|min *nt* (Ⓔ hexosamine): von Hexose* abgeleiteter Aminozucker*

He|xo|se *f* (Ⓔ hexose): *Syn*: *C_6-Zucker*; Monosaccharid* mit 6

Tab. H101. Wichtige Hexosen

Name	Vorkommen und biologische Bedeutung
D-Glucose	Fruchtsäfte; Bestandteil von Stärke, Glykogen, Saccharose, Lactose. Wichtigstes vom Organismus verwertetes Monosaccharid; Blutzucker
D-Galaktose	Bestandteil der Lactose; wird vom Organismus in Sphingolipide und Glykoproteine eingebaut. Abbau nur nach Umwandlung in Glucose möglich
D-Mannose	Bestandteil von tierischen und pflanzlichen Glykoproteinen; Dient zur Adressierung lysosomaler Proteine; Abbau erst nach Umwandlung in Glucose
L-Fucose	Bestandteil der Milcholigosaccharide und vieler Glykoproteine; Biosynthese aus Glucose
D-Fructose	Fruchtsäfte; Bestandteil der Saccharose; Biosynthese aus Glucose in verschiedenen Geweben; Abbau erst nach Umwandlung in Glucose, in der Leber jedoch direkter Abbau möglich

Kohlenstoffatomen

He|xo|se|di|phos|pha|ta|se *f*: *→Fructose-1,6-diphosphatase*

He|xo|se|mo|no|phos|phat *nt* (Ⓔ hexose monophosphate): *Syn*: *Hexosephosphat*; für den Energiestoffwechsel wichtige Monophosphorsäureester von Hexosen*

He|xo|se|mo|no|phos|phat|weg *m*: *→Pentosephosphatzyklus*

He|xo|se|mo|no|phos|phat|zy|klus *m*: *→Pentosephosphatzyklus*

He|xo|se|phos|phat *nt*: *→Hexosemonophosphat*

He|xo|se|phos|pha|ta|se *f* (Ⓔ hexosephosphatase): Hydrolase*, die die Umwandlung von Hexosephosphat zu Hexose* katalysiert

Hey: William Hey; 1736–1819; englischer Chirurg

Hey-Hernie *f* (Ⓔ Hey's hernia): ***Syn***: ***Hernia encystica***; erworbener Leistenbruch* in einem abgeschlossenen Teil des Processus vaginalis peritonei

HF *Abk*.: **1.** Fluorwasserstoff **2.** *→Hageman-Faktor* **3.** *→Hämofiltration* **4.** hämorrhagischer Faktor **5.** *→hämorrhagisches Fieber* **6.** *→Herzfehler* **7.** *→Herzfrequenz* **8.** *→Heufieber* **9.** *→Hydrops fetalis*

Hf *Abk*.: Hafnium

HFA *Abk*.: Herzfernaufnahme

HFI *Abk*.: hereditäre Fruktoseintoleranz

H-Fistel, ösophagotracheale *f* (Ⓔ esophageal H fistula): *Syn*: *ösophagotracheale H-Fistel*; H-förmige Fistel zwischen Speise- und Luftröhre; *s.a. Ösophagotrachealfistel*

HFKW *Abk*.: Halogenfluorkohlenwasserstoff

HFME *Abk*.: Hand-Fuß-Mund-Exanthem

Hfr *Abk*.: high-frequency of recombination

HFRS *Abk*.: *→hämorrhagisches Fieber mit renalem Syndrom*

HFSH *Abk*.: humanes follikelstimulierendes Hormon

HG *Abk*.: **1.** *→Herzgeräusche* **2.** *→Herzglykoside* **3.** Herzgröße **4.** *→Hüftgelenk* **5.** Human-Gonadotropin **6.** *→Hypoglykämie*

Hg *Abk*.: **1.** *→Hydrargyrum* **2.** *→Quecksilber*

hg *Abk*.: Hektogramm

Hgb *Abk*.: *→Hämoglobin*

HGE *Abk*.: *→humane granulozytäre Ehrlichiose*

HGF *Abk*.: hyperglykämisch-glykogenolytischer Faktor

Hg-F *Abk*.: *→fetales Hämoglobin*

HGG *Abk*.: humanes Gammaglobulin

HGH *Abk*.: human growth hormone

HGP *Abk*.: hyperglykämisch-glykogenolytisches Prinzip

HGPRT *Abk*.: Hypoxanthin-Guanin-phosphoribosyltransferase

HGR *Abk*.: hautgalvanische Reaktion

HGZ *Abk*.: Halbgipfelzeit

HH *Abk*.: **1.** *→Hiatushernie* **2.** *→Hornhaut* **3.** Hydroxyhexamid

HHA *Abk*.: **1.** Heterohämagglutinin **2.** hyporeninämischer Hypoaldosteronismus

HHE *Abk*.: **1.** Hemikonvulsion-Hemiplegie-Epilepsie-Syndrom **2.** hypertensive Herzerkrankung

HHG *Abk*.: humanes hypophysäres Gonadotropin

HHH-Syndrom *nt* (Ⓔ HHH syndrome): *Syn*: *Hyperornithinämie-Hyperammonämie-Homocitrullinurie-Syndrom*; seltene, angeborene Störung des Harnstoffzyklus, deren klinisches Bild v.a. von der Hyperammonämie* geprägt wird

HHK *Abk*.: hypertensive Herzkrankheit

HHL *Abk*.: **1.** *→Hinterhauptslage* **2.** *→Hypophysenhinterlappen*

HHM *Abk*.: **1.** Hämohydrometrie **2.** humorale Hyperkalzämie mit Malignität

HHMW *Abk*.: hypothalamisch-hypophysärer Minderwuchs

HHN *Abk*.: Hypothalamus-Hypophysen-Nebennieren-Achse

HHS *Abk*.: **1.** hyperkinetisches Herzsyndrom **2.** hypothalamisch-hypophysäres System

HHT *Abk*.: **1.** *→Hämagglutinationshemmtest* **2.** hereditäre hämorrhagische Teleangiektasie **3.** hereditär-hyperglykämischer Typ **4.** Hydroxyheptadecatriensäure

HHV *Abk*.: humanes Herpesvirus

HHV-8 *Abk*.: *→humanes Herpesvirus 8*

HI *Abk*.: **1.** *→Harninkontinenz* **2.** *→Herzindex* **3.** *→Herzinfarkt* **4.** *→Herzinsuffizienz*

hi|a|tal *adj* (Ⓔ hiatal): Hiatus betreffend

Hi|a|tus *m*, *pl* **-tus** (Ⓔ hiatus): Spalt, Spalte, Ritze, schmale Öffnung

Hiatus adductorius (Ⓔ adductor hiatus): untere Öffnung des Canalis* adductorius des Oberschenkels

Hiatus aorticus (Ⓔ aortic hiatus): *Syn*: *Aortenschlitz*; Öffnung des Zwerchfells für den Durchtritt der Aorta* und des Ductus* thoracicus in Höhe des 1. Lendenwirbels

Hiatus canalis nervi petrosi majoris (Ⓔ hiatus for greater petrosal nerve): Öffnung auf der Vorderseite des Felsenbeins [Pars* petrosa ossis temporalis], durch den der Nervus* petrosus major zieht

Hiatus canalis nervi petrosi minoris (Ⓔ hiatus for lesser petrosal nerve): Öffnung auf der Vorderseite des Felsenbeins [Pars* petrosa ossis temporalis], durch den der Nervus* petrosus minor zieht

Hiatus communis (Ⓔ common hiatus): angeborene Vereinigung von Hiatus* oesophageus und Hiatus* aorticus, d.h., Aorta und Speiseröhre ziehen zusammen durch das Zwerchfell; häufige Ursache der paraösophagealen Hiatushernie*

Hiatus genitalis: veraltet für *→Hiatus urogenitalis*

Hiatus leucaemicus (Ⓔ leukemic hiatus): bei Leukämien* auftretende Lücke im Blutbild durch das Fehlen von Zwischenstufen der Granulozytenbildung

Hiatus maxillaris (Ⓔ maxillary hiatus): Öffnung der Kieferhöhle* in die Nasenhöhle

Hiatus oesophageus (Ⓔ esophageal hiatus): Öffnung des Zwerchfells für den Durchtritt der Speiseröhre und Truncus* vagalis anterior und posterior; liegt kranioventral vom Hiatus* aorticus

Hiatus sacralis (Ⓔ sacral hiatus): untere Öffnung des Kreuzbeinkanals

Hiatus saphenus (Ⓔ saphenous hiatus): Öffnung der Oberschenkelfaszie; wird durch die Fascia* cribrosa verschlossen

Hiatus semilunaris (Ⓔ semilunar hiatus): sichelförmiger Spalt in der Seitenwand der Nasenhöhle unter der mittleren Nasenmuschel, in den Stirnhöhle [Sinus* frontalis], Kieferhöhle [Sinus* maxillaris] und vordere Siebbeinzellen [Cellulae* ethmoidales anteriores] münden

Hiatus tendineus: veraltet für *→Hiatus adductorius*

Hiatus urogenitalis (Ⓔ urogenital hiatus): *Syn*: *Levatorspalt*; Bezeichnung für die vom Musculus* levator ani umfasste Öffnung im vorderen Beckenboden für den Durchtritt von Scheide und Harnröhre

Hi|a|tus|an|äs|the|sie *f* (Ⓔ sacral block): *Syn*: *Sakralanästhesie, Kaudalanästhesie*; spezielle Form der Periduralanästhesie* mit Injektion des Lokalanästhetikums durch den Hiatus* sacralis in den Sakralkanal

Hi|a|tus|gleit|her|nie *f*: *→axiale Hiatushernie*

Hi|a|tus|her|nie *f* (Ⓔ hiatal hernia): Hernie* mit teilweiser oder vollständiger Verlagerung des Magens durch den Hiatus* oesophageus in das Mediastinum oder den Thorax; man unterscheidet **axiale Hiatushernie, paraösophageale Hiatushernie** und **gemischte Hiatushernie**; im Extremfall kann es zur vollständigen Verlagerung des Magens in den

Thorax kommen [**upside-down stomach**]; **pathogenetisch** liegt entweder eine angeborene Fehlbildung vor [Hiatus* communis] oder (häufiger) eine Bindegewebsschwäche **Klinik**: axiale Hernien verlaufen oft asymptomatisch; die häufigsten Beschwerden sind Völlegefühl, Aufstoßen, Sodbrennen durch Säure- oder Nahrungsreflux, Refluxgastritis*; bei paraösophagealer oder gemischter Hiatushernie besteht die Gefahr mechanischer Komplikationen [venöse Stauung, Stauungsgastritis, Magenwandnekrose, Strangulation]; die **Diagnose** kann endoskopisch gestellt werden, Röntgenaufnahmen sind aber wesentlich aussagekräftiger; **Therapie**: die axiale Hernie wird nur bei schwerer Refluxkrankheit operiert [Fundoplicatio*], bei den anderen Formen wird der Magen in die Bauchhöhle zurückverlagert und die Bruchlücke [evtl. mittels Fundopxie] verschlossen

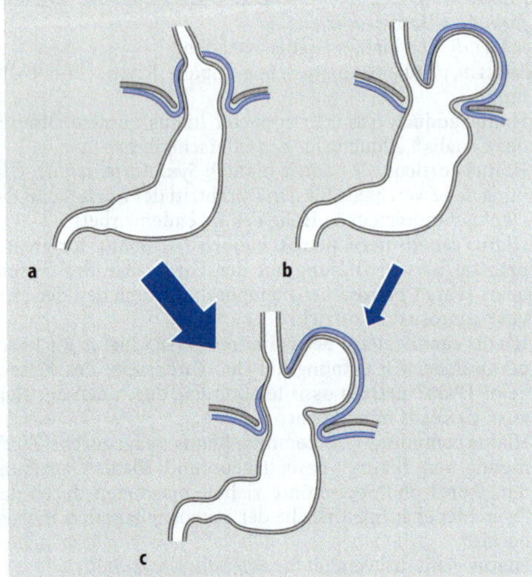

Abb. H102. Klassifikation der Hiatushernien

axiale Hiatushernie (Ⓔ axial hiatal hernia): *Syn*: *Gleitbruch, Gleithernie, gastroösophageale Hernie, gleitende Hiatushernie, Hiatusgleithernie*; Hiatushernie, bei der der Magen durch die Bruchpforte hoch und runter gleitet; wird im Laufe des Lebens häufiger und umfasst ca. 70 % der Hiatushernien älterer Patienten

gemischte Hiatushernie (Ⓔ mixed hiatal hernia): meist aus einer axialen Hiatushernie entstehende Mischform, bei der, im Gegensatz zur paraösophagealen Hernie, auch die Kardia nach oben verlagert ist

gleitende Hiatushernie: → *axiale Hiatushernie*

paraösophageale Hiatushernie (Ⓔ paraesophageal hiatal hernia): *Syn*: *paraösophageale Hernie*; Hiatushernie, bei der Teile des Magens permanent neben der Speiseröhre im Mediastinum liegen: bei 80 % der Fälle liegt ein Hiatus* communis vor

Hib *Abk.*: → *Haemophilus influenzae b*

Hibbs: Russell Aubra Hibbs; 1869–1932; amerikanischer Chirurg (New York)

Hibbs-Operation *f* (Ⓔ Hibbs' instrumentation): *Syn*: *Skoliosekorrektur nach Hibbs, Risser-Hibbs-Operation*; Aufrichtung und Versteifung der Wirbelsäule durch Verödung der Wirbelgelenke und Fusion der Wirbelbögen

Skoliosekorrektur nach Hibbs *f*: → *Hibbs-Operation*

hibernating myocardium *nt* (Ⓔ hibernating myocardium): *s.u. Essay Myokardinfarkt S. 1427*

Hi|ber|nom *nt* (Ⓔ hibernoma): *Syn*: *braunes Lipom, Lipoma feto-cellulare*; seltene, bräunliche Fettgeschwulst des Unterhautfettgewebes; meist im Schulterbereich oder zwischen den Schulterblättern bei jungen Erwachsenen

Hi|bis|ci flos *m* (Ⓔ hibiscus flower): *Syn*: *Malventee*; *s.u. Hibiskus*

Hi|bis|cus sab|da|rif|fa *m*: → *Hibiskus*

Hi|bis|kus *m* (Ⓔ hibiscus): *Syn*: *Hibiscus sabdariffa*; Pflanze aus der Familie der Malvengewächse [Malvaceae]; verwendet die getrockneten Kelche und Außenkelche [**Malventee, Hibisci flos**], die u.a. Anthocyane*, Flavonoide*, Phytosterole*, Polysaccharide*, Pektin* und Pflanzensäuren [bis zu 30 %; Zitronen-, Äpfel-, Wein- und Hibiskussäure] enthalten; **Anw.**: traditionell bei Erkältungen, Entzündungen von oberen Atemwegen und Magen; appetitanregendes Mittel und Aromatikum

Hidr-, hidr- *präf.*: Wortelement mit der Bedeutung „Schweiß/Schwitzen"

Hi|dra|de|ni|tis *f, pl* **-ti|den** (Ⓔ hidradenitis): *Syn*: *Hidrosadenitis, Schweißdrüsenentzündung*; meist durch eine Abflussstauung verursachte Entzündung apokriner oder ekkriner Schweißdrüsen; kann zu Eiterbildung [Periporitis* suppurativa] oder Abszessbildung [Hidradenitis* suppurativa] führen

Hidradenitis suppurativa: → *Schweißdrüsenabszess*

hi|dra|de|ni|tisch *adj* (Ⓔ hidradenitic): *Syn*: *hidrosadenitisch*; Schweißdrüsenentzündung/Hidradenitis betreffend, von ihr betroffen oder gekennzeichnet

Hi|dra|de|nom *nt* (Ⓔ hidradenoma): *Syn*: *Schweißdrüsenadenom, Syringom, Adenoma sudoriparum, Hidradenoma*; benignes Adenom der Schweißdrüsen, das v.a. bei erwachsenen Frauen auftritt; die bevorzugte Lokalisation ist am Unterlid; seltener sind Hals, Brust oder Genitale betroffen

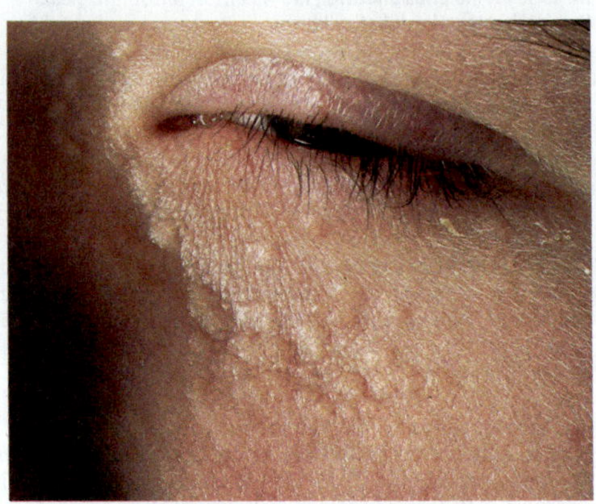

Abb. H103. Hidradenome

Hi|dra|de|no|ma *nt, pl* **-mal|ta**: → *Hidradenom*

Hidradenoma eruptivum (Ⓔ Fox-Fordyce disease): *Syn*: *Fox-Fordyce-Krankheit, apokrine Miliaria, Apocrinitis sudoripara pruriens, Acanthosis circumporalis pruriens*; zu Juckreiz und Papelbildung führender Verschluss der Ausführungsgänge apokriner Schweißdrüsen; tritt v.a. bei Frauen nach der Pubertät auf und betrifft die Achseln, Mamillen und die Genitalregion; **Therapie**: lokale Antiseptika

Hidro-, hidro- *präf.*: Wortelement mit der Bedeutung „Schweiß/Schwitzen"

Hi|droa *f* (Ⓔ hidroa): *Syn*: *Hydroa*; durch Lichteinwirkung hervorgerufene Dermatose* mit juckenden Bläschen

Hidroa bullosa/herpetiformis/pruriginosa: → *Dermatitis herpetiformis Duhring*

Hi|dro|kys|tom *nt*: → *Hidrozystom*

Hi|dro|po|e|se *f* (Ⓔ hidropoiesis): Schweißbildung in den Schweißdrüsen [Glandulae* sudoriferae]

hi|dro|po|e|tisch *adj* (Ⓔ hidropoietic): Schweißbildung betreffend oder fördernd

Hi|dros|a|de|ni|tis *f, pl* **-ni|ti|den**: → *Hidradenitis*

Hidrosadenitis suppurativa: → *Schweißdrüsenabszess*

hi|dro|sa|de|ni|tisch *adj*: → *hidradenitisch*

Hi|dro|se *f* (Ⓔ hidrosis): *Syn*: *Hidrosis*; Schweißabsonderung

Hi|dro|ti|kum *nt, pl* **-ka** (Ⓔ hidrotic): *Syn*: *Diaphoreticum, Diaphoretikum, Sudorifikum, Sudoriferum*; schweißtreibendes Mittel

hi|dro|tisch *adj* ((E) hidrotic): Hidrose betreffend, von ihr betroffen oder gekennzeichnet, durch sie bedingt, schweißabsondernd

Hi|dro|zys|tom *nt* ((E) hidrocystoma): ***Syn***: *Hidrokystom, Schweißdrüsenzyste*; bläschenförmige Auftreibung des Ausführungsganges einer Schweißdrüse

ekkrines Hidrozystom ((E) eccrine hidrocystoma): ***Syn***: *Schweißdrüsenretentionszyste, Schweißretentionszyste*; solitär oder multipel auftretende Schweißdrüsenzysten bei Obstruktion des Ausführungsganges; tritt meist auf den Lidern oder Wangen auf

5-HIE *Abk*.: → *5-Hydroxyindolessigsäure*

5-HIES *Abk*.: → *5-Hydroxyindolessigsäure*

Hlg *Abk*.: → *Hyperimmunglobulin*

Higashi: O. Higashi; japanischer Arzt im 20. Jahrhundert

Higashi-Anomalie *f*: → *Chédiak-Higashi-Syndrom*

high density lipoprotein *nt*: ***Syn***: *Lipoprotein mit hoher Dichte, α-Lipoprotein*; je zur Hälfte aus Protein und Lipid bestehendes Lipoprotein, das in der Darmschleimhaut und der Leber gebildet wird; dient dem Transport von Cholesterin*

High-flow-Phase *f* ((E) high-flow phase): anfängliches, hyperdynamisches Stadium des septischen Schocks*; *s.a. Essay Schock S. 1937*

Highouménakis: G. Highouménakis; polnischer Arzt im 20. Jahrhundert

Highouménakis-Zeichen *nt* ((E) Highouménakis' sign): beidseitige Verdickung der medialen Enden der Schlüsselbeine bei angeborener Syphilis*

high risk HPV *pl*: *s.u. humane Papillomaviren*

High-turnover-Osteoporose *f* ((E) high-turnover osteoporosis): *s.u. primäre Osteoporose*

HII *Abk*.: Hämagglutinationsinhibitions-Immunoassay

Hikojima-Variante *f* ((E) Hikojima serotype): *s.u. Vibrio cholerae*

hi|lär *adj* ((E) hilar): Hilum betreffend

Hilfe beim/im Sterben *f* ((E) end-of-life care): *s.u. Essay Euthanasie S. 649*

Hilfe zum Sterben *f* ((E) active euthanasia): *s.u. Essay Euthanasie S. 649*

Hilfs|aus|at|mer *pl* ((E) accessory exspiratory muscles): *s.u. Atemhilfsmuskulatur*

Hilfs|ein|at|mer *pl* ((E) accessory inspiratory muscles): *s.u. Atemhilfsmuskulatur*

Hi|li|tis *f, pl* **-ti|den** ((E) **1.–2.** hilitis): **1.** ***Syn***: *Hilusentzündung*; Entzündung im Bereich eines Hilus/Hilums **2.** ***Syn***: *Lungenhilusentzündung*; Lymphknotenentzündung im Lungenhilus, z.B. die Hilustuberkulose*

hi|li|tisch *adj* ((E) hilitic): Hilusentzündung/Hilitis betreffend, von ihr betroffen oder gekennzeichnet

Hill: **1.** Sir Leonard Erskine Hill; 1866–1952; englischer Physiologe **2.** Harold Arthur Hill; amerikanischer Radiologe im 20. Jahrhundert

Hill-Sachs-Läsion *f* ((E) Hill-Sachs lesion): *s.u. Schulterluxation*

Hill-Zeichen *nt* ((E) Hill's sign): Erhöhung des Blutdrucks in der Arteria* femoralis um 60–100 mm Hg gegenüber dem Oberarm bei Aortenklappeninsuffizienz* und Ductus* arteriosus apertus

Hi|lum *nt, pl* **-la** ((E) hilum): ***Syn***: *Hilus*; Eintritts- und Austrittsstelle von Nerven und Gefäßen

Hilum glandulae suprarenalis ((E) hilum of suprarenal gland): ***Syn***: *Nebennierenhilus*; Einbuchtung auf der Vorderfläche der Nebenniere*, durch die die Vena* suprarenalis zieht

Hilum lienale ((E) hilum of spleen): ***Syn***: *Milzhilus, Hilum splenicum*; auf der konkaven Eingeweidefläche [Facies visceralis] der Milz* liegende Eintritts- und Austrittsstelle für die Milzgefäße und -nerven

Hilum nodi lymphoidei ((E) hilum of lymph node): Lymphknotenhilum

Hilum nuclei dentati ((E) hilum of dentate nucleus): Bezeichnung für den weißen Kern des Nucleus* dentatus

Hilum nuclei olivaris inferioris ((E) hilum of inferior olivary nucleus): Bezeichnung für den weißen Kern des Nucleus olivaris inferior

Hilum ovarii ((E) hilum of ovary): ***Syn***: *Eierstockhilus*; am vorderen oberen Rand des Eierstocks [Margo mesovaricus] liegende Eintritts- und Austrittsstelle für die Blut- und Lymphgefäße

Hilum pulmonis ((E) hilum of lung): ***Syn***: *Lungenhilus, Lungenhilum*; auf der dem Mediastinum* zugewandten Seite der beiden Lungen liegende Ein- und Austrittspforte für die Pulmonalarterien* und -venen*, Stammbronchien [Bronchus* principalis dexter und sinister] und Nerven des Lungenstiels

Hilum renale ((E) hilum of kidney): ***Syn***: *Nierenhilus, Nierenpforte, Nierenhilum*; auf der medialen Seite der Nieren liegende Ein- und Austrittspforte für die Nierengefäße und die Harnleiter

Hilum splenicum: → *Hilum lienale*

Hi|lus *m, pl* **-li**: → *Hilum*

Hi|lus|lymph|kno|ten *pl* ((E) hilar lymph nodes): ***Syn***: *Nodi lymphoidei bronchopulmonales*; Lymphknoten im Lungenhilus, die die Lymphe aus den Lungenlymphknoten [Nodi lymphoidei intrapulmonales] aufnehmen und zu den Nodi* lymphoidei tracheobronchiales weiterleiten

Hi|lus|tu|ber|ku|lo|se *f* ((E) hilar tuberculosis): ***Syn***: *Bronchiallymphknotentuberkulose*; Tuberkulose* der Lymphknoten im Lungenhilum; meist als Teil des Primärkomplexes bei Lungentuberkulose*

Hi|lus|zel|len *pl* ((E) hilar cells): ***Syn***: *Berger-Zelle*; interstitielle Zellen im Eierstockhilum; entsprechen den Leydig*-Zwischenzellen der Hoden; können Ausgangspunkt von Tumoren [**Hiluszelltumor**] sein

Hi|lus|zell|tu|mor *m* ((E) hilar cell tumor): ***Syn***: *Berger-Zelltumor, Berger-Zellentumor*; *s.u. Hiluszellen*

HIM *Abk*.: Hexosephosphatisomerase

Him|bee|re *f* ((E) raspberry): ***Syn***: *Rubus idaeus*; Strauch aus der Familie der Rosengewächse [Rosaceae]; verwendet werden die Früchte [**Himbeeren, Rubi idaei fructus**] sowie die Laubblätter [**Rubi idaei folium**]; die Beeren enthalten Anthocyanglykoside*, Flavonoide*, organische Säuren [z.B. Äpfel-, Zitronen- und Kaffeesäure], Zucker, Pektin*, Vitamin* A und C, die Blätter Gerbstoffe*, Flavonoide* und Vitamin* C; **Anw.**: die Früchte werden zur Saftgewinnung [**Rubi idaei succus**] oder getrocknet in Teemischungen verwendet; die Blätter sind in Tees zur Abführung oder Blutreinigung enthalten; Aufgüsse werden auch bei Magen-Darm-Beschwerden, Durchfallerkrankungen, Exanthemen* und bei Entzündungen im Mund- und Rachenraum empfohlen

Him|bee|ren *pl* ((E) raspberries): ***Syn***: *Rubi idaei fructus*; *s.u. Himbeere*

Him|beer|zun|ge *f* ((E) raspberry tongue): ***Syn***: *Erdbeerzunge, Scharlachzunge*; für Scharlach* charakteristische hochrote Schleimhaut der Zunge

Hines: Edgar Alfonso Hines; amerikanischer Arzt im 20. Jahrhundert

Hines-Brown-Test *m* ((E) Hines and Brown test): ***Syn***: *Cold-pressure-Test, CP-Test*; klinischer Test zur Beurteilung der Kreislaufregulation bei Kältebelastung; eine Hand wird für 1 Minute in Eiswasser eingetaucht; der Blutdruck wird vor und während des Eintauchens gemessen; normal ist ein Anstieg um 10–25 mm Hg während der Kältebelastung und eine Rückkehr zu Normalwerten innerhalb von 2–3 min nach Ende der Belastung; der Wert ist erhöht bei Phäochromozytom* und Hypertonie*

Hin|ken, in|ter|mit|tie|ren|des *nt*: → *Claudicatio intermittens*

HINT *Abk*.: Hinton-Test

Hin|ter|damm *m* ((E) posterior perineum): hinterer Teil der Dammregion [Regio* perinealis]; *s.u. Damm*

Hin|ter|damm|griff *m* ((E) Ritgen's maneuver): ***Syn***: *Ritgen-Handgriff*; Griff zum gleichzeitigen Dammschutz und zur Beschleunigung des Kopfaustritts durch Druck auf den durchschneidenden Kopf zwischen After und Steißbeinspitze

Hin|ter|haupts|bein *nt*: → *Os occipitale*

Hin|ter|haupts|fon|ta|nel|le *f* ((E) occipital fontanelle): ***Syn***: *kleine/hintere Fontanelle, Fonticulus posterior*; dreieckige Fontanelle* am hinteren Ende der Pfeilnaht* zwischen den beiden Scheitelbeinen und dem Hinterhauptsbein; schließt sich im 3. Lebensmonat

Hin|ter|haupts|ge|gend *f* (Ⓔ occipital region): ***Syn***: *Okzipitalregion, Regio occipitalis*; Schädelregion über dem Hinterhauptsbein [Os* occipitale]

Hin|ter|haupts|kon|dy|le *f* (Ⓔ occipital condyle): ***Syn***: *Condylus occipitalis*; Gelenkkopf des Hinterhauptsbeins [Os* occipitale] für das Atlantookzipitalgelenk*

Hin|ter|haupts|la|ge *f* (Ⓔ vertex presentation): Schädellage*, bei der das Hinterhaupt führt; ist der Rücken nach vorne gedreht, spricht man von **vorderer Hinterhauptslage**, ansonsten von **hinterer Hinterhauptslage**; die vordere Hinterhauptslage [auch als **regelrechte** oder **dorsoanteriore Hinterhauptslage** bezeichnet] ist die Standardlage, aus der 95 % aller Kinder geboren werden

Hin|ter|haupts|lap|pen *m* (Ⓔ occipital lobe): ***Syn***: *Okzipitallappen, Lobus occipitalis*; hinter dem Sulcus* parietooccipitalis liegender, hinterster Hirnlappen, der den hinteren Pol [Polus occipitalis] des Gehirns bildet; primäre und sekundäre Sehrinde* nehmen den gesamten Hinterhauptslappen ein

Hin|ter|haupts|loch, gro|ßes *nt*: *→Foramen magnum*

Hin|ter|haupts|lymph|kno|ten *pl* (Ⓔ occipital lymph nodes): ***Syn***: *okzipitale Lymphknoten, Nodi lymphoidei occipitales*; ein oder zwei Lymphknoten am Hinterhaupt; **Zufluss**: Kopfhaut; **Abfluss**: Nodi* lymphoidei cervicales profundi

Hin|ter|haupts|schlag|ader *f*: *→Arteria occipitalis*

Hin|ter|haupts|schup|pe *f* (Ⓔ squama occipitalis): ***Syn***: *Squama occipitalis*; *s.u. Os occipitale*

Hin|ter|haupts|ve|ne *f* (Ⓔ occipital vein): ***Syn***: *Vena occipitalis*; führt Blut der Kopfhaut und der Muskeln zur Vena* vertebralis

Hin|ter|horn des Rückenmarks *nt* (Ⓔ posterior horn of spinal cord): ***Syn***: *Cornu posterius medullae spinalis*; hinteres Horn der grauen Rückenmarkssubstanz [Substantia* grisea medullae spinalis]; histologisch unterscheidet man **Hinterhornspitze**, die von der **Lamina spinalis I** gebildet wird, **Hinterhornkopf**, der die **Lamina spinalis II** enthält, **Hinterhornhals** mit den **Laminae spinales III et IV** und **Hinterhornbasis**, die von der **Lamina spinalis VI** gebildet wird

Hin|ter|horn des Seitenventrikels *nt* (Ⓔ inferior horn of lateral ventricle): Cornu posterius ventriculi lateralis; *s.u. Seitenventrikel*

Hin|ter|horn|ba|sis *f* (Ⓔ base of posterior horn of spinal cord): ***Syn***: *Basis cornus posterioris medullae spinalis*; Basis des Hinterhorns* der grauen Rückenmarkssubstanz

Hin|ter|horn|hals *m* (Ⓔ neck of posterior horn of spinal cord): *s.u. Hinterhorn des Rückenmarks*

Hin|ter|horn|kopf *f* (Ⓔ head of posterior horn od spinal cord): *s.u. Hinterhorn des Rückenmarks*

Hin|ter|horn|spitze *f* (Ⓔ apex of posterior horn of spinal cord): *s.u. Hinterhorn des Rückenmarks*

Hin|ter|horn|zel|le *f* (Ⓔ posterior horn cell): sensible Nervenzelle im Hinterhorn* des Rückenmarks

Hin|ter|kam|mer *f* (Ⓔ posterior chamber of eyeball): ***Syn***: *hintere Augenkammer, Camera posterior bulbi oculi*; Raum zwischen Rückfläche der Regenbogenhaut, Linse und Ziliarkörper; das Epithel der Rückfläche der Regenbogenhaut bildet pro Tag ca. 2–3 ml Kammerwasser, das von der hinteren zur vorderen Augenkammer fließt; *s.a. Augapfel*

Hin|ter|säu|le *f* (Ⓔ posterior column of spinal cord): ***Syn***: *Columna posterior*; von den Hinterhörnern der grauen Rückenmarkssubstanz [Substantia* grisea] gebildete Säule, die sensible Nervenzellen enthält

Hin|ter|strang (des Rückenmarks) *m* (Ⓔ posterior funicle): ***Syn***: *Funiculus posterior medullae spinalis*; hinterer Abschnitt der weißen Rückenmarkssubstanz [Substantia* alba medullae spinalis], der u.a. Fasciculus* cuneatus und Fasciculus* gracilis umfasst; rechter und linker Hinterstrang werden durch die Commissura alba posterior medullae spinalis verbunden

Hin|ter|strang|a|ta|xie *f* (Ⓔ spinal ataxia): ***Syn***: *spinale Ataxie*; Ataxie bei Störung der sensiblen Hinterstrangbahnen des Rückenmarks; der Ausfall der sensiblen Bahnen kann z.T. durch Blickkontrolle ersetzt werden; deshalb sind die Patienten in der Lage tagsüber zu Laufen, solange sie ihre Füße beobachten können; nachts wird die Ataxie aber in ihrem vollen Ausmaß erkennbar

Hin|ter|wand|in|farkt *m* (Ⓔ posterior myocardial infarction): ***Syn***: *posteriorer Myokardinfarkt*; Myokardinfarkt* im Bereich der Herzhinterwand; *s.a. Essay Myokardinfarkt S. 1427*

Hin|ter|wur|zel *f* (Ⓔ dorsal root): ***Syn***: *Radix sensoria nervi spinalis, Radix posterior*; hintere, sensible Spinalnervenwurzel; vereinigt sich mit der Vorderwurzel [Radix* anterior] zum Spinalnervenstamm [Truncus nervi spinalis]; *s.a. Spinalnerven*

Hiob: Hiob-Syndrom *nt*: *→Hyper-IgE-Syndrom*

HIOMT *Abk.*: Hydroxyindol-O-methyl-transferase

HIP *Abk.*: hydrostatischer Indifferenzpunkt

Hippel: Eugen von Hippel; 1867–1939; deutscher Augenarzt (Göttingen)

Hippel-Lindau-Syndrom *nt* (Ⓔ Hippel-Lindau disease): ***Syn***: *Netzhautangiomatose, von Hippel-Lindau-Syndrom, Lindau-Syndrom, retino-zerebelläres Hämangioblastom, Angiomatosis cerebelli et retinae, Angiomatosis retinae cystica*; zu den Phakomatosen* gehörige, wahrscheinlich dominant vererbte Systemerkrankung mit Naevus* flammeus sowie retinaler und zerebellarer Angiomatose*

Hip|po|cam|pus *m* (Ⓔ hippocampus): ***Syn***: *Hippokampus*; zum limbischen System* gehörender C-förmiger Teil der Großhirnrinde*; beginnt am Splenium corporis callosi und zieht unter dem Gyrus* parahippocampalis durch das Unterhorn des Seitenventrikels*; der vordere Endteil [**Pes hippocampi**] hat Einkerbungen der Oberfläche, die als **Digitationes hippocampi** bezeichnet werden; der Hippocampus ist ein Integrationsgebiet für Afferenzen aus sensorischen Rindenbezirken

Hippocampus proprius (Ⓔ proper hippocampus): ***Syn***: *Ammonshorn, Cornu ammonis*; Längswulst am Unterhorn des Seitenventrikels*; Teil des limbischen Systems*

Hip|po|cam|pus|kom|mis|sur *f* (Ⓔ hippocampal commissure): ***Syn***: *Commissura hippocampi*; hippokampale Kommissurenfasern, die die beiden Hemisphären verbinden

Hip|po|cas|ta|ni se|men *nt* (Ⓔ horse chestnut): Samen der Rosskastanie*

hip|po|kam|pal *adj* (Ⓔ hippocampal): Hippokampus betreffend

Hip|po|kam|pus *m*: *→Hippocampus*

Hippokrates: Hippokrates von Kos; ca. 460 – ca. 370 vor Christus; griechischer Arzt und Begründer der wissenschaftlichen Medizin

Hippokrates-Reposition *f* (Ⓔ Hippocrates manipulation): Methode zur Einrenkung des Schultergelenks

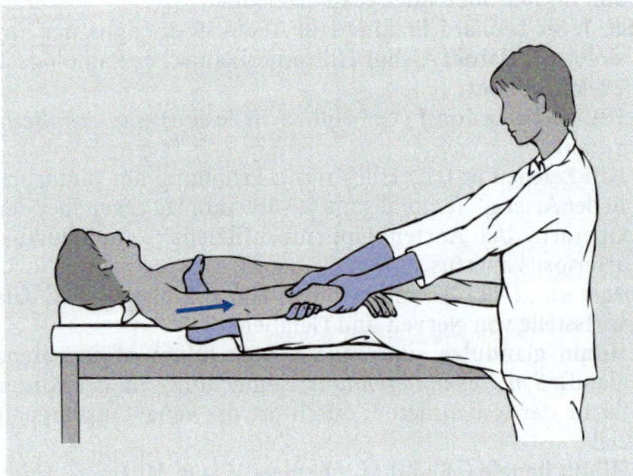

Abb. H104. Hippokrates-Reposition

Hip|po|the|ra|pie *f* (Ⓔ hippotherapy): ***Syn***: *Reittherapie*; Reiten als physiotherapeutische Behandlungsmethode

Hip|pu|ri|ca|se *nt* (Ⓔ hippuricase): ***Syn***: *Aminoacylase, Hippurikase*; Hydrolase*, die Hippursäure* in Glycin und Benzoesäure spaltet

Hipp|u|rie *f* (Ⓔ hippuria): erhöhte Hippursäureausscheidung im Harn [normal 0,1–1,0 g/24 h]

Hip|pu|ri|ka|se *f*: → *Hippuricase*

Hip|pur|säu|re *f* (Ⓔ hippuric acid): *Syn*: *Benzoylaminoessigsäure, Benzolglykokoll, Benzoylglycin*; aus Glycin* und Benzoesäure* entstehende Verbindung, die nur in Spuren im Harn vorhanden ist

Hip|pus (pu|pil|lae) *m* (Ⓔ hippus): *Syn*: *Pupillenzittern, Irisblinzeln, Hippus (pupillae), Athetosis pupillaris*; durch eine zentralnervöse Schädigung hervorgerufenes Zittern der Pupille

Hir|ci *pl* (Ⓔ hirci): Haare der Achselhöhle; *s.a. Terminalhaar, Haar*

Hirn *nt* (Ⓔ brain): *Syn*: *Encephalon, Enzephalon, Gehirn*; der im Schädel liegende Teil des zentralen Nervensystems; wird unter entwicklungsgeschichtlichen Aspekten in drei Teile unterteilt: **Vorderhirn** [Prosencephalon*], **Mittelhirn** [Mesencephalon*] und **Rautenhirn** [Rhombencephalon*]; zum Vorderhirn gehören **Zwischenhirn** [Diencephalon*] und **Endhirn** [Telencephalon*]; das Rautenhirn umfasst das aus **Brücke** [Pons*] und **Kleinhirn** [Cerebellum*] bestehende **Nachhirn** [Metencephalon*] und das **verlängerte Mark** [Myelencephalon*]; Mittelhirn, Brücke und verlängertes Mark bilden den **Hirnstamm** [Truncus* encephali]; im Inneren des Gehirns liegen mit Liquor* cerebrospinalis gefüllte Hohlräume [Seitenventrikel, III. Ventrikel, IV. Ventrikel, Aqueductus cerebri]; das Gehirn des Erwachsenen wiegt ca. 1350–1500 g bei Männern und ca. 1200–1400 g bei Frauen

Hirn|abs|zess *m* (Ⓔ brain abscess): *Syn*: *intrazerebraler Abszess, Gehirnabszess*; Abszess im Hirngewebe; Hirnabszesse entstehen posttraumatisch nach offenem Schädel-Hirn-Trauma, durch Fortleitung von Entzündungen im Mittelohr-, Sinus- oder Mastoidbereich oder durch hämatogene Streuung aus der Lunge [Empyem, Abszess, Brochiektasien], dem Herzen [Endokarditis], Knochenmark [Osteomyelitis], von Zahn- oder Tonsillarabszessen usw.; in ca. 1/3 der Fälle bleibt der Streuherd unbekannt

posttraumatische Abszesse führen meist zur Bildung eines **Frühabszesses** mit akuter Symptomatik; es kann aber auch noch nach Jahren, u.U. sogar Jahrzehnten, zur Bildung von **Spätabszessen** kommen; **fortgeleitete Abszesse** sind meist solitär und liegen in der Nähe des Ausgangsherdes; dagegen sind **hämatogene Abszesse** oft multipel und betreffen sowohl Großhirn als auch Kleinhirn; im Großhirn bevorzugen sie den schlecht durchbluteten Grenzbereich zwischen Mark und Rinde; die häufigsten **Erreger** sind Streptokokken*, Staphylococcus* aureus, Pneumokokken*, Enterokokken* und Anaerobier; bei immungeschwächten Patienten finden sich auch Pilze [Aspergillus*, Candida*] und Parasiten [Toxoplasma* gondii]

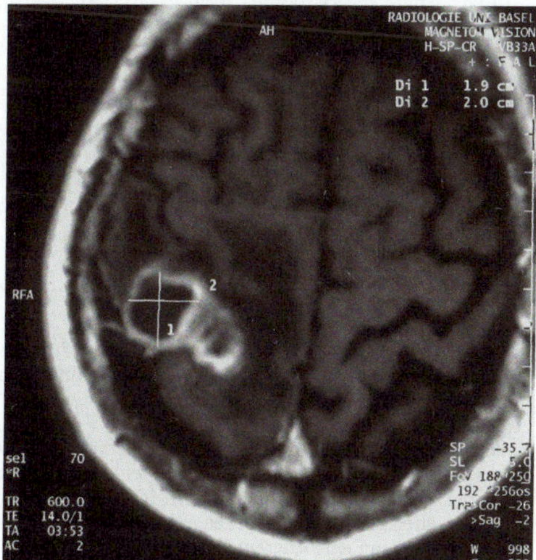

Abb. H105. Hirnabszess im CT

die **Symptomatik** ist wechselhaft; akute Fälle zeigen eine rasche Entwicklung von Kopfschmerzen, Nackensteifigkeit, Bewusstseinseintrübung und neurologischen Ausfällen durch die intrakranielle Drucksteigerung; bei chronischen Abszessen fehlen die Hirndruckzeichen, dafür stehen fokale epileptische Anfälle und andere Herdsymptome [z.B. Hemiparese*, Hemianopsie*] im Vordergrund; die Patienten sind schwer krank, trotzdem können allgemeine Entzündungszeichen [Fieber, BSG-Erhöhung, Leukozytose] fehlen; die **Diagnose** stützt sich auf das klinische Bild und wird i.d.R. durch ein CT oder MRT bestätigt; die **Therapie** besteht in der Abszessausräumung oder -drainage in Kombination mit Antibiotikatherapie; frische, hämatogene Abszesse, die noch nicht abgekapselt sind, können zunächst auch konservativ behandelt werden; die Identifizierung und Sanierung des Streuherdes ist genauso wichtig wie die Abszessbehandlung

die **Prognose** hängt primär vom neurologischen Zustand vor dem Behandlungsbeginn ab; komatöse Patienten haben eine schlechtere Prognose als wache und orientierte Patienten; die **Letalität** bei chronischen Abszessen liegt im Bereich von 10 % und bei akuten Abszessen bei über 20 %; ca. 30 % behalten neurologische Restsymptome [meist Lähmungen oder Anfallsleiden], und in etwa 10 % der Fälle kommt es zum Rezidiv oder Spätabszess

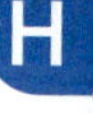

Hirn|an|eu|rys|ma *nt* (Ⓔ brain aneurysm): *Syn*: *intrakranielles Aneurysma*; Aneurysmen der Hirnarterien sind zu ca. 90 % angeboren; der größte Teil sitzt im Bereich der Hirnbasis [Ramus communicans anterior, 30 %], der Arteria carotis interna oder Arteria cerebri media; Aneurysmen mit einem Durchmesser von mehr als 1 cm werden als **Megaaneurysmen** bezeichnet, **Riesenenaeurysmen** haben einen Durchmesser von mehr als 2,5 cm; Aneursymen sind eine häufige Ursache von Subarachnoidalblutungen, können aber auf Grund ihrer Lage und Größe auch durch neurologische Symptome [z.B. Lähmung des Nervus oculomotorius] auffällig werden; die operative Ausschaltung von symptomatischen oder rupturierten Aneurysmen erfolgt durch **Clipping** [Aufsetzen eines Aneurysmaclips auf den Aneurysmahals; Methode der Wahl], **Ligatur des Aneurysmahalses**, **Trapping** [vorsichtige Drosselung der Blutzufuhr zur Verringerung der Rupturgefahr; heute selten], **Wrapping** [Umwickeln des Aneurysmas, z.B. mit Sehne oder Faszie] oder **Filling** [Auffüllung mit inertem Material]

Hirn|an|gi|o|gra|phie *f* (Ⓔ cererbral angiography): *Syn*: *Enzephaloarteriographie, Enzephaloarteriografie, Hirnangiografie, zerebrale Angiographie*; Röntgenkontrastdarstellung* der Hirngefäße, d.h. selektive Angiographie* der Arteriae* carotis interna und externa sowie der Arteria* vertebralis mit ihren Aufzweigungen; die Kontrastmittelinjektion erfolgt über transfemoral [Seldinger*-Judkins-Technik] oder transbrachial [Seldinger*-Sones-Technik] eingeführte Katheter oder [seltener] durch direkte Punktion der Arteria* carotis communis

Hirn|an|hang|drü|se *f*: → *Hypophyse*

Hirn|a|tro|phie *f* (Ⓔ brain atrophy): umschriebener oder diffuser Schwund von Hirngewebe; führt langfristig zu neurologischen Ausfallserscheinungen und Verlust der geistigen Leistungsfähigkeit

Hirn|ba|sis|ve|nen *pl* (Ⓔ inferior cerebral veins): *Syn*: *Venae inferiores cerebri*; oberflächliche Großhirnvenen an der Hirnbasis, die in Sinus* transversus oder cavernosus münden

Hirn|blu|tung *f*: → *Enzephalorrhagie*

Hirn|bruch *m*: → *Hernia cerebralis*

Hirn|druck *m* (Ⓔ intracranial pressure): *Syn*: *intrakranieller Druck*; Druck im Schädelinneren

Hirn|durch|blu|tungs|stö|rung *f* (Ⓔ cerebrovascular insufficiency): *Syn*: *zerebrovaskuläre Insuffizienz, zerebrale Durchblutungsstörung*; meist durch eine Arteriosklerose der Hirngefäße verursachte Minderdurchblutung des Gehirns, die zu einem ischämischen Infarkt [Schlaganfall*] führen kann

Hirn|ein|blu|tung *f*: → *Enzephalorrhagie*

Hirn|em|bo|lie *f* (Ⓔ cerebral embolism): Embolie* von Hirnarterien; Ursache von ca. 30 % aller Schlaganfälle*; die Emboli können aus dem Herzen [**kardiale Embolie**], den zuführenden Arterien [**arterio-arterielle Embolie**] oder [selten] intrakraniellen Arterien stammen; kardiale Embolien finden sich v.a. bei ulzerativer Endokarditis* der Aortenklappe, Vorhofflimmern, Herzwandaneurysma oder akutem Myokardinfarkt; die Emboli bei arterio-arterieller Embolie stammen meist aus Aorta, Karotis oder Vertebralarterien; insbesondere arteriosklerotische Plaques der Karotisbifurkation können Ursache lokaler oder ausgedehnter Hirnschäden sein

Hirn|ent|zün|dung *f*: →*Enzephalitis*

Hirn|er|schüt|te|rung *f*: →*Kommotionssyndrom*

Hirn|er|wei|chung *f* (Ⓔ encephalomalacia): Enzephalomalazie*

Hirn|fehl|bil|dun|gen *pl* (Ⓔ brain malformation): angeborene Fehlbildungen des Gehirns oder einzelner Teile, z.B. Mikrozephalie*, Anenzephalie*

Hirn|ge|wöl|be *nt*: →*Fornix cerebri*

Hirn|haut *f* (Ⓔ meninx): ***Syn***: *Meninx*; aus zwei Schichten [Dura* mater und Leptomeninx*] bestehende äußere Haut des Gehirns, die auch die Anfangsstrecken der Hirnnerven umhüllt; die Meningen bilden ein geschlossenes, mit Liquor* cerebrospinalis gefülltes Membransystem

weiche Hirnhaut (Ⓔ leptomeninx): *s.u. Leptomeninx*

Hirn|hau|tar|te|rie, hin|te|re *f*: →*Arteria meningea posterior*

Hirn|hau|tar|te|rie, mitt|le|re *f*: →*Arteria meningea media*

Hirn|hau|tar|te|rie, vor|de|re *f*: →*Arteria meningea anterior*

Hirn|haut|ast *m* (Ⓔ meningeal branch): Ramus meningeus

Hirn|haut|bruch *m* (Ⓔ cranial meningocele): ***Syn***: *kraniale Meningozele*; Meningozele* der Hirnhaut durch einen Schädeldefekt

Hirn|haut|ent|zün|dung *f*: →*Meningitis*

Hirn|haut, har|te *f*: →*Dura mater cranialis*

Hirn|haut|ve|nen *pl* (Ⓔ meningeal veins): ***Syn***: *Duravenen, Venae meningeae*; Begleitvenen der Meningealarterien, die in die Hirnsinus [Sinus* durae matris] oder die Vena* jugularis interna münden

Hirn|her|nie *f*: →*Hernia cerebralis*

Hirn-Herz-Dextrose-Medium *nt* (Ⓔ brain-heart infusion medium): Agarnährboden zur Kultivierung von Bakterien und Pilzen

Hirn|höh|le *f* (Ⓔ cranial cavity): selten verwendete Bezeichnung für die Schädelhöhle*

Hirn|in|farkt *m* (Ⓔ cerebral infarction): Untergang von Hirngewebe durch Ischämie* [apoplektischer Insult*] oder Einblutung [intrazerebrale Blutung*]

anämischer Hirninfarkt (Ⓔ anemic cerebral infarct): durch einen Sauerstoffmangel [**Hirnischämie**] verursachte Infarzierung von Hirngewebe; *s.u. apoplektischer Insult*

embolischer Hirninfarkt (Ⓔ embolic apoplexy): durch eine Hirnembolie* ausgelöste Infarzierung; ca. 30 % aller Schlaganfälle; *s.u. apoplektischer Insult*

hämorrhagischer Hirninfarkt (Ⓔ hemorrhage cerebral infarction): Hirninfarkt durch Einblutung in das Gewebe [intrazerebrale Blutung*]

persistierender Hirninfarkt (Ⓔ permanent cerebral infarction): *s.u. apoplektischer Insult*

thrombotischer Hirninfarkt (Ⓔ thrombotic apoplexy): ***Syn***: *thrombotische Apoplexie*; apoplektischer Insult* durch Thrombose eines Hirngefäßes

Hirn|isch|ä|mie *f* (Ⓔ cerebral ischemia): *s.u. anämischer Hirninfarkt*

Hirn|kam|mer *f*: →*Hirnventrikel*

Hirn|kom|pres|si|on *f*: →*Hirnquetschung*

Hirn|kon|tu|si|on *f*: →*Kontusionssyndrom*

Hirn|lap|pen *pl* (Ⓔ cerebral lobes): ***Syn***: *Lobi cerebri*; die Großhirnrinde [Cortex* cerebri] hat 6 Lappen: **Stirnlappen** [Lobus* frontalis], **Scheitellappen** [Lobus* parietalis], **Hinterhauptslappen** [Lobus* occipitalis], **Schläfenlappen** [Lobus* temporalis], **Insel** [Lobus* insularis] und **limbischer Lappen** [Lobus* limbicus]

hirn|los *adj* (Ⓔ having no brain): anenzephal*

Hirn|lo|sig|keit *f*: →*Anenzephalie*

Hirn|man|tel *m* (Ⓔ pallium): ***Syn***: *Großhirnmantel, Pallium*; Bezeichnung für die Großhirnrinde [Cortex* cerebri] und die darunter liegenden Faserbahnen im Bereich der Endhirnhemisphären

Hirn|me|tas|ta|sen *nt* (Ⓔ brain metastases): solitär oder multipel vorkommende Tochtergeschwülste von Tumoren mit Sitz außerhalb des Gehirns; häufig verursacht von Bronchial- und Brustkrebs sowie malignem Melanom; Hirnmetastasen machen ca. 20 % aller Hirntumoren aus; 80 % sitzen supratentoriell, 20 % infratentoriell; i.d.R. sitzen sie an der Mark-Rinden-Grenze und sind in der Frühphase meist noch gut vom Hirngewebe abgegrenzt und von einem Ödem umgeben; später kommt es dann zu einem infiltrierenden und destruierenden Wachstum

Tab. H106. Hirnmetastasen

Häufigste Primärtumoren für Hirnmetastasen (in absteigender Häufigkeit)
Adenokarzinom der Lunge
Kleinzelliges Bronchialkarzinom
Mammakarzinom
Melanom
Hypernephrom
Gastrointestinale Tumoren sowie
Schilddrüsenkarzinom
Uteruskarzinom, Ovarialkarzinom
Prostatakarzinom
Kopf-Hals-Karzinome
Keimzelltumoren
Tumoren mit höchster ZNS-Metastasierungsrate
Melanom
Keimzelltumoren (Hodenteratome)
Lymphom
Kleinzelliges Bronchialkarzinom
Mammakarzinom
Wahrscheinlichstes Ursprungsgewebe von Metastasen bei vorher unbekannten Primärtumoren
Adenokarzinom der Lunge
Gastrointestinale Tumoren
Blasenkarzinome
Schilddrüsenkarzinome
Melanome
Lymphome

Hirn|ner|ven *pl* (Ⓔ cranial nerves): ***Syn***: *Kopfnerven, Nervi craniales, Nervi encephalici*; die zwölf paarigen Nerven, die vom Gehirn ausgehen bzw. zu ihm hin führen

I. Hirnnerv: →*Nervus olfactorius*
II. Hirnnerv: →*Nervus opticus*
III. Hirnnerv: →*Nervus oculomotorius*
IV. Hirnnerv: →*Nervus trochlearis*
V. Hirnnerv: →*Nervus trigeminus*
VI. Hirnnerv: →*Nervus abducens*
VII. Hirnnerv: →*Nervus facialis*
VIII. Hirnnerv: →*Nervus vestibulocochlearis*
IX. Hirnnerv: →*Nervus glossopharyngeus*
X. Hirnnerv: →*Nervus vagus*
XI. Hirnnerv: →*Nervus accessorius*
XII. Hirnnerv: →*Nervus hypoglossus*

Hirn|ner|ven|gang|li|on *nt* (Ⓔ sensory ganglion of cranial nerve): ***Syn***: *Ganglion sensorium nervi cranialis*; im Verlauf sensibler Hirnnerven auftretendes Ganglion* craniospinale sensorium

Hirn|ner|ven|kern *m* (Ⓔ nucleus of cranial nerve): ***Syn***: *Nucleus nervi cranialis*; bei den Hirnnervenkernen unterscheidet man zwischen **Ursprungskern** [Nucleus originis], von dem efferente Fasern ausgehen, und **Endkern** [Nucleus terminationis], an dem afferente Fasern enden

Hirn|ö|dem *nt* (Ⓔ cerebral edema): Flüssigkeitseinlagerung in das Hirngewebe; findet sich bei akuten Störungen [Hirnschlag], Entzündungen [Enzephalitis] und Hirntumoren; das Hirnödem kann durch eine intrazelluläre Wassereinlagerung [**zytotoxisches Hirnödem**] oder Flüssigkeitsaustritt aus den Gefäßen in den Extrazellularraum [**vasogenes Hirnödem**] entstehen; oft kommen auch Mischformen vor durch die Flüssigkeitseinlagerung kommt es zu einer Hirnschwellung, die zu einer Verminderung des zerebralen Blutflusses durch Kompression des Gewebes und evtl. sekundärer Hirnschädigung führt; zusätzlich kann es zu intrakranialer Drucksteigerung und Hirndrucksymptomen kommen; **Therapie**: Osmotherapie mit niedermolekularen, hypertonen Lösungen [Glycerin, Mannitol, NaCl 7 %], forcierte Diurese mit osmotischen Diuretika [Mannitol 20 %], Hyperventilation [Senkung des arteriellen pCO_2 führt zu einer vorübergehenden Senkung des intrakraniellen Druckes]; Steroide [Indometacin, Dexamethason]

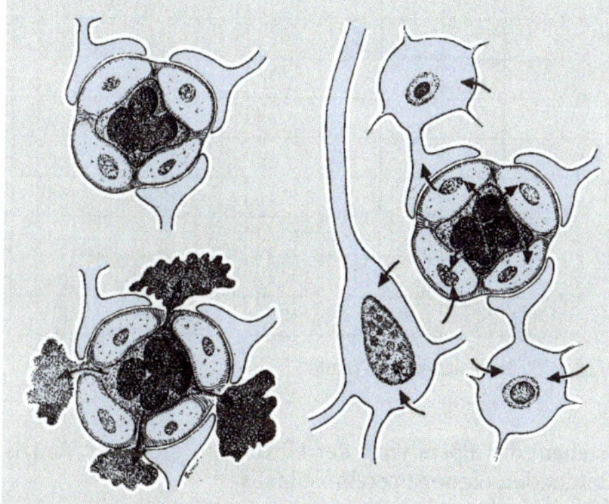

Abb. H107. Entwicklung von zytotoxischem und vasogenem Ödem

Hirn|prel|lung *f*: *→Kontusionssyndrom*

Hirn|pro|laps *m*: *→Hernia cerebralis*

Hirn|punk|ti|on *f* (Ⓔ encephalopuncture): ***Syn***: *Zephalozentese*; Punktion des Gehirns nach Eröffnung der Schädelhöhle, z.B. zur Hämatomdrainage

Hirn|pur|pu|ra *f* (Ⓔ brain purpura): ***Syn***: *Purpura cerebri*; petechiale Blutungen durch Schädigung der Hirnkapillaren, z.B. bei Fettembolie

Hirn|quet|schung *f* (Ⓔ cerebral compression): ***Syn***: *Hirnkompression, Compressio cerebri*; durch intra- oder extrakranielle Prozesse hervorgerufene Kompression und Schädigung von Hirngewebe; oft gleichgesetzt mit Contusio* cerebri

Hirn|rin|de *f* (Ⓔ cerebral cortex): ***Syn***: *Kortex, Großhirnrinde, Cortex cerebri*; die graue Substanz an der Oberfläche des Großhirns* [Cerebrum], die auch in die Sulci* cerebri zieht; im klinischen Alltag werden Großhirnrinde und Pallium* oft gleichgesetzt; die Dicke der Großhirnrinde schwankt zwischen 2 mm in der Sehrinde* und 5 mm im Gyrus* precentralis; je nach dem histologischen Aufbau werden Isocortex* [6 Schichten] und Allocortex* [3–4 Schichten] unterschieden; der Mesocortex* ist eine Übergangsform zwischen Isocortex und Allocortex; die Oberfläche der Hirnrinde wird durch Windungen [Gyri* cerebri] und Furchen [Sulci* cerebri] auf ca. 1800 cm^2 vergrößert; es lassen sich 6 Lappen unterscheiden: **Stirnlappen** [Lobus* frontalis], **Scheitellappen** [Lobus* parietalis], **Hinterhauptslappen** [Lobus* occipitalis], **Schläfenlappen** [Lobus* temporalis], **Insel** [Lobus* insularis] und **limbischer Lappen** [Lobus* limbicus]; die motorischen Rindengebiete [primär motorischer Kortex*, prämotorischer Kortex*, Broca*-Zentrum] liegen vor dem Sulcus* centralis cerebri, die sensorischen Rindengebiete [somatosensorischer Kortex*, Sehrinde*, primäre Hörrinde*] hinter ihm

Hirn-Rückenmark-Flüssigkeit *f*: *→Liquor cerebrospinalis*

Hirn|sand *m* (Ⓔ brain sand): ***Syn***: *Sandkörner, Psammomkörner, Acervulus, Corpora arenacea*; vor allem in der Zirbeldrüse und anderen Geweben im Zentralnervensystem vorkommende weißliche, sandartige Konkremente unbekannter Bedeutung

Hirn|schä|del *m* (Ⓔ braincase): ***Syn***: *Neurokranium, Neurocranium*; der Teil des Schädels [Cranium*], der das Gehirn bedeckt; besteht aus Stirnbein [Os* frontale], Schläfenbein [Os* temporale], Scheitelbein [Os parietale], Hinterhauptsbein [Os* occipitale], Keilbein [Os* sphenoidale] und Siebbein [Os* ethmoidale], die zusammen Schädeldach* und Schädelbasis* bilden

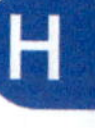

Hirn|schen|kel *m* (Ⓔ crus of cerebral peduncle): ***Syn***: *Crus cerebri*; vorderer Teil des Hirnstiels [Pedunculus* cerebri]; in ihm verlaufen Tractus* pyramidalis und Tractus* corticopontinus

Hirn|schen|kel|hau|ben|syn|drom *nt* (Ⓔ Benedikt's syndrome): ***Syn***: *Benedikt-Syndrom, unteres Ruber-Syndrom, unteres Nucleus ruber-Syndrom*; homolaterale Okulomotoriusparese* mit kontralateralen Hyperkinesen [Hemiathetose*, Hemiataxie*, Hemichorea*] bei Schädigung des unteren Nucleus* ruber

Hirn|schen|kel|schlin|ge *f* (Ⓔ peduncular loop): ***Syn***: *Ansa peduncularis*; Fasern vom medialen Thalamus* zur Insel und dem Temporallappen

Hirn|schlag *m* (Ⓔ apoplectic stroke): apoplektischer Insult*

Hirn|schnitt *m* (Ⓔ cerebrotomy): ***Syn***: *Zerebrotomie*; Inzision in das Hirngewebe

Hirn|si|chel *f* (Ⓔ falx of cerebrum): ***Syn***: *Großhirnsichel, Falx cerebri*; sichelförmiger, bindegewebiger Fortsatz der Dura* mater cranialis zwischen den beiden Großhirnhemisphären; an der oberen Anhaftungsstelle am Schädeldach liegt der Sinus* sagittalis superior, im unteren freien Rand verläuft der Sinus* sagittalis inferior

Hirn|si|nus *pl* (Ⓔ sinuses of dura mater): ***Syn***: *Durasinus, Sinus durae matris, Sinus venosi durales*; venöse Sinus der Dura* mater encephali, die Blut aus Gehirn und Hirnhäuten zur Vena* jugularis interna führen; sie verlaufen in der Falx* cerebri und dem Tentorium* cerebelli oder auf den Schädelknochen, an denen sie seichte Furchen [Sulcus] hervorrufen können

Hirn|si|nus|throm|bo|se *f*: *→Sinusthrombose*

Hirn|skle|ro|se *f* (Ⓔ encephalosclerosis): ***Syn***: *Enzephalosklerose, Zerebralsklerose, Sclerencephalia, Sklerenzephalie,*

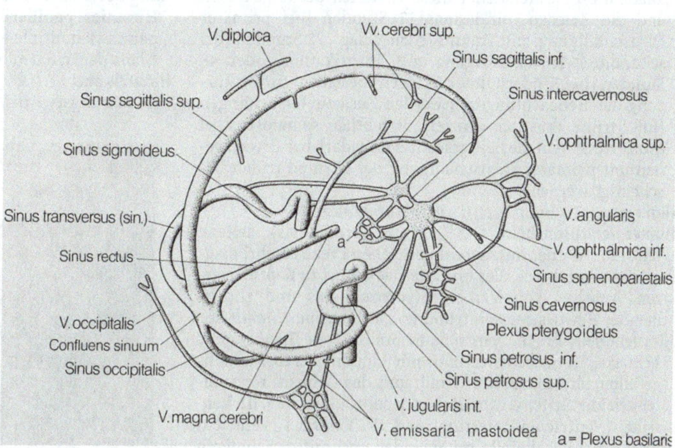

Abb. H108. Schema der Hirnsinus

Sclerosis cerebralis; Sklerose* der Hirngefäße, v.a. der Arterien [Zerebralarteriensklerose*]

tuberöse Hirnsklerose: → *Bourneville-Syndrom*

hirn|skle|ro|tisch *adj* (Ⓔ encephalosclerotic): *Syn*: *enzephalosklerotisch*; Hirnsklerose betreffend, von ihr betroffen oder gekennzeichnet, durch sie bedingt

Hirn|stamm *m* (Ⓔ brain stem): *Syn*: *Stammhirn, Truncus encephali, Truncus cerebri*; verlängertes Mark [Medulla* oblongata], Brücke [Pons*] und Mittelhirn [Mesencephalon*] umfassender unterer Teil des Gehirns [Encephalon*]

Hirn|stamm|schä|di|gung *f* (Ⓔ brain stem damage): *s.u. Schädelhirntrauma*

Hirn|stamm|ve|nen *pl* (Ⓔ veins of encephalic trunk): *Syn*: *Venae trunci encephali*; führen Blut aus dem Stammhirn [Truncus* encephali] zu Vena* basalis und magna cerebri

Hirn|stiel *m* (Ⓔ cerebral peduncle): *Syn*: *Pedunculus cerebri*; der sog. Hirnstiel bildet den Hauptteil des Mittelhirns [Mesencephalon*]; sein vorderer Abschnitt wird als **Hirnschenkel** [Crus cerebri] bezeichnet; in ihm verlaufen Tractus* pyramidalis und Tractus* corticopontinus; seitlich davon liegt die Substantia* nigra; der hintere Teil bildet das Mittelhirndach [Tegmentum* mesencephali]

Hirn|strö|me *pl* (Ⓔ brain waves): die im Elektroenzephalogramm* dargestellten Aktionsströme des Gehirns

Hirn|strom|kur|ve *f* (Ⓔ electroencephalogram): *Syn*: *Elektroenzephalogramm*; die bei Elektroenzephalographie* gewonnene Aufzeichnung

Hirn|strom|wel|len *pl* (Ⓔ brain waves): Bezeichnung für die bei der Elektroenzephalographie* aufgezeichneten Hirnströme; *s.a. Essay Elektroenzephalogramm S. 563*

Hirn|sub|stanz, graue *f* (Ⓔ gray substance): *s.u. Substantia grisea*

Hirn|sub|stanz, wei|ße *f* (Ⓔ white substance): *s.u. Substantia alba*

Hirn|szin|ti|gra|phie *f* (Ⓔ brain scan): *Syn*: *Hirnszintigrafie, Gammaenzephalographie, Gammaenzephalografie*; szintigraphisches Verfahren, das entweder die Durchblutung einzelner Bezirke [**dynamische Hirnszintigraphie**] oder die Speicherung von Gammastrahlern* im Hirngewebe [**statische Hirnszintigraphie**] darstellt

Hirn|tod *m* (Ⓔ brain death): *Syn*: *zerebraler Tod*; Tod durch einen irreversiblen Ausfall aller Hirnfunktionen; die Kreislauffunktionen können weiterhin erhalten sein [**dissoziierter Hirntod**]; diese Fälle sind selten, aber wichtig, weil sie die Entnahme von Organen zur Transplantation ermöglichen

die klinischen Zeichen des Hirntodes sind: Koma, Lichtstarre beider Pupillen, Fehlen des Kornealreflexes, keine Reaktion auf Schmerzreize im Versorgungsgebiet des Nervus* trigeminus, Fehlen des pharyngealen Trachealreflexes, Fehlen des vestibulo-okulären Reflexes und Ausfall der Spontanatmung; der Hirntod darf attestiert werden, wenn zwei unabhängige Untersucher diese Kriterien bestätigt haben und die Zeichen mindestens 12 Stunden [bei primärer Hirnschädigung, z.B. Trauma, Hirnschlag], 72 Stunden [bei sekundärer Hirnschädigung, z.B. Intoxikation] oder 48 Stunden [bei Kindern unter 2 Jahren] bestehen; zur Verkürzung der Beobachtungszeit werden Zusatzuntersuchungen [EEG, frühe akustisch evozierte Potentiale, somatosensibel evozierte Potentiale] eingesetzt; damit darf bei Erwachsenen mit primärer Hirnschädigung der Hirntod früher bescheinigt werden

Hirn|typ *m* (Ⓔ brain type): *s.u. Creatinkinase*

Hirn|ve|nen|throm|bo|se *f* (Ⓔ sinus thrombosis): seltene Thrombose* der intrazerebralen Venen [Vena cerebri magna, Venae cerebri basales und internae]; führt zu Kopfschmerzen, Apathie, Verwirrtheit, Hydrozephalus und zunehmender Bewusstseinseintrübung; *s.a. Hirnsinusthrombose*

Hirn|vent|ri|kel *m* (Ⓔ ventricle of brain): *Syn*: *Hirnkammer, Ventrikel, Ventriculus cerebri*; mit Liquor* cerebrospinalis gefüllter physiologischer Hohlraum des Gehirns; man unterscheidet **Seitenventrikel** [Ventriculus* lateralis], **III. Ventrikel** [Ventriculus* tertius] und **IV. Ventrikel** [Ventriculus* quartus], die alle miteinander und mit den äußeren Liquorräumen und dem Rückenmarkskanal in Verbindung

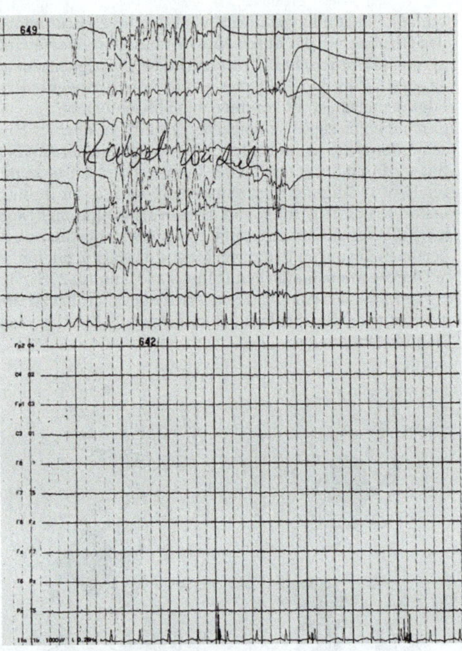

Abb. H109. Nulllinien-EEG bei Hirntod

stehen; das Ependym* der Plexus choroidei der Ventrikel bildet den Liquor* cerebrospinalis

Hirn|win|dun|gen *pl*: → *Gyri cerebri*

Hirn|zis|ter|nen *pl* (Ⓔ subarachnoid cisterns): *Syn*: *Subarachnoidalzisternen, Cisternae subarachnoideae*; liquorhaltige Erweiterungen des Subarachnoidalraums des Zentralnervensystems und Rückenmarks; sie wirken als Schutzpolster gegen direkte mechanische Belastung

Hirn|zis|ter|nen|punk|ti|on *f* (Ⓔ suboccipital puncture): *Syn*: *Subokzipitalpunktion, Zisternenpunktion*; Punktion der Cisterna* cerebellomedularis posterior zur Entnahme von Liquor* cerebrospinalis oder Applikation von Chemotherapeutika

Hirsch|ge|weih|stein *m* (Ⓔ staghorn calculus): *Syn*: *Korallenstein, Beckenausgussstein, Ausgussstein*; geweihförmiger, das Nierenbecken ausfüllender Nierenstein*

Hirschsprung: Harald Hirschsprung; 1830-1916; dänischer Kinderarzt (Kopenhagen)

Hirschsprung-Krankheit *f*: → *Morbus Hirschsprung*

Hir|su|ties *f*: → *Hirsutismus*

Hirsuties papillaris coronae glandis (Ⓔ pearly penile papules): multiple weißliche Papeln an der Kranzfurche der Glans penis; harmlose Anomalie bei ca. 20 % aller Männer

Hir|su|tis|mus *m* (Ⓔ hirsutism): *Syn*: *Hirsuties*; männlicher Behaarungstyp bei Frauen; kann isoliert oder zusammen

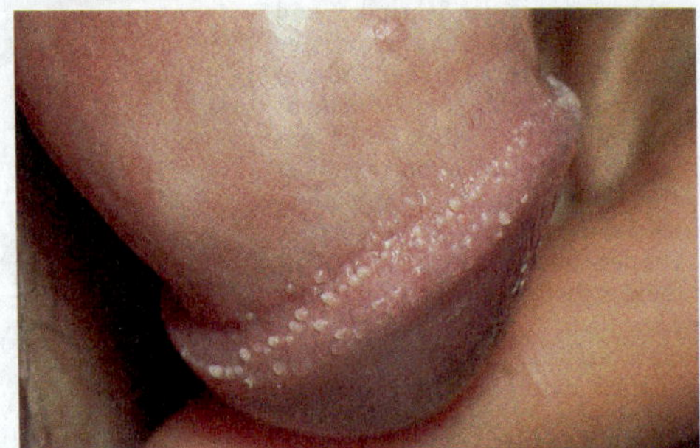

Abb. H110. Hirsuties papillaris coronae glandis

mit Zeichen einer **Androgenisierung** [Menstruationsstörungen, androgenetisches Effluvium, Akne vulgaris] oder **Virilisierung** [männlicher Habitus, Klitorisvergrößerung, tiefere Stimme] auftreten; **idiopathischer Hirsutismus** tritt familiär gehäuft auf, **sekundärer Hirsutismus** kann durch hormonelle, ovarielle und adrenale Störungen verursacht werden

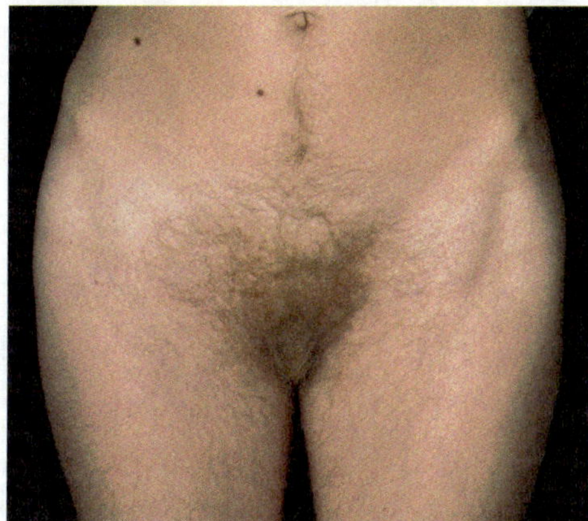

Abb. H111. Hirsutismus

Hir|ten|tä|schel *nt* (Ⓔ shepherd's purse): *Syn*: *Capsella bursa-pastoris*; Pflanze aus der Familie der Kreuzblütler [Brassicaceae]; verwendet werden die getrockneten oberirdischen Pflanzenteile [**Bursae-pastoris herba**], die v.a. Aminosäuren, Proteine und organische Säuren enthalten; **Anw.**: traditionell als blutstillendes Mittel, sowohl lokal [Nasenbluten] als auch systemisch [z.B. bei Regelstörungen]; in der Homöopathie bei Gebärmutter- und Schleimhautblutungen sowie bei Nierensteinen

Hi|ru|din *nt* (Ⓔ hirudin): im Speichel des Blutegels [Hirudo* medicinalis] enthaltender Hemmstoff der Blutgerinnung; **Anw.**: äußerlich zur Behandlung von Blutergüssen, Venenentzündungen und entzündeten Krampfadern

Hi|ru|di|nea *f* (Ⓔ Hirudinea): *Syn*: *Blutegel*; zu den Ringelwürmern gehörende Saugwürmer, die meist als Ektoparasiten leben; umfasst Hirudo, Haemadipsa, Dinobdella und Limnatis

Hi|ru|di|ni|a|sis *f, pl* **-ses** (Ⓔ hirudiniasis): Befall durch Blutegel [Hirudinea*]; als **externe Hirudiniasis** durch Hirudo oder Haemadipsa; als **interne Hirudiniasis** durch Dinobdella oder Limnatis

Hi|ru|do *f* (Ⓔ Hirudo): *Syn*: *Blutegel*; Ringelwurmfamilie, zu der der medizinische Blutegel* gehört

Hirudo medicinalis (Ⓔ Hirudo medicinalis): *Syn*: *medizinischer Blutegel, Hirudo officinalis*; sowohl von der Schulmedizin als auch der Alternativmedizin verwendeter Blutegel

Hirudo officinalis: → *Hirudo medicinalis*

His *Abk.*: **1.** → *Histidin* **2.** hitzeinaktiviertes Serum **3.** Hyperimmunserum

His: Wilhelm His; 1863–1934; deutscher Anatom (Berlin)

His-Bündel *nt* (Ⓔ His' bundle): *Syn*: *Fasciculus atrioventricularis*; vom Atrioventrikularknoten [Nodus* atrioventricularis] ausgehendes Faserbündel des Erregungsleitungssystems* des Herzens; spaltet sich im Kammerseptum* in die Tawara*-Schenkel

His-Bündel-Elektrokardiographie *f* (Ⓔ His bundle electrocardiography): *Syn*: *His-Bündel-Elektrokardiografie*; intrakardiale Ableitung der Erregungsausbreitung im His-Bündel*

His-Winkel *m* (Ⓔ His' angle): *Syn*: *ösophagogastrischer Winkel, kardiofundaler Winkel*; im Röntenbild sichtbarer spitzer Winkel zwischen dem Bauchabschnitt der Speiseröhre und dem Magenfundus; bei Brachyösophagus* oder Hiatushernie* öffnet sich der Winkel und bildet einen Trichter

HISG *Abk.*: Human-Immunserum-Globulin

Hist-, hist- *präf.*: → *Histio-*

His|ta|bu|ti|zin *nt* (Ⓔ buclizine): *Syn*: *Buclizin*; Antiallergikum*, Antihistaminikum*, Antiemetikum*

His|ta|do|xyl|a|min *nt*: → *Doxylamin*

His|ta|min *nt* (Ⓔ histamine): bei der Decarboxylierung von Histidin entstehendes biogenes Amin; wichtigster Mediator der allergischen Entzündungsreaktion und Neurotransmitter im Gehirn; Histamin führt über **H_1-Rezeptoren** zu einer Kontraktion der glatten Muskulatur der Atemwege und des Gastrointestinaltraktes und über eine Freisetzung von NO aus den Endothelzellen zur Relaxation glatter Gefäßmuskelzellen; Bindung an **H_1-Rezeptoren** der Belegzellen der Magenschleimhaut führt zur Steigerung der Salzsäureproduktion im Magen; Antagonisten gegen diese Rezeptoren spielen eine bedeutende Rolle in der Therapie von allergischen Erkrankungen und Geschwüren des Magen-Darm-Traktes; der größte Teil des Histamins wird durch Histaminase abgebaut; *s.a. Antihistaminikum*

His|ta|min|ä|mie *f* (Ⓔ histaminemia): Vorkommen von Histamin im Blut

His|ta|min|an|ta|go|nist *m*: → *Antihistaminikum*

His|ta|mi|na|se *f* (Ⓔ histaminase): Diaminoxidase*, die Histamin* zum Aldehyd abbaut

his|ta|min|erg *adj* (Ⓔ histaminergic): auf Histamin als Transmitter ansprechend

Histamin-H_1-Rezeptor *m* (Ⓔ H_1 receptor): H_1-Rezeptor; *s.u. Histamin*

Histamin-H_2-Rezeptor *m* (Ⓔ H_2 receptor): H_2-Rezeptor; *s.u. Histamin*

Histamin-H_1-Rezeptorantagonisten *pl* (Ⓔ H_1 antihistamins): H_1-Antihistaminika; *s.u. Antihistaminikum*

Histamin-H_2-Rezeptorantagonisten *pl* (Ⓔ H_2 antihistamins): H_2-Antihistaminika; *s.u. Antihistaminikum*

Histamin-H_1-Rezeptorenblocker *pl* (Ⓔ H_1 antihistamins): H_1-Antihistaminika; *s.u. Antihistaminikum*

Histamin-H_2-Rezeptorenblocker *pl* (Ⓔ H_2 antihistamins): H_2-Antihistaminika; *s.u. Antihistaminikum*

His|ta|min|ke|phal|gie *f*: → *Horton-Neuralgie*

His|ta|min|kopf|schmerz *m*: → *Horton-Neuralgie*

His|ta|min|re|zep|to|ren|blo|cker *m*: → *Antihistaminikum*

His|ta|min|u|rie *f* (Ⓔ histaminuria): Histaminausscheidung im Harn

His|ti|da|se *f* (Ⓔ histidase): *Syn*: *Histidinammoniaklyase, Histidinase*; Desaminase*, die NH_3 aus Histidin* abspaltet

His|ti|din *nt* (Ⓔ histidine): *Syn*: *Imidazolylalanin*; halbessentielle Aminosäure, die in tierischen und pflanzlichen Eiweißen vorkommt

His|ti|din|ä|mie *f* (Ⓔ histidinemia): *Syn*: *Hyperhistidinämie*; erhöhter Histidingehalt des Blutes; als **transitorische Histidinämie** bei Neugeborenen oder auch als seltener, autosomal-rezessiver Histidinasemangel, der zu geistiger Retardierung und Krampfanfällen führen kann

His|ti|din|am|mo|ni|ak|ly|a|se *f*: → *Histidase*

His|ti|di|na|se *f*: → *Histidase*

His|ti|din|u|rie *f* (Ⓔ histidinuria): erhöhte Histidinausscheidung im Harn

Histio-, histio- *präf.*: Wortelement mit der Bedeutung „Gewebe"

His|ti|o|blast *m* (Ⓔ histioblast): *Syn*: *Histoblast*; juveniler Histiozyt*

His|ti|o|cy|to|ma|to|sis *f, pl* **-ses**: → *Histiozytomatose*

His|ti|o|cy|to|sis *f, pl* **-ses**: → *Histiozytose*

Histiocytosis X: → *Histiozytosis X*

His|ti|o|ge|ne|se *f*: → *Histogenese*

His|ti|o|mo|no|zy|ten *f* (Ⓔ histiocyte): Monozyten* des Bindegewebes; oft gleichgesetzt mit Histiozyt*

His|ti|o|zyt *m* (Ⓔ histiocyte): *Syn*: *Gewebemakrophag, Klasmatozyt*; amöboid-bewegliche Bindegewebszelle mit ausgeprägter Phagozytosefähigkeit; kommt als sesshafte [**Macrophagocytus stabilis**] oder mobile Form [**Macrophagocytus nomadicus**] vor, die sich beide von Blutmonozyten ableiten

seeblauer Histiozyt (Ⓔ sea-blue histiocyte): *s.u. seeblaue Histiozytose*

his|ti|o|zy|tär *adj* (Ⓔ histiocytic): *Syn*: *histiozytisch*; Histiozyten betreffend

his|ti|o|zy|tisch *adj*: *→histiozytär*

His|ti|o|zy|tom *nt*: *→Dermatofibrom*

His|ti|o|zy|to|ma|to|se *f* (Ⓔ histiocytomatosis): *Syn*: *Histiocytomatosis*; Oberbegriff für generalisierte Erkrankungen des retikuloendothelialen Systems [z.B. Histiozytose*]

His|ti|o|zy|to|se *f* (Ⓔ histiocytosis): *Syn*: *Histiocytosis, Histiozytosis*; durch eine Proliferation von Zellen der Monozyten-Makrophagen-Reihe [Histiozyten] hervorgerufene lokalisierte oder systemische Erkrankung; prinzipiell kann man zwischen **malignen Histiozytosen** und **benignen Histiozytosen** unterscheiden, die auch als **Non-X-Histiozytosen** bezeichnet werden

maligne Histiozytose (Ⓔ familial histiocytic reticulosis): *Syn*: *maligne Retikulohistiozytose, histiozytäre medulläre Retikulose*; systemische Histiozytenproliferation im Anschluss an einen Virusinfekt [meist Herpes-Viren] oder bei Immundefekten; durch Befall des Knochenmarks kommt es zu Panzytopenie* und einem tödlichen Verlauf in 50 % der Fälle

maligne generalisierte Histiozytose (Ⓔ acute disseminated histiocytosis X): *Syn*: *Abt-Letterer-Siwe-Krankheit, Morbus Letterer-Siwe, Letterer-Siwe-Krankheit, akute Säuglingsretikulose, maligne Säuglingsretikulose*; bevorzugt Kleinkinder betreffende generalisierte Variante der Histiozytosis* X mit Granulomen in Haut, Milz, Lymphknoten, Leber, Lunge und Knochen; akuter Verlauf mit hoher Sterberate [90 %]; **Therapie**: Zytostatikatherapie und hoch dosierte Corticoide; Antibiotikaabdeckung und Bluttransfusionen

seeblaue Histiozytose (Ⓔ sea-blue histiocyte syndrome): unspezifische Erkrankung, die nach den bei verschiedenen Krankheiten [Leukämie*, Lipoidose*] auftretenden **seeblauen Histiozyten** bzw. **seeblauen Histiozytomen** benannt wird

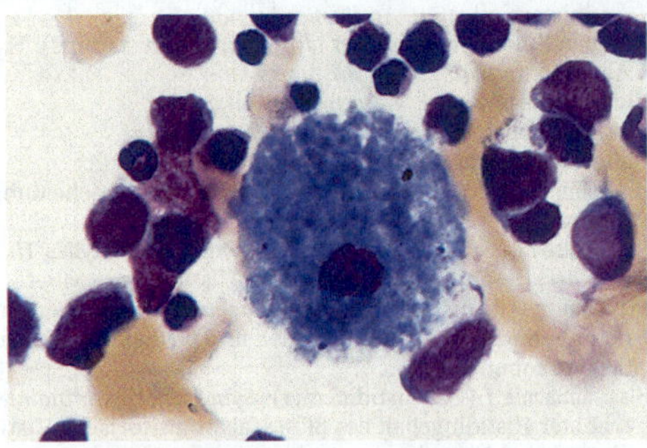

Abb. H112. Seeblaue Histiozytose

Histiozytose X: *→Histiozytosis X*

His|ti|o|zy|to|sis *f*: *→Histiozytose*

Histiozytosis X (Ⓔ histiocytosis X): *Syn*: *Langerhans-Zell-histiozytose, Histiozytose X, Histiocytosis X*; durch eine Proliferation von Langerhans-Zellen gekennzeichnete Histiozytose*; Oberbegriff für eosinophiles Granulom*, Abt-Letterer-Siwe-Krankheit* und Hand-Schüller-Christian-Krankheit*

his|ti|o|zy|to|tisch *adj* (Ⓔ histiocytotic): Histiozytose betreffend, von ihr betroffen oder gekennzeichnet, durch sie bedingt

Histo-, histo- *präf.*: Wortelement mit der Bedeutung „Gewebe"

His|to|blast *m*: *→Histioblast*

His|to|di|a|gno|se *f* (Ⓔ histodiagnosis): *Syn*: *Gewebediagnose*; Diagnose durch [histologische/chemische/physikalische etc.] Untersuchung von Gewebeproben

his|to|gen *adj* (Ⓔ histogenous): vom Gewebe gebildet, aus dem Gewebe stammend

His|to|ge|ne|se *f* (Ⓔ histogenesis): *Syn*: *Histogenie, Histiogenese*; Gewebebildung, Gewebeentstehung

his|to|ge|ne|tisch *adj* (Ⓔ histogenetic): Histogenese betreffend, gewebebildend

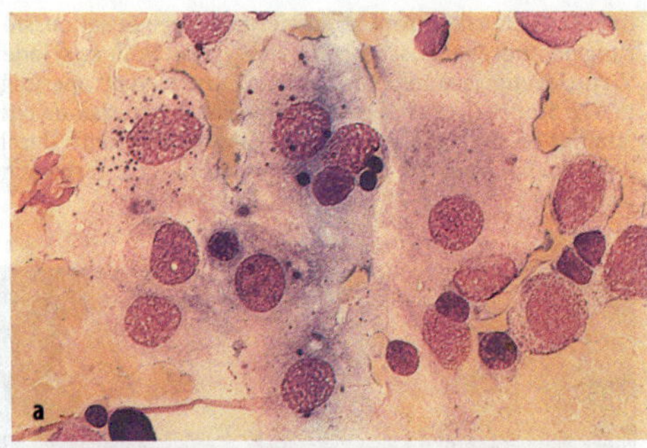

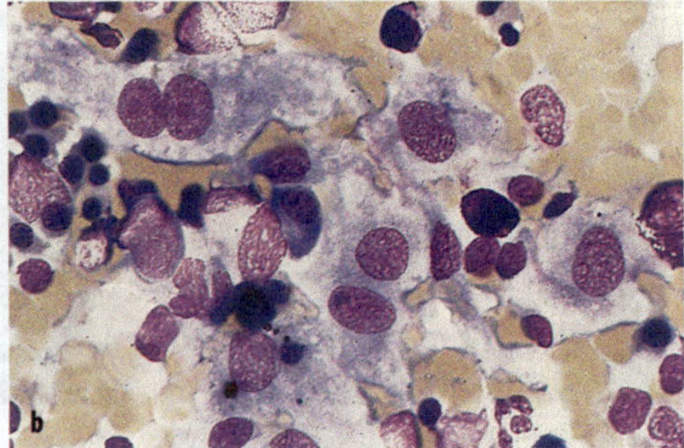

Abb. H113. Knochenmarkbefall bei Histiozytosis X

His|to|ge|nie *f*: *→Histogenese*

His|to|gramm *nt* (Ⓔ histogram): graphische Darstellung von Messwerten als nebeneinander stehende Säulen; die Größe der Säulen spiegelt die Messwerte wider

his|to|hä|ma|to|gen *adj* (Ⓔ histohematogenous): von Gewebe und Blut gebildet

his|to|id *adj* (Ⓔ histoid): gewebeartig, gewebeähnlich

his|to|in|kom|pa|ti|bel *adj* (Ⓔ histoincompatible): Histoinkompatibilität betreffend, von ihr betroffen oder durch sie bedingt, gewebeunverträglich

His|to|in|kom|pa|ti|bi|li|tät *f* (Ⓔ histoincompatibility): *Syn*: *Gewebeunverträglichkeit*; Unverträglichkeit von Spender- und Empfängergewebe bei Transplantation oder Transfusion

his|to|klas|tisch *adj* (Ⓔ histoclastic): gewebeabbauend

his|to|kom|pa|ti|bel *adj* (Ⓔ histocompatible): Histokompatibilität betreffend, gewebeverträglich

His|to|kom|pa|ti|bi|li|tät *f* (Ⓔ histocompatibility): *Syn*: *Gewebeverträglichkeit*; Verträglichkeit von Spender- und Empfängergewebe bei Transplantation oder Transfusion

His|to|kom|pa|ti|bi|li|täts|an|ti|ge|ne *pl* (Ⓔ histocompatibility antigens): *Syn*: *HLA-Antigene, MHC-Antigene, Transplantationsantigene, Haupthistokompatibilitätsantigene*; genetisch festgelegte Oberflächenantigene biologischer Membranen; *s.a. HLA-System*

His|to|kom|pa|ti|bi|li|täts|kom|plex, ma|jor *m* (Ⓔ major histocompatibility complex): *Syn*: *major histocompatibility complex, HLA-Genkomplex, Haupthistokompatibilitätskomplex*; Genkomplex auf dem Chromosom 6, der die Leukozytenantigene der Histokompatibilität kodiert; *s.a. HLA-System*

His|to|lo|ge *m* (Ⓔ histologist): Wissenschaftler auf dem Gebiet der Histologie*

His|to|lo|gie *f* (Ⓔ histology): *Syn*: *Gewebelehre*; Lehre von Aufbau, Struktur und Funktion von Geweben; Teilgebiet der Anatomie

His|to|lo|gin *f* (Ⓔ histologist): Wissenschaftlerin auf dem Gebiet der Histologie*

his|to|lo|gisch *adj* (Ⓔ histologic): Histologie betreffend

His|to|ly|se *f* (Ⓔ histolysis): Gewebeauflösung

his|to|ly|tisch *adj* (Ⓔ histolytic): Histolyse betreffend oder auslösend

his|to|me|ta|plas|tisch *adj* (Ⓔ histometaplastic): Gewebemetaplasie auslösend

His|to|ne *pl* (Ⓔ histones): im Zellkern enthaltene basische Proteine; die Histone werden in 5 Klassen eingeteilt, die alle zusammen mit DNA im Chromatin vorliegen; wahrscheinlich haben sie eine besondere Bedeutung für die Kondensation der DNA

Tab. H114. Histoproteine

Bezeichnung	% Arginin	% Lysin	Molekulargewicht (kD)
H1	1	29	19–23
H2A	9	11	14
H2B	6	16	14
H3	13	10	15
H4	14	11	11

His|ton|u|rie *f* (Ⓔ histonuria): Histonausscheidung im Harn

His|to|pa|tho|lo|gie *f* (Ⓔ histopathology): Teilgebiet der pathologischen Anatomie, das sich mit den krankhaften Veränderungen von Geweben befasst

his|to|phag *adj* (Ⓔ histophagous): (*biolog.*) gewebefressend

His|to|phy|si|o|lo|gie *f* (Ⓔ histophysiology): Physiologie* der Gewebe

His|to|plas|ma *nt* (Ⓔ Histoplasma): dimorphe Pilzgattung, die unterhalb von 30°C in Myzelform und bei 37°C als Hefe vorliegt

Histoplasma capsulatum (Ⓔ Histoplasma capsulatum): Erreger der Histoplasmose*, der häufigsten systemischen Mykose in der USA

Histoplasma duboisii (Ⓔ Histoplasma duboisii): Erreger der afrikanischen Histoplasmose*

Histoplasma-Mykose *f*: → *Histoplasmose*

His|to|plas|min *nt* (Ⓔ histoplasmin): Pilzantigen von Histoplasma* capsulatum; wird für Intrakutantests verwendet

His|to|plas|mom *nt* (Ⓔ histoplasmoma): spezifisches Granulom bei Histoplasmose*; nicht von Tuberkeln zu unterscheiden

His|to|plas|mo|se *f* (Ⓔ histoplasmosis): *Syn*: *Darling-Krankheit, Histoplasma-Mykose*; Befall und Infektion mit Histoplasma* capsulatum; nach Einatmung von sporenhaltigem Staub kommt es primär zu einer Infektion der Atemwege und der Lunge [**akute pulmonale Histoplasmose**], die klinisch kaum von Tuberkulose* zu unterscheiden ist; später [v.a. bei immungeschwächten Patienten] evtl. lymphogene Aussaat und Entwicklung einer Systemmykose* [**disseminierte Histoplasmose**]; **Diagnose**: kultureller Nachweis [Sputum, Bronchiallavage, Lymphknoten-, Leber-, Milzbiopsie]; Antigennachweis [RIA*] in Serum oder Urin; Hauttest mit Histoplasmin*; **Therapie**: Ketoconazol* oder Itraconazol* intern; in schweren Fällen Amphotericin* B intravenös

afrikanische Histoplasmose (Ⓔ African histoplasmosis): seltene, durch Histoplasma* duboisii hervorgerufene afrikanische Variante; charakteristisch sind ausgedehnte subkutane Granulome mit Abszessbildung und Hauterosion

His|to|ra|di|o|gra|phie *f* (Ⓔ historadiography): *Syn*: *Historadiografie*; Abbildung von histologischen Schnittpräparaten mittels radiologischer Methoden

His|tor|rhe|xis *f* (Ⓔ historrhexis): nicht-infektiöse Gewebeauflösung

his|to|to|xisch *adj* (Ⓔ histotoxic): gewebeschädigend

his|to|trop *adj* (Ⓔ histotropic): mit besonderer Affinität zu Gewebe oder Gewebezellen

his|to|zo|isch *adj* (Ⓔ histozoic): (*biolog.*) im Gewebe lebend

HIT *Abk.*: **1.** Hämagglutinationsinhibitionstest **2.** Histamin-Ionentransfer

Hit-and-Run-Mechanismus *m* (Ⓔ hit-and-run mechanism): *s.u. Essay Virus und Tumor S. 2185*

HITS *Abk.*: high intensity transient signal

Hit|ze|blat|tern *pl*: → *Hitzepickel*

Hit|ze|er|schöp|fung *f* (Ⓔ heat exhaustion): exogene Hitzezufuhr wird durch Verdunstung von körpereigener Flüssigkeit kompensiert; wird der Flüssigkeitsverlusst zu groß, kommt es zu Abgeschlagenheit, Benommenheit, feuchter kaltschweißiger Haut und beginnender Schocksymptomatik; **Therapie**: Lagerung in einem kühlen Raum, Flachlagerung, orale i.v.-Gabe von Flüssigkeit und Elektrolyten

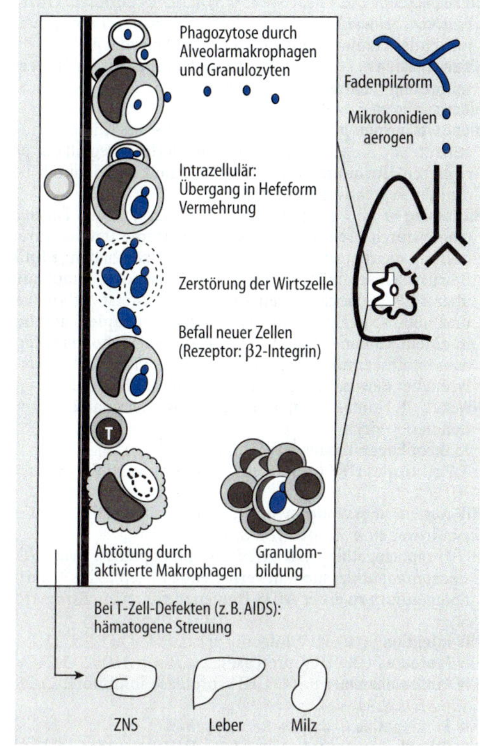

Abb. H115. Pathogenese der Histoplasmose

Hit|ze|e|ry|them *nt* (Ⓔ erythema caloricum): *Syn*: *Erythema caloricum*; durch Wärmeeinwirkung verursachtes Erythem

Hit|ze|kon|takt|ur|ti|ka|ria *f* (Ⓔ heat contact urticaria): seltene Form der Wärmeurtikaria*, bei der es nur am Ort der Hitzeeinwirkung zur Quaddelbildung kommt

Hit|ze|kräm|pfe *pl* (Ⓔ heat cramps): durch Wasser- und Elektrolytverluste ausgelöste Muskelkrämpfe

Hit|ze|me|la|no|se *f* (Ⓔ heat melanosis): Braunfärbung der Haut nach chronischer lokaler Hitzeinwirkung, z.B. Wärmeflasche

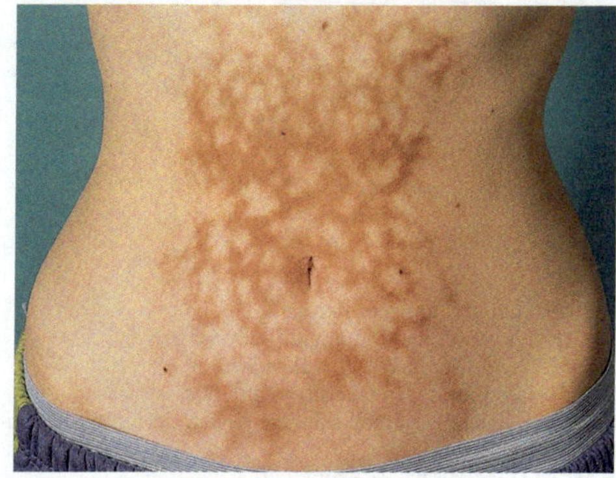
Abb. H116. Hitzemelanose

Hit|ze|pi|ckel *pl* (Ⓔ heat spots): *Syn*: *Schweißfrieseln, Hitzeblattern, Schweißbläschen, Schwitzbläschen, Miliaria*; meist juckender Hautausschlag bei starkem Schwitzen
Hit|ze|scha|den *m* (Ⓔ heat disorder): Oberbegriff für Hitzeerschöpfung*, Hitzschlag* und Sonnenstich*
Hit|ze|syn|ko|pe *f*: →*Hitzschlag*
Hit|ze|wal|lun|gen *pl* (Ⓔ hot flushes): die im Klimakterium auftretende fliegende Hitze; beruht auf dem Wegfall der peripheren Hormone [v.a. Östrogene] und der dadurch bedingten vegetativen Labilität
Hitz|schlag *m* (Ⓔ heat stroke): *Syn*: *Hitzesynkope, Thermoplegie*; durch Kreislaufversagen und extreme Temperaturerhöhung charakterisierter schwerster Hitzeschaden; **Klinik**: Bewusstseinseintrübung bis Bewusstlosigkeit, Temperatur über 40 °C, Schockzeichen, die Haut ist zuerst rot, trocken und heiß, später grau und zyanotisch; **Therapie**: Lagerung in einem kühlen Raum, Flachlagerung mit erhöhtem Kopf, Sauerstoffbeatmung, i.v.-Gabe von Flüssigkeit und Elektrolyten, bei Bewusstlosigkeit Intubation und Beatmung
HIV *Abk.*: **1.** Human-Immunmangel-Virus **2.** human immunodeficiency virus
Makrophagen-tropes HIV: *s.u. Essay AIDS S. 31*
T-Zell-tropes HIV (Ⓔ T-cell lymphotropic HIV): *s.u. Essay AIDS S. 31*
HIV-Auszehrungssyndrom *nt* (Ⓔ HIV-associated wasting syndrome): *s.u. Essay AIDS S. 31*
HIV-Enzephalopathie *f* (Ⓔ HIV encephalopathy): *Syn*: *AIDS-Enzephalopathie*; subakut verlaufende Enzephalitis*, die im Spätstadium zu einer AIDS-Demenz* führt; *s.a. Essay AIDS S. 31*
HIV-Infektion *f* (Ⓔ HIV infection): *s.u. Essay AIDS S. 31*
HIV-Protease *f* (Ⓔ HIV protease): *s.u. Essay AIDS S. 31*
HIV-Proteasehemmer *m* (Ⓔ HIV-protease inhibitor): *s.u. Essay AIDS S. 31*
HIV-Retinopathie *f*: →*AIDS-Retinopathie*
HIV-RNA-Plasmakonzentration *f* (Ⓔ HIV-RNA plasma level): *s.u. Essay AIDS S. 31*
HIV-Virus *nt* (Ⓔ HIV virus): *Syn*: *AIDS-Virus, humanes Immundefizienzvirus*; zu den Retroviren* gehörendes Virus [**h**uman **i**mmunodeficiency **v**irus], das in zwei Varianten [HIV-1, HIV-2] vorkommt; *s.a. Essay AIDS S. 31*

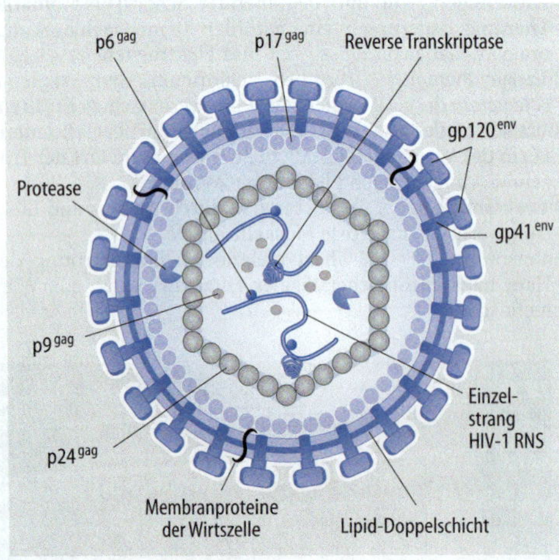

Abb. H117. Struktur von HIV-1

HJR *Abk.*: hepatojugularer Reflux
HJV *Abk.*: japanisches Hämagglutinationsvirus
HK *Abk.*: **1.** →*Hämatokrit* **2.** →*Hexokinase*
HKD *Abk.*: hypotone Kreislaufdysregulation
H-Ketten *pl* (Ⓔ H chains): schwere Ketten der Immunglobuline*
H-Ketten-Krankheit *f*: →*H-Krankheit*
HKH *Abk.*: hyperkinetisches Herzsyndrom
HKN *Abk.*: →*Hüftkopfnekrose*
HKP *Abk.*: hereditäre Koproporphyrie
HKR *Abk.*: →*Holzknecht-Raum*
H-Krankheit *f* (Ⓔ heavy-chain disease): *Syn*: *Schwereketten-krankheit, Franklin-Syndrom*; monoklonale Paraproteinämie* mit Bildung schwerer Ketten der Immunglobuline G [**Gamma-Ketten-Krankheit**], M [**M-Ketten-Krankheit**], oder A [**Alpha-Ketten-Krankheit**]; alle Formen verlaufen klinisch unauffällig und werden oft erst nach jahrelangem Verlauf diagnostiziert; aufgrund der geringen Paraproteinkonzentration ist die Elektrophorese oft normal und die Diagnosestellung gelingt erst mittels Immunelektrophorese*
HKS *Abk.*: **1.** →*Herz-Kreislauf-Stillstand* **2.** hyperkinetisches Syndrom
Hkt *Abk.*: →*Hämatokrit*
HKW *Abk.*: Halogenkohlenwasserstoff
HL *Abk.*: **1.** →*Haarzellenleukämie* **2.** →*Haarzell-Leukämie* **3.** →*Harnleiter* **4.** Herzlänge **5.** →*Hodgkin-Lymphom* **6.** Hypertrichosis lanuginosa
Hl *Abk.*: latente Hyperopie
HLA *Abk.*: **1.** HL-Antigen **2.** homologe leukozytäre Antikörper **3.** humanes lymphozytäres Antigen **4.** Human-Leukozyten-Alloantigen
HLA-Antigene *pl*: →*Histokompatibilitätsantigene*
HLAE *Abk.*: hohe linksatriale EKG-Ableitung
HLA-Genkomplex *m*: →*Haupthistokompatibilitätskomplex*
HLA-Klasse-I-Molekül *nt* (Ⓔ class I antigens): *Syn*: *MHC-Klasse-I-Molekül*; *s.u. HLA-System*
HLA-Klasse-II-Molekül *nt* (Ⓔ class II antigens): *Syn*: *MHC-Klasse-II-Molekül*; *s.u. HLA-System*
HLA-Restriktion *f* (Ⓔ HLA restriction): *s.u. HLA-System*
HLA-System *nt* (Ⓔ HLA system): auf Oberflächenantigenen von Leukozyten [**h**uman **l**eukocyte **a**ntigen] und anderen Zellen aufgebautes System, das von Bedeutung für die Regulation des Immunsystems ist; T-Lymphozyten können Antigene erst nach Prozessierung in einer antigen-präsentierender Zelle und Präsentation zusammen mit einem HLA-Molekül erkennen [**HLA-Restriktion**]; HLA-Molekül, Antigen und T-Zell-Rezeptor bilden dabei einen trimolekularen Komplex
die HLA-Moleküle werden als **HLA-Klasse-I-Moleküle** bezeichnet, wenn sie an der Antigenerkennung durch T_8-Lymphozyten beteiligt sind [HLA-A, -B, -C] und als **HLA-Klasse-II-Moleküle** bei einer Beteiligung an der Antigenerkennung durch T_4-Lymphozyten [HLA-DR, -DQ, -DP]

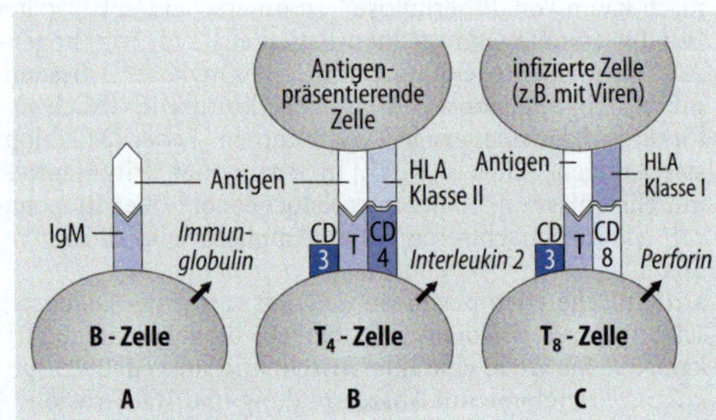

Abb. H118. T-Lymphozytenrezeptoren

HLB *Abk.*: Hydrophilie-Lipophilie-Balancefaktor
HLHS *Abk.*: →*hypoplastisches Linksherzsyndrom*
HLHT *Abk.*: Hämolyse-Hemmtest
HLI *Abk.*: **1.** Hirnleistungsinsuffizienz **2.** humanes Leukozyteninterferon
HLK *Abk.*: →*Halslymphknoten*
HLM *Abk.*: →*Herz-Lungen-Maschine*
HLP *Abk.*: **1.** Herz-Lungen-Präparat **2.** humanes Leberantigen-Präparat **3.** humanes Leberprotein **4.** →*Hyperlipoproteinämie*
HLQ *Abk.*: **1.** Herz-Lungen-Quotient **2.** Herzvolumenleistungsquotient
HLS *Abk.*: →*Hippel-Lindau-Syndrom*

HLT *Abk.*: **1.** Hämolysetest **2.** hitzelabiles Toxin
HLV *Abk.*: Herpes-like Virus
HLW *Abk.*: *→Herz-Lungen-Wiederbelebung*
HM *Abk.*: *→Herzmassage*
Hm *Abk.*: manifeste Hyperopie
HMB *Abk.*: Homatropinmethylbromid
5-HMC *Abk.*: 5-Hydroxymethylcytosin
HMCMP *Abk.*: Hydroxymethylcytidinmonophosphat
HME *Abk.*: *→humane monozytäre Ehrlichiose*
H-Meromyosin *nt* (Ⓔ H meromyosin): *s.u. Muskelfaser*
HMF *Abk.*: Hydroxymethyl-2-furfurol
HMG *Abk.*: **1.** *→humanes Menopausengonadotropin* **2.** β-Hydroxy-β-methylglutarsäure
HMG-CoA *Abk.*: β-Hydroxy-β-methylglutaryl-CoA
HMG-CoA-Reduktase *f* (Ⓔ β-hydroxy-β-methylglutaryl-CoA reductase): Enzym, das in der Cholesterinsynthese* HMG-CoA zu Mevalonsäure reduziert; Schlüsselenzym, das im Hunger und bei Diabetes* mellitus eine verminderte Aktivität aufweist; bei Hyperthyreose* ist die Aktivität erhöht; *s.a. HMG-CoA-Reduktase-Hemmer*
HMG-CoA-Reduktase-Hemmer *pl* (Ⓔ HMG-CoA reductase inhibitor): *Syn*: *Cholesterin-Synthese-Enzym-Hemmer, CSE-Hemmer*; als Lipidsenker verwendete Hemmer der HMG-CoA-Reduktase*, die die Cholesterinsynthese hemmen und zum Absinken der intrazellulären Cholesterinkonzentration führen; der dadurch hervorgerufene Anstieg der LDL-Rezeptorzahl führt zur Aktivierung des LDL-Abbaus und Senkung des Plasmacholesterinspiegels
HML *Abk.*: *→Hypophysenmittellappen*
HMM *Abk.*: **1.** Hexamethylmelamin **2.** schweres Meromyosin
HMMA *Abk.*: 4-Hydroxy-3-methoxymandelsäure
HMML *Abk.*: hintere Muttermundslippe
HMP *Abk.*: *→Hexosemonophosphat*
HMPA *Abk.*: Hexamethylphosphoramid
HM-PAO *Abk.*: Hexamethylpropylenaminoxim
HMPG *Abk.*: 4-Hydroxy-3-methoxyphenylglykol
HMS *Abk.*: **1.** Heparinmonosulfat **2.** Hexosemonophosphat-Shunt **3.** hinteres Mitralsegel **4.** hyaline Membransyndrom
HMSN *Abk.*: hereditäre motorisch-sensible Neuropathie
HMT *Abk.*: **1.** *→Hexamethylentetramin* **2.** Histaminmethyltransferase **3.** humanes molares Thyreotropin
HMU *Abk.*: Hydroxymethylucazil
HMV *Abk.*: *→Herzminutenvolumen*
HMVI *Abk.*: Herzminutenvolumen-Index
HMW *Abk.*: Halbminutenwert
HMWK *Abk.*: **1.** HMW-Kininogen **2.** hochmolekulares Kininogen
HMW-NCF *Abk.*: hochmolekulare neutrophile chemotaktische Faktoren
HN *Abk.*: *→Hirnnerven*
HNANB *Abk.*: Hepatitis Non-A-Non-B
HNBB *Abk.*: 2-Hydroxy-5-nitrobenzylbromid
HNC *Abk.*: hypothalamisch-neurohypophysärer Komplex
HNCM *Abk.*: hypertrophische nicht-obstruktive Cardiomyopathie
HNE *Abk.*: humane neutrophile Elastase
HNKC *Abk.*: hyperosmolares nicht-ketotisches Koma
HNKM *Abk.*: hypertrophische nicht-obstruktive Kardiomyopathie
HNO *Abk.*: *→Hals-Nasen-Ohrenheilkunde*
HNO-Arzt *m*: *→Otorhinolaryngologe*
HNO-Ärztin *f*: *→Otorhinolaryngologin*
HNPCC *Abk.*: hereditary nonpolyposis colorectal cancer
hnRNA *Abk.*: **1.** heterogene Kern-RNA **2.** heterogene nukleäre RNA
hnRNS *Abk.*: heterogene Kern-RNS
HNS *Abk.*: Hypothalamus-Neurohypophysen-System
HNSHA *Abk.*: hereditäre nicht-spharozytäre hämolytische Anämie
Ho *Abk.*: Holmium
H_2O *Abk.*: Wasser
H_2O_2 *Abk.*: **1.** *→Wasserstoffperoxid* **2.** *→Wasserstoffsuperoxid*
HOADH *Abk.*: 3-Hydroxyacyl-CoA-dehydrogenase
HOAL *Abk.*: hirnorganisches Anfallsleiden
HOAP-BLEO *Abk.*: Hydroxydaunorubicin, Vincristin (*engl.* oncovin), Ara-C, Prednison, Bleomycin
Ho|bel|span|phä|no|men *nt* (Ⓔ chip phenomenon): die pityriasiforme Schuppung bei Pityriasis* versicolor wird deutlicher, wenn die Haut zart mit dem Fingernagel oder Glasspatel bestrichen wird
Hochdosistherapie mit Gabe autologer Blutstammzellen *f* (Ⓔ high dosage chemotherapy with autologous stem cell transfusion): *s.u. Essay Non-Hodgkin-Lymphome S. 1517, Essay Chemotherapie S. 349*
Hoch|druck *m*: *→arterielle Hypertonie*
neurogener Hochdruck (Ⓔ neurogenic hypertension): *Syn*: *Entzügelungshochdruck, neurogene Hypertonie*; Bluthochdruck und Tachykardie* bei Ausfall der nervalen Regulationsmechanismen, z.B. bei Polyneuritis, Schädigung der Pressorezeptoren, Schädelbasisfraktur
Hoch|druck|flüs|sig|keits|chro|ma|to|gra|phie *f* (Ⓔ high-pressure liquid chromatography): *Syn*: *Hochdruckflüssigkeitschromatografie, Druckflüssigkeitschromatografie, Druckflüssigkeitschromatographie*; Chromatographie*, bei der die mobile Phase mit Druck durch eine Säule gepresst wird, in der die feste stationäre Phase liegt
Hoch|druck|krank|heit *f*: *→arterielle Hypertonie*
Hoch|druck|kri|se *f*: *→hypertensive Krise*
Hoch|druck|ste|ri|li|sa|tor *m* (Ⓔ autoclave): *Syn*: *Autoklav*; Druckkessel zur Sterilisation* mit gespanntem und gesättigtem Wasserdampf
Hoch|fre|quenz|di|a|ther|mie *f*: *→Diathermie*
Hoch|fre|quenz|wär|me|the|ra|pie *f*: *→Diathermie*
Hochsinger: Carl Hochsinger; 1860-1942; österreichischer Kinderarzt (Wien)
Hochsinger-Infiltrate *pl* (Ⓔ Hochsinger's sign): *s.u. Essay Syphilis S. 2077*
Hoch|span|nung *f* (Ⓔ high voltage): elektrische Spannung über 1000 V
Hoch|span|nungs|un|fall *m* (Ⓔ high voltage accident): *s.u. Elektrounfall*
Höchst|ab|ga|be|men|ge *f*: *→Höchstmenge*
Höchst|men|ge *f* (Ⓔ maximal precription dose): *Syn*: *Höchstabgabemenge*; diejenige Menge eines Betäubungsmittels, die maximal pro Tag verordnet werden darf
Hoch|ton|schwer|hö|rig|keit *f* (Ⓔ high frequency deafness): *Syn*: *basokochleäre Schwerhörigkeit*; *s.u. Schallempfindungsschwerhörigkeit*
Hoch|wuchs *m* (Ⓔ gigantism): *Syn*: *Großwuchs, Makrosomie*; verstärktes Längenwachstum [oberhalb der 97. Perzentile]; am häufigsten als **familiärer** oder **konstitutioneller Hochwuchs**, der nicht behandlungsbedürftig ist; ein **temporärer Hochwuchs** kommt bei vorzeitiger Pubertät und Adipositas vor; seltene Ursachen sind Wiedemann*-Beckwith-Syndrom, Sotos*-Syndrom, Klinefelter*-Syndrom, erhöhter Wachstumshormonspiegel [Gigantismus*], Marfan*-Syndrom und Homocystinurie*
Ho|cken *nt*: *→Squatting*
Ho|cker|stel|lung *f*: *→Squatting*
HOCM *Abk.*: hypertrophische obstruktive Cardiomyopathie

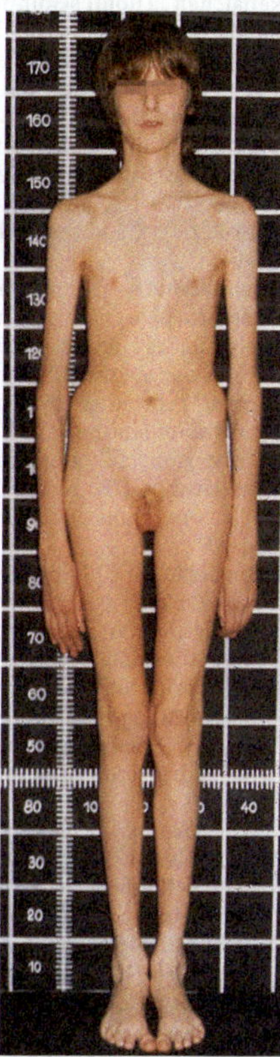

Abb. H119. Hochwuchs. 12-jähriger Junge mit Marfan-Syndrom

17-HOCS *Abk.*: 17-Hydroxycorticosteroid

HOD *Abk.*: Hautoberflächendosis

Ho|den *m* (Ⓔ testicle): *Syn*: *Testis, Orchis, Testikel, Testiculus*; pflaumenförmiges, paariges Organ mit einer durchschnittlichen Länge von 4–5 cm, Breite von 2–3 cm und Dicke von 1,8–2,5 cm; wird während der Embryonalentwicklung in der Genitalleiste im Lendenbereich angelegt und wandert unter Führung durch das **Gubernaculum testis** hinter dem Bauchfell [Peritoneum] nach unten; im 7. Embryonalmonat erreichen die Hoden den Leistenkanal und kommen zur Zeit der Geburt im Skrotum* an; Samenleiter [Ductus* deferens], Gefäße, Nerven, Muskelfasern und Bauchfaszien begleiten den Hoden auf dieser Wanderung [**Descensus testis**] und bilden dann die Hodenhüllen und Teile des Samenstranges [Funiculus* spermaticus]

äußerlich unterscheidet man am Hoden **oberen** und **unteren Hodenpol** [Extremitas/Polus superior und inferior testis], **laterale** und **mediale Seite** [Facies lateralis und medialis testis] sowie **Vorderrand** [Margo anterior] und **Hinterrand** [Margo posterior]; der Hoden wird von einer derben Hülle, der **Tunica albuginea**, umgeben, unter der eine gefäßreiche Schicht [**Tunica vasculosa**] liegt; die seröse Hodenhülle [**Tunica vaginalis**] ist ein Rest des Processus* vaginalis peritonei und besteht aus einem viszeralen und parietalen Blatt [Lamina visceralis und parietalis]

histologisch besteht der Hoden aus **Hodenläppchen** [Lobuli testis], die durch bindegewebige Scheidewände [**Septula testis**], in denen Blut-, Lymphgefäße und Nerven verlaufen, von einander getrennt sind; sie Septula testis ziehen vom **Mediastinum testis** am Hinterrand der Hoden radiär zur Tunica albuginea; das **Hodenparenchym** der Läppchen [Parenchyma testis] besteht aus stark gewundenen Samenkanälchen [**Tubuli seminiferi contorti**] und dem sie umgebenden interstitiellen Bindegewebe, das reich an Blutgefäßen und Nerven ist; hier liegen auch die Leydig*-Zwischenzellen, in denen Testosteron* gebildet wird; kurze gerade Samenkanälchen [**Tubuli seminiferi recti**] verbinden die Tubuli seminiferi contorti mit dem **Rete testis** im Mediastinum testis; die **Ductuli efferentes testis** leiten die vom Keimepithel der Samenkanälchen gebildeten Spermien aus dem Rete testis in den Nebenhodenkopf [Caput* epididymidis]

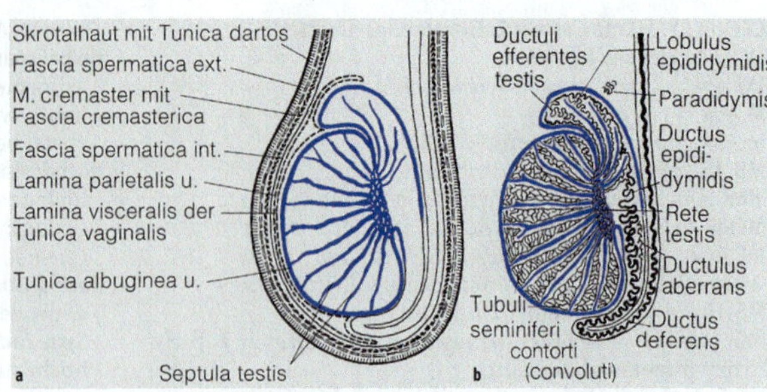

Abb. H120. Hoden und Nebenhoden. **a** Hodenhüllen, **b** samenbereitende und -leitende Anteile

Ho|den|ar|te|rie *f*: → *Arteria testicularis*

Ho|den|a|tro|phie *f* (Ⓔ testicular atrophy): fokale oder diffuse Atrophie des Hodens, die zu Verkleinerung des Hodens und Verlust der Spermienbildung führt; oft Folge einer Hodentorsion*, chronischem Alkoholismus, Strahlenschaden und als physiologische Altersatrophie; führt u.U. zu inkretorischer und exkretorischer Hodeninsuffizienz*

Ho|den|bruch *m* (Ⓔ scrotal hernia): *Syn*: *Skrotalhernie, Hernia scrotalis*; bis in den Hodensack reichender Leistenbruch*

Ho|den|dys|to|pie *f*: → *Hodenektopie*

Ho|den|ek|to|pie *f* (Ⓔ dislocation of the testis): *Syn*: *Ektopia testis, Hodendystopie*; angeborene Verlagerung des Hodens

Ho|den|ent|fer|nung *f*: → *Orchidektomie*

Ho|den|ent|zün|dung *f*: → *Orchitis*

Ho|den|fi|xie|rung *f* (Ⓔ orchidopexy): *Syn*: *Orchidopexie, Orchipexie, Orchiopexie*; operative Anheftung/Fixierung des Hodens im Hodensack, z.B. im Anschluss an eine Hodentorsion*

Ho|den|he|ber *m*: → *Kremaster*

Ho|den|hül|len|ent|zün|dung *f*: → *Periorchitis*

Ho|den|in|suf|fi|zi|enz *f* (Ⓔ testicular insufficiency): Unfähigkeit der Hoden, Spermatozyten [**exkretorische** oder **tubuläre Hodeninsuffizienz**] oder Hormone [**inkretorische** oder **interstitielle Hodeninsuffizienz**] zu bilden; bei **primärer Hodeninsuffizienz** liegt die Ursache im Hoden [z.B. Maldescensus, Hodenatrophie], bei **sekundärer Hodeninsuffizienz** liegt eine Störung der Hypothalamus-Hypophysen-Gonadenachse vor [*s.a. idiopathischer hypogonadotroper Hypogonadismus*]; der Ausfall der endokrinen Funktion kann zu Fertilitätsstörungen, Libidoverlust und Impotenz führen

Ho|den|in|zi|si|on *f*: → *Orchiotomie*

Ho|den|ka|näl|chen *pl* (Ⓔ seminiferous tubules): *Syn*: *Tubuli seminiferi*; *s.u. Hoden*

Ho|den|kar|zi|nom *nt* (Ⓔ testicular carcinoma): *Syn*: *Hodenkrebs*; bösartiger Hodentumor*

Ho|den|krebs *m* (Ⓔ testicular cancer): *Syn*: *Hodenkarzinom*; bösartiger Hodentumor*

Ho|den|läpp|chen *pl* (Ⓔ testicular lobules): Lobuli testis; *s.u. Hoden*

Ho|den|neur|al|gie *f* (Ⓔ orchioneuralgia): *Syn*: *Orchialgie*; heftige anfallsartige Schmerzen im Hoden oder Skrotum; die Ursache liegt in einer Irritation des Nervus* genitofemoralis oder bleibt unbekannt [Cooper*-Hodenneuralgie]

Ho|den|re|flex *m* (Ⓔ cremasteric reflex): *Syn*: *Cremasterreflex, Kremasterreflex*; Hochheben des Hodens durch Kontraktion des Musculus* cremaster bei Berührung der Innenseite des Oberschenkels

Ho|den|re|ten|ti|on *f*: → *Maldescensus testis*

Ho|den|sack *m*: → *Scrotum*

Ho|den|sack|ent|zün|dung *f* (Ⓔ inflammation of the scrotum): Scrotitis, Skrotitis

Ho|den|schei|den|ent|zün|dung *f*: → *Periorchitis*

Ho|den|schei|de|wän|de *pl* (Ⓔ testicular septa): Septula testis; *s.u. Hoden*

Ho|den|sen|kung *f* (Ⓔ orchidoptosis): *Syn*: *Orchidoptose*; Tiefstand eines oder beider Hoden, z.B. bei Varikozele* oder großem Skrotum*

Ho|den|sep|ten *pl* (Ⓔ testicular septa): Septula testis; *s.u. Hoden*

Ho|den|tor|si|on *f* (Ⓔ testicular torsion): Drehung von Hoden und Samenstrang, die zu plötzlich einsetzenden starken Schmerzen, evtl. kombiniert mit Übelkeit, Erbrechen und Peritonismus führt; pathoanatomisch unterscheidet man **intravaginale, extravaginale** und **mesorchiale Hodentorsion**, allerdings hat diese Einteilung keine Bedeutung für die Behandlung; bei der **klinischen Untersuchung** findet sich ein schmerzhafter Hodenhochstand sowie ein Fortbestehen oder gar eine Verstärkung der Schmerzen bei Hodenhochlagerung [**Prehn-Zeichen**]; **Therapie**: die Hodentorsion ist ein urologischer Notfall; als erstes wird eine manuelle De-

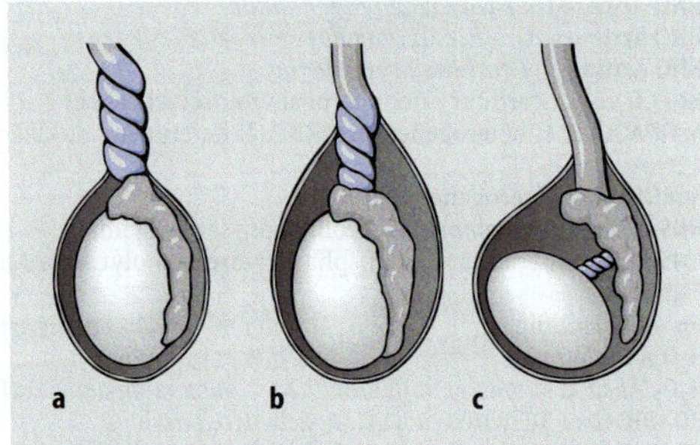

Abb. H121. Formen der Hodentorsion

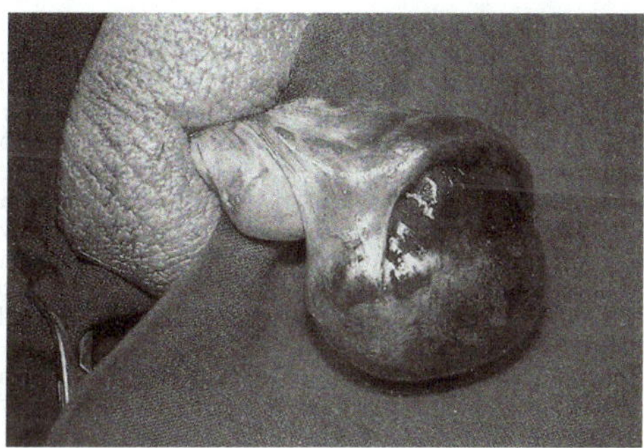

Abb. H122. Akute Hodentorsion

torquierung durch vorsichtige Drehung nach lateral versucht; selbst wenn diese gelingt, ist eine operative Freilegung und Orchidopexie* indiziert, während der auch der andere Hoden fixiert werden sollte

Holdenltulberlkullolse *f* (Ⓔ tuberculosis of the testes): ***Syn***: *Orchitis tuberculosa*; selten nur auf den Hoden beschränkte, meist auch den Nebenhoden betreffende Form der Urogenitaltuberkulose*; *s.a. Essay Tuberkulose S. 2171*

Holdenltulmor *m* (Ⓔ testicular tumor): mehr als 90 % der Hodentumoren entfallen auf **germinale Hodentumoren** [**Seminome***]; der Rest verteilt sich auf die Gruppe der **nichtgerminalen Hodentumoren**, von denen die Leydig-Zelltumoren und malignen Lymphome jeweils ca. 1/3 der Fälle ausmachen; epidermale Zysten finden sich bei einem weiteren Viertel; alle anderen Tumorformen sind eher selten; die **Therapie** der Nichtseminome entspricht im Prinzip der der Seminome, wegen der hohen Metastasierungshäufigkeit wird aber praktisch immer auch eine retroperitoneale Lymphknotenausräumung vorgenommen; die **5-Jahres-Überlebensraten** von Seminomem und Nichtseminomen sind ungefähr gleich

Tab. H123. WHO-Klassifikation der Hodentumoren

1	Keimzelltumoren
1.1	Prämaligne Läsion: Testikuläre intraepitheliale Neoplasie (TIN), auch: intratubuläre Keimzellneoplasie
1.2	Keimzelltumoren eines histologischen Typs
1.2.1	Seminom
1.2.2	Spermatozytisches Seminom
1.2.3	Emryonales Karzinom
1.2.4	Dottersacktumor
1.2.5	Polyembryom
1.2.6	Trophoblastische Tumoren (Chorionkarzinom)
1.2.7	Teratom
1.2.7.1	reifes Teratom
1.2.7.2	unreifes Teratom
1.2.7.3	Teratom mit maligner Transformation
1.3	Mischformen von Keimzelltumoren, u. a. Teratokarzinom (= Teratom + embryonales Karzinom)
2	Maligne Keimstrang-Stroma-Tumoren
	Maligne Leydig-Zell-Tumoren
	Maligne Sertoliz-Zll-Tumoren
3	Benigne Keimstrang-Stroma-Tumoren
	u. a. benigne Leydig-Zell-Tumoren
4.-11.	Diverse seltene testikuläre Tumoren und paratestikuläre Tumoren
	u. a. Lymphome des Hodens, Adenomatoidtumoren des Nebenhodens, paratestikuläre Sarkome

Tab. H124. 5-Jahresüberlebensrate bei Hodentumoren

	Seminom	Nichtseminom
Stadium I	100 %	100 %
Stadium IIa, b	95 %	95 %
Stadium IIc	Bis 95 %	Bis 95 %
Stadium III	Bis 95 %	45-95 % (je nach IGCCCG-Stadium) Grp. 1 (gute Prognose) 80 % Grp. 2 (intermediäre Prognose) 80 % Grp. 3 (schlechte Prognose) 45–50 %

Holdenlvelne, linlke *f* (Ⓔ left testicular vein): ***Syn***: *Vena testicularis sinistra*; zieht vom Plexus* pampiniformis des linken Samenstrangs zu den Venae* renales sinistrae

Holdenlvelne, rechlte *f* (Ⓔ right testicular vein): ***Syn***: *Vena testicularis dextra*; zieht vom Plexus* pampiniformis des rechten Samenstrangs zur Vena* cava inferior

Hodge: Hugh Lenox Hodge; 1796–1873; amerikanischer Frauenarzt (Philadelphia)

Hodge-Pessar *nt* (Ⓔ Hodge's pessary): Pessar* zur Aufrichtung der Gebärmutter bei Retroflexio* uteri

Hodgkin: **1.** Thomas Hodgkin; 1798–1866; englischer Arzt und Pathologe (London) **2.** Alan L. Hodgkin; englischer Physiologe im 20. Jahrhundert

Hodgkin-like-Zellen *pl*: *→ Pfeiffer-Drüsenfieber-Zellen*

Hodgkin-Lymphom *nt* (Ⓔ Hodgkin's lymphoma): ***Syn***: *maligne Lymphogranulomatose, Hodgkin-Paltauf-Steinberg-Krankheit, Paltauf-Steinberg-Krankheit, Morbus Hodgkin, Lymphogranulomatosis maligna*; vom lymphatischen Gewebe ausgehende maligne Erkrankung; die Prognose hängt von der histologischen Form, dem Krankheitsstadium und dem Vorhandensein von Begleitsymptomen [z.B. Nachtschweiß] ab; *s.a. Essay Non-Hodgkin-Lymphome S. 1517*

Hodgkin-Paltauf-Steinberg-Krankheit *f*: *→ Hodgkin-Lymphom*

Hodgkin-Paragranulom *nt* (Ⓔ paragranuloma): ***Syn***: *Paragranulom*; lymphozytenreiche Form des Hodgkin-Lymphoms*

Hodgkin-Zelle *f* (Ⓔ Hodgkin cell): ***Syn***: *Granulomzelle*; einkernige Riesenzelle bei Hodgkin-Lymphom*

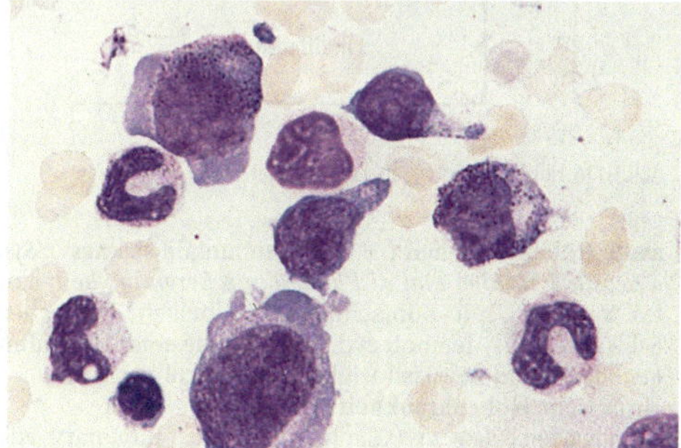

Abb. H125. Hodgkin-Zelle

Hoffa: Albert Hoffa; 1859–1907; deutscher Orthopäde (Würzburg, Berlin)

Hoffa-Fettkörper *m* (Ⓔ infrapatellar fat body): ***Syn***: *Corpus adiposum infrapatellare*; Fettkörper zwischen der Membrana fibrosa und Membrana synovialis der Kniegelenkkapsel unterhalb der Kniescheibe

Hoffa-Lorenz-Operation *f* (Ⓔ Hoffa-Lorenz operation): offene Reposition der angeborenen Hüftluxation*; nur selten indiziert

Hoffmann: Johann Hoffmann; 1857–1919; deutscher Neurologe (Heidelberg)

Hoffmann-Krankheit *f*: *→ Werdnig-Hoffmann-Krankheit*

Hoffmann-Tinel-Klopfzeichen *nt* (Ⓔ Tinel's sign): ***Syn***: *Tinel-Hoffmann-Klopfzeichen*; Perkussion der Weichteile bzw. des Hautareals über einem geschädigten oder durchtrennten peripheren Nerven wird als schmerzhaft empfunden; weist auf die beginnende Regeneration des Achsenzylinders hin

Hoffmann-Zurhelle-Nävus *m*: *→Naevus lipomatosus superficialis*

Hö|hen|angst *f* (Ⓔ bathophobia): ***Syn***: *Bathophobie, Höhenfurcht, Höhenschwindel, Tiefenangst*; durch große Höhenunterschiede ausgelöster Angstzustand; kann beim Stehen auf Brücken, Türmen, am Rand von Abgründen usw. auftreten; beruht nicht auf Störungen des Gleichgewichtsorgans, sondern ist rein psychisch bedingt

Hö|hen|furcht *f*: *→Höhenangst*

Hö|hen|kol|laps *m* (Ⓔ high-altitude collapse): *s.u. akute Höhenkrankheit*

Hö|hen|krank|heit *f* (Ⓔ high-altitude sickness): ***Syn***: *Bergkrankheit*; durch Sauerstoffmangel hervorgerufene akute oder chronische, körperliche und geistige Leistungsminderung; bis zu einer Höhe von 4000 m kann der verminderte Sauerstoffpartialdruck kompensiert werden; ab 3000 m kann es zum **Höhenrausch** kommen, der dem akuten Alkoholrausch vergleichbar ist; jenseits von 7000 m kann der niedrige O_2-Partialdruck zu einer lebensbedrohlichen Sauerstoffmangelversorgung des Zentralnervensystems führen

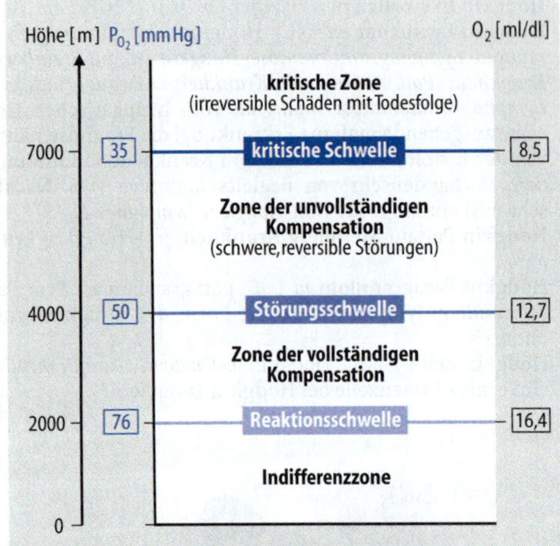

Abb. H126. Höhenbedingter Sauerstoffmangel

akute Höhenkrankheit (Ⓔ acute mountain sickness): ***Syn***: *d'Acosta-Syndrom, Mal di Puna, akute Bergkrankheit*; akutes Syndrom mit Kopfschmerzen, Übelkeit, Erbrechen, Schwindel und Atemnot; evtl. Entwicklung eines **Höhenlungenödems** und Bewusstlosigkeit [**Höhenkollaps**]

chronische Höhenkrankheit: *→Monge-Krankheit*

Hö|hen|lun|gen|ö|dem *nt* (Ⓔ high-altitude pulmonary edema): *s.u. akute Höhenkrankheit*

Hö|hen|rausch *m* (Ⓔ high-altitude intoxication): *s.u. Höhenkrankheit*

Hö|hen|schie|len *nt* (Ⓔ vertical strabismus): ***Syn***: *Strabismus verticalis*; Strabismus*, bei dem ein Auge nach oben oder unten abwandert; steht das rechte Auge höher als das linke, spricht man von **Hypertropie**, steht es tiefer von **Hypotropie**

Hö|hen|schwin|del *m*: *→Höhenangst*

Höh|len|at|men *nt* (Ⓔ amphoric respiration): ***Syn***: *Amphorenatmen, amphorisches Atmen, Amphorophonie, Krugatmen*; über großen Lungenkavernen hörbares, hohl-klingendes Atemgeräusch

Höh|len|grau, zen|tra|les *nt* (Ⓔ central gray): aus Kerngebieten bestehende graue Substanz [Substantia* grisea] um den Aqueductus* cerebri; gehört zu dem mesenzephalen Teil des limbischen Systems* und spielt eine wichtige Rolle bei der Schmerzwahrnehmung

Hohl|fuß *m* (Ⓔ talipes cavus): ***Syn***: *Pes cavus, Pes excavatus*; Überhöhung des Fußlängsgewölbes; bildet die Ferse den tiefsten Punkt, spricht man von **Hackenhohlfuß**, ist der Vorfuß tiefer von **Ballenhohlfuß**; am häufigsten ist der **idiopathische Hohlfuß**, der sich zwischen dem 8. und 12. Lebensjahr entwickelt und bis zum Abschluss des Wachstums fortschreitet; andere Ursachen sind Friedreich*-Ataxie, Myelodysplasie*, Spina* bifida, Muskeldystrophien und Lähmungen; **Klinik**: außer dem Hohlfuß findet man noch Varusstellung der Ferse, Krallenzehen und Spreizfuß [**Hohlspreizfuß**]; **Therapie**: Einlagen, evtl. orthopädische Schuhe; nach Wachstumsabschluss Mittelfußosteotomie mit dorsaler Keilosteotomie zur Abflachung des Längsgewölbes

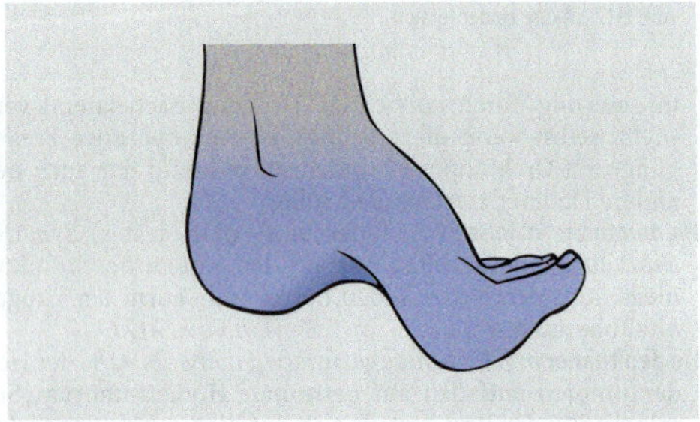

Abb. H127. Hohlfuß

Hohl|hand|bo|gen, o|ber|fläch|li|cher *m*: *→Arcus palmaris superficialis*

Hohl|hand|bo|gen, tie|fer *m*: *→Arcus palmaris profundus*

Hohl|na|del *f* (Ⓔ cannula): Kanüle*

Hohl|na|gel *m* (Ⓔ spoon nail): ***Syn***: *Löffelnagel, Koilonychie*; Nagel mit muldenförmiger Eindellung der Nagelplatte; kommt angeboren und erworben bei Eisenmangel* vor

Hohl|spreiz|fuß *m*: *s.u. Hohlfuß*

Hohl|ve|nen|typ *m* (Ⓔ cava type): *s.u. hämatogene Metastasierung*

Hohl|ve|ne, o|be|re *f*: *→Vena cava superior*

Hohl|ve|ne, un|te|re *f*: *→Vena cava inferior*

Hohl|war|ze *f* (Ⓔ inverted nipple): ***Syn***: *Schlupfwarze*; eingezogene Brustwarze; ausgeprägte Hohlwarzen machen das Stillen unmöglich

Hohl|zahn *m* (Ⓔ hemp nettle): ***Syn***: *Galeopsis segetum*; Pflanze aus der Familie der Lippenblütler [Lamiaceae]; verwendet werden die getrockneten oberirdischen Pflanzenteile [**Lieber-Kräuter, Galeopsidis herba**]; sie enthalten Gerbstoffe*, Saponine*, Betaine* und Iridoide*; **Anw.**: bei Atemwegsentzündungen

Hohmann: Georg Hohmann; 1880-1970; deutscher Orthopäde (München)

Hohmann-Keilosteotomie *f*: *→Hohmann-Operation 1.*

Hohmann-Operation *f* (Ⓔ **1.–3.** Hohmann's operation): **1.** *Syn*: *Hohmann-Keilosteotomie*; Keilosteotomie des Metatarsalknochens zur Korrektur des Hallux* valgus; die Sehne des Musculus* abductor hallucis wird medial und unten an die Gelenkkapsel genäht **2.** bei Hammerzehe* Resektion des Köpfchens der Grundphalanx und Raffung der Streckersehne **3.** bei chronischer Epicondylitis [Tennisellenbogen] Durchtrennung der Ursprünge der Handstrecker am Epicondylus* lateralis humeri

Hoigné: Rolf Hoigné; geb. 1923; schweizer Internist (Bern)

Hoigné-Syndrom *nt* (Ⓔ Hoigné's syndrome): ***Syn***: *toxisch-embolisches Syndrom, Hoigné-Reaktion*; meist während oder kurz nach intramuskulärer Injektion von Depotpenicillin einsetzende schwere Allgemeinsymptomatik mit Mikroembolien in den Lungen und toxischen Reaktionen im Gehirn; beruht wahrscheinlich auf einer akzidentellen intravenösen Injektion; es kommt zu Angst- und Beklemmungsgefühl, optischen [Schleiersehen] und akustischen Sensationen [Geräuschehören], motorischer Unruhe, Verwirrtheit und Bewusstseinstrübung

HOK *Abk.*: *→hypertrophe obstruktive Kardiomyopathie*
HOKM *Abk.*: *→hypertrophe obstruktive Kardiomyopathie*
Hol-, hol- *präf.*: *→Holo-*
hollanldrisch *adj* (Ⓔ holandric): an das Y-Chromosom gebunden
Hollarlthriltis *f, pl* **-tilden** (Ⓔ holarthritis): gleichzeitige Entzündung aller Gelenke; oft gleichgesetzt mit Polyarthritis*
hollarlthriltisch *adj* (Ⓔ holarthritic): Holarthritis betreffend, von ihr betroffen oder gekennzeichnet
hollisltisch *adj* (Ⓔ holistic): das Ganze betreffend, die Gesamtheit der Person betrachtend, Ganzheits-
Hölllenlstein *m* (Ⓔ silver nitrate): *Syn*: *Silbernitrat, Silbersalpeter, Lapis infernalis, Argentum nitricum*; Silberverbindung mit antiseptischer und kaustischer Wirkung
Hölllenlstift *m*: *→Lapis infernalis*
Holmes: Sir Gordon Morgan Holmes; 1876–1965; englischer Neurologe (London)
Holmes-Phänomen *nt* (Ⓔ Holmes's sign): *Syn*: *Holmes-Stewart-Phänomen, Rückstossphänomen, Rückschlagphänomen, Reboundphänomen*; bei Kleinhirnerkrankungen auftretende überschießende Rückbewegung nach plötzlicher Aufhebung eines entgegengerichteten Widerstandes
Holmes-Stewart-Phänomen *nt*: *→Holmes-Phänomen*
Holo-, holo- *präf.*: Wortelement mit der Bedeutung „ganz/völlig"
hollodilalstollisch *adj* (Ⓔ holodiastolic): *Syn*: *pandiastolisch*; während der ganzen Diastole*
Hollolgasltrolschilsis *f* (Ⓔ hologastroschisis): vollständige Gastroschisis*, d.h. vom Sternum bis zur Symphyse reichende Spalte
hollolgyn *adj* (Ⓔ hologynic): nur bei weiblichen Nachkommen auftretend
hollolkrin *adj* (Ⓔ holocrine): *(Drüse)* vollständig sezernierend
Hollolproslenlzelphallie *f*: *→Holoprosenzephalie-Syndrom*
Holoprosenzephalie-Syndrom *nt* (Ⓔ holoprosencephaly): *Syn*: *Arhinenzephalie-Syndrom, Holoprosenzephalie, Arhinenzephalie, Arrhinenzephalie*; angeborenes Fehlen des Riechhirns, meist zusammen mit einer Lippen-Kiefer-Gaumen-Spalte; die betroffenen Kinder sind i.d.R. schwer behindert, leiden unter epileptischen Anfällen und zerebralen Bewegungsstörungen; die Lebenserwartung ist meist gering
Hollolralchilschilsis *f* (Ⓔ holorachischisis): *Syn*: *Rachischisis totalis, Holorhachischisis*; den ganzen Wirbel betreffende Spaltbildung; *s.a. Spina bifida*
Hollolrhalchilschilsis *f*: *→Holorachischisis*
hollolsysltollisch *adj* (Ⓔ holosystolic): *Syn*: *pansystolisch*; während der ganzen Systole*
holloltrich *adj* (Ⓔ holotrichous): völlig mit Zilien bedeckt
Holt: Mary Holt; geb. 1924; englische Kardiologin (London)
Holt-Oram-Syndrom *nt* (Ⓔ Holt-Oram syndrome): *Syn*: *atriodigitale Dysplasie, atriodigitale Dysmelie, Herz-Hand-Syndrom*; autosomal-dominante Fehlbildung des Daumens kombiniert mit einem Vorhofseptumdefekt*; *s.a. Dysmelie*
Holter: Norman Jefferis Holter; 1914–1983; amerikanischer Biophysiker
Holter-Monitoring *nt* (Ⓔ Holter monitoring): *s.u. Essay Elektrokardiogramm S. 571*
Holthouse: Carsten Holthouse; 1810-1901; englischer Chirurg
Holthouse-Hernie *f* (Ⓔ Holthouse's hernia): kombinierte Schenkel- und Leistenhernie
Hollunlder, schwarlzer *m* (Ⓔ elder): *Syn*: *Sambucus nigra*; Strauch aus der Familie der Geißblattgewächse [Caprifoliaceae]; verwendet werden die Blüten [**Sambuci flos**], die Flavonoide*, Steroide* und Triterpene* enthalten; sie fördern die Schweiß- und Bronchialsekretion; **Anw.**: der Tee [**Fliedertee**] als schweißtreibendes Mittel [Diaphoretikum*] bei Erkältungen; traditionell auch bei rheumatischen Erkrankungen und Ödemen; die Rinde als Abführ- und Brechmittel; in der Homöopathie bei Atemwegsentzündungen [v.a. Bronchitis*] und Nachtschweiß bei grippalen Infekten
Holzlbock *m* (Ⓔ castor bean tick): *Syn*: *Ixodes ricinus*; in Europa weit verbreitete Zeckenart, die zahlreiche Krankheitserreger [Rickettsia*, Borrelia*] übertragen kann
Holzknecht: Guido Holzknecht; 1872–1931; österreichischer Radiologe (Wien)
Holzknecht-Raum *m* (Ⓔ Holzknecht's space): *Syn*: *Retrokardialraum*; Raum zwischen Herz und Wirbelsäule
Holzlphleglmolne *f* (Ⓔ indurating phlegmonous cellulitis): *s.u. Reclus-Phlegmone*
Holzlschuhlherz *nt* (Ⓔ wooden-shoe heart): *Syn*: *Coeur en sabot*; in der Thoraxaufnahme sichtbare typische Herzform bei Fallot*-Tetralogie

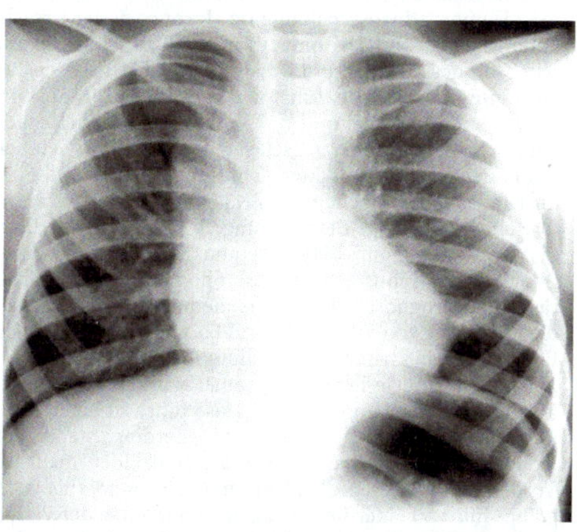

Abb. H128. Holzschuhherz bei Fallot-Tetralogie mit rechtem Aortenbogen

Holzlstaubllunlge *f* (Ⓔ woodcutter's lung): *Syn*: *Papierstaublunge*; exogen-allergische Alveolitis* durch Inhalation von Pilzsporen [Alternaria, Actinomyces] bei Arbeitern in Sägewerken oder Papierfabriken
Holzlzulcker *m* (Ⓔ wood sugar): *Syn*: *D-Xylose*; in Pflanzen vorkommende Aldopentose*
Hom. *Abk.*: *→Homöopathie*
Hom-, hom- *präf.*: *→Homo-*
Homans: John Homans; 1877–1954; amerikanischer Chirurg (Boston)
Homans-Operation *f* (Ⓔ Homans's operation): operative Emboliepropylaxe bei tiefer Beinvenenthrombose; die Vena* femoralis wird an der Einmündung der Vena* femoralis profunda ligiert
Homans-Zeichen *nt* (Ⓔ Homans' sign): Schmerzen in Wade und Kniekehle bei passiver Dorsalflexion des Fußes als Zeichen einer Thrombose* der tiefen Unterschenkelvenen
Homlaltrolpin *nt* (Ⓔ homatropine): Tropinester der Mandelsäure; die Salze werden als Mydriatikum* in Augentropfen verwendet
homlalxilal *adj*: *→homoaxial*
Home: Sir Evenard Home; 1756–1832; britischer Chirurg (London)
Home-Lappen *m* (Ⓔ Home's lobe): Bezeichnung für den hypertrophierten Mittellappen der Prostata*
holmilnid *adj* (Ⓔ hominid): menschenartig, menschenähnlich
Homo-, homo- *präf.*: Wortelement mit der Bedeutung „gleich/gleichartig"
Homö-, homö- *präf.*: *→Homöo-*
holmolalxilal *adj* (Ⓔ homaxial): *Syn*: *homaxial*; mit gleich langen Achsen
Holmolcarlnolsilnolse *f* (Ⓔ homocarnosinosis): *Syn*: *Homokarnosinose*; Speicherkrankheit* mit Einlagerung von Homocarnosin ins Zentralnervensystem; führt zu Schwachsinn, spastischer Paraplegie und Retinitis* pigmentosa
holmolchron *adj* (Ⓔ homochronous): in derselben Generation auftretend
holmolcylclisch *adj*: *→homozyklisch*
Holmolcysltelin *nt* (Ⓔ homocysteine): *Syn*: *Homozystein*; schwefelhaltige Aminosäure*; entsteht durch Abspaltung einer Methylgruppe im Methioninstoffwechsel

Ho|mo|cys|te|in|ä|mie *f* (Ⓔ homocysteinemia): ***Syn***: *Homozysteinämie, Hyperhomocysteinämie, Hyperhomozysteinämie*; erhöhter Homocysteingehalt des Blutes, v.a. bei Homocystinurie*; führt u.a. zu arterieller Verschlusskrankheit
Ho|mo|cys|tin *nt* (Ⓔ homocystine): ***Syn***: *Homozystin*; aus zwei Molekülen Homocystein entstehende Aminosäure*
Ho|mo|cys|tin|ä|mie *f* (Ⓔ homocystinemia): ***Syn***: *Homozystinämie*; erhöhter Homocystingehalt des Blutes
Ho|mo|cys|tin|u|rie *f* (Ⓔ homocystinuria): ***Syn***: *Homozystinurie*; Homocystinausscheidung im Harn; nach der Ursache unterscheidet man **1. Homocystinurie Typ I** oder **klassische Homocystinurie**: autosomal-rezessiver Defekt der Cystathionin-β-synthetase führt zu schwerer Homocystinämie* und Homocystinurie; **Klinik**: die Endothelschädigung der Gefäße führt zu schweren vorzeitigen Gefäßerkrankungen sowie Infarkten, Thrombosen und Embolien im Kindes- oder Jugendalter; ZNS-Symptome [psychomotorische und geistige Retardierung, Anfälle], Augen- [Ectopia lentis, Glaukom, Katarakt] und Skeletterkrankungen [marfanoider Typus, Osteoporose, Spontanfrakturen]; **Therapie** und **Prognose**: lebenslange methioninarme Diät und die Einnahme von Vitamin B_6 und Folsäure [5 mg/Tag]; die Prognose ist bei frühem Behandlungsbeginn sehr gut
2. Homocystinurie Typ II: autosomal-rezessiver Mangel an 5',10'-Methyltetrahydrofolatreduktase führt zu einem ähnlichen Krankheitsbild wie bei Typ I, allerdings stehen epileptische und psychiatrische Krankheitsbilder mehr im Vordergrund; **Therapie** und **Prognose**: Betain* [bis zu 20 g/Tag] führt zu einer Besserung der Symptome; der Verlauf ist inhomogen; Säuglinge können an einer epileptischen Enzephalopathie versterben; manche Patienten sind jahrzehntelang symptomfrei
3. Homocystinurie Typ III: milde Form, die auf einer Störung der Cobalaminsynthese beruht und selten therapiert werden muss
ho|mo|drom *adj* (Ⓔ homodromous): in die gleiche Richtung (ablaufend)
Ho|mo|e|ro|tik *f* (Ⓔ **1.** homoeroticism **2.** →*Homosexualität*): **1.** Bezeichnung für die Zuneigung zu Menschen des gleichen Geschlechts, soweit eine gewisse libidinöse Komponente vorhanden ist, z.B. während der homoerotischen Phase der Pubertät **2.** →*Homosexualität*
ho|mo|gen *adj* (Ⓔ homogeneous): von einheitlicher Beschaffenheit, von gleicher Struktur, gleichartig, einheitlich, übereinstimmend
Ho|mo|ge|nat *nt*: →*Homogenisat*
Ho|mo|ge|ni|sat *nt* (Ⓔ homogenate): ***Syn***: *Homogenat*; zerkleinertes Gewebe, Gewebebrei
ho|mo|ge|ni|sie|ren *v* (Ⓔ homogenize): homogen oder einheitlich machen
Ho|mo|gen|ti|sin|säu|re *f* (Ⓔ homogentisic acid): ***Syn***: *2,5-Dihydroxyphenylessigsäure*; Zwischenprodukt beim Tyrosinabbau; *s.a. Tyrosin*
Ho|mo|gen|ti|sin|u|rie *f* (Ⓔ homogentisuria): Homogentisinsäureausscheidung im Harn; *s.a. Alkaptonurie*
Ho|mo|gly|ka|ne *pl* (Ⓔ homoglycans): aus einem Monosaccharid* aufgebaute Polysaccharide*; Stärke*, Glykogen*, Dextran* und Zellulose* bestehen alle aus Glucoseeinheiten
Homoio-, homoio- *präf.*: →*Homöo-*
Ho|moi|o|plas|tik *f*: →*Homotransplantation*
Ho|moi|o|sta|se *f*: →*Homöostase*
ho|moi|o|therm *adj* (Ⓔ homoiothermal): ***Syn***: *homöotherm*; (*biolog.*) dauerwarm, warmblütig
Ho|moi|o|ther|mie *f* (Ⓔ homeothermy): ***Syn***: *Homöothermie*; Warmblütigkeit
Ho|moi|o|trans|plan|ta|tion *f*: →*Homotransplantation*
Ho|mo|kar|no|si|no|se *f*: →*Homocarnosinose*
Ho|mo|ke|ra|to|plas|tik *f* (Ⓔ homokeratoplasty): ***Syn***: *homologe Hornhautplastik*; Keratoplastik* unter Verwendung von homologem Material
ho|mo|kla|disch *adj* (Ⓔ homocladic): Endäste eines Gefäßes betreffend
ho|mo|la|te|ral *adj* (Ⓔ homolateral): ***Syn***: *ipsilateral*; dieselbe (Körper-)Seite betreffend, auf derselben Seite (liegend), gleichseitig
ho|mo|log *adj* (Ⓔ **1.** homologous **2.** homogenous): **1.** entsprechend, übereinstimmend, ähnlich, artgleich **2.** ***Syn***: *allogen, allogenetisch, allogenisch, homoplastisch*; von derselben Species stammend **3.** (*chem.*) gleichliegend, gleichlaufend; sich aufeinander aufbauend [z.B. homologe Reihe]
Ho|mo|lo|gie *f* (Ⓔ homology): Übereinstimmung, Entsprechung, homologe Beschaffenheit
ho|mo|morph *adj* (Ⓔ homomorphous): gleichgestaltig
ho|mo|nom *adj* (Ⓔ homonomous): von gleicher Funktion, von gleichem Bau, gleichartig, gleichwertig
ho|mo|nym *adj* (Ⓔ homonymous): gleichnamig
Homöo-, homöo- *präf.*: Wortelement mit der Bedeutung „ähnlich/gleichartig"
ho|mö|o|morph *adj* (Ⓔ homeomorphous): von gleicher Form und Struktur, gleichgestaltig
Ho|mö|o|pa|thie *f* (Ⓔ homeopathy): auf der Lehre von Samuel Hahnemann* aufgebautes Behandlungssystem, das bei Erkrankung hochverdünnte Lösungen von Stoffen verwendet, die bei einem gesunden Patienten dieselben Krankheitssymptome hervorrufen, wie die Krankheit selbst; dieses **Ähnlichkeitsprinzip** [*similia similibus curentur*] der **klassischen Homöopathie** wird ergänzt durch ein komplexes System von Zuschreibungen von Patienteneigenschaften [Konstitutionstypen] und Eigenschaften des Arzneimittels, die bei der individuellen Verschreibung berücksichtigt werden; neben der Heilung akuter oder chronischer Erkrankungen strebt die Homöopathie auch eine Stärkung der Konstitution zur Verhinderung gleicher oder ähnlicher Erkrankungen an; *s.a. Allopathie*
ho|mö|o|pa|thisch *adj* (Ⓔ homeopathic): Homöopathie betreffend, auf ihr beruhend
Ho|mö|o|pla|sie *f* (Ⓔ homeoplasia): Gewebeneubildung mit gewebetypischer Struktur
Ho|mö|o|plas|tik *f*: →*Homotransplantation*
ho|mö|o|plas|tisch *adj* (Ⓔ homeoplastic): Homöoplasie betreffend, von ihr betroffen oder gekennzeichnet
Ho|mö|o|sta|se *f* (Ⓔ homeostasis): ***Syn***: *Homoiostase, Homöostasie, Homöostasis*; Konstanz des inneren Milieus eines Organismus
Ho|mö|o|sta|sie *f*: →*Homöostase*
Ho|mö|o|sta|sis *f*: →*Homöostase*
ho|mö|o|sta|tisch *adj* (Ⓔ homeostatic): Homöostase betreffend, zu ihr gehörend, auf ihr beruhend
ho|mö|o|the|ra|peu|tisch *adj* (Ⓔ homeotherapeutic): Homöotherapie betreffend
Ho|mö|o|the|ra|pie *f* (Ⓔ homeotherapy): Behandlung mit homöopathischen Mitteln; *s.a. Homöopathie*
ho|mö|o|therm *adj* (Ⓔ homeothermal): ***Syn***: *homoiotherm*; (*biolog.*) dauerwarm, warmblütig
Ho|mö|o|ther|mie *f* (Ⓔ homeothermy): ***Syn***: *Homoiothermie*; Warmblütigkeit
ho|mö|o|typ *adj* (Ⓔ homotypic): ***Syn***: *homöotypisch, homotyp, homotypisch*; aus gleichen Zellen bestehend
ho|mo|phil *adj* (Ⓔ homophile): ***Syn***: *homosexuell, homoerotisch*; Homophilie betreffend, sexuell zum gleichen Geschlecht neigend
Ho|mo|phi|lie *f* (Ⓔ homosexuality): ***Syn***: *Homosexualität, Gleichgeschlechtlichkeit, Konträrsexualität, sexuelle Inversion; Homoerotik*; auf Partner/Partnerinnen des gleichen Geschlechts gerichtete sexuelle Wünsche und Verhaltensweisen; hauptsächlich als Gegenbegriff zu Heterosexualität* verwendet
Ho|mo|plas|tik *f*: →*Homotransplantation*
ho|mo|plas|tisch *adj* (Ⓔ **1.** homoplastic **2.** homologous): **1.** Homoplastik betreffend **2.** ***Syn***: *allogen, allogenetisch, allogenisch, homolog*; von derselben Species stammend
Ho|mo|se|rin *nt* (Ⓔ homoserine): Aminosäure*, die als Zwischenprodukt des Homocysteinabbaus auftritt
Ho|mo|se|xu|a|li|tät *f* (Ⓔ homosexuality): ***Syn***: *Homophilie, Gleichgeschlechtlichkeit, Konträrsexualität, sexuelle Inversion; Homoerotik*; auf Partner/Partnerinnen des gleichen Geschlechts gerichtete sexuelle Wünsche und Verhaltensweisen; hauptsächlich als Gegenbegriff zu Heterosexualität* verwendet

männliche Homosexualität (Ⓔ male homosexuality): *Syn*: *Uranismus*; sexuelle Beziehungen zwischen zwei oder mehreren Männern
weibliche Homosexualität (Ⓔ female homosexuality): *Syn*: *lesbische Liebe, Lesbianismus, Sapphismus, Tribadie*; sexuelle Beziehungen zwischen zwei oder mehreren Frauen

ho|mo|se|xu|ell *adj* (Ⓔ homosexual): *Syn*: *homophil, homoerotisch*; Homosexualität betreffend, sexuell zum gleichen Geschlecht neigend

ho|mo|top *adj* (Ⓔ homotopic): *Syn*: *orthotop*; am richtigen Ort (liegend)

Ho|mo|trans|plan|tat *nt* (Ⓔ homotransplant): *Syn*: *homologes/allogenes/allogenetisches Transplantat, Allotransplantat*; Gewebe von einem genetisch unterschiedlichen Individuum der gleichen Spezies [z.B. Geschwister, Spender]

Ho|mo|trans|plan|ta|ti|on *f* (Ⓔ homotransplantation): *Syn*: *homologe/allogene/allogenetische Transplantation, Homoplastik, Homoioplastik, Allotransplantation, Homoiotransplantation*; plastische Operation mit Übertragung von homologem Gewebe, d.h. Gewebe von einem genetisch unterschiedlichen Individuum der gleichen Spezies [z.B. Geschwister, Spender]

ho|mo|typ *adj*: → *homöotyp*

ho|mo|ty|pisch *adj*: → *homöotyp*

Ho|mo|va|nil|lin|säu|re *f* (Ⓔ homovanillic acid): Abbauprodukt von Katecholaminen*

ho|mo|zel|lu|lär *adj* (Ⓔ homocellular): aus gleichartigen Zellen bestehend

ho|mo|zen|trisch *adj* (Ⓔ homocentric): einen gemeinsamen Mittelpunkt habend

ho|mo|zy|got *adj* (Ⓔ homozygous): *Syn*: *gleicherbig, reinerbig*; mit gleichen Erbanlagen versehen

Ho|mo|zy|go|tie *f* (Ⓔ homozygosis): *Syn*: *Gleicherbigkeit, Reinerbigkeit, Erbgleichheit*; durch zwei identische Allele eines Gens vererbt

ho|mo|zy|klisch *adj* (Ⓔ homocyclic): *Syn*: *isozyklisch, homocyclisch, isocyclisch*; (*Ringmolekül*) nur aus Atomen eines Elements bestehend

Ho|mo|zys|te|in *nt*: → *Homocystein*

Ho|mo|zys|te|in|ä|mie *f*: → *Homocysteinämie*

Ho|mo|zys|tin *nt*: → *Homocystin*

Ho|mo|zys|tin|ä|mie *f*: → *Homocystinämie*

Ho|mo|zys|tin|u|rie *f*: → *Homocystinurie*

ho|mo|zy|to|trop *adj* (Ⓔ homocytotropic): mit Affinität für Zellen einer Species

Ho|nig|bie|ne *f* (Ⓔ honeybee): *Syn*: *Apis mellifica*; von den verschiedenen Bienenprodukten werden Bienengift [Apisinum], Gelée* royale, Honig und Propolis* als Heilmittel verwendet; in der Homöopathie wird die ganze Biene bei v.a. akuten Entzündungen von Haut und Schleimhaut, Erysipel*, Urtikaria*, Furunkel*, Tonsillitis* und Scharlach* [mit Nierenbeteiligung] angewandt

HOP *Abk*.: **1.** Adriamycin, Oncovin, Prednison **2.** heterogener Ovum-Penetrationstest **3.** Hydroxydaunorubicin, Vincristin (*engl.* oncovin), Prednison **4.** → *Hydroxyprolin*

Hopf: **Hopf-Keratose** *f* (Ⓔ Hopf syndrome): *Syn*: *Hopf-Syndrom, Acrokeratosis verruciformis*; autosomal-dominante Verhornungsanomalie mit warzenartigen Papeln v.a. an Hand- und Fußrücken; z.T. wird ein Übergang in ein spinozelluläres Karzinom* beschrieben; **Therapie**: lokale Keratolytika

Hop|fen *m* (Ⓔ hop): Pflanze aus der Familie der Hanfgewächse [Cannabaceae]; verwendet werden die Fruchtstände [**Hopfenzapfen, Lupuli strobulus**], die ätherisches Öl und Bittersäuren [Humulon, Lupulon] enthalten; sie haben eine beruhigende und schlaffördernde Wirkung; **Anw.**: bei Schlafstörungen, Angst und Unruhe; traditionell auch bei nervösen Magen- und Gallebeschwerden sowie bei depressiven Verstimmungen; in der Homöopathie bei Schlaflosigkeit und Hautentzündungen mit Bläschenbildung

Hop|fen|zap|fen *m* (Ⓔ hop strobiles): *Syn*: *Lupuli strobulus*; *s.u. Hopfen*

Hoppe: Hermann Hoppe; 1867–1929; deutsch-amerikanischer Neurologe (Cincinnati)
Hoppe-Goldflam-Syndrom *nt*: → *Myasthenia gravis pseudoparalytica*

HOPS *Abk*.: → *hirnorganisches Psychosyndrom*

Hör|bahn *f* (Ⓔ auditory pathway): Gesamtheit der Leitungsbahnen von den Haarzellen der Cochlea bis zum auditorischen Kortex im Gyrus temporalis transverus; *s.a. Essay Hören/auditives System S. 939*

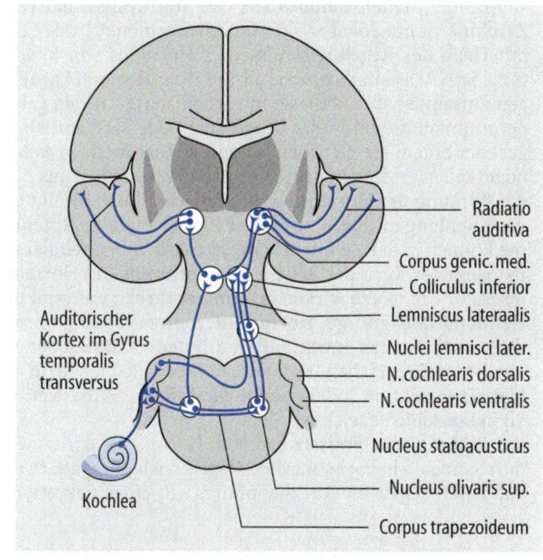

Abb. H129. Hörbahn

Hor|de|in *nt* (Ⓔ hordein): Klebereiweiß der Gerste

Hor|de|o|lo|sis *f* (Ⓔ hordeolosis): *s.u. Hordeolum*

Hor|de|o|lum *nt, pl* **-la** (Ⓔ hordeolum): Abszess der Lidranddrüsen mit Durchbruch nach außen [**Hordeolum externum**] oder innen [**Hordeolum internum**]; **Therapie**: Wärme [Rotlicht] zur Förderung der Abkapselung oder des Durchbruchs nach außen; evtl. Inzision; lokale Antibiotikabehandlung; bei Rezidiven [**Hordeolosis**] kann ein Diabetes* mellitus vorliegen

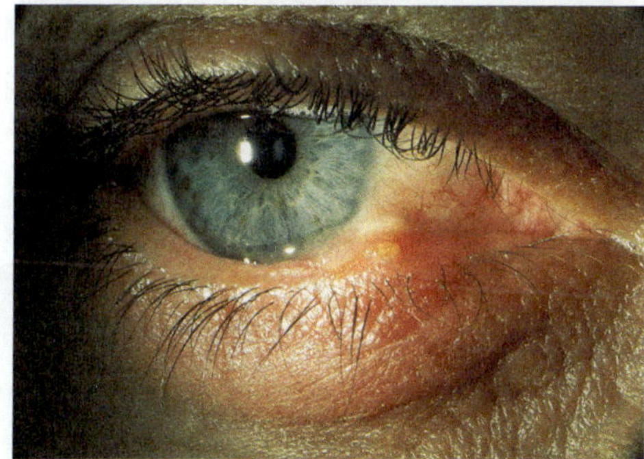

Abb. H130. Hordeolum

Hö|ren *nt* (Ⓔ hearing): *s.u. Essay Hören/auditives System S. 939*

Ho|ri|zon|tal|e|be|ne *f* (Ⓔ horizontal plane): *Syn*: *Planum horizontale*; horizontal liegende Schnittebene

Ho|ri|zon|tal|typ *m* (Ⓔ horizontal heart): *s.u. Essay Elektrokardiogramm S. 571*

Ho|ri|zon|tal|zel|len *pl* (Ⓔ horizontal cells): Bezeichnung für die Interneurone des Stratum nucleare internum der Retina*

Horm-, horm- *präf.*: Wortelement mit der Bedeutung „anregen/erregen/antreiben"

Hormo-, hormo- *präf.*: → *Horm-*

Hor|mo|gen *nt* (Ⓔ hormonogen): *Syn*: *Prohormon, Hormono-*

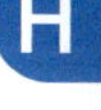

gen; Hormonvorläufer, aus dem das aktive Hormon* freigesetzt wird

Hor|mon *nt* (Ⓔ hormone): vom Körper gebildete Substanz, die auf dem Blut- oder Lymphweg zu einem Erfolgsort gelangt und dort den Stoffwechsel beeinflusst; diese klassische Definition wird heute aber nur noch selten verwendet, weil es sich gezeigt hat, dass ein Großteil der Hormone kaum oder keinen Einfluss auf den Stoffwechsel hat [z.B. Zytokine*], nur lokal wirkt [Gewebehormone*] oder nur innerhalb des Regelkreislaufs eines Hormons von Bedeutung ist [Releasinghormon*, Inhibiting-Hormon*]; allen gemeinsam ist aber, dass sie in spezialisierten Zellen gebildet und von diesen in die Umgebung oder Blutbahn abgegeben werden; sie gelangen zu den Zielorganen, -geweben oder -zellen und üben dort spezifische Wirkungen aus
die Wirkung der Hormone als chemische Boten beruht auf der Kopplung mit Rezeptoren der Zielzellen; diese Rezeptoren können in der Zellmembran sitzen oder intrazellulär im Zytosol oder Kern der Zelle liegen; intrazelluläre Hormon-Rezeptor-Komplexe wirken fast immer direkt, während der zellmembranständige Hormon-Rezeptor-Komplex praktisch immer einen intrazellulären Boten [**2. Bote** oder **second messenger**] benötigt; dieser Mechanismus wird als **Signaltransuktion** oder, bei mehrstufigen Prozessen als **Signalkaskade** bezeichnet
die Bildung von Freisetzung von Hormonen wird meist durch einen fein abgestimmten Regelkreislauf reguliert, der auf einer negativen Rückkopplung, z.B. einer Sekretionshemmung durch das gebildete Stoffwechselprodukt beruht

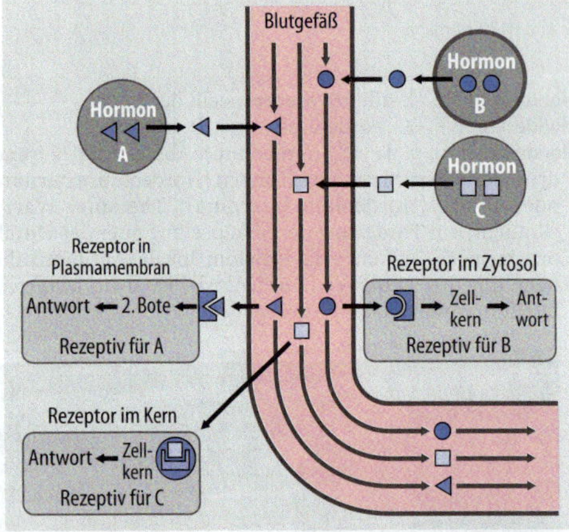

Abb. H131. Mechanismen der Hormonwirkung

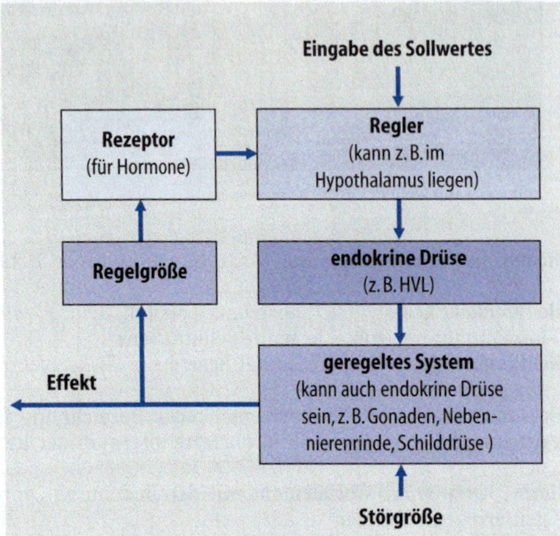

Abb. H132. Regelkreis der endokrinen Regulation

adenotropes Hormon: → *glandotropes Hormon*
adrenocorticotropes Hormon: → *Corticotropin*
antidiuretisches Hormon (Ⓔ antidiuretic hormone): ***Syn***: *Adiuretin, Vasopressin*; im Hypothalamus* gebildetes Hormon, das die Rückresorption von Wasser in der Niere reguliert; wird zur Behandlung von Diabetes* insipidus verwendet
atriales natriuretisches Hormon (Ⓔ atrial natriuretic hormone): ***Syn***: *atrialer natriuretischer Faktor, Atriopeptin, Atriopeptid, atriales natriuretisches Peptid*; in Myozyten des linken Vorhofs und anderen Geweben gebildetes Hormon mit Einfluss auf die Wasser- und Natriumdiurese
corticotropes Hormon: → *Corticotropin*
follikelstimulierendes Hormon: → *Follitropin*
gastrointestinale Hormone (Ⓔ gastrointestinal hormones): ***Syn***: *Darmhormone*; im Magen-Darm-Trakt gebildete Gewebehormone, z.B. Gastrin*, Cholezystokinin*
gestagene Hormone (Ⓔ gestagenic hormones): ***Syn***: *Gestagene*; synthetische Hormone, die ähnlich wie Progesteron* wirken
glandotropes Hormon (Ⓔ glandotropic hormone): ***Syn***: *adenotropes Hormon*; auf eine Drüse einwirkendes Hormon, z.B. thyreotropes Hormon*, luteinisierendes Hormon*
glanduläre Hormone (Ⓔ glandular hormones): von einer endokrinen Drüse [z.B. Pankreas, Hypophyse, Schilddrüse] gebildete Hormone, d.h. die Hormone im klassischen Sinn; im Gegensatz dazu werden Gewebehormone und Zytokine von verstreuten Zellen gebildet
gonadotrope Hormone (Ⓔ gonadotropic hormones): ***Syn***: *Gonadotropine*; die im Hypophysenvorderlappen* gebildeten Hormone luteinisierendes Hormon [LH] und follikelstimulierendes Hormon [FSH], die auf die Gonaden wirken; ihre Freisetzung wird durch Gonadoliberin* reguliert
Interstitialzellen-stimulierendes Hormon (Ⓔ interstitial cell stimulating hormone): beim Mann vorkommende Variante des luteinisierenden Hormons*, das die Leydig*-Zwischenzellen des Hodens stimuliert und die Androgenbildung anregt
laktogenes Hormon: → *Prolactin*
lipotropes Hormon (Ⓔ lipotropic hormone): ***Syn***: *β-Lipotropin*; aus Proopiomelanocortin* abgespaltetes Proteohormon der Hypophyse* mit lipolytischer Wirkung; aus ihm können durch Proteolyse **α-MSH, α-Lipotropin** und **β-Enkephalin** abgespalten werden
luteinisierendes Hormon (Ⓔ luteinizing hormone): ***Syn***: *Luteinisierungshormon*; im Hypophysenvorderlappen* gebildetes gonadotropes Hormon, das bei der Frau an Follikelreifung, Ovulation und der Gelbkörperbildung teilnimmt; die Freisetzung wird von dem im Hypothalamus gebildeten luteinisierendes Hormon-releasing-Hormon reguliert
luteinisierendes Hormon-releasing-Hormon (Ⓔ gonadotropin releasing hormone): ***Syn***: *Gonadotropin-releasing-Faktor, Gonadotropin-releasing-Hormon, Gonadoliberin, luteinisierendes Hormon-releasing-Hormon*; im Hypothalamus* gebildetes Neurohormon, das die Freisetzung von Gonadotropinen* aus dem Hypophysenvorderlappen regelt
melanotropes Hormon: → *melanozytenstimulierendes Hormon*
melanozytenstimulierendes Hormon (Ⓔ melanocyte stimulating hormone): ***Syn***: *melanotropes Hormon, Melanotropin*; im Hypophysenmittellappen* gebildetes Hormon, das die Melaninsynthese in Melanozyten steuert; entsteht, genauso wie die Endorphine* und das lipotrope Hormon*, durch Proteolyse aus Proopiomelanocortin*
nichtglandotropes Hormon (Ⓔ non-glandotropic hormone): Hormon, das auf Organsysteme oder den gesamten Organismus wirkt, z.B. Wachstumshormon*, Prolactin*
östrogene Hormone: → *Östrogene*
somatotropes Hormon: → *Somatotropin*
thyreotropes Hormon (Ⓔ thyrotropic hormone): ***Syn***: *Thyrotropin, Thyreotropin, Thyroidea-stimulierendes Hormon*; in den basophilen Zellen des Hypophysenvorderlap-

Hören/ auditives System

H.P. Zenner

Hören und Sprechen sind die wichtigsten Kommunikationsmittel des Menschen. Das Gehör des Menschen erlaubt es, hochkomplexe, detaillierte Informationen aus der Umwelt zu extrahieren. In erheblich größerem Ausmaß als jeder andere Sinn ist das Gehör dabei für die menschliche Sprache und ihre Entwicklung verantwortlich.

Aufgabe des Ohres

Das Ohr ist das empfindlichste Sinnesorgan des Menschen. Der adäquate Reiz ist Schall. Er gelangt durch den **äußeren Gehörgang** an das **Trommelfell**, das als Membran den Gehörgang abschließt und die Grenze zum luftgefüllten **Mittelohr** bildet. Durch die **Gehörknöchelchen** des Mittelohrs wird der Schall auf das **Innenohr** übertragen.

Im flüssigkeitsgefüllten Innenohr läuft die Schallenergie als Welle – „Wanderwelle" – weiter. Aufgabe der **Sinneszellen** des Innenohrs ist es, dieses mechanische Schallsignal in ein körpereigenes, bioelektrisches bzw. biochemisches Signal zu überführen. Nach diesem Transduktionsprozess gibt die Sinneszelle das Signal mittels eines Transmitters an den Hörnerv weiter. **Hörnerv**, **Hirnstamm** und **Hörbahn** leiten die Information als Folge von Aktionspotentialen, jedoch mehrfach durch Synapsen unterbrochen, über die Hörbahn bis zur Großhirnrinde.

Die Schallleitung zum Innenohr

Das Ohr des Menschen besteht aus dem **äußeren Ohr**, dem **Mittel**- und dem **Innenohr** [Abb. 1]. Der Schall gelangt durch die Luft des äußeren Gehörgangs [als Luftdichteschwankung] bis zum Trommelfell [**Luftleitung**] und anschließend wird seine Energie durch Schwingungen von Trommelfell und Gehörknöchelchen bis zum ovalen Fenster des Innenohrs fortgeleitet. Gleichzeitig wird der niedrige **Schallwellenwiderstand** [**Schallimpedanz**] der Luft an die hohe Impedanz des flüssigkeitsgefüllten Innenohrs angepasst. Das Innenohr kann aber auch Schwingungen der Schädelknochen verarbeiten [**Knochenleitung**].

Das **Mittelohr** ist eine Schallbrücke, um den hohen Schallwellenwiderstand des Innenohrs zu überwinden. Im Mittelohr ist in das Trommelfell der **Hammer** [Malleus*] eingelassen und über den **Amboss** [In-

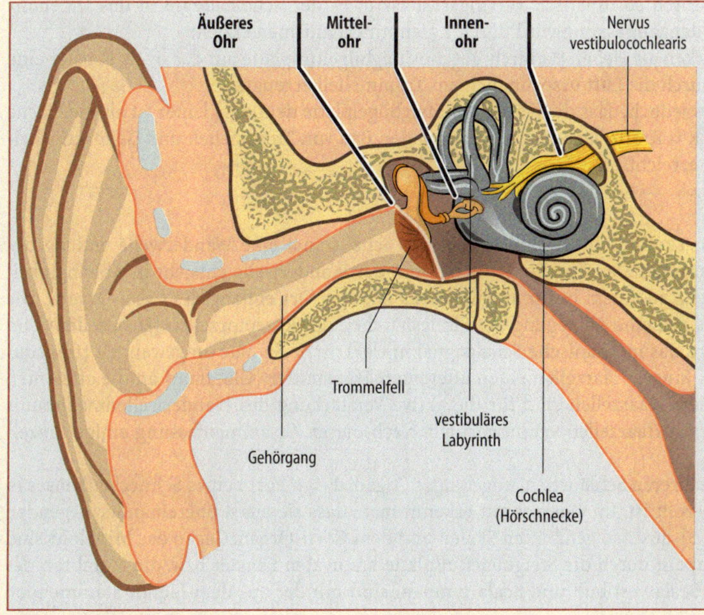

Abb. 1. Schematische Darstellung des Ohrs. Längsschnitt durch den äußeren Gehörgang, räumliches Schema von Mittelohr und Cochlea

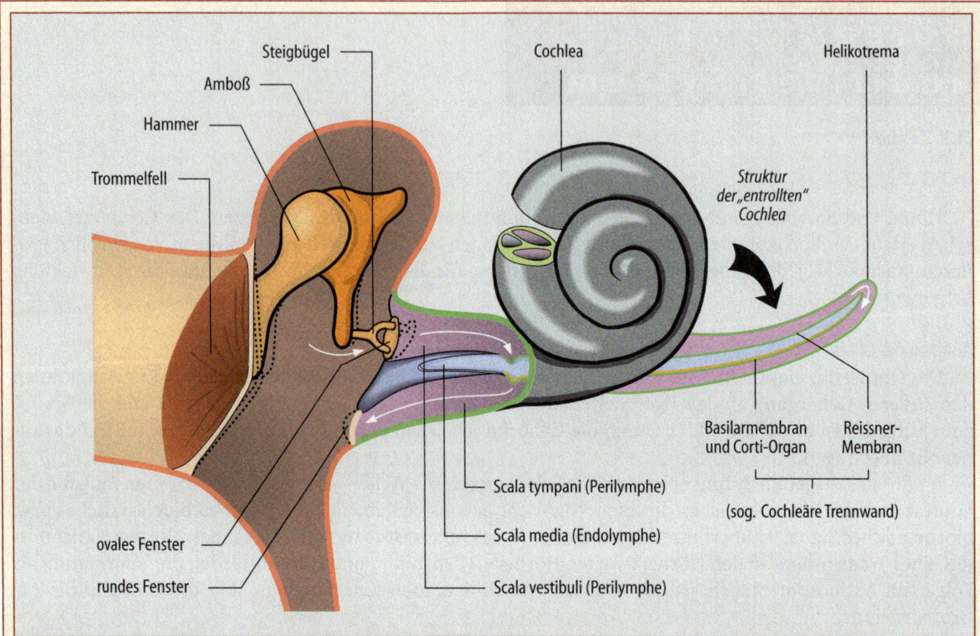

Abb. 2. Schema von Mittelohr und Cochlea. Die Cochlea ist entrollt, um die Skalen besser zu sehen

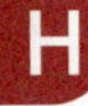
H

cus*] mit dem **Steigbügel** [Stapes*] verbunden [Abb. 2]. Die **Fußplatte** des Steigbügels sitzt beweglich im **ovalen Fenster*** zum Innenohr.

Beim Gesunden wird die Schallenergie im Mittelohr nicht mehr durch Luftdichteschwankungen, sondern durch Schwingungen [Vibrationen] des Trommelfells und der Gehörknöchelchen fortgeleitet. Die Gehörknöchelchen sind anatomisch so gebaut, dass Schallenergie auf das Innenohr übertragen werden kann. Der **Trommelfell-Gehörknöchelchen-Apparat** passt die Impedanz [Schallwiderstand] der Luft an die Impedanz der Flüssigkeit des Innenohrs an. Ohne Mittelohr würden 98 % des Schalls vom Innenohr reflektiert und nicht aufgenommen werden. Ursache ist die viel höhere Impedanz des Innenohres im Vergleich zur Luft. Es ist also eine Impedanzanpassung erforderlich, für die Trommelfell und Gehörknöchelchen verantwortlich sind. Die Reflektion wird dadurch so drastisch verringert, dass 60 % der Schallenergie in das Innenohr eintreten können. Diese **Impedanzanpassung** wird durch 2 Hauptmechanismen erzielt:

- Die Gehörknöchelchen wirken als Hebel. Dadurch übt die Steigbügelfußplatte auf das ovale Fenster eine größere Kraft aus als die durch die Luft ursprünglich am Trommelfell erzeugte.
- Klinisch bedeutsamer ist es jedoch, dass die Fläche der Steigbügelplatte deutlich kleiner ist als die Fläche des Trommelfells. Da Druck = Kraft/Fläche ist, wird durch den Bau von Trommelfell und Gehörknöchelchen eine Druckerhöhung erreicht.

Die Schalltransduktion im Innenohr

In der **Cochlea*** [Hörschnecke] des Innenohres bildet das Schallsignal eine Wanderwelle entlang des schlauchförmigen **Corti-Organs** aus. Das Amplitudenmaximum der Wanderwelle entsteht in Abhängigkeit von der jeweiligen Reizfrequenz an einem bestimmten, jeweils anderen Ort entlang des Corti-Organs. Die Schwingung des Corti-Organs löst eine Abbiegung der Sinneshärchen der Rezeptorzellen [**Haarzellen***] im Corti-Organ aus. Dadurch wird das mechanische Schallsignal in elektrische Signale umgewandelt [transduziert]. Als dessen Folge geben innere Haarzellen einen afferenten Transmitter [Glutamat] an die afferenten Fasern des Hörnervs ab. Äußere Haarzellen sind für die aktive Verstärkung des Wanderwellenmaximums und die Stimulation der inneren Haarzellen verantwortlich. Nach dieser Zusammenfassung einige Einzelheiten:

Die **Schnecke** ist ein aus mehreren Schläuchen aufgebautes Organ, das in Form eines Schneckenhauses in zweieinhalb Windungen aufgerollt ist. Im Querschnitt erkennt man, dass sie aus 4 übereinander liegenden *„Schläuchen"* besteht [Abb. 2, 3], aus 3 so genannten Skalen und dem Corti-Organ. Gegen das Mittelohr sind **Scala vestibuli** und **Scala tympani** durch die Steigbügelfußplatte am **ovalen Fenster** bzw. die Membran des **runden Fensters** abgegrenzt. Scala vestibuli und Scala tympani sind mit der aus dem Liquor stammenden

Perilymphe gefüllt, einer Flüssigkeit, die sich ähnlich wie andere extrazelluläre Flüssigkeiten zusammensetzt, also viel Na^+ enthält.

Unterhalb der Scala vestibuli liegt die **Scala media**. Diese wird durch die **Reissner-Membran** und das **Corti-Organ** begrenzt. In der Scala media befindet sich die **Endolymphe**, eine auffällig K^+-reiche Flüssigkeit, deren Zusammensetzung intrazellulären Flüssigkeiten ähnelt. Sie ist darüber hinaus gegenüber den übrigen Extrazellulärräumen des Körpers stark positiv geladen [etwa +85 mV]. Dieses ständig vorhandene Potential heißt **endokochleäres Potential**. Endolymphe und endolymphatisches Potential werden durch die **Stria vascularis**, einem sehr gut durchbluteten Bereich der Cochleawand, produziert. Zur Freisetzung des Kaliums besitzen die marginalen Striazellen Kalium-Ionenkanäle.

Das **Corti-Organ** befindet sich zwischen Scala media und Scala tympani und enthält die **Hörsinneszellen [Haarzellen]**. Seine Grenzmembran zur Scala tympani heißt **Basilarmembran.**

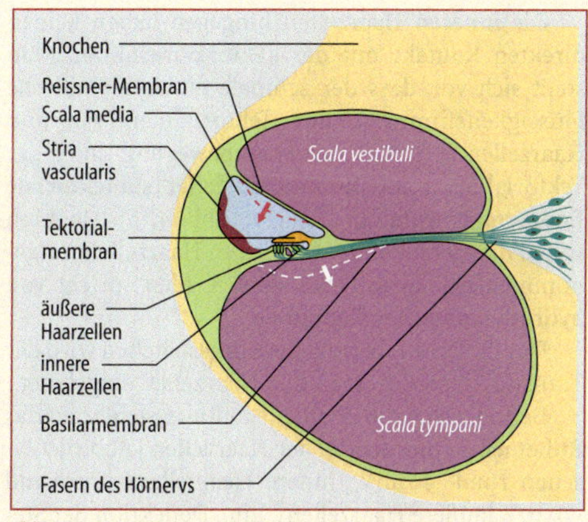

Abb. 3. Querschnitt durch die Cochlea

Wird das Ohr beschallt, so schwingt der Stapes mit der ovalen Fenstermembran, sodass die Schallenergie durch das ovale Fenster in die Perilymphe der Scala vestibuli eintritt. Die Flüssigkeit ist nicht kompressibel und weicht daher aus; dabei werden Reissner-Membran, Scala media und Corti-Organ nach unten gedrückt [Abb. 2: weißer Pfeil; Abb. 3: roter und weißer Pfeil]. Dadurch wird auch die Flüssigkeit in der Scala tympani verdrängt. Diese ist ebenfalls inkompressibel, kann aber ausweichen, weil die Membran des runden Fensters gegen das Mittelohr gewölbt werden kann [Abb. 2]. Im weiteren Verlauf einer Schallschwingung schließt sich die umgekehrte Bewegung an: Steigbügel und ovales Fenster werden wieder nach außen, Reissner-Membran und Corti-Organ nach oben, das runde Fenster nach innen bewegt. Da bei einem Schallereignis Schallschwingung auf Schallschwingung das ovale Fenster ein- und auslenken, führt dieser Vorgang zu einer ständigen Auf- und Abwärtsbewegung [Auslenkung] der Membranen und des Corti-Organs des Innenohrs.

Im Querschnitt [Abb. 3, Abb. 4] sieht man die **Rezeptorzellen** [Haarzellen], die in **Stützzellen** eingebettet sind. Rezeptorzellen und Stützzellen bilden das Corti-Organ. Der Mensch besitzt 3 Reihen **äußerer Haarzellen** sowie eine Reihe **innere Haarzellen**, die an ihrem oberen Ende jeweils bis zu 100 haarähnliche, submikroskopische Fortsätze, die **Stereozilien [Sinneshärchen]**, besitzen [Abb. 4]. Über ihnen [in der Scala media] befindet sich die **Tektorialmembran** [Abb. 3, Abb. 4], die die Spitzen der längsten Stereozilien der äußeren Haarzellen soeben berührt. Dadurch befindet sich zwischen Tektorialmembran und Haarzellen ein schmaler, mit Endolymphe gefüllter Spalt.

Die oben geschilderte schallinduzierte Auf- und Abwärtsbewegung [Auslenkung] von Scala media und Corti-Organ führt zu einer Relativbewegung [Scherbewegung] zwischen Tektorialmembran und Corti-Organ. Diese sind nämlich an unterschiedlichen übereinander liegenden Orten parallel aufgehängt [Abb. 5]. Wenn beide gleichzeitig ausgelenkt werden, entsteht eine Parallelverschiebung zwischen beiden Strukturen. Weil die Tektorialmembran die Spitzen der längsten Stereozilien der äußeren Haarzellen berührt, kann sie bei dieser Relativbewegung die Stereozilien umbiegen [abscheren, auslenken, deflektieren] und dadurch die Sinneszellen adäquat reizen [Abb. 5].

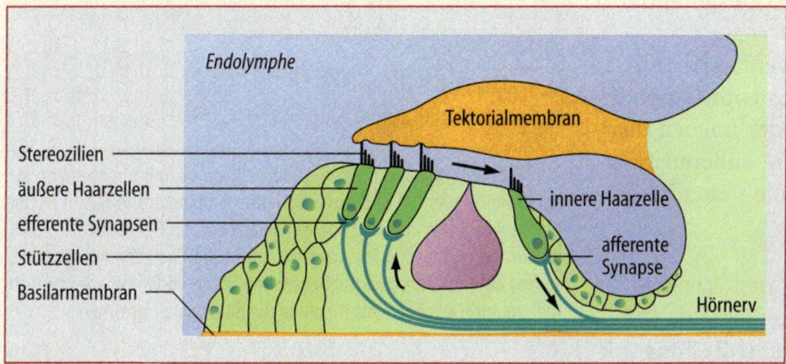

Abb. 4. Querschnitt durch das Corti-Organ. Das Schema zeigt die Anordnung von Sinneszellen und Hörnervenfasern. Die äußeren Haarzellen haben Kontakt mit der Tektorialmembran, die inneren Haarzellen haben keinen Kontakt. Dadurch werden die äußeren Haarzellen durch die Tektorialmembran gesteuert. Die inneren Haarzellen werden durch die äußeren gesteuert [waagerechter Pfeil]. Die Hörnervenfasern an den inneren Haarzellen sind nahezu alle afferent [Pfeil], die der äußeren Haarzellen hingegen nahezu alle efferent [Pfeil]

Die inneren Haarzellen hingegen haben keinen direkten Kontakt mit der Tektorialmembran. Man stellt sich vor, dass der schmale endolymphatische Flüssigkeitsfilm zwischen Tektorialmembran und Haarzellen aufgrund der Scherbewegung unter der Tektorialmembran hin- und hergleitet [**subtektoriale Endolymphströmung**, Pfeil in Abb. 4, 5]. Dadurch sollen die Stereozilien der inneren Haarzellen mitgenommen und ausgelenkt werden. Man spricht von **hydrodynamischer Kopplung.**

Durch die Abscherung der Sinneshärchen wird der Transduktionsprozess in den Haarzellen eingeleitet.

Befindet sich die Haarzelle in Ruhe, so beträgt das **Ruhemembranpotential** der Haarzellen [Abb. 6] zwischen rund -40 mV [innere Haarzellen] und rund -70 mV [äußere Haarzellen]. Eine Deflektion der Stereozilien infolge des Schallreizes führt zur Änderung des Membranpotentials [Rezeptorpotential, Abb. 7].

Für den zu Grunde liegenden Transduktionsprozess wird angenommen, dass eine Abscherung der Zilien die Öffnung von Ionenkanälen an der Spitze der Zilien hervorruft. Interessanterweise ziehen kleine Fäden von den Spitzen der meisten Stereozilien zur Wandung der dahinter stehenden Zilie [sog. **Tip links**, Abb. 8]. Werden die Stereozilien in Erregungsrichtung deflektiert, so werden die Tip links gespannt. Man stellt sich vor, dass durch den Zug K^+-durchlässige Kanäle geöffnet werden und dass durch diese Kanäle K^+-Ionen aus der K^+-reichen Endolymphe in die Haarzelle einströmen und zu deren Depolarisation führen [Abb. 9]. Zur Repolarisation besitzt die Zelle kaliumspezifische Ionenkanäle [z. B. KCNQ4-Kanäle] an ihrer seitlichen Zellmembran. Eine Depolarisation der Haarzelle öffnet mehr dieser Kanäle. Dadurch können K^+-Ionen die Haarzelle durch die seitliche Zellmembran wieder verlassen, und das Membranpotential wird wieder angehoben.

Signaltransformation von der Sinneszelle zum Hörnerven

Die durch die Abscherung der Stereozilien bewirkten Ionenströme und Potentialänderungen innerer Haarzellen – nicht jedoch äußerer Haarzellen – setzen an ihrem unteren Ende den Neurotransmitter* **Glutamat** frei [Abb. 9]. Glutamat diffundiert durch den dort befindlichen schmalen synaptischen Spalt und bindet an **AMPA-Rezeptoren** der Hör-Nervenzellmembran. Dadurch wird ein postsynaptisches Potential ausgelöst, das zu **Nervenaktionspotentialen** führt.

Die Reizung der afferenten Nervenfasern und damit die Weitergabe der im Schallreiz enthaltenen Information erfolgt ausschließlich von den inneren Haarzellen. Interessanterweise haben die äußeren Haarzellen eine ganz andere Funktion, die später besprochen wird.

Frequenzselektivität: Grundlage des Sprachverständnisses

Das gesunde Ohr hat eine erstaunlich gute Fähigkeit, Tonhöhen zu unterscheiden, wenn die Töne suk-

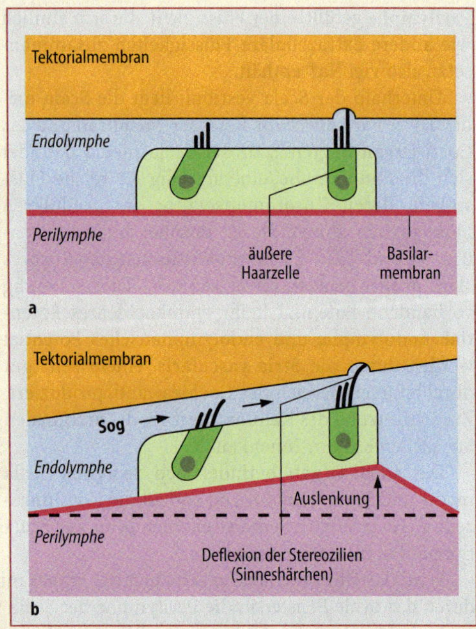

Abb. 5. Erregungsmechanismus der Haarzellen. Schematischer Ausschnitt aus der Schneckentrennwand mit Corti-Organ. Gezeigt ist die Anordnung der Haarzellen zwischen Tektorial- und Basilarmembran: **A** in Ruhe, äußere Haarzellen berühren die Tektorialmembran, innere berühren sie nicht; **B** bei Auslenkung der Schneckentrennwand. Die wanderwelleninduzierte Auslenkung der Schneckentrennwand einschließlich Haarzelle nach oben führt zu einer Deflektion der Stereozilien. Die Stereozilien der äußeren Haarzellen werden durch die Tektorialmembran deflektiert. Die Stereozilien der inneren Haarzellen schert der Sog der Endolymphströmung [Pfeil] ab.

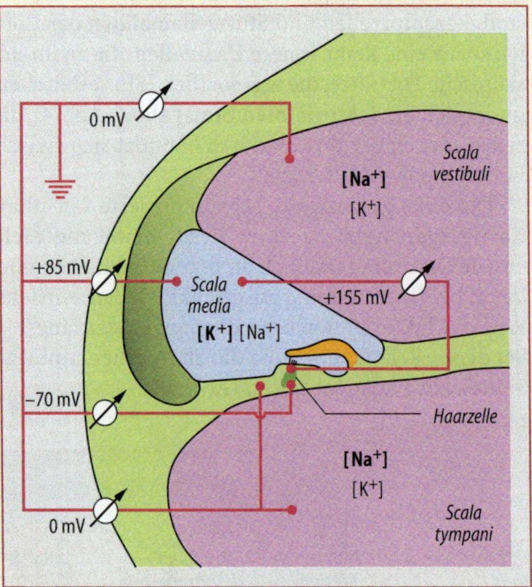

Abb. 6. Endokochleäres Potential. Die Scala media mit positivem endokochleären Potential und auffällig hoher Kaliumkonzentration in der Endolymphe. Das apikale Ende der Haarzellen ragt in die Scala media hinein. Beim Transduktionsvorgang öffnet die Haarzelle Ionenkanäle, sodass aufgrund der elektrochemischen Potentialdifferenz vermutlich Kaliumionen aus der Scala media in die Haarzelle einströmen

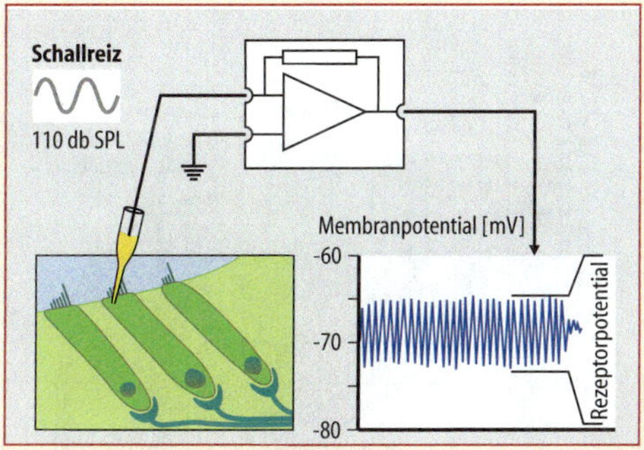

Abb. 7. Potentialmessung an Haarzellen mit Mikroelektroden. Schnelle positive und negative Potentialabweichungen vom -70 mV-Wert bei Beschallung. Diese Potentialänderungen heißen Rezeptorpotentiale

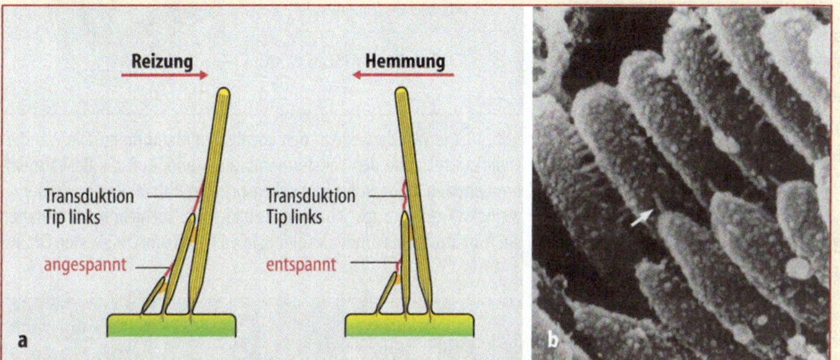

Abb. 8. Tip links. **A** Rasterelektronenmikroskopie der Tip links. Man sieht Fäden, die von der Spitze eines Stereoziliums zum dahinter stehenden Stereozilium ziehen [Abb. Dr. Koitchev, Tübingen]. **B** Eine akustische Reizung führt zu einer Anspannung der Spitzenfäden [Tip links], die zur Öffnung von Ionenkanälen in den Spitzen von Stereozilien führen soll. **C** Eine Hemmung erlaubt eine Entspannung der Spitzenfäden mit Schluss von Ionenkanälen

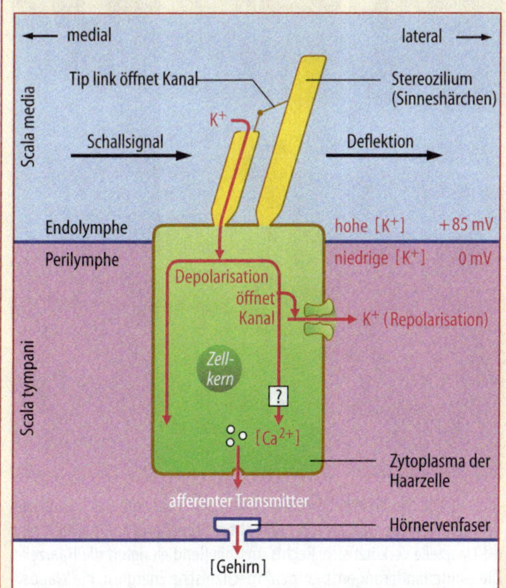

Abb. 9. Transduktionsschritte von Haarzellen. Das Schallsignal führt zu einer Deflektion des Haarbündels, wodurch sich apikale Ionenkanäle öffnen. Kaliumionen strömen in die Zelle. Die Folge ist eine Depolarisation der Zelle. Die Depolarisation führt [in inneren Haarzellen] zur Freisetzung des afferenten Transmitters [vermutlich Glutamat], wodurch die afferenten Nervenfasern stimuliert werden. Bei äußeren Haarzellen führt sie zur Kontraktion der Zellen. Gleichzeitig steigert die Depolarisation die Öffnungswahrscheinlichkeit von kaliumspezifischen Kanälen in der laterobasalen Zellwand [in äußeren Haarzellen sind es z.B. KCN Q4-Kanäle]. Sie erlauben die Repolarisation der Zelle. Äußere Haarzellen elongieren, innere beenden die Transmitterfreisetzung

zessiv angeboten werden. Bei 1000 Hz können Änderungen um 0,3 %, also 3 Hz, wahrgenommen werden. Ist diese **Frequenzunterschiedsschwelle** verschlechtert, kann der Kranke Sprache kaum noch verstehen.

Für die Ausbildung dieser sog. **Frequenzselektivität** besitzt die Cochlea einen zweistufigen Mechanismus. Erklingt ein Ton, werden die schlauchförmige Scala media und das Corti-Organ gleichzeitig in die bereits geschilderten ständigen Auf- und Abwärtsbewegungen, also in Vibrationen versetzt [um nicht alle Strukturen nennen zu müssen, sprechen manche auch verkürzend von Vibrationen der Basilarmembran oder des Corti-

Organs, meinen jedoch alle genannten kochleären Strukturen]. Diese Vibrationen bleiben nun nicht auf den Bereich in unmittelbarer Nähe von Steigbügel und rundem Fenster beschränkt, sondern bilden eine Welle aus, die von der Schneckenbasis bis zur Schneckenspitze wandert [**Wanderwelle**]. Während ihrer Wanderung nimmt ihre Amplitude in einem ersten Schritt etwas zu, wird in einem zweiten Schritt bis zu tausendfach zu einer hohen Welle mit sehr scharfer Spitze verstärkt und nimmt im weiteren Verlauf plötzlich wieder ab [Abb. 10]. Diese Verstärkung ist bei niedrigen und mittleren Schalldrücken besonders auffällig. Die Vibration der scharfen Spitze der Wanderwelle soll dann den oben genannten subtektorialen Flüssigkeitsfilm der Endolymphe deutlich hin- und herschieben [Endolymphströmung] und dadurch die inneren Haarzellen stimulieren. Letztere geben anschließend, nach dem oben genannten Transduktionsprozess, den afferenten Transmitter an die afferenten Hörnervenfasern weiter.

Für das Verständnis der Frequenzselektivität ist von grundlegender Bedeutung, dass sich diese scharfe Spitze für jede Tonfrequenz an einem anderen Ort in Längsrichtung der Basilarmembran ausbildet. Hohe Frequenzen erzeugen das Maximum der Wanderwelle in der Nähe der Schneckenbasis, mittlere Frequenzen in der Schneckenmitte, tiefe Frequenzen an der Schneckenspitze. Man spricht daher vom Ortsprinzip [Ortstheorie, Tonotopie] der Wanderwelle.

Das Maximum der Wanderwelle ist auf die äußeren Haarzellen zurückzuführen. Bei niedrigem Schalldruck erzeugen die äußeren Haarzellen nämlich zusätzliche mikromechanische Schwingungen in der Reizfrequenz. Äußere Haarzellen können sich bis zu 20.000-mal pro Sekunde [20 kHz] verkürzen und verlängern [Abb. 11]. Die zusätzliche Schwingungsenergie entsteht nur an dem jeweils frequenzcharakteristischen, eng umschriebenen Ort der Basilarmembran. Nur dort werden jeweils einige wenige, wahrscheinlich ca. 50 äußere Haarzellen durch die Tektorialmembran gereizt. Die zusätzlich erzeugte Schwingungsenergie wird scharf lokalisiert an die inneren Haarzellen abgegeben: Die Wanderwelle wird in dem sehr eng umschriebenen Bereich verstärkt. Durch diesen **kochleären Verstärkungsprozess** wird die hohe Frequenzselektivität des gesunden Ohres, die Voraussetzung für das Sprachverständnis ist, erreicht. Der für diesen Verstärkungsprozess verantwortliche Motor ist das Protein **Prestin** [von *ital.* „presto“ = schnell] in der Zellmembran der äußeren Haarzellen.

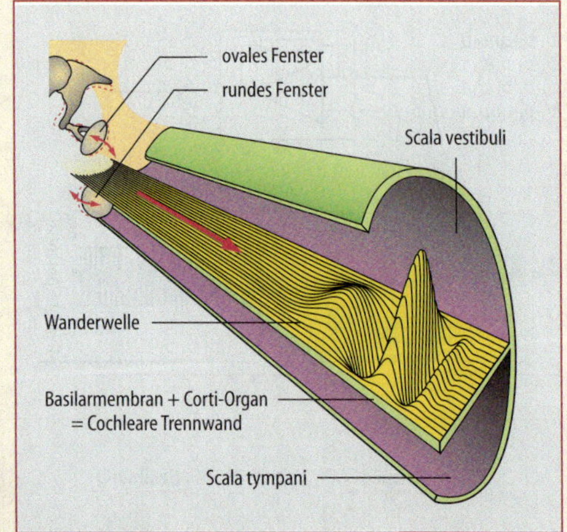

Abb. 10. Die Wanderwelle in den kochleären Membranen. Die Wanderwelle startet nahe den Fenstermembranen und läuft die Basilarmembran entlang in Richtung Schneckenspitze. In Abhängigkeit von der jeweiligen Frequenz des Schallsignals bilden die kochleären Membranen ein Amplitudenmaximum an einem jeweils eng umschriebenen Ort aus

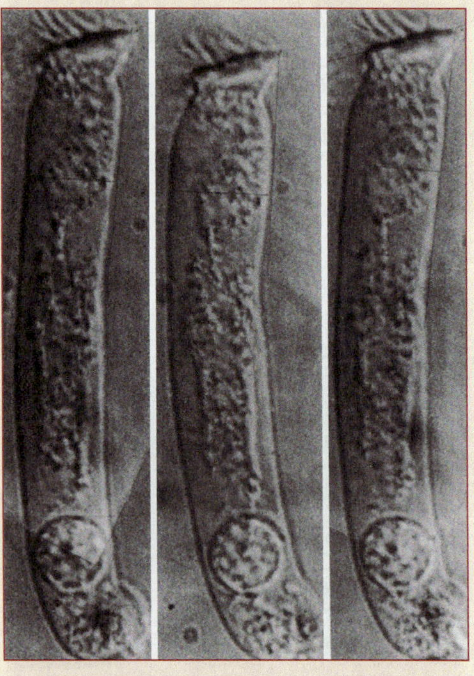

Abb. 11. Die Motilität äußerer Haarzellen als Grundlage des kochleären Verstärkers. **Links** Haarzelle in Ruhe; **Mitte** Stimulierte äußere Haarzelle: die Haarzelle verkürzt sich; **Rechts** Anschließend elongiert die Haarzelle. Die Längenänderungen „pumpen“ mechanische Energie in die Wanderwelle, wodurch diese tausendfach verstärkt und die Endolymphströmung unter der Tektorialmembran so stark wird, dass die inneren Haarzellen gereizt werden

Informationsübertragung und Verarbeitung im Zentralnervensystem

Die von der inneren Haarzelle als Folge des Transduktionsprozesses ausgelöste Transmitterfreisetzung wird in Form einer neuronalen Erregung über **Hörnerv**, **Hirnstamm** und **Hörbahn** bis zum **auditorischen Kortex im Temporallappen** weitergeleitet. Dabei sind wenigstens 5–6 hintereinander geschaltete, durch Synapsen* verbundene Neurone* beteiligt. Sie besitzen Kollaterale und Interneurone*, die zu einer ausgedehn-

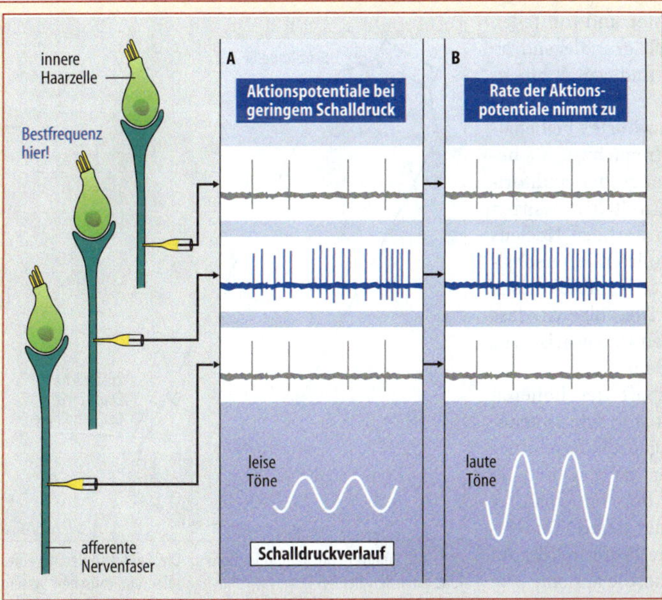

Abb. 12. Kodierung des Schalldrucks im Hörnerv. **A** Bei leisen Tönen werden nur die Fasern mit der dazugehörigen Bestfrequenz gereizt. **B** Bei zunehmender Lautstärke nimmt die Zahl der Aktionspotentiale in den Fasern zu. Bei weiterer Steigerung des Schalldrucks kann die Zahl der Aktionspotentiale nicht mehr gesteigert werden. Daher werden zusätzlich Nachbarfasern aktiviert [Rekrutierung]

ten neuronalen Vernetzung des auditorischen Systems führen.

Der **Hörnerv** überträgt die transduzierten Signale aus der Cochlea ins Zentralnervensystem [ZNS]. Er besteht aus einer großen Zahl afferenter sowie teilweise auch efferenter [d.h. aus dem Gehirn kommender] Nervenfasern. 90 % der afferenten Nervenfasern haben nur eine Synapse mit einer einzigen, nämlich einer inneren Haarzelle. An das Gehirn werden also im Wesentlichen Informationen von den inneren Haarzellen weitergeleitet. Da jede Haarzelle nach dem Ortsprinzip [siehe oben] einer ganz bestimmten Tonfrequenz zugeordnet ist, wird die mit einer bestimmten Haarzelle synaptisch verbundene Hörnervenfaser bei Beschallung des Ohrs nur mit dieser ganz bestimmten Frequenz optimal erregt. Diese Frequenz heißt **charakteristische Frequenz** oder **Bestfrequenz** einer Einzelfaser. Die **Zeitdauer eines Schallreizes** wird durch die Zeitdauer der Aktivierung der Nervenfasern kodiert, die Höhe des **Schalldruckpegels** durch die Entladungsrate verschlüsselt [Abb. 12]. Allerdings kann eine einzelne Nervenfaser eine bestimmte Entladungsrate nicht überschreiten, sondern erreicht ab einem bestimmten Schalldruck einen Sättigungsbereich. Trotzdem kann die Information nach höherer Lautstärke weitergegeben werden, da dann eine zunehmende Zahl benachbarter Fasern aktiviert wird [**Rekrutierung**].

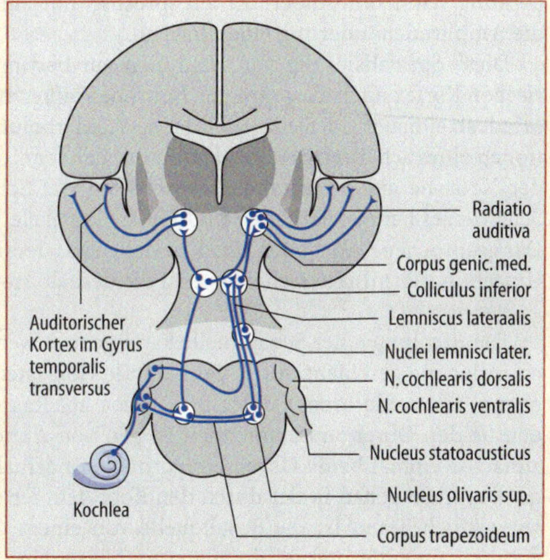

Abb. 13. Schematische Darstellung der zentralen Hörbahn

Die **zweiten Neurone** gehen vom ventralen **Nucleus cochlearis** aus. Ein Teil zieht zur **oberen Olive** der gleichen Seite, ein Teil kreuzt zur oberen Olive der anderen Seite [Abb. 13]. Ebenso kreuzen die afferenten Fasern vom dorsalen Kern zum **Nucleus lemnisci lateralis** der Gegenseite. Dadurch ist jedes Innenohr mit der rechten und der linken **Hörrinde** verbunden. Außerdem können in den Nervenzellen des Olivenkomplexes erstmals im Verlauf der Hörbahn binaurale [= von beiden Ohren aufgenommene] akustische Signale miteinander verglichen werden. Die **höheren Neurone** verlaufen von der oberen Olive zum Teil auf der gleichen Seite, zum Teil auf der Gegenseite nach jeweils neuer Umschaltung zum **Colliculus inferior** und anschließend zum **Corpus geniculatum mediale**. Schließlich ziehen die Afferenzen als **Hörstrahlung** [**Radiatio acustica**] zur **primären Hörrinde** [**Heschl-Querwindung**] des Temporallappens.

Die einfache Kodierung des ersten und von Teilen des zweiten Neurons wandelt sich grundlegend ab dem dorsalen Nucleus cochlearis und weiter zunehmend mit jedem höheren Neuron. Zwar wird das Ortsprinzip bis zum auditorischen Kortex beibehalten, d.h., dass bestimmte Schallfrequenzen an bestimmten Orten der Hörrinde oder der auditorischen Kerne repräsentiert sind. Zusätzlich besitzen jedoch beispielsweise einige vom dorsalen Nucleus cochlearis ausgehende Neurone kollaterale Verschaltungen, die teils exzitatorisch, teils inhibitorisch wirksam sind [**On-off-Neurone**]. Die Folge ist, dass z. B. einzelne Neurone des dorsalen Cochleariskerns bei Schallreiz stets gehemmt werden.

Eine grundsätzliche Eigenschaft der höheren Neurone der Hörbahn ist es, nicht auf reine **Sinustöne**, sondern auf bestimmte Eigenschaften eines **Schallmusters** [z. B. Sprachmuster] zu reagieren. So gibt es Fasern, die bei einer bestimmten Schallfrequenz aktiviert, durch höhere oder tiefere Töne jedoch gehemmt werden. Auch gibt es Neurone, die auf eine Frequenzzunahme, und solche, die auf eine Frequenzabnahme [**Frequenzmodulation**] reagieren, wobei zusätzlich der Grad der Modulation von Bedeutung sein kann. Andere Zellen sprechen nur auf die **Amplitudenänderung** eines Tons an.

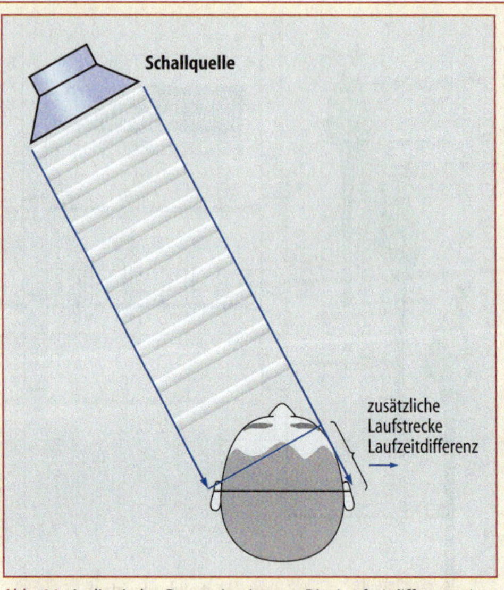

Abb. 14. Auditorische Raumorientierung. Die Laufzeitdifferenz eines Tons zwischen beiden Ohren wird im zentralen auditorischen System verarbeitet und dient der lateralen Schallquellenlokalisation

Diese Spezialisierung von Neuronen auf bestimmte Eigenschaften eines Schallmusters ist im auditorischen Kortex noch ausgeprägter. Neurone können hoch spezialisiert auf den Beginn oder das Ende, auf eine Mindestzeitdauer oder eine mehrfache Wiederholung, auf bestimmte Frequenz- oder Amplitudenmodulationen eines Schallreizes sein. Man nimmt daher an, dass diese bis zur Hörrinde zunehmende Spezialisierung der Neurone auf bestimmte Eigenschaften des Schallreizes es erlaubt, besondere Muster innerhalb des Schallreizes herauszuarbeiten und für die kortikale Beurteilung vorzubereiten [Informationsverarbeitung]. Das gesprochene Wort oder Musik bestehen aus derartigen besonderen Mustern, die sich von Störschall [z. B. Umgebungslärm] unterscheiden und die deshalb trotz eines Störschalls erkannt werden können.

Die Richtung einer Schallquelle kann geortet werden. Dieses **räumliche Hören** oder **auditorische Raumorientierung** geschieht durch das zentrale Hörsystem. Dort finden sich in bestimmten Bereichen, etwa der oberen Olive oder dem Colliculus inferior, auf Raumorientierung hoch spezialisierte Neurone, die die von den beiden Ohren ankommenden Folgen von Aktionspotentialen miteinander vergleichen. Dazu müssen zunächst einmal beide Ohren einigermaßen normal hören [binaurales Hören]. In der Regel liegen Schallquellen nicht genau in der durch den Kopf definierten Mittelebene [Mediansagittalebene], sondern irgendwie seitlich. Dann ist die Schallquelle von einem Ohr weiter entfernt als vom anderen. Der Schall trifft dadurch am entfernteren Ohr später und leiser ein [Abb. 14]. Das auditorische System ist dabei in der Lage, **Intensitätsunterschiede** von nur 1 dB und **Laufzeitunterschiede** bis hinab zu 3×10^{-5} s sicher zu erkennen. Eine derartig minimale Schallverstärkung tritt bei einer Abweichung der Schallquelle von 3 Grad von der Mittellinie auf.

Laufzeit- und Intensitätsdifferenzen erlauben zwar die Bestimmung des **Raumwinkels**, nicht jedoch die Entscheidung, ob sich die Schallquelle oben, unten, vorne oder hinten befindet. Hierzu ist die Form der Ohrmuschel, die eine Richtcharakteristik besitzt, bedeutsam. Je nachdem, in welchem Winkel das Schallsignal auf die Ohrmuschel auftrifft, wird es minimal verformt. Offenbar können diese dadurch modulierten [„verzerrten"] Schallmuster zentral erkannt und ebenfalls zur Bildung eines Raumeindrucks verwendet werden.

Quellenhinweise

Abb. 1–14: Schmidt RF, Thews G, Lang F (Hrsg.) (2000) Physiologie des Menschen, 28. Aufl. Springer-Verlag, Berlin Heidelberg New York; Abb. 11: Dr. R. Zimmermann, Tübingen
Zeichnung Abb. 1–10, 12–14: O. Nehren, Mannheim

H

pens* gebildetes Proteohormon, das die Schilddrüse stimuliert und ihr Wachstum reguliert; Thyreotropin reguliert alle Einzelschritte der Biosynthese von Thyroxin* und Triiodthyronin*; die Schilddrüsenhormone wiederum wirken hemmend auf die Thyreotropinbildung und -sekretion
Thyroidea-stimulierendes Hormon: *→thyreotropes Hormon*
urinäres hoch-gereinigtes follikelstimulierendes Hormon (Ⓔ urinary purified follicle-stimulating hormone): *s.u. Essay Infertilität und Sterilität S. 1041*

hor|mo|nal *adj*: *→hormonell*

Hor|mon|an|ta|go|nist *m*: *→Hormonblocker*

Hor|mon|blo|cker *m* (Ⓔ hormone blocker): *Syn*: *Hormonantagonist, Antihormon*; die Wirkung eines Hormons hemmende oder aufhebende Substanz

hor|mo|nell *adj* (Ⓔ hormonal): Hormon(e) betreffend, durch Hormone bedingt

Hor|mon|ent|zugs|blu|tung *f* (Ⓔ hormone-withdrawal bleeding): *Syn*: *Entzugsblutung*; nach Absetzen von Hormonen [Östrogene] einsetzende Blutung aus der Gebärmutterschleimhaut; im Prinzip auch die Ursache der physiologischen Monatsblutung

Hor|mon|er|satz|the|ra|pie *f*: *→Hormontherapie*

Hormono-, hormono- *präf.*: Wortelement mit der Bedeutung „Hormon"

Hor|mo|no|gen *nt* (Ⓔ hormonogen): *Syn*: *Prohormon, Hormogen*; Hormonvorläufer, aus dem das aktive Hormon freigesetzt wird

hor|mo|no|gen *adj* (Ⓔ hormonogenic): die Hormonbildung betreffend oder stimulierend, hormonbildend

Hor|mo|no|ge|ne|se *f* (Ⓔ hormonogenesis): Hormonbildung

hor|mon|sen|si|tiv *adj* (Ⓔ hormone-sensitive): auf Hormone ansprechend, durch Hormone anregbar

Hor|mon|the|ra|pie *f* (Ⓔ hormone therapy): *Syn*: *Hormonersatztherapie*; allgemeine Bezeichnung für die Behandlung mit Hormonpräparaten; am häufigsten als Hormontherapie im Klimakterium und der Postmenopause
paradoxe Hormontherapie: *→kontrahormonale Therapie*

Horn|bil|dung *f* (Ⓔ hornification): *s.u. Epidermis*

Horner: **1.** William Edmonds Horner; 1793–1853; amerikanischer Anatom **2.** Johann Friedrich Horner; 1831–1886; schweizer Augenarzt (Zürich)
Horner-Trias *f* (Ⓔ Horner's syndrome): *Syn*: *Horner-Komplex, Horner-Syndom*; Trias aus Pupillenverengung [Miose] durch eine Lähmung des Musculus* dilatator pupillae, Lidsenkung [Ptose] durch Lähmung des Müller*-Muskels und Zurücksinken des Augapfels [Enophthalmus] bei angeborener oder erworbener Schädigung des Halssympathikus oder zentraler Strukturen; evtl. auch homolaterale Hypo- oder Anhidrose von Gesicht und Hals; je nach dem Ort der Schädigung können noch eine **zentrale** oder **präganglionäre Form** [Schädigung zwischen Hypothalamus und Centrum ciliospinale], eine **bulbäre Form** [Schädigung im Bereich der Formatio reticularis] und eine **periphere Form** [Schädigung der prä- oder postganglionären Fasern des Grenzstranges] unterschieden werden

Hör|nerv *m* (Ⓔ cochlear nerve): *Syn*: *Cochlearis, Kochlearis, Nervus cochlearis*; rein sensorischer Nerv, der zusammen mit dem Nervus* vestibularis den VIII. Hirnnerv [Nervus* vestibulocochlearis] bildet; besteht aus den Axonen bipolarer Nervenzellen des **Ganglion cochleare**, die als 1. Neuron der Hörbahn* Impulse vom Corti*-Organ zu den Kochleariskernen [Nucleus* cochlearis anterior und posterior] leiten; *s.a. Essay Hören/auditives System S. 939*

Horn|haut *f* (Ⓔ **1.** horny layer of epidermis **2.** cornea): **1.** Stratum corneum; *s.u. Epidermis* **2.** *→Kornea*

Horn|haut|ab|tra|gung *f*: *→Keratektomie*

Horn|haut|a|stig|ma|tis|mus *m* (Ⓔ corneal astigmatism): *Syn*: *kornealer Astigmatismus*; durch Unregelmäßigkeiten in der Hornhaut verursachte Stabsichtigkeit; *s.a. Astigmatismus*

Horn|haut|bil|dung *f* (Ⓔ hornification): *s.u. Epidermis*

Horn|haut|de|ge|ne|ra|ti|on *f* (Ⓔ corneal degeneration): *Syn*: *Keratonose*; degenerative Erkrankung der Augenhornhaut; dazu gehören z.B. Arcus lipoides, Kaiser-Fleischer-Ring, Randfurchenkeratitis und die **bandförmige Hornhautdegeneration** bei Patienten mit juveniler Polyarthritis

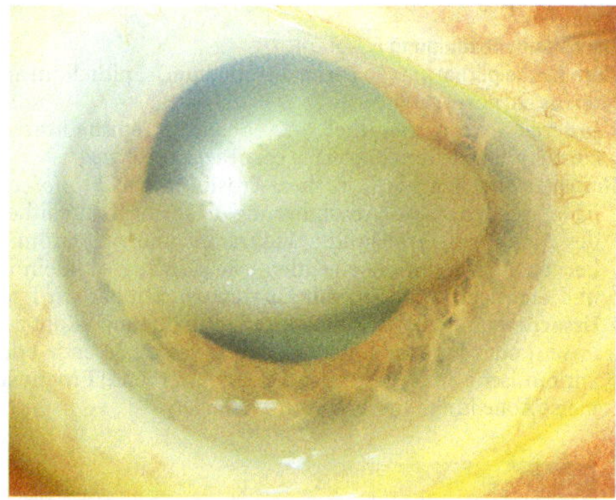

Abb. H133. Bandförmige Hornhautdegeneration

Horn|haut|durch|tren|nung *f*: *→Keratotomie*

Horn|haut|dys|tro|phie *f* (Ⓔ corneal dystrophy): hereditäre Störung des Hornhautstoffwechsels, die zu Hornhauttrübung und Sehstörungen führt; die Dystrophie kann von Hornhautepithel, -stroma- oder -endothel ausgehen, meist betrifft die Trübung aber das Stroma; nach der Art der Trübung unterscheidet man **bröckelige, kristalline** oder **gittrige Hornhautdystrophie**; die Sehschärfe wird meist erst ab dem 2. Jahrzehnt beeinträchtigt; **Therapie**: Hornhautplastik, Excimer-Laser-Chirurgie bei oberflächlichen Formen

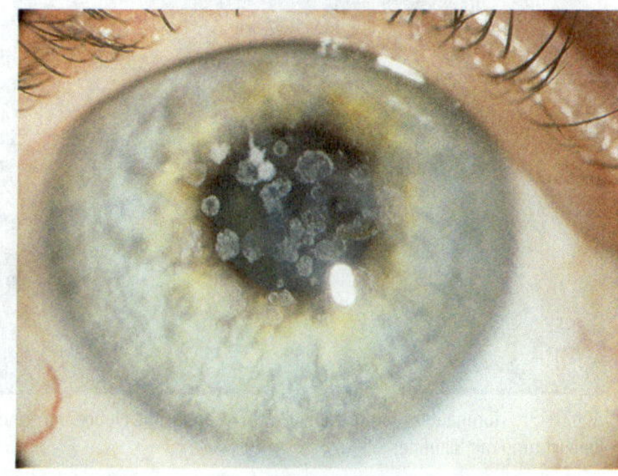

Abb. H134. Bröckelige Hornhautdystrophie

fleckige Hornhautdystrophie (Ⓔ corneal guttate dystrophy): *Syn*: *Fehr-Syndrom*; autosomal-rezessive Hornhautdystrophie mit Mukopolysaccharidablagerungen; beginnt bereits im 1. Lebensjahr und führt langfristig zu zunehmender Sehminderung bis hin zur rudimentären Hell-Dunkel-Wahrnehmung jenseits des 40.–50. Lebensjahres

Hornhautendothel-Mikroskopie *f* (Ⓔ corneal endothelial microscopy): Untersuchung des Endothels der Hornhautrückfläche mit einem Spaltlampenmikroskop; durch eine spezielle Technik können die Zellgrenzen des Endothels gut dargestellt

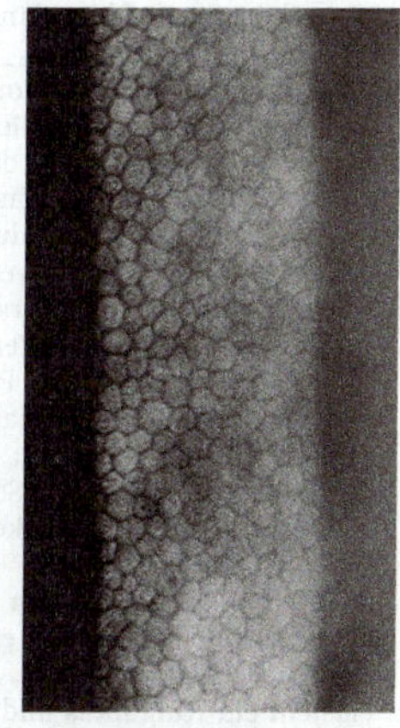

Abb. H135. Hornhautendothel-Mikroskopie

werden

Horn|haut|ent|zün|dung *f*: *→Keratitis*

Horn|haut|e|pi|thel *nt* (Ⓔ corneal epithelium): Epithelium anterius corneae; *s.u. Kornea*

inneres Hornhautepithel (Ⓔ posterior epithelium of cornea): Epithelium posterius corneae; *s.u. Kornea*

Horn|haut|e|ro|si|on *f* (Ⓔ corneal erosion): ***Syn***: *Erosio corneae*; schmerzhafte Abschilferung des Hornhautepithels des Auges; ruft Tränenfluss, Lidkrampf und Augenrötung hervor, auch wenn die eigentliche Schädigung oft klein ist und erst nach Anfärben mit Fluoreszein sichtbar wird; als **Ursache** kommen v.a. mechanische Schädigung [Kontaktlinsen] oder Verätzung vor; **Therapie**: desinfizierende oder antibiotische Salbe, festsitzender Augenverband; **Prognose**: meist Abheilung innerhalb von 1–2 Tagen

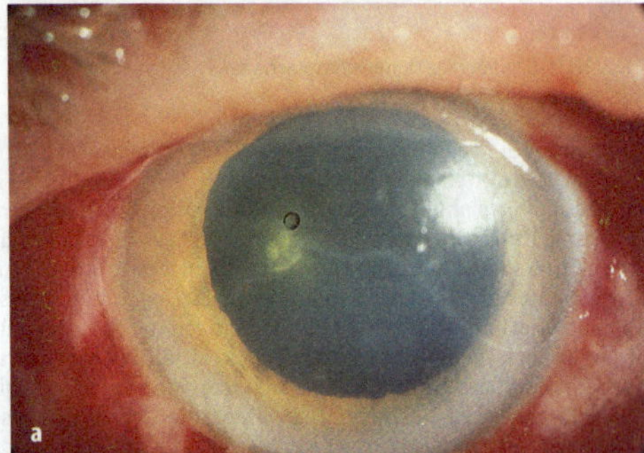

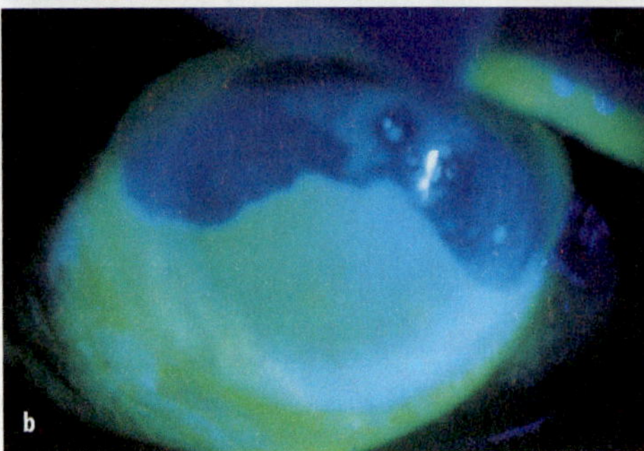

Abb. H136. Hornhauterosion. **a** Nativbild, **b** Färbung mit Fluoreszein und Beleuchtung mit Blaufilter

Horn|haut|er|wei|chung *f* (Ⓔ keratomalacia): ***Syn***: *Keratomalazie*; Erweichung der Augenhornhaut, z.B. bei Vitamin A-Mangel; in Entwicklungsländern eine häufige Ursache von Erblindung

Horn|haut|ge|schwür *nt* (Ⓔ corneal ulcer): ***Syn***: *Ulcus corneae, ulzerative Keratitis*; bei Infektion der Hornhaut auftretendes Geschwür; wird meist durch Bakterien oder Viren [*s.a. Herpeskeratitis*], seltener durch Pilze verursacht; bei jüngeren Patienten sind sie oft durch verschmutzte oder zu lang getragene Kontaktlinsen verursacht, bei älteren Patienten findet man sie bei Abwehrschwäche und v.a. chronischem Alkoholismus; die häufigsten Erreger sind Staphylococcus* aureus, Pneumokokken*, Pseudomonas* aeruginosa und seltener Moraxella* lacunata, Escherichia* coli, Serratia* marescens oder Proteus*; **klinisch** auffällig sind Rötung der Bindehaut, Lichtscheu, Schmerzen, Lidkrampf; das Hornhautinfiltrat kann makroskopisch oder mit der Spaltlampe sichtbar sein

die Keime dringen durch Läsionen des Epithels in die Hornhaut ein und bilden ein graues Geschwür mit einem typischen Leukozytenring; durch ringförmige Ausbreitung entsteht ein **Ringulkus** und meist auch eine Eiteransammlung in der vorderen Augenkammer [Hypopyon]; die Entzündung verursacht i.d.R. auch ein Einsprossen von Gefäßen in die Hornhaut, wobei das Muster vom Sitz des Ulkus abhängt; **Komplikationen**: Perforation der Hornhaut oder eine Verdünnung mit Ausbildung einer Descemetozele*, Leukom*, Hornhautstaphylom*, Narbenbildung auf der Oberfläche; **Therapie**: Antibiotika lokal als Augentropfen, evtl. Ruhigstellung der Pupillen mit Atropintropfen; Abtragung von Narben mittels Laserchirurgie oder als partielle Hornhautplastik; bei Perforation und Amöbenkeratitis kann eine **akute Keratoplastik** [auch **Keratoplastik á chaud**] notwendig werden

Horn|haut|ke|gel *m*: *→Keratokonus*

Horn|haut|my|ko|se *f* (Ⓔ keratomycosis): ***Syn***: *Keratomykose, Keratitis mycotica*; Pilzinfektionen der Hornhaut sind meist durch multiple weißliche Stromainfiltrate charakterisiert; am häufigsten von Candida* albicans verursacht; **Klinik**: meist langsam verlaufende Entzündung, mit weißen Hornhautinfiltraten und oft typischen Satelliten und Hypopyon*; **Therapie**: Natamycin*, Nystatin* lokal

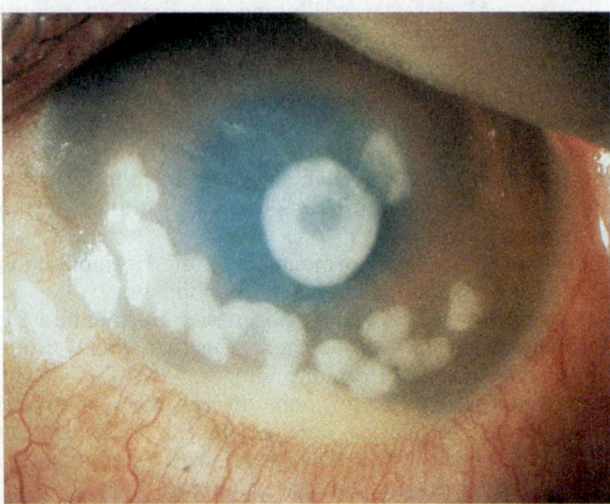

Abb. H137. Hornhautmykose mit Satelliten und Hypopyon

Horn|haut|plas|tik *f*: *→Keratoplastik*

Horn|haut|rand *m* (Ⓔ corneal limbus): ***Syn***: *Limbus corneae*; Übergang der Sklera* in die Hornhaut [Cornea*]

Horn|haut|re|flex *m* (Ⓔ **1.–2.** corneal reflex): **1.** Spiegelung der Umwelt auf der Hornhaut **2.** ***Syn***: *Blinzelreflex, Kornealreflex*; Lidschluss bei Berührung der Hornhaut

Horn|haut|riss *m*: *→Keratorrhexis*

Horn|haut|rup|tur *f*: *→Keratorrhexis*

Horn|haut|schmerz *m* (Ⓔ keratalgia): ***Syn***: *Keratalgie*; Schmerzen in der Augenhornhaut

Horn|haut|schnitt *m*: *→Keratotomie*

Horn|haut|sta|phyl|lom *nt* (Ⓔ corneal staphyloma): ***Syn***: *Kerektasie, Keratektasie, Konophthalmus*; meist traumatisch bedingte Vorwölbung der Hornhaut

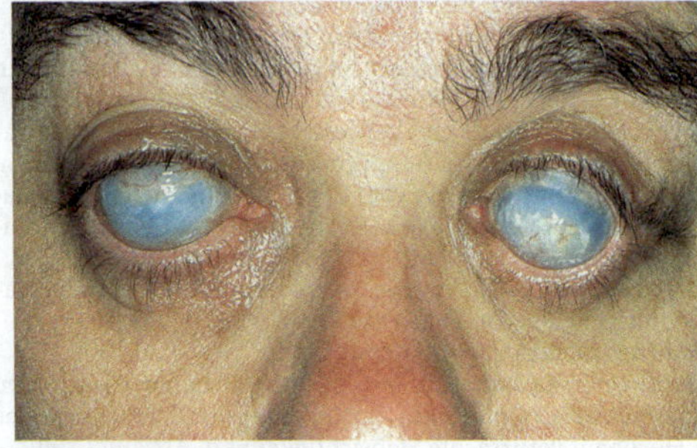

Abb. H138. Hornhautstaphylom beidseitig

Horn|haut|trans|plan|ta|ti|on *f*: *→Keratoplastik*

Horn|schicht *f* (Ⓔ horny layer of epidermis): Hornhaut; *s.u. Epidermis*

Horn|stoff *m*: *→Keratin*

Horn|zel|le *f* (Ⓔ keratinocyte): ***Syn***: *Keratinozyt, Malpighi-Zelle*; keratinbildende Zelle der Oberhaut [Epidermis*]

Horn|zys|te *f* (Ⓔ keratinous cyst): mit geschichtetem Plattenepithel ausgekleidete Hautzyste, die lamellierte Hornmassen enthält; häufigste Form sind die Milien*

Hör|rin|de *f* (Ⓔ auditory cortex): ***Syn***: *akustischer/auditorischer Kortex*; als **primäre Hörrinde** bezeichnet man die Area 42 nach Brodmann im vorderen Gyrus temporalis transversus [Heschl-Querwindung]; sie wird hufeisenförmig von der **sekundären Hörrinde** umgeben; *s.a. Essay Hören/auditives System S. 939*

Hör|rohr *nt* (Ⓔ ear trumpet): Instrument zum Abhören [Auskultation] von Funktionsgeräuschen von Organen, Körperhöhlen, Gefäßen u.ä.; auch veraltet für Stethoskop

Hör|schlauch *m*: *→Phonendoskop*

Hör|schwä|che *f* (Ⓔ impaired hearing): ***Syn***: *Hypoakusis, Hypakusis*; Abschwächung der Hörfähigkeit; *s.a. Schwerhörigkeit*

Hör|strah|lung *f* (Ⓔ acoustic radiation): ***Syn***: *Fibrae geniculotemporales, Radiatio acustica*; vom Corpus* geniculatum mediale zur primären Hörrinde* ziehende Fasern der Hörbahn*

Hör|stumm|heit *f* (Ⓔ audimutism): ***Syn***: *motorische Hörstummheit, Audimutitas*; fehlende oder verzögerte Sprachentwicklung bei normalem Gehör und normaler Intelligenz; bei der **Hörstummheit mit expressiver Sprachstörung** ist das Sprachverständnis altersgerecht, Wortschatz und Grammatik sind aber unterentwickelt; die **Hörstummheit mit rezeptiver Sprachstörung** betrifft dagegen sowohl Sprachverständnis als auch die expressive Sprache

Hör|sturz *m* (Ⓔ sudden deafness): ***Syn***: *akuter Hörverlust, Angina pectoris des Innenohrs*; i.d.R. einseitige, plötzliche Innenohrschwerhörigkeit, deren Ursache unbekannt ist [**idiopathischer Hörsturz**] oder die eine Folge einer anderen Erkrankung ist [**symptomatischer Hörsturz**]; wichtige Ursachen des symptomatischer Hörsturzes sind (plötzliche) Blutdruckänderungen, vasomotorische Störungen, Vertebralisinsuffizienz, kochleäre Mikrozirkulationsstörungen, Virus- oder Borrelieninfektion, Autoimmunerkrankungen, Ruptur des runden Fensters, Innenohrembolie, Einblutung; **Klinik**: plötzlich auftretende einseitige Schwerhörigkeit oder Taubheit, Druck im Ohr, Ohrgeräusch; im Gegensatz zu Morbus* Ménière aber kein Drehschwindel, keine neurologischen Symptome; **Diagnose**: Tonaudiogramm, Weber*-Versuch, Abklärung möglicher Grunderkrankungen; **Therapie**: hämorrheologische Infusionstherapie mit Hydroxyethylstärkelösung [6 %] oder niedermolekularer Dextranlösung [10 %]; Stellatumblockade, Corticoide; weitere Maßnahmen je nach Grunderkrankung; **Prognose**: bei frühem Behandlungsbeginn Restitutio ad integrum in mehr als 90 % der Fälle; Spontanremissionen sind möglich

Hortega: Pío del Río Hortega; 1882–1945; spanischer Histologe (Madrid, Buenos Aires)

Hortega-Glia *f* (Ⓔ Hortega glia): ***Syn***: *Mesoglia, Mikroglia*; Glia* der grauen und weißen Substanz von Gehirn und Rückenmark, die aus kleinen Zellen [**Hortega-Zellen**] mit zahlreichen verzweigten, wie mit Dornen besetzten Fortsätzen besteht; sie leiten sich wahrscheinlich von Makrophagen ab und haben vornehmlich eine Abwehrfunktion

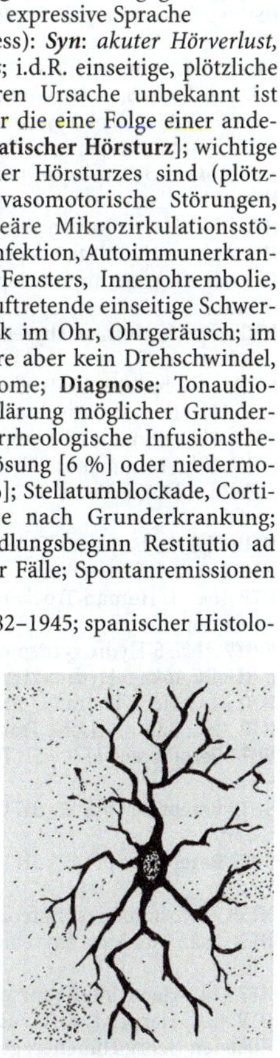

Abb. H139. Hortega-Glia

Horton: Bayard Taylor Horton; 1895–1980; amerikanischer Internist (Rochester)

Horton-Magath-Brown-Syndrom *nt*: *→Horton-Riesenzellarteriitis*

Horton-Neuralgie *f* (Ⓔ Horton's headache): ***Syn***: *Bing-Horton-Neuralgie, Bing-Horton-Syndrom, Horton-Syndrom, Histaminkopfschmerz, Histaminkephalgie, Kephalgie, Erythroprosopalgie, Cephalaea histaminica, cluster headache*; streng halbseitig auftretende Schmerzattacken im Augen-Stirn-Schläfen-Bereich mit Rötung des Auges, Tränenfluss und anderen Symptomen; die Ätiologie ist ungekärt, z.T. tritt die Erkrankung familiär gehäuft auf; **Therapie**: Antihistaminika

Horton-Riesenzellarteriitis *f* (Ⓔ Horton's arteritis): ***Syn***: *(senile) Riesenzellarteriitis, Horton-Syndrom, Horton-Magath-Brown-Syndrom, Arteriitis cranialis/gigantocellularis/temporalis*; v.a. ältere Patienten befallende subakute granulomatöse Entzündung, die große und mittelgroße Arterien, insbesondere die Kopfschlagadern betrifft; die Ätiologie ist ungeklärt; es findet sich aber eine Häufung nach viralen Infekten oder Immunisierung, was auf eine Autoimmunerkrankung hinweist; etwa die Hälfte der Patienten leidet auch an Polymyalgia* rheumatica; **Klinik**: die Riesenzellarteriitis verläuft in drei Stadien: das **Prodromalstadium** dauert Wochen bis Monate und zeigt nur unspezifische Allgemeinsymptome [leichtes Fieber, Müdigkeit, Gewichtsverlust] und sich langsam steigernde permanente Kopfschmerzen; mit Beginn des **akuten Stadiums** kommt es zur plötzlichen Verstärkung der Kopfschmerzen; die Schläfenarterien [Arteriae temporales superficiales] werden sicht- und tastbar; sie sind schmerzhaft und pulslos; in mehr als 50 % der Fälle sind andere Arterien im Kopfbereich mitbefallen und der Augenbefall kann zu beidseitiger vorübergehender Sehschwäche und sogar dauerhafter Erblindung führen; die Kaumuskulatur zeigt Schmerzhaftigkeit beim Kauen und Schlucken [**Claudicatio masseterica**]; seltener sind Schäden an Hör- und Gleichgewichtsorgan, Zungennekrose, Subarachnoidalblutungen und Psychosen; die meisten Symptome klingen nach Monaten spontan ab und es beginnt das **chronische Stadium** mit schmerz- und pulslosen, drahtharten Temporalarterien; **Diagnose**: Biopsie der Arteria temporalis superficialis; **Therapie**: Corticosteroide; z.T. ist eine lebenslange Therapie notwendig

Horton-Syndrom *nt*: **1.** *→Horton-Neuralgie* **2.** *→Horton-Riesenzellarteriitis*

Hör|ver|lust, a|ku|ter *m*: *→Hörsturz*

Hör|zel|len *pl* (Ⓔ hair cells): ***Syn***: *Haarzellen*; Sinneszellen im Corti*-Organ des Innenohrs*

HOS *Abk.*: humanes Osteosarkom

Hos|pi|ta|lis|mus *m* (Ⓔ hospitalism): Bezeichnung für alle körperlichen und psychischen Schäden, die durch oder während eines Aufenthaltes in einem Krankenhaus, Sanatorium, Heim usw. entstehen

infektiöser Hospitalismus: selten verwendete Bezeichnung für *→nosokomialer Infekt*

Hos|pi|tal|kei|me *pl* (Ⓔ nosocomial germs): ***Syn***: *Nosokomialkeime*; i.d.R. antibiotikaresistente Keime, die nosokomiale Infekte* hervorrufen

Hos|ti|len|phä|no|men *nt*: *s.u. Serratia*

Host-versus-Graft-Reaktion *f* (Ⓔ host-versus-graft reaction): ***Syn***: *Wirt-anti-Transplantat-Reaktion*; Abstoßungsreaktion*, bei der das Immunsystem des Empfängers gegen das transplantierte Organ oder Gewebe reagiert

HOT *Abk.*: **1.** hämatogene Oxidationstherapie **2.** hyperbare Oxygenierungstherapie

5-HOT *Abk.*: *→5-Hydroxytryptamin*

Hounsfield: Sir Godfrey Newbold Hounsfield; britischer Radiologe im 20. Jahrhundert; Nobelpreis für Medizin 1979 [zusammen mit A. M. Cormack] für die Entwicklung der axialen Computertomographie*

Hounsfield-Einheiten *pl* (Ⓔ Hounsfield units): in der Computertomographie* verwendete Einheit für den Schwächungskoeffizienten des durchstrahlten Mediums; Wasser hat den Wert 0 HE, Luft -1000 HE und Knochen Werte von bis zu +1000 HE

Howell: William Henry Howell; 1860-1945; amerikanischer Physiologe (Baltimore)

Howell-Jolly-Körperchen *pl*: *→Jolly-Körperchen*

Howship: John Howship; 1781–1841; englischer Chirurg (London)

Howship-Romberg-Phänomen *nt* (Ⓔ Howship-Romberg

sign): von der Oberschenkelinnenseite zur Knieinnenseite ausstrahlener Schmerz bei Reizung des Nervus* obturatorius

Hoyer: Heinrich Friedrich Hoyer; 1834–1907; polnischer Histologe (Warschau)

Hoyer-Grosser-Organ *nt* (Ⓔ glomiform body): ***Syn***: *Glomusorgan, Masson-Glomus, Knäuelanastomose, Glomus neuromyoarteriale, Anastomosis arteriovenosa glomeriformis*; in die Unterhaut eingebettete kleine Gefäßknäuel; wahrscheinlich von Bedeutung für die Hautdurchblutung und Wärmesteuerung

HP *Abk.*: **1.** *→Hämatoporphyrin* **2.** *→Hämoperfusion* **3.** Heilpraktiker **4.** *→Heparin* **5.** *→hepatische Porphyrie* **6.** *→Hydroxyprolin* **7.** *→Hyperphorie*

Hp *Abk.*: **1.** *→Haptoglobin* **2.** *→Helicobacter pylori*

HPA *Abk.*: **1.** Heteropolyanion **2.** *→Hyperphenylalaninämie*

HPC *Abk.*: **1.** Hexadezylphosphocholin **2.** Hydroxyphenylcinchoninsäure

HPCT *Abk.*: hereditäre Porphyria cutanea tarda

HPD *Abk.*: hypothalamisch-pituitäre Dysfunktion

H-6-PD *Abk.*: Hexose-6-phosphatdehydrogenase

HPETE *Abk.*: Hydroperoxyeicosatetraensäure

HPF *Abk.*: **1.** Heparin-präzipitierbare Fraktion **2.** Hochpassfilter

HPG *Abk.*: **1.** Heilpraktikergesetz **2.** humanes Postmenopausengonadotropin

HPI *Abk.*: Hexosephosphatisomerase

HPL *Abk.*: **1.** humanes Parotislysozym **2.** *→humanes Plazentalaktogen*

HPLC *Abk.*: high-pressure liquid chromatography

HPMG *Abk.*: humanes Postmenopausengonadotropin

HPN *Abk.*: *→Hypertension*

HPO *Abk.*: *→hypertrophische pulmonale Osteoarthropathie*

H_3PO_4 *Abk.*: *→Phosphorsäure*

$H_4P_2O_7$ *Abk.*: *→Pyrophosphorsäure*

HPOA *Abk.*: *→hypertrophische pulmonale Osteoarthropathie*

HPP *Abk.*: **1.** humanes Pankreaspolypeptid **2.** Hydroxyphenylpyruvat **3.** 4-Hydroxypyrazolpyrimidin

HPr *Abk.*: humanes Prolactin

HPRT *Abk.*: Hypoxanthinphosphoribosyltransferase

HPS *Abk.*: His-Purkinje-System

HPT *Abk.*: **1.** Histamin-Provokationstest **2.** Human-Plazenta-Thyreotropin **3.** *→Hyperparathyreoidismus*

HPTE *Abk.*: 5-Hydroperoxyeicosatetraenoat

HPTH *Abk.*: Human-Parathormon

HPV *Abk.*: **1.** *→humane Papillomaviren* **2.** hypoxische pulmonale Vasokonstriktion

HP-Viren *pl*: *→humane Papillomaviren*

HPV-Viren *pl*: *→humane Papillomaviren*

Hpx *Abk.*: *→Hämopexin*

HQ *Abk.*: Herzquerdurchmesser

HQE *Abk.*: *→hereditäres Quincke-Ödem*

HQÖ *Abk.*: *→hereditäres Quincke-Ödem*

HR *Abk.*: o-β-Hydroxyethylrutosid

HRA *Abk.*: hohe rechtsatriale EKG-Ableitung

HRAE *Abk.*: hohe rechtsatriale EKG-Ableitung

H_1-Rezeptor *m* (Ⓔ H_1 receptor): ***Syn***: *Histamin-H_1-Rezeptor*; *s.u. Histamin*

H_2-Rezeptor *m* (Ⓔ H_2 receptor): ***Syn***: *Histamin-H_2-Rezeptor*; *s.u. Histamin*

H_1-Rezeptorenblocker *m* (Ⓔ H_1 receptor-blocking agent): H_1-Antihistaminikum; *s.u. Antihistaminikum*

H_2-Rezeptorenblocker *m* (Ⓔ H_2 receptor-blocking agent): H_2-Antihistaminikum; *s.u. Antihistaminikum*

HRS *Abk.*: hepatorenales Syndrom

HS *Abk.*: **1.** hämolytisches System **2.** *→Harnsäure* **3.** Heparinsulfat **4.** *→Herpes simplex* **5.** homologes Serum **6.** *→Hyposensibilisierung*

H_2S *Abk.*: *→Schwefelwasserstoff*

HSA *Abk.*: Human-Serumalbumin

HSAP *Abk.*: hitzestabile alkalische Phosphatase

HSC *Abk.*: Hand-Schüller-Christian-Syndrom

HSCS *Abk.*: hypersensitiver Carotissinus

HSD *Abk.*: Hydroxysteroiddehydrogenase

HSDH *Abk.*: Hydroxysteroiddehydrogenase

HSE *Abk.*: *→Herpes-simplex-Enzephalitis*

HSF *Abk.*: **1.** *→Herzschlagfrequenz* **2.** Histamin-sensibilisierender Faktor

HSFR *Abk.*: Harnsediment-Farbreaktion

HSG *Abk.*: **1.** Herpes simplex genitalis **2.** *→Hysterosalpingographie*

HSI *Abk.*: **1.** hepatosomatischer Index **2.** Herz-Stress-Index

HSL *Abk.*: **1.** Herpes simplex labialis **2.** Herzschlagleistung

HSM *Abk.*: *→Herzschrittmacher*

HSN *Abk.*: hereditäre sensible Neuropathie

H_2SO_4 *Abk.*: *→Schwefelsäure*

HSOR *Abk.*: Hydroxysteroidoxidreduktase

HSP *Abk.*: **1.** Henoch-Schönlein-Purpura **2.** Hitzeschockprotein

HSS *Abk.*: *→Herzspitzenstoß*

HST *Abk.*: Hormonsubstitutionstherapie

Hst. *Abk.*: *→Harnstoff*

H-Streifen *m* (Ⓔ H band): ***Syn***: *H-Bande, helle Zone, Hensen-Zone*; H-Zone; *s.u. Muskelfaser*

HSV *Abk.*: **1.** Hamster-Sarkomvirus **2.** *→Herpes-simplex-Virus* **3.** hochselektive Vagotomie

HSV/AAV-Chimäre *f* (Ⓔ HSV/AAV chimera): *s.u. Essay Gentransfer und Gentherapie S. 761*

HSV-Enzephalitis *f*: *→Herpesenzephalitis*

HSV-I *Abk.*: *→Herpes-simplex-Virus Typ I*

HSV-II *Abk.*: *→Herpes-simplex-Virus Typ II*

HSVTK *Abk.*: *→Herpes-simplex-Virus-Thymidinkinase-Gen*

HSV-Typ I *Abk.*: *→Herpes-simplex-Virus Typ I*

HSV-Typ II *Abk.*: *→Herpes-simplex-Virus Typ II*

HSV-Typ I *nt*: *→Herpes-simplex-Virus Typ I*

HSV-Typ II *nt*: *→Herpes-simplex-Virus Typ II*

HSWI *Abk.*: Hinterseitenwandinfarkt

HT *Abk.*: **1.** Hämolysintest **2.** Hämolysintiter **3.** Heimtherapie **4.** Herdtiefe **5.** *→Herztöne* **6.** *→Hydrotherapie* **7.** *→Hyperthermie* **8.** *→Hyperthyreose* **9.** *→Hypothalamus*

Ht *Abk.*: totale Hyperopie

5-HT *Abk.*: *→5-Hydroxytryptamin*

HTA *Abk.*: Histamintransaminase

HTD *Abk.*: Herztransversaldurchmesser

HTE *Abk.*: *→Hüfttotalendoprothese*

HTF *Abk.*: **1.** heterothyreotroper Faktor **2.** humoraler Thymusfaktor

HTG *Abk.*: **1.** Human-Thyreoglobulin **2.** *→Hypertriglyzeridämie*

HTGL *Abk.*: hepatische Triglyceridlipase

HTH *Abk.*: homöostatisches Thymushormon

HTLA *Abk.*: humanes T-Lymphozyten-Antigen

HTLV *Abk.*: **1.** humanes T-lymphotropes Virus **2.** humanes T-Zell-Leukämie-Virus **3.** humanes T-Zell-lymphotropes-Virus

HTLV-III *Abk.*: humanes T-Zell-Leukämie-Virus III

HTO *Abk.*: tritiiertes Wasser

HTP *Abk.*: **1.** Human-Trockenplasma **2.** Hyperimmun-Thrombozytopenie

5-HTP *Abk.*: 5-Hydroxytryptophan

5-HTP-DC *Abk.*: 5-Hydroxytryptophandecarboxylase

HTQ *Abk.*: Herz-Thorax-Quotient

HTR *Abk.*: hämolytische Transfusionsreaktion

5HT1-Rezeptoren *pl* (Ⓔ 5HT1 receptors): *s.u. 5-Hydroxytryptamin*

5HT2-Rezeptoren *pl* (Ⓔ 5HT2 receptors): *s.u. 5-Hydroxytryptamin*

5HT3-Rezeptoren *pl* (Ⓔ 5HT3 receptors): *s.u. 5-Hydroxytryptamin*

HTSH *Abk.*: humanes thyreoideastimulierendes Hormon

HTSI *Abk.*: humanes thyreoideastimulierendes Immunglobulin

HTT *Abk.*: Heparintoleranztest

HTV *Abk.*: Herpes-type Virus

Hübener: Georg Hübener; geb. 1926; deutscher Serologe (Berlin)

Hübener-Thomsen-Friedenreich-Phänomen *nt* (Ⓔ Hübener-Thomsen-Friedenreich phenomenon): ***Syn***: *Thomsen-Phänomen, T-Agglutinationsphänomen, Friedenreich-Phänomen*; enzymatische Freilegung der T-Antigene* führt zu

Agglutination der Erythrozyten durch im Serum vorhandene Antikörper

Hueck: Alexander Friedrich Hueck; 1802–1842; deutscher Anatom

Hueck-Band *nt* (Ⓔ Hueck's ligament): ***Syn***: *Stenon-Band, iridokorneales Balkenwerk, Reticulum trabeculare, Ligamentum pectinatum*; bindegewebiges Balkennetz zwischen Sinus* venosus sclerae und vorderer Augenkammer [Camera anterior bulbi]; man unterscheidet eine **Pars corneoscleralis**, die Hornhaut und Sklera anliegt, und eine **Pars uvealis**, die der Uvea aufliegt

HuEPO *Abk.*: Human-Erythropoetin

Hueter: Karl A. Hueter; 1838–1882; deutscher Chirurg (Greifswald)

Hueter-Mayo-Operation *f* (Ⓔ Hueter-Mayo operation): operative Korrektur bei Hallux* valgus durch Teilresektion des 1. Metatarsalköpfchens

Huf|ei|sen|nie|re *f* (Ⓔ horseshoe kidney): ***Syn***: *Ren arcuatus*; angeborene Nierenfehlbildung mit hufeisenförmiger Verschmelzungsniere*

Huf|lat|tich *m* (Ⓔ coltsfoot): ***Syn***: *Tussilago farfara*; Pflanze aus der Familie der Korbblütler [Asteraceae]; verwendet werden die Blätter [**Farfarae folium**], die Gerbstoffe*, Schleim und Pyrrolizidinalkaloide enthalten; **Anw.**: bei Heiserkeit und Husten; traditionell bei Asthma* bronchiale, Fieber, Harnwegsentzündungen und -krämpfen; in der Homöopathie Verwendung der frischen Blätter v.a. bei Atemwegsinfekten

Hüft|an|ky|lo|se *f* (Ⓔ ankylosis of the hip): Versteifung des Hüftgelenks nach akuten oder chronischen Entzündungen

Hüft|ar|thro|plas|tik *f*: *→ Hüftendoprothese*

Hüft|ar|thro|se *f*: *→ Hüftgelenkarthrose*

Hüft|bein *nt* (Ⓔ hipbone): ***Syn***: *Os coxae, Hüftknochen*; aus drei Knochen, Darmbein [Os* ilium], Sitzbein [Os* ischii] und Schambein [Os* pubis] bestehender seitlicher Beckenknochen, der zusammen mit dem Hüftbein der anderen Seite und dem Kreuzbein [Os* sacrum] den knöchernen Beckenring bildet; die drei Knochen treffen sich in der Hüftgelenkspfanne [Acetabulum*]; *s.a. Becken*

Hüft|dys|pla|sie *f* (Ⓔ dysplasia of the hip): ***Syn***: *Pfannendysplasie, Azetabulumdysplasie, kongenitale Hüftdysplasie/Hüftgelenkdysplasie, Dysplasia coxae congenita*; mangelhafte Ausbildung der Hüftgelenkspfanne; je nach dem Ausmaß der Entwicklungsstörung und dem Grad der dadurch bedingten Luxation unterscheidet man: Pfannendysplasie ohne Luxation, Subluxation und Luxation; sekundär kommt es zu Verzögerung des Hüftkopfwachstums, Fehlstellung im Hüftgelenk [Coxa valga, Coxa antetorta], Ausbildung einer Sekundärpfanne, Weichteilveränderungen [Kontraktur] und Koxarthrose*; **Klinik**: bei Säuglingen deuten Abspreizbehinderung im Hüftgelenk, Asymmetrie der Hautfalten am Oberschenkel und Instabilitätszeichen [Ortolani*-Zeichen] auf eine Hüftdysplasie hin; **Diagnose**: körperliche Untersuchung, Ultraschall; **Therapie**: funktionelle Frühbehandlung mit Spreizhosen, Beugespreizbandagen u.ä.; wichtig ist, dass eine vorhandene Hüftluxation zuerst eingerenkt und in der Pfanne gehalten wird; kommt es nach dem 3. Lebensjahr weiterhin zu Luxationen, ist eine Beckenosteotomie* mit Rekonstruktion des Pfannendaches angebracht [*Abb. H142*]

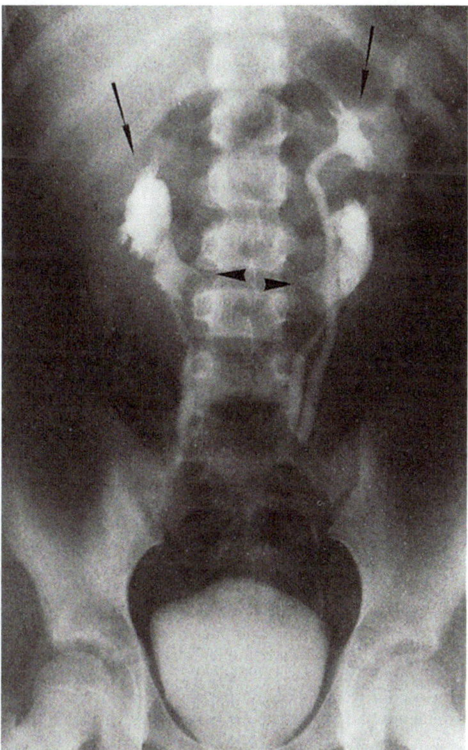

Abb. H140. Hufeisenniere mit Ureter fissus links

Hüf|te *f*: *→ Coxa*

künstliche Hüfte: *→ Hüftendoprothese*

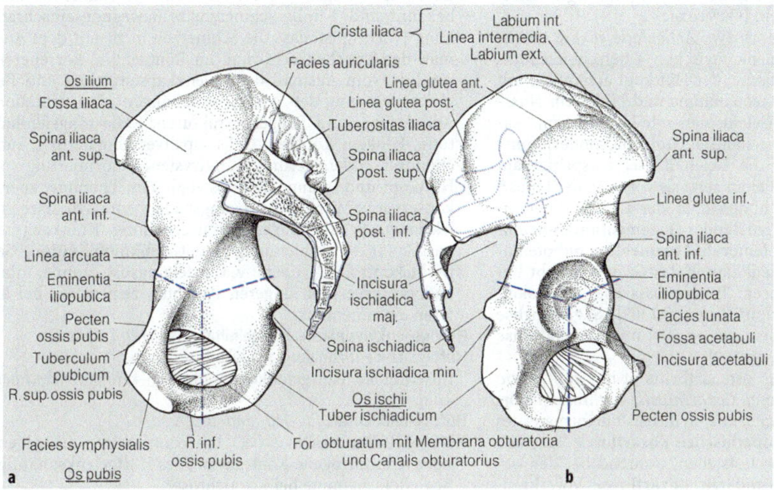

Abb. H141. Rechtes Hüftbein. **a** von innen, **b** von außen

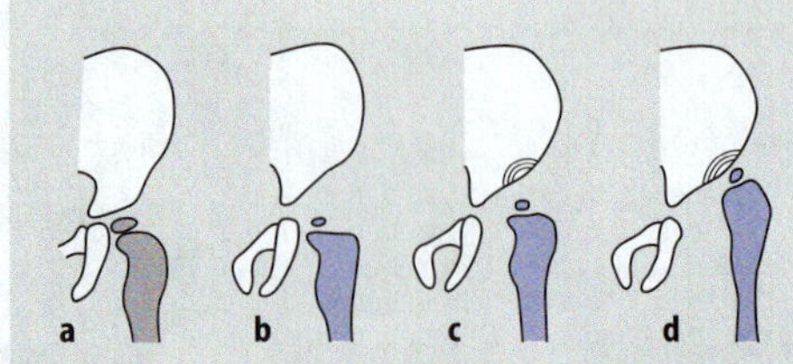

Abb. H142. Formen der Hüftdysplasie. **a** normal, **b** Dysplasie ohne Luxation, **c** Subluxation mit Sekundärveränderungen, **d** Luxation mit Sekundärveränderungen

Hüftlenldolprolthelse *f* (Ⓔ hip prosthesis): *Syn*: *Hüftgelenkprothese, Hüftgelenkersatz, Hüfttotalendoprothese*; die sog. künstliche Hüfte ist die häufigste Gelenkersatzoperation; alleine in Deutschland werden pro Jahr ca. 750.000 Hüftendoprothesen eingesetzt, wobei Hüftgelenkarthrose* und mediale Schenkelhalsfrakturen die häufigsten Indikationen sind; alle Modelle bestehen aus zwei Teilen: einer Schale, die als künstliche Hüftpfanne wirkt, und einem Hüftkopf mit Stiel zur Verankerung im Femur; sowohl die Pfanne als auch der Hüftkopf werden mit oder ohne Zement [v.a. bei Patienten unter 60 Jahren] im Knochen verankert; als Materialien haben sich Metall und Keramik für Kopf und Stiel und Polyethylen für die Pfanne bewährt
durch den Einsatz von Computern und Lasern werden die Prothesen heute exakter implantiert als in der Vergangenheit; damit kommt es seltener zu Luxation oder Prothesenlockerung, womit die postoperative Lebensqualität der Patienten und die Lebensdauer der Prothese erhöht wird

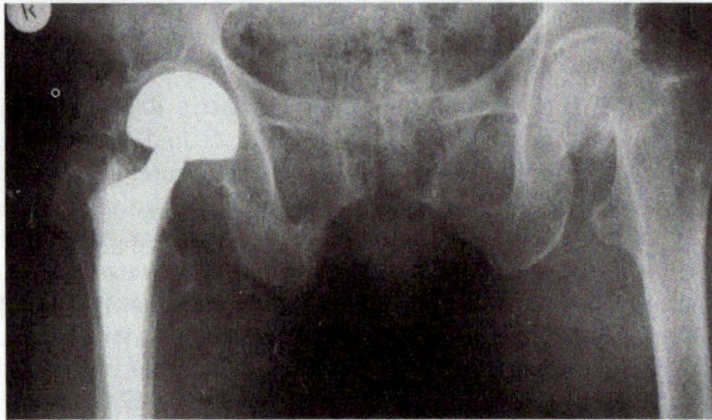

Abb. H143. Hüftendoprothese rechts

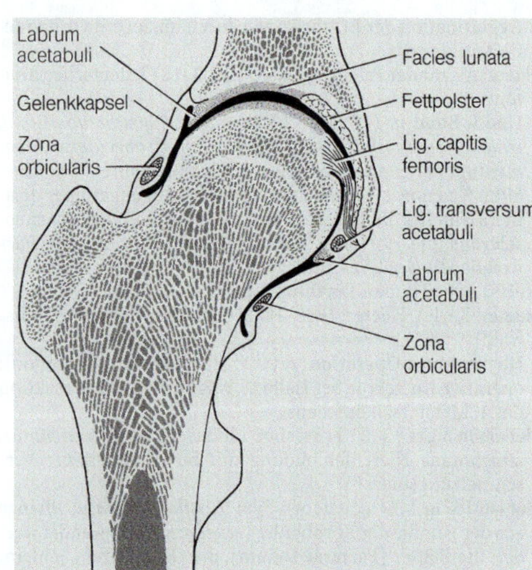

Abb. H144. Frontalschnitt durch das rechte Hüftgelenk

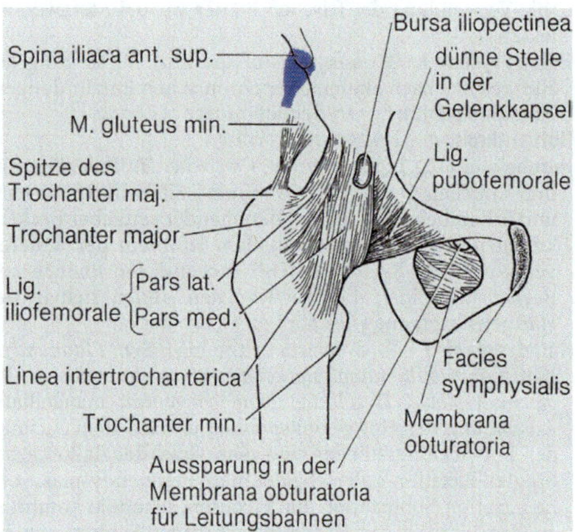

Abb. H145. Bandapparat des rechten Hüftgelenks von vorne

Hüftlgelgend *f* (Ⓔ hip region): *Syn*: *Hüftregion, Regio coxae*; Bezirk über dem Hüftbein [Os* coxae]

Hüftlgellenk *nt* (Ⓔ hip joint): *Syn*: *Articulatio coxae, Articulatio coxofemoralis*; Gelenk zwischen Oberschenkelknochen/Femur und Hüftpfanne; der Hüftkopf artikuliert mit der Facies* lunata des Acetabulums und bildet ein Nussgelenk*; das durch das Gelenk ziehende Ligamentum* capitis femoris hat keine mechanische Aufgabe, sondern führt Gefäße zum Hüftkopf; die Gelenkkapsel entspringt am Labrum* acetabuli, am Femur setzt sie vorne an der Linea* intertrochanterica und hinten über der Crista* intertrochanterica an; drei kräftige Bänder [**Ligamentum iliofemorale, Ligamentum ischiofemorale, Ligamentum pubofemorale**] verstärken die Gelenkkapsel; das Gelenk erlaubt Bewegungen um drei Achsen: **Transversalachse** [Extension/Streckung 10-15°; Flexion/Beugung 130°], **Sagittalachse** [Innenrotation 40°, Außenrotation 50°] und **Vertikalachse** [Abduktion 40°, Adduktion 30°]

Hüftlgellenklarlthrolse *f* (Ⓔ osteoarthritis of hip joint): *Syn*: *Koxarthrose, Hüftarthrose, Coxarthrosis, Arthrosis deformans coxae, Malum coxae senile*; Arthrosis* deformans des Hüftgelenks; bei der **idiopathischen Koxarthrose** lässt sich kein auslösender Faktor feststellen, während bei der wesentlich häufigeren **sekundären Koxarthrose** Vorerkrankungen [Epiphysenlösung, Hüftdysplasie, Morbus Perthes] oder Verletzungen [Schenkelhalsfraktur, Pfannenfraktur] bekannt sind; **Klinik**: schmerzhafte Bewegungseinschränkung [wichtig ist, dass die Schmerzen nicht mit dem Ausmaß der Knochenzerstörung im Röntgenbild korrelieren, sondern vom Ausmaß der Gelenkkapselreizung und Begleitentzündung der Synovialis abhängen], Innenrotation, Adduktions- und Beugekontrakturen, Entlastungsfehlhaltung, Hinken; **Röntgen**: Gelenkspaltverschmälerung, subchondrale Sklerosierung, Geröllzysten, Deformierung von Hüftkopf und -pfanne, Randosteophyten; **Therapie**: zuerst konservativ: Wärme, Bewegungsbäder, intraartikuläre Injektionen, Schuheinlagen, Absatzerhöhung, Krankengymnastik zur Muskeldehnung und Gelenkmobilisation, Gewichtskontrolle (!); operativ: Umstellungsosteotomie, Totalendoprothese [bei jüngeren Patienten zementfrei, bei älteren einzementiert]

Hüftlgellenkldyslplalsie, konlgelniltalle *f*: → *Hüftdysplasie*

Hüftlgellenklentlzünldung *f*: → *Coxitis*

tuberkulöse Hüftgelenkentzündung: → *Hüftgelenkstuberkulose*

Hüftlgellenklerlsatz *f*: → *Hüftendoprothese*

Hüftlgellenklkonltraklturf *f* (Ⓔ hip contracture): arthrogene oder tendomyogene Kontraktur* des Hüftgelenks; häufige Begleiterscheinung bei Koxarthrose*

Hüft|ge|lenk|lu|xa|ti|on *f* (Ⓔ dislocation of (the) hip): *Syn*: *Hüftluxation, Luxatio coxae*; angeborene [**Luxatio coxae congenita**] oder erworbene [Entzündung, Trauma] Verrenkung des Hüftgelenks; bei der angeborenen Form ist die Luxation lediglich eine Komplikation der Hüftdysplasie*

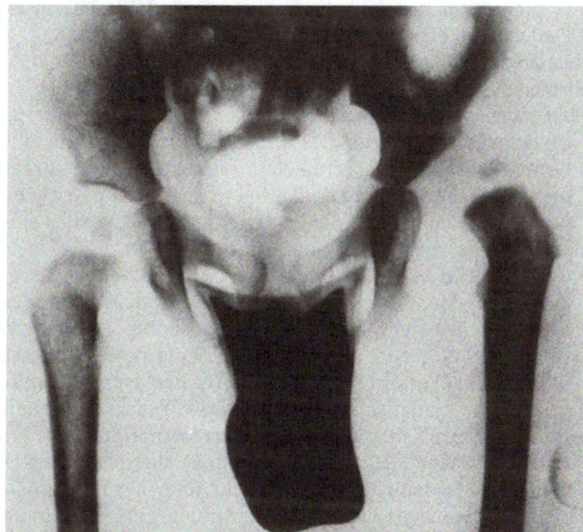

Abb. H146. Kongenitale Hüftgelenkluxation

Hüft|ge|lenk|pro|the|se *f*: → *Hüftendoprothese*
Hüft|ge|lenk|schmerz *m* (Ⓔ hip pain): Koxalgie, Coxalgia
Hüft|ge|lenks|ent|zün|dung *f*: → *Koxitis*
Hüft|ge|lenks|lu|xa|ti|ons|frak|tur *f* (Ⓔ fracture-dislocation of the hip): Fraktur der Hüftgelenkspfanne mit Luxation* des Oberschenkels

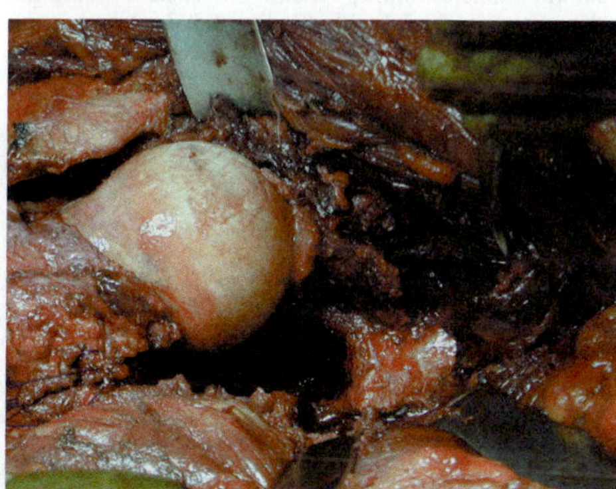

Abb. H147. Azetabulumfraktur mit zentraler Dislokation des Femurkopfes

Hüft|ge|lenk|so|no|gra|phie *f* (Ⓔ hip joint sonography): *Syn*: *Hüftgelenksonografie*; Ultraschalluntersuchung des Hüftgelenks; v.a. zur Beurteilung der angeborenen Hüftgelenkdysplasie*
Hüft|ge|lenks|pfan|ne *f*: → *Hüftpfanne*
Hüft|ge|lenks|plas|tik *f*: → *Hüftendoprothese*
Hüft|ge|lenks|tu|ber|ku|lo|se *f* (Ⓔ coxotuberculosis): *Syn*: *tuberkulöse Koxitis, tuberkulöse Hüftgelenkentzündung, Coxitis tuberculosa*; Gelenktuberkulose* des Hüftgelenks; kann als primäre Form [von der Synovialmembran ausgehend] oder sekundäre Form auftreten; führt i.d.R. zu totaler Gelenkzerstörung und Gelenkversteifung; **Diagnose**: Erregernachweis im Probematerial; **Therapie**: *s.u. Tuberkulose*
Hüft|kno|chen *m*: → *Hüftbein*
Hüft|kopf *m* (Ⓔ head of femur): *Syn*: *Femurkopf, Oberschenkelkopf, Caput femoris*; kugelförmiger Kopf des Femurs*, der unterhalb der Mitte eine Einsenkung [Fovea* capitis femoris] hat, in der das Ligamentum* capitis femoris ansetzt; bildet zusammen mit der Hüftpfanne* des Beckens das Hüftgelenk
Hüft|kopf|ar|te|rie *f* (Ⓔ acetabular artery): Azetabulumast der Arteria* obturatoria
Hüft|kopf|ne|kro|se *f* (Ⓔ necrosis of the femoral head): *Syn*: *Femurkopfnekrose*; Osteochondrose* des Hüftkopfs; führt i.d.R. zu Deformierung
idiopathische Hüftkopfnekrose des Erwachsenen: → *avaskuläre Femurkopfnekrose*
Hüft|kopf|pro|the|se *f* (Ⓔ femoral head prosthesis): Prothese* zum Ersatz des Oberschenkelkopfes; *s.a. Hüftendoprothese*
Hüft|kranz|ar|te|rie, o|ber|fläch|li|che *f*: → *Arteria circumflexa ilium superficialis*
Hüft|kranz|ar|te|rie, tie|fe *f*: → *Arteria circumflexa ilium profunda*
Hüf|tlu|xa|ti|on *f*: → *Hüftgelenkluxation*
Hüft|nerv *m*: → *Nervus ischiadicus*
Hüft|pfan|ne *f* (Ⓔ socket of hip joint): *Syn*: *Hüftgelenkspfanne, Acetabulum, Azetabulum*; Gelenkpfanne des Hüftgelenks*; wird von den drei Knochen des Hüftbeins* [Darmbein, Sitzbein, Schambein] gebildet; der äußere Rand wird durch den Limbus* acetabuli verstärkt, in der Tiefe der Pfanne liegt die Fossa* acetabuli, die unten-vorne in die Incisura* acetabuli übergeht; die Fossa acetabuli wird sichelförmig von der **Facies lunata** umfasst, deren hyaliner Knorpel als Gelenkfläche für den Femurkopf dient
Hüft|pfan|nen|bruch *m*: → *Hüftpfannenfraktur*
Hüft|pfan|nen|dys|pla|sie *f*: → *Hüftdysplasie*
Hüft|pfan|nen|frak|tur *f* (Ⓔ acetabulum fracture): *Syn*: *Hüftpfannenbruch, Azetabulumfraktur, Acetabulumfraktur*; Fraktur der Hüftpfanne [Acetabulum]; am häufigsten ist die Fraktur des dorsokranialen Pfannenrandes; andere Bruchformen sind die Fraktur des vorderen oder hinteren Pfeilers oder die Querfraktur der Pfanne

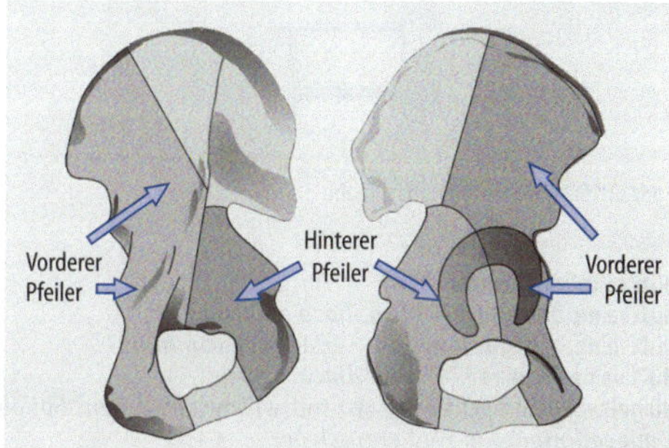

Abb. H148. Typische Hüftpfannenfrakturen

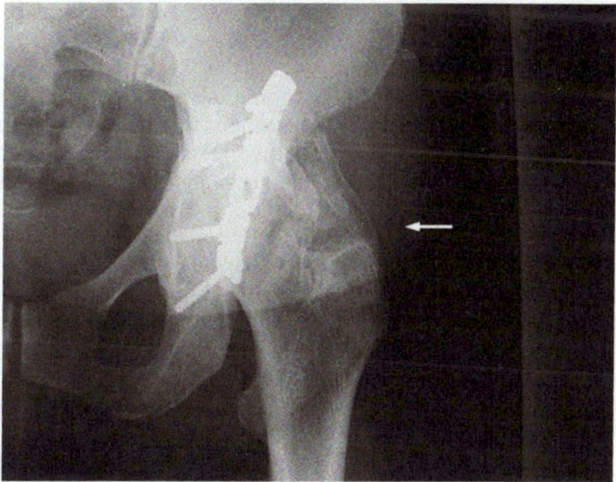

Abb. H149. Hüftpfannenfraktur. Heterotope Ossifikation mit Einsteifung nach operativer Stabilisierung

Hüft|re|gi|on *f*: → *Hüftgegend*
Hüft|schlag|a|der, äu|ße|re *f*: → *Arteria iliaca externa*

Hüft|schlag|ader, ge|mein|sa|me *f*: *→Arteria iliaca communis*
Hüft|schlag|ader, in|ne|re *f*: *→Arteria iliaca interna*
Hüft|schmerz *m* (Ⓔ hip pain): Koxalgie, Coxalgia
Hüft|schrau|be, dy|na|mi|sche *f* (Ⓔ dynamic hip screw): Implantat zur Behandlung pertrochantärer Femurfrakturen; die in den Femurkopf eingebrachte Schraube kann bei Belastung in der Schraubenhülse gleiten; damit werden Scherkräfte in Kompressionskräfte umgewandelt; *s.a. proximale Femurfraktur*

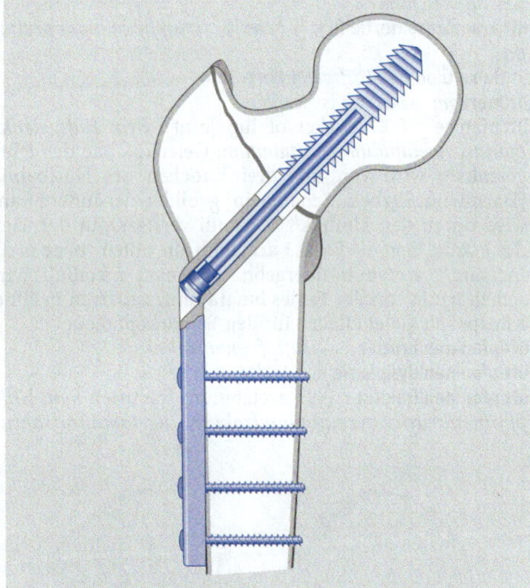

Abb. H150. Dynamische Hüftschraube

Hüft|to|tal|en|do|pro|the|se *f*: *→Hüftendoprothese*
Hüft|ve|ne, äu|ße|re *f*: *→Vena iliaca externa*
Hüft|ve|ne, ge|mein|sa|me *f*: *→Vena iliaca communis*
Hüft|ve|ne, in|ne|re *f*: *→Vena iliaca interna*
Hü|gel|wei|den|rös|chen *nt* (Ⓔ hill willowherb): *Syn*: *Epilobium collinum*; *s.u. Weidenröschen*
Huhner: Max Huhner; 1873–1947; amerikanischer Urologe (New York)
Huhner-Test *m* (Ⓔ Huhner test): *Syn*: *Sims-Huhner-Test, postkoitaler Spermakompatibilitätstest, Postkoitaltest*; Untersuchung von Zervixschleim nach dem Beischlaf zur Abklärung von Fertilitätsstörungen; der Zervixschleim wird ca. 6 h nach dem Beischlaf entnommen; reichlich vorhandene, bewegliche Spermien sprechen für fertiles Sperma [positiver Test]; mehrfach negative Tests in der präovulatorischen Phase deuten auf eine zervikale Fertilitätsstörung hin
Hüh|ner|au|ge *nt*: *→Clavus*
Hüh|ner|brust *f* (Ⓔ chicken breast): *Syn*: *Kielbrust, Pectus gallinatum/carinatum*; Brustkorbfehlbildung mit kielartigem Vorspringen des Brustbeins; kommt als angeborene oder erworbene Form [Rachitis*] vor; eine operative Korrektur ist nur aus kosmetischen Gründen indiziert
Hüh|ner|ei|weiß *nt* (Ⓔ albumen): *Syn*: *Albumen*; das Eiweiß des Hühnereies
Hüh|ner|mil|be *f* (Ⓔ chicken mite): *Syn*: *Dermanyssus gallinae*; *s.u. Vogelmilbenkrätze*
Hüll|mem|bran *f* (Ⓔ outer mitochodrial membrane): äußere Mitochondrienmembran; *s.u. Mitochondrie*
Hüll|pro|te|i|ne *pl* (Ⓔ coat proteins): Proteine der Virushülle
Hüll|zel|le *f* (Ⓔ sheath cell): *Syn*: *Mantelzelle, Satellitenzelle, Lemnozyt, Amphizyt*; zur Neuroglia* gehörende Zelle des peripheren Nervensystems, die z.B. den Zellleib der Nervenzellen in den Spinalganglien umgibt
Hül|sen|ka|pil|la|ren *pl* (Ⓔ sheathed capillaries): *s.u. Milz*
HuMA *Abk.*: humane monoklonale Antikörper

hu|man *adj* (Ⓔ **1.** human **2.** humane): **1.** den Menschen betreffend, im Menschen vorkommend, vom Menschen stammend **2.** menschlich, menschenfreundlich, menschenwürdig
Hu|man|al|bu|min *nt* (Ⓔ human albumin): Infusionslösung als Plasmaersatzmittel; **Anw.**: hypovolämischer Schock, Hypalbuminämie [v.a. Verbrennungen]; **NW**: allergische Reaktionen, Fieber, Hypotonie, Schock
Hu|man|cho|ri|on|go|na|do|tro|pin *nt*: *→Choriongonadotropin*
Hu|man|ge|ne|tik *f* (Ⓔ human genetics): *s.u. Genetik*
Hu|man|ge|nom|pro|jekt *nt* (Ⓔ human genome project): 1990 gestartetes internationales Projekt zur Kartierung aller Gene des Menschen; wurde 2001 abgeschlossen; die Ergebnisse sind aber nicht so eindeutig, wie erwartet und es wird noch Jahre dauern, bis die letzten Streitfragen geklärt sind
Human-IFN-β_2 *Abk.*: Humaninterferon-β_2
Hu|man|in|su|lin *nt* (Ⓔ human insulin): synthetisch hergestelltes Insulin*, das von der Struktur her dem Insulin des Körpers entspricht; kann aus Aminosäuren synthetisiert werden; häufiger ist aber die Herstellung mittels gentechnologischer Verfahren [**biosynthetisches Humaninsulin**] oder die enzymatische Umwandlung von Schweineinsulin in Humaninsulin [**semisynthetisches Humaninsulin**]
Hu|man|me|di|zin *f* (Ⓔ human medicine): den Menschen betreffende Medizin; im Gegensatz zur Veterinärmedizin
Hu|man|phy|si|o|lo|gie *f* (Ⓔ human physiology): Physiologie* des Menschen
hu|me|ral *adj* (Ⓔ humeral): Oberarm oder Oberarmknochen/Humerus betreffend
Humero-, humero- *präf.*: Wortelement mit der Bedeutung „Oberarmknochen/Humerus"
hu|me|ro|ra|di|al *adj* (Ⓔ humeroradial): *Syn*: *radiohumeral*; Oberarmknochen und Speiche/Radius betreffend oder verbindend
Hu|me|ro|ra|di|al|ge|lenk *nt* (Ⓔ humeroradial joint): *Syn*: *Articulatio humeroradialis*; Gelenk zwischen Oberarmknochen/Humerus und Speiche/Radius; Teil des Ellenbogengelenks; erlaubt Beugung/Streckung und Rotation

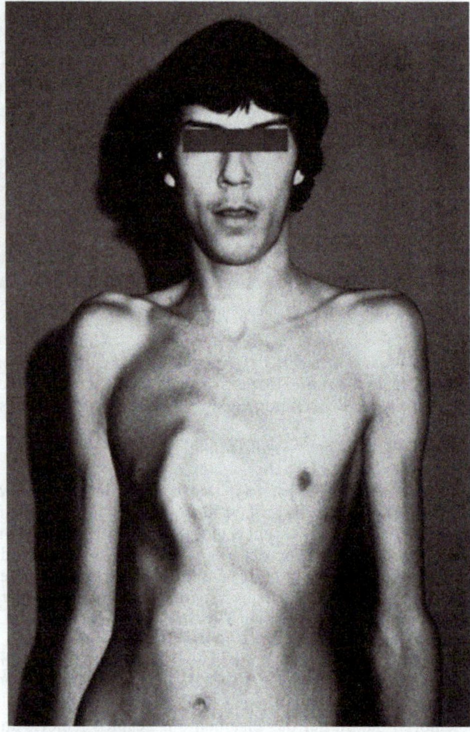

Abb. H151. Hühnerbrust

hu|me|ro|ska|pu|lar *adj* (Ⓔ humeroscapular): *Syn*: *skapulohumeral*; Oberarmknochen und Schulterblatt/Skapula betreffend oder verbindend

hu|me|ro|ul|nar *adj* (Ⓔ humeroulnar): Oberarmknochen und Ulna betreffend oder verbindend

Hu|me|ro|ul|nar|ge|lenk *nt* (Ⓔ humeroulnar joint): *Syn*: *Articulatio humeroulnaris*; Gelenk zwischen Oberarmknochen/Humerus und Elle/Ulna; Teil des Ellenbogengelenks; Scharniergelenk, das Beugung und Streckung erlaubt

Hu|me|rus *m, pl* **-ri** (Ⓔ humerus): *Syn*: *Oberarmknochen*; der Oberarmknochen ist oben am Schultergelenk* und unten am Ellenbogengelenk* beteiligt; der halbkugelförmige Kopf [Caput* humeri] wird artikuliert mit der Cavitas* glenoidalis des Schulterblatts; zwischen anatomischem Humerushals [Collum* anatomicum] und chirurgischem Humerushals [Collum* chirurgicum] liegt außen oben das **Tuberculum majus** und auf der Ventralfläche das **Tuberculum minus;** die zwischen ihnen liegende Furche [**Sulcus intertubercularis**] setzt sich nach unten fort und wird von der Verlängerung der beiden Tubercula [**Crista tuberculi majoris, Crista tuberculi minoris**] begrenzt; der **Humerusschaft** [Corpus humeri] ist oben mehr zylindrisch und weiter unten dreiseitig; auf der **Facies anterolateralis humeri** liegt in der Mitte des Schafts eine Rauigkeit [**Tuberositas deltoidea**], die dem Musculus* deltoideus als Ansatz dient; auf der **Facies posterior humeri** liegt eine flache, oft kaum sichtbare Rinne [**Sulcus nervi radialis**], in der Nervus* radialis und Arteria und Vena profunda brachii verlaufen; die distal deutlich ausgeprägten Ränder [**Margo medialis** und **lateralis humeri**] laufen jeweils in eine Knochenleiste [**Crista supracondylaris lateralis** und **medialis**] aus; das untere Ende des Humerus wird von der **Humeruskondyle** [Condylus humeri] gebildet, die auf der lateralen Seite das Capitulum* humeri und auf der medialen Seite die Trochlea* humeri trägt; außen und innen auf der Kondyle befindet sich jeweils eine Epikondyle [Epicondylus* lateralis und medialis humeri]; im Sulcus* nervi ulnaris an der Unterseite des Epicondylus* medialis humeri verläuft der Nervus* ulnaris vom Oberarm zum Unterarm

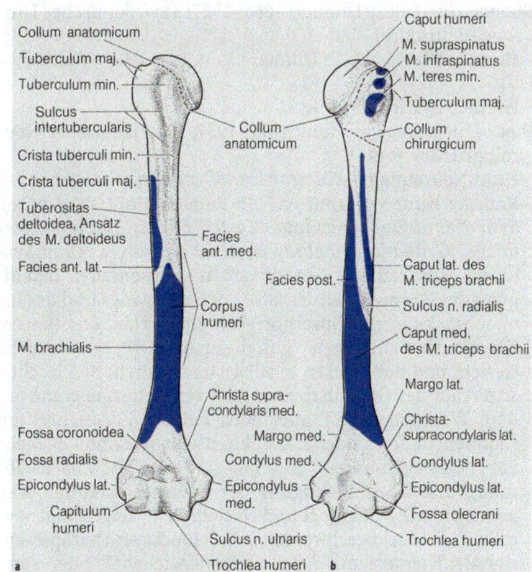

Abb. H152. Rechter Humerus. **a** von ventral, **b** von dorsal; Blau = Ursprünge und Ansätze von Muskeln

Hu|me|rus|di|a|phy|se *f* (Ⓔ diaphysis of humerus): umfassst den Humerusschaft [Corpus* humeri] sowie den Bereich zwischen Collum* anatomicum und Collum* chirurgicum, in dem Tuberculum* majus und minus liegen

Hu|me|rus|e|pi|kon|dy|le, äu|ße|re *f* (Ⓔ lateral epicondyle of humerus): *Syn*: *Epicondylus lateralis humeri*; unteres Ende der Crista* supracondylaris lateralis

Hu|me|rus|e|pi|kon|dy|le, me|di|a|le *f* (Ⓔ medial epicondyle of humerus): *Syn*: *Epicondylus medialis humeri*; unteres Ende der Crista* supracondylaris medialis

Hu|me|rus|frak|tur *f* (Ⓔ fracture of the humerus): *Syn*: *Oberarmbruch, Oberarmfraktur*; die Frakturen des Oberarmknochens werden in **Humeruskopffrakturen**, **Humerusschaftfrakturen** und **distale Humerusfrakturen** unterteilt
distale Humerusfraktur (Ⓔ distal fracture of humerus): bei den distalen Humerusfrakturen unterscheidet man extraartikuläre Frakturen [**suprakondyläre Humerusfraktur,** häufigste Fraktur im Kindesalter], partielle Gelenkfrakturen [**monokondyläre Humerusfraktur,** meist Fraktur des Condylus lateralis humeri] und vollständige Gelenkfrakturen [**bikondyläre** oder **transkondyläre Humerusfraktur**]; **Therapie**: distale Humerusfrakturen müssen operativ reponiert und mittels Schrauben- oder Plattenosteosynthese fixiert werden

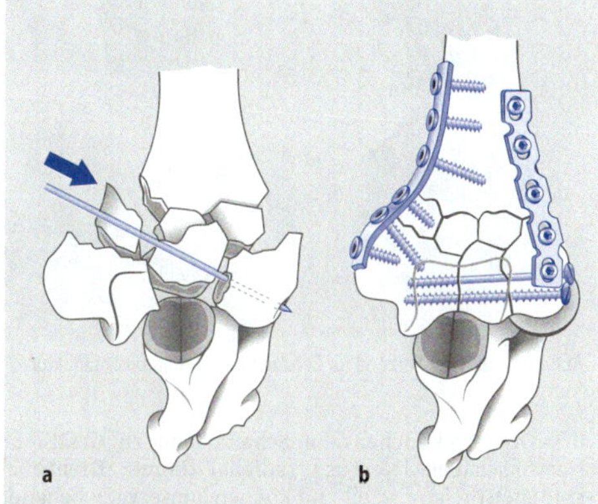

Abb. H153. Distale Humerusfraktur

Hu|me|rus|hals, a|na|to|mi|scher *m* (Ⓔ anatomical neck of humerus): *Syn*: *Collum anatomicum humeri*; enge Stelle des Oberarmknochens direkt unter dem Kopf

Hu|me|rus|hals, chi|rur|gi|scher *m* (Ⓔ surgical neck of humerus): *Syn*: *Collum chirurgicum humeri*; unter dem anatomischen Humerushals liegender Bereich, der häufig Sitz einer Fraktur ist

Hu|me|rus|kon|dy|le *f* (Ⓔ condyle of humerus): *Syn*: *Condylus humeri*; Gelenkkopf am unteren Ende des Oberarmknochens, der auf der lateralen Seite das Capitulum* humeri und auf der medialen Seite die Trochlea* humeri trägt

Hu|me|rus|kopf *m* (Ⓔ head of humerus): *Syn*: *Oberarmkopf, Caput humeri*; halbkugelförmiger Gelenkkopf des Oberarms, der unten vom Collum* anatomicum humeri begrenzt wird; bildet mit der Gelenkfläche des Schulterblattes das Schultergelenk*

Hu|me|rus|köpf|chen *nt* (Ⓔ capitellum): kleines Köpfchen am unteren Ende des Oberarmknochens/Humerus; artikuliert mit dem Radiusköpfchen* in der Articulatio humeroradialis

Hu|me|rus|kopf|frak|tur *f* (Ⓔ fracture of the head of humerus): *Syn*: *proximale Humerusfraktur*; Frakturen des Oberarmknochens sind häufig bei älteren Menschen [Osteoporose]; bei jüngeren Patienten findet man sie meist nur bei Verkehrsunfällen oder Polytraumen; bei älteren Patienten handelt es sich meist um nicht dislozierte Frakturen, die konservativ [z.B. Gilchrist-Verband] behandelt werden können; bei jüngeren Patienten liegen oft mehrere Fragmente vor und der Kopf ist aus der Gelenkpfanne disloziert; therapeutisch kann eine geschlossene Reposition und perkutane Drahtspickung oder eine offene Reposition und Osteosynthese notwendig sein [*Abb. H154, H155*]

Hu|me|rus|schaft *m* (Ⓔ shaft of humerus): *Syn*: *Oberarmschaft, Corpus humeri*; *s.u. Humerus*

Hu|me|rus|schaft|frak|tur *f* (Ⓔ humeral shaft fracture): Bruch

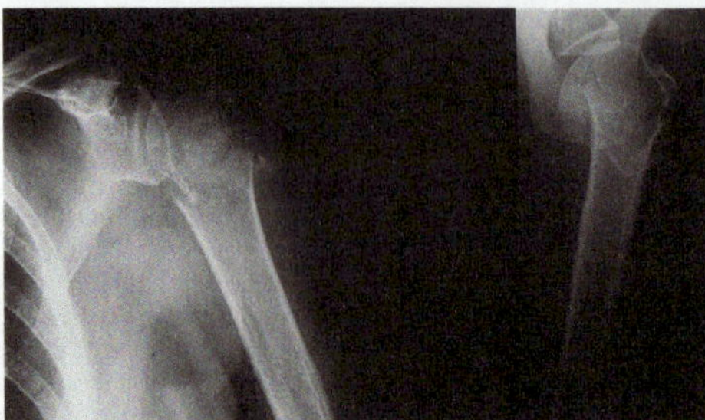

Abb. H154. Dislozierte Humeruskopffraktur

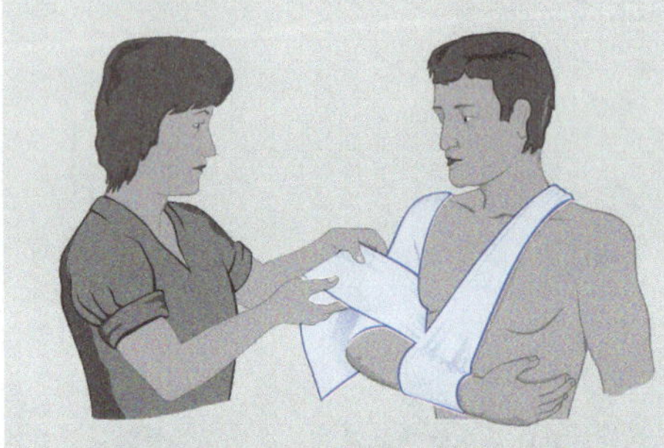

Abb. H155. Gilchrist-Verband zur Behandlung der Humeruskopffraktur

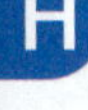

des Oberarmknochens im Schaft; kann zu Gefäß- und Nervenschäden [Nervus* radialis] führen; Drehbrüche sind meist relativ stabil und können konservativ behandelt werden; Querbrüche, Trümmerbrüche und Biegungsbrüche sind instabil und müssen operativ versorgt werden; meist wird eine Marknagelung durchgeführt; im gelenknahen Bereich wird die Plattenosteosynthese bevorzugt

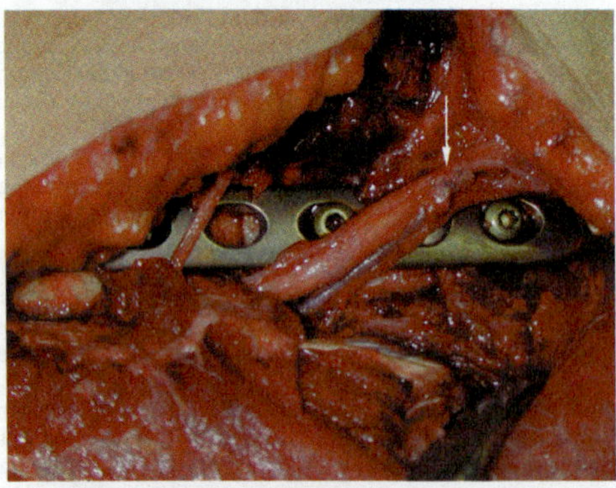

Abb. H156. Offene Humerusschaftfraktur. Plattenostosynthese

Hu|mor *m* (Ⓔ humor): (Körper-)Flüssigkeit

Humor aquosus (Ⓔ aqueous humor): ***Syn***: *Kammerwasser*; vom Epithel des Ziliarkörpers [Corpus* ciliare] gebildete Flüssigkeit der vorderen und hinteren Augenkammer*; die Gesamtmenge beträgt ca. 0,2–0,3 ml; der Abfluss des Kammerwassers erfolgt über die Fontana*-Räume im Iridokornealwinkel* der vorderen Augenkammer; bei Abflussstörungen in diesem Bereich kommt es zur Erhöhung des Augeninnendruckes und evtl. zur Entwicklung eines Glaukoms*

Humor vitreus (Ⓔ vitreous humor): *s.u. Corpus vitreum*

hu|mo|ral *adj* (Ⓔ humoral): (Körper-)Flüssigkeit(en) betreffend

Hu|mo|ral|pa|tho|lo|gie *f* (Ⓔ humoral doctrine): von den alten Griechen, Ägyptern u.a. abgeleitete Theorie, die davon ausging, dass alle Erkrankungen auf einer fehlerhaften Zusammensetzung der Körpersäfte beruhen; *s.a. Zellularpathologie*

Hu|mu|lus lu|pu|lus *m*: *→Hopfen*

Hun|de|angst *f*: *→Kynophobie*

Hun|de|band|wurm *m*: *→Echinococcus granulosus*

Hun|de|band|wurm|krank|heit *f*: *→Hydatidose*

Hun|de|spul|wurm *m* (Ⓔ Toxocara canis): ***Syn***: *Toxocara canis*; selten auf den Menschen übertragener Erreger von Toxocariasis* und Larva* migrans

Hunds|zun|ge *f* (Ⓔ hound's-tongue): ***Syn***: *Cynoglossum officinale, Cynoglossum clandestinum*; Pflanze aus der Familie der Rauhblattgewächse [Boraginaceae]; verwendet werden die getrocknete Wurzel [**Cynoglossi radix**] und das blühende, getrocknete Kraut [**Cynoglossi herba**]; die Wurzel enthält verschiedene Alkaloide* [u.a. Cynoglossin, Consolidin, Concolicin und Cynoglossidin], das Kraut ebenfalls bis zu 1,7 % Alkaloide* [v.a. Heliosupin]; **Anw.**: traditionell innerlich bei Magen-Darm-Beschwerden, Bronchitis*; äußerlich bei Rheuma, Muskelschmerzen, Neuralgien, Venenerkrankungen, Thrombophlebitis* und zur Behandlung von schlecht heilenden Wunden und Narben

Hun|ger|a|zi|do|se *f* (Ⓔ starvation acidosis): ***Syn***: *nutritive metabolische Azidose, nutritive Azidose*; metabolische Azidose* bei ungenügender Kohlenhydratzufuhr

Hun|ger|kur *f* (Ⓔ fasting cure): ***Syn***: *Nulldiät*; vollständiges Fasten, bei dem nur Wasser, Elektrolyte und Vitamine eingenommen werden

Hun|ger|ö|dem *nt* (Ⓔ hunger edema): Ödem* durch Eiweißmangel bei Fehl- oder Unterernährung

Hun|ger|os|te|o|pa|thie *f* (Ⓔ hunger osteopathy): ***Syn***: *alimentäre Osteopathie*; Osteopathie* bei Fehl- oder Unterernährung

Hun|ger|os|te|o|po|ro|se *f* (Ⓔ starvation osteoporosis): ***Syn***: *alimentäre Osteoporose, nutritive Osteoporose*; bei Fehl- oder Unterernährung entstehende Osteoporose*, Teilaspekt der Hungerosteopathie*

Hun|ger|ty|phus *m*: *→epidemisches Fleckfieber*

Hunner: Guy LeRoy Hunner; 1868–1957; amerikanischer Urologe (Baltimore)

Hunner-Ulzera *pl* (Ⓔ Hunner ulcers): *s.u. interstitielle Zystitis*

Hunner-Zystitis *f*: *→interstitielle Zystitis*

Hunt: James Ramsay Hunt; 1872–1937; amerikanischer Neurologe (New York)

Hunt-Neuralgie *f*: *→Ramsay Hunt-Syndrom*

Ramsay Hunt-Syndrom *nt* (Ⓔ Ramsey Hunt syndrome): ***Syn***: *Neuralgia geniculata, Zoster oticus, Herpes zoster oticus, Genikulatumneuralgie, Hunt-Neuralgie, Hunt-Syndrom*; schmerzhafte Gürtelrose* mit besonderer Beteiligung der Ohrmuschel, des äußeren Gehörgangs und des Innenohrs; kann zu Schwerhörigkeit oder Ertaubung führen; **Klinik**: der Schmerz ist initial auf das Ohr, das seitliche Gesicht und den Nacken lokalisiert; schmerzhafte Bläschen sitzen auf der Ohrmuschel, im äußeren Gehörgang und auf dem Trommelfell, z.T. aber auch auf der Zunge und am Gaumen; in der 1. oder 2. Krankheitswoche kommt es meist zur Fazialislähmung* mit halbseitiger Geschmackslähmung und Beeinträchtigung der Speichelsekretion; dazu kommen u.U. Schwindel und Nystagmus*, Trigeminusneuralgie*, Schluckbeschwerden und Schluckauf; **Therapie**: antivirale Therapie mit Aciclovir*, Valaciclovir* oder Famciclovir*; Antibiotika zur Verhütung einer bakteriellen Sekundärinfektion; Schmerzmittel

Hunt-Syndrom *nt* (Ⓔ **1.** Hunt's disease **2.** Ramsey Hunt syndrome): **1.** ***Syn***: *Dyssynergia cerebellaris myoclonica*; autosomal-rezessive oder dominante Degeneration des Nucleus* dentatus mit Myoklonien* und Asynergie* **2.** *→Ramsay Hunt-Syndrom*

Hunter: **1.** William Hunter; 1718–1783; schottischer Anatom **2.** John Hunter; 1728–1793; schottischer Anatom und Chirurg **3.** William Hunter; 1861–1937; englischer Arzt **4.** Charles H. Hunter; 1873–1955; kanadischer Internist (Manitoba)

Hunter-Glossitis *f* (Ⓔ Hunter's glossitis): *Syn*: *Moeller-Hunter-Glossitis, Moeller-Glossitis, Glossitis Moeller-Hunter, Moeller-Glossitis, Moeller-Hunter-Glossitis, Glossitis atrophicans*; atrophische Glossitis als Begleiterscheinung von Anämien [perniziöse Anämie*, Eisenmangelanämie*] oder Lebererkrankungen

Hunter-Linie *f* (Ⓔ Hunter's line): weißer Sehnenstreifen in der vorderen Medianlinie vom Schwertfortsatz des Brustbeins bis zur Schamfuge; entsteht durch Verflechtung der Aponeurosen von rechtem und linkem Musculus* rectus abdominis

Hunter-Schanker *m* (Ⓔ hunterian chancre): *Syn*: *harter Schanker, syphilitischer Primäraffekt, Ulcus durum*; primäres Hautgeschwür bei Syphilis*

Hunter-Schreger-Linien *pl* (Ⓔ Hunter-Schreger's lines): *Syn*: *Schreger-Hunter-Linien*; abwechselnd helle und dunkle Streifen, die durch den wellenförmigen Verlauf der Schmelzprismen entstehen; beginnen an der Schmelz-Dentin-Grenze und reichen bis zum äußeren Schmelzdrittel

Hunter-Syndrom *nt* (Ⓔ Hunter's syndrome): *Syn*: *Morbus Hunter, Mukopolysaccharidose II*; je nach Manifestationsalter mild [späte Kindheit] oder schwer [frühe Kindheit] verlaufende Speicherkrankheit durch einen Defekt der Iduronatsulfatsulfatase; *s.a. Mukopolysaccharidose*

Huntington: George Sumner Huntington; 1851–1916; amerikanischer Neurologe (New York)

Huntington-Chorea *f*: *→Chorea Huntington*

Huppert: Hugo Huppert; 1832–1904; tschechischer Internist

Huppert-Krankheit *f*: *→multiples Myelom*

Hurler: Gertrud Hurler; 1889–1965; österreichische Kinderärztin (München)

Hurler-Krankheit *f*: *→Pfaundler-Hurler-Syndrom*

Hurler-Pfaundler-Krankheit *f*: *→Pfaundler-Hurler-Syndrom*

Hurler-Scheie-Variante *f* (Ⓔ Hurler-Scheie type): *Syn*: *Mukopolysaccharidose I-H/S*; nur mit leichter Einschränkung der Intelligenz verbundene Variante der Mukopolysaccharidose*

Hurler-Syndrom *nt*: *→Pfaundler-Hurler-Syndrom*

Hurler-Zellen *pl* (Ⓔ Hurler's cells): typische Zellen mit Speicherung von Dermatansulfat und Heparansulfat bei Pfaundler-Hurler-Syndrom

Hürthle: Karl Hürthle; 1860-1945; deutscher Histologe (Breslau)

Hürthle-Tumor *m* (Ⓔ Hürthle cell tumor): *Syn*: *Hürthle-Zelladenom, Hürthle-Struma, oxyphiles Schilddrüsenadenom, Onkozytom*; von den **Hürthle-Zellen** ausgehender Schilddrüsentumor, der nur selten maligne entartet

HUS *Abk.*: *→hämolytisch-urämisches Syndrom*

HÜS *Abk.*: Herzüberwachungsstation

Hus|ten|asth|ma *nt* (Ⓔ cough asthma): *s.u. Essay Asthma bronchiale S. 173*

Hus|ten|frak|tur *f* (Ⓔ cough fracture): durch einen starken und andauernden Hustenanfall verursacht Rippenfraktur, v.a. bei ausgeprägter Osteoporose*

Hus|ten|mit|tel *nt* (Ⓔ cough medicine): *Syn*: *Antitussivum*; hustenstillendes Mittel; Mittel, die den Hustenreflex im Zentralnervensystem hemmen, sind nur bei trockenem Reizhusten angebracht

Hus|ten|plat|te *f* (Ⓔ cough plate): durch Aufhusten auf eine Agarplatte angelegte Kultur

Hus|ten|schlag *m* (Ⓔ tussive syncope): *Syn*: *Hustensynkope*; durch einen starken Hustenanfall ausgelöste krisenhafte Hirnischämie mit Schwindel oder Bewusstseinseintrübung; *s.a. vasovagale Synkope*

Hus|ten|syn|ko|pe *f*: *→Hustenschlag*

Hutchinson: Sir Jonathan Hutchinson; 1828–1913; englischer Chirurg (London)

Hutchinson-Gilford-Syndrom *nt*: *→Progerie*

Hutchinson-Trias *f* (Ⓔ Hutchinson's triad): *s.u. Essay Syphilis S. 2077*

Hutchinson-Weber-Peutz-Syndrom *nt*: *→Peutz-Jeghers-Syndrom*

Hutchinson-Zähne *pl* (Ⓔ Hutchinson's teeth): *s.u. Essay Syphilis S. 2077*

Hutinel: Victor Henri Hutinel; 1849–1933; französischer Internist (Paris)

Hutinel-Zirrhose *f* (Ⓔ Hutinel's disease): *Syn*: *Hutinel-Krankheit*; tuberkulöse Perikarditis* des Kindesalters mit Entwicklung von Herzinsuffizienz*, Stauungsleber* und Leberzirrhose*

Hutter: **Hutter-Zeichen** *nt* (Ⓔ Hutter's sign): *Syn*: *Psoasrandzeichen, Psoasrandphänomen, Psoaszeichen*; bei infektiös-toxischer Nierenparenchymschädigung findet man im Röntgenbild eine geradlinige Begrenzung des Nierenbeckens durch eine mediale Anlagerung des Musculus psoas major

Huxley: **1.** Thomas Henry Huxley; 1825–1895; englischer Physiologe und Naturforscher (London) **2.** Andrew Fielding Huxley, englischer Physiologe im 20. Jahrhundert; Nobelpreisträger für Medizin 1963

Huxley-Schicht *f* (Ⓔ Huxley's sheath): *s.u. Haar*

HV *Abk.*: **1.** Heilverfahren **2.** *→Hepatitisviren* **3.** *→Herpesviridae* **4.** Herzvolumen **5.** *→Hyperventilation*

HVE *Abk.*: Hochvolt-Elektronenmikroskopie

HVG *Abk.*: *→Host-versus-Graft-Reaktion*

HVGR *Abk.*: *→Host-versus-Graft-Reaktion*

HVH *Abk.*: *→Herpesvirus hominis*

HVI *Abk.*: humanes Vaccinia-Immunglobulin

HVL *Abk.*: *→Hypophysenvorderlappen*

HVL-Hormone *pl*: *→Hypophysenvorderlappenhormone*

HVLI *Abk.*: *→Hypophysenvorderlappen-Insuffizienz*

HVL-Insuffizienz *f*: *→Hypophysenvorderlappeninsuffizienz*

HVLQ *Abk.*: Herzvolumenleistungsquotient

HVPE *Abk.*: Hochvolt-Papierelektrophorese

HVS *Abk.*: **1.** *→Homovanillinsäure* **2.** *→Hyperventilationssyndrom*

HW *Abk.*: *→Halswirbel*

HWB *Abk.*: Halbwertbreite

HWD *Abk.*: **1.** Halbwertdicke **2.** Halbwertdosis **3.** Halbwertschichtdicke

HWI *Abk.*: **1.** *→Harnweginfektion* **2.** *→Hinterwandinfarkt*

HWK *Abk.*: Halswirbelkörper

HWS *Abk.*: **1.** Halbwertschicht **2.** Halbwertschichtdicke **3.** Halswirbelsäule

HWS-Kyphose *f* (Ⓔ trachelokyphosis): *Syn*: *Halswirbelsäulenkyphose, Trachelokyphose*; Kyphose* der Halswirbelsäule

HWS-Schleudertrauma *nt* (Ⓔ whiplash): *Syn*: *whiplash injury, Peitschenschlagphänomen, Schleudertrauma, Whiplash-Syndrom*; Verletzung der Halswirbelsäule durch plötzliche Überstreckung [Hyperextension] und nachfolgendes Nachvorneschleudern [Hyperflexion] bei Auffahrunfällen; **Klinik**: nach einem beschwerdefreien Intervall [Stunden bis Tage] kommt es zur Entwicklung eines **posttraumatischen Zervikalsyndroms** mit Nacken-Hinterkopf-Schmerzen und schmerzhafter Bewegungseinschränkung der Halswirbelsäule; zusätzlich können noch Brachialgie, Okzipitalisneuralgie, **posttraumatisches zervikozephales Syndrom** mit vestibulären Störungen, akustischen Phänomenen, okulären und psychischen Symptomen, und eine Obstruktion der Arteria* vertebralis auftreten; **Therapie**: Ruhigstellung in einer Halskrause, Kältpackungen

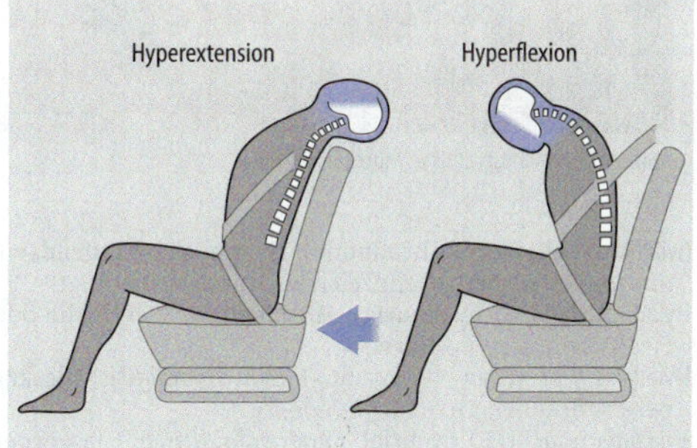

Abb. H157. HWS-Schleudertrauma

HWT *Abk.*: Halbwertstiefe
HWZ *Abk.*: →*Halbwertzeit*
HX *Abk.*: →*Hypoxanthin*
Hx *Abk.*: →*Hämopexin*
HXR *Abk.*: Hypoxanthinribosid
Hy *Abk.*: **1.** →*Hyperopie* **2.** →*Hysterie*
Hyal-, hyal- *präf.*: →*Hyalo-*
Hy|a|lin *nt* (Ⓔ hyalin): Bezeichnung für lichtmikroskopisch transparente, homogene, eosinophile Ablagerungen in Zellen oder Geweben, die v.a. aus Kollagen und Proteinen bestehen; zum **intrazellulären Hyalin** gehören z.B. Councilman*-Körperchen, Mallory*-Körperchen und Russel*-Körperchen; als **vaskuläres Hyalin** Teil der Wandveränderungen bei Atherosklerose*
hy|a|lin *adj* (Ⓔ **1.** hyaline **2.** glassy): **1.** Hyalin betreffend **2.** *Syn*: *hyaloid*; transparent, durchscheinend; glasartig, glasig
Hy|a|lin|knor|pel *m* (Ⓔ hyaline cartilage): *Syn*: *hyaliner Knorpel, Cartilago hyalina*; druckfester, durchsichtiger Knorpel; kommt v.a. als Gelenkknorpel und Rippenknorpel vor
Hy|a|li|no|se *f* (Ⓔ hyalinosis): *Syn*: *hyaline Degeneration, Hyalinosis*; durch eine intrazelluläre Hyalineinlagerung in Gewebe und/oder Organe gekennzeichnete Erkrankung oder Veränderung
Hy|a|li|no|sis *f, pl* **-ses**: →*Hyalinose*
Hyalinosis cutis et mucosae (Ⓔ lipoidproteinosis): *Syn*: *Urbach-Wiethe-Syndrom, Lipoidproteinose (Urbach-Wiethe)*; seltene, vermutlich autosomal-rezesssive Erkrankung mit der Einlagerung von Hyalin* in Haut und Schleimhaut; charakteristisch sind Heiserkeit durch Befall der Kehlkopfschleimhaut [oft schon bei Babies als heiseres Schreien], eine verkürzte und derbe Zunge, die nicht herausgestreckt werden kann, und neurologische Symptome [Krampfanfälle, Retardierung*]

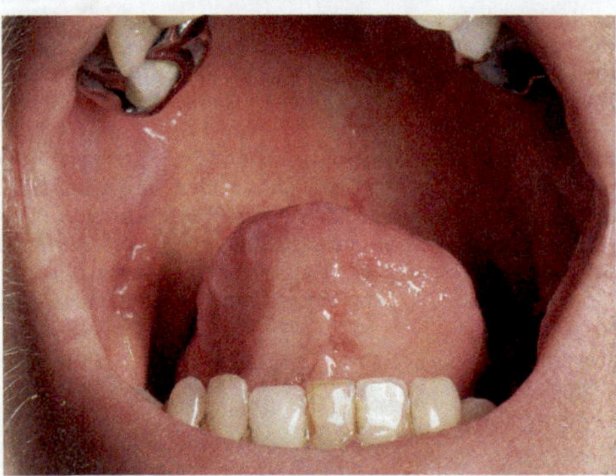

Abb. H158. Hyalinosis cutis et mucosae

hy|a|li|no|tisch *adj* (Ⓔ hyalinotic): Hyalinose betreffend, von ihr betroffen oder gekennzeichnet, durch sie bedingt
Hy|a|lin|u|rie *f* (Ⓔ hyalinuria): Ausscheidung von Hyalin oder Hyalinzylindern im Harn
Hy|a|li|tis *f, pl* **-ti|den** (Ⓔ hyalitis): *Syn*: *Hyaloiditis*; Glaskörperentzündung; *s.u. Endophthalmitis*
hy|a|li|tisch *adj* (Ⓔ hyalitic): *Syn*: *hyaloiditisch*; Glaskörperentzündung/Hyalitis betreffend, von ihr betroffen oder gekennzeichnet
Hyalo-, hyalo- *präf.*: Wortelement mit der Bedeutung „Glas/gläsern"
Hy|a|lo|hy|pho|my|ze|ten *pl* (Ⓔ hyalohyphomycetes): Fadenpilze*, deren Zellwände kein Melanin* enthalten und die daher ungefärbt sind; *s.u. Essay Pilze S. 1697*
hy|a|lo|id *adj* (Ⓔ hyaloid): *Syn*: *hyalin*; transparent, durchscheinend; glasartig, glasig
Hy|a|lo|i|di|tis *f, pl* **-ti|den**: →*Hyalitis*
hy|a|lo|i|di|tisch *adj*: →*hyalitisch*
Hy|a|lo|mer *nt* (Ⓔ hyalomere): glasklare Randschicht der Thrombozyten*
Hy|a|lo|pho|bie *f* (Ⓔ hyalophobia): krankhafte Angst vor Glas oder Glasplittern
Hy|a|lo|plas|ma *nt* (Ⓔ hyaloplasm): *Syn*: *Grundzytoplasma, zytoplasmatische Matrix*; fast glasklares, lichtmikroskopisch homogenes Grundplasma der Zelle*
hy|a|lo|plas|ma|tisch *adj* (Ⓔ hyaloplasmic): Hyaloplasma betreffend, im Hyaloplasma liegend
Hy|a|lo|se|ro|si|tis *f, pl* **-ti|den** (Ⓔ hyaloserositis): von Hyalinose* gekennzeichnete Entzündung seröser Deckhäute
hy|a|lo|se|ro|si|tisch *adj* (Ⓔ hyaloserositic): Hyaloserositis betreffend, von ihr betroffen oder gekennzeichnet
Hy|a|lu|ro|ni|da|se *nt* (Ⓔ hyaluronidase): *Syn*: *spreading factor*; Hyaluronsäure-spaltendes Enzym; wird von verschiedenen Bakterien [Streptococcus*, Staphylococcus* aureus] gebildet; unterstützt die Ausbreitung von Infektionen im Gewebe durch Auflösung der interzellulären Hyaluronsäure
Hy|a|lu|ro|ni|da|se|an|ta|go|nist *m*: →*Hyaluronidasehemmer*
Hy|a|lu|ro|ni|da|se|hem|mer *m* (Ⓔ antihyaluronidase): *Syn*: *Antihyaluronidase, Hyaluronidaseantagonist*; Antikörper* gegen Hyaluronidase*
Hy|a|lu|ron|säu|re *f* (Ⓔ hyaluronic acid): hochvisköses, stark wasserbindendes Glykosaminoglykan* aus Glucuronsäure* und N-Acetylglucosamin*; bildet langkettige, unverzweigte Moleküle, die bis zu 25.000 Disaccharideinheiten enthalten können [MG 1–8 × 10^6 Da]; kommt u.a. in Synovialflüssigkeit, Glaskörper, Haut und Knochen vor
hyb|rid *adj* (Ⓔ hybrid): durch Kreuzung zweier genetisch unterschiedlicher Eltern erhalten
Hy|bri|de *f/m* (Ⓔ hybrid): *Syn*: *Bastard, Kreuzung, Mischling*; durch Kreuzung zweier genetisch unterschiedlicher Eltern erhaltener Nachkömmling
Hy|bri|di|sa|ti|on *f* (Ⓔ **1.–2.** hybridization): *Syn*: *Hybridisierung*; **1.** Kreuzung zweier genetisch unterschiedlicher Eltern **2.** Methode zur DNA-Analyse durch Einbau markierter Nucleinsäuren
Hy|bri|di|sie|rung *f*: →*Hybridisation*
Hy|bri|dom *nt* (Ⓔ hybridoma): aus Hybridzellen* bestehender Tumor
Hy|brid|zel|len *pl* (Ⓔ hybrid cells): *Syn*: *Doppelzellen, Zwillingszellen*; durch Kreuzung von genetisch unterschiedlichen Zellen erhaltene Zellen
Hy|dan|to|in *nt* (Ⓔ hydantoin): *Syn*: *Glykolylharnstoff*; heute nicht mehr gebräuchliches Antiepileptikum*; seine Derivate [Phenytoin*, Allantoin*, Nitrofurantoin*] haben eine antiepileptische und hypnotische Wirkung
Hy|dan|to|i|ne *nt* (Ⓔ hydantoins): von **Hydantoin** [Glykolylharnstoff] abgeleitete Antikonvulsiva, z.B. Phenytoin*, Allantoin*, Nitrofurantoin*
Hy|dan|to|in|syn|drom, em|bry|o|pa|thi|sches *nt* (Ⓔ antiepileptic fetopathy): *Syn*: *Antiepileptika-Embryofetopathie*; durch die Einnahme verschiedener Antiepileptika* verursachtes Fehlbildungssyndrom mit Gesichtsanomalien, Herzfehler und Wachstumsstörungen
Hyd|arth|ros *m*: →*Hydarthrose*
Hyd|arth|ro|se *f* (Ⓔ hydrarthrosis): *Syn*: *Gelenkhydrops, Hydarthros, Hydrarthrose, Hydrarthros, Gelenkerguss, Hydrops articularis*; Flüssigkeitsansammlung im Gelenk
Hy|da|ti|de *f* (Ⓔ hydatid): *Syn*: *Echinokokkenblase, Echinokokkuszyste, Echinokokkenzyste, Hydatidenzyste*; von Echinococcus* cysticus im Körper gebildete, flüssigkeitsgefüllte Blase bei zystischer Echinokokkose*
Hy|da|ti|den|krank|heit *f*: →*Hydatidose*
Hy|da|ti|den|zys|te *f*: →*Hydatide*
hy|da|ti|di|form *adj* (Ⓔ hydatidiform): hydatidenähnlich, hydatidenartig, hydatidenförmig
Hy|da|ti|do|se *f* (Ⓔ hydatidosis): *Syn*: *Echinokokkenkrankheit, Echinokokkeninfektion, Echinococcosis, Hydatidenkrankheit, Echinokokkose, Hundebandwurmkrankheit*; nach peroraler Aufnahme der Eier von Echinococcus* granulosus oder Echinococcus* multilocularis entstehende Erkrankung; je nach Verlauf unterscheidet man eine alveoläre und eine zystische Echinokokkose*
Hy|da|ti|do|ze|le *f* (Ⓔ hydatidocele): Hodenbruch* durch eine vergrößerte Appendix* epididymidis
Hyde: James N. Hyde; 1840-1910; amerikanischer Hautarzt
Hyde-Krankheit *f* (Ⓔ nodular prurigo): *Syn*: *nodulöse*

Prurigo, Prurigo nodularis Hyde; v.a. Frauen im mittleren oder höheren Alter befallende chronische Prurigo* simplex mit großen, heftig juckenden Knoten der Extremitätenstreckseiten; die Kratzeffekte sind oft tief und die Abheilung erfolgt mit auffälligen hypo- oder hyperpigmentierten, atrophen, seltener auch hypertrophen Narben

Hydr-, hydr- *präf.*: *→Hydro-*

Hy|dra|la|zin *nt* (Ⓔ hydralazine): Antihypertensivum*

Hy|drä|mie *f* (Ⓔ hydremia): ***Syn***: *Hydroplasmie*; Volumenzunahme des Blutes/Blutplasmas durch erhöhte Wasserzufuhr oder verminderte Wasserausscheidung, z.B. bei Niereninsuffizienz

Hy|dram|ni|on *nt* (Ⓔ hydramnion): ***Syn***: *Polyhydramnie, Polyhydramnion*; übermäßige Fruchtwassermenge, d.h. mehr als 1,5–2 l; bei 2/3 der Schwangeren mit Polyhydramnion lassen sich weder mütterliche noch fetale Auffälligkeiten finden; beim Rest der Fälle kann das Polyhydramnion Hinweis auf eine fetale Erkrankung sein; **Therapie**: im Vordergrund der Behandlung steht die Überwachung der Schwangeren, da Polyhydramnion zu vorzeitiger Plazentalösung, uteriner Dysfunktion und atonischen Nachblutungen führen kann

Tab. H159. Hydramnion und fetale Erkrankungen

- **Störung des fetalen Schluckaktes und/oder der gastrointestinalen Resorption**
  - Ösophagusatresie
  - Zwerchfellhernie (starke Abknickung des gastroösophagealen Winkels)
  - Tumoren in Hals und Mediastinum
  - Darmobstruktionen
  - Neuromuskuläre Schluckstörungen (z.B. bei Arthrogryposis multiplex)
  - Darmobstruktionen (zusätzliches Erbrechen des Feten)
- **Renale Fehlbildungen**
  - Subpelvine Stenose
  - Refluxuropathien
  - Bartter-Syndrom
- **Vermehrte Transsudation membranöser Läsionen**
  - Neuralrohrdefekte
    - Anenzephalie
    - Enzephalozele
    - Spina bifida aperta (selten)
  - Bauchwanddefekte
    - Omphalozele
  - Gastroschisis (selten)
- **Erhöhte kardiale Vorlast mit kompensatorisch erhöhter Urinproduktion**
  - Fetale Anämie
    - Blutgruppeninkompatibilität
    - Fetomaternale Transfusion
    - Parovirus-B19-Infektion
  - Kardiale Insuffizienz
    - Herzfehler
    - Tachyarrhythmie
    - High-cardiac-output-Failure (fetale und plazentare Tumoren, arteriovenöse Fisteln, parasitärer Zwilling)
  - Fetofetales Transfusionssyndrom
  - Obstruktion des venösen Blutflusses
    - Zwergwuchs mit Thoraxdysplasie
    - Kongenitale zystisch-adenomatöse Lungenfehlbildung
    - Primärer Hydrothorax

Hy|dran|en|ze|pha|lie *f*: *→Hydranzephalie*

Hy|dran|ze|pha|lie *f* (Ⓔ hydranencephaly): ***Syn***: *Blasenhirn, Hydranenzephalie*; Extremform der Anenzephalie* mit Ersatz der Großhirnhälften durch flüssigkeitsgefüllte Blasen

Hy|drar|gy|rie *f*: *→Quecksilbervergiftung*

Hy|drar|gy|ro|se *f*: *→Quecksilbervergiftung*

Hy|drar|gy|rum *nt*: *→Quecksilber*

Hydrargyrum chloratum (Ⓔ mercury monochloride): ***Syn***: *Calomel, Quecksilber-I-Chlorid, Kalomel*; heute nicht mehr verwendetes Laxans* und Diuretikum*

Hy|drar|thros *m*: *→Hydarthrose*

Hy|drar|thro|se *f*: *→Hydarthrose*

Hy|dra|ta|se *f* (Ⓔ hydratase): ***Syn***: *Dehydratase*; wasserabspaltende Lyase*

Hy|dra|ta|ti|on *f* (Ⓔ **1.–2.** hydration): ***Syn***: *Hydration*; **1.** (*chem.*) Wasseranlagerung, Hydratbildung **2.** Wasseraufnahme

Hy|dra|ti|on *f*: *→Hydratation*

hy|dra|ti|siert *adj* (Ⓔ hydrated): Wasser enthaltend

Hy|dra|zid *nt* (Ⓔ hydrazide): organische Verbindung mit der allgemeinen Formel R-CO-NH-NH_2; *s.a. Isoniazid*

Hy|dra|zin *nt* (Ⓔ hydrazine): ***Syn***: *Diamid*; als Raketentreibstoff verwendet; die Abkömmlinge [Hydralazin*, Hydrazide*] haben z.T. medizinische Bedeutung

Hy|dri|a|trie *f*: *→Hydrotherapie*

hy|dri|a|trisch *adj* (Ⓔ hydriatric): ***Syn***: *hydrotherapeutisch*; Hydrotherapie betreffend

Hydro-, hydro- *präf.*: Wortelement mit der Bedeutung „Wasser/Feuchtigkeit/Wasserstoff"

Hy|droa *f*: *→Hidroa*

Hy|dro|ca|ly|co|sis *f, pl* **-ses** (Ⓔ hydrocalycosis): ***Syn***: *Hydrokalykose, Hydrokalikose*; meist asymptomatische Auftreibung mehrerer Nierenkelche; kann auf dem Boden einer Fehlbildung des Nierenbeckens [Kelchdivertikel] oder einer entzündlichen Schädigung der Kelche [Nierentuberkulose] entstehen; *s.a. Hydronephrose*

Hy|dro|ce|le *f* (Ⓔ hydrocele): ***Syn***: *Wasserbruch, Hydrozele*; Wasser-/Exsudatansammlung in einer serösen Höhle; meist gleichgesetzt mit Hydrocele* testis

Hydrocele chylosa (Ⓔ chylous hydrocele): ***Syn***: *Chylozele, Chyluszele, Chyluscele, Chylocele*; Hydrozele durch Chylusstauung, z.B. bei Elephantiasis* scroti

Hydrocele feminae (Ⓔ Nuck's hydrocele): ***Syn***: *Nuck-Zyste, Hydrocele muliebris*; Flüssigkeitsansammlung im fortbestehenden Processus vaginalis peritonei der Frau

Hydrocele funiculi spermatici (Ⓔ cord hydrocele): ***Syn***: *Funikulozele*; Flüssigkeitsansammlung im Verlauf des Samenstrangs; *s.u. Hydrozele*

Hydrocele muliebris: *→Hydrocele feminae*

Hydrocele testis (Ⓔ hydrocele): ***Syn***: *Wasserbruch, Hydrozele*; Wasserbruch des Hodens mit Flüssigkeitsansammlung in der Tunica vaginalis testis; **klinisch** verläuft die Hydrozele unauffällig; die Hodenvergrößerung entsteht langsam und wird oft erst durch Einblutung [**Hämatozele**] oder Eiterbildung [**Pyozele**] akut; die **Diagnose** basiert auf Palpation, Diaphanoskopie* und Sonographie*; die **Therapie** ist operativ; die Tunica vaginalis wird umgeschlagen und fixiert [**Winkelmann**] oder reseziert [**von Bergmann**] [*Abb. H160*]

Hydrocele vaginalis communicans (Ⓔ communicating hydrocele): Hydrocele testis mit Ausdehnung auf den abdominalen Teil des Samenstrangs

Hy|dro|ce|pha|lus *m* (Ⓔ hydrocephaly): ***Syn***: *Wasserkopf, Hydrozephalus*; angeborene oder erworbene Erweiterung der Liquorräume im Gehirn; klinisch unterscheidet man: **1. akuter Hydrozephalus** durch eine schnelle Druckerhöhung bei einer plötzlichen Blockade des Liquorabflusses oder Störung der Resorption bei akuter Subarachnoidalblutung* oder Meningitis*; es kommt zu Bewusstseinsstörung oder Bewusstlosigkeit, Pupillenanomalien, Hirnnervenausfällen und Atemstörungen **2. chronischer Hydrozephalus** bei sich langsam entwickelnden Störungen der Liquorresorption [Hydrocephalus* aresorptivus] oder des Liquorabflusses [Hydrocephalus* occlusus]; solange die Schädelnähte noch nicht verschlossen sind, kommt es zu einer Vergrößerung des Schädels [klassischer Wasserkopf] mit Erweiterung der Fontanellen*, die gespannt oder vorgewölbt sind und nicht pulsieren; auffällig ist das Verschwinden von Iris und Pupille unter dem Unterlid [**Zeichen der untergehenden Sonne**]; gleichzeitig kommt es zu einer Ausweitung der Ventrikelräume, die extreme Ausmaße annehmen kann und die Hirnrinde auf wenige Millimeter zusammenpresst; auch wenn die chronischen Formen oft lange Zeit klinisch unauffällig bleiben, kommt es am Ende doch zu Kopfschmerzen, Erbrechen, Antriebslosigkeit, Schläfrigkeit, pathologischen Reflexen, Papillenstauung sowie pyramidalen und extra-

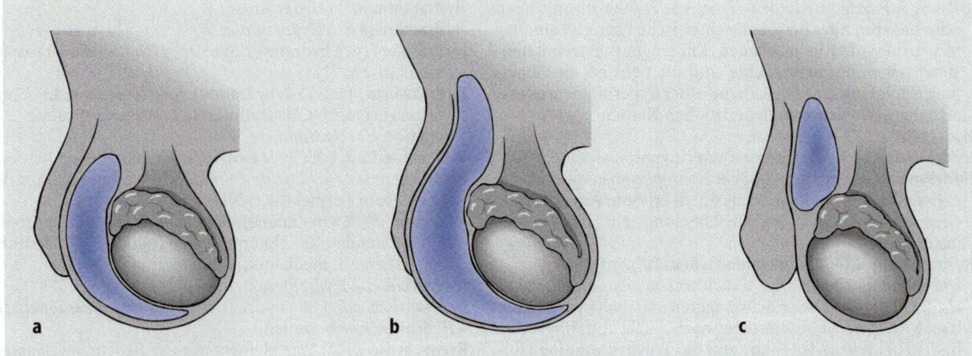

Abb. H160. Formen der Hydrocele testis

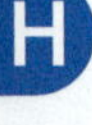

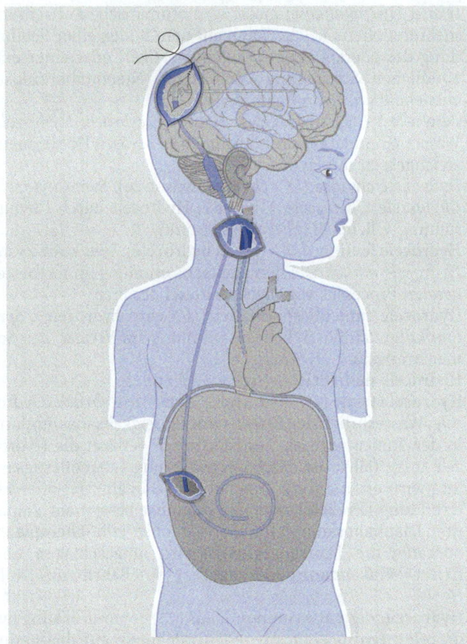

Abb. H161. Ventrikuloperitonealer und ventrikuloatrialer Shunt bei Hydrocephalus

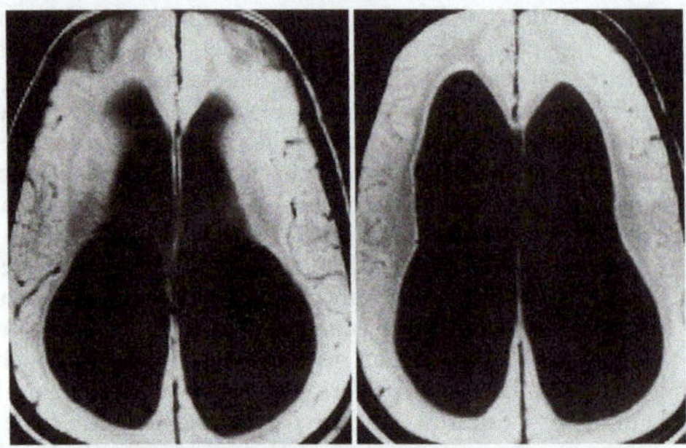

Abb. H162. Obstruktiver Hydrocephalus im MRT

pyramidalen Symptomen; **Diagnose**: CT, MRT; **Therapie**: Shuntoperation mit Ableitung des Liquors aus dem rechten Seitenventrikel in den rechten Herzhof [**ventrikuloatrialer Shunt**], die Bauchhöhle [**ventrikuloperitonealer Shunt**], die Vena* jugularis interna [**ventrikulovenöser Shunt**] oder Cisterna* magna [**Ventrikulozisternostomie**]

Hydrocephalus aresorptivus (Ⓔ normal pressure hydrocephalus): *Syn*: *Hydrocephalus malresorptivus*; Hydrozephalus durch Fehlen oder Verminderung der Liquorresorption

Hydrocephalus communicans (Ⓔ communicating hydrocephalus): *Syn*: *Normaldruckhydrozephalus*; Hydrozephalus mit erhaltener Verbindung von inneren und äußeren Liquorräumen; tritt temporär, z.B. nach Subarachnoidalblutung, häufiger aber chronisch bei älteren Patienten auf; ist durch die Trias Demenz, Inkontinenz und Gangstörung gekennzeichnet

Hydrocephalus externus (Ⓔ external hydrocephalus): *Syn*: *äußerer Hydrozephalus*; Hydrozephalus durch Erweiterung der äußeren Liquorräume

Hydrocephalus hypersecretorius (Ⓔ hypersecretoric hydrocephalus): *Syn*: *Hypersekretionshydrozephalus*; Hydrozephalus durch übermäßige Liquorbildung

Hydrocephalus internus (Ⓔ internal hydrocephalus): *Syn*: *innerer Hydrozephalus*; Hydrozephalus durch Erweiterung des Ventrikelsystems

Hydrocephalus malresorptivus: *→Hydrocephalus aresorptivus*

Hydrocephalus occlusus (Ⓔ obstructive hydrocephalus): *Syn*: *okkludierender/obstruktiver Hydrozephalus*; Hydrozephalus durch Störung des Liquorabflusses, z.B. aus den Seitenventrikeln [**Foramen-Monroi-Blockade**], Aquäduktstenose*, Chiari-I- und Chiari-II-Fehlbildung*

Hy|dro|chlo|ro|thi|a|zid *nt* (Ⓔ hydrochlorothiazide): orales Diuretikum* [Saluretikum] mit einer HWZ von 6–14 Stunden

Hy|dro|chol|e|re|se *f* (Ⓔ hydrocholeresis): Ausscheidung einer wässrigen Galle

hy|dro|chol|e|re|tisch *adj* (Ⓔ hydrocholeretic): Hydrocholerese betreffend oder verursachend

Hy|dro|co|don *nt* (Ⓔ hydrocodone): *Syn*: *Dihydrocodeinon*; halbsynthetisches Morphinderivat; **Anw.**: Antitussivum*

Hy|dro|cor|ti|son *nt*: *→Cortisol*

Hy|dro|di|u|re|se *f* (Ⓔ hydrodiuresis): *Syn*: *Wasserdiurese*; durch Wasseraufnahme ausgelöste Erhöhung der Harnausscheidung

Hy|dro|en|ze|pha|lo|ze|le *f* (Ⓔ hydroencephalocele): *Syn*: *Enzephalozystozele*; Enzephalozele* mit Beteiligung der Liquorräume

Hy|dro|gen|car|bo|nat *nt*: *→Bicarbonat*

Hy|dro|ge|ni|um *nt*: *→Wasserstoff*

Hy|dro|gen|sul|fid *nt*: *→Schwefelwasserstoff*

Hy|dro|hä|ma|to|ne|phro|se *f* (Ⓔ hydrohematonephrosis): *Syn*: *Hydrohämonephrose*; Hydronephrose* mit Blutbeimengung

hy|dro|hä|ma|to|ne|phro|tisch *adj* (Ⓔ hydrohematonephrotic): Hydrohämatonephrose betreffend, von ihr betroffen oder gekennzeichnet

Hy|dro|hä|mo|ne|phro|se *f*: *→Hydrohämatonephrose*

Hy|dro|ka|li|ko|se *f*: → *Hydrocalycosis*
Hy|dro|ka|ly|ko|se *f*: → *Hydrocalycosis*
Hy|dro|kar|die *f*: → *Hydroperikard*
Hy|dro|kol|pos *m* (Ⓔ hydrocolpos): ***Syn***: *Scheidenretentionszyste*; Flüssigkeitsansammlung in der Scheide bei Verschluss des Scheideneingangs
Hy|dro|kor|ti|son *nt*: → *Cortisol*
Hy|dro|la|se *f* (Ⓔ hydrolase): Enzym*, das die hydrolytische Spaltung von Molekülen, wie z.B. Estern, Peptiden, Glykosiden katalysiert; dazu gehören v.a. die Proteasen* und Peptidasen*
Hy|dro|ly|se *f* (Ⓔ hydrolysis): Spaltung einer chemischen Verbindung durch Aufnahme von Wasser
hy|dro|ly|sier|bar *adj* (Ⓔ hydrolyzable): durch Hydrolyse auflösbar
hy|dro|ly|tisch *adj* (Ⓔ hydrolytic): Hydrolyse betreffend oder fördernd
Hy|dro|me|nin|gi|tis *f, pl* **-ti|den** (Ⓔ hydromeningitis): seröse Meningitis*
hy|dro|me|nin|gi|tisch *adj* (Ⓔ hydromeningitic): Hydromeningitis betreffend, von ihr betroffen oder gekennzeichnet
Hy|dro|me|nin|go|ze|le *f* (Ⓔ hydromeningocele): ***Syn***: *Meningozele*; hernienartiger Vorfall der Hirnhaut durch einen Schädeldefekt
Hy|dro|mi|kro|ze|pha|lie *f* (Ⓔ hydromicrocephaly): Mikrozephalie* kombiniert mit Wasserkopf [Hydrozephalus]
Hy|dro|mor|phon *nt* (Ⓔ hydromorphone): ***Syn***: *Dihydromorphinon*; Morphinderivat; **Anw.**: starkes Analgetikum*
Hy|dro|my|e|lia *f*: → *Hydromyelie*
Hy|dro|my|e|lie *f* (Ⓔ hydromyelia): ***Syn***: *Hydrorrhachis interna, Hydromyelia*; angeborene Erweiterung des Zentralkanals des Rückenmarks
Hy|dro|my|e|lo|me|nin|go|ze|le *f* (Ⓔ hydromyelomeningocele): ***Syn***: *Meningomyelozele*; hernienartiger Vorfall von Rückenmarkshaut und Rückenmark durch einen Wirbelsäulendefekt
Hy|dro|my|e|lo|ze|le *f* (Ⓔ hydromyelocele): ***Syn***: *Meningomyelozystozele*; Hydromyelomeningozele* mit zystischer Auftreibung des Rückenmarkkanals
Hy|dro|ne|phro|se *f* (Ⓔ hydronephrosis): ***Syn***: *Wassersackniere, Harnstauungsniere, Uronephrose*; angeborene [selten] oder erworbene, sackartige Ausweitung des Nierenhohlsystems und evtl. der Harnleiter [Hydroureteronephrose*]; führt zu einer Druckatrophie des Nierengewebes und kompensatorischer Hypertrophie der anderen Niere

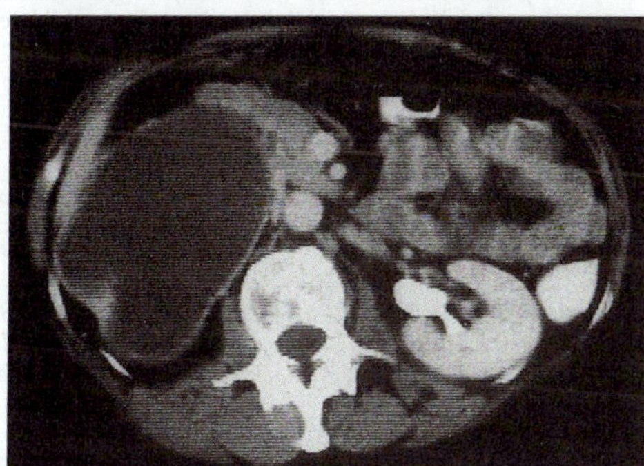

Abb. H163. Hydronephrose rechts

hy|dro|ne|phro|tisch *adj* (Ⓔ hydronephrotic): Hydronephrose betreffend, von ihr betroffen oder gekennzeichnet
Hy|dro|ni|um|i|on *nt* (Ⓔ hydronium ion): ***Syn***: *Hydroxoniumion*; positives Wasserstoffion
hy|dro|pek|tisch *adj* (Ⓔ hydropexic): wasserbindend, wassereinlagernd, wasserfixierend
Hy|dro|pe|ri|car|di|um *nt*: → *Hydroperikard*
Hy|dro|pe|ri|kard *nt* (Ⓔ hydropericardium): ***Syn***: *Herzbeutelwassersucht, Hydropericardium, Hydrokardie, Hydrops pericardii*; Wasseransammlung im Herzbeutel, z.B. bei Herzinsuffizienz, Niereninsuffizienz
Hy|dro|pe|ri|kar|di|tis *f, pl* **-ti|den** (Ⓔ hydropericarditis): ***Syn***: *seröse Perikarditis*; mit Ergussbildung [Hydroperikard*] einhergehende Herzbeutelentzündung [Perikarditis*]
hy|dro|pe|ri|kar|di|tisch *adj* (Ⓔ hydropericarditic): Hydroperikarditis betreffend, von ihr betroffen oder gekennzeichnet
Hy|dro|pe|ri|to|ne|um *nt*: → *Aszites*
Hy|dro|per|tu|ba|ti|on *f* (Ⓔ hydropertubation): Durchspülung der Eileiter
Hy|dro|pe|xie *f* (Ⓔ hydropexy): ***Syn***: *Wasserbindung, Wassereinlagerung, Wasserfixierung*; Einlagerung/Bindung von Wasser im Gewebe
hy|dro|phil *adj* (Ⓔ hydrophilic): wasserliebend, Wasser/Feuchtigkeit aufnehmend, Wasser anziehend
Hy|dro|phi|lie *f* (Ⓔ hydrophilia): das Bestreben, Wasser anzuziehen
hy|dro|phob *adj* (Ⓔ **1.–2.** hydrophobic): **1.** ***Syn***: *wasserabstoßend, wasserfeindlich*; nicht in Wasser löslich oder mit Wasser mischbar **2.** ***Syn***: *wasserscheu*; Wasserscheu betreffend, durch sie gekennzeichnet, mit einer krankhaften Abneigung gegen Wasser
Hy|dro|pho|bie *f* (Ⓔ **1.–2.** hydrophobia): **1.** Unlöslichkeit in oder Nichtmischbarkeit mit Wasser **2.** ***Syn***: *Wasserscheu*; krankhafte Abneigung gegen Wasser; charakteristisches Zeichen bei Tollwut*
hy|dro|pho|bo|phob *adj* (Ⓔ hydrophobophobic): Hydrophobophobie betreffend, durch sie gekennzeichnet
Hy|dro|pho|bo|pho|bie *f* (Ⓔ hydrophobophobia): krankhafte Angst vor Tollwut* oder Hydrophobie*
Hy|droph|thal|mie *f*: → *Buphthalmus*
Hy|droph|thal|mus *m*: → *Buphthalmus*
hy|dro|pisch *adj* (Ⓔ hydropic): ***Syn***: *hydroptisch*; Hydrops betreffend, von ihm betroffen oder gekennzeichnet, mit Hydrops einhergehend
Hy|dro|plas|mie *f* (Ⓔ hydremia): ***Syn***: *Hydrämie*; Volumenzunahme des Blutes/Blutplasmas durch erhöhte Wasserzufuhr oder verminderte Wasserausscheidung, z.B. bei Niereninsuffizienz
Hy|dro|pneu|ma|to|sis *f, pl* **-ses** (Ⓔ hydropneumatosis): kombiniertes Emphysem* und Ödem*
Hy|dro|pneu|mo|pe|ri|kard *nt* (Ⓔ hydropneumopericardium): ***Syn***: *Pneumohydroperikard*; Luft- und Flüssigkeitsansammlung im Herzbeutel
Hy|dro|pneu|mo|pe|ri|to|ne|um *nt* (Ⓔ hydropneumoperitoneum): ***Syn***: *Pneumohydroperitoneum*; Luft- und Flüssigkeitsansammlung in der Bauchhöhle
Hy|dro|pneu|mo|tho|rax *m* (Ⓔ hydropneumothorax): ***Syn***: *Pneumohydrothorax*; Luft- und Flüssigkeitsansammlung im Pleuraraum
Hy|drops *m* (Ⓔ hydrops): ***Syn***: *Wassersucht*; Flüssigkeitsansammlung in einer Körperhöhle [**Hydrops verus**] oder im interstitiellen Raum; Flüssigkeitsansammlung im Gewebe wird als Ödem* bezeichnet
Hydrops abdominis: → *Aszites*
Hydrops ana sarka (Ⓔ anasarca): ***Syn***: *Anasarka*; massive Flüssigkeitsansammlung [Ödem] der Subkutis oder des gesamten Integuments
Hydrops articularis: → *Hydarthrose*
Hydrops congenitus universalis: → *Hydrops fetalis*
Hydrops fetalis (Ⓔ fetal hydrops): ***Syn***: *Hydrops fetus universalis, Hydrops congenitus universalis, Hydrops universalis fetus*; schwerste Form des Morbus* haemolyticus neonatorum mit allgemeinem Ödem, Aszites*, Pleura- und Perikarderguss, und Leber- und Herzinsuffizienz*; **Therapie**: vorzeitige Beendigung der Schwangerschaft durch Schnittentbindung, intensivmedizinische Betreuung, Austauschtransfusion
Hydrops fetus universalis: → *Hydrops fetalis*
Hydrops pericardii: → *Hydroperikard*
Hydrops spurius (Ⓔ pseudomyxoma peritonei): ***Syn***: *Gallertbauch, Pseudomyxoma peritonei*; Ansammlung gallertartiger Massen in der Bauchhöhle bei Ruptur von gallertartigen Kystomen von Eierstock oder Appendix
Hydrops tubae: → *Hydrosalpinx*
Hydrops universalis fetus: → *Hydrops fetalis*

Hydrops verus (Ⓔ true hydrops): Flüssigkeitsansammlung in einer Körperhöhle

hy|drop|tisch *adj*: *→hydropisch*

Hy|dro|py|o|ne|phro|se *f* (Ⓔ hydropyonephrosis): *Syn*: *Uropyonephrose*; eitrige Hydronephrose*

hy|dro|py|o|ne|phro|tisch *adj* (Ⓔ hydropyonephrotic): *Syn*: *uropyonephrotisch*; Hydropyonephrose betreffend, von ihr betroffen oder gekennzeichnet

Hy|dror|rhoe *f, pl* **-rhoen**: *→Hydrorrhoea*

Hy|dror|rhoea *f, pl* **-rhoeae** (Ⓔ hydrorrhea): *Syn*: *Hydrorrhoe*; wässriger/seröser Ausfluss

Hydrorrhoea cerebrospinalis (Ⓔ liquorrhea): *Syn*: *Liquorrhoe*; Abfluss von Liquor* cerebrospinalis über eine Liquorfistel*

Hydrorrhoea nasalis (Ⓔ nasal hydrorrhea): Liquorrhoe* aus der Nase, z.B. bei Schädelbasisfraktur

Hy|dro|sal|pinx *f* (Ⓔ hydrosalpinx): *Syn*: *Hydrops tubae, Sactosalpinx serosa*; Flüssigkeitsansammlung im Eileiter, z.B durch Adhäsionen nach Eileiterentzündung [Salpingitis*]

Hy|dro|sar|ko|ze|le *f* (Ⓔ hydrosarcocele): kombinierte Hydrozele* und Sarkozele*

hy|dro|sta|bil *adj* (Ⓔ hydrostabile): in Wasser stabil

Hy|dro|sy|rin|go|my|e|lie *f*: *→Syringomyelie*

Hy|dro|tal|cit *nt* (Ⓔ hydrotalcite): *Syn*: *Dialuminium-hexamagnesium-carbonat-hexadecahydroxid-tetrahydrat, Aluminium-Magnesium-hydroxid-carbonat-hydrat*; wasserunlösliches Antazidum*; neutralisiert Magensäure und bindet pH-abhängig Gallensäuren und Lysolezithin

hy|dro|the|ra|peu|tisch *adj* (Ⓔ hydrotherapeutic): *Syn*: *hydriatrisch*; Hydrotherapie betreffend

Hy|dro|the|ra|pie *f* (Ⓔ hydrotherapeutics): *Syn*: *Wasserheilkunde, Hydriatrie*; therapeutische Anwendung von Wasser, z.B. als Waschungen, Wickel, Packungen, Gussbehandlung, Teilbäder, Vollbäder, medizinische Bäder; *s.a. Balneotherapie*

Hy|dro|thi|on|ä|mie *f* (Ⓔ hydrothionemia): Auftreten von Schwefelwasserstoff im Blut

Hy|dro|tho|rax *m* (Ⓔ hydrothorax): *Syn*: *Serothorax, Brustwassersucht*; Ansammlung von Flüssigkeit im Pleuraspalt; Pleuraerguss

Hy|dro|to|mie *f* (Ⓔ hydrotomy): schonende Trennung von Geweben durch Injektion von Wasser

Hy|dro|u|re|ter *m* (Ⓔ hydroureter): *Syn*: *Hydrureter*; Flüssigkeitsansammlung im Harnleiter; bei angeborener oder erworbener Obstruktion des Ureterlumens oder der Uretereinmündung in die Harnblase; bei starker Vergrößerung der Harnleiter spricht man von **Megaureter**; meist kommt es auch zu einer Erweiterung des Nierenhohlsystems [Hydroureteronephrose]

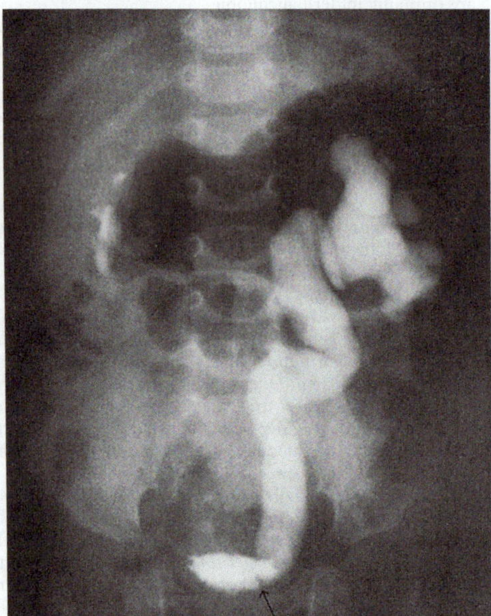

Abb. H164. Hydroureter bei Uretermündungsstenose

Hy|dro|u|re|te|ro|ne|phro|se *f* (Ⓔ hydroureteronephrosis): *Syn*: *Ureterohydronephrose*; kombinierte Erweiterung von Harnleiter [Hydroureter*] und Nierenhohlsystem [Hydronephrose*]

hy|dro|u|re|te|ro|ne|phro|tisch *adj* (Ⓔ hydroureteronephrotic): Hydroureteronephrose betreffend, von ihr betroffen oder gekennzeichnet

Hy|dro|xi|a|pa|tit *nt*: *→Hydroxylapatit*

Hy|dro|xid *nt* (Ⓔ hydroxide): Verbindung von Anionen* [z.B. Na^+] mit Hydroxidionen [OH^-]

Hy|dro|xi|di|on *nt* (Ⓔ hydroxide ion): *s.u. Hydroxid*

Hy|dro|xo|co|bal|a|min *nt* (Ⓔ hydroxocobalamin): *Syn*: *Aquocobalamin, Vitamin B_{12b}*; Hydroxyderivat von Cobalamin* [Vitamin B_{12}]

Hydro|xo|ni|um|i|on *nt*: *→Hydroniumion*

Hy|dro|xy|al|kan *nt*: *→Alkohol*

Hy|dro|xy|al|lo|pu|ri|nol *nt* (Ⓔ oxipurinol): *Syn*: *Alloxantin, Oxipurinol*; Antimetabolit von Allopurinol; Urikosurikum*, Antiarthritikum*; **Anw.**: Gichttherapie

Hy|dro|xy|a|pa|tit *nt*: *→Hydroxylapatit*

Hy|dro|xy|ä|thyl|stär|ke *f*: *→Hydroxyethylstärke*

o-Hy|dro|xy|benz|a|mid *nt*: *→Salicylamid*

o-Hy|dro|xy|ben|zo|e|säu|re *f*: *→Salicylsäure*

Hy|dro|xy|ben|zol *nt*: *→Phenol*

β-Hy|dro|xy|but|ter|säu|re *f* (Ⓔ β-hydroxybutyric acid): *s.u. β-Hydroxybutyrat*

γ-Hy|dro|xy|but|ter|säu|re *f* (Ⓔ γ-hydroxybutyric acid): entsteht als Zwischenprodukt beim Abbau von γ-Aminobuttersäure*

β-Hy|dro|xy|bu|ty|rat *nt* (Ⓔ β-hydroxybutyrate): Salz bzw. Ionenform der β-Hydroxybuttersäure; Hauptanteil der Ketonkörper* in Blut und Urin

Hy|dro|xy|carb|a|mid *nt* (Ⓔ hydroxycarbamide): *Syn*: *Hydroxyurea*; Zytostatikum*

8-Hy|dro|xy|chi|no|lin *nt* (Ⓔ 8-quinolinol): *Syn*: *Chinolinol, 8-Oxychinolin, Oxin*; Antiseptikum*, Desinfiziens*

Hy|dro|xy|chlo|ro|quin *nt* (Ⓔ hydroxychloroquine): Antimalariamittel; **Anw.**: Lupus* erythematodes, Arthritis, Lambliasis

1-α-Hy|dro|xy|cho|le|cal|ci|fe|rol *nt*: *→Alfacalcidol*

25-Hy|dro|xy|cho|le|cal|ci|fe|rol *nt* (Ⓔ 25-hydroxycholecalciferol): *Syn*: *Calcifediol, Calcidiol*; in der Leber gebildeter aktiver Metabolit von Vitamin* D_3; *s.a. Vitamin D*

3β-Hydroxy-5-cholesten *nt*: *→Cholesterin*

17-Hy|dro|xy|cor|ti|co|ste|ron *nt*: *→Cortisol*

Hy|dro|xy|di|chlor|qui|nal|din *nt*: *→Chlorquinaldol*

p-Hy|dro|xy|e|phe|drin *nt*: *→Oxilofrin*

2-Hy|dro|xy|e|thyl|a|min *nt* (Ⓔ ethanolamine): *Syn*: *Ethanolamin, 2-Aminoethanol, Colamin, Äthanolamin, Monoethanolamin, Monoäthanolamin*; Baustein von Kephalinen*; **Anw.**: Verödung von Varizen

Hy|dro|xy|e|thyl|sa|li|cy|lat *nt* (Ⓔ hydroxyethyl salicylate): *Syn*: *(2-Hydroxyethyl)salicylat, Glykolsalicylat, Ethylenglykolsalicylat*; Salicylsäurederivat; **Anw.**: Hyperämikum*, Rubefaciens*

Hy|dro|xy|e|thyl|stär|ke *f* (Ⓔ hydroxyethyl starch): *Syn*: *Hydroxyäthylstärke*; hochverzweigte Stärkemoleküle zur Herstellung von Plasmaersatzlösungen; die Hydroxyethylierung verzögert den Abbau durch Serumamylase

2-Hy|dro|xy|e|thyl|tri|me|thyl|am|mo|ni|um|sa|li|cy|lat *nt*: *→Cholinsalicylat*

Hy|dro|xy|hä|min *nt* (Ⓔ hydroxyhemin): *Syn*: *Hämatin, Oxyhämin*; durch Einwirkung von Säure oder Alkalien auf Hämoglobin* entstehendes Derivat mit dreiwertigem Eisen, das keinen Sauerstoff transportieren kann; farbgebendes Pigment in Plasmodium*-Species

Hy|dro|xy|harn|stoff *m* (Ⓔ hydroxyurea): hemmt die DNA-Synthese ohne Effekt auf die RNA- oder Proteinsynthese; ist S-Phasen-spezifisch; *s.u. Essay Chemotherapie S. 349*

5-Hy|dro|xy|in|dol|es|sig|säu|re *f* (Ⓔ 5-hydroxyindoleacetic acid): im Harn ausgeschiedenes Abbauprodukt von Serotonin*; die Ausscheidung ist erhöht bei serotoninproduzierendem Karzinoid*

Hy|dro|xyl|a|pa|tit *nt* (Ⓔ hydroxyapatite): ***Syn***: *Hydroxiapatit, Hydroxyapatit*; mineralischer Hauptbestandteil von Zahnschmelz und Knochen; z.T. wird die Hydroxyl-Gruppe durch Fluorid ersetzt und es entsteht das extrem harte Fluorhydroxylapatit

Hy|dro|xy|la|se *f* (Ⓔ hydroxylase): Oxygenase*, die die Hydroxylierung* von Verbindungen katalysiert

11β-Hy|dro|xy|la|se|de|fekt *m*: *→adrenogenitales Syndrom mit 11β-Hydroxylasedefekt*

17α-Hy|dro|xy|la|se|de|fekt *m*: *→adrenogenitales Syndrom mit 17α-Hydroxylasedefekt*

21-Hy|dro|xy|la|se|de|fekt *m*: *→adrenogenitales Syndrom mit 21-Hydroxylasedefekt*

Hy|dro|xy|lie|rung *f* (Ⓔ hydroxylation): Einführung einer Hydroxylgruppe [OH-] in ein Molekül

Hy|dro|xy|ly|sin *nt* (Ⓔ hydroxylysine): v.a. im Kollagen enthaltene Aminosäure

7-Hydroxy-4-methylcumarin *nt*: *→Hymecromon*

p-Hy|dro|xy|phe|nyl|a|la|nin *nt*: *→Tyrosin*

Hy|dro|xy|phe|nyl|bu|ta|zon *nt*: *→Oxyphenbutazon*

21-Hy|dro|xy|pro|ges|te|ron *nt*: *→Desoxycorton*

Hy|dro|xy|pro|ges|te|ron|ca|pro|at *nt* (Ⓔ hydroxyprogesterone caproate): ***Syn***: *3,20-Dioxo-4-pregnen-17α-yl-hexanoat*; synthetisches Gestagen*

Hy|dro|xy|pro|lin *nt* (Ⓔ hydroxyproline): v.a. im Kollagen enthaltene nicht-essentielle Aminosäure*; wird im Körper durch Hydroxylierung ais Prolin* gebildet; da das bei Kollagenabbau frei werdende Hydroxyprolin nicht wiederverwendet werden kann, ist seine Ausscheidung als freie Aminosäure im Urin ein Maßstab für den Kollagenstoffwechsel

Hy|dro|xy|pro|lin|ä|mie *f* (Ⓔ hydroxyprolinemia): erhöhter Hydroxyprolingehalt des Blutes, v.a. bei erhöhtem Kollagenabbau

Hy|dro|xy|pro|lin|u|rie *f* (Ⓔ hydroxyprolinuria): Hydroxyprolinausscheidung im Harn; ca. 10–15 % des beim Kollagenabbaus anfallenden Hydroxyprolins wird im Urin ausgeschieden; eine erhöhte Ausscheidung ist ein Indikator für einen gesteigerten Bindegewebsstoffwechsel

α-Hy|dro|xy|pro|pi|on|säu|re *f*: *→Milchsäure*

6-Hy|dro|xy|pu|rin *nt*: *→Hypoxanthin*

5-Hy|dro|xy|sa|li|cyl|säu|re *f* (Ⓔ gentisic acid): ***Syn***: *Gentisinsäure, 2,5-Dihydroxybenzoesäure*; Salicylsäurederivat mit antipyretischer, analgetischer und antiphlogistischer Wirkung

Hy|dro|xy|säu|re *f* (Ⓔ hydroxy acid): Carbonsäure* mit einer oder mehreren Hydroxylgruppen

3β-Hydroxysteroiddehydrogenase-Defekt *m*: *→adrenogenitales Syndrom mit 3β-Hydroxysteroiddehydrogenase-Defekt*

5-Hy|dro|xy|te|tra|cy|clin *nt*: *→Oxytetracyclin*

Hy|dro|xy|to|lu|ol *nt*: *→Kresol*

α-Hy|dro|xy|to|lu|ol *nt*: *→Benzylalkohol*

5-Hy|dro|xy|tryp|ta|min *nt*: *→Serotonin*

Hy|dro|xy|tryp|to|phan *nt* (Ⓔ hydroxytryptophan): ***Syn***: *Oxitriptan*; Serotoninvorläufer, Antidepressivum*; **Anw.**: Schlaflosigkeit und Depressionen bei Serotoninmangel

Hy|dro|xy|ty|ra|min *nt*: *→Dopamin*

3-Hy|dro|xy|ty|ro|sin *nt* (Ⓔ 3,4-dihydroxyphenylalanine): ***Syn***: *DOPA, Dioxyphenylalanin, 3,4-Dihydroxyphenylalanin*; aus Tyrosin* entstehendes Zwischenprodukt bei der Bildung von Catecholaminen* und Melanin*; **Anw.**: Parkinson*-Krankheit [zusammen mit Dopadecarboxylasehemmern]

4-Hy|dro|xy|u|ra|cil *nt* (Ⓔ barbituric acid): ***Syn***: *Barbitursäure, Malonylharnstoff*; wasserlöslicher Grundbaustein der Barbiturate*; hat keine hypnotische Wirkung

Hy|dro|xy|u|rea *nt*: *→Hydroxycarbamid*

Hy|dro|xy|zin *nt* (Ⓔ hydroxyzine): Sedativum*, Antiemetikum*, Tranquilizer*

Hy|dro|ze|le *f* (Ⓔ **1.–2.** hydrocele): **1.** ***Syn***: *Wasserbruch, Hydrocele*; Wasser-/Exsudatansammlung in einer serösen Höhle **2.** *→Hydrocele testis*

hy|dro|ze|phal *adj* (Ⓔ hydrocephalic): Hydrozephalus betreffend

hy|dro|ze|pha|lo|id *adj* (Ⓔ hydrocephaloid): hydrozephalusähnlich

Hy|dro|ze|pha|lus *m*: *→Hydrocephalus*

Hy|dro|zys|te *f* (Ⓔ hydrocyst): ***Syn***: *seröse Zyste, seröse Retentionszyste*; durch eine Flüssigkeitsansammlung entstandene Zyste*

Hy|dru|rie *f* (Ⓔ hydruria): Ausscheidung eines hellen, wenig konzentrierten Harns, z.B. bei Wasserbelastung oder alkoholinduzierter Diurese

hy|dru|risch *adj* (Ⓔ hydruric): Hydrurie betreffend

Hy|gi|e|ne *f* (Ⓔ hygiene): ***Syn***: *Gesundheitslehre, Gesundheitsfürsorge*; Lehre von der Gesunderhaltung des Menschen bzw. aller Maßnahmen zur Verhütung von körperlichen, geistigen oder seelischen Störungen oder Erkrankungen; je nach Aspekt unterscheidet man u.a. Luft-, Wasser-, Umwelt-, Sozial-, Erbhygiene

hy|gi|e|nisch *adj* (Ⓔ hygienic): Hygiene betreffend, auf Hygiene beruhend, der Gesundheit dienend; sauber, frei von Verschmutzung

Hygro-, hygro- *präf.*: Wortelement mit der Bedeutung „Feuchtigkeit/Wasser"

Hy|grom *nt* (Ⓔ hygroma): ***Syn***: *Wassergeschwulst, Hygroma*; durch Flüssigkeitseinlagerung verursachte Schwellung von Schleimbeuteln und Sehnenscheiden; *s.a. Überbein*

Hy|gro|ma *nt, pl* **-ma|ta**: *→Hygrom*

Hygroma cysticum: *→Zystenhygrom*

hy|gro|ma|tös *adj* (Ⓔ hygromatous): Hygrom betreffend, hygromartig

Hy|gro|me|ter *nt* (Ⓔ hygrometer): Luftfeuchtigkeitsmesser

Hy|gro|me|trie *f* (Ⓔ hygrometry): Luftfeuchtigkeitsmessung

hy|gro|me|trisch *adj* (Ⓔ hygrometric): Hygrometrie betreffend

hy|gro|phob *adj* (Ⓔ hygrophobic): Hygrophobie betreffend, durch sie gekennzeichnet

Hy|gro|pho|bie *f* (Ⓔ hygrophobia): krankhafte Angst vor Feuchtigkeit

hy|gro|sko|pisch *adj* (Ⓔ hygroscopic): Wasser oder (Luft-) Feuchtigkeit anziehend oder aufnehmend

Hyl *Abk.*: *→Hydroxylysin*

Hylys *Abk.*: *→Hydroxylysin*

Hy|me|cro|mon *nt* (Ⓔ hymecromone): ***Syn***: *7-Hydroxy-4-methylcumarin, β-Methylumbelliferon*; Spasmolytikum*, Choleretikum*

Hy|men *m* (Ⓔ hymen): ***Syn***: *Jungfernhäutchen*; Schleimhautfalte, die den Scheideneingang verschließt; kann von alleine oder beim ersten Geschlechtsverkehr [Entjungferung] reißen; die Reste des Hymens am Scheideneingang werden als **Fleischwärzchen** [Carunculae hymenales] bezeichnet

hy|me|nal *adj* (Ⓔ hymenal): Jungfernhäutchen/Hymen betreffend

Hy|me|nal|a|tre|sie *f*: *→Atresia hymenalis*

Hy|me|nal|ka|run|keln *pl* (Ⓔ hymenal caruncles): ***Syn***: *Fleischwärzchen (der Scheide), Carunculae hymenales*; Reste des Jungfernhäutchens am Scheideneingang

Hy|me|nal|plas|tik *f*: selten verwendete Bezeichnung für *→Hymenorrhaphie*

Hy|me|nek|to|mie *f* (Ⓔ hymenectomy): operative Entfernung des Jungfernhäutchens/Hymen

Hy|me|ni|tis *f, pl* **-ti|den** (Ⓔ hymenitis): ***Syn***: *Hymenentzündung*; Entzündung des Jungfernhäutchens [Hymen*]

hy|me|ni|tisch *adj* (Ⓔ hymenitic): Hymenitis betreffend, von ihr betroffen oder gekennzeichnet

Hy|men|naht *f*: *→Hymenorrhaphie*

hy|me|no|id *adj* (Ⓔ hymenoid): hymenähnlich, hymenartig

Hy|me|no|le|pi|a|sis *f, pl* **-ses** (Ⓔ hymenolepiasis): ***Syn***: *Zwergbandwurminfektion, Hymenolepidose*; Befall und Infektion mit Hymenolepis* nana; führt v.a. bei Kindern zu Leibschmerzen, Durchfall und Pruritus* ani; **Diagnose**: Wurm oder Proglottidennachweis im Stuhl; **Therapie**: Niclosamid*, Praziquantel* intern

Hy|me|no|le|pi|do|se *f*: *→Hymenolepiasis*

Hy|me|no|le|pis di|mi|nu|ta *f* (Ⓔ Hymenolepis diminuta): ***Syn***: *Rattenbandwurm, Mäusebandwurm*; weltweit verbreiteter Dünndarmparasit von Nagetieren und Menschen [End- und Zwischenwirt]

Hy|me|no|le|pis na|na *f* (Ⓔ Hymenolepis nana): ***Syn***: *Zwergbandwurm*; Dünndarmparasit von Nagetieren und Menschen [End- und Zwischenwirt]; verursacht Hymenolepiasis*

Hy|me|nor|rha|phie *f* (Ⓔ hymenorrhaphy): ***Syn***: *Hymennaht*; Naht des Jungfernhäutchens

Hy|me|no|to|mie *f* (Ⓔ hymenotomy): ***Syn***: *Hymenspaltung*; operative Hymendurchtrennung, Hymendurchschneidung

Hy|men|spal|tung *f*: *→Hymenotomie*

hy|o|e|pi|glot|tisch *adj* (Ⓔ hyoepiglottic): Zungenbein/Os hyoideum und Kehldeckel/Epiglottis betreffend

Hy|o|glos|sus *m*: *→Musculus hyoglossus*

Hy|o|id *nt*: *→Zungenbein*

Hy|o|id|bo|gen *m* (Ⓔ hyoid arch): 2. Branchialbogen; *s.u. Branchialbögen*

Hy|os|cin *nt* (Ⓔ hyoscine): ***Syn***: *Scopolamin*; in verschiedenen Nachtschattengewächsen vorkommendes Alkaloid mit parasympatholytischer Wirkung; **Anw.**: Antiemetikum* [als Patch], zentraldämpfendes Parasympatholytikum*

Hy|os|cin|bu|tyl|bro|mid *nt*: *→Butylscopolaminiumbromid*

D/L-Hy|os|cy|a|min *nt* (Ⓔ d/l-hyoscyamine): ***Syn***: *Atropinum, Atropin*; in Nachtschattengewächsen wie **Tollkirsche** [Atropa belladonna], **weißer Stechapfel** [Datura stramonium] und **schwarzes Bilsenkraut** [Hyoscyamus niger] vorkommendes, sehr giftiges Alkaloid mit parasympatholytischer Wirkung

Hy|os|cy|a|mus ni|ger *m* (Ⓔ Hyoscyamus niger): *s.u. D/L-Hyoscyamin*

Hyp *Abk.*: **1.** *→Hydroxyprolin* **2.** *→Hypertonie* **3.** *→Hypertrophie*

Hyp-, hyp- *präf.*: *→Hypo-*

Hyp|ad|re|na|lin|ä|mie *f* (Ⓔ hypoepinephrinemia): ***Syn***: *Hypoadrenalinämie*; verminderter Adrenalingehalt des Blutes

Hyp|aes|the|sia *f*: *→Hypästhesie*

Hyp|a|ku|sis *f* (Ⓔ hypacusis): ***Syn***: *Hypoakusis, Hörschwäche*; Abschwächung der Hörfähigkeit; *s.a. Schwerhörigkeit*

Hyp|al|bu|min|ä|mie *f* (Ⓔ hypalbuminemia): ***Syn***: *Hypoalbuminämie*; verminderter Albumingehalt des Blutes

Hyp|al|bu|mi|no|se *f* (Ⓔ hypalbuminosis): ***Syn***: *Hypoalbuminose*; allgemeine Verminderung des Albuminspiegels im Serum

Hyp|al|ge|sie *f* (Ⓔ hypalgesia): ***Syn***: *Hypalgie*; verminderte/herabgesetzte Schmerzempfindung

hyp|al|ge|tisch *adj* (Ⓔ hypalgesic): ***Syn***: *hypalgisch*; Hypalgesie betreffend, von ihr betroffen oder gekennzeichnet

Hyp|al|gie *f*: *→Hypalgesie*

hyp|al|gisch *adj*: *→hypalgetisch*

hyp|al|ka|lisch *adj* (Ⓔ hypoalkaline): ***Syn***: *hypoalkalisch*; mit verminderter Alkalität

Hyp|äs|the|sie *f* (Ⓔ hypesthesia): ***Syn***: *Hypoästhesie, Hypaesthesia*; verminderte Reizempfindlichkeit; meist im Sinne von Verminderung der Berührungsempfindlichkeit [**taktile Hypästhesie**] verwendet

gustatorische Hypästhesie: *→Hypogeusie*

olfaktorische Hypästhesie: *→Hyposmie*

hyp|äs|the|tisch *adj* (Ⓔ hypoesthetic): ***Syn***: *hypoästhetisch*; Hypoästhesie betreffend

Hyp|a|zi|di|tät *f* (Ⓔ hypoacidity): ***Syn***: *Hypoazidität, Subazidität*; Säuremangel des Magens, z.B. nach Vagotonie* oder bei chronisch-atrophischer Gastritis*

Hyp|a|zot|u|rie *f* (Ⓔ hypazoturia): verminderte Stickstoffausscheidung im Harn

Hyp|e|lek|tro|lyt|ä|mie *f* (Ⓔ hypoelectrolytemia): ***Syn***: *Hypoelektrolytämie*; verminderter Elektrolytgehalt des Blutes

Hyper-, hyper- *präf.*: Wortelement mit der Bedeutung „über/oberhalb"

Hy|per|ab|duk|ti|ons|syn|drom *nt* (Ⓔ hyperabduction syndrome): ***Syn***: *Pectoralis-minor-Syndrom*; Thoracic-outlet-Syndrom*, bei dem das Gefäßnervenbündel zwischen dem Thorax* und der Sehne des Musculus* pectoralis minor komprimiert wird; tritt v.a. bei Abduktion und Retroversion des Armes auf

Hy|per|a|de|nie *f*: *→Hyperadenosis*

Hy|per|a|de|no|sis *f, pl* **-ses** (Ⓔ hyperadenosis): ***Syn***: *Hyperadenie*; allgemeine Bezeichnung für eine gesteigerte Drüsentätigkeit oder für ein vermehrtes Vorkommen von Drüsengewebe, z.B. als überzählige Brustdrüsen

Hy|per|ad|re|na|lin|ä|mie *f* (Ⓔ hyperepinephrinemia): ***Syn***: *Adrenalinämie*; erhöhter Adrenalingehalt des Blutes, z.B. bei Stress oder Phäochromozytom*

Hy|per|aes|the|sia *f*: *→Hyperästhesie*

hy|per|ak|tiv *adj* (Ⓔ hyperactive): übermäßig aktiv; hyperkinetisch

Hy|per|ak|ti|vi|tät *f* (Ⓔ hyperactivity): ***Syn***: *Hyperkinese, Hyperkinesie, Hyperkinesis*; Bewegungsunruhe; Steigerung der motorischen Aktivität bei psychischer Unruhe; häufiges Symptom bei psychotischen Krankheitsbildern

Hy|per|a|ku|sis *f* (Ⓔ hyperacusis): krankhafte Feinhörigkeit; findet sich v.a. bei Fazialisparese* mit Beteiligung des Musculus* stapedius

hy|per|a|kut *adj* (Ⓔ hyperacute): (*Verlauf, Reaktion*) extrem akut, perakut

Hy|per|al|bu|min|ä|mie *f* (Ⓔ hyperalbuminemia): erhöhter Albumingehalt des Blutes

Hy|per|al|bu|mi|no|se *f* (Ⓔ hyperalbuminosis): allgemeine Erhöhung des Albuminspiegels

Hy|per|al|dos|te|ron|ä|mie *f* (Ⓔ hyperaldosteronemia): erhöhter Aldosterongehalt des Blutes; *s.a. Hyperaldosteronismus*

Hy|per|al|dos|te|ro|nis|mus *m* (Ⓔ hyperaldosteronism): ***Syn***: *Aldosteronismus*; übermäßige Aldosteronproduktion führt zu Hypokaliämie*, Hypomagnesiämie*, Hyperkaliurie*, metabolischer Azidose*, mäßig bis stark erhöhtem Blutdruck, Muskelschwäche oder -parese, Herzrhythmusstörungen, Tetanien, Müdigkeit, Polyurie und Polydipsie; als Ursache kommen Aldosteron-produzierende Tumoren der Nebennierenrinde [primärer Hyperaldosteronismus*] oder beim **sekundären Hyperaldosteronismus** eine extrarenale Stimulation der Aldosteronsekretion [Nierenarterienstenose, Phäochromozytom, Diuretika, Laxanzien, Ovulationshemmer] vor; **Therapie**: Elimination der Ursache

primärer Hyperaldosteronismus (Ⓔ primary hyperaldosteronism): ***Syn***: *Conn-Syndrom, primärer Aldosteronismus*; durch einen Aldosteron-produzierenden Tumor der Nebennierenrinde ausgelöster Hyperaldosteronismus*, der zu Hypokaliämie* und mäßig bis stark erhöhtem Blutdruck führt; **Klinik**: Muskelschwäche oder -parese, Herzrhythmusstörungen, Tetanien, Müdigkeit, Polyurie, Polydipsie; **DD**: sekundärer Hyperaldosteronismus, Hypokaliämie bei Laxanzienabusus, Durchfall oder Erbrechen, Cushing-Syndrom; **Diagnose** und **Therapie**: *siehe Abb. H165*

Hy|per|al|dos|te|ron|u|rie *f* (Ⓔ hyperaldosteronuria): erhöhte Aldosteronausscheidung im Harn

Hy|per|al|ge|sie *f* (Ⓔ hyperalgesia): ***Syn***: *Hyperalgie*; Schmerzüberempfindsamkeit, gesteigerte Schmerzempfindlichkeit

hy|per|al|ge|tisch *adj* (Ⓔ hyperalgesic): Hyperalgesie betreffend, von ihr betroffen oder gekennzeichnet

Hy|per|al|gie *f*: *→Hyperalgesie*

Hy|per|a|li|men|ta|ti|on *f* (Ⓔ hyperalimentation): chronische Überernährung; *s.a. Hyperalimentationssyndrom*

Hy|per|a|li|men|ta|ti|ons|syn|drom *nt* (Ⓔ hyperalimentosis): Oberbegriff für die durch eine chronische Überernährung ausgelösten Erkrankungen

Hy|per|al|pha|li|po|pro|te|in|ä|mie *f* (Ⓔ hyperalphalipoproteinemia): erhöhter Alphalipoproteingehalt des Blutes

Hy|per|ä|mie *f* (Ⓔ congestion): vermehrte Blutfülle in einem Organ- oder Körperabschnitt

aktive Hyperämie: *→arterielle Hyperämie*

arterielle Hyperämie (Ⓔ active congestion): ***Syn***: *aktive Hyperämie*; Hyperämie bei Weitstellung der Arterien oder Arteriolen

fluxionäre Hyperämie (Ⓔ fluxionary congestion): Hyperämie bei erhöhtem Blutzufluss

funktionelle Hyperämie (Ⓔ functional congestion): Hyperämie durch Weitstellung aller Gefäße

hypostatische Hyperämie (Ⓔ hypostatic congestion): Hyperämie durch Hypostase*

kompensatorische Hyperämie (Ⓔ compensatory hyperemia): Hyperämie durch kompensatorische Vermehrung der Durchblutung

passive Hyperämie: *→venöse Hyperämie*

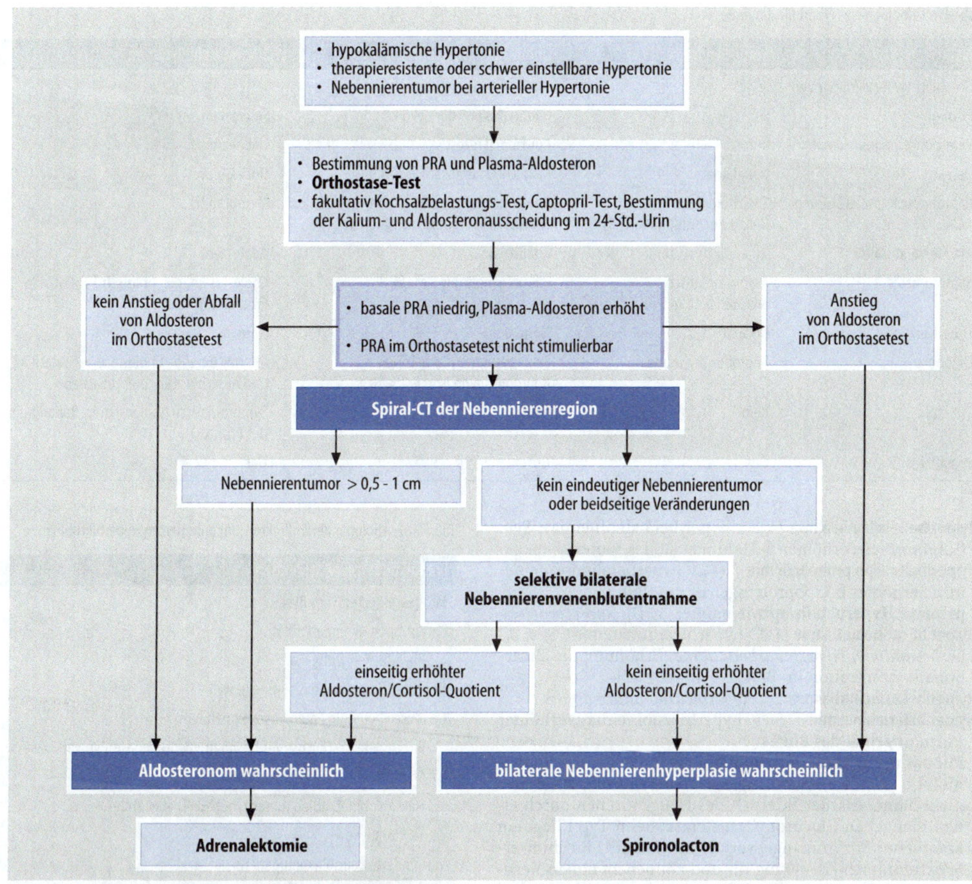

Abb. H165. Diagnostik und Therapie des primären Hyperaldosteronismus

reaktive Hyperämie (Ⓔ reactive hyperemia): Hyperämie durch lokale Reaktion und Weitstellung der Gefäße

venöse Hyperämie (Ⓔ venous congestion): *Syn*: *passive Hyperämie, Stauungshyperämie*; Hyperämie durch eine Abflussbehinderung im venösen Schenkel

Hy|per|ä|mi|kum *nt, pl* **-ka** (Ⓔ rubefacient): *Syn*: *Rubefaciens, Rubefazienz*; hautrötendes/hautreizendes Mittel, hyperämisierendes Mittel

Hy|per|a|mi|no|a|zid|ä|mie *f* (Ⓔ hyperaminoacidemia): *Syn*: *Aminoazidämie*; erhöhter Aminosäuregehalt des Blutes; meist durch eine Enzymopathie* bedingt

Hy|per|a|mi|no|a|zid|u|rie *f* (Ⓔ hyperaminoaciduria): *Syn*: *Aminoazidurie*; gesteigerte Aminosäureausscheidung im Harn [mehr als 1–3 g pro Tag]; meist liegt eine Stoffwechselentgleisung oder Störung des Aminosäurestoffwechsels vor

hy|per|ä|misch *adj* (Ⓔ hyperemic): Hyperämie betreffend, von ihr betroffen oder gekennzeichnet, durch sie bedingt

hy|per|ä|mi|sie|rend *adj* (Ⓔ rubefacient): eine Hyperämie herbeiführend

Hy|per|am|mon|ä|mie *f* (Ⓔ hyperammonemia): *Syn*: *Hyperammoniämie, Ammonämie, Ammoniämie*; erhöhter Ammoniakgehalt des Blutes; die **angeborene Hyperammonämie** beruht auf Enzym- oder Koenzymdefekten, die den Abbau von Aminosäuren und Fettsäuren bzw. den Harnstoffzyklus hemmen; bei der **erworbenen Hyperammonämie** handelt es sich meist um die Folge einer vermehrten Ammoniakbildung im Darm oder einer Leberinsuffizienz

Hy|per|am|mo|ni|ä|mie *f*: → *Hyperammonämie*

Hy|per|am|mon|u|rie *f* (Ⓔ hyperammonuria): erhöhte Ammoniakausscheidung im Harn [normal 20–50 mmol/24 h]; ist meist Zeichen einer Säurebelastung [Azidose*, Hunger, Diabetes* mellitus]

Hy|per|a|myl|as|ä|mie *f* (Ⓔ hyperamylasemia): erhöhter Amylasegehalt des Blutes, z.B. bei Pankreatitis* oder Mumps*

Hy|per|an|dro|gen|ä|mie *f* (Ⓔ hyperandrogenemia): erhöhter Androgenspiegel des Blutes, z.B. bei Tumoren der Nebennierenrinde; führt zu Androgenisierung* oder Pseudopubertas* praecox

Hy|per|a|phie *f* (Ⓔ hyperaphia): *Syn*: *Hyperhaphie*; taktile Hyperästhesie*

Hy|per|ar|gi|nin|ä|mie *f* (Ⓔ hyperargininemia): *Syn*: *Arginasemangel, Argininämie*; autosomal-rezessiver Mangel an Arginase* mit Blockade des Harnstoffzyklus; führt zu erhöhten Blutspiegeln von Arginin und Ammoniak, Argininurie*, epileptiformen Krämpfen und Hirnschäden; **Therapie**: argininarme Diät

Hy|per|äs|the|sie *f* (Ⓔ hyperesthesia): *Syn*: *Hyperaesthesia*; Überempfindlichkeit für Berührungsreize

olfaktorische Hyperästhesie: → *Hyperosmie*

hy|per|äs|the|tisch *adj* (Ⓔ hyperesthetic): Hyperästhesie betreffend, von ihr betroffen oder gekennzeichnet, überempfindlich

hy|per|a|zid *adj* (Ⓔ hyperacid): *Syn*: *superazid*; übermäßig sauer

Hy|per|a|zi|di|tät *f* (Ⓔ hyperacidity): *Syn*: *Superazidität*; Übersäuerung des Magensaftes; *s.a. Hyperchlorhydrie*

Hy|per|a|zot|ä|mie *f*: → *Azotämie*

Hy|per|a|zot|u|rie *f* (Ⓔ hyperazoturia): erhöhte Stickstoffausscheidung im Harn

hy|per|bar *adj* (Ⓔ hyperbaric): unter/mit Überdruck, mit erhöhtem Druck

hy|per|ba|so|phil *adj* (Ⓔ hyperbasophilic): extrem basophil*

Tab. H166. Konjugierte Hyperbilirubinämie

	Rotor-Syndrom	Dubin-Jonson-Syndrom	Summerskill-Syndrom
Geschlechterverteilung (m:w)	1:1	1:1	1:1
Häufigkeit	Sehr selten	Häufig (bis 6 % der Bevölkerung)	Sehr selten
Vererbungsmodus	Autosomal rezessiv	Autosomal rezessiv	Unbekannt
Defekt	Unbekannt	Möglich: Chromosom 10q24	Unbekannt
Pathophysiologische Störung	Speicherdefekt (?) Defekt der Konjugation (?)	Defekt des kanalikulären multispezifischen Transporters organischer Anionen	Membran (?)
Manifestationsalter	Jugendliches Alter	Adoleszenz	Adoleszenz
Symptomatik	Asymptomatisch Bilirubin bis 5 mg/dl	Bilirubin meist bis 5 mg/dl	Cholestasemarker phasisch ↑ Pruritus in Prodromalphase
Leberfunktion	Normal	Normal	Normal
Diagnose	Koproporphyrinurie	Schwarzpigmentierte Leber Koproporphyrin Isomer I > 70%	Intermittierende Cholestase bei gutem AZ und Ausschluss anderer Ursachen
Therapie	Keine	Keine	Symptomatisch (Gallensäuren, Behandlung des Pruritus)
Prognose	Gut	Gut	Gut

Hy|per|be|ta|ala|nin|ämie *f* (Ⓔ hyper-beta-alaninemia): ***Syn:*** *β-Alaninämie*; erhöhter β-Alaningehalt des Blutes

Hy|per|be|ta|li|po|pro|te|in|ämie *f* (Ⓔ hyperbetalipoproteinemia): erhöhter β-Lipoproteingehalt des Blutes

primäre Hyperbetalipoproteinämie: *→ LDL-Rezeptordefekt*

Hy|per|bi|car|bo|nat|ämie *f* (Ⓔ hyperbicarbonatemia): ***Syn:*** *Bicarbonatämie, Hyperbikarbonatämie*; Erhöhung der Bicarbonatkonzentration im Blut; *s.a. Alkalireserve*

Hy|per|bi|kar|bo|nat|ämie *f*: *→ Hyperbicarbonatämie*

Hy|per|bi|li|ru|bin|ämie *f* (Ⓔ hyperbilirubinemia): erhöhter Bilirubingehalt des Blutes

idiopathische Hyperbilirubinämie (Ⓔ congenital nonhemolytic jaundice): ***Syn:*** *Crigler-Najjar-Syndrom*; familiärer nicht-hämolytischer Ikterus* des Neugeborenen durch einen Mangel an Glucuronyltransferase; beim **Typ I** liegt ein kompletter Enzymmangel vor; damit sind die Bilirubinwerte extrem hoch [20–40 mg/dl] und können zu einem Kernikterus* führen; beim **Typ II** liegt nur ein partieller Mangel vor und die Bilirubinwerte sind mäßig erhöht [9–20 mg/dl]; **Therapie:** bei Typ I Austauschtransfusion und evtl. Lebertransplantation im Kindesalter; Typ II erfordert meist keine Therapie; Phenobarbital* senkt den Bilirubinspiegel

intermittierende Hyperbilirubinämie Meulengracht (Ⓔ Gilbert's disease): ***Syn:*** *Meulengracht-Krankheit, Meulengracht-Syndrom, Meulengracht-Gilbert-Krankheit, Meulengracht-Gilbert-Syndrom, Icterus juvenilis intermittens Meulengracht, Gilbert-Meulengracht-Syndrom, Morbus Meulengracht*; häufige [2–6 % der Bevölkerung], hereditäre Hyperbilirubinämie, die v.a. Männer unter 25 Jahren betrifft; kann durch Stress, Infektionen oder Fasten ausgelöst werden; die Leberfunktion ist normal; keine Therapie notwendig

konjugierte Hyperbilirubinämie (Ⓔ conjugated hyperbilirubinemia): Erhöhung des konjugierten Bilirubins*; die 3 wichtigsten Erkrankungen sind: Rotor*-Syndrom, Dubin*-Johnson-Syndrom und Summerskill*-Syndrom

Hyperbilirubinämie des Neugeborenen (Ⓔ neonatal hyperbilirubinemia): bei den Hyperbilirubinämien der Neugeborenen handelt es sich meist um **indirekte Hyperbilirubinämien** mit oder ohne Hämolyse; **direkte Hyperbilirubinämien** aufgrund intra- oder extrahepatischer Cholestase sind wesentlich seltener; *s.a. Morbus haemolyticus neonatorum, Kernikterus, idiopathische Hyperbilirubinämie, Tab. H167, H168*

unkonjugierte Hyperbilirubinämie (Ⓔ unconjugated hyperbilirubinemia): Erhöhung des unkonjugierten Bilirubins*, z.B. bei kongenitaler dyserythropoetischer Anämie, intermittierender Hyperbilirubinämie* Meulengracht oder idiopathischer Hyperbilirubinämie* [*Tab. H169*]

Hy|per|bi|li|ru|bin|urie *f* (Ⓔ hyperbilirubinuria): erhöhte Bilirubinausscheidung im Harn [normal ca. 34 µmol/l]; bei erhöhter Ausscheidung färbt sich der Urin dunkelbraun und bildet beim Schütteln einen Schaum; meist handelt es sich um direktes Bilirubin*, das u.a. bei Gelbsucht oder Gallenwegsverschluss vermehrt über die Niere ausgeschieden wird

Tab. H167. Ätiologie der indirekten/unkonjugierten Hyperbilirubinämie

Erkrankungen bzw. Störungen
Mit gesteigerter Hämolyse
Blutgruppeninkompatibilität
Rh, ABO, Kell, Duffy u.a.
Neonatale Infektionen (bakteriell, viral)
Genetisch bedingte hämolytische Anämien
Enzymdefekte: Glucose-6-Phosphatdehydrogenase, Pyruvatkinase
Membrandefekte: Sphärozytose u.a.
Hämoglobinopathien (homozygote α-Thalassämie)
Ohne Hämolyse
Verminderte Bilirubinkonjugation:
Physiologischer Ikterus
Muttermilchikterus
Kinder diabetischer Mütter
Crigler-Najjar-Syndrom (genetisch bedingter Glukuronyltransferasemangel)
Gilbert-Meulengracht-Syndrom (verminderte Bilirubinaufnahme in die Leberzelle)
Hypothyreose
Medikamente (Pregnandiol)
Vermehrter Bilirubinanfall
Polyzythämie
Organblutungen, Hämatome
Vermehrte enterale Rückresorption von Bilirubin
Intestinale Obstruktion
Unzureichende Ernährung (verminderte Peristaltik)

Hy|per|bra|chy|ke|pha|lie *f* (Ⓔ hyperbrachycephaly): ***Syn:*** *Hyperbrachyzephalie*; extreme Brachyzephalie*

Hy|per|bra|chy|ze|pha|lie *f*: *→ Hyperbrachykephalie*

Hy|per|bra|dy|ki|nin|ämie *f* (Ⓔ hyperbradykininemia): erhöhter Bradykiningehalt des Blutes

Hy|per|cal|c|ämie *f*: *→ Hyperkalzämie*

Hy|per|cal|ci|ämie *f*: *→ Hyperkalzämie*

Hy|per|cal|ci|to|nin|ämie *f* (Ⓔ hypercalcitoninemia): ***Syn:*** *Hy-*

Tab. H168. Ätiologie der direkten/konjugierten Hyperbilirubinämie

Intrahepatische Cholestase	Extrahepatische Cholestase
Neonatale Hepatitis, Hepatitis B	Gallengangsatresie
Perinatale Infektionen (CMV u.a.)	Choledochuszyste
Syndrom der eingedickten Galle	Mukoviszidose
Parenterale Ernährung	
α_1-Antitrypsin-Mangel	
Galaktosämie, Tyrosinose	
Intrahepatische Gallengangshypoplasie (Alagille-Syndrom)	

perkalzitoninämie, Kalzitoninämie, Calcitoninämie; erhöhter Calcitoningehalt des Blutes

Hy|per|cal|ci|u|rie *f*: →*Hyperkalziurie*

Hy|per|ce|men|to|se *f* (Ⓔ hypercementosis): *Syn*: *Zementhyperplasie, Hyperzementose, Zementhypertrophie*; diffuse oder umschriebene Verdickung des Zahnwurzelzements als Folge von lokaler Entzündung, Überbelastung oder genereller Osteopathie

Hy|per|chlor|ä|mie *f* (Ⓔ hyperchloremia): *Syn*: *Hyperchloridämie*; erhöhter Chloridgehalt des Blutes [> 110 mmol/l], z.B. bei Nierenerkrankungen oder Hämokonzentration

hy|per|chlor|ä|misch *adj* (Ⓔ hyperchloremic): Hyperchlorämie betreffend, von ihr betroffen oder gekennzeichnet, durch sie bedingt

Hy|per|chlor|hy|drie *f* (Ⓔ hyperchlorhydria): erhöhte Salzsäureproduktion des Magens; führt zu Hyperazidität*

Hy|per|chlo|rid|ä|mie *f*: →*Hyperchlorämie*

Hy|per|chlor|u|rie *f* (Ⓔ hyperchloruria): erhöhte Chloridausscheidung im Harn

Hy|per|cho|les|te|rin|ä|mie *f* (Ⓔ hypercholesterolemia): *Syn*: *Hypercholesterolämie*; erhöhter Cholesteringehalt des Blutes; neben der familiären Hypercholesterinämie* spielt v.a. die **sekundäre Hypercholesterinämie** bei Diabetes* mellitus, Hypothyreose, Alkoholismus, Lebererkrankungen usw. ein Rolle; am häufigsten ist aber die sog. **polygene Hypercholesterinämie**, die wahrscheinlich durch eine geringe Abweichung mehrerer Enzyme, Transferfaktoren und Bindungsproteine des Cholesterinstoffwechsels verursacht wird; allerdings kommt es erst bei einer erhöhten Aufnahme von gesättigten Fettsäuren und Cholesterin mit der Nahrung zur Entwicklung einer Hypercholesterinämie; die langfristig entstehenden Schäden [Arteriosklerose*, koronare Herzkrankheit*, arterielle Verschlusskrankheit*] machen diese diätetische Hypercholesterinämie zu einer der wichtigsten klinischen Entitäten, die v.a. bei Patienten im mittleren und höheren Alter mit Nahrungsumstellung und/oder Medikamenten [Lipidsenker*] behandelt werden muss [Abb. 170, Tab. 171]

essentielle/familiäre Hypercholesterinämie: →*LDL-Rezeptordefekt*

Hypercholesterinämie mit Hypertriglyzeridämie: →*Hyperlipoproteinämie Typ III*

hy|per|cho|les|te|rin|ä|misch *adj* (Ⓔ hypercholesterolemic): Hypercholesterinämie betreffend

Hy|per|cho|les|te|rol|ä|mie *f*: →*Hypercholesterinämie*

Hy|per|cho|lie *f* (Ⓔ hypercholia): übermäßige Gallenproduktion oder Gallensekretion

hy|per|chrom *adj* (Ⓔ hyperchromic): (*Erythrozyten*) mit erhöhtem Hämoglobingehalt

Hy|per|chro|ma|sie *f* (Ⓔ **1.** hyperchromemia **2.** hyperchromatism): **1.** *Syn*: *Hyperchromie*; erhöhter Hämoglobingehalt der Erythrozyten, d.h. der Färbekoeffizient* ist erhöht **2.** *Syn*: *Hyperchromie*; erhöhte Färbbarkeit von Zellen oder Zellstrukturen

hy|per|chro|ma|tisch *adj* (Ⓔ hyperchromatic): verstärkt anfärbbar

Hy|per|chro|ma|to|se *f* (Ⓔ hyperchromatosis): *Syn*: *Hyperchromie*; erhöhter Farbstoff- oder Pigmentgehalt eines Gewebes

Hy|per|chro|mie *f* (Ⓔ **1.** hyperchromatosis **2.** hyperchromemia **3.** hyperchromatism): **1.** *Syn*: *Hyperchromatose*; erhöhter Farbstoff- oder Pigmentgehalt eines Gewebes **2.** *Syn*: *Hyperchromasie*; erhöhter Hämoglobingehalt der Erythrozyten, d.h. der Färbekoeffizient* ist erhöht **3.** *Syn*: *Hyperchromasie*; erhöhte Färbbarkeit von Zellen oder Zellstrukturen

Hy|per|chy|lie *f* (Ⓔ hyperchylia): übermäßige Magensaftsekretion

Tab. H169. Unkonjugierte Hyperbilirubinämie

	Kongenitale dyserythropoetische Anämie	Intermittierende Hyperbilirubinämie Meulengracht	Idiopathische Hyperbilirubinämie Typ I	Idiopathische Hyperbilirubinämie Typ II
Geschlechterverteilung (m:w)	1:1	4:1	1:1	1:1
Häufigkeit	Selten	Häufig (bis 6 % der Bevölkerung)	Sehr selten	
Vererbungsmodus	Autosomal dominant	Autosomal dominant	Autosomal rezessiv	Autosomal rezessiv und autosomal dominant mit inkompletter Penetranz
Defekt	Chromosom 15 (Typ III)			
Pathophysiologische Störung	Ineffektive Erythropoese: intramedullärer Untergang erythrozytärer Vorstufen	Gestörter Transport organischer Anionen Störung der Glucuronierung	Inaktivität der UDP-Glucuronyltransferasen (UGT)	Verminderte Aktivität der UGT
Manifestationsalter	Jugendliches Alter	Adoleszenz	Neugeborene	Säuglinge bis Erwachsenenalter
Symptomatik	Hyperbilirubinämie bis 4 mg/dl	Bilirubin bis 4 mg/dl	Bilirubin: 20–40 mg/dl Kernikterus	Bilirubin < 20 mg/dl Fakultativ Kernikterus
Leberfunktion	Normal	Normal	Normal	Normal
Diagnose	^{13}C-markiertes „Shunt-Bilirubin"	Koproporphyrin Isomer I ≅ 50 % ↑ Fastentest	Keine hepatische UGT-Aktivität	Verminderte UGT-Aktivität Phenobarbital-Test
Therapie	Behandlung der Anämie und der sekundären Hämochromatose	Keine	Phototherapie, Plasmapherese, Lebertransplantation	Enzyminduktion durch Phenobarbital
Prognose	Gut	Gut	Ernst	Gut bis ernst

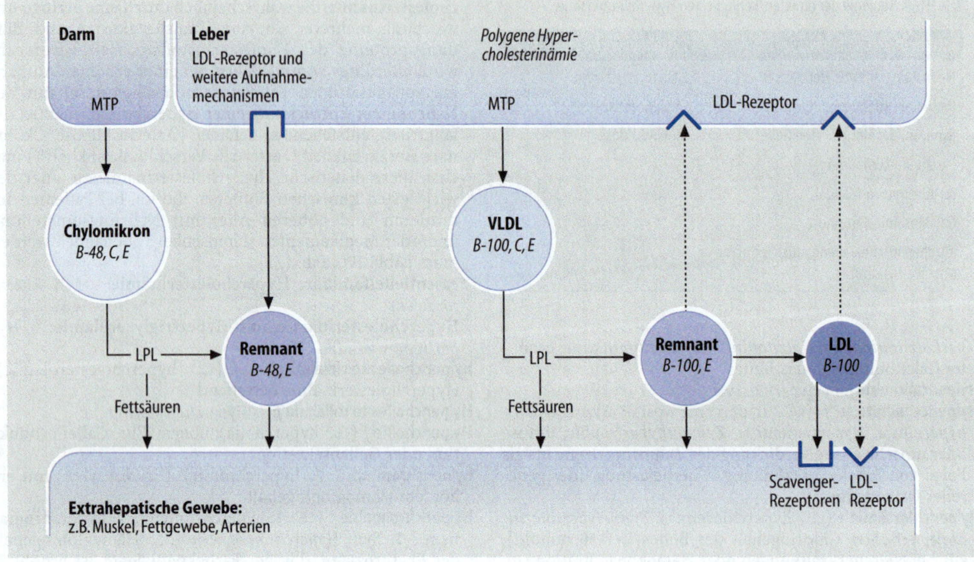

Abb. H170. Störung des LDL-Katabolismus bei Hypercholesterinämie

Tab. H171. Ernährungsempfehlungen bei Hypercholesterinämie

Nahrungsbestandteil	Maßnahme	Nahrungsmittel Meiden	Nahrungsmittel Bevorzugen
Gesättigte Fette Cholesterin	Vermindern	Wurstwaren, fettes Fleisch, Vollmilchprodukte, Käse	Fisch, besonders Seefisch, fettarmes Geflügel, mageres Fleisch, Magermilchprodukte (möglichst ≤ 0,3 % Fett)
Ungesättigte Fette	Beibehalten oder vermindern (trans-ungesättigt)	Gehärtete Fette, Fertigbackwaren	Pflanzliche Fette und Öle, diätetische Brotaufstriche
Ballaststoffe	Erhöhen		Getreideprodukte, Vollkornteigwaren, Gemüse, Vollkornreis, Kartoffeln, Obst

Hylperlchyllolmilkronlälmie *f* (Ⓔ hyperchylomicronemia): *Syn*: *Chylomikronämie*; Erhöhung der Chylomikronen im Blut; *s.a. Hyperlipoproteinämie Typ I, Hyperlipoproteinämie Typ V*

Hyperchylomikronämie und Hyperpräbetalipoproteinämie: *→ Hyperlipoproteinämie Typ V*

hylperlchyllolmilkronlälmisch *adj* (Ⓔ hyperchylomicronemic): *Syn*: *chylomikronämisch*; Hyperchylomikronämie betreffend, von ihr betroffen oder gekennzeichnet

Hylperldakltyllie *f* (Ⓔ hyperdactyly): *Syn*: *Polydaktylie*; angeborene Überzahl von Fingern oder Zehen

hylperldens *adj* (Ⓔ hyperdense): (*Film*) mit erhöhter Dichte

hylperldiplloid *adj* (Ⓔ hyperdiploid): diploid* mit einem überzähligen Chromosom

Hylperldonltie *f* (Ⓔ hyperodontia): *Syn*: *Hyperodontie*; Überzahl von Zähnen

Hylperldylnalmie *f* (Ⓔ hyperdynamia): übermäßige Muskelaktivität

hylperldylnalmisch *adj* (Ⓔ hyperdynamic): Hyperdynamie betreffend, mit erhöhter Muskelaktivität

Hylperlellekltrollytlälmie *f* (Ⓔ hyperelectrolytemia): Erhöhung der Elektrolytkonzentration im Blut

Hylperlelmelsis *f* (Ⓔ hyperemesis): übermäßiges Erbrechen

Hyperemesis gravidarum (Ⓔ hyperemesis gravidarum): übermäßiges Schwangerschaftserbrechen [Emesis* gravidarum] kann zu Gewichtsverlust, Exsikkose*, Ketonämie*, Acetonurie*, Elektrolytstörungen, Oligurie*, Hypovolämie*, Leber- und Nierenstörungen mit Ikterus* führen; die Ursache ist ungeklärt, wahrscheinlich ist eine multifaktorielle Ätiologie [endokrin, psychisch, sozial]; **Therapie**: notfalls stationäre Behandlung zum Ausgleich des Flüssigkeits- und Elektrolythaushaltes, psychologische Betreuung

hylperlelmeltisch *adj* (Ⓔ hyperemetic): Hyperemesis betreffend, von ihr betroffen oder gekennzeichnet

Hylperlenlzymlälmie *f* (Ⓔ hyperenzymemia): *Syn*: *Hyperenzymie*; erhöhte Enzymaktivität im Blut

Hylperlenlzylmie *f*: *→ Hyperenzymämie*

Hylperlelolsilnolphilie *f* (Ⓔ hypereosinophilia): extreme Eosinophilie*

hylperlerg *adj* (Ⓔ hyperergic): *Syn*: *hyperergisch*; Hyperergie betreffend, mit gesteigerter Empfindlichkeit

Hylperlerlgie *f* (Ⓔ hyperergy): gesteigerte Empfindlichkeit, verstärkte Reaktion(sbereitschaft), z.B. des Immunsystems für ein Antigen

hylperlerlgisch *adj*: *→ hyperreg*

Hylperlelrolsie *f* (Ⓔ erotomania): *Syn*: *Liebestollheit, Liebeswut, Amor insanus, Eromania, Erotikomanie, Erotomanie*; übermäßig gesteigerter Sexualtrieb; Oberbegriff für Nymphomanie* und Satyriasis*

Hylperlelrylthrolzytlhälmie *f* (Ⓔ hypererythrocythemia): *Syn*: *Hyperzythämie*; pathologische Erhöhung der Erythrozytenzahl

hylperlexlkreltolrisch *adj* (Ⓔ hyperexcretory): durch Übersekretion gekennzeichnet

Hylperlexltenldilbilliltät *f* (Ⓔ hyperextendibility): (*Gelenk*) Überstreckbarkeit

hylperlexltenldierlbar *adj* (Ⓔ hyperextendible): (*Gelenk*) überstreckbar

hylperlexlziltalbel *adj* (Ⓔ hyperexcitable): übererregbar

Hylperlexlziltalbilliltät *f* (Ⓔ **1.–2.** hyperexcitability): **1.** Übererregbarkeit; häufiges Symptom psychotischer Erkrankungen **2.** gesteigerte Empfindlichkeit oder Ansprechbarkeit auf äußere Reize; findet sich z.B. physiologisch bei einem Teil der Kinder im ersten Lebensjahr oder pathologisch bei sich entwickelndem Hydrozephalus*; *s.a. Hyperexzitabilitätssyndrom*

Hylperlexlziltalbilliltätslsynldrom *nt* (Ⓔ hyperexcitability syndrome): gesteigerte Empfindlichkeit oder Ansprechbarkeit auf äußere Reize bei Neugeboren mit erhöhter Schreckbarkeit bei Lagewechsel, lauten Geräuschen oder plötzlichem Anfassen; kommt v.a. bei hypoxisch-ischämischer Enzephalopathie nach perinataler Asphyxie, bei Kindern diabetischer, alkoholabhängiger oder drogenabhängiger Mütter vor; wichtig ist die Abgrenzung von der physiologischen Hyperexzitabilität normaler Säuglinge

Hy|per|fi|brin|ä|mie *f* (Ⓔ fibrinemia): erhöhter Fibringehalt des Blutes

Hy|per|fi|bri|no|gen|ä|mie *f* (Ⓔ hyperfibrinogenemia): ***Syn***: *Fibrinogenämie*; erhöhter Fibrinogengehalt des Blutes, z.B. bei Infektionen, rheumatischen Erkrankungen oder Tumoren

Hy|per|fi|bri|no|ly|se *f* (Ⓔ hyperfibrinolysis): Steigerung der Fibrinolyse* durch Freisetzung von Plasminogen*; *s.a. disseminierte intravasale Gerinnung*

Hy|per|fi|brin|u|rie *f* (Ⓔ fibrinuria): erhöhte Fibrinausscheidung im Harn

hyp|erg *adj* (Ⓔ hypergic): ***Syn***: *hypergisch*; Hypergie betreffend, mit verminderter Reaktivität

Hy|per|ga|lak|tie *f* (Ⓔ hypergalactia): ***Syn***: *Polygalaktie*; übermäßige Milchsekretion

Hy|per|gam|ma|glo|bu|lin|ä|mie *f* (Ⓔ hypergammaglobulinemia): ***Syn***: *Hyperimmunglobulinämie*; erhöhter Gammaglobulingehalt des Blutes; *s.a. Dysgammaglobulinämie, Dysproteinämie*

Hy|per|gas|trin|ä|mie *f* (Ⓔ hypergastrinemia): erhöhter Gastringehalt des Blutes

Hy|per|ge|ne|se *f* (Ⓔ hypergenesis): übermäßige Entwicklung eines Organes oder Körperteils, Überentwicklung

hy|per|ge|ne|tisch *adj* (Ⓔ hypergenetic): Hypergenese betreffend, überentwickelt

Hy|per|ge|ni|ta|lis|mus *m* (Ⓔ hypergenitalism): übermäßige oder vorzeitige Entwicklung der primären und sekundären Geschlechtsmerkmale; *s.a. Pubertas praecox, Hypergonadismus*

Hyp|er|gie *f* (Ⓔ hypoergia): verminderte Empfindlichkeit, verminderte Reaktion(sbereitschaft), z.B. des Immunsystems für ein Antigen

hyp|er|gisch *adj*: →*hyperg*

Hy|per|glo|bu|lie *f* (Ⓔ hyperglobulia): ***Syn***: *Polyglobulie*; Vermehrung der roten Blutkörperchen im peripheren Blut

Hy|per|glo|bu|lin|ä|mie *f* (Ⓔ hyperglobulinemia): erhöhter Globulingehalt des Blutes; *s.a. Dysgammaglobulinämie, Dysproteinämie*

hy|per|glo|bu|lin|ä|misch *adj* (Ⓔ hyperglobulinemic): Hyperglobulinämie betreffend, von ihr betroffen oder gekennzeichnet, durch sie bedingt

Hy|per|glu|ca|gon|ä|mie *f* (Ⓔ hyperglucagonemia): ***Syn***: *Hyperglukagonämie*; erhöhter Glucagongehalt des Blutes

Hy|per|glu|cos|ä|mie *f*: →*Glukosämie*

Hy|per|glu|ka|gon|ä|mie *f*: →*Hyperglucagonämie*

Hy|per|glu|kos|ä|mie *f*: →*Hyperglykämie*

Hy|per|gly|ce|rid|ä|mie *f* (Ⓔ hyperglyceridemia): ***Syn***: *Hyperglyzeridämie*; erhöhter Glyceridgehalt des Blutes

Hy|per|gly|cin|ä|mie *f* (Ⓔ **1.** hyperglycinemia **2.** →*nicht-ketotische Hyperglycinämie*): **1.** ***Syn***: *Hyperglyzinämie*; erhöhter Glycingehalt des Blutes **2.** →*nicht-ketotische Hyperglycinämie*

idiopathische Hyperglycinämie: →*ketotische Hyperglycinämie*

ketotische Hyperglycinämie (Ⓔ ketotic hyperglycinemia): ***Syn***: *idiopathische Hyperglycinämie*; erhöhter Glycingehalt bei Glycinose

nicht-ketotische Hyperglycinämie (Ⓔ nonketotic hyperglycinemia): ***Syn***: *nicht-ketotische Hyperglyzinämie, Glykokollkrankheit, Glyzinose, Glycinosis, Glycinurie mit Hyperglyzinämie*; autosomal-rezessiv vererbte Störung des Glycinabbaus, die schon in den ersten Lebenstagen zu Krämpfen und Muskelhypotonie führt

Hy|per|gly|cin|u|rie *f* (Ⓔ hyperglycinuria): ***Syn***: *Hyperglyzinurie*; vermehrte Glycinausscheidung im Harn

Hy|per|glyk|ä|mie *f* (Ⓔ hyperglycemia): ***Syn***: *Glukosämie, Hyperglukosämie*; pathologische Blutzuckererhöhung [> 6,7 mmol/l]; v.a. bei Diabetes* mellitus, NNR-Überfunktion, Phäochromozytom, Hirntumoren, Meningitis; *s.a. hyperglykämisches Koma*

hy|per|glyk|ä|misch *adj* (Ⓔ hyperglycemic): Hyperglykämie betreffend, von ihr betroffen oder gekennzeichnet, durch sie bedingt, Hyperglykämie verursachend

Hy|per|gly|ko|ge|no|ly|se *f* (Ⓔ hyperglycogenolysis): übermäßige Glykogenolyse*

Hy|per|gly|kos|u|rie *f* (Ⓔ hyperglycosuria): stark erhöhte Zuckerausscheidung im Harn; *s.a. Glukosurie, Diabetes mellitus*

Hy|per|gly|ze|rid|ä|mie *f* (Ⓔ hyperglyceridemia): ***Syn***: *Hyperglyceridämie*; erhöhter Glyceridgehalt des Blutes

Hy|per|gly|zin|ä|mie *f*: →*Hyperglycinämie*

Hy|per|gly|zin|u|rie *f*: →*Hyperglycinurie*

Hy|per|go|na|dis|mus *m* (Ⓔ hypergonadism): endokrine Gonadenüberfunktion, z.B. bei hormonproduzierendem Tumor; kann zu Pubertas* praecox oder Hypergenitalismus* führen

hy|per|go|na|do|trop *adj* (Ⓔ hypergonadotropic): ***Syn***: *hypergonadotroph, hypergonadotrophisch*; durch einen Gonadotropinüberschuss bedingt oder verursacht

hy|per|go|na|do|troph *adj*: →*hypergonadotrop*

hy|per|go|na|do|tro|phisch *adj*: →*hypergonadotrop*

Hy|per|gu|a|ni|din|ä|mie *f* (Ⓔ hyperguanidinemia): ***Syn***: *Guanidinämie*; erhöhter Guanidingehalt des Blutes

Hy|per|hä|mo|glo|bin|ä|mie *f* (Ⓔ hyperhemoglobinemia): extreme Hämoglobinämie*

Hy|per|ha|phie *f* (Ⓔ hyperaphia): ***Syn***: *Hyperaphie*; taktile Hyperästhesie*

Hy|per|he|pa|rin|ä|mie *f* (Ⓔ hyperheparinemia): erhöhter Heparingehalt des Blutes

Hy|per|hid|ro|se *f* (Ⓔ hyperhidrosis): ***Syn***: *übermäßiges Schwitzen, Hyperhidrosis, Hyperidrosis, Polyhidrose, Polyhidrosis, Polyidrosis*; vermehrte Schweißsekretion unterschiedlicher Genese; z.T. konstitutionell bedingt, z.T. symptomatisch bei endokrinen oder neurologischen Störungen; die **generalisierte Hyperhidrose**, v.a. als Nachtschweiß, ist eine häufiges Symptom von Systemerkankungen wie Tuberkulose, Kollagenose, Lymphom, Diabetes mellitus, Thyreotoxikose oder Hypopituitarismus; lokale Hyperhidrose, z.B. **axilläre** oder **palmoplantare Hyperhidrose**, ist meist emotional bedingt [nervöses Schwitzen]; die Hyperhidrose kann zu einer Aufweichung der Hornschicht und zur Besiedlung mit Bakterien führen, die oft einen unangenehmen Körpergeruch [Bromhidrose] verursacht; **Therapie**: Hygiene, lokale Anwendung von Deodoranzien; *s.a. aurikulotemporales Syndrom*

einseitige/halbseitige Hyperhidrose: →*Hemihyperhidrose*

hy|per|hid|ro|tisch *adj* (Ⓔ hyperhidrotic): ***Syn***: *polyhidrotisch*; Hyperhidrose betreffend, von ihr betroffen oder gekennzeichnet

Hy|per|his|ti|din|ä|mie *f*: →*Histidinämie*

Hy|per|ho|mo|cys|te|in|ä|mie *f*: →*Homocysteinämie*

Hy|per|ho|mo|zys|te|in|ä|mie *f*: →*Homocysteinämie*

Hy|per|hy|dra|ta|ti|on *f* (Ⓔ hyperhydration): übermäßiger Wassergehalt des Körpers, Überwässerung

hypertone Hyperhydratation (Ⓔ hypertonic hyperhydration): Hyperhydratation mit vorwiegendem Kochsalzüberschuss; basiert meist auf einer exzessiven Salzzufuhr [z.B. Verschlucken von Meerwasser]

hypotone Hyperhydratation (Ⓔ hypotonic hyperhydration): Hyperhydratation mit vorwiegendem Wasserüberschuss; Ursache sind meist exzessive Wasseraufnahme [Infusionen!] oder gesteigerte Wasserretention bei ADH-Überschuss

isotone Hyperhydratation (Ⓔ isotonic hyperhydration): Überschuss von Wasser und Kochsalz im Körper; oft durch Niereninsuffizienz, Hyperaldosteronismus oder übermäßige Infusion von Kochsalzlösungen bedingt

Hy|per|hy|dro|pe|xie *f* (Ⓔ hyperhydropexy): übermäßige Wassereinlagerung im Gewebe

Hy|per|hy|dro|xy|pro|lin|ä|mie *f* (Ⓔ hyperhydroxyprolinemia): erhöhter Hydroxyprolingehalt des Blutes, v.a. bei vermehrtem Kollagenabbau

Hy|pe|ri|ci her|ba *f* (Ⓔ St. John's-wort): oberirdische Pflanzenteile von Johanniskraut*

Hy|pe|ri|cum per|fo|ra|tum *nt*: *→Johanniskraut*
Hy|per|i|dro|sis *f, pl* **-ses**: *→Hyperhidrose*
Hyper-IgE-Syndrom *nt* (Ⓔ hyperimmunoglobulinemia E syndrome): *Syn*: *Hiob-Syndrom, Buckley-Syndrom, Hyperimmunglobulin-E-Staphylokokkenabszess-Syndrom*; wahrscheinlich autosomal-rezessiv vererbte Störung der TH1-Lymphozyten, die klinisch durch rezidivierende, abszedierende Staphylokokkeninfektionen von Haut und Luftwegen, ekzematioider Dermatitis, Eosinophilie* und extrem hohen Serum-IgE-Werten gekennzeichnet ist; beginnt i.d.R. im Säuglings- oder Kindesalter und führt zu Wachstumsretardierung, vergröberten Gesichtszügen sowie Osteoporose* mit Spontanfrakturen; die **Therapie** ist meist unbefriedigend; antibiotische Dauerprophylaxe und evtl Immunglobulinsubstitution zeigen z.T. gute Erfolge; die Wirksamkeit von Cyclosporin* A, Antihistaminika* und γ-Interferon ist weiterhin fraglich
Hyper-IgM-Syndrom *nt* (Ⓔ immunodeficiency with hyper-IgM): *Syn*: *Agammaglobulinämie mit erhöhtem IgM*; X-chromosomaler Immunglobulinmangel mit niedrigen IgG- und IgA-Spiegeln und Neutrozytopenie* bei normalen oder erhöhten IgM-Werten; basiert auf einer Störung der Umschaltung von IgM-Sekretion zu IgG- und IgA-Sekretion; bessert sich unter Immunglobulinsubstitutionstherapie

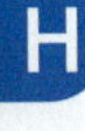

hy|per|im|mun *adj* (Ⓔ hyperimmune): mit hoher Antikörperkonzentration
Hy|per|im|mun|glo|bu|lin *nt* (Ⓔ hyperimmunoglobulin): aus Spenderserum gewonnenes Immunglobulinpräparat mit hoher Konzentration spezifischer Antikörper, z.B. gegen Masern, Röteln, Mumps. Botulinustoxin, Schlangengifte
Hy|per|im|mun|glo|bu|lin|ä|mie *f*: *→Hypergammaglobulinämie*
Hyperimmunglobulin-E-Staphylokokkenabszess-Syndrom *nt*: *→Hyper-IgE-Syndrom*
Hy|per|im|mu|ni|sie|rung *f* (Ⓔ hyperimmunization): wiederholte Immunisierung mit dem gleichen Antigen; *s.a. Boosterimpfung*
Hy|per|in|su|lin|ä|mie *f* (Ⓔ hyperinsulinemia): erhöhter Insulingehalt des Blutes; *s.a. Hyperinsulinismus*
Hy|per|in|su|li|nis|mus *m* (Ⓔ hyperinsulinism): vermehrte Insulinsekretion, führt zu Hypoglykämie* und u.U. hypoglykämischem Schock; die Ursache sind meist Insulinome*
Hy|per|in|vo|lu|ti|on *f* (Ⓔ hyperinvolution): *Syn*: *Superinvolution, Superinvolutio*; übermäßige Organrückbildung/Involution
Hy|per|iod|ä|mie *f* (Ⓔ hyperiodemia): *Syn*: *Hyperjodämie*; erhöhter Jodgehalt des Blutes
Hy|per|jod|ä|mie *f*: *→Hyperiodämie*
Hy|per|kal|ä|mie *f*: *→Hyperkaliämie*
hy|per|kal|ä|misch *adj* (Ⓔ hyperkalemic): Hyperkalämie betreffend, von ihr betroffen oder gekennzeichnet, durch sie bedingt
Hy|per|ka|li|ä|mie *f* (Ⓔ hyperkalemia): *Syn*: *Hyperkalämie, Kaliämie*; erhöhter Kaliumgehalt des Blutes [> 6,5 mmol/l]; die häufigsten Ursachen sind Nierenversagen*, Nebenniereninsuffizienz*, massive Kaliumzufuhr, starke Hämolyse oder Muskeltraumen; bei Azidose* kommt es zu einer Verschiebung von Kalium aus den Zellen in den Extrazellularraum [**extrazelluläre Hyperkaliämie**], bei Alkalose zur Verschiebung in die Zellen und damit zur **intrazellulären Hyperkaliämie**

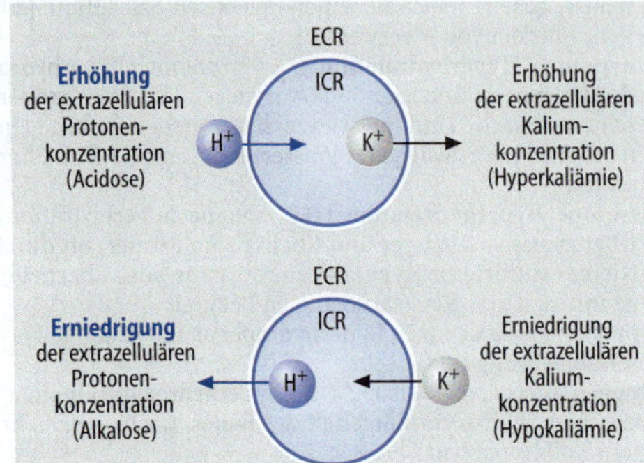

Abb. H172. Verschiebung von K^+ zwischen Intra- und Extrazellularraum

Hy|per|ka|li|ä|mie|syn|drom *nt* (Ⓔ hyperkalemie syndrome): Bezeichnung für das klinische Bild bei Hyperkaliämie*
hy|per|ka|li|ä|misch *adj*: *→hyperkalämisch*
Hy|per|ka|li|u|rie *f* (Ⓔ hyperkaluresis): vermehrte Kaliumausscheidung im Harn
Hy|per|kalz|ä|mie *f* (Ⓔ hypercalcemia): *Syn*: *Hyperkalziämie, Hypercalcämie, Hypercalciämie*; erhöhter Calciumgehalt des Blutes [> 2,6 mmol/l]; die Hauptursachen sind eine Erhöhung der Aufnahme im Darm, eine Verminderung der Ausscheidung über die Niere und die erhöhte Mobilisierung aus den Knochen bei z.B. primärem Hyperparathyreoidismus* oder Tumoren [**maligne Hyperkalzämie, Tumorhyperkalzämie**]; manchmal handelt es sich auch um eine Hyperkalzämie bei erhöhter Vitamin D-Einnahme; *s.a. Essay Chemotherapie S. 349*

Tab. H173. Differentialdiagnose der Hyperkalzämie

Primärer Hyperparathyreoidismus	Osteolyse ↑, Ca-Reabsorption ↑, 1,25-DHCC-Bildung ↑
Tertiärer Hyperparathyreoidismus	Osteolyse ↑, Ca-Reabsorption ↑, 1,25-DHCC-Bildung ↑
Tumorhyperkalzämie einschl. Plasmozytom, Leukämien, Lymphomen	Sekretion osteolytischer Wirkstoffe wie PTH-artiges Peptid, Prostaglandine, Zytokine wie IL-1, IL-6, 1,25-DHCC
Immobilisation bei Osteoporose, schwere Frakturen (Jüngere), Morbus Paget (cave Koinzidenz mit prim. HPT), akute intermittierende Porphyrie	Gesteigerte Ca^{2+}-Freisetzung aus Skelett
Hyperthyreose	Gesteigerter Knochenstoffwechsel
Ausfall der Glucocorticoide: akuter Morbus Addison, Zustand nach Operation eines Cushing-Syndrom	Ausfall eines „PTH-Antagonisten"
Akutes Nierenversagen	Verminderung der Kalziurie
Exsikkose	Verminderung der Kalziurie
Familiäre benigne hypokalziurische Hyperkalzämie	Verminderung der Kalziurie
Hartes-Wasser-Syndrom	Dialyse mit zu hohem Ca^{2+}
Sarkoidose	Vermehrte Bildung von 1,25-DHCC
Tuberkulose	Vermehrte Bildung von 1,25-DHCC
Histoplasmose	Vermehrte Bildung von 1,25-DHCC
AIDS	Osteolyse durch Viren
Infantile idiopathische Hyperkalzämie	?
Medikamente	
Vitamin-D-Intoxikation etc.	Ca^{2+}-Absorption ↑, Osteolyse ↑
Vitamin-A-Intoxikation	Osteolyse ↑
Thiazidmedikation (bei „belasteter" Kalziumhomöostase)	Verminderung der Kalziurie
Tamoxifen bei Brustkrebsmetastasen	Paradoxe Aktivierung der Krebszellen → Osteolyse ↑
Theophyllin	?
ASS-Intoxikation	?

chronische idiopathische Hyperkalzämie (Ⓔ idiopathic hypercalcemia): *Syn*: *Fanconi-Schlesinger-Syndrom*; zentralbedingte Regulationsstörung des Calcium- und Phosphathaushaltes unbekannter Ätiologie; führt schon im Kleinkindalter zu Osteosklerose*, Nephrosklerose*, Weichteilverkalkungen, geistiger Retardierung; **Therapie**: Vitamin D-

arme Ernährung, Senkung des Calciumspiegels
idiopathische infantile Hyperkalzämie: → *Williams-Beuren-Syndrom*
infantile idiopathische Hyperkalzämie: → *Williams-Beuren-Syndrom*
Hy|per|kalz|ä|mie|syn|drom *nt* (Ⓔ hypercalcemia syndrome): Bezeichnung für das klinische Bild bei Hyperkalzämie*
hy|per|kalz|ä|misch *adj* (Ⓔ hypercalcemic): *Syn*: *hyperkalziämisch*; Hyperkalzämie betreffend, von ihr betroffen oder gekennzeichnet, durch sie bedingt
Hy|per|kal|zi|ä|mie *f*: → *Hyperkalzämie*
hy|per|kal|zi|ä|misch *adj*: → *hyperkalzämisch*
Hy|per|kal|zi|pe|xie *f* (Ⓔ hypercalcipexy): übermäßige Calciumeinlagerung im Gewebe
Hy|per|kal|zi|to|nin|ä|mie *f* (Ⓔ hypercalcitoninemia): *Syn*: *Kalzitoninämie, Hypercalcitoninämie, Calcitoninämie*; erhöhter Kalzitoningehalt des Blutes
Hy|per|kal|zi|u|rie *f* (Ⓔ hypercalciuria): *Syn*: *Hyperkalzurie, Hypercalciurie*; vermehrte Calciumausscheidung im Harn [> 6,25 mmol/24 h bei Frauen; > 7,5 mmol/24 h bei Männern]; kann idiopathisch bedingt sein, häufiger aber bei Hyperparathyreoidismus*, Knochenmetastasen, Morbus* Cushing, Vitamin D-Intoxikation u.ä.
hy|per|kal|zi|u|risch *adj* (Ⓔ hypercalciuric): *Syn*: *hyperkalzurisch*; Hyperkalziurie betreffend, von ihr betroffen oder gekennzeichnet, durch sie bedingt
Hy|per|kalz|u|rie *f*: → *Hyperkalziurie*
hy|per|kalz|u|risch *adj*: → *hyperkalziurisch*
Hy|per|kap|nie *f* (Ⓔ hypercapnia): *Syn*: *Hyperkarbie*; Erhöhung der arteriellen Kohlendioxidspannung; kann zu Kohlendioxidnarkose* führen
Hy|per|kar|bie *f*: → *Hyperkapnie*
Hy|per|ka|ro|tin|ä|mie *f* (Ⓔ hypercarotenemia): *Syn*: *Karotinämie, Carotinämie*; erhöhter Carotingehalt des Blutes; *s.a. Carotinosis*
Hy|per|ke|ra|to|se *f* (Ⓔ hyperkeratosis): *Syn*: *Hyperkeratosis*; Verdickung der Hornhaut durch vermehrte Proliferation der Hornzellen [**Proliferationshyperkeratose**] oder verminderte Abschilferung der Oberfläche [**Retentionshyperkeratose**]
Hyperkeratose bei Avitaminose A: → *Hyperkeratosis follicularis*
Hy|per|ke|ra|to|sis *f, pl* **-ses** (Ⓔ hyperkeratosis): *Syn*: *Hyperkeratose*; Verdickung der Hornhaut durch vermehrte Proliferation der Hornzellen [**Proliferationshyperkeratose**] oder verminderte Abschilferung der Oberfläche [**Retentionshyperkeratose**]
Hyperkeratosis concentrica: → *Porokeratosis Mibelli*
Hyperkeratosis figurata centrifugata atrophicans: → *Porokeratosis Mibelli*
Hyperkeratosis follicularis (Ⓔ follicular hyperkeratosis): *Syn*: *Krötenhaut, Phrynoderm, Hyperkeratosis follicularis metabolica, Hyperkeratose bei Avitaminose A*; durch Vitamin A-Mangel* hervorgerufene follikuläre Hyperkeratose mit trockener, asch-grauer Haut
Hyperkeratosis follicularis et parafollicularis in cutem penetrans (Kyrle) (Ⓔ Kyrle's disease): *Syn*: *Kyrle-Krankheit, Morbus Kyrle*; seltene, gehäuft bei Diabetes* mellitus oder Niereninsuffizienz* auftretende einzelne oder multiple hyperkeratotische Papeln der Beine
Hyperkeratosis follicularis metabolica: → *Hyperkeratosis follicularis*
Hyperkeratosis ichthyosiformis congenita (Ⓔ congenital ichthyosis): *Syn*: *Ichthyosis congenita*; angeborene [meist autosomal-rezessive] Verhornungsstörung unterschiedlicher Ausprägung; die beiden Haupttypen sind **Ichthyosis vulgaris** und **Ichthyosis lamellosa**
Hyperkeratosis lenticularis perstans (Flegel) (Ⓔ hyperkeratosis lenticularis perstans): *Syn*: *Morbus Flegel*; wahrscheinlich autosomal-dominant vererbte, disseminierte hyperkeratotische Papeln der Unterschenkel und des Fußrückens
Hyperkeratosis monstruosa (Ⓔ epidermolytic hyperkeratosis): *Syn*: *Saurierhaut, Sauriasis, Ichthyosis hystrix*; Oberbegriff für alle Hyperkeratosen* mit schwarz-braunen, krokodilartigen Schuppen
Hyperkeratosis universalis congenita: → *Ichthyosis congenita gravis*
hy|per|ke|ra|to|tisch *adj* (Ⓔ hyperkeratotic): Hyperkeratose betreffend, von ihr betroffen oder gekennzeichnet, durch sie bedingt
Hy|per|ke|ton|ä|mie *f* (Ⓔ hyperketonemia): extreme Ketonämie*
Hy|per|ke|ton|u|rie *f* (Ⓔ hyperketonuria): stark erhöhte Ketonkörperausscheidung im Harn; *s.a. Ketonurie*
Hy|per|ke|to|se *f* (Ⓔ hyperketosis): übermäßige Ketonkörperbildung; *s.a. Ketonkörper*
hy|per|ke|to|tisch *adj* (Ⓔ hyperketotic): Hyperketose betreffend, von ihr betroffen oder gekennzeichnet, durch sie bedingt
Hy|per|ki|ne|se *f* (Ⓔ **1.** hyperkinesis **2.** hyperactivity): **1.** *Syn*: *Hyperkinesie, Hyperkinesis, Hypermotilität*; übermäßige Bewegungsaktivität, gesteigerte Spontanmotorik **2.** *Syn*: *Hyperkinesie, Hyperkinesis, Hyperaktivität*; Bewegungsunruhe; Steigerung der motorischen Aktivität bei psychischer Unruhe; häufiges Symptom bei psychotischen Krankheitsbildern
choreatische Hyperkinesen (Ⓔ choreatic hyperkineses): *s.u. Essay Parkinson-Syndrome S. 1631*
Hy|per|ki|ne|se|syn|drom, kind|li|ches *nt*: → *Störung mit Aufmerksamkeitsdefizit bei Hyperaktivität*
Hy|per|ki|ne|sie *f*: → *Hyperkinese*
Hy|per|ki|ne|sis *f*: → *Hyperkinese*
Hyperkinesis cordis (Ⓔ palpitation): *Syn*: *Palpitation, Kardiopalmus, Herzklopfen, Herzrasen, Herzpalpitation, Palpitatio cordis*; verstärkte und beschleunigte Herzaktion, die als unangenehm empfunden wird
hy|per|ki|ne|tisch *adj* (Ⓔ hyperkinetic): Hyperkinese betreffend
Hy|per|ko|a|gu|la|bi|li|tät *f* (Ⓔ hypercoagulability): erhöhte Gerinnbarkeit des Blutes; *s.u. disseminierte intravasale Gerinnung*
Hy|per|kor|ti|sol|ä|mie *f* (Ⓔ hypercortisolemia): erhöhter Kortisolgehalt des Blutes, z.B. bei Nebennierenrindenüberfunktion [Hyperkortizismus]
Hy|per|kor|ti|zis|mus *m* (Ⓔ hypercorticalism): Überfunktion der Nebennierenrinde führt zu vermehrter Produktion von Glucocorticoiden [Hyperkortisolämie, Cushing*-Syndrom], Mineralocorticoiden [primärer Hyperaldosteronismus*] und Androgenen [adrenogenitales Syndrom*] [*Tab. H174*]
Hy|per|kre|a|tin|ä|mie *f* (Ⓔ hypercreatinemia): *Syn*: *Kreatinämie, Creatinämie*; vermehrter Creatingehalt des Blutes [normal 23–60 μmol/l], z.B. bei fleischreicher Kost, Hunger, Diabetes* mellitus
Hy|per|kri|nie *f* (Ⓔ hypercrinia): übermäßige Sekretion einer Drüse
Hy|per|lac|ta|zid|ä|mie *f*: → *Hyperlaktazidämie*
Hy|per|lak|ta|zid|ä|mie *f* (Ⓔ hyperlactacidemia): pathologisch erhöhte Lactatkonzentration des Blutes, z.B. vorübergehend nach extremer körperlicher Belastung oder bei akuter Hypoxämie*
Hy|per|le|ci|thin|ä|mie *f*: → *Hyperlezithinämie*
Hy|per|leu|ko|zy|to|se *f* (Ⓔ hyperleukocytosis): *Syn*: *leukämoide Reaktion, leukämische Reaktion, Pseudoleukämie*; extreme Leukozytose* mit einer Erhöhung der Leukozytenzahl auf Werte über 20.000/μl und starker Linksverschiebung*
hy|per|leu|ko|zy|to|tisch *adj* (Ⓔ hyperleukocytotic): Hyperleukozytose betreffend, von ihr betroffen oder gekennzeichnet
Hy|per|le|zi|thin|ä|mie *f* (Ⓔ hyperlecithinemia): *Syn*: *Hyperlecithinämie*; pathologisch erhöhte Lezithinkonzentration des Blutes
Hy|per|li|p|ä|mie *f* (Ⓔ hyperlipemia): *Syn*: *Lipämie*; vermehrter Neutralfettgehalt des Blutes
exogene Hyperlipämie: → *fettinduzierte Hyperlipämie*
fettinduzierte Hyperlipämie (Ⓔ familial fat-induced hyperlipemia): *Syn*: *Bürger-Grütz-Syndrom, Hyperlipoproteinämie Typ I, fettinduzierte/exogene Hypertriglyzeridämie, fettinduzierte/exogene Hyperlipämie, familiärer C-II-Apoproteinmangel*; sehr seltene, autosomal-rezessive Lipidspeicherkrankheit mit Neigung zur Ausbildung von eruptiven

H

Tab. H174. Hyperkortizismus

	Hormonüberproduktion	Syndrom	Ursachen	Folge
Zona fasciculata	Cortisol	Cushing-Syndrom	ACTH	Beidseitige, z.T. knotige NNR-Hyperplasie
			Unbekannte Faktoren	Beidseitige mikronoduläre NNR-Hyperplasie
			Autonomes Tumorwachstum	Adenom, Karzinom
Zona glomerulosa	Aldosteron	Primärer Aldosteronismus (Conn-Syndrom)	Autonomes Tumorwachstum	Adenom, Karzinom
			Unbekannter Faktor	Beidseitige NNR-Hyperplasie
		Sekundärer Aldosteronismus	Renin-Angiotensin	Beidseitige NNR-Hyperplasie
Zona reticularis	DHEA-S, Androstendion, Testosteron	Androgenüberproduktion	Autonomes Tumorwachstum	Karzinom, (Adenom)
		Adrenogenitales Syndrom (AGS)	Enzymdefekt der Cortisolbiosynthese (Cortisol ↓, ACTH ↑, 17-(OH)-Progesteron ↑, Androstendion ↑)	Beidseitige NNR-Hyperplasie

Xanthomen auf dem Rücken, der Brust, den Armen und der Glutealregion, Hepatosplenomegalie* und zentralnervösen Störungen; das Arterioskleroserisiko ist gering; bei diätetischer Behandlung ist die Prognose sehr gut

hy|per|lip|ä|misch *adj* (Ⓔ hyperlipemic): *Syn*: *lipämisch*; Hyperlipämie betreffend, von ihr betroffen oder gekennzeichnet, durch sie bedingt

Hy|per|li|pa|zid|ä|mie *f* (Ⓔ lipacidemia): *Syn*: *Lipazidämie*; Erhöhung der freien Fettsäuren im Blut

Hy|per|li|pid|ä|mie *f* (Ⓔ hyperlipidemia): *Syn*: *Lipidämie*; vermehrter Gesamtlipidgehalt des Blutes, Erhöhung der Serumlipide

endogene Hyperlipidämie: *→Hyperlipoproteinämie Typ IV*

familiäre kombinierte Hyperlipidämie: *→Hyperlipoproteinämie Typ IIb*

kohlenhydratinduzierte Hyperlipidämie: *→Hyperlipoproteinämie Typ IV*

Hy|per|li|po|chrom|ä|mie *f* (Ⓔ lipochromemia): *Syn*: *Lipochromämie*; erhöhter Lipochromgehalt des Blutes, z.B. bei vermehrter Zufuhr mit der Nahrung; führt zu Gelbfärbung der Haut und des Plasmas

Hy|per|li|po|pro|te|in|ä|mie *f* (Ⓔ hyperlipoproteinemia): vermehrter Lipoproteingehalt des Blutes; sowohl die primären als auch die sekundären Formen sind potenziell mit einem erhöhten kardiovaskulären Risiko belastet; zur Bestimmung des individuellen Risikos müssen aber andere Risikofaktoren wie z.B. Rauchen, Bewegungsmangel, Stress, Diabetes* mellitus, Hypertonus usw. in Betracht gezogen werden

da das kardiovaskuläre Risiko exponentiell mit dem LDL-Cholesterinspiegel zunimmt, haben alle Hyperlipoproteinämien mit erhöhtem LDL [Typ IIa, IIb, III; IV] ein hohes Risiko, während die Formen, bei denen es zur Erhöhung von VLDL und Chylomikronen kommt [Typ I, V], kein Arterioskleroserisiko haben; die **Therapie** der Hyperlipoproteinämien hat das Ziel, die LDL-Cholesterinwerte im Bereich von < 160 mg/dl [< 4 mmol/l] zu halten; liegen noch andere Risikofaktoren vor, muss dieser Wert niedriger angesetzt werden; bei Hochrisikopatienten [z.B. Diabetiker mit Hypertonus] sollten die Werte unter 100 mg/dl liegen; *s.a. Lipidsenker*

Hyperlipoproteinämie mit breiter Betabande: *→Hyperlipoproteinämie Typ III*

essentielle Hyperlipoproteinämie: *→primäre Hyperlipoproteinämie*

exogen-endogene Hyperlipoproteinämie: *→Hyperlipoproteinämie Typ V*

kalorisch-induzierte Hyperlipoproteinämie: *→Hyperlipoproteinämie Typ V*

kombinierte Hyperlipoproteinämie: *→Hyperlipoproteinämie Typ II*

primäre Hyperlipoproteinämie (Ⓔ familial hyperlipoproteinemia): *Syn*: *essentielle Hyperlipoproteinämie*; autosomal vererbte Erkrankung, die nach Fredrickson in 5 Typen eingeteilt wird [*Tab. H176*]

sekundäre Hyperlipoproteinämie (Ⓔ acquired hyperlipoproteinemia): *Syn*: *symptomatische Hyperlipoproteinämie*; durch die Ernährung oder andere Krankheiten [Diabetes* mellitus] ausgelöste Hyperlipoproteinämie

symptomatische Hyperlipoproteinämie: *→sekundäre Hyperlipoproteinämie*

Hyperlipoproteinämie Typ I (Ⓔ type I familial hyperlipoproteinemia): *Syn*: *Bürger-Grütz-Syndrom, fettinduzierte/exogene Hypertriglyzeridämie, fettinduzierte/exogene Hyperlipämie, familiärer C-II-Apoproteinmangel, fettinduzierte Hyperlipämie*; sehr seltene, autosomal-rezessive Lipidspeicherkrankheit mit Neigung zur Ausbildung von eruptiven Xanthomen auf dem Rücken, der Brust, den Armen und der Glutealregion, Hepatosplenomegalie* und zentralnervösen Störungen; das Arterioskleroserisiko ist gering; bei diätetischer Behandlung ist die Prognose sehr gut

Hyperlipoproteinämie Typ II (Ⓔ type II familial hyperlipoproteinemia): *Syn*: *kombinierte Hyperlipoproteinämie*; durch eine Erhöhung von Cholesterin und β-Lipoprotein gekennzeichnete Form

Hyperlipoproteinämie Typ IIa: *→LDL-Rezeptordefekt*

Hyperlipoproteinämie Typ IIb (Ⓔ type IIb familial hyperlipoproteinemia): *Syn*: *(familiäre) kombinierte Hyperlipidämie*; Hyperlipoproteinämie mit Erhöhung von Cholesterin, LDL und VLDL; führt zu frühzeitig auftretender

Tab. H175. Zielwerte bei der Behandlung von Hyperlipoproteinämien

	Kein weiterer Risikofaktor außer LDL	Weitere Risikofaktoren[a]	Zeichen von Arteriosklerose oder koronarer Herzkrankheit
Gesamtcholesterin	< 240 mg/dl, < 6 mmol/l	< 200 mg/dl, < 5 mmol/l	< 180 mg/dl, < 4,5 mmol/l
LDL-Cholesterin	< 160 mg/dl, < 4 mmol/l	< 130 mg/dl, < 3,5 mmol/l	< 100 mg/dl, < 2,5 mmol/l
HDL-Cholesterin	> 40 mg/dl, > 1,0 mmol/l	> 40 mg/dl, > 1,0 mmol/l	> 40 mg/dl, > 1,0 mmol/l
Triglyceride	< 150 mg/dl, < 2 mmol/l	< 150 mg/dl, < 2 mmol/l	< 150 mg/dl, < 2 mmol/l

[a] HDL-Cholesterin > 40 mg/dl (< 1 mmol/l), Diabetes, Hypertonus, Rauchen, Lipoprotein a > 25 mg/dl

Tab. H176. Hyperlipoproteinämie: Primäre Fettstoffwechselstörungen

	Erhöhte Serumlipide	Erhöhte Lipoproteinfraktion	Typisierung nach Fredrickson	Erbgang	Prävalenz	Arteriosklerosерisiko
Polygene Hypercholesterinämie	Cholesterin	LDL	IIa	Polygen	Sehr hoch	Hoch
Kombinierte Hyperlipidämie	Cholesterin und/oder Triglyceride	LDL und/oder VLDL	IIa oder IV oder IIb	Dominant	0,3 %	Hoch
Familiäre Hypercholesterinämie	Cholesterin	LDL	IIa	Dominant	Heterozygot 0,2 %, homozygot 1:1 Million	Sehr hoch, ab Kindheit
Familiärer Apolipoprotein-B-Defekt	Cholesterin	LDL	IIa	Dominant	Heterozygot 0,2 %	Sehr hoch
Familiäre Dysbetalipoproteinämie	Triglyceride und Cholesterin	Chylomikronen- und VLDL-Remnants		Polygen	1 %	Keins
Familiäre Hyperlipidämie Typ III	Triglyceride und Cholesterin	Chylomikronen- und VLDL-Remnants	III	Polygen	0,2 Promill	Hoch
Sporadische Hypertriglyzeridämie	Triglyceride	VLDL und Chylomikronen	IV oder V	Polygen	Hoch	Keins
Familiäre Hypertriglyzeridämie	Triglyceride	VLDL und Chylomikronen	IV oder V	Dominant	0,2 %	Keins
Familiärer Lipoproteinlipase- oder Apolipoprotein-C-II-Mangel	Triglyceride	VLDL und Chylomikronen	I	Rezessiv	Sehr niedrig	Keins
Familiäre Hypoalphalipoproteinämie		HDL vermindert		Dominant	Hoch	Hoch

schwerer Arteriosklerose

Hyperlipoproteinämie Typ III (Ⓔ type III familial hyperlipoproteinemia): ***Syn***: *Hypercholesterinämie mit Hypertriglyzeridämie, Broad-Beta-Disease, Hyperlipoproteinämie mit breiter Betabande*; Hyperlipoproteinämie mit Erhöhung von Triglyzeriden und VLDL und einer typischen verbreiterten β-Lipoproteinbande; das Arterioskleroserisiko ist hoch

Hyperlipoproteinämie Typ IV (Ⓔ type IV familial hyperlipoproteinemia): ***Syn***: *endogene/kohlenhydratinduzierte Hyperlipidämie/Triglyzeridämie, familiäre Hypertriglyzeridämie*; durch eine Erhöhung von Triglyzeriden, VLDL und Präbetalipoproteinen markierte Hyperlipoproteinämie mit hohem Arterioskleroserisiko

Hyperlipoproteinämie Typ V (Ⓔ type V familial hyperlipoproteinemia): ***Syn***: *exogen-endogene Hyperlipoproteinämie, kalorisch-induzierte Hyperlipoproteinämie, Hyperchylomikronämie und Hyperpräbetalipoproteinämie*; sowohl endogen bedingte als auch durch Kohlenhydrat- und Fettzufuhr ausgelöste Hyperlipoproteinämie mit niedrigem Arterioskleroserisiko

Hy|per|lith|ämie *f* (Ⓔ hyperlithemia): erhöhter Lithiumgehalt des Blutes

Hy|per|lith|urie *f* (Ⓔ hyperlithuria): ***Syn***: *Hyperurikosurie, Hyperurikurie*; vermehrte Harnsäureausscheidung [normal < 6 mmol/24 h]; findet sich u.a. bei Gicht* und bei Leukämien*; begünstigt die Bildung von Harnsteinen

Hy|per|lo|gie *f* (Ⓔ hyperlogia): krankhafter Rededrang bei Manie*

Hy|per|lor|do|se *f* (Ⓔ hyperlordosis): extreme Lordose*

hy|per|lor|do|tisch *adj* (Ⓔ hyperlordotic): Hyperlordose betreffend, von ihr betroffen oder gekennzeichnet

Hy|per|ly|sin|ämie *f* (Ⓔ hyperlysinemia): ***Syn***: *Lysinintoleranz*; erhöhter Lysingehalt des Blutes

Hy|per|ly|sin|urie *f* (Ⓔ hyperlysinuria): erhöhte Lysinausscheidung im Harn

Hy|per|mag|ne|si|ämie *f* (Ⓔ hypermagnesemia): erhöhter Magnesiumgehalt des Blutes [> 1,1 mmol/l], z.B. bei Niereninsuffizienz oder Urämie*

Hy|per|ma|nie *f* (Ⓔ hypermania): extreme Manie*

Hy|per|mas|tie *f* (Ⓔ hypermastia): ***Syn***: *Brusthypertrophie, Brustdrüsenhypertrophie, Makromastie*; übermäßige Größe der (weiblichen) Brust; bei Extremfällen spricht man von **Gigantomastie**; **Therapie**: operative Reduktion; *s.a. Mammaplastik*

Hy|per|me|la|no|se *f* (Ⓔ hypermelanosis): übermäßige Melaninablagerung; selten als **diffuse Hypermelanose** [z.B. bei Morbus* Cushing, Morbus* Addison, Leberzirrhose], gehäuft als **umschriebene Hypermelanose** ohne Krankheitswert [Sommersprosse, Lentigo] oder als Teilsymptom eines Syndrom [Peutz-Jeghers-Syndrom]

hy|per|me|la|no|tisch *adj* (Ⓔ hypermelanotic): Hypermelanose betreffend, von ihr betroffen oder gekennzeichnet, durch sie bedingt

Hy|per|me|nor|rhoe *f, pl* **-rho|en** (Ⓔ hypermenorrhea): übermäßig starke Menstruationsblutung [mehr 150 ml Blutverlust]; in 80 % der Fälle liegen organische Ursachen vor [Endometriosis*, Myome, Polypen, Karzinom]

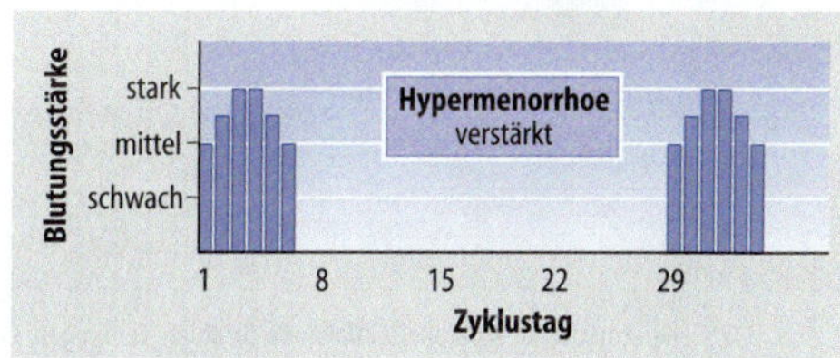

Abb. H177. Hypermenorrhoe

hy|per|me|ta|bo|lisch *adj* (Ⓔ hypermetabolic): Hypermetabolismus betreffend, von ihm gekennzeichnet

Hy|per|me|ta|bo|lis|mus *m* (Ⓔ hypermetabolism): gesteigerter Stoffwechsel, z.B. bei Hyperthyreose*

Hy|per|me|ta|mor|pho|se *f* (Ⓔ hypermetamorphosis): extrem schnell wechselnde Aufmerksamkeit

Hy|per|me|ta|pla|sie *f* (Ⓔ hypermetaplasia): pathologisch erhöhte Metaplasie*

Hy|per|me|trie *f* (Ⓔ hypermetria): Dysmetrie* mit über das Ziel hinausschießenden Bewegungen; *s.a. zerebelläre Ataxie*

Hy|per|me|tro|pie *f* (Ⓔ hypermetropia): ***Syn***: *Hyperopie, Übersichtigkeit, Weitsichtigkeit*; bei Hypermetropie vereinigen sich parallel einfallende Lichtstrahlen erst hinter der Netzhaut, d.h., auf der Netzhaut entstehen nur unscharfe Zerstreuungsherde; die Patienten können deshalb entfernt liegende Objekte nicht scharf sehen; in den meisten Fällen ist das Auge zu kurz [**Achsenhypermetropie**], seltener ist die Brechkraft zu gering [**Brechungshypermetropie**]; die Be-

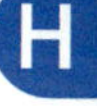

stimmung des zu korrigierenden Brechungsdefizits, d.h., die **totale Hypermetropie** ist oft schwierig, weil die dauernde Anspannung des Akkommodationsapparates zum Ausgleich der Weitsichtigkeit bei jüngeren Patienten so fixiert ist, dass selbst der Ausgleich mit Plusgläsern nicht zur Entspannung führt; der durch die Plusgläser messbare Anteil der Hypermetropie wird deshalb als **manifeste Hypermetropie** bezeichnet; der Rest, der erst nach Lähmung der Akkommodation mit z.B. Atropin messbar ist, heißt **latente Hypermetropie**
Therapie: Korrektur mit Plusgläsern, Kontaktlinsen oder refraktiver Laserchirurgie; **Komplikationen**: die Hypermetropie ist eine häufige Mitursache des Einwartsschielens; der Grund dafür liegt darin, dass sich bei Konvergenz der Augen die Akkommodationkraft erhöht; Hypermetropie kann auch zu einer Unschärfe der Papille führen, die als **Pseudoneuritis hypermetropica** bezeichnet wird; die häufigste Komplikation ist aber das Winkelblockglaukom* bei Erwachsenen

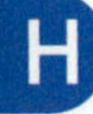

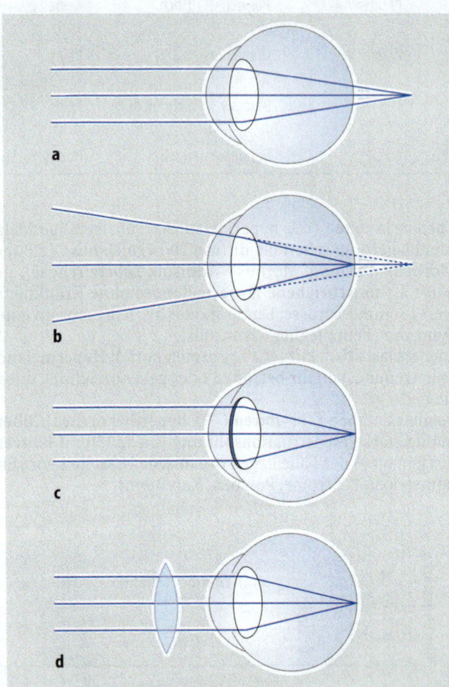

Abb. H178. Hypermetropie. **a** parallel einfallende Strahlen vereinigen sich hinter der Netzhaut, **b** von der Netzhaut reflektierte Strahlen verlassen das Auge divergent, **c** parallel einfallende Strahlen können durch verstärkte Wölbung der Linse [Akkommodation] auf der Netzhaut vereinigt werden, **d** Korrektur der Hypermetropie mit einem Plusglas

hy|per|me|tro|pisch *adj* (Ⓔ hypermetropic): *Syn*: *hyperop*; weitsichtig

Hy|per|mne|sie *f* (Ⓔ hypermnesia): übersteigertes Erinnerungsvermögen, abnorme Gedächtnisstärke

Hy|per|mo|ti|li|tät *f* (Ⓔ hypermotility): *Syn*: *Hyperkinese, Hyperkinesie, Hyperkinesis*; übermäßige Bewegungsaktivität, gesteigerte Spontanmotorik

Hy|per|na|tri|ä|mie *f* (Ⓔ hypernatremia): erhöhter Natriumgehalt des Blutes [< 145 mmol/l]; die häufigsten Ursachen sind Hyperaldosteronismus*, Cushing*-Syndrom, Störungen des Wasserhaushaltes [hypertone Hyperhydratation*]

hy|per|na|tri|ä|misch *adj* (Ⓔ hypernatremic): Hypernatriämie betreffend, von ihr betroffen oder gekennzeichnet, durch sie bedingt

hy|per|ne|phro|id *adj* (Ⓔ hypernephroid): der Nebennierenrinde ähnlich

Hy|per|ne|phrom *nt*: →*Grawitz-Tumor*

hy|per|nor|mal *adj* (Ⓔ hypernormal): übermäßig, übernormal

Hy|per|o|don|tie *f* (Ⓔ hyperodontia): *Syn*: *Hyperdontie*; Überzahl von Zähnen

Hy|per|o|ny|chie *f* (Ⓔ hyperonychia): *Syn*: *Nagelhypertrophie*; Hypertrophie des Nagels; *s.a. Pachyonychie*

hy|per|op *adj* (Ⓔ hyperopic): *Syn*: *hypermetropisch*; weitsichtig

Hy|per|o|pie *f*: →*Hypermetropie*

Hy|per|o|re|xie *f* (Ⓔ hyperorexia): *Syn*: *Heißhunger, Esssucht, Fresssucht, Bulimie, Bulimia, Sitiomanie, Sitomanie, Kynorexie*; übermäßiges Essen, das nicht von einem Hungergefühl ausgelöst wird; kann seelisch bedingt sein oder organische Ursachen [Hirnschädigung] haben

Hyperornithinämie-Hyperammonämie-Homocitrullinurie-Syndrom *nt* (Ⓔ hyperornithinemia-hyperammonemia-homocitrullinuria syndrome): *Syn*: *HHH-Syndrom*; seltene, angeborene Störung des Harnstoffzyklus, deren klinisches Bild v.a. von der Hyperammonämie* geprägt wird

Hy|per|os|mie *f* (Ⓔ hyperosmia): *Syn*: *olfaktorische Hyperästhesie*; pathologisch gesteigertes Geruchsvermögen, z.B. bei Migräne, Epilepsie, Psychosen oder in der Schwangerschaft; *s.a. Essay Riechen/Geruchssinn S. 1863*

hy|per|os|mo|lar *adj* (Ⓔ hyperosmolar): mit erhöhter Osmolarität

Hy|per|os|mo|la|ri|tät *f* (Ⓔ hyperosmolarity): erhöhte Osmolarität*

Hy|per|os|to|se *f* (Ⓔ hyperostosis): *Syn*: *Knochenhypertrophie, Knochenhyperplasie, Hyperostosis*; überschießende Knochenbildung, die nach außen [Exostose*] oder innen [Endostose*] gerichtet sein kann

infantile kortikale Hyperostose: →*Hyperostosis corticalis infantilis*

Hy|per|os|to|sis *f, pl* **-ses** (Ⓔ hyperostosis): *Syn*: *Knochenhypertrophie, Knochenhyperplasie, Hyperostose*; überschießende Knochenbildung, die nach außen [Exostose*] oder innen [Endostose*] gerichtet sein kann

Hyperostosis corticalis deformans juvenilis (Ⓔ juvenile Paget's disease): *Syn*: *juveniler Morbus Paget*; seltene, autosomal-rezessive Hyperostose mit Hyperphosphatasie* sowie einer Verdickung der Diaphysen von Röhrenknochen und des Schädeldaches; wird meist im Alter von 2–3 Jahren manifest

Hyperostosis corticalis generalisata (Ⓔ generalized cortical hyperostosis): *Syn*: *van Buchem-Syndrom*; autosomal-rezessive, meist nach der Pubertät auftretende Hyperostose mit Vergrößerung von zunächst Kinn und Schlüsselbein; später progrediente Generalisierung [Wirbelsäule, Becken, Schädel]

Hyperostosis corticalis infantilis (Ⓔ infantile cortical hyperostosis): *Syn*: *Caffey-Syndrom, Morbus Caffey, Caffey-Silverman-Syndrom, Caffey-de Toni-Syndrom, Caffey-Smith-Syndrom, infantile kortikale Hyperostose*; ätiologisch unklare Erkrankung des Kleinkindalters; typisch sind schmerzhafte Weichteilschwellung und asymmetrische kortikale Hyperostosen von Unterkiefer, Schlüsselbeinen und Ulna; heilt i.d.R. nach Ablauf mehrerer Schübe ohne bleibende Schäden ab

Hyperostosis frontalis interna (Ⓔ Morgagni's hyperostosis): *Syn*: *Morgagni-Syndrom, Morgagni-Morel-Stewart-Syndrom*; auf die Lamina* interna des Stirnbeins beschränkte, fast ausschließlich ältere Frauen betreffende Hyperostose; Teil der Morgagni-Trias*

Hyperostosis generalisata mit Pachydermie (Ⓔ acropachyderma with pachyperiostitis): *Syn*: *Pachydermoperiostose, familiäre Pachydermoperiostose, primäre Pachydermoperiostose, idiopathische hypertrophische Osteoarthropathie, Akropachydermie mit Pachydermoperiostose, Touraine-Solente-Golé-Syndrom*; unregelmäßig autosomal-dominant vererbtes Syndrom mit Hyperostosen [Periost der langen Röhrenknochen], Pachydermie* [Gesicht, Arme, Beine], Trommelschlegelfingern* und Akrozyanose*; kann auch mit Malignomen [Bronchialkarzinom*] und anderen Lungenerkrankungen [Tuberkulose*, Bronchiektasie] assoziiert sein

Hyperostosis vertebralis senilis ankylosans (Ⓔ senile ankylosing hyperostosis of spine): ***Syn***: *Forestier-Krankheit, Forestier-Syndrom, Morbus Forestier, hyperostotische Spondylose, Spondylosis hyperostotica*; meist ältere Patienten betreffende Hyperostose der (Brust-)Wirbelsäule mit ausgeprägter Spangenbildung; vermutlich durch Stoffwechselstörungen [Diabetes* mellitus, Hyperurikämie] ausgelöst

hy|per|os|to|tisch *adj* (Ⓔ hyperostotic): Hyperostose betreffend, von ihr betroffen oder gekennzeichnet

Hy|per|ös|tro|gen|ä|mie *f* (Ⓔ hyperestrogenemia): erhöhter Östrogengehalt des Blutes, v.a. bei Hyperöstrogenismus

Hy|per|o|xal|ä|mie *f* (Ⓔ hyperoxalemia): ***Syn***: *Oxalämie*; erhöhter Oxalsäuregehalt des Blutes, z.B. bei Oxalose* oder Gicht*

Hy|per|o|xal|u|rie *f* (Ⓔ hyperoxaluria): erhöhte Oxalsäureausscheidung im Harn; neben der primären Hyperoxalurie gibt es auch sekundäre Formen [z.B. bei Pyridoxinmangel]; führt oft zu Harnsteinbildung [**Oxalatstein**]

primäre Hyperoxalurie (Ⓔ primary hyperoxaluria): ***Syn***: *Kalziumoxalatnephritis, Oxalose-Syndrom, Oxalose*; seltene Stoffwechselstörung [Mangel an Alanin-Glyoxalat-Aminotransferase] mit Ablagerung von Calciumoxalat in Knochen und Niere; führt zur Nierensteinbildung, Nephrokalzinose* und langfristig zu Niereninsuffizienz*

Hy|per|ox|ä|mie *f* (Ⓔ hyperoxemia): erhöhter Sauerstoffgehalt des Blutes, z.B. bei hyperbarer Oxygenation*

Hy|per|o|xid|dis|mu|ta|se *f* (Ⓔ superoxide dismutase): ***Syn***: *Superoxiddismutase, Hämocuprein, Erythrocuprein*; in Erythrozyten vorhandenes Enzym, das Superoxid-Radikale* abbaut

Hy|per|o|xi|do|se *f* (Ⓔ hyperoxia): erhöhte Sauerstoffspannung im Gewebe bei Sauerstofftherapie; *s.a. retrolentale Fibroplasie*

Hy|per|o|xie *f* (Ⓔ hyperoxia): erhöhte Sauerstoffspannung im Blut [Hyperoxämie] oder Gewebe [Hyperoxidose] bei Sauerstofftherapie; *s.a. retrolentale Fibroplasie*

hy|per|o|xisch *adj* (Ⓔ hyperoxic): Hyperoxie betreffend, von ihr betroffen oder durch sie bedingt

Hy|per|pa|ra|thy|re|o|i|dis|mus *m* (Ⓔ hyperparathyroidism): ***Syn***: *Hyperparathyroidismus, Hyperparathyreose, Nebenschilddrüsenüberfunktion*; bei der Überfunktion der Nebenschilddrüse unterscheidet man zwischen primären, sekundären und tertiären Formen; bei primärem und tertiärem Hyperparathyreoidismus kommt es zu Osteolyse und Hyperkalzämie, während der sekundäre Hyperparathyreoidismus zu Osteopathie und Hypokalzämie führt

akuter Hyperparathyreoidismus (Ⓔ hyperparathyroid crisis): akut lebensbedrohlicher Zustand mit extremer Hyperkalzämie*, Polyurie*, Polydipsie*, Exsikkose*, Erbrechen*, Ileus*, Schock*, Bewusstseinseintrübung, Koma*; Hämodialyse* zur Entfernung von Calcium ist oft die einzige Therapie; *s.a. primärer Hyperparathyreoidismus*

intestinaler sekundärer Hyperparathyreoidismus (Ⓔ intestinal secondary hyperparathyroidism): *s.u. sekundärer Hyperparathyreoidismus*

paraneoplastischer Hyperparathyreoidismus (Ⓔ paraneoplastic hyperparathyroidism): ***Syn***: *Pseudohyperparathyreoidismus*; durch hormonbildende Tumoren verursachter primärer Hyperparathyreoidismus*

primärer Hyperparathyreoidismus (Ⓔ primary hyperparathyroidism): wird in mehr als 80 % der Fälle durch ein solitäres autonomes Adenom der Nebenschilddrüse verursacht, beim Rest liegen Erkrankungen mehrerer Drüsen [multiple endokrine Neoplasie*] oder ein solitäres Nebenschilddrüsenkarzinom vor; die erhöhte Parathormonausschüttung führt zu Osteolyse* und Hyperkalzämie*, die eine Reihe von funktionellen Störungen bewirkt, die aber alle reversibel sind [*siehe Tab. H179*]; neben diesem **symptomatischen Hyperparathyreoidismus** gibt es aber auch einen **asymptomatischen Hyperparathyreoidismus**, bei dem ein primärer Hyperparathyreoidismus biochemisch gesichert wurde, aber keine Symptome vorliegen; es ist unklar, ob es sich um eine benigne Verlaufsform oder nur eine Frühform des symptomatischen Hyperparathyreoidismus handelt; **Diagnose**: Bestimmung des Parathormons im Blut; Angiographie, CT und MRT zur Lokalisation des Tumors; **Therapie**: operative Entfernung des Adenoms; ist das nicht möglich, symptomatische Therapie der Hyperkalzämie durch reichliches Trinken calciumarmer Flüssigkeit, calcium- und Vitamin D-arme Diät; Hemmung der Osteolyse durch Östrogene*, Kalzitonin* oder Bisphosphonate [Pamidronat, Clodronat, Ibandronat]

eine Komplikation des chronischen Hyperparathyreoidismus ist eine akute Erhöhung des Calciumspiegels und die Ausbildung einer **hyperkalzämischen Krise** mit extremer Hyperkalzämie, Polyurie, Polydipsie, Exsikkose, Erbrechen, Ileus, Schock, Bewusstseinseintrübung, Koma; eine Hämodialyse zur Entfernung von Calcium ist oft die einzige Therapie

renaler sekundärer Hyperparathyreoidismus (Ⓔ renal secondary hyperparathyroidism): *s.u. sekundärer Hyperparathyreoidismus*

sekundärer Hyperparathyreoidismus (Ⓔ secondary hyperparathyroidism): der sekundäre Hyperparathyreoidismus beruht auf einer Erhöhung der Parathormonausschüttung bei Hypokalzämie*; man unterscheidet: **renaler sekundärer Hyperparathyreoidismus**: terminale Niereninsuffizienz führt zu einer verminderten Phosphatausscheidung; die damit entstehende Hyperphosphatämie führt zu

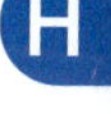

Tab. H179. Symptome bei primärem Hyperparathyreoidismus

Betroffenes Organ	Funktionelle Störung (hyperkalzämiebedingt reversibel)	Dekompensation bei parathyreotoxischer Krise	Morphologische Veränderung („Organmanifestation")
Niere	Hyposthenurie, Polyurie (→ Polydipsie), Elektrolytverlust (Ca^{2+}, Na^+, K^+ → Hypokaliämie)	Oligurie, Anurie → Niereninsuffizienz	Nephrolithiasis, Nephrokalzinose
Skelett	(Pseudogicht)		Osteolyse - mikroskopisch-makroskopisch Maximalform: Osteodystrophia fibrosa generalisata cystica (v. Recklinghausen) (heute selten)
Intestinum	Übelkeit, Erbrechen, Obstipation	(verstärkt)	
Magen	Vermehrte Säuresekretion		Peptischer Ulkus (?)
Pankreas	Vermehrte Enzymsekretion		Pankreatitis
Gallenblase			Cholelithiasis (?)
Muskulatur	Adynamie, Reflexabschwächung		
Zentralnervensystem	Müdigkeit, Kopfschmerzen, EEG-Veränderungen, Psychosyndrom: Antriebsverminderung, Verstimmung, Somnolenz, Koma	Somnolenz, Koma → Exitus	Liquorveränderungen
Herz/Kreislauf	Hypertonie, QT-Zeitverkürzung		

Hypokalzämie; die Niere bildet weniger Calcitriol*, womit die Calciumresorption im Darm vermindert wird; ist gekennzeichnet von Hypokalzämie*, Hyperphosphatämie*, renaler Osteopathie und einer Hypertrophie und Hyperplasie aller vier Nebenschilddrüsen [*s.a. tertiärer Hyperparathyreoidismus*] **intestinaler sekundärer Hyperparathyreoidismus**: entsteht durch Calciummalabsorption, z.B. bei Zöliakie*; ist durch Hypokalzämie*, Hypophosphatämie* und verminderte Calcium- und Phosphatausscheidung im Harn gekennzeichnet

tertiärer Hyperparathyreoidismus (Ⓔ tertiary hyperparathyroidism): bei renalem sekundärem Hyperparathyreoidismus kann es zu einer sekundären Autonomie der Nebenschilddrüsen kommen, die zu Hyperkalzämie* und Osteolyse* führt

Hy|per|pa|ra|thy|re|o|se *f*: *→Hyperparathyreoidismus*

Hy|per|pa|ra|thy|ro|i|dis|mus *m*: *→Hyperparathyreoidismus*

Hy|per|pa|thie *f* (Ⓔ hyperpathia): Überempfindlichkeit für sensible Reize, die aber mit einer erhöhten Reizschwelle für Schmerzreize einhergeht

Hy|per|pep|sin|ämie *f* (Ⓔ hyperpepsinemia): erhöhter Pepsingehalt des Blutes

Hy|per|pep|sin|u|rie *f* (Ⓔ hyperpepsinuria): pathologisch erhöhte Pepsinausscheidung im Harn

Hy|per|pha|lan|gie *f* (Ⓔ hyperphalangia): ***Syn***: *Vielgliedrigkeit, Polyphalangie*; Vorkommen überzähliger Finger- oder Zehenglieder

Hy|per|phe|nyl|a|la|nin|ämie *f* (Ⓔ hyperphenylalaninemia): ***Syn***: *Phenylalaninämie*; erhöhter Phenylalaningehalt des Blutes [> 55 µmol/l]; *s.a. Phenylketonurie*

Hyperphenylalaninämie durch Cofaktormangel (Ⓔ malignant hyperphenylalaninemia): ***Syn***: *Tetrahydrobiopterin-Mangel*; Oberbegriff für eine Reihe von angeborenen [autosomal-rezessiven] Synthesedefekten von Tetrahydrobiopterin, das als Cofaktor der Phenylalaninhydroxylase* wirkt; bisher sind drei verschiedene Defekte bekannt [**GTP-Zyklohydrolase-1-Mangel, 6-Pyrovoyl-Tetrahydrobiopterinsynthase-Mangel** und **Pterin-4α-Carbinolamin-Dehydratase-Mangel**], die zusammen ca. 1-2 % aller Hyperphenylalaninämien ausmachen; **Klinik** und **Diagnose** *s.u. Phenylketonurie*; **Therapie**: phenylalaninarme Diät, Substitution von Tetrahydrobiopterin und L-Dopa

Hy|per|pho|rie *f* (Ⓔ hyperphoria): latentes Höhenschielen*

Hy|per|phos|phat|ämie *f* (Ⓔ hyperphosphatemia): Vermehrung des anorganischen Phosphats im Blut; im Gegensatz zu anderen Elektrolyten schwankt die Plasmakonzentration von anorganischem Phosphat beträchtlich, und selbst Werte von 2 mmol/l müssen noch als normale Schwankung angesehen werden

Hy|per|phos|pha|tas|ämie *f* (Ⓔ hyperphosphatasemia): ***Syn***: *Hyperphosphatasie*; pathologische Erhöhung der alkalischen Phosphatase im Blut

Hy|per|phos|pha|ta|sie *f*: *→Hyperphosphatasämie*

Hy|per|phos|phat|u|rie *f* (Ⓔ hyperphosphaturia): erhöhte Phosphatausscheidung im Harn, z.B. bei Hyperparathyreoidismus, Azidose*

Hy|per|phos|phor|ämie *f* (Ⓔ hyperphosphoremia): erhöhter Gehalt an Phosphorverbindungen im Blut

Hy|per|pig|men|tie|rung *f* (Ⓔ hyperpigmentation): vermehrte Pigmentierung; kann lokal [z.B. als **familiäre Hyperpigmentierung der Augenlider**] oder generalisiert auftreten [z.B. Incontinentia* pigmenti]; eine diffuse Hyperpigmentierung findet sich oft im Anschluss an Entzündungen [**dermale postinflammatorische Hyperpigmentierung**]

Hy|per|pi|pe|col|at|ämie *f* (Ⓔ hyperpipecolatemia): autosomal-rezessive Enzymopathie* mit Störung des Abbaus von Pipecolinsäure; führt zu körperlicher und geistiger Retardierung

Hy|per|pi|tu|i|ta|ris|mus *m* (Ⓔ hyperpituitarism): ***Syn***: *Hypophysenüberfunktion*; eine Hypophysenüberfunktion führt zu vermehrter Ausschüttung eines oder [selten] mehrerer Hypophysenvorderlappenhormone; *s.a. Morbus Cushing, Akromegalie, Gigantismus*

Hy|per|pla|sia *f*: *→Hyperplasie*

Hyperplasia endometrii (Ⓔ endometrial hyperplasia): ***Syn***: *Endometriumhyperplasie*; Hyperplasie* der Gebärmutterschleimhaut; kann zur Bildung von solitären oder multiplen Korpuspolypen* [Adenoma corporis uteri] führen

Hy|per|pla|sie *f* (Ⓔ hyperplasia): ***Syn***: *numerische Hypertrophie, Hyperplasia*; Vergrößerung eines Gewebes oder Organs durch Vermehrung der Zellen, d.h. Erhöhung der Zellzahl; *s.a. Hypertrophie*

abgeblutete glandulär-zystische Hyperplasie (Ⓔ burntout endometrial hyperplasia): *s.u. Follikelpersistenz*

aktinische retikuläre Hyperplasie (Ⓔ actinic reticuloid): ***Syn***: *aktinisches Retikuloid, Aktinoretikulose*; auf dem Boden einer Lichtdermatose* entstehende chronisch ekzematöse Hauterkrankung, die zu den Pseudolymphomen* gerechnet wird; kann leicht mit einer Mycosis* fungoides verwechselt werden

angiolymphoide Hyperplasie mit Eosinophilie (Ⓔ angiolymphoid hyperplasia with eosinophilia): ***Syn***: *epitheloides Hämangiom*; seltene, chronisch-persistierende Kapillarproliferation mit ins Lumen vorspringenden epitheloiden Endothelzellen; bildet multiple hautfarbene bis rötliche Knötchen an der Kopfhaut und im Ohr- und Nackenbereich; befällt v.a. Frauen mittleren Alters; eine in Japan vorkommende Erkankung mit ähnlicher Symptomatik ist das **Kimura-Syndrom**, bei dem es sich um ein Pseudolymphom oder niedrig malignes Lymphom handelt; **Therapie**: Exzision

Hy|per|plas|mie *f* (Ⓔ hyperplasmia): vermehrtes Blutplasmavolumen; **absolute Hyperplasmie** führt zu Hypervolämie*; bei der **relativen Hyperplasmie** ist der Anteil der Zellen vermindert

Hy|per|plas|min|ämie *f* (Ⓔ plasminemia): erhöhter Plasminspiegel des Blutes bei Fibrinolysetherapie; kann zu Haut- und Schleimhautblutungen führen

hy|per|plas|tisch *adj* (Ⓔ hyperplastic): Hyperplasie betreffend, von ihr betroffen oder gekennzeichnet

hy|per|plo|id *adj* (Ⓔ hyperploid): mit einem oder mehreren überzähligen Chromosomen

Hy|per|pnoe *f, pl* **-oen** (Ⓔ hyperpnea): vertiefte Atmung*

hy|per|pnoe|isch *adj* (Ⓔ hyperpneic): ***Syn***: *hyperpnoisch*; Hyperpnoe betreffend

hy|per|pno|isch *adj*: *→hyperpnoeisch*

Hy|per|po|ly|me|nor|rhoe *f* (Ⓔ hyperpolymenorrhea): ***Syn***:

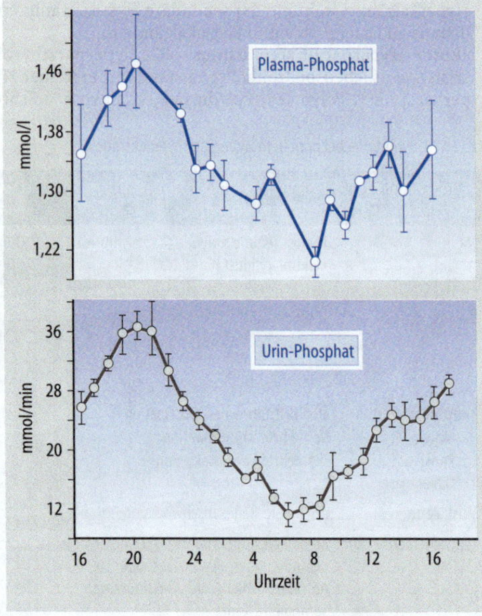

Abb. H180. Hyperphosphatämie. Schwankungen von Plasma- und Urinphosphat bei gesunden Probanden

Polyhypermenorrhoe; zu häufige und verstärkte Regelblutung, d.h., der Zyklus ist kürzer als 21 Tage; ist behandlungsbedürftig, wenn die häufigen Blutungen zu einer Eisenmangelanämie führen

Hy|per|po|ly|pep|tid|ä|mie *f* (Ⓔ hyperpolypeptidemia): ***Syn***: *Polypeptidämie*; erhöhter Polypeptidgehalt des Blutes

Hy|per|prä|be|ta|li|po|pro|te|in|ä|mie *f* (Ⓔ hyperprebetalipoproteinemia): Erhöhung der Präbetalipoproteine im Blut

Hy|per|pro|lak|tin|ä|mie *f* (Ⓔ hyperprolactinemia): ***Syn***: *Hyperprolactinämie*; erhöhter Prolactingehalt des Serums; soweit keine kausale Therapie möglich ist, hat sich die Gabe von Dopaminantagonisten [Bromocriptin*, Cabergolin*, Metergolin*, Quinagolid*] bewährt

Tab. H181. Ursachen der Hyperprolaktinämie

Zentralnervöse Ursachen
Physiologisch nachts und in den ersten 3 Morgenstunden
Stress
HVL-Mikro-Makro-Adenom
Hypothalamische Störung
Unterbrechung des Hypophysenstiels
„Empty"-Sella-Syndrom
Medikamente
Östrogene
Phenothiazine
Trizyklische Antidepressiva
Metoclopramid
Butyrophenone
Reserpin
α-Methyldopa
Opiate
Cimetidin
Isoniazid
Verschiedenes
Schwangerschaft und Stillperiode
Blasenmole
Brustmanipulation
Geschlechtsverkehr (nur bei Frauen)
Primäre Hypothyreose
Hypoglykämie
Nierenversagen
Leberversagen
Ektope Hormonproduktion (sehr selten)

Tab. H182. Dopaminantagonisten zur Therapie der Hyperprolaktinämie

	Anfangsdosis	Mittlere Dosis	Maximaldosis
Bromocriptin	0,625 mg/Tag	7,5 mg/Tag	20 mg/Tag
Cabergolin	2 × 0,25 mg/ Woche	2 × 0,75 mg/ Woche	3 × 1,5 mg/ Woche
Metergolin	2 mg/Tag	12 mg/Tag	24 mg/Tag
Quinagolid	0,025 mg/Tag	0,075 mg/Tag	0,3 mg/Tag

hy|per|pro|lak|tin|ä|misch *adj* (Ⓔ hyperprolactinemic): Hyperprolaktinämie betreffend, von ihr betroffen oder gekennzeichnet, durch sie bedingt

Hy|per|pro|lin|ä|mie *f* (Ⓔ hyperprolinemia): erhöhter Prolingehalt des Blutes [normal 175 µmol/l]

Hy|per|pro|se|xie *f* (Ⓔ hyperprosexia): pathologisch gesteigerte Aufmerksamkeit

Hy|per|pro|te|in|ä|mie *f* (Ⓔ hyperproteinemia): Erhöhung der Plasmaproteine auf Werte von > 85 g/l; bei **relativer Hyperproteinämie** durch eine Verminderung des Plasmavolumens [z.B. bei Exsikkose], bei **absoluter Hyperproteinämie** durch eine Vermehrung eines oder mehrerer Proteine; *s.a. Dysproteinämie, Paraproteinämie*

hy|per|py|re|tisch *adj* (Ⓔ hyperpyretic): Hyperpyrexie betreffend oder verursachend

Hy|per|pyr|e|xie *f* (Ⓔ hyperpyrexia): hohes Fieber [> 40,5 °C]; *s.a. Hyperpyrexiesyndrom*

maligne Hyperpyrexie: → *maligne Hyperthermie*

Hy|per|pyr|e|xie|syn|drom *nt* (Ⓔ hyperpyrexia syndrome): ***Syn***: *hyperpyretische Toxikose*; bei Darminfekten vorkommende Störung der Temperaturregelung mit Fieber von 41 °C oder höher

hy|per|re|ak|tiv *adj* (Ⓔ hyperreactive): übermäßig stark reagierend

Hy|per|re|fle|xie *f* (Ⓔ hyperreflexia): Reflexsteigerung; als Erweiterung der Reflexzone, z.B. bei extrapyramidaler Schädigung, oder als gesteigerte Erregbarkeit der Reflexe, z.B. bei Hyperthyreose

Hy|per|re|nin|ä|mie *f* (Ⓔ hyperreninemia): ***Syn***: *Hyperreninismus*; erhöhter Reningehalt des Blutes

Hy|per|re|ni|nis|mus *m* (Ⓔ hyperreninemia): ***Syn***: *Hyperreninämie*; erhöhter Reningehalt des Blutes

Hy|per|sal|ä|mie *f* (Ⓔ hypersalemia): ***Syn***: *Hypersaliämie, Hypersalie*; erhöhter Salzgehalt des Blutes

Hy|per|sa|li|ä|mie *f*: → *Hypersalämie*

Hy|per|sa|lie *f*: → *Hypersalämie*

hy|per|sa|lin *adj* (Ⓔ hypersaline): übermäßig salzhaltig

Hy|per|sa|li|va|ti|on *f* (Ⓔ hypersalivation): ***Syn***: *Ptyalismus, Speichelfluss, Sialorrhoe*; übermäßige Speichelsekretion

Hy|per|sar|ko|sin|ä|mie *f* (Ⓔ hypersarcosinemia): ***Syn***: *Sarkosinämie*; erhöhter Sarkosingehalt des Blutes; z.T. als angeborene Enzymopathie zusammen mit **Sarkosinurie**

Hy|per|se|kre|ti|on *f* (Ⓔ hypersecretion): übermäßige Sekretion

Hy|per|se|kre|ti|ons|hy|dro|ze|phal|lus *m* (Ⓔ hypersecretory hydrocephalus): ***Syn***: *Hydrocephalus hypersecretorius*; Hydrozephalus* durch übermäßige Liquorbildung

hy|per|sen|si|bel *adj* (Ⓔ hypersensitive): überempfindlich

Hy|per|sen|si|bi|li|tät *f* (Ⓔ hypersensibility): Reizüberempfindlichkeit; entweder im Sinne von Hyperästhesie* oder von Hyperergie*

Hy|per|sen|si|ti|vi|tät *f* (Ⓔ hypersensitivity): verstärkte Reaktionsbereitschaft oder Reaktivität auf endogene oder exogene Reize; meist gleichgesetzt mit Überempfindlichkeit oder Allergie

Hy|per|sen|si|ti|vi|täts|pneu|mo|ni|tis *f, pl* **-ti|den** (Ⓔ hypersensitivity pneumonitis): ***Syn***: *exogen-allergische Alveolitis*; durch organische Staubpartikel hervorgerufene allergische Reaktion der Lungenalveolen; **Klinik**: der klassische akute Verlauf wird als **Montagsfieber** bezeichnet; in den ersten 4–8 Stunden der Exposition kommt es zu Fieber, Schüttelfrost, Muskelschmerzen, Husten und Atemnot; seltener ist ein schleichender, chronischer Verlauf, der zu Lungenfibrose* führen kann; **Therapie**: Vermeidung des auslösenden Agens steht im Vordergrund; der akute Schub wird mit Glucocorticoiden behandelt

Hy|per|sen|si|ti|vi|täts|syn|drom *nt* (Ⓔ hypersenssitivity syndrome): *s.u. Essay AIDS S. 31*

Hy|per|se|ro|ton|ä|mie *f*: → *Hyperserotoninämie*

Hy|per|se|ro|to|nin|ä|mie *f* (Ⓔ hyperserotonemia): ***Syn***: *Hyperserotonämie, Hyperserotonismus, Hyperserotoninismus*; erhöhter Serotoningehalt des Blutes; *s.a. Karzinoidsyndrom*

Hy|per|se|ro|to|ni|nis|mus *m*: → *Hyperserotoninämie*

Hy|per|se|ro|to|nis|mus *m*: → *Hyperserotoninämie*

Hy|per|se|xu|a|li|tät *f* (Ⓔ hypersexuality): übermäßiges sexuelles Verlangen; bei Frauen als Nymphomanie*, bei Männern als Satyrismus* bezeichnet

Hy|per|si|de|rin|ä|mie *f* (Ⓔ hyperferremia): pathologisch hoher Eisenspiegel des Blutserums, z.B. bei hämolytischer Anämie, Hämochromatose oder Leberparenchymschaden

hy|per|som *adj* (Ⓔ hypersomic): Hypersomie betreffend, an Hypersomie leidend, riesenwüchsig

Hy|per|so|ma|to|tro|pis|mus *m* (Ⓔ hypersomatotropism): erhöhter Somatotropingehalt des Blutes, v.a. bei eosinophilem Hypophysenadenom*; *s.a. Akromegalie*

Hy|per|so|mie *f* (Ⓔ hypersomia): ***Syn***: *Somatomegalie, Gigantismus, Riesenwuchs*; durch einen erhöhten Wachstumshormonspiegel verursachter proportionierter Großwuchs

Hy|per|som|nie *f* (Ⓔ hypersomnia): ***Syn***: *Schlafsucht, Hypnomanie*; pathologisches Schlafbedürfnis, das neurotisch oder organisch [Intoxikation, Hirnschädigung] bedingt sein kann; *s.a. Essay Schlaf und Schlafstörungen S. 1915*

hy|per|so|nisch *adj* (Ⓔ hypersonic): Hyperschall betreffend

hy|per|sperm *adj* (Ⓔ hyperspermic): ***Syn:*** *hyperzoosperm*; mit erhöhter Ejakulatmenge

Hy|per|sper|mie *f* (Ⓔ hyperspermia): ***Syn:*** *Hyperzoospermie*; erhöhte Ejakulatmenge [> 6 ml]

Hy|per|sple|nie *f*: *→Hypersplenismus*

Hy|per|sple|nie|syn|drom *nt*: *→Hypersplenismus*

Hy|per|sple|nis|mus *m* (Ⓔ hypersplenism): ***Syn:*** *Hypersplenie, Hyperspleniesyndrom, Milzüberfunktion*; eine Überfunktion der Milz ist durch periphere Zytopenie*, hyperregeneratorisches Knochenmark und Milzschwellung [Spenomegalie; kann auch Fehlen] gekennzeichnet; bei 1/3 der Erkrankungen kann keine Ursache gefunden werden [**primärer** oder **idiopathischer Hypersplenismus**]; der Hälfte der Fälle mit **sekundärem Hypersplenismus** liegt eine Erkrankung der Leber [Zirrhose, Pfortaderverschluss, Budd-Chiari-Syndrom] zugrunde, die zu Splenomegalie* führt; die andere Hälfte wird durch Erkrankungen der Hämatopoese [Osteomyelofibrose, Leukämien, Lymphome] oder systemische Erkrankungen und Entzündungen [Mononukleose, Endocarditis lenta, Sarkoidose, Morbus Gaucher] verursacht; die Vergrößerung der Milz führt zu Sequestrierung größerer Mengen von Thrombozyten, Erythrozyten und Leukozyten, die auch vermehrt geschädigt und abgebaut werden; **Diagnose:** Milz- und Knochenmarkspunktion; Bestimmung der Erythrozyten- und Thrombozytenüberlebenszeit mit markierten Zellen; **Therapie:** Behandlung der Grunderkrankung, Splenektomie* bei primärem Hypersplenismus, seltener bei sekundären Hypersplenismus; evtl. Milzbestrahlung bei Vorliegen einer Kontraindikation für die Splenektomie

Hy|per|ste|a|to|se *f* (Ⓔ hypersteatosis): vermehrte Talgabsonderung der Haut

hy|per|ste|a|to|tisch *adj* (Ⓔ hypersteatotic): Hypersteatose betreffend, von ihr betroffen oder gekennzeichnet

Hy|per|sthen|u|rie *f* (Ⓔ hypersthenuria): Ausscheidung eines konzentrierten Harns mit hoher Dichte [hochgestellter Harn]

Hy|per|te|lie *f* (Ⓔ hypertelia): Überentwicklung

Hy|per|te|lo|ris|mus *m* (Ⓔ hypertelorism): Schädelanomalie mit vergrößertem Augenabstand und verbreitertem Nasenrücken

Hypertelorismus-Hypospadie-Syndrom *nt* (Ⓔ hypertelorism-hypospadias syndrome): ***Syn:*** *Opitz-Syndrom*; autosomal-dominanter oder geschlechtsgebunder Symptomenkomplex mit Hypertelorismus*, Hypospadie* und Lippen-Kiefer-Gaumen-Spalte*

Hy|per|ten|si|ne *pl*: selten verwendete Bezeichnung für *→Angiotensine*

Hy|per|ten|si|no|gen *nt*: *→Angiotensinogen*

Hy|per|ten|si|on *f*: *→arterielle Hypertonie*

okuläre Hypertension (Ⓔ ocular hypertension): *s.u. Essay Glaukom S. 797*

persistierende pulmonale Hypertension des Neugeborenen (Ⓔ persistent fetal circulation): ***Syn:*** *Syndrom der persistierenden fetalen Zirkulation, PFC-Syndrom*; seltenes Krankheitsbild durch ein Fortbestehen des fetalen Kreislaufs bei erhöhtem Widerstand im Lungenkreislauf [Lungenhypoplasie, Mekoniumaspiration, Pneumonie, Schock, Sepsis]; **Klinik:** zentrale Zyanose* und Tachypnoe*; **Therapie:** Sauerstoffinsufflation oder -beatmung; evtl. medikamentöse Senkung des Lungengefäßwiderstands durch α-Blocker, Prostacyclin oder NO-Beatmung

portale Hypertension: *→portale Hypertonie*

hy|per|ten|siv *adj* (Ⓔ hypertensive): Hypertonie/Hypertension betreffend, mit erhöhtem Blutdruck

Hy|per|the|co|sis o|va|rii *f*: *→Hyperthekose*

Hy|per|the|ko|se *f* (Ⓔ hyperthecosis): ***Syn:*** *Thekazellenhyperplasie, Thekomatose, Hyperthecosis ovarii*; familiär auftretende Hyperplasie* der Thekazellen* des Eierstocks; die LH- und FSH-Konzentration liegt im unteren Normalbereich

Hy|per|the|lie *f* (Ⓔ hyperthelia): ***Syn:*** *Polythelie*; Vorkommen überzähliger Brustwarzen; relativ häufig bei beiden Geschlechtern; wichtig ist die Abgrenzung von der Polymastie*

hy|per|therm *adj* (Ⓔ hyperthermal): Hyperthermie betreffend, von ihr betroffen oder gekennzeichnet

Hy|per|ther|mie *f* (Ⓔ hyperthermia): ***Syn:*** *Überwärmung, Überhitzung*; pathologische Erhöhung der Körpertemperatur durch Wärmezufuhr von außen [*s.a. Hitzeschaden*] oder vermehrte Wärmebildung im Körper bei Störung der zentralen Wärmeregulation [**zentrale Hyperthermie**]; *s.a. Fieber*

maligne Hyperthermie (Ⓔ malignant hyperthermia): ***Syn:*** *maligne Hyperpyrexie*; seltene [1:30.000], vererbbare Konstitution zur Entwicklung einer Hyperthermie im Anschluss an eine Anästhesie; offenbar liegt eine latente Störung der Regulation des sarkoplasmatischen Retikulums vor, die durch Triggersubstanzen klinisch manifest werden kann; **Klinik:** bis zu 24 h nach einer Narkose kommt es zu Hyperthermie [bis zu 43 °C], Anstieg von Atemfrequenz und Atemvolumen, Zyanose, schwerer metabolischer Azidose, Hyperkapnie und Hypoxie; **Therapie:** Beatmung mit 100 %igem Sauerstoff bei erhöhter Beatmungsfrequenz, Kühlung der Körperoberfläche und von Magen und Darm [Spülung mit Eiswasser], Ausgleich der metabolischen Azidose

Hy|per|throm|bin|ä|mie *f* (Ⓔ hyperthrombinemia): erhöhter Thrombingehalt des Blutes

Hy|per|thy|re|o|i|die *f*: *→Hyperthyreose*

Hy|per|thy|re|o|i|dis|mus *m*: *→Hyperthyreose*

Hy|per|thy|re|o|se *f* (Ⓔ hyperthyroidism): ***Syn:*** *Schilddrüsenüberfunktion, Hyperthyreose, Hyperthyreoidismus, Hyperthyreoidie*; Überfunktion der Schilddrüse mit gesteigerter Bildung und Abgabe von Schilddrüsenhormonen [Triiodthyronin*, Thyroxin*] in den Blutkreislauf; als Ursache der erhöhten Hormonausscheidung kommen Autoimmunprozesse [Morbus* Basedow, Hashimoto*-Thyreoiditis], Schilddrüsenentzündungen [subakute Thyreoiditis de

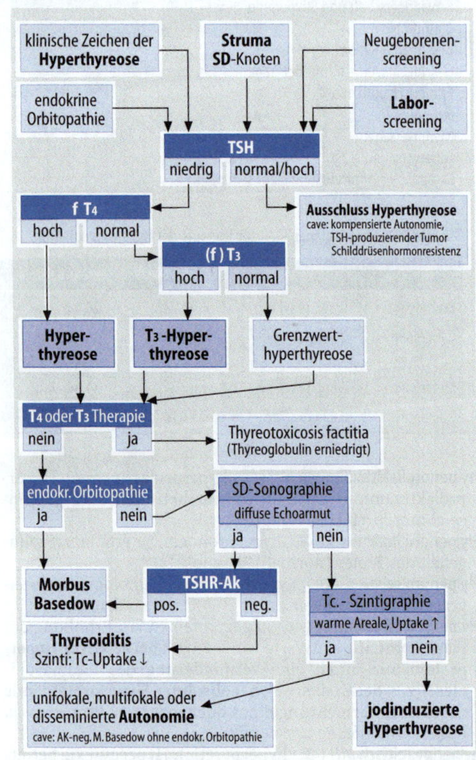

Abb. H183. Diagnoseschema Hyperthyreose

Quervain, Strahlenthyreoiditis], funktionelle Autonomie [autonomes Schilddrüsenadenom*, Struma*], Tumoren [Schilddrüsenadenom, -karzinom], übermäßige Iodzufuhr, exogene Hormonzufuhr und Endokrinopathien [hypophysär, paraneoplastisch] vor; **klinisch** auffällig sind psychomotorische Unruhe, Reizbarkeit, Stimmungslabilität, warme und feuchte Haut, Augensymptome [endokrine Orbitopathie*], Hyperhidrose*, Durchfälle, Gewichtsverlust, Heißhunger, Haarausfall, Tachykardie*, erhöhte Blutdruckamplitude und feinschlägiger Tremor*; **Diagnose**: *siehe Abb. H183*; **Therapie**: Elimination der Ursache; Wiederherstellung einer euthyreoten Stoffwechsellage durch chemische Blockade der Hormonsynthese mit Thyreostatika* oder Verminderung der hormonbildenden Zellmasse durch Teilresektion der Schilddrüse oder Radioiodtherapie*; *s.a. thyreotoxische Krise*

iodinduzierte Hyperthyreose (Ⓔ iod-Basedow): durch Iodaufnahme induzierte Hyperthyreose

konnatale Hyperthyreose (Ⓔ connatal hyperthyroidism): angeborene Hyperthyreose durch Übergang mütterlicher Antikörper in den fetalen Kreislauf; das Krankheitsbild ist durch die Halbwertzeit der Antikörper selbstlimitierend

hy|per|thy|re|ot *adj* (Ⓔ hyperthyroid): Schilddrüsenüberfunktion/Hyperthyreose betreffend, von ihr betroffen oder gekennzeichnet, durch sie bedingt

Hy|per|thy|ro|xin|ä|mie *f* (Ⓔ hyperthyroxinemia): erhöhter Thyroxingehalt des Blutes

hy|per|ton *adj* (Ⓔ **1.–2.** hypertonic): **1.** mit erhöhter Spannung/erhöhtem Tonus **2.** *Syn*: *hypertonisch*; mit erhöhtem osmotischen Druck

Hy|per|to|nie *f* (Ⓔ **1.** hypertonia **2.** high-blood pressure): **1.** *Syn*: *Hypertonus*; erhöhte Spannung, erhöhter Tonus **2.** *→arterielle Hypertonie*

arterielle Hypertonie (Ⓔ high-blood pressure): *Syn*: *Bluthochdruck, Hypertension, Hochdruckkrankheit*; dauernde Erhöhung des Blutdrucks im arteriellen System auf Werte von > 140 mm Hg systolisch vor dem 65. Lebensjahr oder > 160 mm Hg ab dem 65 Lebensjahr und > 90 mm Hg diastolisch; da es sich aber in vielen Studien [u.a. Framingham-Studie] gezeigt hat, dass es keine eindeutigen Grenzwerte gibt, arbeiten unterschiedliche Autoren mit unterschiedlichen Grenzwerten [*siehe Tab. H184*]

der weitaus größte Teil der Patienten [95 %] hat eine essentielle Hypertonie*; diese Diagnose kann aber erst gestellt werden, wenn eine sekundäre Hypertonie ausgeschlossen wurde; die arterielle Hypertonie ist direkt oder indirekt für eine Reihe von Organschäden und Gefäßschäden verantwortlich, die sich u.a. als koronare Herzkrankheit*, Linksherzhypertrophie*, Herzinsuffizienz*, Aortenstenose*, benigne und maligne Nephrosklerose*, Atherosklerose*, Aneurysmata, Augenschäden, intrazerebrale Blutung manifestieren können; diese Schäden werden durch zusätzliche Risikofaktoren [Diabetes* mellitus, Nicotin- und Alkoholabusus, Hyperlipidämie*] noch verstärkt oder akzeleriert

Ziel der **Therapie** ist die Blutdrucksenkung, Verminderung oder Ausschaltung von Risikofaktoren und die Rückbildung bestehender Organschäden bzw. die Vermeidung weiterer Schädigungen; aus dieser Zielsetzung wird verständlich, dass die Hochdrucktherapie sowohl medikamentöse als auch nicht-medikamentöse Maßnahmen umfasst, und dass der Patientenführung und -aufklärung eine bedeutende Rolle zukommt; die nicht-medikamentösen Maßnahmen bestehen in einer langfristigen und konsequenten Veränderung der Lebensgewohnheiten und umfassen Kochsalzrestriktion, Gewichtsreduktion, fett- und kaliumarme Kost, Alkohol- und Nicotinverzicht, Stressreduktion und körperliche Aktivität [Ausgleichssport]; die medikamentöse Behandlung hängt von der Schwere der Hypertonie, Begleiterkrankungen und Organschäden, vorliegenden Risikofaktoren, Alter des Patienten, Lebensqualität, Kostenerwägungen und Nebenwirkungen ab; soweit als möglich wird versucht eine **individualisierte sequentielle Monotherapie** durchzuführen; dabei wird versucht, durch sequentielles Ausprobieren einzelner Substanzen, das optimale Antihypertensivum für den Patienten zu finden; oft [ca. 25 %] ist aber eine Kombinationstherapie notwendig; die zur Langzeittherapie geeigneten Medikamente sind β-Blocker*, Diuretika*, Calciumantagonisten*, ACE-Hemmer*, α_1-Blocker, Vasodilatatoren* und zentrale Antihypertensiva [Clonidin, α-Methyldopa, Urapidil, Indoramin]

Tab. H184. Einteilung der arteriellen Hypertonie

Deutsche Liga zur Bekämpfung des Hohen Blutdrucks	
Normaler systolischer Blutdruck:	
bis 140 mm Hg vor dem 64. Lebensjahr	
bis 160 mm Hg ab dem 65. Lebensjahr	
Normaler diastolischer Blutdruck:	
bis 90 mm Hg für alle Lebensalter	
Weltgesundheitsorganisation (WHO)	
Normotonie:	< 140/90 mm Hg
Grenzwerthypertonie:	140–159/90–94 mm Hg
Manifeste Hypertonie:	>160/95 mm Hg
Joint National Committee on Detection, Evaluation and Treatment of High Blood Pressure	
Normotonie:	
DBD < 85 mm Hg	SBD < 130 mm Hg
Noch-normale Blutdruckwerte:	
DBD 85–89 mm Hg	SBD 130–139 mm Hg
Hypertonie:	
Milde (Stufe 1):	
DBD 90–99 mm Hg	SBD 140–159 mm Hg
Mittelschwere (Stufe 2):	
DBD 100–109 mm Hg	SBD 160–179 mm Hg
Schwere (Stufe 3):	
DBD 110–119 mm Hg	SBD 180–209 mm Hg
Sehr schwere (Stufe 4):	
DBD > 120 mm Hg	SBD > 210 mm Hg

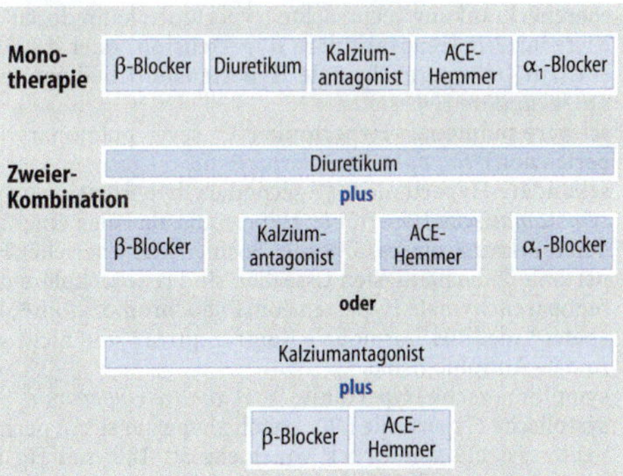

Abb. H185. Medikamentöse Therapie der arteriellen Hypertonie

endokrine Hypertonie (Ⓔ endocrine hypertension): Hypertonie bei verschiedenen Erkrankungen des endokrinen Systems [Cushing*-Syndrom, Hyperthyreose*]

essentielle Hypertonie (Ⓔ essential hypertension): ***Syn***: *idiopathische Hypertonie, primäre Hypertonie, genuine Hypertonie*; Hypertonie ohne nachweisbare Ursache; Ausschlussdiagnose, die erst nach Ausschluss einer sekundären Hypertonie* gestellt werden kann; es liegt eine familiäre Disposition vor, die durch Risikofaktoren [v.a. Adipositas, Alkohol- und Nicotinkonsum, Stress, Bewegungsarmut] noch begünstigt wird; macht ca. 95 % aller Fälle aus

genuine Hypertonie: *→essentielle Hypertonie*

idiopathische Hypertonie: *→essentielle Hypertonie*

latente pulmonale Hypertonie (Ⓔ latent pulmonary hypertension): *s.u. pulmonale Hypertonie*

maligne Hypertonie (Ⓔ malignant hypertension): Hypertonie mit dauerhaften diastolischen Werten von > 120 mm Hg; führt unbehandelt zu tödlichem Ausgang innerhalb von 2 Jahren; besonders häufig bei renaler Hypertonie* und Phäochromozytom; **Therapie**: ACE-Hemmer*, Calciumantagonisten*

manifeste pulmonale Hypertonie (Ⓔ manifest pulmonary hypertension): *s.u. pulmonale Hypertonie*

neurogene Hypertonie (Ⓔ neurogenic hypertension): ***Syn***: *neurogener Hochdruck, Entzügelungshochdruck*; Bluthochdruck und Tachykardie* bei Ausfall der nervalen Regulationsmechanismen, z.B. bei Polyneuritis, Schädigung der Pressorezeptoren, Schädelbasisfraktur

portale Hypertonie (Ⓔ portal hypertension): ***Syn***: *Pfortaderhochdruck, portale Hypertension*; Erhöhung des Pfortaderdrucks auf Werte, die 10 mm Hg über dem Druck im rechten Vorhof liegen; wird durch eine Erhöhung des Ausflusswiderstandes durch eine posthepatische [Lebervenenthrombose], intrahepatische [Leberzirrhose] oder prähepatische [Pfortaderthrombose] Blockade verursacht; führt zu Ösophagusvarizen*, intestinalen Blutungen, Aszites* oder Enzephalopathie*; **Diagnose**: Endoskopie, Sonographie, Angiographie, Duplexsonographie; Ziel der **Therapie** ist eine langfristige Drucksenkung und Herstellung eines Shuntkreislaufs durch Anlage eines portokavalen Shunts* oder **transjugulären intrahepatischen portosystemischen Shunts** [TIPS]

primäre Hypertonie: *→essentielle Hypertonie*

pulmonalarterielle Hypertonie: *→pulmonale Hypertonie*

pulmonale Hypertonie (Ⓔ pulmonary hypertension): ***Syn***: *pulmonalarterielle Hypertonie*; chronische Erhöhung des pulmonalen Mitteldrucks über 20 mm Hg in Ruhe und über 30 mm Hg bei Belastung [**manifeste pulmonale Hypertonie**]; liegt der Ruhewert unter 20 mm Hg, steigt aber unter Belastung auf > 30 mm Hg an, spricht man von **latenter pulmonaler Hypertonie**; bei **schwerer pulmonaler Hypertonie** ist der Druck oft > 55 mm Hg und es kommt zu einer Erniedrigung des Herzzeitvolumens; zu **Ursachen, Klinik** und **Therapie** *s.u. chronisches Cor pulmonale*

renale Hypertonie (Ⓔ renal hypertension): durch eine Nierenerkrankung verursachte Hypertonie; kann durch die Nierenarterie [**renovaskuläre Hypertension**] oder das Parenchym [**renoparenchymale Hypertension**] bedingt sein; *s.a. sekundäre Hypertonie*

schwere pulmonale Hypertonie (Ⓔ sever pulmonary hypertension): *s.u. pulmonale Hypertonie*

sekundäre Hypertonie (Ⓔ secondary hypertension): ***Syn***: *symptomatische Hypertonie*; Hypertonie als Folge einer anderen Erkrankung; ca. 5 % aller Formen von arterieller Hypertonie*; die häufigsten Ursachen sind renovaskuläre und renoparenchymale Hypertension, Phäochromozytom*, Diabetes* mellitus, hormonale Kontrazeptiva* und nicht-steroidale Antiphlogistika*

symptomatische Hypertonie: *→sekundäre Hypertonie*

systolische Hypertonie (Ⓔ systolic hypertension): permanenter systolischer Druck von mehr als 140 mm Hg bei normalem diastolischem Druck

hy|per|to|nisch *adj* (Ⓔ hypertonic): ***Syn***: *hyperton*; mit erhöhtem osmotischen Druck

Hy|per|to|nus *m* (Ⓔ **1.** hypertonicity **2.** high-blood pressure): **1.** ***Syn***: *Hypertonie*; erhöhte Spannung, erhöhter Tonus **2.** *→arterielle Hypertonie*

Hy|per|tri|chie *f* (Ⓔ hypertrichosis): ***Syn***: *Polytrichie, Hypertrichose, Hypertrichosis*; angeborene oder erworbene übermäßige Behaarung

Hy|per|tri|cho|se *f*: *→Hypertrichie*

naevoide Hypertrichose (Ⓔ nevoid hypertrichosis): lokalisierte Hypertrichose, z.B. auf einer Melanosis* naeviformis oder einem Nävuszellnävus*

zirkumskripte Hypertrichose: *→Hypertrichosis circumscripta*

Hy|per|tri|cho|sis *f, pl* **-ses**: *→Hypertrichie*

Hypertrichosis circumscripta (Ⓔ hypertrichosis circumscripta): ***Syn***: *zirkumskripte Hypertrichose*; umschriebene Hypertrichose; kann angeboren [Tierfellnävus*] oder erworben [bei Behandlung mit Cortison oder ACTH] sein

Hypertrichosis medicamentosa (Ⓔ hypertrichosis medicamentosa): erworbene zirkumskripte Hypertrichose, z.B. bei Behandlung mit Cortison oder ACTH

Hy|per|tri|gly|ze|rid|ä|mie *f* (Ⓔ hypertriglyceridemia): ***Syn***: *Hypertriglyceridämie, Triglyzeridämie*; erhöhter Triglyceridgehalt des Blutes; die **sekundäre Hypertriglyzeridämie**, beruht wie die polygene Hypolipoproteinämie* auf einer Kombination von Anlage und Über- und Fehlernährung; sie ist wesentlich häufiger als die primäre Hypertriglyzeridämie; *s.a. Hypolipoproteinämie*

exogene Hypertriglyzeridämie (Ⓔ Bürger-Grütz syndrome): ***Syn***: *Bürger-Grütz-Syndrom, Hyperlipoproteinämie Typ I, fettinduzierte/exogene Hypertriglyzeridämie, fettinduzierte Hyperlipämie, familiärer C-II-Apoproteinmangel*; sehr seltene, autosomal-rezessive Lipidspeicherkrankheit mit Neigung zur Ausbildung von eruptiven Xanthomen auf dem Rücken, der Brust, den Armen und der Glutealregion, Hepatosplenomegalie* und zentralnervösen Störungen; das Arterioskleroserisiko ist gering; bei diätetischer Behandlung ist die Prognose sehr gut

familiäre Hypertriglyzeridämie (Ⓔ familial hypertriglyceridemia): ***Syn***: *endogene/kohlenhydratinduzierte Hyperlipidämie/Triglyzeridämie, Hyperlipoproteinämie Typ IV*; durch eine Erhöhung von Triglyceriden, VLDL und Präbetalipoproteinen markierte Hyperlipoproteinämie mit hohem Arterioskleroserisiko

fettinduzierte Hypertriglyzeridämie: *→exogene Hypertriglyzeridämie*

primäre Hypertriglyzeridämie (Ⓔ essential hypertriglyceridemia): angeborene Hypertriglyzeridämie; Oberbegriff für exogene und familiäre Hypertriglyzeridämie

hy|per|troph *adj* (Ⓔ hypertrophic): ***Syn***: *hypertrophisch*; Hypertrophie betreffend, von ihr betroffen oder gekennzeichnet, durch sie bedingt

Hy|per|tro|phie *f* (Ⓔ hypertrophy): Vergrößerung eines Organs oder Gewebes durch Volumenzunahme der Zellen; *s.a. Hyperplasie*

adaptive Hypertrophie: *→funktionelle Hypertrophie*

biventrikuläre Hypertrophie (Ⓔ biventricular hypertrophy): Hypertrophie beider Herzventrikel; *s.u. Essay Elektrokardiogramm S. 571*

funktionelle Hypertrophie (Ⓔ functional hypertrophy): ***Syn***: *adaptive Hypertrophie*; Hypertrophie als Anpassung an eine Belastung, z.B. Arbeitshypertrophie

kompensatorische Hypertrophie (Ⓔ complementary hypertrophy): funktionelle Hypertrophie* zum Ausgleich eines ausgefallenen Organteiles

linksventrikuläre Hypertrophie (Ⓔ left-ventricular hypertrophy): ***Syn***: *Linksherzhypertrophie, Linkshypertrophie*; Arbeitshypertrophie der linken Herzkammer, z.B. bei Aortenstenose* oder Aortenklappenstenose; *s.a. Essay Elektrokardiogramm S. 571*

numerische Hypertrophie: *→Hyperplasie*

rechtsventrikuläre Hypertrophie (Ⓔ right-ventricular hy-

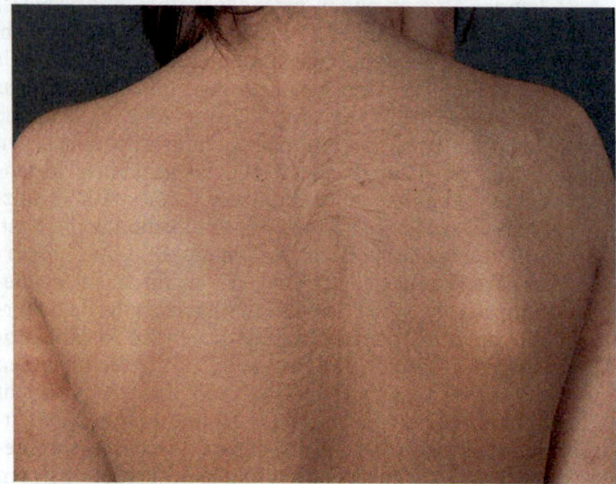

Abb. H186. Diffuse Hypertrichie

pertrophy): *Syn*: *Rechtsherzhypertrophie, Rechtshypertrophie*; Arbeitshypertrophie* der rechten Herzkammer, z.B. bei Pulmonalstenose* oder Trikuspidalklappeninsuffizienz*; *s.a. Essay Elektrokardiogramm S. 571*

Hypertrophie-EKG *nt* (Ⓔ signs of hypertrophy): *s.u. Essay Elektrokardiogramm S. 571*

hy|per|tro|phisch *adj*: →*hypertroph*

Hy|per|tro|pie *f* (Ⓔ hypertropia): Höhenschielen, bei dem das rechte Auge höher steht als das linke

Hy|per|ty|ro|sin|ä|mie *f* (Ⓔ hypertyrosinemia): *Syn*: *Tyrosinämie*; erhöhter Tyrosingehalt des Blutes

Hy|per|u|rik|ä|mie *f* (Ⓔ hyperuricemia): *Syn*: *Hyperurikosämie*; erhöhter Harnsäuregehalt des Blutes; die **primäre Hyperurikämie** beruht auf einer angeborenen Störung des Purinstoffwechsels und verursacht die **familiäre Hyperurikämie** [Gicht*]; die **sekundäre Hyperurikämie** ist eine Folge einer verminderten Ausscheidung [v.a. bei Saluretikatherapie] oder einer vermehrten Bildung [Strahlentherapie, Zytostatikatherapie]

familiäre Hyperurikämie: →*Gicht*

primäre Hyperurikämie (Ⓔ primary hyperuricemia): *s.u. Hyperurikämie, Gicht*

sekundäre Hyperurikämie (Ⓔ secondary hyperuricemia): *s.u. Hyperurikämie, Gicht*

Hy|per|u|rik|ä|mie|syn|drom *nt* (Ⓔ **1.** hyperuricemia **2.** Lesch-Nyhan syndrome): **1.** Bezeichnung für das klinische Bild bei sekundärer Hyperurikämie*; *s.a. Gicht* **2.** →*Lesch-Nyhan-Syndrom*

hy|per|u|rik|ä|misch *adj* (Ⓔ hyperuricemic): Hyperurikämie betreffend, von ihr betroffen oder gekennzeichnet, durch sie bedingt

Hy|per|u|ri|kos|ä|mie *f*: →*Hyperurikämie*

Hy|per|u|ri|kos|u|rie *f*: →*Hyperlithurie*

Hy|per|u|rik|u|rie *f*: →*Hyperlithurie*

Hy|per|va|lin|ä|mie *f* (Ⓔ hypervalinemia): *Syn*: *Valinämie*; erhöhter Valingehalt des Blutes

Hy|per|vas|ku|la|ri|sa|ti|on *f* (Ⓔ hypervascularity): übermäßiger Gefäßreichtum; gilt als radiologisches Zeichen der Bösartigkeit eines Tumors

hy|per|vas|ku|la|ri|siert *adj* (Ⓔ hypervascular): stark vaskularisiert

Hy|per|ven|ti|la|ti|on *f* (Ⓔ hyperventilation): *Syn*: *Überventilation*; willkürlich [**forcierte Atmung**] oder unwillkürlich [psychogen, metabolisch] gesteigerte Lungenbelüftung über den Bedarf hinaus; die Zunahme beruht auf einem Anstieg von Atemzugvolumen und/oder Atemfrequenz; durch die Abnahme des CO_2-Partialdruck kommt es zur Ausbildung einer respiratorischen Alkalose*, die zu einer Abnahme von Ca^{2+}-Ionen und zu Hyperventilationstetanie* oder Hyperventilationssyndrom* führen kann; im Unterschied dazu führt eine **Hyperventilation bei ermüdender Schwerarbeit** oder sportlicher Leistung zur einer erhöhten Lactatbildung und damit zu metabolischer Azidose* [Laktatazidose]

Hy|per|ven|ti|la|ti|ons|syn|drom *nt* (Ⓔ hyperventilation syndrome): bei anhaltender Hyperventilation* auftretende Symptome, z.B. Krämpfe [Hyperventilationstetanie*], Parästhesie*, Schwindel, Bewusstseinseintrübung

Hy|per|ven|ti|la|ti|ons|te|ta|nie *f* (Ⓔ hyperventilation tetany): durch die Abnahme der Calciumkonzentration ausgelöste tetanische Krämpfe bei Hyperventilation*

Hy|per|vis|ko|si|täts|syn|drom *nt* (Ⓔ hyperviscosity syndrome): durch eine erhöhte Viskosität des Blutes ausgelöste Symptome, wie z.B. Kopfschmerzen, Schwindel, Taubheit, Angina* pectoris; **Therapie**: Senkung der Plasmaviskosität durch Plasmapherese oder Hämodilution durch einen Aderlass

Hy|per|vit|a|mi|no|se *f* (Ⓔ hypervitaminosis): durch eine übermäßige Vitaminaufnahme hervorgerufene Erkrankung; klinisch wichtig sind **Vitamin-A-Hypervitaminose** [Haarausfall, Hautveränderungen, Anorexie*, Knochenschmerzen] und **Vitamin-D-Hypervitaminose** [Hyperkalzämie*, Calcinosis* metastatica, Müdigkeit, Kopfschmerzen]

Hy|per|vol|ä|mie *f* (Ⓔ hypervolemia): vermehrtes Plasmavolumen, Erhöhung des zirkulierenden Blutvolumens bei Hyperhydratation*

hy|per|vol|ä|misch *adj* (Ⓔ hypervolemic): Hypervolämie betreffend, von ihr betroffen oder gekennzeichnet

hy|per|zel|lu|lär *adj* (Ⓔ hypercellular): Hyperzellularität betreffend, von ihr gekennzeichnet

Hy|per|zel|lu|la|ri|tät *f* (Ⓔ hypercellularity): übermäßiger Zellreichtum

Hy|per|ze|men|to|se *f*: →*Hypercementose*

hy|per|zo|o|sperm *adj* (Ⓔ hyperspermic): *Syn*: *hypersperm*; mit erhöhter Ejakulatmenge

Hy|per|zo|o|sper|mie *f* (Ⓔ hyperspermia): *Syn*: *Hyperspermie*; erhöhte Ejakulatmenge [> 6 ml]

hy|per|zy|a|no|tisch *adj* (Ⓔ hypercyanotic): extrem zyanotisch

Hy|per|zyt|hä|mie *f*: →*Hypererythrozythämie*

Hy|per|zy|to|se *f* (Ⓔ hypercytosis): Erhöhung der Zellzahl des Blutes; auch gleichgesetzt mit Polyglobulie* und Leukozytose*

hy|per|zy|to|tisch *adj* (Ⓔ hypercytotic): Hyperzytose betreffend, von ihr betroffen oder gekennzeichnet

Hyph-, hyph- *präf.*: →*Hypo-*

Hy|phae|ma *f* (Ⓔ hyphema): *Syn*: *Vorderkammerblutung, Hyphäma*; Bluterguss in die vordere Augenkammer; am häufigsten nach stumpfem Trauma [Contusio]

Hy|phä|ma *f*: →*Hyphaema*

Hy|phe *f* (Ⓔ hypha): *Syn*: *Pilzfaden*; von Fadenpilzen* gebildete fadenförmige Zelle, die der Nahrungsaufnahme [**vegetative Hyphe**] oder Vermehrung [**fruktifizierende Hyphe**] dient

Hy|pho|my|ce|tes *pl*: →*Hyphomyzeten*

Hy|pho|my|ze|ten *pl* (Ⓔ hyphomycetes): *Syn*: *Fadenpilze, Hyphomycetes*; hyphenbildende Pilze*; *s.a. Essay Pilze S. 1697*

Hypn-, hypn- *präf.*: →*Hypno-*

hyp|na|gog *adj* (Ⓔ hypnagogic): schlaferzeugend, einschläfernd

Hyp|na|go|gum *nt, pl* **-ga**: →*Schlafmittel*

Hyp|nal|gie *f* (Ⓔ hypnalgia): *Syn*: *Schlafschmerz*; im Schlaf auftretende Schmerzen

Hypno-, hypno- *präf.*: Wortelement mit der Bedeutung „Schlaf"

Hyp|no|an|äs|the|sie *f*: →*Hypnonarkose*

hyp|no|an|äs|the|tisch *adj* (Ⓔ hypnoanesthetic): *Syn*: *hypnonarkotisch*; Hypnoanästhesie betreffend, mittels Hypnoanästhesie

hyp|no|gen *adj* (Ⓔ hypnogenic): schlaferzeugend, hypnoseerzeugend

Hyp|no|ge|ne|se *f* (Ⓔ hypnogenesis): Herbeiführen von Schlaf oder Hypnose

hyp|no|id *adj* (Ⓔ hypnoid): *Syn*: *hypnotoid*; hypnoseähnlich, schlafähnlich

Hyp|no|ki|ne|ma|to|graph *m* (Ⓔ hypnocinematograph): *Syn*: *Somnokinematograph, Hypnokinematograf, Somnokinematograf*; Gerät zur Aufzeichnung der Bewegungen im Schlaf

Hyp|no|ma|nie *f* (Ⓔ hypersomnia): *Syn*: *Schlafsucht, Hypersomnie*; pathologisches Schlafbedürfnis, das neurotisch oder organisch [Intoxikation, Hirnschädigung] bedingt sein kann

Hyp|no|nar|ko|se *f* (Ⓔ hypnosis anesthesia): *Syn*: *Hypnoanästhesie*; durch Hypnose* eingeleitete Narkose*

hyp|no|nar|ko|tisch *adj* (Ⓔ hypnoanesthetic): *Syn*: *hypnoanästhetisch*; Hypnonarkose betreffend, mittels Hypnonarkose

hyp|no|phob *adj* (Ⓔ hypnophobic): Hypnophobie betreffend, durch sie gekennzeichnet

Hyp|no|pho|bie *f* (Ⓔ hypnophobia): krankhafte Angst vor Schlaf oder dem Einschlafen

hyp|no|pomp *adj* (Ⓔ hypnopompic): im Halbschlaf oder während der Aufwachphase auftretend

Hyp|no|se *f* (Ⓔ hypnosis): durch (verbale) Suggestion* hervorgerufene Einengung des Bewusstseins mit der Erzeugung eines schlafähnlichen Zustandes; wird u.a. zu therapeutischen Zwecken in der Psychiatrie [Hypnotherapie*] und der Schmerztherapie eingesetzt

Hyp|no|the|ra|pie *f* (Ⓔ **1.–2.** hypnotherapy): **1.** Schlaftherapie **2.** Behandlung durch/unter Hypnose

Hyp|no|ti|cum *nt, pl* **-ca**: →*Schlafmittel*

Hyp|no|ti|kum *nt, pl* **-ka**: →*Schlafmittel*

hyp|no|tisch *adj* (Ⓔ hypnotic): Hypnose betreffend, von ihr betroffen oder durch sie bedingt, auf ihr beruhend

hyp|no|to|id *adj* (Ⓔ hypnotoid): *Syn*: *hypnoid*; hypnoseähnlich, schlafähnlich

Hypo-, hypo- *präf.*: Wortelement mit der Bedeutung „unter/unterhalb"

Hy|po|ac|ce|le|rin|ä|mie *f*: →*Hypoproaccelerinämie*

Hy|po|ad|re|na|lin|ä|mie *f* (Ⓔ hypoepinephrinemia): *Syn*: *Hypadrenalinämie*; verminderter Adrenalingehalt des Blutes; *s.a. Hypokortizismus*

Hy|po|ad|re|no|kor|ti|zis|mus *m*: →*Nebennierenrindeninsuffizienz*

hy|po|ak|tiv *adj* (Ⓔ hypoactive): Hypoaktivität betreffend oder zeigend

Hy|po|ak|ti|vi|tät *f* (Ⓔ hypoactivity): verminderte Aktivität

Hy|po|a|ku|sis *f*: →*Hypakusis*

Hy|po|al|bu|min|ä|mie *f* (Ⓔ hypoalbuminemia): *Syn*: *Hypalbuminämie*; verminderter Albumingehalt des Blutes

Hy|po|al|bu|mi|no|se *f* (Ⓔ hypoalbuminosis): *Syn*: *Hypalbuminose*; allgemeine Verminderung des Albuminspiegels

Hy|po|al|do|ste|ron|ä|mie *f* (Ⓔ hypoaldosteronemia): verminderter Aldosterongehalt des Blutes; *s.a. Hypoaldosteronismus*

Hy|po|al|do|ste|ro|nis|mus *m* (Ⓔ hypoaldosteronism): *Syn*: *Aldosteronmangel*; eine verminderte Aldosteronproduktion findet sich bei primärer oder sekundärer Nebenniereninsuffizienz*, adrenogenitalem Syndrom* mit Salzverlust, Aldosteronsynthesestörungen, verminderten Renin- oder Angiotensin-II-Spiegeln oder bei Therapie mit β-Blockern, ACE-Hemmern und nicht-steroidalen Antiphlogistika*; als Folge des Aldosteronmangels entsteht eine Hyperkaliämie* mit bradykarden Herzrhythmusstörungen; **Therapie**: Kaliumrestriktion, kaliuretische Diuretika [Furosemid*, Thiazide*]

Hy|po|al|do|ste|ron|u|rie *f* (Ⓔ hypoaldosteronuria): verminderte Aldosteronausscheidung im Harn

hy|po|al|ka|lisch *adj* (Ⓔ hypoalkaline): *Syn*: *hypalkalisch*; mit verminderter Alkalität

Hy|po|al|ka|li|tät *f* (Ⓔ hypoalkalinity): *Syn*: *Hypalkalität*; verminderte Alkalität

Hypo-Alpha-Lipoproteinämie *f* (Ⓔ α-lipoproteinemia): verminderter $Alpha_1$-Lipoproteingehalt des Blutes; leichte Form der Analphalipoproteinämie*

Hy|po|a|mi|no|a|zid|ä|mie *f* (Ⓔ hypoaminoacidemia): verminderter Aminosäuregehalt des Blutes

Hy|po|äs|the|sie *f*: →*Hypästhesie*

hy|po|äs|the|tisch *adj* (Ⓔ hypoesthetic): *Syn*: *hypästhetisch*; Hypoästhesie betreffend

Hy|po|a|zi|di|tät *f*: →*Hypazidität*

hy|po|bar *adj* (Ⓔ hypobaric): (*Flüssigkeit*) von geringer Dichte

Hy|po|ba|ro|pa|thie *f* (Ⓔ hypobaropathy): Erkrankung durch Unterdruck

Hy|po|be|ta|li|po|pro|te|in|ä|mie *f* (Ⓔ hypobetalipoproteinemia): verminderter Betalipoproteingehalt des Blutes

Hy|po|bi|li|ru|bin|ä|mie *f* (Ⓔ hypobilirubinemia): verminderter Bilirubingehalt des Blutes

Hy|po|cal|ci|u|rie *f*: →*Hypokalziurie*

Hy|po|chlor|ä|mie *f* (Ⓔ hypochloremia): *Syn*: *Chloropenie, Hypochloridämie*; Chloridmangel des Körpers; v.a. bei schwerer Azidose*, Magenausgangsstenose, starkem Erbrechen, Exsikkose* und Diarrhoe*

hy|po|chlor|ä|misch *adj* (Ⓔ hypochloremic): Hypochlorämie betreffend, von ihr betroffen oder durch sie bedingt

Hy|po|chlor|hy|drie *f* (Ⓔ hypochlorhydria): verminderte Salzsäuresekretion des Magens

Hy|po|chlo|rid|ä|mie *f*: →*Hypochlorämie*

Hy|po|chlor|u|rie *f* (Ⓔ hypochloruria): verminderte Chloridausscheidung im Harn

Hy|po|cho|les|te|rin|ä|mie *f* (Ⓔ hypocholesterolemia): verminderter Cholesteringehalt des Blutes, z.B. bei Leberparenchymschädigung oder Hyperthyreose*

hy|po|cho|les|te|rin|ä|misch *adj* (Ⓔ hypocholesterolemic): Hypocholesterinämie betreffend, von ihr betroffen oder gekennzeichnet

Hy|po|cho|lie *f* (Ⓔ hypocholia): *Syn*: *Oligocholie*; verminderte/mangelhafte Gallensekretion

Hy|po|chol|u|rie *f* (Ⓔ hypocholuria): verminderte Gallenausscheidung im Harn

Hy|po|chon|drie *f* (Ⓔ hypochondria): *Syn*: *Hypochondria, Krankheitswahn*; Zustand einer sachlich nicht-begründbaren, beharrlich verfolgten Sorge um die eigene Gesundheit; die Kranken sind ständig dabei sich selbst und ihren Körper zu beobachten und fahnden nach Krankheitssymptomen; eine besondere Aufmerksamkeit wird i.d.R. dem Stuhlgang gewidmet [**Stuhlhypochondrie**]; Hypochondrie oder zumindest eine starke hypochondrische Prägung kommen v.a. bei Depressionen und Schizophrenie* vor

hy|po|chon|drisch *adj* (Ⓔ hypochondriac): Hypochondrie oder Hypochonder betreffend, von Hypochondrie betroffen, an Hypochondrie leidend

Hy|po|chon|dri|um *nt* (Ⓔ hypochondrium): *Syn*: *Regio hypochondriaca*; unter dem linken und rechten Rippenbogen liegender Teil des Oberbauchs; *s.a. Regiones abdominales*

hy|po|chrom *adj* (Ⓔ hypochromic): (*Erythrozyten*) mit vermindertem Hämoglobingehalt

Hy|po|chro|ma|sie *f*: →*Hypochromatose*

hy|po|chro|ma|tisch *adj* (Ⓔ hypochromatic): vermindert anfärbbar

Hy|po|chro|ma|to|se *f* (Ⓔ hypochromatosis): *Syn*: *Hypochromasie, Hypochromie*; verminderte Anfärbbarkeit des Zellkerns

Hy|po|chro|mie *f* (Ⓔ **1.–3.** hypochromia): **1.** *Syn*: *Hypochromatose, Hypochromasie*; verminderte Anfärbbarkeit des Zellkerns **2.** verminderter Hämoglobingehalt der Erythrozyten **3.** verminderter Farbstoff- oder Pigmentgehalt eines Gewebes

Hy|po|chy|lie *f* (Ⓔ hypochylia): *Syn*: *Oligochylie*; verminderte Magensaftbildung

Hy|po|ci|trat|ä|mie *f* (Ⓔ hypocitratemia): *Syn*: *Hypozitratämie*; verminderter Citratgehalt des Blutes

Hy|po|ci|trat|u|rie *f* (Ⓔ hypocitraturia): *Syn*: *Hypozitraturie*; verminderte Citratausscheidung im Harn

Hy|po|con|ver|tin|ä|mie *f*: →*Hypoproconvertinämie*

Hy|po|dak|ty|lie *f* (Ⓔ hypodactyly): angeborenes Fehlen von Fingern oder Zehen

hy|po|dens *adj* (Ⓔ hypodense): (*Film*) mit niedriger Dichte

hy|po|der|mal *adj* (Ⓔ hypodermic): *Syn*: *subkutan, subdermal*; unter der Haut (liegend), in der Unterhaut/Subkutis (liegend)

Hy|po|der|mis *f* (Ⓔ hypoderm): *Syn*: *Unterhaut, Unterhautzellgewebe, Subkutis, Tela subcutanea*; unter der Lederhaut [Dermis*] liegende Schicht aus lockerem Bindegewebe [**Textus connectivus laxus**], das reichlich Fettgewebe [**Panniculus adiposus**] enthält; das Fettgewebe dient sowohl als Depotfett* [z.B. in der Bauchhaut] als auch Strukturfett* [Fußsohle]; Bindegewebsstränge [Retinacula cutis] ziehen von der Haut durch die Unterhaut zu darunter liegenden Strukturen [Faszien, Periost]; in der Subkutis verlaufen Gefäße und Nerven der Haut und die Hautdrüsen und Haarwurzeln

Hy|po|der|mi|tis *f, pl* **-ti|den** (Ⓔ hypodermitis): Entzündung der Unterhaut [Hypodermis]

Hypodermitis nodularis subacuta saltans (O'Leary) (Ⓔ nodular vasculitis): *Syn*: *noduläre Vaskulitis, Vasculitis nodularis, Phlebitis nodularis*; bei Hypertonikern auftretende schmerzhafte Knoten an den Beugeseiten der Unterschenkel

hy|po|dip|lo|id *adj* (Ⓔ hypodiploid): diploid* mit einem oder mehreren fehlenden Chromosomen

Hy|po|dip|lo|i|die *f* (Ⓔ hypodiploidy): Diploidie* mit einem oder mehreren fehlenden Chromosomen; *s.a. Monosomie*

Hy|po|dip|sie *f* (Ⓔ hypodipsia): pathologisch verminderter Durst

Hy|po|don|tie *f* (Ⓔ hypodontia): *Syn*: *Hypodontia*; angeborenes Fehlen von Zähnen

hy|po|dy|nam *adj* (Ⓔ hypodynamic): *Syn*: *hypodynamisch*; kraftlos, schwach, geschwächt

hy|po|dy|na|misch *adj*: →*hypodynam*

Hy|po|e|lek|tro|lyt|ä|mie *f* (Ⓔ hypoelectrolytemia): *Syn*: *Hyp-*

elektrolytämie; verminderter Elektrolytgehalt des Blutes
Hy|po|fer|rä|mie *f* (Ⓔ hypoferremia): ***Syn***: *Hyposiderinämie*; verminderter Eisengehalt des Blutes, z.B. nach starker Blutung, bei Eisenresorptionsstörungen oder in der Schwangerschaft
hy|po|fer|til *adj* (Ⓔ hypofertile): vermindert fruchtbar
Hy|po|fer|ti|li|tät *f* (Ⓔ hypofertility): verminderte Fruchtbarkeit; *s.a. Essay Infertilität und Sterilität S. 1041*
Hy|po|fi|bri|no|gen|ä|mie *f* (Ⓔ hypofibrinogenemia): ***Syn***: *Fibrinogenmangel, Faktor-I-Mangel*; verminderter Fibrinogengehalt des Blutes; als [seltene] autosomal-rezessive, **angeborene Hypofibrinogenämie** oder als **erworbene Hypofibrinogenämie** bei erhöhtem Verbrauch [Verbrauchskoagulopathie*] oder verminderter Bildung [Leberparenchymschaden]
Hy|po|ga|lak|tie *f* (Ⓔ hypogalactia): verminderte/ungenügende Milchsekretion
Hy|po|gam|ma|glo|bu|lin|ä|mie *f* (Ⓔ hypogammaglobulinemia): ***Syn***: *Gammaglobulinmangel, Antikörpermangelsyndrom*; verminderter Gammaglobulingehalt des Blutes; kann angeboren oder erworben sein; Säuglinge durchlaufen eine physiologische Hypogammaglobulinämie zwischen dem 2. und 6. Monat; *s.a. Agammaglobulinämie*
hy|po|gas|trisch *adj* (Ⓔ **1.–3.** hypogastric): **1.** unterhalb des Magens (liegend) **2.** Unterbauch/Hypogastrium betreffend **3.** Arteria* iliaca interna betreffend
Hy|po|gas|tri|um *nt* (Ⓔ hypogastrium): ***Syn***: *Regio pubica*; Scham, Schambeinregion; *s.a. Regiones abdominales*
Hy|po|gas|tro|schi|sis *f* (Ⓔ hypogastroschisis): Gastroschisis* mit Spaltbildung zwischen Nabel und Symphyse
Hy|po|ge|ne|se *f*: *→Hypogenesie*
Hy|po|ge|ne|sie *f* (Ⓔ hypogenesis): ***Syn***: *Hypogenese*; Unterentwicklung, defekte Embryonalentwicklung
hy|po|ge|ne|tisch *adj* (Ⓔ hypogenetic): Hypogenesie betreffend, durch sie gekennzeichnet, unterentwickelt, fehlentwickelt
Hy|po|ge|ni|ta|lis|mus *m* (Ⓔ hypogenitalism): Unterentwicklung der Geschlechtsorgane; *s.a. Hypogonadismus*
Hy|po|geu|sie *f* (Ⓔ hypogeusia): ***Syn***: *gustatorische Hypästhesie*; verminderte Geschmacksempfindung; *s.a. Essay Schmecken/Geschmackssinn S. 1927*
Hy|po|glo|bu|lie *f* (Ⓔ hypoglobulia): Verminderung der Erythrozytenzahl im peripheren Blut
Hypoglossie-Hypodaktylie-Syndrom *nt* (Ⓔ hypoglossia-hypodactyly syndrome): ***Syn***: *Aglossie-Adaktylie-Syndrom*; seltenes Fehlbildungssyndrom mit Beteiligung der Zunge, des Kiefers, der Zähne und der Finger oder Zehen
Hy|po|glos|sus *m*: *→Nervus hypoglossus*
Hypoglossus-Fazialis-Anastomose *f* (Ⓔ glossal-facial anastomosis): Verbindung von Nervus* hypoglossus und Nervus* facialis
Hy|po|glos|sus|ka|nal *m* (Ⓔ hypoglossal canal): ***Syn***: *Canalis nervi hypoglossi*; Kanal in der Basis der Hinterhauptskondyle, durch die der Nervus* hypoglossus von der hinteren Schädelgrube zur äußeren Schädelbasis zieht
Hy|po|glos|sus|kern *m* (Ⓔ nucleus of hypoglossal nerve): ***Syn***: *Nucleus nervi hypoglossi*; motorischer Ursprungskern des Nervus* hypoglossus am Boden der Rautengrube*
Hy|po|glos|sus|läh|mung *f* (Ⓔ hypoglossal palsy): Lähmung des Nervus* hypoglossus; bei **einseitiger Hypoglossuslähmung** weicht die Zunge beim Herausstrecken zur gelähmten Seite ab, bei **doppelseitiger Hypoglossuslähmung** kann die Zunge nicht mehr bewegt werden
Hy|po|glos|sus|schlin|ge *f* (Ⓔ loop of hypoglossal nerve): ***Syn***: *Ansa cervicalis*; Schlinge von Nervenfasern aus den Segmenten C_{1-4}, die sich streckenweise dem Nervus* hypoglossus am Hals anlagern; innervieren die unteren Zungenbeinmuskeln
Hy|po|glu|ca|gon|ä|mie *f*: *→Hypoglukagonämie*
Hy|po|glu|ka|gon|ä|mie *f* (Ⓔ hypoglucagonemia): ***Syn***: *Hypoglucagonämie*; verminderter Glucagongehalt des Blutes
Hy|po|gly|kä|mie *f* (Ⓔ hypoglycemia): ***Syn***: *Glukopenie*; Verminderung des Blutzuckers unter Normalwerte [< 2,5 mmol/l]; die häufigste Form, die Hypoglykämie bei Diabetikern, die mit Insulin oder Sulfonylharnstoff behandelt werden, beruht auf einem relativen oder absoluten Überschuss an Insulin; die **Symptome** hängen vom Schweregrad der Hypoglykämie ab; **leichte Hypoglykämie** äußert sich in Kopfschmerzen, Konzentrationsstörungen, Verstimmung oder Reizbarkeit, Angst und Unruhe, Verwirrtheit, Blässe, Zittern, Schweißausbrüchen, Tachykardie, Blutdruckanstieg und Heißhunger; bei **schwerer Hypoglykämie** kann es zu Sehstörungen, Krampfanfällen und Bewusstseinseintrübung kommen; kommt es zur Bewusstlosigkeit spricht man von **hypoglykämischem Schock**
Diagnose: Blutzuckerteststreifen bestätigen die klinische Verdachtsdiagnose; **Therapie**: bei erhaltenem Bewusstsein Traubenzucker oder zuckerhaltige Getränke; bei Bewusstseinseintrübung oder Bewusstlosigkeit Glucoselösung 50 % i.v., danach u.U. Glucoselösung als Infusion [5 % oder 10 %]

Tab. H187. Einteilung und Differentialdiagnose der Hypoglykämie

Einteilung
Reaktive und postalimentäre Hypoglykämie
Spontanhypoglykämie bei vegetativer Labilität (häufig)
Dumping-Syndrom nach Magenresektion
Hereditäre Fruktoseintoleranz (selten)
Diabetes mellitus im Frühstadium (möglicherweise)
Organische Nüchternhypoglykämie
Pankreasinselzelladenom oder -karzinom (Insulinom)
Extrapankreatische Tumoren (retroperitoneale Sarkome, Fibrome)
Hypophysenvorderlappeninsuffizienz
Nebennierenrindeninsuffizienz (z.B. Morbus Addison)
Diffuse Leberparenchymerkrankungen (z.B. Zirrhose, Hepatitis)
Glykogenspeicherkrankheiten
Schwangerschaft
Schwere Malnutrition, insbesondere bei Alkoholabusus
Exogen induzierte Hypoglykämie
Überdosierung von Insulin oder Sulfonylharnstoff
Artefiziell durch Insulin oder Sulfonylharnstoff (z.B. bei Persönlichkeitsstörung „Hypoglycaemia factitia")
Alkoholabusus und Nahrungskarenz
Andere Medikamente (z.B. Sulfonamide, Salicylate, β-Blocker)

leucinempfindliche Hypoglykämie Cochrane (Ⓔ leucine-induced hypoglycemia): ***Syn***: *proteinempfindliche Hypoglykämie*; bei Kleinkindern auftretende Hypoglykämie nach oraler Gabe von Eiweißen, die auf einer angeborenen Empfindlichkeit für Leucin, Isovaleriansäure und ihren Abbauprodukten beruht; führt zu Entwicklungsstörung und geistiger Retardierung
postprandiale Hypoglykämie: *→reaktive Hypoglykämie*
proteinempfindliche Hypoglykämie: *→leucinempfindliche Hypoglykämie Cochrane*
reaktive Hypoglykämie (Ⓔ reactive hypoglycemia): ***Syn***: *postprandiale Hypoglykämie, Spät-Dumping, postalimentäres Spätsyndrom*; nach Magenentfernung [Gastrektomie*] auftretendes Syndrom; 2–3 Stunden nach Nahrungsaufnahme kommt es zu einer hypoglykämischen Phase mit Schwitzen, Übelkeit und evtl. Kreislaufkollaps; **Therapie**: Vermeidung zuckerhaltiger Getränke; 6 kleine Mahlzeiten pro Tag; proteinreiche, kohlenhydratarme Nahrung
hy|po|gly|kä|misch *adj* (Ⓔ hypoglycemic): Hypoglykämie betreffend, von ihr betroffen oder gekennzeichnet, durch sie bedingt
Hy|po|gly|ko|ge|no|ly|se *f* (Ⓔ hypoglycogenolysis): verminderter Glykogenabbau
hy|po|gnath *adj* (Ⓔ hypognathous): Hypognathie betreffend, von ihr betroffen oder gekennzeichnet
Hy|po|gna|thie *f* (Ⓔ hypognathia): Unterentwicklung des Unterkiefers
Hy|po|go|na|dis|mus *m* (Ⓔ hypogonadism): Unterfunktion

der Keimdrüsen [Gonaden], die angeboren oder erworben sein kann; führt zu Unter- oder Rückentwicklung der sekundären und evtl. primären Geschlechtsorgane und Infertilität; liegt die Ursache in den Gonaden [z.B. Anorchie] kommt es zu einer Überproduktion von Gonadotropinen und der **primäre Hypogonadismus** wird deshalb auch als **hypergonadotropiner Hypogonadismus** bezeichnet; beim **sekundären Hypogonadismus** liegt eine verminderte Gonadotropinausschüttung vor; man spricht deshalb auch von **hypogonadotropem Hypogonadismus**; **Therapie**: Ziel ist ein normale psychosexuelle Entwicklung der betroffenen Patienten durch Langzeitsubstitution mit Östrogen und Progesteron bei Mädchen und Testosteron bei Jungen

idiopathischer hypogonadotroper Hypogonadismus (Ⓔ idiopathic hypogonadotropic hypogonadism): bei 8 % aller Männer mit Fertilitätsstörungen vorkommende idiopathische Störung der pulsatilen Hormonfreisetzung von Gonadotropin-releasing-Hormon; führt zu Großwuchs, fehlender Virilisierung, Hypogonadismus und Pubertas* tarda; liegt auch eine Anosmie und Farbenblindheit vor, spricht man von **Kallmann-Syndrom**

H

hy|po|go|na|do|trop *adj* (Ⓔ hypogonadotropic): Gonadotropinmangel betreffend, durch Gonadotropinmangel verursacht

Hy|po|hi|dro|se *f* (Ⓔ hypohidrosis): *Syn*: *Hypoidrose, Hypohidrosis, Hypoidrosis, Oligohidrosis*; verminderte Schweißsekretion; findet sich typischerwise bei Hypothyreose* und bei verschiedenen neurologischen Störungen [multiple Sklerose*, diabetische akrale Neuropathie]

hy|po|hi|dro|tisch *adj* (Ⓔ hypohidrotic): Hypohidrose betreffend, von ihr betroffen oder gekennzeichnet

Hy|po|hy|dra|ta|ti|on *f*: *→Dehydratation 2.*

Hy|po|i|dro|se *f*: *→Hypohidrose*

Hy|po|in|su|lin|ä|mie *f* (Ⓔ hypoinsulinemia): *Syn*: *Insulinämie, Insulinmangel*; verminderter Insulingehalt des Blutes; *s.a. insulinabhängiger Diabetes mellitus*

Hy|po|io|d|ä|mie *f* (Ⓔ hypoiodemia): *Syn*: *Hypojodämie*; verminderter Iodgehalt des Blutes

Hy|po|jod|ä|mie *f* (Ⓔ hypoiodemia): *Syn*: *Hypoiodämie*; verminderter Jodgehalt des Blutes

Hy|po|kal|ä|mie *f*: *→Hypokaliämie*

hy|po|kal|ä|misch *adj* (Ⓔ hypokalemic): *Syn*: *hypokaliämisch*; Hypokalämie betreffend, von ihr betroffen oder gekennzeichnet, durch sie bedingt

Hy|po|ka|li|ä|mie *f* (Ⓔ hypokalemia): *Syn*: *Hypokalämie*; verminderter Kaliumgehalt des Blutes [< 3,5 mmol/l]; die häufigsten Ursachen sind: verminderte Zufuhr, erhöhte renale Ausscheidung [renal tubuläre Azidose, Aldosteronismus] oder gastrointestinale Verluste [Erbrechen, Diarrhoe, Malabsorption], Medikamente [Diuretika, Laxanzienabusus], Hyperinsulinämie, Alkalose, Schwitzen; **Symptome**: Müdigkeit, Muskelschwäche, Lähmung, Herzrhythmusstörungen [u.a. ST-Senkung, U-Wellen im EKG], hypodynamischer Ileus, herabgesetzte Glukosetoleranz, Senkung des Insulinspiegels; **Therapie**: orale oder parenterale Kaliumsubstitution

Hy|po|ka|li|ä|mie|syn|drom *nt* (Ⓔ hypokalemia syndrome): Bezeichnung für die klinischen Symptome bei Hypokaliämie*

hy|po|ka|li|ä|misch *adj*: *→hypokalämisch*

Hy|po|kalz|ä|mie *f* (Ⓔ hypocalcemia): *Syn*: *Hypokalziämie*; verminderter Calciumgehalt des Blutes [< 2,0 mmol/l]; die wichtigsten Ursachen sind verminderte Zufuhr und/oder Resorption, Vitamin D-Mangel, Hypoparathyreoidismus, Niereninsuffizienz und renal tubuläre Azidose; **Klinik**: gesteigerte neuromuskuläre Übererregbarkeit [Chvostek*-Zeichen, Pfötchenstellung*, Tetanie*], Verkürzung der ST-Strecke im EKG, trophische Hautstörungen, Zahnschäden, Katarakt; **Therapie**: orale oder parenterale Calciumsubstitution; u.U. Cholecalciferol*

hy|po|kalz|ä|misch *adj* (Ⓔ hypocalcemic): *Syn*: *hypokalziämisch*; Hypokalzämie betreffend, von ihr betroffen oder gekennzeichnet, durch sie bedingt

Hy|po|kal|zi|ä|mie *f*: *→Hypokalzämie*

hy|po|kal|zi|ä|misch *adj*: *→hypokalzämisch*

Hy|po|kal|zi|fi|ka|ti|on *f*: *→Hypokalzifizierung*

Hy|po|kal|zi|fi|zie|rung *f* (Ⓔ hypocalcification): *Syn*: *Hypokalzifikation*; verminderte/mangelhafte Kalzifizierung von z.B. Knochen oder Zähnen

Hy|po|kal|zi|pe|xie *f* (Ⓔ hypocalcipexy): *Syn*: *Hypokalzistie*; verminderte/mangelhafte Calciumeinlagerung im Gewebe

Hy|po|kal|zis|tie *f*: *→Hypokalzipexie*

Hy|po|kal|zi|u|rie *f* (Ⓔ hypocalciuria): *Syn*: *Hypokalzurie, Hypocalciurie*; verminderte Calciumausscheidung im Harn [< 2,5 mmol/24 h], z.B. bei Hypokalzämie*, Hypoparathyreoidismus*, Vitamin D-Mangel

Hy|po|kalz|u|rie *f*: *→Hypokalziurie*

Hy|po|kap|nie *f* (Ⓔ hypocapnia): *Syn*: *Hypokarbie*; verminderte Kohlendioxidspannung des Blutes, z.B. bei Hyperventilation*, respiratorischer Alkalose*

hy|po|kap|nisch *adj* (Ⓔ hypocapnic): Hypokapnie betreffend, von ihr betroffen oder gekennzeichnet

Hy|po|kar|bie *f*: *→Hypokapnie*

Hy|po|ki|ne|se *f* (Ⓔ hypokinesia): *Syn*: *Hypokinesie, Hypomotilität*; Bewegungsarmut, verminderte Spontanmotorik

Hy|po|ki|ne|sie *f* (Ⓔ **1.–2.** hypokinesia): **1.** verringerte Motilität **2.** *Syn*: *Hypokinese, Hypomotilität*; Bewegungsarmut, verminderte Spontanmotorik, z.B. bei Parkinson*-Krankheit; **3.** *Syn*: *Hypokinese, Hypomotilität*; verminderte Beweglichkeit des Myokards nach einem Infarkt

hy|po|ki|ne|tisch *adj* (Ⓔ hypokinetic): Hypokinese betreffend, von ihr betroffen oder gekennzeichnet, durch sie bedingt

hy|po|ko|a|gu|la|bel *adj* (Ⓔ hypocoagulable): mit verminderter Gerinnbarkeit

Hy|po|ko|a|gu|la|bi|li|tät *f* (Ⓔ hypocoagulability): verminderte Gerinnbarkeit des Blutes; kann auf einer Vermehrung gerinnungshemmender Stoffe oder einer Verminderung gerinnungsfördernder Faktoren [z.B. Hämophilie*] beruhen; therapeutisch durch Antikoagulanzien* zur Verhütung von Thrombosen und Embolien*; *s.a. Koagulopathie, Thrombopathie, disseminierte intravasale Koagulation*

Hy|po|kom|ple|ment|ä|mie *f* (Ⓔ hypocomplementemia): verminderter Komplementgehalt des Blutes

hy|po|kon|dy|lär *adj* (Ⓔ hypocondylar): unterhalb einer Kondyle (liegend)

Hy|po|kon|ver|tin|ä|mie *f*: *→Hypoproconvertinämie*

Hy|po|kor|ti|ka|lis|mus *m*: *→Nebennierenrindeninsuffizienz*

Hy|po|kor|ti|zis|mus *m*: *→Nebennierenrindeninsuffizienz*

Hy|po|kup|r|ä|mie *f* (Ⓔ hypocupremia): verminderter Kupfergehalt des Blutes

Hy|po|lip|ä|mie *f* (Ⓔ hypolipemia): *Syn*: *Hypolipidämie*; verminderter Lipidgehalt des Blutes

hy|po|lip|ä|misch *adj* (Ⓔ hypolipidemic): *Syn*: *hypolipidämisch*; Hypolipämie betreffend, von ihr betroffen oder gekennzeichnet

Hy|po|li|pid|ä|mie *f*: *→Hypolipämie*

hy|po|li|pid|ä|misch *adj*: *→hypolipämisch*

Hy|po|li|po|pro|te|in|ä|mie *f* (Ⓔ hypolipoproteinemia): verminderter Lipoproteingehalt des Blutes

Hy|po|li|quor|rhoe *f, pl* **-rho|en** (Ⓔ hypoliquorrhea): *Syn*: *Liquormangel*; mangelhafte Bildung an Liquor* cerebrospinalis

Hy|po|ma|gne|si|ä|mie *f* (Ⓔ hypomagnesemia): verminderter Magnesiumgehalt des Blutes [< 0,65 mmol/l]; am häufigsten bedingt durch renale [Aldosteronismus, Alkoholismus, osmotische Diurese] oder intestinale Elektrolytverluste [Diarrhoe], extremes Schwitzen, Schleifendiuretika; **Klinik**: Muskelschwäche, Agitation, neuromuskuläre Erregbarkeit, Vorhoftachykardie oder -flimmern, ventrikuläre und supraventrikuläre Rhythmusstörungen, Kammerflimmern, Wadenkrämpfe; **Therapie**: orale oder parenterale Magnesiumsubstitution

Hy|po|ma|nie *f* (Ⓔ hypomania): *Syn*: *hypomanisches Syndrom*; leichte Form der Manie*; *s.a. Essay Psychosen S. 1777*

hy|po|ma|nisch *adj* (Ⓔ hypomanic): Hypomanie betreffend

Hy|po|mas|tie *f* (Ⓔ hypomastia): Unterentwicklung der Brustdrüse(n)

Hy|po|me|lan|cho|lie *f* (Ⓔ hypomelancholia): leichte Melancholie*

Hy|po|me|la|no|se *f* (Ⓔ hypomelanosis): *Syn*: *Hypomelanosis*;

angeborener oder erworbener Pigmentmangel der Haut, der lokalisiert oder diffus auftreten kann; auch gleichgesetzt mit Hypopigmentierung* oder Leukoderm*; *s.a. Vitiligo*

idiopathische fleckförmige Hypomelanose: →*Hypomelanosis guttata idiopathica*

Hy|po|me|la|no|sis *f, pl* **-ses:** →*Hypomelanose*

Hypomelanosis guttata idiopathica (Ⓔ idiopathic guttate hypomelanosis): *Syn: idiopathische fleckförmige Hypomelanose, Leucoderma lenticulare disseminatum*; v.a. die Streckseiten der Arme und Unterschenkel betreffende, disseminierte weiße Hautflecken

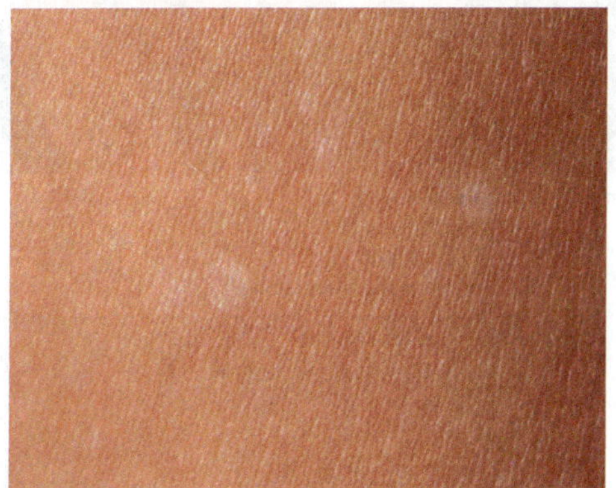

Abb. H188. Hypomelanosis guttata idiopathica

hy|po|me|la|no|tisch *adj* (Ⓔ hypomelanotic): Hypomelanose betreffend, von ihr betroffen oder gekennzeichnet

Hy|po|me|nor|rhoe *f, pl* **-rho|en** (Ⓔ hypomenorrhea): (zu) schwache und kurze Menstruationsblutung [Blutverlust unter 25 ml]

hy|po|me|ta|bol *adj* (Ⓔ hypometabolic): *Syn: hypometabolisch*; Hypometabolismus betreffend

hy|po|me|ta|bo|lisch *adj:* →*hypometabol*

Hy|po|me|ta|bo|lis|mus *m* (Ⓔ hypometabolism): verminderter Stoffwechsel, z.B. bei Hypothyreose*

Hy|po|me|trie *f* (Ⓔ hypometria): Dysmetrie*, bei der die Bewegung vor Erreichen des Zieles gestoppt wird

Hy|po|mi|mie *f* (Ⓔ hypomimesis): herabgesetzte Mimik, z.B. bei Parkinson*-Krankheit

Hy|pom|ne|sie *f* (Ⓔ hypomnesia): Gedächtnisstörung mit Verminderung des Erinnerungsvermögens; ist im Gegensatz zur Amnesie* nicht auf einen bestimmten Zeitraum beschränkt; bei der Hypomnesie ist das **Neugedächtnis** stärker betroffen als das **Altgedächtnis**, d.h., die Patienten können sich besser an Ereignisse ihrer Kindheit erinnern, als an Ereignisse desselben Tages

Hy|po|mo|ti|li|tät *f:* →*Hypokinese*

Hy|po|na|trä|mie *f:* →*Hyponatriämie*

Hy|po|na|tri|ä|mie *f* (Ⓔ hyponatremia): *Syn: Hyponaträmie*; verminderter Natriumgehalt des Blutes [< 135 mmol/l]; die Ursache liegt entweder in einem Wasserüberschuss [Hyperhydratation] oder einem Natriummangel [**absolute Hyponatriämie**]; **Klinik:** Blutdrucksenkung [v.a. Orthostase*], Verminderung von Herzminutenvolumen* und Nierendurchblutung, Trockenheit von Haut und Schleimhäuten, verminderter Hautturgor, Schwäche, Lethargie und u.U. Verwirrtheit; **Therapie:** in leichten Fällen erhöhte Kochsalzzufuhr über die Nahrung, ansonsten Infusionstherapie mit hypertoner NaCl-Lösung [3 %] bei Natriummangel oder isotonischer NaCl-Lösung [0,9 %] bei hypovolämischer Hypohydratation

Hy|po|na|tri|u|rie *f* (Ⓔ hyponatruria): verminderte Natriumausscheidung im Harn

hyp|on|ko|tisch *adj* (Ⓔ hypo-oncotic): *Syn: hypoonkotisch*; mit verringertem onkotischen Druck

hy|po|ny|chi|al *adj* (Ⓔ hyponychial): *Syn: subungual*; unter dem Nagel (liegend)

Hy|po|ny|chi|um *nt* (Ⓔ hyponychium): Nagelbettepithel; *s.u. Nagel*

hy|po|on|ko|tisch *adj:* →*hyponkotisch*

hy|po|os|mo|lar *adj* (Ⓔ hypo-osmolar): *Syn: hyposmolar*; mit verminderter Osmolarität

Hy|po|pa|ra|thy|re|o|i|dis|mus *m* (Ⓔ hypoparathyroidism): *Syn: Nebenschilddrüseninsuffizienz, Hypoparathyroidismus, Hypoparathyreose*; angeborene oder [häufiger] erworbene Unterfunktion der Nebenschilddrüsen; als Ursache eines erworbenen Hypoparathyreoidismus findet man meist eine Autoimmunerkrankung oder sie ist Folge einer Schilddrüsen- oder Nebenschilddrüsenoperation; der Mangel an Parathormon* führt zu Hyperphosphatämie* und Hypokalzämie*, die das klinische Bild dominiert; meist kommt es zu hypokalzämischer Tetanie*, die zu einem akuten tetanischen Anfall oder Status tetanicus führen kann; es gibt aber auch Fälle von asymptomatischem **nicht-tetanischen Hypoparathyreoidismus**, die zu Verkalkungen der Augenlinse [**tetanische Katarakt**] oder der Basalganglien führen können; **Akuttherapie** bei hypokalzämischer Tetanie: 100–500 mg Ca^{2+} langsam i.v. als 10 %- oder 20 %-ige Calciumlösung; **Langzeittherapie**: Calciumzufuhr [1000 mg/Tag], Vitamin D-Präparate; evtl. kochsalz- und phosphatarme Diät, Thiazide*, Verapamil*

Hy|po|pa|ra|thy|re|o|se *f:* →*Hypoparathyreoidismus*

Hy|po|pa|ra|thy|ro|i|dis|mus *m:* →*Hypoparathyreoidismus*

Hy|po|pep|sie *f* (Ⓔ hypopepsia): *Syn: Oligopepsie*; mangelhafte Verdauung, z.B. bei Enzymmangel; *s.a. Dyspepsie*

hy|po|per|fun|diert *adj* (Ⓔ hypoperfused): minderdurchblutet

Hy|po|per|fu|si|on *f* (Ⓔ hypoperfusion): Minderdurchblutung, Mangeldurchblutung

Hy|po|pe|ris|tal|tik *f* (Ⓔ hypoperistalsis): verminderte Peristaltik

hy|po|pe|ris|tal|tisch *adj* (Ⓔ hypoperistaltic): Hypoperistaltik betreffend

hy|po|pha|ryn|ge|al *adj* (Ⓔ hypopharyngeal): Hypopharynx betreffend

Hy|po|pha|ryn|go|skop *nt* (Ⓔ hypopharyngoscope): Endoskop* für die direkte Hypopharyngoskopie*

Hy|po|pha|ryn|go|sko|pie *f* (Ⓔ hypopharyngoscopy): Untersuchung des Hypopharynx*; die **direkte Hypopharyngosko-**

Tab. H189. Klassifikation der Hyponatriämie

Klassifikation der Hyponatriämie
Messtechnische Fehlbestimmung (Faktitiös)
Hyperproteinämie
Hyperlipidämie
Hypertone Serumosmolarität
Hyperglykämie
Mannitol
Mannose
Hypotone Serumosmolarität
Vermindertes EZFV
Diuretika
Diarrhoe, Erbrechen
Starkes Schwitzen
Blutverlust
Zerebraler Salzverlust
Morbus Addison u.a.
Normales EZFV
SIADH
Postoperativ, Übelkeit
Wasserintoxikation, z.B. psychogen
Gabe von Vasopressin (-Analoga)
Hypothyreoidismus, Morbus Addison
Vermindertes effektives Blutvolumen
Herzinsuffizienz
Leberzirrhose
Nephrotisches Syndrom
Chronische Niereninsuffizienz

H

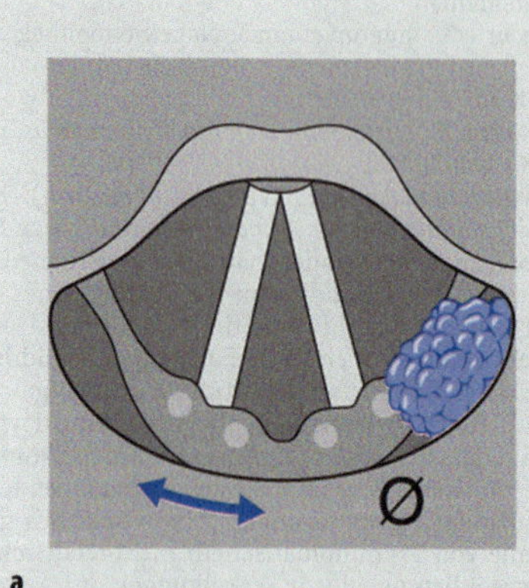

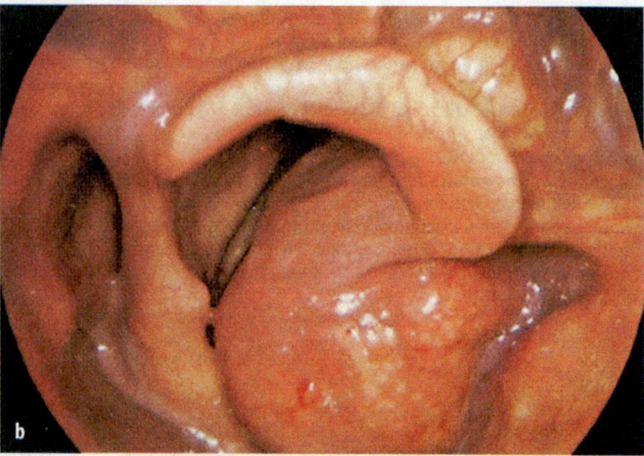

Abb. H190. Hypopharynxkarzinom. Schema [**a**] und Hypopharynxkarzinom im linken Sinus piriformis [**b**]

pie verwendet ein spezielles Endoskop [Hypopharyngoskop]

Hy|po|pha|rynx *m* (Ⓔ hypopharynx): ***Syn***: *Laryngopharynx, Pars laryngea pharyngis*; unterer Schlundbereich über und hinter dem Kehlkopf [Larynx*]

Hy|po|pha|rynx|di|ver|ti|kel *nt*: *→Zenker-Divertikel*

Hy|po|pha|rynx|kar|zi|nom *nt* (Ⓔ hypopharyngeal carcinoma): ***Syn***: *äußeres Kehlkopfkarzinom*; durch Risikofaktoren [Rauchen, Alkohol, berufliche Exposition?] begünstigter bösartiger Tumor, der v.a. ältere Männer betrifft; kann im Bereich des Recessus* piriformis, der Hinterwand des Hypopharynx oder der Postkrikoidgegend sitzen; durch das Fehlen von Frühsymptomen wird der Tumor meist erst spät erkannt und hat dann schon Metastasen gesetzt; die 5-Jahresüberlebensrate liegt deshalb nur bei 30 %; **Klinik**: am Anfang Schluckbeschwerden, Kloß- oder Fremdkörpergefühl, Stiche zum Ohr, Verschlucken; zu Heiserkeit kommt es erst bei Befall der Aryknorpel; **Therapie**: Teilresektion des Hypopharynx oder Laryngektomie* mit Hypopharynxteilresektion und neck dissection*; Radiochemotherapie als Alternative zur Operation; dann häufig auch Tracheotomie* und evtl. perkutane endoskopische Gastrotomie

Hy|po|pho|ne|sie *f*: *→Hypophonie*

Hy|po|pho|nie *f* (Ⓔ hypophonesis): ***Syn***: *Hypophonesie, Phonasthenie*; anlagebedingte Stimmschwäche; *s.a. Dysphonie*

Hy|po|pho|rie *f* (Ⓔ hypophoria): latentes Schielen [Heterophorie*] nach unten

Hy|po|phos|phat|ä|mie *f* (Ⓔ hypophosphatemia): verminderter Phosphatgehalt des Blutes [< 0,8 mmol/l]; **Klinik**: Schwäche [Asthenie*], Muskelschwäche oder Myopathie, Herzmuskelschwäche, Beeinträchtigung der Erythrozyten-, Leukozyten- und Thrombozytenfunktion, neurologische Störungen; **Therapie**: Beseitigung der Ursache; orale oder intravenöse Phosphatsubstitution

familiäre Hypophosphatämie (Ⓔ familial hypophosphatemia): ***Syn***: *Vitamin D-resistente Rachitis, refraktäre Rachitis, Vitamin D-refraktäre Rachitis, Pseudomangelrachitis*; nicht auf Vitamin D-Zufuhr ansprechende Rachitisformen unterschiedlicher Genese [Phosphatdiabetes*, Hypophosphatasie*]

hy|po|phos|phat|ä|misch *adj* (Ⓔ hypophosphatemic): Hypophosphatämie betreffend, von ihr betroffen oder gekennzeichnet

Hy|po|phos|pha|ta|sie *f* (Ⓔ hypophosphatasia): ***Syn***: *Rathbun-Syndrom, Phosphatmangelrachitis*; durch einen angeborenen Mangel an alkalischer Phosphatase* verursachte Störung des Calcium- und Phosphatstoffwechsels, die zu einer gestörten Mineralisation der Knochenmatrix führt; je nach Manifestationsalter unterscheidet man: **infantile Hypophosphatasie**: schwere Mineralisationsstörungen und Knochenverbiegungen sind bereits bei der Geburt vorhanden oder entwickeln sich im Säuglingsalter; die Säuglinge leiden an Hyperkalzämie* und Krampfanfällen; viele versterben an pulmonalen Komplikationen der Rippenbrüche und Brustkorbinstabilität; **juvenile Hypophosphatasie**: führt zu Kleinwuchs, Rachitis* und vorzeitigem Verlust der Milchzähne; **adulte Hypophosphatasie**: milde Verlaufsform mit Knochenschmerzen, meist generalisierter Osteoporose* und Knochendeformitäten; keine kausale **Therapie** möglich; orthopädische Korrektur von Fehlstellungen und Behandlung von Frakturen

Tab. H191. Ursachen der Hypophosphatämie

Ursachen
Verminderte intestinale Resorption
Isolierte Reduktion der Phosphatzufuhr
Phosphat-Binder
Erbrechen
Malabsorptionssyndrom
Steatorrhoe
Vitamin D-Mangel
Renale Resorptionsstörungen
Hyperparathyreoidismus
Renal-tubuläre Störungen (z.B. Phosphatdiabetes)
EZFV-Expansion
Diuretika (z.B. Acetozolamid)
Kortikosteroide
Tumor-assoziierte Verluste
Nach Nierentransplantation
Stoffwechselstörungen
Alkoholismus
Metabolische Azidose
Diabetische Ketoazidose
Metabolische Alkalose
Sonstige Ursachen
Respiratorische Alkalose (gesteigerte Glykolyse)
Glucose/Insulin-Infusionen
Behandlung mit Androgenen (Anabolika)
Vermehrte Aufnahme durch den Knochen
Totale parenterale Ernährung
Erholung nach längerem Hungern
Erholung nach (therapeutischer) Hypothermie
Hitzeverbrennungen

Hy|po|phos|phat|u|rie *f* (Ⓔ hypophosphaturia): verminderte Phosphatausscheidung im Harn

hy|po|phre|nisch *adj* (Ⓔ hypophrenic): ***Syn***: *subdiaphragmal, subdiaphragmatisch, subphrenisch, infradiaphragmal, in-*

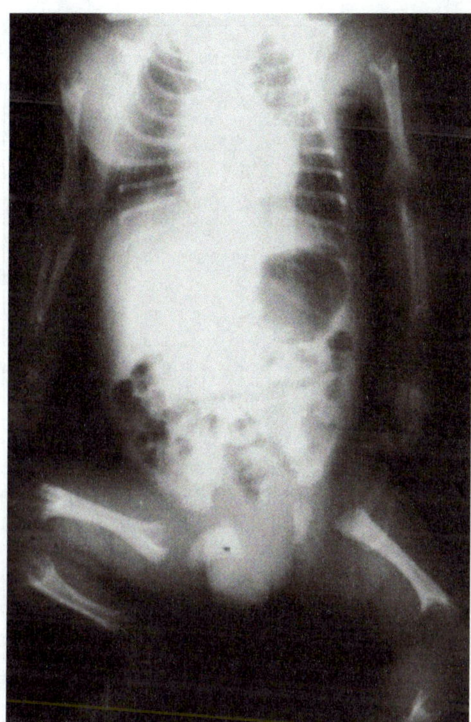

Abb. H192. Neugeborenes mit Hypophosphatasie

fradiaphragmatisch; unterhalb des Zwerchfells/Diaphragma (liegend)

hy|po|phy|sär *adj* (Ⓔ hypophysial): *Syn*: *pituitär*; Hirnanhangdrüse/Hypophyse betreffend, aus der Hypophyse stammend

Hy|po|phy|se *f* (Ⓔ hypophysis): *Syn*: *Hirnanhangdrüse, Pituitaria, Hypophysis, Glandula pituitaria*; am Boden des Zwischenhirns in der Fossa der Sella* turcica liegende neuroendokrine Drüse, die histologisch und funktionell in einen vorderen [Hypophysenvorderlappen*] und hinteren Teil [Hypophysenhinterlappen*] unterteilt wird; sie ist anatomisch und funktionell eng mit dem Hypothalamus* verbunden [Hypothalamus-Hypophysen-System*]; im Hypothalamus gebildete Neurohormone* werden im Hypophysenhinterlappen* gespeichert und ins Blut abgegeben; die Synthese der im Vorderlappen gebildeten Hypophysenvorderlappenhormone* wird z.T. durch Steuerhormone aus dem Hypothalamus geregelt; *s.a. Hypophysenhormone*

Hy|po|phy|sek|to|mie *f* (Ⓔ hypophysectomy): operative Entfernung der Hypophyse*; der Zugang erfolgt entweder durch die Nasennebenhöhlen [**transsphenoidale Hypophysektomie**] oder durch Eröffnung der Schädelhöhle unterhalb des Stirnbeins [**transkranielle subfrontale Hypophysektomie**]

Hy|po|phy|sen|a|de|no|me *pl* (Ⓔ pituitary adenomas): gutartige Tumoren, die von den verschiedenen Zellarten der Hypophyse ausgehen, **eosinophile** oder **azidophile Hypophysenadenome** von den Alphazellen, **basophile Hypophysenadenome** von den Betazellen und **chromophobe Hypophysenadenome** von den Gammazellen; Adenome mit einem Durchmesser von weniger als 1 cm werden als **Mikroadenome**, größere als **Makroadenome** bezeichnet

Hypophysenadenome können zu einer vermehrten Sekretion von Vorderlappenhormonen führen [**hormonaktive Hypophysenadenome**] oder ohne Einfluss auf die Hormonsekretion bleiben [**hormoninaktive Hypophysenadenome**]; die hormoninaktiven Adenome bleiben klinisch oft länger stumm und sind bei Diagnosestellung deshalb oft schon Makroadenome; durch ihr Wachstum können sie zu Läsionen des Chiasma* opticum und Hemianopie* oder zu Verdrängung des III. Ventrikels und Hydrozephalus* führen; große Tumoren können bis zum Temporallappen reichen und Ursache von partiellen epileptischen Anfällen sein

die hormonaktiven Hypophysenadenome können vermehrt Wachstumshormon* [Akromegalie*, Gigantismus*], Prolaktin* [Hyperprolaktinämie*] oder adrenokortikotropes Hormon* [Cushing*-Syndrom] bilden; eine Überproduktion von TSH*, FSH* oder LH* spielt klinisch nur selten eine Rolle; z.T. kommt es auch zur vermehrten Bildung von zwei Hormonen, meist Wachstumshormon und Prolactin; **Diagnose**: Bestimmung der Hormonspiegel, endokrinologische Tests, CT, MRT; **Therapie**: transsphenoidale oder offene Entfernung des Adenoms und postoperative Substitutionstherapie; bei prolactinproduzierenden Adenomen Behandlung mit Dopaminantagonisten [Bromocriptin*] und Operation nur bei Makroadenomen mit Gesichtsfeldausfällen

Hy|po|phy|sen|a|pla|sie *f* (Ⓔ apituitarism): angeborene Unterentwicklung der Hypophyse; *s.a. Hypophysenvorderlappeninsuffizienz*

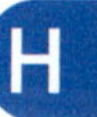

Hy|po|phy|sen|ent|zün|dung *f*: → *Hypophysitis*

Hy|po|phy|sen|gru|be *f* (Ⓔ hypophysial fossa): *Syn*: *Fossa hypophysialis*; tiefe Grube in der Sella* turcica, die die Hypophyse* aufnimmt; wird oben vom Diaphragma* sellae verschlossen

Hy|po|phy|sen|hin|ter|lap|pen *m* (Ⓔ posterior lobe of hypophysis): *Syn*: *Neurohypophyse, Neurohypophysis, Lobus posterior hypophysis*; aus Neurallappen [Lobus* nervosus neurohypophysis] und Infundibulum* hypophysis bestehender hinterer Teil der Hypophyse*, in dem die im Hypothalamus* gebildeten **Effektorhormone** ADH* und Oxytocin* gespeichert werden; besteht aus den Axonen der Hypothalamuskerne, die vom **Nucleus supraopticus** und **Nucleus paraventricularis** im Tractus* hypothalamohypophysialis zum Hypophysenhinterlappen ziehen, und spezifischen Neurogliazellen, die als **Pituizyten** bezeichnet werden

Hy|po|phy|sen|hor|mo|ne *pl* (Ⓔ pituitary hormones): die im Hypophysenvorderlappen* gebildeten Hormone und die im Hypophysenhinterlappen* gespeicherten Hypothalamushormone* [*Abb. H194*]

Hy|po|phy|sen|in|suf|fi|zi|enz *f*: → *Hypophysenvorderlappeninsuffizienz*

Hy|po|phy|sen|ko|ma *nt*: → *akute Hypophysenvorderlappenin-*

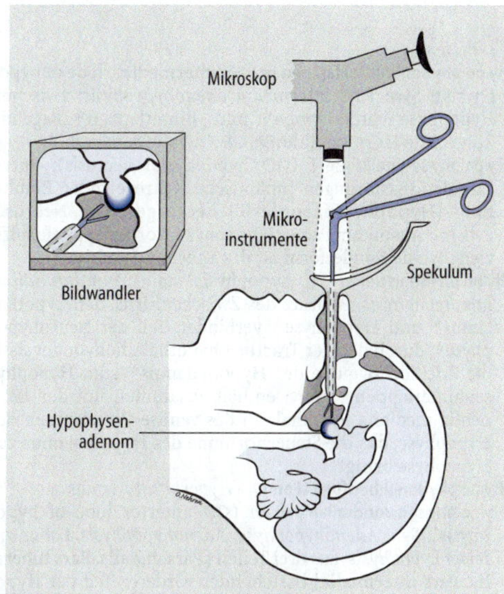

Abb. H193. Transsphenoidale Hypophysektomie

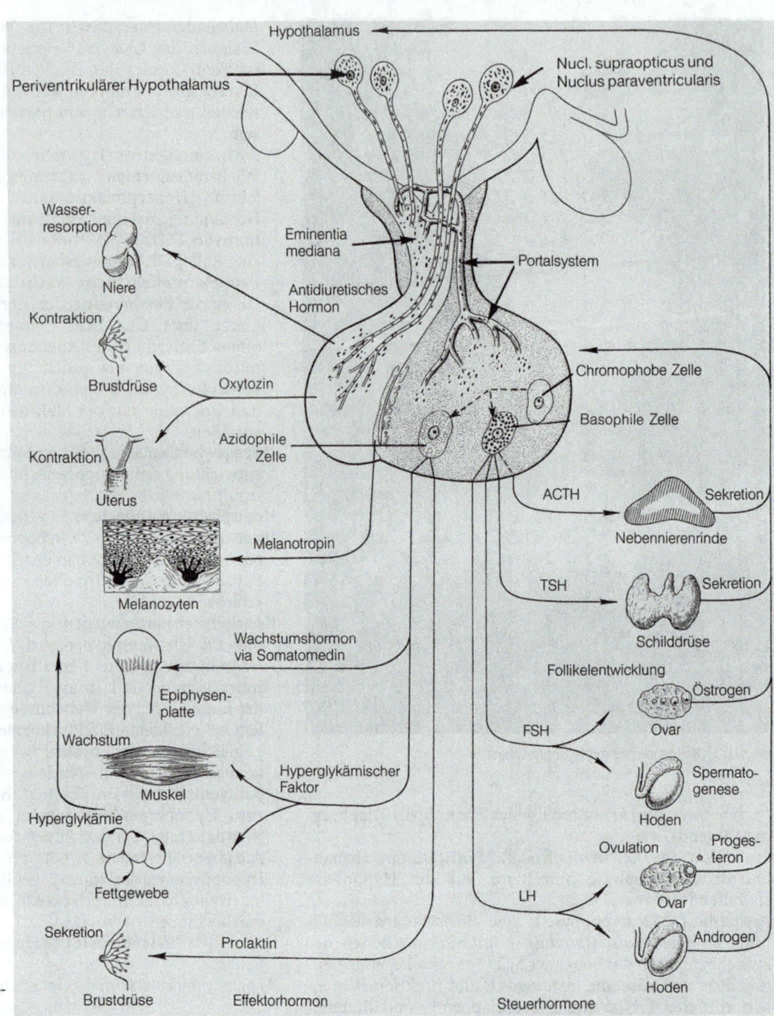

Abb. H194. Hypophysenhormone und ihre Zielorgane

suffizienz

Hy|po|phy|sen|mit|tel|lap|pen *m* (Ⓔ intermediate lobe of hypophysis): ***Syn***: *Pars intermedia adenohypophysis*; zwischen Hypophysenvorderlappen* und -hinterlappen* liegende Zone ohne Hormonbildung; *s.a. Adenohypophyse*

Hy|po|phy|sen|ne|kro|se *f* (Ⓔ hypophysial necrosis): durch Zirkulationsstörungen [anämische Nekrose] oder Einblutung [**Hypophysenapoplexie**] hervorgerufene Nekrose; evtl. mit Ausbildung einer Hypophysenvorderlappeninsuffizienz*; eine Sonderform ist das Sheehan-Syndrom*

Hy|po|phy|sen|stiel *m* (Ⓔ hypophysial stalk): ***Syn***: *Infundibulum hypophysis*; Fortsatz des Zwischenhirns, der Hypothalamus* und Hypophyse* verbindet; Teil der Neurohypophyse*, durch den der Tractus* hypothalamohypophysialis die Effektorhormone des Hypothalamus* zum Hypophysenhinterlappen* führt; enthält zusammen mit der Eminentia mediana hypothalami das venöse Portalsystem der Hypophyse, das die Steuerhormone des Hypothalamus zur Hypophyse bringt

Hy|po|phy|sen|über|funk|ti|on *f*: *→ Hyperpituitarismus*

Hy|po|phy|sen|vor|der|lap|pen *m* (Ⓔ anterior lobe of hypophysis): ***Syn***: *Adenohypophyse, Adenohypophysis, Lobus anterior hypophysis*; aus drei Teilen [**Pars distalis, Pars tuberalis, Pars intermedia**] bestehender vorderer Teil der Hypophyse*; je nach dem Färbeverhalten werden die Zellen der Adenohypophyse in **chromophobe** und **chromophile** [azidophile oder basophile] **Zelltypen** unterteilt; die **chromophilen Zellen** können aufgrund der von ihnen gebildeten Hormone noch in funktionell verschiedene Zelltypen [**somatotrope, mammotrope, gonadotrope, thyrotrope** und **kortikotrope Zellen**] unterteilt werden; die Adenohypophyse bildet u.a. die Hypophysenhormone **Somatotropin, Prolactin, Melanotropin, Thyrotropin** und **follikelstimulierendes Hormon**

Hy|po|phy|sen|vor|der|lap|pen|hor|mo|ne *pl* (Ⓔ anterior pituitary hormones): ***Syn***: *HVL-Hormone*; der Hypophysenvorderlappen bildet 6 Polypeptidhormone: ACTH, TSH, LH, FSH, STH und Prolactin; die Bildung und Sekretion dieser Hormone wird durch einen Regelkreislauf gesteuert, der

Tab. H195. Hypophysenvorderlappenhormone

Bezeichnung	Anzahl der Aminosäuren	Gen auf Chromosom
ACTH	36	6(α)
TSH	Dimer aus α (92) und β (110)	19(β)
LH	Dimer aus α (92) und β (118)	(α)
FSH	Dimer aus α (92) und β (115)	(β)
STH	191	17
Prolactin	198	6

aus Hypothalamus*, Hypophyse* und Zielgeweben besteht, und der sowohl durch externe als auch interne Stimuli angeregt oder gehemmt werden kann

Hy|po|phy|sen|vor|der|lap|pen|in|suf|fi|zi|enz *f* (Ⓔ hypopituitarism): *Syn*: *HVL-Insuffizienz, Simmonds-Syndrom, Hypopituitarismus, Hypophyseninsuffizienz*; Unterfunktion der Hormonbildung im Hypophysenvorderlappen, die alle [**Panhypopituitarismus**] oder nur einzelne Hormone betreffen kann; die **akute Hypophysenvorderlappeninsuffizienz** ist meist durch Einblutung oder Nekrose, Traumen [Abriss des Hypophysenstiels bei Schleudertraumen] oder Operationen bedingt; die **chronische Hypophysenvorderlappeninsuffizienz** ist meist durch Tumoren der Hypophyse, des Hypothalamus, des Rachendaches [Kraniopharyngeom] oder chronische Entzündungen [Sarkoidose*, Histiozytosis* X, lymphozytäre Hypophysitis] bedingt; das **klinische Bild** hängt vom Umfang der fehlenden Hormonsekretion ab; da der Ausfall von STH und Prolactin nur in bestimmten Entwicklungsphasen sichtbar wird, bestimmt der Ausfall der Hormonproduktion in Nebennierenrinde [sekundäre Nebennierenrindeninsuffizienz*], Schilddrüse [sekundäre Hypothyreose*] und Gonaden [sekundärer Hypogonadismus*] das klinische Bild; bei kompletter HVL-Insuffizienz findet man einen kompletten Ausfall der Axillar- und Schambehaarung, Muskelschwäche und deutliche Hypotonie [Nebennierenrindeninsuffizienz], Müdigkeit, Oberlidödeme und Kälteintoleranz [Hypothyreose] sowie sekundäre Amenorrhoe bei Frauen und Libidoverlust, Impotenz, verminderte Spermiogenese bei Männern [Hypogonadismus]; Stresssituationen [schwere Infekte, Traumen, Operationen] können zur Ausbildung einer akuten Hypophysenvorderlappeninsuffizienz* führen; **Therapie**: Substitution der fehlenden oder verminderten Hormone; *s.a. Nebennierenrindeninsuffizienz, Hypothyreose, Hypogonadismus*

akute Hypophysenvorderlappeninsuffizienz (Ⓔ acute hypopituitarism): *Syn*: *Hypophysenkoma, hypopituitäre Krise*; kann sich bei Stress aus einer chronischen Insuffizienz entwickeln oder primär durch Einblutung oder Nekrose, Traumen [Abriss des Hypophysenstiels bei Schleudertraumen] oder Operation entstehen; der akute Ausfall der Hormonbildung in Nebennierenrinde und Schilddrüse führt zu massiven Störungen des Energie-, Flüssigkeits- und Elektrolythaushaltes, die zu Bewusstseinseintrübung und Koma führen; **Therapie**: *siehe Tab. H196*

Tab. H196. Notfalltherapie bei akuter Hypophysenvorderlappeninsuffizienz

Maßnahme	Dosierung
NNR-Steroide	50 mg Hydrokortison i.v., anschließend 5 mg Hydrocortison/h am 1. Tag, 2,5 mg Hydrocortison/h am 2. Tag und dann rasche Reduktion auf die Erhaltungsdosis in 2–3 Tagen
Schilddrüsenhormone	Liothyronin (T_3) 100 µg per infusionem/24 h oder 5mal 20 µg über eine Magensonde
Volumensubstitution	5 %-Glucose und 0,9 %-NaCl-Lösung im Verhältnis 1:1, 2000–4000 ml in 2-4 h. Bei ausgeprägtem Volumenmangel (ZVD < 5 cm H_2O) zusätzlich 5 %-Albumin oder Plasmaersatzstoffe
Beatmung	Bei Hypoventilation (pCO_2 > 60 mmHg)
Erwärmung	Vorsichtige Erwärmung innerhalb von 24 h auf 37 °C

postpartale Hypophysenvorderlappeninsuffizienz (Ⓔ postpartum pituitary necrosis syndrome): *Syn*: *Sheehan-Syndrom*; postpartale Nekrose des Hypophysenvorderlappens durch einen intrapartalen oder früh postpartalen Blutverlust und dadurch bedingte hypovolämische Ischämie der Hypophyse; beim Vollbild kommt es zum Fehlen aller Hypophysenvorderlappenhormone*; **Klinik**: Ausbleiben der Laktation* [Prolaktinmangel], Hypogonadismus* mit Amenorrhoe*, Hypotrophie der Brust, Rarefizierung der Schambehaarung, Libidoverlust [FSH- und LH-Mangel] sowie sekundärer Hypothyreose* [TSH-Mangel] und adrenokortikaler Insuffizienz; **Therapie**: lebenslange Hormonsubstitution

hy|po|phy|se|o|priv *adj* (Ⓔ hypophysioprivic): *Syn*: *hypophysiopriv*; durch einen Mangel an Hypophysenhormonen bedingt

hy|po|phy|se|o|trop *adj* (Ⓔ hypophysiotropic): *Syn*: *hypophysiotrop*; auf die Hypophyse wirkend

hy|po|phy|si|o|priv *adj*: *→hypophyseopriv*

hy|po|phy|si|o|trop *adj*: *→hypophyseotrop*

Hy|po|phy|sis *f*, *pl* **-ses**: *→Hypophyse*

Hy|po|phy|si|tis *f*, *pl* **-ti|den** (Ⓔ hypophysitis): *Syn*: *Hypophysenentzündung*; Entzündung der Hirnanhangdrüse; die **lymphozytäre Hypophysitis** tritt v.a. während der Schwangerschaft oder postpartal auf und führt zu Hypophysenvorderlappeninsuffizienz*

hy|po|phy|si|tisch *adj* (Ⓔ hypophysitic): Hypophysenentzündung/Hypophysitis betreffend, von ihr betroffen oder gekennzeichnet

Hy|po|pig|men|tie|rung *f* (Ⓔ hypopigmentation): mangelnde oder fehlende Pigmentierung; am häufigsten als **postinflammatorische Hypopigmentierung** als Folge entzündlicher Hauterkrankungen [z.B. Psoriasis*, atopisches Ekzem*, Sklerodermie*] oder durch eine Schädigung durch Chemikalien [**toxische Hypopigmentierung**], wie z.B. Hydrochinon; *s.a. Hypomelanose, Vitiligo*

Hy|po|pi|tu|i|ta|ris|mus *m*: *→Hypophysenvorderlappeninsuffizienz*

Hy|po|pla|sia *f*: *→Hypoplasie*

Hy|po|pla|sie *f* (Ⓔ hypoplasia): *Syn*: *Hypoplasia*; angeborene oder erworbene Unterentwicklung eines Organs oder Gewebes

fokale dermale Hypoplasie (Ⓔ focal dermal hypoplasia): *Syn*: *FDH-Syndrom, kongenitale ektodermale und mesodermale Dysplasie, Goltz-Gorlin-Syndrom, Goltz-Peterson-Gorlin-Ravits-Syndrom, Jessner-Cole-Syndrom, Liebermann-Cole-Syndrom*; erbliches Fehlbildungssyndrom mit Hautatrophie, Pigmentanomalie sowie Augen-, Zahn- und Skelettfehlbildungen

hy|po|plas|tisch *adj* (Ⓔ hypoplastic): Hypoplasie betreffend, von ihr betroffen oder gekennzeichnet, durch sie bedingt, unterentwickelt

hy|po|plo|id *adj* (Ⓔ hypoploid): mit unvollständigem Chromosomensatz

Hy|po|pnoe *f*, *pl* **-o|en** (Ⓔ hypopnea): flache, langsame Atmung

hy|po|pno|isch *adj* (Ⓔ hypopneic): Hypopnoe betreffend, von ihr betroffen oder gekennzeichnet

Hy|po|pra|xie *f* (Ⓔ hypopraxia): pathologisch verminderte Aktivität

Hy|po|pro|ac|cel|e|rin|ä|mie *f* (Ⓔ hypoproaccelerinemia): *Syn*: *Owren-Syndrom, Faktor-V-Mangel, Parahämophilie (A), Hypoproakzelerinämie, Hypoproaccelerinämie*; seltener, autosomal-rezessiver Mangel an Blutgerinnungsfaktor V; führt zu erhöhter Blutungsneigung, wenn der Spiegel unter 10–20 % sinkt; **Therapie**: Ersatztherapie mit Frischplasma

Hy|po|pro|ak|ze|le|rin|ä|mie *f*: *→Hypoproaccelerinämie*

Hy|po|pro|con|ver|tin|ä|mie *f* (Ⓔ hypoproconvertinemia): *Syn*: *Faktor-VII-Mangel, Parahämophilie B, Hypoprokonvertinämie, Hypokonvertinämie, Hypoconvertinämie*; erblicher [phänotypisch autosomal-rezessiver, genotypisch autosomal-kodominanter] Mangel an Blutgerinnungsfaktor VII; führt zu erhöhter Blutungsneigung ähnlich der Hämophilie*

Hy|po|pro|kon|ver|tin|ä|mie *f*: *→Hypoproconvertinämie*

Hy|po|pro|te|in|ä|mie *f* (Ⓔ hypoproteinemia): verminderter Proteingehalt des Blutes [< 60 g/l]; bei der **relativen Hypoproteinämie** liegt eine Vermehrung des extrazellulären Wassers vor [Hyperhydratation*], während bei der **absoluten Hypoproteinämie** ein Proteinmangel besteht

absolute Hypoproteinämie (Ⓔ absolute hypoproteinemia): der zu Grunde liegende Proteinmangel kann durch eine erhöhte Ausscheidung [nephrotische Syndrom, exsudative Enteropathie], einen erhöhten Verbrauch [**katabole Hypoproteinämie** bei Tumoren, Tuberkulose, Verbrennungen], eine unzureichende Synthese [**anabole Hypoprote-**

inämie bei Leberzirrhose, Agammaglobulinämie] oder eine unzureichende Zufuhr mit der Nahrung bedingt sein

anabole Hypoproteinämie (Ⓔ anabolic hypoproteinemia): *s.u. absolute Hypoproteinämie*

katabole Hypoproteinämie (Ⓔ catabolic hypoproteinemia): *s.u. absolute Hypoproteinämie*

Hy|po|pro|tei|no|se *f* (Ⓔ hypoproteinosis): *Syn*: *Proteinmangelerkrankung*; durch eine Hypoproteinämie* hervorgerufene Mangelerkrankung, z.B. Kwashiorkor*

Hy|po|pro|throm|bin|ä|mie *f* (Ⓔ hypoprothrombinemia): *Syn*: *Faktor-II-Mangel*; erblicher [selten] oder erworbener [Leberinsuffizienz, Vitamin K-Mangel] Mangel an Blutgerinnungsfaktor II [Prothrombin] mit erhöhter Blutungsneigung; die vorübergehende **Hypoprothrombinämie der Neugeborenen** beruht auf Unreife der Leberzelle bzw. einem Vitamin K-Mangel

Hy|po|py|on *nt* (Ⓔ hypopyon): Eiteransammlung in der vorderen Augenkammer; tritt meist bei Entzündungen [Herpeskeratitis*] auf, kann aber auch bei Tumoren und Leukämien vorkommen

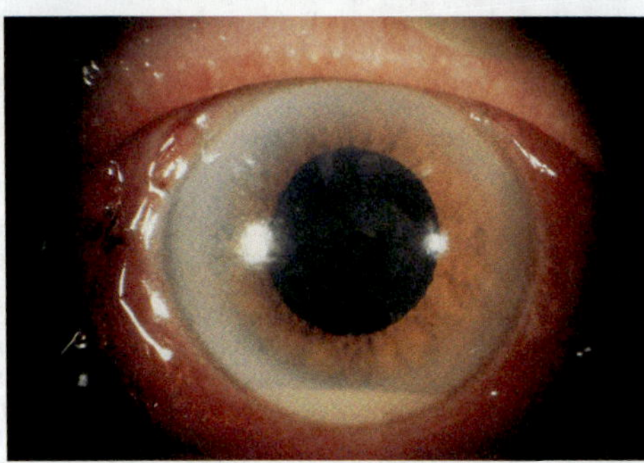

Abb. H197. Hypopyon

Hy|po|py|on|i|ri|tis *f, pl* **-i|ti|den** (Ⓔ hypopyon iritis): Hypopyonbildung im Rahmen einer meist rezidivierenden Regenbogenhautentzündung [Iritis*]

Hy|po|py|on|ke|ra|ti|tis *f, pl* **-ti|ti|den** (Ⓔ hypopyon keratitis): i.d.R. nach einer traumatischen Hornhautschädigung entstehende bakterielle Entzündung mit Hypopyon* und typischem serpiginösem Hornhautulkus [**Ulcus corneae serpens**]

Hy|po|re|fle|xie *f* (Ⓔ hyporeflexia): Abschwächung normaler Reflexe, z.B. bei Radikulitis*

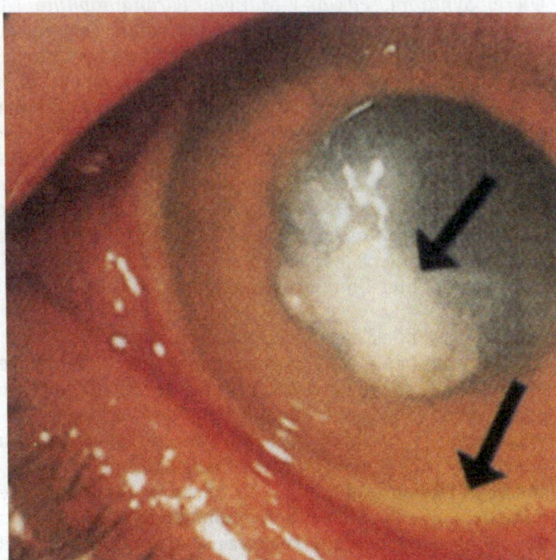

Abb. H198. Hypopyonkeratitis. Ulcus serpens [oberer Pfeil] mit Hypopyon [unterer Pfeil]

Hy|po|re|nin|ä|mie *f* (Ⓔ hyporeninemia): verminderter Reningehalt des Blutes

Hy|po|rhi|no|la|lie *f* (Ⓔ closed rhinolalia): *Syn*: *Rhinolalia clausa, Rhinophonia clausa*; geschlossenes Näseln, z.B. bei Schnupfen, Polypen, vergrößerter Rachenmandel

Hy|po|sa|li|ä|mie *f* (Ⓔ hyposalemia): verminderter Salzgehalt des Blutes

Hy|po|se|kre|ti|on *f* (Ⓔ hyposecretion): verminderte Drüsensekretion

hy|po|se|kre|to|risch *adj* (Ⓔ hyposecretory): Hyposekretion betreffend, von ihr betroffen oder gekennzeichnet

hy|po|sen|si|bel *adj* (Ⓔ hyposensitive): vermindert reizempfindlich

Hy|po|sen|si|bi|li|sie|rung *f* (Ⓔ hyposensitization): *Syn*: *Deallergisierung, Desallergisierung, Desensibilisierung*; Herabsetzung der Allergiebereitschaft durch Injektion oder Inhalation ansteigender Allergendosen; eine Erhaltungsdosis muss nach Abschluss der Initialphase für weitere 3–5 Jahre regelmäßig verabreicht werden; eignet sich insbesondere für allergisches Asthma* bronchiale, Rhinitis* und Konjunktivitis* durch saisonale und perenniale Allergene, Allergien durch Tierhaare und Insektengiftallergie; die Erfolgsrate liegt bei mehr als 90 % für Insektengifte und 80–85 % für allergische Rhinitis und allergisches Asthma, aber nur bei 60–70 % für Hausstaubmilben; *s.a. Essay Allergie S. 69*

Hy|po|se|xu|a|li|tät *f* (Ⓔ hyposexuality): pathologische Verminderung des Sexualtriebs

Hy|po|si|de|rin|ä|mie *f* (Ⓔ hypoferremia): *Syn*: *Hypoferrämie*; verminderter Eisengehalt des Serums, z.B. nach starker Blutung, bei Eisenresorptionsstörungen oder in der Schwangerschaft

hy|po|skle|ral *adj* (Ⓔ hyposcleral): *Syn*: *subskleral*; unter der Sklera (liegend)

Hyp|os|mie *f* (Ⓔ hyposmia): *Syn*: *olfaktorische Hypästhesie*; vermindertes Geruchsvermögen; *s.a. Essay Riechen/Geruchssinn S. 1863*

hyp|os|mo|lar *adj*: →*hypoosmolar*

Hyp|os|mo|se *f* (Ⓔ hyposmosis): verlangsamte Osmose*

hyp|os|mo|tisch *adj* (Ⓔ hyposmotic): Hyposmose betreffend, von ihr betroffen oder gekennzeichnet, durch sie bedingt

Hy|po|spa|die *f* (Ⓔ hypospadias): *Syn*: *untere Harnröhrenspalte, Fissura urethrae inferior*; Fehlbildung der Harnröhre mit Mündung auf der Unterseite des Penis; distal von der Mündung fehlen Harnröhre und Harnröhrenschwellkörper; an ihrer Stelle liegt eine fibröser Bindegewebsstrang, die sog. **Chorda**; dadurch ist der Penis nach unten gekümmt, die Lage der Harnröhrenöffnung hängt davon ab,

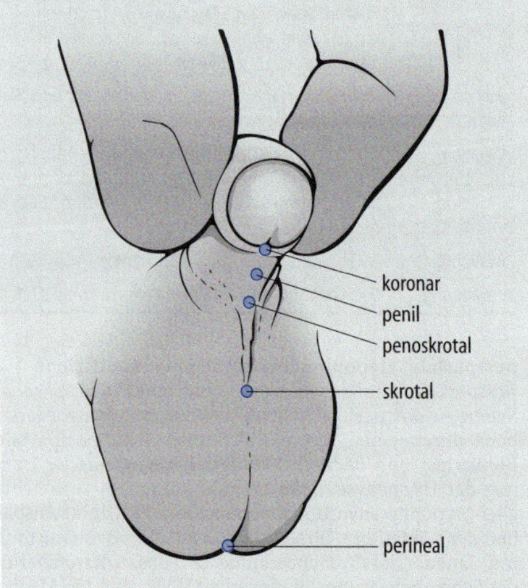

Abb. H199. Hypospadie. Lokalisation des Meatus bei Hypospadieformen

wann die Hemmungsmissbildung eintritt; dementsprechend unterscheidet man **perineale, skrotale, penoskrotale, penile** und **koronare Hypospadie**
Therapie: kosmetische und funktionelle Korrektur der Fehlmündung und der Penisverkrümmung [z.B. Meyer-Burgdorff-Operation]

hy|po|spa|disch *adj* (Ⓔ hypospadiac): Hypospadie betreffend

hy|po|sperm *adj* (Ⓔ hypospermic): *Syn*: *hypozoosperm*; Hypospermie betreffend, mit verminderter Ejakulatmenge

Hy|po|sper|mie *f* (Ⓔ hypospermia): *Syn*: *Hypozoospermie*; verminderte Ejakulatmenge [< 2 ml]

Hy|po|sphag|ma *nt*: →*Bindehautblutung*

Hy|po|sta|se *f* (Ⓔ **1.–2.** hypostasis): **1.** *Syn*: *Hypostasis, Senkungsblutfülle*; passive Blutfülle durch Absinken des Blutes in untere Körperpartien bei Herz-Kreislauf-Insuffizienz **2.** *Syn*: *Hypostasie*; Überdeckung eines Gens durch ein nicht-alleles Gen

Hy|po|sta|sie *f* (Ⓔ hypostasis): *Syn*: *Hypostase*; Überdeckung eines Gens durch ein nicht-alleles Gen

Hy|po|sta|sis *f* (Ⓔ hypostasis): *Syn*: *Hypostase, Senkungsblutfülle*; passive Blutfülle durch Absinken des Blutes in untere Körperpartien bei Herz-Kreislauf-Insuffizienz

hy|po|sta|tisch *adj* (Ⓔ hypostatic): Hypostase betreffend, von ihr betroffen oder gekennzeichnet, durch sie bedingt

Hy|po|sthe|nie *f* (Ⓔ hyposthenia): allgemeine (Körper-, Muskel-)Schwäche

hy|po|sthe|nisch *adj* (Ⓔ hyposthenic): Hyposthenie betreffend, von ihr gekennzeichnet, schwach, geschwächt

Hy|po|sthen|u|rie *f* (Ⓔ hyposthenuria): Ausscheidung eines Harns mit niedrigem spezifischen Gewicht [< 1,010 g/ml] bei verminderter Konzentrationsleistung der Nieren

Hy|po|sto|mie *f* (Ⓔ hypostomia): Unterentwicklung des Mundes

Hyp|os|to|se *f* (Ⓔ hypostosis): mangelhafte Knochenentwicklung, z.B. abnorme Kürze oder Dünnwandigkeit

hy|pos|to|tisch *adj* (Ⓔ hypostotic): Hypostose betreffend, von ihr betroffen oder gekennzeichnet

Hyp|ös|tro|gen|ä|mie *f* (Ⓔ hypoestrogenemia): verminderter Östrogengehalt des Blutes

Hy|po|sys|to|le *f* (Ⓔ hyposystole): unvollständige oder abgeschwächte Systole*

Hy|po|te|lo|ris|mus *m* (Ⓔ hypotelorism): Schädelanomalie mit verkleinertem Augenabstand

Hy|po|ten|si|on *f*: →*Hypotonie*

primäre orthostatische Hypotension (Ⓔ idiopathic orthostatic hypotension): *Syn*: *Shy-Drager-Syndrom*; ätiologisch ungeklärte Multisystemkrankheit mit Nervenzellschwund in Substantia* nigra, Rückenmark* und Nucleus dorsalis des Nervus* vagus; beginnt meist zwischen 35–70 Jahren und betrifft Männer häufiger als Frauen; es kommt schon beim Aufrichten in die 45°-Position zu einer bedrohlichen Hypotonie* ohne kompensatorischen Anstieg von Herzfrequenz oder Schlagvolumen; später kommt es auch zu Störungen der Schweißsekretion, Potenz, Stuhl- und Harnausscheidung; in der Spätphase liegt ein akinetisches Parkinson*-Syndrom vor; die mittlere Überlebensdauer beträgt 7–8 Jahre

hy|po|ten|siv *adj* (Ⓔ hypotensive): Hypotonie betreffend, von ihr betroffen, durch sie bedingt

hy|po|tha|la|misch *adj* (Ⓔ **1.–2.** hypothalamic): **1.** Hypothalamus betreffend, vom Hypothalamus stammend **2.** unterhalb des Thalamus liegend

Hy|po|tha|la|mo|to|mie *f* (Ⓔ hypothalamotomy): Durchtrennung des hinteren Teils des Hypothalamus*; nur noch selten eingesetzte Operation zur Behandlung verschiedener Psychosen

Hy|po|tha|la|mus *m* (Ⓔ hypothalamus): Teil des Zwischenhirns, der ein zentrales Organ der Regulation vegetativer Funktionen [Nahrungs- und Wasseraufnahme, Wärmeregulation, Sexualität] ist und durch Neurohormone* die Freisetzung anderer Hormone kontrolliert; der Hypothalamus liegt unterhalb des Sulcus* hypothalamicus und bildet Seitenwand und Boden des III. Ventrikels; vorne basal liegt die Sehnervenkreuzung [Chiasma* opticum], hinter dem der Hypothalamus in den Hypophysenstiel übergeht; der Hypophysenhinterlappen* [Neurohypophysis] ist Teil des Hypothalamus; der Hypothalamus enthält zahlreiche Kerne, die sich auf gewisse Bezirke [**Area hypothalamica rostralis, dorsalis**, intermedia, **lateralis, posterior**] konzentrieren; i.d.R. wirken mehrere Kerne oder Kerngruppen zusammen, und es gibt ausgedehnte Verbindungen zwischen den einzelnen Kernen
die Teile des Hypothalamus, die mit der Hypophyse* verbunden sind, werden als **neuroendokriner Hypothalamus** bezeichnet; es handelt sich um hormonbildende Zellen und ihre Axone, die in den Hypophysenhinterlappen* ziehen; der Hypothalamus produziert zwei Arten von Neurohormonen: **Effektorhormone**, die auf Zielorgane in der Peripherie des Körpers wirken, und **Steuerhormone**, die die endokrinen Zellen des Hypophysenvorderlappens* beeinflussen; die **Effektorhormone** ADH* und Oxytocin* werden im **Nucleus supraopticus** [überwiegend ADH] und **Nucleus paraventricularis** [vorwiegend Oxytocin] gebildet; die Axone der beiden Kerne bilden zusammen den **Tractus hypothalamohypophysialis**, der zum Hypophysenhinterlappen* zieht; die **Steuerhormone** können entweder die Freisetzung von Hormonen aus den endokrinen Zellen des Hypophysenvorderlappens fördern [Releasinghormone*] oder hemmen [Release-Inhibiting-Hormone*]; die Steuerhormone werden in das Kapillarnetz der **Eminentia mediana hypothalami** und des Hypophysenstiels abgegeben; die Gesamtheit dieser Kapillaren und der Kapillaren im Hypophysenvorderlappen wird als **Portalsystem der Hypophyse** [Venae portales hypophysiales] bezeichnet; *s.a. Hypothalamus-Hypophysen-System*

Hy|po|tha|la|mus|hor|mo|ne *pl* (Ⓔ hypothalamic hormones): im Hypothalamus gebildete Neurohormone [antidiuretisches Hormon*, Oxytocin*], die zum Hypophysenhinterlappen* geleitet und dort bis zur Abgabe ins Blut gespeichert werden

Hypothalamus-Hypophysen-System *nt* (Ⓔ hypothalamic-pituitary system): *Syn*: *hypothalamisch-neurohypophysäres System*; Regelkreislauf, der die Bildung und Abgabe von Hypophysen- und Hypothalamushormonen kontrolliert; wird durch externe und interne Stimuli und Feedbackhemmung reguliert; Störungen führen z.B. zu sekundärer Nebenniereninsuffizienz*, sekundärem Hypogonadismus* oder sekundärer Amenorrhoe* [*Abb. H200*]

Hy|po|tha|la|mus|rin|ne *f* (Ⓔ hypothalamic sulcus): *Syn*: *Sulcus hypothalamicus*; Furche an der Medialfläche des Mittelhirns zwischen Thalamus* und Hypothalamus*

Hy|po|the|nar *m* (Ⓔ hypothenar): *Syn*: *Kleinfingerballen, Eminentia hypothenaris*; der Kleinfingerballen wird von Musculus* abductor digiti minimi manus, Musculus* flexor digiti minimi brevis manus, Musculus* opponens digiti minimi manus und Musculus* palmaris brevis gebildet

hy|po|ther|mal *adj* (Ⓔ hypothermal): Hypothermie betreffend oder zeigend, (künstlich) unterkühlt

Hy|po|ther|mie *f* (Ⓔ hypothermia): *Syn*: *Unterkühlung*; überwiegt der Wärmeverlust des Körpers die Wärmebildung, kommt es zur Absenkung der Körpertemperatur mit Unterkühlung und schließlich zum Kältetod; da der Mensch als *tropisches Lebewesen* nur über begrenzte Mechanismen der **Kälteanpassung** [zitterfreie Wärmebildung, Erhöhung des Grundumsatzes, Toleranzbildung] verfügt, ist er nur durch **Verhaltensanpassung** [Kleidung, Behausung, Heizung] in der Lage, längere Kälteexposition zu überstehen; sobald die Kälteabwehr überansprucht wird [niedrige Außentemperatur, kaltes Wasser], kommt es zum Absinken der Körpertemperatur [**akzidentelle Hypothermie**]; die Abkühlung führt zu einer Verlangsamung metabolischer Prozesse und damit zu einer erhöhten Ischämietoleranz der Gewebe; aus diesem Grund können hypotherme Patienten [z.B. nach Einbrechen beim Schlittschuhlaufen] selbst noch nach längerer Ischämie wiederbelebt werden; fällt die Kerntemperatur aber unter 26–28 °C kommt es meist zum Tod durch Herzflimmern; *s.a. kontrollierte Hypothermie*

induzierte Hypothermie: →*kontrollierte Hypothermie*

kontrollierte Hypothermie (Ⓔ hypothermia): *Syn*: *künstliche/induzierte Hypothermie*; Abkühlung des Körpers zur

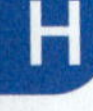

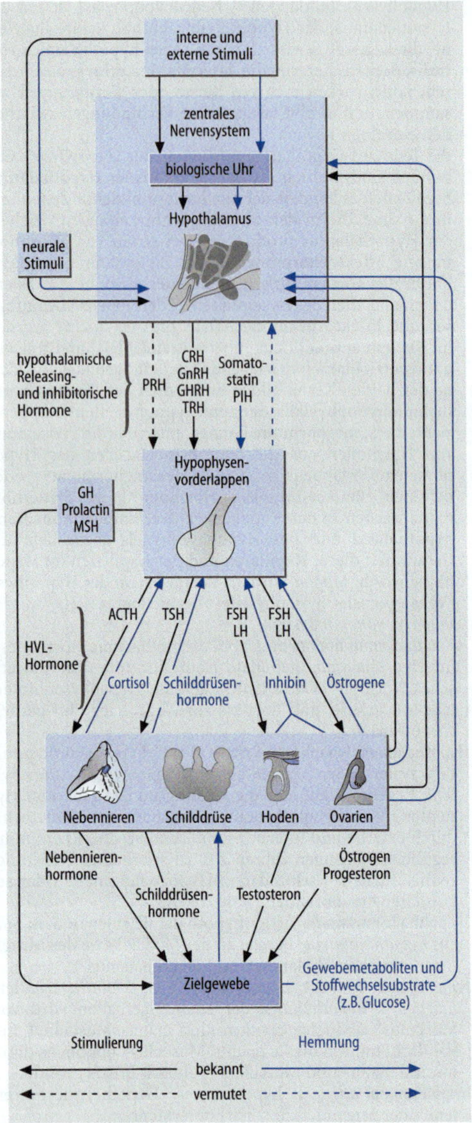

interne und externe Stimuli
zentrales Nervensystem
biologische Uhr
Hypothalamus
neurale Stimuli
hypothalamische Releasing- und inhibitorische Hormone
PRH
CRH GnRH GHRH TRH
Somato-statin PIH
Hypophysen-vorderlappen
GH Prolactin MSH
HVL-Hormone
ACTH
TSH
FSH LH
FSH LH
Cortisol
Schilddrüsen-hormone
Inhibin
Östrogene
Nebennieren
Schilddrüse
Hoden
Ovarien
Nebennieren-hormone
Schilddrüsen-hormone
Testosteron
Östrogen Progesteron
Zielgewebe
Gewebemetaboliten und Stoffwechselsubstrate (z.B. Glucose)
Stimulierung
Hemmung
bekannt
vermutet

Abb. H200. Hypothalamus-Hypophysen-System

Erhöhung der Ischämietoleranz bei Operationen an Gehirn, Herz und Gefäßen; die Kerntemperatur wird mittels Kühlmatten auf 30–32 °C gesenkt, womit der Energieumsatz um 30–50 % sinkt

künstliche Hypothermie: *→ kontrollierte Hypothermie*

Hy|po|the|se *f* (Ⓔ hypothesis): Annahme, Vermutung, Voraussetzung

Hy|po|throm|bin|ä|mie *f* (Ⓔ hypothrombinemia): *Syn: Thrombinmangel*; verminderter Thrombingehalt des Blutes

Hy|po|thy|re|o|i|dis|mus *m*: *→ Hypothyreose*

Hy|po|thy|re|o|se *f* (Ⓔ hypothyroidism): *Syn: Schilddrüsenunterfunktion, Hypothyroidismus, Hypothyreoidismus*; Unterfunktion der Schilddrüse mit verminderter Bildung und Abgabe von Schilddrüsenhormonen [Triiodthyronin*, Thyroxin*] in den Blutkreislauf, mit oder ohne Struma*; klinisch auffällig sind Apathie und Antrieblosigkeit, Hypothermie* mit Kälteempfindlichkeit, diffuses und zirkumskriptes Myxödem*, struppiges Haar, Hypotension* und Bradykardie*; es gibt sowohl angeborene als auch erworbene Formen; man kann auch eine Einteilung in **primäre** oder **thyreogene Hypothyreosen** [bei Entwicklungsstörungen der Schilddrüse, Entzündungen oder Enzymopathie] und **sekundäre Hypothyreosen** vornehmen, wobei als Ursache eine Hypophyseninsuffizienz [**hypophysäre Hypothyreose**] oder eine Störung der TRH-Bildung im Hypothalamus [**hypothalamische Hypothyreose**] vorliegen kann; von manchen Autoren wird die hypophysäre Hypothyreose auch als sekundäre Hypothyreose und die hypothalamische Hypothyreose als **tertiäre Hypothyreose** bezeichnet; die periphere Hormonresistenz ist eine seltene Spätmanifestation; bei **angeborener Hypothyreose** kommt es zur Ausbildung eines Kretinismus*

Diagnose: körperlicher Befund, Bestimmung des TSH-Spiegels und der Schilddrüsenhormone; zum weiteren Vorgehen *siehe Abb. H201*; **Therapie:** Iod-reiche Ernährung bei Iodmangelhypothyreose; ansonsten lebenslange Substitution mit Schilddrüsenhormon, wobei Triiodthyronin* das Mittel der Wahl ist; *s.a. Myxödem, Struma*

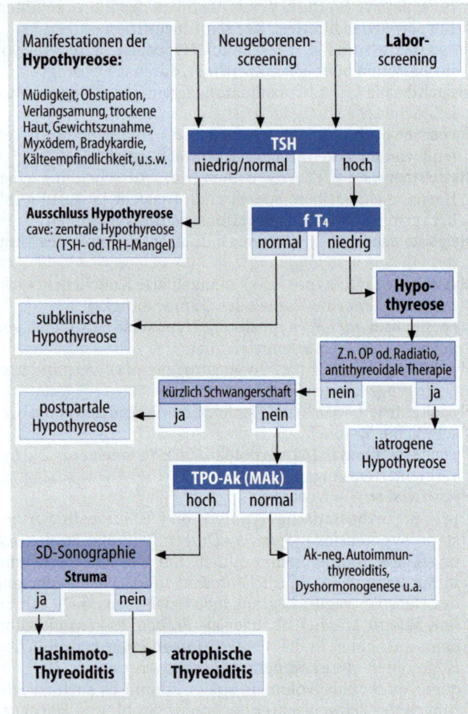

Abb. H201. Diagnoseschema Hypothyreose

angeborene Hypothyreose (Ⓔ connatal hypothyroidism): i.d.R. primäre Hypothyreose, die meist durch eine Schilddrüsenaplasie oder -agenesie [60–80 %] oder -ektopie [15 %] bedingt ist; angeborene sekundäre Hypothyreosen sind extrem selten; vor Einführung des Neugeborenenscreenings [siehe unten] kam es in ca. 50 % der Fälle zur Entwicklung eines Kretinismus mit Störungen der Intelligenzentwicklung, des Hörvermögens und der Sprachentwicklung; **Klinik:** unmittelbar nach der Geburt sind die Säuglinge unauffällig; im Laufe der ersten Wochen kann es zu verlängertem Neugeborenenikterus [Icterus prolongatus], Nabelhernie*, Muskelhypotonie, Obstipation, Schläfrigkeit, trockener und marmorierter Haut, Hypothermie*, Bradykardie* und Makroglossie* kommen; **Diagnose: Hypothyreose-Screening**, d.h., Bestimmung des TSH-Spiegels zwischen dem 4. und 7. Lebenstag; Werte von > 100 mU/l sind praktisch beweisend; bei Werten von > 20 mU/l werden zusätzlich die Schilddrüsenhormone bestimmt; **Therapie:** le-

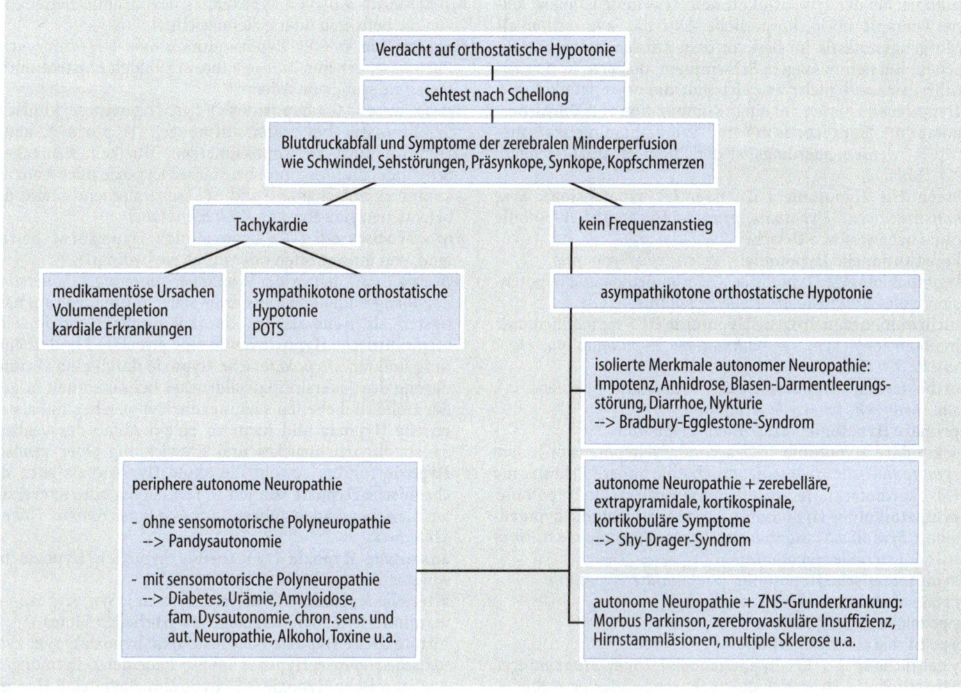

Abb. H202. Diagnoseschema orthostatische Hypotonie. *POTS* = postural orthostatic tachycardia syndrome

benslange Hormonsubstitution

Hypothyreose-Screening *nt* (Ⓔ hypothyroidism screening): *s.u. angeborene Hypothyreose*

hy|po|thy|re|ot *adj* (Ⓔ hypothyroid): Schilddrüsenunterfunktion/Hypothyreose betreffend, von ihr betroffen oder gekennzeichnet, durch sie bedingt

Hy|po|thy|ro|i|dis|mus *m*: *→Hypothyreose*

Hy|po|thy|ro|xin|ä|mie *f* (Ⓔ hypothyroxinemia): verminderter Thyroxingehalt des Blutes; *s.a. Hypothyreose*

hy|po|ton *adj* (Ⓔ hypotonic): *Syn*: *hypotonisch*; mit oder bei niedrigem Tonus oder Druck; mit geringerem osmotischen Druck

Hy|po|to|nie *f* (Ⓔ **1.** hypotension **2.** low blood pressure): **1.** *Syn*: *Hypotonus, Hypotonia, Hypotension*; Druckverminderung, Tonusverminderung, Spannungsverminderung **2.** *→chronische arterielle Hypotonie*

asympathikotone Hypotonie (Ⓔ asympathicotonic hypotension): *Syn*: *autonom-neurogene Hypotonie*; *s.u. chronische arterielle Hypotonie*

autonom-neurogene Hypotonie (Ⓔ asympathicotonic hypotension): *Syn*: *asympathikotone Hypotonie*; *s.u. chronische arterielle Hypotonie*

chronische arterielle Hypotonie (Ⓔ low blood pressure): *Syn*: *Hypotonus, Hypotonia, Hypotension, Hypotonie, niedriger Blutdruck*; Absinken des arteriellen Blutdrucks unter Werte von 105/60 mm Hg; die Hypotonie alleine besitzt keinen Krankheitswert, sondern wird erst durch das Auftreten von Symptomen [z.B. Schwindel, Ohrensausen, Autophonie, Schwarzwerden vor den Augen] und die dadurch verursachte Beeinträchtigung des Befindens oder der Leistungsfähigkeit behandlungsbedürftig; in den meisten Ländern wird die Hypotonie nicht als Erkrankung anerkannt; wichtiger als eine Einteilung in essentielle und sekundäre Hypotonien, ist eine Unterteilung in **lageunabhängige Hypotonien** [bei Volumenmangel oder kardialen Erkrankungen mit Hypotonie] und **orthostatische Hypotonien,** die im Stehen auftreten; sie werden noch in **nicht autonom-neurogene** oder **sympathikotone Hypotonien** und **autonom-neurogene** oder **asympathikotone Hypotonien** unterteilt; der

Tab. H203. Medikamentöse Therapie der chronischen Hypotonie

Stoffgruppe	Arzneistoff	Tagesdosis (orale Gabe)
Sympathomimetika		
Mit überwiegender α-Wirkung	Midodrin Norfenefrin Oxilofrin	2mal 1,25–2,5 mg 3mal 15–45 mg 2-3mal 16–32 mg
Mit kombinierter α-β-Wirkung	Etilefrin	3mal 5–10 mg 1–2mal 25 mg retard
Indirekt	Amezinium	1–3mal 10–30 mg
Mutterkornalkaloide	Dihydroergotamin	2mal 1–2 mg 2mal 2,5 mg retard
Mineralocorticoide	9-α-Fludrocortison	0,1–0,2 mg (initial bis 0,5 mg)
Andere	Clonidin L-Dihydroxyphenylserin Desmopressin Indomethacin Octreotid	0,15–0,3–0,6 mg 800–1200 mg 0,5–0,4 µg (i.v./s.c.!) 50–200 mg 0,05 mg s.c. (!)
Übliche Kombinationen		
Bei sympathikotoner orthostatischer Hypotonie:	Dihydroergotamin und Etilefrin (oder Norfenefrin) Dihydroergotamin und Fludrocortison Etilefrin (oder Norfenefrin) und Fludrocortison	
Bei asympathikotoner orthostatischer Hypotonie:	Fludrocortison und Etilefrin Fludrocortison und Dihydroergotamin Fludrocortison/Etilefrin/Dihydroergotamin	

Schellong*-Stehtest ist der entscheidende diagnostische Test; das weitere Vorgehen ergibt sich aus *Abb. H202*; **Therapie**: Behandlung der Ursache bei lageunabhängiger Hypotonie; bei der **sympathikotonen Hypotonie** ist meist keine Therapie nötig; körperliche Aktivität, evtl. schon als Morgengymnastik im Bett vor dem Aufstehen, Wechselduschen, Bürstenmassagen, Schwimmen, dosierte Koffeinzufuhr usw. sind meist ausreichend; die asympathikotonen Hypotonien können mit einer Kombination von Dihydroergotamin*, Fludrocortison* und Sympathomimetika* therapiert werden, allerdings ist der Effekt oft unzureichend; *s.a. Synkope*

essentielle Hypotonie ((E) essential hypotension): ***Syn***: *konstitutionelle Hypotonie, primäre Hypotonie*; Hypotonie ohne nachweisbare Ursache

konstitutionelle Hypotonie: *→essentielle Hypotonie*

lageunabhängige Hypotonie ((E) non-orthostatic hypotension): *s.u. chronische arterielle Hypotonie*

nicht autonom-neurogene Hypotonie ((E) sympathicotonic hypotension): ***Syn***: *sympathikotone Hypotonie*; *s.u. chronische arterielle Hypotonie*

orthostatische Hypotonie ((E) orthostatic hypotension): *s.u. chronische arterielle Hypotonie*

primäre Hypotonie: *→essentielle Hypotonie*

sekundäre Hypotonie ((E) secondary hypotension): ***Syn***: *symptomatische Hypotonie*; durch eine andere Erkrankung [Myokardinfarkt, Herzinsuffizienz] verursachte Hypotonie

sympathikotone Hypotonie ((E) sympathicotonic hypotension): ***Syn***: *nicht autonom-neurogene Hypotonie*; *s.u. chronische arterielle Hypotonie*

symptomatische Hypotonie: *→sekundäre Hypotonie*

hy|po|to|nisch *adj*: *→hypoton*

Hy|po|to|nus *m*: *→Hypotonie*

Hy|po|tri|chia *f*: *→Hypotrichose*

Hy|po|tri|cho|se *f* ((E) hypotrichosis): ***Syn***: *Haarmangel, Hypotrichosis, Hypotrichia*; angeborenes oder erworbenes, lokalisiertes oder diffuses, spärliches Haarwachstum

Hy|po|tri|cho|sis *f, pl* **-ses**: *→Hypotrichose*

Hy|po|tri|gly|ce|rid|ämie *f*: *→Hypotriglyzeridämie*

Hy|po|tri|gly|ze|rid|ämie *f* ((E) hypotriglyceridemia): ***Syn***: *Hypotriglyceridämie*; Verminderung der Triglyceride im Blut

Hy|po|tro|phie *f* ((E) hypotrophy): Unterentwicklung durch Unterernährung oder Minderbelastung

Hy|po|tro|pie *f* ((E) hypotropia): ***Syn***: *Strabismus deorsum vergens*; Höhenschielen*, bei dem das rechte Auge tiefer steht als das linke

Hy|po|tym|pa|ni|cum *nt*: *→Hypotympanon*

Hy|po|tym|pa|non *nt* ((E) hypotympanum): ***Syn***: *Hypotympanicum*; unterster Teil der Paukenhöhle*

Hy|po|tym|pa|no|to|mie *f* ((E) hypotympanotomy): operative Eröffnung des Hypotympanons*

Hy|po|u|rä|mie *f* ((E) hypouremia): verminderter Harnstoffgehalt des Blutes

Hy|po|u|rik|ämie *f* ((E) hypouricemia): ***Syn***: *Hypourikosämie*; verminderter Harnsäuregehalt des Blutes

Hy|po|u|ri|kos|ämie *f*: *→Hypourikämie*

Hy|po|u|ri|kos|u|rie *f* ((E) hypouricuria): ***Syn***: *Hypourikurie*; verminderte Harnsäureausscheidung

Hy|po|u|rik|u|rie *f*: *→Hypourikosurie*

Hy|po|ven|ti|la|ti|on *f* ((E) hypoventilation): ***Syn***: *Mangelventilation, Minderventilation*; alveoläre Minderbelüftung; kann zu einem Anstieg des CO_2-Partialdruckes und der Entwicklung einer respiratorischen Azidose* führen

Hy|po|vit|a|mi|no|se *f* ((E) hypovitaminosis): ***Syn***: *Vitaminmangelkrankheit*; durch eine unzureichende Vitaminzufuhr entstehende Erkrankung; im Gegensatz zu Avitaminosen* meist leichter Verlauf

Hy|po|vol|ämie *f* ((E) hypovolemia): Verminderung der zirkulierenden Blutmenge, z.B. nach starken Blut- oder Flüssigkeitsverlusten; ist die Zell-Plasma-Relation unverändert, spricht man von **einfacher Hypovolämie**, bei Erhöhung der Zellzahl von **polyzythämischer Hypovolämie** und bei Verminderung von **oligozythämischer Hypovolämie**

hy|po|vol|ämisch *adj* ((E) hypovolemic): Hypovolämie betreffend, von ihr betroffen oder gekennzeichnet, durch sie bedingt

Hyp|ox|ämie *f* ((E) hypoxemia): ***Syn***: *arterielle Hypoxie*; verminderter Sauerstoffgehalt des arteriellen Blutes

hyp|ox|ämisch *adj* ((E) hypoxemic): Hypoxämie betreffend, von ihr betroffen oder gekennzeichnet

Hy|po|xan|thin *nt* ((E) hypoxanthine): ***Syn***: *6-Hydroxypurin*; Purinbase, die mit Ribose* Inosin* bildet; entsteht durch Desaminierung von Adenin*

Hyp|o|xi|do|se *f* ((E) hypoxidosis): ***Syn***: *Hypoxydose*; klinische Symptomatik bei Sauerstoffmangel [Hypoxie*]; akute Hypoxie führt zu Kopfschmerzen, Übelkeit, Erbrechen, Schwindel und Atemnot; bei starker Hypoxie oder Anoxie* kommt es zu Ischämie* und evtl. ischämischem Infarkt des betroffenen Gewebes; *s.a. Höhenkrankheit*

hyp|o|xi|do|tisch *adj* ((E) hypoxidotic): Hypoxidose betreffend, von ihr betroffen oder durch sie bedingt

Hyp|o|xie *f* ((E) hypoxia): ***Syn***: *Sauerstoffmangel, Sauerstoffnot*; lokaler oder generalisierter Sauerstoffmangel; am häufigsten als **ischämische** oder **anämische Hypoxie**; eine **respiratorische Hypoxie** durch eine alveoläre Minderbelüftung und eine **hypoxämische Hypoxie** durch eine Verminderung des Sauerstoffpartialdruckes bei Aufenthalt in großer Höhe sind ebenfalls häufig; die Hypoxie beginnt als **arterielle Hypoxie** und kann zu einem Abfall des venösen Sauerstoffpartialdruckes und Entwicklung einer **venösen Hypoxie** führen; sowohl die **akute Hypoxie** als auch die **chronische Hypoxie** können zu reversiblen oder irreversiblen Gewebeschäden führen; *s.a. Ischämie, Anoxie, Höhenkrankheit*

anämische Hypoxie ((E) anemic hypoxia): Hypoxie bei Anämie

arterielle Hypoxie ((E) arterial hypoxia): ***Syn***: *Hypoxämie*; verminderter Sauerstoffgehalt des arteriellen Blutes

histotoxische Hypoxie ((E) histotoxic hypoxia): ***Syn***: *zytotoxische Hypoxie*; Hypoxie bei Blockade der Zellatmung

hypoxämische Hypoxie ((E) hypoxemic hypoxia): Hypoxie durch eine Verminderung des Sauerstoffpartialdruckes bei Aufenthalt in großer Höhe

ischämische Hypoxie ((E) ischemic hypoxia): ***Syn***: *Stagnationshypoxie, zirkulatorische Hypoxie*; durch eine Minderdurchblutung hervorgerufene Hypoxie

respiratorische Hypoxie ((E) respiratory hypoxia): Hypoxie durch eine alveoläre Minderbelüftung

zirkulatorische Hypoxie: *→ischämische Hypoxie*

zytotoxische Hypoxie ((E) histotoxic hypoxia): ***Syn***: *histotoxische Hypoxie*; Hypoxie bei Blockade der Zellatmung

hyp|o|xisch *adj* ((E) hypoxic): Hypoxie betreffend, von ihr betroffen oder gekennzeichnet, durch sie bedingt

Hyp|o|xy|do|se *f*: *→Hypoxidose*

hy|po|zel|lu|lär *adj* ((E) hypocellular): mit verminderter Zellzahl

Hy|po|zel|lu|la|ri|tät *f* ((E) hypocellularity): Zellarmut eines Gewebes

Hy|po|zit|rat|ämie *f*: *→Hypocitratämie*

Hy|po|zit|rat|u|rie *f*: *→Hypocitraturie*

hy|po|zo|o|sperm *adj*: *→hyposperm*

Hy|po|zo|o|sper|mie *f*: *→Hypospermie*

Hy|po|zyt|häm|ie *f* ((E) hypocythemia): ***Syn***: *Oligozythämie*; Verminderung der Zellen im Blut oder i.e.S. der Erythrozytenzahl

Hy|po|zy|to|se *f* ((E) hypocytosis): Verminderung der Blutzellzahl; auch gleichgesetzt mit Hypozythämie* oder Leukozytopenie*

hy|po|zy|to|tisch *adj* ((E) hypocytotic): Hypozytose betreffend, von ihr betroffen oder gekennzeichnet

Hypro *Abk.*: *→Hydroxyprolin*

Hyps|ar|rhyth|mie *f* ((E) hypsarrhythmia): für Blitz-Nick-Salaam-Krämpfe typische Spitzenpotentiale im EEG*; *s.a. Essay Elektroenzephalogramm S. 563*

hyp|si|ce|phal *adj*: *→hypsizephal*

Hyp|si|ce|pha|lie *f*: *→Hypsizephalie*

hyp|si|ze|phal *adj* ((E) hypsicephalic): ***Syn***: *akrozephal, oxyzephal, turrizephal, turricephal, hypsicephal*; Hypsizephalie betreffend, von Hypsizephalie betroffen oder gekennzeichnet, spitzschädelig, turmschädelig

Hyp|si|ze|pha|lie *f* ((E) hypsicephaly): ***Syn***: *Spitzschädel, Turmschädel, Akrozephalie, Akrocephalie, Oxyzephalie, Oxycephalie, Hypsicephalie, Turrizephalie, Turricephalie*; anomale

Schädelform mit turmartigem Wachstum; meist durch einen vorzeitigen Verschluss der Kranznaht* bedingt

Hypso-, hypso- *präf.*: Wortelement mit der Bedeutung „Höhe/hoch"

Hyrtl: Josef Hyrtl; 1810–1894; ungarischer Anatom (Prag, Wien)

Hyrtl-Anastomose *f* (Ⓔ Hyrtl's anastomosis): schleifenförmige Anastomose von rechtem und linkem Nervus* hypoglossus

Hy-Sa *Abk.*: →*Hysterosalpingographie*

Hys|so|pi ae|the|ro|le|um *nt* (Ⓔ hyssop oil): *Syn*: *Ysopöl*; *s.u. Ysop*

Hys|so|pi her|ba *f* (Ⓔ hyssop): *Syn*: *Ysopkraut, Ispenkraut, Josefskraut*; *s.u. Ysop*

Hys|so|pus of|fi|ci|na|lis *m*: →*Ysop*

Hyster-, hyster- *präf.*: →*Hystero-*

Hys|ter|al|gie *f* (Ⓔ hysteralgia): *Syn*: *Hysterodynie, Metralgie, Metrodynie, Gebärmutterschmerz*; Schmerzen in der Gebärmutter

Hys|ter|ec|to|mia *f*: →*Hysterektomie*

Hys|ter|ek|to|mie *f* (Ⓔ hysterectomy): *Syn*: *Gebärmutterentfernung, Hysterectomia, Uterusexstirpation, Uterusentfernung*; operative Entfernung der gesamten Gebärmutter [totale Hysterektomie] oder von Teilen der Gebärmutter [subtotale Gebärmutterentfernung]; nach der Art des Zuganges unterscheidet man **abdominale** und **vaginale Hysterektomie**

abdominale Hysterektomie (Ⓔ abdominal hysterectomy): *Syn*: *Laparohysterektomie, Hysterectomia abdominalis, transabdominale Hysterektomie*; Gebärmutterentfernung durch den Bauchraum; die Vorteile liegen in der Übersichtlichkeit des Operationsgebietes und der Möglichkeit der Erweiterung des Operationsgebietes

partielle Hysterektomie (Ⓔ partial hysterectomy): *Syn*: *Hysterectomia partialis, subtotale Gebärmutterentfernung*; operative Entfernung von Teilen der Gebärmutter

radikale Hysterektomie (Ⓔ radical hysterectomy): totale Entfernung der Gebärmutter mit angrenzendem Gewebe und den Beckenlymphknoten

subtotale Hysterektomie: →*partielle Hysterektomie*

totale Hysterektomie (Ⓔ total hysterectomy): *Syn*: *Hysterectomia totalis*; operative Entfernung der gesamten Gebärmutter

transabdominale Hysterektomie: →*abdominale Hysterektomie*

transvaginale Hysterektomie: →*vaginale Hysterektomie*

vaginale Hysterektomie (Ⓔ vaginal hysterectomy): *Syn*: *transvaginale Hysterektomie, Hysterectomia vaginalis, Kolphysterektomie, Kolpohysterektomie*; Gebärmutterentfernung durch die Scheide [Vagina*]

hys|ter|ek|to|mie|ren *v* (Ⓔ hysterectomize): eine Hysterektomie durchführen, die Gebärmutter entfernen

Hys|te|re|se *f* (Ⓔ **1.–3.** hysteresis): **1.** *Syn*: *Hysteresis*; verzögerter Wirkungseintritt, verzögerte Reaktion **2.** *Syn*: *Hysteresis*; sekundäre Verfestigung von Kolloiden **3.** (*kardiol.*) Verlängerung der QT-Zeit im EKG bei plötzlichem Wechsel des Herzrhythmus

Hys|te|rie *f* (Ⓔ **1.** hysteria **2.** →*Konversionshysterie* **3.** hysteria): **1.** nur noch selten gebrauchter Begriff für Persönlichkeitsstörungen mit übertriebenem Geltungsbedürfnis und Selbstbezogenheit **2.** veraltet für →*Konversionshysterie* **3.** übertriebene Erregbarkeit, Erregtheit, grundlose Erregung

hys|te|ri|form *adj* (Ⓔ hysteriform): *Syn*: *hysteroid*; hysterieähnlich, hysterieförmig

hys|te|risch *adj* (Ⓔ hysterical): Hysterie betreffend, an Hysterie leidend; leicht erregbar, übertrieben erregt, übernervös

Hystero-, hystero- *präf.*: Wortelement mit der Bedeutung „Gebärmutter/Uterus"

Hys|te|ro|dy|nie *f*: →*Hysteralgie*

Hys|te|ro|gramm *nt* (Ⓔ hysterogram): Röntgenkontrastaufnahme der Gebärmutterhöhle

Hys|te|ro|gra|phie *f* (Ⓔ hysterography): *Syn*: *Uterographie, Uterografie, Hysterografie*; Röntgenkontrastdarstellung* der Gebärmutterhöhle

hys|te|ro|gra|phisch *adj* (Ⓔ hysterographic): *Syn*: *hysterografisch*; Hysterographie betreffend, mittels Hysterographie

hys|te|ro|id *adj*: →*hysteriform*

Hys|te|ro|klei|sis *f* (Ⓔ hysterocleisis): operativer Gebärmutterverschluss

Hys|te|ro|kol|pek|to|mie *f* (Ⓔ hysterocolpectomy): operative Entfernung von Gebärmutter* und Scheide*

Hys|te|ro|kol|po|skop *nt* (Ⓔ hysterocolposcope): Endoskop* für die Hysterokolposkopie*

Hys|te|ro|kol|po|sko|pie *f* (Ⓔ hysterocolposcopy): endoskopische Untersuchung von Scheide und Gebärmutter

Hys|te|ro|kol|po|ze|le *f* (Ⓔ hysterocolpocele): Hernie* mit Teilen von Gebärmutter und Scheide im Bruchsack

Hys|te|ro|ly|se *f* (Ⓔ hysterolysis): operative Gebärmutterlösung

Hys|te|ro|ma|nie *f* (Ⓔ nymphomania): *Syn*: *Nymphomanie, Mannstollheit, Metromanie, Kytheromanie, Andromanie*; krankhaft gesteigerter heterosexueller Geschlechtstrieb von Frauen; kann sowohl neurotisch bedingt sein als auch im Rahmen einer Manie* auftreten

Hys|te|ro|my|o|mek|to|mie *f* (Ⓔ hysteromyomectomy): operative Entfernung eines Gebärmuttermyoms

Hys|te|ro|my|o|to|mie *f*: →*Hysterotomie*

Hystero-oophorektomie *f* (Ⓔ hystero-oophorectomy): *Syn*: *Hysteroovariektomie*; operative Entfernung von Gebärmutter* und Eierstöcken*

Hys|te|ro|o|va|ri|ek|to|mie *f*: →*Hystero-oophorektomie*

Hys|te|ro|pa|thie *f* (Ⓔ hysteropathy): *Syn*: *Metropathie, Uteropathie*; Gebärmuttererkrankung, Uteruserkrankung

Hys|te|ro|pe|xie *f* (Ⓔ hysteropexy): *Syn*: *Gebärmutterfixierung, Gebärmutteranheftung, Uteropexie*; operative Anheftung/Fixierung der Gebärmutter an die vordere Bauchwand oder Blase zur Lagekorrektur

transabdominelle Hysteropexie (Ⓔ abdominal hysteropexy): *Syn*: *Laparohysteropexie*; Gebärmutteranheftung mit Eröffnung der Bauchhöhle

transvaginale Hysteropexie (Ⓔ vaginal hysteropexy): *Syn*: *Kolpohysteropexie*; Gebärmutterfixierung durch die Scheide

Hys|ter|op|to|se *f* (Ⓔ hysteroptosis): *Syn*: *Gebärmuttersenkung, Metroptose, Descensus uteri*; Absenkung der Gebärmutter, meist unter Beteiligung der Nachbarorgane und -strukturen [Blase, Rektum, Vagina]; durch Beckenbodenschwäche bzw. Schwäche des Aufhängeapparates nach Geburten und im Alter begünstigt; sobald ein Teil der Gebärmutter von außen sichtbar wird, handelt es sich um einen **Gebärmutterprolaps** [Prolapsus uteri]; wird die Portio vor dem Scheideneingang sichtbar, spricht man von **Partialprolaps**; bei vollständiger Umstülpung der Scheide und Vorfall des Uterus in toto handelt es sich um einen **Totalprolaps**

Hys|te|ror|rha|phie *f* (Ⓔ hysterorrhaphy): *Syn*: *Gebärmutternaht, Uterusnaht*; Naht der Gebärmutter nach traumatischer oder operativer Eröffnung oder Inzision

Hys|te|ror|rhe|xis *f*: →*Uterusruptur*

Hys|te|ro|sal|pin|gek|to|mie *f* (Ⓔ hysterosalpingectomy): operative Entfernung von Gebärmutter* und Eileitern*

Hys|te|ro|sal|pin|gi|tis *f, pl* **-tiden** (Ⓔ metrosalpingitis): *Syn*: *Metrosalpingitis*; Entzündung von Gebärmutter und Eileiter(n); *s.a. Metritis, Salpingitis*

hys|te|ro|sal|pin|gi|tisch *adj* (Ⓔ metrosalpingitic): Hysterosalpingitis betreffend, von ihr betroffen oder gekennzeichnet

Hys|te|ro|sal|pin|go|gra|phie *f* (Ⓔ hysterosalpingography): *Syn*: *Uterotubographie, Metrotubographie, Hysterotubographie, Uterosalpingographie, Metrosalpingographie, Hysterosalpingographie*; Röntgenkontrastdarstellung* von Gebärmutterhöhle und Eileitern

Hysterosalpingo-oophorektomie *f* (Ⓔ hysterosalpingo-oophorectomy): *Syn*: *Hysterosalpingoovariektomie*; operative Entfernung von Gebärmutter*, Eileitern* und Eierstöcken*

Hys|te|ro|sal|pin|go|o|va|ri|ek|to|mie *f*: →*Hysterosalpingo-oophorektomie*

Hys|te|ro|sal|pin|go|sto|mie *f* (Ⓔ hysterosalpingostomy): operative Verbindung von Gebärmutter* und Eileiter(n)*

Hys|te|ro|skop *nt* (Ⓔ hysteroscope): Endoskop* für die Hys-

H

teroskopie*

Hys|te|ro|sko|pie *f* (Ⓔ hysteroscopy): *Syn*: *Gebärmutterspiegelung*; endoskopische Untersuchung der Gebärmutter

Hys|te|ro|to|mia *f*: →*Hysterotomie*

Hys|te|ro|to|mie *f* (Ⓔ hysterotomy): *Syn*: *Gebärmutterschnitt, Gebärmuttereröffnung, Hysteromyotomie, Hysterotomia*; operative Eröffnung der Gebärmutter*

transabdominelle Hysterotomie (Ⓔ abdominal hysterotomy): *Syn*: *Abdominohysterotomie, Laparohysterotomie, Zöliohysterotomie*; Gebärmuttereröffnung [Hysterotomie*] durch den Bauchraum

Hys|te|ro|tra|che|lo|plas|tik *f* (Ⓔ hysterotracheloplasty): *Syn*: *Zervixplastik*; plastische Operation des Gebärmutterhalses

Hys|te|ro|tu|bo|gra|phie *f*: →*Hysterosalpingographie*

Hys|te|ro|zel|le *f* (Ⓔ hysterocele): *Syn*: *Hernia uterina*; Hernie* mit Teilen der Gebärmutter im Bruchsack

Hy|ver|mec|tin *nt* (Ⓔ ivermectin): *Syn*: *Ivermectin*; Makrolidantibiotikum*, Anthelmintikum* mit starker Wirkung gegen Filarien

HZ *Abk*.: **1.** →*Hauptzellen* **2.** →*Hepatozyt*

Hz *Abk*.: →*Hertz*

HZDS *Abk*.: höchstzulässige Dosis

H-Zelle *f* (Ⓔ H cell): *Syn*: *Hortega-Zelle, Mikrogliazelle*; *s.u. Hortega-Glia*

HZL *Abk*.: **1.** →*Haarzell-Leukämie* **2.** Hypophysenzwischenlappen

H-Zone *f* (Ⓔ H zone): *Syn*: *H-Bande, H-Streifen, helle Zone, Hensen-Zone*; *s.u. Muskselfaser*

HZP *Abk*.: humanes Zitratplasma

HZS *Abk*.: Hypophyse-Zwischenhirn-System

HZV *Abk*.: **1.** →*Herpes-zoster-Virus* **2.** →*Herzzeitvolumen*

HZVI *Abk*.: Herzzeitvolumen-Index

HZW *Abk*.: Herz-Zwerchfell-Winkel

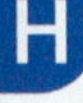

I

I *Abk.*: **1.** Impulsrate **2.** →*Index* **3.** →*Indikator* **4.** →*Induktion* **5.** →*Inertia* **6.** →*Infiltrationsanästhesie* **7.** →*Inhibition* **8.** →*Inhibitor* **9.** →*Inosin* **10.** →*Insertio* **11.** Intensität **12.** →*intestinal* **13.** →*Iod* **14.** →*Isoleucin* **15.** →*Isotop*

i *Abk.*: →*inaktiv*

ι *Abk.*: iota

IA *Abk.*: **1.** →*Immunadhärenz* **2.** Indolacetat **3.** →*Infiltrationsanästhesie* **4.** inhibitorische Aktivität **5.** →*Intelligenzalter* **6.** intrinsische Aktivität

i.a. *Abk.*: **1.** →*intraarteriell* **2.** →*intraartikulär* **3.** →*intraatrial*

Ia *Abk.*: Anodenstrom

IAAK *Abk.*: Insulinautoantikörper

IAB *Abk.*: →*intraatrialer Block*

IABP *Abk.*: **1.** →*intraaortale Ballongegenpulsation* **2.** intraaortale Ballonpumpe

IACD *Abk.*: implantierbarer automatischer Kardioverter-Defibrillator

IAD *Abk.*: **1.** inaktivierende Dosis **2.** inhibitorische Antibiotikadosis **3.** interkurrente Anstaltsdyspepsie

IADSA *Abk.*: →*intraarterielle digitale Subtraktionsangiographie*

IAFB *Abk.*: inkompletter anteriorer Faszikelblock

IAFI *Abk.*: infantile amaurotische familiäre Idiotie

IAG *Abk.*: Inosin-Adenin-Guanosin

IAGT *Abk.*: indirekter Antiglobulintest

IAHA *Abk.*: Immunadhärenz-Hämagglutination

IAHT *Abk.*: Immunadhärenz-Hämagglutinationstechnik

IAK *Abk.*: →*Insulinantikörper*

IANS *Abk.*: idiopathisches Atemnotsyndrom

IAO *Abk.*: intermittierende Aortenokklusion

IAP *Abk.*: **1.** →*instabile Angina pectoris* **2.** intrazisternaler A-Partikel

IAPP *Abk.*: Inselzell-Amyloid-Polypeptid

IAPT *Abk.*: inhalativer Antigen-Pneumometrie-Test

IART *Abk.*: intraatriale Reentry-Tachykardie

i.art. *Abk.*: →*intraartikulär*

IASD *Abk.*: interatrialer Septumdefekt

-iase *suf.*: →*-iasis*

-iasis *suf.*: Wortelement mit der Bedeutung „Infektion/Befall durch Erreger"

IAT *Abk.*: **1.** inhalativer Allergentest **2.** intraoperative Autotransfusion **3.** intrauterine Austauschtransfusion **4.** →*Ionenaustauscher*

-iater *suf.*: Wortelement mit der Bedeutung „Arzt"

-iatrie *suf.*: Wortelement mit der Bedeutung „Behandlung/Heilverfahren"

Iatro-, iatro- *präf.*: Wortelement mit der Bedeutung „Arzt/Heilkunde/Heilverfahren"

i|a|tro|gen *adj* (Ⓔ iatrogenic): durch den Arzt hervorgerufen, durch ärztliche Einwirkung entstanden

IAV *Abk.*: intermittierende assistierte Ventilation

IB *Abk.*: **1.** Immunoblot **2.** infektiöse Bronchitis

I-Bande *f* (Ⓔ I band): ***Syn:*** *I-Zone, isotrope Bande*; I-Streifen; *s.u. Muskelfaser*

IBC *Abk.*: Insulinbindungskapazität

IBF *Abk.*: Immunoglobulin-Bindungsfaktor

IBS *Abk.*: Indolyl-3-buttersäure

IBT *Abk.*: **1.** inhalativer Bronchialtest **2.** Isatin-β-thiosemikarbazon

I|bu|pro|fen *nt* (Ⓔ ibuprofen): ***Syn:*** *2-(4-Isobutylphenyl)-propionsäure*; nicht-steroidales Antiphlogistikum*, Analgetikum*, Antirheumatikum*, Antiarthritikum*; **Anw.:** Skelett- und Muskelschmerzen, rheumatische Erkrankungen, akuter Gichtanfall, Migräne

IC *Abk.*: **1.** Idarubicin, Cytarabin **2.** →*Immunkomplex* **3.** →*inspiratorische Kapazität* **4.** →*interkostal* **5.** interstitielle Zellen **6.** →*intrazellulär*

i.c. *Abk.*: **1.** →*intrakardial* **2.** →*intrakranial* **3.** →*intrakutan* **4.** →*intrazerebral*

ICA *Abk.*: **1.** Immunkomplex-Assay **2.** Inselzell-Antikörper

ICAM *Abk.*: interzelluläres Adhäsionsmolekül

ICB *Abk.*: →*intrazerebrale Blutung*

ICBP *Abk.*: interzelluläre Bindungsproteine

ICC *Abk.*: interner Konversionskoeffizient

ICCM *Abk.*: idiopathische congestive Cardiomyopathie

ICD *Abk.*: **1.** implantierbarer Cardioverter/Defibrillator **2.** Interkapillardistanz **3.** Interkornealdistanz **4.** International Statistical Classification of Diseases and Related Health Problems **5.** Isocitratdehydrogenase **6.** Isokonzentrationsdosierung

ICDH *Abk.*: Isocitratdehydrogenase

ICE *Abk.*: Ifosfamid, Carboplatin, Etoposid

ICF *Abk.*: **1.** indirekte zentrifugale Flotation **2.** →*intrazelluläre Flüssigkeit* **3.** →*Intrazellularflüssigkeit*

ICFV *Abk.*: intrazelluläres Flüssigkeitsvolumen

ICG *Abk.*: Indocyaningrün

ICH *Abk.*: **1.** intrakraniales Hämatom **2.** →*intrazerebrales Hämatom*

Ich|no|gramm *nt* (Ⓔ ichnogram): Aufzeichnung der Gehspur

Ich|thy|is|mus *m* (Ⓔ ichthyotoxism): ***Syn:*** *Fischvergiftung, Ichthysmus*; durch Fische oder Fischprodukte verursachte Lebensmittelvergiftung

Ichthyo-, ichthyo- *präf.*: Wortelement mit der Bedeutung „Fisch"

ich|thy|o|id *adj* (Ⓔ ichthyoid): fischähnlich, fischartig, fischförmig

ich|thy|o|phob *adj* (Ⓔ ichthyophobic): Ichthyophobie betreffend, durch sie gekennzeichnet

Ich|thy|o|pho|bie *f* (Ⓔ ichthyophobia): krankhafte Angst vor Fischen oder Fischgerichten

Ich|thy|o|se *f*: →*Ichthyosis*

epidermolytische Ichthyose: →*Erythrodermia congenitalis ichthyosiformis bullosa*

Ichthyose-Hand *f* (Ⓔ ichthyosis palm): ***Syn:*** *I-Hand*; *s.u. Ichthyosis vulgaris*

ich|thy|o|si|form *adj* (Ⓔ ichthyosiform): einer Ichthyosis ähnlich

Ich|thy|o|sis *f, pl* **-ses** (Ⓔ ichthyosis): ***Syn:*** *Ichthyose*; Oberbegriff für angeborene oder erworbene Dermatosen* mit fischschuppenartiger Haut; oft gleichgesetzt mit Ichthyosis* vulgaris

Ichthyosis anserina: →*Lichen pilaris*

Ichthyosis congenita (Ⓔ congenital ichthyosis): ***Syn:*** *Hyperkeratosis ichthyosiformis congenita*; angeborene [meist autosomal-rezessive] Verhornungsstörung unterschiedlicher Ausprägung; die beiden Haupttypen sind **Ichthyosis vulgaris** und **Ichthyosis lamellosa**

Ichthyosis congenita gravis (Ⓔ harlequin fetus): ***Syn:*** *Harlekinfetus, Ichthyosis congenita Riecke I, Ichthyosis congenita gravis, Ichthyosis congenita universalis, Keratosis diffusa maligna, Hyperkeratosis universalis congenita*; autosomal-rezessiv vererbte, schwerste Form der Ichthyosis* congenita; schon intrauterin kommt es zur Ausbildung dunkler panzerartiger Hornplatten sowie einer Ektropionierung von Lippen, Lidern und Genitalschleimhaut und Entwicklung einer Plattnase; **Prognose:** früher tödlich; heute besteht durch Retinoide eine gute Überlebenschance, allerdings geht sie dann in eine erythrodermische lamelläre Ichthyose* über

Ichthyosis congenita mitis (Ⓔ mild congenital ichthyosis): ***Syn:*** *Ichthyosis congenita Riecke II*; milde Verlaufsform der Ichthyosis congenita

Ichthyosis congenita Riecke I: →*Ichthyosis congenita gravis*

Ichthyosis congenita Riecke II: →*Ichthyosis congenita mitis*

Ichthyosis congenita Riecke III: →*Ichthyosis congenita tarda*

Ichthyosis congenita tarda (Ⓔ late congenital ichthyosis): ***Syn:*** *Ichthyosis congenita Riecke III*; leichteste, sich erst im

Säuglingsalter manifestierende Verlaufsform der Ichthyosis congenita
Ichthyosis congenita universalis: *→Ichthyosis congenita gravis*
geschlechtsgebundene Ichthyosis vulgaris: *→X-chromosomal rezessive Ichthyosis vulgaris*
Ichthyosis hystrix (Ⓔ sauriderma): ***Syn:*** *Saurierhaut, Sauriasis, Hyperkeratosis monstruosa*; Oberbegriff für alle Hyperkeratosen* mit schwarz-braunen, krokodilartigen Schuppen
lamelläre Ichthyosis (Ⓔ lamellar ichthyosis): ***Syn:*** *lamelläre Desquamation bei Neugeborenen, Ichthyosis lamellosa*; bei der Geburt vorhandene Verhornungsstörung mit lamellärer Schuppung und diffuser Rötung [Kollodiumbaby]
Ichthyosis lamellosa: *→lamelläre Ichthyosis*
Ichthyosis linearis circumflexa (Ⓔ ichthyosis linearis circumflexa): ***Syn:*** *Comèl-Netherton-Syndrom*; autosomal-rezessive Verhornungsstörung, die eine Zwischenstellung zwischen Ichthyosis und Erythrodermie* einnimmt; typisch sind girlandenartige, braunrote Hyperkeratosen auf einer diffus geröteten Haut; **Therapie:** *s.u. Ichthyosis vulgaris*
Ichthyosis palmaris et plantaris (Thost): **1.** *→Palmoplantarkeratose* **2.** *→Keratosis palmoplantaris diffusa circumscripta*
rezessive Ichthyosis vulgaris: *→X-chromosomal rezessive Ichthyosis vulgaris*
Ichthyosis scrophulosorum: *→Lichen pilaris*
Ichthyosis senilis (Ⓔ ichthyosis senilis): ***Syn:*** *Pityriasis senilis*; kleinlamellär schuppende, trockene Haut älterer Menschen; Ichthyosis* simplex älterer Menschen
Ichthyosis simplex: *→Ichthyosis vulgaris*
Ichthyosis thysanotrichia: *→Trichostasis spinulosa*
Ichthyosis vulgaris (Ⓔ vulgar ichthyosis): ***Syn:*** *Fischschuppenkrankheit, Ichthyosis simplex*; autosomal-dominant [1:300] oder X-chromosomal-rezessiv [1:6.000] vererbte Retentionshyperkeratose* mit symmetrischem Befall der Streckseiten der Extremitäten unter Aussparung der Gelenkbeugen; bei der autosomal-dominanten Ichthyose findet sich oft eine Kombination mit Lichen* pilaris oder Atopien*; bei der X-chromosomal-rezessiven Form kommt es regelmäßig zu Hornhauttrübungen und Hodenhochstand
Klinik: die Ausprägung ist variabel, wobei die X-chromosomale Form i.d.R. schwerer verläuft und schon im Säuglingsalter oder sogar bei der Geburt [**Kollodiumbaby**] vorhanden sein kann; beide Formen zeigen eine ausgeprägt trockene, raue Haut, die von polygonalen weißen-schmutziggrauen, anhaftenden Schuppen bedeckt ist; bei stärkerer Ausprägung werden die Schuppen größer und dunkler [**Eidechsenleder**]; Handflächen und Fußsohlen sind bei der autosomalen Form oft leicht schwielig verdickt und zeigen eine verstärkte Furchung der Handlinie [**Ichthyose-Hand, I-Hand**]; bei der X-chromosomalen Form fehlt diese Verdickung; histologisch zeigen beide Formen eine Orthokeratose*, allerdings fehlt bei der autosomalen Form das Stratum granulosum; **Therapie:** Keratolytika [Salicylsäure, Milchsäure, Kochsalz] und Harnstoffsalbe oder rückfettende Bäder bei milden Formen; Retinoide [Acitretin*] intern bei schweren Formen

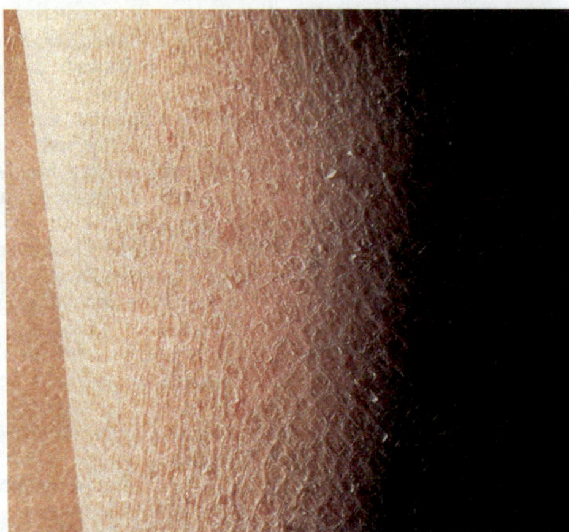

Abb. I1. Ichthyosis vulgaris

autosomal-dominante Ichthyosis vulgaris (Ⓔ autosomal dominant ichthyosis): *s.u. Ichthyosis vulgaris*
X-chromosomal rezessive Ichthyosis vulgaris (Ⓔ X-linked ichthyosis): ***Syn:*** *geschlechtsgebundene Ichthyosis vulgaris, rezessive Ichthyosis vulgaris*; *s.u. Ichthyosis vulgaris*

ich|thy|o|tisch *adj* (Ⓔ ichthyotic): Ichthyosis betreffend, von ihr betroffen oder gekennzeichnet

Ich|thys|mus *m*: *→Ichthyismus*

ICM *Abk.*: infiltrative Cardiomyopathie

ICP *Abk.*: **1.** Impulszytophotometrie **2.** *→infantile Zerebralparese*

ICR *Abk.*: **1.** *→Interkostalraum* **2.** *→Interzellulärraum* **3.** Intrakutanreaktion

ICS *Abk.*: intrakraniale Stimulation

ICSD *Abk.*: *→International Classification of Sleep Disorders*

ICSH *Abk.*: interstitial cell stimulating hormone

ICSI *Abk.*: *→intrazytoplasmatische Spermieninjektion*

ICSO *Abk.*: intermittierende Carotissinus-Okklusion

IC-STK *Abk.*: intrakoronare Streptokinase

ICT *Abk.*: **1.** indirekter Coombs-Test **2.** *→intensivierte konventionelle Insulintherapie* **3.** intrakranialer Tumor

Icter-, icter- *präf.*: Wortelement mit der Bedeutung „Gelbsucht/Ikterus"

Ic|te|rus *m*: *→Ikterus*
Icterus gravidarum/gravidatis: *→Hepatopathia gravidarum*
Icterus juvenilis intermittens Meulengracht (Ⓔ familial nonhemolytic jaundice): ***Syn:*** *Meulengracht-Syndrom, Meulengracht-Gilbert-Syndrom, Gilbert-Meulengracht-Syndrom, intermittierende Hyperbilirubinämie Meulengracht, Morbus Meulengracht*; häufige [2–6 % der Bevölkerung], hereditäre Hyperbilirubinämie, die v.a. Männer unter 25 Jahren betrifft; kann durch Stress, Infektionen oder Fasten ausgelöst werden; die Leberfunktion ist normal; keine Therapie notwendig
Icterus neonatorum (Ⓔ jaundice of the newborn): ***Syn:*** *Neugeborenenikterus, Neugeborenengelbsucht*; physiologische Gelbsucht bei Neugeborenen durch Leberunreife und Anfall erhöhter Bilirubinmengen; mehr als die Hälfte reifer Neugeborener und ca. 80 % aller Frühgeborenen entwickeln am 2.–3. Tag nach der Geburt einen leichten Ikterus, der am 4.–5. Tag seinen Höhepunkt erreicht und dann langsam abklingt; das indirekte Bilirubin* kann dabei Werte von mehr als 170 μmol/ [> 10 mg/dl] erreichen; meist ist keine **Therapie** nötig; werden aber Serumspiegel von 16–18 mg/dl erreicht, ist eine Phototherapie mit Blaulicht [425–475 nm] indiziert; das Licht wandelt Bilirubin in nichttoxische, wasserlösliche Isomere um, die über den Harn ausgeschieden werden
Icterus neonatorum gravis (Ⓔ severe jaundice of the newborn): hämolytischer Ikterus* bei Blutgruppenunverträglichkeit [Rh-Inkompatibilität, ABNull-Inkompatibilität] zwischen Mutter und Kind; führt meist schon in den ersten 24 h zur Ausbildung eines **Icterus praecox**; *s.a. Morbus haemolyticus neonatorum, Kernikterus, Hydrops fetalis*
Icterus neonatorum prolongatus (Ⓔ prolonged jaundice of the newborn): über den 14. Tag nach der Entbindung hinaus bestehender Neugeborenenikterus; findet sich v.a. bei Frühgeborenen [Leberunreife] oder angeborenen intrahepatischen [Gallengangshypoplasie, neonatale Hepatitis oder Infektionen] oder extrahepatischen Erkrankungen [Mukoviszidose, Gallengangsatresie]; eine wichtige Ursache sind auch Medikamente oder Steroide in der Muttermilch

Ic|tus *m, pl* **-tus** (Ⓔ **1.** ictus **2.** beat): **1.** plötzlicher Anfall, Attacke, Synkope, plötzlich auftretendes Symptom **2.** Schlag, Stoß
Ictus amnesticus (Ⓔ episodic amnesia): ***Syn:*** *amnestische Episode, transiente globale Amnesie*; ätiologisch ungeklärte

Amnesieform mit vorübergehender vollständiger Erinnerungsunfähigkeit; tritt plötzlich auf und klingt spontan wieder ab; hinterlässt eine kongrade Amnesie, evtl. mit kurzer retrograder Amnesie

Ictus cordis (Ⓔ heart beat; apex beat): Herzschlag*; Herzspitzenstoß*

ICV *Abk.*: **1.** intrazelluläres Volumen **2.** intrazerebrales Volumen

ICW *Abk.*: intrazelluläres Wasser

ID *Abk.*: **1.** Ifosfamid, Doxorubicin **2.** *→Immundefekt* **3.** *→Immundiffusion* **4.** immunologische Differenz **5.** *→Infektionsdosis* **6.** *→Initialdosis* **7.** intrauterine Dystrophie **8.** *→Ionendosis* **9.** Isotopen-Dilution

Id *Abk.*: *→Idiotyp*

i.d. *Abk.*: infradermal

i.d. *Abk.*: *→intradermal*

ID_{50} *Abk.*: *→mittlere Infektionsdosis*

-id *suf.*: Wortelement mit der Bedeutung „ähnlich/gleichen"

IDA *Abk.*: Iminodiacetessigsäure

I|da|ru|bi|cin *nt* (Ⓔ idarubicin): Anthrazyklinderivat; zytostatisch wirksames Antibiotikum*; *s.u. Essay Chemotherapie S. 349*

IDAV *Abk.*: Immundefizienz-assoziiertes Virus

IDC *Abk.*: idiopathische dilatative Cardiomyopathie

IDDM *Abk.*: **1.** *→insulinabhängiger Diabetes mellitus* **2.** insulin-dependent diabetes mellitus

I|de|al|ge|wicht *nt* (Ⓔ ideal weight): im Prinzip veraltete Richtgröße für das Körpergewicht; liegt für Männer 10 % und für Frauen 15 % unter dem Normalgewicht* nach der Broca*-Formel; *s.a. Quetelet-Index*

I|de|a|ti|on *f* (Ⓔ ideation): Ideenbildung, Begriffsbildung

I|den|ti|tät, the|ra|peu|ti|sche *f* (Ⓔ bioequivalence): ***Syn:*** *Bioäquivalenz*; Übereinstimmung der Bioverfügbarkeit* zweier Präparate eines Wirkstoffs

i|de|o|phob *adj* (Ⓔ ideophobic): Ideophobie betreffend, durch sie gekennzeichnet

I|de|o|pho|bie *f* (Ⓔ ideophobia): krankhafte Angst vor (neuen) Ideen oder Vorstellungen

IDH *Abk.*: Isocitratdehydrogenase

Idio-, idio- *präf.*: Wortelement mit der Bedeutung „selbst/eigen"

i|di|o|dy|na|misch *adj* (Ⓔ idiodynamic): unabhängig aktiv

I|di|o|ge|ne|se *f* (Ⓔ idiogenesis): idiopathische Krankheitsentstehung, Krankheitsentstehung ohne erkennbare Ursache

I|di|o|glos|sie *f* (Ⓔ idioglossia): Sprachstörung, mit einer Sprache ohne Gaumen- und Kehllaute

I|di|o|gramm *nt*: *→Karyogramm*

I|di|o|hyp|no|se *f* (Ⓔ idiohypnotism): ***Syn:*** *Selbsthypnose, Autohypnose*; durch Autosuggestion* erzeugte Hypnose*

I|di|o|la|lie *f* (Ⓔ idiolalia): kindliche Sprache, die nur für Angehörige verständlich ist

i|di|o|pa|thisch *adj* (Ⓔ idiopathic): ***Syn:*** *protopathisch, essentiell, primär, genuin*; ohne erkennbare Ursache (entstanden), unabhängig von anderen Krankheiten, selbstständig

I|di|o|plas|ma *nt* (Ⓔ idioplasm): ***Syn:*** *Erbplasma, Keimplasma, Erbsubstanz*; der Teil des Protoplasmas* der Zelle, der die Erbanlagen enthält und an die nächste Generation weitergegeben wird

I|di|o|syn|kra|sie *f* (Ⓔ idiosyncrasy): (angeborene) Überempfindlichkeit

i|di|o|syn|kra|tisch *adj* (Ⓔ idiosyncratic): Idiosynkrasie betreffend, von ihr betroffen oder gekennzeichnet

I|di|o|tie *f* (Ⓔ profound mental retardation): hochgradiger Schwachsinn [IQ unter 20]; obsoleter Begriff, der nicht mehr verwendet werden sollte

Erwachsenenform der amaurotischen Idiotie: *→Kufs-Syndrom*

infantile amaurotische Idiotie: *→Tay-Sachs-Syndrom*

juvenile Form der amaurotischen Idiotie: *→juvenile Ceroidlipofuscinose*

spätinfantile Form der amaurotischen Idiotie: *→Jansky-Bielschowsky-Krankheit*

i|di|o|trop *adj* (Ⓔ idiotropic): introvertiert; egozentrisch

I|di|o|typ *m*: *→Genotyp*

I|di|o|ty|pie *f* (Ⓔ idiotypy): genetisch bedingte Antigenvariation der variablen Abschnitte der Immunglobuline*

i|di|o|ty|pisch *adj* (Ⓔ idiotypic): Idiotype(n) betreffend

I|di|o|ty|pus *m*: *→Genotyp*

i|di|o|vent|ri|ku|lär *adj* (Ⓔ idioventricular): nur den Ventrikel betreffend

IDL *Abk.*: **1.** Intermediär-Lipoproteine **2.** intermediate density lipoprotein

IDMMK *Abk.*: interdigestiver migratorischer motorischer Komplex

I|do|se *f* (Ⓔ idose): Aldohexose*; Epimer von Glucose*

I|dox|u|ri|din *nt* (Ⓔ idoxuridine): Virustatikum*; **Anw.**: Herpes simplex-Infektionen

IDP *Abk.*: Inosindiphosphat

IDT *Abk.*: **1.** Immundepressionstherapie **2.** Immunodiffusionstest **3.** Intradermaltest

IDU *Abk.*: *→Idoxuridin*

IDUR *Abk.*: *→Idoxuridin*

α-L-Iduronidase-Mangel *m*: *→Pfaundler-Hurler-Syndrom*

Id|u|ron|säu|re *f* (Ⓔ iduronic acid): in Chondroitinsulfat* und Heparin* vorkommendes Isomer der Glucuronsäure

IDZ *Abk.*: isoliertes Dialysezentrum

IE *Abk.*: **1.** *→Immunelektrophorese* **2.** Immunitätseinheit **3.** infektiöse Einheit **4.** *→Insulineinheit* **5.** intermittierender Exophthalmus **6.** internationale Einheit

I.E. *Abk.*: internationale Einheit

IEA *Abk.*: **1.** immunelektrophoretische Analyse **2.** intravasale Erythrozytenaggregation

IEC *Abk.*: *→intraepitheliales Karzinom*

IEF *Abk.*: *→isoelektrische Fokussierung*

IEG *Abk.*: immunologische Evolutionsgruppen

IEM *Abk.*: Immunelektronenmikroskopie

IEMA *Abk.*: immunoenzymatischer Assay

IEP *Abk.*: **1.** *→Immunelektrophorese* **2.** isoelektrischer Punkt

IES *Abk.*: Indolessigsäure

IET *Abk.*: Immunenzymtechnik

IEZ *Abk.*: isovolumetrische Erschlaffungszeit

IF *Abk.*: **1.** *→Immunfluoreszenz* **2.** inflammatorischer Faktor **3.** *→Inhibiting-Faktor* **4.** Inhibitionsfaktor **5.** Initialfaktor **6.** *→Initiationsfaktor* **7.** *→Interferon* **8.** interstitielle Flüssigkeit **9.** *→Intrinsic-Faktor*

IFA *Abk.*: **1.** idiopathische fibrosierende Alveolitis **2.** Immunofluoreszenzassay

IFAR *Abk.*: **1.** indirekte Fluoreszenz-Antikörper-Reaktion **2.** indirekte Immunfluoreszenz-Antikörperreaktion

IFB *Abk.*: inferiorer Faszikelblock

IFECG *Abk.*: indirektes fetales Elektrokardiogramm

IFG *Abk.*: *→impaired fasting glucose*

IFM *Abk.*: Impulsfrequenzmodulation

IFMA *Abk.*: immunfluorometrischer Assay

IFN *Abk.*: *→Interferon*

IFN-α *Abk.*: *→α-Interferon*

IFN-β *Abk.*: *→β-Interferon*

IFN-γ *Abk.*: *→γ-Interferon*

I|fos|fa|mid *nt* (Ⓔ ifosfamide): alkylierendes Zytostatikum*; **Anw.**: Bronchialkarzinom, Hodentumoren, maligne Lymphome

IFT *Abk.*: *→Immunfluoreszenztest*

IFV *Abk.*: interstitielles Flüssigkeitsvolumen

IG *Abk.*: **1.** *→Idealgewicht* **2.** *→Immunglobulin*

Ig *Abk.*: *→Immunglobulin*

i.g. *Abk.*: *→intraglutäal*

IgA *Abk.*: *→Immunglobulin A*

IgA-Antikörper *m*: *→Immunglobulin A*

IgA-Glomerulonephritis, mesangioproliferative *f*: *→IgA-Nephritis*

IgA-Nephritis *f, pl* **-tiden** (Ⓔ IgA nephropathy): ***Syn:*** *mesangioproliferative IgA-Glomerulonephritis, IgA-Nephropathie, Berger-Krankheit, Berger-Nephropathie*; durch mesangiale IgA-Ablagerung hervorgerufene Glomerulonephritis* mit rezidivierender, schmerzloser Hämaturie*; betrifft v.a. Männer zwischen 20 und 40 Jahren; der Verlauf ist relative benigne, trotzdem werden 20–50 % der Patienten dialysepflichtig; **Therapie**: Steroide oral; evtl. Antibiotika zur Sanierung eines Infektherdes; bei Makrohämaturie* vermehrte Flüssigkeitsaufnahme [> 3 l/Tag] und Diuretika

I

IgA-Nephropathie *f*: *→IgA-Nephritis*
IgD *Abk.*: *→Immunglobulin D*
IgD-Antikörper *m*: *→Immunglobulin D*
IgE *Abk.*: *→Immunglobulin E*
IgE-Antikörper *m*: *→Immunglobulin E*
I|gel|kopf *m*: *→Echinacea*
IgE-Rezeptor *m* (Ⓔ IgE receptor): Rezeptor für Immunglobulin E auf der Oberfläche von z.B. eosinophilen und basophilen Granulozyten* sowie Mastzellen*; *s.a. Essay Allergie S. 69*
IGF *Abk.*: insulin-like growth factor
IgG *Abk.*: *→Immunglobulin G*
IgG-Antikörper *m*: *→Immunglobulin G*
IgM *Abk.*: *→Immunglobulin M*
IgM-Antikörper *m*: *→Immunglobulin M*
19S-IgM-FTA-ABS-Test *m* (Ⓔ 19S-IgM-FTA-ABS test): *s.u. Essay Syphilis S. 2077*
IGO *Abk.*: integrierter Gastrin-Output
IGT *Abk.*: *→impaired glucose tolerance*
IGTT *Abk.*: intravenöser Glukosetoleranztest
IGV *Abk.*: intrathorakales Gasvolumen
IGZ *Abk.*: intermittierende gesteuerte Zusatzbeatmung
IH *Abk.*: **1.** idiopathische Herzhypertrophie **2.** idiopathische Hypertrophie **3.** infektiöse Hepatitis **4.** *→Inguinalhernie* **5.** *→Inhibiting-Hormon* **6.** inhibitorisches Hormon
IH⁺ *Abk.*: Wasserstoffionen-Clearance-Index
IHA *Abk.*: **1.** idiopathischer Hyperaldosteronismus **2.** *→indirekte Hämagglutination*
I-Hand *f* (Ⓔ ichthyosis palm): ***Syn:*** *Ichthyose-Hand*; *s.u. Ichthyosis vulgaris*
IHAR *Abk.*: indirekte Hämagglutinationsreaktion
IHAT *Abk.*: indirekter Hämagglutinationstest
IHB *Abk.*: Infra-His-Block
IHC *Abk.*: idiopathische Hyperkalzurie
IHE *Abk.*: ischämische Herzerkrankung
IHGT *Abk.*: Insulin-Hypoglykämietest
IHK *Abk.*: ischämische Herzkrankheit
IHP *Abk.*: Inositolhexaphosphat
IHR *Abk.*: Intra-His-Reentry
IHSS *Abk.*: **1.** *→idiopathische hypertrophische subaortale Stenose* **2.** idiopathische hypertrophische Subaortenstenose
IHT *Abk.*: Insulin-Hypoglykämietest
II *Abk.*: Ikterus-Index
IIF *Abk.*: indirekte Immunfluoreszenz
IIFT *Abk.*: *→indirekter Immunfluoreszenztest*
IIH *Abk.*: Insulin-induzierte Hyperglykämie
IIN *Abk.*: *→inhibitorisches Interneuron*
IITS *Abk.*: Isatin-β-isothiosemikarbazon
IK *Abk.*: **1.** *→Immunkomplex* **2.** Immunkonglutinin **3.** Inspirationskapazität **4.** *→inspiratorische Kapazität* **5.** *→interstitielle Keratitis*
IKD *Abk.*: intrakranialer Druck
IKG *Abk.*: isolierte Korpusgastritis
IKH *Abk.*: *→infantile kortikale Hyperostose*
IKK *Abk.*: Innungskrankenkasse
IKN *Abk.*: *→Immunkomplexnephritis*
IKR *Abk.*: *→Interkostalraum*
IKRK *Abk.*: Internationales Komitee vom Roten Kreuz
IKS *Abk.*: Intensiv- und Koronarpflegestation
IKT *Abk.*: *→Intrakutantest*
Ikter-, ikter- *präf.*: Wortelement mit der Bedeutung „Gelbsucht/Ikterus"
ik|te|risch *adj* (Ⓔ icteric): Gelbsucht/Ikterus betreffend, von ihr betroffen oder gekennzeichnet, gelbsüchtig
ik|te|ro|gen *adj* (Ⓔ icterogenic): Gelbsucht/Ikterus verursachend
Ik|te|rus *m* (Ⓔ jaundice): ***Syn:*** *Gelbsucht, Icterus*; durch eine Ablagerung von Bilirubin* in Haut, Schleimhaut und Sklera* hervorgerufene Gelbfärbung bei Hyperbilirubinämie* von mehr als 3 mg/dl [51 mol/l]; je nach Entstehungsmechanismus unterscheidet man zwischen **hepatischem** und **extrahepatischem Ikterus**, wobei der extrahepatische Ikterus noch in **antehepatischen** und **posthepatischen** Ikterus unterteilt wird

Klinik: 60–80 % der Patienten klagen über Oberbauchschmerzen, Juckreiz [oft Wochen bis Monate vor dem Ikterus], Dunkelfärbung des Urins, hellen Stuhl, Appetitlosigkeit, Übelkeit und Erbrechen, allgemeine Schwäche; **Diagnose:** Anamnese, körperliche Untersuchung, Labor [direktes/indirektes Bilirubin, AST, ALT, alkalische Phosphatase, γ-GT, Leukozyten, Thrombozyten, Quick], Sonographie, CT, Cholegraphie, Leberbiopsie [*s.a. Abb. 12*]

antehepatischer Ikterus (Ⓔ prehepatic jaundice): ***Syn:*** *prähepatischer Ikterus*; Ikterus, dessen Ursache physiologisch vor der Leber liegt, z.B. hämolytischer Ikterus*, Icterus* neonatorum gravis
cholestatischer Ikterus (Ⓔ cholestatic jaundice): posthepatischer Ikterus durch eine Abflussbehinderung der Galle, z.B. bei Gallengangsatresie, Gallensteinen
extrahepatischer Ikterus (Ⓔ extrahepatic jaundice): Gelbsucht, deren Ursache außerhalb der Leber liegt; Oberbegriff für antehepatischen und posthepatischen Ikterus
familiärer hämolytischer Ikterus: *→Kugelzellanämie*
hämolytischer Ikterus (Ⓔ hemolytic icterus): Gelbsucht durch eine vermehrte Auflösung von Erythrozyten; *s.a. hämolytische Anämie, Morbus haemolyticus neonatorum*
hepatischer Ikterus: *→hepatogener Ikterus*
hepatogener Ikterus (Ⓔ hepatogenic jaundice): ***Syn:*** *hepatozellulärer Ikterus, hepatischer Ikterus, Parenchymikterus*; Ikterus durch eine unzureichende Funktion der Leberzellen; kann weiter unterteilt werden in: **prämikrosomaler Ikterus** [Behinderung der Bilirubinaufnahme in die Zelle, Transportstörung für Bilirubin], **mikrosomaler Ikterus** [Uridyl-Glucuronyltransferase-Mangel, Störung der Konjugation], **postmikrosomal-präterminaler Ikterus** [gestörte Bilirubinsekretion bei Dubin-Johnson-Syndrom oder Rotor-Syndrom] und **postmikrosomal-terminaler Ikterus** [zu Cholestase führende globale Exkretionsstörung, z.B. cholestatische Hepatitiden, Zirrhosen, Schwangerschaftscholestase]
hepatozellulärer Ikterus: *→hepatogener Ikterus*
mikrosomaler Ikterus (Ⓔ microsomal jaundice): *s.u. hepatogener Ikterus*
posthepatischer Ikterus (Ⓔ posthepatic jaundice): Ikterus, dessen Ursache physiologisch hinter der Leber liegt, z.B. bei destruierender oder sklerosierender extrahepatischer Cholangitis, posthepatischer Abflussbehinderung [Steine, Tumoren, Choledochuszysten]
postmikrosomal-präterminaler Ikterus (Ⓔ postmicrosomal preterminal jaundice): *s.u. hepatogener Ikterus*
postmikrosomal-terminaler Ikterus (Ⓔ postmicrosomal terminal jaundice): *s.u. hepatogener Ikterus*
prähepatischer Ikterus: *→antehepatischer Ikterus*
prämikrosomaler Ikterus (Ⓔ premicrosomal jaundice): *s.u. hepatogener Ikterus*

Ik|te|rus|zy|lin|der *pl* (Ⓔ bilirubin cast): gelbliche Harnzylinder* bei Ikterus mit Bilirubinurie*
-ikum *suf.*: Wortelement mit der Bedeutung „Mittel/Arzneimittel"
Ik|wa|fie|ber *nt*: *→Wolhyn-Fieber*
IKZ *Abk.*: **1.** *→Inkubationszeit* **2.** isovolumetrische Kontraktionszeit
IL *Abk.*: **1.** *→indeterminierte Lepra* **2.** *→Interleukin*
i.l. *Abk.*: *→intralumbal*
IL-1 *Abk.*: *→Interleukin-1*
IL-2 *Abk.*: *→Interleukin-2*
IL-3 *Abk.*: *→Interleukin-3*
IL-4 *Abk.*: *→Interleukin-4*
IL-5 *Abk.*: *→Interleukin-5*
IL-6 *Abk.*: *→Interleukin-6*
Il-, il- *präf.*: Wortelement mit der Bedeutung **1.** „hinein/in" **2.** „nicht"
ILCO *Abk.*: Ileostomie-Kolostomie-Selbsthilfegruppen
Ile *Abk.*: *→Isoleucin*
Ile-, ile- *präf.*: *→Ileo-*
il|e|al *adj* (Ⓔ ileal): Ileum betreffend
Il|e|ek|to|mie *f* (Ⓔ ileectomy): ***Syn:*** *Ileumresektion*; operative Entfernung des Ileums*
Il|e|i|tis *f, pl* **-ti|den** (Ⓔ ileitis): ***Syn:*** *Ileumentzündung*; Entzündung des Ileums oder der Ileumschleimhaut; *s.a. Enteritis*

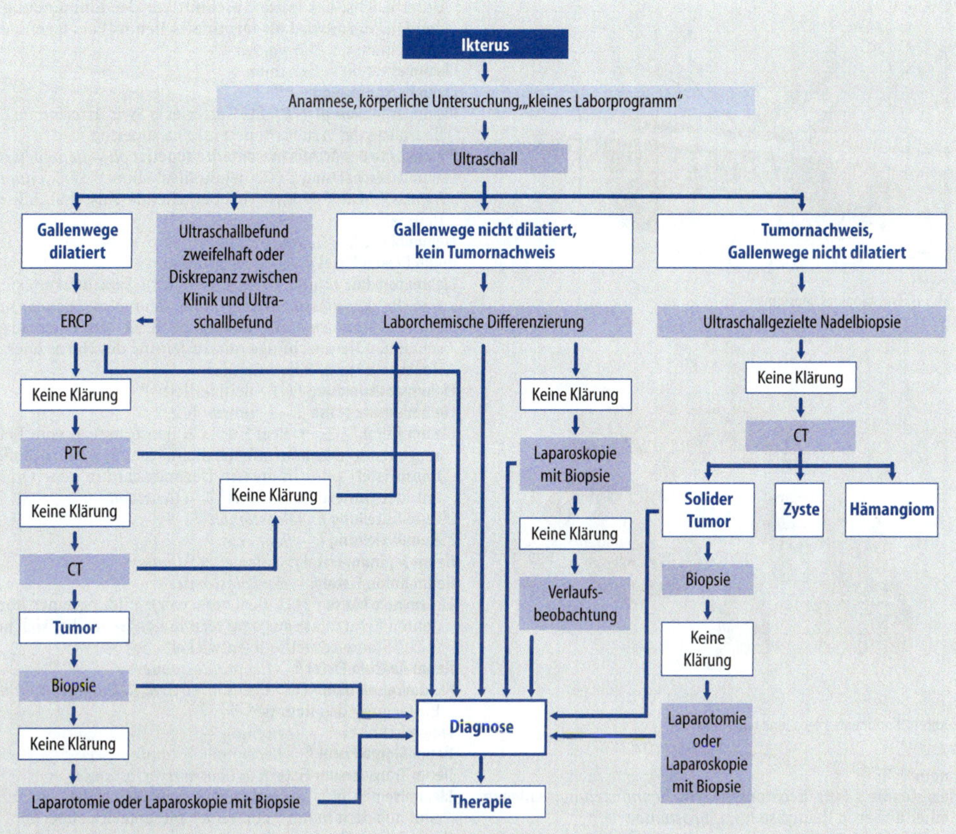

Abb. I2. Diagnoseschema Ikterus

Ileitis regionalis/terminalis: →*Enteritis regionalis Crohn*

illeliltisch *adj* (Ⓔ ileitic): Ileumentzündung/Ileitis betreffend, von ihr betroffen oder gekennzeichnet

Ileo-, ileo- *präf.*: Wortelement mit der Bedeutung „Ileum“

Illelolalnolstolmie *f* (Ⓔ ileoanal anastomosis): operative Verbindung von Ileum* und Anus* nach Resektion von Kolon und Rektum

Illelolcolliltis *f, pl* **-tilden** (Ⓔ ileocolitis): *Syn:* *Ileokolitis*; Entzündung von Ileum und Kolon; *s.a. Enteritis*

Ileocolitis regionalis/terminalis: →*Enteritis regionalis Crohn*

illelolillelal *adj* (Ⓔ ileoileal): zwei Ileumabschnitte verbindend

Illelolillelolalnaslto|mo|se *f*: →*Ileoileostomie*

Illelolillelolstolmie *f* (Ⓔ ileoileostomy): *Syn:* *Ileoileoanastomose*; operative Verbindung zweier Abschnitte des Ileums nach Resektion des Mittelstücks

illeloljelju|nal *adj* (Ⓔ jejunoileal): Ileum und Jejunum betreffend oder verbindend

Illeloljelju|niltis *f, pl* **-tilden** (Ⓔ ileojejunitis): *Syn:* *Jejunoileitis*; Entzündung von Ileum und Jejunum; *s.a. Enteritis*

illeloljelju|niltisch *adj* (Ⓔ ileojejunitic): Ileojejunitis betreffend, von ihr betroffen oder gekennzeichnet

Illeloljelju|nolstolmie *f* (Ⓔ ileojejunostomy): *Syn:* *Ileum-Jejunum-Fistel, Jejunum-Ileum-Fistel, Jejunoileostomie*; operative Verbindung von Ileum* und Jejunum*

illelolkollisch *adj* (Ⓔ ileocolic): Ileum und Kolon betreffend oder verbindend

Illelolkolliltis *f, pl* **-tilden** (Ⓔ ileocolitis): *Syn:* *Ileocolitis*; Entzündung von Ileum und Kolon; *s.a. Enteritis, Kolitis*

illelolkolliltisch *adj* (Ⓔ ileocolitic): Ileokolitis betreffend, von ihr betroffen oder gekennzeichnet

Illelolkollolstolmie *f* (Ⓔ ileocolostomy): *Syn:* *Ileum-Kolon-Fistel*; operative Verbindung von Ileum* und Kolon*

Illelolkollolto|mie *f* (Ⓔ ileocolotomy): Eröffnung von Ileum* und Kolon*

Illelolpelxie *f* (Ⓔ ileopexy): *Syn:* *Ileumfixierung, Ileumanheftung*; operative Anheftung/Fixierung des Ileums

Illelolprokltolstolmie *f* (Ⓔ ileoproctostomy): *Syn:* *Ileum-Rektum-Fistel, Ileorektostomie*; operative Verbindung von Ileum* und Rektum*

illelolrekltal *adj* (Ⓔ ileorectal): Ileum und Rektum betreffend oder verbindend

Illelolrekltolstolmie *f*: →*Ileoproktostomie*

Illelorlrhalphie *f* (Ⓔ ileorrhaphy): *Syn:* *Ileumnaht*; Naht des Ileums nach traumatischer oder operativer Eröffnung oder Inzision

Illelolsiglmolildallfisltel *f* (Ⓔ ileosigmoid fistula): *Syn:* *Ileum-Sigma-Fistel*; innere Ileumfistel* mit Mündung in das Sigma

Illelolsiglmolildolstolmie *f* (Ⓔ ileosigmoidostomy): *Syn:* *Ileum-Sigma-Fistel*; operative Verbindung von Ileum* und Sigma*

Illelolskolpie *f* (Ⓔ ileoscopy): endoskopische Untersuchung des Ileums

Illelolstolma *nt, pl* **-malta** (Ⓔ ileal stoma): *Syn:* *Ileumafter, Ileumfistel*; operativ angelegte äußere Ileumfistel zur temporären oder permanenten Stuhlausleitung; kann als **endständiges** oder **doppelläufiges Ileostoma** angelegt werden; wichtig ist, dass das Stoma deutlich über das Hautniveau erhaben ist, damit der flüssige Stuhl nicht die Haut aufweicht und mazeriert, sondern in das Auffangsystem abläuft

das **Ileostoma nach Kock** ist ein kontinentes Stoma mit einer Beutelbildung aus terminalem Ileum und Invagination des ausführenden Darmsegmentes in diesen Beutel hi-

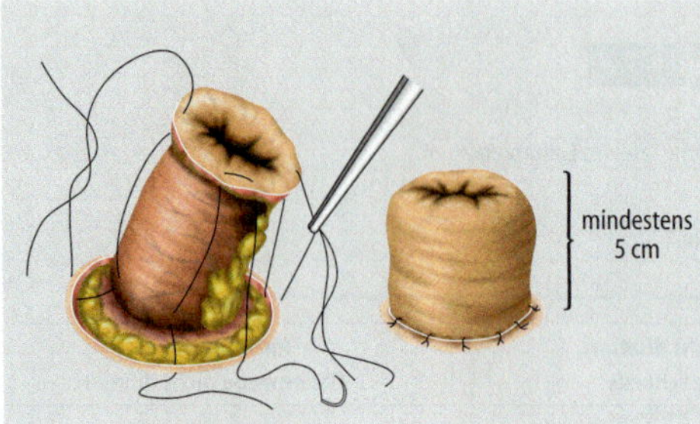

Abb. I3. Endständiges Ileostoma

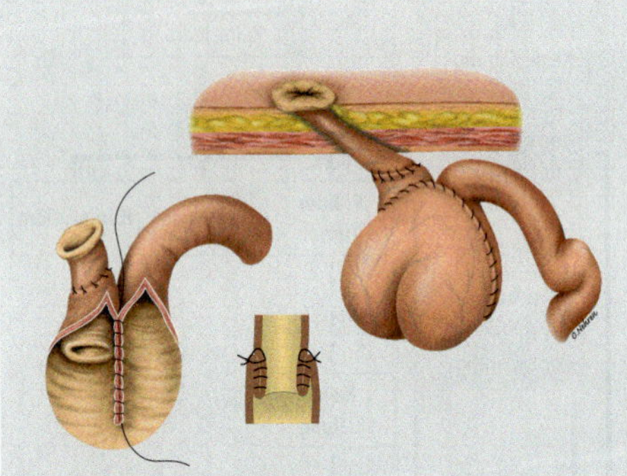
Abb. I4. Kontinentes Ileostoma nach Kock

nein

Ilelolstolmie *f* (Ⓔ ileostomy): ***Syn:*** *Ileumfistelung*; Anlegen einer äußeren Ileumfistel; *s.a. Ileostoma*

Ilelo|to|mie *f* (Ⓔ ileotomy): ***Syn:*** *Ileumschnitt*; operative Eröffnung des Ileums*

Ilelo|trans|ver|so|sto|mie *f* (Ⓔ ileotransversostomy): ***Syn:*** *Ileum-Transversum-Fistel*; operative Verbindung von Ileum* und Querkolon [Colon transversum]

ilelo|zä|kal *adj* (Ⓔ ileocecal): ***Syn:*** *ileozökal*; Ileum und Zäkum betreffend oder verbindend

Ilelo|zä|kal|fis|tel *f* (Ⓔ ileocecal fistula): innere Ileumfistel* mit Mündung in das Zäkum

Ilelo|zä|kal|klap|pe *f* (Ⓔ ileocecal valve): ***Syn:*** *Ileozökalklappe*; *s.u. Ostium ileale*

Ilelo|zä|kal|ve|ne *f* (Ⓔ ileocolic vein): ***Syn:*** *Vena ileocolica*; Begleitvene der Arteria* ileocolica, die Blut von Appendix vermiformis, Zäkum und terminalem Ileum* zur Vena* mesenterica superior führt

Ilelo|zä|ko|sto|mie *f* (Ⓔ ileocecostomy): ***Syn:*** *Ileum-Zäkum-Fistel*; operative Verbindung von Ileum* und Zäkum*

ilelo|zö|kal *adj*: → *ileozäkal*

Ilelo|zö|kal|klap|pe *f* (Ⓔ ileocecal valve): Ileozäkalklappe; *s.u. Ostium ileale*

Ilelo|zö|kal|tu|ber|ku|lo|se *f* (Ⓔ iliocecal tuberculosis): Tuberkulose* des Ileozäkalbereichs; häufige Lokalisation der Darmtuberkulose*

Ilelo|zö|kal|vol|vu|lus *m* (Ⓔ ileocecal volvulus): Volvulus* durch Drehung des Ileozäkums

Ilelo|zys|to|plas|tik *f* (Ⓔ ileocystoplasty): Ersatz oder Vergrößerung der Harnblase durch eine ausgeschaltete Ileumschlinge, z.B. Ileumconduit*

Ilelo|zys|to|sto|mie *f* (Ⓔ ileocystostomy): ***Syn:*** *Ileum-Blasen-Fistel*; operative Verbindung von Blase und Ileum zur Harnableitung; *s.a. Ileumconduit*

Ileu *Abk.*: → *Isoleucin*

Ilelum *nt* (Ⓔ ileum): ***Syn:*** *Krummdarm, Intestinum ileum*; letzter und längster Abschnitt [ca. 2,5–3 m] des Dünndarms vor der Einmündung in den Blinddarm [Zäkum*]; die Ileumschlingen liegen im rechten und unteren Teil des Unterbauchs; der letzte Abschnitt vor der Einmündung in den Dickdarm wird als **terminales Ileum** [Pars terminalis] bezeichnet; *s.a. Dünndarm*

Ilelum|af|ter *m*: → *Ileostoma*

Ilelum|an|hef|tung *f*: → *Ileopexie*

Ilelum|ar|te|ri|en *pl* (Ⓔ ileal arteries): ***Syn:*** *Arteriae ileales*; Ileumäste der Arteria* mesenterica superior

Ilelum|äs|te der Arteria mesenterica superior *pl*: → *Ileumarterien*

Ilelum|aus|schal|tung *f* (Ⓔ jejunolileal shunt): ***Syn:*** *jejunaler Bypass, ilealer Bypass*; vorübergehende Ausschaltung des Ileums*

Ilelum|bla|se *f*: → *Ileumconduit*

Ileum-Blasen-Fistel *f*: → *Ileozystostomie*

Ilelum|con|duit *m/nt* (Ⓔ ileal conduit): ***Syn:*** *Bricker-Operation, Bricker-Plastik, Bricker-Blase, Ileumblase, Ileumersatzblase, Dünndarmblase*; künstliche Blase aus einer ausgeschalteten Ileumschlinge mit Ausleitung des Harns über ein Ileostoma*; *s.a. Kolon-Conduit*

Ilelum|ent|zün|dung *f* (Ⓔ ileitis): Ileitis*

Ilelum|er|satz|bla|se *f*: → *Ileumconduit*

Ilelum|fis|tel *f* (Ⓔ **1.** ileal fistula **2.** ileostomy): **1.** vom Ileum ausgehende Dünndarmfistel, die nach außen führt [**äußere Ileumfistel**] oder in andere Darmabschnitte oder Organe mündet [**innere Ileumfistel**] **2.** → *Ileostoma*

Ilelum|fis|te|lung *f*: → *Ileostomie*

Ilelum|fi|xie|rung *f*: → *Ileopexie*

Ileum-Jejunum-Fistel *f*: → *Ileojejunostomie*

Ileum-Kolon-Fistel *f*: → *Ileokolostomie*

Ilelum|ne|o|bla|se *f* (Ⓔ ileal reservoir): Bildung einer kontinenten Ersatzblase aus dem terminalen Ileum; hat sich heute zur Standardmethode entwickelt

Ileum-Rektum-Fistel *f*: → *Ileoproktostomie*

Ilelum|re|sek|ti|on *f* (Ⓔ ileectomy): ***Syn:*** *Ileektomie*; operative Entfernung des Ileums*

Ilelum|schnitt *m*: → *Ileotomie*

Ileum-Sigma-Fistel *f*: → *Ileosigmoidostomie*

Ileum-Transversum-Fistel *f*: → *Ileotransversostomie*

Ilelum|ve|nen *pl* (Ⓔ ileal veins): ***Syn:*** *Venae ileales*; führen Blut aus dem Ileum* zur Vena* mesenterica superior

Ileum-Zäkum-Fistel *f*: → *Ileozäkostomie*

Ilelus *m, pl* **Ilelen, Ilei** (Ⓔ ileus): ***Syn:*** *Darmverschluss*; vollständige Unterbrechung der Darmpassage durch Verschluss der Darmlichtung oder Darmlähmung; die Unterscheidung von einem **Subileus** mit nur inkompletter Passagestörung ist oft schwer; die durch den Ileus ausgelöste Symptomatik mit Allgemeinerscheinungen [siehe unten] wird als **Ileuskrankheit** bezeichnet; von den meisten Chirurgen wird eine Unterteilung in **mechanischer, paralytischer** und **vaskulärer Ileus** vorgenommen [*s.a. Tab. I6*]; andere Autoren betrachten den paralytischen Ileus als eine Unterform des funktionellen Ileus*

der Darmverschluss führt zu einer Ausdehnung oder Überdehnung des Darmlumens, die im Mittelpunkt der **Pathophysiologie** des Ileus steht; sie führt zu einer Störung der Mikrozirkulation der Darmwand und lokaler Hypoxie*; es kommt zu ischämischer Schädigung der Wand mit Perforation und Peritonitis*, die zu paralytischem Ileus und Schock* führen kann; gleichzeitig kommt es zu einer vermehrten Flüssigkeitsabsonderung in den Darm, die die Darmdistension noch verstärkt [Circulus vitiosus]; **Klinik:** meist akut einsetzendes schweres Krankheitsbild mit Übelkeit, Erbrechen, Stuhl- und Windverhaltung, starken Schmerzen, Zunahme des Bauchumfanges, Bewusstseinsbeeinträchtigung bis hin zum Koma; **Diagnose:** körperliche Untersuchung und v.a. die Schmerzanamnese führen meist schon zur Erstellung einer Arbeitsdiagnose, die durch apparative Verfahren [Labor, Sonographie, Abdomenleeraufnahme, a.p.-Thoraxaufnahme, Endoskopie, CT, NMR, Angiographie] oder eine Probelaparotomie* bestätigt werden kann

eine chirurgische **Therapie** ist indiziert bei Peritonitis*, Strangulationsileus, hohem Dünndarmileus und komplettem mechanischen Ileus, wobei die gewählte Operationsmethode von der Ursache abhängt; bei paralytischem Ileus kann zuerst versucht werden, die Darmtätigkeit durch Sym-

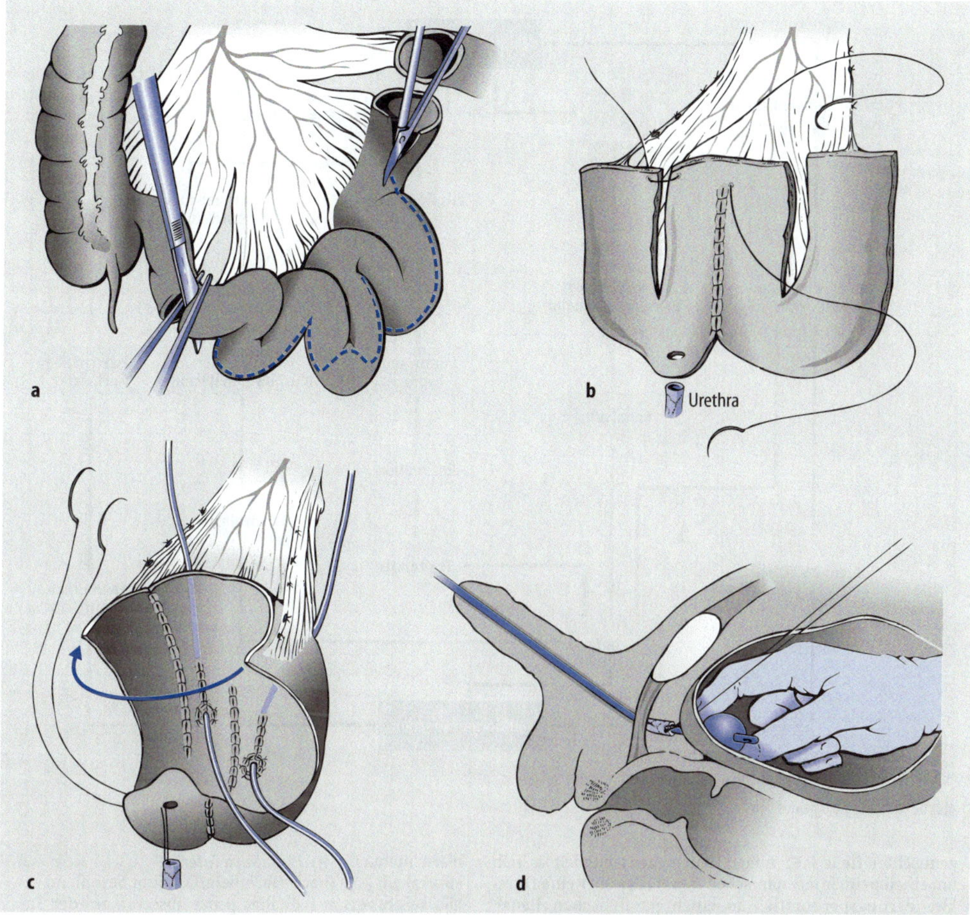

Abb. 15. Ileumneoblase

Tab. 16. Ileusformen

Mechanisch	Paralytisch	Vaskulär
Ohne Störung der Blut-zirkulation Adhäsionen, Briden, Tumor, atypischer Darminhalt, Entzündungen, Darmwandschaden	**Toxisch-entzündlich** Peritonitis Vergiftung **Metabolisch** Elektrolytstörung Stoffwechselerkrankung	Arterielle Embolie Arterielle Thrombose Venenthrombose Vaskulitis Kollagenosen Chronischer Gefäßverschluss Nichtokklusive mesenteriale Ischämie (NOMI)
Mit Störung der Blutzirkulation (Strangulationsileus) Inkarzeration Invagination Volvulus	**Reflektorisch** Ureterstein Volle Blase Wirbelbrüche Neurologisch-psychiatrisch „Idiopathisch"	

pathikolyse oder Parasympathomimetika anzuregen [*Tab. 16, Abb. 17, 18*]

adynamischer Ileus: *→paralytischer Ileus*

dynamischer Ileus: *→funktioneller Ileus*

funktioneller Ileus (Ⓔ dynamic ileus): ***Syn:*** *dynamischer Ileus*; Ileus durch Störung oder Aufhebung der Peristaltik*; Oberbegriff für paralytischer und spastischer Ileus

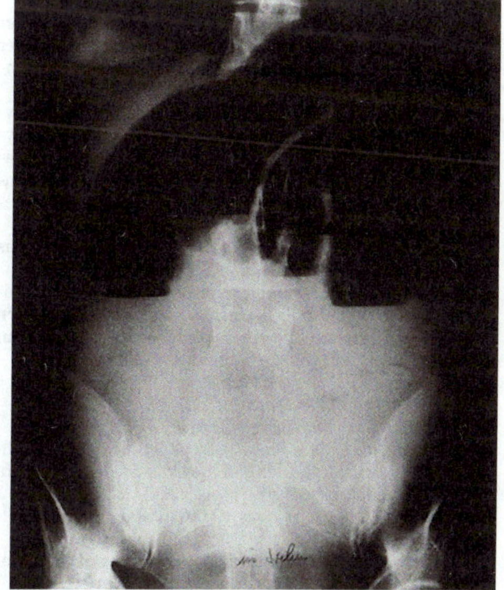

Abb. 17. Dünndarmspiegel bei Bridenileus in der Abdomenleeraufnahme im Stehen

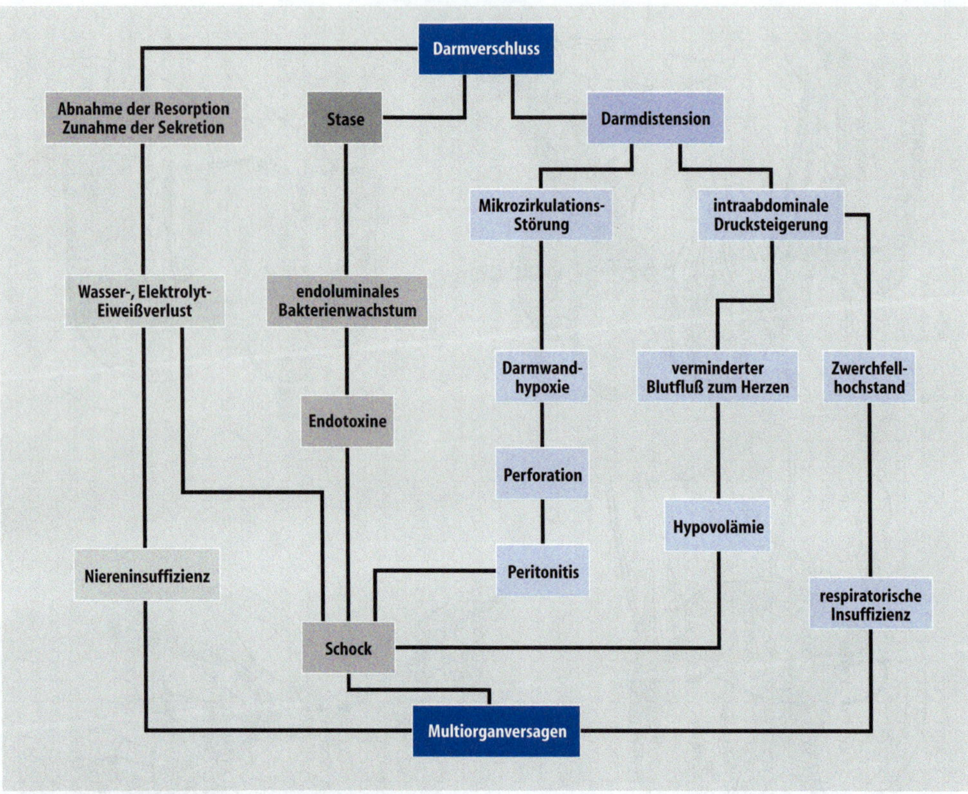

Abb. I8. Pathophysiologie des Ileus

gemischter Ileus (Ⓔ mixed ileus): meist handelt es sich um einen primär mechanischen Ileus*, der über eine Durchwanderungsperitonitis* in einen paralytischen Ileus* übergegangen ist

mechanischer Ileus (Ⓔ mechanical ileus): Darmverschluss durch Verlegung der Darmlichtung von innen oder Druck von außen

paralytischer Ileus (Ⓔ paralytic ileus): *Syn*: *adynamischer Ileus, Lähmungsileus*; Ileus bei Darmlähmung; z.T. wird der Begriff auch als Synonym für funktioneller Ileus* verwendet

postoperativer Ileus (Ⓔ postoperative ileus): meist paralytischer Ileus*, der oft schwer von einer postoperativen physiologischen Darmatonie abzugrenzen ist; ein konservativer Behandlungsversuch durch Sympathikolyse, Parasympathomimetika oder hyperosmolare Substanzen ist gerechtfertigt

spastischer Ileus (Ⓔ spastic ileus): funktioneller Ileus durch spastische Kontraktion von Darmabschnitten

vaskulärer Ileus (Ⓔ vascular ileus): die akute oder chronische arterielle Minderperfusion von Darmabschnitten führt zum klinischen Bild eines paralytischen Ileus, der auf einer ischämischen Wandschädigung beruht

Ilelusikrankiheit *f* (Ⓔ ileus): *s.u. Ileus*

Ilex palraiguairilenisis *f*: *→Mate*

ILF *Abk.*: *→idiopathische Lungenfibrose*

Ilhéus-Enzephalitis *f* (Ⓔ Ilhéus encephalitis): durch das **Ilhéus-Virus** hervorgerufene Arbovirus-Enzephalitis* in Mittel- und Südamerika

Ilhéus-Virus *nt* (Ⓔ Ilhéus virus): Arbovirus*; Erreger der Ilhéus-Enzephalitis

Ilia-, ilia- *präf.*: Wortelement mit der Bedeutung „Darmbein/Ilium"

Iliaka communis *f*: *→Arteria iliaca communis*

Iliaka externa *f*: *→Arteria iliaca externa*

Iliaka interna *f*: *→Arteria iliaca interna*

ililalkal *adj* (Ⓔ iliac): Darmbein/Os ilium betreffend

Ililalkalabsizess *m* (Ⓔ iliac psoas abscess): auf der Fascia* iliaca liegender Abszess des Beckenbereichs; meist handelt es sich um einen Senkungsabszess* [z.B. bei Wirbelsäulentuberkulose] auf dem Musculus* iliopsoas

Ililalkus *m*: *→Musculus iliacus*

Ilio-, ilio- *präf.*: Wortelement mit der Bedeutung „Darmbein/Ilium"

ililolfelmolral *adj* (Ⓔ iliofemoral): Darmbein und Oberschenkel/Femur betreffend oder verbindend

Ililolhylpolgasitrilkus *m*: *→Nervus iliohypogastricus*

Ililolinlgulilnalis *m*: *→Nervus ilioinguinalis*

Ililolinlgulilnalineurlallgie *f* (Ⓔ ilioinguinal neuralgia): *Syn*: *Ilioinguinalsyndrom*; Neuralgie* des Nervus* ilioinguinalis mit Schmerzausstrahlung vom Rücken zur Leiste; führt zu Adduktion und Innenrotation des Oberschenkels; **Therapie**: Infiltration von Lokalanästhetikum; evtl. Neurolyse bei Versagen der Injektionsbehandlung

Ililolinlgulilnalisynidrom *nt*: *→Ilioinguinalneuralgie*

ililolkoklzylgelal *adj* (Ⓔ iliococcygeal): Darmbein/Os ilium und Steißbein/Os coccygis betreffend oder verbindend

Ililolkoklzylgelus *m*: *→Musculus iliococcygeus*

ililolkosital *adj* (Ⓔ iliocostal): Darmbein/Os ilium und Rippen/Costae betreffend oder verbindend

Ililolkositalis *m*: *→Musculus iliocostalis*

ililollumlbal *adj* (Ⓔ iliolumbar): Darmbein/Os ilium und Lendenregion betreffend oder verbindend

ililolpekltilnelal *adj*: *→iliopubisch*

ililolpellvin *adj* (Ⓔ iliopelvic): Darmbein/Os ilium und Becken/Pelvis betreffend oder verbindend

Ililolpsolas *m*: *→Musculus iliopsoas*

Ililolpsolasisynidrom *nt* (Ⓔ iliopsoas syndrome): schmerzhafte Anspannung des Musculus* iliopsoas bei Entzündungen im Bauchraum, z.B. Appendizitis, Adnexitis

il|i|o|pu|bisch *adj* (Ⓔ iliopubic): ***Syn:*** *iliopektineal*; Darmbein/Os ilium und Schambein/Os pubis betreffend oder verbindend

il|i|o|sa|kral *adj* (Ⓔ iliosacral): ***Syn:*** *sakroiliakal*; Darmbein und Kreuzbein/Os sacrum betreffend oder verbindend

Il|i|o|sa|kral|ge|lenk *nt* (Ⓔ iliosacral joint): ***Syn:*** *Kreuzbein-Darmbein-Gelenk, Articulatio sacroiliaca, Sakroiliakalgelenk*; Gelenk zwischen Kreuzbein und Darmbein; Amphiarthrose* mit nur geringer Beweglichkeit; das Gelenk wird durch kräftige Bänder verstärkt [Ligamentum sacroiliacum anterius, interosseum und posterius, Ligamentum sacrotuberale, Ligamentum sacrospinale, Ligamentum iliolumbale], die eine Abscherung bei Drehbewegungen des Beckens oder durch das Gewicht des Körpers verhindern

il|i|o|spi|nal *adj* (Ⓔ iliospinal): Darmbein/Os ilium und Rückenmark betreffend oder verbindend

il|i|o|ti|bi|al *adj* (Ⓔ iliotibial): Darmbein/Os ilium und Schienbein/Tibia betreffend oder verbindend

Il|i|um *nt* (Ⓔ ilium): ***Syn:*** *Darmbein, Os ilium*; oberer Teil des Hüftbeins [Os* coxae], der mit seiner auf der **Facies sacropelvica** sitzenden Gelenkfläche [**Facies auricularis**] am Iliosakralgelenk* beteiligt ist; der obere, verbreiterte Teil des Darmbeins wird als Darmbeinschaufel [**Ala ossis ilii**] bezeichnet; auf seiner Außenseite [**Facies glutea**] liegen die Ansatzstellen [**Linea glutea anterior, posterior, inferior**] der Glutealmuskeln; der obere Rand der Darmbeinschaufel wird als **Beckenkamm** [Crista* iliaca] bezeichnet; auf der Innenfläche der Darmbeinschaufel [**Fossa iliaca**] entspringt der Musculus* iliacus; die **Linea arcuata ossis ilii** trennt Darmbeinschaufel und Darmbeinkörper [Corpus* ossis ilii], der den oberen Teil der Hüftgelenkspfanne [Acetabulum*] bildet

Il|li|ci|um stel|la|tum *nt*: → *Sternanis*

Il|li|ci|um ve|rum *nt*: → *Sternanis*

Il|lu|mi|na|tor *m* (Ⓔ illuminator): Beleuchtungsgerät, Beleuchtungsquelle

Il|lu|si|on *f* (Ⓔ **1.–2.** illusion): **1.** Sinnestäuschung, bei der im Gegensatz zur Halluzination* ein Sinnesreiz vorhanden ist, der aber subjektiv umgedeutet wird; ein klassisches Beispiel ist die Deutung von Windmühlen als Riesen in „Don Quichote" **2.** Trugwahrnehmung, Einbildung, Selbsttäuschung, Wahn

ILMA *Abk.*: → *Intubationslarynxmaske*

ILN *Abk.*: intermediolateraler Nukleus

Il|o|prost *nt* (Ⓔ iloprost): orales Prostaglandin*; Thrombozytenaggregationshemmer*; **Anw.**: Thrombangiitis* obliterans mit schweren Durchblutungsstörungen, arterielle Verschlusskrankheit*, Raynaud*-Syndrom

ILS *Abk.*: idiopathisches Lymphadenopathie-Syndrom

ILSB *Abk.*: → *inkompletter Linksschenkelblock*

IM *Abk.*: **1.** Impulsmodulation **2.** Index Medicus **3.** → *Indometacin* **4.** → *infektiöse Mononukleose* **5.** → *Innere Medizin*

i.m. *Abk.*: → *intramuskulär*

Im-, im- *präf.*: Wortelement mit der Bedeutung **1.** „hinein/in" **2.** „nicht"

IMAC *Abk.*: Ifosfamid, Mesna, Adriamycin, Cisplatin

i|ma|gi|när *adj* (Ⓔ imaginary): eingebildet; erfunden, frei ersonnen

I|ma|go *f* (Ⓔ **1.–2.** imago): **1.** (*biolog.*) ausgewachsenes oder geschlechtsreifes Insekt, Vollinsekt **2.** inneres Bild [**Urbild**] einer wichtigen Bezugsperson aus der frühen Kindheit

I|ma|ti|nib *nt* (Ⓔ imatinib): Tyrosinkinaseinhibitor; *s.u. Essay Chemotherapie S. 349*

im|be|zil *adj*: → *imbezill*

Im|be|zi|li|tät *f*: → *Imbezillität*

im|be|zill *adj* (Ⓔ imbecile): ***Syn:*** *imbezil*; mittelgradig schwachsinnig

Im|be|zil|li|tät *f* (Ⓔ imbecility): ***Syn:*** *Imbezilität*; mittelgradige Intelligenzminderung [IQ 35–49]; heute i.d.R. als geistige Behinderung bezeichnet; liegt der Intelligenzquotient im Bereich von 20–34, spricht man von **ausgeprägter** oder **schwerer Imbezillität**; sie ist oft von zusätzlichen Behinderungen [Missbildungen, Lähmungen] begleitet

Im|bi|bi|ti|on *f* (Ⓔ imbibition): Durchtränkung, Durchtränken

IMC *Abk.*: → *Indometacin*

Imerslund: Olga Imerslund; zeitgenössische norwegische Kinderärztin [Oslo]

Imerslund-Gräsbeck-Syndrom *nt* (Ⓔ Imerslund-Graesbeck syndrome): angeborene Resorptionsstörung von Vitamin B_{12} mit megaloblastärer Anämie*; **Therapie**: parenterale Vitamin B_{12}-Zufuhr

IMI *Abk.*: **1.** immunologisch messbares Insulin **2.** indirekte Membran-Immunfluoreszenz

^{131}I-MIBG *Abk.*: radioaktiv markiertes Metaiodbenzylguanidin

I|mi|da|zol *nt* (Ⓔ imidazole): ***Syn:*** *Glyoxalin*; heterozyklische Verbindung; Grundgerüst von u.a. Histamin* und Histidin*

I|mi|da|zol|car|box|a|mid *nt* (Ⓔ imidazole carboxamide): ***Syn:*** *Dacarbazin*; Zytostatikum* der Alkylanziengruppe

I|mi|da|zo|lyl|a|la|nin *nt*: → *Histidin*

I|min *nt* (Ⓔ imine): organische Verbindung mit einer C=N-Doppelbindung

I|mi|no|di|pep|tid|u|rie *f* (Ⓔ iminodipeptiduria): seltener, autosomal-rezessiver Defekt, bei dem es zur Ausscheidung von Prolin- und Hydroxyprolin-haltigen Di- und Tripeptiden im Harn kommt

I|mi|no|gly|cin|u|rie *f* (Ⓔ iminoglycinuria): seltene [1: 15.000 Lebendgeburten], autosomal-rezessive Ausscheidung von Glycin*, Prolin* und Hydroxyprolin* im Harn

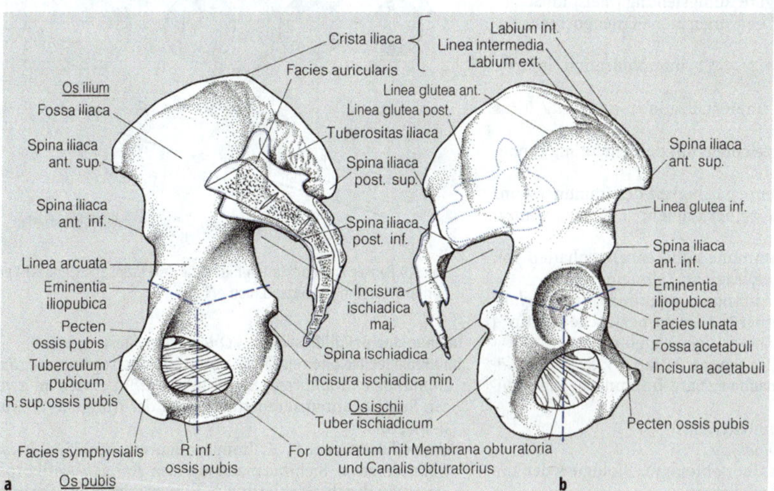

Abb. I9. Ilium. Rechtes Hüftbein. **a** von innen, **b** von außen

I|mi|no|harn|stoff *m* (Ⓔ iminourea): ***Syn:*** *Guanidin*; Abbauprodukt des Guanins*

I|mi|pe|nem *nt* (Ⓔ imipenem): ***Syn:*** *N-Formamidoylthienamycin*; Carbapenem-Antibiotikum mit breitem Wirkungsspektrum; **Anw.**: schwere Infektionen der Atemwege, Nieren, Harnwege, Knochen, Gelenke, Geschlechtsorgane, Haut und Weichteile, Sepsis

I|mi|pra|min *nt* (Ⓔ imipramine): trizyklisches Antidepressivum*, Thymoleptikum*; **Anw.**: depressive Zustände, chronische Schmerzzustände, Trigeminusneuralgie

I|mi|ta|ti|ons|phä|no|men *nt* (Ⓔ imitation phenomenon): ***Syn:*** *affektive Resonanz*; unbewusste Nachahmung der Affektäußerungen anderer Personen bei hirnorganischen Erkrankungen

Im|ma|tu|ri|tät *f* (Ⓔ immaturity): Unreife des Frühgeborenen

Im|me|di|at|pro|the|se *f* (Ⓔ immediate prosthesis): ***Syn:*** *Sofortprothese*; Zahnprothese, die unmittelbar nach der Zahnextraktion eingesetzt wird

Im|mer|grün *nt* (Ⓔ periwinkle): ***Syn:*** *Vinca minor*; Pflanze aus der Familie der Immergrüngewächse [Apocynaceae]; verwendet werden die oberirdischen Pflanzenteile [**Vincae minoris herba**], die Indolalkaloide* [z.B. Vincamin] enthalten; **Anw.**: traditionell zur Unterstützung oder Verbesserung der geistigen Leistungskraft und bei zerebralen Durchblutungsstörungen, als Geriatrikum*, Sedativum*, Antihypertensivum* und zur Blutstillung; in der Homöopathie bei Ekzemen*, Haut- und Schleimhautentzündungen sowie Blutungen

Im|mer|si|on *f* (Ⓔ immersion): (Ein-, Unter-)Tauchen

Im|mi|gra|ti|on *f* (Ⓔ immigration): Zelleinwanderung in ein Gewebe; *s.a. Diapedese*

Im|mi|gra|ti|ons|cho|les|te|a|tom *nt* (Ⓔ in-growing cholesteatoma): *s.u. primäres Cholesteatom*

im|mo|bil *adj* (Ⓔ immobile): unbeweglich; bewegungslos; starr, fest

Im|mo|bi|li|sa|ti|on *f* (Ⓔ immobilization): Ruhigstellung, Immobilisierung; der Begriff wird sowohl auf therapeutische Ruhigstellung [z.B. im Gipsverband] als auch auf Inaktivität bei krankheits- oder schwächebedingter Bettlägrigkeit angewandt; da Knochen, Knorpel, Gleitgewebe und Sehnen aber nur bei Bewegung ausreichend mit Blut und Nährstoffen versorgt werden und Belastung ein wichtiger physiologischer Reiz ist, führen längere Immobilisation und Inaktivität zu **Immobilisationsschäden** an Knochen [Demineralisation, verminderte Bruchfestigkeit], Knorpel [verminderte Belastbarkeit], Muskeln [Atrophie] und Sehnen [Degeneration, verminderte Rissfestigkeit]

Im|mo|bi|li|sa|ti|ons|a|tro|phie *f* (Ⓔ plaster-of-Paris disease): Knochen- und Muskelabbau bei längerer Ruhigstellung, z.B. im Gipsverband; *s.a. Immobilisation*

Im|mo|bi|li|sa|ti|ons|os|te|o|po|ro|se *f* (Ⓔ immobilization osteoporosis): durch eine längere Ruhigstellung [meist im Schienen- oder Gipsverband] hervorgerufene Osteoporose*; *s.a. Immobilisation*

Im|mo|bi|li|sa|ti|ons|schä|den *pl* (Ⓔ immobilization injury): *s.u. Immobilisation*

Im|mor|ta|li|sierung *f* (Ⓔ immortalization): *s.u. Essay Virus und Tumor S. 2185*

Immun-, immun- *präf.*: Wortelement mit der Bedeutung „unberührt/geschützt/verschont"

Im|mun|ab|wehr *f* (Ⓔ defense): Fähigkeit des Immunsystems eingedrungene Antigene zu bekämpfen; *s.a. Essay Immunität S. 1009*

Im|mun|ad|hä|renz *f* (Ⓔ immune adherence): Anhaften von Antigen-Antikörper-Komplexen an Zellmembranen

Im|mun|ag|glu|ti|nin *nt* (Ⓔ immune agglutinin): ***Syn:*** *Agglutinin*; spezifische [Antikörper*] oder unspezifische [Lektin*] Substanz, die korpuskuläre Antigene agglutiniert

Im|mun|an|ti|kör|per *m* (Ⓔ immune antibody): ***Syn:*** *irregulärer Antikörper*; durch nachweisbare Immunisierung induzierter Antikörper

Im|mun|ant|wort *f*: *→ Immunreaktion*

Im|mun|as|say *m*: *→ Immunoassay*

Im|mun|bi|o|lo|gie *f* (Ⓔ immunobiology): Biologie* der Immunreaktion und Immunisierung

Im|mun|de|fekt *m* (Ⓔ immunodeficiency): ***Syn:*** *Defektimmunopathie, Immunmangelkrankheit*; Oberbegriff für angeborene oder erworbene Störungen der normalen Immunreaktion des Körpers

schwerer kombinierter Immundefekt (Ⓔ severe combined immunodeficiency): ***Syn:*** *Schweizer-Typ der Agammaglobulinämie*; autosomal-rezessiv vererbter schwerer Immundefekt mit Fehlen der Immunglobuline, hochgradiger Hypoplasie der lymphatischen Gewebe und Fehlen der B- und T-Lymphozyten; ohne Knochenmarkstransplantation meist tödlicher Verlauf im 1. Lebensjahr; *s.a. Essay Gentransfer und Gentherapie S. 761*

Im|mun|de|fekt|syn|drom, er|wor|be|nes *nt* (Ⓔ acquired immunodeficiency syndrome): ***Syn:*** *acquired immunodeficiency syndrome, AIDS*; durch das HIV-Virus hervorgerufenes erworbenes Immunmangelsyndrom [acquired immunodeficiency syndrome] mit rezidivierenden Infektionen durch opportunistische Erreger und Bildung spezifischer Tumoren [Kaposi-Sarkom]; *s.a. Essay AIDS S. 31*

Im|mun|de|fi|zi|enz|vi|rus, hu|ma|nes *nt* (Ⓔ human immunodeficiency virus): ***Syn:*** *HIV-Virus, AIDS-Virus*; zu den Retroviren* gehörendes Virus [human immunodeficiency virus], das in zwei Varianten [HIV-1, HIV-2] vorkommt; *s.a. Essay AIDS S. 31*

Im|mun|de|pres|si|on *f*: *→ Immunsuppression*

im|mun|de|pres|siv *adj*: *→ immunsuppressiv*

Im|mun|de|pres|si|vum *nt, pl* **-va**: *→ Immunsuppressivum*

Im|mun|der|ma|to|lo|gie *f* (Ⓔ immunodermatology): Teilgebiet der Dermatologie*, das sich mit Diagnose und Therapie von Immunerkrankungen der Haut befasst

Im|mun|dif|fu|si|on *f* (Ⓔ immunodiffusion): Testmethode, die auf der Diffusion von Antigenen und Antikörpern in einem halbfesten Medium [Gel] beruht; beim Aufeinandertreffen von spezifischen Antigenen und Antikörpern bilden sich Antigen-Antikörper-Komplexe, die präzipitieren und dargestellt werden können; bei der **einfachen Immundiffusion** ist entweder der Antikörper oder das Antigen an die Trägersubstanz gebunden, während bei der **doppelten Immundiffusion** sowohl Antigen als auch Antikörper sich durch Diffusion im Gel ausbreiten

radiale Immundiffusion (Ⓔ radial immunodiffusion): einfache Immundiffusion, bei der die Testlösung in ausgestanzte Löcher eingebracht wird und radial in das umgebende Gel diffundiert; die Größe des entstehenden Präzipitatringes erlaubt Rückschlüsse auf die Menge des Antigens oder Antikörpers in der Probe

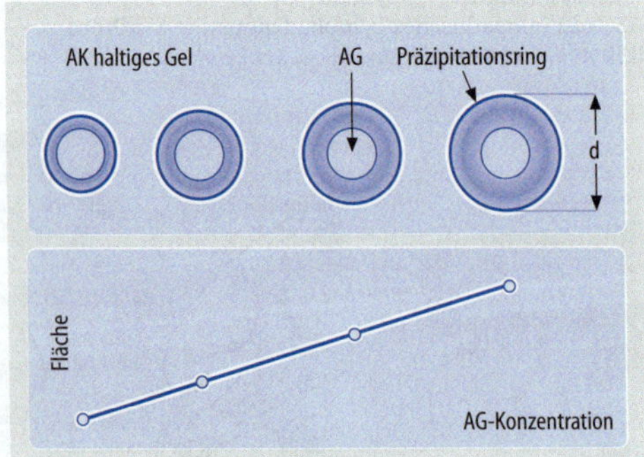

Abb. I10. Radiale Immundiffusion. Die Fläche des Präzipitationsringes ist proportional zur Antigenkonzentration

Im|mun|dop|pel|dif|fu|si|on *f*: *→ Ouchterlony-Test*

Im|mun|e|lek|tro|pho|re|se *f* (Ⓔ immunoelectrophoresis): ***Syn:*** *Immunoelektrophorese*; Elektrophorese*, bei der im zweiten Schritt Immunseren zur Fällung der Antigene verwendet werden

Im|mun|fluo|res|zenz *f* (Ⓔ immunofluorescence): ***Syn:*** *Immunofluoreszenz*; Sichtbarmachung der Antigen-Antikörper-Reaktion durch Markierung mit fluoreszierenden Farbstof-

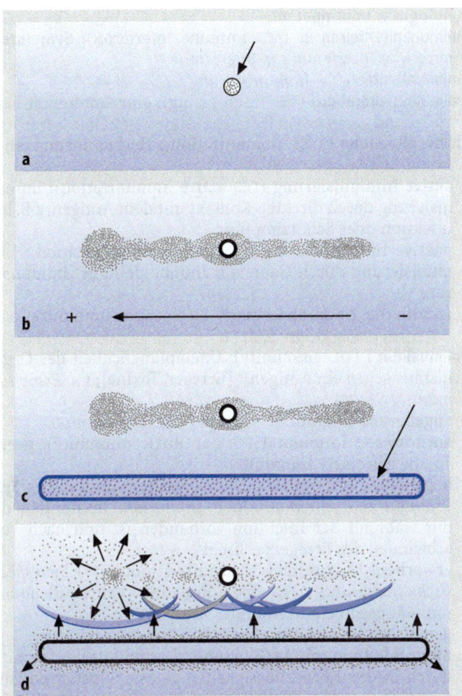

Abb. I11. Immunelektrophorese. **a** Auftragen des Antigengemisches, **b** Elektrophorese, **c** Auftragen von Antiserum, **d** Bildung von Präzipitationslinien

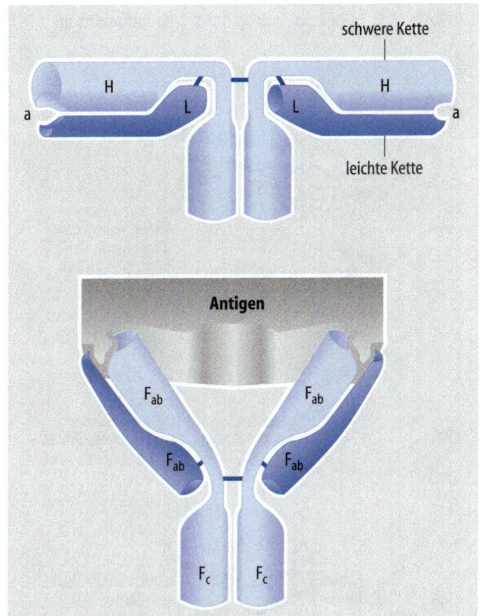

Abb. I12. Flexibilität der Immunglobuline durch freie Drehbarkeit der Schenkel

fen

Im|mun|flu|o|res|zenz|test *m* (Ⓔ fluorescent antibody test): auf Immunfluoreszenz beruhender Test zum Nachweis von Antigenen oder Antikörpern; binden sich die markierten Antikörper direkt an das Antigen, spricht man von **direktem Immunfluoreszenztest**; beim **indirekten Immunfluoreszenztest** bindet sich der Antikörper an das Antigen, das dann mit einem markierten Antikörper sichtbar gemacht wird [Sandwich-Technik]

Im|mun|ge|ne|tik *f* (Ⓔ immunogenetics): Genetik der Immunabwehr

im|mun|ge|ne|tisch *adj* (Ⓔ immunogenetic): Immungenetik betreffend

Im|mun|glo|bu|li|ne *pl* (Ⓔ immunoglobulins): von Plasmazellen gebildete Glykoproteine, die als Antikörper mit Antigenen reagieren; sie neutralisieren Pathogene und fördern ihre Phagozytose und die Zellauflösung durch das Komplementsystem; die Immunoglobuline bilden den größten Teil der γ-Globuline des Plasmas; immunelektrophoretisch lassen sich fünf Fraktionen erkennen, die als **Immunglobulin A** [IgA], **Immunglobulin D** [IgD], **Immunglobulin E** [IgE], **Immunglobulin G** [IgG] und **Immunglobulin M** [IgM] bezeichnet werden; trotz ihrer Unterschiede in Funktion, Größe, Molekulargewicht usw. bestehen sie alle aus zwei leichten [**L-Ketten**] und zwei schweren Ketten [**H-Ketten**]; von den leichten Ketten gibt es zwei Varianten [κ-Kette, λ-Kette], die in allen Immunglobulinen vorkommen; die schweren Ketten [α-Kette, δ-Kette, ε-Kette, γ-Kette, μ-Kette] dagegen sind spezifisch für die jeweilige Immunglobulinklasse; die Ketten weisen jeweils variable und konstante Regionen [V-Region bzw. C-Region] auf, die für die Spezifität der Moleküle verantwortlich sind; enzymatische Spaltung liefert zwei antigenbindende Fragmente [**Fab-Fragmente**] und ein **Fc-Fragment**, das für die Klassenzuordnung, Komplementbindung und Plazentagängigkeit zuständig ist die Bindung der Immunglobuline an Antigen erfolgt über schwache nicht-kovalente Bindungen [Wasserstoffbrückenbindungen, hydrophobe Wechselwirkungen] und basiert auf einem Schlüssel-Schloss-Prinzip; da alle Immunglobuline mindestens zwei Bindungsstellen für Antigene besitzen, können sie mit mindestens zwei Antigenen in Wechselwirkung treten und z.B. größere Aggregate bilden, die besser von Makrophagen phagozytiert werden können; *s.a. Essay Immunität S. 1009* [*Abb. I12, I13*]

Immunglobulin A (Ⓔ immunoglobulin A): ***Syn:*** *IgA-Antikörper*; auf die Schleimhäute sezerniertes Immunglobulin, das vor lokalen Infektionen schützt; wird beim Stillen vom Säugling mit der Muttermilch aufgenommen; im Darm bildet IgA mit Mucin eine schützende Oberflächenschicht, die die Anlagerung von Bakterien oder Toxinen an die Epithelzellen verhindert

Immunglobulin D (Ⓔ immunoglobulin D): ***Syn:*** *IgD-Antikörper*; kommt im Plasma nur in geringen Mengen vor, sitzt aber als Antigenrezeptor auf der Membran von B-Lymphozyten und beeinflusst wahrscheinlich deren Funktion

Immunglobulin E (Ⓔ immunoglobulin E): ***Syn:*** *IgE-Antikörper*; in der Membran von Mastzellen und Basophilen vorkommendes Immunglobulin, das für allergische Reaktionen und die Abwehr von Parasiten wichtig ist; Bindung eines Antigens an einen IgE-Rezeptor führt zur Freisetzung von vasoaktiven Aminen, Prostaglandinen und Leukotrienen aus Mastzellen

Immunglobulin G (Ⓔ immunoglobulin G): ***Syn:*** *IgG-Antikörper*; mengenmäßig wichtigstes Immunglobulin, das Antigene [Mikroorganismen, Toxine] beim Zweitkontakt neutralisiert; vermittelt über das Fc-Fragment die Phagozytose der Antigene durch Makrophagen; IgG kann in der zweiten Schwangerschaftshälfte durch die Plazenta in das Blut der Neugeborenen diffundieren und schützt sie damit auch in den ersten Lebenswochen vor Infektionen

Immunglobulin M (Ⓔ immunoglobulin M): ***Syn:*** *IgM-Antikörper*; beim Erstkontakt mit einem Antigen gebildetes Immunglobulin, das im Plasma meist als Pentamer vorliegt und Antigene agglutiniert; IgM ist der stärkste Aktivator des Komplementsystems unter den Immunglobulinen

monoklonales Immunglobulin: seltene Bezeichnung für *→monoklonaler Antikörper*

Im|mun|glo|bu|lin|man|gel *m* (Ⓔ immunoglobulin deficiency): angeborener oder erworbener Mangel einzelner oder aller

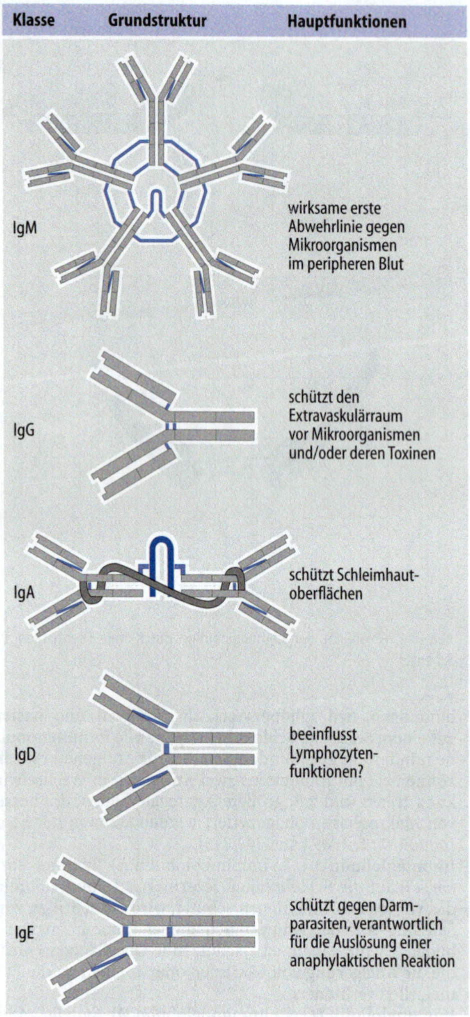

Klasse	Grundstruktur	Hauptfunktionen
IgM		wirksame erste Abwehrlinie gegen Mikroorganismen im peripheren Blut
IgG		schützt den Extravaskulärraum vor Mikroorganismen und/oder deren Toxinen
IgA		schützt Schleimhautoberflächen
IgD		beeinflusst Lymphozytenfunktionen?
IgE		schützt gegen Darmparasiten, verantwortlich für die Auslösung einer anaphylaktischen Reaktion

Abb. I13. Struktur und Funktion der Immunglobuline

Immunglobuline*; *s.a. Agammaglobulinämie*

Im|mun|hä|ma|to|lo|gie *f* (Ⓔ immunohematology): Teilgebiet der Immunologie*, das sich mit den Immunreaktionen im Blut befasst

Im|mun|hä|mo|ly|se *f* (Ⓔ immunohemolysis): ***Syn:*** *Immunohämolyse*; Auflösung von roten Blutkörperchen durch Komplement-vermittelte Immunreaktionen

Im|mun|hä|mo|ly|sin *nt* (Ⓔ immune hemolysin): ***Syn:*** *Hämolysin*; hämolyseauslösender Antikörper*

Im|mun|hemm|kör|per *pl*: *→ Immuninhibitoren*

Im|mun|hemm|kör|per|hä|mo|phi|lie *f* (Ⓔ immune hemophilia): ***Syn:*** *Hemmkörperhämophilie*; bei einer Anzahl von Patienten mit Hämophilie* A [10–25 %] oder B [ca. 3 %] bilden sich Antikörper gegen den therapeutisch zugeführten Faktor VIII oder IX; zur Zeit gibt es noch keine eindeutig wirksame Gegenmaßnahme

Im|mun|his|to|lo|gie *f* (Ⓔ immunohistology): histologische Untersuchung unter Verwendung von Immunreaktionen

Im|mun|in|hi|bi|to|ren *pl* (Ⓔ immune inhibitors): ***Syn:*** *Immunhemmkörper*; Antikörper*, die andere Moleküle binden und damit deren biologische Wirkung aufheben oder blockieren; führen z.B. zur Entwicklung der Hemmkörperhämophilie*

im|mun|in|kom|pe|tent *adj* (Ⓔ immunoincompetent): immunologisch inkompetent

Im|mun|in|ter|fe|ron *nt* (Ⓔ immune interferon): ***Syn:*** *Interferon-γ, γ-Interferon*; *s.u. Interferone*

Im|mu|ni|sa|ti|on *f*: *→ Immunisierung*

im|mu|ni|sie|rend *adj* (Ⓔ immunizing): eine Immunität hervorrufend

Im|mu|ni|sie|rung *f* (Ⓔ immunization): Herbeiführung einer Immunität*

aktive Immunisierung (Ⓔ active immunization): Immunisierung durch direkten Kontakt mit dem Antigen, z.B. bei Infektion oder Schutzimpfung

passive Immunisierung (Ⓔ passive immunization): Immunisierung durch Gabe von Immunglobulin [Immunserum*]

spezifische Immunisierung (Ⓔ specific immunization): *s.u. Essay Tuberkulose S. 2171*

Im|mu|ni|tät *f* (Ⓔ immunity): Unempfänglichkeit des Organismus gegen ein Antigen* [Erreger, Toxine]; *s.a. Essay Immunität S. 1009*

angeborene Immunität: *→ unspezifische Immunität*

antitoxische Immunität (Ⓔ antitoxic immunity): gegen Toxine gerichtete Immunität

begleitende Immunität (Ⓔ concomitant immunity): ***Syn:*** *Prämunität, Präimmunität, Prämunition*; Immunität, die nur während der Infektion vorhanden ist und nach Verschwinden des Erregers erlischt

erworbene Immunität (Ⓔ acquired immunity): ***Syn:*** *spezifische Immunität*; nach einem Erstkontakt vorhandene Immunität gegen ein bestimmtes Antigen*

genetische Immunität: *→ unspezifische Immunität*

humorale Immunität (Ⓔ humoral immunity): Immunität durch in den Körperflüssigkeiten gelöste Substanzen [Immunglobuline*]

konstitutionelle Immunität: *→ unspezifische Immunität*

spezifische Immunität: *→ erworbene Immunität*

unspezifische Immunität (Ⓔ unspecific immunity): ***Syn:*** *genetische Immunität, konstitutionelle Immunität, angeborene Immunität*; Immunität, die auf natürlichen Abwehrmechanismen [Schleimhautbarriere, antimikrobielle Enzyme] beruht

zelluläre Immunität: *→ zellvermittelte Immunität*

zellvermittelte Immunität (Ⓔ cell-mediated immunity): ***Syn:*** *zelluläre Immunität*; Immunität durch immunkompetente Zellen [T-Lymphozyten, Makrophagen]

Im|mun|ko|a|gu|lo|pa|thie|n *f* (Ⓔ immunocoagulopathy): durch Antikörper gegen Gerinnungsfaktoren [Immuninhibitoren*] ausgelöste Störung der Blutgerinnung

im|mun|kom|pe|tent *adj* (Ⓔ immunocompetent): immunologisch kompetent

Im|mun|kom|plex *m* (Ⓔ immunocomplex): ***Syn:*** *Antigen-Antikörper-Komplex*; im Rahmen der Antigen-Antikörper-Reaktion entstehender Komplex; im Blut zirkulierende Antigen-Antikörper-Komplexe können Ursache diverser Krankheiten sein; *s.a. Essay Immunität S. 1009*

Im|mun|kom|plex|glo|me|ru|lo|ne|phri|tis *f, pl* **-ti|den** (Ⓔ immune complex glomerulonephritis): durch zirkulierende Immunkomplexe* ausgelöste Glomerulonephritis*

Im|mun|kom|plex|krank|hei|ten *pl* (Ⓔ immune-complex disorders): durch zirkulierende Immunkomplexe* ausgelöste Erkrankungen; die Immunkomplexe lagern sich den Wänden der Blutgefäße verschiedener Organe an und führen zur Entwicklung einer lokalen Überempfindlichkeitsreaktion* Typ III; Beispiele sind bestimmte Formen der Glomerulonephritis, Endokarditis und Myokarditis sowie die Kollagenosen*

Im|mun|kom|plex|ne|phri|tis *f, pl* **-ti|den** (Ⓔ immune complex nephritis): durch zirkulierende Immunkomplexe* ausgelöste interstitielle Nephritis*, meist unter Beteiligung der Glomeruli [Immunkomplexglomerulonephritis*]

Im|mun|kom|plex|pur|pu|ra *f* (Ⓔ allergic vascular purpura): ***Syn:*** *Schoenlein-Henoch-Syndrom, rheumatoide/athrombopenische Purpura, Immunkomplexvaskulitis, Purpura anaphylactoides, Purpura rheumatica, (anaphylaktoide) Purpura Schoenlein-Henoch*; durch Arznei- und Nahrungsmittel sowie Infektionen ausgelöste (autoimmun-)allergische Ge-

Immunität

S.H.E. Kaufmann

Definition

Unter Immunität versteht man die Fähigkeit eines Makroorganismus, Fremdkörper – insbesondere Krankheitserreger – zu erkennen und zu bekämpfen.

Geschichte

Die Geschichte der Immunologie steht in engem Zusammenhang mit der Erkenntnis, dass einige Erkrankungen übertragbar sind und dass die Genesung mit Schutz vor einer Zweiterkrankung einhergehen kann. Die Tatsache, dass der Körper gegen bestimmte Erkrankungen und Gifte immun werden kann, war in der Vergangenheit bereits bekannt, bevor die zugrunde liegenden Mechanismen verstanden wurden. **Mithridates** [132–63 AD] soll sich gegen giftige Pilze immunisiert haben, indem er geringe nicht-tödliche Mengen zu sich nahm. **Rhazes** wies um das Jahr 900 darauf hin, dass die durchgemachte Pockenerkrankung Veränderungen im Blut bewirkt, die eine zweite Pockenerkrankung verhindern. Im Altertum und Mittelalter wurde immer wieder berichtet, dass Menschen, die eine Seuche überlebt hatten, gegen die Neuerkrankung gefeit waren. So wurden zur Pflege Pestkranker und zum Abtransport der an Pest Verstorbenen bevorzugt Menschen herangezogen, die die Pest überstanden hatten. Diese Erkenntnisse sind auch die Grundlage der **Variolation** [Pockenimpfung mit Pockenmaterial], die im Orient bereits weit verbreitet war, bevor **Edward Jenner** 1796 die für den Menschen harmlosen Kuhpocken* als Impfstoff einführte.

Tab. 1. Nobelpreise für Immunologen

Preisträger	Jahr	Thema
Emil von Behring	1901	Entwicklung der Serumtherapie [schützende Rolle von Antikörpern]
Robert Koch	1905	Arbeiten zur Tuberkulose, die u. a. zur Entdeckung der Tuberkulin-Reaktion führten [Erstbeschreibung einer verzögerten allergischen Reaktion]
Elias Metschnikow und Paul Ehrlich	1908	Entdeckung der Phagozyten bzw. Seitenkettentheorie der Antikörperbildung
Charles Richet	1913	Entdeckung der Anaphylaxie
Jules Bordet	1919	Arbeiten zum Komplement
Karl Landsteiner	1930	Entdeckung der humanen Blutgruppen
MacFarlane Burnet und Peter Medawar	1960	Entdeckung der erworbenen immunologischen Toleranz
Gerald Edelman und Rodney Porter	1972	Aufklärung der Antikörperstruktur
Baruj Benacerraf, Jean Dausset und George Snell	1980	Aufklärung der genetischen Determinanten der Immunreaktion
Niels Jerne, Georges Köhler und César Milstein	1984	Arbeiten über Antikörper, besonders monoklonale Antikörper
Susumu Tonegawa	1987	Entdeckung der Rekombination als Grundlage der Antikörpervielfalt
Peter Doherty und Rolf Zinkernagel	1996	Entdeckung der genetischen Restriktion der T-Lymphozyten durch den MHC

Auch Jenner verstand die zugrunde liegenden Mechanismen nicht. Diese wurden erst im goldenen Zeitalter der medizinischen Mikrobiologie zwischen 1860 und 1900 aufgeklärt. **Louis Pasteur** [1822–1895] schwächte als Erster bewusst Erreger ab, um sie zur Impfung einzusetzen. Nachdem **Robert Koch** [1843–1910] 1876 den spezifischen Zusammenhang zwischen Krankheitserreger und Infektionskrankheit aufgeklärt hatte, war der Weg für das Konzept der spezifischen Immunität geebnet. Der Nachweis von **Emil von Behring** und **Shibasaburo Kitasato**, dass im Serum nach Impfung mit bakteriellen Toxinen Antikörper entstehen, belegte experimentell das Grundkonzept der humoralen Immunität. Dieses erhielt seine theoretische Ausweitung von **Paul Ehrlich** mit dem Konzept der Seitenkettentheorie*. Damit sind Emil von Behring und Paul Ehrlich die Begründer der erworbenen humoralen Immunität.

In deutlichem Kontrast hierzu waren die Überlegungen von **Elias Metschnikow**, der als Vater der angeborenen zellulären Immunität gelten kann. Metschnikow beschrieb als Erster das Prinzip der Phagozytose* und der phagozytierenden Zellen. Die Konzepte der unspezifischen zellulären und der spezifischen humoralen Immunität wurden lange Zeit als unvereinbar angesehen. Erst in den 50er-Jahren des 20. Jahrhunderts konnten die Widersprüche aufgelöst werden.

Immunität

Immunität wird durch **Immunisierung** erzielt; der Vorgang wird **Immunantwort** genannt. Die beteiligten Moleküle, Zellen und Organe stellen das Immunsystem dar. Man unterscheidet die angeborene von der erworbenen Immunität [Abb. 1]. Die sich mit diesen Themen beschäftigende Wissenschaft heißt **Immunologie.**

Angeborene Immunität

Ist für die frühe Abwehr von Krankheitserregern verantwortlich. Sie ist unspezifisch, d.h., sie unterscheidet nicht zwischen unterschiedlichen Erregern. Vielmehr erkennt das angeborene Immunsystem Strukturen, die für Krankheitserreger typisch sind und kann so körperfremde und körpereigene Strukturen grob unterscheiden. Auf diese Weise kann die angeborene Immunantwort rasch gegen eingedrungene Erreger vorgehen. Als weitere wichtige Aufgabe übernimmt das angeborene Immunsystem die Induktion der erworbenen Immunantwort. Zellen, die angeborene Immunität vermitteln, sind in erster Linie Granulozyten* und Monozyten* bzw. Makrophagen*, die als Fresszellen [Phagozyten*] Krankheitserreger phagozytieren sowie Natürliche Killer-Zellen [NK-Zellen], die virusinfizierte Zellen abtöten [Abb. 1]. Die wichtigsten humoralen Faktoren der angeborenen Immunität sind das **Komplementsystem***, das nach Aktivierung Bakterien und Viren lysiert, und die **Interferone***, die die intrazelluläre Virusvermehrung hemmen.

Erworbene Immunität

Ist hochspezifisch gegen Fremdstrukturen gerichtet, die als Antigene* bezeichnet werden. Sie entwickelt ein Gedächtnis, d.h., sie reagiert auf Zweitkontakt mit demselben Antigen deutlich besser. Die erworbene Immunität wird von Lymphozyten* vermittelt. Die B-Lymphozyten* produzieren Antikörper*, die Fremdstrukturen spezifisch erkennen und unterscheiden [Abb. 1]. Dies führt zur spezifischen Neutralisation von Toxinen, Blockierung des Virusbefalls von Zellen und Eliminierung von Bakterien. Antikörper können lediglich Erreger erkennen, die sich außerhalb von Wirtszellen aufhalten. T-Lymphozyten* dagegen erkennen spezifisch körpereigene Zellen, die von Krankheitserregern infiziert sind [Abb. 1]. Hierzu zählen in erster Linie Viren, aber auch einige Bakterien und Protozoen. T-Lymphozyten* erkennen somit Erreger, die sich in Wirtszellen eingenistet haben.

Das erworbene Immunsystem besitzt hohe Spezifität, d.h. nach Kontakt mit Antigenen von Krankheitserregern vermehren sich lediglich die dazu passenden Lymphozyten-Klone und entwickeln biologische Abwehrfunktionen [Abb. 2]. Dies wird als **Primärantwort** bezeichnet. Nach Zweitkontakt mit demselben Antigen kommt es zu einer **Sekundärantwort**, die sich rascher entwickelt und die Krankheitserreger effektiver abwehrt. Diese Sekundärantwort beruht darauf, dass sich während der Primärantwort **Memory-Zellen** [Gedächtnis-Lymphozyten] entwickeln [Abb. 1].

Die erworbene Immunität ist spezifisch gegen Antigene eines bestimmten Erregers gerichtet. Antigene anderer Erreger werden nicht erkannt. Lymphozyten vermitteln zwar die erworbene Immunität, an deren Ausführung sind letztendlich aber auch Zellen und Faktoren der angeborenen Immunität, insbesondere Phagozyten* und Komplement*, beteiligt. Unter dem Einfluss der spezifischen Immunität wird die Abwehr deutlich verbessert.

Blutbildung [Hämatopoese]

Zellen des Immunsystems finden sich im Blut in Gestalt der **weißen Blutkörperchen** oder **Leukozyten*** [Abb. 3]. Alle Leukozyten entstehen im Rahmen der Hämatopoese aus einer omnipotenten Stammzelle, die beim Erwachsenen im Knochenmark angesiedelt ist.

Lymphoide Entwicklung: Entwicklung der T-Lymphozyten* und B-Lymphozyten* [auch T- und B-Zellen genannt], die als Träger der erworbenen Immunität wirken.

Myeloide Entwicklung: Entwicklung der Granulozyten*, Mastzellen* und Monozyten/Makrophagen*, die in erster Linie als Phagozyten* wirken.

Mononukleäre Phagozyten: Blutmonozyten, Entzündungsmakrophagen und Gewebsmakrophagen mit der Fähigkeit, Krankheitserreger zu phagozytieren. Daneben besitzen diese Zellen die Fähigkeit, Antigene der aufgenommenen Krankheitserreger T-Zellen zu präsentieren [antigenpräsentierende Zellen].

Granulozyten: Machen 60–70 % aller Blutleukozyten aus. Aufgrund ihres Färbeverhaltens werden **Neutrophile** [Phagozyten der akuten Entzündung, mehr als 90 % aller Blutgranulozyten], **Basophile** [Vermittler sofortallergischer Reaktionen, weniger als 1 % der Blutgranulozyten] und **Eosinophile** [Vermittler sofortallergischer Reaktionen, ca. 3 % der Blutgranulozyten] unterschieden.

Mastzellen: Gewebsständige Zellen, die ähnliche Funktionen wie Basophile ausüben.

Dendritische Zellen: Zellen in Immunorganen und Geweben, die antigenpräsentierende Funktionen für T-Zellen ausüben. Die dendritischen Zellen in der Haut heißen **Langerhans-Zellen.**

Organe des Immunsystems

In den primären Immunorganen findet die Entwicklung des Immunsystems antigenunabhängig statt. In den sekundären Immunorganen entwickelt sich die antigenspezifische Immunantwort auf fremde Antigene [Abb. 4].

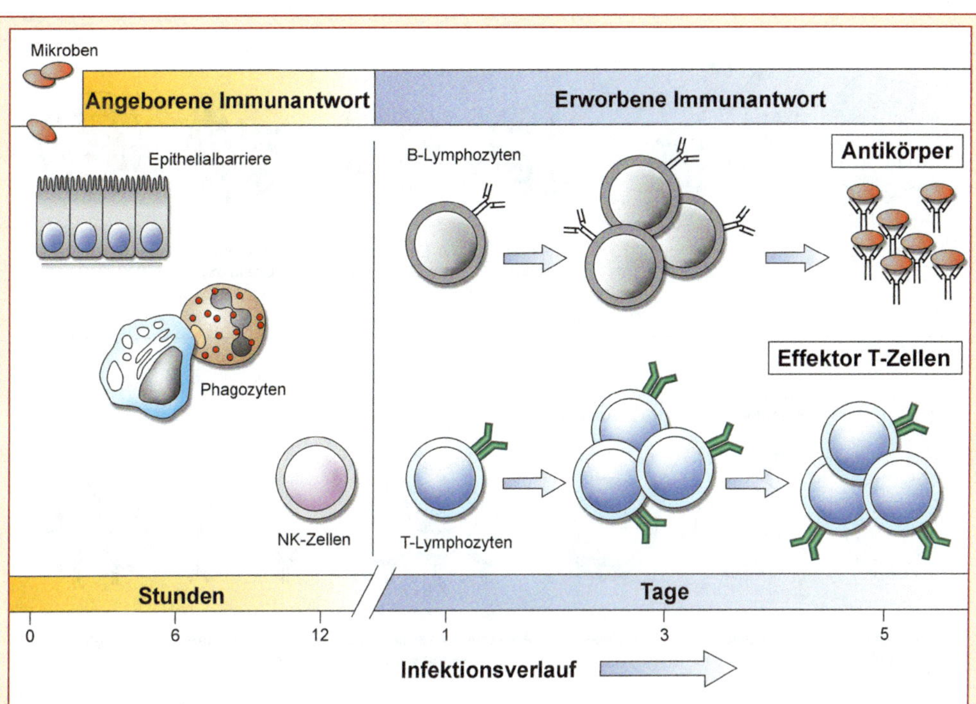

Abb. 1. Angeborene und erworbene Immunantwort

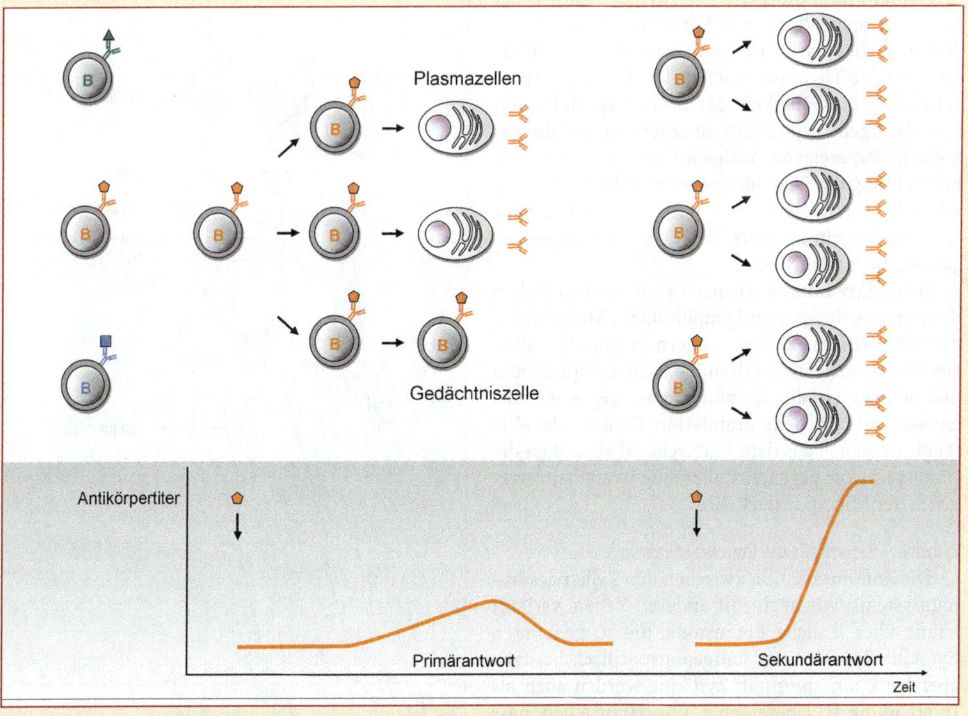

Abb. 2. Angeborene und erworbene Immunantwort. Dargestellt ist die humorale Immunantwort. Kontakt mit dem spezifischen Antigen führt einmal zur Entwicklung von Plasmazellen, die Antikörper gegen das spezifische Antigen produzieren. Zusätzlich entwickeln Gedächtniszellen, die sich nach Zweitkontakt mit dem gleichen Antigen rascher vermehren und daher eine schnellere und stärkere Immunantwort bewirken

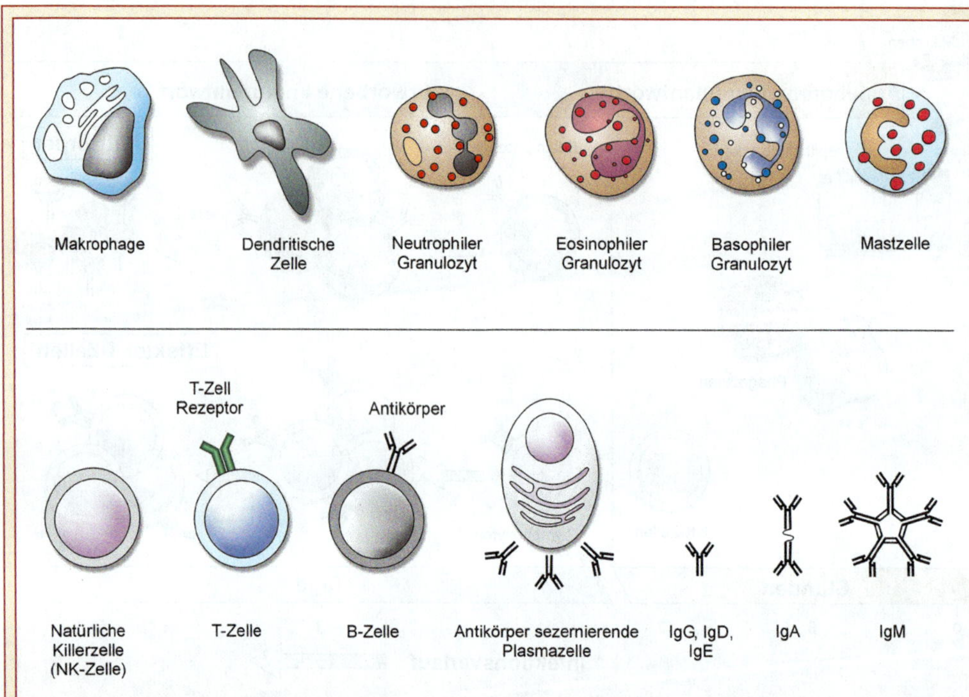

Abb. 3. Die Zellen des Immunsystems

Primäre Immunorgane: Im Thymus* entwickeln sich T-Lymphozyten* aus Vorläuferzellen, die aus dem Knochenmark stammen und über den Blutkreislauf den Thymus erreichen. Die T-Lymphozyten entwickeln die Fähigkeit, das breite Repertoire von Fremdantigenen spezifisch zu erkennen und die Fähigkeit, körpereigene Antigene* zu ignorieren. Die Entwicklung der B-Lymphozyten* findet beim Menschen in der fötalen Leber und im Knochenmark statt. Bei Vögeln existiert hierfür ein spezielles Organ, die Bursa Fabricii.

Sekundäre Immunorgane: An zahlreichen Stellen des Körpers findet man Lymphknoten. Antigenbeladene dendritische Zellen wandern in Lymphgefäßen aus dem Gewebe in den drainierenden Lymphknoten und induzieren die Immunantwort gegen Krankheitserreger aus dem drainierten Gebiet. Die Milz fängt Antigene* aus dem Blutkreislauf ab, sodass die Immunantwort gegen zirkulierende Krankheitserreger in der Milz induziert wird.

Zytokine – Botenstoffe des Immunsystems

Die Kommunikation zwischen den Zellen des Immunsystems, wie auch mit anderen Zellen, verläuft häufig über lösliche Botenstoffe, die so genannten Zytokine. Zytokine sind antigenunspezifisch, besitzen aber Funktionsspezifität. Zytokine werden auch als **Interleukine** [IL] bezeichnet, um darzustellen, dass sie Informationen zwischen Leukozyten vermitteln. Wichtige Zytokinproduzenten sind die Makrophagen* und T-Lymphozyten*. Von Monozyten/Makro-

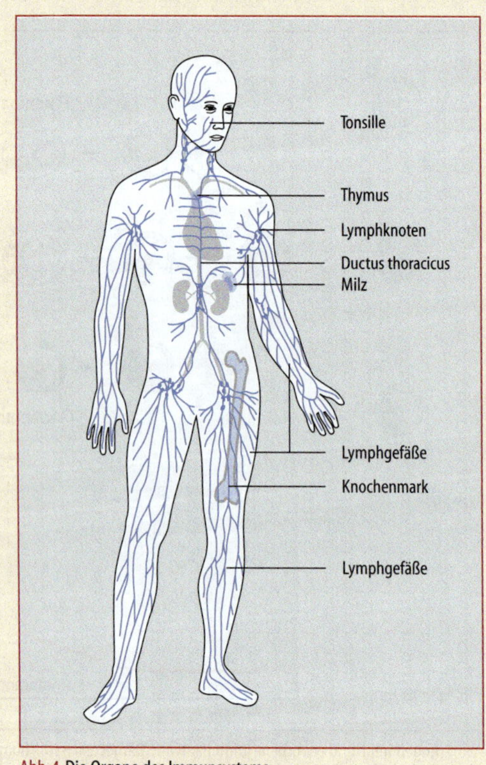

Abb. 4. Die Organe des Immunsystems

phagen produzierte Zytokine heißen **Monokine**, die von T-Lymphozyten produzierten Zytokine heißen **Lymphokine.** Daneben haben einige Zytokine ihren Eigennamen behalten, z. B. die **Interferone** [IFN]. Die **Typ I Interferone** werden unter anderem von Leukozyten gebildet und hemmen in infizierten Zellen die Virusreplikation. Die proinflammatorischen Zytokine **Interleukin-1, Tumor-Nekrose-Faktor** [TNF] und **Interleukin-6** werden hauptsächlich von Monozyten/Makrophagen produziert. Diese Zytokine lösen zum einen Entzündungsreaktionen aus, zum anderen sind sie an der Regulation der Immunantwort beteiligt. Übermäßige Produktion proinflammatorischer Zytokine bei bestimmten bakteriellen Infektionen kann zum septischen Schock* führen. **Chemokine** regulieren die Leukozytenmigration aus dem Blutgefäßsystem in Gewebe und in Entzündungsherde. **Interferon-γ** [IFN-γ] wird in erster Linie von T-Lymphozyten produziert und aktiviert Makrophagen. **Interleukin-2** wird von T-Lymphozyten produziert und stimuliert die T-Lymphozyten-Entwicklung und Differenzierung. **Interleukin-4** wird u.a. von T-Lymphozyten produziert und stimuliert die Reifung von B-Lymphozyten in antikörper-produzierende Plasmazellen*. **Interleukin-10** wird von T-Lymphozyten und Makrophagen produziert und besitzt immuninhibitorische Wirkung.

Zellen und Moleküle der angeborenen Immunität

Phagozyten: Im Blut befinden sich als wichtigste Vertreter der angeborenen Immunität **neutrophile Granulozyten** und **Monozyten.** Beide Zelltypen besitzen Phagozytoseaktivität. Nach Anlockung an den Infektionsherd fressen sie Mikroorganismen und töten sie intrazellulär ab. Im Gewebe sind die aus Blutmonozyten entstehenden **Makrophagen** angesiedelt, die ähnliche Funktionen übernehmen. Als erster Schritt der Phagozytose* umfließt das Zytoplasma der Zelle den Krankheitserreger, sodass sich der Keim in einem membranumkleideten Phagosom* wiederfindet [Abb. 5]. Nach mehreren Reifungsschritten verschmilzt das Phagosom mit intrazellulären Vesikeln oder Granula, die als Lysosomen* bezeichnet werden. Dies leitet die Abtötung und Verdauung der phagozytierten Erreger ein. Die Erreger werden durch reaktive Sauerstoff- und Stickstoffmetabolite abgetötet. Die Lysosomen enthalten zahlreiche hydrolytische Enzyme, die die abgetöteten Erreger verdauen. Makrophagen produzieren weiterhin Zytokine, die andere Zellen aktivieren. Sie präsentieren schließlich Antigene der aufgenommenen Krankheitserreger an T-Lymphozyten.

NK-Zellen [Natürliche Killer-Zellen]: Sie gehören zwar zur Lymphozytenklasse, besitzen jedoch keine Rezeptoren zur spezifischen Antigenerkennung. NK-Zellen werden durch Botenstoffe [Zytokine*] von Makrophagen aktiviert. Weiterhin können sie Antikörper binden und dadurch infizierte Zellen spezifisch erkennen. NK-Zellen produzieren den Botenstoff IFN-γ, der Makrophagen aktiviert. Aktivierte Makrophagen können die phagozytierten Erreger besser abtöten. Weiterhin töten NK-Zellen virusinfizierte Zellen ab. Da dadurch die Virusvermehrung unterbunden wird, trägt der Mechanismus zum Schutz gegen Virusinfektionen bei. Die

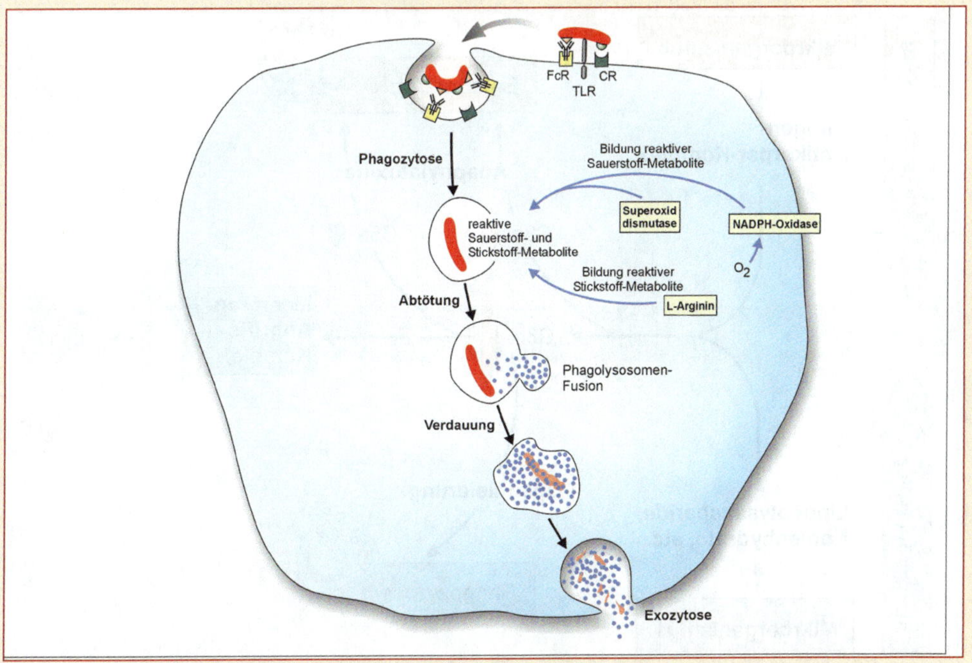

Abb. 5. Phagozytose und intrazelluläre Abtötung von Erregern durch Phagozyten

Abtötung infizierter Zellen beruht auf 2 Vorgängen:

- **Apoptose:** Induktion eines programmierten Zelltods in der Zielzelle,
- **Zellnekrose:** Lyse der Zellmembran durch Zytolysine [Perforine].

Komplement: besteht aus Proteinen, die in Blutplasma in inaktiver Form vorliegen. Aktivierung des Systems führt zu einer sequentiellen Aktivierung einzelner Komponenten, die schließlich die Lyse von Zielzellen, die Anlockung und Aktivierung von Entzündungszellen durch Anaphylatoxine und die Opsonierung von Zielzellen bewirken [Abb. 6].

- **Anaphylatoxine:** Spaltprodukte der Komplementaktivierung, die Entzündungszellen an einen Entzündungsherd locken,
- **Opsonierung:** Ablagerung von Komplementkomponenten auf Zielzellen verbessert die Phagozytose von Bakterien.

Das Komplementsystem kann über 2 Wege aktiviert werden:

- **Alternativer Weg:** Aktivierung durch bakterielle Strukturen als Teil der angeborenen Immunantwort,
- **Klassischer Weg:** Aktivierung über Antikörper als Teil der erworbenen Immunität.

Zellen und Moleküle der erworbenen Immunität

I

B-Lymphozyten und T-Lymphozyten erkennen Antigene* auf grundsätzlich unterschiedliche Art und Weise. B-Lymphozyten erkennen Antigene direkt; T-Lymphozyten erkennen prozessierte Antigen-Bruchstücke, die von spezialisierten Körperzellen, so genannten **antigenpräsentierenden Zellen**, präsentiert werden.

B-Lymphozyten: Antigene, die von B-Lymphozyten erkannt werden, gehören unterschiedlichen chemischen Stoffklassen an [Proteine, Lipide, Kohlenhydrate]. Erkannt wird ein kleiner Abschnitt des gesamten Antigens, der als **Epitop** oder **antigene Determinante** bezeichnet wird. Der für die Antigenerkennung zuständige Rezeptor auf B-Lymphozyten ist ein zellständiges Antikörpermolekül. Nach Aktivierung durch Antigene entwickeln sich B-Lymphozyten zu **Plasmazellen**, die Antikörper sezernieren.

Antikörper werden auch als **Immunglobuline** [Ig] bezeichnet, da sie immunologische Funktionen übernehmen und in der Globulinfraktion des Serums vorkommen. Man unterscheidet 5 Antikörperklassen:

- **IgG:** Hauptanteil [75 %] der Serumantikörper, Träger der Sekundärantwort,
- **IgM:** 10 % der Serumantikörper, Rezeptor auf naiven B-Lymphozyten und Träger der Primärantwort,
- **IgA:** ca. 15 % der Serumantikörper, wichtigste Antikörper in Sekreten,

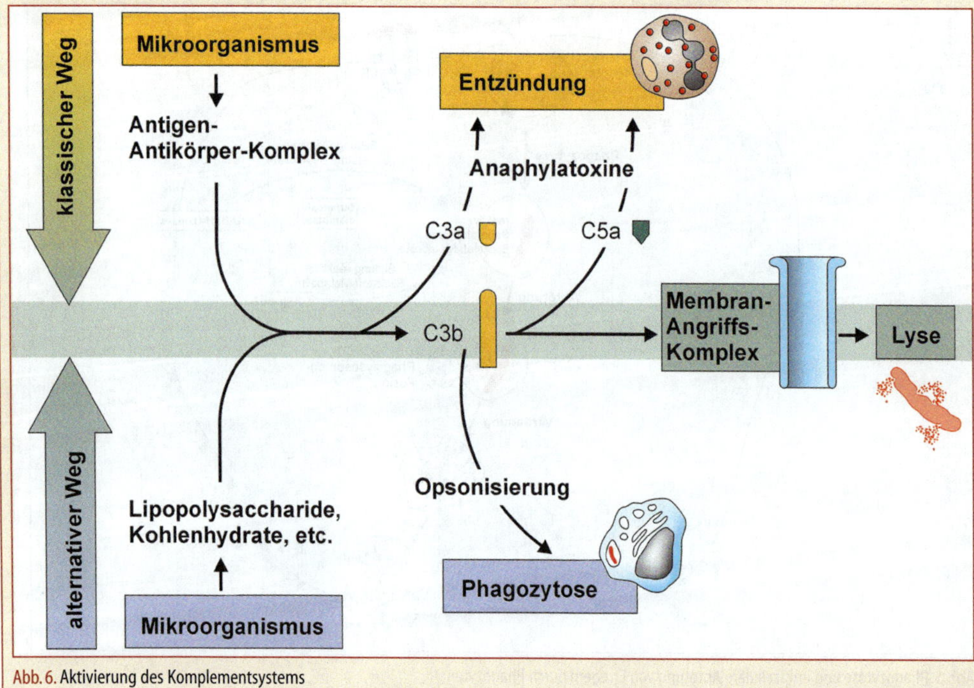

Abb. 6. Aktivierung des Komplementsystems

- **IgE:** < 1 % der Serum-Antikörper, Vermittlung der Sofortallergie nach Bindung an Mastzellen, Eosinophile und Basophile,
- **IgD:** Rezeptor auf B-Lymphozyten.

Grundaufbau der Immunglobuline: 2 identische **schwere** [H = heavy] und 2 identische **leichte** [L = light] **Ketten** bilden eine Y-förmige Struktur. H- und L-Ketten bestehen aus einem konstanten und einem variablen Teil. Je eine H- und L-Kette bilden mit ihrem variablen Teil die Antigenbindungsstelle. L-Ketten kommen in 2 Formen vor: κ, λ; schwere Ketten in 5 Formen: γ, μ, α, ε, δ. Die schweren Ketten bestimmen die Immunglobulin-Klasse [γ = IgG etc.].

Antikörper erkennen ein enormes Spektrum unterschiedlicher Antigene* [$>10^{10}$]. Antikörper einer Spezifität werden von einem B-Lymphozytenklon gebildet, dessen Spezifität genetisch fixiert ist. Die genetische Vielfalt der B-Lymphozyten entsteht während der Embryonalentwicklung durch den Vorgang des **Genrearrangements** [verschiedene Antikörperabschnitte werden durch unterschiedliche Gensegmente kodiert, die im Rahmen des Rearrangements in unterschiedlicher Weise kombiniert werden.]

Antikörper-Klassenwechsel: Vor Antigenkontakt produziert der B-Lymphozyt IgM und IgD, die auf der Oberfläche exprimiert werden. Nach Antigenreiz entsteht die Plasmazelle, die entweder IgM, IgG, IgE oder IgA sezerniert. Während des gesamten Entwicklungsvorgangs bleibt die Antigenspezifität unabhängig vom Klassenwechsel erhalten.

Die wichtigsten Abwehrfunktionen von Antikörpern sind:

- **Toxin-Neutralisation.** Verhindert die Toxinbindung an zelluläre Rezeptoren und hebt deren Toxinwirkung auf.
- **Virus-Neutralisation.** Verhindert die Bindung der Viren an Zellen und somit deren Eindringen, Vermehrung und Zellschädigung.
- **Opsonierung.** Durch Antikörperbeladung wird die Phagozytose von Mikroorganismen verbessert.
- **Antikörper-abhängige zellvermittelte Zytotoxizität** [ADCC, antibody dependent cellular cytotoxicity]. Durch Antikörperbeladung werden Zielzellen [insbesondere Tumorzellen] von NK-Zellen spezifisch erkannt und lysiert.
- **Komplementaktivierung.** Durch Aktivierung des Komplementsystems über den klassischen Weg wird die Komplementkaskade aktiviert und deren biologische Funktion ausgelöst.

T-Lymphozyten: Eine Population von T-Lymphozyten besitzt die Fähigkeit, infizierte oder auf andere Weise veränderte Zellen abzutöten. Sie werden **zytolytische T-Lymphozyten** [ZTL] bezeichnet. Eine zweite Population von T-Zellen produziert lösliche Botenstoffe, die andere Zellen des Immunsystems aktivieren. Sie werden daher als **T-Helfer-Zellen** [**Th-Zellen**] bezeichnet.

Die Th-Zellen werden funktionell in 2 weitere Gruppen unterteilt: **Th1-Zellen** stimulieren die Differenzierung von ZTL und aktivieren Makrophagen; **Th2-Zellen** stimulieren die Entwicklung von B-Lymphozyten in Plasmazellen und aktivieren Eosinophile* und Basophile*. T-Lymphozyten erkennen Bruchstücke von Proteinen [sog. **antigene Peptide**], die von antigenpräsentierenden Zellen generiert und präsentiert werden. Die Antigenpräsentation übernehmen Moleküle, die vom **Haupthistokompatibilitätskomplex*** [major histocompatibility complex, MHC] kodiert werden.

Antigenpräsentierende Zellen: Dies sind in erster Linie Makrophagen*, B-Lymphozyten* und ganz besonders dendritische Zellen*. Die Oberfläche dieser Zellen ist reich an MHC-Molekülen und so genannten **kostimulatorischen Molekülen**, die an der antigenspezifischen T-Zellstimulation beteiligt sind. Weiterhin sind diese Zellen potente Produzenten von Zytokinen*, die die T-Lymphozyten-Stimulation unterstützen.

MHC-Moleküle: Oberflächenmoleküle auf Körperzellen, die antigene Peptide an T-Lymphozyten präsentieren [Abb. 7]. Der **MHC-Lokus** umfasst mehrere Gene, die in 3 unterschiedliche Klassen aufgeteilt sind: MHC-I, MHC-II, MHC-III. Die Gene der MHC-Klasse-I und MHC-Klasse-II sind für die Antigenpräsentation zuständig. Die **MHC-Moleküle** des Menschen werden auch **humane Leukozyten-Antigene** [HLA] bezeichnet.

Die MHC-Gene sind hoch polymorph, sodass jedes Individuum einen einzigartigen MHC-Typ besitzt. Die MHC-Proteine bilden eine Furche, die aufgrund des hohen Polymorphismus unterschiedliche Peptide bindet. Der T-Lymphozyt erkennt den Komplex aus Peptid und körpereigenem MHC-Molekül. **MHC-Klasse-I-Moleküle** präsentieren Peptide von einer Länge von meist 9 Aminosäuren, **MHC-Klasse-II-Moleküle** Peptide von einer Länge von 12–20 Aminosäuren.

MHC-I-Moleküle werden auf fast allen körpereigenen Zellen exprimiert; MHC-II-Moleküle dagegen selektiv auf antigenpräsentierenden Zellen. Ein MHC-Molekül kann unterschiedliche Peptide mit ähnlichen Eigenschaften präsentieren. Die Spezifität für ein gegebenes Antigen* wird durch die höhere Spezifität des T-Lymphozyten bestimmt. Da jedes Individuum charakteristische MHC-Moleküle besitzt, sind diese auch für die Unterscheidung zwischen Zellen unterschiedlicher Individuen und damit für die Transplantatabstoßung verantwortlich. In diesem Fall bestimmt die Erkennung des fremden MHC-Moleküls durch T-Lymphozyten das Ereignis.

Antigene aus dem Zytosol werden von MHC-I-Molekülen präsentiert. Hierbei handelt es sich typischerweise um Proteine, die von der Zelle neu synthetisiert werden; dies sind in erster Linie virale Proteine, aber auch körpereigene Antigene, z. B. Tumorantigene. Die von MHC-II präsentierten Antigene werden typischerweise von antigenpräsentierenden Zellen aufgenommen. Sie gelangen in Vesikel, in denen sie auf MHC-II-Moleküle geladen werden, die dann an die Zelloberfläche gelangen. Dies sind Antigene von Mikroorganismen oder lösliche Proteine. Die Aufteilung in 2 MHC-Klassen bedingt die Stimulation unterschiedlicher T-Lymphozyten-Populationen. Die MHC-II-Moleküle stimulieren **CD4 T-Lymphozyten**, die Th-Zellfunktionen vermitteln; die MHC-I-Moleküle stimulieren **CD8 T-Zellen** mit ZTL-Funktionen [Abb. 7]. CD8 T-Zellen erkennen in erster Linie virale Proteine und erlangen somit die Fähigkeit, virusinfizierte Zellen abzutöten. CD4 Th-Zellen erkennen in erster Linie lösliche Antigene oder Antigene, die von phagozytierten Mikroorganismen abstammen. CD4 T-Zellen aktivieren zum einen gesteigerte antibakterielle Fähigkeiten von Makrophagen, zum anderen stimulieren sie die Antikörperproduktion durch B-Zellen. Th1-Zellen regulieren die zelluläre Immunantwort und Th2-Zellen die humorale Immunantwort [Abb. 8].

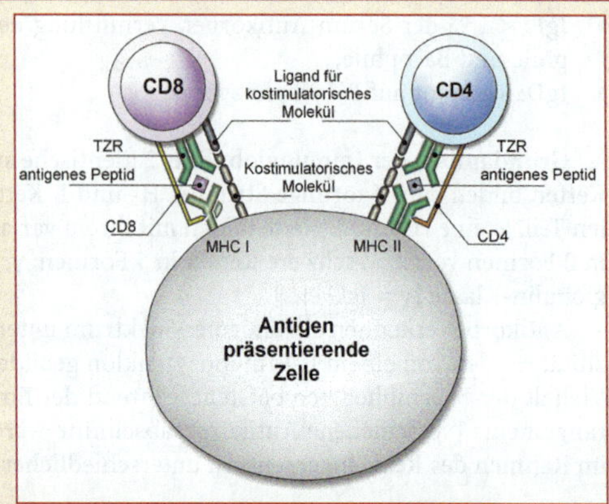

Abb. 7. Antigen-spezifische und MHC-restringierte Stimulation von T-Lymphozyten. **TZR** = T-Zellrezeptor; **MHC** = Major Histocompatibility Complex [Haupthistokompatibilitätskomplex]

Folgende Abwehrfunktionen werden übernommen:

- **Schutz gegen intrazelluläre Mikroorganismen** [z. B. Tuberkulose]: Zahlreiche Mikroorganismen können in Makrophagen überleben. Antigene dieser intrazellulär überlebenden Krankheitserreger werden von

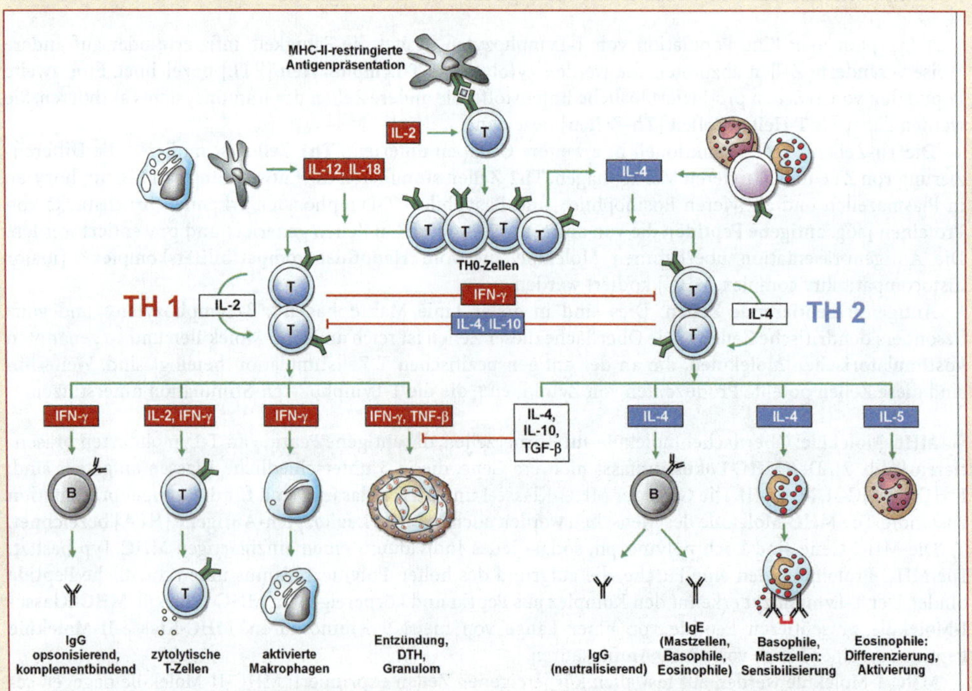

Abb. 8. Stimulierung unterschiedlicher T-zellabhängiger Immunmechanismen. Die unterschiedlichen Immunreaktionen werden entweder von Th1- oder von Th2-Zellen vermittelt. Th1-Zellen sind hauptsächlich für zelluläre Immunreaktionen und Th2-Zellen für humorale Immunreaktionen zuständig

MHC-II-Molekülen präsentiert. Die infizierte Zelle produziert weiterhin das Zytokin* IL-12, das die antigenspezifische Stimulation von Th1-Zellen fördert. Diese produzieren u. a. IFN-γ, das Makrophagen* aktiviert. Die aktivierten Makrophagen erlangen verbesserte Abwehrfähigkeiten und können die intrazellulären Erreger abtöten oder am Wachstum hemmen. Am Ort der Erregerabsiedlung entstehen Granulome. Handelt es sich um ein lösliches Protein, so kommt es zu einer verzögerten allergischen Reaktion, die nach Abbau des Antigens innerhalb weniger Tage wieder abklingt.

- **Virusabwehr und Tumorüberwachung:** Virale Proteine, die von antigenpräsentierenden Zellen im Kontext von MHC-II-Molekülen präsentiert werden, stimulieren Th1-Zellen, die IL-2 produzieren. Virusinfizierte Zellen präsentieren virale Proteine im Kontext von MHC-I. Unter dem Einfluss von IL-2 entwickeln sich CD8 ZTL, die virusinfizierte Zellen erkennen und abtöten. Ähnliche Mechanismen gelten für die Tumorüberwachung durch CD8 T-Zellen.
- **Neutralisation von Toxinen und Viren:** Lösliche Proteinantigene werden von antigenpräsentierenden Zellen im Kontext von MHC-II präsentiert. In Abwesenheit von IL-12 und in Gegenwart von IL-4 entwickeln sich Th2-Zellen, die selbst wiederum IL-4 und andere Zytokine produzieren, die B-Lymphozyten aktivieren. Das lösliche Proteinantigen kann auch direkt von B-Lymphozyten erkannt werden, die unter dem Einfluss der Th2-Zellen zu antikörperproduzierenden Plasmazellen reifen.
- **Abwehr von Wurminfektionen und Allergien:** Proteine, die von Helminthen* abstammen, werden von antigenpräsentierenden Zellen im Kontext von MHC-II präsentiert. Unter dem Einfluss von IL-4 entstehen Th2-Zellen, die selbst IL-4 und andere Zytokine sezernieren. Es kommt zum einen zur Aktivierung von B-Lymphozyten, die Antikörper der IgE-Klasse produzieren. Zum anderen wirken IL-4 und IL-5 direkt auf Eosinophile*, Basophile* und Mastzellen*. IgE-beladene Helminthen werden von Eosinophilen attackiert. IgE-beladene Allergene* [z. B. Pollen] werden von Basophilen und Mastzellen erkannt, die eine Überempfindlichkeitsreaktion* vom Soforttyp auslösen.

Immunpathologie

Obwohl das Immunsystem in erster Linie für die Abwehr von Krankheitserregern zuständig ist, löst es auch schädliche Reaktionen aus. Immunpathologische Reaktionen treten auf, wenn die Immunantwort ungenügend kontrolliert wird, fehlgeleitet wird oder zu schwach ist.

Spezifische Überempfindlichkeitsreaktionen

Überschießende Immunreaktionen schädigen das eigene Körpergewebe. Nach **Gell und Coombs** können 4 Typen unterschieden werden:

- **Anaphylaktischer Reaktionstyp [Typ 1 der Überempfindlichkeitsreaktion]:** Dieser auch als **Sofortallergie** bezeichnete Überempfindlichkeitstyp wird von IgE-Antikörpern mit Spezifität für Allergene* vermittelt und von Mastzellen*, unterstützt von Basophilen* und Eosinophilen*, hervorgerufen. Die Degranulation dieser Zellen ruft allergische Reaktionen [Ödem*, Exanthem*, Urtikaria*] hervor, die in einen anaphylaktischen Schock* münden können.
- **Zytotoxischer Reaktionstyp [Typ 2 der Überempfindlichkeitsreaktion]:** IgG-beladene Zellen werden von NK-Zellen lysiert [siehe antikörper-vermittelte zelluläre Zytotoxizität]. IgG- und IgM-Beladung führen weiterhin zur komplementvermittelten Lyse der beladenen Zellen. Diese Reaktion spielt bei Bluttransfusionszwischenfällen und einigen Arzneimittelallergien eine Rolle.
- **Immunkomplextyp [Typ 3 der Überempfindlichkeitsreaktion]:** Kleine Immunkomplexe, die schwer abbaubar sind, können in die kleinen Blutgefäße eindringen, in verschiedenen Organen [u.a. Niere, Gelenken] abgelagert werden und dort Komplement* aktivieren. Sie können so Urtikaria*, Ödeme* und Arthritis* auslösen.
- **Verzögerter Typ [Typ 4 der Überempfindlichkeitsreaktion]:** Die Stimulation von Th1-Zellen durch lösliche Antigene löst eine verzögerte allergische Reaktion aus. Dies wird bei der Tuberkulinreaktion* zur Diagnose der Tuberkulose* herangezogen. Ähnliche Vorgänge laufen bei der Kontaktdermatitis* ab.

An sich ist das Immunsystem gegen sich „selbst" tolerant [**Immuntoleranz**], d.h., es reagiert nicht gegen den eigenen Körper. Dies beruht auf der Inaktivierung von Lymphozyten mit Spezifität für körpereigene Antigene. Die Kontrollmechanismen sind jedoch nicht immer vollständig, sodass **Autoimmunreaktionen** auftreten können. Nur wenn weitere Kofaktoren hinzutreten, lösen Autoimmunreaktionen auch **Autoimmunerkrankungen** aus. Kofaktoren sind u.a. genetische Faktoren [insbesondere bestimmte HLA-Allele] und bestimmte Infektionen.

Transplantatabstoßung

Aufgrund der individuellen Unterschiede im HLA werden fremde Gewebe von körpereigenen T-Zellen erkannt. Je näher der Verwandtschaftsgrad zwischen Spender und Empfänger eines Transplantats ist, desto geringer ist die Abstoßungsreaktion. Ein besonderes Problem stellt die Knochenmarkstransplantation* dar, da in diesem Fall sowohl Empfänger gegen Spender [**host vs. graft**, HvG] als auch Spender gegen Empfänger [**graft vs. host**, GvH] reagieren.

Verhinderung der Transplantatabstoßung: Durch Gabe von Immunsuppressiva* wie Cyclosporin A, FK506 oder Rapamycin werden Immunreaktionen abgeschwächt oder unterbunden. In erster Linie hemmen diese Substanzen die Entwicklung bzw. Effektorfunktionen von Th-Zellen.

Tumorüberwachung

Tumorzellen stellen entartete körpereigene Zellen dar, die aus immunologischer Sicht verfremdet sind. Prinzipiell sind sie daher durch T-Lymphozyten erkennbar. Die immunologische Überwachung ist jedoch nicht immer ausreichend, da Tumorantigene nur schwach immunogen sind oder der Tumor die Immunantwort aktiv unterdrückt [*s.a. Essay Virus und Tumor S. 2185*].

Immundefekte

Einige Krankheitserreger unterdrücken Immunreaktionen und es kommt zu einer erworbenen Immundefizienz. Bekanntestes Beispiel ist das **erworbene Immundefizienzsyndrom** [acquired immuno deficiency syndrome, AIDS], das vom humanen Immundefizienzvirus [HIV] hervorgerufen wird. Das Virus befällt und zerstört CD4 T-Lymphozyten. Angeborene Immunmangelkrankheiten beruhen auf einem genetischen Defekt [*s.a. Essay AIDS S. 31*].

Di-George-Syndrom: Aufgrund einer Aplasie des Thymus* fehlen T-Lymphozyten, dadurch ist auch die B-Lymphozytenantwort deutlich vermindert. Die Erkrankung ist zwar angeboren, wird aber meist nicht vererbt, sondern in der frühen Embryonalentwicklung erworben. Infektionen mit Erregern, die durch T-Lymphozyten bekämpft werden, treten gehäuft auf.

Bruton-Typ der Agammaglobulinämie: X-chromosomal vererbte B-Lymphozyten-Defizienz. T-Lymphozyten sind weitgehend normal. Gehäuftes Auftreten von Eitererregern, die typischerweise von Antikörpern bekämpft werden.

Gemeine variable Agammaglobulinämie: Unterschiedlich stark ausgebildete Defizienz der B-Lymphozyten-Entwicklung, von der unterschiedliche Ig-Klassen betroffen sein können. Zum Teil treten auch T-Lymphozyten-Defekte auf.

Schweizer-Typ der Agammaglobulinämie [severe combined immunodeficiency, SCID]: Fehlen der T-Lymphozyten und in den meisten Fällen auch der B-Lymphozyten aufgrund unterschiedlicher Gendefekte in der Lymphozyten-Differenzierung. Hohe Infektionsanfälligkeit, Behandlung durch Knochenmarkstransplantation und Ziel gentherapeutischer Bemühungen.

Chronische Granulomatose: Aufgrund defekter Produktion reaktiver Sauerstoffmetabolite können Bakterien, die durch diese Abwehrstoffe normalerweise abgetötet werden, ungehindert wachsen.

Komplementdefekte: Unterschiedliche Defekte im Komplementsystem können Infektionen unterschiedlicher Stärke bewirken. Defekte in den Kontrollkomponenten führen zur unkontrollierten Komplementaktivierung, die u.a. zu Immunkomplexerkrankungen und Autoimmunkrankheiten vom Typ des systemischen Lupus* erythematodes führen können.

Infektabwehr *s.u. Essay Infektion S. 1027*

Quellenhinweise

Abb. 4: Hahn H, Falke D, Kaufmann SHE, Ullmann U (Hrsg.) (2001) Medizinische Mikrobiologie und Infektiologie, 4. Aufl. Springer-Verlag, Berlin Heidelberg New York
Zeichnung Abb. 4: O. Nehren, Mannheim

fäßentzündung mit Purpura* der Streckseiten der Extremitäten, Gelenk- und Leibschmerzen, und evtl. Beteiligung innerer Organe; tritt v.a. bei Kindern im Schulalter im Anschluss an eine Streptokokkeninfektion der Atemwege auf; bei Erwachsenen seltener, dafür aber meist mit schwererem Verlauf [gastrointestinale Symptomatik]; **Therapie**: Antibiotika, bei schwerem Verlauf Corticoidstoß; die **Prognose** ist gut, oft kommt es aber zu Rezidiven und Spätschäden der Nieren sind relativ oft beschrieben

Im|mun|kom|plex|vas|ku|li|tis *f, pl* **-ti|den** (Ⓔ **1.** allergic vasculitis **2.** allergic purpura): **1.** *Syn*: *leukozytoklastische Vaskulitis, hyperergische Vaskulitis, kutane nekrotisierende Vaskulitis, Immunvaskulitis, Vasculitis hyperergica cutis, Vasculitis allergica, Arteriitis allergica cutis*; zu den Immunkomplexkrankheiten* zählende Gefäßentzündung, die durch Medikamente, bakterielle und virale Infekte ausgelöst wird oder idiopathisch auftritt; betrifft v.a. die postkapillären Venolen der Haut; der Befall innerer Organe und das Ausmaß der Allgemeinsymptome schwankt von Fall zu Fall; **Klinik:** akuter oder schubweiser Verlauf mit Petechien oft nur an Unterschenkel und Knöchel, bei schwereren Formen auch an Oberschenkeln und Rumpf; die Petechien konfluieren zu dunkelroten, schmerzhaften Infiltraten, die sich aber gewöhnlich innerhalb von Tagen bis Wochen unter Hinterlassung einer Hyperpigmentierung [Hämosiderin] zurückbilden; größere, entzündliche Läsionen bilden zentrale, nekrotische Blasen und Ulzera; die Abheilung dauert wesentlich länger; der Organbefall [Gelenke, Muskel, Niere, GE-Trakt, Zentralnervensystem] ist i.d.R. mild und ohne große Beschwerden; **Therapie**: Beseitigung der Ursache; bei schwereren Fällen Corticoidstöße und evtl. Cyclophosphamid **2.** →*Immunkomplexpurpura*

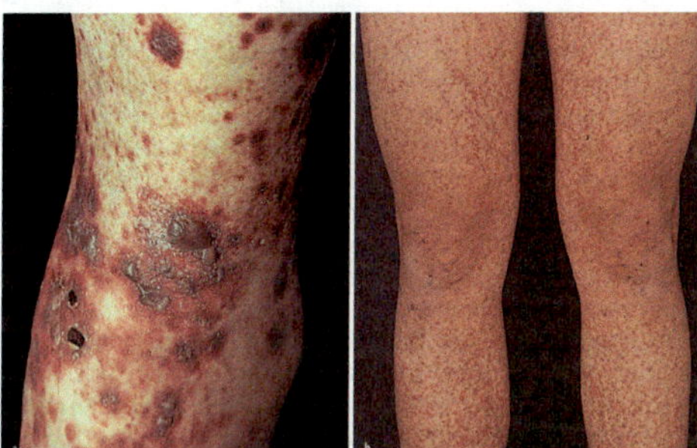

Abb. I14. Immunkomplexvaskulitis. **Links** größere, hämorrhagisch-nekrotische Blasen, **rechts** exanthematische Purpura

Im|mun|krank|heit *f*: →*Immunopathie*

Im|mun|man|gel|krank|heit *f* (Ⓔ immunodeficiency disorder): *Syn*: *Immundefekt, Defektimmunopathie*; Oberbegriff für angeborene oder erworbene Störungen der normalen Immunreaktion des Körpers

Im|mun|mo|du|la|ti|on *f* (Ⓔ immunomodulation): Veränderung der Immunantwort; *s.a. Immunsuppression, Immunstimulation, Essay Gentransfer und Gentherapie S. 761*

Im|mun|ne|phe|lo|me|trie *f* (Ⓔ nephelometric immunoassay): Nephelometrie*, bei der Antigen-Antikörperkomplexe das Licht streuen

Immuno-, immuno- *präf.*: Wortelement mit der Bedeutung „unberührt/verschont/geschützt"

Im|mu|no|as|say *m* (Ⓔ immunoassay): *Syn*: *Immunassay*; qualtitave oder quantitative Bestimmungsmethode, die auf einer Antigen-Antikörper-Reaktion beruht; z.B. Enzymimmunoassay*, Enzyme-linked-immunosorbent-Assay*, Enzyme-multiplied-immunoassay-technique*, Radioimmunoassay*

Im|mu|no|blas|ten *pl* (Ⓔ immunoblasts): nach Antigenkontakt entstehende große aktivierte Lymphozyten, aus denen die immunkompetenten Immunozyten entstehen; je nach der Zelllinie unterscheidet man **B-Immunoblasten** und **T-Immunoblasten**; *s.a. B-Lymphozyten, T-Lymphozyten*

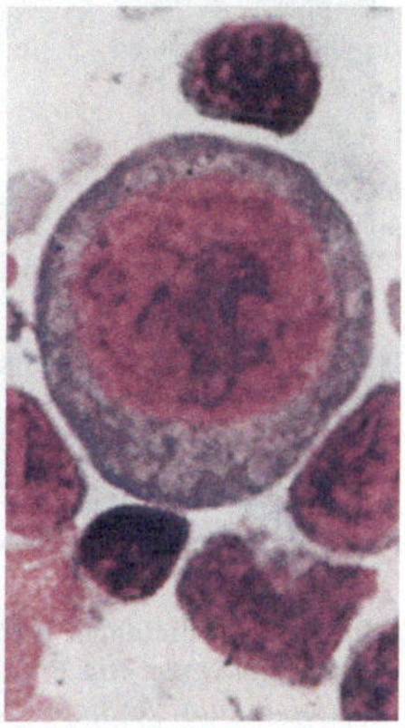

Abb. I15. Immunoblast

im|mu|no|blas|tisch *adj* (Ⓔ immunoblastic): Immunoblast(en) betreffend

Im|mu|no|de|pres|si|on *f*: →*Immunsuppression*

im|mu|no|de|pres|siv *adj*: →*immunsuppressiv*

Im|mu|no|de|pres|si|vum *nt, pl* **-va**: →*Immunsuppressivum*

Im|mu|no|e|lek|tro|pho|re|se *f*: →*Immunelektrophorese*

Im|mu|no|flu|o|res|zenz *f*: →*Immunfluoreszenz*

im|mu|no|gen *adj* (Ⓔ immunogenic): eine Immunität hervorrufend, eine Immunantwort auslösend

Im|mu|no|hä|mo|ly|se *f*: →*Immunhämolyse*

Im|mu|no|lo|gie *f* (Ⓔ immunology): Immunitätsforschung, Immunitätslehre

im|mu|no|lo|gisch *adj* (Ⓔ immunologic): Immunologie betreffend

Im|mu|no|pa|thie *f* (Ⓔ immunodeficiency disease): *Syn*: *Immunkrankheit*; Erkrankung des Immunsystems, z.B. Autoimmunerkrankung*, Immunkomplexkrankheit*

Im|mu|no|pa|tho|lo|gie *f* (Ⓔ immunopathology): Teilgebiet der Immunologie*, das sich mit krankhaften Immunreaktionen befasst

im|mu|no|re|ak|tiv *adj* (Ⓔ immunoreactive): *Syn*: *immunreaktiv*; eine Immunreaktion zeigend oder gebend

Im|mun|or|ga|ne, pri|mä|re *pl* (Ⓔ primary organs of immune system): *s.u. Essay Immunität S. 1009*

Im|mun|or|ga|ne, se|kun|dä|re *pl* (Ⓔ secondary organs of immune system): *s.u. Essay Immunität S. 1009*

Im|mu|no|sup|pres|si|on *f*: →*Immunsuppression*

im|mu|no|sup|pres|siv *adj*: →*immunsuppressiv*

Im|mu|no|sup|pres|si|vum *nt, pl* **-va**: →*Immunsuppressivum*

im|mu|no|sup|pri|miert *adj* (Ⓔ immunosuppressed): mit abgeschwächter Immunreaktion

Im|mu|no|to|xin *nt*: →*Immuntoxin*

Im|mu|no|zyt *m* (Ⓔ immunocyte): *Syn*: *immunkompetente Zelle, Immunzelle*; Zelle, die eine spezifische Funktion im Immunsystem wahrnimmt; *s.a. B-Lymphozyten, T-Lymphozyten*

Im|mu|no|zy|tom *nt* (Ⓔ immunocytoma): niedrig malignes Non-Hodgkin-Lymphom* aus B-Lymphozyten

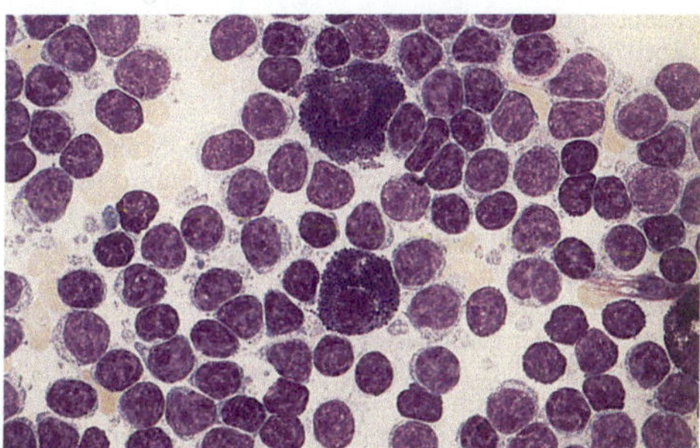

Abb. I16. Immunozytom

plasmozytisches Immunozytom: →*multiples Myelom*

Im|mun|pa|ra|ly|se *f* (Ⓔ immune paralysis): Lähmung/Hemmung der Immunantwort

Im|mun|pa|tho|lo|gie *f*: →*Immunopathologie*

Im|mun|phy|si|o|lo|gie *f* (Ⓔ immunophysiology): Physiologie der Immunantwort

Im|mun|re|ak|ti|on *f* (Ⓔ immune reaction): *Syn*: *Immunantwort, immunologische Reaktion*; Gesamtheit der Reaktionen des Immunsystems auf ein eingedrungenes Antigen; *s.a. Essay Immunität S. 1009*

im|mun|re|ak|tiv *adj*: →*immunoreaktiv*

Im|mun|re|kon|sti|tu|ti|ons|er|kran|kun|gen *pl* (Ⓔ paradoxical reactions): *Syn*: *paradoxe Reaktionen, inflammatorische Erkrankungen*; *s.u. Essay AIDS S. 31*

Im|mun|se|rum *nt, pl* **-se|ren** (Ⓔ immune serum): *Syn*: *Antiserum*; Antikörper enthaltendes Serum, das zur passiven Immunisierung* und in der Serodiagnostik verwendet wird

Im|mun|sti|mu|lans *nt, pl* **-lan|zi|en, -lan|ti|en** (Ⓔ immunostimulant): immun(system)stimulierende Substanz; *s.a. Immunstimulation*

Im|mun|sti|mu|la|ti|on *f* (Ⓔ immunostimulation): die Aktivität des Immunsystems kann durch eine Reihe von Substanzen [Immunstimulantien] erhöht werden; bei vielen Substanzen ist der Wirkungsmechanismus unbekannt; sowohl anorganische [Aluminiumsalze] als auch organische Verbindungen [Lektine, Polysaccharide] haben eine stimulierende Wirkung; am bekanntesten ist wahrscheinlich die immunstimulierende Wirkung von Impfstoffen [BCG-Impfung*] und Heilpflanzen [z.B. Echinacea*]

Im|mun|sup|pres|si|on *f* (Ⓔ immunosuppression): *Syn: Immunosuppression, Immunodepression, Immundepression*; Unterdrückung oder Abschwächung der Immunreaktion durch chemische oder biologische Substanzen [Corticosteroide, Zytostatika, Antiseren] oder ionisierende Strahlen; wird z.B. zur Verhinderung oder Abschwächung der Transplantatabstoßung und bei Autoimmunkrankheiten durchgeführt

im|mun|sup|pres|siv *adj* (Ⓔ immunosuppressive): *Syn: immundepressiv, immunosuppressiv, immunodepressiv*; die Immunreaktion unterdrückend oder abschwächend

Im|mun|sup|pres|si|vum *nt, pl* **-va** (Ⓔ immunosuppressant): *Syn: Immundepressivum, Immunosuppressivum, Immunodepressivum*; Mittel zur Unterdrückung oder Abschwächung der Immunreaktion*, z.B. bei Autoimmunerkrankungen oder Transplantation

Im|mun|sys|tem *nt* (Ⓔ immune system): aus Zellen, Geweben und Organen bestehendes System zur Abwehr von Antigenen und Eliminierung abnormer Körperzellen; prinzipiell kann zwischen **spezifischem** und **unspezifischem Immunsystem** unterscheiden, wobei beide Teile jeweils aus einem **humoralen** und einem **zellulären System** bestehen; *s.a. Essay Immunität S. 1009*

Im|mun|szin|ti|gra|phie *f* (Ⓔ immunoscintigraphy): *Syn: Immunszintigrafie*; Szintigraphie* unter Verwendung radioaktiv-markierter monoklonaler Antikörper*

Im|mun|the|ra|pie *f* (Ⓔ immunotherapy): Beeinflussung des Immunsystems durch Medikamente, Immunglobuline oder Schutzimpfung

antikörpergestützte Immuntherapie (Ⓔ antibody-assisted immunotherapy): *s.u. Essay Gentransfer und Gentherapie S. 761*

Im|mun|throm|bo|zy|to|pe|nie *f* (Ⓔ immune thrombocytopenia): durch Autoantikörper* gegen Thrombozyten verursachte Thrombozytopenie*

Im|mun|thy|re|o|i|di|tis *f, pl* **-ti|den:** *→Hashimoto-Thyreoiditis*

im|mun|thy|re|o|i|di|tisch *adj* (Ⓔ autoimmune thyroiditic): *Syn: immunthyroiditisch*; Immunthyreoiditis betreffend, von ihr betroffen oder gekennzeichnet

Im|mun|thy|ro|i|di|tis *f, pl* **-ti|den:** *→Hashimoto-Thyreoiditis*

im|mun|thy|ro|i|di|tisch *adj*: *→immunthyreoiditisch*

Im|mun|to|le|ranz *f* (Ⓔ immunotolerance): *Syn: Toleranz*; Ausbleiben der Immunreaktion gegen ein bestimmtes Antigen; die physiologische Immuntoleranz gegen körpereigene Antigene ist ein Schutzmechanismus, der bei Autoimmunerkrankungen gestört ist; eine Immuntoleranz gegen körperfremde Antigene wird als Immunparalyse* bezeichnet; *s.a. Essay Autoimmunität S. 201, Essay Allergie S. 69, Essay Immunität S. 1009*

Im|mun|to|xin *nt* (Ⓔ immunotoxin): *Syn: Immunotoxin*; monoklonaler Antikörper*, an den ein Toxin oder Zytostatikum angelagert wurde; wird experimentell zur Therapie von malignen Tumoren eingesetzt

Im|mun|tur|bi|di|me|trie *f* (Ⓔ turbidimetric immunoassay): Turbidimetrie*, bei der Antigen-Antikörper-Komplexe gebildet werden und eine Trübung verursachen

Im|mun|vas|ku|li|tis *f, pl* **-ti|den:** *→Immunkomplexvaskulitis 1.*

Im|mun|zel|le *f*: *→Immunozyt*

IMP *Abk.*: *→Inosinmonophosphat*

impaired fasting glucose *nt*: *Syn: abnorme Nüchternglucose*; *s.u. Essay Diabetes mellitus S. 481*

impaired glucose tolerance *nt*: *Syn: pathologische Glukosetoleranz, gestörte Glukosetoleranz*; *s.u. Essay Diabetes mellitus S. 481*

im|pak|tiert *adj* (Ⓔ impacted): eingekeilt, verkeilt

Im|pak|ti|on *f* (Ⓔ impaction): Einkeilung, Verkeilung

Im|pe|danz|an|pas|sung *f* (Ⓔ impedance adaptation): *s.u. Essay Hören/auditives System S. 939*

Im|pe|danz|au|di|o|me|trie *f* (Ⓔ impedance audiometry): Trommelfell und Mittelohr reflektieren einen kleinen Teil der einfallenden Schallenergie; dieser sog. akustische Widerstand [Impedanz] kann audiometrisch bestimmt werden; die Impedanzaudiometrie misst Impedanzänderungen durch Kontraktion der Mittelohrmuskeln [Stapediusreflex] oder Änderung des Luftdruckes im äußeren Gehörgang [Tympanometri]

im|per|me|a|bel *adj* (Ⓔ impermeable): undurchdringbar, undurchlässig

im|per|zep|ti|bel *adj* (Ⓔ imperceptible): nicht wahrnehmbar, unmerklich

im|pe|ti|gi|no|id *adj*: *→impetiginös*

im|pe|ti|gi|nös *adj* (Ⓔ impetiginous): in der Art einer Impetigo, impetigoähnlich, impetigoartig, borkig

Im|pe|ti|go *f*: *→Impetigo contagiosa*

Impetigo Bockhart: *→Impetigo follicularis Bockhart*

Impetigo bullosa (Ⓔ bullous impetigo): bullöse Impetigo; *s.u. Impetigo contagiosa*

bullöse Impetigo (Ⓔ bullous impetigo): *Syn: Staphylokokkenimpetigo, Impetigo bullosa*; *s.u. Impetigo contagiosa*

Impetigo contagiosa (Ⓔ impetigo): *Syn: Eiterflechte, Krustenflechte, Pustelflechte, feuchter Grind, Grindflechte, Impetigo (contagiosa/vulgaris)*; durch Eitererreger hervorgerufene Hauterkrankung mit eitriger Blasen- und Pustelbildung; die **kleinblasige Impetigo** wird durch Streptokokken verursacht, die **bullöse Impetigo** durch Staphylokokken; beide Formen heilen unbehandelt im Laufe von Wochen von alleine ab; **Therapie**: orales Penicillin zur Verhütung von Poststreptokokkenerkrankungen bei Streptokokkenimpetigo oder systemischen Allgemeinerscheinungen bei Staphylokokkenimpetigo

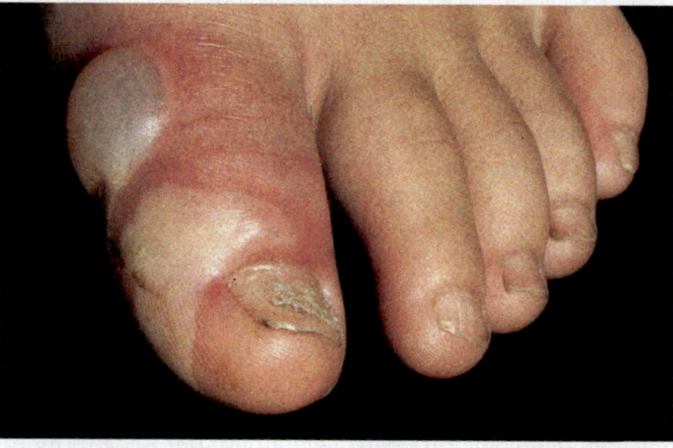

Abb. I17. Staphylokokken-Impetigo

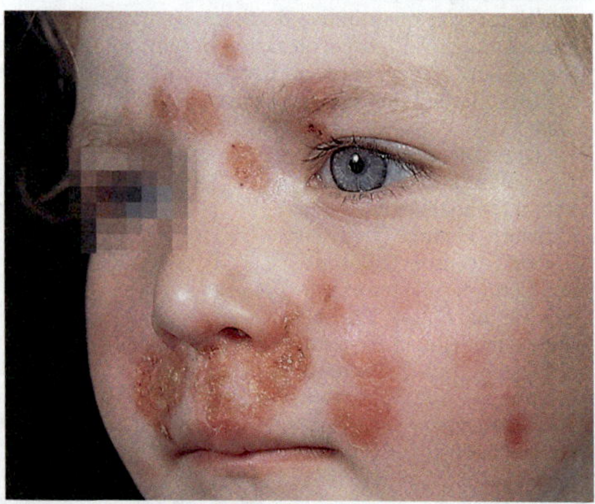

Abb. I18. Streptokokken-Impetigo

Impetigo follicularis Bockhart (Ⓔ follicular impetigo): *Syn: Staphylodermia Bockhart, Staphylodermia follicularis, Ostiofollikulitis/Ostiofolliculitis/Impetigo Bockhart, Folliculitis staphylogenes superficialis, Folliculitis pustulosa*; (rezidivierende) superfizielle Staphylokokkeninfektion der Haarfollikel mit Restitutio* ad integrum

kleinblasige Impetigo (Ⓔ impetigo contagiosa bullosa): *Syn: Streptokokkenimpetigo*; *s.u. Impetigo contagiosa*

Impetigo scabida (Ⓔ asbestos-like tinea): *Syn: Asbestgrind, Tinea amiantacea (Alibert), Tinea asbestina, Pityriasis amiantacea, Keratosis follicularis amiantacea*; meist im

Rahmen anderer Erkrankungen [Seborrhoe*, endogenes Ekzem*] auftretende asbestartige, weiß-schimmernde Schuppen der Kopfhaut

Impetigo vulgaris: →*Impetigo contagiosa*

Impf|en|ze|pha|li|tis *f, pl* **-ti|den** (Ⓔ postvaccinal encephalitis): ***Syn:*** *Impfenzephalomyelitis, Impfenzephalopathie, Vakzinationsenzephalitis, Encephalomyelitis postvaccinalis*; nach einer Impfung [Masern, Röteln] auftretende akute oder subakute Entzündung, die auf einer Immunreaktion beruht; ist heute extrem selten

Impf|en|ze|pha|lo|my|e|li|tis *f, pl* **-ti|den:** →*Impfenzephalitis*

Impf|en|ze|pha|lo|pa|thie *f:* →*Impfenzephalitis*

Impf|ka|len|der *m:* →*Impfplan*

Impf|me|tas|ta|se *f:* →*Implantationsmetastase*

Impf|plan *m* (Ⓔ vaccination schedule): ***Syn:*** *Impfkalender*; in den meisten Ländern gibt es allgemein empfohlene oder gesetzlich vorgeschriebene Impfungen; während in Deutschland diese Impfungen empfohlen werden und die Compliance der Eltern z.T. großen Schwankungen unterliegt, hat die Impfpflicht in anderen Ländern zu z.T. erstaunlichen Ergebnissen geführt; in den USA, zum Beispiel, gibt es pro Jahr nur noch eine Handvoll an Masern- und Rötelnerkrankungen und die Haemophilus-influenzae-Meningitis* ist ebenfalls sehr selten geworden

in Deutschland gibt die Ständige Impfkommission am Robert-Koch-Institut [STIKO] Empfehlungen für Impfungen heraus, die i.d.R. von den Gesundheitsbehörden der Länder übernommen werden; halten sich Ärzte an diese Empfehlungen, dann übernimmt der Staat die Kosten der Behandlung bei einem Impfschaden

Impf|stoff *m* (Ⓔ vaccine): ***Syn:*** *Vakzine, Vakzin*; aus abgetöteten [**Totimpfstoff**] oder lebenden [**Lebendimpfstoff**] Krankheitserregern, Teilen oder Stoffwechselprodukten von Krankheitserregern hergestellter Stoff zur aktiven Immunisierung gegen einen Erreger

Impf|tu|ber|ku|lo|se *f* (Ⓔ inoculation tuberculosis): ***Syn:*** *Inokulationstuberkulose*; Tuberkulose*, meist der Haut, durch Inokulation von Tuberkulosebakterien; *s.a. Tuberculosis cutis verrucosa*

Impf|ung *f* (Ⓔ vaccination): ***Syn:*** *Vakzination*; Erzeugung einer Immunität* durch Impfstoffe [**Schutzimpfung, aktive Impfung**] oder Immunglobuline [**passive Impfung**]; die Impfstoffe zur aktiven Impfung bestehen aus abgetöteten [**Totimpfstoff**] oder lebenden [**Lebendimpfstoff**] Krankheitserregern, Teilen oder Stoffwechselprodukten von Krankheitserregern; bei einer **Kombinationsimpfung** werden mehrere Impfungen in einer Sitzung vorgenommen; dafür sollten aber nur speziell zubereitete **Kombinationsimpfstoffe** verwendet werden; die **Simultanimpfung** ist eine gemischte aktive-passive Impfung, bei der Immunglobulin und Antigen zu selben Zeit, aber an verschiedenen Körperstellen appliziert werden; es darf aber kein Lebendimpfstoff verwendet werden und die Anwendung ist auf wenige Spezialfälle [v.a. Tetanus*] begrenzt; *s.a. Impfplan*

Im|plan|ta|ti|on *f* (Ⓔ implantation): ***Syn:*** *Nidation, Einbettung*; Einnistung der Frucht in der Gebärmutterschleimhaut

Im|plan|ta|ti|ons|me|tas|ta|se *f* (Ⓔ implantation metastasis): ***Syn:*** *Impfmetastase*; durch direkten Kontakt oder unabsichtliche Übertragung [Chirurgie] implantierte Metastase

Im|plan|ta|ti|ons|zys|te *f* (Ⓔ implantation cyst): durch Epithelverschleppung bei perforierender Verletzung verursachte Zyste*

Im|plan|to|lo|gie *f* (Ⓔ implantodontics): Teilgebiet der Zahnheilkunde, das sich mit der Verwendung von Implantaten befasst

im|po|tent *adj* (Ⓔ impotent): Impotenz betreffend, an Impotenz leidend; zeugungsunfähig

Im|po|ten|tia *f* (Ⓔ impotence): ***Syn:*** *Impotenz*; Unvermögen, Unfähigkeit

Impotentia coeundi (Ⓔ impotence): Unvermögen, den Beischlaf auszuführen; entspricht der männlichen Impotenz; man kann dabei eine **erektile Impotenz** [erektile Dysfunktion*], eine **ejakulatorische Impotenz** [Unfähigkeit zum Orgasmus] und **Ejakulationsstörungen** [Ejaculatio* praecox, Ejaculatio* retardata] unterscheiden; die Ursache kann im psychischen [**psychogene Impotenz**] oder somatischen Bereich [**symptomatische Impotenz**] liegen; eine spezielle Form der psychogenen Impotenz ist die sog. **relative Impotenz**, die auf einer Abneigung gegen den Partner, die Art des versuchten Geschlechtsverkehrs, die Situation etc. beruht

Impotentia concipiendi (Ⓔ impotentia concipiendi): Unfähigkeit zu empfangen

Impotentia generandi (Ⓔ inability to reproduce): Zeugungsunfähigkeit; Sterilität*; Infertilität*; *s.a. Essay Infertilität und Sterilität S. 1041*

Impotentia gestandi (Ⓔ impotentia gestandi): Unfähigkeit eine Schwangerschaft auszutragen; *s.a. Essay Infertilität und Sterilität S. 1041*

Impotentia satisfactionis (Ⓔ impotentia satisfactionis): Ejakulation* ohne Orgasmus

Im|po|tenz *f* (Ⓔ **1.** weakness **2.** impotence): **1.** Unvermögen, Unfähigkeit **2.** →*Impotentia coeundi*

ejakulatorische Impotenz (Ⓔ ejaculatory impotence): *s.u. Impotentia coeundi*

erektile Impotenz: →*erektile Dysfunktion*

psychogene Impotenz (Ⓔ psychogenic impotence): *s.u. Impotentia coeundi*

relative Impotenz (Ⓔ relative impotence): *s.u. Impotentia coeundi*

symptomatische Impotenz (Ⓔ symptomatic impotence): *s.u. Impotentia coeundi*

Im|prä|gna|ti|on *f* (Ⓔ impregnation): Eindringen des Spermiums in eine Oozyte als erster Schritt der Befruchtung*

Im|pres|sio *f, pl* **-si|o|nes** (Ⓔ impression): Eindruck, Vertiefung, Eindellung; Impression

Impressio cardiaca hepatis (Ⓔ cardiac impression of liver): leichte Vertiefung der Leberoberfläche durch den Druck des Herzens auf das Zwerchfell

Impressio cardiaca pulmonis (Ⓔ cardiac impression of lung): ***Syn:*** *Herzmulde der Lunge*; vor und unterhalb des Lungenhilus* liegende Vertiefung der linken Lunge, die vom Herzen ausgefüllt wird

Impressio colica hepatis (Ⓔ colic impression of liver): durch die rechte Kolonflexur* verursachter Abdruck auf der Unterseite der Leber

Tab. I19. Allgemein empfohlene Impfungen

Impfung	Geburt	3. Monat	4. Monat	5. Monat	Ab 12. Monat	6. Jahr	Ab 11. Jahr
Hepatitis B	1[a]	1		2	3		1-2-3[b]
DPT		1	2	3	4	5[c]	Booster[c]
Hib		1	2	3	4		
IPV[d]		1	2	3	4		
MMR					1	2	

[a] Bei HBs-Ag-positiven Müttern 1. aktive Impfung in den ersten 12 Stunden nach Geburt mit HB-Immunglobulin. Bei unbekanntem HBs-Status der Mutter ebenfalls 1. aktive Impfung in den ersten 12 Stunden nach Geburt. 1 und 6 Monate später folgen 2. und 3. aktive Impfung

[b] Bei bislang nicht geimpften Jugendlichen 3 Impfungen im Abstand von 1 und 6 Monaten

[c] 5. Impfung im 6. Lebensjahr nur mit Diphtherie- und Tetanustoxoid (Td), ab dem 11. Lebensjahr Auffrischung des Pertussisimpfschutzes und erneute Td-Impfung

[d] 4 Impfungen nur bei Verwendung von DPT-IPV (Hib)-Kombinationsimpfstoffen. Bei Verwendung von IPV-Einzelimpfstoffen 2 oder 3 Impfungen

Impressiones digitatae (Ⓔ digital impressions): *Syn: Impressiones gyrorum, Juga cerebralia*; Abdrücke der Hirnwindungen auf der Innenseite des Schädels
Impressio duodenalis hepatis (Ⓔ duodenal impression of liver): durch die Pars descendes des Zwölffingerdarms [Duodenum*] verursachte Abdruck auf der Unterseite der Leber
Impressio gastrica hepatis (Ⓔ gastric impression of liver): durch die Magenvorderwand verursachte Mulde auf der Unterseite des linken Leberlappens
Impressiones gyrorum: *→Impressiones digitatae*
Impressio ligamenti costoclavicularis (Ⓔ impression of costoclavicular ligament): Vertiefung an der Unterseite des Schlüsselbeins [Clavicula*], an der das Ligamentum* costoclaviculare ansetzt
Impressio oesophageale hepatis (Ⓔ esophageal impression of liver): schmale Mulde am Vorderrand des linken Leberlappens, in dem die Speiseröhre [Ösophagus*] verläuft
Impressio renalis hepatis (Ⓔ renal impression of liver): flache Vertiefung an der lateralen Unterseite des rechten Leberlappens durch die rechte Niere*
Impressio suprarenalis hepatis (Ⓔ suprarenal impression of liver): flache Mulde an der lateralen Unterseite des rechten Leberlappens durch die rechte Nebenniere*
Impressio trigeminalis (Ⓔ trigeminal impression): flache Mulde auf der Vorderseite des Felsenbeins [Pars* petrosa ossis temporalis] nahe der Felsenbeinspitze, in der das Ganglion* trigeminale liegt
Im|pres|si|on *f* (Ⓔ impression): *(anatom.)* Eindruck, Vertiefung, Eindellung, Impressio
Im|pres|si|ons|bruch *m*: *→Impressionsfraktur*
Im|pres|si|ons|frak|tur *f* (Ⓔ depressed fracture of the skull): *Syn: Impressionsbruch*; durch lokale Druckeinwirkung verursachte Fraktur des Schädeldaches, mit Verlagerung von Knochenteilen nach innen; v.a. offene Impressionfrakturen müssen wegen der Infektionsgefahr dringlichst operativ versorgt werden
Im|pres|si|ons|to|no|me|ter *nt* (Ⓔ impression tonometer): Instrument zur Messung des Augeninnendrucks durch Aufsetzen auf die Hornhaut; wird heute nur noch selten verwendet
Impuls-Doppler-Sonographie *f* (Ⓔ pulse Doppler): *s.u. Doppler-Sonographie*
Im|puls|e|cho|gra|phie *f* (Ⓔ pulse echography): *Syn: Impulsdermografie; s.u. Sonographie*
Impuls-Echo-Verfahren *pl* (Ⓔ pulse echography): *s.u. Sonographie*
im|pul|siv *adj* (Ⓔ impulsive): spontan
Impulsiv-petit-mal *nt* (Ⓔ impulsive petit mal): *Syn: Herpin-Janz-Syndrom, juvenile myoklonische Epilepsie*; v.a. bei Jugendlichen vorkommende Petit-mal-Form mit plötzlich einschießenden Muskelzuckungen; *s.a. Essay Epilepsie S. 617*
IMS *Abk.*: Institut für Medizinische Statistik
IMV *Abk.*: intermittent mandatory ventilation
IMVP-16 *Abk.*: Ifosfamid, Methotrexat, VP-16
IN *Abk.*: **1.** *→Icterus neonatorum* **2.** *→interstitielle Nephritis*
In-situ-Karzinom *nt* (Ⓔ carcinoma in situ): *Syn: nicht-invasives Mammakarzinom; s.u. Mammakarzinom*
In *Abk.*: **1.** Indium **2.** *→Inulin*
i.n. *Abk.*: *→intranasal*
In-, in- *präf.*: Wortelement mit der Bedeutung **1.** „hinein/in" **2.** „nicht"
INA *Abk.*: immunologisch-nephelometrischer Assay
Inaba-Variante *f* (Ⓔ Inaba serotype): *s.u. Vibrio cholerae*
in|ad|ä|quat *adj* (Ⓔ inadequate): unzulänglich, ungenügend
in|ak|tiv *adj* (Ⓔ **1.–2.** inactive): **1.** nicht aktiv, ruhend **2.** *(chem.)* ohne optische Aktivität
In|ak|ti|vi|täts|a|tro|phie *f* (Ⓔ disuse atrophy): durch mangelnde Belastung verursachte Atrophie*; *s.a. Immobilisationsatrophie*
In|ak|ti|vi|täts|os|te|o|po|ro|se *f* (Ⓔ disuse osteoporosis): Osteoporose* durch mangelnde Belastung; meist bei älteren Patienten und v.a. Patientinnen; bei Ruhigstellung spricht man von einer Immobilisationsosteoporose*
In|a|ni|ti|on *f* (Ⓔ inanition): Entkräftung des Körpers durch unzureichende Ernährung
in|ap|pa|rent *adj* (Ⓔ inapparent): symptomlos, symptomarm, klinisch nicht in Erscheinung tretend, nicht sichtbar, nicht wahrnehmbar
In|ap|pe|tenz *f* (Ⓔ **1.** inappetence **2.** lack of desire): **1.** fehlendes Verlangen nach Nahrung, Appetitlosigkeit **2.** Fehlen der sexuellen Appetenz
In|a|zi|di|tät *f* (Ⓔ inacidity): *Syn: Anazidität*; Säuremangel des Magens, Magensäuremangel
INB *Abk.*: intranodaler Block
INC *Abk.*: Insulin-neutralisierende Kapazität
In|car|ce|ra|tio *f, pl* **-ti|o|nes:** *→Inkarzeration*
Incarceratio herniae: *→Brucheinklemmung*
In|ci|si|vus *m, pl* **-vi:** *→Dens incisivus*
In|ci|su|ra *f, pl* **-rae** (Ⓔ incisure): Einschnitt, Einbuchtung, Inzisur
Incisura acetabuli (Ⓔ incisure of acetabulum): Öffnung der Fossa* acetabuli im unteren Teil der Hüftgelenkspfanne [Acetabulum*]
Incisura angularis gastricae (Ⓔ angular notch of stomach): *Syn: Magenknieeinschnitt*; Einschnitt am unteren Ende der kleinen Magenkurvatur an der Grenze zum Pylorus*; *s.a. Magen*
Incisura anterior auriculae (Ⓔ anterior notch of ear): Vertiefung der Ohrmuschel [Auricula*] zwischen Helixschenkel und Tragus
Incisura apicis cordis (Ⓔ incisure of the apex of the heart): *Syn: Herzspitzeneinschnitt, Herzspitzeninzisur*; Einschnitt an der Herzspitze am Treffpunkt von Sulcus* interventricularis anterior und posterior
Incisura cardiaca gastricae: veraltet für *→Incisura cardialis*
Incisura cardiaca pulmonis sinistri (Ⓔ cardiac notch of left lung): Einschnitt am Vorderrand der linken Lunge oberhalb der Lingula* pulmonis sinistri
Incisura cardialis (Ⓔ cardial notch): Einschnitt am Übergang von Speiseröhre [Ösophagus*] und Magenfundus; *s.a. Magen*
Incisura cartilaginis meatus acustici (Ⓔ notch in cartilage of acoustic meatus): kleine Inzisur im Knorpel des Meatus* acusticus externus
Incisura clavicularis (Ⓔ clavicular notch of sternum): Einkerbung am Seitenrand des Manubrium* sterni für die Verbindung mit dem Schlüsselbein [Clavicula*]
Incisurae costales (Ⓔ costal notches of sternum): Einkerbungen am Seitenrand des Brustbeinkörpers [Corpus* sterni] für die Verbindung mit den Rippen
Incisura ethmoidalis (Ⓔ ethmoidal notch): Einschnitt in der Pars orbitalis des Stirnbeins [Os* frontale], in der das Siebbein [Os* ethmoidale] sitzt
Incisura fibularis (Ⓔ fibular notch): rinnenförmige Vertiefung an der Innenseite des unteren Schienbeins [Tibia*], in die sich das Wadenbein [Fibula*] legt
Incisura frontalis (Ⓔ frontal notch): *Syn: Foramen frontale*; Foramen* am medialen Ende des oberen Augenhöhlenrandes [Margo* supraorbitalis orbitae]; Durchtrittsstelle für Ramus* medialis der Arteria* supraorbitalis und des Nervus* supraorbitalis
Incisura interarytenoidea (Ⓔ interarytenoid notch): der hintere Abschnitt des Kehlkopfeinganges [Aditus* laryngis], der von den Aryknorpeln* begrenzt wird
Incisura intertragica (Ⓔ intertragic notch): kleine Vertiefung der Ohrmuschel [Auricula*] zwischen Tragus* und Antitragus*
Incisura ischiadica major (Ⓔ greater sciatic notch): tiefer Einschnitt des Darmbeins [Ilium*] unterhalb der Facies auricularis; wird durch Ligamentum* sacrospinale und Ligamentum* sacrotuberale zum Foramen* ischiadicum majus ergänzt
Incisura ischiadica minor (Ⓔ lesser sciatic notch): kleiner Einschnitt des Sitzbeins [Os* ischii] unterhalb der Spina ischiadica; wird durch Ligamentum* sacrospinale und Ligamentum* sacrotuberale zum Foramen* ischiadicum minus ergänzt
Incisura jugularis ossis occipitalis (Ⓔ jugular notch of

occipital bone): Einschnitt an der Vorderfläche des Processus* jugularis des Os* occipitale; bildet den hinteren Teil des Foramen* jugulare

Incisura jugularis ossis temporalis (Ⓔ jugular notch of temporal bone): Einschnitt am Hinterrand des Felsenbeins [Pars* petrosa ossis temporalis]; bildet den vorderen Teil des Foramen* jugulare

Incisura jugularis sterni (Ⓔ jugular notch of sternum): Einbuchtung am oberen Rand des Brustbeins [Sternum*]

Incisura lacrimalis (Ⓔ lacrimal notch): Einschnitt am Hinterrand des Processus frontalis der Maxilla*, in dem der Tränensack [Saccus* lacrimalis] liegt

Incisura ligamenti teretis (Ⓔ notch for round ligament): Einschnitt am Unterrand der Leber durch das Ligamentum* teres hepatis

Incisura mandibulae (Ⓔ mandibular notch): Einschnitt des Ramus* mandibulae zwischen Processus* coronoideus mandibulae und Processus* condylaris mandibulae; *s.a. Mandibula*

Incisura mastoidea (Ⓔ mastoid notch): Rinne auf der Außenseite des Warzenfortsatzes [Processus* mastoideus]. an der der Musculus* digastricus entspringt

Incisura nasalis (Ⓔ nasal notch): Rinne, die auf der Vorderfläche des Unterkiefers [Maxilla*] den Rand der knöchernen Nasenöffnung bildet

Incisura pancreatis (Ⓔ pancreatic notch): Einschnitt am Übergang von Pankreaskopf und -körper; *s.a. Pankreas*

Incisura parietalis (Ⓔ parietal notch of temporal bone): Einschnitt am oberen Rand des Schläfenbeins [Os* temporale]

Incisura preoccipitalis (Ⓔ preoccipital notch): kleiner Einschnitt am hinteren Ende des Schläfenlappens [Lobus* temporalis]

Incisura pterygoidea (Ⓔ pterygoid notch): kleiner Einschnitt im unteren Drittel der Lamina lateralis des Keilbeins [Os* sphenoidale]

Incisura radialis (Ⓔ radial notch): Einsenkung der Ulna* lateral vom Processus coronoideus ulnae; bildet die Gelenkfläche für das Radiusköpfchen im distalen Radioulnargelenk [Articulatio* radioulnaris distalis]

Incisura scapulae (Ⓔ scapular notch): Einschnitt des oberen Schulterblattrandes hinter dem Processus* coracoideus; wird vom Ligamentum* transversum scapulae überbrückt

Incisura sphenopalatina (Ⓔ sphenopalatine notch): Einschnitt der Lamina perpendicularis des Gaumenbeins [Os* palatinum] zwischen Processus orbitalis und Processus sphenoidalis

Incisura supraorbitalis (Ⓔ supraorbital notch): ***Syn:*** *Foramen supraorbitale*; lateral von der Incisura* frontalis liegende kleinere Öffnung für die Arteria* und Vena* supraorbitalis und den Ramus lateralis des Nervus* supraorbitalis

Incisura tentorii (Ⓔ tentorial notch): ***Syn:*** *Tentoriumschlitz*; Öffnung des Kleinhirnzeltes [Tentorium cerebellei] für den Durchtritt des Hirnstamms

Incisura terminalis auricularis (Ⓔ terminal notch of ear): tiefer Einschnitt, der den Ohrmuschelknorpel [Cartilago* auriculae] vom Knorpel des äußeren Gehörganges [Cartilago meatus acustici] trennt

Incisura thyroidea inferior (Ⓔ inferior thyroid notch): *s.u. Cartilago thyroidea*

Incisura thyroidea superior (Ⓔ superior thyroid notch): *s.u. Cartilago thyroidea*

Incisura trochlearis (Ⓔ trochlear notch): von Olecranon* und Processus* coronoideus ulnae gemeinsam gebildete konkave Gelenkfläche der Ulna*, die die Gelenkwalze des Humerus* [Trochlea humeri] wie eine Zange umgibt

Incisura tympanica (Ⓔ tympanic notch): zwischen Spina tympanica major und minor der Pars* tympanica des Schläfenbeins [Os* temporale] liegender Einschnitt; wird durch die Pars* flaccida des Trommelfells verschlossen

Incisura ulnaris radii (Ⓔ ulnar notch of radius): *s.u. Corpus radii*

Incisura vertebralis inferior (Ⓔ inferior vertebral notch): Einschnitt an der Oberseite des Wirbelbogens [Arcus* vertebrae]; oberer Teil des Intervertebralforamens [Foramen* intervertebrale]

Incisura vertebralis superior (Ⓔ superior vertebral notch): Einschnitt an der Unterseite des Wirbelbogens [Arcus* vertebrae]; unterer Teil des Intervertebralforamens [Foramen* intervertebrale]

In|cli|na|tio *f, pl* **-ti|o|nes** (Ⓔ inclination): Neigung, Gefälle; Neigungswinkel

Inclinatio pelvis (Ⓔ pelvic inclination): ***Syn:*** *Beckenneigung*; Neigungswinkel zwischen Beckeneingangsebene* und der Horizontalen; bei der Frau größer [60°] als beim Mann [55°]

In|clu|sio *f, pl* **-si|o|nes** (Ⓔ inclusion): Einschluss, Inklusion

In|con|ti|nen|tia *f:* *→Inkontinenz*

Incontinentia alvi: *→anale Inkontinenz*

Incontinentia pigmenti achromians (Ⓔ hypomelanosis of Ito): ***Syn:*** *Ito-Syndrom*; Oberbegriff für Erkrankungen mit angeborener streifiger Hypopigmentierung der Haut und verschiedenartigsten Begleitsymptomen, wie z.B. Makrozephalie*, Hypertelorismus*, Strabismus*, Hypertrophie einzelner Organe oder Körperteile, psychomotorischer Retardierung oder autistischem Verhalten

Incontinentia pigmenti Typ Bloch-Sulzberger (Ⓔ Bloch-Sulzberger incontinentia pigmenti): ***Syn:*** *Bloch-Sulzberger-Syndrom, Bloch-Sulzberger-Krankheit, Pigmentdermatose Siemens-Bloch, Melanoblastosis Bloch-Sulzberger*; X-chromosomal dominante Dermatose* mit spritzerartigen Pigmentflecken und Anomalien der Augen, der Zähne und des ZNS sowie anderen Missbildungen [Herzfehler, Skelett]; **Klinik:** schon bei Neugeborenen kommt es zur Ausbildung von Erythemen und Bläschen [**vesikulöses Stadium**]; später kommt es dann zur Bildung von Pigmentflecken; **Prognose:** die Hauterscheinungen heilen meist bis zum Erwachsenenalter ab; damit hängt die Prognose von den Begleiterkrankungen ab

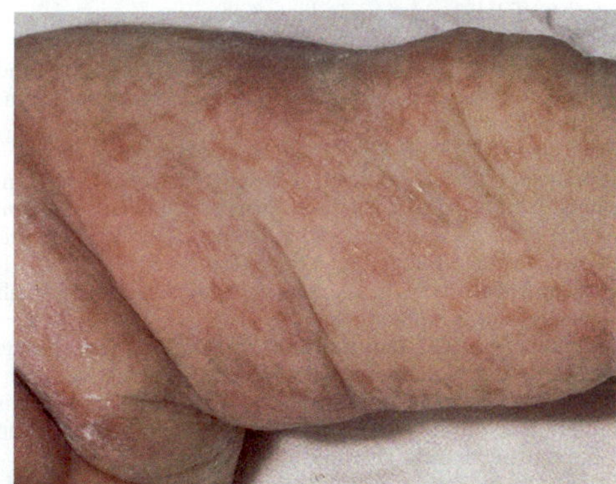

Abb. I20. Incontinentia pigmenti Typ Bloch-Sulzberger

Incontinentia pigmenti Typ Franceschetti-Jadassohn (Ⓔ Naegeli's incontinentia pigmenti): ***Syn:*** *Franceschetti-Jadassohn-Syndrom, Melanophorennävus, Naegeli-Syndrom, Naegeli-Bloch-Sulzberger-Syndrom, familiärer Chromatophorennävus, Dermatitis pigmentosa reticularis*; autosomal-dominante Dermatose mit Hyperpigmentierungen, Palmoplantarkeratosen, Zahnanomalien, Alopezie* und Hypohidrose*

Incontinentia urinae: *→Harninkontinenz*

In|cus *m* (Ⓔ incus): ***Syn:*** *Amboss*; mittleres Gehörknöchelchen, dessen Körper [**Corpus incudis**] mit dem Hammer [**Malleus***] über das Inkudomalleargelenk [**Articulatio incudomallearis**] verbunden ist; der lange Schenkel [**Crus longum incudis**] ist über den kurzen **Processus lenticularis** mit dem Steigbügel [Stapes*] verbunden; der kurze Schenkel [**Crus breve incudis**] wird durch das **Ligamentum incudis posterius** an der Wand der Paukenhöhle fixiert

Ind. *Abk.*: *→Indikation*
In|da|na|zo|lin *nt* (Ⓔ indanazoline): ***Syn:*** *2-(4-Indanylamino)-2-imidazolin*; α-Sympathomimetikum*, Vasokonstriktor*; **Anw.**: lokal bei Schnupfen
2-(4-Indanylamino)-2-imidazolin *nt*: *→Indanazolin*
In|dap|a|mid *nt* (Ⓔ indapamide): ***Syn:*** *4-Chlor-N-(2-methylindolin-1-yl)-3-sulfamoyl-benzamid*; Saluretikum*, Antihypertensivum*
In|dex *m, pl* **-di|ces** (Ⓔ **1.–2.** index): **1.** Zeigefinger, Digitus secundus **2.** aus mehreren Größen rechnerisch ermittelte Größe
chemotherapeutischer Index (Ⓔ therapeutic index): ***Syn:*** *therapeutische Breite, therapeutischer Index*; Verhältnis der für den Erreger schädlichen Konzentration eines Chemotherapeutikums zu der für den Wirt verträglichen Konzentration; je größer der Wert, desto weniger Nebenwirkungen und Schäden können erwartet werden
clinical activity index: *s.u. Essay Chronisch entzündliche Darmerkrankungen S. 403*
Crohn's disease activity index: *s.u. Essay Chronisch entzündliche Darmerkrankungen S. 403*
therapeutischer Index: *→chemotherapeutischer Index*
In|dex|a|me|tro|pie *f* (Ⓔ index ametropia): ***Syn:*** *Brechungsametropie*; Fehlsichtigkeit durch Änderung des Brechungsindexes des Auges
In|di|can|u|rie *f*: *→Indikanurie*
in|dif|fe|rent *adj* (Ⓔ indifferent): teilnahmslos, gleichgültig; neutral, unbestimmt
In|dif|fe|renz *f* (Ⓔ indifference): Teilnahmslosigkeit, Gleichgültigkeit, Desinteresse
In|dif|fe|renz|typ *m* (Ⓔ intermediate heart): *s.u. Essay Elektrokardiogramm S. 571*
In|di|ges|ti|on *f* (Ⓔ indigestion): Verdauungsstörung; Magenverstimmung, verdorbener Magen
In|di|gi|ta|ti|on *f* (Ⓔ indigitation): Intussuszeption*, Invagination*
In|di|go *m* (Ⓔ indigo): ***Syn:*** *Indigoblau*; künstlicher Anilinfarbstoff; leitet sich vom Indikan* ab
In|di|go|blau *nt*: *→Indigo*
In|di|go|kar|min *nt* (Ⓔ indigocarmine): als Färbemittel und Indikator [zusammen mit Methylorange] verwendetes Indigoderivat
In|dig|u|rie *f* (Ⓔ indiguria): Indigoausscheidung im Harn
In|di|kan *nt* (Ⓔ **1.–2.** indican): **1.** ***Syn:*** *Harnindikan*; im Darm entstehendes Abbauprodukt tierischer Eiweiße **2.** ***Syn:*** *Pflanzenindikan*; in Indigofera-Arten vorkommendes Glucosid, aus dem Indigo hergestellt werden kann
In|di|kan|ä|mie *f* (Ⓔ indicanemia): erhöhter Indikangehalt des Blutes; *s.a. Indikanurie*
In|di|kan|u|rie *f* (Ⓔ indicanuria): ***Syn:*** *Indicanurie*; erhöhte Indikanausscheidung im Harn [normal 4–20 mg/24 h]
In|di|ka|ti|on *f* (Ⓔ **1.–2.** indication): **1.** (An-)Zeichen; Hinweis **2.** ***Syn:*** *Heilanzeige, Indicatio*; allgemein anerkannter Grund für eine bestimmte Therapie oder Maßnahme
absolute Indikation (Ⓔ absolute indication): zwingende Indikation eine Behandlung durchzuführen
kausale Indikation (Ⓔ causal indication): durch die Krankheitsursache bedingte Indikation, z.B. Eisenmangel bei Eisenmangelanämie
relative Indikation (Ⓔ relative indication): die Indikation ist gegeben, es muss aber abgewogen werden, ob der Zustand des Patienten die Anwendung rechtfertigt oder ob sichere Alternativen bestehen
vitale Indikation (Ⓔ vital indication): es besteht eine lebensbedrohende Situation, die die Anwendung der Maßnahme unabhängig von möglichen Nebenwirkungen oder Folgen rechtfertigt
In|di|ka|tor *m* (Ⓔ indicator): Substanz, die einen bestimmten Zustand eines Systems anzeigt; am bekanntesten sind **pH-Indikatoren**, die bei einem bestimmten pH-Wert eine bestimmte Farbe haben
In|di|ka|tor|ver|dün|nungs|me|tho|de *f* (Ⓔ indicator-dilution method): ***Syn:*** *Indikatorverdünnungstechnik*; Methode zur Bestimmung von Kreislaufgrößen [z.B. Blutvolumen, Herzzeitvolumen] durch Injektion oder Inhalation eines Indikators [Farbstoff, Kältelösung, radioaktives Isotop]
In|di|ka|tor|ver|dün|nungs|tech|nik *f*: *→Indikatorverdünnungsmethode*
In|di|na|vir *nt* (Ⓔ indinavir): Proteasehemmer*, der v.a. bei HIV-Infektion mit fortschreitender oder fortgeschrittener Immunschwäche eingesetzt wird; führt in bis zu 14 % zur Bildung von Harnsteinen [**Indinavirsteine**], gastrointestinalen Symptomen, Anstieg der Leberwerte; *s.a. Essay AIDS S. 31*
In|di|na|vir|stei|ne *pl* (Ⓔ indinavir calculi): *s.u. Indinavir*
In|di|ru|bin|u|rie *f* (Ⓔ indirubinuria): Indirubinausscheidung im Harn
In|di|vi|du|al|do|si|me|ter *nt* (Ⓔ individual dosimeter): ***Syn:*** *Personendosimeter*; gesetzlich vorgeschriebenes Dosimeter* zur Kontrolle der Strahlenbelastung von Personen, die beruflich strahlenexponiert sind; meist werden Filmdosimeter* oder Füllhalterdosimeter* verwendet
In|di|vi|du|al|psy|cho|lo|gie *f* (Ⓔ individual psychology): von Alfred Adler* begründete Lehre, die davon ausgeht, dass jedes Individuum bei der Umsetzung des Lebensplanes und bei der Eingliederung in die Gesellschaft wiederholt Minderwertigkeitserlebnisse hat, die zu einem Kompensationsbestreben und u.U. zu einer Überkompensierung führen; die Rolle angeborener Faktoren wird dabei außer Acht gelassen
in|di|zie|ren *v* (Ⓔ indicate): (*Therapie*) erfordern, angezeigt erscheinen lassen
in|di|ziert *adj* (Ⓔ indicated): (*Therapie*) angezeigt, angebracht
In|dol *nt* (Ⓔ indole): ***Syn:*** *2,3-Benzopyrrol*; beim Typtophanabbau im Darm entstehende heterozyklische Substanz
In|dol|a|cet|u|rie *f* (Ⓔ indolaceturia): ***Syn:*** *Indolazeturie*; Indolessigsäureausscheidung im Harn
In|dol|al|ka|lo|i|de *pl* (Ⓔ indole alkaloids): Alkaloide* mit Indol als Grundgerüst; dazu gehören z.B. die Mutterkornalkaloide*
In|dol|a|zet|u|rie *f*: *→Indolaceturie*
In|dol|de|ri|va|te *pl* (Ⓔ indole derivatives): *s.u. Neuroleptikum*
in|do|lent *adj* (Ⓔ indolent): gleichgültig, träge; (schmerz-)unempfindlich; schmerzlos
In|do|lenz *f* (Ⓔ indolence): Trägheit; (*Schmerz*) Unempfindlichkeit, Schmerzlosigkeit
In|dol|u|rie *f* (Ⓔ indoluria): Indolausscheidung im Harn; i.d.R. ein Hinweis auf eine Einschränkung der Leberfunktion
In|do|me|ta|cin *nt* (Ⓔ indomethacin): nicht-steroidales Antiphlogistikum*, Prostaglandinsynthesehemmer*; **Anw.**: chronische Polyarthritis, rheumatische Erkrankungen, Gichtanfall, Lumbalgie, Zoster; **NW**: gastrointestinale Symptome, Magen-Darm-Ulzera, Haarausfall, Kopfschmerzen, Hyperglykämie, Schwindel, Bronchospasmus
In|do|ra|min *nt* (Ⓔ indoramin): peripheres α-Sympatholytikum*, Antihypertensivum*
In|do|xyl *nt* (Ⓔ indoxyl): ***Syn:*** *3-Hydroxyindol*; Oxidationsprodukt von Indol*
In|do|xyl|ä|mie *f* (Ⓔ indoxylemia): Vorkommen von Indoxyl im Blut
In|do|xyl|u|rie *f* (Ⓔ indoxyluria): Indoxylausscheidung im Harn
In|duk|ti|on *f* (Ⓔ induction): Herbeiführung, Auslösung, Einleitung; Enzyminduktion
In|duk|ti|ons|the|ra|pie *f* (Ⓔ induction therapy): *s.u. akute Leukämie*
in|duk|tiv *adj* (Ⓔ inductive): Induktion betreffend, durch Induktion entstehend
In|duk|tor *m* (Ⓔ **1.–2.** inducer): **1.** Substanz, die Wachstum und Differenzierung embryonaler Gewebe und Organe induziert **2.** ***Syn:*** *Reaktionsbeschleuniger*; Stoff, der die Bildung eines anderen Stoffes anregt
In|du|ra|tio *f, pl* **-ti|o|nes**: *→Induration*
Induratio penis plastica (Ⓔ plastic induration): ***Syn:*** *Peyronie-Krankheit, Penisfibromatose, Sclerosis fibrosa penis*; meist nach dem 40. Lebensjahr auftretende ätiologisch ungeklärte Verhärtung und Schwielenbildung der Tunica albuginea mit schmerzhafter Abknickung des Penis bei Erek-

tion, die zur kompletten Erektionsunfähigkeit und damit erektilen Dysfunktion* führen kann; die Inzidenz liegt bei ca. 22:100.000 Männern; als Ursache werden von den meisten Autoren wiederholte Minitraumen beim Geschlechtsverkehr vermutet, die bei genetischer Disposition zur Ausbildung der Fibromatose führen; wichtig ist die Abgrenzung von **kongenitaler Penisdeviation**, die auf einer ungleichen Länge der Schwellkörper beruht, die nicht zu einer Beeinträchtigung der Erektionsfähigkeit führt; **Therapie**: lokale Injektion von Hyaluronidase*, Cortison*, Interferon*, Kollagenase* oder Calciumantagonisten* in und um die Herde; bei ausgeprägter Verkrümmung Abtragung der Herde und Deckung des Defektes mit Haut- oder Venenpatch; da die Operation zu Erektionsstörungen oder Penisverkürzung führen kann, ist eine ausführliche präoperative Aufklärung angebracht

In|du|ra|ti|on *f* (Ⓔ induration): ***Syn:*** *Induratio*; Verhärtung und Verdichtung eines Gewebes, z.B. **schiefrige Induration** von Lungengewebe bei Anthrakose* oder **interstitielle Induration** der Lunge bei Lungenfibrose

braune/rote Induration: *→ zyanotische Induration*

zyanotische Induration (Ⓔ cyanotic induration): ***Syn:*** *rote/braune Induration*; meist durch ein Mitralvitium* oder eine Linksherzinsuffizienz bedingte, rötlich-braune Verfärbung [Hämosiderin*] und Verhärtung des Lungengewebes

in|du|ra|tiv *adj* (Ⓔ indurative): Induration betreffend, von Induration betroffen, durch Induration gekennzeichnet

in|du|riert *adj* (Ⓔ indurated): verhärtet

In|du|si|um gri|se|um *nt* (Ⓔ indusium griseum): dünne Schicht grauer Substanz auf der Rückseite des Balkens [Corpus* callosum]

in|ert *adj* (Ⓔ inert): träg(e), lustlos, kraftlos; (*chem.*) (reaktions-)träge

In|er|tia *f* (Ⓔ inertia): Trägheit, Langsamkeit, Schwäche

Inertia uteri (Ⓔ uterine inertia): ***Syn:*** *Wehenschwäche*; allgemeine Bezeichnung für eine nicht-ausreichende Wehentätigkeit

INF *Abk.*: *→ Interferon*

Inf. *Abk.*: *→ Infusion*

Inf. *Abk.*: *→ Infektion*

inf. *Abk.*: *→ inferior*

in|fan|til *adj* (Ⓔ **1.–2.** infantile): **1.** Kind oder Kindheit betreffend, kindlich, im Kindesalter **2.** kindisch, zurückgeblieben, unterentwickelt

In|fan|ti|lis|mus *m* (Ⓔ **1.–2.** infantilism): **1.** ***Syn:*** *psychischer Infantilismus, Psychoinfantilismus*; Stehenbleiben der geistigen oder psychischen Entwicklung auf einer kindlichen Ebene; ist durch mangelhafte Selbstständigkeit oder erhöhte Anschmiegsamkeit gekennzeichnet **2.** ***Syn:*** *somatischer/physischer Infantilismus*; Stehenbleiben der körperlichen Entwicklung auf einer kindlichen Ebene, z.B. Zwergwuchs

In|farkt *m* (Ⓔ infarct): Gewebeuntergang [Nekrose*] durch akute Unterbrechung der Blutzufuhr; die häufigsten Ursachen sind Thrombus*, Embolus*, Arteriosklerose* und Einblutung; Gefäßkonstriktion oder -spasmen sind seltene Ursachen; *s.a. Myokardinfarkt, apoplektischer Insult*

anämischer Infarkt (Ⓔ anemic infarct): ***Syn:*** *ischämischer Infarkt, weißer Infarkt*; Infarkt mit blassem, trockenem, infarziertem Areal

blander Infarkt (Ⓔ bland infarct): ***Syn:*** *steriler Infarkt*; nicht-infizierter Infarkt

hämorrhagischer Infarkt (Ⓔ hemorrhagic infarct): ***Syn:*** *roter Infarkt*; braunroter Infarkt durch Einblutung in das Gewebe

ischämischer Infarkt: *→ anämischer Infarkt*

roter Infarkt: *→ hämorrhagischer Infarkt*

septischer Infarkt (Ⓔ septic infarct): durch einen infizierten Embolus verursachter Infarkt; auch Bezeichnung für eine sekundäre Infektion eines blanden Infarktes

steriler Infarkt: *→ blander Infarkt*

thrombotischer Infarkt (Ⓔ thrombotic infarct): anämischer Infarkt* durch eine Thrombose

weißer Infarkt: *→ anämischer Infarkt*

in|faust *adj* (Ⓔ infaust): ungünstig, aussichtslos, ohne Aussicht auf Heilung

In|fekt *m*: *→ Infektionskrankheit*

nosokomialer Infekt (Ⓔ nosocomial infection): ***Syn:*** *nosokomiale Infektion, Nosokomialinfektion*; Infektion durch Nosokomialkeime*; die wichtigsten Erreger sind z.Z. Staphylococcus* aureus, Enterobakterien*, Pseudomonas* aeruginosa, koagulase-negative Staphylokokken*, Candida*-, Aspergillus*- und Legionella*-Species, Clostridium* difficile sowie verschiedene Viren [Hepatitis B-, Hepatitis C-, HIV-Virus]

In|fekt|an|ä|mie *f* (Ⓔ infectious anemia): bei chronischen Infektionen [z.B. Tuberkulose, rheumatoider Arthritis] auftretende normo- oder hypochrome Anämie*

In|fekt|ar|thri|tis *f*, *pl* **-tiden** (Ⓔ infectious arthritis): meist durch Bakterien [Streptokokken*, Staphylokokken*] und durch hämatogene Metastasierung* oder direkte Keimbesiedlung [iatrogen bei Punktion oder Injektion] hervorgerufene akute Gelenkentzündung

In|fek|ti|o|lo|gie *f*: *→ Infektologie*

In|fek|ti|on *f* (Ⓔ **1.** infection **2.** infectious disease): **1.** Ansteckung mit einem Erreger, d.h., Ansiedlung, Wachstum und Vermehrung eines Mikroorganismus [Bakterium, Virus, Pilz, Einzeller] in einem Makroorganismus [Mensch, Tier, Pflanze] mit nachfolgender Abwehrreaktion und Schädigung des Makroorganismus; solange keine subjektiven oder objektiven Symptome vorliegen, handelt es sich um eine **asymptomatische Infektion**; sobald subjektive oder objektive Krankheitszeichen vom Patienten berichtet oder vom Untersucher gefunden werden können, spricht man von **symptomatischer Infektion** oder **Infektionskrankheit**; Infektionen können nach der Art des Verlaufes [akut, chronisch], dem Agens [bakteriell, viral], der Lokalisation [lokal, systemisch] usw. eingeteilt werden; *s.a. Essay Infektion S. 1027* **2.** *→ Infektionskrankheit*

abortive Infektion (Ⓔ abortive infection): mit nur leichten Krankheitszeichen verlaufende Infektion

aerogene Infektion (Ⓔ airborne infection): ***Syn:*** *fliegende Infektion*; durch die Luft übertragene Infektion

apparente Infektion (Ⓔ apparent infection): klinisch-manifeste Infektion

bakterielle Infektion (Ⓔ bacterial infection): Infektion durch Bakterien

direkte Infektion (Ⓔ direct infection): Infektion durch eine andere Person, die an dem Erreger erkrankt ist, z.B. Kontaktinfektion bei Grippe

endogene Infektion (Ⓔ endogenous infection): Infektion durch im Körper vorhandene Erreger, z.B. Darmbakterien

exogene Infektion (Ⓔ exogenous infection): Infektion durch von außen kommende Erreger

fliegende Infektion: *→ aerogene Infektion*

hämatogene Infektion (Ⓔ blood-borne infection): auf dem Blutweg übertragene Infektion

inapparente Infektion (Ⓔ inapparent infection): ***Syn:*** *stumme Infektion*; Infektion ohne Krankheitszeichen

indirekte Infektion (Ⓔ indirect infection): durch einen Überträger [Vektor, Zwischenwirt] übertragene Infektion, z.B. Malaria*

latente Infektion (Ⓔ latent infection): *s.u. Essay Infektion S. 1027*

nosokomiale Infektion (Ⓔ nosocomial infection): ***Syn:*** *Nosokomialinfektion, nosokomialer Infekt*; Infektion durch Nosokomialkeime*; die wichtigsten Erreger sind z.Z. Staphylococcus* aureus, Enterobakterien*, Pseudomonas* aeruginosa, koagulase-negative Staphylokokken*, Candida*-, Aspergillus*- und Legionella*-Species, Clostridium* difficile sowie verschiedene Viren [Hepatitis B-, Hepatitis C-, HIV-Virus]

persistierende Infektion (Ⓔ persistent infection): *s.u. Essay Infektion S. 1027*

stumme Infektion: *→ inapparente Infektion*

In|fek|ti|ons|do|sis *f*, *pl* **-sen** (Ⓔ infective dose): ***Syn:*** *infektiöse Dosis, Dosis infectiosa*; die Menge pathogener Organismen, die bei Probanden oder in Testsystemen einen Effekt hervorruft

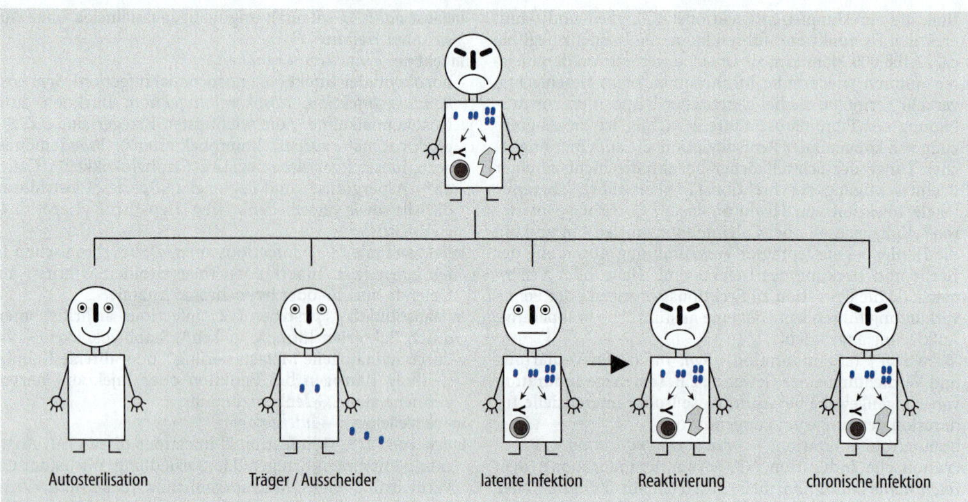

Abb. I21. Verlaufsmöglichkeiten einer Infektion

mittlere Infektionsdosis (Ⓔ median infective dose): *Syn: Dosis infectiosa media*; infektiöse Dosis, die bei 50 % der Probanden oder Testsysteme einen Effekt erzielt

In|fek|ti|ons|e|pi|de|mi|o|lo|gie *f* (Ⓔ epidemiology of infectious diseases): Epidemiologie* der Infektionskrankheiten

In|fek|ti|ons|in|dex *m* (Ⓔ contagion index): *Syn: Kontagionsindex*; Anzahl der tatsächlich an einer Infektionskrankheit erkrankten Patienten, bezogen auf 100 exponierte, nicht-immune Patienten

In|fek|ti|ons|ket|te *f*: *→Infektkette*

In|fek|ti|ons|krank|heit *f* (Ⓔ infectious disease): *Syn: Infekt, Infektion*; durch Ansteckung mit einem Erreger hervorgerufene Krankheit; liegt erst vor, wenn subjektive und objektive Krankheitszeichen vom Patienten berichtet oder vom Untersucher gefunden werden können; oft wird der Begriff im Sinne von Allgemeininfektion* verwendet; prinzipiell gibt es 4 verschiedene Endergebnisse einer Infektion [wenn man von einem tödlichen Ausgang absieht]: **1. Autosterilisation:** der Erreger wird vollkommen aus dem Körper eliminiert; dabei kann es zur Ausbildung einer dauerhaften Immunität kommen **2.** der Patient wird zum asymptomatischen **Träger** oder **Carrier**, der den Erreger ausscheidet und als Infektionsquelle wirkt **3. latente Infektionen** können über Monate bis Jahre klinisch stumm bleiben, bevor sie wieder aktiv werden **4. chronische Infektion** mit Verlauf über Monate oder Jahre

in|fek|ti|ös *adj* (Ⓔ infectious): ansteckungsfähig, ansteckend; übertragbar

In|fek|ti|o|si|tät *f* (Ⓔ infectiousness): die Fähigkeit, bei einem Wirt eine Infektion hervorzurufen; *s.a. Kontagiosität*

In|fekt|ket|te *f* (Ⓔ chain of infection): *Syn: Infektionskette, Seuchenkette*; Bezeichnung für die Übertragung eines Erregers von Wirt zu Wirt

heterogene Infektkette (Ⓔ heterogenous chain of infection): Übertragung einer Erkrankung von einer Species auf eine andere [z.B. von Tieren auf Menschen]

homogene Infektkette (Ⓔ homogeneous chain of infection): Übertragung einer Erkrankung innerhalb einer Species [z.B. von Mensch zu Mensch]

In|fekt|krampf *m*: *→Fieberkrampf*

In|fek|to|lo|gie *f* (Ⓔ study of infectious diseases): *Syn: Infektiologie*; Lehre von den Infektionskrankheiten

in|fe|ri|or *adj* (Ⓔ inferior): *Syn: kaudal, caudal*; tiefer oder weiter unten liegend, untere(r, s), nach unten gerichtet

in|fe|ro|la|te|ral *adj* (Ⓔ inferolateral): unten und außen (liegend)

in|fe|ro|me|di|an *adj* (Ⓔ inferomedian): unten und in der Mittellinie (liegend)

in|fe|ro|pos|te|ri|or *adj* (Ⓔ inferoposterior): unten und hinten (liegend)

in|fer|til *adj* (Ⓔ infertile): unfruchtbar

In|fer|ti|li|tät *f* (Ⓔ infertility): *Syn: Impotentia generandi*; Unfruchtbarkeit; *s.a. Essay Infertilität und Sterilität S. 1041*

In|fil|trat *nt* (Ⓔ infiltrate): in ein Gewebe eingedrungene körpereigene oder -fremde Substanz [Flüssigkeit, Zellen], z.B. im Rahmen einer Entzündung [**entzündliches Infiltrat**], Leukämie [**leukämisches Infiltrat**]; auch Bezeichnung für in das Gewebe injizierte Flüssigkeit, z.B. bei Infiltrationsanästhesie*

In|fil|tra|ti|on *f* (Ⓔ **1.** infiltration; invasion **2.** injection): **1.** Eindringen von Substanzen [Flüssigkeit, Zellen] in das Gewebe, z.B. von Exsudat im Rahmen einer Entzündungsreaktion **2.** Injektion einer Substanz in das Gewebe

In|fil|tra|ti|ons|an|äs|the|sie *f* (Ⓔ infiltration anesthesia): Anästhesie* durch Infiltration des Gewebes mit Lokalanästhetikum

In|fil|tra|ti|ons|pha|se *f* (Ⓔ infiltration phase): *s.u. Entzündung*

INFIT *Abk.*: intrakraniale Flüssigkeitsinfusionstamponade

In|flam|ma|tio *f, pl* **-ti|o|nes**: *→Entzündung*

Inflammatio herniae (Ⓔ inflammation of hernia): Entzündung einer Hernie*; kann durch Erreger [v.a. Bakterien] bedingt sein oder als entzündliche Reaktion bei Einklemmung oder wiederholten Repositionsversuchen auftreten

In|flam|ma|ti|on *f*: *→Entzündung*

In|fli|xi|mab *nt* (Ⓔ infliximab): *s.u. Essay Chronisch entzündliche Darmerkrankungen S. 403*

In|flu|en|za *f, pl* **-zae** (Ⓔ influenza): *Syn: Virusgrippe, (echte) Grippe*; hochkontagiöse akute Allgemeinerkrankung durch Influenzaviren*, die endemisch, epidemisch oder pandemisch auftreten kann; die Übertragung erfolgt als Tröpfcheninfektion von erkrankten oder subklinisch infizierten Patienten; nur die Hälfte der Infizierten zeigt klinische Symptome, der Rest macht die Krankheit symptomlos durch; die Haupterkrankungszeit für Grippe ist der Winter; der Begriff wird oft auch für grippale Infekte durch andere Viren [Rhino-, Adeno-, Corona-, Parainfluenzaviren] verwendet

die Grippe ist eine schwere Erkrankung, die, v.a. bei älteren und abwehrgeschwächten Patienten tödlich verlaufen kann; die Inkubationszeit beträgt 1–5 Tage und der Krankheitsverlauf ca. 8–10 Tage; die Viren bleiben während der Erkrankung vorwiegend im Bronchialbaum lokalisiert und verursachen eine Epithelschädigung mit Transsudation, Nekrose und Desquamation; es kommt zu hohem Fieber, Kopfschmerzen, Schüttelfrost, Glieder- und Muskelschmer-

Infektion

S.H.E. Kaufmann

Definition

Besiedlung des Makroorganismus durch Mikroorganismen, die zu einer intensiven Auseinandersetzung zwischen beiden führt. Eine Infektion kann, muss aber nicht zwingend zu einer Erkrankung führen, die dann als **Infektionskrankheit*** bezeichnet wird.

Geschichtliches

Um 900 n.Chr. gab **Rhazes** in seinem Werk über die „*Pocken und Masern*" eine eindrucksvolle Beschreibung des klinischen Krankheitsbildes der Blattern und stellte fest, dass eine Zweiterkrankung selten ist, da sich die Konsistenz des Blutes im Verlauf der ersten Auseinandersetzung mit den Pockenerregern verändert. 1546 beschrieb **Hieronymus Fracastoro** in seinem Werk „*Von den Kontagien, den kontagiösen Krankheiten und deren Behandlung*" zahlreiche Krankheiten, die er als ansteckend bezeichnete. Hierzu zählte er Pest*, Pocken*, Masern*, Tollwut*, Tuberkulose*, Syphilis* und Lepra*.

Mikroorganismen, die Auslöser von Infektionskrankheiten, wurden erstmals 1670 von **Anthony van Leeuvenhoek** unter einem von ihm selbst hergestellten einfachen Mikroskop beobachtet. Mit der erfolgreichen Impfung gegen Pocken* gelang **Edward Jenner** 1798 erstmals die Prävention einer Infektionskrankheit durch Impfung. Jenner konnte durch Inokulation der für den Menschen harmlosen Kuhpocken* gegen die gefürchteten Pocken schützen. Die Bedeutung einer anderen Präventionsmaßnahme, nämlich die der Desinfektion, wurde von **Ignatz Semmelweis** 1861 erkannt. Ihm gelang es, die hohen Todesraten an Kindbettfieber* dadurch drastisch zu senken, dass er in den Neugeborenenstationen eine gründliche Händedesinfektion für die Ärzte einführte. Dieses **Konzept der aseptischen Behandlung** wurde von **Joseph Lister** zwischen 1860 und 1870 weiterverfolgt. In den Jahren 1870–90, dem goldenen Zeitalter der Infektionslehre, wurden dann die meisten Infektionskrankheiten aufgeklärt. **Louis Pasteur** wies nach, dass Fäulnis und Gärung*, aber auch Infektionskrankheiten durch mikrobielle Lebewesen hervorgerufen werden und wandte diese Kenntnis danach konsequent zur Bekämpfung der übertragbaren Krankheiten an. **Robert Koch*** beschrieb 1876 die bis heute gültigen Kriterien eines Krankheitserregers in den **Koch-Henle-Postulaten:**

- Der Erreger muss regelmäßig im Material des Erkrankten nachweisbar sein.
- Der Erreger muss in Reinkultur angezüchtet werden können.
- Die Krankheit muss im Versuchstier durch Übertragung der Reinkultur hervorgerufen werden können.

Tab. 1. Nobelpreise auf dem Gebiet der Infektiologie

1901	Emil von Behring für seine Arbeiten zur Serumtherapie, insbesondere zur Bekämpfung der Diphtherie
1902	Ronald Ross für seine Arbeiten über Malaria
1905	Robert Koch für die Entdeckung der Tuberkulose
1908	Paul Ehrlich für Arbeiten, die die Grundlagen der spezifischen antibakteriellen Immunität und der modernen Chemotherapie legten, gemeinsam mit Ilya Metschnikow für seine Arbeiten zur Phagozytose
1939	Gerhard Domagk für die Entdeckung des ersten Chemotherapeutikums
1945	Ernest Chain, Alexander Flemming und Howard Florey für die Entdeckung, Entwicklung und den Einsatz des ersten Antibiotikums
1951	Max Theiler für die Entwicklung eines Impfstoffs gegen Gelbfieber
1954	John Enders, Frederick Robbins und Thomas Weller gemeinsam für die Anzucht des Poliomyelitis-Virus
1958	George Beadle, Joshua Lederberg und Edward Tatum gemeinsam für ihre Arbeiten zur Regulation und Kombination bakterieller Gene
1975	David Baltimore, Renato Dulbecco und Howard Temin für die Wirkung von Tumorviren auf das Genom der Wirtszelle
1989	Michael Bishop und Harold Varmus für die Entdeckung krebserzeugender Viren
1997	Stanley Prusiner für die Prinzipien der Prionen-Infektion

Schüler von Koch und Pasteur bauten das Konzept weiter aus. **Emil von Behring** und **Shibasaburo Kitasato** nutzten das Wissen zur passiven Impfung gegen Diphtherie* und Wundstarrkrampf* und **Emile Roux** gemeinsam mit Pasteur zur Entwicklung von Impfstoffen gegen Milzbrand* und Tollwut*. Auch die Bedeutung der Hygiene zur Seuchenbekämpfung wurde erkannt. Kochs Nachweis von verseuchtem Wasser als Ursache der Cholera-Seuche 1892 in Hamburg führte zur Einführung einer sauberen Trinkwasserversorgung.

1928 entdeckte der britische Wissenschaftler **Alexander Flemming** das erste Antibiotikum: Penicillin*. Er erkannte, dass bestimmte Pilze Substanzen produzieren, die Bakterien abtöten und setzte diese Entdeckung konsequent zur Therapie von Infektionskrankheiten ein. 1935 beschrieb **Gerhard Domagk** die erste synthetisch hergestellte Substanz mit antibakterieller Wirkung, das Prontosil. In den 50er Jahren des 20. Jahrhunderts wurden zahlreiche Impfstoffe gegen Viruserkrankungen entwickelt. Stellvertretend sei hier der Todimpfstoff von **Salk*** und der Lebendimpfstoff von **Sabin*** gegen Kinderlähmung* genannt.

Die wichtigsten Erregergruppen

Bakterien

Bakterien sind Prokaryonten* und besitzen daher weder einen echten Zellkern noch echte Chromosomen [*s.a. Essay Bakterien S. 217*]. Die genetische Information ist aber wie bei höheren Organismen [Eukaryonten] im DNA-Molekül festgelegt, das bei Prokaryonten einen Ring bildet. Bakterien vermehren sich asexuell durch Spaltung. Häufig ist ihre Verdopplungszeit kürzer als eine halbe Stunde. Daneben kommen bei Mikroorganismen aber auch parasexuelle Vorgänge vor, die insbesondere bei der Verbreitung von Resistenzfaktoren eine wichtige Rolle spielen.

Bakterien werden aufgrund ihrer Form, bestimmter Vermehrungseigenschaften, ihres Stoffwechselverhaltens und ihres Färbeverhaltens eingeteilt. Durch die in der Bakteriologie wichtigste Gram*-Färbung werden **Gram-positive** und **Gram-negative Bakterien** unterschieden (Abb. 1). Typische Bakterienformen sind **Stäbchen** und **Kokken**, daneben finden sich auch spiralförmige und kommaförmige Bakterien. Bleiben die Nachkommen nach Zelltei-

Tab. 2. Medizinisch wichtige Bakterien

Gram-positive Kokken	Staphylokokken [z.B. Staphylococcus* aureus] und Streptokokken [z.B. Streptococcus* pyogenes]; Staphylokokken bilden meist Haufen, Streptokokken meist Ketten; beide sind aerob
Gram-positive Stäbchen	aerobe sporenbildende Stäbchen: Bazillen, z.B. der Anthrax-Erreger Bacillus* anthracis
	aerobe nicht-sporenbildende Stäbchen, z.B. der Erreger der Listeriose Listeria* monocytogenes
	anaerobe Sporenbildner: Clostridien, z.B. der Wundstarrkrampf-Erreger Clostridium* tetani
	nicht-sporenbildende Anaerobe: Propionibakterien, z.B. der Akne-Erreger Propionibacterium* acnes
Gram-negative Kokken	die Erreger von Gonorrhoe* bzw. eitriger Meningitis* [Neisseria* meningitidis, Neisseria* gonorrhoeae]; Neisserien sind aerob und bilden diploide Formen
Gram-negative Stäbchen	aerob: Enterobakterien*, wie z.B. der Typhus-Erreger Salmonella* typhi und Escherichia* coli, ein Normalbewohner des Darms und Erreger von Harnwegsinfektionen
	anaerob: Bacteroides*, ein Normalbewohner des Darms und Erreger septischer Krankheitsbilder

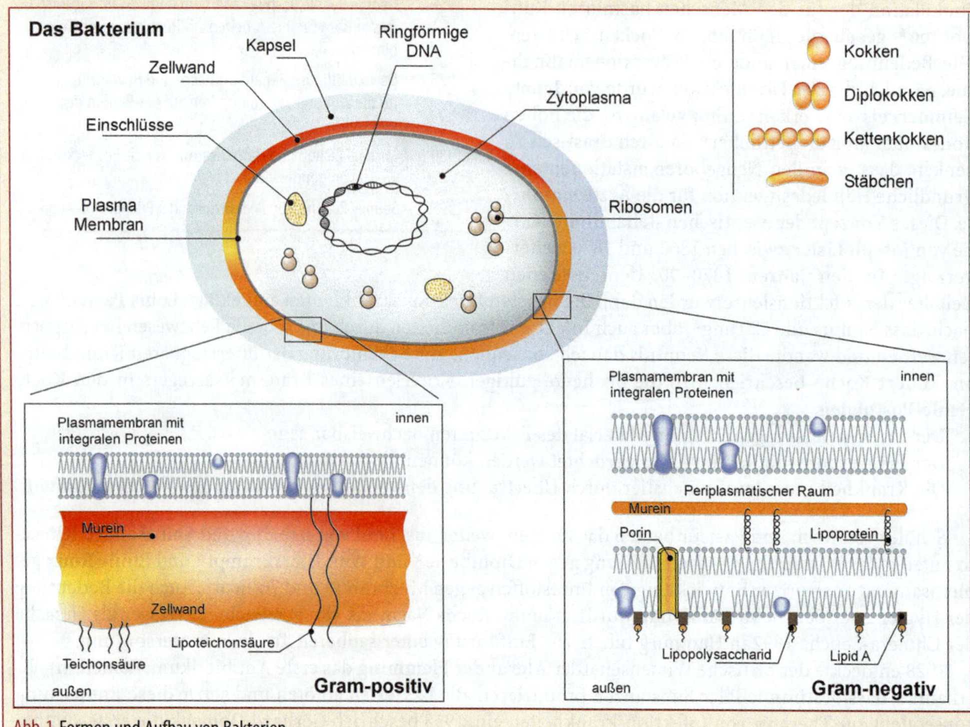

Abb. 1. Formen und Aufbau von Bakterien

lung verbunden, so können sich Ketten oder diploide Formen bilden. Bakterien, die lediglich in Gegenwart von Sauerstoff überleben, sind obligat aerob. Solche, die lediglich in Abwesenheit von Sauerstoff überleben, obligat anaerob. Keime, die beide Stoffwechselformen ausführen können, sind fakultativ aerob bzw. anaerob. Einige Bakterien können Sporen als Überlebensformen bilden. Gram-negative Keime bilden keine Sporen.

Viren

Viren sind eigentlich keine selbstständigen Lebewesen, da sie lediglich ihre genetische Information in Form von DNA* [**DNA-Viren**] oder RNA* [**RNA-Viren**] tragen, während ein eigener Syntheseapparat fehlt [*s.a. Essay Viren S. 2273*]. Hinzu kommen Hüllstrukturen, die die Virus-DNA bzw. -RNA vor Fremdeinflüssen schützen. Viren sind metabolisch inaktiv und müssen von der Wirtszelle vermehrt und zusammengebaut werden (Abb. 2). Die virale DNA bzw. RNA liegt als Einzel- oder Doppelstrang in linearer oder zirkulärer Form vor. Während die virale DNA durch die wirtseigene RNA-Polymerase* direkt transkribiert werden kann, benötigen RNA-Viren einen eigenen Transkriptionsapparat. Anschließend wird die virale mRNA im Zytoplasma von der Wirtszelle translatiert und virale Proteine werden gebildet. Zusätzlich wird die DNA bzw. RNA repliziert und das Virus vermehrt. Zum Schluss werden die Viruspartikel zusammengebaut und freigesetzt. Mit der Freisetzung geht häufig die Zerstörung der Wirtszelle einher.

Typische Beispiele hierfür sind Poliomyelitis- und Influenzaviren*. Andere Viren, z. B. das Hepatitis-B-Virus*, zerstören die Wirtszelle nicht und etablieren eine persistierende Infektion, während der kleine Virusmengen gebildet und freigesetzt werden. Eine dritte Gruppe etabliert eine latente Infektion, während der entweder die DNA im Wirtszellzytoplasma persistiert [Herpesviren*] oder aber in das Wirtsgenom eingebaut wird [Retroviren*]. Durch exogene Einflüsse, z. B. Stress bei Herpesviren, wird die Infektion aktiviert, das Virus vermehrt und das Krankheitsbild ausgelöst. Die Integration des viralen Genoms in das Wirtszellgenom kann zur Transformation der Wirtszelle führen: eine Tumorzelle entsteht.

Tab. 3. Medizinisch wichtige Viren

DNA-Viren	verfügen meist über eine Doppelstrang-DNA*, z.B. Herpes-simplex-Virus*, Epstein-Barr-Virus*, Pockenvirus*, Hepatitis-B-Virus*
RNA-Viren	verfügen i.d.R. über eine Einzelstrang-RNA*, z.B. Poliomyelitis-Virus*, Hepatitis-A-Virus*, Influenzavirus*, Rötelnvirus*, HIV*, Masernvirus*, Mumpsvirus*

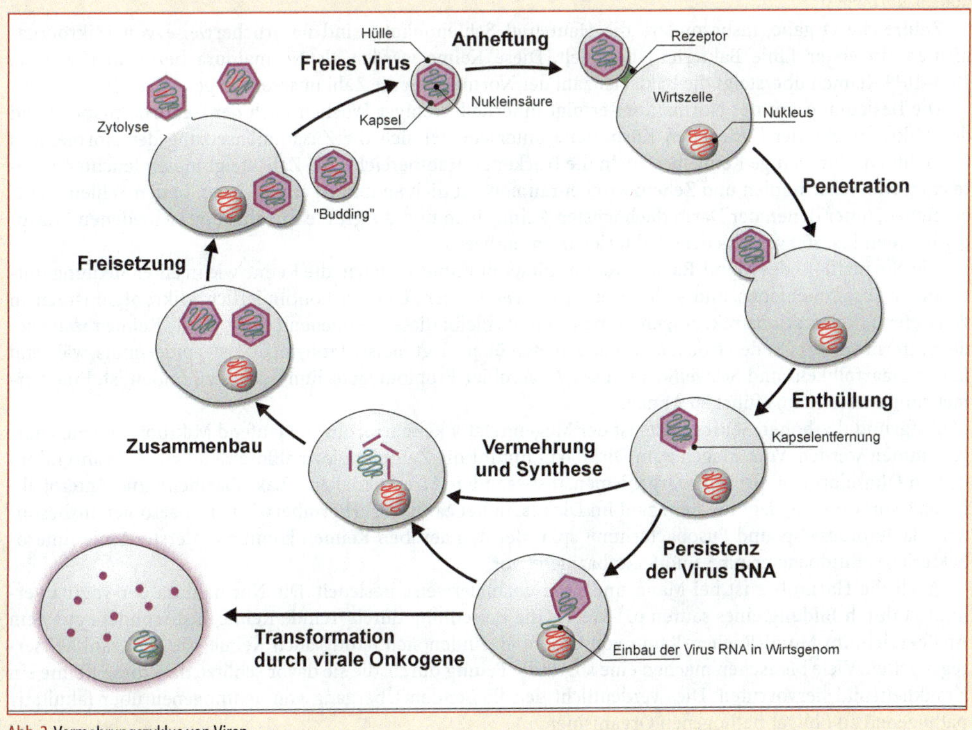

Abb. 2. Vermehrungszyklus von Viren

Verantwortlich hierfür sind virale Onkogene*, die ursprünglich vom Wirtsgenom abstammen [*s.a. Essay Virus und Tumor S. 2185*].

Pilze

Eukaryonten, die unterschiedliche Lebens- und Vermehrungsformen durchmachen können [*s.a. Essay Pilze S. 1697, Essay Mykosen S. 1427*]. Zu den Fadenpilzen gehören die **Dermatophyten***, die für Haut-, Haar- und Nagelmykosen verantwortlich sind und die **Schimmelpilze*** mit dem medizinisch wichtigsten Vertreter Aspergillus* fumigatus. Zu den **Sprosspilzen*** gehören zahlreiche Opportunisten, namentlich Candida*-Arten und Cryptococcus* neoformans. Die zu den **dimorphen Pilzen** zählenden Krankheitserreger sind in Europa selten; wo sie endemisch auftreten [insbesondere in Amerika], rufen sie schwerwiegende Krankheitsbilder der inneren Organe hervor. Häufig setzt der Krankheitsausbruch eine Immunsuppression voraus. Beispiele sind: Histoplasma* capsulatum und Coccidioides* immitis. Pneumocystis* carinii, dessen Zuordnung zu den Pilzen lange umstritten war, ist ein weit verbreiteter Opportunist, der bei HIV-Infizierten häufig Pneumonien hervorruft.

Protozoen

Tierische Einzeller, zu denen zahlreiche Erreger von Tropenkrankheiten gehören. Sie gehören folgenden Gruppen an:

- **Sporozoen**, z. B. Plasmodium* falciparum [Malaria*], Toxoplasma* gondii [Toxoplasmose*],
- **Flagellaten**, z. B. Leishmania* donovani [Kala-Azar*], Trypanosoma* cruzi [Chagas-Krankheit*],
- **Amöben**, z. B. Entamoeba* histolytica [Amöbenruhr*].

I

Mit 1,1 Millionen Todesfällen starben im Jahr 2000 mehr Menschen an Malariaplasmodien als an einem anderen Protozoon. Zahlreiche Protozoen werden von Arthropoden-Vektoren übertragen.

Helminthen

Mehrzellige Eukaryonten*, die zu den Würmern zählen. Medizinisch wichtige Helminthen sind

- **Rundwürmer** [**Nematoden**], z. B. Ascaris* lumbricoides [Spulwurm],
- **Fadenwürmer** [**Filarien**], z. B. Brugia* malayi, Onchocerca* volvulus [Flussblindheit*],
- **Bandwürmer** [**Cestoden**], die durch Genuss von rohem infizierten Fleisch übertragen werden, z. B. Echinococcus* granulosus,
- **Egel** [**Trematoden**], z. B. Schistosoma* mansoni [Bilharziose*].

Normalflora (Abb. 3)

Zahlreiche Organe, insbesondere die Haut und Schleimhäute, sind natürlicherweise von Mikroorganismen [in erster Linie Bakterien] besiedelt. Diese Keime werden als Normalflora bezeichnet. Mit ca. 10^{13}–10^{14} Keimen übersteigt die Bakterienzahl der Normalflora die Zahl unserer Körperzellen [10^{12} Zellen].

Die Besiedlung mit der Normalflora erfolgt innerhalb weniger Wochen nach der Geburt. Entsprechend des Mikromilieus der besiedelten Körperteile unterscheidet sich die Zusammensetzung der Normalflora beträchtlich. Nur wenige Keime besiedeln die trockenen Hautbereiche, die Zahl steigt in den feuchteren Bereichen wie Achselhöhlen und Zehenzwischenräumen deutlich an und ist am höchsten in den Schleimhautbereichen, unter denen der Darm die höchsten Keimzahlen und die größte Anzahl an verschiedenen Mikroorganismen [ca. 400 verschiedene Bakterienarten] aufweist.

Die Normalflora des Mund-Rachen-Raums bildet Biofilme, in denen die Keime wie in einer Siedlung miteinander zusammenleben und sich gegenseitig beeinflussen. Obwohl kontinuierlich Mikroorganismen in den tieferen Respirationstrakt aufgenommen werden, bleibt dieser weitgehend steril, da die Keime rasch wieder entfernt werden. In den trockenen Hautgebieten überwiegt meist Staphylococcus* epidermidis, während in den Haarfollikeln und Schweißdrüsen der Anaerobier Propionibacterium* acnes zu finden ist. Eine Vermehrung dieses Keims führt zu Akne*.

Aufgrund des hohen Säuregehalts ist der Magen relativ keimarm, obwohl laufend Mikroorganismen aufgenommen werden. Vom Magen zum Dickdarm nimmt die Zahl der Normalflora deutlich zu. Während im oberen Dünndarm ca. 10^4 Mikroorganismen, insbesondere Streptokokken*, Laktobazillen* und Enterobakterien* vorkommen, liegt die Keimzahl im Dickdarm bei ca. 10^{11}/g. Hier überwiegen Anaerobier, insbesondere Bacteroides* sp. und Fusobacterium* sp. Unter den aeroben Keimen kommen in erster Linie Enterobakterien*, Bifidobacterium* und Laktobazillen* vor.

Auch die Harnröhre ist bei Mann und Frau normalerweise besiedelt. Die Normalflora der Vagina verhindert durch Bildung eines sauren pH-Wertes die Besiedlung durch fremde Keime, insbesondere aus dem Analbereich. Im Mund-Rachen-Raum von Gesunden finden sich häufig auch Keime, die als Krankheitserreger gelten. Viele Menschen machen eine sog. **stille Feiung** durch, die sie davor schützt, dass diese Keime ein Krankheitsbild hervorrufen. Dies verdeutlicht den fließenden Übergang von apathogenen über fakultativ pathogenen zu obligat pathogenen Organismen.

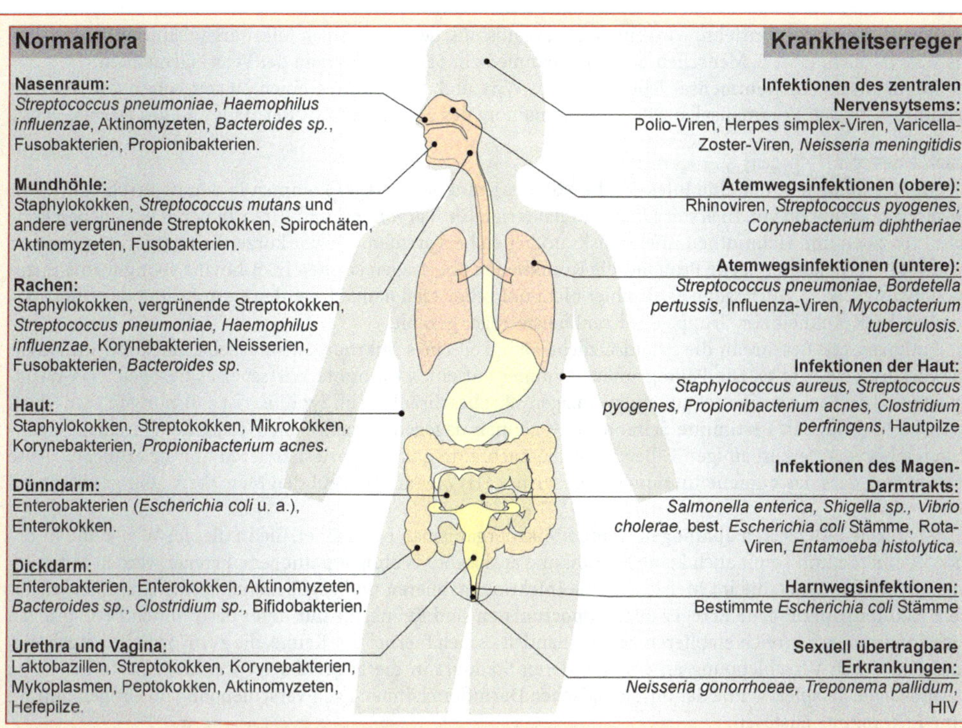

Abb. 3. Normalflora und wichtige Krankheitserreger des Menschen

Die Bedeutung der Normalflora für die Gesundheit des Menschen wird häufig unterschätzt. Sie stellt sich eindringenden Mikroorganismen als erste Abwehrfront entgegen. Dies ist u.a. auf die Bildung von Fettsäuren, saurem pH und antibakteriellen Substanzen zurückzuführen. Neben diesen spezifischen antibakteriellen Mechanismen erschwert die dichte Besiedlung die Kolonisierung von Neuankömmlingen.

Die **Darmflora** zeigt eine höhere metabolische Aktivität als die Leber. Daneben produzieren Darmbakterien Vitamine und essentielle Metabolite, die der Wirt nutzt. Schließlich stimuliert die normale Darmflora das mukosale Immunsystem und ist daher an dessen Entwicklung beteiligt. Dennoch leben keimfreie Tiere länger als normal aufgezogene Tiere. Dies liegt wohl daran, dass die Zusammensetzung der Normalflora in einem labilen Gleichgewicht steht und geringste Verschiebungen Schäden hervorrufen können. Hier seien exemplarisch genannt: die Kariesbildung durch Keime der Normalflora des Mundes [v.a. Streptococcus mutans] bei zuckerreicher Ernährung und Harnwegsentzündungen nach Verschleppung von Darmbakterien in den Urogenitaltrakt [v.a. Escherichia* coli]. Bei Immunsuppression* können Keime der Normalflora Krankheiten hervorrufen.

Prinzipien der Infektion

Symbiotische Beziehungen

Bezeichnet das Zusammenleben unterschiedlicher Lebensformen, aus der beide Formen einen Nutzen ziehen (Abb. 4). Überwiegt der Nutzen für einen der beiden Partner, wird von **Parasitismus** gesprochen, ist der Nutzen nicht offensichtlich, von **Kommensalismus** und bei gleichwertigem Nutzen von gleichberechtigter **Symbiose** [oder **Mutualismus**].

Parasit: Obwohl häufig synonym mit dem Begriff Krankheitserreger [s.u.] verwendet, bezeichnet der Begriff Parasit eigentlich einen Organismus, der aus einem anderen Organismus [seinem Wirt] Nutzen zieht. Lediglich solche Parasiten, die auch eine Infektion hervorrufen, sollten Krankheitserreger oder Pathogen genannt werden.

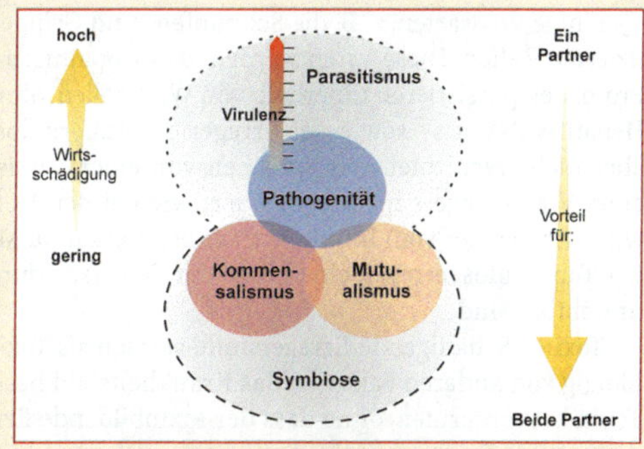

Abb. 4. Prinzipien der Infektion: Zusammenhang zwischen Symbiose, Parasitismus, Kommensalismus, Mutualismus, Pathogenität und Virulenz

Wirt: In der Infektionslehre wird ein Makroorganismus, der durch einen Mikroorganismus infiziert wird, als Wirt bezeichnet, z. B. Menschen in der Humanmedizin oder Nutztiere in der Veterinärmedizin.

Kommensal: Ein Kommensal lebt auf einem Wirt und zieht daraus einen Nutzen, ohne den Wirt zu schädigen. Zu den Kommensalen zählt die Normalflora des Menschen, z. B. der Haut und des Darms.

Krankheitserreger [Pathogen]

Mikroorganismus, der eine Infektion hervorruft. Krankheitserreger kommen in den unterschiedlichsten Organismengruppen vor. In erster Linie sind Bakterien [Prokaryonten] und Viren zu nennen. Daneben können Protozoen und Helminthen Infektionskrankheiten hervorrufen. Die vor kurzer Zeit entdeckten Prionen sind veränderte körpereigene Proteine, die Krankheiten übertragen können [z. B. bovine spongiforme Enzephalopathie*, BSE]. Auch wenn es sich hier nicht um Lebewesen handelt, werden sie aufgrund der Übertragbarkeit der Krankheit zur Gruppe der Krankheitserreger gezählt.

Pathogenität: Beschreibt die grundsätzliche Fähigkeit eines Mikroorganismus, eine Infektionskrankheit hervorzurufen (Abb. 4). Die Pathogenität ist immer auf eine bestimmte Wirtsspezies bezogen. Das Wirtsspektrum kann sehr breit oder auf einen einzigen Wirt beschränkt sein. Syphilis* ist z. B. nur von Mensch zu Mensch übertragbar. Bestimmte Salmonellen* können dagegen in zahlreichen Tierarten Durchfallerkrankungen hervorrufen. In einigen Fällen kann die Ausbreitung über Speziesbarrieren hinweg erfolgen. Heute ist bekannt, dass das humane Immundefizienzvirus* [HIV] von Affen auf den Menschen „übergesprungen" ist.

I

Als für den Menschen **apathogen** werden Mikroorganismen bezeichnet, die in diesem Wirt keine Infektion etablieren und somit auch keine Erkrankung auslösen. Als **obligat pathogene Erreger** werden Mikroorganismen bezeichnet, die im Menschen eine Infektion etablieren und gegebenenfalls eine Krankheit auslösen. **Fakultativ pathogene Erreger** oder **Opportunisten** sind Keime, die nur unter bestimmten Bedingungen eine Infektion erfolgreich etablieren. Häufig handelt es sich hierbei um Keime, die zur Normalflora gehören und erst durch Verschleppung an einen anderen Standort in die Lage versetzt werden, eine Infektion zu verursachen. Beispiel: Keime der physiologischen Darmflora können nach Verschleppung im Urogenitaltrakt eine Erkrankung auslösen.

Virulenz: Die Potenz eines Mikroorganismus, eine Krankheit zu verursachen. Innerhalb einer Erregerart können Vertreter vorkommen, die ein unterschiedlich starkes Krankheitsbild hervorrufen. Die künstliche Abschwächung der Virulenz wird als **Attenuierung** bezeichnet. Lebendimpfstoffe sind attenuierte Vertreter einer prinzipiell pathogenen Art. Die Impfstoffe für Masern*, Mumps* und Röteln* verursachen zwar keine Erkrankungen, können aber eine Immunantwort hervorrufen, die dann spezifisch vor der Erkrankung schützt.

Überlebensstrategien der Erreger: Mikroorganismen haben unterschiedliche Überlebensstrategien im Wirt entwickelt, die vereinfacht auf bestimmte Grundprinzipien zurückgeführt werden können. Dies sind in erster Linie der Ort, in dem sich der Erreger aufhält und die Art des Infektions- und Krankheitsverlaufs. Bakterien, Pilze und Protozoen halten sich entweder im Inneren einer Wirtszelle oder im Extrazellularraum auf. Viren können sich nicht eigenständig vermehren; vielmehr werden sie von der Wirtszelle repliziert. Damit sind Viren obligat intrazelluläre Erreger. Dennoch können einige Viren in Form von Virionen extrazellulär im Körper verbreitet werden. Helminthen findet man ausschließlich im extrazellulären Milieu. Bestimmte Bakterien, wie Streptokokken*, Staphylokokken*, Neisserien*, Klebsiellen*, die häufig als Eitererreger zusammengefasst werden, rufen am primären Entzündungsherd Schäden hervor. Bleiben die Erreger nicht auf den Primärherd beschränkt und werden generalisiert verbreitet, entwickelt sich ein septisches Krankheitsbild.

Einige Virusarten, z. B. die Schnupfen- und Grippeviren*, zerstören nach ihrer Vermehrung rasch die infizierten Zellen. Diese Viren werden als zytopathisch bezeichnet. Andere Viren sowie einige Bakterien und Protozoen persistieren innerhalb von Wirtszellen, ohne diese stärker zu schädigen. Beispiele hierfür sind das Hepatitis-B-Virus* sowie der Erreger der Tuberkulose. Diese Erreger werden vom Immunsystem erkannt, aber nicht vernichtet. Wir sprechen von einer **persistierenden Infektion.** Im Extremfall wird das Genom eines Viruserregers nicht exprimiert wie bei den Herpes-simplex-Viren*. Während der **latenten Infektion** wird der Erreger vom Immunsystem nicht erkannt. Möglicherweise machen auch einige Bakterien, wie z. B. der Tuberkuloseerreger, eine Phase der Dormanz durch, während der sie weitgehend für das Immunsystem unsichtbar sind.

Toxine: Schädigende Erregerstoffe werden als Toxine bezeichnet, wenn sie alleine und weitgehend unabhängig von anderen Faktoren das Krankheitsbild bestimmen. Im Extremfall wird die Schädigung durch das Toxin hervorgerufen, ohne dass der toxinbildende Erreger den Wirt infiziert. Man unterscheidet **Exotoxine,** die von den Erregern aktiv abgegeben werden, und **Endotoxine,** die integrale Bestandteile des Erregers darstellen. Das weitest verbreitete Endotoxin ist das **Lipopolysaccharid** bestimmter Bakterien, das für den septischen Schock* verantwortlich ist. Zugrunde liegt die übermäßige Produktion von entzündungsfördernden

Botenstoffen [Zytokinen*] durch das Immunsystem. Exotoxine lösen definierte Krankheitsbilder hervor, z. B. Botulinumtoxin von Clostridium* botulinum [Botulismus*]; toxisches Schocksyndrom-Toxin von Staphylococcus* aureus [toxisches Schock-Syndrom*]; Diphtherie-Toxin von Corynebacterium* diphtheriae [Diphtherie*]; Choleratoxin von Vibrio* cholerae [Cholera*]. Häufig sind Bakteriophagen* [Viren, die Bakterien befallen] für die Toxinbildung verantwortlich. Scharlach* wird z. B. nur von solchen Streptokokken hervorgerufen, die den verantwortlichen Bakteriophagen tragen.

Virulenzfaktoren: Kommt es im Verlauf der Infektion zu Gewebeschäden, entwickelt sich ein mehr oder weniger klar definiertes klinisches Krankheitsbild. Die molekular charakterisierten Faktoren, die diese Schädigung bewirken, heißen Virulenzfaktoren. Virulenzfaktoren erlauben dem Krankheitserreger, den Wirt zu kolonisieren, gegebenenfalls in tiefere Regionen vorzudringen und dort die Infektion zu etablieren.

Adhäsion und Adhäsine: Das Andocken eines Erregers an Wirtszellen wird als Adhäsion bezeichnet, die dafür verantwortlichen mikrobiellen Faktoren als Adhäsine.

Invasion und Invasine: Auf die Adhäsion folgt häufig die Invasion, die dem Erreger ermöglicht, in Wirtszellen einzudringen. Die befallene Zelle kann längerfristig als Lebensraum genutzt werden oder der Erreger wandert lediglich durch die Wirtszelle durch. Tuberkulose-Erreger verweilen sehr lange in Wirtszellen, während Shigellen* die Epithelzellen des Darms rasch durchwandern.

Evasionsmechanismen: Bezeichnung für Strategien, die es dem Erreger erlauben, die schützende Immunantwort zu unterwandern oder abzuschwächen.

Verhinderung der Phagozytose: Zahlreiche Bakterien tragen Kapseln, die aufgrund ihrer schleimigen Konsistenz und negativen Ladung die Phagozytose* durch neutrophile Granulozyten* und Makrophagen* verhindern können. Beladung mit Antikörpern und/oder Komplement hebt diesen Effekt auf, da sie eine rezeptor-vermittelte Phagozytose ermöglicht. Dieser Vorgang heißt **Opsonisierung.**

Intrazelluläre Persistenz: Nach Phagozytose landen Bakterien in Phagosomen*, die einen Reifungsprozess durchmachen (Abb. 5). Während das Milieu im frühen Phagosom der Außenwelt ähnlich ist und das Bakterienwachstum fördert, wird das Phagosom im Verlauf der Reifung für Mikroben unfreundlicher. Zum Schluss entsteht das Phagolysosom* durch Fusion eines späten Phagosoms mit Lysosomen*. Hier findet die Abtötung der Bakterien und ihre Verdauung statt.

Zahlreiche Bakterien haben Mechanismen entwickelt, die es ihnen erlauben, innerhalb von Zellen zu überleben. Zu den verantwortlichen Mechanismen gehören:

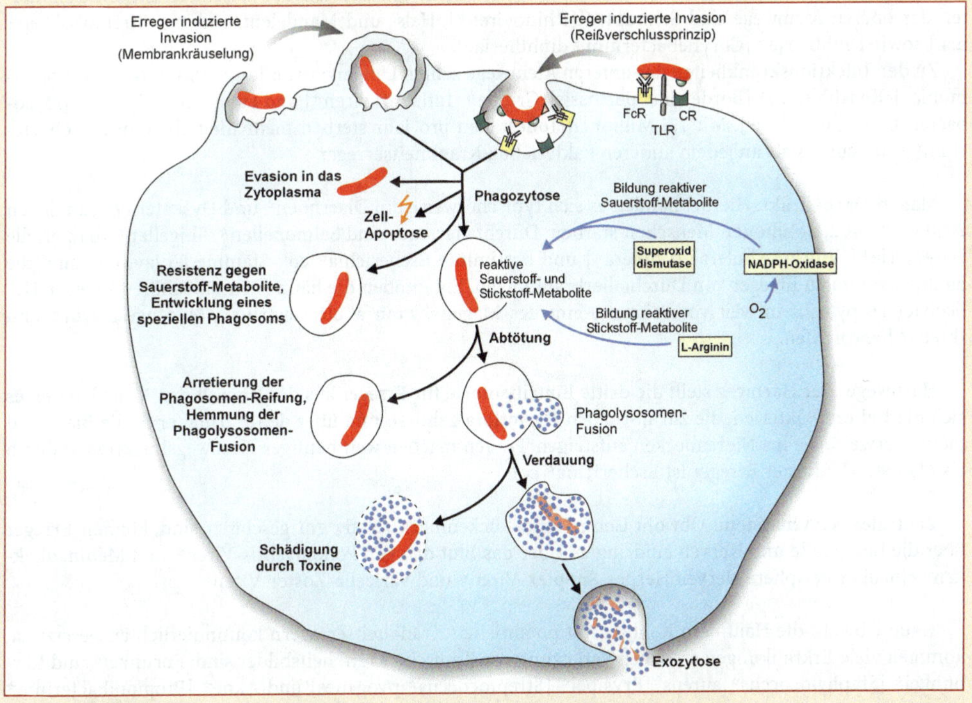

Abb. 5. Mechanismen der intrazellulären Erregerabtötung und Überlebensstrategien von Erregern in Wirtszellen

I

- Auswanderung in das Zytoplasma, dessen Milieu das Überleben erleichtert [z. B. Listeria* monocytogenes],
- Arretierung der Phagosomenreifung in einem frühen Stadium [z. B. Mycobacterium* tuberculosis],
- Entwicklung eines geräumigen Phagosoms [z. B. Salmonella* typhi],
- Hemmung der Bildung von reaktiven Metaboliten [Leishmania* sp., Mycobacterium* tuberculosis],
- Hemmung der Phagosomen-Lysosomen-Fusion [Toxoplasma* gondii, Mycobacterium* tuberculosis],
- Resistenz gegenüber Abtötungsmechanismen der Phagozyten [Mycobacterium* tuberculosis, Leishmania* sp.].

Antigenwechsel: Durch Antigenwechsel können Mikroorganismen der spezifischen Immunantwort entgehen. Der Antigenwechsel vollzieht sich entweder im erkrankten Wirt oder außerhalb desselben. Im Erkrankten verändern sich die Erreger der Schlafkrankheit [afrikanische Trypanosomen*], HIV* und Neisseria* gonorrhoeae. Außerhalb des Menschen verändert sich das Antigenmuster von Influenzaviren*. Als **Antigendrift** werden kleinere Veränderungen durch Mutationen, als **Antigenshift** beträchtliche Veränderungen durch Austausch von genetischem Material bezeichnet.

Verschiebung der Immunantwort: Das Immunsystem baut gegen verschiedene Erregergruppen qualitativ unterschiedliche Immunreaktionen auf. Fehlleitung der Immunantwort führt zu einer unzureichenden Immunantwort. Dies ist z. B. bei Leishmaniosen* und Lepra* der Fall. Andere Erreger lösen eine Überreaktion der Immunantwort mit schädlichen Folgen aus. Hierzu gehört typischerweise das klinische Bild des septischen oder toxischen Schocks*, das durch übertriebene Produktion proinflammatorischer Zytokine* ausgelöst wird.

Antigen-Mimikry: Durch Imitation von körpereigenen Antigenen können Erreger die Immunantwort täuschen. Da das Immunsystem gegenüber körpereigenen Antigenen gar nicht oder abgeschwächt reagiert, fällt die Immunantwort gegen solche Erregerantigene schwächer aus. Kommt es zu einer Immunantwort gegen Erregerantigene, die mit körpereigenen Molekülen kreuzreagieren, können autoaggressive Schädigungen nicht ausgeschlossen werden. Typische Beispiele hierfür sind Poststreptokokkenerkrankungen*, wie z. B. rheumatisches Fieber*.

Wichtige Infektionskrankheiten nach Manifestationsort (Abb. 3)

Atemwege: Die Atemwege umfassen in erster Linie den Nasen-Rachen-Raum [obere Atemwege oder oberer Respirationstrakt] sowie die Luftröhre und Lunge [untere Atemwege oder unterer Respirationstrakt]. Im Jahr 2000 starben weltweit 5,5 Millionen Menschen an Atemwegsinfektionen. Typische Infektionskrankheiten der oberen Atemwege sind Schnupfen [Rhinoviren*], Hals- und Mandelentzündung [Streptokokken* u.a.] sowie Diphtherie* [Corynebacterium* diphtheriae].

Zu den Infektionskrankheiten der unteren Atemwege zählen Lungenentzündung* [Streptococcus* pneumoniae], Keuchhusten* [Bordetella* pertussis], Grippe* [Influenzaviren*] und Lungentuberkulose* [Mycobacterium* tuberculosis]. Mit 1,7 Millionen Todesfällen pro Jahr sterben mehr Menschen an Mycobacterium* tuberculosis als an jedem anderen bakteriellen Krankheitserreger.

Magen-Darm-Trakt: Hierbei handelt es sich typischerweise um Diarrhöen* und Dysenterien*, an denen 2000 weltweit 2,1 Millionen Menschen starben. Durchfallerreger sind Salmonellen*, Shigellen* [bakterielle Dysenterie*], Vibrio* cholerae [Cholera*] und bestimmte Escherichia* coli-Stämme. Rotaviren* sind die häufigsten viralen Erreger von Durchfallerkrankungen, Entamöben die häufigsten parasitären Erreger. Helicobacter* pylori, ein weit verbreiteter Keim des Magens, kann akute Gastritis*, Magengeschwür* und -krebs* hervorrufen.

Harnwege: Der Harnweg stellt die dritte Eintrittspforte für Erreger aus der Umwelt dar. Meist handelt es sich hierbei um Bakterien, die zur normalen Darmflora gehören und über den Harnleiter in die Blase und möglicherweise bis ins Nierenbecken aufsteigen. Frauen machen weit häufiger Harnwegsinfektionen durch als Männer. Häufigster Erreger ist Escherichia* coli.

Zentrales Nervensystem: Obwohl Gehirn und Rückenmark relativ gut geschützt sind, können Erreger über die Blutgefäße und Nerven eindringen. Über das Blut dringen Poliomyelitis-Viren* und Meningokokken* ein, über periphere Nerven Herpes-Simplex-Viren* und Varicella-Zoster-Viren*.

Haut: Obwohl die Haut dem Kontakt mit potentiellen Krankheitserregern kontinuierlich ausgesetzt ist, kommen viele Erkrankungen erst nach Verletzung vor. Typische Krankheitsbilder sind: Furunkel* und Karbunkel* [Staphylococcus* aureus], Erysipel* [Streptococcus* pyogenes] und Akne* [Propionibacterium* acnes, ein normaler Hautbewohner, der unter veränderten Bedingungen Akne hervorruft]. Schwere Wundinfektionen werden z. B. von Clostridium* perfringens [Gasgangrän*] verursacht.

Sexuell-übertragene Erkrankungen: Die Erreger werden typischerweise durch Geschlechtsverkehr übertragen. Im Jahr 2000 starben 3,2 Millionen Menschen an sexuell-übertragenen Erkrankungen. Bakteriell übertragene Geschlechtskrankheiten sind u.a. Gonorrhoe* [Neisseria* gonorrhoeae] und Syphilis* [Treponema* pallidum]. Viral übertragene Geschlechtskrankheiten sind u.a. AIDS* [HIV]. Mit 2,7 Millionen Todesfällen sterben mehr Menschen an HIV als an jedem anderen Krankheitserreger [*s.a. Essay Geschlechtskrankheiten S. 781*].

Bakteriämie, Sepsis und septischer Schock

Kleine Bakterienmengen dringen immer wieder in den Blutkreislauf ein, werden dort aber bei gesundem Immunstatus schnell eradiziert. Hin und wieder können Bakterien jedoch an andere Orte verschleppt werden, wo sie eine Erkrankung hervorrufen können. Vergrünende Streptokokken*, die zur Normalflora des Mund-Rachen-Raums gehören, können nach Absiedlung an den Herzklappen eine Endokarditis* hervorrufen. Gelangen mehr Bakterien in den Blutkreislauf als eliminiert werden können, kommt es zu einem septischen Krankheitsbild. Gram-negative Bakterien besitzen als integralen Bestandteil Endotoxin [Lipopolysaccharide*]. Einige Staphylokokken und Streptokokken produzieren Exotoxine. Sowohl Endotoxin als auch Exotoxine können einen Schock auslösen.

Epidemiologie der Infektionskrankheiten

Epidemiologie beschreibt und untersucht die Ausbreitung von Krankheiten, u.a. von Infektionskrankheiten. Die Epidemiologie von Infektionskrankheiten wird nicht nur von Organismus und Wirt bestimmt, sondern wesentlich auch von Umweltfaktoren, wie z. B. der Hygiene.

Zahlreiche Krankheitserreger können sowohl Tiere als auch Menschen infizieren. Diese Erkrankungen werden als **Zoonosen** bezeichnet. Die Kenntnis derartiger Tierreservoirs ist für die Epidemiologie von Infektionskrankheiten von großer Bedeutung. Als **Vektoren** werden Tiere bezeichnet, die einen Infektionserreger von einem auf einen anderen Wirt übertragen, ohne selbst zu erkranken. Typischerweise handelt es sich hierbei um Insekten, die durch Stich eine Infektionskrankheit übertragen. Die Pest* wird durch den Rattenfloh* auf den Menschen übertragen, die Malaria* von Moskitos.

Viele Infektionskrankheiten werden direkt von Mensch zu Mensch übertragen. Dies kann durch direkten Hautkontakt [**Schmierinfektion**] geschehen. Wenn der Erreger gegenüber Umwelteinflüssen sehr empfindlich ist, gelingt die Übertragung lediglich über die Schleimhäute. Dies gilt für Geschlechtskrankheiten* einschließlich AIDS*. Erreger des Respirationstrakts werden typischerweise durch Husten, Niesen oder während einer Unterhaltung freigesetzt und dann durch Inhalation wieder aufgenommen. Typisches Beispiel ist die Übertragung der Lungentuberkulose*. Klimaanlagen können Erreger, die in Wasserreservoirs überleben, über Aerosolbildung verbreiten. Dies geschah z. B. 1976 beim ersten Ausbruch der Legionärskrankheit*. Erreger von Durchfallerkrankungen werden über die Nahrung oder Getränke aufgenommen. Meist handelt es sich hier um ein Hygieneproblem, da die Erreger durch den Stuhl wieder ausgeschieden werden und bei ungenügenden Sanitäreinrichtungen auf große Teile der Bevölkerung übertragen werden. Durch Inokulation werden Erreger direkt in tiefere Gewebe verbracht. Hepatitis-B* und AIDS* können durch Transfusion von kontaminierten Blutprodukten übertragen werden. Insektenstiche können zahlreiche Krankheiten, wie z. B. Malaria*, übertragen. Bestehende Wunden erlauben Erregern ebenfalls, direkt in den Körper einzudringen. Dies ist z. B. beim Wundstarrkrampf* der Fall, bei dem der Erreger aus der Erde durch eine offene Wunde in den Körper gelangt.

Nimmt der Ausbruch einer Infektionskrankheit beängstigende Ausmaße an, wird von **Seuchen** gesprochen. Die Epidemiologie unterscheidet folgende Begriffe:

- **Pandemie**: beschreibt den zeitlich begrenzten, aber weltweit auftretenden Ausbruch einer Infektionskrankheit. Jüngstes Beispiel: AIDS*.
- **Endemie**: ist eine räumlich begrenzte, über einen langen Zeitraum vorkommende Seuche, wie z. B. die Pocken*, die bis in die 70er Jahre in vielen Teilen der Erde wüteten.
- **Epidemie**: beschreibt einen zeitlich und räumlich begrenzten Krankheitsausbruch. Dies gilt z. B. für die Pest* im Mittelalter.

Die Bedeutung einer Infektionskrankheit wird durch folgende Begriffe beschrieben:

- **Morbidität**: gibt die Zahl der Erkrankungen an [meist pro 100.000 Einwohner].
- **Mortalität**: gibt die Zahl der Todesfälle an [meist pro 100.000 Einwohner].

- **Letalität:** gibt den Anteil der Todesfälle an einer Erkrankung an [bei hoher Letalität als Prozent, bei niedriger Letalität pro 100.000 Erkrankungen].
- **Inzidenz:** gibt die Zahl der Neuerkrankten pro Zeitraum, typischerweise pro Kalenderjahr, an [meist pro 100.000 Einwohner].
- **Prävalenz:** gibt die Zahl der Erkrankten zu einem bestimmten Zeitpunkt an [meist pro 100.000 Einwohner].
- **DALY:** Dieser von der WHO eingeführte Begriff steht für **D**isability-**A**djusted **L**ife **Y**ears und gibt die Lebensjahre an, die durch Krankheit oder Invalidität verloren gehen. DALY sind ein hilfreiches Maß zur Abschätzung der sozio-ökonomischen Auswirkungen einer Erkrankung.

Bedeutung der Infektionskrankheiten: Von den weltweit ca. 55,7 Millionen unnatürlichen Todesfällen im Jahr 2000 sind 19 % auf Infektionskrankheiten zurückzuführen. Die wichtigsten sind in Abb. 6 aufgeführt.

Von den 1,5 Milliarden DALY im Jahr 2000 gehen 23 % auf das Konto von Infektionskrankheiten. Die wichtigsten sind in Abb. 7 aufgenommen.

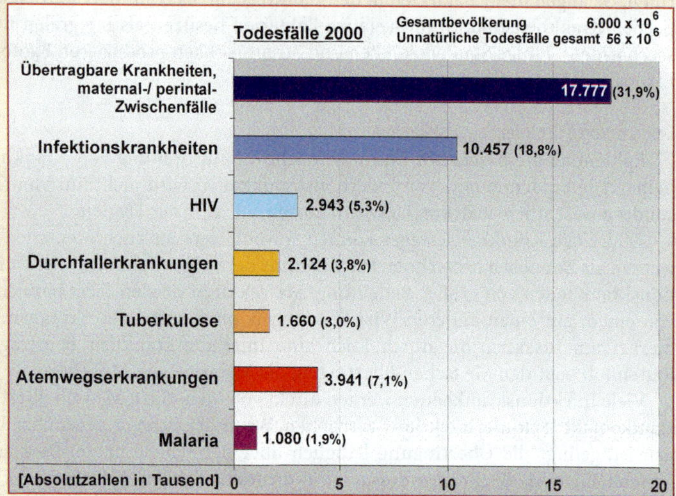

Abb. 6. Die wichtigsten Infektionskrankheiten nach Todesfällen

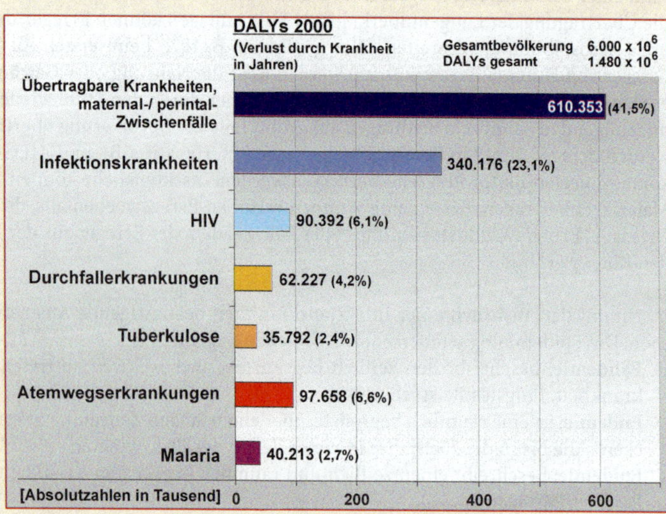

Abb. 7. Die wichtigsten Infektionskrankheiten nach verlorenen Lebensjahren (DALYs)

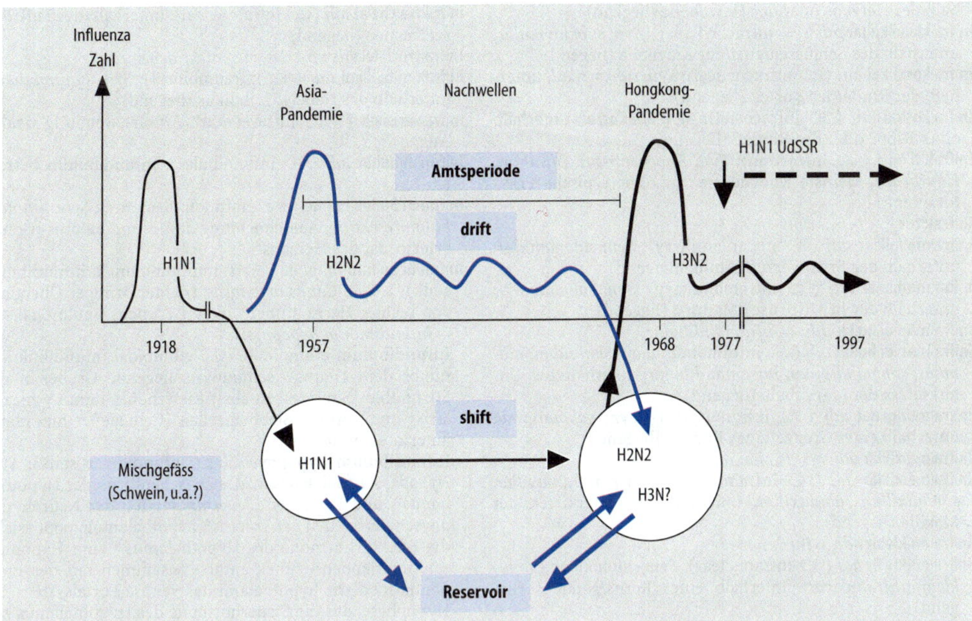

Abb. I22. Epidemiologie der Influenza

zen sowie einem allgemeinen Krankheitsgefühl; v.a. bei älteren Patienten kommt es auch zu Myokarditis* mit Kreislaufschwäche; es besteht eine Bronchitis*, evtl. auch eine Laryngotracheitis* oder Pneumonie*; häufig kommt es zu bakterieller Sekundärinfektion [Streptokokken, Staphylokokken, Haemophilus influenzae] und Pneumonie; weitere Komplikationen sind Otitis* media, Meningitis*, Enzephalitis*, Guillain*-Barré-Syndrom und Pseudokrupp* bei Kindern; **Therapie**: symptomatische Behandlung, Amantadin*, Neuraminidaseinhibitoren*; **Prävention**: Impfung mit einem Spaltimpfstoff* verleiht einen 50 %-igen Schutz gegen eine Infektion, bei den anderen Patienten verläuft die Infektion abgeschwächt; der Impfschutz hält für ca. 12 Monate an; die Schutzimpfung ist für alle älteren und abwehrgeschwächten Patienten sowie medizinisches Personal indiziert

In|flu|en|za|bak|te|ri|en *pl*: *→Haemophilus influenzae*

In|flu|en|za|ba|zil|len|me|nin|gi|tis *f, pl* **-ti|den**: *→Haemophilus-influenzae-Meningitis*

In|flu|en|za|en|ze|pha|li|tis *f, pl* **-ti|den** (Ⓔ influenzal encephalitis): *Syn*: *Grippeenzephalitis*; Enzephalitis* als relativ seltene Komplikation einer Influenza

In|flu|en|za|vi|rus *nt, pl* **-ren** (Ⓔ influenza virus): *Syn*: *Grippevirus, Myxovirus influenza*; in drei Subtypen [**Influenza A-Virus, Influenza B-Virus, Influenza C-Virus**] vorkommendes Virus; gehört zu den Orthomyxoviren*; auf der Virushülle lokalisierte Antigene [Neuraminidase (N), Hämagglutinin (H)] führen über Veränderungen der Antigenstruktur [Antigendrift*, Antigenshift*] zur Bildung von Serovarianten, die neue Pan- oder Epidemien auslösen können in den letzten 100 Jahren haben Subtypen von Influenza A-Virus fünf Pandemien verursacht, die meist in China ihren Ausgang nahmen; die sog. **Spanische Grippe** von 1918/19 forderte mehr als 20 Millionen Todesopfer und verursachte als Folgeerkrankung die von Economo*-Enzephalitis; eine Pandemie beginnt mit einer sich rapide ausbreitenden Infektionswelle; in den folgenden Jahren kommt es zu Nachwellen, die Personen infizieren, die von der ersten Welle verschont blieben oder nur schwach immunisiert wurden; während dieser Zeit treten auch neue Varianten des Subtyps auf [*s.a. Antigendrift*], die sporadische Ausbrüche verursachen; nach 15–20 Jahren sind ca. 75 % der Weltbevölkerung immunisiert und es treten nur noch sporadische Infektionen auf; kommt es jetzt durch Antigenshift* zur Ausbildung eines neuen Subtyps, beginnt der Zyklus von vorne Influenzaviren können in bebrüteten Hühnereiern und Affennierenzellkulturen gezüchtet werden

Tab. I23. Pandemien durch Influenzaviren

Virussubtyp	Pandemiebeginn	Antigenformel	Bemerkungen
A3 Hongkong-ähnlich	1889	H3N8	
A1 Swine-ähnlich	1918	H1N1	„Spanische Grippe"
A3 Hongkong	1968	H3N2 H1N1	kommen seit 1977 gleichzeitig vor
A1 UdSSR	1977		

Infra-, infra- *präf.*: Wortelement mit der Bedeutung „unter/unterhalb"

in|fra|a|xil|lär *adj* (Ⓔ infra-axillary): *Syn*: *subaxillär, subaxillar*; unterhalb der Achselhöhle/Axilla (liegend)

in|fra|di|a|phrag|mal *adj* (Ⓔ infradiaphragmatic): *Syn*: *subdiaphragmal, subdiaphragmatisch, subphrenisch, hypophrenisch, infradiaphragmatisch*; unterhalb des Zwerchfells/Diaphragma (liegend)

in|fra|di|a|phrag|ma|tisch *adj*: *→infradiaphragmal*

In|fra|duk|ti|on *f* (Ⓔ infraduction): Abwärtswendung eines Auges

in|fra|gle|no|i|dal *adj* (Ⓔ infraglenoid): *Syn*: *subglenoidal*; unterhalb der Cavitas glenoidalis (liegend)

in|fra|glot|tisch *adj* (Ⓔ infraglottic): *Syn*: *subglottisch*; unterhalb der Glottis (liegend)

in|fra|hy|o|i|dal *adj* (Ⓔ infrahyoid): *Syn*: *subhyoid, subhyoidal*; unterhalb des Zungenbeins/Os hyoideum (liegend)

In|fra|hy|o|i|dal|mus|keln *pl* (Ⓔ infrahyoid muscles): *Syn*: *infrahyoidale Muskulatur, infrahyale Muskulatur, Unterzungenbeinmuskeln, Musculi infrahyoidei*; Oberbegriff für die vom Zungenbein nach unten ziehenden Muskeln [Musculus sternohyoideus, omohyoideus, sternothyroideus, thyrohyoideus, levator glandulae thyroideae]

in|fra|kar|di|al *adj* (Ⓔ infracardiac): *Syn*: *subkardial*; unter-

halb des Herzens oder der Herzebene (liegend)
in|fra|kla|vi|ku|lär *adj* (E infraclavicular): ***Syn:*** *subklavikulär*; unterhalb des Schlüsselbeins/der Klavikula (liegend)
in|fra|kor|ti|kal *adj* (E infracortical): ***Syn:*** *subkortikal*; unterhalb der Rinde/des Kortex (liegend)
in|fra|kos|tal *adj* (E infracostal): ***Syn:*** *subkostal*; unterhalb einer Rippe oder der Rippen (liegend)
In|frak|ti|on *f* (E infraction): ***Syn:*** *Knochenfissur, Infraktur, Haarbruch*; kleinste Knochenfraktur ohne typische Fraktursymptome
In|frak|tur *f*: *→ Infraktion*
in|fra|ma|mil|lär *adj* (E inframamillary): ***Syn:*** *submamillär*; unterhalb der Brustwarze/Mamille (liegend)
in|fra|mam|mär *adj* (E inframammary): ***Syn:*** *submammär*; unterhalb der Brust(drüse)/Mamma (liegend)
in|fra|man|di|bu|lar *adj*: *→ inframandibulär*
in|fra|man|di|bu|lär *adj* (E inframandibular): ***Syn:*** *submandibulär, submandibular, inframandibular*; unterhalb des Unterkiefers/der Mandibula (liegend)
in|fra|mar|gi|nal *adj* (E inframarginal): ***Syn:*** *submarginal*; unterhalb einer Grenze/eines Randes (liegend)
in|fra|ma|xil|lar *adj*: *→ inframaxillär*
in|fra|ma|xil|lär *adj* (E inframaxillary): ***Syn:*** *inframaxillar, submaxillar, submaxillär*; unterhalb des Oberkiefers/der Maxilla (liegend)
in|fra|nu|kle|ar *adj*: *→ infranukleär*
in|fra|nu|kle|är *adj* (E infranuclear): ***Syn:*** *subnuklear, subnukleär, infranuklear*; unterhalb eines Kerns/Nukleus (liegend)
in|fra|or|bi|tal *adj* (E infraorbital): ***Syn:*** *suborbital*; unterhalb der Augenhöhle/Orbita (liegend), auf dem Orbitaboden liegend
In|fra|or|bi|ta|lis *m*: *→ Nervus infraorbitalis*
In|fra|or|bi|tal|ka|nal *m* (E infraorbital canal): ***Syn:*** *Canalis infraorbitalis*; Kanal am unteren Rand der Augenhöhle für Arteria*, Vena* und Nervus* infraorbitalis
In|fra|or|bi|tal|neur|al|gie *f* (E infraorbital neuralgia): Neuralgie* des Nervus* infraorbitalis mit anfallsartigen Schmerzen und Druckschmerzhaftigkeit über dem Foramen infraorbitale; *s.a. Trigeminusneuralgie*
In|fra|or|bi|tal|re|gi|on *f* (E infraorbital region): ***Syn:*** *Regio infraorbitalis*; Gesichtsregion unterhalb der Augenhöhle [Orbita*]
in|fra|pa|tel|lar *adj* (E infrapatellar): ***Syn:*** *infrapatellär, subpatellar*; unterhalb der Kniescheibe/Patella (liegend)
in|fra|pa|tel|lär *adj*: *→ infrapatellar*
in|fra|pul|mo|nal *adj* (E subpulmonary): ***Syn:*** *subpulmonal*; unterhalb der Lungen (liegend)
in|fra|rek|tal *adj* (E subrectal): ***Syn:*** *subrektal*; unterhalb des Mastdarms/Rektum (liegend)
In|fra|rot *nt* (E infrared): ***Syn:*** *Infrarotlicht, Ultrarotlicht, IR-Licht, UR-Licht, Ultrarot*; jenseits des roten Lichts liegende elektromagnetischen Wärmestrahlung
In|fra|rot|ka|ta|rakt *f* (E infrared cataract): ***Syn:*** *Feuerstar, Glasbläserstar, Infrarotstar, Wärmestar, Schmiedestar, Cataracta calorica*; durch Infrarotstrahlen hervorgerufene Linsentrübung; heute nur noch selten; *s.a. Katarakt*
In|fra|rot|licht *nt*: *→ Infrarot*
In|fra|rot|star *m*: *→ Infrarotkatarakt*
In|fra|rot|ther|mo|gra|phie *f*: *→ Thermographie*
in|fra|ska|pu|lar *adj*: *→ infraskapulär*
in|fra|ska|pu|lär *adj* (E infrascapular): ***Syn:*** *subskapular, subskapulär, infraskapular*; unterhalb des Schulterblattes/der Skapula (liegend)
in|fra|spi|nal *adj* (E infraspinous): ***Syn:*** *subspinal*; unter einem Dornfortsatz/Processus spinosus (liegend)
In|fra|spi|na|tus *m*: *→ Musculus infraspinatus*
in|fra|ster|nal *adj* (E infrasternal): ***Syn:*** *substernal*; unterhalb des Brustbeins/Sternum (liegend)
in|fra|tem|po|ral *adj* (E infratemporal): unterhalb der Schläfe oder Schläfengrube/Fossa temporalis (liegend)
in|fra|ten|to|ri|al *adj* (E infratentorial): ***Syn:*** *subtentorial*; unterhalb des Tentorium cerebelli (liegend)
in|fra|ton|sil|lär *adj* (E infratonsillar): ***Syn:*** *subtonsillär*; unterhalb einer Mandel/Tonsille (liegend)
in|fra|tra|che|al *adj* (E infratracheal): unterhalb der Luftröhre/Trachea (liegend)
In|fra|troch|le|a|ris *m*: *→ Nervus infratrochlearis*
in|fra|um|bi|li|kal *adj* (E infraumbilical): ***Syn:*** *subumbilikal*; unterhalb des Nabels/Umbilikus (liegend)
In|fra|ver|si|on *f* (E infraversion): Abwärtswendung beider Augen
in|fun|di|bu|lär *adj* (E infundibular): Infundibulum betreffend
In|fun|di|bu|lek|to|mie *f* (E infundibulectomy): ***Syn:*** *Infundibulumresektion*; Ausschneidung des Infundibulums [Conus arteriosus] des Herzens
In|fun|di|bu|lum *nt, pl* **-la** (E **1.** infundibulum **2.** infundibular stalk): **1.** ***Syn:*** *Conus arteriosus*; trichterförmiger Übergang von rechter Herzkammer* in den Truncus* pulmonalis **2.** *→ Infundibulum hypophysis*
Infundibulum ethmoidale (E ethmoidal infundibulum): hinter dem Hiatus* semilunaris liegende Grube, in die Stirnhöhle [Sinus* frontalis], Kieferhöhle [Sinus* maxillaris] und vordere Siebbeinzellen [Cellulae* ethmoidales anteriores] münden
Infundibulum hypophysis (E infundibular stalk): ***Syn:*** *Hypophysenstiel*; Fortsatz des Zwischenhirns, der Hypothalamus* und Hypophyse* verbindet; Teil der Neurohypophyse*, durch den der Tractus* hypothalamohypophysialis die Effektorhormone des Hypothalamus* zum Hypophysenhinterlappen* führt; enthält zusammen mit der Eminentia mediana hypothalami das venöse Portalsystem der Hypophyse, das die Steuerhormone des Hypothalamus zur Hypophyse bringt
Infundibulum tubae uterinae (E infundibulum of uterine tube): ***Syn:*** *Tubentrichter, Tubeninfundibulum*; trichterförmiger Anfangsteil des Eileiters [Tuba* uterina], der am Rand mit den Eileiterfransen [Fimbriae tubae uterinae] besetzt ist; fängt beim Eisprung* das Ei auf und leitet es in den Eileiter
Infundibulum vesicae biliaris (E infundibulum of gallbladder): ***Syn:*** *Infundibulum vesicae felleae*; trichterförmiger Teil der Gallenblase* zwischen Corpus und Collum
Infundibulum vesicae felleae: *→ Infundibulum vesicae biliaris*
In|fun|di|bu|lum|re|sek|ti|on *f*: *→ Infundibulektomie*
In|fun|di|bu|lum|ste|no|se *f* (E infundibular stenosis): ***Syn:*** *Konusstenose, subvalvuläre Pulmonalstenose, infundibuläre Pulmonalstenose*; angeborene Verengung der Ausflussbahn des rechten Ventrikels durch hypertrophierte Muskelbündel, die die Ausflussbahn [v.a. während der Systole] einengen; tritt häufig zusammen mit Fallot-Tetralogie* auf; **Klinik**: die Ausflussbehinderung führt zu Rechtsherzbelastung und Rechtsherzhypertrophie*; zur Ausbildung einer Zyanose* kommt es erst nach Dekompensation; **Therapie**: Resektion der hypertrophierten Muskelbündel; evtl. Erweiterung der Ausflussbahn; *s.a. Pulmonalstenose*
In|fu|si|on *f* (E infusion): Flüssigkeitszufuhr in eine Vene [**intravenöse Infusion**], eine Arterie [**intraarterielle Infusion**], das Unterhautfettgewebe [**subkutane Infusion**] oder den Darm [**rektale Infusion**]
In|fu|si|ons|chol|an|gi|o|gra|phie *f* (E infusion cholangiography): ***Syn:*** *Infusionscholangiografie*; Cholangiographie* mit Applikation des Kontrastmittels über eine i.v.-Infusion
In|fu|si|ons|cho|le|zys|to|chol|an|gi|o|gra|phie *f* (E infusion cholecystocholangiography): ***Syn:*** *Infusionscholezystocholangiografie*; Cholezystocholangiographie* mit Applikation des Kontrastmittels über eine i.v.-Infusion
In|fu|si|ons|u|ro|gra|phie *f* (E infusion urography): ***Syn:*** *Infusionsurografie*; Urographie* mit Applikation des Kontrastmittels über eine i.v.-Infusion
In|fu|so|ri|a *pl*: *→ Infusorien*
In|fu|so|ri|en *pl* (E Infusoria): ***Syn:*** *Infusoria, Aufgusstierchen*; im Wasser eines Heuaufgusses entstandene Einzeller; medizinisch ohne Bedeutung
In|fu|sum *nt* (E infusion): Aufguss; wässriger Extrakt
ING *Abk.*: *→ Isotopennephrographie*
In|ges|ta *pl* (E ingesta): die aufgenommene Nahrung
In|ges|ti|on *f* (E ingestion): Nährstoffaufnahme, Nahrungs-

aufnahme

In|ges|ti|ons|tu|ber|ku|lo|se *f* (Ⓔ ingestion tuberculosis): *Syn: Fütterungstuberkulose*; bovine Tuberkulose* durch Trinken kontaminierter Kuhmilch; tritt v.a. bei Kindern und Säuglingen auf

INGP *Abk.*: Indolglycerophosphat

In|gre|di|ens *nt, pl* **-en|ti|en, -en|zi|en** (Ⓔ ingredient): Bestandteil einer Arznei

In|gu|en *nt*: →*Leiste*

in|gu|i|nal *adj* (Ⓔ inguinal): Leiste oder Leistengegend/Regio inguinalis betreffend

In|gu|i|nal|her|nie *f*: →*Leistenbruch*

In|gu|i|nal|ho|den *m* (Ⓔ inguinal testis): *Syn: Leistenhoden*; Hodenfehllagerung, bei der ein oder beiden Hoden im Leistenkanal liegt/liegen; *s.a. Hodenretention*

In|gu|i|nal|lymph|kno|ten *pl*: →*Leistenlymphknoten*

In|gu|i|nal|tun|nel|syn|drom *nt* (Ⓔ inguinal tunnel syndrome): *s.u. Meralgia paraesthetica*

in|gu|i|no|ab|do|mi|nal *adj* (Ⓔ inguinoabdominal): Leiste/Leistengegend und Bauch/Abdomen betreffend oder verbindend

in|gu|i|no|fe|mo|ral *adj* (Ⓔ inguinocrural): *Syn: inguinokrural*; Leiste/Leistengegend und Oberschenkel/Femur betreffend oder verbindend

in|gu|i|no|kru|ral *adj* (Ⓔ inguinocrural): *Syn: inguinofemoral*; Leiste/Leistengegend und Oberschenkel/Femur betreffend oder verbindend

in|gu|i|no|la|bi|al *adj* (Ⓔ inguinolabial): Leiste/Leistengegend und Schamlippe(n) betreffend oder verbindend

in|gu|i|no|skro|tal *adj* (Ⓔ inguinoscrotal): Leiste/Leistengegend und Hodensack/Skrotum betreffend oder verbindend

Ing|wer *m* (Ⓔ ginger): *Syn: Zingiber officinale*; Pflanze aus der Familie der Ingwergewächse [Zingiberaceae]; verwendet wird der Wurzelstock [**Zingiberis rhizoma**], der ätherisches Öl mit Sesquiterpenen* [Zingiberen, Zingiberol] und scharf schmeckende Substanzen [Gingerole, Shogaole] enthält; fördert die Speichel-, Magensaft- und Gallensekretion; steigert Tonus und Peristaltik des Darms; hat eine antiemetische Wirkung; **Anw.**: Verdauungsbeschwerden, als Gewürz

INH *Abk.*: **1.** →*Isoniazid* **2.** →*Isonicotinsäurehydrazid*

Inh. *Abk.*: →*Inhalation*

In|ha|lat *nt* (Ⓔ inhalant): willkürlich eingeatmeter/s Dampf, Gas oder Aerosol

In|ha|la|ti|on *f* (Ⓔ inhalation): das Einatmen von z.B. Dämpfen, Gasen oder Aerosol zur Therapie akuter oder chronischer Erkrankungen der Atemwege

In|ha|la|ti|ons|ae|ro|sol *nt* (Ⓔ inhalation aerosol): *s.u. Aerosol*

In|ha|la|ti|ons|an|äs|the|sie *f*: →*Inhalationsnarkose*

In|ha|la|ti|ons|an|äs|the|ti|kum *nt, pl* **-ka** (Ⓔ inhalation anesthetic): *Syn: Inhalationsnarkotikum*; Narkosemittel, das als Gas oder Dampf eingeatmet wird

In|ha|la|ti|ons|nar|ko|se *f* (Ⓔ inhalation anesthesia): *Syn: Inhalationsanästhesie*; Durchführung einer Allgemeinanästhesie* unter Verwendung von Inhalationsanästhetika*; eine reine Inhalationsnarkose wird heute nur noch in der Kinderchirurgie eingesetzt, da Neugeborene und Säuglinge Opioide* und Hypnotika* nicht abbauen können; ansonsten wird eine Kombination von Inhalationsanästhetika und Opioiden bevorzugt [balancierte Anästhesie*]

In|ha|la|ti|ons|nar|ko|ti|kum *nt, pl* **-ka**: →*Inhalationsanästhetikum*

In|ha|la|ti|ons|szin|ti|gra|phie *f* (Ⓔ inhalation scanning): *Syn: Inhalationsszintigrafie*; Lungenszintigraphie* mit Einatmung radioaktiver Aerosole

In|ha|la|ti|ons|tu|ber|ku|lo|se *f* (Ⓔ inhalation tuberculosis): durch Einatmen von Tuberkelbazillen hervorgerufene Tuberkulose* der Atemwege und der Lunge; häufigster Infektionsmechanismus der Lungentuberkulose*

in|ha|lier|bar *adj* (Ⓔ breathable): einatembar

INHG *Abk.*: Isonicotinoylhydrazon-D-Glucose

In|hi|bin *nt* (Ⓔ inhibin): in den Gonaden [Hoden, Eierstöcke] gebildetes Proteohormon, das die FSH-Ausschüttung aus dem Hypophysenvorderlappen hemmt

Inhibiting-Faktoren *pl* (Ⓔ inhibiting factors): *Syn: Release-inhibiting-Faktoren, Release-inhibiting-Hormone, Inhibiting-Hormone, Statine*; im Hypothalamus* gebildete Hormone, die die Bildung und/oder Freisetzung von Hypophysenvorderlappenhormonen* hemmen [Somatostatin*, Melanostatin*, Prolactostatin*]

Inhibiting-Hormone *pl*: →*Inhibiting-Faktoren*

In|hi|bi|ti|on *f* (Ⓔ inhibition): Hemmung

In|hi|bi|tor *m* (Ⓔ inhibitor): Hemmstoff, Hemmer

in|hi|bi|to|risch *adj* (Ⓔ inhibitory): hemmend, hindernd

INHMS *Abk.*: Isonicotinsäurehydrazidmethansulfonsäure

in|ho|mo|gen *adj* (Ⓔ inhomogeneous): nicht-homogen, ungleichmäßig

INH-Polyneuropathie *f*: →*Isoniazidneuropathie*

INHS *Abk.*: 1-Isonicotinoyl-2-salicyliden-hydrazin

I|ni|en|ce|pha|lia *f*: →*Inienzephalie*

I|ni|en|ze|pha|lie *f* (Ⓔ iniencephaly): *Syn: Iniencephalia*; Form der Anenzephalie* mit Fehlbildung von Schädelbasis und Halswirbelsäule

I|ni|en|ze|pha|lus *m* (Ⓔ iniencephalus): Patient(in) mit Inienzephalie

I|ni|on *nt* (Ⓔ inion): der äußerste Punkt der Protuberantia* occipitalis externa auf der Außenseite des Hinterhauptsbeins [Os* occipitale]; kraniometrischer Messpunkt

I|ni|ti|al|do|sis *f, pl* **-sen** (Ⓔ initial dose): *Syn: Aufsättigungsdosis*; erste, meist höhere Dosis zu Beginn eines Therapiezyklus

I|ni|ti|a|ti|on *f* (Ⓔ initiation): Einleitung; Anfang, Beginn; *s.a. Essay Virus und Tumor S. 2185*

I|ni|ti|a|ti|ons|fak|to|ren *pl* (Ⓔ initiation factors): *s.u. Proteinsynthese*

I|ni|ti|a|ti|ons|pha|se *f* (Ⓔ initiation phase): *s.u. Proteinsynthese*

I|ni|ti|a|tor *m* (Ⓔ initiator): *s.u. Essay Virus und Tumor S. 2185*

Inj. *Abk.*: →*Injektion*

In|jek|ti|on *f* (Ⓔ **1.–2.** injection): **1.** *Syn: Gefäßinjektion*; Sichtbarwerden von Gefäßen, z.B. bei Konjunktivitis* **2.** (schnelles) Einspritzen von Flüssigkeit in den Körper

dermale Injektion: →*intrakutane Injektion*

intraarterielle Injektion (Ⓔ intra-arterial injection): Injektion in eine Arterie

intradermale Injektion: →*intrakutane Injektion*

intrakardiale Injektion (Ⓔ intracardiac injection): Injektion in das Herz

intrakutane Injektion (Ⓔ intracutaneous injection): *Syn: dermale Injektion, intradermale Injektion*; Injektion in die Haut

intramuskuläre Injektion (Ⓔ intramuscular injection): Injektion in einen Muskel

intrathekale Injektion (Ⓔ intrathecal injection): Injektion in den Liquorraum

intravenöse Injektion (Ⓔ intravenous injection): Injektion in eine Vene

kunjunktivale Injektion (Ⓔ circumcorneal injection): vermehrte Gefäßfüllung der Augenbindehaut, z.B bei Konjunktivitis*

subkutane Injektion (Ⓔ hypodermic injection): Injektion in das Unterhautfettgewebe

In|jek|ti|ons|nar|ko|ti|ka *pl* (Ⓔ intravenous anesthetics): *Syn: intravenöse Anästhetika*; i.v. applizierbare Narkotika, die alleine oder in Kombination zur Erzielung einer Narkose* angewendet werden; *s.a. Neuroleptanalgesie*

In|jek|ti|ons|sprit|ze *f* (Ⓔ injection syringe): Instrument zur Injektion von Flüssigkeiten oder Gasen in Gefäße, Gewebe, Körperhöhlen usw.; besteht im Prinzip aus einem graduierten Kunststoff- oder Glaszylinder mit Kanülenansatz und einem beweglichen [Metall-, Glas-, Plastik-]Kolben; heute verwendet man aus hygienischen Gründen praktisch nur noch Einmalspritzen

in|ji|ziert *adj* (Ⓔ injected): blutüberfüllt

In|ka|bein *nt* (Ⓔ incarial bone): *Syn: Os interparietale*; Knochenkern, der i.d.R. mit der Squama occipitalis des Hinterhauptsbeins [Os* occipitale] verschmilzt

In|kar|ze|ra|ti|on *f* (Ⓔ incarceration): *Syn: Incarceratio*; Einklemmung eines Organs oder Körperteils, z.B. Brucheinklemmung*

in|kar|ze|riert *adj* (Ⓔ incarcerated): eingeklemmt

I

In|kli|na|ti|on *f*: *→Inclinatio*
in|ko|hä|rent *adj* (Ⓔ incoherent): unzusammenhängend, unverbunden, zusammenhangslos
In|ko|hä|renz *f* (Ⓔ incoherence): Zusammenhangslosigkeit, Unverbundenheit, z.B. des Denkens oder der Sprache
in|kom|pa|ti|bel *adj* (Ⓔ incompatible): unvereinbar, unverträglich, nicht zusammenpassend
In|kom|pa|ti|bi|li|tät *f* (Ⓔ incompatibility): Unvereinbarkeit, Unverträglichkeit, Gegensätzlichkeit; *s.a. Blutgruppeninkompatibilität, Histoinkompatibilität*
in|kom|pres|si|bel *adj* (Ⓔ incompressible): nicht-komprimierbar
in|kon|stant *adj* (Ⓔ inconstant): unbeständig, veränderlich; variabel
in|kon|ti|nent *adj* (Ⓔ incontinent): Inkontinenz betreffend, von ihr betroffen oder gekennzeichnet, durch sie bedingt
In|kon|ti|nenz *f* (Ⓔ incontinence): ***Syn:*** *Incontinentia*; Unvermögen, den Harn oder Stuhl einzuhalten
anale Inkontinenz (Ⓔ fecal incontinence): ***Syn:*** *Stuhlinkontinenz, Darminkontinenz, Incontinentia alvi*; Verlust der Kontinenz für Gas, flüssigen oder festen Stuhl; die häufigsten Ursachen sind perineale Schäden unter der Geburt, chirurgische Eingriffe [Zustand nach Fistelchirurgie, manueller Dilatation, subkutaner Sphinkterotomie, Hämorrhoidektomie, Fissurausschneidung], Beckenbodensenkung und neurologische Schäden bei Diabetes mellitus, Meningomyelozele, zentraler Diskushernie, multipler Sklerose oder AIDS; als seltene Ursachen finden sich noch Pfählungsverletzungen [auch nach Analverkehr], Megarektum oder idiopathische Beckenbodenneuropathie; **Diagnose:** Anamnese, digitale Untersuchung, Proktoskopie, anale Manometrie; die **Therapie** ist oft schwierig; bei eindeutigem Sphinkterdefekt führt eine **overlapping-Plastik** in 80 % der Fälle zu normaler Kontinenz; ist eine Sphinkterrekonstruktion nicht möglich, wird u.U. die Anlage eines Anus* praeter nötig
In|kor|po|ra|ti|on *f* (Ⓔ incorporation): Einverleibung, Eingliederung
In|kre|ment *nt* (Ⓔ increment): Zuwachs, Zunahme
In|kret *nt* (Ⓔ incretion): direkt in die Blutbahn abgegebenes Sekret, z.B. Hormone*
In|kre|ti|on *f* (Ⓔ incretion): ***Syn:*** *innere Sekretion*; direkte Sekretion ins Blut
in|kre|to|risch *adj* (Ⓔ incretory): ***Syn:*** *innersekretorisch; endokrin*; innere Sekretion betreffend
In|krus|ta|ti|on *f* (Ⓔ incrustation): Verkrustung durch Einlagerung von Kalksalzen
In|ku|ba|ti|ons|zeit *f* (Ⓔ incubation period): ***Syn:*** *Latenzphase, Latenzperiode*; Zeit zwischen Infektion mit einem Erreger und dem Auftreten der ersten Krankheitszeichen
In|ku|ba|tor *m* (Ⓔ **1.–2.** incubator): **1.** Brutkasten **2.** Brutschrank
In|ku|dek|to|mie *f* (Ⓔ incudectomy): ***Syn:*** *Ambossentfernung*; operative Entfernung des Amboss [Incus*]
in|ku|do|mal|le|o|lar *adj* (Ⓔ incudomalleal): Amboss/Incus und Hammer/Malleus betreffend oder verbindend
In|ku|do|mal|le|o|lar|ge|lenk *nt* (Ⓔ incudomalleolar joint): ***Syn:*** *Hammer-Amboss-Gelenk, Articulatio incudomallearis*; gelenkige Verbindung zwischen Amboss/Incus und Hammer/Malleus im Mittelohr
in|ku|do|sta|pe|di|al *adj* (Ⓔ incudostapedial): Amboss/Incus und Steigbügel/Stapes betreffend oder verbindend
In|ku|do|sta|pe|di|al|ge|lenk *nt* (Ⓔ incudostapedial joint): ***Syn:*** *Amboss-Steigbügel-Gelenk, Articulatio incudostapedialis*; gelenkige Verbindung zwischen Amboss/Incus und Steigbügel/Stapes im Mittelohr
in|ku|ra|bel *adj* (Ⓔ incurable): (*Krankheit*) unheilbar, nicht heilbar
In|lay *nt* (Ⓔ inlay): ***Syn:*** *Gussfüllung, Einlagefüllung*; außerhalb der Mundhöhle hergestellte Zahnfüllung, die mit Zement in der Kavität* befestigt wird
Inlet-Defekt *m* (Ⓔ inlet defect): Einlass-Defekt; *s.u. Ventrikelseptumdefekt*
I.N.N. *Abk.*: International Nonproprietary Names
In|nen|band *nt* (Ⓔ **1.** medial ligament **2.** medial ligament of knee): **1.** ***Syn:*** *mediales Ligament, Ligamentum mediale*; auf der Medialseite eines Gelenkes verlaufendes Band **2.** ***Syn:*** *Ligamentum collaterale tibiale*; breites inneres Seitenband des Kniegelenkes*, das vom Epicondylus* medialis des Femurs zum Condylus* medialis des Schienbeins verläuft; ist mit der Gelenkkapsel und dem Innenmeniskus [Meniscus medialis] verwachsen
In|nen|band|rup|tur *f* (Ⓔ rupture of the medial ligament): *s.u. Seitenbandruptur*
In|nen|glied *nt* (Ⓔ iner segment): *s.u. Stäbchenzellen, Zapfenzellen*
In|nen|knö|chel *m* (Ⓔ medial malleolus): ***Syn:*** *Malleolus medialis*; unteres inneres Ende des Schienbeins [Tibia*]; auf der Innenseite liegen die Gelenkflächen für das Talokruralgelenk* [Facies articularis malleoli medialis, Facies articularis inferior tibiae]; auf der Rückseite des Knöchels liegt der **Sulcus malleolaris tibiae**, in dem die Sehne des Musculus* tibialis posterior verläuft
In|nen|knö|chel|band *nt* (Ⓔ medial ligament of ankle joint): ***Syn:*** *Deltaband, Ligamentum collaterale mediale, Ligamentum deltoideum*; deltaförmiges Band des Innenknöchels [Malleolus* medialis], das aus vier Teilen besteht: **Pars tibionavicularis** [Faserzüge von der Knöchelspitze zum Os* naviculare], **Pars tibiotalaris anterior** und **posterior** [Faserzüge von der Knöchelspitze zum vorderen bzw. hinteren Teil des Talus*] und **Pars tibiocalcanea** [Faserzüge von der Knöchelspitze zum Sustentaculum* tali]
In|nen|knö|chel|frak|tur *f* (Ⓔ medial malleolar fracture): Fraktur des Innenknöchels; *s.u. Knöchelfraktur*
In|nen|kör|per|an|ä|mie *f* (Ⓔ Heinz-body anemia): ***Syn:*** *Heinz-Innenkörperanämie*; idiopathische oder enzymopenische hämolytische Anämie* mit Heinz*-Innenkörperchen

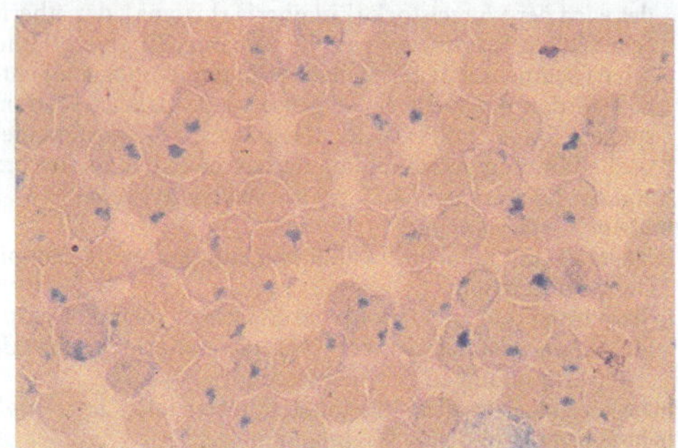

Abb. I24. Heinz-Innenkörperchen

In|nen|me|nis|kus *m* (Ⓔ medial meniscus): *s.u. Kniegelenk*
In|nen|ohr *nt* (Ⓔ inner ear): ***Syn:*** *Auris interna*; in der Felsenbeinpyramide* liegender Teil des Ohres, der die Rezeptororgane des Hör- und Gleichgewichtsorgans enthält; besteht aus dem knöchernen Labyrinth [Labyrinthus* osseus] und dem in ihm enthaltenen membranösen Labyrinth [Labyrinthus* membranaceus]; die Rezeptoren des Hörorgans in der Innenohrschnecke* [Cochlea] wandeln die durch den Schall hervorgerufenen Schwingungen in elektrische Impulse um, die dann zum Hörzentrum des Gehirns geleitet werden; das Gleichgewichtsorgan* besteht aus Sacculus*, Utriculus* und den drei Bogengängen [Ductus* semicirculares]; *s.a. Essay Gleichgewichtssinn S. 817, Essay Hören/auditives System S. 939*
In|nen|ohr|ent|zün|dung *f* (Ⓔ inflammation of the inner ear): Otitis* interna; oft auch Labyrinthitis*
In|nen|ohr|schne|cke *f*: *→Kochlea*
In|nen|ohr|schwer|hö|rig|keit *f* (Ⓔ inner ear deafness): ***Syn:*** *Innenohrtaubheit, Labyrinthschwerhörigkeit, sensorische/kochleäre Schwerhörigkeit, Corti-Organschaden, Haarzellschaden*; Schwerhörigkeit durch eine Störung der Schallempfindung im Innenohr, die alle Frequenzen betreffen kann; Luft- und Knochenleitung sind gleich stark betroffen; die Altersschwerhörigkeit ist eine typische Innenohrschwerhö-

Infertilität und Sterilität

M. Ludwig

Definitionen

Ursprünglich bezeichnete **Sterilität die Unfähigkeit der Konzeption** überhaupt, während **Infertilität** die **Unfähigkeit** definiert, **eine Schwangerschaft auszutragen.** Die Begriffe **Sterilität und Infertilität** werden **heute prinzipiell synonym verwendet**, so auch in diesem Text. **Von Sterilität wird dann gesprochen, wenn nach 12 Monaten** (nach anderen Definitionen nach 24 Monaten) **keine Schwangerschaft eingetreten ist.** Spätestens dann sollte eine adäquate Diagnostik und Therapie eingeleitet werden.

Bei entsprechenden Risikofaktoren in der Anamnese eines der beiden Partner kann durchaus überlegt werden, die Diagnostik und, bei positivem Befund, auch die Therapie, vorzuziehen und bereits nach wenigen Wochen oder Monaten entsprechende Schritte einzuleiten. Solche Hinweise können z. B. eine vorangehende schwere Entzündung der Eileiter, eine Behandlung bei Maldescensus* testis oder eine vorangegangene onkologische Therapie sein. Derartige Veränderungen können das Risiko deutlich steigern, dass vonseiten der Frau oder des Mannes eine Einschränkung der Zeugungsfähigkeit vorliegt.

Es sollte darauf geachtet werden, dass im Rahmen des unerfüllten Kinderwunsches stets ein Paar und niemals eine einzelne Person behandelt wird: **Kinderwunsch ist ein gemeinsames Ziel.** Von daher muss auch die Diagnostik bei beiden Partnern in gleicher Weise eingeleitet werden. Nach verschiedenen Angaben in der Literatur tragen Mann und Frau in jeweils bis zu 40–50 % zu einer Sterilität bei. In etwa 10 % lässt sich keine Ursache eruieren, man spricht von einer **idiopathischen Sterilität.** In vielen Fällen liegt tatsächlich keine „absolute" Sterilität vor. Wenn nur mit eingeschränkter Wahrscheinlichkeit, eine Schwangerschaft möglich ist, spricht man auch von einer **Subfertilität.**

Die **Prävalenz** des unerfüllten Kinderwunsches liegt bei etwa 10 % und hat sich in den vergangenen 100 Jahren kaum geändert.

Einteilung der Sterilität

Die Einteilung einer Sterilität kann nach dem Geschlecht des Partners erfolgen, bei dem die offensichtliche Ursache liegt [männlich bedingt, weiblich bedingt, kombiniert, idiopathisch], oder nach der Ursache selbst [z. B. tubare, zervikale, uterine Sterilität]. Ferner wird eine primäre von einer sekundären Sterilität unterschieden. Von einer **primären Sterilität** spricht man dann, wenn bei der Frau in der betroffenen Partnerschaft noch nie zuvor eine Schwangerschaft eingetreten ist. Unabhängig von den Schwangerschaften, die der männliche Partner bereits in früheren Partnerschaften herbeigeführt hat, spricht man nur dann von einer **sekundären Sterilität,** wenn bei der jetzigen Partnerin bereits eine Schwangerschaft bestanden hatte. Dies ist unabhängig vom Ausgang der Schwangerschaft.

Diagnostik bei unerfülltem Kinderwunsch

Wie bereits ausgeführt, müssen im Rahmen einer Sterilitätsabklärung stets beide Partner einbezogen werden. Dies beinhaltet als Basis eine gemeinsam erhobene Anamnese, die im Wesentlichen folgende Aspekte erfasst:

- eigene Anamnese beider Partner,
- Familienanamnese beider Partner [unter besonderer Berücksichtigung hereditärer Erkrankungen, Hinweise auf chromosomale Aberrationen, habituelle Aborte],
- Lebensumstände [Beruf, Nikotinabusus, Alkoholabusus etc.],
- Zyklusanamnese der Frau,
- Schwangerschaftsanamnese der Frau,
- Sexualanamnese der bestehenden Partnerschaft.

Eine genau erhobene Anamnese kann bereits wegweisend für die **weiterführende Diagnostik** sein. Diese beinhaltet neben einer körperlichen und andrologischen bzw. gynäkologischen Untersuchung inkl. eines transvaginalen Ultraschalls der Partner im Wesentlichen

beim Mann

- Spermiogramm
- ggf. Hormonanalyse
- ggf. Chromosomenanalyse

bei der Frau:

- ggf. Hormonanalyse
- ggf. Kontrollzyklus inkl. sonographischer Kontrolle der Follikelreifung
- ggf. Abklärung des Tubenfaktors [mittels Laparoskopie-Chromopertubation-Hysteroskopie oder Hysterosalpingokontrastmittelsonographie]
- ggf. Chromosomenanalyse.

In bestimmten Fällen kann eine weiterführende oder noch detailliertere Untersuchung notwendig sein. Allerdings sollte – wie auch auf anderen Gebieten – stets abgewogen werden, inwieweit der Aufwand die ggf. abzuleitende Konsequenz rechtfertigt bzw. wie wahrscheinlich ein positiver Befund unter den gegebenen individuellen Umständen ist.

So wird man auf ein Spermiogramm in keinem Falle verzichten können. Eine Chromosomenanalyse z. B. wird aber nur dann beim Mann sinnvoll sein, wenn sich ein hochgradig eingeschränktes Spermiogramm mit einer Verminderung der Spermienzahl findet. Erst dann wird mit einer gewissen Wahrscheinlichkeit eine strukturelle oder nummerische Auffälligkeit zu finden sein.

Klassifikation des Spermiogrammbefundes

Neben anderen teilweise biochemischen Untersuchungsmethoden sind bei der Beurteilung eines Spermiogramms im Wesentlichen interessant:

Ejakulatvolumen	▸ normal: 2–4 ml
	▸ kein Ejakulat: Aspermie
Zahl der Spermien pro ml Ejakulat	▸ normal: > 20 Millionen Spermien/ml
	▸ vermindert: Oligozoospermie
	▸ keine Spermien im Ejakulat: Azoospermie – bedingt durch einen Verschluss der Samenwege: obstruktive Azoospermie – bedingt durch eine verminderte oder fehlende Produktion von Spermien im Hoden: nicht-obstruktive Azoospermie
Motilität [Beweglichkeit der Spermien im Ejakulat]	▸ Einteilung [nach Angaben der WHO] Motilität A [schnell progressive Spermien] Motilität B [langsam progressive Spermien] Motilität C [lokal motile Spermien ohne Vorwärtsbeweglichkeit] Motilität D [nicht motile Spermien]
	▸ normal: > 50 % Motilität A + B oder > 25 % Motilität A
	▸ verminderte Motilität: Asthenozoospermie
Morphologie [Aussehen der Spermien]	▸ auffällig: Teratozoospermie
	▸ die untere Grenze des Normalbereichs muss von dem jeweiligen Zentrum festgelegt werden und hängt ganz wesentlich von den eingesetzten Untersuchungsmethoden und der Art der [subjektiven] Beurteilung der Spermien ab; die WHO schlägt eine untere Grenze von 15 % vor

Neben diesen Einzelpathologien können Kombinationen, wie z. B. eine Oligo-Teratozoospermie, eine Astheno-Teratozoospermie oder eine Oligo-Astheno-Teratozoospermie vorliegen.

Therapiemöglichkeiten der männlich bedingten Subfertilität

In aller Regel wird keine medikamentöse Therapie der männlich bedingten Sterilität möglich sein. Eine endokrine Therapie bietet sich bei Formen des hypogonadotrophen Hypogonadismus* an – wenn also die stimulierende Wirkung der Gonadotropine* aufgrund angeborener Veränderungen oder eines Traumas fehlt. Eine chirurgische Intervention wird insbesondere dann Erfolg versprechend sein, wenn eine obstruktive Azoospermie durch eine vorangehende Sterilisation bedingt ist. Vielfach wird eine non-kausale Behandlung notwendig sein [s.u.].

Therapieoptionen des unerfüllten Kinderwunsches

Prinzipiell gilt, dass zur maximalen Reduktion des Mehrlingsrisikos keine Kinderwunschbehandlung ohne ein adäquates Monitoring der ovariellen Reaktion erfolgen darf. Dieses Monitoring beinhaltet insbesondere eine sonographische Kontrolle der Follikelreifung und der Zahl reifer Follikel.

Eine alleinige **hormonelle ovarielle Stimulation** wird dann Erfolg versprechend sein, wenn die einzige Ursache der Sterilität bzw. Subfertilität in einer gestörten Follikelreifung zu suchen ist [z. B. bei Oligo- oder Amenorrhoe*]. Hier bietet die Therapie mit Clomifen-Citrat ein einfaches und effektives Schema [z. B. vom 3.–7. Zyklustag 50–150 mg Clomifen-Citrat täglich].

Assistierte Reproduktion

Darunter wird die Anwendung einer Methode verstanden, die über die zeitliche Festlegung des optimalen Zeitpunkts eines Geschlechtsverkehrs zur Konzeption hinausgeht. Hierunter fallen insbesondere die **intrauterine Insemination** und die **In-vitro-Fertilisation**.

Unter **assistierter Fertilisation** versteht man solche Techniken, die die Befruchtung einer Eizelle außerhalb des Körpers erleichtern sollen. Von verschiedenen Methoden, die in den vergangenen 15 Jahren hierzu vorgestellt wurden, hat sich lediglich die **intrazytoplasmatische Spermieninjektion** als erfolgreichste Methode durchgesetzt.

Eine **intrauterine Insemination** beschreibt das Einspülen von aufbereiteten und konzentrierten motilen Spermien in das Cavum uteri. Eine Indikation besteht v.a. bei idiopathischer Sterilität sowie bei leichten Formen der männlichen Subfertilität.

Die **In-vitro-Fertilisation[IVF]** [auch **künstliche Befruchtung, extrakorporale Befruchtung, Reagenzglasbefruchtung**] bezeichnet die Befruchtung von in vivo gereiften Eizellen außerhalb des Körpers durch die Beifügung von aufbereiteten Spermien. Dazu müssen die Eizellen aus den gereiften Follikeln abpunktiert werden. Dies geschieht im Rahmen einer transvaginalen, ultraschallgesteuerten Follikelpunktion. Zwei bis fünf Tage nach der Follikelpunktion werden die dann entstandenen Embryonen in die Gebärmutterhöhle eingespült [**Embryotransfer**]. Beide Eingriffe erfolgen in aller Regel der Fälle ambulant. 1978 wurde in England nach Kooperation des Physiologen Robert Edwards und des Gynäkologen Patrick Steptoe das erste Kind nach einer IVF geboren [Louise Brown].

Im Rahmen einer IVF können die Spermien direkt in die Eizelle injiziert werden [**intrazytoplasmatische Spermieninjektion, ICSI**]. ICSI wurde 1992 erstmalig in Belgien in der Arbeitsgruppe von André Van Steirteghem erfolgreich eingesetzt und wird v.a. bei hochgradiger Einschränkung der männlichen Zeugungsfähigkeit angewendet. Es können auch Fälle von Azoospermie behandelt werden, wenn es gelingt, fertilisierungsfähige Spermien oder deren Vorstufen aus dem Nebenhoden [**microsurgical epididymal sperm aspiration, MESA**] oder Hoden [**testicular sperm extraction, TESE**] operativ zu gewinnen.

In Deutschland werden jährlich etwa 50.000–70.000 Behandlungen zur IVF durchgeführt, etwa die Hälfte davon unter Anwendung von ICSI.

Hormonelle Stimulation

Die meisten Behandlungen werden unter einer Gonadotropinstimulation durchgeführt. Hierfür stehen verschiedene Präparate zur Verfügung, die heute rekombinant hergestellt werden können. Dadurch besteht die Möglichkeit, jeweils das Hormon in der gewünschten Konzentration einzusetzen, das individuell zu dem jeweiligen Zeitpunkt tatsächlich benötigt wird. So gibt es zwei **rekombinante FSH-Präparate**, ein **rekombinantes LH-Präparat** und ein **rekombinantes hCG-Präparat**. Letzteres wird zur Auslösung der Ovulation eingesetzt, da ein LH-Präparat in entsprechender Dosierung nicht zur Verfügung steht.

Die **rekombinanten Gonadotropine** werden nach und nach die über etwa 50 Jahre eingesetzten urinär gewonnenen Gonadotropine [**humanes Menopausengonadotropin, HMG; urinäres hoch gereinigtes FSH, FSH-HP**] ersetzen. Sie sind diesen aufgrund ihrer Reinheit, ihres definierten Herstellungsprozesses und der Konsistenz der Qualität deutlich überlegen.

Zur besseren Steuerbarkeit werden in den Behandlungsprotokollen außerdem häufig **GnRH-Analoga** eingesetzt, die den körpereigenen Eisprung unterdrücken sollen. Hier unterscheidet man **GnRH-Agonisten** und **GnRH-Antagonisten.**

Rechtliche Grundlagen

Die rechtliche Grundlage der IVF-Behandlung bildet das deutsche **Embryonenschutzgesetz** [**ESchG**], das seit dem 1.1.1991 gültig ist. Es verbietet u.a. die Selektion von Embryonen, die Forschung an Embryonen, das Klonen oder die genetische Veränderung von Embryonen, eine Eizellspende oder Leihmutterschaft. Es verbietet den Transfer von mehr als 3 Embryonen.

Eine **Eizellspende** ist im Ausland dann die Methode der Wahl, wenn z. B. bei dem betroffenen Paar aufgrund einer Schädigung der Eierstöcke oder eines frühzeitigen Versagens der Eierstockfunktion bei der

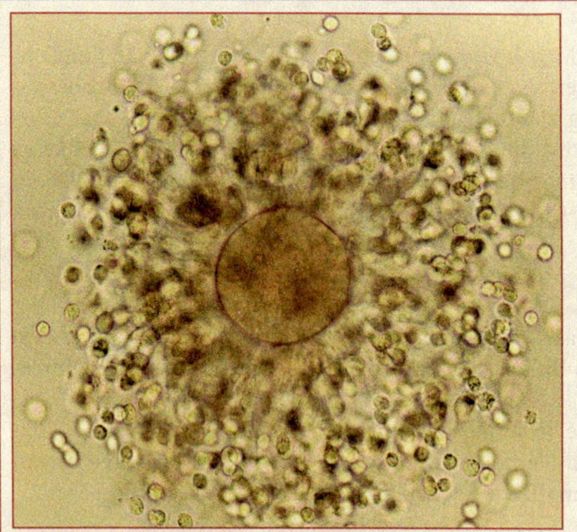

Abb. 1. Cumulus-Oozyten-Komplex [COC]. Die im Zentrum erkennbare menschliche Eizelle ist von Cumuluszellen des Cumulus oophorus umgeben. Dieses Bild bietet sich direkt nach der Punktion der Follikel im Rahmen einer IVF-Behandlung

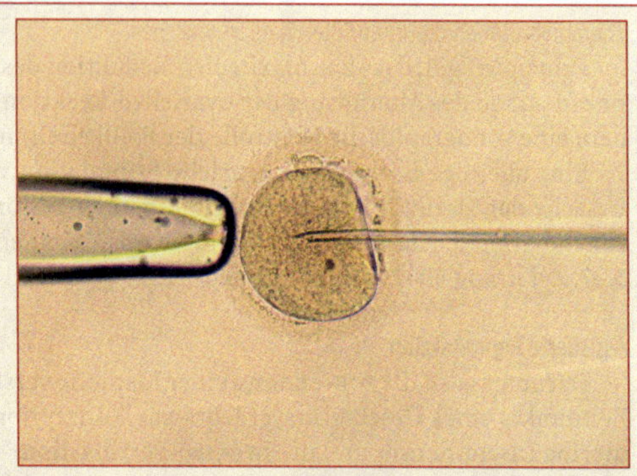

Abb. 2. Intrazytoplasmatische Spermieninjektion [ICSI]. Nach Entfernung der Cumuluszellen lässt sich evaluieren, ob sich die Eizelle in der Metaphase II befindet [1. Polkörper erkennbar bei 12 Uhr]. In diesem Stadium wird die ICSI durchgeführt. Die Injektionskapillare [rechts, Durchmesser an der Spitze ca. 3 µm] und die Haltepipette [links, Durchmesser ca. 40 µm] sind zu erkennen

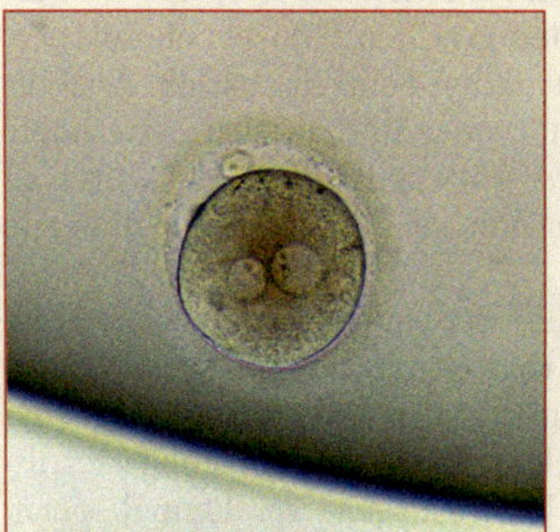

Abb. 3. Die Eizelle befindet sich im Vorkernstadium [Pronukleus-Stadium]. Innerhalb des Eizellplasmas sind der kleinere weibliche und der größere männliche Vorkern zu erkennen. Direkt an der Berührungsstelle der Vorkerne befinden sich aufgereiht die Nukleoli. Dies spricht für eine gute Entwicklungskapazität dieser Eizelle im weiteren Verlauf

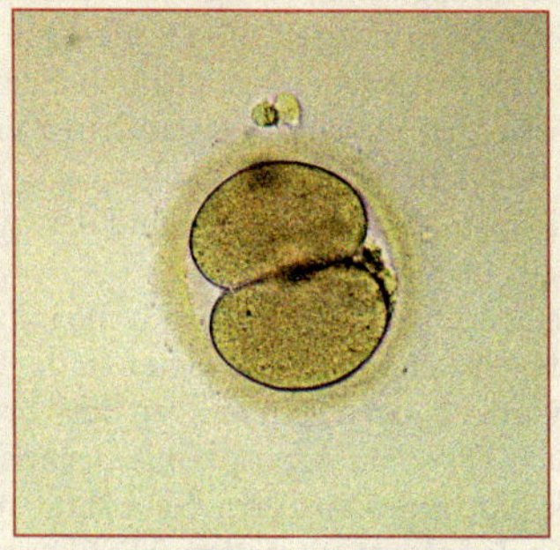

Abb. 4. Zweizellstadium eines menschlichen Embryos. Der Embryo hat sich ideal regelmäßig geteilt. Beide Blastomeren sind gleich groß. Bei etwa 3 Uhr sind noch fragmentierte Reste der Polkörper zu erkennen. Der Embryo ist, wie auch die Eizelle, von der Zona pelucida umgeben

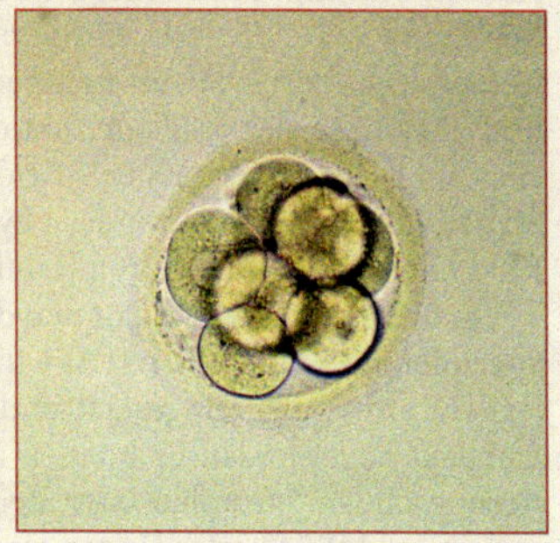

Abb. 5. Achtzelliger menschlicher Embryo mit sehr regelmäßig geteilten Blastomeren. In fast jeder Blastomere auf diesem Bild ist jeweils der Zellkern zu erkennen

Partnerin keine befruchtungsfähigen Eizellen zur Verfügung stehen. Es werden dann Eizellen einer freiwilligen Spenderin verwendet. Diese wird in derselben Weise vorbehandelt wie eine Patientin zur IVF-Behandlung. Der Unterschied besteht darin, dass kein Embryotransfer bei dieser Patientin durchgeführt wird.

Die **Leihmutterschaft** ist auch im Ausland ethisch und rechtlich sehr umstritten. Bei der einfachen Form der Leihmutterschaft werden einer Leihmutter Embryonen eines Paares übertragen, bei dem die Partnerin z. B. aufgrund einer schweren Erkrankung oder eines Fehlen des Uterus nicht in der Lage ist, diese Schwangerschaft auszutragen.

Schließlich sei an dieser Stelle die in Deutschland rechtlich umstrittene **Präimplantationsdiagnostik** erwähnt, bei der einzelne Zellen des Embryos [Blastomeren] molekular- oder zytogenetisch untersucht werden, um bestimmte genetische Veränderungen ausschließen zu können.

Ferner finden sich **Richtlinien der Bundesärztekammer**, die die Voraussetzungen für die Etablierung eines IVF-Zentrums sowie die Qualifikation der dort tätigen Personen definieren. Diese Richtlinien schreiben bestimmte Indikationen für die IVF bzw. ICSI sowie wesentliche Voruntersuchungen fest.

Schließlich findet sich im **Sozialgesetzbuch V [§ 23a]** die Regulierung der Voraussetzungen für die Kostenübernahme durch die Krankenkassen. Dies wird ergänzt durch Bestimmungen des Bundesausschusses der Ärzte und Krankenkassen vom 1.7.2002. Prinzipiell stehen einem verheirateten Paar die Kostenübernahme von 6 Inseminationsbehandlungen unter Gonadotropinstimulation sowie 4 IVF- oder ICSI-Zyklen zu. Dies gilt allerdings nur dann, wenn die jeweilige Frau in der betroffenen Partnerschaft das 40. Lebensjahr noch nicht beendet hat und nur die Spermien des Ehemannes verwendet werden [**homologes System**].

Gesetzesänderungen ab dem 1.1.2004 werden die Zahl der IVF-Versuche auf 3 reduzieren. Die Altersgrenzen werden weiter eingeschränkt. Nur noch 50 % der Behandlungskosten dieser 3 Versuche werden von der Krankenkasse auf Antrag getragen. Für den Rest muss das Paar selbst aufkommen. Die Kosten für eine **heterologe Insemination** [Insemination mit Spenderspermien, donogene Insemination] übernimmt die Krankenkasse nicht. Sie ist z. B. dann indiziert, wenn beim Partner keine Spermien zur Verfügung stehen oder eine invasive Therapie wie ICSI für das betroffene Paar nicht infrage kommt.

Quellenhinweise

Abb. 1-5: Dr. Beate Schöpper, Lübeck

rigkeit; da die hohen Töne besonders schlecht gehört werden, besteht v.a. ein Hörverlust im hohen Tonbereich [**Hochtonschwerhörigkeit**]; **Diagnose**: überschwellige Hörmessungen [Recruitmentmessung nach Fowler, Geräuschaudiometrie nach Langenbeck, SISI-Test nach Jerger] sind positiv, d.h. es liegt ein Recruitment vor; **Therapie**: Hörgerät

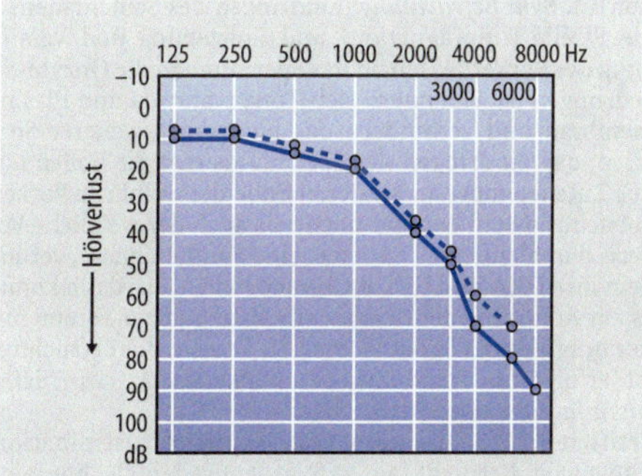

Abb. I25. Tonaudiogramm bei Innenohrschwerhörigkeit

In|nen|ohr|taub|heit *f*: *→Innenohrschwerhörigkeit*

In|nen|ohr|vor|hof *m* (Ⓔ vestibule of ear): ***Syn:*** *Vestibulum labyrinthi*; ovaler Raum im knöchernen Labyrinth [Labyrinthus* osseus]; steht vorne mit dem Mittelohr [Auris media] und der Cochlea* in Verbindung und hinten mit den Bogengängen [Canales* semicirculares]

In|nen|ro|ta|ti|on *f* (Ⓔ internal rotation): ***Syn:*** *Rotatio medialis, Endorotatio, Rotatio interna*; Drehung um eine Achse nach außen

In|nen|ro|ta|ti|ons|kon|trak|tur *f* (Ⓔ internal rotation contracture): Kontraktur* in Innenrotationsstellung

In|ner|va|ti|on *f* (Ⓔ innervation): Versorgung mit Nerven(reizen); je nach der Art der Nervenbahnen, spricht man von **motorischer, sensibler, sensorischer, vegetativer Innervation** usw.

segmentale Innervation (Ⓔ segmental innervation): ***Syn:*** *segmentäre Innervation*; die Gliederung des Körpers in einen segmental aufgebauten Rumpf spiegelt sich auch in der segmentalen Innervation der Muskeln und Haut des Rumpfes wieder; damit kann jedem Rückenmarksegment ein entsprechender Hautbezirk [Dermatom*] zugeordnet werden

INO *Abk.*: intranukleäre Ophthalmoplegie

Ino *Abk.*: *→Inosin*

Ino-, ino- *präf.*: Wortelement mit der Bedeutung „Muskel/Faser"

In|o|ku|la|ti|on *f* (Ⓔ inoculation): ***Syn:*** *Beimpfung, Überimpfung, Impfung*; Einbringen eines Erregers in einen Nährboden oder Organismus

In|o|ku|la|ti|ons|he|pa|ti|tis *f, pl* **-ti|ti|den**: *→Hepatitis B*

Inokulations-Herpes-simplex *m* (Ⓔ inoculation herpes simplex): *s.u. Herpes simplex*

In|o|ku|la|ti|ons|lym|pho|re|ti|ku|lo|se, be|nig|ne *f* (Ⓔ benign inoculation reticulosis): ***Syn:*** *cat-scratch-disease, Miyagawanellose, Felinose, Katzenkratzkrankheit, benigne infektiöse Lymphoretikulose*; durch Katzen übertragene regionale Lymphknotenentzündung durch Bartonella* henselae, einem kleinen gramnegativen Stäbchenbakterium; der Erreger dringt über Kratz- oder Bisswunden in die Haut ein; nach 3–10 Tagen entsteht an der Eintrittswunde ein kleines Knötchen, und 1–2 Wochen später kommt es zur Vergrößerung der regionalen Lymphknoten; die Lymphknotenvergrößerung und -entzündung hält bis zu 6 Monaten an und bildet sich dann spontan zurück; in ca. 10 % kommt es zur Einschmelzung der Lymphknoten; eine **systemische Katzenkratzkrankheit** mit Fieber und Befall innerer Organe ist selten; **Diagnose**: Erregernachweis im Biposiematerial mittels PCR*; serologische Tests [IFA*, ELISA*] auf IgM oder IgG; **Therapie**: i.d.R. nicht nötig; bei abwehrgeschwächten Patienten Erythromycin*, Azithromycin*, Clarithromycin* oder Rifampicin*

In|o|ku|la|ti|ons|tu|ber|ku|lo|se *f* (Ⓔ inoculation tuberculosis): ***Syn:*** *Impftuberkulose*; Tuberkulose*, meist der Haut, durch Inokulation von Tuberkulosebakterien; *s.a. Tuberculosis cutis verrucosa*

primäre Inokulationstuberkulose (Ⓔ primary inoculation tuberculosis): primäre Hauttuberkulose; *s.u. Hauttuberkulose*

in|o|ku|lier|bar *adj* (Ⓔ inoculable): durch Inokulation/Impfung übertragbar, impfbar

I|no|sin *nt* (Ⓔ inosine): aus Hypoxanthin* und Ribose* bestehendes Nucleosid

I|no|sin|mo|no|phos|phat *nt* (Ⓔ inosine monophosphate): ***Syn:*** *Inosinsäure*; u.a. im Muskelgewebe vorkommendes Monophosphat von Inosin*; Zwischenprodukt der Purinbiosynthese

I|no|sin|säu|re *f*: *→Inosinmonophosphat*

I|no|sit *nt* (Ⓔ inositol): ***Syn:*** *Inositol*; in Lebensmitteln vorkommendes Isomer von Glucose*

I|no|sit|ä|mie *f* (Ⓔ inositemia): erhöhter Inositgehalt des Blutes, z.B. physiologisch bei Feten und Neugeborenen

I|no|si|tol *nt*: *→Inosit*

I|no|si|tol|ni|co|ti|nat *nt* (Ⓔ inositol niacinate): ***Syn:*** *myo-Inosithexanicotinat*; Nicotinsäurederivat; **Anw.**: Lipidsenker; Vasodilatator

I|no|si|tol|u|rie *f* (Ⓔ inositoluria): ***Syn:*** *Inositurie*; (vermehrt)

Inositolausscheidung im Harn [normal < 200 mg/24 h]

I|no|si|tu|rie *f*: *→Inositolurie*

I|no|sko|pie *f* (Ⓔ inoscopy): mikroskopische Untersuchung der Faserbestandteile von Sputum, Ergüssen usw. nach enzymatischer Andauung

i|no|trop *adj* (Ⓔ inotropic): die Muskelkraft beeinflussend

INPH *Abk.*: Iproniazidphosphat

INR *Abk.*: international normalized ratio

INS *Abk.*: idiopathisches nephrotisches Syndrom

In|sa|nia *f* (Ⓔ insanity): Geisteskrankheit, Irresein, Irrsinn, Wahnsinn

In|sec|ta *pl* (Ⓔ Insecta): Insekten, Hexapoda

insect repellents *pl*: *→Insektenabwehrmittel*

In|sek|ten|ab|wehr|mit|tel *pl* (Ⓔ insect repellents): *Syn*: *Insektenvertreibungsmittel, insect repellents*; Stoffe, die, auf die Haut aufgetragen, durch ihren spezifischen Geruch Stechmücken, Fliegen und andere Insekten abhalten sollen

In|sek|ten|angst *f*: *→Entomophobie*

In|sek|ten|der|ma|ti|tis *f, pl* **-ti|ti|den** (Ⓔ insect dermatitis): allergische Kontaktdermatitis* durch Raupenhaare [Raupendermatitis*] oder Haare anderer Insekten

In|sek|ten|ver|trei|bungs|mit|tel *pl*: *→Insektenabwehrmittel*

In|sek|ti|zid *nt* (Ⓔ insecticide): Insektenbekämpfungsmittel, Insektenvertilgungsmittel

in|sek|ti|zid *adj* (Ⓔ insecticidal): Insekten (ab-)tötend

In|sel *f*: *→Insula*

In|sel|ar|te|ri|en *pl* (Ⓔ insular arteries): *Syn*: *Arteriae insulares*; Äste der Arteria* cerebri media zur Insel*

In|sel|hy|per|pla|sie *f* (Ⓔ islet cell hyperplasia): *Syn*: *Inselzellhyperplasie*; Hyperplasie* der Langerhans*-Inseln der Bauchspeicheldrüse

In|sel|lap|pen *m* (Ⓔ island flap): *Syn*: *Arterienlappen*; Lappenplastik*, bei der der ernährende Gefäßstiel über eine größere Strecke herauspräpariert wird; der Lappen erscheint dadurch nur noch als kleine Insel

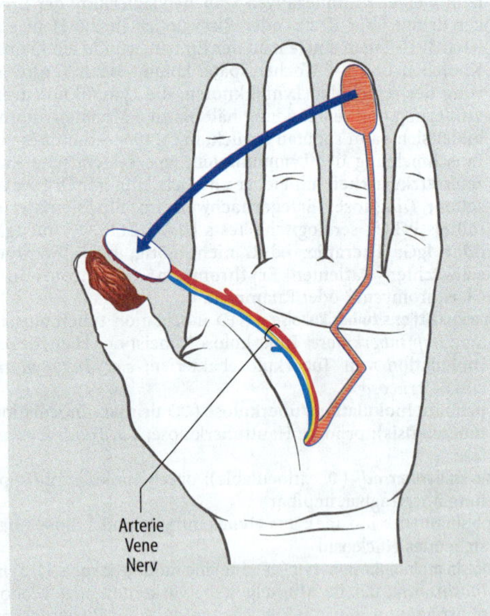

Abb. I26. Insellappen

In|sel|or|gan *nt* (Ⓔ islet tissue): *Syn*: *endokrines Pankreas, Pars endocrina pancreatis*; Gesamtheit der Langerhans*-Inseln des Pankreas*, in denen die Pankreashormone Insulin*, Glucagon*, Somatostatin* und pankreatisches Polypeptid* gebildet werden; *s.a. Pankreas*

In|sel|rin|de *f*: *→Insula*

In|sel|schwel|le *f* (Ⓔ limen of insula): *Syn*: *Limen insulae*; vorderer Teil der Insel [Insula*], der in die Rinde des Stirnlappens [Lobus* frontalis] übergeht

In|sel|trans|plan|ta|ti|on *f*: *→Inselzelltransplantation*

In|sel|ve|nen *pl* (Ⓔ insular veins): *Syn*: *Venae insulares*; Anfangsäste der Vena* media profunda cerebri aus dem Lobus* insularis

In|sel|zell|a|de|nom *nt* (Ⓔ islet cell adenoma): *Syn*: *Nesidiom, Pankreasinselzelladenom, Nesidioblastom, Adenoma insulocellulare*; von den Inselzellen der Bauchspeicheldrüse [Pankreas*] ausgehender gutartiger Tumor; *s.a. Insulinom*

VIP-produzierendes Inselzelladenom (Ⓔ VIPoma): *Syn*: *VIPom, Vipom, D_1-Tumor*; gutartiger Tumor der Bauchspeicheldrüse, der vasoaktive intestinale Peptide bildet; Ursache eines Verner*-Morrison-Syndrom

In|sel|zel|len *pl* (Ⓔ islet cells): Oberbegriff für die verschiedenen Zellen der Langerhans*-Inseln

In|sel|zell|hy|per|pla|sie *f*: *→Inselhyperplasie*

In|sel|zell|kar|zi|nom *nt* (Ⓔ islet cell carcinoma): *Syn*: *malignes Insulinom*; seltener, von den Langerhans*-Inseln der Bauchspeicheldrüse ausgehender bösartiger Tumor

In|sel|zell|trans|plan|ta|ti|on *f* (Ⓔ islet-cell transplantation): *Syn*: *Inseltransplantation*; Transplantation von Gewebe der Langerhans*-Inseln; bisher nur selten [ca. 500 Fälle] durchgeführtes Verfahren, bei dem isolierte und gereinigte Inselzellen von Leichenspendern über die Pfortader infundiert werden; die Hoffnung, damit Diabetespatienten zu heilen, hat sich nur in sehr wenigen Fällen erfüllt

In|sel|zis|ter|ne *f* (Ⓔ cistern of lateral fossa of cerebrum): *Syn*: *Cisterna fossae lateralis cerebri*; Zisterne im Raum zwischen Inselrinde* und operkularem Teil von Frontal-, Parietal- und Temporallappen

In|se|mi|na|ti|on *f* (Ⓔ **1.** insemination **2.** artificial insemination): **1.** *Syn*: *Befruchtung*; Eindringen des Samenfadens in die Eizelle [Imprägnation] und Entstehung und Vereinigung der Vorkerne; sobald das Spermium in die Oozyte eingedrungen ist, verändern sich Zona pellucida und Plasmamembran und verhindern das Eindringen weiterer Spermien; das Eindringen des Spermiums regt die Vollendung der 2. Reifeteilung an, an deren Ende der weibliche Vorkern entsteht; sowohl der männliche als auch der weibliche Vorkern durchlaufen als nächstes eine Synthesephase, verdoppeln ihre DNA und bilden Chromosomen aus; dann kommt es zur Auflösung der Kernmembranen und zur Vereinigung der homologen Chromosomen zu Paaren; die Befruchtung ist erfolgt und eine Zygote entstanden **2.** *→artifizielle Insemination*

artifizielle Insemination (Ⓔ artificial insemination): künstliche Befruchtung; erfolgt entweder als homologe oder heterologe Insemination*; **Technik**: das gewaschene und vorbereitete Sperma wird in einer Plastikkappe vor die Portio gelegt oder direkt in den Zervikanalkanal, den Uterus [**intrauterine Insemination**] oder Eileiter injiziert; der **intratubare Gametentransfer**, bei dem sowohl Oozyten als auch gewaschene und aufbereitete Spermien laparoskopisch in eine oder beide Tuben eingebracht werden, wird heute kaum noch durchgeführt; *s.a. Essay Infertilität und Sterilität S. 1041, Essay Stammzellen – therapeutisches Klonieren S. 2021*

donogene Insemination: *→heterologe Insemination*

heterologe Insemination (Ⓔ heterologous insemination): *Syn*: *donogene Insemination*; künstliche Befruchtung mit Spendersamen

homologe Insemination (Ⓔ homologous insemination): künstliche Befruchtung mit Samen des Partners/Ehemannes

intrauterine Insemination (Ⓔ intrauterine insemination): *s.u. artifizielle Insemination*

In|ser|tio *f, pl* **-ti|o|nes** (Ⓔ insertion): (*Muskel, Band, Nabelschnur*) Ansatz, Insertion; *s.a. Muskel*

In|ser|ti|on *f* (Ⓔ insertion): (*Muskel, Band, Nabelschnur*) Ansatz, Insertio

In|ser|ti|ons|a|po|neu|ro|se *f* (Ⓔ aponeurosis of insertion): *Syn*: *Ansatzaponeurose*; Aponeurose* am Ansatzpunkt eines Muskels

In|ser|ti|ons|ten|di|ni|tis *f, pl* **-ti|den** (Ⓔ insertion tendinitis): Entzündung des Sehnenansatzes; als chronische Entzün-

Tab. 127. Indikationen zur homologen Insemination

Von Seiten des Mannes	Von Seiten der Frau	Von Seiten des Paares
Parvisemie	Gestörte Zervixfunktion (Dysmukorrhoe, Spermatozoen-Antikörper bei der Frau)	Gestörte Spermatozoen-Muskus-Interaktion (negativer Postkoitaltest)
Impotentia coeundi	Faktoren, die eine vaginale Deponierung unmöglich machen (z.B. Scheidenstenose, Dyspareunie)	Psychologische Indikationen
Oligoasthenoteratozoospermie		
Retrograde Ejakulation		
Spermatozoen-Antikörper beim Mann		

dung meist als Insertionstendopathie bezeichnet; *s.a. Styloiditis, Epicondylitis humeri radialis, Epicondylitis humeri ulnaris*

In|ser|ti|ons|ten|do|pa|thia *f*: →*Insertionstendopathie*

Insertionstendopathia supraspinata (Ⓔ supraspinous bursitis): *s.u. Periarthropathia humeroscapularis*

In|ser|ti|ons|ten|do|pa|thie *f* (Ⓔ enthesopathy): ***Syn:*** *Enthesiopathie, Enthesopathie, Insertionstendopathia*; Erkrankung der Muskelansatzsehne; meist als chronische Entzündung

In-situ-Bypass *m* (Ⓔ in-situ bypass): Bypass, der praktisch an derselben Stelle, wie das umgangene oder überbrückte Gefäß liegt; wird durch Verwendung eines benachbarten Gefäßes erreicht

In|so|la|tio *f, pl* **-ti|o|nes**: →*Insolation*

In|so|la|ti|on *f* (Ⓔ **1.–2.** insolation): **1.** ***Syn:*** *Insolatio*; Sonnenbestrahlung **2.** →*Sonnenstich*

In|so|la|ti|ons|en|ze|pha|li|tis *f, pl* **-ti|den** (Ⓔ heliencephalitis): ***Syn:*** *Helioenzephalitis*; im Rahmen eines massiven Sonnenstichs* auftretende Enzephalitis*

in|so|lu|bel *adj* (Ⓔ insoluble): unlöslich

In|som|nia *f*: →*Insomnie*

In|som|nie *f* (Ⓔ insomnia): ***Syn:*** *Insomnia; Schlaflosigkeit, Asomnia, Asomnie, Agrypnie*; Störung des Einschlafens oder Durchschlafens; **Einschlafstörungen** beruhen auf einer Störung des Schlafzentrums [primäre Einschlafstörung] oder sind durch externe Ursachen [Medikamente, Umwelteinflüsse] bedingt; sie können in jedem Alter auftreten, während **Durchschlafstörungen** mit steigendem Alter zunehmen; man findet sie aber auch bei fiebrigen Erkrankungen und Psychosen [v.a. Depressionen]; *s.a. Essay Schlaf und Schlafstörungen S. 1915*

In|spek|ti|on *f* (Ⓔ inspection): äußerliche Untersuchung

In|spi|rat *nt* (Ⓔ inspirate): eingeatmetes Gas, eingeatmete Luft

In|spi|ra|ti|on *f* (Ⓔ inspiration): ***Syn:*** *Einatmung, Einatmen, Inspirium*; die Einatmung ist immer ein aktiver Vorgang; durch Anspannung des Zwerchfells wird die Lunge ausgedehnt, was zu einem Einsaugen von Luft in die Atemwege führt; bei stärkerer Atmung kann der Brustkorb durch Aktivierung der inspiratorischen Atemhilfsmuskeln zusätzlich erweitert werden

in|spi|ra|to|risch *adj* (Ⓔ inspiratory): Inspiration betreffend

In|spi|ri|um *nt* (Ⓔ **1.–2.** inspiration): **1.** →*Inspiration* **2.** Bezeichnung für das auskultatorisch hörbare Einatmungsgeräusch

Ins|til|la|ti|on *f* (Ⓔ instillation): Einträufelung; Tropfinfusion

In|stru|men|ten|des|in|fek|ti|on *f* (Ⓔ equipment disinfection): erfolgt entweder thermisch oder chemothermisch in einem Automaten oder chemisch in einem Tauchbad

In|su|dat *nt* (Ⓔ insudation): aus der Blutbahn in die Gefäßwand eingedrungene Flüssigkeit

In|su|da|ti|on *f* (Ⓔ insudation): Eindringen von Flüssigkeit aus der Blutbahn in die Gefäßwand

In|suf|fi|ci|en|tia *f*: →*Insuffizienz*

Insufficientia cordis: →*Herzinsuffizienz*

in|suf|fi|zi|ent *adj* (Ⓔ insufficient): unzulänglich, ungenügend, nicht ausreichend

In|suf|fi|zi|enz *f* (Ⓔ insufficiency): ***Syn:*** *Insufficientia*; Funktionsschwäche eines Organs oder Organteils

akute respiratorische Insuffizienz (Ⓔ acute respiratory failure): beruht auf einem rasch progredienten Verlust der Atempumpfunktion oder Gasaustauschfunktion und führt innerhalb kürzester Zeit zu einem lebensbedrohlichen Zustand; die häufigsten zu Grunde liegenden Erkrankungen sind Pneumonie*, Asthmaanfall, Lungenembolie*, Pneumothorax* und kardiogenes Lungenödem; klinisch kommt es zur Ausbildung eines adult* respiratory distress syndromes

chronische respiratorische Insuffizienz (Ⓔ chronic respiratory failure): wesentlich häufiger als die akute Form, da ca. 20 % der Erwachsenen an einer chronisch-obstruktiven Atemwegserkrankung leiden und ca. 1/3 davon eine chronische respiratorische Insuffizienz entwickeln; i.d.R. besteht über Jahre eine kompensierte oder latente Form, die unter Ruhebedingungen unauffällig ist und erst bei Belastung manifest wird; später kommt es häufig zu akuter Progredienz und terminaler Dekompensation; im Vordergrund der **Therapie** steht die Behandlung der jeweiligen Grundkrankheit [z.B. Pneumokoniose*, Asthma* bronchiale, Pleuraschwarten*, Adipositas*] bzw. die Elimination von Expositionsfaktoren; die symptomatische Behandlung der chronischen respiratorischen Insuffizienz besteht v.a. aus O_2-Langzeittherapie, intermittierender Selbstbeatmung [meist nachts als Maskenbeatmung] und einer individuell abgestimmten Stimulation oder Dämpfung des Atemzentrums; Atemgymnastik und physikalische Therapie zur Drainage von Schleim bei schleimproduzierenden Erkrankungen

chronisch venöse Insuffizienz: →*Veneninsuffizienz, chronische*

kavernösvenöse Insuffizienz (Ⓔ cavernous-venous insufficiency): kavernösvenöse Dysfunktion; *s.u. erektile Dysfunktion*

plazentare Insuffizienz: →*Plazentainsuffizienz*

respiratorische Insuffizienz (Ⓔ respiratory failure): ***Syn:*** *Atmungsinsuffizienz*; Störung des Gasaustausches, die zu einer mangelhaften Sauerstoffversorgung und unzureichender CO_2-Abgabe führt; kann auf einer Störung der inneren oder äußeren Atmung beruhen; klinisch unterscheidet man zwischen **akuter** und **chronischer respiratorischer Insuffizienz**

uteroplazentare Insuffizienz: →*Plazentainsuffizienz*

zerebrovaskuläre Insuffizienz (Ⓔ cerebrovascular insufficiency): ***Syn:*** *zerebrale Durchblutungsstörung, Hirndurchblutungsstörung*; meist durch eine Arteriosklerose der Hirngefäße verursachte Minderdurchblutung des Gehirns, die zu einem ischämischen Infarkt [Schlaganfall*] führen kann

In|suf|fla|ti|on *f* (Ⓔ pertubation): ***Syn:*** *Pertubation, Persufflation, Tubenperflation*; Durchblasen der Eileiter zur Überprüfung der Durchgängigkeit bei Sterilität

In|suf|fla|ti|ons|an|äs|the|sie *f*: →*Insufflationsnarkose*

In|suf|fla|ti|ons|nar|ko|se *f* (Ⓔ insufflation anesthesia): seltene Narkoseform, bei der das Inhalationsanästhetikum* in einem offenen Narkosesystem in die Luftwege geblasen wird

In|su|la *f* (Ⓔ insular lobe): ***Syn:*** *Insel, Inselrinde, Lobus insularis*; Teil der Großhirnrinde* in der Tiefe des Sulcus* lateralis cerebri, der von anderen Strukturen [Operculum frontale, parietale und temporale] überlagert wird; wird innen von der Capsula* extrema begrenzt

Insulae pancreaticae (Ⓔ pancreatic islets): ***Syn:*** *Pankreasinseln, Langerhans-Inseln*; aus verschiedenen Zellarten [**A-Zellen, B-Zellen, D-Zellen, PP-Zellen**] bestehende Gewebeinseln, in denen die Pankreashormone [Insulin, Glucagon, Somatostatin, pankreatisches Polypeptid] gebildet werden; werden in ihrer Gesamtheit als **endokrines Pankreas** oder Inselorgan bezeichnet; *s.a. Pankreas*

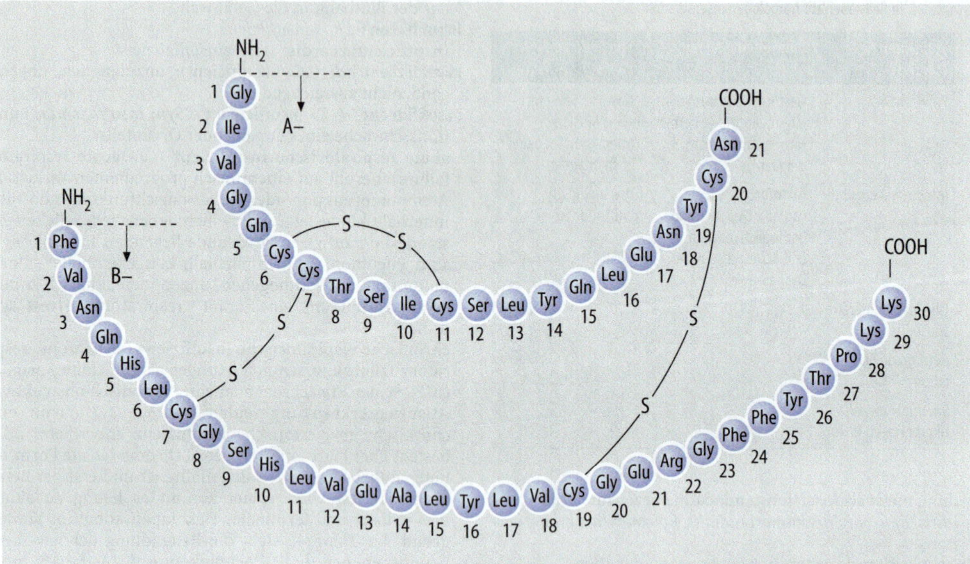

Abb. I28. Primärstruktur von Insulin

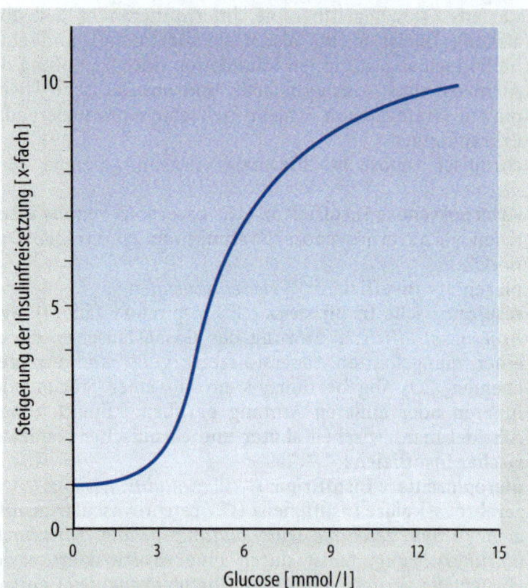

Abb. I29. Glucoseabhängigkeit der Insulinsekretion

in|su|lar *adj* (Ⓔ insular): Insellappen oder Langerhans-Inseln betreffend

In|su|lin *nt* (Ⓔ insulin): ***Syn:*** *Insulinum*; in den Betazellen der Langerhans*-Inseln der Bauchspeicheldrüse gebildetes Hormon, das den Blutzuckerspiegel regelt; Proteohormon* aus zwei Ketten, **A-Kette** [21 Aminosäuren] und **B-Kette** [30 Aminosäuren], die über zwei Disulfidbrücken verbunden sind; eine weitere Disulfidbrücke innerhalb der A-Kette stabilisiert die Raumstruktur von Insulin; die beiden Ketten sind ursprünglich Teil von Vorstufen [**Präproinsulin**, **Proinsulin**], aus denen eine spezifische Prohormon-Konvertase das Mittelstück [**C-Peptid**] herausschneidet; in den Speichergranula der Betazellen liegt Insulin als stark kondensierter Zinkkomplex vor, im Blut kommt es aber wahrscheinlich nur in monomerer Form vor

der physiologische Reiz zur Insulinsekretion aus den β-Zellen ist die Glucosekonzentration in der extrazellulären Flüssigkeit; sobald diese ca. 3 mmol/l überschreitet, kommt es

Tab. I30. Stoffwechselwirkungen von Insulin

Wirkung	Effekt	Stoffwechselwirkung
Schnell	Steigerung des Glucosetransports in Skelettmuskel und Adipozyt	Senkung der Blutglucosekonzentration, Steigerung der Glykogensynthese und Glykolyse der Skelettmuskulatur; Steigerung der Triacylglycerinsynthese im Fettgewebe
	Aktivierung der Glykogensynthase	Steigerung der Glykogensynthese in Leber und Skelettmuskulatur
	Aktivierung der cAMP-spezifischen Phosphodiesterase	Senkung des cAMP-Spiegels; in Fettgewebe Hemmung der Lipolyse, in Leber und Skelettmuskel Hemmung der Glykogenolyse und Stimulierung der Glykogensynthese; in Leber Hemmung der Gluconeogenese
	Steigerung des Aminosäuretransports in Skelettmuskel	Steigerung der zellulären Aminosäurekonzentration; Stimulierung der Proteinbiosynthese
Langsam	Induktion der Lipoproteinlipase	Steigerung der Spaltung von VLDL-Triacylglycerinen; Stimulierung der Triacylglycerinbiosynthese
	Induktion von Glucokinase, Phosphofructokinase, Pyruvatkinase	Stimulierung der Glykolyse
	Repression von Pyruvat-Carboxylase, PEP-Carboxylase, Fructose-1,6-Bisphosphatase und Glucose-6-Phosphatase	Hemmung der Gluconeogenese

zu einer Erhöhung der Insulinsekretion, d.h., unter normalen Bedingungen führt eine Erhöhung der Glucosekonzentration zu einem Anstieg der Insulinkonzentration im peripheren Blut; dieses Phänomen ist die Grundlage des Glukosetoleranztests* zur Diagnose von präklinischen Sta-

dien des Diabetes* mellitus; die Insulinfreisetzung wird auch durch Aminosäuren, Fettsäuren und Ketonkörper angeregt, allerdings nur in Gegenwart von Glucose; gastrisches inhibitorisches Peptid*, Glucagon-ähnliches Peptid und Sulfonylharnstoffe [orale Antidiabetika] fördern ebenfalls die Insulinfreisetzung; Noradrenalin*, Adrenalin* und Somatostatin* dagegen hemmen die Insulinsekretion
Insulin ist durch seinen Einfluss auf Muskulatur, Fettgewebe und Leber das wichtigste anabole Hormon des Körpers; es stimuliert die Glucoseaufnahme, Glykogenese und Proteinbiosynthese; durch eine Hemmung des Adenylatcyclasesystems wird die Wirkung Insulin-antagonistischer kataboler Hormone blockiert; die unterschiedliche Ansprechbarkeit von Geweben auf Insulin beruht auf dem Vorhandensein bzw. der Abwesenheit spezifischer **Insulinrezeptoren**, die z.B. in Erythrozyten oder der Niere fehlen
inhalatives Insulin (Ⓔ inhalation insulin): *s.u. Essay Diabetes mellitus S. 481*

In|su|lin|al|ler|gie *f* (Ⓔ insulin allergy): *s.u. Essay Diabetes mellitus S. 481*

In|su|lin|ä|mie *f* (Ⓔ insulinemia): ***Syn:*** *Insulinmangel, Hypoinsulinämie*; verminderter Insulingehalt des Blutes; *s.a. insulinabhängiger Diabetes mellitus*

In|su|lin|a|na|lo|ga *pl* (Ⓔ insulin analogues): *s.u. Essay Diabetes mellitus S. 481*

In|su|lin|an|ta|go|nis|ten *pl* (Ⓔ insulin antagonists): Substanzen, die eine dem Insulin* entgegengesetzte Wirkung haben, z.B. Glucagon*, Glucocorticoide*

In|su|lin|an|ti|kör|per *pl* (Ⓔ insulin antibodies): vor der Verwendung von Humaninsulin kam es bei der Insulintherapie häufig zur Bildung von IgG-Antikörpern gegen das Fremdinsulin; damit ergab sich eine scheinbare Resistenz gegen Insulin, die zu einer Erhöhung der Dosis auf z.T. mehr als 100 IE pro Tag zwang

In|su|li|na|se *f* (Ⓔ insulinase): Protease*, die Insulin im Gewebe abbaut

In|su|lin|ein|heit *f* (Ⓔ insulin unit): auf einen internationalen Standard bezogene Wirksamkeit von Insulin

In|su|lin|fer|tig|sprit|ze *f* (Ⓔ insulin injector): *s.u. Essay Diabetes mellitus S. 481*

In|su|lin|in|fu|si|on, kon|ti|nu|ier|li|che sub|ku|ta|ne *f* (Ⓔ continuous subcutaneous insulin infusion): ***Syn:*** *Insulinpumpe*; *s.u. Essay Diabetes mellitus S. 481*

In|su|lin|in|jek|ti|o|nen, mul|tip|le sub|ku|ta|ne *pl* (Ⓔ multiple subcutaneous insulin injections): ***Syn:*** *intensivierte konventionelle Insulintherapie, Basis-Bolus-Therapie, physiologische Insulintherapie*; *s.u. Essay Diabetes mellitus S. 481*

In|su|lin|in|jek|tor *f* (Ⓔ insulin injector): ***Syn:*** *Pen*; *s.u. Essay Diabetes mellitus S. 481*

insulin like growth factors *pl*: *→Somatomedine*

In|su|lin|li|po|dys|tro|phie *f* (Ⓔ insulinlipodystrophy): durch häufige Insulininjektion hervorgerufener lokaler Schwund des Unterhautfettgewebes

In|su|lin|man|gel *m*: *→Insulinämie*

In|su|lin|man|gel|di|a|be|tes *m*: *→insulinabhängiger Diabetes mellitus*

In|su|lin|ö|de|me *pl* (Ⓔ insulin edemas): *s.u. Essay Diabetes mellitus S. 481*

In|su|li|nom *nt* (Ⓔ insulinoma): ***Syn:*** *B-Zelltumor, Beta-Zelltumor*; von den B-Zellen der Langerhans*-Inseln ausgehender Insulin-produzierender Tumor
malignes Insulinom: *→Inselzellkarzinom*

In|su|lin|pum|pe *f* (Ⓔ insulin pump): ***Syn:*** *kontinuierliche subkutane Insulininfusion*; *s.u. Essay Diabetes mellitus S. 481*

In|su|lin|re|sis|tenz *f* (Ⓔ insulin resistance): durch Insulinantikörper* hervorgerufener Mehrbedarf an zugeführtem Insulin

In|su|lin|re|zep|to|ren *pl* (Ⓔ insulin receptors): in der Zellmembran der Zielorgane und -gewebe vorhandene Rezeptoren für Insulin*

In|su|lin|schock *m* (Ⓔ insulin shock): hypoglykämischer Schock* durch überhöhte Insulingaben

In|su|lin|the|ra|pie *f* (Ⓔ insulin therapy): therapeutische Gabe von Insulin bei insulinabhängigem Diabetes* mellitus; *s.a. Essay Diabetes mellitus S. 481*

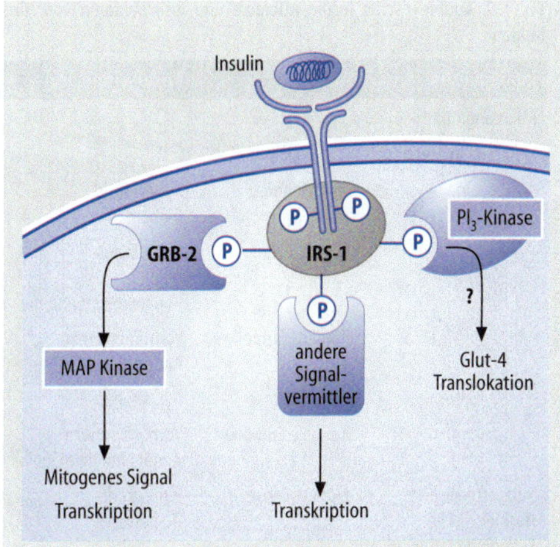

Abb. I31. Struktur des Insulinrezeptors

In|su|lin|the|ra|pie, in|ten|si|vier|te kon|ven|ti|o|nel|le *f* (Ⓔ intensive conventional therapy): *s.u. Essay Diabetes mellitus S. 481*

In|su|lin|the|ra|pie, phy|si|o|lo|gi|sche *f* (Ⓔ physiologic insulin therapy): *s.u. Essay Diabetes mellitus S. 481*

In|su|li|num *nt*: *→Insulin*
Insulinum isophanum: *→Isophaninsulin*

Insulin-Zink-Suspension *f* (Ⓔ insulin zinc suspension): *s.u. Essay Diabetes mellitus S. 481*

In|su|li|tis *f, pl* **-ti|den** (Ⓔ insulitis): Entzündung der Langerhans-Inseln* der Bauchspeicheldrüse

in|su|li|tisch *adj* (Ⓔ insulitic): Insulitis betreffend, von ihr betroffen oder gekennzeichnet

In|sult *m* (Ⓔ attack): Anfall, Attacke
apoplektischer Insult (Ⓔ cerebrovascular accident): ***Syn:*** *Schlaganfall, Gehirnschlag, Apoplexie, Apoplexia cerebri*; durch eine akute Ischämie* [**ischämischer Insult**] verursachte zentrale Ausfallssymptomatik; je nach Schwere und Dauer der Symptome unterscheidet man: **1. transitorische ischämische Attacke** [TIA] mit Rückbildung der Symptome innerhalb von 24 Stunden **2. prolongiertes reversibles ischämisches neurologisches Defizit** [PRIND] bzw. **reversibles ischämisches neurologisches Defizit** [RIND] mit vollständig reversibler Symptomatik, die länger als 24 Stunden anhält **3. partiell reversible ischämische neurologische Symptomatik** [PRINS], die sich langsam entwickelt und nicht oder nur teilweise reversibel ist **4. persistierender Hirninfarkt** mit bleibenden neurologischen Schäden; Grad und Ausdehnung des ischämischen Infarktes hängen von der Lokalisation des Gefäßverschlusses, der Größe des Gefäßes und dem Vorhandensein von Anastomosen ab
Therapie: der Schlaganfall ist ein medizinischer Notfall; Ziel der Initialtherapie ist es, die Körperfunktionen [Herz-Kreislauf, Atmung, Flüssigkeitshaushalt] zu stabilisieren und zu normalisieren, und den Patienten in eine Klinik zur Einleitung von gezielten Diagnose- und Therapiemaßnahmen zu bringen; v.a. bei inkompletten leichten Schlaganfällen oder progredienten Insulten, die noch im Stadium der Verschlechterung sind, kann eine rechtzeitige Behandlung die weitere Progression verhindern; sobald erkennbar ist, dass die Akutphase vorüber ist [meist innerhalb von 24 h] muss mit der Rehabilitation der Patienten begonnen werden; die besten Erfolge werden bei einer Kombination von Krankengymnastik, Logopädie und medizinischer Behandlung [Behandlung des/der Grundleiden; Sekundärprophylaxe zur Verhütung weiterer ischämischer Episoden] erzielt; *s.a. intrazerebrale Blutung, Tab. I32*
ischämischer Insult (Ⓔ ischemic stroke): *s.u. apoplektischer Insult*

INT *Abk.*: **1.** Intranasaltest **2.** Iodnitrotetrazolium

Int *Abk.*: Integrase

Tab. I32. Apoplektischer Insult. Ätiologie und Risikofaktoren von Hirninfarkten

Infarktmuster	Ätiologie	Risikofaktoren
Mikroangiopathie		
Lakunäre Infarkte		
Einzelne	Lipohyalinose	Hypertonus Diabetes
	Arterio-arterielle Embolie	Hypertonus Diabetes Hypercholesterinämie
	Kardiale Embolie	Vorhofflimmern Andere kardiale Quellen
Multiple	Lipohyalinose	Hypertonus
	Kardiale Embolie	Vorhofflimmern Andere kardiale Quellen
Subkortikale arteriosklerotische Enzephalopathie	Lipohyalinose	Hypertonus Diabetes
Makroangiopathie		
Territorialinfarkt	Kardiale Embolie	Vorhofflimmern Andere Quellen
	Arterio-arterielle Embolie	
	Karotisstenose	Hypertonus
	Aortenarteriosklerose	Diabetes Hypercholesterinämie
	Dissektion	Trauma Infektion
	Lokale Thrombosen	Gerinnungsstörung Lokale Arteriosklerose Vaskulitis Drogen
Hämodynamisch induzierte Infarkte	Extrakranielle Stenosen Intrakranielle Stenosen Dissektion	Hypertonus, Diabetes Hypercholesterinämie Trauma

int. *Abk.*: internus

In|te|gral|do|sis *f, pl* **-sen** (Ⓔ integral dose): ***Syn:*** *Raumdosis, Volumendosis*; die gesamte, auf das Volumen des Zielbereiches übertragene Energiedosis* bei einer Bestrahlung; wird in Gy × cm^3 angegeben

In|te|gri|tät *f* (Ⓔ integrity): Unversehrtheit

In|te|gu|men|tum com|mu|ne *nt* (Ⓔ integument): ***Syn:*** *Haut*; das aus Kutis* und Subkutis* bestehende, die äußere Körperoberfläche bedeckende Organ

In|tel|lek|tu|a|li|sie|rung *f* (Ⓔ intellectualization): intellektuelle Behandlung

In|tel|li|genz *f* (Ⓔ intelligence): schnelle Auffassungsgabe, Klugheit; Intelligenz ist keine objektive Eigenschaft, sondern ist eine willkürlich definierte Fähigkeit zu geistiger Leistung; die Definition unterliegt starken sozialen, politischen und subjektiven Einflüssen und hat sich oft gewandelt; die Frage, ob Intelligenz vorwiegend angeboren ist oder mehr durch Erziehung und Umfeld ausgebildet wird, ist ebenfalls umstritten

niedrige Intelligenz (Ⓔ low intelligence): ***Syn:*** *Grenzdebilität*; IQ 70–84; erlaubt den Abschluss der Grund- und Hauptschule und das Erlernen eines Handwerks, solange der IQ im oberen Bereich liegt

In|tel|li|genz|al|ter *nt* (Ⓔ mental age): die individuelle Intelligenz eines Kindes bezogen auf die durchschnittliche Intelligenz einer Altersklasse; wird heute kaum noch verwendet

In|tel|li|genz|quo|ti|ent *m* (Ⓔ intelligence quotient): früher als Quotient aus Intelligenzalter und Lebensalter × 100 definiert; heute besser definiert als das Verhältnis der individuellen Intelligenz zum statistischen Mittelwert der Altersgruppe; eine durchschnittliche Intelligenz entspricht einem IQ von 100, mit einem Normalbereich von 85–115

in|ten|diert *adj* (Ⓔ intended): *(Bewegung)* beabsichtigt, geplant, absichtlich

In|ten|siv|me|di|zin *nt* (Ⓔ intensive care medicine): interdisziplinäres Teilgebiet der Medizin zur Diagnose und Behandlung lebensbedrohlicher Erkrankungen oder Verletzungen [z.B. Schock, Herzinfarkt, Schädelhirnverletzungen, Polytrauma]; Ziel ist die Wiederherstellung bzw. Erhaltung von Vitalfunktionen durch eine bestmögliche Überwachung und Behandlung der Patienten

In|ten|ti|on *f* (Ⓔ **1.–2.** intention): **1.** Absicht, Vorhaben, Vorsatz, Planung **2.** Heilprozess, Wundheilung*; *s.a. Heilung per primam intentionem, Heilung per secundam intentionem*

In|ten|ti|ons|tre|mor *m* (Ⓔ intention tremor): kurz vor dem Ende einer Zielbewegung auftretendes Zittern

Inter-, inter- *präf.*: Wortelement mit der Bedeutung „zwischen/in der Mitte“

In|ter|ak|ti|on *f* (Ⓔ interaction): gegenseitige Einwirkung, Wechselwirkung

in|ter|al|ve|o|lar *adj*: → *interalveolär*

in|ter|al|ve|o|lär *adj* (Ⓔ interalveolar): ***Syn:*** *interalveolar*; zwischen Alveolen (liegend)

In|ter|al|ve|o|lar|sep|ten *pl* (Ⓔ interalveolar septa): ***Syn:*** *Septa interalveolaria*; Trennwände zwischen benachbarten Zahnalveolen des Unterkiefers [**Septa interalveolaria mandibulae**] und des Oberkiefers [**Septa interalveolaria maxillae**]

in|ter|a|nu|lär *adj* (Ⓔ interannular): zwischen zwei ringförmigen Strukturen (liegend)

in|ter|ar|ti|ku|lär *adj* (Ⓔ interarticular): zwischen zwei Gelenken (liegend), zwischen Gelenkflächen (liegend)

in|ter|a|ry|tä|no|id *adj* (Ⓔ interarytenoid): zwischen den Aryknorpeln (liegend)

in|ter|a|tri|al *adj* (Ⓔ interatrial): *(Herz)* zwischen den Vorhöfen (liegend), die Vorhöfe verbindend

in|ter|a|zi|när *adj* (Ⓔ interacinar): *(Drüse)* zwischen Azini (liegend)

in|ter|chon|dral *adj* (Ⓔ interchondral): zwischen Knorpeln (liegend), knorpelverbindend

in|ter|cu|ne|i|form *adj* (Ⓔ intercuneiform): die Keilbeine verbindend, zwischen den Keilbeinen (liegend)

in|ter|den|tal *adj* (Ⓔ interdental): zwischen den Zähnen (liegend), Zähne verbindend, das Interdentium betreffend

In|ter|den|tal|pa|pil|le *f* (Ⓔ interdental papilla): *s.u. Gingiva*

in|ter|di|gi|tal *adj* (Ⓔ interdigital): zwischen Fingern oder Zehen (liegend), Finger oder Zehen verbindend, den Interdigitalraum betreffend

In|ter|di|gi|tal|my|ko|se *f* (Ⓔ interdigital mycosis): Pilzinfektion im Interdigitalraum zwischen Fingern oder Zehen; am häufigsten als Tinea* manus oder Tinea* pedis

In|ter|di|gi|tal|raum *m* (Ⓔ interdigit): Zwischenraum zwischen Fingern oder Zehen

in|ter|di|gi|tie|rend *adj* (Ⓔ interdigitating): miteinander verflochten

in|ter|fas|zi|ku|lär *adj* (Ⓔ interfascicular): zwischen Faserbündeln/Faszikeln (liegend)

In|ter|fe|renz *f* (Ⓔ **1.–3.** interference): **1.** Störung, Behinderung, Hemmung; Beeinträchtigung **2.** *(physik.)* Überlagerung von Wellen **3.** ***Syn:*** *Virusinterferenz*; gegenseitige Vermehrungshemmung von Viren

Interferon-α *nt* (Ⓔ interferon-α): α-Interferon; *s.u. Interferone*

Interferon-β *nt* (Ⓔ interferon-β): β-Interferon; *s.u. Interferone*

In|ter|fe|ro|ne *pl* (Ⓔ interferons): von Zellen nach einer Virusinfektion gebildete Zytokine*, die den Körper vor anderen Viren schützen; je nach der Zellart, von der das Interferon gebildet wird, unterscheidet man das von Leukozyten gebildete **Leukozyteninterferon** [**α-Interferon**], von Fibroblasten gebildetes **Fibroblasteninterferon** [**β-Interferon**] und von Lymphozyten stammendes **Immuninterferon** [**γ-Interferon**]

neben dem Schutz vor Virusinfektionen hemmen die Interferone das Wachstum von hämopoetischen Vorläuferzellen, Fibroblasten und Lymphozyten, weshalb sie auch in der Therapie von verschiedenen malignen Tumoren [v.a. Leukämien und Lymphomen] eingesetzt werden; *s.a. Essay Immunität S. 1009, Essay Chemotherapie S. 349*

Interferon-γ *nt* (Ⓔ interferon-γ): γ-Interferon; *s.u. Interferone*

in|ter|fi|bril|lär *adj* (Ⓔ interfibrillar): zwischen Fibrillen (liegend)

in|ter|fi|brös *adj* (Ⓔ interfibrous): zwischen Fasern (liegend)

in|ter|fi|la|men|tär *adj* (Ⓔ interfilamentous): zwischen Filamenten (liegend)

in|ter|fron|tal *adj* (Ⓔ interfrontal): zwischen den Stirnbeinhälften (liegend)

in|ter|gan|gli|o|när *adj* (Ⓔ interganglionic): zwischen Nervenknoten/Ganglien (liegend), Ganglien verbindend

in|ter|glo|bu|lar *adj*: → *interglobulär*

in|ter|glo|bu|lär *adj* (Ⓔ interglobular): *Syn*: *interglobular*; zwischen Globuli (liegend)

In|ter|glo|bu|lar|räu|me *pl* (Ⓔ interglobular spaces of Owen): *Syn*: *Czermak-Räume, Spatia interglobularia*; nicht-mineralisierte Räume in Zahndentin

in|ter|glu|tä|al *adj* (Ⓔ intergluteal): *Syn*: *intergluteal, internatal*; zwischen den Gesäßbacken (liegend)

in|ter|glu|te|al *adj*: → *interglutäal*

in|ter|gra|nu|lär *adj* (Ⓔ intergranular): zwischen den Körnerzellen des Gehirns

in|ter|gy|ral *adj* (Ⓔ intergyral): zwischen Hirnwindungen/Gyri (liegend)

in|ter|he|mi|sphä|risch *adj* (Ⓔ interhemispheric): *Syn*: *interzerebral*; zwischen den Großhirnhälften/Hemisphären (liegend), die Hemisphären verbindend

in|ter|i|li|o|ab|do|mi|nal *adj* (Ⓔ interilioabdominal): im Bereich von Darmbein/Ilium und Bauch/Abdomen

in|ter|ka|lar *adj*: → *interkaliert*

in|ter|ka|liert *adj* (Ⓔ intercalary): *Syn*: *interkalar*; eingeschaltet, eingeschoben, eingekeilt

in|ter|ka|na|li|ku|lär *adj* (Ⓔ intercanalicular): zwischen Kanälchen/Canaliculi (liegend)

in|ter|ka|pil|lär *adj* (Ⓔ intercapillary): zwischen Kapillaren (liegend), Kapillaren verbindend

in|ter|kar|pal *adj* (Ⓔ intercarpal): zwischen den Handwurzelknochen/Karpalknochen (liegend), die Karpalknochen verbindend

In|ter|kar|pal|ge|len|ke *pl* (Ⓔ intercarpal joints): *Syn*: *Articulationes carpi, Articulationes intercarpales*; Gelenke zwischen den Handwurzelknochen

in|ter|ka|ver|nös *adj* (Ⓔ intercavernous): zwischen Hohlräumen (liegend), Hohlräume verbindend

in|ter|kla|vi|ku|lar *adj* (Ⓔ interclavicular): die Schlüsselbeine/Claviculae verbindend, zwischen den Schlüsselbeinen

in|ter|kok|zy|ge|al *adj* (Ⓔ intercoccygeal): zwischen den Steißbeinsegmenten (liegend)

in|ter|ko|lum|nar *adj* (Ⓔ intercolumnar): zwischen Kolumnen oder Pfeilern (liegend)

in|ter|kon|dy|lär *adj* (Ⓔ intercondylar): zwischen Kondylen (liegend)

in|ter|kos|tal *adj* (Ⓔ intercostal): zwischen Rippen/Costae (liegend), den Interkostalraum betreffend

In|ter|kos|tal|an|äs|the|sie *f* (Ⓔ intercostal block): *Syn*: *Interkostalblockade*; Anästhesie* der Interkostalnerven durch Injektion von Lokalanästhetikum

In|ter|kos|tal|ar|te|ri|en, hin|te|re *f*: → *Arteriae intercostales posteriores*

In|ter|kos|tal|ar|te|rie, o|ber|ste *f*: → *Arteria intercostalis suprema*

In|ter|kos|tal|blo|cka|de *f*: → *Interkostalanästhesie*

In|ter|kos|tal|lymph|kno|ten *pl* (Ⓔ intercostal lymph nodes): *Syn*: *Nodi lymphoidei intercostales*; parietale Lymphknoten* der Interkostalräume, die die Lymphe der Pleura* parietalis, der Interkostalräume und der hinteren Thoraxwand aufnehmen

In|ter|kos|tal|mem|bran, äu|ße|re *f* (Ⓔ external intercostal membrane): *Syn*: *Membrana intercostalis externa*; dünne Bindegewebsschicht, die die Interkostalräume außen zwischen der Knochen-Knorpelgrenze der Rippen und dem Brustbein bedeckt

In|ter|kos|tal|mem|bran, in|ne|re *f* (Ⓔ internal intercostal membrane): *Syn*: *Membrana intercostalis interna*; Fortsetzung der inneren Interkostalmuskeln [Musculi* intercostales interni] zwischen Rippenwinkel [Angulus* costae] und Rippenköpfchen [Caput* costae]

In|ter|kos|tal|mus|keln *pl* (Ⓔ intercostal muscles): *Syn*: *Interkostalmuskulatur, Zwischenrippenmuskeln, Musculi intercostales*; die Rippen auf der Außen- bzw. Innenfläche verbindende, schräg verlaufende Muskulatur

äußere Interkostalmuskeln (Ⓔ external intercostal muscles): *Syn*: *Musculi intercostales externi*; von hinten oben nach vorne unten verlaufende Muskeln, die die Rippen während der Einatmung heben; verspannen die Interkostalräume zwischen Tuberculum costae und Knorpel-Knochengrenze; **Ursprung**: unten am äußeren Rand des Sulcus costae; **Ansatz**: Oberrand der nächst tieferen Rippe; **Innervation**: Rami anteriores der Nervi thoracici

innere Interkostalmuskeln (Ⓔ internal intercostal muscles): *Syn*: *Musculi intercostales interni*; von hinten unten nach vorne oben verlaufende Senker der Rippen, die die Ausatmung unterstützen; verspannen die Interkostalräume vom Rand des Brustbeins bis zum Angulus costae; **Ursprung**: Oberrand der Rippen; **Ansatz**: Unterrand der nächst höheren Rippe; **Innervation**: Rami anteriores der Nervi thoracici

innerste Interkostalmuskeln (Ⓔ innermost intercostal muscles): *Syn*: *Musculi intercostales intimi*; die Interkostalgefäße und -nerven umscheidender Teil der Interkostalmuskulatur; Abspaltung der inneren Interkostalmuskeln; **Ursprung**: Oberrand der Rippen; **Ansatz**: unten am Innenrand der nächst höheren Rippe; **Innervation**: Rami anteriores der Nervi thoracici

In|ter|kos|tal|mus|ku|la|tur *f*: → *Interkostalmuskeln*

In|ter|kos|tal|ner|ven *pl* (Ⓔ intercostal nerves): *Syn*: *Zwischenrippennerven, Nervi intercostales, Rami anteriores nervorum thoracicorum, Rami ventrales nervorum thoracicorum*; gemischte Bauchäste der thorakalen Spinalnerven, die mit ihren Muskelästen [**Rami musculares**] die Interkostalmuskeln und die vorderen Bauchwandmuskeln versorgen; ihre Hautäste [**Ramus cutaneus lateralis pectoralis, Ramus cutaneus lateralis abdominalis, Ramus cutaneus anterior pectoralis, Ramus cutaneus anterior abdominalis**] innervieren die Haut der vorderen und seitlichen Rumpfwand

XII. Interkostalnerv (Ⓔ twelth intercostal nerve): *Syn*: *Nervus subcostalis*; unterster Interkostalnerv, der unterhalb der 12. Rippe verläuft

In|ter|kos|tal|neur|al|gie *f* (Ⓔ intercostal neuralgia): gürtelförmige Schmerzen in einem oder mehreren Rippenzwischenräumen, z.B. bei Gürtelrose*

In|ter|kos|tal|raum *m* (Ⓔ intercostal space): *Syn*: *Zwischenrippenraum, Spatium intercostale*; Raum zwischen zwei Rippen, der vorne von den Musculi* intercostales externi und interni und hinten von den Musculi* intercostales intimi begrenzt wird; die Reihenfolge der Gefäße und Nerven von oben nach unten ist: Vena intercostalis, Arteria intercostalis, Nervus intercostalis und Ramus collateralis der Arteria intercostalis posterior [*Abb. I33*]

In|ter|kos|tal|ve|nen *pl* (Ⓔ intercostal veins): *Syn*: *Zwischenrippenvenen, Venae intercostales*; im Interkostalraum liegende Venen

hintere Interkostalvenen (Ⓔ posterior intercostal veins): *Syn*: *Venae intercostales posteriores*; nehmen Blut aus dem hinteren Teil der Interkostalräume, dem Rückenmark und der Wirbelsäule auf; münden rechts in die Vena* azygos, links in die Vena* hemiazygos, hemiazygos accessoria oder brachiocephalica

linke obere Interkostalvene (Ⓔ left superior intercostal vein): *Syn*: *Vena intercostalis superior sinistra*; Sammelvene, die die 2., 3. und 4. linke hintere Interkostalvene aufnimmt; mündet in die Vena* brachiocephalica sinistra

oberste Interkostalvene (Ⓔ supreme intercostal vein): *Syn*: *Vena intercostalis suprema*; Vene des 1. Interkostalraums, die in die Vena* vertebralis oder brachiocephalica mündet

rechte obere Interkostalvene (Ⓔ right superior intercostal vein): *Syn*: *Vena intercostalis superior dextra*; Sammelvene, die die 2., 3. und 4. rechte hintere Interkostalvene aufnimmt; mündet in die Vena* azygos

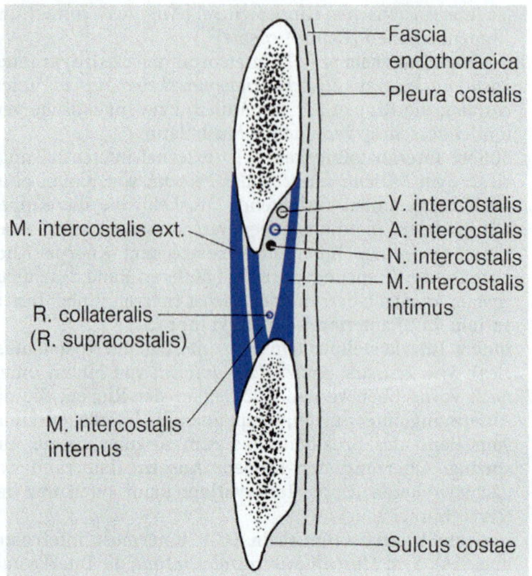

Abb. I33. Interkostalraum. Topographische Anordnung der Muskeln und Leitungsbahnen

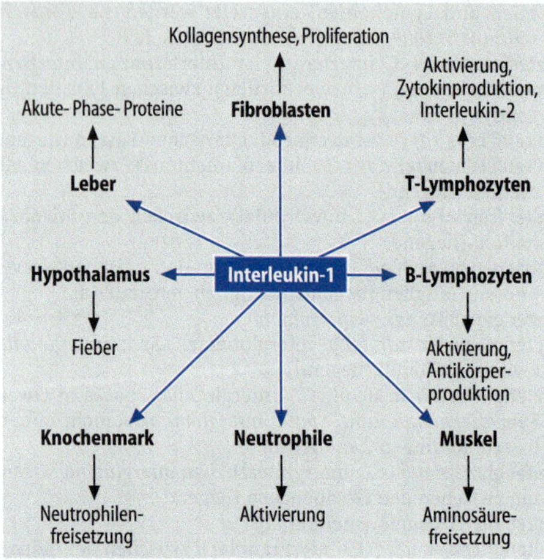

Abb. I34. Biologische Wirkung von Interleukin-1

vordere Interkostalvenen (Ⓔ anterior intercostal veins): *Syn:* *Venae intercostales anteriores*; führen das Blut aus dem vorderen Teil der Interkostalräume zu den Venae* thoracicae internae

In|ter|kri|ko|thy|re|o|to|mie *f* (Ⓔ intercricothyrotomy): *Syn:* *Koniotomie, Konikotomie, Krikothyreotomie, Interkrikothyrotomie*; Längsspaltung des Ligamentum* cricothyroideum medianum als Notfalleingriff bei Erstickungsgefahr

In|ter|kri|ko|thy|ro|to|mie *f*: *→Interkrikothyreotomie*

in|ter|kri|tisch *adj* (Ⓔ intercritical): zwischen zwei Krankheitsschüben

in|ter|kru|ral *adj* (Ⓔ intercrural): zwischen zwei Schenkeln/Crura (liegend)

in|ter|kur|rent *adj* (Ⓔ intercurrent): *Syn:* *interkurrierend*; hinzukommend, dazwischentretend, zwischenzeitlich (auftretend)

in|ter|kur|rie|rend *adj*: *→interkurrent*

in|ter|la|bi|al *adj* (Ⓔ interlabial): zwischen den Lippen (liegend)

in|ter|la|mel|lär *adj* (Ⓔ interlamellar): zwischen Lamellen (liegend)

In|ter|leu|ki|ne *pl* (Ⓔ interleukins): von Leukozyten gebildete Zytokine*, die als Mediatoren des Immunsystems von Bedeutung sind; wahrscheinlich gibt es mehr als 20 verschiedene Formen; gentechnisch hergestelltes Interleukin-2 wird erfolgreich in der Behandlung verschiedener Karzinome eingesetzt; *s.a. Essay Immunität S. 1009, Essay Chronisch entzündliche Darmerkrankungen S. 403*

Interleukin-1 (Ⓔ interleukin-1): wird von Makrophagen, Endothelzellen, Keratinozyten und Korneaepithelzellen gebildet; Freisetzung aktiviert die Akute-Phase-Antwort auf bakterielle Infektionen oder Gewebezerstörung; Interleukin-1 stimuliert eine Reihe von Effektorzellen und die Sekretion von ACTH und Cortisol

Interleukin-2 (Ⓔ interleukin-2): von T-Lymphozyten gebildetes Interleukin, dessen Sekretion von Interleukin-1 stimuliert wird

Interleukin-3 (Ⓔ interleukin-3): von T-Lymphozyten gebildeter hämopoetischer Wachstumsfaktor, der die Bildung von neutrophilen Granulozyten im Knochenmark stimuliert

Interleukin-4 (Ⓔ interleukin-4): von T-Helferzellen gebildet; stimuliert B-Lymphozyten

Interleukin-5 (Ⓔ interleukin-5): von T-Helferzellen gebildet; stimuliert B-Lymphozyten und die Antikörperbildung

Interleukin-6 (Ⓔ interleukin-6): von T-Lymphozyten, Makrophagen, Endothelzellen und Fibroblasten gebildet; stimuliert Zellwachstum [Plasmazellen, Keratinozyten, Mesangiumzellen] und Blutbildung im Knochenmark sowie die Bildung von Akute-Phase-Proteinen

Interleukin-7 (Ⓔ interleukin-7): von Endothelzellen und Fibroblasten gebildet; Wachstumsfaktor der Lymphopoese*

Interleukin-8 (Ⓔ interleukin-8): von vielen Zellen gebildeter chemotaktischer Faktor

Interleukin-9 (Ⓔ interleukin-9): von T-Lymphozyten gebildeter Wachstumsfaktor für Helferzellen

Interleukin-10 (Ⓔ interleukin-10): *Syn:* *cytokine synthesis inhibitory factor*; hemmt die Zytokinsynthese und die Bildung von γ-Interferon

in|ter|li|ga|men|tär *adj* (Ⓔ interligamentary): zwischen Bändern/Ligamenten (liegend)

in|ter|lo|bär *adj* (Ⓔ interlobar): zwischen Organlappen (liegend), Organlappen verbindend

In|ter|lo|bar|ar|te|ri|en der Niere *pl*: *→Arteriae interlobares renis*

In|ter|lo|bär|pleu|ri|tis *f, pl* **-ti|den** (Ⓔ interlobular pleurisy): *Syn:* *Pleuritis interlobaris*; auf einen oder mehrere Interlobärspalten begrenzte Lungenfellentzündung [Pleuritis*]

In|ter|lo|bar|ve|nen der Niere *pl* (Ⓔ interlobar veins of kidney): *Syn:* *Venae interlobares renis*; *s.u. Nierenvenen*

in|ter|lo|bu|lär *adj* (Ⓔ interlobular): zwischen Organläppchen (liegend)

In|ter|lo|bu|lar|ar|te|ri|en der Leber *pl*: *→Arteriae interlobulares hepatis*

In|ter|lo|bu|lar|ar|te|ri|en der Niere *pl*: *→Arteriae interlobulares renis*

In|ter|lo|bu|lar|ve|nen der Leber *pl* (Ⓔ interlobular veins of liver): *Syn:* *Venae interlobulares hepatis*; Endäste der Pfortader [Vena* portae hepatis]; verlaufen an der Läppchengrenze und geben ihr Blut in die Sinusoide ab

In|ter|lo|bu|lar|ve|nen der Niere *pl* (Ⓔ interlobular veins of kidney): *Syn:* *Venae interlobulares renis*; *s.u. Nierenvenen*

in|ter|mal|le|o|lär *adj* (Ⓔ intermalleolar): zwischen den Knöcheln/Malleoli (liegend)

in|ter|ma|mil|lär *adj* (Ⓔ intermamillary): zwischen den Brustwarzen/Mamillen (liegend)

in|ter|mam|mär *adj* (Ⓔ intermammary): zwischen den Brüsten/Mammae (liegend)

in|ter|ma|xil|lar *adj* (Ⓔ intermaxillary): *Syn:* *intermaxillär*; zwischen den Oberkieferknochen/Maxillae; innerhalb des Oberkiefers

in|ter|ma|xil|lär *adj*: *→intermaxillar*

In|ter|ma|xil|lar|kno|chen *m* (Ⓔ incisive bone): *Syn:* *Zwischenkieferknochen, Goethe-Knochen, Premaxilla, Prämaxilla, Os incisivum*; unpaariger Knochen, der beim Säugling vorhanden ist, später aber mit dem Gaumenfortsatz des Oberkiefers [Processus palatinus maxillae] verschmilzt

in|ter|me|di|är *adj* (Ⓔ intermediary): dazwischenliegend; verbindend, vermittelnd

Intermediär-Cephalosporine *pl* (Ⓔ intermediate cephalosporins): *s.u. Cephalosporin*

In|ter|me|di|är|si|nus *pl* (Ⓔ intermediate sinuses): *s.u. Lymphknoten*

In|ter|me|di|är|stoff|wech|sel *m* (Ⓔ intermediary metabolism): ***Syn:*** *primärer Stoffwechsel, Zwischenstoffwechsel*; der Teil des Zellstoffwechsels, in dem Saccharide, Lipide, Aminosäuren und ihre Derivate umgesetzt werden; die wichtigsten Stoffwechselwege des Intermediärstoffwechsels sind Glykolyse*, Citratzyklus*, Lipolyse*, Harnstoffzyklus*

In|ter|me|di|är|wirt *m* (Ⓔ intermediate host): ***Syn:*** *Zwischenwirt*; Parasitenwirt, in dem ein Teil der Entwicklungsstadien des Parasiten abläuft

In|ter|me|di|är|zel|len *pl* (Ⓔ intermediary cells): längliche oder elliptoide Epithelzellen, z.B. des Scheidenepithels

intermediate risk HPV *pl*: *s.u. humane Papillomaviren*

In|ter|me|din *nt*: *→melanozytenstimulierendes Hormon*

In|ter|me|di|us *m*: *→Nervus intermedius*

in|ter|mem|bra|nös *adj* (Ⓔ intermembranous): zwischen Membranen (liegend oder auftretend)

in|ter|me|nin|ge|al *adj* (Ⓔ intermeningeal): zwischen den Meningen (liegend)

in|ter|mens|tru|al *adj* (Ⓔ intermenstrual): ***Syn:*** *intermenstruell*; zwischen zwei Monatsblutungen/Menstruationen (liegend)

In|ter|mens|tru|al|in|ter|vall *nt*: *→Intermenstruum*

In|ter|mens|tru|al|pha|se *f*: *→Intermenstruum*

In|ter|mens|tru|al|schmerz *m* (Ⓔ intermenstrual pain): ***Syn:*** *Mittelschmerz*; zwischen zwei Regelblutungen auftretender Schmerz, der wahrscheinlich durch den Eisprung [Ovulation] bedingt ist

In|ter|mens|tru|al|sta|di|um *nt*: *→Intermenstruum*

in|ter|mens|tru|ell *adj*: *→intermenstrual*

In|ter|mens|tru|um *nt* (Ⓔ intermenstruum): ***Syn:*** *Intermenstrualphase, Intermenstrualstadium, Intermenstrualintervall*; Zeitraum zwischen zwei Regelblutungen

in|ter|me|ta|kar|pal *adj* (Ⓔ intermetacarpal): zwischen den Mittelhandknochen/Metakarpalknochen (liegend), die Metakarpalknochen verbindend

In|ter|me|ta|kar|pal|ge|len|ke *pl* (Ⓔ intermetacarpal joints): ***Syn:*** *Articulationes intermetacarpales*; Gelenke zwischen den Mittelhandknochen

in|ter|me|ta|tar|sal *adj* (Ⓔ intermetatarsal): zwischen den Mittelfußknochen/Metatarsalknochen (liegend), die Metatarsalknochen verbindend

In|ter|me|ta|tar|sal|ge|len|ke *pl* (Ⓔ intermetatarsal joints): ***Syn:*** *Articulationes intermetatarsales*; Gelenke zwischen den Mittelfußknochen; werden durch die **Ligamenta metatarsalia dorsalia, interossea** und **plantaria** verstärkt

In|ter|mis|si|on *f* (Ⓔ intermission): symptomfreie Phase im Krankheitsverlauf

in|ter|mi|to|tisch *adj* (Ⓔ intermitotic): zwischen zwei Mitosen (auftretend)

intermittend positive pressure ventilation *nt*: *→kontrollierte Beatmung*

in|ter|mit|tie|rend *adj* (Ⓔ intermittent): (zeitweilig) aussetzend, mit Unterbrechungen, periodisch (auftretend), in Schüben verlaufend

in|ter|mo|le|ku|lar *adj* (Ⓔ intermolecular): zwischen Molekülen (liegend oder wirkend)

in|ter|mu|ral *adj* (Ⓔ interparietal): ***Syn:*** *interparietal, intraparietal*; zwischen (Organ-)Wänden (liegend)

in|ter|mus|ku|lär *adj* (Ⓔ intermuscular): zwischen Muskeln (liegend), Muskeln verbindend

in|ter|na|sal *adj* (Ⓔ internasal): zwischen den Nasenlöchern/Nares (liegend); zwischen den Nasenknochen (liegend)

in|ter|na|tal *adj* (Ⓔ internatal): ***Syn:*** *interglutäal, intergluteal*; zwischen den Gesäßbacken (liegend)

International Classification of Sleep Disorders *nt*: *s.u. Essay Schlaf und Schlafstörungen S. 1915*

In|ter|neu|ron *nt* (Ⓔ interneuron): ***Syn:*** *Zwischenneuron, Schaltneuron*; andere Neuronen verbindende Nervenzelle; nach der Funktion unterscheidet man zwischen **exzitatorischen** oder **erregenden Interneuronen** und **inhibitorischen** oder **hemmenden Interneuronen**, die über **Vorwärtshemmung** [Hemmung der antegraden Erregungsleitung], **Rückwärtshemmung** [auch als **rekurrente Hemmung** oder **inhibitorische Rückkopplung** bezeichnet; Renshaw*-Zellen wirken über Rückwärtshemmung] oder **präsynaptische Hemmung** [das Interneuron bildet dabei Synapsen mit dem erregten Neuron] wirken

In|ter|neu|ro|nen|blo|cker *pl* (Ⓔ interneuron antagonists): ***Syn:*** *Interneuronengifte*; Substanzen, die Interneuronen blockieren und damit i.d.R. zu unkontrollierten Reflexkrämpfen führen [z.B. Strychnin, Tetanustoxin]

In|ter|neu|ro|nen|gif|te *pl*: *→Interneuronenblocker*

in|ter|no|dal *adj* (Ⓔ internodal): zwischen zwei Knoten/Nodi (liegend); das Internodium betreffend

In|ter|no|di|um *nt* (Ⓔ internode): ***Syn:*** *internodales/interanuläres Segment*; Nervenabschnitt zwischen zwei Ranvier*-Schnürringen

in|ter|nu|kle|ar *adj* (Ⓔ internuclear): ***Syn:*** *internukleär*; zwischen Kernen/Nuclei (liegend), Kerne verbindend

In|ter|nus (ab|do|mi|nis) *m*: *→Musculus obliquus internus abdominis*

in|ter|o|ku|lar *adj* (Ⓔ interocular): zwischen den Augen/Oculi (liegend)

in|ter|or|bi|tal *adj* (Ⓔ interorbital): zwischen den Augenhöhlen/Orbitae (liegend)

in|te|ro|re|zep|tiv *adj* (Ⓔ interoceptive): ***Syn:*** *interozeptiv, enterozeptiv, enterorezeptiv*; innere/körpereigene Reize aufnehmend

in|ter|os|sär *adj* (Ⓔ interosseous): zwischen Knochen/Ossa (liegend), Knochen verbindend

In|ter|os|sär|mus|keln *pl*: *→Musculi interossei*

in|te|ro|zep|tiv *adj*: *→interorezeptiv*

in|ter|pal|pe|bral *adj* (Ⓔ interpalpebral): zwischen den Augenlidern/Palpebrae (liegend)

in|ter|pa|ri|e|tal *adj* (Ⓔ **1.–2.** interparietal): **1.** zwischen den beiden Teilen des Scheitelbeins/Os parietale (liegend) **2.** ***Syn:*** *intermural, intraparietal*; zwischen (Organ-)Wänden (liegend)

in|ter|par|o|xys|mal *adj* (Ⓔ interparoxysmal): zwischen zwei Anfällen/Paroxysmen (auftretend)

in|ter|per|so|nal *adj*: *→interpersonell*

in|ter|per|so|nell *adj* (Ⓔ interpersonal): ***Syn:*** *interpersonal*; zwischen mehreren Personen ablaufend, mehrere Personen betreffend

in|ter|pha|lan|ge|al *adj* (Ⓔ interphalangeal): zwischen Finger- oder Zehengliedern (liegend), Finger- oder Zehenglieder verbindend

In|ter|pha|lan|ge|al|ar|thro|se *f* (Ⓔ interphalangeal nodes): ***Syn:*** *Bouchard-Arthrose*; Arthrose* der Mittelgelenke der Finger mit spindelförmiger Auftreibung [**Bouchard-Knoten**]

In|ter|pha|lan|ge|al|ge|len|ke *pl* (Ⓔ interphalangeal joints): ***Syn:*** *IP-Gelenke, Articulationes interphalangeae*; Gelenke zwischen den Finger- oder Zehengliedern

distales Interphalangealgelenk (Ⓔ distal interphalangeal joint): ***Syn:*** *Endgelenk, DIP-Gelenk, Articulatio interphalangealis distalis*; Gelenk zwischen mittlerem Finger- oder Zehenglied und dem Endglied

Interphalangealgelenke der Hand (Ⓔ interphalangeal joints of hand): ***Syn:*** *IP-Gelenke der Hand, Articulationes interphalangeae manus*; Gelenke zwischen den Fingergliedern, die durch **Ligamenta collateralia** und **palmaria** verstärkt werden; reine Scharniergelenke zwischen dem Kopf einer Phalanx und der Basis der nächsten Phalanx, die nur Beugung und Streckung zulassen

proximales Interphalangealgelenk (Ⓔ proximal interphalangeal joint): ***Syn:*** *PIP-Gelenk, Mittelgelenk, Articulatio interphalangealis proximalis*; Gelenk zwischen 1. und 2. Finger- oder Zehenglied

Interphalangealgelenke der Zehen (Ⓔ interphalangeal joints of foot): ***Syn:*** *IP-Gelenke der Zehen, Articulationes interphalangeae pedis*; Gelenke zwischen den Zehengliedern; reine Scharniergelenke zwischen dem Kopf einer Phalanx und der Basis der nächsten Phalanx, die nur Beugung und Streckung zulassen; werden durch **Ligamenta collateralia** und **plantaria** verstärkt

In|ter|pha|se *f* (Ⓔ interphase): die Phase des Zellzyklus* zwischen zwei Zellteilungen

in|ter|pi|al *adj* (Ⓔ interpial): zwischen zwei Schichten der Pia mater (liegend)

in|ter|pleu|ral *adj* (Ⓔ interpleural): zwischen zwei Pleuraschichten (liegend)

in|ter|po|lar *adj* (Ⓔ interpolar): zwischen den Polen (liegend), die Pole verbindend

in|ter|po|niert *adj* (Ⓔ interposed): eingeschoben, zwischengeschaltet, zwischengesetzt

In|ter|po|si|tio *f, pl* **-ti|o|nes** (Ⓔ interposition): Dazwischentreten, Dazwischenlegen, Dazwischenbringen

Interpositio coli (Ⓔ hepatoptosis): ***Syn:*** *Chilaiditi-Syndrom, Interpositio hepatodiaphragmatica*; Verlagerung des Kolons zwischen Leber und Zwerchfell

Interpositio hepatodiaphragmatica: →*Interpositio coli*

In|ter|po|si|ti|on *f* (Ⓔ interposition): Zwischenschaltung/Zwischenlagerung eines Transplantats **[Interponat]**

in|ter|pu|bisch *adj* (Ⓔ interpubic): in der Mitte des Schambeins/Os pubis (liegend)

in|ter|pu|pil|lar *adj* (Ⓔ interpupillary): zwischen den Pupillen (liegend)

in|ter|re|nal *adj* (Ⓔ interrenal): zwischen den Nieren (liegend)

In|ter|rup|tio *f, pl* **-ti|o|nes** (Ⓔ interruption): Unterbrechung, Abbruch

Interruptio graviditatis: →*Schwangerschaftsabbruch*

In|ter|sec|tio *f, pl* **In|ter|sec|ti|o|nes** (Ⓔ intersection): Überschneidung, Überkreuzung; Durchflechtung

Intersectiones tendineae (Ⓔ tendinous intersections): Zwischensehnen des Musculus* rectus abdominis, die bei dünner Bauchhaut und bei Athleten ein Oberflächenrelief bilden

in|ter|seg|men|tal *adj* (Ⓔ intersegmental): ***Syn:*** *intersegmentär*; zwischen Segmenten (liegend), Segmente verbindend

In|ter|seg|men|tal|fas|zi|kel *pl* (Ⓔ intersegmental fasciculi): ***Syn:*** *Binnenbündel, Elementarbündel, Grundbündel, Fasciculi proprii*; benachbarte Rückenmarkssegmente verbindende Faserbündel, die an der Grenze zwischen grauer und weißer Substanz verlaufen

in|ter|seg|men|tär *adj*: →*intersegmental*

in|ter|sep|tal *adj* (Ⓔ interseptal): zwischen Scheidewänden/Septa (liegend)

In|ter|se|xu|a|li|tät *f* (Ⓔ intersex): ***Syn:*** *Zwischengeschlechtlichkeit*; Störung der Geschlechtsdifferenzierung mit Vorkommen von Geschlechtsmerkmalen beider Geschlechter; kann auf einer Störung des chromosomalen Geschlechtes [z.B. Turner*-Syndrom, gemischte Gonadendysgenesie*], des gonadalen Geschlechtes [reine Gonadendysgenesie*, testikuläre Dysgenesie*] oder des phänotypischen Geschlechtes [adrenogenitales Syndrom*, Pseudohermaphroditismus*] beruhen; viele Störungen gehen mit einer **Intersexfehlbildung** des äußeren Genitals einher, die die Zuordnung zu einem Geschlecht erschwert

in|ter|ska|pu|lär *adj* (Ⓔ interscapular): ***Syn:*** *interskapular*; zwischen den Schulterblättern/Skapulae (liegend)

in|ter|spi|nal *adj* (Ⓔ interspinal): zwischen Dornfortsätzen (liegend), Dornfortsätze verbindend

In|ter|spi|nal|mus|keln *pl* (Ⓔ interspinal muscles): ***Syn:*** *Musculi interspinales, Interspinalsystem*; zwischen den Dornfortsätzen der Wirbel verlaufende Muskeln, die die Wirbelsäule strecken; Teil der autochthonen Rückenmuskulatur*; werden auch als **interspinales System** bezeichnet

lumbale Interspinalmuskeln (Ⓔ lumbar interspinal muscles): ***Syn:*** *Musculi interspinales lumborum*; Interspinalmuskeln der Lendenwirbel; **Ursprung:** Dornfortsätze der Lendenwirbel; **Ansatz:** Dornfortsätze der Lendenwirbel; **Innervation:** Rami posteriores der Nervi lumbales

thorakale Interspinalmuskeln (Ⓔ thoracic interspinal muscles): ***Syn:*** *Musculi interspinales thoracis*; Interspinalmuskeln der Brustwirbel; meist nur schwach ausgeprägt; **Ursprung:** Dornfortsätze der Brustwirbel; **Ansatz:** Dornfortsätze der Brustwirbel; **Innervation:** Rami posteriores der Nervi thoracici

zervikale Interspinalmuskeln (Ⓔ cervical interspinal muscles): ***Syn:*** *Musculi interspinales cervicis, Musculi interspinales colli*; Interspinalmuskeln der Halswirbel; **Ursprung:** Dornfortsätze der Halswirbel; **Ansatz:** Dornfortsätze der Halswirbel; **Innervation:** Rami posteriores der Nervi thoracici

In|ter|spi|nal|sys|tem *nt*: →*Musculi interspinales*

in|ter|sti|ti|al *adj*: →*interstitiell*

In|ter|sti|ti|al|raum *m* (Ⓔ interstice): ***Syn:*** *Interstitium, interstitieller Raum*; Zwischenraum zwischen Organen, Geweben oder Zellen

In|ter|sti|ti|al|zel|len *pl* (Ⓔ interstitial cells): ***Syn:*** *Leydig-Zwischenzellen, interstitielle Drüsen, Leydig-Zellen*; testosteronbildende Zellen im interstitiellen Gewebe der Hoden

in|ter|sti|ti|ell *adj* (Ⓔ interstitial): im Interstitium (liegend oder ablaufend)

In|ter|sti|ti|um *nt* (Ⓔ interstice): ***Syn:*** *Interstitialraum*; Zwischenraum zwischen Organen, Geweben oder Zellen

in|ter|tar|sal *adj* (Ⓔ intertarsal): zwischen den Fußwurzelknochen/Tarsalknochen (liegend), die Tarsalknochen verbindend

In|ter|ter|ri|to|ri|al|sub|stanz *f* (Ⓔ interterritorial substance): *s.u. Knorpel*

in|ter|tha|la|misch *adj* (Ⓔ interthalamic): zwischen beiden Hälften des Thalamus (liegend); innerhalb des Thalamus

in|ter|trans|ver|sal *adj* (Ⓔ intertransverse): (*Wirbelsäule*) zwischen Querfortsätzen (liegend), Querfortsätze verbindend

In|ter|trans|ver|sal|mus|keln *pl* (Ⓔ intertransverse muscles): ***Syn:*** *Musculi intertransversarii, Intertransversalsystem, intertransversales System*; zwischen den Querfortsätzen der Wirbel verlaufende vertikale Muskeln, die die Seitwärtsneigung der Wirbelsäule unterstützen; Teil der autochthonen Rückenmuskulatur*; werden auch als **intertransversales System** bezeichnet

hintere zervikale Intertransversalmuskeln (Ⓔ posterior cervical intertransverse muscles): ***Syn:*** *Musculi intertransversarii posteriores cervicis/colli*; zwischen den Tubercula posteriora der Querfortsätze verlaufende Intertransversal-

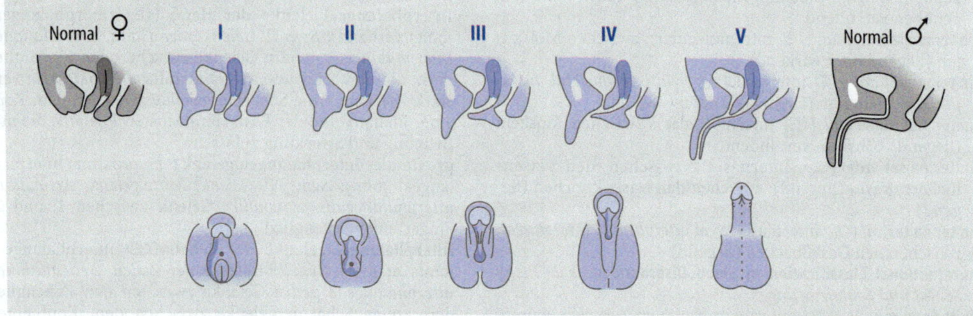

Abb. 135. Intersexualität. Gradueller Übergang von phänotypisch weiblich zu phänotypisch männlich

muskeln der Halswirbel; **Innervation**: Rami posteriores der Nervi cervicales

laterale lumbale Intertransversalmuskeln (Ⓔ lateral lumbar intertransverse muscles): ***Syn:*** *Musculi intertransversarii laterales lumborum*; laterale Intertransversalmuskeln der Lendenwirbel, die vertikal von Querfortsatz zu Querfortsatz ziehen; **Innervation**: Rami anteriores der Nervi lumbales

mediale lumbale Intertransversalmuskeln (Ⓔ medial lumbar intertransverse muscles): ***Syn:*** *Musculi intertransversarii mediales lumborum*; mediale Intertransversalmuskeln der Lendenwirbel, die an den Processus accessorii und mamillares der Lendenwirbel entspringen und inserieren; **Innervation**: Rami posteriores der Nervi lumbales

thorakale Intertransversalmuskeln (Ⓔ thoracic intertransverse muscles): ***Syn:*** *Musculi intertransversarii thoracis*; inkonstante Intertransversalmuskeln zwischen den Querfortsätzen der Brustwirbel; **Innervation**: Rami posteriores der Nervi thoracici

vordere zervikale Intertransversalmuskeln (Ⓔ anterior cervical intertransverse muscles): ***Syn:*** *Musculi intertransversarii anteriores cervicis/colli*; zwischen den Tubercula anteriora der Querfortsätze verlaufende Intertransversalmuskeln der Halswirbel; **Innervation**: Rami posteriores der Nervi cervicales

In|ter|trans|ver|sal|sys|tem *nt*: →*Musculi intertransversarii*

in|ter|tri|gi|nös *adj* (Ⓔ intertriginous): Intertrigo betreffend, in Form einer Intertrigo

In|ter|tri|go *f* (Ⓔ intertrigo): ***Syn:*** *Wundsein, Hautwolf, Wolf, Dermatitis intertriginosa*; rote, meist juckende Hautveränderung der Körperfalten; findet sich häufig bei adipösen, leicht schwitzenden Patienten; die Sekundärinfektion mit Bakterien und v.a. Candida* albicans ist eine häufige Komplikation; **Therapie**: Trockenlegen, Hautpflege

Intertrigo candidamycetica (Ⓔ candida intertrigo): ***Syn:*** *Candida-Intertrigo, Candidose der Körperfalten*; insbesondere perianal, submammär, axillär und interdigital auftretende Mykose* der Körperfalten; häufig bei Diabetes* mellitus und Adipositas*

in|ter|tro|chan|tär *adj* (Ⓔ intertrochanteric): zwischen den Trochanteren (liegend)

in|ter|tu|ber|ku|lär *adj* (Ⓔ intertubercular): zwischen Tuberkeln/Tuberkuli (liegend)

in|ter|tu|bu|lär *adj* (Ⓔ intertubular): zwischen Kanälchen/Tubuli (liegend)

in|ter|u|re|tär *adj* (Ⓔ interureteric): ***Syn:*** *interureterisch*; zwischen den beiden Harnleitern/Ureteren (liegend)

in|ter|u|re|te|risch *adj*: →*interuretär*

In|ter|vall *nt* (Ⓔ interval): (zeitlicher und räumlicher) Abstand

freies Intervall (Ⓔ free interval): Zeitraum zwischen der Initialstörung und dem Auftreten von Symptomen, z.B. der Zeitraum zwischen einem stumpfen Bauchtrauma mit Milzruptur und dem Auftreten klinischer Symptome

In|ter|vall|o|pe|ra|ti|on *f* (Ⓔ interval operation): Operation im beschwerde- oder entzündungsfreien Intervall einer chronischen Erkrankung [z.B. Colitis* ulcerosa, Morbus* Crohn]

In|ter|vall|the|ra|pie *f* (Ⓔ interval therapy): Therapie mit festgelegten Therapiepausen, z.B. bei der Strahlen- und Chemotherapie

in|ter|val|vu|lär *adj* (Ⓔ intervalvular): zwischen Klappen/Valvae (liegend)

in|ter|vas|ku|lar *adj*: →*intervaskulär*

in|ter|vas|ku|lär *adj* (Ⓔ intervascular): ***Syn:*** *intervaskular*; zwischen (Blut-)Gefäßen (liegend)

in|ter|vent|ri|ku|lär *adj* (Ⓔ interventricular): zwischen zwei Kammern/Ventriculi (liegend), Ventrikel verbindend

In|ter|vent|ri|ku|lar|ar|te|rie, hin|te|re *f* (Ⓔ posterior interventricular artery): ***Syn:*** *hinterer Interventrikularast, Ramus interventricularis posterior arteriae coronariae dextrae*; Ast der Arteria* coronaria dextra im Sulcus interventricularis posterior

In|ter|vent|ri|ku|lar|ar|te|rie, vor|de|re *f* (Ⓔ anterior interventricular artery): ***Syn:*** *vorderer Interventrikularast, Ramus interventricularis anterior arteriae coronariae sinistrae*; Ast der Arteria* coronaria sinistra im Sulcus interventricularis anterior

In|ter|ven|tri|ku|lar|ast, hin|te|rer *m*: →*Interventrikulararterie, hintere*

In|ter|ven|tri|ku|lar|ast, vor|de|rer *m*: →*Interventrikulararterie, vordere*

In|ter|ven|tri|ku|lar|fur|che, hin|te|re *f* (Ⓔ posterior interventricular sulcus): ***Syn:*** *Sulcus interventricularis posterior*; Furche auf der Rückseite des Herzens, die die Grenze vom rechtem und linkem Ventrikel markiert; in ihr zieht der Ramus* interventricularis posterior der Arteria* coronaria dextra zur Herzspitze

In|ter|ven|tri|ku|lar|fur|che, vor|de|re *f* (Ⓔ anterior interventricular sulcus): ***Syn:*** *Sulcus interventricularis anterior*; Furche auf der Vorderseite des Herzens, die die Grenze vom rechtem und linkem Ventrikel markiert; in ihr zieht der Ramus* interventricularis anterior der Arteria* coronaria sinistra zur Herzspitze

In|ter|vent|ri|ku|lar|sep|tum *nt* (Ⓔ interventricular septum): ***Syn:*** *Kammerseptum, Ventrikelseptum, Septum interventriculare*; Scheidewand zwischen rechter und linker Herzkammer [Ventriculus dexter und sinister]; der untere Teil ist muskulös [**Pars muscularis**], der obere membranös [**Pars membranacea**]

in|ter|ver|te|bral *adj* (Ⓔ intervertebral): zwischen zwei Wirbeln/Vertebrae (liegend)

In|ter|ver|te|bral|an|ky|lo|se *f* (Ⓔ intervertebral ankylosis): ***Syn:*** *Ankylosis intervertebralis*; Versteifung der Intervertebralgelenke der Wirbelsäule, z.B. bei Spondylarthritis* ankylosans

In|ter|ver|te|bral|fo|ra|men *nt* (Ⓔ intervertebral foramen): ***Syn:*** *Zwischenwirbelloch, Foramen intervertebrale*; Öffnung zwischen zwei übereinander liegenden Wirbeln; Austrittsstelle der Spinalnerven* aus dem Spinalkanal*; im Halsbereich sind die Foramina intervertebralia am engsten, im Lendenbereich am größten

In|ter|ver|te|bral|ge|len|ke *pl* (Ⓔ intervertebral joints): ***Syn:*** *kleine Wirbelgelenke, Wirbelbogengelenke, Articulationes zygapophysiales*; Gelenke zwischen dem oberen und unteren Gelenkfortsatz benachbarter Wirbel; im Halsbereich erlauben sie Beugung nach vorne [Ventralflexion] und hinten [Dorsalflexion], Drehbewegung [Rotation] und in geringem Umfang auch Seitwärtsneigung [Lateralflexion]; im Bereich der Brustwirbelsäule sind Ventral- und Dorsalflexion stark eingeschränkt, Drehbewegungen aber weiterhin möglich; im Lendenbereich erlauben die Intervertebralgelenke wieder mehr Dorsalflexion

In|ter|ver|te|bral|schei|be *f*: →*Bandscheibe*

In|ter|ver|te|bral|sym|phy|se *f*: →*Symphysis intervertebralis*

In|ter|ver|te|bral|ve|ne *f* (Ⓔ intervertebral vein): ***Syn:*** *Vena intervertebralis*; Vene aus dem Plexus* venosus vertebralis internus anterior, die durch die Foramina intervertebralia zu den Venae* intercostales posteriores zieht

in|ter|vil|lös *adj* (Ⓔ intervillous): zwischen Zotten/Villi (liegend)

in|ter|zel|lu|lar *adj* (Ⓔ intercellular): ***Syn:*** *interzellulär*; zwischen den Zellen (liegend), Zellen verbindend, im Interzellularraum (liegend)

in|ter|zel|lu|lär *adj*: →*interzellular*

In|ter|zel|lu|lar|raum *m* (Ⓔ intercellular space): ***Syn:*** *Interzellularspalt*; der Zwischenraum zwischen den Zellen eines Gewebes; ist in lockerem Bindegewebe größer als z.B. im Epithel

In|ter|zel|lu|lar|spalt *m*: →*Interzellularraum*

In|ter|zel|lu|lar|sub|stanz *f* (Ⓔ intercellular substance): ***Syn:*** *Zwischenzellsubstanz, Grundsubstanz, Kittsubstanz, Interzellulärsubstanz*; aus geformten [Fasern] und ungeformten [Proteinen, Sacchariden] Elementen und Flüssigkeit bestehende Substanz zwischen den Zellen des Binde- und Stützgewebes

In|ter|zel|lu|lär|sub|stanz *f*: →*Interzellularsubstanz*

in|ter|zen|tral *adj* (Ⓔ intercentral): (*ZNS*) zwischen mehreren Zentren (liegend), mehrere Zentren verbindend

in|ter|ze|re|bral *adj* (Ⓔ intercerebral): ***Syn:*** *interhemi-*

sphärisch; zwischen den Großhirnhälften/Hemisphären (liegend), die Hemisphären verbindend

Intestin-, intestin- *präf.*: → *Intestino-*

in|tes|ti|nal *adj* (Ⓔ intestinal): Darm/Intestinum betreffend

In|tes|ti|nal|can|di|do|se *f* (Ⓔ intestinal candidiasis): durch Candida*-Species hervorgerufene Darmerkrankung

In|tes|ti|nal|gra|nu|lo|ma|to|se, li|po|pha|ge *f* (Ⓔ lipophagic intestinal granulomatosis): ***Syn:*** *Whipple-Krankheit, Morbus Whipple, intestinale Lipodystrophie, Lipodystrophia intestinalis*; bakterielle Darmerkrankung [**Tropheryma whippelii**] mit Fettresorptions- und Verdauungsstörung; **Klinik:** intermittierende Gelenkschmerzen gefolgt von Diarrhoen, Gewichtsverlust, abdominellen Beschwerden, Lymphknotenvergrößerung und Hyperpigmentierung der Haut; seltener auch zentralnervöse Störungen [Ataxie, Parese, Demenz, Hör- und Sehstörungen]; **Therapie:** Cotrimoxazol* für ein Jahr; alternativ Penicillin* V, Chloramphenicol* oder Ceftriaxon*

In|tes|ti|nal|tu|ber|ku|lo|se *f* (Ⓔ intestinal tuberculosis): ***Syn:*** *Darmtuberkulose*; meist sekundärer Befall des Darms bei hämatogener Streuung oder kanalikulärer Ausbreitung durch Verschlucken im Rahmen einer Lungentuberkulose*; nur selten als Primärerkrankung durch verseuchte Kuhmilch [Ingestionstuberkulose*]; *s.a. Tuberkulose*

Intestino-, intestino- *präf.*: Wortelement mit der Bedeutung „Darm/Eingeweide"

intestino-intestinal *adj* (Ⓔ intestino-intestinal): zwei (unterschiedliche) Teile des Darms/Intestinum betreffend oder verbindend

in|tes|ti|no|re|nal *adj* (Ⓔ enterorenal): ***Syn:*** *enterorenal*; Darm/Intestinum und Niere(n)/Ren betreffend oder verbindend

In|tes|ti|num *nt* (Ⓔ intestine): ***Syn:*** *Darm*; der aus Dünndarm [Intestinum* tenue] und Dickdarm [Intestinum* crassum] bestehende Abschnitt des Magen-Darm-Traktes zwischen Magenausgang und After; der Darm verdaut und resorbiert die aufgenommene Nahrung, dickt den Speisebrei ein und wandelt in in Kot um

Intestinum caecum (Ⓔ blind intestine): ***Syn:*** *Blinddarm, Zäkum, Zökum, Caecum*; sackförmiger Anfangsteil des Dickdarms im rechten Unterbauch; am blinden Ende liegt der Wurmfortsatz [Appendix* vermiformis]

Intestinum colon: → *Kolon*

Intestinum crassum (Ⓔ large intestine): ***Syn:*** *Dickdarm*; ca. 1,5 m langer Darmabschnitt von der Einmündung des Ileums* bis zur Aftermündung; besteht aus Caecum*, Kolon*, Rektum* und Analkanal [Canalis* analis]; meist gleichgesetzt mit Kolon*; im Dickdarm wird der Speisebrei eingedickt [Rückresorption von Wasser, Salz, Gallensäuren] und durch die Mithilfe von Dickdarmbakterien, die u.a. Zellulose abbauen und Kohlenhydrate vergären, in Kot umgewandelt

Intestinum duodenum: → *Duodenum*

Intestinum ileum: → *Ileum*

Intestinum jejunum: → *Jejunum*

Intestinum rectum: → *Rektum*

Intestinum tenue (Ⓔ small bowel): ***Syn:*** *Dünndarm, Enteron*; 3–4 m langer Abschnitt des Darms zwischen Magenausgang und Dickdarm; besteht aus Zwölffingerdarm [Duodenum*], Leerdarm [Jejunum*] und Krummdarm [Ileum*]; im Dünndarm wird die aufgenommene Nahrung verdaut und resorbiert; die Resorptionsfläche des Dünndarms wird durch Falten der Dünndarmschleimhaut [**Plicae circulares**], Dünndarmzotten [**Villi intestinales**] und **Mikrovilli** um ein Mehrfaches vergrößert; der Dünndarm nimmt in Leber und Bauchspeicheldrüse gebildete Enzyme und Gallensäuren auf, die bei der Verdauung der Nahrung helfen und bildet eigene Verdauungsenzyme; das Dünndarmepithel bildet Hormone [z.B. Serotonin*] und spielt eine Rolle bei der Abwehr von Schadstoffen [GALT*, Peyer*-Plaques]

In|ti|ma *f* (Ⓔ intima): ***Syn:*** *Tunica intima*; die aus dem Gefäßendothel und subendothelialem Bindegewebe bestehende innerste Schicht der Wand von Arterien und Venen; kontrolliert den Stoff- und Gasaustausch zwischen Blut und Gefäßwand und bildet verschiedene humorale Faktoren [z.B. Stickstoffmonoxid]; *s.a. Arterie, Vene*

In|ti|ma|ent|zün|dung *f*: → *Intimitis*

In|ti|ma|fi|bro|se *f* (Ⓔ intimal fibrosis): Bindegewebsvermehrung in der Intima*; oft Übergang in Intimasklerose*

In|ti|ma|ö|dem *f* (Ⓔ intimal edema): durch Insudation* entstandene Flüssigkeitseinlagerung in die Intima*; oft Vorläufer von Intimafibrose* oder -sklerose*

In|ti|ma|skle|ro|se *f* (Ⓔ intimal arteriosclerosis): primär die Intima* betreffende Arteriosklerose*

In|ti|mek|to|mie *f*: → *Thrombendarteriektomie*

In|ti|mi|tis *f, pl* **-ti|den** (Ⓔ intimitis): ***Syn:*** *Intimaentzündung*; Entzündung der Gefäßintima

in|ti|mi|tisch *adj* (Ⓔ intimitic): Intimaentzündung/Intimitis betreffend, von ihr betroffen oder gekennzeichnet

In|to|le|ranz *f* (Ⓔ intolerance): Unduldsamkeit; Überempfindlichkeit; Unverträglichkeit; *s.a. Inkompatibilität*

In|to|xi|ka|ti|on *f* (Ⓔ **1.–2.** intoxication): **1.** Vergiftung* **2.** Alkoholintoxikation, akuter Alkoholrausch, Trunkenheit; *s.u. Alkoholvergiftung*

alimentäre Intoxikation: → *Lebensmittelvergiftung*

endogene Intoxikation (Ⓔ endogeneous intoxication): ***Syn:*** *Selbstvergiftung, Autotoxikose, Endointoxikation, Autointoxikation*; durch körpereigene Stoffwechselprodukte oder Autotoxine entstandene Selbstvergiftung, z.B. bei verminderter Ausscheidung [Leberinsuffizienz*, Niereninsuffizienz*]

exogene Intoxikation (Ⓔ exogeneous intoxication): Vergiftung durch aufgenommene Schadstoffe

In|to|xi|ka|ti|ons|am|bly|o|pie *f* (Ⓔ toxic amblyopia): ***Syn:*** *toxische Amblyopie*; durch chronischen Alkohol- oder Nicotingenuss verursachte Amblyopie

In|to|xi|ka|ti|ons|psy|cho|se *f* (Ⓔ toxic psychosis): ***Syn:*** *toxische Psychose*; durch verschiedene Giftstoffe [Arsen, Thallium, Pilzgifte], Medikamente, Alkohol oder Nicotin hervorgerufenes psychotisches Zustandsbild, das v.a. von Halluzinationen geprägt ist; chronische Intoxikationspsychosen können zur Entwicklung einer Demenz* führen

Intra-, intra- *präf.*: Wortelement mit der Bedeutung „innerhalb/hinein"

in|tra|ab|do|mi|nal *adj*: → *intraabdominell*

in|tra|ab|do|mi|nell *adj* (Ⓔ intra-abdominal): ***Syn:*** *endoabdominal, intraabdominal*; im Bauch(raum)/Abdomen auftretend oder liegend, in den Bauchraum hinein

in|tra|al|ve|o|lär *adj* (Ⓔ intra-alveolar): innerhalb einer Lungenalveole (liegend)

in|tra|ap|pen|di|ku|lar *adj* (Ⓔ intra-appendicular): innerhalb einer Appendix (liegend)

in|tra|ar|te|ri|ell *adj* (Ⓔ intra-arterial): in einer Arterie oder in den Arterien (liegend), in eine Arterie hinein

in|tra|ar|ti|ku|lär *adj* (Ⓔ intra-articular): innerhalb eines Gelenkes oder einer Gelenkhöhle (liegend)

in|tra|a|to|mar *adj* (Ⓔ intra-atomic): innerhalb eines Atoms (liegend)

in|tra|a|tri|al *adj* (Ⓔ intra-atrial): (*Herz*) in einem oder beiden Vorhöfen/Atrien (liegend)

in|tra|au|ral *adj* (Ⓔ intra-aural): im Ohr (liegend), im Inneren des Ohrs

in|tra|a|xo|nal *adj* (Ⓔ intra-axonal): innerhalb eines Axons (liegend)

in|tra|a|zi|när *adj* (Ⓔ intra-acinous): ***Syn:*** *intraazinös*; innerhalb eines Azinus (liegend)

in|tra|a|zi|nös *adj*: → *intraazinär*

in|tra|bron|chi|al *adj* (Ⓔ intrabronchial): ***Syn:*** *endobronchial*; in den Bronchien auftretend oder ablaufend

in|tra|buk|kal *adj* (Ⓔ intrabuccal): im Mund oder in der Wange (liegend)

in|tra|chor|dal *adj* (Ⓔ intrachordal): in der Chorda dorsalis (liegend)

in|tra|der|mal *adj* (Ⓔ intradermal): ***Syn:*** *intrakutan*; in der Haut/Dermis (liegend), in die Haut hinein

in|tra|de|zi|du|al *adj* (Ⓔ intradecidual): innerhalb der Dezidua (liegend)

in|tra|duc|tal *adj* (Ⓔ intraductal): ***Syn:*** *intraduktal*; in einem Gang/Ductus (liegend)

in|tra|duk|tal *adj* (Ⓔ intraductal): *Syn: intraductal*; in einem Gang/Ductus (liegend)
in|tra|du|o|de|nal *adj* (Ⓔ intraduodenal): im Zwölffingerdarm/Duodenum (liegend)
in|tra|du|ral *adj* (Ⓔ intradural): in der Dura mater (liegend), innerhalb der Durahöhle, von der Dura mater umgeben
In|tra|du|ral|an|äs|the|sie *f*: →*Spinalanästhesie*
in|tra|em|bry|o|nal *adj* (Ⓔ intraembryonic): innerhalb des Embryos (liegend)
in|tra|e|pi|der|mal *adj* (Ⓔ intraepidermal): *Syn: endoepidermal*; in der Oberhaut/Epidermis (liegend)
in|tra|e|pi|phy|sär *adj* (Ⓔ intraepiphyseal): innerhalb einer Epiphyse (liegend)
in|tra|e|pi|the|li|al *adj* (Ⓔ intraepithelial): *Syn: endoepithelial*; im Deckgewebe/Epithel (liegend)
in|tra|e|ry|thro|zy|tär *adj* (Ⓔ intraerythrocytic): in den roten Blutkörperchen/Erythrozyten liegend oder ablaufend
in|tra|fas|zi|ku|lär *adj* (Ⓔ intrafascicular): innerhalb eines Faserbündels/Faszikels (liegend)
in|tra|fis|su|ral *adj* (Ⓔ intrafissural): innerhalb einer Fissura (liegend)
in|tra|fis|tu|lär *adj* (Ⓔ intrafistular): in einer Fistel (liegend)
in|tra|fol|li|ku|lär *adj* (Ⓔ intrafollicular): innerhalb eines Follikels (liegend)
in|tra|fu|sal *adj* (Ⓔ intrafusal): innerhalb einer Muskelspindel (liegend)
in|tra|gan|gli|o|när *adj* (Ⓔ endoganglionic): *Syn: endoganglionär*; innerhalb eines Nervenknotens/Ganglions (liegend)
in|tra|gas|tral *adj* (Ⓔ intragastric): *Syn: endogastral*; im Magen/Gaster (liegend)
in|tra|glan|du|lär *adj* (Ⓔ intraglandular): innerhalb einer Drüse/Glandula (liegend), im Drüsengewebe (liegend)
in|tra|glo|bu|lär *adj*: →*intrakorpuskulär*
in|tra|glos|sal *adj* (Ⓔ intralingual): *Syn: intralingual*; innerhalb der Zunge/Glossa (liegend)
in|tra|glu|tä|al *adj* (Ⓔ intragluteal): *Syn: intragluteal*; in die Gesäßmuskeln, innerhalb der Gesäßmuskeln (liegend)
in|tra|glu|te|al *adj*: →*intraglutäal*
in|tra|gy|ral *adj* (Ⓔ intragyral): in einer Hirnwindung/Gyrus (liegend)
in|tra|he|pa|tisch *adj* (Ⓔ intrahepatic): innerhalb der Leber (liegend oder ablaufend)
in|tra|in|tes|ti|nal *adj* (Ⓔ intraintestinal): im Darm/Intestinum (liegend)
in|tra|ju|gu|lar *adj* (Ⓔ **1.–2.** intrajugular): **1.** im Processus* jugularis oder im Foramen* jugulare (liegend) **2.** in einer Jugularvene (liegend)
in|tra|ka|na|li|ku|lär *adj* (Ⓔ intracanalicular): in einem oder mehreren Kanälchen/Canaliculi (liegend)
in|tra|kap|su|lär *adj* (Ⓔ intracapsular): innerhalb einer Kapsel/Capsula (liegend)
in|tra|kar|di|al *adj* (Ⓔ intracardiac): *Syn: endokardial*; innerhalb des Herzens (liegend), ins Herz hinein
in|tra|kar|pal *adj* (Ⓔ intracarpal): in der Handwurzel/im Carpus (liegend), zwischen den Handwurzelknochen (liegend)
in|tra|kar|ti|la|gi|när *adj* (Ⓔ intracartilaginous): *Syn: endochondral, enchondral*; in Knorpel/Cartilago entstehend oder liegend oder auftretend
in|tra|ka|vi|tär *adj* (Ⓔ intracavitary): in einer (Körper-, Organ-)Höhle oder Kavität (liegend)
in|tra|ko|lisch *adj* (Ⓔ intracolic): im Kolon (liegend)
in|tra|kon|dy|lär *adj* (Ⓔ intracondylar): in einer Kondyle* (liegend)
in|tra|kor|po|ral *adj* (Ⓔ intracorporeal): im Körper (liegend oder ablaufend)
in|tra|kor|pus|ku|lär *adj* (Ⓔ intracorpuscular): *Syn: endoglobulär, intraglobulär, intraglobular, endokorpuskulär; intraerythrozytär*; in den Blutkörperchen liegend oder ablaufend
in|tra|kos|tal *adj* (Ⓔ intracostal): auf der Innenseite der Rippen (liegend); zwischen den Rippen (liegend)
in|tra|kra|ni|al *adj* (Ⓔ intracranial): *Syn: endokranial, endokraniell, intrakraniell*; im Schädel/Kranium (liegend)
in|tra|kra|ni|ell *adj*: →*intrakranial*
in|tra|ku|tan *adj*: →*intradermal*
In|tra|ku|tan|test *m* (Ⓔ intracutaneous test): *s.u. Hauttest*
in|tra|la|mel|lär *adj* (Ⓔ intralamellar): innerhalb einer Lamelle (liegend)
in|tra|la|mi|nar *adj* (Ⓔ intralaminar): *Syn: intralaminär*; innerhalb einer Lamina (liegend)
in|tra|la|ryn|ge|al *adj* (Ⓔ intralaryngeal): *Syn: endolaryngeal*; innerhalb des Kehlkopfes/Larynx (liegend)
in|tra|leu|ko|zy|tär *adj* (Ⓔ intraleukocytic): innerhalb einer weißen Blutzelle/eines Leukozyten (liegend)
in|tra|li|ga|men|tär *adj* (Ⓔ intraligamentous): in einem Band/Ligament (liegend)
in|tra|lin|gu|al *adj* (Ⓔ intralingual): *Syn: intraglossal*; innerhalb der Zunge/Lingua (liegend)
in|tra|lo|bär *adj* (Ⓔ intralobar): in einem Lappen/Lobus (liegend)
in|tra|lo|bu|lär *adj* (Ⓔ intralobular): in einem Läppchen/Lobulus (liegend)
in|tra|lum|bal *adj* (Ⓔ intralumbar): im Lumbalkanal (liegend), in den Lumbalkanal hinein
in|tra|lu|mi|nal *adj* (Ⓔ intraluminal): *Syn: endoluminal*; im Lumen (liegend)
in|tra|mam|mär *adj* (Ⓔ intramammary): in der Brust/Mamma (liegend)
in|tra|me|a|tal *adj* (Ⓔ intrameatal): im Gehörgang/Meatus acusticus (liegend)
in|tra|me|dul|lär *adj* (Ⓔ **1.–3.** intramedullary): **1.** im Rückenmark (liegend), in das Rückenmark hinein **2.** im Knochenmark (liegend), in das Knochenmark hinein **3.** in der Medulla oblongata (liegend)
in|tra|mem|bra|nös *adj* (Ⓔ intramembranous): innerhalb einer Membran (liegend oder auftretend)
in|tra|me|nin|ge|al *adj* (Ⓔ intrameningeal): innerhalb der Meningen (liegend), von den Meningen umschlossen
in|tra|mi|to|chond|ri|al *adj* (Ⓔ intramitochondrial): innerhalb der Mitochondrien (liegend)
in|tra|mo|le|ku|lar *adj* (Ⓔ intramolecular): *Syn: innermolekular*; innerhalb eines Moleküls
in|tra|mu|ral *adj* (Ⓔ intramural): innerhalb der (Organ-)Wand (liegend oder ablaufend)
in|tra|mus|ku|lär *adj* (Ⓔ intramuscular): innerhalb eines Muskels (liegend), in den Muskel hinein
in|tra|my|o|kar|di|al *adj* (Ⓔ intramyocardial): innerhalb der Herzmuskulatur/des Myokard (liegend)
in|tra|my|o|me|tri|al *adj* (Ⓔ intramyometrial): innerhalb des Myometriums (liegend)
in|tra|na|sal *adj* (Ⓔ intranasal): *Syn: endonasal*; in der Nasenhöhle (liegend)
in|tra|neu|ral *adj* (Ⓔ intraneural): *Syn: endoneural*; in einem Nerv (liegend), in einen Nerv hinein
in|tra|nu|kle|är *adj* (Ⓔ intranuclear): *Syn: endonuklear, endonukleär*; im Zellkern/Nukleus (liegend)
in|tra|o|ku|lar *adj* (Ⓔ intraocular): *Syn: intraokulär*; im Auge oder Augapfel (liegend)
in|tra|o|ku|lär *adj*: →*intraokular*
in|tra|o|pe|ra|tiv *adj* (Ⓔ intraoperative): während einer Operation
in|tra|o|ral *adj* (Ⓔ intraoral): im Mund oder in der Mundhöhle (liegend)
in|tra|or|bi|tal *adj* (Ⓔ intraorbital): in der Augenhöhle/Orbita (liegend)
in|tra|os|sal *adj*: →*intraossär*
in|tra|os|sär *adj* (Ⓔ intraosseous): *Syn: endostal, intraossal*; im Knochen (liegend oder auftretend)
in|tra|o|va|ri|al *adj* (Ⓔ intraovarian): innerhalb des Eierstocks/Ovar (liegend)
in|tra|o|vu|lär *adj* (Ⓔ intraovular): im Ei/Ovum (liegend)
in|tra|par|en|chy|mal *adj* (Ⓔ intraparenchymatous): *Syn: intraparenchymatös*; innerhalb des Parenchyms (liegend)
in|tra|par|en|chy|ma|tös *adj*: →*intraparenchymal*
in|tra|pa|ri|e|tal *adj* (Ⓔ interparietal): *Syn: intermural, interparietal*; zwischen (Organ-)Wänden (liegend)
in|tra|par|tal *adj* (Ⓔ intrapartum): *Syn: intra partum*; während/unter der Geburt
intra partum *adj* (Ⓔ intrapartum): *Syn: intrapartal*; während/unter der Geburt
in|tra|pel|vin *adj* (Ⓔ intrapelvic): *Syn: endopelvin*; im Be-

cken/Pelvis (liegend)

in|tra|pe|ri|kar|di|al *adj* (Ⓔ intrapericardial): *Syn: endoperikardial;* in der Perikardhöhle/Cavitas pericardialis (liegend)

in|tra|pe|ri|ne|al *adj* (Ⓔ intraperineal): im Damm/Perineum (liegend)

in|tra|pe|ri|to|ne|al *adj* (Ⓔ intraperitoneal): *Syn: endoperitoneal;* innerhalb des Bauchfells/Peritoneum (liegend)

in|tra|pi|al *adj* (Ⓔ intrapial): innerhalb der Pia mater (liegend)

in|tra|pla|zen|tar *adj* (Ⓔ intraplacental): innerhalb der Plazenta (liegend)

in|tra|pleu|ral *adj* (Ⓔ intrapleural): innerhalb des Brustfells/der Pleura oder der Pleurahöhle (liegend)

in|tra|pon|tin *adj* (Ⓔ intrapontine): in der Pons cerebri (liegend)

in|tra|pro|sta|tisch *adj* (Ⓔ intraprostatic): innerhalb der Vorsteherdrüse/Prostata (liegend)

in|tra|pro|to|plas|ma|tisch *adj* (Ⓔ intraprotoplasmic): im Protoplasma (liegend)

in|tra|pul|mo|nal *adj* (Ⓔ intrapulmonary): innerhalb der Lunge/Pulmo (liegend), im Lungenparenchym (liegend)

in|tra|rek|tal *adj* (Ⓔ intrarectal): im Mastdarm/Rektum (liegend), in das Rektum hinein

I

in|tra|re|nal *adj* (Ⓔ intrarenal): innerhalb der Niere/Ren (liegend)

in|tra|re|ti|nal *adj* (Ⓔ intraretinal): innerhalb der Netzhaut/Retina (liegend)

in|tra|seg|men|tal *adj* (Ⓔ intrasegmental): innerhalb eines Segments (liegend)

in|tra|sel|lär *adj* (Ⓔ intrasellar): in der Sella turcica (liegend)

in|tra|skle|ral *adj* (Ⓔ intrascleral): innerhalb der Lederhaut/Sklera (liegend)

in|tra|skro|tal *adj* (Ⓔ intrascrotal): im Hodensack/Skrotum (liegend)

in|tra|sphink|tär *adj* (Ⓔ intrasphincteral): innerhalb eines Schließmuskels/Sphinkters (liegend)

in|tra|spi|nal *adj* (Ⓔ intraspinal): in der Wirbelsäule/Columna vertebralis oder im Wirbelkanal (liegend), in den Wirbelkanal hinein

in|tra|ster|nal *adj* (Ⓔ intrasternal): im Brustbein/Sternum (liegend), ins Sternum hinein

in|tra|syn|o|vi|al *adj* (Ⓔ intrasynovial): innerhalb der Synovialis (liegend)

in|tra|tar|sal *adj* (Ⓔ intratarsal): zwischen den Fußwurzelknochen/Tarsalknochen (liegend), in der Fußwurzel

in|tra|ten|di|nös *adj* (Ⓔ intratendinous): innerhalb einer Sehne/Tendo (liegend), in eine Sehne hinein

in|tra|tes|ti|ku|lär *adj* (Ⓔ intratesticular): innerhalb des Hodens/Testis (liegend), in den Hoden

in|tra|tha|la|misch *adj* (Ⓔ intrathalamic): innerhalb des Thalamus (liegend)

in|tra|the|kal *adj* (Ⓔ **1.–2.** intrathecal): **1.** innerhalb des Liquorraums (liegend), in den Liquorraum hinein **2.** innerhalb einer Scheide (liegend); von einer Scheide umgeben

in|tra|tho|ra|kal *adj* (Ⓔ intrathoracic): *Syn: endothorakal;* im Brustkorb/Thorax (liegend)

in|tra|ton|sil|lar *adj* (Ⓔ intratonsillar): *Syn: intratonsillär;* in einer Mandel/Tonsilla (liegend)

in|tra|tra|be|ku|lär *adj* (Ⓔ intratrabecular): in einer Trabekel (liegend)

in|tra|tra|che|al *adj* (Ⓔ intratracheal): *Syn: endotracheal;* in der Luftröhre/Trachea (liegend), in die Luftröhre hinein

in|tra|tu|bar *adj* (Ⓔ **1.–2.** intratubal): **1.** im Eileiter* [Tuba uterina] (liegend) **2.** in der Ohrtrompete* [Tuba auditiva] (liegend)

in|tra|tu|bu|lär *adj* (Ⓔ intratubular): in einem Tubulus (liegend)

in|tra|tym|pa|nal *adj* (Ⓔ intratympanic): *Syn: intratympanisch;* in der Paukenhöhle/Tympanum (liegend)

in|tra|tym|pa|nisch *adj*: →*intratympanal*

in|tra|u|re|tär *adj* (Ⓔ intraureteral): *Syn: intraureterisch;* in einem Harnleiter/Ureter (liegend)

in|tra|u|re|te|risch *adj*: →*intrauretär*

in|tra|u|re|thral *adj* (Ⓔ intraurethral): *Syn: endourethral;* in der Harnröhre/Urethra (liegend)

in|tra|u|te|rin *adj* (Ⓔ intrauterine): *Syn: endouterin;* in der Gebärmutter(höhle)/Uterus liegend oder ablaufend, in die Gebärmutter hinein

In|tra|u|te|rin|pes|sar *nt* (Ⓔ intrauterine device): *Syn: Spirale;* in die Gebärmutter eingeführte, meist spiralförmige Struktur, die entweder nur die Einnistung der Frucht verhindert oder auch Progesteron* abgibt und damit ähnlich wie die Minipille* wirkt; Intrauterinpessare verursachen eine sterile Endometritis*, die zur Inaktivierung der Spermatozoen führt; zusätzlich wirken die von kupferhaltigen Spiralen freigesetzten Kupferionen spermizid; Intrauterinpessare sind in gewissen Fällen kontraindiziert [*siehe Tab. I37*], werden aber von den meisten anderen Frauen gut vertragen; teilweise kommt es aber zu einer Dysmenorrhoe*, die zur Entfernung zwingt; in sehr seltenen Fällen kommt es zur Dislokation oder Perforation; der Pearl-Index für kupferhaltige Spiralen liegt bei 0,5–2 und der von progesteronhaltigen Spiralen bei 0,14

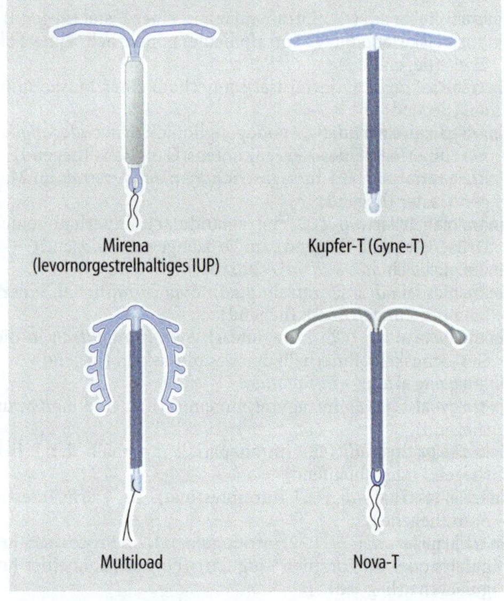

Abb. I36. Intrauterinpessare

Tab. I37. Kontraindikationen von Intrauterinpessaren

Veränderungen der Form des Cavum uteri	Uterus myomatosus Uterus bicornis oder subseptus Uterushypoplasie
Genitale Infektionen	Kolpitis Endometritis, Endomyometritis Salpingitis
Andere Kontraindikationen	Starke Dys- oder Hypermenorrhoe Unklare genitale Blutungen Antikoagulantientherapie Schwangerschaft

in|tra|va|gi|nal *adj* (Ⓔ intravaginal): innerhalb der Scheide/Vagina (liegend)

in|tra|va|sal *adj* (Ⓔ intravascular): *Syn: intravaskulär;* innerhalb eines Gefäßes (liegend), in ein Gefäß hinein

in|tra|vas|ku|lär *adj*: →*intravasal*

in|tra|ve|nös *adj* (Ⓔ intravenous): innerhalb einer Vene (liegend), in eine Vene hinein

in|tra|vent|ri|ku|lar *adj*: →*intraventrikulär*

in|tra|vent|ri|ku|lär *adj* (Ⓔ intraventricular): *Syn: intraventrikular;* in einem Ventrikel (liegend)

in|tra|ve|si|kal *adj* (Ⓔ intravesical): in der Harnblase/Vesica

urinaria (liegend)
in|tra|vil|lös *adj* (Ⓔ intravillous): in einer Zotte/Villus (liegend)
in|tra|vi|tal *adj* (Ⓔ intravital): ***Syn:*** *intra vitam*; während des Lebens (auftretend oder vorkommend), in lebendem Zustand
intra vitam: → *intravital*
in|tra|vi|tre|al *adj* (Ⓔ intravitreous): innerhalb des Glaskörpers/Corpus vitreum (liegend)
in|tra|zel|lu|lar *adj:* → *intrazellulär*
in|tra|zel|lu|lär *adj* (Ⓔ intracellular): ***Syn:*** *intrazellular*; innerhalb einer Zelle (liegend oder ablaufend)
In|tra|zel|lu|lar|flüs|sig|keit *f* (Ⓔ intracellular fluid): ***Syn:*** *intrazelluläre Flüssigkeit, Intrazellulärflüssigkeit*; Flüssigkeit/Wasser in der Zelle; der Anteil der Intrazellularflüssigkeit am Körpergewicht variiert in Abhängigkeit von Alter, Geschlecht und Verhältnis von Muskelmasse zu Fettgewebe; der Durchschnitt liegt bei 30–40 %
In|tra|zel|lu|lär|flüs|sig|keit *f:* → *Intrazellularflüssigkeit*
In|tra|zel|lu|lar|raum *m* (Ⓔ intracellular space): ***Syn:*** *intrazellulärer Raum, Intrazellulärraum, Intrazellularvolumen, Intrazellulärvolumen*; Raum innerhalb der Zelle; wird jeweils zur Hälfte vom Zytosol* und den Zellorganellen ausgefüllt; Gesamtheit der intrazellulären Räume oder Gesamtvolumen der Intrazellularflüssigkeit
In|tra|zel|lu|lär|raum *m:* → *Intrazellularraum*
In|tra|zel|lu|lar|vo|lu|men *nt:* → *Intrazellularraum*
In|tra|zel|lu|lär|vo|lu|men *nt:* → *Intrazellularraum*
in|tra|ze|re|bel|lär *adj* (Ⓔ intracerebellar): innerhalb des Kleinhirns/Zerebellum (liegend)
in|tra|ze|re|bral *adj* (Ⓔ intracerebral): innerhalb des Gehirns/Zerebrum (liegend)
in|tra|zer|vi|kal *adj* (Ⓔ intracervical): ***Syn:*** *endozervikal*; im Zervikalkanal/in der Endozervix (liegend)
in|tra|zys|tisch *adj* (Ⓔ intracystic): in einer Zyste (liegend)
in|tra|zy|to|plas|ma|tisch *adj* (Ⓔ intracytoplasmic): innerhalb des Zytoplasmas (liegend)
intrinsic factor *nt:* → *Intrinsic-Faktor*
Intrinsic-Faktor *m* (Ⓔ intrinsic factor): ***Syn:*** *Castle-Faktor, intrinsic factor*; von den Belegzellen der Magenschleimhaut gebildetes Glykoprotein, das Vitamin B_{12} bindet und damit die Absorption im Darm ermöglicht; Mangel an oder Fehlen von Intrinsic-Faktor bei Erkrankungen der Magenschleimhaut, nach Magenresektion oder spezifischen Autoimmunerkrankungen führt zu Resorptionsstörungen und damit zu Vitamin B_{12}-Mangel*
in|trin|sisch *adj* (Ⓔ intrinsic): innere(r, s), von innen kommend oder wirkend, innewohnend, innerhalb; endogen
Intro-, intro- *präf.:* Wortelement mit der Bedeutung „innerhalb/hinein“
In|tro|i|tus *m* (Ⓔ introitus): Eingang
In|tro|ne *pl* (Ⓔ introns): nicht-kodierende Abschnitte der DNA*, die zwischen den Exonen* liegen
In|tro|spek|ti|on *f* (Ⓔ introspection): Selbstbeobachtung, Beobachtung des eigenen Erlebens
in|tro|spek|tiv *adj* (Ⓔ introspective): nach innen gewendet, sich selbst beobachtend, auf Selbstbeobachtung beruhend
In|tro|ver|si|on *f* (Ⓔ introversion): ***Syn:*** *Introvertiertheit*; nach innen gekehrtes Verhalten, das zu einer Abschottung von der Außenwelt führt; introvertierte Persönlichkeiten besitzen ein abwartendes, abwägendes und zögerndes Wesen und lassen sich leicht in die Defensive drängen
in|tro|ver|tiert *adj* (Ⓔ introverted): nach innen gekehrt, nach innen gerichtet
In|tro|ver|tiert|heit *f:* → *Introversion*
In|tu|ba|ti|on *f* (Ⓔ intubation): ***Syn:*** *Intubieren, endotracheale Intubation*; Einführung eines Tubus in die Luftröhre; der Tubus kann durch den Mund [**orotracheale Intubation**] oder die Nase [**nasotracheale Intubation**] eingeführt werden; orotracheale Intubation wird für nur kurzzeitige Intubation [Narkose] bevorzugt, während bei Langzeitbeatmung der nasotracheale Zugang gewählt wird; der Tubus sichert freie Atemwege, schützt vor Aspiration und erlaubt eine (maschinelle oder manuelle) kontrollierte Beatmung [*Abb. I38*]
endotracheale Intubation: → *Intubation*
flexible fiberoptische Intubation (Ⓔ flexible fiberoptic intubation): *s.u. Essay Verfahren zur Sicherung der Atemwege S. 1533*
unmögliche Intubation (Ⓔ impossible intubation): *s.u. Essay Verfahren zur Sicherung der Atemwege S. 1533*
In|tu|ba|ti|ons|fi|ber|skop, star|res *nt* (Ⓔ rigid intubation fiberscope): *s.u. Essay Verfahren zur Sicherung der Atemwege S. 1533*
In|tu|ba|ti|ons|la|rynx|mas|ke *f* (Ⓔ intubation mask): *s.u. Essay Verfahren zur Sicherung der Atemwege S. 1533*
In|tu|ba|ti|ons|nar|ko|se *f* (Ⓔ intubation anesthesia): Inhalationsnarkose*, bei der das Narkosegas über einen Endotrachealtubus appliziert wird; *s.a. Intubation*
In|tu|bie|ren *nt:* → *Intubation*
In|tu|i|ti|on *f* (Ⓔ intuition): unmittelbares Erkennen oder Wahrnehmen, (plötzliche) Eingebung oder Erkenntnis
In|tu|mes|cen|tia *f* (Ⓔ intumescence): Anschwellung
Intumescentia cervicalis (Ⓔ cervical enlargement): Anschwellung des Rückenmarks im Bereich von C_5–Th_1
Intumescentia lumbosacralis (Ⓔ lumbosacral enlargement): Anschwellung des Rückenmarks im Bereich von L_2–S_2
Intumescentia tympanica (Ⓔ tympanic enlargement): ***Syn:*** *Ganglion tympanicum*; Verdickung [Pseudoganglion] des Nervus* tympanicus
in|tu|mes|zent *adj* (Ⓔ intumescent): sich aufblähend, anschwellend
In|tu|mes|zenz *f* (Ⓔ intumescence): ***Syn:*** *Intumescentia*; Anschwellung
In|tur|ges|zenz *f* (Ⓔ edematous tumescence): Anschwellung mit Ödem*
In|tus|sus|zep|ti|on *f* (Ⓔ intussusception): ***Syn:*** *Invagination, Indigitation*; Einstülpung eines Darmabschnitts [**Intussuszeptum**] in einen anderen Darmteil [**Intussuszipiens**]; am häufigsten bei Kleinkindern oder Säuglingen; in den meisten Fällen liegt eine Einstülpung des Ileums in das Zäkum vor; **Klinik:** aus heiterem Himmel kommt es zu schmerzhaftem Schreien, Bauchschmerzen und kollapsartiger Blässe; die Attacke kann Minuten bis Stunden anhalten; bei der Palpation findet sich ein tastbarer Tumor im rechten Mittel-Unterbauch; **Therapie:** solange es keine Hinweise auf eine Perforation oder beginnende Darmwandnekrose gibt, ist der Versuch einer konservativen Desinvagination mit Kontrastmitteleinlauf gerechtfertigt; ansonsten Laparotomie und manuelle Desinvagination oder Teilresektion des nekrotischen Darmabschnitts
In|tus|sus|zep|tum *nt* (Ⓔ intussusceptum): *s.u. Intussuszeption*
In|tus|sus|zi|pi|ens *nt* (Ⓔ intussuscipiens): *s.u. Intussuszeption*
I|nu|la he|le|ni|um *f:* → *Alant*
I|nu|lin *nt* (Ⓔ inulin): aus ca. 30 Fructoseeinheiten aufgebautes Polyfructosan; wird zur Bestimmung des extrazellulären Raumes und der glomerulären Filtrationsrate eingesetzt
in utero: → *intrauterin*
In|va|gi|nans *nt* (Ⓔ intussuscipiens): *s.u. Invagination*
In|va|gi|nat *nt* (Ⓔ intussusceptum): *s.u. Invagination*
In|va|gi|na|ti|on *f* (Ⓔ **1.–2.** invagination): **1.** Einstülpen, Einstülpung, Einfaltung **2.** ***Syn:*** *Indigitation, Intussuszeption*; Einstülpung eines Teils eines Hohlorgans [**Invaginat**] in einen anderen Teil [**Invaginans**] desselben Organs oder eines anderen Organs; *s.a. Intussuszeption*
In|va|gi|na|ti|ons|i|le|us *m* (Ⓔ mechanical ileus due to intussusception): mechanischer Ileus* bei Invagination
in|va|gi|niert *adj* (Ⓔ invaginate): eingestülpt, nach innen gefaltet
In|va|si|ne *pl* (Ⓔ invasins): *s.u. Essay Infektion S. 1027*
In|va|si|on *m* (Ⓔ **1.–2.** invasion): **1.** (*Erreger*) Eindringen; (*Tumor*) Infiltration **2.** Aufnahme eines Arzneimittels in den Körper und Transport zum Wirkungsort
In|va|si|ons|test *m* (Ⓔ Miller-Kurzrok test): ***Syn:*** *Kurzrok-Miller-Test, Miller-Kurzrok-Test*; In-vitro-Test, bei dem geprüft wird, ob die Spermien durch das Zervixsekret gehemmt werden
In|va|si|vi|tät *f* (Ⓔ invasiveness): Fähigkeit eines Erregers oder Tumors zur Invasion; *s.a. Essay Virus und Tumor S. 2185*

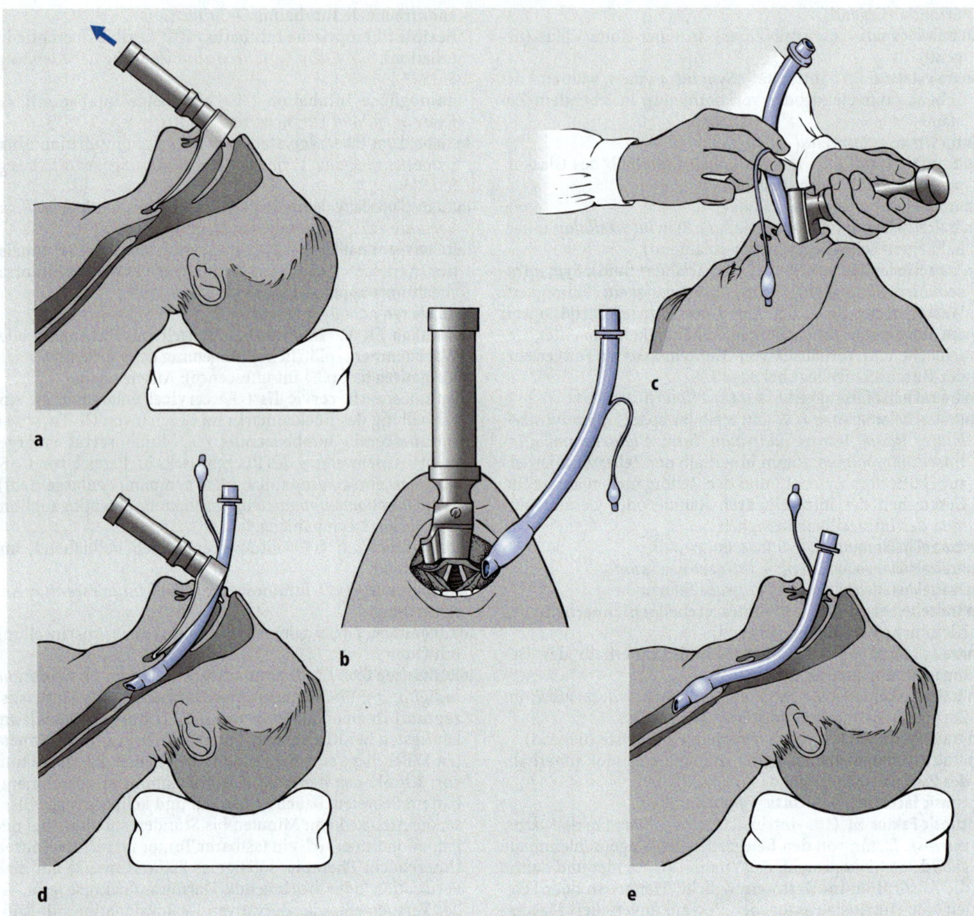

Abb. I38. Intubation

in|vers *adj* (Ⓔ inverse): ***Syn:*** *invertiert*; umgekehrt, entgegengesetzt

In|ver|sio *f* **-si|o|nes** (Ⓔ inversion): ***Syn:*** *Inversion, Inversio viscerum*; Umstülpung eines Hohlorgans

Inversio uteri (Ⓔ inversion of uterus): Umstülpung der Gebärmutter unter der Geburt; der Schweregrad reicht von einer einfachen Umstülpung des Fundus bis hin zur kompletten Umstülpung mit Prolaps in die Scheide oder vor den Introitus; **Therapie**: manuelle Reposition; nur in seltenen Fällen [verschleppte Diagnose!] wird eine Hysterektomie* erforderlich

Inversio viscerum: →*Inversio*

In|ver|si|on *f* (Ⓔ **1.–3.** inversion): **1.** (*chem., physik.*) Umkehrung **2.** ***Syn:*** *Inversio*; Umstülpung eines Hohlorgans **3.** →*Chromosomeninversion*

sexuelle Inversion: →*Homosexualität*

In|ver|si|ons|gas|tro|sko|pie *f* (Ⓔ inversion gastroscopy): Magenspiegelung [Gastroskopie] mit einem flexiblen Gastroskop, das eine Betrachtung der Magenabschnitte um die Speiseröhreneinmündung erlaubt

In|ver|ta|se *f* (Ⓔ invertase): ***Syn:*** *β-Fruktofuranosidase, β-Fructofuranosidase*; Enzym, das Rohrzucker* zu Invertzucker* spaltet

in|ver|tiert *adj* (Ⓔ inverted): ***Syn:*** *invers*; umgekehrt, entgegengesetzt

In|ver|to|se *f*: →*Invertzucker*

In|vert|zu|cker *m* (Ⓔ invert sugar): ***Syn:*** *Invertose*; Gemisch aus gleichen Teilen von Glucose* und Fructose*

in|ve|te|riert *adj* (Ⓔ inveterate): (*Krankheit*) lange bestehend, hartnäckig, verschleppt

in|vi|si|bel *adj* (Ⓔ invisible): unsichtbar

in vitro (Ⓔ in vitro): im Reagenzglas; außerhalb des Körpers

In-vitro-Fertilisation *f* (Ⓔ in vitro fertilization): ***Syn:*** *extrakorporale Befruchtung, künstliche Befruchtung, Reagenzglasbefruchtung*; Befruchtung außerhalb des Körpers mit Einpflanzung der befruchteten Eizelle [Embryonentransfer*] in die Gebärmutter; *s.a. Essay Infertilität und Sterilität S. 1041, Essay Stammzellen – therapeutisches Klonieren S. 2021*

In-vitro-Verfügbarkeit *f* (Ⓔ in-vitro availability): Aussage über die Arzneistofffreisetzung aus einer Arzneiform in vitro; *s.a. Bioverfügbarkeit*

in vivo (Ⓔ in vivo): im lebenden Körper/Organismus

In|vo|lu|tio *f, pl* **-ti|o|nes** (Ⓔ involution): ***Syn:*** *Involution*; Rückbildung, Rückentwicklung

Involutio uteri (Ⓔ involution of uterus): ***Syn:*** *postpartale Uterusinvolution*; Rückbildung der Gebärmutter nach der Geburt

In|vo|lu|ti|on *f* (Ⓔ involution): ***Syn:*** *Involutio*; Rückbildung, Rückentwicklung

senile Involution (Ⓔ senile involution): ***Syn:*** *Altersinvolution*; physiologische Rückbildung der Organe bzw. der körperlichen und geistigen Leistungsfähigkeit im Alter

In|vo|lu|ti|ons|de|pres|si|on *f* (Ⓔ involutional depression): ***Syn:*** *Involutionsmelancholie, involutive Depression*; im Alter auftretende depressive Grundstimmung; oft auch als Bezeichnung für eine erst im Alter auftretende endogene Depres-

sion* verwendet
In|vo|lu|ti|ons|me|lan|cho|lie *f* (Ⓔ involutional melancholia): →*Involutionsdepression*
In|vo|lu|ti|ons|os|te|o|po|ro|se *f* (Ⓔ involutional osteoporosis): physiologische Osteoporose* des Alters
präsenile Involutionsosteoporose (Ⓔ postmenopausal osteoporosis): ***Syn:*** *postmenopausale Osteoporose, klimakterische Osteoporose*; durch die Veränderung des Hormonhaushalts im Klimakterium* hervorgerufene Osteoporose*
In|vo|lu|ti|ons|psy|cho|se *f* (Ⓔ involutional psychosis): ***Syn:*** *Rückbildungspsychose, klimakterische Psychose*; im 50.–60. Lebensjahr auftretende paranoide oder depressive Psychose*
In|zest *m* (Ⓔ incest): ***Syn:*** *Blutschande*; Geschlechtsverkehr zwischen nahen leiblichen Verwandten [Geschwistern, Eltern, Kindern]
in|zes|tu|ös *adj* (Ⓔ incestuous): in der Art eines Inzests, als Inzest
In|zi|den|ta|lom *nt*: →*Inzidentom*
In|zi|den|tom *nt* (Ⓔ incidentaloma): ***Syn:*** *Inzidentalom*; zufällig entdeckter Tumor
In|zi|denz *f* (Ⓔ **1.–2.** incidence): **1.** Auftreten, Vorkommen, Häufigkeit, Verbreitung **2.** Einfallen eines Strahlenbündels **3.** Anzahl neuer Erkrankungsfälle in einem bestimmten Zeitraum; die Zahl der erfassten Fälle [**administrative Inzidenz**] ist geringer als die **wahre Inzidenz**
in|zi|pi|ent *adj* (Ⓔ incipient): beginnend, anfangend, anfänglich
In|zi|si|on *f* (Ⓔ incision): chirurgischer Einschnitt/Eröffnung eines Gewebes oder einer Struktur [z.B. Abszess, Fistel]
In|zi|si|vus|ka|nal|zys|te *f*: →*Duktuszyste*
In|zi|sur *f* (Ⓔ incisure): Einschnitt, Einbuchtung; (*anatom.*) Incisura
In|zy|klo|ver|genz *f* (Ⓔ incycloduction): ***Syn:*** *Konklination*; physiologisches Einwärtsrollen der Augen bei Blicksenkung
IO *Abk.*: →*intraokulär*
Io *Abk.*: Ionium
IOC *Abk.*: →*intraoperative Cholangiographie*
Iod *nt* (Ⓔ iodine): ***Syn:*** *Jod*; zu den Halogenen* gehörendes chemisches Element; Iod ist ein essentieller Bestandteil der Schilddrüsenhormone Triiodthyronin* und Thyroxin*; die tägliche Zufuhr soll 100–200 µg [0,8–1,6 µmol] betragen; Iodmangel ist endemisch in weiten Teilen Deutschlands, weil der Boden iodarm ist und die Agrarprodukte deshalb wenig Iod enthalten; bei chronischer Unterversorgung kann es zur Ausbildung einer Hypothyreose* und/oder Struma* kommen
Iod|ak|ne *f* (Ⓔ iodide acne): ***Syn:*** *Jodakne*; akneartiger Hautausschlag bei Einnahme iodhaltiger Stoffe; heute selten
Iod|a|moe|ba büt|schlii *f* (Ⓔ Iodamoeba bütschlii): ***Syn:*** *Jodamoeba bütschlii*; apathogene Amöbe, die häufig im Darm des Menschen vorkommt
Io|dat *nt* (Ⓔ iodate): ***Syn:*** *Jodat*; Salz der Iodsäure
Iod|gor|go|säu|re *f*: →*Dijodtyrosin*
Io|did *nt* (Ⓔ iodide): ***Syn:*** *Jodid*; Salz der Iodwasserstoffsäure
Io|did|per|o|xi|da|se *f* (Ⓔ iodide peroxidase): ***Syn:*** *Jodidperoxidase, Jodinase, Thyreoperoxidase*; membranständiges Enzym der Schilddrüse, das Iodid zu Iod oxidiert
Io|did|pum|pe *f* (Ⓔ iodide pump): *s.u. Iodination*
Io|die|rung *f* (Ⓔ **1.** iodination **2.** iodization): **1.** →*Iodination* **2.** Zusatz von Iod zur Nahrungsmitteln, z.B. Kochsalz, zur Verhinderung eines Iodmangels
Io|di|na|ti|on *f* (Ⓔ iodination): ***Syn:*** *Iodierung, Jodierung, Jodination*; aktiver Transport von Iodid in die Schilddrüse durch die sog. **Iodidpumpe**
Io|di|sa|ti|on *f* (Ⓔ iodization): ***Syn:*** *Jodisation*; Oxidation von Iodid zu Iod in der Schilddrüse*
Iod|ka|li|um *nt* (Ⓔ potassium iodide): ***Syn:*** *Kaliumiodid, Jodkali, Kaliumjodid, Kalium iodatum*; zur Prophylaxe von Iodmangel und als Expektorans verwendetes Salz
Iod|man|gel|stru|ma *m* (Ⓔ endemic goiter): euthyreote Struma* bei Iodmangel
Io|do|derm *nt*: →*Jododerm*
Io|do|der|ma tu|be|ro|sum *nt*: →*Jododerm*
Io|do|me|trie *f* (Ⓔ iodometry): ***Syn:*** *Jodometrie*; quantitative Bestimmung der Konzentration oxidierender oder reduzierender Substanzen mittels Titration mit Iod- oder Kaliumiodidlösung
Iod|op|sin *nt* (Ⓔ iodopsin): ***Syn:*** *Jodopsin, Tagessehstoff*; Sehfarbstoff in den Zapfenzellen der Netzhaut
I|o|dox|a|min|säu|re *f* (Ⓔ iodoxamic acid): ***Syn:*** *Acidum iodoxamicum*; iodhaltiges Röntgenkontrastmittel* zur Cholezystocholangiographie* und Cholangiographie*
Iod|tink|tur *f* (Ⓔ tincture of iodine): ***Syn:*** *Tinctura Iodi, Iodi solutio*; Desinfektionsmittel mit 2,5 Teilen Iod, 2,5 Teilen Kaliumiodid, 28,5 Teilen Wasser und 66,5 Teilen Ethanol 90 %; **Anw.**: Haut- und Wunddesinfektion
I|o|he|xol *nt* (Ⓔ iohexol): iodhaltiges Röntgenkontrastmittel*
IOL *Abk.*: →*intraokulare Linse*
I|o|nen *pl* (Ⓔ ions): durch Elektronenabgabe oder -aufnahme aus Atomen oder Molekülen entstandene geladene Teilchen; negative Ionen werden als **Anionen** bezeichnet, positive als **Kationen**
I|o|nen|aus|tau|scher *pl* (Ⓔ ion-exchanger): feste, wasserunlösliche Polymere, die Ionen einer Lösung gegen Ionen auf ihrer Oberfläche austauschen; werden u.a. zur Wasserenthärtung und zur Behandlung von Störungen des Elektrolythaushaltes und von Metallvergiftungen eingesetzt
I|o|nen|aus|tau|scher|chro|ma|to|gra|phie *f* (Ⓔ ion-exchange chromatography): ***Syn:*** *Ionenaustauscherchromatografie*; Chromatographie* mit Verwendung von Ionenaustauschern als stationäre Phase
I|o|nen|do|sis *f, pl* **-sen** (Ⓔ ionization dose): Anzahl der mittelbar und unmittelbar erzeugten Ladungsmenge [Ionen] pro Masseneinheit Luft; die SI-Einheit ist C/kg
I|o|nen|do|sis|leis|tung *f* (Ⓔ ionization dose per time unit): Ionendosis* pro Zeiteinheit; die SI-Einheit ist A/kg
I|o|nen|ka|nal|pro|te|in *nt* (Ⓔ ion channel protein): in Membranen eingebaute Proteine, die die Diffusion von Anionen und Kationen entlang eines Konzentrationsgefälles erlauben; am häufigsten sind sie als Ionenkanäle für Natrium-, Calcium-, Kalium- und Chloridionen

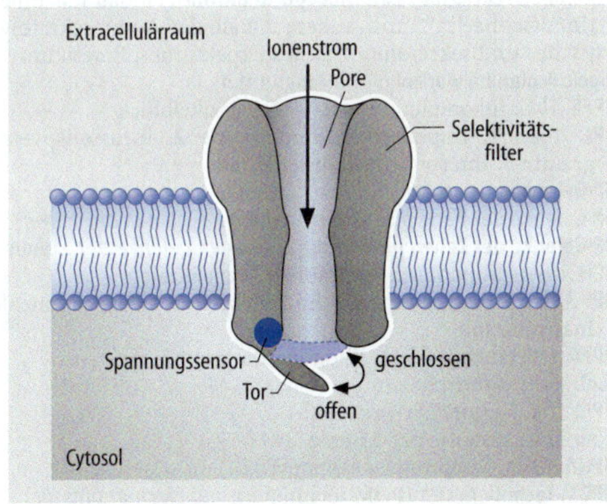

Abb. 139. Ionenkanalprotein

I|o|nen|the|ra|pie *f*: →*Iontophorese*
Ioni-, ioni- *präf.*: →*Iono-*
I|o|ni|sa|ti|on *f*: →*Ionisierung*
i|o|nisch *adj* (Ⓔ ionic): Ion(en) betreffend
i|o|ni|sie|rend *adj* (Ⓔ ionizing): Ionen erzeugend, z.B. ionisierende Strahlung
I|o|ni|sie|rung *f* (Ⓔ ionization): ***Syn:*** *Ionisation*; Erzeugung von Ionen aus Atomen oder Molekülen
Iono-, iono- *präf.*: Wortelement mit der Bedeutung „Ion"
i|o|no|gen *adj* (Ⓔ ionogenic): durch Ionen entstanden, auf Ionen beruhend
I|o|no|me|ter *nt* (Ⓔ ionometer): Gerät zur Messung der Ionenkonzentration einer Lösung
I|o|no|me|trie *f* (Ⓔ ionometry): Messung der Ionenkonzentration einer Lösung

Ilonltolpholrelse *f* (Ⓔ iontophoresis): ***Syn:*** *Ionentherapie, Kataphorese*; therapeutische Anwendung von Gleichstrom zum Einbringen von Medikamenten durch die Haut

ilonltolpholreltisch *adj* (Ⓔ iontophoretic): Iontophorese betreffend

Ilolpalmildol *nt* (Ⓔ iopamidol): iodhaltiges Röntgenkontrastmittel

Ilolpoldalte *nt* (Ⓔ iopodates): iodhaltiges Röntgenkontrastmittel; Natriumsalz der Iopodinsäure

Ilolprolmid *nt* (Ⓔ iopromide): iodhaltiges Röntgenkontrastmittel

Ilorltol *nt*: *→Iotrolan*

IOS *Abk.*: **1.** *→Innenohrschwerhörigkeit* **2.** International Organization of Standardization

-iose *suf.*: *→-iasis*

-iosis *suf.*: *→-iasis*

Iloltallalminlsäulre *f* (Ⓔ iothalamic acid): ***Syn:*** *Methalaminsäure*; iodhaltiges Röntgenkontrastmittel

Ilotrollan *nt* (Ⓔ iotrolan): ***Syn:*** *Iortol*; iodhaltiges Röntgenkontrastmittel

Ilotrolxinlsäulre *f* (Ⓔ iotroxic acid): iodhaltiges Röntgenkontrastmittel

Iloxalglinlsäulre *f* (Ⓔ ioxaglic acid): iodhaltiges Röntgenkontrastmittel

Iloxiltallalminlsäulre *f* (Ⓔ ioxitalamic acid): iodhaltiges Röntgenkontrastmittel

IP *Abk.*: **1.** Icterus praecox **2.** Immunperoxidase **3.** Immunperoxidase-Test **4.** *→interphalangeal* **5.** isoelektrischer Punkt

i.P. *Abk.*: im Plasma

i.p. *Abk.*: *→intraperitoneal*

IP_3 *Abk.*: **1.** Inositoltriphosphat **2.** Inosittriphosphat

IPA *Abk.*: **1.** Immunoperoxidase-Antikörper **2.** Isopentyladenosin **3.** *→Isopropylalkohol*

IPC *Abk.*: **1.** Isopropylchlorid **2.** Isopropyl-N-phenylcarbamat

IPD *Abk.*: *→intermittierende Peritonealdialyse*

Ilpelcalculanlha *f* (Ⓔ ipecac): ***Syn:*** *Brechwurz, Radix Ipecacuanhae, Ipecacuanhawurzel*; Wurzel von Cephaelis ipecacuanha [**Rio-Ipecacuanha**] oder Cephaelis acuminata [**Cartagena-, Nicaragua-, Panama-Ipecacuanha**]; enthält u.a. Emetin* Cephaelin* und andere Alkaloide; **Anw.:** sekretolytisches und sekretomotorisches Expektorans, Emetikum

Ilpelcalculanlhalwurlzel *f*: *→Ipecacuanha*

IPFB *Abk.*: inkompleter posteriorer Faszikelblock

IPG *Abk.*: **1.** Impedanzpneumographie **2.** Infusionspyelogramm **3.** Interphalangealgelenk

IP-Gelenke *pl*: *→Interphalangealgelenke*

IP-Gelenke der Hand *pl*: *→Interphalangealgelenke der Hand*

IP-Gelenke der Zehen *pl*: *→Interphalangealgelenke der Zehen*

IPH *Abk.*: idiopathische pulmonale Hypertonie

IPI *Abk.*: **1.** inaktivierter Polio-Impfstoff **2.** intraperitoneale Insemination

IPKG *Abk.*: intrakardiale Phonokardiographie

i.pl. *Abk.*: *→intrapleural*

IPM *Abk.*: *→Impulsiv-Petit-mal*

ipm *Abk.*: Impulse pro Minute

IPNA *Abk.*: *→Isopropylnoradrenalin*

IPOM-Technik *f* (Ⓔ IPOM technique): *s.u. Hernienplastik*

IPP *Abk.*: **1.** *→Induratio penis plastica* **2.** interstitielle plasmazelluläre Pneumonie **3.** Isopotentialpunkt

IPPC *Abk.*: Isopropyl-N-phenylcarbamat

IPPD *Abk.*: Isopropylphenyl-p-phenylendiamin

IPR *Abk.*: *→Isoproterenol*

Ilpraltrolpilumlbrolmid *nt* (Ⓔ ipratropium bromide): Parasympatholytikum*; **Anw.:** Spasmolytikum*

Ilprolvelraltril *nt*: *→Verapamil*

IPS *Abk.*: Intensivpflegestation

ips *Abk.*: Impulse pro Sekunde

iplsillaltelral *adj* (Ⓔ ipsilateral): ***Syn:*** *homolateral*; dieselbe (Körper-)Seite betreffend, auf derselben Seite (liegend), gleichseitig

IPSP *Abk.*: inhibitorisches postsynaptisches Potential

IPT *Abk.*: inhalativer Provokationstest

IPTD *Abk.*: 2-Isopropyl-5-sulfanilamido-1,3,4-thiadiazol

IPTG *Abk.*: Isopropylthiogalaktosid

IPTH *Abk.*: immunreaktives Parathormon

IPUP *Abk.*: intrapulmonale Perkussion

IPV *Abk.*: **1.** *→inaktivierte Poliovakzine* **2.** infektiöse pustuläre Vulvovaginitis **3.** insuffiziente Perforansvenen

IPZ *Abk.*: Insulin-Protamin-Zink

IQ *Abk.*: **1.** Infektionsquelle **2.** *→Intelligenzquotient*

IR *Abk.*: **1.** Immunreaktivität **2.** Infektionsrate **3.** *→Infrarot* **4.** *→Innenrotation* **5.** *→Insulinresistenz* **6.** ischämische Region

Ir *Abk.*: *→Iridium*

Ir-, ir- *präf.*: Wortelement mit der Bedeutung **1.** „nicht" **2.** „hinein/in"

IRA *Abk.*: immunregulatorisches Alphaglobulin

IRC *Abk.*: inspiratorische Reservekapazität

IRDS *Abk.*: infant respiratory distress syndrome

IRF *Abk.*: inhibitorisches rezeptives Feld

IRG *Abk.*: immunreaktives Glucagon

IRGI *Abk.*: immunreaktives Glucagon

IRI *Abk.*: immunreaktives Insulin

Irid-, irid- *präf.*: *→Irido-*

Ilridlallgie *f* (Ⓔ iridalgia): ***Syn:*** *Irisschmerz*; Schmerzen in der Regenbogenhaut

Ilrildekltom *nt* (Ⓔ iridectome): ***Syn:*** *Korektom*; Iridektomiemesser

Ilrildekltolmie *f* (Ⓔ iridectomy): ***Syn:*** *Irisentfernung, Irisresektion, Korektomie*; operative (Teil-)Entfernung der Regenbogenhaut [Iris*]

basale Iridektomie: *→periphere Iridektomie*

chirurgische Iridektomie (Ⓔ surgical iridectomy): *s.u. Essay Glaukom S. 797*

periphere Iridektomie (Ⓔ peripheral iridectomy): ***Syn:*** *basale Iridektomie*; zur Behandlung des Pupillarblocks beim akuten Glaukomanfall eingesetzte Entfernung von Irisgewebe zur Schaffung einer Irislücke, die vordere und hintere Augenkammer verbindet; kann chirurgisch oder mit dem Laser [Nd:YAG-Laser*] erfolgen; allerdings kann der Nd:YAG-Laser nur bei klarer Hornhaut eingesetzt werden

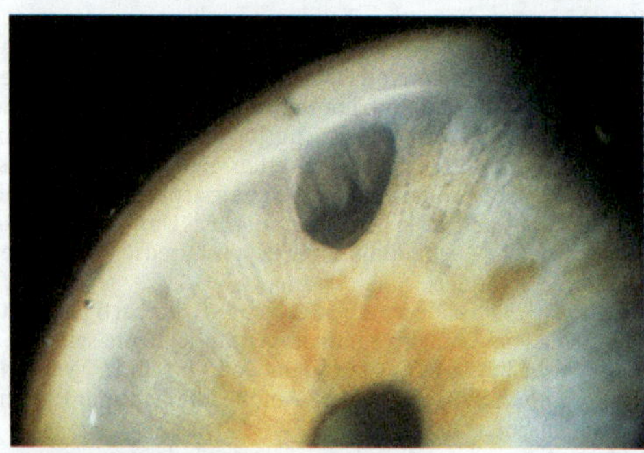

Abb. I40. Periphere Iridektomie

Ilrildenlkleilsis *f* (Ⓔ iridencleisis): ***Syn:*** *Korenklisis, Iridenklisis, Iriseinklemmung*; Glaukomoperation mit Entfernung der Iris und Ableitung von Kammerwasser in die Konjunktiva

Ilrildenlklilsis *f*: *→Iridenkleisis*

Ilrildelrelmie *f*: *→Irisaplasie*

Ilrildis rhilzolma *nt* (Ⓔ iris root): ***Syn:*** *Schwertlilienwurzelstock, Veilchenwurzel, Iriswurzel*; *s.u. Schwertlilie*

Ilrildilum *nt* (Ⓔ iridium): zur Platingruppe gehörendes Metall

Irido-, irido- *präf.*: Wortelement mit der Bedeutung „Regenbogenhaut/Iris"

Ilrildolcelle *f*: *→Iridoptose*

Ilrildolcholrilolildiltis *f, pl* **-tilden** (Ⓔ iridochoroiditis): Entzündung von Regenbogenhaut [Iris] und Aderhaut [Choroidea]

ilrildolcholrilolildiltisch *adj* (Ⓔ iridochoroiditic): Iridochorioiditis betreffend, von ihr betroffen oder gekennzeichnet

Ilrildolcylcliltis *f, pl* **-tilden:** *→Iridozyklitis*

Ilrildoldilalgnolse *f* (Ⓔ iridodiagnosis): ***Syn:*** *Augendiagnose, Irisdiagnostik*; Diagnose von Erkrankungen durch Beurteilung von Veränderungen der Iris; nicht als Teil der Schulmedizin anerkannt

I|ri|do|di|a|ly|se *f* (Ⓔ iridodialysis): ***Syn:*** *Iridodialysis*; Ablösung oder Abriss der Iris vom Ziliarkörper; führt zu Blendung und Sehstörungen, deren Ausmaß vom Umfang der Ablösung abhängt

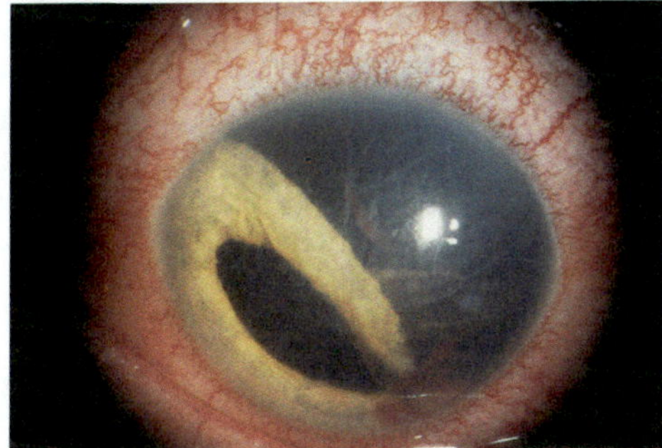

Abb. I41. Iridodialyse nach Augapfelprellung

I|ri|do|di|a|ly|sis *f, pl* **-ses:** → *Iridodialyse*

I|ri|do|do|ne|sis *f* (Ⓔ iridodonesis): ***Syn:*** *Irisschlottern, Iris tremulans*; Schlottern der Iris* nach Linsenentfernung

I|ri|do|i|de *pl* (Ⓔ iridoids): i.d.R. als wasserlösliche Glykoside* [Iridoidglykoside] vorliegende Gruppe von Monoterpenderivaten

I|ri|do|id|gly|ko|si|de *pl* (Ⓔ iridoid glycosides): *s.u. Iridoide*

I|ri|do|kap|sul|li|tis *f, pl* **-ti|den** (Ⓔ iridocapsulitis): Entzündung von Regenbogenhaut [Iris] und Linsenkapsel [Capsula lentis]

i|ri|do|kap|sul|li|tisch *adj* (Ⓔ iridocapsulitic): Iridokapsulitis betreffend, von ihr betroffen oder gekennzeichnet

I|ri|do|ke|ra|ti|tis *f, pl* **-ti|ti|den** (Ⓔ iridokeratitis): ***Syn:*** *Keratoiritis, Korneoiritis*; Entzündung von Regenbogenhaut [Iris*] und Hornhaut [Kornea*]

i|ri|do|ke|ra|ti|tisch *adj* (Ⓔ iridokeratitic): Iridokeratitis betreffend, von ihr betroffen oder gekennzeichnet

I|ri|do|ki|ne|se *f* (Ⓔ iridokinesis): die durch die Kontraktion oder Entspannung von Musculus* sphincter pupillae und Musculus* dilatator pupillae ausgelösten Irisbewegungen

I|ri|do|kor|ne|al|win|kel *m* (Ⓔ iridocorneal angle): Winkel zwischen Hornhaut und Regenbogenhaut in der vorderen Augenkammer, in dem das Kammerwasser durch Fontana*-Räume in den Schlemm*-Kanal geleitet wird; bei Abflussstörungen in diesem Bereich kommt es zur Erhöhung des Augeninnendruckes und evtl. zur Entwicklung eines Glaukoms*

I|ri|do|kor|ne|o|skle|rek|to|mie *f* (Ⓔ iridocorneosclerectomy): operative Teilentfernung von Iris*, Kornea* und Sklera*

I|ri|do|ly|se *f* (Ⓔ corelysis): ***Syn:*** *Korelyse*; (operative) Irislösung bei vorderer oder hinterer Synechie*

I|ri|do|pa|ra|ly|sis *f, pl* **-ses:** → *Iridoplegie*

I|ri|do|pa|re|se *f:* → *Iridoplegie*

I|ri|do|pa|thia *f:* → *Iridopathie*

I|ri|do|pa|thie *f* (Ⓔ iridopathy): pathologische Veränderung oder Erkrankung der Regenbogenhaut [Iris]

I|ri|do|pe|ri|pha|ki|tis *f, pl* **-ti|den** (Ⓔ iridoperiphakitis): Entzündung der Regenbogenhaut [Iris] mit Befall der angrenzenden Linsenkapsel; *s.a. Iritis, Iridozyklitis*

i|ri|do|pe|ri|pha|ki|tisch *adj* (Ⓔ iridoperiphakitic): Iridoperiphakitis betreffend, von ihr betroffen oder gekennzeichnet

I|ri|do|ple|gie *f* (Ⓔ iridoplegia): ***Syn:*** *Irislähmung, Iridoparalysis, Iridoparese*; Lähmung des Musculus* sphincter pupillae; klinisch auffällig ist die Pupillenlähmung*

I|ri|dop|sie *f* (Ⓔ irisopsia): ***Syn:*** *Regenbogenfarbensehen, Regenbogensehen*; für den akuten Glaukomanfall typisches Sehen von Farbringen um Lichtquellen

I|ri|dop|to|se *f* (Ⓔ iridoptosis): ***Syn:*** *Irisprolaps, Iridoptosis, Iridocele, Iridozele, Irishernie, Prolapsus iridis*; Vorwölbung eines Teils der Regenbogenhaut [Iris] durch einen traumatisch oder im Rahmen einer Hornhautentzündung [Ulcus* corneae serpens] entstandenen Defekt

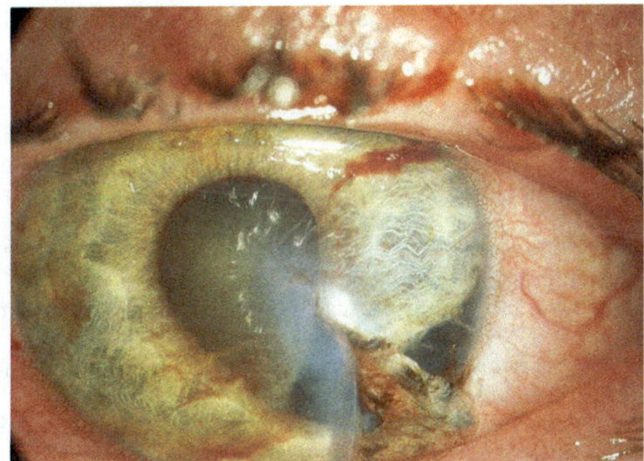

Abb. I42. Irisprolaps bei perforierender Augenverletzung

I|rid|op|to|sis *f:* → *Iridoptose*

i|ri|do|pu|pil|lär *adj* (Ⓔ iridopupillary): Regenbogenhaut/Iris und Pupille betreffend oder verbindend

I|ri|dor|rhe|xis *f* (Ⓔ iridorhexis): ***Syn:*** *Irisriss*; bei Augapfelprellung kann es zu Rissen am Pupillarrand [**Sphinkterrisse**] oder zu Abriss der Irisbasis vom Ziliarkörper [Iridodialyse*] kommen

I|ri|do|schi|sis *f* (Ⓔ iridoschisis): meist im Alter auftretende Ablösung der vorderen Irisanteile von den hinteren

I|ri|do|skle|ri|tis *f, pl* **-ti|den** (Ⓔ scleroiritis): ***Syn:*** *Skleroiritis*; Entzündung von Regenbogenhaut [Iris] und Lederhaut [Sklera]; *s.a. Iritis, Iridozyklitis, Skleritis*

i|ri|do|skle|ri|tisch *adj* (Ⓔ scleroiritic): Iridoskleritis betreffend, von ihr betroffen oder gekennzeichnet

I|ri|do|skle|ro|to|mie *f* (Ⓔ iridosclerotomy): Einschneiden/Durchtrennen von Iris* und Sklera*

I|ri|do|to|mie *f* (Ⓔ iridotomy): ***Syn:*** *Irisschnitt, Irisdurchtrennung, Iritomie, Koretotomie*; chirurgische oder Laserdurchtrennung der Regenbogenhaut [Iris]; wird meist zur Behandlung oder Prophylaxe des akuten Glaukomanfalls durchgeführt

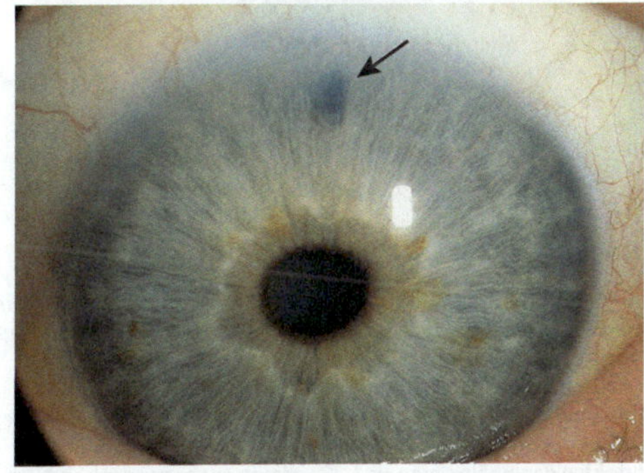

Abb. I43. Laser-Iridotomie

I|ri|do|ze|le *f:* → *Iridoptose*

I|ri|do|zy|klek|to|mie *f* (Ⓔ iridocyclectomy): operative Teilentfernung von Iris* und Ziliarkörper*

I|ri|do|zy|kli|tis *f, pl* **-ti|den** (Ⓔ iridocyclitis): ***Syn:*** *Iridocyclitis*; Entzündung von Regenbogenhaut [Iris] und Ziliarkörper [Corpus ciliare]; meist liegt die Betonung mehr auf der Iris [Iritis*] oder Ziliarkörper [Zyklitis*]; ist häufig eine immunologisch ausgelöste Begleiterkrankung bei z.B. juveniler chronischer Arthritis*, Morbus* Bechterew, Reiter*-Syndrom, Behçet*-Krankheit und Sarkoidose*; andere Ursachen sind Parasiten [Toxoplasma], Viren [Herpes, Zoster, HIV] und exogene und endogene Allergene; **Therapie**: Weitstellung der Pupille [Mydriatika], nicht-steroidale Entzündungshemmer, Corticosteroide als Augentropfen oder in schweren Fällen systemisch

i|ri|do|zy|kli|tisch *adj* (Ⓔ iridocyclitic): Iridozyklitis betreffend, von ihr betroffen oder gekennzeichnet

I|ri|do|zy|klo|cho|ri|o|i|di|tis *f, pl* **-ti|den** (Ⓔ iridocyclochoroiditis): Entzündung von Regenbogenhaut [Iris], Aderhaut [Choroidea] und Ziliarkörper [Corpus ciliare]; *s.a. Iridozyklitis*

I|ri|do|zys|tek|to|mie *f* (Ⓔ iridocystectomy): operative Teilentfernung von Iris* und Linsenkapsel*

I|ri|no|te|can *nt* (Ⓔ irinotecan): Topoisomerase I-Hemmer; *s.u. Essay Chemotherapie S. 349*

IRINS *Abk.*: irreversible ischämische neurologische Symptome

IRIS *Abk.*: Infarktrisiko-Screening

I|ris *f, pl* **I|ri|des** (Ⓔ iris): ***Syn:*** *Regenbogenhaut*; vorderer Teil der mittleren Augenhaut [Tunica* vasculosa bulbi], der mit der Pupille den Lichteinfall auf die Netzhaut [Retina*] reguliert; der **Anulus iridis minor** bildet den Pupillenrand [**Margo pupillaris**]; während der **Anulus iridis major** außen über den **Margo ciliaris** am Ziliarkörper [Corpus* ciliare] befestigt ist; auf der Vorderseite [Facies anterior] hat die Iris kein Epithel, dadurch wird das zweischichtige Epithel der Rückseite [Epithelium pigmentosum iridis], das die Augenfarbe bestimmt, sichtbar; um die Pupille herum liegt der zirkuläre **Musculus sphincter pupillae**, der die Pupille verengt; der Pupillenöffner [**Musculus dilatator pupillae**] liegt in der Nähe des Margo ciliaris und strahlt mit radiär geordneten Fasern in den Anulus iridis minor ein

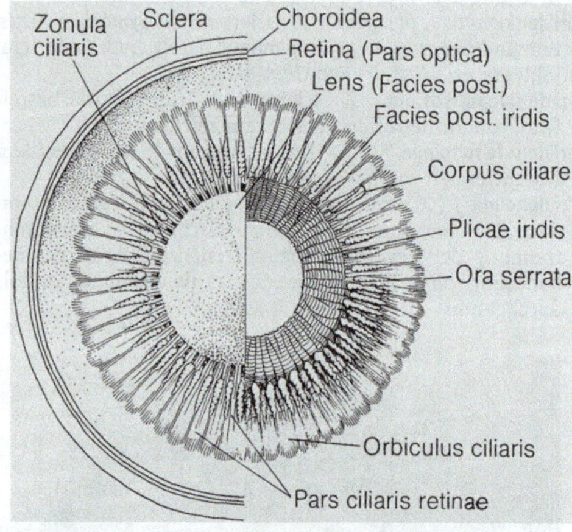

Abb. I44. Iris und Corpus ciliare. **a** mit Linse, **b** ohne Linse

Iris bombans (Ⓔ umbrella iris): ***Syn:*** *Napfkucheniris, Iris bombata, Iris bombée*; Vorwölbung der Iris bei Verklebung mit der Linse und Sekundärglaukom

Iris tremulans: →*Iridodonesis*

I|ris|a|pla|sie *f* (Ⓔ irideremia): ***Syn:*** *Irideremie, Aniridie*; angeborenes Fehlen der Regenbogenhaut

I|ris|blen|den|phä|no|men *nt* (Ⓔ iris phenomenon): bei Akrozyanose* oder arterieller Verschlusskrankheit* lässt sich die blaurote Hautverfärbung nicht wegdrücken; nach Loslassen sieht man einen langsamen Rückstrom von zyanotischem venösen Blut von der Peripherie her

I|ris|blin|zeln *nt* (Ⓔ pupillary athetosis): ***Syn:*** *Pupillenzittern, Hippus (pupillae), Athetosis pupillaris*; durch eine zentralnervöse Schädigung hervorgerufenes Zittern der Pupille

I|ris|block *m* (Ⓔ pupillary block): ***Syn:*** *Pupillenblock*; bei spontaner oder medikamentöser Weitstellung der Pupille kann sich das Kammerwasser in der Hinterkammer stauen und die Iriswurzel nach vorne in den Kammerwinkel drücken; dadurch kann es zur Ausbildung eines akuten Winkelblockglaukoms kommen

I|ris|di|a|gnos|tik *f*: →*Iridodiagnose*

Iris|durch|tren|nung *f*: →*Iridotomie*

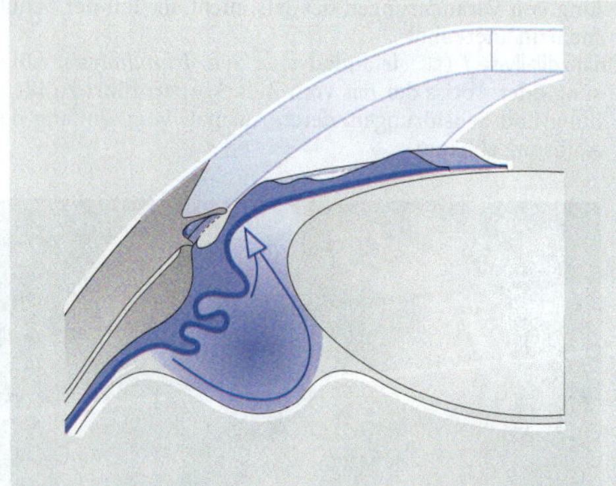

Abb. I45. Irisblock

I|ris|ein|klem|mung *f*: →*Iridenkleisis*

I|ris|ent|fer|nung *f*: →*Iridektomie*

I|ris|fal|ten *pl* (Ⓔ iridial folds): ***Syn:*** *Plicae iridis*; radiale Fältelung des Epithels der Rückseite des Pupillenrandes [Margo pupillaris] der Iris

I|ris flo|ren|ti|na *f*: →*Schwertlilie*

I|ris ger|ma|ni|ca *f*: →*Schwertlilie*

I|ris|her|nie *f*: →*Iridoptose*

I|ris|in|farkt *m* (Ⓔ iris infarction): *s.u. Essay Glaukom S. 797*

I|ris|ko|lo|bom *nt* (Ⓔ iridocoloboma): ***Syn:*** *Coloboma iridis*; angeborene Spaltbildung der Iris; in seltenen Fällen kann die Iris vollständig fehlen [Aniridie]

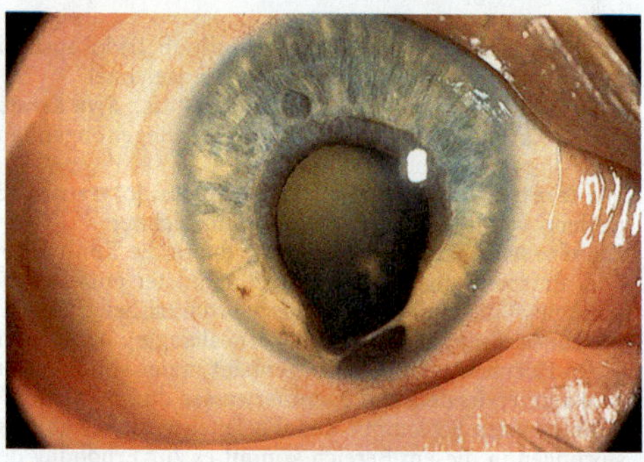

Abb. I46. Iriskolobom

I|ris|läh|mung *f*: →*Iridoplegie*

I|ris|me|la|nom *nt* (Ⓔ melanoma of the iris): *s.u. Iristumoren*

I|ris pal|li|da *f*: →*Schwertlilie*

I|ris|pro|laps *m*: →*Iridoptose*

I|ris|re|sek|ti|on *f*: →*Iridektomie*

I|ris|riss *m*: →*Iridorrhexis*

I|ris|schlot|tern *nt*: →*Iridodonesis*

I|ris|schmerz *m* (Ⓔ iridalgia): Iridalgie*

Iris|schnitt *f*: →*Iridotomie*

I|ris|stro|ma *nt* (Ⓔ stroma of iris): ***Syn:*** *Stroma iridis*; aus weichem Bindegewebe aufgebaute Hauptmasse der Regenbogenhaut [Iris*]

I|ris|tu|mo|ren *pl* (Ⓔ iris tumors): gutartige [Pigmentnävus] oder bösartige [Melanom] Tumoren der Regenbogenhaut; das maligne Melanom der Iris [**Irismelanom**] oder des Ziliarkörpers [Ziliarkörpermelanom] ist selten, und wird wegen der exponierten Lage meist früh entdeckt; die **Therapie** besteht in Iridektomie* oder Iridozyklektomie* bei kleineren Tumoren, bei größeren Tumoren muss das Auge vollständig entfernt werden [Enukleation*]

I|ris|wur|zel *f* (Ⓔ iris root): ***Syn:*** *Iridis rhizoma, Schwertlilienwurzelstock, Veilchenwurzel*; *s.u. Schwertlilie*

I|ris|zys|te *f* (Ⓔ iris cyst): angeborene oder erworbene Zyste

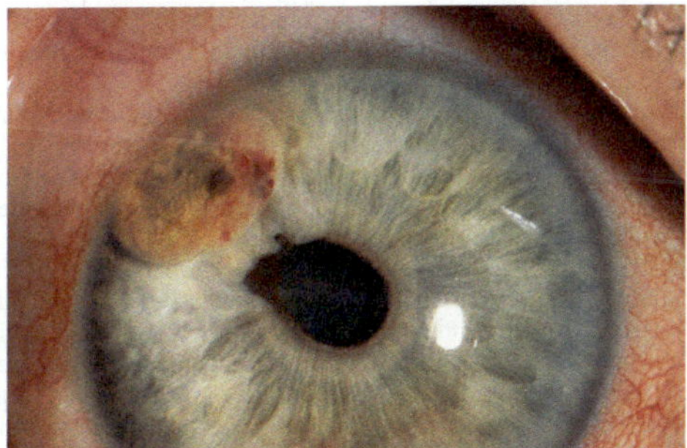

Abb. I47. Iristumoren. Malignes Melanom der Iris

der Regenbogenhaut [Iris]

I|ri|tis *f, pl* **-ti|den** (Ⓔ iritis): ***Syn:*** *Regenbogenhautentzündung*; Entzündung der Regenbogenhaut [Iris]; tritt selten isoliert auf, sondern ist meist Teilaspekt einer Iridozyklitis*; **Therapie:** Weitstellung der Pupille [Mydriatika], nicht-steroidale Entzündungshemmer, Corticosteroide als Augentropfen oder in schweren Fällen systemisch

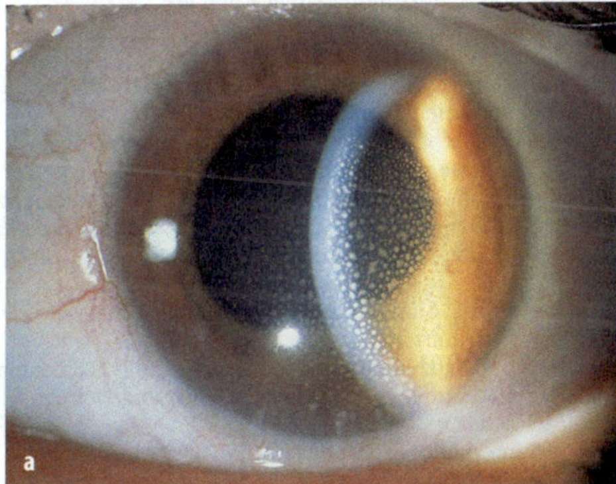

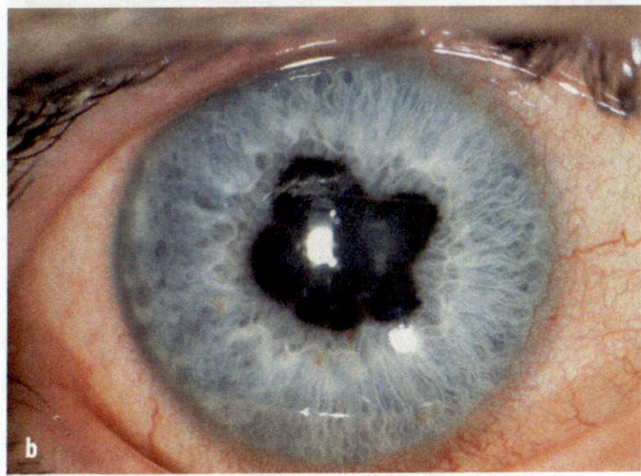

Abb. I48. Iritis. **a** Weiß-graue Präzipitate der Hirnhautrückfläche bei Iritis, **b** Kleeblattpupille durch Synechien zwischen Linse und Iris

i|ri|tisch *adj* (Ⓔ iritic): Regenbogenhautentzündung/Iritis betreffend, von ihr betroffen oder gekennzeichnet

I|ri|to|mie *f*: →*Iridotomie*

IRK *Abk.*: Internationales Rotes Kreuz

IRKT *Abk.*: Immunreaktion vom klassischen Typ

IR-Licht *nt*: →*Infrarot*

IRMA *Abk.*: immunradiometrischer Assay

IRNS *Abk.*: informatorische Ribonucleinsäure

IRP *Abk.*: **1.** immunreaktives Proinsulin **2.** internationales Referenzpräparat **3.** isovolumetrische Relaxationsphase

IRR *Abk.*: internationale Referenzreagenzien

Ir|ra|di|a|ti|on *f* (Ⓔ irradiation): (*Schmerz*) Ausstrahlung; (*Licht*) Ausstrahlung, Aussendung

ir|re|po|ni|bel *adj* (Ⓔ irreducible): (*Hernie*) nicht reponierbar, (*Fraktur*) nicht einrenkbar

ir|res|pi|ra|bel *adj* (Ⓔ irrespirable): nicht einatembar

ir|re|ver|si|bel *adj* (Ⓔ irreversible): nicht umkehrbar, nur in einer Richtung verlaufend; nicht rückgängig zu machen

Ir|ri|gans *nt, pl* **-gan|zi|en, -gan|ti|en** (Ⓔ irrigation): (Spül-)Lösung

Ir|ri|ga|ti|on *f* (Ⓔ irrigation): (Aus-, Durch-)Spülung, Spülen

Ir|ri|ga|tor *m* (Ⓔ irrigator): Spülkanne

ir|ri|ta|bel *adj* (Ⓔ irritable): reizbar, erregbar

irritable bowel syndrome *nt*: →*Colon irritabile*

Ir|ri|tans *nt, pl* **-tan|zi|en, -tan|ti|en** (Ⓔ irritant): Reizstoff, Reizmittel

Ir|ri|ta|tio *f, pl* **-ti|o|nes** (Ⓔ irritation): Reiz, Reizung, Reizen

ir|ri|ta|tiv *adj* (Ⓔ irritative): als Reiz wirkend, erregend

IRS *Abk.*: **1.** immunreaktives Somatostatin **2.** Immunreaktivitäts-Score

IRSB *Abk.*: inkompletter Rechtsschenkelblock

IRT *Abk.*: **1.** immunreaktives Trypsin **2.** Inversion-Recovery-Technik

IRT/DNA-Test *m* (Ⓔ IRT/DNA test): *s.u. zystische Fibrose*

IRT-Test *m* (Ⓔ IRT test): *s.u. zystische Fibrose*

IRV *Abk.*: →*inspiratorisches Reservevolumen*

IRVT *Abk.*: Immunreaktion vom verzögerten Typ

IS *Abk.*: **1.** →*Immunserum* **2.** →*Immunsuppression* **3.** →*Immunsuppressivum* **4.** Insertionssequenz **5.** internationaler Standard **6.** →*intraspinal* **7.** Ischämie-Score

i.S. *Abk.*: im Serum

Is-, is- *präf.*: →*Iso-*

ISA *Abk.*: **1.** intravenöse Subtraktionsangiographie **2.** intrinsische sympathomimetische Aktivität

ISC *Abk.*: **1.** in-situ-carcinoma **2.** →*Interstitialzellen*

Isch-, isch- *präf.*: →*Ischio-*

Is|chä|mie *f* (Ⓔ ischemia): lokale Blutleere oder Minderdurchblutung durch eine Verminderung [**relative** oder **inkomplette Ischämie**] oder völlige Unterbindung [**absolute** oder **komplette Ischämie**] der arteriellen Blutzufuhr; oft reicht die Blutversorgung im Ruhezustand aus, bei [körperlicher/seelischer] Belastung kommt es aber zur Ausbildung einer klinischen Symptomatik [z.B. Angina* pectoris, Claudicatio* intermittens]; **akute Ischämie** ist u.a. die Ursache von Herzinfarkt* und Schlaganfall*

retinale Ischämie: →*okuläres Ischämiesyndrom*

Is|chä|mie|pha|se *f* (Ⓔ ischemic phase): ***Syn:*** *ischämische Phase*; Phase der akuten Ischämie* des Stratum* functionale der Gebärmutterschleimhaut unmittelbar vor dem Beginn der Monatsblutung; *s.a. Endometrium*

Is|chä|mie|syn|drom *nt* (Ⓔ ischemic syndrome): Bezeichnung für akute Ischämie* und die dadurch bedingten Symptome

okuläres Ischämiesyndrom (Ⓔ ischemia retinae): ***Syn:*** *retinale Ischämie*; durch eine chronische Ischämie bei Karotisstenose oder -verschluss verursachte Schädigung der Netzhaut mit oft typischen Fleckblutungen

Is|chä|mie|to|le|ranz *f* (Ⓔ ischemic tolerance): Fähigkeit eines Organs oder Gewebes eine vorübergehende, akute Ischämie ohne Dauerschaden zu tolerieren; variiert stark von Gewebe zu Gewebe oder Organ zu Organ [*Abb. I49*]

is|chä|misch *adj* (Ⓔ ischemic): Ischämie betreffend, von ihr betroffen oder gekennzeichnet, durch sie bedingt

Ischi-, ischi- *präf.*: →*Ischio-*

Is|chi|al|gie *f* (Ⓔ sciatica): ***Syn:*** *Ischias, Ischiassyndrom, Lumboischialgie, lumbales Wurzelsyndrom*; von der Kreuzbeingegend ausgehende, bis in die Fußspitzen ausstrahlende Schmerzen im Versorgungsgebiet des Nervus* ischiadicus; je nach der Höhe der Wurzelreizung unterscheidet man klinisch zwischen **hohem lumbalen Wurzelsyndrom** [Reizung von $L_{3/4}$], **L_5-Ischialgie** und **S_1-Ischialgie**; **Klinik:** segmental ausstrahlende Schmerzen, dermatomabhängige Sensibilitätsstörungen, Störungen der Motorik, Reflexstörungen, positives Lasègue*-Zeichen, skoliotische Fehlhaltung [Vanzetti*-Zeichen]; **Therapie:** konservative Behandlung [Bettruhe, Wärmeapplikation, Massage, Elektrotherapie, Analgetika]; Traktion, evtl. Orthesen; bei Bandschei-

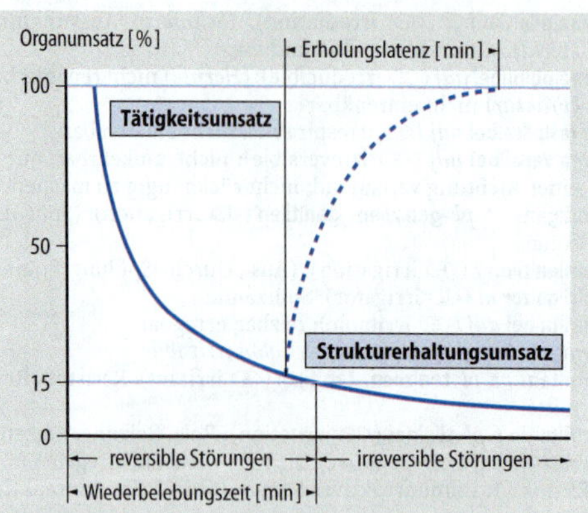

Abb. I49. Ischämietoleranz. Zellumsatz nach akuter ischämischer Anoxie. *gestrichelte Kurve* = Erholung nach rechtzeitiger Wiederherstellung einer Normoxie

benprolaps* u.U. operative Behandlung

Is|chi|as *f/m*: →*Ischialgie*

Is|chi|as|nerv *m*: →*Nervus ischiadicus*

Is|chi|as|syn|drom *nt*: →*Ischialgie*

is|chi|a|tisch *adj* (Ⓔ ischiatic): Sitzbein betreffend, zum Sitzbein gehörend

Ischio-, ischio- *präf.*: Wortelement mit der Bedeutung „Hüfte/Sitzbein/Ischium"

is|chi|o|a|nal *adj* (Ⓔ ischioanal): Sitzbein und After/Anus betreffend oder verbindend

is|chi|o|bul|bär *adj* (Ⓔ ischiobulbar): Sitzbein und Bulbus penis betreffend

is|chi|o|fe|mo|ral *adj* (Ⓔ ischiofemoral): Sitzbein und Oberschenkel/Femur betreffend oder verbindend

is|chi|o|fi|bu|lär *adj* (Ⓔ ischiofibular): Sitzbein und Wadenbein/Fibula betreffend

Is|chi|o|ka|ver|no|sus *m*: →*Musculus ischiocavernosus*

is|chi|o|kok|zy|ge|al *adj* (Ⓔ ischiococcygeal): Sitzbein und Steißbein/Os coccygis betreffend oder verbindend

Is|chi|o|pa|gus *m* (Ⓔ ischiopagus): Doppelmissbildung mit Verschmelzung im Beckenbereich

is|chi|o|pe|ri|ne|al *adj* (Ⓔ ischioperineal): Sitzbein und Damm/Perineum betreffend oder verbindend

is|chi|o|rek|tal *adj* (Ⓔ ischiorectal): Sitzbein und Mastdarm/Rektum betreffend oder verbindend

is|chi|o|sa|kral *adj* (Ⓔ ischiosacral): Sitzbein und Kreuzbein/Os sacrum betreffend oder verbindend

is|chi|o|va|gi|nal *adj* (Ⓔ ischiovaginal): Sitzbein und Scheide/Vagina betreffend

is|chi|o|ver|te|bral *adj* (Ⓔ ischiovertebral): Sitzbein und Wirbelsäule/Columna vertebralis betreffend

Is|chi|o|ze|le *f* (Ⓔ ischiocele): ***Syn:*** *Beckenhernie, Hernia ischiadica*; Hernie* mit Foramen ischiadicum majus oder minus als Bruchpforte

Is|chi|um *nt, pl* **Is|chia** (Ⓔ ischium): ***Syn:*** *Sitzbein, Os ischii*; den hinteren unteren Teil des Hüftbeins [Os* coxae] bildender Knochen, der mit seinem Körper [Corpus* ossis ischii] auch den hinteren Teil der Hüftpfanne [Acetabulum*] bildet; der **Sitzbeinast** [Ramus ossis ischii] vereinigt sich mit dem unteren Schambeinast [Ramus* inferior ossis pubis] und bildet so das Foramen* obturatum; **Sitzbeinstachel** [Spina ischiadica] und **Sitzbeinhöcker** [Tuber ischiadicum] begrenzen die flache Incisura* ischiadica minor

Isch|u|ria *f*: →*Ischurie*

Ischuria paradoxa (Ⓔ paradoxical incontinence): andauerndes Harntröpfeln bei Blasenentleerungsstörungen; häufiges Symptom bei Prostatahypertrophie*

Isch|u|rie *f* (Ⓔ ischuria): ***Syn:*** *Harnverhaltung, Harnsperre, Harnretention, Ischuria*; akutes oder chronisches Unvermögen, die Blase spontan zu entleeren; *s.a. Harnverhaltung*

isch|u|risch *adj* (Ⓔ ischuretic): Ischurie betreffend, von ihr betroffen oder gekennzeichnet

ISCOM *Abk.*: immunstimulierender Komplex

ISD *Abk.*: →*Isosorbiddinitrat*

ISDN *Abk.*: →*Isosorbiddinitrat*

ISE *Abk.*: **1.** inneres Saumepithel **2.** ionenselektive Elektrode

ISF *Abk.*: interstitielle Flüssigkeit

ISG *Abk.*: **1.** →*Iliosakralgelenk* **2.** Immunserumglobulin

ISH *Abk.*: isolierte systolische Hypertonie

Ishihara: Shinobu Ishihara; 1879–1963; japanischer Augenarzt

Ishihara-Tafeln *pl* (Ⓔ Ishihara plates): ***Syn:*** *Ishihara-Farbtafeln*; Testtafeln zur Diagnose von Farbensinnstörungen* [*Abb. I51*]

ISI *Abk.*: **1.** Initial Slope Index **2.** Interstimulus-Intervall

ISMN *Abk.*: →*Isosorbidmononitrat*

-ismus *suf.*: Wortelement mit der Bedeutung **1.** „Leiden/Krankheit(skomplex)" **2.** „Lehre/Lehrmeinung/Doktrin"

ISN *Abk.*: →*Inosin*

ISO *Abk.*: International Standardization Organization

Iso-, iso- *präf.*: Wortelement mit der Bedeutung „gleich"

I|so|ag|glu|ti|nin *nt* (Ⓔ isoagglutinin): ***Syn:*** *Alloagglutinin*; Alloantikörper* gegen Antigene der ABNull-Blutgruppen

I|so|a|lan|to|lac|ton *nt* (Ⓔ isoalantolactone): *s.u. Alant*

I|so|an|ti|gen *nt* (Ⓔ isoantigen): ***Syn:*** *Alloantigen*; Antigen* von einem Individuum der gleichen Species

I|so|an|ti|kör|per *m* (Ⓔ isoantibody): ***Syn:*** *Alloantikörper*; An-

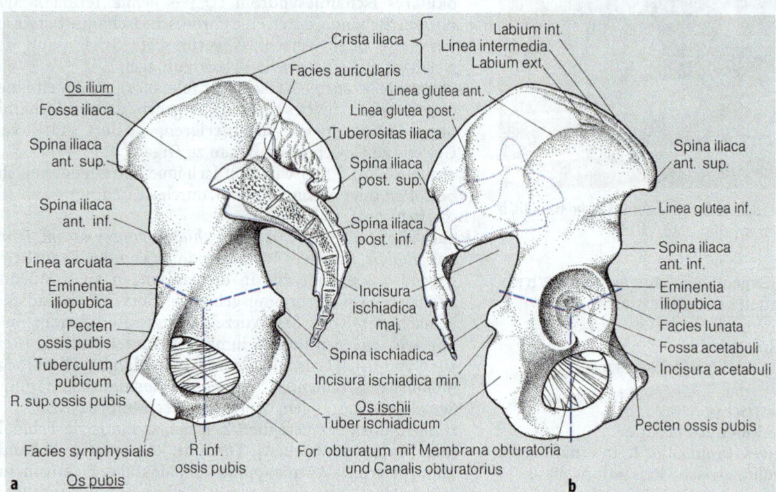

Abb. I50. Rechtes Hüftbein. **a** von innen, **b** von außen

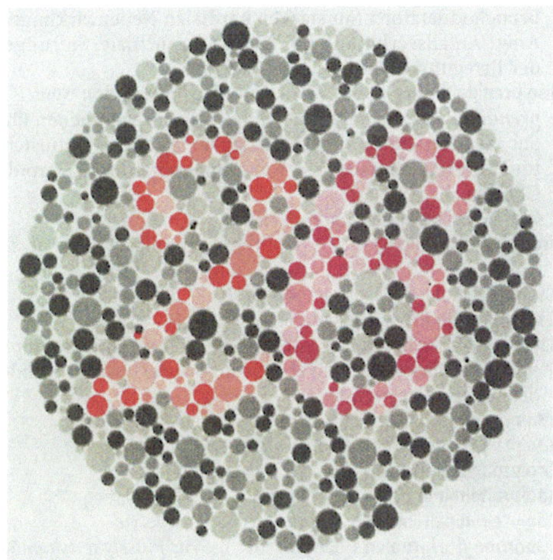

Abb. I51. Ishihara-Tafel. Farbtüchtige lesen 26, Rotblinde nur 6, Grünblinde nur 2

tikörper* gegen ein Isoantigen*

i|so|bar *adj* (Ⓔ isobaric): mit gleichem oder gleich bleibendem Druck

I|so|ba|ren *pl* (Ⓔ **1.–2.** isobars): **1.** (*chem.*) Isotope* mit gleicher Massenzahl aber verschiedener Ordnungszahl **2.** (*physik.*) Punkte gleichen Druckes verbindende Linien

I|so|bu|tyl|hy|dro|chlo|ro|thi|a|zid *nt* (Ⓔ buthiazide): ***Syn:*** *Thiabutazid, Butizid*; Saluretikum*; **Ind.**: Ödeme bei Herzinsuffizienz, Niereninsuffizienz; **NW**: Hypokaliämie*, Erhöhung von Blutzucker- und Harnsäurespiegel

I|so|chi|no|lin *nt* (Ⓔ isoquinoline): ***Syn:*** *3,4-Benzopyridin, 2-Benzacin*; im Steinkohlenteer vorkommende Base; Grundgerüst der **Isochinolinalkaloide**

I|so|chi|no|lin|al|ka|lo|i|de *pl* (Ⓔ isoquinolone alkaloids): große Gruppe von Alkaloiden* mit Isochinolin als Grundgerüst; dazu gehören z.B. die Opium- und Curarealkaloide

i|so|chor *adj* (Ⓔ isochoric): ***Syn:*** *isovolumetrisch*; bei oder mit konstantem Volumen

i|so|chrom *adj* (Ⓔ isochromatic): ***Syn:*** *isochromatisch*; farbtonrichtig, gleichfarbig; gleichmäßig gefärbt

i|so|chro|ma|tisch *adj*: *→ isochrom*

i|so|chron *adj* (Ⓔ isochronous): gleich lang dauernd, von gleicher Dauer

I|so|co|na|zol *nt* (Ⓔ isoconazole): Antibiotikum*, Antimykotikum* mit Wirkung gegen Candida*-Species, Dermatophyten und Schimmelpilze

I|so|cor|tex *m* (Ⓔ isocortex): ***Syn:*** *Isokortex*; aus sechs Schichten [Lamina molecularis, Lamina granularis externa, Lamina pyramidalis externa, Lamina granularis interna, Lamina pyramidalis interna, Lamina multiformis] bestehender junger Teil der Großhirnrinde [Cortex* cerebri]

i|so|cy|clisch *adj*: *→ isozyklisch*

I|so|dak|ty|lie *f* (Ⓔ isodactylism): gleiche Länge aller Finger

I|so|do|se *f* (Ⓔ isodose): ***Syn:*** *Isodosenkurve*; Linie, die alle Punkte mit gleicher Dosis in einer graphischen Darstellung verbindet

I|so|do|sen|kur|ve *f*: *→ Isodose*

I|so|dul|cit *f* (Ⓔ isodulcite): ***Syn:*** *L-Rhamnose, 6-Desoxy-L-mannose*; in verschiedenen Glykosiden* vorkommende Desoxyhexose*

i|so|dy|na|misch *adj* (Ⓔ isodynamic): mit gleicher Bewegungsenergie

i|so|e|lek|trisch *adj* (Ⓔ isoelectric): bei oder mit gleich bleibendem elektrischen Potenzial

i|so|e|ner|ge|tisch *adj* (Ⓔ isoenergetic): mit gleicher Energie

I|so|en|zy|me *pl* (Ⓔ isoenzymes): ***Syn:*** *Isozyme*; Enzyme, die mit dem gleichen Substrat reagieren, sich aber in ihrer Struktur unterscheiden; sie unterscheiden sich auch in ihrer Aktivität und ihrem Verhalten gegenüber Hemmstoffen und Substratanaloga; von besonderem Interesse sind die Isoenzyme von Enzymen, die in verschiedenen Geweben in verschiedener Konzentration vorkommen und deren Aktivität im Gewebe oder Blutplasma Rückschluss auf Erkrankungen erlaubt; ein klassisches Beispiel ist die **Creatinkinase**, die in drei Isoformen vorkommt: CK-BB [**Hirntyp**], CK-MM [**Skelettmuskeltyp**] und CK-MB [**Herzmuskeltyp**]; CK-MB wird zur Diagnose und Verlaufsbeobachtung des Herzinfarkts verwendet

I|so|fla|va|ne *pl* (Ⓔ isoflavanes): natürlich vorkommende Flavonoide*; Bestandteil von Glykosiden*

I|so|fla|vo|ne *pl* (Ⓔ isoflavones): natürlich vorkommende Flavonoide*; Bestandteil von Glykosiden*

I|so|fla|vo|no|i|de *pl* (Ⓔ isoflavonoids): natürlich vorkommende Flavonoide*; Bestandteil von Glykosiden*

I|so|flu|ran *nt* (Ⓔ isoflurane): als Allgemeinanästhetikum verwendeter halogenierter Kohlenwasserstoff [Chlor-Trifluoräthyldifluormethyläther]; Isomer von Enfluran*; gute hypnotische und sehr gute muskelrelaxierende Wirkung, schwache analgetische Wirkung

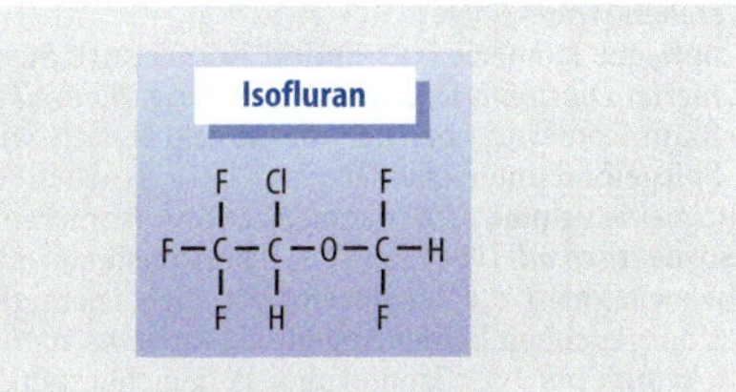

Abb. I52. Isofluran

i|so|gen *adj* (Ⓔ isogeneic): ***Syn:*** *syngen, isogenetisch, syngenetisch*; artgleich und genetisch identisch

I|so|ge|ne|se *f* (Ⓔ isogenesis): Übereinstimmung der Entwicklung

i|so|ge|ne|tisch *adj*: *→ isogen*

I|so|hä|mo|ly|se *f* (Ⓔ isohemolysis): Hämolyse* durch Isohämolysin*

I|so|hä|mo|ly|sin *nt* (Ⓔ isohemolysin): Isoantikörper*, der zur Auflösung von roten Blutkörperchen führt

i|so|hä|mo|ly|tisch *adj* (Ⓔ isohemolytic): Isohämolyse betreffend, durch Isohämolyse gekennzeichnet

I|so|hy|drie *f* (Ⓔ isohydria): Konstanz der Wasserstoffionenkonzentration

I|so|im|mu|ni|sie|rung *f* (Ⓔ isoimmunization): ***Syn:*** *Alloimmunisierung*; durch ein Isoantigen* ausgelöste Antikörperbildung

I|so|im|mun|se|rum *nt, pl* **-se|ren**: *→ Isoserum*

I|so|i|o|nie *f* (Ⓔ normal electrolyte balance): Konstanz der Ionenzusammensetzung

i|so|i|o|nisch *adj* (Ⓔ isoionic): mit gleicher Ionenzusammensetzung wie das Blut(plasma)

i|so|ka|lo|risch *adj* (Ⓔ isocaloric): ***Syn:*** *äquikalorisch*; mit gleichem kalorischen Wert

I|so|ko|rie *f* (Ⓔ isochoria): gleiche Pupillenweite beider Augen; *s.a. Anisokorie*

I|so|kor|tex *m*: *→ Isocortex*

I|so|leu|cin *nt* (Ⓔ isoleucine): ***Syn:*** *Isoleuzin*; essentielle, proteinogene Aminosäure* mit apolarer Seitenkette; der tägliche Bedarf beträgt 111 mg/kg Körpergewicht für Kinder und 10 mg/kg Körpergewicht für Erwachsene; *s.a. Ahornsirup-Krankheit*

I|so|leu|zin *nt*: *→ Isoleucin*

i|so|log *adj* (Ⓔ isologous): ***Syn:*** *homolog*; genetisch identisch, artgleich

I|so|ly|se *f* (Ⓔ isolysis): Zellauflösung durch Isolysine*

I|so|ly|sin *nt* (Ⓔ isolysin): eine Zellauflösung bewirkender Isoantikörper*

i|so|ly|tisch *adj* (Ⓔ isolytic): Isolyse betreffend, Isolyse auslösend

I|so|mal|to|se *f* (Ⓔ isomaltose): aus zwei Glucose-Einheiten aufgebautes Disaccharid*; Bestandteil von Stärke*, Amylopektin* und Glykogen*

i|so|mer *adj* (Ⓔ isomeric): Isomerie betreffend, von ihr gekennzeichnet

I|so|me|ra|se *f* (Ⓔ isomerase): Enzym*, das die Umwandlung von natürlich vorkommenden isomeren Formen ineinander ermöglicht; wichtige Enzyme sind Aldose-Ketose-Isomerasen und Epimerasen*

I|so|me|re *pl* (Ⓔ isomers): Moleküle mit unterschiedlicher Struktur bei gleicher Summenformel; *s.a. Isomerie*

I|so|me|rie *f* (Ⓔ isomerism): unterschiedliche Struktur von Molekülen mit gleicher Summenformel; man unterscheidet: **Strukturisomerie**: gleiche Summenformel, aber verschiedene Strukturformel, z.B. primäre, sekundäre und tertiäre Alkohole* **Raumisomerie** oder **Stereoisomerie**: gleiche Summenformel und Strukturformel, aber unterschiedliche räumliche Anordnung; besteht aus den Unterformen geometrische Isomerie* und optische Isomerie*
geometrische Isomerie (Ⓔ geometric isomerism): ***Syn:*** *cis-trans-Isomerie*; Isomerie, bei der durch eine Doppelbindung getrennte Substituenten entweder auf derselben Seite des Moleküls [**cis-Form**] oder auf entgegengesetzten Seiten stehen [**trans-Form**]
optische Isomerie (Ⓔ optical isomerism): ***Syn:*** *Diastereomerie, Diastomerie, Diastereoisomerie, Spiegelbildisomerie*; Raumisomerie*, bei der die Moleküle sich wie Bild und Spiegelbild unterscheiden

I

I|so|me|rie|sie|rung *f* (Ⓔ isomerization): Isomerenbildung

i|so|me|trisch *adj* (Ⓔ isometric): bei konstanter Länge

I|so|me|tro|pie *f* (Ⓔ isometropia): Gleichsichtigkeit/Refraktionsgleichheit beider Augen; *s.a. Anisometropie*

i|so|morph *adj* (Ⓔ isomorphous): gleichgestaltig, von gleicher Form und Gestalt

I|so|ni|a|zid *nt* (Ⓔ isoniazid): ***Syn:*** *Isonikotinsäurehydrazid, Isonicotinsäurehydrazid, Pyridin-4-carbonsäurehydrazid*; Tuberkulostatikum* mit Wirkung auf schnell wachsende Tuberkulosebakterien; wirkt tuberkulostatisch und in hoher Konzentration auch tuberkulozid; da es bei Monotherapie rasch zur Resistenzentwicklung kommt, wird es nur in Kombination mit anderen Tuberkulostatika [Ethambutol*, Streptomycin*] eingesetzt; *s.a. Essay Tuberkulose S. 2171*

I|so|ni|a|zid|neu|ro|pa|thie *f* (Ⓔ isoniazid neuropathy): ***Syn:*** *INH-Polyneuropathie, Isoniazidpolyneuropathie*; meist mehrere Nerven betreffende Schädigung nach Therapie mit Isoniazid*

I|so|ni|a|zid|po|ly|neu|ro|pa|thie *f*: → *Isoniazidneuropathie*

I|so|ni|co|tin|säu|re|hy|dra|zid *nt*: → *Isoniazid*

I|so|ni|pe|ca|in *nt*: → *Pethidin*

i|son|ko|tisch *adj* (Ⓔ isoncotic): ***Syn:*** *isoonkotisch*; mit gleichem onkotischen Druck

i|so|on|ko|tisch *adj*: → *isonkotisch*

i|so|os|mo|tisch *adj* (Ⓔ iso-osmotic): ***Syn:*** *isosmotisch*; mit gleichem osmotischen Druck

i|so|pe|ris|tal|tisch *adj* (Ⓔ isoperistaltic): mit gleich gerichteter Peristaltik

i|so|phän *adj* (Ⓔ isophenic): mit gleichem äußeren Erscheinungsbild

I|so|phan|in|su|lin *nt* (Ⓔ isophane insulin): ***Syn:*** *Insulinum isophanum, NPH-Insulin, Neutral-Protamin-Hagedorn-Insulin*; kristalliner Insulin-Protamin-Komplex; Intermediärinsulin, d.h. Verzögerungsinsulin mit mittellanger Wirkungsdauer [10–22 h]; *s.a. Essay Diabetes mellitus S. 481*

I|so|pie *f* (Ⓔ isopia): gleiche Sehschärfe beider Augen

I|so|plas|tik *f*: → *Isotransplantation*

I|so|preg|ne|non *nt*: → *Dydrogesteron*

I|so|pren *nt* (Ⓔ isoprene): ***Syn:*** *2-Methyl-1,3-butadien*; Grundkörper zahlreicher natürlicher und künstlicher Polymere [Kautschuk, Vitamin* A, Steroide*, Cholesterin*]

$CH_2{=}C(CH_3){-}CH{=}CH_2$

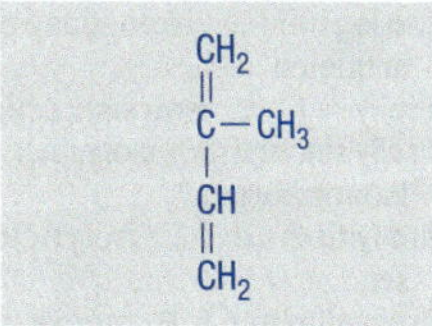

Abb. 153. Isopren

I|so|pre|na|lin *nt* (Ⓔ isoprenaline): ***Syn:*** *Isopropydin, Isoproterenol, Isopropylnoradrenalin*; Antiasthmatikum*, Antipruriginosum*, Bronchodilatator* mit starken kardialen Nebenwirkungen; **Anw.**: Anfallsverhütung bei Asthma bronchiale, Störungen der Erregungsüberleitung des Herzens

I|so|pren|de|ri|va|te *pl* (Ⓔ isoprenoid compounds): ***Syn:*** *Isoprenlipide*; durch Polymerisation von Isopreneinheiten und Substitution funktioneller Gruppen erhaltene natürliche und künstliche Lipide [z.B. Kautschuk, Vitamin A, Steroide, Cholesterin]

I|so|pren|li|pi|de *pl*: → *Isoprenderivate*

Isoprenol-Glykolipide *pl* (Ⓔ isoprenol-glycolipids): *s.u. Glykolipide*

I|so|pro|pa|nol *nt*: → *Isopropylalkohol*

I|so|pro|py|din *nt*: → *Isoprenalin*

I|so|pro|pyl|al|ko|hol *m* (Ⓔ isopropyl alcohol): ***Syn:*** *Isopropanol*; sekundärer Alkohol; als Lösungsmittel und zur Händedesinfektion verwendet

I|so|pro|pyl|an|ti|py|rin *nt*: → *Propyphenazon*

I|so|pro|pyl|nor|a|dre|na|lin *nt*: → *Isoprenalin*

I|so|pro|pyl|phen|a|zon *nt*: → *Propyphenazon*

I|so|pro|te|re|nol *nt*: → *Isoprenalin*

I|so|pte|ren|pe|ri|me|trie *f*: → *kinetische Perimetrie*

I|sor|rhoe *f*, *pl* **-rho|en** (Ⓔ isorrhea): ***Syn:*** *Flüssigkeitshomöostase*; Konstanz des Flüssigkeitshaushaltes/der Wasserbilanz

I|so|sen|si|bi|li|sie|rung *f* (Ⓔ isosensitization): ***Syn:*** *Allosensibilisierung*; Sensibilisierung durch Isoantigene*

I|so|se|rum *nt*, *pl* **-se|ren** (Ⓔ isoserum): ***Syn:*** *Isoimmunserum*; Isoantikörper* enthaltendes Antiserum

i|so|se|xu|ell *adj* (Ⓔ isosexual): gleichgeschlechtlich

is|os|mo|tisch *adj*: → *isoosmotisch*

I|so|sor|bid|di|ni|trat *nt* (Ⓔ isosorbide dinitrate): ***Syn:*** *1,4:3,6-Dianhydro-D-glucitol-dinitrat*; organisches Nitrat*; Vasodilatator*; verbessert den Wirkungsgrad der Herzarbeit und senkt den Sauerstoffbedarf des Myokards; **Anw.**: Angina* pectoris, Myokardinfarkt*, Lungenödem*, hypertone Krise*

I|so|sor|bid|mo|no|ni|trat *nt* (Ⓔ isosorbide mononitrate): ***Syn:*** *1,4:3,6-Dianhydro-D-glucitol-5-nitrat, Isosorbid-5-nitrat*; organisches Nitrat*; Vasodilatator*; verbessert den Wirkungsgrad der Herzarbeit und senkt den Sauerstoffbedarf des Myokards; **Anw.**: Angina* pectoris, Myokardinfarkt*, Lungenödem*, hypertone Krise*

Isosorbid-5-nitrat *nt*: → *Isosorbidmononitrat*

I|so|spo|ra *f* (Ⓔ Isospora): zu den Kokzidien* gehörende Darmparasiten, die fäkal-oral übertragen werden
Isospora belli (Ⓔ Isospora belli): *s.u. Isosporose*
Isospora hominis (Ⓔ Isospora hominis): *s.u. Isosporose*

I|so|spo|ri|a|sis *f*, *pl* **-ses**: → *Isosporose*

I|so|spo|ro|se *f* (Ⓔ isosporosis): ***Syn:*** *Isosporainfektion, Isosporiasis*; seltene, meist nur in den Tropen oder bei AIDS-Patienten vorkommende Durchfallerkrankung durch **Isospora belli** oder **Isospora hominis**; **Therapie**: Trimethoprim-Sulfamethoxazol*

I|so|sthe|nu|rie *f* (Ⓔ isosthenuria): ***Syn:*** *Harnstarre*; Ausscheidung von Harn mit konstantem spezifischem Gewicht [1,010–1,012 g/ml]; beruht auf einer mangelnden Konzentrierungsfähigkeit der Niere bei Niereninsuffizienz*

i|so|therm *adj* (Ⓔ isothermal): bei konstanter Temperatur verlaufend, gleichwarm

I|so|ther|mie *f* (Ⓔ isothermia): Konstanz der Körpertemperatur

i|so|ton *adj* (Ⓔ isotonic): ***Syn:*** *isotonisch*; mit oder von gleichem osmotischen Druck (wie das Blut)

I|so|to|nie *f* (Ⓔ isotonia): Konstanz des osmotischen Druckes

i|so|to|nisch *adj*: → *isoton*

i|so|top *adj* (Ⓔ isotopic): Isotop(e) betreffend

I|so|to|pe *pl* (Ⓔ isotopes): Atome mit gleicher Ordnungszahl, aber unterschiedlicher Neutronenzahl

I|so|to|pen|lym|pho|gra|phie *f*: → *Lymphoszintigraphie*

I|so|to|pen|mye|lo|gra|phie *f*: → *Myeloszintigraphie*

I|so|to|pen|ne|phro|gramm *nt* (Ⓔ radioisotope nephrography): bei der Nierenszintigraphie* erhaltenen Aufnahme

I|so|to|pen|ne|phro|gra|phie *f*: → *Nierenszintigraphie*

I|so|trans|plan|tat *nt* (Ⓔ isotransplant): ***Syn:*** *isogenes/syngenes/syngenetisches/isogenetisches Transplantat*; artgleiches und genetisch identisches Transplantat, z.B. von eineiigen

Zwillingen

I|so|trans|plan|ta|ti|on *f* (Ⓔ isotransplantation): ***Syn:*** *isologe/isogene/isogenetische/syngene/syngenetische Transplantation, Isoplastik*; plastische Operation mit Übertragungen von artgleichem und genetisch identischem [isogenem] Gewebe

I|so|tre|ti|no|in *nt* (Ⓔ isotretinoin): ***Syn:*** *13-cis-Vitamin-A-Säure, 13-cis-Retinsäure*; Aknetherapeutikum

i|so|trop *adj* (Ⓔ isotropic): einfachbrechend

I|so|va|le|ri|an|a|zid|ä|mie *f* (Ⓔ isovalericacidemia): autosomal-rezessive Enzymopathie mit erhöhtem Isovaleriansäurespiegel im Blut, Ketoazidose*, Erbrechen und evtl. Koma; **Therapie**: leucinarme Diät

I|so|va|le|ri|an|säu|re *f* (Ⓔ isovaleric acid): verursacht den typischen Geruch von Baldrian*

I|so|vol|ä|mie *f* (Ⓔ isovolumia): ***Syn:*** *Volumenkonstanz*; von Körper angestrebte Konstanz des Blutvolumens

i|so|vo|lu|me|trisch *adj* (Ⓔ isovolumetric): ***Syn:*** *isochor*; bei oder mit konstantem Volumen

I|sox|su|prin *nt* (Ⓔ isoxsuprine): β-Sympathomimetikum*, peripherer Vasodilatator*; **Anw.**: zentrale und periphere Durchblutungsstörungen

i|so|zy|klisch *adj* (Ⓔ isocyclic): ***Syn:*** *homozyklisch, homocyclisch, isocyclisch*; (*Ringmolekül*) nur aus Atomen eines Elements bestehend

I|so|zy|me *pl*: →*Isoenzyme*

I|so|zy|to|se *f* (Ⓔ isocytosis): ***Syn:*** *Normozytose*; Vorkommen gleich großer, normal gefärbter Erythrozyten* im Blutbild

ISP *Abk.*: **1.** insulinspezifische Protease **2.** Interspinalebene **3.** intrazelluläre Serinproteinase **4.** →*Isoprenalin* **5.** →*Isoproterenol*

Is|pen|kraut *nt*: →*Ysopkraut*

ISR *Abk.*: **1.** individualspezifische Reaktion **2.** Interskapularraum **3.** interstitieller Raum

ISS *Abk.*: →*Isoxsuprin*

IST *Abk.*: **1.** Insulinschocktherapie **2.** Intelligenzstruktur-Test

ISTA *Abk.*: Isthmusstenose der Aorta

Isthm-, isthm- *präf.*: Wortelement mit der Bedeutung „Verengung/Isthmus"

Isth|mek|to|mie *f* (Ⓔ isthmectomy): ***Syn:*** *Isthmusresektion*; operative Entfernung eines Organisthmus, z.B. des Schilddrüsenisthmus

Isth|mi|tis *f, pl* **-ti|den** (Ⓔ isthmitis): Entzündung der Rachenenge [Isthmus* faucium]; meist Teil einer akuten Pharyngitis* oder Angina*

isth|mi|tisch *adj* (Ⓔ isthmitic): Isthmitis betreffend, von ihr betroffen oder gekennzeichnet

Isth|mo|ple|gie *f* (Ⓔ isthmoplegia): ***Syn:*** *Schlundlähmung, Schlucklähmung*; vollständige oder partielle Lähmung der Muskeln von Zunge, Rachen und Kehlkopf; findet sich z.B. bei Bulbärparalyse*, Syringobulbie*; führt zu Schluckbeschwerden oder Lähmung mit Verschlucken und Aspiration in die Atemwege

Isth|mor|rha|phie *f* (Ⓔ isthmorrhaphy): bei Zervixinsuffizienz* durchgeführte Raffung des Isthmus* uteri durch Ausschneidung und Cerclage*

Isth|mus *m* (Ⓔ isthmus): schmale enge Verbindung, Verengung, Enge

Isthmus aortae (Ⓔ aortic isthmus): ***Syn:*** *Aortenisthmus, Aortenenge*; Einengung der Aorta* zwischen Aortenbogen [Arcus* aortae] und absteigender Aorta [Aorta* descendens]

Isthmus cartilaginis auricularis (Ⓔ isthmus of auricular cartilage): schmale Knorpelverbindung zwischen dem Ohrmuschelknorpel [Cartilago* auriculae] dem Knorpel des äußeren Gehörganges [Cartilago* meatus acustici]

Isthmus cingulatus: veraltet für →*Isthmus gyri cinguli*

Isthmus faucium (Ⓔ isthmus of fauces): ***Syn:*** *Schlundenge, Rachenenge*; Engstelle am Übergang von Mund- und Rachenhöhle zwischen den Gaumenbögen

Isthmus glandulae thyroideae (Ⓔ isthmus of thyroid): ***Syn:*** *Schilddrüsenisthmus*; die beiden Schilddrüsenlappen verbindende Gewebsbrücke vor der Luftröhre

Isthmus gyri cinguli (Ⓔ isthmus of cingulate gyrus): enge Stelle des Gyrus* cinguli

Isthmus prostatae (Ⓔ isthmus of prostate): ***Syn:*** *Prostataisthmus, Commissura prostatae*; die beiden Seitenlappen [Lobus* prostatae dexter et sinister] verbindender Mittelteil der Vorsteherdrüse [Prostata*]

Isthmus tubae auditivae (Ⓔ isthmus of auditory tube): ***Syn:*** *Tubenenge, Tubenisthmus, Isthmus tubae auditoriae*; engste Stelle der Ohrtrompete [Tuba* auditiva] am Übergang vom knorpeligen zum knöchernen Abschnitt

Isthmus tubae auditoriae: →*Isthmus tubae auditivae*

Isthmus tubae uterinae (Ⓔ isthmus of uterine tube): ***Syn:*** *Tubenenge, Tubenisthmus*; enger Abschnitt des Eileiters [Tuba* uterina] vor dem Eintritt in die Gebärmutter

Isthmus uteri (Ⓔ isthmus of uterus): ***Syn:*** *Gebärmutteristhmus, Uterusisthmus*; zwischen Gebärmutterhals [Cervix* uteri] und -körper [Corpus* uteri] liegender enger Abschnitt von ca. 0,5–1 cm Länge; *s.a. Uterus*

Isth|mus|re|sek|ti|on *f*: →*Isthmektomie*

Isth|mus|ste|no|se *f*: →*Aortenisthmusstenose*

I-Streifen *m* (Ⓔ I disk): ***Syn:*** *I-Bande, I-Zone, isotrope Bande*; *s.u. Muskelfaser*

Is|u|rie *f* (Ⓔ isuria): periodische Entleerung fast konstanter Harnmengen bei neurogenen Blasenstörungen

ISW *Abk.*: Interstitialwasser

IT *Abk.*: **1.** immunologische Toleranz **2.** →*Immunotoxin* **3.** →*Immuntherapie* **4.** →*Immuntoleranz* **5.** Inhalationstherapie **6.** →*intrathorakal* **7.** →*Intubation*

ITA *Abk.*: induzierte Thrombozytenaggregation

ITB *Abk.*: →*Ipratropiumbromid*

ITEC *Abk.*: intraglomeruläre Tubulusepithelzellen

I|te|ra|ti|on *f* (Ⓔ iteration): zwanghafte Wiederholung von Handlungen, Sätzen, Worten usw.

i|te|ra|tiv *adj* (Ⓔ iterative): (sich) wiederholend, verdoppelnd

ITF *Abk.*: →*Interferon*

ITGV *Abk.*: intrathorakales Gasvolumen

ITh *Abk.*: Intensivtherapie

i.th. *Abk.*: →*intrathekal*

I|thy|lor|do|sis *f, pl* **-ses**: →*Ithylordose*

I|thy|lor|do|se *f* (Ⓔ ithylordosis): ***Syn:*** *Ithylordosis, Ithyolordose, Ithyolordosis*; Lordose* ohne seitliche Verkrümmung

I|thy|o|ky|pho|se *f* (Ⓔ ithyokyphosis): ***Syn:*** *Ithyokyphosis*; Rückwärtsbiegung der Wirbelsäule

I|thy|o|lor|do|se *f*: →*Ithylordose*

I|thy|o|lor|do|sis *f, pl* **-ses**: →*Ithylordose*

-itis *suf.*: Wortelement mit der Bedeutung „Entzündung"

-itisch *suf.*: in Adjektiven verwendetes Wortelement mit der Bedeutung „entzündlich/entzündet"

ITN *Abk.*: **1.** Intratrachealnarkose **2.** →*Intubationsnarkose*

Ito: Minot Ito; japanischer Hautarzt im 20. Jahrhundert

Ito-Nävus *m* (Ⓔ Ito's nevus): ***Syn:*** *deltoido-akromiale Melanozytose, Nävus Ito, Naevus fuscocoeruleus acromiodeltoideus, Naevus fuscocoeruleus deltoideoacromialis*; meist angeborener melanozytärer Nävus* im Bereich der Schulter und des Oberkörpers; bedarf keiner Therapie, da keine Melanomentwicklung eintritt

Ito-Syndrom *nt* (Ⓔ hypomelanosis of Ito): ***Syn:*** *Incontinentia pigmenti achromians*; Oberbegriff für Erkrankungen mit angeborener streifiger Hypopigmentierung der Haut und verschiedenartigsten Begleitsymptomen, wie z.B. Makrozephalie*, Hypertelorismus*, Strabismus*, Hypertrophie einzelner Organe oder Körperteile, psychomotorischer Retardierung oder autistischem Verhalten

Ito-Zellen *pl* (Ⓔ Ito's cells): Fettspeicherzellen* der Leber

ITP *Abk.*: **1.** →*idiopathische thrombozytopenische Purpura* **2.** Inosintriphosphat **3.** intratubares Pessar

ITr *Abk.*: →*intratracheal*

I|tra|con|a|zol *nt* (Ⓔ itraconazole): Antimykotikum* mit breitem Wirkungsspektrum [Hefen, Sprosspilze, Dermatophyten, Schimmelpilze, Strahlenpilze]; **Anw.**: Pilzinfektionen der Haut und Nägel, systemische Mykosen, Pityriasis versicolor, Kryptokokkenmeningitis

ITT *Abk.*: Insulintoleranztest

I.U. *Abk.*: International Unit

i.u. *Abk.*: →*intrauterin*

5-IUDR *Abk.*: 5-Ioduracil-2'-desoxyribosid

IUFT *Abk.*: intrauteriner Fruchttod

IUG *Abk.*: Infusionsurogramm

IUI *Abk.*: →*intrauterine Insemination*
IUM *Abk.*: intrauterine Mangelentwicklung
IUP *Abk.*: →*Intrauterinpessar*
IUT *Abk.*: intrauterine Transfusion
IV *Abk.*: **1.** →*interventrikulär* **2.** →*intervertebral* **3.** →*intraventrikulär*
i.v. *Abk.*: →*intravenös*
IVC *Abk.*: **1.** inspiratorische Vitalkapazität **2.** intravenöse Cholangiographie **3.** intravenöses Cholangiogramm **4.** isovolumetrische Kontraktion
IVDSA *Abk.*: →*intravenöse digitale Subtraktionsangiographie*
Ivemark: Björn Ivemark; zeitgenössischer schwedischer Kinderarzt (Stockholm)
Ivemark-Syndrom *nt* (Ⓔ Ivemark's syndrome): ***Syn:*** *Milzagenesiesyndrom, Aspleniesyndrom*; angeborenes Fehlen der Milz in Kombination mit anderen Fehlbildungen [Situs inversus, Angiopathien, Lungen- und Herzfehlbildungen]; *s.a. Asplenie*
I|ver|mec|tin *nt* (Ⓔ ivermectin): ***Syn:*** *Hyvermectin*; Makrolidantibiotikum*, Anthelmintikum* mit starker Wirkung gegen Filarien
IVF *Abk.*: **1.** intravasale Flüssigkeit **2.** →*In-vitro-Fertilisation*
IVF/ET *Abk.*: In-vitro-Fertilisation plus Embryo-Transfer
IVGTT *Abk.*: intravenöser Glukosetoleranztest
IVH *Abk.*: Invaginationshöhle
IVI *Abk.*: **1.** →*intravenöse Infusion* **2.** isovolumetrischer Index
IVK *Abk.*: Indikatorverdünnungskurve
IVLD *Abk.*: intraventrikulärer Leitungsdefekt
IVP *Abk.*: intravenöses Pyelogramm
IVR *Abk.*: intravasaler Raum
IVRA *Abk.*: →*intravenöse Regionalanästhesie*
IVT *Abk.*: **1.** idiopathische ventrikuläre Tachykardie **2.** intravenöse Transfusion
i.vt. *Abk.*: →*intraventrikulär*
IVU *Abk.*: **1.** intravenöses Urogramm **2.** intravenöse Urographie
IWAAK *Abk.*: inkomplette Wärmeautoantikörper
Ix|o|des *m* (Ⓔ Ixodes): Gattung der Schildzecken*
Ixodes pacificus (Ⓔ Ixodes pacificus): in Nordamerika Überträger von u.a. Rickettsia* und Borrelia*
Ixodes ricinus (Ⓔ Ixodes ricinus): ***Syn:*** *Holzbock*; in Europa weit verbreitete Zeckenart, die zahlreiche Krankheitserreger [Rickettsia*, Borrelia*] übertragen kann
Ixodes scapularis (Ⓔ Ixodes scapularis): Zeckenart in Europa; kann zahlreiche Krankheitserreger [Rickettsia*, Borrelia*] übertragen
Ix|o|di|a|sis *f, pl* **-ses** (Ⓔ **1.–3.** ixodiasis): **1.** durch Zecken [Ixodidae*] hervorgerufene Erkrankung **2.** Zeckenbefall **3.** durch Zecken übertragene Erkrankung
Ix|o|di|dae *pl* (Ⓔ Ixodidae): ***Syn:*** *Schildzecken, Haftzecken*; blutsaugende Zecken von Vögeln, Säugetieren und Menschen, deren Körper mit chitinhaltigen Schilden bedeckt ist; spielen eine bedeutende Rolle als Krankheitsüberträger [Vektoren]
Ix|o|di|des *pl* (Ⓔ Ixodides): ***Syn:*** *Zecken*; blutsaugende Spinnentiere, die als Parasiten und Krankheitsüberträger wichtig sind; unterteilt in Schildzecken [Ixodidae*] und Lederzecken [Argasidae*]
IZ *Abk.*: **1.** Injektionszeit **2.** Inklinationszeit **3.** →*Interzellularsubstanz* **4.** →*Intrazellularraum*
I-Zellen-Krankheit *f* (Ⓔ I-cell disease): ***Syn:*** *Mukolipidose II, Leroy-Syndrom*; schon im Kindesalter tödliche Form der Mukolipidose* durch einen Defekt der Mannose-6-phosphat-phosphotransferase; typisch sind zytoplasmatische Einschlüsse in kultivierten Fibroblasten [**I-Zellen**]; führt zu Kardiomegalie*, Herzinsuffizienz*, geistiger Retardierung, Hepatosplenomegalie*
IZF *Abk.*: →*Intrazellularflüssigkeit*
I-Zone *f* (Ⓔ I disk): ***Syn:*** *I-Bande, isotrope Bande*; I-Streifen; *s.u. Muskelfaser*
IZR *Abk.*: →*Intrazellularraum*
IZS *Abk.*: →*Insulin-Zink-Suspension*
IZSH *Abk.*: →*Interstitialzellen-stimulierendes Hormon*
IZW *Abk.*: intrazelluläres Wasser

J

J *Abk.*: **1.** →*Ionendosis* **2.** →*Jod* **3.** →*Joule*

Jaboulay: Mathieu Jaboulay; 1860–1913; französischer Chirurg (Lyon)

Jaboulay-Operation *f*: →*Jaboulay-Winkelmann-Operation*

Jaboulay-Winkelmann-Operation *f* (Ⓔ Jaboulay-Winkelmann operation): ***Syn:*** *Jaboulay-Operation, Winkelmann-Operation*; operative Therapie der Hydrozele*, bei der die Tunica* vaginalis testis eröffnet und nach hinten geschlagen wird

Jaccoud: Sigismond Jaccoud; 1830–1913; französischer Arzt (Paris)

Jaccoud-Zeichen *nt* (Ⓔ Jaccoud's sign): Einziehung der Zwischenrippenräume während der Systole bei Verwachsungen mit dem Herzbeutel

Ja|cket|kro|ne *f* (Ⓔ jacket crown): aus keramischem Material gefertigte Zahnkrone, die dem alten Zahn aufgesetzt wird

Jackson: **1.** John Hughlings Jackson; 1835–1911; englischer Neurologe (London) **2.** Chevalier Jackson; 1865–1958; amerikanischer Laryngologe (Philadelphia)

Jackson-Epilepsie *f* (Ⓔ jacksonian epilepsy): Epilepsieform mit partiellen Anfällen, die mit Zuckungen im distalen Teil einer Extremität beginnt, die sich langsam nach proximal ausbreiten [**Jackson-Anfall**]; das Bewusstsein der Patienten ist dabei unbeeinträchtigt; *s.a. Essay Epilepsie S. 617*

Jackson-Lähmung *f*: →*Jackson-Syndrom*

Jackson-Syndrom *nt* (Ⓔ Jackson's syndrome): ***Syn:*** *Jackson-Lähmung*; halbseitige Zungenlähmung mit kontralateraler Halbseitenlähmung bei Stammhirnläsion

Ja|co|bae|a vul|ga|ris *f*: →*Jakobskreuzkraut*

Jacobson: Ludvig Levin Jacobson; 1783–1843; dänischer Anatom (Kopenhagen)

Jacobson-Anastomose *f* (Ⓔ Jacobson's nerve): Anastomose zwischen Ganglion* inferius nervi glossopharyngei und Ganglion* oticum; führt parasympathische Fasern für die Ohrspeicheldrüse [Glandula* parotis]

Jacobson-Knorpel *m* (Ⓔ Jacobson's cartilage): ***Syn:*** *Cartilago vomeronasalis*; Knorpelstück zwischen Vomer* und Nasenseptum*

Jacobson-Organ *nt* (Ⓔ Jacobson's organ): ***Syn:*** *Vomeronasalorgan, Organum vomeronasale*; inkonstantes Rudiment eines älteren Riechorgans

Jacod: Maurice Jacod; französischer Neurologe im 20. Jahrhundert

Jacod-Negri-Syndrom *nt*: →*Jacod-Syndrom*

Jacod-Syndrom *nt* (Ⓔ Jacod's syndrome): ***Syn:*** *Jacod-Negri-Syndrom, petrosphenoidales Syndrom*; unilateraler Ausfall der Hirnnerven II-VI mit Augenmuskellähmung*, Amaurose*, Sensibilitätsstörungen, Gesichtsschmerzen und Kaumuskellähmung; als Ursache findet man einen die Schädelbasis durchwuchernden Epipharynxtumor

Jacquet: Leonard Marie Jacquet; 1860–1914; französischer Hautarzt

Jacquet-Syndrom *nt*: →*Christ-Siemens-Syndrom*

Jac|ta|tio *f, pl* **-ti|o|nes** (Ⓔ jactitation): ***Syn:*** *Jaktation*; rhythmisches Hin-und-Herwerfen, stereotype Schaukelbewegungen; kommt als physiologisches Verhalten [z.B. bei Langeweile] und als Verhaltensstörung, v.a. bei Kleinkindern mit Störung der sozialen Beziehungen innerhalb der Familie vor

Jactatio capitis nocturna (Ⓔ jactatio capitis nocturna): kindliche Verhaltensstörung mit Hin-und-Herrollen des Kopfes in der Einschlafphase

Jactatio corporis nocturna (Ⓔ jactatio corporis nocturna): kindliche Verhaltensstörung mit Hin-und-Herwerfen des Körpers in der Einschlafphase

Jadassohn: Josef Jadassohn; 1863–1936; deutscher Hautarzt (Bern, Breslau)

Jadassohn-Krankheit *f* (Ⓔ granulosis rubra nasi): ***Syn:*** *Schwitznäschen, Granulosis rubra nasi*; seltene, unregelmäßig dominant vererbte Hyperhidrose* der Nasenspitze mit Erythem* und evtl. kleinen Blasen; tritt nur bei Kindern auf und verschwindet spontan während der Pubertät

Jadassohn-Lewandowsky-Syndrom *nt* (Ⓔ Jadassohn-Lewandowsky syndrome): ***Syn:*** *Pachyonychie-Syndrom, Pachyonychia congenita*; autosomal-dominante Fehlbildung der Finger- und Zehennägel mit Verdickung der Nägel, Hyperhidrose* und Hyperkeratosen*

Jaffé: **1.** Max Jaffé; 1841–1911; deutscher Pharmakologe (Königsberg) **2.** Henry Lewis Jaffé; 1896–1970; amerikanischer Pathologe (New York)

Jaffé-Lichtenstein-Krankheit *f*: →*Jaffé-Lichtenstein-Uehlinger-Syndrom*

Jaffé-Lichtenstein-Uehlinger-Syndrom *nt* (Ⓔ Jaffé-Lichtenstein disease): ***Syn:*** *Jaffé-Lichtenstein-Krankheit, Lichtenstein-Krankheit, fibröse Dysplasie, fibröse Knochendysplasie, nicht-ossifizierendes juveniles Osteofibrom, halbseitige von Recklinghausen-Krankheit, Osteodystrophia fibrosa unilateralis, Osteofibrosis deformans juvenilis*; in der Kindheit [5.–15. Jahr] beginnende halbseitige Skeletterkrankung mit fortschreitendem Ersatz von Knochenmark durch fibröses Bindegewebe, die einen oder mehrere Knochen befallen kann; führt zu Knochenschmerzen, -verbiegung und Spontanfrakturen; kommt i.d.R. nach Abschluss des Wachstums zum Stillstand; häufig kombiniert mit Pigmentanomalien und endokrinen Störungen

Jagd|hund|stel|lung *f* (Ⓔ meningitic posture): ***Syn:*** *Chien-de-fusil-Stellung*; Seitenlage mit Streckstellung des Nackens und Rückens bei angezogenen Beinen; kommt v.a. bei tuberkulöser Meningitis* vor

Jah|res|beu|le *f*: →*Hautleishmaniose*

JAI *Abk.*: juvenile amaurotische Idiotie

Jakob: Alfons Jakob; 1884–1931; deutscher Neurologe (Hamburg)

Jakob-Creutzfeldt-Erkrankung *f* (Ⓔ Jakob-Creutzfeldt disease): ***Syn:*** *subakute spongiforme Enzephalopathie, Creutzfeldt-Jakob-Erkrankung, Creutzfeldt-Jakob-Syndrom, Jakob-Creutzfeldt-Syndrom*; durch Prionen* verursachte seltene Erkrankung des ZNS mit fortschreitender Degeneration und tödlichem Ausgang; in Mitteleuropa beträgt die Inzidenz 0,5–1 pro 1 Million Einwohner pro Jahr; sie betrifft v.a. ältere Patienten zwischen 55 und 75 Jahren und Frauen etwa 50 % häufiger als Männer; 85 % der Erkrankungen treten sporadisch auf, 15 % sind erblich bedingt; iatrogene Fälle durch Wachstumshormon aus Kadaverhypophysen oder Transplantation von Kornea oder Dura wurden berichtet; die Inkubationszeit beträgt 10–30 Jahre, der Krankheitsverlauf meist weniger als 1 Jahr [90 %]; **Klinik:** anfangs kommt es zu Schlaflosigkeit, Verhaltensstörungen und vegetativen Regulationsstörungen; dann zu progredienter Demenz, EEG-Veränderungen, Myoklonien, Pyramidenbahnzeichen, Choreoathetose, motorischen Störungen; im Terminalstadium finden sich Rigor, Spastik und schließlich Dezerebration

in den letzten Jahren gab es eine **neue Variante Creutzfeldt-Jakob-Erkrankung** [CJE-Variante] mit kürzerer Inkubationszeit, die durch Übertragung der bovinen spongiformen Enzephalopathie* der Rinder [Rinderwahnsinn] auf den Menschen entstand

Ja|kobs|greis|kraut *nt*: →*Jakobskreuzkraut*

Ja|kobs|kreuz|kraut *nt* (Ⓔ tansy ragwort): ***Syn:*** *Jakobsgreiskraut, Jacobaea vulgaris, Senecio jacobaea*; Pflanze aus der Familie der Korbblütler [Asteraceae]; verwendet werden die oberirdischen Pflanzenteile [**Senecionis jacobaeae herba**]; sie enthalten v.a. ätherisches Öl, Pyrrolizidinalkaloide und Mineralsalze [Phosphat, Oxalat]; **Anw.:** traditionell bei Menstruationsbeschwerden [Amenorrhoe, Dysmenorrhoe], Blasenentzündung [Zystitis] und Magenschmerzen

Jak|ta|ti|on *f*: →*Jactatio*
Jamaika-Bitterholz *nt* (Ⓔ Jamaican quassia): ***Syn:*** *Picrasma excelsa*; *s.u. Quassia*
Jamais-vu-Erlebnis *nt* (Ⓔ jamais vu): *s.u. Essay Epilepsie S. 617*
Jam|bul|baum *m* (Ⓔ jambool): ***Syn:*** *Syzygium cuminii, Eugenia jambolana, Syzygium jambolana*; Pflanze aus der Familie der Myrtengewächse [Myrtaceae]; verwendet werden die getrockneten Samen [**Syzygii cumini semen**] und die getrocknete Stammrinde [**Syzygii cumini cortex**]; die Rinde enthält Gerbstoffe* mit adstringierender Wirkung; **Anw.**: lokal bei Entzündungen der Mund- und Rachenschleimhaut, äußerlich bei oberflächlichen Entzündungen der Haut und innerlich bei akuten Durchfallerkrankungen; traditionell bei Diabetes* mellitus, Magen- und Pankreasbeschwerden, Depressionen; auch als Karminativum*, Spasmolytikum*, Stomachikum* und Roborans*; in der Homöopathie bei Diabetes* mellitus
James: Thomas N. James; geb. 1925; amerikanischer Kardiologe und Physiologe
James-Bündel *nt* (Ⓔ James fibers): ***Syn:*** *James-Fasern*; akzessorische Leitungsfasern im Vorhofmyokard; evtl. Ursache von Erregungsleitungsstörungen [LGL-Syndrom*]
Jansen: **1.** Albert Jansen; 1859–1933; deutscher HNO-Arzt (Berlin) **2.** W. Murk Jansen; 1867–1935; dänischer Orthopäde
Jansen-Radikaloperation *f*: →*Jansen-Ritter-Radikaloperation*
Jansen-Ritter-Radikaloperation *f* (Ⓔ Jansen-Ritter operation): ***Syn:*** *Jansen-Radikaloperation*; radikale Ausräumung der Stirnhöhle mit Schleimhautentfernung und Teilentfernung des knöchernen Stirnhöhlenbodens; damit wird eine breite Verbindung mit der Nase hergestellt, die einer Mukozelenbildung vorbeugt
Jansen-Syndrom *nt* (Ⓔ Jansen's disease): ***Syn:*** *Dysostosis enchondralis metaphysaria*; zur Gruppe der metaphysären Chondrodysplasien* gehörende, autosomal-dominant vererbte Dysostose* mit disproportioniertem Zwergwuchs* [mittlere Endgröße 125 cm]
Jansky: Jan Jansky; 1873–1921; tschechischer Serologe (Prag, Baltimore)
Jansky-Bielschowsky-Krankheit *f* (Ⓔ Jansky-Bielschowsky disease): ***Syn:*** *Bielschowsky-Syndrom, Bielschowsky-Dollinger-Krankheit, spätinfantile Form der amaurotischen Idiotie, spätinfantile Ceroidlipofuscinose, spätinfantile Zeroidlipofuszinose*; langsam progredient verlaufende rezessiv vererbte Gangliosidose*, die zu Erblindung und Abbau bereits erlernter Fähigkeiten [Lesen, Sprechen] führt; beginnt meist nach dem 4. Lebensjahr und führt zu Exitus letalis vor Erreichen des Erwachsenenalters
Jargon-Aphasie *f* (Ⓔ jargon aphasia): *s.u. sensorische Aphasie*
Jarisch: Adolf Jarisch; 1850–1902; österreichischer Hautarzt (Innsbruck)
Jarisch-Herxheimer-Reaktion *f* (Ⓔ Jarisch-Herxheimer reaction): ***Syn:*** *Herxheimer-Jarisch-Reaktion*; zu Beginn der Antibiotikatherapie der Syphilis* kann es durch den massiven Zerfall von Erregern und die dadurch bedingte Freisetzung von Toxinen zu Fieber, Schüttelfrost und Allgemeinreaktionen kommen; bei Folgegaben tritt keine Reaktion auf; *s.a. Essay Syphilis S. 2077*
Jas|min, fal|scher *nt* (Ⓔ yellow jasmine): ***Syn:*** *gelber Jasmin, Gelsemium sempervirens*; Strauch aus der Familie der Loganiaceae; verwendet wird der getrocknete Wurzelstock mit Wurzeln [**Gelsemii rhizoma**]; enthält u.a. Indolalkaloide* [Gelsemin*, Gelsemicin*, Gelsedin*, Sempervirin*], Gerbstoffe* und ätherisches Öl; regt das Zentralnervensystem an und hat eine schmerzlindernde und dämpfende Wirkung; **Anw.**: traditionell bei Neuralgie*, Migräne*, Asthma* bronchiale und nervöser Übererregung; in der Homöopathie bei Grippe*, Migräne*, Neuralgie*, Myokarditis* und Regelstörungen
Jas|min, gel|ber *nt*: →*Jasmin, falscher*
Jas|min|wur|zel, gel|be *f* (Ⓔ yellow jasmine root): ***Syn:*** *Gelsemii rhizoma, Rhizoma Gelsemii*; *s.u. Jasmin, falscher*
JBE *Abk.*: →*japanische B-Enzephalitis*
JCA *Abk.*: juvenile chronische Arthritis
JCP *Abk.*: juvenile chronische Polyarthritis
Jeans-Krankheit *f* (Ⓔ jeans disease): *s.u. Meralgia paraesthetica*
Jefferson: Sir Geoffrey Adams; 1886–1961; englischer Neurochirurg
Jefferson-Fraktur *f* (Ⓔ Jefferson's fracture): kombinierte Fraktur des vorderen und hinteren Atlasbogens; die **Therapie** ist fast immer konservativ [Ruhigstellung in einer Extension, im Halo-Fixateur oder mit einer harten Zervikalstütze für 4–6 Wochen]; nur bei ausgedehnter Dislokation erfolgt eine offene Reposition und u.U. eine Fusion mit dem 2. Halswirbel

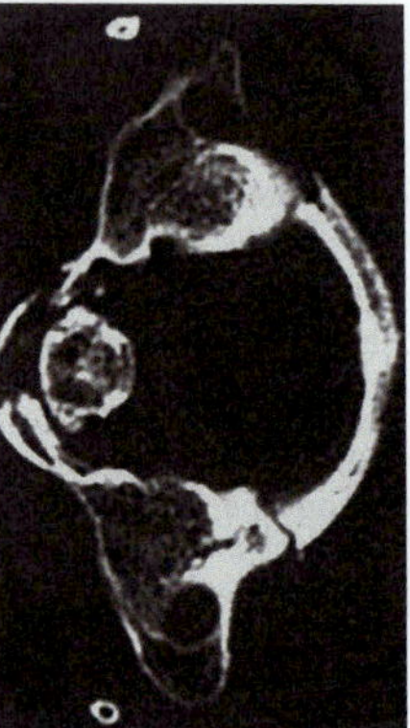

Abb. J1. Jefferson-Fraktur im CT

Jeghers: Harold Jeghers; amerikanischer Internist (Boston) im 20. Jahrhundert
Jeghers-Syndrom *nt*: →*Peutz-Jeghers-Syndrom*
Jejun-, jejun- *präf.*: →*Jejuno-*
je|ju|nal *adj* (Ⓔ jejunal): Jejunum betreffend
Je|ju|nal|ar|te|ri|en *pl*: →*Arteriae jejunales*
Je|ju|nal|fis|tel *f* (Ⓔ jejunostomy): ***Syn:*** *Jejunumfistel*; operativ angelegte Verbindung des Jejunums mit einem anderen Teil des Magen-Darm-Traktes oder der Körperoberfläche
Je|ju|nal|fis|tel|ung *f*: →*Jejunostomie*
Je|ju|nek|to|mie *f* (Ⓔ jejunectomy): ***Syn:*** *Jejunumresektion*; operative Entfernung des Jejunums*
Je|ju|ni|tis *f, pl* **-ti|den** (Ⓔ jejunitis): ***Syn:*** *Jejunumentzündung*; Entzündung des Jejunums; *s.a. Enteritis*
je|ju|ni|tisch *adj* (Ⓔ jejunitic): Jejunumentzündung/Jejunitis betreffend, von ihr betroffen oder gekennzeichnet
Jejuno-, jejuno- *präf.*: Wortelement mit der Bedeutung „Leerdarm/Jejunum"
je|ju|no|i|le|al *adj* (Ⓔ jejunoileal): Jejunum und Ileum betreffend oder verbindend
Je|ju|no|i|le|i|tis *f, pl* **-ti|den** (Ⓔ jejunoileitis): ***Syn:*** *Ileojejunitis*; Entzündung von Jejunum und Ileum*; *s.a. Enteritis*
je|ju|no|i|le|i|tisch *adj* (Ⓔ jejunoileitic): Jejunoileitis betreffend, von ihr betroffen oder gekennzeichnet
Je|ju|no|i|le|o|sto|mie *f* (Ⓔ jejunoileostomy): ***Syn:*** *Ileum-Jejunum-Fistel, Jejunum-Ileum-Fistel, Ileojejunostomie*; operative Verbindung von Ileum* und Jejunum*
Je|ju|no|je|ju|no|sto|mie *f* (Ⓔ jejunojejunostomy): operative Verbindung/Anastomosierung von zwei Jejunumabschnitten
Je|ju|no|ko|lo|sto|mie *f* (Ⓔ jejunocolostomy): ***Syn:*** *Jejunum-Kolon-Fistel*; operative Verbindung von Jejunum* und Kolon*
Je|ju|nor|rha|phie *f* (Ⓔ jejunorrhaphy): ***Syn:*** *Jejunumnaht*; Naht des Jejunums nach traumatischer oder operativer Eröffnung oder Inzision
Je|ju|no|sto|mie *f* (Ⓔ jejunostomy): ***Syn:*** *Jejunalfistelung, Jejunumfistelung*; operatives Anlegen einer äußeren Jejunumfistel
Je|ju|no|to|mie *f* (Ⓔ jejunotomy): ***Syn:*** *Jejunumeröffnung, Jejunumschnitt*; operative Eröffnung des Jejunums*
Je|ju|no|zä|ko|sto|mie *f* (Ⓔ jejunocecostomy): ***Syn:*** *Jejunum-Zäkum-Fistel*; operative Verbindung von Jejunum* und Zäkum*
Je|ju|num *nt* (Ⓔ jejunum): ***Syn:*** *Leerdarm, Intestinum jejunum*; auf den Zwölffingerdarm [Duodenum*] folgender mittlerer Abschnitt des Dünndarms*, dessen Schlingen vorwiegend im oberen und linken Unterbauch liegen
Je|ju|num|ar|te|ri|en *pl*: →*Arteriae jejunales*
Je|ju|num|ent|zün|dung *f*: →*Jejunitis*
Je|ju|num|er|öff|nung *f*: →*Jejunotomie*
Je|ju|num|fis|tel *f*: →*Jejunalfistel*
Je|ju|num|fis|tel|ung *f*: →*Jejunostomie*

Jejunum-Ileum-Fistel *f*: *→Jejunoileostomie*
Jejunum-Kolon-Fistel *f*: *→Jejunokolostomie*
Je|ju|num|naht *f*: *→Jejunorrhaphie*
Je|ju|num|re|sek|ti|on *f*: *→Jejunektomie*
Je|ju|num|ve|nen *pl* (Ⓔ jejunal veins): ***Syn:*** *Venae jejunales*; führen Blut aus dem Jejunum* zur Vena* mesenterica superior
Jejunum-Zäkum-Fistel *f*: *→Jejunozäkostomie*
Jellinek: Stefan Jellinek; 1871–1964; österreichischer Pathologe (Wien)
Jellinek-Zeichen *nt* (Ⓔ Jellinek's sign): Pigmentierung der Augenlider bei Überfunktion der Schilddrüse [Hyperthyreose*]
Je|ri|cho|beu|le *f*: *→Hautleishmaniose*
Jerne: Niels Kaj Jerne; zeitgenössischer deutscher Immunologe (Frankfurt, Basel); Nobelpreisträger für Medizin 1984
Jerne-Technik *f* (Ⓔ **1.–2.** Jerne technique): **1.** ***Syn:*** *Plaquetechnik*; virologische Methode, die den zytopathischen Effekt* ausnutzt; virusinfizierte Zellen werden durch das Virus zerstört und bilden im Agargel Plaques **2.** ***Syn:*** *Plaquetechnik, Hämolyseplaquetechnik*; Nachweis antikörperbildender Zellen unter Verwendung von Schaferythrozyten
Jervell: Anton Jervell; zeitgenössischer norwegischer Kardiologe (Oslo)
Jervell-Lange-Nielsen-Syndrom *nt* (Ⓔ Jervell and Lange-Nielsen syndrome): ***Syn:*** *QT-Syndrom*; autosomal-rezessive Verlängerung des QT-Intervalls im EKG mit gleichzeitiger Innenohrtaubheit; führt bereits im Kindesalter zu Synkopen* bei plötzlicher körperlicher oder emotionaler Belastung; **Therapie**: Schrittmacherimplantation
Jessner: **Jessner-Cole-Syndrom** *nt* (Ⓔ Goltz' syndrome): ***Syn:*** *fokale dermale Hypoplasie, FDH-Syndrom, kongenitale ektodermale und mesodermale Dysplasie, Goltz-Gorlin-Syndrom, Goltz-Peterson-Gorlin-Ravits-Syndrom, Liebermann-Cole-Syndrom*; erbliches Fehlbildungssyndrom mit Hautatrophie, Pigmentanomalie sowie Augen-, Zahn- und Skelettfehlbildungen
Jet|in|jek|ti|on *f* (Ⓔ jet injection): *s.u. Essay Gentransfer und Gentherapie S. 761*
Jet-Lag *m* (Ⓔ jet lag): *s.u. Essay Schlaf und Schlafstörungen S. 1915*
Jet-wash-Methode *f*: *→Jet-wash-Technik*
Jet-wash-Technik *f* (Ⓔ jet wash technique): ***Syn:*** *Jet-wash-Methode*; Wasserstrahllavage der Gebärmutterhöhle und anschließende Zytodiagnostik bei Verdacht auf ein asymptomatisches Korpuskarzinom
JGA *Abk.*: juxtaglomenulärer Apparat
JGC *Abk.*: juxtaglomeruläre Zellen
JGI *Abk.*: juxtaglomerulärer Index
JH *Abk.*: juveniles Hormon
JHMO *Abk.*: *→Jarisch-Herxheimer-Reaktion*
JIB *Abk.*: jejunoilealer Bypass
JLNS *Abk.*: *→Jervell-Lange-Nielsen-Syndrom*
JM *Abk.*: Jendrassik-Manöver
Joch|bein *nt* (Ⓔ cheekbone): ***Syn:*** *Os zygomaticum*; kleiner Knochen, der Processus zygomaticus maxillae und ossis temporalis zum **Jochbogen** [Arcus zygomaticus] ergänzt; seine **Facies orbitalis** bildet einen Teil der Orbitawand, die **Facies temporalis** begrenzt die Fossa temporalis nach vorne; das Jochbein wird vom Foramen* zygomaticoorbitale, zygomaticotemporale und zygomaticofaciale durchzogen
Joch|bein|bo|gen *m*: *→Jochbogen*
Joch|bein|ge|gend *f* (Ⓔ zygomatic region): ***Syn:*** *Jochbeinregion, Regio zygomatica*; Schädelregion über dem Jochbein [Os* zygomaticum]
Joch|bein|re|gi|on *f*: *→Jochbeingegend*
Joch|bo|gen *m* (Ⓔ zygomatic arch): ***Syn:*** *Arcus zygomaticus*; vom Processus* zygomaticus des Schläfenbeins und dem Processus* temporalis des Jochbeins gebildeter Knochenbogen, an dem der Musculus* masseter ansetzt; die Fossa* temporalis, infratemporalis und pterygopalatina liegen medial des Jochbogens
Joch|bo|gen|abs|zess *m* (Ⓔ zygomatic abscess): eitrige Entzündung des Jochbogenansatzes mit Abszedierung; geht meist aus einer Mastoiditis* hervor
Joch|fort|satz *m* (Ⓔ **1.–3.** zygomatic process): **1.** *s.u. Maxilla* **2.** *→Processus zygomaticus ossis frontalis* **3.** *s.u. Os temporale*
Joch|pil|ze *pl* (Ⓔ Zygomycetes): ***Syn:*** *Zygomyzeten, Zygomycetales, Zygomycetes*; Unterklasse der Phycomycetes*; enthält u.a. Mucor, Rhizopus und Rhizomucor, die alle Mucormykosen* verursachen können
Jod *nt*: *→Iod*
JODA *Abk.*: juvenile-onset diabetes of adult
Jod|ak|ne *f*: *→Iodakne*
Jod|a|moe|ba bütsch|lii *f* (Ⓔ Iodamoeba bütschlii): ***Syn:*** *Iodamoeba bütschlii*; apathogene Amöbe, die häufig im Darm des Menschen vorkommt
Jo|dat *nt*: *→Iodat*
Jo|did *nt*: *→Iodid*
Jo|did|per|o|xi|da|se *f*: *→Iodidperoxidase*
Jo|did|pum|pe *f* (Ⓔ iodide pump): *s.u. Jodination*
Jo|die|rung *f* (Ⓔ **1.** iodination **2.** iodization): **1.** *→Jodination* **2.** Zusatz von Jod zur Nahrungsmitteln, z.B. Kochsalz, zur Verhinderung eines Iodmangels
Jo|di|na|se *f*: *→Iodidperoxidase*
Jo|di|na|ti|on *f* (Ⓔ iodination): ***Syn:*** *Iodierung, Jodierung, Iodination*; aktiver Transport von Iodid in die Schilddrüse durch die sog. **Jodidpumpe**
Jo|di|sa|ti|on *f*: *→Iodisation*
Jod|ka|li *nt* (Ⓔ potassium iodide): ***Syn:*** *Iodkalium, Kaliumiodid, Kaliumjodid, Kalium iodatum*; zur Prophylaxe von Iodmangel und als Expektorans verwendetes Salz
Jo|do|derm *nt* (Ⓔ Iododerma): ***Syn:*** *Jododerma tuberosum, Iododerm, Iododerma tuberosum*; durch jodhaltige Arzneimittel verursachte pyodermie-artige Herde, v.a. im Gesicht und an den Beinen
Jo|do|der|ma tu|be|ro|sum *f*: *→Jododerm*
Jo|do|me|trie *f* (Ⓔ iodometry): ***Syn:*** *Iodometrie*; quantitative Bestimmung der Konzentration oxidierender oder reduzierender Substanzen mittels Titration mit Jod- oder Kaliumjodidlösung
jo|do|phil *adj* (Ⓔ iodophil): leicht mit Jod anfärbbar
Jod|op|sin *nt* (Ⓔ iodopsin): ***Syn:*** *Iodopsin, Tagessehstoff*; Seharbstoff in den Zapfenzellen der Netzhaut
Jod|thy|ro|nin *nt* (Ⓔ iodothyronine): ***Syn:*** *Monojodthyronin*; Zwischenprodukt bei der Synthese der Schilddrüsenhormone Thyroxin* und Triiodthyronin*
Jod|ty|ro|sin *nt* (Ⓔ iodotyrosine): ***Syn:*** *Monojodtyrosin*; Zwischenprodukt bei der Synthese der Schilddrüsenhormone Thyroxin* und Triiodthyronin*
jogging fetus *nt* (Ⓔ jogging fetus): ***Syn:*** *F4-Status*; *s.u. Essay Kardiotokographie S. 1089*
Jo|han|nis|bee|re, ro|te *f* (Ⓔ red currant): ***Syn:*** *Ribes rubrum*; Strauch aus der Familie der Stachelbeergewächse [Grossulariaceae]; verwendet werden die reifen roten Johannisbeeren [**Ribis rubri fructus**], die v.a. Fruchtsäuren [Zitronen-, Äpfel-, Oxal-, Weinsäure], Vitamine und Invertzucker enthalten; **Anw.**: als Saft bei fieberhaften Erkrankungen
Jo|han|nis|bee|re, schwar|ze *f* (Ⓔ black currant): ***Syn:*** *Ribes nigrum*; Strauch aus der Familie der Stachelbeergewächse [Grossulariaceae]; verwendet werden die reifen schwarzen Johannisbeeren [**Ribis nigri fructus**] sowie die getrockneten Blätter [**Ribis nigri folium**]; die Beeren sind reich an Vitamin* C [bis zu 0,3 %], Fruchtsäuren und Invertzucker; enthalten auch Flavonoide* und Anthocyane*; die Blätter enthalten Flavonoide*; **Anw.**: die Beeren traditionell bei Keuchhusten*, Erkältungskrankheiten und Magenschmerzen; getrocknet als Diuretikum*; die zerkleinerten Blätter traditionell als Diuretikum*; ebenfalls bei Gicht, Rheuma, Keuchhusten und Migräne; äußerlich zur Wundbehandlung
Jo|han|nis|kraut *nt* (Ⓔ St. John's-wort): ***Syn:*** *Hypericum perforatum*; Pflanze aus der Familie der Johanniskrautgewächse [Hypericaceae]; verwendet wird das aus den oberirdischen Pflanzenteilen [**Hyperici herba**] gewonnene **Johanniskrautöl**; enthält Flavonoide* und Naphthobianthrone [v.a. Hypericin]; **Anw.**: äußerlich bei Verletzungen, Verbrennungen und Muskelschmerzen; innerlich bei psychovegetativem Syndrom, depressiven Verstimmungszuständen,

Angst und Unruhe; traditionell auch als Wurmmittel und bei Verdauungsbeschwerden; in der Homöopathie bei depressiven Zuständen, Nervenverletzungen und -schmerzen und als Wundheilmittel

Jo|han|nis|kraut|öl *nt* (Ⓔ St. John's-wort oil): ***Syn:*** *Rotöl*; *s.u. Johanniskraut*

Jo|him|bin *nt*: → *Yohimbin*

Johne: Heinrich Albert Johne; 1839–1910; deutscher Pathologe

Johne-Bazillus *m* (Ⓔ Johne's bacillus): ***Syn:*** *Mycobacterium paratuberculosis*; zu den atypischen Mykobakterien gehörender Erreger einer chronischen Enteritis bei Rindern

Jolly: Justin Marie Jules Jolly; 1870–1950; französischer Histologe (Paris)

Jolly-Körperchen *pl* (Ⓔ Jolly's bodies): ***Syn:*** *Howell-Jolly-Körperchen*; Kernreste in Erythrozyten*; finden sich v.a. nach Milzentfernung

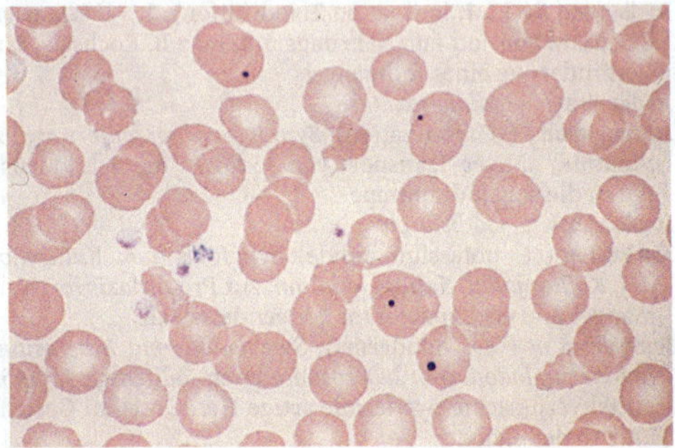

Abb. J2. Jolly-Körperchen

Jones: Duckett T. Jones; zeitgenössischer amerikanischer Kardiologe (Boston)

Jones-Kriterien *pl* (Ⓔ Jones' criteria): Kriterien für die Diagnose von rheumatischem Fieber*; man unterscheidet **5 Hauptkriterien** [Karditis, Polyarthritis, Chorea minor, subkutane Knötchen, Erythema anulare rheumaticum] und **6 Nebenkriterien** [Fieber, Gelenkschmerzen, verlängertes P-R im EKG, erhöhte BSG, C-reaktives Protein oder Leukozytose, Hinweis auf vorausgegangene Infektion mit β-hämolysierenden Streptokokken, rheumatisches Fieber in der Anamnese]; dazu kommen noch Begleitsymptome wie Gewichtsverlust, Schwitzen, Blässe, Anämie, leichte Ermüdbarkeit usw.; bei Vorliegen von 2 Hauptsymptomen oder 1 Hauptsymptom und 2 Nebensymptomen ist die Diagnose wahrscheinlich

Jo|sa|my|cin *nt* (Ⓔ josamycin): orales Makrolidantibiotikum*; wirkt u.a. gegen Staphylokokken, Chlamydien, Mycoplasma und Bacteroides fragilis

Jo|sefs|kraut *nt*: → *Ysopkraut*

Joule *nt* (Ⓔ joule): abgeleitete SI-Einheit* der Energie/Arbeit; 1 Joule = 1 Newton × Meter [Nm] = 1 Wattsekunde [Ws] = 1 Volt × Ampere × Sekunde [VAs] = 0,239 Kalorien; 1 Kalorie = 4,18 Joule

JPD *Abk.*: juvenile plantare Dermatose

JRA *Abk.*: juvenile rheumatoide Arthritis

Juck|blat|ter|sucht *f*: → *Prurigo*

Juck|reiz *m*: → *Pruritus*

Judkins: Melvin P. Judkins; 1922–1985; amerikanischer Radiologe

Judkins-Technik *f* (Ⓔ Judkins technique): ***Syn:*** *Seldinger-Judkins-Technik*; Seldinger*-Technik, bei der der Katheter über die Arteria* femoralis eingeführt wird

5-JUDR *Abk.*: 5-Jodurazil-2'-desoxyribosid

Ju|gend|form *f*: → *jugendlicher Granulozyt*

Ju|glan|dis fo|li|um *nt* (Ⓔ walnut leaf): ***Syn:*** *Walnussblätter*; *s.u. Walnuss, echte*

Ju|glan|dis re|gi|a|le cor|tex *m* (Ⓔ walnut bark): ***Syn:*** *Walnussschalen*; *s.u. Walnuss, echte*

Ju|glans re|gi|a *f*: → *Walnuss, echte*

ju|gu|lar *adj* (Ⓔ jugular): Hals betreffend; Jugularvene betreffend

Ju|gu|la|ris *f*: **Jugularis anterior**: → *Vena jugularis anterior*

Jugularis externa: → *Vena jugularis externa*

Jugularis interna: → *Vena jugularis interna*

Ju|gu|la|ris|punk|ti|on *f* (Ⓔ jugular puncture): Punktion der Vena* jugularis interna

Ju|gu|lar|ve|nen|sau|sen *nt* (Ⓔ jugular bruit): ***Syn:*** *Nonnensausen, Nonnengeräusch, Kreiselgeräusch, Bruit de diable, Rumor venosus*; Strömungsgeräusch über der Jugularvene, z.B. bei Anämie* oder Hyperthyreose*; leises niederfrequentes Sausen oder Summen rechts oder links oberhalb der Schlüsselbeinmitte; physiologisch bei Kindern und Jugendlichen

Ju|gu|lum *nt, pl* **-la**: → *Fossa jugularis*

Ju|gum *nt, pl* **-ga** (Ⓔ yoke): Joch, jochartige Struktur, Erhebung

Juga alveolaria mandibulae (Ⓔ alveolar yokes of mandible): Erhabenheiten auf der Außenseite des Unterkiefers, die den Wurzeln der ersten vier Zähne entsprechen

Juga alveolaria maxillae (Ⓔ alveolar yokes of maxilla): Erhabenheiten auf der Außenseite des Oberkiefers, die den Wurzeln der ersten vier Zähne entsprechen

Juga cerebralia: → *Impressiones digitatae*

Jugum sphenoidale (Ⓔ sphenoidal yoke): Verbindung von Keilbeinkörper [Corpus* ossis sphenoidalis] und kleinem Keilbeinflügel [Ala* minor ossis sphenoidalis]

Juhel-Renoy: Jean E. Juhel-Renoy; 1855–1894; französischer Arzt

Juhel-Renoy-Syndrom *nt* (Ⓔ renal cortical necrosis): ***Syn:*** *Nierenrindennekrose*; meist beidseitige, ausgedehnte Nekrose* der Nierenrinde bei Eklampsie*, Infektionen oder Intoxikation

Junc|tio a|no|rec|ta|lis *f* (Ⓔ anorectal junction): ***Syn:*** *Linea anorectalis*; Übergangszone von Rektum* und Anus* am Anfang des Analkanals [Canalis* analis]

Junc|tu|ra *f, pl* **-rae** (Ⓔ junctura): Verbindung, Verbindungsstelle; Gelenk; Naht, Fuge

Junctura cartilaginea (Ⓔ junctura cartilaginea): ***Syn:*** *Articulatio cartilaginea, Knorpelfuge, Knorpelhaft*; starre Verbindung zweier Knochen durch Faserknorpel oder hyalinen Knorpel; Oberbegriff für Synchondrosis* und Symphysis*

Junctura fibrosa: → *Articulatio fibrosa*

Junctura ossea (Ⓔ junctura ossea): ***Syn:*** *Synostose, Synostosis*; knöcherne Vereinigung/Verbindung benachbarter Knochen

Junctura synovialis: → *echtes Gelenk*

Jung: Carl Gustav Jung; 1875–1961; schweizer Psychologe und Psychiater (Zürich, Basel); studierte Medizin, Jura und Philosophie in Basel; 1900–1909 Assistent und Oberarzt von Bleuler*; galt lange Zeit als Nachfolger von Freud*, mit dem er 1909 zusammen zu einer Vortragsreise in die USA reiste; entfernte sich aber mehr und mehr von der psychoanalytischen Bewegung und entwickelte nach dem endgültigen Bruch mit Freud [1913] sein eigenes Lehrsystem, das als analytische Psychologie bezeichnet wird; Jung betont die lebenslange Entwicklung der Persönlichkeit aus dem Unbewussten und verwendet als Therapiemethoden u.a. Traumdeutung, Imagination und bildnerische Gestaltung

Jung|fern|häut|chen *nt*: → *Hymen*

Jung|fern|zeu|gung *f*: → *Parthenogenese*

Jüngling: Otto Adolph Jüngling; 1884–1944; deutscher Chirurg (Tübingen, Flensburg)

Jüngling-Krankheit *f* (Ⓔ Jüngling's disease): ***Syn:*** *Perthes-Jüngling-Krankheit, Ostitis multiplex cystoides*; multiple pseudozystische Knochenveränderungen mit Weichteilschwellung, i.d.R. als Begleiterkrankung bei Sarkoidose*; verläuft klinisch meist unauffällig

Ju|nin|fie|ber *nt* (Ⓔ Junin fever): ***Syn:*** *argentinisches hämorrhagisches Fieber*; durch das Juninfiebervirus* verursachtes Fieber mit Blutungen und Erbrechen; tritt v.a. in Südamerika auf

Ju|nin|fie|ber|vi|rus *nt* (Ⓔ Junin fever virus): ***Syn:*** *Juninvirus*; wahrscheinlich durch Milben übertragenes Arbovirus*; in Südamerika Erreger des Juninfiebers*

Ju|nin|vi|rus *nt*: → *Juninfiebervirus*

Ju|ni|pe|ri ae|the|ro|le|um *nt* (Ⓔ juniper oil): ***Syn:*** *Wacholderöl, Wacholderbeerenöl; s.u. Wacholder*

Ju|ni|pe|ri fruc|tus *m* (Ⓔ juniper berry): ***Syn:*** *Wacholderbeeren; s.u. Wacholder*

Ju|ni|pe|rus com|mu|nis *m*: *→Wacholder*

Junk|ti|ons|nä|vus *m, pl* **-vi** (Ⓔ junction nevus): ***Syn:*** *Grenznävus, Übergangsnävus, Abtropfungsnävus, junktionaler Nävus;* Nävuszellnävus* im Übergangsbereich von Dermis* und Epidermis*

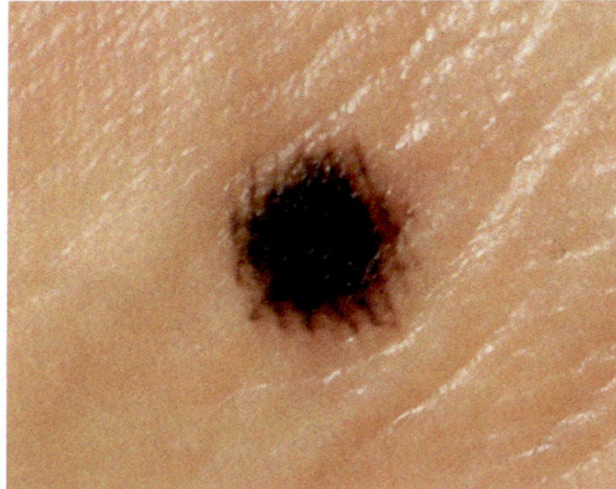

Abb. J3. Junktionsnävus

juv. *Abk.*: juvenilis

ju|ve|nil *adj* (Ⓔ juvenile): jugendlich, jung; unreif

Ju|ve|nil|stru|ma *f* (Ⓔ juvenile goiter): ***Syn:*** *Adoleszentenstruma, Struma adolescentium, Struma juvenilis*; in der Adoleszenz auftretende euthyreote Struma*; betrifft meist junge Frauen und ist i.d.R. durch einen Iodmangel bedingt; **Therapie**: Iodidsubstitution, selten Hormonsubstitution

Juxta-, juxta- *präf.*: Wortelement mit der Bedeutung „nahe bei/daneben"

jux|ta|ar|ti|ku|lär *adj* (Ⓔ juxta-articular): ***Syn:*** *juxtartikulär*; in der Nähe eines Gelenkes liegend, gelenknah

jux|ta|e|pi|phy|sär *adj* (Ⓔ juxtaepiphyseal): ***Syn:*** *epiphysennah*; in Epiphysennähe (liegend)

jux|ta|glo|me|ru|lär *adj* (Ⓔ juxtaglomerular): in Glomerulusnähe liegend

jux|ta|in|tes|ti|nal *adj* (Ⓔ juxta-intestinal): in der Nähe des Darms/Intestinum liegend

jux|ta|kor|ti|kal *adj* (Ⓔ juxtacortical): in der Nähe der Rinde (liegend)

jux|ta|me|dul|lär *adj* (Ⓔ juxtamedullary): ***Syn:*** *marknah*; in Marknähe liegend

jux|ta|pa|pil|lär *adj* (Ⓔ juxtapapillary): in Papillennähe (liegend)

Jux|ta|po|si|ti|on *f* (Ⓔ juxtaposition): ***Syn:*** *Apposition*; Anlagerung von außen

jux|ta|py|lo|risch *adj* (Ⓔ juxtapyloric): in der Nähe des Magenpförtners/Pylorus (liegend)

juxt|ar|ti|ku|lär *adj*: *→juxtaartikulär*

jux|ta|spi|nal *adj* (Ⓔ juxtaspinal): in der Nähe der Wirbelsäule/Columna vertebralis (liegend), wirbelsäulennah

jux|ta|ve|si|kal *adj* (Ⓔ juxtavesical): in der Nähe der Harnblase/Vesica urinaria (liegend), harnblasennah, blasennah

5-JÜZ *Abk.*: 5-Jahres-Überlebenszeit

JV *Abk.*: Jugularvene

JVP *Abk.*: Jugularvenenpuls

JWG *Abk.*: Jugendwohlfahrtsgesetz

JZ *Abk.*: Jodzahl

K

K *Abk.*: **1.** →*Dissoziationskonstante* **2.** Enzephalisationsfaktor **3.** →*Kalium* **4.** →*Kathode* **5.** →*Kell-Blutgruppen* **6.** →*Kelvin*

k *Abk.*: **1.** Boltzmann-Konstante **2.** Kilo-

κ *Abk.*: kappa

K' *Abk.*: apparente Dissoziationskonstante

17-K *Abk.*: 17-Ketosteroide

K_a *Abk.*: Aziditätskonstante

K_{ic} *Abk.*: intrazelluläres Kalium

K_m *Abk.*: →*Michaelis-Konstante*

K_S *Abk.*: Substratkonstante

KA *Abk.*: **1.** →*Kälteagglutination* **2.** →*Kälteagglutinin* **3.** →*Katecholamin* **4.** Kationenaustauscher **5.** Ketoandrosteron **6.** →*Ketoazidose* **7.** →*Knochenalter* **8.** →*Kontaktallergie*

kA *Abk.*: Kiloampere

KAAK *Abk.*: Kälteautoantikörper

KAB *Abk.*: Koronararterien-Bypass

Kachlekltin *nt* (Ⓔ cachectin): ***Syn:*** *Tumor-Nekrose-Faktor, Cachectin*; in zwei Formen [**TNF-α** und **TNF-β**] vorkommendes Zytokin; Mediator der Entzündungs- und Immunreaktion; löst bei manchen Tumoren hämorrhagische Nekrosen aus; *s.a. Zytokine*

kachleklitisch *adj* (Ⓔ cachectic): Kachexie betreffend, von ihr betroffen oder gekennzeichnet, ausgezehrt

Kachlelxie *f* (Ⓔ cachexia): ***Syn:*** *Cachexia*; Auszehrung, starke Abmagerung mit Kräftezerfall

Kaldalnilmillbe *f* (Ⓔ Kadani mite): Überträger von Rickettsia* tsutsugamushi, dem Erreger des Tsutsugamushi*-Fiebers

Kaldalvelrin *nt* (Ⓔ cadaverine): ***Syn:*** *Cadaverin, Pentamethylendiamin, 1,5-Diaminopentan*; bei bakterieller Zersetzung von Eiweißen entstehendes Leichengift

Kaldalverlstellung *f* (Ⓔ cadaveric position): *s.u. Rekurrensparese*

Kaldalverltranslplanltat *nt* (Ⓔ cadaveric transplant): ***Syn:*** *Leichentransplantat, Leichenspende*; aus Leichen entnommenes Organ oder Gewebe zur Transplantation

Kaldalverltranslplanltaltilon *f* (Ⓔ cadaveric transplantation): Transplantation von Leichenorganen oder -geweben

Kader: Bronislaw Kader; 1863–1937; polnischer Chirurg (Breslau)

Kader-Fistel *f* (Ⓔ Kader's fistula): Form der temporären Ernährungsfistel, bei der ein Katheter über eine Gastrostomie* in den Magen eingelegt und mit eingestülpten Nähten fixiert wird

Kadlmilum *nt* (Ⓔ cadmium): ***Syn:*** *Cadmium*; zur Zinkgruppe gehörendes weiches, silberweißes Spurenelement, das schon in geringen Mengen toxisch wirkt; Cadmium ist ein typisches Kumulationsgift, das erst nach Jahren oder Jahrzehnten manifeste Schäden hervorruft

Kaes: Theodor Kaes; 1852–1913; deutscher Neurologe

Kaes-Bechterew-Streifen *m* (Ⓔ Kaes-Bechterew stripe): *s.u. Lamina pyramidalis externa*

KAF *Abk.*: Kinase-aktivierender Faktor

Kaflfee *m* (Ⓔ coffee): Oberbegriff für **Coffea arabica, Coffea liberica, Coffea canephora** und andere Coffea-Arten; Sträucher aus der Familie der Rötegewächse [Rubiaceae]; die **Kaffeebohnen** [Coffeae semen] und die sog. **Kaffeekohle** [Coffeae carbo; gemahlene/und geröstete, getrocknete Samen] enthalten Purinalkaloide* [v.a. Coffein*, Theobromin*, Theophyllin*, Paraxanthin], Chlorogensäure* und Kaffeeöl

Kaflfeelbohlnen *pl* (Ⓔ coffee beans): ***Syn:*** *Coffeae semen*; *s.u. Kaffee*

Kaflfeelkohlle *f* (Ⓔ coffee charcoal): ***Syn:*** *Coffeae carbo*; *s.u. Kaffee*

Kaflfeelsatzlerlbrelchen *nt* (Ⓔ coffee-ground vomit): ***Syn:*** *kaffeesatzartiges Erbrechen*; durch Hämatin* dunkelbraun gefärbtes Erbrochenes

KAG *Abk.*: **1.** →*Karotisangiographie* **2.** →*Karotisarteriographie* **3.** →*Koronarangiographie*

Kahler: Otto Kahler; 1849–1893; deutscher Internist (Wien, Prag)

Kahler-Krankheit *f*: →*multiples Myelom*

Kahllheit *f* (Ⓔ baldness): Alopecia*; die Abgrenzung von Alopecia und Effluvium wird meist nicht mehr beachtet; ursprünglich bezeichnete Effluvium* den Haarausfall, d.h. den aktuellen Vorgang, und Alopecia als Kahlheit das Resultat dieses Vorganges

Kahnlbauch *m* (Ⓔ scaphoid abdomen): kahnförmiges Einsinken der Bauchwand, z.B. bei Bauchfellentzündung

Kahnlbein *nt*: **1.** →*Os naviculare* **2.** →*Os scaphoideum*

Kahnlbeinlbruch *m*: →*Kahnbeinfraktur*

Kahnlbeinlfraklur *f* (Ⓔ **1.–2.** scaphoid fracture): **1.** ***Syn:*** *Skaphoidfraktur, Navikularefraktur, Kahnbeinbruch*; Fraktur des Kahnbeins der Hand [Os* scaphoideum]; meist handelt es sich um eine Hyperflexionsfraktur, die oft in den ersten Röntgenaufnahmen nicht sichtbar ist; bei typischer Anamnese und klinischer Symptomatik [Schwellung, Druckschmerz] sollte deshalb eine Ruhigstellung im Gipsverband und Kontrolle nach 1–2 Wochen erfolgen; übersehene Kahnbeinfrakturen führen häufig zur Entwicklung von Pseudarthrosen **2.** ***Syn:*** *Skaphoidfraktur, Navikularefraktur, Kahnbeinbruch*; Fraktur des Kahnbeins des Fußes [Os* naviculare]; häufig handelt es sich um eine Ausrissfraktur der **Tuberositas ossis navicularis**, an der der Musculus* tibialis posterior ansetzt

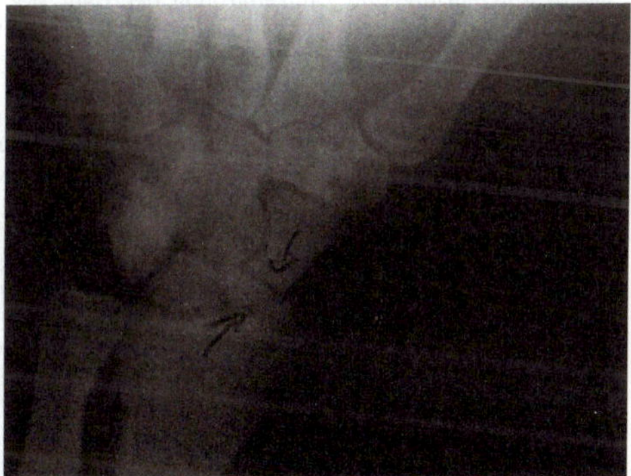

Abb. K1. Pseudarthrose nach übersehener Kahnbeinfraktur

Kahnlbeinlnelkrolse, aseptische/avaskuläre *f*: →*Köhler-Krankheit*

Kahnlschäldel *m* (Ⓔ scaphocephaly): ***Syn:*** *Leistenschädel, Skaphokephalie, Skaphozephalie, Zymbozephalie*; bei vorzeitigem Verschluss der Schädelnähte [Kraniostenose*] entstehende schmale Kopfform mit kielförmiger Verjüngung des Schädeldaches

Kainlkomlplex *m* (Ⓔ Cain complex): ***Syn:*** *Bruderkomplex*; neurotischer Komplex mit Rivalität, Neid und Abneigung gegen den eigenen Bruder oder die eigene Schwester

Kailserlschnitt *m*: →*Sectio caesarea*

Kak-, kak- *präf.*: →*Kako-*

Kalkalolbutlter *f* (Ⓔ cacao butter): ***Syn:*** *Kakaoöl, Cacao Oleum, Butyrum Cacao*; Fett aus den Samen des Kakaobaums [Theobroma cacao] mit einem Schmelzpunkt von 32–34 °C; **Anw.:** Suppositoriengrundmasse

Kalkalolöl *nt*: →*Kakaobutter*

Kalkalolsalmen *pl* (Ⓔ cocoa seeds): ***Syn:*** *Cacao semen*; fermentierte und schwach geröstete Samen des Kakaobaums [Theobroma cacao]; enthalten Alkaloide* [v.a. Theobromin*] und Kakaobutter*

Kaklhildrolsis *f, pl* **-ses**: →*Bromidrosis*

Kako-, kako- *präf.*: Wortelement mit der Bedeutung „schlecht/übel"

Ka|ko|chol|ie *f* (Ⓔ cacocholia): Abweichung von der normalen Gallenzusammensetzung

Ka|ko|chy|lie *f* (Ⓔ cacochylia): anomale Zusammensetzung der Körpersekrete

ka|ko|gen *adj* (Ⓔ cacogenic): Kakogenese betreffend, fehlerhaft entwickelt

Ka|ko|ge|ne|se *f* (Ⓔ cacogenesis): fehlerhafte Entwicklung

Ka|ko|geu|sie *f* (Ⓔ cacogeusia): übler/schlechter Geschmack

Ka|ko|me|lie *f* (Ⓔ cacomelia): angeborene Extremitätenfehlbildung

Kak|os|mie *f* (Ⓔ cacosmia): unangenehme Geruchsempfindung; als **objektive Kakosmie** das Riechen von z.B. Eiter bei chronischer Tonsillitis; als **subjektive Kakosmie** eine Geruchstäuschung [Parosmie]

Ka|ko|sto|mie *f* (Ⓔ bad breath): ***Syn:*** *Mundgeruch, Atemgeruch, Halitosis, Halitose, Foetor ex ore*; Bezeichnung für schlechten Mundgeruch, unabhängig von der Genese

Kala-Azar *f* (Ⓔ kala-azar): ***Syn:*** *viszerale Leishmaniose, Dum-Dum-Fieber, Splenomegalia tropica, Leishmaniasis furunculosa, Leishmaniasis interna*; in subtropischen und tropischen Ländern sowie im Mittelmeerraum vorkommende, chronische Erkrankung der Haut und des retikuloendothelialen Systems von Leber, Milz und Knochenmark durch Leishmania* donovani, chagasi oder infantum; die Parasiten vermehren sich zuerst in der Haut und regionalen Lymphknoten; später brechen sie in die Blutbahn ein und besiedeln Zellen des retikuloendothelialen Systems; **Klinik:** die meisten Fälle verlaufen subklinisch: beim Rest kommt es nach Wochen oder Monaten zu remittierenden oder unregelmäßigen Fieberschüben, Schwellung von Milz, Leber und Lymphknoten, Panzytopenie*, Ikterus*, Aszites*, Ödem, Auszehrung und Dunkelfärbung der Haut [Kala-Azar]; **Diagnose:** mikroskopischer oder kultureller Erregernachweis, Nachweis von Serumantikörpern [EIA, IF, HA]

Kalabar-Beule *f.* →*Loiasis*

Ka|la|bar|boh|ne *f* (Ⓔ Calabar bean): ***Syn:*** *Calabar semen, Gottesgerichtsbohne*; Samen von **Physostigma venenosum**, einer Pflanze aus der Familie der Schmetterlingsblütler [Fabaceae]; enthält Indolalkaloide*, v.a. Physostigmin*

Kalabar-Schwellung *f.* →*Loiasis*

Ka|len|der|me|tho|de *f* (Ⓔ rhythm method): ***Syn:*** *Knaus-Ogino-Methode, Knaus-Methode*; natürliche Verhütungsmethode, die auf der Berechnung der empfängnisfähigen Tage mittels Menstruationskalender beruht; heute wird die Methode wegen ihrer Unzuverlässigkeit aber mehr und mehr zur Bestimmung der fruchtbaren Tage [9.–17. Tag des Zyklus] eingesetzt

Ka|li|ä|mie *f.* →*Hyperkaliämie*

Ka|li|b|rie|rung *nt* (Ⓔ calibration): Eichen, Eichung

Ka|li|ek|ta|sie *f.* →*Kalikektasie*

Ka|li|kek|ta|sie *f* (Ⓔ calicectasis): ***Syn:*** *Kaliektasie, Nierenkelcherweiterung, Nierenkelchdilatation, Kelcherweiterung*; angeborene [**Kelchdivertikel**] oder erworbene Erweiterung eines oder mehrerer Nierenkelche; häufigste Ursache ist die Stenose des Kelchhalses bei Nierentuberkulose; meist asymptomatisch

Ka|li|kek|to|mie *f* (Ⓔ calicectomy): operative Nierenkelchentfernung

Ka|li|ko|plas|tik *f* (Ⓔ calicoplasty): ***Syn:*** *Nierenkelchplastik*; plastische Operation der Nierenkelche

Ka|li|ko|to|mie *f* (Ⓔ calicotomy): operative Nierenkelcheröffnung

Ka|li|lau|ge *f* (Ⓔ potash lye): wässrige Lösung von Kaliumhydroxid

Ka|li|lau|ge|prä|pa|rat *nt* (Ⓔ potassium hydroxide preparation): *s.u. Essay Mykosen S. 1427*

Ka|li|o|pe|nie *f* (Ⓔ kaliopenia): systemischer Kaliummangel

ka|li|o|pe|nisch *adj* (Ⓔ kaliopenic): Kaliopenie betreffend, von ihr betroffen oder durch sie bedingt

Ka|li|um *nt* (Ⓔ potassium): weiches, extrem reaktionsfähiges Alkalimetall; wichtiger Elektrolyt, der zu 90 % intrazellulär liegt; die Gesamtkaliummenge des Körpers beträgt ca. 50 mmol/kg Körpergewicht oder ca. 3,5 mol bei 70 kg Körpergewicht, die tägliche Neuaufnahme liegt bei ca. 65 mmol; Kalium wird über den Urin [90 %], den Magen-Darm-Trakt [10 %] und die Haut ausgeschieden

aus der relativ geringen extrazellulären Konzentration [3,5–5,5 mmol/l] und der Bedeutung der Niere als Hauptausscheidungsorgan folgt, dass schon geringe Störungen der Nierenfunktion, die zu einer Verminderung oder Erhöhung der Kaliumausscheidung führen, die Kaliumkonzentration des Blutplasmas erheblich verändern, und zu Hyperkaliämie* oder Hypokaliämie* führen können; Hyper- und Hypokaliämie sind oft aber auch Folgen von Störungen des Säure-Basen-Haushaltes; Azidose* führt zu einer Verschiebung von Kaliumionen in den Extrazellularraum und damit Hyperkaliämie, bei Alkalose* kommt es zum umgekehrten Vorgang und damit zu Hypokaliämie; *s.a. Elektrolythaushalt, Säure-Basen-Haushalt*

Kalium chloratum: →*Kaliumchlorid*

Kalium permanganicum (Ⓔ potassium permanganate): ***Syn:*** *Kaliumpermanganat*; als Antiseptikum* verwendetes Oxidationsmittel

Kalium-Aluminium-Sulfat *nt* (Ⓔ aluminum potassium sulfate): ***Syn:*** *Alumen, Alaun*; Doppelsalz von Kalium und Aluminium mit blutstillender Wirkung

Ka|li|um|can|re|no|at *nt* (Ⓔ potassium canrenoate): Aldosteronantagonist*, Antihypertensivum*, Diuretikum*

Tab. K2. Daten zum Kaliumstoffwechsel

Verteilung von Kalium im Organismus	mmol/kg Körpergewicht	Prozentualer Anteil an der Gesamtmenge	mmol/l Flüssigkeit
Kaliumkonzentration des Blutplasmas			4,0 mmol/l
Normalbereich			3,5–5,5 mmol/l
Tägliche Ausscheidung mit dem Urin			60–80 mmol/l
Tägliche Zufuhr mit der Nahrung			65 mmol (50–150 mmol/l)
Gesamtmenge im Organismus	53,8	100,0	
Im Intrazellulärraum	48,3	89,6	
Im Extrazellulärraum	5,5	10,4	
Plasma	0,2	0,4	
Interstitielle Flüssigkeit, Lymphe	0,5	1,0	
Sehnen und Knorpel	0,2	0,4	
Knochen (gesamte Menge)	4,1	7,6	
Transzelluläre Flüssigkeit	0,5	1,0	

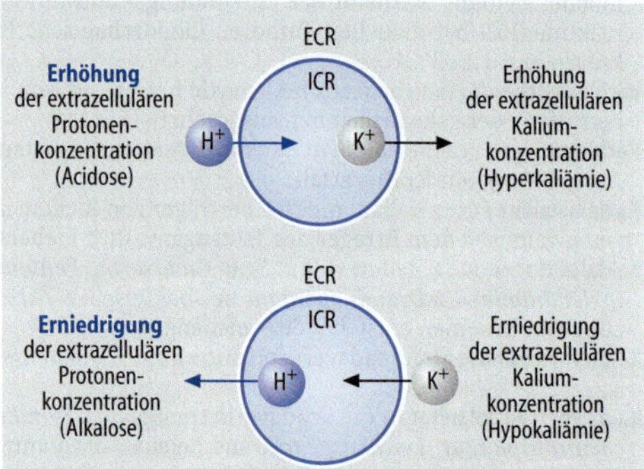

Abb. K3. Kalium. Verschiebung von K+ zwischen Intra- und Extrazellularraum

Ka|li|um|chlo|rid *nt* (Ⓔ potassium chloride): ***Syn:*** *Chlorkalium, Kalium chloratum*; therapeutisch verwendetes Kalisumsalz der Salzsäure

Ka|li|um|cy|a|nid *nt* (Ⓔ potassium cyanide): ***Syn:*** *Zyankalium, Cyankalium, Kaliumzyanid*; giftiges Kaliumsalz der Blausäure

Ka|li|um|hy|dro|xid *nt* (Ⓔ potassium hydroxide): starkes Ätzmittel; bildet in Wasser Kalilauge

Ka|li|um|io|did *nt* (Ⓔ potassium iodide): ***Syn:*** *Iodkalium, Jodkali, Kaliumjodid, Kalium iodatum*; zur Prophylaxe von Iodmangel und als Expektorans* verwendetes Salz

Ka|li|um|jo|did *nt:* → *Kaliumiodid*

Ka|li|um|ka|nal *m* (Ⓔ K channel): ***Syn:*** *K^+-Kanal*; Kanalprotein* der Zellmembran, das selektiv Kaliumionen durchlässt

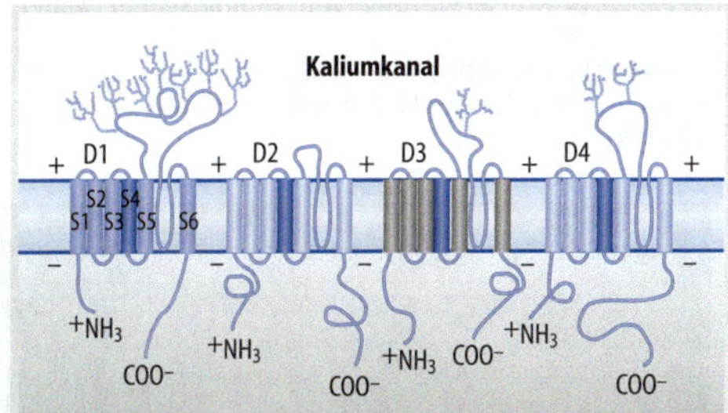

Abb. K4. Kaliumkanal

Ka|li|um|ka|nal|ak|ti|va|to|ren *pl:* → *Kaliumkanalöffner*

Ka|li|um|ka|nal|blo|cker *pl* (Ⓔ potassium channel blockers): Substanzen, die den Einstrom von Kaliumionen durch Kaliumkanäle blockieren

Ka|li|um|ka|nal|öff|ner *pl* (Ⓔ potassium channel openers): ***Syn:*** *Kaliumkanalaktivatoren*; Substanzen, die den Einstrom von Kaliumionen durch Kaliumkanäle fördern; werden als Vasodilatatoren* verwendet

Ka|li|um|per|man|ga|nat *nt* (Ⓔ potassium permanganate): ***Syn:*** *Kalium permanganicum*; als Antiseptikum* verwendetes Oxidationsmittel

Ka|li|um|zy|a|nid *nt:* → *Kaliumcyanid*

Ka|li|u|re|se *f* (Ⓔ kaliuresis): Kaliumausscheidung im Harn; das im Glomerulum abfiltrierte Kalium wird im Wesentlichen im proximalen Tubulus passiv resorbiert; die Entscheidung über die Höhe der Kaliumausscheidung fällt aber im distalen Tubulus, wo Kaliumionen über Kaliumkanäle sezerniert oder über eine H^+/K^+-ATPase resorbiert werden können; bei erhöhter Na-Konzentration wird die Kaliumausscheidung angeregt, bei erhöhter Wasserstoffionenkonzentration vermindert

ka|li|u|re|tisch *adj* (Ⓔ kaluretic): Kaliurese betreffend oder fördernd

Kalk *m:* → *Calciumcarbonat*

kal|ka|ne|al *adj* (Ⓔ calcaneal): Fersenbein/Kalkaneus betreffend

Kal|ka|ne|i|tis *f, pl* **-ti|den** (Ⓔ calcaneitis): ***Syn:*** *Fersenbeinentzündung, Kalkaneusentzündung*; Entzündung des Fersenbeins

kal|ka|ne|i|tisch *adj* (Ⓔ calcaneitic): Fersenbeinentzündung/Kalkaneitis betreffend, von ihr betroffen oder gekennzeichnet

Kalkaneo-, kalkaneo- *präf.*: Wortelement mit der Bedeutung „Ferse/Fersenbein/Kalkaneus"

Kal|ka|ne|o|dy|nie *f* (Ⓔ calcaneodynia): ***Syn:*** *Fersenschmerz*; Schmerzen in der Ferse bzw. dem Fersenbein [Kalkaneus]

kal|ka|ne|o|fi|bu|lar *adj* (Ⓔ calcaneofibular): Fersenbein und Wadenbein/Fibula betreffend oder verbindend

kal|ka|ne|o|ku|bo|i|dal *adj* (Ⓔ calcaneocuboid): Fersenbein und Würfelbein/Kuboid betreffend oder verbindend

Kal|ka|ne|o|ku|bo|id|ge|lenk *nt* (Ⓔ calcaneocuboid joint): ***Syn:*** *Fersenbein-Würfelbeingelenk, Articulatio calcaneocuboidea*; Fußwurzelgelenk zwischen Calcaneus* und Os* cuboideum

kal|ka|ne|o|na|vi|ku|lar *adj* (Ⓔ calcaneonavicular): Fersenbein und Kahnbein/Os naviculare betreffend oder verbindend

kal|ka|ne|o|plan|tar *adj* (Ⓔ calcaneoplantar): Fersenbein und Fußsohle/Planta pedis betreffend oder verbindend

kal|ka|ne|o|ti|bi|al *adj* (Ⓔ calcaneotibial): ***Syn:*** *tibiokalkanear*; Fersenbein und Schienbein/Tibia betreffend oder verbindend

Kal|ka|ne|us *m* (Ⓔ calcaneus): ***Syn:*** *Fersenbein, Calcaneus*; größter Fußknochen, der zusammen mit dem Talus* die hintere Fußwurzel bildet; das hintere Drittel wird als **Fersenbeinhöcker** [Tuber calcanei] bezeichnet; es bildet die knöcherne Grundlage der Ferse [Hacke] und dient als Ansatz für die Achillessehne*; auf der Oberseite befinden sich drei mit Knorpel überzogene Gelenkflächen [**Facies articularis talaris anterior, media, posterior calcanei**], die sich an der Bildung der vorderen Abteilung des unteren Spunggelenkes beteiligen; auf der Vorderseite ist die **Facies articularis cuboidea calcanei**, die Teil der Articulatio* calcaneocuboidea ist

Kal|ka|ne|us|ent|zün|dung *f* (Ⓔ calcaneitis): Kalkaneitis*

Kal|ka|ne|us|frak|tur *f:* → *Fersenbeinfraktur*

Kal|ka|ri|na *f:* → *Sulcus calcarinus*

Kal|ka|ri|u|rie *f* (Ⓔ calcariuria): Ausscheidung von Kalksalzen im Harn

Kalk|gicht *f* (Ⓔ calcium gout): ***Syn:*** *Profichet-Krankheit, Profichet-Syndrom, Hautsteine, Calcinosis circumscripta*; durch subkutane Ablagerung von Calciumphosphatsteinen gekennzeichnete Erkrankung unbekannter Genese

Kalk|in|filt|ra|ti|on *f* (Ⓔ calcareous infiltration): ***Syn:*** *Verkalkung, Kalzifikation, Kalzifizierung*; Kalkeinlagerung im Gewebe, z.B. bei Hyperkalzämie*, Athero- und Arteriosklerose*, Kalzinose*, Nekrosen* oder Entzündungen

Kalk|sei|fen|stuhl *m* (Ⓔ putty stool): ***Syn:*** *Seifenstuhl*; grauweißer, faulig riechender Stuhl mit Kalkseifen; typisch bei Säuglingen mit überwiegender Kuhmilchernährung [eiweißreich, kohlenhydrat- und ballaststoffarm]

Kalk|star *f* (Ⓔ calcareous cataract): durch Kalksalzeinlagerung hervorgerufene Katarakt*

Kalk|staub|lun|ge *f* (Ⓔ chalicosis): ***Syn:*** *Chalikose, Chalicosis pulmonum*; durch Einatmen von Kalkpartikeln hervorgerufene gutartige Pneumokoniose*

kal|ku|lös *adj* (Ⓔ calculous): Stein(bildung) betreffend

Kal|ku|lus *m* (Ⓔ calculus): ***Syn:*** *Konkrement, Calculus*; Steinchen, Stein

Kal|li|din *nt* (Ⓔ kallidin): ***Syn:*** *Lysyl-Bradykinin*; zu den Kininen* gehörendes Gewebshormon mit blutdrucksenkender Wirkung; Teil des Kallikrein-Kinin-Systems*

Kal|li|di|no|gen *nt* (Ⓔ kallidinogen): Vorstufe von Kallidin*

Kal|li|kre|in *nt* (Ⓔ kallikrein): Protease, die Kinine aus Kininogenen freisetzt; das im Blutplasma vorkommende Kallikrein wird als **Plasmakallikrein** bezeichnet; **Gewebskallikrein** oder **glanduläres Kallikrein** findet sich in in Granulozyten, Speichel-, Tränen-, Schweißdrüsen, Nieren, Pankreas und Darm; *s.a. Kallikrein-Kinin-System*

Kal|li|kre|in|in|hi|bi|tor *m* (Ⓔ kallikrein inhibitor): Eiweiß, das Kallikrein* hemmt; teil des Kallikrein-Kinin-Systems*

Kallikrein-Kinin-System *nt* (Ⓔ kallikrein-kinin system): Regelsystem für die schnelle Freisetzung von Kininen*; im Blutplasma vorkommendes Kallikrein [**Plasmakallikrein**] setzt Bradykinin* frei, das in Granulozyten, Speichel-, Tränen-, Schweißdrüsen, Nieren, Pankreas und Darm vorkommende **Gewebskallikrein** dagegen Kallidin*

Kal|li|kre|i|no|gen *nt* (Ⓔ kallikreinogen): ***Syn:*** *Präkallikrein, Fletcher-Faktor*; inaktive Vorstufe von Kallikrein*

Kallmann: Franz Kallmann; 1897–1965; deutsch-amerikanischer Psychiater (New York)

Kallmann-Syndrom *nt* (Ⓔ Kallmann's syndrome): idiopathischer hypogonadotroper Hypogonadismus* mit Anosmie und Farbenblindheit

kal|lös *adj* (Ⓔ callous): schwielig, verhärtet, verhornt

Kal|lus *m* (Ⓔ **1.–2.** callus): **1.** ***Syn:*** *Callositas, Callus*; Schwielenbildung, Schwiele, Hornschwiele **2.** ***Syn:*** *Knochenkallus, Callus, Frakturkallus, Bruchkallus*; nach einem Knochenbruch entstehende, den Knochen umgebende Scheide, von der der Heilungsprozess ausgeht; *s.a. indirekte Frakturheilung*

Kal|mo|du|lin *nt* (Ⓔ calmodulin): ***Syn:*** *Calmodulin*; Rezeptorprotein für Ca-Ionen im sarkoplasmatischen Retikulum; Teil der Calciumpumpe der Zellmembran; von zentraler Bedeutung für den zellulären Calciumstoffwechsel

Kal|mus *m* (Ⓔ calamus): ***Syn:*** *Acorus calamus*; Pflanze aus der Familie der Aronstabgewächse [Araceae]; verwendet wird der Wurzelstock [**Calami rhizoma**], der ätherisches Öl und Bitterstoffe enthält; **Anw.**: traditionell als Bittermittel; innerlich bei Magen-Darm-Beschwerden, Blähungen und Verdauungsbeschwerden; äußerlich in Mund- und Gurgelwässern sowie bei rheumatischen Erkrankungen

Kal|o|mel *nt* (Ⓔ calomel): ***Syn:*** *Calomel, Quecksilber-I-Chlorid, Hydrargyrum chloratum*; heute nicht mehr verwendetes Laxans* und Diuretikum*

Kal|o|rie *f* (Ⓔ calorie): alte Maßeinheit der Kalorie; heute durch Joule* ersetzt; unterschieden wurde zwischen **großer Kalorie** [auch **Kilokalorie**] und **kleiner Kalorie** [**Standardkalorie, Grammkalorie**]

Kal|o|ri|en|wert *m*: →*Brennwert*

kal|o|ri|gen *adj* (Ⓔ calorigenic): Wärme oder Energie entwickelnd, Wärme- oder Energiebildung fördernd

Kal|o|ri|me|ter *nt* (Ⓔ calorimeter): Gerät zur Messung von Wärmemengen oder Wärmekapazitäten

Kal|o|ri|me|trie *f* (Ⓔ **1.–2.** calorimetry): ***Syn:*** *Wärmemessung*; **1.** Messung der bei der Verbrennung einer Substanz freiwerdenden Wärme zur Bestimmung des Brennwertes **2.** Messung oder Bestimmung des Energieumsatzes lebender Zellen; bei der **direkten Kalorimetrie** wird die abgegebene Wärme mit einem Kalorimeter gemessen; die **indirekte Kalorimetrie** misst Parameter, die einen Rückschluss auf den Energieverbrauch ermöglichen, wie z.B. Sauerstoffverbrauch und Kohlendioxidabgabe

K

kal|o|ri|me|trisch *adj* (Ⓔ calorimetric): Kalorimetrie betreffend, mittels Kalorimetrie

kal|o|risch *adj* (Ⓔ caloric): Wärme betreffend; Kalorie(n) betreffend

Kal|ot|te *f*: →*Calvaria*

Käl|te|ag|glu|ti|na|ti|on *f* (Ⓔ cold agglutination): ***Syn:*** *Kältehämagglutination*; durch Kälteagglutinine hervorgerufene Agglutination des Blutes

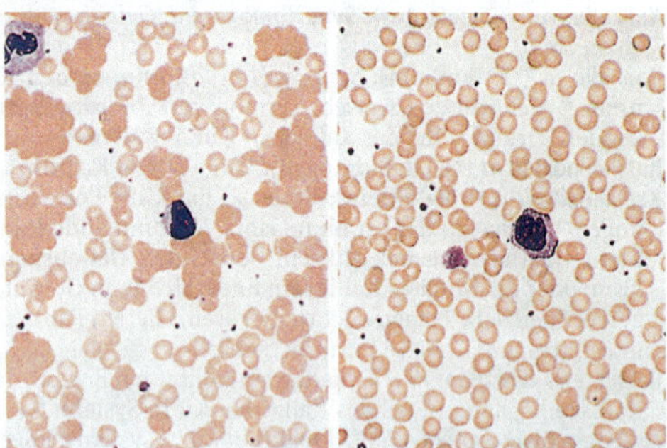

Abb. K5. Kälteagglutination. Ausstrich auf kalten [links] und warmen Objektträgern [rechts]

Käl|te|ag|glu|ti|nin *nt* (Ⓔ cold agglutinin): ***Syn:*** *Kälteantikörper, Kältehämagglutinin*; komplette Antikörper*, die rote Blutkörperchen bei niedriger Temperatur, nicht aber bei Körpertemperatur agglutinieren

Käl|te|ag|glu|ti|nin|krank|heit *f* (Ⓔ cold agglutinin disease): durch Kälteagglutination* ausgelöstes Krankheitsbild mit hämolytischer Anämie*

Käl|te|an|äs|the|sie *f* (Ⓔ refrigeration anesthesia): ***Syn:*** *Kryoanästhesie, Kryanästhesie, Vereisung*; Lokalanästhesie* durch Kältemittel [z.B. Eisbeutel, Chloräthylspray]

Käl|te|an|ti|kör|per *m*: →*Kälteagglutinin*

Käl|te|asth|ma *nt* (Ⓔ cold asthma): *s.u. Essay Asthma bronchiale S. 173*

Käl|te|brand *m* (Ⓔ third degree frostbite): ***Syn:*** *Gangraena congelationis*; Erfrierung 3. Grades; *s.u. Erfrierung*

Käl|te|chi|rur|gie *f*: →*Kryochirurgie*

Käl|te|glo|bu|lin *nt* (Ⓔ cryoglobulin): ***Syn:*** *Kryoglobulin*; im Blut enthaltenes Globulin* [meist Immunglobulin*], das bei Abkühlung ausfällt

Käl|te|häm|ag|glu|ti|na|ti|on *f*: →*Kälteagglutination*

Käl|te|häm|ag|glu|ti|na|ti|ons|krank|heit *f* (Ⓔ Clough-Richter's syndrome): ***Syn:*** *Clough-Richter-Syndrom, Clough-Syndrom*; erworbene Bildung von Kältehämagglutininen mit Hämolyse* bei Temperaturerniedrigung

Käl|te|häm|ag|glu|ti|nin *nt*: →*Kälteagglutinin*

Käl|te|häm|ag|glu|ti|nin|krank|heit *f*: →*Kälteagglutininkrankheit*

Käl|te|hä|mo|ly|sin *nt* (Ⓔ cold hemolysin): Antikörper*, der bei niedriger Temperatur zur Auflösung von roten Blutkörperchen führt

Käl|te|kon|ser|vie|rung *f* (Ⓔ cryopreservation): ***Syn:*** *Kryokonservierung*; Konservierung von biologischem Material durch Tieffrieren

Käl|te|kon|takt|ur|ti|ka|ria *f* (Ⓔ cold contact urticaria): Kälteurtikaria*, bei der die Läsion auf den Kontaktbereich beschränkt ist

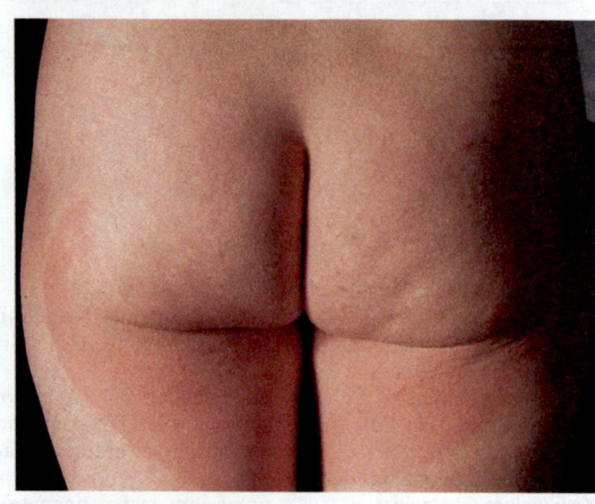

Abb. K6. Kältekontakturtikaria

käl|te|lie|bend *adj*: →*psychrophil*

Käl|te|mar|mo|rie|rung *f* (Ⓔ marble skin): ***Syn:*** *Cutis marmorata, Livedo reticularis*; blaurote, netzförmige Hautzeichnung bei Abkühlung der Haut

Käl|te|pan|ni|ku|li|tis *f, pl* **-ti|den** (Ⓔ cold panniculitis): *s.u. lobuläre Pannikulitis*

Käl|te|pro|te|in *nt* (Ⓔ cryoprotein): ***Syn:*** *Kryoprotein*; Eiweiß, das bei Abkühlung des Blutes unter 37° ausfällt und bei Erwärmung wieder in Lösung geht

Käl|te|punkt *m*: →*Kaltpunkt*

Käl|te|re|zep|tor *m* (Ⓔ cold receptor): *s.u. Kaltpunkt*

Käl|te|schmerz *m*: →*Kryalgesie*

Käl|te|son|de *f*: →*Kryosonde*

Käl|te|stab *m*: →*Kryosonde*

Käl|te|the|ra|pie *f*: →*Kryotherapie*

Käl|te|ur|ti|ka|ria *f* (Ⓔ cold urticaria): ***Syn:*** *Urticaria e frigore*; durch Kälteeinwirkung hervorgerufene physikalische Urtikaria*; man unterscheidet erworbene und familiäre Formen sowie die **Kältekontakturtikaria** und die systemische Form, bei der es zur ausgebreiteten Urtikaria kommt

Kalt|kaus|tik *f* (Ⓔ electrocoagulation): ***Syn:*** *chirurgische Diathermie, Elektrokauterisation, Elektrokoagulation*; punktförmige Gewebekoagulation durch Hochfrequenzstrom; bei der **bipolaren Elektrokoagulation** fließt der Strom nur zwischen den Schenkeln der Zange oder Pinzette; **Anw.**: u.a. (intraoperative) Blutstillung, Polypenabtragung, Tumorabtragung oder -koagulation; v.a. die **endoskopische Elektrokoagulation** hat in den letzten Jahren mehr und mehr an Bedeutung gewonnen; *s.a. Elektrodesikkation*

Kalt|licht *nt* (Ⓔ **1.** →*Lumineszenz* **2.** cold light): **1.** →*Lumineszenz* **2.** Bezeichnung für ein Licht, das nur wenig Infrarotlicht enthält; wird z.B. in der Endoskopie* verwendet

Kalt|punkt *m* (Ⓔ cold point): ***Syn:*** *Kältepunkt*; umschriebe-

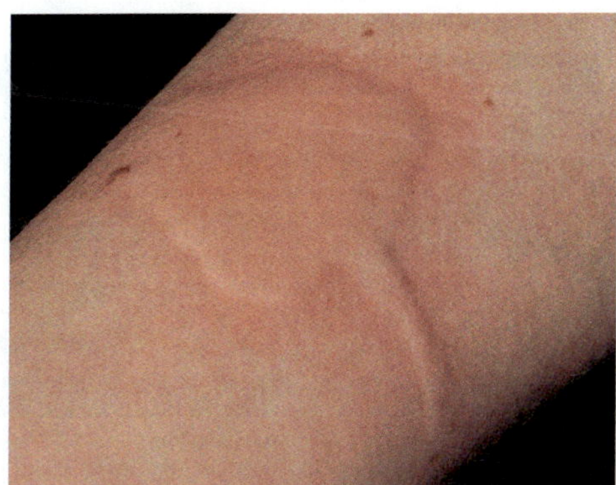

Abb. K7. Kälteurtikaria

ner, kleiner Hautbezirk mit Rezeptoren für Kälte [**Kaltrezeptor, Kälterezeptor**], die von Aδ-Fasern versorgt werden; die Handfläche z.B. weist 1–5 Kaltpunkte pro cm^2 auf

Kaltlrelzepltor *m* (Ⓔ cold receptor): *s.u. Kaltpunkt*

Kalz-, kalz- *präf.*: →*Kalzi-*

Kalzi-, kalzi- *präf.*: Wortelement mit der Bedeutung „Kalk/Kalkstein/Kalzium"

Kallzilbillie *f* (Ⓔ calcibilia): Vorkommen von Calcium in der Galle

Kallzilfilkaltilon *f*: →*Kalkinfiltration*

kallzilfilzielren *v* (Ⓔ calcify): verkalken, Kalk(e) ablagern

kallzilfilziert *adj* (Ⓔ calcified): verkalkt

Kallzilfilzielrung *f*: →*Kalkinfiltration*

Kallzilkolsillilkolse *f* (Ⓔ calcicosilicosis): durch Einatmen von kalk- und quarzhaltigem Staub hervorgerufene gemischte Pneumokoniose*; *s.a. Silikose*

kallzilkolsillilkoltisch *adj* (Ⓔ calcicosilicotic): Kalzikosilikose betreffend, von ihr betroffen oder durch sie bedingt

Kallzilkolsis *f, pl* **-ses** (Ⓔ calcicosis): gutartige Pneumokoniose* durch Einatmen von Kalkstäuben

kallzilkoltisch *adj* (Ⓔ calcicotic): Kalzikosis betreffend, von ihr betroffen oder durch sie bedingt

Kallzilnolse *f* (Ⓔ calcinosis): ***Syn:*** *Calcinosis*; durch Calciumablagerung in Geweben hervorgerufene Speicherkrankheit*; die Erkrankung kann durch systemische Bedingungen, wie z.B. Hyperparathyreoidismus, oder lokale Faktoren, z.B. Trauma oder Entzündung, verursacht werden; beim ersten Mechanismus, spricht man von **metastatischer Kalzinose**, beim zweiten von **dystropher Kalzinose**; die Therapie hängt von der jeweiligen Ursache ab

metastatische Kalzinose: →*Calcinosis metastatica*

Tab. K8. Kalzinoseformen

Metastatische Kalzinosen
Hyperkalziämisch
Primärer Hyperparathyreodismus
Tumoren (Knochenmetastasen, multiples Myelom, Morbus Paget)
Normokalziämisch
Niereninsuffizienz (mit sekundärem Hyperparathyreoidismus)
Primärer Hyperparathyreoidismus
Pseudohypoparathyreoidismus
Oxalurie
Dystrophe Kalzinosen
Traumatisch (Narben, Hämatome, Verbrennungen etc.)
Hauttumoren (z.B. Trichilemmalzyste, Basaliom, Pilomatrixom, Angiom, Lipom, Syringom)
Postthrombotisches Syndrom
Entzündliche Hauterkrankungen (z.B. Akne vulgaris, Herpes, Fremdkörperreaktion, Parasiten)
Systemkrankheiten (z.B. Sarkoidose, Sklerodermie, CREST-Syndrom, Lupus erythematodes, Dermatomyositis, Porphyria cutanea tarda, Ehlers-Danlos-Syndrom, Pseudoxanthoma elasticum)

kallzilnoltisch *adj* (Ⓔ calcinotic): Kalzinose betreffend, von ihr betroffen oder gekennzeichnet, durch sie bedingt

Kallzilpelnie *f* (Ⓔ calcipenia): systemischer Calciummangel

Kallzilpelxie *f* (Ⓔ calcipexy): Calciumeinlagerung im Gewebe

kallzilphyllakltisch *adj* (Ⓔ calciphylactic): Kalziphylaxie betreffend, von ihr betroffen oder durch sie bedingt

Kallzilphyllalxie *f* (Ⓔ calciphylaxis): Überempfindlichkeit für Calciumsalze, die zu einer lokalen oder systemischen Ablagerung von Calciumsalzen führt; im ersten Schritt erfolgt eine Sensibilisierung des Organismus durch einen sog. **sensitizer**, wie z.B. Parathormon, Vitamin D oder Dihydrotachysterin; tritt jetzt eine mechanische oder chemische Reizung durch einen sog. **challenger** oder **provokator** auf, kann es zur Kalkeinlagerung kommen; tritt z.B. bei Hyperparathyreoidismus* auf

kallzilpriv *adj* (Ⓔ calciprivic): durch Calciummangel hervorgerufen oder bedingt

Kallziltolnin *nt*: →*Calcitonin*

Kallziltolninlälmie *f*: →*Calcitoninämie*

Kallzilum *nt*: →*Calcium*

Kallzilumlanltalgolnist *m*: →*Calciumkanalblocker*

Kallzilumlbillilrulbilnatlstein *m* (Ⓔ calcium bilirubinate stone): ***Syn:*** *Calciumbilirubinatstein*; *s.u. Gallenstein*

Kallzilumlblolcker *m*: →*Calciumkanalblocker*

Kallzilumlkalnal *m*: →*Calciumkanal*

Kallzilumlkarlbolnat *nt*: →*Calciumcarbonat*

Kallzilumlkarlbolnatlstein *m*: →*Calciumcarbonatstein*

Kallzilumlolxallat *nt*: →*Calciumoxalat*

Kallzilumlolxallatlnelphriltis *f* (Ⓔ primary hyperoxaluria): ***Syn:*** *Oxalose-Syndrom, Oxalose, primäre Hyperoxalurie, Calciumoxalatnephritis*; seltene Stoffwechselstörung [Mangel an Alanin-Glyoxalat-Aminotransferase] mit Ablagerung von Calciumoxalat in Knochen und Niere; führt zur Nierensteinbildung, Nephrokalzinose* und langfristig zu Niereninsuffizienz*

Kallzilumlolxallatlstein *m* (Ⓔ calcium oxalate stone): ***Syn:*** *Calciumoxalatstein*; harter, röntgendichter Harnstein* aus Calciumoxalat

Kallzilumlphoslphat *nt* (Ⓔ calcium phosphate): ***Syn:*** *Calciumphosphat*; in drei verschiedenen Formen [**primäres, sekundäres** und **tertiäres Calciumphosphat**] vorkommendes Calciumsalz der Phosphorsäure; wichtiger Teil des Apatits*

Kalzium-Phosphat-Kopräzipitation *f* (Ⓔ calcium-phosphate coprecipitation): *s.u. Essay Gentransfer und Gentherapie S. 761*

Kallzilumlphoslphatlstein *m* (Ⓔ calcium phosphate calculus): ***Syn:*** *Calciumphosphatstein*; harter, röntgendichter Harnstein* aus Calciumphosphat

Kalzium/Phosphor-Quotient *m*: →*Calcium/Phosphor-Quotient*

Kallzilumlpumlpe *f*: alternative Bezeichnung für →*Calcium-ATPase*

Kallzilumlulrat *nt*: →*Calciumurat*

Kallzilumlulratlstein *m* (Ⓔ calcium urate calculus): harter, röntgendichter Harnstein* bei Übersättigung des Harns mit Harnsäure

Kallzilulrie *f* (Ⓔ calciuria): Calciumausscheidung im Harn; *s.a. Hyperkalziurie*

Kamlbilumlschicht *f* (Ⓔ cambium layer): ***Syn:*** *Stratum osteogenicum*; gefäß-, zell- und nervenreiche Innenschicht der Knochenhaut*, von der das Dickenwachstum des Knochens ausgeht

Kalmellolzyltolse *f*: →*Elliptozytose*

Kalmelrunlschwellllung *f*: →*Loiasis*

Kalmillle *f* (Ⓔ chamomile): ***Syn:*** *Matricaria chamomilla/officinalis/recutita, Chamomilla recutita, echte Kamille, Chamomilla*; zu den Korbblütlern [Asteraceae] gehörende Heilpflanze, deren Blütenköpfe [**Matricariae flos**] und das aus ihnen gewonnene ätherische Öl [**Matricariae aetheroleum**] zahlreiche Wirkstoffe [Matricin, Chamazulen, (-)-α-Bisabolol] enthalten; wirkt antiphlogistisch, antibakteriell, spasmolytisch, desodorierend und fördert die Wundheilung;

Anw.: Teeaufgüsse und standardisierte Auszüge äußerlich bei Haut- und Schleimhautentzündungen, Erkrankungen der Atemwege, Anal- und Genitalbereich; innerlich bei Spasmen, Magen-Darm-Entzündungen, Unruhe, Reizbarkeit, Schlafstörungen und Menstruationsbeschwerden
echte Kamille: *→Kamille*
römische Kamille (Ⓔ Roman chamomile): ***Syn:*** *Chamaemelum nobile, Anthemis nobilis*; Staude aus der Familie der Korbblütler [Asteraceae]; verwendet werden die getrockneten Blütenköpfchen [**Chamomillae romanae flos, Anthemidis flos**] und das aus ihnen gewonnene ätherische Öl [**Chamomillae romanae aetheroleum**]; enthalten Sesquiterpenlactone*, Flavonoide*, Cumarine*, Polyine, Triterpene* und Steroide*; besitzt eine antimikrobielle Wirkung; **Anw.**: traditionell innerlich bei Völlegefühl, Blähungen, Entzündungen im Mund- und Rachenraum, Magenbeschwerden, Magenschleimhautentzündung, Schnupfen und Nasennebenhöhlenentzündung; äußerlich bei chronischer Dermatitis*, Ekzemen*, Wunden und zur Hautpflege; in der Homöopathie bei nervösen Störungen sowie Magen-Darm-Beschwerden

Kam|mer *f*: **diskomandibulare Kammer** (Ⓔ lower cavity): *s.u. Kiefergelenk*
diskotemporale Kammer (Ⓔ upper cavity): *s.u. Kiefergelenk*

Kam|mer|au|to|ma|tie *f* (Ⓔ idioventricular rhythm): ***Syn:*** *Kammerautomatismus*; Automatismus der Herzerregung mit Sitz des Automatiezentrums im Kammermyokard; tritt bei Ausfall des Sinusknotens oder AV-Block* III. Grades sowie bei ventrikulärer Tachykardie* auf

Kam|mer|flat|tern *nt* (Ⓔ ventricular flutter): Herzrhythmusstörung mit schnellen [220–350/min] und regelmäßigen Kontraktionen; Übergang in Kammerflimmern* möglich; **Therapie**: *s.u. Kammertachykardie*

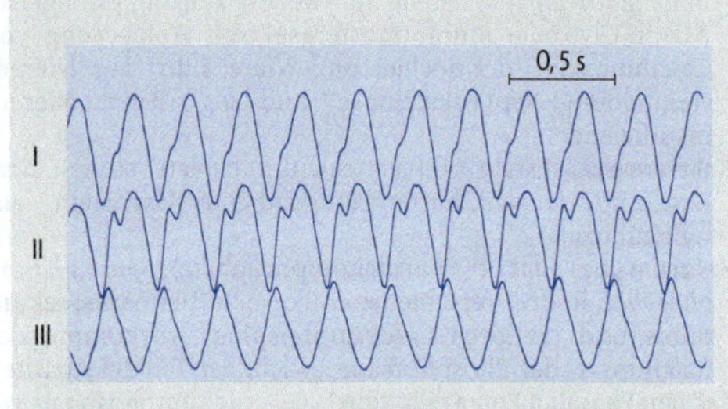

Abb. K9. Kammerflattern mit Haarnadelkurvenform der QRS-Komplexe

Kam|mer|flim|mern *nt* (Ⓔ ventricular fibrillation): asynchrones, extrem schnelles [300–500/min] Schlagen von Vorhöfen und Kammern; führt zu einem funktionellen Herz-Kreislauf-Stillstand; **Akuttherapie**: externe DC-Defibrillation [200–400 Ws] ist die einzige lebensrettende Maßnahme bei Kammerflimmern; **Dauertherapie**: Sotalol* und Amiodaron* sind die Mittel der Wahl bei einer medikamentösen Behandlung; z.T. werden aber die Alternativen der Tab. K11 bevorzugt

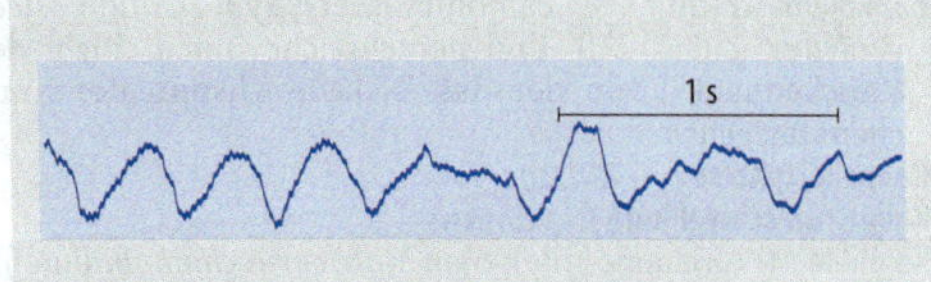

Abb. K10. Kammerflimmern

Kam|mer|schei|de|wand *f*: *→Kammerseptum*

Kam|mer|sep|tum *nt* (Ⓔ ventricular septum): ***Syn:*** *Interventrikularseptum, Ventrikelseptum, Kammerscheidewand, Septum interventriculare*; Scheidewand zwischen rechter und linker Herzkammer [Ventriculus dexter und sinister]; der untere Teil ist muskulös [**Pars muscularis**], der obere membranös [**Pars membranacea**]

Tab. K11. Invasive Therapie bei Kammerflimmern

Katheterablation	
Etabliert	WPW-Syndrom
	AV-Knoten-Tachykardie
	AV-Ablation bei therapieresistenter Tachyarrhythmie durch Vorhofflimmern
	Bestimmte Formen von Kammertachykardien (unaufhörlich, bei Herzgesunden, Bundle-Branch-Reentry)
Experimentell	Vorhofflimmern (MAZE)
Implantierbarer Defibrillator	
Etabliert	Sekundärprophylaxe des plötzlichen Herztodes nach Herz-Kreislauf-Stillstand oder hämodynamisch gravierender Kammertachykardie
	Primärprophylaxe des plötzlichen Herztodes bei koronarer Herzerkrankung mit reduzierter linksventrikulärer Auswurffraktion (unter 35%), asymptomatischen ventrikulären Salven sowie elektrophysiologisch induzierbarer und nicht durch Antiarrhythmika supprimierbarer anhaltender ventrikulärer Tachyarrhythmie (seltene Indikation)
Nicht etabliert	Alle anderen denkbaren Indikationen zur Primärprophylaxe des plötzlichen Herztodes

Kam|mer|sep|tum|de|fekt *m*: *→Ventrikelseptumdefekt*

Kam|mer|ta|chy|kar|die *f* (Ⓔ ventricular tachycardia): ***Syn:*** *ventrikuläre Tachykardie*; Tachykardie* mit Erregungsursprung in den Tawara*-Schenkeln; **Akuttherapie**: Lidocain* oder Ajmalin* sind die Mittel der Wahl zur medikamentösen Akuttherapie; bei Erfolglosigkeit antitachykarde Stimulation oder Kardioversion; **Dauertherapie**: *siehe Tab. K12*

Tab. K12. Medikamentöse Therapie der Kammertachykardie

Arzneistoff	Orale Dosierung für Dauertherapie
β-Blocker, z.B. Propranolol, Metoprolol	3mal 20 – 3mal 40 mg 2mal 50 – 2mal 100 mg
Propafenon	3mal 150 – 3mal 300 mg
Mexiletin	2mal 200 – 4mal 200 mg
Ajmalin	2mal 20 – 4mal 20 mg
Disopyramid	3mal 100 – 4mal 200 mg
Chinidin	3mal 250 – 3mal 500 mg
Flecainid	2mal 100 – 2mal 200 mg
Sotalol	3mal 80 – 3mal 160 mg
Amiodaron	200–400 mg (nach Aufsättigung mit 600–1000 mg/Tag für 14 Tage

Kam|mer|vor|hof *m* (Ⓔ atrium): Atrium* cordis

Kam|mer|wand|an|eu|rys|ma *nt* (Ⓔ cardiac aneurysm): ***Syn:*** *Herzwandaneurysma, Herzaneurysma*; Aneurysma* der Herzwand, z.B. nach Infarkt

Kam|mer|was|ser *nt* (Ⓔ aqueous humor): ***Syn:*** *Humor aquosus*; vom Epithel des Ziliarkörpers [Corpus* ciliare] gebildete Flüssigkeit der vorderen und hinteren Augenkammer*; die Gesamtmenge beträgt ca. 0,2–0,3 ml; der Abfluss des Kammerwassers erfolgt über die Fontana*-Räume im Iridokornealwinkel* der vorderen Augenkammer; bei Abflussstörungen in diesem Bereich kommt es zur Erhöhung des Augeninnendruckes und evtl. zur Entwicklung eines Glaukoms*

Kam|mer|win|kel *m* (Ⓔ angle of chamber): ***Syn:*** *Iridokorneal-*

winkel, Angulus iridocornealis; Winkel zwischen Hornhaut und Regenbogenhaut in der vorderen Augenkammer, in dem das Kammerwasser durch Fontana*-Räume in den Schlemm*-Kanal geleitet wird; bei Abflussstörungen in diesem Bereich kommt es zur Erhöhung des Augeninnendruckes und evtl. zur Entwicklung eines Glaukoms*

Kam|mer|win|kel|spie|ge|lung *f*: *→Gonioskopie*

Kamm|mus|kel *m*: *→Musculus pectineus*

Kamp|fer *m* (Ⓔ camphor): ***Syn:*** *Campfer, Camphora, Campher*; aus dem **Kampferbaum** [Cinnamomum camphora] gewonnener Wirkstoff; wird zur Behandlung von Muskelverspannungen, Gelenkleiden, entzündlichen Atemwegserkrankungen und hypotonen Kreislaufstörungen verwendet

Kamp|fer|baum *m* (Ⓔ Cinnamomum camphora): ***Syn:*** *Cinnamomum camphora*; *s.u. Kampfer*

Kamp|fer|geist *m*: *→Spiritus camphoratus*

Kamp|fer|öl *nt* (Ⓔ camphor oil): ***Syn:*** *Oleum camphoratum*; 2 %-ige Lösung vom Kampfer* in Erdnuss- oder Olivenöl zur äußerlichen Anwendung; wirkt hyperämisierend

Kamp|fer|spi|ri|tus *m*: *→Spiritus camphoratus*

Ka|pi|me|trie *f* (Ⓔ campimetry): Untersuchung des zentralen Gesichtsfeldbereiches

kam|po|mel *adj*: *→kamptomel*

Kam|po|me|lie *f*: *→Kamptomelie*

Kamp|to|dak|ty|lie *f* (Ⓔ camptodactyly): angeborene Beugekontraktur der Endgelenke der Finger mit Hammerfingerbildung

kamp|to|mel *adj* (Ⓔ camptomelic): ***Syn:*** *kampomel*; Kamptomelie betreffend, von ihr betroffen oder gekennzeichnet

Kamp|to|me|lie *f* (Ⓔ camptomelia): ***Syn:*** *Kampomelie*; angeborene Gliedmaßenverkrümmung

ka|na|li|ku|lär *adj* (Ⓔ canalicular): Kanälchen betreffend, kanälchenähnlich

Ka|na|li|ku|lo|rhi|no|sto|mie *f* (Ⓔ canaliculorhinostomy): operative Verbindung von Tränengang und Nasenhöhle

Ka|na|li|sa|ti|ons|ik|te|rus *m* (Ⓔ obstrictive jaundice): posthepatischer Ikterus* durch eine Obstruktion der Gallenwege

Ka|nal|pro|te|in *nt* (Ⓔ channel protein): in Membranen eingebaute Proteine, die die Diffusion von Molekülen, v.a. Anionen und Kationen, entlang eines Konzentrationsgefälles erlauben; am häufigsten sind sie als Ionenkanäle für Natrium-, Calcium-, Kalium- und Chloridionen

Ka|na|my|cin *nt* (Ⓔ kanamycin): von **Streptomyces kanamyceticus** gebildetes Aminoglykosidantibiotikum; aufgrund der hohen Ototoxizität nur noch lokale Anwendung

Kan|di|da|my|ko|se *f*: *→Candidose*

Kan|di|do|se *f*: *→Candidose*

Ka|ni|ko|la|fie|ber *nt* (Ⓔ canicola fever): ***Syn:*** *Canicolafieber, Leptospirosis canicola, Stuttgarter-Hundeseuche*; primär Hunde betreffende, selten auf den Menschen übertragene Leptospirose*; verläuft milder als die Leptospirosis* icterohaemorrhagica

Kankro-, kankro- *präf.*: Wortelement mit der Bedeutung „Krebs/Karzinom"

kan|kro|id *adj* (Ⓔ cancroid): krebsähnlich, an einen Krebs erinnernd

kan|nel|liert *adj* (Ⓔ cannelated): geriffelt, gerieft, gerillt

Kanner: Leo Kanner; 1894–1981; amerikanischer Psychiater (Baltimore)

Kanner-Syndrom *nt* (Ⓔ Kanner's syndrome): ***Syn:*** *frühkindlicher Autismus*; bereits im Säuglingsalter beginnende Kontaktstörung mit Sprachstörungen oder Sprachretardierung; die Säuglinge versuchen nicht Kontakt mit der Mutter oder der Umwelt aufzunehmen; sie erscheinen starr und emotionslos, zeigen Koordinations- und Wahrnehmungsschwächen sowie verbale und Handlungsstereotypen; **Therapie**: Verhaltenstherapie; Heilpädagogik, evtl. Psychopharmaka; die **Prognose** ist ungünstig; oft kommt es zu lebenslanger Behinderung

Kan|ten|biss *m* (Ⓔ edge-to-edge bite): ***Syn:*** *gerader Biss, Zangenbiss, Orthogenie, Labidodontie, Kopfbiss*; Bissform, bei der in Okklusionsstellung die Schneidekanten der Frontzähne aufeinanderbeißen; führt zu verstärkter Abnutzung

Kanth-, kanth *präf.*: Wortelement mit der Bedeutung „Augenwinkel/Kanthus"

Kan|tha|ri|a|sis *f, pl* **-ses** (Ⓔ canthariasis): durch Fliegen hervorgerufene Erkrankung

Kan|tha|ri|din *nt* (Ⓔ cantharidin): ***Syn:*** *Cantharidin, Cantharidenkampfer*; aus Spanischen Fliegen [Canthariden] gewonnene Substanz; wird äußerlich zur Hautreizung und als blasentreibendes Mittel [z.B. bei Warzen] verwendet

Kan|thek|to|mie *f* (Ⓔ canthectomy): ***Syn:*** *Lidwinkelresektion*; Ausschneidung des Lidwinkels, z.B. bei Basaliom

Kan|thi|tis *f, pl* **-ti|den** (Ⓔ canthitis): ***Syn:*** *Augenwinkelentzündung, Lidwinkelentzündung, Canthitis*; Entzündung im Bereich des Lidwinkels

kan|thi|tisch *adj* (Ⓔ canthitic): Augenwinkelentzündung/Kanthitis betreffend, von ihr betroffen oder gekennzeichnet

Kan|tho|ly|se *f* (Ⓔ cantholysis): operative Lösung des Augenwinkels

Kan|tho|plas|tik *f* (Ⓔ canthoplasty): ***Syn:*** *Augenwinkelplastik, Lidwinkelplastik*; plastische Operation am Lidwinkel, z.B. nach Verletzung oder bei Blepharophimose*

Kan|tho|rha|phie *f* (Ⓔ canthorrhaphy): ***Syn:*** *Kanthorrhaphie*; Naht des Lidwinkels

Kan|thor|rha|phie *f*: *→Kanthorhaphie*

Kan|tho|to|mie *f* (Ⓔ canthotomy): Spaltung/Durchtrennung des äußeren Lidwinkels

Kan|thus *m, pl* **-thi** (Ⓔ canthus): ***Syn:*** *Canthus*; Augenwinkel

K-Antigen *nt* (Ⓔ K antigen): ***Syn:*** *Kapselantigen*; Antigen* in der Bakterienkapsel; *s.a. Essay Bakterien S. 217*

Ka|nü|le *f* (Ⓔ cannula): Hohlnadel zur Injektion oder Entnahme von Flüssigkeiten oder Gasen; wird ja nach Verwendung als z.B. Injektions-, Punktions-, Spül- oder Biopsiekanüle bezeichnet

Kan|zer|ä|mie *f* (Ⓔ canceremia): Auftreten von Krebszellen im Blut

Kan|ze|ro|gen *nt*: *→Karzinogen*

kan|ze|ro|gen *adj* (Ⓔ cancerogenic): ***Syn:*** *karzinogen, cancerogen*; krebserregend, krebsauslösend, krebserzeugend

Kan|ze|ro|ge|ne|se *f*: *→Karzinogenese*

Kan|ze|ro|ge|ni|tät *f* (Ⓔ cancerogenic property): ***Syn:*** *Karzinogenität*; kanzerogene Potenz eines Stoffes

kan|ze|ro|phob *adj* (Ⓔ cancerophobic): ***Syn:*** *karzinophob*; Krebsangst/Kanzerophobie betreffend, durch sie gekennzeichnet

Kan|ze|ro|pho|bie *f* (Ⓔ cancerophobia): ***Syn:*** *Krebsangst, Karzinophobie*; krankhafte Angst, an einem Karzinom zu erkranken

kan|ze|rös *adj* (Ⓔ cancerous): ***Syn:*** *karzinomatös*; Krebs betreffend, krebsig, krebsbefallen, krebsartig

Ka|o|lin *nt* (Ⓔ kaoline): ***Syn:*** *Argilla alba, weißer Ton, Porzellanerde, Bolus alba*; Aluminiumsilikat, das als Adsorbens, Wund- und Hautpuder, Badezusatz und Pillenmasse verwendet wird

Ka|o|lin|lun|ge *f*: *→Kaolinose*

Ka|o|li|no|se *f* (Ⓔ kaolinosis): ***Syn:*** *Kaolinpneumokoniose, Kaolinlunge, Kaolinstaublunge*; zu den Silikatosen* gehörende Pneumokoniose* durch langjähriges Einatmen von Kaolinstaub [Aluminiumsilikat]

Ka|o|lin|pneu|mo|ko|ni|o|se *f*: *→Kaolinose*

Ka|o|lin|staub|lun|ge *f*: *→Kaolinose*

KaÖZ *Abk.*: Kathodenöffnungszuckung

Ka|pa|zi|tät *f* (Ⓔ capacity): Speichervermögen, Speicherfähigkeit, z.B eines Kondensators [**elektrische Kapazität**]

inspiratorische Kapazität (Ⓔ inspiratory capacity): Luftmenge, die nach normaler Ausatmung maximal eingeatmet werden kann; *s.a. Lungenvolumina*

Ka|pa|zi|ta|ti|on *f* (Ⓔ capacitation): von Östrogen* stimulierte Reifung des Spermienkopfes, die das Eindringen in die Eizelle ermöglicht; wird von Progesteron* gehemmt

ka|pil|lar *adj* (Ⓔ capillary): ***Syn:*** *kapillär*; Kapillare(n) betreffend, haarfein

Ka|pil|lar|di|a|ly|sa|tor *m* (Ⓔ capillary dialyzer): *s.u. Dialysator*

Ka|pil|lar|druck *m* (Ⓔ capillary pressure): Blutdruck in den Kapillaren; ca. 6–12 mm Hg in Herzhöhe in Ruhe

Ka|pil|la|re *f* (Ⓔ capillary): ***Syn:*** *Haargefäß, Blutkapillare, Vas capillare*; kleinste Blutgefäße, die zwischen arteriellem und venösem Schenkel des Kreislaufs liegen; sie dienen dem Stoff- und Gasaustausch zwischen Blut und Gewebe bzw.

Blut und Atemluft; der Aufbau der Kapillaren ist organspezifisch, alle sind aber im Prinzip muskelfreie Endothelröhrchen, deren Wand durch eine Basalmembran* und Perizyten* verstärkt wird; das Endothel besteht aus flachen Zellen, zwischen denen z.T. Lücken bestehen, die als **Poren** bezeichnet werden; **Fenestrationen** sind Bezirke, in denen der Zellleib kaum noch Plasma enthält und damit nur noch aus Plasmamembran besteht; Poren und Fenestrationen erleichtern den Stoffaustausch mit der Umgebung

Kalpillarlekltalsie *f* (Ⓔ capillarectasia): angeborene oder erworbene Erweiterung von Kapillaren

Kalpillarlemlbollie *f* (Ⓔ capillary embolism): Embolie* von Kapillaren durch z.B. verschleppte Zellen, Fetttröpfchen, Cholesterinkristalle oder Krankheitserreger

Kalpillalrenlentlzünldung *f* (Ⓔ capillaritis): Kapillaritis*

Kalpillarlfralgillität *f* (Ⓔ capillary fragility): *s.u. Kapillarresistenz*

Kalpillarlhälmanlgilom *nt*: *→Haemangioma capillare*

Kalpillalriltis *f, pl* **-tilden** (Ⓔ capillaritis): *Syn*: *Kapillarenentzündung, Capillaritis*; Entzündung einer Kapillare oder die Veränderung von Kapillaren im Entzündungsgebiet

kalpillalriltisch *adj* (Ⓔ capillaritic): Kapillarenentzündung/Kapillaritis betreffend, von ihr betroffen oder gekennzeichnet

Kalpillarlmilkrolskop *nt* (Ⓔ angioscope): *Syn*: *Angioskop*; Mikroskop zur direkten Betrachtung von Kapillaren

Kalpillarlmilkrolskolpie *f* (Ⓔ capillaroscopy): *Syn*: *Kapillaroskopie, Angioskopie*; direkte Betrachtung oberflächlicher Kapillaren mit einem Kapillarmikroskop

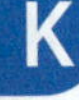

Kalpillalrolskolpie *f*: *→Kapillarmikroskopie*

Kalpillarlpuls *m* (Ⓔ capillary pulse): *Syn*: *Quincke-Zeichen, Quincke-Kapillarpuls*; sichtbares Pulsieren von Kapillaren [z.B. **Nagelpuls**] bei Aorteninsuffizienz* oder anderen Erkrankungen mit erhöhter Blutdruckamplitude

Kalpillarlrelsisltenz *f* (Ⓔ capillary resistance): Widerstandsfähigkeit der Kapillarwand; die Bestimmung erfolgt mittels Saugmethoden oder Blutstauung [Rumpel*-Leede-Test]; verminderte Kapillarresistenz [**Kapillarfragilität**] führt zu petechialen Blutungen; kommt als angeborene und erworbene Form [allergische Genese, Vitamin C-Mangel] vor

Kalpillarlthromlbus *m, pl* **-ben** (Ⓔ microthrombus): Mikrothrombus von Kapillaren

Kalpiltaltum *nt*: *→Os capitatum*

kalpiltullär *adj* (Ⓔ capitular): Knochenkopf oder Knochenköpfchen/Capitulum betreffend

Kalpiltullum *nt* (Ⓔ capitulum): *Syn*: *Capitulum*; Knochenkopf, Knochenköpfchen

Kaplan: Herbert Kaplan; amerikanischer Arzt im 20. Jahrhundert

Kaplan-Syndrom *nt* (Ⓔ Kaplan's syndrome): ätiologisch ungeklärter Komplex von Sarkoidose*, Psoriasis* und Gicht*; findet sich v.a. bei Bergleuten im Kohlebergbau

Kaplnolgralphie *f* (Ⓔ capnography): *Syn*: *Kapnografie*; Messung des Kohlendioxidgehaltes in der ausgeatmeten Luft

Kaplnolmeltrie *f* (Ⓔ capnometry): Messung des Kohlendioxidgehaltes eines Gases oder einer Lösung

kaplnolphil *adj* (Ⓔ capnophilic): (*biolog.*) kohlendioxidliebend

Kaposi: Moritz Kaposi; 1837–1902; österreichischer Hautarzt (Wien)

Kaposi-Dermatitis *f*: *→Ekzema herpeticatum*

Kaposi-Sarkom *f* (Ⓔ Kaposi's sarcoma): *Syn*: *Morbus Kaposi, Retikuloangiomatose, Angioretikulomatose, idiopathisches multiples Pigmentsarkom Kaposi, Sarcoma idiopathicum multiplex haemorrhagicum, Haemangiosarcoma haemorrhagicum multiplex*; früher nur sporadisch auftretendes [**klassisches/sporadisches Kaposi-Sarkom**] Sarkom*, als Komplikation einer HIV-Infektion [**epidemisches Kaposi-Sarkom**] aber von zunehmender Bedeutung; daneben gibt es noch ein **endemisches** oder **afrikanisches Kaposi-Sarkom**, das v.a. in Äquatorialafrika auftritt und dort bis zu 10 % aller malignen Tumoren ausmacht; unter **iatrogenem Kaposi-Sarkom** versteht man ein klassisches Kaposi-Sarkom bei Immunsuppression nach Organtransplantation

Klinik: initial braunrot-livide knotige Effloreszenzen der

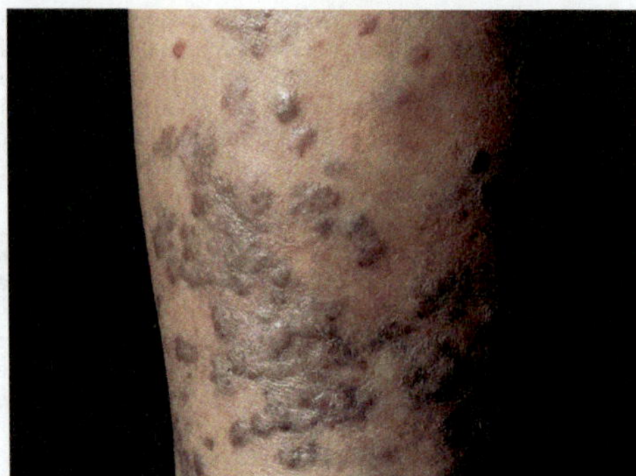

Abb. K13. Kaposi-Sarkom

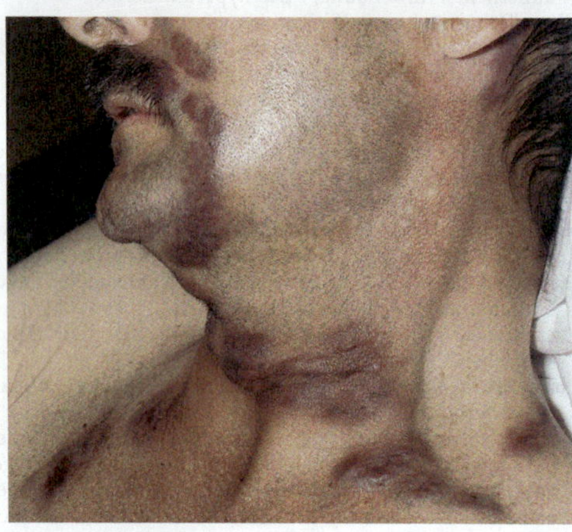

Abb. K14. Kaposi-Sarkom

Haut und Schleimhaut mit Tendenz zur Ulzeration; im weiteren Verlauf Befall von Lymphknoten und inneren Organen [Leber, Herz, Lunge]; die klassische Form beginnt meist als akraler Typ mit Läsionen an den Beinen, Füßen, Händen und Armen, die z.T. schmerzhaft, z.T. symptomlos sind; in seltenen Fällen kommt es zur Bildung von Lymphozyten [**zystisches Kaposi-Sarkom**]; das epidemische Kaposi-Sarkom dagegen, ist meist vom Stammtyp und befällt v.a. Gesicht, Mundschleimhaut, Konjunktiva und die Genitale; die **Therapie** ist auf Palliation ausgerichtet; Solitärherde können exzidiert oder mit Laser behandelt werden; Röntgentherapie mit weichen Strahlen [20–30 Gy Gesamtdosis] zeigt gute Erfolge, verhindert aber keine Rezidive; bei noch guter Abwehrlage Interferon-α oder Polychemotherapie [Vincristin*, Vinblastin*, Bleomycin*, Adriamycin*]; *s.a. Essay Virus und Tumor S. 2185, Essay AIDS S. 31*

varizelliforme Eruption Kaposi *f*: *→Ekzema herpeticatum*

Kaplpalzislmus *m* (Ⓔ kappacism): Sprachstörung, bei der „k" durch „t" oder „d" ersetzt wird

Kaplronlsäulre *f*: *→Capronsäure*

Kaplryllsäulre *f* (Ⓔ caprylic acid): *Syn*: *Caprylsäure, Oktansäure*; in Fetten und Ölen vorkommende gesättigte Fettsäure*

Kaplsel *f* (Ⓔ capsule): (*anatom.*) Capsula

äußere Kapsel (Ⓔ external capsule): *Syn*: *Capsula externa*; aus Projektionsfasern* bestehende weiße Substanz lateral vom Putamen*

innere Kapsel (Ⓔ internal capsule): *Syn*: *Capsula interna*; Bereich an der Basis des Endhirns, in dem sich Projektionsfasern zwischen Thalamus* und Corpus* callosum auf der Innenseite und Corpus* striatum und Globus* pallidus auf der anderen Seite durchzwängen

Kaplsellanltilgen *nt* (Ⓔ capsular antigen): *Syn*: *K-Antigen*; Antigen* in der Bakterienkapsel; s.a. Essay Bakterien S. 217

Kap|sel|bak|te|ri|en *pl* (Ⓔ encapsulated bacteria): Bakterien, die eine Schleimkapsel bilden

Kap|sel|bän|der *pl* (Ⓔ capsular ligaments): ***Syn:*** *Ligamenta capsularia*; Bänder, die in die Gelenkkapsel einstrahlen oder eingewebt sind; *s.a. echtes Gelenk*

Kap|sel|ent|zün|dung *f*: **1.** →*Kapsulitis* **2.** →*Kapsitis*

Kap|sel|er|öff|nung *f*: →*Kapsulotomie*

Kap|sel|fär|bung *f* (Ⓔ capsule stain): Färbung der Bakterienkapsel

Kap|sel|flie|te *f* (Ⓔ cystitome): ***Syn:*** *Zystitom*; Instrument zur Eröffnung der Linsenkapsel

Kap|sel|hy|a|li|no|se *f* (Ⓔ capsular hyalinosis): ***Syn:*** *Milzkapselhyalinose*; bei einer chronischen Milzstauung entstehende knorpelartige Verdickung der Milzkapsel

Kap|sel|knie *nt* (Ⓔ knee of internal capsule): ***Syn:*** *Genu capsulae internae*; Knie der inneren Kapsel [Capsula* interna]; der zwischen den Crus anterius und posterius liegende Abschnitt

Kap|sel|naht *f*: →*Kapsulorrhaphie*

Kap|sel|phleg|mo|ne *f* (Ⓔ capsular abscess): ***Syn:*** *Gelenkkapselphlegmone*; diffus-eitrige Entzündung der Gelenkkapsel; kann zu einer akut-eitrigen Gelenkentzündung* führen

Kap|sel|plas|tik *f* (Ⓔ capsuloplasty): plastische Operation einer Gelenkkapsel

Kap|sel|schen|kel, hin|te|rer *m* (Ⓔ posterior limb of internal capsule): ***Syn:*** *Crus posterius capsulae internae*; hinterer Schenkel der inneren Kapsel [Capsula* interna]

Kap|sel|schen|kel, vor|de|rer *m* (Ⓔ anterior limb of internal capsule): ***Syn:*** *Crus anterius capsulae internae*; vorderer Schenkel der inneren Kapsel [Capsula* interna]

Kap|sel|spal|tung *f*: →*Kapsulotomie*

Kap|sel|span|ner *m* (Ⓔ articular muscle): ***Syn:*** *Gelenkmuskel, Musculus articularis*; an der Gelenkkapsel* ansetzender Muskel

Kap|sel|star *m* (Ⓔ capsular cataract): unter der Kapsel liegende Linsentrübungen; *s.a. Katarakt*

Kap|sid *nt* (Ⓔ capsid): ***Syn:*** *Capsid*; aus Untereinheiten [**Kapsomeren**] aufgebaute Proteinhülle des Virions; s.a. Essay Viren S. 2273

Kap|si|tis *f, pl* **-ti|den** (Ⓔ capsitis): ***Syn:*** *Linsenkapselentzündung, Kapselentzündung, Phakozystitis*; Entzündung der Linsenkapsel

kap|si|tisch *adj* (Ⓔ capsitic): Linsenkapselentzündung/Kapsitis betreffend, von ihr betroffen oder gekennzeichnet

Kap|so|mer *nt* (Ⓔ capsomer): *s.u. Kapsid*

kap|su|lär *adj* (Ⓔ capsular): Kapsel betreffend, kapselartig, kapselförmig

Kap|su|lek|to|mie *f* (Ⓔ capsulectomy): operative (Teil-)Entfernung einer (Organ-)Kapsel

Kap|su|li|tis *f, pl* **-ti|den** (Ⓔ capsulitis): ***Syn:*** *Kapselentzündung*; Entzündung einer Organ- oder Gelenkkapsel

kap|su|li|tisch *adj* (Ⓔ capsulitic): Kapselentzündung/Kapsulitis betreffend, von ihr betroffen oder gekennzeichnet

kap|su|lo|len|ti|ku|lär *adj* (Ⓔ capsulolenticular): (*Auge*) Linse und Linsenkapsel betreffend

Kap|su|lor|rha|phie *f* (Ⓔ capsulorrhaphy): ***Syn:*** *Kapselnaht*; Naht einer (Gelenk-)Kapsel

Kap|su|lo|to|mie *f* (Ⓔ capsulotomy): ***Syn:*** *Kapseleröffnung, Kapselspaltung*; operative Eröffnung einer (Organ-)Kapsel

Ka|pu|zen|mus|kel *m*: →*Musculus trapezius*

Ka|pu|zi|ner|kres|se *f* (Ⓔ nasturtium): ***Syn:*** *Tropaeolum majus*; Pflanze aus der Familie der Kapuzinerkressengewächse [Tropaeolaceae]; die oberirdischen Pflanzenteile [**Tropaeoli herba**] enthalten ätherisches Öl mit Benzylsenföl, das eine bakteriostatische, virustatische und fungizide Wirkung besitzt, äußerlich wirkt es hyperämisierend; **Anw.**: Infektionen/Entzündungen der Atemwege und der ableitenden Harnwege; traditionell auch bei rheumatischen Erkrankungen, Arthrose*, Tonsillitis*, Nasennebenhöhlenentzündung und zur Stärkung des Immunsystems

KAR *Abk.*: Kassenarztrecht

Karb-, karb- *präf.*: →*Karbo-*

Karb|a|mid *nt*: →*Harnstoff*

Karb|a|mid|pur|pu|ra *f*: →*Schamberg-Krankheit*

Karbo-, karbo- *präf.*: Wortelement mit der Bedeutung „Kohle/Kohlenstoff"

Kar|bo|an|hy|dra|se *f*: →*Carboanhydrase*

Kar|bo|an|hy|dra|se|hem|mer *m*: →*Carboanhydrasehemmer*

Kar|bo|hä|mie *f* (Ⓔ carbohemia): ***Syn:*** *Carbohämie*; Kohlendioxidüberschuss des Blutes

Kar|bo|hy|drat|u|rie *f* (Ⓔ carbohydraturia): ***Syn:*** *Carbohydraturie*; (erhöhte) Kohlenhydratausscheidung im Harn; *s.a. Melliturie, Diabetes mellitus*

Kar|bol|säu|re *f* (Ⓔ carbolic acid): ***Syn:*** *Phenol, Monohydroxybenzol, Acidum carbolicum*; aus Kohle gewonnenes Benzolderivat mit antiseptischer Wirkung

Kar|bol|u|rie *f* (Ⓔ carboluria): ***Syn:*** *Phenolurie*; Ausscheidung N-haltiger Phenole im Harn

Kar|bo|nat *nt*: →*Carbonat*

Kar|bo|nat|de|hy|dra|ta|se *f*: →*Carboanhydrase*

Kar|bo|ni|sa|ti|on *f* (Ⓔ carbonization): Verkohlung, z.B. des Gewebes bei Verbrennungen IV. Grades

Kar|bon|säu|re *f*: →*Carbonsäure*

Kar|bo|xyl|grup|pe *f* (Ⓔ carboxyl group): Carboxylgruppe; *s.u. Carbonsäure*

Kar|bun|kel *m* (Ⓔ carbuncle): ***Syn:*** *Carbunculus*; durch Staphylokokken* verursachte eitrige Entzündung mehrerer Haarfollikel; *s.a. Furunkel*

kar|bun|ku|lär *adj* (Ⓔ carbuncular): Karbunkel betreffend, in der Art einer Karbunkel, karbunkelähnlich

kar|bun|ku|lös *adj* (Ⓔ carbuncular): ***Syn:*** *karbunkulär*; in der Art einer Karbunkel, karbunkelähnlich

Kar|bun|ku|lo|se *f* (Ⓔ carbunculosis): Vorkommen multipler Karbunkel*

Kard-, kard- *präf.*: →*Kardio-*

Kar|da|mom *nt* (Ⓔ cardamon): ***Syn:*** *Elettaria cardamomum*; Pflanze aus der Familie der Ingwergewächse [Zingiberaceae]; verwendet werden die Samen [**Cardamomi fructus**] und das aus ihnen destillierte ätherische Öl [**Cardamomi aetheroleum**]; sie enthalten u.a. Cineol* und α-Terpinylacetat; **Anw.**: traditionell bei Appetitlosigkeit und Verdauungsbeschwerden; Aromamittel, Gewürz

Kar|dia *f* (Ⓔ cardia): ***Syn:*** *Magenmund, Mageneingang, Cardia, Pars cardiaca gastricae*; an der Mündung der Speiseröhre [Ostium* cardiacum] beginnender, etwa 1–3 cm breiter erster Abschnitt des Magens*

Kardia-, kardia- *präf.*: →*Kardio-*

Kar|di|a|a|cha|la|sie *f*: →*Achalasie 2.*

Kar|di|a|drü|sen *pl* (Ⓔ glands of cardia): ***Syn:*** *Glandulae cardiacae*; schleimproduzierende Drüsen der Kardiaregion [Pars* cardiaca] des Magens

Kar|di|a|in|suf|fi|zi|enz *f* (Ⓔ cardia insufficiency): Insuffizienz* des Magenmundes, z.B bei Hiatushernie* oder als **passagere Kardiainsuffizienz** der Säuglinge; führt zu gastroösophagealem Reflux* und evtl. Refluxösophagitis*

Kar|di|a|kar|zi|nom *nt* (Ⓔ cardia carcinoma): von der Kardiaschleimhaut ausgehendes Adenokarzinom*; bei Diagnosestellung sind nur noch 10 % auf den Magen beschränkt, der Rest infiltriert meist den distalen Ösophagus [ösophagogastrales Übergangskarzinom Typ II] und ist schwer von einem Barrett*-Karzinom zu unterscheiden; **Therapie**: partielle Ösophagogastrektomie* mit Ösophagusplastik*

Kar|di|a|krampf *m*: →*Achalasie 2.*

Kar|di|a|kum *nt, pl* **-ka** (Ⓔ cardiac): ***Syn:*** *Herzmittel*; unscharfer Oberbegriff für Stoffe, die auf das Herz wirken; dazu gehören u.a. Herzglykoside* und Antiarrhythmika* sowie pflanzliche Mittel [Arnika*]

kar|di|al *adj* (Ⓔ cardiac): das Herz betreffend, zum Herz gehörend

Kar|di|al|gie *f* (Ⓔ cardialgia): ***Syn:*** *Kardiodynie, Herzschmerz*; unspezifische Bezeichnung für Schmerzen im Herzen oder der Herzgegend, z.B. bei Angina* pectoris; typisch für organisch bedingte Herzschmerzen ist die Ausstrahlung in den linken Arm, Schulter, Hand oder in den Unterkiefer; die Abgrenzung zu psychogen bedingten Schmerzen [Herzangstsyndrom*] ist oft schwierig

Kar|di|a|plas|tik *f* (Ⓔ cardioplasty): ***Syn:*** *Kardioplastik, Ösophagogastroplastik*; Erweiterungsplastik der Kardia*, z.B. Kardiomyotomie*

Kar|di|a|re|sek|ti|on *f*: *→Kardiektomie*

Kar|di|a|ste|no|se *f* (Ⓔ cardiostenosis): Einengung des Mageneingangs; häufigste Ursache ist die Refluxösophagitis*, seltener auch ein Karzinom der Kardia oder des distalen Ösophagus

Kar|di|ek|to|mie *f* (Ⓔ cardiectomy): ***Syn:*** *Kardiaresektion*; operative Entfernung der Kardia* des Magens

kar|di|nal *adj* (Ⓔ cardinal): hauptsächlich, grundlegend

Kar|di|nal|band *nt* (Ⓔ cardinal ligament): ***Syn:*** *Ligamentum cardinale, Ligamentum transversum cervicis*; Verstärkungsband des breiten Mutterbandes [Ligamentum* latum uteri]

Kardio-, kardio- *präf.*: Wortelement mit der Bedeutung **1.** „Herz" **2.** „Magenmund/Kardia"

Kar|di|o|an|gi|o|lo|gie *f* (Ⓔ cardioangiology): Teilgebiet der inneren Medizin, das sich mit Diagnose und Therapie von Erkrankungen von Herz und Gefäßen befasst

kar|di|o|a|or|tal *adj* (Ⓔ cardioaortic): ***Syn:*** *aortokardial*; Herz und Aorta betreffend oder verbindend

Kar|di|o|cen|te|se *f*: *→Kardiozentese*

Kar|di|o|cha|la|sie *f* (Ⓔ cardiochalasia): bei Neugeborenen auftretende Störung der Verschlussfunktion der Kardia* mit Reflux in die Speiseröhre

Kardio-Computertomographie *f*: *→Kardio-CT*

Kardio-CT *f* (Ⓔ cardial CT): ***Syn:*** *Kardio-Computertomographie, Kardio-Computertomografie*; Computertomographie des Herzens, die entweder über das EKG des Patienten getriggert wird oder ungetriggert gefahren wird; erlaubt Aussagen über die Herzbinnenräume, Septen und das Muskelgewebe; heute teilweise durch Kernspintomographie* abgelöst

Kar|di|o|dy|nie *f*: *→Kardialgie*

kar|di|o|gen *adj* (Ⓔ 1.–2. cardiogenic): **1.** aus dem Herz stammend, vom Herzen ausgehend **2.** Kardiogenese betreffend

Kar|di|o|ge|ne|se *f* (Ⓔ cardiogenesis): prä- und postnatale Herzentwicklung

Kar|di|o|gramm *nt* (Ⓔ cardiogram): Röntgenkontrastaufnahme der Herzkammern

Kar|di|o|graph *m* (Ⓔ cardiograph): ***Syn:*** *Kardiograf*; Gerät zur Kardiographie

Kar|di|o|gra|phie *f* (Ⓔ **1.** cardiography **2.** cardiography): ***Syn:*** *Kardiografie*; **1.** Oberbegriff für Verfahren zur Darstellung oder Aufzeichnung der Herzstruktur oder -funktion **2.** Röntgenkontrastdarstellung* der Herzkammern; meist als Angiokardiographie*

kar|di|o|gra|phisch *adj* (Ⓔ cardiographic): ***Syn:*** *kardiografisch*; Kardiographie betreffend, mittels Kardiographie

kar|di|o|he|pa|tisch *adj* (Ⓔ cardiohepatic): ***Syn:*** *hepatokardial*; Herz und Leber/Hepar betreffend oder verbindend

Kar|di|o|he|pa|to|me|ga|lie *f* (Ⓔ cardiohepatomegaly): Vergrößerung von Herz und Leber

Kar|di|o|his|ti|o|zyt *m* (Ⓔ Anichkov's myocyte): ***Syn:*** *Anitschkow-Zelle, Anitschkow-Myozyt*; bei rheumatischer Myokarditis* auftretende typische Zelle

kar|di|o|in|hi|bi|to|risch *adj* (Ⓔ cardioinhibitory): die Herztätigkeit hemmend

kar|di|o|ki|ne|tisch *adj* (Ⓔ cardiokinetic): die Herztätigkeit stimulierend

Kar|di|o|ky|mo|gra|phie *f* (Ⓔ cardiokymography): ***Syn:*** *Kardiokymografie*; Aufzeichnung der Herzbewegung mit einem Elektrokymographen

kar|di|o|ky|mo|gra|phisch *adj* (Ⓔ cardiokymographic): ***Syn:*** *kardiokymografisch*; Kardiokymographie betreffend, mittels Kardiokymographie

Kar|di|o|li|pin *f*: *→Cardiolipin*

Kar|di|o|lo|ge *m* (Ⓔ cardiologist): Arzt für Kardiologie*

Kar|di|o|lo|gie *f* (Ⓔ cardiology): Teilgebiet der inneren Medizin, das sich mit Diagnose und Therapie von Erkrankungen des Herzens befasst

Kar|di|o|lo|gin *f* (Ⓔ cardiologist): Ärztin für Kardiologie*

Kar|di|o|ly|se *f* (Ⓔ cardiolysis): operative Herzlösung, Herzmobilisierung

Kar|di|o|me|ga|lie *f* (Ⓔ cardiomegaly): unspezifische Bezeichnung für Herzvergrößerung bei Hypertrophie*, Hyperplasie*, Kardiomyopathie* etc.

kar|di|o|mus|ku|lär *adj* (Ⓔ cardiomuscular): Herzmuskel/Myokard betreffend

Kar|di|o|my|o|pa|thie *f* (Ⓔ cardiomyopathy): ***Syn:*** *Myokardiopathie, Cardiomyopathie*; Oberbegriff für Erkrankungen der Herzmuskulatur, die zu Einschränkung der Herzfunktion führen; früher verstand man darunter Herzerkrankun-

Tab. K15. WHO-Klassifikation der Kardiomyopathien

Dilatative Kardiomyopathien
Idiopathische Kardiomyopathie
Familiär/genetisch bedingte Kardiomyopathien
Entzündliche Kardiomyopathien
Sonderformen der spezifischen Kardiomyopathien
Hypertrophe Kardiomyopathien
Hypertroph obstruktive Kardiomyopathie
Hypertroph nichtobstruktive Kardiomyopathie
Restriktive Kardiomyopathien
Arrythmogene rechtsventrikuläre Kardiomyopathie
Unklassifizierte Kardiomyopathien
Fibroelastose
Systolische Kontraktionsstörung ohne Ventrikeldilatation
Mitochondriale Kardiomyopathien
Spezifische Kardiomyopathien
Ischämische Kardiomyopathie
Klappenvitien
Hypertonie
Entzündliche/infektiöse Erkrankungen
Tachykardieinduzierte Kardiomyopathien
Metabolische Kardiomyopathien
Systemerkrankungen
Muskeldystrophien
Nueromuskuläre Erkrankungen
Hypersensitive/toxische Reaktionen
Peripartale Kardiomyopathie

Tab. K16. Ursachen der Kardiomyopathie

Entzündlich	Viren, Bakterien, Rikettsien, Mykobakterien, Spirochäten, Pilze, Parasiten Nichtinfektiös: Kollagenosen, Granulomatosen, Kawasaki-Syndrom
Metabolisch	Mangel an Thiamin, Selen, Caritin, Hypo-/Hyperkalzämie, Hypophosphatämie, Hypervitaminose D; Akromegalie, Thyreotoxikose, Hypothyreose, Urämie, Cushing-Syndrom, Phäochromozytom, Diabetes mellitus, Gicht, Oxalose, Porphyrie, Elektrolytstörung
Toxisch	Alkohol, Kobalt, Zytostatika, Blei, CO, Lithium, Katecholamine, Quecksilber, Schlangengift, Pracetamol, Steroide, Kokain, Methysergid
Infiltrativ	Amyloidose, Hämochromatose, Glykogenspeicherkrankheiten, Sarkoidose, Morbus Fabry, Morbus Whipple, Morbus Gaucher
Fibroplastisch	Endomyokardfibrose, Löffler-Syndrom, Karzinoid
Hämatologisch	Sichelzellenanämie, Polyzythämie, thrombotisch-thrombozytopenische Purpura, Leukämien
Hypersensitivität bei	Antibiotika, Sulfonamiden, Antikonvulsiva, Tuberkulostatika, Antiphlogistika, Diuretika, Methyldopa, Tetanustoxoid, Amitriptylin, kardiale Abstoßung, Riesenzellmyokarditis
Genetisch	Hypertrophe dilatative, restriktive und hypertrophe rechtsventrikuläre Kardiomyopathie
Idiopathisch	Idiopathische dilatative, restriktive und hypertrophe rechtsventrikuläre Kardiomyopathie
Andere	Postpartale/peripartale Kardiomyopathie, abnorme Hitzeeinwirkung, Hypothermie, Röntgenbestrahlung, Tachykardie, Vasospasmen der Mikrozirkulation, Einschränkung der Koronarreserve, Degeneration kardialer Ganglien, Alteration des kardialen Zytoskeletts

gen, die nicht durch angeborene oder erworbene Herzfehler, Erkrankungen des Perikards, arterielle oder pulmonale Hypertonie oder Koronarsklerose bedingt sind und zu einer Hypertrophie* des Myokards führen; eine Unterteilung in **primäre** und **sekundäre Kardiomyopathien** spielt heute kaum noch eine Rolle; die z.Z. gültige Klassifikation unterscheidet **dilatative, hypertrophe, restriktive, spezifische** und **unklassifizierte Kardiomyopathien**; dazu kommt noch die **arrhythmogene rechtsventrikuläre Kardiomyopathie** als eigenständige Entität; das **klinische Bild** ist bei allen Formen von zunehmender Herzinsuffizienz* und Herzvergrößerung geprägt; die **Therapie** unterscheidet sich je nach der Form; häufig wird aber letztendlich eine Herztransplantation nötig

alkoholische Kardiomyopathie: *→alkohol-toxische Kardiomyopathie*

alkohol-toxische Kardiomyopathie (Ⓔ alcoholic cardiomyopathy): ***Syn:*** *alkoholische Kardiomyopathie*; durch chronischen Alkoholgenuss verursachte dilatative Kardiomyopathie*

arrhythmogene rechtsventrikuläre Kardiomyopathie (Ⓔ arrhythmogenic right ventricular cardiomyopathy): ***Syn:*** *arrhythmogene rechtsventrikuläre Dysfunktion*; autosomal-dominante Erkrankung mit inkompletter Penetration; betrifft v.a. junge Männer und führt zu einem zunehmendem Ersatz von Herzmuskelgewebe durch Fett- und Bindegewebe; fängt im rechten Ventrikel an und greift später auch auf den linken Ventrikel über; **Klinik:** Rechtsherzhypertrophie mit ventrikulären und supraventrikulären Tachykardien* und Synkopen*; selten kommt es zum plötzlichen Herztod [3 % aller unerwarteten Todesfälle bei Leistungssportlern]; **Therapie:** symptomatische Behandlung der Rechtsherzinsuffizienz, Herztransplantation

dilatative Kardiomyopathie (Ⓔ dilated cardiomyopathy): ***Syn:*** *kongestive Kardiomyopathie*; Oberbegriff für Kardiomyopathien, die zu einer Erweiterung der Ventrikel, Abnahme der linksventrikulären Auswurffraktion und zunehmender Einschränkung der Herzfunktion führen; dazu gehören sowohl idiopathische als auch familiäre, entzündliche, toxische [alkohol-toxische Kardiomyopathie] und Sonderformen spezifischer Kardiomyopathien; **Therapie:** *siehe Tab. K17*

Tab. K17. Therapie der dilatativen Kardiomyopathie

Stufe I
Elimination kardiotoxischer bzw. kardiodepressiver Substanzen Körperliche Schonung, Kochsalz- und Wasserrestriktion
Stufe II
ACE-Hemmer[a], evtl. Diuretika
Stufe III
ACE-Hemmer, Diuretika, Herzglykoside
Stufe IV
ACE-Hemmer, Diuretikakombinationen, Herzglykoside, zusätzlich β-Blocker
Stufe V
Evtl. zusätzlich intermittierend positiv ionotrope Substanzen i.v. (z.B. Dobutamin i.v.) Evtl. andere positiv ionotrope Substanzen i.v. (PDE-Hemmer, Sympathomimetika, dopaminerge Substanzen)
Stufe VI
Herztransplantation

[a] Nur bei Unverträglichkeit: Hydralazin/ISDN oder Angiotension-II-Rezeptor-Antagonisten

entzündliche Kardiomyopathie (Ⓔ inflammatory cardiomyopathy): im Prinzip eine chronische Myokarditis* mit Erweiterung der Ventrikel und progressiver Dysfunktion; i.d.R. liegt eine chronische virale oder autoimmunologische Myokarditis vor

hypertensive Kardiomyopathie (Ⓔ hypertensive cardiomyopathy): Kardiomyopathie bei arterieller Hypertonie*, die zu einer ungeklärten Funktionseinschränkung führt

hypertrophe Kardiomyopathie (Ⓔ hypertrophic cardiomyopathy): Kardiomyopathie mit Hypertrophie v.a. des linken Ventrikels und der Kammerscheidewand; kann mit [hypertrophe obstruktive Kardiomyopathie] oder ohne Ausflussbehinderung [hypertrophe nichtobstruktive Kardiomyopathie] auftreten; kommt familiär gehäuft vor; 50 % werden autosomal-dominant vererbt; **Klinik:** Angina* pectoris, Luftnot, kurzzeitige Bewusstseinsstörungen bis hin zur Synkope; **Therapie:** *siehe Tab. K18*

Tab. K18. Therapie der hypertrophen Kardiomyopathie

Stufe I
Körperliche Schonung, Vermeidung von Akutbelastungen physischer und psychischer Art
Stufe II
Kalziumantagonisten oder β-Blocker
Stufe III
Therapie wie bei Stufe II Bei pulmonaler Stauung evtl. Diuretika Bei Vorhofflimmern evtl. Digitalis Bei Tachyarrhythmien: Disopyramid, Amiodaron Bei symptomatischen ventrikulären Tacharrhythmien: antiarrhythmische Therapie nach elektrophysiologischer Austestung, evtl. ICD
Stufe IV
Bei nicht erfolgreicher medikamentöser Therapie über 6 Monate und deutlicher Obstruktion DDD-pacing Transaortale Myektomie Perkutane transluminale septale Myokardablation
Stufe V
Herztransplantation

hypertrophe nichtobstruktive Kardiomyopathie (Ⓔ hypertrophic nonobstructive cardiomyopathy): hypertrophe Kardiomyopathie* ohne Ausflussbehinderung

hypertrophe obstruktive Kardiomyopathie (Ⓔ hypertrophic obstructive cardiomyopathy): hypertrophe Kardiomyopathie* mit Ausflussbehinderung

idiopathische Kardiomyopathie: *→primäre Kardiomyopathie*

kongestive Kardiomyopathie: *→dilatative Kardiomyopathie*

metabolische Kardiomyopathie (Ⓔ metabolic cardiomyopathy): spezifische Kardiomyopathie bei endokrinen Erkrankungen [Diabetes* mellitus, Hyperthyreose*, Phäochromozytom*], Speicherkrankheiten oder neuromuskulären Erkrankungen

obliterative Kardiomyopathie: *→restriktive Kardiomyopathie*

primäre Kardiomyopathie (Ⓔ primary cardiomyopathy): ***Syn:*** *idiopathische Kardiomyopathie*; Kardiomyopathie ohne nachweisbare Ursache; am häufigsten als dilatative oder hypertrophe Kardiomyopathie*

restriktive Kardiomyopathie (Ⓔ restrictive cardiomyopathy): ***Syn:*** *obliterative Kardiomyopathie*; Kardiomyopathie durch eine Störung der Ausdehnungsfähigkeit des Ventrikels; meist handelt es sich um sekundäre Kardiomyopathien, wie z.B. bei Endomyokardfibrose*, Amyloidose*, Sarkoidose*, Hämochromatose* oder Löffler*-Endokarditis; die **Therapie** besteht in einer Behandlung des Grundleidens; die Herzinsuffizienz kann evtl. durch Digitalis und Diuretika gebessert werden

Kar|di|o|my|o|to|mie *f*: *→Heller-Operation*

kar|di|o|neu|ral *adj* (Ⓔ cardioneural): ***Syn:*** *neurokardial*; Herz und Nervensystem betreffend

Kar|di|o|pal|mus *m* (Ⓔ cardiopalmus): ***Syn:*** *Palpitation, Herzklopfen, Herzrasen, Herzpalpitation, Palpitatio cordis, Hyperkinesis cordis*; verstärkte und beschleunigte Herzaktion, die als unangenehm empfunden wird

Kar|di|o|pa|thie *f* (Ⓔ cardiopathy): Herzerkrankung, Herzlei-

den; *s.a. Kardiomyopathie, Angiokardiopathie, Herzfehler*
arteriosklerotische Kardiopathie (Ⓔ arteriosclerotic cardiopathy): durch eine Arteriosklerose der Herzgefäße hervorgerufene Kardiopathie
kar|di|o|pa|thisch *adj* (Ⓔ cardiopathic): Herzerkrankung/Kardiopathie betreffend, von einer Herzerkrankung betroffen
Kar|di|o|pe|ri|kar|di|tis *f, pl* **-ti|den** (Ⓔ cardiopericarditis): gleichzeitige Entzündung von Herz(muskel) und Herzbeutel [Perikard]
kar|di|o|pe|ri|kar|di|tisch *adj* (Ⓔ cardiopericarditic): Kardioperikarditis betreffend, von ihr betroffen oder gekennzeichnet
kar|di|o|phob *adj* (Ⓔ cardiophobic): Kardiophobie betreffend, durch sie gekennzeichnet
Kar|di|o|pho|bie *f* (Ⓔ cardiophobia): ***Syn:*** *Herzphobie, Herzangst*; krankhafte Angst vor einem Herzanfall durch eine bestehende oder angenommene Herzerkrankung
Kar|di|o|plas|tik *f*: *→Kardiaplastik*
kar|di|o|pleg *adj* (Ⓔ cardioplegic): Kardioplegie betreffend, einen Herzstillstand herbeiführend
Kar|di|o|ple|gie *f* (Ⓔ cardioplegia): (künstlich induzierter) Herzstillstand
Kar|di|o|pto|se *f* (Ⓔ cardioptosis): ***Syn:*** *Herzsenkung, Wanderherz, Bathykardie*; Herztiefstand, meist in Verbindung mit einer Enteroptose*
kar|di|o|pul|mo|nal *adj* (Ⓔ cardiopulmonary): ***Syn:*** *pneumokardial*; Herz und Lunge(n)/Pulmo betreffend oder verbindend
kar|di|o|re|nal *adj* (Ⓔ cardiorenal): ***Syn:*** *renokardial*; Herz und Niere(n)/Ren betreffend
kar|di|o|re|spi|ra|to|risch *adj* (Ⓔ cardiorespiratory): Herz und Atmung betreffend
Kar|di|or|rha|phie *f* (Ⓔ cardiorrhaphy): ***Syn:*** *Herzmuskelnaht*; Naht der Herzwand oder der Herzmuskulatur nach traumatischer oder operativer Durchtrennung oder Inzision
Kar|di|or|rhe|xis *f* (Ⓔ cardiorrhexis): ***Syn:*** *Herzwandruptur, Herzruptur, Myokardruptur*; Riss der Herzwand durch Trauma oder bei ausgedehntem Myokardinfarkt*; führt i.d.R. zur sofortigen Perikardtamponade und zum Tod des Patienten
kar|di|o|se|lek|tiv *adj* (Ⓔ cardioselective): mit selektiver Wirkung auf das Herz
Kar|di|o|skle|ro|se *f* (Ⓔ cardiosclerosis): ***Syn:*** *Herzmuskelsklerose, Herzsklerose, Herzmuskelfibrose, Herzfibrose, Myokardfibrose, Myofibrosis cordis*; zu Herzinsuffizienz führende Fibrose* und Verhärtung des Herzmuskelgewebes
kar|di|o|skle|ro|tisch *adj* (Ⓔ cardiosclerotic): Kardiosklerose betreffend, von ihr betroffen oder durch sie bedingt
Kar|di|o|skop *nt* (Ⓔ cardioscope): ***Syn:*** *Elektrokardioskop, Oszillokardioskop*; Gerät zur direkten Betrachtung der EKG-Kurve
Kar|di|o|sko|pie *f* (Ⓔ electrocardioscopy): ***Syn:*** *Oszillokardioskopie, Elektrokardioskopie*; direkte Darstellung der EKG-Kurve auf einem Sichtgerät; wird z.B. auf der Intensivstation oder als Miniversion im Notarztwagen eingesetzt
Kar|di|o|spas|mus *m*: *→Achalasie 2.*
Kar|di|o|to|ko|gramm *nt* (Ⓔ cardiotocogram): Aufzeichnung der fetalen Herzfrequenz und Wehentätigkeit
Kar|di|o|to|ko|graph *m* (Ⓔ cardiotocograph): ***Syn:*** *Kardiotokograf*; Gerät zur Kardiotokographie
Kar|di|o|to|ko|gra|phie *f* (Ⓔ cardiotocography): ***Syn:*** *Kardiotokografie, Cardiotokographie, Cardiotokografie*; gleichzeitige Aufzeichnung von fetalem Herzschlag und Wehentätigkeit; *s.a. Essay Kardiotokographie S. 1089*
kar|di|o|to|ko|gra|phisch *adj* (Ⓔ cardiotokographic): ***Syn:*** *kardiotokografisch*; Kardiotokographie betreffend, mittels Kardiotokographie
Kar|di|o|to|mie *f* (Ⓔ **1.** cardiotomy **2.** cardiomyotomy): **1.** ***Syn:*** *Herzeröffnung, Herzschnitt*; Eröffnung des Herzkammern oder Vorhöfe **2.** *→Heller-Operation*
Kar|di|o|to|ni|kum *nt, pl* **-ka** (Ⓔ cardiotonic): Mittel mit herzstärkender Wirkung
kar|di|o|to|nisch *adj* (Ⓔ cardiotonic): die Herztätigkeit stärkend, herzstärkend, herztonisierend
kar|di|o|to|xisch *adj* (Ⓔ cardiotoxic): das Herz schädigend, herzschädigend
Kar|di|o|val|vu|lo|to|mie *f* (Ⓔ cardiovalvulotomy): ***Syn:*** *Herzklappenspaltung, Valvulotomie, Valvotomie, Klappenspaltung*; operative Spaltung einer stenotischen Herzklappe
kar|di|o|vas|ku|lär *adj* (Ⓔ cardiovascular): Herz und Kreislauf oder Herz und Gefäße betreffend
Kar|di|o|ver|si|on *f* (Ⓔ cardioversion): Normalisierung des Herzrhythmus durch Medikamente oder elektrischen Strom; Defibrillation, Kammerflimmern
elektrische Kardioversion (Ⓔ electroversion): ***Syn:*** *Elektrokonversion, Elektrokardioversion, Elektroversion, Elektroreduktion, Synchrondefibrillation*; der Elektrodefibrillation* verwandtes Verfahren zur Therapie von Vorhofflimmern* und Vorhofflattern*; der Gleichstromstoß wird von der P-Welle des EKGs ausgelöst und stellt den normalen Sinusrhythmus wieder her; wird meist intraoperativ oder auf der Intensivstation eingesetzt
Kar|di|o|zel|le *f*: *→Ektocardia*
Kar|di|o|zen|te|se *f* (Ⓔ cardiocentesis): ***Syn:*** *Herzpunktion, Kardiocentese*; Punktion einer Herzkammer zur Blutentnahme oder zur direkten Injektion von Medikamenten
Kar|di|tis *f, pl* **-ti|den** (Ⓔ carditis): ***Syn:*** *Carditis*; Herzentzündung; Oberbegriff für Endocarditis*, Myocarditis*, Pericarditis* und Pancarditis*
kar|di|tisch *adj* (Ⓔ carditic): Herzentzündung/Karditis betreffend, von ihr betroffen oder gekennzeichnet
Kar|do|ben|e|dik|te *f* (Ⓔ blessed thistle): ***Syn:*** *Cnicus benedictus, Carduus benedictus*; Pflanze aus der Familie der Korbblütler [Asteraceae]; das **Benediktenkraut** [Cnici benedicti herba; getrocknete Blätter, obere Stengelteile und Blütenstauden] enthält Bitterstoffe [v.a. Cnicin], die die Speichel- und Magensaftsekretion fördern; **Anw.**: traditionell bei Appetitlosigkeit, Dyspepsie, Ulcus* ventriculi/duodeni, Durchfallerkrankungen, Gallenbeschwerden, Erkältungskrankheiten und Asthma* bronchiale
Ka|ri|es *f* (Ⓔ caries): ***Syn:*** *Caries dentium, Zahnkaries, Zahnäule, Zahnfäulnis*; chronischer Demineralisierungsprozess der Zahnhartsubstanzen, der zu Kavitätenbildung und Zerstörung des Zahnes führt; entsteht durch prolongierte Einwirkung von schwachen organischen Säuren, die beim Abbau von Zuckern [Saccharose, aber auch andere Mono- und Disaccharide] durch Bakterien in Zahnbelägen entstehen; beginnt deshalb meist an Stellen, an denen sich bevorzugt Plaques bilden kann, wie z.B. Fissuren oder Approximalflächen Bildung und Verlauf wird durch drei Faktoren beeinflusst: **1.** Resistenz der Zähne **2.** Ernährung [v.a. häufige Zuckeraufnahme mit Nahrung oder Getränken] **3.** Zahnhygiene; im Anfangsstadium kommt es zur Erweichung der befallenen Zahnbezirke, die prinzipiell reversibel ist; erfolgt keine Behandlung, kommt es zur Bildung der typischen Kavität, die langsam in Richtung Pulpa wächst; im nächsten Schritt bildet sich die oft sehr schmerzhafte **Pulpitis dentium** oder eine **Pulpagangrän; Therapie**: Entfernung der erkrankten Zahnsubstanzen und Füllung des Defektes; zur Vermeidung eines Rezidivs oder **Sekundärkaries** [Karies am Rand einer Füllung] wurde früher meist die von G. V. Black entwickelte **extension for prevention**-Technik durchgeführt, d.h., die Kavität wurde vergrößert, damit die Ränder in sauberen Zonen liegen; heute ist das meist nicht mehr nötig, weil die Zahnhygiene besser ist als früher; *s.a. Kariesprophylaxe*
Ka|ri|es|bil|dung *f*: *→Kariogenese*
Ka|ri|es|ent|steh|ung *f*: *→Kariogenese*
Ka|ri|es|pro|phy|la|xe *f* (Ⓔ caries prophylaxis): die wichtigsten Schritte sind **1.** Zahnhygiene und regelmäßige Plaqueentfernung **2.** Fluoridprophylaxe **3.** Einschränken der Zuckeraufnahme, inbesondere klebriger Süßigkeiten **4.** Fissurenversiegelung **5.** regelmäßige zahnärztliche Kontrolle und frühzeitige Sanierung kariöser Läsionen
Ka|ri|na *f* (Ⓔ carina): ***Syn:*** *Carina*; Kiel, kielförmige Struktur
ka|ri|o|gen *adj* (Ⓔ cariogenic): eine Kariesbildung fördernd oder auslösend
Ka|ri|o|ge|ne|se *f* (Ⓔ cariogenesis): ***Syn:*** *Kariesentstehung, Kariesbildung*; die Kariesbildung wird v.a. von einer angeborenen oder erworbenen **Kariesanfälligkeit** bzw. einer **Kariesdisposition** gefördert; *s.a. Kariogenität*
Ka|ri|o|ge|ni|tät *f* (Ⓔ cariogenicity): Fähigkeit eines Nah-

K

Kardiotokographie

Syn. Cardiotokographie, Cardiotokografie, Kardiotokografie ***Abk.*** *CTG*

K.T.M. Schneider

Die Kardiotokographie hat wie kaum eine andere Methode die Geburtsmedizin beeinflusst, da sie bereits in der Schwangerschaft als intermittierendes Verfahren eingesetzt werden kann, vor allem aber unter der Geburt die kontinuierliche Überwachung des Feten gestattet. Damit wurde die stichprobenartige, diskontinuierliche Auskultation der kindlichen Herztöne mit dem Stethoskop durch die fortlaufende akustische Wiedergabe und graphische Aufzeichnung der momentanen fetalen Herzfrequenz [**Kardiographie**] abgelöst. Parallel dazu wurde die empirische Beurteilung der Wehenqualität durch Handauflegen auf das Abdomen im Bereich des Fundus* uteri durch die lückenlose graphische Darstellung der Wehentätigkeit [**Tokographie**] ersetzt.

Die kombinierte Anwendung beider Verfahren, die **Kardiotokographie** [CTG] **mit simultaner Registrierung der fetalen, momentanen Herzfrequenz und der Uteruskontraktionen,** gibt Aufschluss über die aktuelle, fetale Sauerstoffversorgung. Diese Information beruht auf den Beziehungen zwischen Sauerstoffangebot und reaktiver Herzfrequenz unter physiologischen und pathologischen Bedingungen. Eine normale Herzfrequenzvariation ist Ausdruck einer konstanten Sauerstoffversorgung; das bedeutet, dass jede Minderung des Sauerstoffangebotes zur Alteration der fetalen Herzaktion führt. Die für den Feten verfügbare Sauerstoffmenge ist dabei abhängig vom Sauerstoffgehalt des mütterlichen Blutes, der uteroplazentaren Durchblutung und der Menge des intervillösen Blutpools, der das Sauerstoffreservoir des Feten darstellt. Außer einer generellen maternalen Hypoxämie* durch systemische Erkrankungen, kann es vor der Geburt durch zahlreiche Stör- und Einflussgrößen zu Einschränkungen der fetalen Versorgung kommen, die allerdings oft erst durch Zusatztests der fetoplazentaren Einheit erkannt werden können.

Methoden zur Erfassung und Registrierung der fetalen Herzfrequenz

Zur Überwachung der **fetalen Herzfrequenz** [FHF] stehen verschiedene Methoden zur Verfügung, die wahlweise zusammen mit der Tokographie eingesetzt werden:

- **Phonokardiographie**: Wird wegen der zahlreichen Stör- und Einflussmöglichkeiten [u.a. Adipositas, Vorderwandplazenta, Gefäß-, Darm-, Umweltgeräusche, starke Kindsbewegungen] kaum noch angewandt. Die Ableitung des fetalen Herzschalles erfolgt mit einem Spezialmikrofon als Transducer von den mütterlichen Bauchdecken über dem Punctum* maximum der auskultatorisch ermittelten kindlichen Herztöne. Die durch die Herzaktion induzierten Impulse werden aufgefangen und die Zeitintervalle zwischen den aufeinanderfolgenden Herztönen verglichen und von Schlag zu Schlag [*Beat-to-Beat*] auf die Frequenz pro Minute hochgerechnet.
- **Elektrokardiographie**: Zur Registrierung des fetalen EKG werden die elektrischen Herzpotentiale extern – über die mütterliche Bauchdecken – abgeleitet. In der frühen Schwangerschaft wirkt die Vernix* caseosa jedoch als elektrischer Isolator und erschwert die Registrierung, im Gegensatz zu hypotrophen Feten, denen die Vernix caseosa fehlt. Ungeeignet ist die abdominale Ableitung auch bei Zwillingsschwangerschaften, da neben den mütterlichen R-Zacken noch zwei kindliche R-Zacken unterschiedlicher Frequenz auftreten und die Differenzierung der beiden Herzfrequenzen nahezu unmöglich machen.
  Nach der 36. SSW ist das abdominale fetale EKG in ca. 80 % ein brauchbarer Indikator des kindlichen Befindens. Sub partu liegt die Versagerquote zwischen 1 und 5 %. Eine „*Hypervoltage*" [große R-Zacke] deutet auf einen vollständigen Verlust der Vernix und eine mögliche Übertragung hin. Aufgrund der erwähnten Einschränkungen wird die Methode jedoch nur noch an wenigen Zentren bei bestimmten Indikationsstellungen angewandt.
- **Doppler-Ultraschall-Kardiographie**: Die ultrasonographische Registrierung der fetalen Herzfrequenz basiert hierbei auf der Ausnutzung des Doppler*-Effekts. Die **Beat-to-Beat-Analyse** oder die Analyse der Dopplerverschiebung gibt das fetale Herzfrequenzsignal zwar unverfälscht wieder, der Anteil von Signalverlusten bzw. -beeinträchtigungen ist aber relativ hoch.
  Die Signalverarbeitung nach dem **Autokorrelationsprinzip**, die mittlerweile ante- wie subpartual am häufigsten eingesetzt wird, beruht auf dem statistischen Vergleich von zwei Signalen gleicher Herkunft bezüglich Struktur und Periodizität. Die durch Integralbildung ermittelte Autokorrelationsfunktion ist von den Schwankungen des Eingangssignals weitgehend unabhängig. Damit wurde die Signalerkennung so zuverlässig, dass die früher verpönten Breitstrahlköpfe der Doppler-Ultrasono-Kardiographie, die zuviele Störsignale aufnehmen, wieder mit Vorteil [auch ein sich wegbewegender Fetus wird erfasst] eingesetzt

werden können [Abb. 1]. Ein gewisses Problem besteht aber darin, dass ausgeprägte Schwankungen der FHF [z. B. bei Arrhythmien] nicht exakt wiedergeben werden können und bei Signalausfällen „unechte", durch den Ähnlichkeitsvergleich aber zu erwartende Herzfrequenzen, zur Erzielung einer ungestörten Schreibung „eingestreut" werden.

Methoden zur Erfassung und Registrierung der Wehenfrequenz und Wehenform

In der Wehe kontrahiert sich die Gebärmutter und richtet sich gleichzeitig gegen die Bauchdecke auf. Diese Bewegung wird durch einen auf die mütterlichen Bauchdecke aufgesetzten **Druckaufnehmer [Statham-Element]** nach mechanoelektrischem Prinzip als isometrische Messung registriert. Die extern gemessenen Zustandsänderungen werden über einen Wandler [Transducer] in elektrische Spannungswerte umgeformt. So wird eine sichere Registrierung der Wehenfrequenz und vororientierend auch der Wehenform möglich. Die Messung erlaubt jedoch keine Aussage über den absoluten Basaltonus und die Wehenintensität [Amplitude]. Um letztere extern zu erfassen, bedarf es der zusätzlichen Beurteilung durch die flach aufgelegte Hand. Durch die Trennung der FHF- und Wehentransducer kann die Wehenregistrierung im Zuge der Überwachung immer an derselben Stelle über dem Fundus uteri erfolgen und vergleichbare Tokogramme liefern. Ab der 20. SSW lassen sich in über 70 % technisch einwandfreie CTG-Kurven erhalten.

Durchführung der Kardiotokographie

Die **antepartuale Kardiotokographie** ist eine nicht-invasive Methode zur Diagnostik bzw. zum Ausschluss einer intrauterinen Hypoxie*. Ihre Anwendung im unausgewählten Kollektiv führt jedoch nicht zu einer Absenkung der perinatalen Morbidität bzw. Mortalität. Die Spezifität der Methode ist zu gering, als dass ein allgemeines Screening empfohlen werden könnte. Damit beschränkt sich die **Indikationsstellung** auf die **Überwachung von Risikoschwangerschaften.** In Anlehnung an die Empfehlungen der Standardkommission für Perinatalmedizin werden **relative** und **absolute Indikationen** unterschieden [Tab. 1].

K

Nach den Mutterschaftsrichtlinien wird die Indikation zum antepartualen CTG auch dann als gegeben angesehen, wenn neben den beschriebenen Risiken der Verdacht auf eine vorzeitige Wehentätigkeit besteht, bzw. auskultatorisch Abweichungen von der normalen Herzfrequenz festgestellt werden.

Praktisches Vorgehen: Beim Anlegen der Transducer muss darauf geachtet werden, dass sich die Mutter idealerweise in der halblinken Seitenlage bzw. in sitzender Position befindet, da in der Rückenlage infolge eines Vena-cava-Kompressionssyndroms* gravierende Blutdruckabfälle mit entsprechenden fetalen Oxygenierungsstörungen und pathologischen Veränderungen des Herzfrequenzmusters auftreten können. In der stehenden Position ist die fetale Herzfrequenz erhöht, es kann hier ebenfalls durch Kompression der Beckenvenen zu einer venösen Rückflussbehinderung der Mutter kommen.

Die Dauer der Registrierung sollte bei 30 min liegen, falls fetale Schlafphasen [s.u.] vorliegen [„eingeengte" Oszillation] kann sie auf 40 bis 60 min ausgedehnt werden. Die Wiederholungsfrequenz richtet sich nach der klinischen Situation, d.h., bei fehlender Klinik [z. B. nur anamnestisches Risiko] und unauffälligem CTG genügen größere bis mehrwöchige Abstande, bei hohem fetalen Risiko können im Rahmen eines stationären Aufenthaltes 3-mal täglich bzw. sogar kontinuierliche CTG-Überwachungen notwendig werden.

Tab. 1. Indikationen zur antepartualen CTG-Überwachung [nach Empfehlungen der Standardkommission für Perinatalmedizin]

Relative Indikationen	Absolute Indikationen
▸ Zustand nach Sterilitätsbehandlung	▸ Oligo-, Polyhydramnion
▸ verstorbenes/geschädigtes Kind in Anamnese	▸ subjektiv annehmende Kindsbewegungen
▸ Erstpara < 18 > 34 Jahre	▸ Terminüberschreitung
▸ Mehrgebährende > 39 Jahre	▸ insulinpflichtiger Diabetes mellitus
	▸ Rhesusinkompatibilität
	▸ Verdacht auf Plazentainsuffizienz
	▸ Mehrlingsgravidität
	▸ vorzeitige Wehen, drohende Frühgeburt
	▸ Zustand nach Trauma
	▸ Placenta praevia
	▸ Blutung in der 2. Schwangerschaftshälfte
	▸ mekoniumhaltiges Fruchtwasser

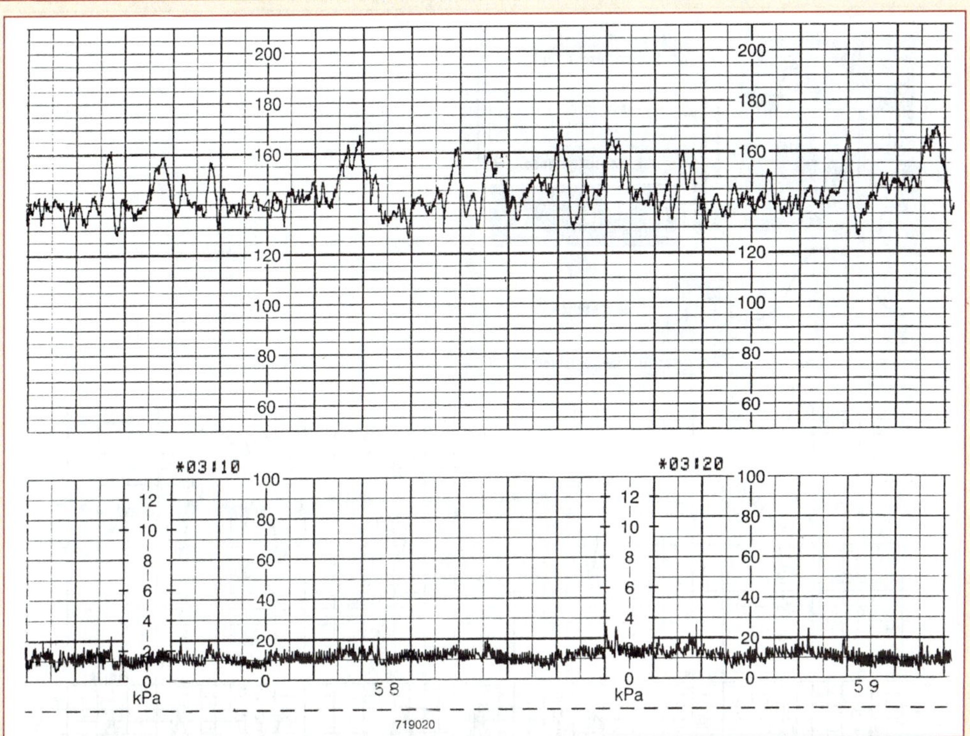

Abb. 1. Unauffälliges antepartuales Kardiotokogramm [CTG, Aufzeichnung mit Dopplersignal-Autokorrelationsmethode]. **Oben** Fetale Herzfrequenz mit normaler Basalfrequenz und normaler Funktion. **Unten** Wehenkurve ohne nachweisbare Wehentätigkeit

Regelung der fetalen Herzfrequenz

Die Aufgabe des fetalen Herz-Kreislauf-Systems besteht in einer ausreichenden Versorgung der Organe mit Nährstoffen und Sauerstoff. Sowohl die fetale Herzfrequenz als auch das [nicht registrierte] Schlagvolumen sind Stellgrößen um das Herzminutenvolumen konstant zu halten. Für die Organdurchblutung sind ferner Blutdruck und Blutverteilung wichtige Kreislaufvariablen.

Störgrößen der CTG-Diagnostik

Druckstörungen

Können z. B. durch **Nabelschnurkompression** umbilikoplazentare Perfusionsstörungen zur Folge haben. Diese Störungen treten fast ausschließlich nur unter Wehentätigkeit auf. Die umbilikoplazentare Perfusion umfasst ca. zwei Drittel des fetalen Schlagvolumens [ca. 300–400 ml/min]. Zu Wehenbeginn kommt es zunächst zu einer Kompression der dünnwandigen Nabelvene, die im Vergleich zu den Arterien zudem einen wesentlich geringeren Innendruck aufweist. In der Wehenakme kommt es zusätzlich auch zu einer Kompression der Nabelschnurarterien mit Stimulation der **Pressorezeptoren** im Aortenbogen und Auslösung einer vagotonen Reaktion und Ausbildung einer so genannten **frühen Dezeleration [Typ I, Dip I, Frühtief]**.

Umbilikoplazentare Perfusionsstörungen können zum Sauerstoffmangel führen. Sie können auch kombiniert mit anderen Störungen auftreten. Die in Abb. 2 beschriebene klassische Dezelerationsform ist eher die Ausnahme als die Regel.

Unter der Wehe kann der auf den **fetalen Kopf einwirkende Druck** die 3- bis 4-fache Stärke des Wehendruckes annehmen. Die Störgrößeneinwirkung erfolgt in diesem Falle direkt am Kreislaufzentrum. Blockade des Sympathikus mit Überwiegen des Parasympathikus verursacht eine Dezeleration ohne Zeitverzögerung [**frühe Dezeleration, Dip I**].

Sauerstoffversorgungsstörungen

Die Regelung bei Sauerstoffversorgungsstörungen erfolgt analog der Druckregelung. Als Regelgröße fungiert die Sauerstoffsättigung des Blutes. **Messfühler** für den Sauerstoffmangel sind **Chemorezeptoren,** die im Kreislaufzentrum eine Triggerung erzeugen, die zur Akzeleration der FHF führt. Im Falle der kompensierten Regulation kommt es in der Wehenakme zu einer verminderten Sauerstoffsättigung, die zu einer Chemore-

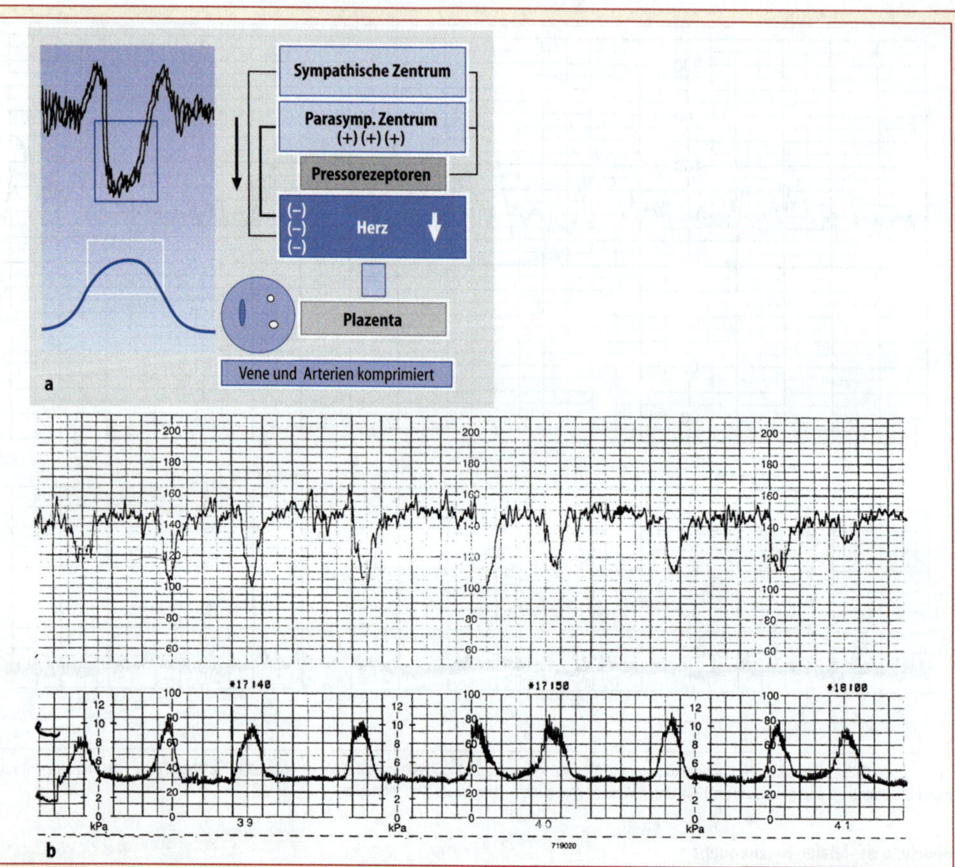

Abb. 2. Frühe Dezeleration, Dip I. **a** Haensel-Schema. In der Wehenakme werden sowohl die Vene als auch die Arterien komprimiert. Es kommt zu einem Rückstau auch im arteriellen Gefäßsystem und durch die resultierende Druckerhöhung im Aortenbogen zu einer Stimulation der Pressorezeptoren. Hierdurch wird eine vagotone Reaktion ausgelöst. Diese führt zu einem Abfall der fetalen Herzfrequenz. **b** Echtzeitregistrierung

zeptoren-vermittelten Anregung des Sympathikotonus mit der Folge einer akzelerativen Beschleunigung der FHF führt [Abb. 3]. Derartige **Akzelerationen** zeigen die Fähigkeit, aber auch die Notwendigkeit zur Kompensation einer durch Verminderung des Sauerstoffangebotes entstandenen Störung.

Kann der Sauerstoffmangel im Gewebe durch beschleunigten Antransport nicht mehr ausgeglichen werden, kommt es zu einer depressorischen Reaktion [**Dezeleration**]. Es überwiegt der Parasympathikus, die FHF dezeleriert und erreicht gegenüber der Wehenakme mit einer Verspätung [*lag time*] ihren Tiefpunkt. Auch nach Ende der Kontraktion ist das ursprüngliche Niveau der Basalfrequenz noch nicht erreicht [**Spätdezeleration, Dip II, Typ II Dezeleration**; Abb. 4]. Entsprechend ihrem Entstehungsmechanismus ist sie meist uniform [rund]. Ein Auftreten von Spätdezelerationen bei normaler Wehentätigkeit kennzeichnet einen in der Regel durch morphologische Störungen fixierten und damit nicht therapierbaren Sauerstoffmangel [z. B. bei Plazentainsuffizienz*, Anämie*].

Ein **chronischer Sauerstoffmangel** führt zum **Aktivitätsverlust beider Kreislaufzentren** [**Sympathikus und Parasympathikus**], das Herz schlägt ohne zentralmodulierende Einflüsse im Sinusrhythmus. Es kommt zu einem Oszillationsverlust, das **CTG wird „silent"** [Stadium der kompletten Dekompensation; Abb. 5].

Bei **fetaler Asphyxie** [z. B. durch umbilikoplazentare Perfusionsstörungen] kommt es zu einer Zentralisation zugunsten von Herz, Gehirn und Nebennieren. Es muss in solchen Fallen eine erhebliche **Blutverteilungsarbeit** geleistet werden, das **CTG wird saltatorisch** [Abb. 5].

Beurteilungskriterien des Kardiotokogramms

Zur systematischen Beurteilung des Kardiotokogramms [CTG] sind folgende Kriterien des fetalen Herzfrequenzmusters von Bedeutung und synoptisch zu berücksichtigen:

Basalfrequenz: Die über einen längeren Zeitraum mit weitgehend konstantem Mittelwert beibehaltene FHF wird **Basal-** oder **Grundfrequenz** genannt [Abb. 1]. Das Niveau der Basalfrequenz in der CTG-Aufzeich-

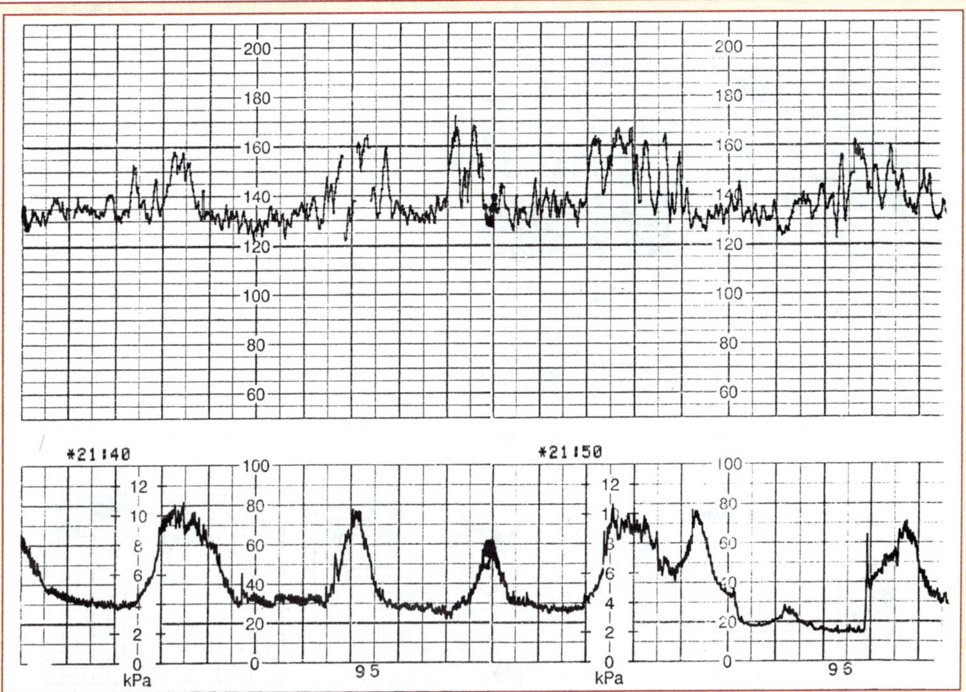

Abb. 3. Periodische Akzelerationen der FHF synchron zur Wehentätigkeit sind Ausdruck der Notwendigkeit zu kompensieren. **Oben** Fetale Herzfrequenz. **Unten** Wehenschreibung

Tab. 2. Intrapartuale CTG-Beurteilung nach FIGO-Kriterien [1987]

Parameter	Normal	Suspekt	Pathologisch
FHF-Basalfrequenz	110–150 SpM	150–170 SpM leichte Tachykardie 100–110 SpM leichte Bradykardie	> 170 SpM schwere Tachykardie < 100 SpM schwere Bradykardie
FHF-Oszillationen (Variabilität)	5–25 SpM	5–10 SpM >40 min >25 SpM (saltatorisch)	<5 SpM (silent)
Akzelerationen (n/10 min)	≥ 2	keine > 40 min	keine
Dezelerationen	keine, periodische	periodische, variable	schwere variable, schwere frühe, späte

nung wird durch eine gedachte horizontale Linie durch den Mittelwert der Oszillationen gekennzeichnet, die so genannte **Basislinie [Baseline]**.

Veränderungen [Alterationen] der FHF sind durch eine Frequenzzunahme oder -abnahme markiert und werden in **langfristige, mittelfristige** und **kurzfristige FHF-Alterationen** unterteilt. Als **langfristige FHF-Veränderungen** gelten im Vergleich zur Normokardie die **Tachykardie** und die **Bradykardie**.

Für die **basale Herzfrequenz** sind nach den FIGO-Richtlinien [Tab. 2] folgende Grenzbereiche zu beachten:

- normale FHF [Normokardie] [110–150 SpM; SpM = Schläge pro Minute],
- leichte Tachykardie [150–170 SpM, > 10 min],
- schwere Tachykardie [> 171 SpM, > 10 min],
- leichte Bradykardie [100–110 SpM, > 3 min],
- schwere Bradykardie [< 100 SpM, > 3 min].

Eine **fetale Tachykardie** beobachtet man antepartal relativ häufig. Sie kann bei entsprechendem Gestationsalter Zeichen der Unreife des Sympathikotonus sein, kann aber auch durch eine Tachykardie der Mutter, z. B. bei fieberhaften Erkrankungen, ausgelöst werden. Ferner kann sie medikamentös, z. B. durch β-Mime-

K

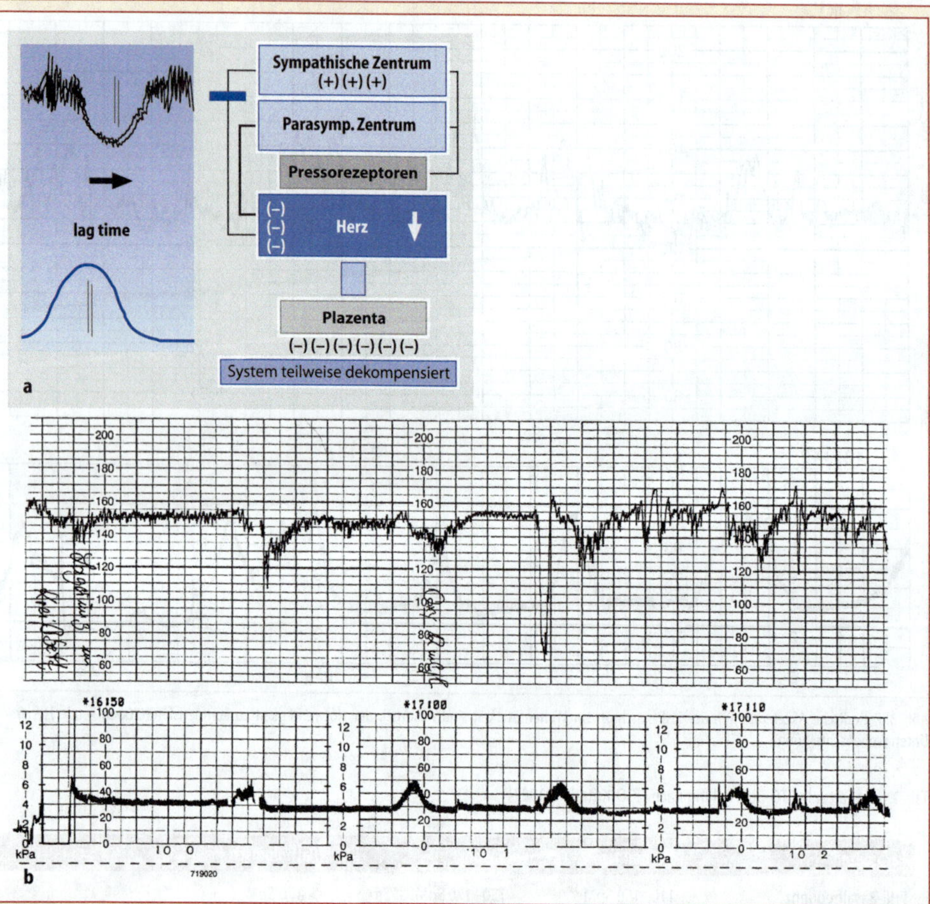

Abb. 4. Späte Dezelerationen, Dip II. **a** Haensel-Schema. Der Abfall der Herzfrequenz setzt erst nach Beginn der Wehe ein. Der Tiefpunkt der Dezeleration wird meistens erst nach der Wehenakme erreicht. Der Wiederanstieg zur Basalfrequenz erfolgt erst nach Wehenende. **b** Echtregistrierung. **Oben** Fetale Herzfrequenz. **Unten** Wehenschreibung

tika, bedingt sein. Auf der anderen Seite stellt sie jedoch das erste Signal einer beginnenden fetalen Hypoxämie* bzw. Hypoxie* dar. Die Tendenz zur Tachykardie hat als Hinweis auf eine fetale Hypoxämie zu gelten, auch wenn die basale FHF den Grenzwert von 150 SpM noch nicht erreicht oder überschritten hat. Bei einer schweren Tachykardie [> 170 SpM] muss eine Bedrohung des Feten angenommen werden. Im Wechsel mit periodischen Dezelerationen ist sie als prognostisch ungünstig zu werten.

Eine isolierte, gleich bleibende **fetale Bradykardie** ist vor der Geburt selten; ihre Registrierung lenkt den Verdacht auf einen konnatalen Herzfehler*, isoliert oder in Verbindung mit weiteren Anomalien. Zusammen mit anderen von der Norm abweichenden Kriterien des CTG muss eine anhaltende Verlangsamung der basalen Herzfrequenz als unmittelbare Bedrohung des Kindes und damit als prognostisch sehr ernst beurteilt werden.

Als **mittelfristige FHF-Veränderungen** gelten:

- periodische Akzelerationen,
- sporadische Akzelerationen,
- periodische Dezelerationen [frühe Dezelerationen [Dip I], späte Dezelerationen [Dip II], variable Dezelerationen],
- sporadische Dezelerationen [Dip 0, prolongierte Dezelerationen].

Im Unterschied zur Tachykardie spricht man von **Akzeleration**, wenn eine **Frequenzbeschleunigung von mindestens 15 SpM** über mindestens 15 s **bis zu maximal 10 Minuten Dauer** anhält. Die Akzeleration bedeutet in erster Linie die physiologische Anpassung an einen erhöhten Sauerstoffverbrauch oder an ein vermindertes Sauerstoffangebot und kann dann als Zeichen der Kompensation angesehen werden.

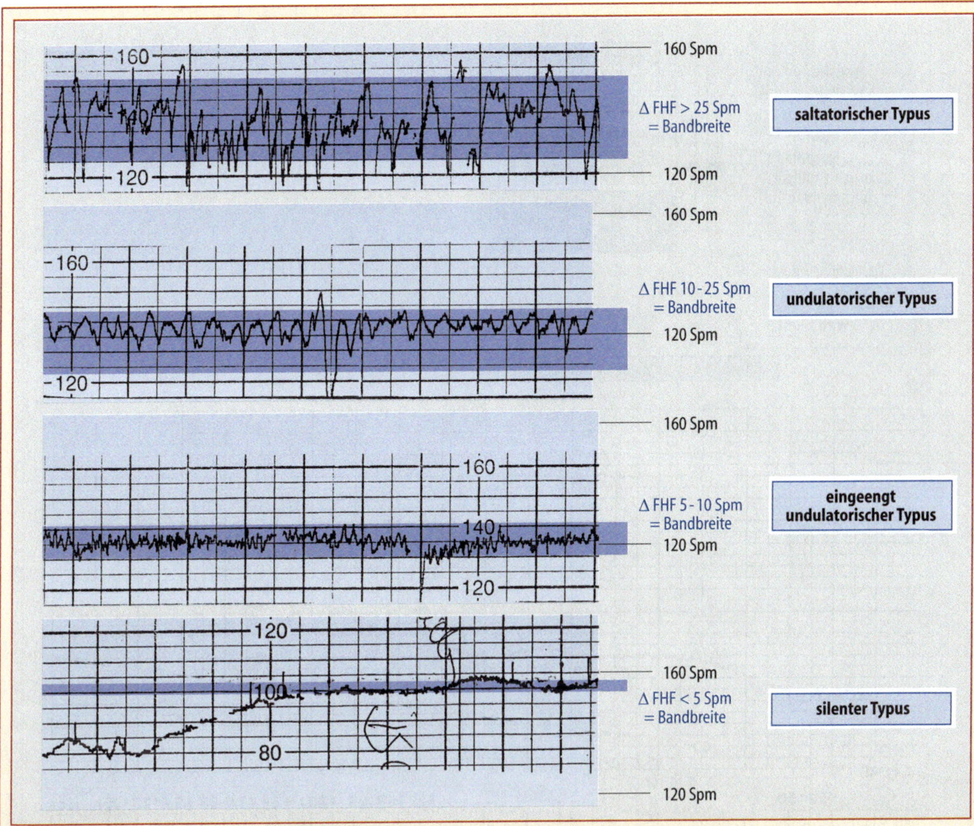

Abb. 5. Schematische Darstellung der Oszillationstypen. *FHF* Schlag-zu-Schlag-Variationen der fetalen Herzfrequenz, *SpM* [Herz] Schläge/min

K

Eine **unabhängig von der Wehe** auftretende **sporadische Akzeleration** ist daher **ohne klinische Bedeutung**. Sie wird z. B. bei Kindsbewegungen oder dem „Weckversuch" beobachtet, auch bei fetaler Skalpblutanalyse, Anlegen einer Kopfschwartenelektrode oder vaginaler Untersuchung. Eine **kurzfristige Akzeleration** kann auch durch eine passagere Nabelschnurkompression ausgelöst werden. Der Verdacht darauf verstärkt sich, wenn die sporadische Akzeleration bei Kindsbewegungen mit einer Dezeleration Dip 0 einhergeht. Die Dignität ergibt sich aus der weiteren Überwachung.

Die **wehenabhängige, periodische Akzeleration** ist ernster zu bewerten [Abb. 3]. Wehenkonform deutet sie als kompensatorische Reaktion eine beginnende fetale Hypoxie an oder ist bereits Ausdruck eines verminderten Sauerstoffangebotes während der Wehe [z. B. bei Plazentainsuffizienz*] oder einer Nabelschnuralteration. Offenbar liegt dem Anstieg der Herzfrequenz eine hypoxiebedingte Erregung des sympathischen Zentrums durch Reizung der Chemorezeptoren am Sinus* caroticus bzw. Arcus* aortae zugrunde. Hält der Abfall des Sauerstoffpartialdruckes an, so wird die kompensatorische Herzfrequenzsteigerung insuffizient, und es kommt zur Dezeleration. Ebenso ist als prognostisch ungünstig zu bewerten, wenn periodische Akzelerationen in eine kontinuierliche Tachykardie übergehen.

Eine **intermittierende Verlangsamung der FHF von mindestens 15 SpM** über mindestens 15 s **bis zu höchstens 3 Minuten Dauer** wird zur Abgrenzung gegenüber der Bradykardie als **Dezeleration** bezeichnet. Auch bei den Dezelerationen unterscheidet man **periodische [wehenabhängige]** und **sporadische [wehenunabhängige] Dezelerationen.**

Zur prognostischen Beurteilung der **periodischen [wehenabhängigen] Dezeleration** unterscheidet man 3 **Wehenreaktionstypen:**

- **Frühe Dezeleration [Typ I-Dezeleration, Dip I, Frühtief]** setzt mit der Wehe ein und ist mit Wehenende bereits wieder aufgehoben [Abb. 6]. Sie stellt die physiologische, reflektorische Antwort auf die intrauterine Drucksteigerung mit Druckerhöhung auf den fetalen Kopf während der Uteruskontraktionen dar. Es kommt zu einer Herabsetzung des Sympathikotonus und damit zur Vagotonie mit konsekutiver Verlang-

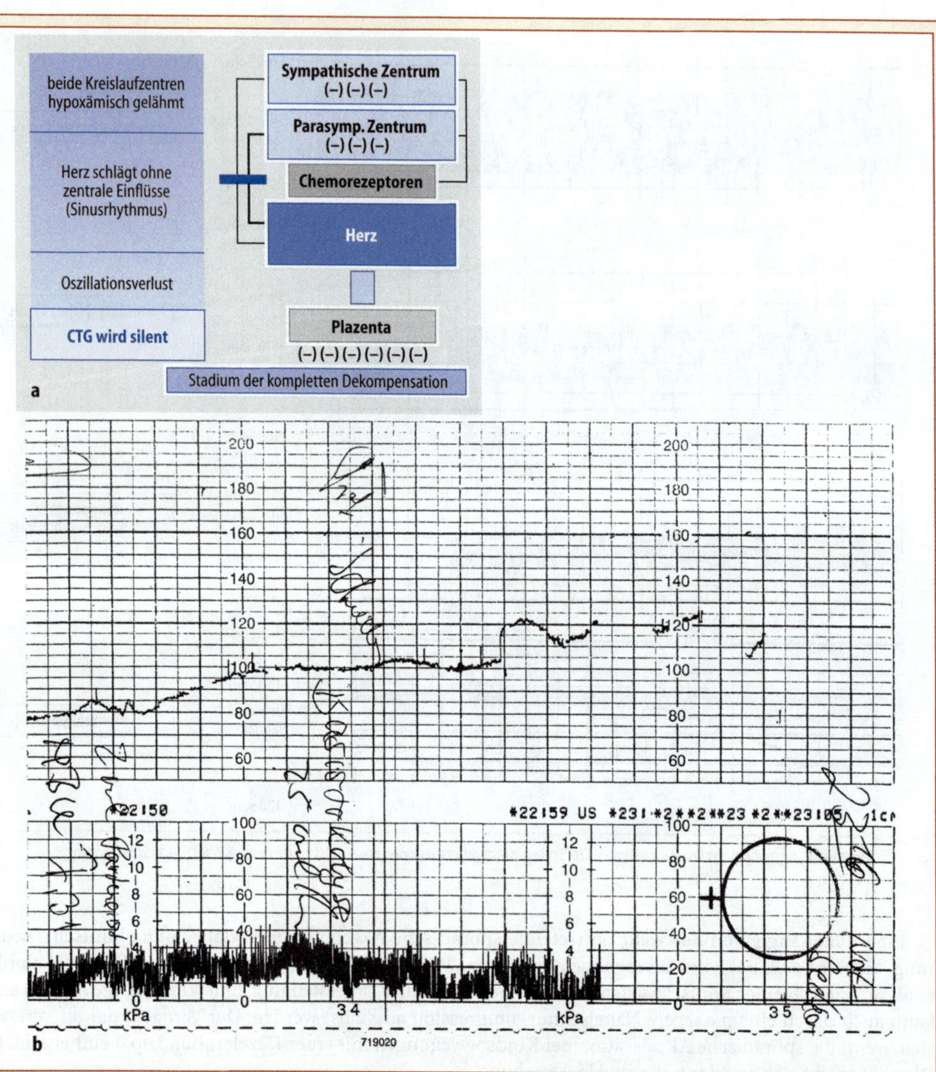

Abb. 6. Silentes CTG

samung der Herztöne. Die frühe Dezeleration ist aus dem spiegelbildlichen Verhalten des fetalen Herzfrequenzmusters zum Verlauf der Wehenkurve abzulesen.

- **Späte Dezeleration** [**Typ II-Dezeleration, Dip II, Spättief**] setzt erst nach Beginn der Wehe ein. Der Tiefpunkt der Dezeleration wird meist erst nach der Wehenakme erreicht, und der Wiederanstieg zur Basalfrequenz hinkt dem Wehenabfall um ca. 30 s nach [Abb. 4]. Eine singuläre Dezeleration vom Typ II muss als Warnzeichen betrachtet werden. Dagegen ist ein wiederholtes Auftreten als **Zeichen einer drohenden intrauterinen Asphyxie** infolge erniedrigter Sauerstoffspannung zu werten. Die vielfältigen **Ursachen** einer intrauterinen Mangeldurchblutung können **präplazentar** [z. B. mütterlicher Blutdruckabfall, uterine Hyperaktivität] oder **plazentar** [z. B. Plazentainsuffizienz*] bedingt sein. Mit Absinken des Sauerstoffdruckes kommt es anfänglich zur kompensatorischen Akzeleration mit Anstieg der FHF. Mit Unterschreiten eines kritischen Sauerstoffdruckes wird jedoch zugleich die Dezelerationsschwelle unterschritten und eine FHF-Verlangsamung ausgelöst. Sie kommt dadurch zustande, dass die Hypoxämie* zunächst eine Beeinträchtigung des Sympathikuszentrums mit konsekutiver Vagotonie auslöst. Außerdem nimmt die Ansprechbarkeit der Chemorezeptoren nach anfänglicher Reizung [mit Akzeleration der FHF] bei fortbestehendem Sauerstoffmangel ab; schließlich wird die Erregungsbildung im Myokard verlangsamt. So wird verständlich, dass sich neben der respiratorischen auch eine metabolische Azidose*

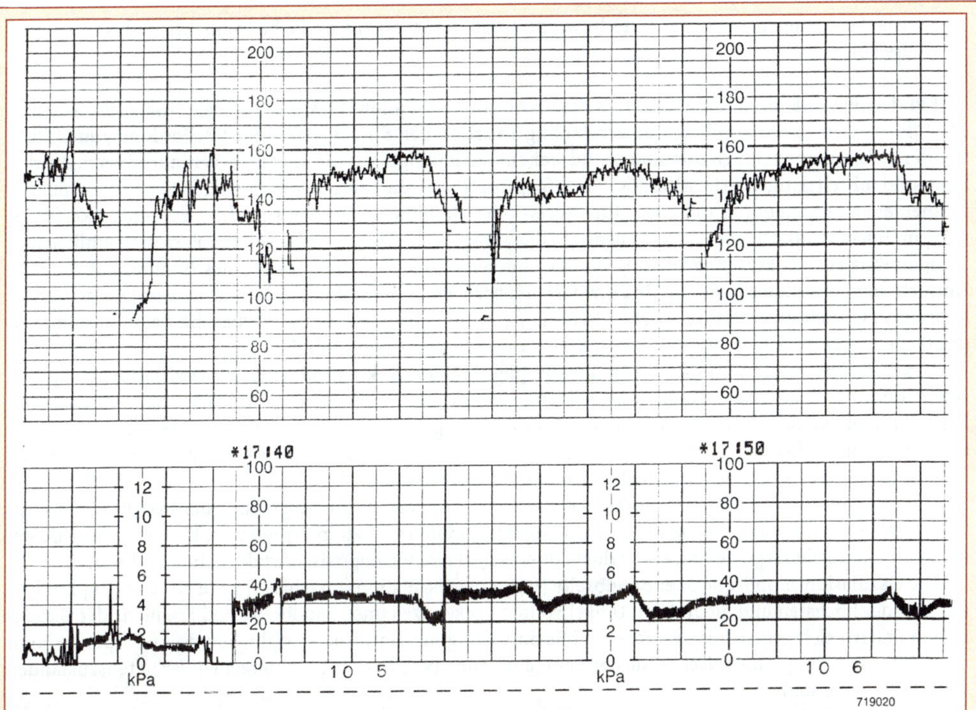

Abb. 7. Variable Dezelerationen sind gekennzeichnet durch den wechselnden zeitlichen Bezug zu den Wehen. **Oben** Fetale Herzfrequenz. **Unten** Wehenschreibung

ausbildet. Persistierende späte Dezelerationen gehen in > 70 % mit einer Abnahme der pH-Werte auf < 7,25, Erhöhung des pCO_2 und Abfall der Sauerstoffsättigung einher. Die klinischen Konsequenzen bestehen in dieser Situation antepartal in einer Beseitigung der Noxen [z. B. Kupierung vorzeitiger Wehen durch Tokolyse = **intrauterine Reanimation**], Einsatz weiterer diagnostischer Verfahren [z. B. Dopplersonographie], unter der Geburt zusätzlich im Ausschluss falsch-positiver Befunde mittels fetaler Skalpblutanalyse und/oder, je nach geburtshilflicher Situation, in der baldigen Entbindung.

- **Variable Dezelerationen** [Kombination von Dip I und Dip II] sind am häufigsten. Sie haben einen wechselnden zeitlichen Bezug zu den Wehen, sind also Folgen von Herzfrequenzabfällen, die kurz vor, während und nach der Wehe einsetzen [Abb. 7]. Sie stellen Zeichen einer einschneidend eingeschränkten Hämodynamik dar und treten v.a. bei Nabelschnurkompressionen auf [Vagotonie* oder hypoxisch bedingte Tonusverminderung des Sympathikus]. Auch die wehenbedingte uteroplazentare Mangeldurchblutung kann zu wiederholten späten oder sporadisch-prolongierten Dezelerationen führen. Lässt sich die Ursache beseitigen [z. B. durch Lagewechsel der Mutter, Beckenhochlagerung, Tokolyse*], so kann bei noch kompensierter Situation die Ausgangsfrequenz evtl. wieder erreicht werden.

Sporadische Dezelerationen sind dadurch gekennzeichnet, dass sie, im Gegensatz zu periodischen Dezelerationen, **unabhängig von regelmäßigen Uteruskontraktionen** vorkommen, und zwar als **Typ 0 [Dip 0]** oder als **prolongierte Dezeleration.**

- **Typ 0 [Dip 0]** stellt eine kurzfristige, bis zu 30 s dauernde Verlangsamung der fetalen Herzfrequenz dar, die als Ausdruck einer Alteration der Nabelschnur, z. B. einer Nabelschnurumschlingung mit passager verminderter Sauerstoffzufuhr während der Kindsbewegungen zu deuten ist.
- **Prolongierte Dezelerationen** sind durch eine mehr oder weniger abrupte und für mehrere Minuten anhaltende Verlangsamung der Herzfrequenz gekennzeichnet. Sie beginnen **simultan mit dem auslösenden Ereignis** [z. B. mütterlicher Blutdruckabfall, Rückenlageschocksyndrom, erhöhter Basaltonus des Uterus, aber auch bei akuter Nabelschnurkomplikation]. Eine prolongierte Dezeleration stellt stets die Antwort auf eine akute Mangeldurchblutung bei bis dahin regelrechter uteroplazentarer Versorgung dar. Sie ist **immer hypoxisch** bedingt und daher **stets bedenklich.** Nach Abklingen bzw. Beseitigung der Ursache kehrt die FHF entweder in die Ausgangsfrequenz zurück – meist über eine kompensatorische Tachykardie – oder das ursprüngliche FHF-Niveau kann infolge der Dekompensation des fetalen Herz-

K

Kreislauf-Systems nicht wieder erreicht werden, und der Übergang in die bedrohliche Bradykardie [s.o.] ist die Folge.

Kurzfristige Veränderungen der fetalen Herzfrequenz – Oszillation [Fluktuation]: Eine zusätzliche wesentliche Information zur Beurteilung der Versorgungssituation des Kindes liefert der **Oszillationstypus** [Fluktuationen, Undulationen]. Oszillationen sind **wehenunabhängige, kurzfristige FHF-Veränderungen**, die den **lang-** und **mittelfristigen FHF-Alterationen aufgepfropft** sind. Sie spiegeln die ständigen Schwankungen der momentanen Herzfrequenz um eine Mittelwerts- oder Nulllinie wider, die bei Schlag-zu-Schlag-Registrierung in Erscheinung treten. Sie sind Ausdruck des stetig wechselnden Einflusses von Parasympathikus und Sympathikus auf die Erregungsbildung im Sinusknoten und stellen die **Reaktion des Herzens auf die stete Umverteilung des Blutes in der fetalen Körperperipherie** dar. Ihre Beurteilung erlaubt sowohl unter physiologischen als auch unter pathologischen Bedingungen eine qualitative Aussage über die Reaktionsfähigkeit des fetalen Herz-Kreislauf-Systems auf endogene und exogene Reize [Abb. 5 , Abb. 8].

Messbare Parameter sind die **Oszillationsfrequenz** [**Makrofluktuation**] und die **Oszillationsamplitude** [**Bandbreite**] [Abb. 8]. Die **Oszillationsfrequenz** [Anzahl der Oszillationen/min] oder **Makrofluktuation** kann ermittelt werden durch die Anzahl der **Nulldurchgänge/min** [Zahl der Schnittpunkte der Oszillationsamplituden mit einer nur gedachten Nulllinie, die durch die Mitte der registrierten Amplituden verläuft] oder durch die **Bestimmung der Gipfelpunkte** oder **Umkehrpunkte.**

Die Oszillationsfrequenz ist ein zusätzliches wichtiges Kriterium zur Beurteilung der FHF bzw. des aktuellen fetalen Zustandes und prognostisch wie die Bandbreite [s.u.] zu interpretieren. Eine Abnahme deutet auf eine potentielle Hypoxie hin, ein Verlust auf eine gravierende hypoxisch/azidotische Gefährdung.

Die **Oszillationsamplitude** oder **Bandbreite** [Höhe der Oszillationsausschläge] ist durch den Amplitudenabstand der höchsten und niedrigsten Umkehrpunkte gekennzeichnet. Bandbreite und Frequenz der Oszillationen ändern sich gegenüber der Norm bei Beeinträchtigung der Reaktionsfähigkeit durch Hypoxie* und/oder Azidose*. Ein pathologisches Muster kann aber auch bei physiologischen fetalen Verhaltenszuständen vorgetäuscht werden.

In Abhängigkeit von der Amplitude [Bandbreite] unterscheidet man **4 Fluktuationsmuster** [Abb. 8]:

- **Silenter Typ** [**silenter Typus, Oszillationstyp 0**]: < 5 SpM; ist als potentielles Hypoxiezeichen zu interpretieren. Es tritt ein Verlust der Oszillationsamplitude bei „Beat-to-beat"-Registrierung unter 5 SpM ein. Das Auftreten eines solchen Musters unter der Geburt verlangt die weitere Abklärung durch eine fetale Skalpblutanalyse. Als besonders ungünstig ist der silente Typ in Kombination mit späten Dezelerationen zu bewerten. Die Geburt muss umgehend angestrebt werden. Ohne prognostische Bedeutung ist der silente Verlauf, wenn sich der Fetus im Ruhezustand befindet [häufig durch Weckversuch zu identifizieren] oder über die Mutter medikamentös gedämpft ist [auch i.v. Magnesiumgabe senkt die Oszillationsamplitude]. Außerdem findet sich dieser Typ bei kardialen Anomalien und auch beim Anenzephalus als Ausdruck der fehlenden zentralen Steuerungsmechanismen.
- **Eingeengt-undulatorischer Typ** [**eingeengt-undulatorischer Typus, Oszillationstyp I**]: 5–10 SpM; ist ebenfalls als Warnhinweis für eine potentielle Hypoxie zu werten.
- **Undulatorischer Typ** [**undulatorischer Typus, Oszillationstyp II**]: 10–25 SpM, 5–10 Nulldurchgänge/min; **spiegelt das normale Reaktionsmuster wider** und ist bei der antepartalen Kontrolle als Zeichen **ungestörten kindlichen Befindens** zu werten.

Form	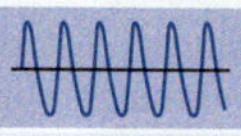	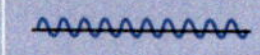	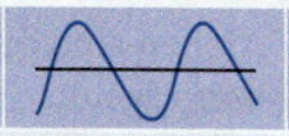	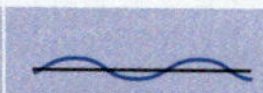
Amplitude der Oszillation (Bandbreite)	groß	klein	groß	klein
Zahl der Nulldurchgänge pro Minute	groß	groß	klein	klein
Beurteilung	physiologisch	vermutlich günstig	ungünstig	pathologisch

Abb. 8. Schematische Darstellung des Zusammenhanges zwischen Oszillationsamplitude [Bandbreite] und Oszillationsfrequenz [Anzahl der Nulldurchgänge/min] in ihrer prognostischen Wertigkeit. Als Nulldurchgänge werden die Schnittpunkte der Oszillationsamplitude mit einer fiktiven Nulllinie bezeichnet, die durch die Mitte der jeweiligen Amplitude gelegt wird [schematisch als Gerade eingezeichnet]. Die Prognose des Kindes verschlechtert sich, wenn gleichzeitig sowohl eine Abnahme der Nulldurchgänge als auch der Bandbreite erfolgt

- **Saltatorischer Typ** [**saltatorische Undulation, Oszillationstyp III**]: > 25 SpM; ist meist ein **Hinweis auf** eine **Nabelschnurkompression.** Wenn er zusammen mit späten Dezelerationen auftritt, ist in Abhängigkeit vom sub partu festgestellten fetalen Skalpblut-pH die Beendigung der Geburt angezeigt.

Synoptische Bewertungsschemata [CTG-Scores]

Bei synoptischer Betrachtung von Bandbreite und Oszillationsfrequenz können folgende Interpretationshilfen gegeben werden:

Als **physiologisch** gilt eine **große Oszillationsamplitude von 10–25 SpM** und eine **hohe Zahl von Nulldurchgängen** [**5 bis 10/min**]. Die Prognose für den Feten ist noch günstig, wenn trotz einer Einengung der Oszillationen noch eine hohe Zahl der Nulldurchgänge registriert wird. Bei abnehmender Zahl der Nulldurchgänge muss trotz großer Amplitude der Fetus als bedroht angesehen werden, insbesondere wenn die Zahl der Nulldurchgänge auf weniger als 2/min abnimmt.

Das durch eine schwere Hypoxie bedingte silente Herzfrequenzmuster ist sowohl durch eine geringe Bandbreite als auch eine niedrige Zahl der Nulldurchgänge gekennzeichnet. Als **sicher pathologisch** muß ein **silenter Kurvenverlauf mit einer Bandbreite von < 5 SpM und einer Frequenz von Nulldurchgängen < 2/min** gewertet werden. Gerade die zusätzliche Analyse von Oszillationstyp und Makrofluktuation [Nulldurchgänge] erlaubt eine wesentlich differenziertere prognostische Abschätzung eines Hypoxierisikos.

Es wurden zahlreiche Bemühungen unternommen, für die Beurteilung des CTG quantitativ-qualitative Bewertungsschemata in Form von Punktesystemen zu entwickeln. Ein solcher Index soll dem Geburtshelfer Entscheidungshilfen liefern, die es ihm erleichtern, das kindliche Risiko zuverlässiger einzuschätzen und die entsprechenden Konsequenzen zu ziehen. Als Beispiel sei der für das antepartale CTG entwickelte **Fischer-Score** [Fischer et al., 1976] herangezogen. Er basiert auf den 5 definierten Kriterien:

- basales Herzfrequenzniveau,
- Bandbreite,
- Zahl der Nulldurchgänge,
- Akzelerationen,
- Dezelerationen.

Für jedes Merkmal werden ähnlich wie beim Apgar*-Schema 0–2 Punkte vergeben. Zwei Punkte repräsentieren ein normales Muster, 1 Punkt gilt als prognostisch unsicher, kein Punkt wird bei prognostisch ungünstigem FHF-Muster vergeben. Maximal sind also 10 Punkte erreichbar [Tab. 3].

Zur Beurteilung der **basalen Herzfrequenz** wurde ein Zeitfaktor eingeführt. Eine suspekte Veränderung eines der Kriterien, die während der Registrierdauer von 30 min auftritt und länger als 10 min anhält, beeinflusst die Punktzahl. Ungünstige Zusatzsymptome senken die prognostische Gesamtwertung, die wie folgt gewertet wird:

- 8–10 Punkte: physiologisch,
- 5–7 Punkte: prognostisch fraglich,
- 0–4 Punkte: pathologisch.

Bei einem Punktwert von 5–7 werden zusätzliche Tests zur Ermittlung des fetalen Zustands empfohlen. Bei 0–4 Punkten sollte bei entsprechender Reife des Kindes die Entbindung angestrebt werden. Im Bereich

Tab. 3. Schema zur Beurteilung des fetalen Zustandes aus 5 Parametern des antepartualen Kardiotokogramms [Fischer-Score]

Parameter		Punkte			
		0	1	2	S
Basale FHF	Niveau [Spm]	< 100 > 180	100–120 160–180	120–160	
	Oszillationsamplitude (Bandbreite) [Spm]	< 5	5–10 > 30	10–30	
	Oszillationsfrequenz (Nulldurchgänge pro Minute)	< 2	2-6	> 6	
FHF-Alterationen	Akzelerationen	keine, sporadische auftretende Dip 0	periodische	sporadische	
	Dezelerationen	späte, variable mit prognostisch ungünstigen Zusatzkriterien	variable auftretende Dip 0	keine, sporadisch	
Zustandsindex					

Tab. 4. Fetale Verhaltenszustände [„fetal behavioral states"]

Zustand F1 [quiet sleep]	CTG:	normfrequent, eingeschränkt bis silent (Typ A)
	Körperbewegungen:	ruhig, gelegentliche Rumpfbewegungen
	Augenbewegungen:	keine
Zustand F2	CTG:	normfrequent, undulatorisch, Akzelerationen (Typ B)
	Körperbewegungen:	häufig einschl. Kopf und Extremitäten
	Augenbewegungen:	vorhanden
Zustand F3 [REM sleep]	CTG:	normfrequent, undulatorisch, ohne Akzelerationen (Typ C)
	Körperbewegungen:	keine
	Augenbewegungen:	vorhanden
Zustand F4 [jogging fetus]	CTG:	normfrequent, Akzelerationen um 30 bqm, kurzzeitige Tachykardie (Typ D)
	Körperbewegungen:	häufig
	Augenbewegungen:	vorhanden

der extremen Frühgeburtlichkeit können Zusatzuntersuchungen wie die dopplersonographische Messung des fetalen Gefäßwiderstandes oder die streng zu indizierende Nabelschnurpunktion mit Analyse der Blutgase falsch-pathologische CTG-Muster entkräften, so dass eine iatrogene Frühgeburtlichkeit vermieden werden kann.

Der positive Effekt der Benutzung von Scores liegt darin, dass der Betrachter veranlasst wird, alle Kriterien der fetalen Herzaktion isoliert zu analysieren. Ein Nachteil liegt in einer deutlich schlechteren Reproduzierbarkeit der Bewertung, je mehr Parameter in einen solchen Score eingehen.

K

Stör- und Einflussgrößen

Neben dem **Gestationsalter, fetalen Erkrankungen**, der **mütterlichen Körperhaltung, Temperatur** und **Aktivität**, haben **kreislaufwirksamer Medikamente** einen Einfluss auf das CTG-Bild. Opiatderivate, Diazepam*, Corticosteroide, Magnesiumsulfat* und Lokalanästhetika* dämpfen die Oszillationsamplitude. Atropin* und β-Sympathomimetika* können eine fetale Tachykardie hervorrufen, β-Blocker* und Lokal- und Regionalanästhetika eine fetale Brachykardie.

Vor allem aber physiologische **fetale Verhaltenszustände** [*fetal behavioral states*] können z. B. ein hypoxieverdächtiges CTG-Muster vortäuschen [F1-Status, s.u.].

Ab der 35. SSW lassen sich fünf verschiedene **repetitiv-wiederkehrende Verhaltensmuster** beobachten [Tab. 4]. Neben motorischen Aktivitäten von Rumpf, Gliedmaßen und Augen, die sich mittels Ultraschall nachweisen lassen, wird das CTG zur Ermittlung des Aktivitätszustandes herangezogen. Ein Aktivitätszustand gilt dann als gegeben, wenn die in Tab. 4 geforderten Kriterien simultan über mindestens 3 Minuten nachweisbar sind. Die Koordination dieser Leistungen spiegelt die Reifung des fetalen Nervensystems wider.

Der Fetus verbringt ca. 35 % seiner Zeit im **F1-Status** [*quiet sleep*, mittlere Dauer 25 min, Range -50 min]. Das CTG kann in dieser Phase eingeschränkt bis silent erscheinen und so ein **hypoxieverdächtiges Muster** vortäuschen. **Rat:** Prolongation der CTG-Schreibung über 50 min bzw. vibroakustische Stimulation.

Ca. 43 % der Zeit verbringt der Fetus im **F2-Status** [mittlere Dauer 50 min], in dem er ein **typisch reaktives CTG** aufweist.

Interpretationsprobleme können bei einem **F4-Status** [*jogging fetus*] auftreten, wenn die **Akzelerationen und passageren Tachykardien** fälschlicherweise als tachykardes CTG mit Dezelerationen fehlinterpretiert werden. Auch hier schafft eine Verlängerung der Registrierdauer Klarheit.

Bei 5–10 % aller Feten lässt sich auch am Termin keiner der 4 Zustande definieren. Es konnte weiterhin gezeigt werden, dass bei **wachstumsretardierten Feten** sowie **Kindern diabetischer Mütter** die Entwicklung der typischen Verhaltenszustände verlangsamt abläuft.

Auch das **Gestationsalter** beeinflusst maßgeblich das fetale Herzfrequenzmuster. Die fetale Basalfrequenz sinkt physiologischerweise ab der 20. SSW, in der sie durchschnittlich 150 SpM betragt, bis zur 32. SSW um ca. 1 Schlag pro Woche. Oszillationsamplitude und -frequenz nehmen bis zur 30. SSW, die FHF-Akzelerationen dagegen stetig zu. Finden sich in der 20. SSW lediglich in 50 % aller CTG-Registrierungen Akzelerationen, ist dies mit 30 SSW in 75 % der Fall. Umgekehrt nehmen Dezelerationen, die sich zwischen der 20. und 30. SSW in den meisten CTG-Ableitungen nachweisen lassen, mit zunehmendem Gestationsalter ab. Bis zur 30. SSW lassen sich physiologischerweise dreimal mehr Akzelerationen als Dezelerationen im CTG nachweisen.

Verschiedene **fetale Erkrankungen** können die Interpretation des fetalen Herzfrequenzmusters erschweren. So können **Herzrhythmusstörungen** Bradykardien oder Tachykardien verursachen, ohne dass eine hypoxische Gefährdung bestehen muss. Bei einer **ausgeprägten fetalen Anämie** lassen sich sinusoidale CTG-Muster beobachten, die ebenfalls nicht eng mit einer Hypoxämie korreliert sind. Auch bei **chromosomalen Aberrationen** werden häufiger pathologische CTG-Muster beobachtet, die nicht zu einer fetalen Asphyxie führen.

Quellenhinweise

Abb. 1–8, Tab. 1–4: Diedrich K (Hrsg.) (2000) Gynäkologie und Geburtshilfe. Springer-Verlag, Berlin Heidelberg New York
Zeichnung Abb. 2, 4–6, 8: Bitmap, Mannheim

rungsmittels die Kariesentstehung zu fördern; hängt v.a. von der Art und Menge der enthaltenen Zucker und der Klebrigkeit [Viskosität] ab

ka|ri|ös *adj* (Ⓔ carious): von Karies betroffen oder befallen, angefault, zerfressen

Karls|ba|der Salz *nt* (Ⓔ Carlsbad salt): ***Syn:*** *Sal Carolinum*; Gemisch aus Natrium- und Kaliumsulfat, Natriumhydrogensulfat und Natriumchlorid; **Anw.**: in lauwarmem Wasser gelöst als Abführmittel

Kar|min *nt* (Ⓔ carmine): ***Syn:*** *Carmin, Karminrot*; aus Kochinelleläusen gewonnener roter Farbstoff und Indikator

kar|mi|na|tiv *adj* (Ⓔ carminative): gegen Blähungen wirkend

Kar|mi|na|ti|vum *nt, pl* **-va** (Ⓔ carminative): ***Syn:*** *Carminativum*; Mittel gegen Blähungen

kar|mi|no|phil *adj* (Ⓔ carminophil): leicht mit Karmin* färbend

Kar|min|rot *nt*: →*Karmin*

Kar|ni|fi|ka|ti|on *f* (Ⓔ carnification): Verfestigung von Lungengewebe bei chronischer Pneumonie*

Kar|ni|tin *nt*: →*Carnitin*

kar|ni|vor *adj* (Ⓔ carnivorous): *(biolog.)* fleischfressend

Kar|ni|vo|ren *pl* (Ⓔ Carnivora): ***Syn:*** *Carnivora*; *(biolog.)* Fleischfresser

Karnofsky: David A. Karnofsky; 1914–1970; amerikanischer Onkologe

Karnofsky-Index *m* (Ⓔ Karnofsky performance index): ***Syn:*** *Aktivitätsindex, Karnofsky-Skala*; Index zur Bewertung des Allgemeinbefindens von Patienten; wird z.B. bei der Therapieplanung von Tumorpatienten herangezogen

Kar|no|sin *nt*: →*Carnosin*

Kar|no|sin|ä|mie *nt*: →*Carnosinämie*

Kar|no|sin|u|rie *f*: →*Carnosinurie*

Ka|ro|ti|do|dy|nie *f* (Ⓔ carotidynia): Schmerzen entlang der Arteria* carotis communis

Ka|ro|tin *nt*: →*Carotin*

Ka|ro|tin|ä|mie *f*: →*Carotinämie*

Ka|ro|tin|gelb|sucht *f*: →*Carotinosis*

Ka|ro|tin|ik|te|rus *m*: →*Carotinosis*

Ka|ro|ti|no|der|mie *f*: →*Carotinosis*

Ka|ro|ti|no|i|de *pl*: →*Carotinoide*

Ka|ro|tis *f, pl* **-ti|den** (Ⓔ carotid): kurz für Arteria* carotis communis, externa oder interna

Karotis communis (Ⓔ common carotid artery): ***Syn:*** *Halsschlagader, gemeinsame Kopfschlagader, Arteria carotis communis*; Gefäßstamm für die Arteria* carotis externa und interna; entspringt rechts aus dem Truncus* brachiocephalicus und links aus dem Aortenbogen*; verläuft hinter dem Musculus* sternocleidomastoideus zum Trigonum* caroticum, wo sie sich in Höhe des Oberrandes des 5. Halswirbels in Arteria* carotis externa und interna aufteilt; an der Teilungsstelle ist sie zum Sinus* caroticus erweitert; auf der Rückseite der Aufteilungsgabel liegt der **Glomus caroticum**

Karotis externa (Ⓔ external carotid artery): ***Syn:*** *äußere Kopfschlagader, Arteria carotis externa*; entspringt im Trigonum* caroticum aus der Arteria* carotis externa; ver-

Tab. K19. Karnofsky-Index

Definition	[%]	Kriterien
Der Patient hat eine normale Aktivität: keine besondere Pflege erforderlich	100	Normal: keine Klagen, keine Krankheitszeichen nachweisbar
	90	Normale Aktivität: geringfügige Befunde oder Symptome der Krankheit
	80	Normale Aktivität mit Anstrengung: einzelne Symptome oder Befunde
Arbeitsunfähig; Leben im häuslichen Milieu möglich; die meisten persönlichen Bedürfnisse können selbst verrichtet werden, gelegentliche Unterstützung erforderlich	70	Der Patient sorgt für sich, ist aber nicht in der Lage, regelmäßig zu arbeiten
	60	Gelegentliche Hilfe erforderlich, die meisten Bedürfnisse können selbst erledigt werden
	50	Beträchtliche Unterstützung und häufige Arztbesuche notwendig
Der Patient ist nicht in der Lage, sich selbst zu versorgen; benötigt Betreuung auf einer Pflegestation oder im Krankenhaus; rasche Progression der Erkrankung möglich	40	Regelmäßig besondere Pflege und Unterstützung erforderlich
	30	Stark geschwächt: Krankenhausaufnahme indiziert. Zustand noch nicht bedrohlich
	20	Sehr krank. Krankenhauseinweisung und sofortige stützende therapeutische Maßnahmen erforderlich
	10	Moribund: letaler Prozess rasch fortschreitend
	0	Tod

sorgt den größten Teil des Schädels, der Kopfhaut und -muskeln sowie der Dura* mater; verläuft auf dem Musculus* stylopharyngeus und unter dem vorderen Digastrikusbauch und dem Musculus* stylohyoideus zur Fossa* retromolaris; nach dem Durchtritt durch die Ohrspeicheldrüse teilt sie sich in Höhe des Collum* mandibulae in ihre Endäste Arteria* maxillaris und Arteria* temporalis superficialis; ihre anderen Äste sind Arteria* thyroidea superior, Arteria* lingualis, Arteria* facialis, Arteria* pharyngea ascendens, Arteria* occipitalis, Arteria* auricularis posterior

Karotis interna (Ⓔ internal carotid artery): ***Syn:*** *innere Kopfschlagader, Arteria carotis interna*; entspringt im Trigonum* caroticum aus der Arteria* carotis communis; versorgt den größten Teil des Gehirns, der Orbita und die Schleimhaut von Siebbeinzellen, Stirn- und Nasenhöhle; hat vier Abschnitte: **Pars cervicalis** vom Ursprung bis zur Schädelbasis, **Pars petrosa** im Canalis* caroticus des Felsenbeins, **Pars cavernosa** im Sulcus* caroticus und Sinus* cavernosus und **Pars cerebralis** bis zur Aufzweigung in die Endäste Arteria* cerebri media und Arteria* cerebri anterior; weitere Äste sind Arteria* ophthalmica, Arteria* hypophysialis superior, Arteria* choroidea anterior und Arteria* communicans posterior zum Circulus* arteriosus cerebri

Ka|ro|tis|an|gi|o|gramm *nt* (Ⓔ carotid angiogram): Röntgenkontrastaufnahme der Arteria* carotis (interna) und ihrer Äste

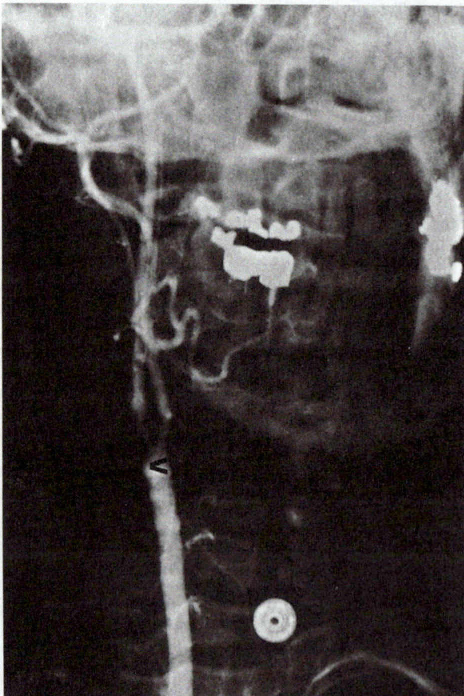

Abb. K20. Karotisangiogramm. Hochgradige Stenose der rechten Arteria carotis interna

Ka|ro|tis|an|gi|o|gra|phie *f* (Ⓔ carotid angiography): ***Syn:*** *Karotisarteriographie, Karotisarteriografie, Karotisangiografie*; Röntgenkontrastdarstellung* der Arteria* carotis (interna) und ihrer Äste

Ka|ro|tis|ar|te|ri|o|gra|phie *f*: →*Karotisangiographie*

Ka|ro|tis|drei|eck *nt* (Ⓔ carotid triangle): ***Syn:*** *Trigonum caroticum*; muskulär begrenztes Dreieck [*kranial*: Venter posterior musculi digastrici; *dorsolateral*: Musculus sternocleidomastoideus; *ventromedial*: Venter superior musculi omohyoidei] am Hals; Teilungsort der Arteria* carotis communis in Arteria* carotis externa und interna; die Radix superior der Ansa* cervicalis zieht zwischen Arteria* carotis externa und interna durch das Karotisdreieck; Teil des vorderen Halsdreiecks [Trigonum* cervicale anterius]

Ka|ro|tis|drü|se *f* (Ⓔ carotid gland): ***Syn:*** *Glomus caroticum*; Paraganglion* der Karotisgabel [Bifurcatio carotidis]; spricht auf Änderungen des Sauerstoffpartialdruckes und des pH-Wertes an

Ka|ro|tis|end|ar|te|ri|ek|to|mie *f* (Ⓔ carotid endarterectomy): Eröffnung der Karotis* [externa/interna/communis] und Ausschälung eines alten Thrombus

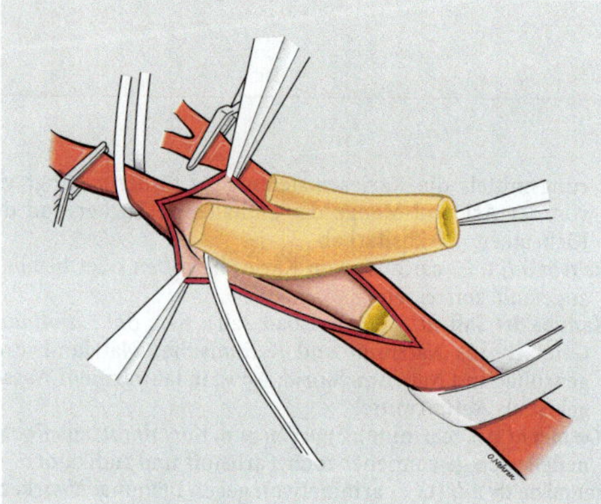

Abb. K21. Karotisendarteriektomie am Hals

Ka|ro|tis|ga|bel *f* (Ⓔ carotid bifurcation): ***Syn:*** *Bifurcatio carotidis*; Teilung der Arteria* carotis communis in Arteria* carotis interna und externa in Höhe des Oberrandes des 5. Halswirbels im Karotisdreieck [Trigonum caroticum]

Ka|ro|tis|ka|nal *m* (Ⓔ carotid canal): ***Syn:*** *Canalis caroticus*; Kanal für die Arteria* carotis interna im Felsenbein

Karotis-Kavernosus-Aneurysma *nt*: →*Karotis-Kavernosus-Fistel*

Karotis-Kavernosus-Fistel *f* (Ⓔ cavernous-carotid aneurysm): ***Syn:*** *Karotis-Kavernosus-Aneurysma, Carotis-Sinus-cavernosus-Fistel, Karotis-Sinus-cavernosus-Fistel*; im Anschluss an ein Trauma [meist Schädelbasisfraktur] entstehende Fistel zwischen Arteria* carotis interna und Sinus* cavernosus; oft als Aneurysma mit Exophthalmus*, Doppeltsehen, Druckatrophie des Nervus* opticus und Trigeminusneuralgie*

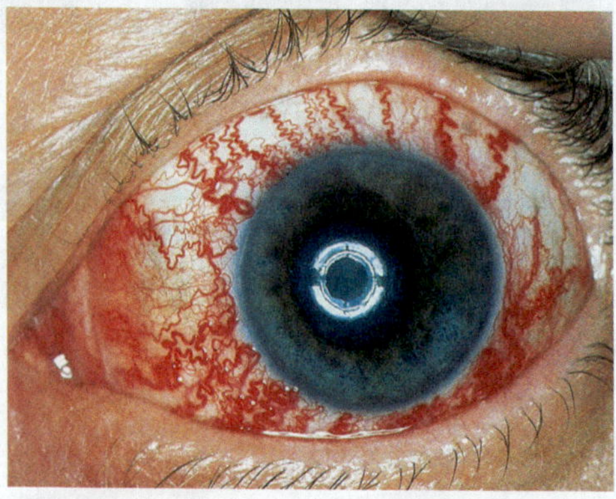

Abb. K22. Karotis-Kavernosus-Fistel. Starke Erweiterung der episkleralen Gefäße und Exophthalmus

Ka|ro|tis|puls *m* (Ⓔ carotid pulse): am Hals fühlbarer Puls der Arteria* carotis communis

Ka|ro|tis|puls|kur|ve *f* (Ⓔ carotid pulse curve): Aufzeichnung der Pulskurve der Arteria* carotis communis

Ka|ro|tis|schei|de *f* (Ⓔ carotid sheath): ***Syn:*** *Vagina carotica*; bindegewebige Scheide um die Halsgefäße [Arteria* carotis communis, Vena* jugularis interna] und -nerven [Nervus* vagus]

Ka|ro|tis|si|nus *m* (Ⓔ carotid sinus): ***Syn:*** *Carotissinus, Sinus caroticus*; Erweiterung der Arteria* carotis communis an der Karotisgabel [Bifurcatio carotidis]

Karotis-Sinus-cavernosus-Fistel *f*: →*Karotis-Kavernosus-Fistel*

Ka|ro|tis|si|nus|nerv *m* (Ⓔ carotid sinus nerve): ***Syn:*** *Hering-Blutdruckzügler, Ramus sinus carotici nervi glossopharyngei*; Ast des Nervus* glossopharyngeus zum Sinus* caroticus

Ka|ro|tis|si|nus|re|flex *m* (Ⓔ carotid sinus reflex): Abfall von Blutdruck und Herzfrequenz bei Schlag auf den Karotissinus; *s.a. Karotissinussyndrom*

hyperaktiver Karotissinusreflex: →*Karotissinussyndrom*

Ka|ro|tis|si|nus|syn|drom *nt* (Ⓔ carotid sinus syndrome): ***Syn:*** *hyperaktiver Karotissinusreflex, Charcot-Weiss-Baker-Syndrom, Carotis-sinus-Syndrom*; durch Schlag oder Druck auf den Karotissinus ausgelöste Bradykardie*; evtl. auch Hypotonie* oder Bewusstlosigkeit; steht die Bradykardie im Vordergrund, spricht man von **kardioinhibitorischem Typ**, wenn der Blutdruckabfall dominiert von **vasodepressorischem Typ**; **Klinik**: ausgelöst wird der Reflex z.B. durch abrupte Kopfdrehung und Überstrecken des Halses, Rasieren, Zuknöpfen des Hemdkragens etc.; es kommt zu Unsicherheits- und Schwächegefühl, Verschwommensehen und evtl. kurzfristiger Synkope; **Therapie**: beim kardioinhibitorischen Typ mit Synkopen ist die Implantation eines Schrittmachers* indiziert; beim vasodepressorischen Typ steht die Vermeidung der auslösenden Ursache im Vordergrund

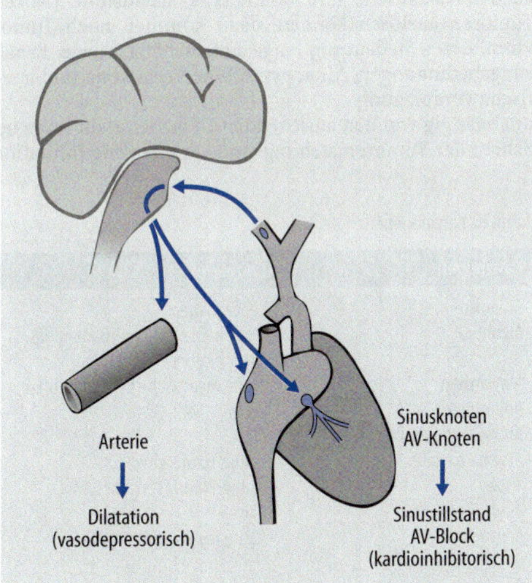

Abb. K23. Reflexbogen beim Karotissinussyndrom

Ka|ro|tis|si|nus|syn|ko|pe *f* (Ⓔ carotid sinus syncope): ***Syn:*** *Carotissinussynkope*; *s.u. vasovagale Synkope*

Ka|ro|tis|si|phon *m* (Ⓔ carotid siphon): U-förmige oder Ω-förmige Schleife der Pars petrosa der Arteria* carotis interna

Ka|ro|tis|ste|no|se *f* (Ⓔ carotid stenosis): Stenose der Arteria* carotis communis [**Arteria-carotis-communis-Stenose**] oder Arteria* carotis interna [**Arteria-carotis-interna-Stenose**]; anfangs symptomlos, kommt es im weiteren Verlauf zu zerebralen Durchflussstörungen bis hin zum kompletten ischämischen Hirninfarkt*; in seltenen Fällen zeigt auch eine **Arteria-carotis-externa-Stenose** die gleiche Symptomatik; **Therapie**: Angioplastie*

Karp-, karp- *präf.*: →*Karpo-*

kar|pal *adj* (Ⓔ carpal): Handwurzel(knochen)/Karpus betreffend

Kar|pal|ge|len|ke *pl*: →*Interkarpalgelenke*

Kar|pal|ka|nal *m*: →*Karpaltunnel*

Kar|pal|kno|chen *pl* (Ⓔ carpal bones): ***Syn:*** *Handwurzelknochen, Ossa carpalia, Ossa carpi, Carpalia*; die 8 Knochen der Handwurzel, die in zwei Reihen angeordnet sind; die proximale Reihe besteht aus **Kahnbein [Os* scaphoideum]**, **Mondbein** [Os* lunatum], **Dreiecksbein** [Os* triquetrum] und **Erbsenbein** [Os* pisiforme], die distale Reihe umfasst **großes Vieleckbein** [Os* trapezium], **kleines Vieleckbein** [Os* trapezoideum], **Kopfbein** [Os* capitatum] und **Hakenbein** [Os* hamatum]

Kar|pal|tun|nel *m* (Ⓔ carpal tunnel): ***Syn:*** *Handwurzelkanal, Handwurzeltunnel, Karpalkanal, Canalis carpi*; zwischen den Handwurzelknochen und dem Retinaculum* musculorum flexorum manus liegender Kanal, durch den u.a. der Nervus* medianus zieht

Kar|pal|tun|nel|syn|drom *nt* (Ⓔ carpal tunnel syndrome): ***Syn:*** *Medianuskompressionssyndrom*; Druckschädigung des Nervus* medianus im Karpaltunnel*; wird durch eine vorbestehende Enge des Karpaltunnels und wiederholte bzw. chronische Belastung des Handgelenkes [**repetitive strain injury**] ausgelöst und betrifft deshalb meist die Arbeitshand, ist häufig aber beidseitig; tritt auch gehäuft in der Schwangerschaft auf; Frauen, v.a. in der 2. Lebenshälfte, sind häufiger betroffen als Männer; **Klinik**: beginnt mit nächtlichen, schmerzhaften, oft brennenden Parästhesien* auf der Beugeseite der ersten 3 Finger; später kommt es zu Hypästhesie* und schließlich zu Parese* und Atrophie der Daumenballenmuskeln; **Diagnose**: Klinik, EMG; **Therapie**: im Frühstadium Ruhigstellung und/oder wiederholte Injektion von Lidocain* und Prednison*; meist aber operative Behandlung mit Spaltung des Retinaculum* musculorum flexorum manus; bei rheumatischer Tendosynovitis* auch Synovektomie*

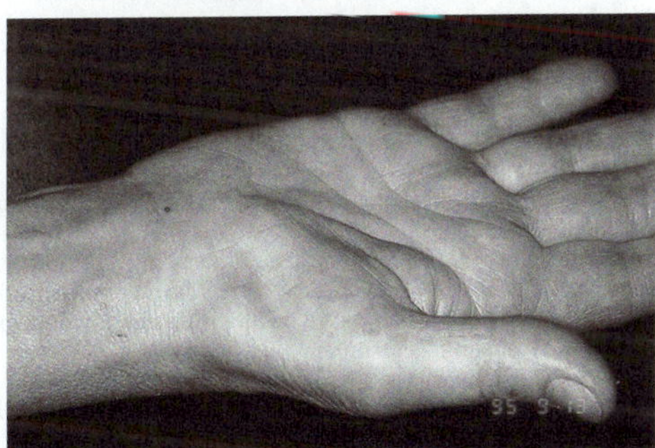

Abb. K24. Medianuslähmung bei Karpaltunnelsyndrom

Kar|pek|to|mie *f* (Ⓔ carpectomy): teilweise oder vollständige Amputation eines Mittelhandknochens

Karpo-, karpo- *präf.*: Wortelement mit der Bedeutung „Handwurzel/Carpus"

kar|po|kar|pal *adj* (Ⓔ carpocarpal): zwischen den Handwurzelknochen/Karpalknochen (liegend), Karpalknochen verbindend

kar|po|me|ta|kar|pal *adj* (Ⓔ carpometacarpal): Handwurzel und Mittelhand/Metakarpus betreffend

Kar|po|me|ta|kar|pal|ge|len|ke *pl* (Ⓔ carpometacarpal joints): ***Syn:*** *CM-Gelenke, Articulationes carpometacarpales*; Gelenke zwischen den Handwurzelknochen 2–5 und den Basen der Mittelhandknochen 2–5

Kar|po|me|ta|kar|pal|re|flex *m* (Ⓔ carpometacarpal reflex): ***Syn:*** *Handrückenreflex, Bechterew-Jacobsohn-Reflex*; Kontraktion der Fingermuskeln nach Beklopfen des Handrückens; Pyramidenbahnzeichen*

Kar|po|pe|dal|spas|men *pl* (Ⓔ carpopedal spasms): bei Tetanie* auftretende typische Krämpfe von Händen [**Pfötchenstellung, Geburtshelferstellung**] und Füßen

kar|po|pha|lan|ge|al *adj* (Ⓔ carpophalangeal): Handwurzel und Fingerglieder/Phalanges betreffend

kar|po|ul|nar *adj* (Ⓔ ulnocarpal): ***Syn:*** *ulnokarpal*; Elle/Ulna und Handwurzel/Karpus betreffend oder verbindend

Kar|pus *m, pl* **-pi** (Ⓔ carpus): ***Syn:*** *Carpus*; Handwurzel

Karsch: J. Karsch; österreichischer Augenarzt

Karsch-Neugebauer-Syndrom *nt* (Ⓔ Karsch-Neugebauer syndrome): autosomal-dominantes Fehlbildungssyndrom mit Extremitätenfehlbildungen [Spalthand, Spaltfuß], Kamptodaktylie*, Nystagmus*, retinalen Pigmentanomalien und Katarakt*

Kartagener: Manes Kartagener; 1897–1975; schweizer Internist (Zürich)

Kartagener-Syndrom *nt* (Ⓔ Kartagener's syndrome): Fehlbildungssyndrom mit Situs* inversus viscerum, Bronchiektasie*, Nasenpolypen, Hypo- oder Aplasie der Nasennebenhöhlen und Störungen der Spermiogenese; fehlt der Situs inversus, spricht man von **Syndrom der immotilen Zilien**

kar|ti|la|gi|när *adj* (Ⓔ cartilagineous): ***Syn:*** *knorpelig, knorplig, verknorpelt, chondral*; Knorpel betreffend, aus Knorpel bestehend

Kar|tof|fel *f* (Ⓔ potato): Solanum tuberosum; *s.u. Solanum*

Kartoffel-Glycerin-Blut-Agar *m/nt* (Ⓔ potato blood agar): ***Syn:*** *Bordet-Gengou-Agar*; Spezialagar zur Züchtung von Bordetella pertussis

Kar|tof|fel|le|ber *f* (Ⓔ hobnail liver): Leber mit großknotigem Gewebeumbau nach Zellnekrose; auch großknotige Leberzirrhose*

Kar|tof|fel|na|se *f*: *→Rhinophym*

Ka|run|kel *f* (Ⓔ **1.** caruncle **2.** lacrimal caruncle **3.** sublingual caruncle): **1.** ***Syn:*** *Caruncula*; (warzenförmiges) Weichteilhöckerchen **2.** ***Syn:*** *Tränenwärzchen, Tränenkarunkel, Caruncula lacrimalis*; Schleimhauthöcker im inneren Augenwinkel **3.** ***Syn:*** *Caruncula sublingualis*; Schleimhauthöcker an der Mündung von Ductus* sublingualis major und Ductus* submandibularis unter der Zunge

Kary-, kary- *präf.*: *→Karyo-*

Karyo-, karyo- *präf.*: Wortelement mit der Bedeutung „Kern/Zellkern/Nukleus"

ka|ry|o|gam *adj* (Ⓔ karyogamic): Karyogamie betreffend

Ka|ry|o|ga|mie *f* (Ⓔ karyogamy): Verschmelzung der Kerne oder Chromosomen bei der Befruchtung*

ka|ry|o|gen *adj* (Ⓔ karyogenic): Karyogenese betreffend, den Zellkern bildend

Ka|ry|o|ge|ne|se *f* (Ⓔ karyogenesis): Zellkernentwicklung

Ka|ry|o|gramm *nt* (Ⓔ karyogram): ***Syn:*** *Idiogramm*; Anordnung der Chromosomenpaare nach Größe der Chromosomen und Lage des Zentromers

Ka|ry|o|ki|ne|se *f*: *→Mitose*

ka|ry|o|ki|ne|tisch *adj* (Ⓔ karyokinetic): ***Syn:*** *mitotisch, karyomitotisch*; Karyokinese betreffend

Ka|ry|o|kla|sie *f* (Ⓔ karyoklasis): Kernzerbrechlichkeit, Kernauflösung

ka|ry|o|klas|tisch *adj* (Ⓔ karyoklastic): Karyoklasie betreffend

Ka|ry|o|lym|phe *f* (Ⓔ karyolymph): ***Syn:*** *Kernsaft*; Plasma des Zellkerns; enthält Enzymsysteme [Replikasen, Polymerasen] und Na^+ und Cl^- in hoher Konzentration

Ka|ry|o|ly|se *f* (Ⓔ karyolysis): ***Syn:*** *Zellkernauflösung, Kernauflösung*; die Auflösung des Kern im Anschluss an die Karyorrhexis* ist die letzte Phase des Zelltodes

ka|ry|o|ly|tisch *adj* (Ⓔ karyolytic): Karyolyse betreffend oder auslösend, von ihr gekennzeichnet

Ka|ry|o|me|ga|lie *f* (Ⓔ karyomegaly): Kernvergrößerung

Ka|ry|o|me|trie *f* (Ⓔ karyometry): mikroskopische oder planimetrische Messung des Zellkerns und Beurteilung der Oberfläche

Ka|ry|o|mi|to|se *f*: *→Mitose*

ka|ry|o|mi|to|tisch *adj* (Ⓔ karyomitotic): Karyomitose betreffend, von ihr betroffen oder gekennzeichnet

Ka|ry|on *nt*: *→Zellkern*

Ka|ry|o|plas|ma *nt* (Ⓔ karyoplasm): ***Syn:*** *Kernprotoplasma, Nukleoplasma*; Protoplasma* des Zellkerns*

ka|ry|o|plas|ma|tisch *adj* (Ⓔ karyoplasmatic): ***Syn:*** *nukleoplasmatisch*; Kernplasma/Karyoplasma betreffend

Ka|ry|o|pyk|no|se *f* (Ⓔ karyopyknosis): ***Syn:*** *Kernschrumpfung, Kernverdichtung, Kernpyknose, Pyknose*; Schrumpfung und Verdichtung des Zellkerns; erster Schritt der Kernveränderung beim Zelltod

ka|ry|o|pyk|no|tisch *adj* (Ⓔ karyopyknotic): ***Syn:*** *pyknotisch*; Karyopyknose betreffend, von ihr betroffen oder gekennzeichnet

Ka|ry|or|rhe|xis *f*: *→Karyorrhexis*

ka|ry|or|rhek|tisch *adj* (Ⓔ karyorrhectic): Karyorrhexis betreffend oder verursachend

Ka|ry|or|rhe|xis *f* (Ⓔ karyorrhexis): ***Syn:*** *Karyorhexis, Zellkernzerfall, Kernzerfall*; bröckeliger Zerfall des Chromatins im Rahmen des Zelltodes

Ka|ry|o|so|men *pl* (Ⓔ karyosomes): Chromatinkernchen im Zellkern

Ka|ry|o|the|ka *f* (Ⓔ karyotheca): ***Syn:*** *Kernhülle, Kernmembran, Kernwand, Nucleolemma*; den Zellkern umgebende Membran; *s.u. Zellkern*

Ka|ry|o|typ *m* (Ⓔ karyotype): Gesamtheit der Chromosomen* einer Zelle

Ka|ry|o|zyt *m* (Ⓔ karyocyte): kernhaltige Zelle

Karzino-, karzino- *präf.*: Wortelement mit der Bedeutung „Krebs/Karzinom"

Kar|zi|no|gen *nt* (Ⓔ carcinogen): ***Syn:*** *Kanzerogen, Cancerogen*; krebserregende/krebserzeugende Substanz oder Faktor; *s.u. Karzinogenese, Essay Virus und Tumor S. 2185*

kar|zi|no|gen *adj* (Ⓔ carcinogenic): ***Syn:*** *kanzerogen, cancerogen*; krebserregend, krebsauslösend, krebserzeugend

Kar|zi|no|ge|ne|se *f* (Ⓔ carcinogenesis): ***Syn:*** *Kanzerogenese, Krebsentstehung, Tumorgenese, Tumorentstehung*; die Entstehung gutartiger und bösartiger Tumoren ist ein komplexer Mehrschrittprozess, der z.T. Jahre dauert; die Ergebnisse der Tumorforschung zeigen, dass sowohl chemische als auch physikalische und biologische Schadstoffe [Noxen] Tumoren auslösen können; dazu kommen noch Tumorviren, deren Bedeutung lange unterschätzt wurde, Ernährungsbedingungen, Alter, psychische Verfassung und genetische Veranlagung

unabhängig von den auslösenden Ursachen steht im ersten Schritt der Tumorentstehung eine Veränderung [Mutation]

Tab. K25. Karzinogene

Karzinogen	Neoplasie
Aflatoxin	Leber, Magen
Alkohol	Mundhöhle, Pharynx, Ösophagus, Larynx, Leber
Alkylanzien	Akute myeloische Leukämie, Blase
Androgene	Leber
Aromatische Amine	Blase
Arsen, Arsenate	Lunge, Haut, Leber
Asbest	Lunge, Pleura, Peritoneum
Benzidin	Blase
Benzol	Akute myeloische Leukämie
Benzpyren	Haut, Lunge
Beryllium	Lunge
Cadmium	Prostata, Lunge
Chromat	Lunge
Holzstaub	Nasennebenhöhlen
Immunsuppressiva	Non-Hodgkin-Lymphome
Ionisierende Strahlung	Ubiquitär
Mineralöl	Haut
Nickel	Lunge, Nasenraum
Nitrosamine	Wechselnd, je nach Nitrosaminderivat
Östrogene	Endometrium
Pestizide	Lunge, Non-Hodgkin-Lymphom
Phenacetin	Nierenbecken, Blase
Polyvinylchlorid	Leber, Lunge, Gehirn
Polyzyklische Kohlenwasserstoffe	Lunge, Haut
Ruß	Haut, Lunge
Senfgas	Lunge, Kopf-Hals-Tumoren
Steinkohleteer	Haut, Lunge, Blase
UV-Licht	Haut, Retina

im Genom einer Zelle, die als **Tumorinitiierung** bezeichnet wird [die ursächliche Noxe wird als **Tumorinitiator** bezeichnet]; die durch diese **maligne Transformation** entstandene Zelle wird als **potentielle Tumorzelle** bezeichnet, weil sie noch nicht unkontrolliert wächst, sondern den Schaden reparieren oder jahrelang ruhen kann; erst wenn ein so genannter **Tumorpromotor** die potentielle Tumorzelle in einem zweiten Schritt, der **Realisationsphase**, in eine **manifeste Tumorzelle** umwandelt, beginnt das eigentliche Tumorwachstum; die meisten kanzerogenen Substanzen können nur als Tumorinitiator oder Tumorpromotor wirken [**partielle Karzinogene**]; Noxen, die sowohl als Initiator als auch Promotor wirken, werden als **komplette Karzinogene** bezeichnet; *s.a. Essay Virus und Tumor S. 2185, Essay Mechanismen der Entstehung genetisch bedingter Krebsformen S. 1561*

Tab. K26. Beispiele für Tumorinitiatoren und Tumorpromotoren. Manche Substanzen können als Initiator und als Promotor wirken

Tumorinitiatoren	Tumorpromotoren
Aflatoxin	Asbest
Arsen	Benzpyren
Asbest	Östrogene
Benzol	Phenobarbital
Benzpyren	Phorbolester
Nitrosamine	Saccharin
Polyvinylchlorid	Steinkohlenteer
Steinkohlenteer	

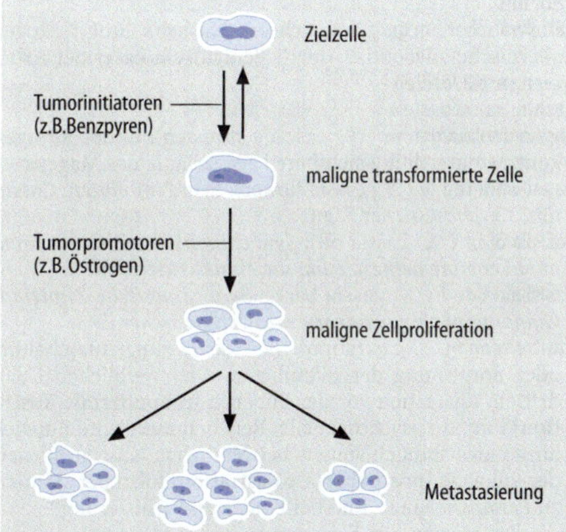

Abb. K27. Mehrschritthypothese der Tumorentstehung

Kar|zi|no|ge|ni|tät *f* (Ⓔ carcinogenicity): ***Syn:*** *Kanzerogenität*; kanzerogene Potenz eines Stoffes

Kar|zi|no|id *nt* (Ⓔ carcinoid): neuroendokriner, semimaligner Tumor, der Serotonin*, Histamin* und andere Peptide [Kinine*, Prostaglandine*] produzieren kann; 98 % der Karzinoide finden sich im Magen-Darm-Trakt, wobei die meisten in Appendix, Rektum oder im Jejunun-Ileum-Bereich vorkommen; sie stammen von den enterochromaffinen Zellen ab und stellen 1,5 % aller malignen gastrointestinalen Tumoren dar; daneben gibt es noch ein Karzinoid der Lunge

das Vollbild des sog. **Karzinoidsyndroms** entsteht nur, wenn die endokrin aktiven Substanzen nicht in der Leber inaktiviert werden [meist nach Lebermetastasierung], sondern in den Kreislauf gelangen; dann besteht das **klinische Bild** aus Endokardfibrose mit Herzinsuffizienz, vasomotorischen Symptomen [Flush, Zyanose], Bronchokonstriktion mit Husten, Dyspnoe und Asthma, Hepatomegalie durch Lebermetastasen und Zeichen einer intestinalen Hypermotilität [Krämpfe, Aufstoßen, Diarrhoe, Übelkeit, Erbrechen];

Tab. K28. 5-Jahreüberlebensrate von Karzinoidpatienten in Abhängigkeit von der Primärlokalisation

Lokalisation	Stadium			Alle Stadien
	lokal	regionär	diffus	
Magen	93	23	–	52
Dünndarm	75	59	19	54
Appendix	100	100	27	99
Kolon	77	65	17	52
Rektum	92	44	7	83
Lungen	96	71	11	87
Alle Lokalisationen	94	64	18	82

Therapie: chirurgische Entfernung des Tumorgewebes; Chemotherapie, Serotoninantagonisten; die **Prognose** hängt von der Primärlokalisation und dem Stadium ab [*siehe Tab. K28*]; mit einer 5-Jahresüberlebensquote von 82 % für alle Stadien ist sie aber relativ gut

Kar|zi|no|id|syn|drom *nt* (Ⓔ carcinoid syndrome): ***Syn:*** *Scholte-Syndrom*; *s.u. Karzinoid*

Kar|zi|no|ly|se *f* (Ⓔ carcinolysis): Auflösung eines Karzinoms durch Antikörper oder Therapeutika

kar|zi|no|ly|tisch *adj* (Ⓔ carcinolytic): Karzinolyse betreffend oder auslösend

Kar|zi|nom *nt* (Ⓔ carcinoma): ***Syn:*** *Carcinoma, malignes Epitheliom, Krebs*; bösartiger, vom Epithel von Haut, Schleimhaut und Organen ausgehender Tumor; häufigste maligne Geschwulst [ca. 80 %]; *s.a. Essay Chemotherapie S. 349, Essay Virus und Tumor S. 2185, Essay Mechanismen der Entstehung genetisch bedingter Krebsformen S. 1561*

adenoidzystisches Karzinom (Ⓔ adenoid cystic carcinoma): maligner Speicheldrüsentumor; *s.a. Sialom*

anorektales Karzinom (Ⓔ anorectal carcinoma): Karzinom im Anorektalbereich; *s.a. Analkarzinom, Kolonkarzinom*

bronchiolo-alveoläres Karzinom (Ⓔ bronchioloalveolar carcinoma): ***Syn:*** *bronchiolo-alveoläres Lungenkarzinom, Alveolarzellenkarzinom, Alveolarzellkarzinom, Lungenadenomatose, Carcinoma alveolocellulare/alveolare*; seltenes Adenokarzinom* der Lunge; trotz frühzeitiger hämatogener Metastasierung* ist die Prognose relativ gut, weil die Tumorverdopplungszeit oft über 100 Tage beträgt, d.h., es kommt zu einem langsamen, oft jahrelangen Verlauf; tritt gehäuft bei Frauen und vermehrt bei Nichtrauchern auf; *s.a. Bronchialkarzinom*

cholangiozelluläres Karzinom (Ⓔ cholangiocellular carcinoma): ***Syn:*** *Gallengangskarzinom, malignes Cholangiom, Carcinoma cholangiocellulare*; von den intrahepatischen Gallengängen ausgehender bösartiger Tumor der Leber; wächst lange Zeit symptomarm [Leistungs-, Gewichtsverlust] und wird erst bei Obstruktion der Gallenwege [Ikterus] oder Lebervergrößerung auffällig; **Diagnose**: Ultraschall, CT, Szintigraphie, ultraschallgesteuerte Feinnadelbiopsie; **Therapie**: operative Entfernung ist die Methode der Wahl; extrahepatische Metastasen werden mittels Chemotherapie behandelt; der Wert der regionären Chemotherapie ist weiterhin umstritten

hellzelliges Karzinom (Ⓔ clear cell carcinoma): ***Syn:*** *Klarzellkarzinom, Klarzellenkarzinom, Carcinoma clarocellulare*; Plattenepithelkarzinom mit großen hellen Zellen

hepatozelluläres Karzinom (Ⓔ hepatocellular carcinoma): ***Syn:*** *(primäres) Leberzellkarzinom, malignes Hepatom, Carcinoma hepatocellulare*; von den Leberzellen ausgehendes, häufigstes primäres Karzinom* der Leber; entsteht oft auf dem Boden einer Zirrhose*; in Zentralafrika und dem fernen Osten viermal so häufig wie in Europa; wächst lange Zeit symptomarm [Leistungs-, Gewichtsverlust] und wird erst bei Obstruktion der Gallenwege [Ikterus] oder Lebervergrößerung auffällig; **Diagnose**: Ultraschall, CT, Szintigraphie, ultraschallgesteuerte Feinnadelbiopsie; **Therapie**: operative Entfernung ist die Methode der Wahl;

K

manchmal kommt auch eine Lebertransplantation in Frage, allerdings müssen extrahepatische Metastasen ausgeschlossen werden; extrahepatische Metastasen werden mittels Chemotherapie behandelt; der Wert der regionären Chemotherapie ist weiterhin umstritten

hereditäres kolorektales Karzinom ohne Polypose (Ⓔ hereditary colorectal cancer without polyposis): *s.u. Essay Mechanismen der Entstehung genetisch bedingter Krebsformen S. 1561*

hereditäres nichtpolypöses kolorektales Karzinom (Ⓔ hereditary colorectal cancer without polyposis): *s.u. Essay Mechanismen der Entstehung genetisch bedingter Krebsformen S. 1561*

hoch-instabiles kolorektales Karzinom (Ⓔ high MSI tumor): *s.u. Essay Mechanismen der Entstehung genetisch bedingter Krebsformen S. 1561*

hypernephroides Karzinom: *→Grawitz-Tumor*

intraepitheliales Karzinom: *→Carcinoma in situ*

kolorektales Karzinom (Ⓔ colorectal cancer): *s.u. Kolonkarzinom*

lymphoepitheliales Karzinom (Ⓔ lymphoepithelial carcinoma): ***Syn:*** *Schmincke-Tumor, Lymphoepitheliom, nasopharyngeales Karzinom*; in Afrika und Asien auftretendes Karzinom des Nasenrachens durch das Epstein-Barr*-Virus; *s.a. Essay Virus und Tumor S. 2185*

mikrosatelliteninstabile kolorektale Karzinome (Ⓔ microsatellite instabile colorectal cancers): *s.u. Essay Mechanismen der Entstehung genetisch bedingter Krebsformen S. 1561*

nasopharyngeales Karzinom: *→lymphoepitheliales Karzinom*

niedrig-instabiles kolorektales Karzinom (Ⓔ low MSI tumor): *s.u. Essay Mechanismen der Entstehung genetisch bedingter Krebsformen S. 1561*

präinvasives Karzinom: *→Carcinoma in situ*

primäres neuroendokrines Karzinom der Haut: *→trabekuläres Karzinom*

szirrhöses Karzinom (Ⓔ scirrhous carcinoma): ***Syn:*** *Faserkrebs, Szirrhus, Scirrhus, Skirrhus, Carcinoma scirrhosum*; Karzinom mit harter Konsistenz durch ein Überwiegen von Stromaanteilen

trabekuläres Karzinom (Ⓔ trabecular carcinoma): ***Syn:*** *Merkel-Zellkarzinom, primäres neuroendokrines Karzinom der Haut, Merkeliom*; seltener, schnell wachsender Tumor, dessen Zellen den Merkel-Zellen gleichen; findet sich v.a. an der Haut lichtexponierter Areale, v.a. der Gesichtshaut; tritt i.d.R. im 60.–70. Lebensjahr auf; meist handelt es sich um solitäre, derbe, rötliche Knoten, die schon früh lymphogen metastasieren; **Therapie**: Exzision mit einem Sicherheitsabstand von 3 cm und postoperative Bestrahlung; bei Vorliegen von Lymphknotenmetastasen radikale Lymphadenektomie; **Prognose**: nach operativer Entfernung hohe Neigung zu Lokalrezidiven [50 %]; die Gesamtletalität liegt bei 25 %

kar|zi|no|ma|tös *adj* (Ⓔ carcinomatous): ***Syn:*** *krebsig, karzinomartig*; Karzinom betreffend, von ihm betroffen oder gekennzeichnet

Kar|zi|no|ma|to|se *f* (Ⓔ carcinomatosis): ***Syn:*** *Carcinosis, Karzinose*; diffuser Befall des gesamten Körpers, eines Organs oder einer Körperhöhle mit Karzinommetastasen

kar|zi|no|phil *adj* (Ⓔ carcinophilic): mit Affinität zu Karzinomen

kar|zi|no|phob *adj*: *→kanzerophob*

Kar|zi|no|pho|bie *f*: *→Kanzerophobie*

Kar|zi|no|sar|kom *nt* (Ⓔ carcinosarcoma): ***Syn:*** *Carcinosarcoma*; bösartiger Mischtumor mit karzinomatösen und sarkomatösen Anteilen; findet sich z.B. in Endometrium, Speiseröhre und Eierstock

Kar|zi|no|se *f* (Ⓔ carcinosis): ***Syn:*** *Carcinosis, Karzinomatose*; diffuser Befall des gesamten Körpers, eines Organs oder einer Körperhöhle mit Karzinommetastasen

kar|zi|no|sta|tisch *adj* (Ⓔ carcinostatic): das Karzinomwachstum hemmend

Kasabach: Haig Haigouni Kasabach; 1898–1943; amerikanischer Kinderarzt

Kasabach-Merritt-Syndrom *nt* (Ⓔ Kasabach-Merritt syndrome): ***Syn:*** *Thrombozytopenie-Hämangiom-Syndrom, Hämangiom-Thrombopenie-Syndrom, Thrombopenie-Hämangiom-Syndrom, Merritt-Syndrom*; bei Riesenhämangiomen kann es durch Thrombose* im Angiom zu Thrombopenie* und Verbrauchskoagulopathie* kommen; die Mortalität liegt bei 20–30 %; **Therapie**: Antikoagulation, Substitution von Thrombozyten und Faktoren, Röntgenbestrahlung des Riesenangioms

Kaschin: Nikolai Iwanowitsch Kaschin; 1825–1872; russischer Orthopäde

Kaschin-Beck-Krankheit *f* (Ⓔ Kashin-Beck disease): ***Syn:*** *Kashin-Beck-Krankheit*; in Ostasion endemisch vorkommende polytope Arthrosis* deformans mit symmetrischen Deformierungen der Extremitätengelenke, Schlottergelenken und Wachstumshemmung; als Ursache werden Intoxikationen, Vitaminmangelerkrankungen und Pilzinfektionen diskutiert

Ka|se|in *nt* (Ⓔ casein): ***Syn:*** *Casein*; inhomogene Gruppe von Milcheiweißen; Hauptbestandteil der Milch [25 g/l]; lässt sich elektrophoretisch in α-, β-, γ- und δ-Kasein aufteilen

Kä|se|pap|pel *f*: *→Malve, wilde*

Kä|se|schmie|re *f* (Ⓔ vernix caseosa): ***Syn:*** *Fruchtschmiere, Vernix caseosa*; aus Epidermiszellen und Talgdrüsensekret bestehende Schmiere auf der Haut von Säuglingen, die das Herausgleiten bei der Geburt erleichtert; bei übertragenen Neugeborenen ist die Käseschmiere bereits abgebaut und die Haut ist ausgetrocknet, dünnt und grünlich gefärbt

Kä|se|ver|gif|tung *f* (Ⓔ cheese poisoning): ***Syn:*** *Tyrotoxikose*; bei Patienten mit Monoaminooxidasehemmern* auftretende akute Hochdruckkrise nach Verzehr aminreicher Käsesorten

Kä|se|wä|scher|lun|ge *f* (Ⓔ cheese washer's lung): exogen-allergische Alveolitis* durch **Penicillium casei** bei Arbeitern in Käsereien

Kashin: *s.u. Kaschin*

Kas|kaden|ma|gen *m* (Ⓔ cascade stomach): in der Röntgenkontrastdarstellung sichtbare Lagevariante des Magens

Kas|si|a|blü|ten *pl* (Ⓔ cassia flower): ***Syn:*** *Zimtblüten, Cassiae flos*; *s.u. chinesischer Zimt*

Kas|si|a|öl *nt* (Ⓔ cassia oil): ***Syn:*** *chinesisches Zimtöl, Cinnamomi cassiae aetheroleum*; *s.u. chinesischer Zimt*

Kas|si|a|rin|de *f* (Ⓔ cassia bark): ***Syn:*** *chinesische Zimtrinde, Cinnamomi chinensis cortex*; *s.u. chinesischer Zimt*

Kas|tra|ti|on *f* (Ⓔ castration): ***Syn:*** *Kastrierung*; Ausschaltung oder Entfernung der männlichen oder weiblichen Keimdrüsen; Kastration vor der Pubertät [**präpubertale Kastration**] führt zu psychosexueller Reifehemmung und Entwicklung eines Eunuchismus* bei Männern; Kastration nach der Pubertät [**postpubertale Kastration**] führt bei Männern zu Feminisierung* und bei Frauen zu Virilisierung*
die Entfernung der Keimdrüsen aus medizinischen Gründen wird als Gonadektomie* [Orchiektomie*; Ovariektomie*] bezeichnet; eine Kastration zur Behandlung von Sexualstraftätern als **freiwillige Kastration**, wird heute praktisch nicht mehr durchgeführt, weil sie nur die Libido vermindert, die Objektwahl, d.h. die sexuelle Orientierung, aber unverändert weiterbesteht; da Hormonpräparate zur Erhöhung der Libido leicht erhältlich sind, ist es einfach für die Straftäter, ihren Sexualtrieb wieder zu erhalten

chemische Kastration (Ⓔ chemical castration): ***Syn:*** *pharmakologische Kastration*; Funktionsausschaltung der Keimdrüsen [Hoden und Eierstöcke] durch Hormone oder andere Pharmaka

pharmakologische Kastration: *→chemische Kastration*

Kas|tra|ti|ons|be|strah|lung *f* (Ⓔ castration radiation): ***Syn:*** *Röntgenkastration*; Kastration* mittels Röntgenbestrahlung

Kas|trie|rung *f*: *→Kastration*

Ka|su|is|tik *f* (Ⓔ casuistry): Beschreibung von Krankheitsfällen

KaSZ *Abk.*: Kathodenschließungszuckung

kat *Abk.*: *→Katal*

Kat-, kat- *präf.*: *→Kata-*

Kata-, kata- *präf.*: Wortelement mit der Bedeutung „herab/hinunter/abwärts“

Ka|ta|bi|o|se *f* (Ⓔ catabiosis): Verbrauch lebender Substanz im Rahmen der normalen Zellvorgänge

ka|ta|bi|ot *adj*: →*katabiotisch*

ka|ta|bi|o|tisch *adj* (Ⓔ catabiotic): ***Syn:*** *katabiot*; Katabiose betreffend, von ihr betroffen oder gekennzeichnet

ka|ta|bol *adj* (Ⓔ catabolic): ***Syn:*** *katabolisch*; den Abbaustoffwechsel/Katabolismus betreffend

Ka|ta|bo|lie *f*: →*Katabolismus*

ka|ta|bo|lisch *adj*: →*katabol*

Ka|ta|bo|lis|mus *m* (Ⓔ catabolism): ***Syn:*** *Katabolie, Abbaustoffwechsel*; der Teil des Baustoffwechsels des Körpers, der Körpersubstanz abbaut, z.B. Lipolyse, Glykolyse

ka|ta|di|opt|risch *adj* (Ⓔ catadioptric): kombiniert reflektorisch und refraktär

Ka|ta|gen|haar *nt* (Ⓔ catagen hair): *s.u. Haar*

Ka|ta|gen|pha|se *f* (Ⓔ catagen): *s.u. Haar*

Ka|tal *nt* (Ⓔ katal): abgeleitete SI-Einheit* der Enzymaktivität; 1 Katal ist die Enzymmenge, die die Umwandlung von 1 µmol Substrat pro Sekunde unter Standardbedingungen [Temperatur, Substratsättigung] katalysiert; 1 kat = 60 IU; *s.a. Enzymeinheit*

Ka|ta|la|se *f* (Ⓔ catalase): Hydroperoxidase, die die Spaltung von Wasserstoffperoxid in Wasser und Sauerstoff katalysiert $H_2O_2 + H_2O_2 \rightarrow O_2 + 2\,H_2O$; wichtig für die Entgiftung von Wasserstoffperoxid, das während der Oxidation von Fettsäuren und Aminosäuren in den Peroxisomen der Zellen entsteht; Mangel führt zu Akatalasämie*

Ka|ta|lep|sie *f* (Ⓔ catalepsy): Verharren in einer einmal eingenommenen Körperstellung; findet sich v.a. bei Katatonie* und nach Enzephalitiden

ka|ta|lep|ti|form *adj* (Ⓔ cataleptiform): ***Syn:*** *kataleptoid*; katalepsieähnlich

ka|ta|lep|tisch *adj* (Ⓔ cataleptic): Katalepsie betreffend, von ihr betroffen oder gekennzeichnet

ka|ta|lep|to|id *adj*: →*kataleptiform*

Ka|ta|ly|sa|tor *m* (Ⓔ catalyst): ***Syn:*** *Akzelerator*; Substanz, die den Ablauf einer chemischen Reaktion beschleunigt, ohne selbst dabei verändert zu werden; ihre Wirkung kann noch zusätzlich durch einen Aktivator* erhöht werden; Enzyme* sind die wichtigsten Katalysatoren des Körpers

Ka|ta|ly|se *f* (Ⓔ catalysis): Beschleunigung einer chemischen Reaktion

ka|ta|ly|tisch *adj* (Ⓔ catalytic): Katalyse betreffend

Ka|tam|ne|se *f* (Ⓔ catamnesis): Krankheitszusammenfassung und Stellung einer Prognose nach Abschluss der Behandlung

ka|tam|nes|tisch *adj* (Ⓔ catamnestic): Katamnese betreffend

Ka|ta|pho|re|se *f* (Ⓔ cataphoresis): ***Syn:*** *Ionentherapie, Iontophorese*; therapeutische Anwendung von Gleichstrom zum Einbringen von Medikamenten durch die Haut

ka|ta|pho|re|tisch *adj* (Ⓔ cataphoretic): Kataphorese betreffend, mittels Kataphorese

Ka|ta|pla|sie *f* (Ⓔ cataplasia): Rückentwicklung eines Gewebes

Ka|ta|plas|ma *nt* (Ⓔ poultice): heißer Breiumschlag; **Anw.**: Schmerzlinderung, oberflächliche Entzündungen, rheumatische Erkrankungen, Unfall- und Sportverletzungen

ka|ta|plek|tisch *adj* (Ⓔ cataplectic): Kataplexie betreffend, von ihr betroffen oder gekennzeichnet

Ka|ta|ple|xie *f* (Ⓔ cataplexy): ***Syn:*** *Geloplegie, Gelolepsie, Lachschlag, Schrecklähmung, Tonusverlustsyndrom, affektiver Tonusverlust, kataplektischer Anfall*; plötzlicher Tonusverlust der Halte- und Streckmuskulatur bei starker affektiver Belastung [Schreck, unkontrolliertes Lachen]; kann auf die Kopfmuskulatur beschränkt sein [flüchtiger Schluss der Augenlider, Herabfallen des Unterkiefers, Nachvornefallen des Kopfes]; bei stärkerer Ausprägung stürzen die Patienten auf den Boden oder fallen auf die Knie; der Anfall dauert nur Sekunden bis maximal 2 Minuten; kataplektische Anfälle können isoliert auftreten oder zusammen mit Narkolepsie* als **Narkolepsie-Kataplexie-Syndrom**

Ka|ta|rakt *f* (Ⓔ cataract): ***Syn:*** *grauer Star, Cataracta*; angeborene oder erworbene Linsentrübung; die Bezeichnung grauer Star beruht auf der grauen Farbe der Pupille bei totaler Linsentrübung; die häufigste Kataraktform und die häufigste Augenerkrankung die operativ behandelt werden muss, ist der sog. **Altersstar** [Cataracta senilis]; alle anderen angeborenen oder erworbenen Starformen sind wesentlich seltener

vom Entwicklungsablauf her kann man folgende Stadien unterscheiden: **Cataracta incipiens** [beginnender Alterstar mit nur geringen Trübungen], **Cataracta provecta** [fortgeschrittener Altersstar], **Cataracta immatura** oder **praematura** [unreifer Star, der bei der Augenspiegelung noch den rötlichen Schein der Aderhaut erkennen lässt], **Cataracta matura** [reifer Alterstar mit totaler Linsentrübung] und **Cataracta hypermatura** [überreifer Altersstar mit partieller Verflüssigung der Linse]; **Diagnose**: am aussagefähigsten ist die Spaltlampenuntersuchung; bei der Ophthalmoskopie* kann der unerfahrene Untersucher durch den sog. **Altersreflex** [die Linse älterer Patienten sieht grau aus, ohne dass eine Katarakt vorhanden wäre] getäuscht werden; **Therapie**: Starbrillen und Kontaktlinsen können in den Anfangsstadien eingesetzt werden; langfristig wird aber fast immer eine operative Behandlung [intra- oder extrakapsuläre Phakektomie*, Phakoemulsifikation*] nötig; *s.a. Cataracta*

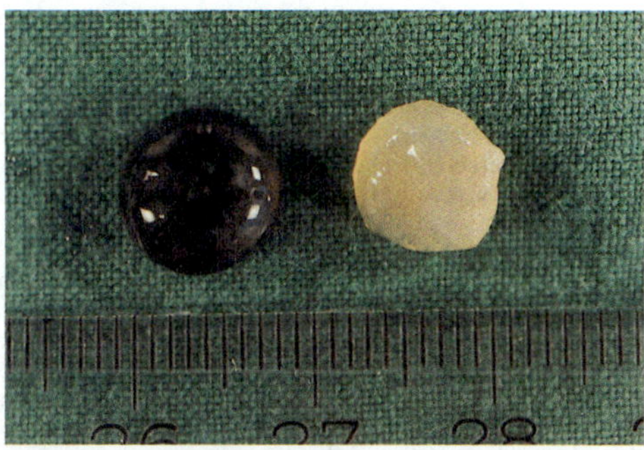

Abb. K29. Katarakt. Extrahierte Katarakte

hypermature Katarakt: →*überreifer Altersstar*

juvenile Katarakt (Ⓔ juvenile cataract): ***Syn:*** *Cataracta juvenilis*; bereits im Jugendalter auftretende Katarakt, z.B. bei Diabetes* mellitus

metabolische Katarakt (Ⓔ metabolic cataract): stoffwechselbedingte Katarakt, z.B. bei Diabetes* mellitus

nutritive Katarakt (Ⓔ nutritional cataract): Katarakt bei Fehl- oder Mangelernährung

perinukleäre Katarakt (Ⓔ perinuclear cataract): Katarakt mit Trübung um den Linsenkern

tetanische Katarakt (Ⓔ tetanic cataract): *s.u. Hypoparathyreoidismus*

ka|ta|rak|to|gen *adj* (Ⓔ cataractogenic): die Starentwicklung fördernd oder auslösend

Ka|ta|rakt|o|pe|ra|ti|on *f* (Ⓔ cataract operation): ***Syn:*** *Staroperation*; Bezeichnung für die operative (Teil-)Entfernung der Augenlinse bei Katarakt*; *s.a. Phakektomie*

Ka|tarr *m*: →*Katarrh*

ka|tar|ra|lisch *adj*: →*katarrhalisch*

Ka|tarrh *m* (Ⓔ catarrh): ***Syn:*** *katarrhalische Entzündung, Katarr*; seröse Schleimhautentzündung

ka|tar|rha|lisch *adj* (Ⓔ catarrhal): ***Syn:*** *katarralisch*; Katarrh betreffend, mit einem Katarrh

Ka|tas|tro|phen|me|di|zin *f* (Ⓔ disaster medicine): überdisziplinäres Teilgebiet der Medizin, das sich mit der Versorgung von Verletzten bei zivilen oder militärischen Katastrophen befasst; eine besondere Rolle spielt dabei der sog. **Triage**, d.h., die Unterscheidung der Patienten nach Ausmass der Schädigung und Überlebenschancen in schwere Verletzungen, vordringlich zu behandelnde Verletzungen und aufschiebbar zu behandelnde Verletzungen; damit ist es möglich, die zur Verfügung stehenden begrenzten Mittel optimal einzusetzen

K

ka|ta|thym *adj* (Ⓔ catathymic): Katathymie betreffend
Ka|ta|thy|mie *f* (Ⓔ **1.–2.** catathymia): **1.** affekt-bedingte Verfälschung von Wahrnehmung und Erinnerung **2.** plötzliche Stimmungsschwankung
Ka|ta|to|nie *f* (Ⓔ catatonia): ***Syn:*** *katatone Schizophrenie, Spannungsirresein*; psychische Erkrankung, bei der Störungen der Willkürmotorik im Vordergrund stehen; entweder kommt es zu einem **katatonen Stupor**, bei dem die Patienten wie Schaufensterpuppen in einer einmal eingenommenen Haltung verharren, oder zu einem **katatonen Erregungszustand** mit extremer psychomotorischer Unruhe, wildem Umsichschlagen etc. bis zur totalen Erschöpfung; beide Phasen gehen im Verlauf der Erkrankung wiederholt ineinander über; nach dem klinischen Bild kann man z.B. **manierierte Katatonie** [mit Vorherrschen von Manieriertheit], **sprachträge Katatonie** [die Patienten sprechen kaum und wenn nur zögerlich und oft mit Konfabulationen], **sprechbereite Katatonie** [die Patienten sind gewöhnlich stumm, antworten aber auf Fragen] unterscheiden; *s.a. Essay Psychosen S. 1777*
akute tödliche Katatonie (Ⓔ acute lethal catatonia): ***Syn:*** *perniziöse Katatonie*; ätiologisch ungekärte, akute Psychose mit katatonem Erregungszustand, Akrozyanose*, Blutdruckabfall, Fieber [40 °C] aber kalter, klammer Haut; die Patienten versterben schnell; bei der Obduktion kann keine eindeutige Todesursache gefunden werden
perniziöse Katatonie: *→akute tödliche Katatonie*
Katayama: Katayama-Fieber *nt* (Ⓔ Katayama fever): ***Syn:*** *Katayama-Krankheit, Katayama-Syndrom, Yangste-Fieber*; akutes, fieberhaftes Stadium der Schistosomiasis* japonica; *s.a. Schistosoma*

Ka|te|chin *nt: →Katechol*
Ka|te|chin|a|min *nt: →Catecholamin*
Ka|te|chol *nt* (Ⓔ catechol): ***Syn:*** *Brenzcatechin, Brenzkatechin, o-Dihydroxybenzol, Pyrokatechin, Pyrocatechusäure, Pyrocatechol, Catechol, Katechin, Catechin*; bildet zusammen mit o-Chinon* ein Redoxsystem, das mit der Atmungskette verbunden ist; Grundsubstanz der Katecholamine*
Ka|te|chol|a|min *nt: →Catecholamin*
ka|te|chol|a|min|erg *adj* (Ⓔ catecholaminergic): ***Syn:*** *katecholaminergisch*; auf Katecholamine als Transmitter ansprechend
Kat|gut *nt* (Ⓔ catgut): ***Syn:*** *Catgut*; resorbierbares Nahtmaterial aus Rinder- oder Hammeldarm; wird heute mehr und mehr durch synthetische Polymere ersetzt
Ka|thar|sis *f* (Ⓔ catharsis): seelische Reinigung, Läuterung, Abreaktion
Ka|thar|ti|kum *nt, pl* **-va**: *→Abführmittel*
ka|thar|tisch *adj* (Ⓔ cathartical): Katharsis betreffend
Ka|the|ter *m* (Ⓔ catheter): röhren- oder schlauchförmiges, starres oder flexibles Instrument zur Einführung in Hohlorgane oder Gefäße; *s.a. Blasenkatheter*
Ka|the|ter|an|gi|o|gra|phie *f* (Ⓔ catheter angiography): ***Syn:*** *Katheterangiografie*; Angiographie* mit Kontrastmittelinjektion über einen Katheter
Ka|the|ter|ar|te|ri|o|gra|phie *f* (Ⓔ catheter arteriography): ***Syn:*** *Katheterarteriografie*; Arteriographie* mit Kontrastmittelinjektion über einen Katheter
Ka|the|ter|di|la|ta|ti|on *f* (Ⓔ catheter dilation): Gefäßerweiterung durch einen Ballonkatheter
Ka|the|ter|e|lek|tro|de *f* (Ⓔ catheter electrode): *s.u. Elektrode*
Ka|the|ter|em|bo|lie *f* (Ⓔ catheter embolism): Embolie* durch einen abgebrochenen Katheterteil
Ka|the|ter|em|bo|li|sa|ti|on *f* (Ⓔ catheter embolization): therapeutische Embolisation über einen Gefäßkatheter
Ka|the|ter|en|te|ro|sto|mie *f* (Ⓔ catheter enterostomy): operative Eröffnung des (Dünn-)Darms und Einlegung eines Katheters, z.B. zur Druckentlastung oder Nahrungszufuhr
Ka|the|ter|fie|ber *nt* (Ⓔ catheter fever): ***Syn:*** *Urethralfieber, Harnfieber, Febris urethralis*; akutes Fieber bei Keimverschleppung beim Katheterisieren oder Eingriffen an der Harnröhre
Ka|the|ter|gas|tro|sto|mie *f* (Ⓔ catheter gastrostomy): operative Eröffnung des Magens und Einlegung eines Katheters, z.B. zur Nahrungszufuhr [Witzel*-Fistel]
Ka|the|te|ri|sie|rung *f* (Ⓔ catheterization): ***Syn:*** *Katheterismus*; Einführung eines Katheters
Ka|the|te|ris|mus *m: →Katheterisierung*
Ka|the|ter|je|ju|no|sto|mie *f* (Ⓔ catheter jejunostomy): operative Eröffnung des Jejunums und Einlegung eines Katheters, z.B. zur Druckentlastung oder Nahrungszufuhr
Ka|the|ter|kau|dal|an|äs|the|sie *f* (Ⓔ continuous caudal anesthesia): ***Syn:*** *Dauerkaudalanästhesie*; Kaudalanästhesie* mit liegendem Katheter
Ka|the|ter|sep|sis *f* (Ⓔ catheter sepsis): Sepsis* bei Keimverschleppung beim Katheterisieren
Ka|the|ter|spi|nal|an|äs|the|sie *f* (Ⓔ continuous spinal anesthesia): ***Syn:*** *kontinuierliche Spinalanästhesie*; fortlaufende Spinalanästhesie* über einen liegenden Katheter
Ka|the|ter|spit|zen|ma|no|me|ter *nt: →Kathetertipmanometer*
Ka|the|ter|tip|ma|no|me|ter *nt* (Ⓔ catheter tip manometer): ***Syn:*** *Katheterspitzenmanometer*; auf der Spitze eines Katheters angebrachtes Manometer zur direkten Druckmessung in Gefäßen oder Hohlorganen [Herz, Blase]
Ka|the|ter|u|rin *m* (Ⓔ catheter urine): ***Syn:*** *K-Urin*; mittels Blasenkatheter entnommener Harn
ka|th|i|so|phob *adj* (Ⓔ kathisophobic): Kathisophobie betreffend, durch sie gekennzeichnet
Ka|th|i|so|pho|bie *f* (Ⓔ kathisophobia): krankhafte Angst vor dem Stillsitzen
Ka|tho|de *f* (Ⓔ cathode): ***Syn:*** *Katode*; negativ geladene Elektrode*
Ka|tho|den|strah|len *pl* (Ⓔ cathode rays): ***Syn:*** *Kathodenstrahlung*; von der Kathode ausgehende Elektronenstrahlen
Ka|tho|den|strah|len|os|zil|lo|graf *m: →Oszillograph*
Ka|tho|den|strah|len|os|zil|lo|graph *m: →Oszillograph*
ka|tho|disch *adj* (Ⓔ cathodal): ***Syn:*** *katodisch*; Kathode betreffend
Kat|i|on *nt* (Ⓔ cation): positiv geladenes Ion*
kat|i|o|nisch *adj* (Ⓔ cationic): Kation betreffend
Ka|to|de *f* (Ⓔ cathode): ***Syn:*** *Kathode*; negativ geladene Elektrode*
ka|to|disch *adj* (Ⓔ cathodal): ***Syn:*** *kathodisch*; Kathode betreffend
Kat|zen|angst *f: →Ailurophobie*
Kat|zen|au|ge, a|mau|ro|ti|sches *nt* (Ⓔ amaurotic cat's eye): grünlich-gelber Reflex eines erblindeten Auges bei Retinoblastom* oder Pseudogliom der Netzhaut

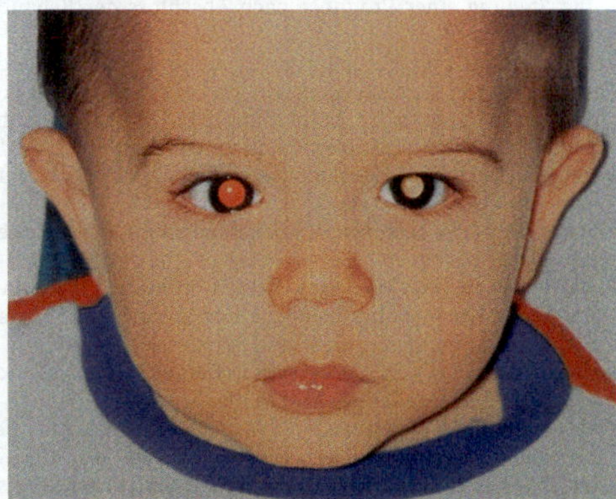

Abb. K30. Amaurotisches Katzenauge bei Retinoblastom

Kat|zen|au|gen|syn|drom *nt* (Ⓔ cat's eye syndrome): ***Syn:*** *Kolobom-Analatresie-Syndrom, Cat's-eye-Syndrom*; seltene, partielle Tetrasomie 22q mit Kolobom*, Hypertelorismus*, Ohranhängsel, Nierenfehlbildungen, Herzfehler und Analatresie; die mentale Entwicklung ist i.d.R. normal
Kat|zen|bart *m* (Ⓔ cat's whisker): ***Syn:*** *Orthosiphon aristatus, Orthosiphon stamineus, Orthosiphon spicatus*; Pflanze aus der Familie der Lippenblütler [Lamiaceae]; verwendet werden die getrockneten Laubblätter und Stengelspitzen [Or-

thosiphonis folium], die ätherisches Öl mit Sesquiterpenen*, Flavonen* und Saponinen* enthalten; **Anw.**: traditionell bei Blasen- und Nierenleiden [Steine, Albuminurie*, Hämaturie*], Gallensteinen, Gicht* und rheumatischen Beschwerden

Katlzenlkratzlkranklheit *f* (Ⓔ cat-scratch disease): ***Syn:*** *cat-scratch-disease, Miyagawanellose, Felinose, benigne Inokulationslymphoretikulose, benigne infektiöse Lymphoretikulose*; durch Katzen übertragene regionale Lymphknotenentzündung durch Bartonella* henselae, einem kleinen gramnegativen Stäbchenbakterium; der Erreger dringt über Kratz- oder Bisswunden in die Haut ein; nach 3–10 Tagen entsteht an der Eintrittswunde ein kleines Knötchen, und 1–2 Wochen später kommt es zur Vergrößerung der regionalen Lymphknoten; die Lymphknotenvergrößerung und -entzündung hält bis zu 6 Monaten an und bildet sich dann spontan zurück; in ca. 10 % kommt es zur Einschmelzung der Lymphknoten; eine **systemische Katzenkratzkrankheit** mit Fieber und Befall innerer Organe ist selten; **Diagnose:** Erregernachweis im Biposiematerial mittels PCR*; serologische Tests [IFA*, ELISA*] auf IgM oder IgG; **Therapie:** i.d.R. nicht nötig; bei abwehrgeschwächten Patienten Erythromycin*, Azithromycin*, Clarithromycin* oder Rifampicin*

Katlzenlleberlegel *m* (Ⓔ cat liver fluke): ***Syn:*** *Opisthorchis felineus*; v.a. in Osteuropa und Asien vorkommender Erreger der Opisthorchiasis*

Katlzenlpfötlchen, gellbes *nt*: *→Strohblume*

Katlzenlpfötlchen, gelmeilnes *nt* (Ⓔ cat's-foot): ***Syn:*** *Antennaria dioica*; Pflanze aus der Familie der Korbblütler [Asteraceae]; die Blüten [**Antennariae dioicae flos**] enthalten Ursolsäure und Luteolinglykoside; **Anw.**: traditionell bei Erkrankungen von Darm [v.a. Durchfall], Gallen- und Atemwegen

Katlzenlräulde *f* (Ⓔ cat mange): von Katzen auf den Menschen übertragene Erkrankung mit stark juckenden Papeln

Katlzenlschreilsynldrom *nt* (Ⓔ cat's cry syndrome): ***Syn:*** *Lejeune-Syndrom, 5p-Syndrom, Cri-du-chat-Syndrom*; durch Verlust des kurzen Armes von Chromosom 5 verursachtes Fehlbildungssyndrom mit Gesichts- und Schädelfehlbildungen und charakteristischem katzenähnlichen Schreien der Kinder; Häufigkeit: 1:10–50.000 Lebendgeburten; die Letalität beträgt ca. 10 % im 1. Lebensjahr; die durchschnittliche Lebenserwartung liegt bei 30–40 Jahren; gehört zu den sog. klassischen Mikrodeletionssyndromen*

Katlzenlspullwurm *m* (Ⓔ Toxocara cati/mystax): ***Syn:*** *Toxocara cati, Toxocara mystax*; Erreger der Toxocariasis*

Kaulda *f* (Ⓔ cauda): ***Syn:*** *Cauda*; Schwanz, Schweif; oft gleichgesetzt mit Cauda* equina

Kauldalkolnuslsynldrom *nt* (Ⓔ cauda-conus syndrome): Kombination von Kauda- und Konussyndrom*

kauldal *adj* (Ⓔ **1.–2.** caudal): **1.** ***Syn:*** *caudal, inferior*; fußwärts/schwanzwärts (gelegen), zum Schwanz hin, nach dem unterem Körperende hin **2.** Cauda equina betreffend

Kauldallanlästhelsie *f* (Ⓔ caudal anesthesia): ***Syn:*** *Sakralanästhesie, Hiatusanästhesie*; spezielle Form der Periduralanästhesie* mit Injektion des Lokalanästhetikums durch den Hiatus* sacralis in den Sakralkanal

Kauldallpolsiltilon *f* (Ⓔ caudal appendix): *s.u. Appendix vermiformis*

Kauldalsynldrom *nt* (Ⓔ cauda equina syndrome): ***Syn:*** *Caudasyndrom, Cauda-equina-Syndrom*; durch eine Schädigung der Cauda* equina [Bandscheibenvorfall, Trauma] hervorgerufene neurologische Symptomatik; **Klinik:** beim **vollständigen Kaudasyndrom** finden sich eine periphere Lähmung beider Beine [evtl. etwas asymmetrisch], **Reithosenanästhesie** und Störung der anderen Sinnesqualitäten in den Lumbal- und Sakralsegmenten; Unmöglichkeit der spontanen Blasen und Mastdarmentleerung, Impotentia* coeundi; bei **hohem Kaudasyndrom** können Analreflex und Sphinktertonus erhalten sein; das **untere Kaudasyndrom** ist nur schwer von einem Konussyndrom* abzugrenzen

Kauldaltuslkopf *m* (Ⓔ head of caudate nucleus): ***Syn:*** *Caudatuskopf, Caput nuclei caudati*; Kopf des Nucleus* caudatus

Kauldaltuslkörlper *m* (Ⓔ body of caudate nucleus): ***Syn:*** *Caudatuskörper, Corpus nuclei caudati*; mittlerer Abschnitt des Nucleus* caudatus

Kauldaltuslschwanz *m* (Ⓔ tail of caudate nucleus): ***Syn:*** *Caudatusschwanz, Cauda nuclei caudati*; dünnes Ende des Nucleus* caudatus

kauldolkelphal *adj* (Ⓔ caudocephalad): ***Syn:*** *kaudozephal*; vom hinteren/unteren Ende zum Kopf (gerichtet oder verlaufend)

Kauldralgées *pl* (Ⓔ chewing dragées): *s.u. Dragée*

Kauffmann: Fritz Kauffmann; 1899–1978; deutscher Serologe (Berlin, Kopenhagen)

Kauffmann-White-Schema *nt* (Ⓔ Kauffmann-White classification): Aufteilung der Salmonella*-Species auf Grund ihrer Antigenstruktur [O-Antigene, H-Antigene, Vi-Antigene]

Kaufmann: Carl Kaufmann; 1900–1980; deutscher Frauenarzt (Köln)

Kaufmann-Schema *nt* (Ⓔ Kaufmann's method): zyklusgemäße Einnahme von Östrogenen* und Gestagenen* bei sekundärer Amenorrhoe* bei Eierstockinsuffizienz

Kaulmuslkel *m*: *→Musculus masseter*

Kaulmuslkeln *pl*: *→Kaumuskulatur*

Kaulmuslkullaltur *f* (Ⓔ muscles of mastication): ***Syn:*** *Kaumuskeln, Musculi masticatorii*; Oberbegriff für Musculus* masseter, Musculus* temporalis, Musculus* pterygoideus medialis und lateralis; sie heben und senken den Unterkiefer und schieben ihn vor, zurück und zur Seite

kaulsal *adj* (Ⓔ causal): Ursache betreffend, auf die Ursache gerichtet, ursächlich

Kaulsallbelhandllung *f* (Ⓔ causal treatment): gegen die Ursache einer Erkrankung gerichtete spezifische Behandlung

Kaulsallgie *f* (Ⓔ causalgia): nach einer Nervenverletzung auftretender heftig brennender Schmerz, v.a. der Hände und Füße; der Schmerz besteht schon in Ruhe, wird aber durch Bewegung oder affektive Erregung verstärkt; **Therapie**: Sympathikusblockade, Grenzstrangresektion; Butyrophenone [Haloperidol*, Glianimon]; evtl. Akupunktur

Kauslltik *f* (Ⓔ cauterization): ***Syn:*** *Kauterisation, Kauterisieren*; Gewebezerstörung durch Ätzmittel, Kälte [Kryokauterisation*] oder elektrischen Strom

Kausltilkum *nt, pl* **-ka** (Ⓔ caustic): ***Syn:*** *Ätzmittel*; Mittel mit gewebezerstörender Wirkung

kausltisch *adj* (Ⓔ caustic): ätzend, beißend, brennend

Kaultellen *pl* (Ⓔ precautions): Vorsichtsmaßregeln

Kaultelrilsaltilon *f*: *→Kaustik*

Kaultelrilsielren *nt*: *→Kaustik*

Kaultschuklhaut *f* (Ⓔ cutis hyperelastica): ***Syn:*** *Gummihaut, Cutis hyperelastica*; überdehnbare, in Falten abhebbare Haut, die nach dem Loslassen sofort wieder in die Ausgangslage zurückkehrt, z.B. bei Ehlers*-Danlos-Syndrom

Kaultschuklkopf *m*: *→Kautschukschädel*

Kaultschuklschäldel *m* (Ⓔ caoutchouc skull): ***Syn:*** *Kautschukkopf, Caput membranaceum*; durch Störung der Osteoblastenfunktion hervorgerufene Weichheit der Schädelknochen; findet sich u.a. bei Osteogenesis* imperfecta oder fetaler Hypokalzämie

Kalvalfilllter *m* (Ⓔ vena caval umbrella filter): ***Syn:*** *Vena-cava-Filter*; *s.u. Kavasperroperation*

Kalvalin *nt* (Ⓔ kavaine): ***Syn:*** *Kawain*; im Kavapfeffer [Piper methysticum] vorkommendes Psychotonikum*

Kava inferior *f*: *→Vena cava inferior*

Kalvalkalthelter *m*: *→zentraler Venenkatheter*

Kava-Kava *f* (Ⓔ kava): ***Syn:*** *Piperis methystici rhizoma*; Wurzelstock von **Rauschpfeffer** [Piper methysticum], einer Pflanze aus der Familie der Pfeffergewächse [Piperaceae]; enthält Kavalactone [z.B. Kavain*, Dihydrokavain, Methysticin, 7,8-Dihydromethysticin] mit angstlösender [anxiolytischer] Wirkung; **Anw.**: bei nervöser Angst, Anspannung, Unruhe; in der Homöopathie bei geistiger und körperlicher Erschöpfung, nervöser Angst und Unruhe

Kalvalklip *m* (Ⓔ vena caval clip): ***Syn:*** *Vena-cava-Clip*; *s.u. Kavasperroperation*

Kava-Pulmonalis-Anastomose *f* (Ⓔ Glenn's operation): ***Syn:*** *Glenn-Operation, bidirektionale kavopulmonale Anastomose*; bei Trikuspidalatresie* mit Septumdefekt angelegte

K

End-zu-End-Anastomose der Arteria* pulmonalis dextra mit der Vena* cava inferior, die zu einer Verbesserung der Lungendurchblutung führt

Kalvalsperrlolpelraltilon *f* (Ⓔ vena caval block): ***Syn:*** *Vena-cava-Blockade*; zur Embolieprophylaxe durchgeführte Blockierung der Vena* cava inferior von außen [**Kavaklip**] oder innen [**Kavafilter**]

Kava superior *f*: *→Vena cava superior*

Kava-superior-Syndrom *nt*: *→Vena-cava-superior-Syndrom*

KAVB *Abk.*: *→kompletter AV-Block*

Kalverlne *f* (Ⓔ cavern): Hohlraum, Höhle; (*anatom.*) Caverna

Kalverlnenlerlöfflnung *f*: *→Kavernotomie*

Kalverlnenljauchlzen *nt* (Ⓔ cavernous rales): ***Syn:*** *Kavernenjuchzen*; bei der Auskultation über einer Lungenkaverne hörbares grobes Giemen; *s.a. Kavernenknarren*

Kalverlnenljuchlzen *nt*: *→Kavernenjauchzen*

Kalverlnenlknarlren *nt* (Ⓔ cavernous crepitation): bei der Auskultation über einer Lungenkaverne hörbares Knarren bei starren Kavernenwänden; *s.a. Kavernenjauchzen*

Kalverlnenlzeilchen *nt* (Ⓔ Friedreich's change of note): ***Syn:*** *Friedreich-Zeichen, Friedreich-Schallwechsel*; Änderung der Tonlage des tympanitischen Perkussionsschalls über Lungenkavernen; bei Einatmung wird sie höher, bei Ausatmung tiefer

Kalverlniltis *f, pl* **-tilden** (Ⓔ cavernitis): ***Syn:*** *Cavernitis, Schwellkörperentzündung, Spongitis, Spongiositis, Spongiitis*; Entzündung der Penisschwellkörper; früher relativ häufig bei **Schwellkörperautoinjektionstherapie** bei erektiler Dysfunktion*

kalverlniltisch *adj* (Ⓔ cavernitic): Kavernitis betreffend, von ihr betroffen oder gekennzeichnet

Kalverlnom *nt* (Ⓔ cavernoma): ***Syn:*** *kavernöses Hämangiom, Haemangioma tuberonodosum/cavernosum*; meist schon bei der Geburt vorhandenes subkutanes Hämangiom mit venösen Hohlräumen; tritt auffällig oft zusammen mit einem Haemangioma* racemosum auf; kann mehrere Zentimeter groß sein; wächst wenig und hat nur eine geringe Tendenz zur Regression, d.h. es bleibt meist lebenslang erhalten; **Therapie**: Verödung

kalverlnös *adj* (Ⓔ cavernous): Kavernen enthaltend, porös, schwammig

Kalverlnolskop *nt* (Ⓔ cavernoscope): starres Endoskop* für die Kavernoskopie*

Kalverlnolskolpie *f* (Ⓔ cavernoscopy): ***Syn:*** *Speleoskopie*; endoskopische Untersuchung einer Lungenkaverne

Kalverlnolsolgralphie *f* (Ⓔ cavernosography): ***Syn:*** *Kavernosografie*; Röntgenkontrastdarstellung* der Penisschwellkörper [Corpora* cavernosa]

Kalverlnolsolmeltrie *f* (Ⓔ cavernosometry): Messung der Durchflussgrößen der Penisschwellkörper zur Abklärung einer erektilen Dysfunktion

Kalverlnolstolmie *f* (Ⓔ cavernostomy): ***Syn:*** *Speleostomie*; operative Eröffnung einer Lungenkaverne mit Anlage einer äußeren Fistel

Kalverlnolsuslthromlbolse *f* (Ⓔ cavernous sinus thrombosis): ***Syn:*** *Sinus-cavernosus-Thrombose*; Thrombose* des Sinus* cavernosus durch entzündliche Prozesse der Nasenhöhle oder Hirnhäute oder durch Weiterleitung aus der Vena* angularis; *s.a. Sinusthrombose*

Kalverlnoltolmie *f* (Ⓔ cavernotomy): ***Syn:*** *Kaverneneröffnung, Speleotomie*; operative Eröffnung einer Lungenkaverne

Kalviltät *f* (Ⓔ **1.–2.** cavity): **1.** kariöse Zahnhöhle **2.** zur Aufnahme einer Füllung präparierte kariöse Zahnhöhle

Kalvolgramm *nt* (Ⓔ cavogram): Röntgenkontrastaufnahme der Vena* cava inferior oder superior

Kalvolgralphie *f* (Ⓔ cavography): ***Syn:*** *Kavografie*; Röntgenkontrastdarstellung* der Vena* cava inferior oder superior; für die Vena cava superior [**obere Kavographie**] erfolgt die Kontrastmittelapplikation durch Injektion in Armvenen; für die Darstellung der Vena cava inferior [**untere Kavographie**] wird Kontrastmittel in Oberschenkel- oder Beckenvenen injiziert

Kalwalin *nt*: *→Kavain*

Kawasaki: Tomisaku Kawasaki; zeitgenössischer japanischer Kinderarzt

Kawasaki-Syndrom *nt*: *→Lymphknotensyndrom, mukokutanes*

Kayser: Bernhard Kayser; 1869–1954; deutscher Augenarzt (Stuttgart)

Kayser-Fleischer-Kornealring *m* (Ⓔ Kayser-Fleischer ring): ***Syn:*** *Kayser-Fleischer-Ring*; kupferhaltiger Hornhautring, z.B. bei Morbus* Wilson

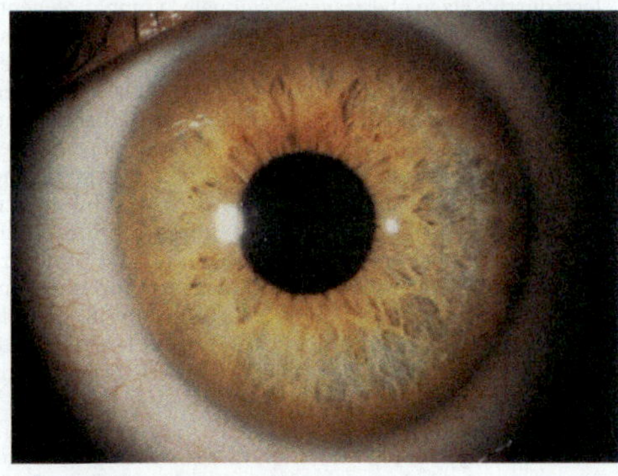

Abb. K31. Kayser-Fleischer-Kornealring

KB *Abk.*: **1.** Koagulationsband **2.** *→Kreuzband* **3.** künstliche Besamung

KBE *Abk.*: koloniebildende Einheit

Kbp *Abk.*: **1.** Kilobasenpaare **2.** Kreislaufbelastungsprüfung

kBq *Abk.*: Kilobecquerel

KBR *Abk.*: *→Komplementbindungsreaktion*

KBT *Abk.*: konzentrative Bewegungstherapie

KBV *Abk.*: Kassenärztliche Bundesvereinigung

Kcal *Abk.*: **1.** große Kalorie **2.** *→Kilokalorie*

KCE *Abk.*: *→Keratoconjunctivitis epidemica*

kCi *Abk.*: Kilocurie

KCl *Abk.*: *→Kaliumchlorid*

KCN *Abk.*: **1.** *→Kaliumcyanid* **2.** *→Zyankali*

KCS *Abk.*: *→Keratoconjunctivitis sicca*

KD *Abk.*: Kathodendauer

kD *Abk.*: Kilodalton

KDO *Abk.*: **1.** 2-Keto-3-desoxyoctansäure **2.** *→Keto-desoxy-oktonat*

KDS *Abk.*: Klinischer Diagnoseschlüssel

KE *Abk.*: **1.** Kallikrein-Einheit **2.** Kaninchen-Einheit **3.** katalytische Einheit **4.** Katzen-Einheit **5.** kinetische Energie **6.** *→Kontaktekzem* **7.** *→Kontrasteinlauf*

KEA *Abk.*: karzino-embryonales Antigen

Kearns: Thomas P. Kearns; amerikanischer Augenarzt (Rochester) im 20. Jahrhundert

Kearns-Sayre-Syndrom *nt* (Ⓔ Kearns-Sayre syndrome): seltene, vererbte mitochondriale Myopathie mit chronisch progressiver externer Ophthalmoplegie*, Retinitis* pigmentosa und Reizleitungsstörungen des Herzens

Kelbolzelphallie *f* (Ⓔ kebocephaly): ***Syn:*** *Affenkopf, Zebozephalie, Cebozephalie*; Entwicklungsanomalie mit affenähnlichem Schädel

Kelbulzon *nt* (Ⓔ kebuzone): ***Syn:*** *Ketophenylbutazon*; Pyrazolonderivat; **Anw.**: Antirheumatikum*

Kelgellblulme, blaslse *f*: *→Echinacea pallida*

Kelgellblulme, purlpurlfarlbelne *f*: *→Echinacea purpurea*

Kelgellzahn *m* (Ⓔ peg tooth): ***Syn:*** *Zapfenzahn, Griffelzahn, Dens emboliformis*; ätiologisch ungeklärte, meist die oberen seitlichen Schneidezähne betreffende Zahnverkümmerung

Kehlldelckel *m* (Ⓔ epiglottis): ***Syn:*** *Epiglottis*; aus elastischem Knorpel* bestehende tennisschlägerförmige Platte, die beim Schlucken den Kehlkopfeingang verschließt; am unteren Ende des knorpeligen Kehldeckelskeletts [**Cartilago epiglottica**] ist ein verlängerter Stiel [**Petiolus epiglottidis**], der über das **Ligamentum thyroepiglotticum** mit dem Schildknorpel* verbunden ist; auf der Unterseite der Epiglottis ist bei der Kehlkopfspiegelung ein kleines Höckerchen [**Tuberculum epiglotticum**] sichtbar

Kehl|de|ckel|ent|fer|nung *f*: *→Epiglottektomie*

Kehl|de|ckel|ent|zün|dung *f*: *→Epiglottitis*

Kehl|de|ckel|stiel *m* (Ⓔ epiglottic petiole): Petiolus epiglottidis; *s.u. Kehldeckel*

Kehl|kopf *m* (Ⓔ voice box): ***Syn:*** *Larynx*; der Kehlkopf besteht aus einem Knorpelskelett [**Cartilagines laryngis**], dessen Einzelteile durch Gelenke [**Articulationes laryngis**] verbunden sind, die durch Muskeln und Bänder zusammengehalten, verstärkt und ergänzt werden; im Binnenraum des Kehlkopfes [**Cavitas laryngis**] liegt der Stimmapparat [**Glottis**]; neben der Stimmbildung beteiligt sich der Kehlkopf auch am Verschluss der unteren Atemwege; die Luftröhre [Trachea*] beginnt am Unterrand des Ringknorpels [Cartilago* cricoidea], dem untersten Kehlkopfknorpel

Kehl|kopf|blind|sack *m* (Ⓔ laryngeal sacculus): ***Syn:*** *Sacculus laryngis, Appendix ventriculi laryngis*; kleiner, nach oben gerichteter Blindsack des Morgagni*-Ventrikels

Kehl|kopf|blu|tung *f* (Ⓔ laryngorrhagia): Laryngorrhagie*

Kehl|kopf|diph|the|rie *f* (Ⓔ laryngeal diphtheria): ***Syn:*** *Larynxdiphtherie*; von Heiserkeit, Husten und Atemnot gekennzeichnete Diphtherie* des Kehlkopfs; *s.a. Krupp*

Kehl|kopf|drü|sen *pl* (Ⓔ laryngeal glands): ***Syn:*** *Larynxdrüsen, Glandulae laryngeales*; gemischte Schleimdrüsen des Kehlkopfes

Kehl|kopf|ent|fer|nung *f*: *→Laryngektomie*

Kehl|kopf|ent|zün|dung *f*: *→Laryngitis*

Kehl|kopf|er|öff|nung *f*: *→Laryngotomie*

Kehl|kopf|ex|stir|pa|tion *f*: *→Laryngektomie*

Kehl|kopf|fis|tel *f* (Ⓔ laryngostomy): ***Syn:*** *Laryngostoma*; künstlich angelegte Kehlkopföffnung nach außen

Kehl|kopf|fis|te|lung *f*: *→Laryngostomie*

Kehl|kopf|in|nen|raum *m* (Ⓔ laryngeal cavity): ***Syn:*** *Cavitas laryngis*; vom **Kehlkopfeingang** [Aditus laryngis] bis zum Übergang in die Luftröhre [Trachea] reichender Binnenraum des Kehlkopfs, der in **Kehlkopfvorhof** [Vestibulum laryngis], **Glottis** und **infraglottischer Raum** [Cavitas infraglottica] unterteilt wird

Kehl|kopf|kar|zi|nom *nt* (Ⓔ laryngeal carcinoma): ***Syn:*** *Kehlkopfkrebs, Larynxkarzinom*; bei den Kehlkopfkarzinomen unterscheidet man zwischen dem eigentlichen oder **inneren Kehlkopfkarzinom** und dem auch als äußeres Kehlkopfkarzinom bezeichneten Hypopharynxkarzinom*; häufigstes Karzinom im Halsbereich; je nach Lage unterscheidet man **supraglottische, glottische** und **subglottische Kehlkopfkarzinome**; tritt v.a. bei älteren Männern auf und wird durch chronischen Tabak- und Alkoholkonsum ausgelöst; Asbest, Chromate, Benzol, Nickel und aromatische Kohlenwasserstoffe können bei langfristiger beruflicher Exposition ebenfalls Kehlkopfkarzinome verursachen

das **Stimmlippenkarzinom** ist das häufigste glottische Karzinom; da es meist früh diagnostiziert wird und nur wenig Lymphgefäße die Stimmlippe versorgen, hat es die beste Prognose unter den Kehlkopfkarzinomen; **supraglottische** und **subglottische Kehlkopfkarzinome** werden dagegen oft erst spät diagnostiziert, weil sie erst bei Befall der Stimmlippe Heiserkeit verursachen; vorher kommt es nur zu einem uncharakteristischen Druckgefühl im Kehlkopf, evtl. mit rauer Stimme und kloßiger Sprache, selten Schluckbeschwerden durch Befall des Oropharynx; bei Diagnosestellung liegen bei 40–50 % bereits beidseitige tiefe Lymphknotenmetastasen vor und die Prognose ist deshalb weniger gut [5-Jahresüberlebensrate 60 %]; **Diagnose**: Laryngoskopie; **Therapie**: endolaryngeale Laserchirurgie bei kleineren Tumoren, Laryngektomie* evtl. mit neck dissection* bei größeren Tumoren, postoperative Nachbestrahlung

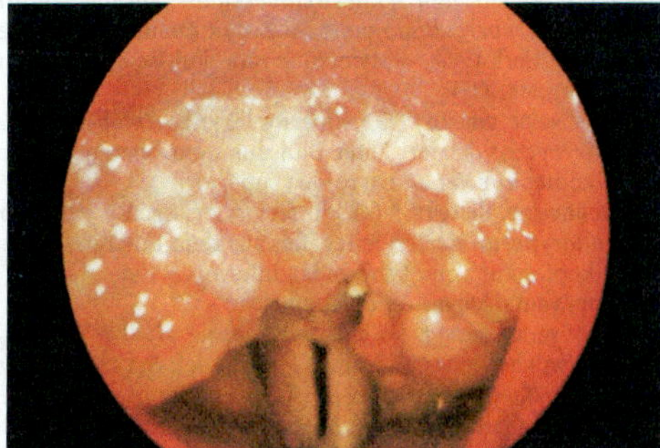

Abb. K32. Supraglottisches Kehlkopfkarzinom

Tab. K33. Einteilung des Kehlkopfkarzinoms nach dem Sitz

Supraglottis	Suprahyoidale Epiglottis (einschließlich freiem Epiglottisrand, lingualer [vorderer] und laryngealer Oberfläche), aryepiglottische Falte, laryngealer Anteil Arytänoidgegend	Epilarynx (einschließlich Grenzzone)
	Infrahyoidale Epiglottis, Taschenfalten (falsche Stimmlippen)	Supraglottis (ohne Epilarynx)
Glottis	Stimmlippen Vordere Kommissur Hintere Kommissur	
Subglottis		

äußeres Kehlkopfkarzinom: *→Hypopharynxkarzinom*

marginales Kehlkopfkarzinom (Ⓔ marginal laryngeal carcinoma): Karzinom am Übergang von Schlund und Kehlkopf

transglottisches Kehlkopfkarzinom (Ⓔ transglottic laryngeal carcinoma): alle Kehlkopfetagen betreffendes Kehlkopfkarzinom; die Prognose ist schlecht

Kehl|kopf|knor|pel *pl* (Ⓔ laryngeal cartilages): ***Syn:*** *Cartilagines laryngis*; Gesamtheit aller Knorpel, die das Kehlkopfskelett bilden

Kehl|kopf|läh|mung *f* (Ⓔ laryngoparalysis): ***Syn:*** *Stimmlippenlähmung, Larynxlähmung, Laryngoplegie, Laryngoparalyse*; vollständige oder unvollständige Lähmung der Kehlkopfmuskulatur, die zu einer einseitigen oder beidseitigen Lähmung der Stimmlippe führt; unterschieden werden **myogene, nukleäre, neurogene** und **arthrogene Kehlkopflähmung**; *s.a. Rekurrensparese*

arthrogene Kehlkopflähmung (Ⓔ arthrogenic laryngoparalysis): ***Syn:*** *arthrogene Stimmlippenlähmung*; Stimmbandlähmung durch Ankylose der Aryknorpel* bei chronischer Polyarthritis*

bulbäre Kehlkopflähmung (Ⓔ bulbar laryngoparalysis): *s.u. nukleäre Kehlkopflähmung*

infranukleäre Kehlkopflähmung: *→neurogene Kehlkopflähmung*

myogene Kehlkopflähmung (Ⓔ myogenic laryngoparalysis): ***Syn:*** *myogene Stimmlippenlähmung*; Stimmlippenlähmung durch direkte Schädigung der Kehlkopfmuskeln, die selten isolierte Muskeln betrifft; als Ursache findet man spezifische Entzündungen, Diphtherie* oder Trichinose*; die **Klinik** hängt von dem/den befallenen Muskel(n) ab; meist kommt es zu Heiserkeit, evtl. auch zu Atemnot; **Therapie**: Stimmübungen, Elektrotherapie

neurogene Kehlkopflähmung (Ⓔ neurogenoc laryngoparalysis): ***Syn:*** *infranukleäre/neurogene Kehlkopflähmung, infranukleäre Stimmlippenlähmung*; Stimmbandlähmung durch Läsion des Nervus* laryngeus superior und/oder Nervus* laryngeus inferior bzw. Nervus* laryngeus recurrens; je nach Lähmung kommt es zu geringer oder stärkerer Heiserkeit, eine Atemnot findet sich aber nur bei doppelseitiger Rekurrensparese* [*Abb. K34*]

nukleäre Kehlkopflähmung (Ⓔ nuclear laryngoparalysis): ***Syn:*** *nukleäre/zentrale Stimmlippenlähmung, zentrale Kehlkopflähmung*; Stimmlippenlähmung bei Schädigung von Hirnnervenkernen, des motorischen Kortex oder der zentralen Bahnen; die **bulbäre Kehlkopflähmung** bei Bulbärparalyse ist von Schluckstörungen [Dysphagie] und Verschlucken begleitet

zentrale Kehlkopflähmung: *→nukleäre Kehlkopflähmung*

K

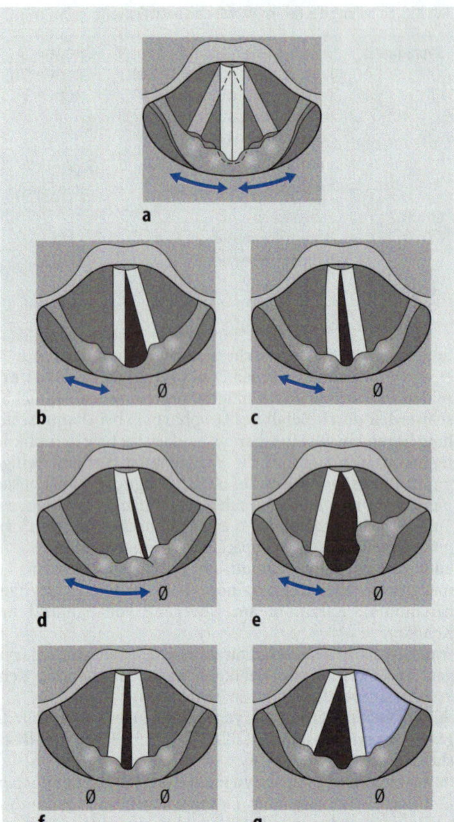

Abb. K34. Neurogene Kehlkopflähmung. **a** normale Beweglichkeit, **b** Intermediärstellung links bei Lähmung von Nervus laryngeus superior und Nervus laryngeus inferior, **c** Paramedianstellung links bei Lähmung des linken Nervus laryngeus inferior, **d** Anlegen der nicht gelähmten Stimmlippe an die gelähmte Stimmlippe verbessert die Stimme, **e** Kadaverstellung bei Atrophie der gelähmten linken Stimmlippe, **f** beidseitige Paramedianstellung bei beidseitiger Lähmung des Nervus laryngeus inferior, **g** Medialisierung der gelähmten linken Stimmlippe durch Einlegen eines Silikonkeiles

Kehl|kopf|mus|keln *pl*: →*Kehlkopfmuskulatur*

Kehl|kopf|mus|ku|la|tur *f* (Ⓔ muscles of larynx): ***Syn***: *Larynxmuskulatur, Musculi laryngis*; die Kehlkopfmuskeln werden unterteilt in **äußere Kehlkopfmuskeln** [Musculus* cricothyroideus, Musculus* thyrohyoideus] und **innere Kehlkopfmuskeln** [Musculus* cricoarytenoideus lateralis und posterior, Musculus* ceratocricoideus, Musculus* vocalis, Musculus* thyroarytenoideus, Musculus* arytenoideus obliquus und transversus]

Kehl|kopf|naht *f* (Ⓔ laryngorrhaphy): ***Syn***: *Laryngorrhaphie*; Naht des Kehlkopfs nach traumatischer oder operativer Eröffnung

Kehl|kopf|ö|dem *nt* (Ⓔ laryngeal edema): Ödem* der Kehlkopfschleimhaut

Kehl|kopf|pa|pil|lom *nt* (Ⓔ laryngeal papilloma): ***Syn***: *Larynxpapillom*; blumenkohlartiger Tumor der Kehlkopfschleimhaut; *s.a. Kehlkopfpapillomatose*

Kehl|kopf|pa|pil|lo|ma|to|se *f* (Ⓔ laryngeal papillomatosis): ***Syn***: *Larynxpapillomatose*; meist schon in der Kindheit beginnende Erkrankung mit Bildung multipler Larynxpapillome; sie können von alleine abheilen, haben aber eine große Rezidivrate; Papillome des Erwachsenen sind fakultative Präkanzerosen*; **Klinik**: multiple, blassrote, blumenkohlartige oder traubige Papillome auf den Stimmlippen und der Kehlkopfschleimhaut; führen zu Heiserkeit bis

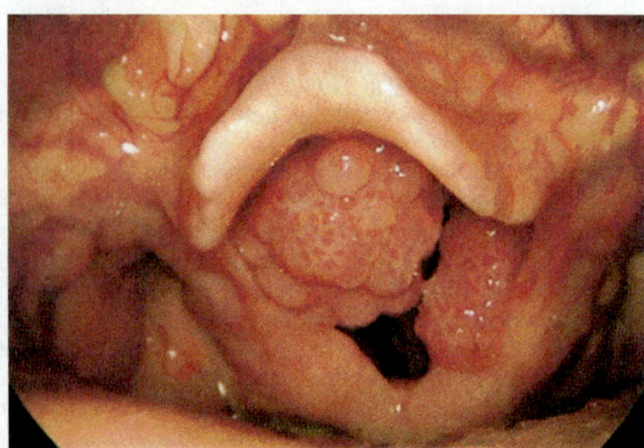

Abb. K35. Kehlkopfpapillomatose

Aphonie, evtl. inspiratorischer Stridor; **Diagnose**: Laryngoskopie, evtl. Biopsie; **Therapie**: Abtragung mittels endolaryngealer Laseroperation

Kehl|kopf|plas|tik *f* (Ⓔ laryngoplasty): ***Syn***: *Larynxplastik*; plastische Operation des Kehlkopfs, z.B. nach Karzinomentfernung

Kehl|kopf|punk|ti|on *f* (Ⓔ laryngocentesis): ***Syn***: *Laryngozentese*; Punktion des Kehlkopfs, z.B. zur Probenentnahme

Kehl|kopf|schlag|a|der, o|be|re *f*: →*Arteria laryngea superior*

Kehl|kopf|schlag|a|der, un|te|re *f*: →*Arteria laryngea inferior*

Kehl|kopf|schleim|haut *f* (Ⓔ mucosa of larynx): ***Syn***: *Tunica mucosa laryngis*; trägt ein mehrreihiges Flimmerepithel, das gut verschieblich ist; die **Glandulae laryngeales** sind gemischte Schleimdrüsen

Kehl|kopf|schmerz *m* (Ⓔ pain in the larynx): Schmerzen im Kehlkopf [Larynx]

Kehl|kopf|sen|kung *f* (Ⓔ laryngoptosis): ***Syn***: *Laryngoptosis*; meist altersbedingte Absenkung des Kehlkopfs

Kehl|kopf|spal|tung *f*: →*Laryngotomie*

Kehl|kopf|spie|gel *m* (Ⓔ laryngeal mirror): ***Syn***: *Laryngoskop*; Instrument zur indirekten Untersuchung des Kehlkopfes

Kehl|kopf|spie|ge|lung *f* (Ⓔ laryngoscopy): ***Syn***: *Laryngoskopie*; Untersuchung des Kehlkopfes

Kehl|kopf|ste|no|se *f* (Ⓔ laryngeal stenosis): ***Syn***: *Larynxverengung, Larynxstenose, Kehlkopfverengung, Laryngostenose*; Einengung der Kehlkopflichtung durch z.B. Kehlkopfödem [häufige Intubationsfolge!] oder Tumoren der Stimmritze; **Klinik**: Atemnot, inspiratorischer und exspiratorischer Stridor bei Einengung auf ca. die Hälfte; **Therapie**: endoskopische Fremdkörper- oder Tumorentfernung, evtl. Erweiterungsplastik; bei inoperablen Tumoren Anlage eines Tracheostomas*

Kehl|kopf|ta|sche *f* (Ⓔ laryngeal ventricle): ***Syn***: *Morgagni-Ventrikel, Morgagni-Tasche, Galen-Ventrikel, Galen-Tasche, Kehlkopfventrikel, Ventriculus laryngis*; seitliche Ausbuchtung der Glottis* zwischen Taschen- und Stimmfalte; von ihr geht ein kleiner, nach oben gerichteter Blindsack aus, der als **Kehlkopfblindsack** [Sacculus laryngis] bezeichnet wird; *s.a. Larynx*

Kehl|kopf|tu|ber|ku|lo|se *f* (Ⓔ laryngeal tuberculosis): ***Syn***: *tuberkulöse Laryngitis, Larynxtuberkulose, Laryngophthise, Laryngitis tuberculosa*; meist im Zusammenhang mit einer Lungentuberkulose* auftretende tuberkulöse Kehlkopfentzündung; *s.a. Essay Tuberkulose S. 2171*

Kehl|kopf|ve|ne, o|be|re *f* (Ⓔ superior laryngeal vein): ***Syn***: *Vena laryngea superior*; leitet Blut aus dem oberen Teil des Kehlkopfes zur Vena* thyroidea superior

Kehl|kopf|ve|ne, un|te|re *f* (Ⓔ inferior laryngeal vein): ***Syn***: *Vena laryngea inferior*; leitet Blut aus dem unteren Teil des Kehlkopfes zur Vena* thyroidea inferior

Kehl|kopf|vent|ri|kel *m*: →*Kehlkopftasche*

Kehl|kopf|ver|en|gung *f*: →*Kehlkopfstenose*

Kehl|kopf|vor|hof *m* (Ⓔ laryngeal vestibule): ***Syn***: *Vestibulum laryngis*; oberer Abschnitt der Cavitas* laryngis zwischen Kehlkopfeingang [Aditus* laryngis] und Taschenfalte [Plica* vestibularis]

Kehr: Hans Kehr; 1862–1916; deutscher Chirurg (Berlin)

Kehr-Zeichen *nt* (Ⓔ Kehr's sign): in die linke Schulter ausstrahlender Oberbauchschmerz mit Hyperästhesie der Haut bei Milz- oder Tubarruptur

Kehrer: Ferdinand Albert Kehrer; 1883–1967; deutscher Psychiater (Münster)

Kehrer-Zeichen *nt* (Ⓔ Kehrer's sign): Druckschmerzhaftigkeit über den Austrittstellen des Nervus* occipitalis major am Hinterkopf als Zeichen einer Hirndrucksteigerung

Keil *m* (Ⓔ cuneus): (*anatom.*) Cuneus*

Keil|bein *nt*: **1.** →*Os cuneiforme* **2.** →*Os sphenoidale*

äußeres Keilbein: →*Os cuneiforme laterale*

inneres Keilbein: →*Os cuneiforme mediale*

mittleres Keilbein: →*Os cuneiforme intermedium*

Keil|bein|flü|gel, gro|ßer *m*: →*Ala major ossis sphenoidalis*

Keil|bein|flü|gel, klei|ner *m*: →*Ala minor ossis sphenoidalis*

Keilbeinflügel-Syndrom *nt*: →*Fissura-orbitalis-superior-Syndrom*

Keil|bein|fon|ta|nel|le *f* (Ⓔ sphenoidal fontanelle): ***Syn:*** *vordere Seitenfontanelle, Fonticulus anterolateralis, Fonticulus sphenoidalis*; zwischen Stirn-, Scheitel-, Schläfen- und Keilbein liegende Fontanelle*

Keil|bein|höh|le *f*: →*Sinus sphenoidalis*

Keil|bein|höh|len|ent|zün|dung *f*: →*Sphenoiditis*

Keil|bein|kör|per *m* (Ⓔ body of sphenoid bone): ***Syn:*** *Corpus ossis sphenoidalis*; würfelförmiger Körper des Keilbeins [Os* sphenoidale], der die **Keilbeinhöhle** [Sinus* sphenoidalis] enthält; auf der Rückseite liegt die Sella* turcica, die die Hypophyse* aufnimmt; die Rückseite der Sella turcica [**Dorsum sellae**] läuft in den **Processus clinoideus posterior** aus, an dem das Kleinhirnzelt [Tentorium* cerebelli] ansetzt; vom Hinterrand des Keilbeins entspringen der **große** [Ala* major ossis sphenoidalis] und **kleine Keilbeinflügel** [Ala* major ossis sphenoidalis]

Keil|os|te|o|to|mie *f* (Ⓔ wedge osteotomy): keilförmige Ausschneidung von Knochenteilen zur Korrektur von Fehlstellungen oder -bildungen

Keil|wir|bel *m* (Ⓔ wedge shaped vertebra): angeborene oder erworbene Keilform eines Wirbels; führt zu Wirbelsäulenverkrümmung

Keim *m*: **anspruchslose/anspruchsvolle/nicht-züchtbare Keime:** *s.u. Essay Bakterien S. 217*

Keim|bläs|chen *nt*: →*Blastozyste*

Keim|blät|ter *pl* (Ⓔ germ layers): *s.u. Keimscheibe*

Keim|dis|lo|ka|ti|on *f* (Ⓔ chorista): ***Syn:*** *Keimversprengung, Choristie*; Versprengung embryonaler Anlagen

Keim|drü|sen *pl* (Ⓔ gonads): Gonaden, Geschlechtsdrüsen; Hoden und Eierstöcke

Keim|e|pi|thel *nt* (Ⓔ germinal epithelium): Bezeichnung für das Peritoneum* urogenitale, das die Eierstöcke überzieht

Keim|ge|we|be *nt*: →*Keimstoff*

Keim|haut *f* (Ⓔ germ membrane): ***Syn:*** *Blastoderm*; den Embryo bildender Teil des Ovums; oft gleichgesetzt mit Keimscheibe*

Keim|plas|ma *nt* (Ⓔ germ plasma): ***Syn:*** *Idioplasma, Erbplasma, Erbsubstanz*; der Teil des Protoplasmas* der Zelle, der die Erbanlagen enthält und an die nächste Generation weitergegeben wird

Keim|schei|be *f* (Ⓔ germ disk): ***Syn:*** *Keimschild, Blastodermscheibe, Blastodiskus*; aus den Keimblättern bestehende Embryonalanlage; die **zweiblättrige Keimscheibe** besteht aus Ektoderm* und Entoderm*, bei der **dreiblättrigen Keimscheibe** kommt noch das Mesoderm* hinzu

Keim|schild *nt*: →*Keimscheibe*

Keim|stoff *m* (Ⓔ blastema): ***Syn:*** *Keimgewebe, Blastem*; durch Zusammenschluss von Stammzellen entstandenes undifferenziertes Gewebe, aus dem im Laufe der Entwicklung differenzierte Gewebe oder Organe hervorgehen

Keim|trä|ger *m* (Ⓔ **1.–2.** carrier): **1.** Person, die Erreger ausscheidet, ohne daran erkrankt zu sein **2.** mit definierten Keimmengen beschichtete Träger zur Testung von Desinfektionsverfahren

Keim|ver|spren|gung *f*: →*Keimdislokation*

Keim|zel|len *pl* (Ⓔ germ cells): die in Eierstock bzw. Hoden gebildeten Gameten [Eizelle und Spermium]

embryonale Keimzellen (Ⓔ embryonic germ cells): *s.u. Essay Stammzellen – therapeutisches Klonieren S. 2021*

männliche Keimzelle: →*Spermium*

primordiale Keimzellen (Ⓔ primodial germ cells): *s.u. Essay Stammzellen – therapeutisches Klonieren S. 2021*

weibliche Keimzelle: →*Oozyt*

Keinig: Egon Keinig; 1892–1971; deutscher Hautarzt (Rostock, Greifswald, Mainz)

Keinig-Zeichen *nt* (Ⓔ Keining's sign): gelblich-hyperkeratotischer Nagelfalz bei Dermatomyositis*

Keith: Sir Arthur Keith; 1866–1955; englischer Anatom (London)

Keith-Flack-Knoten *m* (Ⓔ Keith-Flack's node): ***Syn:*** *Sinusknoten, Sinuatrialknoten, SA-Knoten, Nodus sinuatrialis*; primäres Erregungszentrum des Herzens in der Wand des rechten Vorhofs; Teil des Erregungsleitungssystems* des Herzens; da keine direkte Verbindung zwischen Sinusknoten und dem Atrioventrikularknoten* gefunden werden konnte, muss die Erregung über die Arbeitsmuskulatur [Myokard] zum Atrioventrikularknoten transportiert werden

KEL *Abk.*: Knie-Ellenbogen-Lage

Kelch|di|ver|ti|kel *m* (Ⓔ caliceal diverticulum): *s.u. Kalikektasie*

Kelch|er|wei|te|rung *f*: →*Kalikektasie*

Kel|le *f* (Ⓔ hernia): ***Syn:*** *Zele, Cele; Hernie*; Bruch im Sinne von Eingeweidebruch oder -vorfall

Kell: **Kell-Blutgruppen** *pl* (Ⓔ Kell blood groups): ***Syn:*** *Kell-Blutgruppensystem, Kell-Cellano-System*; Blutgruppensystem, das bei Transfusion und in der Schwangerschaft zu Unverträglichkeitsreaktionen führen kann; wurde nach den ersten beiden Patienten [Kellacher und Cellano] benannt; *s.a. Blutgruppe*

Kell-Cellano-System *nt*: →*Kell-Blutgruppen*

Kelly: Adam B. Kelly; 1865–1914; irischer HNO-Arzt (Dublin)

Kelly-Arytänoidopexie *f* (Ⓔ Kelly's operation): ***Syn:*** *Kelly-Operation, Arytänoidopexie*; operative Anheftung der Aryknorpel [Cartilago* arytenoidea]

Kelly-Paterson-Syndrom *nt*: →*Plummer-Vinson-Syndrom*

Kelo-, kelo- *präf.*: Wortelement mit der Bedeutung „Geschwulst“

Ke|lo|id *nt* (Ⓔ keloid): spontan oder nach Verletzungen/Operation auftretende fibromartige Hautwucherung, die über den Bereich der Wunde hinausgeht oder auf den Wundbereich beschränkt ist [**hypertrophe Narbe**]; Farbige und Kinder neigen mehr zu Keloidbildung als Weiße und

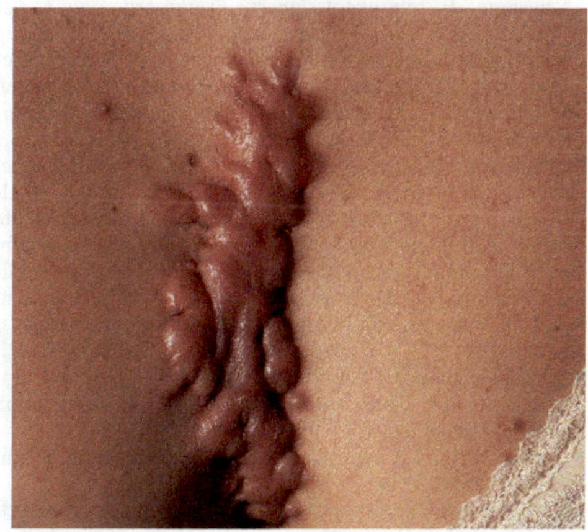

Abb. K36. Keloid

Erwachsene; Keloide können sich auch nach Jahren noch spontan zurückbilden; **Therapie**: externe oder intraläsionale Steroidapplikation; eine chirurgische Abtragung muss von einer postoperativen Bestrahlung begleitet werden, sonst kommt es erneut zur Keloidbildung

Ke|lo|id|blas|to|my|ko|se *f* (Ⓔ keloidal blastomycosis): ***Syn:*** *Lo-*

K

bo-Krankheit, Lobomykose, Blastomycosis queloidana; durch Loboa* loboi hervorgerufene chronische Mykose* der Haut und Unterhaut mit keloid-ähnlichen Knoten; tritt v.a. in Mittel- und Südamerika auf; **Therapie**: chirurgische Abtragung; bisher keine antimykotische Therapie bekannt

Kelloilidolse *f* (Ⓔ keloidosis): Vorkommen multipler Keloide*

Kelvin: William Thomson, Lord Kelvin of Largs; 1824–1907; schottischer Physiker

Kelvin-Skala *f* (Ⓔ Kelvin scale): der absolute Nullpunkt liegt bei 0 K, der Schmelzpunkt [oder besser Tripelpunkt] von Wasser bei 273,15 K

Kelvin-Thermometer *nt* (Ⓔ Kelvin thermometer): Thermometer* mit Kelvin*-Skala

Kellvin *nt* (Ⓔ kelvin): SI-Einheit* der thermodynamischen Temperatur; wird in der täglichen Praxis kaum verwendet; die **Kelvin-Skala** geht vom absoluten Nullpunkt aus, d.h. 0 K = -273,15 °C

Kendall: Edward Kendall; 1886–1972; amerikanischer Biochemiker; Nobelpreisträger für Medizin 1950 für seine Arbeiten über die Nebennierenrindenhormone

Kendall-Substanz A *f* (Ⓔ Kendall's compound A): ***Syn:*** *11-Dehydrocorticosteron*; in der Nebenniere gebildetes Glucocorticoid*

Kennedy: Robert Foster Kennedy; 1884–1952; amerikanischer Neurologe (New York)

Foster-Kennedy-Syndrom *nt* (Ⓔ Foster Kennedy syndrome): ***Syn:*** *Kennedy-Syndrom*; homolaterale Optikusatrophie* mit Zentralskotom* und kontralateraler Stauungspapille* bei Tumoren in der vorderen Schädelgrube

Kennedy-Syndrom *nt*: *→Foster-Kennedy-Syndrom*

Kent: Albert Frank Stanley Kent; 1863–1958; englischer Physiologe (London, Manchester)

Kent-Bündel *nt* (Ⓔ Kent's bundle): akzessorisches Überleitungsbündel von rechtem Vorhof zur rechten Kammer; führt zu Erregungsleitungsstörungen [Wolff*-Parkinson-White-Syndrom]

Kenya-Fieber *nt* (Ⓔ Kenya fever): endemische Form des Boutonneusefiebers* in Ostafrika

KEP *Abk.*: künstliches endokrines Pankreas

Kephal-, kephal- *präf.*: *→Kephalo-*

Kelphallaea *f* (Ⓔ cephalea): Kopfschmerz(en), Kopfweh

Kelphallallgie *f* (Ⓔ cephalalgia): Kopfschmerzen*, Kopfweh

Kelphallea *f* (Ⓔ cephalea): Kopfschmerz(en), Kopfweh

Kephlallgie *f* (Ⓔ histamine cephalalgia): ***Syn:*** *Bing-Horton-Neuralgie, Bing-Horton-Syndrom, Horton-Syndrom, Horton-Neuralgie, Histaminkopfschmerz, Erythroprosopalgie, Cephalaea histaminica, cluster headache*; streng halbseitig auftretende Schmerzattacken im Augen-Stirn-Schläfen-Bereich mit Rötung des Auges, Tränenfluss und anderen Symptomen; die Ätiologie ist ungekärt, z.T. tritt die Erkrankung familiär gehäuft auf; **Therapie**: Antihistaminika

Kelphallhälmaltom *nt* (Ⓔ cephalhematoma): ***Syn:*** *Kopfblutgeschwulst*; Bluterguss zwischen Knochenhaut und Schädelknochen bei Neugeborenen; wird durch die Schädelnähte begrenzt, fluktuiert und ist druckdolent; findet sich sowohl nach Spontangeburten als auch Vakuumextraktionen; bildet sich im Laufe der ersten Monate zurück, kann aber tast- und sichtbare Verkalkungsherde zurücklassen; *s.a. Geburtsgeschwulst*

Kelphallhälmaltolzelle *f* (Ⓔ cephalhematocele): Blutansammlung unter dem Periost des Schädels mit Kommunikation mit den Hirnsinus

Kelphallin *nt* (Ⓔ kephalin): ***Syn:*** *Cephalin*; Phospholipid* mit Colamin oder Serin

kelphallisch *adj* (Ⓔ cephalic): Kopf oder Kopfregion betreffend; kopfwärts (liegend)

Kephalo-, kephalo- *präf.*: Wortelement mit der Bedeutung „Kopf/Schädel"

Kelphalloldylnie *f* (Ⓔ cephalodynia): Kopfschmerzen*, Kopfweh

Kelphallolgelnelse *f* (Ⓔ cephalogenesis): ***Syn:*** *Kraniogenese*; Kopf-/Schädelentwicklung

Kelphallolgramm *nt* (Ⓔ cephalogram): Zusammenfassung kephalometrischer Maße

Kelphallolhyldrolzelle *f* (Ⓔ cephalhydrocele): Ansammlung von seröser Flüssigkeit oder Liquor* cerebrospinalis unter dem Periost des Schädels

Kelphallolmelgallie *f* (Ⓔ cephalomegaly): allgemeine Kopfvergrößerung

Kelphallolmeltrie *f* (Ⓔ cephalometry): ***Syn:*** *Kopfmessung*; Bestimmung von Kopfmaßen, wie z.B. Umfang, Durchmesser usw.; als **intrauterine Kephalometrie** wird die Messung des kindlichen Schädels bezeichnet

Kelphallolnie *f* (Ⓔ cephalonia): ***Syn:*** *Makroenzephalie, Makrenzephalie, Megalenzephalie, Enzephalomegalie, Gehirnvergrößerung*; übermäßige Größe und Gewicht des Gehirns; selten als autosomal-dominante Form, die v.a. Jungen betrifft

Kelphallolpalgus *m* (Ⓔ cephalopagus): ***Syn:*** *Zephalopagus, Kraniopagus*; Doppelfehlbildung mit Verwachsung im Schädelbereich

Kelphallolpalthie *f* (Ⓔ cephalopathy): Schädelerkrankung, Kopferkrankung

kelphallolthotralkal *adj* (Ⓔ cephalothoracic): ***Syn:*** *kraniothorakal, thorakokranial*; Kopf und Brust(korb)/Thorax betreffend oder verbindend

Kelphallolthoralkolpalgus *m* (Ⓔ cephalothoracopagus): Doppelmissbildung mit Verwachsung im Kopf-Brustkorb-Bereich

Kelphallolto|mie *f* (Ⓔ cephalotomy): Durchtrennung der Schädelknochen eines abgestorbenen Fetus

Kelphallolzelle *f* (Ⓔ cephalocele): ***Syn:*** *Zephalozele, Cephalocele*; angeborene oder erworbene Schädellücke mit Vorfall der Hirnhäute

Kerat-, kerat- *präf.*: *→Kerato-*

Kelraltallgie *f* (Ⓔ keratalgia): ***Syn:*** *Hornhautschmerz*; Schmerzen in der Augenhornhaut

Kelraltanlsullfat *nt* (Ⓔ keratan sulfate): im Bindegewebe [Knorpel, Hornhaut] vorkommendes Glykosaminoglykan*

Kelraltekltalsie *f*: *→Hornhautstaphylom*

Kelraltekltolmie *f* (Ⓔ keratectomy): ***Syn:*** *Kerektomie, Hornhautentfernung, Hornhautabtragung*; operative Entfernung/Abtragung der Augenhornhaut [Cornea*]; wird meist zur Korrektur von Kurzsichtigkeit* oder Astigmatismus* durchgeführt; die zur Zeit populärsten Techniken sind die **photorefraktive Keratektomie** und die **Laser-in-situ-Keratomileusis** [LASIK]

photorefraktive Keratektomie (Ⓔ photorefractive keratectomy): Verfahren, bei dem das Hornhautepithel und die vorderen Hornhautschicht mit einem Laser [Excimer-Laser*] abgetragen wird; damit wird die Hornhautwölbung verändert und die Brechkraft der Hornhaut abgeschwächt; wird v.a. zur Korrektur einer mittleren Kurzsichtigkeit [2–6 dpt.] eingesetzt

phototherapeutische Keratektomie (Ⓔ phototherapeutic keratectomy): Abtragung der Hornhautoberfläche mit einem Laser [Excimer-Laser*] zur Therapie von rezidivierenden Erosionen oder Hornhautnarben; die Brechkraft wird dabei nicht verändert

Kelraltin *nt* (Ⓔ keratin): ***Syn:*** *Hornstoff*; wasserunlösliches Strukturprotein von Haaren, Nägeln und Epidermis; es gibt mehr als 30 verschiedene Keratine [K1, K2, K3 usw.], die in verschiedenen Teilen der Haut oder Nägel gefunden werden

Kelraltilnilsaltilon *f* (Ⓔ keratinization): die graduelle Verhornung der Epidermis; *s.a. Epidermis*

Keratino-, keratino- *präf.*: *→Kerato-*

Kelraltilnolzyt *m* (Ⓔ keratinocyte): ***Syn:*** *Hornzelle, Malpighi-Zelle*; keratinbildende Zelle der Haut; *s.u. Epidermis*

Kelraltitis *f, pl* **-tiltilden** (Ⓔ keratitis): ***Syn:*** *Hornhautentzündung*; Entzündung der Augenhornhaut; kann die gesamte Hornhaut oder nur Teile [Epithel, oberflächliche Schichten, Stroma, Endothel] betreffen; die wichtigsten **Ursachen** sind Trockenheit bei Benetzungsstörungen, Bakterien, Viren, Pilze, Protozoen, Parasiten und Immunreaktionen; **klinisch** auffällig sind Epitheltrübung bei oberflächlichem Befall, weißliches Infiltrat bei Stromabefall und scheibenförmige Quellung bei Endothelentzündung

Keratitis actinica (Ⓔ actinic keratitis): ***Syn:*** *Keratitis photoelectrica*; durch energiereiche Strahlung hervorgeru-

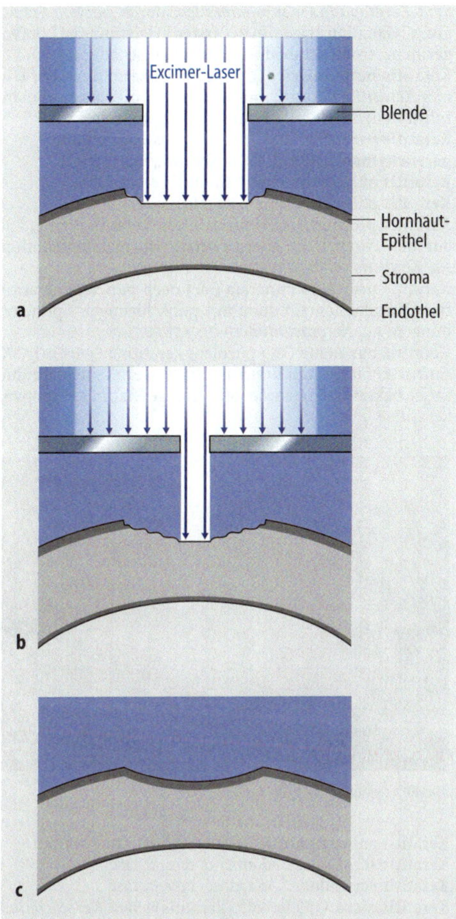

Abb. K37. Photorefraktive Keratektomie

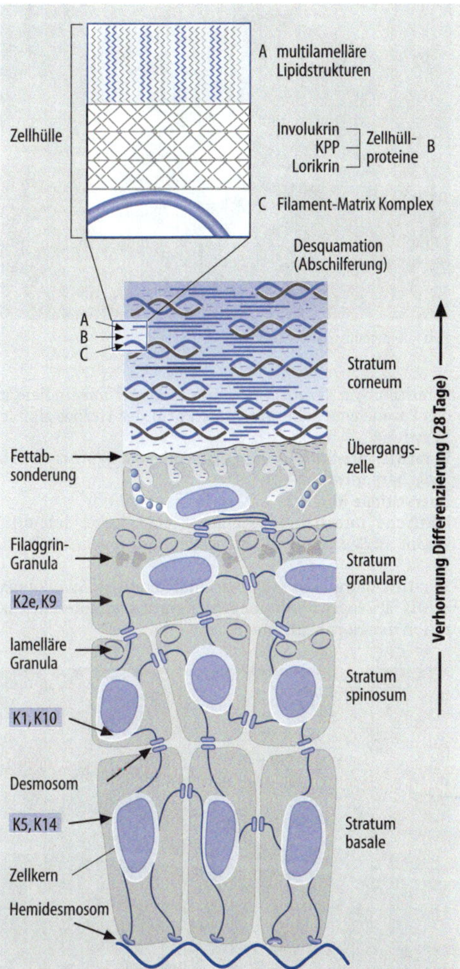

Abb. K38. Verteilung der Keratine in der Haut

fene Hornhautentzündung; oft gleichgesetzt mit Keratoconjunctivitis* photoelectrica

Keratitis bullosa (Ⓔ keratitis bullosa): blasenförmige Hornhautabhebung bei Fuchs*-Hornhautdystrophie

Keratitis dendrica (Ⓔ dendritic keratitis): *s.u. Herpes-simplex-Keratitis*

Keratitis dendritica (Ⓔ dendritic keratitis): oberflächliche Form der Herpeskeratitis* mit typischen astförmig-verzweigten Epithelläsionen, die mit Fluoreszein angefärbt werden können; kann auch bei Herpes* zoster auftreten

Keratitis disciformis: *→herpetische Endotheliitis*

Keratitis eccematosa (Ⓔ phlyctenular keratitis): ***Syn:*** *Keratitis scrufulosa/phlyctaenulosa*; allergische Entzündung der Hornhaut nach Sensibilisierung durch Mycobacterium* tuberculosis

eitrige Keratitis: *→Keratitis purulenta*

Keratitis e lagophthalmo (Ⓔ desiccation keratitis): ***Syn:*** *Keratopathia e lagophthalmo*; durch einen unvollständigen Lidschluss [Narbenektropium, Fazialisparese*] hervorgerufene Hornhautschädigung mit Epitheldefekten und Ulkusgefahr [*Abb. K40*]

Keratitis fascicularis (Ⓔ fascicular keratitis): ***Syn:*** *Gefäßbändchen-Keratitis*; Keratitis mit Bildung eines zur Hornhautmitte wandernden Infiltrats [**Wanderphlyktäne**], das Gefäße bandförmig mit sich zieht [**Gefäßbändchen**]

Keratitis geographica (Ⓔ geographic keratitis): großflächige Form der Keratitis* dendritica bei Anwendung von Cortisonaugentropfen

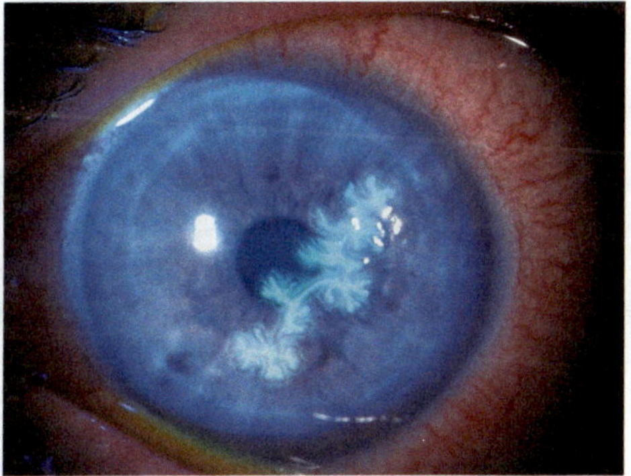
Abb. K39. Keratitis dendritica durch Herpes simplex-Viren

Keratitis interstitialis (Ⓔ interstitial keratitis): ***Syn:*** *interstitielle Keratitis, parenchymatöse Keratitis, Keratitis parenchymatosa*; tiefe, auf das Parenchym* übergreifende Hornhautentzündung; meist als Keratitis* interstitialis herpetica; *s.a. Essay Syphilis S. 2077*

Keratitis interstitialis herpetica (Ⓔ herpetic interstitial

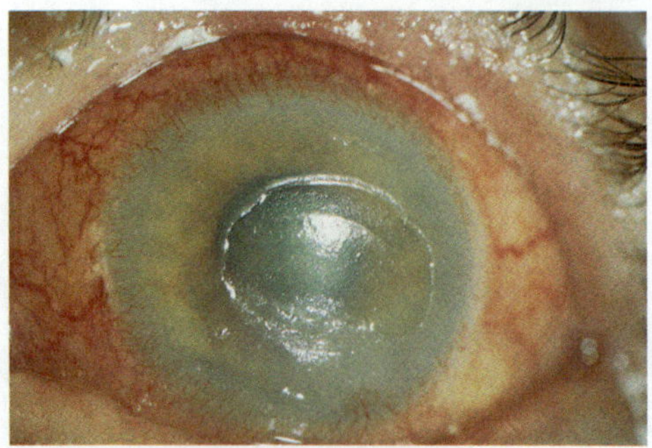

Abb. K40. Keratitis e lagophthalmo

keratitis): *Syn*: *Keratitis interstitialis herpetiformis*; tiefe, auf das Parenchym* übergreifende Form der Herpes-simplex-Keratitis*

Keratitis interstitialis herpetiformis: →*Keratitis interstitialis herpetica*

interstitielle Keratitis: →*Keratitis interstitialis*

luetische interstitielle Keratitis (Ⓔ luetic interstitial keratitis): *Syn*: *Keratitis parenchymatosa*; *s.u. Essay Syphilis S. 2077*

Keratitis marginalis (Ⓔ marginal keratitis): *Syn*: *Randkeratitis*; ätiologisch inhomogene Keratitisvariante mit Ulzeration der Hornhautränder

K

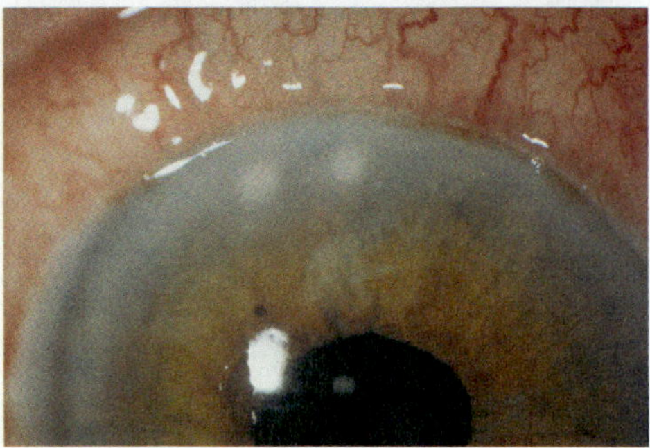

Abb. K41. Keratitis marginalis

Keratitis metaherpetica (Ⓔ metaherpetic keratitis): als Spätfolge einer rezidivierenden Herpes-simplex-Keratitis* auftretende Epithelschädigung der Hornhaut mit Ulkusbildung; ist schwierig zu behandeln und erfordert oft eine Keratoplastik*

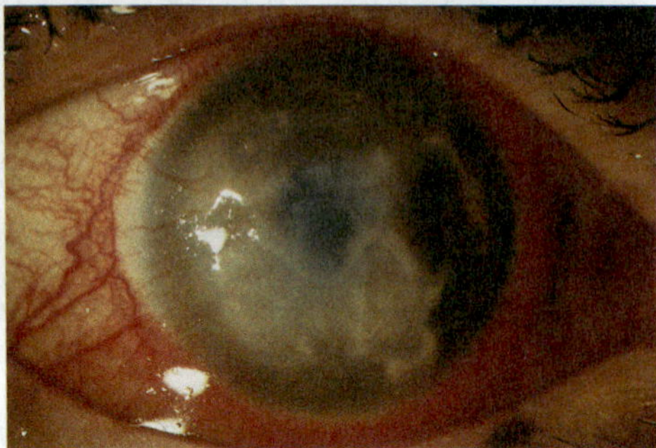

Abb. K42. Keratitis metaherpetica

Keratitis mycotica: →*Hornhautmykose*

Keratitis neuroparalytica (Ⓔ neuroparalytic keratitis): *Syn*: *Keratopathia neuroparalytica*; durch nervale Schädigung [Ganglion trigeminale, erster Trigeminusast] hervorgerufene, trophisch bedingte Hornhautschädigung

Keratitis nummularis (Ⓔ Dimmer's keratitis): *Syn*: *Dimmer-Keratitis*; Keratitis mit münzenförmigen/nummulären Infiltraten; *s.a. Keratoconjunctivitis epidemica*

Keratitis parenchymatosa: →*Keratitis interstitialis*

parenchymatöse Keratitis: →*Keratitis interstitialis*

Keratitis phlyctaenulosa: →*Keratitis eccematosa*

Keratitis photoelectrica: →*Keratitis actinica*

Keratitis profunda (Ⓔ diffuse deep keratitis): tiefe, auch auf das Parenchym übergreifende Hornhautentzündung; *s.a. Keratitis interstitialis*

Keratitis profunda punctata (Ⓔ deep punctate keratitis): tiefe Hornhautentzündung mit punktförmigen Epitheltrübungen; *s.a. Keratoconjunctivitis epidemica*

Keratitis purulenta (Ⓔ purulent keratitis): *Syn*: *eitrige Keratitis, Keratitis suppurativa*; eitrige Hornhautentzündung meist bakterieller Genese; oft gleichgesetzt mit Hypopyonkeratitis*

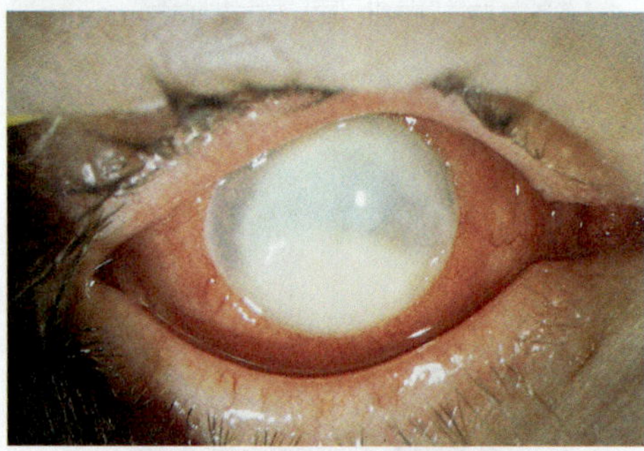

Abb. K43. Keratitis purulenta

Keratitis rubra figurata: →*Mendes-DaCosta-Syndrom*

Keratitis scrofulosa: →*Keratitis eccematosa*

Keratitis scrufulosa: →*Keratitis eccematosa*

Keratitis sicca (Ⓔ xerotic keratitis): *Syn*: *Keratoconjunctivitis sicca*; als Teilaspekt des Sjögren*-Syndroms auftretende durch mangelhafte Tränensekretion bedingte Hornhautschädigung; *s.a. Conjunctivitis sicca*

sklerosierende Keratitis (Ⓔ sclerosing keratitis): *Syn*: *Sklerokeratitis*; zu Sklerosierung der Hornhaut führende Erkrankung unklarer Ätiologie

Keratitis superficialis punctata (Ⓔ superficial punctate keratitis): kombinierte Entzündung von Horn- und Bindehaut bei gestörter Benetzung der Hornhaut; es kommt zu Fremdkörpergefühl, roten und trockenen Augen, evtl. zu Tränenfluss; **Therapie**: wenn die Ursache nicht beseitigt werden kann, werden künstliche Tränen [Tränenersatzmittel] eingetropft

Keratitis suppurativa: →*Keratitis purulenta*

ulzerative Keratitis: →*Hornhautgeschwür*

Keratitis vascularis (Ⓔ vascular keratitis): Gefäßeinsprossung [Vaskularisation] als Folge einer Keratitis

ke|ra|ti|tisch *adj* (Ⓔ keratitic): Hornhautentzündung/Keratitis betreffend, von ihr betroffen oder gekennzeichnet

Kerato-, kerato- *präf.*: Wortelement mit der Bedeutung „Horn/Hornhaut"

Ke|ra|to|a|kan|thom *nt* (Ⓔ keratoacanthoma): *Syn*: *selbstheilendes Stachelzellkarzinom, selbstheilender Stachelzellkrebs, Molluscum sebaceum/pseudocarcinomatosum*; v.a. Hände und Gesicht befallender, gutartiger Hauttumor älterer Patienten, der sich spontan zurückbildet; das **klassische Keratoakanthom** ist ein schnell wachsender, derber Knoten mit zentraler, kraterförmiger Einsenkung; er wird selten größer als 3 cm und ist i.d.R. nach maximal 6 Monaten wieder verheilt; daneben gibt eine seltene, familiär gehäuft auftretende Form mit **multiplen Keratoakanthomen** und in seltenen Fällen auch **Riesenkeratoakanthome** oder **multifokale Ke-**

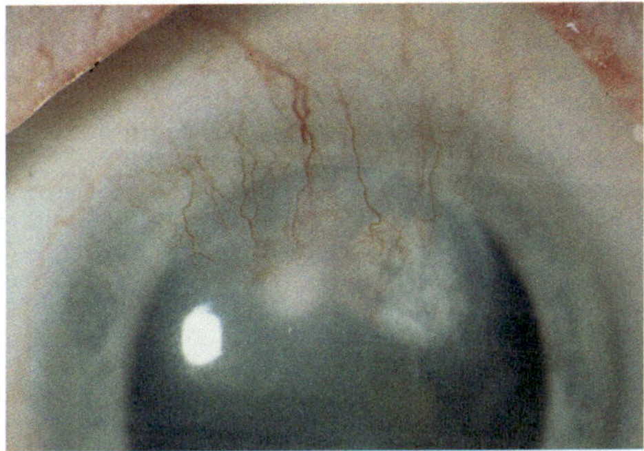

Abb. K44. Keratitis vascularis

ratoakanthome, die ein Korallenriff-artiges Bild zeigen; **Therapie**: klassische Keratoakanthome heilen von alleine ab, z.T. ist aber eine Exzision angebracht; bei multiplen Keratoakanthomen kann Etretinat* versucht werden, die Behandlung ist aber langwierig und nicht immer erfolgreich

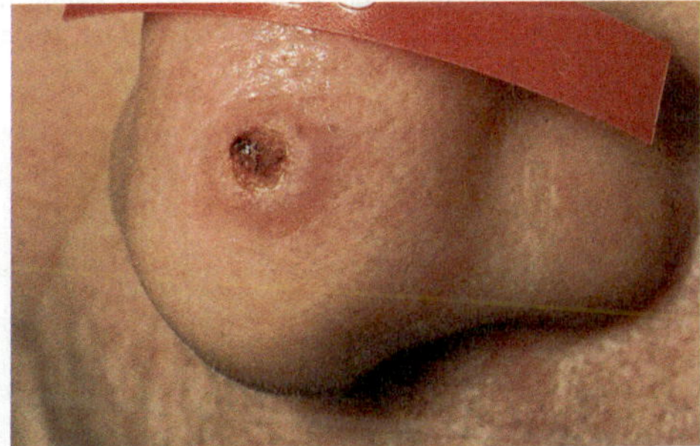

Abb. K45. Keratoakanthom

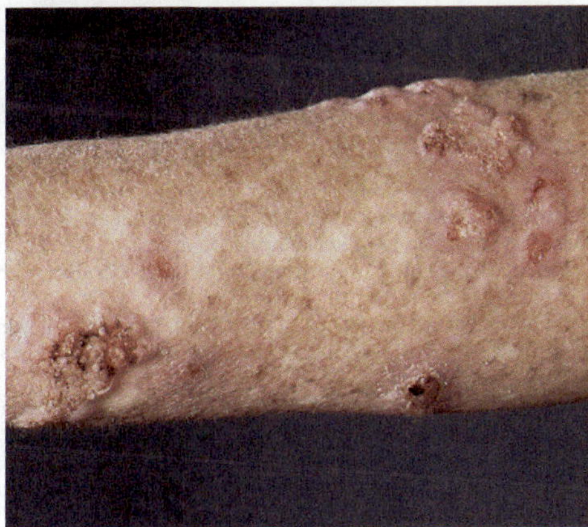

Abb. K46. Multiple Keratoakanthome

Ke|ra|to|a|tro|pho|der|mie *f*: → *Porokeratosis Mibelli*

Ke|ra|to|con|junc|ti|vi|tis *f, pl* **-ti|den** (Ⓔ keratoconjunctivitis): *Syn*: *Keratokonjunktivitis*; Entzündung von Hornhaut und Bindehaut [Conjunctiva*]

Keratoconjunctivitis actinica: → *Keratoconjunctivitis photoelectrica*

Keratoconjunctivitis eccematosa (Ⓔ phlyctenular keratoconjunctivitis): *Syn*: *Conjunctivitis eccematosa/eczematosa/scrofulosa/phlyctaenulosa, Keratoconjunctivitis scrofulosa/phlyctaenulosa/eczematosa*; durch eine allergische Reaktion gegen Mikrobenproteine ausgelöste Entzündung von Bindehaut und Hornhaut

Keratoconjunctivitis epidemica (Ⓔ epidemic keratoconjunctivitis): *Syn*: *epidemische Keratokonjunktivitis*; meist durch das **Adenovirus Typ 8** oder **Typ 19** hervorgerufene stark kontagiöse Keratoconjunctivitis; **Klinik**: beginnt meist an einem Auge mit Schwellung und Rötung der Bindehaut sowie Schwellung der präaurikulären und submandibulären Lymphknoten; das Sekret ist zunächst wässrig, später mukoserös; die Patienten klagen auch über ein ausgeprägtes Fremdkörpergefühl; nach 4–8 Tagen wird dann auch das andere Auge befallen; **Therapie**: eine spezifische Behandlung ist nicht möglich; die Entzündung heilt meist innerhalb von 2–4 Wochen allmählich wieder ab; wichtig ist die Vermeidung der Übertragung, da die Keratoconjunctivitis epidemica hoch infektiös ist; die Patienten sollten die Hände regelmäßig desinfizieren und Hautkontakt mit anderen Personen vermeiden; innerhalb der Familie dürfen Waschlappen oder Handtücher nicht von anderen Familienmitgliedern benutzt werden

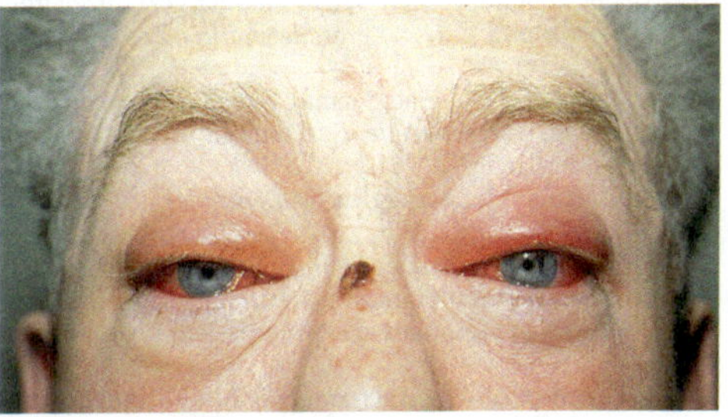

Abb. K47. Keratoconjunctivitis epidemica

Keratoconjunctivitis herpetica (Ⓔ herpetic keratoconjunctivitis): *Syn*: *herpetische Keratokonjunktivitis, Herpeskeratokonjunktivitis*; Herpeskeratitis*, die auch die Bindehaut [Conjunctiva*] einschließt

Keratoconjunctivitis nummularis (Ⓔ nummular keratoconjunctivitis): Keratoconjunctivitis* epidemica mit münzenförmigen/nummulären Infiltraten

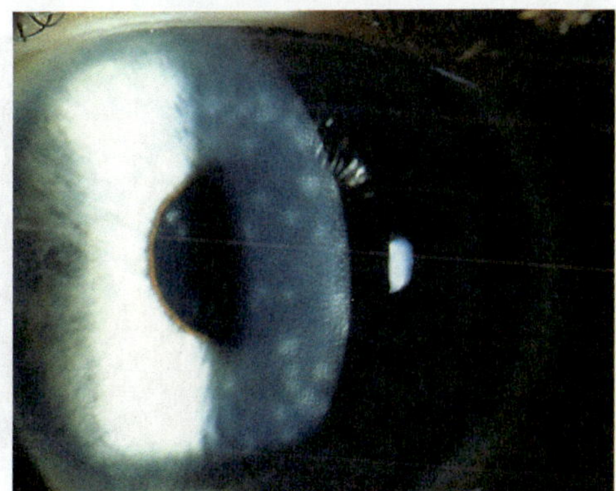

Abb. K48. Keratoconjunctivitis nummularis

Keratoconjunctivitis phlyctaenulosa: → *Keratoconjunctivitis eccematosa*

Keratoconjunctivitis photoelectrica (Ⓔ actinic conjunctivitis): *Syn*: *Conjunctivitis actinica, Conjunctivitis photoelectrica, Ophthalmia photoelectrica*; Keratoconjunctivitis durch energiereiche Strahlung; die häufigste Form ist die Schädigung durch UV-Strahlen, z.B. beim Schweißen oder als Schneeblindheit*; die UV-Strahlung schädigt das Hornhautepithel und führt zu kleinen, schmerzhaften Erosionen; es kommt zu starken Schmerzen, Rötung, Tränenfluss und Lidkrampf; **Therapie**: desinfizierende Augensalbe zur Vorbeugung gegen Sekundärinfektionen, Augenverband [Binoculus], Schmerzmittel, Bettruhe; **Prognose**: heilt i.d.R. innerhalb von 24 Stunden ab

Keratoconjunctivitis scrofulosa: →*Keratoconjunctivitis eccematosa*

Keratoconjunctivitis sicca: →*Keratitis sicca*

Ke|ra|to|derm *nt*: **1.** →*Keratodermatitis* **2.** →*Keratodermia*

mutilierendes palmoplantares Keratoderm: →*Vohwinkel-Syndrom*

Ke|ra|to|der|ma *f*: **1.** →*Keratodermatitis* **2.** →*Keratodermia*

Keratoderma blenorrhagicum (Ⓔ keratoderma blenorrhagicum): ***Syn***: *Keratodermia blenorrhagica*; beim Morbus* Reiter auftretende hyperkeratotische, schuppende, nässende Herde, v.a. an den Handflächen und Fußsohlen

Ke|ra|to|der|ma|ti|tis *f, pl* **-ti|ti|den** (Ⓔ keratodermatitis): ***Syn***: *Keratoderma, Keratodermie, Keratodermatose, Keratoderm*; mit Verhornung einhergehende, entzündliche Hautveränderung

ke|ra|to|der|ma|ti|tisch *adj* (Ⓔ keratodermatitic): Keratodermatitis betreffend, von ihr betroffen oder gekennzeichnet

Ke|ra|to|der|ma|to|se *f*: **1.** →*Keratodermatitis* **2.** →*Keratodermia*

Ke|ra|to|der|mia *f* (Ⓔ keratoderma): ***Syn***: *Keratoderma, Keratodermatose, Keratodermie, Keratoderm*; übermäßige Verhornung der Haut

Keratodermia blenorrhagica: →*Keratoderma blenorrhagicum*

Keratodermia excentrica: →*Porokeratosis Mibelli*

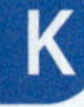

Keratodermia palmoplantaris: →*Palmoplantarkeratose*

Keratodermia palmoplantaris progressiva: →*Greither-Syndrom*

Ke|ra|to|der|mie *f*: **1.** →*Keratodermatitis* **2.** →*Keratodermia*

Ke|ra|to|e|las|to|i|do|sis ver|ru|co|sa *f*: →*Stukkokeratose*

ke|ra|to|gen *adj* (Ⓔ keratogenous): Hornbildung oder Verhornung fördernd

Ke|ra|to|ge|ne|se *f* (Ⓔ keratogenesis): Hornbildung; *s.u. Epidermis*

ke|ra|to|ge|ne|tisch *adj* (Ⓔ keratogenetic): Keratogenese betreffend, hornbildend

Ke|ra|to|glo|bus *m* (Ⓔ keratoglobus): kugelförmige Vorwölbung der Augenhornhaut; beruht wahrscheinlich auf einer Schwäche des Kollagens der Hornhaut; **Therapie**: Kontaktlinse; evtl. Keratoplastik*; *s.a. Keratokonus*

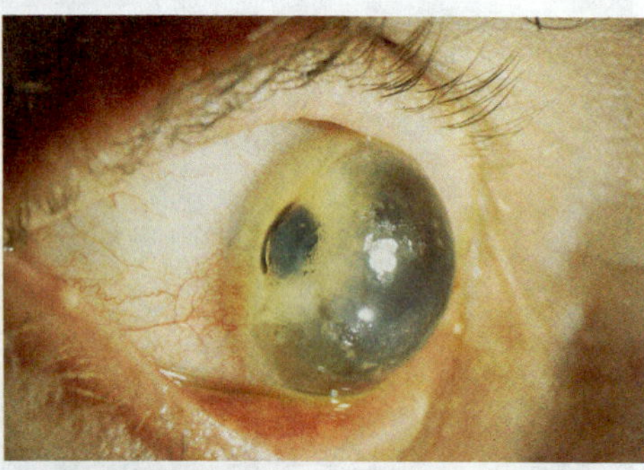

Abb. K49. Keratoglobus

Ke|ra|to|hel|ko|se *f* (Ⓔ keratohelcosis): Ulzeration* der Hornhaut des Auges; oft gleichgesetzt mit Hornhautgeschwür*

Ke|ra|to|hy|a|lin *nt* (Ⓔ keratohyalin): ***Syn***: *Eleidinkörnchen*; weiche Vorstufe von Keratin*

Ke|ra|to|hy|a|lin|kör|ner *pl* (Ⓔ keratohyalin granules): *s.u. Epidermis*

ke|ra|to|id *adj* (Ⓔ keratoid): hornartig

Ke|ra|to|i|ri|do|zy|kli|tis *f, pl* **-ti|den** (Ⓔ keratoiridocyclitis): Entzündung von Hornhaut [Kornea], Regenbogenhaut [Iris] und Ziliarkörper [Corpus ciliare]

ke|ra|to|i|ri|do|zy|kli|tisch *adj* (Ⓔ keratoiridocyclitic): Keratoiridozyklitis betreffend, von ihr betroffen oder gekennzeichnet

Ke|ra|to|i|ri|tis *f, pl* **-ti|den** (Ⓔ keratoiritis): ***Syn***: *Iridokeratitis, Korneoiritis*; Entzündung von Hornhaut [Kornea] und Regenbogenhaut [Iris]

ke|ra|to|i|ri|tisch *adj* (Ⓔ keratoiritic): Keratoiritis betreffend, von ihr betroffen oder gekennzeichnet

Ke|ra|to|kon|junk|ti|vi|tis *f, pl* **-ti|den** (Ⓔ keratoconjunctivitis): ***Syn***: *Keratoconjunctivitis*; Entzündung von Hornhaut [Kornea] und Bindehaut [Konjunktiva]

epidemische Keratokonjunktivitis: →*Keratoconjunctivitis epidemica*

herpetische Keratokonjunktivitis: →*Keratoconjunctivitis herpetica*

ke|ra|to|kon|junk|ti|vi|tisch *adj* (Ⓔ keratoconjunctivitic): Keratokonjunktivitis betreffend, von ihr betroffen oder gekennzeichnet

Ke|ra|to|ko|nus *m* (Ⓔ keratoconus): ***Syn***: *Hornhautkegel*; ätiologisch unklare Hornhautvorwölbung bei normalem Augeninnendruck; beruht wahrscheinlich auf einer Schwäche des Kollagens der Hornhaut; durch die unregelmäßige Vorwölbung der Hornhaut entsteht ein irregulärer myoper Astigmatismus; der Keratokonus schreitet schubweise fort, wobei die größte Progredienz zwischen dem 10. und 20. Lebensjahr liegt; oft kommt es zum Riss der Descemet*-Membran mit Eintrübung der Hornhaut [**akuter Keratokonus**]; **Therapie**: im Anfangsstadium Kontaktlinse, später Keratoplastik*

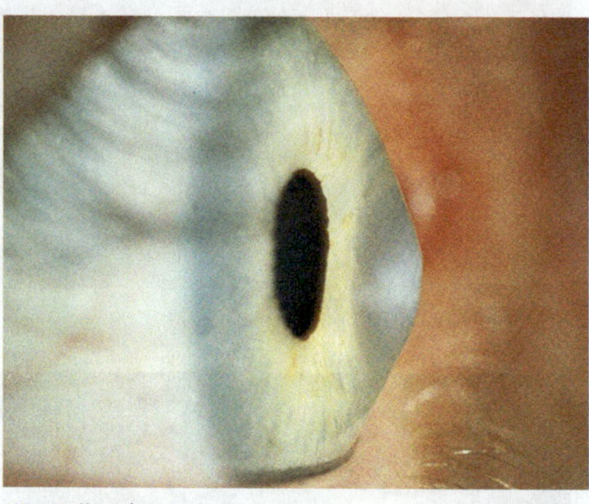

Abb. K50. Keratokonus

Ke|ra|to|kri|ko|i|de|us *m*: →*Musculus ceratocricoideus*

Ke|ra|to|ly|se *f* (Ⓔ **1.–2.** keratolysis): **1.** Ablösung der Hornschicht der Haut **2.** Auflösung/Erweichung der Hornsubstanz der Haut

Ke|ra|to|ly|ti|kum *nt, pl* **-ka** (Ⓔ keratolytic): Mittel zur Erweichung/Auflösung der Hornhaut, z.B. zur Behandlung von Schwielen, Warzen etc.

ke|ra|to|ly|tisch *adj* (Ⓔ keratolytic): Keratolyse betreffend oder auslösend

Ke|ra|tom *nt*: →*Keratoma*

Ke|ra|to|ma *nt, pl* **-ma|ta** (Ⓔ keratoma): ***Syn***: *Keratom*; umschriebene Verdickung der Hornschicht der Haut

Keratoma giganteum: →*Cornu cutaneum*

Keratoma hereditarium mutilans: →*Vohwinkel-Syndrom*

Keratoma palmare et plantare hereditarium: →*Keratosis palmoplantaris diffusa circumscripta*

Keratoma palmare et plantare hereditarium dissipatum: →*Keratosis palmoplantaris papulosa*

Keratoma senile: →*aktinische Keratose*

Ke|ra|to|ma|la|zie *f* (Ⓔ keratomalacia): ***Syn***: *Hornhauterweichung*; Erweichung der Augenhornhaut, z.B. bei Vitamin A-Mangel; in Entwicklungsländern eine häufige Ursache von Erblindung

Ke|ra|to|me|ter *nt* (Ⓔ keratometer): ***Syn***: *Ophthalmometer*; Gerät für die Keratometrie

Ke|ra|to|me|trie *f* (Ⓔ keratometry): ***Syn***: *Ophthalmometrie*;

Messung des Hornhautdurchmessers und der Hornhautkrümmung

ke|ra|to|me|trisch *adj* (Ⓔ keratometric): ***Syn:*** *ophthalmometrisch*; Keratometrie betreffend, mittels Keratometrie

Ke|ra|to|my|ko|se *f*: → *Hornhautmykose*

Ke|ra|to|my|ko|sis *f, pl* **-ses**: → *Hornhautmykose*

ke|ra|to|my|ko|tisch *adj* (Ⓔ keratomycotic): Keratomykose betreffend, von ihr betroffen oder durch sie bedingt

Ke|ra|to|no|se *f*: → *Hornhautdegeneration*

Ke|ra|to|pa|thia *f*: → *Keratopathie*

Keratopathia e lagophthalmo: → *Keratitis e lagophthalmo*

Keratopathia neuroparalytica: → *Keratitis neuroparalytica*

Ke|ra|to|pa|thie *f* (Ⓔ keratopathy): ***Syn:*** *Keratopathia*; nichtentzündliche Hornhauterkrankung

Ke|ra|to|pha|kie *f* (Ⓔ keratophakia): ***Syn:*** *Epikeratophakie*; Methode zur Korrektur von starker Hyperopie*, Aphakie* oder Keratokonus*, bei der eine zugeschliffene Hornhautlamelle eines Spenders auf das Empfängerauge aufgenäht wird

Ke|ra|to|plas|tik *f* (Ⓔ keratoplasty): ***Syn:*** *Hornhauttransplantation, Hornhautplastik*; teilweiser [**lamelläre Keratoplastik**] oder vollständiger Ersatz der Augenhornhaut [**perforierende Keratoplastik**] durch eine homologe Spenderhornhaut [Leichenspende]; die Zeit zwischen Tod des Spenders und Transplantation kann 12–18 Stunden betragen; der Erfolg hängt im Wesentlichen davon ab, ob die Empfängerhornhaut Gefäße enthält oder nicht; bei eingewachsenen Gefäßen [z.B. Herpeskeratitis*] ist die Wahrscheinlichkeit einer Immunreaktion hoch

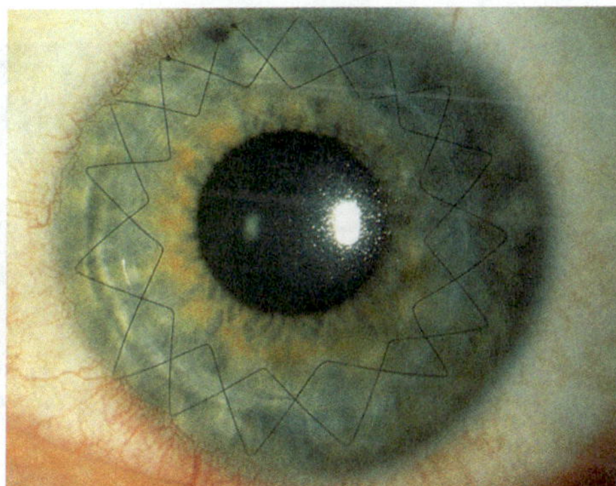

Abb. K51. Keratoplastik

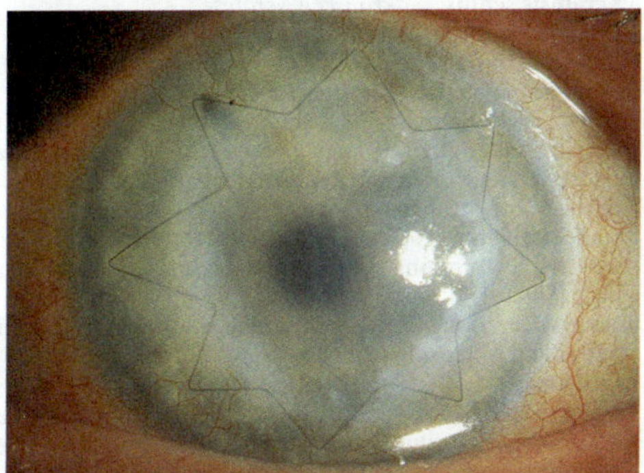

Abb. K52. Immunreaktion nach Keratoplastik

Keratoplastik á chaud (Ⓔ acute keratoplasty): *s.u. Hornhautgeschwür*

partielle Keratoplastik (Ⓔ partial keratoplasty): lamelläre Keratoplastik; *s.u. Keratoplastik*

totale Keratoplastik (Ⓔ total keratoplasty): perforierende Keratoplastik; *s.u. Keratoplastik*

Ke|ra|to|pro|the|se *f* (Ⓔ keratoprosthesis): aus Kunststoff gebildete künstliche Hornhaut

Ke|ra|tor|rhe|xis *f* (Ⓔ keratorrhexis): ***Syn:*** *Hornhautriss, Hornhautruptur*; meist traumatisch bedingte Ruptur der Augenhornhaut; vor der Einführung der Anschnallpflicht häufige Verletzung bei Autounfällen [**Windschutzscheibenverletzung**]; ist selten nur auf die Hornhaut beschränkt

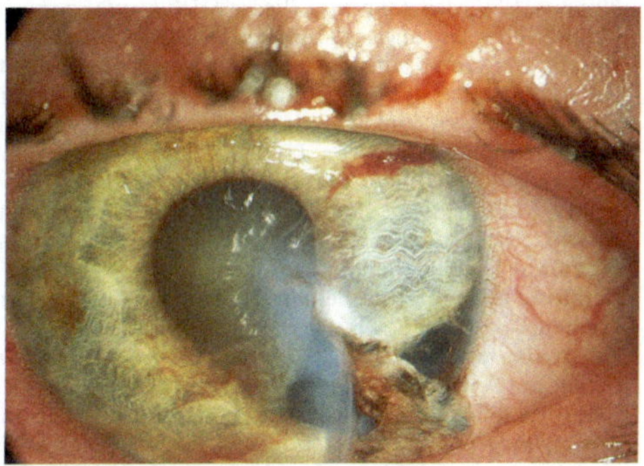

Abb. K53. Irisprolaps bei perforierender Augenverletzung

Ke|ra|to|scle|ri|tis *f, pl* **-ti|den**: → *Keratoskleritis*

Ke|ra|to|se *f* (Ⓔ keratosis): ***Syn:*** *Keratosis*; allgemeine Bezeichnung für angeborene oder erworbene Verhornungsstörungen der Haut; meist von Schuppenbildung begleitet

aktinische Keratose (Ⓔ actinic keratosis): ***Syn:*** *senile Keratose, Lichtkeratose, Keratosis actinica, Keratosis solaris, Keratosis senilis, Keratoma senile*; durch langfristige Lichteinwirkung an lichtexponierten Stellen [Stirn, Glatze, Nase, Handrücken] entstehende Dermatose*; je nach klinischem Bild unterscheidet man eine **erythematische Form, keratotische Form** und **pigmentierte aktinische Form**; ist die häufigste Präkanzerose der Haut, die in 20–25 % der Fälle langfristig in ein Plattenepithelkarzinom übergeht; **Therapie:** Exzision, Kryotherapie bei vereinzelten Läsionen; bei multiplen Keratosen lokale Chemotherapie mit Fluoruracil*

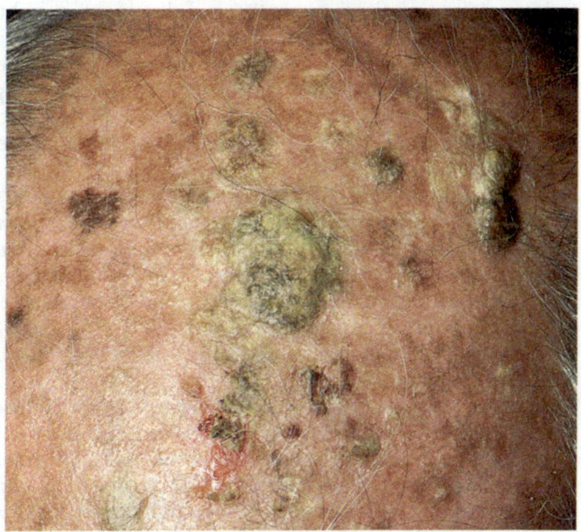

Abb. K54. Aktinische Keratose

follikuläre Keratose: → *Keratosis follicularis*

invertierte follikuläre Keratose (Ⓔ inverted follicular keratosis): ***Syn:*** *Akrotrichom, follikuläres Porom, Keratosis follicularis inversa*; gehäuft ältere Männer betreffende Keratose mit nach innen wachsenden, gutartigen, follikulären Tumoren

palmoplantare Keratose: → *Palmoplantarkeratose*

seborrhoische Keratose: →*Alterswarze*
senile Keratose: →*aktinische Keratose*
solare Keratose: →*aktinische Keratose*

Ke|ra|to|sis *f, pl* **-ses** (Ⓔ keratosis): *Syn:* *Keratose*; allgemeine Bezeichnung für angeborene oder erworbene Verhornungsstörungen der Haut; meist von Schuppenbildung begleitet

Keratosis actinica: →*aktinische Keratose*

Keratosis diffusa maligna (Ⓔ harlequin fetus): *Syn:* *Harlekinfetus, Ichthyosis congenita Riecke I, Ichthyosis congenita gravis, Ichthyosis congenita universalis, Hyperkeratosis universalis congenita*; autosomal-rezessiv vererbte, schwerste Form der Ichthyosis* congenita; schon intrauterin kommt es zur Ausbildung dunkler panzerartiger Hornplatten sowie einer Ektropionierung von Lippen, Lidern und Genitalschleimhaut und Entwicklung einer Plattnase; **Prognose:** früher tödlich; heute besteht durch Retinoide eine gute Überlebenschance, allerdings geht sie dann in eine erythrodermische lamelläre Ichthyose* über

Keratosis extremitatum hereditaria transgrediens et progrediens: →*Greither-Syndrom*

Keratosis follicularis (Ⓔ follicular keratosis): *Syn:* *follikuläre Keratose*; Verhornungsstörung der Haarfollikel

Keratosis follicularis amiantacea (Ⓔ asbestos-like tinea): *Syn:* *Asbestgrind, Tinea amiantacea (Alibert), Tinea asbestina, Pityriasis amiantacea, Impetigo scabida*; meist im Rahmen anderer Erkrankungen [Seborrhoe*, endogenes Ekzem*] auftretende asbestartige, weiß-schimmernde Schuppen der Kopfhaut

Keratosis follicularis inversa: →*invertierte follikuläre Keratose*

Keratosis follicularis serpiginosa (Ⓔ perforating elastosis): *Syn:* *perforierendes Elastom, Elastosis perforans serpiginosa, Elastoma intrapapillare perforans*; seltene, ätiologisch ungeklärte Hautkrankheit durch eine transepidermale Ablagerung degenerierter elastischer Fasern; typisch sind die ringförmig oder serpiginös angeordneten verrukösen Papeln an Hals, Nacken und im Ellenbogenbereich mit zentraler Abheilung

Keratosis palmare et plantare hereditarium transgrediens: →*Keratosis palmoplantaris transgrediens*

Keratosis palmoplantaris: →*Palmoplantarkeratose*

Keratosis palmoplantaris diffusa circumscripta (Ⓔ diffuse palmoplantar keratoderma): *Syn:* *Morbus Unna-Thost, Ichthyosis palmaris et plantaris (Thost), Keratoma palmare et plantare hereditarium*; autosomal-dominant vererbte Verhornungsstörung der Handteller und Fußsohlen, die sich schon im 1. oder 2. Lebensjahr manifestiert; häufig begleitet von Hyperhidrose* und Fingernagelwucherung; **Therapie:** Keratolytika extern; evtl. Retinoide intern; **Prognose:** lebenslang vorhanden; verstärkt bei mechanischer Belastung

Keratosis palmoplantaris diffusa non circumscripta (Ⓔ Papillon-Lefèvre syndrome): *Syn:* *Papillon-Lefèvre-Syndrom, Keratosis palmoplantaris mit Paradontose/Periodontose*; autosomal-rezessiv vererbte, palmoplantare Verhornungsstörung mit Zahnanomalien und Entzündungen im Mundbereich [Gingivitis*, Parodontitis*]

Keratosis palmoplantaris maculosa: →*Keratosis palmoplantaris papulosa*

Keratosis palmoplantaris mit Paradontose/Periodontose: →*Keratosis palmoplantaris diffusa non circumscripta*

Keratosis palmoplantaris mutilans: →*Vohwinkel-Syndrom*

Keratosis palmoplantaris papulosa (Ⓔ dissipated palmoplantar keratoderma): *Syn:* *Keratoma palmare et plantare hereditarium dissipatum, Keratosis palmoplantaris maculosa*; autosomal-dominante Palmarkeratose mit Ausbildung von Hornkegeln

Keratosis palmoplantaris transgrediens (Ⓔ keratosis palmoplantaris transgrediens): *Syn:* *Keratosis palmare et plantare hereditarium transgrediens, Mal de Meleda, Mljet-Krankheit*; v.a. allem in Dalmatien [Insel Mljet] vorkommende Form mit ausgeprägten Hyperkeratosen, die im Laufe der Zeit auf Handrücken, Unterarme, Fußrücken und Unterschenkel übergreifen; autosomal-rezessives Leiden, das mit Brachyphalangie, Hyperhidrose, Koilonychie und EEG-Veränderungen assoziiert ist

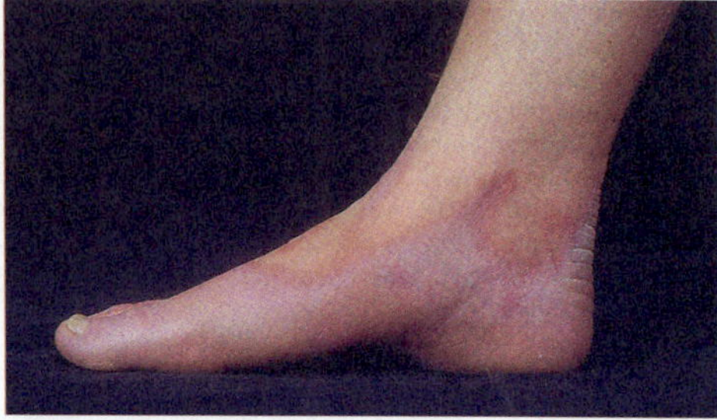

Abb. K55. Keratosis palmoplantaris transgrediens

Keratosis palmoplantaris transgrediens Typ Greither: →*Greither-Syndrom*

Keratosis pilaris: →*Lichen pilaris*

Keratosis pilaris faciei: →*Keratosis pilaris rubra atrophicans faciei*

Keratosis pilaris rubra atrophicans faciei (Ⓔ keratosis pilaris rubra atrophicans faciei): *Syn:* *Keratosis pilaris rubra faciei, Keratosis pilaris faciei, Ulerythema ophryogenes*; autosomal-dominant vererbte Verhornungsstörung der Gesichtshaut mit diffuser Hautrötung und Follikelatrophie der Augenbrauen; Form der atrophisierenden Keratosis* pilaris

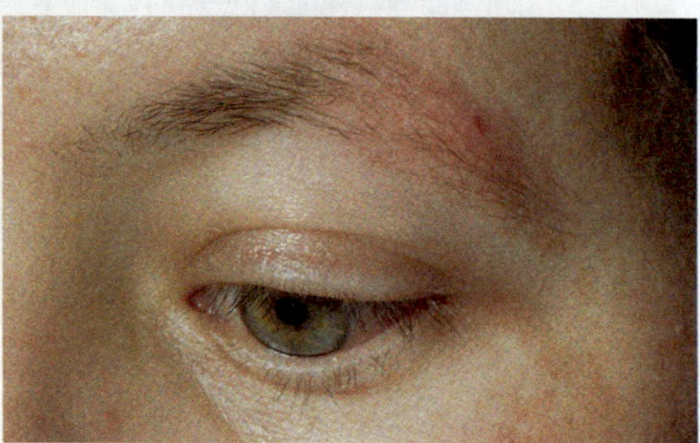

Abb. K56. Keratosis pilaris rubra atrophicans faciei

Keratosis pilaris rubra faciei: →*Keratosis pilaris rubra atrophicans faciei*

Keratosis senilis: →*aktinische Keratose*

Keratosis solaris: →*aktinische Keratose*

Keratosis suprafollicularis: →*Lichen pilaris*

Keratosis vegetans: →*Morbus Darier*

Keratosis-pilaris-Gruppe *f* (Ⓔ keratosis pilaris): Oberbegriff für Erkrankungen mit angeborener follikulärer Hyperkeratose; dazu gehören u.a. Keratosis* pilaris und Keratosis* pilaris rubra atrophicans faciei

Ke|ra|to|skle|ri|tis *f, pl* **-ti|den** (Ⓔ keratoscleritis): *Syn:* *Keratoscleritis*; Entzündung von Hornhaut [Kornea] und Lederhaut [Sklera]

ke|ra|to|skle|ri|tisch *adj* (Ⓔ keratoscleritic): Keratoskleritis betreffend, von ihr betroffen oder gekennzeichnet

Ke|ra|to|skop *nt:* →*Placido-Scheibe*

Ke|ra|to|sko|pie *f* (Ⓔ keratoscopy): Untersuchung mit einer Placido-Scheibe zur Beurteilung der Regelmäßigkeit der Hornhaut und der Hornhautwölbung

ke|ra|to|tisch *adj* (Ⓔ keratotic): Keratose betreffend, von ihr betroffen oder gekennzeichnet, durch sie bedingt

Ke|ra|to|to|mie *f* (Ⓔ keratotomy): *Syn:* *Korneotomie, Hornhautschnitt, Hornhautdurchtrennung*; Durchtrennung oder Einschneidung der Augenhornhaut; als **radiäre Keratotomie** zur Korrektur der Kurzsichtigkeit* eingesetzt

Ke|ra|to|zele *f:* →*Descemetozele*

Ke|rau|no|neu|ro|se *f* (Ⓔ keraunoneurosis): veraltete Bezeich-

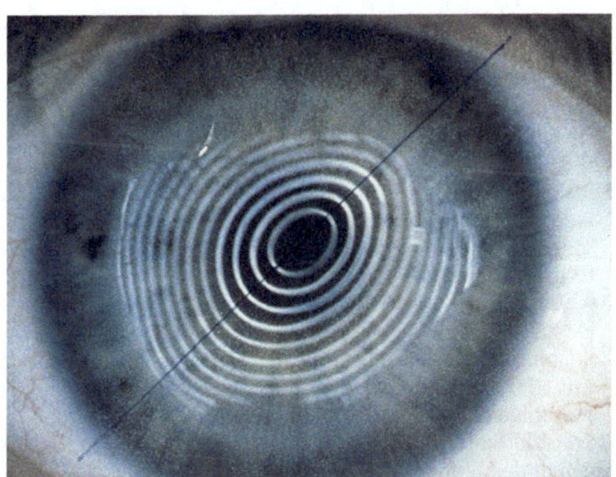
Abb. K57. Keratoskopie. Spiegelbild einer Placido-Scheibe

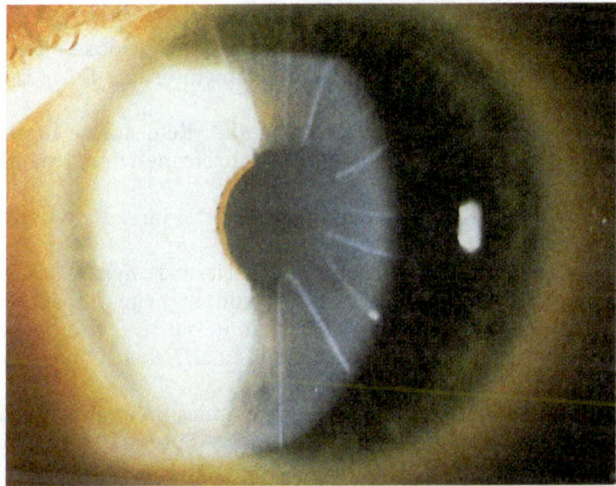
Abb. K58. Radiäre Keratotomie

nung für traumatische Neurosen nach Blitzschlag oder Gewitter

ke|rau|no|phob *adj* (Ⓔ keraunophobic): Gewitterangst/Keraunophobie betreffend, durch sie gekennzeichnet

Ke|rau|no|pho|bie *f* (Ⓔ keraunophobia): ***Syn:*** *Gewitterangst, Gewitterfurcht, Astraphobie*; krankhafte Angst vor Gewittern

Kerckring: Theodorus Kerckring; 1640–1693; deutscher Anatom (Amsterdam, Hamburg)

Kerckring-Falten *pl* (Ⓔ Kerckring's folds): ***Syn:*** *Plicae circulares*; in die Darmlichtung vortretende Falten der Dünndarmschleimhaut, die bis zu 1 cm in die Darmlichtung vorspringen; sie vergrößern die Schleimhautoberfläche um das 1,5-Fache

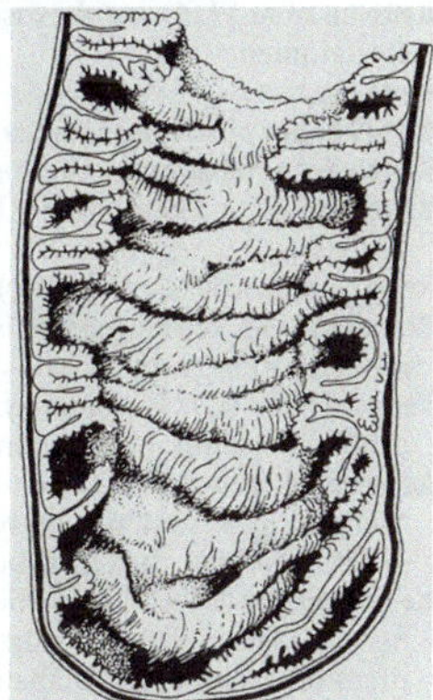
Abb. K59. Kerckring-Falten im oberen Jejunum

Ker|ek|ta|sie *f*: →*Hornhautstaphylom*

Ker|ek|to|mie *f*: →*Keratektomie*

Ke|ri|on Cel|si *nt*: →*Trichophytia profunda capitis*

Kerley: **Kerley-Linien** *pl* (Ⓔ Kerley lines): Streifenschatten im Röntgenbild der Lunge, die i.d.R. Ausdruck einer Stauungslunge sind; finden sich aber auch bei Mitralklappenfehlern, Lungenentzündung, Lungenfibrom etc.; man unterscheidet **Kerley A-Linien**: hilifugale Linien in den Oberfeldern **Kerley B-Linien**: horizontale Linien in den Unterfeldern **Kerley C-Linien**: diffuse feinmaschige Netzzeichnung, auch als retikuläres Muster bezeichnet

Kern *m* (Ⓔ **1.–3.** nucleus): **1.** →*Zellkern* **2.** ***Syn:*** *Nucleus, Kerngebiet, Nukleus*; lokale Ansammlung von Nervenzellen im Gehirn oder Rückenmark, z.B. als Ursprungskern von Nerven **3.** zentraler Teil eines Organs oder einer Struktur, z.B. der Augenlinse [Nucleus* lentis]

echter Kern (Ⓔ true nucleus): ***Syn:*** *Eukaryon*; von einer Kernmembran umgebener Zellkern; Kennzeichen der Eukaryoten*

roter Kern: →*Nucleus ruber*

Kern|äqui|va|lent *nt* (Ⓔ nuclear zone): ***Syn:*** *Nukleoid*; *s.u. Essay Bakterien S. 217*

Kern|a|ty|pie *f* (Ⓔ dyskaryosis): Atypie des Zellkerns, z.B. bei Tumoren oder Polyploidie*

Kern|auf|lösung *f*: →*Karyolyse*

Kern|hül|le *f*: →*Kernmembran*

Kernig: Vladimir M. Kernig; 1840–1917; russischer Arzt (St. Petersburg)

Kernig-Zeichen *nt* (Ⓔ Kernig's sign): Unmöglichkeit der aktiven Streckung des Beins im Kniegelenk beim sitzenden Patienten bzw. Beugung des gestreckten Beines oder Streckung des gebeugten Beines beim liegenden Patienten; findet sich bei Reiz- und Entzündungszuständen von Hirn- und Rückenmarkshäuten, Ischiassyndrom oder Bandscheibenschaden

Kern|ik|te|rus *m* (Ⓔ bilirubin encephalopathy): ***Syn:*** *Bilirubinenzephalopathie*; unkonjugiertes Bilirubin* kann bei Hyperbilirubinämie* aufgrund seiner Lipophilie leicht in die Gewebe des Zentralnervensystems eindringen und irreversible Schäden im Bereich der Basalganglien, des Globus pallidus, Nucleus caudatus [eigentlicher Kernikterus], Hypothalamus sowie in Kerngebieten einiger Hirnnerven und der Großhirnrinde verursachen; **Klinik**: Frühsymptome sind Apathie, Hypotonie, Trinkschwäche, Erbrechen, Abschwächung der Reflexe und meist schrilles Schreien; später kommt es zu Hirndruckzeichen [vorgewölbte Fontanelle], Krampfanfällen, Opisthotonus und muskulärer Hypertonie; Überlebende leiden meist an beidseitiger Taubheit, choreoathetoiden Störungen und geistiger Retardierung

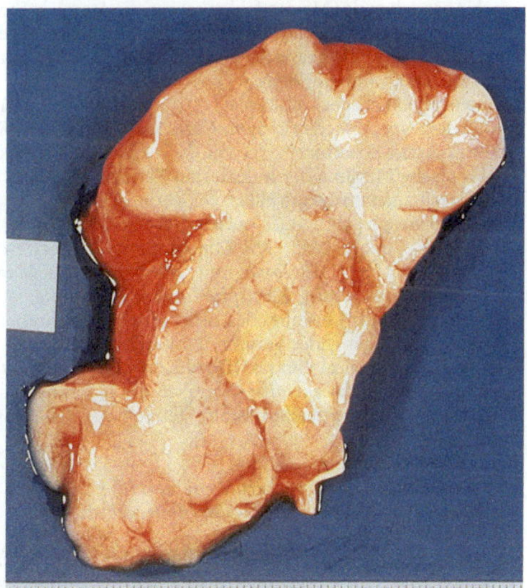
Abb. K60. Bilirubinablagerung bei Kernikterus

Kern|ket|ten|fa|sern *pl* (Ⓔ nuclear chain fibers): *s.u. Muskelspindel*

Kern|kör|per|chen *nt* (Ⓔ nucleolus): ***Syn:*** *Nukleolus, Nucleolus*; im Kern liegende Organelle, die RNA und basische Proteine enthält; Kernkörperchen [Durchmesser 2–5 µm] kommen nur während der Interphase* vor; sie dienen der

K

Bildung von ribosomaler RNA*, weshalb Zellen mit einem hohen Proteinumsatz auffallend große Nukleoli haben

Kern|la|dungs|zahl *f* (Ⓔ atomic number): ***Syn:*** *Ordnungszahl*; Anzahl der Protonen im Atomkern; *s.a. Atom*

Kern|mem|bran *f* (Ⓔ nuclear envelope): ***Syn:*** *Kernhülle, Kernwand, Nucleolemma, Karyotheka*; den Zellkern umgebende Membran; *s.u. Zellkern*

Kern|neu|ro|se *f* (Ⓔ character neurosis): tiefere Schichten der Persönlichkeit betreffende Neurose*; oft fälschlicherweise mit Charakterneurose* gleichgesetzt

Kern|po|ly|mor|phie *f* (Ⓔ nuclear polymorphism): unterschiedliche Größe und Gestalt von Kernen in einem Gewebe

Kern|po|ly|sac|cha|rid *nt* (Ⓔ core polysaccharide): *s.u. Essay Bakterien S. 217*

Kern|pro|to|plas|ma *nt* (Ⓔ karyoplasm): ***Syn:*** *Karyoplasma, Nukleoplasma*; Protoplasma* des Zellkerns*

Kern|pyk|no|se *f*: → *Karyopyknose*

Kern|re|so|nanz|spek|tro|sko|pie *f*: → *Kernspinresonanzspektroskopie*

Kern|sack|fa|sern *pl* (Ⓔ nuclear bag fibers): *s.u. Muskelspindel*

Kern|saft *m*: → *Karyolymphe*

Kern|schrump|fung *f*: → *Karyopyknose*

Kern|spin *m* (Ⓔ spin): Atomkerne haben einen Drehimpuls, der sich aus den Drehimpulsen der Kernbestandteile [Protonen und Neutronen] und dem Eigendrehimpuls zusammensetzt; bei Atomen mit ungerader Zahl der Kernteilchen erzeugt der Spin ein messbares magnetisches Moment, während sich bei Kernen mit gerade Protonenzahl die Momente aufheben

K

Kern|spin|del *f* (Ⓔ mitotic spindle): ***Syn:*** *Mitosespindel*; während der Mitose* sichtbarer Spindelapparat, der die Verteilung der Chromosomenhälften organisiert

Kern|spin|re|so|nanz *f* (Ⓔ nuclear magnetic resonance): ***Syn:*** *Magnetresonanz*; Absorption und Emission von Energie durch Atomkerne mit ungerader Nukleonenzahl in einem magnetischen Feld; es kommt zu einer parallelen Ausrichtung der Magnetachsen der Atome entlang der Feldlinien des Magnetfeldes; entspricht die Frequenz des Hochfrequenzimpulses der charakteristischen Resonanzfrequenz des Atoms, kommt es zu Resonanz, d.h., schon geringe Feldstärken führen zur Auslenkung der Kreiselachse des Atoms; nach Abschalten des Magnetfeldes kehren die Atome in ihre Ausgangslage zurück; die Energieänderungen können gemessen und in eine grafische Darstellung umgesetzt werden; *s.a. Kernspintomographie*

Kern|spin|re|so|nanz|spek|tro|sko|pie *f* (Ⓔ nuclear magnetic resonance spectroscopy): ***Syn:*** *NMR-Spektroskopie, MR-Spektroskopie*; Strukturanalyse von Molekülen durch spektroskopische Messung der induzierten Kernspinresonanz

Kern|spin|re|so|nanz|to|mo|gra|phie *f*: → *Kernspintomographie*

Kern|spin|to|mo|gra|phie *f* (Ⓔ nuclear resonance scanning): ***Syn:*** *NMR-Tomographie, MR-Tomographie, Magnetresonanztomographie, NMR-Tomografie, MR-Tomografie, Magnetresonanztomografie, Kernspinresonanztomografie*; auf Kernspinresonanz* beruhendes, nicht-invasives, computergesteuertes bildgebendes Verfahren mit hoher Auflösung

Kern|star *m* (Ⓔ nuclear cataract): ***Syn:*** *Zentralstar, Cataracta nuclearis, Cataracta centralis*; Katarakt* des Linsenkerns

Kern|tei|lung *f* (Ⓔ nuclear division): Teilung des Zellkerns; *s.u. Meiose, Mitose*

indirekte Kernteilung: → *Mitose*

Kern|tem|pe|ra|tur *f*: → *Körperkerntemperatur*

Kern|trüm|mer|ma|kro|pha|gen *pl*: → *Sternhimmelzellen*

Kern|ver|dich|tung *f*: → *Karyopyknose*

Kern|ver|schie|bungs|in|dex *f* (Ⓔ Schilling index): ***Syn:*** *Schilling-Index*; Verhältnis von nicht segmentierten Granulozyten [Metamyelo-, Myelozyten] zu segmentierten Granulozyten* im peripheren Blut; normal ca. 1:6

Kern|wand *f*: → *Kernmembran*

Kern|zer|fall *m*: → *Karyorrhexis*

Ke|ro|sin *nt* (Ⓔ kerosine): bei der Erdöldestillation gewonnene Fraktion; wird als Lösungsmittel und Brennstoff verwendet

Ker|zen|fleck|phä|no|men *nt* (Ⓔ candle phenomenon): ***Syn:*** *Kerzenspanphänomen, Kerzentropfphänomen*; die Schuppen bei Psoriasis* vulgaris haften nur locker und lassen sich in toto abheben

Ker|zen|span|phä|no|men *nt*: → *Kerzenfleckphänomen*

Ker|zen|tropf|phä|no|men *nt*: → *Kerzenfleckphänomen*

KES-Gruppe *f* (Ⓔ KES group): *s.u. Klebsiella*

KET *Abk.*: Katelektrotonus

Ket|amin *nt* (Ⓔ ketamine): ***Syn:*** *(RS)-2-(2-Chlorphenyl)-2-methylaminocyclohexanon*; Anästhetikum* mit analeptischer und neuroleptischer Wirkung; wird auch als Analgetikum* verwendet

Ket|a|zol|am *nt* (Ⓔ ketazolam): Benzodiazepin*, HWZ 2 h [Metaboliten 24–48 h]

Ke|ti|min *nt* (Ⓔ ketimine): durch Umsetzung eines Ketons mit NH_3 entstehendes Stickstoffanalog der Ketone

Ke|to|a|ci|do|se *f*: → *Ketoazidose*

Ke|to|a|zid|ä|mie *f* (Ⓔ ketoacidemia): erhöhter Ketosäuregehalt des Blutes; *s.a. Ketoazidose*

Ke|to|a|zi|do|se *f* (Ⓔ ketoacidosis): ***Syn:*** *Ketoacidose*; durch eine Erhöhung der Ketonkörper* hervorgerufene metabolische Azidose*; oft fälschlicherweise gleichgesetzt mit Acetonämie*

diabetische Ketoazidose (Ⓔ diabetic ketoacidosis): Ketoazidose bei entgleistem Diabetes* mellitus; *s.a. Essay Diabetes mellitus S. 481*

ke|to|a|zi|do|tisch *adj* (Ⓔ ketoacidotic): Ketoazidose betreffend, von ihr betroffen oder gekennzeichnet, durch sie bedingt

Ke|to|a|zid|u|rie *f* (Ⓔ ketoaciduria): Ketosäureausscheidung im Harn; entspricht der Ketonurie

β-Ke|to|but|ter|säu|re *f* (Ⓔ β-ketobutyric acid): ***Syn:*** *Acetessigsäure, Azetessigsäure*; Zwischenprodukt beim Abbau von Fettsäuren und ketoplastischen Aminosäuren; wird bei gestörtem Kohlenhydratstoffwechsel [u.a. Diabetes* mellitus] vermehrt in der Leber gebildet

Ke|to|con|a|zol *nt* (Ⓔ ketoconazole): orales Breitbandantimykotikum*; wirkt gegen fast alle Pilze [Sprosspilze, Dermatophyten, Schimmelpilze, Fadenpilze, Hefen, Strahlenpilze] sowie Plasmodien und Leishmanien

Keto-desoxy-oktonat *nt* (Ⓔ keto-deoxy-octonate): *s.u. Essay Bakterien S. 217*

ke|to|gen *adj* (Ⓔ ketogenic): ***Syn:*** *ketoplastisch*; Ketogenese betreffend, Keton(körper) bildend

Ke|to|ge|ne|se *f*: → *Ketonkörperbildung*

Ketoglutarat-Malat-Carrier *m* (Ⓔ ketoglutarate-malate carrier): Malat-Ketoglutarat-Carrier; *s.u. Malatzyklus*

Ke|to|grup|pe *f* (Ⓔ keto group): *s.u. Keton*

Ke|to|hep|to|se *f* (Ⓔ ketoheptose): Ketozucker* mit 7 Kohlenstoffatomen

Ke|to|he|xo|ki|na|se *f*: → *Fructokinase*

Ke|to|he|xo|se *f* (Ⓔ ketohexose): Ketozucker* mit 6 Kohlenstoffatomen

Ke|to|ki|na|se *f*: → *Fructokinase*

Ke|to|kör|per *pl*: → *Ketonkörper*

Ke|to|kör|per|bil|dung *f*: → *Ketonkörperbildung*

Ke|to|ly|se *f* (Ⓔ ketolysis): Abbau/Spaltung von Keton(körpern)

ke|to|ly|tisch *adj* (Ⓔ ketolytic): Ketolyse betreffend

Ke|ton *nt* (Ⓔ ketone): organische Verbindung, die eine oder mehrere Ketogruppen [>C=O] enthält; *s.a. Ketonkörper*

Ke|ton|ä|mie *f* (Ⓔ ketonemia): ***Syn:*** *Azetonämie, Acetonämie*; erhöhter Aceton- oder Ketonkörpergehalt des Blutes

ke|ton|ä|misch *adj* (Ⓔ ketonemic): ***Syn:*** *acetonämisch, azetonämisch*; Ketonämie betreffend, von ihr betroffen oder gekennzeichnet, durch sie bedingt

Ke|ton|kör|per *pl* (Ⓔ ketone bodies): ***Syn:*** *Ketokörper, Acetonkörper*; Sammelbegriff für die bei gestörtem Kohlenhydratstoffwechsel [u.a. Diabetes* mellitus, Hunger] vermehrt in der Leber gebildeten Metaboliten Aceton*, β-Ketobuttersäure* und β-Hydroxybuttersäure*; Erhöhung der Ketonkörper führt zu Azidose und Störungen des ZNS bis hin zur Bewusstlosigkeit

Ke|ton|kör|per|bil|dung *f* (Ⓔ ketogenesis): ***Syn:*** *Ketogenese*; die Ketonkörperbildung in der Leber bei einem erhöhten Anfall an Fettsäuren ist eine unausweichliche Reaktion und u.U. lebensrettend, da über sie überschüssige Fettsäuren in eine wasserlöslische Form überführt werden; Ketonkörper können in extrahepatischen Zellen, v.a. dem Zentralnervensystem, an Stelle von Glucose oxidiert werden; damit kann der Körper Hunger- oder Fastenzustände über Tage oder Wochen überleben

Ke|ton|u|rie *f* (Ⓔ ketonuria): ***Syn:*** *Acetonurie, Azetonurie*; Ausscheidung von Aceton bzw. Ketonkörpern* im Urin; ist meist Symptom einer Stoffwechselentgleisung [Hunger, Diabetes* mellitus, Alkalose*], kann aber auch in der Schwangerschaft auftreten

ke|ton|u|risch *adj* (Ⓔ ketonuric): ***Syn:*** *acetonurisch*; Ketonurie betreffend, von ihr betroffen oder gekennzeichnet, durch sie bedingt

Ke|ton|zu|cker *m*: *→Ketozucker*

Ke|to|oc|to|se *f* (Ⓔ keto-octose): Ketozucker* mit 8 Kohlenstoffatomen

Ke|to|pen|to|se *f* (Ⓔ ketopentose): Ketozucker* mit 5 Kohlenstoffatomen

Ke|to|phe|nyl|bu|ta|zon *nt*: *→Kebuzon*

ke|to|plas|tisch *adj*: *→ketogen*

Ke|to|pro|fen *nt* (Ⓔ ketoprofen): ***Syn:*** *3-Benzoylhydratropasäure, 2-(3-Benzoylphenyl)propionsäure*; nicht-steroidales Antiphlogistikum*, Antirheumatikum*

α-Ke|to|pro|pi|o|nat *nt*: *→Pyruvat*

α-Ke|to|pro|pi|on|säu|re *f* (Ⓔ α-ketopropionic acid): ***Syn:*** *Brenztraubensäure, Acetylameisensäure*; Ketocarbonsäure; wichtiges Zwischenprodukt des Kohlenhydrat- und Aminosäurestoffwechsels

Ke|to|ro|lac *nt* (Ⓔ ketorolac): nicht-steroidales Antiphlogistikum*

Ke|to|se *f*: **1.** *→Ketozucker* **2.** *→Ketosis*

Ke|to|sis *f, pl* **-ses** (Ⓔ ketosis): ***Syn:*** *Ketose*; erhöhte Konzentration von Ketonkörpern* im Blut und in Geweben

Ke|tos|u|rie *f* (Ⓔ ketosuria): Ketoseausscheidung im Harn, z.B. Fructosurie

Ke|to|te|tro|se *f* (Ⓔ ketotetrose): Ketozucker* mit 4 Kohlenstoffatomen

Ke|to|ti|fen *nt* (Ⓔ ketotifen): H_1-Antihistaminikum*, Antiasthmatikum*, Antiallergikum*; **Anw.**: Langzeitprophylaxe von Asthma* bronchiale und allergischen Atemwegserkrankungen

ke|to|tisch *adj* (Ⓔ ketotic): Ketose betreffend, von ihr betroffen oder gekennzeichnet, durch sie bedingt

Ke|to|tri|o|se *f* (Ⓔ ketotriose): Ketozucker* mit 3 Kohlenstoffatomen

Ke|to|zu|cker *m* (Ⓔ ketose): ***Syn:*** *Ketonzucker, Ketose*; Monosaccharid* mit einer Ketogruppe; nach der Anzahl der Kohlenstoffatome unterscheidet man Ketotriose [3 Kohlenstoffatome], Ketotetrose [4 Kohlenstoffatome] usw.

Ket|te *f* (Ⓔ chain): **α-Kette** (Ⓔ **1.–2.** α chain): **1.** *s.u. Hämoglobin* **2.** *s.u. Immunglobuline*
β-Kette (Ⓔ β chain): *s.u. Hämoglobin*
δ-Kette (Ⓔ **1.–2.** δ chain): **1.** *s.u. Hämoglobin* **2.** *s.u. Immunglobuline*
ε-Kette (Ⓔ ε chain): *s.u. Immunglobuline*
γ-Kette (Ⓔ **1.–2.** γ chain): **1.** *s.u. Hämoglobin* **2.** *s.u. Immunglobuline*
κ-Kette (Ⓔ κ chain): *s.u. Immunglobuline*
λ-Kette (Ⓔ λ chain): *s.u. Immunglobuline*
μ-Kette (Ⓔ μ chain): *s.u. Immunglobuline*
ζ-Kette (Ⓔ ζ chain): *s.u. Hämoglobin*

Ket|ten|frak|tur *f* (Ⓔ serial fracture): mehrere Frakturen an einer Extremität, z.B. Oberschenkel- und Unterschenkelfraktur bei Polytrauma

α-Ket|ten|krank|heit *f*: *→Alpha-Kettenkrankheit*

γ-Ket|ten|krank|heit *f*: *→Gamma-Kettenkrankheit*

μ-Ket|ten|krank|heit *f*: *→M-Kettenkrankheit*

Keuch|hus|ten *m* (Ⓔ whooping cough): ***Syn:*** *Pertussis, Stickhusten, Tussis convulsiva*; durch Bordetella* pertussis hervorgerufene Infektionskrankheit, deren klinisches Erscheinungsbild von andauernden Hustenanfällen geprägt ist; die Übertragung erfolgt durch Tröpfcheninfektion bei engem Kontakt [nicht mehr als 2 m]; nach einer Inkubationszeit von 7–14 Tagen beginnt das **Stadium catarrhale** mit Schnupfen, leicht erhöhter Temperatur und Abgeschlagenheit; nach 1–2 Wochen kommt es zum **Stadium convulsivum**, das durch die typischen Hustenattacken gekennzeichnet ist; der Husten steigert sich im Anfall [Stakkatohusten] bis zu einem apnoischen Intervall; am Ende des Anfalls kommt es zu einer jähen, hörbaren Inspiration, auf die nach einigen Sekunden ein weiterer Hustenanfall folgt [Reprise]; während oder am Ende des Anfalls kommt es zu starkem Speichel- und Schleimfluss, evtl. Erbrechen; äußere Reize oder Berührung des Rachens kann Hustenattacken auslösen; das Stadium kann 4–6 Wochen anhalten und zeigt 40–50 Anfälle pro Tag; im folgenden **Stadium decrementi** [4–6 Wochen] nimmt die Häufigkeit und Schwere der Hustenanfälle langsam ab
die wichtigsten **Komplikationen** sind Pneumonie [10–15 %], Otitis* media, subkonjunktivale Blutungen und hypoxische Enzephalopathie mit Krämpfen; **Diagnose**: Anamnese, klinisches Bild, Erregernachweis nach Anzüchtung im Stadium catarrhale; **Therapie**: Erythromycin*, Clarithromycin*, Azithromycin* oder Cotrimoxazol* für 2 Wochen; da Keuchhusten keine langandauernde Immunität hinterlässt, sind wiederholte Infektionen möglich, die aber jeweils schwächer verlaufen; *s.a. Keuchhustenimpfung*

Keuch|hus|ten|bak|te|ri|um *nt*: *→Bordetella pertussis*

Keuch|hus|ten|ge|schwür *f* (Ⓔ Riga-Fede disease): ***Syn:*** *Riga-Geschwür, Fede-Riga-Geschwür*; Aphthe* am Zungenbändchen bei Keuchhusten; entsteht durch das Scheuern des Zungenbändchens an den unteren Schneidezähnen

Keuch|hus|ten|impf|ung *f* (Ⓔ pertussis vaccination): ***Syn:*** *Pertussisimpfung*; die Schutzimpfung gegen Keuchhusten erfolgt entweder mit einer Vakzine aus abgetöteten Bakterien [**Ganzkeimvakzine, P-Vakzine**] oder mit einer sog. **azellulären Vakzine [aP-Vakzine]**, die inaktiviertes oder genetisch verändertes Pertussistoxin* [PT], filamentöses Hämagglutinin [FHA] und evtl. Pertaktin und Fimbrien enthält; die aP-Vakzine hat weniger Nebenwirkungen und weist eine höhere Effektivität auf; die Impfung erfolgt in der Regel als Dreifachimpfung [Diphterie, Pertussis, Tetanus, DPT] im 3., 4. und 5. Monat, mit einer 4. Dosis im 2. Lebensjahr; eine 5. Dosis wird für das 11.–18. Lebensjahr empfohlen; *s.a. Impfplan*

Keusch|lamm *nt*: *→Mönchspfeffer*

keV *Abk.*: Kiloelektronenvolt

KEZ *Abk.*: Kortisonentzug

KF *Abk.*: Kammerflimmern

k_F *Abk.*: Filtrationskoeffizient

KFD-Virus *nt*: *→Kyasanur-Waldfieber-Virus*

Kfo *Abk.*: *→Kieferorthopädie*

KFU *Abk.*: *→Krebsfrüherkennungsuntersuchungen*

KFZ *Abk.*: Krebsforschungszentrum

KG *Abk.*: **1.** *→Kiefergelenk* **2.** Körpergewicht **3.** Krankengymnastik **4.** *→Krebsgene* **5.** *→Kryoglobulin*

kg *Abk.*: *→Kilogramm*

α-KG *Abk.*: Alpha-Ketoglutarat

kgrd *Abk.*: Kilogrammrad

KGS *Abk.*: **1.** 17-ketogene Steroide **2.** Ketoglutarsäure

17-KGS *Abk.*: 17-ketogene Steroide

KGTT *Abk.*: Kortison-Glukosetoleranztest

KGW *Abk.*: Körpergewicht

KH *Abk.*: **1.** *→Kieferhöhle* **2.** *→Kohlenhydrat*

Khartum-Senna *f* (Ⓔ Khartoum senna): *s.u. Sennesblätter*

Khat-Typ *m* (Ⓔ khat type dependence): *s.u. Drogenabhängigkeit*

KHBW *Abk.*: *→Kleinhirn-Brückenwinkel*

KHE *Abk.*: *→koronare Herzerkrankung*

Khel|la|früch|te *pl* (Ⓔ Bishop's weed fruit): *s.u. Ammei*

Khel|lin *nt* (Ⓔ khellin): ***Syn:*** *Visammin*; in Khellakraut [Ammi visnaga] vorkommendes Furanochrom; **Anw.**: Spasmolytikum* bei koronaren Durchblutungsstörungen, Angina pectoris, Asthma bronchiale

KHF *Abk.*: *→koreanisches hämorrhagisches Fieber*

KHK *Abk.*: *→koronare Herzkrankheit*

KHT *Abk.*: kindliche Herztöne

KHV *Abk.*: Knie-Hacken-Versuch

kHz *Abk.*: Kilohertz

KI *Abk.*: **1.** *→Karnofsky-Index* **2.** Kompetenz-Index **3.** Kontraktilitätsindex **4.** →*Koronarinsuffizienz* **5.** künstliche Intelligenz

Ki|cher|erb|sen|ver|gif|tung *f*: →*Lathyrismus*

KID *Abk.*: Krebsinformationsdienst

Kidd: Kidd-Blutgruppen *pl* (Ⓔ Kidd blood groups): ***Syn:*** *Kidd-Blutgruppensystem*; Blutgruppensystem, das Unverträglichkeitsreaktionen bei Transfusion und in der Schwangerschaft auslösen kann; wurde nach dem ersten bekannten Patienten benannt; *s.a. Blutgruppe*

KIE *Abk.*: Kallikrein-Inhibitor-Einheit

Kie|bitz|ei|nä|vus *m*: →*Naevus spilus*

Kie|bitz|nä|vus *m*: →*Naevus spilus*

Kie|fer *f* (Ⓔ pine): Oberbegriff für **Pinus sylvestris** und andere Pinus-Arten der Familie der Kieferngewächse [Pinaceae]; verwendet werden Triebe [**Pini turiones**] und das aus frischen Nadeln, Zweigspitzen oder jüngeren Ästen gewonnene ätherische **Pinienöl** [Pini aetheroleum]; enthält u.a. α-Pinen [bis zu 50 %] und β-Pinen [bis zu 30 %], Cymol und Campfer*; wirkt schwach antiseptisch und hyperämisierend sowie sekretolytisch; **Anw.**: äußerlich für Einreibungen [**Fichtennadelfranzbranntwein**]; in Ölen oder Salben bei leichten Muskel- und Nervenschmerzen oder Entzündungen der Atemwege

Kiefer-Gaumen-Spalte *f* (Ⓔ gnathopalatoschisis): ***Syn:*** *Gnathopalatoschisis*; angeborene Spaltbildung des Oberkiefers und des Gaumens; *s.a. Lippen-Kiefer-Gaumen-Spalte*

Kie|fer|ge|lenk *nt* (Ⓔ mandibular joint): ***Syn:*** *Unterkiefergelenk, Temporomandibulargelenk, Articulatio temporomandibularis*; aus einer oberen und einer unteren Kammer bestehendes Gelenk zwischen dem Unterkieferköpfchen und der Gelenkgrube des Schläfenbeins; der **Discus articularis** ist ringsum mit der Kapsel verwachsen und unterteilt damit die Gelenkhöhle in eine obere **diskotemporale Kammer** und eine untere **diskomandibulare Kammer**; die obere Kammer erlaubt Schiebe- und Mahlbewegungen und zusammen mit der unteren Kammer Öffnungs- und Schlussbewegung

Kie|fer|höh|le *f* (Ⓔ maxillary sinus): ***Syn:*** *Oberkieferhöhle, Sinus maxillaris*; größte Nasennebenhöhle [Sinus* paranasales], die im Körper des rechten und linken Oberkieferknochens [Maxilla*] liegt; wird nur durch eine dünne Knochenmembran von der Orbita* [oben], der Fossa* pterygopalatina [hinten], den Oberkieferzähnen und dem Gaumen [unten] und der Nasenhöhle [medial] getrennt; die Öffnung der Kieferhöhle liegt im oberen Teil des mittleren Nasenganges unter dem Hiatus* semilunaris

Kie|fer|höh|len|ei|te|rung *f* (Ⓔ acute purulent maxillary sinusitis): akute eitrige Kieferhöhlenentzündung; *s.u. Sinusitis maxillaris*

Kie|fer|höh|len|ent|zün|dung *f*: →*Sinusitis maxillaris*

Kie|fer|höh|len|fens|te|rung *f* (Ⓔ antrostomy): ***Syn:*** *Antrostomie*; operative Eröffnung der Kieferhöhle [Sinus* maxillaris]

Kie|fer|höh|len|schmer|zen *pl* (Ⓔ antronalgia): ***Syn:*** *Antronalgie*; Schmerzen in der Kieferhöhle

Kie|fer|klem|me *f* (Ⓔ lockjaw): ***Syn:*** *Trismus*; Kaumuskelkrampf, z.B. bei Tetanus*, Tetanie*, Kälte oder reflektorisch bei Entzündungen im Bereich des Kiefergelenkes [Parotitis*]

Kie|fer|lu|xa|ti|on *f* (Ⓔ temporomandibular joint dislocation): ***Syn:*** *Luxatio mandibulae, Unterkieferverrenkung*; angeborene oder erworbene Unterkieferverrenkung; bei der **einseitigen Kieferluxation** ist der Unterkiefer zur gesunden Seite verschoben, bei der **beidseitigen Kieferluxation** findet sich keine Seitenabweichung; bei **habitueller Kieferluxation** ist die Gelenkkapsel überdehnt und der Gelenkkopf tritt schon bei geringer Belastung über den Gelenkhöcker; die Reposition ist dann einfach und erfolgt oft spontan

Kie|fer|or|tho|pä|die *f* (Ⓔ orthodontics): Beseitigung von Zahnstellungsanomalien und Kieferdeformitäten

Kie|fer|plas|tik *f*: →*Gnathoplastik*

Kie|fer|pseu|do|zys|te *f* (Ⓔ false cyst): Pseudozyste* des Kiefer, z.B. durch Aneurysma*, Einblutung oder Trauma

Kie|fer|schmerz *m* (Ⓔ gnathalgia): Gnathalgie, Gnathodynie

Kie|fer|spal|te *f* (Ⓔ cleft jaw): ***Syn:*** *Gnathoschisis*; angeborene Spaltbildung des Oberkiefers; *s.a. Lippen-Kiefer-Gaumen-Spalte*

Kie|fer|sper|re *f* (Ⓔ lockjaw): ***Syn:*** *Bisssperre*; Unfähigkeit, die Zahnreihen in eine Schlussbissstellung zu bringen; am häufigsten bei ein- oder beidseitiger Luxation im Kiefergelenk

Kie|fer|win|kel *m* (Ⓔ mandibular angle): ***Syn:*** *Unterkieferwinkel, Angulus mandibulae*; Winkel zwischen Corpus und Ramus mandibulae

Kie|fer|zys|te *f* (Ⓔ cyst of upper/lower jaw): bei den Kieferzysten unterscheidet man Zysten, die vom Schmelzepithel [**odontogene Kieferzysten**] ausgehen, und Zysten, die nicht vom Schmelzepithel [**nicht-odontogene Kieferzysten**] ausgehen; zu den **odontogenen Kieferzysten** gehören radikuläre, follikuläre, primordiale und parodontale Zysten*, Dentitions- und Retentionszysten*; Duktuszysten* und globulomaxilläre Zysten gehören zu den **nicht-odontogenen Kieferzysten**

Kiel|brust *f*: →*Hühnerbrust*

Kiel-Klassifikation maligner Lymphome *f* (Ⓔ Kiel classification): *s.u. Essay Non-Hodgkin-Lymphome S. 1517*

Kielland: *s.u. Kjelland*

Kie|men|bö|gen *pl*: →*Branchialbögen*

Kie|men|gän|ge *pl*: →*Kiemenspalten*

Kie|men|gangs|fis|tel *f* (Ⓔ branchial fistula): ***Syn:*** *branchiogene Fistel*; von Kiemengangsresten ausgehende Fistel

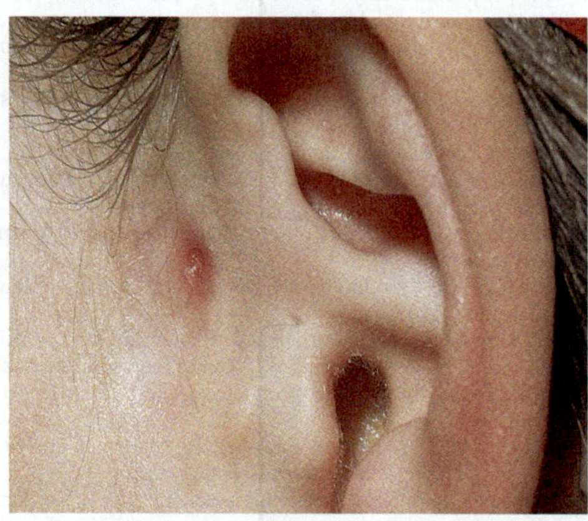

Abb. K61. Präaurikuläre Kiemengangsfistel

Kie|men|gangs|zys|te *f* (Ⓔ lymphoepithelial cyst): ***Syn:*** *laterale Halszyste, branchiogene Zyste*; bei teilweisem oder vollständigem Verschluss einer lateralen Halsfistel* entstehende Stauungszyste; *s.a. Halsfistel*

Kie|men|spal|ten *pl* (Ⓔ gill clefts): ***Syn:*** *Kiemengänge, Viszeralspalten, Schlundtaschen, Branchialspalten*; während der Embryonalentwicklung auftretende seitliche Ausbuchtungen am Vorderdarm des Embryos; *s.a. Branchialbögen*

Kienböck: Robert Kienböck; 1871–1953; österreichischer Radiologe (Wien)

Kienböck-Krankheit *f*: →*Lunatummalazie*

Kienböck-Zeichen *nt* (Ⓔ Kienböck's phenomenon): paradoxe Zwerchfellbewegung bei einseitiger Lähmung des Nervus* phrenicus oder Pneumothorax*; die gelähmte Seite bewegt sich bei Einatmung nach oben und bei Ausatmung nach unten

Kie|sel|staub|lun|ge *f*: →*Silikose*

Kiesselbach: Wilhelm Kiesselbach; 1839–1902; deutscher HNO-Arzt (Erlangen)

Kiesselbach-Ort *m* (Ⓔ Kiesselbach's area): ***Syn:*** *Locus Kiesselbachi*; Ort am Übergang von normaler Haut in das Flimmerepithel der Nasenschleimhaut im Bereich des knorpeligen Nasenseptums*, der besonders stark ausgeprägte arteriovenöse Anastomosen besitzt; bei Schädigungen der Schleimhaut kann es zu starkem Nasenbluten kommen

Kil|ler|zel|len *pl* (Ⓔ killer cells): ***Syn:*** *K-Zellen*; Sammelbezeichnung für Zellen mit zytotoxischer Wirkung

natürliche Killerzellen (Ⓔ natural killer cells): *Syn:* *NK-Zellen, NK-Lymphozyten, Natural-Killer-Zellen*; T-Lymphozyten*, die ohne vorherigen Antigenkontakt Zellen angreifen und auflösen können

Killian: Gustav Killian, 1860–1921; deutscher HNO-Arzt (Berlin, Freiburg)

Killian-Muskellücke *f* (Ⓔ Killian's area): *s.u. Zenker-Divertikel*

Killian-Septumresektion *f* (Ⓔ Killian-Freer operation): *Syn:* *subperichondrale Septumresektion*; bei Septumdeviation* durchgeführte subperichondrale bzw. subperiostale Resektion der vorspringenden Knorpel- und Knochenteile

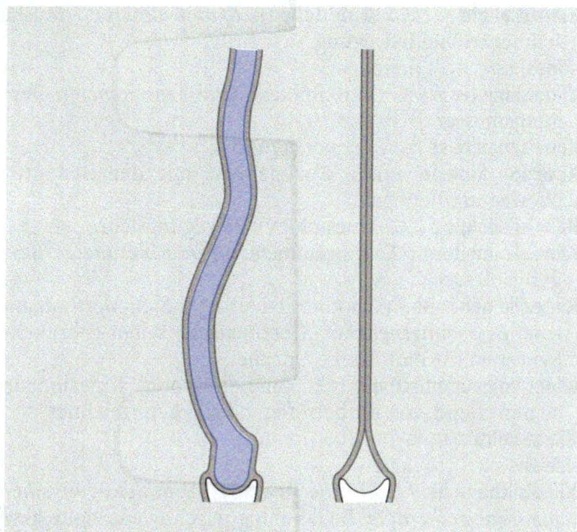

Abb. K62. Killian-Septumresektion

Kilo-, kilo- *präf.*: Wortelement mit der Bedeutung „tausendfach"

Kilolgramm *nt* (Ⓔ kilogram): im SI-System die Basiseinheit der Masse; Symbol: kg

Kilolkallolrie *f* (Ⓔ kilocalorie): *s.u. Kalorie*

Kimmelstiel: Paul Kimmelstiel, deutscher Pathologe (Boston, Hamburg) im 20. Jahrhundert

Kimmelstiel-Wilson-Syndrom *nt* (Ⓔ Kimmelstiel-Wilson disease): *Syn:* *diabetische Nephrosklerose, diabetische Nephropathie, diabetische Glomerulopathie, diabetische Glomerulosklerose*; im Rahmen des Diabetes* mellitus auftretende Schädigung der Glomeruli und Nierentubuli, die langfristig zu Niereninsuffizienz* führt; die außerhalb der Niere entstehenden Gefäßschäden manifestieren sich u.a. in einer Retinopathia* diabetica; die diabetische Glomerulosklerose tritt bei ca. 50 % der Typ-I-Diabetiker auf und ist für ca. 80 % aller Fälle von terminaler Niereninsuffizienz verantwortlich; Studien haben gezeigt, dass der arteriellen Hypertonie eine bedeutende Rolle bei der Progression der Erkrankung zukommt; **Therapie**: möglichst optimale Einstellung der Blutzuckerwerte; ACE-Hemmer* [Captopril*] zeigen unabhängig von ihrer antihypertensiven Wirkung auch einen positiven Effekt auf die Progression der Veränderungen

Kimura: Tetsuji Kimura; japanischer Pathologe im 20. Jahrhundert

Kimura-Syndrom *nt* (Ⓔ Kimura's disease): *Syn:* *Kimura-Krankheit, Morbus Kimura, papulöse Angioplasie*; in Japan vorkommende Form der angiolymphoiden Hyperplasie* mit Eosinophilie

Kin-, kin- *präf.*: Wortelement mit der Bedeutung „Bewegung/bewegen"

Kinlanläslthelsie *f* (Ⓔ kinanesthesia): Verlust der Bewegungsempfindung

Kilnalse *f* (Ⓔ kinase): Transferase*, die Phosphatgruppen von Nucleosidphosphaten [v.a. ATP] auf andere Verbindungen überträgt

Cyclin-abhängige Kinasen (Ⓔ cyclin-dependent kinases): *s.u. Essay Virus und Tumor S. 2185*

Kinläslthelsie *f* (Ⓔ kinesthesia): *Syn:* *Muskelsinn*; Bewegungs- und Lagesinn, Bewegungsempfindung; Teil der Tiefensensibilität [Propriozeption*]

kinläsltheltisch *adj* (Ⓔ kinesthetic): Kinästhesie betreffend

Kindlbett *nt*: *→ Puerperium*

Kindlbettlfielber *nt* (Ⓔ childbed fever): *Syn:* *Wochenbettfieber, Puerperalfieber, Puerperalsepsis, Febris puerperalis*; durch Eindringen von Erregern [Streptokokken, Staphylokokken, Escherichia coli] in die Gebärmutter verursachte hoch fieberhafte Erkrankung mit septischen Symptomen; **DD**: Lochienstau, Wundinfektion [z.B. nach manueller Plazentalösung], Harnwegsinfekt, Thrombophlebitis; **Therapie**: Breitbandantibiotika; später Antibiotika entsprechend dem Erreger

Kinlderleklzem *nt*: selten verwendete Bezeichnung für *→ Milchschorf*

Kinlderheillkunlde *f* (Ⓔ pediatrics): *Syn:* *Pädiatrie*; Lehre von Diagnose und Therapie von Erkrankungen des Kindesalters

Kinlderllählmung *f* (Ⓔ acute anterior poliomyelitis): *Syn:* *epidemische/spinale Kinderlähmung, Heine-Medin-Krankheit, Poliomyelitis epidemica anterior acuta, Poliomyelitis anterior acuta, Heine-Medin-Krankheit*; durch das Poliomyelitis-Virus* hervorgerufene Viruskrankheit, die durch die Entwicklung schlaffer Lähmungen, v.a. der Beine, gekennzeichnet ist; die gegenwärtige Impfkampagne der Weltgesundheitsorganisation hat es sich zum Ziel gesetzt, die spinale Kinderlähmung bis zum Jahr 2005 auszurotten; die Übertragung der Viren erfolgt fäkal-oral als Schmierinfektion, z.T auch als Tröpfcheninfektion; die Inkubationszeit beträgt 5–10 Tage; 99 % aller Infektionen verlaufen inapparent, der Rest führt zu katarrhalischen Symptomen, die meist als grippaler Infekt angesehen werden; bei etwa 0,1 % kommt es zu aseptischer Meningitis* ohne Lähmungen und bei einem noch kleineren Teil zur klassischen Kinderlähmung mit schlaffen Lähmungen, v.a. der Extremitätenmuskulatur, seltener auch der Atemmuskeln; die Lähmungen bilden sich oft vollständig oder zum größten Teil zurück

die letzte große Epidemie in Europa und Nordamerika trat 1959/60 auf; durch die Einführung von Impfprogrammen mit einem attenuierten Lebendimpfstoff [Sabin*-Vakzine] 1961 konnte das Wildvirus fast vollständig verdrängt werden; gab es 1992 weltweit noch ca. 150.000 Neuerkrankungen, sank diese Zahl bis 1999 auf weniger als 7.000 ab; *s.a. Postpoliosyndrom*

Kindler: Werner Kindler; 1895–1976; deutscher HNO-Arzt (Heidelberg)

Kindler-Thrombosezeichen *nt* (Ⓔ Kindler's sign): bei Thrombose des Sinus* sigmoideus oder Sinus* transversus steigt der Liquordruck bei Kompression der Vena jugularis der erkrankten Seite nur gering oder überhaupt nicht an

Kindsllalge *f* (Ⓔ fetal presentation): Lage der Frucht in der Gebärmutter; *s.a. Beckenendlage, Längslage, Querlage*

Kindslpech *m* (Ⓔ meconium): *Syn:* *Mekonium, Meconium*; erster, dunkelgrüner Stuhl des Neugeborenen

Kindsltod, plötzllilcher *m* (Ⓔ cot death): *Syn:* *Krippentod, sudden infant death syndrome, Mors subita infantum, plötzlicher Säuglingstod*; ätiologisch unklarer, plötzlicher Tod von Säuglingen im 1. Lebensjahr, der weiterhin zu den häufigsten Todesursachen von Säuglingen gehört; allerdings wurden in den letzten 10–15 Jahren v.a. in Großbritannien wichtige Risikofaktoren epidemiologisch herausgearbeitet, und die darauf beruhenden Empfehlungen haben zu einer Reduktion der Mortalität um mehr als 50 % geführt [in Deutschland auf 0,5 pro 1000 Lebendgeborene], wobei aber unklar ist, weshalb die Erfolge in manchen Ländern extrem gut sind, während sie in anderen Ländern weniger beeindruckend sind

als die drei wichtigsten Risikofaktoren [sog. *contributable risk factors*] wurden Bauchlage des Säuglings im Schlaf, Überwärmung im Schlaf und Rauchen in der Nähe des Säuglings oder während der Schwangerschaft herausgestellt; andere Risikofaktoren sind Frühgeburt mit niedrigem Geburtsgewicht, sehr junge, alleinstehende oder dro-

K

genabhängige Mütter, diskrete Dysmorphien, Dysplasien oder Anomalien und männliches Geschlecht [Jungen machen 60 % der Fälle aus]; der Häufigkeitsgipfel liegt zwischen dem 2. und 4. Monat, insgesamt treten 80 % der Todesfälle vor dem 6. Monat auf; bei 10–20 % der Fälle kann post mortem eine Erklärung für den Tad gefunden werden, bei 20–30 % gibt es zumindest teilweise eine Erklärung und bei ca. 60 % kann keine Ursache oder Erklärung gefunden werden; **Klinik**: der Tod tritt unerwartet und plötzlich auf; meist werden die Kinder morgens tot im Bett gefunden; bei weniger als der Hälfte werden milde Infekte der oberen Atemwege berichtet; z.T. seien die Kinder ruhiger, z.T. unruhiger gewesen als normal; Wiederbelebungsversuche sind i.d.R. erfolglos; werden die Kinder [meist tagsüber] mit Zyanose oder Blässe, nicht reagierend, mit flacher Atmung oder akuter Atemnot und schlaffer Muskulatur aufgefunden, spricht man von einem **apparent life threatening event** [ALTE; anscheinend lebensbedrohliches Ereignis]; bei der Untersuchung finden sich dann oft Atemwegserkrankungen [Chlamydia, RS-Viren], Magen-Darm-Störungen [Rotaviren, Reflux], Herzerkrankungen [Rhythmusstörungen, Klappenfehler, Myokarditis], neurologische Störungen [Krampfanfälle, nicht-epileptische Anfälle] oder Stoffwechselstörungen [infektassoziierte Hypoglykämie]; die Fälle werden als **symptomatisches ALTE** bezeichnet, der Rest als **kryptogenes ALTE**; alle Patienten mit ALTE sind potenziell gefährdert und müssen, genauso wie alle anderen designierten Risikosäuglinge, gezielt überwacht werden; die geschieht i.d.R. durch **Heimmonitoring** durch die aufgeklärten Eltern, muss aber in der Klinik erfolgen, wenn die Eltern nicht dazu in der Lage sind

K

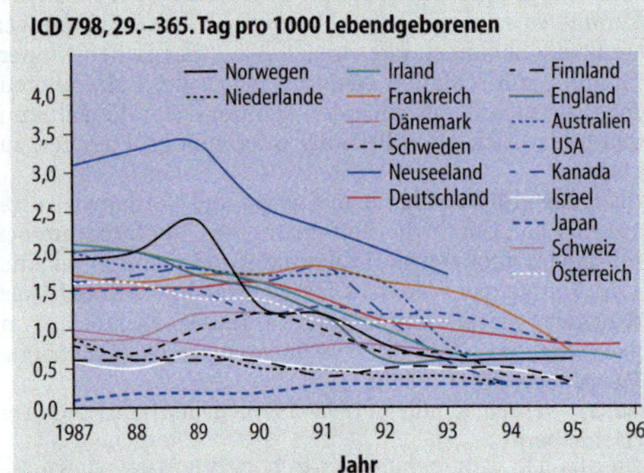

Abb. K63. Inzidenz des plötzliches Kindstodes in verschiedenen Ländern

Kine-, kine- *präf.*: →*Kin-*

Ki|ne|an|gi|o|graph *m* (Ⓔ cineangiograph): *Syn*: *Kineangiograf*; Gerät zur Kineangiographie

Ki|ne|an|gi|o|gra|phie *f* (Ⓔ cineangiography): *Syn*: *Kineangiografie*; Kineradiographie* kontrastmittelgefüllter Blutgefäße

Ki|ne|an|gi|o|kar|di|o|gra|phie *f* (Ⓔ cineangiocardiography): *Syn*: *Kineangiokardiografie*; Kineradiographie* des Herzens und der großen Blutgefäße

Ki|ne|den|si|to|me|trie *f* (Ⓔ cinedensitometry): Methode zur Erfassung von Bewegungsabläufen in Gefäßen oder dem Herzen durch fotoelektrische Messung der Veränderungen der Schwärzung von Röntgenkinofilmen

Ki|ne|kar|di|o|gra|phie *f* (Ⓔ cinecardiography): *Syn*: *Kinekardiografie*; Kineradiographie* des Herzens

Ki|ne|ma|tik *f* (Ⓔ kinematics): Bewegungslehre

ki|ne|ma|tisch *adj* (Ⓔ kinematic): Kinematik betreffend, auf ihr beruhend

Ki|ne|ma|to|gra|phie *f*: →*Kineradiographie*

Ki|ne|ö|so|pha|go|gra|phie *f* (Ⓔ cine-esophagography): *Syn*: *Kineösophagografie*; Kineradiographie* der Speiseröhre

Ki|ne|phle|bo|gra|phie *f* (Ⓔ cinephlebography): *Syn*: *Kinephlebografie*; Phlebographie* mit Serienaufnahmen

Ki|ne|plas|tik *f* (Ⓔ kineplasty): *Syn*: *plastische Amputation*; Amputation, bei der ein funktionsfähiger Amputationsstumpf geschaffen wird

Ki|ne|ra|di|o|gra|phie *f* (Ⓔ cineradiography): *Syn*: *Kinematographie, Röntgenkinematographie, Kinematografie, Röntgenkinematografie, Kineradiografie*; Serienaufnahmetechnik bei Röntgendurchleuchtung; die Bildfrequenz [bis zu 600 Bilder/Sekunde] ermöglicht Aussagen über Durchblutung, Beweglichkeit von Strukturen usw.

Kines-, kines- *präf.*: →*Kinesio-*

Ki|nes|al|gie *f*: →*Kinesialgie*

-kinese *suf.*: Wortelement mit der Bedeutung „Bewegung"

-kinesia *suf.*: →*-kinese*

Ki|ne|si|al|gie *f* (Ⓔ kinesialgia): *Syn*: *Kinesalgie*; Muskelschmerzen bei Bewegung

-kinesie *suf.*: →*-kinese*

Ki|ne|si|me|ter *f* (Ⓔ kinesimeter): *Syn*: *Kinesiometer*; Bewegungsmesser

Ki|ne|si|neu|ro|se *f*: →*Kinesioneurose*

Kinesio-, kinesio- *präf.*: Wortelement mit der Bedeutung „Bewegung/bewegen"

Ki|ne|si|o|lo|gie *f* (Ⓔ kinesiology): Bewegungslehre

Ki|ne|si|o|me|ter *f* (Ⓔ kinesiometer): *Syn*: *Kinesimeter*; Bewegungsmesser

Ki|ne|si|o|neu|ro|se *f* (Ⓔ kinesioneurosis): *Syn*: *Motilitätsneurose, Bewegungsneurose, Kinesineurose*; selten gebrauchtes Synonym für motorische Unruhe

ki|ne|si|o|neu|ro|tisch *adj* (Ⓔ kinesioneurotic): Kinesioneurose betreffend, von ihr betroffen oder gekennzeichnet

Ki|ne|si|o|the|ra|pie *f*: →*Kinesitherapie*

-kinesis *suf.*: →*-kinese*

Ki|ne|si|the|ra|pie *f* (Ⓔ kinesitherapy): *Syn*: *Bewegungstherapie, Kinesiotherapie*; Behandlung durch wiederholte aktive oder passive Bewegung; Ziel ist es, durch einen systematischen und stufenweisen Behandlungsaufbau die normale Körperfunktion oder Belastbarkeit weitmöglichst wiederherzustellen

Kinet-, kinet- *präf.*: →*Kineto-*

-kinetisch *suf.*: in Adjektiven verwendetes Wortelement mit der Bedeutung „bewegend"

Kineto-, kineto- *präf.*: Wortelement mit der Bedeutung „Bewegung/bewegen"

Ki|ne|to|chor *nt* (Ⓔ kinetochore): *Syn*: *Zentromer*; Einschnürung des Chromosoms*; Ansatzstelle der Spindelfasern während der Mitose*; die Einteilung von Chromosomen in Gruppen basiert z.T. auf der Lage des Zentromers

ki|ne|to|gen *adj* (Ⓔ kinetogenic): Bewegung auslösend

Ki|ne|to|se *f* (Ⓔ kinetosis): *Syn*: *Reisekrankheit, Bewegungskrankheit*; Oberbegriff für durch Reizung des Vestibularapparates ausgelöste Erkrankungen; typisch sind Schwindel, Schweißausbrüche, Übelkeit, Erbrechen, Hypotonie und Kopfschmerzen

Ki|ne|to|skop *nt* (Ⓔ kinetoscope): Gerät zur Kinetoskopie*

Ki|ne|to|sko|pie *f* (Ⓔ kinetoscopy): Serienaufnahmetechnik zur Begutachtung von Bewegungsabläufen

Ki|ne|to|som *nt* (Ⓔ kinetosome): *Syn*: *Basalkörnchen, Basalkörperchen*; Verankerungsstruktur der Kinozilien* in der Zellwand

Ki|ne|u|ro|gra|phie *f* (Ⓔ cineurography): *Syn*: *Kineurografie*; Kineradiographie* der ableitenden Harnwege

Kin|gel|la kin|gae *f* (Ⓔ Kingella kingae): *s.u. HACEK-Gruppe*

Ki|ni|ne *pl* (Ⓔ kinins): Gewebshormone mit Oligopeptidcharakter, die auf die glatte Muskulatur von Gefäßen, Gebärmutter, Bronchien u.ä. wirken; *s.a. Kallikrein-Kinin-System*

Ki|ni|no|gen *nt* (Ⓔ kininogen): im Plasma vorkommender Präkursor der Kinine; **Plasmakallikrein** setzt aus ihm Bradykinin* frei, das in Granulozyten, Speichel-, Tränen-, Schweißdrüsen, Nieren, Pankreas und Darm vorkommende **Gewebskallikrein** dagegen Kallidin*

kinky hair disease *nt*: →*Menkes-Syndrom*

Kinn *nt* (Ⓔ chin): *Syn*: *Mentum*; der vordere, vorspringende Teil des Unterkiefers

Kinn|ge|gend *f* (Ⓔ mental region): *Syn*: *Kinnregion, Regio mentalis*; Gesichtsregion über dem Kinn

Kinn|mus|kel *m*: →*Musculus mentalis*

Kinn|plas|tik *f* (Ⓔ mentoplasty): ***Syn:*** *Mentoplastik, Genioplastik*; plastische Chirurgie am Kinn, z.B. bei Hypogenie
Kinn|re|gi|on *f*: → *Kinngegend*
Kinn|schlag|ader *f*: → *Arteria mentalis*
Kino-, kino- *präf.*: Wortelement mit der Bedeutung „Bewegung/bewegen"
Ki|no|zi|li|en *pl*: → *Flimmerhaare*
Kinsbourne: M. Kinsbourne; englischer Kinderarzt im 20. Jahrhundert
Kinsbourne-Syndrom *nt* (Ⓔ Kinsbourne syndrome): ***Syn:*** *Encephalopathia myoclonica infantilis*; ätiologisch unklare, frühkindliche Enzephalopathie* mit Myoklonie* von Rumpf und Extremitäten, Opsoklonus und häufig Entwicklung von Neuroblastomen*
Ki|o|ni|tis *f, pl* **-ti|den** (Ⓔ cionitis): ***Syn:*** *Zäpfchenentzündung, Uvulitis, Staphylitis, Cionitis*; Entzündung des Gaumenzäpfchens; selten isoliert, meist Teil einer Rachenentzündung [Pharyngitis*]
ki|o|ni|tisch *adj* (Ⓔ cionitic): Zäpfchenentzündung/Kionitis betreffend, von ihr betroffen oder gekennzeichnet
Kipp|schei|ben|pro|the|se *f* (Ⓔ tilting-disk valve): künstliche Herzklappe mit scheibenförmiger beweglicher Verschlussklappe, z.B. Björk-Shiley-Prothese

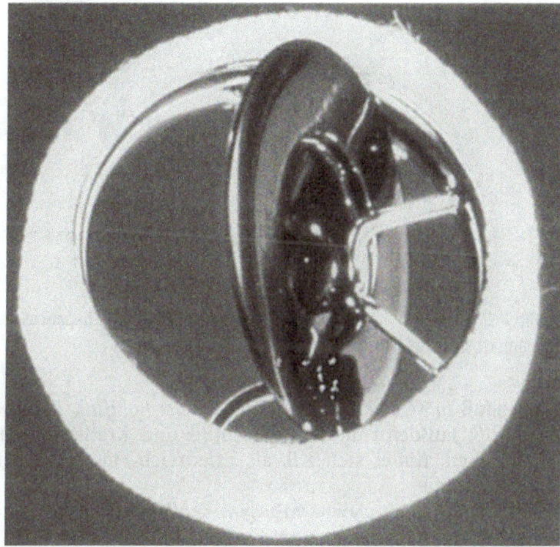

Abb. K64. Kippscheibenprothese

Kir|chen|fens|ter|phä|no|men *nt*: *s.u. Essay Glaukom S. 797*
Kirschner: Martin Kirschner; 1879–1942; deutscher Chirurg (Heidelberg)
Kirschner-Drähte *pl* (Ⓔ Kirschner wires): halbstarre Bohrdrähte, die v.a. zur Drahtextension, Drahtspickung, Markraumdrahtung etc. verwendet werden
Kirschner-Drahtextension *f* (Ⓔ Kirschner wire traction): Drahtextension mit Kirschner*-Drähten
Kirschner-Operation *f* (Ⓔ Kirschner's operation): perkutane Elektrokoagulation der Trigeminuswurzel bei Trigeminusneuralgie*
kissing disease *nt*: → *infektiöse Mononukleose*
kissing spine *nt*: *s.u. Baastrup-Zeichen*
KIT *Abk.*: konventionelle Insulintherapie
Kitt|nie|re *f* (Ⓔ putty kidney): ***Syn:*** *Mörtelniere*; bei Nierentuberkulose* vorkommende Verkäsung und Verkalkung der Niere
Kitt|sub|stanz *f* (Ⓔ cement substance): ***Syn:*** *Zwischenzellsubstanz, Grundsubstanz, Interzellulärsubstanz, Interzellularsubstanz*; aus geformten [Fasern] und ungeformten [Proteinen, Sacchariden] Elementen und Flüssigkeit bestehende Substanz zwischen den Zellen des Binde- und Stützgewebes
Kitz|ler *m*: → *Klitoris*
KJ *Abk.*: → *Kaliumjodid*
Kjelland: Christian Kjelland; 1871–1941; norwegischer Gynäkologe (Oslo)
Kjelland-Zange *f* (Ⓔ Kjeland forceps): *s.u. Geburtszange*
KK *Abk.*: Keratinkinase
K⁺-Kanal *m*: → *Kaliumkanal*
KKG *Abk.*: Kinetokardiographie
KKH *Abk.*: Kreiskrankenhaus
KKK *Abk.*: → *Katzenkratzkrankheit*
KKM *Abk.*: → *kongestive Kardiomyopathie*
K-Komplexe *pl* (Ⓔ K complexes): *s.u. Essay Elektroenzephalogramm S. 563*
KKS *Abk.*: → *Kallikrein-Kinin-System*
KKT *Abk.*: → *Körperkerntemperatur*
KL *Abk.*: → *Kerley-Linien*
Kla|di|o|se *f* (Ⓔ cladiosis): ***Syn:*** *Cladiosis*; meist tiefe Mykose* durch den Fadenpilz **Scopulariopsis brevicaulis**; befällt i.d.R. bereits vorgeschädigte Nägel, insbesondere die Großzehennägel; **Therapie:** Nagelentfernung; Itraconazol*, Terbinafin* lokal und systemisch über 8–12 Monate
Klapp: Rudolf Klapp; 1873–1949; deutscher Chirurg und Orthopäde (Marburg, Berlin)
Klapp-Kriechen *nt* (Ⓔ Klapp's creeping treatment): Kriechübungen, die v.a. zur Behandlung leichter Wirbelsäulenveränderungen [Skoliose*] empfohlen werden
Klap|pen *pl*: → *Herzklappen*
Klap|pen|ent|zün|dung *f*: → *Valvulitis*
Klap|pen|feh|ler *m*: → *Herzklappenfehler*
Klap|pen|in|suf|fi|zi|enz *f* (Ⓔ valvular regurgitation): *s.u. Herzklappenfehler*
Klap|pen|kom|mis|sur der Aortenklappe *f* (Ⓔ commissure of semilunar valves of aortic valve): ***Syn:*** *Commissura valvularum semilunarium valvae aortae*; Kommissur am Übergang der Seitenränder der Taschenklappen der Aortenklappe*
Klap|pen|kom|mis|sur der Pulmonalklappe *f* (Ⓔ commissure of semilunar valves of pulmonary valve): ***Syn:*** *Commissura valvularum semilunarium valvae trunci pulmonalis*; Kommissur am Übergang der Seitenränder der Taschenklappen der Pulmonalklappe*
Klap|pen|plas|tik *f* (Ⓔ valvoplasty): ***Syn:*** *Valvoplastik, Herzklappenplastik, Valvuloplastik*; plastische Operation einer Herzklappe zur Wiederherstellung der Funktion, z.B. bei Stenose oder Insuffizienz
Klap|pen|skle|ro|se *f* (Ⓔ valvular sclerosis): ***Syn:*** *Herzklappensklerose*; zu Herzklappeninsuffizienz* führende fibrotische Verdickung einer Herzklappe; am häufigsten wird die Mitralklappe* befallen
Klap|pen|spal|tung *f*: → *Kardiovalvulotomie*
Klap|pen|ste|no|se *f* (Ⓔ valvular stenosis): ***Syn:*** *Herzklappenstenose*; zu einer Einengung des Öffnungsdurchmessers führende Herzklappenerkrankung; kann angeboren oder erworben [Herzklappenentzündung*] sein; bei einer **relativen** oder **funktionellen Herzklappenstenose** liegt ein Missverhältnis von Durchflussvolumen und Öffnungsdurchmesser einer gesunden Herzklappe vor; *s.a. Aortenstenose, Pulmonalstenose, Mitralstenose, Trikuspidalstenose*
Klär|fak|tor *m*: → *Lipoproteinlipase*
Klä|rungs|re|ak|ti|on *f* (Ⓔ flocculation test): ***Syn:*** *Ballungsreaktion, Trübungsreaktion, Flockungsreaktion*; Reaktion, die zur Ausflockung der Probe führt
Klar|zell|a|kan|thom *nt* (Ⓔ clear cell acanthoma): ***Syn:*** *Hellzellenakanthom*; seltener, gutartiger Epidermistumor aus hellen Zellen; tritt meist an den Unterschenkeln älterer Patienten auf [*Abb. K65*]
Klar|zel|len *pl* (Ⓔ **1.–2.** clear cells): **1.** allgemeine Bezeichnung für Zellen mit hellem Zytoplasma, z. B. in der Haut oder der Niere **2.** ***Syn:*** *Helle-Zellen, Hellzellen*; veraltete Bezeichnung für die Zellen des APUD-Systems
Klar|zel|len|kar|zi|nom *nt*: → *Klarzellkarzinom*
Klar|zell|kar|zi|nom *nt* (Ⓔ clear cell carcinoma): ***Syn:*** *hellzelliges Karzinom, Klarzellenkarzinom, Carcinoma clarocellulare*; Plattenepithelkarzinom mit großen hellen Zellen
Klas|ma|to|se *f* (Ⓔ clasmatosis): Abspaltung oder Abschnürung von Zellteilen
Klas|ma|to|zyt *m*: → *Histiozyt*
Klasse-I-Antiarrhythmika *pl* (Ⓔ class I antiarrhythmics): auch als **Natriumantagonisten** oder **Membranstabilisatoren** bezeichnet; besteht aus den Unterkategorien **Klasse IA** oder

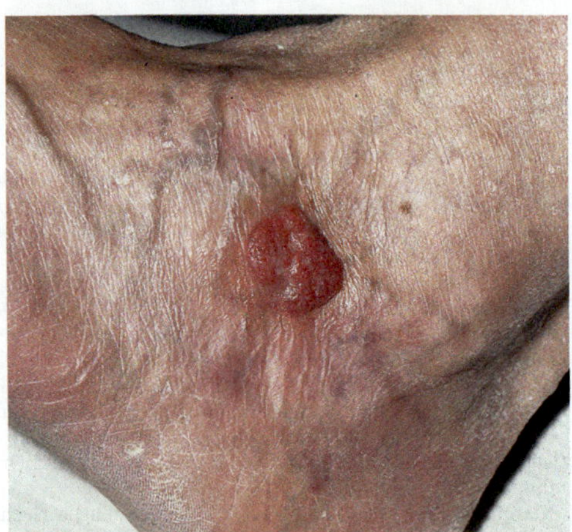

Abb. K65. Klarzellakanthom

Chinidintyp [Chinidin, Procainamid, Disopyramid, Prajmalium, Propafenon]; **Klasse IB** oder **Lidocaintyp** [Lidocain, Tocainid, Mexiletin, Phenytoin]; **Klasse IC** [Flecainid, Propafenon]; ihre Hauptwirkung besteht in einer Verlängerung des Aktionspotentials; **Indikation**: ventrikuläre und supraventrikuläre Extrasystolen*

Klasse-II-Antiarrhythmika *pl* (Ⓔ class II antiarrhythmics): enthält Betablocker* [Metoprolol, Atenolol, Sotalol, Oxyprenolol, Acebutolol]; **Indikation** Sinustachykardie*, supraventrikuläre paroxysmale Tachykardie*, ventrikuläre und supraventrikuläre Arrhythmien

Klasse-III-Antiarrhythmika *pl* (Ⓔ class III antiarrhythmics): dazu gehören Calciumantagonisten* und Betablocker* mit Klasse-III-Wirkung [Amiodaron, Sotalol]; **Indikation**: therapierefraktäre ventrikuläre und supraventrikuläre Rhythmusstörungen

Klasse-IV-Antiarrhythmika *pl* (Ⓔ class IV antiarrhythmics): Calciumantagonisten* mit antiarrhythmischer Wirkung [Verapamil, Diltiazem]; **Indikation**: tachykarde Rhythmusstörungen

Klas|si|fi|ka|ti|on *f* (Ⓔ classification): **Klassifikation nach Borrmann** (Ⓔ Borrmann's classification): Einteilung des Magenkarzinoms* nach makroskopischen Gesichtspunkten; die Typen I und II werden auch als **lokalisierter Typ** bezeichnet, die Typen III und IV als **infiltrativer Typ**; der lokalisierte Typ hat eine 5-Jahresüberlebensrate von 35–40 %, der infiltrative Typ von 10 %; *s.a. Laurén-Klassifikation*

Klassifikation nach Pauwels (Ⓔ Pauwels' classification): Klassifikation der Femurhalsfrakturen, die auf dem Neigungswinkel der Frakturebene zur Horizontalen beruht; *s.u. Femurhalsfraktur*

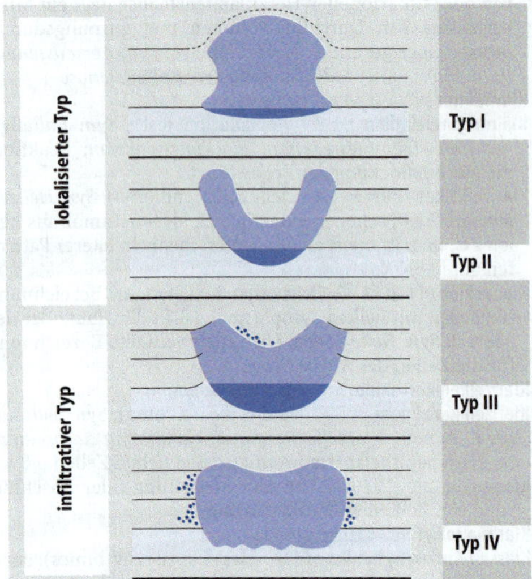

Abb. K66. Klassifikation nach Borrmann

-klast *suf.*: Wortelement mit der Bedeutung „Zerbrechen/Spalten/Aufspaltung"

klas|to|gen *adj* (Ⓔ clastogenic): Spaltung/Zerstörung bewirkend

Klatsch|mohn *m* (Ⓔ corn poppy): *Syn*: *Papaver rhoeas*; Pflanze aus der Familie der Mohngewächse [Papaveraceae]; die getrockneten Kronblätter [**Rhoeados flos**] enthalten Anthocyanglykoside* [v.a. Mecocyanin, Cyanin] und Isochinolinalkaloide* [v.a. Rhoeadin]; sie besitzen eine sedierende Wirkung und fördern die Expektoration*; **Anw.**: traditionell bei Atemwegsbeschwerden und Schlafstörungen; ebenfalls als beruhigendes und schmerzstillendes Mittel

Klatskin: Gerald Klatskin; amerikanischer Internist im 20. Jahrhundert

Klatskin-Tumor *m* (Ⓔ Klatskin's tumor): cholangiozelluläres Karzinom* im Bereich der Hepatikusgabel; chirurgisch nicht resektabel, die Prognose ist daher schlecht

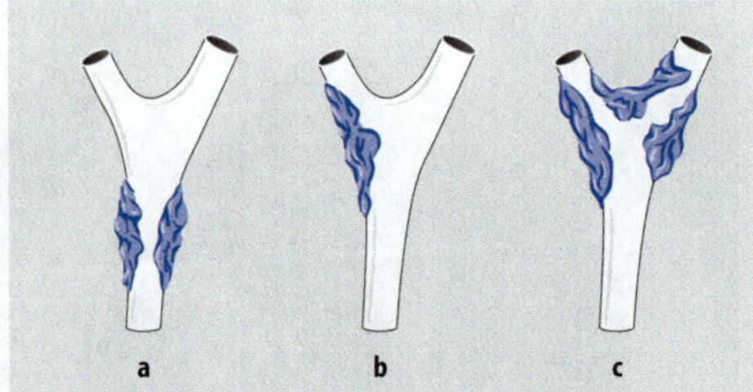

Abb. K67. Klatskin-Tumoren. **a** nur Ductus hepaticus, **b** Ductus hepaticus und Seitenast, **c** Ductus hepaticus und beide Seitenäste

Klau|en|fuß *m* (Ⓔ clawfoot): *Syn*: *Klauenhohlfuß, Krallenhohlfuß*; Fußdeformität mit Hohlfuß und Krallenstellung der Zehen; findet sich z.B. als Friedreich-Fuß bei Friedreich*-Ataxie

Klau|en|hand *f* (Ⓔ clawhand): *Syn*: *Krallenhand*; Handfehlbildung mit kurzen plumpen Fingern

Klau|en|hohl|fuß *m*: *→Klauenfuß*

Klau|en|ze|he *f*: *→Krallenzehe*

Klaus|tro|ma|nie *f*: *→Klaustrophilie*

Klaus|tro|phi|lie *f* (Ⓔ claustrophilia): *Syn*: *Klaustromanie*; krankhafte Neigung, sich in einer Wohnung oder einem Raum einzuschließen; findet sich z.B. bei Patienten mit Verfolgungswahn

klaus|tro|phob *adj* (Ⓔ claustrophobic): *Syn*: *klaustrophobisch*; Klaustrophobie betreffend, durch sie gekennzeichnet

Klaus|tro|pho|bie *f* (Ⓔ claustrophobia): *Syn*: *Claustrophobie*; Angst vor geschlossenen Räumen, die insbesondere in kleineren Räumen [Aufzug, Straßenbahn] auftritt oder durch eine Kombination von Menschenmengen und verbrauchter Luft [Kino, Konzert] hervorgerufen wird; meist ist eine Verhaltenstherapie wirksam; oft gleichgesetzt mit Platzangst*

klaus|tro|pho|bisch *adj*: *→klaustrophob*

Kla|vi|kel *f*: *→Klavikula*

Kla|vi|ku|la *f, pl* **-lä** (Ⓔ clavicle): *Syn*: *Schlüsselbein, Klavikel, Clavicula*; S-förmiger Knochen, der Schulterblatt und Brustbein verbindet; am äußeren Ende [**Extremitas acromialis**] liegt die Gelenkfläche [**Facies articularis acromialis**] für das Akromioklavikulargelenk*; am inneren Ende [**Extremitas sternalis**] befindet sich die **Facies articularis sternalis** für das Sternoklavikulargelenk*

Kla|vi|ku|la|frak|tur *f* (Ⓔ fracture of the clavicle): *Syn*: *Schlüsselbeinbruch, Schlüsselbeinfraktur*; Schlüsselbeinbrüche entstehen meist durch Sturz auf den ausgesteckten Arm oder die Schulter; in Abhängigkeit von der Lokalisation unterscheidet man **mediale**, **mittlere** und **laterale Klavikula-**

frakturen
laterale Klavikulafraktur (Ⓔ lateral fracture of the clavicle): sie werden nach der **Einteilung von Breitner** klassifiziert; Typ I, III und IV können meist konservativ behandelt werden [Gilchrist-Verband, Rucksackverband], Typ II muss operativ reponiert und fixiert werden; die rupturierten Bänder sollten ebenfalls genäht werden

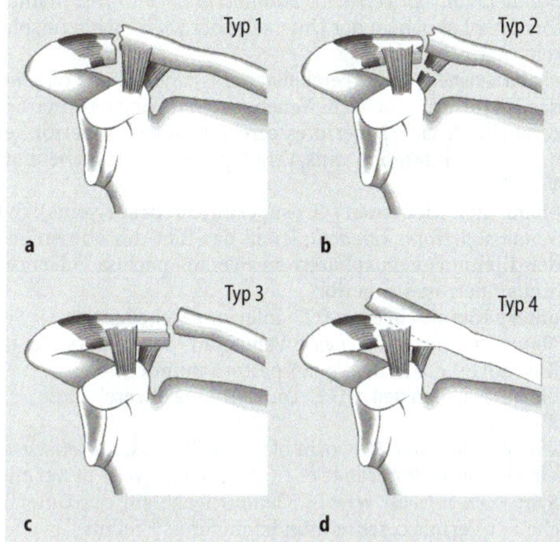

Abb. K68. Klassifikation der lateralen Klavikulafrakturen

mediale Klavikulafraktur (Ⓔ medial fracture of the clavicle): Frakturen im medialen Drittel des Schlüssenbeins sind oft von Luxationen im Sternoklavikulargelenk begleitet; sie müssen operativ reponiert und fixiert werden
mittlere Klavikulafraktur (Ⓔ median fracture of the clavicle): Frakturen im mittleren Drittel des Schlüssenbeins können i.d.R. konservativ behandelt werden [Rucksackverband]; offene Frakuren und Pseudarthrosen müssen aber operativ fixiert werden

kla|vi|ku|lar *adj* (Ⓔ clavicular): Schlüsselbein/Klavikula betreffend

Kla|vi|ku|lar|drü|se *f*: → *Virchow-Drüse*

Kla|vus *m, pl* **-vi** (Ⓔ clavus): *Syn*: *Hühnerauge, Leichdorn, Clavus*; durch chronischen Druck hervorgerufene Hornverdickung mit zentralem Zapfen, die sehr schmerzhaft sein kann; nach der Lage unterscheidet man **plantare Clavi** [Köpfchen der Metatarsalknochen], **dorsale Clavi** [über den proximalen Interphalangealgelenken] und die seltenen **interdigitalen Clavi** [zwischen den Zehen]; Hühneraugen treten v.a. bei älteren Patienten auf, können aber auch durch falsches Schuhwerk oder Hammerzehen bedingt sein; **Therapie**: Reduktion mit keratolytischen Salben oder Pflastern oder einem Hauthobel, orthopädische Schuhe, spezielle Polster zur Druckentlastung; **cave**: chirurgische Exzision oder Herausbohren mit einen speziellen Messer ist sinnlos, da die Hühneraugen wieder nachwachsen

Kla|zo|ma|nie *f* (Ⓔ clazomania): zwanghaftes Schreien, z.B. bei Gilles-de-la-Tourette*-Syndrom

Kle|ber|ei|weiß *nt* (Ⓔ gluten): *Syn*: *Gluten*; aus Prolaminen und Glutelinen bestehende Eiweißmischung; *s.a. Zöliakie*

Kle|bo|cin *nt* (Ⓔ klebocin): von Klebsiella*-Species gebildetes Bacteriocin*

Klebs: Theodor Albrecht Edwin Klebs; 1834–1913; deutscher Bakteriologe (Bern, Chicago)
Klebs-Löffler-Bazillus *m*: → *Corynebacterium diphtheriae*

Kleb|si|el|la *f* (Ⓔ Klebsiella): gramnegative, anaerobe, unbewegliche Stäbchenbakterien, die als Erreger von eitrigen Lokalinfektionen oder Sepsis und als Nosokomialkeime gefürchtet sind; werden oft mit Enterobacter* und Serratia* zur **KES-Gruppe** zusammengefasst
Klebsiella ozaenae: → *Klebsiella pneumoniae ozaenae*
Klebsiella pneumoniae (Ⓔ Klebsiella pneumoniae): *Syn*: *Friedländer-Bakterium, Bacterium pneumoniae Friedländer, Friedländer-Bacillus*; gramnegatives Bakterium mit zahlreichen Antigentypen; Erreger von Friedländer*-Pneumonie, Harnwegsinfektionen und Sepsis, v.a. bei abwehrgeschwächten Patienten; die Bakterien werden über kontaminierte Gegenstände, pflanzliche Lebensmittel [v.a. Salate] und aerogen [Klimaanlagen] aufgenommen
Klebsiella pneumoniae ozaenae (Ⓔ Klebsiella pneumoniae ozaenae): *Syn*: *Klebsiella ozaenae, Ozäna-Bakterium*; Erreger von Atemwegsinfekten und der Stinknase [Ozäna*]
Klebsiella pneumoniae rhinoscleromatis (Ⓔ Klebsiella pneumoniae rhinoscleromatis): *Syn*: *Rhinosklerom-Bakterium, Klebsiella rhinoscleromatis*; Erreger des Rhinoskleroms*
Klebsiella rhinoscleromatis: → *Klebsiella pneumoniae rhinoscleromatis*

Kleb|si|el|len|pneu|mo|nie *f* (Ⓔ Klebsiella pneumonia): häufig bei älteren und abwehrgeschwächten Patienten sowie Patienten mit chronisch-obstruktiver Lungenerkrankung, Diabetes* mellitus und Alkoholabusus auftretende bakterielle Lungenentzündung durch Klebsiella* pneumoniae; **Therapie**: Breitspektrumcephalosporine [z.B. Ceftriaxon*, Cefotaxim*], Imipenem*

Klee|blatt|schä|del *m* (Ⓔ cloverleaf skull): *s.u. Kraniostenose*

Klee|säu|re *f*: → *Oxalsäure*

Klei|der|laus *f*: → *Pediculus humanus corporis*

Klei|der|laus|be|fall *m*: → *Pediculosis corporis*

Kleido-, kleido- *präf*.: Wortelement mit der Bedeutung „Schlüsselbein/Klavikula"

klei|do|kra|ni|al *adj* (Ⓔ cleidocranial): Schlüsselbein und Kopf betreffend

Klei|do|to|mie *f* (Ⓔ cleidotomy): *Syn*: *Clavikotomie*; operative Durchtrennung des Schlüsselbeins [Clavicula*]

Klei|e|flech|te *f*: → *Pityriasis*

Klei|en|pilz|flech|te *f*: → *Pityriasis versicolor*

Klein: David Klein; 1908–1993; schweizer Humangenetiker (Genf)
Klein-Syndrom *nt*: → *Klein-Waardenburg-Syndrom*
Klein-Waardenburg-Syndrom *nt* (Ⓔ Klein-Waardenburg syndrome): *Syn*: *Waardenburg-Klein-Syndrom, Klein-Syndrom*; autosomal-dominante Kombination von Piebaldismus*, Innenohrtaubheit, Blepharophimose* und Extremitätenfehlbildungen

Kleine: Willi Kleine; deutscher Psychiater im 20. Jahrhundert
Kleine-Levin-Syndrom *nt* (Ⓔ Kleine-Levin syndrome): androtrope, autosomal-dominante Erkrankung mit periodischer Schlafsucht, vegetativen Störungen [Heißhunger, Bradykardie] und psychischen Beschwerden [Desorientiertheit]; die Patienten sind erweckbar, schlafen aber sofort wieder ein

Klein|fin|ger|bal|len *m*: → *Hypothenar*

Klein|fin|ger|beu|ger, kur|zer *m*: → *Musculus flexor digiti minimi brevis manus*

Klein|fin|ger|stre|cker *m* (Ⓔ extensor muscle of little finger): *Syn*: *Musculus extensor digiti minimi*; Streckmuskel des Kleinfingers; unterstützt Ulnarabduktion und Abspreizung des 5. Fingers; **Ursprung**: Epicondylus lateralis humeri, Fascia antebrachii; **Ansatz**: Dorsalaponeurose des Kleinfingers; **Innervation**: Nervus radialis

Klein|heits|wahn *m* (Ⓔ micromania): *Syn*: *Mikromanie*; seltenes Krankheitsbild, bei dem Patienten im Rahmen einer depressiven Grundstimmung den Wert der eigenen Person negieren

Klein|hirn *nt* (Ⓔ cerebellum): *Syn*: *Cerebellum, Zerebellum*; in der hinteren Schädelgrube liegender Teil des Zentralnervensystems, der aus den beiden **Kleinhirnhemisphären** [Hemispherium cerebelli] und dem in der Mitte liegenden **Kleinhirnwurm** [Vermis cerebelli] besteht; das Kleinhirn geht entwicklungsgeschichtlich aus dem Hirnstamm* hervor und ist mit ihm durch die drei **Kleinhirnstiele** [Pedunculus cerebellaris inferior, medius und superior] verbunden; die Oberfläche ist durch annähernd parallel verlaufende **Kleinhirnfurchen** [Fissurae cerebelli] gekennzeichnet, die das Kleinhirn in Lappen und Läppchen unterteilt; zwischen den Kleinhirnfurchen liegen die schmalen **Kleinhirnwindungen** [Folia cerebelli]; das Kleinhirn fungiert als

Zentrum für Willkürmotorik, Bewegungsautomatie und Bewegungskoordination, Gleichgewicht und Tiefensensibilität; auf funktioneller und phylogenetischer Grundlage wird es in **Archicerebellum, Paleocerebellum, Neocerebellum, Pontocerebellum, Spinocerebellum** und **Vestibulocerebellum** unterteilt; im Querschnitt unterscheidet man **Kleinhirnmark** [Corpus* medullare cerebelli] mit dem Arbor* vitae und den Kleinhirnkernen [Nuclei* cerebelli] und **Kleinhirnrinde** [Cortex* cerebelli]

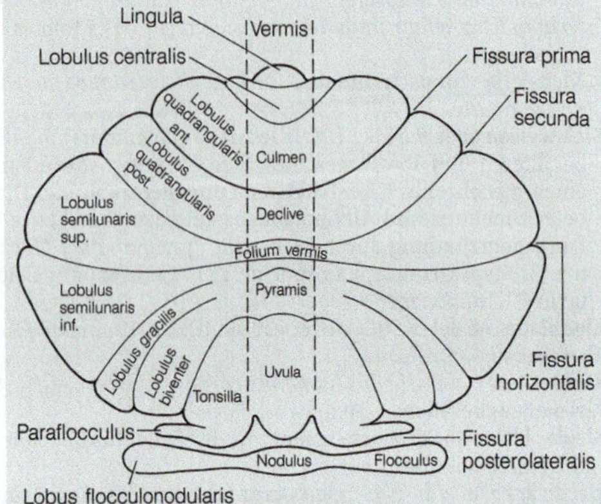

Abb. K69. Kleinhirn. Schematische Darstellung

Klein|hirn|abs|zess *m* (Ⓔ cerebellar abscess): meist durch Fortleitung [Mittelohrentzündung, Mastoiditis] oder nach Trauma entstehender Abszess; **klinisch** imponieren Kopfschmerzen, Nackensteifigkeit, Schwindel, Nystagmus, Erbrechen, Fazialislähmung, Hirndrucksteigerung; die **Therapie** umfasst eine operative Sanierung kombiniert mit Antibiotikagabe

Klein|hirn|ar|te|rie, o|be|re *f*: →*Arteria superior cerebelli*

Kleinhirn-Brückenwinkel *m* (Ⓔ cerebellopontine angle): ***Syn:*** *Angulus pontocerebellaris*; Winkel zwischen Brücke [Pons] und Kleinhirn [Cerebellum]; Austrittsstelle von Nervus* facialis und Nervus vestibulocochlearis

Kleinhirnbrückenwinkel-Syndrom *nt* (Ⓔ cerebellopontine angle syndrome): ***Syn:*** *Cushing-Syndrom*; Bezeichnung für die durch einen Tumor im Kleinhirn-Brückenbereich verursachten neurologischen Ausfallerscheinungen

Klein|hirn|ent|zün|dung *f* (Ⓔ inflammation of the cerebellum): Cerebellitis, Zerebellitis

Klein|hirn|fur|chen *pl* (Ⓔ sulci of cerebellum): *s.u. Kleinhirn*

Klein|hirn|he|mi|sphä|re *f* (Ⓔ cerebellar hemisphere): *s.u. Kleinhirn*

Klein|hirn|ker|ne *pl* (Ⓔ nuclei of cerebellum): ***Syn:*** *Nuclei cerebelli*; das Kleinhirn [Cerebellum*] hat vier Kerne: Nucleus* dentatus, Nucleus* emboliformis, Nucleus* globosus und Nucleus* fastigii

Klein|hirn|kör|per *m*: →*Corpus cerebelli*

Klein|hirn|man|del *f*: →*Kleinhirntonsille*

Klein|hirn|mark *nt* (Ⓔ central white substance of cerebellum): ***Syn:*** *Corpus medullare cerebelli*; von der weißen Substanz des Kleinhirns gebildetes Mark, das außen von der Kleinhirnrinde* [Cortex cerebelli] überzogen wird; enthält die Kleinhirnkerne* [Nuclei cerebelli]

Klein|hirn|rin|de *f* (Ⓔ cerebellar cortex): ***Syn:*** *Cortex cerebelli*; ca. 1 mm dicke Schicht grauer Substanz, die das Kleinhirnmark* [Corpus medullare cerebelli] bedeckt; sie besteht aus drei Schichten: **Molekularschicht** [Stratum moleculare corticis cerebelli], **Purkinje-Zellschicht** [Stratum purkinjense corticis cerebelli] und **Körnerzellschicht** [Stratum granulosum corticis cerebelli]; die äußere **Molekularschicht** ist faserreich, enthält aber nur wenig Zellen [Sternzellen*, Korbzellen*], die mittlere **Purkinje-Zellschicht** enthält ca. 15 Millionen Purkinje*-Zellen, deren Neuriten die einzigen efferenten Fasern der Kleinhirnrinde bilden; die innere **Körnerzellschicht** ist zellreich [Körnerzellen*, Golgi*-Zellen]; die Kleinhirnrinde enthält über **Moosfasern** und **Kletterfasern** Afferenzen von praktisch allen Teilen des Körpers

Klein|hirn|si|chel *f* (Ⓔ falx of cerebellum): ***Syn:*** *Falx cerebelli*; schmaler Fortsatz der Dura* mater cranialis zwischen den beiden Kleinhirnhemisphären

Klein|hirn|stie|le *pl* (Ⓔ cerebellar peduncles): *s.u. Kleinhirn*

Klein|hirn|ton|sil|le *f* (Ⓔ cerebellar tonsil): ***Syn:*** *Kleinhirnmandel, Tonsilla cerebelli, Paraflocculus ventralis*; mandelförmiger Lappen an der Unterseite der Kleinhirnhemisphären

Klein|hirn|ve|nen *pl* (Ⓔ cerebellar veins): ***Syn:*** *Venae cerebelli*; das Kleinhirn* hat sechs Venengruppen: Venae* inferiores cerebelli, Venae* superiores cerebelli, Vena* superior vermis, Vena* inferior vermis, Vena* precentralis cerebelli und Vena* petrosa

obere Kleinhirnvenen (Ⓔ superior cerebellar veins): ***Syn:*** *Venae superiores cerebelli*; leiten das Blut des oberen Teils der Kleinhirnhemisphären zur Vena* petrosa oder zum Sinus* petrosus superior

untere Kleinhirnvenen (Ⓔ inferior cerebellar veins): ***Syn:*** *Venae inferiores cerebelli*; Venen an der Unterseite des Kleinhirns, die in die Vena* petrosa münden

Klein|hirn|win|dun|gen *pl* (Ⓔ convolutions of cerebellum): *s.u. Kleinhirn*

Klein|hirn|wurm *m* (Ⓔ worm of cerebellum): *s.u. Kleinhirn*

Klein|hirn|wurm|ve|ne, un|te|re *f* (Ⓔ inferior vein of vermis): ***Syn:*** *Vena inferior vermis*; Kleinhirnvene auf der Unterfläche der Vermis cerebri; mündet im Sinus* rectus

Klein|hirn|zäpf|chen *nt* (Ⓔ uvula of cerebellum): ***Syn:*** *Uvula vermis*; zum Paleocerebellum gehörender Abschnitt zwischen den beiden Kleinhirnmandeln auf der Kleinhirnunterseite

Klein|hirn|zelt *nt* (Ⓔ tentorium of cerebellum): ***Syn:*** *Tentorium cerebelli*; zwischen Kleinhirn [Cerebellum*] und Hinterhauptslappen [Lobus* occipitalis] liegende Duraplatte; setzt vorne am Processus clinoideus anterior des großen Keilbeinflügels [Ala* major ossis sphenoidalis] an, seitlich an der Oberkante des Felsenbeins [Pars* petrosa ossis temporalis] und hinten am Rand des Sulcus* sinus transversi; im vorderen Bereich liegt eine Öffnung [Incisura tentorii] für den Durchtritt des Hirnstamms

Klein|hirn|zys|te *f* (Ⓔ cerebellar cyst): angeborene, von Glia ausgekleidete Zyste*

Klein|wuchs *m*: →*Mikrosomie*

klep|to|man *adj* (Ⓔ kleptomaniac): ***Syn:*** *kleptomanisch*; an Kleptomanie leidend

Klep|to|ma|ne *m* (Ⓔ cleptomaniac): Patient, der an Kleptomanie* leidet

Klep|to|ma|nie *f* (Ⓔ cleptomania): krankhafter Stehltrieb

Klep|to|ma|nin *f* (Ⓔ cleptomaniac): Patientin, die an Kleptomanie* leidet

klep|to|ma|nisch *adj*: →*kleptoman*

klep|to|phob *adj* (Ⓔ kleptophobic): Kleptophobie betreffend, durch sie gekennzeichnet

Klep|to|pho|bie *f* (Ⓔ kleptophobia): krankhafte Angst, bestohlen zu werden oder selbst zu stehlen

Klet|te *f* (Ⓔ burdock): Bezeichnung für **Arctium lappa** und andere Arctium-Arten aus der Familie der Korbblütler [Asteraceae]; die unterirdischen Pflanzenteile [**Bardanae radix, Arctii radix**] enthalten Kohlenhydrate [v.a. Inulin*] und ätherisches Öl; **Anw.:** traditionell als Diuretikum* und Diaphoretikum* sowie als Abführmittel und zur Blutreinigung; bei Gicht, Gallen- und Nierensteinen und rheumatischen Erkrankungen; äußerlich und in der Homöopathie Anwendung bei Hautleiden [Ekzem, Lichen, Ichthyosis, Psoriasis]

Klet|ter|puls *m* (Ⓔ Mahler's sign): *s.u. Mahler-Zeichen*

Klick *m* (Ⓔ click): ***Syn:*** *Click*; hochfrequenter Extraton des Herzens, z.B. als **frühsystolischer Click** oder **ejection click** am Anfang der Austreibungsphase, und als **spätsystolischer Click**, v.a. bei Mitralklappenprolaps-Syndrom

Klick-Syndrom *nt*: →*Mitralklappenprolaps-Syndrom*

Kli|ma|kam|mer *f* (Ⓔ climate chamber): Raum, in dem Temperatur, Luftdruck und Luftfeuchtigkeit auf vorgegebene

Werte eingestellt werden können; wird z.B. zur Behandlung von Asthma* bronchiale und anderen allergischen Erkrankungen verwendet

kli|mak|te|risch *adj* (Ⓔ climacteric): Wechseljahre/Klimakterium betreffend, in den Wechseljahren auftretend

Kli|mak|te|ri|um *nt* (Ⓔ climacteric): ***Syn:*** *Climacterium, Klimax, Wechseljahre der Frau, Climacter, Climax*; Übergangsphase von der vollen Geschlechtsreife zum Senium, die von Hitzewallungen, unregelmäßiger Menstruation, Stimmungsschwankungen, Schlafstörungen, Kreislaufbeschwerden u.ä. gekennzeichnet ist; die Abnahme der Eierstockfunktion führt zu einer abnehmenden Bildung von Progesteron und Östradiol und einem reaktiven Anstieg von FSH und LH; die Zyklen werden unregelmäßig und der Anteil anovulatorischer Zyklen nimmt zu; die letzte Monatsblutung [meist im 51.–52. Jahr] wird [retrospektiv nach einjähriger Amenorrhoe] als **Menopause** bezeichnet; der Zeitraum vor der Menopause wird als **Prämenopause**, die Zeit danach als **Postmenopause** bezeichnet

die Veränderung des Hormonhaushaltes führt zu psychischen und v.a. somatischen Veränderungen; es kommt zu Atrophien im Bereich von Vulva, Scheide und Brust; in der Haut nimmt die Sekretion der Talg- und Schweißdrüsen ab; die Epidermis wird atrophisch und verdünnt; das Risiko für Herz-Kreislauferkrankungen steigt stark an und die progrediente Osteoporose erhöht die Gefahr von Frakturen bei relativ leichten Traumen; die meisten dieser Symptome oder Veränderungen wurden in den letzten Jahren durch Hormonsubstitutionstherapie erfolgreich behandelt; allerdings hat es sich gezeigt, dass die Hormonsubstitution das Risiko für z.B. Thromboembolien oder Korpuskarzinome erhöht; aus diesem Grund wird heute meist empfohlen, die systemische Hormonsubstitution auf maximal drei Jahre zu begrenzen

Tab. K70. Häufigkeit klimakterischer Beschwerden

	nach Nestler u. Sies 1991	nach Neugarten u. Kraines 1965
Depressionen	30 %	78 %
Gewichtszunahme		61 %
Herzklopfen	24 %	44 %
Hitzewallungen	55 %	68 %
Irritierbarkeit	29 %	
Kopfschmerzen	38 %	71 %
Müdigkeit	43 %	88 %
Nervosität	41 %	
psychische Labilität		92 %
Rückenschmerzen	25 %	48 %
Schlaflosigkeit	32 %	51 %
Schwindel	24 %	
Schwitzen	39 %	
Stechen und Kribbeln	22 %	
Vergesslichkeit		64 %

Klimakterium praecox (Ⓔ precocious climacteric): ***Syn:*** *Climacterium praecox, vorzeitiges Klimakterium*; vor dem 40. Lebensjahr einsetzendes Klimakterium

Klimakterium tardum (Ⓔ delayed climacteric): ***Syn:*** *Climacterium tardum, verzögertes Klimakterium*; nach dem 58. Lebensjahr einsetzendes Klimakterium

verzögertes Klimakterium: *→Klimakterium tardum*

Klimakterium virile (Ⓔ male climacteric): ***Syn:*** *Wechseljahre des Mannes, Climacterium virile*; durch das Absinken der Androgenbildung hervorgerufener Symptomenkomplex, der dem Klimakterium der Frau ähnelt; die häufigsten Symptome sind Erektionsstörungen, Libidoverlust, depressive Verstimmung, Antriebslosigkeit, leichte Ermüdbarkeit, abnehmende Leistungsfähigkeit und Hitzewallungen

vorzeitiges Klimakterium: *→Klimakterium praecox*

Kli|ma|to|lo|gie *f* (Ⓔ climatology): ***Syn:*** *Klimakunde*; Lehre vom Klima

Kli|max *f, pl* **Kli|ma|zes** (Ⓔ **1.** climacteric **2.** orgasm **3.** climax): **1.** *→Klimakterium* **2.** *→Orgasmus* **3.** Höhepunkt einer Krankheit

Klinefelter: Harry Fitch Klinefelter; amerikanischer Arzt (Baltimore) im 20. Jahrhundert

Klinefelter-Reifenstein-Albright-Syndrom *nt*: *→Klinefelter-Syndrom*

Klinefelter-Syndrom *nt* (Ⓔ Klinefelter's syndrome): ***Syn:*** *Klinefelter-Reifenstein-Albright-Syndrom*; durch verschiedene Trisomien [meist 47,XXY], 48,XXXY, 48,XXYY oder 49,XXXXY hervorgerufener Hypogonadismus* mit eunuchoidem Hochwuchs, Gynäkomastie*, weiblichem Behaarungstypus und Sterilität; die Häufigkeit liegt bei 1:1000 männlichen Neugeborenen; bei Jungen mit leichter mentaler Retardierung beträgt die Häufigkeit 1:100, bei infertilen Männern 1:10; die **Diagnose** erfolgt bei Ausbleiben der Pubertät oder bei Aspermie* oder Hypogonadismus*

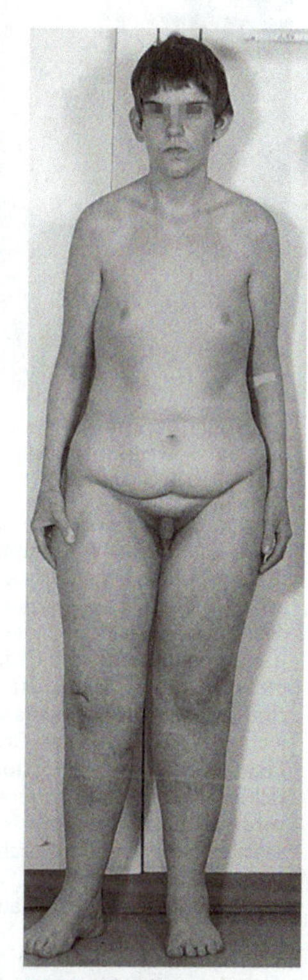

Abb. K71. Klinefelter-Syndrom

Kli|nik *f* (Ⓔ **1.** hospital **2.** clinical picture): **1.** Krankenhaus **2.** Gesamtheit von Symptomatik und Verlauf einer Erkrankung

kli|nisch *adj* (Ⓔ clinical): Klinik/Krankenhaus betreffend, klinisches (Krankheits-)Bild betreffend

Kli|no|dak|ty|lie *f* (Ⓔ clinodactyly): angeborene, seitliche Abknickung eines oder mehrerer Finger

kli|no|id *adj* (Ⓔ clinoid): bettförmig

Kli|no|ke|pha|lie *f* (Ⓔ clinocephaly): ***Syn:*** *Sattelkopf, Klinozephalie*; Fehlentwicklung des Schädels mit Ausbildung einer Sattelform

kli|no|sta|tisch *adj* (Ⓔ clinostatic): im Liegen (auftretend)

Kli|no|ze|pha|lie *f*: *→Klinokephalie*

Klippel: Maurice Klippel; 1858–1942; französischer Neurologe (Paris)

Klippel-Feil-Syndrom *nt* (Ⓔ Klippel-Feil syndrome): ***Syn:*** *Feil-Krankheit*; Fehlbildungssyndrom mit u.a. Spina* bifida, Kurzhals durch Blockwirbelbildung, Tiefstand der Ohren, Rundrücken, Zahnfehlbildungen und Gaumenspalte; evtl. auch Fehlbildungen von Herz und Nieren

Klippel-Trénaunay-Syndrom *nt*: *→Klippel-Trénaunay-Weber-Syndrom*

Klippel-Trénaunay-Weber-Syndrom *nt* (Ⓔ Klippel-Trénaunay-Weber syndrome): ***Syn:*** *Osteoangiohypertrophie-Syndrom, angio-osteo-hypertrophisches Syndrom, Haemangiectasia hypertrophicans, Klippel-Trénaunay-Syndrom, Trénaunay-Weber-Syndrom*; angeborene Entwicklungsstörung mit örtlichem Riesenwuchs, mit u.a. Beckenschiefstand und Hinken, Hämangiomen der Haut und Gefäßdysplasien [Naevus* flammeus] [*Abb. K72*]

Klis|tier *nt* (Ⓔ clyster): ***Syn:*** *Klysma, Clysma*; Einlauf, Darmeinlauf

Kli|to|ri|dek|to|mie *f* (Ⓔ clitoridectomy): ***Syn:*** *Klitorisektomie, Klitorisresektion, Klitorisentfernung*; operative Entfernung der Klitoris*; wird noch in einigen Ländern oder von Volksgruppen zur Verminderung der sexuellen Empfindungsfähigkeit durchgeführt [**weibliche Beschneidung**]

Kli|to|ri|do|to|mie *f* (Ⓔ clitoridotomy): weibliche Beschnei-

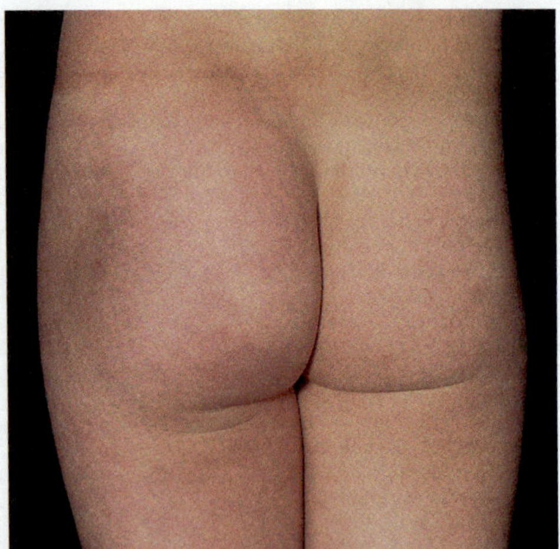

Abb. K72. Klippel-Trénaunay-Weber-Syndrom. Ausgedehnter Naevus flammeus und Hypertrophie der linken unteren Körperhälfte

dung; *s.u. Klitoridektomie*

Kli|to|ris *f, pl* **-ri|ti|den** (Ⓔ clitoris): ***Syn:*** *Kitzler, Clitoris*; erektiles weibliches Sexualorgan am vorderen Ende der kleinen Schamlippen*, das entwicklungsgeschichtlich dem Penis des Mannes entspricht; der ca. 3 cm lange Klitorisschaft [**Corpus clitoridis**] enthält den **Klitorisschwellkörper** [Corpus cavernosum clitoridis], der durch das **Septum corporum cavernosum** unvollständig unterteilt wird; linker und rechter **Klitorisschenkel** [Crus clitoridis] werden durch das **Ligamentum suspensorium clitoridis** und Musculus* ischiocavernosus am unteren Schambeinast befestigt; am vorderen Ende der Klitoris liegt die **Glans clitoridis**, die sensible Nervenendkörperchen [Genitalnervenkörperchen, Meißner*-Tastkörperchen, Vater*-Pacini-Körperchen] enthält; sie wird von der **Vorhaut** der Clitoris [Preputium clitoridis] bedeckt

Kli|to|ris|bänd|chen *nt* (Ⓔ frenulum of clitoris): ***Syn:*** *Frenulum clitoridis*; Bändchen am dorsalen Ansatz der kleinen Schamlippen* an der Klitoris*

Kli|to|ris|ek|to|mie *f*: *→Klitoridektomie*

Kli|to|ris|ent|fer|nung *f*: *→Klitoridektomie*

Kli|to|ris|ent|zün|dung *f* (Ⓔ clitoritis): Klitoritis*

Kli|to|ris|hy|per|tro|phie *f* (Ⓔ clitoridauxe): ***Syn:*** *Klitorismus*; penisartige Vergrößerung der Klitoris, z.B. bei adrenogenitalem Syndrom*

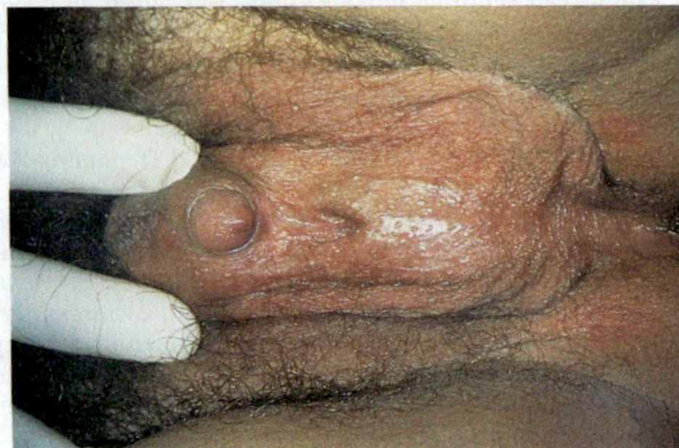

Abb. K73. Klitorishypertrophie

Kli|to|ris|in|zi|si|on *f*: *→Klitorotomie*

Kli|to|ris|kri|se *f* (Ⓔ clitoris crisis): *s.u. tabische Krise*

Kli|to|ris|mus *m* (Ⓔ **1.** clitoridauxe **2.** clitorism): **1.** *→Klitorishypertrophie* **2.** schmerzhafte Klitorisschwellung/-erektion

Kli|to|ris|re|sek|ti|on *f*: *→Klitoridektomie*

Kli|to|ris|riss *m* (Ⓔ clitoral laceration): durch starke Überdehnung unter der Geburt verursachter Riss der Klitoris; meist nur oberflächlich; tiefere oder stark blutende Risse müssen vernäht werden, dabei ist auf den Harnröhrenausgang zu achten

Kli|to|ris|schaft *m* (Ⓔ body of clitoris): Corpus clitoridis; *s.u. Klitoris*

Kli|to|ris|schen|kel *m* (Ⓔ crus of clitoris): Crus clitoridis; *s.u. Klitoris*

Kli|to|ris|schwell|kör|per *m* (Ⓔ cavernous body of clitoris): Corpus cavernosum clitoridis; *s.u. Klitoris*

Kli|to|ris|spal|tung *f*: *→Klitorotomie*

Kli|to|ris|spit|ze *f* (Ⓔ glans of clitoris): Glans clitoridis; *s.u. Klitoris*

Kli|to|ris|ve|nen, o|ber|fläch|li|che hin|te|re *pl* (Ⓔ superficial dorsal veins of clitoris): ***Syn:*** *Venae dorsales superficiales clitoridis*; führen das Blut der Haut über der Klitoris* zur Vena* saphena magna oder den Venae* pudendae externae

Kli|to|ris|ve|nen, tie|fe *pl* (Ⓔ deep veins of clitoris): ***Syn:*** *Venae profundae clitoridis*; kleine Venen unter der Klitoris*, die in die Vena* pudenda interna münden

Kli|to|ris|ve|ne, tie|fe hin|te|re *f* (Ⓔ deep dorsal vein of clitoris): ***Syn:*** *Vena dorsalis profunda clitoridis*; Vene am Klitorisrücken, die zum Plexus* venosus vesicalis führt

Kli|to|ri|tis *f, pl* **-ti|den** (Ⓔ clitoritis): ***Syn:*** *Klitorisentzündung, Clitoritis*; Entzündung der Clitoris; Teilaspekt der Vulvitis* oder Vulvovaginitis*

kli|to|ri|tisch *adj* (Ⓔ clitoritic): Klitorisentzündung/Klitoritis betreffend, von ihr betroffen oder gekennzeichnet

Kli|to|ro|to|mie *f* (Ⓔ clitorotomy): ***Syn:*** *Klitorisinzision, Klitorisspaltung*; Spaltung der Klitoris*

Kli|vus *m* (Ⓔ clivus): ***Syn:*** *Clivus*; Abhang, Hügel; insbesondere die zum Foramen* magnum hin abfallende Rückfläche des Türkensattels [Sella* turcica]

Kli|vus|kan|ten|syn|drom *nt* (Ⓔ clivus syndrome): bei akuter Hirndrucksteigerung kommt es zu einer Abklemmung des Nervus* oculomotorius an der Kante des Klivus; führt zu Mydriasis* auf der Herdseite, später zu Okulomotoriusparese*

Klo|a|ke *f* (Ⓔ **1.–2.** cloaca): **1.** gemeinsame Endung von Darm- und Urogenitalkanal während der Embryonalentwicklung; zwischen der 4. und 7. Embryonalwoche schiebt sich eine Falte, das **Septum urorectale** vor und teilt die Kloake in einen **primitiven Sinus urogenitalis** und einen **Canalis analis**, aus dem später der obere Teil des Analkanals und das Rektum hervorgehen; das Septum urorectale verschmilzt mit der **Kloakenmembran** und bildet den **primitiven Damm**; aus dem so entstandenen **definitiven Sinus urogenitalis** entstehen die Harnblase, die Harnröhre und die akzessorischen Geschlechtsdrüsen [Prostata, Bläschendrüse, Glandulae urethrales, Glandula bulbourethrales] **2.** Fistelgang bei Osteomyelitis*

Klon *m* (Ⓔ **1.–2.** clone): **1.** genetisch identische Nachkommen einer Mutterzelle oder eines Organismus **2.** ***Syn:*** *Clon*; multiple Kopien eines Moleküls

klo|nal *adj* (Ⓔ clonal): Klon betreffend, von einem Klon stammend

Klo|nen *nt*: *→Klonierung*

Klo|nie|ren *nt*: *→Klonierung*

Klo|nie|rung *f* (Ⓔ cloning): ***Syn:*** *Klonieren, Klonen*; Herstellung eines Klons, d.h. eines genetisch identischen Exemplars; dabei kann es sich um einen vollständigen Organismus, eine einzelne Zelle, ein bestimmtes Chromosom oder auch ein willkürliches Stück DNA handeln; *s.a. Essay Klonierung von Menschen I S. 1135, Essay Stammzellen – therapeutisches Klonieren S. 2021, Essay Klonierung von Menschen II – Ethische Aspekte S. 1147*

reproduktive Klonierung (Ⓔ reproductive cloning): *s.u. Essay Klonierung von Menschen I S. 1135*

therapeutische Klonierung (Ⓔ therapeutic cloning): *s.u. Essay Stammzellen – therapeutisches Klonieren S. 2021*

klo|nisch *adj* (Ⓔ clonic): Klonus betreffend, in der Art eines Klonus

klonisch-tonisch *adj* (Ⓔ clonicotonic): abwechselnd klonisch und tonisch

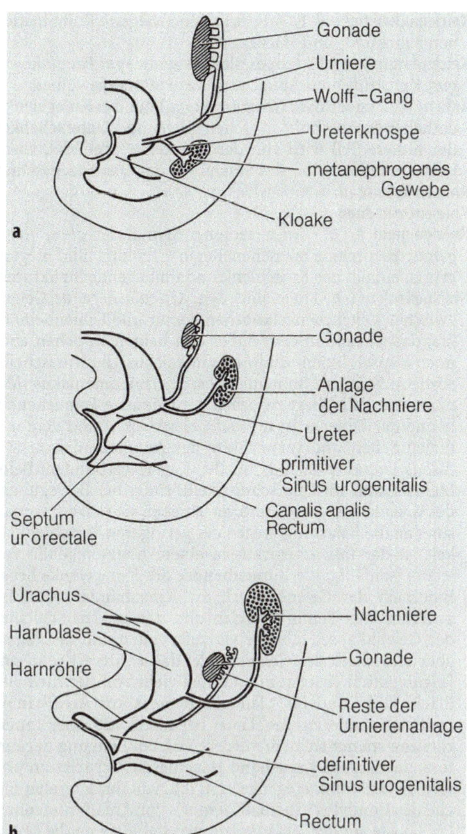

Abb. K74. Kloakenentwicklung

klo|no|gen *adj* (Ⓔ clonogenic): die Klonbildung anregend

Klon|or|chi|a|sis *f, pl* **-ses** (Ⓔ clonorchiasis): ***Syn:*** *Clonorchiasis, Clonorchiose, Opisthorchiasis*; durch Leberegel [Clonorchis*, Opisthorchis*] hervorgerufene Erkrankung der Gallengänge, der Gallenblase und evtl. des Pankreasganges; der chronische Befall führt zu Fieber, Hepatomegalie, rezidivierenden Koliken, u.U. Gallengangsverschluss; als Komplikationen finden sich bakterielle Sekundärinfektionen, Cholelithiasis, Zirrhose, Aszites und Cholangiokarzinom; **Therapie**: Praziquantel*

Klo|nus *m, pl* **-ni** (Ⓔ clonus): ***Syn:*** *Clonus*; rhythmisch krampfende Muskelkontraktion

Klos|tri|die *f*: → *Clostridium*

Kl.P. *Abk.*: Klinikpackung

Klum|pen|nie|re *f* (Ⓔ cake kidney): ***Syn:*** *Kuchenniere, Klumpniere, Ren informis*; sehr seltene, klumpenförmige Verschmelzungsniere, bei der die beiden Nieren an ihrer Konvexität miteinander verschmolzen sind

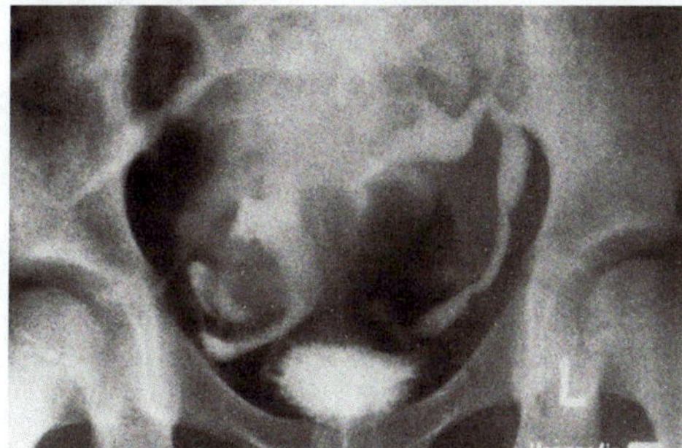

Abb. K75. Klumpenniere im kleinen Becken

Klump|fuß *m* (Ⓔ clubfoot): ***Syn:*** *Pes equinovarus (excavatus et adductus)*; angeborene Fußfehlstellung mit Spitzfußstellung im Sprunggelenk, Hohlfuß, Adduktion des Vorfußes und Innendrehung des Rückfußes; betrifft Jungen doppelt so häufig wie Mädchen; **Therapie**: schonendes Redressement sobald als möglich nach der Geburt und Retention der erreichten Korrektur im Gipsverband, der alle 3–4 Tage zur Vermeidung von Druckstellen gewechselt werden muss; der Hochstand des Fersenbeins kann später durch eine Verlängerung der Achillessehne korrigert werden; da die konservative Behandlung nicht die Ursache [Ungleichgewicht der Muskelkräfte] beseitigt, ist die krankengymnastische Nachbehandlung von größter Wichtigkeit; eine Gefahr bei der Behandlung ist die Ausbildung eines Schaukelfußes* durch falsches Redressement mit Hochbiegen des Vorfußes; bleibt die konservative Behandlung erfolglos, können eine Verpflanzung des Musculus* tibialis anterior und Arthrodese des unteren Sprunggelenkes versucht werden

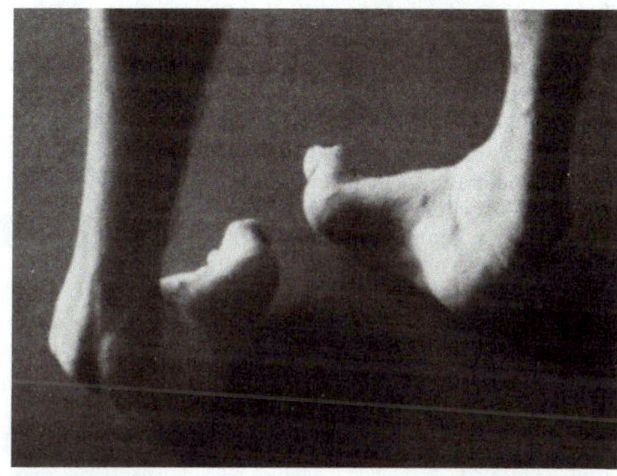

Abb. K76. Klumpfuß

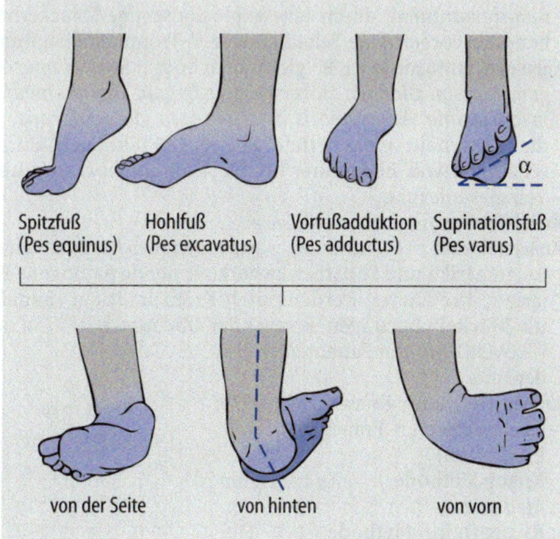

Abb. K77. Klumpfuß

paralytischer Klumpfuß (Ⓔ paralytic clubfoot): erworbener Klumpfuß bei schlaffer oder spastischer Lähmung [z.B. Poliomyelitis*], Verletzungen des Nervus peroneus, frühkindlicher Hirnschädigung oder apoplektischem Insult*; die **Therapie** besteht aus aktiven und passiven Übungen und Schienenbehandlung

rebellischer Klumpfuß (Ⓔ recurrent clubfoot): Klumpfuß mit hoher Rezidivneigung

Klump|hand *f* (Ⓔ clubhand): ***Syn:*** *Manus vara*; angeborene oder erworbene Radialfehlstellung der Hand

Klumpke: Augusta Déjerine-Klumpke; 1859–1927; französische Neurologin (Paris)

Klumpke-Déjerine-Lähmung *f*: →*Klumpke-Lähmung*

Klumpke-Lähmung *f* (Ⓔ Klumpke's palsy): ***Syn:*** *Klumpke-Déjerine-Lähmung, untere Armplexuslähmung*; die unteren Anteile [C_7–Th_1] des Armplexus betreffende Lähmung; die kleinen Handmuskeln und langen Fingerbeuger sind gelähmt, die Extensoren aber meist verschont; häufig besteht ein Horner*-Syndrom; der Pronatorreflex fehlt und die Sensibilität ist ulnar an der Hand und am Unterarm gestört

Klump|nie|re *f*: →*Klumpenniere*

Klüver: Heinrich Klüver; 1897–1979; deutsch-amerikanischer Psychologe und Neurologe (Chicago)

Klüver-Bucy-Syndrom *nt* (Ⓔ Klüver-Bucy syndrome): bei beidseitiger Temporallappenschädigung [Trauma, Enzephalitis, Durchblutungsstörungen] kommt es zu sog. oraler Tendenz, d.h. die Patienten ergreifen wahllos beliebige, auch gefährliche oder nicht essbare Objekte und stecken sie in den Mund; zusätzlich finden sich noch Apathie, Antriebsminderung, Konzentrationsmangel mit leichter Ablenkbarkeit und evtl. Enthemmung des Sexualverhaltens

Klys|ma *nt* (Ⓔ clysma): ***Syn:*** *Klistier, Clysma*; Einlauf, Darmeinlauf

KM *Abk.*: **1.** →*Kanamycin* **2.** →*Kernmembran* **3.** →*Knochenmark* **4.** Kontraktionsmahlzeit **5.** →*Kontrastmittel*

KMC *Abk.*: kritische Mizellenkonzentration

KMD *Abk.*: Karboxymethyldextran

KMEF *Abk.*: Keratin, Myosin, Epidermin, Fibrin

KMG *Abk.*: Knochenmineralgehalt

KMI *Abk.*: Knochenmarksinsuffizienz

KMK *Abk.*: kritische Mizellenkonzentration

$KMnO_4$ *Abk.*: →*Kaliumpermanganat*

kMol *Abk.*: Kilomol

KMP *Abk.*: →*Kardiomyopathie*

KMR *Abk.*: kernmagnetische Resonanz

KMT *Abk.*: →*Knochenmarktransplantation*

KNA *Abk.*: Kosten-Nutzen-Analyse

Kna|ben|lie|be *f*: →*Päderastie*

Kna|cken, fei|nes *nt* (Ⓔ fine crackling): *s.u. feuchte Rasselgeräusche*

Knall|trauma *nt* (Ⓔ blast injury): ***Syn:*** *Explosionstrauma, Detonationstrauma*; durch eine explosionsartige Druckerhöhung hervorgerufene Schädigung, z.B. Trommelfellruptur

Knäu|el|a|nas|to|mo|se *f* (Ⓔ glomiform body): ***Syn:*** *Glomusorgan, Masson-Glomus, Hoyer-Grosser-Organ, Glomus neuromyoarteriale, Anastomosis arteriovenosa glomeriformis*; in die Unterhaut eingebettete kleine Gefäßknäuel; wahrscheinlich von Bedeutung für die Hautdurchblutung und Wärmesteuerung

Knäu|el|drü|se *f*: *s.u. Schweißdrüse*

Knäu|el|fi|la|rie *f* (Ⓔ nodular worm): ***Syn:*** *Onchocerca volvulus*; in Afrika und Südamerika vorkommende pathogene Filarie*; ihre Larven werden durch Kriebelmücken [**Simulium-Mücke**] übertragen; Erreger der Onchozerkose*, an der weltweit 1 Million Patienten erblindet sind

Knaus: Hermann Knaus; 1892–1970; österreichischer Frauenarzt (Graz, Prag, Wien)

Knaus-Methode *f*: →*Knaus-Ogino-Methode*

Knaus-Ogino-Methode *f* (Ⓔ Ogino-Knaus rule): ***Syn:*** *Knaus-Methode, Kalendermethode*; natürliche Verhütungsmethode, die auf der Berechnung der empfängnisfähigen Tage mittels Menstruationskalender beruht; heute wird die Methode wegen ihrer Unzuverlässigkeit aber mehr und mehr zur Bestimmung der fruchtbaren Tage [9.–17. Tag des Zyklus] eingesetzt

Knick|fuß *m* (Ⓔ talipes valgus): ***Syn:*** *Pes valgus*; angeborene Abknickung der Ferse nach außen

Knick|ha|cken|fuß *m* (Ⓔ talipes calcaneovalgus): Kombination von Knickfuß* und Hackenfuß*

Knick|platt|fuß *m* (Ⓔ talipes planovalgus): ***Syn:*** *Pes planovalgus*; Knickfuß* mit Abflachung des Fußquergewölbes

Knie *nt* (Ⓔ knee): ***Syn:*** *Genu*; (*anatom.*) der das Kniegelenk* enthaltende Abschnitt zwischen Ober- und Unterschenkel; der hintere Teil wird von der Kniekehle* gebildet, vorne liegt die Kniescheibe, das Sesambein der Quadrizepssehne

Knie|an|ky|lo|se *nt*: →*Kniegelenkankylose*

Knie|ent|zün|dung *f*: →*Gonitis*

Knie|ge|gend *f* (Ⓔ knee region): ***Syn:*** *Knieregion, Regio genus*; Beinregion zwischen Regio* femoris und Regio* cruris; enthält des Kniegelenk und umliegende Strukturen

Knie|ge|lenk *nt* (Ⓔ knee joint): ***Syn:*** *Articulatio genus*; Gelenk zwischen Oberschenkelknochen/Femur und Schienbein/Tibia; das Gelenk umfasst außer den beiden Knochen auch noch Kapsel, Innen- und Außenmeniskus, die Kniescheibe sowie Außen- und Binnenbänder; der **Innenmeniskus** [Meniscus medialis] liegt zwischen der medialen Femurkondyle und der Tibia; er ist mit der Gelenkkapsel und dem medialen Seitenband verwachsen; der **Außenmeniskus** [Meniscus lateralis] ist nur mit der Kapsel verbunden; beide Menisci sind im Querschnitt keilförmig; bei Bewegungen des Gelenks verformen und verschieben sie sich zur Anpassung an die Belastung; wegen der geringeren Verschieblichkeit ist der Innenmeniskus in einem höheren Maße verletzungsanfällig; die **Binnenbänder** des Kniegelenks liegen innerhalb der Gelenkkapsel; die **Kreuzbänder** verlaufen zwischen den Femurkondylen und den beiden Schichten der Gelenkkapsel, d.h., sie verlaufen innerhalb der Kapsel aber außerhalb der Gelenkhöhle; das **vordere Kreuzband** [Ligamentum cruciatum anterius] zieht von der medialen Fläche des Condylus* lateralis femoris zur Area* intercondylaris anterior der Tibia; bei Streckung oder Innenrotation spannt sich der vordere Teil, bei Beugung der hintere; das **hintere Kreuzband** [Ligamentum cruciatum posterius] verläuft entgegengesetzt, d.h. von der lateralen Fläche des Condylus* medialis femoris zur Area* intercondylaris posterior der Tibia; zusammen stabilisieren die Kreuzbänder das Kniegelenk und verhindern ein Abgleiten der Femurkondylen vom Tibiakopf

das **Ligamentum transversum genus** verbindet die beiden Menisci auf der Vorderseite, das **Ligamentum meniscofemorale anterius** zieht von der Rückseite des Außenmeniskus zum vorderen Kreuzband und das **Ligamentum meniscofemorale posterius** vom Außenmeniskus nach hinten zur Innenfläche des Condylus* medialis femoris; die Gelenkkapsel setzt vorne am Femur oberhalb der Knorpel-Knochen-Grenze, hinten der Linea* intercondylaris und am Knorpelrand der Kondylen an; unten liegt dar Kapselansatz an der Knorpel-Knochen-Grenze der Tibia; die Membrana* fibrosa und Membrana* synovialis spalten sich stellenweise, wodurch die Kreuzbänder innerhalb der Kapsel, aber außerhalb der Gelenkhöhle liegen; hinter der Knie-

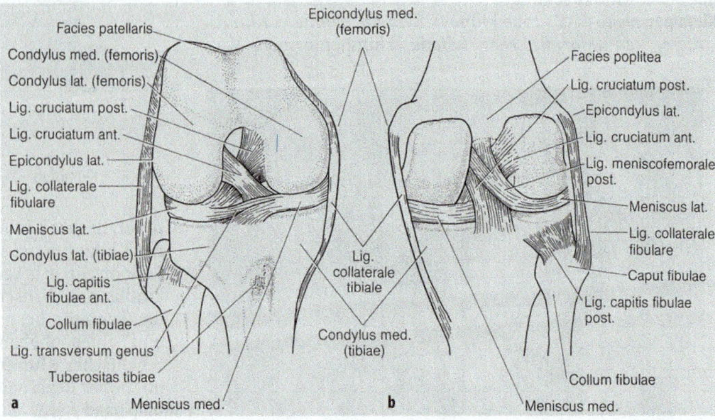

Abb. K78. Bandapparat des rechten Kniegelenks. **a** von vorne, **b** von hinten

Klonierung von Menschen I – Biologische Grundlagen und Rechtslage in Deutschland

Syn: Klonen

F. Oduncu

Biologische Grundlagen

Begriffsdefinition

Der Begriff **Klon** [*griechisch* für Zweig, Sprössling] bedeutet die Kopie eines Lebewesens. Diese entsteht durch **Klonierung**, d.h. auf sehr einfache Weise durch ungeschlechtliche Zweiteilung. Charakteristischerweise ist ein Klon mit seinem Ausgangsorganismus genetisch identisch. Ungeschlechtliche Fortpflanzung ist typisch für Einzeller und Pflanzen sowie für bestimmte Tierarten. Dagegen vermehren sich die meisten Wirbeltiere durch sexuelle Fortpflanzung, wobei die Nachkommen von ihren Eltern genetisch verschieden sind. Daraus entstehen also keine Klone, weil das Erbgut [Genom] der Nachkommen sich in der Regel je zur Hälfte aus väterlichem und mütterlichem Erbgut zusammensetzt. In seltenen Ausnahmefällen können genetisch identische Individuen [Klone] auf natürlichem Wege entstehen. Dies ist der Fall bei eineiigen Zwillingen [„*natürliche Klone*"], also wenn sich der ursprüngliche Embryo während der frühen Furchungsstadien spontan zu zwei Embryonen aufspaltet und diese sich getrennt zu zwei neuen, unabhängigen und vollständigen Individuen weiterentwickeln.

Methoden der Klonierung

Es gibt verschiedene Klonierungstechniken, die abhängig von der Fragestellung zur Anwendung kommen. Hierbei können einzelne Genabschnitte der Erbinformation bis zu ganzen Individuen/Organismen kloniert/geklont werden.

Klonierung einzelner Gene

In der Molekularbiologie werden routinemäßig identische Kopien einzelner Gene und Genabschnitte hergestellt. Dabei können DNA-Abschnitte entsprechend der Fragestellung gentechnologisch, d.h. durch die revolutionäre Technik der DNA-Rekombination vervielfältigt, isoliert, verändert und bei Bedarf in Zellen eingeschleust werden.

Klonierung ganzer Individuen/Organismen

Bei der künstlichen Erzeugung von ganzen Individuen bzw. Nachkommen mit genetischer Identität zum Ausgangsorganismus spricht man von **reproduktiver Klonierung** [auch **reproduktives Klonen/Klonieren** oder **genetisch identische Mehrlingsherstellung**]. Es gibt zwei Verfahren der reproduktiven Klonierung:

- Embryosplitting und
- Zellkerntransplantation.

Beim **Embryosplitting** [auch **Embryotrennung, Embryoteilung, Blastomerentrennung**] werden entweder

- einzelne Zellen [Blastomeren] oder
- Zellgewebe vom frühen embryonalen Zell- bzw. Gewebeverband abgetrennt.

Auf natürlichem Wege geschieht das bei der Entstehung von eineiigen Zwillingen oder bei der regelmäßigen Vierbildung der Gürteltiere. Die Methode wird zur Abspaltung von frühen Blastomeren im 2- bis 8-Zellen-Stadium eingesetzt [Abb. 1]. In diesem Entwicklungsstadium sind die **Blastomeren totipotent**, d.h., jede einzelne Zelle kann grundsätzlich aus sich heraus ein vollständiges Individuum mit normaler Lebenserwartung bilden. Auf diese Weise entstanden 1993 die ersten menschlichen Mehrlinge bei einer fehlerhaft befruchteten Eizelle [polyploide Zygote] in einem Forschungszentrum der Georgetown-University in Washington. Die so entstandenen **Geschwistermehrlinge sind genetisch absolut identisch** und enthalten alle stets das neu kombinierte mütterliche und väterliche Erbgut.

Bei der **Zellkerntransplantation** [auch **Zellkerntransfer, Zellkernaustausch**] werden Zellkerne von Spenderzellen auf andere, entkernte Zellen [Empfängerzellen] übertragen [Abb. 2]. Bei den Empfängerzellen handelt es sich in der Regel um reife, befruchtungsfähige Eizellen, denen zuvor ihr eigener, das Erbgut tragender Zellkern entfernt wurde. Dabei kann der transferierte Zellkern aus der Spenderzelle eines jungen Embryos, eines Feten oder eines erwachsenen Individuums entnommen sein. Durch die Zellkerntransplantation haben die erzeugten Klone zwei genetisch verschiedene Vorfahren: der Zellkern aus der Spenderzelle und die entkernte Empfängerzelle. **Die Klone sind mit ihrem Original nicht hundertprozentig genetisch identisch,** weil die Empfängerzelle trotz Entkernung noch ein minimales Resterbgut besitzt. Dieses zytoplasmatische Genom* befindet sich in den Mitochondrien*, die außerhalb des Zellkerns* im Zytoplasma* vorkommen und für die Energieproduktion der Zelle verantwortlich sind. Allerdings kodiert das mitochondriale Genom nur für eine sehr geringe Zahl von etwa 13 proteinkodierenden Genen gegenüber der überwältigenden Gesamtzahl von ca. 33.000 Genen des Zellkerns. Das mitochondriale Genom macht ca. 0,01 % der Gesamterbinformation einer Zelle aus und spielt deshalb für die Frage der genetischen Gleichheit keine Rolle. Dadurch ist es mit der Methode des Zellkerntransfers grundsätzlich möglich, ein erwachsenes Individuum mit seinem gleichen genetischen Material beliebig zu kopieren. Das heißt aber auch, dass das neue Individuum ungeschlechtlich, also ohne Befruchtung einer Eizelle durch ein Spermium, erzeugt wird.

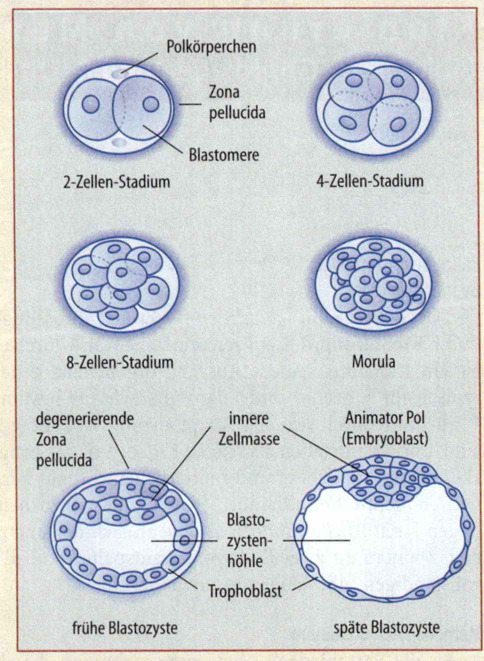

Abb. 1. Embryonale Entwicklung

K

Das geklonte Schaf „Dolly"

Mit der reproduktiven Klonierung von „Dolly" [1997] fiel eine bis dahin für unüberwindbar gehaltene Grenze der Natur. Die schottische Forschergruppe um Ian Wilmut führte drei parallele Klonierungsansätze durch. Als Spenderzellen dienten

- Zellen von jungen Schafsembryonen,
- Fibroblastzellen von Feten eines Schafes und schließlich
- Zellen von Milchdrüsengewebe eines sechs Jahre alten Schafes, die in der Gewebekultur gezüchtet wurden.

Zwei Tage vor der in einem mikroelektrischen Feld durchgeführten Klonierungsfusion von Spender- und Eizelle stimulierten die Forscher mehrere Schafe hormonell, um sie als *„Leihmütter"* für die klonierten embryonalen Furchungsstadien zu konditionieren. Nach derart synchronisierten Embryotransfers entwickelten sich von 385 aus Embryonalzellen geklonten Keimen 4 bis zur Geburt von Lämmern. Von 172 geklonten Embryonen aus fetalen Zellen entwickelten sich 3 bis zur Geburt. Die geringste Ausbeute ergab sich aus 277 geklonten Keimen, die aus Milchdrüsenzellen ausgewachsener Schafe entstanden waren: Nur ein einziges kloniertes Lamm wurde geboren, „Dolly".

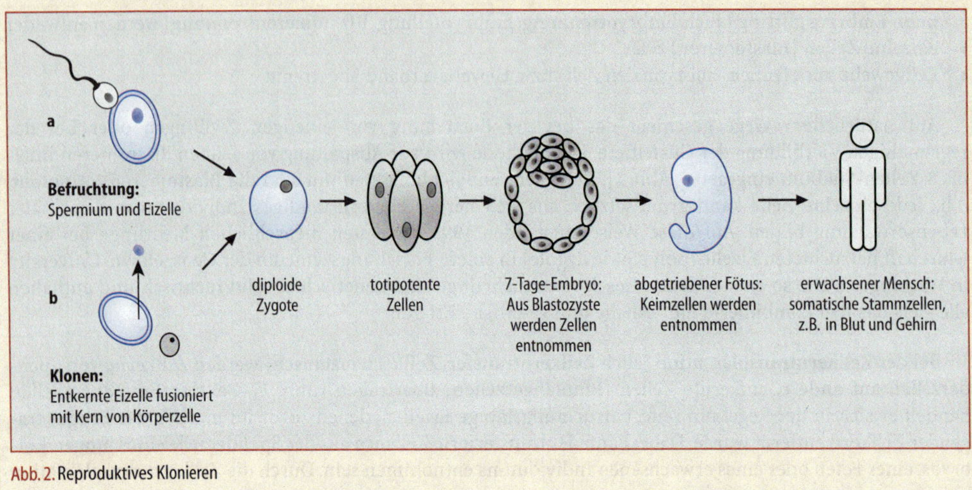

Abb. 2. Reproduktives Klonieren

Das Überraschende an dem Experiment ist, dass sich eine Säugereizelle, der der Kern einer ausdifferenzierten Körperzelle übertragen wird, zu einem vollständigen Organismus entwickeln kann. Das genetische Material im Zellkern einer ausdifferenzierten Körperzelle ist im Vergleich zum genetischen Material im Zellkern einer befruchteten Eizelle vielfältig modifiziert. Man ging bisher davon aus, dass diese Modifizierungen irreversibel sind, und nahm an, dass Zellkerne von Körperzellen jenseits des Stammzellstadiums prinzipiell nicht mehr in der Lage sind, sich entsprechend zu entwickeln. Diese einst unerschütterliche Vorstellung und Grundmaxime der Embryologie fiel nun wie ein Kartenhaus in sich zusammen.

Klonierung von Menschen

Aus reproduktionstechnologischer Sicht kann das Verfahren der Zellkerntransplantation grundsätzlich auch auf den Menschen angewandt werden. Grundlegende biologische Barrieren gegen ein solches Verfahren gibt es nicht. Das bislang einzige erfolgreiche Klonierungsexperiment beim Menschen war eine Mehrlingsbildung, allerdings durch das Verfahren des Embryosplittings.

Es gab in den letzten Jahren wiederholt Berichte über die angeblich gelungene Klonierung von Menschen, die aber alle nicht verifiziert werden konnten. Als erste berichteten am 1. Januar 1999 koreanische Wissenschaftler von der Universitätsklinik Kyunghee in Seoul, dass sie erstmals einen menschlichen Embryo aus differenzierten Körperzellen mittels Zellkerntransfer kloniert hätten. Zellkern und Eizelle stammten von derselben Frau. Nach erfolgreicher Zellkernübertragung in die entkernte Eizelle hätte sich diese zweimal geteilt, also bis zum Stadium des 4-Zellers. Allerdings konnte dieses Experiment nicht nachgeprüft werden, da die Wissenschaftler das Experiment aus Furcht vor möglichen Sanktionen frühzeitig beendet und den menschlichen 4-Zeller vernichtet hätten. Es bleibt deshalb unklar, ob das Experiment überhaupt stattgefunden hat.

Da bei der Klonierung von Individuen, insbesondere beim Menschen, immer von der Kopie quasi als einer hundertprozentigen Übereinstimmung mit einem Ausgangslebewesen oder auch eines Verstorbenen gesprochen wird, sollte stets zwischen **genetischer Identität** [gleiche Erbinformation] und **biologischer Identität** [gleiche Erbinformation plus Umwelt] unterschieden werden. Sollten Original und Kopie in allem übereinstimmen, müssten auch die während ihrer Entwicklung einwirkenden Umwelteinflüsse vollständig identisch sein. Zufallsbedingte Einflüsse, die weder durch genetische noch umweltbedingte Faktoren erklärt werden können, müssten ebenfalls ausgeschaltet werden. Eine solche **intangible Variance** kann aber faktisch nicht ausgeschaltet werden.

Durch Klonierung erzeugte Nachkommen können also aus folgenden Gründen nicht vollständig identisch mit dem jeweiligen Vorbild sein:

- **Genetische Faktoren**
  - Unterschiedliche mitochondriale DNA, die von unterschiedlichen Empfängereizellen stammt
  - Akkumulierte somatische Mutationen, beispielsweise durch endogene Retroviren und andere Viren, etc.
  - Telomere Variationen, d.h. durch Alterung bedingte Unterschiede in der Länge der Chromosomenenden
  - Unterschiede im Imprinting [Aktivierungsmuster verschiedener Gene]
  - Interaktionen der Chromosomen der Spenderzelle mit neuer Mikroumgebung der Empfängereizelle, deren Art bisher weitgehend unbekannt ist
- **Umweltbedingte Faktoren**
  - Einflüsse im Mutterleib
  - Umwelteinflüsse nach der Geburt
- **Intangible Variance.**

Klonierung von Menschen im Licht des deutschen Rechtes

Durch das Inkrafttreten des **Embryonenschutzgesetzes [ESchG]** am 1.1.1991 wurde durch § 6 die Klonierung bei Verwendung des menschlichen Erbguts unter Strafe gestellt:

> **§ 6 ESchG:** „[1] Wer künstlich bewirkt, dass ein menschlicher Embryo mit der gleichen Erbinformation wie ein anderer Embryo, ein Fötus, ein Mensch oder ein Verstorbener entsteht, wird mit Freiheitsstrafe bis zu fünf Jahren oder mit Geldstrafe bestraft."

Klonierung durch Embryosplitting

Das Klonierungsverbot nach § 6 Abs. 1 ESchG stellt sowohl die Abspaltung einzelner totipotenter Zellen als auch die Teilung des Zellverbandes eines frühen Embryos unter Strafe. Durch die nachgewiesene Totipotenz der Embryonalzellen bis zum 8-Zellen-Stadium [Abb. 1] kann sich nach Embryosplitting jede einzelne totipotente Zelle weiter teilen und zu einem vollständigen menschlichen Individuum entwickeln. Da mit die-

K

sem Verfahren Embryonen „mit der gleichen Erbinformation" entstehen, ist das Verfahren des Embryosplitting durch § 6 Abs. 1 ESchG lückenlos unter Strafe gestellt [*s.a. Essay Stammzellen – therapeutisches Klonieren S. 2021*].

Klonierung durch Zellkerntransplantation

Wie bereits oben dargelegt, wird bei der Klonierung durch Zellkerntransplantation nicht das gesamte Erbgut übertragen. Dadurch beträgt die Übereinstimmung des geklonten Genoms mit dem seiner Donorzelle zwar mehr als 99 %, aber eben nicht 100 %. Eine vollständige genetische Identität kann dort erreicht werden, wo der Zellkern bzw. die Spenderzelle und die entkernte Empfängerzelle von ein und demselben weiblichen Individuum stammen.

Sowohl das ESchG als auch seine Kommentatoren sehen dennoch den Tatbestand der Weitergabe der „gleichen Erbinformation" als erfüllt an, da es hier wohl nicht um die exakte nummerische, sondern um die Gleichheit der Erbinformation im rechtlichen Sinne geht. Zu diesem Zweck spricht § 6 Abs. 1 ESchG explizit von der gleichen, aber nicht von derselben Erbinformation. Die marginale Zahl von 13 mitochondrialen Genen ist nicht geeignet, die gleiche genetische Ausstattung des klonierten Lebewesens infrage zu stellen. Deshalb erfasst § 6 EschG auch Fälle des Klonens im Wege des Zellkerntransfers.

Die Technik der Zellkerntransplantation kann angewandt werden, um mitochondriale Erbkrankheiten zu vermeiden. Im August 1997 wurde in den USA berichtet, dass der Zellkern einer befruchteten Eizelle [Zygote] in eine entkernte Eizelle einer anderen Frau transferiert wurde, um dadurch einen mütterlich bedingten mitochondrialen Gendefekt bei dem Embryo zu verhindern. Bei diesem Vorgang findet im Gegensatz zur Kerntransplantation zu Klonierungszwecken keine Reprogrammierung des übertragenen Zellkerns statt. Auf diese Weise entsteht aber auch kein neues Lebewesen, sondern der Keim entwickelt sich sozusagen kontinuierlich weiter. Deshalb verstößt das hier angewandte Verfahren der Kerntransplantation nicht gegen das Verbot des Klonens gemäß § 6 Abs. 1 ESchG. Auch wenn man der Ansicht ist, das Entkernen der Eizelle und das Einbringen eines anderen Zellkerns stelle eine Veränderung der menschlichen Keimbahnzelle dar, scheitert ein Verstoß gegen § 5 Abs. 1 ESchG an § 5 Abs. 4 Nr. 1 ESchG, weil diese Eizelle nicht zur *Befruchtung* verwendet wird.

K

Veränderung der genetischen Erbinformation

Eine wirkliche Strafbarkeitslücke im ESchG könnte sich jedoch dann ergeben, wenn z. B. nach von Bülow eine Klonierung des Menschen durch die so genannte **Austausch-Methode** durchgeführt würde. In diesem Verfahren würde das Erbgut der Donorzelle vor Übertragung auf die entkernte Empfängerzelle so weit verändert, dass eine *„gleiche Erbinformation"* bei den resultierenden Klonen auch im rechtlichen Sinne nicht mehr vorläge. Dadurch wäre das Klonierungsverbot des § 6 Abs. 1 ESchG nicht mehr wirksam.

Welche Formen einer Veränderung der genetischen Erbinformation strafbar sind, wird in § 5 ESchG geregelt:

> **§ 5 ESchG:** [1] „[1] Wer die Erbinformation einer menschlichen Keimbahnzelle künstlich verändert, wird mit Freiheitsstrafe bis zu fünf Jahren oder mit Geldstrafe bestraft.
>
> [2] Ebenso wird bestraft, wer eine menschliche Keimzelle mit künstlich veränderter Erbinformation zur Befruchtung verwendet. [...]
>
> [3] Absatz 1 findet keine Anwendung auf
>
> 1. eine künstliche Veränderung der Erbinformation einer außerhalb des Körpers befindlichen Keimzelle, wenn ausgeschlossen ist, dass diese zur Befruchtung verwendet wird."

Entkernung der unbefruchteten Eizelle

Es stellt sich die Frage, ob beim Verfahren des Kerntransfers bereits die Entkernung der unbefruchteten Eizelle und die Einbringung eines Spenderzellkerns in diese eine Veränderung der menschlichen Keimbahnzelle nach § 5 Abs. 1 ESchG darstellt. Der Eingriff kann als Veränderung angesehen werden, insofern argumentiert wird, die entkernte Eizelle bleibe aufgrund des in ihr enthaltenen Zytoplasmas weiterhin eine Eizelle. Andererseits kann man argumentieren, die entkernte Eizelle sei keine Keimzelle, ja überhaupt keine Zelle mehr, da ihr der Zellkern fehlt, der das genetische Material trägt. Bezüglich der Strafbarkeit gemäß § 5 Abs. 1 und 2 ESchG spielen beide Argumentationslinien keine Rolle, da die manipulierte Eizelle nicht zur *Befruchtung* eingesetzt wird. Hier greift der Tatbestandsausschluss des § 5 Abs. 4 Nr. 1 ESchG.

Gentechnische Veränderung der Keimbahnzellen

Durch Kombination von Gentechnik und Kerntransplantation können Organismen mit gewünschten genetischen Eigenschaften hergestellt werden. Ist die Manipulation derart, dass beim erzeugten Embryo nicht mehr von einer *gleichen Erbinformation* gesprochen werden kann, greift § 6 Abs. 1 ESchG nicht mehr. Auch

§ 5 Abs. 1 ESchG würde in diesem Fall nicht greifen, da es sich hierbei um die Veränderung einer somatischen Zelle [Körperzelle] und keiner Keimbahnzelle handelte.

Und wie verhält es sich bei einer genetischen Veränderung einer Keimbahnzelle? Selbst wenn die Erbinformation des Zellkerns einer noch totipotenten Zelle manipuliert wird, die gemäß der Begriffsbestimmung des § 8 Abs. 3 ESchG eine Keimbahnzelle darstellt, scheitert bei der Methode der Kerntransplantation ein Verstoß gegen § 5 Abs. 1 ESchG an § 5 Abs. 4 Nr. 1 ESchG, weil dieser veränderte Zellkern ebenso wie die entkernte Eizelle nicht zur *Befruchtung* verwendet wird. Auch eine Strafbarkeit nach § 5 Abs. 2 ESchG kommt nicht in Betracht.

Mutationen

Eine weitere nicht beeinflussbare Größe ist der eher seltene Fall einer spontanen Mutation. Mutationen können derart ausfallen, dass der durch Klonierung erzeugte Embryo sich von seinem Original unverkennbar unterscheidet, sodass auch hier nicht mehr von gleicher Erbinformation gemäß § 6 Abs. 1 EschG gesprochen werden kann. Das führt unweigerlich zu der ungelösten Frage, wo die Grenze zu ziehen ist, jenseits derer das künstlich hergestellte Individuum noch ein Klon ist oder nicht. Hieraus ergibt sich eine gravierende Gesetzeslücke im ESchG, die es zu schließen gilt.

Konsequenzen für das ESchG

Wie oben dargelegt, erweist sich das normative Tatbestandsmerkmal *gleiche Erbinformation* des § 6 Abs. 1 ESchG im Gegensatz zur Stellungnahme der Wissenschaftlerkommission als dringend revisionsbedürftig. Wie oben gezeigt, ist der Grund für ein Klonierungsverbot nicht die Tatsache der *gleichen Erbinformation*. Diese ist ja auch bei eineiigen Zwillingen gegeben, und doch sind Einzigartigkeit und Schutzwürdigkeit ihrer Persönlichkeit unbestritten. Das Verbot gründet auf der Missachtung der Selbstzwecklichkeit und der gezielten [manipulativen] Menschenzüchtung durch Zuweisung ausgesuchter Erbanlagen im Wege der ungeschlechtlichen Fortpflanzung. **Zu fordern ist deshalb eine Verbotsnorm, die unter Strafe stellt, einen Menschen künstlich auf andere Weise als durch unmittelbare Befruchtung einer menschlichen Eizelle durch ein menschliches Spermium entstehen zu lassen.**

Dadurch werden alle Fälle erfasst, in denen
- künstlich ein menschliches Lebewesen entweder durch Embryosplitting oder Zellkerntransfer erzeugt wird,
- bei dem infolge vorausgegangener genetischer Manipulation auch nicht die gleiche Erbinformation vorliegt,
- das Genom des neuen Lebewesens z. B. durch spontane Mutation eine erhebliche Veränderung erfahren hat.

Zum Begriff der Totipotenz im ESchG

Eine andere Schwierigkeit, die sehr interpretationsbedürftig erscheint, liefert die Begriffsbestimmung des § 8 Abs. 1 ESchG:

> **§ 8 ESchG:** „[1] Als Embryo im Sinne dieses Gesetzes gilt bereits die befruchtete, entwicklungsfähige menschliche Eizelle vom Zeitpunkt der Kernverschmelzung an, ferner jede einem Embryo entnommene totipotente Zelle, die sich bei Vorliegen der dafür erforderlichen weiteren Voraussetzungen zu teilen und zu einem Individuum zu entwickeln vermag."

Der Gesetzgeber hat hier den wissenschaftlichen Begriff **Totipotenz** eingeführt, ohne jedoch inhaltlich festzustellen,
- bis zu welchem Zeitpunkt der embryonalen Entwicklung die Zellen als totipotent einzustufen sind, und
- was der Begriff der Totipotenz inhaltlich überhaupt umfasst.

In beiden Fällen bedarf es einer Klarstellung, weil sich danach auch die Frage richtet, ob z. B. durch das Verfahren des Embryosplitting der Klontatbestand des § 6 Abs. 1 ESchG vorliegt.

Formen von Totipotenz

Nach dem Embryologen Beier kann der wissenschaftliche und medizinisch-embryologische Begriff **Totipotenz** auf unterschiedliche Kompartimente, auf unterschiedliche zellbiologische oder histologische Einheiten bezogen werden, je nach Definition des Betrachters oder der Fragestellung. Er unterscheidet drei Formen:
- **Totipotenz einer Zelle:** Eine Zelle ist totipotent, wenn sie sich zu einem vollständigen, ausgereiften Individuum entwickeln kann. § 8 Abs. 1 zweiter Halbsatz ESchG stellt jede einem Embryo entnommene totipotente Zelle, die sich bei Vorliegen der dafür erforderlichen Voraussetzungen zu teilen und zu einem

K

Individuum zu entwickeln vermag, dem Embryo gleich. Die Wahrscheinlichkeit der Totipotenz nimmt mit zunehmenden Zellstadien bis zum 8-Zell-Stadium ab.

- **Totipotenz eines umschriebenen Gewebeverbandes:** Hier geht es um die Fähigkeit eines zusammenhängenden Zellverbandes, sich zu einem vollständigen Individuum zu entwickeln, nachdem die Gesamtgröße oder die Gesamtzahl dieses Gewebes reduziert wurde. Die Erklärung zur Entwicklungsbefähigung einer reduzierten oder teilgeschädigten Keimscheibe liegt in der kritischen minimalen Zellzahl [ca. 40 bis etwa 80 Zellen] und in der Regulationsfähigkeit dieser intakten Zellen, die sich aus der Zellkommunikation [quasi einer „Teamarbeit"] ergibt. Isoliert könnte aus einer solchen Embryoblastzelle kein ganzes Individuum hervorgehen.
- **Totipotenz eines Zellkerns:** Ein totipotenter Zellkern ist die Voraussetzung für ein erfolgreiches Klonen bei Anwendung der Methode der Kerntransplantation. Dabei ist der isolierte Zellkern für sich im Gegensatz zu den ersten Furchungszellen [Blastomeren] nicht totipotent. Dieser wird erst durch die Konfrontation und den Synergismus mit dem Zytoplasma der entkernten Eizelle totipotent, in die er eingebracht worden ist. Wie diese Art der Totipotenz zu Stande kommt, ist bislang ungeklärt.

Aus Gründen der sprachlichen und ethisch-moralischen Klarheit erscheint es sinnvoll, die drei erwähnten, deutlich unterschiedlichen Ansätze der Totipotenz voneinander zu trennen. Es ist davon auszugehen, dass der Gesetzgeber unter einer *einem Embryo entnommenen totipotenten Zelle* die Entwicklungs- und Regulationspotenz einer einzelnen, isolierten Blastomere versteht.

Fazit

Aus ethischer Sicht muss das Klonen von Menschen eindeutig abgelehnt werden. Es verstößt gegen die Menschenwürde, weil die menschlichen Kopien als Mittel zu fremden Zwecken, also zu Interessen Dritter produziert und instrumentalisiert werden. Kopien sind Ableger und haben faktisch keinen intrinsischen Wert. Ihre Daseinsberechtigung beruht auf einer Wiederholung einer anderen, vorgegebenen Existenz. Für die Ablehnung des Klonens menschlicher Individuen ist nicht die genetische Identität entscheidend. Der Mensch ist weder das Resultat noch die Summe seiner Gene, sondern die resultierende und dynamische Geschichte seiner genetischen Ausstattung einerseits *und* insbesondere seiner Wechselwirkungen mit seiner speziellen Umgebung andererseits. Wesentlich für die Ächtung des Klonens ist also, dass im Gegensatz zur geschlechtlichen Fortpflanzung ein „*Schöpfer*" gezielt bzw. manipulativ einem künftigen Menschen seine Erbanlagen im Wege der ungeschlechtlichen Fortpflanzung zuweist. Denn das ist nichts anderes als Menschenzüchtung [*s.a. Essay Klonierung von Menschen II – Ethische Aspekte S. 1147*].

Das Embryonenschutzgesetz von 1990 hat sich als ein wirksames rechtliches Instrument erwiesen, die Klonierung von menschlichen Individuen zu verbieten und zu verhindern. Allerdings zeigt sich jetzt, dass das Gesetz ausgehend von den neuen wissenschaftlichen Erkenntnissen und technologischen Möglichkeiten der vergangenen Jahre und Monate auf dem Gebiet der embryonalen Entwicklung zunehmend interpretationsbedürftig und -lastig geworden ist. Vor dem Hintergrund sowohl aktueller Klonierungsverfahren als auch zukünftiger real durchführbarer Technologien lässt das bestehende Klonverbot des § 6 ESchG sogar eine gravierende Strafbarkeitslücke offen. Zur Lösung der aufgezeigten Problematik erscheint es im Sinne der Rechtssicherheit geboten, auf das normative Tatbestandsmerkmal *gleiche Erbinformation* [§ 6 Abs. 1 ESchG] künftig zu verzichten. Es bedarf stattdessen einer Verbotsnorm, die bereits die Anwendung von Klonierungsverfahren zur Erzeugung menschlicher Lebewesen und nicht erst das Resultat verbietet. Zu fordern ist deshalb eine generelle Vorschrift, die unter Strafe stellt, einen Menschen künstlich auf andere Weise als durch unmittelbare Befruchtung einer menschlichen Eizelle durch ein menschliches Spermium entstehen zu lassen. Auf diese Weise garantierte § 6 ESchG einen Minimal- bzw. Rundumschutz, der die Produktion menschlicher Kopien schlechthin verbieten würde.

Quellenhinweise

Abb. 1: Modifiziert nach Moore/Persaud (1996) Embryologie. Schattauer, Stuttgart, S. 36
Abb. 2: Modifiziert nach Oduncu/Schroth/Vossenkuhl (2003) Transplantation – Organgewinnung und -allokation. Vandenhoeck & Ruprecht, Göttingen, S. 351
Zeichnung Abb. 1–2: O. Nehren, Mannheim

K

scheibe liegt ein Fettkörper [Corpus* adiposum infrapatellare] zwischen den beiden Kapselschichten; die beiden wichtigsten Außenbänder des Kniegelenkes sind **Ligamentum collaterale fibulare** und **Ligamentum collaterale tibiale**, die die Kapsel auf der Innen- und Außenseite verstärken; sie stabilisieren das Gelenk bei Streckung und begrenzen bei gebeugtem Knie die Außenrotation

Kniel gellenklanlkyllolse *f* (Ⓔ gonycampsis): ***Syn:*** *Kniegelenkversteifung, Knieankylose*; Versteifung des Kniegelenks durch Verwachsung der Knochenenden

Kniel gellenklbänlderlriss *m*: *→Kniegelenkbandruptur*

Kniel gellenklbandlruplture *f* (Ⓔ rupture of ligament of knee): ***Syn:*** *Kniegelenkbänderriss*; Risse der Kniegelenkbänder können das vordere oder hintere Kreuzband oder das laterale oder medial Seitenband betreffen; *s.a. Kreuzbandruptur, Seitenbandruptur*

Kniel gellenklentlzünldung *f*: *→Gonitis*

Kniel gellenklluxaltilon *f* (Ⓔ dislocation of the knee joint): ***Syn:*** *Knieluxation, Luxatio genus, Luxatio tibiae*; angeborene [selten] oder erworbene Verrenkung des Schienbeins im Kniegelenk

Kniel gellenkslarltelrie, ablsteilgenlde *f*: *→Arteria descendens genus*

Kniel gellenkslarlthroldelse *f* (Ⓔ Albert's operation): operative Versteifung des Kniegelenkes; Dank der Fortschritte bei der Entwicklung von Kniegelenksprothesen heute nur noch selten durchgeführt

Kniel gellenkslarlthrolse *f*: *→Gonarthrose*

Kniel gellenksIsylnolviltis *f, pl* **-tilden** (Ⓔ synovitis of the knee): Entzündung der Synovialis* des Kniegelenks; *s.a. Gonitis*

Kniel gellenkslvelnen *pl* (Ⓔ genicular veins): ***Syn:*** *Knievenen, Venae geniculares*; die Venen aus dem Kniegelenk münden in die Vena* poplitea

Kniel gellenklverlsteilfung *f*: *→Kniegelenkankylose*

Kniel gicht *f* (Ⓔ gonagra): ***Syn:*** *Gonagra*; Knieschmerzen bei Gicht*

Kniel hölcker, laltelraler *m* (Ⓔ lateral geniculate body): ***Syn:*** *Corpus geniculatum laterale*; im Metathalamus* liegende Relaisstation, die Signale aus dem Tractus* opticus auf Neurone der Sehstrahlung [3. Neuron der Sehbahn] umschaltet, die zur Sehrinde in der Area striata ziehen

Kniel hölcker, meldilaller *m* (Ⓔ medial geniculate body): ***Syn:*** *Corpus geniculatum mediale*; Kerngebiet im Metathalamus*, das z.T. Neurone der Hörbahn* umschaltet

Kniel kehlle *f* (Ⓔ popliteal cavity): ***Syn:*** *Fossa poplitea*; rhombenförmiges Feld auf der Rückseite des Knies, das oben medial durch die Musculi* semimembranosus und semitendinosus, oben lateral durch den Musculus* biceps femoris, unten medial und lateral durch das Caput* mediale und laterale des Musculus gastrocnemius begrenzt wird; alle wichtigen Nerven und Gefäße vom Oberschenkel zum Unterschenkel verlaufen durch die Kniekehle; die Arteria* poplitea liegt am tiefsten, über ihr verläuft die Vena* poplitea; der Nervus* tibialis liegt oberflächlicher als die Vene und die Arterie, verlässt aber die Kniekehle zusammen mit ihnen zwischen den beiden Gastroknemiusköpfen; der Nervus* fibularis communis verlässt die Kniekehle lateral am Wadenbeinköpfchen [Caput* fibulae]

Kniel kehllenlarltelrie *f*: *→Arteria poplitea*

Kniel kehllenllymphlknolten, olberlflächllilche *pl* (Ⓔ superficial popliteal lymph nodes): ***Syn:*** *Nodi lymphoidei poplitei superficiales*; oberflächliche Lymphknoten der Kniekehle; **Zufluss**: Haut des Unterschenkels, Fuß; **Abfluss**: tiefe Kniekehlenlymphknoten

Kniel kehllenllymphlknolten, tielfe *pl* (Ⓔ deep popliteal lymph nodes): ***Syn:*** *Nodi lymphoidei poplitei profundi*; Lymphknoten in der Tiefe der Kniekehle; **Zufluss**: Kniekehle, Bein, oberflächliche Kniekehlenlymphknoten; **Abfluss**: tiefe Leistenlymphknoten

Kniel kehllenlmuslkel *m*: *→Musculus popliteus*

Kniel kehllenlvelne *f* (Ⓔ popliteal vein): ***Syn:*** *Vena poplitea*; aus den Venae* tibiales anteriores und posteriores entstehende Vene, die in die Vena* femoralis übergeht

Kniel lalge *f* (Ⓔ knee presentation): seltene Variante der Beckenendlage*, bei der ein Knie [**inkomplette** oder **unvollständige Knielage**] oder beide Kniee [**komplette** oder **vollständige Knielage**] vor dem Steiß liegen

Kniel luxaltilon *f*: *→Kniegelenkluxation*

Kniepterygium-Syndrom *nt* (Ⓔ popliteal pterygium syndrome): ***Syn:*** *popliteales Pterygiumsyndrom, Fèvre-Languepin-Syndrom*; autosomal-dominantes Fehlbildungssyndrom mit Pterygien* der Kniekehlen, Unterlippenfisteln, Lippen-Kiefer-Gaumenspalte*, Syndaktylie* der Zehen und Hypogenitalismus*

Kniel relgilon *f*: *→Kniegegend*

Kniel rücklseilte *f* (Ⓔ back of knee): ***Syn:*** *Regio genus posterior*; Region über der Rückseite des Kniegelenks einschließlich der Fossa* poplitea

Kniel scheilbe *f* (Ⓔ knee cap): ***Syn:*** *Patella*; in die Sehne des Musculus* quadriceps femoris eingelassener, größter Sesamknochen des Körpers; die **Basis patellae** liegt nach oben, die Spitze [**Apex patella**] ist nach unten gerichtet; die Rückseite wirkt als Gelenkfläche [**Facies articularis**] und ist mit hyalinem Knorpel* überzogen

Kniel scheilbenlband *nt* (Ⓔ patellar tendon): ***Syn:*** *Ligamentum patellae*; Endsehne des Musculus* quadriceps femoris zwischen unterem Kniescheibenrand und der Tuberositas* tibiae

Kniel scheilbenlbruch *m*: *→Patellafraktur*

Kniel schmerz *m* (Ⓔ gonalgia): Gonalgie*

Kniest: Wilhelm Kniest; deutscher Kinderarzt (Naumburg) im 20. Jahrhundert

Kniest-Dysplasie *f* (Ⓔ Kniest's syndrome): ***Syn:*** *Kniest-Dysplasiesyndrom*; autosomal-dominantes Fehlbildungssyndrom mit dysproportioniertem Minderwuchs, thorakaler Kyphoskoliose, verkürzten Extremitäten, flachem Mittelgesicht, Myopie*, Schwerhörigkeit und Gaumenspalte

Kniest-Dysplasiesyndrom *nt*: *→Kniest-Dysplasie*

Kniel velnen *pl*: *→Kniegelenksvenen*

Kniel vorlderlseilte *f* (Ⓔ front of knee): ***Syn:*** *Regio genus anterior*; Region über der Vorderseite des Kniegelenks

Knislern *nt*: *→Knisterrasseln*

Knislterlraslseln *nt* (Ⓔ crepitation): ***Syn:*** *Knistern, Krepitation, Crepitatio, Crepitus*; über der Lunge oder Pleura auskultierbares Knistern, v.a. in der Anfangsphase einer Pneumonie [**Crepitatio indux**] und später bei der Lösung und Verflüssigung des Alveolarexsudates [**Crepitatio redux**]

KNL *Abk.*: Kalium, Natrium, Lactat

Knoblauch *m* (Ⓔ garlic): ***Syn:*** *Allium sativum*; Pflanze aus der Familie der Liliaceae [Alliaceae]; die Zwiebeln oder Knollen [**Allii sativi bulbus**] enthalten schwefelhaltige organische Verbindungen, v.a. **Allicin**, das aus dem geruchlosen **Alliin** entsteht; besitzt eine antibakterielle und antimykotische Wirkung; Allicin senkt den Blutlipidspiegel und hemmt die Thrombozytenaggregation; Alliin, Cycloalliin, S-Methylcystein und S-Propylcystein steigern die Fibrinolyse; **Anw.**: traditionell bei erhöhten Blutlipidspiegeln und zur Arterioskleroseprophylaxe sowie zur Förderung der Durchblutung und Verdauung; in der Homöopathie bei Verdauungsstörungen, Entzündungen des Magen-Darm-Traktes und Bluthochdruck

Knölchellbruch *m*: *→Knöchelfraktur*

Knölchellfraklture *f* (Ⓔ malleolar fracture): ***Syn:*** *Knöchelbruch, Malleolarfraktur, Malleolusfraktur, Fractura malleolaris*; Fraktur eines [**Innenknöchelfraktur, Außenknöchelfraktur**] oder beider Knöchel [**bimalleoläre Knöchelfraktur**]; aufgrund der Struktur des oberen Sprunggelenkes handelt es sich um kombinierte Verletzungen von Fraktur und Bandläsion(en); die gebräuchlichste **Einteilung der Knöchelfrakturen nach Weber** basiert auf der Lage der Frakturlinie in Relation zur Syndesmose; eine Sonderform stellt die **Maisonneuve-Fraktur** dar; sie ist eine hohe Fibulafraktur [Typ-Weber C] mit Einriss der Membrana interossea auf ganzer Länge

die **Therapie** ist i.d.R. eine operative, nur stabile, nicht-dislozierte Frakturen können konservativ [Ruhigstellung im Gips-/Kunststoffverband] behandelt werden; bei der Operation steht die exakte anatomische Reposition im Vordergrund; Kapsel- und Bandverletzungen werden genäht, die reponierten Fragmente mittels (Schrauben-, Zuggurtungs-,

K

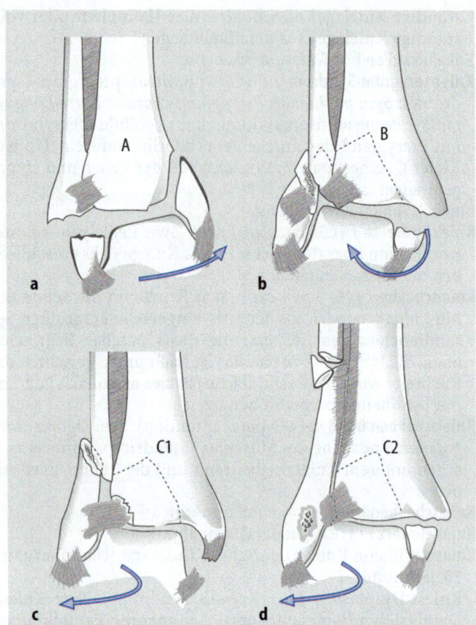

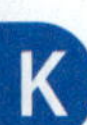

Abb. K79. Knöchelfrakturen. **a** Typ-Weber A, **b** Typ-Weber B, **c** und **d** Typ-Weber C

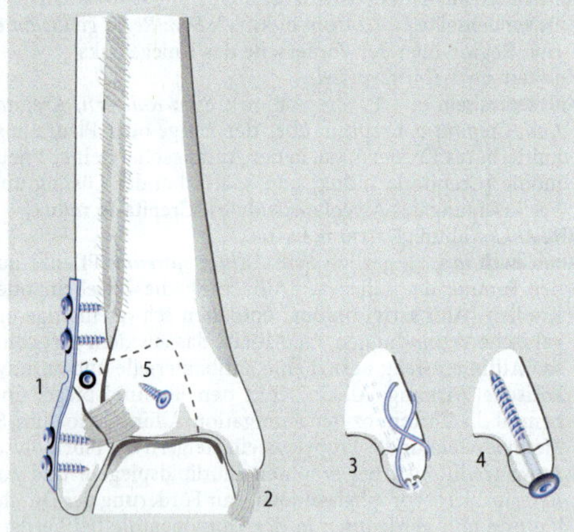

Abb. K80. Maisonneuve-Fraktur

Platten-)Osteosynthese fixiert

Knö|chel|re|gi|on, hin|te|re *f* (Ⓔ posterior ankle region): *Syn:* *Regio talocruralis posterior*; Region zwischen unterem Ende der Unterschenkelrückseite und dem Fersenbein

Knö|chel|re|gi|on, vor|de|re *f* (Ⓔ anterior ankle region): *Syn:* *Regio talocruralis anterior*; Region zwischen unterem Ende der Unterschenkelvorderseite und dem Fußrücken; liegt über dem Sprunggelenk

Kno|chen *m* (Ⓔ bone): *Syn:* *(anatom.) Os*; Knochen ist ein Stützgewebe, das sich durch Umbau optimal an Druck-, Zug- und Biegebeanspruchungen anpassen kann; besteht aus **Knochenzellen** [Osteozyten] und **Interzellularsubstanz**; die **Knochenzellen** liegen in **Knochenzellhöhlen** [Lacunae osseae], die von Interzellularsubstanz umgeben sind; die Zellen sind flach und haben allseitig lange Fortsätze, mit denen sie mit anderen Knochenzellen in Verbindung stehen; die **Interzellularsubstanz** hat organische [Kollagenfasern, Glykosaminoglykane] und anorganische Anteile [Hydroxylapatit]
histologisch kann Knochengewebe in **Geflechtknochen** und **Lamellenknochen** unterteilt werden; immer, wenn Knochen neugebildet wird, egal ob während der Embryonalperiode, postnatal oder nach Knochenbrüchen, entsteht zuerst **Geflechtknochen**; er ist durch einen regellosen Verlauf der Kollagenfasern gekennzeichnet und enthält mehr Zellen und weniger Interzellularsubstanz als Lamellenknochen, wodurch er mechanisch weniger beanspruchbar ist; bis auf Ausnahmen [Felsenbein*, Sehnenansatzstellen] wird er langsam aber sicher durch Lamellenknochen ersetzt; **Lamellenknochen** ist das typische Knochengewebe des Erwachsenen; es besteht aus 3–7 µm breiten **Knochenlamellen**, die aus parallel verlaufenden Kollagenfasern und an der Lamellengrenze liegenden Osteozyten aufgebaut sind; man unterscheidet drei Arten von Knochenlamellen: **1. Speziallamellen** in denen die Kollagenfasern schraubenförmig nach oben oder unten verlaufen; 4–20 Speziallamellen, die zusammen um einen Zentralkanal verlaufen, werden als **Osteon** oder **Havers-System** bezeichnet; sie bilden die Baueinheit des Knochens; der **Zentralkanal** [Havers-Kanal, Canalis centralis] hat einen Durchmesser von 20–100 µm und enthält Nerven, Gefäße und lockeres Bindegewebe; von ihm aus erfolgt die Ernährung der Knochenzellen durch Diffusion; diese wird durch kleine Knochenkanälchen erleichtert, die die Knochenhöhlen miteinander verbinden [**Volkmann-Kanäle, Canales perforantes**] **2. Schaltlamellen** sind Reste von Speziallamellen, die im Rahmen des ständigen Knochenumbaus anfallen und die Räume zwischen den Speziallamellen ausfüllen **3. Generallamellen** umfassen den gesamten Knochen; als **äußere Generallamellen** liegen sie an der Knochenoberfläche direkt unter dem Periost, als **innere Generallamellen** an der Grenze zur Markhöhle
Lamellenknochen bilden einen feste, kompakte Knochenschicht, die bei kurzen Knochen* nur dünn ist und als **Substantia corticalis** bezeichnet wird; bei langen Knochen* ist diese kompakte Schicht im Bereich der Diaphyse* besonders stark ausgeprägt und wird dann als **Substantia compacta** bezeichnet; der Innenraum kurzer Knochen und die Epiphyse* langer Knochen enthält ein Schwammwerk aus Knochenbälkchen [**Substantia spongiosa**], zwischen denen Knochenmark* liegt

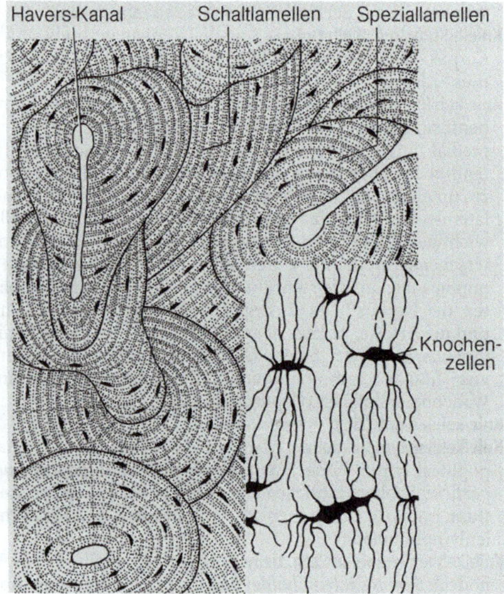

Abb. K81. Lamellenknochen

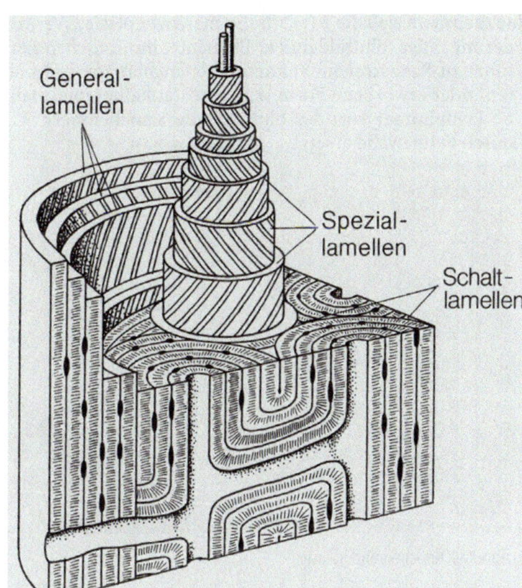

Abb. K82. Knochenlamellen

akzessorische Knochen (Ⓔ accessory bones): ***Syn:*** *Ossa accessoria*; zusätzlich vorkommende Knochen

flacher Knochen (Ⓔ flat bone): ***Syn:*** *platter Knochen, Os planum*; flache Knochen [z.B. Brustbein, Scheitelbein] bestehen aus einer inneren und einer äußeren kompakten Knochenschicht [**Substantia corticalis**], die eine mehr oder minder dicke Spongiosaschicht [**Substantia spongiosa**] einfassen; z.T. kann die Spongiosa vollkommen fehlen

kurzer Knochen (Ⓔ short bone): ***Syn:*** *Os breve*; kurze Knochen [z.B. Fingerknochen, Zehenknochen] haben nur eine dünne äußere Schicht von kompaktem Knochengewebe [Substantia corticalis]; der Innenraum besteht aus einem Schwammwerk aus dünnen Knochenbälkchen [Substantia spongiosa]

lamellärer Knochen (Ⓔ lamellated bone): Lamellenknochen; *s.u. Knochen*

langer Knochen: *→ Röhrenknochen*

platter Knochen: *→ flacher Knochen*

pneumatischer Knochen (Ⓔ pneumatized bone): ***Syn:*** *Os pneumaticum*; Knochen mit lufthaltigen Zellen oder Hohlräumen [z.B. Os* frontale, Os* ethmoidale]

Kno|chen|abs|zess *m* (Ⓔ bone abscess): meist durch eine akute hämatogene Osteomyelitis* verursachte Abszessbildung, z.B. im Knochenmark oder unter dem Periost [subperiostealer Abszess]; *s.a. Brodie-Knochenabszess*

kno|chen|ähn|lich *adj* (Ⓔ osteoid): osteoid*

Kno|chen|al|ter *nt* (Ⓔ bone age): ***Syn:*** *Knochenreife*; durch Bestimmung des Reifegrades des Skeletts festgelegtes Entwicklungsalter; erlaubt Rückschlüsse auf die zu erwartende Körpergröße nach Wachstumsabschluss

Kno|chen|an|eu|rys|ma, be|nig|nes *nt*: *→ aneurysmatische Knochenzyste*

Kno|chen|a|tro|phie *f* (Ⓔ bone atrophy): Schwund der Knochensubstanz, z.B. bei Osteoporose*

kno|chen|auf|lö|send *adj* (Ⓔ osteolytic): osteolytisch*

Kno|chen|auf|lö|sung *f* (Ⓔ osteolysis): Osteolyse*

Kno|chen|bälk|chen *pl* (Ⓔ bone trabeculae): ***Syn:*** *Knochenbälkchen*; typische Pigmentverklumpungen in der Netzhautperipherie bei Retinitis* pigmentosa

Kno|chen|bild|ner *pl*: *→ Osteoblasten*

Kno|chen|bil|dung *f* (Ⓔ ossification): ***Syn:*** *Ossifikation, Osteogenese, Osteogenesis, Knochenentwicklung*; die Bildung von Knochen während des Wachstums oder nach Verletzung; zu unterscheiden sind **desmale** und **chondrale Knochenbildung**; zuerst wird jeweils Geflechtknochen* gebildet, der dann durch Lamellenknochen* ersetzt wird; *s.a. Knochen*

chondrale Knochenbildung: *→ chondrale Ossifikation*

desmale Knochenbildung: *→ desmale Ossifikation*

direkte Knochenbildung: *→ desmale Ossifikation*

ektope Knochenbildung (Ⓔ ectopic ossification): ***Syn:*** *ektope Ossifikation, Parostosis*; (pathologische) Knochenbildung an atypischer Stelle, z.B. Reitknochen*

enchondrale Knochenbildung (Ⓔ endochondral ossification): ***Syn:*** *endochondrale Knochenbildung, enchondrale Ossifikation, endochondrale Ossifikation*; *s.u. chondrale Ossifikation*

endochondrale Knochenbildung (Ⓔ endochondral ossification): enchondrale Knochenbildung; *s.u. chondrale Ossifikation*

perichondrale Knochenbildung (Ⓔ perichondral ossification): ***Syn:*** *perichondrale Ossifikation*; *s.u. chondrale Ossifikation*

periostale Knochenbildung (Ⓔ periosteal ossification): ***Syn:*** *periostale Ossifikation*; von Periost ausgehende Knochenbildung; physiologisch nach Knochenbrüchen; *s.a. Frakturheilung*

Kno|chen|bruch *m*: *→ Fraktur*

Kno|chen|brü|chig|keit *f* (Ⓔ bone fragility): erhöhte Frakturanfälligkeit bei Ausdünnung der Mineralsubstanz des Knochens, z.B. bei Osteoporose*

Kno|chen|dich|te *f* (Ⓔ bone density): meist mittels quantitativer Computertomographie* bestimmte Dichte des Knochengewebes; wichtig für Diagnose und Verlaufsbeobachtung von primärer und sekundärer Osteoporose*

Kno|chen|durch|tren|nung *f*: *→ Osteotomie*

Kno|chen|dys|pla|sie, fi|brö|se *f*: *→ Osteofibrosis deformans juvenilis*

Kno|chen|dys|tro|phie *f* (Ⓔ osteodystrophy): ***Syn:*** *Osteodystrophie, Osteodystrophia*; Störung der quantitativen oder qualitativen Knochenbildung

Kno|chen|ein|blu|tung *f* (Ⓔ intraosseous bleeding): Osteorrhagie*

Kno|chen|ei|te|rung *f* (Ⓔ suppurative osteitis): ***Syn:*** *Ostitis purulenta*; eitrige Knochentzündung; *s.a. Osteomyelitis*

Kno|chen|ei|te|rung, chro|ni|sche *f* (Ⓔ otitis media purulenta chronica): ***Syn:*** *chronisch epitympanale Otitis media*; *s.u. Otitis media chronica*

Kno|chen|ent|wick|lung *f*: *→ Knochenbildung*

Kno|chen|ent|zün|dung *f*: *→ Ostitis*

Kno|chen|er|wei|chung *f* (Ⓔ osteomalacia): ***Syn:*** *Osteomalacia, Osteomalazie*; Erweichung von Knochen durch eine verminderte Mineralisation der Knochenmatrix, z.B. bei Rachitis*; führt zu Verkrümmungen langer Röhrenknochen [X-Beine, O-Beine] und des Beckens; **Therapie**: Behandlung der Grunderkrankung

Kno|chen|ex|zi|si|on *f*: *→ Osteoektomie*

Kno|chen|fi|brom *nt* (Ⓔ osteofibroma): ***Syn:*** *Osteofibrom*; benigner Mischtumor aus Knochen- und Knorpelgewebe

Kno|chen|fi|bro|se *f* (Ⓔ osteofibrosis): ***Syn:*** *Osteofibrose, Osteofibrosis*; Fibrosierung des Knochengewebes; meist im Rahmen einer Knochenmarkfibrose*

Kno|chen|fis|sur *f* (Ⓔ fissure fracture): ***Syn:*** *Infraktur, Haarbruch, Infraktion*; kleinste Knochenfraktur ohne typische Fraktursymptome

Kno|chen|frak|tur *f*: *→ Fraktur*

Kno|chen|fraß *m* (Ⓔ caries): ***Syn:*** *Knochenkaries, Karies, Caries*; Abbau/Schwund von Knochengewebe bei Knochentuberkulose*; wird bei exsudativ-verkäsender Knochentuberkulose als **Caries humida/caseosa** bezeichnet und bei produktiv-granulierender Knochentuberkulose als **Caries sicca/fungosa/carnosa**

Kno|chen|fress|zel|len *pl*: *→ Osteoklasten*

Kno|chen|fu|ge *f* (Ⓔ synarthrosis): ***Syn:*** *kontinuierliche Knochenverbindung, Synarthrose, Synarthrosis*; ununterbrochene, starre Verbindung zweier Knochen; Oberbegriff für Synchondrose*, Syndesmose* und Synostose

Kno|chen|ge|rüst *nt*: *→ Skeleton*

Kno|chen|ger|webs|ent|zün|dung *f*: *→ Ostitis*

Kno|chen|ge|we|be *nt* (Ⓔ bone tissue): *s.u. Knochen*

Kno|chen|haut *f* (Ⓔ bone skin): ***Syn:*** *Beinhaut, Periost, Periosteum*; dem Knochen außen aufliegende Bindegewebshaut, die Gefäße und Nerven enthält und für Knochenernährung,

K

-wachstum und -neubildung von Bedeutung ist

Kno|chen|haut|ent|zün|dung *f*: →*Periostitis*

Kno|chen|hy|per|pla|sie *f*: →*Hyperostose*

Kno|chen|hy|per|tro|phie *f*: →*Hyperostose*

Kno|chen|in|farkt *m* (Ⓔ bone infarct): durch eine akute Ischämie* hervorgerufene Knochennekrose*

Kno|chen|in|seln *pl* (Ⓔ bone islands): *s.u. Enostose*

Kno|chen|kal|lus *m*: →*Kallus 2.*

Kno|chen|ka|ries *f*: →*Knochenfraß*

Kno|chen|keim *m*: →*Knochenkern*

Kno|chen|kern *m* (Ⓔ ossification center): ***Syn:*** *Verknöcherungskern, Ossifikationskern, Centrum ossificationis*; Ossifikationszentrum im Knorpel, von dem die Verknöcherung ausgeht; *s.a. Ossifikation*

Knochen-Knorpel-Entzündung *f*: →*Osteochondritis*

Kno|chen|kör|per|chen *pl* (Ⓔ bone corpuscles): ***Syn:*** *Knochenkörperchen*; typische Pigmentverklumpungen in der Netzhautperipherie bei Retinitis* pigmentosa

Kno|chen|la|mel|le *f* (Ⓔ osseous lamella): *s.u. Knochen*

Kno|chen|leh|re *f*: →*Osteologie*

Kno|chen|lei|tung *f* (Ⓔ bone conduction): ***Syn:*** *Osteoakusis, Osteophonie*; Schallleitung in den Schädelknochen; der sog. **Knochenschall** wird z.T. direkt auf die Perilymphe, z.T. über das Mittelohr übertragen; *s.a. Rinne-Versuch, Weber-Versuch*, *Essay Hören/auditives System S. 939*

Kno|chen|mark *m* (Ⓔ bone marrow): ***Syn:*** *Medulla ossium*; das Knochenmark ist Teil des lymphatischen Systems [Systema* lymphoideum]; zur Zeit der Geburt handelt es sich fast ausschließlich um rotes, blutbildendes Knochenmark [Medulla ossium rubra], das langsam in gelbes, nicht-blutbildendes Knochenmark [Medulla* ossium flava] umgewandelt wird; nach Abschluss des Wachstums findet sich rotes Knochenmark nur noch in kurzen und platten Knochen [z.B. Brustbein] und in den Epiphysen* der Röhrenknochen

fetthaltiges Knochenmark: →*gelbes Knochenmark*

gelbes Knochenmark (Ⓔ yellow bone marrow): ***Syn:*** *Fettmark, Medulla ossium flava*; nicht-blutbildendes, fetthaltiges Knochenmark; entsteht aus rotem Knochenmark* [Medulla ossium rubra] und kann bei Bedarf wieder in dieses zurück verwandelt werden

rotes Knochenmark (Ⓔ red bone marrow): ***Syn:*** *Medulla ossium rubra*; das blutbildende Knochenmark wiegt beim Erwachsenen ca. 1400 g, d.h., es ist fast so schwer wie die Leber; Erythrozyten*, Granulozyten*, Monozyten* und Thrombozyten* werden ausschließlich im Knochenmark gebildet, Lymphozyten* [v.a. B-Lymphozyten] nur in begrenztem Umfang; das Stroma des roten Knochenmarks wird von einem retikulären Bindegewebe mit Fasern, Retikulumzellen, Makrophagen und Fettzellen gebildet, zwischen denen die Zellen des blutbildenden Systems [*s.a. Hämopoese*] liegen; reife Granulozyten und Monozyten werden im Knochenmark gespeichert [**Knochenmarkspeicher**], Erythrozyten werden in die Blutsinus abgegeben und gelangen so in den Kreislauf

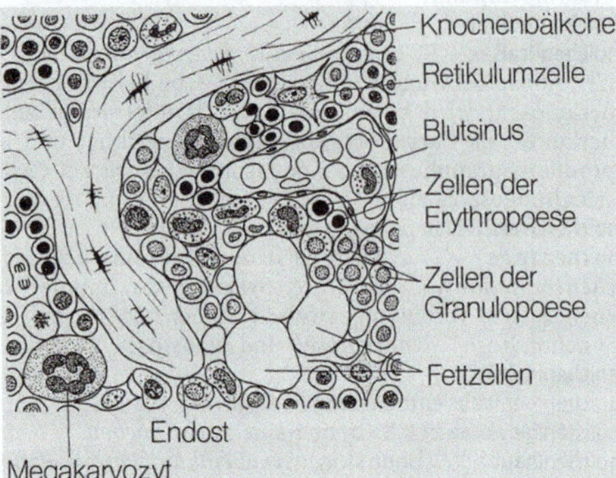

Abb. K83. Rotes Knochenmark

Kno|chen|mark|a|pla|sie *f* (Ⓔ bone marrow aplasia): Verminderung aller blutbildenden Elemente im Knochenmark; führt zu Panzytopenie*; kommt als angeborene [sehr selten] oder erworbene Form [z.B. Zytostatikatherapie, maligne Lymphome] vor; das blutbildende Knochenmark wird durch Fettgewebe ersetzt

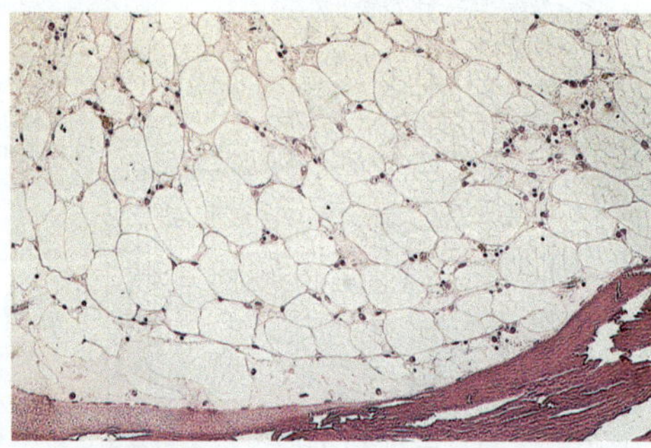

Abb. K84. Knochenmarkaplasie

Kno|chen|mark|bi|op|sie *f* (Ⓔ bone marrow biopsy): ***Syn:*** *Knochenmarkpunktion*; Entnahme von Knochenmark; erfolgt meist aus dem Brustbein [Sternum] oder Beckenkamm; wird sowohl zu diagnostischen als auch therapeutischen Zwecken durchgeführt; *s.a. Knochenmarktransfusion*

Kno|chen|mark|de|pres|si|on *f* (Ⓔ myelosuppression): ***Syn:*** *Knochenmarkhemmung, Myelosuppression*; Hemmung der Blutbildung im Knochenmark; meist als Folge einer Chemo- oder Strahlentherapie; *s.a. Knochenmarkaplasie*

Kno|chen|mark|ent|zün|dung *f*: →*Osteomyelitis*

Kno|chen|mark|fi|bro|se *f*: →*Osteomyelofibrose*

Kno|chen|mark|hem|mung *f*: →*Knochenmarkdepression*

Kno|chen|mark|höh|le *f* (Ⓔ marrow cavity): ***Syn:*** *Markhöhle, Cavitas medullaris*; mit Knochenmark* gefüllter Hohlraum langer Knochen

Kno|chen|mark|punk|ti|on *f*: →*Knochenmarkbiopsie*

Kno|chen|mark|rie|sen|zel|le *f*: →*Megakaryozyt*

kno|chen|mark|schä|di|gend *adj* (Ⓔ myelotoxic): myelotoxisch*

Kno|chen|mark|spei|cher *m* (Ⓔ bone marrow reservoir): *s.u. rotes Knochenmark*

Kno|chen|marks|rie|sen|zel|le *f*: →*Megakaryozyt*

kno|chen|mark|to|xisch *adj* (Ⓔ myelotoxic): myelotoxisch*

Kno|chen|mark|trans|fu|si|on *f*: →*Knochenmarktransplantation*

Kno|chen|mark|trans|plan|ta|ti|on *f* (Ⓔ bone marrow transplantation): ***Syn:*** *Knochenmarktransfusion*; Übertragung von Knochenmark des Patienten [**autologe Knochenmarktransplantation**] oder von Spendern [**allogene Knochenmarktransplantation**], z.B. bei der Leukämietherapie; das Knochenmark wird i.d.R. unter Vollnarkose durch multiple Punktionen des Beckenkamms gewonnen; da ca. 1000–1200 ml Knochenmarkblut entnommen werden müssen, wird die Knochenmarktransplantation fast nur noch für allogene Transplantationen eingesetzt und wo immer möglich durch die risikoärmere Transplantation von Blutstammzellen ersetzt; *s.a. Stammzelltransplantation*

Kno|chen|mark|zel|len *pl* (Ⓔ marrow cells): da das Knochenmark der physiologische Ort der Blutbildung* ist, finden sich hier alle Stammzellen, Vorläuferzellen und reife Formen der Hämopoese; umgekehrt lassen sich viele Störungen des hämopoetischen Systems eindeutig erst im Knochenmarkausstrich diagnostizieren

Kno|chen|naht *f* (Ⓔ bony suture): ***Syn:*** *Naht, Sutura*; Verwachsungslinie von Knochen, v.a. am Schädel, die im Laufe der Entwicklung verknöchert; man unterscheidet **Sutura plana** [Naht mit glatten Flächen, die aneinander liegen], **Sutura squamosa** [die Knochenränder überlappen sich schuppenförmig], **Sutura limbosa** [Unterform der Sutura* squamosa, bei der die Ränder ineinander verzahnt sind], **Sutura serrata** [die Ränder sind unregelmäßig und ineinan-

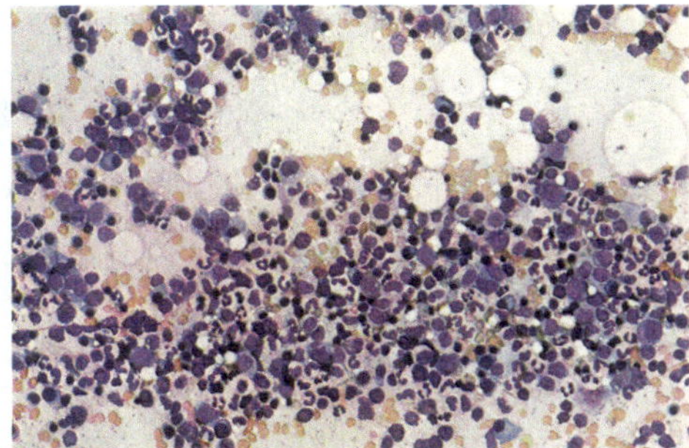

Abb. K85. Normales Knochenmark

Tab. K86. Auszählung von Knochenmarkzellen

	Beobachteter Bereich	95%-Bereich	Durchschnitt
Blasten	0–3,2	0–3,0	1,4
Promyelozyten	3,6–13,2	3,2–12,4	7,8
Myelozyten	4,0–21,4	3,7–10,0	7,6
Metamyelozyten	1,0–7,0	2,3–5,9	4,1
Stab- und Segmentkernige			
Männer	21,0–45,6**	21,9–42,3	32,1
Frauen	29,6–46,6**	28,8–45,9	37,4
Eosinophile	0,9–7,4	0,7–6,3	3,5
Basophile	0–0,8	0–0,4	0,1
Erythroblasten			
Männer	18,0–39,4**	16,2–40,1	28,1
Frauen	14,0–31,8**	13,0–32,0	22,5
Lymphozyten[a]	4,6–22,6	6,0–20,0	13,1
Plasmazellen	0–1,4	0–1,2	0,6
Monozyten	0–3,2	0–2,6	1,3
Makrophagen	0–1,8	0–1,3	0,4
Verhältnis Myelop./Erythrop.			
Männer	1,1–4,0*	1,1–4,1	2,1
Frauen	1,6–5,4*	1,6–5,2	2,8

* p = 0,01, ** p = 0.001; [a] bei Kleinkindern kann der Lymphozytenanteil bis zu 35% betragen

der verzahnt], **Sutura denticulata** [die Ränder haben kleine Zacken, die miteinander verzahnt sind] und **Schindylesis** [die gegenüber liegenden Ränder passen wie Nut und Feder ineinander]

Kno|chen|ne|kro|se *f* (Ⓔ bone necrosis): ***Syn:*** *Osteonekrose*; meist lokalisiertes Absterben von Knochengewebe; am häufigsten als aseptische Knochennekrose*, daneben auch bei chemischer oder physikalischer Störung oder als post-traumatische Knochennekrose*

aseptische Knochennekrose (Ⓔ aseptic bone necrosis): ***Syn:*** *spontane Knochennekrose, avaskuläre Knochennekrose, spontane Osteonekrose, spontane Osteochondrose*; vorwiegend das wachsende Skelett von Kindern und Jugendlichen betreffende Gruppe von Erkrankungen, die durch eine umschriebene ischämische Nekrose* von Knochen (und meist auch Knorpelgewebe) charakterisiert werden; finden sich v.a. im Ansatzbereich der Achillessehne [Apophysitis* calcanei], der Tibiaapophyse [Osgood*-Schlatter-Syndrom], am Os naviculare [Morbus* Köhler I] und den Metatarsalköpfchen [Morbus* Köhler II]

avaskuläre Knochennekrose: → *aseptische Knochennekrose*

chemische Knochennekrose (Ⓔ chemical bone necrosis): ***Syn:*** *chemische Osteonekrose*; Knochennekrose durch eine chemische Schädigung

physikalische Knochennekrose (Ⓔ physical bone necrosis): Knochennekrose durch eine physikalische Schädigung [z.B. Osteoradionekrose*]

post-traumatische Knochennekrose (Ⓔ traumatic bone necrosis): ***Syn:*** *traumatische Knochennekrose*; Knochennekrose im Anschluss an eine Verletzung, i.d.R. Fraktur

spontane Knochennekrose: → *aseptische Knochennekrose*

thermische Knochennekrose (Ⓔ thermal bone necrosis): Knochennekrose nach einer Verbrennung

traumatische Knochennekrose: → *post-traumatische Knochennekrose*

Knochen-Paget *m:* → *Morbus Paget*

Knochen-Periost-Entzündung *f:* → *Osteoperiostitis*

Kno|chen|plas|tik *f* (Ⓔ osteoplasty): ***Syn:*** *Osteoplastik*; plastische Chirurgie der Knochen, z.B. Osteosynthese*, Spondylodese*

Kno|chen|rei|ben *nt* (Ⓔ bony crepitus): ***Syn:*** *Crepitus, Crepitatio, Krepitation*; fühl- oder [seltener] hörbares Reiben der Knochenfragmente bei Fraktur*; typisches Frakturzeichen

Kno|chen|rei|fe *f:* → *Knochenalter*

Kno|chen|re|sek|ti|on *f:* → *Osteoektomie*

Kno|chen|sar|kom *nt:* → *Osteosarkom*

Kno|chen|schaft *m:* → *Diaphysis*

Kno|chen|schall *m* (Ⓔ bone conduction): ***Syn:*** *Körperschall*; *s.u. Knochenleitung*

Kno|chen|schmerz *m* (Ⓔ bone pain): Ostealgie, Osteodynie

Kno|chen|skle|ro|se *f* (Ⓔ bone sclerosis): ***Syn:*** *Osteosklerose*; Verhärtung des Knochengewebes

Kno|chen|span *m* (Ⓔ bone chip): zur Knochenspanplastik* oder Knochentransplantation* verwendetes Knochenstück; je nach Herkunft unterscheidet man **Kortikalisspan**, **Spongiosaspan** und **Kortikalis-Spongiosaspan**

Kno|chen|span|plas|tik *f* (Ⓔ bone chip): Knochenplastik unter Verwendung von Knochenspänen, z.B. zur Wirbelsäulenversteifung

Kno|chen|sy|phi|lis, kon|ge|ni|ta|le *f* (Ⓔ congenital syphilis of bone): ***Syn:*** *Wegner-Krankheit, Osteochondritis syphilitica*; meist schon im Säuglingsalter auftretende zu Epiphysenlösung führende Manifestation der angeborenen Syphilis*

Kno|chen|szin|ti|gramm *nt* (Ⓔ bone scan): Szintigramm* des Skeletts oder einzelner Knochen

Kno|chen|szin|ti|gra|phie *f* (Ⓔ bone scanning): ***Syn:*** *Knochenszintigrafie*; Szintigraphie* des Skeletts oder einzelner Knochen; basiert auf der Lokalisation und der Ausdehnung von Bezirken mit erhöhtem Calciumstoffwechsel [z.B. Knochenmetastasen, entzündliche Knochenaffektionen]; zeigt oft früher pathologische Befunde als andere Verfahren [Röntgen]

Kno|chen|trans|plan|ta|ti|on *f* (Ⓔ bone graft): Verpflanzung von Knochen zur Deckung von Defekten, Verstärkung von Gelenken oder Versteifung von Wirbeln etc.; je nach Herkunft des Knochens unterscheidet man **autogene Knochentransplantation** [patienteneigener Knochen], **allogene** oder **homologe Knochentransplantation** [Spenderknochen] oder **xenogene Knochentransplantation** [Tierknochen]

Kno|chen|tu|ber|ku|lo|se *f* (Ⓔ bone tuberculosis): ***Syn:*** *Ostitis tuberculosa*; meist hämatogen entstehende Tuberkulose* des Knochengewebes; betrifft oft Gelenke [Gelenktuberkulose*]; klinisch histologisch unterscheidet man die **exsudativ-verkäsende Knochentuberkulose**, bei der klinisch die Bildung von kalten Abszessen* [bei tuberkulöser Osteomyelitis* auch im Knochenmark] im Vordergrund steht, und die **produktiv-granulierende Knochentuberkulose**, die zur Bildung von schwammigem Granulationsgewebe und Resorptionslakunen führt [**Knochenfraß**]; **Therapie:** *s.u. Tuberkulose*

Kno|chen|ver|bin|dung, kon|ti|nu|ier|li|che *f:* → *Knochenfuge*

Kno|chen|xan|tho|ma|to|se *f* (Ⓔ xanthomatosis of bone): ***Syn:*** *Chester-Erkrankung, Chester-Syndrom, Chester-Erdheim-Syndrom, Chester-Erdheim-Erkrankung*; seltene Xanthomatose* der Sehnen und langer Röhrenknochen mit Spontanfrakturen

Kno|chen|zel|le *f* (Ⓔ bone cell): Osteozyt; *s.u. Knochen*

Kno|chen|zell|höh|le *f* (Ⓔ bone lacuna): *s.u. Knochen*

Kno|chen|zell|la|ku|ne *f* (Ⓔ bone lacuna): Knochenzellhöhle; *s.u. Knochen*

Kno|chen|ze|ment *nt* (Ⓔ bone cement): Bezeichnung für synthetische Substanzen [z.B. Polymethacrylate], die zur Verankerung von Prothesen im Knochen oder im Rahmen einer Osteosynthese verwendet werden

Kno|chen|zys|te *f* (Ⓔ bone cyst): Hohlraumbildung im Knochen; keine Zyste* im eigentlichen Sinn; ist entweder ein Zufallsbefund beim Röntgen oder führt zu Spontanfraktur*

aneurysmatische Knochenzyste (Ⓔ aneurysmal bone cyst): ***Syn:*** *hämorrhagische/hämangiomatöse Knochenzyste, aneurysmatischer Riesenzelltumor, benignes Knochenaneurysma*; in den Metaphysen langer Röhrenknochen auftretende mehrkammerige, blutgefüllte Zyste; führt zu lokalen Schmerzen und Knochenschwellung; **Therapie**: wegen der Rezidivgefahr ist die En-bloc-Resektion mit Ausgleich des Defektes durch Spongiosa die Methode der Wahl

einfache Knochenzyste (Ⓔ simple bone cyst): ***Syn:*** *solitäre Knochenzyste, Solitärzyste, juvenile Knochenzyste*; meist im Wachstumsalter auftretende Zyste in den Metaphysen langer Röhrenknochen oder in spongiösen Knochen [z.B. Fersenbein]; die **Prognose** ist gut, meist kommt es zur Spontanheilung; eine Fraktur kann zur Einblutung führen, was die Heilung fördert; **Therapie**: Ausräumung und Auffüllung mit Spongiosa

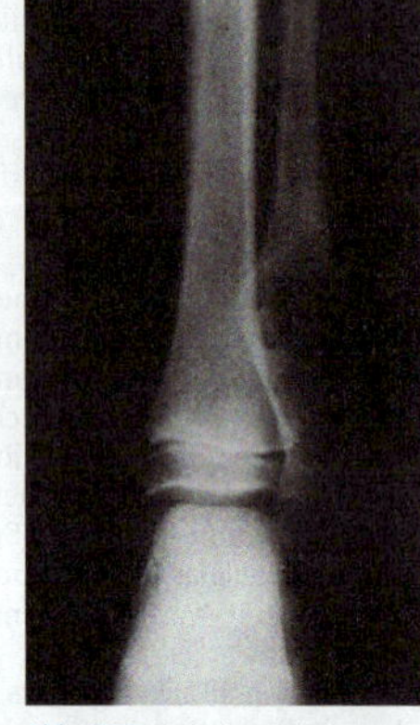

Abb. K87. Einfache Knochenzyste der distalen Fibula

hämangiomatöse/hämorrhagische Knochenzyste: *→aneurysmatische Knochenzyste*

juvenile/solitäre Knochenzyste: *→einfache Knochenzyste*

knö|chern *adj* (Ⓔ osseous): ossär*

Knol|len|na|se *f*: *→Rhinophym*

Knol|len|pe|ter|si|lie *f* (Ⓔ Italian parsley): ***Syn:*** *Petroselinum crispum ssp. crispum*; *s.u. Petersilie*

Knopf|e|lek|tro|de *f* (Ⓔ button electrode): *s.u. Elektrode*

Knopf|loch|de|for|mi|tät *f* (Ⓔ buttonhole deformity): *s.u. Fingerstrecksehnenabriss*

Knopf|loch|ste|no|se *f* (Ⓔ buttonhole stenosis): ***Syn:*** *Fischmaulstenose*; i.d.R. erworbene, meist postendokarditische, höchstgradige Verengung einer Herzklappe; am häufigsten betroffen sind Aorten- und Mitralklappe

Knor|pel *m* (Ⓔ cartilage): ***Syn:*** *Knorpelgewbe, Cartilago*; aus **Knorpelzellen** und Interzellularsubstanz [**Knorpelmatrix**] aufgebautes Stützgewebe, das sich durch eine hohe Druck-, Zug- und Biegebeständigkeit auszeichnet; die Grundeinheit des Knorpels ist das **Chondron** oder **Knorpelterritorium**; die Wand des Chondrons [**Knorpelkapsel**] umschließt einen **Knorpelhof** aus verdichteter Interzellularsubstanz und eine **Knorpelhöhle** mit einer oder mehreren **Knorpelzellen**; die **Knorpelzellen** [Chondrozyten] bilden kollagene und elastische Fasern und die Interzellularsubstanz, die auch als **Interterritorialsubstanz** bezeichnet wird; sie besteht aus Glykosaminoglykanen*, die mit dem Netzwerk der Kollagenfasern verknüpft sind; je nach Zusammensetzung der Interterritorialsubstanz unterscheidet man **Faserknorpel**, **elastischer Knorpel** und **hyaliner Knorpel**; Knorpel ist ein bradytrophes Gewebe, d.h., er hat einen geringen Stoffwechselumsatz; die Ernährung des gefäß- und nervenlosen

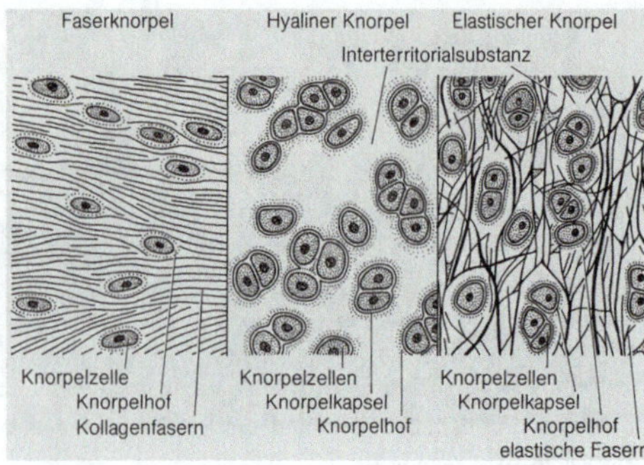

Abb. K88. Knorpel

Knorpelgewebes erfolgt durch Diffusion von der Oberfläche her

elastischer Knorpel (Ⓔ elastic cartilage): ***Syn:*** *Cartilago elastica*; Knorpel mit elastischen Fasern; kommt u.a. in Kehldeckel und Ohrmuschel vor

fibröser Knorpel (Ⓔ fibrous cartilage): ***Syn:*** *Faserknorpel, Bindegewebsknorpel, Cartilago collagenosa, Cartilago fibrosa*; Knorpel, bei dem die Interzellularsubstanz fast nur aus Kollagenfasern besteht, die geflechtartig angeordnet sind; kommt u.a. in den Bandscheiben vor

hyaliner Knorpel (Ⓔ hyaline cartilage): ***Syn:*** *Hyalinknorpel, Cartilago hyalina*; druckfester, durchsichtiger Knorpel; kommt v.a. als Gelenkknorpel und Rippenknorpel vor

knor|pel|ähn|lich *adj* (Ⓔ chondroid): chondroid*

knor|pel|ar|tig *adj* (Ⓔ chondroid): chondroid*

Knor|pel|bil|dung *f* (Ⓔ chondrogenesis): Chondrogenese, Chondroplasie

Knor|pel|durch|tren|nung *f* (Ⓔ chondrotomy): ***Syn:*** *Chondrotomie*; Durchtrennung von Knorpel; i.d.R. mit einem Knorpelmesser [Chondrotom]

Knor|pel|ent|fer|nung *f*: *→Chondrektomie*

Knor|pel|ent|zün|dung *f* (Ⓔ chondritis): Chondritis*

Knor|pel|er|wei|chung *f*: *→Chondromalazie*

knor|pel|för|mig *adj* (Ⓔ chondroid): chondroid*

Knor|pel|fress|zel|le *f* (Ⓔ chondroclast): ***Syn:*** *Chondroklast*; Zelle, die im Rahmen der enchondralen Knochenbildung* den Säulenknorpel abbaut

Knor|pel|fu|ge *f* (Ⓔ symphysis; synchondrosis): ***Syn:*** *Knorpelhaft; Symphyse, Symphysis; Synchondrose, Synchondrosis*; unbewegliche Verbindung zweier Knochen durch hyalinen Knorpel* oder Faserknorpel

Knor|pel|ge|schwulst *f*: *→Chondrom*

Knor|pel|ge|we|be *nt*: *→Knorpel*

Knor|pel|grund|sub|stanz *f* (Ⓔ cartilage ground substance): Knorpelmatrix; *s.u. Knorpel*

Knorpel-Haar-Hypoplasie *f* (Ⓔ McKusick type metaphyseal chondrodysplasia): ***Syn:*** *McKusick-Syndrom, Chondrodysplasia metaphysaria Typ McKusick*; autosomal-rezessive Form der Chondrodystrophie* mit kurzen Extremitäten, Glockenthorax, Zwergwuchs und spärlicher Behaarung

Knor|pel|haft *f*: *→Knorpelfuge*

Knor|pel|haut *f* (Ⓔ perichondrium): ***Syn:*** *Perichondrium*;

Tab. K89. Knorpelarten

	Faserknorpel	Hyaliner Knorpel	Elastischer Knorpel
Lage der Chondrozyten	Kleine Gruppen	Isogene Gruppen (bis zu 10 Zellen)	Einzeln oder in kleinen Gruppen
Grundsubstanz	Wenig Matrix, sehr viele Kollagenfasern, Typ-I u. II-Kollagen	Reichliche Matrix, überwiegend Typ-II-Kollagen	Reichlich Matrix, elastische Fasern, Typ-II-Kollagen
Eigenschaften	Wenig elastisch	Druckelastisch	Ohrknorpel
Ort des Vorkommens, Beispiele	Symphysis pubica, Discus intervertebralis, Gelenkknorpel: Kiefergelenk	Rippen-, Gelenk-, Tracheal-, Nasenknorpel, Kehlkopf: Cartilago thyroidea, Cartilago cricoidea	Kehlkopf: Cartilago epiglottica

Klonierung von Menschen II – Ethische Aspekte

B. Gordijn

Einleitung

Das Wort **Klon** stammt von dem altgriechischen Wort κλων ab, das seinerseits etwa Zweig, Spross, Knospe oder Steckling bedeutet. Mit dem heutigen Wort **Klon** wird ein genetisch identisches Exemplar bezeichnet. Bei diesem kann es sich um einen vollständigen Organismus, eine einzelne Zelle, ein bestimmtes Chromosom oder auch ein willkürliches Stück DNA handeln. Der Prozess, mithilfe dessen genetisch identische Exemplare entstehen, wird **Klonierung** genannt.

In der ethischen Debatte über das Klonieren von Menschen wird unterschieden zwischen **reproduktivem** und **therapeutischem Klonieren.** Ziel des **reproduktiven Klonierens** ist das Kreieren eines neuen menschlichen Individuums. Klonieren kann in diesem Fall als eine neuartige Fortpflanzungsmethode verstanden werden. Endergebnis ist die Geburt eines Klons. Beim **therapeutischen Klonieren** werden die sich entwickelnden Klone zu einem bestimmten Moment in der embryonalen Entwicklung für die Gewinnung von Stammzellen herangezogen und in diesem Prozess vernichtet. Das Ziel liegt hier also nicht in der Fortpflanzung, sondern in der Entwicklung und Anwendung neuer Therapien [*s.a. Essay Klonierung von Menschen I – Biologische Grundlagen und Rechtslage in Deutschland S. 1135, Essay Stammzellen – therapeutisches Klonieren S. 2021*].

Argument für das therapeutische Klonieren: Therapeutischer Nutzen

Bei der therapeutischen Klonierung stellt man mithilfe der Technik der Zellkerntransplantation* aus einer Ausgangszelle des Patienten einen Embryo her. Im Blastozystenstadium entnimmt man ihm embryonale Stammzellen*, die noch völlig undifferenziert und daher dazu im Stande sind, sich in sämtliche Gewebearten eines ausgewachsenen Organismus zu entwickeln. Angesichts neuer Entwicklungen im Bereich des Gewinnens und In-Kultur-Haltens embryonaler Stammzellen wird zurzeit vielfach darüber diskutiert, diese Zellart zukünftig zum Heranzüchten bestimmter Zelltypen, spezieller Gewebe oder gar ganzer Organe einzusetzen.

Wären die Mechanismen zur Regulierung und Steuerung der Differenzierung embryonaler Stammzellen erst einmal bekannt, so könnte man auf diese Weise im Labor zukünftig vielleicht Dopamin-produzierende Gehirnzellen zur Behandlung von Morbus* Parkinson, Herzzellen für Patienten mit Myokardinfarkt* oder Insulin-produzierende Zellen zur Behandlung von Diabetes* mellitus herstellen. Da die Ausgangszelle vom Patienten selbst stammte, träten bei der Transplantation der erzeugten Gewebe keine Abstoßungsreaktionen auf. Die aus geklonten Embryos gewonnenen embryonalen Stammzellen könnten also zukünftig interessante klinische Anwendungen ermöglichen. Im Prinzip spricht daher die Aussicht auf diese Anwendungen für eine weitere Erforschung embryonaler Stammzellen.

Das Argument ist jedoch nicht unproblematisch. Ob nämlich, und wenn ja, inwieweit die Stammzellforschung tatsächlich die gewünschten klinischen Anwendungen erbringen wird, ist noch keineswegs sichergestellt.

Argument gegen das therapeutische Klonieren: Instrumentalisierung des Embryos

Ein zentrales ethisches Problem bei der therapeutischen Klonierung von Menschen ist die mit dieser einhergehende Instrumentalisierung der geklonten Embryos. Diese werden nämlich ausschließlich zu Zielen eingesetzt, die nicht ihre eigenen sind. Am Ende werden die Embryos sogar vernichtet. Die ethische Beurteilung dieser Tatsache hängt allerdings von der jeweiligen Sicht auf den moralischen Status des Embryos und der mit diesem Status verbundenen Schutzwürdigkeit ab.

In Hinsicht auf den moralischen Status des Embryos lassen sich in der Medizinethik drei verschiedene Ansichten unterscheiden. Der *ersten*, der so genannten *konzeptionalistischen Ansicht* zufolge ist die Frucht bereits ab dem Zeitpunkt ihrer Konzeption* [Verschmelzung von Samen- und Eizelle] vollständig schutzwürdig. Diese Ansicht wird insbesondere von Autoren mit christlicher Lebensanschauung vorgebracht, beispielsweise von Vertretern der heutigen römisch-katholischen Kirche.

Ein Problem des Konzeptionalismus ist, dass es auf den ersten Blick kontraintuitiv erscheint, einer gerade erst befruchteten Eizelle eine ebenso große Schutzwürdigkeit wie einer vollständig ausgewachsenen Person zuzuerkennen. Der konzeptionalistische Standpunkt steht nicht im Einklang mit dem *common sense.*

Die *zweite Ansicht* unterstellt, dass die Schutzwürdigkeit der Frucht zum Zeitpunkt der Konzeption noch nicht vorhanden ist, dass sie aber im Zuge der fortschreitenden Entwicklung des Embryos schrittweise zu-

K

nimmt. In dieser Entwicklung von der befruchteten Eizelle bis zur Geburt des Embryos lassen sich der zweiten Ansicht nach verschiedene Meilensteine unterscheiden. Mit dem Überschreiten dieser markanten Punkte nimmt die Schutzwürdigkeit des Embryos schrittweise zu. Vorbilder derartiger markanter Punkte in der Embryonalentwicklung wären etwa die Einnistung des Embryos in die Gebärmutterwand, das Aufweisen erster Gehirnfunktionen oder aber der Zeitpunkt, ab dem ein Embryo potentiell außerhalb des Körpers der Mutter lebensfähig ist. Dieser zweiten Auffassung nach besitzt ein Embryo im Vergleich mit einem Erwachsenen nur eine relative Schutzwürdigkeit.

Der Gedanke, dass der moralische Status und die Schutzwürdigkeit eines Embryos schrittweise zunehmen, ist *prima facie* plausibel. Ähnelt doch ein Embryo erst im Laufe seiner Entwicklung stets mehr einem Menschen. Es besteht beinahe automatisch die Tendenz, Wesen, die dem Menschen ähneln, einen gleichen moralischen Status zuzuerkennen. Eine solche, rein gefühlsmäßige Offensichtlichkeit reicht jedoch nicht aus, um einen ethischen Standpunkt zu untermauern. Bei genauerer Betrachtung erscheint die zweite Ansicht nämlich keineswegs selbstverständlich. Warum sollte beispielsweise ein acht Monate alter Fetus schützenswerter sein als ein Embryo, der sich gerade erst eingenistet hat? Warum sollte die Schutzwürdigkeit während der embryonalen Entwicklung just zunehmen, warum sollte sie nicht vielmehr abnehmen? Verdienten nicht gerade die verletzbareren Formen menschlichen Lebens größeren Schutz als die weniger verletzbaren? Welche genaue moralische Bedeutung kommt etwa der Konzeption, der Nidation, der Embryogenese oder aber der Geburt zu? Um den Standpunkt einer schrittweisen Zunahme des moralischen Status eines Embryos argumentativ unterlegen zu können, müssten erst derartige Fragen beantwortet werden. Dies erscheint jedoch nicht problemlos möglich.

Der *dritten Ansicht* nach ist die Schutzwürdigkeit des Embryos solange *nihil,* bis dieser ein bestimmtes Entwicklungsstadium erreicht hat. Ab diesem Entwicklungsstadium genießt der Embryo dann vollkommene Schutzwürdigkeit. Die Schutzwürdigkeit kann beispielsweise untrennbar an bestimmte Eigenschaften wie etwa die Fähigkeit zur Wertschätzung der eigenen Existenz oder zur Rationalität gekoppelt sein. In den meisten Theorien dieses Musters wird die vollständige Schutzwürdigkeit dem Embryo ab einem bestimmten Moment nach seiner Geburt zuerkannt. Wer dieser dritte Auffassung anhängt, hegt wahrscheinlich keine ethischen Beschwerden gegen den instrumentellen Gebrauch und die Vernichtung von Embryos im Blastozystenstadium.

Diese Ansicht in Bezug auf die Schutzwürdigkeit des menschlichen Embryos ist allerdings – wie die beiden anderen auch – nicht unproblematisch. Sie koppelt nämlich moralischen Status an das Aufweisen bestimmter Eigenschaften. Bei letzteren handelt es sich oftmals um mentale Eigenschaften wie etwa Rationalität, Bewusstsein oder Selbstbewusstsein. Diese jedoch kann ein erwachsener Mensch durch verschiedene Umstände – man denke etwa an Demenz oder dauerhaftes Koma – wieder verlieren. Der dritten Ansicht nach büßte ein solcher Mensch dann aber auch seine Schutzwürdigkeit ein. Die letztgenannte Ansicht kann also zu Konsequenzen führen, die nicht mehr problemlos mit den moralischen Intuitionen vieler Menschen in Einklang zu bringen sind.

Argumente für das reproduktive Klonieren

Respekt vor der reproduktiven Autonomie der Wunscheltern

Unter *Autonomie* versteht man im Allgemeinen zweierlei: zum einen die Fähigkeit, eine freie Entscheidung in Bezug auf das Einrichten des eigenen Lebens treffen zu können, die auf Informationen sowie auf rationaler Abwägung basiert, und zum anderen die Freiheit, entsprechend dieser Entscheidung konform zu handeln. Respekt vor einer in dieser Weise begriffenen Autonomie impliziert, dass diese beiden Fähigkeiten aufrechterhalten und nicht angetastet werden. Damit aber enthält Respekt vor Autonomie auch eine Pflicht. Wer die Autonomie eines Menschen wahren will, hat diesen zum einen bei wichtigen Entscheidungen optimal zu informieren. Zum anderen hat er ihn nicht daran zu hindern, konform den von seinen eigenen, auf der Basis konkreter Informationen in Freiheit gefällten Entscheidungen zu handeln. Aus Respekt vor der Autonomie erscheint es damit aber nur folgerichtig, dass beispielsweise auch vollkommen unfruchtbare Paare frei darüber entscheiden können sollten, ob sie Kinder bekommen möchten, zu welchem Zeitpunkt dies in die Wege geleitet werden soll etc. Die Methode der Zellkerntransplantation* würde es ihnen ermöglichen, Kinder zu erhalten, die zumindest das genetische Material eines Elternteils aufweisen. Die Durchführung einer reproduktiven Klonierung bedeutete in diesem Fall also eine Respektbezeugung vor der reproduktiven Autonomie vollkommen unfruchtbarer Paare.

Zu diesem Argument lässt sich nun folgende Anmerkung machen: Respekt vor der reproduktiven Autonomie braucht keineswegs zu bedeuten, dass das Verlangen der Wunscheltern nach einem Kind grundsätzlich den Ausschlag bei der Entscheidung zu einer Fruchtbarkeitsbehandlung geben sollte. Erstens nämlich impliziert Respekt vor der reproduktiven Autonomie für den behandelnden Arzt nicht gleichzeitig die Pflicht, Paaren, die einen Kinderwunsch hegen, unter welchen Umständen auch immer behilflich zu sein.

Gelangt beispielsweise ein Arzt zu der Überzeugung, dass eine bestimmte Fruchtbarkeitsbehandlung nicht verantwortbar wäre, so ist er nicht dazu verpflichtet, diese Behandlung durchzuführen. Zweitens spräche einiges dafür, eine medizinische Indikation als Voraussetzung für die Durchführung einer bestimmten Fruchtbarkeitsbehandlung zu verlangen. Erscheint es für die Medizin doch essentiell, darauf zu achten, dass sie sich nicht unmerklich von ihren traditionellen Zielen wie Prävention, Heilung oder palliative Versorgung weg entwickelt und stets mehr zur Wunschmedizin wird.

Steigerung des Wohles der Wunscheltern

Das Argument, dass das Wohl ansonsten absolut unfruchtbarer Wunscheltern gesteigert werden könnte, beruht auf der Annahme, dass Klonieren mehr Wohl erbrächte als andere Alternativen, etwa die Adoption eines Kindes oder die Akzeptanz des Kinderlosbleibens. Ohne diese Unterstellung spräche nämlich – aus der moralischen Überlegung des Guttuns heraus – mehr für einen alternativen Umgang mit dem Verlangen absolut unfruchtbarer Wunscheltern nach einem Kind. Zwar böte auf der einen Seite die Methode der Klonierung eine Chance auf Erhalt eines Kindes, das zumindest mit einem Elternteil ein genetisches Band hat. Des weiteren könnte die Wunschmutter die Schwangerschaft austragen, wodurch von Anfang an ein Kontakt zwischen Eltern und Kind ermöglicht würde. Dies alles wäre bei Adoption eines Kindes ausgeschlossen. Zudem ist Adoption nicht für jedes Paar realisierbar und oftmals eine langwierige Prozedur. Auf der anderen Seite erscheint die Alternative, Kinderlosigkeit hinzunehmen, für Wunscheltern mit einem starken Verlangen nach einem eigenen Kind jedoch oftmals unakzeptabel. *Prima facie* erscheint daher die Annahme, dass die Anwendung von Klonierung als Reproduktionsmethode in bestimmten Fällen die größtmögliche Steigerung des Wohles ansonsten absolut unfruchtbarer Wunscheltern bedeutet, äußerst plausibel. Problematisch erweisen sich jedoch die großen Risiken, die mit einer solchen Klonierung einhergingen, und zwar nicht nur für die Mutter selbst, sondern auch für das zukünftige Kind.

Argumente gegen das reproduktive Klonieren

Risiken

Um ein genaueres Bild der verschiedenen Risiken im Zusammenhang mit der reproduktiven Klonierung zu erhalten, werden zunächst die verschiedenen Klonierungsexperimente mit Tieren herangezogen. Im Tierbereich ist die Erfolgsrate zurzeit – trotz aller Anstrengungen der letzten Jahre – noch immer äußerst niedrig. Die Tierklonierung führt zu einer ganzen Bandbreite von Anomalien. Zu ihnen zählen etwa eine überdurchschnittliche Körpergröße des Klons, eine höhere Krankheits- und Sterblichkeitsrate [auch in der späten Phase der Schwangerschaft], des Weiteren eine überdurchschnittliche postnatale Sterblichkeit sowie verschiedene Defekte in der Entwicklung des Immunsystems, des Herz-Kreislauf-Systems und eventuell auch des Nervensystems.

Ein Extrarisiko stellen die eventuell ebenfalls mit der Klonierung von Menschen einhergehenden Verhaltensstörungen oder aber mentalen Defekte dar. Sie lassen sich wahrscheinlich grundsätzlich nicht in Tiermodellen feststellen.

Zu diesen, den Klon selbst betreffenden Risiken kommen ferner die Risiken für die Spender der Eizellen in Zusammenhang mit der ihnen abverlangten Überproduktion an Eizellen. Des Weiteren bringt die Klonierung für die Tragmutter ein erhöhtes Krankheitsrisiko sowie eine erhöhte Sterblichkeit mit sich. Als wahrscheinlichste Gründe für die genannten Anomalien der Klone werden gegenwärtig ein fehlerhaftes Funktionieren der Reprogrammierung angenommen, der der Zellkern einer ausdifferenzierten Zelle unterzogen werden muss. Diese kann darin versagen, alle embryospezifischen Gene zum richtigen Zeitpunkt zu aktivieren. Zum anderen werden Fehler im Bereich des Imprintings vermutet.

Extrapolierte man die bei Klonierungsversuchen mit Tieren gewonnenen Resultate auf den Menschen, so bedeutet die reproduktive Klonierung zunächst sowohl für den geklonten Fetus bzw. das geborene Kind als auch für seine Mutter ein äußerst hohes Gesundheitsrisiko. Generell wächst das Gesundheitsrisiko der Mutter, je später eine Fehlgeburt während der Schwangerschaft erfolgt. Eine späte Fehlgeburt – wie bei der Klonierung regelmäßig zu beobachten – könnte nicht nur zur Erkrankung, sondern sogar zum Tod der Mutter führen. Nähme zudem als Folge der Klonierung der Umfang des Fetus oder aber der Plazenta abnormal stark zu, so könnte dies bereits Probleme verursachen, noch bevor die Durchführung eines Kaiserschnitts möglich wäre. Zudem bestünden psychologische Risiken für die zukünftigen Eltern. Liefen sie doch Gefahr, mit einer spontanen Fehlgeburt noch in einem späten Schwangerschaftsstadium, mit einer Totgeburt oder aber mit der Geburt eines gesundheitlich schwer belasteten Kindes konfrontiert zu werden. Derzeit erscheinen die Risiken im Zusammenhang mit der reproduktiven Klonierung von Menschen also unakzeptabel hoch.

Effizienz und Proportionalität

Trotz bereits jahrelanger intensiver Forschungstätigkeit ist die Erfolgsrate der reproduktiven Klonierung von Tieren generell noch immer äußerst niedrig. Übertragen auf den Menschen würde dies bedeuten, dass die

Chance, über einen geklonten menschlichen Embryo eine erfolgreiche Schwangerschaft zu erzielen, wahrscheinlich ebenfalls besonders gering ausfiele. Folglich benötigte man für nur eine erfolgreiche Klonierung sehr viele entkernte Eizellen. Die hierzu etwa erforderliche spezielle Hormonbehandlung zur Gewinnung der Eizellen würde für die Spenderinnen dieser Eizellen eine Belastung und zudem gesundheitliche Risiken beinhalten. Damit aber erscheint zugleich die Proportionalität zwischen Zweck und eingesetzten Mitteln problematisch.

Informierte Zustimmung

Im Hinblick auf die ethische Problematik der informierten Zustimmung lassen sich im Zusammenhang mit der Klonierung von Menschen zwei Aspekte voneinander unterscheiden:

- Zum einen besteht die Frage nach der Zustimmung des zukünftigen Klons,
- zum anderen jene nach der Zustimmung des Spenders des Zellkerns bzw. der vollständigen Somazelle, aus denen der Klon hervorgehen soll.

Zum erstgenannten Problemfeld kann Folgendes angemerkt werden: Ein Arzt darf generell nur dann eine bestimmte medizinische Behandlung durchführen, wenn der Betroffene – falls er einwilligungsfähig ist – zuvor in ausreichendem Maße über die Konsequenzen dieser Behandlung informiert worden ist und seine freie Zustimmung zu dieser Behandlung gegeben hat. Da aber Klone zum Zeitpunkt der Entscheidung in Bezug auf die Durchführung einer Klonierung noch nicht einmal existieren, könnte das Ärzteteam, das die Klonierung durchführen würde, grundsätzlich keine vorherige informierte Zustimmung einholen. Damit aber ist der oben genannte medizinethische Grundsatz der informierten Zustimmung prinzipiell nicht auf zukünftige Klone anwendbar. Folglich handelt es sich bei dem als erstgenannten Problemfeld der fehlenden Zustimmung des zukünftigen Klons um ein Pseudoproblem.

In Bezug auf das zweite Problemfeld – der Frage um die vor einer Klonierung einzuholende Zustimmung des Spenders des Zellkerns bzw. der vollständigen Somazelle, aus denen der Klon hervorgehen soll – muss der medizinethische Grundsatz der informierten Zustimmung dagegen jedoch sehr wohl erfüllt werden. Besteht hier doch das folgende reelle Problem: Im Prinzip wäre es möglich, mithilfe von etwa beim Friseur oder während einer Operation gewonnenen Körperzellen einen Klon hervorzubringen, ohne dass der „*Spender*" dieser Zellen dazu ausdrücklich seine Zustimmung gegeben hätte. Es würde nicht nur bei einer derartigen Praxis der medizinethische Grundsatz der informierten Zustimmung verletzt, obendrein würde die Freiheit mit Füßen getreten, sich aus freien Stücken für eine Fortpflanzung zu entscheiden. Zwänge man doch auf diese Weise den Spender zur Reproduktion – ohne dass er es selbst wüsste. Folglich sollte eine derartige Klonierungspraxis generell untersagt werden.

Recht auf Einzigartigkeit bzw. Individualität

Zu den Möglichkeiten der Fortpflanzungsmethode der Klonierung zählt unter anderem, zum gleichen Zeitpunkt oder auch zu unterschiedlichen Zeiten, Menschen mit nahezu gleichem Genom zu erhalten. Nun behaupten einige Autoren, dass jemand, der diese Fortpflanzungsmethode ausführte, das jedem Menschen zustehende moralische Recht auf Einzigartigkeit bzw. Individualität verletzen würde.

Zur Analyse dieses Problems erscheint eine Unterscheidung zwischen folgenden drei Fragen hilfreich:

- Was ist unter dem Begriff der Einzigartigkeit bzw. der Individualität zu verstehen?
- Besteht in der Tat ein moralisches Recht auf diese Eigenschaft?
- Unterstellt, letzteres wäre zu bejahen, würde dieses moralische Recht dann durch die Durchführung der Fortpflanzungsmethode der Klonierung verletzt?

Zunächst zur ersten Frage: Die Einzigartigkeit bzw. Individualität eines bestimmten Menschen liegt nach Auffassung des Autors in jener besonderen Kombination von Eigenschaften, die als solche ausschließlich bei ebendiesem Menschen zu finden ist. Wenn man dieses Verständnis unterstellt, kann die Einzigartigkeit bzw. Individualität eines Menschen nicht ausschließlich auf dessen Genotyp reduziert werden. Entwickeln sich doch die Eigenschaften eines Individuums sowohl in Abhängigkeit von dessen Genotyp als auch in Abhängigkeit von seinem Umfeld. Auch in Fällen, in denen sich zwei Menschen genotypisch völlig entsprechen – etwa im Falle eineiiger Zwillinge – werden daher deren Phänotypen auf die Dauer unweigerlich voneinander abweichen. Die Gründe hierfür liegen beispielsweise in der unterschiedlichen Lokalisierung eineiiger Zwillinge in der Gebärmutter oder aber in deren nie bis ins Detail identischer Erziehung. Zweifellos würde sich daher auch ein mit seinem Spender genotypisch identischer Klon mit der Zeit phänotypisch von diesem unterscheiden. Das aber bedeutet, dass auch die Individualität von Klonen grundsätzlich gesichert wäre.

Werden als weitere Dimensionen der Einzigartigkeit bzw. Individualität eines Menschen noch historische bzw. narrative Eigenschaften berücksichtigt – diese hängen mit dem konkreten Lebenslauf bzw. der speziellen Lebensgeschichte eines Menschen zusammen – so wird die Behauptung, dass die Einzigartigkeit bzw. die Individualität jedes Menschen – und also auch die jedes Klons – grundsätzlich gesichert ist, noch weiter untermauert. Besitzt doch kein Mensch eine mit einem anderen Menschen identische Lebensgeschichte.

Zur zweiten und dritten Frage lässt sich Folgendes anführen: Wird davon ausgegangen, dass die Einzigartigkeit bzw. die Individualität jedes einzelnen Menschen grundsätzlich gesichert ist, so erscheint selbstredend jede ethische Forderung nach dieser Eigenschaft unsinnig, da überflüssig. Existierte nichtsdestoweniger ein moralisches Recht auf diese Eigenschaft, so könnte es – aufgrund des Gesagten – zumindest nicht durch Klonierung verletzt werden. Damit sind die zweite Frage, ob ein moralisches Recht auf Einzigartigkeit bzw. Individualität besteht, sowie die dritte, ob dieses moralische Recht durch die Ausübung von Klonierung verletzt wird, negativ zu beantworten. Folglich ist das Problem der Verletzung eines derartigen Rechtes ein Pseudoproblem.

Würde des Menschen

In ethischen Debatten über die reproduktive Klonierung von Menschen wird regelmäßig vorgebracht, das Klonieren eines Menschen verletze dessen Würde. Nicht immer geben allerdings diejenigen, die dies behaupten, hinreichend an, was sie unter dem Begriff der menschlichen Würde verstehen. Eine solche Begriffsklärung erscheint jedoch insofern notwendig, als hinsichtlich dieses Begriffs eine ganze Reihe verschiedener Auffassungen existieren.

Der Begriff der menschlichen Würde, der *dignitas humana*, ist *expressis verbis* zwar erst seit der Periode der Aufklärung geläufig, die dahinter stehende Idee besitzt jedoch eine bedeutend längere Geschichte. Der Ursprung des Begriffes der Würde als solcher liegt im lateinischen Begriff der *dignitas*, der ausschließlich im Zusammenhang mit bestimmten hohen sozialen Funktionen angewandt wurde. Die Idee einer Würde des Menschen, die jeder Mensch grundsätzlich – unabhängig von seiner sozialen Position – innehat, entstammt vornehmlich der frühchristlichen Theologie, wurde aber schon in der stoischen Philosophie antizipiert. Diesem christlichen Gedanken lag die Idee der Gottesebenbildlichkeit zu Grunde. Diese einflussreiche Idee, dass jeder Mensch eine bestimmte Würde besitzt, stellt einen der wichtigen Beiträge des Christentums zur Ethik des Abendlandes dar.

In der gegenwärtigen bioethischen Debatte wird der Begriff der Würde des Menschen regelmäßig verwendet, wenn verschiedenste Arten der Missachtung und Erniedrigung von Menschen angeprangert werden sollen. Dabei wird der Begriff ausgedehnt gebraucht und ist dadurch nicht mehr besonders präzise. Dies will jedoch nicht heißen, dass er deswegen keine sinnvolle Funktion mehr erfüllen kann. Wenn nun im Zusammenhang mit der reproduktiven Klonierung von Menschen von einem möglichen Verstoß gegen die Menschenwürde gesprochen wird, ist diese Aussprache insofern zweckdienlich, als sie das Augenmerk darauf richtet, dass das Klonieren von Menschen womöglich einen Aspekt der Herabwürdigung des Menschen enthält. Kann doch die reproduktive Klonierung die Ausführung eines im Kopf des Menschen entstandenen Plans zur Herstellung eines weiteren Menschen implizieren. Sie lässt sich damit als Symptom einer Vorstellungswelt betrachten, in der menschliches Leben nicht mehr als solches hingenommen sondern stets mehr zu einem Gebilde wird, das sich der Mensch nach eigenen Auffassungen und Maßstäben hinmodelliert. In dieser Vorstellungswelt wird der Mensch zu einem menschlichen Fabrikat, für das verschiedenste Baupläne, je nach individuellen Wunschvorstellungen, angeboten werden können. Diese Betrachtung des Menschen als ein menschliches Fabrikat lässt sich als Herabwürdigung des Menschen auffassen. In diesem Sinne könnte folglich reproduktive Klonierung von Menschen als Verstoß gegen die Menschenwürde betrachtet werden.

Playing God

Ein weiteres Problem setzt die Idee voraus, dass keinem Menschen das Recht zustehe, in die von Gott geschaffene Ordnung einzugreifen, dadurch dass er Menschen klone. Ein Mensch, der solches tue, kreiere nämlich auf diese Weise eigenhändig neues Leben. Damit mische sich der Mensch jedoch in Dinge ein, die ausschließliche, ureigenste Tätigkeiten Gottes darstellten.

Einer Analyse dieses Arguments muss nun vorausgeschickt werden, dass es auf der Prämisse der Existenz eines Schöpfergottes basiert. Ein Annehmen der Existenz dieses Schöpfergottes hängt eher von der jeweiligen Glaubensauffassung als von dem Ergebnis wissenschaftlicher Auseinandersetzungen ab. Das aber hat zur Konsequenz, dass das *Playing-God*-Argument in seiner rein theologischen Ausrichtung zunächst nur bei einer Glaubensgemeinde mit entsprechender Gottesvorstellung greifen kann.

Doch auch für denjenigen, der die Auffassung der Existenz eines Schöpfergottes teilt, ist keineswegs unumstritten geklärt, ob die Klonierung von Menschen auch tatsächlich einen unerlaubten Eingriff in die göttliche Ordnung bedeuten würde. Eine eindeutige Antwort auf diese Frage hängt nämlich von der jeweiligen Interpretation bestimmter, der eigenen Glaubensauffassung zu Grunde gelegter Glaubenssätze ab, etwa von der konkreten Auffassung über die Stellung des Menschen innerhalb der Schöpfung. Daher lassen sich auch innerhalb einer Glaubensgemeinde im Hinblick auf die Frage, ob die Klonierung von Menschen einen unerlaubten Eingriff in die göttliche Ordnung darstellen würde, unterschiedliche Antworten denken.

Verringerung der Varietät des Genpools

Das letzte Argument bezieht sich auf die eventuellen Auswirkungen des Klonierens auf die Varietät des menschlichen Genpools: Durch das reproduktive Klonieren von Menschen würde mit der Zeit die Vielfalt des Genpools der menschlichen Art verringert. Hierdurch gingen auf die Dauer eventuell wertvolle Genvarianten irreversibel verloren, deren Besitz unter veränderten Umständen – etwa in Zeiten verheerender Epidemien – von evolutionärem Vorteil hätte sein können.

Zu diesem Argument lässt sich anmerken, dass in Wirklichkeit die Varietät des Genpools erst dann beeinträchtigt würde, wenn man in großem Stil Menschen klonierte – etwa mittels systematischer Zellkerntransplantation zum Erhalt einer großen Anzahl von Klonen, die über bestimmte wünschenswerte Eigenschaften verfügten. In Einzelfällen dagegen käme es zu keinerlei Auswirkungen auf den Genpool.

Geht man aber davon aus, dass eine streng regulierte Klonierungspraxis errichtet würde, die sich ausschließlich auf medizinische Probleme – etwa vollkommene Unfruchtbarkeit – richtete, so würde der Genpool nicht wesentlich tangiert. Damit allerdings erscheint insgesamt das Gewicht des Problems, die Varietät des Genpools zu verringern, relativiert. An dieser Stelle wird gleichwohl abermals deutlich, dass bei einer eventuellen Einführung der Klonierungstechnologie in die klinische Praxis eine strenge Regulierung von zentraler Bedeutung wäre.

Zusammenfassung

Die ethische Beurteilung der therapeutischen Klonierung von Menschen hängt ab von der Abwägung zwischen den therapeutischen Vorteilen, die ein Einsatz embryonaler Stammzellen in der Zukunft eventuell bieten könnte, und der Vernichtung von Embryos, die mit einem solchen Einsatz unweigerlich einherginge. In dieser Abwägung spielt die Einschätzung des moralischen Status eines Embryos eine entscheidende Rolle. Für die Konzeptionalisten ist die Abwägung eindeutig: Da ihrer Auffassung nach Embryos bereits ab dem Zeitpunkt ihrer Konzeption die gleiche Schutzwürdigkeit zukommt wie erwachsenen Menschen, ist es folglich ethisch unakzeptabel, diese zu Gunsten der Entwicklung neuer therapeutischer Methoden zu instrumentalisieren. Auch für die Anhänger der Auffassung, dass einem Embryo zunächst keinerlei und erst ab einem bestimmten Entwicklungsstadium die vollkommene Schutzwürdigkeit zukommt, erscheint die oben genannte Abwägung nicht problematisch. Wird nämlich dem Embryo Schutzwürdigkeit überhaupt erst nach dem Blastozystenstadium zuerkannt, so besteht aus Sicht dieser Gruppe keinerlei Beschwerde gegen eine Vernichtung von Embryos als Folge der Gewinnung von Stammzellen. Diejenigen jedoch, die dem Embryo eine schrittweise zunehmende Schutzwürdigkeit zuerkennen, haben in der Tat eine schwierige Abwägung zu treffen.

Die Argumente im Zusammenhang mit der reproduktiven Klonierung von Menschen weisen eine große Bandbreite auf. Die meisten von ihnen sind umstritten. In Bezug auf zwei Argumente lässt sich allerdings in der internationalen Diskussion der letzten Zeit ein wachsender Konsens feststellen: (1) die großen Risiken und (2) die geringe Effizienz. Dem ersten Argument nach ist die reproduktive Klonierung von Menschen aufgrund der bestehenden unakzeptabel großen Risiken zurzeit moralisch nicht verantwortbar. Auch sei bislang zeitlich nicht abzuschätzen, ab wann die Technik der reproduktiven Klonierung ein derartiges Entwicklungsniveau erreicht haben könnte, dass die Risiken akzeptabel würden. Das zweite Argument besagt, dass die Effizienz des Klonierens von Menschen derart niedrig einzuschätzen ist, dass eine unakzeptable Disproportionalität zwischen dem Endziel der Klonierung, der Geburt eines gesunden Klons, auf der einen und der damit einhergehenden Belastung sowie den Risiken für eine große Anzahl von Frauen auf der anderen Seite besteht. Diese beiden Argumente werden gegenwärtig von der Mehrheit der Autoren als durchschlaggebende ethische Argumente gegen eine Durchführung der reproduktiven Klonierung von Menschen betrachtet.

Weiterführende Literatur

Bailey R (1998) What's Wrong with Cloning People? In: McGee G (eds.) *The Human Cloning Debate.* Berkeley Hills Books, Berkeley, California, pp. 181–188

Callahan S (1988) The Ethical Challenge of the New Reproductive Technology. In: Monagle JF, Thomasma DC (eds.) *Medical Ethics. A Guide for Health Professionals.* AN Aspen, Rockville, Maryland, pp. 26–37

Cibelli JB, Lanza RP, West MD (2000) The first Human Cloned Embryo. *Scientific American* 286(1): 43–49

Colman A, Kind A (2000) Therapeutic Cloning: Concepts and Practicalities. *Trends in Biotechnology* 18: 192–196

Siep L (1998) „Dolly" oder die Optimierung der Natur. In: Ach JS, Brudermüller G, Runtenberg C (Hrsg.) *Hello Dolly? Über das Klonen.* Suhrkamp, Frankfurt am Main, S. 191–197

Knorpel umgebendes Bindegewebe, das aus einer knorpelnahen zellreichen Schicht [**Stratum cellulare**] und einer knorpelfernen faserreichen Schicht [**Stratum fibrosum**] besteht; vom Perichondrium geht die Neubildung von Knorpel aus; Gelenkknorpel hat keine Knorpelhaut und kann deshalb nicht neu gebildet werden

Knor|pel|höh|le *f* (Ⓔ cartilage lacuna): *s.u. Knorpel*

knor|pe|lig *adj*: *→kartilaginär*

Knor|pel|kap|sel *f* (Ⓔ cartilage capsule): *s.u. Knorpel*

Knor|pel|kno|chen|ne|kro|se *f* (Ⓔ spontaneous osteonecrosis): ***Syn:*** *aseptische Epiphysennekrose, aseptische Epiphyseonekrose, Osteochondrose, Osteochondrosis, Chondroosteonekrose*; zur Gruppe der aseptischen Knochennekrosen* zählende, spontan auftretende unspezifische Erkrankung der Epiphyse*

Knor|pel|mat|rix *f* (Ⓔ cartilage matrix): ***Syn:*** *Knorpelmatrix, Knorpelgrundsubstanz, Interterritorialsubstanz*; *s.u. Knorpel*

Knor|pel|mes|ser *nt* (Ⓔ cartilage knife): Chondrotom; *s.a. Knorpeldurchtrennung*

Knor|pel|ne|kro|se *f* (Ⓔ cartilage necrosis): Chondronekrose*

Knor|pel|plas|tik *f* (Ⓔ chondroplasty): Chondroplastik*

Knor|pel|re|sek|ti|on *f*: *→Chondrektomie*

Knor|pel|sar|kom *nt*: *→Chondrosarkom*

Knor|pel|schä|del *m*: *→Chondrokranium*

Knor|pel|schmerz *m* (Ⓔ chondrodynia): Chondrodynia, Chondralgie, Chondrodynie; *s.a. Tietze-Syndrom*

Knor|pel|ter|ri|to|ri|um *nt* (Ⓔ chondrone): *s.u. Knorpel*

Knor|pel|tu|mor *m*: *→Chondrom*

Knor|pel|zel|le *f* (Ⓔ cartilage cell): *s.u. Knorpel*

Knor|pel|zo|ne, e|pi|phy|sä|re *f*: *→Epiphysenknorpel*

knorp|lig *adj*: *→kartilaginär*

Knöt|chen *nt* (Ⓔ nodule): (*anatom.*) Nodulus

episkleritisches Knötchen (Ⓔ episcleritic nodule): *s.u. Episkleritis*

rheumatisches Knötchen: *→Rheumaknötchen*

Knöt|chen|flech|te *f*: *→Lichen ruber planus*

Knöt|chen|ka|pil|la|ren *pl* (Ⓔ nodule capillaries): *s.u. Milz*

Kno|ten *m* (Ⓔ **1.–2.** node **3.** surgical knot): **1.** (*anatom.*) Nodus **2.** (*patholog.*) knotenförmige Gewebsneubildung **3.** chirurgischer Knoten*

chirurgischer Knoten (Ⓔ surgical knot): ***Syn:*** *doppelter Knoten*; beim **einfachen Knoten** werden die beiden Fadenenden gegenseitig umschlungen; der Knoten ist aber alleine nicht ausreichend sitzfest und wird i.d.R. durch zwei weitere, gegenläufige Knoten gesichert; beim **chirurgischen Knoten** werden die Enden doppelt umschlungen und man erreicht damit etwa die doppelte Reibung und einen festeren Sitz; er wird aber durch einen oder zwei einfache Knoten abgesichert; der **Schifferknoten** ist ein doppelter, einfacher, gegenläufig geschlungener Knoten

doppelter Knoten: *→chirurgischer Knoten*

einfacher Knoten (Ⓔ granny knot): *s.u. chirurgischer Knoten*

heißer Knoten (Ⓔ hot nodule): ***Syn:*** *heißer Schilddrüsenknoten*; Struktur, die im Schilddrüsenszintigramm* vermehrt Radioaktivität speichert, z.B. autonomes Schilddrüsenadenom*

kalter Knoten (Ⓔ cold nodule): ***Syn:*** *kalter Schilddrüsenknoten*; Struktur, die im Schilddrüsenszintigramm* keine Radioaktivität speichert, z.B. Zysten, inaktives Adenom, Karzinom, Metastase

Kno|ten|fi|la|ri|o|se *f* (Ⓔ blinding filarial disease): ***Syn:*** *Onchozerkose, Onchocercose, Onchocerciasis, Flussblindheit, Onchocerca-volvulus-Infektion*; durch Onchocerca* volvulus hervorgerufene Erkrankung mit Befall der Haut [Juckreiz, Dermatitis*, urtikarielle Eruptionen an Kopf und Rumpf] und der Augen [Iritis*, Keratitis*, Retinitis*]; tritt meist endemisch auf und ist häufigste Erblindungsursache in Zentralafrika und Mittelamerika und weltweit die zweithäufigste Ursache nach dem Trachom*; **Klinik**: langsamer Verlauf; erst 1–2 Jahre nach Infektion bilden sich subkutane Knötchen, die von Hautveränderungen und Juckreiz begleitet sind; wichtiger ist aber der Befall des Auges, der zu Konjunktivitis, Keratitis, Iridozyklitis und Uveitis führt; es kommt zu chorioretinaler Atrophie sowie Optikusatrophie und Erblindung; **Therapie**: Ivermectin* ist heute das Mittel der Wahl; es führt zu einer vorübergehenden Infertilität der Würmer und muss deshalb über Jahre gegeben werden; in Endemiegebieten werden alle Einwohner zweimal jährlich damit behandelt

Kno|ten|kropf *m*: *→Knotenstruma*

Kno|ten|lep|ra *f*: *→tuberkuloide Lepra*

Kno|ten|rhyth|mus *m* (Ⓔ nodal rhythm): ***Syn:*** *AV-Rhythmus, Atrioventrikularrhythmus*; vom Atrioventrikularknoten* ausgehender Ersatzrhythmus* mit einer Grundfrequenz von 40–60 Schlägen/min; der AV-Knoten übernimmt die Rhythmusbildung bei Ausfall des Sinusknotens* oder bei Blockierung der Überleitung [SA-Block*]

Kno|ten|ro|se *f*: *→Erythema nodosum*

Kno|ten|stru|ma *f* (Ⓔ nodular goiter): ***Syn:*** *Knotenkropf, Struma nodosa*; euthyreote Struma* mit knotigen Hyperplasien; bedarf meist keiner Behandlung; bei mechanischen Problemen, autonomen Arealen oder Malignomverdacht Strumektomie* oder Radioiodtherapie

Kno|ten|ta|chy|kar|die *f* (Ⓔ nodal tachycardia): ***Syn:*** *AV-Knotentachykardie*; Tachykardie* mit Ursprung im Atrioventrikularknoten*; ein Großteil entsteht als Reentrytachykardie* [**AV-Knoten-Reentrytachykardie**]; in diesen Fällen ist die Katheterablation heute die Methode der Wahl

Kno|ten|tang *m* (Ⓔ yellow wrack): ***Syn:*** *Ascophyllum nodosum*; *s.u. Tang*

Knudson: Zwei Treffer-Modell von Knudson *nt* (Ⓔ Knudson two hit hypothesis): *s.u. Essay Mechanismen der Entstehung genetisch bedingter Krebsformen S. 1561*

KO *Abk.*: Körperoberfläche

Ko-, ko- *präf.*: Wortelement mit der Bedeutung „zusammen/verbunden"

Ko|a|gel *nt* (Ⓔ clot): ***Syn:*** *Koagulum, Blutgerinnsel, Gerinnsel, Blutkoagulum*; bei der Blutgerinnung* entstehendes Fibrinnetz mit eingelagerten Erythrozyten, Leukozyten und Thrombozyten

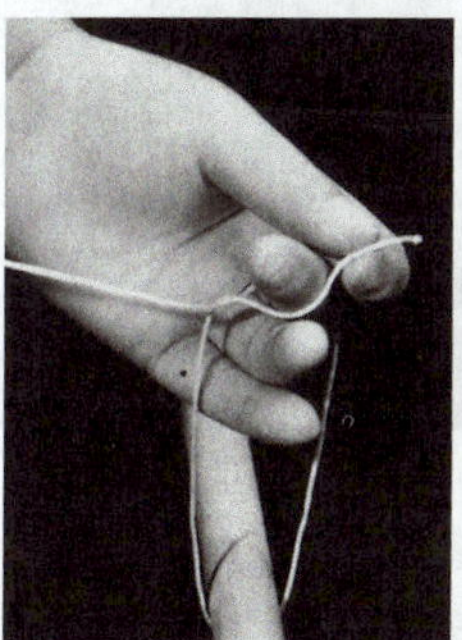
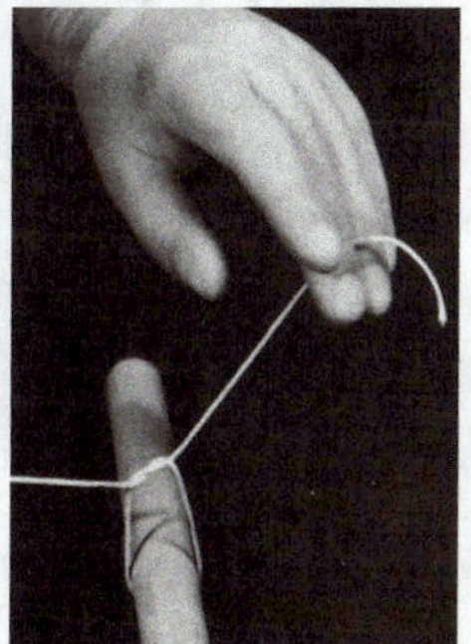
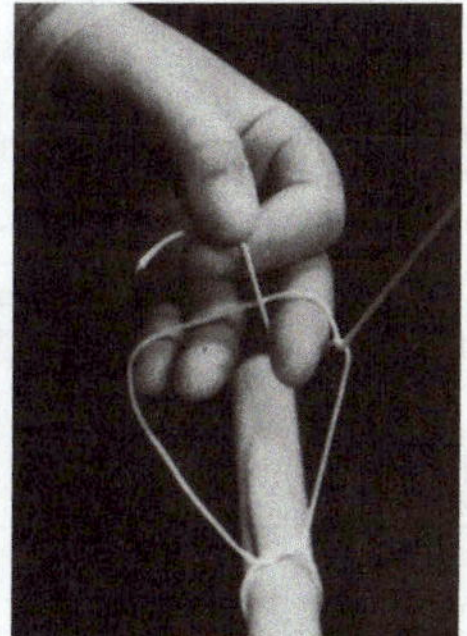
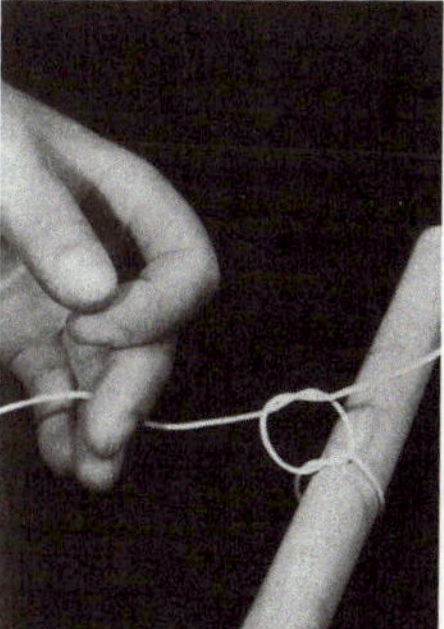

Abb. K90. Chirurgischer Knoten. Beim einhändigen Knüpfen wird der Faden in Laufrichtung aus dem Knoten geführt und abwechselnd über den Zeigefinger und den Kleinfinger an die Handfläche gebracht; damit wird der Knoten mit Sicherheit gegenläufig

Koagul-, koagul- *präf.*: Wortelement mit der Bedeutung „Gerinnung/gerinnen"
ko|a|gu|la|bel *adj* (Ⓔ coagulable): *Syn: koagulierbar*; gerinnbar, gerinnungsfähig
Ko|a|gu|la|bi|li|tät *f* (Ⓔ coagulability): *Syn: Koagulierbarkeit*; Gerinnbarkeit [v.a. des Blutes]; *s.a. Blutgerinnung, Hyperkoagulabilität, Hypokoagulabilität*
Ko|a|gu|lans *nt, pl* **-lan|zi|en, -lan|ti|en** (Ⓔ coagulant): gerinnungsförderndes Mittel
Ko|a|gu|la|se *f* (Ⓔ coagulase): *Syn: Coagulase*; u.a. von Staphylococcus* aureus gebildetes Enzym, das sich an Prothrombin bindet und direkt die Bildung von Fibrin aus Fibrinogen katalysiert; fördert damit bei Infektionen die Bildung einer Fibrinkapsel
Ko|a|gu|la|ti|on *f* (Ⓔ **1.** coagulation **2.** *→Blutgerinnung*): **1.** Gerinnung **2.** *→Blutgerinnung*
disseminierte intravasale Koagulation: *→disseminierte intravasale Gerinnung*
Ko|a|gu|la|ti|ons|e|lek|tro|de *f* (Ⓔ coagulation electrode): *s.u. Koagulator*
Ko|a|gu|la|ti|ons|fak|to|ren *pl*: *→Blutgerinnungsfaktoren*
Ko|a|gu|la|ti|ons|ne|kro|se *f* (Ⓔ coagulation necrosis): *Syn: Gerinnungsnekrose*; durch eine Denaturierung und Gerinnung von Eiweißen gekennzeichnete Nekrose*, z.B. bei Säureverätzung
ko|a|gu|la|ti|ons|ne|kro|tisch *adj* (Ⓔ coagulation necrotic): Koagulationsnekrose betreffend, von ihr betroffen oder gekennzeichnet
Ko|a|gu|la|tor *m* (Ⓔ coagulator): Gerät zur Thermokoagulation, z.B. **Koagulationselektroden**

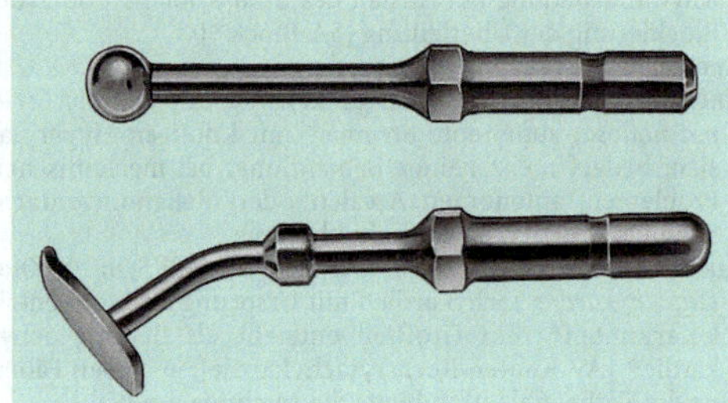

Abb. K91. Koagulatoren

Ko|a|gu|lier|bar|keit *f* (Ⓔ coagulability): *Syn: Koagulabilität*; Gerinnbarkeit [v.a. des Blutes]; *s.a. Blutgerinnung, Hyperkoagulabilität, Hypokoagulabilität*
ko|a|gu|lie|ren *v* (Ⓔ coagulate): gerinnen
Ko|a|gu|lo|pa|thie *f* (Ⓔ coagulopathy): *Syn: Blutgerinnungsstörung, Gerinnungsstörung*; angeborene oder erworbene Störung der Blutgerinnung; Störungen, die zu einer Blutungstendenz führen, werden als **Minuskoagulopathien** bezeichnet, Störungen mit einer erhöhten Gerinnungstendenz dementsprechend als **Pluskoagulopathien**; *s.a. Hyperkoagulabilität, Hypokoagulabilität, Hämophilie, Thrombozytopenie*
Ko|a|gu|lum *nt, pl* **-la**: *→Koagel*
Ko|a|les|zenz *f* (Ⓔ coalescence): Verschmelzen, Vereinigen, Verschmelzung, Vereinigung, Zusammenwachsen
Ko|ark|ta|ti|on *f* (Ⓔ coarctation): Verengung, Verengerung, Striktur, Coarctatio
Ko|ark|to|to|mie *f* (Ⓔ coarctotomy): *Syn: Strikturendurchtrennung*; Durchtrennung einer Striktur [Koarktation]
Ko|ba|la|min *nt*: *→Vitamin B_{12}*
Ko|balt *nt*: *→Cobalt*
Ko|balt|be|strah|lung *f* (Ⓔ cobalt radiation): *s.u. Cobalt*
Köbner: Heinrich Köbner; 1838–1904; deutscher Hautarzt (Breslau, Berlin)
Köbner-Phänomen *nt*: *→Reizeffekt, isomorpher*
Koch: Rober Koch; 1843–1910; deutscher Bakteriologe (Wollstein, Berlin); Nobelpreisträger für Medizin 1905; Koch ist der Begründer der medizinischen Bakteriologie und kann als einer der wichtigsten Personen der Medizingeschichte betrachtet werden; seine methodische, gewissenhafte Arbeitsweise [*s.a. Koch-Postulate*] stand im scharfem Kontrast zur Arbeitsweise Pasteurs*, zu dem Koch ein angespanntes Verhältniss hatte
Koch arbeitete von 1872–1880 als Kreisphysikus der Kreisstadt Wollstein in der Nähe von Posen; ab 1873 beschäftigte er sich mit Milzbrand und konnte 1876 den Nachweis erbringen, dass die Erkrankung eine Infektionskrankheit durch Bacillus* anthracis ist; Koch gelang es den Erreger zu isolieren, ihn zu kultivieren und konnte durch Inokulation von Schafen das Krankheitsbild erzeugen; damit begann das goldene Zeitalter der medizinischen Bakteriologie und innerhalb weniger Jahre konnten viele Erreger klassischer Erkrankungen beschrieben werden [Gonorrhoe* 1879, Typhus* 1880/84, Tuberkulose* 1882, Cholera* 1883, Diphtherie* 1884, Tetanus* 1884]
1880 zog Koch nach Berlin und wurde zum Geheimrat und Leiter der bakteriologischen Abteilung des neugegründeten Kaiserlichen Gesundheitsamtes ernannt; 1882 stieg sein Ruhm durch die Entdeckung des Tuberkuloserregers Mycobacterium* tuberculosis noch mehr an; erneut gelang es ihm, den Erreger im erkrankten Gewebe nachzuweisen, ihn zu züchten und durch Inokulation das Krankheitsbild zu erzeugen; im selben Jahr konnte er auch durch Untersuchungen in Indien und Ägypten den kausalen Zusammenhang zwischen Cholera* und Vibrio* cholerae zeigen, obwohl es ihm nicht gelang, die Koch-Postulate zu erfüllen; 1885 übernahm er die Leitung des neueingerichteten Hygiene-Institutes der Berliner Universität und wurde zum Professor für Hygiene ernannt
1890 erlitt Koch einen Rückschlag, als das von ihm als Heilmittel postulierte Tuberkulin* diese Erwartung nicht erfüllte, sondern sich nur als diagnostisches Hilfsmittel erwies; Koch trat 1904 in den Ruhestand, den er bis zu seinem Tod v.a. mit ausgedehnten Reisen füllte

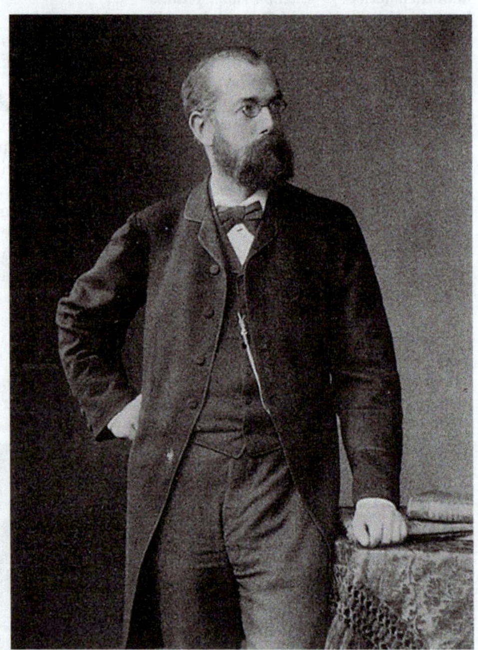

Abb. K92. Robert Koch [1843–1910]

Koch-Bazillus *m*: *→Mycobacterium tuberculosis*
Koch-Henle-Postulate *pl*: *→Koch-Postulate*
Koch-Postulate *pl* (Ⓔ Koch's postulates): *Syn: Henle-Koch-Postulate, Koch-Henle-Postulate*; ein Erreger kann nur dann als Ursache einer Infektionskrankheit betrachtet werden,

wenn **1.** der Erreger im erkrankten Gewebe oder Organismus nachgewiesen werden kann [**optischer Nachweis**] **2.** der Erreger in Reinkultur gezüchtet werden kann [**kultureller Nachweis**] **3.** Inokulation des Erregers aus der Reinkultur in einen Wirtsorganismus dieselbe Erkrankung hervorruft [**Pathogenitätsnachweis**]

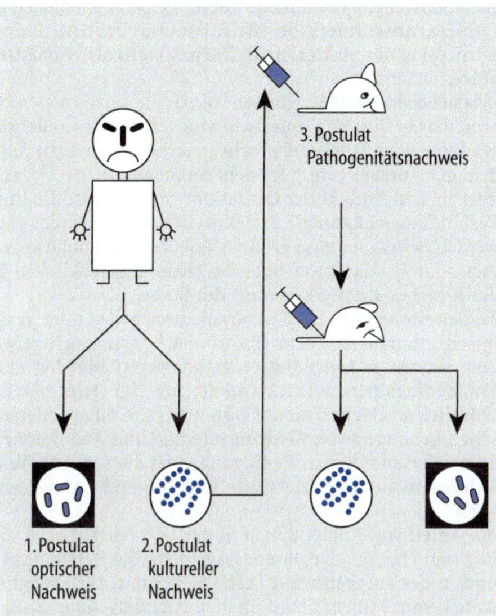

Abb. K93. Koch-Postulate

Koch-Weeks-Bazillus *m* (Ⓔ Koch-Week's bacillus): ***Syn:*** *Weeks-Bazillus, Haemophilus aegyptius, Haemophilus conjunctivitidis, Haemophilus aegypticus, Haemophilus influenzae biovar aegyptius*; Erreger einer eitrigen Konjunktivitis* in tropischen und subtropischen Gebieten

Kocher: Theodor Kocher; 1841–1917; schweizer Chirurg (Bern); Nobelpreis für Medizin 1909 für seine Arbeiten zu Physiologie, Pathologie und Chirurgie der Schilddrüse

Kocher-Bogenschnitt *m* (Ⓔ Kocher's anterolateral incision): wadenbeinseitiger Bogenschnitt zur Eröffnung des Kniegelenks

Kocher-Klemme *f* (Ⓔ Kocher's forceps): scharfe, sperrbare Gefäßklemme

Kocher-Kragenschnitt *m* (Ⓔ Kocher's collar incision): querer, nach unten leicht konkaver Hautschnitt etwa fingerbreit über der Jochgrube; wird v.a. bei Strumektomie* und kollarer Mediastinotomie* gewählt

Kocher-Reposition *f* (Ⓔ Kocher's method): Methode zur Reposition einer vorderen Schultergelenkluxation*

Kochle-, kochle- *präf.*: →*Kochleo-*

Kochllea *f* (Ⓔ cochlea): ***Syn:*** *Gehörgangsschnecke, Schnecke, Innenohrschnecke, Cochlea*; die aus **Schneckenspindel** [Modiolus] und **Schneckengang** [Canalis spiralis cochleae] bestehende Innenohrschnecke; der sich korkenzieherartig gegen den Uhrzeigersinn am Modiolus nach oben windende Schneckengang wird durch die Lamina* spiralis ossea in die obere Scala* vestibuli und die untere Scala* tympani unterteilt; an der **Schneckenspitze** [Helicotrema] stehen Scala tympani und Scala vestibuli in Verbindung; am Boden der Scala vestibuli liegt der durch die Reißner*-Membran abgetrennte Ductus* cochlearis, in dem das Corti*-Organ, der Rezeptor für akustische Signale, liegt

kochllelar *adj* (Ⓔ cochlear): Gehörgangschnecke/Kochlea betreffend

Kochllelalris *m*: →*Nervus cochlearis*

Kochllelilitis *f, pl* **-tilden** (Ⓔ cochleitis): ***Syn:*** *Cochleitis, Cochlitis*; Entzündung der Innenohrschnecke; entsteht meist durch Übergreifen von Mittelohrentzündungen [Otitis* media] und ist Teil einer Labyrinthitis*

kochllelilitisch *adj* (Ⓔ cochleitic): Kochleitis betreffend, von ihr betroffen oder gekennzeichnet

Kochleo-, kochleo- *präf.*: Wortelement mit der Bedeutung „Schnecke/Kochlea"

kochllelolveslitilbullär *adj* (Ⓔ cochleovestibular): Gehörgangsschnecke und Innenohrvorhof/Vestibulum auris betreffend

Kochlsalz *nt*: →*Natriumchlorid*

Kochlsalzlanltilkörlper *m* (Ⓔ saline antibodies): ***Syn:*** *kompletter/agglutinierender/saliner Antikörper*; Antikörper*, der in Kochsalzlösung zur Agglutination führt

Kochlsalzlhylperltherlmie *nt* (Ⓔ salt fever): ***Syn:*** *Salzfieber, Durstfieber*; meist Säuglinge betreffende Hyperthermie* bei Wasserverlust oder Salzüberschuss im Körper; **Therapie**: Flüssigkeitszufuhr

Kochlsalzllölsung, phylsilollolgilsche *f* (Ⓔ physiologic saline): mit dem Blutserum isotonische 0,9 %ige Kochsalzlösung; wird v.a. für Injektionen und Infusionen verwendet sowie als kurzfristiger Volumenersatz im Notfall

Kochlzulcker *m*: →*Saccharose*

Kock: Nils G. Kock; geb. 1924; schwedischer Chirurg

Kock-Pouch *m/nt* (Ⓔ Kock's pouch): Methode zur Bildung einer Ersatzblase aus einer Ileumschlinge; die Darminvagination führt zur Bildung eines kontinenten Urostomas, das vom Patienten durch einen Katheter entleert wird

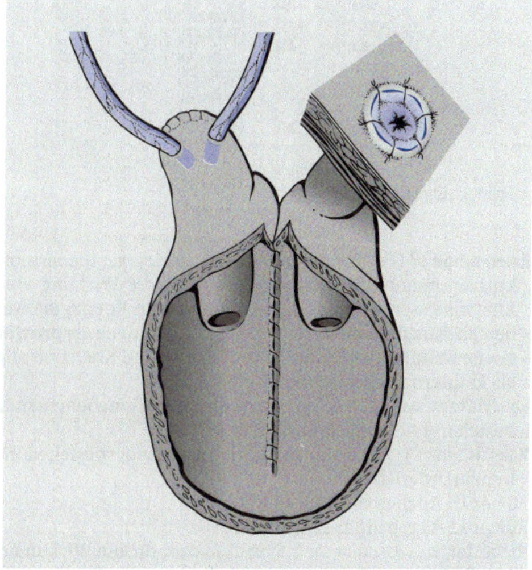

Abb. K94. Kock-Pouch

KOD *Abk.*: →*kolloidosmotischer Druck*

Kode, gelneltilscher *m* (Ⓔ genetic code): ***Syn:*** *genetischer Code*; auf Basentripletts [**Kodons**] beruhende Verschlüsselung der Erbinformation; der genetische Kode ist universal [gilt für alle lebenden Organismen, egal ob Prokaronten oder Eukaryonten], degeneriert [mehr als ein Kodon kodiert für eine Aminosäure, z.B Valin wird kodiert von GUU, GUC, GUA und GUG] und konservativ [nicht jede zufällige Veränderung der Basensequenz führt zu einer Veränderung der Aminosäuresequenz] [*Abb. K95*]

Koldelin *nt* (Ⓔ codeine): ***Syn:*** *Codein, Methylmorphin*; in Opium vorkommendes Morphinderivat mit antitussiver und analgetischer Wirkung

koldolmilnant *adj* (Ⓔ codominant): ***Syn:*** *kombinant*; Kodominanz betreffend, sich gleichzeitig ausprägend

Koldolmilnanz *f* (Ⓔ codominance): gemeinsame Ausprägung mehrerer Allele eines Gens

Koldon *nt* (Ⓔ codon): *s.u. Kode, genetischer*

Koebner: →*Köbner*

Koenen: Joannes Henricus Maria Koenen; 1893–1956; holländischer Neurologe (Voorburg)

Koenen-Tumor *m* (Ⓔ Koenen's tumor): sub- und periunguales Fibrom* oder Angiofibrom* bei tuberöser Sklerose*

1.Position	2.Position U (A)	C (G)	A (T)	G (C)	3.Position
U (A)	Phe	Ser	Tyr	Cys	U (A)
	Phe	Ser	Tyr	Cys	C (G)
	Leu	Ser	Ende	Ende	A (T)
	Leu	Ser	Ende	Trp	G (C)
C (G)	Leu	Pro	His	Arg	U (A)
	Leu	Pro	His	Arg	C (G)
	Leu	Pro	Gln	Arg	A (T)
	Leu	Pro	Gln	Arg	G (C)
A (T)	Ile	Thr	Asn	Ser	U (A)
	Ile	Thr	Asn	Ser	C (G)
	Ile	Thr	Lys	Arg	A (T)
	Met[a]	Thr	Lys	Arg	G (C)
G (C)	Val	Ala	Asp	Gly	U (A)
	Val	Ala	Asp	Gly	C (G)
	Val	Ala	Glu	Gly	A (T)
	Val	Ala	Glu	Gly	G (C)

Abb. K95. Genetischer Kode

Ko|en|zy|me *pl* (Ⓔ coenzymes): ***Syn:*** *Coenzyme*; niedermolekulare, organische Substanzen, die für die Wirkung eines Enzyms essentiell sind; locker gebundene Koenzyme werden als **Kosubstrate** bezeichnet, fest gebundene als **prosthetische Gruppe**; der Komplex von Enzym und Koenzym wird als **Holoenzym** bezeichnet

ko|e|xis|tent *adj* (Ⓔ coexistent): gleichzeitig/nebeneinander bestehend oder auftretend oder lebend

Ko|e|xis|tenz *f* (Ⓔ coexistance): Nebeneinanderbestehen, Nebeneinanderleben

KOF *Abk.*: Körperoberfläche

KÖF *Abk.*: Klappenöffnungsfläche

Ko|fak|tor *m* (Ⓔ cofactor): ***Syn:*** *Cofaktor*; für die Wirkung eines Enzyms wichtige Substanz, die aber im Gegensatz zu Koenzymen nicht an das Enzym gebunden wird

Kof|fe|in *nt* (Ⓔ caffeine): ***Syn:*** *Coffein, Thein, Methyltheobromin, 1,3,7-Trimethylxanthin*; in verschiedenen Kaffee- und Teearten enthaltene Purinbase mit zentralstimulierender Wirkung; wegen seiner tonussteigernden Wirkung auf Meningealgefäße wird Koffein alleine oder in Kombination mit Analgetika zur Migrainebehandlung verwendet

Kof|fei|nis|mus *m* (Ⓔ caffeinism): Koffeinvergiftung, Koffeinintoxikation

Kofferath: Walter Kofferath; deutscher Arzt im 20. Jahrhundert

Kofferath-Syndrom *nt* (Ⓔ Kofferath's syndrome): angeborene oder geburtstraumatische, i.d.R. einseitige Zwerchfelllähmung; häufig kombiniert mit Lähmung von Plexus* brachialis oder cervicalis; findet sich v.a. nach Zangenextraktion oder Entbindung aus Steißlage

Kog|ni|ti|on *f* (Ⓔ cognition): Wahrnehmung, Erkennen, Verstehen

kog|ni|tiv *adj* (Ⓔ cognitive): auf Erkenntnis beruhend, erkenntnismäßig

KOH *Abk.*: **1.** →*Kalilauge* **2.** →*Kaliumhydroxid*

Ko|ha|bi|tar|che *f* (Ⓔ first intercourse): erster Geschlechtsverkehr

Ko|ha|bi|ta|ti|on *f* (Ⓔ cohabitation): Beischlaf, Geschlechtsverkehr, Koitus, Coitus

ko|hä|rent *adj* (Ⓔ coherent): (*logisch*) zusammenhängend

Ko|hä|si|on *f* (Ⓔ cohesion): Anziehung(skraft) von Molekülen

ko|hä|siv *adj* (Ⓔ cohesive): auf Kohäsion beruhend, zusammenhaltend, zusammenhängend

Koh|le *f* (Ⓔ coal): Carbo

medizinische Kohle (Ⓔ activated charcoal): ***Syn:*** *Aktivkohle, Carbo medicinalis/activatus/adsorbens*; aus pflanzlichen Substanzen gewonnene Kohle, die gelöste Teilchen absorbiert; **Anw.**: intern bei Meteorismus, Flatulenz und zur Adsorption von Bakterien im Darm; extern als Wundstreupulver

Koh|len|di|o|xid *nt* (Ⓔ carbon dioxide): farbloses, nichtbrennbares Gas, das unterhalb von -70 °C als Kohlensäureschnee oder Trockeneis vorliegt; schwerer als Luft; Anhydrid der Kohlensäure*; entsteht im menschlichen Organismus als Endprodukt der Oxidation von kohlenstoffhaltigen Verbindungen; kann z.T. zur Biosynthese wiederverwendet werden, wird aber zum größten Teil über die Lunge abgeatmet oder als Harnstoff über die Niere ausgeschieden; Teil des Bicarbonatpuffersystems* des Blutes

Kohlendioxid kann im Blut physikalisch gelöst oder in chemisch gebundener Form [Bicarbonat*] transportiert werden; arterielles [oder besser oxygeniertes] Blut hat einen Kohlendioxidpartialdruck von 40 mm Hg; steigt der Partialdruck an [Hyperkapnie*], kommt es zu einer reflektorischen Erhöhung von Atemzugvolumen und Atemfrequenz; unter physiologischen Bedingungen ist die sog. **CO_2-Ventilationsantwort** der effektivste und führende Atmungsantrieb

der Anteil von Kohlendioxid in der Luft beträgt ca. 0,03 % [0,2 mm Hg], im alveolären Gasgemisch 5,6 % [40 mm Hg] und in der ausgeatmeten Luft 4 % [29 mm Hg]; steigt der Anteil von Kohlendioxid in der Atemluft über 8–10 % kommt es zu Kopfschmerzen, Atemnot, Ohrensausen und Blutdruckerhöhung; ein weiterer Anstieg führt zu Bewusstlosigkeit oder Koma [Kohlendioxidnarkose*] und Tod [mehr als 12 %]

Koh|len|di|o|xid|la|ser *m* (Ⓔ carbon dioxide laser): ***Syn:*** *CO_2-Laser*; kann zur Verkohlung und Verdampfung von Gewebe in der ästhetischen Chirurgie verwendet werden; schneidet Gewebe wie ein Skalpell und führt gleichzeitig zur Blutstillung

Koh|len|di|o|xid|nar|ko|se *f* (Ⓔ carbon dioxide narcosis): ***Syn:*** *Kohlensäurenarkose*; Koma* durch eine Erhöhung des arteriellen Kohlendioxidpartialdrucks; *s.a. Kohlendioxidvergiftung*

Koh|len|di|o|xid|par|ti|al|druck *m* (Ⓔ carbon dioxide partial pressure): ***Syn:*** *CO_2-Partialdruck*; Partialdruck* des Kohlendioxids in einem Gasgemisch; im alveolären Gasgemisch und dem arteriellen Blut liegt er bei 40 mm Hg, im venösen Blut bei 46 mm Hg

Koh|len|di|o|xid|ver|gif|tung *f* (Ⓔ carbon dioxide poisoning): ***Syn:*** *CO_2-Vergiftung*; steigt der Anteil von Kohlendioxid in der Atemluft über 8–10 % kommt es zu Kopfschmerzen, Atemnot, Ohrensausen und Blutdruckerhöhung; ein weiterer Anstieg führt zu Bewusstlosigkeit oder Koma [Kohlendioxidnarkose*] und Tod [mehr als 12 %]

Koh|len|hy|dra|te *pl* (Ⓔ carbohydrates): ***Syn:*** *Saccharide, Zucker*; aus Wasserstoff, Kohlenstoff und Sauerstoff zusammengesetzte, organische Verbindungen mit der allgemeinen Summenformel $C_n(H_2O)_n$; je nach der Molekülgröße unterscheidet man **Monosaccharide, Disaccharide, Oligosaccharide** und **Polysaccharide**; Oligo- und Polysaccharide dienen als Struktur-und Speicherstoffe, während Monosaccharide [v.a. Hexosen* und Pentosen*] den größten Teil des Energiebedarfs des Körpers decken; *s.a. Ernährung, Glucose*

Koh|len|hy|drat|mal|ab|sorp|ti|on *f* (Ⓔ carbohydrate malabsorption): angeborene oder erworbene Störung der Kohlenhydratresorption im Darm, z.B. Disaccharidintoleranz*, Fruktoseintoleranzsyndrom*

Koh|len|mon|o|xid *nt* (Ⓔ carbon monoxide): ***Syn:*** *Kohlenoxid*; farb- und geruchloses, brennbares Gas; extrem giftig; die Toxizität beruht darauf, dass Hämoglobin* eine 300-fach höhere Affinität zu Kohlenmonoxid als zu Sauerstoff besitzt; damit führen schon geringe Mengen von Kohlenmonoxid zu einer starken Verminderung der Sauerstofftransportfähigkeit des Blutes; darüber hinaus blockiert Kohlenmonoxid auch noch Myoglobin und andere eisenhaltige Proteine; *s.a. Kohlenmonoxidvergiftung*

Kohllenlmonloxidlhälmolglolbin *nt* (Ⓔ carbon monoxide hemoglobin): ***Syn:*** *Carboxyhämoglobin, CO-Hämoglobin*; durch Anlagerung von Kohlenmonoxid entstandenes hellrotes Hämoglobinderivat; *s.a. Kohlenmonoxidvergiftung*

Kohllenlmonloxidlverlgifltung *f* (Ⓔ carbon monoxide poisoning): ***Syn:*** *CO-Vergiftung, CO-Intoxikation*; durch die Bildung von Kohlenmonoxidhämoglobin* kommt es in der Initialphase zu Sauerstoffmangel, Atemnot, rosiger Hautfarbe, Schwindel, Kopfschmerzen, Übelkeit und Erbrechen; im weiteren Verlauf bilden sich ein Lähmungsstadium mit Schwäche und Kraftlosigkeit, Willenlosigkeit, Schläfrigkeit, Unruhe, Verwirrheit, Bewusstlosigkeit und Tod durch Atemlähmung; **Therapie**: Giftentfernung, Atemhilfe, Sauerstoffbeatmung; bei Azidose Alkalisierung, bei Anurie Hämodialyse

Kohllenloxid *nt*: *→Kohlenmonoxid*

Kohllenlsäulre *f* (Ⓔ carbonic acid): ***Syn:*** *Acidum carbonicum*; durch Lösung von Kohlendioxid in Wasser entstehende schwache Säure, die leicht wieder dissoziiert; ihre Salze werden als Bicarbonate [Ersatz eines Wasserstoffatoms] oder Carbonate [Ersatz beider Wasserstoffatome] bezeichnet; *s.a. Bicarbonatpuffersystem*

Kohllenlsäulrelanlhyldralse *f*: *→Carboanhydrase*

Kohllenlsäulrelanlhydlrid *nt*: *→Kohlendioxid*

Kohllenlsäulreldilalmid *nt*: *→Harnstoff*

Kohllenlsäulrelnarlkolse *f* (Ⓔ carbon dioxide narcosis): ***Syn:*** *Kohlendioxidnarkose*; Koma* durch eine Erhöhung des arteriellen Kohlendioxidpartialdrucks; *s.a. Kohlendioxidvergiftung*

Kohllenlsäulrelschnee *m* (Ⓔ carbon dioxide snow): ***Syn:*** *Trockeneis*; gefrorenes Kohlendioxid*

Kohllenlstaubllunlge *f*: *→Kohlenstaubpneumokoniose*

Kohllenlstaublpneulmolkolnilose *f* (Ⓔ pulmonary anthracosis): ***Syn:*** *Kohlenstaublunge, Lungenanthrakose, Anthrakose, Anthracosis pulmonum*; zu den Pneumokoniosen* zählende, durch langjährige Einatmung von Kohlenstaub hervorgerufene Erkrankung; die Ablagerung in den Alveolen führt zur Ausbildung eines Lungenemphysems*; oft handelt es sich um eine Anthrakosilikose* durch kieselsäurehaltigen Kohlenstaub

Kohllenlstoff *m* (Ⓔ carbon): ***Syn:*** *Carboneum*; zwei- oder vierwertiges Nichtmetall, das in zwei Formen [**Diamant**, **Graphit**] vorkommt; Bestandteil aller organischer Verbindungen und damit wichtigstes Bioelement

Kohlenstoff-14 (Ⓔ carbon-14): radioaktives Kohlenstoffisotop mit einer biologischen Halbwertzeit im Knochen von 40 Tagen, bezogen auf den ganzen Körper von 10 Tagen

Kohlenstoff-13-Exhalationstest *m* (Ⓔ carbon-13 breathing test): ***Syn:*** *^{13}C-Harnstoff-Atemtest*; Bestimmung des Verhältnisses von $^{13}CO_2$ zu $^{12}CO_2$ in der Atemluft mittels Massenspektrometer; die Probanden nehmen mit ^{13}C-markierten Harnstoff auf [z.B. in Orangensaft], der von der Urease* von Helicobacter* pylori im Magen zu $^{13}CO_2$ gespalten wird, das über die Lunge abgeatmet wird; damit steigt der Quotient von $^{13}CO_2/^{12}CO_2$ bei Helicobacter-pylori-Infektion an

Kohllenlwaslserlstofle *pl* (Ⓔ hydrocarbons): aus Kohlenstoff und Wasserstoff bestehende organische Verbindungen, die eine azyklische [**Aliphaten**] oder zyklische [**Aromaten**] Struktur haben; **Alkane** sind gesättigte Kohlenwasserstoffe, ungesättigte Kohlenwasserstoffe können Doppelbindungen [**Alkene**] oder Dreifachbindungen [**Alkine**] enthalten

Köhler: Alban Köhler; 1874–1947; deutscher Radiologe (Wiesbaden)

Köhler-Freiberg-Krankheit *f* (Ⓔ Köhler's second disease): ***Syn:*** *Morbus Köhler II*; aseptische Knochennekrose der Köpfchen von Zwischenfußknochen [Metatarsale II oder III]; betrifft v.a. Mädchen in der Adoleszenz und wird durch einen Spreizfuß begünstigt; **Therapie**: Einlagen; in seltenen Fällen wird eine Resektion des deformierten Metatarsalköpfchens notwendig

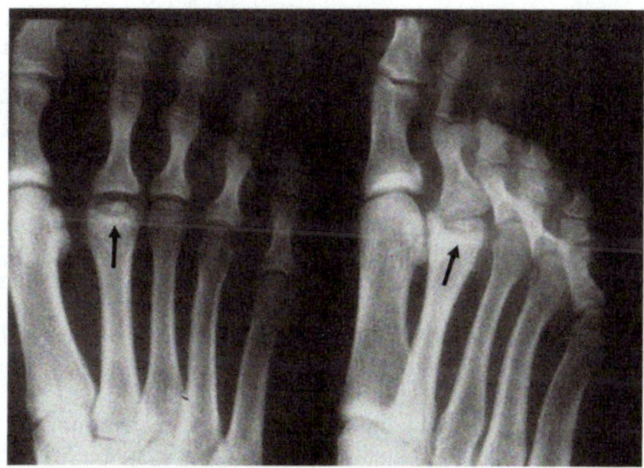

Abb. K96. Köhler-Freiberg-Krankheit. Destruktion des Mittelfußköpfchens II [Pfeil]

Köhler-Krankheit *f* (Ⓔ Köhler's disease): ***Syn:*** *aseptische/avaskuläre Kahnbeinnekrose, Morbus Köhler I, Köhler-Müller-Weiss-Syndrom*; zu den aseptischen Knochennekrosen* gehörende Erkrankung des Kahnbeins [Os naviculare]; tritt meist einseitig [30 % beidseitig] bei Jungen im Alter von 8–12 Jahren auf; es kommt zu Belastungs- und Druckschmerz sowie Schwellung über dem Kahnbein; **Diagnose**: Röntgen; **Therapie**: Einlagen; evtl. vorübergehende Entlastung durch einen Unterschenkelgehgipsverband

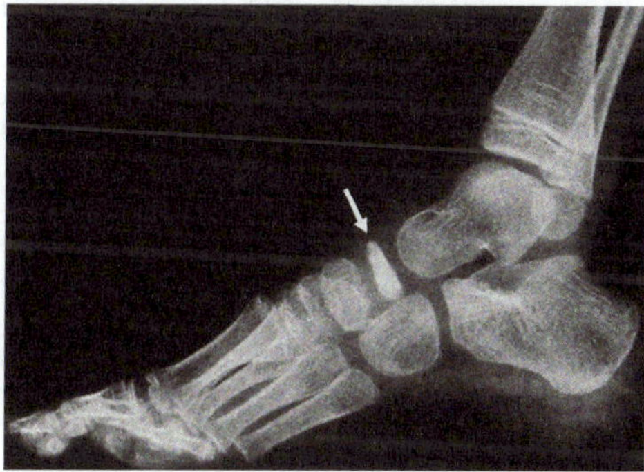

Abb. K97. Köhler-Krankheit. Verschmälerung und Verdichtung des Os naviculare [Pfeil]

Köhler-Müller-Weiss-Syndrom *nt*: *→Köhler-Krankheit*

Köhlmeier: **Köhlmeier-Degos-Syndrom** *nt*: *→Degos-Delort-Tricot-Syndrom*

Kohlrausch: Otto Ludwig Bernhard Kohlrausch; 1811–1854; deutscher Arzt (Hannover)

Kohlrausch-Falte *f* (Ⓔ Kohlrausch's valve): größte quere Schleimhautfalte des Rektums; sie liegt ca. 6 cm vom Anus entfernt; *s.a. Rektum*

Koilo-, koilo- *präf.*: Wortelement mit der Bedeutung „hohl/ausgehöhlt"

Koillolnylchie *f* (Ⓔ koilonychia): ***Syn:*** *Löffelnagel, Hohlnagel*; Nagel mit muldenförmiger Eindellung der Nagelplatte; kommt angeboren und erworben bei Eisenmangel* vor

kolilnolnilphob *adj* (Ⓔ coinoniphobic): Koinoniphobie betreffend, durch sie gekennzeichnet

Kolilnolnilpholbie *f* (Ⓔ coinoniphobia): krankhafte Angst vor Menschenansammlungen

koliltal *adj* (Ⓔ coital): Beischlaf/Koitus betreffend

kolitolphob *adj* (Ⓔ coitophobic): Koitophobie betreffend, durch sie gekennzeichnet

Kolitolpholbie *f* (Ⓔ coitophobia): krankhafte Angst vor dem Beischlaf/Koitus

Koiltus *m* (Ⓔ coitus): ***Syn:*** *Coitus, Kohabitation*; Geschlechtsverkehr, Beischlaf

Ko|ka|in *nt* (Ⓔ cocaine): ***Syn:*** *Cocain, Erythroxylin*; unter das Betäubungsmittelgesetz fallendes, in Cocablättern [Folia Cocae] enthaltenes Alkaloid, das nur noch als Lokalanästhetikum verwendet wird; wegen seiner zentralnervösen Wirkung [Euphorie, Leistungssteigerung] hat es eine große Bedeutung als Rauschgift erlangt; *s.a. Kokainismus*

Ko|ka|in|ab|hän|gig|keit *f*: *→Kokainismus*

Ko|ka|in|ab|u|sus *m*: *→Kokainismus*

Ko|ka|i|ni|sie|rung *f* (Ⓔ cocainization): ***Syn:*** *Cocainisierung*; lokale Anwendung einer Kokainlösung zur Schleimhautanästhesie

Ko|ka|i|nis|mus *m* (Ⓔ cocainism): ***Syn:*** *Kokainmissbrauch, Kokainabusus, Kokainabhängigkeit, Cocainismus*; chronische Kokainvergiftung bei habituellem Kokainmissbrauch und psychischer Abhängigkeit von Cocain; **Symptome:** motorische Unruhe, Halluzinationen, Euphorie, später Schwindel, Lähmungen; bei **Cocainschnupfen** Entzündung, Ulzeration und evtl. Perforation der Nasenscheidewand

Ko|ka|in|miss|brauch *m*: *→Kokainismus*

Kokain-Typ *m* (Ⓔ cocaine type dependence): *s.u. Drogenabhängigkeit*

Ko|kar|den|e|ry|them *nt*: *→Erythema exsudativum multiforme*

Ko|kar|den|zel|len *pl*: *→Targetzellen*

Ko|kar|zi|no|gen *nt* (Ⓔ cocarcinogen): Substanzen, die die Wirkung eines Karzinogens* verstärken, ohne selbst karzinogen zu wirken

Ko|kar|zi|no|ge|ne|se *f* (Ⓔ cocarcinogenesis): durch ein Kokarzinogen* geförderte Tumorbildung [Karzinogenese*]; *s.a. Essay Virus und Tumor S. 2185*

Kok|ke *f*: *→Kokkus*

Kok|kels|kör|ner *pl* (Ⓔ fishberry): ***Syn:*** *Cocculi fructus, Fischkörner*; die Steinfrüchte des **Schlingstrauchs** [**Anamirta cocculus**]; enthalten Picrotoxin*

kok|ko|id *adj* (Ⓔ coccoid): kokkenähnlich, kokkenartig

Kok|kus *m, pl* **Kok|ken** (Ⓔ coccus): ***Syn:*** *Kokke, Coccus*; Bezeichnung für kugelförmige Bakterien, z.B. Staphylococcus*, Streptococcus*

KOKM *Abk.*: kongestive obstruktive Kardiomyopathie

Kok|zi|di|en *pl* (Ⓔ Coccidia): ***Syn:*** *Coccidia*; parasitäre Protozoen mit Generationswechsel und meist auch Wirtswechsel; leben z.T. im Gewebe [Toxoplasma* gondii], z.T. im Blut [Plasmodium*] der Wirte

Kok|zi|di|en|be|fall *m*: *→Kokzidiose*

Kok|zi|di|o|i|den|me|nin|gi|tis *f, pl* **-ti|den** (Ⓔ coccidioidal meningitis): durch Kokzidien* hervorgerufene Hirnhautentzündung [Meningitis*]

Kok|zi|di|o|i|des|pilz *m*: *→Coccidioides*

Kok|zi|di|o|i|din *nt* (Ⓔ coccidioidin): ***Syn:*** *Coccidioidin*; für Intrakutantests verwendetes Vollantigen von Coccidioides* immitis

Kok|zi|di|o|i|do|my|ko|se *f* (Ⓔ coccidioidomycosis): ***Syn:*** *Wüstenfieber, Wüstenrheumatismus, Talfieber, Posadas-Mykose, kokzidioidales Granulom, Coccidioidomycose, Coccidioides-Mykose, Granuloma coccidioides*; in den USA, Mittel- und Südamerika vorkommende, akut oder chronisch verlaufende systemische Mykose* durch Coccidioides* immitis; imponiert meist als grippeähnliche Erkrankung mit Fieber, Husten, Gelenkschmerzen und Erythema* nodosum oder multiforme; führt in ca. 1 % zu Lungenbefall und hämatogener Streuung in verschiedene Organe; verläuft v.a. bei abwehrgeschwächten Patienten fulminant mit schlechter Prognose; **Diagnose:** Intrakutantest mit Coccidioidin*; Pilzkultur; Serologie [KBR*, präzipitierende Antikörper]; **Therapie:** leichte Fälle erfordern keine Therapie; bei schweren Fällen Amphotericin* B systemisch

Kok|zi|di|o|se *f* (Ⓔ coccidiosis): ***Syn:*** *Kokzidienbefall, Coccidiosis*; durch Kokzidien* hervorgerufene, meist mild verlaufende Erkrankung des Darmepithels; *s.a. Toxoplasmose, Malaria*

Kokzyg-, kokzyg- *präf.*: *→Kokzygo-*

kok|zy|ge|al *adj* (Ⓔ coccygeal): ***Syn:*** *coccygeal*; Steißbein/Os coccygis betreffend

Kok|zy|ge|al|fis|tel *f* (Ⓔ coccygeal fistula): ***Syn:*** *Steißbeinfistel, Steißbeinzyste, pilonidaler Abszess, Sinus pilonidalis, Pilonidalfistel, Haarnestfistel, Haarnestgrübchen, Pilonidalzyste, Sakraldermoid, Fistula coccygealis, Fistula pilonidalis*; epithelausgekleideter Fistelgang in der medianen Steißbeingegend/Analfalte; durch einen persistierenden embryonalen Neuroporus oder [häufiger] durch Eindringen von Haaren und Oberflächenepithel in die Haut bedingt; betrifft meist jüngere, stark behaarte Männer, die vorwiegend sitzende Tätigkeiten ausüben [Taxi-, LKW-Fahrer]; **differentialdiagnostisch** kommen v.a. Analfistel* und ein periproktitischer Abszess* infrage; die **Therapie** besteht in Ausschneidung und Sekundärheilung*

Kok|zy|ge|al|seg|men|te *pl* (Ⓔ coccygeal segments of spinal cord): ***Syn:*** *Steißbeinsegmente, Coccygea, Segmenta coccygea, Pars coccygea medullae spinalis*; Steißbeinabschnitt des Rückenmarks [Medulla* spinalis]; besteht aus 1–3 Segmenten [Co_{1-3}], von denen der letzte Spinalnerv [Nervus coccygeus] abgeht, der die Haut über dem Steißbein versorgt

Kok|zy|gek|to|mie *f* (Ⓔ coccygectomy): Steißbeinentfernung, Steißbeinresektion

Kok|zy|ge|us *m*: **1.** *→Musculus coccygeus* **2.** *→Nervus coccygeus*

Kokzygo-, kokzygo- *präf.*: Wortelement mit der Bedeutung „Steißbein/Coccyx"

Kok|zy|go|dy|nie *f* (Ⓔ coccygodynia): ***Syn:*** *Coccygodynie, Steißbeinschmerz*; Schmerzen im Bereich des Steißbeins und evtl. des Enddarms; findet sich häufiger bei Frauen [Trauma unter der Entbindung]; die häufigsten Ursachen sind Trauma, langes Sitzen [**TV bottom**] und Neuralgien; **Therapie:** Lokalanästhesie, in schweren Fällen Steißbeinresektion

Kok|zy|go|to|mie *f* (Ⓔ coccygotomy): operative Steißbeinlösung; wird durchgeführt, wenn das Steißbein nach vorne steht und als Geburtshindernis wirkt

Ko|la *f* (Ⓔ kola): Bezeichnung für **Cola acuminata, Cola nitida** und andere Cola-Arten aus der Familie der Sterculiaceae; die getrockneten Samenkerne [**Colae semen**] enthalten u.a. Coffein*, Theobromin* und Gerbstoffe*; **Anw.:** traditionell zur Dämpfung des Hunger- und Durstgefühls, bei Diarrhö* und geistiger und körperlicher Ermüdung; auch zur Anregung der Magensaftsekretion

Kol|ben|fin|ger *pl*: *→Trommelschlegelfinger*

Kol|ben|haar *nt* (Ⓔ club hair): *s.u. Haar*

Kol|ben|schim|mel *m*: *→Aspergillus*

Kol|chi|zin *nt* (Ⓔ colchicine): ***Syn:*** *Colchicinum, Colchicin*; aus **Colchicum autumnale** [Herbstzeitlose] gewonnenes starkes Mitosegift; wird zur Gichtbehandlung und als Zytostatikum* verwendet

Ko|lek|ta|sie *f* (Ⓔ colectasia): ***Syn:*** *Dickdarmerweiterung, Kolonerweiterung*; angeborene oder erworbene Erweiterung des Dickdarms oder Kolons; entspricht dem Megakolon*

Ko|lek|to|mie *f* (Ⓔ colectomy): ***Syn:*** *Dickdarmentfernung, Dickdarmexstirpation, Kolonentfernung, Kolonexstirpation*; operative Entfernung des gesamten Kolons [Pankolektomie*] oder von Teilabschnitten [Kolonresektion*, Hemikolektomie*]

totale Kolektomie (Ⓔ total colectomy): ***Syn:*** *Pankolektomie*; vollständige Kolonentfernung

Koleo-, koleo- *präf.*: Wortelement mit der Bedeutung „Scheide/Vagina"

Koli-, koli- *präf.*: *→Kolo-*

Ko|li|bak|te|ri|ä|mie *f* (Ⓔ colibacillemia): ***Syn:*** *Kolibazillämie*; Vorkommen von Escherichia* coli im Blut

Ko|li|bak|te|ri|en *pl* (Ⓔ coliform bacteria): ***Syn:*** *koliforme/coliforme Bakterien, Colibakterien*; Bezeichnung für physiologisch im Darm vorkommende gramnegative, stäbchenförmige Bakterien der Familie **Enterobacteriaceae**

Ko|li|ba|zil|lä|mie *f*: *→Kolibakteriämie*

Ko|li|ba|zil|len|in|fek|ti|on *f*: *→Kolibazillose*

Ko|li|ba|zil|lo|se *f* (Ⓔ colibacillosis): ***Syn:*** *Kolibazilleninfektion, Colibazillose, Colibazilleninfektion*; Infektion mit Escherichia* coli

Ko|li|ba|zil|lu|rie *f*: *→Koliurie*

Ko|li|ba|zil|lus *m, pl* **-li**: *→Escherichia coli*

Ko|li|dys|pep|sie *f* (Ⓔ Escherichia coli enteritis): *s.u. Kolienteritis*

Ko|li|en|te|ri|tis *f, pl* **-ti|den** (Ⓔ Escherichia coli enteritis): meldepflichtige Darmentzündung durch enteropathogene

K

Escherichia* coli; bei Befall von Säuglingen als **Kolidyspepsie** bezeichnet

ko|li|form *adj* (Ⓔ coliform): *Syn:* *coliform*; an Escherichia* coli erinnernd, koliähnlich

Ko|lik *f* (Ⓔ colic): *Syn:* *Colica*; intermittierende, krampfartige Schmerzen in einem (Hohl-)Organ

Ko|li|ko|ple|gie *f* (Ⓔ colicoplegia): kombinierte Bleikolik* und Bleilähmung*

Ko|li|ne|phri|tis *f, pl* **-ti|den** (Ⓔ colinephritis): akute Nierenentzündung [Nephritis*] durch Kolibakterien*

ko|li|ne|phri|tisch *adj* (Ⓔ colinephritic): Kolinephritis betreffend, von ihr betroffen oder gekennzeichnet

Ko|li|pha|ge *m* (Ⓔ coliphage): *Syn:* *Coliphage*; Escherichia* coli befallender Bakteriophage*

ko|lisch *adj* (Ⓔ colic): das Kolon betreffend

Ko|li|tis *f, pl* **-ti|den** (Ⓔ colitis): *Syn:* *Dickdarmentzündung, Kolonentzündung, Colitis*; akute oder chronische Entzündung des Kolons, die nur die Schleimhaut oder aber die ganze Wand betreffen kann; oft sind auch Teile des Dünndarms betroffen [Enterokolitis*]; als Erreger kommen Bakterien, Viren, Protozoen, Würmer und Pilze vor; daneben spielen (Nahrungsmittel-)Allergien und Autoimmunerkrankungen ein bedeutende Rolle als ätiologische Faktoren; *s.a. Diarrhoe*, *Essay Chronisch entzündliche Darmerkrankungen S. 403*

aktinische Kolitis (Ⓔ radiation colitis): *Syn:* *Strahlenkolitis*; Kolitis als Folge einer Strahlentherapie*

Antibiotika-assoziierte Kolitis (Ⓔ antibiotic-associated colitis): *Syn:* *Antibiotika-assoziierte Colitis, postantibiotische Enterokolitis, pseudomembranöse Kolitis, Colitis pseudomembranacea*; nach Antibiotikaeinnahme [Clindamycin, Lincomycin, Tetracycline, Ampicillin, Erythromycin, Penicillin, Neomycin, Metronidazol, Aminoglykoside] auftretende pseudomembranöse (Dick-)Darmentzündung; am häufigsten durch Clostridium* difficile, selten durch Viren; es finden sich Schleimhauterosionen, die mit Pseudomembranen aus Fibrin, Schleim und Granulozyten bedeckt sind

granulomatöse Kolitis (Ⓔ granulomatous colitis): *Syn:* *Colitis granulomatosa*; granulomatöse Dickdarmentzündung; i.d.R. mit einer Enteritis* regionalis Crohn assoziiert; *s.a. Essay Chronisch entzündliche Darmerkrankungen S. 403*

hämorrhagische Kolitis (Ⓔ hemorrhagic colitis): *Syn:* *Colitis haemorrhagica*; Dickdarmentzündung mit Blutentleerung

ischämische Kolitis (Ⓔ ischemic colitis): *Syn:* *Colitis ischaemica*; durch eine Ischämie der Schleimhaut ausgelöste örtlich begrenzte Kolitis; kann zur Perforation der Wand und Ausbildung eines Akuten* Abdomens führen

katarrhalische Kolitis: → *Endokolitis*

pseudomembranöse Kolitis (Ⓔ pseudomembranous colitis): *Syn:* *pseudomembranöse Enteritis, pseudomembranöse Enterokolitis*; schwerste Form der Antibiotika-assoziierten Kolitis* mit Nekrose* und Bildung von Pseudomembranen*; endoskopisch finden sich zahlreiche leicht erhabene, weißlich-gelbe Plaques, die überwiegend aus Fibrin, Schleim, Leukozyten und abgeschürften Epithelzellen bestehen; die Stühle sind wässrig, grünlich und übelriechend; **Therapie:** Metronidazol, Vancomycin oder Bacitracin; Ionenaustauscher [Colestyramin, Colestipol] zur Absorption des Toxins

ko|li|tisch *adj* (Ⓔ colitic): Dickdarmentzündung/Kolitis betreffend, von ihr betroffen oder gekennzeichnet

Ko|li|tox|ä|mie *f* (Ⓔ colitoxemia): *Syn:* *Colitoxämie*; durch enterotoxische Escherichia* coli-Arten verursachte Toxämie*

Ko|li|to|xi|ko|se *f* (Ⓔ colitoxicosis): *Syn:* *Colitoxikose*; durch enterotoxische Escherichia* coli-Arten verursachte Toxikose*

Ko|li|to|xin *nt* (Ⓔ colitoxin): *Syn:* *Colitoxin*; von enterotoxischen Escherichia* coli-Arten gebildetes Toxin*

Ko|li|u|rie *f* (Ⓔ coliuria): *Syn:* *Kolibazillurie, Kolibazillenausscheidung*; Ausscheidung von Escherichia* coli im Harn

Ko|li|zin *nt* (Ⓔ colicin): *Syn:* *Colicin*; von Escherichia* coli und ähnlichen Bakterien gebildetes Bacteriocin*

Ko|li|zi|no|gen *nt* (Ⓔ colicinogen): *Syn:* *Colicinogen, Col-Faktor, kolizinogener/colicinogener Faktor*; Plasmid, das die

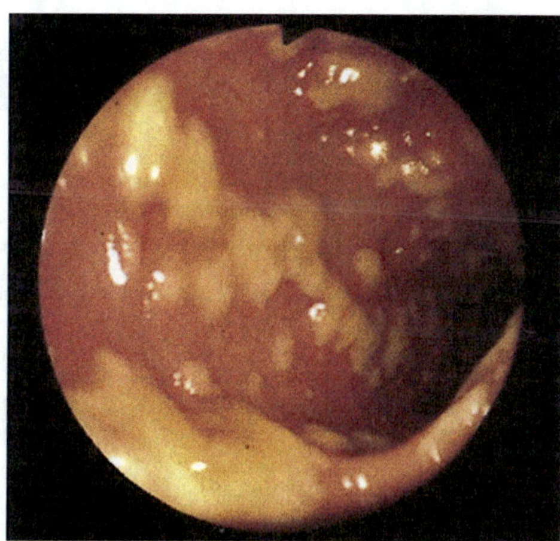

Abb. K98. Pseudomembranöse Kolitis. Typische gelbliche Plaques auf der Sigmaschleimhaut bei antibiotika-assoziierter Kolitis

Geninformation für die Bildung von Kolizin* durch Escherichia* coli überträgt

Ko|li|zi|no|ge|nie *f* (Ⓔ colicinogeny): *Syn:* *Colicinogenie*; (Fähigkeit zur) Kolizinbildung

Ko|li|zys|ti|tis *f, pl* **-ti|ti|den** (Ⓔ colicystitis): Blasenentzündung [Zystitis*] durch Kolibakterien*

ko|li|zys|ti|tisch *adj* (Ⓔ colicystitic): Kolizystitis betreffend, von ihr betroffen oder gekennzeichnet

Ko|li|zys|to|py|e|li|tis *f, pl* **-ti|den** (Ⓔ colicystopyelitis): durch Kolibakterien* hervorgerufene Entzündung von Harnblase und Nierenbecken

ko|li|zys|to|py|e|li|tisch *adj* (Ⓔ colicystopyelitic): Kolizystopyelitis betreffend, von ihr betroffen oder gekennzeichnet

kol|la|bie|ren *v* (Ⓔ collapse): (*psychisch oder physisch*) zusammenbrechen, einen Kollaps erleiden; (*Organ*) kollabieren

Kol|la|gen *nt* (Ⓔ collagen): unlösliches, fibrilläres Protein, das als Gerüsteiweiß in Knochen, Knorpel, Zähnen, Sehnen, Gefäßwänden und der Haut vorhanden ist; mittlerweile kennt man mindestens 19 verschiedene Kollagentypen, von denen die **Kollagentypen I-IV** am häufigsten sind; *s.a. Kollagenbildung, Tab. K99*

kol|la|gen *adj* (Ⓔ collagenous): aus Kollagen bestehend

Kol|la|gen|ab|bau *m:* → *Kollagenolyse*

Kol|la|ge|na|se *f* (Ⓔ collagenase): kollagenspaltendes Enzym*; Kollagenasen findet man z.B. in Lysosomen* und Thrombozyten*; Bakterien [z.B. Clostridium* histolyticum] bilden Kollagenase, die ihnen das Eindringen in Haut und Bindegewebe ermöglicht; *s.a. Kollagenolyse*

Kol|la|gen|auf|lö|sung *f:* → *Kollagenolyse*

Kol|la|gen|bil|dung *f* (Ⓔ collagenation): *Syn:* *Kollagensynthese*; Fibroblasten, Chondroblasten usw. bilden im rauen endoplasmatischen Retikulum aus Aminosäuren **Prokollagen**, das im Golgi-Apparat in Vesikel verpackt und zusammen mit sauren Proteoglykanen von der Zelle sezerniert wird; außerhalb der Zelle wandeln Peptidasen Prokollagen in **Tropokollagen** um; durch Aggregation bildet Tropokollagen **Protofibrillen**, die zu **Mikrofibrillen** wachsen, die eine charakteristische Querstreifung zeigen; Mikrofibrillen lagern sich zu **Kollagenfibrillen** und diese zu **Kollagenfasern** zusammen; **Kollagenfaserbündel** bestehen aus vielen Kollagenfasern; während dieser Aggregationsbildung kommt es gleichzeitig zur Vernetzung parallele Stränge und zur Reifung, an deren Ende ein in Wasser unlösliches Kollagen vorliegt [*Abb. K100, K101*]

Kol|la|gen|de|ge|ne|ra|ti|on, ba|so|phi|le *f:* → *aktinische Elastose*

Kol|la|gen|fa|ser|bün|del *nt* (Ⓔ collagen fiber bundle): *s.u. Kollagenbildung*

Kol|la|gen|fa|sern *pl* (Ⓔ collagen fibers): *Syn:* *kollagene Fasern*; hauptsächlich aus Kollagen bestehende Stützfasern faseriger Bindegewebe; Kollagenfasern sind weiß-opak und

Tab. K99. Kollagentypen

	Vorkommen	Lichtmikroskop	Elektronenmikroskop	Syntheseort	Interaktion mit Glykosaminoglykanen	Funktion
I	Dermis, Faszien, Sehnen, Sklera, Organkapseln, Faserknorpel, Dentin, Knochen	Typische Kollagenfaser, dick, dicht gepackt und in Bündeln, nicht argyrophil, stark doppelbrechend	Unterschiede im Durchmesser, Querstreifung der Mikrofibrillen	Fibroblasten, Chondroblasten, Osteoblasten, Odontoblasten	Gering, hauptsächlich mit Dermatansulfat	Zugfest
II	Hyaliner und elastischer Knorpel, Nucleus pulposus, Glaskörper	Lockeres Netzwerk, sichtbar nur mit Pico-Sirius-Färbung und Polarisationsmikroskopie	Keine Fasern, sehr dünne Fibrillen, eingebettet in viel Grundsubstanz	Chondroblasten	Intensiv, hauptsächlich mit Chondroitinsulfat	Widerstandsfähig gegen intermittierende Drücke
III	Basalmembran, glatte Muskulatur, Endoneurium, Arterien, Uterus, Leber, Milz, Niere, Lunge	Retikuläre Fasern, lockeres Netzwerk aus dünnen argyrophilen, schwach doppelbrechenden Fasern	Locker gepackte, dünne Fibrillen mit eher einheitlichem Durchmesser, Querstreifung der Mikrofibrillen	Fibroblasten, retikuläre Zellen, glatte Muskelzellen, Hepatozyten, Schwann-Zellen	Mittelmäßig, hauptsächlich mit Heparansulfat	Strukturerhaltung in Organen, die sich ausdehnen
IV	Epitheliale und endotheliale Basallamina	Dünne, amorphe, schwach doppelbrechende Membranen	Weder Fasern noch Fibrillen	Endotheliale und epitheliale Zellen, Schwann-Zellen	Mit Heparansulfat	Unterstützung und Filtration

haben eine Dehnbarkeit von ca. 5 %; stehen sie längere Zeit unter Spannung, werden sie länger, lässt die Spannung nach, verkürzen sie sich; Kollagenfasern sind die mit Abstand häufigsten Fasern des Bindegewebes und kommen in praktisch allen Geweben vor; *s.a. Kollagen, Kollagenbildung*

Kol|la|gen|krank|heit *f*: *→Kollagenose*

Kol|la|gen|nä|vus *m, pl* **-vi** (Ⓔ collagen nevus): *s.u. Bindegewebsnävus*

Kol|la|ge|no|ly|se *f* (Ⓔ collagenolysis): ***Syn:*** *Kollagenabbau, Kollagenauflösung*; Kollagen hat in den verschiedenen Geweben eine unterschiedliche Halbwertzeit [Haut 200 Tage, Muskel 60 Tage, Leber 30 Tage]; der Kollagenabbau erfolgt durch Kollagenasen, die für jeden Kollagentyp spezifisch sind; da sie fast alle Zink enthalten, werden sie als **Matrix-Metalloproteinasen** [MMP] bezeichnet; sie werden u.a. von Fibroblasten*, Endothelzellen und Tumorzellen als inaktive Proenzym in den Extrazellularraum sezerniert und dort durch Proteinasen [z.B. Plasmin] aktiviert; gehemmt werden sie durch sog. **tissue inhibitor of metallproteinases** [TIMP]

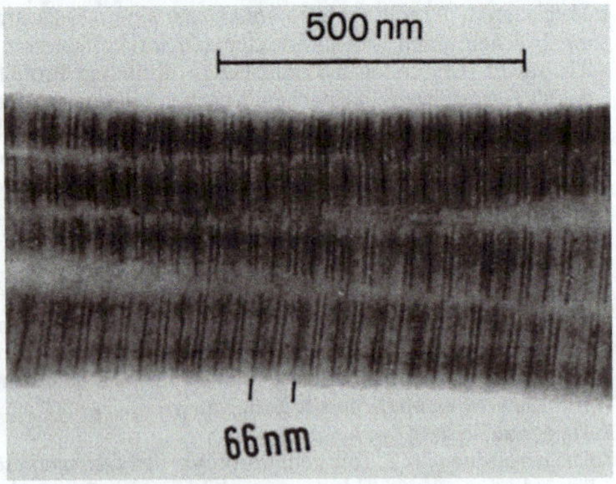

Abb. K100. Kollagen-Mikrofibrillen

kol|la|ge|no|ly|tisch *adj* (Ⓔ collagenolytic): Kollagenolyse betreffend, mittels Kollagenolyse, kollagenauflösend, kollagenabbauend

Kol|la|ge|no|pa|thie *f*: *→Kollagenose*

Kol|la|ge|no|se *f* (Ⓔ collagenosis): ***Syn:*** *Kollagenkrankheit, Kollagenopathie*; Oberbegriff für systemische Erkrankungen mit Bindegewebsdegeneration; meist kommt es zur Bildung von Autoantikörpern* [Autoimmunerkrankung*]; *s.a. Lupus erythematodes, Dermatomyositis, Sjögren-Syndrom, Sklerodermie, Sharp-Syndrom*

kol|la|ge|no|tisch *adj* (Ⓔ collagenotic): Kollagenose betreffend, von ihr betroffen oder gekennzeichnet, durch sie bedingt

Kol|la|gen|syn|the|se *f*: *→Kollagenbildung*

Kol|laps *m* (Ⓔ **1.** breakdown **2.** collapse **3.** cardiovascular collapse): **1.** (*physischer oder psychischer*) Zusammenbruch **2.** Zusammenfallen eines Organs oder Organteils, z. B. Lungenkollaps **3.** *→Kreislaufkollaps*

kardiovaskulärer Kollaps: *→Kreislaufkollaps*

kol|la|te|ral *adj* (Ⓔ collateral): seitlich, außen (liegend); nebeneinander (liegend), benachbart, parallel

Kol|la|te|ral|ar|te|rie, mitt|le|re *f*: *→Arteria collateralis radialis*

Kol|la|te|ral|ar|te|rie, o|be|re ul|na|re *f*: *→Arteria collateralis ulnaris superior*

Kol|la|te|ral|ar|te|rie, ra|di|a|le *f*: *→Arteria collateralis media*

Kol|la|te|ral|ar|te|rie, un|te|re ul|na|re *f*: *→Arteria collateralis ul-*

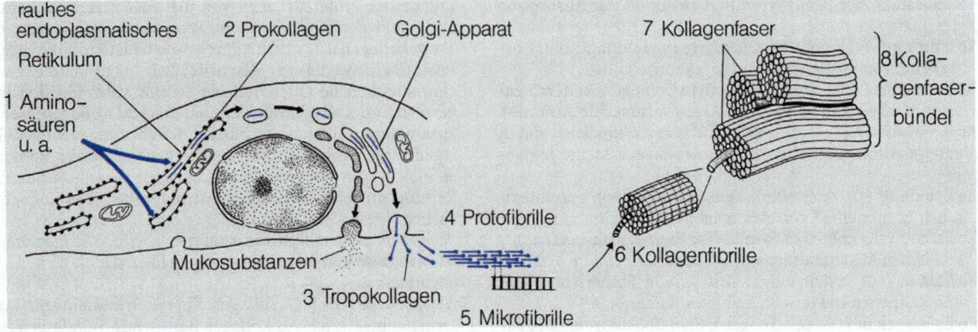

Abb. K101. Kollagenfaserbildung

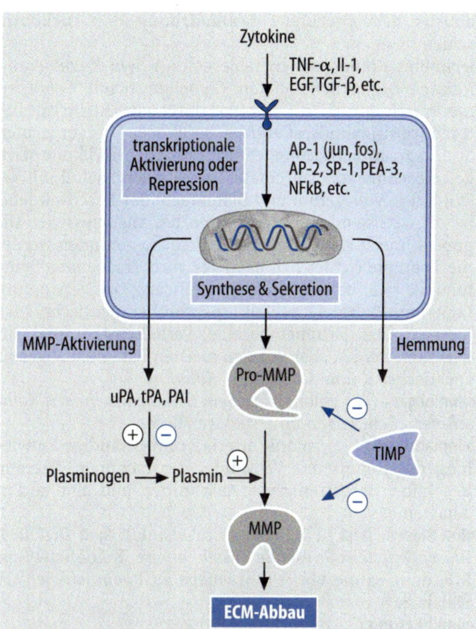

Abb. K102. Kollagenolyse. Regulation der Matrix-Metalloproteinasen

naris inferior

Kol|la|te|ral|band *nt* (Ⓔ collateral band): ***Syn:*** *Seitenband, Ligamentum collaterale*; auf der Außen- oder Innenseite eines Gelenkes verlaufendes Band

Kol|la|te|ra|le *f:* **1.** *→Kollateralgefäß* **2.** *s.u. Nervenzelle*
präformierte Kollateralen (Ⓔ preformed collaterals): *s.u. Kollateralkreislauf*
rekurrente Kollateralen (Ⓔ recurrent collaterals): *s.u. Nervenzelle*

Kol|la|te|ral|ge|fäß *nt* (Ⓔ collateral vessel): ***Syn:*** *Kollaterale, Vas collaterale*; Gefäß, das in dieselbe Richtung wie ein anderes Gefäß verläuft und ein vergleichbares Gebiet versorgt; in der Klinik unterscheidet man zwischen natürlich vorkommenden Kollateralgefäßen [**primäre** oder **präexistente Kollateralgefäße**] und Kollateralgefäßen, die als Reaktion auf eine Bedarfssituation [Belastung, chronische Hypoxie*] gebildet werden [**sekundäre Kollateralgefäße**]

Kol|la|te|ra|li|sie|rungs|grad *m* (Ⓔ degree of collateral circulation): *s.u. Kollateralkreislauf*

Kol|la|te|ral|kreis|lauf *m* (Ⓔ collateral circulation): bei Durchblutungsstörung entstehender Umgehungskreislauf, über natürlich vorhandene Nebengefäße [**präformierte Kollateralen**]; wichtig ist die Ausbildung eines Kollateralkreislaufes im Koronargebiet, da die Koronararterien funktionelle Endarterien sind; je stärker ausgebildet der Kollateralkreislauf ist [**Kollateralisierungsgrad**], desto länger kann eine Einengung von Koronararterien kompensiert werden und desto kleiner ist das Infarktareal beim akuten Myokardinfarkt*
die Entwicklungsgeschwindigkeit von Kollateralen beim Menschen ist nicht bekannt; im Tierversuch kann sie durch körperliches Training und bestimmte Pharmaka [Dipyridamid, Hexobendin] angeregt werden; diese Befunde konnten bisher noch nicht für den Menschen bestätigt werden

Kol|la|te|ral|mit|tel *nt* (Ⓔ colateral agent): *s.u. Arzneimittelbeziehung*

Koller: Fritz Koller; zeitgenössischer schweizer Hämatologe (Basel)
Koller-Test *m* (Ⓔ Koller's test): ***Syn:*** *Vitamin-K-Test*; parenterale Applikation von Vitamin* K bei verlängerter Thromboplastinzeit; steigt das Prothrombin* nicht an, besteht ein Leberparenchymschaden

Kol|li|ku|lek|to|mie *f* (Ⓔ colliculectomy): Resektion des Samenhügels [Colliculus* seminalis]

Kol|li|ku|li|tis *f, pl* **-ti|den** (Ⓔ colliculitis): ***Syn:*** *Samenhügelentzündung, Colliculitis*; Entzündung des Samenhügels [Colliculus seminalis]; kann zum postinfektiösen Verschluss des Ductus* ejaculatorius und damit zu Azoospermie [**Verschlussazoospermie**] führen

kol|li|ku|li|tisch *adj* (Ⓔ colliculitic): Samenhügelentzündung/Kollikulitis betreffend, von ihr betroffen oder gekennzeichnet

Kol|li|qua|ti|on *f* (Ⓔ colliquation): Gewebeeinschmelzung, Gewebeverflüssigung; *s.a. Kolliquationsnekrose*

Kol|li|qua|ti|ons|ne|kro|se *f* (Ⓔ colliquative necrosis): ***Syn:*** *Erweichungsnekrose, Liquefaktionsnekrose*; Nekrose* mit Verflüssigung des Gewebes; typisch für Laugenverätzungen

kol|li|qua|ti|ons|ne|kro|tisch *adj* (Ⓔ colliquative necrotic): Kolliquationsnekrose betreffend, von ihr betroffen oder gekennzeichnet

kol|li|qua|tiv *adj* (Ⓔ colliquative): mit Verflüssigung einhergehend

Kol|li|si|ons|tu|mor *m* (Ⓔ collision tumor): Mischgewulst aus zwei unabhängig voneinander entstandenen Tumoren

kol|lo|di|a|phy|sär *adj* (Ⓔ collodiaphyseal): Oberschenkelhals und Schaft/Diaphyse betreffend

Kol|lo|di|um *nt* (Ⓔ collodion): ***Syn:*** *Collodium*; leicht brennbare Lösung von Zellulosedinitrat in einer Äther-Alkohol-Mischung; hinterlässt beim Verdampfen ein festes Häutchen

Kol|lo|id *nt* (Ⓔ **1.–3.** colloid): **1.** ***Syn:*** *kolloiddisperses System*; Lösung, in der ein Stoff [Kolloid] homogen in einem anderen Stoff [**Dispersionsmittel**] gelöst ist; *s.a. Emulsion, Suspension* **2.** der in einem Dispersionsmittel verteilte Stoff **3.** gallertartige, durchsichtige Substanz; *s.a. Schilddrüse*

kol|lo|i|dal *adj* (Ⓔ colloidal): im Kolloidzustand

Kol|lo|id|ent|ar|tung *f* (Ⓔ colloid degeneration): Umwandlung vom Zellen in eine kolloidartige Masse

Kol|lo|id|kar|zi|nom *nt:* *→Kolloidkrebs*

Kol|lo|id|kno|ten *m* (Ⓔ **1.** colloid nodule **2.** *→Kolloidmilium*): **1.** große Kolloidfollikel bei Struma* colloides **2.** *→Kolloidmilium*

Kol|lo|id|krebs *m* (Ⓔ colloid cancer): ***Syn:*** *Gallertkrebs, Gallertkarzinom, Schleimkrebs, Schleimkarzinom, Kolloidkarzinom, Carcinoma colloides/gelatinosum/mucoides/mucosum*; schleimproduzierendes Adenokarzinom*, meist mit Siegelringzellen

Kol|lo|id|mi|li|um *nt* (Ⓔ colloid milium): ***Syn:*** *Pseudomilium colloidale, Kolloidknoten*; gallerthaltige Knötchen im Gesicht, am Hals und der Brust

Kol|lo|id|stru|ma *f:* *→Struma colloides*

Kol|loid|syn|drom *nt* (Ⓔ colloid syndrome): unmittelbar nach parenteraler Ernährung mit Fettinfusion auftretendes Syndrom mit Atemnot, Leibschmerzen, Schwindel, Blutdruckabfall und Zyanose; wird wahrscheinlich durch eine Reaktion auf die synthetischen Emulgatoren ausgelöst

Kol|lo|id|zys|te *f* (Ⓔ colloid cyst): gutartiger, zystischer Tumor im Bereich des Foramen* interventriculare; kann zur Blockade der Liquorzirkulation und damit zu Hirndrucksymptomatik führen; **therapeutisch** reicht meist die stereotaktische Punktion und Entleerung aus

Kol|lum *nt, pl* **-la** (Ⓔ **1.** neck **2.** cervix of uterus): **1.** ***Syn:*** *Collum, Zervix, Cervix*; Hals, halsförmige Struktur **2.** ***Syn:*** *Uterushals, Gebärmutterhals, Zervix, Collum, Cervix uteri*; die Zervix umfasst das untere Drittel der Gebärmutter* [unteres Uterinsegment]; man unterscheidet einen oberhalb der Scheide liegenden Abschnitt [Portio* supravaginalis cervicis] und einen in die Scheide hineinragenden Teil [Portio* vaginalis cervicis] mit dem äußeren Muttermund* [Ostium uteri]; innerhalb der Zervix liegt der spindelförmige Zervikalkanal [Canalis* cervicis uteri]

Kol|lum|kar|zi|nom *nt:* *→Zervixkarzinom*

Kölnisch-Wasser-Dermatitis *f* (Ⓔ berlock dermatitis): ***Syn:*** *Berloque-Dermatitis*; durch ätherische Öle [v.a. Bergamottöl] verursachtes phototoxisches Ekzem* [*Abb. K103*]

Kolo-, kolo- *präf.:* Wortelement mit der Bedeutung „Dickdarm/Kolon"

Ko|lo|bom *nt* (Ⓔ coloboma): ***Syn:*** *Coloboma*; angeborene oder erworbene Spaltbildung, z.B. der Aderhaut, Iris oder

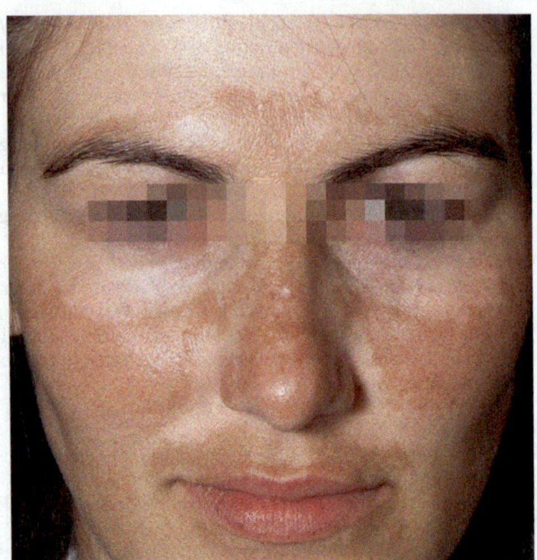

Abb. K103. Kölnisch-Wasser-Dermatitis

Linse des Auges

Kolobom-Analatresie-Syndrom *nt*: *→Katzenaugensyndrom*

kollolbolmaltös *adj* (Ⓔ colobomatous): Kolobom betreffend, kolobomartig

kollolduloldelnal *adj* (Ⓔ duodenocolic): Kolon und Zwölffingerdarm/Duodenum betreffend oder verbindend

Kollolfilxaltilon *f*: *→Kolopexie*

Kollolhelpaltolpelxie *f* (Ⓔ colohepatopexy): operative Anheftung des Kolons an die Leber, z.B. bei Koloptose*

Kollolkollolstolmie *f* (Ⓔ colocolostomy): *Syn*: *Kolon-Kolon-Anastomose*; operative Vereinigung zweier Kolonabschnitte nach Resektion des Zwischenstücks; die Vereinigung erfolgt als End-zu-End-Anastomose*

kollolkultan *adj* (Ⓔ colocutaneous): Kolon und Haut/Cutis betreffend oder verbindend

Kollollylse *f* (Ⓔ colysis): operative Kolonlösung

Kollon *nt* (Ⓔ colon): *Syn*: *Grimmdarm, Colon, Intestinum colon*; Hauptteil des Dickdarms, mit dem es oft gleichgesetzt wird; besteht aus 4 Abschnitten **Colon ascendens** [aufsteigendes Kolon], **Colon transversum** [Querkolon], **Colon descendens** [absteigendes Kolon] und **Colon sigmoideum** [Sigma]; das Kolon hat eine Gesamtlänge von 1,3–1,5 m und bildet durch seinen Verlauf einen Rahmen um die Dünndarmschlingen; das Kolon unterscheidet sich von den anderen Darmabschnitten durch das Vorhandensein von Taeniae* coli, Haustra* coli und Appendices* epiploicae; im Gegensatz zum Dünndarm ist die Schleimhaut zottenlos; auffällig sind die durch die **Dickdarmdrüsen** [Glandulae intestinales intestini crassi] gebildeten **Kolonkrypten**, die dicht nebeneinander stehen; sie sind reich an schleimbildenden Becherzellen; die Hauptfunktion des Kolons ist die Rückresorption von Wasser und Elektrolyten aus dem Stuhl sowie die Sekretion von Schleim zur Erleichterung der Defäkation

absteigendes Kolon (Ⓔ descending colon): *Syn*: *Colon descendens*; beginnt an der linken Kolonflexur [Flexura* coli sinistra] und zieht an der linken Bauchwand nach unten; geht in das Colon* sigmoideum über; liegt wie das Colon* ascendens sekundär retroperitoneal

aufsteigendes Kolon (Ⓔ ascending colon): *Syn*: *Colon ascendens*; erster Abschnitt des Kolons, an dessen unterem Ende der Blinddarm [Caecum*] liegt; zieht auf der rechten Seite entlang der Bauchwand nach oben und geht an der rechten Kolonflexur [Flexura* coli dextra] in das Colon* transversum über; liegt primär intraperitoneal, verwächst aber später mit der Bauchwand und liegt dann sekundär retroperitoneal

braunes Kolon (Ⓔ brown colon): *Syn*: *Zottenmelanose, Dickdarmmelanose, Melanosis coli*; meist durch Laxanzienabusus hervorgerufene Braunfärbung der Dickdarmschleimhaut

irritables Kolon (Ⓔ irritable colon): *Syn*: *Kolonneurose, Reizkolon, spastisches Kolon, Colon spasticum, Colon irritabile, irritable bowel syndrome*; durch eine Reihe von Faktoren [postinfektiös, allergisch, psychogen] hervorgerufene Stuhlregulationsstörung; klinisch auffällig sind krampfartige Leibschmerzen, Durchfälle (meist abwechselnd mit Verstopfung), Völlegefühl und Blähungen; das Beschwerdebild ist oft wechselnd, allerdings kann bei angemessener Diagnostik meist keine organische Ursache gefunden werden; die **Therapie** richtet sich nach der vorherrschenden Symptomatik [z.B. ballaststoffreiche Nahrung bei Verstopfung, Loperamid* bei Durchfall]; psychotherapeutische Maßnahmen [u.a. Gruppentherapie, Verhaltenstherapie] sind wirksam, werden aber von den meisten Patienten abgelehnt

spastisches Kolon: *→irritables Kolon*

Kollonlallgie *f* (Ⓔ colonalgia): *Syn*: *Dickdarmschmerz, Kolonschmerz*; Schmerzen im Dickdarm/Kolon

Kollonlaltrelsie *f* (Ⓔ colonic atresia): unvollständige Entwicklung des Kolons mit Verschluss der Lichtung; **Therapie**: Resektion des atretischen Abschnittes und End-zu-End-Anastomose

Kolon-Blasen-Fistel *f* (Ⓔ colovesical fistula): *Syn*: *Dickdarm-Blasen-Fistel, kolovesikale Fistel*; innere Kolonfistel* mit Mündung in die Blase; führt meist zu Pneumaturie* und Fäkalurie*

Kollonlblultung *f*: *→Kolorrhagie*

Kolon-Conduit *m* (Ⓔ colon conduit): künstliche Harnableitung mit Bildung einer Ersatzblase aus einem ausgeschalteten Kolonabschnitt; *s.a. Harnableitung*

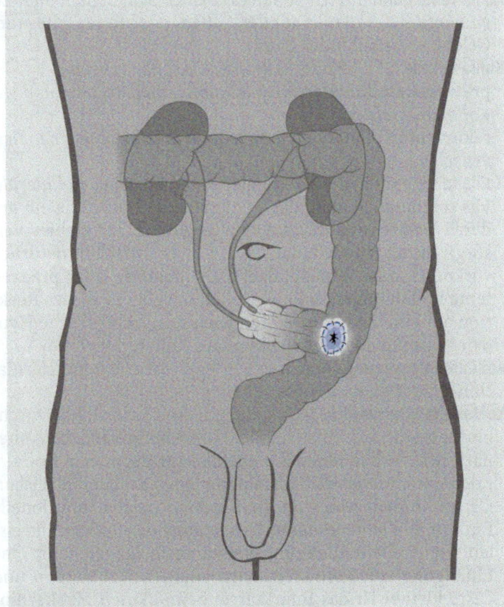

Abb. K104. Kolon-Conduit

Kollonldilverltikel *pl*: *→Dickdarmdivertikel*

Kollonldilverltikulliltis *f, pl* **-tilden** (Ⓔ colonic diverticulitis): Entzündung von Kolondivertikeln*; kann Ursache eines Akuten* Abdomens sein; *s.a. Divertikulitis*

Kollonldilverltikullolse *f* (Ⓔ colonic diverticulosis): *Syn*: *Dickdarmdivertikulose*; Vorhandensein multipler Dickdarmdivertikel*; meist symptomlos; kann aber zu Divertikulitis*, Blutung, Stenose, Fistelbindung oder Perforation führen

Kollonlenldolskolpie *f*: *→Koloskopie*

Kollonlentlferlnung *f*: *→Kolektomie*

Kollonlentlzünldung *f*: *→Kolitis*

Kollonlerlöfflnung *f*: *→Kolotomie*

Kollonlerlweiltelrung *f* (Ⓔ colectasia): Kolektasie*, Megakolon*
Kollonlexlstirlpaltion *f*: → *Kolektomie*
Kollonlfisltel *f* (Ⓔ **1.** colonic fistula **2.** colostomy): **1.** ***Syn:*** *Kolonfistel*; vom Dickdarm ausgehende Fistel, die in andere Darmteile oder Organe mündet [**innere Kolonfistel**] oder nach außen führt [**äußere Kolonfistel**] **2.** ***Syn:*** *Kolostoma*; operativ angelegte Dickdarmfistel; *s.a. Anus praeter*
Kollonlfisltellung *f*: → *Kolostomie*
Kollonlfilxaltilon *f*: → *Kolopexie*
Kollonlflelxur, linlke *f* (Ⓔ left colic flexure): ***Syn:*** *Flexura coli sinistra, Flexura coli splenica*; Kolonkrümmung am Übergang von Querkolon [Colon* transversum] zu absteigendem Kolon [Colon* descendens] im linken Oberbauch
Kollonlflelxur, rechlte *f* (Ⓔ right colic flexure): ***Syn:*** *Flexura coli hepatica, Flexura coli dextra*; Kolonkrümmung am Übergang von aufsteigendem Kolon [Colon* ascendens] zu Querkolon [Colon* transversum] im rechten Oberbauch
Kollonlgelkrölse *nt*: → *Mesocolon*
Kollonlhausltren *pl* (Ⓔ haustra of colon): ***Syn:*** *Dickdarmhaustren, Sacculationes coli, Haustra coli*; halbkugelige Ausbuchtungen der Dickdarmwand; *s.a. Kolon*
Kollolnie *f* (Ⓔ colony): auf festen Nährböden wachsende, aus einem Keim entstehende, makroskopisch sichtbare Anhäufung eines Mikroorganismus [Bakterium, Pilz]; wegen der Entstehung aus einem einzigen Organismus handelt es sich um einen Klon; je nach der Dichte der Kolonien auf dem Nährboden unterscheidet man **Einzelkolonien** oder **Kolonierasen**
Kollolnielralsen *m* (Ⓔ bacterial lawn): *s.u. Kolonie*
Kolon-Ileum-Fistel *f* (Ⓔ coloileal fistula): ***Syn:*** *koloileale Fistel*; innere Kolonfistel* mit Mündung in das Ileum
Kollonlillelus *m*: → *Ogilvie-Syndrom*
Kollolnilsaltilon *f*: → *Kolonisierung*
Kollolnilsielrung *f* (Ⓔ colonization): ***Syn:*** *Kolonisation*; Besiedlung mit Mikroorganismen; erster Schritt bei der Entstehung einer Infektion*
Kollonlkarlzilnom *nt*: → *Dickdarmkarzinom*
Kollonlklyslma *nt* (Ⓔ coloclyster): Dickdarmeinlauf, Koloneinlauf
Kolon-Kolon-Anastomose *f*: → *Kolokolostomie*
Kollonlkonltrastleinllauf *m* (Ⓔ contrast enema): ***Syn:*** *Bariumkontrasteinlauf, Kontrasteinlauf*; Kolonröntgen nach retrograder Füllung mit Kontrastmittel und Lufteinblasung

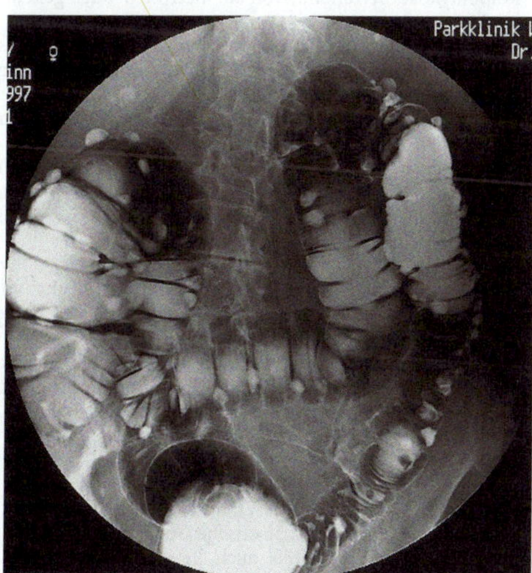

Abb. K105. Kolonkontrasteinlauf. Nachweis multipler Dickdarmdivertikel*

Kollonlkrebs *m*: → *Dickdarmkarzinom*
Kollonllalvage *f* (Ⓔ colonic irrigation): Dickdarmspülung, z.B. zur OP-Vorbereitung oder vor Koloskopie*
Kollonlnaht *f* (Ⓔ colorrhaphy): Kolorrhaphie*
Kollonlneulrolse *f*: → *irritables Kolon*
Kollolnolskop *nt*: → *Koloskop*
Kollolnolskolpie *f*: → *Koloskopie*
Kollonlpollyp *m* (Ⓔ colonic polyp): ***Syn:*** *Dickdarmpolyp*; meist von der Kolonschleimhaut ausgehender Polyp*; evtl. multiples Auftreten bei Dickdarmpolypose*; 75–80 % sind breitbasige oder gestielte, tubuläre Adenome; sie treten v.a. im Rektosigmoid auf; ihre Entartungstendenz nimmt mit steigender Größe zu [mehr als 10 % bei mehr als 2 cm Durchmesser]; villöse Adenome finden sich v.a. im Rektum; sie sind schwammig weich und können Ursache erheblicher Wasser-, Elektrolyt- und Eiweißverluste sein; ihre Entartungsrate liegt bei über 30 %; als Mischform kommen noch tubulovillöse Adenome vor
Kollonlpunkltilon *f* (Ⓔ colocentesis): Kolozentese*
Kolon-Rektum-Anastomose *f*: → *Kolorektostomie*
Kolon-Rektum-Fistel *f* (Ⓔ coloproctostomy): ***Syn:*** *Kolorektostomie*; End-zu-End-Anastomose von Kolon* und Rektum*
Kollonlrelsekltilon *f* (Ⓔ colonic resection): operative Entfernung von Teilen des Kolons; es handelt sich entweder um eine Resektion kleinerer Abschnitte [z.B. Entfernung des Querkolons] oder um die Entfernung einer Kolonhälfte [Hemikolektomie*]; *s.a. Kolektomie*
Kollonlschlaglalder, linlke *f*: → *Arteria colica sinistra*
Kollonlschlaglalder, mittllelre *f*: → *Arteria colica media*
Kollonlschlaglalder, rechlte *f*: → *Arteria colica dextra*
Kollonlschleimlhaut *f* (Ⓔ colonic mucosa): ***Syn:*** *Tunica mucosa coli*; im Gegensatz zum Dünndarm ist die Schleimhaut zottenlos; auffällig sind die durch die **Dickdarmdrüsen** [Glandulae intestinales intestini crassi] gebildeten **Kolonkrypten**, die dicht nebeneinander stehen; sie sind reich an schleimbildenden Becherzellen*
Kollonlschmerz *m* (Ⓔ colonalgia): Kolonalgie*
Kollonlsenlkung *f*: → *Koloptose*
Kolon-Sigma-Anastomose *f*: → *Kolosigmoidostomie*
Kolon-Sigma-Fistel *f* (Ⓔ colosigmoidostomy): ***Syn:*** *Kolosigmoidostomie*; End-zu-End-Anastomose von proximalem Kolon* und Sigma*
Kollonlspaslmen *pl* (Ⓔ colonic spasms): Dickdarmkrämpfe
Kollonlspielgellung *f*: → *Koloskopie*
Kollonltälnilen *pl* (Ⓔ colic taeniae): ***Syn:*** *Taeniae coli*; das Kolon* hat auf der Außenseite drei deutlich sichtbare Längsmuskelstreifen, die jeweils ca. 1 cm breit sind; die **Taenia libera** liegt am aufsteigenden und absteigenden Kolon vorne, am Querkolon unten; die beiden anderen Tänien liegen auf der Rückseite und sind am Querkolon mit dem Omentum* majus [**Taenia omentalis**] bzw. dem Mesocolon* [**Taenia mesocolica**] verbunden
Kollonlvelnen *pl* (Ⓔ colic veins): ***Syn:*** *Venae colicae*; das Blut aus dem Kolon wird von drei Venen abgeleitet; die **rechte Kolonvene** [Vena colica dextra] führt Blut vom aufsteigenden Kolon* und der rechten Kolonflexur* zur Vena* mesenterica superior, die **mittlere Kolonvene** [Vena colica media] vom aufsteigenden Kolon* und der rechten Kolonflexur* zur Vena* mesenterica superior und die **linke Kolonvene** [Vena colica sinistra] vom absteigenden Kolon* zur Vena* mesenterica inferior
Kolon-Zäkum-Fistel *f*: → *Kolozäkostomie*
Kollolpelxie *f* (Ⓔ colopexy): ***Syn:*** *Colopexia, Colofixation, Kolonfixation, Kolofixation*; operative Anheftung des Kolons, z.B. an die Bauchwand oder die Leber; wird v.a. bei Koloptose* durchgeführt
Kollolpelxoltolmie *f* (Ⓔ colopexotomy): kombinierte Koloneröffnung [Kolotomie*] und -fixierung [Kolopexie*]
Kollolproklteklolmie *f* (Ⓔ coloproctectomy): ***Syn:*** *Proktokolektomie, Dickdarmentfernung, Dickdarmexstirpation*; operative Entfernung von Kolon* und Rektum*
Kollolprokltiltis *f, pl* **-tiltilden** (Ⓔ coloproctitis): ***Syn:*** *Proktokolitis, Rektokolitis*; Entzündung von Kolon und Mastdarm [Rektum], z.B. als Proktosigmoiditis* bei Colitis* ulcerosa
kollolprokltiltisch *adj* (Ⓔ coloproctitic): ***Syn:*** *proktokolitisch, rektokolitisch*; Koloproktitis betreffend, von ihr betroffen oder gekennzeichnet
Kollolptolse *f* (Ⓔ coloptosis): ***Syn:*** *Dickdarmsenkung, Kolonsenkung, Coloptosis*; v.a. das Colon* transversum betreffen-

de Senkung des Dickdarms; meist im Rahmen einer Enteroptose*

Kolloquinlthe *f* (Ⓔ colocynth): ***Syn:*** *Citrullus colocynthis*; Pflanze aus der Familie der Kürbisgewächse [Cucurbitaceae]; die reifen Früchte [**Colocynthidis fructus**] enthalten Phenolsäuren und Bitterstoffe [bis zu 3 % Cucurbitacine]; **Anw.**: als drastisches Abführmittel bei akuter und chronischer Obstipation; in der Homöopathie bei Neuralgie, Neuritis, Ischialgie, Migräne, Magen-Darm-Krämpfen, Koliken sowie Menstruationsbeschwerden

kollolrekltal *adj* (Ⓔ colorectal): Kolon und Mastdarm/Rektum betreffend oder verbindend

Kollolrekltolstolmie *f* (Ⓔ coloproctostomy): ***Syn:*** *Kolon-Rektum-Fistel, Kolon-Rektum-Anastomose*; End-zu-End-Anastomose von Kolon* und Rektum*

Kollolrekltum *nt* (Ⓔ colorectum): Kolon* und Rektum*

kollolrelnal *adj* (Ⓔ nephrocolic): Kolon und Niere(n)/Ren betreffend

Kollolrilmelter *nt* (Ⓔ colorimeter): ***Syn:*** *Chromometer, Chromatometer, Farbenmesser*; Messgerät für die Kolorimetrie*

Kollolrilmeltrie *f* (Ⓔ colorimetry): ***Syn:*** *kolorimetrische Analyse*; quantitative Bestimmung gelöster Substanzen durch Messung der Farbstärke gegen Vergleichslösungen

kollolrilmeltrisch *adj* (Ⓔ colorimetric): Kolorimetrie betreffend, mittels Kolorimetrie

Kollolrit *nt* (Ⓔ complexion): Hautfarbe; Hautpigmentierung

Kollorlrhalgie *f* (Ⓔ colorrhagia): ***Syn:*** *Dickdarmblutung, Kolonblutung*; Blutung aus dem Dickdarm; man unterscheidet meist zwischen **rektaler** oder **peranaler Blutung** und Blutbeimischung im Stuhl [Blutstuhl*]; die häufigsten Ursachen sind innere Hämorrhoiden, Polypen, Karzinome, Divertikel, Entzündungen [Morbus* Crohn], Invagination, Verletzungen [Analverkehr]; bei Frauen muss an Endometriose* gedacht werden; bei Kindern sind Volvulus* und Invagination* am häufigsten

Kollorlrhalphie *f* (Ⓔ colorrhaphy): ***Syn:*** *Dickdarmnaht, Kolonnaht*; Naht des Kolons nach traumatischer oder operativer Eröffnung oder Inzision

Kollolsiglmoildolstolmie *f* (Ⓔ colosigmoidostomy): ***Syn:*** *Kolon-Sigma-Fistel, Kolon-Sigma-Anastomose*; End-zu-End-Anastomose von proximalem Kolon* und Sigma*

Kollolskop *nt* (Ⓔ coloscope): ***Syn:*** *Kolonoskop*; Endoskop* zur Koloskopie*

Kollolskolpie *f* (Ⓔ coloscopy): ***Syn:*** *Kolonoskopie, Dickdarmspiegelung, Dickdarmendoskopie, Kolonspiegelung, Kolonendoskopie*; endoskopische Untersuchung des Kolons mit einem flexiblen Endoskop*, das bis zum Zäkum vorgeschoben werden kann

kollolskolpisch *adj* (Ⓔ coloscopic): Koloskopie betreffend, mittels Koloskopie

Kollolstolma *nt* (Ⓔ colostomy): ***Syn:*** *Dickdarmafter*; operativ angelegte Dickdarmfistel; *s.u. Anus praeter*

Kollolstolmie *f* (Ⓔ colostomy): ***Syn:*** *Dickdarmfistelung, Kolonfistelung*; Anlegen einer äußeren Dickdarmfistel mit Bildung eines Dickdarmafters [**Kolostoma**]; *s.a. Anus praeter*

Kollosltrallmilch *f*: *→Kolostrum*

Kollosltrum *nt* (Ⓔ colostrum): ***Syn:*** *Vormilch, Colostrum, Kolostralmilch*; schon während der Schwangerschaft gebildete Milch, die 4–5 Tage nach der Geburt durch reife Muttermilch ersetzt wird; die Vormilch enhält Leukozyten mit phagozytierten Fetttröpfchen [**Kolostrumkörperchen**], 5 % Lactose, 3,5 % Eiweiß, 3 % Fett und 0,4 % Mineralien

Kollosltrumlkörlperlchen *pl* (Ⓔ colostrum bodies): ***Syn:*** *Donné-Körperchen*; fettbeladene Leukozyten* in der Vormilch [Kolostrum]

Kollooltolmie *f* (Ⓔ colotomy): ***Syn:*** *Dickdarmeröffnung, Koloneröffnung*; operative Eröffnung des Kolons*

Kolloltylphus *nt* (Ⓔ lower abdominal typhoid): primär das Kolon betreffende Form des Typhus* abdominalis

kollolvalgilnal *adj* (Ⓔ colovaginal): Kolon und Scheide/Vagina betreffend oder verbindend

kollolvelsilkal *adj* (Ⓔ colovesical): Kolon und Harnblase/Vesica urinaria betreffend oder verbindend

Kollolzälkolstolmie *f* (Ⓔ colocecostomy): ***Syn:*** *Zäkum-Kolon-Fistel, Kolon-Zäkum-Fistel, Zäkokolostomie*; operative Verbindung von Kolon* und Zäkum*

Kollolzenltelse *f* (Ⓔ colocentesis): ***Syn:*** *Kolonpunktion, Dickdarmpunktion*; Punktion des Dickdarms/Kolons

Kolp-, kolp- *präf.*: *→Kolpo-*

Kolplallgie *f* (Ⓔ colpalgia): ***Syn:*** *Vaginodynie, Scheidenschmerz*; Schmerzen in der Scheide [Vagina]

Kolplekltalsie *f* (Ⓔ colpectasis): ***Syn:*** *Scheidenerweiterung*; Scheidenerweiterung

Kollpekltolmie *f* (Ⓔ colpectomy): Ausschneidung/Exzision der Scheidenwand

Kolplhysterlekltolmie *f*: *→Kolpohysterektomie*

Kollpiltis *f, pl* **-tilden**: *→Vaginitis*

bakterielle Kolpitis (Ⓔ bacterial vaginosis): ***Syn:*** *bakterielle Vaginose, Aminkolpitis*; Besiedlung der Scheide mit **Gardnerella vaginalis** und anderen Bakterien [Staphylokokken, Streptokokken, Escherichia coli], die zu grau-weißem Ausfluss mit fischähnlichem Geruch führt

kollpiltisch *adj* (Ⓔ colpitic): Scheidenentzündung/Kolpitis betreffend, von ihr betroffen oder gekennzeichnet

Kolpo-, kolpo- *präf.*: Wortelement mit der Bedeutung „Scheide/Vagina"

Kollpolgralphie *f* (Ⓔ vaginography): ***Syn:*** *Kolpografie*; Röntgenkontrastdarstellung* der Scheide

Kollpolhylperlplalsie *f* (Ⓔ colpohyperplasia): Hyperplasie* der Scheidenschleimhaut

Kollpolhysterlekltolmie *f* (Ⓔ colpohysterectomy): ***Syn:*** *transvaginale Hysterektomie, vaginale Hysterektomie, Hysterectomia vaginalis, Kolphysterektomie*; Gebärmutterentfernung [Hysterektomie*] durch die Scheide [Vagina*]

Kollpolhysltelrolpelxie *f* (Ⓔ colpohysteropexy): ***Syn:*** *transvaginale Hysteropexie*; Gebärmutterfixierung [Hysteropexie*] durch die Scheide

Kollpolkleilsis *f* (Ⓔ colpocleisis): ***Syn:*** *Kolpoklisis*; operativer Scheidenverschluss, z.B bei Gebärmuttervorfall bei älteren, sexuell nicht mehr aktiven Frauen

Kollpolklilsis *f*: *→Kolpokleisis*

Kollpolmilkrolskop *nt* (Ⓔ colpomicroscope): *s.u. Kolposkopie*

Kollpolmilkrolskolpie *f*: *→Kolposkopie*

Kollpolmylkolse *f* (Ⓔ colpomycosis): ***Syn:*** *Scheidenmykose, Vaginalmykose, Vaginomykose*; Pilzerkrankung der Scheide; am häufigsten durch Candida* albicans [Vaginalsoor*]

kollpolmylkoltisch *adj* (Ⓔ colpomycotic): Scheidenmykose/Kolpomykose betreffend, von ihr betroffen oder gekennzeichnet

Kollpolmylolmekltolmie *f* (Ⓔ colpomyomectomy): ***Syn:*** *transvaginale Myomektomie*; transvaginale Entfernung eines Gebärmuttermyoms*

Kollpolpalthie *f* (Ⓔ colpopathy): ***Syn:*** *Vaginopathie*; Scheidenerkrankung, Vaginalerkrankung

Kollpolpelrilnelolplasltik *f* (Ⓔ colpoperineoplasty): ***Syn:*** *Scheidendammplastik, Vaginoperineoplastik*; plastische Operation von Scheide und Damm, z.B. nach Scheidendammriss; *s.a. hintere Kolpoperineorrhaphie*

Kollpolpelrilnelorlrhalphie *f* (Ⓔ colpoperineorrhaphy): ***Syn:*** *Scheidendammnaht, Vaginoperineorrhaphie*; Naht von Scheide und Damm, z.B. nach Scheidendammriss; *s.a. hintere Kolpoperineorrhaphie*

hintere Kolpoperineorrhaphie (Ⓔ posterior colpoperineorrhaphy): Raffung und Stützung der hinteren Scheidenwand bei Rektozele* oder Descensus uteri et vaginae

Kollpolpelxie *f* (Ⓔ colpopexy): ***Syn:*** *Scheidenanheftung, Vaginopexie*; operative Anheftung der Scheide, z.B. bei Scheidenvorfall*

Kollpolplasltik *f* (Ⓔ colpoplasty): ***Syn:*** *Scheidenplastik, Vaginalplastik, Vaginoplastik*; plastische Operation der Scheide, z.B. Kolpoperineorrhaphie; auch Bezeichnung für Schaffung einer künstlichen Scheide [**Neovagina**] bei Fehlbildungen oder Atresie der Vagina

Kollpolpolelse *f* (Ⓔ colpopoiesis): künstliche Scheidenbildung, z.B. nach partieller Scheidenexzision

Kollpolptolse *f* (Ⓔ colpoptosis): ***Syn:*** *Scheidenvorfall, Vaginalprolaps, Prolapsus vaginae, Scheidenprolaps*; schwerste Form der Scheidensenkung*, bei der die Scheidenwand in

Form einer Rektozele* oder Zystozele* vor der Vulva* sichtbar wird; oft gleichgesetzt mit Kolpozele*; **Therapie**: Beckenbodengymnastik; Kolpopexie*

Kol|po|rek|to|pe|xie *f* (Ⓔ colporectopexy): operative Anheftung des Rektums an die Scheide

Kol|por|rha|gie *f* (Ⓔ colporrhagia): ***Syn***: *vaginale Blutung, Scheidenblutung*; Blutung aus der Scheide

Kol|por|rha|phie *f* (Ⓔ **1.–2.** colporrhaphy): **1.** ***Syn***: *Scheidennaht, Vaginalnaht*; Naht der Scheide(nwand) nach traumatischer oder operativer Durchtrennung **2.** ***Syn***: *Colporrhaphia, Scheidenraffung*; Einengung des Scheidenlumens durch Raffung der vorderen oder hinteren Scheidenwand

Kol|por|rhe|xis *f* (Ⓔ colporrhexis): ***Syn***: *Scheidenriss*; Einriss der Scheide unter der Geburt; meist als Scheidendammriss*; *s.a. Dammriss*

Kol|pos *m*: *→ Vagina 2.*

Kol|po|skop *nt* (Ⓔ colposcope): *s.u. Kolposkopie*

Kol|po|sko|pie *f* (Ⓔ colposcopy): ***Syn***: *Vaginoskopie, Scheidenspiegelung*; direkte Betrachtung der Scheidenschleimhaut mit einer Lupe [**Kolposkop**] oder einem Mikroskop [**Kolpomikroskop**]

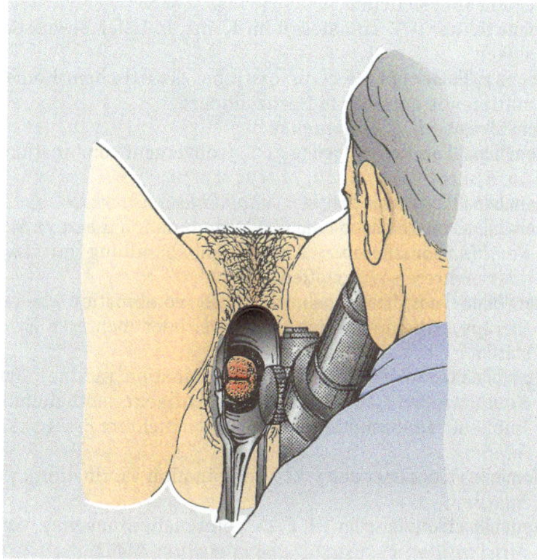

Abb. K106. Kolposkopie. Betrachtung der Portio mit einem Kolposkop

kol|po|sko|pisch *adj* (Ⓔ colposcopic): Kolposkop oder Kolposkopie betreffend, mittels Kolposkop oder Kolposkopie

Kol|po|ste|no|se *f* (Ⓔ colpostenosis): ***Syn***: *Scheidenverengerung*; Einengung der Scheidenlichtung, z.B. durch Blasenvorfall

Kol|po|ste|no|to|mie *f* (Ⓔ colpostenotomy): operative Durchtrennung von Kolpostenosen*

Kol|po|sus|pen|si|on *f* (Ⓔ colposuspension): v.a. bei Stressinkontinenz durchgeführte Operation, bei der die abgesenkte Blase in die normale anatomische Lage gebracht und das paravaginale Gewebe am Periost der Beckensymphyse* [**Marshall-Marchetti-Krantz-Operation**] oder am Ligamentum iliopectineum [**Burch-Operation**] suspendiert wird

Kol|po|to|mie *f* (Ⓔ colpotomy): ***Syn***: *Vaginotomie, Scheidenschnitt, Vaginalschnitt*; Durchtrennung/Inzision der Scheidenwand

Kol|po|u|re|te|ro|to|mie *f* (Ⓔ colpoureterotomy): ***Syn***: *transvaginale Ureterotomie*; Eröffnung des Harnleiters durch die Scheide [Vagina*]

Kol|po|u|re|te|ro|zys|to|to|mie *f* (Ⓔ colpoureterocystotomy): ***Syn***: *Kolpozystoureterotomie, transvaginale Ureterozystotomie*; Eröffnung von Blase und Harnleiter durch die Scheide [Vagina*]

Kol|po|ze|le *m* (Ⓔ **1.–2.** colpocele): **1.** ***Syn***: *Scheidenbruch*; Scheidenprolaps* [Descensus vaginae] mit Vortreten der Scheide vor die Vulva **2.** ***Syn***: *Scheidenbruch, Hernia vaginalis*; Dammbruch in Richtung zur Scheide

Kol|po|zö|li|o|to|mie *f* (Ⓔ colpoceliotomy): ***Syn***: *Coeliotomia vaginalis, transvaginale Zöliotomie*; Eröffnung der Bauchhöhle durch die Scheide [Vagina*]

Kol|po|zö|li|o|zen|te|se *f* (Ⓔ colpoceliocentesis): transvaginale Bauchhöhlenpunktion [Zöliozentese]

Kol|po|zys|ti|tis *f, pl* **-ti|ti|den** (Ⓔ colpocystitis): Entzündung von Scheide [Vagina] und Harnblase

kol|po|zys|ti|tisch *adj* (Ⓔ colpocystitic): Kolpozystitis betreffend, von ihr betroffen oder gekennzeichnet

Kol|po|zys|to|plas|tik *f* (Ⓔ colpocystoplasty): ***Syn***: *Scheiden-Blasen-Plastik*; plastische Operation von Scheide und Blase; am häufigsten bei Blaseninkontinenz oder Blasenkarzinom; *s.a. Kolposuspension*

Kol|po|zys|to|to|mie *f* (Ⓔ colpocystotomy): ***Syn***: *transvaginale Zystotomie, Scheiden-Blasen-Schnitt, transvaginaler Blasenschnitt*; Eröffnung der Blase durch die Scheide [Vagina*]

Kol|po|zys|to|u|re|te|ro|to|mie *f*: *→ Kolpoureterozystotomie*

Kol|po|zys|to|u|re|te|ro|zys|to|to|mie *f* (Ⓔ colpocystoureterocystotomy): ***Syn***: *transvaginale Zystoureterozystotomie*; Freilegung der Harnleitermündungen durch Eröffnung von Scheide und Blase

Kol|po|zys|to|ze|le *f* (Ⓔ colpocystocele): kombinierter Scheiden- und Blasenvorfall; *s.a. Zystozele*

Kol|po|zy|to|lo|gie *f* (Ⓔ colpocytology): ***Syn***: *Vaginalzytologie*; Beurteilung von Epithelabstrichen der Scheidenschleimhaut

Kol|um|no|to|mie *f* (Ⓔ rachiotomy): ***Syn***: *Rhachitomie, Rhachiotomie*; Osteotomie* der Wirbelsäule, z.B. zur Korrektur von Skoliose* oder Kyphose*

ko|ly|pep|tisch *adj* (Ⓔ colypeptic): verdauungshemmend

Kom-, kom- *präf.*: Wortelement mit der Bedeutung „zusammen/verbunden"

Ko|ma *nt, pl* **-ma|ta** (Ⓔ **1.–2.** coma): **1.** ***Syn***: *Coma*; tiefe Bewusstlosigkeit, aus der der Patient nicht erweckt werden kann; eine weitere Differenzierung kann anhand neurologischer Symptome [Reflexe, Motorik, Pupillenbefund, Pupillenreaktion, Lidreflex, Schluck-, Würg-, Hustenreflex, Hirnstammreflexe] und der Funktionsfähigkeit von Atmungs-, Herz-Kreislauf- und Temperaturzentren erfolgen; in der Praxis wird meist die **Glasgow-Koma-Skala** verwendet; die Therapie des Komas hängt von der Ursache ab; im Vordergrund steht aber immer die Stabilisierung vitaler Funktionen [Atmung, Herz, Kreislauf, Wasser- und Elektrolythaushalt]; sobald diese stabilisiert sind, kann mit der weiteren diagnostischen Abklärung bzw. Behandlung begonnen werden **2.** ***Syn***: *Coma*; Asymmetriefehler, Linsenfehler [*Tab. K107*]

diabetisches Koma: *→ hyperglykämisches Koma*

dyspeptisches Koma (Ⓔ dyspeptic coma): Koma bei Säuglingsdyspepsie* oder Säuglingstoxikose*

endogenes hepatisches Koma (Ⓔ endogenous hepatic coma): ***Syn***: *Leberzerfallskoma, endogenes Leberkoma*; durch Viren oder Toxine hervorgerufene Zerstörung des Leberparenchyms, die zur Einschränkung der Leberfunktion und damit zum Koma führt

exogenes hepatisches Koma (Ⓔ exogenous hepatic coma): ***Syn***: *Leberausfallskoma, exogenes Leberkoma*; durch eine akute Überlastung der vorgeschädigten Leber ausgelöster Ausfall der Leberfunktion mit Entwicklung eines Komas

falsches Koma (Ⓔ electrolyte coma): ***Syn***: *Pseudokoma, Elektrolytkoma*; komatöser Zustand bei Störungen des Elektrolythaushaltes*

hepatisches Koma (Ⓔ hepatic coma): ***Syn***: *Leberkoma, Coma hepaticum*; durch Störung der Leberfunktion hervorgerufenes Koma; wird unterteilt in endogenes und exogenes hepatisches Koma*

hyperglykämisches Koma (Ⓔ diabetic coma): ***Syn***: *diabetisches Koma, Kussmaul-Koma, Coma hyperglycaemicum*; durch einen entgleisten Diabetes* mellitus verursachtes Koma mit Hyperglykämie*, Hyperketonämie* und Kussmaul-Atmung*; das hyperglykämische Koma entwickelt sich langsam; es kommt zu Appetitlosigkeit, starkem Durstgefühl, trockener Adynamie, Bewusstlosigkeit; beim Diabetes* mellitus Typ I kommt es zu einer ausgeprägten Ketoazidose [**ketoazidotisches Koma**], während beim Diabetes* mellitus Typ II die extrem hohen Blutzuckerspiegel von

Tab. K107. Koma. Neurologische Notfalluntersuchung bei bewusstlosen Patienten [nach Hacke 1988]

Anamnestische Daten
Abrupter oder langsamer Beginn des Komas
Kopftrauma in der jüngeren Vorgeschichte
Pogrediente oder intermittierende Lähmung
Fieber, Kopfschmerz
Diabetes, Hypertonie, Herzinfarkte
Frühere Insulte
Bekannte Epilepsie
Psychiatrische Anamnese, Alkohol, Drogen, Tabletten
Körperliche Inspektion
Spontanatmung, Atemmuster
Kopfhaltung (Überstrecken, Kopfwendung)
Spontane Bewegungen symmetrisch oder asymmetrisch
Fokale Anfälle oder Myoklonien
Spontane Streck- oder Beugesynergien
Verletzungen
Erbrochenes, Urinabgang
Allgemeine Hautveränderungen, Exsikkose, Kachexie
Umgebung: Tablettendosen, Injektionsnadeln, Alkoholflaschen, Unordnung
Untersuchungsschritte
Beste Reaktion auf lautes Anrufen
Sprachäußerung: orientiert – verwirrt – aphasisch – fehlend
Augenöffnen: Zuwendung – ohne Zuwendung
Beste Reaktion auf Schmerzreize
Abwehrbewegungen: gerichtet – ungerichtet – fehlend
Steck- und Beugesynergien, Myoklonien, Wälzen
Keine Reaktion
Nackensteifigkeit und Kopfwendung
Pupillen
Weite: Isokorie – Anisokorie
Reaktion direkt und konsensuell: vorhanden – verzögert – ausgefallen
Augenstellung
Bulbusstellung spontan: konjugiert - mittelständig
Fixation – ohne Fixation divergierend – schwimmende Bewegungen – konjugierte Deviation – spontaner Nystagmus
Okulozephaler Reflex
Durch Fixation aufgehoben
Ausgedehnt positiv: konjugiert – diskonjugiert
Gering positiv: konjugiert – diskonjugiert
Dissoziierte, tonische Restreaktion
Fehlend
Schutzreflexe
Korneal- und Blinkreflex: vorhanden - einseitig gestört - fehlend
Reflektorisches Augenschließen bei Drohbewegungen in beiden Gesichtsfeldhälften
Würgreflex
Muskeltonus
Schlaff - normal - gesteigert, wechselnd - asymmetrisch (Sehnenreflex – Pyramidenbahnzeichen)
Auskultation der Halsgefäße, evtl. Orbita
Zentrale Atemstörungen und vegetative Regulationsstörungen

mehr als 55,5 mmol/l zur Ausbildung eines **hyperosmolaren Komas** führen; **Therapie**: Rehydrierung mit isotoner Kochsalzlösung; i.v.-Insulininfusion; Ausgleich der Elektrolyte, v.a. Kalium; Ausgleich der Azidose mit Natriumbicarbonatlösung; *s.a. Essay Diabetes mellitus S. 481*

hyperosmolares Koma (Ⓔ hyperosmolar nonketotic coma): ***Syn:*** *Coma hyperosmolare*; durch eine Hyperosmolarität* des Blutes verursachtes Koma, z.B. hyperglykämischem Koma*; *s.a. Essay Diabetes mellitus S. 481*

hypoglykämisches Koma (Ⓔ hypoglycemic coma): ***Syn:*** *hypoglykämischer Schock, Coma hypoglycaemicum*; komatöser Zustand bei Hypoglykämie*; entwickelt sich meist plötzlich; die Patienten sind auffällig unruhig und oft kommt es zu generalisierten Krampfanfällen; **Therapie:** 50 ml Glucose 40 % i.v.

hypophysäres Koma (Ⓔ hypophysioprivic coma): Koma bei Dekompensation einer chronischen Hypophysenvorderlappeninsuffizienz mit Hypothermie*, Hypotonie*, Hypoventilation*, Bradykardie* und Hypoglykämie*; als Auslöser kommen v.a. Infektionen, Trauma, Operationen und Stress in Frage

ketoazidotisches Koma (Ⓔ ketoacidotic coma): *s.u. hyperglykämisches Koma*

thyreotoxisches Koma: *→Basedow-Koma*

urämisches Koma (Ⓔ uremic coma): ***Syn:*** *Coma uraemicum*; komatöser Zustand bei Urämie*

vigiles Koma: *→akinetischer Mutismus*

zerebrales Koma (Ⓔ cerebral coma): ***Syn:*** *Coma cerebrale*; durch einen Prozess im Großhirn ausgelöstes Koma, z.B. Coma apoplecticum

ko|ma|tös *adj* (Ⓔ comatose): im Koma, in tiefer Bewusstlosigkeit

Ko|ma|zy|lin|der *pl* (Ⓔ coma cast): bei diabetischem Koma* auftretende granulierte Harnzylinder*

kom|bi|nant *adj*: *→kodominant*

Kom|bi|na|ti|on, kon|ver|gen|te *f* (Ⓔ convergent combination): *s.u. Essay AIDS S. 31*

Kom|bi|na|ti|ons|an|äs|the|sie *f*: *→Kombinationsnarkose*

Kom|bi|na|ti|ons|be|hand|lung *f* (Ⓔ combination therapy): ***Syn:*** *Kombinationstherapie*; Antibiotikabehandlung mit zwei oder mehreren Wirkstoffen

Kom|bi|na|ti|ons|che|mo|the|ra|pie *f* (Ⓔ combination chemotherapy): Chemotherapie* mit zwei oder mehreren Zytostatika*

Kom|bi|na|ti|ons|impf|stoff *m* (Ⓔ combination vaccine): ***Syn:*** *Kombinationsvakzine*; mehrere Antigene enthaltender Impfstoff, zur Simultanimpfung gegen mehrere Erreger; *s.a. Impfung*

Kom|bi|na|ti|ons|imp|fung *f* (Ⓔ combination vaccination): *s.u. Impfung*

Kom|bi|na|ti|ons|in|su|lin *nt* (Ⓔ combination insulin): ***Syn:*** *Mischinsulin*; *s.u. Essay Diabetes mellitus S. 481*

Kom|bi|na|ti|ons|nar|ko|se *f* (Ⓔ mixed anesthesia): ***Syn:*** *balanced anesthesia, balancierte Anästhesie, Kombinationsanästhesie*; *s.u. Allgemeinanästhesie*

Kom|bi|na|ti|ons|nä|vus *nt, pl* **-vi** (Ⓔ compound nevus): ***Syn:*** *combined nevus*; seltener Nävus, bei dem sich ein Nävuszellnävus* über einen blauen Nävus [Naevus* coeruleus] legt

Kom|bi|na|ti|ons|prä|pa|rat *nt* (Ⓔ compound): ***Syn:*** *Kompositum, Compositum*; mehrere Wirkstoffe enthaltendes Präparat

Kom|bi|na|ti|ons|the|ra|pie *f*: *→Kombinationsbehandlung*

Kom|bi|na|ti|ons|throm|bus *m* (Ⓔ mixed clot): ***Syn:*** *gemischter Thrombus*; aus einem weißen Kopf und rotem Schwanz bestehender Thrombus*

Kom|bi|na|ti|ons|vak|zi|ne *f*: *→Kombinationsimpfstoff*

Ko|me|do *m, pl* **-do|nen** (Ⓔ comedo): ***Syn:*** *Comedo, Mitesser*; mit Talg und Keratin gefüllter erweiterter Haarfollikel; bei **geschlossenen** oder **weißen Komedonen** ist die Follikelöffnung geschlossen und der weißliche Talg schimmert durch; sie neigen zu Entzündung und eitriger Einschmelzung; bei den **offenen Komedonen** sieht man in der Follikelöffnung einen durch Schmutz oder Melanin schwarz gefärbten Horn-Lipid-Pfropf, weshalb sie auch als **schwarze Komedonen** bezeichnet werden

Ko|me|do|kar|zi|nom *nt* (Ⓔ comedocarcinoma): Brustkrebs*, bei dem komedoartige Pfröpfe aus der Schnittfläche austreten

Ko|me|do|mas|ti|tis *f, pl* **-ti|ti|den** (Ⓔ comedomastitis): ***Syn:*** *Plasmazellmastitis*; fibröse Mastopathie* mit Komedo-artigen Zysten

Komma-Bazillus *m*: → *Vibrio cholerae*

Kom|men|sal|le *m* (Ⓔ commensal): ***Syn:*** *Paraphage*; Organismus, der von Abfallprodukten oder überschüssiger Nahrung eines anderen Organismus lebt, ohne diesen zu schädigen [**Kommensalismus**]

Kom|men|sal|lis|mus *m* (Ⓔ commensalism): *s.u. Kommensale*

Kom|mi|nu|tiv|frak|tur *f*: → *Trümmerfraktur*

Kom|mis|sur *f* (Ⓔ commissure): Naht, Verbindung(sstelle), (*anatom.*) Commissura

hintere Kommissur (Ⓔ posterior commissure): ***Syn:*** *Commissura posterior, Commissura epithalamica*; die Kerne des Mittelhirns verbindende Kommissur oberhalb des Übergangs des III. Ventrikels in den Aqueductus* mesencephali; enthält u.a. die Bahnen für die Lichtreflexe der Pupille

vordere Kommissur (Ⓔ anterior commissure): ***Syn:*** *Commissura anterior*; von Kommissurenfasern* gebildeter Strang, der vordere und mittlere Teile der Schläfenlappen und kleinere Bereiche der Stirnlappen miteinander verbindet

kom|mis|su|ral *adj* (Ⓔ commissural): Kommissur betreffend

Kom|mis|su|ren|fa|sern *pl* (Ⓔ commissural fibers): ***Syn:*** *Fibrae commissurales*; markhaltige Nervenfasern, die die beiden Großhirnhälften miteinander verbinden; bilden den Balken [Corpus* callosum] sowie die Commissura* hippocampi und Commissura* anterior

Kom|mis|su|ren|raff|ung *f*: → *Kommissurorrhaphie*

Kom|mis|su|ren|schnitt *m*: → *Kommissurotomie*

Kom|mis|su|ren|zel|len *pl* (Ⓔ commissural cells): Nervenzellen, die die Kommissurenfasern* bilden

Kom|mis|su|ror|rha|phie *f* (Ⓔ commissurorrhaphy): ***Syn:*** *Kommissurenraffung*; Raffung der Herzklappenkommissuren*

Kom|mis|su|ro|tom *nt* (Ⓔ commissurotomy knife): Spezialskalpell zur Kommissurotomie*

Kom|mis|su|ro|to|mie *f* (Ⓔ commissurotomy): ***Syn:*** *Kommissurenschnitt*; Durchtrennung der Herzklappenkommissuren bei Klappenstenose; bei der **offenen Kommissurotomie** erfolgt der Zugang über die Aorta [bei Aortenklappenstenose] bzw. die Pulmonalarterie [bei Pulmonalisstenose]; die Trennung kann mit dem Finger erfolgen **digitale Kommissurotomie** oder mit einem speziellen **Kommissurotom**; die **geschlossene Kommissurotomie** verwendet Dilatatoren [**Brock-Sprengung**], **transventrikuläre Kommissurotomie** oder Ballonkatheter [**Ballonvalvuloplastie**]

Kom|mo|ti|on *f* (Ⓔ concussion): Organerschütterung durch eine stumpfe Gewalteinwirkung

Kom|mo|ti|ons|neu|ro|se *f* (Ⓔ postconcussion neurosis): veraltete Bezeichnung für nach einer Gehirnerschütterung auftretende vorübergehende neurologische Störungen [z.B. Halbseitenschwäche, Aphasie]

Kom|mo|ti|ons|psy|cho|se *f* (Ⓔ postconcussional psychosis): nach einer Gehirnerschütterung auftretende reversible organische Psychose*

Kom|mo|ti|ons|syn|drom *nt* (Ⓔ cerebral concussion): ***Syn:*** *Gehirnerschütterung, Commotio cerebri*; vollständig reversible, vorübergehende Einschränkung der Hirnfunktion nach einem Trauma; das Kardinalsymptom ist eine Bewusstlosigkeit, deren Dauer weniger als 1 Stunde beträgt; sie führt zu einer Erinnerungsstörung für den Zeitpunkt des Traumas und eine gewisse Zeit danach [**anterograde** oder **posttraumatische Amnesie**]; meist besteht auch eine **retrograde Amnesie**, d.h., die letzten Minuten oder Sekunden vor dem Unfall können nicht erinnert werden; die posttraumatische Amnesie hellt sich über 1 bis 2 Stunden wieder auf; während dieser Zeit können die Patienten scheinbar normal funktionieren, obwohl sie sich später nicht mehr daran erinnern können; vestibuläre Symptome, wie z.B. Schwindel, Übelkeit, Erbrechen und Nystagmus können auf eine **Commotio labyrinthi** hinweisen

das häufigste Symptom nach einer Gehirnerschütterung sind anhaltende Kopfschmerzen; dazu kommen noch allgemeine Leistungsschwäche, gesteigerte Reizbarkeit, Empfindlichkeit gegenüber Sonnenlicht oder hellem Licht, Alkoholintoleranz und Kreislauflabilität; **Therapie**: die früher verordnete Bettruhe von 2–3 Wochen ist weder nötig noch sinnvoll; wenn überhaupt, dann sollten die Patienten nicht mehr als 2–3 Tage ruhen, da es sich gezeigt hat, dass frühe Mobilisierung unter Aufsicht das Abklingen der Beschwerden fördert

Kom|pak|ta *f* (Ⓔ **1.** compact layer of endometrium **2.** compact substance of bone): **1.** ***Syn:*** *Compacta, Lamina compacta, Pars compacta, Stratum compactum*; oberflächliche kompakte Schicht des Stratum functionale der Gebärmutterschleimhaut; *s.a. Endometrium* **2.** ***Syn:*** *Substantia compacta*; *s.u. Knochen*

Kom|par|ti|ment *nt*: → *Kompartment*

Kom|part|ment *nt* (Ⓔ compartment): ***Syn:*** *Kompartiment*; Abteilung, Abschnitt, Fach, Kammer, Raum

Kom|part|ment|syn|drom *nt* (Ⓔ compartment syndrome): ***Syn:*** *Logensyndrom*; durch eine verletzungsbedingte Einblutung in eine Muskelloge verursachtes Syndrom mit neuromuskulären Ausfällen und Muskelnekrose; am häufigsten als Kompartmentsyndrom der prätibialen Unterschenkelmuskulatur [**Tibialis-anterior-Syndrom**] im Anschluss an Frakturen, Sportverletzungen oder Überbelastung; **Therapie:** Fasziensplatung innerhalb der ersten 24 Stunden

kom|pa|ti|bel *adj* (Ⓔ compatible): vereinbar, verträglich, zusammenpassend, austauschbar

Kom|pa|ti|bi|li|tät *f* (Ⓔ compatibility): Verträglichkeit, Vereinbarkeit

Kom|pen|sa|ti|on *f* (Ⓔ compensation): Ausgleich, Aufhebung

kom|pen|sa|to|risch *adj* (Ⓔ compensatory): ausgleichend, kompensierend

kom|pe|ti|tiv *adj* (Ⓔ competitive): auf Konkurrenz/Wettbewerb beruhend

Kom|ple|ment *nt* (Ⓔ complement): ***Syn:*** *Komplementsystem*; zur unspezifischen, humoralen Abwehr gehörendes System aus 9 Plasmaproteinen [C1–C9] und Regulatorproteinen [z.B. Faktor B und D, Properdin], dessen Aktivierung zur Zerstörung fremder Zellen führt; alle Komplementfaktoren werden in der Leber gebildet und gehören zu den Akute-Phase-Proteinen*

es gibt zwei verschiedene Arten der Komplementaktivierung, die als alternativer bzw. klassischer Weg bezeichnet werden; beim **klassischen Weg der Komplementaktivierung** erfolgt die Aktivierung durch Antigen-Antikörper-Komplexe, d.h., sie ist Teil der adaptiven humoralen Immunantwort; der **alternative Weg der Komplementaktivierung** [so bezeichnet, weil er später als der klassische Weg entdeckt wurde] ist Teil der natürlichen Immunität und wird durch angeregtes Properdin [deshalb auch Properdin-System genannt] aktiviert; beide Wege haben eine gemeinsame Endstrecke, den zytolytischen C5b-9-Komplex, der auch als Membranangriffskomplex bezeichnet wird, und

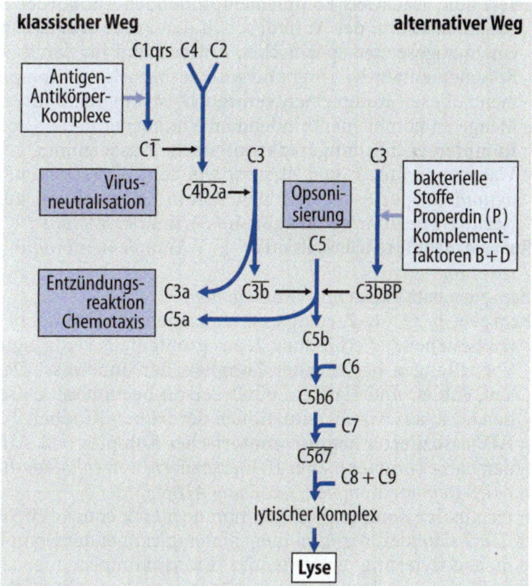

Abb. K108. Komplementaktivierung

der zu Schädigung der Zellmembran und Zerfall der Zelle führt; s.a. Essay Immunität S. 1009

Kom|ple|ment|ak|ti|vie|rung *f* (Ⓔ complement activation): Aktivierung des Komplementsystems auf dem **klassischen** oder **alternativen Weg**; *s.u. Komplement*

kom|ple|men|tär *adj* (Ⓔ complementary): ergänzend

Kom|ple|men|tär|far|ben *pl* (Ⓔ complementary colors): ***Syn:*** *Gegenfarben*; Bezeichnung für Farben bestimmter Wellenlänge, die bei additiver Farbmischung Weiß ergeben

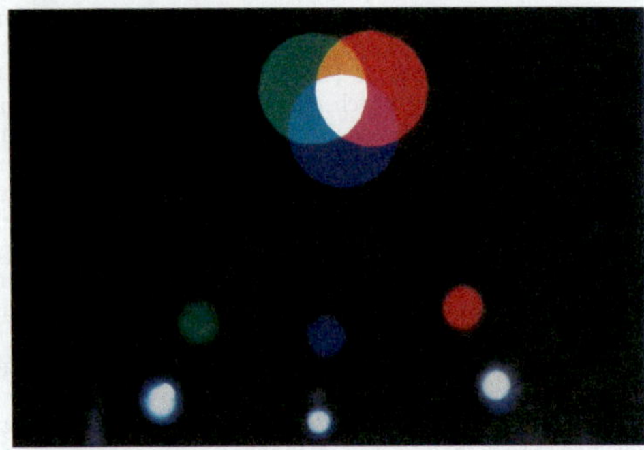

Abb. K109. Additive Farbmischung

Kom|ple|men|tär|ge|ne *pl* (Ⓔ complementary genes): Gene, die zur Ausprägung eines Phänotyps vorhanden sein müssen

Kom|ple|men|tär|luft *f* (Ⓔ inspiratory reserve volume): ***Syn:*** *inspiratorisches Reservevolumen*; Luftmenge, die nach normaler Einatmung noch zusätzlich eingeatmet werden kann; *s.a. Lungenvolumina*

Kom|ple|men|tär|me|di|zin *f* (Ⓔ complementary medicine): Richtung der Medizin, die neben Verfahren der klassischen Schulmedizin auch alternative diagnostische und therapeutische Methoden anwendet

Kom|ple|men|tär|mit|tel *nt* (Ⓔ complementary agent): ***Syn:*** *ergänzendes Mittel*; *s.u. Arzneimittelbeziehung*

Kom|ple|men|tär|räu|me *pl* (Ⓔ pleural recesses): ***Syn:*** *Pleurasinus, Pleurabuchten, Reserveräume, Recessus pleurales*; an den Übergangsstellen der verschiedenen Abschnitte der Pleura* pulmonalis befinden sich Spalträume, die sich bei tiefer Einatmung entfalten und damit den Pleuraspalt vergrößern; *s.a. Pleura*

Kom|ple|ment|bin|dungs|re|ak|ti|on *f* (Ⓔ complement fixation reaction): ***Syn:*** *Komplementfixationsreaktion*; serologischer Test zum Nachweis komplementbindender Antikörper im Patientenserum; der Antikörper in der Probe reagiert mit einem zugesetzten spezifischen Antigen und für damit zur Komplementakitivierung und zum Verbrauch von Komplement; dieser Komplementverbrauch ist ein Maß für die Menge an komplementbindendem Antikörper in der Probe
Komplementbindungsreaktion nach Wassermann (Ⓔ Wassermann test): ***Syn:*** *Wassermann-Test, Wassermann-Reaktion*; unspezifische Komplementbindungsreaktion zum Nachweis bestimmter Reagine im Serum bei Syphilis*

Kom|ple|ment|fi|xa|ti|ons|re|ak|ti|on *f*: *→Komplementbindungsreaktion*

Kom|ple|ment|sys|tem *nt*: *→Komplement*

Kom|plex *m* (Ⓔ **1.–2.** complex): **1.** aus mehreren Komponenten bestehende Verbindung **2.** aus größtenteils verdrängten Vorstellungen bestehender Komplex, der unbewusst Denken, Fühlen und Handeln einer Person beeinflusst; entstehen i.d.R. aus Konfliktsituationen der frühen Kindheit
HIV-assoziierter kognitiv-motorischer Komplex (Ⓔ AIDS dementia complex): ***Syn:*** *HIV-assoziierte Enzephalopathie, AIDS-Demenz-Komplex*; s.u. Essay AIDS S. 31
terminaler Komplex (Ⓔ membrane attack complex): ***Syn:*** *C5b-9-Komplex, Membranangriffskomplex*; bei der Komplementaktivierung entstehender Enzymkomplex, der zur Auflösung der Membran von körperfremden Zellen führt; *s.a. Komplement*

Kom|plex|bild|ner *pl* (Ⓔ complexing agents): ***Syn:*** *Chelatbildner, Komplexone, Chelone*; Verbindungen, die mit Metallen Chelatkomplexe bilden; werden zur Dekontamination von Metallionen eingesetzt

Kom|ple|xo|ne *pl*: *→Komplexbildner*

Kom|pli|ka|ti|on *f* (Ⓔ complication): ungünstige Veränderung im Krankheits-/Heilungsverlauf

Kom|po|si|tum *nt*: *→Kombinationspräparat*

Kom|pres|se *f* (Ⓔ compress): feuchter Umschlag; kann als **warme** oder **kalte Kompresse** appliziert werden

Kom|pres|si|on *f* (Ⓔ compression): Zusammenpressen, Zusammendrücken; (*physik.*) Verdichtung

Kom|pres|si|ons|a|tel|ek|ta|se *f* (Ⓔ compression atelectasis): *s.u. Atelektase*

Kom|pres|si|ons|bruch *m*: *→Stauchungsfraktur*

Kom|pres|si|ons|frak|tur *f*: *→Stauchungsfraktur*

Kom|pres|si|ons|il|e|us *m* (Ⓔ compression ileus): mechanischer Ileus* durch Druck von außen

Kom|pres|si|ons|läh|mung *f* (Ⓔ compression paralysis): ***Syn:*** *Drucklähmung*; durch Druckschädigung eines Nerven verursachte Lähmung

Kom|pres|si|ons|mye|lo|pa|thie *f* (Ⓔ compression myelopathy): durch eine Druckeinwirkung [z.B. spinale Meningeome] hervorgerufene Rückenmarksschädigung

Kom|pres|si|ons|os|te|o|syn|the|se *f*: *→Druckosteosynthese*

Kom|pres|si|ons|schrau|be *f* (Ⓔ compression screw): *s.u. Schraubenosteosynthese*

Kom|pres|si|ons|strümp|fe *pl* (Ⓔ compression stockings): *s.u. Kompressionstherapie*

Kom|pres|si|ons|the|ra|pie *f* (Ⓔ compression therapy): Behandlung bzw. Vorbeugung von Thrombosen, chronischer Veneninsuffizienz, postthrombotischem Syndrom usw. durch Bindenverbände, Kompressionsstrümpfe oder aufblasbare Manschetten

Kom|pres|si|ons|u|ro|gra|phie *f* (Ⓔ ureteral compression urography): ***Syn:*** *Kompressionsurografie*; Urographie* mit Kompression der Harnleiter zur besseren Darstellung des Nierenbecken

Kom|pres|si|ons|ver|band *m* (Ⓔ **1.** pressure pack **2.** compression bandage): **1.** ***Syn:*** *Druckverband*; festsitzender Verband zur Blutstillung **2.** *s.u. Kompressionstherapie*

Kom|pres|so|ri|um *nt* (Ⓔ compressor): Gefäßklemme; Arterienklemme

kom|pri|mier|bar *adj* (Ⓔ compressible): zusammendrückbar; verdichtbar

kom|pri|mie|ren *v* (Ⓔ compress): zusammendrücken, zusammenpressen; (*physik.*) verdichten

kom|pri|miert *adj* (Ⓔ compressed): zusammengedrückt, zusammengepresst, zusammengedrängt; verdichtet

kom|pul|siv *adj* (Ⓔ compulsive): zwanghaft, zwingend

Kon-, kon- *präf.*: Wortelement mit der Bedeutung „zusammen/verbunden"

Konch-, konch- *präf.*: *→Koncho-*

Kon|chek|to|mie *f* (Ⓔ conchectomy): ***Syn:*** *Muschelentfernung, Nasenmuschelentfernung, Turbinektomie*; operative Entfernung einer Nasenmuschel

Kon|chi|tis *f, pl* **-ti|den** (Ⓔ **1.–2.** conchitis): **1.** ***Syn:*** *Conchaentzündung, Nasenmuschelentzündung, Conchitis*; Entzündung einer Nasenmuschel; Teilaspekt der Rhinitis* **2.** ***Syn:*** *Conchaentzündung, Ohrmuschelentzündung, Conchitis*; Entzündung der Ohrmuschel

kon|chi|tisch *adj* (Ⓔ conchitic): Konchitis betreffend, von ihr betroffen oder gekennzeichnet

Koncho-, koncho- *präf.*: Wortelement mit der Bedeutung „Muschel/Koncha"

Kon|cho|skop *nt* (Ⓔ conchoscope): Nasenspiegel für die mittlere und hintere Rhinoskopie*

Kon|cho|to|mie *f* (Ⓔ conchotomy): ***Syn:*** *Muschelresektion, Nasenmuschelresektion, Turbinektomie*; Teilentfernung einer Nasenmuschel

kon|den|siert *adj* (Ⓔ condensed): verdichtet, komprimiert; konzentriert

Kon|di|ti|on *f* (Ⓔ condition): (*physischer oder psychischer*) Zustand, Verfassung, Befinden; auch körperliche Leistungsfähigkeit

Tab. K110. Übersicht über Kompressionstherapien

„Elastische" Verbände	„Unelastische" Verbände
(Langzugbinden)	(Kurzzugbinden und Zinkleimverbände)
Sehr elastisch mit hohem Ruhedruck und niedrigem Arbeitsdruck	Nur geringe Dehnbarkeit, daher relativ unelastisch. Da sie einen niedrigen Ruhedruck besitzen, können sie auch nachts belassen werden (daher auch die Bezeichnung „Fixverbände"). Diese Verbände besitzen einen hohen Arbeitsdruck
Ruhedruck: An der ruhenden, also inaktiven Extremität wird aufgrund der hohen Elastizität ein oberflächlicher Dauerdruck durch die Rückschnellkraft der Binde erzeugt. Bei Muskelkontraktion gibt diese Binde „elastisch" ohne wesentliche Druckerhöhung nach	**Arbeitsdruck**: Durch die Unelastizität wird eine effiziente Druckerhöhung bei Muskelkontraktion gewährleistet. Diese Druckerhöhung setzt sich bis in die tiefen Leitvenen fort
Indikationen	
Kompression bei immobilen Patienten, oberflächliche Ruhe-Kompression, z.B. bei Lymphödem	Kompressionstherapie bei mobilen Patienten mit CVI, Ulcus crusis venosum, CVI-bedingten Ödemen, auch bei arterieller Durchblutungsstörung Grad I-II möglich
Kontraindikationen	
Ambulante Kompressionstherapie bei mobilen Patienten mit Veneninsuffizienz, arterielle Durchblutungsstörung, Mikroangiopathie, Hautinfektionen, kardiale Insuffizienz	Schwerste arterielle Durchblutungsstörungen, schwere kardiale Insuffizienz
Medizinische Kompressionsstrümpfe („graduated compression stockings")	
Kompressionsklassen I-IV, je nach Stärke der gewünschten Kompressionswirkung. Zur ambulanten Therapie sehr gut geeignet. Diese Strümpfe werden nach entsprechenden Maßen hergestellt und individuell angemessen (cave: vorhandene Ödeme ergeben falsche Größen).	
Indikationen	
Kompressionsklasse I: Thromboseprophylaxestrümpfe, milde chronische Veneninsuffizienz, retikuläre Varikositas	
Kompressionsklasse II: Varikositas, chronische Veneninsuffizienz Grad II, erst nach der Beseitigung von Ödemen sinnvoll	
Kompressionsklasse III: Chronische Veneninsuffizienz Grad III, schwere Dermatosklerose, schwerer postthrombotischer Schaden	
Kompressionsklasse IV: Irreversible Lymphödeme, indurierte Ödeme	
Kontraindikationen	
Nässende Dermatosen, Hautinfektionen, Ödeme, arterielle Durchblutungsstörungen (unter 70 mmHg Knöchelarteriendruck ist jede Kompressionstherapie kontraindiziert)	
Die Akzeptanz von Kompressionsstrümpfen seitens des Patienten ist nicht immer groß. Zur Erhöhung der Compliance wurden zahlreiche moderne Fabrikate in diversen Farben hergestellt. Bei Behinderung sind Anziehhilfsgestelle im Fachhandel beziehbar.	
Apparative Kompression	
Mit aufblasbaren Manschetten, die intermittierende Drucke ausüben, evtl. auch mehrkämmrige Druckwellenmassagegeräte	
Indikation	
Thromboseprophylaxe bei Bettlägerigen, Entstauungstherapie (zusätzlich zu Kompressionsverbänden und manueller Therapie) besonders bei Lymphödem und anderen schweren Ödemursachen	

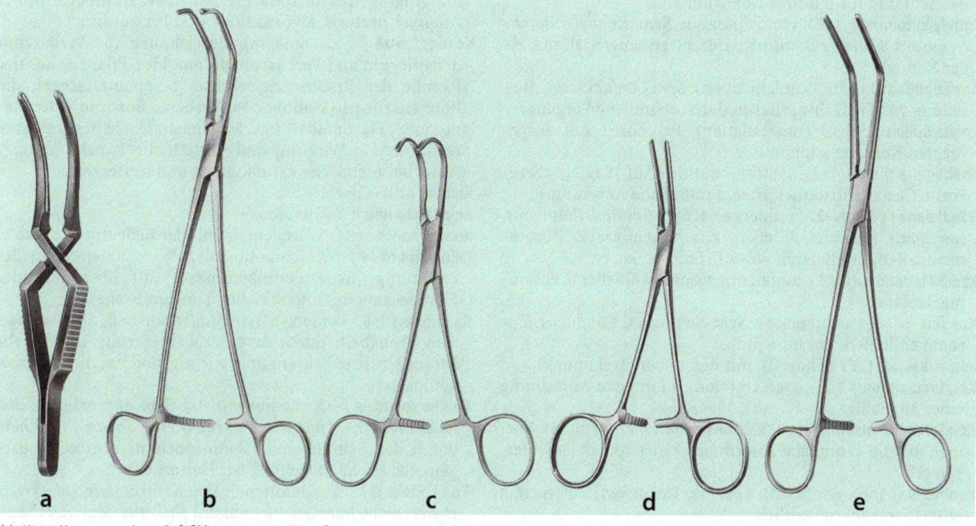

Abb. K111. Kompressorium. Gefäßklemmen. **a** Bulldog, **b** Satinsky, **c** Cooley, **d** Dardik, **e** DeBakey

kon|di|ti|o|niert *adj* (Ⓔ conditioned): durch Konditionierung erzeugt oder bedingt

Kon|di|ti|o|nie|rung *f* (Ⓔ conditioning): Herbeiführen einer **konditionierten Reaktion** oder eines **bedingten Reflexes** durch Verknüpfen eines unspezifischen Reizes mit einem neutralen Reflexauslöser; bei der **klassischen Konditionierung** wird der bedingte Reflex passiv, d.h. ohne positive oder negative Verstärkung, erlernt; die **operante** oder **instrumentelle Konditionierung** verwendet positive oder negative Verstärkung, z.B. in Form einer Belohnung oder Strafe; *s.a. Biofeedback*

Kon|dom *nt* (Ⓔ condom): ***Syn:*** *Präservativ*; meist aus Latex bestehendes, über den Penis zu streifendes, mechanisches Kontrazeptivum*

Kon|duk|tanz *f* (Ⓔ conductance): ***Syn:*** *Wirkleitwert*; elektrische Leitfähigkeit; Kehrwert des elektrischen Widerstandes

Kon|duk|ti|vi|tät *f* (Ⓔ conductivity): Leitfähigkeit, Leitvermögen

Kon|duk|tor *m* (Ⓔ carrier): Person, die ein Gen überträgt, ohne selbst erkrankt zu sein, z.B. Frauen, die ein X-chromosomal-rezessives Gen [Hämophilie* A] übertragen

Kondyl-, kondyl- *präf.*: →*Kondylo-*

kon|dy|lär *adj* (Ⓔ condylar): Kondyle betreffend

Kon|dy|le *f* (Ⓔ condyle): ***Syn:*** *Condylus*; Gelenkkopf, Gelenkwalze, Knochenende; *s.a. Condylus*

Kon|dy|lek|to|mie *f* (Ⓔ condylectomy): ***Syn:*** *Kondylenabtragung, Kondylenresektion*; Abtragung/Resektion einer Kondyle*

Kon|dy|len|ab|tra|gung *f.*: →*Kondylektomie*

Kon|dy|len|durch|tren|nung *f.*: →*Kondylotomie*

Kon|dy|len|frak|tur *f* (Ⓔ condylar fracture): Fraktur im Bereich einer oder beider Kondylen des Humerus oder Femurs; *s.a. Humerusfraktur, Femurfraktur*

Kon|dy|len|ka|nal *m* (Ⓔ condylar canal): ***Syn:*** *Canalis condylaris*; Kanal hinter der Hinterhauptskondyle*; enthält die Vena* emissaria condylaris

Kon|dy|len|re|sek|ti|on *f.*: →*Kondylektomie*

Kon|dy|len|spal|tung *f.*: →*Kondylotomie*

Kondylo-, kondylo- *präf.*: Wortelement mit der Bedeutung „Knöchel/Kondylus"

Kon|dy|lom *nt* (Ⓔ condyloma): ***Syn:*** *Condyloma*; warzen- oder papillenförmige Hyperplasie von Plattenepithel der Haut oder Schleimhaut

breites Kondylom: →*Condyloma latum*

flaches Kondylom: →*Condyloma planum*

spitzes Kondylom: →*Feigwarze*

kon|dy|lo|ma|tös *adj* (Ⓔ condylomatous): in der Art eines Kondyloms

Kon|dy|lo|ma|to|se *f* (Ⓔ condylomatosis): selten verwendete Bezeichnung für multiple Kondylome*

Kon|dy|lo|to|mie *f* (Ⓔ condylotomy): ***Syn:*** *Kondylendurchtrennung, Kondylenspaltung*; Durchtrennung/Spaltung einer Kondyle*

Kon|fa|bu|la|ti|on *f* (Ⓔ confabulation): ***Syn:*** *Confabulatio*; Ausfüllung von Gedächtnislücken durch erfundene Vorgänge

Kon|fa|bu|lo|se *f* (Ⓔ confabulation): Psychose* mit ausgeprägten Konfabulationen

Kon|fi|gu|ra|ti|on *f* (Ⓔ configuration): (Auf-)Bau, (äußere) Form, Gestalt; Struktur; (*chem.*) räumliche Anordnung

Kon|flu|enz *f* (Ⓔ **1.–2.** confluence): **1.** ***Syn:*** *Konflux, Confluens*; (*anatom.*) Zusammenfließen, Zusammenfluss **2.** Zusammenfließen, Konfluieren von z.B. Effloreszenzen

kon|flu|ie|rend *adj* (Ⓔ confluent): zusammenfließend, zusammenlaufend

Kon|flux *m* (Ⓔ confluence): ***Syn:*** *Konfluenz, Confluens*; Zusammenfließen, Zusammenfluss

kon|fo|kal *adj* (Ⓔ confocal): mit demselben Brennpunkt

Kon|for|ma|ti|on *f* (Ⓔ conformation): räumliche Anordnung eines Moleküls

Kon|for|ma|ti|ons|for|mel *f* (Ⓔ conformational formula): Formel, die die räumliche Anordnung eines Moleküls widerspiegelt

kon|fus *adj* (Ⓔ confused): (*Person, Gedanken*) verworren, wirr; (*Sprache*) undeutlich

Kon|ge|la|ti|on *f.*: →*Congelatio*

kon|ge|ni|al *adj* (Ⓔ congenial): gleichartig, (geistes-)verwandt

kon|ge|ni|tal *adj* (Ⓔ congenital): angeboren, durch genetische Anlagen bedingt

Kon|ges|ti|on *f* (Ⓔ congestion): ***Syn:*** *Congestio*; Stauung, Blutstauung; Blutfülle; Hyperämie*

Kon|ges|ti|ons|abs|zess *m*: selten verwendete Bezeichnung für →*Senkungsabszess*

kon|ges|tiv *adj* (Ⓔ congestive): Kongestion betreffend, durch eine Stauung hervorgerufen

kon|glo|biert *adj* (Ⓔ conglobate): zusammengeballt, kugelig

Kon|glo|me|ra|ti|on *f* (Ⓔ conglomeration): Zusammenballung

Kon|glu|ti|na|ti|on *f* (Ⓔ conglutination): ***Syn:*** *Conglutinatio*; durch Konglutinine* verursachte Zusammenballung von roten Blutkörperchen

Kon|glu|ti|na|ti|ons|throm|bus *m* (Ⓔ conglutination-agglutination thrombus): ***Syn:*** *weißer Thrombus, grauer Thrombus, Abscheidungsthrombus*; an der geschädigten Gefäßwand entstehender Thrombus*, der außen von einer weiß-grauen Leukozytenschicht umgeben ist

Kon|glu|ti|ni|ne *pl* (Ⓔ conglutinins): Proteine, die durch Bindung an Komplement* zur Aggregation von roten Blutkörperchen mit fixierten Antikörpern führen

Kongo-Krim-Fieber *nt* (Ⓔ Congo-Crimean hemorrhagic fever): ***Syn:*** *hämorrhagisches Krim-Fieber, hämorrhagisches Krim-Kongo-Fieber*; auf der Krim und in Zentralafrika vorkommendes, hämorrhagisches Fieber durch das Krimfieber-Virus*

kon|gru|ent *adj* (Ⓔ congruent): übereinstimmend, deckungsgleich

Kon|gru|enz *f* (Ⓔ congruence): Deckungsgleichheit, Übereinstimmung

Koni-, koni- *präf.*: →*Konio-*

Ko|ni|die *f* (Ⓔ conidium): ***Syn:*** *Conidium, Konidiospore*; asexuelle Spore als Nebenfruchtform bei Pilzen

Ko|ni|di|o|spo|re *f.*: →*Konidie*

König: Franz König; 1832–1910; deutscher Chirurg (Rostock, Berlin)

König-Syndrom *nt* (Ⓔ König's syndrome): Osteochondrosis* dissecans der distalen medialen Femurepiphyse; oft beidseitig; heilt folgenlos aus oder führt zur Bildung einer Gelenkmaus*

Königin der Nacht *f* (Ⓔ queen of the night): ***Syn:*** *Selenicereus grandiflorus, Cactus grandiflorus*; Pflanze aus der Familie der Kaktusgewächse [Cactaceae]; verwendet werden die Blüten [**Selenicerei grandiflori flos**] und oberirdischen Pflanzenteile [**Selenicerei grandiflori herba**]; sie enthalten Flavonoidglykoside* und Amine [u.a. Tyramin* und -derivate]; **Anw.**: traditionell bei nervösen Herzbeschwerden und Angina* pectoris, Harnleiden; in der Homöopathie bei Angina* pectoris, Myokarditis* und Perikarditis*

Kö|nigs|ker|ze *f* (Ⓔ mullein): Bezeichnung für **Verbascum densiflorum** und **Verbascum phlomoides**, Pflanzen aus der Familie der Braunwurzgewächse [Scrophulariaceae]; die Blumenkronen [**Wollblumen, Verbasci flos**] enthalten Saponine*, Flavonoide* und Schleimstoffe; sie besitzen eine reizlindernde Wirkung und fördern die Expektoration*; **Anw.**: bei Atemwegserkrankungen und Heiserkeit

Ko|ni|in *nt*: →*Coniin*

Ko|ni|ko|to|mie *f.*: →*Koniotomie*

Konio-, konio- *präf.*: Wortelement mit der Bedeutung „Staub"

Ko|ni|o|fi|bro|se *f* (Ⓔ coniofibrosis): ***Syn:*** *Coniofibrosis*; Bezeichnung für Pneumokoniosen* mit überwiegender Fibrosierung des interstitiellen Lungengewebes

Ko|ni|o|se *f* (Ⓔ coniosis): ***Syn:*** *Staubkrankheit, Staubablagerungskrankheit*; durch eine Staubablagerung im Gewebe hervorgerufene Erkrankung; wichtig sind v.a. die Pneumokoniosen*

Ko|ni|o|spo|ro|se *f* (Ⓔ coniosporosis): ***Syn:*** *Ahornrindenschälerkrankheit, Ahornrindenkrankheit, Towey-Krankheit*; durch den Schimmelpilz **Coniosporium** verursachte exogen-allergische Alveolitis* bei Holzarbeitern

Ko|ni|o|to|mie *f* (Ⓔ coniotomy): ***Syn:*** *Konikotomie, Interkrikothyreotomie, Interkrikothyrotomie, Krikothyreotomie*; Längsspaltung des Ligamentum* cricothyroideum medianum als

Notfalleingriff bei Erstickungsgefahr

Kolnilooltolxilkolse *f* (Ⓔ coniotoxicosis): Pneumokoniose* bei direkter Gewebeschädigung

Kolnilsaltilon *f* (Ⓔ conization): ***Syn:*** *Portiokonisation, Zervixkonisation*; konusförmige Gewebeausschneidung aus der Portio* vaginalis cervicis zur Biopsieentnahme [**Konusbiopsie**] oder Therapie

konljulgal *adj* (Ⓔ conjugal): Ehe(gatten) betreffend, ehelich

Konljulgaltilon *f* (Ⓔ **1.–3.** conjugation): **1.** ***Syn:*** *Chromosomenkonjugation, Synapsis*; Chromosomenpaarung während der Zellteilung; *s.u. Meiose* **2.** benachbarte Lage von Doppelbindungen im einem Molekül **3.** Vereinigung der Kerne bei der Befruchtung

Konljulgaltilonslikltelrus *m* (Ⓔ nonconjugation jaundice): hepatogener Ikterus* durch eine gestörte Konjugation in den Mikrosomen

konljulgiert *adj* (Ⓔ conjugated): gepaart, (paarweise) verbunden

Konljunkltilva *f*: → *Tunica conjunctiva*

konljunkltilval *adj* (Ⓔ conjunctival): Bindehaut/Konjunktiva betreffend

Konljunkltilvalldrülsen *pl* (Ⓔ conjunctival glands): ***Syn:*** *Krause-Drüsen, Glandulae conjunctivales*; Schleimdrüsen der Augenbindehaut [Konjunktiva*]

Konljunkltilvallöldem *f*: → *Bindehautödem*

Konljunkltilvallprolbe *f*: → *Konjunktivaltest*

Konljunkltilvallrelflex *m* (Ⓔ conjunctival reflex): Lidschluss bei Berührung der Bindehaut

Konljunkltilvalltest *m* (Ⓔ conjunctival test): ***Syn:*** *Konjunktivalprobe, Ophthalmoreaktion, Ophthalmotest*; Allergietest durch Einbringen des Allergens in den Bindehautsack

Konljunkltilvalltulmor *m*: → *Conjunctivoma*

Konljunkltilviltis *f, pl* **-tilden** (Ⓔ conjunctivitis): ***Syn:*** *Bindehautentzündung, Conjunctivitis*; typische Zeichen einer Entzündung der Augenbindehaut sind Rötung durch eine vermehrte Gefäßfüllung [**konjunktivale Injektion**], seröse/schleimige/eitrige Sekretion und Schwellung [unterschiedlich ausgeprägt, im Extremfall Chemose*]; dazu kommen noch Lichtscheu und Tränenfluss in wechselndem Ausmaß; oft finden sich auch Lymphozytenansammlungen [Follikel] oder abgeplattete Vorwölbungen [Papillen] der Bindehaut, wobei Follikel typisch für Virus- und Chlamydieninfektionen sind, und Papillen für allergische Bindehautentzündungen; häufig kommt es auch zu einer Beteiligung der Hornhaut [Keratokonjunktivitis*]; in Mitteleuropa treten unspezifische, allergische, virale und bakterielle Bindehautentzündungen etwa gleich häufig auf

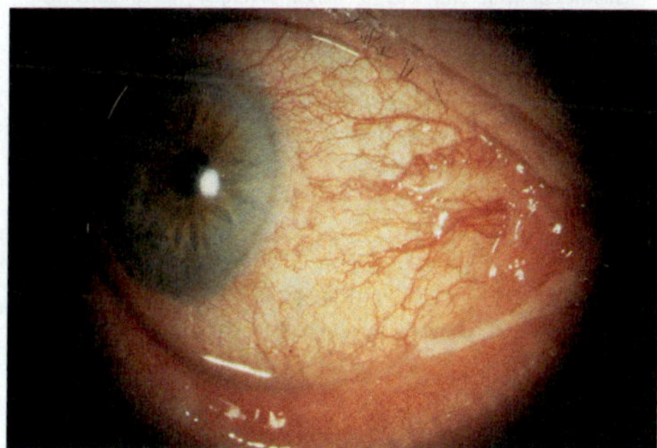

Abb. K112. Konjunktivitis

akute kontagiöse Konjunktivitis (Ⓔ acute contagious conjunctivitis): ***Syn:*** *Koch-Weeks-Konjunktivitis*; akute Bindehautentzündung durch **Haemophilus aegyptius**

allergische Konjunktivitis (Ⓔ allergic conjunctivitis): ***Syn:*** *Conjunctivitis allergica*; meist im Rahmen einer Atopie* auftretende allergische Bindehautentzündung; die häufigsten Auslöser sind Medikamente, Kosmetika, Tierhaare und v.a. Pollen [**Heuschnupfenkonjunktivitis** mit Rhinitis*, heftigem Niesen und Tränen, Chemosis* und Fremdkörpergefühl]; **Therapie**: kurzfristig adstringierende Augentropfen [Naphazolin], selten auch Corticoidtropfen [Fluorometholon]; langfristig cromoglicinhaltige Augentropfen; Densensibilisierung

bakterielle Konjunktivitis (Ⓔ bacterial conjunctivitis): sowohl grampostive als auch gramnegative Bakterien können eine Bindhautentzündung verursachen [*siehe Tab. K112*]; meist handelt es sich um eine eitrige Konjunktivitis, die gut auf lokale Antibiotikabehandlung anspricht; *s.a. Gonoblennorrhö, Trachom*

Tab. K113. Typische Erreger, Klinik und Therapie bakterieller Konjunktivitiden

Grampositive Bakterien	Besondere Zeichen	Therapie
Staphylococcus epidermidis	Meist blande „physiologische Flora"	
Staphylococcus aureus	Starke Sekretion, Schleimiges Sekret	Gentamicin-AT, Vancomycin
Pneumokokken	Hämorraghisch, einseitiger Beginn	Penicillin
Streptokokken	Blepharitis ulcerosa	Erythromycin-AT, Ciprofloxacin-AT, Ofloxacin-AT, Norfloxacin-AT
Neisseria diphtheriae	Membranöse, blutende Conjunctivitis	
Gramnegative Bakterien	**Zeichen**	**Therapie**
Pseudomonas aeruginosa	Zäh haftender, gelblich-grüner Schleim, Hornhautulkus	Gentamycin-AT, Polymyxin-B-AT
Haemophilus lacunatus	Seröses Sekret, livide Verfärbung der Lidhaut, ulzerierende Lidränder	Zinksulfat-AT, Gentamycin-AT
Haemophilus aegypticus	Eitrig hämorrhagische Membranen	Tetracyclin-AT, Chloramphenicol-AT
Haemophilus influenza		
Proteus mirabilis	Hornhautulkus	Gentamicin-AT, Penicillin-AT
Gonokokken	Eitrig-verklebte Lider bei Neugeborenen	Penicillin-AT
Chlamydien	Mischbild aus Follikeln und Papillen der subtarsalen Bindehaut	Tetracyclin-AT, Erythromycin-AT

diphtherische Konjunktivitis (Ⓔ dipththeritic conjunctivitis): ***Syn:*** *Conjunctivitis diphtherica*; pseudomembranöse Bindehautentzündung durch Corynebacterium* diphtheriae; heute eher selten

unspezifische Konjunktivitis (Ⓔ catarrhal conjunctivitis): ***Syn:*** *Bindehautkatarrh, Bindehautkatarr, Conjunctivitis catarrhalis/simplex*; kann z.B. durch äußere Reize [Rauch, Staub, Zugluft, Hitze, Kälte, UV-Licht], Tränenmangel [Conjunctivitis* sicca], unkorrigierte Refraktionsanomalien, Überanstrengung, Schlafmangel oder Kontaktlinsen verursacht werden; meist handelt es sich um einen akuten Bindehautkatarrh, seltener um eine chronische Entzündung; **Therapie**: akute Formen sprechen meist gut auf ölhaltige Augentropfen oder Tränenersatzmittel und evtl. Lokalanästhetika an; chronische Entzündungen sind oft schwer zu behandeln, solange es nicht gelingt, die Ursache zu beseitigen

konljunkltilviltisch *adj* (Ⓔ conjunctivitic): Bindehautentzündung/Konjunktivitis betreffend, von ihr betroffen oder gekennzeichnet

Konljunkltilvoldalkrylolzysltolstolmie *f* (Ⓔ conjunctivodacryocystostomy): operative Verbindung von Bindehautsack [Saccus conjunctivalis] und Tränensack [Saccus lacrimalis]

Kon|junk|ti|vo|rhi|no|sto|mie *f* (Ⓔ conjunctivorhinostomy): operative Verbindung von Bindehautsack [Saccus conjunctivalis] und Nasenhöhle

kon|kav *adj* (Ⓔ concave): nach innen gewölbt, vertieft, hohl

Kon|ka|vi|tät *f* (Ⓔ concavity): konkave Beschaffenheit, Krümmung nach innen

Kon|kav|lin|se *f* (Ⓔ concave lens): ***Syn:*** *konkave Linse, Zerstreuungslinse, Streuungslinse*; nach innen gewölbte Linse, die Lichtstrahlen streut

kon|ka|vo|kon|kav *adj* (Ⓔ concavoconcave): ***Syn:*** *bikonkave*; mit konkaver Krümmung der Vorder- und Hinterfläche

Kon|kli|na|ti|on *f* (Ⓔ conclination): ***Syn:*** *Inzyklovergenz*; physiologisches Einwärtsrollen der Augen bei Blicksenkung

kon|ko|mi|tie|rend *adj* (Ⓔ concomitant): begleitend, gleichzeitig

kon|kor|dant *adj* (Ⓔ concordant): übereinstimmend

Kon|kor|danz *f* (Ⓔ concordance): äußerliche Übereinstimmung von Merkmalen bei Zwillingen

Kon|kre|ment *nt* (Ⓔ concrement): ***Syn:*** *Kalkulus, Calculus*; Steinchen, Stein

kon|na|tal *adj* (Ⓔ connatal): bei der Geburt vorhanden, angeboren

Kon|nek|ti|on, to|ta|le ca|vo|pul|mo|na|le *f* (Ⓔ total cavopulmonary connection): *s.u. Trikuspidalatresie*

Kon|oph|thal|mus *m* (Ⓔ conophthalmus): ***Syn:*** *Hornhautstaphylom, Staphyloma anterius*; meist traumatisch bedingte Vorwölbung der Kornea*

Kon|san|gu|i|ni|tät *f* (Ⓔ consanguinity): ***Syn:*** *Blutsverwandtschaft*; Verwandschaft in aufsteigender [Eltern, Großeltern] und absteigender Linie [Kinder, Enkel] als **Blutsverwandtschaft 1. Grades**; **Blutsverwandtschaft 2. Grades** umfasst Onkel, Tanten, Neffen, Nichten und Halbgeschwister; **Blutsverwandtschaft 3. Grades** Cousins und Cousinen

kon|sen|su|ell *adj* (Ⓔ consensual): gleichsinnig, übereinstimmend

kon|ser|va|tiv *adj* (Ⓔ **1.–2.** conservative): **1.** erhaltend, bewahrend, konservierend **2.** (*Therapie*) zurückhaltend, vorsichtig; nicht-operativ

Kon|ser|vie|rung *f* (Ⓔ preservation): Haltbarmachung von Lebensmittel, Blut- oder Gewebeproben, Transplantaten usw.

Kon|ser|vie|rungs|mit|tel *nt* (Ⓔ preservative): Substanz zur Haltbarmachung organischer Materialien, v.a. von Lebensmitteln, Arzneimitteln und Prothesen

Kon|si|li|ar|arzt *m* (Ⓔ consultant): ***Syn:*** *Konsiliarius*; beratender Arzt

Kon|si|li|a|ri|us *m* (Ⓔ consultant): ***Syn:*** *Konsiliararzt*; beratender Arzt

Kon|si|li|um *nt* (Ⓔ consultation): ärztliche Beratung, Konsultation

Kon|sis|tenz *f* (Ⓔ texture): Beschaffenheit; Struktur

kon|so|li|die|rend *adj* (Ⓔ consolidant): (*Heilung*) fördernd, festigend

Kon|so|li|die|rung *f* (Ⓔ consolidation): Festigung, Verfestigung

kon|so|nie|rend *adj* (Ⓔ consonating): mitklingend

kon|stant *adj* (Ⓔ constant): unveränderlich, gleichbleibend; (an-)dauernd, ständig, stetig

Kon|stan|te *f* (Ⓔ constant): konstante oder feste Größe

Kon|sti|pa|ti|on *f* (Ⓔ constipation): ***Syn:*** *Obstipation*; Stuhlverstopfung, Verstopfung

Kon|sti|tu|ens *nt, pl* **-en|zi|en, -en|ti|en** (Ⓔ vehicle): Bestandteil, Komponente

Kon|sti|tu|ti|on *f* (Ⓔ **1.–2.** constitution): **1.** Anordnung der Atome im Molekül **2.** körperliche/seelische Struktur oder Verfassung; Gesamterscheinungsbild; seit Jahrhunderten gibt es Bemühungen Menschen in Konstitutionstypen einzuteilen, denen man bestimmte physische und psychische Attribute oder Charaktereigenschaften zuordnen kann, und die eine Disposition zur Entwicklung bestimmter Psychosen oder Krankheitsbilder besitzen; die von Hippokrates [Apoplecticus, Phthisicus] und Galen [Sanguiniker, Melancholiker, Phlegmatiker, Choleriker] vorgeschlagenen Unterteilungen werden kaum noch verwendet, haben sich aber in der Alltagssprache festgesetzt; die heute am gebräuchlichsten Einteilung in Konstitutionstypen stammt von Kretschmer [pyknischer, leptosomer, athletischer und dysplastischer Typ]; in der medizinischen Praxis spielt die Konstitutionslehre keine Rolle

kon|sti|tu|ti|o|nell *adj* (Ⓔ constitutional): anlagebedingt, körperlich bedingt, naturgegeben

Kon|sti|tu|ti|ons|leh|re *f* (Ⓔ constitutional typology): ***Syn:*** *Typenlehre*; *s.u. Konstitution*

Kon|sti|tu|ti|ons|ty|pen *f* (Ⓔ constitutional types): *s.u. Konstitution*

Kon|strik|ti|on *f* (Ⓔ constriction): Einengung, Einschnürung, Striktur

kon|strik|tiv *adj* (Ⓔ constrictive): zusammenziehend, einschnürend, einengend

kon|struk|tiv *adj* (Ⓔ constructive): aufbauend; anabol, anabolisch

Kon|sul|ta|ti|on *f* (Ⓔ consultation): ärztliche Beratung, Konsilium

Kon|sump|ti|on *f* (Ⓔ consumption): Auszehrung (durch einen chronischen Krankheitsprozess), z.B. bei Tuberkulose* oder Tumoren

kon|sump|tiv *adj* (Ⓔ consumptive): Konsumption betreffend, verbrauchend, verzehrend

Kon|ta|gi|on *nt, pl* **-gi|en** (Ⓔ contagion): ***Syn:*** *Kontagium, kontagiöses Partikel*; eine Krankheit übertragendes Partikel, d.h. Krankheitserreger

Kon|ta|gi|ons|in|dex *m* (Ⓔ contagion index): ***Syn:*** *Infektionsindex*; Anzahl der tatsächlich an einer Infektionskrankheit erkrankten Patienten, bezogen auf 100 exponierte, nicht-immune Patienten

kon|ta|gi|ös *adj* (Ⓔ contagious): (direkt) übertragbar, ansteckend

Kon|ta|gi|o|si|tät *f* (Ⓔ contagiosity): ***Syn:*** *Ansteckungsfähigkeit*; Übertragbarkeit einer Krankheit, Ansteckungsfähigkeit/-kraft eines Erregers; im Gegensatz zur Infektiosität*, muss keine klinisch manifeste Erkrankung entstehen, da auch asymptomatisch Infizierte als Überträger und Ansteckungsquelle fungieren können

Kon|ta|gi|um *nt*: *→Kontagion*

Tab. K114. Konservierungsmittel

Benzoesäure (0,1–0,2 %)
Benzylalkohol (1–2 % und darüber)
Benzalkoniumchlorid (0,002–0,02 %, v.a. für Augen-, Nasen- und Ohrentropfen)
Chlorbutanol (0,3–0,5 %, instabil bei pH > 5)
Chlorhexidin-diacetat (0,005–0,1 %, v.a. für Augen-, Nasen- und Ohrentropfen)
Chlorhexidin-digluconat (0,005–0,01 %, v.a. für Augen-, Nasen- und Ohrentropfen)
5-Chloro-2-methyl-4-isothiazolin-3-on und 2-Methyl-4-iso-thiazolin-3-on, Kathon CG (v.a. Kosmetika)
Ethanol (> 15 %)
Glycerol (> 30 %)
p-Hydroxybenzoesäuremethylester, Nipagin, Solbrol (0,06 %)
p-Hydroxybenzoesäureethylester (0,07 %)
p-Hydroxybenzoesäurepropylester, Nipasol, Solbrol P (0,04 %)
Imidazolinyl-Harnstoff, Germall 115 (v.a. in Kosmetika)
Kaliumsorbat (0,1 %)
Natriumbenzoat (0,1–0,2 %)
Phenoxyethylalkohol (1–1,5 %)
Phenylquecksilberverbindungen (-borat, -nitrat, -acetat, 0,002–0,005 %, v.a. für Nasen- und Ohrentropfen, rektale und vaginale Applikation)
1,2-Propylenglykol (> 15 %)
Sorbinsäure und deren Salze (0,1–0,15 %, instabil bei pH > 5)
Sorbitol (> 70 %)
Thiomersal (0,002–0,015 %, v.a. für Augen-, Nasen- und Ohrentropfen)

Kon|takt|ak|ne *f* (Ⓔ contact acne): ***Syn:*** *Akne vinenata*; durch Kontakt mit chemischen Stoffen ausgelöste Akne*, z.B. Teer- oder Ölakne

Kon|takt|al|ler|gen *nt* (Ⓔ contact allergen): ***Syn:*** *Kontaktekzematogen*; Allergen*, das durch Kontakt mit der Haut oder Schleimhaut eine Allergie hervorrufen kann; meist handelt es sich um Haptene*, die kovalent an ein Trägerprotein gebunden werden müssen; *s.a. allergisches Kontaktekzem*

Tab. K115. Häufige Kontaktallergene

Neomycin	Antibiotischer Zusatz in Lokaltherapeutika
Procain, Benzocain	Lokalanästhetika, antipruriginöse und analgesierende Externa
Sulfonamide	Lokaltherapeutika
Wollwachsalkohole	Salbengrundlagen (Lanolin), Kosmetika, Möbelpolitur, Skiwachse
Sorbitansesquioleat	Emulgator in Lokaltherapeutika, Kosmetika (auch Naturkosmetika)
Terpentin	Lösungsmittel, Farben, Lacke, Schuhcremes, Druckerschwärze
Perubalsam	Lokaltherapeutika, Salben, Kosmetika, Duft- und Geschmackstoff
Duftstoffe	Parfüms, Kosmetika
Mercapto- und Thiuramverbindungen	Vulkanisationsbeschleuniger, in vielen Gummiartikeln
Formalin	Desinfektionsmittel, schweißhemmende Mittel, Beizen, Kunststoffe, Textilien, Papierprodukte, Kosmetika (konservierende Substanzen setzen Formaldehyd frei)
Sublimat	Desinfektionsmittel, Imprägnierungsmittel für Hölzer und Fasern, Galvanisierung
Kaliumdichromat	Zement, Antioxidans und Antikorrosivum, Farben, Öle, Gerbstoffe, Streichhölzer
Nickelsulfat	Metalle, Metallgegenstände an der Kleidung, Modeschmuck, Katalysatoren, Farben, Beizen
Kobaltsulfat	Zement, Galvanisation, Öle, Kühlmittel, Lacke, Firnisse
Acrylate	Prothesen, Zahntechnik, Lacke
Epoxyharze	In Klebern, Plastikmaterialien
p-Phenylendiamin	Dunkle Farbstoffe in Textilien, Druckerschwärze
p-Toluylendiamin	Zahlreiche Farbstoffe (Haarfärbemittel)
p-Hydroxybenzoesäureester („Parabene")	Konservierungsmittel in Lebensmitteln und vielen Externa
Thioglykolsäuresalze	Dauerwellen-, Harrglättungspräparate
Kolophonium	Adhäsives Harz (Mastix), in Wachsen

Kon|takt|al|ler|gie *f* (Ⓔ contact allergy): allergische Reaktion durch ein Kontaktallergen*; wird meist im Sinne von allergischem Kontaktekzem* verwendet

Kon|takt|blu|tung *f* (Ⓔ contact bleeding): durch direkten Kontakt [z.B. Beischlaf] ausgelöste Scheiden- oder Penisblutung

Kon|takt|der|ma|ti|tis *f, pl* **-ti|ti|den:** *→Kontaktekzem*

allergische Kontaktdermatitis: *→allergisches Kontaktekzem*

chronisch toxische Kontaktdermatitis: *→chronisch toxisches Kontaktekzem*

fotoallergische Kontaktdermatitis: *→photoallergische Kontaktdermatitis*

fototoxische Kontaktdermatitis: *→phototoxische Kontaktdermatitis*

Kontaktdermatitis durch Kosmetika (Ⓔ cosmetic dermatitis): durch Kosmetika hervorgerufenes phototoxisches Ekzem* [z.B. Kölnisch Wasser-Dermatitis]

nicht-allergische Kontaktdermatitis (Ⓔ irritant dermatitis): Sammelbegriff für Kontaktekzeme, die durch nicht-allergische Prozesse ausgelöst werden [phototoxisches Ekzem*; toxisches Kontaktekzem*]

photoallergische Kontaktdermatitis (Ⓔ photoallergic contact dermatitis): ***Syn:*** *photoallergische/fotoallergische Dermatitis, photoallergische/fotoallergische Kontaktdermatitis, photoallergisches/fotoallergisches Ekzem, Photokontaktallergie, Fotokontaktallergie*; durch eine Überempfindlichkeit der Haut gegen Lichtstrahlen verursachte akute oder chronische Entzündung; primär nicht-allergisierende Substanzen werden vom Licht in Haptene* umgewandelt, die nach Kopplung an Proteine eine Sensibilisierung auslösen; im akuten Stadium kommt es zu Rötung und Blasenbildung, später zu Pigmentierung und Lichenifikation* der betroffenen Hautareale; die **Therapie** besteht in der Vermeidung von Allergenen; im akuten Stadium sind corticoidhaltige Externa von Nutzen

phototoxische Kontaktdermatitis (Ⓔ phototoxic dermatitis): ***Syn:*** *Photokontaktdermatitis, Fotokontaktdermatitis, phototoxische/fototoxische Dermatitis, phototoxische/fototoxische Kontaktdermatitis, phototoxisches/fototoxisches Ekzem*; durch photochemische Reaktionen ausgelöste nicht-allergische Kontaktdermatitis*; die phototoxische Substanz kann von außen kommen [Medikamente, ätherische Öle, Farbstoffe] oder im Körper gebildet werden [Porphyrine*]; das **klinische Bild** gleicht dem des photoallergisches Ekzems; **Therapie:** Meidung bzw. Entfernung der auslösenden Substanz oder Behandlung des Grundleidens

toxische Kontaktdermatitis: *→toxisches Kontaktekzem*

Kon|takt|ek|zem *nt* (Ⓔ contact eczema): ***Syn:*** *Kontaktdermatitis*; durch Kontakt mit Fremdstoffen ausgelöstes exogenes Ekzem*; man unterscheidet **toxische** und **allergische Kontaktekzeme**, die beide akut oder chronisch verlaufen können; klinisch und histologisch sind sie oft nicht unterscheidbar; damit sind Anamnese und Hauttestung von großer Bedeutung; **Therapie:** Vermeidung bzw. Entfernung des auslösenden Agens, u.U. Arbeitsplatzwechsel; Corticoidsalben lokal abwechselnd mit Pflegesalben [*Abb. K116*]

allergisches Kontaktekzem (Ⓔ allergic contact dermatitis): ***Syn:*** *allergische Kontaktdermatitis, kontaktallergisches Ekzem*; akut oder chronisch verlaufendes Ekzem*, das auf einer Allergie* vom Spättyp gegen Kontaktallergene* beruht; häufige Allergene* oder Haptene* sind Metalle [Nickel, Cobalt, Chrom], Gerbstoffe, Arzneimittel [Perubalsam, Neomycin, Eugenol, Benzocain]; **Klinik:** beim akuten Ekzem kommt es zum unspezifischen Bild eines Kontaktekzems [Rötung, intradermale Bläschenbildung], das auf die Kontaktstelle und die nähere Umgebung begrenzt ist; bei der chronischen Form findet sich ein wesentlich bunteres Bild [Rötung, Schuppung, Lichenifikation*, Krustenbildung, Erosionen]; **differentialdiagnostisch** kommen u.a. toxisches Kontaktekzem*, endogenes Ekzem, Arzneimittelexanthem* und mikrobielles Ekzem infrage; die **Therapie** besteht im Wesentlichen in der Vermeidung der auslösenden Allergene; im akuten Stadium sind feuchte Umschläge und corticoidhaltige Externa angebracht; chronische Formen sprechen gut auf rückfettende und teerhaltige Externa an [*Abb. K117*]

chronisch degeneratives Kontaktekzem: *→chronisch toxisches Kontaktekzem*

chronisch toxisches Kontaktekzem (Ⓔ chronic toxic contact eczema): ***Syn:*** *toxisch-irritatives Kontaktekzem, Abnutzungsdermatose, Hausfrauenekzem, degenerative Dermatitis, kumulativ-toxisches Ekzem, chronisch toxische Kontaktdermatitis, chronisch degeneratives Kontaktekzem, kumulativ-subtoxisches Kontaktekzem*; nach jahrelangem Kontakt mit der Noxe vorhandenes Ekzem, das auf den Kontaktbereich begrenzt ist; meist handelt es sich um eine hyperkeratotisch-schuppendes, evtl. nässendes Ekzem mit Rissen und Rhagaden; tritt am häufigsten bei beruflicher Exposition [Maurer, Mechaniker, Anstreicher] und bei Hausfrauen [Waschmittel, Detergenzien] auf; die Abheilung ist oft sehr langsam

kumulativ-subtoxisches Kontaktekzem: *→chronisch toxisches Kontaktekzem*

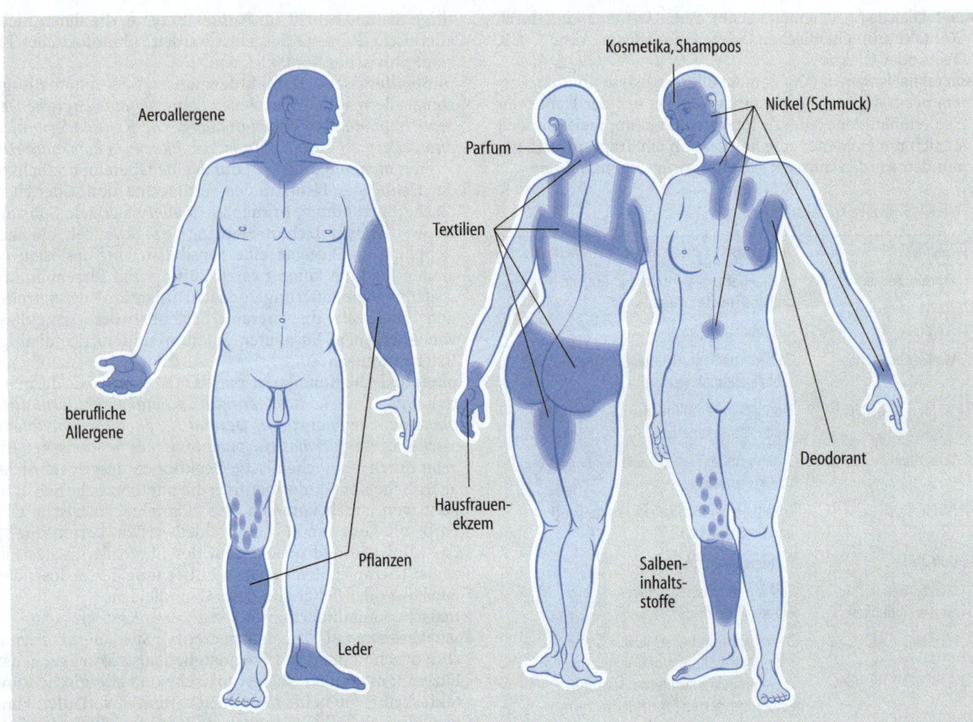

Abb. K116. Typische Lokalisation und Auslöser von Kontaktekzemen

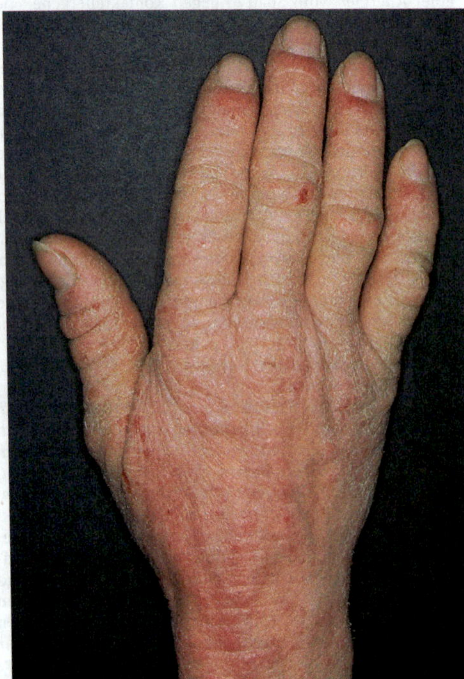

Abb. K117. Allergisches Kontaktekzem

toxisches Kontaktekzem (Ⓔ toxic contact eczema): ***Syn:*** *toxische Kontaktdermatitis, nicht-allergische Kontaktdermatitis, Dermatitis toxica*; durch direkte toxische Wirkung ausgelöste akute oder chronische Kontaktdermatitis; das **akute toxische Kontaktekzem** entwickelt sich meist innerhalb von Stunden und bildet sich nach Entfernung der auslösenden Noxe ebenso schnell wieder zurück; meist kommt es zu Rötung und Blasenbildung, die auf das Kontaktfeld begrenzt ist; *s.a. chronisch toxisches Kontaktekzem*

toxisch-irritatives Kontaktekzem: *→chronisch toxisches Kontaktekzem*

Kon|takt|ek|ze|ma|to|gen *nt*: selten verwendete Bezeichnung für *→Kontaktallergen*

Kon|takt|flä|che *f* (Ⓔ contact area): ***Syn:*** *Approximalfläche, Facies contactus dentis, Facies approximalis dentis*; Zahnfläche, die mit einem anderen Zahn in Berührung kommt oder steht

Kon|takt|glas *nt*: *→Kontaktlinse*

Kon|takt|hem|mung *f*: *→Kontaktinhibition*

Kon|takt|in|fek|ti|on *f* (Ⓔ contact infection): Krankheitsübertragung durch direkten Kontakt mit einem infizierten Menschen oder Tier [**direkte Kontaktinfektion**] oder durch Kontakt mit infizierten Gegenständen [**indirekte Kontaktinfektion**]

genitale Kontaktinfektion (Ⓔ sexualy transmitted disease): ***Syn:*** *sexuell übertragbare Krankheit, sexually transmitted infection*; sexuell übertragene Krankheit; *s.u. Essay Geschlechtskrankheiten – Genitale Kontaktinfektionen S. 781*

Kon|takt|in|hi|bi|ti|on *f* (Ⓔ contact inhibition): ***Syn:*** *Dichtehemmung, Kontakhemmung*; Wachstumshemmung von Zellen bei Kontakt mit Nachbarzellen; bei Tumorzellen aufgehoben; *s.a. Essay Virus und Tumor S. 2185*

Kon|takt|lin|se *f* (Ⓔ contact lens): ***Syn:*** *Kontaktglas, Haftschale, Haftglas, Kontaktschale*; der Hornhautkrümmung angepasste, durchsichtige, weiche [**weiche Kontaktlinse**] oder harte [**harte Kontaktlinse**] Kunststoffschale zur Korrektur von Sehfehlern; Kontaktlinsen haften durch Adhäsion der Hornhaut an und folgen den Bewegungen des Auges, d.h., der Träger sieht in allen Richtungen scharf; sie beschlagen nicht bei Regen oder Dunst und sind kosmetisch ansprechender als Brillen; Kontaktlinsen sind aber Fremdkörper auf der Hornhautoberfläche und können zu mechanischer oder allergischer Reizung führen; harte Kontaktlinsen können bei ungeschicktem Wechsel Erosionen veursachen; weiche Kontaktlinsen fördern das Einwachsen von Blutgefäßen am Limbus der Hornhaut und führen häufiger zu Hornhautgeschwüren; viele Patienten, die früher Kontaktlinsen bevorzugten, weil sie zu starke Brillengläser gebraucht hätten, sind ideale Kandidaten für eine Laserkorrektur [LASIK*]

Kon|takt|me|tas|ta|se *f* (Ⓔ contact metastasis): ***Syn:*** *Abklatschmetastase*; durch direkten Kontakt entstandene Metastase*

Kon|takt|schal|le *f*: *→Kontaktlinse*

Kon|takt|ther|mo|gra|phie *f* (Ⓔ contact thermography): ***Syn:*** *Kontaktthermografie, Plattenthermographie, Plattenthermografie*; Thermographie*, bei der mit Flüssigkristallen gefüllte Platten oder Folien direkt auf den Körper aufgelegt werden; die gewonnenen Wärmebilder werden zur Dokumentation abfotografiert

Kon|takt|ur|ti|ka|ria *f* (Ⓔ contact urticaria): Quaddelbildung durch direkten Hautkontakt mit der auslösenden [chemischen] Substanz, z.B. Quallen, Brennnesseln; beruht z.T. auf einer Kontaktallergie*

Kon|ta|mi|na|ti|on *f* (Ⓔ **1.–2.** contamination): **1.** Verseuchung, Verunreinigung; Vergiftung **2.** Verschmelzung von Wörtern zu einer unverständlichen Wortneubildung

kon|ta|mi|nie|ren *v* (Ⓔ contaminate): verunreinigen, verschmutzen, vergiften, infizieren, verseuchen

kon|ta|mi|niert *adj* (Ⓔ contaminated): verschmutzt, verseucht, vergiftet

Kon|ti|gu|i|tät *f* (Ⓔ contiguity): Aneinandergrenzen, Angrenzen; Berührung

kon|ti|nent *adj* (Ⓔ continent): fähig Stuhl oder Harn zurückzuhalten

Kon|ti|nenz *f* (Ⓔ continence): die Fähigkeit, Stuhl, Harn usw. zurückzuhalten; *s.a. Inkontinenz*

Kon|ti|nua *f* (Ⓔ continuous fever): ***Syn:*** *Continua*; gleichbleibend hohes Fieber, kontinuierliches Fieber

kon|ti|nu|ier|lich *adj* (Ⓔ continuous): anhaltend, fortgesetzt, fortlaufend, stetig, unaufhörlich

Kon|ti|nu|i|tät *f* (Ⓔ continuity): Stetigkeit, ununterbrochenes Fortdauern oder Fortbestehen, ununterbrochener Zusammenhang

Kon|tor|si|on *f* (Ⓔ contorsion): Verdrehung einer Gliedmaße; Vorstufe von Distorsion* oder Luxation*

Kontra-, kontra- *präf.*: Wortelement mit der Bedeutung „gegen"

kon|tra|hie|ren *v* (Ⓔ contract): (*Muskel*) zusammenziehen, verkürzen, verringern; (*Pupille*) verengen; verkleinern

kon|tra|hiert *adj* (Ⓔ contracted): verkürzt, zusammengezogen; verengt

Kon|tra|in|di|ka|ti|on *f* (Ⓔ contraindication): ***Syn:*** *Gegenanzeige, Gegenindikation*; Umstände, die die Anwendung eines Arzneimittels oder einer diagnostischen oder therapeutischen Maßnahme verbieten

kon|tra|in|di|ziert *adj* (Ⓔ contraindicated): nicht anwendbar, nicht zur Anwendung empfohlen

kon|trak|til *adj* (Ⓔ contractile): zusammenziehbar, kontraktionsfähig

Kon|trak|ti|li|tät *f* (Ⓔ contractility): Fähigkeit zur Kontraktion

Kon|trak|ti|on *f* (Ⓔ contraction): Kontraktion, Zusammenziehung; Muskelkontraktion, Zuckung; Kontrahieren; (*Pupille*) Verengen

Kon|trak|tur *f* (Ⓔ contracture): ***Syn:*** *Gelenkkontraktur*; permanente Gelenkfehlstellung mit Einschränkung der Beweglichkeit; kann angeboren oder erworben sein; wenn noch eine Restbeweglichkeit besteht, spricht man von **Gelenksteife** [z.B. Schultersteife]; Kontrakturen können nach der Art der Fehlstellung bezeichnet werden [Beuge-, Streck-, Innenrotations-, Außenrotations-, Abduktions-, Adduktions-, Suppinations-, Pronationskontraktur]; wichtiger ist aber die Unterscheidung nach der Ätiologie in **arthrogene** [vom Gelenk ausgehend], **dermatogene** [durch Veränderungen der Haut], **dologene** [schmerzbedingte], **neurogene** [durch Nervenschäden], **ontogenetische** [durch angeborene Fehlbildungen] und **tendomyogene Kontraktur** [durch Erkrankungen von Sehne und/oder Muskeln]; dazu kommen noch **Kontrakturen als Folge einer Fehllagerung**, z.B. bei langfristiger Immobilisierung
die **Therapie** ist primär konservativ mit aktiven und passiven Bewegungsübungen; operativ greift man nur ein, wenn eine Sehnenverlängerung oder Gelenkmobilisierung angebracht ist

Tab. K118. Kontrakturen

Ursache	Merkmal	Beispiel
Ontogenetisch	Angeboren	Angeborener Klumpfuß
Neurogen	Lähmung	Lähmungsklumpfuß
Dologen	Entlastungshaltung	Ischialgie
Arthrogen	Im Gelenk	Rheuma
Dermatogen	Narbenschrumpfung	Fingerbeugekontraktur
Tendomyogen	Sehnenmuskel-schrumpfung	Volkmann-Kontraktur
Lagerungsdeformität	Behandlungsfehler	Spitzfuß

kon|tra|la|te|ral *adj* (Ⓔ contralateral): ***Syn:*** *heterolateral*; auf der anderen Seite (liegend), die andere (Körper-)Seite betreffend

Kon|trär|se|xu|a|li|tät *f*: *→Homosexualität*

Kon|trast *m* (Ⓔ contrast): (starker) Gegensatz

Kon|trast|ein|lauf *m*: *→Kolonkontrasteinlauf*

Kon|trast|fär|bung *f* (Ⓔ counterstain): Färbung mit mehreren Farbstoffen zur besseren Sichtbarmachung von Strukturen

Kon|trast|mit|tel *nt* (Ⓔ contrast medium): ***Syn:*** *Röntgenkontrastmittel*; zur Verstärkung der Kontraste von Röntgenaufnahmen eingesetzte Mittel, die Röntgenstrahlen stärker [**positive Kontrastmittel**] oder schwächer [**negative Kontrastmittel**] absorbieren, als die benachbarten Gewebe; Bariumsulfat* und iodhaltige Verbindungen sind die am häufigsten verwendeten positiven Kontrastmittel, Luft oder Edelgase die häufigsten negativen Kontrastmittel

Kon|tra|zep|ti|on *f* (Ⓔ contraception): ***Syn:*** *Empfängnisverhütung, Konzeptionsverhütung, Antikonzeption*; Methoden zur Verhinderung der Konzeption oder der Einnistung der Frucht in der Gebärmutter; *s.a. Kontrazeptivum*
hormonale Kontrazeption (Ⓔ hormonal contraception): Kontrazeption mit Ovulationshemmern*
postkoitale Kontrazeption (Ⓔ postcoital contraception): Schwangerschaftsverhütung nach dem Beischlaf, z.B. durch Intrauterinpessare oder morning after pill

kon|tra|zep|tiv *adj* (Ⓔ contraceptive): ***Syn:*** *antikonzeptionell*; empfängnisverhütend, konzeptionsverhütend

Kon|tra|zep|ti|vum *nt, pl* **-va** (Ⓔ contraceptive): ***Syn:*** *Antikonzeptivum, Verhütungsmittel, empfängnisverhütendes/antikonzeptionelles Mittel*; bei den empfängnisverhütenden Mitteln unterscheidet man **1. mechanische Verhütungsmittel**, z.B. Kondom, Scheidendiaphragma **2.** lokal wirkende **chemische Verhütungsmittel**, z.B. spermizide Stoffe, die als Schaum oder Creme in die Scheide eingebracht werden **3. Intrauterinpessare**, die entweder nur die Einnistung verhindern oder auch Progesteron abgeben **4. hormonelle Verhütungsmittel**, z.B. Antibabypille, Dreimonatsspritze **5. morning after pill**, die die Einnistung verhindert und **6. Pille für den Mann**, die bisher noch nicht weit verbreitet ist
hormonale Kontrazeptiva: *→Ovulationshemmer*

Kon|troll|wahn *m* (Ⓔ delusion of being controlled): Symptom 1. Ranges; *s.u. Schizophrenie*

Kon|tu|si|on *f* (Ⓔ contusion): ***Syn:*** *Contusio*; Prellung, Quetschung

Kon|tu|si|ons|ka|ta|rakt *f*: *→Kontusionsstar*

Kon|tu|si|ons|lun|ge *f* (Ⓔ lung contusion): ***Syn:*** *Lungenkontusion, Lungenquetschung, Lungenprellung*; v.a. durch Verkehrsunfälle verursachte, stumpfe Verletzung des Lungengewebes mit Einblutung; kann zur Entwicklung einer **Kontusionspneumonie** oder Abszessbildung führen; entwickelt sich eine respiratorische Insuffizienz, spricht man von

K

schwerer Lungenkontusion

Kon|tu|si|ons|pneu|mo|nie *f* (Ⓔ contusion pneumonia): *s.u. Kontusionslunge*

Kon|tu|si|ons|psy|cho|se *f* (Ⓔ postconcussional organic psychosis): organische Psychose* nach einer Hirnquetschung

Kon|tu|si|ons|star *m* (Ⓔ contusion cataract): ***Syn:*** *Kontusionskatarakt*; nach einer Augapfelprellung auftretender irreversibler Star

Kon|tu|si|ons|syn|drom *nt* (Ⓔ concussion syndrome): ***Syn:*** *Hirnprellung, Hirnkontusion, Gehirnkontusion, Gehirnprellung, Contusio cerebri*; gedeckte Hirnverletzung bei stumpfem Schädeltrauma; die **klinische Symptomatik** hängt von der Schwere der Gewebequetschung ab; immer findet man aber eine Bewusstlosigkeit von mehr als 1 Stunde, zerebrale Herdsymptome [z.B. Lähmung, Epilepsie] und eine posttraumatische Psychose; **Prognose:** die Rückbildung der initialen Symptomatik verläuft langsam; neurologische Ausfallserscheinungen [z.B. Ataxie, Parese, Aphasie] können Monate oder sogar dauernd bestehen bleiben; nach dem Erwachen aus der Bewusstlosigkeit bzw. dem Koma besteht meist eine traumatische Psychose, die sich nur langsam bessert, und nach Wochen in einen psychopathologischen Defektzustand übergeht [Nachlassen der kognitiven Funktionen, Verhaltensänderungen, neurologische Herdsymptome]

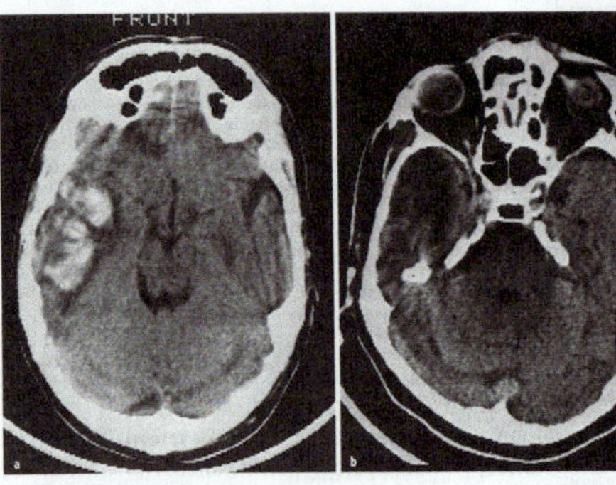

Abb. K119. Kontusionssyndrom. Computertomogramm: **links** frische Kontusionsblutung rechts temporal, **rechts** residualer temporaler Substanzdefekt

Ko|nus *m, pl* **-ni** (Ⓔ cone): kegelförmiges/zapfenförmiges Gebilde, Zapfen; *s.a. Conus*

Ko|nus|bi|op|sie *f* (Ⓔ cone biopsy): Entnahme einer konusförmigen Gewebeprobe aus der Portio* vaginalis cervicis

Ko|nus|kau|da|syn|drom *nt* (Ⓔ conus-cauda syndrome): Kombination von Konus- und Kaudasyndrom*

Ko|nus|ste|no|se *f* (Ⓔ infundibular stenosis): ***Syn:*** *subvalvuläre Pulmonalstenose, infundibuläre Pulmonalstenose, Infundibulumstenose*; angeborene Verengung der Ausflussbahn des rechten Ventrikels durch hypertrophierte Muskelbündel, die die Ausflussbahn [v.a. während der Systole] einengen; tritt häufig zusammen mit Fallot-Tetralogie* auf; **Klinik:** die Ausflussbehinderung führt zu Rechtsherzbelastung und Rechtsherzhypertrophie*; zur Ausbildung einer Zyanose* kommt es erst nach Dekompensation; **Therapie:** Resektion der hypertrophierten Muskelbündel; evtl. Erweiterung der Ausflussbahn; *s.a. Pulmonalstenose*

Ko|nus|syn|drom *nt* (Ⓔ medullary conus syndrome): ***Syn:*** *Conus-medullaris-Syndrom, Conussyndrom*; durch Schädigung des Conus* medullaris verursachte neurologische Symptomatik mit Urin- und Stuhlinkontinenz und Ausfall der Sensibilität in den Segmenten S_{3-5}; *s.a. Kaudasyndrom*

Kon|va|les|zenz *f* (Ⓔ reconvalescence): Genesung, Rekonvaleszenz

kon|ver|gent *adj* (Ⓔ convergent): ***Syn:*** *konvergierend*; zusammenlaufend, zusammenstrebend, sich (einander) nähernd

Kon|ver|genz *f* (Ⓔ **1.–2.** convergence): **1.** Annäherung, Zusammenstreben, Zusammenlaufen **2.** Einwärtswendung der Augen beim Fixieren naher Gegenstände

Kon|ver|genz|läh|mung *f* (Ⓔ convergence paralysis): Störung oder Aufhebung der Konvergenz* der Augen

Kon|ver|genz|re|ak|ti|on *f* (Ⓔ convergence response): Engstellung der Pupille bei Konvergenz*

kon|ver|gie|ren *v* (Ⓔ converge): zusammenlaufen, zusammenstreben; sich (einander) nähern

kon|ver|gie|rend *adj*: *→konvergent*

Kon|ver|si|on *f* (Ⓔ **1.–2.** conversion): **1.** Umkehrung, Umwandlung einer Reaktion, z.B. von negativ auf positiv **2.** nach Freud die Umwandlung eines psychischen Konfliktes in körperliche Beschwerden

Kon|ver|si|ons|en|zym *nt* (Ⓔ angiotensin converting enzyme): ***Syn:*** *Converting-Enzym, Angiotensin-Converting-Enzym*; Peptidase*, die Angiotensin I in Angiotensin II umwandelt; *s.a. Angiotensine, Renin-Angiotensin-Aldosteron-System*

Kon|ver|si|ons|hys|te|rie *f* (Ⓔ conversion hysteria): *s.u. Konversionsneurose*

Kon|ver|si|ons|neu|ro|se *f* (Ⓔ conversion reaction): ***Syn:*** *Konversionsreaktion, hysterische Reaktion, hysterische Neurose*; primär durch **Konversionssymptome** [u.a. Schwerhörigkeit, Sprechstörungen, Schmerzen, Sehstörungen, Lähmung] gekennzeichnete Neurose*; häufigste Form ist die **Konversionshysterie**, mit der sie oft gleichgesetzt wird

kon|ver|si|ons|neu|ro|tisch *adj* (Ⓔ conversion hysterical): Konversionsneurose betreffend, von ihr betroffen oder gekennzeichnet, durch sie bedingt

Kon|ver|si|ons|re|ak|ti|on *f*: *→Konversionsneurose*

Kon|ver|si|ons|symp|to|me *pl* (Ⓔ conversion symptoms): körperliche Symptome bei Konversion*; klassisch sind z.B. Schwerhörigkeit, Sprechstörungen, Schmerzen, Sehstörungen, Lähmung, Unfähigkeit zu Gehen oder Stehen, verminderte oder erhöhte Berührungsempfindlichkeit

kon|ver|tie|ren *v* (Ⓔ convert): umwandeln, verwandeln, umformen

kon|vex *adj* (Ⓔ convex): nach außen gewölbt

Kon|ve|xi|tät *f* (Ⓔ convexity): Wölbung (nach außen)

Kon|ve|xi|täts|me|nin|gi|tis *f, pl* **-ti|den** (Ⓔ meningitis of the convexity of the brain): ***Syn:*** *Haubenmeningitis*; haubenförmige eitrige Meningitis* der oberen Hirnwölbung

Kon|vex|lin|se *f* (Ⓔ convex lens): ***Syn:*** *konvexe Linse, Sammellinse*; Linse, die Licht nach innen beugt und in einem Brennpunkt vereinigt

Kon|vo|lut *nt* (Ⓔ convolution): Knäuel, z.B. von Gefäßen oder Darmschlingen

distales Konvolut (Ⓔ distal convolution): ***Syn:*** *Pars convoluta distalis*; *s.u. Nephron*

proximales Konvolut (Ⓔ proximal convolution): ***Syn:*** *Pars convoluta proximalis*; *s.u. Nephron*

Kon|vul|si|on *f* (Ⓔ convulsion): Krampf, Zuckung, Convulsio; Krampfanfall*; *s.a. Essay Epilepsie S. 617*

kon|vul|siv *adj* (Ⓔ convulsive): ***Syn:*** *konvulsivisch*; Konvulsion betreffend, krampfartig, krampfend

kon|vul|si|visch *adj*: *→konvulsiv*

Kon|vul|si|vum *nt, pl* **-va** (Ⓔ convulsant): krampfauslösendes Mittel

Kon|zen|tra|ti|on *f* (Ⓔ **1.–2.** concentration): **1.** Aufmerksamkeit **2.** Menge eines gelösten Stoffes pro Volumeneinheit oder Masseneinheit des Lösungsmittels

Kon|zep|ti|on *f* (Ⓔ conception): ***Syn:*** *Empfängnis, Befruchtung, Insemination, Conceptio*; Eindringen des Samenfadens in die Eizelle [Imprägnation] und Entstehung und Vereinigung der Vorkerne; sobald das Spermium in die Oozyte eingedrungen ist, verändern sich Zona pellucida und Plasmamembran und verhindern das Eindringen weiterer Spermien; das Eindringen des Spermiums regt die Vollendung der 2. Reifeteilung an, an deren Ende der weibliche Vorkern entsteht; sowohl der männliche als auch der weibliche Vorkern durchlaufen als nächstes eine Synthesephase, verdoppeln ihre DNA und bilden Chromosomen aus; dann kommt es zur Auflösung der Kernmembranen und zur Vereinigung der homologen Chromosomen zu Paaren; die Befruchtung ist erfolgt und eine Zygote entstanden

Kon|zep|ti|ons|fä|hig|keit *f* (Ⓔ ability to conceive): ***Syn:*** *Empfängnisfähigkeit, Potentia coencipiendi*; *s.u. Fertilität*

Kon|zep|ti|ons|ver|hü|tung *f*: *→Kontrazeption*

ko|o|pe|ra|tiv *adj* (Ⓔ cooperative): kooperierend, zusammenarbeitend, zusammenwirkend

Ko|or|di|na|ti|on *f* (Ⓔ coordination): Koordinierung, Abstimmung (aufeinander), (harmonisches) Zusammenwirken, Übereinstimmung

ko|or|di|niert *adj* (Ⓔ coordinate): (aufeinander) abgestimmt

Kopf *m* (Ⓔ head): (*anatom.*) Caput*

Kopf|bein *nt*: → *Os capitatum*

Kopf|bin|den|ver|band *m* (Ⓔ hammock bandage): ***Syn:*** *Halfterverband, Capistrum*; Verbandstechnik für Kopfverbände

Kopf|biss *m* (Ⓔ edge-to-edge bite): ***Syn:*** *Kantenbiss, gerader Biss, Zangenbiss, Orthogenie, Labidodontie*; Bissform, bei der in Okklusionsstellung die Schneidekanten der Frontzähne aufeinanderbeißen; führt zu verstärkter Abnutzung

Kopf|blut|ge|schwulst *f*: → *Kephalhämatom*

Kopf|ge|lenk, o|be|res *nt*: → *Articulatio atlantooccipitalis*

Kopf|ge|lenk, un|te|res *nt*: → *Articulatio atlantoaxialis lateralis*

Kopf|ge|schwulst *f*: → *Caput succedaneum*

Kopf|grind *m*: → *Favus*

Kopf|haa|re *pl* (Ⓔ hair(s) of the head): Capilli; *s.a. Terminalhaar, Haar*

Kopf|hau|ben|mus|kel *m*: → *Musculus epicranius*

Kopf|haut|a|po|neu|ro|se *f*: → *Galea aponeurotica*

Kopf|la|ge *f* (Ⓔ cephalic presentation): ***Syn:*** *Schädellage*; Kindslage, bei der der Kopf führt; häufigste Geburtslage [96 % aller Geburten]

Kopf|laus *f*: → *Pediculus humanus capitis*

Kopf|laus|be|fall *m*: → *Pediculosis capitis*

Kopf|mes|sung *f*: → *Kephalometrie*

Kopf|nei|ge|test *m* (Ⓔ head tilting test): bei Trochlearislähmung kommt es zu Höhenabweichung bei unterschiedlicher Kopfneigung; der Patient fixiert beide Augen auf ein Objekt und der Untersucher bewegt den Kopf des Patienten nach rechts und links; bei rechtsseitiger Trochlearislähmung weicht das rechte Auge bei Kopfneigung nach rechts nach oben ab [**Bielschowsky-Zeichen**]; bei Neigung nach links entsteht keine Höhenabweichung

Kopf|ner|ven *pl* (Ⓔ cranial nerves): ***Syn:*** *Hirnnerven, Nervi craniales, Nervi encephalici*; die zwölf paarigen Nerven, die vom Gehirn ausgehen bzw. zu ihm hin führen

Kopf|ni|cker *m*: → *Musculus sternocleidomastoideus*

Kopf|plat|te *f* (Ⓔ reticular membrane): ***Syn:*** *Membrana reticularis*; von den abgeplatteten Köpfen der Stützzellen des Corti*-Organs gebildete Membran, durch die die Härchen der Sinneszellen hindurchragen

Kopf|re|gi|o|nen *pl* (Ⓔ head regions): ***Syn:*** *Regiones capitis*; am Kopf unterscheidet man Regionen des Schädels [Regio* frontalis, parietalis, occipitalis, temporalis, auricularis, mastoidea] von der Gesichtsregion [Regio* facialis]

Kopf|schlag|a|der, äu|ße|re *f*: → *Karotis externa*

Kopf|schlag|a|der, ge|mein|sa|me *f*: → *Karotis communis*

Kopf|schlag|a|der, in|ne|re *f*: → *Karotis interna*

Kopf|schmer|zen *pl* (Ⓔ headache): ***Syn:*** *Kopfweh, Zephalgie, Kephalalgie, Kephalodynie, Cephalalgia, Cephalgia*; Kopfschmerzen sind nach den Rückenschmerzen das zweithäufigste Schmerzsyndrom; der weitaus größte Teil hat keine klinische Bedeutung, sondern beruht auf Erschöpfung, Stress usw.; z.T. kann sich aber ein behandlungsbedürftiges Krankheitsbild entwickeln [chronischer Spannungskopfschmerz*]; wichtig ist die Abklärung aller chronischen oder rezidivierenden Schmerzzustände, da sie Symptom eines pathologischen Zustandes [Glaukom, Tumor] sein können; *s.a. Migräne, Histaminkopfschmerz*

Kopf|schup|pen *pl* (Ⓔ dandruff): ***Syn:*** *Pityriasis simplex capitis, Pityriasis capitis*; trockene Schuppung der Kopfhaut ohne Krankheitswert

Kopf|schwar|te *f* (Ⓔ galea): mit der Kopfhaut fest verbundene Sehnenplatte des Kopfes

Kopf|te|ta|nus *m* (Ⓔ cephalic tetanus): ***Syn:*** *Tetanus capitis*; *s.u. Tetanus*

kopf|wärts *adj* (Ⓔ cranial): kranial*

Kopf|weh *nt*: → *Kopfschmerzen*

Kopf|wei|de *f* (Ⓔ pollard willow): ***Syn:*** *Salix fragilis*; *s.u. Weide*

Ko|pho|sis *f, pl* **-ses**: → *Taubheit*

ko|pi|ös *adj* (Ⓔ copious): reichlich, ausgiebig, massenhaft

Koplik: Henry Koplik; 1858–1927; amerikanischer Kinderarzt (New York)

Koplik-Flecke *pl* (Ⓔ Koplik spots): vor dem Ausschlag auftretende weißliche Stippchen der Wangenschleimhaut bei Masern*

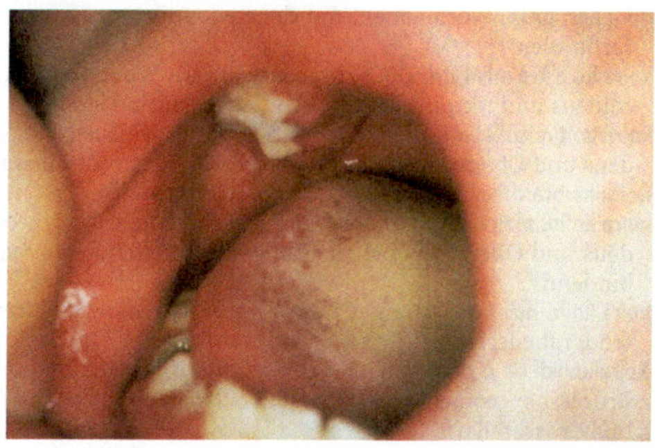

Abb. K120. Koplik-Flecke

Ko|po|ly|mer *nt* (Ⓔ copolymer): ***Syn:*** *Copolymer*; aus zwei oder mehreren Stoffen zusammengesetztes Polymer

ko|po|phob *adj* (Ⓔ kopophobic): Kopophobie betreffend, durch sie gekennzeichnet

Ko|po|pho|bie *f* (Ⓔ kopophobia): krankhafte Angst vor Müdigkeit

Kopp|lung, hy|dro|dy|na|mi|sche *f* (Ⓔ hydrodynamic coupling): *s.u. Essay Hören/auditives System S. 939*

Kopr-, kopr- *präf.*: → *Kopro-*

Ko|pra|go|gum *nt, pl* **-ga** (Ⓔ copragogue): den Stuhlgang förderndes Mittel

Ko|pre|me|sis *f*: → *Koterbrechen*

Kopro-, kopro- *präf.*: Wortelement mit der Bedeutung „Kot/Schmutz"

Ko|pro|an|ti|kör|per *pl* (Ⓔ coproantibody): im Stuhl enthaltene Antikörper*

Ko|pro|kul|tur *f* (Ⓔ coproculture): Stuhlkultur

Ko|pro|la|lie *f* (Ⓔ coprolalia): ***Syn:*** *Kotsprache, Koprophrasie*; wiederholte, zwanghafte Verwendung von Begriffen aus der Fäkalsprache

Ko|pro|lith *m* (Ⓔ coprolith): ***Syn:*** *Kotstein*; steinartig verhärtetes Kotkonkrement im Dickdarm

Ko|prom *nt* (Ⓔ coproma): ***Syn:*** *Kotgeschwulst, Fäkulom, Sterkorom*; durch die Bauchdecke tastbare Masse aus verhärtetem Stuhl im Dickdarm

Ko|pro|ma|nie *f* (Ⓔ copromania): krankhafte Neigung, Fäkalien zu berühren oder sie an Wände, Kleidung etc. zu schmieren

ko|pro|phag *adj* (Ⓔ **1.–2.** coprophagous): **1.** (*biolog.*) sich von Kot ernährend **2.** (*psychiat.*) Koprophagie betreffend, von ihr betroffen oder gekennzeichnet, Kot essend

Ko|pro|pha|gie *f* (Ⓔ **1.–2.** coprophagia): **1.** (*biolog.*) Kotfressen **2.** (*psychiat.*) Kotessen

ko|pro|phil *adj* (Ⓔ **1.–2.** coprophilic): **1.** Koprophilie betreffend, kotliebend **2.** (*biolog.*) in Mist/Dung lebend

Ko|pro|phi|lie *f* (Ⓔ coprophilia): besonderes Interesse an Kot

ko|pro|phob *adj* (Ⓔ coprophobic): Kotangst/Koprophobie betreffend, durch sie gekennzeichnet

Ko|pro|pho|bie *f* (Ⓔ coprophobia): ***Syn:*** *Kotangst*; krankhafte Angst vor (der Berührung von) Fäkalien

Ko|pro|phra|sie *f*: → *Koprolalie*

Ko|pro|por|phy|rin *nt* (Ⓔ coproporphyrin): Gruppe isomerer Porphyrine*, die im Hämstoffwechsel anfallen und über Galle, Darm und Niere ausgeschieden werden; *s.a. Porphyrie*

Ko|pro|por|phy|rin|u|rie *f* (Ⓔ coproporphyrinuria): Koproporphyrinausscheidung im Harn [normal < 289µg/24 h]; erhöht bei Porphyrie*

Ko|pro|sta|nol *nt* (Ⓔ coprostanol): ***Syn:*** *Koprosterin*; von Darmbakterien aus Cholesterin* gebildetes Sterol

Ko|pro|sta|se *f* (Ⓔ coprostasis): *Syn:* *Kotstauung, Kotverhaltung, Fäkalstase*; Kotstauung im Dickdarm; z.B. bei Obstruktion
Ko|pro|ste|rin *nt*: *→ Koprostanol*
ko|pro|zo|isch *adj* (Ⓔ coprozoic): in Kot lebend
Ko|pu|la|ti|on *f* (Ⓔ copulation): Geschlechtsverkehr, Beischlaf, Koitus, Coitus
Kor-, kor- *präf.*: Wortelement mit der Bedeutung „zusammen/verbunden"
ko|ra|ko|a|kro|mi|al *adj* (Ⓔ coracoacromial): Processus coracoideus und Akromion betreffend oder verbindend
ko|ra|ko|bra|chi|al *adj* (Ⓔ coracobrachial): Processus coracoideus und Oberarm/Brachium betreffend oder verbindend
Ko|ra|ko|bra|chi|a|lis *m*: *→ Musculus coracobrachialis*
ko|ra|ko|hu|me|ral *adj* (Ⓔ coracohumeral): Processus coracoideus und Oberarmknochen/Humerus betreffend oder verbindend
ko|ra|ko|id *adj* (Ⓔ coracoid): Processus coracoideus betreffend; rabenschnabelförmig
Ko|ra|ko|i|di|tis *f, pl* **-ti|den** (Ⓔ coracoiditis): Entzündung des Processus* coracoideus; Teilaspekt der Periarthropathia* humeroscapularis
ko|ra|ko|i|di|tisch *adj* (Ⓔ coracoiditic): Korakoiditis betreffend, von ihr betroffen oder gekennzeichnet
ko|ra|ko|kla|vi|ku|lär *adj* (Ⓔ coracoclavicular): Processus coracoideus und Schlüsselbein/Klavikula betreffend oder verbindend
Ko|ral|len|stein *m* (Ⓔ coral calculus): *Syn:* *Hirschgeweihstein, Beckenausgussstein, Ausgussstein*; geweihförmiger, das Nierenbecken ausfüllender Nierenstein

K

Ko|ra|zi|di|um *nt, pl* **-di|en** (Ⓔ coracidium): *Syn:* *Flimmerlarve, Wimperlarve*; bewimpertes erstes Larvenstadium verschiedener Bandwürmer
Korb|hen|kel|riss *m* (Ⓔ bucket-handle tear): längsverlaufener Riss eines Kniegelenkmeniskus; *s.u. Meniskusriss*
Korb|zel|le *f* (Ⓔ **1.–2.** basket cell): **1.** sternförmige Nervenzelle der Kleinhirnrinde* **2.** *Syn:* *Myoepithelzelle, epitheloide Zelle, myoepitheloide Zelle*; kontraktile Zelle von Drüsenendstücken
Korb|zel|len|hy|per|pla|sie *f* (Ⓔ sclerosing adenosis): *Syn:* *sklerosierende Adenosis, Adenosis Schimmelbusch*; mit Sklerosierung* der Drüsen einhergehende Form der Mastopathie*
Kore-, kore- *präf.*: *→ Koreo-*
Kor|ek|ta|sie *f* (Ⓔ corectasis): *Syn:* *Pupillenerweiterung, Pupillendilatation*; pathologische Erweiterung der Pupille, z.B. bei Botulismus*, Atropinvergiftung; *s.a. Mydriasis*
Kor|ek|tom *nt* (Ⓔ corectome): *Syn:* *Iridektom*; Iridektomiemesser
Kor|ek|to|mie *f*: *→ Iridektomie*
Kor|ek|to|pie *f* (Ⓔ corectopia): *Syn:* *Pupillenektopie, Ektopia pupillae*; angeborene Pupillenverlagerung
Ko|re|ly|se *f* (Ⓔ corelysis): *Syn:* *Iridolyse*; (operative) Irislösung bei vorderer oder hinterer Synechie*
Ko|re|mor|pho|se *f* (Ⓔ coremorphosis): operative Bildung einer künstlichen Pupille
Kor|en|kli|sis *f* (Ⓔ corenclisis): *Syn:* *Iridenkleisis, Iridenklisis, Iriseinklemmung*; Glaukomoperation mit Entfernung der Iris und Ableitung von Kammerwasser in die Konjunktiva
Koreo-, koreo- *präf.*: Wortelement mit der Bedeutung „Pupille"
Ko|re|o|pra|xie *f* (Ⓔ corepraxy): operative Pupillenbildung durch Lochbildung in der Regenbogenhaut [Iris*]
Ko|re|to|to|mie *f*: *→ Iridotomie*
Ko|ri|an|der *m* (Ⓔ coriander): *Syn:* *Coriandrum sativum*; Pflanze aus der Familie der Doldengewächse [Apiaceae]; verwendet werden die reifen, getrockneten Früchte [**Coriandri fructus**] und das durch Wasserdampfdestillation aus ihnen gewonnene ätherische **Korianderöl** [Coriandri aetheroleum]; das Öl enthält v.a. Linalool sowie Cumarine* und Phenolcarbonsäuren*; besitzt eine karminative, verdauungsfördernde, krampflösende und antimikrobielle Wirkung; **Anw.**: bei Appetitlosigkeit, Verdauungs- oder Oberbauchbeschwerden [Völlegefühl, Blähungen, krampfartige Schmerzen]; das Öl traditionell innerlich bei Wurmerkrankungen und äußerlich bei Gelenkschmerzen, rheumatischen Erkrankungen und schlecht heilenden Wunden
Ko|ri|an|der|öl *nt* (Ⓔ coriander oil): *Syn:* *Coriandri aetheroleum*; *s.u. Koriander*
Korio-, korio- *präf.*: *→ Koreo-*
Ko|ri|o|me|ter *nt* (Ⓔ coreometer): *Syn:* *Pupillometer, Pupillenmesser*; Gerät zur Messung der Pupillengröße und -rundung
Ko|ri|o|me|trie *f* (Ⓔ coreometry): *Syn:* *Pupillometrie, Pupillenmessung*; Messung der Pupillengröße und -rundung
Ko|ri|um *nt*: *→ Lederhaut*
Kor|ken|zie|her|ö|so|pha|gus *m*: *→ idiopathischer diffuser Ösophagospasmus*
Kork|staub|lunge *f* (Ⓔ suberosis): *Syn:* *Suberose, Suberosis*; in Portugal vorkommende, exogen-allergische Alveolitis* durch Inhalation von **Penicillium frequetans**
Korn|äh|ren|ver|band *m*: *→ Spica*
Kornberg: Arthur Kornberg; amerikanischer Biochemiker; Nobelpreis für Medizin 1959 für die Aufklärung der Synthesemechanismen von Ribonucleinsäuren
Kornberg-Enzym *nt* (Ⓔ DNA-directed DNA polymerase): *Syn:* *DNA-abhängige DNA-Polymerase, DNS-abhängige DNS-Polymerase, DNS-Nukleotidyltransferase, DNA-Polymerase I, DNS-Polymerase I, DNA-Nukleotidyltransferase*; Polymerase, die an einer DNA-Matrize DNA-Stränge aus Desoxyribonucleotiden synthetisiert
Korn|blu|me *f* (Ⓔ cornflower): Pflanze aus der Familie der Korbblütler [Asteraceae]; verwendet werden die getrockneten Röhrenblüten oder der gesamte Blütenstand [**Cyani flos**]; enthalten Flavonoide* und Anthocyane*; **Anw.**: traditionell als Abführmittel, Tonikum*, harntreibendes und schleimlösendes Mittel; bei Fieber, Menstruationsstörungen und Genitalfluor
Körn|chen|krank|heit *f*: *→ Körnerkrankheit*
Körn|chen|zel|le *f* (Ⓔ dust cell): *Syn:* *Alveolarmakrophag, Alveolarphagozyt, Staubzelle, Rußzelle*; in den Septen der Lungenalveolen sitzende Monozyten, die Kohle- und Staubpartikel aufnehmen und Zellen phagozytieren
Kor|nea *f* (Ⓔ cornea): *Syn:* *Augenhornhaut, Hornhaut, Cornea*; vorderer durchsichtiger Teil der Augapfelhülle [Tunica* fibrosa bulbi], der am Limbus* corneae in die weiße Augenhaut [Sklera*] übergeht; die Vorderfläche der Cornea [**Facies anterior corneae**] wird von einem unverhornten Plattenepithel [**Epithelium anterius corneae**] überzogen; auf der Rückseite [**Facies posterior corneae**] ist sie von einer einschichtigen Endothellage [**Epithelium posterius corneae**] bedeckt; die aus amorpher Grundsubstanz und Kollagenfasern bestehende **Substantia propria corneae** wird vorne und hinten jeweils von einer Basalmembran [Lamina* limitans anterior und posterior] vom Epithel abgetrennt; durch ihre starke Krümmung wirkt die Hornhaut als Sammellinse mit ca. 40 Dioptrien Brechkraft
Kornea-, kornea- *präf.*: *→ Korneo-*
Kor|ne|a|en|do|thel *nt* (Ⓔ corneal endothelium): *Syn:* *Epithelium posterius corneae, Endothelium corneae*; inneres Korneaepithel, Epithel der Hornhauthinterfläche; *s.u. Kornea*
kor|ne|al *adj* (Ⓔ corneal): (*Auge*) Hornhaut/Kornea betreffend
Kor|ne|al|re|flex *m* (Ⓔ corneal reflex): *Syn:* *Blinzelreflex, Hornhautreflex*; Lidschluss bei Berührung der Hornhaut
Korneo-, korneo- *präf.*: Wortelement mit der Bedeutung „Hornhaut/Kornea"
Kor|ne|o|i|ri|tis *f, pl* **-ti|den** (Ⓔ corneoiritis): *Syn:* *Iridokeratitis, Keratoiritis*; Entzündung von Hornhaut [Kornea*] und Regenbogenhaut [Iris*]
kor|ne|o|i|ri|tisch *adj* (Ⓔ corneoiritis): Korneoiritis betreffend, von ihr betroffen oder gekennzeichnet
Kor|ne|o|me|trie *f* (Ⓔ corneometry): Messung des Hornhautdurchmessers
Kor|ne|o|skle|ra *f* (Ⓔ corneosclera): Kornea* und Sklera*
kor|ne|o|skle|ral *adj* (Ⓔ corneoscleral): *Syn:* *sklerokorneal*; Hornhaut/Kornea und Lederhaut/Sklera betreffend
Kor|ne|o|skle|ri|tis *f, pl* **-ti|den** (Ⓔ sclerokeratitis): *Syn:* *Sklerokeratitis*; Entzündung von Hornhaut [Kornea*] und Lederhaut [Sklera*]
kor|ne|o|skle|ri|tisch *adj* (Ⓔ sclerokeratitic): Korneoskleritis betreffend, von ihr betroffen oder gekennzeichnet

Kor|ne|o|to|mie *f*: → *Keratotomie*

Kör|ner|krank|heit *f* (Ⓔ granulosis): ***Syn:*** *Körnchenkrankheit, Granulose, Granulosis*; Erkrankung der Haut oder Schleimhaut mit Bildung einer granulären Oberfläche; oft gleichgesetzt mit Trachom*

ägyptische Körnerkrankheit: → *Trachom*

Kör|ner|schicht, äu|ße|re *f* (Ⓔ external granular layer): ***Syn:*** *Lamina granularis externa, Lamina II*; zweitoberste Schicht des Isocortex*; enthält vor allem kleine Körnerzellen, deren Axone als Assoziationsfasern* zu anderen Rindengebieten ziehen

Kör|ner|schicht, in|ne|re *f* (Ⓔ internal granular layer): ***Syn:*** *Lamina granularis interna, Lamina IV*; nervenzellreiche vierte Schicht des Isocortex*, die mal stärker, mal schwächer ausgeprägt ist; die markhaltigen Fasern verlaufen parallel zur Oberfläche [**äußerer Baillarger-Streifen**] oder ziehen als Kommissurenfasern* zur anderen Großhirnhälfte

Kör|ner|schicht der Kleinhirnrinde *f* (Ⓔ granular layer of cerebellum): Stratum granulosum corticis cerebelli; *s.u. Kleinhirnrinde*

Kör|ner|zel|len *pl* (Ⓔ granular cells): Bezeichnung für Zellen der äußeren und inneren Körnerschicht der Großhirnrinde*, der Körnerzellschicht der Kleinhirnrinde* und der Körnerzellenschicht der Epidermis*; *s.a. Essay Riechen/Geruchssinn S. 1863*

Kör|ner|zel|len|schicht *f* (Ⓔ granular layer of epidermis): Stratum granulosum epidermidis; *s.u. Epidermis*

Kör|ner|zell|schicht der Kleinhirnrinde *f* (Ⓔ granular layer of cerebellum): *s.u. Kleinhirnrinde*

Korn|käfer|lun|ge *f* (Ⓔ thresher's lung): ***Syn:*** *Getreidestaublunge*; exogen-allergische Alveolitis* durch Antigene des Kornkäfers bei Verfütterung von befallenem Getreide

ko|ro|nal *adj* (Ⓔ **1.–2.** coronal): **1.** Corona oder Schädelkranz betreffend **2.** Zahnkrone/Corona dentis betreffend

ko|ro|nar *adj* (Ⓔ coronary): kranzartig, kronenähnlich; die Herzkranzgefäße/Koronararterien betreffend

Ko|ro|nar|an|gi|i|tis *f, pl* **-ti|den:** → *Koronaritis*

ko|ro|nar|an|gi|i|tisch *adj*: → *koronaritisch*

Ko|ro|nar|an|gi|o|gra|phie *f* (Ⓔ coronary angiography): ***Syn:*** *Koronarographie, Koronarografie, Koronarangiografie*; Röntgenkontrastdarstellung* der Koronargefäße des Herzens; erlaubt eine anatomische und funktionelle Beurteilung der Gefäße

Ko|ro|nar|an|gi|o|plas|tie *f* (Ⓔ coronary angioplasty): ***Syn:*** *Koronardilatation*; Aufweitung verengter Koronararterien mittels Ballonkatheter*

perkutane transluminale Koronarangioplastie (Ⓔ percutaneous transluminal coronary angioplasty): Aufweitung verengter Koronararterien mittels Ballonkatheter*, der über einen Führungsdraht gesteuert werden kann

Ko|ro|nar|ar|te|rie *f* (Ⓔ coronary artery): ***Syn:*** *Herzkranzarterie, Herzkranzgefäß, Koronarie, Kranzarterie, Kranzgefäß, Arteria coronaria*; die Herzmuskulatur versorgende Arterie; die Koronararterien entspringen im Bereich der rechten bzw. linken Aortenklappe im Sinus* aortae

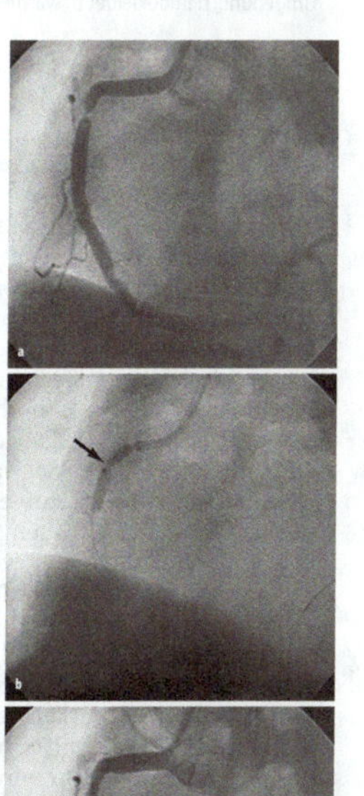

Abb. K121. Koronarangioplastie. Stenose der rechten Koronarterie vor [a], während [b] und nach [c] Balloninflation

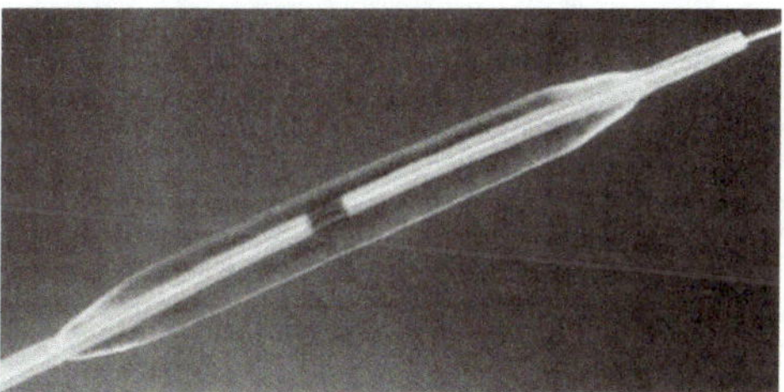

Abb. K122. Perkutane transluminale Koronarangioplastie. Ballonkatheter mit Führungsdraht

linke Koronararterie (Ⓔ left coronary artery of heart): ***Syn:*** *linke Kranzarterie, linke Herzkranzarterie, Arteria coronaria sinistra*; entspringt im Sinus* aortae sinister oberhalb der linken Aortenklappe und zieht zwischen linkem Herzohr* und Truncus* pulmonalis nach vorne; teilt sich in **Ramus circumflexus** und **Ramus interventricularis anterior**; der **Ramus circumflexus** verläuft im Sulcus* coronarius sinister bis zur Zwerchfellfläche [Facies diaphragmatica]; versorgt mit seinen Ästen [**Ramus atrialis anastomoticus, Rami atrioventriculares, Ramus marginalis sinister, Ramus atrialis intermedius**] Teile der linken Kammer, des Vorhofs und des Kammerseptums; der **Ramus interventricularis anterior** verläuft im Sulcus* interventricularis anterior bis zur Herzspitze; seine Äste [**Ramus coni arteriosi, Ramus lateralis, Rami interventriculares septales**] versorgen Teile des Kammerseptums und der linken Kammer

rechte Koronararterie (Ⓔ right coronary artery of heart): ***Syn:*** *rechte Kranzarterie, rechte Herzkranzarterie, Arteria coronaria dextra*; entspringt im Sinus* aortae dexter und verläuft im Sulcus* coronarius dexter unter dem rechten Herzohr* bis zur Zwerchfellfläche [Facies diaphragmatica]; ihr Endast [**Ramus interventricularis posterior**] verläuft im Sulcus* interventricularis posterior bis zur Herzspitze; ihre Äste [**Ramus coni arteriosus, Ramus nodi sinuatrialis, Rami atriales, Rami atrioventriculares, Ramus marginalis dexter, Ramus atrialis intermedius, Rami interventriculares septales**] versorgen den rechten Vorhof, die rechte Kammer und Teile des Kammerseptums und der linken Kammer

Ko|ro|nar|ar|te|ri|en|ent|zün|dung *f*: → *Koronaritis*

Ko|ro|nar|ar|te|ri|en|skle|ro|se *f*: → *Koronarsklerose*

Ko|ro|nar|ar|te|ri|en|throm|bo|se *f*: → *Koronarthrombose*

Ko|ro|nar|ar|te|ri|en|ver|schluss *m* (Ⓔ coronary occlusion): akuter Verschluss eines oder mehrerer Herzkranzgefäße; führt zum akuten Myokardinfarkt*

Ko|ro|nar|chi|rur|gie *f* (Ⓔ coronary surgery): operativer Eingriff zur Verbesserung der Herzmuskeldurchblutung, z.B. durch aortokoronaren Bypass* oder Koronarangioplastie*

Ko|ro|nar|di|la|ta|ti|on *f*: → *Koronarangioplastie*

Ko|ro|nar|di|la|ta|tor *m* (Ⓔ coronary dilatator): die Herzkranzgefäße erweiternde Substanz

Ko|ro|nar|er|kran|kung, de|ge|ne|ra|ti|ve *f*: → *Herzkrankheit, koronare*

Ko|ro|na|rie *f*: → *Koronararterie*

Ko|ro|na|ri|i|tis *f, pl* **-ti|den:** → *Koronaritis*

ko|ro|na|ri|i|tisch *adj*: → *koronaritisch*

Ko|ro|nar|in|farkt *m*: → *Myokardinfarkt*

Ko|ro|nar|in|suf|fi|zi|enz *f* (Ⓔ coronary insufficiency): ***Syn:*** *koronare/kardiale Durchblutungsstörung*; durch eine absolute oder relative Mangeldurchblutung der Koronararterien verursachte Form der koronaren Herzkrankheit*; bei akuter Koronarinsuffizienz kommt es zum Angina* pectoris-Anfall

Ko|ro|na|ri|tis *f, pl* **-ti|den** (Ⓔ coronaritis): ***Syn:*** *Koronararterienentzündung, Koronariitis, Koronarangiitis*; Entzündung der Herzkranzgefäße, z.B. bei rheumatischer Arteriitis*; kann zu Koronarinsuffizienz*, Angina* pectoris und Herzinsuffizienz führen

ko|ro|na|ri|tisch *adj* (Ⓔ coronaritic): ***Syn:*** *koronarangiitisch, koronariitisch*; Koronaritis betreffend, von ihr betroffen oder gekennzeichnet

Ko|ro|na|ro|gra|phie *f*: *→Koronarangiographie*

Ko|ro|nar|re|ser|ve *f* (Ⓔ coronary reserve): Differenz zwischen der durch das Koronarblut zur Verfügung gestellten Sauerstoffmenge und dem Bedarf der Herzmuskulatur

Koronarsinus-Defekt *m* (Ⓔ coronary sinus defect): *s.u. Vorhofseptumdefekt*

Ko|ro|nar|skle|ro|se *f* (Ⓔ coronary arteriosclerosis): ***Syn:*** *Koronararteriensklerose*; Arteriosklerose* der Koronargefäße; häufigste Ursache der Koronarstenose*

stenosierende Koronarsklerose: *→Herzkrankheit, koronare*

ko|ro|nar|skle|ro|tisch *adj* (Ⓔ coronary sclerotic): Koronarsklerose betreffend, von ihr betroffen oder gekennzeichnet, durch sie bedingt

Ko|ro|nar|spas|mus *m* (Ⓔ coronary spasm): Verkrampfung der Herzkranzarterien; löst einen Angina* pectoris-Anfall aus

Ko|ro|nar|ste|no|se *f* (Ⓔ coronary stenosis): Einengung der Lichtung der Herzkranzgefäße, die meist durch sklerotische Prozesse bedingt ist; Koronarstenosen werden aufgrund des angiographischen Befundes in drei Typen eingeteilt; diese Einteilung berücksichtigt Stenosegrad und Lage der Stenose und gibt eine Erfolgsrate für interventionelle Therapien; *s.a. koronare Herzkrankheit, Myokardinfarkt*

Tab. K123. Klassifizierung von Koronarstenosen

Typ-A-Stenose	Erfolgsquote über 85%, niedriges Interventionsrisiko	Umschrieben unter 10 mm Länge – konzentrisch – leicht erreichbar – in einem geraden Gefäßsegment (unter 45°) – glatte Kontur – wenig oder keine Verkalkung – kein Verschluss – nicht am Abgang – kein Abgang eines größeren Gefäßes im Bereich der Stenose – kein Thrombus
Typ-B-Stenose	mäßige Erfolgsrate 60–85%, mittleres Interventionsrisiko	Längere Stenose (10-20 mm) – exzentrisch – mäßige Gefäßwindung proximal der Stenose – Angulierung des Gefäßsegmentes mit der Stenose 45-90° – unregelmäßige Kontur – mittlere bis starke Verkalkung – komplette Verschlüsse jünger als 3 Monate – Abgangsstenose – Verzweigungsstenose, Thrombus im Bereich der Stenose
Typ-C-Stenose	niedrige Erfolgsrate unter 60%, hohes Interventionsrisiko	Diffuse Stenose über 20 mm Länge – ausgeprägte Schlängelung des proximalen Segments – ausgeprägte Angulierung des Gefäßsegments mit der Stenose über 90° – Verschlüsse, die älter als 3 Monate sind – keine Möglichkeit, wichtige Seitenäste zu schützen – alte Venenbrücke mit Stenosen.

ko|ro|nar|ste|no|tisch *adj* (Ⓔ coronary stenotic): Koronarstenose betreffend, von ihr betroffen oder gekennzeichnet, durch sie bedingt

Ko|ro|nar|the|ra|peu|ti|kum *nt, pl* **-ka** (Ⓔ coronary remedy): Mittel zur Behandlung oder Linderung von Erkrankungen der Herzkranzgefäße, insbesondere der koronaren Herzkrankheit* und Angina* pectoris; dazu gehören u.a. organische Nitrate*, Calciumantagonisten*, β-Sympatholytika* und Koronardilatatoren*

Ko|ro|nar|throm|bo|se *f* (Ⓔ coronary thrombosis): ***Syn:*** *Koronararterienthrombose*; Thrombose* in den Koronargefäßen; führt zu Koronarstenose* und evtl. akutem Myokardinfarkt*

ko|ro|nar|throm|bo|tisch *adj* (Ⓔ coronary thrombotic): Koronarthrombose betreffend, von ihr betroffen oder gekennzeichnet, durch sie bedingt

Ko|ro|nar|ver|schluss *m*: *→Koronararterienverschluss*

Ko|ro|sko|pie *f* (Ⓔ koroscopy): ***Syn:*** *Retinoskopie, Skiaskopie, Schattenprobe*; Methode zur objektiven Bestimmung des Fernpunktes des Auges

Korotkoff: Nikolai S. Korotkoff; 1874–1937; russischer Chirurg (Moskau, Leningrad)

Korotkoff-Geräusche *pl* (Ⓔ Korotkoff's sounds): *s.u. Blutdruckmessung nach Riva-Rocci*

Korotkow: *s.u. Korotkoff*

Kör|per *m* (Ⓔ body): Corpus*; Soma*

Kör|per|an|ti|gen *nt* (Ⓔ somatic antigen): ***Syn:*** *O-Antigen*; auf der Körperoberfläche von Bakterien sitzendes Antigen; *s.a. Essay Bakterien S. 217*

Kör|per|chen *nt* (Ⓔ corpuscle): (*anatom.*) Corpusculum

Kör|per|kern|tem|pe|ra|tur *f* (Ⓔ core temperature of body): ***Syn:*** *Kerntemperatur*; die vom Körper konstant gehaltene Temperatur von Rumpf und Kopf; fällt sie unter den Normalwert von 36,5–37 °C, spricht man von Hypothermie*, bei Erhöhung über den Normalwert von Hyperthermie*; *s.a. Körpertemperatur*

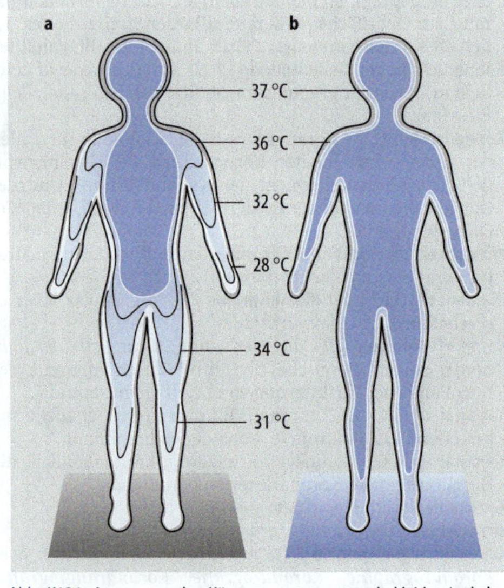

Abb. K124. Anpassung der Körpertemperatur. **a** unbekleidet in kalter Umgebung, **b** unbekleidet in warmer Umgebung

Kör|per|kreis|lauf *m* (Ⓔ systemic circulation): ***Syn:*** *Körperkreislauf*; *s.u. Kreislauf*

Kör|per|laus *f*: *→Pediculus humanus corporis*

Kör|per|laus|be|fall *m*: *→Pediculosis corporis*

Kör|per|leh|re *f*: *→Somatologie*

kör|per|lich *adj* (Ⓔ somatic): somatisch*

Kör|per|mas|se|in|dex *m*: *→body mass index*

Kör|per|ple|thys|mo|gra|phie *f*: *→Ganzkörperplethysmographie*

Kör|per|schall *m* (Ⓔ bone conduction): Knochenschall; *s.u. Knochenleitung*

Kör|per|schlag|ader, große *f*: *→Aorta*

Kör|per|tem|pe|ra|tur *f* (Ⓔ body temperature): die Körpertemperatur weist tageszyklische Schwankungen [bei der Frau auch monatszyklische Schwankungen] auf; sie sinkt nachts während des Schlafs auf ein Minimum ab und hat den höchsten Wert am frühen Abend; die Messung der Körpertemperatur ist schwer, weil sie von der Umgebungstemperatur abhängt und die Messwerte je nach Messort stark schwanken; die früher in der Klinik bevorzugte **Rektaltemperatur** liegt 0,2–0,5 °C höher als die unter der Zunge gemessene **Sublingualtemperatur**; die **Axillartemperatur** entspricht der Körperkerntemperatur*, wenn der Oberarm fest angelegt ist; die mit Infratrotthermometern gemessene **Gehörgangstemperatur** wird heute wegen der Schnelligkeit und Einfachheit der Messung in vielen Kliniken und Praxen bevorzugt

basale Körpertemperatur (Ⓔ basal body temperature): ***Syn:*** *Basaltemperatur*; die morgens nach dem Aufwachen gemessene Körpertemperatur

Kör|per|was|ser *nt*: *→Gesamtkörperwasser*

Kor|po|ra|frak|tur *f*: *→Penisfraktur*

kor|pu|lent *adj* (Ⓔ corpulent): beleibt, füllig

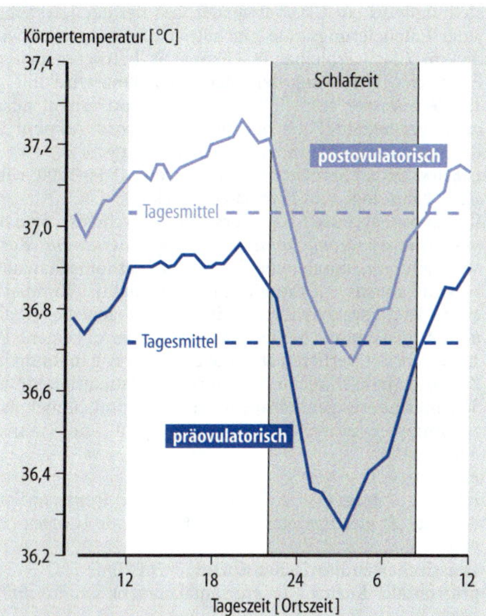

Abb. K125. Tageszyklische Schwankung der Körpertemperatur bei Frauen

Kor|pul|lenz *f* (Ⓔ corpulence): Beleibtheit, Körperfülle

Kor|pus *m, pl* **-po|ra**: **1.** → *Corpus* **2.** → *Gebärmutterkörper*

Kor|pus|a|de|nom *nt*: → *Korpuspolyp*

Kor|pus|drü|sen *pl*: → *Glandulae gastricae propriae*

Kor|pus|gas|tri|tis *f, pl* **-ti|den** (Ⓔ corpus gastritis): *s.u. Gastritis*

Kor|pus|kar|zi|nom *nt* (Ⓔ corpus carcinoma): ***Syn:*** *Gebärmutterkörperkrebs, Endometriumkarzinom, Carcinoma corporis uteri*; vorwiegend Frauen in der Menopause [60 Jahre oder älter] betreffender Krebs, der in den letzten Jahren an Bedeutung gewonnen hat und heute die häufigste maligne Erkrankung des weiblichen Genitaltraktes ist; wegen der früh auftretenden Symptome wird der Tumor früh diagnostiziert und therapiert, wodurch die 5-Jahresüberlebensrate für alle Tumorstadien bei ca. 80 % liegt; **Ätiologie**: es sind eine Reihe von prädisponierenden Faktoren [Adipositas, Diabetes mellitus, Hypertension, Nullipara, familiäre Belastung] bekannt, am wichtigsten ist aber eine andauernde Stimulierung durch Östrogen, weshalb eine Hormonsubstitutionstherapie bei vorhandenem Uterus immer

Tab. K126. Stadieneinteilung des Korpuskarzinoms

TNM	Corpus uteri	FIGO
Tis	Carcinoma in situ	0
T1	Begrenzt auf Corpus uteri	I
T1a	Endometrium	Ia
T1b	≤ 1/2 Myometrium ≥ 1/2 Myometrium	Ib
T2	Ausbreitung auf Zervix	II
T2a	Nur endozervikale Drüse	IIa
T2b	Zervixstroma	IIb
T3 und/oder N1	Lokal und/oder regionär wie nachstehend spezifiziert	III
T3a	Serosa/Adnexe/positive Peritonealzytologie	IIIa
T3b	Vagina	IIIb
N1	Regionäre Lymphknoten	IIIc
T4	Schleimhaut von Blase/Rektum	IVa
M1	Fernmetastasen	IVb

Tab. K127. Ursachen einer abnormen endometrialen Östrogenstimulation

östrogenbildende Tumoren
frühe Menarche, späte Menopause
polyzystische Ovarien
Adipositas
Hormonsubstitutionstherapie nur mit Östrogenen

eine Kombinationstherapie von Östrogen und Gestagen sein sollte; 75–80 % der Tumoren sind endometrioide Adenokarzinome; daneben sind noch klarzellige Karzinome [4 %] und gemischte Adenokarzinome [10 %] häufig

Klinik: das häufigste Symptom ist eine vaginale Blutung, v.a. in der Menopause; irreguläre Monatsblutungen, fleischwasserfarbener Ausfluss und Unterleibsbeschwerden sind ebenfalls häufig; **Diagnose**: Kolposkopie, Pap-Smear, bimanuelle und rektale Untersuchung, Sonographie, CT, Lymphographie; die operative Entfernung ist die **Therapie** der Wahl; das Ausnaß hängt vom Stadium der Erkrankung ab [*siehe Tab. K128*]; eine Nachbestrahlung ist i.d.R. indiziert und wird als perkutane Bestrahlung und vaginale Kontaktbestrahlung durchgeführt; hoch dosierte Gestagentherapie zeigt gute Erfolge bei der Behandlung von Fernmetastasen, wenn der Tumor Hormonrezeptoren besitzt; Chemotherapie spielt bisher keine Rolle

Tab. K128. Operative Therapie des Korpuskarzinoms

Stadium I a, b, Grad 1, 2	Peritonealzytologie abdominale Hysterektomie mit bilateraler Salpingo-Oophorektomie
Stadium I c, Grad 3	Peritonealzytologie abdominale Hysterektomie mit bilateraler Salpingo-Oophorektomie pelvine Lymphonodektomie
Stadium II a, b, Grad 1-3	Peritonealzytologie abdominale Hysterektomie mit bilateraler Salpingo-Oophorektomie pelvine Lymphonodektomie erweiterte Radikaloperation nach Wertheim-Meigs Resektion einer Scheidenmanschette
Stadium III + IV	adapiert an die Metastasierungsorte Tumordebulking

Kor|pus|kel *f* (Ⓔ corpuscle): (*physik.*) Masseteilchen, Elementarteilchen; auch Blutkörperchen

Kor|pus|kel|strah|lung *f* (Ⓔ corpuscular radiation): ***Syn:*** *Teilchenstrahlung, Partikelstrahlung, Korpuskularstrahlen*; aus geladenen oder ungeladenen Teilchen bestehende Strahlung

kor|pus|ku|lar *adj* (Ⓔ corpuscular): Teilchen/Korpuskeln betreffend, aus Korpuskeln bestehend

Kor|pus|ku|lar|strah|len *pl*: → *Korpuskelstrahlung*

Kor|pus|ku|lar|the|ra|pie *f* (Ⓔ corpuscular radiation therapy): Therapie mit Korpuskelstrahlung*

Kor|pus|po|lyp *m* (Ⓔ endometrial polyp): ***Syn:*** *Korpusadenom, Adenoma corporis uteri, Uteruspolyp, Gebärmutterpolyp*; Schleimhautpolyp des Gebärmutterkörpers; bildet sich auf dem Boden einer Endometriumhyperplasie und tritt in 80 % der Fälle solitär auf; sitzt meist im Fundus am Tubeneingang, seltener am inneren Muttermund*; sie kommen v.a. in der Peri- und Postmenopause vor und sind in 43 % der Fälle mit einem Uterus* myomatosus und in 30–55 % mit einem Korpuskarzinom* assoziiert; das Risiko der malignen Entartung der Polypen liegt unter 1 %; **Klinik**: bei größeren Polypen Hypermenorrhoe*, Menorrhagie* oder Metrorrhagie*; nach der Menopause Blutungen; selten kommt es zu Geburt des Polypen in die Scheide oder Stieldrehung mit wehenartigen Schmerzen; **Diagnose**: Kolposkopie, Hysteroskopie; **Therapie**: hysteroskopische Abtra-

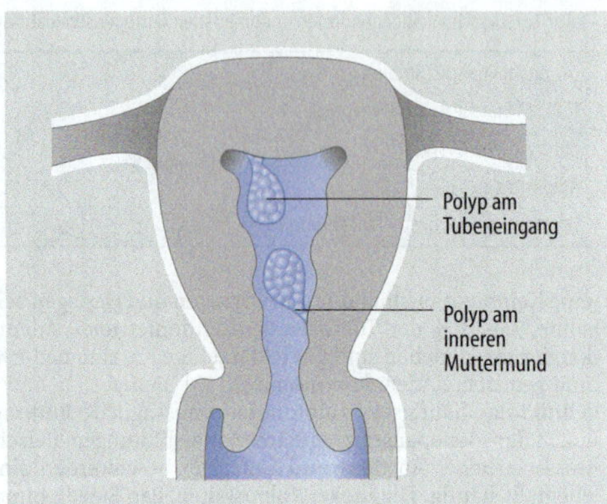

Abb. K129. Typische Lokalisation von Korpuspolypen

gung oder Kürettage; Hysterektomie* bei multiplen Polypen [**Polyposis corporis uteri**] oder Verdacht auf Entartung

Kor|rek|tiv *nt* (Ⓔ corrective): Heilmittel, Gegenmittel

kor|rek|tiv *adj* (Ⓔ corrective): korrigierend, verbessernd, berichtigend

Kor|rek|tur|os|te|o|to|mie *f* (Ⓔ corrective osteotomy): Osteotomie* zur Korrektur von Fehlbildungen oder Fehlstellungen

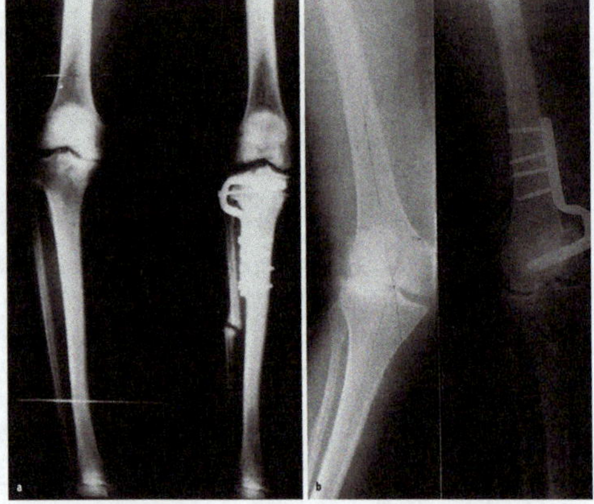

Abb. K130. Korrekturosteotomie. Bei O-Bein [**links**] und X-Bein [**rechts**]

Kor|re|la|ti|on *f* (Ⓔ correlation): Wechselbeziehung, Wechselwirkung, Zusammenhang; Übereinstimmung

kor|re|la|tiv *adj* (Ⓔ correlative): übereinstimmend, aufeinander abgestimmt, in Wechselbeziehung stehend, wechselseitig, einander bedingend

kor|re|lie|ren *v* (Ⓔ correlate): (sich) entsprechen, übereinstimmen; sich aufeinander beziehen, miteinander in Wechselbeziehung stehen

Kor|res|pon|denz, re|ti|na|le *f* (Ⓔ retinal correspondence): Übereinstimmung von korrespondierenden Netzhautpunkten

kor|res|pon|die|rend *adj* (Ⓔ corresponding): einander entsprechend oder zugeordnet, funktionell zusammengehörend, in Verbindung stehend

Kor|ri|gens *nt, pl* **-gen|zi|en, -gen|ti|en** (Ⓔ corrigent): ***Syn:*** *Corrigentium, Corrigens, Geschmacksverbesserer*; Arzneimitteln zur Geschmacksverbesserung zugesetzter Stoff

kor|ro|die|ren *v* (Ⓔ corrode): anfressen, zerfressen, angreifen, ätzen

Kor|ro|si|on *f* (Ⓔ corrosion): oberflächliche Gewebezerstörung durch z.B. Entzündung oder Verätzung

Korsakoff: Korsakoff-Potenz *f* (Ⓔ Korsakoff's potency): ***Syn:*** *Einglaspotenz*; durch ein spezielles Potenzierungsverfahren hergestelltes homöopathisches Arzneimittel; bei der Herstellung wird ein Glas verwendet, das bei der Herstellung jeder Potenzierungsstufe geschüttelt und ausgeleert wird; die im Glas verbleibende Flüssigkeit beträgt genau ein Gran; zur Herstellung der nächsten Potenz wird mit 100 Tropfen Wasser aufgefüllt, geschüttelt und erneut ausgeleert; im letzten Potenzierungsschritt wird Alkohol zur Konservierung verwendet; *s.a. Potenzierung*

Korsakow: Sergej Sergejewitsch Korsakow; 1854–1900; russischer Neurologe und Psychiater (Moskau)

Korsakow-Psychose *f* (Ⓔ Korsakoff's psychosis): ***Syn:*** *amnestisches Syndrom, amnestisches Psychosyndrom, Korsakow-Syndrom*; durch eine Reihe von Pathomechanismen [Alkoholabusus, CO-Vergiftung, Enzephalitis, Kontusion] ausgelöstes Psychosyndrom mit Merkschwäche bei erhaltenem Altgedächtnis; die Patienten sind über die eigene Person orientiert, verlieren aber die Orientierung in Raum und Zeit; die Merkschwäche wird durch Konfabulationen* und Scheinerinnerungen kompensiert; es kommt immer mehr zu stumpfer, mürrischer Gleichgültigkeit und Passivität oder Apathie

Kort-, kort- *präf.*: → *Kortiko-*

Kor|tex *m, pl* **-ti|zes** (Ⓔ cortex): ***Syn:*** *Cortex*; Rinde, äußerste Schicht; oft gleichgesetzt mit Großhirnrinde [Cortex cerebri]

akustischer/auditorischer Kortex: → *Hörrinde*

präfrontaler Kortex (Ⓔ prefrontal cortex): *s.u. Frontallappen*

visueller Kortex: → *Sehrinde*

zerebraler Kortex: → *Cortex cerebri*

Korti-, korti- *präf.*: → *Kortiko-*

kor|ti|kal *adj* (Ⓔ cortical): Rinde/Kortex betreffend

Kor|ti|ka|lis *f* (Ⓔ cortical substance of bone): Substantia corticalis; *s.u. Knochen*

Kor|ti|ka|lis|os|te|o|id *nt*: → *Osteoidosteom*

Kor|ti|ka|lis|schrau|be *f* (Ⓔ corticalis screw): *s.u. Schraubenosteosynthese*

Kor|ti|ka|lis|span *m* (Ⓔ cortical bone chip): ***Syn:*** *Kortikalistransplantat*; *s.u. Knochenspan*

Kortikalis-Spongiosaspan *m* (Ⓔ cortical-spongy bone chip): *s.u. Knochenspan*

Kor|ti|ka|lis|trans|plan|tat *nt* (Ⓔ cortical graft): Kortikalisspan; *s.u. Knochenspan*

Kor|ti|kek|to|mie *f* (Ⓔ corticectomy): ***Syn:*** *Topektomie*; spezifische Entfernung oder Ausschaltung von Hirnrindenarealen

Kortiko-, kortiko- *präf.*: Wortelement mit der Bedeutung „Rinde/Schale/Kortex"

kor|ti|ko|af|fe|rent *adj*: → *kortikopetal*

kor|ti|ko|bul|bär *adj* (Ⓔ corticobulbar): Hirnrinde und Medulla oblongata und/oder Hirnstamm betreffend oder verbindend

kor|ti|ko|di|en|ze|phal *adj* (Ⓔ corticodiencephalic): Hirnrinde und Zwischenhirn/Diencephalon betreffend oder verbindend

kor|ti|ko|ef|fe|rent *adj*: → *kortikofugal*

kor|ti|ko|fu|gal *adj* (Ⓔ corticofugal): ***Syn:*** *kortikoefferent*; von der Rinde/dem Kortex weg(führend)

Kor|ti|ko|id *nt*: → *Kortikosteroid*

Kor|ti|ko|li|be|rin *nt*: → *Corticoliberin*

kor|ti|ko|me|dul|lär *adj* (Ⓔ corticomedullary): Rinde und Mark/Medulla betreffend

kor|ti|ko|me|sen|ce|phal *adj* (Ⓔ corticomesencephalic): Hirnrinde und Mittelhirn/Mesencephalon betreffend oder verbindend

kor|ti|ko|pe|tal *adj* (Ⓔ corticopetal): ***Syn:*** *kortikoafferent*; zur Rinde/zum Kortex hin(führend)

kor|ti|ko|pon|tin *adj* (Ⓔ corticopontine): Hirnrinde und Brücke/Pons cerebri betreffend oder verbindend

kor|ti|ko|spi|nal *adj* (Ⓔ corticospinal): Hirnrinde und Rückenmark/Medulla spinalis betreffend oder verbindend

Kor|ti|ko|ste|ro|id *nt* (Ⓔ corticosteroid): ***Syn:*** *Corticosteroid, Kortikoid, Corticoid*; Sammelbezeichnung für in der Nebennierenrinde* gebildete Steroidhormone, d.h., für die in der Zona reticularis gebildeten Androgene*, die Glucocorticoide* der Zona fasciculata und die Mineralocorticoide* der Zona glomerulosa

kor|ti|ko|tha|la|misch *adj* (Ⓔ corticothalamic): Hirnrinde und Thalamus betreffend oder verbindend

kor|ti|ko|trop *adj* (Ⓔ corticotropic): **Syn:** *corticotrop, corticotroph, adrenocorticotrop, adrenocorticotroph, kortikotroph, adrenokortikotrop, adrenokortikotroph*; auf die Nebennierenrinde einwirkend

kor|ti|ko|troph *adj*: →*kortikotrop*

Kor|ti|ko|tro|phin *nt*: →*Corticotropin*

Kor|ti|ko|tro|pin *nt*: →*Corticotropin*

kor|ti|ko|ze|re|bel|lar *adj* (Ⓔ corticocerebellar): Hirnrinde und Kleinhirn/Zerebellum betreffend oder verbindend

Kor|ti|sol *nt*: →*Cortisol*

Kor|ti|son *nt* (Ⓔ cortisone): **Syn:** *Cortison*; im Blut nicht nachweisbares Oxidationsprodukt des Cortisols*; 1935 von Kendall* entdeckt; **Anw.**: primäre und sekundäre Nebennierenrindeninsuffizienz, lokale entzündliche oder allergische Erkrankungen, Gelenkrheumatismus, Asthma bronchiale; wegen der ausgeprägten mineralocorticoiden Wirkung [Natriumretention] werden heute synthetische Corticosteroide bevorzugt

Kor|ti|son|glau|kom *nt* (Ⓔ corticosteroid-induced glaucoma): **Syn:** *Cortisonglaukom*; Augendrucksteigerung bei Kortisonanwendung; tritt bei ca. 5 % der Patienten nach einigen Wochen lokaler oder systemischer Gabe auf; besonders gefährdet sind stark Kurzsichtige; *s.a. Essay Glaukom S. 797*

Kor|ti|son|star *m*: →*Cortisonstar*

Ko|rund|lun|ge *f*: →*Korundschmelzerlunge*

Ko|rund|schmel|zer|lun|ge *f* (Ⓔ corundum smelter's lung): **Syn:** *Korundlunge, Shaver-Syndrom*; durch Einatmen von Korunddämpfen verursachte Lungenfibrose*, die nicht von einer Aluminiumlunge* zu unterscheiden ist

ko|rym|bi|form *adj* (Ⓔ corymbiform): gehäuft, gruppiert

Ko|ry|ne|bak|te|ri|um *nt, pl* **-ri|en**: →*Corynebacterium*

ko|ry|ne|form *adj* (Ⓔ coryneform): keulenförmig

Ko|ry|za *f* (Ⓔ coryza): *s.u. Rhinitis*

Kos|me|ti|ka|ak|ne *f* (Ⓔ acne cosmetica): **Syn:** *Akne cosmetica*; durch Kosmetika verursachte Kontaktakne

Kos|me|ti|kum *nt, pl* **-ka** (Ⓔ cosmetic): kosmetisches Mittel, Körperpflegemittel

Kost-, kost- *präf.*: →*Kosto-*

kos|tal *adj* (Ⓔ costal): Rippe(n)/Costa(e) betreffend, zu den Rippen gehörend

Kos|tal|at|mung *f* (Ⓔ breast breathing): **Syn:** *Thorakalatmung, Brustatmung, kostaler Atmungstyp*; flacher Atmungstyp, bei dem nur die Brustmuskeln eingesetzt werden

Kos|tal|gie *f* (Ⓔ costalgia): **Syn:** *Rippenschmerz(en)*; Schmerzen in einer oder mehreren Rippen [Costa]

Kos|tek|to|mie *f* (Ⓔ costectomy): **Syn:** *Rippenresektion, Rippenexzision*; operative (Teil-)Entfernung einer oder mehrerer Rippen

Kostmann: Rolf Kostmann; schwedischer Kinderarzt (Norrköping) im 20. Jahrhundert

Kostmann-Syndrom *nt* (Ⓔ Kostmann's syndrome): **Syn:** *infantile hereditäre Agranulozytose*; autosomal-rezessiv vererbte familiäre Granulozytopenie*

Kosto-, kosto- *präf.*: Wortelement mit der Bedeutung „Rippe"

Kos|to|bra|chi|al|syn|drom *nt*: →*Kostoklavikularsyndrom*

kos|to|chond|ral *adj* (Ⓔ costochondral): **Syn:** *chondrokostal*; Rippenknorpel/Cartilago costalis betreffend

Kos|to|chon|dral|ge|len|ke *pl* (Ⓔ costochondral joints): **Syn:** *Articulationes costochondrales*; knorpelige Verbindung am Übergang von knöchernem Abschnitt der Rippen zum Rippenknorpel

Kos|to|chond|ri|tis *f, pl* **-ti|den** (Ⓔ costal chondritis): Rippenknorpelentzündung; *s.a. Kostochondrose*

kos|to|chond|ri|tisch *adj* (Ⓔ costochondritic): Kostochondritis betreffend, von ihr betroffen oder gekennzeichnet

Kos|to|chond|ro|se *f* (Ⓔ Tietze's syndrome): **Syn:** *Tietze-Syndrom, Chondropathia tuberosa*; ätiologisch ungeklärte, schmerzhafte Anschwellung von Rippenknorpeln, v.a. am Sternalansatz der 2. und 3. Rippe; **Therapie**: Infiltration mit Lokalanästhetika; nicht-steroidale Antiphlogistika

kos|to|di|a|phrag|mal *adj* (Ⓔ costodiaphragmatic): **Syn:** *kostophrenisch, phrenikokostal*; Rippen und Zwerchfell/Diaphragma betreffend oder verbindend

Kos|to|di|a|phrag|mal|si|nus *m*: →*Kostodiaphragmalspalte*

Kos|to|di|a|phrag|mal|spal|te *f* (Ⓔ costodiaphragmatic sinus): **Syn:** *Kostodiaphragmalsinus, Sinus phrenicocostalis, Recessus costodiaphragmaticus*; Spaltraum zwischen Pleura* costalis und Pleura* diaphragmatica; gehört zu den sog. Reserveräumen [Recessus* pleurales]

kos|to|kla|vi|ku|lär *adj* (Ⓔ costoclavicular): **Syn:** *kostoklavikular*; Rippen und Schlüsselbein/Klavikula betreffend oder verbindend

Kos|to|kla|vi|ku|lar|syn|drom *nt* (Ⓔ costoclavicular syndrome): **Syn:** *Kostobrachialsyndrom*; Thoracic-outlet-Syndrom* durch eine Einengung des Raumes zwischen erster Rippe dorsal und Schlüsselbein ventral; kann durch eine Halsrippe oder angeborene oder erworbene Thoraxdeformitäten [z.B. Skoliose] oder Tumoren im Bereich der Pleurakuppel verursacht werden; je nach dem Ausmaß der Kompression kommt es zu sensiblen und motorischen Ausfällen des Plexus* brachialis und Störungen der Durchblutung mit Pulsabschwächung, Zyanose oder Blasswerden der Finger bei bestimmten Bewegungen [v.a. Abduktion und Retroversion des Armes, Herabziehen der Schulter]

kos|to|ko|ra|ko|id *adj* (Ⓔ costocoracoid): Rippen und Processus coracoideus betreffend

Kos|to|me|di|as|ti|nal|si|nus *m*: →*Kostomediastinalspalte*

Kos|to|me|di|as|ti|nal|spal|te *f* (Ⓔ costomediastinal sinus): **Syn:** *Kostomediastinalsinus, Recessus costomediastinalis*; Spaltraum zwischen Pleura* costalis und Pleura* mediastinalis; gehört zu den sog. Reserveräumen [Recessus* pleurales]

kos|to|phre|nisch *adj*: →*kostodiaphragmal*

kos|to|pleu|ral *adj* (Ⓔ costopleural): Rippen und Brustfell/Pleura betreffend

kos|to|ska|pu|lar *adj* (Ⓔ costoscapular): **Syn:** *skapulokostal*; Rippen und Schulterblatt/Skapula betreffend

kos|to|spi|nal *adj* (Ⓔ costispinal): **Syn:** *spinokostal*; Rippe(n) und Wirbelsäule/Columna vertebralis betreffend oder verbindend

kos|to|ster|nal *adj* (Ⓔ costosternal): **Syn:** *sternokostal*; Rippen und Brustbein/Sternum betreffend oder verbindend

Kos|to|ster|no|plas|tik *f* (Ⓔ costosternoplasty): **Syn:** *Rippen-Sternum-Plastik*; kombinierte Plastik von Sternum* und Rippe(n)

Kos|to|tom *nt* (Ⓔ costotome): Rippenmesser

Kos|to|to|mie *f* (Ⓔ costotomy): **Syn:** *Rippendurchtrennung*; Durchtrennung einer oder mehrerer Rippen

kos|to|trans|ver|sal *adj* (Ⓔ costotransverse): zwischen Rippen und Querfortsatz liegend

Kos|to|trans|ver|sal|ge|lenk *nt* (Ⓔ costotransverse joint): **Syn:** *Articulatio costotransversaria*; gelenkige Verbindung zwischen Tuberculum* costae der 1.–10. Rippe und dem Querfortsatz des betreffenden Brustwirbels; ermöglicht ein Heben und Senken der Rippen bei der Atmung

Kos|to|trans|ver|sek|to|mie *f* (Ⓔ costotransversectomy): kombinierte Entfernung von Querfortsatz des Wirbels [Processus* transversus vertebrae] und Rippenköpfchen [Caput* costae]

kos|to|ver|te|bral *adj* (Ⓔ costovertebral): **Syn:** *kostozentral, vertebrokostal*; Rippe(n) und Wirbel/Vertebra(e) betreffend

Kos|to|ver|te|bral|ge|len|ke *pl* (Ⓔ costovertebral joints): **Syn:** *Rippenwirbelgelenke, Articulationes costovertebrales*; Gelenke zwischen Rippen und Wirbeln; bestehen aus Rippenkopfgelenk* und Kostotransversalgelenk*

kos|to|zen|tral *adj*: →*kostovertebral*

kos|to|zer|vi|kal *adj* (Ⓔ costicervical): Rippe(n) und Hals/Zervix betreffend oder verbindend

Ko|sub|stra|te *pl* (Ⓔ cosubstrates): *s.u. Koenzyme*

Kot *m* (Ⓔ feces): **Syn:** *Stuhl, Fäzes, Faeces, Fäkalien, Stercus*; meist breiige oder feste Masse aus unverdauten Nahrungsresten, Abfallprodukten des Stoffwechsels, Wasser und Mikroorganismen [30–50 %, maximal bis zu 75 %]; die durchschnittliche tägliche Menge beträgt ca. 150–200 Gramm; sie wird, wie die Passagezeit auch, von der Zusammensetzung der Nahrung beeinflusst; ballaststoffreiche Nahrung verkürzt die Passagezeit und kann das Stuhlgewicht auf bis zu 500 g pro Tag erhöhen

Kot|äl|chen *nt*: *→Strongyloides stercoralis*
Kot|angst *f*: *→Koprophobie*
kot|ar|tig *adj* (Ⓔ feculent): fäkulent*
Kot|er|bre|chen *nt* (Ⓔ fecal vomiting): ***Syn*:** *Miserere, Kopremesis*; findet sich bei Darmverschluss [Ileus*]; gilt als prognostisch ungünstiges Zeichen
Kot|es|sen *nt* (Ⓔ coprophagy): ***Syn*:** *Koprophagie*; Verzehren der eigenen Exkremente; extrem seltenes Symptom
Kot|fis|tel *f* (Ⓔ stoma): ***Syn*:** *Anus praeter(naturalis), Kunstafter, Stroma*; künstlich angelegter Darmausgang; wird praktisch immer an der vorderen Bauchwand angelegt; kann vorübergehend oder permanent angelegt werden; von der Technik her unterscheidet man zwischen **endständigem Anus praeter**, bei dem der Darm auf der Oberfläche mündet, und **doppelläufigem Anus praeter** mit einem zuführenden und abführenden Darmschenkel; die Benennung des Kunstafters erfolgt nach dem ausgeführten Darmteil oder der Lage [z.B. Ileostoma, Kolostoma, Anus praeter iliacus, lumbalis, perinealis, sacralis, sigmoideus oder transversus]
Kot|ge|schwulst *nt*: *→Koprom*
ko|tig *adj* (Ⓔ fecal): fäkulent*
Ko|trans|mit|ter *m* (Ⓔ cotransmitter): ***Syn*:** *Cotransmitter*; in synaptischen Vesikeln neben dem Haupttransmitter enthaltener Transmitter; die funktionelle Bedeutung ist ungeklärt
Kot|spra|che *f*: *→Koprolalie*
Kot|stau|ung *f*: *→Koprostase*
Kot|stein *m*: *→Koprolith*
Kot|ver|hal|tung *f*: *→Koprostase*
Ko|ty|le|do *f, pl* **-do|nen** (Ⓔ cotyledon): ***Syn*:** *Cotyledo, Kotyledone*; Zottenbüschel des Chorions, Plazentalappen
Ko|ty|le|do|ne *f*: *→Kotyledo*
Kox-, kox- *präf*.: *→Koxo-*
Kox|al|gie *f* (Ⓔ coxalgia): ***Syn*:** *Coxalgia, Hüftschmerz, Hüftgelenkschmerz*; die häufigste Ursache für Schmerzen in der Hüfte bzw. dem Hüftgelenk sind Entzündung [Coxitis*] oder Arthrose [Coxarthrosis*]
Kox|ar|thri|tis *f, pl* **-ti|den**: *→Koxitis*
kox|ar|thri|tisch *adj*: *→koxitisch*
Kox|ar|thro|pa|thie *f* (Ⓔ coxarthopathy): Hüftgelenkserkrankung; *s.a. Koxarthrose, Koxitis*
Kox|ar|thro|se *f* (Ⓔ coxarthrosis): ***Syn*:** *Coxarthrosis, Malum coxae senile, Arthrosis deformans coxae*; Arthrosis* deformans des Hüftgelenks; bei der **idiopathischen Koxarthrose** lässt sich kein auslösender Faktor feststellen, während bei der wesentlich häufigeren **sekundären Koxarthrose** Vorerkrankungen [Epiphysenlösung, Hüftdysplasie, Morbus Perthes] oder Verletzungen [Schenkelhalsfraktur, Pfannenfraktur] bekannt sind; **Klinik:** schmerzhafte Bewegungseinschränkung [wichtig ist, dass die Schmerzen nicht mit dem Ausmaß der Knochenzerstörung im Röntgenbild korrelieren, sondern vom Ausmaß der Gelenkkapselreizung und Begleitentzündung der Synovialis abhängen], Innenrotation, Adduktions- und Beugekontrakturen, Entlastungsfehlhaltung, Hinken; **Röntgen:** Gelenkspaltverschmälerung, subchondrale Sklerosierung, Geröllzysten, Deformierung von Hüftkopf und -pfanne, Randosteophyten; **Therapie:** zuerst konservativ: Wärme, Bewegungsbäder, intraartikuläre Injektionen, Schuheinlagen, Absatzerhöhung, Krankengymnastik zur Muskeldehnung und Gelenkmobilisation, Gewichtskontrolle (!); operativ: Umstellungsosteotomie, Totalendoprothese [bei jüngeren Patienten zementfrei, bei älteren einzementiert]

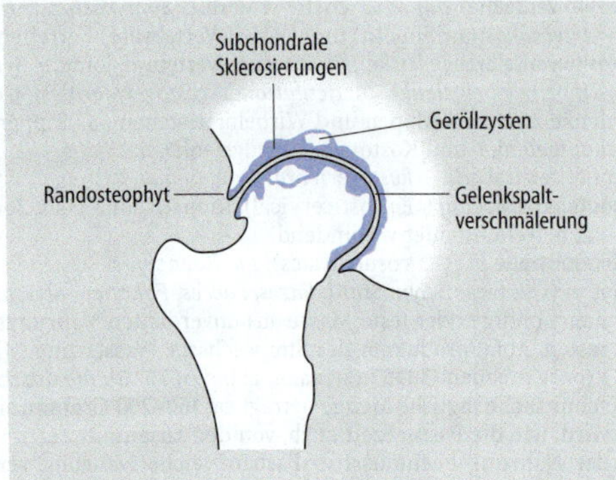

Abb. K131. Koxarthrose

Ko|xi|tis *f, pl* **-ti|den** (Ⓔ coxitis): ***Syn*:** *Hüftgelenksentzündung, Koxarthritis, Coxarthritis, Coxitis*; Entzündung des Hüftgelenks; die häufigsten Formen sind **bakterielle Koxitis, rheumatische Koxitis** und, v.a. bei Kindern, die **flüchtige Koxitis** als Begleitarthritis bei Allgemeininfektionen
bakterielle Koxitis (Ⓔ bacterial coxitis): v.a. im Säuglingsalter [**Säuglingskoxitis, Neugeborenenkoxitis**] auftretende Infektion durch hämatogene Aussaat von Eitererregern [Streptokokken, Staphylokokken] oder Tuberkelbazillen [**tuberkulöse Koxitis**]; **Klinik:** schmerzbedingte Bewegungseinschränkung im Hüftgelenk, evtl. Schwellung und Rötung über der Hüfte; **Diagnose:** Gelenkpunktion und Untersuchung des Aspirats, Röntgen; **Therapie:** Ruhigstellung, Antibiotika, evtl. operative oder arthroskopische Sanierung; **Prognose:** v.a. bei der Tuberkulose kommt es meist zu Schädigung des Hüftkopfes und langfristig zu Koxarthrose*
flüchtige Koxitis (Ⓔ transient coxitis): ***Syn*:** *Coxitis fugax*; v.a. bei Kindern auftretende Begleitarthritis bei Allgemeininfektion, die wahrscheinlich auf einer partiell-allergischen Reaktion der Synovialmembran beruht; der Schmerz ist belastungsabhängig mit Projektion ins Kniegelenk; **DD:** Morbus* Perthes; **Therapie:** Entlastung, Analgetika, nichtsteroidale Antiphlogistika; **Prognose:** heilt folgenlos aus
gonorrhoische Koxitis (Ⓔ gonorrheal coxitis): ***Syn*:** *Coxitis gonorrhoica*; Coxitis als Begleitentzündung einer Gonorrhoe*
rheumatische Koxitis (Ⓔ rheumatic coxitis): Koxitis als Teil einer rheumatischen oder rheumatoiden Arthritis*
tuberkulöse Koxitis (Ⓔ tuberculous coxitis): ***Syn*:** *Hüftgelenkstuberkulose, tuberkulöse Hüftgelenkentzündung, Coxitis tuberculosa*; Gelenktuberkulose* des Hüftgelenks; kann als primäre Form [von der Synovialmembran ausgehend] oder sekundäre Form auftreten; führt i.d.R. zu totaler Gelenkzerstörung und Gelenkversteifung; **Diagnose:** Erregernachweis im Probematerial; **Therapie:** *s.u. Tuberkulose*
ko|xi|tisch *adj* (Ⓔ coxitic): ***Syn*:** *koxarthritisch*; Hüftgelenksentzündung/Koxitis betreffend, von ihr betroffen oder gekennzeichnet
Koxo-, koxo- *präf*.: Wortelement mit der Bedeutung „Hüfte/Hüftgelenk/Koxa"
ko|xo|fe|mo|ral *adj* (Ⓔ coxofemoral): Hüfte und Oberschenkel/Femur betreffend oder verbindend
Koyanagi: Yoshizo Koyanagi; japanischer Augenarzt im 20. Jahrhundert
Koyanagi-Krankheit *f*: *→Vogt-Koyanagi-Harada-Syndrom*
KÖZ *Abk*.: Kathodenöffnungszuckung
KP *Abk*.: **1.** *→Karotispuls* **2.** Keratitis punctata **3.** Klinikpackung **4.** Krankenpfleger **5.** *→Kreatinphosphat*
Kp *Abk*.: Kochpunkt
kPa *Abk*.: Kilopascal
KPC *Abk*.: Kaliumperchlorat
KPDA *Abk*.: Katheterperiduralanästhesie
KPE *Abk*.: komplexe physikalische Entstauungstherapie
KPF *Abk*.: *→Ketoprofen*
KPG *Abk*.: Koproporphyrinogen
KPH *Abk*.: Krankenpflegehelfer
KPI *Abk*.: karyopyknotischer Index
KPK *Abk*.: **1.** *→Karotispulskurve* **2.** *→Kreatinphosphokinase*
KPL *Abk*.: kontinuierliche Peritoneallavage
KPR *Abk*.: **1.** *→kardiopulmonale Reanimation* **2.** Kollodiumpräzipitationsreaktion
KPS *Abk*.: **1.** Koronarpflegestation **2.** Kreatinphosphorsäure
Kps. *Abk*.: *→Kapsel*
KR *Abk*.: **1.** Kahn-Trübungsreaktion **2.** *→Kolonresektion*
Kr *Abk*.: *→Krypton*
Krabbe: Knud H. Krabbe; 1885–1961; dänischer Neurologe (Kopenhagen)

Krabbe-Syndrom *nt* (Ⓔ Krabbe's syndrome): ***Syn:*** *Krabbe-Krankheit, okuloenzephalische Angiomatose, enzephalookuläre Angiomatose, Angiomatosis encephalo-cutanea*; ohne Augenbeteiligung verlaufende Angiomatosis* encephalo-oculo-cutanea

Kraeplin: Emil Kraeplin; 1856–1926; deutscher Psychiater (Dorpat, Heidelberg, München); führte zahlreiche experimentelle und naturwissenschaftliche Methoden in die Psychiatrie ein; Begründer der Psychopharmakologie; viele, der von ihm geprägten Bezeichnungen für Psychoseformen werden weiterhin verwendet

Kraftlmeslser *m* (Ⓔ dynamometer): ***Syn:*** *Dynamometer*; Gerät zur Messung der Muskelkraft

Kralgenlknopflabslzess *m* (Ⓔ collar-button abscess): Abszess mit zwei Abszesskammern, die durch einen Gang verbunden sind

Krallenlhand *f.*: → *Klauenhand*

Krallenlhohllfuß *m*: → *Klauenfuß*

Krallenlnalgel *m*: → *Onychogryphose*

Krallenlzelhe *f* (Ⓔ claw toe): ***Syn:*** *Klauenzehe*; meist erworbene Beugekontraktur der End- und Mittelgelenke der Zehen mit Überstreckung im Grundgelenk; kommt v.a. bei Spreiz- und Hohlfuß vor; **Therapie**: bei Beschwerden operative Behandlung, z.B. Hohmann-Resektion

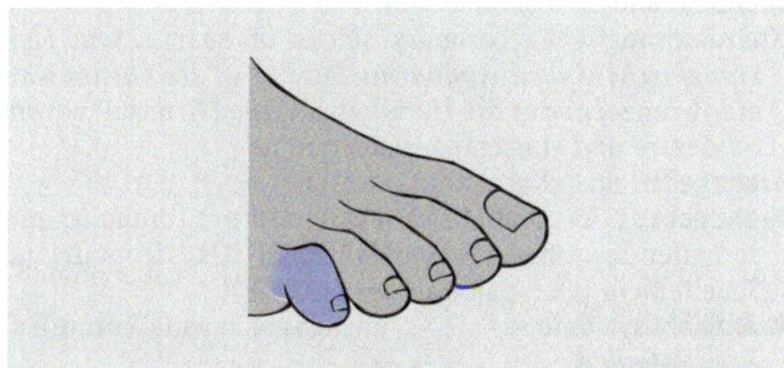

Abb. K132. Krallenzehe

Krallnalgel *m*: → *Onychogryphose*

Kramer: Franz Kramer; deutscher Neurologe (Berlin)

Kramer-Pollnow-Syndrom *nt* (Ⓔ Kramer-Pollnow syndrome): ***Syn:*** *erethisch-hyperkinetisches Syndrom, erethisches Syndrom*; Bezeichnung für ein im Kindesalter auftretendes Syndrom mit gesteigerter Erregbarkeit, psychomotorischer Unruhe, evtl. Intelligenzdefizit und epileptischen Anfällen; entsteht i.d.R. als Reaktion auf eine diffuse Hirnschädigung, z.B. bei Enzephalitis*

Kralmelrila trilanldra *f* (Ⓔ Krameria triandra): *s.u. Ratanhiawurzel*

Krampf *m* (Ⓔ cramp): Muskelkrampf, Krampus, Crampus; Konvulsion, Krampfanfall*

Krampflalder *m*: → *Varize*

Krampflalderlbruch *m*: → *Varikozele*

Krampflalderlentlferlnung *f.*: → *Varikektomie*

Krampflalderlentlzünldung *f.*: → *Varikophlebitis*

Krampflalderlknolten *m*: → *Varize*

Krampflalderlolpelraltilon *f.*: → *Varikektomie*

Krampflalderlschnitt *m*: → *Varikotomie*

Krampflanlfall *m* (Ⓔ seizure): ***Syn:*** *epileptischer Anfall*; wenn ein ausreichend starker Reiz auftritt, ist prinzipiell jedes Gehirn dazu in der Lage einen Krampfanfall zu erleiden; wichtig ist die Unterscheidung von einmalig auftretenden Anfällen [auch Gelegenheitskrämpfe] und wiederholt auftretenden Krämpfen, die das Krankheitsbild der Epilepsie* prägen; *s.a. Essay Epilepsie S. 617*

Krampflpoltenltilalle *pl* (Ⓔ seizure potentials): ***Syn:*** *epilepsietypische Potentiale*; *s.u. Essay Elektroenzephalogramm S. 563*

Kramlpus *m, pl* **-pi** (Ⓔ cramp): ***Syn:*** *Crampus*; Krampf, Muskelkrampf

Krani-, krani- *präf.*: → *Kranio-*

kralnilal *adj* (Ⓔ cranial): den (knöchernen) Schädel betreffend; kopfwärts (liegend)

Kralnilallpolsiltilon, anltelrolzälkalle *f* (Ⓔ anterocecal caudal appendix): *s.u. Appendix vermiformis*

Kralnilallpolsiltilon, reltrolzälkalle *f* (Ⓔ retrocecal caudal appendix): *s.u. Appendix vermiformis*

Kralnilekltolmie *f* (Ⓔ craniectomy): Schädeleröffnung durch Ausschneiden eines Knochenstücks; wird das Knochenstück wieder eingesetzt, spricht man von **osteoplastischer Kraniotomie**, wird es dauerhaft entfernt von **osteoklastischer Kraniotomie**

Kranio-, kranio- *präf.*: Wortelement mit der Bedeutung „Kopf/Schädel"

kralnilolaulral *adj* (Ⓔ cranioaural): Schädel und Ohr/Auris betreffend

kralnilolfalzilal *adj* (Ⓔ craniofacial): Schädel und Gesicht/Facies betreffend

Kralnilolgelnelse *f* (Ⓔ cephalogenesis): ***Syn:*** *Kephalogenese*; Kopf-/Schädelentwicklung

kralnilolkauldal *adj* (Ⓔ craniocaudal): Kopf und Cauda betreffend

Kralnilolmallalzie *f* (Ⓔ craniomalacia): ***Syn:*** *Schädelerweichung, Schädelknochenerweichung*; Erweichung der Schädelknochen bei allgemeiner Knochenmalazie; *s.a. Kraniotabes*

Kralnilolmelninlgolzelle *f* (Ⓔ craniomeningocele): ***Syn:*** *kraniale Meningozele, Hirnhautbruch*; bruchartige Vorwölbung der Hirnhaut durch einen angeborenen oder erworbenen Schädeldefekt

Kralnilolmelter *nt* (Ⓔ craniometer): ***Syn:*** *Schädelmesser*; Apparat zur Bestimmung von Schädelmaßen

Kralnilolmeltrie *f* (Ⓔ craniometry): ***Syn:*** *Schädelmessung*; Bestimmung von Schädelmaßen; wird v.a. in der Zahnheilkunde und der Anthropologie eingesetzt

kralnilolmeltrisch *adj* (Ⓔ craniometric): Kraniometrie betreffend, mittels Kraniometrie

Kralnilolpalgus *m* (Ⓔ craniopagus): ***Syn:*** *Kephalopagus, Zephalopagus*; Doppelfehlbildung mit Verwachsung im Schädelbereich

Kralnilolpalthie *f* (Ⓔ craniopathy): Schädelerkrankung, Schädelknochenerkrankung

Kralnilolphalrynlgelom *nt* (Ⓔ craniopharyngioma): ***Syn:*** *Kraniopharyngiom, Erdheim-Tumor*; benigner Hirntumor, der durch lokales Wachstum zu neurologischen Störungen führt; entsteht aus Resten des Hypophysenganges [Ductus craniopharyngeus]; tritt v.a. im Kindes- und Jugenalter auf; kann benigne oder semimaligne mit verdrängendem und destruierendem Wachstum sein; sie haben eine feste Kapsel und sind i.d.R. mehrfach gekammert; typisch sind Verkalkungen; **Klinik**: der Verlauf ist langsam; initial stehen Kopfschmerzen und Erbrechen im Vordergrund; später kommt es zu Hypophysenvorderlappeninsuffizienz mit Diabetes* insipidus und evtl. Hypogenitalismus; es kommt zu bizarren Gesichtsfelddefekten und bilateraler Optikusatrophie* bei Druck auf das Chiasma* opticum; **Diagnose**: CT, MRT; **Therapie**: operative Abtragung und Bestrahlung

Kralnilolphalrynlgilom *nt*: → *Kraniopharyngeom*

Kralnilolplasltik *f* (Ⓔ cranioplasty): ***Syn:*** *Schädelplastik*; plastische Operation zur Deckung von Schädeldefekten oder zur Korrektur von Schädelfehlbildungen oder -deformitäten

Kralnilolrhalchilschilsis *f.*: → *Kraniorrhachischisis*

Kralnilorlrhalchilschilsis *f* (Ⓔ craniorrhachischisis): ***Syn:*** *Kraniorhachischisis*; angeborene Schädel- und Wirbelsäulenspalte

kralnilolsalkral *adj* (Ⓔ craniosacral): Kopf und Kreuzbein/Sakrum betreffend

Kralnilolschilsis *f* (Ⓔ cranioschisis): ***Syn:*** *Cranium bifidum, Spaltschädel*; angeborene Schädelspalte

Kralnilolsklelrolse *f* (Ⓔ craniosclerosis): ***Syn:*** *Leontiasis cranii*; abnorme Verdickung der Schädelknochen

kralnilolspilnal *adj* (Ⓔ craniospinal): Schädel und Wirbelsäule/Columna vertebralis betreffend

Kralnilolstelnolse *f* (Ⓔ craniostenosis): ***Syn:*** *Stenokephalie, Stenozephalie*; durch einen vorzeitigen Verschluss der Schädelnähte [Kraniosynostose*] hervorgerufene Fehlbildung des Schädels [Dyszephalie*]; am häufigsten ist die **Sagittalnahtsynostose**, die zur Bildung eines **Kahnschädels** [Skaphozephalus] führt; bei **Kranznahtsynostose** kommt es zu

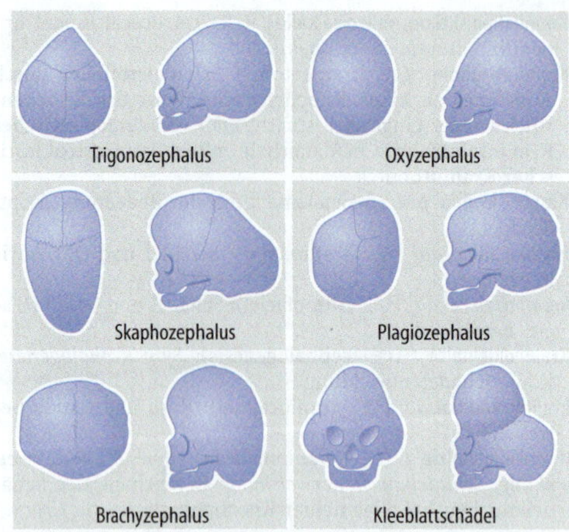

Abb. K133. Kraniostenosen

einer Verbreiterung des Schädels [z.B. Brachyzephalus]; vorzeitige Verknöcherung aller Schädelnähte führt zur Ausbildung eines **Kleeblattschädels**

Kra|ni|os|to|se *f*: *→Kraniosynostose*

Kra|ni|o|syn|os|to|se *f* (Ⓔ craniosynostosis): ***Syn:*** *Kraniostose, Nahtsynostose*; vorzeitiger, z.T. schon angeborener Verschluss einer Schädelnaht mit Entwicklung einer Schädelfehlbildung [Dyszephalie*]; *s.a. Kraniostenose*

Kra|ni|o|ta|bes *f* (Ⓔ craniotabes): elastische Schädelerweichung bei Rachitis* in den ersten sechs Lebensmonaten; v.a. die Parietalknochen in der Nähe der Lambdanaht können wie ein Tennisball eingedrückt werden

kra|ni|o|tho|ra|kal *adj*: *→kephalothorakal*

Kra|ni|o|to|mie *f* (Ⓔ craniotomy): ***Syn:*** *Schädeleröffnung*; operative Eröffnung des Schädeldaches

osteoklastische/osteoplastische Kraniotomie: *s.u. Kraniektomie*

kra|ni|o|tym|pa|nal *adj* (Ⓔ craniotympanic): Schädel und Paukenhöhle/Tympanum betreffend

kra|ni|o|ver|te|bral *adj* (Ⓔ craniovertebral): Kopf und Wirbel/Vertebra(e) betreffend

Kra|ni|o|ze|le *f*: *→Enzephalozele*

kra|ni|o|ze|re|bral *adj* (Ⓔ craniocerebral): Schädel und Großhirn/Zerebrum betreffend

Kra|ni|um *nt* (Ⓔ cranium): ***Syn:*** *Cranium, Schädel*; der von den Schädelknochen* gebildete knöcherne Schädel; setzt sich aus der **Schädelbasis** [Basis* cranii] und dem **Schädeldach** [Calvaria*] zusammen; die Topographie unterscheidet fünf Betrachtungsebenen [**Schädelnormen**]: **Norma frontalis/facialis** von vorne, **Norma superior/verticalis** von oben, **Norma occipitalis** von hinten, **Norma lateralis** von der Seite, **Norma inferior/basalis** von unten; man unterscheidet den sog. **Hirnschädel** [Neurocranium*], der Gehirn und Hirnstamm enthält, vom **Eingeweideschädel** [Viscerocranium*], der den Anfang der Atem- und Verdauungswege umschließt; unter entwicklungsgeschichtlichen Aspekten unterscheidet man **Chondrocranium** [knorpelig vorgebildete Teile des Schädels, v.a. der Schädelbasis, die später durch Knochen ersetzt werden] und **Desmocranium** [Teil des Schädels, der aus Belegknochen* entsteht]; auffällig am äußeren Schädel sind die Fontanellen [Fonticuli* cranii], die Öffnungen für Auge [Orbita*], Nase [Apertura* piriformis] und Ohr [Meatus* acusticus externus] sowie die Foramina der Schädelbasis für die Gefäße und Nerven

Krank|heit *f* (Ⓔ illness): ***Syn:*** *Erkrankung, Morbus*; durch subjektive oder objektive Symptome gekennzeichnete körperliche, geistige oder seelische Veränderung oder Störung

endemische Krankheit (Ⓔ endemic disease): ***Syn:*** *Endemie*; regional begrenzt auftretende Krankheit; *s.a. Epidemie, Pandemie*

epidemische Krankheit: *→Epidemie*

fünfte Krankheit: *→Ringelröteln*

Galaktosidase-β-positive Krankheit (Ⓔ mucosulfatidosis): ***Syn:*** *Mukosulfatidose, Lipomukopolysaccharidose, Mukolipidose I*; autosomal-rezessiv vererbte Kombination von Mukopolysaccharidose* und Sulfatidlipidose* mit geistiger Retardierung, Optikusatrophie* und Skelettdeformierung

manisch-depressive Krankheit (Ⓔ bipolar disorder): *s.u. affektive Psychosen*

molekulare Krankheit (Ⓔ molecular disease): ***Syn:*** *Molekularkrankheit*; Krankheit, die durch eine Veränderung der genetischen Information und der Bildung fehlerhafter Proteine verursacht wird

sechste Krankheit: *→Roseola infantum*

sexuell übertragbare Krankheiten (Ⓔ sexually transmitted diseases): *s.u. Geschlechtskrankheiten, Essay Geschlechtskrankheiten – Genitale Kontaktinfektionen S. 781*

venerisch übertragene Krankheit (Ⓔ sexually transmitted disease): *s.u. Geschlechtskrankheiten, Essay Geschlechtskrankheiten – Genitale Kontaktinfektionen S. 781*

Krank|heits|er|re|ger *m* (Ⓔ pathogen): ***Syn:*** *Pathogen*; *s.u. Essay Infektion S. 1027*

Krank|heits|furcht *f* (Ⓔ pathophobia): ***Syn:*** *Pathophobie; Nosophobie*; krankhafte Angst vor (bestimmten) Krankheiten

Krank|heits|häu|fig|keit *f*: *→Morbidität*

Krank|heits|leh|re *f*: *→Nosologie*

Krank|heits|wahn *f*: *→Hypochondrie*

Kranz|ar|te|rie *f*: *→Koronararterie*

Kranz|fur|che *f* (Ⓔ coronary sulcus of heart): ***Syn:*** *Herzkranzfurche, Sulcus coronarius*; Furche an der Vorhof-Kammer-Grenze, in der die Herzkranzgefäße [Arteria* coronaria dextra und sinistra] verlaufen

Kranz|ge|fäß *nt*: *→Koronararterie*

Kranz|naht *f* (Ⓔ coronal suture): ***Syn:*** *Sutura coronalis*; querverlaufende Naht zwischen Stirnbein [Os* frontale] und Scheitelbein [Os* parietale]

Kranz|naht|syn|os|to|se *f* (Ⓔ synostosis of coronal suture): *s.u. Kraniostenose*

Kranz|schlag|a|der *f*: *→Koronararterie*

Kranz|star *m* (Ⓔ coronary cataract): ***Syn:*** *Cataracta coronaria*; Katarakt* mit kranzförmiger Trübung der Linsenrinde

Krapp *m* (Ⓔ madder): ***Syn:*** *Färberröte, Rubia tinctorum*; Staude aus der Familie der Rötegewächse [Rubiaceae]; verwendet wird die Wurzel [**Rubiae tinctorum radix**], die Anthracenderivate [v.a. Alizarin, Ruberythrinsäure] enthält; **Anw.:** traditionell bei Blasen- und Nierenkrankheiten [v.a. Steinleiden]; auch bei Durchfallerkrankungen, offenen Wunden und Geschwüren; in der Homöopathie bei Nierensteinen

K-ras-Mutation *f* (Ⓔ K-ras mutation): *s.u. Pankreaskarzinom*

Kratschmer: Florian Kratschmer, Ritter von Forstburg; 1843–1922; österreichischer Physiologe (Wien)

Kratschmer-Holmgren-Reflex *m* (Ⓔ Kratschmer-Holmgren reflex): über den Nervus* trigeminus vermittelter reflektorischer Atemstillstand bei Einatmung schleimhautreizender Dämpfe [z.B. Chloroform, Ether, Essigsäure]

Kratz|angst *f* (Ⓔ amychophobia): ***Syn:*** *Amychophobie*; krankhafte Angst vor Krallen oder vor dem Gekratztwerden

Krät|ze *f*: *→Scabies*

Krat|zer *pl*: *→Kratzwürmer*

Krätz|mil|be *f*: *→Skabiesmilbe*

Kratz|test *m* (Ⓔ scratch test): ***Syn:*** *Scratchtest, Skarifikationstest*; Hauttest*, bei dem das Allergen in die Haut eingekratzt wird

Kratz|wür|mer *pl* (Ⓔ spiny-headed worms): ***Syn:*** *Kratzer, Acanthocephala*; zu den Rundwürmern [Nemathelminthen*] gehörende Darmparasiten, die beim Menschen nur selten Erkrankungen auslösen

Krau|ro|se *f*: *→Kraurosis*

Krau|ro|sis *f, pl* **-ses** (Ⓔ kraurosis): ***Syn:*** *Kraurose, Craurosis*; zu Atrophie und Schrumpfung führende Erkrankung der Halbschleimhaut der Genitalregion

Kraurosis penis (Ⓔ kraurosis penis): ***Syn:*** *Craurosis penis*; Kraurose von Vorhaut und Eichel

Kraurosis vulvae (Ⓔ kraurosis vulvae): ***Syn:*** *Craurosis vulvae, Breisky-Krankheit*; durch Atrophie der Vulvahaut und Schwund von Schamlippen und Klitoris gekennzeichnete

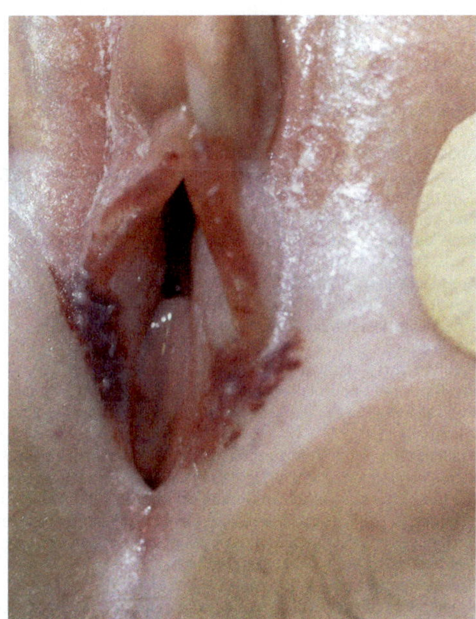

Abb. K134. Kraurosis vulvae

Form des Lichen* sclerosus et atrophicus; meist besteht ein mäßiger bis starker Juckreiz; **Therapie**: Corticoide lokal lindern die Symptome, beeinflussen aber nicht den langsam progredienten Verlauf; lokale Testosteronapplikation scheint zur Besserung zu führen, ist aber von Virilisierung* begleitet

kraulroltisch *adj* (Ⓔ kraurotic): Kraurosis betreffend, von ihr betroffen oder gekennzeichnet

Krause: **1.** Karl Friedrich Krause; 1797–1868; deutscher Anatom (Hannover) **2.** Wilhelm Johann Friedrich Krause; 1833–1910; deutscher Anatom (Berlin) **3.** Fedor Victor Krause; 1857–1937; deutscher Chirurg (Berlin) **4.** Arlington Krause; amerikanischer Augenarzt im 20. Jahrhundert

Krause-Drüsen *pl* (Ⓔ Krause's glands): ***Syn:*** *Konjunktivaldrüsen, Glandulae conjunctivales*; Schleimdrüsen der Augenbindehaut [Konjunktiva*]

Krause-Endkolben *pl* (Ⓔ terminal bulbs of Krause): ***Syn:*** *Corpuscula bulboidea*; kolbenförmige Mechanorezeptoren in der Schleimhaut von v.a. Mund, Zunge und Mastdarm

Krause-Reese-Syndrom *nt* (Ⓔ Krause's syndrome): ***Syn:*** *Reese-Blodi-Krause-Syndrom, Reese-Syndrom*; autosomal-rezessiv oder autosomal-dominant [selten] vererbtes okulozerebrales Syndrom mit Netzhautdysplasie mit Persistenz des primären Glaskörpers, Fehlbildungen innerer Organe [Lungen, Herz, Magen-Darm-Trakt, Urogenitaltrakt] und des Skeletts; häufig assoziiert mit Trisomie* 13

Krause-Wolfe-Lappen *m* (Ⓔ Krause-Wolfe graft): ***Syn:*** *Wolfe-Krause-Lappen*; Vollhautlappen; *s.u. Hauttransplantation*

Kräulsellhaalre *pl* (Ⓔ kinky hair): autosomal-dominante negroide Kräuselung der Haare bei Weißen

Kraulselminlze *f* (Ⓔ spearmint): ***Syn:*** *Mentha spicata var. crispa*; Pflanze aus der Familie der Lippenblütler [Lamiaceae]; verwendet werden die getrockneten Laubblätter [**Menthae crispae folium**] und das durch Wasserdampfdestillation der frischen, blühenden, oberirdischen Teile gewonnene Öl [**Menthae crispae aetheroleum**]; das Öl enthält Carvon* und Limonen sowie andere Terpene* und methylierte Flavone*; besitzt eine antimikrobielle und insektizide Wirkung; **Anw.**: bei Magen-Darm-Beschwerden und Blähungen sowie zur Inhalation bei Erkältungskrankheiten; Bestandteil [Aromamittel] von Mundwässern, Zahnpasten und Kaugummi

Krauslhaarlsynldrom *nt*: *→ Menkes-Syndrom*

KRB *Abk.*: Krebs-Ringer-Bicarbonatpuffer

Krelaltin *nt*: *→ Creatin*

Krelaltinlälmie *f*: *→ Creatinämie*

Krelaltilnin *nt*: *→ Creatinin*

Krelaltilninlclealrance *f*: *→ Creatininclearance*

Krelaltinlkilnalse *f*: *→ Creatinkinase*

Krelaltinlphoslphat *nt*: *→ Creatinphosphat*

Krelaltinlphoslpholkilnalse *f*: *→ Creatinkinase*

Krelaltinlulrie *f* (Ⓔ creatinuria): ***Syn:*** *Creatinurie*; vermehrte Creatinausscheidung im Harn; der Normalwert liegt bei 54–135 μmol/24 h

Krelaltorlrhö *f, pl* **-rhölen** (Ⓔ creatorrhea): Ausscheidung unverdauter Fleischfasern im Stuhl

Krebs *m* (Ⓔ cancer): ***Syn:*** *Malignom*; allgemein verwendete Bezeichnung für maligne Tumoren, insbesondere das Karzinom*

Krebs: Sir Hans-Adolf Krebs; 1900–1981; deutsch-englischer Biochemiker (Berlin, Oxford)

Krebs-Henseleit-Zyklus *m*: *→ Harnstoffzyklus*

Krebs-Zyklus *m*: *→ Citratzyklus*

Krebslangst *f*: *→ Kanzerophobie*

Krebsldilät *f* (Ⓔ cancer diet): unspezifische Bezeichnung für spezielle Diäten, die Krebs heilen oder das weitere Wachstum hemmen oder verzögern sollen; bisher gibt es aber keinen Nachweis für diese Wirkung; allerdings kann eine bewusste Ernährungsumstellung das Immunsystem des Körpers stärken und damit die Abwehrlage auch gegen Tumoren verbessern

Krebslekizem der Brust *nt*: *→ Paget-Krebs*

Krebslentlstelhung *f*: *→ Karzinogenese*

krebslerlrelgend *adj*: *→ karzinogen*

krebslerlzeulgend *adj*: *→ karzinogen*

Krebslfrühlerlkenlnungslunlterlsulchunlgen *pl* (Ⓔ cancer check-ups): ***Syn:*** *Krebstests*; Vorsorgeuntersuchungen bei Männern und Frauen zur Diagnose von typischen Krebserkrankungen in der Frühphase

Krebslgelne *pl* (Ⓔ cancer genes): *s.u. Essay Mechanismen der Entstehung genetisch bedingter Krebsformen S. 1561*

Krebslmilch *f* (Ⓔ cancer milk): milchartige Absonderung aus der Schnittfläche von Karzinomen

Krebslrelgislter *f* (Ⓔ cancer register): Krankenregister zur Erfassung von Krebserkrankungen

Krebsltests *f*: *→ Krebsfrüherkennungsuntersuchungen*

Kreislbelschleulnilger *m* (Ⓔ ring betatron): *s.u. Elektronenbeschleuniger*

Kreilsellgelräusch *nt* (Ⓔ humming-top murmur): ***Syn:*** *Nonnensausen, Nonnengeräusch, Bruit de diable, Jugularvenensausen, Rumor venosus*; Strömungsgeräusch über der Jugularvene, z.B. bei Anämie* oder Hyperthyreose*; leises niederfrequentes Sausen oder Summen rechts oder links oberhalb der Schlüsselbeinmitte; physiologisch bei Kindern und Jugendlichen

Kreisllauf *m* (Ⓔ circulation): ***Syn:*** *Blutkreislauf*; Blutzirkulation im Körper bzw. das kardiovaskuläre System als funktionelle Gesamtheit von Herz und Blutgefäßen; der Abschnitt des Kreislaufs, der das Blut aus dem rechten Ventrikel zur Lunge und zurück zum linken Ventrikel führt, wird als **kleiner Kreislauf** oder **Lungenkreislauf** bezeichnet; im ersten Abschnitt [rechter Ventrikel - Lunge] enthält er sauerstoffarmes Blut, im zweiten Abschnitt [Lunge - linker Ventrikel] sauerstoffreiches Blut; der **große Kreislauf** oder **Körperkreislauf** führt sauerstoffreiches Blut vom linken Ventrikel zur Körperperipherie und sauerstoffarmes Blut aus der Peripherie zurück zum rechten Ventrikel; das Herz sitzt als Pumpe zwischen den beiden Krerislaufabschnitten; beide Kreislaufabschnitte enthalten Arterien, Arteriolen, Kapillaren, Venolen und Venen; im Gegensatz zum Körperkreislauf führen aber die Arterien des Lungenkreislaufs sauerstoffarmes Blut und die Venen sauerstoffreiches Blut [*Abb. K135*]

extrakorporaler Kreislauf (Ⓔ extracorporeal circulation): Blutumleitung, z.B. bei Eingriffen am offenen Herzen; *s.a. kardiopulmonaler Bypass*

fetaler Kreislauf (Ⓔ fetal circulation): im fetalen Kreislauf fließt das sauerstoffreiche [arterielle] Blut von der Plazen-

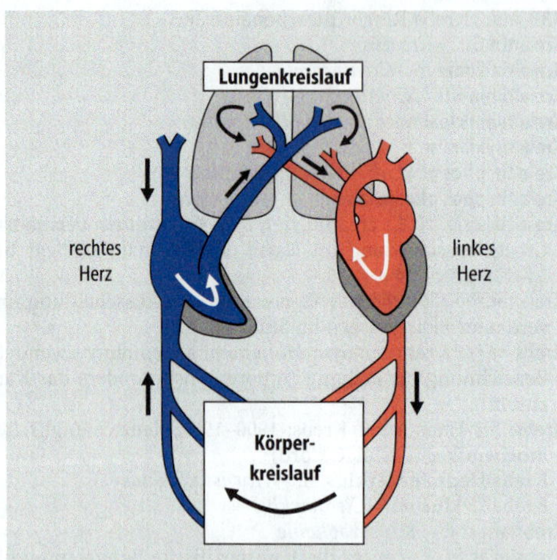

Abb. K135. Schematische Darstellung von Körper- und Lungenkreislauf

ta* über die Nabelvene und den Ductus venosus in die Vena cava inferior, wo es sich z.T. mit dem venösen Blut aus dem Körperkreislauf mischt; die größte Teil des arteriellen Blutes fließt über das Foramen ovale in den linken Vorhof und wird über die linke Kammer in die Aorta gepumpt; der Rest wird als Mischblut über den rechten Ventrikel in die Pulmonalarterie gepumpt; ein Teil gelangt zur Lunge, der Rest fließt über den Ductus arteriosus in die Aorta, die damit Mischblut zur Körperperipherie führt; das Gehirn des Feten erhält aber sauerstoffreiches Blut

nach der Geburt kommt es zu einem Anstieg des Widerstandes im Körperkreislauf und, durch die Entfaltung der Lungen, zu einem Druckabfall im Lungenkreislauf; die Druckerhöhung im linken Vorhof schließt das Foramen ovale und das Blut aus dem rechten Vorhof wird über den rechten Ventrikel in den Lungenkreislauf gepumpt; Ductus venosus und arteriosus veröden durch den Ausfall des Nabelvenenflusses bzw. den Anstieg des arteriellen Sauerstoffpartialdrucks

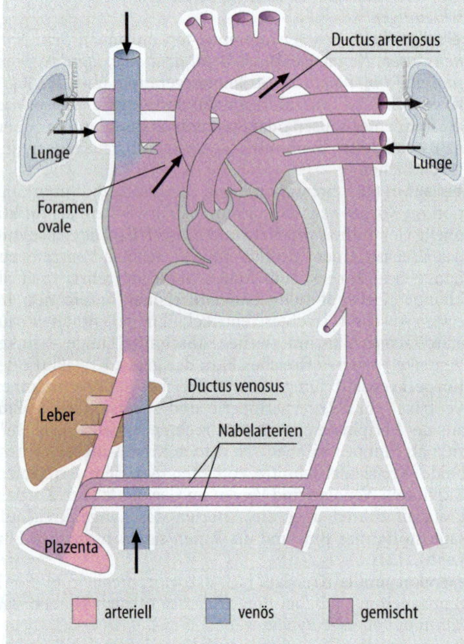

Abb. K136. Fetaler Kreislauf

Kreis|lauf|kol|laps *m* (Ⓔ circulatory collapse): *Syn:* *kardiovaskulärer Kollaps, Herz-Kreislauf-Kollaps*; durch eine vorübergehende Kreislaufinsuffizienz ausgelöster Kollaps mit oder ohne Bewusstlosigkeit; *s.a. Synkope, Adams-Stokes-Anfall*

Kreis|lauf|mit|tel *pl* (Ⓔ cardiovascular agents): Bezeichnung für Substanzen, die den Blutkreislauf beeinflussen, wie z.B. Antihypertensiva* oder Antihypotensiva*

Kreis|lauf|still|stand *m*: *→Herz-Kreislauf-Stillstand*

Kreis|lauf|tren|nung *f* (Ⓔ separation of circulation): *s.u. Trikuspidalatresie*

Kreis|lauf|zen|tra|li|sa|ti|on *f* (Ⓔ peripheral hypoperfusion): *Syn:* *Zentralisation*; Drosselung der Durchblutung der Körperperipherie bei verschiedenen Schockzuständen; *s.a. Schock*

Krei|ßen *nt* (Ⓔ travail): Gebären

krei|ßen *v* (Ⓔ be in labor): gebären, in den Wehen liegen

Kreiß|saal *m* (Ⓔ delivery room): Entbindungsraum im Krankenhaus

Kre|mas|ter *m* (Ⓔ cremaster muscle): *Syn:* *Hodenheber, Musculus cremaster*; Fasern der Bauchmuskeln [Musculus* obliquus internus und transversus abdominis], die mit dem Samenstrang* zum Hoden ziehen; beim Bestreichen der Innenseite des Oberschenkels ziehen sie reflektorisch den Hoden nach oben [**Kremasterreflex**]

Kre|mas|ter|ar|te|rie *f*: *→Arteria cremasterica*

Kre|mas|ter|re|flex *m* (Ⓔ cremasteric reflex): *Syn:* *Hodenreflex, Cremasterreflex*; Hochheben des Hodens durch Kontraktion des Musculus* cremaster bei Berührung der Innenseite des Oberschenkels

Kre|pi|ta|ti|on *f* (Ⓔ **1.** crepitation **2.** bony crepitus): **1.** *Syn:* *Crepitatio, Crepitus, Knisterrasseln*; über der Lunge oder Pleura auskultierbares Knistern, v.a. in der Anfangsphase einer Pneumonie [**Crepitatio indux**] und später bei der Lösung und Verflüssigung des Alveolarexsudates [**Crepitatio redux**] **2.** *Syn:* *Crepitatio, Crepitus, Knochenreiben*; fühl- oder [seltener] hörbares Reiben der Knochenfragmente bei Fraktur*; typisches Frakturzeichen

Kre|sol *nt* (Ⓔ cresol): *Syn:* *Cresol, Methylphenol, Hydroxytoluol*; Gemisch aus **o-**, **m-** und **p-Kresol**; Destillationsprodukt des Steinkohlenteers; schwer löslich in Wasser; **Anw.:** Desinfektionsmittel

Kre|tin *m* (Ⓔ cretin): an Kretinismus* leidender Patient

Kre|ti|nis|mus *m* (Ⓔ cretinism): bei Mangel an Schilddrüsenhormon auftretende Entwicklungsstörung, die Skelett, Nervensystem und Gehörorgan betrifft; *s.a. angeborene Hypothyreose*

Kretschmer: Ernst Kretschmer; 1888–1964; deutscher Psychiater (Marburg, Tübingen); am bekanntesten durch die 1921 veröffentlichte **Konstitutionstypenlehre**, die vier Grundtypen kennt: **pyknischer, leptosomer, athletischer** und **dysplastischer Typ**

Kreuz|a|dap|ta|ti|on *f* (Ⓔ cross adaptation): *s.u. Essay Riechen/Geruchssinn S. 1863*

Kreuz|al|ler|gie *f* (Ⓔ allergic cross reactions): Allergie* gegen mehrere Antigene

Kreuz|band *nt* (Ⓔ cruciate ligament of knee): vorderes [**Ligamentum cruciatum anterius**] und hinteres [**Ligamentum cruciatum posterius**] Kreuzband des Kniegelenkes; *s.u. Kniegelenk*

Kreuz|band|rup|tur *f* (Ⓔ rupture of cruciate ligament): bei den Kreuzbandrupturen unterscheidet man akute und chronische Bandverletzungen; akute Rupturen entstehen meist bei Sport- oder Unfallverletzungen; 80 % aller vorderen Kreuzbandrupturen entstehen durch ein Innenrotationstrauma der Tibia gegenüber dem Femur [Drehbewegung beim Laufen oder Springen] oder durch eine Kombination von Valgusstellung und Außenrotation [Skifahren]; bei den hinteren Kreuzbandverletzungen sind nur ca. 30 % Sportverletzungen, der Rest entsteht bei Verkehrsunfällen sowie durch Hyperextension oder Hyperreflexion; bei beiden Arten der Kreuzbandruptur liegen meist noch andere Verletzungen vor [Riss des medialen Seitenbandes, Meniskusschaden beim vorderen Kreuzband; Ausrissfraktur aus dem

Tibiaplateau, posterolateraler Komplex beim hinteren Kreuzband]
neben der (Unfall-)Anamnese steht die klinische Untersuchung im Vordergrund der **Diagnostik**, allerdings kann diese bei akuter Ruptur mit Erguss und schmerzbedingter Versteifung erschwert sein; am aussagekräftigsten sind Schubladenphänomen* und Lachman*-Test; Röntgenaufnahmen dienen dem Ausschluss von knöchernen Begleitverletzungen beim akuten Riss bzw. der präoperativen Beurteilung der Gelenkverhältnisse; die Methode der Wahl ist die MRT*, die eine sehr hohe Aussagekraft hat; die früher häufige Arthroskopie* wird nur noch durchgeführt, wenn eine operative Behandlung geplant ist
Therapie: bei älteren und/oder sportlich nicht aktiven Patienten kann konservativ behandelt werden; dabei steht die Stabilisierung des Gelenkes durch gezieltes Muskelaufbautraining im Vordergrund; durch die Entwicklung der minimal invasiven arthroskopischen Operationstechniken wird die Indikation zur Operation heute aber großzügiger gestellt als früher; dabei gilt der autologe Ersatz durch Semitendinosus/Gracilis-, Patellarsehen- oder Quadrizepssehnentransplantat heute als bevorzugte Methode

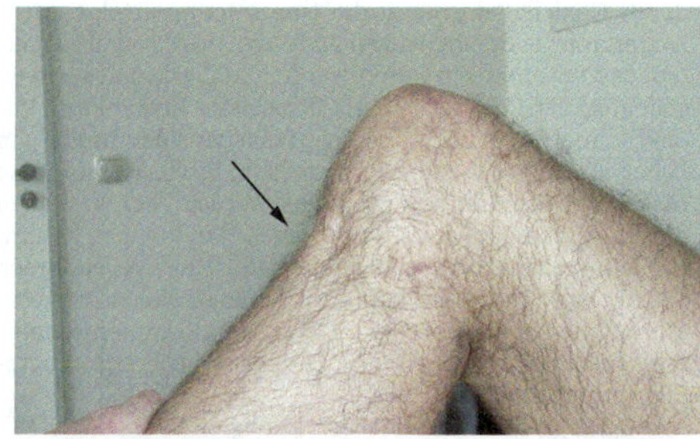

Abb. K137. Dorsales Durchhangszeichen bei Ruptur des hinteren Kreuzbandes

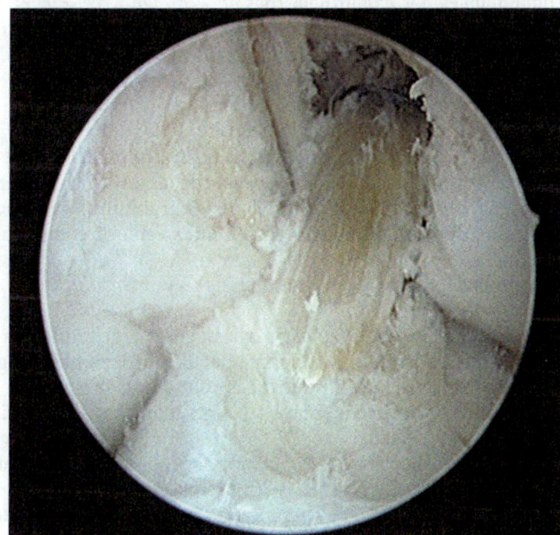

Abb. K138. Ersatz des vorderen Kreuzbandes durch eine autologe Semitendinosus-Gracilis-Plastik

Kreuz|bein *nt* (Ⓔ sacral bone): ***Syn:*** *Sakrum, Sacrum, Os sacrum*; durch Verschmelzung der fünf Sakralwirbel [**Vertebrae sacrales**] entstandener schaufelförmiger Knochen; Teil der Wirbelsäule, der zusammen mit den beiden Hüftbeinen [Os* coxae] den Beckenring [Cingulum pelvicum] bildet; der obere Teil des Kreuzbeins wird als **Basis ossis sacri** bezeichnet; sie bildet mit dem untersten Lendenwirbel das Lumbosakralgelenk*, an dem auch der **Processus articularis superior** beteiligt ist; der seitliche Teil [**Pars lateralis**] entsteht durch Verschmelzung der Querfortsätze der Sakralwirbel; im Bereich der Basis wird er als **Kreuzbeinflügel** [Ala ossis sacri] bezeichnet; er trägt außen die Gelenkfläche [**Facies articularis**] für das Iliosakralgelenk*; auf der Vorderseite [**Facies pelvica**] liegen die Foramina* sacralia anteriora
die Rückfläche des Kreuzbeins [**Facies dorsalis**] hat drei Knochenleisten, **Crista sacralis mediana, medialis** und **lateralis**, die durch die Verschmelzung von Dornfortsätzen, Gelenkfortsätzen und Querfortsätzen entsteht; das **Cornu sacrale** ist die Fortsetzung der Crista sacralis medialis; der **Canalis sacralis** ist der Kreuzbeinabschnitt des Wirbelkanals, dessen untere Öffnung als **Hiatus sacralis** bezeichnet wird; die **Kreuzbeinspitze** [Apex ossis sacri] ist entweder direkt oder über eine Bandscheibe mit dem Steißbein verbunden

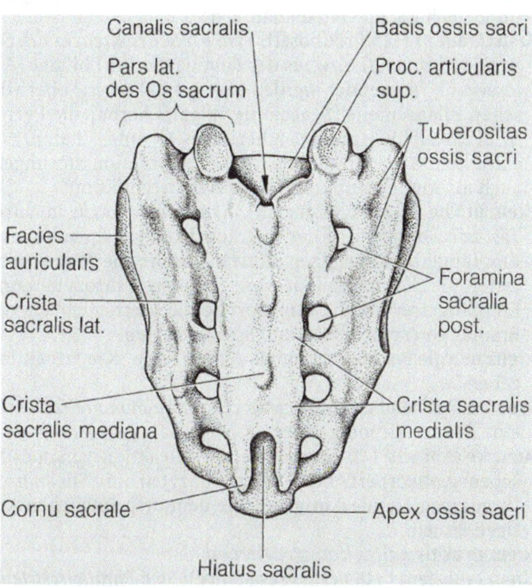

Abb. K139. Männliches Kreuzbein von dorsal

Kreuz|bein|a|pla|sie *f* (Ⓔ asacria): ***Syn:*** *Asakrie*; mangelhafte Ausbildung des Kreuzbeins*
Kreuzbein-Darmbein-Gelenk *nt*: *→Iliosakralgelenk*
Kreuz|bein|ent|fer|nung *f*: *→Sakrektomie*
Kreuz|bein|flü|gel *m* (Ⓔ sacral ala): ***Syn:*** *Ala ossis sacri*; seitlicher Teil der Kreuzbeinbasis
Kreuz|bein|ge|gend *f* (Ⓔ sacral region): ***Syn:*** *Kreuzbeinregion, Sakralregion, Regio sacralis*; Rückenregion über dem Kreuzbein [Os* sacrum]
Kreuz|bein|ka|nal *m* (Ⓔ sacral canal): ***Syn:*** *Sakralkanal, Canalis sacralis*; Kreuzbeinabschnitt des Wirbelkanals, dessen untere Öffnung als Hiatus* sacralis bezeichnet wird; die sakralen Spinalnerven verlassen den Sakralkanal durch Foramina* intervertebralia
Kreuz|bein|ner|ven *pl*: *→Nervi sacrales*
Kreuz|bein|ple|xus *m*: *→Plexus sacralis*
Kreuz|bein|re|gi|on *f*: *→Kreuzbeingegend*
Kreuz|bein|re|sek|ti|on *f*: *→Sakrektomie*
Kreuz|bein|schmerz *m* (Ⓔ sacrodynia): Sakrodynie, Sakralgie
Kreuz|bein|seg|men|te *pl*: *→Sakralmark*
Kreuzbein-Steißbein-Gelenk *nt* (Ⓔ sacrococcygeal joint): ***Syn:*** *Sakrokokzygealgelenk, Articulatio sacrococcygea*; Gelenk zwischen Kreuzbein und Steißbein; wird durch straffe Bänder dorsal [Ligamentum sacrococcygeum posterius superficiale und profundum], ventral [Ligamentum sacrococcygeum anterius] und lateral [Ligamentum sacrococcygeum laterale] verstärkt
Kreuz|bein|wir|bel *pl* (Ⓔ sacral vertebrae): ***Syn:*** *Sakralwirbel, Vertebrae sacrales*; *s.u. Kreuzbein*
Kreuz|biss *m* (Ⓔ crossbite): ***Syn:*** *Mordex tortuosus*; einseitig oder beidseitig vorkommende Bissanomalie, bei der sich

obere und untere Zahnreihe in Okklusion kreuzen

Kreuz|blut *nt* (Ⓔ blood for cross-matching): vom Empfänger einer Transfusion entnommenes Blut für die Kreuzprobe*

Kreuz-Darmbeingelenk *nt*: →*Iliosakralgelenk*

Kreuz|dorn *m* (Ⓔ purging buckthorn): ***Syn:*** *Rhamnus catharticus*; Strauch aus der Familie der Kreuzdorngewächse [Rhamnaceae]; verwendet werden die Früchte [**Rhamni cathartici fructus**], die 1,8-Dihydroxyanthracenderivate enthalten; **Anw.**: als Abführmittel bei habitueller Obstipation; traditionell bei Leber- und Gallenleiden, rheumatischen Erkrankungen, Gicht* und Hautkrankheiten

Kreuz|im|mu|ni|tät *f* (Ⓔ cross-immunity): wechselseitige Immunität gegen das die Antikörperbildung auslösende Antigen [**homologes Antigen**] und andere Antigene, mit gleicher oder ähnlicher Determinante [**heterologe Antigene**]

Kreuz|in|fek|ti|on *f* (Ⓔ cross infection): gegenseitiges Anstecken zweier Patienten mit unterschiedlichen Erregern; findet sich v.a. in Krankenhäusern

Kreuz|kraut *nt* (Ⓔ groundsel): ***Syn:*** *gemeines Kreuzkraut, Senecio vulgaris*; Pflanze aus der Familie der Korbblütler [Asteraceae]; verwendet werden die getrockneten, oberirdischen Pflanzenteile [**Senecionis vulgaris herba**], die Pyrrolizidinalkaloide, Inulin*, ätherisches Öl und Vitamin* C enthalten; **Anw.**: traditionell bei Menstruationsstörungen; auch als Anthelmintikum* oder Hämostyptikum*

Kreuz|pro|be *f* (Ⓔ crossmatch): ***Syn:*** *Cross-match*; in vitro-Test zur Überprüfung der Verträglichkeit von Spender- und Empfängerblut vor einer Bluttransfusion; die **Majorprobe** testet die Kompatibilität von Spendererythrozyten und Empfängerserum, die **Minorprobe** die Verträglichkeit von Empfängererythrozyten und Spenderserum

K

kreuz|re|a|gie|ren *v* (Ⓔ cross-react): eine Kreuzreaktion geben

kreuz|re|a|gie|rend *adj* (Ⓔ cross-reacting): ***Syn:*** *kreuzreaktiv*; eine Kreuzreaktion gebend

Kreuz|re|ak|ti|on *f* (Ⓔ cross-reaction): Reaktion von spezifischen Antikörpern oder T-Lymphozyten mit Substanzen [**kreuzreagierende Antigene**], die dem ursprünglichen Antigen ähneln

kreuz|re|ak|tiv *adj*: →*kreuzreagierend*

Kreuz|re|sis|tenz *f* (Ⓔ cross-resistance): ***Syn:*** *Parallelresistenz*; Resistenz eines Erreger gegen ein Antibiotikum und andere, meist verwandte Antibiotika [z.B. gegen Penicilline und Cephalosporine]

Kreuz|test *m*: →*Kreuzprobe*

Kreuz|to|le|ranz *f* (Ⓔ cross-tolerance): Immuntoleranz* gegen mehrere Antigene

Kreu|zung *f* (Ⓔ crossbreed): ***Syn:*** *Bastard, Mischling, Hybride*; durch Kreuzung zweier genetisch unterschiedlicher Eltern erhaltener Nachkömmling

Kreuz|wir|bel *pl* (Ⓔ sacral vertebrae): ***Syn:*** *Sakralwirbel, Vertebrae sacrales*; *s.u. Kreuzbein*

Krib|lü|ren *pl* (Ⓔ type III lacunae): kleine Gewebslücken bei arteriosklerotischer Gehirnerweichung

kri|bri|form *adj* (Ⓔ cribriform): ***Syn:*** *kribrös*; siebförmig, siebartig

kri|brös *adj*: →*kribriform*

Krie|bel|mü|cken *pl* (Ⓔ Simuliidae): ***Syn:*** *Simuliidae*; blutsaugende Mücken, die als Krankheitsüberträger von Bedeutung sind

Kriech|krank|heit *f*: →*Larva migrans*

Kriegs|me|la|no|se *f*: →*Riehl-Melanose*

Kriegs|ty|phus *m*: →*epidemisches Fleckfieber*

kri|ko|a|ry|tä|no|id *adj* (Ⓔ cricoarytenoid): Krikoidknorpel und Aryknorpel betreffend oder verbindend

Kri|ko|a|ry|tä|no|id|band *nt* (Ⓔ cricoarytenoid ligament): ***Syn:*** *Ligamentum cricoarytenoideum*; elastisches Band zwischen Ringknorpelplatte [Cartilago* cricoidea] und Aryknorpel [Cartilago* arytenoidea], das die Kapsel der Articulatio* cricoarytenoidea verstärkt

kri|ko|id *adj* (Ⓔ **1.–2.** cricoid): **1.** ringförmig **2.** Krikoidknorpel betreffend

Kri|ko|i|dek|to|mie *f* (Ⓔ cricoidectomy): ***Syn:*** *Ringknorpelexzision*; operative (Teil-)Entfernung des Ringknorpels [Cartilago* cricoidea]

Kri|ko|id|knor|pel *m*: →*Ringknorpel*

kri|ko|pha|ryn|ge|al *adj* (Ⓔ cricopharyngeal): Ringknorpel und Rachen/Pharynx betreffend oder verbindend

kri|ko|thy|re|o|id *adj* (Ⓔ cricothyroid): ***Syn:*** *krikothyroid, krikothyroidal*; Ringknorpel und Schilddrüse oder Schildknorpel betreffend oder verbindend

Kri|ko|thy|re|o|to|mie *f* (Ⓔ cricothyrotomy): ***Syn:*** *Krikothyrotomie*; operative Spaltung von Ring- und Schildknorpel

kri|ko|thy|ro|id *adj*: →*krikothyreoid*

kri|ko|thy|ro|i|dal *adj*: →*krikothyreoid*

Kri|ko|thy|ro|i|de|us *m*: →*Musculus cricothyroideus*

Kri|ko|thy|ro|i|do|to|mie *f*: →*Koniotomie*

Kri|ko|thy|ro|to|mie *f* (Ⓔ cricothyreotomy): *s.u. Essay Verfahren zur Sicherung der Atemwege S. 1533*

Kri|ko|to|mie *f* (Ⓔ cricotomy): ***Syn:*** *Ringknorpelspaltung*; operative Spaltung des Ringknorpels [Cartilago* cricoidea]

kri|ko|tra|che|al *adj* (Ⓔ cricotracheal): Ringknorpel und Luftröhre/Trachea betreffend oder verbindend

Kri|ko|tra|che|o|to|mie *f* (Ⓔ cricotracheotomy): Spaltung von Ringknorpel [Cartilago* cricoidea] und Trachea*

Krim|fie|ber *nt* (Ⓔ Crimean hemorrhagic fever): ***Syn:*** *Balkangrippe, Balkanfieber, Schlachthausfieber, Q-Fieber*; meldepflichtige, weltweit vorkommende Infektionskrankheit durch Coxiella* burnetii; die Übertragung erfolgt durch kontaminierte Staubpartikel; 50 % der Infektionen verlaufen asymptomatisch oder werden als grippaler Infekt gedeutet; der Rest verläuft als fieberhafte Erkrankung mit oder ohne Lungenentzündung [**Q-Fieber-Pneumonie**]; in Leber und Knochenmark können typische Granulome [**doughnut-Granulome**] gefunden werden; bei Patienten mit vorgeschädigten oder künstlichen Herzklappen kommt es häufig zu einer **Q-Fieber-Endokarditis** mit Vegetationen auf Aorten- und Mitralklappe; in seltenen Fällen tritt eine Meningoenzephalitis* auf; **Diagnose**: Komplementbindungsreaktion, serologischer Antikörpernachweis; **Therapie**: Tetracycline*

hämorrhagisches Krim-Fieber: →*Kongo-Krim-Fieber*

Krimfieber-Virus *nt* (Ⓔ Crimean hemorrhagic fever virus): ***Syn:*** *C-CHF-Virus*; durch Zecken [Hyalomma] übertragenes Arbovirus*; Erreger des hämorrhagischen Krimfiebers*

Krim-Kongo-Fieber, hämorrhagisches *nt*: →*Kongo-Krim-Fieber*

Kri|no|zy|to|se *f* (Ⓔ eccrine extrusion): ***Syn:*** *ekkrine Extrusion*; aktive Sekretabgabe nach außen

kri|no|zy|to|tisch *adj* (Ⓔ crinocytotic): Krinozytose betreffend, mittels Krinozytose

Krip|pen|tod *m*: →*Kindstod, plötzlicher*

Kri|se *f* (Ⓔ **1.–2.** crisis): ***Syn:*** *Krisis, Crisis*; **1.** plötzlich auftretende Störung oder Verschlimmerung eines chronischen Leidens **2.** die kritische Phase einer Erkrankung, während der sich der Verlauf zum Besseren oder Schlechteren wendet

akinetische Krise (Ⓔ akinetic crisis): *s.u. Essay Parkinson-Syndrome S. 1631*

aplastische Krise (Ⓔ aplastic crisis): vorübergehende, partielle oder vollständige Abnahme der Erythrozytenbildung

gastrische Krise (Ⓔ gastric crisis): *s.u. tabische Krise*

glaukomatozyklitische Krise (Ⓔ glaucomatocyclitic crisis): *s.u. Essay Glaukom S. 797*

hämoklastische Krise (Ⓔ hemoclastic crisis): plötzliche Verminderung der Blutzellen im peripheren Blut

hämolytische Krise (Ⓔ hemolytic crisis): akut gesteigerte Hämolyse* bei hämolytischer Anämie*

hyperkalzämische Krise (Ⓔ hypercalcemic crisis): ***Syn:*** *hyperparathyreoide Krise, akuter Hyperparathyreoidismus*; akut lebensbedrohlicher Zustand mit extremer Hyperkalzämie*, Polyurie*, Polydipsie*, Exsikkose*, Erbrechen*, Ileus*, Schock*, Bewusstseinseintrübung, Koma*; die Hämodialyse* zur Entfernung von Calcium ist oft die einzige Therapie; *s.a. primärer Hyperparathyreoidismus*

hyperparathyreoide Krise: →*hyperkalzämische Krise*

hypertensive Krise (Ⓔ hypertensive crisis): ***Syn:*** *Hochdruckkrise, Blutdruckkrise, hypertone Krise*; anfallsartiger Anstieg des Blutdrucks auf systolische Werte von mehr als 200 mm Hg oder diastolische Werte über 120 mm Hg; solange keine erkennbaren Organschäden vorliegen, spricht

man von hypertensiver Krise, liegen Organschäden vor und besteht eine lebensbedrohliche Situation, die eine sofortige Drucksenkung verlangt, liegt ein **hypertensiver Notfall** vor; die häufigsten Ursachen sind essentielle, renovaskuläre oder renoparenchymatöse Hypertonie*, EPH-Gestose*, Hyperthyreose*, Phäochromozytom*, intrazerebrale Blutung* und plötzliches Absetzen von Antihypertensiva*; **Klinik**: Kopfschmerz, Schwindel, Verwirrtheit, Sehstörungen, Bewusstseinseintrübung bis hin zum Koma, Dyspnoe, Angina* pectoris, Oligurie oder Anurie; **Therapie**: sofortige, aber nicht abrupte Blutdrucksenkung; orale Gabe von Nifedipin*, Nitrendipin* oder Nitroglycerin*, i.v.-Injektion von Clonidin*, Dihydralazin*, Urapidil*
hyperthyreote Krise: →*thyreotoxische Krise*
hypertone Krise: →*hypertensive Krise*
hypopituitäre Krise: →*akute Hypophysenvorderlappeninsuffizienz*
tabische Krise (Ⓔ tabetic crisis): bei Tabes* dorsalis auftretende Organkrisen mit Schmerzen und Funktionsausfall; am häufigsten sind **Magenkrise** [gastrische Krise], **Larynxkrise, Pharynxkrise, Klitoriskrise, Zwerchfellkrise**; heute extrem selten
thyreotoxische Krise (Ⓔ thyrotoxic crisis): ***Syn:*** *hyperthyreote Krise, Basedow-Krise, Schilddrüsenkrise*; akute Exazerbation einer vorbestehenden Schilddrüsenüberfunktion, die durch Herzarrhythmien, Tachykardie*, Hyperthermie* und zunehmende Kreislaufinsuffizienz gekennzeichnet ist; kann im Verlauf einer unbehandelten Hyperthyreose*, nach abruptem Absetzen einer medikamentösen Therapie oder nach Radioiodtherapie auftreten; **Therapie**: *siehe Tab. K140*

Tab. K140. Therapie der thyreotoxischen Krise

Maßnahme	Dosierung
Thiamazol	160–240 mg/Tag i.v.
Iodid (wenn iodinduzierte Krise ausgeschlossen)	3mal 10 Trpf. gesättigte Kaliumiodidlösung
β-Blocker (Propranolol)	4mal 20–80 mg Dociton p.o. evtl. über Magensonde
Glucocorticoide	Prednison 150–300 mg i.v.
Digitalis	Hochdosiert
Sauerstoffgabe	2–4 l/min
Antibiotikaprophylaxe	z.B. Amoxicillin und Clavulan-Säure
Thromboembolieprophylaxe	Heparin 10.000–15.000 IE
Elektrolytsubstitution	Kalium, NaCl
Hibernation	Eisbeutel
Kalorienzufuhr	Entsprechend dem gesteigerten Bedarf bis 3000 kcal
Lithium bei Iodkontamination	ca. 1,5 g Lithiumchlorid i.v. oder -acetat p.o.
Notfallmäßige Schilddrüsenresektion	Effektivste Maßnahme bei Ineffektivität von Thyreostatika
Plasmapherese mit Hohlfasermembran	Kontinuierlicher Plasmaentzug

Kri|sis *f* (Ⓔ **1.–2.** crisis): **1.** →*Krise* **2.** schneller Fieberabfall, der innerhalb von 24 h zu Normalisierung der Temperatur und zu Genesung führt
Kris|tall *m/nt* (Ⓔ crystal): fester Körper, mit gleichmäßig angeordneten, ebenen Flächen, in dem Atome, Ionen oder Moleküle in einem dreidimensionalen Gitter angeordnet sind
wetzsteinförmige Kristalle (Ⓔ whetstone crystals): *s.u. Kristallurie*
kris|tal|lin *adj* (Ⓔ crystalline): kristallartig, kristallinisch, kristallen
kris|tal|lo|id *adj* (Ⓔ crystalloid): kristallähnlich
Kris|tall|u|rie *f* (Ⓔ crystalluria): Kristallausscheidung im Harn; Harnsäure bildet **wetzsteinförmige Kristalle**, Cystin sechseckige Tafeln [sog. Benzolringe], Calciumoxalat **Briefkuvertform** [Weddellit] oder **Hantelform** [Whewellit]
Kris|tall|vi|o|lett *nt* (Ⓔ crystal violet): ***Syn:*** *Methylrosaliniumchlorid*; häufig verwendeter [u.a. Gram*-Färbung] basischer Anilinfarbstoff
Kris|ta|punk|ti|on *f* (Ⓔ iliac crest puncture): ***Syn:*** *Beckenkammpunktion, Cristapunktion*; Knochenmarkentnahme aus dem Beckenkamm [Crista iliaca]
Kristeller: Samuel Kristeller; 1820–1900; deutscher Gynäkologe (Berlin)
Kristeller-Handgriff *m* (Ⓔ Kristeller's method): ***Syn:*** *Kristellern*; Handgriff zur Austreibung der Frucht bei Wehenschwäche*; die Hand oder der Unterarm wird auf den oberen Pol des Fundus gelegt und es wird vorsichtig Druck nach unten in Richtung Beckenboden ausgeübt; sollte nur von erfahrenen Geburtshelfer(inne)n durchgeführt werden
Kris|tel|lern *nt*: →*Kristeller-Handgriff*
Krit|zel|sucht *f* (Ⓔ graphorrhea): ***Syn:*** *Graphorrhoe*; krankhafte Neigung zu schreiben
KRK *Abk.*: →*kolorektales Karzinom*
Krkh. *Abk.*: →*Krankheit*
Krogius: Frans Ali Krogius; 1864–1939; finnischer Chirurg (Helsinki)
Ali-Krogius-Kapselplastik *f*: →*Krogius-Kapselplastik*
Krogius-Kapselplastik *f* (Ⓔ Krogius operation): ***Syn:*** *Ali-Krogius-Kapselplastik*; Verfahren zur Behandlung der habituellen Patellaluxation*; die laterale Kniegelenkskapsel wird verstärkt und der Musculus* gracilis wird an der Patella angesetzt, damit er sie bei Anspannung nach medial zieht
Kro|kus *m*: →*Safran*
Krompecher: **Krompecher-Karzinom** *nt*: →*Basaliom*
Kro|ne *f* (Ⓔ **1.–2.** crown): **1.** ***Syn:*** *Zahnkrone, natürliche Krone, anatomische Zahnkrone, Corona dentis anatomica, Corona dentis*; der vom Zahnschmelz* bedeckte Teil des Zahnes **2.** ***Syn:*** *künstliche Krone*; künstliche Zahnkrone aus Metall, Kunststoff oder Keramik
Kro|nen|den|tin *nt* (Ⓔ coronal dentin): *s.u. Dentin*
Kro|nen|fort|satz *m* (Ⓔ coronoid process): Processus coronoideus mandibulae; *s.u. Mandibula*
Kro|nen|pul|pa *f* (Ⓔ coronal pulp): in der Zahnkrone liegender Teil der Zahnpulpa [Pulpa* dentis]
Krönig: Georg Krönig; 1856–1911; deutscher Internist (Berlin)
Krönig-Schallfelder *pl* (Ⓔ Krönig's fields): perkutorische Felder mit Lungenschall über der Lungenspitze; sind nor-

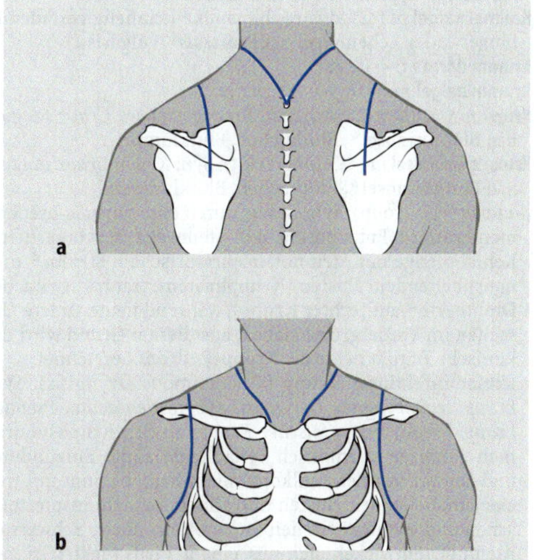

Abb. K141. Krönig-Schallfelder. **a** von hinten, **b** von vorne

K

malerweise auf beiden Sieten gleichbreit; einseitige Einengung bei Atelektase*, Infiltration [v.a. Tuberkulose] oder Pleuraprozessen

Krönlein: Rudolf Ulrich Krönlein; 1847–1910; schweizer Chirurg (Zürich)

Krönlein-Hernie *f* (Ⓔ Krönlein's hernia): seltene Bruchform, bei der der Bruchsack z.T. im Leistenkanal und z.T. interparietal liegt

Krönlein-Linienschema *nt* (Ⓔ Krönlein's method): an der Schädeloberfläche konstruiertes Liniensystem zur Lokalisation der Arteria* meningea media und ihrer Äste sowie von Sulcus* centralis und Sulcus* lateralis cerebri; früher wichtig zur Bestimmung von Trepanationspunkten

Krönlein-Operation *f*: →*Krönlein-Orbitalresektion*

Krönlein-Orbitalresektion *f* (Ⓔ Krönlein's operation): *Syn*: *Krönlein-Operation*; temporäre Resektion der lateralen Orbitawand als Zugang bei der Ausräumung von Orbitatumoren

Kropf *m*: →*Struma*

Kropf|asth|ma *nt* (Ⓔ goitrous asthma): Atemnot durch Einengung der Luftröhre durch einen Kropf

Kropf|brum|men *nt*: →*Kropfgeräusch*

Kropf|ent|fer|nung *f*: →*Strumektomie*

Kropf|ent|zün|dung *f*: →*Strumitis*

Kropf|ge|räusch *nt* (Ⓔ thyroid bruit): *Syn*: *Kropfbrummen*; niederfrequentes Gefäßgeräusch über einer hyperthyreoten Struma*

Kros|se *f* (Ⓔ proximal segment of greater saphenous vein): *Syn*: *Crosse*; hirtenstabähnlich gebogenes Mündungssegment der Vena* saphena magna in die Vena* femoralis

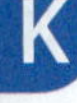

Kros|sek|to|mie *f* (Ⓔ removal of proximal segment of greater saphenous vein): *Syn*: *Crossektomie*; operative Entfernung des Mündungssegmentes der Vena* saphena magna in die Vena* femoralis

Krö|ten|haut *f* (Ⓔ toadskin): *Syn*: *Phrynoderm, Hyperkeratosis follicularis (metabolica), Hyperkeratose bei Avitaminose A*; durch Vitamin A-Mangel* hervorgerufene follikuläre Hyperkeratose* mit trockener, asch-grauer Haut

KRP *Abk*.: **1.** Kolmer-Test mit Reiter-Proteinantigen **2.** Krebs-Ringer-Phosphatlösung

Krug|at|men *nt* (Ⓔ amphoric respiration): *Syn*: *Amphorenatmen, amphorisches Atmen, Amphorophonie, Höhlenatmen*; über großen Lungenkavernen hörbares, hohl-klingendes Atemgeräusch

Krukenberg: Friedrich Ernst Krukenberg; 1871–1946; deutscher Pathologe (Marburg)

Krukenberg-Tumor *m* (Ⓔ Krukenberg's tumor): beidseitige Eierstockmetastasen eines Primärtumors des Magen-Darm-Traktes; oft handelt es sich um schleimbildende Tumoren mit typischen Siegelringzellen

Krü|mel|nä|gel *pl* (Ⓔ dystrophic nails): krümelig zerfallende Finger- oder Zehennägel bei Psoriasis* vulgaris

Krumm|darm *m*: →*Ileum*

Krumm|na|gel *m*: →*Onychogryphose*

Kru|or *m* (Ⓔ blood clot): *Syn*: *Kruorgerinnsel, Cruor sanguinis*; Blutgerinnsel*, Blutkuchen, Blutklumpen

Kru|or|ge|rinn|sel *nt* (Ⓔ blood clot): *Syn*: *Kruor, Cruor sanguinis*; Blutgerinnsel*, Blutkuchen, Blutklumpen

Krupp *m* (Ⓔ croup): *Syn*: *Croup*; durch eine fibrinös-pseudomembranöse Entzündung der Atemwege hervorgerufene Kehlkopfenge mit Atemnot, inspiratorischem Stridor* und meist bellendem Husten [**Krupphusten**]; trat früher v.a. bei Diphtherie* auf [**echter Krupp**], während heute andere Ursachen im Vordergrund stehen; aus diesem Grund wird die klinische Entität heute als **Kruppsyndrom** bezeichnet

akuter infektiöser Krupp (Ⓔ croupous laryngitis): *Syn*: *kruppöse Laryngitis, Laryngitis subglottica acuta, Pseudokrupp, Pseudocroup, falscher Krupp*; zu den Kruppsyndromen gehörige, dramatisch verlaufende akute Entzündung und Schwellung der Kehlkopfschleimhaut; beginnt mit trockenem, bellenden Husten und zunehmendem inspiratorischen und exspiratorischen Stridor*, bis hin zu schwerster Atemnot; entwickelt sich aus einem Virusinfekt [Grippe] durch bakterielle Sekundärinfektion; wird durch rezidivierende Infekte der oberen Luftwege bei Rachen- und Gaumenmandelhyperplasie begünstigt; **Therapie**: *s.u. Kruppsyndrom*

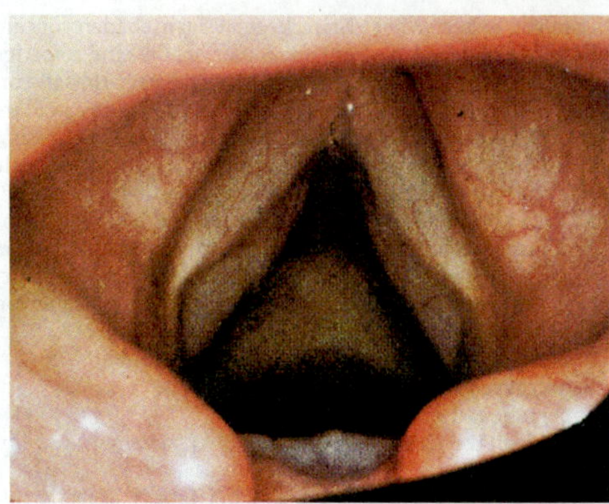

Abb. K142. Akuter infektiöser Krupp

diphtherischer Krupp (Ⓔ diphtheritic croup): echter Krupp; *s.u. Krupp*

falscher Krupp: →*akuter infektiöser Krupp*

spastischer Krupp (Ⓔ spasmodic croup): *Syn*: *Pseudokrupp*; beginnt meist plötzlich [oft mitten in der Nacht] aus völliger Gesundheit heraus mit bellendem Husten und inspiratorischem Stridor; **Therapie**: *s.u. Kruppsyndrom*

Krupp|hus|ten *m* (Ⓔ barking cough): *s.u. Krupp, Kruppsyndrom*

krup|pös *adj* (Ⓔ croupous): mit kruppartigen Symptomen, kruppartig, kruppähnlich

Krupp|syn|drom *nt* (Ⓔ croup): *Syn*: *Pseudokrupp, Pseudocroup*; Oberbegriff für Erkrankungen der Atemwege, die zu Kehlkopfverengung mit Atemnot, inspiratorischem Stridor* und meist bellendem Husten [**Krupphusten**] führen; dazu gehören: echter Krupp*, spastischer Krupp*, akuter infektiöser Krupp* und die bakterielle Laryngotracheitis*; **Klinik**: der Verlauf der verschiedenen Formen variiert, alle führen aber zu bellendem Husten, inspiratorischem Stridor und Atemnot; bei schwerer Dyspnoe findet sich auch Tachypnoe [> 50/min], Tachykardie [> 150/min], Unruhe, Zyanose und Pulsus paradoxus; **Diagnose**: klinisches Bild und Anamnese; **DD**: Epiglottisödem; die **Therapie** hängt vom Schweregrad der Atemnot ab; leichte Formen können zu Hause mit Steroiden [oral, Inhalation], Antihistaminika und Sedativa behandelt werden; schwere Formen müssen stationär aufgenommen und behandelt werden [befeuchteter Sauerstoff, Steroide, Antihistaminika]

kru|ral *adj* (Ⓔ crural): Schenkel/Crus betreffend; insbesondere den Unterschenkel

Kruro-, kruro- *präf*.: Wortelement mit der Bedeutung „Schenkel/Unterschenkel/Crus"

Kruse: Walther Kruse; 1864–1943; deutscher Bakteriologe (Bonn)

Kruse-Sonne-Ruhrbakterium *nt* (Ⓔ Sonne bacillus): *Syn*: *Kruse-Sonne-Bakterium, Shigella sonnei, E-Ruhrbakterium*; nicht-toxinbildender Erreger der Dysenterie*; *s.a. Shigella*

Krus|ten|flech|te *f*: →*Impetigo contagiosa*

Kry-, kry- *präf*.: →*Kryo-*

Kry|al|ge|sie *f* (Ⓔ cryalgesia): *Syn*: *Kälteschmerz*; durch Kälte ausgelöster Schmerz; auch Schmerz bei Kälteüberempfindlichkeit

Kry|an|äs|the|sie *f*: →*Kälteanästhesie*

Kry|äs|the|sie *f* (Ⓔ **1.–2.** cryesthesia): **1.** Kälteempfindung **2.** Kälteüberempfindlichkeit

Kryo-, kryo- *präf*.: Wortelement mit der Bedeutung „Kälte/Frost"

Kry|o|an|äs|the|sie *f*: →*Kälteanästhesie*

Kry|o|ap|pli|ka|ti|on *f* (Ⓔ cryopexy): *Syn*: *Kryopexie, Kryoretinopexie*; Netzhautfixierung mittels Kryosonde* bei Netzhautablösung

Kry|o|bank *f* (Ⓔ cryobank): Einrichtung zur Lagerung von eingefrorenen (Gewebe-, Blut-)Proben

Kry|o|chi|rur|gie *f* (Ⓔ cryosurgery): ***Syn:*** *Kältechirurgie*; chirurgische Eingriffe unter Verwendung von speziellen Kryosonden*

kry|o|chi|rur|gisch *adj* (Ⓔ cryosurgical): Kryochirurgie betreffend

Kry|o|de *f*: →*Kryosonde*

Kry|o|de|sik|ka|ti|on *f*: →*Gefriertrocknung*

Kry|o|ex|trak|ti|on *f* (Ⓔ cryoextraction): Linsenextraktion mit einer speziellen Kryosonde [**Kryoextraktor**]

Kry|o|ex|trak|tor *m* (Ⓔ cryoextractor): *s.u. Kryoextraktion*

kry|o|gen *adj* (Ⓔ cryogenic): kälteerzeugend

Kry|o|glo|bu|lin *nt* (Ⓔ cryoglobulin): ***Syn:*** *Kälteglobulin*; im Blut enthaltenes Globulin [meist Immunglobulin*], das bei Abkühlung ausfällt

Kry|o|glo|bu|lin|ä|mie *f* (Ⓔ cryoglobulinemia): Auftreten von Kryoglobulinen im Blut

Kry|o|hä|mor|rho|i|dek|to|mie *f* (Ⓔ cryohemorrhoidectomy): kryochirurgische Hämorrhoidektomie*

Kry|o|hy|po|phy|sek|to|mie *f* (Ⓔ cryohypophysectomy): kryochirurgische Hypophysektomie*

Kry|o|kau|ter *m* (Ⓔ cryocautery): mit Kohlensäureschnee und Aceton gekühlte Kryosonde* zur lokalen Gewebezerstörung

Kry|o|kau|te|ri|sa|ti|on *f* (Ⓔ cryocauterization): Kauterisation mit einer Kryosonde*

Kry|o|ko|ni|sa|ti|on *f* (Ⓔ cryoconization): Konisation* mit einer Kryosonde*

Kry|o|kon|ser|vie|rung *f* (Ⓔ cryopreservation): ***Syn:*** *Kältekonservierung*; Konservierung von biologischem Material durch Tieffrieren

Kry|o|pal|li|dek|to|mie *f* (Ⓔ cryopallidectomy): kryochirurgische Pallidektomie*

Kry|o|pa|thie *f* (Ⓔ **1.–2.** cryopathy): **1.** durch lokale oder allgemeine Unterkühlung hervorgerufener Kälteschaden **2.** durch Kryoglobuline, Kälteantikörper oder Kälteüberempfindlichkeit hervorgerufene Erkrankung

Kry|o|pe|xie *f*: →*Kryoretinopexie*

Kry|o|prä|zi|pi|tat *nt* (Ⓔ cryoprecipitate): bei Kälte ausfallender Niederschlag

Kry|o|prä|zi|pi|ta|ti|on *f* (Ⓔ cryoprecipitation): durch Kälte ausgelöste Präzipitation

Kry|o|pro|sta|tek|to|mie *f* (Ⓔ cryoprostatectomy): kryochirurgische Prostatektomie*

Kry|o|pro|te|in *nt*: →*Kälteprotein*

Kry|o|re|ti|no|pe|xie *f* (Ⓔ cryoretinopexy): ***Syn:*** *Kryopexie, Kryoapplikation*; Netzhautfixierung mittels Kryosonde* bei Netzhautablösung

Kry|o|skop *nt* (Ⓔ cryoscope): Gerät zur Gefrierpunktbestimmung einer Lösung

Kry|o|sko|pie *f* (Ⓔ cryoscopy): Methode zur Gefrierpunktbestimmung einer Lösung

kry|o|sko|pisch *adj* (Ⓔ cryoscopical): Kryoskopie betreffend, mittels Kryoskopie

Kry|o|son|de *f* (Ⓔ cryoprobe): ***Syn:*** *Kältesonde, Kältestab, Kryostab, Kryode*; meist durch flüssigen Stickstoff [-180 °C] gekühlte Sonde

Kry|o|stab *m*: →*Kryosonde*

Kry|o|tha|la|mo|to|mie *f* (Ⓔ cryothalamotomy): kryochirurgische Thalamotomie*

Kry|o|the|ra|pie *f* (Ⓔ cryotherapy): ***Syn:*** *Kältetherapie*; meist lokale, therapeutische Anwendung von Kälte

Krypt-, krypt- *präf.*: →*Krypto-*

Krypt|an|ti|ge|ne *pl* (Ⓔ cryptic antigens): maskierte Antigene* der Erythrozytenoberfläche, die durch Neuraminidase freigelegt werden; *s.a. T-Antigen, T-Agglutinationsphänomen*

Kryp|te *f* (Ⓔ crypt): ***Syn:*** *Crypta*; seichte (Epithel-)Grube

Kryp|ten|abs|zess *m* (Ⓔ crypt abscess): Abszess der Lieberkühn*-Krypten des Dickdarms

Kryp|ten|ton|sil|li|tis *f*: →*Angina lacunaris*

kryp|tisch *adj* (Ⓔ cryptic): verborgen, versteckt; okkult

Kryp|ti|tis *f, pl* **-ti|ti|den** (Ⓔ cryptitis): Entzündung einer Krypte; meist gleichgesetzt mit analer Kryptitis*

anale Kryptitis (Ⓔ anal cryptitis): ***Syn:*** *rektale Kryptitis*; lokalisierte Proktitis* mit Befall der Morgagni*-Krypten

rektale Kryptitis: →*anale Kryptitis*

Krypto-, krypto- *präf.*: Wortelement mit der Bedeutung „verborgen/versteckt“

kryp|to|gen *adj* (Ⓔ cryptogenic): ***Syn:*** *kryptogenetisch*; verborgen, versteckt, aus unbekannter Ursache entstanden; manchmal gleichgesetzt mit idiopathisch, essentiell, genuin

kryp|to|ge|ne|tisch *adj*: →*kryptogen*

Kryp|to|kok|ken *pl*: →*Cryptococcus*

Kryp|to|kok|ken|me|nin|gi|tis *f, pl* **-ti|den** (Ⓔ cryptococcal meningitis): ***Syn:*** *Cryptococcus-Meningitis*; *s.u. Kryptokokkose*

Kryp|to|kok|ko|se *f* (Ⓔ cryptococcosis): ***Syn:*** *Kryptokokkusmykose, Cryptococcose, Cryptococcus-Mykose, Torulose, Busse-Buschke-Krankheit*; durch Cryptococcus* neoformans hervorgerufene Mykose* der Lunge, Meningen, Leber und seltener der Haut; tritt meist bei Patienten mit geschwächter Abwehrlage [Frühgeborene, Tumoren, HIV-Infektion] auf; der Erreger wächst v.a. auf Vogelkot, und die Aufnahme erfolgt i.d.R. durch Inhalation von kontaminiertem Staub; die entstehende **pulmonale Kryptokokkose** verläuft chronisch über Monate bis Jahre, heilt aber bei normaler Immunlage meist spontan aus; oft kommt es aber zur Dissemination und Entwicklung einer **Kryptokokkenmeningitis** [häufigste Todesfolge der Kryptokokkose]; **Diagnose**: Pilzkultur [Sabouraud-Glucose-Agar] aus Blut, Sputum, Liquor, Urin, Biopsiematerial; lichtmikroskopische Darstellung im Tuschepräparat gelingt nur bei hohen Erregermengen; **Therapie**: Amphotericin* B [evtl. kombiniert mit Flucytosin* und Fluconazol*] für mindestens 6 Wochen; **Prognose** hohe Rezidivneigung; daher werden für das 1. Jahr regelmäßige Kontrolluntersuchungen [Kultur] empfohlen

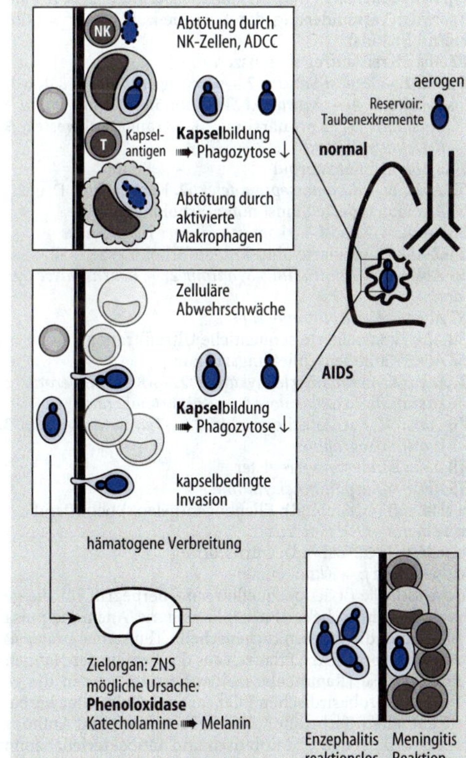

Abb. K143. Pathogenese der Kryptokokkose

Kryp|to|kok|kus *m, pl* **-ken**: →*Cryptococcus*

Kryp|to|kok|kus|my|ko|se *f*: →*Kryptokokkose*

Kryp|to|me|nor|rhoe *f, pl* **-rho|en** (Ⓔ cryptomenorrhea): nicht nach außen abfließende Monatsblutung bei angeborenem oder erworbenem Verschluss von Scheide oder Zervix; imponiert klinisch als Amenorrhoe*

kryp|to|mer *adj* (Ⓔ cryptomeric): Kryptomerie betreffend, durch sie bedingt

Kryp|to|me|rie *f* (Ⓔ cryptomerism): fehlende Ausprägung eines Gens durch Fehlen des Komplementärgens

Kryp|to|mne|sie *f* (Ⓔ cryptomnesia): Gedächtnisstörung, bei der echte Erinnerungen als erdacht empfunden werden

Kryp|ton *nt* (Ⓔ krypton): Edelgas; wird zur Lungenfunktionsdiagnostik verwendet

Kryp|toph|thal|mus *m* (Ⓔ cryptophthalmos): ***Syn:*** *verborgenes Auge*; unvollständige Augenentwicklung bei angeborenem Verschluss der Lidspalte

Kryptophthalmus-Syndrom *nt* (Ⓔ cryptophthalmus syndrome): ***Syn:*** *Fraser-Syndrom*; autosomal-rezessives Syndrom mit Kryptophthalmus*, Syndaktylie*, Unterentwicklung der Genitale und Nierenagenesie*

kryp|tor|chid *adj* (Ⓔ cryptorchid): Kryptorchismus betreffend, von ihm betroffen oder gekennzeichnet

Kryp|tor|chis|mus *m*: → *Maldescensus testis*

Kryp|to|sper|mie *f*: → *Kryptozoospermie*

Kryp|to|spo|ri|die *f* (Ⓔ Cryptosporidium): ***Syn:*** *Cryptosporidium*; ubiquitärer, opportunistischer, intrazellulärer Parasit, der im Schleimhautepithel des Dünndarms lebt; **Cryptosporidium parvum** ist die einzige Art; Erreger der Kryptosporidiose*

Kryp|to|spo|ri|di|o|se *f* (Ⓔ cryptosporidiosis): ***Syn:*** *Cryptosporidiosis*; durch **Cryptosporidium** verursachte, mild verlaufende tropische Diarrhoe*; bei Immunsuppression oder HIV-Infektion Entwicklung einer chronischen, schwer verlaufenden Durchfallerkrankung mit Allgemeinsymptomen

Kryp|to|zo|o|sper|mie *f* (Ⓔ cryptozoospermia): ***Syn:*** *Kryptospermie*; Verminderung der Spermienzahl unter 1 Million/ml Ejakulat

KRZ *Abk.*: Kreislaufregulationszentren

KS *Abk.*: **1.** → *Kaposi-Sarkom* **2.** → *kardiogener Schock* **3.** Kardioselektivität **4.** → *Kawasaki-Syndrom* **5.** → *Keratansulfat* **6.** Klopfschall **7.** Koronarsinus **8.** Krankenschwester **9.** → *Kreislaufstillstand*

17-KS *Abk.*: 17-Ketosteroid

KSD *Abk.*: **1.** → *Kammerseptumdefekt* **2.** Karotissinus-Druck

KSE *Abk.*: korrigierte Sinusknoten-Erholungszeit

KSHV *Abk.*: → *Kaposi-Sarkom-assoziiertes Herpesvirus*

KSKEZ *Abk.*: korrigierte Sinusknoten-Erholungszeit

KSS *Abk.*: **1.** → *Karotissinus-Syndrom* **2.** → *Kearns-Sayre-Syndrom*

KST *Abk.*: → *Kernspintomographie*

KSU *Abk.*: kontrollierte sequentielle Ultrafiltration

KSZ *Abk.*: Kathodenschließungszuckung

KT *Abk.*: **1.** → *Kammertachykardie* **2.** → *Kerntemperatur* **3.** → *konnatale Toxoplasmose* **4.** → *Körpertemperatur*

KTG *Abk.*: **1.** Kardiotachographie **2.** → *Kardiotokogramm* **3.** → *Kardiotokographie*

KTR *Abk.*: Kindertumorregister

KTS *Abk.*: → *Karpaltunnelsyndrom*

ku|bi|tal *adj* (Ⓔ cubital): Ellenbogen(gelenk) betreffend

Ku|bo|id *nt*: → *Os cuboideum*

ku|bo|id *adj* (Ⓔ cuboid): würfelförmig

Ku|chen|nie|re *f*: → *Klumpenniere*

Kü|chen|schel|le *f* (Ⓔ pasqueflower): Oberbegriff für die **gemeine Küchenschelle** [Pulsatilla vulgaris, Anemone pulsatilla] und die **Wiesenküchenschelle** [Pulsatilla pratensis, Anemone pratensis], Pflanzen aus der Familie der Hahnenfußgewächse [Ranunculaceae]; verwendet werden die getrockneten, oberirdischen Pflanzenteile [**Pulsatillae herba**]; sie enthalten Gerbstoffe*, Harze, Saponine* und Anthocyane*; wirkt sedativ, hämolytisch und antibakteriell; hemmt die Mitose; **Anw.**: traditionell als Sedativum* [v.a. bei Neuralgie, Migräne], Diuretikum* und Diaphoretikum*; bei Gicht, Rheuma, Grippe, funktionellen Störungen des Magen-Darm-Trakts und Menstruationsbeschwerden; in der Homöopathie Zubereitungen aus Pulsatilla pratensis bei Menstruations-, Magen-, Darm-, Leberbeschwerden, Konjunktivitis*, Mittelohrentzündung, Nasenschleimhautentzündung und Krampfadern

Kuckucks|bein *nt*: veraltet für → *Os coccygis*

Kufs: Hugo Kufs; 1871–1955; deutscher Neuropathologe (Leipzig)

Kufs-Hallervorden-Krankheit *f*: → *Kufs-Syndrom*

Kufs-Syndrom *nt* (Ⓔ Kufs' disease): ***Syn:*** *Morbus Kufs, Morbus Parry, Kufs-Hallervorden-Krankheit, Erwachsenenform der amaurotischen Idiotie, adulte Zeroidlipofuszinose, adulte Ceroidlipofuscinose*; erst im Erwachsenenalter beginnende Form der Gangliosidose* mit progredientem geistigen Verfall, epileptischen Anfällen und motorischen Störungen

Kugelberg: Erik Kugelberg; 1913–1983; schwedischer Neurologe

Kugelberg-Welander-Krankheit *f* (Ⓔ Kugelberg-Welander disease): ***Syn:*** *Kugelberg-Welander-Syndrom, juvenile Form der spinalen Muskelatrophie, hereditäre proximale neurogene Amyotrophie, Atrophia musculorum spinalis pseudomyopathica (Kugelberg-Welander)*; meist autosomal-rezessive Form der spinalen Muskelatrophie*; der Krankheitsbeginn liegt zwischen dem 2. und 17. Lebensjahr; **klinisch** beginnt die Erkankung mit Atrophie und Lähmung der rumpfnahen Beinmuskulatur; die Patienten haben Schwierigkeiten beim Treppensteigen und stürzen leicht hin; später ist auch die Schultergürtel-, Arm- und Handmuskulatur betroffen

Ku|gel|ge|lenk *nt* (Ⓔ ball-and-socket joint): ***Syn:*** *Enarthrosis, Enarthrose, Articulatio spheroidea*; aus einem kugelförmigen Gelenkkopf und einer Pfanne bestehendes echtes Gelenk, das Bewegungen in drei Richtungen [Freiheitsgraden] erlaubt: Innenrotation-Außenrotation, Beugung-Streckung, Abduktion-Adduktion

Ku|gel|kern *m*: → *Nucleus globosus*

Ku|gel|lin|se *f* (Ⓔ spherophakia): ***Syn:*** *Sphärophakie*; kugelförmig gewölbte Linse; führt zu Myopie*; angeborene Fehlbildung, z.B. bei Weill*-Marchesani-Syndrom

Ku|gel|throm|bus *m, pl* **-ben** (Ⓔ ball thrombus): meist im linken Herzvorhof sitzender, frei flottierender Thrombus*

Ku|gel|zell|an|ämie *f* (Ⓔ globe cell anemia): ***Syn:*** *Minkowski-Chauffard-Syndrom, hereditäre Sphärozytose, Minkowski-Chauffard-Gänsslen-Syndrom, konstitutionelle (hämolytische) Kugelzellenanämie, Kugelzellenikterus, Kugelzellenanämie, familiärer hämolytischer Ikterus, Morbus Minkowski-Chauffard, Kugelzellenikterus*; häufigste erbliche, hämolytische Anämie* in Europa mit meist autosomal-dominantem Erbgang; charakteristisch sind kugelförmige Erythrozyten [Kugelzellen] im Blutbild, Hämolyse*, Milzvergrößerung und Gelbsucht

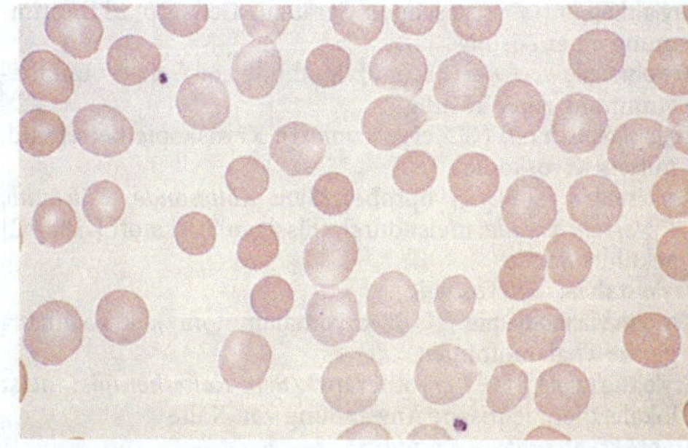

Abb. K144. Kugelzellanämie

Ku|gel|zel|len *pl* (Ⓔ spherocytes): ***Syn:*** *Sphärozyten*; bei verschiedenen Anämien* auftretende runde Erythrozyten*; *s.a. Kugelzellenanämie*

Ku|gel|zel|len|an|ämie *f*: → *Kugelzellanämie*

Ku|gel|zel|len|ik|te|rus *m*: → *Kugelzellanämie*

Kuh|milch|al|ler|gie *f* (Ⓔ cow milk allergy): ***Syn:*** *Kuhmilcheiweißallergie*; Allergie* gegen Kuhmilcheiweiß; Säuglinge mit bekannter Kuhmilchallergie dürfen während der nächsten Monate auch keine Zubereitungen auf der Basis anderer Tiermilchen [Ziegen-, Schafs-, Stutenmilch] oder Sojaprodukte erhalten, weil sie oft auch allergisch gegen andere Eiweiße sind; zur Ernährung geeignet sind spezielle diätetische Produkte aus hydrolysierten Eiweißen, die nur noch Antigenspuren enthalten; die Kuhmilchallergie bessert oder bildet sich bei Antigenelimination nach einigen Monaten oder Jahren soweit, dass die Diät gelockert werden kann

Kuh|milch|an|ä|mie *f* (Ⓔ cow's milk anemia): hypochrome Anämie* durch einen Eisen- und Kupfermangel bei Säuglingen, die nur mit Kuhmilch ernährt werden

Kuh|milch|ei|weiß|al|ler|gie *f*: →*Kuhmilchallergie*

Kuhn: Franz Kuhn; 1866–1929; deutscher Chirurg (Berlin, Kassel)

Kuhn-System *nt* (Ⓔ Kuhn's system): vom Ayre-T-Stück abgeleitetes halboffenes Narkosesystem für die Kinderchirurgie

Kuhn-Tubus *m* (Ⓔ Kuhn's tube): Endotrachealtubus*, der sich durch seine S-Form den anatomischen Verhältnissen des Rachens anpasst

Kuh|po|cken *pl* (Ⓔ cowpox): auf den Menschen übertragbare, milde Pockenerkrankung durch das **Kuhpockenvirus** [Orthopoxvirus bovis]

Kuh|po|cken|vi|rus *nt, pl* **-ren** (Ⓔ cowpox virus): **Syn:** *Orthopoxvirus bovis*; Erreger der Kuhpocken*; von Jenner zur Pockenimpfung verwendet

Kul|do|skop *nt* (Ⓔ culdoscope): *s.u. Kuldoskopie*

Kul|do|sko|pie *f* (Ⓔ culdoscopy): **Syn:** *Douglasskopie*; endoskopische Untersuchung des Douglas*-Raums mit einem **Kuldoskop**

Kul|do|to|mie *f* (Ⓔ culdotomy): operative Eröffnung des Douglas*-Raums

Kul|do|zen|te|se *f* (Ⓔ culdocentesis): **Syn:** *Douglas-Punktion*; Punktion des Douglas*-Raums

Kulenkampff: Dietrich Kulenkampff; 1880–1967; deutscher Chirurg (Zwickau)

Kulenkampff-Plexusanästhesie *f* (Ⓔ Kuhlenkampff anesthesia): **Syn:** *supraklavikuläre Armplexusanästhesie*; *s.u. Armplexusanästhesie*

Kul|ex|mü|cke *f* (Ⓔ Culex): **Syn:** *Culex*; Krankheitsüberträger enthaltende Mückenart, die in Europa kaum eine Rolle spielt

kul|ti|vier|bar *adj* (Ⓔ culturable): **Syn:** *kulturfähig*; in einer Kultur züchtbar

kul|ti|viert *adj* (Ⓔ cultured): auf einer Kultur gewachsen, gezüchtet

Kul|ti|vie|rung *f* (Ⓔ cultivation): Züchtung von Mikroorganismen, Zellen oder Geweben

Kultschitzky: Nicholas Kultschitzky; 1856–1925; russischer Histologe (Krakau)

Kultschitzky-Zellen *pl* (Ⓔ Kulchitsky cells): **Syn:** *enterochromaffine/argentaffine/gelbe/enteroendokrine Zellen, EC-Zellen*; u.a. Serotonin* enthaltende, basalgekörnte Zellen des Magen-Darm-Traktes, die sich mit Silber anfärben

Kul|tur *f* (Ⓔ culture): Züchtung von Mikroorganismen, Zellen oder Geweben auf oder in speziellen Nährmedien; *s.a. Kulturmedien*

ruhende Kultur (Ⓔ resting culture): *s.u. Essay Bakterien S. 217*

kul|tur|fä|hig *adj*: →*kultivierbar*

Kul|tur|me|di|en *pl* (Ⓔ culture media): Kulturmedien sind künstliche Substanzgemische zur Züchtung von Mikroorganismen außerhalb ihres natürlichen Standortes; sie können Nährstoffe, Energiequellen, Mineralien, Puffer, Indikatoren, Geliermittel, Wachstumsfaktoren usw. enthalten; man unterscheidet **flüssige** [Bouillon], **halbfeste** und **feste Kulturmedien** [z.B. Agarplatten]; **Basiskulturmedien** oder **Optimalkultumedien** sind besonders reich an Nährstoffen und maximieren die Erregerausbeute; **Selektivkulturmedien** hemmen das Wachstum unerwünschter Erreger und fördern damit indirekt das Wachstum nicht-gehemmter Organismen; im Gegensatz dazu enthalten **Differentialkulturmedien** Zusätze, die das Wachstum bestimmter Erreger fördern, die gewisse Stoffwechselleistungen vollbringen können; verwendet man mehrere Differentialkulturmedien, die unterschiedliche biochemische Reaktionen über einen Farbindikator darstellen, spricht man von **Bunter Reihe**

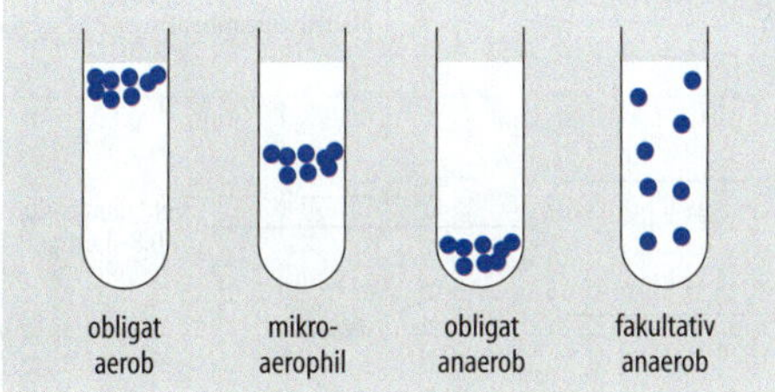

Abb. K145. Bakterienkultur in flüssigen Kulturmedien

Tab. K146. Häufige Kulturmedien

Medium	Selektionsprinzip	Ergebnis
Basis-/Optimalkulturmedien		
Blutagar		
Kochblutagar		
Mueller-Hinton-Agar		
Dextrose-Bouillon		
Thioglykolatbouillon		
Hirn-Herz-Bouillon		
Selektivkulturmedien		
Azidagar	Azid	Enterokokken
Endo-/MacConkey-Agar	Gallensalze	Enterobakterien
SS-Agar	Gallensalze	Salmonellen, Shigellen
Wilson-Blair-Agar	Brillantgrün	Salmonellen (S. typhi)
Tellurit-Agar	Tellurit	Korynebakterien
Sabouraud-Dextrose-Agar	Antibiotika	Pilze
Mannit-Kochsalz-Agar	Salzgehalt	S. aureus
Thayer-Martin-Agar	Antibiotika	Neisserien
BCYE-Agar	Antibiotika	Legionellen
Löwenstein-Jensen-Agar	Malachitgrün	Mykobakterien
Selenit-Bouillon	Selenit	Salmonellen
Tetrathionat	Tetrathionat	Salmonellen
Differentialkulturmedien		
Schafblutagar	Hämolyseformen	α-, β-Hämolyse
Azid-Agar	Esculinspaltung	Schwarzfärbung
Endo-/MacConkey-Agar	Laktosespaltung	Fuchsinfreisetzung
Mannit-Kochsalz-Agar	Mannitspaltung	Gelbfärbung
Tellurit-Agar	Telluritreduktion	Schwarzfärbung

Ku|ma|rin *nt* (Ⓔ coumarin): **Syn:** *Cumarin*; zur Synthese von Antikoagulanzien [Kumarinderivate*] und Antibiotika [Novobiocin] verwendetes Glykosid*, das in vielen Pflanzen [Waldmeister, Steinklee, Tonkabohnen] vorkommt

Ku|ma|rin|de|ri|va|te *pl* (Ⓔ coumarin derivatives): **Syn:** *Cumarinderivate*; vom Kumarin* abgeleitete Hemmstoffe der Blutgerinnung [Antikoagulanzien]; durch ihre Strukturähnlichkeit mit Vitamin K hemmen sie die Bildung Vitamin K-abhängiger Gerinnungsfaktoren

Kumarin-Embryopathie *f* (Ⓔ warfarin embryopathy): **Syn:** *Cumarin-Embryopathie, Warfarin-Embryopathie*; Schädigung des Embryos bei Warfarin*-Therapie während der Schwangerschaft

Küm|mel *m* (Ⓔ caraway): **Syn:** *Carum carvi*; Pflanze aus der Familie der Doldengewächse [Apiaceae]; verwendet werden die Spaltfrüchte [**Kümmelkörner**, Carvi fructus] und das aus ihnen gewonnene ätherische **Kümmelöl** [Carvi aetheroleum], das v.a. Carvon* enthält; besitzt eine krampflösende und antibakterielle Wirkung; **Anw.**: bei Verdauungsbeschwerden [leichte Krämpfe, Blähungen, Völlegefühl]; traditionell auch als Galaktagogum* und appetitanregendes Mittel

Küm|mel|kör|ner *pl* (Ⓔ caraway seed): **Syn:** *Carvi fructus*; *s.u. Kümmel*

K

Kümmell: Hermann Kümmell; 1852–1937; deutscher Chirurg (Hamburg)

Kümmell-Punkt *m* (Ⓔ Kümmell's point): Druckpunkt bei Appendizitis*; ca. 2 cm rechts vom Nabel

Kümmell-Verneuil-Krankheit *f* (Ⓔ Kümmell-Verneuil disease): ***Syn:*** *Kümmell-Verneuil-Syndrom, traumatische Kyphose, posttraumatische Kyphose, Spondylopathia traumatica*; oft erst Monate oder Jahre nach einem geringfügigen Trauma der Wirbelsäule auftretende Buckelbildung [**Kümmell-Buckel**]

Kümlmellöl *nt* (Ⓔ caraway oil): ***Syn:*** *Carvi aetheroleum*; *s.u. Kümmel*

Kulmullaltilon *f* (Ⓔ cumulation): Häufung, Anhäufung, Kumulation, Anreicherung

kulmullaltiv *adj* (Ⓔ cumulative): sich (an-)häufend, anwachsend

kulmullielren *v* (Ⓔ cumulate): (sich) anhäufen, aufhäufen, ansammeln

kulmulliert *adj* (Ⓔ cumulate): (an-, auf-)gehäuft

Kuneo-, kuneo- *präf.*: Wortelement mit der Bedeutung „Keil/ Keilbein"

kulnelolkulbolid *adj* (Ⓔ cuneocuboid): Keilbein/Os cuneiforme und Würfelbein/Os cuboideum betreffend oder verbindend

kulnelolnalvikullar *adj* (Ⓔ cuneonavicular): Keilbein/Os cuneiforme und Kahnbein/Os naviculare betreffend oder verbindend

Kunlnillinlgus *m* (Ⓔ cunnilingus): ***Syn:*** *Cunnilingus*; orale Stimulation der weiblichen Scham

Kunstlaflter *m*: *→Anus praeter*

Kunstlglied *nt*: *→Prothese*

Kunstllinlse *f*: *→Linsenprothese*

Kunstlstofflinlse, inltralolkullalre *f*: *→Linsenprothese*

Küntscher: Gerhard Küntscher; 1900–1972; deutscher Chirurg (Hamburg)

Küntscher-Marknagelung *f* (Ⓔ Küntscher nailing): Stabilisierung von Frakturen langer Röhrenknochen durch einen **Küntscher-Nagel**; *s.a. Marknagelung*

Kuplfer *nt* (Ⓔ copper): ***Syn:*** *Cuprum*; weiches, rotgoldenes Metall; essentielles Spurenelement des menschlichen Körpers, das u.a. in Oxidasen der Atmungskette und anderen Proteinen [Tyrosinase*, Katalase*, Lysyloxidase, Caeruloplasmin] vorkommt; die Resorption im Dünndarm ist noch ungeklärt, im Blut liegt Kupfer an Albumin oder Transcuprein gebunden vor; die Leber spielt eine zentrale Rolle im Kupferstoffwechsel; die Leberzellen nehmen Kupfer mit

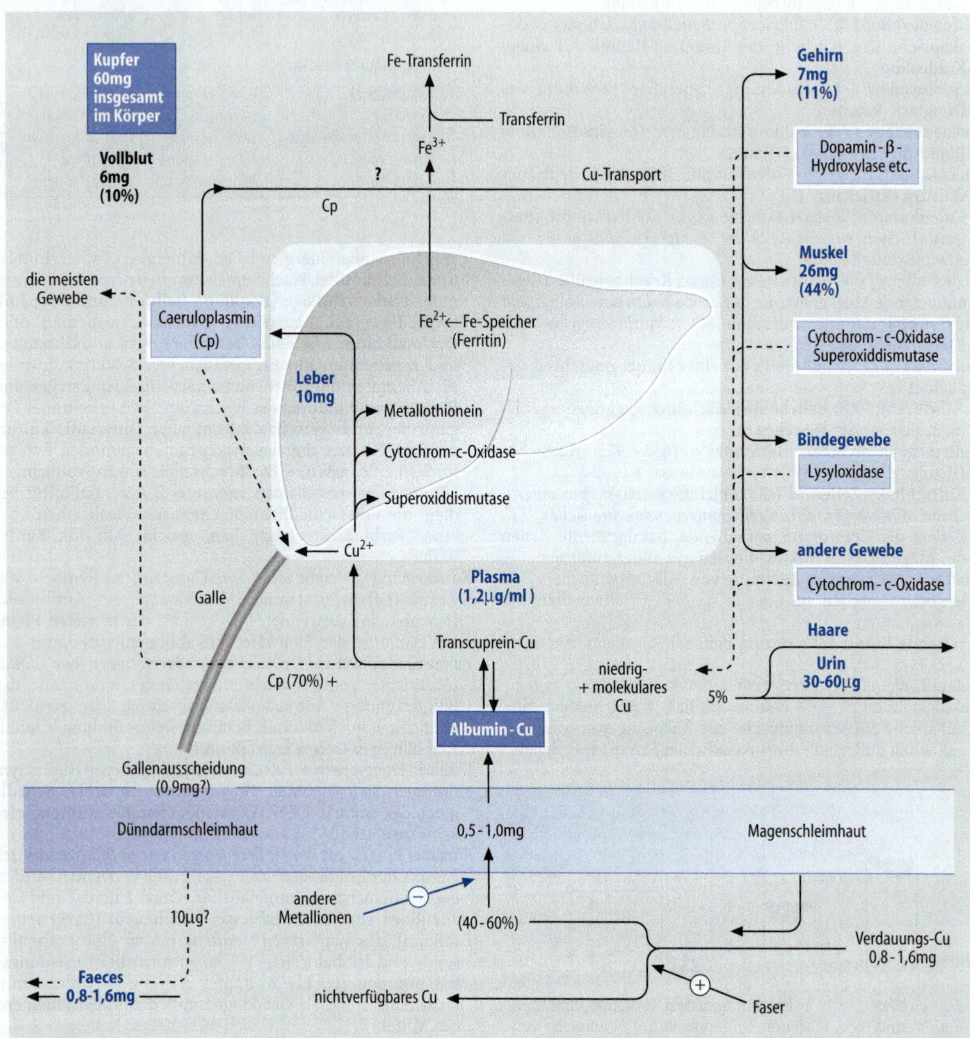

Abb. K147. Kupferstoffwechsel des Menschen

Hilfe einer membranständigen **Cu-ATPase** oder **Kupferpumpe** auf und speichern es oder verwenden es zur Synthese der kupferhaltigen Proteine, die dann ins Blut abgegeben werden; genetischer Defekte der Kupferpumpe führt zur Akkumulation von Kupfer und Morbus* Wilson

Kup|fer|al|aun *nt* (Ⓔ copper alum): ***Syn:*** *Augenstein, Cuprum aluminatum*; mildes Ätzmittel

Kup|fer|draht|ar|te|ri|en *pl* (Ⓔ copper wire arteries): typische, prall gefüllte und geschlängelte Netzhautarterien bei Fundus* hypertonicus

Kup|fer|fie|ber *nt* (Ⓔ metal fume fever): ***Syn:*** *Gießfieber, Gießerfieber, Metalldampffieber*; durch Kupferdämpfe hervorgerufenes, vorübergehendes Fieber mit Muskelschmerzen und Abgeschlagenheit

Kup|fer|fin|nen *pl*: → *Rosazea*

Kup|fer|star *m* (Ⓔ copper cataract): ***Syn:*** *Sonnenblumenkatarakt, Chalkosis, Chalcosis lentis*; durch Kupferablagerung entstandene Verfärbung der Linse; meist durch Kupfersplitter verursacht

Kup|fer|sul|fat *nt* (Ⓔ copper sulfate): ***Syn:*** *Cuprum sulfuricum*; als Adstringens und Ätzmittel verwendetes blaues Salz

Kup|fer|vi|tri|ol *nt*: veraltet für → *Kupfersulfat*

Kupffer: Karl W. von Kupffer; 1829–1902; deutscher Anatom (Kiel, München)

Kupffer-Sternzellen *pl* (Ⓔ von Kupffer's cells): ***Syn:*** *von Kupffer-Zellen, von Kupffer-Zellen, Kupffer-Sternzellen*; Endothelzellen der Lebersinusoide*, die Stoffe aus dem Blut aufnehmen

Ku|pi|do|bo|gen *m* (Ⓔ Cupid's bow): ***Syn:*** *Amorbogen*; der geschwungene Bogen des Oberlippenrots

Kup|pel|raum *m* (Ⓔ tympanic attic): ***Syn:*** *Attikus, Epitympanum, Epitympanon, Recessus epitympanicus*; kuppelartige Ausbuchtung an der Decke der Paukenhöhle*

Kup|pel|raum|ent|zün|dung *f* (Ⓔ atticitis): ***Syn:*** *Attizitis*; Entzündung des Kuppelraums der Paukenhöhle; *s.a. Otitis media*

Kup|rä|mie *f* (Ⓔ cupremia): erhöhter Kupfergehalt des Blutes

Kup|ri|u|rie *f* (Ⓔ cupriuria): Kupferausscheidung im Harn

Kup|ru|re|se *f* (Ⓔ cupruresis): vermehrte Kupferausscheidung im Harn

kup|ru|re|tisch *adj* (Ⓔ cupruretic): die Kupferausscheidung betreffend oder fördernd

Ku|pu|la|or|gan *nt* (Ⓔ cupula organ): *s.u. Crista ampullaris*

Ku|pu|lo|li|thi|a|sis *f, pl* **-ses** (Ⓔ cupulolithiasis): pathologische Mobilität der Otolithen* des Innenohrs mit anfallsartigem Schwindel

ku|ra|bel *adj* (Ⓔ curable): heilbar

Ku|ra|bi|li|tät *f* (Ⓔ curability): Heilbarkeit einer Erkrankung

Ku|ra|re *nt* (Ⓔ curare): ***Syn:*** *Curare*; Oberbegriff für Pfeilgifte südamerikanischer Indianer, die eine muskelrelaxierende Wirkung haben; je nach Herkunft unterscheidet man **Tubocurare** oder **Topfcurare** [aus Chondrodendron-Arten] und **Calebassencurare** [aus Strychnos-Arten]; **Anw.**: *s.u. Tubocurarin*; in der Homöopathie als Verreibung bei Lähmungen, Muskelkrämpfen u.ä.

ku|ra|ri|sie|ren *v* (Ⓔ curarize): mit Kurare* behandeln

Ku|ra|ri|sie|rung *f* (Ⓔ curarization): Behandlung mit Kurare*

ku|ra|tiv *adj* (Ⓔ curative): heilend, auf Heilung ausgerichtet, heilungsfördernd

Kür|bis|sa|men *pl* (Ⓔ pumpkin seeds): ***Syn:*** *Cucurbitae peponis semen*; die Samen von **Ölkürbis** [Cucurbita pepo] und Kulturvarianten; enthalten u.a. Öl, Cucurbitin, Aminosäuren, Phytosterole* und Tocopherole*; **Anw.**: Miktionsbeschwerden bei benigner Prostatahyperplasie*; Reizblase; traditionell auch gegen Band- und Spulwürmer; in der Homöopathie als Antiemetikum*

Kü|ret|ta|ge *f* (Ⓔ curettage): ***Syn:*** *Kürettement, Curettage*; Ausschabung oder Auskratzung mit einer Kürette*

fraktionierte Kürettage (Ⓔ serial excision): ***Syn:*** *Mohs-Technik*; *s.u. Basaliom*

Kü|ret|te *f* (Ⓔ curet): scharfer oder stumpfer Löffel zur Auskratzung eines Hohlorgans oder einer Höhlung

Kü|ret|te|ment *nt*: → *Kürettage*

kü|ret|tie|ren *v* (Ⓔ curette): (*mit einer Kürette*) ausschaben, auskratzen

K-Urin *m*: → *Katheterurin*

Kur|ku|ma *f*: → *Gelbwurz*

Kur|ku|ma|gelb *nt*: → *Curcumin*

Kur|ku|min *nt*: → *Curcumin*

Ku|ru *m* (Ⓔ kuru): ***Syn:*** *Lachkrankheit, Schüttelkrankheit, Kuru-Kuru*; in Neuguinea vorkommende Prioneninfektion mit spongiformer Enzephalopathie*

Kuru-Kuru *m*: → *Kuru*

Kur|va|tur *f* (Ⓔ curvature): ***Syn:*** *Curvatura*; Krümmung, Wölbung

große Kurvatur (Ⓔ greater curvature of stomach): ***Syn:*** *große Magenkurvatur, Curvatura major gastricae*; vom linken Magenrand gebildeter vorderer, großer Bogen; *s.a. Magen*

kleine Kurvatur (Ⓔ lesser curvature of stomach): ***Syn:*** *kleine Magenkurvatur, Curvatura minor gastricae*; vom rechten oberen Magenrand gebildeter kürzerer Bogen, der an der Incisura* angularis gastricae endet; *s.a. Magen*

kurz|at|mig *adj*: → *dyspnoisch*

Kurz|at|mig|keit *f* (Ⓔ shortness of breath): ***Syn: Atemnot, Dyspnoe, Luftnot***; erschwerte Atmung; subjektives Symptom bei vermehrter Atemarbeit; sowohl kardiale als auch pulmonale Dyspnoe können anfallsweise auftreten, chronisch bestehen und sich bei Belastung verstärken; später bestehen sie auch in Ruhe oder im Liegen; anamnestisch ist keine Unterscheidung zwischen kardialer und pulmonaler Dyspnoe möglich

Kurz|darm|syn|drom *nt* (Ⓔ short-bowel syndrome): ***Syn:*** *Short-bowel-Syndrom*; Bezeichnung für die klinischen Symptome [v.a. Malabsorptionssymptome] bei extrem kleinem Restdarm [20–30 cm] nach Dünndarmresektion oder bei interner Fistelbildung mit Kurzschluss

Kurz|fing|rig|keit *f* (Ⓔ brachydactyly): ***Syn:*** *Brachydaktylie*; angeborene Kurzheit von Fingern; kann isoliert oder zusammen mit anderen Fehlbildungen [Smith*-Magenis-Syndrom] vorkommen

Kurz|köp|fig|keit *f*: → *Brachyzephalie*

Kurzripp-Polydaktylie-Syndrome *pl* (Ⓔ short ribs-polydactyly syndromes): Oberbegriff für eine Gruppe von autosomal-rezessiven Osteochondrodysplasien, die durch kurze Rippen und Polydaktylie* imponieren; verlaufen i.d.R. letal; dazu gehören sechs Syndrome: Kurzripp-Polydaktylie-Syndrom Typ I [Saldino-Noonan], Kurzripp-Polydaktylie-Syndrom Typ II [Majewski], Kurzripp-Polydaktylie-Syndrom Typ III [Verma-Naumoff], Kurzripp-Polydaktylie-Syndrom Typ IV [Beemer-Langer], asphyxierende Thoraxdysplasie und Ellis-van Creveld-Syndrom

Kurzrok: Raphael Kurzrok; 1895–1961; amerikanischer Gynäkologe (New York)

Kurzrok-Miller-Test *m* (Ⓔ Kurzrok-Miller test): ***Syn:*** *Invasionstest, Miller-Kurzrok-Test*; In-vitro-Test, bei dem geprüft wird, ob die Spermien durch das Zervixsekret gehemmt werden

kurz|sich|tig *adj*: → *myop*

Kurz|sich|tig|keit *f*: → *Myopie*

Kurz|wel|len|di|a|ther|mie *f* (Ⓔ short-wave diathermy): ***Syn:*** *Kurzwellentherapie*; Gewebeanwärmung durch hochfrequente elektromagnetische Schwingungen mit einer Wellenlänge von 11,06 m und Frequenz von 27,12 Mhz; zur Behandlung von Subkutis und oberflächlichen Muskeln

Kurz|wel|len|the|ra|pie *f*: → *Kurzwellendiathermie*

Kurz|ze|hig|keit *f* (Ⓔ brachydactyly): ***Syn:*** *Brachydaktylie*; angeborene Kurzheit von Zehen; kann isoliert oder zusammen mit anderen Fehlbildungen [Smith*-Magenis-Syndrom] vorkommen

Kurzzeit-Sulfonamide *pl* (Ⓔ short-acting sulfonamides): *s.u. Sulfonamide*

Kuss|hand *f* (Ⓔ drop hand): Herabhängen der Hand bei Radialislähmung*

Kussmaul: Adolf Kussmaul; 1822–1902; deutscher Internist (Heidelberg)

Kussmaul-Atmung *f* (Ⓔ Kussmaul breathing): ***Syn:*** *Lufthunger, Kussmaul-Kien-Atmung, große Atmung*; rhythmische Atmung mit tiefen Atemzügen, z.B. bei metabolischer Azidose*

Kussmaul-Kien-Atmung *f*: *→Kussmaul-Atmung*
Kussmaul-Koma *nt*: *→hyperglykämisches Koma*
Kussmaul-Maier-Krankheit *f* (Ⓔ Kussmaul's disease): ***Syn***: *Panarteriitis nodosa, Periarteriitis nodosa, Polyarteriitis nodosa*; systemische Entzündung kleiner und mittlerer Arterien, v.a. der Waden- und Unterarmmuskeln und innerer Organe; befällt v.a. Frauen im mittleren Lebensalter; wahrscheinlich liegt eine allergische Reaktion von Arthus-Typ vor; bei 30 % der Patienten findet man HBs-Antigen*; **Klinik**: neben Allgemeinsymptomen [Fieber, Abgeschlagenheit, Gewichtsverlust] kann es zu Hypertonie*, Nierenbefall mit glomeruärer Herdnephritis und Proteinurie [70 %], kardialen Symptomen [Angina* pectoris, Perikarditis*, Myokardinfarkt*; 70 %], Myalgien [50 %], Arthralgien [50 %], gastrointestinalen Symptomen [50 %], neurologischen Schäden [jugendliche Apoplexie, Krämpfe, Polyneuropathie; 50 %] und Hauterscheinungen [tastbare kutane oder subkutane Knötchen entlang dem Arterienverlauf; 40 %] kommen; **Therapie**: initial Glucocorticoide und/oder Cyclophosphamid* bis zur Remission; danach Methotrexat*, Azathioprin* oder Cyclosporin* A; **Prognose**: schubweiser intermittierender Verlauf; selten fulminanter tödlicher Verlauf innerhalb von 1–2 Jahren
Küstner: Otto Ernst Küstner; 1849–1931; deutscher Gynäkologe (Dorpat, Breslau)
Küstner-Zeichen *nt* (Ⓔ Küstner's sign): beim Druck auf die Bauchdecke oberhalb der Symphyse steigt der Uterus nach oben; ist die Plazenta noch nicht gelöst, steigt sie mit und die Nabelschnur verkürzt sich; bei Plazentalösung steigt der Uterus nach oben, die Nabelschnur bleibt aber unverändert
ku|tan *adj* (Ⓔ cutaneous): ***Syn***: *dermal*; Haut/Cutis betreffend, zur Haut gehörend
Ku|ti|ku|la *f, pl* **-lä** (Ⓔ **1.–3.** cuticle): **1.** ***Syn***: *Cuticula*; Häutchen, hauchdünner Überzug von Epithelzellen **2.** *→Nagelhäutchen* **3.** ***Syn***: *Haarkutikula*; *s.u. Haar*
ku|ti|ku|lar *adj* (Ⓔ cuticular): Kutikula betreffend
Ku|tis *f* (Ⓔ cutis): ***Syn***: *Cutis, Haut*; aus **Oberhaut** [Epidermis*] und **Lederhaut** [Dermis, Corium, Korium*] bestehende äußere Schicht der Haut; oft gleichgesetzt mit Haut [Integumentum commune]; die Kutis überzieht die gesamte äußere Körperoberfläche und geht an den Körperöffnungen [z.B. Mund, Nase] in Schleimhaut* über; je nach Bedarf ist die Haut dicker oder dünner und enthält oder bildet **Hautanhangsorgane** [Haare, Nägel, Schweißdrüsen]; ihre Gesamtoberfläche beträgt ca. 1,5–1,8 m^2 und ihr Gewicht ca. 3 kg; die Hauptaufgabe der Haut ist der Schutz des Körpers vor physikalischen und chemischen Schäden [Strahlen, Hitze] sowie Krankheitserregern; sie spielt eine große Rolle bei der Konstanthaltung des inneren Milieus [Wasser- und Elektrolythaushalt, Thermoregulation] und nimmt über Schmerz-, Temperatur- und Druckrezeptoren wichtige sensorische Informationen auf
Ku|tis|lap|pen *m* (Ⓔ cutis graft): ursprünglich Bezeichnung für einen freien Hautlappen, von dem die obere Epidermis* abgeschabt wurde; wird heute aber meist im Sinne von Spalthautlappen* verwendet
Ku|tis|lap|pen|plas|tik *f* (Ⓔ cutis graft): Hauttransplantation* unter Verwendung eines Kutislappens*
KUVG *Abk.*: Kranken- und Unfallversicherungsgesetz
Kux: Erhard Kux; österreichischer Chirurg (Wien) im 20. Jahrhundert
Kux-Operation *f* (Ⓔ Kux' operation): thorakoskopische Sympathektomie* der thorakalen Grenzstrangganglien*
KV *Abk.*: **1.** Kassenärztliche Vereinigung **2.** Kernverschiebung **3.** Komplementärvolumen **4.** Krankenversicherung **5.** Krebsvorsorge
kV *Abk.*: Kilovolt
kVA *Abk.*: Kilovoltampere
KVD *Abk.*: Kassenärztliche Vereinigung Deutschlands
KVdR *Abk.*: Krankenversicherung der Rentner
Kveim: Morten Ansgar Kveim; norwegischer Pathologe (Oslo) im 20. Jahrhundert
Kveim-Hauttest *m* (Ⓔ Kveim test): ***Syn***: *Kveim-Nickerson-Test*; Intrakutantest auf Sarkoidose* mit **Kveim-Antigen**, einem Extrakt aus Sarkoidosegranulomen; heute obsolet
KVI *Abk.*: *→Kernverschiebungsindex*
KVKG *Abk.*: Krankenversicherungskostendämpfungsgesetz
KW *Abk.*: **1.** *→Kammerwinkel* **2.** Kernphasenwechsel **3.** Kohlenwasserstoff **4.** Kurzwelle
kW *Abk.*: Kilowatt
Kwa|shi|or|kor *m* (Ⓔ kwashiorkor): ***Syn***: *tropischer Mehlnährschaden, malignes Unterernährungssyndrom*; in den Tropen und Subtropen vorkommende Gedeihstörung von Säuglingen und Kleinkindern bei Eiweißmangel; führt zu z.T. massiven Ödemen, Hepatomegalie, Diarrhoe, Apathie, Störung der körperlichen und geistigen Entwicklung, Muskelatrophie, Hautveränderung mit Pigmentverlust; **Therapie**: Eiweißzufuhr; **Prognose**: bei leichten Fällen Rückbildung der Veränderungen; schwere und rezidivierende Fälle haben eine hohe Sterberate
kWh *Abk.*: Kilowattstunde
KWS *Abk.*: *→Kimmelstiel-Wilson-Syndrom*
KWT *Abk.*: *→Kurzwellentherapie*
Kyasanur-Forest-Krankheit *f* (Ⓔ Kyasanur Forest disease): ***Syn***: *Kyasanur-Waldfieber*; durch Zecken übertragene milde Meningoenzephalitis* durch das **Kyasanur-Waldfieber-Virus** in Indien
Kyasanur-Waldfieber *nt*: *→Kyasanur-Forest-Krankheit*
Kyasanur-Waldfieber-Virus *nt* (Ⓔ Kyasanur Forest disease virus): ***Syn***: *KFD-Virus*; durch Zecken übertragenes Arbovirus; Erreger der Kyasanur-Forest-Krankheit
Kylem *nt* (Ⓔ fetus): die Leibesfrucht, von der Befruchtung bis zur Geburt
Ky|mo|gramm *nt* (Ⓔ kymogram): bei der Kymographie erhaltene Kurve
Ky|mo|graph *m* (Ⓔ kymograph): ***Syn***: *Kymograf*; Gerät zur Kymographie
Ky|mo|gra|phie *f* (Ⓔ kymography): ***Syn***: *Kymografie*; fortlaufende Aufzeichnung von Bewegungsvorgängen [z.B. Muskelkontraktion] oder Zustandsänderungen [z.B. Blutdruck]
ky|mo|gra|phisch *adj* (Ⓔ kymographic): ***Syn***: *kymografisch*; Kymographie betreffend, mittels Kymographie
ky|no|phob *adj* (Ⓔ cynophobic): Kynophobie betreffend, durch sie gekennzeichnet
Ky|no|pho|bie *f* (Ⓔ cynophobia): ***Syn***: *Hundeangst*; krankhafte Angst vor Hunden
Ky|no|re|xie *f*: *→Hyperorexie*
Kyn|u|re|nin *nt* (Ⓔ kynurenine): Zwischenprodukt beim enzymatischen Abbau von Tryptophan*
Kyn|u|ren|säu|re *f* (Ⓔ kynurenic acid): bei Pyridoxinmangel im Harn ausgeschiedenes Abbauprodukt von Tryptophan*
Ky|pho|se *f* (Ⓔ kyphosis): ***Syn***: *Kyphosis*; anatomisch korrekte [Brustwirbelsäule] oder pathologische [Halswirbelsäule, Lendenwirbelsäule], rückwärts gerichtete [dorsal-konvexe] Krümmung der Wirbelsäule
anguläre/knickförmige Kyphose: *→Gibbus*
posttraumatische Kyphose: *→traumatische Kyphose*
traumatische Kyphose (Ⓔ traumatic spondylopathy): ***Syn***: *Kümmell-Verneuil-Krankheit, Kümmell-Verneuil-Syndrom, posttraumatische Kyphose, Spondylopathia traumatica*; oft erst Monate oder Jahre nach einem geringfügigen Trauma der Wirbelsäule auftretende Buckelbildung [**Kümmell-Buckel**]
Ky|pho|se|be|cken *nt* (Ⓔ kyphotic pelvis): verengtes Becken durch eine Kyphose* der Lendenwirbelsäule
Ky|pho|sis *f*: *→Kyphose*
Kyphosis sacralis (Ⓔ sacral kyphosis): Sakralkyphose; *s.u. Wirbelsäule*
Kyphosis thoracica (Ⓔ thoracic kyphosis): Brustkyphose; *s.u. Wirbelsäule*
Ky|pho|sko|li|o|se *f* (Ⓔ scoliokyphosis): ***Syn***: *Skoliokyphose*; gleichzeitiges Bestehen von dorsaler [Kyphose*] und seitlicher [Skoliose*] Krümmung der Wirbelsäule
Ky|pho|sko|li|o|se|be|cken *nt* (Ⓔ kyphoscoliotic pelvis): unregelmäßig verengtes Becken; i.d.R. Folgeerscheinung einer rachitischen Kyphoskoliose*
ky|pho|sko|li|o|tisch *adj* (Ⓔ kyphoscoliotic): Kyphoskoliose betreffend, von ihr betroffen oder gekennzeichnet, durch sie bedingt

ky|pho|tisch *adj* (Ⓔ kyphotic): Kyphose betreffend, von ihr betroffen oder gekennzeichnet

Kyrle: Joseph Kyrle; 1880–1926; österreichischer Hautarzt

Kyrle-Krankheit *f* (Ⓔ Kyrle's disease): ***Syn:*** *Morbus Kyrle, Hyperkeratosis follicularis et parafollicularis in cutem penetrans (Kyrle)*; seltene, gehäuft bei Diabetes* mellitus oder Niereninsuffizienz* auftretende einzelne oder multiple hyperkeratotische Papeln der Beine

Kyst-, Kyst- *präf.*: → *Kysto-*

Kyst|a|de|no|fi|brom *nt*: → *Zystadenofibrom*

Kyst|a|de|no|kar|zi|nom *nt*: → *Zystadenokarzinom*

Kyst|a|de|no|lym|phom *nt* (Ⓔ cystadenoma lymphomatosum): ***Syn:*** *Zystadenolymphom, Whartin-Tumor*; v.a. bei älteren Männern auftretendes Speicheldrüsenadenom, das vom Epithel der Drüsengänge ausgeht; findet sich fast immer in der Ohrspeicheldrüse; bildet langsam wachsende, gut abgekapselte Tumoren, die bei unvollständiger Resektion rezidivieren

Kyst|a|de|nom *nt*: → *Zystadenom*

Kyst|a|de|no|sar|kom *nt* (Ⓔ cystadenosarcoma): ***Syn:*** *Cystadenosarkom, Zystadenosarkom*; Adenosarkom* mit Zystenbildung

Kys|te *f*: → *Kystom*

Kysto-, Kysto- *präf.*: Wortelement mit der Bedeutung „Blase/Harnblase/Zyste"

Kys|tom *nt* (Ⓔ cystoma): ***Syn:*** *Zyste, Cyste, Kyste, Zystom*; sackartige Geschwulst mit Kapsel und flüssigkeitsgefülltem, ein- oder mehrkammerigem Hohlraum; echte Zysten sind mit Epithel ausgekleidet; je nach dem Entstehungsmodus oder dem Inhalt unterscheidet man z.B. Retentionszyste*, Hydrozele*; Zysten können angeboren [z.B. enterogene Zyste*] oder erworben sein [parasitäre Zyste*]

Ky|the|ro|ma|nie *f* (Ⓔ cytheromania): ***Syn:*** *Nymphomanie, Hysteromanie, Mannstollheit, Metromanie, Andromanie*; krankhaft gesteigerter heterosexueller Geschlechtstrieb von Frauen; kann sowohl neurotisch bedingt sein als auch im Rahmen einer Manie* auftreten

KZ *Abk.*: **1.** Kernzahl **2.** Konzentrationszeit **3.** körperlicher Zustand **4.** Kräftezustand **5.** Kreislaufzeit **6.** → *kryptogene Zirrhose*

KZBV *Abk.*: Kassenzahnärztliche Bundesvereinigung

K-Zellen *pl* (Ⓔ K cells): ***Syn:*** *Killerzellen*; Sammelbezeichnung für Zellen mit zytotoxischer Wirkung

KZV *Abk.*: **1.** Kassenzahnärztliche Vereinigung **2.** Krankenhauszweckverband

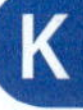

[illegible] Zyste

Kystom [illegible] sackartige Geschwulst mit Kapsel und flüssigem Inhalt, [illegible] ein- oder mehrkammerigem Hohlraum [illegible] Zyste [illegible] und mit Epithel ausgekleidet [illegible] unterscheidet man [illegible] Zysten können [illegible]

[illegible] Krankheit [illegible] kann sowohl [illegible] im Rahmen einer [illegible] auftreten

[illegible] Zellen mit zytotoxischer Wirkung

[illegible] Kasse [illegible]

[illegible] betroffen oder [illegible]

[illegible] Zyste [illegible]

[illegible] oder multiple [illegible] Haut des Beines

[illegible] Zystadenom [illegible]

[illegible] Männer [illegible] Ursache [illegible]

[illegible]

L

L *Abk.*: **1.** Antigen L **2.** Induktivität **3.** →*Lactobacillus* **4.** Länge **5.** →*Leitungsanästhesie* **6.** →*Leucin* **7.** Lichtmenge **8.** →*Ligamentum* **9.** Limes **10.** →*lingual* **11.** →*Liquor* **12.** →*Loschmidt-Zahl* **13.** Löslichkeitsprodukt **14.** →*Lues* **15.** Lumbalsegment

l *Abk.*: Liter

λ *Abk.*: **1.** lambda **2.** Wellenlänge

L II *Abk.*: →*Lues II*

L III *Abk.*: →*Lues III*

LA *Abk.*: **1.** →*Laktatazidose* **2.** Latexagglutination **3.** Lebensalter **4.** →*Leeraufnahme* **5.** →*Leitungsanästhesie* **6.** linkes Atrium **7.** →*Lokalanästhesie* **8.** Lupusantikoagulans **9.** lymphovenöse Anastomose

La *Abk.*: **1.** →*Lambert* **2.** Lanthan

l.a. *Abk.*: lege artis

LAB *Abk.*: linksanteriorer Faszikelblock

Lab|fer|ment *nt* (Ⓔ chymosin): ***Syn:*** *Rennin, Chymosin*; eiweißspaltendes und die Milch gerinnendes Enzym im Labmagen der Wiederkäuer und im Säuglingsmagen

Labhardt: Alfred Labhardt; 1874–1949; schweizer Gynäkologe (Basel)

Labhardt-Stenose *f* (Ⓔ Labhardt's stenosis): ringförmige Stenose des oberen Scheidenabschnitts als Zeichen der postmenopausalen Involution

Labhardt-Zeichen *nt* (Ⓔ Labhardt's sign): livide Verfärbung des Introitus* vulvae und der Vagina* in der Frühschwangerschaft

la|bi|al *adj* (Ⓔ labial): Lippe/Labium betreffend; lippenwärts, zur Lippe hin

La|bi|a|ten|gerb|stof|fe *pl*: →*Lamiaceengerbstoffe*

La|bi|do|don|tie *f* (Ⓔ edge-toedge bite): ***Syn:*** *Kantenbiss, gerader Biss, Zangenbiss, Orthogenie, Kopfbiss*; Bissform, bei der in Okklusionsstellung die Schneidekanten der Frontzähne aufeinanderbeißen; führt zu verstärkter Abnutzung

la|bil *adj* (Ⓔ labile): schwankend, unsicher, unbeständig; (*chem.*) zersetzlich

Labio-, labio- *präf.*: Wortelement mit der Bedeutung „Lippe/Labium"

la|bi|o|al|ve|o|lär *adj* (Ⓔ labioalveolar): Lippe(n) und Zahnfächer/Alveoli dentales betreffend

la|bi|o|den|tal *adj* (Ⓔ labiodental): Lippe(n) und Zähne betreffend

la|bi|o|glos|sal *adj*: →*labiolingual*

la|bi|o|glos|so|la|ryn|ge|al *adj* (Ⓔ labioglossolaryngeal): Lippen, Zunge/Lingua und Kehlkopf/Larynx betreffend

la|bi|o|glos|so|pha|ryn|ge|al *adj* (Ⓔ labioglossopharyngeal): Lippen, Zunge/Lingua und Rachen/Pharynx betreffend

la|bi|o|lin|gu|al *adj* (Ⓔ labiolingual): ***Syn:*** *labioglossal*; Lippe(n) und Zunge/Lingua betreffend

la|bi|o|men|tal *adj* (Ⓔ labiomental): (Unter-)Lippe und Kinn/Mentum betreffend

la|bi|o|na|sal *adj* (Ⓔ labionasal): ***Syn:*** *nasolabial*; Lippe(n) und Nase betreffend oder verbindend

La|bi|o|plas|tik *f* (Ⓔ labioplasty): ***Syn:*** *Lippenplastik, Cheiloplastik*; plastische Operation zur Korrektur angeborener oder erworbener Lippendefekte

la|bi|o|ve|lar *adj* (Ⓔ labiovelar): Lippe(n) und Gaumen betreffend

La|bi|um *nt, pl* **-bia, -bi|en** (Ⓔ lip): Lippe, lippenähnliche Struktur

Labium anterius ostii uteri (Ⓔ anterior lip of cervix of uterus): ***Syn:*** *vordere Muttermundlippe*; vordere Lippe des Muttermundes [Ostium* uteri]

Labium externum cristae iliacae (Ⓔ external lip of iliac crest): äußere Darmbeinlippe; *s.u. Beckenkamm*

Labium inferius (Ⓔ lower lip): Unterlippe; *s.a. Labia oris*

Labium internum cristae iliacae (Ⓔ internal lip of iliac crest): innere Darmbeinlippe; *s.u. Beckenkamm*

Labium laterale lineae asperae (Ⓔ lateral lip of linea aspera): *s.u. Femurschaft*

Labium limbi tympanicum laminae spiralis ossei (Ⓔ tympanic lip): basale Lippe des Limbus* spiralis des Ductus* cochlearis

Labium limbi vestibulare laminae spiralis ossei (Ⓔ vestibular lip): nach oben gerichtete Lippe des Limbus* spiralis des Ductus* cochlearis

Labium majus pudendi (Ⓔ greater lip of pudendum): ***Syn:*** *große Schamlippe*; die großen Schamlippen sind vorne durch die Commissura* labiorum anterior und hinten durch die Commissura* labiorum posterior verbunden; sie überdecken die **Schamspalte** [Rima pudendi]; die Haut ist pigmentiert und enthält glatte Muskelzellen, Fettpolster und Venenplexus, die wie Schwellkörper wirken können; das Epithel der Innenseite ist haarlos und nur schwach verhornt, das der Außenseite behaart und hat apokrine und ekkrine Schweißdrüsen*

Labium mediale lineae asperae (Ⓔ medial lip of linea aspera): *s.u. Femurschaft*

Labium minus pudendi (Ⓔ lesser lip of pudendum): ***Syn:*** *kleine Schamlippe*; die kleinen Schamlippen umrahmen den Scheidenvorhof [Vestibulum* vaginae], in den Scheide [Vagina*] und Harnröhre [Urethra*] münden; am vorderen Ende der kleinen Schamlippen liegt der Kitzler [Clitoris], dessen Vorhaut [Preputium clitoridis] rechte und linke Schamlippe verbindet; das Frenulum clitoridis strahlt im vorderen Drittel in die Schamlippen ein; die Glandula* vestibularis major mündet an der Innenseite der kleinen Schamlippen

Labia oris (Ⓔ lips): ***Syn:*** *Lippen*; der Musculus* orbicularis oris bildet die muskuläre Grundlage der **Oberlippe** [Labium superius] und **Unterlippe** [Labium inferius], die am Mundwinkel [Angulus oris] verbunden sind; beide Lippen werden außen von normaler Haut* und innen von Schleimhaut überzogen; dazwischen liegt das **Lippenrot**, das von einem nur schwach verhornendem Plattenepithel bedeckt wird; da die Bindegewebspapillaren der Cutis extrem gefäßreich sind, schimmert die rote Farbe des Blutes durch; das Lippenrot hat keine Haare oder Schweißdrüsen; Unterlippe und Oberlippe sind durch Unterlippenbändchen [Frenulum labii inferioris] bzw. Oberlippenbändchen [Frenulum labii superioris] mit dem Alveolarfortsatz der Kiefer verbunden

La|brum *nt, pl* **-ra, -ren** (Ⓔ labrum): lippenähnliche Struktur, Lippe

Labrum acetabuli (Ⓔ acetabular labrum): ***Syn:*** *Pfannenlippe*; Gelenklippe am Rand der Hüftpfanne [Acetabulum*]

Labrum articulare (Ⓔ articular lip): Gelenklippe; *s.u. echtes Gelenk*

Labrum glenoidale scapulae (Ⓔ glenoid labrum): Gelenklippe der Schultergelenkpfanne [Cavitas* glenoidalis]

Labrum ileocaecale (Ⓔ ileocaecal labrum): ***Syn:*** *Labrum inferius*; untere Schleimhautfalte an der Ileumeinmündung [Ostium* ileale] in den Blinddarm [Caecum*]

Labrum ileocolicum (Ⓔ ileocolic labrum): ***Syn:*** *Labrum superius*; obere Schleimhautfalte an der Ileumeinmündung [Ostium* ileale] in den Blinddarm [Caecum*]

Labrum inferius: →*Labrum ileocaecale*

Labrum superius: →*Labrum ileocolicum*

La|bur|num a|na|gy|ro|i|des *nt* (Ⓔ laburnum anagyroides): Goldregen; *s.u. Cytisin*

La|by|rinth *nt*: →*Labyrinthus*

häutiges Labyrinth: →*Labyrinthus membranaceus*

kinetisches Labyrinth: →*Labyrinthus vestibularis*

knöchernes Labyrinth: →*Labyrinthus osseus*

membranöses Labyrinth: →*Labyrinthus membranaceus*

ossäres Labyrinth: →*Labyrinthus osseus*

la|by|rin|thär *adj* (Ⓔ labyrinthine): ***Syn:*** *labyrinthisch*; Labyrinth betreffend, insbesondere das Innenohrlabyrinth

La|by|rin|thek|to|mie *f* (Ⓔ labyrinthectomy): *Syn*: *Labyrinthexzision*; operative Entfernung des Innenohrlabyrinths

La|by|rinth|ent|zün|dung *f*: →*Labyrinthitis*

La|by|rinth|er|öff|nung *f*: →*Labyrinthotomie*

La|by|rinth|er|schüt|te|rung *f* (Ⓔ concussion of the labyrinth): Commotio labyrinthi; *s.u. Commotio cerebri*

La|by|rinth|ex|zi|si|on *f*: →*Labyrinthektomie*

la|by|rin|thisch *adj*: →*labyrinthär*

La|by|rin|thi|tis *f, pl* **-ti|den** (Ⓔ labyrinthitis): *Syn*: *Labyrinthentzündung*; Entzündung des Innenohrlabyrinths; meist gleichgesetzt mit Innenohrentzündung [Otitis* interna]; früher häufig eine Komplikation der Otitis* media; durch die konsequente antibiotische Behandlung der Otitis media heute selten geworden; beginnt meist als sympathische **seröse Labyrinthitis** mit Drehschwindel und Erbrechen, Spontannystagmus zur erkrankten Seite und Schallempfindungsschwerhörigkeit; i.d.R. kommt es zu Ausheilung ohne Funktionsstörung; es kann sich aber eine **eitrige Labyrinthitis** entwickeln, die mit Antibiotika und operativer Ausräumung behandelt wird; meist kommt es zu Defektheilung mit Verlust des Gehörs

la|by|rin|thi|tisch *adj* (Ⓔ labyrinthitic): Labyrinthentzündung/Labyrinthitis betreffend, von ihr betroffen oder gekennzeichnet

La|by|rin|tho|to|mie *f* (Ⓔ labyrinthotomy): *Syn*: *Labyrintheröffnung*; operative Eröffnung des Innenohrlabyrinths

La|by|rinth|schwer|hö|rig|keit *f*: →*Innenohrschwerhörigkeit*

La|by|rin|thus *m* (Ⓔ labyrinth): irrgangähnliches Gebilde, Labyrinth

Labyrinthus cochlearis (Ⓔ cochlear labyrinth): *Syn*: *Schneckenlabyrinth*; der in der Innenohrschnecke [Cochlea] liegende Teil des Hör- und Gleichgewichtsorgans, der als Schallaufnahmeapparat dient; sein Kernstück ist der **Schneckengang** [Ductus cochlearis], ein mit Endolymphe* gefüllter häutiger Gang am Boden der Scala* vestibuli, von der er durch die Reißner*-Membran abgetrennt wird; enthält das Corti*-Organ [Organum spirale], das als Rezeptor für die akustischen Signale dient

Labyrinthus corticis (Ⓔ cortical labyrinth): *s.u. Nierenrinde*

Labyrinthus ethmoidalis (Ⓔ ethmoidal labyrinth): *Syn*: *Siebbeinlabyrinth*; zwischen Augen- und Nasenhöhle liegender Teil des Siebbeins [Os* ethmoidale], der die Siebbeinzellen [Cellulae* ethmoidales, Bulla* ethmoidalis] enthält und der die knöchernen Nasenmuscheln [Concha* nasalis media, superior und suprema] bildet

Labyrinthus membranaceus (Ⓔ membranous labyrinth): *Syn*: *häutiges/membranöses Labyrinth*; der von Endolymphe* ausgefüllte Raum [**Spatium endolymphaticum**] des Innenohrs*, der außen vom knöchernen Labyrinth [Labyrinthus* osseus] umschlossen ist

Labyrinthus osseus (Ⓔ bony labyrinth): *Syn*: *knöchernes/ossäres Labyrinth*; aus Vorhof [Vestibulum* labyrinthi], knöchernen Bogengängen [Canales* semicirculares], Schnecke [Cochlea*], innerem Gehörgang [Meatus* acusticus internus] und perilymphatischem Raum [Spatium* perilymphaticum] bestehendes Labyrinth im Felsenbein [Pars* petrosa ossis temporalis], das Gehör- und Gleichgewichtsorgan enthält

Labyrinthus vestibularis (Ⓔ vestibular labyrinth): *Syn*: *Bogengangsapparat, kinetisches Labyrinth, Vorhoflabyrinth*; aus Sacculus*, Utriculus* und den 3 Bogengängen [Ductus* semicirculares] bestehendes Gleichgewichtsorgan im Innenohr*

La|by|rinth|ve|nen *pl* (Ⓔ labyrinthine veins): *Syn*: *Venae labyrinthi*; kleine Venen, die durch den Meatus* acusticus internus zum Sinus* petrosus inferior oder Sinus* transversus ziehen

LAC *Abk.*: **1.** linksatriale Kontraktion **2.** Lupusantikoagulans-Antikörper

Lac *nt* (Ⓔ milk): Milch

Lac mulierum: →*Muttermilch*

Lac neonatorum (Ⓔ witch's milk): *Syn*: *Hexenmilch*; milchähnliche Flüssigkeit der Brustdrüse Neugeborener

La|ce|ra|tio *f, pl* **-ti|o|nes**: →*Lazeration*

La|cer|tus *m* (Ⓔ lacertus): sehniger Muskelursprung; Aponeurose

Lacertus fibrosus: →*Aponeurosis bicipitalis*

Lacertus musculi recti lateralis bulbi oculi (Ⓔ check ligament of lateral rectus muscle): kurze Sehne vom Ligamentum* palpebrale laterale zum Musculus* rectus lateralis bulbi

La|chen, sar|do|ni|sches *nt* (Ⓔ sardonic laugh): *Syn*: *Risus sardonicus*; maskenartiges Grinsen durch eine Kontraktur der mimischen Muskulatur bei Wundstarrkrampf [Tetanus*]

Lach|gas *nt* (Ⓔ laughing gas): *Syn*: *Distickstoffoxid, Stickoxydul, Distickstoffmonoxid*; farb- und geruchloses Gas mit berauschender und schmerzstillender Wirkung; Lachgas hat keine muskelrelaxierende Wirkung und nur eine schlechte hypnotische Wirkung [Bewusstlosigkeit erst bei einer Konzentration von 85 % oder mehr in der Atemluft]; Lachgas flutet rasch an, d.h., die Partialdrücke in Alveolarraum und Blut gleichen sich schnell an; außerdem fördert es die Aufnahme anderer Gase [**Second-gas-Effekt**]; das Abfluten erfolgt ebenfalls rasch und kann zur Ausbildung einer Diffusionshypoxie* führen; **Anw.**: als Analgetikum in der Geburtshilfe, Zahnheilkunde oder bei Myokardinfarkt; bei Inhalationsanästhesien und intravenösen Anästhesien

Lach|krank|heit *f*: →*Kuru*

Lachman: John Lachman; zeitgenössischer amerikanischer Orthopäde (Philadelphia)

Lachman-Test *m* (Ⓔ Lachman's test): Prüfung der Ventralverschieblichkeit der Tibia bei 20° Kniebeugung bei Verdacht auf eine Verletzung des vorderen Kreuzbandes; *s.a. Schubladenphänomen*

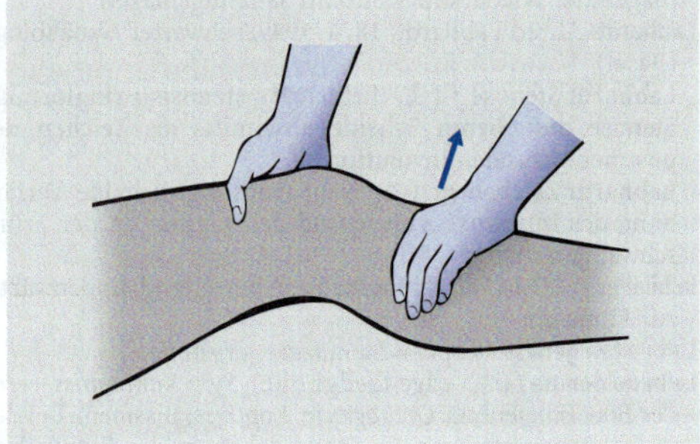

Abb. L1. Lachman-Test

Lach|mus|kel *m*: →*Musculus risorius*

Lach|schlag *m*: →*Kataplexie*

Lack|ben|zin *nt* (Ⓔ ligroin): *s.u. Benzin*

Lack|lip|pen *pl* (Ⓔ glazed lips): leuchtend rote, glänzende Lippen, z.B. bei Leberzirrhose*

La|cri|ma *f* (Ⓔ lacrima): Träne

La Crosse-Enzephalitis *f* (Ⓔ La Crosse encephalitis): durch das La Crosse-Virus hervorgerufene Virusenzephalitis*, die v.a. bei Kindern im Mittelwesten der USA auftritt

La Crosse-Virus *nt* (Ⓔ La Crosse virus): *s.u. La Crosse-Enzephalitis*

Lact-, lact- *präf.*: →*Lacto-*

Lac|ta|ci|do|se *f*: →*Laktatazidose*

Lac|tal|bu|min *nt* (Ⓔ lactalbumin): *Syn*: *Laktalbumin*; Eiweißbestandteil der Milch

β-Lac|tam|an|ti|bi|o|ti|ka *pl* (Ⓔ β-lactam antibiotics): *Syn*: *β-Laktamantibiotika, Betalactam-Antibiotika, Betalaktam-Antibiotika*; Antibiotika, die einen β-Lactamring im Molekül haben, z.B. Penicilline*, Cephalosporine*

β-Lac|ta|ma|se *f* (Ⓔ β-lactamase): *Syn*: *Betalactamase, β-Laktamase, Betalaktamase*; Enzym, das den β-Lactamring aufbricht und damit β-Lactamantibiotika* unwirksam macht

β-Lac|ta|ma|se|hem|mer *pl* (Ⓔ β-lactamase inhibitors): *Syn*: *Betalactamasehemmer, Betalactamaseinhibitoren, Betalaktamasehemmer, Betalaktamaseinhibitoren, β-Lactamaseinhibitoren*; Substanzen, die die β-Lactamase* hemmen; werden in Kombination mit β-Lactamantibiotika* verabreicht

β-Lac|ta|ma|se|in|hi|bi|to|ren *pl*: →*β-Lactamasehemmer*

Lac|ta|se *f* (Ⓔ lactase): ***Syn:*** *Laktase, β-Galaktosidase, Betagalaktosidase*; Disaccharidase* der Dünndarmschleimhaut, die Milchzucker [Lactose] in Glucose* und Galaktose* spaltet; *s.a. Laktasemangel*

Lac|ta|se|man|gel *m*: →*Laktasemangel*

Lac|tat *nt* (Ⓔ lactate): ***Syn:*** *Laktat*; Salz der Milchsäure*; ubiquitäres Zwischenprodukt des Stoffwechsels; *s.a. Glykolyse, Gluconeogenese*

Lac|tat|a|ci|do|se *f*: →*Laktatazidose*

Lac|tat|de|hy|dro|ge|na|se *f* (Ⓔ lactate dehydrogenase): ***Syn:*** *Laktatdehydrogenase*; zinkhaltiges Enzym, das bei der Glykolyse* die Reduktion von Pyruvat zu Lactat katalysiert; der Serumspiegel der Lactatdehydrogenase steigt in den ersten 24 h nach einem Myokardinfarkt* stark an und fällt dann langsam wieder ab

Lac|ta|zid|ä|mie *f*: →*Laktazidämie*

Lac|ta|zid|u|rie *f*: →*Laktazidurie*

Lacto-, lacto- *präf.*: Wortelement mit der Bedeutung „Milch"

Lac|to|ba|cil|lus *m, pl* **-li** (Ⓔ Lactobacillus): ***Syn:*** *Milchsäurestäbchen, Laktobazillus*; grampositive, unbewegliche, sporenlose Stäbchenbakterien, die Glucose* zu Milchsäure vergären; kommen in der Mundhöhle, dem Magen-Darm-Trakt und der Scheide [Döderlein*-Stäbchen] vor

Lactobacillus acidophilus (Ⓔ Lactobacillus acidophilus): in der Mundhöhle vorkommendes Bakterium; spielt evtl. eine Rolle bei der Kariesentstehung

Lactobacillus bifidus (Ⓔ Lactobacillus bifidus): ***Syn:*** *Bifidus-Bakterium, Bifidobacterium bifidum*; im Stuhl von gestillten Säuglingen nachweisbares Bakterium, das im Darm die überschüssige Milchsäure vergärt

Lac|to|bi|o|se *f*: →*Lactose*

Lac|to|fer|rin *nt* (Ⓔ lactoferrin): ***Syn:*** *Laktotransferrin, Laktoferrin, Lactotransferrin*; eisenbindendes Protein in der Milch

Lac|to|fla|vin *nt*: →*Riboflavin*

Lac|to|glo|bu|lin *nt* (Ⓔ lactoglobulin): ***Syn:*** *Laktoglobulin*; Globulin* der Milch

Lac|to|pro|te|in *nt* (Ⓔ lactoprotein): ***Syn:*** *Laktoprotein*; Eiweißbestandteil der Milch

Lac|to|se *f* (Ⓔ lactose): ***Syn:*** *Milchzucker, Laktose, Lactobiose, Laktobiose*; in der Brustdrüse aus Galaktose* und Glucose* synthetisiertes Disaccharid*; wichtigstes Kohlenhydrat* der Muttermilch [6 g/100 ml] und der Kuhmilch [4,5 g/100 ml]

Lac|to|syl|ce|ra|mi|do|se *f* (Ⓔ lactosylceramidosis): ***Syn:*** *neutrale β-Galaktosidase-Defekt*; Sphingolipidose* mit Speicherung von Lactosylceramid bei Mangel an neutraler β-Galaktosidase

Lac|to|trans|fer|rin *nt*: →*Lactoferrin*

Lac|tu|lo|se *f* (Ⓔ lactulose): als Laxans* und zur Verminderung der Ammoniakresorption bei hepatischer Enzephalopathie* verwendetes Disaccharid*

La|cu|na *f, pl* **-nae** (Ⓔ lacuna): ***Syn:*** *Lakune*; Hohlraum, Spalt, Spalte, Lücke

Lacunae laterales (Ⓔ lateral lacunae): venöse Hohlräume zu beiden Seiten des Sinus* sagittalis superior

Lacuna musculorum retroinguinalis (Ⓔ lacuna of muscles): Lücke zwischen dem seitlichen Abschnitt des Leistenbandes [Ligamentum* inguinale] und dem Hüftbein [Os* coxae]; Durchtrittsstelle von Musculus* iliopsoas und Nervus* femoralis

Lacuna ossea (Ⓔ bone lacuna): Knochenzellhöhle; *s.u. Knochen*

Lacunae urethrales (Ⓔ urethral lacunae): ***Syn:*** *Urethrallakunen, Urethralbuchten*; Buchten der Harnröhrenschleimhaut mit den Mündungen der Harnröhrendrüsen

Lacuna vasorum retroinguinalis (Ⓔ lacuna of vessels): Lücke zwischen dem medialen Abschnitt des Leistenbandes [Ligamentum* inguinale] und oberen Schambeinast [Ramus* superior ossis pubis]; Durchtrittsstelle von Arteria* und Vena* femoralis

La|cus *m* (Ⓔ lake): See

Lacus lacrimalis (Ⓔ lacus lacrimalis): ***Syn:*** *Tränensee*; vom inneren Lidwinkel umfasster Raum, in dem sich die Tränen sammeln, bevor sie in das Tränenpünktchen [Punctum* lacrimale] gesaugt werden

LAD *Abk.*: **1.** leukocyte adhesion deficiency syndrome **2.** linksatrialer Durchmesser

LADA *Abk.*: →*latent autoimmune diabetes in adults*

LADA-Diabetes *m* (Ⓔ latent autoimmune diabetes in adults): ***Syn:*** *latent autoimmune diabetes in adults*; *s.u. Essay Diabetes mellitus S. 481*

LADI *Abk.*: linksatrialer Dimensionsindex

LAE *Abk.*: →*Lungenarterienembolie*

LAEDV *Abk.*: linksatriales enddiastolisches Volumen

LAEF *Abk.*: linksatriale Ejektionsfraktion

Laennec: René Théophile Laennec; 1781–1826; französischer Arzt; konstruierte das erste Stethoskop

Laennec-Zirrhose *f* (Ⓔ Laennec cirrhosis): ***Syn:*** *portale Leberzirrhose*; kleinknotige Leberzirrhose* auf dem Boden einer chronischen Alkoholhepatitis*

LAESV *Abk.*: linksatriales endsystolisches Volumen

Lae|vu|lan *nt* (Ⓔ levulan): ***Syn:*** *Fruktosan, Fructosan, Levulan, Polyfruktose, Polyfructose*; aus Fructose*-Einheiten aufgebautes Polysaccharid*

Lae|vu|lo|se *f*: →*Fructose*

LAF *Abk.*: **1.** linker anteriorer Faszikel **2.** Lymphozyten-armierender Faktor

Lafora: Gonzalo Rodriguez Lafora; 1881–1917; spanischer Neurologe (Madrid)

Lafora-Einschlusskörperchen-Krankheit *f*: →*Lafora-Syndrom*

Lafora-Körper *pl* (Ⓔ Lafora's bodies): ***Syn:*** *Lafora-Einschlusskörperchen*; *s.u. Lafora-Syndrom*

Lafora-Syndrom *nt* (Ⓔ Lafora's disease): ***Syn:*** *Lafora-Einschlusskörperchen-Krankheit*; autosomal-rezessive Epilepsie* mit ausgeprägten Muskelzuckungen [Myoklonien]; in den Gehirnzellen und seltener auch Muskel-, Herz- und Leberzellen finden sich Einschlusskörperchen [**Lafora-Körper**], die wahrscheinlich aus Glykoprotein und Mukopolysaccharid bestehen

La|ge|a|no|ma|li|en *pl* (Ⓔ posture anomalies): von der normalen Schädellage abweichende Kindslagen, z.B. Beckenendlage*, Querlage*

La|ge|nys|tag|mus *m*: →*Lagerungsnystagmus*

Lagerlöf: **Lagerlöf-Sonde** *f* (Ⓔ Lagerlöf tube): doppellumige Magen-Darm-Sonde zum getrennten Absaugen von Magen- und Duodenalsekret; wird v.a. in der Pankreasdiagnostik verwendet

La|ge|rungs|nys|tag|mus *m* (Ⓔ positional nystagmus): ***Syn:*** *Lagenystagmus*; bei gewissen Körperlagen auftretender Spontannystagmus*; Folge von Intoxikation [Alkohol, Barbiturate] oder zentralen Schädigungen

La|ge|typ *m* (Ⓔ type): *s.u. Essay Elektrokardiogramm S. 571*

Lag|oph|thal|mus *m* (Ⓔ lagophthalmos): ***Syn:*** *Hasenauge*; Unfähigkeit, bei erweiterter Lidspalte das Auge zu schließen; z.B. als **paralytischer Lagophthalmus** bei Fazialislähmung oder **mechanischer Lagophthalmus** bei Exophthalmus*; führt zu Austrocknung von Bindehaut und Hornhaut

lag-Phase *f* (Ⓔ lag period): ***Syn:*** *Latenzphase*; *s.u. Essay Bakterien S. 217*

Lagrange: Pierre Félix Lagrange; 1857–1928; französischer Augenarzt

Lagrange-Operation *f* (Ⓔ Lagrange's operation): ***Syn:*** *Sklerektoiridektomie*; Teilentfernung von Sklera* und Iris* bei Glaukom*

lag time *nt* (Ⓔ lag time): *s.u. Essay Kardiotokographie S. 1089*

LAH *Abk.*: **1.** Leuzylanilidhydrolase **2.** →*linksanteriorer Hemiblock* **3.** linksatriale Hypertrophie **4.** Lithium-Aluminium-hydrid

LAHB *Abk.*: →*linksanteriorer Hemiblock*

Läh|mung *f* (Ⓔ **1.–2.** paralysis): **1.** ***Syn:*** *Paralyse, Paralysis*; Ausfall der motorischen [**motorische Lähmung**] oder sensiblen [**sensible Lähmung**] Funktion eines Nervens bzw. seines Erfolgsorgans **2.** Funktionsausfall eines Körperteils oder Organsystems

dyskaliämische Lähmung (Ⓔ periodic paralysis): ***Syn:*** *periodische Lähmung*; Oberbegriff für periodische normokaliämische, hypokaliämische und hyperkaliämische Lähmung

L

geburtstraumatische Lähmung (Ⓔ birth palsy): ***Syn:*** *Geburtslähmung*; durch eine Verletzung während der Geburt hervorgerufene Lähmung des Kindes, z.B. Armplexuslähmung
myogene Lähmung (Ⓔ myopathic paralysis): ***Syn:*** *myopathische Lähmung*; durch eine Muskelerkrankung/-schädigung verursachte motorische Lähmung
myopathische Lähmung: *→myogene Lähmung*
neurogene Lähmung (Ⓔ organic paralysis): ***Syn:*** *Nervenlähmung, Neuroparalyse*; durch eine Nervenschädigung verursachte Lähmung
periodische Lähmung: *→dyskaliämische Lähmung*
periodische hyperkaliämische Lähmung (Ⓔ hyperkalemic periodic paralysis): ***Syn:*** *Gamstorp-Syndrom, Adynamia episodica hereditaria*; autosomal-dominante Erkrankung mit anfallsweiser schlaffer Lähmung der Muskeln von Stamm und Extremitäten, die meist schon vor dem 20. Lebensjahr beginnt; **Klinik:** die Anfälle sind nur kurz [Minuten bis 1 Stunde] und kommen meist tagsüber vor; Kälte, Fasten und Ruhe nach körperlicher Anstrengung wirken als Auslöser; die im EKG sichtbare Verlängerung der PQ-Zeit und Abflachung der P-Welle bleiben asymptomatisch; **Therapie:** im Anfall Calciumgluconat i.v.; Carboanhydrasehemmer* zur Prophylaxe
periodische hypokaliämische Lähmung (Ⓔ hypokalemic periodic paralysis): ***Syn:*** *Westphal-Syndrom*; autosomal-rezessive Erkrankung mit periodischer Hypokaliämie* und schlaffer Lähmung; befällt bevorzugt Männer und beginnt meist um das 20. Lebensjahr; die Schwere und Frequenz der Lähmungen nimmt bis zur Lebensmitte zu und dann langsam ab; beginnt oft nachts oder am frühen Morgen im Schlaf, kann aber auch durch körperliche Anstrengung mit nachfolgender Ruhe und kohlenhydratreiche Kost provoziert werden; selten kommt es im akuten Anfall zu Atemlähmung oder Herzversagen; **Therapie:** Kalium oral oder i.v.
periodische normokaliämische Lähmung (Ⓔ normokalemic periodic paralysis): wahrscheinlich autosomal-dominante Erkrankung mit anfallsweiser schlaffer Lähmung der Muskeln von Stamm und Extremitäten, die meist schon vor dem 5. Lebensjahr beginnt; beginnt oft nachts oder am frühen Morgen im Schlaf, kann aber auch durch körperliche Anstrengung mit nachfolgender Ruhe, Fasten und Alkoholgenuss ausgelöst werden; die Lähmung kann bis zu drei Wochen anhalten; **Therapie:** NaCl-Infusionen; **Prophylaxe:** kohlenhydratarme Diät, 9-α-Fluorohydrocortison
periphere Lähmung (Ⓔ peripheral paralysis): durch Erkrankung/Schädigung eines peripheren Nervens zwischen Vorderhornzelle und Muskel verursachte schlaffe Lähmung; die Muskelkraft ist vermindert [Parese] oder fehlt vollständig [Paralyse] und die Eigenreflexe* sind abgeschwächt [Parese] oder aufgehoben [Paralyse]; der Muskeltonus ist herabgesetzt [Hypotonie] und langfristig kommt es zu Muskelatrophie
schlaffe Lähmung (Ⓔ flaccid paralysis): *s.u. periphere Lähmung*
vasomotorische Lähmung (Ⓔ vasomotor paralysis): ***Syn:*** *Angioparese, Angioparalyse*; Gefäßlähmung durch Störung der nervalen Versorgung
zentrale Lähmung (Ⓔ central paralysis): Lähmung durch Ausfall/Schädigung des 1. motorischen Neurons der motorischen Rinde oder Hirnnervenzentren oder Leitungsbahnen zu den Vorderhornzellen; meist kommt es zu spastischer Tonuserhöhung, Reflexsteigerung, Kloni, Beeinträchtigung der Feinmotorik, Massenbewegungen und pathologischen Reflexen; auffällig ist auch das Fehlen einer Muskelatrophie

Lählmungsliileus *m* (Ⓔ paralytic ileus): ***Syn:*** *adynamischer Ileus, paralytischer Ileus*; Ileus* bei Darmlähmung; z.T. wird der Begriff auch als Synonym für funktioneller Ileus* verwendet

Lählmungsllulxaltilon *f* (Ⓔ paralytic dislocation): Luxation* bei Lähmung der Muskeln, z.B. bei Poliomyelitis* oder Zerebralparese

Lählmungslschiellen *nt* (Ⓔ paralytic strabismus): ***Syn:*** *Strabismus paralyticus, Strabismus incomitans*; durch Lähmung von Augenmuskeln verursachtes Schielen; im Gegensatz zum Begleitschielen* beginnt das Lähmungsschielen plötzlich, führt zum Sehen von Doppelbildern, zur Einschränkung des Sehfeldes des gelähmten Auges und zu kompensatorischer Kopfhaltung [in Aktionsrichtung des gelähmten Muskels]; der Schielwinkel* ist inkonstant und nimmt in Aktionsrichtung des gelähmten Muskels zu
zur Feststellung, welcher Nerv oder äußere Augenmuskel gelähmt ist, prüft man die Augenbewegungen in den 6 diagnostischen Blickrichtungen; bei **Abduzensparese** ist der Musculus* rectus lateralis bulbi gelähmt und das Auge steht nach innen [in Konvergenzstellung]; **Trochlearisparese** führt zu Lähmung des Musculus* obliquus superior bulbi und damit sind Adduktion und Senkung des gelähmten Auges behindert; bei **Okulomotoriusparese** können alle vier versorgten Muskeln [Musculus* rectus superior, inferior, medialis bulbi, Musculus* obliquus inferior bulbi] und der Musculus* levator palpebrae superioris gelähmt sein; das betroffene Auge steht nach außen und ist vom Oberlid überdeckt; Pupille und Akkommodation sind gelähmt; **Therapie:** operative Korrektur, allerdings frühestens nach einem Jahr; *s.a. Schielen*

Lalholrelbeulle *f*: *→Hautleishmaniose*

LAIT *Abk.*: Latexagglutination-Inhibitionstest

LAK *Abk.*: **1.** Landesapothekerkammer **2.** *→Leukozytenantikörper* **3.** Lymphokin-aktivierte Killerzellen

LÄK *Abk.*: Landesärztekammer

Laki: Laki-Lorand-Faktor *m* (Ⓔ Laki-Lorand factor): ***Syn:*** *fibrinstabilisierender Faktor, Faktor XIII*; in Thrombozyten und Leber gebildeter Blutgerinnungsfaktor, der von Thrombin [Faktor IIa] aktiviert wird; verknüpft die Fibrinmonomere durch Ausbildung von Peptidbindungen und formt damit unlösliches [stabiles] Fibrin; ein Mangel kann zu Wundheilungsstörungen und Nachblutungen führen

lalkrilmal *adj* (Ⓔ lacrimal): Tränen oder Tränendrüse oder Tränenkanal betreffend

lalkrilmolgen *adj* (Ⓔ lacrimatory): die Tränensekretion fördernd

Lalkrilmoltolmie *f* (Ⓔ lacrimotomy): ***Syn:*** *Tränensackeröffnung; Tränengangseröffnung*; operative Eröffnung des Tränensacks [Saccus lacrimalis] oder des Tränengangs [Canaliculus lacrimalis]

Lalkritlze *f* (Ⓔ licorice): ***Syn:*** *Süßholzsaft, Succus Liquiritiae*; *s.u. Süßholz*

Lakt-, lakt- *präf.*: *→Lakto-*

Lakltalgolgum *nt, pl* **-ga** (Ⓔ lactagogue): den Milchfluss förderndes Mittel

Lakltallbulmin *nt*: *→Lactalbumin*

β-Lakltamlanltilbiloltika *pl*: *→β-Lactamantibiotika*

β-Lakltalmalse *f*: *→β-Lactamase*

Lakltalse *f*: *→Lactase*

Lakltalselmanlgel *m* (Ⓔ lactase deficiency): ***Syn:*** *Lactasemangel*; durch einen angeborenen Mangel an Lactase* in der Darmschleimhaut verursachte Laktoseintoleranz*; häufigste Form des primären Disaccharidasemangels, die in zwei Varianten auftritt, dem extrem seltenen **kongenitalen Laktasemangel** und dem **primären Laktasemangel**, bei dem zum Zeitpunkt der Geburt eine normale Laktaseaktivität vorliegt, die im Laufe der Jahre langsam abnimmt; **Therapie:** Vermeidung von Milch und Milchprodukten

Lakltat *nt*: *→Lactat*

Lakltatlalzildolse *f* (Ⓔ lactic acidosis): ***Syn:*** *Laktazidose, Lactacidose, Lactatacidose, Milchsäureazidose*; metabolische Azidose* durch eine Erhöhung des Lactatspiegels im Blut bei Minderdurchblutung oder vermehrter Lactatbildung [Stoffwechselerkrankungen, Muskelarbeit]; Laktatazidose bei anaerobem Abbau von intrazellulären Glykogenvorräten wird als **Typ-A-Laktatazidose** bezeichnet, Laktatazidose bei Glykogenose Typ I dagegen als **Typ-B-Laktatazidose**

Lakltatlalzidlulrie *f*: *→Laktazidurie*

Lakltatldelhyldrolgelnalse *f*: *→Lactatdehydrogenase*

Lakltaltilon *f* (Ⓔ lactation): Milchbildung und -sekretion durch die Brustdrüse; oft gleichgesetzt mit Laktationsperiode; die Laktation wird während der Schwangerschaft vorbereitet; Östrogen*, Progesteron* und humanes Plazentalaktogen* führen zusammen zu einem Wachstum der Brustdrüse und verhindern gleichzeitig den Beginn der Laktation; unmittelbar nach Geburt und Plazentalösung kommt es zu einem Abfall des Östrogen- und Progesteronspiegels; damit kann der [noch steigende] Prolactinspiegel den Beginn der Laktation, d.h. **Milchbildung** [Galaktogenese] und den sog. **Milcheinschuss**, auslösen; die zuerst sezernierte Vormilch [Kolostrum*] wird ab dem 4.–5. Tag durch reife Muttermilch* ersetzt; damit beginnt die Phase der Aufrechterhaltung der Milchsekretion [**Galaktopoese**], die reflektorisch durch die Mutter-Kind-Interaktion gesteuert wird; durch den vom Säugling ausgeübten **Saugreiz** kommt es zu vermehrter Ausschüttung von Prolactin [**Prolactinreflex**] und Oxytocin [**Oxytocinreflex**], die zu einer Erhöhung der Milchproduktion und verstärktem Milchfluss führen; der **Erektionsreflex der Brustwarze** erleichtert das Auspressen beim Saugakt; *s.a. Muttermilch*

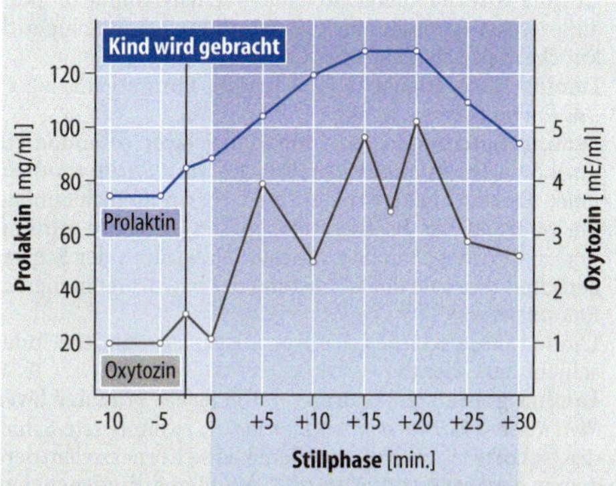

Abb. L2. Oxytocin- und Prolaktinspiegel während der Stillphase

Lakltaltilonslalmelnorlrhoe *f, pl* **-rholen** (Ⓔ lactation amenorrhea): physiologische Amenorrhoe* während der Stillphase

Lakltaltilonslaltrolphie des Genitals *f* (Ⓔ Chiari-Frommel syndrome): ***Syn:*** *Chiari-Frommel-Syndrom*; anhaltender Milchfluss mit Uterusatrophie und sekundärer Amenorrhoe*; beruht wahrscheinlich auf einer Hemmung des Prolactin-inhibierenden Faktors*; kann Wochen bis Monate bis Jahre anhalten, heilt aber meist spontan aus

Lakltaltilonslhorlmon *nt*: → *Prolactin*

Lakltaltilonslpelrilolde *f* (Ⓔ lactation): ***Syn:*** *Stillzeit*; Periode der Milchbildung und Brustfütterung nach der Geburt; Laktation*

Lakltaltilonslzyslte *f* (Ⓔ lacteal cyst): ***Syn:*** *Milchzyste, Galaktozele*; durch Milchstau* hervorgerufene Zyste der Brustdrüse

Laktlalzidlälmie *f* (Ⓔ lactacidemia): ***Syn:*** *Lactazidämie, Hyperlaktazidämie*; erhöhter Milchsäuregehalt des Blutes; *s.a. Laktatazidose*

Laktlalzildolse *f*: → *Laktatazidose*

laktlalzildoltisch *adj* (Ⓔ lactacidotic): Laktatazidose betreffend, von ihr betroffen oder gekennzeichnet, durch sie bedingt

Laktlalzidlulrie *f* (Ⓔ lactaciduria): ***Syn:*** *Laktatazidurie, Lactazidurie*; Milchsäureausscheidung im Harn

laklltielrend *adj* (Ⓔ lactescent): milchabsondernd

lakltilfer *adj* (Ⓔ lactiferous): milchführend

Lakto-, lakto- *präf.*: Wortelement mit der Bedeutung „Milch"

Lakltolbalzilllus *m, pl* **-li**: → *Lactobacillus*

Lakltolbilolse *f*: → *Lactose*

Lakltolferlrin *nt*: → *Lactoferrin*

Lakltolflalvin *nt*: → *Riboflavin*

lakltolgen *adj* (Ⓔ lactogenic): Lactogenese betreffend oder fördernd, milchbildend

Lakltolgelnelse *f* (Ⓔ lactogenesis): Milchbildung in der Brustdrüse

Lakltolglolbullin *nt*: → *Lactoglobulin*

Lakltolproltelin *nt*: → *Lactoprotein*

Lakltolse *f*: → *Lactose*

Lakltolselinltollelranz *f* (Ⓔ lactose intolerance): ***Syn:*** *Laktosemalabsorption*; durch ein Fehlen oder einen Mangel an Lactase hervorgerufene Störung der Milchzuckerverwertung
hereditäre Laktoseintoleranz: → *kongenitale Laktoseintoleranz*
kongenitale Laktoseintoleranz (Ⓔ congenital lactose malabsorption): ***Syn:*** *Laktasemangel, hereditäre Laktoseintoleranz*; durch einen angeborenen Laktasemangel* verursachte Laktoseintoleranz; führt zu krampfartigen Leibschmerzen, Durchfällen und Gedeihstörung der Säuglinge; **Therapie**: Vermeidung von Milch und Milchprodukten
sekundäre Laktoseintoleranz (Ⓔ secondary lactose malabsorption): meist im Anschluss an Infektionen oder Entzündungen des Dünndarms auftretender Laktasemangel*, der zu krampfartigen Leibschmerzen und Durchfällen führt; **Therapie**: Vermeidung von Milch und Milchprodukten

Laktose-Lackmus-Agar *m/nt* (Ⓔ lactose-litmus agar): Differenzierungsnährboden für Bakterien; *s.a. Kulturmedien*

Lakltolselmallablsorpltilon *f*: → *Laktoseintoleranz*

Lakltoslulrie *f* (Ⓔ lactosuria): Lactoseausscheidung im Harn [normal < 200 mg/24 h]; in der Schwangerschaft und bei stillenden Müttern physiologisch

Lakltoltranslferlrin *nt*: → *Lactoferrin*

lakltoltrop *adj* (Ⓔ lactotropic): mit Affinität zu Milch

Lakto-Vegetarier *m* (Ⓔ lactovegetarian): *s.u. Vegetarismus*

lalkulnar *adj* (Ⓔ lacunar): ***Syn:*** *lakunär*; Lakune(n) betreffend, mit Lakunen versehen, höhlenartig

Lalkulne *f*: → *Lacuna*

LAL *Abk.*: Limulus-Amöbozytenlysat

Lalo-, lalo- *präf.*: Wortelement mit der Bedeutung „Sprache/sprechen"

Lallolpalthie *f* (Ⓔ lalopathy): Sprachstörung, Sprechstörung

lallolphob *adj* (Ⓔ lalophobic): ***Syn:*** *glossophob*; Sprechscheu/Lalophobie betreffend, durch sie gekennzeichnet

Lallolpholbie *f* (Ⓔ lalophobia): ***Syn:*** *Sprechscheu, Glossophobie*; krankhafte Angst vor dem Sprechen; tritt v.a. beim Stottern auf

Lallolplelgie *f* (Ⓔ laloplegia): organische bedingte Sprachlähmung

LAM *Abk.*: **1.** Laktationsamenorrhoe-Methode **2.** L-Asparaginase, Methotrexat

Lambldalnaht *f* (Ⓔ lambdoid suture): ***Syn:*** *Sutura lambdoidea*; λ-förmige Naht zwischen dem Hinterhauptsbein [Os* occipitale] und den Scheitelbeinen [Os* parietale]

Lambert: **1.** Johann Heinrich Lambert; 1728–1777; deutscher Physiker (Basel, Berlin) **2.** Edward Howard Lambert; amerikanischer Physiologe im 20. Jahrhundert
Lambert-Beer-Gesetz *nt* (Ⓔ Lambert-Beer law): die Extinktion [E] einer Lösung entspricht dem Produkt aus der Schichtdicke [d], der Konzentration [C] der darin gelösten lichtabsorbierenden Substanz und dem molaren Extinktionskoeffizienten [ε]; $E = d \times C \times \varepsilon$
Lambert-Eaton-Rooke-Syndrom *nt* (Ⓔ Lambert-Eaton syndrome): ***Syn:*** *pseudomyasthenisches Syndrom*; bei Autoimmunerkrankungen oder kleinzelligem Bronchialkarzinom* [80 % der Fälle] vorkommende vorzeitige Ermüdbarkeit der Beckengürtelmuskulatur, die durch Antikörper gegen Calciumkanäle im präsynaptischen Terminal ausgelöst wird; später kann es auch zu Ptose*, Doppelbildern und Schluckstörung kommen; auffällig ist, dass die Muskelschwäche bei kurzdauernder Belastung besser wird, dann aber wieder abnimmt; als vegetative Symptome finden sich Mundtrockenheit, Potenzprobleme, Hypohidrose*, Verstopfung und Harnverhalt; **Diagnose**: Stimulations-EMG, Tensilontest zur Abgrenzung von Myasthenia* gravis pseudoparalytica, Antikörpernachweis; **Therapie**: Behandlung des Grundleidens; Immunsuppression mit Prednisolon*, Plasmapherese*, Steigerung der neuromuskulären Überleitung mit 3,4-Aminopyridin-Guanidinhydrochlorid

Lamblia-Infektion *f*: → *Lambliasis*

Lamlblia inltesltilnallis *f*: → *Giardia lamblia*

L

Lam|bli|a|sis *f, pl* **-ses** (Ⓔ lambliasis): ***Syn:*** *Giardiasis, Lamblia-Infektion, Lamblia-Infektion*; asymptomatische oder als Durchfallerkrankung imponierende Dünndarminfektion durch Lamblia* intestinalis; **Diagnose:** Zystennachweis im Stuhl; **Therapie:** Metronidazol*, Ornidazol*, Tinidazol* oral

La|mel|la *f, pl* **-lae** (Ⓔ lamella): dünnes Plättchen, dünne Membran, Lamelle

la|mel|lar *adj*: →*lamellär*

la|mel|lär *adj* (Ⓔ lamellar): ***Syn:*** *lamellar*; aus Lamellen aufgebaut oder bestehend, in Lamellen angeordnet, geschichtet

La|mel|len|kno|chen *m* (Ⓔ lamellar bone): *s.u. Knochen*

La|mel|len|kör|per|chen *pl*: →*Vater-Pacini-Lamellenkörperchen*

la|mel|lös *adj* (Ⓔ laminate): aus Lamellen bestehend

La|mi|a|ce|en|gerb|stof|fe *pl* (Ⓔ labiate tannins): ***Syn:*** *Labiatengerbstoffe*; schwach wirksame Gerbstoffe*, z.B. Rosmarinsäure*; finden sich in Lippenblütlern [Lamiaceae]

La|mii al|bi flos *m* (Ⓔ white dead nettle flower): getrocknete Kronblätter der weißen Taubnessel*

La|mii al|bi her|ba *f* (Ⓔ white dead nettle herb): oberirdische Pflanzenteile der weißen Taubnessel*

La|mi|na *f, pl* **-nae** (Ⓔ lamina): dünne Platte, Überzug, Blättchen

Lamina I: →*Lamina molecularis*

Lamina II: →*Lamina granularis externa*

Lamina III: →*Lamina pyramidalis externa*

Lamina IV: →*Lamina granularis interna*

Lamina V: →*Lamina pyramidalis interna*

Lamina VI: →*Lamina multiformis*

Lamina affixa (Ⓔ lamina affixa): dünner Ependymstreifen im Seitenventrikel [Ventriculus* lateralis] über der Stria* terminalis

Lamina alaris (Ⓔ alar lamina): ***Syn:*** *Flügelplatte*; während der Embryonalentwicklung von Gehirn und Rückenmark temporär auftretende Struktur, aus der später im Rückenmark Hinterhorn* und die hinteren Abschnitte des Seitenhorns* und im Gehirn somatoafferente und viszeroafferente Kerne im Boden des IV. Ventrikels* hervorgehen

Lamina anterior fasciae thoracolumbalis (Ⓔ anterior layer of thoracolumbar fascia): tiefes Blatt der Rückenfaszie [Lamina profunda fasciae thoracolumbalis]; *s.u. Fascia thoracolumbalis*

Lamina anterior vaginae musculi recti abdominis (Ⓔ anterior layer of rectus sheath): vorderes Blatt der Rektusscheide [Vagina* musculi recti abdominis]

Lamina arcus vertebrae (Ⓔ lamina of vertebral arch): ***Syn:*** *Wirbelplatte, Wirbelbogenplatte*; Endstück des Wirbelbogens [Arcus* vertebrae] mit dem Dornfortsatz [Processus* spinosus vertebrae]

Lamina basalis (Ⓔ basal layer of endometrium): ***Syn:*** *Basalisschicht, Basalis, Stratum basale*; Basalschicht der Gebärmutterschleimhaut, die nicht während der Menstruation abgestoßen wird; *s.a. Endometrium*

Lamina basalis choroideae (Ⓔ basal lamina of choroid): *s.u. Choroidea*

Lamina basalis corporis ciliaris (Ⓔ basal lamina of ciliary body): Basallamina des Ziliarkörpers [Corpus* ciliare], die in die Lamina basalis choroideae übergeht

Lamina basilaris ductus cochlearis (Ⓔ basilar lamina of cochlear duct): ***Syn:*** *Basilarmembran*; von der Lamina* spiralis ossea ausgehende Membran; bildet die untere Wand des Ductus* cochlearis, die das Corti*-Organ trägt

Lamina cartilaginis cricoideae (Ⓔ lamina of cricoid cartilage): Ringknorpelplatte; *s.u. Cartilago cricoidea*

Lamina choroidocapillaris (Ⓔ choriocapillary lamina): *s.u. Choroidea*

Lamina compacta (Ⓔ compact layer of endometrium): ***Syn:*** *Compacta, Kompakta, Pars compacta, Stratum compactum*; oberflächliche kompakte Schicht des Stratum functionale der Gebärmutterschleimhaut; *s.a. Endometrium*

Lamina cribrosa ossis ethmoidalis (Ⓔ cribriform lamina of ethmoid bone): ***Syn:*** *Siebbeinplatte*; schmale Knochenplatte zu beiden Seiten der Crista* galli in der vorderen Schädelgrube [Fossa* cranii anterior], durch die die Riechfäden* ziehen

Lamina cribrosa sclerae (Ⓔ cribrous lamina of sclera): ***Syn:*** *Siebplatte der Sclera*; Schicht der Sclera*, durch die ca. 1 Million Neuriten des Stratum* nervosum der Netzhaut [Retina*] ziehen und den Sehnerven [Nervus* opticus] bilden

Lamina densa (Ⓔ lamina densa): *s.u. Basalmembran*

Lamina dextra (Ⓔ right plate of thyroid cartilage): rechte Schildknorpelplatte; *s.a. Cartilago thyroidea*

Lamina elastica anterior (Bowmani): →*Lamina limitans anterior corneae*

Lamina elastica posterior Descemeti: →*Lamina limitans posterior corneae*

Lamina epiphysialis: →*Epiphysenfuge*

Lamina episcleralis (Ⓔ episcleral lamina): ***Syn:*** *Episklera*; auf der Sklera* aufliegende gefäßreiche Schicht

Lamina epithelialis mucosae (Ⓔ epithelial layer of mucous membrane): oberflächliche Schicht der Schleimhaut [Tunica* mucosa], die das Epithel trägt

Lamina externa calvariae (Ⓔ external lamina of skull): äußere, aus kompaktem Knochen bestehende Schicht des knöchernen Schädeldachs [Calvaria*]

Lamina fibroreticularis (Ⓔ lamina fibroreticularis): *s.u. Basalmembran*

Lamina functionalis (Ⓔ functional layer of endometrium): ***Syn:*** *Funktionalis, Pars functionalis, Stratum functionale*; oberflächliche Schicht der Gebärmutterschleimhaut, die während der Proliferationsphase* an Dicke zunimmt und in der Menstruation abgestoßen wird; in der Schwangerschaft dient sie der Einnistung des befruchteten Eies; *s.a. Endometrium*

Lamina fusca sclerae (Ⓔ brown layer): bräunliche Innenschicht der Sklera*

Lamina granularis externa (Ⓔ external granular layer): ***Syn:*** *äußere Körnerschicht, Lamina II*; zweitoberste Schicht des Isocortex*; enthält vor allem kleine Körnerzellen, deren Axone als Assoziationsfasern* zu anderen Rindengebieten ziehen

Lamina granularis interna (Ⓔ internal granular layer): ***Syn:*** *innere Körnerschicht, Lamina IV*; nervenzellreiche vierte Schicht des Isocortex*, die mal stärker, mal schwächer ausgeprägt ist; die markhaltigen Fasern verlaufen parallel zur Oberfläche [**äußerer Baillarger-Streifen**] oder ziehen als Kommissurenfasern* zur anderen Großhirnhälfte

Lamina horizontalis ossis palatini (Ⓔ horizontal lamina of palatine bone): horizontale Platte des Gaumenbeins [Os* palatinum], die mit der gegenüberliegenden Platte das hintere Drittel des knöchernen Gaumens bildet; die Verwachsungsnaht der beiden Platten bildet oben auf der Nasenseite die Crista* nasalis, in der der Vomer* verzapft ist

Lamina interna calvariae (Ⓔ internal lamina of skull): innere, aus kompaktem Knochen bestehende Schicht des knöchernen Schädeldachs [Calvaria*]

Lamina lateralis cartilaginis tubae auditivae (Ⓔ lateral lamina of tubal cartilage): *s.u. Cartilago tubae auditivae/auditoriae*

Lamina lateralis processus pterygoidei (Ⓔ lateral lamina of pterygoid process): seitliche Knochenplatte des Processus* pterygoideus des Keilbeins [Os* sphenoidale]

Lamina limitans anterior corneae (Ⓔ anterior limiting lamina): ***Syn:*** *Bowman-Membran, vordere Basalmembran*; hauchdünne [10–20 μm], homogene vordere Basalmembran der Hornhaut [Cornea*] unter dem Hornhautepithel

Lamina limitans posterior corneae (Ⓔ posterior limiting lamina): ***Syn:*** *Descemet-Membran, hintere Basalmembran, Lamina elastica posterior Descemeti*; zarte [5–10 μm] Basalmembran zwischen Hornhautsubstanz [Substantia propria corneae] und hinterem Hornhautepithel [Epithelium posterius]

Lamina media fasciae thoracolumbalis (Ⓔ medial layer of thoracolumbar fascia): mittleres Blatt der Rückenfaszie; *s.u. Fascia thoracolumbalis*

Lamina medullaris accessoria corpori striati (Ⓔ accessory medullary lamina): *s.u. Globus pallidus*

Lamina medullaris externa corpori striati (Ⓔ external medullary lamina): laterale Marklamelle; *s.u. Globus pallidus*

Lamina medullaris interna corporis striati (Ⓔ internal medullary lamina): mediale Marklamelle; *s.u. Globus pallidus*
Lamina medullaris lateralis corporis striati (Ⓔ lateral medullary lamina): laterale Marklamelle; *s.u. Globus pallidus*
Lamina medullaris lateralis thalami (Ⓔ external medullary lamina): *s.u. Thalamus*
Lamina medullaris medialis corporis striati (Ⓔ medail medullary lamina): mediale Marklamelle; *s.u. Globus pallidus*
Lamina medullaris medialis thalami (Ⓔ internal medullary lamina): *s.u. Thalamus*
Lamina membranacea tubae auditivae (Ⓔ membranous lamina of auditory tube): *s.u. Cartilago tubae auditivae/auditoriae*
Lamina modioli cochleae (Ⓔ lamina of modiolus): Endplatte der Lamina* spiralis ossea
Lamina molecularis (Ⓔ molecular layer): ***Syn:*** *Molekularschicht, Lamina I*; oberste faserreiche Schicht des Isocortex*, die nur wenig Nervenzellen enthält, deren Neuriten primär tangential innerhalb der Schicht verlaufen; sie formen auch den faserreichen **Exner-Streifen**; an der Oberfläche der Molekularschicht bilden Gliazellen eine äußere Grenzmembran [**Membrana limitans gliae superficialis**]
Lamina multiformis (Ⓔ multiform layer): ***Syn:*** *multiforme Schicht, Lamina VI*; innerste Schicht des Isocortex*, die v.a. spindelförmige Nervenzellen, aber auch andere Zellarten enthält; die Axone ziehen als Projektionsfasern* in die weiße Substanz [Substantia* alba]
Lamina muscularis mucosae (Ⓔ muscular layer of mucosa): Muskelschicht der Schleimhaut [Tunica* mucosa] des Magen-Darm-Traktes; in der Speiseröhre [**Lamina muscularis mucosae oesophageae**] und im Magen [**Lamina muscularis mucosae gastricae**] passt sie das Schleimhautrelief dem Inhalt an; im Dünndarm [**Lamina muscularis mucosae intestini tenuis**] besteht sie aus mehreren Lagen glatter Muskelzellen, die in Rechts- und Linksspiralen das Darmrohr umgeben; die Lamina muscularis mucosae des Dickdarms [**Lamina muscularis mucosae intestini crassi**] ist ebenfalls kräftig entwickelt und besteht auch aus mehreren Lagen glatter Muskelzellen
Lamina orbitalis ossis ethmoidalis (Ⓔ orbital lamina): papierdünne Wand zwischen Augenhöhle und Siebbeinlabyrinth [Labyrinthus* ethmoidalis] des Os* ethmoidale; wird von Foramen* ethmoidale anterius und posterius durchbrochen
Lamina papyracea: veraltet für *→Lamina orbitalis ossis ethmoidalis*
Lamina parietalis pericardii (Ⓔ parietal layer of serous pericardium): ***Syn:*** *parietales Perikard*; parietales Blatt des Perikards, das dem Pericardium* fibrosum fest anliegt; liegt dem viszeralen Blatt [Lamina* visceralis pericardii] gegenüber; zwischen ihnen befindet sich die mit seröser Flüssigkeit [**Liquor pericardii**] gefüllte Herzbeutelhöhle [Cavitas pericardiaca]
Lamina parietalis tunicae vaginalis testis (Ⓔ parietal layer of tunica vaginalis testis): früher als Periorchium bezeichnete äußere Schicht der Tunica* vaginalis testis, die den Hoden umhüllt
Lamina perpendicularis ossis ethmoidalis (Ⓔ perpendicular lamina of ethmoid bone): dünne Knochenlamelle des Siebbeins [Os* ethmoidale], die am Aufbau des knöchernen Nasenseptums* beteiligt ist
Lamina perpendicularis ossis palatini (Ⓔ perpendicular plate of palatine bone): senkrechter Teil des Gaumenbeins [Os* palatinum], der mit der Facies nasalis an der Bildung des hinteren Abschnitts der seitlichen Nasenwand beteiligt ist
Lamina plexiformis: veraltet für *→Lamina molecularis*
Lamina posterior fasciae thoracolumbalis (Ⓔ posterior layer of thoracolumbar fascia): oberflächliches Blatt der Rückenfaszie [Lamina superficialis fasciae thoracolumbalis]; *s.u. Fascia thoracolumbalis*
Lamina posterior vaginae musculi recti abdominis (Ⓔ posterior layer of rectus sheath): hinteres Blatt der Rektusscheide [Vagina* musculi recti abdominis]
Lamina pretrachealis fasciae cervicalis (Ⓔ pretracheal lamina of cervical fascia): mittlere Halsfaszie; *s.u. Fascia cervicalis*
Lamina prevertebralis fasciae cervicalis (Ⓔ prevertebral lamina of cervical fascia): tiefe Halsfaszie; *s.u. Fascia cervicalis*
Lamina profunda fasciae thoracolumbalis (Ⓔ deep layer of thoracolumbar fascia): tiefes Blatt der Rückenfaszie; *s.u. Fascia thoracolumbalis*
Lamina profunda musculi levatorius palpebrae superioris (Ⓔ deep layer of levator muscle of upper eye lid): tiefe Schicht des Oberlidhebers [Musculus* levator palpebrae superioris]
Lamina propria mucosae (Ⓔ lamina propria): mittlere Schicht der Schleimhaut, auf der zur Oberfläche hin das Epithel [Lamina epithelialis mucosae] folgt; unter der Lamina propria liegt die variabel ausgebildete Muskelschicht der Schleimhaut [Lamina* muscularis mucosae]
Lamina pyramidalis externa (Ⓔ external pyramidal layer): ***Syn:*** *äußere Pyramidenzellschicht, Lamina III*; von kleinen und mittleren **Pyramidenzellen** gebildete 3. Schicht des Isocortex*; die Dendriten verlaufen nach oben zur Lamina* molecularis, die Axone der tieferen Pyramidenzellen ziehen als Kommissurenfasern* durch den Balken [Corpus* callosum] zur anderen Großhirnrinde; z.T. ist eine deutliche Lage horizontaler Nervenfaserbündel erkennbar [**Kaes-Bechterew-Streifen**]
Lamina pyramidalis ganglionaris: veraltet für *→Lamina pyramidalis interna*
Lamina pyramidalis interna (Ⓔ internal pyramidal layer): ***Syn:*** *innere Pyramidenzellschicht, Lamina V*; 5. Schicht des Isocortex*, die auffällig große Pyramidenzellen [**Betz-Riesenzellen**] enthält; die Spitzendendriten ziehen nach oben bis zur Lamina* molecularis, die basalen Dendriten bleiben in der Schicht; die Axone bilden Kommissurenfasern* oder Assoziationsfasern*; der **innere Baillarger-Streifen** im oberen Bereich der Schicht besteht aus horizontal verlaufenden Axonen bzw. Axonkollateralen der oberen Schichten
Lamina quadrigemina: *→Lamina tecti*
Lamina rara externa (Ⓔ lamina rara externa): *s.u. Basalmembran*
Lamina rara interna (Ⓔ lamina rara interna): *s.u. Basalmembran*
Lamina septi pellucidi (Ⓔ lamina of septum pellucidum): paarige Lamina, die die Seitenwand der Höhle [Cavum septi pellucidi] des Septum* pellucidum bildet
Lamina sinistra (Ⓔ left plate of thyroid cartilage): linke Schildknorpelplatte; *s.a. Cartilago thyroidea*
Laminae spinales (Ⓔ spinal laminae): die graue Substanz des Rückenmarks [Substantia grisea medullae spinalis] gliedert sich zytoarchitektonisch in 10 Schichten, die von hinten nach vorne von I bis X durchnumeriert werden; die **Laminae spinales I-VI** bilden die Hintersäule [Columna* posterior], die **Laminae spinales VIII-IX** die Vordersäule [Columna* anterior] und die **Lamina spinalis VII** die Seitensäule [Columna* lateralis]; die **Lamina spinalis X** umgibt den Zentralkanal des Rückenmarks
Lamina spiralis ossea (Ⓔ bony spiral lamina): sich gegen den Uhrzeigersinn drehende, von der Schneckenspindel [Modiolus* cochleae] ausgehende, doppelblättrige Knochenlamelle, die über die Lamina* basilaris und das Ligamentum* spirale ductus cochlearis mit der seitlichen Wand des Schneckengangs [Canalis* spiralis cochleae] verbunden ist; unterteilt den Schneckengang in die obere Scala* vestibuli und die untere Scala* tympani
Lamina spiralis secundaria (Ⓔ secondary spiral lamina): der Lamina* spiralis ossea gegenüberliegendes Knochenplättchen in der ersten Schneckenwindung
Lamina spongiosa (Ⓔ spongy layer of endometrium): ***Syn:*** *Spongiosa, Pars spongiosa, Stratum spongiosum*; schwammige Schicht der Gebärmutterschleimhaut; tiefe Schicht des Stratum* functionale; *s.a. Endometrium*
Lamina superficialis fasciae cervicalis (Ⓔ superficial lamina of cervical fascia): oberflächliche Halsfaszie; *s.u. Fascia cervicalis*
Lamina superficialis fasciae thoracolumbalis (Ⓔ superfi-

L

cial layer of thoracolumbar fascia): oberflächliches Blatt der Rückenfaszie; *s.u. Fascia thoracolumbalis*

Lamina superficialis musculi levatoris palpebrae superioris (Ⓔ superficial layer of levator muscle of upper eye lid): oberflächliche Schicht des Oberlidhebers [Musculus* levator palpebrae superioris]

Lamina suprachoroidea (Ⓔ suprachoroid lamina): *s.u. Choroidea*

Lamina tecti (Ⓔ tectal plate): ***Syn:*** *Vierhügelplatte, Lamina quadrigemina*; dorsaler Abschnitt des Mittelhirns, der vier Vorwölbungen hat; die oberen Hügel [Colliculi superiores] sind höher und breiter als die unteren Hügel [Colliculi inferiores]; sie sind Zentren für Augenbewegungen und Rumpfbewegungen bei plötzlichen Lichtsignalen; die unteren Hügel dienen der Umschaltung von akustischen Signalen zum Neokortex

Lamina terminalis (Ⓔ terminal lamina): dünne Platte zwischen Commissura* anterior und Chiasma* opticum; bildet die Vorderwand des III. Ventrikels*

Lamina tragi (Ⓔ lamina tragi): Knorpelspange, die die Grundlage des Tragus* bildet

Lamina vasculosa (Ⓔ vascular lamina of choroid): *s.u. Choroidea*

Lamina visceralis pericardii (Ⓔ visceral layer of pericardium): ***Syn:*** *viszerales Perikard, Epicardium, Epikard*; äußerste Herzwandschicht; innerhalb des Herzbeutels* bildet das Epikard die innere Schicht des Perikards*, die das Myokard* bedeckt; im subepikardialen Fettgewebe verlaufen die Herzgefäße

Lamina visceralis tunicae vaginalis testis (Ⓔ visceral layer of tunica vaginalis testis): inneres Blatt der Tunica* vaginalis testis, die als so genanntes Epiorchium direkt der Hodenoberfläche aufliegt

Lamina vitrea (Ⓔ vitreous lamina): *s.u. Follikelreifung*

la|mi|nal *adj*: *→laminar*

la|mi|nar *adj* (Ⓔ laminar): ***Syn:*** *laminal*; aus Schichten bestehend, blätterig, lamellenförmig, lamellenartig

La|mi|nar|flow *m* (Ⓔ laminar flow): Technik zur Erzielung einer keimfreien und wirbelfreien Belüftung, z.B. im OP

La|mi|nek|to|mie *f* (Ⓔ laminectomy): ***Syn:*** *Wirbelbogenresektion*; operative Entfernung eines Wirbelbogens

La|mi|no|to|mie *f* (Ⓔ laminotomy): ***Syn:*** *Wirbelbogendurchtrennung*; operative Durchtrennung eines Wirbelbogens

La|mi|um al|bum *nt*: *→Taubnessel, weiße*

La|mi|vu|din *nt* (Ⓔ lamivudine): nukleosidanaloger Reverse-Transkriptase-Hemmer; *s.u. Essay AIDS S. 31*

LAMMA *Abk.*: Laser-Mikrosonden-Massen-Analysator

La|mo|tri|gin *nt* (Ⓔ lamotrigine): Antiepileptikum*; HWZ 15–30 h; **Anw.**: tonisch-klonische Anfälle, komplexe fokale Anfälle, Absencen, Myoklonien

La|mo|xac|tam *nt*: *→Latamoxef*

Lamy: Maurice Lamy; französischer Kinderarzt im 20. Jahrhundert

Lamy-Maroteaux-Syndrom *nt* (Ⓔ Lamy-Maroteaux syndrome): ***Syn:*** *diastrophische Dysplasie*; autosomal-rezessive Osteochondrodysplasie* mit u.a. unproportioniertem Zwergwuchs, Klumpfuß, Sandalenlücke, thorakaler Skoliose, Ohrmuschelfehlbildung und Gaumenspalte

LANA *Abk.*: Laser-assistierte Nervenanastomose

La|na|to|si|de *pl* (Ⓔ lanatosides): Herzglykoside* [Lanatosid A-E] aus Digitalis* lanata

Lancefield: Rebecca Craighill Lancefield; 1895–1981; amerikanische Mikrobiologin

Lancefield-Einteilung *f* (Ⓔ Lancefield classification): ***Syn:*** *Lancefield-Klassifikation*; Unterteilung der β-hämolysierenden Streptokokken an Hand des C-Polysaccharids in sog. **Lancefield-Gruppen**, von denen die Gruppen A, B, C, D, F, G und N von Bedeutung für den Menschen sind

Land|kar|ten|zun|ge *f*: *→Lingua geographica*

Land|manns|haut *f* (Ⓔ farmer's skin): ***Syn:*** *Farmerhaut, Seemannshaut*; durch Wettereinflüsse hervorgerufene Hautalterung, die z.T. als Präkanzerose betrachtet wird

Landolt: Edmund Landolt; 1846–1926; schweizer Augenarzt (Paris)

Landolt-Ringe *pl* (Ⓔ Landolt's rings): ringförmige Optotypen* mit quadratischer Lücke

Landouzy: Louis Théophile Joseph Landouzy; 1845–1917; französischer Arzt (Paris)

Landouzy-Typhobazillose *f* (Ⓔ septic tuberculosis): ***Syn:*** *Landouzy-Sepsis, Tuberkulosesepsis, Sepsis tuberculosa acutissima*; meist tödlich verlaufende akut generalisierte Tuberkulose* bei Abwehrschwäche des Organismus; wird gelegentlich bei AIDS-Patienten beobachtet; *s.a. Essay Tuberkulose S. 2171*

Landry: Jean Baptiste Octave Landry; 1826–1865; französischer Neurologe (Paris)

Landry-Paralyse *f* (Ⓔ Landry's palsy): ***Syn:*** *Landry-Lähmung, Landry-Typ, Paralysis spinalis ascendens acuta*; akut aufsteigende Rückenmarkslähmung, die zu Lähmung der Schluck- und Atemmuskulatur führen kann; tritt z.B. als perakute Form des Guillain*-Barré-Syndroms auf; **Therapie**: Intubation und Beatmung

Landsteiner: Karl Landsteiner; 1868–1943; österreichischer Pathologe und Immunologe; Nobelpreisträger für Medizin 1930 für die Entdeckung der ABNull-Blutgruppen

Landsteiner-Antikörper *pl* (Ⓔ **1.–2.** Landsteiner's antibodies): **1.** die Antikörper der ABNull-Blutgruppen **2.** *→Donath-Landsteiner-Antikörper*

Landsteiner-Reaktion *f*: *→Donath-Landsteiner-Reaktion*

Landsteiner-Regel *f* (Ⓔ Landsteiner's rule): bei jedem Menschen werden nur diejenigen Alloagglutinine* gebildet, die nicht mit den ABNull-Blutgruppen* der eigenen Erythrozyten reagieren

Lange: Cornelia de Lange; 1871–1950; holländische Kinderärztin (Amsterdam)

Lange-Syndrom *nt*: *→Cornelia de Lange-Syndrom*

Langenbeck: Bernhard Rudolph Konrad von Langenbeck; 1810–1887; deutscher Chirurg (Berlin)

Langenbeck-Wundhaken *m* (Ⓔ Langenbeck's retractor): breiter, langer, stumpfer Wundhaken mit rechtwinklig abgebogenem Blatt

Län|gen|span|nungs|di|a|gramm *nt* (Ⓔ length-tension diagram): graphische Darstellung der Beziehung von Länge und Anspannung eines (quergestreiften) Muskels

Langer: Karl Langer, Ritter von Edelburg; 1819–1887; österreichischer Anatom (Wien)

Langer-Linien *pl* (Ⓔ Langer's lines): ***Syn:*** *Hautspaltlinien*; Spannungslinien der Haut, die bei der Schnittführung beachtet werden müssen; Inzisionen parallel zu den Langer-

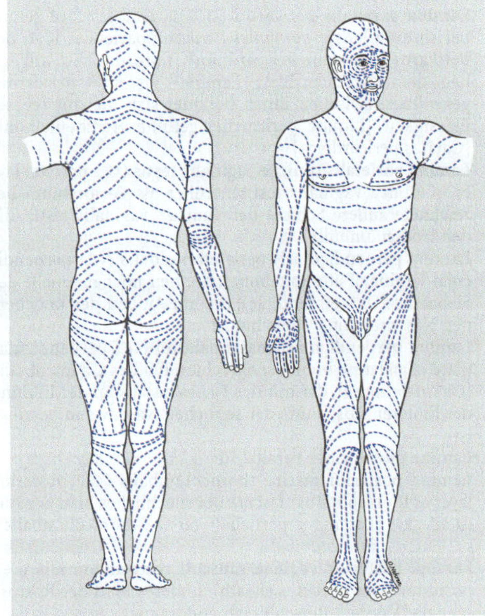

Abb. L3. Langer-Linien

Linien geben i.d.R. fast unsichtbare Narben, während quer zu den Spaltlinien verlaufende Inzisionen breite Narben hinterlassen

Langerhans: Paul Langerhans; 1847–1888; deutscher Pathologe (Berlin)

Langerhans-Inseln *pl* (Ⓔ islets of Langerhans): ***Syn:*** *Pankreasinseln, Insulae pancreaticae*; aus verschiedenen Zellarten [**A-Zellen, B-Zellen, D-Zellen, PP-Zellen**] bestehende Gewebeinseln, in denen die Pankreashormone [Insulin, Glucagon, Somatostatin, pankreatisches Polypeptid] gebildet werden; werden in ihrer Gesamtheit als **endokrines Pankreas** oder Inselorgan bezeichnet; *s.a. Pankreas*

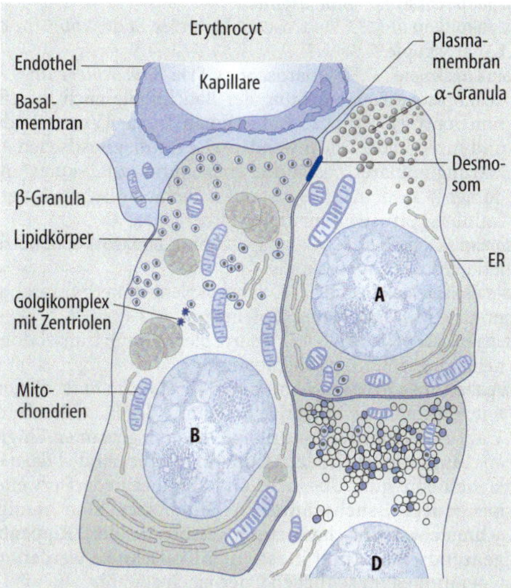

Abb. L4. Langerhans-Inseln

Langerhans-Zellen *pl* (Ⓔ Langerhans' cells): Makrophagen der Epidermis*, die Antigene aufnehmen und in regionären Lymphknoten den T-Lymphozyten präsentieren; *s.a. Histiozytosis X*

Langerhans-Zellhistiozytose *f*: → *Histiozytosis X*

Langhans: Theodor Langhans; 1859–1915; deutscher Pathologe (Bern)

Langhans-Riesenzelle *f*: → *Langhans-Zelle 1.*

Langhans-Struma *f* (Ⓔ Langhans' struma): ***Syn:*** *organoide Struma, wuchernde Struma Langhans*; semimalignes Schilddrüsenadenom, das hämatogen und lymphogen metastasieren kann, aber keine eindeutigen Malignitätszeichen besitzt; die Schilddrüse ist nicht vergrößert, sondern enthält solitäre oder multiple weiche Knoten aus reifem Parenchym

Langhans-Zelle *f* (Ⓔ **1.–2.** Langhans' cell): **1.** ***Syn:*** *Langhans-Riesenzelle*; bei spezifischen Entzündungen [Tuberkulose, Sarkoidose] auftretende mehrkernige Riesenzelle **2.** helle Epithelzelle der Langhans-Zellschicht*

Langhans-Zellschicht *f* (Ⓔ Langhans' layer): ***Syn:*** *Zytoblast, Zytotrophoblast*; teilungsaktive Zellschicht des Trophoblasten*

Lang|köp|fig|keit *f* (Ⓔ long-headedness): Dolichokephalie*, Dolichozephalie

Lang|nie|re *f* (Ⓔ long fused kidney): ***Syn:*** *Ren elongatus*; längliche Verschmelzungsniere*

Langsame-Wellen-Schlaf *m* (Ⓔ slow-wave sleep): ***Syn:*** *Slow-wave-sleep*; *s.u. Schlaf*

Längs|band, hinteres der Wirbelsäule *nt* (Ⓔ posterior longitudinal ligament): ***Syn:*** *Ligamentum longitudinale posterius*; auf der Rückseite der Wirbelkörper verlaufendes Band, das mit den Bandscheiben [Discus* intervertebralis] fest verwachsen ist; bildet die vordere Wand des Wirbelkanals [Canalis* vertebralis]

Längs|band, vorderes der Wirbelsäule *nt* (Ⓔ anterior longitudinal ligament): ***Syn:*** *Ligamentum longitudinale anterius*; kräftiges Band, das die Vorderfläche der Wirbelkörper miteinander verbindet; beginnt an der Pars* basilaris des Os* occipitale und zieht die gesamt Wirbelsäule entlang nach unten und endet als Ligamentum* sacrococcygeum anterius vorne am Steißbein

Längs|bruch *m* (Ⓔ longitudinal fracture): ***Syn:*** *Längsfraktur*; Fraktur mit längsverlaufender Bruchlinie

Längs|bün|del, dor|sa|les *nt* (Ⓔ dorsal longitudinal fasciculus): ***Syn:*** *Schütz-Längsbündel, Schütz-Bündel, Fasciculus longitudinalis posterior, Fasciculus longitudinalis dorsalis*; vom Zwischenhirn [Mesencephalon*] bis in die Medulla* oblongata reichendes Bündel markarmer Fasern, die Hypothalamuszentren mit Hirnstammzentren verbinden

Längs|bün|del, me|di|a|les *nt* (Ⓔ medial longitudinal fasciculus): ***Syn:*** *Fasciculus longitudinalis medialis*; vom oberen Mittelhirn [Mesencephalon*] bis in das Brustmark* reichende größte Assoziationsbahn des Hirnstamms; verbindet u.a. die Augenmuskelkerne untereinander und mit dem Akzessoriuskern [Nucleus* nervi accessorii]

Längs|bün|del, o|be|res *nt* (Ⓔ superior longitudinal fasciculus): ***Syn:*** *Fasciculus longitudinalis superior, Fasciculus arcuatus*; dickes Bündel von Assoziationsfasern* zwischen Scheitel- und Schläfenlappen

Längs|bün|del, un|te|res *nt* (Ⓔ inferior longitudinal fasciculus): ***Syn:*** *Fasciculus longitudinalis inferior*; dickes Bündel von Assoziationsfasern* zwischen Schläfen- und Hinterhauptslappen

Lang|schä|del *m* (Ⓔ long-headedness): Dolichokephalie*, Dolichozephalie

Längs|fa|ser|schicht, äu|ße|re *f* (Ⓔ external longitudinal layer): Stratum externum longitudinale; *s.u. Musculus detrusor vesicae*

Längs|fa|ser|schicht, in|ne|re *f* (Ⓔ internal longitudinal layer): Stratum internum longitudinale; *s.u. Musculus detrusor vesicae*

Längs|frak|tur *f*: → *Längsbruch*

Längs|la|ge *f* (Ⓔ longitudinal lie): Fruchtlage, bei der die Achse des Fetus parallel mit der Gebärmutterachse läuft; in 99 % der Fälle liegt der Kopf nach unten [Schädellage]*, beim Rest nach oben [Beckenendlage*]

Lang|wel|len|the|ra|pie *f* (Ⓔ long short wave therapy): *s.u. Diathermie*

Lang|zeit|be|at|mung *f* (Ⓔ long-term ventilation): ***Syn:*** *Dauerbeatmung*; künstliche Beatmung von mehr als 48 Stunden

Langzeit-EEG *nt* (Ⓔ long term electrocardiogram): *s.u. Essay Elektroenzephalogramm S. 563*

Lang|zeit|e|lek|tro|kar|di|o|gra|phie *f* (Ⓔ long term electrocardiography): ***Syn:*** *Langzeitelektrokardiografie*; kontinuierliche EKG-Aufzeichnung über 24–48 Stunden; *s.a. Elektrokardiographie*

Lang|zeit|prä|pa|ra|te *pl* (Ⓔ slow release preparations): Arzneimittel mit protrahierter Wirkung; *s.a. Depotpräparate*

Langzeitspeicher-EKG *nt* (Ⓔ long term electrocardiogram): *s.u. Essay Elektroenzephalogramm S. 563*

Langzeit-Sulfonamide *pl* (Ⓔ long-acting sulfonamides): *s.u. Sulfonamide*

Langzeitüberlebende mit HIV *pl* (Ⓔ long-term nonprogressors): ***Syn:*** *Long-term Nonprogressors*; *s.u. Essay AIDS S. 31*

Lanogo-Comedonen *pl*: → *Trichostasis spinulosa*

La|no|lin *nt* (Ⓔ lanolin): ***Syn:*** *Adeps lanae hydricus*; als Salbengrundlage verwendete Mischung aus Wollwachs [Adeps lanae], Wasser und flüssigem Paraffin

La|no|ste|rin *nt* (Ⓔ lanosterol): Zwischenprodukt der Cholesterinsynthese

Lansing-Stamm *m* (Ⓔ Lansing virus): *s.u. Poliomyelitis-Virus*

Lan|so|pra|zol *nt* (Ⓔ lansoprazole): irreversibler Hemmer der Protonenpumpe; senkt die Säuresekretion der Magenschleimhaut; **Anw.:** Magen-Darm-Geschwüre, Refluxösophagitis, Gastritis

Lan|tha|no|ide *pl* (Ⓔ lanthanides): *s.u. Element*

la|nu|gi|nös *adj* (Ⓔ lanuginous): von Lanugohaaren bedeckt, lanugoartig

La|nu|go *f* (Ⓔ lanugo): ***Syn:*** *Lanugohaar*; Oberbegriff für Flaumhaar und Wollhaar; **Flaumhaar** wird ab dem 4. Fetalmonat gebildet; es ist kurz, dünn, nicht pigmentiert und hat Wurzeln in der Dermis*; ab dem 6. Monat nach der Geburt wird es durch **Wollhaar** ersetzt; bei der Frau bleibt das Wollhaar auf dem größten Teil des Körpers erhalten; beim Mann wird es fast vollständig durch Terminalhaar* ersetzt

La|nu|go|haar *nt*: *→Lanugo*

Lanz: Otto Lanz; 1865–1935; schweizer Chirurg (Amsterdam)

Lanz-Punkt *m* (Ⓔ Lanz's point): Druckpunkt im rechten Unterbauch bei Appendizitis*

Lan|zett|e|gel *m* (Ⓔ lancet fluke): ***Syn:*** *kleiner Leberegel, Dicrocoelium dendriticum*; selten von Schafen auf den Menschen übertragener Saugwurm, der die Gallen- und Pankreasgänge befällt; chronischer Befall führt zu Fieber, Hepatomegalie, rezidivierenden Koliken, u.U. Gallengangsverschluss

Lan|zett|kok|ken *pl*: *→Streptococcus pneumoniae*

lan|zi|nie|rend *adj* (Ⓔ lancinating): (*Schmerz*) bohrend, stechend, blitzartig

LAP *Abk.*: *→Leucinaminopeptidase*

Lap. *Abk.*: **1.** *→Laparoskopie* **2.** *→Laparotomie*

Lapar-, lapar- *präf.*: *→Laparo-*

La|pa|rek|to|mie *f* (Ⓔ laparectomy): ***Syn:*** *Bauchwandexzision, Bauchdeckenplastik*; Teilentfernung der Bauchwand

Laparo-, laparo- *präf.*: Wortelement mit der Bedeutung **1.** „Bauch/Bauchhöhle/Unterleib" **2.** „Bauchdecke/Bauchwand"

La|pa|ro|en|te|ro|sto|mie *f* (Ⓔ laparoenterostomy): Anlegen eines künstlichen Darmausgangs [Anus* praeter] in der Bauchwand

La|pa|ro|en|te|ro|to|mie *f* (Ⓔ laparoenterotomy): Laparotomie* mit Eröffnung des Darms

La|pa|ro|gas|tro|sto|mie *f* (Ⓔ laparogastrostomy): ***Syn:*** *Zöliogastrostomie*; Anlegen einer äußeren Magenfistel in der Bauchwand

La|pa|ro|gas|tro|to|mie *f* (Ⓔ laparogastrotomy): ***Syn:*** *Zöliogastrotomie*; Laparotomie* mit Eröffnung des Magens

La|pa|ro|he|pa|to|to|mie *f* (Ⓔ laparohepatotomy): Laparotomie* mit Leberschnitt

La|pa|ro|hys|te|rek|to|mie *f* (Ⓔ laparohysterectomy): ***Syn:*** *Hysterectomia abdominalis, transabdominale/abdominale Hysterektomie*; Gebärmutterentfernung [Hysterektomie] durch den Bauchraum; die Vorteile liegen in der Übersichtlichkeit des Operationsgebietes und der Möglichkeit der Erweiterung des Operationsgebietes

Laparohystero-oophorektomie *f* (Ⓔ laparohystero-oophorectomy): ***Syn:*** *Laparohystero-ovariektomie*; transabdominelle Entfernung von Gebärmutter* und Eierstöcken*

Laparohystero-ovariektomie *f*: *→Laparohystero-oophorektomie*

La|pa|ro|hys|te|ro|pe|xie *f* (Ⓔ laparohysteropexy): ***Syn:*** *transabdominelle Hysteropexie*; Gebärmutteranheftung [Hysteropexie] mit Eröffnung der Bauchhöhle

Laparohysterosalpingo-oophorektomie *f* (Ⓔ laparohysterosalpingo-oophorectomy): ***Syn:*** *Laparohysterosalpingo-ovariektomie*; transabdominelle Entfernung von Gebärmutter*, Eileitern* und Eierstöcken*

Laparohysterosalpingo-ovariektomie *f*: *→Laparohysterosalpingo-oophorektomie*

La|pa|ro|hys|te|ro|to|mie *f* (Ⓔ laparohysterotomy): ***Syn:*** *transabdominelle Hysterotomie, Zöliohysterotomie*; Gebärmuttereröffnung [Hysterotomie*] durch den Bauchraum

La|pa|ro|il|e|o|to|mie *f* (Ⓔ laparoileotomy): Laparotomie* mit Eröffnung des Ileums

La|pa|ro|ko|lo|sto|mie *f* (Ⓔ laparocolostomy): Anlegen eines Dickdarmafters [Kolostoma] in der Bauchwand; *s.a. Anus praeter*

La|pa|ro|my|o|mek|to|mie *f* (Ⓔ laparomyomectomy): transabdominelle Myomektomie*

La|pa|ro|my|o|mo|to|mie *f* (Ⓔ laparomyomotomy): transabdominelle Myomotomie*

La|pa|ro|my|o|si|tis *f, pl* **-ti|den** (Ⓔ laparomyositis): Entzündung der Bauchwandmuskulatur

la|pa|ro|my|o|si|tisch *adj* (Ⓔ laparomyositic): Laparomyositis betreffend, von ihr betroffen oder gekennzeichnet

Laparo-ovariektomie *f* (Ⓔ laparo-oophorectomy): transabdominelle Eierstockentfernung [Ovariektomie*]

La|pa|ror|rha|phie *f* (Ⓔ laparorrhaphy): ***Syn:*** *Bauchwandnaht, Zöliorrhaphie*; Naht der Bauchwand nach traumatischer oder operativer Eröffnung oder Inzision

La|pa|ro|sal|pin|gek|to|mie *f* (Ⓔ laparosalpingectomy): ***Syn:*** *Zöliosalpingektomie, transabdominelle Salpingektomie*; transabdominelle Entfernung eines oder beider Eileiter

Laparosalpingo-oophorektomie *f* (Ⓔ laparosalpingo-oophorectomy): ***Syn:*** *Laparosalpingo-ovariektomie*; transabdominelle Entfernung von Eileiter* und Eierstock*

Laparosalpingo-ovariektomie *f*: *→Laparosalpingo-oophorektomie*

La|pa|ro|sal|pin|go|to|mie *f* (Ⓔ laparosalpingotomy): ***Syn:*** *Zöliosalpingotomie*; transabdominelle Eileitereröffnung [Salpingotomie*]

La|pa|ro|schi|sis *f*: *→Bauchspalte*

La|pa|ro|skop *nt* (Ⓔ laparoscope): starres Endoskop* für die Laparoskopie*

La|pa|ro|sko|pie *f* (Ⓔ laparoscopy): ***Syn:*** *Bauchspiegelung*; endoskopische Untersuchung der Bauchhöhle nach Insufflation von Gas [Luft, CO_2] über einen Trokar [**Veress-Nadel**] und Inzision der Bauchwand; meist zur diagnostischen Abklärung unklarer Zustände durchgeführt [z.B. Akutes* Abdomen]; kann nahtlos in einen therapeutischen Eingriff [minimal invasive Chirurgie*] übergehen

la|pa|ro|sko|pisch *adj* (Ⓔ laparoscopic): Laparoskopie betreffend, mittels Laparoskopie

La|pa|ro|sple|nek|to|mie *f* (Ⓔ laparosplenectomy): transabdominelle Milzentfernung [Splenektomie*]

La|pa|ro|sple|no|to|mie *f* (Ⓔ laparosplenotomy): transabdominelle Milzeröffnung [Splenotomie*]

La|pa|ro|to|mie *f* (Ⓔ laparotomy): ***Syn:*** *Bauchschnitt, Zöliotomie, Coeliotomia*; operative Eröffnung der Bauchhöhle; die Wahl der Schnittführung hängt von dem geplanten Eingriff ab; **Längsschnitte** in der Medianlinie oder parallel dazu erlauben eine gute Übersicht und sind bei Bedarf erweiterbar; **quere Bauchschnitte** heilen besser, sind weniger schmerzhaft und kosmetisch ansprechender; **Rippenbogenrandschnitt** und **Kostoumbilikalschnitt** werden für Operationen im seitlichen Oberbauch gewählt

explorative Laparotomie (Ⓔ explorative laparotomy): ***Syn:*** *Probelaparotomie, Explorativlaparotomie*; Eröffnung der Bauchhöhle zur Abklärung eines unklaren Zustandes oder zum Tumorstaging*

La|pa|ro|zel|le *f*: *→Bauchwandhernie*

La|pa|ro|zys|tek|to|mie *f* (Ⓔ laparocystectomy): transabdominelle Blasenentfernung [Zystektomie*]

La|pa|ro|zys|to|to|mie *f* (Ⓔ laparocystotomy): transabdominelle Blaseneröffnung [Zystotomie*]

La|pis *m* (Ⓔ lapis): Stein

Lapis divinus (Ⓔ lapis divinus): Ätzstift aus Kupferalaun; früher zum Ätzen der Augenbindehaut [Lapis ophthalmicus] verwendet

Lapis infernalis (Ⓔ lunar caustic): ***Syn:*** *Silbernitrat, Silbersalpeter, Höllenstein, Argentum nitricum*; Silberverbindung mit antiseptischer und kaustischer Wirkung

Lapis ophthalmicus (Ⓔ lapis ophthalmicus): *s.u. Lapis divinus*

LAPOCA *Abk.*: L-Asparaginase, Prednison, Vincristin (*engl.* oncovin), Cytarabin, Adriamycin

Läpp|chen *nt* (Ⓔ lobule): (*anatom.*) Lobulus; in der Klinik meist Bezeichnung für Hautläppchen bei der Lappenplastik*

läpp|chen|för|mig *adj*: *→lobulär*

Lap|pen *m* (Ⓔ lobe): (*anatom.*) Lobus; in der Klinik meist Bezeichnung für Hautlappen bei der Lappenplastik*

axial durchbluteter Lappen (Ⓔ random pattern flap): ***Syn:*** *random pattern flap; s.u. Lappenplastik*

limbischer Lappen (Ⓔ limbic lobe): an der Basis des Gehirns liegender Lappen, der u.a. Gyrus* cinguli, parahippocampalis und dentatus umfasst; ist an Vorgängen beteiligt, die das Verhalten und emotionale Reaktionen betreffen

randomisiert durchbluteter Lappen (Ⓔ random pattern flap): ***Syn:*** *random pattern flap; s.u. Lappenplastik*

Lap|pen|bron|chus *m* (Ⓔ lobar bronchus): ***Syn:*** *Lobarbronchus, Bronchus lobaris*; aus den Stammbronchien entstehende Lappenbronchien für die drei Lappen des rechten Lungenflügels und die beiden linken Lungenlappen

Lap|pen|e|le|phan|ti|a|sis *f, pl* **-ses** (Ⓔ pachydermatocele): ***Syn:*** *Elephantiasis neuromatosis, Wammen*; im Rahmen einer Neurofibromatosis* generalisata auftretende primär die Bauchdecke betreffende Schwellung der Haut

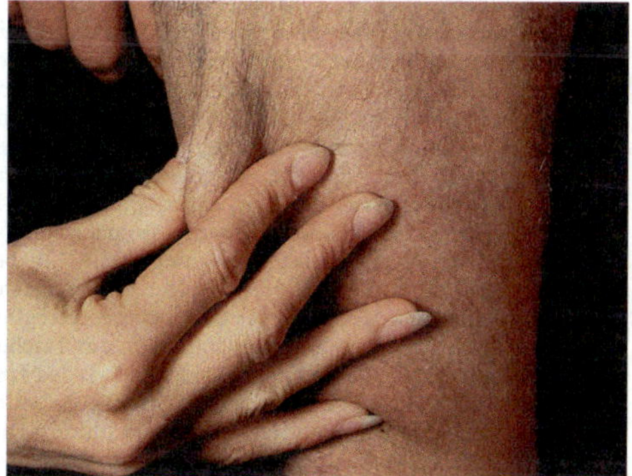

Abb. L5. Lappenelephantiasis

Lap|pen|plas|tik *f* (Ⓔ flap graft): Deckung von Hautdefekten durch gestielte Hautlappen, die aus der gesamten Haut und evtl. dem subkutanen Fettgewebe und weiteren Geweben, wie z.B. Muskel, Knochen, bestehen [**kombinierte Lappenplastik**]; je nach der Art der Gefäßversorgung unterscheidet man **randomisiert durchblutete Lappen** [random pattern flap] mit undefinierter kapillärer Versorgung und **axial durchblutete Lappen** [axial pattern flap] mit einem genau definierten Gefäßbaum; wird für die Lappenplastik Gewebe aus der unmittelbaren Umgebung des Defektes verwendet, spricht man von **Nahlappen**; je nach der Art der Verlagerung [Schwenken, Rotieren, Verschieben oder Transponieren] unterscheidet man **Schwenklappen, Rotationslappen, Verschiebelappen** und **Transpositionslappen;** wird der Lappen entfernt von der Entnahmestelle eingesetzt [z.B. Crossover-Plastik*], bezeichnet man ihn als **Fernlappen**

Lap|pen|pla|zen|ta *f* (Ⓔ lobed placenta): ***Syn:*** *Placenta multilobata*; aus zwei [**Placenta biloba**] oder mehreren Lappen aufgebaute Plazenta*; ca. 8–10 % aller Plazenten

Lap|pen|pneu|mo|nie *f*: → *Lobärpneumonie*

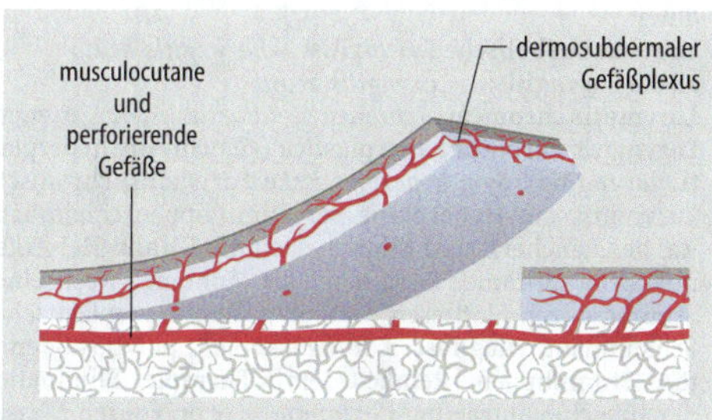

Abb. L6. Lappenplastik. Subkutan randomisiert durchbluteter Lappen

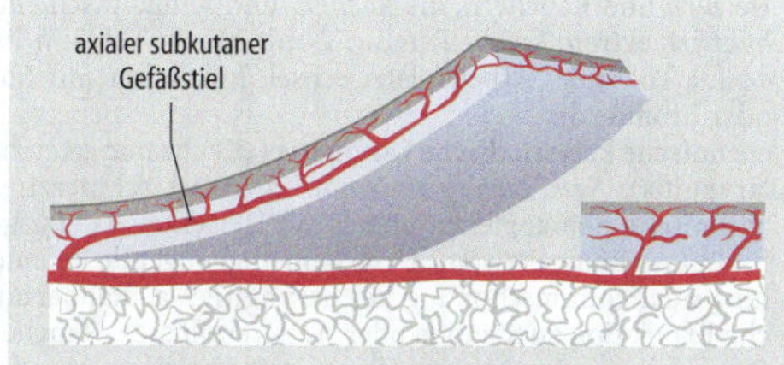

Abb. L7. Lappenplastik. Axial durchbluteter Lappen

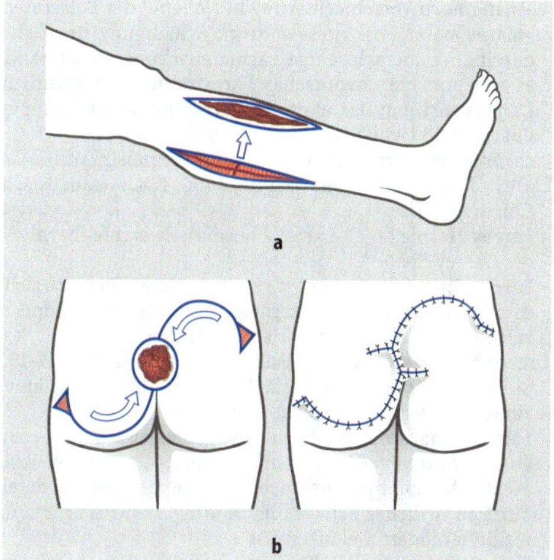

Abb. L8. Lappenplastik. Nahlappen. **a** Transpositionslappen, **b** Rotationslappen

Lap|pen|re|sek|ti|on *f* (Ⓔ lobectomy): ***Syn:*** *Lobektomie*; operative Entfernung eines Organlappens

Lap|pen|schnitt *m* (Ⓔ flap amputation): klassischer Amputationsschnitt mit Bildung eines Weichteillappens zur Stumpfdeckung

Lap|pen|zun|ge *f* (Ⓔ lobulated tongue): ***Syn:*** *Lingua lobata*; netzförmige Felderung der Zunge bei tertiärer Syphilis*

LAR *Abk.*: **1.** Latexagglutinationsreaktion **2.** linksatrialer Rhythmus

Lär|che *f* (Ⓔ European larch): ***Syn:*** *Larix decidua*; Baum aus der Familie der Kieferngewächse [Pinaceae]; verwendet wird der aus den Stämmen gewonnene Balsam [**Lärchenterpentin, venezianisches Terpentin, Terebinthina laricina, Terebinthina veneta**], der ätherisches Öl [α-, β-Pinen, Caren, Limonen], Harzsäuren und Diterpene* enthält; hat eine hyperämisierende und antiseptische Wirkung; **Anw.**: äußerlich bei rheumatischen und neuralgischen Beschwerden sowie Furunkeln; traditionell bei Entzündungen und Eiterungen und als lokales Antiseptikum*; innerlich als Diuretikum*

Lär|chen|ter|pen|tin *nt* (Ⓔ larch turpentine): *s.u. Lärche*

La|rix de|ci|du|la *f*: → *Lärche*

Lärm|schwer|hö|rig|keit *f* (Ⓔ loud noise deafness): ***Syn:*** *chronisches Lärmtrauma*; durch chronische Lärmeinwirkung verursachte Innenohrschwerhörigkeit*; Berufskrankheit durch jahrelange Exposition zu einem Lärmpegel von mind. 85 dB (A); anfangs erholt sich das Gehör bei Lärmpause, später ist die Schädigung permanent; weder Verbes-

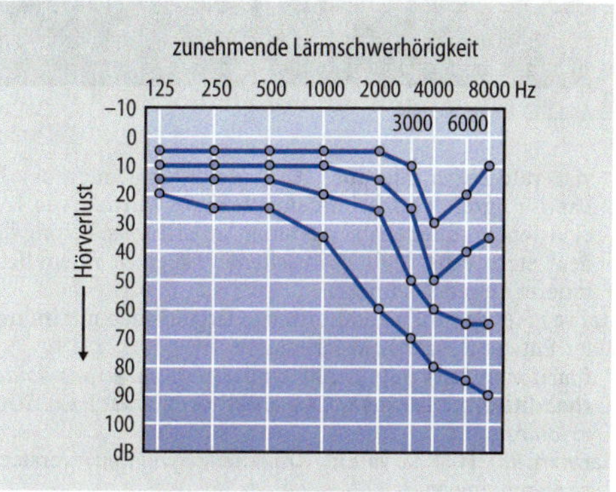

Abb. L9. Tonaudiogramm bei Lärmschwerhörigkeit

serung noch Verschlechterung bei Wegfall der Belastung

Lärm|trau|ma *nt* (Ⓔ noise injury): Schädigung des Gehörs durch eine überschwellige Lärmeinwirkung; meist handelt es sich um ein **chronisches Lärmtrauma** bei beruflicher Lärmexposition; das **akute Lärmtrauma** durch Lärmpegel über 120 dB (A) ist selten

chronisches Lärmtrauma: →*Lärmschwerhörigkeit*

Larrey: Dominique-Jean Larrey; 1766–1842; französischer Chirurg (Paris)

Larrey-Hernie *f* (Ⓔ Larrey's hernia): Zwerchfellhernie* in der Larrey-Spalte*

Larrey-Spalte *f* (Ⓔ Larrey's space): Muskellücke zwischen den Partes costalis und sternalis des Zwerchfells; kann zur Hernienbildung [Larrey*-Hernie] führen

Larsen: 1. Christian Magnus Falsen Sinding Larsen; 1866–1930; norwegischer Arzt (Oslo) **2.** Loren Joseph Larsen; amerikanischer Orthopäde im 20. Jahrhundert

Larsen-Johansson-Syndrom *nt* (Ⓔ Larsen's disease): ***Syn:*** *Osteopathia patellae juvenilis, Sinding-Larsen-Krankheit*; aseptische Epiphyseonekrose* im Apexbereich der Patella; führt zu örtlicher Schwellung, Rötung, Druckschmerz und rezidivierendem Gelenkerguss

Larsen-Syndrom *nt* (Ⓔ Larsen's syndrome): angeborene beidseitige Luxation der Knie-, Hüft- und Ellenbogengelenke kombiniert mit abgeplattetem Gesicht, prominenter Stirn und dysproportioniertem Minderwuchs

Larsson: Tage Konrad Leopold Larsson; schwedischer Arzt im 20. Jahrhundert

Larsson-Syndrom *nt*: →*Sjögren-Larsson-Syndrom*

Lar|va *f, pl* **-vae** (Ⓔ larva): Larve, Mückenlarve

Larva currens (Ⓔ larva currens): *s.u. Larva migrans*

Larva migrans (Ⓔ larva migrans): ***Syn:*** *Hautmaulwurf, wandernde Myiasis, Kriechkrankheit, creeping disease, Myiasis linearis migrans*; durch Nematodenlarven hervorgerufene, stark juckende Dermatitis* mit typischen geröteten Gangstrukturen in der Haut; die Larven bewegen sich unterschiedlich schnell, die Larve von Strongyloides stercoralis erreicht bis zu 10 cm/Stunde [**Larva currens**]; da die Larven oft im warmen Sand gefunden werden und sich in die nackte Haut einbohren, ist die Larva migrans eine typische **Urlaubsdermatose; Therapie:** Thiabendazol* systemisch; **Prognose:** selbstlimitierende Erkrankung, die meist innerhalb von 4 Wochen spontan abheilt

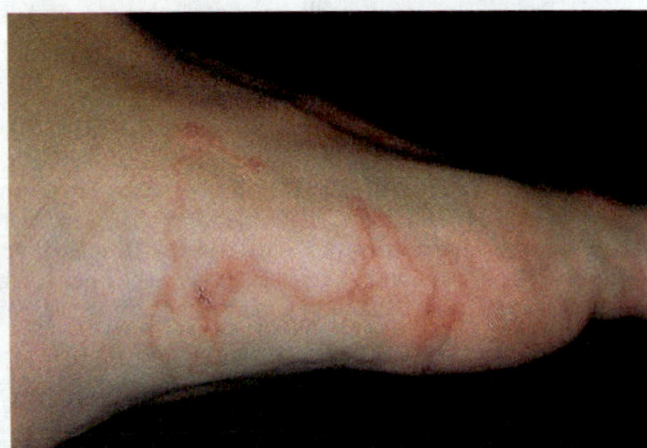

Abb. L10. Larva migrans

viszerale Larva migrans (Ⓔ visceral larva migrans): bei Larva migrans durch humanpathogene Wurmlarven [Ancylostoma* duodenale, Necator* americanus, Strongyloides* stercoralis] kann es in seltenen Fällen zu einem Befall innerer Organer kommen

Lar|ve *f* (Ⓔ larva): Jugendform von Organismen mit indirekter Entwicklung, z.B. Mückenlarve

filariforme Larven (Ⓔ filiform larvae): *s.u. Strongyloidose*

rhabditiforme Larven (Ⓔ rhabditiform larvae): *s.u. Strongyloidose*

lar|viert *adj* (Ⓔ larvate): (*Krankheit, Symptom*) versteckt, verkappt, maskiert

lar|vi|zid *adj* (Ⓔ larvicidal): larven(ab)tötend

Laryng-, laryng- *präf.*: →*Laryngo-*

La|ryn|gal|gie *f* (Ⓔ laryngalgia): ***Syn:*** *Kehlkopfschmerz, Larynxschmerz*; Schmerzen im Kehlkopf [Larynx]

la|ryn|ge|al *adj* (Ⓔ laryngeal): Kehlkopf/Larynx betreffend

La|ryn|gek|to|mie *f* (Ⓔ laryngectomy): ***Syn:*** *Kehlkopfentfernung, Kehlkopfexstirpation, Larynxentfernung, Larynxexstirpation*; operative (Teil-)Entfernung des Kehlkopfes; die Totalexstirpation ist meist auch mit einer Ausräumung der angrenzenden Muskeln und Lymphknoten verbunden [**Neck dissection en bloc**]; die Totalentfernung macht eine Trennung von Luft- und Speiseweg nötig; damit verliert der Laryngektomierte u.a. Sprache, Mundatmung, Riechvermögen und Bauchpresse; der Tracheastumpf wird in die Halshaut eingenäht und bildet ein **Tracheostoma**; wichtigste Aufgabe in der postoperativen Betreuung ist die Hilfe bei der Wiedergewinnung der Sprache; die **chirurgische Stimmrehabilitation** besteht in der Bildung einer **Neoglottis**; dabei handelt es sich um einen Shunt von der Trachea zum Hypopharynx* oder Ösophagusmund, durch den Luft gepresst werden kann; die **konservative Stimmrehabilitation** umfasst **1. Ösophagusersatzstimme:** verschluckte Luft wird hochgerülpst [Rülpssprache, Ruktussprache] und der Ösophagusmund formt daraus Laute [**Pseudoglottis**] **2. Elektrolarynx:** kleiner, batteriebetriebener Tongenerator, der auf die Haut über dem Mundboden oder Hals aufgesetzt wird; die von ihm ausgehenden Schwingungen breiten sich in die Weichteile fort und werden durch die Luft in Rachen, Nase und Mund in eine monotone Sprache umgesetzt **3. Stimmprothesen:** in den Hypopharynx* eingesetzte Ventile, die mit der Trachea* verbunden sind

la|ryn|gek|to|mie|ren *v* (Ⓔ laryngectomize): eine Laryngektomie durchführen, den Kehlkopf entfernen

La|ryn|gi|tis *f, pl* **-ti|den** (Ⓔ laryngitis): ***Syn:*** *Larynxentzündung, Kehlkopfentzündung*; Entzündung der Kehlkopfschleimhaut oder des Kehlkopfskeletts

Laryngitis acuta (Ⓔ acute laryngitis): ***Syn:*** *akute Laryngitis, akute katarrhalische Laryngitis*; akute katarrhalische Kehlkopfentzündung als Teilerscheinung einer [meist viralen] Entzündung der oberen Luftwege oder nach übermäßiger Belastung durch trockene, rauchhaltige Luft [nichtentzündlicher Reizzustand]; **Klinik:** raue Stimme, Heiserkeit bis Aphonie, Trockenheitsgefühl, Brennen und Kitzeln im Hals, Hustenreiz, evtl. Schmerzen; **Diagnose:** Laryngoskopie*: die Stimmlippen sind gerötet, meist findet sich Fibrin und zäher Schleim auf den Stimmlippen; **Therapie:** Stimmschonung, Rauchverbot, Antitussivum, Dampfinhalation [Kamille, Salbei], Antibiotika bei eitriger Entzündung

akute katarrhalische Laryngitis: →*Laryngitis acuta*

akute Laryngitis: →*Laryngitis acuta*

Laryngitis chronica: →*chronische katarrhalische Laryngitis*

Laryngitis chronica hyperplastica (Ⓔ chronic hyperplastic laryngitis): ***Syn:*** *hyperplastische Laryngitis*; chronische Laryngitis mit Hyperplasie der Stimmlippenschleimhaut, v.a. bei Rauchern und Stimmbelastung; **Klinik:** Heiserkeit mit tiefer Stimme, Dysphonie bis Aphonie; wechselnde Stimme durch Flottieren der polypösen, hyperplastischen Schleimhaut; **Diagnose:** Laryngoskopie*, polypös-ödematöse Stimmlippen [**Reinke-Ödem**]; **Therapie:** Elimination der Ursache; Abtragung [Stripping] der polypösen Massen mittels direkter Laryngoskopie in Allgemeinnarkose

Laryngitis chronica sicca (Ⓔ chronic dry laryngitis): chronische Laryngitis, z.B. bei Glasbläsern, Hochofenarbeitern, Heizern und Rauchern; die Rachen- und Kehlkopfschleimhaut ist extrem trocken und z.T. mit zähem Schleim bedeckt; **Therapie:** Arbeitsplatzwechsel, Inhalation mit Sole oder Bromhexin

chronische katarrhalische Laryngitis (Ⓔ chronic catarrhal laryngitis): ***Syn:*** *Laryngitis chronica*; meist schmerzfreie chronische Kehlkopfentzündung mit Heiserkeit, Globusgefühl* und Räusperzwang; **Ursachen:** ungenügende Behandlung oder Stimmschonung bei Laryngitis* acuta, berufliche Exposition zu Stäuben oder Wettereinflüssen, Rauchen, Behinderung der Nasenatmung mit ständiger Mundatmung, Überbelastung bei falscher Stimmtechnik; **Diagnose:**

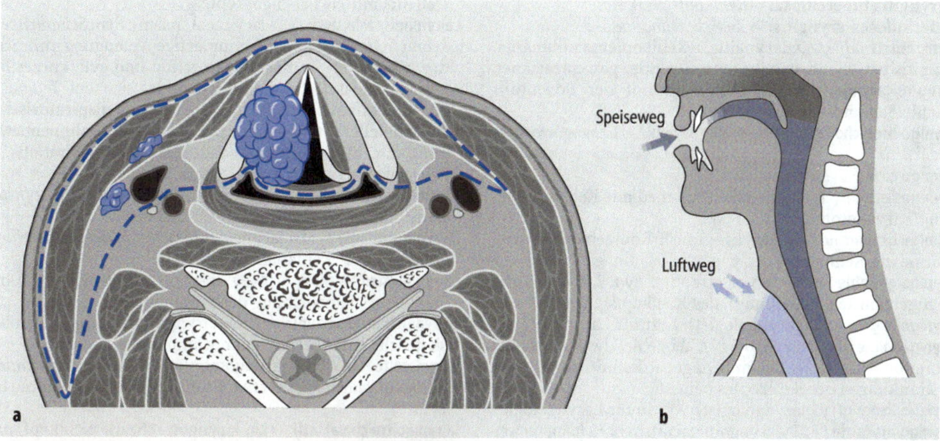

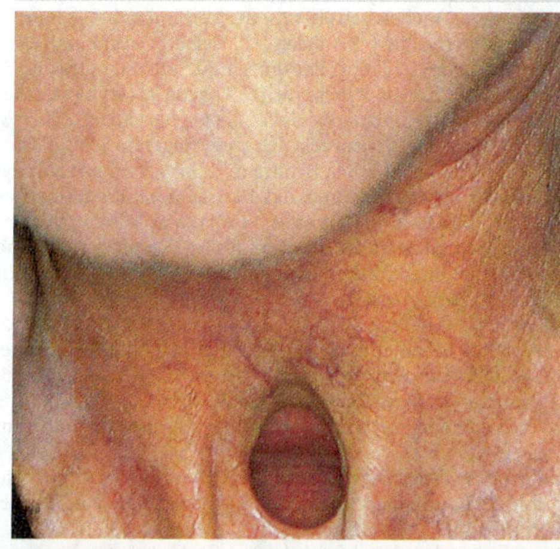

Abb. L11. Laryngektomie. **a** Schema der neck dissection, **b** Trennung von Luft- und Speiseweg, **c** Zustand nach Laryngektomie

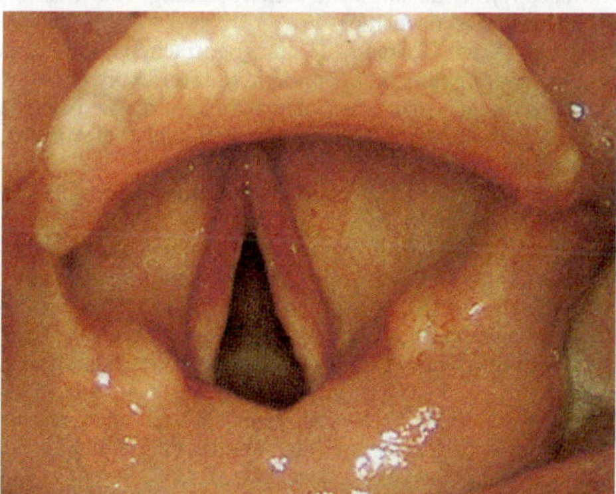

Abb. L12. Laryngitis acuta

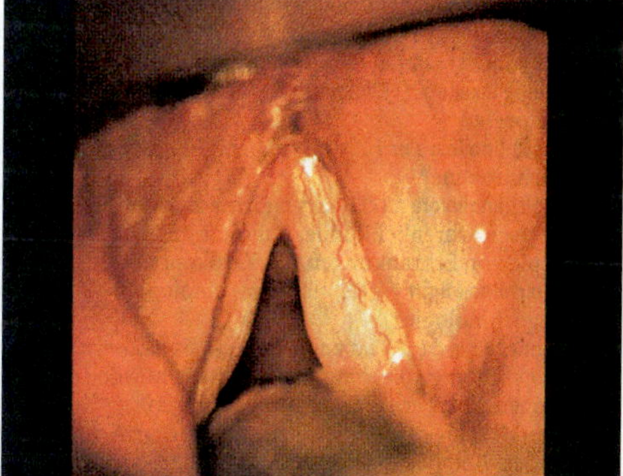

Abb. L13. Laryngitis chronica hyperplastica

Laryngoskopie*: die Stimmlippen sind gerötet und verdickt, schleimbedeckt oder auffällig trocken; die Schleimhaut ist gerötet und aufgelockert; **Therapie:** Stimmschonung [Verbot von Nicotin, Alkohol, scharfen Gewürzen], Elimination schädlicher Einflüsse, Dampfinhalation, evtl. Klimakur [Seeklima]

hyperplastische Laryngitis: *→Laryngitis chronica hyperplastica*

kruppöse Laryngitis: *→akuter infektiöser Krupp*

membranöse Laryngitis (Ⓔ membranous laryngitis): Laryngitis mit Ausbildung pseudomembranöser Membranen; kann zu Laryngitis subglottica acuta führen

Laryngitis stridulosa (Ⓔ spasmodic laryngitis): zu den Kruppsyndromen gehörige akute Kehlkopfaffektion mit Heiserkeit, Husten und inspiratorischem Stridor*; meist gleichgesetzt mit Laryngitis* subglottica acuta

Laryngitis subglottica acuta: *→akuter infektiöser Krupp*

Laryngitis subglottica chronica (Ⓔ chronic subglottic laryngitis): chronische subglottische Laryngitis, die Wochen bis Monate andauern kann

Laryngitis tuberculosa: →*Kehlkopftuberkulose*
tuberkulöse Laryngitis: →*Kehlkopftuberkulose*
la|ryn|gi|tisch *adj* (Ⓔ laryngitic): Kehlkopfentzündung/Laryngitis betreffend, von ihr betroffen oder gekennzeichnet
Laryngo-, laryngo- *präf.*: Wortelement mit der Bedeutung „Kehle/Schlund/Larynx"
La|ryn|go|bron|cho|tra|che|i|tis *f, pl* **-ti|den**: →*Laryngotracheobronchitis*
La|ryn|go|ce|le *f*: →*Laryngozele*
La|ryn|go|fis|sur *f* (Ⓔ laryngofissure): mediane Kehlkopfspaltung/Laryngotomie*
La|ryn|go|gramm *nt* (Ⓔ laryngogram): Röntgenkontrastaufnahme des Kehlkopfs
La|ryn|go|gra|phie *f* (Ⓔ laryngography): ***Syn:*** *Laryngografie*; Röntgenkontrastdarstellung* des Kehlkopfs/Larynx*
La|ryn|go|lo|ge *m* (Ⓔ laryngologist): Arzt für Laryngologie*
La|ryn|go|lo|gie *f* (Ⓔ laryngology): Teilgebiet der Hals-Nasen-Ohrenheilkunde, das sich mit Diagnostik und Therapie von Erkrankungen des Kehlkopfes befasst
La|ryn|go|lo|gin *f* (Ⓔ laryngologist): Ärztin für Laryngologie*
La|ryn|go|ma|la|zie *f* (Ⓔ laryngomalacia): ***Syn:*** *Kehlkopferweichung*; Erweichung des Kehlkopfskelettes, z.B. bei Perichondritis*
La|ryn|go|pa|ra|ly|se *f*: →*Kehlkopflähmung*
La|ryn|go|pa|thie *f* (Ⓔ laryngopathy): ***Syn:*** *Kehlkopferkrankung*; allgemeine Bezeichnung für Erkrankungen des Kehlkopfes
la|ryn|go|pha|ryn|ge|al *adj* (Ⓔ laryngopharyngeal): ***Syn:*** *pharyngolaryngeal*; Kehlkopf und Rachen/Pharynx betreffend oder verbindend
La|ryn|go|pha|ryn|gek|to|mie *f* (Ⓔ laryngopharyngectomy): kombinierte Laryngektomie* und Pharyngektomie*
La|ryn|go|pha|ryn|gi|tis *f, pl* **-ti|den** (Ⓔ laryngopharyngitis): Entzündung von Kehlkopf [Larynx*] und Rachen [Pharynx*]
la|ryn|go|pha|ryn|gi|tisch *adj* (Ⓔ laryngopharyngitic): Laryngopharyngitis betreffend, von ihr betroffen oder gekennzeichnet
La|ryn|go|pha|rynx *m* (Ⓔ laryngopharynx): ***Syn:*** *Hypopharynx, Pars laryngea pharyngis*; unterer Schlundbereich über und hinter dem Kehlkopf [Larynx*]
La|ryn|go|pho|nie *f* (Ⓔ laryngophony): über dem Kehlkopf auskultierbare Stimme
La|ryn|go|phthi|se *f*: →*Kehlkopftuberkulose*
La|ryn|go|ple|gie *f*: →*Kehlkopflähmung*
La|ryn|go|pto|sis *f, pl* **-ses** (Ⓔ laryngoptosis): ***Syn:*** *Kehlkopfsenkung*; meist altersbedingte Absenkung des Kehlkopfs
La|ryn|go|py|o|ze|le *f* (Ⓔ laryngopyocele): mit Eiter gefüllte Laryngozele*
La|ryn|go|rhi|no|lo|ge *m* (Ⓔ laryngorhinologist): Arzt für Laryngorhinologie*
La|ryn|go|rhi|no|lo|gie *f* (Ⓔ laryngorhinology): Teilgebiet der Hals-Nasen-Ohrenheilkunde, das sich mit Diagnostik und Therapie von Erkrankungen von Kehlkopf und Nase befasst
La|ryn|go|rhi|no|lo|gin *f* (Ⓔ laryngorhinologist): Ärztin für Laryngorhinologie*
La|ryn|gor|rha|gie *f* (Ⓔ laryngorrhagia): ***Syn:*** *Larynxblutung, Kehlkopfblutung*; die häufigsten Ursachen von Kehlkopfblutungen sind Verletzungen und Tumoren
La|ryn|gor|rha|phie *f* (Ⓔ laryngorrhaphy): ***Syn:*** *Kehlkopfnaht*; Naht des Kehlkopfs nach traumatischer oder operativer Eröffnung
La|ryn|gor|rhoe *f, pl* **-rho|en** (Ⓔ laryngorrhea): Schleimabsonderung aus dem Kehlkopf [Larynx]
La|ryn|go|skop *nt* (Ⓔ **1.–2.** laryngoscope): **1.** ***Syn:*** *Kehlkopfspiegel*; Instrument zur indirekten Untersuchung des Kehlkopfes **2.** Endoskop* zur direkten Untersuchung des Kehlkopfes
La|ryn|go|sko|pie *f* (Ⓔ laryngoscopy): ***Syn:*** *Kehlkopfspiegelung*; endoskopische Untersuchung des Kehlkopfes
direkte Laryngoskopie (Ⓔ direct laryngoscopy): Laryngoskopie mit einem speziellen Endoskop*
indirekte Laryngoskopie (Ⓔ indirect laryngoscopy): Laryngoskopie mit einem Kehlkopfspiegel
la|ryn|go|sko|pisch *adj* (Ⓔ laryngoscopic): Laryngoskopie betreffend, mittels Laryngoskopie
La|ryn|go|spas|mus *m* (Ⓔ laryngeal spasm): ***Syn:*** *Stimmritzenkrampf, Glottiskrampf*; krampfartige Verengung mit Stridor*, Atemnot, Zyanose, Angstgefühl und evtl. kurzer Bewusstlosigkeit [**Ictus laryngis**]; findet sich bei Tetanus*, Spasmophilie*, Fremdkörperreiz oder als **inspiratorischer funktioneller Stridor** mit paradoxer Stimmlippenbewegung, d.h., die Stimmlippe schließt sich bei Inspiration
La|ryn|go|ste|no|se *f*: →*Larynxstenose*
La|ryn|go|sto|ma *nt* (Ⓔ laryngostomy): ***Syn:*** *Kehlkopffistel*; künstlich angelegte Kehlkopföffnung nach außen
La|ryn|go|sto|mie *f* (Ⓔ laryngostomy): ***Syn:*** *Kehlkopffistelung*; Anlegen einer Kehlkopffistel
La|ryn|go|stro|bo|skop *nt* (Ⓔ laryngostroboscope): Stroboskop* zur Untersuchung der Stimmlippen
La|ryn|go|stro|bo|sko|pie *f* (Ⓔ laryngostroboscopy): stroboskopische Untersuchung der Stimmlippen
La|ryn|go|to|mie *f* (Ⓔ laryngotomy): ***Syn:*** *Kehlkopferöffnung, Kehlkopfspaltung*; operative Eröffnung des Kehlkopfes [Larynx*]
la|ryn|go|tra|che|al *adj* (Ⓔ laryngotracheal): Kehlkopf und Luftröhre/Trachea betreffend oder verbindend
La|ryn|go|tra|che|i|tis *f, pl* **-ti|den** (Ⓔ laryngotracheitis): Entzündung von Kehlkopf [Larynx*] und Luftröhre [Trachea*]
bakterielle Laryngotracheitis (Ⓔ bacterial laryngotracheobronchitis): ***Syn:*** *bakterielle Laryngobronchotracheitis*; meist auf einen Virusinfekt [Grippe] folgende Sekundärinfektion von Kehlkopf, Luftröhre und Bronchien mit Staphylococcus aureus, Pneumokokken, Haemophilus influenzae oder Moraxella catarrhalis; führt zu hohem Fieber, Heiserkeit, Husten, in- und exspiratorischem Stridor und Halsschmerzen; **Therapie**: angefeuchteter Sauerstoff, Antibiotika, Antipyretika
la|ryn|go|tra|che|i|tisch *adj* (Ⓔ laryngotracheitic): Laryngotracheitis betreffend, von ihr betroffen oder gekennzeichnet
La|ryn|go|tra|che|o|bron|chi|tis *f, pl* **-ti|den** (Ⓔ laryngotracheobronchitis): ***Syn:*** *Laryngobronchotracheitis*; Entzündung von Kehlkopf [Larynx*], Luftröhre [Trachea*] und Bronchien
la|ryn|go|tra|che|o|bron|chi|tisch *adj* (Ⓔ laryngotracheobronchitic): Laryngotracheobronchitis betreffend, von ihr betroffen oder gekennzeichnet
La|ryn|go|tra|che|o|bron|cho|sko|pie *f* (Ⓔ laryngotracheobronchoscopy): endoskopische Untersuchung von Kehlkopf, Luftröhre und Bronchien
La|ryn|go|tra|che|o|sko|pie *f* (Ⓔ laryngotracheoscopy): endoskopische Untersuchung von Kehlkopf und Luftröhre
La|ryn|go|tra|che|o|to|mie *f* (Ⓔ laryngotracheotomy): ***Syn:*** *Tracheolaryngotomie*; Eröffnung von Kehlkopf [Larynx*] und Luftröhre [Trachea*]
La|ryn|go|ty|phus *m* (Ⓔ typhoid laryngitis): Laryngitis* bei Typhus* abdominalis
La|ryn|go|ves|ti|bu|li|tis *f, pl* **-ti|den** (Ⓔ laryngovestibulitis): Entzündung von Kehlkopf [Larynx*] und Vestibulum laryngis
la|ryn|go|ves|ti|bu|li|tisch *adj* (Ⓔ laryngovestibulitic): Laryngovestibulitis betreffend, von ihr betroffen oder gekennzeichnet
La|ryn|go|xe|ro|se *f* (Ⓔ laryngoxerosis): ***Syn:*** *Laryngoxerosis*; pathologische Trockenheit der Kehlkopfschleimhaut; führt zu Laryngitis* chronica sicca
La|ryn|go|xe|ro|sis *f, pl* **-ses**: →*Laryngoxerose*
La|ryn|go|ze|le *f* (Ⓔ laryngocele): ***Syn:*** *Luftsack, Luftgeschwulst, Laryngocele*; angeborene oder erworbene Aussackung des Ventriculus* laryngis; wölbt sich die Aussackung nach außen vor, spricht man von **äußerer Laryngozele**; bei **inneren Laryngozelen** liegt die Aussackung im Kehlkopf und kann zu Heiserkeit und Luftnot führen; die **Therapie** besteht in einer Abtragung von außen [*Abb. L16*]
La|ryn|go|zen|te|se *f* (Ⓔ laryngocentesis): ***Syn:*** *Kehlkopfpunktion*; Punktion des Kehlkopfs, z.B. zur Probenentnahme
La|rynx *m, pl* **-ryn|ges** (Ⓔ larynx): ***Syn:*** *Kehlkopf*; der Kehlkopf besteht aus einem Knorpelskelett [**Cartilagines laryngis**], dessen Einzelteile durch Gelenke [Articulationes laryngis] verbunden sind, die durch Muskeln und Bänder zu-

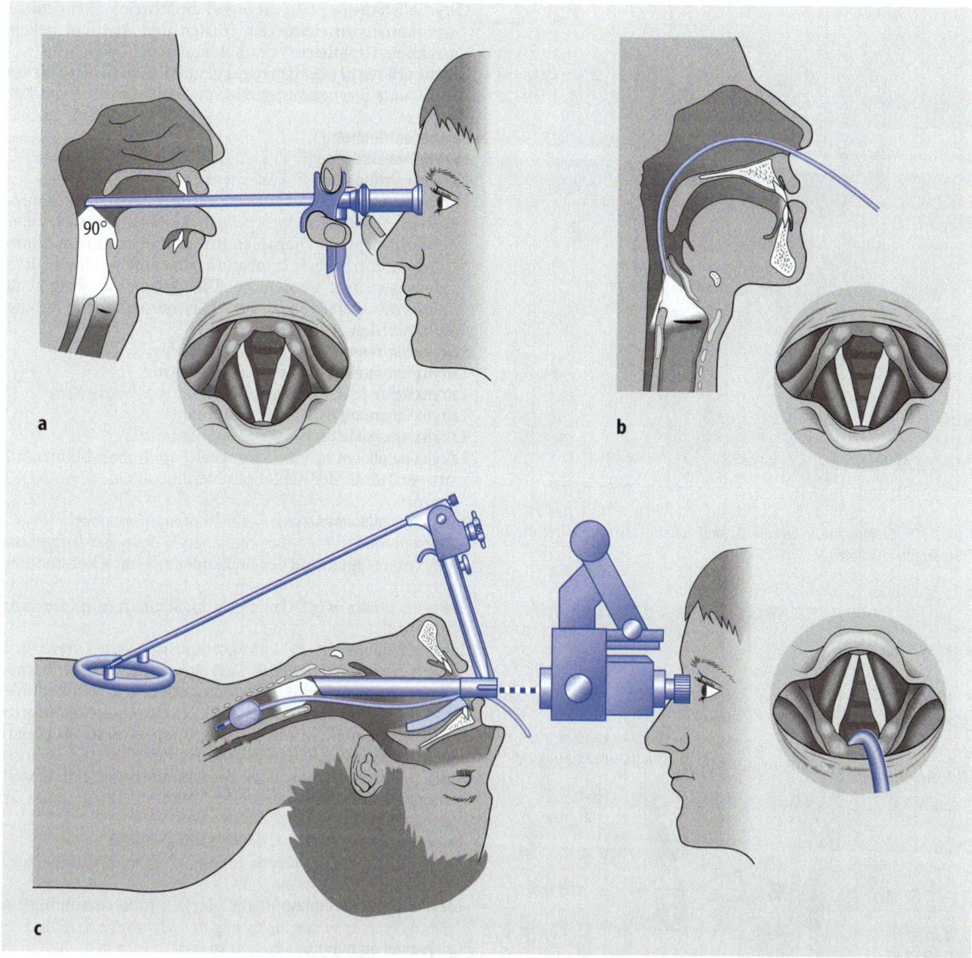

Abb. L14. Direkte Laryngoskopie. **a** starre Lupenlaryngoskopie, **b** flexibles Laryngoskop, **c** starre Laryngoskopie mit Operationsmikroskop

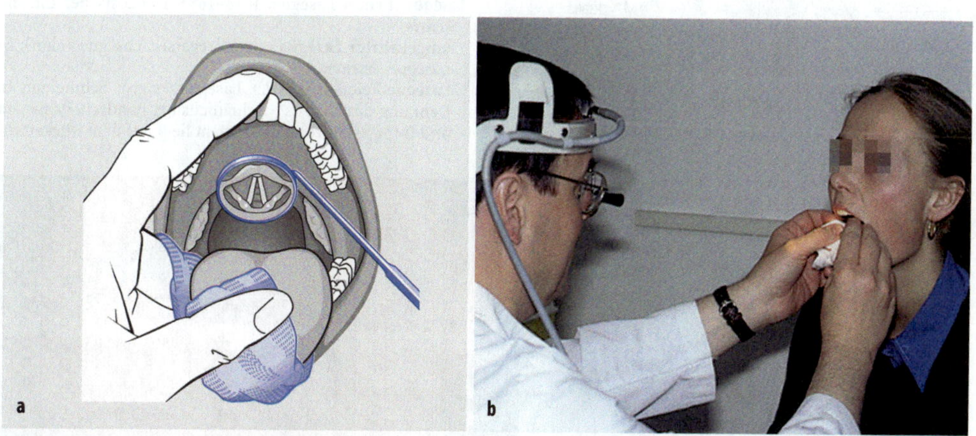

Abb. L15. Indirekte Laryngoskopie. **a** normaler Spiegelbefund, **b** Haltung von Spiegel und Zunge

sammengehalten, verstärkt und ergänzt werden; im Binnenraum des Kehlkopfes [**Cavitas laryngis**] liegt der Stimmapparat [**Glottis**]; neben der Stimmbildung beteiligt sich der Kehlkopf auch am Verschluss der unteren Atemwege; die Luftröhre [Trachea*] beginnt am Unterrand des Ringknorpels [Cartilago* cricoidea], dem untersten Kehlkopfknorpel [*Abb. L17*]

La|rynx|blu|tung *f* (Ⓔ laryngorrhagia): Laryngorrhagie*

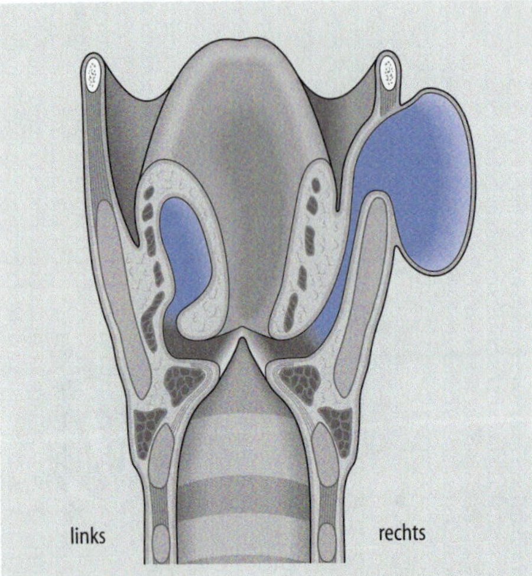

Abb. L16. Laryngozele. Innere [links] und äußere Laryngozele [rechts] im Kehlkopfquerschnitt

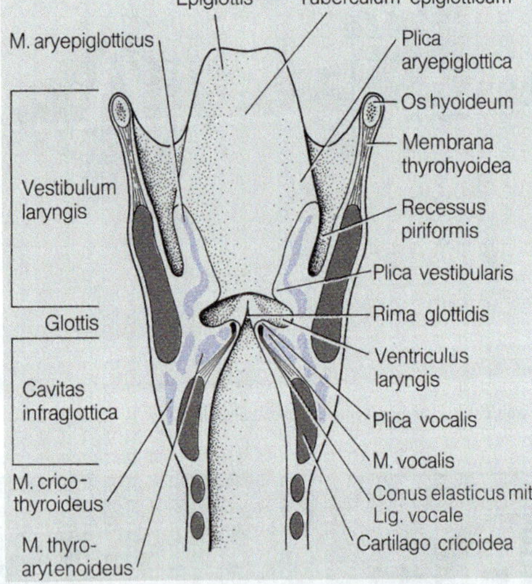

Abb. L17. Larynx. Frontalschnitt durch den Kehlkopf

La|rynx|diph|the|rie *f* (Ⓔ laryngeal diphtheria): ***Syn:*** *Kehlkopfdiphtherie*; von Heiserkeit, Husten und Atemnot gekennzeichnete Diphtherie* des Kehlkopfs; *s.a. Krupp*

La|rynx|drü|sen *pl* (Ⓔ laryngeal glands): ***Syn:*** *Kehlkopfdrüsen, Glandulae laryngeales*; gemischte Schleimdrüsen des Kehlkopfes

La|rynx|ent|fer|nung *f*: *→Laryngektomie*

La|rynx|ent|zün|dung *f*: *→Laryngitis*

La|rynx|ex|stir|pa|tion *f*: *→Laryngektomie*

La|rynx|frak|tur *f* (Ⓔ laryngeal fracture): ***Syn:*** *Larynxknorpelfraktur*; Fraktur des knorpeligen Kehlkopfgerüstes, v.a. des Schildknorpels; **Therapie**: instabile Frakturen können durch endotracheale Intubation oder Einlage eines T-Röhrchens geschient werden; bei Dislokation von Fragmenten sollte eine operative Fixierung [Chondrosynthese] durchgeführt werden

La|rynx|kar|zi|nom *nt*: *→Kehlkopfkarzinom*

La|rynx|knor|pel|frak|tur *f*: *→Larynxfraktur*

La|rynx|kri|se *f* (Ⓔ laryngeal crisis): *s.u. tabische Krise*

La|rynx|läh|mung *f*: *→Kehlkopflähmung*

La|rynx|mus|ku|la|tur *f*: *→Kehlkopfmuskulatur*

La|rynx|pa|pil|lom *nt* (Ⓔ laryngeal papilloma): blumenkohlartiger Tumor der Kehlkopfschleimhaut; *s.a. Larynxpapillomatose*

La|rynx|pa|pil|lo|ma|to|se *f*: *→Kehlkopfpapillomatose*

La|rynx|plas|tik *f* (Ⓔ laryngoplasty): ***Syn:*** *Kehlkopfplastik*; plastische Operation des Kehlkopfs, z.B. nach Karzinomentfernung

La|rynx|schmerz *m* (Ⓔ laryngalgia): Schmerzen im Kehlkopf [Larynx]

La|rynx|ste|no|se *f* (Ⓔ laryngostenosis): ***Syn:*** *Larynxverengung, Kehlkopfverengung, Laryngostenose, Kehlkopfstenose*; Einengung der Kehlkopflichtung durch z.B. Kehlkopfödem [häufige Intubationsfolge!] oder Tumoren der Stimmritze; **Klinik**: Atemnot, inspiratorischer und exspiratorischer Stridor bei Einengung auf ca. die Hälfte; **Therapie**: endoskopische Fremdkörper- oder Tumorentfernung, evtl. Erweiterungsplastik; bei inoperablen Tumoren Anlage eines Tracheostomas*

La|rynx|tu|ber|ku|lo|se *f*: *→Kehlkopftuberkulose*

La|rynx|tu|bus *m* (Ⓔ larynx tube): *s.u. Essay Verfahren zur Sicherung der Atemwege S. 1533*

Larynx-Tubus-Suctioning *nt* (Ⓔ larynx tube suctioning): *s.u. Essay Verfahren zur Sicherung der Atemwege S. 1533*

La|rynx|ver|en|gung *f*: *→Larynxstenose*

LAS *Abk.*: **1.** lokales Anpassungssyndrom **2.** Lymphadenopathiesyndrom

Lasègue: Ernest Lasègue; 1816–1883; französischer Internist (Paris)

umgekehrter Lasègue *m* (Ⓔ reversed Lasègue's sign): *s.u. Lasègue-Zeichen*

Lasègue-Zeichen *nt* (Ⓔ Lasègue's sign): Schmerzen bei Dehnung des Nervus* ischiadicus bei Bandscheibenvorfall und Ischiassyndrom; der Patient liegt auf dem Rücken und

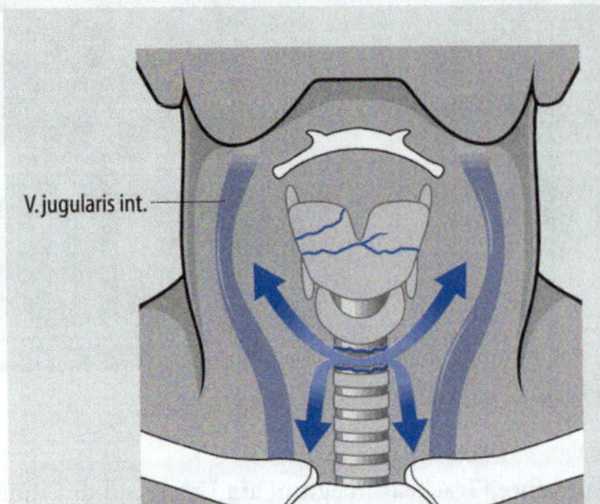

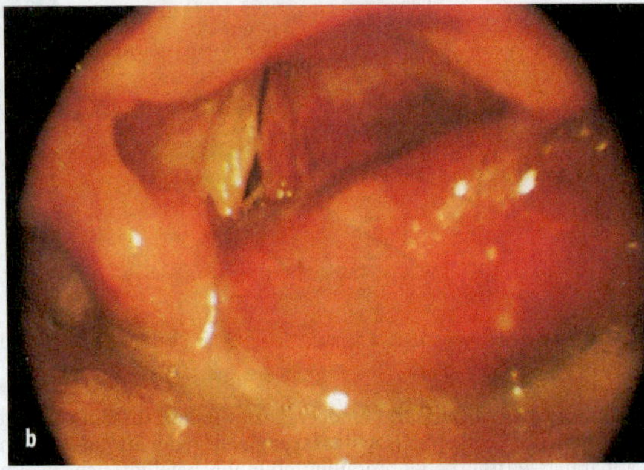

Abb. L18. Larynxfraktur. Schema der Gewalteinwirkung [a] und endolaryngeales Hämatom [b]

der Untersucher hebt das gestreckte Bein langsam bis zur Senkrechten oder bis der Schmerz zu stark wird; beim **umgekehrten Lasègue** liegt der Patient auf dem Bauch und das Bein wird passiv im Knie gebeugt und in der Hüfte überstreckt; bei positivem Lasègue-Zeichen empfindet der Patient Schmerzen und hebt die Hüfte auf der betroffenen Seite hoch, um den Schmerz zu mildern

La|ser *m* (Ⓔ laser): Technik zur Erzeugung von monochromatischem Licht mit fast parallelen Strahlen [light amplification by stimulated emission of radiation]; die in der Medizin hauptsächlich verwendeten Laser sind: Argonlaser*, Nd:Yag-Laser*, Excimer-Laser*, Erbium-YAG-Laser* und Kohlendioxidlaser*

La|ser|an|gi|o|plas|tie *f* (Ⓔ laser angioplasty): Angioplastie*, bei der das arteriosklerotische Material mit einem Laserstrahl verdampft wird

Laser-Diskektomie *f* (Ⓔ laser diskectomy): *s.u. Diskektomie*

Laser-in-situ-Keratomileusis *f* (Ⓔ laser-assisted in situ keratomileusis): photorefraktive Keratektomie* für stärkere Kurzsichtigkeit* [mehr als 6 dpt.]; mit einem mechanischen Präzisionsmesser wird eine Hornhautlamelle abgeschnitten und zurückgeklappt; dann wird mit einem Excimer-Laser* soviel Gewebe, wie zur Korrektur der Kurzsichtigkeit notwendig ist, abgetragen; die Hornhautlamelle wird wieder zurückgelegt und fixiert

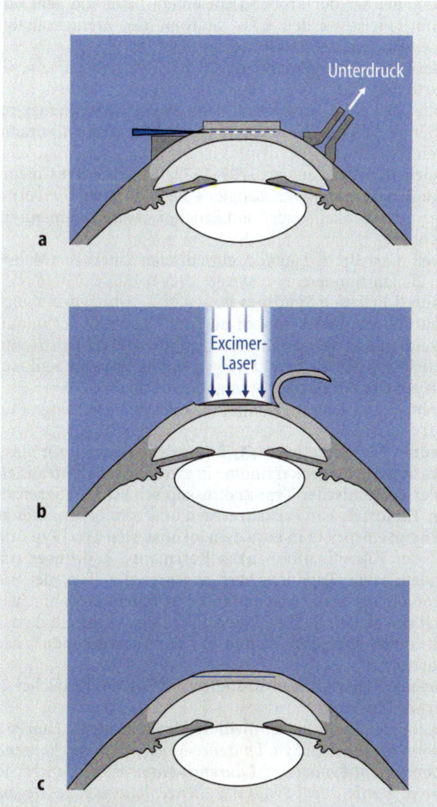

Abb. L19. Laser-in-situ-Keratomileusis

Laser-Iridektomie *f* (Ⓔ laser iridectomy): *s.u. Essay Glaukom S. 797*

La|ser|ko|a|gu|la|ti|on, pan|re|ti|na|le *f* (Ⓔ panretinal laser photocoagulation): *s.u. Essay Glaukom S. 797*

La|ser|li|tho|trip|sie *f* (Ⓔ laser lithotripsy): Steinzertrümmerung [v.a. von Gallensteinen] mittels Laserstrahl

La|ser|ne|phe|lo|me|trie *f* (Ⓔ laser nephelometry): Nephelometrie* mit Laserlicht

La|ser|o|pe|ra|ti|on, en|do|la|ryn|ge|a|le *f* (Ⓔ endolaryngeal laser operation): *s.u. Larynxpapillomatose*

Laser-Scan-Mikroskop *nt* (Ⓔ laser microscope): Mikroskop, bei dem das Objekt von einem Laserstrahl abgetastet wird; das reflektierte Licht wird von Detektoren gemessen und zu einem Bild verarbeitet

Laser-Tomographie *f* (Ⓔ laser tomography): *s.u. Essay Glaukom S. 797*

Laser-Trabekuloplastik *f* (Ⓔ laser trabeculoplasty): *s.u. Trabekuloplastik*

LASIK *Abk.*: *→Laser-in-situ-Keratomileusis*

Lä|si|on *f* (Ⓔ **1.–2.** lesion): **1.** Verletzung, Wunde, Schädigung **2.** Funktionsstörung, Funktionsausfall

periapikale Läsion (Ⓔ periapical lesion): ***Syn:*** *periapikale Ostitis, Parodontitis apicalis*; auf die Wurzelspitze begrenzte akute oder chronische Entzündung des Zahnhalteapparates [Parodontium*]

prämaligne Läsione: *→Präkanzerose*

Las|sa|fie|ber *nt* (Ⓔ Lassa fever): in Westafrika vorkommendes hämorrhagisches Fieber* durch das Lassavirus*

Lassafieber-Virus *nt*: *→Lassavirus*

Las|sa|vi|rus *nt* (Ⓔ Lassa virus): ***Syn:*** *Lassavirus, Lassafieber-Virus*; hochkontagiöses Arenavirus; in Westafrika Erreger des Lassafiebers*

Lasseur: Lasseur-Graham-Little-Syndrom *nt*: *→Graham-Little-Syndrom*

lat. *Abk.*: **1.** lateinisch **2.** *→lateral*

La|ta|mo|xef *nt* (Ⓔ moxalactam): ***Syn:*** *Lamoxactam, Moxalactam*; Cephalosporin* mit erweitertem Wirkungsspektrum

La|ta|no|prost *nt* (Ⓔ latanoprost): Prostaglandinderivat; **Anw.**: Glaukombehandlung

la|tent *adj* (Ⓔ latent): verborgen, inapparent, unsichtbar, versteckt

latent autoimmune diabetes in adults *nt*: *s.u. Essay Diabetes mellitus S. 481*

La|tenz *f* (Ⓔ latency): Verborgenheit, latente Beschaffenheit; Symptomlosigkeit

La|tenz|pe|ri|o|de *f*: *→Latenzphase*

La|tenz|pha|se *f* (Ⓔ **1.–5.** latency stage): **1.** ***Syn:*** *Inkubationszeit, Latenzperiode*; Zeit zwischen Infektion mit einem Erreger und dem Auftreten der ersten Krankheitszeichen **2.** ***Syn:*** *Latenzperiode, Latenzzeit*; Zeit zwischen dem Einwirken einer Schädigung und der Manifestation der ausgelösten Schädigung/Erkrankung **3.** *s.u. Eröffnungsperiode* **4.** *s.u. Phasenmodell der Psychoanalyse* **5.** *s.u. Essay Bakterien S. 217*

La|tenz|zeit *f* (Ⓔ latency): ***Syn:*** *Latenzphase, Latenzperiode*; Zeit zwischen dem Einwirken einer Schädigung und der Manifestation der ausgelösten Schädigung/Erkrankung

la|te|ral *adj* (Ⓔ lateral): an oder auf der Seite, zur Körperseite hin liegend, seitlich, seitwärts

Lateral-, lateral- *präf.*: Wortelement mit der Bedeutung „Seite/seitlich"

La|te|ral|band *nt* (Ⓔ lateral ligament): ***Syn:*** *Außenband, Ligamentum laterale*; ein auf der Außenseite eines Gelenkes verlaufendes Band

La|te|ral|in|farkt *m* (Ⓔ lateral myocardial infarction): ***Syn:*** *Seitenwandinfarkt, Seiteninfarkt*; Myokardinfarkt* an der Grenze von Vorder- und Hinterwand; *s.a. Essay Myokardinfarkt S. 1427*

La|te|ra|lis *m*: *→Musculus cricoarytenoideus lateralis*

La|te|ral|po|si|ti|on *f* (Ⓔ lateral appendix): *s.u. Appendix vermiformis*

La|te|ral|seg|ment *nt* (Ⓔ lateral segment): äußeres Segment des Mittellappens der rechten Lunge; *s.a. Lungensegmente*

La|te|ral|skle|ro|se, a|my|o|tro|phe *f* (Ⓔ amyotrophic lateral sclerosis): ***Syn:*** *Charcot-Krankheit, amyotrophische Lateralsklerose, myatrophische Lateralsklerose*; meist Männer zwischen 40 und 65 Jahren befallende Systemerkrankung des Rückenmarks mit Muskelatrophie, Spastik, Krämpfen, später Atembeschwerden und Bulbärparalyse*; nur 5 % sind autosomal-dominant vererbt; die mittlere Krankheitsdauer liegt bei 25 Monaten [6 Monate – 20 Jahre]; histopathologisch findet sich eine Atrophie von Hirnkernen und eine

Degeneration der Pyramidenbahnen; die **Klinik** der Initialsymptome schwankt stark; bei ca. 25 % beginnt die Erkrankung mit einer Atrophie der kleinen Handmuskeln, gefolgt von einer Paraspastik der Beine [**initial-atrophe** oder **brachial-amyotrophe Form**]; ebenso häufig ist ein Beginn mit atrophischer Parese der Füße und Unterschenkel [**lumbosakral-amyotrophe Form**] oder spastischer Parese der Füße und Unterschenkel [**initial-spastische Form**]; der Rest beginnt mit Bulbärparalyse* [**bulbäre Form**] und verläuft i.d.R. akut; das sich entwickelnde Vollbild der amyotrophen Lateralsklerose ist durch eine Kombination von atrophischen und spastischen Lähmungen gekennzeichnet, die praktisch alle Extremitäten betreffen; oft findet sich auch pathologisches Weinen oder Lachen; eine kausale **Therapie** ist nicht möglich; es kann nur versucht werden, die Symptome zu mildern; *s.a. Essay Gentransfer und Gentherapie S. 761*

La|te|ral|skle|ro|se, a|my|o|tro|phi|sche *f.*: *→ Lateralsklerose, amyotrophe*

La|te|ral|skle|ro|se, my|a|tro|phi|sche *f.*: *→ Lateralsklerose, amyotrophe*

Latero-, latero- *präf.*: Wortelement mit der Bedeutung „Seite/seitlich"

la|te|ro|ab|do|mi|nal *adj* (Ⓔ lateroabdominal): die seitliche Bauchwand betreffend

La|te|ro|pha|ryn|ge|al|raum *m* (Ⓔ lateropharyngeal space): ***Syn:*** *Spatium lateropharyngeum, Spatium parapharyngeum, Spatium pharyngeum laterale*; Bindegewebsraum zu beiden Seiten des Rachens [Pharynx*]; enthält u.a. Arteria* carotis interna, Vena* jugularis interna, Nervus* glossopharyngeus, vagus, accessorius und hypoglossus

La|te|ro|po|si|tio *f, pl* **-tio|nes** (Ⓔ lateroposition): ***Syn:*** *Lateroposition*; Seitwärtsverlagerung

Lateropositio uteri (Ⓔ lateroposition): Seitwärtsverlagerung der Gebärmutter

La|te|ro|po|si|ti|on *f* (Ⓔ lateroposition): ***Syn:*** *Lateropositio*; Seitwärtsverlagerung

La|te|ro|pul|si|on *f* (Ⓔ lateropulsion): (unwillkürliche) Seitwärtsneigung, Seitwärtsbewegung

La|te|ro|tor|si|on *f* (Ⓔ laterotorsion): seitliches Verdrehen

La|te|ro|ver|si|on *f* (Ⓔ lateroversion): Drehung oder Wendung zur Seite

La|tex *m* (Ⓔ latex): natürliche Emulsion aus Kautschuk und Pflanzenproteinen; wird als Grundmaterial für Gummiprodukte [Handschuhe, Kondome, Katheter] und als Trägersubstanz in der Serologie/Immunologie verwendet

La|tex|ag|glu|ti|na|ti|ons|test *m*: *→ Latextest*

La|tex|al|ler|gie *f* (Ⓔ latex allergy): Typ-I-Allergie, die in schweren Fällen zu generalisierter Urtikaria*, Blutduckabfall, Bronchospasmus*, Dyspnoe* und anaphylaktischem Schock* führen kann; betroffen sind v.a. Ärzte, Zahnärzte, Schwestern und anderes Klinikpersonal; die Entwicklung wird durch stundenlanges Tragen von OP-Handschuhen und Puderung der Handschuhe gefördert; man schätzt, dass mehr als 10 % der ständig exponierten Personen eine Allergie hat; bei 70 % findet sich auch eine Kreuzallergie gegen Gemüse und Früchte [Bananen, Pfirsiche, Kiwis, Feigen, Avocados], deren Speicherproteine [Patatine] Ähnlichkeit zu Latex aufweisen

Latex-Rheumafaktor-Test *m* (Ⓔ RF latex): Latextest* zum Nachweis von Rheumafaktoren*

La|tex|test *m* (Ⓔ latex agglutination test): ***Syn:*** *Latexagglutinationstest*; immunologischer Agglutinationstest* mit Latexpartikeln, die mit Antigen oder Antikörper beladen sind

La|thy|ris|mus *m* (Ⓔ lathyrism): ***Syn:*** *Kichererbsenvergiftung, Lathyrismus-Syndrom, Neurolathyrismus*; Vergiftung durch Neurotoxine in verschiedenen Erbsenarten; führt zu Parästhesien*, Gliederzucken oder -krämpfen, Magen-Darm-Symptomen und selten Erblindung durch retrobulbäre Neuritis*

Lathyrismus-Syndrom *nt*: *→ Lathyrismus*

La|ti|tu|do *f* (Ⓔ latitude): Breite, Größe, Länge, Umfang

LATS *Abk.*: long-acting thyroid stimulator

Lat|schen|kie|fer *f* (Ⓔ dwarf pine): ***Syn:*** *Pinus mugo ssp. pumilio*; Baum aus der Familie der Kieferngewächse [Pinaceae]; verwendet wird das aus den frischen Nadeln, Zweigspitzen und jungen Ästen gewonnene ätherische **Latschenkieferöl** [Pini pumilionis aetheroleum], das u.a. α- und β-Phellandren, α- und β-Pinen, Limonen und Anisaldehyd enthält; wirkt hyperämisierend und schwach antiseptisch sowie sekretolytisch; **Anw.**: äußerlich [Einreibemittel, Badezusatz] und in Inhalationslösungen bei Erkältungskrankheiten, rheumatischen und neuralgischen Beschwerden

Lat|schen|kie|fer|öl *nt* (Ⓔ dwarf pine needle oil): ***Syn:*** *Pini pumilionis aetheroleum*; *s.u. Latschenkiefer*

La|tus *nt* (Ⓔ flank): ***Syn:*** *Regio lateralis*; Seiten-/Lateralregion der Bauchwand; *s.a. Regiones abdominales*

Lat|wer|ge *f* (Ⓔ electuary): ***Syn:*** *Electuarium*; Brei aus pulverförmigem Arzneimittel mit Honig, Sirup, Öl oder Dickextrakten

Lau|da|num *nt*: *→ Opium*

Laudanum liquidum: *→ Opiumtinktur*

Lauenstein: Carl Lauenstein; 1850–1915; deutscher Radiologe (Hamburg)

Lauenstein-Technik *f* (Ⓔ Lauenstein technique): Röntgentechnik für Aufnahmen des Hüftgelenks; der Patient liegt auf dem Rücken, die Beine sind im Hüft- und Kniegelenk gebeugt und nach außen rotiert

Lauf|band|er|go|me|ter *nt* (Ⓔ treadmill ergometer): Laufband mit einstellbarer Geschwindigkeit und Steigungwinkel

Lauf|band|er|go|me|trie *f* (Ⓔ treadmill ergometry): Ergometrie*, bei der der Proband auf einem Laufband geht oder rennt; meist werden EKG, Spirometrie, Atemgasanalyse usw. während der Belastung durchgeführt

Laufe: **Laufe-Divergenzzange** *f* (Ⓔ Lauf's forceps): *s.u. Geburtszange*

Lauf|mil|ben *pl* (Ⓔ trombiculidae): ***Syn:*** *Trombiculidae*; freilebende Milben, deren Larven als Ektoparasiten vorkommen

Laugier: Stanislas Laugier; 1799–1872; französischer Chirurg

Laugier-Hernie *f* (Ⓔ Laugier's hernia): ***Syn:*** *Gimbernat-Hernie*; Schenkelhernie* mit Bruchpforte im Ligamentum* lacunare

Laurell: Carl Bertil Laurell; schwedischer Internist (Malmö) im 20. Jahrhundert

Laurell-Eriksson-Syndrom *nt*: *→ $alpha_1$-Antitrypsinmangel*

Laurell-Immunelektrophorese *f* (Ⓔ Laurell's technique): zweidimensionale Immunelektrophorese*, d.h. im zweiten Schritt werden die bereits aufgetrennten Proteine senkrecht auf ein Gel mit Antikörpern gezogen

Laurén: Pekha Laurén; geb. 1922; finnischer Pathologe (Turku)

Laurén-Klassifikation *f* (Ⓔ Laurén's classification): Klassifikation der Magenkarzinome in zwei Typen: **1. intestinaler** oder **epidemischer Typ**: makroskopisch scharf abgegrenzbarer Tumor; ist von Präkanzerosen und vom Lebensalter abhängig; entspricht in etwa dem lokalisierten Typ [Typ I und II] der Klassifikation* nach Borrmann; **2. diffuser** oder **endemischer Typ**: unscharf abgegrenzter Typ, der sich großflächig in der Magenwand ausbreitet; ist wahrscheinlich von genetischen Faktoren abhängig; entspricht dem infiltrativen Typ [Typ III und IV] der Klassifikation* nach Borrmann

Laurence: Robert Daniel Laurence; 1895–1968; britischer Internist (London)

Laurence-Moon-Bardet-Biedl-Syndrom *nt* (Ⓔ Laurence-Moon syndrome): ***Syn:*** *Laurence-Moon-Syndrom, Laurence-Moon-Biedl-Syndrom, Laurence-Moon-Biedl-Bardet-Syndrom, Bardet-Biedl-Syndrom, dienzephaloretinale Degeneration*; autosomal-rezessives Fehlbildungssyndrom mit Retinopathie*, Adipositas*, Innenohrschwerhörigkeit und leichter Intelligenzminderung

Läu|se *pl* (Ⓔ lice): ***Syn:*** *Anoplura*; flügellose, blutsaugende Insekten; medizinisch wichtig sind die **Menschenläuse** [Pediculidae]

Läu|se|be|fall *m*: *→ Pediculosis*

Läu|se|ek|zem *nt* (Ⓔ louse eczema): *s.u. Pediculosis capitis*

Läu|se|fleck|fie|ber *nt*: *→ epidemisches Fleckfieber*

Läu|se|mit|tel *nt*: *→ Antipedikulosum*

Läu|se|rück|fall|fie|ber *nt* (Ⓔ louse-borne relapsing fever):

Syn: *epidemisches Rückfallfieber, epidemisches europäisches Rückfallfieber*; durch Läuse übertragenes Rückfallfieber durch Borrelia* recurrentis; die Erreger werden mit dem Läusekot auf der Haut abgelagert und gelangen durch Reiben oder Kratzen in die Haut; **Klinik:** schwere, meist 3–6 Tage andauernde Fieberanfälle [39–41°C], mit Schüttelfrost, starken Kopf-, Gelenk- und Muskelschmerzen sowie allgemeiner Schwäche; zusätzlich kommt es zu Leber- und Milzschwellung und Beteiligung von Lunge [Bronchopneumonie], Gelenke, Niere, Herz [Myokarditis] und Zentralnervensystem; das fieberfreie Intervall zwischen zwei Anfällen dauert zwischen 6–10 Tagen; unbehandelt kommt es zu 3–4 Rezidiven, bevor die Patienten an Multiorganversagen oder Herzinsuffizienz versterben; **Diagnose:** mikroskopischer Erregernachweis; **Therapie:** Tetracycline [Doxycyclin*] oder Erythromycin*

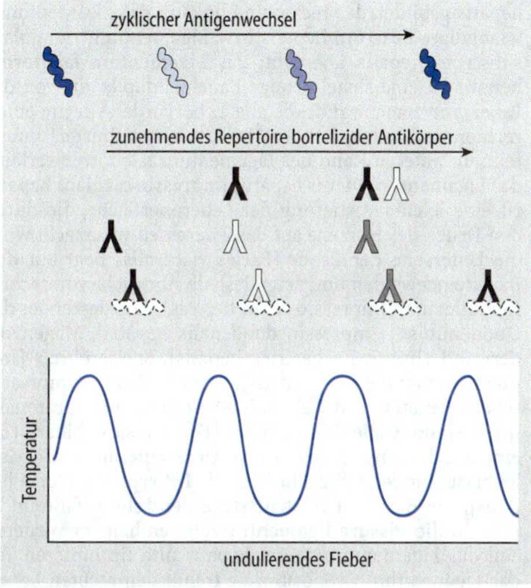

Abb. L20. Pathogenese des Läuserückfallfiebers

Lautllehlre *f* (Ⓔ phonetics): *Syn:* *Phonematik, Phonemik, Phonologie*; Lehre von den Lauten und Lautgruppen und ihrer Bedeutung in der Sprache

LAV *Abk.*: **1.** → *Lymphadenopathie-assoziiertes Virus* **2.** Lymphadenopathie-Virus

Lalvalge *f* (Ⓔ lavage): *Syn:* *Lavement*; Spülen, Ausspülen, Spülung, Ausspülung

Lalvalgelzyltollolgie *f* (Ⓔ lavage cytology): zytologische Untersuchung von Zellen, die mittels Lavage [z.B. Bauchspülung] gewonnen wurden

Lalvanldulla anlgusltifollila *f*: → *Lavendel*

Lalvanldullae aelthelrollelum *nt* (Ⓔ lavender oil): *Syn:* *Lavendelöl*; *s.u. Lavendel*

alvanldullae flos *m* (Ⓔ lavender flower): *s.u. Lavendel*

Lalvelment *nt*: → *Lavage*

Lalvenldel *m* (Ⓔ lavender): *Syn:* *Lavandula angustifolia*; Pflanze aus der Familie der Lippenblütler [Lamiaceae]; verwendet werden die Blüten [**Lavandulae flos**] und das aus ihnen gewonnene ätherische **Lavendelöl** [Lavandulae aetheroleum]; das Öl enthält u.a. Linalylacetat, Linalool, Campfer*, β-Ocimen und Cineol*, die Blüten auch noch spezielle Gerbstoffe* [z.B. Rosmarinsäure]; **Anw.:** traditionell bei Kopfschmerz und Schwindel; innerlich zur Behandlung funktioneller Kreislaufstörungen, Oberbauchbeschwerden, Unruhezuständen und Einschlafstörungen

Lalvenldellöl *nt* (Ⓔ lavender oil): *Syn:* *Lavandulae aetheroleum*; *s.u. Lavendel*

Lävo-, lävo- *präf.*: Wortelement mit der Bedeutung „links"

Lälvolgramm *nt*: → *Lävokardiogramm*

Lälvolkarldilolgramm *nt* (Ⓔ levocardiogram): *Syn:* *Lävogramm*; Röntgenkontrastaufnahme des linken Herzens und des Anfangs der Aorta

Lälvolkarldilolgralphie *f* (Ⓔ levocardiography): *Syn:* *Lävokardiografie*; Röntgenkontrastdarstellung* der linken Herzhälfte und des Anfangs der Aorta; die Kontrastmittelinjektion erfolgt i.d.R. über einen Linksherzkatheter* [**retrograde arterielle Lävokardiographie**] oder als **transseptale Lävokardiographie** [Rechtsherzkatheter* mit Punktion des Vorhofseptums]

lälvolroltaltolrisch *adj* (Ⓔ levorotatory): (*chem.*) linksdrehend

Lälvullolse *f*: → *Fructose*

LAW *Abk.*: Lungenarteriolenwiderstand

Lawlsolnilae follilum *nt* (Ⓔ henna leaf): *s.u. Henna*

Lawlsolnila ilnerlmis *f*: → *Henna*

Lalxans *nt, pl* **-xanlzilen, -xanltilen:** → *Abführmittel*

Lalxanlzilenlablulsus *m* (Ⓔ laxative abuse): *Syn:* *Abführmittelmissbrauch, Abführmittelabusus, Laxanzienmissbrauch*; zu häufige Einnahme von Abführmitteln; führt u.a. zu Störungen des Elektrolythaushaltes [v.a. Hypokaliämie*, Hypomagnesiämie*] und dadurch bedingter Verstopfung; findet sich v.a. bei Anorexia* nervosa, Bulimie* oder Münchhausen*-Syndrom

Lalxanlzilenlmisslbrauch *m*: → *Laxanzienabusus*

Lalxaltiv *nt*: → *Abführmittel*

lalxaltiv *adj* (Ⓔ laxative): *Syn:* *abführend, entleerend, laxierend, purgativ, purgierend*; den Darm reinigend, den Stuhlgang fördernd

Lalxaltilvum *nt, pl* **-va:** → *Abführmittel*

lalxielrend *adj*: → *laxativ*

Lalzelraltilon *f* (Ⓔ laceration): *Syn:* *Laceratio*; Zerreißen, Zerreißung; Risswunde, Kratzwunde, Platzwunde, Schnittwunde

lalzelriert *adj* (Ⓔ lacerate): eingerissen, aufgerissen

LB *Abk.*: **1.** Leberbiopsie **2.** Lingualbogen

LBC *Abk.*: → *Lymphadenosis benigna cutis*

LBF *Abk.*: Lactobacillus-bulgaricus-Faktor

LBI *Abk.*: Längenbreitenindex

LBL *Abk.*: **1.** → *Lymphoblastenleukämie* **2.** → *lymphoblastisches Lymphom*

LBP *Abk.*: Leberblindpunktion

LBV *Abk.*: Lungenblutvolumen

LC *Abk.*: **1.** → *Leberzirrhose* **2.** Letalkonzentration

LCAT *Abk.*: → *Lecithin-Cholesterin-Acyltransferase*

LCAT-Mangel, primärer *m*: → *Lecithin-Cholesterin-Acyltransferase-Mangel, primärer*

LCF *Abk.*: Leuconostoc-citrovorum-Faktor

LCI *Abk.*: Lungenclearance-Index

LCIA *Abk.*: Lumineszenz-Cofaktor-Immunoassay

LCIS *Abk.*: → *lobuläres Carcinoma in situ*

LCM *Abk.*: **1.** latente Cardiomyopathie **2.** → *lymphozytäre Choriomeningitis*

LCM-Virus *nt* (Ⓔ LCM virus): RNA-Virus*; Erreger der lymphozytären Choriomeningitis*

LCR *Abk.*: **1.** ligase chain reaction **2.** → *Ligase-Kettenreaktion*

LCS *Abk.*: → *Liquor cerebrospinalis*

LCT *Abk.*: Larva cutanea tarda

LCTA *Abk.*: → *lymphozytotoxischer Antikörper*

LD *Abk.*: **1.** → *Lactatdehydrogenase* **2.** Längsdurchmesser **3.** → *larvierte Depression* **4.** → *Letaldosis* **5.** → *letale Dosis* **6.** → *Lipodystrophie* **7.** Lymphozyten-Determinante

ld *Abk.*: dualer Logarithmus

LD_{50} *Abk.*: **1.** Dosis letalis 50 **2.** → *mittlere letale Dosis*

LDD *Abk.*: langsame diastolische Depolarisation

LDE *Abk.*: Lauratdiethamid

LDF *Abk.*: **1.** Laser-Doppler-Fluxmetrie **2.** Lymphozyten-Depressionsfaktor

LDH *Abk.*: **1.** → *Lactatdehydrogenase* **2.** LD-Heparin

LDL *Abk.*: → *low-density lipoprotein*

LDL-C *Abk.*: LDL-Cholesterin

LDL/HDL-Cholesterinquotient *m* (Ⓔ LDL/HDL ratio): Verhältnis von LDL-Cholesterin und HDL-Cholesterin im Blut; Werte von > 5 [LDL-Cholesterin > 135 mg/dl, HDL-Cholesterin < 35 mg/dl] zeigen ein erhöhtes Arterioskleroserisiko an

LDL-Rezeptordefekt *m* (Ⓔ LDL-receptor disorder): *Syn:* *Hyperlipoproteinämie Typ IIa, essentielle/familiäre Hypercho-*

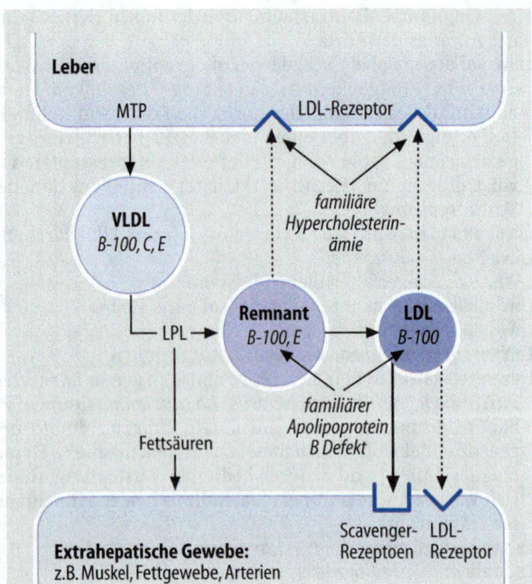

Abb. L21. Störung des LDL-Katabolismuns bei LDL-Rezeptordefekt

lesterinämie, familiäre idiopathische hypercholesterinämische Xanthomatose, primäre Hyperbetalipoproteinämie; Hyperlipoproteinämie* mit extrem hohen Cholesterinwerten und sehr hohem Arterioskleroserisiko; typisch sind tuberöse Xanthome*, Xanthelasmen und ein Arcus* lipoides corneae

LDS *Abk.*: Laser-Doppler-Spektroskopie

LE *Abk.*: **1.** Leberextrakt **2.** *→Lungenembolie* **3.** *→Lupus erythematodes*

Le *Abk.*: *→Lewis-Blutgruppen*

L.e. *Abk.*: *→Lupus erythematodes*

Lelbendlimpflstoff *m* (Ⓔ live vaccine): *s.u. Impfstoff*

Lelbenslbaum *m* (Ⓔ arbor vitae): ***Syn:*** *Arbor vitae*; Markkörper des Kleinhirns*; so genannt, weil er in Hirnschnitten an einen Baum erinnert

abendländischer Lebensbaum *→Thuja (occidentalis)*

Lelbenslbaumlspitlzen *pl* (Ⓔ thuja buds): ***Syn:*** *Lebenskraut, Thujae occidentalis herba, Summitates Thujae*; *s.u. Thuja (occidentalis)*

Lelbenslkraut *nt* (Ⓔ thuja buds): ***Syn:*** *Thujae occidentalis herba, Summitates Thujae, Lebensbaumspitzen*; *s.u. Thuja (occidentalis).*

Lelbenslmitltelltolxin *nt* (Ⓔ bromatotoxin): ***Syn:*** *Bromatotoxin*; in Lebensmittel enthaltenes oder entstandenes Toxin, z.B. Botulinustoxin*

Lelbenslmitltellverlgifltung *f* (Ⓔ food poisoning): ***Syn:*** *Nahrungsmittelintoxikation, alimentäre Intoxikation*; durch Verzehr von verunreinigter oder infizierter Nahrung hervorgerufene Erkrankung durch chemische [Metalle], natürliche [Pilzvergiftung, Fischvergiftung] oder bakterielle [Salmonella*, Staphylokokken*, Clostridium*] Toxine; führt meist innerhalb weniger Stunden nach Aufnahme zu Übelkeit, Erbrechen, Bauchkrämpfen und Diarrhoe*; die Erkrankung ist i.d.R. selbstlimitierend und dauert selten länger als 24 h

Leber: Theodor Leber; 1840–1917; deutscher Augenarzt (Berlin, Göttingen, Heidelberg)

Leber-Optikusatrophie *f* (Ⓔ Leber's optic atrophy): ***Syn:*** *Leber-Syndrom, kongenitale Amaurose (Leber)*; rezessiv-geschlechtsgebundene, i.d.R. beidseitige Atrophie des Sehnervens mit Erblindung; beginnt meist als atypische Retinitis* pigmentosa vor der Geburt oder kurz danach und führt schon bald zur Erblindung

Lelber *f* (Ⓔ liver): ***Syn:*** *Hepar*; die Leber ist die größte Drüse [ca. 1500 g] und das größte Stoffwechselorgan des Körpers; sie liegt im rechten Oberbauch [Regio hypochondriaca dextra] unter der rechten Zwerchfellkuppel; sie nimmt alle Stoffe, die ihr über die Pfortader* [Vena portae hepatis] zugeführt werden auf, verarbeitet, entgiftet oder speichert sie und gibt die Stoffwechselprodukte an den Körperkreislauf ab; die von ihr gebildete Galle wird direkt in den Darm abgegeben [**Lebergalle**] oder erst in der Gallenblase gespeichert und eingedickt [**Blasengalle**]; sie enthält außer Gallensäuren* auch Cholesterin*, Gallenfarbstoffe* und Elektrolyte

die Leber hat eine dunkelrotbraune Farbe und ist weich und verformbar; sie wird von einer dünnen Bindegewebskapsel [Tunica fibrosa hepatis] umgeben, die außen von Bauchfell [Peritoneum* viscerale] überzogen ist; die obere, dem Zwerchfell zugewandte Fläche wird als **Facies diaphragmatica hepatis** bezeichnet, die untere, den Baucheingeweiden zugewandte Fläche als **Facies visceralis hepatis**; der bauchfellfreie Teil der Facies diaphragmatica, der mit dem Zwerchfell verwachsen ist, heißt **Area nuda** oder **Pars affixa**; seine Seiten werden vom Ligamentum* coronarium hepatis gebildet, das rechts und links in das Ligamentum* triangulare dextrum hepatis bzw. Ligamentum triangulare sinistrum hepatis übergeht; das **Ligamentum falciforme hepatis** ist eine sichelförmige Bauchfellduplikatur von der Leber zur Bauchwand, die die Lebervorderseite in einen rechten und linken Lappen [Lobus dexter, sinister] unterteilt; im unteren Rand des Ligamentum falciforme verläuft das Ligamentum* teres hepatis; **Impressio cardiaca hepatis** ist eine leichte Vertiefung der Leberoberfläche, die durch den Druck des Herzens auf das Zwerchfell verursacht wird die Unterseite der Leber [**Facies visceralis**] liegt auf den Baucheingeweiden und zeigt deshalb Abdrücke von rechter Kolonflexur* [Impressio colica hepatis], Pars descendes des Duodenums* [Impressio duodenalis hepatis], Magenvorderwand [Impressio gastrica hepatis], Speiseröhre* [Impressio oesophageale hepatis], rechter Niere* [Impressio renalis hepatis] und Nebenniere* [Impressio suprarenalis hepatis]; die **Gallenblasengrube** [Fossa vesicae biliaris] ist eine bauchfellfreie Fläche an der Unterseite, an der die Gallenblase* anliegt; über ihr liegt die **Leberpforte** [Porta hepatis], die Ein- und Austrittsstelle der Lebergefäße und -nerven; die **Fissura ligamenti teretis** enthält im vorderen Teil das Ligamentum* teres hepatis und im hinteren Teil das Ligamentum* venosum; sie trennt den **rechten Leberlappen** [Lobus hepatis dexter] vom **Lobus caudatus hepatis** [hinter der Leberpforte] und **Lobus quadratus hepatis** [zwischen Gallenblase* und Leberpforte]; der Abschnitt links von der Gallenblase* wird als **linker Leberlappen** [Lobus hepatis sinister] bezeichnet

diese Aufteilung der Leber in Leberlappen entspricht nicht dem inneren Organaufbau; aus anatomischen und chirurgischen Erwägungen ist eine Aufteilung in keilförmige **Lebersegmente** [Segmenta hepatis], die jeweils von Ästen der Arteria* hepatica propria und der Vena* portae hepatica versorgt werden, sinnvoll; jeder Leberteil [**Pars hepatis dextra** und **sinistra**] besteht aus einem lateralen [**Divisio lateralis dextra/sinistra**] und einem medialen Abschnitt [**Divisio medialis dextra/sinistra**]; die **Divisio lateralis dextra**, **Divisio medialis dextra** und **Divisio lateralis sinistra** haben jeweils ein vorderes und ein hinteres Segment [**Segmentum anterius, Segmentum posterius**]; die **Divisio medialis sinistra** besteht nur aus einem Segment [**Segmentum mediale**], das zweite Segment [**Segmentum posterius**] bildet den Lobus* caudatus

histologisch betrachtet, sind die **Leberläppchen** [Lobuli hepatis] die architektonische Grundeinheit der Leber; sie werden auch als **Zentralvenen-Leberläppchen** bezeichnet, weil eine Zentralvene [Vena centralis] im Mittelpunkt jedes Läppchens liegt; die Läppchen sind unregelmäßig geformt und haben einen Durchmesser von ca. 1 mm und eine Höhe von 1,5–2 mm; sie werden von Bindegewebszügen voneinander getrennt, die sich am Treffpunkt mehrerer Läppchen verdichten und die so genannten **periportalen Felder** bilden; jedes periportale Feld enthält **Interlobularvenen** [Venae interlobulares hepatis], **Interlobulararterien** [Arteriae interlobulares hepatis] und **ableitende Gallengänge** [Ductus biliferi interlobulares]; zusammen werden die Gefäße als

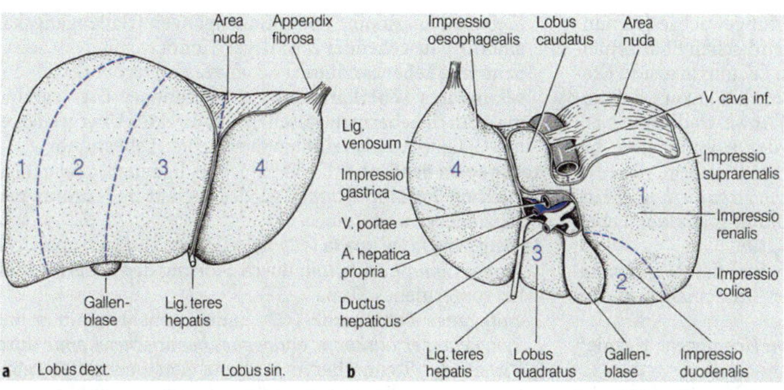

Abb. L22. Oberflächenrelief und Lebersegmente. 1 = Segmentum posterius, 2 = Segmentum anterius, 3 = Segmentum medium, 4 = Segmentum laterale

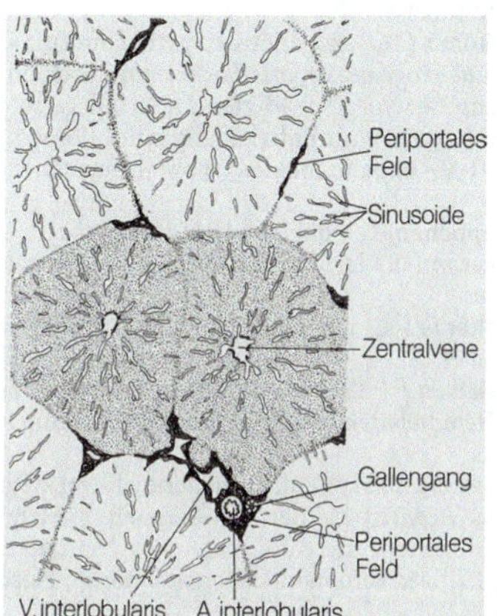

Abb. L23. Histologie der Leber

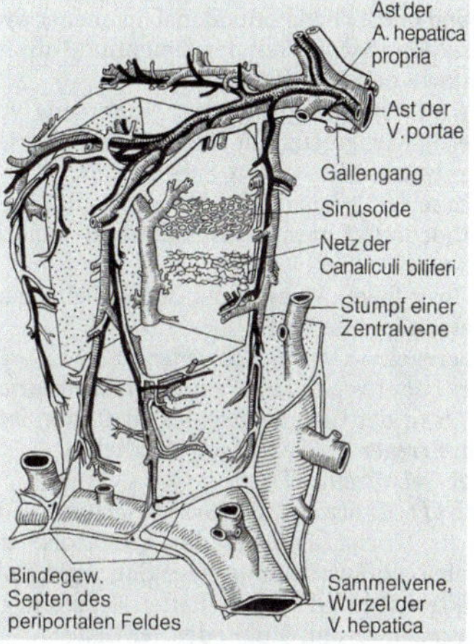

Abb. L24. Klassisches Leberläppchen

Glisson-Trias bezeichnet; das Blut fließt aus den Interlobularvenen, den Endästen der Pfortader [Vena* portae hepatis], in die Lebersinusoide* der Läppchen und zu den Zentralvenen, die es über Sammelvenen zu den Venae* hepaticae führen; die Galle* wiederum fließt vom Läppchenzentrum nach außen zu den Gallengängen; aus diesem Grund gibt es auch eine andere Betrachtungsweise, die das Periportalfeld in den Mittelpunkt eines dreieckigen **portalen Leberläppchens** stellt, dessen Ecken von drei Zentralvenen gebildet werden

Le|ber|abs|zess *m* (Ⓔ liver abscess): ***Syn:*** *intrahepatischer Abszess, hepatischer Abszess*; Abszess im Lebergewebe; meist handelt es sich um **pyogene Leberabszesse**, die durch metastatische Absiedlung entstehen; 90 % der Abszesse werden durch Bakterien [v.a. Escherichia* coli, gramnegative Keime] verursacht, 10 % durch Parasiten [**Amöbenabszess** durch Entamoeba* histolytica]; **klinisch** kommt es zu einem akuten Verlauf mit hohem Fieber, Schüttelfrost, lokalisierter Peritonitis und Schmerzen im rechten Oberbauch oder zu einem schleichenden Verlauf mit unspezifischen Symptomen [Übelkeit, Appetitlosigkeit, Gewichtsverlust, leichtes Fieber, Leberschwellung]

die **Diagnose** beruht meist auf Sonographie oder CT-Aufnahmen; serologische Test helfen bei der Identifizierung des Erregers; **Therapie**: pyogene Abszesse werden chirurgisch ausgeräumt und die Streuquelle saniert; Antibiotikabehandlung; Solitärabszesse können punktiert und drainiert werden; Amöbenabszesse heilen meist unter Antibiotikabehandlung [Metronidazol*] ab; bei bakterieller Sekundärinfektion muss chirurgisch interveniert werden

biliärer Leberabszess (Ⓔ biliary abscess): ***Syn:*** *biliogener/cholgener/cholangitischer Leberabszess, biliärer/biliogener/cholangitischer Abszess*; meist durch aufsteigende Darmbakterien verursachter Leberabszess bei Cholangitis* oder Cholestase*

biliogener/cholangitischer/cholgener Leberabszess: → *biliärer Leberabszess*

pyelophlebitischer Leberabszess (Ⓔ pyelophlebitic liver abscess): ***Syn:*** *pyelophlebitischer Abszess*; pyogener Leberabszess durch Erreger aus dem Pfortadergebiet

Le|ber|a|mö|bi|a|sis *f, pl* **-ses** (Ⓔ hepatic amebiasis): ***Syn:*** *Amöbenhepatitis*; Leberentzündung durch Entamoeba* histolytica; *s.a. Amöbiasis*

Le|ber|an|hef|tung *f:* → *Leberfixierung*

Le|ber|ar|te|rie *f:* → *Arteria hepatica propria*

Le|ber|a|tro|phie *f* (Ⓔ liver atrophy): Schwund des Leberparenchyms mit Verkleinerung der Leber; histologisch kann man **braune Leberatrophie** [durch Lipofuszineinlagerung], **rote Leberatrophie** [in der Rückbildungsphase nach akuter Virushepatitis] und **zyanotische Leberatrophie** [bei chronischer Leberstauung] unterscheiden

akute gelbe Leberatrophie: → *akute Lebernekrose*

Le|ber|aus|falls|ko|ma *nt, pl* **-ma|ta:** → *endogenes Leberkoma*

Le|ber|bän|der *pl* (Ⓔ hepatic ligaments): ***Syn:*** *Ligamenta hepatis*; Oberbegriff für Ligamentum* coronarium, falciforme, triangulare dextrum, triangulare sinistrum und hepatorenale

rundes Leberband (Ⓔ round ligament of liver): ***Syn:*** *Ligamentum teres hepatis*; bindegewebiger Rest der Nabelschnurvene am freien Rand des Ligamentum* falciforme hepatis

sichelförmiges Leberband (Ⓔ falciform ligament of liver): ***Syn:*** *Ligamentum falciforme hepatis*; sichelförmige Bauchfellduplikatur von der Leber zur Bauchwand, die die Lebervorderseite in einen rechten und linken Lappen [Lobus dexter, sinister] unterteilt; im unteren Rand des Ligamentum falciforme verläuft das Ligamentum* teres hepatis

Le|ber|bett *nt* (Ⓔ hepatic bed of gallbladder): ***Syn:*** *Gallenblasengrube, Gallenblasenbett, Fossa vesicae felleae/biliaris*; bauchfellfreie Fläche an der Unterseite des rechten Leberlappens, an der die Gallenblase* anliegt

Le|ber|bin|nen|ve|nen *pl:* → *Lebervenen*

Le|ber|blüm|chen *nt* (Ⓔ hepatica): ***Syn:*** *Hepatica nobilis*;

Pflanze aus der Familie der Hahnenfußgewächse [Ranunculaceae]; verwendet werden die oberirdischen Pflanzenteile [**Hepaticae nobilis herba**], die u.a. Lactonglucoside [Ranunculin, Protoanemonin, Anemonin], Flavonoidglykoside* und Anthocyane* enthalten; **Anw.**: traditionell bei Leber- und Gallenbeschwerden; in der Homöopathie bei Pharyngitis*

Lelberlblulltung *f* (Ⓔ hepatorrhagia): ***Syn:*** *Hepatorrhagie*; Einblutung in das Lebergewebe oder Blutung aus der Leber, z.B. bei Leberverletzung; *s.a. Leberruptur*

Leber-Bronchus-Fistel *f* (Ⓔ hepatobronchial fistula): ***Syn:*** *hepatobronchiale Fistel*; Fistel zwischen Bronchialbaum und Leber

Lelberlbruch *m* (Ⓔ hernia of liver): ***Syn:*** *Hepatozele*; Hernie* mit Teilen der Leber im Bruchsack

Lelberldämplfung *f* (Ⓔ hepatic dullness): Dämpfung des Klopfschalls über der Leber

Leber-Duodenum-Band *nt* (Ⓔ hepatoduodenal ligament): ***Syn:*** *Ligamentum hepatoduodenale*; Teil des Omentum* minus zwischen Leberpforte und Zwölffingerdarm

Lelberldyslitrolphie *f* (Ⓔ hepatic dystrophy): Untergang von Lebergewebe; meist gleichgesetzt mit akuter Lebernekrose*

akute gelbe Leberdystrophie: →*akute Lebernekrose*

Lelberlelchilnolkoklkolse *f* (Ⓔ hepatic echinococcosis): Leberbefall durch Echinococcus* granulosus oder multilocularis; *s.u. Echinokokkose*

Lelberlelgel *pl* (Ⓔ liver fluke): vorwiegend in den Gallengängen der Leber parasitierende Egel

chinesischer Leberegel: →*Opisthorchis sinensis*

großer Leberegel (Ⓔ liver fluke): ***Syn:*** *Fasciola hepatica*; blutsaugender Parasit der Gallengänge; bis zu 40 mm lang und 13 mm breit; Erreger der Leberegelkrankheit*

kleiner Leberegel: →*Lanzettegel*

L

Lelberlelgellkranklheit *f* (Ⓔ fascioliasis): ***Syn:*** *Fascioliasis, Faszioliasis, Fasziolose, Fasciolosis*; Befall durch Fasciola* hepatica oder gigantea mit Entwicklung einer Gallengangsobstruktion [evtl. Ikterus*] und schmerzhafter Hepatomegalie; **Diagnose:** Eiernachweis im Stuhl oder der Galle

Lelberleinlblulltung *f* (Ⓔ hepatorrhagia): ***Syn:*** *Hepatorrhagie*; Einblutung in das Lebergewebe

Lelberlentlferlnung *f*: →*Hepatektomie*

Lelberlentlzünldung *f*: →*Hepatitis*

Lelberlelpilthellverlfetltung *f*: →*Leberverfettung*

Lelberlelpilthellzellle *f*: →*Leberzelle*

Lelberlerlkranlkung *f* (Ⓔ liver disease): Hepatopathie*, Hepatose*

funktionelle Lebererkrankung: →*Hepatose*

Lelberlfilbrolse *f* (Ⓔ hepatic fibrosis): durch eine Schädigung und Nekrose von Leberparenchymzellen hervorgerufene bindegewebige Vernarbung durch eine Umwandlung von Kollagen Typ III in Kollagen Typ I und Vermehrung elastischer Fasern; bei chronischen Prozessen [Stauungsleber, Alkoholhepatitis, chronische Hepatitis] Vorstufe der Leberzirrhose*

kongenitale Leberfibrose (Ⓔ congenital hepatic fibrosis): seltene, ätiologisch ungeklärte Erkrankung, die häufig [50 %] mit Zystennieren und Pankreasfibrose assoziiert ist

periportale Leberfibrose (Ⓔ periportal hepatic fibrosis): Fibrose der Periportalfelder

Lelberlfilxielrung *f* (Ⓔ hepatopexy): ***Syn:*** *Leberanheftung, Hepatopexie*; operative Anheftung/Fixierung der Leber, z.B. bei Hepatoptose*

Lelberlfleck *m* (Ⓔ liver spot): angeborener oder erworbener Nävuszellnävus*; *s.a. Lentigo*

Lelberlgalle *f* (Ⓔ liver bile): *s.u. Galle*

Lelberlhillum *nt*: →*Leberpforte*

Lelberlhillus *m*: →*Leberpforte*

Lelberlhilluslymphlknolten *pl*: →*Leberlymphknoten*

Lelberlinlfarkt *m* (Ⓔ liver infarction): durch Anämie [**anämischer Leberinfarkt**], Ischämie [**ischämischer Leberinfarkt**] oder umschriebene Verfettung [**Fettinfarkt**] verursachte Infarzierung von Lebergewebe

Lelberlinlsuflfilzilenz *f* (Ⓔ liver failure): Versagen der Leberfunktion, das zum Leberkoma* führen kann

Lelberlkarlzilnom *nt* (Ⓔ liver carcinoma): von den Leberzellen [Leberzellkarzinom*] oder Gallengängen [Gallengangskarzinom*] ausgehender bösartiger Tumor

primäres Leberkarzinom: →*Leberzellkarzinom*

sekundäres Leberkarzinom (Ⓔ secondary liver carcinoma): durch Lebermetastasen* oder direktes Übergreifen eines Gallenblasenkarzinoms* versachter Lebertumor

Leber-Kolon-Band *nt* (Ⓔ hepatocolic ligament): ***Syn:*** *Ligamentum hepatocolicum*; Teil des Omentum* minus zwischen Leber und Kolon

Lelberlkolma *nt, pl* **-malta** (Ⓔ hepatic coma): ***Syn:*** *hepatisches Koma, Coma hepaticum*; durch Störung der Leberfunktion hervorgerufenes Koma

endogenes Leberkoma (Ⓔ endogenous hepatic coma): ***Syn:*** *Leberzerfallskoma, endogenes hepatisches Koma*; durch Viren oder Toxine hervorgerufene Zerstörung des Leberparenchyms, die zur Einschränkung der Leberfunktion und damit zum Koma führt

exogenes Leberkoma (Ⓔ exogenous hepatic coma): ***Syn:*** *Leberausfallskoma, exogenes hepatisches Koma*; durch eine akute Überlastung der vorgeschädigten Leber ausgelöster Ausfall der Leberfunktion mit Entwicklung eines Komas

Lelberlläpplchen *pl* (Ⓔ hepatic lobules): Lobuli hepatis; *s.u. Leber*

portales Leberläppchen (Ⓔ portal lobule): *s.u. Leber*

Lelberllaplpen, linlker *m* (Ⓔ left lobe of liver): Lobus hepatis sinister; *s.u. Leber*

Lelberllaplpen, rechlter *m* (Ⓔ right lobe of liver): Lobus hepatis dexter; *s.u. Leber*

Lelberllaplpenlrelseklti̇lon *f* (Ⓔ hepatic lobectomy): ***Syn:*** *Leberlobektomie; Hemihepatektomie*; operative Entfernung eines Leberlappens

Lelberllaplpen, vierlelckilger *m* (Ⓔ quadrate lobe of liver): ***Syn:*** *Lobus quadratus hepatis*; kleiner Leberlappen zwischen Gallenblase* und Leberpforte; *s.a. Leber*

Lelberlleilden *nt* (Ⓔ liver complaint): Hepatopathie*; Hepatose*

Lelberllolbeklto̱lmie *f* (Ⓔ hepatic lobectomy): ***Syn:*** *Leberlappenresektion; Hemihepatektomie*; operative Entfernung eines Leberlappens

Lelberllymphlknolten *pl* (Ⓔ hepatic lymph nodes): ***Syn:*** *Leberhiluslymphknoten, Nodi lymphoidei hepatici*; viszerale Bauchlymphknoten entlang der Arteria* hepatica communis und propria; **Zufluss:** Leber, Gallenblase, Magen, Duodenum, Bauchspeicheldrüse; **Abfluss:** Nodi* lymphoidei coeliaci

Leber-Magen-Band *nt* (Ⓔ hepatogastric ligament): ***Syn:*** *Ligamentum hepatogastricum*; Teil des Omentum* minus zwischen Leberpforte und kleiner Magenkurvatur

Lelberlmeltaslta̱lsen *pl* (Ⓔ metastatic liver tumor): Metastasen von Tumoren aus dem Magen-Darm-Trakt [über die Pfortader] oder von Brust-, Schilddrüsen- und Bronchialkrebs [über die Arteria hepatica]

Lelberlmischltulmor *m* (Ⓔ mixed hepatic tumor): ***Syn:*** *Hepatoblastom*; embryonaler Lebertumor, der auch Knochen und Osteoid enthält; tritt v.a. bei Kindern vor dem 4. Lebensjahr auf; wächst schnell und metastasiert frühzeitig, meist in die Lunge; **Prognose:** schlecht

Lelberlnaht *f* (Ⓔ hepatorrhaphy): Hepatorrhaphie*

Lelberlnelkrolse *f* (Ⓔ liver necrosis): ***Syn:*** *Leberzellnekrose*; Untergang einzelner [**Einzelzellnekrose**] oder mehrerer [**Gruppennekrose**] Leberparenchymzellen; **disseminierte Nekrosen** sind wahllos verteilte Einzelzellnekrosen oder Gruppennekrosen; **submassive Nekrosen** erfassen größere Läppchenabschnitte, **massive Nekrosen** ganze Läppchen; bei Autoimmunerkrankungen* kommt es häufig zu Mottenfraßnekrosen*

akute Lebernekrose (Ⓔ acute yellow atrophy): ***Syn:*** *akute gelbe Leberatrophie, akute gelbe Leberdystrophie, Hepatodystrophie*; massive Leberzellnekrose mit Leberzerfallskoma* und starker Gelbsucht bei fulminanter akuter Hepatitis* oder Vergiftungen [grüner Knollenblätterpilz, Chloroform]; verläuft meist tödlich

akute virusbedingte Lebernekrose (Ⓔ fulminant hepatitis): mit massiver Parenchymschädigung [Lebernekrose*, Leberdystrophie*] einhergehende Hepatitisform viraler

Genese; *s.a. Hepatitis A, B, C*

hypoxämische Lebernekrose (Ⓔ hypoxic liver necrosis): durch einen akuten oder chronischen Sauerstoffmangel ausgelöster Untergang von Leberzellen

Le|ber|par|en|chym|ent|zün|dung *f*: *→Hepatitis*

Le|ber|par|en|chym|zel|le *f*: *→Leberzelle*

Le|ber|pfor|te *f* (Ⓔ hepatic portal): ***Syn:*** *Leberhilus, Leberhilum, Porta hepatis*; Ein- und Austrittsstelle der Lebergefäße und -nerven auf der Unterseite der Leber zwischen Lobus* quadratus hepatis und Lobus* caudatus hepatis; *s.a. Leber*

Le|ber|phle|bo|gra|phie *f* (Ⓔ hepatophlebography): ***Syn:*** *Hepatophlebographie, Hepatophlebografie, Leberphlebografie*; Röntgenkontrastdarstellung* der Lebervenen

Le|ber|phos|pho|ry|la|se|in|suf|fi|zi|enz *f* (Ⓔ hepatic phosphorylase deficiency): ***Syn:*** *Hers-Erkrankung, Hers-Syndrom, Hers-Glykogenose, Glykogenose Typ VI*; relativ gutartiger, autosomal-rezessiver Mangel an Leberphosphorylase, der zur Anreicherung von normalem Glykogen in der Leber führt; dadurch kommt es zu Hepatomegalie* und Hypoglykämie*

Leber-Pleurahöhlen-Fistel *f* (Ⓔ hepatopleural fistula): ***Syn:*** *hepatopleurale Fistel*; Fistel zwischen Pleurahöhle und Leber

Le|ber|re|sek|ti|on *f*: *→Hepatektomie*

Le|ber|riss *m*: *→Leberruptur*

Le|ber|rup|tur *f* (Ⓔ liver rupture): Zerreißung der Leber bei stumpfer Gewalteinwirkung, v.a. Verkehrsunfällen; Klinik und Therapie hängen von Art und Ausmaß der Verletzung ab; **geschlossene Leberrupturen** können abwartend behandelt werden, und erst das Auftreten von Komplikationen [zweizeitige Leberruptur, Fistelbildung mit Hämobilie*] macht eine operative Intervention nötig; **offene Leberrupturen** müssen operativ versorgt werden; die meisten Risse können durch einfache Naht oder Fibrinkleber verschlossen werden; bei größeren Rupturen, v.a. bei Mitbeteiligung der Vena* cava inferior, kann eine Teilentfernung [Hepatektomie*] notwendig werden

Le|ber|schä|di|gung, funk|ti|o|nel|le *f*: *→Hepatose*

Le|ber|schmerz *m* (Ⓔ hepatalgia): Hepatalgie, Hepatodynie

Le|ber|schnitt *m* (Ⓔ hepatotomy): ***Syn:*** *Hepatotomie*; Durchtrennung der Leber oder von Lebergewebe

Le|ber|schwel|lung *f* (Ⓔ hepatomegaly): Hepatomegalie*

Le|ber|seg|men|te *pl* (Ⓔ hepatic segments): ***Syn:*** *Segmenta hepatis*; die äußerlich sichtbare Aufteilung der Leber in Leberlappen* entspricht nicht dem inneren Organaufbau; aus anatomischen und chirurgischen Erwägungen ist eine Aufteilung in keilförmige Segmente, die jeweils von Ästen der Arteria* hepatica propria und der Vena* portae hepatis versorgt werden, sinnvoll; jeder Leberteil [**Pars hepatis dextra** und **sinistra**] besteht aus einem lateralen [**Divisio lateralis dextra/sinistra**] und einem medialen Abschnitt [**Divisio medialis dextra/sinistra**]; die **Divisio lateralis dextra, Divisio medialis dextra** und **Divisio lateralis sinistra** haben jeweils ein vorderes und ein hinteres Segment [**Segmentum anterius, Segmentum posterius**]; die **Divisio medialis sinistra** besteht nur aus einem Segment [**Segmentum mediale**], das zweite Segment [**Segmentum posterius**] bildet den Lobus* caudatus

Le|ber|sen|kung *f* (Ⓔ floating liver): ***Syn:*** *Wanderleber, Hepatoptose, Hepar migrans/mobile*; Tiefstand der Leber; meist im Rahmen einer Enteroptose*

Le|ber|si|de|ro|se *f* (Ⓔ hepatic siderosis): sowohl bei primärer als auch sekundärerer Siderose* kommt es zu Eisenablagerung und langfristig zu Parenchymschädigung mit der Entwicklung einer kleinknotigen Leberzirrhose*

Le|ber|si|nu|so|i|de *pl* (Ⓔ liver sinusoids): erweiterte Kapillargebiete in den Leberläppchen [Lobuli hepatis], die von Leberzellen [Hepatozyten] und Kupffer-Sternzellen begrenzt werden; die Sinusoide erhalten sauerstoffreiches Blut aus den Arteriae* interlobulares und nährstoffreiches Blut aus den Venae* interlobulares, d.h., sie enthalten Mischblut; sie sind radiär angeordnet und ziehen in Richtung zur Zentralvene [Vena centralis]; als **Disse-Raum** wird der Raum zwischen dem Endothel der Sinusoide und den Leberzellen bezeichnet

Le|ber|stau|ung *f* (Ⓔ congestion of liver): zur Ausbildung einer Stauungsleber führende Abflussstauung des Blutes, z.B. Budd-Chiari-Syndrom

Le|ber|stein *m* (Ⓔ hepatolith): ***Syn:*** *Hepatolith*; intrahepatischer Gallenstein*

Le|ber|szin|ti|gramm *nt* (Ⓔ liver scan): Szintigramm* des Lebergewebes

Le|ber|szin|ti|gra|phie *f* (Ⓔ liver scanning): ***Syn:*** *Leberszintigrafie*; Szintigraphie* des Lebergewebes

Le|ber|tran *m* (Ⓔ cod-liver oil): ***Syn:*** *Oleum Jecoris, Oleum iecori, Morrhuae oleum*; aus der Leber von Dorsch oder Kabeljau gewonnenes Öl mit hohem Gehalt an Vitamin A und D; **Anw.**: Roborans, Rachitisprophylaxe

Le|ber|trans|plan|ta|ti|on *f* (Ⓔ liver transplantation): bei Erwachsenen werden Lebertransplantationen v.a. bei endgradiger Leberzirrhose*, metabolischen Lebererkrankungen [Morbus* Wilson, Hämochromatose*], Lebertumoren oder akutem Leberversagen durchgeführt; bei Kindern stehen v.a. angeborene Missbildungen der Gallenwege im Vordergrund, bei Jugendlichen metabolische Erkrankungen; bei Erwachsenen werden Leichenorgane als orthotope Lebertransplantation eingesetzt; bei Kindern kann auch eine Lebendspende [Verwandtenspende] des links-lateralen Leberlappens durchgeführt werden; die Überlebensrate hängt im Wesentlichen von der Grundkrankheit ab; Patienten mit Zirrhose haben die beste Prognose; bei Tumorpatienten kommt es häufig zu Tumorrezidiven, die die 5-Jahres-Überlebensrate nach unten drücken [*Tab. L25, Abb. L26, L27*]

Le|ber|tu|mor *m* (Ⓔ liver tumor): Hepatom*

Le|ber|ve|nen *pl* (Ⓔ hepatic veins): ***Syn:*** *Leberbinnenvenen, Venae hepaticae*; drei Venen [**Vena hepatica dextra, intermedia, sinistra**] die das Blut der Zentralvenen [Venae* cen-

L

Tab. L25. Indikationen und Kontraindikationen der Lebertransplantation

Indikationen
Akutes Leberversagen unterschiedlichster Ätiologie
Endstadien chronischer Lebererkrankungen
Virusinfektionen (HBV, δ-Virus, HCV)
Autoimmune Formen
Alkoholtoxische Form
Primäre biliäre Zirrhose
Primäre sklerosierende Cholangitis
Budd-Chiari-Syndrom, venookklusives Syndrom
Morbus Wilson
α_1-Antitrypsinmangel
Hämochromatose
Maligne Tumoren in Einzelfällen
Unklare Ätiologie
Andere seltene Ursachen, z.B. Echinococcus alveolaris, Oxalose, Amyloidose etc.
Bei Kindern:
Biliäre Atresie oder Hypoplasie
Neonatale Hepatitis
Seltene Ursachen
Kontaindikationen
Absolute Kontraindikationen
Septische Erkrankung außerhalb des Gallengangssystems
Schwere extrahepatische Erkrankungen (z.B. kardial, pulmonal)
Metastasiertes Tumorleiden
Fortgesetzter Alkohol-, Drogenabusus
AIDS
Irreversible Hirnschädigung
Mangelnde Compliance
Relative bzw. kontrovers beurteilte Kontraindikationen:
Thrombose im Pfortadergebiet
Ausgedehnte oder wiederholte Oberbauchoperationen
Akute obere intestinale Blutung
HIV-Infektion
Alter (> 65 Jahre?)

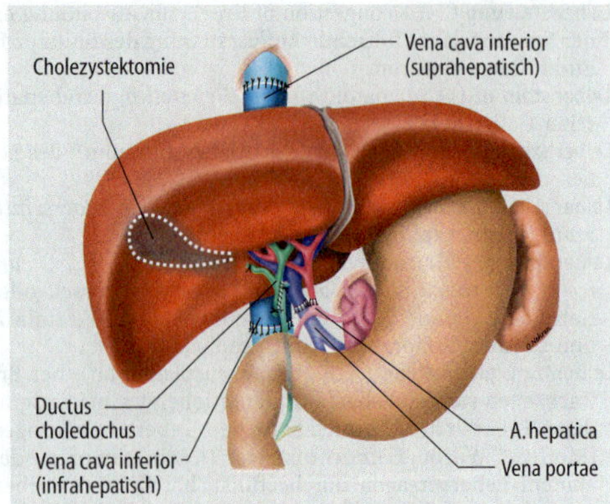

Abb. L26. Orthotope Lebertransplantation

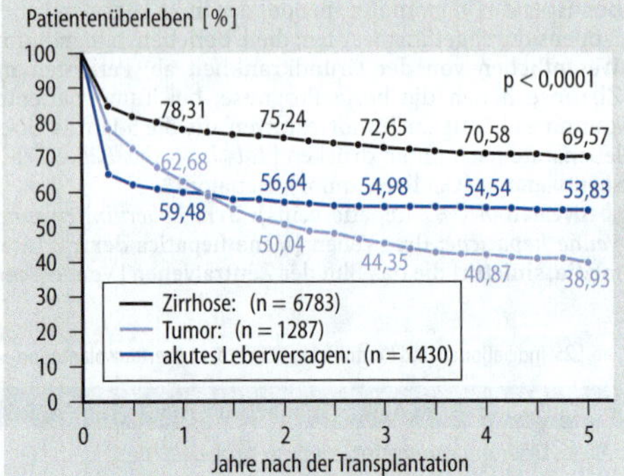

Abb. L27. Überlebensrate nach Lebertransplantation

trales hepatis] sammeln; münden noch unterhalb des Zwerchfells in die Vena* cava inferior

Le|ber|ve|nen|ent|zün|dung *f*: *→Hepatophlebitis*

Le|ber|ver|fet|tung *f* (Ⓔ fatty degeneration of liver): ***Syn:*** *Leberepithelverfettung, fettige Degeneration der Leber, fettige Metamorphose der Leber*; reversible fettige Degeneration von Leberzellen bei gesteigerter Fettsynthese, Fettverwertungsstörung oder Störung des Fetttransportes aus der Zelle; der normale Fettgehalt der Leber liegt unter 5 %; bei mehr als 5 % spricht man von Leberverfettung, bei mehr als 50 % von Fettleber*; die häufigsten Ursachen sind Alkohol, Diabetes* mellitus, Unter- oder Überernährung, Medikamente [Tetracycline, Valproinsäure, Methotrexat, Corticosteroide], Schwangerschaft und Endokrinopathien [Hypo-, Hyperthyreose]

Le|ber|ver|grö|ße|rung *f* (Ⓔ hepatomegaly): Hepatomegalie*

Le|ber|zell|a|de|nom *nt* (Ⓔ hepatocellular adenoma): ***Syn:*** *benignes Hepatom*; gutartiger, scharf abgegrenzter Lebertumor aus Zellbalken und Sinusoiden; war früher selten, nimmt heute aber wahrscheinlich infolge der Einnahme von Hormonpräparaten zu

Le|ber|zel|le *f* (Ⓔ parenchymal liver cell): ***Syn:*** *Hepatozyt, Leberparenchymzelle, Leberepithelzelle*; die Leberzelle gehört zu den funktionell vielseitigsten Zellen des Körpers; sie bildet u.a. Harnstoff, Gallensäuren, Bilirubin, Glykogen, Lipide, Plasmaproteine, Gerinnungsfaktoren; dazu kommt ihre Zentralfunktion bei der Metabolisierung und Entgiftung von Abfallprodukten des Körpers oder externen Giften, Arzneimitteln usw.

Le|ber|zell|kar|zi|nom *nt* (Ⓔ hepatocellular carcinoma): ***Syn:*** *primäres Leberzellkarzinom, hepatozelluläres Karzinom, malignes Hepatom, Carcinoma hepatocellulare*; von den Leberzellen ausgehendes, häufigstes primäres Karzinom* der Leber; entsteht oft auf dem Boden einer Zirrhose*; in Zentralafrika und dem fernen Osten viermal so häufig wie in Europa; wächst lange Zeit symptomarm [Leistungs-, Gewichtsverlust] und wird erst bei Obstruktion der Gallenwege [Ikterus] oder Lebervergrößerung auffällig; **Diagnose:** Ultraschall, CT, Szintigraphie, ultraschallgesteuerte Feinnadelbiopsie; **Therapie:** operative Entfernung ist die Methode der Wahl; manchmal kommt auch eine Lebertransplantation in Frage, allerdings müssen extrahepatische Metastasen ausgeschlossen werden; extrahepatische Metastasen werden mittels Chemotherapie behandelt; der Wert der regionären Chemotherapie ist weiterhin umstritten

Le|ber|zell|ne|kro|se *f*: *→Lebernekrose*

Le|ber|zer|falls|ko|ma *nt, pl* **-ma|ta**: *→exogenes Leberkoma*

Le|ber|zip|fel *m* (Ⓔ fibrous appendage of liver): ***Syn:*** *Appendix fibrosa hepatis*; aus dem Ligamentum* triangulare sinistrum hepatis hervorgehender Bindegewebszug, der hilft, die Leber am Zwerchfell zu befestigen

Le|ber|zir|rho|se *f* (Ⓔ cirrhosis of liver): ***Syn:*** *Cirrhosis hepatis; Zirrhose*; Oberbegriff für chronische Lebererkrankungen, die durch Entzündung, Parenchymuntergang, Regeneration und Ausbildung von Bindegewebssepten zu einer Veränderung der Leberarchitektur und damit zu einer Beeinträchtigung von Durchblutung und Leberfunktion führen; Regeneratknoten kommen bei den meisten Formen vor und führen zu einer Unterteilung in **kleinknotige** und **großknotige Leberzirrhosen**, wobei diese morphologische Einteilung keine Rückschlüsse auf die Ätiologie erlaubt

es wird geschätzt, dass in Deutschland ca. 500.000 Patienten mit Leberzirrhose leben; mit einer Sterberate von 30–40/100.000/Jahr ist sie die 5. häufigste Todesursache; die wichtigsten Ursachen sind Alkohol, Hepatitis* [B, C, D], Autoimmunerkrankungen [primär biliäre Zirrhose*], Gallenwegserkrankungen [sekundär biliäre Zirrhose*], Stoffwechselstörungen [Hämochromatose*, Morbus* Wilson, Galaktosämie*], Fremdstoffe, Arzneimittel [Methotrexat*, α-Methyldopa] und Behinderung des venösen Abflusses; **Klinik:** anfangs unspezifische Symptome wie Müdigkeit, Flatulenz, Inappetenz, Druck- und Völlegefühl, Schlafstörungen, Fettintoleranz mit Durchfall; mit zunehmender Funktionseinschränkung der Leber kommt es dann zu vermehrter Hämatomneigung, Spider* naevi, Lacklippen, Lackzunge, Weißnägel, chronischem Ikterus mit Juckreiz, Hodenatrophie, Gynäkomastie*, Potenzverlust, sekundärer Amenorrhoe*, Verlust der Sekundärbehaarung, Pfortaderhochdruck mit Aszitesbildung, portaler Hypertonie* und Ösophagusvarizen*, Leberinsuffizienz mit hepatischer Enzephalopathie und hepatorenalem Syndrom; kleinknotige Zirrhosen haben eine Tendenz zur Entartung [primäres Leberkarzinom*]

Diagnose: Leukopenie, Thrombozytopenie, Anämie, Hypoproteinämie mit Verminderung der Albumine und Erhö-

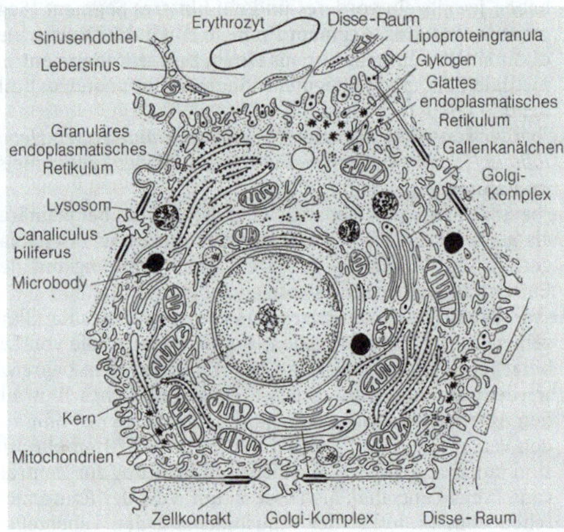

Abb. L28. Schema einer Leberzelle

hung der Gammaglobuline, Verminderung der in der Leber gebildeten Gerinnungsfaktoren mit Verlängerung der Blutungszeit; Transaminasen und alkalische Phosphatase erhöht; Leberbiopsie; **Therapie**: ausgewogene, vitaminreiche und kalorisch ausreichende Ernährung; Vermeidung aller hepatotoxischen Substanzen, v.a. Alkohol; spezifische Behandlung spezifischer Ursachen; die Zirrhose kann durch konservative Maßnahmen verlangsamt werden, die einzige Chance auf Heilung oder signifikante Lebensverlängerung bietet aber nur eine Lebertransplantation

atrophische Leberzirrhose (Ⓔ atrophic cirrhosis): Leberzirrhose mit Verkleinerung der Leber; kann sowohl bei kleinknotiger als auch großknotiger Zirrhose auftreten

biliäre Leberzirrhose (Ⓔ biliary cirrhosis): ***Syn***: *biliäre Zirrhose, Cirrhosis biliaris*; von den Gallengängen ausgehende Zirrhose; man unterscheidet zwischen primär biliärer Zirrhose und sekundär bilärer Zirrhose

großknotige Leberzirrhose (Ⓔ postnecrotic cirrhosis): ***Syn***: *postnekrotische/postdystrophische/ungeordnete/makronoduläre Leberzirrhose*; durch unterschiedlich große [3 mm - 3 cm] Knoten gekennzeichnete Zirrhoseform, die z.B. bei chronischer Virushepatitis*, chronisch-aggressiver Hepatitis*, Intoxikationen* und Morbus Wilson* auftritt

kleinknotige Leberzirrhose (Ⓔ micronodular cirrhosis): ***Syn***: *mikronoduläre/organisierte/septale Leberzirrhose*; Zirrhoseform mit kleinen [bis zu 5mm], gleichmäßigen Knötchen auf der Schnittfläche; tritt i.d.R. bei metabolischen Störungen, nutritiv-toxischen Schädigungen [Alkohol] und venöser Abflussbehinderung auf; kleinknotige Zirrhosen haben eine Tendenz zur Entartung [primäres Leberkarzinom]

kryptogene Leberzirrhose (Ⓔ cryptogenic cirrhosis): Leberzirrhose mit ungeklärter Ätiologie; ca. 10 % der Fälle

makronoduläre Leberzirrhose: *→ großknotige Leberzirrhose*

metabolische Leberzirrhose (Ⓔ metabolic cirrhosis): durch Stoffwechselstörungen [z.B. Hämochromatose*, Morbus* Wilson, α_1-Antitrypsinmangel*] hervorgerufene Leberzirrhose

mikronoduläre Leberzirrhose: *→ kleinknotige Leberzirrhose*

nutritive Leberzirrhose (Ⓔ nutritional cirrhosis): ernährungsbedingte Leberzirrhose

organisierte Leberzirrhose: *→ kleinknotige Leberzirrhose*

portale Leberzirrhose (Ⓔ portal cirrhosis): ***Syn***: *Laennec-Zirrhose*; kleinknotige Leberzirrhose auf dem Boden einer chronischen Alkoholhepatitis*

postdystrophische Leberzirrhose: *→ großknotige Leberzirrhose*

postnekrotische Leberzirrhose: *→ großknotige Leberzirrhose*

primär biliäre Leberzirrhose (Ⓔ primary biliary cirrhosis): ***Syn***: *primär biliäre Zirrhose, Hanot-Zirrhose*; vermutlich zu den Autoimmunerkrankungen gehörende, nicht-eitrige, destruierende Entzündung der intrahepatischen Gallengänge; 90 % der Fälle betreffen Frauen im mittleren Lebensalter; fast immer [95 % der Fälle] finden sich antimitochondriale Antikörper*; verläuft in vier Stadien: **Stadium I**: chronisch destruierende nicht-eitrige Cholangitis mit Infiltration von T-Lymphozyten um die Gallengänge **Stadium II**: Schädigung und Proliferation der Gallengänge **Stadium III**: Untergang der Gallengänge, Mottenfraßnekrosen, Fibrose **Stadium IV**: Zirrhose

sekundär biliäre Leberzirrhose (Ⓔ secondary biliary cirrhosis): ***Syn***: *sekundär biliäre Zirrhose*; durch eine chronische Cholangitis*, extrahepatische Cholestase* etc. ausgelöste kleinknotige Leberzirrhose

septale Leberzirrhose: *→ kleinknotige Leberzirrhose*

toxische Leberzirrhose (Ⓔ toxic cirrhosis): durch Lebergifte [Alkohol, Medikamente] verursachte Zirrhose

ungeordnete Leberzirrhose: *→ großknotige Leberzirrhose*

Le|ber|zys|te *f* (Ⓔ hepatic cyst): i.d.R. asymptomatische, angeborene oder erworbene intrahepatische Zyste; **nicht-parasitäre Leberzysten** sind meist kongenital oder entstehen durch Parenchymnekrose nach Trauma, Ischämie oder Entzündung [Pseudozysten]; sie werden i.d.R. exzidiert

parasitäre Leberzysten werden meist durch Echinococcus* granulosus oder multilocularis verursacht [*s.u. Echinokokkenzyste*]

kongenitale Leberzysten (Ⓔ polycystic disease of the liver): ***Syn***: *Zystenleber*; angeborene Fehlbildung der Gallengänge mit Ausbildung multipler Zysten; oft zusammen mit Zystenniere*

LEBK *Abk.*: *→ latente Eisenbindungskapazität*

LEC *Abk.*: *→ Lupus erythematodes chronicus*

Le|ci|thin *nt* (Ⓔ lecithin): ***Syn***: *Phosphatidylcholin, Cholinphosphoglycerid, Lezithin*; aus Cholin, Glycerin, Phosphorsäure und Fettsäuren bestehender Grundbaustein der Zellmembran

Le|ci|thin|ä|mie *f*: *→ Lezithinämie*

Le|ci|thi|na|sen *pl*: *→ Phospholipasen*

Lecithin-Cholesterin-Acyltransferase *f* (Ⓔ lecithin-cholesterol acyltransferase): ***Syn***: *Lezithin-Cholesterin-Acyltransferase*; in der Leber gebildetes Enzym, das die Bildung von Cholesterinestern katalysiert; wird von HDL-Vorstufen gebunden und katalysiert die Reaktion Cholesterin + Phosphatidylcholin → Cholsterinester + Lysophosphatidylcholin; damit nimmt der Cholesteringehalt der HDL zu, die es zur Leber transportieren [**reverser Cholesterintransport**], wo es abgebaut und über die Galle ausgeschieden wird

Lecithin-Cholesterin-Acyltransferase-Mangel, primärer *m* (Ⓔ idiopathic LCAT deficiency): ***Syn***: *Norum-Krankheit, primärer LCAT-Mangel, familiärer Serumcholesterinestermangel*; autosomal-rezessive Enzymopathie, die den reversen Cholesterintransport stört; führt u.a. zu hämolytischer Anämie* durch eine Störung der Erythrozytenmembran, Proteinurie*, Nierenerkrankungen und Hornhauttrübung durch Lipidablagerung; das freie Cholesterin* im Serum ist erhöht; **Therapie**: cholesterinarme Ernährung

Leck|ek|zem *nt* (Ⓔ licking eczema): periorales Ekzem* und Cheilitis* simplex als Folge von gewohnheitsmäßigem Lippenlecken

Leck, ka|pil|la|res *nt* (Ⓔ capillary leak): *s.u. Schock*

Lec|ti|ne *nt*: *→ Lektine*

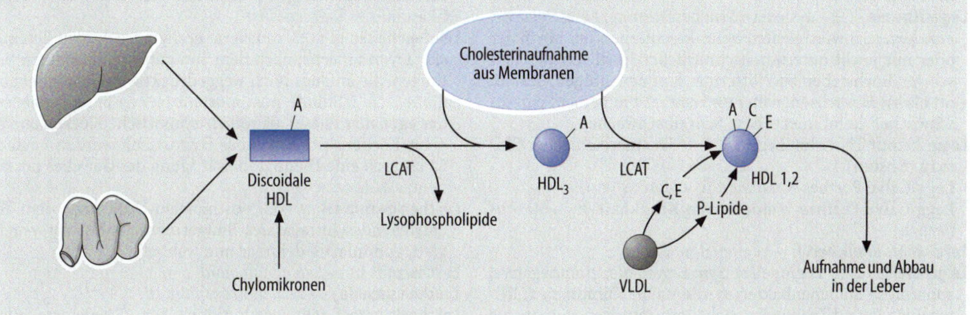

Abb. L29. Rolle der Lecithin-Cholesterin-Acyltransferase beim reversen Cholesterintransport

LED *Abk.*: Lupus erythematodes disseminatus

Ledderhose: Georg Ledderhose; 1855–1925; deutscher Chirurg (München, Straßburg)

Ledderhose-Syndrom I *f* (Ⓔ Ledderhose's disease): ***Syn:*** *Morbus Ledderhose, plantare Fibromatose, Plantaraponeurosenkontraktur, Dupuytren-Kontraktur der Plantarfaszie, Fibromatosis plantae, Fußsohlenfaszienkontraktur*; der palmaren Fibromatose* entsprechende, manchmal auch gleichzeitig auftretende bindegewebige Verhärtung der Palmaraponeurose mit Beugekontraktur von Zehen

Ledderhose-Syndrom II *nt* (Ⓔ Ledderhose's disease): durch eine [traumatische] Zerreißung der Plantarfaszie bedingte spindelförmige, etwa bohnengroße Geschwulst am basalen Ende des Metatarsale I; führt zu starken Schmerzen beim Laufen und einer Gehbehinderung

Lederer: Lederer-Anämie *f* (Ⓔ Lederer's anemia): ***Syn:*** *Lederer-Brill-Anämie, Anämie Typ Lederer-Brill*; akute Form der idiopathischen autoimmunhämolytischen Anämie* Typ Widal

Lederer-Brill-Anämie *f*: *→Lederer-Anämie*

Le|der|haut *f* (Ⓔ corium): ***Syn:*** *Corium, Korium, Dermis*; die unter der Oberhaut [Epidermis*] liegende Bindegewebsschicht, die in zwei Schichten, **Stratum papillare dermis** [Papillarschicht] und **Stratum reticulare dermis** [Geflechtschicht] unterteilt wird; die **Papillarschicht** ist vom Stratum basale der Epidermis* durch eine Basalmembran getrennt, die eine wichtige Rolle bei der Verankerung der Oberhaut in der Lederhaut spielt; die Papillarschicht ist kapillarreich und bildet in die Epidermis hineinragende Papillen, die der Ernährung der Oberhaut dienen; die Verzapfung von Dermis und Epidermis ist die Grundlage für die Hautleisten und für die Entstehung von Felderhaut* und Leistenhaut*; die **Geflechtschicht** enthält kräftige Kollagenfaserbündel, die der Haut eine hohe Zerreißfestigkeit verleihen und die sog. **Spaltlinien** bilden; elastische Fasern sorgen dafür, dass die Fasergeflechte nach Belastung wieder in ihre Ausgangslage zurückkehren; lässt die Elastizität nach, z.B. im Alter, wird die Haut schlaff; die Anhangsgebilde der Haut [Haare und ihre Haarfollikel, Schweißdrüsen*, Talgdrüsen*] stammen aus der Geflechtschicht, die auch **freie Nervenendigungen** [Terminationes nervorum] für mechanische, thermische und Schmerzempfindungen enthält

Lederhaut des Auges: *→Sclera*

Le|der|haut|ent|zün|dung *f*: *→Skleritis*

Le|der|knar|ren *nt* (Ⓔ pleural crackles): auskultatorisches Reibegeräusch bei Pleuritis* sicca

Le|der|ze|cken *pl* (Ⓔ soft-bodied ticks): ***Syn:*** *Argasidae*; zu den Acari* gehörende Familie blutsaugender Zecken, die verschiedene Bakterien, Viren und Helminthen auf Tiere und Menschen übertragen können

Le|di pal|lus|tri her|ba *f* (Ⓔ marsh tea): blühendes Kraut von Sumpfporst*

Le|dum pal|lus|tre *nt*: *→Sumpfporst*

Leer|auf|nah|me *f* (Ⓔ plain film): ***Syn:*** *Röntgenleeraufnahme, Nativaufnahme*; Röntgenaufnahme ohne Kontrastmittel

Leer|darm *m*: *→Jejunum*

LeFort: René LeFort; 1869–1951; französischer Chirurg (Lille)

Fraktureneinteilung nach LeFort *f* (Ⓔ LeFort classification): *s.u. Mittelgesichtsfraktur*

Leg|a|sthe|nie *f* (Ⓔ dyslexia): ***Syn:*** *Lesestörung, Leseschwäche, Paralexie*; Schwierigkeiten beim Lesenlernen bei normaler oder nur leicht unterdurchschnittlicher Intelligenz; es fällt schwer, Buchstaben zu Wörtern zusammenzufügen; besteht oft bis ins Erwachsenenalter und ist meist mit einer Schreibschwäche* kombiniert [**Lese-Schreibschwäche**]

Legg: Arthur Thornton Legg; 1874–1939; amerikanischer Chirurg (Boston)

Legg-Calvé-Perthes-Krankheit *f*: *→Morbus Perthes*

Legg-Calvé-Perthes-Waldenström-Krankheit *f*: *→Morbus Perthes*

Le|gi|o|närs|krank|heit *f*: *→Legionellose 2.*

Le|gi|o|nel|la *f* (Ⓔ Legionella): ***Syn:*** *Legionelle*; gramnegative, sporenlose Stäbchenbakterien, die v.a. in Kühltürmen, Klimaanlagen und Trinkwasserbehältern gefunden werden; die Übertragung erfolgt aerogen [Tröpfcheninfektion], wenn die Erreger z.B. durch Klimaanlagen in die Luft abgegeben werden; eine Übertragung von Mensch zu Mensch findet nicht statt

Tab. L30. Legionella. Species und Krankheiten

Arten	Krankheiten
L. pneumophila	Legionärskrankheit, Pontiac-Fieber (Enzephalopathie), (Endokarditis)
L. micdadei	Pittsburgh-Pneumonie, Pontiac-Fieber
L. feeleii	Pontiac-Fieber
L. anisa	

Legionella micdadei (Ⓔ Legionella micdadei): ***Syn:*** *Pittsburg pneumonia agent*; Erreger einer atypischen Pneumonie [**Pittsburgh-Pneumonie**] und des Pontiac-Fiebers

Legionella pneumophila (Ⓔ Legionella pneumophila): Erreger der Legionärskrankheit [Legionellose* 2.] und des Pontiac-Fiebers*

Le|gi|o|nel|le *f*: *→Legionella*

Le|gi|o|nel|len|in|fek|ti|on *f*: *→Legionellose 1.*

Le|gi|o|nel|lo|se *f* (Ⓔ **1.** legionellosis **2.** legionnaires' disease): **1.** ***Syn:*** *Legionelleninfektion*; Befall und Infektion mit Legionella*-Species; meist handelt es sich um Infektionen der oberen Atemwege oder Lunge **2.** ***Syn:*** *Legionärskrankheit, Veteranenkrankheit*; meldepflichtige, durch Legionella* pneumophila hervorgerufene atypische Pneumonie*, die erstmals 1976 in Philadelphia auftrat; der Erreger bildet primär Herde in der Lunge, aus denen er aber septisch metastasieren und Absiedlungen in der Haut und inneren Organen [Herz, Leber, Pankreas, Darm] bilden kann; **Klinik:** nach einer Inkubationszeit von 2–10 Tagen Kopfschmerzen, Fieber, Durchfälle und Zeichen einer Beteiligung des Zentralnervensystems; unbehandelt versterben 5–15 % der Patienten; **Diagnose:** Antigenbestimmung im Urin [ELISA], mikroskopischer Nachweis in der bronchoalveolären Lavageflüssigkeit; Anzüchtung in cysteinhaltigen Nährböden; **Therapie:** Makrolidantibiotika [Erythromycin*]

Le|gu|mi|no|sen *pl* (Ⓔ legumes): Hülsenfrüchte [Erbsen, Bohnen, etc.]

Lehr|a|na|ly|se *f* (Ⓔ training analysis): ***Syn:*** *didaktische Analyse*; Psychoanalyse* während der Ausbildung von Psychoanalytikern; wichtiger Teil des Trainings

LEIA *Abk.*: Lumineszenz-Enzym-Immunoassay

Leib *m* (Ⓔ body): Körper; Bauch, Abdomen

Lei|bes|frucht *f* (Ⓔ embryo; fetus): Frucht; Embryo; Fetus

Leib|hal|lu|zi|na|ti|o|nen *pl* (Ⓔ somatic hallucinations): leibliche Beeinflussungserlebnisse [Kontroll- und Beeinflussungswahn, Gefühl des Gemachten] als Symptome* 1. Ranges bei Schizophrenie*

Leich|dorn *m*: *→Klavus*

Lei|chen|al|ka|lo|id *nt* (Ⓔ cadaveric alkaloid): ***Syn:*** *Leichengift, Ptomain*; bei der Zersetzung von totem Gewebe entstehendes Alkaloid, z.B. Cadaverin*, Putrescin*

Lei|chen|er|schei|nun|gen *pl* (Ⓔ death signs): sichtbare Veränderungen des Körpers nach dem Tod; als **frühe Leichenerscheinungen** Leichenflecke* und Leichenstarre*, als **späte Leichenerscheinungen** Fäulnis und Verwesung oder Mumifikation; *s.a. Todeszeichen*

Lei|chen|fle|cke *pl* (Ⓔ cadaveric ecchymoses): ***Syn:*** *Totenflecke, Livores mortis*; nach dem Tod auftretende Hauteinblutungen, die anfangs noch weggedrückt werden können; beginnen ca. 1 Stunde post mortem [selten bereits während der agonalen Phase] als rötlich-zyanotische Flecken abhängiger Körperpartien [venöse Hypostase]; werden nach ca. 24 h durch eine Hämoglobinsättigung des Gewebes permanent; *s.a. Todeszeichen*

Lei|chen|ge|rinn|sel *nt* (Ⓔ postmortem clot): nach dem Tod entstehendes intravasales Blutgerinnsel; meist rot, feuchtglatt, gummiartig dehnbar und wabbelig

Lei|chen|gift *nt*: *→Leichenalkaloid*

Lei|chen|spen|de *f*: *→Leichentransplantat*

Lei|chen|star|re *f* (Ⓔ death rigor): ***Syn:*** *Totenstarre, Rigor mortis*; langsam fortschreitende Muskelstarre, die sich spä-

ter wieder in derselben Reihenfolge löst; beginnt am Kiefer [nach ca. 2 h] und breitet sich innerhalb von 8–10 h von kranial nach kaudal auf den gesamten Körper auf; wird sie innerhalb der ersten 8 h gelöst, tritt sie wieder auf; die spontane Lösung beginnt nach ca. 2 Tagen und schreitet ebenfalls von kranial nach kaudal fort; die Lösung ist nach 3–4 Tagen abgeschlossenen
da sowohl die Ausbildung als auch die Lösung der Totenstarre von vielen Faktoren beeinflusst wird, sollte die Bestimmung der Todeszeit anhand der Leichenstarre erfahrenen Rechtsmedizinern überlassen werden; *s.a. Todeszeichen*

Lei|chen|trans|plan|tat *nt* (Ⓔ cadaveric transplant): ***Syn:*** *Kadavertransplantat*; aus Leichen entnommenes Organ oder Gewebe zur Transplantation

Lei|chen|tu|ber|kel *nt*: → *Tuberculosis cutis verrucosa*

Lei|chen|wachs *nt* (Ⓔ corpse fat): ***Syn:*** *Fettwachs, Adipocire*; aus den Körperfetten entstehendes wachsähnliches Fett in Leichen, die längere Zeit im Wasser oder feuchten Boden liegen; verlangsamen den Zerfall des Körpers

Leicht|ben|zin *nt* (Ⓔ light benzin): *s.u. Benzin*

Leicht|ket|ten *pl* (Ⓔ light chains): ***Syn:*** *L-Ketten*; leichte Ketten der Immunglobuline*

Leichtketten-Krankheit *f*: → *L-Ketten-Krankheit*

Leicht|ket|ten|res|trik|ti|on *f* (Ⓔ light chain restriction): *s.u. Essay Non-Hodgkin-Lymphome S. 1517*

Leigh: Archibald Denis Leigh; englischer Neuropathologe (London) im 20. Jahrhundert
Leigh-Syndrom *nt* (Ⓔ Leigh's disease): ***Syn:*** *subakute nekrotisierende Enzephalomyelopathie*; seltene, autosomal- oder X-chromosomal-rezessive Erkrankung von Gehirn und Rückenmark; es kommt bereits im Kindesalter zu multifokalen, bilateralen Nekrosen in Gehirn, Hirnstamm und Rückenmark; führt i.d.R. innerhalb von einem Jahr zum Tod durch Atemlähmung

Leih|mut|ter *f* (Ⓔ surrogate mother): ***Syn:*** *Ersatzmutter, Surrogatmutter*; Frau, die ein künstlich befruchtetes Ei einer anderen Frau austrägt

Leih|mut|ter|schaft *f* (Ⓔ surrogate motherhood): *s.u. Essay Infertilität und Sterilität S. 1041*

Leim|zu|cker *m*: → *Glyzin*

Lein *m* (Ⓔ flax): ***Syn:*** *Flachs, Linum usitatissimum*; *s.u. Leinsamen*

Leiner: Carl Leiner; 1871–1930; österreichischer Kinderarzt (Wien)
Leiner-Erythrodermie *f* (Ⓔ Leiner's disease): ***Syn:*** *Säuglingsschälflechte, Leiner-Dermatitis, Erythrodermia desquamativa Leiner*; Säuglinge und Kleinkinder betreffende schwerste Form des seborrhoischen Ekzems*

Lein|öl *nt* (Ⓔ linseed oil): fettes Öl aus Leinsamen*, das v.a. Linolensäure* enthält

Lein|öl|säu|re *f*: → *Linolsäure*

Lein|sa|men *pl* (Ⓔ linseed): ***Syn:*** *Lini semen*; die Samen von Lein [Flachs, Linum usitatissimum], einer Pflanze aus der Familie der Leingewächse [Linaceae]; enthält Leinöl*, Proteine, Ballaststoffe und cyanogene Glykoside* [u.a. Linustatin, Linamarin]; **Anw.**: bei habitueller Verstopfung, Entzündungen im Magen-Darm-Trakt; äußerlich als Breiumschlag bei lokaler Entzündung

Leio-, leio- *präf.*: Wortelement mit der Bedeutung „glatt/sanft"

Lei|o|der|ma *f* (Ⓔ leiodermia): ***Syn:*** *Lioderma, Glanzhaut, Atrophoderma neuroticum*; papierdünne, glatte Haut bei neurotrophischer Atrophie*

Lei|o|my|om *nt* (Ⓔ leiomyoma): ***Syn:*** *Leiomyoma*; gutartiger Tumor aus glatten Muskelfasern, z.B. der Gefäße [**vaskuläres Leiomyom**] oder der Gebärmutter [Uterusmyom*]
metastasierendes Leiomyom (Ⓔ metastasizing leiomyoma): Leiomyom des Uterus, das lymphogen und hämatogen metastasiert [z.B. in die Lunge], histologisch aber benigne ist

Lei|o|my|o|ma *nt, pl* **-ma|ta**: → *Leiomyom*

Lei|o|my|o|ma|to|se *f* (Ⓔ leiomyomatosis): ***Syn:*** *Leiomyomatosis*; Vorkommen multipler Leiomyome*

Lei|o|my|o|sar|co|ma *nt, pl* **-ma|ta**: → *Leiomyosarkom*

Lei|o|my|o|sar|kom *nt* (Ⓔ leiomyosarcoma): ***Syn:*** *Leiomyosarcoma*; bösartiger Tumor aus glatten Muskelfasern; kommt v.a. im Magen und der Gebärmutter vor; das **Leiomyosarkom der Gebärmutter** ist ein rasch wachsendes Malignom des Myometriums, das lymphogen und hämatogen [v.a. in die Lunge] metastasiert; die 5-Jahresüberlebensrate wird z.T. mit 50 % angegeben, z.T. mit maximal 10 %; tritt meist bei Frauen über 60 Jahren auf und ist 50-mal seltener als das Korpuskarzinom*

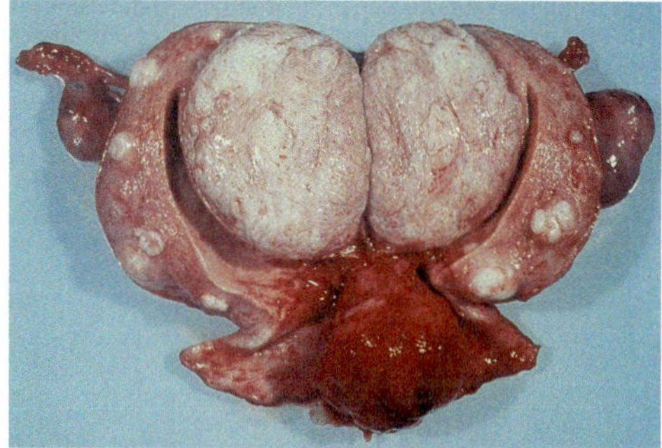

Abb. L31. Leiomyosarkom

Leish|ma|nia *f* (Ⓔ Leishmania): ***Syn:*** *Leishmanie*; parasitäre Protozoen, die bei Wirbeltieren und Menschen in den Zellen des retikulohistiozytären Systems und in Monozyten leben; Erreger von Leishmaniosen*; werden von Sandmücken [Phlebotomus, Lutzomyia] in einer begeißelten Form übertragen [**promastigote Form**] und gehen im Menschen in ein unbegeißeltes, intrazelluläres Stadium [**amastigote Form**] über; man kann die Leishmanien in drei Gruppen einteilen: **1.** Erreger der viszeralen Leishmaniose* [Leishmania donovani, infantum, chagasi]; **2.** Erreger der kutanen Leishmaniose* [Leishmania tropica, major, aethopia] und **3.** Erreger der kutanen Leishmaniose* Südamerikas [Leishmania brasiliensis, mexicana]

L

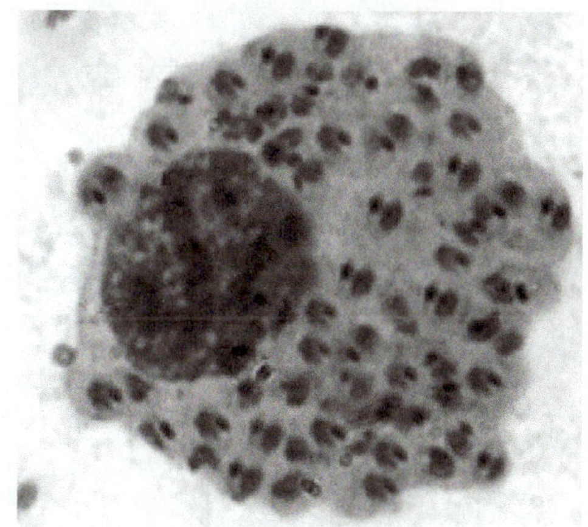

Abb. L32. Leishmania, amastigote Form

Leishmania-Form *f* (Ⓔ Leishman-Donovan body): ***Syn:*** *Amastigote, amastigote Form*; runde, unbegeißelte Form von Trypanosoma* cruzi

Leish|ma|ni|a|se *f*: → *Leishmaniose*

Leish|ma|ni|a|sis *f, pl* **-ses**: → *Leishmaniose*

Leish|ma|nie *f*: → *Leishmania*

Leish|ma|ni|o|se *f* (Ⓔ leishmaniasis): ***Syn:*** *Leishmaniasis, Leishmaniase, Leishmaniosis*; durch Leishmania*-Species hervorgerufene Infektionskrankheit, die Haut, Schleimhaut oder innere Organe befallen kann; tritt in Europa nur im

Mittelmeerraum auf, weltweit schätzt man die Zahl der Erkrankten aber auf 12 Millionen mit ca. 2 Millionen Neuerkrankungen pro Jahr; **Pathogenese**: die begeißelte, promastigote Form dringt in Makrophagen ein und wandelt sich eine unbegeißelte amastigote Form um; sie beginnt damit, sich durch Zweiteilung zu vermehren; gleichzeitig löst sie eine T-Zellen-vermittelte granulomatöse Entzündungsreaktion aus, die zu Fieber und Geschwürbildung [Ulkus] führt; die Sandmücken nehmen beim nächsten Stich infizierte Makrophagen auf, aus denen während der Wanderung vom Darm zur Speicheldrüse erneut promastigote Formen entstehen; **Diagnose**: klinisches Bild; Erregernachweis im Präparat [Knochenmark, Milz, Leber, Lymphknoten; Giemsafärbung]; Kultur [Kaninchenblutschrägagar 3–4 Wochen]; Antikörpernachweis im Serum [IF, ELISA, HA]; **Therapie**: fünfwertige Antimonpräparate, bei Resistenz Diamidine [Pentamidin*]

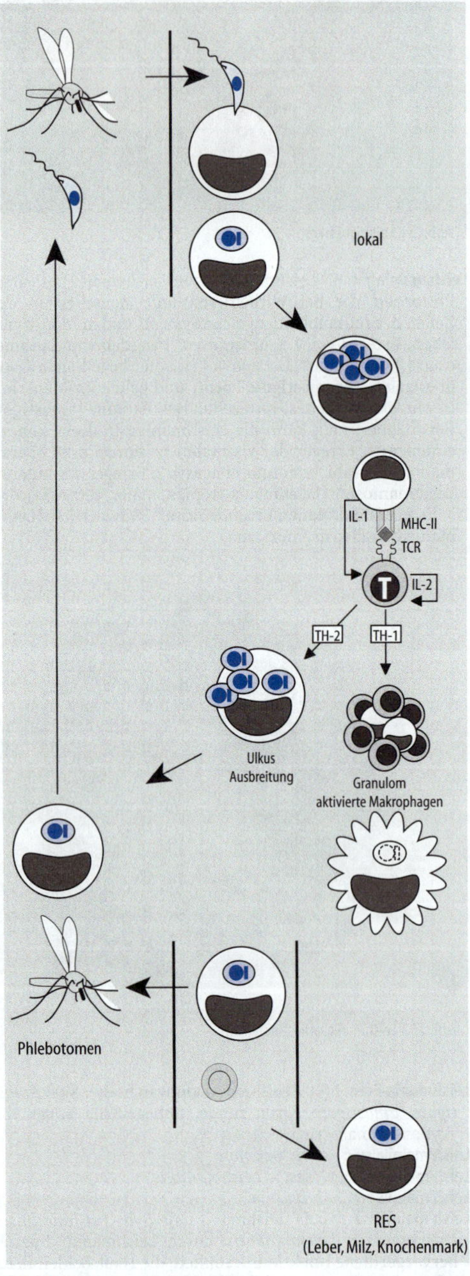

Abb. L33. Pathogenese der Leishmaniose

kutane Leishmaniose: →*Hautleishmaniose*

kutane Leishmaniose Südamerikas (Ⓔ South American cutaneous leishmaniasis): ***Syn***: *südamerikanische Hautleishmaniose, amerikanische Hautleishmaniose, Chiclero-Ulkus, Leishmaniasis brasiliensis*; durch verschiedene Leishmania*-Species [Leishmania mexicana, Leishmania brasiliensis] hervorgerufene Hauterkrankung; je nach Erreger kommt es zu unterschiedlichen kutanen Läsionen mit unterschiedlicher Heilungstendenz; je nach Region gibt es lokale Synonyme [**Pian bois, Bush yaws, Forest yaws**]; **klinisch** unterscheidet man eine **kutane Form**, die ähnlich wie die Hautleishmaniose* verläuft, und eine **mukokutane Form** mit fortschreitendem Befall von Pharynx, Larynx und Trachea, die chronisch rezidivierend verläuft und durch Auszehrung oder Sepsis zum Tode führt

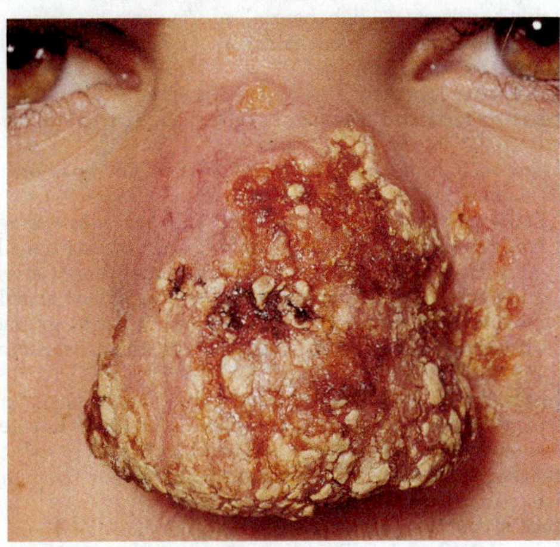

Abb. L34. Kutane Leishmaniose Südamerikas

leproide Leishmaniose (Ⓔ diffuse cutaneous leishmaniasis): ***Syn***: *Leishmaniasis cutis diffusa, Leishmaniasis tegumentaria diffusa*; seltene, chronische Hautleishmaniose*; markant sind lepra-artige Hautveränderungen; tritt v.a. in Venezuela und Äthiopien auf

mukokutane Leishmaniose (Ⓔ mucocutaneous leishmaniasis): ***Syn***: *südamerikanische Haut-Schleimhaut-Leishmaniose, Haut-Schleimhautleishmaniose Südamerikas*; mukokutane Form der kutanen Leishmaniose Südamerikas*

mukokutane Leishmaniose Südamerikas (Ⓔ mucocutaneous leishmaniasis): ***Syn***: *Espundia, südamerikanische Haut-Schleimhautleishmaniase*; durch Leishmania* brasiliensis hervorgerufene Hautleishmaniose* mit späterem Übergreifen auf die Schleimhaut von Mund, Nase, Rachen und Kehlkopf

Post-Kala-Azar dermale Leishmaniose (Ⓔ post-kala-azar dermal leishmaniasis): ***Syn***: *Post-Kala-Azar-Hautleishmanid, Post-Kala-Azar-Hautleishmanoid, Post-Kala-Azar-Dermatose, Post-Kala-Azar dermale Leishmanoide*; Monate bis Jahre nach Abheilung einer viszeralen Leishmaniose* auftretende hypopigmentierte, kleinknotige oder verruköse, Leishmanien-haltige Herde; **Therapie**: Antimon-V-Präparate, bei Resistenz Diamidine [Pentamidin*] oder Amphotericin B*

viszerale Leishmaniose (Ⓔ visceral leishmaniasis): ***Syn***: *Kala-Azar, Dum-Dum-Fieber, Splenomegalia tropica, Leishmaniasis furunculosa, Leishmaniasis interna*; in subtropischen und tropischen Ländern sowie im Mittelmeerraum vorkommende, chronische Erkrankung der Haut und des retikuloendothelialen Systems von Leber, Milz und Knochenmark durch Leishmania* donovani, chagasi oder infantum; die Parasiten vermehren sich zuerst in der Haut und regionalen Lymphknoten; später brechen sie in die Blutbahn ein und besiedeln Zellen des retikuloendothelialen Systems; **Klinik**: die meisten Fälle verlaufen subklinisch, beim Rest kommt es nach Wochen oder Monaten zu remittierenden oder unregelmäßigen Fieberschüben, Schwellung von Milz, Leber und Lymphknoten, Panzytopenie*, Ikterus*, Aszites*, Ödem, Auszehrung und Dunkelfärbung der Haut [Kala-Azar]; **Diagnose**: mikroskopischer oder kultureller Erregernachweis, Nachweis von Serumantikörpern [EIA, IF, HA]

Leish|ma|ni|o|sis *f, pl* **-ses**: *→ Leishmaniose*

Leish|ma|ni|zid *nt* (Ⓔ leishmanicide): leishmanienabtötende Substanz

leish|ma|ni|zid *adj* (Ⓔ leishmanicidal): leishmanienabtötend

Leish|ma|no|id *nt* (Ⓔ leishmanoid): Leishmania-artige Erkrankung

Post-Kala-Azar dermale Leishmanoide (Ⓔ dermal leishmanoid): ***Syn***: *Post-Kala-Azar-Hautleishmanid, Post-Kala-Azar-Hautleishmanoid, Post-Kala-Azar-Dermatose, Post-Kala-Azar dermale Leishmaniose*; Monate bis Jahre nach Abheilung einer viszeralen Leishmaniose* auftretende hypopigmentierte, kleinknotige oder verruköse, Leishmanien-haltige Herde; **Therapie**: Antimon-V-Präparate, bei Resistenz Diamidine [Pentamidin*] oder Amphotericin B*

Leis|te *f* (Ⓔ groin): ***Syn***: *Leistengegend, Leistenregion, Inguen, Regio inguinalis*; unteres, laterales Feld der Bauchwand, unter der der Leistenkanal [Canalis* inguinalis] liegt; *s.a. Regiones abdominales*

Leis|ten|band *nt* (Ⓔ inguinal ligament): ***Syn***: *Poupart-Band, Ligamentum inguinale, Arcus inguinalis*; Bindegewebsstrang zwischen Spina* iliaca anterior superior und Tuberculum* pubicum, der wesentlich am Aufbau von Leistenkanal* und Schenkelkanal* beteiligt ist; der Samenstrang zieht über den oberen Rand des Leistenbandes; unter dem Leistenband liegen die Lacuna* musculorum und vasorum retroinguinalis

Leis|ten|bruch *m* (Ⓔ inguinal hernia): ***Syn***: *Inguinalhernie, Leistenhernie, Hernia inguinalis*; angeborene oder erworbene Hernie* durch die innere [direkter Leistenbruch, Hernia inguinalis directa] oder äußere Leistengrube [indirekter Leistenbruch, Hernia inguinalis indirecta]; die Leistenbrüche sind die häufigsten Brüche überhaupt [75 % aller Hernien], wobei Männer aus anatomischen Gründen häufiger betroffen sind als Frauen; indirekte Leistenbrüche sind wesentlich häufiger [65 %] als direkte Brüche [20 %]; bei 15 % der Fälle liegen beide Typen gleichzeitig vor; beidseitige Hernien sind relativ häufig [15 % der Fälle]; jüngere Patienten haben meist eine indirekte Hernie, während im mittleren und höheren Alter die direkte Hernie dominiert

die laparoskopische Hernienbehandlung hängt mehr von der Art der Hernie ab als die konventionelle Bruchoperation, deshalb wird die **Klassifizierung der Leistenhernien nach Nyhus** mehr und mehr verwendet; die **Symptome** sind meist nur schwach ausgeprägt; anfänglich verspüren die Patienten nur bei längerem Stehen und Gehen ziehende Schmerzen in der Leistengegend; später kann dort eine Vorwölbung beobachtet oder palpiert werden, die im Liegen abnimmt und bei Bauchpresse [Valsalva-Versuch] zunimmt; **Untersuchung**: der Patient steht aufrecht vor dem sitzenden Untersucher, der seinen Zeigefinger über die Skrotalhaut durch den äußeren Leistenring in den Leistenkanal einführt; beim Husten oder Pressen kann das Anprallen des Bruchsacks gegen den Finger gespürt werden; eine Unterscheidung von direkter und indirekter Hernie ist damit selten möglich; **Therapie**: *s.u. Hernienplastik*; *s.a. Abb. L35, L36, Tab. L37*

äußerer Leistenbruch: *→ indirekter Leistenbruch*

direkter Leistenbruch (Ⓔ direct inguinal hernia): ***Syn***: *innerer/gerader Leistenbruch, Hernia inguinalis interna/medialis/directa*; durch die innere/mittlere Leistengrube [Fossa inguinalis medialis] austretender Leistenbruch; liegt oberhalb des Leistenbandes [Ligamentum* inguinale] und medial der epigastrischen Gefäße; die direkte Leistenhernie ist immer erworben

gerader Leistenbruch: *→ direkter Leistenbruch*

indirekter Leistenbruch (Ⓔ indirect inguinal hernia): ***Syn***: *äußerer/seitlicher/schräger Leistenbruch, Hernia inguinalis externa/indirecta/lateralis/obliqua*; durch die äußere/seitliche Leistengrube [Fossa inguinalis lateralis] austretender Leistenbruch; liegt oberhalb des Leistenbandes [Ligamentum* inguinale] und lateral der epigastrischen Gefäße; kann beim Mann bis in das Skrotum reichen [Hernia* in-

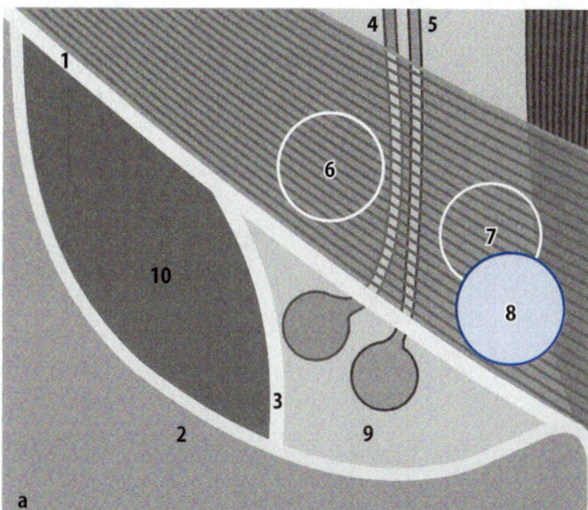

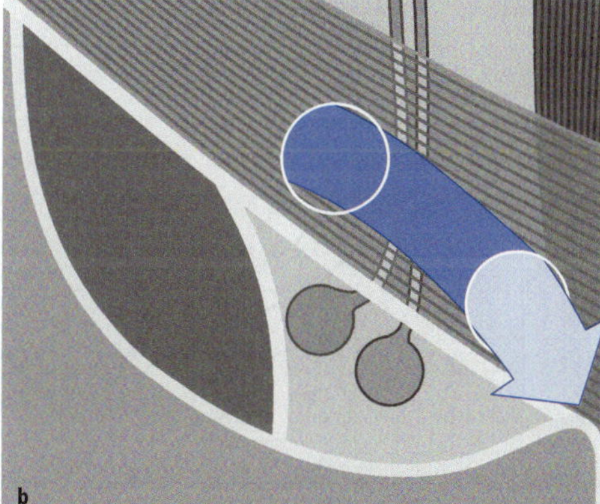

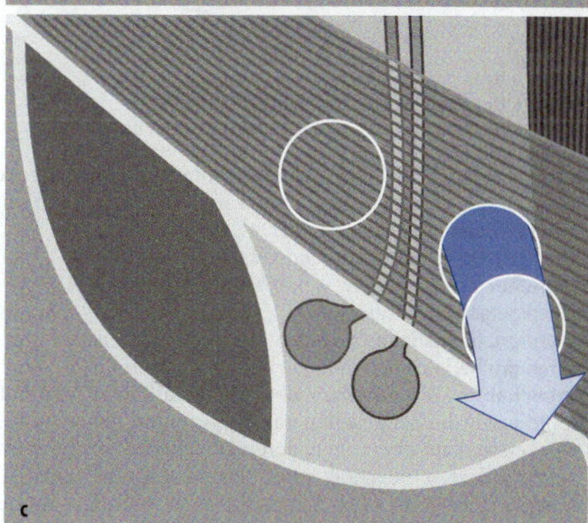

Abb. L35. Anatomie der Bruchpforte bei Leistenbruch. **a** normale Anatomie, **b** indirekter Leistenbruch, **c** direkter Leistenbruch 1 = Ligamentum inguinale, 2 = Pecten ossis pubis, 3 = Ligamentum iliopectineum, 4 = Arteria epigastrica inferior, 5 = Vena epigastrica inferior, 6 = Fossa inguinalis lateralis, 7 = Fossa inguinalis medialis, 8 = Anulus inguinalis superficialis, 9 = Lacuna vasorum, 10 = Lacuna musculorum

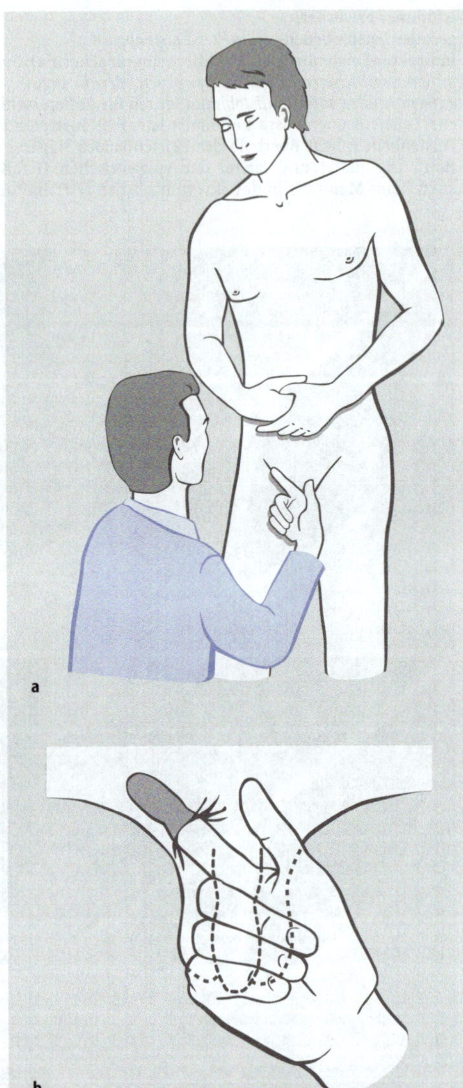

Abb. L36. Untersuchung bei Leistenbruch

guinoscrotalis]; die indirekte Leistenhernie kann angeboren [offener Processus vaginalis testis] oder erworben sein
innerer Leistenbruch: →*direkter Leistenbruch*
schräger Leistenbruch: →*indirekter Leistenbruch*
seitlicher Leistenbruch: →*indirekter Leistenbruch*

Leis|ten|ge|gend *f*: →*Leiste*

Leis|ten|gru|be, äu|ße|re *f*: →*Fossa inguinalis lateralis*

Leis|ten|gru|be, in|ne|re *f*: →*Fossa inguinalis medialis*

Leis|ten|haut *f* (Ⓔ papillary dermis): Handfläche und Fußsohle sowie die Beugeseiten von Fingern und Zehen werden von Leistenhaut überzogen, deren Oberfläche von genetisch determinierten Furchen und Leisten geprägt wird; die Ausführungsgänge der Schweißdrüsen münden in den Furchen, Haare, Duft- und Talgdrüsen fehlen aber; *s.a. Felderhaut*

Leis|ten|her|nie *f*: →*Leistenbruch*

Leis|ten|ho|den *m* (Ⓔ inguinal testis): ***Syn:*** *Inguinalhoden*; Hodenfehllagerung, bei der ein oder beiden Hoden im Leistenkanal liegt/liegen; *s.a. Kryptorchismus*

Leis|ten|ka|nal *m* (Ⓔ inguinal canal): ***Syn:*** *Canalis inguinalis*;

Tab. L37. Einteilung der Leistenbrüche nach Nyhus

Typ I	Indirekte Inguinalhernie mit normal großem inneren Leistenring
Typ II	Indirekte Inguinalhernie mit weitem inneren Leistenring, aber intakter hinterer Wand des Leistenkanals
Typ III	Defekte hintere Wand des Leistenkanals Direkte Inguinalhernie Indirekte Inguinalhernie mit weitem innerem Leistenring und Schwächung der Transversalisfaszie Femoralhernie
Typ IV	Rezidivhernie Direkt Indirekt Femoral Kombiniert

4–6 cm langer Spaltraum in der vorderen Bauchwand, der vom **äußeren Leistenring** [Anulus inguinalis superficialis] schräg nach unten hinten zum **inneren Leistenring** [Anulus inguinalis profundus] verläuft; der Samenstrang* verläuft im Leistenkanal aufwärts vom inneren zum äußeren Leistenring und senkt sich dann zum Skrotum* hin; indirekte Leistenbrüche* folgen dem Leistenkanal zum äußeren Leistenring

Leis|ten|lymph|kno|ten *pl* (Ⓔ inguinal lymph nodes): ***Syn:*** *Inguinallymphknoten, Nodi lymphoidei inguinales*; die Lymphknoten* der Leistenregion werden in **oberflächliche** und **tiefe Leistenlymphknoten** eingeteilt; die **oberflächlichen Leistenlymphknoten** [Nodi lymphoidei inguinales superficiales] nehmen die Lymphe von Bein, unterem Abdomen, Damm, Anus, Gesäß und äußeren Genitalien auf und leiten sie zu den tiefen Leistenlymphknoten; sie bestehen aus drei Gruppen: **Nodi lymphoidei inguinales superficiales inferiores, superolaterales** und **superomediales**; bei den **tiefen Leistenlymphknoten** [Nodi lymphoidei inguinales profundi] handelt es sich um überregionale Lymphknoten, die Lymphe aus den oberflächlichen Leistenlymphknoten zu den Nodi* lymphoidei iliaci externi führen

Leis|ten|re|gi|on *f*: →*Leiste*

Leis|ten|ring, äu|ße|rer *m*: →*Anulus inguinalis superficialis*

Leis|ten|ring, in|ne|rer *m*: →*Anulus inguinalis profundus*

Leis|ten|schä|del *m* (Ⓔ sagittal synostosis): ***Syn:*** *Kahnschädel, Skaphokephalie, Skaphozephalie, Zymbozephalie*; bei vorzeitigem Verschluss der Schädelnähte [Kraniostenose*] entstehende schmale Kopfform mit kielförmiger Verjüngung des Schädeldaches

Leis|ten|si|chel *f* (Ⓔ inguinal falx): ***Syn:*** *Tendo conjunctivus, Falx inguinalis*; dünne, sehnenartige Platte an der Hinterwand des Leistenkanals*; besteht aus bogenförmigen Fasern von der Rektusscheide* zur Fascia* transversalis

Leis|tung *f* (Ⓔ performance): (*physik.*) Arbeit pro Zeit

Leis|tungs|um|satz *m* (Ⓔ working metabolic rate): *s.u. Energieumsatz*

Lei|tungs|an|äs|the|sie *f* (Ⓔ conduction anesthesia): ***Syn:*** *Leitungsblock, Nervenblock*; Schmerzausschaltung durch Anästhesie* eines Nerven; als **periphere Leitungsanästhesie** durch perineurale Injektion von Anästhetikum oder Plexusblockade, als **rückenmarknahe Leitungsanästhesie** die Spinal- oder Periduralanästhesie*

Lei|tungs|a|pha|sie *f* (Ⓔ conduction aphasia): ***Syn:*** *assoziative Aphasie*; Aphasie* durch Unterbrechung der assoziativen Leitungsbahnen

Lei|tungs|bahn *f* (Ⓔ tract): ***Syn:*** *Nervenbahn, Tractus*; aus Nervenfasern mit gleicher oder ähnlicher Funktion bestehende Bündel; **motorische Leitungsbahnen** führen Impulse von Großhirn und Kleinhirn zur Muskulatur; **sensible Leitungsbahnen** leiten Impulse von Empfindungsrezeptoren aus dem Körper und der Körperoberfläche zum Gehirn

Lei|tungs|block *m*: →*Leitungsanästhesie*

Lei|tungs|stö|rung *f* (Ⓔ conduction disturbance): ***Syn:*** *Erregungsleitungsstörung*; den Herzrhythmus beeinträchtigende Störung des Erregungsleitungssystems des Herzens; *s.a.*

Herzblock, Block

Lejeune: Jérôme Lejeune; geb. 1926; französischer Kinderarzt (Paris)

Lejeune-Syndrom *nt* (Ⓔ cat's cry syndrome): ***Syn:*** *Katzenschreisyndrom, 5p-Syndrom, Cri-du-chat-Syndrom*; durch Verlust des kurzen Armes von Chromosom 5 verursachtes Fehlbildungssyndrom mit Gesichts- und Schädelfehlbildungen und charakteristischem katzenähnlichen Schreien der Kinder; Häufigkeit: 1:10–50.000 Lebendgeburten; die Letalität beträgt ca. 10 % im 1. Lebensjahr; die durchschnittliche Lebenserwartung liegt bei 30–40 Jahren; gehört zu den sog. klassischen Mikrodeletionssyndromen*

L-EKG *Abk.*: → *Langzeitelektrokardiographie*

L.e.-Körper *pl*: → *Lupus erythematodes-Körper*

Lekltilne *nt* (Ⓔ lectins): ***Syn:*** *Lectine*; zelluläre Proteine, die spezifische Kohlenhydrate erkennen und binden können

Lembert: Antoine Lembert; 1802–1851; französischer Chirurg (Paris)

Lembert-Naht *f* (Ⓔ Lembert's suture): Standardtyp der Serosanaht bei Darmoperationen; später von Czerny modifiziert

Lemming-Fieber *nt*: → *Tularämie*

Lemlnislcus *m, pl* **Lemlnislci** (Ⓔ lemniscus): ***Syn:*** *Lemniskus*; Schleife, schleifenförmige Struktur

Lemniscus lateralis (Ⓔ lateral lemniscus): ***Syn:*** *laterale Schleife*; zur Hörbahn* gehörende Fasern, die z.T. in der Brücke [Pons*] kreuzen und im Colliculus* inferior enden

Lemniscus medialis (Ⓔ medial lemniscus): ***Syn:*** *mediale Schleife*; sensible Fasern des Tractus* bulbothalamicus, die in der **Decussatio lemnisci medialis** der Medulla* oblongata zur anderen Seite kreuzen und zum Thalamus* ziehen

Lemniscus spinalis (Ⓔ spinal lemniscus): ***Syn:*** *Tractus anterolaterales*; führt Fasern des Tractus* spinothalamicus vom Rückenmark zum Thalamus*; wird streckenweise von Tractus* spinoreticularis und spinotectalis begleitet

Lemniscus trigeminalis (Ⓔ trigeminal lemniscus): ***Syn:*** *Tractus trigeminothalamicus*; wird vorwiegend von Fasern aus den Trigeminuskernen gebildet, die sich dann dem Lemniscus* medialis anlegen und gemeinsam zum Thalamus* ziehen; man unterscheidet eine vordere [**Tractus trigeminothalamicus anterior**] und eine hintere Bahn [**Tractus trigeminothalamicus posterior**]

Lemlnislkus *m*: → *Lemniscus*

Lemlnolblast *m* (Ⓔ lemnoblast): embryonaler Lemnozyt*

Lemlnolzyt *m* (Ⓔ lemnocyte): ***Syn:*** *Mantelzelle, Hüllzelle, Satellitenzelle, Amphizyt*; zur Neuroglia* gehörende Zelle des peripheren Nervensystems, die z.B. den Zellleib der Nervenzellen in den Spinalganglien umgibt

Lelmonlgras *nt* (Ⓔ lemongrass): ***Syn:*** *Zitronengras, Cymbopogon citratus*; Pflanze aus der Familie der Süßgräser [Poaceae]; verwendet werden die oberirdischen Pflanzenteile [**Cymbopogonis citrati herba**] und das aus ihnen gewonnene ätherische Öl [**Cymbopogonis citrati aetheroleum**], das u.a. Citral, Myrcen und Triterpene* enthält; das Öl besitzt eine antibakterielle, schmerzstillende und beruhigende Wirkung; **Anw.**: traditionell innerlich bei Appetitlosigkeit, Magen-Darm-Beschwerden, Durchfall, nervöser Unruhe und fieberhaften Erkrankungen; äußerlich bei Lumbago*, Rheuma* und neuralgischen Schmerzen

Lenldenlablschnitt des Rückenmarks *m*: → *Lendenmark*

Lenldenlarltelrilen *pl*: → *Arteriae lumbales*

Lenldenlbruch *m* (Ⓔ lumbar hernia): ***Syn:*** *Lumbalhernie, Lendenhernie, Hernia lumbalis*; Hernie* mit Bruchpforte im Trigonum lumbale [Petit*-Hernie] oder Trigonum lumbale superius [Grynfeltt*-Hernie]

Lenldenlgelflecht *nt*: → *Plexus lumbalis*

Lenldenlgelgend *f* (Ⓔ lumbar region): ***Syn:*** *Lendenregion, Regio lumbalis*; untere, seitliche Rückenregion über der Lende

Lenldenlherlnie *f*: → *Lendenbruch*

Lenldenllorldolse *f* (Ⓔ lumbar lordosis): *s.u. Wirbelsäule*

Lenldenlmark *nt* (Ⓔ lumbar part of spinal cord): ***Syn:*** *Lendensegmente, Lumbalsegmente, Lendenabschnitt, Lumbaria, Segmenta lumbalia, Pars lumbalis medullae spinalis*; aus fünf Segmenten [L_{1-5}] bestehender Abschnitt des Rückenmarks; von ihm gehen fünf Spinalnerven [Nervi lumbales] aus; ihre Bauchäste [**Rami anteriores**] beteiligen sich an der Bildung des Plexus* lumbosacralis; die Rückenäste [**Rami posteriores**] teilen sich jeweils in einen medialen und lateralen Ast [**Ramus medialis** und **lateralis**] zur Versorgung der Rückenmuskulatur und in einen Hautast [**Ramus cutaneus posterior**]; die **Rami laterales I-III** bilden die Nervi* clunium superiores

Lenldenlmuslkel, grolßer *m*: → *Musculus psoas major*

Lenldenlmuslkel, kleilner *m*: → *Musculus psoas major*

Lenldenlnerlven *pl*: → *Nervi lumbales*

Lenldenlplelxus *m*: → *Plexus lumbalis*

Lenldenlrelgilon *f*: → *Lendengegend*

Lenldenlriplpe *f* (Ⓔ lumbar rib): ***Syn:*** *Costa lumbalis*; manchmal vorkommende stummelartige Rippe am ersten Lendenwirbel

Lenldenlseglmenlte *pl*: → *Lendenmark*

Lenldenlskollilolse *f* (Ⓔ lumbar scoliosis): seitliche Krümmung [Skoliose*] der Lendenwirbelsäule

Lenldenlvelnen *pl* (Ⓔ lumbar veins): ***Syn:*** *Lumbalvenen, Venae lumbales*; führen Blut aus dem Lendenbereich zur Vena* lumbalis ascendens oder zur Vena* cava inferior

aufsteigende Lendenvene (Ⓔ ascending lumbar vein): ***Syn:*** *Vena lumbalis ascendens*; nimmt die Venae* lumbales auf und zieht nach oben, wo sie sich in Höhe des 1. Lendenwirbel mit der Vena* subcostalis zur Vena* azygos [rechts] bzw. Vena* hemiazygos [links] vereinigt

Lenldenlwirlbel *pl*: → *Vertebrae lumbales*

Lenldenlwulst *m* (Ⓔ lumbar hump): *s.u. Skoliose*

Lennert: Karl Lennert; geb. 1921; schwedischer Internist

Lennert-Lymphom *nt* (Ⓔ Lennert's lymphoma): ***Syn:*** *lymphoepithelioides Lymphom*; im höheren Alter auftretendes Non-Hodgkin-Lymphom*; T-Zell-Lympom mit niedrigem Malignitätsgrad

Lennox: William Gordon Lennox; 1884–1960; amerikanischer Neurologe (Boston)

Lennox-Gastaut-Syndrom *nt* (Ⓔ Lennox-Gastaut syndrome): ***Syn:*** *Lennox-Syndrom, myoklonisch-astatische Epilepsie*; den Blitz-Nick-Salaam-Krämpfen verwandte myoklonische Anfälle; kommt genetisch bedingt oder als Folge einer schweren prä- oder perinatalen Hirnschädigung vor; beginnt i.d.R. um das 4. Lebensjahr mit tonischen Anfällen und plötzlichem Tonusverlust, der zum Hinfallen führt; dazu kommen häufig Beugemyoklonien der Arme, orale Automatismen oder Zucken der Gesichtsmuskeln; *s.a. Essay Epilepsie S. 617*

Lennox-Syndrom *nt*: → *Lennox-Gastaut-Syndrom*

Lelnolgraslim *nt* (Ⓔ lenograstim): rekombinanter Granulozyten-Kolonie-stimulierender Faktor*; **Anw.**: Neutropenie bei myelosuppressiver Chemotherapie

Lens (cristallina) *f*: → *Linse*

lenltal *adj* (Ⓔ lenticular): Linse betreffend

Lenltalseplsis *f* (Ⓔ sepsis lenta): meist von einer subakuten-bakteriellen Endokarditis* ausgehende, schleichend verlaufende Sepsis*

Lente-Insuline *pl* (Ⓔ lente insulins): *s.u. Essay Diabetes mellitus S. 481*

Lenlteklolmie *f*: → *Phakektomie*

Lenltilcolnus *m, pl* **-ni** (Ⓔ lenticonus): ***Syn:*** *Lentikonus*; angeborene kegelförmige Ausbuchtung der vorderen [**Lenticonus anterior**] oder hinteren [**Lenticonus posterior**] Linsenoberfläche

Lenltilculla *f* (Ⓔ lenticulus): ***Syn:*** *Lenticulus*; kleine linsenförmige Effloreszenz*; *s.a. Lentigo*

Lenltilcullus *m, pl* **-li** (Ⓔ lenticulus): ***Syn:*** *Lenticula*; kleine linsenförmige Effloreszenz*; *s.a. Lentigo*

lenltilform *adj* (Ⓔ lentiform): linsenförmig

lenltilgilnös *adj* (Ⓔ lentiginous): Lentigo betreffend, in der Art einer Lentigo

Lenltilgilnolse *f* (Ⓔ lentiginosis): ***Syn:*** *Lentiginosis*; disseminiertes Vorkommen linsenartiger Pigmentflecke; oft zusammen mit anderen Erkrankungen [z.B. Peutz*-Jeghers-Syndrom]; *s.a. Lentigo, Lentiginosis-Syndrom*

progressive kardiomyopathische Lentiginose: → *Lentiginosis-Syndrom*

Len|ti|gi|no|sis *f, pl* **-ses**: *→Lentiginose*
Lentiginosis-profusa-Syndrom *nt*: *→Lentiginosis-Syndrom*
Lentiginosis-Syndrom *nt* (Ⓔ multiple lentigines syndrome): ***Syn:*** *LEOPARD-Syndrom, kardiokutanes Syndrom, progressive kardiomyopathische Lentiginose, Lentiginosis-profusa-Syndrom*; seltenes, autosomal-dominantes Syndrom mit multiplen Lentigoflecken, Erregungsleitungsstörungen, Okulärem Hypertelorismus*, Pulmonalstenose*, Abnormalen Genitalen [Hypogonadismus], Retardierung des Wachstums und Taubheit [*engl.* Deafness]

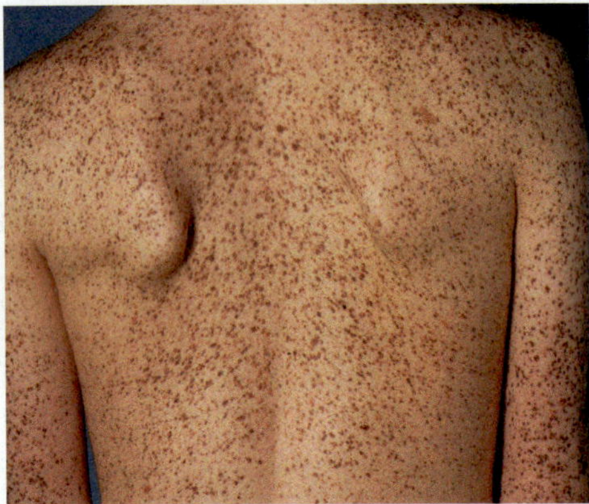
Abb. L38. Lentiginosis profusa

Len|ti|go *f, pl* **-ti|gi|nes** (Ⓔ lentigo): ***Syn:*** *Linsenmal, Linsenfleck, Lentigo benigna/juvenilis/simplex*; kleiner, rundlicher, brauner Pigmentfleck der Haut durch eine Vermehrung der Melanozyten; Linsenflecke ähneln Sommersprossen*, sind aber i.d.R. größer und dunkler, und Junktionsnävi*; vereinzelt oder auch disseminiert auftretende Linsenflecke sind unabhängig von UV-Bestrahlung
Lentigo aestiva: *→Sommersprossen*
Lentigo benigna: *→Lentigo*
Lentigo juvenilis: *→Lentigo*
Lentigo maligna (Ⓔ lentigo maligna): ***Syn:*** *prämaligne Melanose, melanotische Präkanzerose, Melanosis circumscripta praeblastomatosa (Dubreuilh), Melanosis circumscripta praecancerosa (Dubreuilh), Dubreuilh-Erkrankung, Dubreuilh-Hutchinson-Krankheit*; aus einem Altersfleck entstehendes, langsam wachsendes malignes Melanom*; unbehandelt Übergang in ein Lentigo-maligna Melanom; findet sich fast ausschließlich an sonnenexponierten Körperregionen [Gesicht, Handrücken, Unterarme]; die solitäre Läsion kann bis zu handtellergroß werden, ist aber nicht erhaben und damit nicht tastbar; sie ist unregelmäßig mit scharfer Begrenzung; **DD:** malignes Melanom, aktinische Keratose, seborrhoische Warze, Lentigo senilis und simplex; **Therapie:** Exzision; wenn das nicht möglich ist Röntgenbestrahlung, Dermabrasion oder Kryochirurgie

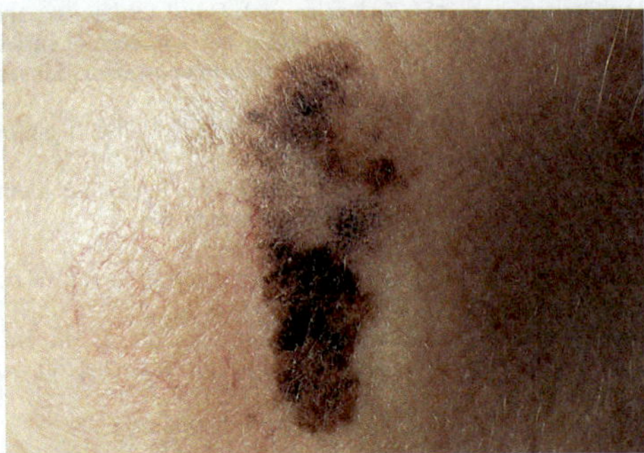
Abb. L39. Lentigo maligna

senile Lentigines (Ⓔ senile lentigines): ***Syn:*** *Altersflecke, Lentigines seniles/solares*; durch langfristige UV-Einwirkung entstehende Linsenflecke sind auf lichtexponierte Hautareale [v.a. Gesicht, Handrücken] beschränkt; histologisch sind sie eng mit flachen seborrhoischen Warzen verwandt; Teilaspekt der Altershaut*
Lentigines seniles: *→senile Lentigines*
Lentigo simplex: *→Lentigo*
Lentigines solares: *→senile Lentigines*
Lentigo-maligna-Melanom *nt* (Ⓔ lentigo maligna melanoma): malignes Melanom*, das sich aus einer Lentigo* maligna entwickelt; hat eine relativ gute Prognose, da es erst spät metastasiert
Len|ti|go|po|ly|po|se *f*: *→Peutz-Jeghers-Syndrom*
Len|ti|ko|nus *m, pl* **-ni**: *→Lenticonus*
len|ti|ku|lar *adj*: *→lentikulär*
len|ti|ku|lär *adj* (Ⓔ lenticular): ***Syn:*** *lentikular*; linsenförmig
Len|ti|tis *f, pl* **-ti|ti|den** (Ⓔ phakitis): ***Syn:*** *Linsenentzündung, Phakitis, Phacitis*; Entzündung der Augenlinse
len|ti|tisch *adj* (Ⓔ phakitic): Linsenentzündung/Lentitis betreffend, von ihr betroffen oder gekennzeichnet
Len|ti|vi|ren *pl*: *→Lentivirinae*
Len|ti|vi|ri|nae *pl* (Ⓔ Lentivirinae): ***Syn:*** *Lentiviren*; zu den Retroviren* gehörende Subfamilie mit z.T. jahrelanger Inkubationszeit; enthält u.a. HIV-Virus*, Visna-Virus und simian immunodeficiency virus; *s.a. Essay Gentransfer und Gentherapie S. 761, Essay AIDS S. 31*
Len|to|ze|le *f* (Ⓔ phacocele): ***Syn:*** *Linsenvorfall, Phakozele, Hernia lentis*; Vorfall der Linse durch einen Defekt von Hornhaut oder Sklera
Lenz: Widukind Lenz; deutscher Humangenetiker (Münster) im 20. Jahrhundert
Lenz-Majewski-Syndrom *nt* (Ⓔ Lenz-Majewski syndrome): ***Syn:*** *hyperostotischer Minderwuchs*; sporadisch auftretendes Fehlbildungssyndrom mit kraniofazialen Dysmorphien, Kutishypoplasie und Minderwuchs
Lenz-Syndrom *nt* (Ⓔ Lenz's syndrome): X-chromosomal-rezessives Fehlbildungssyndrom mit Mikrophthalmie*, Gesichtsfehlbildungen, Polydaktylie* und Urogenitalfehlbildungen
Lenzmann: Richard Lenzmann; 1856–1927; deutscher Arzt (Duisburg)
Lenzmann-Punkt *m* (Ⓔ Lenzmann's point): Druckschmerzpunkt im rechten Unterbauch bei Appendizitis*; liegt ca. 5 cm medial der Spina iliaca anterior superior auf der Verbindungslinie zu Spina der anderen Seite
Leon-Stamm *m* (Ⓔ Leon virus): *s.u. Poliomyelitis-Virus*
Le|on|ti|a|sis *f, pl* **-ses**: *→Löwengesicht*
Leontiasis cranii (Ⓔ craniosclerosis): ***Syn:*** *Kraniosklerose*; abnorme Verdickung der Schädelknochen
Leontiasis ossea: *→Löwengesicht*
Le|o|nu|ri car|di|a|cae her|ba *f* (Ⓔ motherwort herb): oberirdische Pflanzenteile von Herzgespann*
Le|o|nu|rus car|di|a|ca *m*: *→Herzgespann*
Le|o|nu|rus quin|que|lo|ba|tus *m*: *→Herzgespann*
Leon-Virus *nt* (Ⓔ Leon virus): *s.u. Poliomyelitis-Virus*
Le|o|par|den|haut *f* (Ⓔ leopard skin): bräunlich-fleckige Haut bei verschiedenen Dermatosen [thrombozytopenische Purpura*, Parapsoriasis* en plaques, Urticaria* pigmentosa]
LEOPARD-Syndrom *nt*: *→Lentiginosis-Syndrom*
Leopold: Christian G. Leopold; 1846–1911; deutscher Frauenarzt und Geburtshelfer (Dresden)
Leopold-Handgriffe *pl* (Ⓔ Leopold's maneuvers): vier Handgriffe zur Untersuchung der Schwangeren zur Beurteilung von Größe und Lage des Fetus: der **1. Leopold-Handgriff** ermittelt den Fundusstand; der **2. Leopold-Handgriff** dient der Ermittlung der Stellung des kindlichen Rückens, der **3. Leopold-Handgriff** dient der Feststellung des vorangehenden Kindsteiles und der **4. Leopold-Handgriff** ermittelt die Beziehung des vorausgehenden Teiles zum Beckeneingang
5. Leopold-Handgriff *m*: *→Zangemeister-Handgriff*
L.E.-Phänomen *nt* (Ⓔ LE phenomenon): ***Syn:*** *Lupus erythematodes-Phänomen, Lupus erythematodes-Zellen-Phäno-*

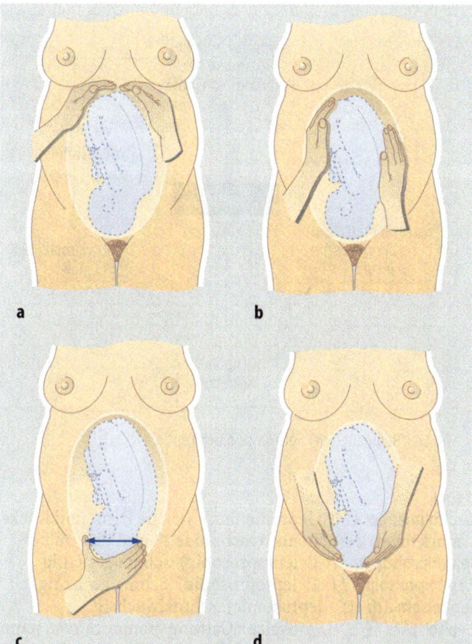

Abb. L40. Leopold-Handgriffe. **a** 1. Leopold-Handgriff, **b** 2. Leopold-Handgriff, **c** 3. Leopold-Handgriff, **d** 4. Leopold-Handgriff

men, L.E.-Zellen-Phänomen; Auftreten von Lupus erythematodes-Zellen* in Blut, Knochenmark und evtl. Ergüssen; heute kaum noch zur Diagnose verwendet

Lepido-, lepido- *präf.*: Wortelement mit der Bedeutung „Schuppe"

Le|pi|do|sis *f, pl* **-ses** (Ⓔ lepidosis): Schuppenbildung der Haut

Lepore-Hämoglobin *nt* (Ⓔ hemoglobin Lepore): anomales Hämoglobin* bei Thalassämie*

Le|pra *f* (Ⓔ leprosy): ***Syn:*** *Aussatz, Hansen-Krankheit, Morbus Hansen, Hansenosis*; chronische Infektionskrankheit durch Mycobacterium* leprae, die durch sensible und trophische Störungen, Lähmungen und Verstümmelungen gekennzeichnet ist; die Lepra ist eine der ältesten bekannten Infektionskrankheiten und wird u.a. in der Bibel erwähnt; z.Z. sind weltweit mehr als 5,5 Millionen Menschen an Lepra erkrankt und die Zahl der Neuerkrankungen wird auf 1 Million pro Jahr geschätzt; die Erkrankung beginnt meist im Jugendalter und bevorzugt das männliche Geschlecht; es gibt einen engen Zusammenhang von sozioökonomischen Verhältnissen und Leprahäufigkeit; die meisten Fälle treten in Süd- und Zentralamerika, Afrika und Süd- und Ostasien auf

der Anfang ist schleichend; es kommt zu Muskelschwäche, Parästhesie* und Hypästhesie* umschriebener Hautbezirke; es kommt zur Ausbildung einer indeterminierten Lepra*, die spontan ausheilen oder in eine klinisch manifeste „determinierte" Lepra übergehen kann; je nach dem klinischen Bild und dem Ergebnis des Lepromin-Tests* kann man zwei Polformen, lepromatöse Lepra und tuberkuloide Lepra, sowie drei Übergangsformen unterscheiden [*s.a. Tab. L41*]; **Therapie**: paucibacilläre Lepraformen [mit nur wenig Erregern in den Läsionen; indeterminierte, tuberkuloide, borderline-tuberkuloide Lepra] mit einer Kombination von Dapson* und Rifampicin* für 6 Monate; alle anderen Formen mit einer Kombination von Dapson*, Rifampicin* und Clofazimin* für mindestens 2 Jahre

bei Verbesserung der Immunlage unter der Therapie oder bei spontaner Besserung kann es zu sog. **reversal reactions** kommen; bei tuberkuloider und dimorpher Lepra treten zelluläre Reaktionen [**Typ-I-Reaktionen**], wie z.B. Erythem, Schwellung und Schmerzen auf; bei lepromatöser Lepra finden sich humorale Reaktionen durch zirkulierende Immunkomplexe [**Typ-II-Reaktionen**], wie z.B. Erythema nodosum, Fieber, Polyneuritis, Polyarthritis, Glomerulonephritis; Thalidomid* wirkt gut gegen Typ-II-Reaktionen

borderline-lepromatöse Lepra (Ⓔ borderline lepromatous leprosy): *s.u. dimorphe Lepra*

borderline-tuberkuloide Lepra (Ⓔ borderline tuberculoid leprosy): *s.u. dimorphe Lepra*

Lepra dimorpha: *→dimorphe Lepra*

dimorphe Lepra (Ⓔ borderline leprosy): ***Syn:*** *Borderline-Lepra, Borderline-Typ, Lepra dimorpha*; zwischen tuberkuloider und lepromatöser Lepra angesiedelte Form; ähnelt sie mehr der tuberkuloiden Lepra und ist der Lepromin-Test* positiv, spricht man von **borderline-tuberkuloider Lepra**, bei negativem Lepromin-Test* und einem an lepromatöse Lepra erinnernden Bild von **borderline-lepromatöser Lepra**

Lepra indeterminata: *→indeterminierte Lepra*

indeterminierte Lepra (Ⓔ indeterminate leprosy): ***Syn:*** *Lepra indeterminata*; Frühstadium der Lepra, das spontan ausheilen kann; ist durch nur wenige, unscharf begrenzte, hypopigmentierte und hypästhetische Flecken gekennzeichnet

Lepra lepromatosa: *→lepromatöse Lepra*

lepromatöse Lepra (Ⓔ lepromatous leprosy): ***Syn:*** *Lepra lepromatosa*; extrem ansteckende Lepraform mit massiver Hautinfiltration und Ausbreitung auf den gesamten Körper im Laufe von Monaten oder Jahren; es entstehen ausgedehnte Verdickungen der Haut [v.a. Gesicht und Extremitäten] und Schleimhaut der oberen Atemwege; die Läsionen enthalten zahlreiche Erreger [Lepraglobi]; unbehandelt kommt es zu progredientem Verlauf und tödlichem Ausgang

Lepra tuberculoides: *→tuberkuloide Lepra*

tuberkuloide Lepra (Ⓔ tuberculoid leprosy): ***Syn:*** *Knotenlepra, Lepra tuberculoides*; gutartige Lepraform mit niedriger Kontagiosität und guter Prognose, die spontan ausheilen kann; typisch ist das Bild einer **makuloanästhetischen Lepra** mit hypopigmentierten, anästhetischen, anhidrotischen Herden, die peripher fortschreiten und gleichzeitig zentral abheilen; bei den Herden können strangartig verdickte Nerven getastet werden [*Abb. L42*]

Le|pra|bak|te|ri|um *nt*: *→Mycobacterium leprae*

Le|pra|ba|zil|lus *m*: *→Mycobacterium leprae*

Le|pra|kno|ten *m*: *→Leprom*

Le|pre|chau|nis|mus *m* (Ⓔ leprechaunism): ***Syn:*** *Leprechaunismus-Syndrom*; autosomal-rezessiver Insulinrezeptordefekt mit u.a. Hyperinsulinämie*, Minderwuchs, Gynäkomastie* und herabgesetzter Infektionsresistenz

Leprechaunismus-Syndrom *nt*: *→Leprechaunismus*

Le|prom *nt* (Ⓔ leproma): ***Syn:*** *Lepraknoten*; knotige Hautver-

Tab. L41. Klassifikation der Lepra [nach Ridley-Jopling]

	TT Tuberkuloid	BT Borderline-tuberkuloid	BB Borderline	BL Borderline-lepromatös	LL Lepromatös
Zahl der Läsionen	Einzelne	Einige	Mäßig viele	Zahlreiche	Sehr viele
Beschaffenheit	Oberflächlich infiltriert, schuppig		Infiltriert	„Wachsig"	„Wachsig"
Hypästhesie	Voll ausgeprägt	Ausgeprägt	Mäßig	Milde	Fehlt
„slit-skin smear"	Negativ	Negativ oder ±	+/++	+++	++++
Lepromin-Test	+++	+/++	–	–	–

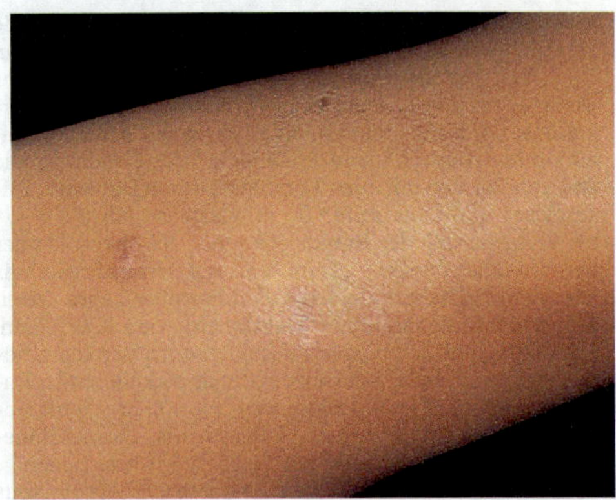

Abb. L42. Makuloanästhetische Lepra

änderung bei lepromatöser Lepra*, die das Gesicht der Patienten entstellen [Facies leontina]

le|pro|ma|tös *adj* (Ⓔ lepromatous): Leprom betreffend

Le|pro|min *nt* (Ⓔ lepromin): ***Syn:*** *Mitsuda-Antigen*; aus lepromatösem Gewebe gewonnene Antigensuspension; *s.a. Leprómintest*

Le|pro|min|test *m* (Ⓔ lepromin test): ***Syn:*** *Mitsuda-Reaktion*; Intrakutantest mit Lepromin* zur Unterscheidung der Lepraarten; ist bei tuberkuloider Lepra positiv, bei lepromatöser Lepra negativ

le|pros *adj*: *→leprös*

le|prös *adj* (Ⓔ leprosy): ***Syn:*** *lepros*; Lepra betreffend, von ihr betroffen oder gekennzeichnet

le|pro|sta|tisch *adj* (Ⓔ leprostatic): das Wachstum von Leprabazillen hemmend

-lepsia *suf.*: *→-lepsie*

-lepsie *suf.*: Wortelement mit der Bedeutung „Anfall"

Lep|tin *nt* (Ⓔ leptin): Gewebshormon des Fettgewebes, das die Fettmasse des Körpers reguliert; eine Resistenz des Leptinrezeptors wird als Ursache für anlagebedingte Fettsucht diskutiert

-leptisch *suf.*: in Adjektiven verwendetes Wortelement mit Bezug auf „Anfall"

Lepto-, lepto- *präf.*: Wortelement mit der Bedeutung „dünn/zart/weich"

lep|to|dak|tyl *adj* (Ⓔ leptodactylous): schmalfingrig

Lep|to|dak|ty|lie *f* (Ⓔ leptodactyly): Schmalfingrigkeit

lep|to|ke|phal *adj*: *→leptozephal*

Lep|to|ke|pha|lie *f*: *→Leptozephalie*

lep|to|me|nin|ge|al *adj* (Ⓔ leptomeningeal): Leptomeninx betreffend

Lep|to|me|nin|gi|tis *f, pl* **-ti|den** (Ⓔ leptomeningitis): Entzündung der weichen Hirnhäute [Arachnoidea* und Pia* mater]; *s.a. Meningitis*

lep|to|me|nin|gi|tisch *adj* (Ⓔ leptomeningitic): Leptomeningitis betreffend, von ihr betroffen oder gekennzeichnet

Lep|to|me|nin|go|pa|thie *f* (Ⓔ leptomeningopathy): Erkrankung der weichen Hirnhäute [Arachnoidea* und Pia* mater]

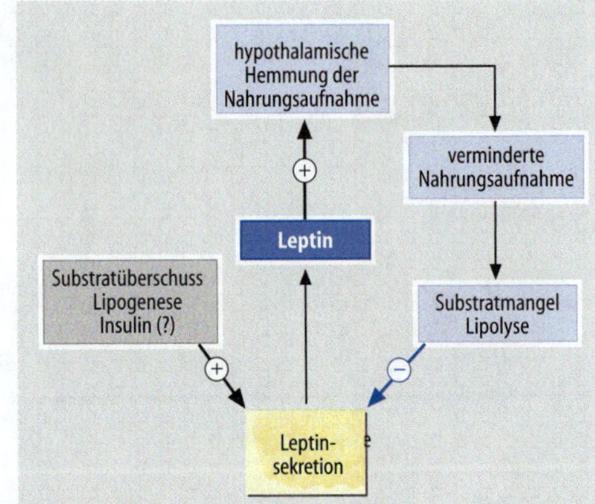

Abb. L43. Regulation der Fettmasse durch Leptin

Lep|to|me|ninx *f* (Ⓔ leptomeninx): weiche Hirn- und Rückenmarkshaut; besteht aus Arachnoidea* und Pia* mater

lep|to|pro|sop *adj* (Ⓔ leptoprosopic): schmalgesichtig

Lep|to|pro|so|pie *f* (Ⓔ leptoprosopia): Schmalgesichtigkeit

lep|to|som *adj* (Ⓔ leptosomic): schmalwüchsig

Lep|to|spi|ra *f* (Ⓔ Leptospira): Gattung gramnegativer, schraubenförmig gewundener, kleiderbügelförmiger Bakterien; werden von befallenen Tieren [v.a. Nagern] mit dem Urin ausgeschieden und oft über kontaminiertes Wasser vom Menschen aufgenommen; Erreger zyklischer Allgemeininfektionen [Leptospirose*]

Leptospira australis (Ⓔ Leptospira australis): Erreger der Zuckerplantagenleptospirose* in Australien

Leptospira bataviae (Ⓔ Leptospira bataviae): Erreger der Leptospirosis* bataviae

Leptospira grippotyphosa (Ⓔ Leptospira grippotyphosa): Erreger anikterischer Leptospirosen*, z.B. Leptospirosis* canicola, Leptospirosis* grippotyphosa

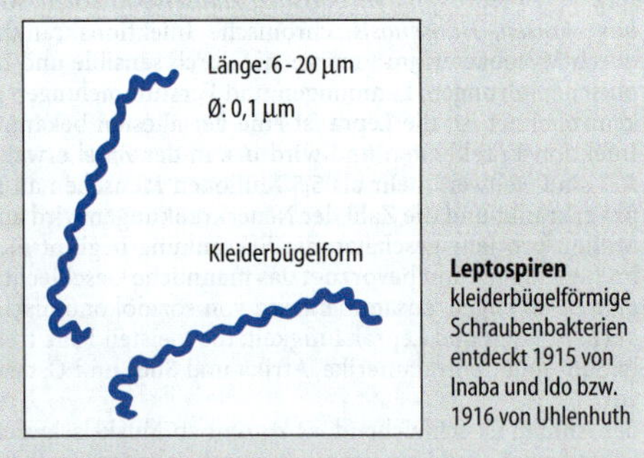

Abb. L44. Leptospira interrogans

Tab. L45. Leptospira-Serovare mit Relevanz in Europa

Serovar	Haus-/Nutztier-Reservoir	Wildtier-Reservoir
Leptospira icterohaemorrhagiae	Hund, Schwein, Pferd, Rind	Ratte, Maus, Fuchs
Leptospira canicola	Hund, Schwein, Rind, Katze, Pferd	Ratte Wühlmaus
Leptospira pomona	Schwein, Rind, Ziege, Hund, Katze, Pferd, Schaf	Fuchs, Hirsch, Maus, Wühlmaus, Kaninchen
Leptospira tarassovi	Pferd, Schaf	Kaninchen
Leptospira grippotyphosa	Rind, Ziege, Schaf, Schwein, Hund, Katze	Wühlmaus, Ratte, Fuchs, Bisamratte, Kaninchen
Leptospira bataviae	Hund, Katze, Rind	Maus, Ratte, Wühlmaus
Leptospira hardjo	Rind	
Leptospira sejroe		Maus, Ratte
Leptospira bratislava		Igel

Leptospira hebdomidis (Ⓔ Leptospira hebdomidis): Erreger des japanischen Siebentagefiebers*

Leptospira interrogans (Ⓔ Leptospira interrogans): Bakterium mit mehr als 200 Serotypen; Leptospira interrogans serovar icterohaemorrhagiae ist der Erreger der Leptospirosis* icterohaemorrhagica

Leptospira interrogans serovar icterohaemorrhagiae (Ⓔ Leptospira icterohaemorrhagiae): ***Syn:*** *Weil-Spirochaete, Weil-Leptospire*; Serovar von Leptospira* interrogans; Erreger der Leptospirosis* icterohaemorrhagica

Leptospira pomona (Ⓔ Leptospira pomona): Erreger der weltweit auftretenden Leptospirosis* pomona

Leptospira pyrogenes (Ⓔ Leptospira pyrogenes): Erreger der Zuckerplantagenleptospirose* in Australien

Lep|to|spi|ren|er|kran|kung *f*: *→Leptospirose*

Lep|to|spi|ro|se *f* (Ⓔ leptospirosis): ***Syn:*** *Leptospirenerkrankung, Leptospirosis*; Befall und Infektion mit Leptospira*-Arten; tritt weltweit auf, v.a. aber dort, wo künstlich bewässert wird bzw. die Pflanzen im Wasser stehen [Reis-, Zuckerrohranbau]; in Deutschland wurden 1996 25 Fälle gemeldet

anikterische Leptospirose (Ⓔ benign leptospirosis): ***Syn:*** *benigne Leptospirose*; im Gegensatz zur Leptospirosis* icterohaemorrhagica mild verlaufende Leptospirose ohne Ikterus*

benigne Leptospirose: *→anikterische Leptospirose*

Lep|to|spi|ro|sis *f, pl* **-ses**: *→Leptospirose*

Leptospirosis bataviae (Ⓔ rice-field fever): ***Syn:*** *Reisfeldfieber, Reisfeldleptospirose, Bataviafieber, indonesische Weil-Krankheit*; akut fieberhafte Leptospirose mit oder ohne Ikterus durch Leptospira* bataviae; tritt hauptsächlich in Südostasien auf

Leptospirosis canicola (Ⓔ canine leptospirosis): ***Syn:*** *Kanikolafieber, Canicolafieber, Stuttgarter-Hundeseuche*; primär Hunde betreffende, selten auf den Menschen übertragene Leptospirose; verläuft milder als die Leptospirosis* icterohaemorrhagica

Leptospirosis grippotyphosa (Ⓔ seven-day fever): ***Syn:*** *Feldfieber, Erntefieber, Schlammfieber, Sumpffieber, Erbsenpflückerkrankheit*; epidemisch auftretende anikterische Leptospirose*; verläuft meist als hoch fieberhafte grippeähnliche Erkrankung; am häufigsten ist die durch Leptospira* grippotyphosa hervorgerufene Form; **Therapie**: Penicillin* G i.v.

Leptospirosis icterohaemorrhagica (Ⓔ infectious spirochetal jaundice): ***Syn:*** *Morbus Weil, Weil-Krankheit, Wasserfieber*; meldepflichtige, akute Infektionskrankheit durch Leptospira interrogans-Subspecies; in der ersten Phase kommt es zu starken Kopf- und Muskelschmerzen, Konjunktivitis*, Exanthemen* und evtl. Meningismus*; in der zweiten Phase dominieren Ikterus*, Anämie*, Nephritis* und Meningitis* das klinische Bild; **Diagnose**: Antikörpernachweis im Serum; Erregeranzucht aus Blut, Liquor [in der 1. Krankheitswoche] und Urin [ab der 2. Woche]; **Therapie**: leichte Formen Doxycyclin* oral, schwere Formen Penicillin* G i.v.

Leptospirosis pomona (Ⓔ swineherd's disease): ***Syn:*** *Schweinehüterkrankheit, Bouchet-Gsell-Krankheit*; weltweit auftretende akute Infektionskrankheit durch Leptospira* pomona; der Verlauf ist klinisch durch Kopf- und Muskelschmerzen, Meningismus* (evtl. sogar Meningitis*) und Leberbeteiligung [Ikterus*] gekennzeichnet; **Therapie**: leichte Formen Doxycyclin* oral, schwere Formen Penicillin* G i.v.

Lep|to|spir|u|rie *f* (Ⓔ leptospiruria): Leptospirenausscheidung im Harn

Lep|to|tän *nt* (Ⓔ leptotene): Leptotänstadium; *s.u. Meiose*

Lep|to|tän|sta|di|um *nt* (Ⓔ leptotene): ***Syn:*** *Leptotän*; *s.u. Meiose*

Lep|to|tri|chia buc|ca|lis *f* (Ⓔ Leptotrichia buccalis): grampositives, anaerobes Fadenbakterium; kommt physiologisch in der Mundhöhle [Zahnstein, Zahnbelag] vor

Lep|to|tri|cho|se *f* (Ⓔ leptotrichosis): ***Syn:*** *Leptotrichosis*; Infektion durch **Leptotrichia buccalis**

Lep|to|tri|cho|sis *f, pl* **-ses**: *→Leptotrichose*

lep|to|ze|phal *adj* (Ⓔ leptocephalous): Leptozephalie betreffend, schmalköpfig, schmalschäd(e)lig

Lep|to|ze|pha|lie *f* (Ⓔ leptocephaly): ***Syn:*** *Leptokephalie*; Schmalköpfigkeit, Schmalschäd(e)ligkeit

Lep|to|zy|ten *pl* (Ⓔ leptocytes): ***Syn:*** *Planozyten*; flache Erythrozyten*

Lep|to|zy|to|se *f* (Ⓔ leptocytosis): Vorkommen von Leptozyten* im Blut

Léri: André Léri; 1875–1930; französischer Neurologe (Paris)

Léri-Layani-Weill-Syndrom *nt*: *→Léri-Weill-Syndrom*

Léri-Syndrom *nt* (Ⓔ melorheostosis): ***Syn:*** *Melorheostose*; erbliche, streifenförmige, wachstropfartige Sklerosierung der Extremitätenknochen [meist nur einer Extremität] durch eine vermehrte Osteoblastentätigkeit

Léri-Vorderarmzeichen *nt* (Ⓔ Léri's sign): ***Syn:*** *Hand-Vorderarm-Zeichen*; einseitiges Fehlen oder Abschwächung der Mitbewegung des Ellenbogengelenks bei passiver Beugung von Fingern und Handgelenk

Léri-Weill-Syndrom *nt* (Ⓔ Léri-Weill syndrome): ***Syn:*** *Léri-Layani-Weill-Syndrom, Dyschondrosteosis Léri-Weill*; autosomal-dominante Störung der Knochen- und Knorpelbildung mit mikromelem Kleinwuchs von Radius, Ulna, Tibia und Fibula

Leriche: René Leriche; 1879–1955; französischer Chirurg (Lyon, Straßburg)

Leriche-Brüning-Operation *f* (Ⓔ Leriche's operation): ***Syn:*** *periarterielle Sympathektomie*; Entfernung der periarteriellen Sympathikusgeflechte zur Behandlung von Durchblutungsstörungen

Leriche-Syndrom *nt* (Ⓔ Leriche's syndrome): ***Syn:*** *Aortenbifurkationssyndrom*; durch einen Verschluss der Aortengabel hervorgerufene Minderdurchblutung der Beine und die damit entstehenden Symptome [Beinschmerzen, Blässe, Claudicatio intermittens]; erfordert operative Beseitigung der Ursache [Embolus, Thrombus] oder Bypass bei Atherosklerose

Lermoyez: Marcel Lermoyez; 1858–1929; französischer Ohrenarzt (Paris)

Lermoyez-Syndrom *nt* (Ⓔ Lermoyez's syndrome): Sonderform der Ménière-Krankheit, bei der es während oder unmittelbar nach dem Schwindelanfall zur Hörverbesserung kommt

Leroux-Robert: **Leroux-Robert-Operation** *f* (Ⓔ Leroux-Robert operation): frontolaterale vertikale Teilresektion des Kehlkopfes bei Stimmlippenkarzinom mit Übergreifen auf die vordere Kommissur

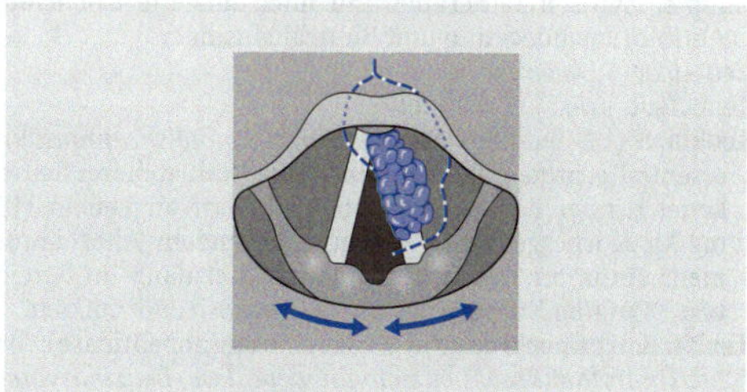

Abb. L46. Leroux-Robert-Operation

Leroy: Jules G. Leroy; belgischer Humangenetiker im 20. Jahrhundert

Leroy-Syndrom *nt*: *→Mukolipidose II*

Les|bi|a|nis|mus *m* (Ⓔ lesbianism): ***Syn:*** *lesbische Liebe, Sapphismus, Tribadie, weibliche Homosexualität*; sexuelle Beziehungen zwischen zwei oder mehreren Frauen

Lesch: Michael Lesch; geb. 1939; amerikanischer Kinderarzt

Lesch-Nyhan-Syndrom *nt* (Ⓔ Lesch-Nyhan syndrome): ***Syn:*** *Automutilationssyndrom, Hyperurikämiesyndrom*; X-chromosomal-rezessive Störung des Purinstoffwechsels durch einen kompletten Mangel an Hypoxanthinguanin-Phosphoribosyltransferase; führt zu einer Erhöhung von Harnsäure- und Hypoxanthinspiegel im Blut mit Intelligenzstörung und Selbstverstümmelung

Leschke: Erich Friedrich Wilhelm Leschke; 1887–1933; deutscher Internist (Berlin)

Leschke-Syndrom *nt* (Ⓔ Leschke's syndrome): ***Syn:*** *kongenitale Pigmentdystrophie, Dystrophia pigmentosa*; Variante der Neurofibromatosis* generalisata mit makulöser Hautpigmentierung aber ohne Hauttumoren

Lese-Schreibschwäche *f* (Ⓔ dyslexia): ***Syn:*** *Schreib-Leseschwäche*; *s.u. Legasthenie*

Le|se|schwä|che *f*: →*Legasthenie*

Le|se|stö|rung *f*: →*Legasthenie*

Le|se|un|fä|hig|keit *f*: →*Alexie*

Le|se|un|ver|mö|gen *nt*: →*Alexie*

LESVI *Abk.*: linksventrikulärer endsystolischer Volumenindex

LE-Syndrom, neonatales *nt*: →*neonataler Lupus erythematodes*

LET *Abk.*: linearer Energietransfer

let. *Abk.*: letalis

le|tal *adj* (Ⓔ lethal): tödlich

Le|tal|do|sis *f, pl* **-sen** (Ⓔ lethal dose): ***Syn:*** *tödliche Dosis, letale Dosis, Dosis letalis*; tödliche Menge eines Arzneimittels oder einer Strahlendosis

Le|tal|fak|tor *m* (Ⓔ **1.–2.** lethal factor): **1.** →*Letalgen* **2.** *s.u. Milzbrand*

Le|tal|gen *nt* (Ⓔ lethal gene): ***Syn:*** *Letalfaktor*; durch Mutation verändertes Gen, das zum Tod des Organismus vor dem Erreichen des fortpflanzungsfähigen Alters führt

Le|ta|li|tät *f* (Ⓔ mortality): Tödlichkeit einer Erkrankung; Anzahl der an einer Erkrankung verstorbenen Patienten zur Gesamtzahl der erkrankten Patienten; *s.a. Mortalität*

Le|ta|li|täts|ra|te *f* (Ⓔ mortality rate): Anzahl der an einer Erkrankung verstorbenen Patienten bezogen auf 10.000 oder 100.000 Erkrankte

Le|thar|gie *f* (Ⓔ lethargy): Teilnahmslosigkeit, Trägheit, Stumpfheit

le|thar|gisch *adj* (Ⓔ lethargic): teilnahmslos, träge, stumpf

Le|tro|zol *nt* (Ⓔ letrozole): Aromatasehemmer; *s.u. Essay Chemotherapie S. 349*

Letterer: Erich Letterer; 1895–1982; deutscher Pathologe (Tübingen)

Letterer-Siwe-Krankheit *f* (Ⓔ Letterer-Siwe disease): ***Syn:*** *Abt-Letterer-Siwe-Krankheit, Morbus Letterer-Siwe, akute Säuglingsretikulose, maligne Säuglingsretikulose, maligne generalisierte Histiozytose*; bevorzugt Kleinkinder betreffende generalisierte Variante der Histiozytosis* X mit Granulomen in Haut, Milz, Lymphknoten, Leber, Lunge und Knochen; akuter Verlauf mit hoher Sterberate [90 %]; **Therapie**: Zytostatikatherapie und hoch dosierte Corticoide; Antibiotikaabdeckung und Bluttransfusionen

Leu *Abk.*: →*Leucin*

Leuc-, leuc- *präf.*: →*Leuco-*

Leu|cin *nt* (Ⓔ leucine): ***Syn:*** *Leuzin, α-Aminoisocapronsäure*; essentielle, proteinogene Aminosäure* mit apolarer Seitenkette; Kinder haben einen hohen Bedarf an Leucin [153 mg/kg Körpergewicht], der mit steigendem Alter immer mehr abnimmt; bei Erwachsenen liegt er dann im Bereich von 12 mg/kg Körpergewicht; *s.a. Ahornsirup-Krankheit*

Leu|cin|ami|no|pep|ti|da|se *f* (Ⓔ leucine aminopeptidase): ***Syn:*** *Leucinarylamidase, Leuzinaminopeptidase, Leuzinarylamidase*; Protease* des Eiweißstoffwechsels, die Aminosäuren von Proteinen und Peptiden abspaltet; findet sich u.a. in Dünndarmschleimhaut, Niere, Leber, Galle, Magensaft, Speichel und Plasma [normal 11–35 U/l]; erhöht bei Cholestase, Lebererkrankungen, -zirrhose und Schwangerschaft

Leu|cin|aryl|ami|da|se *f*: →*Leucinaminopeptidase*

Leucin-Enkephalin *nt* (Ⓔ leucine enkephalin): ***Syn:*** *Leu-Enkephalin*; Leucin-haltiges Enkephalin*

Leu|ci|no|se *f* (Ⓔ **1.** leucinosis **2.** maple syrup urine disease): **1.** ***Syn:*** *Leuzinose*; Erkrankung mit erhöhtem Leucinspiegel im Blut und Leucinurie **2.** ***Syn:*** *Ahornsirup-Krankheit, Verzweigtkettendecarboxylase-Mangel, Leuzinose, Valin-Leucin-Isoleucinurie*; autosomal-rezessiv vererbte Störung des Aminosäurestoffwechsels mit Erhöhung der Blut- und Urinspiegel von Leucin, Isoleucin und Valin; auffällig ist ein Uringeruch nach Ahornsirup; bei schwerer Verlaufsform kommt es schon bei 5–7 Tage alten Säuglingen zu Trinkschwäche, Muskelhypotonie, Krämpfen, Opisthotonus* und Bewusstseinseintrübung; **Therapie**: Leucin-, Isoleucin- und Valin-arme Diät mit Kontrolle der Leucinkonzentration des Blutes führt zur Vermeidung der meisten Schäden

Leu|cin|u|rie *f*: →*Leuzinurie*

Leuco-, leuco- *präf.*: Wortelement mit der Bedeutung „weiß/glänzend"

Leu|co|der|ma *nt*: →*Leukoderm*

Leucoderma acquisitum centrifugum: →*Sutton-Nävus*

Leucoderma centrifugum acquisitum: →*Sutton-Nävus*

Leucoderma colli (Ⓔ syphilitic leukoderma): ***Syn:*** *Halsband der Venus*; syphilitisches Leukoderm* am Halsansatz und Nacken

Leucoderma lenticulare disseminatum: →*Hypomelanosis guttata idiopathica*

Leucoderma psoriaticum (Ⓔ psoriatic leukoderma): ***Syn:*** *psoriatisches Leukoderm*; weiße Hautflecken nach abgeheilter Psoriasis*

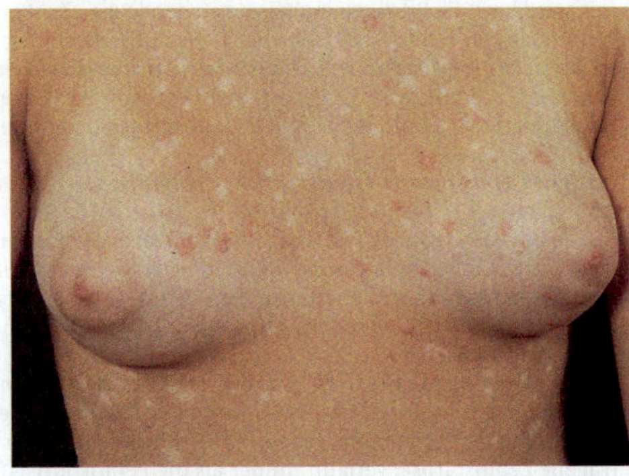

Abb. L47. Leucoderma psoriaticum

Leucoderma syphiliticum: →*syphilitisches Leukoderm*

Leu|co|en|ce|pha|li|tis *f, pl* **-tiden**: →*Leukoenzephalitis*

Leucoencephalitis periaxialis concentrica (Ⓔ concentric periaxial leukoencephalitis): ***Syn:*** *Encephalitis periaxialis, konzentrische Sklerose, Baló-Krankheit*; sehr seltene Sonderform der multiplen Sklerose* bei Kindern und Jugendlichen; allmählich progrediente Enzephalitis* mit sklerosierender Entmarkung; führt zu spastischer Hemiparese*, später zu Tetraparese* und Exitus letalis

Leu|co|ma *nt, pl* **-mata**: →*Leukom*

Leu|co|ny|chia *f*: →*Leukonychie*

Leu|co|pla|cia *f*: →*Leukoplakie*

Leu|co|vo|rin *nt*: →*Leukovorin*

Leu-Enkephalin *nt*: →*Leucin-Enkephalin*

Leuk-, leuk- *präf.*: →*Leuko-*

Leuk|ämie *f* (Ⓔ leukemia): ***Syn:*** *Leukose*; Sammelbegriff für maligne Erkrankungen des blutbildenden Systems, die von einer Erhöhung der weißen Blutkörperchen im peripheren Blut gekennzeichnet sind

akute Leukämie (Ⓔ acute leukemia): ***Syn:*** *unreifzellige Leukose, unreifzellige Leukämie*; durch das Auftreten von unreifen Vorstufen in Knochenmark und Blutausstrich charakterisierte, akut verlaufende Erkrankung; je nach der betroffenen Zellreihe unterscheidet man **akute lymphatische Leukämie** und **akute myeloische Leukämie**; innerhalb dieser Gruppen erfolgt eine Subklassifikation nach der Morphologie bzw. Zytogenetik und der Zugehörigkeit zur B- oder T-Zellreihe

akute Leukämien machen ca. 2–4 % aller malignen Tumoren aus; die akute lymphatische Leukämie tritt vorwiegend im Kindes-, Jugend- und frühen Erwachsenenalter auf, während die akute myeloische Leukämie mit steigendem Alter an Häufigkeit zunimmt; genetische Prädisposition, zytogenetische Anomalien [Chromosomenanomalien, meist balancierte Translokation] und Exposition mit kanzerogenen Substanzen sind die Hauptfaktoren, die zur Bildung einer akuten Leukämie führen können; **Klinik**: die Verdrängung der normalen Blutbildung führt zu Anämie [Müdig-

keit, Kopfschmerzen, Schwindel, Ohrensausen], Granulozytopenie [Fieber, Infektanfälligkeit, Haut- und Schleimhautulzera], Thrombozytopenie [Nasenbluten, Zahnfleischbluten, Haut- und Schleimhautblutungen, gastrointestinale und zerebrale Blutungen] und Lymphozytopenie [Infektanfälligkeit]; dazu kommen noch Hepatosplenomegalie*, Zahnfleischhyperplasie, Lymphknotenvergrößerung und oft Meningismus [v.a. bei akuter lymphatischer Leukämie]
Diagnostik: wichtig für Therapie und Prognose ist die Diagnose der exakten Subform, daher werden Blut und Knochenmarkaspirat morphologisch, zytochemisch, zytogenetisch, molekulargenetisch und mittels Immunphänotypisierung untersucht; die **Therapie** der akuten Leukämien ist auf eine vollständige Heilung ausgerichtet; im ersten Schritt, der so genannten **Induktionstherapie**, wird versucht, durch gezielte Chemotherapie* eine Vollremission* zu erreichen; im zweiten Schritt, der **Therapie in Remission**, versucht man, noch vorhandene Tumorzellen zu beseitigen; dies geschieht mittels wiederholter Chemotherapie oder Zerstörung des patienteneigenen Knochenmarks mit Zytostatika oder Bestrahlung und Knochenmarktransplantation; zusätzlich ist noch eine **supportive Therapie** zur Prophylaxe oder Behandlung der Nebenwirkungen der Therapie nötig
Prognose: bei Kindern und Jugendlichen liegt die Rate der Vollremissionen bei akuter lymphatischer Leukämie bei ca. 80–85 %, bei Erwachsenen bei ca. 65–75 %; die Langzeitüberlebensrate beträgt ca. 50–60 %; die Zahlen für die akute myeloische Leukämie liegen niedriger und nehmen mit zunehmendem Alter ab; 60–70 % erreichen eine Vollremission; die Überlebensrate nach HLA-kompatibler Knochenmarktransplantation liegt bei ca. 40–50 %, ohne Transplantation bei 25–35 %; *s.a. Essay Non-Hodgkin-Lymphome S. 1517*

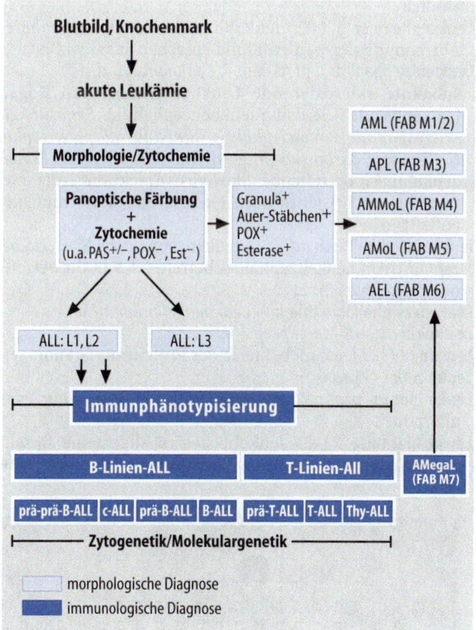

Abb. L48. Diagnoseschema akute Leukämie

akute lymphatische Leukämie (Ⓔ acute lymphocytic leukemia): ***Syn:*** *akute Lymphoblastenleukämie, akute lymphoblastische Leukämie*; häufigste Leukämie des Kindesalters, die durch Lymphoblasten im Blutbild charakterisiert wird; wird immunologisch in **B-Linien-ALL** und **T-Linien-ALL** unterteilt; die Einteilung ist von Bedeutung für Therapie und Prognose; *s.a. akute Leukämie*
akute lymphoblastische Leukämie: *→ akute lymphatische*

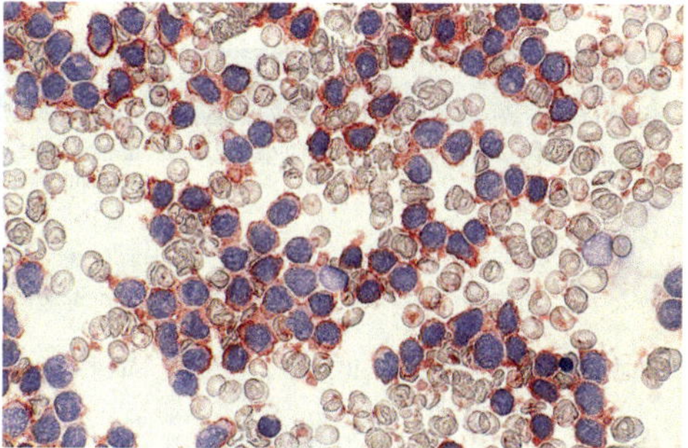
Abb. L49. Akute lymphatische Leukämie

Tab. L50. Immunologische Klassifikation der akuten lymphatischen Leukämien

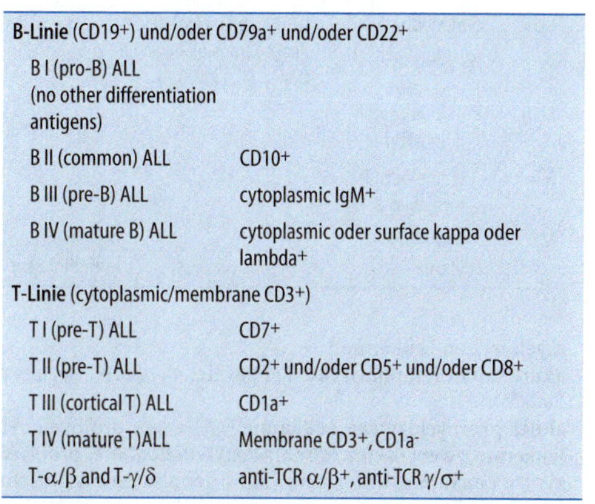

B-Linie (CD19+) und/oder CD79a+ und/oder CD22+	
B I (pro-B) ALL (no other differentiation antigens)	
B II (common) ALL	CD10+
B III (pre-B) ALL	cytoplasmic IgM+
B IV (mature B) ALL	cytoplasmic oder surface kappa oder lambda+
T-Linie (cytoplasmic/membrane CD3+)	
T I (pre-T) ALL	CD7+
T II (pre-T) ALL	CD2+ und/oder CD5+ und/oder CD8+
T III (cortical T) ALL	CD1a+
T IV (mature T) ALL	Membrane CD3+, CD1a-
T-α/β and T-γ/δ	anti-TCR α/β+, anti-TCR γ/σ+

Leukämie
akute monozytäre Leukämie (Ⓔ monocytic leukemia): ***Syn:*** *Monozytenleukämie*; Unterform [M 5] der akuten myeloischen Leukämie*

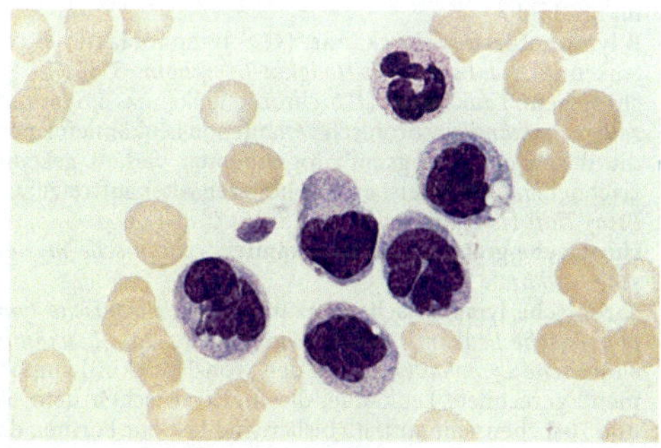
Abb. L51. Akute monozytäre Leukämie

akute myeloblastäre Leukämie (Ⓔ myeloblastic leukemia): ***Syn:*** *Myeloblastenleukämie*; Unterform [M 1/2] der akuten myeloischen Leukämie*
akute myeloische Leukämie (Ⓔ acute myelocytic leukemia): ***Syn:*** *akute nicht-lymphatische Leukämie*; häufigste akute Leukämie des Erwachsenenalters mit verschiedenen Unterformen; die Einteilung erfolgt nach den Kriterien der **FAB-Klassifizierung** [French American British Cooperative Group] [*Tab. L52*]
akute myelomonozytäre Leukämie (Ⓔ acute myelomonocytic leukemia): ***Syn:*** *myelomonozytäre Leukämie, (akute) Myelomonozytenleukämie*; Unterform [M 4] der akuten

Tab. L52. FAB-Klassifikation der akuten myeloischen Leukämie

FAB-Subtyp	Morphologie	Zytogenetik	Weitere Merkmale
M0	blastär-undifferenziert	t(3;21) (1q26;q22)	myeloische Immunmarker
M1	myeloblastär-undifferenziert		
M2	myeloblastär-differenziert	t(8,21 (q22;q22)	Auer-Stäbchen
M3	promyelozytär-hypergranulär	t(15;17) (q22;q11-12)	Auer-Stäbchen
M3 variant	promyleozytär-mikrogranulär	t(15,17) (q22;q11-12)	
M4	myelomonozytär		
M4 Eo	myelomonozytär mit Eosinophilie	t/inv 16 (p13;q22)	abnorme Eosinophilie
M5a	monoblastär	t(9;11) (p21-22;q23) andere Translokationen (11) (q23)	
M5b	promonozytär-monozytär		
M6	erythroblastär-myeloblastär		
M7	megakaryo-blastär		plättchenspezif. Immunmarker

myeloischen Leukämie*
akute nicht-lymphatische Leukämie: →*akute myeloische Leukämie*
akute promyelozytäre Leukämie (Ⓔ acute promyelocytic leukemia): ***Syn:*** *(akute) Promyelozytenleukämie, promyelozytäre Leukämie*; Unterform [M 3] der akuten myeloischen Leukämie*
akute undifferenzierte Leukämie (Ⓔ undifferentiated cell leukemia): ***Syn:*** *Stammzellenleukämie*; Leukämie, bei der Stammzellen der Leukozytopoese im peripheren Blut auftreten
aleukämische Leukämie (Ⓔ aleukemic leukemia): Leukämie ohne typische Erhöhung der weißen Blutkörperchen im Blutbild
B-lymphoblastäre Leukämie (Ⓔ lymphoblastic B-cell leukemia): *s.u. Essay Non-Hodgkin-Lymphome S. 1517*
chronische Leukämien (Ⓔ chronic leukemias): ***Syn:*** *reifzellige Leukämien*; chronisch verlaufende Leukämieformen, die durch einen langsam progredienten Verlauf gekennzeichnet sind und meist erst im höheren Alter auftreten; *s.a. Essay Non-Hodgkin-Lymphome S. 1517*
chronische granulozytäre Leukämie: →*chronische myeloische Leukämie*
chronische lymphatische Leukämie: ***Syn:*** *chronische lymphozytische Leukämie, chronische lymphozytäre Leukämie, chronische Lymphadenose*; zu den Non-Hodgkin-Lymphomen* gerechnete Leukämie, die meist zwischen dem 60. und 70. Lebensjahr auftritt; bisher sind fast nur Formen der B-Zellreihe aufgetreten [**B-CLL**]; weniger als 5% der Fälle zeigen Merkmale der T-Lymphozyten [**T-CLL**]; ihre Prognose ist wesentlich ungünstiger; *s.u. Essay Non-Hodgkin-Lymphome S. 1517*
chronische lymphozytäre/lymphozytische Leukämie: →*chronische lymphatische Leukämie*
chronische myeloische Leukämie (Ⓔ chronic myelocytic leukemia): ***Syn:*** *chronische granulozytäre Leukämie*; myeloproliferative Erkrankung, die meist im mittleren Lebensalter beginnt; der Verlauf ist langsam progredient mit schleichendem Beginn; am Ende steht meist ein terminaler Blastenschub*
chronische prolymphozytäre Leukämie (Ⓔ chronic promyelocytic leukemia): *s.u. Essay Non-Hodgkin-Lymphome S. 1517*
granulozytäre Leukämie: →*myeloische Leukämie*
lymphoblastäre Leukämie (Ⓔ lymphoblastic leukemia): *s.u. Essay Non-Hodgkin-Lymphome S. 1517*
lymphatische Leukämie (Ⓔ lymphatic leukemia): ***Syn:*** *lymphozytische Leukämie, Lymphoblastenleukämie*; durch eine Proliferation von Zellen des lymphatischen Systems gekennzeichnete akute oder chronische Leukämie; *s.a. akute lymphatische Leukämie, chronische lymphatische Leukämie*
lymphozytische Leukämie: →*lymphatische Leukämie*
myeloische Leukämie (Ⓔ myelocytic leukemia): ***Syn:*** *granulozytäre Leukämie*; durch eine Proliferation von Zellen des myeloischen Systems gekennzeichnete akute oder chronische Leukämie; *s.a. akute myeloische Leukämie, chronische myeloische Leukämie*
myelomonozytäre Leukämie: →*akute myelomonozytäre Leukämie*
promyelozytäre Leukämie: →*akute promyelozytäre Leukämie*
reifzellige Leukämien: →*chronische Leukämien*
subleukämische Leukämie (Ⓔ subleukemic leukemia): ***Syn:*** *Subleukämie*; akute Leukämie mit nicht oder nur mäßig erhöhter Leukozytenzahl
T-lymphoblastäre Leukämie (Ⓔ lymphoblastic T-cell leukemia): *s.u. Essay Non-Hodgkin-Lymphome S. 1517*
unreifzellige Leukämie: →*akute Leukämie*

leuk|ä|misch *adj* (Ⓔ leukemic): Leukämie betreffend, von ihr betroffen oder gekennzeichnet, durch sie bedingt
Leu|kä|mo|gen *f* (Ⓔ leukemogen): leukämieauslösende Substanz
leu|kä|mo|gen *adj* (Ⓔ leukemogenic): leukämieauslösend, leukämieverursachend
Leu|kä|mo|ge|ne|se *f* (Ⓔ leukemogenesis): Leukämieentstehung
leu|kä|mo|id *adj* (Ⓔ leukemoid): leukämieartig, leukämieähnlich
Leuk|a|phe|re|se *f* (Ⓔ leukapheresis): ***Syn:*** *Leukopherese*; Abtrennung der weißen Blutkörperchen aus dem Blut
Leuk|en|ze|pha|li|tis *f, pl* **-ti|den:** →*Leukoenzephalitis*
subakute sklerosierende Leukenzephalitis van Bogaert (Ⓔ subacute sclerosing leukoencephalitis): ***Syn:*** *subakute sklerosierende Panenzephalitis, Einschlusskörperenzephalitis Dawson*; chronisch-progrediente, alle Hirnteile [Panenzephalitis*] betreffende Slow-virus-Infektion*, die mehrere (bis zu 30) Jahre nach einer akuter Maserninfektion auftritt
leuk|en|ze|pha|li|tisch *adj* (Ⓔ leukencephalitic): ***Syn:*** *leukoenzephalitisch*; Leukenzephalitis betreffend, von ihr betroffen oder gekennzeichnet
Leuk|en|ze|pha|lo|pa|thie *f*: →*Leukoenzephalopathie*
Leu|ke|rin *nt*: →*6-Mercaptopurin*
Leu|kin *nt* (Ⓔ leukin): bakterizides Protein aus Granulozyten
Leuko *Abk.*: →*Leukozyt*
Leuko-, leuko- *präf.*: Wortelement mit der Bedeutung „weiß/glänzend"
Leu|ko|blas|to|se *f* (Ⓔ leukoblastosis): allgemeine Bezeichnung für eine Vermehrung der Leukozyten, insbesondere

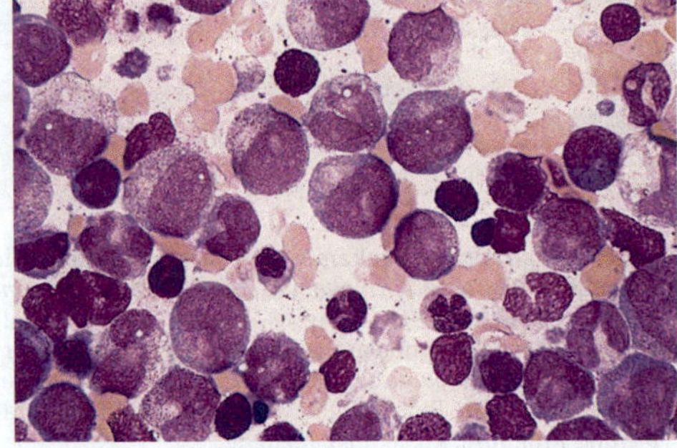

Abb. L53. Chronische myeloische Leukämie

Tab. L54. Stadien der chronischen myeloischen Leukämie

Chronische Phasen			
	Blutausstrich		**Knochenmark**
GP:	Pathologische Linksverschiebung Eosinophile vermehrt Basophile vermehrt	GP:	Stark hyperplastisch Linksverschiebung Eosinophile vermehrt Basophile vermehrt
EP:	Normoblasten vereinzelt Anisozytose, Polychromasie	EP:	Vermindert (absolut oder relativ)
ThP:	Thrombozyten meist vermehrt Anisozytose, Riesenplättchen Megakaryozytenkerne vereinzelt	ThP:	Megakaryozyten meist vermehrt, z.T. abnorme Formen (Mikrokaryozyten)
Akzelerierte Phase			
	Blutausstrich		**Knochenmark**
GP:	Pathologische Linksverschiebung Pseudo-Pelger Stärkeres Auftreten von N.E. bzw. „Blasten" < 20% Basophile gelegentlich deutliche Zunahme < 30%	GP:	Pathologische Linksverschiebung Stärkeres Auftreten von N.E. bzw. „Blasten" < 20% Basophile gelegentlich deutlich vermehrt
EP:	Normoblasten vereinzelt Anisozytose, Polychromasie	EP:	Vermindert
ThP:	Thrombozyten normal bis vermindert Anisozytose Megakaryozytenkerne vereinzelt	ThP:	Normal bis vermindert
Akute Phase (Blastenschub)			
	Blutausstrich		**Knochenmark**
GP:	Fast ausschließlich N.E. („Blasten")	GP:	Fast ausschließlich N.E. („Blasten"), > 30%
EP:	Erhebliche Anisozytose Polychromasie, Normoblasten	EP:	Erheblich vermindert
ThP:	Thrombozyten erheblich vermindert bis fehlend Anisozytose, Megakaryozytenkerne	ThP:	Erheblich vermindert

N.E.: nicht einzuordnende Zellen, **GP:** Granulozytopoese, **EP:** Erythrozytopoese, **ThP:** Thrombozytopoese, Megakaryozytopoese

der Myeloblasten*

Leu|ko|ci|din *nt*: *→Leukozidin*

Leu|ko|derm *m* (Ⓔ leukoderma): ***Syn:*** *Leukopathie, Leukopathia, Leukoderma, Leucoderma*; umschriebener Pigmentverlust der Haut

luetisches Leukoderm: *→syphilitisches Leukoderm*

psoriatisches Leukoderm: *→Leucoderma psoriaticum*

syphilitisches Leukoderm (Ⓔ syphilitic leukoderma): ***Syn:*** *Leucoderma syphiliticum, luetisches Leukoderm*; im späten Sekundärstadium der Syphilis* auftretende konfettigroße, hypopigmentierte Flecke, z.B. als Leucoderma* colli

Leu|ko|der|ma *nt*: *→Leukoderm*

Leu|ko|di|a|pe|de|se *f* (Ⓔ leukopedesis): ***Syn:*** *Leukopedese, Leukozytendiapedese*; aktive Wanderung von Leukozyten durch die Gefäßwand in das umliegende Gewebe bzw. den Extravasalraum

Leu|ko|dys|tro|phia *f*: *→Leukodystrophie*

Leukodystrophia cerebri progressiva hereditaria (Ⓔ globoid cell leukodystrophy): ***Syn:*** *Galaktozerebrosidlipidose, Galaktozerebrosidose, Globoidzellen-Leukodystrophie*; autosomal-rezessiv vererbter Defekt der **Galaktosylceramidase** mit Entmarkungsarealen und Ablagerung von Cerebrosiden in Riesenzellen [**Globoidzellen**]; beginnt entweder schon im Säuglingsalter [**frühkindliche Form**] oder nach dem 2. Lebensjahr [**juvenile Form**]; verläuft rasch progredient mit Erblindung, Spastik, zerebellaren Symptomen, Demenz und Enthirnungsstarre

Leu|ko|dys|tro|phie *f* (Ⓔ leukodystrophy): ***Syn:*** *Leukodystrophia*; Oberbegriff für Erkrankungen, die zu einer Entmarkung der weißen Hirnsubstanz führen; wesentlich seltener als die durch Speicherkrankheiten verursachte Schädigung der grauen Substanz [Poliodystrophie]

metachromatische Leukodystrophie (Ⓔ metachromatic leukodystrophy): ***Syn:*** *metachromatische Leukoenzephalopathie, Sulfatidlipidose, Sulfatidose*; autosomal-rezessiv vererbte Speicherkrankheit mit Mangel an Arylsulfatase A und Einlagerung von Sulfatiden in ZNS, periphere Nerven und Niere; beginnt meist im frühen Kindesalter mit einem auffälligen Stillstand von motorischer und geistiger Entwicklung; das **klinische Bild** ist von der Trias doppelseitige, spastische Lähmungen, doppelseitige Opitkusatrophie mit Erblindung und Demenz gekennzeichnet; der Verlauf ist progredient über Monate oder Jahre; erst im Erwachsenenalter beginnende Formen verlaufen langsamer, sind aber ebenfalls tödlich

metachromatische Leukodystrophie Typ Scholz (Ⓔ juvenile form of metachromatic leukodystrophy): ***Syn:*** *Scholz-Syndrom, Scholz-Bielschowsky-Henneberg-Sklerosetyp*; tödlich verlaufende autosomal-rezessiv vererbte Form der metachromatischen Leukodystrophie* mit geistiger Retardierung, progredienter spastischer Tetraparese*, Schluckstörungen und epileptiformen Anfällen

Leu|ko|en|ze|pha|li|tis *f, pl* **-ti|den** (Ⓔ leukencephalitis): ***Syn:*** *Leucoencephalitis, Leukenzephalitis*; Entzündung der weißen Hirnsubstanz; *s.a. Enzephalitis*

leu|ko|en|ze|pha|li|tisch *adj*: *→leukenzephalitisch*

Leu|ko|en|ze|pha|lo|pa|thie *f* (Ⓔ leukoencephalopathy): ***Syn:*** *Leukenzephalopathie*; krankhafte Veränderung der weißen Hirnsubstanz

metachromatische Leukoenzephalopathie: *→metachromatische Leukodystrophie*

progressive multifokale Leukoenzephalopathie (Ⓔ progressive multifocal leukoencephalopathy): *s.u. Essay AIDS S. 31*

leu|ko|e|ry|thro|blas|tisch *adj* (Ⓔ leukoerythroblastic): sowohl Leukoblasten als auch Erythroblasten enthaltend

Leu|ko|e|ry|thro|blas|to|se *f* (Ⓔ leukoerythroblastosis): ***Syn:*** *idiopathische myeloische Metaplasie, primäre myeloische Metaplasie, leukoerythroblastische Anämie*; bei Verdrängung und Zerstörung des Knochenmarks [z.B. Osteomyelofibrose*] auftretende Anämie* mit unreifen Erythrozyten- und Leukozytenvorstufen

Leu|ko|gramm *nt* (Ⓔ leukogram): *Syn:* *Differentialblutbild;* Blutbild mit Auszählung der verschiedenen Leukozytenformen; *s.a. Blutbild*

Leu|ko|ke|ra|to|sis *f, pl* **-ses:** →*Leukoplakie*

Leukokeratosis fumosa palati: →*Leukokeratosis nicotina palati*

Leukokeratosis nicotina palati (Ⓔ smoker's palate): *Syn:* *Leukokeratosis fumosa palati, Raucherleukokeratose;* chronisch-irritative Leukoplakie des Gaumens durch Inhaltsstoffe im Tabakrauch; eine maligne Entartung soll möglich sein

Leu|ko|ki|ne|se *f* (Ⓔ leukokinesis): Bewegung von weißen Blutkörperchen im Blutstrom

leu|ko|ki|ne|tisch *adj* (Ⓔ leukokinetic): Leukokinese betreffend

Leu|ko|ly|se *f* (Ⓔ leukolysis): *Syn:* *Leukozytolyse;* Leukozytenauflösung

Leu|ko|ly|sin *nt* (Ⓔ leukolysin): *Syn:* *Leukozytolysin;* leukozytenauflösende Substanz

leu|ko|ly|tisch *adj* (Ⓔ leukolytic): *Syn:* *leukozytolytisch;* Leukolyse betreffend oder auslösend

Leu|kom *nt* (Ⓔ leukoma): *Syn:* *Albugo, Leukoma, Leucoma;* weißer Hornhautfleck

Leu|ko|ma *nt:* →*Leukom*

leu|ko|ma|tös *adj* (Ⓔ leukomatous): Leukom betreffend, an einem Leukom leidend

Leu|ko|mel|al|gie *f* (Ⓔ leukomelalgia): anfallsweise Blässe und Kälte der Haut; *s.a. Erythromelalgie*

Leu|ko|me|la|no|der|mie *f* (Ⓔ leukomelanoderma): fleckförmige Hypo- und Hyperpigmentierung der Haut

Leu|ko|my|e|li|tis *f, pl* **-ti|den** (Ⓔ leukomyelitis): Entzündung der weißen Rückenmarkssubstanz; wesentlich seltener als Entzündungen der grauen Rückenmarkssubstanz [Poliomyelitis*]

leu|ko|my|e|li|tisch *adj* (Ⓔ leukomyelitic): Leukomyelitis betreffend, von ihr betroffen oder gekennzeichnet

Leu|ko|my|e|lo|pa|thie *f* (Ⓔ leukomyelopathy): krankhafte Veränderung der weißen Rückenmarkssubstanz

Leu|ko|ny|chia *f:* →*Leukonychie*

Leukonychia linearis (Ⓔ leukonychia linearis): *s.u. Leukonychie*

Leukonychia punctata (Ⓔ leukonychia punctata): *s.u. Leukonychie*

Leukonychia totalis (Ⓔ leukonychia totalis): ätiologisch unklare, angeborene Weißfärbung des gesamten Nagels; muss von der oberflächlichen Form der Onychomykose* abgegrenzt werden

Leu|ko|ny|chie *f* (Ⓔ leukonychia): *Syn:* *Leukonychia, Leuconychia;* Weißfärbung der Nägel; nach punktförmiger Schädigung als **Leukonychia punctata** oder als streifenförmige **Leukonychia linearis** nach Fieber oder Intoxikation [*s.a. Mees-Streifen*]

Leu|ko|pa|thie *f:* →*Leukoderm*

Leu|ko|pe|de|se *f:* →*Leukodiapedese*

Leu|ko|pe|nie *f:* →*Leukozytopenie*

leu|ko|pe|nisch *adj* (Ⓔ leukopenic): Leukopenie betreffend, von ihr betroffen oder gekennzeichnet, durch sie bedingt

Leu|ko|pha|go|zy|to|se *f:* →*Leukozytophagie*

Leu|ko|phe|re|se *f:* →*Leukapherese*

Leu|ko|pla|kia *f:* →*Leukoplakie*

Leu|ko|pla|kie *f* (Ⓔ leukoplakia): *Syn:* *Weißschwielenkrankheit, Leukoplakia, Leucoplacia, Leukokeratosis;* Verhornungsstörung der Schleimhaut mit Bildung weißer Herde [**Leukoplakia simplex**]; die verruköse oder erosive Form [**Leukoplakia verrucosa, erosiva**] gilt als Präkanzerose*; kann angeboren [z.B. weißer Schleimhautnävus*] oder [häufiger] erworben sein; eine Sonderform ist die orale haarförmige Leukoplakie*

orale haarförmige Leukoplakie (Ⓔ hairy leukoplakia): *Syn:* *weiße Haarzunge, orale Haarleukoplakie;* weißlich-leistenartige Veränderungen durch das Epstein-Barr-Virus, v.a. am Zungenrand bei HIV-Infektion*; gilt als prognostisch ungünstiges Zeichen; 48 % der Befallenen entwickelt AIDS innerhalb von 16 Monaten und 63 % innerhalb von 31 Monaten; *s.a. Essay AIDS S. 31*

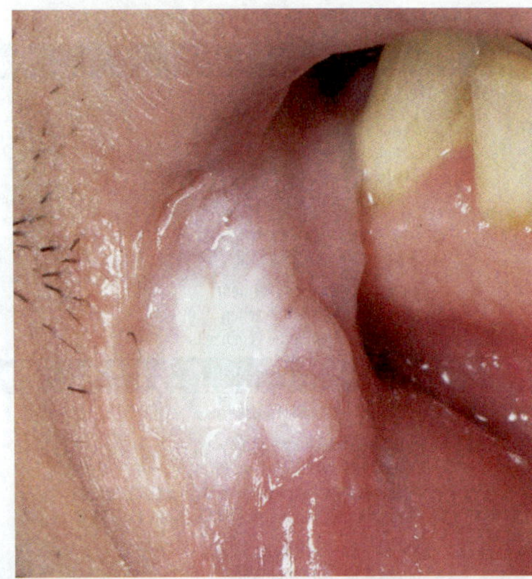

Abb. L55. Leukoplakie

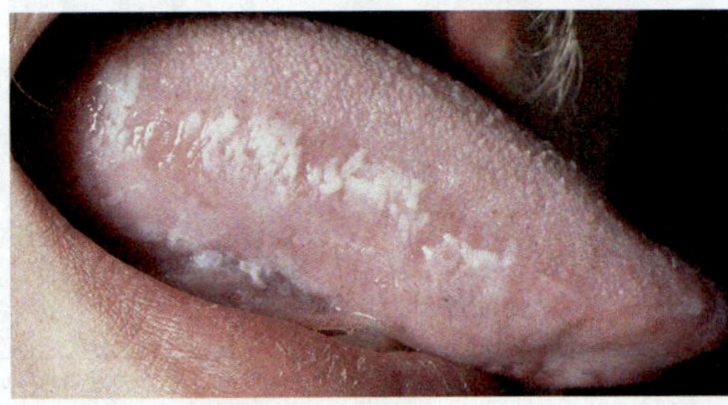

Abb. L56. Orale haarförmige Leukoplakie

leu|ko|pla|kisch *adj* (Ⓔ leukoplakic): Leukoplakie betreffend, von ihr betroffen oder gekennzeichnet, durch sie bedingt

Leu|ko|po|e|se *f* (Ⓔ leukopoiesis): *Syn:* *Leukozytopoese, Leukozytenbildung, Leukozytogenese;* die Bildung von Granulozyten* und Monozyten* findet im Knochenmark statt, die der Lymphozyten* im Knochenmark und dem Thymus* [später auch in der Milz und den Lymphknoten]; *s.a. Blutbildung, Granulopoese, Lymphozytopoese*

leu|ko|po|e|tisch *adj* (Ⓔ leukopoietic): *Syn:* *leukozytopoetisch;* Leukopoese betreffend

Leu|ko|pro|te|a|sen *pl* (Ⓔ leukoproteases): in Leukozyten vorkommende Proteasen*, z.B. Elastase*, Kollagenase*

Leu|kop|sin *nt* (Ⓔ leukopsin): *Syn:* *Sehweiß;* während des Sehzyklus anfallende farblose Substanz

Leu|kop|te|rin *nt* (Ⓔ leucopterin): *Syn:* *6,7-Dihydropterin;* Folsäurederivat

Leu|kor|rha|gie *f* (Ⓔ leukorrhagia): starke Leukorrhoe*

Leu|kor|rhoe *f, pl* **-rho|en** (Ⓔ leukorrhea): *Syn:* *Weißfluss, Fluor albus;* weißlicher Ausfluss aus der Scheide

Leu|ko|se *f* (Ⓔ leukosis): heute selten gebrauchte Bezeichnung für Leukämie*

unreifzellige Leukose: →*akute Leukämie*

leu|ko|tak|tisch *adj* (Ⓔ leukotactic): Leukotaxis betreffend oder auslösend

Leu|ko|ta|xis *f* (Ⓔ leukotaxis): *Syn:* *Leukozytotaxis;* aktive Bewegung von weißen Blutkörperchen

Leu|ko|to|mie *f* (Ⓔ leukotomy): kaum noch durchgeführte Durchtrennung von Verbindungsfasern zwischen Thalamus* und Stirnhirn; heute durch stereotaktische Hirnoperationen ersetzt

Leu|ko|to|xin *nt* (Ⓔ leukotoxin): *Syn:* *Leukozytotoxin;* leukozytenschädigende Substanz

leu|ko|to|xisch *adj* (Ⓔ leukotoxic): *Syn:* *leukozytotoxisch;* leukozytenzerstörend, leukozytenschädigend

Leu|ko|tri|chia *f*: →*Leukotrichosis*

Leu|ko|tri|cho|se *f*: →*Leukotrichosis*

Leu|ko|tri|cho|sis *f, pl* **-ses** (Ⓔ leukotrichia): ***Syn:*** *Weißhaarigkeit, Leukotrichia, Leukotrichose*; Weißfärbung aller Haare oder vereinzelter Haargruppen

Leu|ko|tri|e|ne *pl* (Ⓔ leukotriene): aus Arachidonsäure* gebildete Mediatoren von entzündlichen und allergischen Reaktionen; sie werden von aktivierten Mastzellen freigesetzt und erhöhen u.a. die Kapillarpermeabilität und führen zu Ödemen, haben einen chemotaktischen Effekt auf Leukozyten und sind starke Konstriktoren der Bronchialmuskulatur; insgesamt herrscht aber noch Unklarheit über ihre eigentliche Rolle

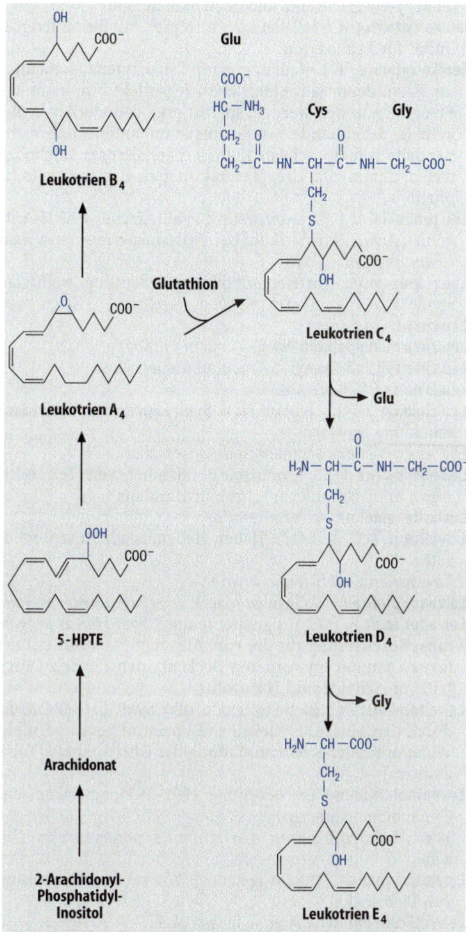

Abb. L57. Biosynthese der Leukotriene

Leu|ko|vo|rin *nt* (Ⓔ leucovorin): ***Syn:*** *N^{10}-Formyl-Tetrahydrofolsäure, Citrovorum-Faktor, Leucovorin*; von Leuconostoc citrovorum gebildete aktive Form der Folsäure*

Leu|ko|zi|din *nt* (Ⓔ leukocidin): ***Syn:*** *Leukocidin*; die Leukozytenmembran schädigendes und zur Zellauflösung führendes Exotoxin* von Staphylococcus* aureus

leu|ko|zy|tär *adj* (Ⓔ leukocytic): Leukozyten betreffend

Leu|ko|zy|ten *m* (Ⓔ leukocytes): ***Syn:*** *weiße Blutzellen, weiße Blutkörperchen*; Oberbegriff für alle kernhaltigen Blutzellen, die kein Hämoglobin enthalten; unterteilt in Granulozyten*, Lymphozyten* und Monozyten*; das Blut enthält 4.000–11.000 Leukozyten/µl; alle Leukozyten sind amöboid beweglich und können aktiv die Blutbahn verlassen [Leukozytendiapedese]; ihre Hauptaufgabe ist die Erkennung und Zerstörung oder Abtötung von Fremdkörpern und Krankheitserregern

Tab. L58. Leukozytenzahl pro µl

	Mittelwert	(%)	Variation
Granulozyten			
Neutrophile	4150	(59)	712–7588
Eosinophile	165	(2)	0–397
Basophile	44	(<1)	0–112
Monozyten	456	(7)	66–846
Lymphozyten	2185	(31)	1029–3341
Gesamt	7000		2800–11200

agranulärer Leukozyt (Ⓔ agranular leukocyte): ***Syn:*** *Agranulozyt, lymphoider Leukozyt*; selten verwendete Bezeichnung für nicht-granulierte Leukozyten

basophiler Leukozyt (Ⓔ basophilic leukocyte): mit basischen Farbstoffen anfärbbarer granulozytärer Leukozyt; die Granula enthalten Histamin* und Heparin*; an ihrer Oberfläche tragen sie spezifische Rezeptoren für IgE-Antikörper, die sich wiederum mit einem Antigen verbinden können; damit kommt es zur Ausschüttung von Histamin und zur Ausbildung allergischer Symptome [Gefäßerweiterung, Hautrötung, Quaddelbildung, Bronchospasmus]

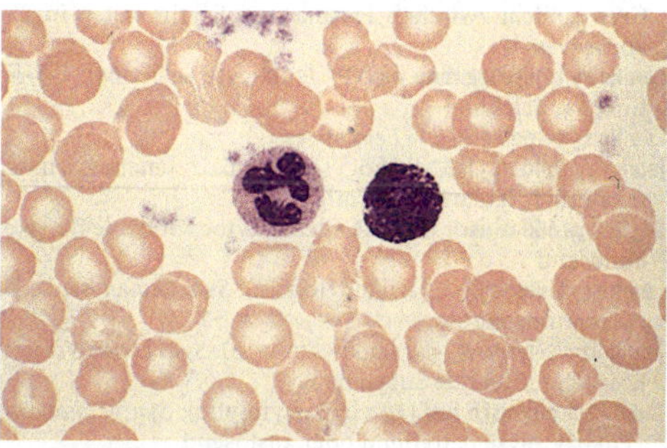

Abb. L59. Basophiler Leukozyt

eosinophiler Leukozyt (Ⓔ eosinophilic leukocyte): mit Eosin anfärbbarer granulozytärer Leukozyt; ihre Zahl unterliegt einem ausgeprägten Zirkadianrhythmus [spätmorgens und am frühen Abend ist die Zahl wesentlich unter dem Durchschnitt, um Mitternacht deutlich höher als der Durchschnitt], der mit der Glucocorticoidausscheidung der Nebennierenrinde zusammenhängt; die Granula enthalten Lipide und Proteine, die v.a. gegen Parasiten wirksam sind

granulärer Leukozyt (Ⓔ granular leukocyte): ***Syn:*** *Granulozyt*; polymorphkernige weiße Blutzelle mit anfärbbaren Granula; 60 % aller Leukozyten im Blut sind Granulozyten, d.h. ca. 3.000–6.000/ml Blut; davon sind ca. 95 % neutrophile Granulozyten*, ca. 4 % eosinophile Granulozyten* und ca. 1 % basophile Granulozyten*
wie die anderen Leukozyten auch, sind sie amöboid beweglich und können die Wand der Blutgefäße aktiv durchdringen [Leukodiapedese*]; mehr als die Hälfte der Granulozyten hält sich deshalb im extravasalen Raum auf, wo sie als Phagozyten Krankheitskeime aufnehmen und vernichten

lymphoider Leukozyt: →*agranulärer Leukozyt*

neutrophiler Leukozyt (Ⓔ neutrophilic leukocyte): ***Syn:*** *Neutrophiler, neutrophiler Granulozyt*; mit neutralen Farbstoffen anfärbbarer granulozytärer Leukozyt; sie phagozytieren Bakterien und Gewebetrümmer, die sie enzymatisch abbauen oder durch Bildung von H_2O_2 bzw. Superoxidradikalen [O_2^-] abtöten; Fehlen dieser Funktion führt zu septischer Granulomatose* [*Abb. L60*]

Leu|ko|zy|ten|an|ti|ge|ne *pl* (Ⓔ leukocyte antigens): auf der

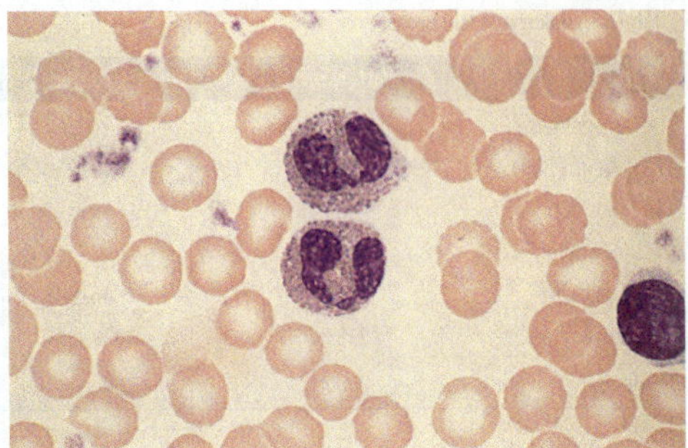

Abb. L60. Neutrophile Leukozyten

Oberfläche von Leukozyten sitzende Antigene, die als Histokompatibilitätsantigene* von Bedeutung sind; *s.a. HLA-System*

Leu|ko|zy|ten|an|ti|kör|per *m* (Ⓔ leukocyte antibodies): gegen Leukozyten gerichtete Antikörper*

Leu|ko|zy|ten|bil|dung *f*: →*Leukopoese*

Leu|ko|zy|ten|di|a|pe|de|se *f*: →*Leukodiapedese*

Leu|ko|zy|ten|in|ter|fe|ron *nt* (Ⓔ leukocyte interferon): ***Syn:*** *Interferon-α, α-Interferon*; *s.u. Interferone*

Leu|ko|zy|ten|kon|zen|trat *nt* (Ⓔ leukocyte concentrate): *s.u. Blutkörperchenkonzentrat*

Leu|ko|zy|ten|man|schet|te *f* (Ⓔ leukocyte cream): ***Syn:*** *buffy coat*; Schicht aus Leukozyten und Thrombozyten an der Grenzschicht zwischen Plasma und Erythrozyten in Blutkonserven

L

Leu|ko|zy|ten|se|lek|ti|ne *pl* (Ⓔ leukocyte selectins): L-Selektine; *s.u. Selektine*

Leu|ko|zy|to|ge|ne|se *f*: →*Leukopoese*

leu|ko|zy|to|id *adj* (Ⓔ leukocytoid): leukozytenartig, leukozytenähnlich, leukozytenförmig

leu|ko|zy|to|klas|tisch *adj* (Ⓔ leukocytoclastic): leukozytenauflösend

Leu|ko|zy|to|ly|se *f* (Ⓔ leukocytolysis): ***Syn:*** *Leukolyse*; Leukozytenauflösung

Leu|ko|zy|to|ly|sin *nt* (Ⓔ leukocytolysin): ***Syn:*** *Leukolysin*; leukozytenauflösende Substanz

leu|ko|zy|to|ly|tisch *adj* (Ⓔ leukocytolytic): ***Syn:*** *leukolytisch*; Leukozytolyse betreffend oder auslösend

Leu|ko|zy|to|pe|nie *f* (Ⓔ leukocytopenia): ***Syn:*** *Leukopenie*; verminderter Leukozytengehalt des Blutes; meist handelt es sich um eine Verminderung der neutrophilen Granulozyten [Neutropenie*]

periodische Leukozytopenie: →*zyklische Leukozytopenie*

zyklische Leukozytopenie (Ⓔ cyclic neutropenia): ***Syn:*** *periodische Leukozytopenie, periodische/zyklische Neutropenie*; angeborene, in regelmäßigen Abständen auftretende vorübergehende Verminderung der neutrophilen Leukozyten im peripheren Blut

Leu|ko|zy|to|pha|gie *f* (Ⓔ leukocytophagy): ***Syn:*** *Leukophagozytose*; Leukozytenabbau durch Makrophagen* des retikuloendothelialen Systems

Leu|ko|zy|to|po|e|se *f*: →*Leukopoese*

leu|ko|zy|to|po|e|tisch *adj* (Ⓔ leukopoietic): ***Syn:*** *leukopoetisch*; Leukozytopoese betreffend

Leu|ko|zy|to|se *f* (Ⓔ leukocytosis): Erhöhung der Leukozytenzahl im Blut

absolute Leukozytose (Ⓔ absolute leukocytosis): Erhöhung der Leukozytenzahl auf Werte über 11.000/µl

basophile Leukozytose (Ⓔ basophilic leukocytosis): ***Syn:*** *Basozytose, Basophilie*; Vermehrung der basophilen Leukozyten* im Blut

extreme Leukozytose (Ⓔ hyperleukocytosis): Erhöhung der Leukozytenzahl auf Werte über 20.000/µl

pathologische Leukozytose (Ⓔ pathologic leukocytosis): jede nicht-physiologische Leukozytenerhöhung

physiologische Leukozytose (Ⓔ physiologic leukocytosis): Anstieg der Leukozytenzahl in der Neugeborenenperiode oder auch nach einer Mahlzeit [postprandial]

postprandiale Leukozytose (Ⓔ digestive leukocytosis): ***Syn:*** *Verdauungsleukozytose*; physiologische Leukozytose in der postprandialen Verdauungsphase

relative Leukozytose (Ⓔ relative leukocytosis): isolierte Erhöhung nur einer Leukozytenart bei normaler Leukozytenzahl

terminale Leukozytose (Ⓔ terminal leukocytosis): kurz vor dem Tod auftretende Erhöhung der Leukozytenzahl

toxische Leukozytose (Ⓔ toxic leukocytosis): Leukozytose im Rahmen einer Blutvergiftung

Leu|ko|zy|to|ta|xis *f* (Ⓔ leukocytaxis): ***Syn:*** *Leukotaxis*; aktive Bewegung von weißen Blutkörperchen

Leu|ko|zy|to|to|xin *nt* (Ⓔ leukocytotoxin): ***Syn:*** *Leukotoxin*; leukozytenschädigende Substanz

leu|ko|zy|to|to|xisch *adj* (Ⓔ leukotoxic): ***Syn:*** *leukotoxisch*; leukozytenzerstörend, leukozytenschädigend

leu|ko|zy|to|trop *adj* (Ⓔ leukocytotropic): mit besonderer Affinität für Leukozyten

Leu|ko|zyt|u|rie *f* (Ⓔ leukocyturia): Leukozytenausscheidung im Harn; deutet auf einen Harnwegsinfekt hin; kann kein Erreger gefunden werden, spricht man von **steriler Leukozyturie**; dabei handelt es sich meist um antibiotisch vorbehandelte Infekte, schwer kultivierbare Erreger [Mykobakterien, Chlamydia, Ureaplasma] oder eine interstitielle Nephritis

Leu|pro|re|lin *nt* (Ⓔ leuprorelin): synthetischer GnRH-Antagonist; **Anw.**: Zytostatikum bei Prostatakarzinom; *s.a. Essay Chemotherapie S. 349*

Leuz-, leuz- *präf.*: Wortelement mit der Bedeutung „weiß/glänzend"

Leu|zin *nt*: →*Leucin*

Leu|zin|a|mi|no|pep|ti|da|se *f*: →*Leucinaminopeptidase*

Leu|zin|a|ryl|a|mi|da|se *f*: →*Leucinaminopeptidase*

Leu|zi|no|se *f*: →*Leucinose*

Leu|zin|u|rie *f* (Ⓔ leucinuria): ***Syn:*** *Leucinurie*; Leuzinausscheidung im Harn

LEV *Abk.*: →*Lupus erythematodes visceralis*

Le|va|mi|sol *nt* (Ⓔ levamisole): L-Isomer von Tetramisol; **Anw.**: Anthelmintikum*, Immunstimulans*

Lev|ar|te|re|nol *nt*: →*Noradrenalin*

Le|va|tor *m* (Ⓔ levator): Heber, Hebemuskel, Musculus* levator

Levator ani: →*Musculus levator ani*

Le|va|tor|plat|te *f* (Ⓔ levator plate): *s.u. Musculus levator ani*

Le|va|tor|spalt *m* (Ⓔ urogenital hiatus): ***Syn:*** *Hiatus urogenitalis*; Bezeichnung für die vom Musculus* levator ani umfasste Öffnung im vorderen Beckenboden für den Durchtritt von Scheide und Harnröhre

Le|va|tor|wulst *m* (Ⓔ torus levatorius): ***Syn:*** *Torus levatorius*; durch den Musculus* levator veli palatini hervorgerufener Wulst unter der Rachenmündung der Ohrtrompete [Tuba* auditiva]

Leventhal: Michael Leo Leventhal; 1901–1971; amerikanischer Gynäkologe (Chicago)

Leventhal-Syndrom *nt*: →*Syndrom der polyzystischen Ovarien*

Le|vis|ti|ci ra|dix *f* (Ⓔ lovage root): Wurzel und Wurzelstock von Liebstöckel*

Le|vis|ti|cum of|fi|ci|na|le *nt*: →*Liebstöckel*

Levo-, levo- *präf.*: Wortelement mit der Bedeutung „links"

Le|vo|bu|no|lol *nt* (Ⓔ levobunolol): β-Blocker*; **Anw.**: Hypertonie*, Glaukombehandlung

Le|vo|ca|bas|tin *nt* (Ⓔ levocabastine): H_1-Antihistaminikum*, Antiallergikum*; **Anw.**: allergische Rhinitis* und Konjunktivitis*

Le|vo|do|pa *nt* (Ⓔ levodopa): ***Syn:*** *L-Dopa*; bei Parkinson*-Krankheit verwendetes Dopaminergikum; aktivstes Antiparkinsonmittel mit Wirkung gegen Akinese, Rigor, Tremor und psychische Störungen; *s.a. Essay Parkinson-Syndrome S. 1631*

Le|vo|me|nol *nt* (Ⓔ levomenol): ***Syn:*** *Bisabolol*; Antiparkinsonmittel*, Anticholinergikum*

Le|vo|me|pro|ma|zin *nt* (Ⓔ levomepromazine): Neuroleptikum*; HWZ 17 h; **Anw.**: schizophrene Psychosen, Manien, agitierte Depression, reaktive Psychosen, starke Schmerzzustände

Le|vo|me|tha|don *nt* (Ⓔ levomethadone): L-Form von Methadon*; starkes Analgetikum*; auch zur Substitutionstherapie bei Heroinabhängigkeit verwendet

Le|vo|nor|ges|trel *nt* (Ⓔ levonorgestrel): ***Syn:*** *D-Norgestrel*; stark wirkendes Gestagen*; **Anw.**: hormonale Kontrazeption [zusammen mit Ethinylestradiol]; *s.a. Minipille*

Le|vo|pro|pyl|he|xe|drin *nt* (Ⓔ levopropylhexedrine): Appetitzügler*, Sympathomimetikum*

Levothyroxin-Natrium *nt* (Ⓔ levothyroxine sodium): Natriumsalz von Thyroxin*; **Anw.**: Schilddrüsenhormonsubstitution bei Hypothyreose*, euthyreoter Struma*, Thyreoidektomie*

Le|vu|lan *nt*: →*Laevulan*

Le|vu|lo|se *f*: →*Fructose*

Lewandowsky: Felix Lewandowsky; 1879–1921; deutscher Hautarzt

Lewandowsky-Lutz-Krankheit *f* (Ⓔ Lewandowsky-Lutz disease): ***Syn:*** *Lewandowsky-Lutz-Syndrom, Verrucosis generalisata (Lewandowsky-Lutz), Epidermodysplasia verruciformis*; meist schon im Säuglings- oder Kindesalter beginnende, z.T. durch Viren [**HP-Viren**] hervorgerufene, z.T. familiär gehäuft auftretende generalisierte Warzenerkrankung mit hoher Wahrscheinlichkeit einer malignen Entartung; die verrukösen oder papulösen Papillome treten isoliert oder beetartig auf; man findet sie v.a. an lichtexponierten Arealen sowie palmoplantar; **Therapie**: evtl. Exzision; **Prognose**: hängt vom verursachenden Virus ab; bei HP-Viren Typ 5, 8 und 14 besteht eine hohe Tendenz zur malignen Entartung

Lewis: Nachnahme der ersten Patienten, in deren Blut die Lewis-Blutgruppen nachgewiesen wurden

Lewis-Blutgruppen *pl* (Ⓔ Lewis blood groups): ***Syn:*** *Lewis-Blutgruppensystem*; Blutgruppensystem, dessen Antigene auch in Speichel und Blutplasma auftreten; kann zu Transfusionszwischenfällen führen; *s.a. Blutgruppe*

Lewy: Frederic H. Lewy; 1885–1950; deutsch-amerikanischer Neurologe

Lewy-Körper *pl* (Ⓔ Lewy bodies): runde, eosinophile, konzentrische, zytoplasmatische Einschlüsse in Gehirnzellen bei Parkinson*-Krankheit; *s.a. Essay Parkinson-Syndrome S. 1631*

Lewy-Körperdemenz *f* (Ⓔ Lewy bodies dementia): zweithäufigste Form der degenerativen Demenz mit Lewy*-Körpern in der Hirnrinde; es kommt zu einem progressiven Nachlassen der kognitiven Leistungen, was sich v.a. durch visuokonstruktive Störungen [z.B. semantische Aphasie, visuelle Agnosie, Amusie] äußert; typisch sind auch komplexe visuelle Halluzinationen, die zu systematisierten Wahnideen führen können; die Prognose ist schlecht, langfristig wird fast immer eine Unterbringung in einer geschlossenen Abteilung notwendig

Leyden: Ernst Victor von Leyden; 1832–1910; deutscher Internist (Berlin, Königsberg)

Leyden-Kristalle *pl*: →*Charcot-Leyden-Kristalle*

Leydig: Franz von Leydig; 1821–1908; deutscher Anatom (Würzburg, Bonn)

Leydig-Zellen *pl*: →*Leydig-Zwischenzellen*

Leydig-Zelltumor *m* (Ⓔ Leydig cell tumor): i.d.R. gutartiger, endokrinaktiver Tumor der Leydig*-Zwischenzellen; nur 5 % werden maligne; führt u.a. zu Gynäkomastie* oder Pubertas* praecox; insgesamt selten [3 % der Hodentumoren]; **Therapie**: Hodenentfernung

Leydig-Zwischenzellen *pl* (Ⓔ Leydig's cells): ***Syn:*** *Leydig-Zellen, Interstitialzellen, interstitielle Drüsen*; testosteronbildende Zellen im interstitiellen Gewebe der Hoden

L.E.-Zellen *pl*: →*Lupus erythematodes-Zellen*

L.E.-Zellen-Phänomen *nt*: →*Lupus erythematodes-Zellen-Phänomen*

Le|zi|thin *nt*: →*Lecithin*

Le|zi|thin|ä|mie *f* (Ⓔ lecithinemia): ***Syn:*** *Lecithinämie*; erhöhter Lezithingehalt des Blutes

Le|zi|thi|na|sen *pl*: →*Phospholipasen*

Lezithin-Cholesterin-Acyltransferase *f*: →*Lecithin-Cholesterin-Acyltransferase*

Lezithin/Sphingomyelin-Quotient *m* (Ⓔ lecithin-sphingomyelin ratio): ***Syn:*** *L/S-Quotient*; Verhältnis von Lecithin* zu Sphingomyelin* im Fruchtwasser; Teil der pränatalen Lungenreifediagnostik; bei einem Wert von > 2 ist ein Atemnotsyndron der Neugeborenen unwahrscheinlich

LF *Abk.*: **1.** →*Lactoferrin* **2.** →*Lichtschutzfaktor* **3.** →*Ligamenta flava* **4.** Limes-Flockung **5.** Lungenfibroblast **6.** →*Lungenfibrose* **7.** Lymphfluss

LFMK *Abk.*: lösliche Fibrinmonomer-Komplexe

L-Formen *pl* (Ⓔ L-forms): *s.u. Essay Bakterien S. 217*

LFP *Abk.*: langsame Füllungsphase

LFS *Abk.*: Leberfunktionsszintigraphie

LFT *Abk.*: **1.** Latexfixationstest **2.** Leberfunktionstest

LFW *Abk.*: langsame Füllungswelle

LG *Abk.*: **1.** Lebendgewicht **2.** Leucylglycin **3.** lipophagisches Granulom **4.** →*Lymphangiogramm* **5.** →*Lymphogramm* **6.** →*Lymphogranulomatose* **7.** →*Lymphographie*

LGG *Abk.*: Leucylglycylglycin

LGH *Abk.*: **1.** lactogenes Hormon **2.** Leucylglycinhydrolase

LGL *Abk.*: →*Lown-Ganong-Levine-Syndrom*

LGL-Leukämie *f* (Ⓔ LGL leukemia): ***Syn:*** *Lymphozytose großer granulärer Lymphozyten*; Non-Hodgkin-Lymphom* mit äußerst variablem Verlauf und unsicherer Prognose; der T-Zell-Typ verläuft indolent, während der NK-Zell-Typ einen aggressiven Verlauf aufweist

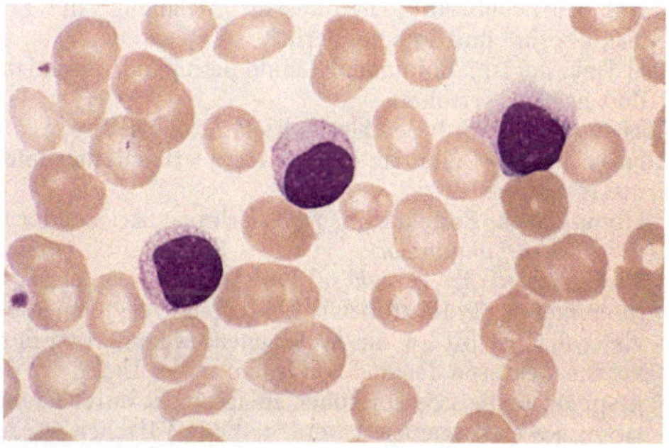

Abb. L61. LGL-Leukämie

LGL-Syndrom *nt*: →*Lown-Ganong-Levine-Syndrom*

LGS *Abk.*: Leber-Galle-Szintigraphie

LGT *Abk.*: Limulus-Gelierungstest

LGTI *Abk.*: →*lower genital tract infection*

LGV *Abk.*: →*Lymphogranuloma venereum*

LH *Abk.*: **1.** Lues hereditaria **2.** →*Lungenhämosiderose* **3.** →*luteinisierendes Hormon* **4.** luteotropes Hormon

LHA *Abk.*: Landesheilanstalt

LHD *Abk.*: →*Lipoprotein mit hoher Dichte*

Lhermitte: Jacques Jean Lhermitte; 1877–1959; französischer Neuropathologe (Paris)

Lhermitte-Zeichen *nt* (Ⓔ Lhermitte's sign): ***Syn:*** *Nackenbeugezeichen nach Lhermitte*; bei chronischer Entzündung der Rückenmarkshäute, extramedullären Raumforderungen und multipler Sklerose* verspürt der Patient bei starker Beugung des Kopfes nach vorn Parästhesien in den Armen und der Schulter

LHH *Abk.*: **1.** linker hinterer Hemiblock **2.** →*Linksherzhypertrophie*

LHI *Abk.*: →*Linksherzinsuffizienz*

LHK *Abk.*: →*Linksherzkatheter*

LHPO *Abk.*: Lipidhydroxyperoxid

LHQ *Abk.*: Lungen-Herz-Quotient

LH-releasing-Faktor *m*: →*LH-releasing-Hormon*

LH-releasing-Hormon *nt* (Ⓔ luteinizing hormone releasing hormone): ***Syn:*** *Luliberin, Lutiliberin, LH-releasing-Faktor, Gonadotropin-releasing-Faktor, Gonadotropin-releasing-Hormon, Gonadoliberin*; im Hypothalamus* gebildetes Neurohormon, das die Freisetzung von Gonadotropinen* aus dem Hypophysenvorderlappen regelt

LH-RF *Abk.*: **1.** →*LH-Releasing-Faktor* **2.** →*Luteinizing-hor-*

mone-releasing-Faktor
LH-RH *Abk.*: **1.** *→LH-Releasing-Hormon* **2.** *→luteinisierendes Hormon-Releasing-Hormon* **3.** *→Luteinizing-hormone-releasing-Hormon*
LHRH-Agonisten *pl*: *→Gonadorelinanaloga*
LHS *Abk.*: **1.** lokale hyperbare Sauerstofftherapie **2.** lymphoides Hyperplasie-Syndrom
LHT *Abk.*: Lwoff-Horne-Tournier-System
LHV *Abk.*: Linksherzversagen
Li *Abk.*: *→Lithium*
L.i. *Abk.*: *→Lamblia intestinalis*
Ll *Abk.*: **1.** *→Lateralinfarkt* **2.** Leistungsindex
li. *Abk.*: links
Li: Frederick Li; amerikanischer Epidemiologe im 20. Jahrhundert
Li-Fraumeni-Syndrom *nt* (Ⓔ Li-Fraumeni syndrome): autosomal-dominantes Krebssyndrom [TP53/17p13] mit multiplen malignen Tumoren; bereits im Kindesalter kommen Leukämien sowie Hirn- und Nebennierentumoren vor, später sind Brust-, Lungen-, Prostata- und Bauchspeicheldrüsenkarzinome häufig; *s.a. Essay Virus und Tumor S. 2185*
LIA *Abk.*: *→Lumineszenz-Immunoassay*
Li|be|ri|ne *pl* (Ⓔ releasing factors): ***Syn:*** *Releasingfaktoren, Releasinghormone*; im Hypothalamus* gebildete Hormone, die die Bildung und/oder Freisetzung von Hypophysenvorderlappenhormonen* fördern; dazu gehören Gonadoliberin*, Corticoliberin*, Thyroliberin*, Melanoliberin*, Prolactoliberin* und Somatoliberin*
li|bi|di|nös *adj* (Ⓔ libidinous): Libido betreffend, durch Libido bestimmt, triebhaft
Li|bi|do *f* (Ⓔ libido): Geschlechtstrieb, Sexualtrieb
Libman: Emanuel Libman; 1872–1946; amerikanischer Internist (New York)
Libman-Sacks-Endokarditis *f* (Ⓔ Libman-Sacks endocarditis): ***Syn:*** *Libman-Sacks-Syndrom, Endokarditis Libman-Sacks, atypische verruköse Endokarditis, Endocarditis thrombotica*; Endokardbefall bei Lupus* erythematodes visceralis; betrifft v.a. die AV-Klappen; es kommt zu fibrinoiden Nekrosen des Endokards, v.a. an der Unterseite der Klappen, an die sich Thromben anlagern, die durch Granulationsgewebe organisiert werden; diese Wärzchen werden meist erst post mortem entdeckt, in seltenen Fällen können sie sich aber ablösen und eine Embolie verursachen; die Klappenschäden spielen hämodynamisch kaum eine Rolle und führen nur selten zur Entwicklung einer Insuffizienz; meist bleibt die Erkrankung aber unerkannt oder wird von den Symptomen der häufigeren Perikarditis* oder Myokarditis* überdeckt
Lich: **Antirefluxplastik nach Lich-Grégoire** *f* (Ⓔ Lich-Grégoire operation): ***Syn:*** *Lich-Grégoire-Operation*; die Muskelschicht der Blasenwand wird außen oberhalb der Harnleitereinmündung gespalten und nach Einlage des Ureters wieder verschlossen
Li|chen *f* (Ⓔ **1.-2.** lichen): **1.** ***Syn:*** *Flechte*; unspezifische Bezeichnung für eine Reihe chronischer Hautkrankheiten mit Knötchenbildung **2.** (*biolog.*) Flechte
Lichen acuminatus: *→Graham-Little-Syndrom*
Lichen albus: *→Lichen sclerosus et atrophicus*
Lichen amyloidosus (Ⓔ lichen amyloidosus): Amyloidose* der Haut mit grau-braunen Papeln und starkem Juckreiz; häufigste Form der kutanen Amyloidose; **Therapie**: Unterspritzung mit Corticoiden; Dermabrasion, Ätzbehandlung; meist kommt es nach chirurgischer Entfernung zu einem Rezidiv
Lichen anulatus: *→Pityriasis rosea*
Lichen chronicus (Vidal): *→Lichen Vidal*
Lichen fibromucinoidosus: *→Lichen myxoedematosus*
Lichen islandicus: *→Moos, isländisches*
Lichen myxoedematosus (Ⓔ papular myxedema): ***Syn:*** *Mucinosis papulosa/lichenoides, Myxodermia papulosa, Lichen fibromucinoidosus, papulöse Muzinose*; ätiologisch ungeklärte, v.a. Arme, Rumpf und Oberschenkel befallende, papulöse, disseminierte Muzinose*; die ausgeprägte Form wird als Arndt*-Gottron-Syndrom bezeichnet; **Klinik**: weiche oder prallelastische, gelblich-weiße oder gelblich-

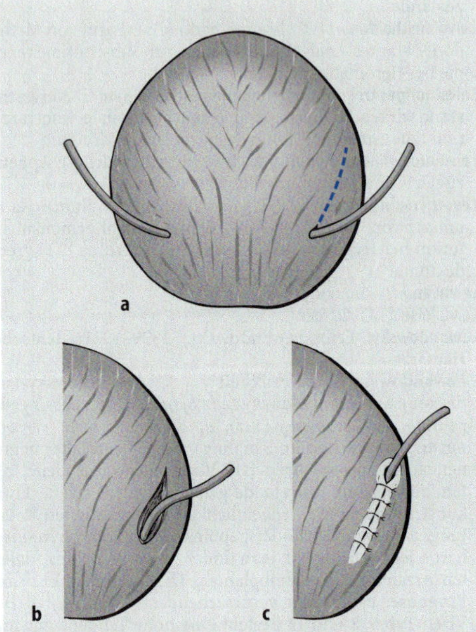

Abb. L62. Antirefluxplastik nach Lich-Grégoire

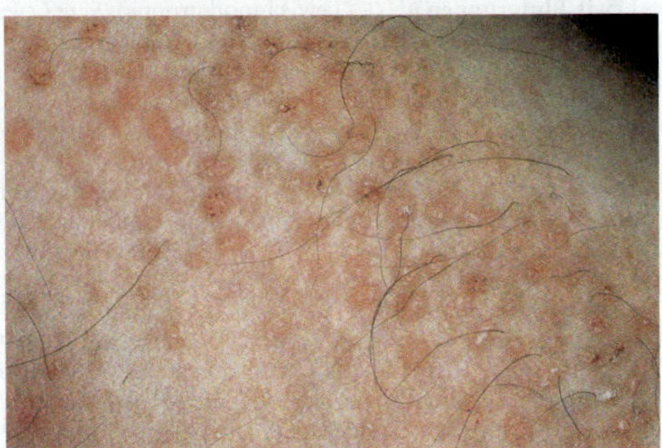
Abb. L63. Lichen amyloidosus

rötliche Papeln, v.a. an Rumpf, Armen und Oberschenkel; systemische Begleiterscheinungen [Leberfunktionsstörungen, Plasmazellinfiltration des Knochenmarks, IgG-Paraproteinämie] sind relativ selten; **Therapie**: Zytostatika [Cyclophosphamid*, Chlorambucil*, Melphalan*] evtl. kombiniert mit Corticoiden intern, Isotretinoin* oder PUVA* extern
Lichen nitidus (Ⓔ lichen nitidus): ***Syn:*** *Pinkus-Krankheit, Granuloma nitidum*; ätiologisch unklare, benigne Dermatose mit lichenoiden Papeln und lymphohistiozytären Infiltraten der Epidermis; eine **Therapie** ist selten nötig, da die Lichen selbst nach Jahren noch abheilen kann; bei Leidensdruck Retinoide oder Corticoide extern
Lichen pilaris (Ⓔ lichen pilaris): ***Syn:*** *Keratosis suprafollicularis/pilaris, Ichthyosis anserina/scrophulosorum*; wahrscheinlich autosomal-dominante Verhornungsstörung, die fast die Hälfte der Bevölkerung betrifft; **Klinik**: multiple, kleine, raue Knötchen v.a. auf den Streckseiten von Armen und Beinen; lassen sich leicht abkratzen; **Verlauf**: die Hyperkeratosen treten im Kindesalter auf und verschwinden meist im Erwachsenenalter
Lichen planopilaris: *→Graham-Little-Syndrom*
Lichen planus: *→Lichen ruber planus*
Lichen ruber: *→Lichen ruber planus*
Lichen ruber acuminatus: *→Graham-Little-Syndrom*

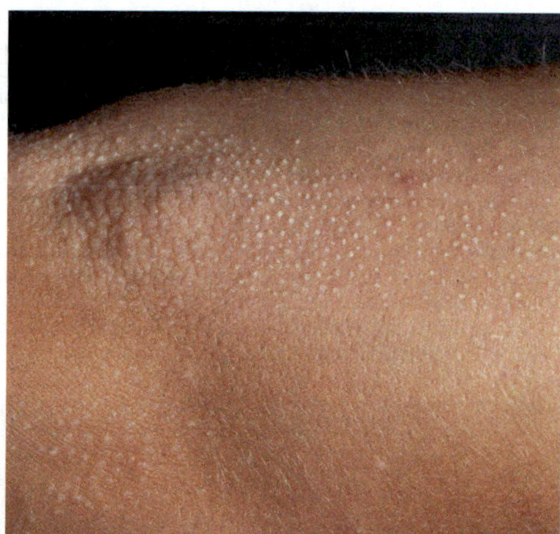

Abb. L64. Lichen pilaris

Lichen ruber anularis (Ⓔ lichen ruber anularis): Lichen* ruber planus mit zentral abheilenden und peripher fortschreitenden Effloreszenzen, die ringförmig [anulär] erscheinen

Lichen ruber bullosus (Ⓔ lichen ruber bullosus): ***Syn:*** *Lichen ruber vesiculosus*; meist die Schleimhaut betreffende bullöse Form des Lichen* ruber planus; bei Befall der Haut kommt es zur Bildung vereinzelter wasserheller Blasen

Lichen ruber erosivus (Ⓔ lichen ruber erosivus): ***Syn:*** *Lichen ruber planus erosivus*; schmerzhafte Erosionen zwischen den Zehen und an der Fußsohle

Lichen ruber exanthematicus (Ⓔ lichen ruber exanthematicus): ***Syn:*** *Lichen ruber generalisatus*; oft durch Medikamente [Goldsalze, Arsenverbindungen] ausgelöste exanthematische Form des Lichen* ruber planus; kann zur Ausbildung einer Erythrodermie* führen

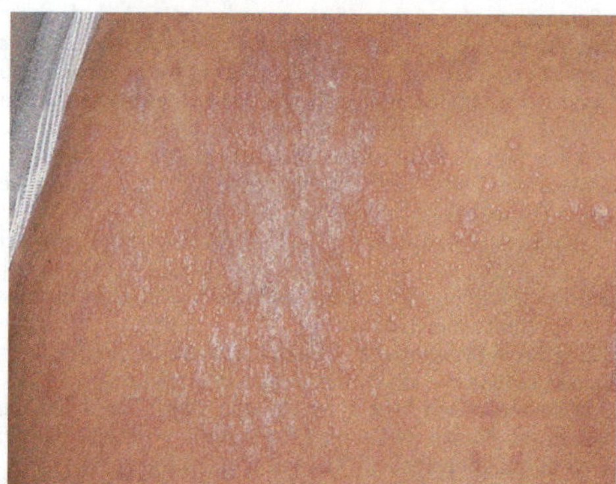

Abb. L65. Lichen ruber exanthematicus

Lichen ruber follicularis: *→Graham-Little-Syndrom*

Lichen ruber generalisatus: *→Lichen ruber exanthematicus*

Lichen ruber linearis (Ⓔ lichen ruber linearis): ***Syn:*** *Lichen ruber striatus*; Lichen* ruber planus mit band- oder streifenförmiger Anordnung der Effloreszenzen

Lichen ruber planus (Ⓔ lichen ruber planus): ***Syn:*** *Knötchenflechte, Lichen ruber, Lichen planus*; chronische Entzündung der Haut und Schleimhaut mit juckenden Papeln; kann die Haut, Schleimhaut und Nägel befallen, nie aber innere Organe; ist meist quälend oder schmerzhaft, aber immer harmlos und muss nur selten intensiv therapiert werden; tritt weltweit auf und ist eine der häufigsten Hauterkrankungen; **Ätiologie:** Autoimmunreaktion gegen die basalen Keratinozyten der Haut, die z.B. durch Medikamente ausgelöst werden kann; **Klinik:** kleine [0,5–1 mm], heftig juckende, pyramidenstumpfartige, matt glänzende, rote Papeln; stehen herdförmig in Gruppen, die von **Wickham-Streifen** begrenzt werden, die ein weißliches Netzwerk bilden; besonders deutlich sind die Wickham-Streifen an der Mund- und Genitalschleimhaut; typisch ist auch ein meist stark ausgeprägtes Köbner*-Phänomen; bei ca. 1/3 der Patienten kommt es auch zum Schleimhautbefall [**Lichen ruber mucosae**], v.a. des Mundes [Wickham-Streifen, diffuse weißliche Plaques der Wangenschleimhaut], Penis [v.a. Glans] und weiblichen Genitals; **Therapie:** Corticoidsalben, Teerpräparate, evtl. Vitamin-A-Säure extern; Etretinat* intern; Kombinationstherapie [UV-B-Phototherapie, Photochemotherapie]

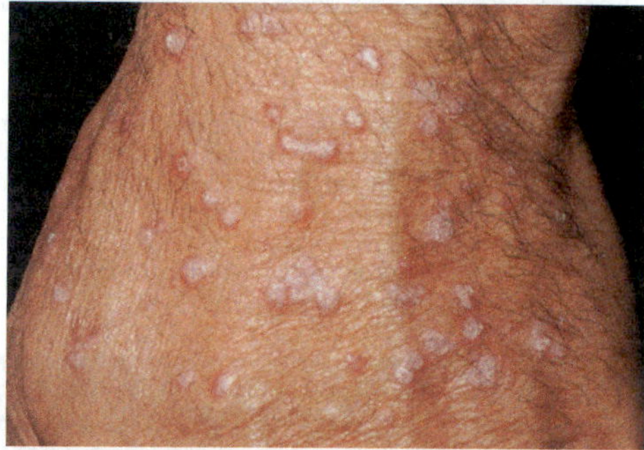

Abb. L66. Lichen ruber planus

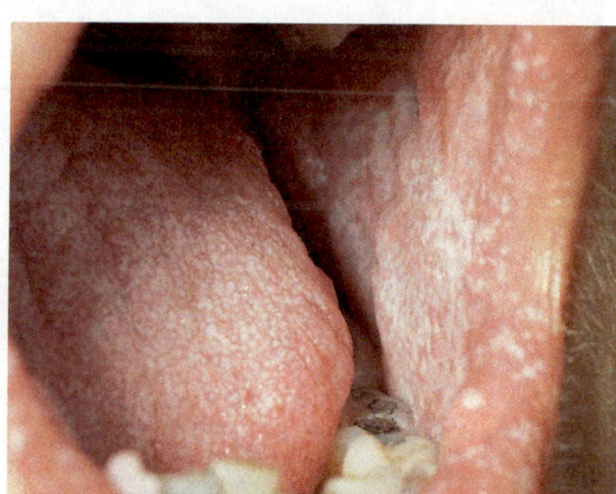

Abb. L67. Lichen ruber planus der Mundschleimhaut

Lichen ruber planus erosivus: *→Lichen ruber erosivus*

Lichen ruber planus erosivus mucosae (Ⓔ lichen ruber planus erosivus mucosae): schmerzhafte Erosionen der Schleimhaut des Mundes, seltener auch der Genitalien; dazu kommen oft ausgedehnte Erosionen an Wangen, Zahnfleisch und Gaumen, die ebenfalls sehr schmerzhaft sind

Lichen ruber striatus: *→Lichen ruber linearis*

Lichen ruber unguium (Ⓔ lichen ruber unguium): bei ca. 10 % von Lichen* ruber planus kommt es auch zu Nagelbefall mit Verdünnung, Längsriffelung und Atrophie [*Abb. L68*]

Lichen ruber verrucosus (Ⓔ lichen ruber verrucosus): verruköser Lichen* ruber planus mit bis zu 1 cm großen Papeln; sitzt v.a. an den Streckseiten der Unterschenkel

Lichen ruber vesiculosus: *→Lichen ruber bullosus*

Lichen sclerosus et atrophicus (Ⓔ white-spot disease): ***Syn:*** *Weißfleckenkrankheit, White-Spot-Disease, Lichen albus*; erbsengroße, porzellanweiße, atrophische Flecken der Haut und Schleimhaut von Hals, Nacken, Schulter, Brust und Genitale; **Klinik:** primär gruppierte, elfenbeinfarbene, hyperkeratotische Papeln, die im Laufe der Krankheit zu weißlichen Plaques konfluieren; nach Monaten bis Jahren

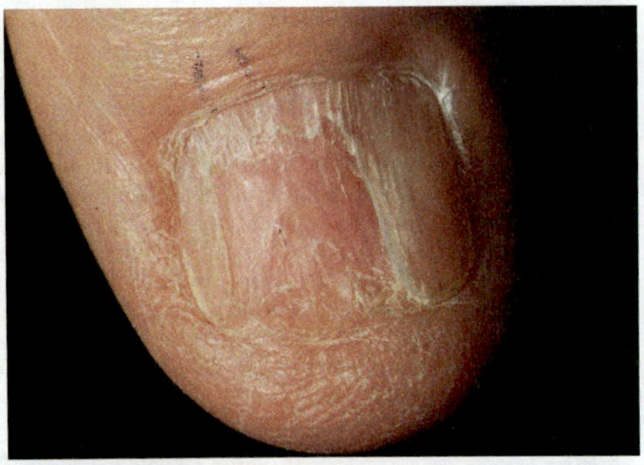

Abb. L68. Lichen ruber unguium

atrophiert die befallene Haut und führt u.U. zu Stenosen; **Therapie**: lokale Corticoidbehandlung mildert das klinische Bild, ohne den Verlauf zu beeinflussen; Versuche mit Kryotherapie oder interner Behandlung mit z.B. Etretinat waren wenig erfolgreich; **Prognose**: der Verlauf ist schubartig progredient; selten kommt es zu partieller oder vollständiger Rückbildung von Herden

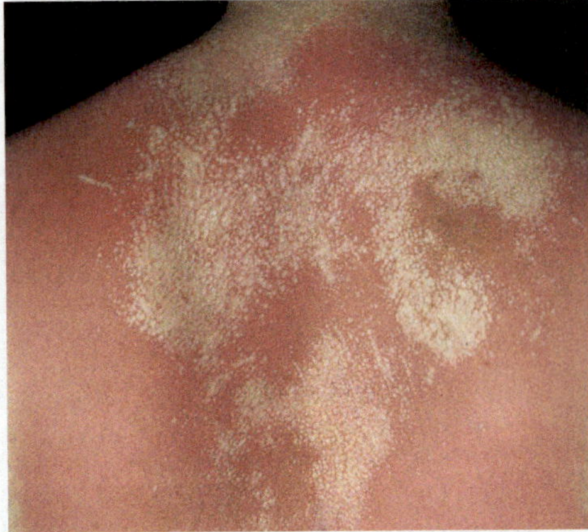

Abb. L69. Lichen sclerosus et atrophicus

Lichen scrophulosorum (Ⓔ lichen scrophulosorum): ***Syn:*** *lichenoide Tuberkulide, Tuberculosis cutis lichenoides*; seltenes Auftreten von lichenoiden Papeln als allergische Hautreaktion

Lichen simplex chronicus (Vidal): → *Lichen Vidal*

Lichen striatus (Ⓔ lichen striatus): spontan rückbildungsfähige, seltene Form des inflammatorischen lineären Naevus* verrucosus; entspricht histologisch einem Lichen* ruber

Lichen urticatus: → *Prurigo simplex subacuta*

Lichen variegatus (Ⓔ poikilodermic parapsoriasis): ***Syn:*** *Parapsoriasis lichenoides, Parakeratosis variegata*; chronisch progrediente entzündliche Hauterkrankung mit lichenoiden Papeln und Parakeratose*

Lichen Vidal (Ⓔ Vidal's disease): ***Syn:*** *Lichen simplex chronicus (Vidal), Lichen chronicus (Vidal), Neurodermitis circumscripta, Vidal-Krankheit*; chronische, in Schüben verlaufende, juckende Hauterkrankung mit Lichenifikation*, die eine enge Verwandschaft zu den Ekzemen hat [manche Autoren sehen sie als Minusvariante des endogenen Ekzems* an]; **Klinik**: chronisches Scheuern und Kratzen [auch ohne Juckreiz] führen zu Hyperplasie der Epidermis mit grauen oder braunrötlichen Papeln, die unscharf begrenzte Herde bilden; meist besteht ein starker Juckreiz; die Läsionen können überall am Körper auftreten, am häufigsten sind sie am Nacken, den Streckseiten von Unterarm und Unterschenkel, der Innenseite der Oberschenkel und Genitalregion, am Ellenbogen und über dem Steißbein; **DD**: endogenes Ekzem*, Lichen* ruber planus, Lichen* amyloidosus; **Therapie**: Aufklärung, Antihistaminika, Corticoide extern; **Prognose**: chronischer Verlauf

Li|che|ni|fi|ka|ti|on *f* (Ⓔ lichenification): ***Syn:*** *Lichenisation*; flächenhafte Verdickung und Vergröberung der Haut

Li|che|ni|sa|ti|on *f*: → *Lichenifikation*

li|che|no|id *adj* (Ⓔ lichenoid): lichenartig, flechtenähnlich

Licht *nt* (Ⓔ light): sichtbarer Teil des Spektrums der elektromagnetischen Wellen; reicht von ca. 400 nm bis ca. 800 nm; Licht mit größerer Wellenlänge wird als Infrarot* bezeichnet, Licht mit kürzerer Wellenlänge als Ultraviolett*

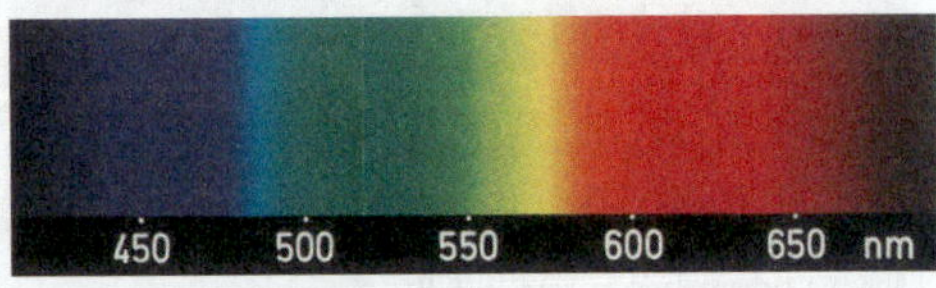

Abb. L70. Spektrum des sichtbaren Lichts

Licht|al|ler|gie *f* (Ⓔ photoallergy): ***Syn:*** *Photoallergie, Fotoallergie*; Überempfindlichkeit der Haut gegen verschiedene Lichtarten; *s.a. photoallergische Kontaktdermatitis*

Licht|aus|schlag, po|ly|mor|pher *m*: → *Lichtekzem*

Licht|be|hand|lung *f*: → *Lichttherapie*

Licht|der|ma|ti|tis *f, pl* **-ti|ti|den:** → *Lichtdermatose*

Licht|der|ma|to|se *f* (Ⓔ photodermatosis): ***Syn:*** *Photodermatose, Photodermatitis, Lichtdermatitis, Fotodermatose, Fotodermatitis*; entzündliche Hautveränderung durch eine photoallergische Reaktion [Photokontaktallergie*] oder phototoxische Wirkung [Photokontaktdermatitis*]

Lupus erythematodes-artige Lichtdermatose: → *Lichtekzem*

polymorphe Lichtdermatose (Haxthausen): → *Lichtekzem*

protoporphyrinämische Lichtdermatose: → *Protoporphyria erythropoetica*

Licht|ek|zem *nt* (Ⓔ light sensitive eruption): ***Syn:*** *polymorphe Lichtdermatose (Haxthausen), polymorpher Lichtausschlag, Sommerprurigo, Lupus erythematodes-artige Lichtdermatose, Dermatopathia photoelectrica, Prurigo aestivalis, Ekzema solare*; ätiologisch ungeklärte, durch Sonnenlicht hervorgerufene Lichtdermatose*; die Art der Hautveränderungen ist extrem variabel [ekzem-artig, plaque-artig, urtikariell, erythematös] und wechselt oft von Mal zu Mal

Lichtenstein: Louis Lichtenstein; 1906–1977; amerikanischer Arzt (New York)

Lichtenstein-Krankheit *f*: → *Jaffé-Lichtenstein-Uehlinger-Syndrom*

Lichtheim: Ludwig Lichtheim; 1845–1928; deutscher Internist (Königsberg, Bern)

Lichtheim-Syndrom *nt*: → *Dana-Lichtheim-Krankheit*

Licht|ke|ra|to|se *f*: → *aktinische Keratose*

Licht|ko|a|gu|la|ti|on *f* (Ⓔ photocoagulation): ***Syn:*** *Photokoagulation, Fotokoagulation*; Koagulation* von Netzhautteilen durch konzentrierte Lichtbündel [Laser*]

Licht|mi|kro|skop *nt* (Ⓔ light microscope): Mikroskop, das sichtbares Licht durch dünne Probeschnitte schickt und das gewonnene Bild über ein Linsensystem vergrößert

licht|mi|kro|sko|pisch *adj* (Ⓔ light microscopic): Lichtmikroskop betreffend, mittels Lichtmikroskop

Licht|quant *nt* (Ⓔ light quantum): ***Syn:*** *Strahlungsquant, Quant, Photon*; Elementarteilchen der Lichtwellen

Licht|re|ak|ti|on *f* (Ⓔ light response): ***Syn:*** *Lichtreflex, Pupillenreflex*; reflektorische Pupillenverengung bei Lichteinfall; fällt das Licht nur in ein Auge, kommt es zur Verengung des beleuchteten Auges [**direkte Lichtreaktion**] und zur Verengung der anderen Pupille [**konsensuelle Lichtreaktion**]

Licht|re|flex *m* (Ⓔ **1.–2.** light reflex): **1.** → *Lichtreaktion* **2.** bei der Otoskopie* sichtbarer dreieckiger Lichtreflex an der Grenze von vorderem unteren und oberem Quadranten

Licht|scheu *f* (Ⓔ **1.–2.** photophobia): **1.** durch eine übermäßige Blendungsempfindlichkeit hervorgerufene Abneigung gegen (Sonnen-)Licht; tritt z.B. bei Masern*, Migraine* und Meningitis* auf **2.** ***Syn:*** *Heliophobie*; krankhafte Angst vor Sonnenlicht; oft gleichgesetzt mit Photophobie*

lichtlscheu *adj* (Ⓔ photophobic): ***Syn:*** *photophob*; Lichtscheu betreffend, von Lichtscheu gekennzeichnet

Lichtlschrumpflhaut *f:* →*Xeroderma pigmentosum*

Lichtlschutzlfakltor *m* (Ⓔ sun block factor): Maß für die Wirksamkeit von Lichtschutzmitteln; gibt an, um wieviel sich die Expositionszeit verlängert, bis ein UV-Erythem entsteht, d.h., der Lichtschutzfaktor entspricht dem Verhältnis von minimaler Erythemdosis [MED] unter Verwendung eines Sonnenschutzmittels zur MED ohne Lichtschutzmittel

Lichtlthelralpie *f* (Ⓔ light therapy): ***Syn:*** *Fototherapie, Phototherapie, Lichtbehandlung*; Behandlung mit natürlichem oder künstlichem Licht [v.a. UVA]

Lichtlurltilkalria *f* (Ⓔ light urticaria): ***Syn:*** *Sonnenurtikaria, Sommerurtikaria, photoallergische Urtikaria, Urticaria photogenica/solaris, Sonnenallergie*; akute Reaktion der Haut auf Sonnenlichteinstrahlung mit Rötung, Juckreiz und Quaddelbildung; bei großflächiger Lichteinwirkung kann es zu Allgemeinsymptomen [Kopfschmerzen, Bronchospasmus, Kollaps, Schock] kommen; **Therapie:** Antihistaminika intern; Lichtschutz

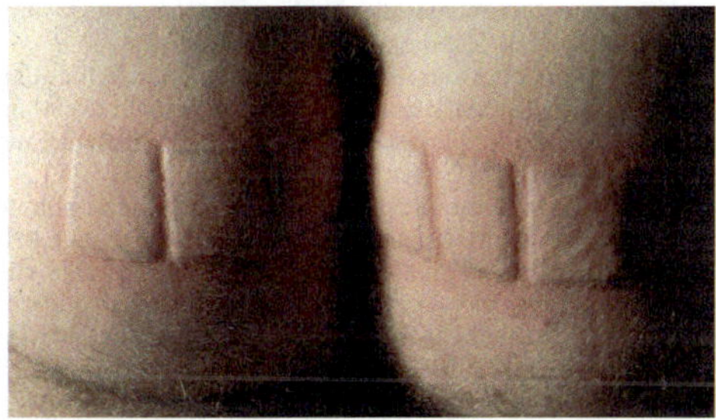

Abb. L71. Lichturtikaria. Reaktion nach UVA-Test

Lid *nt:* →*Augenlid*

Lidlband, laltelralles *nt* (Ⓔ lateral palpebral ligament): ***Syn:*** *Ligamentum palpebrale laterale*; Aufhängeband der Ober- und Unterlidplatte [Tarsus* superior und inferior] im äußeren Augenwinkel

Lidlband, meldilalles *nt* (Ⓔ medial palpebral ligament): ***Syn:*** *Ligamentum palpebrale mediale*; Aufhängeband der Ober- und Unterlidplatte [Tarsus* superior und inferior] im inneren Augenwinkel

Lidlekltrolpilum *nt:* →*Ektropium 1.*

Lidlentlzünldung *f* (Ⓔ blepharitis): Blepharitis*

Lidhallter *m* (Ⓔ blepharostat): Gerät zur Spreizung der Lidspalte

Lidlkanlte, hinltelre *f* (Ⓔ posterior palpebral limbus): Limbus posterior palpebrae; *s.u. Augenlid*

Lidlkanlte, vorldelre *f* (Ⓔ anterior palpebral limbus): Limbus anterior palpebrae; *s.u. Augenlid*

Lidlknorlpel *m:* →*Lidplatte*

Lidlknorlpellentlzünldung *f:* →*Tarsitis*

Lidlknorlpellplatlte *f:* →*Lidplatte*

Lidlkrampf *m* (Ⓔ blepharospasm): durch einen Krampf oder erhöhten Tonus des Musculus* orbicularis oculi verursachter Schluss der Lidspalte; tritt am häufigsten als einseitiger **reflektorischer Blepharospasmus** [bei verschiedenen Augenerkrankungen, übermäßigem Lichtreiz] oder als **symptomatischer Blepharospasmus** [z.B. Erkrankungen des ZNS] auf; der **essentielle Blepharospasmus** tritt dagegen meist beidseitig auf; **Therapie:** Behandlung der Ursache bei symptomatischen und reflektorischen Formen, Botulinustoxin-Injektion zur Lähmung des Muskels bei essentiellem Lidkrampf

Lidllähmung *f* (Ⓔ blepharoplegia): ***Syn:*** *Blepharoplegie*; bei Ausfall des Musculus* orbicularis oculi [Fazialisparese*] kann das Lid nicht vollständig geschlossen werden, während es bei Lähmung des Musculus* levator palpebrae superioris [Okulomotoriuslähmung*] zum Herabhängen des Oberlides [Blepharoptose*] kommt

Lildolcalin *nt* (Ⓔ lidocaine): ***Syn:*** *Lignocain*; Lokalanästhetikum; Antiarrhythmikum* Klasse IB; **Anw.:** ventrikuläre Extrasystolen und Arrhythmien [v.a. nach Myokardinfarkt], Kammerflimmern; Oberflächen-, Infiltrations- und Leitungsanästhesie; **NW:** Sinusarrest, AV-Block, Hypotonie, Bradykardie, Asystolie, Schwindel, Krampfanfälle

Lildolcalinltyp *m* (Ⓔ lidocaine type): *s.u. Antiarrhythmikum*

Lidlöldem *nt* (Ⓔ lid edema): Schwellung der Lidhaut, z.B. bei Allgemeinerkrankungen [Herz-, Niereninsuffizienz]; bei **entzündlichem Lidödem** kommen als Ursache v.a. Hordeolum*, Insektenstiche, Dakryozystitis*, Dakryoadenitis*, Kontaktallergie*, endokrine Orbitopathie* und Endophthalmitis* vor

Lidlplaslitk *f* (Ⓔ blepharoplasty): ***Syn:*** *Blepharoplastik*; plastische Operation der Augenlider, z.B. bei Oberlidptose*

Lidlplatlte *f* (Ⓔ tarsal plate): ***Syn:*** *Lidknorpel, Tarsalplatte, Lidknorpelplatte, Tarsus*; aus straffem Bindegewebe und Knorpel bestehende Platte, die das Grundgerüst der Augenlider bildet; *s.u. Augenlid*

Lidlptolse *f:* →*Ptosis palpebrae*

Lidlrandlentlzünldung *f:* →*Blepharitis marginalis*

Lidlrandlrelsekltilon *f* (Ⓔ ciliectomy): ***Syn:*** *Ziliektomie*; operative Entfernung des Lidrandes und der Zilien

Lidlschlusslrelakltioln *f* (Ⓔ lid reflex): ***Syn:*** *Lidschlussreflex, Westphal-Pilcz-Zeichen*; reflektorischer Lidschluss bei Berührung der Hornhaut, der Haut um das Auge oder plötzlicher Blendung

Lidlschlusslrelflex *m:* →*Lidschlussreaktion*

Lidlspallte *f* (Ⓔ palpebral fissure): ***Syn:*** *Rima palpebrarum*; *s.u. Augenlid*

Lidlspalltenlfleck *m* (Ⓔ pinguecula): ***Syn:*** *Pinguecula*; harmlose, gelbliche Verdickung der Bindehaut in der Lidspalte bei 3 und 9 Uhr; findet sich v.a. bei Seeleuten, Landwirten und anderen Personen, die sich viel im Freien aufhalten

Lidlstelnolse *f* (Ⓔ blepharostenosis): ***Syn:*** *Lidverengerung, Augenlidstenose, Blepharophimose, Blepharostenose*; angeborene oder erworbene Verengung der Lidspalte

Lidlverlenlgelrung *f:* →*Lidstenose*

Lidlverlklelbung *f:* →*Symblepharon*

Lidlverlwachlsung *f:* →*Ankyloblepharon*

Lidlwinlkellblelpharlriltis *f, pl* **-tilden:** →*Blepharitis angularis*

Lidlwinlkellentlzünldung *f:* **1.** →*Blepharitis angularis* **2.** →*Kanthitis*

Lidlwinlkellplaslitk *f* (Ⓔ canthoplasty): ***Syn:*** *Augenwinkelplastik, Kanthoplastik*; plastische Operation am Lidwinkel, z.B. nach Verletzung oder bei Blepharophimose*

Lidlwinlkellrelsekltilon *f* (Ⓔ canthectomy): ***Syn:*** *Kanthektomie*; Ausschneidung des Lidwinkels, z.B. bei Basaliom

Lidlxanlthellaslma *nt:* →*Xanthelasma palpebrarum*

Lieber: Lieber-Kräuter *pl* (Ⓔ hemp nettle herb): ***Syn:*** *Galeopsidis herba*; *s.u. Hohlzahn*

Lieberkühn: Johann Nathaniel Lieberkühn; 1711–1756; deutscher Arzt und Anatom (Berlin)

Lieberkühn-Krypten *pl* (Ⓔ Lieberkühn's crypts): ***Syn:*** *Lieberkühn-Drüsen, Darmdrüsen, Glandulae intestinales*; tubulöse Drüsen der Dünndarm- und Dickdarmschleimhaut, die diverse Zelltypen [Becherzellen*, Paneth*-Zellen, enterochromaffine Zellen*] enthalten

Liebermann: Leo von Szentolörincz Liebermann; 1852–1926; ungarischer Hygieniker und Chemiker (Budapest)

Liebermann-Cole-Syndrom *nt* (Ⓔ Goltz' syndrome): ***Syn:*** *FDH-Syndrom, fokale dermale Hypoplasie, kongenitale ektodermale und mesodermale Dysplasie, Goltz-Gorlin-Syndrom, Goltz-Peterson-Gorlin-Ravits-Syndrom, Jessner-Cole-Syndrom*; seltenes, erbliches Fehlbildungssyndrom mit Hautatrophie, Pigmentanomalie sowie Augen-, Zahn- und Skelettfehlbildungen

Lielbesltolllheit *f* (Ⓔ erotomania): ***Syn:*** *Liebeswut, Amor insanus, Hypererosie, Eromania, Erotikomanie, Erotomanie*; übermäßig gesteigerter Sexualtrieb; Oberbegriff für Nymphomanie* und Satyriasis*

Lielbeslwut *f:* →*Liebestollheit*

Lieblstölckel *m* (Ⓔ lovage): ***Syn:*** *Levisticum officinale*; Pflanze aus der Familie der Doldengewächse [Apiaceae]; verwendet werden Wurzel und Wurzelstock [**Levistici radix**], die ätherisches Öl [u.a. Ligusticumlacton, Ligustilid, Sedanolid] und Cumarinderivate enthalten; **Anw.**: Diuretikum*; traditionell als Karminativum*, Stomachikum*; in der Homöopathie bei Otitis* media

Li|en *m*: *→Milz*

Lien accessorius (Ⓔ accessory spleen): ***Syn:*** *Nebenmilz, Splen accessorius*; versprengtes Milzgewebe, das meist als rundliche, haselnussgroße Gebilde in der Nähe der Milz liegt

Lien migrans: *→Lien mobilis*

Lien mobilis (Ⓔ floating spleen): ***Syn:*** *Wandermilz, Lien migrans*; abnorm bewegliche Milz durch eine angeborene [Enteroptose*] oder erworbene Laxheit der Milzbänder; kann u.U. zu Stieldrehung und damit akuter Milznekrose führen, bleibt aber meist klinisch unauffällig

Lien succenturiatus: veraltet für *→Lien accessorius*

Lien-, lien- *präf.*: *→Lieno-*

li|e|nal *adj* (Ⓔ lienal): ***Syn:*** *splenisch*; Milz/Lien betreffend, von der Milz ausgehend

Li|e|na|lis *f*: **1.** *→Arteria lienalis* **2.** *→Vena lienalis*

Li|e|ni|tis *f, pl* **-ti|den**: *→Splenitis*

li|e|ni|tisch *adj* (Ⓔ lienitic): Milzentzündung/Lienitis betreffend, von ihr betroffen oder gekennzeichnet

Lieno-, lieno- *präf.*: Wortelement mit der Bedeutung „Milz/Lien/Splen"

Li|e|no|gra|phie *f* (Ⓔ splenography): ***Syn:*** *Lienografie, Splenographie, Splenografie*; Röntgenkontrastdarstellung* der Milz

li|e|no|pan|kre|a|tisch *adj* (Ⓔ lienopancreatic): ***Syn:*** *splenopankreatisch*; Milz und Bauchspeicheldrüse/Pankreas betreffend

li|e|no|re|nal *adj* (Ⓔ lienorenal): ***Syn:*** *splenorenal*; Milz und Niere/Ren betreffend

Li|en|te|rie *f* (Ⓔ lientery): Durchfall mit unverdauter Nahrung im Stuhl

li|en|te|risch *adj* (Ⓔ lienteric): Lienterie betreffend, von ihr betroffen oder gekennzeichnet

Lieutaud: Joseph Lieutaud; 1703–1780; französischer Anatom (Paris, Montpellier)

Lieutaud-Dreieck *nt* (Ⓔ Lieutaud's triangle): ***Syn:*** *Harnblasendreieck, Blasendreieck, Trigonum vesicae*; von den beiden Harnleitermündungen und dem Harnröhrenabgang gebildetes Dreieck am Boden der Harnblase* [Vesica urinaria]

LIF *Abk.*: **1.** Leukozytenmigration-inhibierender Faktor **2.** Leukozytenmigration-Inhibitionsfaktor **3.** Leukozytose-induzierender Faktor

Lig. *Abk.*: *→Ligamentum*

Li|ga|ment *nt*: *→Ligamentum*

li|ga|men|tär *adj* (Ⓔ ligamentous): Band/Ligament betreffend, wie ein Band, bandartig

Li|ga|ment|durch|tren|nung *f*: *→Syndesmotomie*

Li|ga|ment|ent|zün|dung *f*: *→Syndesmitis 1.*

Li|ga|men|to|pe|xie *f* (Ⓔ ligamentopexy): operative Verkürzung und Anheftung der Mutterbänder

Li|ga|ment|re|sek|ti|on *f*: *→Syndesmektomie*

Li|ga|men|tum *nt, pl* **-ta** (Ⓔ ligament): ***Syn:*** *Ligament, Band*; Bänder bestehen aus straffem Bindegewebe, in dem die Kollagenfasern in einem der Zugbeanspruchung angepassten Muster verlaufen; ihre Aufgabe ist die Verstärkung und Stabilisierung von echten Gelenken* und anderen Knochenverbindungen [Synarthrosen*]; die Terminologia anatomica unterscheidet zwischen Bändern, die im Gelenk verlaufen [Ligamenta* intracapsularia], Bändern der Gelenkkapsel [Ligamenta* capsularia] und außerhalb der Gelenkkapsel verlaufenden Bänder [Ligamenta* extracapsularia]

Ligamentum acromioclaviculare (Ⓔ acromioclavicular ligament): Band vom Akromion* zum äußeren Ende des Schlüsselbeins [Clavicula*]; verstärkt die Gelenkkapsel der Articulatio* acromioclavicularis

Ligamenta alaria (Ⓔ alar ligaments): ***Syn:*** *Flügelbänder*; Bänder von der Seite des Dens* axis zum Foramen* magnum; verhindern extreme Dorsalflexion, Lateralflexion und Rotation in den Kopfgelenken Articulatio* atlantooccipitalis und atlantoaxialis

Ligamentum anococcygeum (Ⓔ anococcygeal ligament): Band zwischen After und Steißbeinspitze

Ligamentum anulare radii (Ⓔ annular ligament of radius): *s.u. Articulatio radioulnaris proximalis*

Ligamentum anulare stapediale (Ⓔ annular ligament of stapes): befestigt die Basalplatte des Steigbügels [Stapes*] im ovalen Fenster [Fenestra* vestibuli]

Ligamenta anularia tracheales (Ⓔ annular ligaments of trachea): bindegewebige Bänder, die die Luftröhrenspangen [Cartilagines tracheales] hinten verbinden; *s.a. Trachea*

Ligamentum apicis dentis (Ⓔ apical dental ligament): Band von der Spitze des Dens* axis zum Foramen* magnum

Ligamentum arcuatum laterale (Ⓔ lateral arcuate ligament): ***Syn:*** *Quadratusarkade*; Sehnenbogen am 1. Lendenwirbel; Ursprung des lumbalen Teils [Pars lumbalis] des Zwerchfells*

Ligamentum arcuatum mediale (Ⓔ medial arcuate ligament): ***Syn:*** *Psoasarkade*; den Musculus* psoas major überspannender Sehnenbogen am 1. Lendenwirbel

Ligamentum arcuatum medianum (Ⓔ median arcuate ligament): ***Syn:*** *Aortenarkade*; von den Sehnenbögen des Zwerchfells* gebildete Arkade über dem Hiatus* aorticus

Ligamentum arteriosum (Ⓔ ligamentum arteriosum): bindegewebiger Rest des Ductus* arteriosus

Ligamentum atlantooccipitale anterius (Ⓔ anterior atlanto-occipital ligament): inkonstantes Band, das in der Membrana* atlantooccipitalis anterior vom Foramen* magnum zum vorderen Atlasbogen* verläuft

Ligamentum atlantooccipitale laterale (Ⓔ lateral atlanto-occipital ligament): Verdickung der Gelenkkapsel der Articulatio* atlantooccipitalis; zieht vom Os* occipitale zum Processus* transversus des Atlas*

Ligamenta auricularia (Ⓔ ligaments of auricle): ***Syn:*** *Ohrmuschelbänder*; Bänder, die von vorne [**Ligamentum auriculare anterius**], hinten [**Ligamentum auriculare posterius**] und oben [**Ligamentum auriculare superius**] in die Ohrmuschel einstrahlen und sie am Kopf verankern

Ligamentum bifurcatum (Ⓔ bifurcate ligament): ***Syn:*** *Pinzettenband*; aus zwei Teilen **Ligamentum calcaneocuboideum** und **Ligamentum calcaneonaviculare** bestehendes V-förmiges Band, das dorsolateral Fersenbein [Calcaneus*] mit Kahnbein [Os* naviculare] und Würfelbein [Os* cuboideum] verbindet

Ligamentum calcaneocuboideum (Ⓔ calcaneocuboid ligament): *s.u. Ligamentum bifurcatum*

Ligamentum calcaneocuboideum dorsale (Ⓔ dorsal calcaneocuboid ligament): Fersenbein [Calcaneus*] und Würfelbein [Os* cuboideum] verbindendes Band auf der Dorsalseite der Articulatio* calcaneocuboidea

Ligamentum calcaneocuboideum plantare (Ⓔ plantar calcaneocuboid ligament): Fersenbein [Calcaneus*] und Würfelbein [Os* cuboideum] verbindendes Band auf der Plantarseite der Articulatio* calcaneocuboidea

Ligamentum calcaneofibulare (Ⓔ calcaneofibular ligament): *s.u. Articulatio subtalaris*

Ligamentum calcaneonaviculare (Ⓔ calcaneonavicular ligament): *s.u. Ligamentum bifurcatum*

Ligamentum calcaneonaviculare plantare (Ⓔ plantar calcaneonavicular ligament): *s.u. Talokalkaneonavikulargelenk*

Ligamentum capitis costae intraarticulare (Ⓔ intra-articular ligament of head of rib): Band innerhalb der Articulatio* capitis costae, das das Gelenk in zwei Kammern unterteilt

Ligamentum capitis costae radiatum (Ⓔ radiate ligament of head of rib): die Gelenkkapsel der Articulatio* capitis costae verstärkendes strahlenförmiges Band

Ligamentum capitis femoris (Ⓔ ligament of head of femur): zieht von der Incisura* acetabuli der Hüftpfanne [Acetabulum*] zur Fovea* capitis femoris des Femurkopfes; das Band hat keine mechanische Aufgabe, sondern führt bei Jugendlichen Arterienäste [Ramus* acetabularis] zum Hüftkopf; im späteren Alter veröden die Gefäße i.d.R.

Ligamentum capitis fibulae anterius (Ⓔ anterior ligament of head of fibula): *s.u. Articulatio tibiofibularis*
Ligamentum capitis fibulae posterius (Ⓔ posterior ligament of head of fibula): *s.u. Articulatio tibiofibularis*
Ligamenta capsularia (Ⓔ capsular ligaments): ***Syn:*** *Kapselbänder*; Bänder, die in die Gelenkkapsel einstrahlen oder eingewebt sind; *s.a. echtes Gelenk*
Ligamentum cardinale (Ⓔ cardinal ligament): ***Syn:*** *Kardinalband, Ligamentum transversum cervicis*; Verstärkungsband des breiten Mutterbandes [Ligamentum* latum uteri]
Ligamentum carpi radiatum (Ⓔ radiate carpal ligament): vom Kopf eines Karpalknochens zu benachbarten Karpalknochen ziehendes Band auf der Palmarseite der Karpalgelenke [Articulationes* carpi]
Ligamenta carpometacarpalia dorsalia (Ⓔ dorsal carpometacarpal ligaments): dorsale Verstärkungsbänder der Karpometakarpalgelenke [Articulationes* carpometacarpales]
Ligamenta carpometacarpalia palmaria (Ⓔ palmar carpometacarpal ligaments): palmare Verstärkungsbänder der Karpometakarpalgelenke [Articulationes* carpometacarpales]
Ligamentum ceratocricoideum (Ⓔ ceratocricoid ligament): Verstärkungsband der Kapsel der Articulatio* cricoarytenoidea
Ligamentum collaterale (Ⓔ collateral ligament): ***Syn:*** *Seitenband, Kollateralband*; auf der Außen- oder Innenseite eines Gelenkes verlaufendes Band
Ligamentum collaterale carpi radiale (Ⓔ radial carpal collateral ligament): *s.u. Articulatio radiocarpalis*
Ligamentum collaterale carpi ulnare (Ⓔ ulnar carpal collateral ligament): *s.u. Articulatio radiocarpalis*
Ligamentum collaterale fibulare (Ⓔ fibular collateral ligament): ***Syn:*** *Außenband*; kräftiges äußeres Seitenband des Kniegelenkes, das nicht mit der Gelenkkapsel verwachsen ist; ist zwischen dem Epicondylus* lateralis und dem Wadenbeinköpfchen [Caput* fibulae] aufgespannt
Ligamentum collaterale laterale (Ⓔ lateral collateral ligament): ***Syn:*** *Außenknöchelband*; starkes Band über dem Außenknöchel, das aus drei Bändern besteht: Ligamentum* talofibulare anterius, Ligamentum* talofibulare posterius und Ligamentum* calcaneofibulare
Ligamentum collaterale radiale (Ⓔ radial collateral ligament): vom Epicondylus* lateralis humeri entspringendes Band, das in das Ligamentum* anulare radii einstrahlt
Ligamentum collaterale tibiale (Ⓔ tibial collateral ligament): ***Syn:*** *Innenband*; breites inneres Seitenband des Kniegelenks, das vom Epicondylus* medialis des Femurs zum Condylus* medialis des Schienbeins verläuft; ist mit der Gelenkkapsel und dem Innenmeniskus [Meniscus medialis] verwachsen
Ligamentum collaterale ulnare (Ⓔ ulnar collateral ligament): vom Epicondylus* medialis humeri entspringendes Band, das fächerförmig in die Ulna* einstrahlt
Ligamenta collateralia articulationes interphalangeae manus (Ⓔ collateral ligaments of interphalangeal joints of hand): Seitenbänder der Interphalangealgelenke der Hand [Articulationes interphalangeae manus]
Ligamenta collateralia articulationes interphalangeae pedis (Ⓔ collateral ligaments of interphalangeal joints of foot): Seitenbänder der Interphalangealgelenke des Fußes [Articulationes interphalangeae pedis]
Ligamenta collateralia articulationes metacarpophalangeae (Ⓔ collateral ligaments of metacarpophalangeal joints): Seitenbänder der Karpometakarpalgelenke [Articulationes metacarpophalangeae]
Ligamenta collateralia articulationes metatarsophalangeae (Ⓔ collateral ligaments of metatarsophalangeal joints): Seitenbänder der Metatarsophalangealgelenke [Articulationes metacarpophalangeae]
Ligamentum conoideum (Ⓔ conoid ligament): medialhinterer Teil des Ligamentum* coracoclaviculare vom Processus* coracoideus zum Tuberculum conoideum des Schlüsselbeins [Clavicula*]
Ligamentum coracoacromiale (Ⓔ coracoacromial ligament): breites, das Schultergelenk [Articulatio* acromioclavicularis] überdachendes Band zwischen Processus* coracoideus und Akromion*
Ligamentum coracoclaviculare (Ⓔ coracoclavicular ligament): Band zwischen Processus* coracoideus und Schlüsselbein [Clavicula*]; besteht aus Ligamentum* conoideum und Ligamentum* trapezoideum
Ligamentum coracohumerale (Ⓔ coracohumeral ligament): Band zwischen Processus* coracoideus und Oberarmknochen [Humerus*]; vorderer Teil der Gelenkkapsel des Schultergelenks [Articulatio* humeri]
Ligamentum coronarium hepatis (Ⓔ coronary ligament of liver): Umschlagsfalte des Ligamentum* falciforme hepatis an der Area* nuda der Leber*
Ligamentum costoclaviculare (Ⓔ costoclavicular ligament): *s.u. Articulatio sternoclavicularis*
Ligamentum costotransversarium (Ⓔ costotransverse ligament): Band zwischen Rippenhals [Collum* costae] und Querfortsatz der Brustwirbel [Processus* transversus vertebrae]
Ligamentum costotransversarium laterale (Ⓔ lateral costotransverse ligament): zieht vom Tuberculum* costae zum Ende des Querfortsatzes [Processus* transversus vertebrae] des gleichen Brustwirbels
Ligamentum costotransversarium superius (Ⓔ superior costotransverse ligament): verbindet den Rippenhals [Collum* costae] mit dem Querfortsatz [Processus* transversus vertebrae] des nächst höheren Brustwirbels
Ligamenta costoxiphoidea (Ⓔ costoxiphoid ligaments): *s.u. Articulationes sternocostales*
Ligamentum cricoarytenoideum (Ⓔ cricoarytenoid ligament): ***Syn:*** *Krikoarytänoidband*; elastisches Band zwischen Ringknorpelplatte [Cartilago* cricoidea] und Aryknorpel [Cartilago* arytenoidea], das die Kapsel der Articulatio* cricoarytenoidea verstärkt
Ligamentum cricopharyngeum (Ⓔ cricopharyngeal ligament): ***Syn:*** *Santorini-Band*; bindegewebiges Band zwischen Ringknorpelplatte [Cartilago* cricoidea] und Rachenhinterwand
Ligamentum cricothyroideum medianum (Ⓔ median cricothyroid ligament): Band zwischen Ringknorpelbogen [Arcus* cartilaginis cricoideae] und Schildknorpel [Cartilago* thyroidea]; Teil des Conus* elasticus
Ligamentum cricotracheale (Ⓔ cricotracheal ligament): Band vom Unterrand des Ringknorpels [Cartilago* cricoidea] zur ersten Tracheaspange
Ligamentum cruciatum anterius (Ⓔ anterior cruciate ligament): *s.u. Kniegelenk*
Ligamentum cruciatum posterius (Ⓔ posterior cruciate ligament): *s.u. Kniegelenk*
Ligamentum cruciforme atlantis (Ⓔ cruciate ligament of atlas): Kreuzband des Atlas*, das aus zwei Faserzügen besteht; die **Fasciculi longitudinales** ziehen vom 2. Halswirbelkörper zum Vorderrand des Foramen* magnum, das **Ligamentum transversum atlantis** spannt sich zwischen rechter und linker Massa* lateralis des Atlas und hält den Dens* axis in seiner Lage
Ligamentum cuboideonaviculare dorsale (Ⓔ dorsal cuboideonavicular ligament): dorsales Verstärkungsband zwischen Os* cuboideum und Os* naviculare
Ligamentum cuboideonaviculare plantare (Ⓔ plantar cuboideonavicular ligament): plantares Verstärkungsband zwischen Os* cuboideum und Os* naviculare
Ligamentum cuneocuboideum dorsale (Ⓔ dorsal cuneocuboid ligament): dorsales Verstärkungsband zwischen Os* cuneiforme laterale und Os* cuboideum
Ligamentum cuneocuboideum interosseum (Ⓔ interosseous cuneocuboid ligament): Verstärkungsband zwischen Os* cuneiforme laterale und Os* cuboideum
Ligamentum cuneocuboideum plantare (Ⓔ plantar cuneocuboid ligament): plantares Verstärkungsband zwischen Os* cuneiforme laterale und Os* cuboideum
Ligamenta cuneometatarsalia interossea (Ⓔ interosseous cuneometatarsal ligaments): *s.u. Articulationes tarsometatarsales*

Ligamenta cuneonavicularia dorsalia (Ⓔ dorsal cuneonavicular ligaments): *s.u. Articulatio cuneonavicularis*
Ligamenta cuneonavicularia plantaria (Ⓔ plantar cuneonavicular ligaments): *s.u. Articulatio cuneonavicularis*
Ligamentum deltoideum (Ⓔ deltoid ligament): ***Syn:*** *Deltaband, Innenknöchelband, Ligamentum collaterale mediale*; deltaförmiges Band des Innenknöchels [Malleolus* medialis], das aus vier Teilen besteht: **Pars tibionavicularis** [Faserzüge von der Knöchelspitze zum Os* naviculare], **Pars tibiotalaris anterior** und **posterior** [Faserzüge von der Knöchelspitze zum vorderen bzw. hinteren Teil des Talus*] und **Pars tibiocalcanea** [Faserzüge von der Knöchelspitze zum Sustentaculum* tali]
Ligamentum denticulatum (Ⓔ denticulate ligament): zarte Verbindung von der Pia* mater zur Dura* mater des Rückenmarks; Aufhängvorrichtung des Rückenmarks im Wirbelkanal
Ligamentum epididymidis inferius (Ⓔ inferior ligament of epididymis): Falte der Lamina* visceralis der Tunica* vaginalis testis, die den Sinus* epididymidis unten begrenzt
Ligamentum epididymidis superius (Ⓔ superior ligament of epididymis): Falte der Lamina* visceralis der Tunica* vaginalis testis, die den Sinus* epididymidis oben begrenzt
Ligamenta extracapsularia (Ⓔ extracapsular ligaments): ***Syn:*** *extrakapsuläre Bänder*; außerhalb der Gelenkkapsel verlaufende Bänder; *s.a. echtes Gelenk*
Ligamentum falciforme hepatis (Ⓔ falciform ligament of liver): ***Syn:*** *sichelförmiges Leberband*; sichelförmige Bauchfellduplikatur von der Leber zur Bauchwand, die die Lebervorderseite in einen rechten und linken Lappen [Lobus dexter, sinister] unterteilt; im unteren Rand des Ligamentum falciforme verläuft das Ligamentum* teres hepatis
Ligamenta flava (Ⓔ subflaval ligaments): ***Syn:*** *gelbe Bänder*; elastische Bänder zwischen den Wirbelbögen
Ligamentum fundiforme clitoridis (Ⓔ fundiform ligament of clitoris): aus der oberflächlichen Bauchfaszie [Fascia* abdominis superficialis] hervorgehendes Band, das die Wurzel der Klitoris* umfasst
Ligamentum fundiforme penis (Ⓔ fundiform ligament of penis): aus der oberflächlichen Bauchfaszie [Fascia* abdominis superficialis] hervorgehendes Band, das die Wurzel des Penis* umfasst
Ligamentum gastrocolicum (Ⓔ gastrocolic ligament): ***Syn:*** *Magen-Kolon-Band*; Teil des Omentum* majus zwischen Magen und Kolon
Ligamentum gastrolienale (Ⓔ gastrolienal ligament): ***Syn:*** *Magen-Milz-Band, Ligamentum gastrosplenicum*; Teil des Omentum* majus zwischen Magen und Milzhilus
Ligamentum gastrophrenicum (Ⓔ gastrophrenic ligament): Teil des Omentum* majus zwischen großer Magenkurvatur und Zwerchfell
Ligamentum gastrosplenicum: *→Ligamentum gastrolienale*
Ligamentum genito-inguinale (Ⓔ genitoinguinal ligament): ***Syn:*** *Urnieren-Leistenband*; während der Embryonalperiode Verbindungsstrang zwischea Urniere und Gonadenanlage; bildet beim Mann das Gubernaculum* testis, bei der Frau Ligamentum* teres uteri und Ligamentum* ovarii proprium
Ligamenta glenohumeralia (Ⓔ glenohumeral ligaments): Verstärkungsbänder des Schultergelenkes [Articulatio* humeri] in der vorderen Kapselwand
Ligamenta hepatis (Ⓔ hepatic ligaments): ***Syn:*** *Leberbänder*; Oberbegriff für Ligamentum* coronarium, falciforme, triangulare dextrum, triangulare sinistrum und hepatorenale
Ligamentum hepatocolicum (Ⓔ hepatocolic ligament): ***Syn:*** *Leber-Kolon-Band*; Teil des Omentum* minus zwischen Leber und Kolon
Ligamentum hepatoduodenale (Ⓔ hepatoduodenal ligament): ***Syn:*** *Leber-Duodenum-Band*; Teil des Omentum* minus zwischen Leberpforte und Zwölffingerdarm
Ligamentum hepatogastricum (Ⓔ hepatogastric ligament): ***Syn:*** *Leber-Magen-Band*; Teil des Omentum* minus zwischen Leberpforte und kleiner Magenkurvatur
Ligamentum hepatooesophageale (Ⓔ hepato-oesophageal ligament): Teil des Omentum* minus zwischen Leber und Speiseröhre
Ligamentum hepatophrenicum (Ⓔ hepatophrenic ligament): Teil des Omentum* minus zwischen Leber und Zwerchfell
Ligamentum hepatorenale (Ⓔ hepatorenal ligament): vom Ligamentum* coronarium hepatis ausgehendes Band zwischen Leber und rechter Niere
Ligamentum hyoepiglotticum (Ⓔ hyoepiglottic ligament): Band zwischen Zungenbein [Os* hyoideum] und Kehldeckel [Epiglottis]
Ligamentum iliofemorale (Ⓔ iliofemoral ligament): ***Syn:*** *Bigelow-Band*; Y-förmiges Verstärkungsband des Hüftgelenkes [Articulatio* coxae] zwischen Spina* iliaca anterior inferior und Linea* intertrochanterica
Ligamentum iliolumbale (Ⓔ iliolumbar ligament): *s.u. Articulatio sacroiliaca*
Ligamentum incudis posterius (Ⓔ posterior ligament of incus): *s.u. Incus*
Ligamentum incudis superius (Ⓔ superior ligament of incus): oberes Aufhängeband des Amboss [Incus*], das den Ambosskörper am Paukenhöhlendach befestigt
Ligamentum inguinale (Ⓔ inguinal ligament): ***Syn:*** *Leistenband, Poupart-Band, Arcus inguinalis*; Bindegewebsstrang zwischen Spina* iliaca anterior superior und Tuberculum* pubicum, der wesentlich am Aufbau von Leistenkanal* und Schenkelkanal* beteiligt ist; der Samenstrang zieht über den oberen Rand des Leistenbandes; unter dem Leistenband liegen die Lacuna* musculorum und vasorum retroinguinalis
Ligamentum inguinale Pouparti: veraltet für *→Ligamentum inguinale*
Ligamenta intercapsularia (Ⓔ intercapsular ligaments): ***Syn:*** *intrakapsuläre Bänder*; innerhalb der Gelenkkapsel verlaufende Bänder; *s.a. echtes Gelenk*
Ligamenta intercarpalia dorsalia (Ⓔ dorsal intercarpal ligaments): dorsale Verstärkungsbänder der Interkarpalgelenke [Articulationes intercarpales]
Ligamenta intercarpalia interossea (Ⓔ interosseous intercarpal ligaments): interossäre Verstärkungsbänder der Interkarpalgelenke [Articulationes intercarpales]
Ligamenta intercarpalia palmaria (Ⓔ palmar intercarpal ligaments): palmare Verstärkungsbänder der Interkarpalgelenke [Articulationes intercarpales]
Ligamentum interclaviculare (Ⓔ interclavicular ligament): *s.u. Articulatio sternoclavicularis*
Ligamenta intercuneiformia dorsalia (Ⓔ dorsal intercuneiform ligaments): dorsale Bänder zwischen den Keilbeinen [Ossa cuneiformia], die die Articulationes* intercuneiformes verstärken
Ligamenta intercuneiformia interossea (Ⓔ interosseous intercuneiform ligaments): interossäre Bänder zwischen den Keilbeinen [Ossa cuneiformia], die die Articulationes* intercuneiformes verstärken
Ligamenta intercuneiformia plantaria (Ⓔ plantar intercuneiform ligaments): plantare Bänder zwischen den Keilbeinen [Ossa cuneiformia], die die Articulationes* intercuneiformes verstärken
Ligamentum interfoveolare (Ⓔ interfoveolar ligament): ***Syn:*** *Hesselbach-Band*; Verdichtung der Faserzüge der Fascia* transversalis zwischen der Fossa* inguinalis medialis und lateralis
Ligamentum interfoveolare Hesselbachi: veraltet für *→Ligamentum interfoveolare*
Ligamenta interspinalia (Ⓔ interspinal ligaments): Bänder zwischen den Dornfortsätzen der Wirbelsäule
Ligamenta intertransversaria (Ⓔ intertransverse ligaments): Bänder zwischen den Querfortsätzen der Wirbelsäule
Ligamenta intracapsularia (Ⓔ intracapsular ligaments): ***Syn:*** *intrakapsuläre Bänder*; Bänder, die innerhalb der Gelenkkapsel verlaufen, z.B. die Kreuzbänder des Kniegelenkes
Ligamentum ischiofemorale (Ⓔ ischiofemoral ligament):

Verstärkungsband des Hüftgelenkes [Articulatio* coxae] vom Sitzbeinkörper [Corpus* ossis ischii] zur Linea* intertrochanterica
Ligamentum lacunare (Ⓔ lacunar ligament): ***Syn:*** *Gimbernat-Band*; Teil des Leistenbandes [Ligamentum* inguinale] zum Pecten* ossis pubis
Ligamentum lacunare Gimbernati: veraltet für →*Ligamentum lacunare*
Ligamentum laterale (Ⓔ lateral ligament): ***Syn:*** *Außenband, Lateralband*; ein auf der Außenseite eines Gelenkes verlaufendes Band
Ligamentum laterale articulationis temporomandibularis (Ⓔ lateral temporomandibular ligament): Seitenband des Kiefergelenks [Articulatio* temporomandibularis]; zieht vom Processus* zygomaticus maxillae zum Collum* mandibulae
Ligamentum laterale puboprostaticum: →*Ligamentum puboprostaticum*
Ligamentum laterale pubovesicale (Ⓔ lateral pubovesical ligament): Band von der Beckensymphyse* zur Blase*
Ligamentum laterale vesicae (Ⓔ lateral vesical ligament): Faserzüge des subperitonealen Bindegewebes, die den Musculus* rectovesicalis enthalten
Ligamentum latum uteri (Ⓔ broad ligament of uterus): ***Syn:*** *breites Mutterband, breites Uterusband*; von der Seitenwand des Beckens zur Gebärmutter ziehende Bauchfellplatte; enthält Eileiter*, Eierstock* und rundes Mutterband [Ligamentum* teres uteri]
Ligamentum lienorenale (Ⓔ splenorenal ligament): ***Syn:*** *Ligamentum splenorenale*; Band zwischen Milz und Niere; Teil des Omentum* majus
Ligamentum longitudinale anterius (Ⓔ anterior longitudinal ligament): ***Syn:*** *vorderes Längsband der Wirbelsäule*; kräftiges Band, das die Vorderfläche der Wirbelkörper miteinander verbindet; beginnt an der Pars* basilaris des Os* occipitale und zieht die gesamt Wirbelsäule entlang nach unten und endet als Ligamentum* sacrococcygeum anterius vorne am Steißbein
Ligamentum longitudinale posterius (Ⓔ posterior longitudinal ligament): ***Syn:*** *hinteres Längsband der Wirbelsäule*; auf der Rückseite der Wirbelkörper verlaufendes Band, das mit den Bandscheiben [Discus* intervertebralis] fest verwachsen ist; bildet die vordere Wand des Wirbelkanals [Canalis* vertebralis]
Ligamentum lumbocostale (Ⓔ lumbocostal ligament): Abspaltung der Fascia* thoracolumbalis, die an der 12. Rippe ansetzt
Ligamentum mallei anterius (Ⓔ anterior ligament of malleus): vorderes Befestigungsband des Hammers [Malleus*] vom Processus anterior mallei zur Wand der Paukenhöhle
Ligamentum mallei laterale (Ⓔ lateral ligament of malleus): seitliches Befestigungsband des Hammers [Malleus*] vom Hals [Collum mallei] zur Seitenwand der Paukenhöhle
Ligamentum mallei superius (Ⓔ superior ligament of malleus): oberes Befestigungsband des Hammers [Malleus*] vom Kopf [Caput mallei] zum Dach der Paukenhöhle
Ligamentum mediale (Ⓔ medial ligament): ***Syn:*** *mediales Ligament, Innenband*; auf der Medialseite eines Gelenkes verlaufendes Band
Ligamentum mediale articulationis temporomandibularis (Ⓔ medial temporomandibular ligament): Band auf der Innenseite des Kiefergelenks [Articulatio* temporomandibularis]
Ligamentum mediale puboprostaticum (Ⓔ medial puboprostatic ligament): Band von der Schambeinfuge zur Prostata*
Ligamentum mediale pubovesicale (Ⓔ medial pubovesical ligament): Band von der Schambeinfuge zur Blase
Ligamentum meniscofemorale anterius (Ⓔ anterior meniscofemoral ligament): Band von der Rückseite des Außenmeniskus [Meniscus* lateralis] zum vorderen Kreuzband [Ligamentum* cruciatum anterius]
Ligamentum meniscofemorale posterius (Ⓔ posterior meniscofemoral ligament): auf der Rückseite des Kniegelenks verlaufendes Band von der Rückseite des Außenmeniskus [Meniscus* lateralis] zur Innenfläche des Condylus* medialis femoris
Ligamentum metacarpale transversum profundum (Ⓔ deep transverse metacarpal ligament): *s.u. Articulationes metacarpophalangeae*
Ligamentum metacarpale transversum superficiale (Ⓔ superficial transverse metacarpal ligament): querverlaufende Faserzüge, die die Zipfel der Palmaraponeurose [Aponeurosis* palmaris] verbinden
Ligamenta metacarpalia dorsalia (Ⓔ dorsal metacarpal ligaments): dorsale Verstärkungsbänder der Mittelhandgelenke [Articulationes intermetacarpales]
Ligamenta metacarpalia interossea (Ⓔ interosseous metacarpal ligaments): interossäre Verstärkungsbänder der Mittelhandgelenke [Articulationes intermetacarpales]
Ligamenta metacarpalia palmaria (Ⓔ palmar metacarpal ligaments): palmare Verstärkungsbänder der Mittelhandgelenke [Articulationes intermetacarpales]
Ligamentum metatarsale transversum profundum (Ⓔ deep transverse metatarsal ligament): *s.u. Articulationes metatarsophalangeae*
Ligamentum metatarsale transversum superficiale (Ⓔ superficial transverse metatarsal ligament): querverlaufende Faserzüge, die die Zipfel der Plantaraponeurose [Aponeurosis* plantaris] verbinden
Ligamenta metatarsalia dorsalia (Ⓔ dorsal metatarsal ligaments): *s.u. Articulationes intermetatarsales*
Ligamenta metatarsalia interossea (Ⓔ interosseous metatarsal ligaments): *s.u. Articulationes intermetatarsales*
Ligamenta metatarsalia plantaria (Ⓔ plantar metatarsal ligaments): *s.u. Articulationes intermetatarsales*
Ligamentum nuchae (Ⓔ nuchal ligament): ***Syn:*** *Nackenband*; Band aus elastischen Fasern, das am Hinterhaupt ansetzt [Protuberantia* occipitalis externa] und mit dem Ligamentum* supraspinale der Halswirbel verwächst
Ligamentum collaterale mediale: →*Ligamentum deltoideum*
Ligamenta ossiculorum auditus/auditoriorum (Ⓔ ligaments of auditory ossicles): die an den Gehörknöchelchen ansetzenden Bänder
Ligamentum ovarii proprium (Ⓔ proper ligament of ovary): ***Syn:*** *Eierstockband, Ligamentum uteroovaricum*; Band zwischen Tubenwinkel des Uterus* und Eierstock [Ovar*]
Ligamenta palmaria (Ⓔ palmar ligaments): Verstärkungsbänder an der Palmarseite der Fingergrundgelenke [Articulationes* metacarpophalangeae]
Ligamentum palpebrale laterale (Ⓔ lateral palpebral ligament): ***Syn:*** *laterales Lidband*; Aufhängeband der Ober- und Unterlidplatte [Tarsus* superior und inferior] im äußeren Augenwinkel
Ligamentum palpebrale mediale (Ⓔ medial palpebral ligament): ***Syn:*** *mediales Lidband*; Aufhängeband der Ober- und Unterlidplatte [Tarsus* superior und inferior] im inneren Augenwinkel
Ligamentum pancreaticocolicum (Ⓔ pancreaticocolic ligament): Abschnitt des Omentum* majus, der Bauchspeicheldrüse und Kolon verbindet
Ligamentum pancreaticosplenicum (Ⓔ pancreaticosplenic ligament): Abschnitt des Omentum* majus, der Bauchspeicheldrüse und Milz verbindet
Ligamentum parodontale: →*Parodontalligament*
Ligamentum patellae (Ⓔ patellar tendon): ***Syn:*** *Kniescheibenband*; Endsehne des Musculus* quadriceps femoris zwischen unterem Kniescheibenrand und der Tuberositas* tibiae
Ligamentum pectinatum (Ⓔ pectinate ligament of iridocorneal angle): ***Syn:*** *Hueck-Band, Stenon-Band, iridokorneales Balkenwerk, Reticulum trabeculare*; bindegewebiges Balkennetz zwischen Sinus* venosus sclerae und vorderer Augenkammer [Camera anterior bulbi]; man unterscheidet eine **Pars corneoscleralis**, die Hornhaut und Sklera anliegt, und eine **Pars uvealis**, die der Uvea aufliegt
Ligamentum pectineum (Ⓔ pectineal ligament): ***Syn:*** *Cooper-Ligament*; Fortsetzung des Ligamentum* lacunare zum Pecten* ossis pubis

L

Ligamentum phrenicocolicum (Ⓔ phrenicocolic ligament): Band von der linken Kolonflexur zum Zwerchfell; Teil des Omentum* majus

Ligamentum phrenicooesophagealis (Ⓔ phrenico-esophageal ligament): Faserzüge vom Zwerchfell* zur Speiseröhre, die sie im Hiatus* oesophageus verankern

Ligamentum phrenicosplenicum (Ⓔ phrenicosplenic ligament): von Nieren und Zwerchfell kommende Bauchfellduplikatur zum Milzhilum, in der die Arteria* und Vena lienalis verlaufen; Teil des Omentum* majus

Ligamentum pisohamatum (Ⓔ pisohamate ligament): Band vom Erbsenbein [Os* pisiforme] zum Haken des Os* hamatum

Ligamentum pisometacarpale (Ⓔ pisometacarpal ligament): Band vom Erbsenbein [Os* pisiforme] zur Basis des IV. und V. Zwischenhandknochens

Ligamentum plantare longum (Ⓔ long plantar ligament): für die Verspannung des Fußlangsgewölbes wichtiges Band zwischen der Sohlenfläche des Fersenbeins [Calcaneus*] und der Tuberositas* ossis cuboidei und den Basen der II.-V. Mittelfußknochen

Ligamenta plantaria (Ⓔ plantar ligaments): Verstärkungsbänder an der Plantarseite der Zehengrundgelenke [Articulationes metatarsophalangeae] und der Interphalangealgelenke der Zehen [Articulationes interphalangeae pedis]

Ligamentum popliteum arcuatum (Ⓔ arcuate popliteal ligament): Verstärkungsband der hinteren Kniegelenksfläche, das bogenförmig über den Musculus* popliteus zieht

Ligamentum popliteum obliquum (Ⓔ oblique popliteal ligament): ***Syn:*** *Winslow-Band*; Sehnenzug von der äußeren Femurepikondyle [Condylus lateralis femoris] zur inneren Tibiakondyle [Condylus medialis tibiae]

Ligamentum pterygospinale (Ⓔ pterygospinal ligament): Faserzug von der Lamina lateralis des Processus* pterygoideus zur Spina* ossis sphenoidalis

Ligamentum pubicum inferius (Ⓔ inferior pubic ligament): unteres Verstärkungsband der Beckensymphyse [Symphysis* pubica]

Ligamentum pubicum superius (Ⓔ superior pubic ligament): oberes Verstärkungsband der Beckensymphyse [Symphysis* pubica]

Ligamentum pubocervicale (Ⓔ pubocervical ligament): Band von der Beckensymphyse zum Uterushals [Cervix* uteri]

Ligamentum pubofemorale (Ⓔ pubofemoral ligament): seitliches Verstärkungsband des Hüftgelenks [Articulatio coxae] vom oberen Schambeinast zum Trochanter* minor des Oberschenkelknochens [Femur*]

Ligamentum puboprostaticum (Ⓔ puboprostatic ligament): ***Syn:*** *Ligamentum laterale puboprostaticum*; Band von der Beckensymphyse zur Prostata*

Ligamentum pubovesicale (Ⓔ pubovesical ligament): Band von der Beckensymphyse zur Blase*

Ligamentum pulmonale (Ⓔ pulmonary ligament): vom Lungenhilum* nach unten zum Zwerchfell ziehende Duplikatur am Übergang von Pleura* visceralis und Pleura* parietalis

Ligamentum quadratum (Ⓔ quadrate ligament): Faserbündel, das Incisura* radialis der Ulna* mit den Radiushals [Collum radii] verbindet

Ligamentum radiocarpale dorsale (Ⓔ dorsal radiocarpal ligament): *s.u. Articulatio radiocarpalis*

Ligamentum radiocarpale palmare (Ⓔ palmar radiocarpal ligament): *s.u. Articulatio radiocarpalis*

Ligamentum reflexum (Ⓔ reflected ligament): ***Syn:*** *Colles-Band*; Abspaltung des Leistenbandes [Ligamentum* inguinale] zum vorderen Blatt der Rektusscheide*

Ligamentum reflexum Collesi: veraltet für *→Ligamentum reflexum*

Ligamentum sacrococcygeum anterius (Ⓔ anterior sacrococcygeal ligament): *s.u. Articulatio sacrococcygea*

Ligamentum sacrococcygeum dorsale profundum: *→Ligamentum sacrococcygeum posterius profundum*

Ligamentum sacrococcygeum dorsale superficiale: *→Ligamentum sacrococcygeum posterius superficiale*

Ligamentum sacrococcygeum laterale (Ⓔ lateral sacrococcygeal ligament): *s.u. Articulatio sacrococcygea*

Ligamentum sacrococcygeum posterius profundum (Ⓔ superficial posterior sacrococcygeal ligament): *s.u. Articulatio sacrococcygea*

Ligamentum sacrococcygeum posterius superficiale (Ⓔ superficial posterior sacrococcygeal ligament): *s.u. Articulatio sacrococcygea*

Ligamentum sacrococcygeum ventrale: *→Ligamentum sacrococcygeum anterius*

Ligamenta sacroiliaca (Ⓔ iliosacral ligaments): das Iliosakralgelenk [Articulatio* sacroiliaca] verstärkende Bänder, die auf der Vorderseite [**Ligamentum sacroiliacum anterius**], der Rückseite [**Ligamentum sacroiliacum posterius**] und zwischen den beiden Knochen [**Ligamentum sacroiliacum interosseum**] verlaufen

Ligamentum sacroiliacum anterius (Ⓔ anterior sacroiliac ligament): *s.u. Articulatio sacroiliaca*

Ligamentum sacroiliacum interosseum (Ⓔ interosseous sacroiliac ligament): *s.u. Articulatio sacroiliaca*

Ligamentum sacroiliacum posterius (Ⓔ posterior sacroiliac ligament): *s.u. Articulatio sacroiliaca*

Ligamentum sacrospinale (Ⓔ sacrospinal ligament): Band vom Kreuzbein [Os* sacrum] zur Spina* ischiadica; *s.a. Articulatio sacroiliaca*

Ligamentum sacrotuberale (Ⓔ sacrotuberal ligament): Band vom Kreuzbein [Os* sacrum] zum Tuber* ischiadicum; *s.a. Articulatio sacroiliaca*

Ligamentum sphenomandibulare (Ⓔ sphenomandibular ligament): Band von der Spina* ossis sphenoidalis zur Innenseite des Ramus* mandibulae

Ligamentum spirale ductus cochlearis (Ⓔ spiral ligament of cochlea): kurzes Band, das die Lamina* basilaris des Ductus* cochlearis an der lateralen Wand des Schneckengangs befestigt

Ligamentum splenocolicum (Ⓔ splenocilic ligament): Band von der linken Kolonflexur zur Milz; Teil des Omentum* majus

Ligamentum splenorenale: *→Ligamentum lienorenale*

Ligamentum sternoclaviculare anterius (Ⓔ anterior sternoclavicular ligament): *s.u. Articulatio sternoclavicularis*

Ligamentum sternoclaviculare posterius (Ⓔ posterior sternoclavicular ligament): *s.u. Articulatio sternoclavicularis*

Ligamentum sternocostale intraarticulare (Ⓔ intra-articular sternocostal ligament): *s.u. Articulationes sternocostales*

Ligamenta sternocostalia radiata (Ⓔ radiate sternocostal ligaments): *s.u. Articulationes sternocostales*

Ligamenta sternopericardiaca (Ⓔ sternopericardiac ligaments): Bindegewebsstränge zwischen der Hinterfläche des Brustbeins und dem Herzbeutel [Perikard*]

Ligamentum stylohyoideum (Ⓔ stylohyoid ligament): Band vom Processus* styloideus des Schläfenbeins [Os* temporale] zum Cornu* minus ossis hyoidei

Ligamentum stylomandibulare (Ⓔ stylomandibular ligament): Band vom Processus* styloideus des Schläfenbeins [Os* temporale] zum Angulus* mandibulae

Ligamentum supraspinale (Ⓔ supraspinal ligament): Band zwischen den Spitzen der Dornfortsätze der Brust-, Lenden- und Kreuzwirbelsäule

Ligamenta suspensoria mammaria (Ⓔ suspensory ligaments of mammary gland): ***Syn:*** *Retinaculum cutis mammae*; Aufhängebänder/Haltebänder der Brust; Faserzüge, die das Bindegewebe der Brustdrüse mit der Fascia* pectoralis verbinden

Ligamentum suspensorium (Ⓔ suspensory ligament): Stützband, Halteband, Aufhängeband

Ligamentum suspensorium clitoridis (Ⓔ suspensory ligament of clitoris): *s.u. Klitoris*

Ligamentum suspensorium ovarii (Ⓔ suspensory ligament of ovary): ***Syn:*** *Stützband des Eierstockes*; oberer Teil des breiten Mutterbandes [Ligamentum* latum uteri], in dem die Eierstockgefäße [Arteria* und Vena* ovarica] und Nerven verlaufen

Ligamentum suspensorium penis (Ⓔ suspensory ligament of penis): *Syn:* *Stützband/Halteband des Penis*; von der Beckensymphyse entspringende Fortsetzung der Linea* alba, die in die Fascia* penis profunda einstrahlt
Ligamentum talocalcaneum interosseum (Ⓔ interosseous talocalcaneal ligament): *s.u. Articulatio subtalaris*
Ligamentum talocalcaneum laterale (Ⓔ lateral talocalcaneal ligament): *s.u. Articulatio subtalaris*
Ligamentum talocalcaneum mediale (Ⓔ medial talocalcaneal ligament): *s.u. Articulatio subtalaris*
Ligamentum talofibulare anterius (Ⓔ anterior talofibular ligament): vorderes Band zwischen Außenknöchel und Talus; Teil des Außenknöchelbandes [Ligamentum collaterale laterale]
Ligamentum talofibulare posterius (Ⓔ posterior talofibular ligament): hinteres Band zwischen Außenknöchel und Talus; Teil des Außenknöchelbandes [Ligamentum collaterale laterale]
Ligamentum talonaviculare (Ⓔ talonavicular ligament): *s.u. Talokalkaneonavikulargelenk*
Ligamenta tarsi (Ⓔ intertarsal ligaments): Verstärkungsbänder im Fußwurzelbereich, die interossär [**Ligamenta tarsi interossea**], am Fußrücken [**Ligamenta tarsi dorsalia**] und auf der Fußsohlenseite [**Ligamenta tarsi plantaria**] verlaufen
Ligamenta tarsometatarsalia dorsalia (Ⓔ dorsal tarsometatarsal ligaments): *s.u. Articulationes tarsometatarsales*
Ligamenta tarsometatarsalia plantaria (Ⓔ plantar tarsometatarsal ligaments): *s.u. Articulationes tarsometatarsales*
Ligamentum teres hepatis (Ⓔ round ligament of liver): *Syn:* *rundes Leberband*; bindegewebiger Rest der Nabelschnurvene am freien Rand des Ligamentum* falciforme hepatis
Ligamentum teres uteri (Ⓔ round ligament of uterus): *Syn:* *rundes Mutterband, rundes Uterusband*; rundes Halteband der Gebärmutter vom Tubenwinkel des Uterus* zu den großen Schamlippen
Ligamentum thyroepiglotticum (Ⓔ thyroepiglottic ligament): Band vom Schildknorpel zum Kehldeckel; *s.a. Epiglottis*
Ligamentum thyrohyoideum laterale (Ⓔ lateral thyrohyoid ligament): Band vom Schildknorpel [Cartilago* thyroidea] zum Zungenbein [Os* hyoideum]; seitlicher Rand der Membrana* thyrohyoidea
Ligamentum thyrohyoideum medianum (Ⓔ median thyrohyoid ligament): Band vom Schildknorpel [Cartilago* thyroidea] zum Zungenbein [Os* hyoideum]; mittlerer Teil der Membrana* thyrohyoidea
Ligamentum tibiofibulare anterius (Ⓔ anterior tibiofibular ligament): vorderes Band zwischen Schienbein und Wadenbein; Teil der Syndesmosis* tibiofibularis
Ligamentum tibiofibulare posterius (Ⓔ posterior tibiofibular ligament): hinteres Band zwischen Schienbein und Wadenbein; Teil der Syndesmosis* tibiofibularis
Ligamentum transversum acetabuli (Ⓔ transverse acetabular ligament): zwischen den beiden Enden des Labrum* acetabuli aufgespanntes Band
Ligamentum transversum atlantis (Ⓔ transverse ligament of atlas): *s.u. Ligamentum cruciforme atlantis*
Ligamentum transversum cervicis: *→Ligamentum cardinale*
Ligamentum transversum genus (Ⓔ transverse ligament of knee): vorderes Verbindungsband zwischen Innen- und Außenmeniskus des Kniegelenks
Ligamentum transversum perinei (Ⓔ transverse ligament of pelvis): *Syn:* *Carcassone-Band, Waldeyer-Band*; querverlaufende Faszienverdickung unterhalb des Ligamentum* pubicum inferius im Levatorspalt*
Ligamentum transversum scapulae (Ⓔ transverse ligament of scapula): überbrückt die Incisura* scapulae; wird manchmal in ein oberes [**Ligamentum transversum scapulae superius**] und unteres Band [**Ligamentum transversum scapulae inferius**] aufgeteilt
Ligamentum trapezoideum (Ⓔ trapezoid ligament): lateral-vorderer Teil des Ligamentum* coracoclaviculare vom Processus* coracoideus zur Linea trapezoidea des Schlüsselbeins [Clavicula*]
Ligamentum triangulare dextrum hepatis (Ⓔ right triangular ligament of liver): rechter Ausläufer des Ligamentum* coronarium hepatis, der in das Ligamentum* hepatorenale übergeht
Ligamentum triangulare sinistrum hepatis (Ⓔ left triangular ligament of liver): linker Ausläufer des Ligamentum* coronarium hepatis zum Zwerchfell
Ligamentum ulnocarpale dorsale (Ⓔ dorsal ulnocarpal ligament): *s.u. Articulatio radiocarpalis*
Ligamentum ulnocarpale palmare (Ⓔ palmar ulnocarpal ligament): *s.u. Articulatio radiocarpalis*
Ligamentum umbilicale mediale (Ⓔ medial umbilical ligament): bindegewebiger Rest der Nabelarterie* unter der Plica* umbilicalis medialis
Ligamentum umbilicale medianum (Ⓔ median umbilical ligament): *Syn:* *Urachusstrang, Chorda urachi*; bindegewebiger Rest des verödeten Urachus*; verläuft auf der Innenseite der vorderen Bauchwand vom Scheitel der Harnblase zum Nabel
Ligamentum uteroovaricum: *→Ligamentum ovarii proprium*
Ligamentum venosum (Ⓔ venous ligament of liver): bindegewebiger Rest des verödeten Ductus* venosus im dorsalen Teil der Fissura* ligamenti teretis
Ligamentum venosum Arantii: veraltet für *→Ligamentum venosum*
Ligamentum vestibulare (Ⓔ vestibular ligament): *Syn:* *Taschenband, falsches Stimmband*; Bindegewebszug zwischen Schildknorpel [Cartilago* thyroidea] und Aryknorpel [Cartilago* arytenoidea] am unteren Rand der Membrana* quadrangularis; liegt in der Plica* vestibularis oberhalb des Stimmbandes
Ligamentum vocale (Ⓔ vocal ligament): *Syn:* *Stimmband*; in der Stimmlippe [Plica* vocalis] verlaufendes Band zwischen Schildknorpel [Cartilago* thyroidea] und dem Processus* vocalis des Aryknorpels [Cartilago* arytenoidea]

Lilganldin *nt* (Ⓔ ligandin): in der Leber gebildetes Protein, das u.a. Bilirubin, Östrogene und Arzneimittel intrazellulär bindet

Lilgalse *f* (Ⓔ ligase): Enzym*, das die energieabhängige Verknüpfung von Bindungen katalysiert; der häufigste Energiedonor ist ATP*; dazu gehören u.a. Pyruvatcarboxylase* und Glutamatsynthetase*

Ligase-Kettenreaktion *f* (Ⓔ ligase chain reaction): der Polymerasekettenreaktion* verwandtes Verfahren zum Nachweis kleinster DNA- oder RNA-Mengen [*Abb. L72*]

Lilgaltur *f* (Ⓔ ligature): Unterbindung/Abbindung eines Gefäßes oder Hohlorgans

Ligg. *Abk.*: Ligamenta

Lightwood: Reginald Lightwood; zeitgenössischer englischer Kinderarzt
Lightwood-Albright-Syndrom *nt* (Ⓔ Lightwood-Albright syndrome): *Syn:* *Lightwood-Butler-Albright-Syndrom, Butler-Albright-Lightwood-Syndrom*; renale tubuläre Azidose* mit Nephrokalzinose*, Nephrolithiasis*, Minderwuchs, Spontanfrakturen, Knochenverbiegungen und Muskeladynamie
Lightwood-Butler-Albright-Syndrom *nt:* *→Lightwood-Albright-Syndrom*

Lignac: George Otto Emil Lignac; 1891–1954; holländischer Pathologe (Leiden)
Lignac-Fanconi-Krankheit *f* (Ⓔ Lignac-Fanconi syndrome): *Syn:* *Zystinspeicherkrankheit, Lignac-Syndrom, Abderhalden-Fanconi-Syndrom, Abderhalden-Fanconi-Lignac-Syndrom, Cystinose, Zystinose*; zu den lysosomalen Speicherkrankheiten* gehörende, autosomal-rezessiv vererbte Erkrankung mit Cystinspeicherung in u.a. Kornea, Konjunktiva, Knochenmark, Niere, Lymphozyten; v.a. die Nierenschädigung bestimmt das klinische Bild und die Prognose; **Therapie** systemische oder lokale [Auge] Behandlung mit Cysteamin*; symptomatische Behandlung der Niereninsuffizienz
Lignac-Syndrom *nt:* *→Lignac-Fanconi-Krankheit*

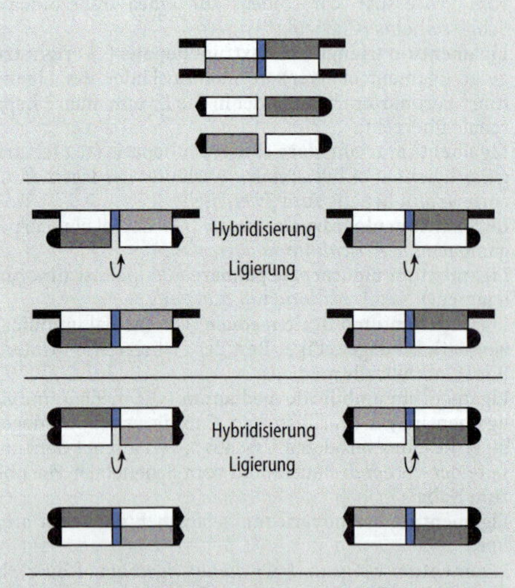

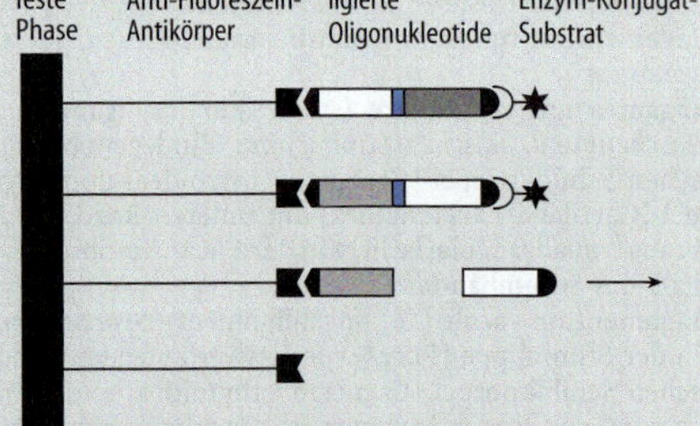

Ligase-Kettenreaktion (LCR)

Bei der Ligasekettenreaktion wird ein kurzer, bekannter DNA-Abschnitt (ca. 50 Basenpaare) in vitro vermehrt. Die Spezifität der Reaktion beruht auf der Verwendung von vier Oligonukleotiden, die komplementär zu dem zu vermehrenden DNA-Abschnitt sind. Die Oligonukleotide sind markiert, z.B. mit Fluoreszein und Bioton. Die Reaktion besteht aus der mehrfachen Wiederholung von Zyklen, die sich in folgende Schritte untergliedern: (1) Hitze-Denaturierung, (2) Hybridisierung der Oligonukleotide, (3) Ligierung der benachbarten Oligonukleotide durch Herstellung einer Phosphodiesterbindung mittels hitzestabiler DNA-Ligase.

Die Ligationsreaktion erfolgt nur bei unmittelbar benachbarten Oligonukleotiden, die mit einem einzelsträngigen DNA-Strang hybridisiert sind, da ausschließlich doppelsträngige DNA als Substrat für die DNA-Ligase dient; als Einzelstrang vorliegende Oligonukleotide werden nicht ligiert. Die Beurteilung der Reaktion erfolgt über die Bindung der Fluoreszein markierten DNA an Anti-Fluoreszein-Antikörper, die an einer festen Phase immobilisiert sind, nach Entfernung nicht gebundener markierter Oligonukleotide.

Abb. L72. Ligase-Kettenreaktion

Lig|nin *nt* (Ⓔ lignin): hochmolekulares Alkoholpolymerisat; wichtiger Bestandteil von Holz

Lig|no|ca|in *nt*: *→Lidocain*

Lig|num *nt, pl* **-na** (Ⓔ wood): Holz; wird heute in der Pharmazie hinter den Pflanzennamen gestellt

Lignum Guaiaci: Guaiaci lignum; *s.u. Guajak*

Lignum Santali albi: Santali albi lignum; *s.u. Sandelbaum, weißer*

Lig|ro|in *nt* (Ⓔ ligroin): *s.u. Benzin*

LIHD *Abk.*: limitierte isovolämische Hämodilution

Lilac-Ring *m* (Ⓔ lilac ring): *s.u. zirkumskripte Sklerodermie*

Lil|la|krank|heit *f*: *→Dermatomyositis*

Liley: Liley-Zonen *pl* (Ⓔ Liley's zones): Liley erstellte 1961 ein Diagramm auf der Basis der spektroskopischen Fruchtwasseranalyse bei Verdacht auf Morbus* haemolyticus neonatorum; liegt der Messwert der photometrischen Bilirubinbestimmung bei 450 mm [**OD450-Wert**] in der Zone I, besteht nur eine geringe Anämiegefahr; Werte in der Zone II machen eine Anämie möglich oder wahrscheinlich und Werte in der Zone III sehr wahrscheinlich

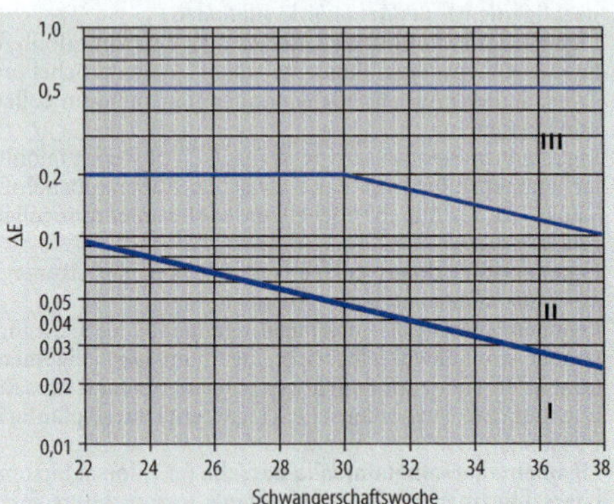

Abb. L73. Liley-Zonen. Photometrische Bilirubinbestimmung im Fruchtwasser bei 450 nm; **Zone I**: geringe Anämiegefahr, **Zone II**: Anämie möglich, **Zone III**: Anämie sehr wahrscheinlich

Lil|li|put|hal|lu|zi|na|ti|on *f* (Ⓔ lilliputian hallucination): ***Syn:*** *Mikrohalluzination, mikropsychische Halluzination*; visuelle Halluzination*, bei der die halluzinierten Personen als Lilliputaner erscheinen

lim|bisch *adj* (Ⓔ limbic): Limbus oder limbisches System betreffend

Lim|bus *m, pl* **-bi** (Ⓔ limbus): Saum, Rand, Kante

Limbus acetabuli (Ⓔ acetabular limbus): ***Syn:*** *Pfannenrand, Azetabulumrand, Margo acetabuli*; Knochenwulst, der den Rand der Hüftgelenkspfanne [Acetabulum*] bildet

Limbus anterior palpebrae (Ⓔ anterior edge of eyelid): vordere Lidkante; *s.a. Augenlid*

Limbus corneae (Ⓔ limbus of cornea): ***Syn:*** *Hornhautrand*; Übergang der Sklera* in die Hornhaut [Cornea*]

Limbus fossae ovalis (Ⓔ margin of oval fossa of heart): Muskelwulst, der die Fossa* ovalis im rechten Vorhof [Atrium* cordis dextrum] umgibt

Limbus laminae spiralis osseae (Ⓔ limbus of spiral lamina): ***Syn:*** *Limbus spiralis*; Verdickung des Periosts* der Lamina* spiralis ossea am Ansatz der Membrana* spiralis

Limbus posterior palpebrae (Ⓔ posterior edge of eyelid): hintere Lidkante; *s.a. Augenlid*

Limbus spiralis: *→Limbus laminae spiralis osseae*

Lim|bus|der|mo|id *nt* (Ⓔ corneal dermoid): *s.u. Conjunctivoma*

Li|men *nt* (Ⓔ limen): Grenze, Schwelle

Limen insulae (Ⓔ limen of insula): ***Syn:*** *Inselschwelle*; vorderer Teil der Insel [Insula*], der in die Rinde des Stirnlappens [Lobus* frontalis] übergeht

Limen nasi (Ⓔ limen nasi): Schwelle am Übergang von Nasenvorhof zur Nasenhöhle; *s.a. Nase*

li|mi|ta|tiv *adj* (Ⓔ limitative): begrenzend, einschränkend, beschränkend

Li|mo|nis ae|the|ro|le|um *nt*: *→Zitronenöl*

Lin. *Abk.*: *→Linimentum*

Lin|co|my|cin *nt* (Ⓔ lincomycin): von **Streptomyces lincolnensis** gebildetes bakteriostatisches Antibiotikum; wirkt v.a. gegen grampositive Erreger und Anaerobier

Lin|dan *nt* (Ⓔ lindane): ***Syn:*** *Hexachlorcyclohexan, Benzolhexachlorid, Gammexan*; äußerlich gegen Hautparasiten [Läuse] angewandtes toxisches Insektizid*

Lindau: Arvid Lindau; 1892–1958; schwedischer Pathologe (Lundh)

Lindau-Syndrom *nt*: *→Hippel-Lindau-Syndrom*

Lindau-Tumor *m* (Ⓔ Lindau's tumor): ***Syn:*** *Hämangioblastom, Angioblastom*; von der Gefäßwand ausgehender, gutartiger Tumor

Lin|de *f* (Ⓔ linden): ***Syn:*** *Tilia*; Oberbegriff für **Sommerlinde** [Tilia platyphyllos] und **Winterlinde** [Tilia cordata], Bäume aus der Familie der Lindengewächse [Tiliaceae]; verwendet werden die Blütenstände [**Tiliae flos**], die Flavonoide* [Tilirosid] und Gerbstoffe* enthalten; sie wirken hustenreizlindernd und fördern die Schweißsekretion; **Anw.**: traditionell bei Erkältungskrankheiten mit Reizhusten sowie als Diuretikum*, Stomachikum*, Spasmolytikum* und Sedativum*

Lin|de|rungs|mit|tel *nt* (Ⓔ palliative): ***Syn:*** *Palliativ, Palliativum*; Mittel, das Krankheitssymptome lindert, die Krankheitsursache aber nicht beseitigt

Li|nea *f, pl* **-ne|ae** (Ⓔ line): Linie

Linea alba (Ⓔ white line): ***Syn:*** *Hunter-Linie*; weißer Sehnenstreifen in der vorderen Medianlinie vom Schwertfortsatz des Brustbeins bis zur Schamfuge; entsteht durch Verflechtung der Aponeurosen von rechtem und linkem Musculus* rectus abdominis

Linea anocutanea (Ⓔ anocutaneous line): ***Syn:*** *Anokutangrenze, Anokutanlinie*; helle Linie am Übergang von Afterschleimhaut zu Haut; entspricht dem unteren Ende des Musculus* sphincter ani externus

Linea anorectalis: veraltet für →*Junctio anorectalis*

Linea arcuata ossis ilii (Ⓔ arcuate line of ilium): wulstartige Erhebung auf der Innenseite des Darmbeins [Os* ilium], die die Darmbeinschaufel [Ala* ossis ilii] vom Darmbeinkörper [Corpus* ossis ilii] trennt

Linea arcuata vaginae musculi recti abdominis (Ⓔ arcuate line of rectus sheath): bogenförmiges unteres Ende der Lamina* posterior der Rektusscheide [Vagina* musculi recti abdominis] etwa in der Mitte zwischen Nabel und Beckensymphyse

Linea aspera (Ⓔ rough line of femur): *s.u. Femurschaft*

Linea axillaris anterior (Ⓔ anterior axillary line): ***Syn:*** *vordere Axillarlinie*; anatomische Hilfslinie; Verlängerung der vorderen Achselfalte [Plica axillaris anterior]

Linea axillaris media (Ⓔ median axillary line): ***Syn:*** *mittlere Axillarlinie*; zwischen der vorderen und hinteren Axillarlinie verlaufende Hilfslinie durch den tiefsten Punkt der Achselhöhle

Linea axillaris posterior (Ⓔ posterior axillary line): ***Syn:*** *hintere Axillarlinie*; anatomische Hilfslinie; Verlängerung der hinteren Achselfalte [Plica axillaris posterior]

Linea epiphysialis (Ⓔ epiphysial line): ***Syn:*** *Epiphysenlinie*; knorpelige Schicht zwischen Epiphyse* und Diaphyse* der langen Röhrenknochen; ist nach Abschluss des Wachstums nur noch schwer erkennbar

Linea glutea anterior (Ⓔ anterior gluteal line): vordere Gesäßlinie; *s.u. Ilium*

Linea glutea inferior (Ⓔ inferior gluteal line): untere Gesäßlinie; *s.u. Ilium*

Linea glutea posterior (Ⓔ posterior gluteal line): hintere Gesäßlinie; *s.u. Ilium*

Linea intercondylaris (Ⓔ intercondylar line): obere Begrenzung der Fossa* intercondylaris auf der Rückseite des Femurs* zwischen den beiden Femurkondylen

Linea intermedia cristae iliacae (Ⓔ intermediate line of iliac crest): *s.u. Beckenkamm*

Linea intertrochanterica (Ⓔ intertrochanteric line): *s.u. Femurschaft*

Linea mamillaris: veraltet für →*Linea mammillaris*

Linea mammillaris (Ⓔ mamillary line): ***Syn:*** *Mamillarlinie*; senkrecht durch die Brustwarze verlaufende anatomische Hilfslinie

Linea mediana anterior (Ⓔ anterior median line): ***Syn:*** *vordere Rumpfmittellinie, vordere Mittellinie des Rumpfes*; anatomische Hilfslinie, die genau in der Mitte der Vorderseite des Rumpfes verläuft

Linea mediana posterior (Ⓔ posterior median line): ***Syn:*** *hintere Rumpfmittellinie, hintere Mittellinie des Rumpfes*; anatomische Hilfslinie, die genau in der Mitte der Rückseite des Rumpfes verläuft

Linea medioaxillaris: veraltet für →*Linea axillaris media*

Linea medioclavicularis (Ⓔ medioclavicular line): ***Syn:*** *Medioklavikularlinie*; senkrecht durch die Schlüsselbeinmitte verlaufende anatomische Hilfslinie

Linea musculi solei (Ⓔ soleal line of tibia): *s.u. Schienbeinschaft*

Linea mylohyoidea (Ⓔ mylohyoid line of mandible): schräg nach hinten oben verlaufende Ansatzlinie des Musculus* mylohyoideus an der Innenseite des Corpus^A mandibulae

Linea nuchalis (Ⓔ nuchal line): drei [**Linea nuchalis inferior, superior, suprema**] querverlaufende Knochenleisten am Hinterhauptsbein [Os* occipitale]

Linea obliqua cartilaginis thyroideae (Ⓔ oblique line of thyroid cartilage): schräge Leiste an der Außenfläche des Schildknorpels, an der der Musculus* sternothyroideus ansetzt

Linea obliqua mandibulae (Ⓔ oblique line of mandible): unterhalb des Foramen* mentale beginnende Linie, die vom Corpus* mandibulae schräg nach hinten oben zum vorderen Rand des Ramus* mandibulae führt

Linea parasternalis (Ⓔ parasternal line): ***Syn:*** *Parasternallinie*; senkrecht verlaufende anatomische Hilfslinie zwischen Sternal- und Mamillarlinie

Linea paravertebralis (Ⓔ paravertebral line): ***Syn:*** *Paravertebrallinie*; über den Querfortsätzen der Wirbel verlaufende senkrechte anatomische Hilfslinie

Linea pectinata canalis analis (Ⓔ pectinate line): geschwungene Linie, die dem Verlauf der Valvulae* anales folgt

Linea pectinea femoris (Ⓔ pectineal line): *s.u. Femurschaft*

Linea postaxillaris: veraltet für →*Linea axillaris posterior*

Linea preaxillaris: veraltet für →*Linea axillaris anterior*

Linea scapularis (Ⓔ scapular line): ***Syn:*** *Skapularlinie*; senkrechte anatomische Hilfslinie, die durch die untere Schulterblattspitze verläuft

Linea semilunaris (Ⓔ semilunar line): ***Syn:*** *Spieghel-Linie*; bogenförmiger Übergang der Muskelfasern des Musculus* transversus abdominis in die Transversusneurose

Linea semilunaris Spigeli: veraltet für →*Linea semilunaris*

Linea sternalis (Ⓔ sternal line): ***Syn:*** *Sternallinie*; senkrechte anatomische Hilfslinie am Seitenrand des Brustbeins

Linea supracondylaris lateralis (Ⓔ lateral supracondylar line of femur): flache Leiste, die oben in das Labium* laterale lineae asperae und unten in den Epicondylus* lateralis femoris übergeht

Linea supracondylaris medialis (Ⓔ medial supracondylar line of femur): flache Leiste, die oben in das Labium* mediale lineae asperae übergeht

Linea temporalis inferior ossis parietalis (Ⓔ inferior temporal line of parietal bone): bogenförmige Leiste an der Außenseite des Scheitelbeins [Os* parietale]; Ursprung des Musculus* temporalis

Linea temporalis ossis frontalis (Ⓔ semicircular line of frontal bone): bogenförmige Linie am Stirnbein [Os frontale]; Fortsetzung der Linea* temporalis superior ossis parietalis

Linea temporalis superior ossis parietalis (Ⓔ superior temporal line of parietal bone): bogenförmige Befestigungslinie der Fascia* temporalis an der Außenseite des Scheitelbeins [Os* parietale]

Linea terminalis (Ⓔ terminal line of pelvis): Grenzlinie zwischen großem und kleinem Becken; beginnt am Oberrand der Beckensymphyse*, verläuft entlang des Pecten* ossis pubis, geht in die Linea* arcuata ossis ilii über und endet am Promontorium* ossis sacri; *s.a. Becken*

Lineae transversae ossis sacri (Ⓔ transverse lines of sacral bone): auf der Vorderseite des Kreuzbeins [Os* sacrum] sichtbare Linien, die den Ort der Verschmelzung der Wirbel markieren

Linea trapezoidea (Ⓔ trapezoid line): Ansatzlinie des Ligamentum* trapezoideum an der Unterseite des Schlüsselbeins [Clavicula]

Lingu-, lingu- *präf.*: →*Lingu-*

Lin|gua *f*: →*Zunge*

L

Lingua bifida (Ⓔ bifid tongue): ***Syn:*** *Zungenspalte, Spaltzunge, Glossoschisis*; angeborene Längsspaltung der Zunge

Lingua geographica (Ⓔ geographic tongue): ***Syn:*** *Wanderplaques, Landkartenzunge, Glossitis exfoliativa marginata, Glossitis areata exsudativa*; gutartige Veränderung der Zunge mit flächenhafter Schleimhautabstoßung

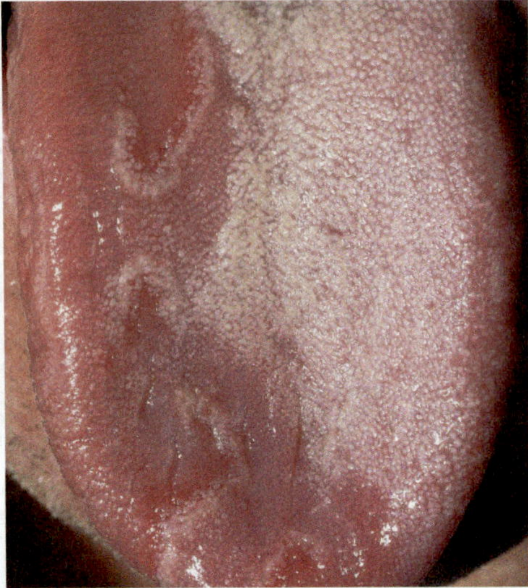

Abb. L74. Lingua geographica

Lingua glabra (Ⓔ lingua glabra): glatte Zunge bei Papillenatrophie

Lingua lobata (Ⓔ lobulated tongue): ***Syn:*** *Lappenzunge*; netzförmige Felderung der Zunge bei tertiärer Syphilis*

Lingua pilosa (Ⓔ hairy tongue): ***Syn:*** *Haarzunge, Glossotrichie, Trichoglossie, Lingua pilosa/villosa*; Hypertrophie* der filiformen Zungenpapillen [Papillae* filiformes]

Lingua pilosa nigra: → *schwarze Haarzunge*

Lingua plicata: → *Lingua scrotalis*

Lingua scrotalis (Ⓔ fissured tongue): ***Syn:*** *Faltenzunge, Lingua plicata*; angeborene oder erworbene tiefe Furchung der Zunge; harmlose Anomalie bei ca. 2 % der Bevölkerung; gehäuft bei Trisomie* 21 und Melkersson*-Rosenthal-Syndrom

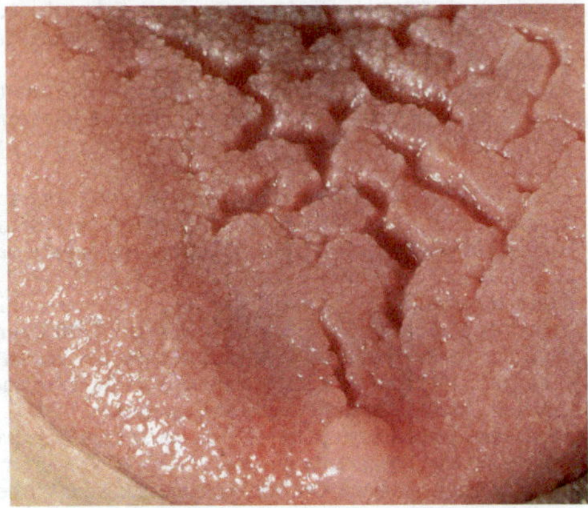

Abb. L75. Lingua scrotalis

Lingua villosa: → *Lingua pilosa*

Lingua villosa nigra: → *schwarze Haarzunge*

lin|gu|al *adj* (Ⓔ lingual): Zunge/Lingua betreffend; in Zungennähe oder in Richtung der Zunge; zungenförmig

Lin|gu|al|lis *f.*: → *Arteria lingualis*

Lin|gu|a|tu|la *f* (Ⓔ Linguatula): ***Syn:*** *Zungenwurm*; beim Menschen seltener Parasit der Atemwege

Linguatula rhinaria/serrata (Ⓔ Linguatula serrata): ***Syn:*** *Nasenwurm*; *s.u. Linguatuliasis*

Lin|gu|a|tu|li|a|sis *f, pl* **-ses** (Ⓔ linguatuliasis): ***Syn:*** *Linguatula-Infektion*; durch Zungenwürmer [meist **Linguatula serrata**] verursachte Erkrankung der Mund- und Nasenhöhle

Lin|gu|a|tu|li|da *pl* (Ⓔ tongue worms): ***Syn:*** *Zungenwürmer, Pentastomida, Pentastomiden*; wurmähnliche Endoparasiten von Mensch und Wirbeltieren

Lin|gu|la *f* (Ⓔ lingula): Zünglein, zungenförmiges Gebilde

Lingula cerebelli (Ⓔ lingula of cerebellum): Teil des Kleinhirnwurms [Vermis cerebelli], der sich dem Velum* medullare superius auflagert

Lingula mandibulae (Ⓔ lingula of mandible): Knochenblättchen am Eingang ins Foramen* mandibulae

Lingula pulmonis sinistri (Ⓔ lingula of left lung): ***Syn:*** *Lungenzipfel*; unteres, ausgezogenes Ende des Oberlappens [Lobus* superior] der linken Lunge*

Lingula sphenoidalis (Ⓔ lingula of sphenoid bone): kleiner, spitzer Knochenfortsatz seitlich an der Sella* turcica

Lin|gu|lar|seg|ment, o|be|res *nt* (Ⓔ superior lingular segment): ***Syn:*** *Segmentum lingulare superius pulmonis*; oberes Segment der Lingula* pulmonis sinistri des Oberlappens der linken Lunge; *s.a. Lungensegmente*

Lin|gu|lar|seg|ment, un|te|res *nt* (Ⓔ inferior lingular segment): ***Syn:*** *Segmentum lingulare inferius pulmonis*; unteres Segment der Lingula* pulmonis sinistri des Oberlappens der linken Lunge; *s.a. Lungensegmente*

Lin|gul|ek|to|mie *f* (Ⓔ lingulectomy): Resektion der Lingula* pulmonis

Linguo-, linguo- *präf.*: Wortelement mit der Bedeutung „Zunge/Lingua"

lin|guo|den|tal *adj* (Ⓔ linguodental): Zunge und Zähne/Dentes betreffend

Lin|guo|pa|pil|li|tis *f, pl* **-ti|den** (Ⓔ linguopapillitis): Entzündung der Zungen(rand)papillen

Li|ni|en|spek|trum *nt* (Ⓔ line spectrum): *s.u. Absorptionsspektrum*

Li|ni|ment *nt*: → *Linimentum*

Li|ni|men|tum *nt, pl* **-ta** (Ⓔ liniment): ***Syn:*** *Liniment*; weiche, halbflüssige Salbe

Li|nin *nt*: selten verwendete Bezeichnung für → *Achromatin*

Li|ni se|men *nt*: → *Leinsamen*

Li|ni|tis plas|ti|ca *f.*: → *Magenszirrhus*

Links|ap|pen|di|zi|tis *f* (Ⓔ **1.–2.** left-sided appendicitis): **1.** ***Syn:*** *links-seitige Appendizitis*; Appendizitis* bei Situs* inversus viscerum **2.** ***Syn:*** *links-seitige Appendizitis*; Divertikulitis* im Bereich des linken Unterbauchs

Links-Bypass *m* (Ⓔ left heart bypass): ***Syn:*** *Linksherz-Bypass*; extrakorporaler Blutkreislauf, bei dem das Blut über eine Herzlungenmaschine vom linken Vorhof zur linken Arteria* femoralis oder Arteria* iliaca communis gepumpt wird; wird v.a. bei Eingriffen an der Brustaorta verwendet

Linksherz-Bypass *m*: → *Links-Bypass*

Links|herz|di|la|ta|ti|on *f* (Ⓔ left-ventricular dilation): ***Syn:*** *Linksherzerweiterung, linksventrikuläre Dilatation*; Erweiterung der linken Herzkammer als Zeichen einer Linksherzinsuffizienz*

Links|herz|er|wei|te|rung *f.*: → *Linksherzdilatation*

Links|herz|hy|per|tro|phie *f* (Ⓔ left-ventricular hypertrophy): ***Syn:*** *linksventrikuläre Hypertrophie, Linkshypertrophie*; Arbeitshypertrophie der linken Herzkammer, z.B. bei Aortenstenose* oder Aortenklappenstenose

Linksherzhypoplasie-Syndrom *nt*: → *Linksherzsyndrom, hypoplastisches*

Links|herz|in|suf|fi|zi|enz *f* (Ⓔ left-ventricular failure): *s.u. Herzinsuffizienz*

Links|herz|ka|the|ter *m* (Ⓔ left cardiac catheter): *s.u. Herzkatheterisierung*

Links|herz|syn|drom, hy|po|plas|ti|sches *nt* (Ⓔ hypoplastic left heart syndrome): ***Syn:*** *hypoplastischer linker Ventrikel, Linksherzhypoplasie-Syndrom*; angeborener Herzfehler mit

Unterentwicklung des linken Ventrikels und meist auch der aufsteigenden Aorta; die Aorten- und Mitralklappe sind eingeengt oder verschlossen und der Ductus* arteriosus bleibt i.d.R. nach der Geburt offen; der rechte Ventrikel übernimmt bereits intrauterin die Blutversorgung des gesamten Körpers; **Klinik**: in den ersten Stunden nach der Geburt kommt es zur Ausbildung von Mischzyanose*, Tachypnoe*, Dyspnoe*, Schwitzen und Trinkschwäche; schließt sich der Ductus arteriosus kommt es zu akuter, lebensbedrohlicher Zyanose; **Diagnose**: Echokardiographie; **Therapie**: Offenhalten des Ductus arteriosus durch Infusion von Prostaglandin E_1 oder Stentimplantation; **Norwood-Operation**: Schaffung einer funktionsfähigen Aorta aus Pulmonalarterienstamm und hypoplastischer Aorta; Verschluss der Pulmonalarterienbifurkation und Anlage eines aortopulmonalen Shunts; Herztransplantation wäre die Methode der Wahl, leider gibt es kaum Spenderherzen für Säuglinge

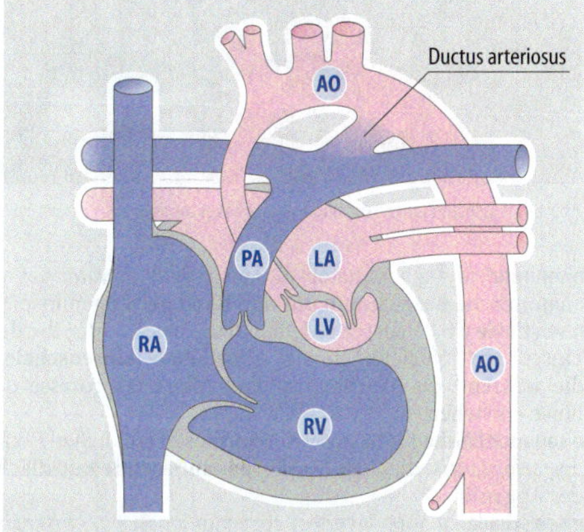

Abb. L76. Hypoplastisches Linksherzsyndrom. *RA* = rechtes Atrium, *RV* = rechter Ventrikel, *LV* = linker Ventrikel, *LA* = linkes Atrium, *PA* = Pulmonalarterie, *AO* = Aorta

Links|hy|per|tro|phie *f*: *→Linksherzhypertrophie*

Links-Rechts-Shunt *m* (Ⓔ left-to-right shunt): ***Syn***: *LR-Shunt*; Shunt, bei dem Blut aus dem arteriellen Teil des Kreislaufs in den venösen Teil fließt; z.B. bei Ventrikelseptumdefekt

Links|schen|kel|block *m* (Ⓔ left bundle-branch block): Blockierung oder Verzögerung der Erregungsleitung im linken Tawara*-Schenkel; *s.a. intraventrikulärer Block*

inkompletter Linksschenkelblock (Ⓔ incomplete left bundle-branch block): *s.u. Essay Elektrokardiogramm S. 571*

Links|typ *m* (Ⓔ left axis deviation): *s.u. Essay Elektrokardiogramm S. 571*

links|vent|ri|ku|lär *adj* (Ⓔ left-ventricular): (*Herz*) nur den linken Ventrikel/die linke Kammer betreffend

Links|ver|schie|bung *f* (Ⓔ deviation to the left): vermehrtes Auftreten unreifer Vorstufen der Granulozytopoese* im peripheren Blutbild; als **reaktive Linksverschiebung** bei z.B. akuten Infekten und schwerer körperlicher Arbeit, und als **pathologische Linksverschiebung** bei Leukämien und Lymphomen

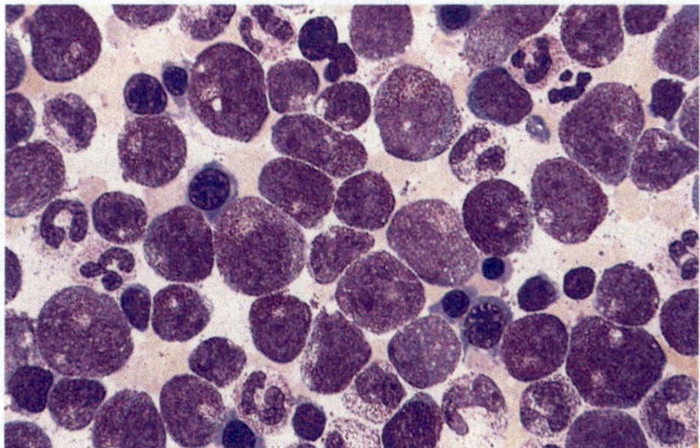

Abb. L77. Reaktive Linksverschiebung bei akutem Infekt

Li|no|len|säu|re *f* (Ⓔ linolenic acid): essentielle, dreifach ungesättigte Fettsäure*, die v.a. in Fischölen vorkommt

Li|nol|säu|re *f* (Ⓔ linolic acid): ***Syn***: *Leinölsäure*; essentielle, zweifach ungesättigte Fettsäure*; findet sich in Pflanzenölen und Depotfetten

Lin|se *f* (Ⓔ lens): ***Syn***: *Augenlinse, Lens (cristallina)*; die Augenlinse hat keine Nerven oder Gefäße und ist kristallklar; ihr Brechungsindex* ist größer als der des Kammerwassers und des Glaskörpers und nimmt von außen nach innen zu; sie liegt hinter der Regenbogenhaut [Iris*] bzw. der Pupille in einer tellerförmigen Grube des Glaskörpers [Fossa hyaloidea]; entsteht aus einer Einstülpung des Ektoderms* über dem Augenbecher; sobald sich die Einstülpung zur Blase geschlossen hat, wachsen die Zellen des hinteren Linsenepithels [Epithelium lentis] und füllen das Innere aus; vom **Linsenäquator** [Equator lentis] wachsen stetig **Linsenfasern** [Fibrae lentis] nach, die sich wie eine Rinde [Cortex lentis] schalenförmig um bereits vorhandene Fasern legen, die wiederum dünner werden und den **Linsenkern** [Nucleus lentis] bilden; die vom Ziliarkörper [Corpus* ciliare] kommenden Zonulafasern [Fibrae* zonulares] strahlen in den vorderen und hinteren Teil der **Linsenkapsel** [Capsula lentis] ein

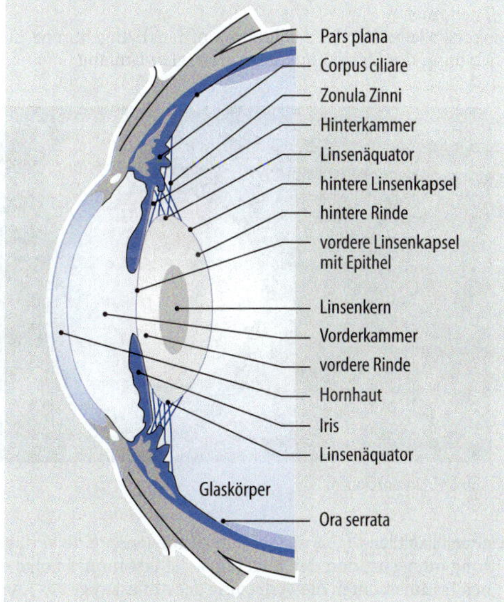

Abb. L78. Schema der Linse beim Erwachsenen

bikonkave Linse: *→konkavokonkave Linse*

bikonvexe Linse (Ⓔ biconvex lens): ***Syn***: *Bikonvexlinse*; Linse mit konvexer Krümmung der Vorder- und Hinterfläche

intraokulare Linse: *→Linsenprothese*

konkave Linse (Ⓔ concave lens): ***Syn***: *Konkavlinse, Zerstreuungslinse, Streuungslinse*; nach innen gewölbte Linse, die Lichtstrahlen streut

konkavokonkave Linse (Ⓔ concavoconcave lens): ***Syn***: *bikonkave Linse, Bikonkavlinse*; Linse mit konkaver Krümmung der Vorder- und Hinterfläche

konvexe Linse (Ⓔ convex lens): ***Syn***: *Konvexlinse, Sammellinse*; Linse, die Licht nach innen beugt und in einem Brennpunkt vereinigt

Lin|sen|ach|se *f* (Ⓔ axis of lens): ***Syn***: *Axis lentis*; Achse der Augenlinse

Lin|sen|ek|to|pie *f* (Ⓔ congenital dislocation of the lens): ***Syn***: *Ektopia lentis congenita*; angeborene Verlagerung der Au-

genlinse
Lin|sen|ent|fer|nung *f*: →*Phakektomie*
Lin|sen|ent|zün|dung *f*: →*Lentitis*
Lin|sen|e|pi|thel *nt* (Ⓔ epithelium of lens): ***Syn:*** *Epithelium lentis*; das einschichtige isoprismatische Epithel* der Augenlinse*
Lin|sen|ex|stir|pa|tion *f*: →*Phakektomie*
Lin|sen|ex|trak|ti|on *f*: →*Phakektomie*
Lin|sen|fa|sern *pl* (Ⓔ lens fibers): ***Syn:*** *Fibrae lentis*; vom Ektoderm* abstammende längliche Zellen, die das Stroma* der Augenlinse bilden
Lin|sen|fleck *m*: →*Lentigo*
Lin|sen|im|plan|ta|ti|on *f* (Ⓔ lens implantation): Einsetzen einer künstlichen Linse* nach Linsenextraktion*
Lin|sen|kap|sel *f* (Ⓔ lens capsule): Capsula lentis; *s.a. Linse*
Lin|sen|kap|sel|ent|zün|dung *f* (Ⓔ inflammation of the lens capsule): Kapsitis*
Lin|sen|kap|sel|re|sek|ti|on *f*: →*Phakozystektomie*
Lin|sen|kern *m* (Ⓔ **1.** lentiform nucleus **2.** nucleus of lens): **1.** ***Syn:*** *Nucleus lentiformis*; zu den Basalganglien [Nuclei* basales] gehörender Kern, der aus zwei Teilen, Putamen* und Globus* pallidus besteht **2.** ***Syn:*** *Nucleus lentis*; Kern der Augenlinse* [Lens cristallina]
Lin|sen|kern|bün|del *nt* (Ⓔ lenticular fasciculus): ***Syn:*** *Fasciculus lenticularis*; efferente Fasern aus dem Pallidum*, die durch den Linsenkern [Nucleus* lentiformis] ziehen und in den Fasciculus* thalamicus einstrahlen
Lin|sen|kern|schlin|ge *f* (Ⓔ lenticular loop): ***Syn:*** *Ansa lenticularis*; Fasern vom Linsenkern [Nucleus* lentiformis] zum Thalamus
Lin|sen|ko|lo|bom *nt* (Ⓔ coloboma of lens): angeborene Einkerbung des Linsenäquators am nasalen Umfang

L

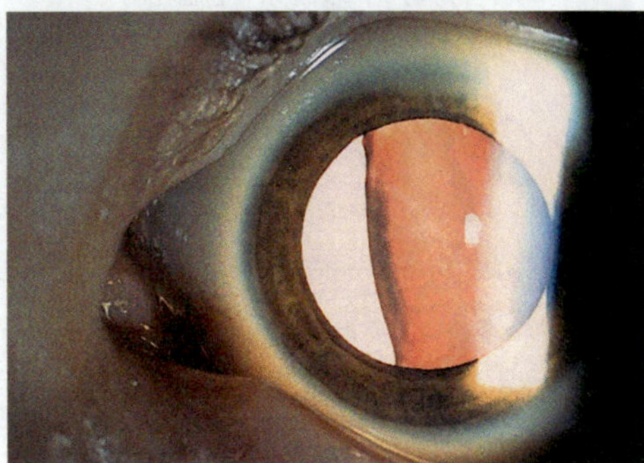

Abb. L79. Linsenkolobom

Lin|sen|lu|xa|ti|on *f* (Ⓔ dislocation of the lens): eine Verlagerung oder Luxation der Augenlinse ist fast immer Folge eines Traumas; durch die Verletzung der Abflusswege des Kammerwassers kommt es zur Bildung eines Sekundärglaukoms
Lin|sen|mal *nt*: →*Lentigo*

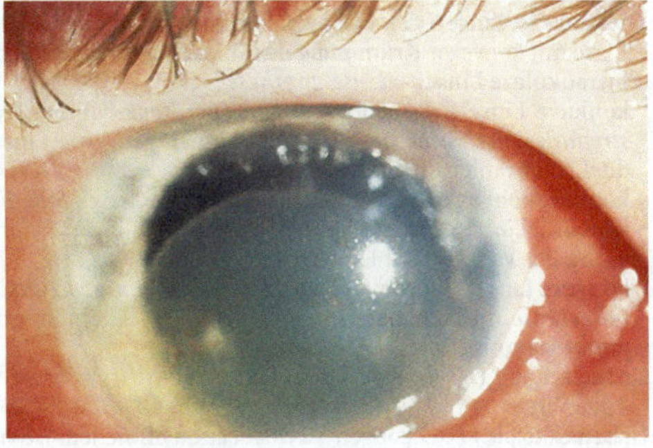

Abb. L80. Linsenluxation in die Vorderkammer

Lin|sen|pro|the|se *f* (Ⓔ artificial lens): ***Syn:*** *intraokulare Linse, intraokulare Kunststofflinse, Kunstlinse*; aus Kunststoff [i.d.R. Polymethylmetacrylat] hergestellte künstliche Augenlinse, die nach Linsenextraktion bei Katarakt* eingesetzt wird

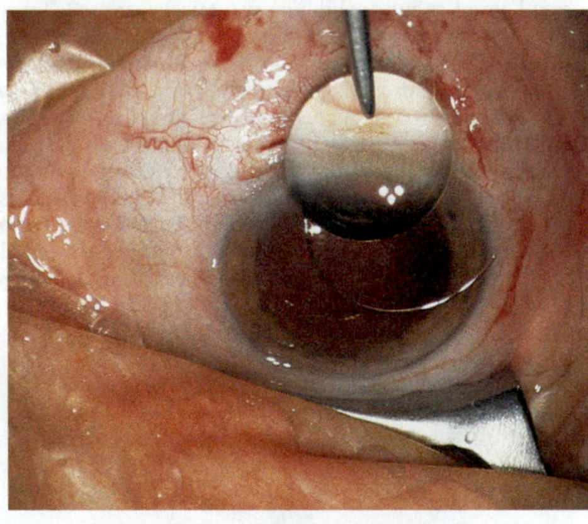

Abb. L81. Einsetzen einer Kunstlinse nach Phakektomie*

Lin|sen|rand *m* (Ⓔ equator of lens): ***Syn:*** *Equator lentis*; anatomische Bezeichnung für den Rand der Augenlinse*
Lin|sen|rin|de *f* (Ⓔ cortex of lens): ***Syn:*** *Cortex lentis*; die den Linsenkern [Nucleus* lentis] umgebende **Linsenschalen**, die während der Wachstums- und Alterungsprozesse der Linse entstehen
Lin|sen|rück|flä|che *f* (Ⓔ posterior surface of lens): ***Syn:*** *Facies posterior lentis*; die dem Glaskörper anliegende Rückfläche der Augenlinse*
Lin|sen|scha|len *pl* (Ⓔ layers of cortex of lens): *s.u. Linsenrinde*
Lin|sen|schlot|tern *nt* (Ⓔ phacodonesis): ***Syn:*** *Phakodenesis*; abnorme Beweglichkeit der Augenlinse, z.B. bei Marfan*-Syndrom; kann zu Subluxation führen
Lin|sen|sub|stanz *f* (Ⓔ substance of lens): ***Syn:*** *Substantia lentis*; Oberbegriff für Linsenepithel [Epithelium lentis] und Linsenfasern [Fibrae lentis], die zusammen die Hauptmasse der Linse bilden; *s.a. Linse*
Lin|sen|vor|fall *m*: →*Lentozele*
Linton: Robert Ritchie Linton; amerikanischer Chirurg (Brookline) im 20. Jahrhundert
Linton-Nachlas-Sonde *f* (Ⓔ Linton-Nachlas tube): *s.u. Ösophagusvarizen*
Linton-Shunt *m* (Ⓔ Linton shunt): ***Syn:*** *proximale splenorenale Anastomose, proximaler splenorenaler Shunt*; *s.u. portokavaler Shunt*
Li|num u|si|ta|tis|si|mum *nt* (Ⓔ linseed): ***Syn:*** *Lein, Flachs*; *s.u. Leinsamen*
Lio-, lio- *präf.*: Wortelement mit der Bedeutung „glatt/sanft"
Li|o|der|ma *f*: →*Leioderma*
Li|o|thy|ro|nin *nt*: →*Triiodthyronin*
LIP *Abk.*: →*lymphoide interstitielle Pneumonie*
Lip-, lip- *präf.*: →*Lipo-*
Lip|ae|mia *f*: →*Lipämie*
Lip|al|gie *f* (Ⓔ adiposalgia): ***Syn:*** *Dercum-Krankheit, Adipositas dolorosa, Lipomatosis dolorosa, Adiposalgie*; ätiologisch ungeklärte, lokalisierte, schmerzhafte Fettgewebsvermehrung; betrifft meist Frauen in der Menopause; am Rumpf und den Akren entstehen spontan schmerzhafte Fettwülste, die von einer blauroten Haut bedeckt sind; eine kausale Therapie ist nicht bekannt
Lip|ä|mie *f* (Ⓔ lipemia): ***Syn:*** *Hyperlipämie, Lipaemia*; vermehrter Neutralfettgehalt des Blutes
alimentäre/postprandiale Lipämie (Ⓔ alimentary lipemia): durch eine erhöhte Fettaufnahme mit der Nahrung bedingte milchige Trübung des Plasmas
lip|ä|misch *adj* (Ⓔ lipemic): ***Syn:*** *hyperlipämisch*; Lipämie be-

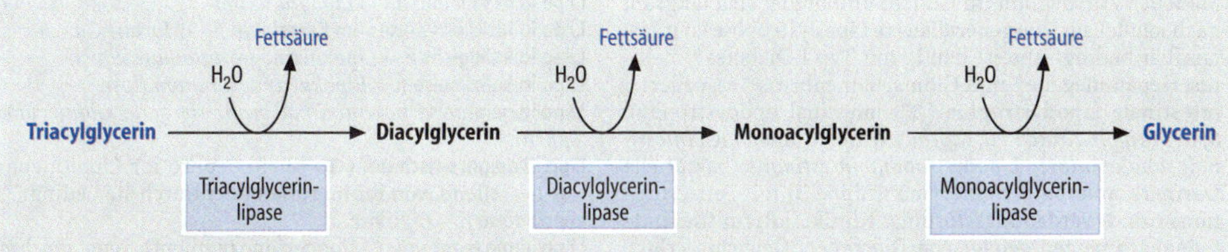

Abb. L82. Lipase. Hydrolytische Spaltung von Acylglycerinen durch Lipasen

treffend, von ihr betroffen oder gekennzeichnet, durch sie bedingt

Li|pa|ro|ze|le *f* (Ⓔ liparocele): *Syn:* *Fettbruch, Liparozele, Lipozele, Adipozele*; Hernie* mit Fettgewebe im Bruchsack

Li|pa|se *f* (Ⓔ lipase): fettspaltendes Enzym; nach dem Substrat kann man zwischen **Monoacylglycerinlipasen, Diacylglycerinlipasen,** und **Triacylglycerinlipasen** unterscheiden; sie dienen dem Abbau intrazellulärer Triacylglycerine und sind für die Umstellung des Stoffwechsels bei Hunger von Bedeutung; für die Spaltung der Nahrungsfette ist dagegen die in Magen und Pankreas gebildete Lipase [**Magenlipase, Pankreaslipase**] von größter Bedeutung; sie benötigt ein Hilfsprotein [**Colipase**], das die Aktivierung des Enzyms durch Grenzflächen ermöglicht

Li|pas|u|rie *f* (Ⓔ lipasuria): Lipaseausscheidung im Harn

Lip|a|tro|phie *f*: → *Lipoatrophie*

lip|a|tro|phisch *adj* (Ⓔ lipoatrophic): Lipatrophie betreffend, von ihr betroffen oder gekennzeichnet

Lip|a|zid|ä|mie *f* (Ⓔ lipacidemia): *Syn:* *Hyperlipazidämie*; Erhöhung der freien Fettsäuren im Blut

Lip|a|zid|u|rie *f* (Ⓔ lipaciduria): (vermehrte) Ausscheidung freier Fettsäuren im Harn, z.B. bei Lipazidämie

Lip|ek|to|mie *f* (Ⓔ lipectomy): *Syn:* *Fettentfernung, Fettgewebsentfernung*; operative Entfernung von Fettgewebe; *s.a. Liposuktion*

Li|pid|ä|mie *f* (Ⓔ lipidemia): *Syn:* *Hyperlipidämie*; vermehrter Gesamtlipidgehalt des Blutes, Erhöhung der Serumlipide

Li|pi|de *pl* (Ⓔ lipids): Sammelbezeichnung für Fette* und fettähnliche Stoffe [z.B. Terpene, Steroide, Sphingolipide, Cholesterin, Gallensäuren], die in Wasser unlöslich sind, sich aber gut in apolaren organischen Lösungsmitteln lösen; während die Fette primär als Energielieferant dienen, erfüllen die anderen Lipide wichtige Funktionen als Strukturbestandteile der Zellen und Nervenscheiden, Hormone, Vitamine usw.; unter chemischen Aspekten können die Lipide in **verseifbare** oder **zusammengesetzte Lipide** [sie liefern bei Behandlung mit Alkalien Seifen] und **einfache** oder **nicht-verseifbare Lipide** unterteilt werden

Lipid A (Ⓔ lipid A): in der Wand gramnegativer Bakterien sitzendes Lipopolysaccharid*, das als Endotoxin* wirkt; *s.a. Essay Bakterien S. 217*

Li|pid|ne|phro|se *f*: → *minimal proliferierende Glomerulonephritis*

Li|pi|do|ly|se *f* (Ⓔ lipidolysis): Lipidspaltung, Lipidabbau; *s.a. Lipolyse*

li|pi|do|ly|tisch *adj* (Ⓔ lipidolytic): Lipidolyse betreffend oder auslösend, liplidspaltend

Li|pi|do|se *f* (Ⓔ lipidosis): *Syn:* *Lipidspeicherkrankheit, Lipidthesaurismose, Lipoidose, Lipoidspeicherkrankheit, Lipoidthesaurismose*; Oberbegriff für Erkrankungen mit einer vermehrten Lipidspeicherung in Geweben, z.B. Zeroidlipofuszinose*, Niemann*-Pick-Krankheit, Sphingolipidose*

zerebrale Lipidose (Ⓔ cerebral lipidosis): *Syn:* *zerebrale Sphingolipidose*; Lipidspeicherkrankheit mit Lipideinlagerung im Gehirn

Li|pid|pneu|mo|nie *nt* (Ⓔ lipid pneumonia): *Syn:* *Ölaspirationspneumonie, Fettaspirationspneumonie*; durch Inhalation öl- oder fetthaltiger Substanzen verursachte Pneumonie*

Li|pid|sen|ker *m* (Ⓔ antilipemic): *Syn:* *Antihyperlipämikum, Antilipidämikum*; Arzneimittel mit Wirkung gegen erhöhte Blutlipidspiegel

Li|pid|spei|cher|krank|heit *f*: → *Lipidose*

Li|pid|spei|cher|the|sau|ris|mo|se *f*: → *Lipidose*

Li|pid|u|rie *f*: → *Lipurie*

Lipo-, lipo- *präf.*: Wortelement mit der Bedeutung „Fett“

Li|po|a|de|nom *nt* (Ⓔ lipoadenoma): *Syn:* *Adenolipom*; gutartiger Mischtumor aus Drüsen- und Fettgewebe

Li|po|a|mid|de|hy|dro|ge|na|se *f* (Ⓔ lipoamide dehydrogenase): *Syn:* *Diaphorase*; Flavoenzym, das im Citratzyklus Wasserstoff auf NAD überträgt

Li|po|ar|thri|tis *f, pl* **-ti|den** (Ⓔ lipoarthritis): Entzündung des (peri)artikulären Fettgewebes

li|po|ar|thri|tisch *adj* (Ⓔ lipoarthritic): Lipoarthritis betreffend, von ihr betroffen oder gekennzeichnet

Li|po|a|tro|phia *f*: → *Lipoatrophie*

Lipoatrophia semicircularis (Ⓔ semicircular lipoatrophy): ätiologisch ungeklärter, schnürfruchenartiger Fettgewebsschwund an der Vorderseite der Oberschenkel, der v.a. bei jungen Frauen auftritt

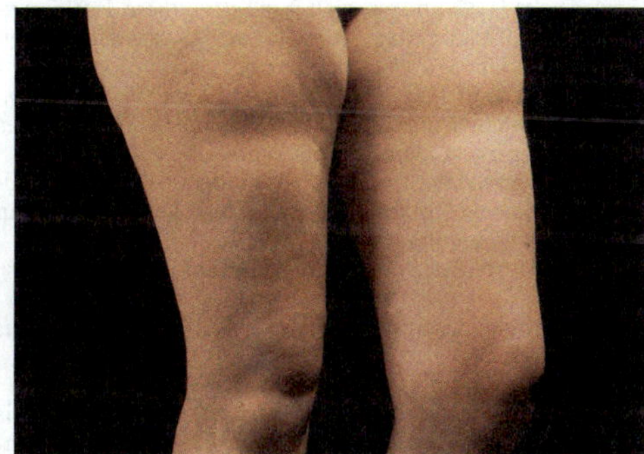

Abb. L83. Lipoatrophia semicircularis

Li|po|a|tro|phie *f* (Ⓔ lipoatrophy): *Syn:* *Lipatrophie, Lipoatrophia, Lipatrophia, Fettgewebsschwund, Fettgewebsatrophie*; eine Atrophie des Fettgewebes findet sich z.B. nach Pannikulitis*, Sklerodermie*, Sarkoidose* und nach subkutaner Injektion von Insulin* oder Depotcorticoiden; *s.a. Lipodystrophie*

Li|po|cal|ci|no|gra|nu|lo|ma|to|se *f*: → *Lipokalzinogranulomatose*

Li|po|cal|ci|no|sis pro|gre|di|ens *f*: → *Lipokalzinogranulomatose*

Li|po|chon|dro|dys|tro|phie *f*: → *Pfaundler-Hurler-Syndrom*

Li|po|chrom *nt* (Ⓔ lipochrome): *Syn:* *Lipoidpigment*; fettlöslicher, gelber bis dunkelroter Farbstoff, z.B. Lutein*, Carotinoide*

Li|po|chrom|ä|mie *f* (Ⓔ lipochromemia): *Syn:* *Hyperlipochromämie*; erhöhter Lipochromgehalt des Blutes, z.B. bei vermehrter Zufuhr mit der Nahrung; führt zu Gelbfärbung der Haut und des Plasmas

Lip|ö|dem *nt* (Ⓔ lipedema): ödematöse Schwellung des subkutanen Fettgewebes, v.a. an den Beinen von Frauen mittleren Alters

Li|po|dys|tro|phia *f*: → *Lipodystrophie*

Lipodystrophia intestinalis: → *intestinale Lipodystrophie*

Li|po|dys|tro|phie *f* (Ⓔ lipodystrophy): *Syn:* *Lipodystrophia, Fettgewebsschwund*; progredienter Schwund des Fettgewebes; tritt als **partielle Lipodystrophie** v.a. bei präpubertären

Mädchen auf; beginnt im Gesicht und breitet sich langsam nach kaudal aus; die **generalisierte Lipodystrophie** ist meist familiär bedingt und ist häufig mit Typ I Diabetes* mellitus, Hepatomegalie* und Glomerulonephritis* assoziiert

intestinale Lipodystrophie (Ⓔ intestinal lipodystrophy): ***Syn:*** *Whipple-Krankheit, Morbus Whipple, lipophage Intestinalgranulomatose, Lipodystrophia intestinalis*; bakterielle Darmerkrankung [**Tropheryma whippelii**] mit Fettresorptions- und Verdauungsstörung; **Klinik**: intermittierende Gelenkschmerzen gefolgt von Diarrhoen, Gewichtsverlust, abdominellen Beschwerden, Lymphknotenvergrößerung und Hyperpigmentierung der Haut; seltener auch zentralnervöse Störungen [Ataxie, Parese, Demenz, Hör- und Sehstörungen]; **Therapie**: Cotrimoxazol* für ein Jahr; alternativ Penicillin* V, Chloramphenicol* oder Ceftriaxon*

progressive Lipodystrophie (Ⓔ progressive congenital lipodystrophy): ***Syn:*** *Berardinelli-Seip-Syndrom*; ätiologisch ungeklärte, autosomal-rezessive Endokrinopathie; führt zu akromegaloidem Hochwuchs, Muskelhypertrophie, Hypergenitalismus*, generalisierter progressiver Lipodystrophie, polyzystischen Ovarien*, Hyperlipidämie*, Hepatosplenomegalie*, Acanthosis* nigricans und insulinresistentem aketotischen Diabetes* mellitus

Li|po|dys|tro|phie|syn|drom *nt* (Ⓔ lipodystrophy syndrome): *s.u. Essay AIDS S. 31*

Li|po|fus|zin *nt* (Ⓔ lipofuscin): ***Syn:*** *Abnutzungspigment*; bräunliches Pigmentgemisch, das beim Abbau von Zellbestandteilen anfällt und in der Zelle abgelagert wird

Li|po|fus|zi|no|se *f* (Ⓔ lipofuscinosis): vermehrte Ablagerung von Lipofuszin*

li|po|gen *adj* (Ⓔ lipogenic): Lipogenese betreffend, fettbildend

L

Li|po|ge|ne|se *f* (Ⓔ lipogenesis): ***Syn:*** *Fettsynthese, Fettbiosynthese*; die Bildung von Fetten [Triacylglyceriden] in den Fettzellen [Lipozyten*] der Leber

Li|po|gra|nu|lom *nt* (Ⓔ lipogranuloma): ***Syn:*** *Oleogranulom, Lipoidgranulom*; durch Öl-/Fetttröpfchen hervorgerufenes Fremdkörpergranulom, z.B. bei Pannikulitis*

Li|po|gra|nu|lo|ma|to|se *f* (Ⓔ lipogranulomatosis): ***Syn:*** *Lipogranulomatosis*; Vorkommen multipler Lipogranulome in Haut und Schleimhaut

disseminierte/familiäre Lipogranulomatose: *→Farber-Krankheit*

idiopathische Lipogranulomatose: *→Lipogranulomatosis subcutanea*

Li|po|gra|nu|lo|ma|to|sis *f, pl* **-ses**: *→Lipogranulomatose*

Lipogranulomatosis Erdheim-Chester (Ⓔ xanthomatosis of bone): ***Syn:*** *Erdheim-Chester-Krankheit*; ätiologisch ungeklärte Erkrankung mit Lipogranulomen in inneren Organen, Orbita und Knochen

Lipogranulomatosis subcutanea (Ⓔ Rothmann-Makai syndrome): ***Syn:*** *Rothmann-Makai-Syndrom, Spontanpannikulitis Rothmann-Makai, idiopathische Lipogranulomatose*; chronisch-idiopathische, herdförmige Entzündung des Unterhautfettgewebes mit bevorzugtem Befall der Unterschenkel; typisch sind multiple, derbe, knotige oder platte Infiltrate, die sich im Laufe der Jahre spontan zurückbilden können; wird als eine seltene Variante des Pfeifer*-Weber-Christian-Syndroms betrachtet

Li|po|häm|ar|thros *m*: *→Lipohämarthrose*

Li|po|häm|ar|thro|se *f* (Ⓔ lipohemarthrosis): ***Syn:*** *Lipohämarthros*; blutiger Gelenkerguss mit Fetttröpfchen bei intraartikulärer Fraktur*

li|po|id *adj* (Ⓔ lipoid): fettartig, fettähnlich

Li|po|id|der|ma|to|ar|thri|tis *f, pl* **-ti|den** (Ⓔ lipoid dermatoarthritis): ***Syn:*** *multiple Retikulohistiozytome, multizentrische Retikulohistiozytose, Reticulohistiocytosis disseminata*; multizentrische Histiozytose* mit Polyarthritis* und nodulären Histiozytomen* in Haut und Schleimhaut; tritt v.a. bei Frauen zwischen 40 und 50 Jahren auf; oft assoziiert mit Kollagenosen [Lupus* erythematodes, Dermatomyositis*] oder Malignomen [Karzinome, Lymphome, Sarkome]

Li|po|i|de *pl* (Ⓔ lipoids): fettähnliche Substanzen, z.B. Wachse, Phosphatide

Li|po|id|fle|cken *pl* (Ⓔ lipoid spots): *s.u. Cholesteatosis*

Li|po|id|gra|nu|lom *nt*: *→Lipogranulom*

Li|po|id|his|ti|o|zy|to|se vom Kerasintyp *f*: *→Morbus Gaucher*

Li|po|id|kalk|gicht *f*: *→Lipokalzinogranulomatose*

Li|po|id|kal|zi|no|se *f*: *→Lipokalzinogranulomatose*

Li|po|id|ne|phro|se *f*: *→minimal proliferierende Glomerulonephritis*

li|po|id|ne|phro|tisch *adj* (Ⓔ lipoid nephrotic): Lipoidnephrose betreffend, von ihr betroffen oder durch sie bedingt

Li|po|i|do|se *f*: *→Lipidose*

Li|po|id|pig|ment *nt* (Ⓔ lipochrome pigment): ***Syn:*** *Lipochrom*; fettlöslicher, gelber bis dunkelroter Farbstoffe, z.B. Lutein*, Carotinoide*

Lipoidproteinose (Urbach-Wiethe) *f*: *→Hyalinosis cutis et mucosae*

Li|po|id|spei|cher|krank|heit *f*: *→Lipidose*

Li|po|id|u|rie *f* (Ⓔ lipoiduria): Lipoidausscheidung im Harn

Li|po|kal|zi|no|gra|nu|lo|ma|to|se *nt* (Ⓔ lipocalcigranulomatosis): ***Syn:*** *Teutschländer-Syndrom, Lipoidkalzinose, Lipoidkalkgicht, Lipocalcinogranulomatose, Lipocalcinosis progrediens, Calcinosis metabolica universalis, Calcinosis universalis interstitialis*; familiär gehäuft auftretende chronisch progrediente Lipidspeicherkrankheit mit Ablagerung von Calciumsalzen in Haut, Muskeln, Schleimbeuteln und Sehnenscheiden

li|po|ka|ta|bol *adj* (Ⓔ lipocatabolic): ***Syn:*** *lipokatabolisch*; den Fettabbau betreffend oder fördernd

li|po|ka|ta|bo|lisch *adj*: *→lipokatabol*

Li|po|li|po|i|do|se *f* (Ⓔ lipolipoidosis): kombinierte Ablagerung von Lipiden und Neutralfetten; *s.a. Lipidose*

Li|po|ly|se *f* (Ⓔ lipolysis): ***Syn:*** *Steatolyse, Fettspaltung, Fettabbau*; die Triacylglycerine* der Nahrung werden durch Lipase* zu freien Fettsäuren* und Monoacylglycerinen* abgebaut; diese werden von der Dünndarmmukosa aufgenommen und erneut zu Triacylglycerinen synthetisiert, die in den Chylomikronen* über den Ductus* thoracicus in den Kreislauf gelangen; in extrahepatischen Geweben werden die Triacylglycerine von Lipoproteinlipase* in Glycerin und Fettsäuren gespalten; die Fettsäuren werden von den extrahepatischen Geweben verstoffwechselt [*s.u. Fettsäureoxidation*], das Glycerin dagegen wird in der Leber phosphoryliert und in den Stoffwechsel eingeschleust

li|po|ly|tisch *adj* (Ⓔ lipolytic): ***Syn:*** *steatolytisch*; Lipolyse betreffend oder verursachend, fettspaltend

Li|pom *nt* (Ⓔ lipoma): ***Syn:*** *Fettgeschwulst, Fetttumor, Fettgewebsgeschwulst, Fettgewebstumor, Lipoma*; vom Fettgewebe ausgehender gutartiger Tumor, der meist im subkutanen Fettgewebe sitzt, aber auch in tiefen Geweben [Muskel] oder inneren Organen; Lipome können mehrere Zentimeter groß werden und kommen meist solitär vor; sie sind schmerzlos und verschieblich gegenüber der Umgebung

braunes Lipom: *→Lipoma feto-cellulare*

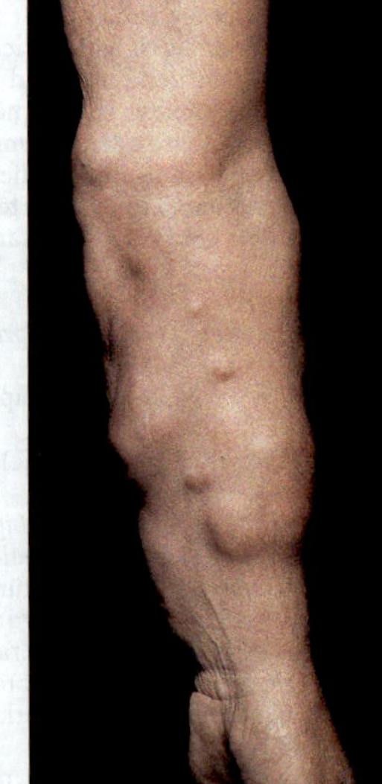

Abb. L84. Multiple Lipome

Li|po|ma *nt, pl* **-mal|ta**: *→Lipom*

Lipoma feto-cellulare (Ⓔ fetocellular lipoma): ***Syn:*** *Hibernom, braunes Lipom*; seltene, bräunliche Fettgeschwulst des Unterhautfettgewebes; meist im Schulterbereich oder zwischen den Schulterblättern bei jungen Erwachsenen

Lipoma fibrosum (Ⓔ fibrolipoma): ***Syn:*** *Fibrolipom*; gutartiger Mischtumor aus Binde- und Fettgewebe

li|po|ma|tös *adj* (Ⓔ lipomatous): lipomähnlich, lipomartig

Li|po|ma|to|se *f* (Ⓔ lipomatosis): *Syn:* *Lipomatosis*; Vorkommen multipler Lipome*, z.T. als autosomal-dominante Form

benigne/diffuse symmetrische Lipomatose: →*multiple symmetrische Lipomatose*

multiple symmetrische Lipomatose (Ⓔ nodular circumscribed lipomatosis): *Syn:* *benigne/diffuse symmetrische Lipomatose, Lipomatosis symmetrica*; symmetrische, massive Fettgewebshyperplasie im Bereich des Nackens, der Schulter oder der Oberarme; ist der Hals betroffen, kommt es zum **Madelung-Fetthals [zervikale symmetrische Lipomatose]**

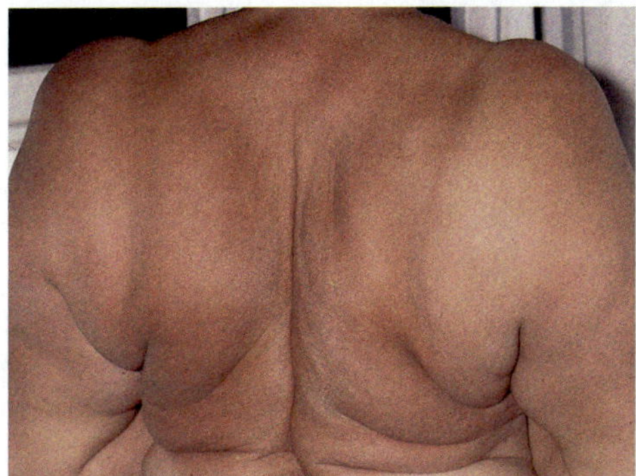

Abb. L85. Multiple symmetrische Lipomatose

Li|po|ma|to|sis *f, pl* **-ses:** →*Lipomatose*

Lipomatosis cordis (Ⓔ fat heart): *Syn:* *Fettherz, Adipositas cordis, Cor adiposum*; subepikardiale Fetteinlagerung, z.B. bei diphtherischer Myokardschädigung

Lipomatosis dolorosa: →*Lipalgie*

Lipomatosis symmetrica: →*multiple symmetrische Lipomatose*

li|po|me|ta|bo|lisch *adj* (Ⓔ lipometabolic): Fettstoffwechsel betreffend

Li|po|me|ta|bo|lis|mus *m:* →*Fettstoffwechsel*

Li|po|mi|kron *nt:* →*Chylomikron*

Li|po|mu|ko|po|ly|sac|cha|ri|do|se *f* (Ⓔ lipomucopolysaccharidosis): *Syn:* *Mukosulfatidose, Mukolipidose I, Galaktosidase-β-positive Krankheit*; autosomal-rezessiv vererbte Kombination von Mukopolysaccharidose* und Sulfatidlipidose* mit geistiger Retardierung, Optikusatrophie* und Skelettdeformierung

Li|pon|säu|re *f* (Ⓔ lipoic acid): *Syn:* *Thiooctansäure*; Kofaktor bei der Pyruvatoxidation

Li|po|pa|thie *f* (Ⓔ lipopathy): Fettstoffwechselstörung

li|po|pek|tisch *adj* (Ⓔ lipopectic): Lipopexie betreffend

Li|po|pe|nie *f* (Ⓔ lipopenia): Lipidmangel im Gewebe

li|po|pe|nisch *adj* (Ⓔ lipopenic): Lipopenie betreffend, von Lipopenie betroffen, durch Lipopenie gekennzeichnet

Li|po|pe|xie *f* (Ⓔ lipopexia): Fettspeicherung/Fetteinlagerung im Gewebe

Li|po|pha|ge *m* (Ⓔ lipophage): Fett-aufnehmender Makrophage*; Makrophage mit Fetttröpfchen im Plasma

Li|po|pha|gie *f* (Ⓔ lipophagy): Fettaufnahme durch Phagozytose*

Li|po|pha|ne|ro|se *f* (Ⓔ lipophanerosis): *Syn:* *Fettphanerose*; Sichtbarwerden intrazellulärer Fetteinlagerungen

li|po|phil *adj* (Ⓔ lipophilic): mit Affinität zu Fett; in Fett löslich

Li|po|phi|lie *f* (Ⓔ **1.–2.** lipophilia): **1.** (*chem.*) Fettlöslichkeit **2.** Neigung zu Fettleibigkeit

Li|po|po|ly|sac|cha|rid *nt* (Ⓔ lipopolysaccharide): aus Lipid* A und Polysacchariden* aufgebauter Bestandteil der Zellwand gramnegativer Bakterien; Lipid A wirkt als Endotoxin* und verursacht Fieber, Komplementaktivierung, Verbrauchskoagulopathie, hypotonen Schock und eine Induktion von Entzündungsmediatoren; *s.a. Essay Bakterien S. 217*

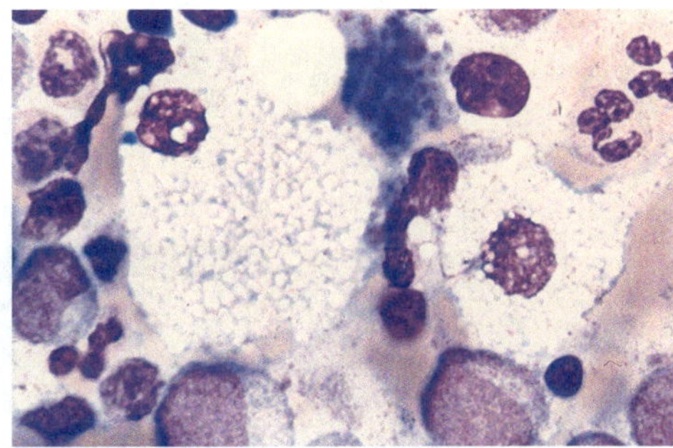

Abb. L86. Lipophage

Li|po|pro|te|in *nt* (Ⓔ lipoprotein): aus einem Lipid- und einem Eiweißanteil **[Apolipoprotein]** bestehendes Molekül; Lipoproteine werden in der Leber und Darmwand synthetisiert; ihre Hauptaufgabe ist der Transport von Cholesterin, Lipiden und fettlöslichen Vitaminen im Blut; *s.a. Essay Bakterien S. 217* [*Abb. L87*]

α-Lipoprotein: →*Lipoprotein mit hoher Dichte*

β-Lipoprotein (Ⓔ β-lipoprotein): *Syn:* *Lipoprotein mit geringer Dichte, low-density lipoprotein, Betalipoprotein*; Fraktion der Serumlipoproteine mit geringer Dichte; transportiert Cholesterin* zu extrahepatischen Geweben und reguliert deren Cholesterinbiosynthese; *s.a. Hyperlipoproteinämie*

Lipoprotein mit geringer Dichte: →*β-Lipoprotein*

high-density lipoprotein: →*Lipoprotein mit hoher Dichte*

Lipoprotein mit hoher Dichte (Ⓔ α-lipoprotein): *Syn:* *high-density lipoprotein, α-Lipoprotein, Alphalipoprotein*; je zur Hälfte aus Protein und Lipid bestehendes Molekül, das in der Darmschleimhaut und der Leber gebildet wird; dient dem Rücktransport von Cholesterin zur Leber, wo es abgebaut und über die Galle ausgeschieden wird

low-density lipoprotein: →*β-Lipoprotein*

Lipoprotein mit sehr geringer Dichte (Ⓔ very low-density lipoprotein): *Syn:* *very low-density lipoprotein, prä-β-Lipoprotein, Präbetalipoprotein*; v.a. in der Leber gebildetes Lipoprotein mit hohem Triglyzeridanteil

very low-density lipoprotein: →*Lipoprotein mit sehr geringer Dichte*

Lipoprotein X (Ⓔ lipoprotein-X): *Syn:* *X-Protein*; aus Phospholipiden, Cholesterin und Proteinen aufgebauter Komplex, der bei angeborenem LCAT-Mangel und Cholestase im Blut auftritt

Li|po|pro|te|in|ä|mie *f:* →*Hyperlipoproteinämie*

Li|po|pro|te|in|e|lek|tro|pho|re|se *f* (Ⓔ lipoprotein electrophoresis): Elektrophorese* der Lipoproteine des Plasmas

Li|po|pro|te|in|li|pa|se *f* (Ⓔ lipoprotein lipase): *Syn:* *Klärfaktor*; auf der Außenseite der Plasmamembran vieler Zellen lokalisiertes Enzym, das Triacylglycerine des VLDLs und der Chylomikronen zu Glycerin und Fettsäuren hydrolysiert und damit die Aufnahme der Fettsäuren in die Zelle ermöglicht; wird durch Insulin* induziert

Li|po|sar|co|ma *nt, pl* **-mata:** →*Liposarkom*

Li|po|sar|kom *nt* (Ⓔ liposarcoma): *Syn:* *Liposarcoma*; vom Fettgewebe ausgehender bösartiger Tumor; sitzt meist subkutan oder in den tiefen Faszienräumen der Extremitäten oder des Retroperitonealraums; entsteh de novo und tritt v.a. bei Männern zwischen 40 und 70 Jahren auf; sie können extrem groß werden [mehr als 20 kg], metastasieren aber erst spät

Li|po|suk|ti|on *f* (Ⓔ liposuction): perkutane Absaugung von Fettgewebe mit einer Spezialkanüle; wird praktisch immer aus ästhetischen oder kosmetischen Gründen durchgeführt

Li|po|tei|chon|säu|re *f* (Ⓔ lipoteichoic acid): *s.u. Essay Bakterien S. 217*

li|po|trop *adj* (Ⓔ lipotropic): mit besonderer Affinität zu Fett

Li|po|tro|phie *f* (Ⓔ lipotrophy): Vermehrung/Hypertrophie

L

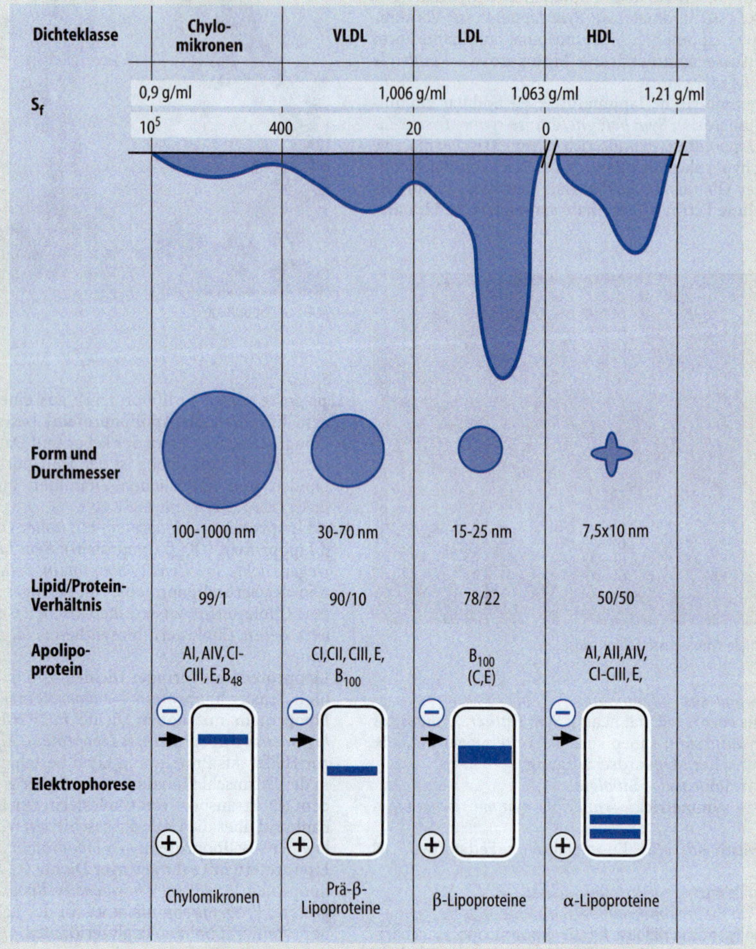

Dichteklasse	Chylomikronen	VLDL	LDL	HDL
S_f	0,9 g/ml; 10^5–400	400–20 (1,006 g/ml)	20–0 (1,063 g/ml)	1,21 g/ml
Form und Durchmesser	100-1000 nm	30-70 nm	15-25 nm	7,5x10 nm
Lipid/Protein-Verhältnis	99/1	90/10	78/22	50/50
Apolipoprotein	AI, AIV, CI-CIII, E, B_{48}	CI,CII, CIII, E, B_{100}	B_{100} (C,E)	AI, AII, AIV, CI-CIII, E,
Elektrophorese	Chylomikronen	Prä-β-Lipoproteine	β-Lipoproteine	α-Lipoproteine

Abb. L87. Einteilung und Eigenschaften der Lipoproteine

des Fettgewebes

Li|po|tro|pie *f* (Ⓔ lipotropism): besondere Affinität zu Fett

β-Li|po|tro|pin *nt* (Ⓔ β-lipotropin): ***Syn:*** *lipotropes Hormon*; aus Proopiomelanocortin* abgespaltetes Proteohormon der Hypophyse* mit lipolytischer Wirkung; aus ihm können durch Proteolyse **α-MSH**, **α-Lipotropin** und **β-Enkephalin** abgespalten werden

Li|po|ze|le *f*: *→ Liparozele*

Li|po|zyt *m* (Ⓔ lipocyte): ***Syn:*** *Fettspeicherzelle, Fettzelle, Adipozyt*; fettspeichernde Zellen; **univakuoläre Fettzellen** des weißen Fettgewebes enthalten nur ein Fetttröpfchen, **plurivakuoläre Fettzellen** des braunen Fettgewebes mehrere Tröpfchen

Lip|pe *f* (Ⓔ lip): Labium*

Lip|pen *pl* (Ⓔ lips): ***Syn:*** *Labia oris*; der Musculus* orbicularis oris bildet die muskuläre Grundlage der **Oberlippe** [Labium superius] und **Unterlippe** [Labium inferius], die am Mundwinkel [Angulus oris] verbunden sind; beide Lippen werden außen von normaler Haut* und innen von Schleimhaut überzogen; dazwischen liegt das **Lippenrot**, das von einem nur schwach verhornendem Plattenepithel bedeckt wird; da die Bindegewebspapillaren der Cutis extrem gefäßreich sind, schimmert die rote Farbe des Blutes durch; das Lippenrot hat keine Haare oder Schweißdrüsen; Unterlippe und Oberlippe sind durch Unterlippenbändchen [Frenulum labii inferioris] bzw. Oberlippenbändchen [Frenulum labii superioris] mit dem Alveolarfortsatz der Kiefer verbunden

Lip|pen|bänd|chen, o|be|res *nt* (Ⓔ superior labial frenulum): ***Syn:*** *Oberlippenbändchen, Frenulum labii superioris*; mediane Schleimhautfalte von der Innenseite der Oberlippe zum Alveolarfortsatz des Oberkiefers

Lip|pen|bänd|chen, un|te|res *nt* (Ⓔ inferior labial frenulum): ***Syn:*** *Unterlippenbändchen, Frenulum labii inferioris*; mediane Schleimhautfalte von der Innenseite der Unterlippe zum Alveolarfortsatz des Unterkiefers

Lip|pen|bei|ßen *nt* (Ⓔ cheilophagia): Cheilophagie*

Lip|pen|drü|sen *pl* (Ⓔ labial glands): ***Syn:*** *Lippenspeicheldrüsen, Glandulae labiales*; seromuköse Drüsen der Lippenschleimhaut; gehören zu den kleinen Speicheldrüsen [Glandulae* salivariae minores]

Lip|pen|ent|zün|dung *f*: *→ Cheilitis*

Lip|pen|in|zi|si|on *f*: *→ Cheilotomie*

Lip|pen|kar|zi|nom *nt* (Ⓔ carcinoma of the lip): vermehrt bei Pfeifenrauchern auftretendes Plattenepithelkarzinom der Unterlippe, selten auch der Oberlippe; Leukoplakie* und Morbus* Bowen sind Präkanzerosen des Lippenkarzinoms; **Therapie:** großzügige Keilexzision, evtl. rekonstruktive Lippenplastik

Lippen-Kiefer-Gaumen-Spalte *f* (Ⓔ cheilognathopalatoschisis): ***Syn:*** *Wolfsrachen, Cheilognathopalatoschisis, LKG-Spalte*; angeborene Hemmungsfehlbildung mit Spalte der seitlichen Oberlippe, des Oberkiefers und des harten und weichen Gaumens; auch Symptom bei Pätau*-Syndrom, Wolf*-Hirschhorn-Syndrom und DiGeorge*-Syndrom; **Therapie**: operativer Verschluss der Lippenspalte und des Nasenbodens mit ca. 3 Monaten, des weichen Gaumens mit ca. 1 Jahr und des harten Gaumens nach ca. 18 Monaten

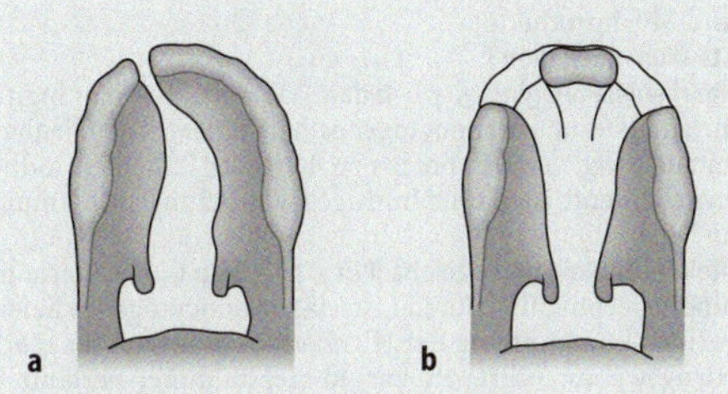

Abb. L88. Lippen-Kiefer-Gaumen-Spalte. Einseitige [**a**] und doppelseitige [**b**] Lippen-Kiefer-Gaumen-Spalte

Lippen-Kiefer-Spalte *f* (Ⓔ cheilognathoschisis): ***Syn:*** *Cheilognathoschisis*; häufigste angeborene Hemmungsfehlbildung mit Spalte der seitlichen Oberlippe und des Oberkiefers; *s.a. Lippen-Kiefer-Gaumen-Spalte*

Lip|pen|kinn|fur|che *f* (Ⓔ mentolabial sulcus): ***Syn:*** *Sulcus mentolabialis*; Furche zwischen Unterlippe und Kinn

Lippen-Mund-Plastik *f* (Ⓔ cheilostomatoplasty): ***Syn:*** *Cheilostomatoplastik*; plastische oder kosmetische Chirurgie an Lippe und Mund

Lip|pen|my|ko|se *f* (Ⓔ labiomycosis): Pilzerkrankung der Lippe(n)

Lip|pen|naht *f*: *→Cheilorrhaphie*

Lip|pen|plas|tik *f* (Ⓔ cheiloplasty): ***Syn:*** *Cheiloplastik, Labioplastik*; plastische Operation zur Korrektur angeborener oder erworbener Lippendefekte

Lip|pen|rot *nt* (Ⓔ red margin): *s.u. Lippen*

Lip|pen|schnitt *f*: *→Cheilotomie*

Lip|pen|spal|te *f* (Ⓔ cleft lip): ***Syn:*** *Hasenscharte, Cheiloschisis*; angeborene, ein- oder beidseitige Spaltenbildung der Oberlippe; meist zusammen mit Kieferspalte [Lippen-Kiefer-Spalte*]; *s.a. Lippen-Kiefer-Gaumen-Spalte*

Lip|pen|spei|chel|drü|sen *pl*: *→Lippendrüsen*

Lip|pen|ver|wach|sung *f* (Ⓔ ankylocheilia): Ankylocheilie, Ankylochilie

Lip|pen|zys|te *f* (Ⓔ mucous granuloma): *s.u. Schleimgranulom*

Lip|pi|tu|do *f*: *→Blepharitis marginalis*

Lip|u|rie *f* (Ⓔ lipuria): ***Syn:*** *Lipidurie, Adiposurie*; Fett-/Lipidausscheidung im Harn

lip|u|risch *adj* (Ⓔ lipuric): Lipurie betreffend, von ihr betroffen oder gekennzeichnet

Liq. *Abk.*: **1.** Liquidum **2.** *→Liquor*

liq. *Abk.*: liquidus

liquef. *Abk.*: liquefactus

Li|que|fak|ti|on *f* (Ⓔ liquefaction): Verflüssigung von festen Substanzen oder Gewebe

Li|que|fak|ti|ons|ne|kro|se *f* (Ⓔ liquefaction necrosis): ***Syn:*** *Erweichungsnekrose, Kolliquationsnekrose*; Nekrose* mit Verflüssigung des Gewebes; typisch für Laugenverätzungen

li|quid *adj* (Ⓔ liquid): flüssig

Li|qui|ri|ti|ae ra|dix *f* (Ⓔ licorice root): Wurzel und Ausläufer von Süßholz*

Li|quor *m* (Ⓔ liquor): Flüssigkeit; seröse Körperflüssigkeit

Liquor amnii (Ⓔ amniotic fluid): ***Syn:*** *Fruchtwasser*; die in der Fruchtblase vorhandene Flüssigkeit wird alle 2–3 Stunden erneuert; sie besteht aus vom Feten über die Harnblase und die Lunge abgegebener Flüssigkeit sowie Epidermiszellen und Zellen der Mundschleimhaut; nur ein geringer Teil wird über die Eihäute aus dem mütterlichen Blut abgeschieden; am Ende der Schwangerschaft enthält die Fruchtblase ca. 800–1000 ml Fruchtwasser

Liquor cerebrospinalis (Ⓔ cerebrospinal fluid): ***Syn:*** *Hirn-Rückenmark-Flüssigkeit*; vom Plexus* choroideus gebildete wasserklare, eiweißarme Flüssigkeit, die in den Liquorräumen von Gehirn und Rückenmark zirkuliert; pro Tag werden ca. 500 ml Liquor gebildet, die zum großen Teil wieder resorbiert werden; die Liquorräume enthalten ca. 150 ml Liquor

Liquor cotunnii (Ⓔ Cotunnius's liquid): ***Syn:*** *Cotunnius-Flüssigkeit, Perilymphe, Perilympha*; lymphartige Flüssigkeit, die das membranöse Labyrinth des Innenohrs außen umgibt; wird von der Stria* vascularis des Ductus* cochlearis gebildet und im Saccus* endolymphaticus rückresorbiert

Liquor folliculi (Ⓔ follicular fluid): *s.u. Follikelreifung*

Li|quor|di|a|gnos|tik *f* (Ⓔ CSF examination): Untersuchung des Liquor* cerebrospinalis zur Diagnose von Erkrankungen des Zentralnervensystems; umfasst u.a. Beurteilung der Farbe, Bestimmung der Zellzahl durch Kammerzählung und die Messung von Eiweiß, Glucose, Lactat, Albumin-Quotient oder Immunglobulinen

Li|quor|fis|tel *f* (Ⓔ CSF fistula): meist als Unfallfolge [Schädelbasisfraktur] entstehende Verbindung der Liquorräume nach außen; führt i.d.R. zu Liquorrhoe*

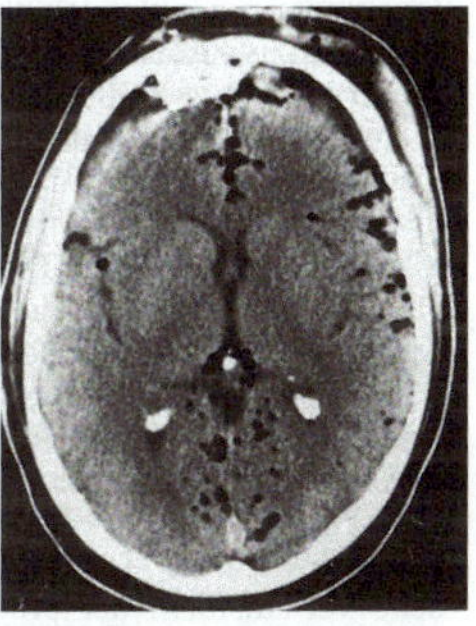

Abb. L89. Freie Luft im Subarachnoidalraum als Zeichen für eine Liquorfistel [CT]

Li|quor|man|gel *m* (Ⓔ hypoliquorrhea): ***Syn:*** *Hypoliquorrhoe*; mangelhafte Bildung an Liquor* cerebrospinalis

Li|quor|rhoe *f, pl* **-rho|en** (Ⓔ liquorrhea): ***Syn:*** *Hydrorrhoea cerebrospinalis*; Abfluss von Liquor* cerebrospinalis über eine Liquorfistel*

nasale Liquorrhoe (Ⓔ cerebrospinal rhinorrhea): ***Syn:*** *Hydrorrhoea nasalis*; Liquorrhoe aus der Nase, z.B. bei Schädelbasisfraktur

Li|quor|stop *m* (Ⓔ spinal subarachnoid block): zur Hirndrucksteigerung führende Blockade der Liquorzirkulation; langfristig kommt es zur Entwicklung eines Hydrozephalus*

Li|quor|szin|ti|gra|phie *f* (Ⓔ liquor scanning): ***Syn:*** *Liquorszintigrafie*; szintigraphische Darstellung der Liquorräume von Gehirn und Rückenmark

Li|quor|tym|pa|non *nt* (Ⓔ tympanic liquorrhea): Ansammlung von Liquor* cerebrospinalis in der Paukenhöhle; meist Folge einer Liquorfistel bei Schädelbasisfraktur*

Li|quor|un|ter|druck|syn|drom, post|punk|ti|o|nel|les *nt* (Ⓔ postlumbar puncture syndrome): 1–2 Tage nach einer Lumbalpunktion* auftretende heftige Kopfschmerzen, Übelkeit, Erbrechen, Ohrensausen und evtl. Ohnmacht als Zeichen eines passageren Liquorunterdruckes; wird durch Setzen eines Blutpfropfes und 24 h Bettruhe nach der Punktion fast immer vermieden; **Therapie**: Elektrolytinfusionen, Antiemetika, Analgetika, Bettruhe

Li|quor|xan|tho|chro|mie *f* (Ⓔ xanthochromia): ***Syn:*** *Xanthochromie*; Gelbfärbung des Liquor* cerebrospinalis durch starke Eiweißvermehrung, Hämoglobinspuren nach Blutung oder bei Ikterus*

Li|quor|zy|to|lo|gie *f* (Ⓔ CSF cytology): zytologische Untersuchung von Zellen im Liquorsediment

LIS *Abk.*: Lumbago-Ischias-Syndrom

Lisch: Karl Lisch; österreichischer Augenarzt (Wörgl) im 20. Jahrhundert

Lisch-Knötchen *pl* (Ⓔ Lisch corpuscles): bei fast 100 % aller Fälle von Neurofibromatosis* generalisata auftretende Pigmentknötchen der Iris [*Abb. L90*]

L_5-Ischialgie *f* (Ⓔ L_5 sciatica): *s.u. Ischialgie*

Lisfranc: Jacques Lisfranc; 1790–1847; französischer Chirurg (Paris)

Lisfranc-Gelenklinie *f* (Ⓔ Lisfranc's joint): ***Syn:*** *Tarsometatarsalgelenke, Fußwurzel-Mittelfußgelenke, Lisfranc-Ge-*

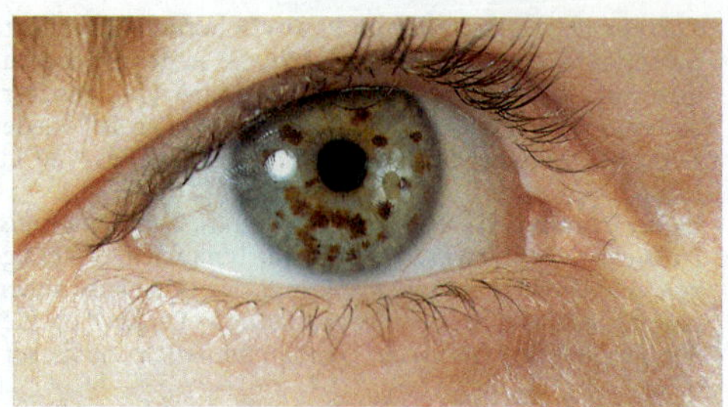

Abb. L90. Lisch-Knötchen

lenk, Articulationes tarsometatarsales; straffe Gelenke zwischen Fußwurzel- und Mittelfußknochen, die nur über eine geringe Beweglichkeit verfügen; werden durch die Ligamenta tarsometatarsalia dorsalia und plantaria sowie die Ligamenta cuneometatarsalia interossea verstärkt

Lisfranc-Luxationsfraktur *f* (Ⓔ Lisfranc's fracture): meist durch Sturz aus großer Höhe oder Verkehrsunfälle verursachte Fraktur von Mittelfußknochen mit Luxation in der Lisfranc-Gelenklinie und Ruptur der Bänder; macht immer eine operative Reposition und Stabilisierung notwendig

Lilsilnolpril *nt* (Ⓔ lisinopril): ACE-Hemmer*; **Anw.**: arterielle Hypertonie, Herzinsuffizienz

LISL *Abk.*: intrakorporale Stoßwellenlithotripsie durch Laser

Lislpeln *nt* (Ⓔ lisp): ***Syn:*** *Sigmatismus*; fehlerhafte Bildung und Aussprache der Zischlaute S, Z, X und Sch

Lissauer: Heinrich Lissauer; 1861–1891; deutscher Neurologe (Breslau)

Lissauer-Paralyse *f* (Ⓔ Lissauer's paralysis): seltene, atypische Verlaufsform der progressiven Paralyse* mit Herdsymptomen [Aphasie*, Lähmungen] bei erhaltener intellektueller Kapazität

Lissauer-Randbündel *nt* (Ⓔ Lissauer's tract): ***Syn:*** *Lissauer-Bündel, Tractus dorsolateralis*; Fasern zwischen der Hinterwurzel der Spinalnerven und dem Hinterhorn des Rückenmarks für Schmerz-, Tast- und Temperaturempfindung

Lissauer-Zone *f* (Ⓔ Lissauer's marginal zone): ***Syn:*** *Zona terminalis medullae spinalis*; weiße Substanz des Rückenmarks, die die graue Substanz zwischen Hinter- und Vorderseitenstrang umhüllt; gehört zum Eigenapparat des Rückenmarks

Lister: Sir Joseph Lister; 1827–1912; englischer Chirurg (Glasgow, London); war der Erste, der nach der Entdeckung von Mikroorganismen als Krankheitserreger durch Pasteur* eine antiseptische Wundbehandlung [durch Besprühen mit Karbolsäure] und die Sterilisation von Instrumenten in die Chirurgie einführte

Lislteria *f* (Ⓔ Listeria): grampositive, peritrich begeißelte Stäbchenbakterien, die eine Neigung zur Kettenbildung haben; medizinisch wichtig ist nur Listeria* monocytogenes

Listeria monocytogenes (Ⓔ Listeria monocytogenes): ***Syn:*** *Corynebacterium infantisepticum*; ubiquitär vorkommendes Stäbchenbakterium; Erreger der Listeriose*; kommt im Darm von Haus- und Wildtieren vor, wird aber auch in Wasser, Abfällen und Erdproben gefunden; die Übertragung auf den Menschen erfolgt durch direkten Kontakt mit infizierten Tieren oder durch kontaminierte Lebensmittel [Milch und Milchprodukte]

Lislterilenlinlfekltilon *f*: *→Listeriose*

Lislterilenlmelninlgiltis *f, pl* **-tilden** (Ⓔ Listeria meningitis): durch Listeria* monocytogenes hervorgerufene Hirnhautentzündung; verläuft bei bis zu 40 % der Patienten tödlich; entscheidend ist die frühzeitige Behandlung mit Ampicillin*

Lislterilenlmelninlgolenlzelphalliltis *f, pl* **-tilden** (Ⓔ Listeria meningoencephalitis): durch Listeria* monocytogenes hervorgerufene Entzündung der Hirnhaut und des angrenzenden Hirngewebes; führt oft zur Abszessbildung; verläuft bei mehr als 50 % der Patienten tödlich; entscheidend ist die frühzeitige Behandlung mit Ampicillin*

Lislterilolse *f* (Ⓔ listeriosis): ***Syn:*** *Listerieninfektion*; selten auf den Menschen [Tierärzte, Landwirte] übertragene Anthropozoonose* durch Listeria* monocytogenes; beim Erwachsenen kommt es meist zu grippeartigen Infekten, aber auch zu Meningitis* oder Meningoenzephalitis*; die häufigste Infektion ist aber die Schwangerenlisteriose*, die in jeder Phase der Schwangerschaft auftreten kann, allerdings am häufigsten im letzten Schwangerschaftsdrittel; sie kann zu Fehlgeburt führen; bei diaplazentarer Infektion entwickelt sich eine Neugeborenenlisteriose*; außerdem besteht die Gefahr einer Infektion bei vorzeitigem Blasensprung oder unter der Geburt; **Diagnose**: Erregernachweis nach Anzucht auf z.B. Blutagar oder Tryptikase-Soja-Bouillon; **Therapie**: Ampicillin* oder andere Aminopenicilline*

perinatale/postnatale Listeriose: *s.u. Neugeborenenlisteriose*

Lilsulrid *nt* (Ⓔ lisuride): Ergolin-Derivat; Dopaminagonist, Serotoninantagonist; **Anw.**: Parkinson*-Syndrome; Abstillmittel; Migraine*

LIT *Abk.*: Leber-Inkorporationstest

liltelral *adj* (Ⓔ literal): Buchstaben betreffend

Lith-, lith- *präf.*: *→Litho-*

Lilthilalsis *f, pl* **-ses** (Ⓔ lithiasis): ***Syn:*** *Steinleiden, Calculosis*; Oberbegriff für Erkrankungen durch eine Stein- oder Konkrementbildung, z.B. Cholelithiasis

Lilthilum *nt* (Ⓔ lithium): für den Menschen essentielles Alkalimetall; wird zur Therapie manisch-depressiver Erkrankungen eingesetzt

Litho-, litho- *präf.*: Wortelement mit der Bedeutung „Stein"

Liltholchollsäulre *f* (Ⓔ lithocholic acid): Gallensäure*

Liltholdilallylse *f*: *→Litholyse*

Liltholfrakltor *m*: *→Lithotriptor*

liltholgen *adj* (Ⓔ lithogenic): die Steinbildung fördernd, steinbildend

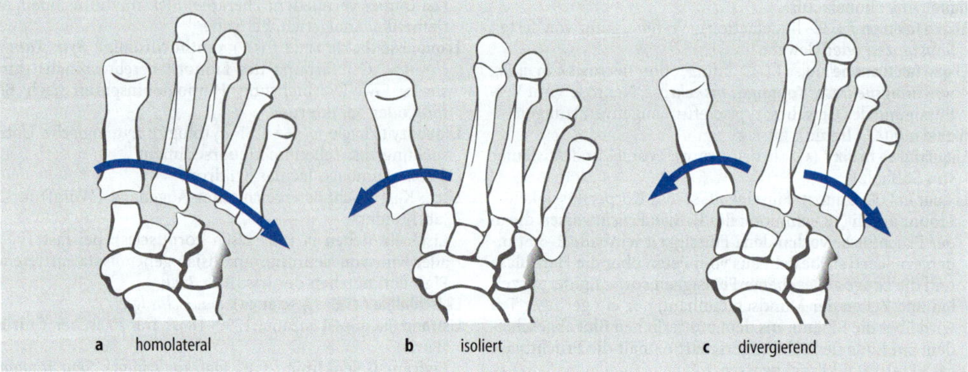

Abb. L91. Lisfranc-Luxationsfrakturen

Li|tho|ge|ne|se *f* (Ⓔ lithogenesis): Steinbildung, Konkrementbildung, z.B. Harnsteinbildung
Li|tho|kla|sie *f* (Ⓔ lithotripsy): ***Syn:*** *Lithotripsie*; Steinzertrümmerung
Li|tho|klast *m*: *→Lithotriptor*
Li|tho|ko|ni|on *nt*: *→Lithotriptor*
Li|tho|ly|se *f* (Ⓔ litholysis): ***Syn:*** *Lithodialyse, Steinauflösung*; die Auflösung von Gallen-, Blasen-, Nierensteinen etc. im Körper; meist durch Chemikalien oder Medikamente [Chemolitholyse]; *s.a. Cholelitholyse, Lithotripsie*
li|tho|ly|tisch *adj* (Ⓔ litholytic): steinauflösend
Li|tho|to|mie *f* (Ⓔ lithotomy): ***Syn:*** *Steinschnitt*; operative Entfernung eines Konkrements/Steins; i.e.S. die Lithozystotomie*
Li|tho|trip|sie *f* (Ⓔ lithotripsy): ***Syn:*** *Lithoklasie, Steinzertrümmerung*; Zertrümmerung von Gallen-, Blasen-, Nierensteinen etc. mittels Ultraschall, elektrohydraulicher Stoßwellen [extrakorporale Stoßwellenlithotripsie*], Laserbestrahlung oder mit dem Lithotriptor und Absaugung der Trümmer
transurethrale Lithotripsie (Ⓔ transurethral lithotripsy): die Zerkleinerung kann mittels Ultraschall, Stoßwellen, Laserbestrahlung oder mechanisch mit dem Steinpunch vorgenommen werden; die Konkrementfragmente werden abgesaugt
Li|tho|trip|ter *m*: *→Lithotriptor*
Li|tho|trip|tor *m* (Ⓔ lithotriptor): ***Syn:*** *Lithotripter, Lithokonion, Lithoklast, Lithofraktor*; Instrument zur Steinzertrümmerung; *s.a. Lithozystotomie*
Li|tho|tro|phie *f* (Ⓔ lithotrophy): *s.u. Essay Bakterien S. 217*
Li|tho|zys|to|to|mie *f* (Ⓔ lithocystotomy): ***Syn:*** *Blasensteinschnitt, Blasensteinoperation, Blasensteinentfernung, Zystolithektomie*; operative Blaseneröffnung und Steinentfernung; die klassische Eröffnung der Blase über einen suprapubischen Zugang wird heute praktisch nicht mehr durchgeführt; die Methode der Wahl ist eine **transurethrale Lithotripsie*** mit Absaugung der Konkrementfragmente

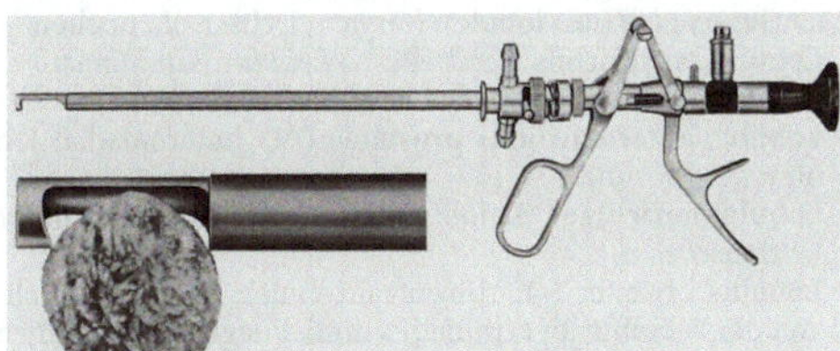

Abb. L92. Steinpunch zur Sichtlithotripsie von Blasensteinen

Li|thu|re|se *f* (Ⓔ lithuresis): Ausscheidung von Blasengrieß mit dem Harn, Blasengrießabgang; *s.a. Blasenstein*
Lith|u|rie *f* (Ⓔ lithuria): übermäßige Harnsäureausscheidung
Little: William John Little; 1810–1894; englischer Orthopäde (London)
Little-Krankheit *f* (Ⓔ Little's disease): ***Syn:*** *Diplegia spastica infantilis*; doppelseitige Form der beinbetonten spastischen Zerebralparese*; betrifft v.a. die Adduktoren, Kniegelenkstrecker und Plantarflexoren; der Gang ist charakteristisch, die Patienten gehen scheinbar auf den Zehenspitzen und schieben die Beine mühsam aneinander vorbei; die Gangstörung nimmt im Alter eher zu; die Intelligenz ist i.d.R. unbeeinträchtigt und Anfälle gehören nicht zum Krankheitsbild
Littré: Alexis Littré; 1658–1725; französischer Chirurg und Anatom (Paris)
Littré-Abszess *m* (Ⓔ littritis): ***Syn:*** *Littritis, Littréitis*; Entzündung der Littré-Drüsen der männlichen Harnröhre
Littré-Drüsen *pl* (Ⓔ Littre's glands): ***Syn:*** *Urethraldrüsen, Glandulae urethrales urethrae masculinae*; muköse Drüsen der Schleimhaut der männlichen Harnröhre
Littré-Hernie *f* (Ⓔ Littre's hernia): ***Syn:*** *Darmwandhernie, Darmwandbruch, Richter-Hernie, Richter-Littré-Hernie*; Hernie* mit Einklemmung der Darmwand in der Bruchpforte; ist wie alle inkarzerierten Hernien ein chirurgischer Notfall und muss entweder geschlossen reponiert oder operativ versorgt werden

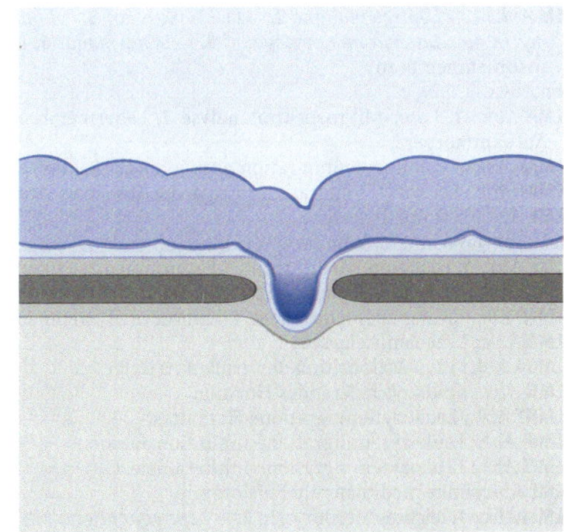

Abb. L93. Littré-Hernie

Lit|tre|i|tis *f, pl* **-ti|den**: *→Littré-Abszess*
Lit|tré|i|tis *f*: *→Littré-Abszess*
lit|tre|i|tisch *adj*: *→littritisch*
Lit|tri|tis *f*: *→Littré-Abszess*
lit|tri|tisch *adj* (Ⓔ littritic): ***Syn:*** *littreitisch*; Littritis betreffend, von ihr betroffen oder gekennzeichnet
Litzmann: Karl Konrad Theodor Litzmann; 1815–1890; deutscher Gynäkologe (Kiel)
Litzmann-Obliquität *f* (Ⓔ Litzmann's obliquity): ***Syn:*** *hinterer Asynklitismus*; *s.u. Asynklitismus*
Li|ve|do *f* (Ⓔ livedo): netz-/fleck-/streifenförmige, zyanotische Verfärbung der Haut bei venöser Stauung
Livedo reticularis (Ⓔ livedo reticularis): *s.u. Cutis marmorata*
li|vid *adj*: *→livide*
li|vi|de *adj* (Ⓔ livid): ***Syn:*** *livid*; blassbläulich, fahl, bläulich verfärbt
Li|vor *m, pl* **-vo|res** (Ⓔ lividity): fleckige, bleiblaue Hautverfärbung
Livores mortis (Ⓔ postmortem lividity): ***Syn:*** *Totenflecke, Leichenflecke*; nach dem Tod auftretende Hauteinblutungen, die anfangs noch weggedrückt werden können; beginnen ca. 1 Stunde post mortem [selten bereits während der agonalen Phase] als rötlich-zyanotische Flecken abhängiger Körperpartien [venöse Hypostase]; werden nach ca. 24 h durch eine Hämoglobinsättigung des Gewebes permanent; *s.a. Todeszeichen*
LK *Abk.*: **1.** Lamellenkörper **2.** Lumineszenzkammer **3.** *→Lymphknoten*
L-Ketten *pl* (Ⓔ L chains): leichte Ketten der Immunglobuline*
L-Ketten-Krankheit *f* (Ⓔ L-chain disease): ***Syn:*** *Leichtketten-Krankheit, Bence-Jones-Krankheit, Bence-Jones-Plasmozytom*; Variante des Plasmozytoms* mit ausschließlicher Bildung von Bence-Jones-Eiweiß*, Bence-Jones-Proteinurie* und Nierenschädigung
LKFS *Abk.*: *→langkettige Fettsäuren*
LKG *Abk.*: Lippen-Kiefer-Gaumen
LKG-Spalte *f*: *→Lippen-Kiefer-Gaumen-Spalte*
LKH *Abk.*: Landeskrankenhaus
LKK *Abk.*: **1.** Landkrankenkasse **2.** Landwirtschaftliche Krankenkasse
LKM *Abk.*: latente Kardiomyopathie
LKS *Abk.*: Lymphknotenschwellung
LKT *Abk.*: langkettige Triglyceride
LL *Abk.*: **1.** Leberlipase **2.** *→lepromatöse Lepra* **3.** *→Luftleitung* **4.** *→lymphatische Leukämie*
LLF *Abk.*: *→Laki-Lorand-Faktor*
LLM *Abk.*: lokalisierte Leukozytenmobilisation

LM *Abk.*: **1.** →*Lentigo maligna* **2.** →*Lichtmikroskop* **3.** →*Lincomycin* **4.** →*Listeria monocytogenes* **5.** →*Lunarmonat* **6.** Lysosomenmembran

lm *Abk.*: →*Lumen*

LMA *Abk.*: **1.** Laser-Mikrospektralanalyse **2.** Lebermembran-Autoantikörper

LMAF *Abk.*: Lymphozytenmigration-aktivierender Faktor

LMAT *Abk.*: Leukozytenmigration-in-Agarose-Test

LME *Abk.*: Lysinmethylester

L-Meromyosin *nt* (Ⓔ L-meromyosin): *s.u. Muskelfaser*

LMF *Abk.*: **1.** Leukeran, Methotrexat, 5-Fluorouracil **2.** leukozytenmobilisierender Faktor **3.** lipidmobilisierender Faktor

LMFP *Abk.*: Leukeran, Methotrexat, 5-Fluorouracil, Prednison

LMG *Abk.*: Lebensmittelgesetz

LMGA *Abk.*: Lävo-Malposition der großen Arterien

LMH *Abk.*: lipidmobilisierendes Hormon

LMHT *Abk.*: Leukozytenmigrations-Hemmtest

LMIF *Abk.*: Leukozytenmigrations-Inhibitionsfaktor

LMIT *Abk.*: Leukozytenmigrations-Inhibitionstest

LML *Abk.*: linke mediolaterale Episiotomie

LMM *Abk.*: **1.** leichtes Meromyosin **2.** →*Lentigo-maligna-Melanom* **3.** →*L-Meromyosin*

LMMI *Abk.*: linksventrikulärer Muskelmasse-Index

LM-Potenz *f* (Ⓔ LM potency): *s.u. Potenzierung*

LMR *Abk.*: linguomandibulärer Reflex

LMT *Abk.*: Leukozyten-Migrationstest

LMTH *Abk.*: luteomammotropes Hormon

LMV *Abk.*: Leberminutenvolumen

Ln. *Abk.*: →*Lymphonodus*

LNA *Abk.*: **1.** Leitender Notarzt **2.** L-Leucin-β-naphthylamid

LNH *Abk.*: Leucylnaphthylamidhydrolase

L-Niere *f* (Ⓔ L-shaped kidney): L-förmige Verschmelzungsniere*

Lnn. *Abk.*: Lymphonodi

LNS *Abk.*: →*Lesch-Nyhan-Syndrom*

Lny *Abk.*: →*Lagenystagmus*

load and go *nt* (Ⓔ load and go): *s.u. Polytrauma*

Loa loa *f* (Ⓔ Loa loa): ***Syn:*** *Augenwurm, Wanderfilarie, Taglarvenfilarie, Filaria loa*; in Afrika vorkommender parasitärer Fadenwurm, der durch Bremsen [Chrysops] übertragen wird; Erreger der Loiasis*

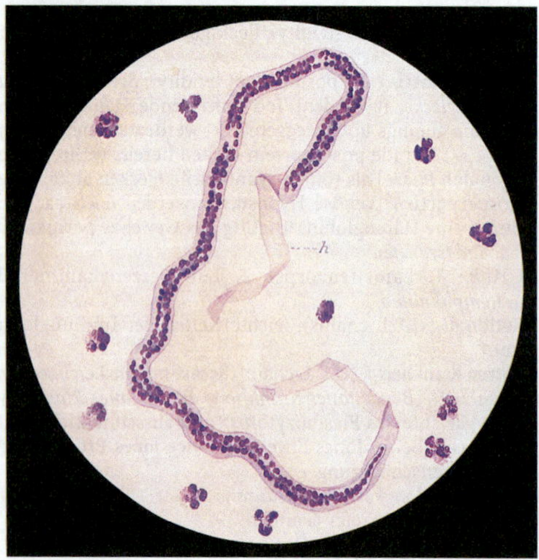

Abb. L94. Loa loa

Loa-loa-Filariose *f*: →*Loiasis*

Loa-loa-Infektion *f*: →*Loiasis*

Lo|a|o|se *f*: →*Loiasis*

lo|bär *adj* (Ⓔ lobar): (Organ-)Lappen/Lobus betreffend

Lo|bär|bron|chus *m*: →*Lappenbronchus*

Lo|bär|pneu|mo|nie *f* (Ⓔ lobar pneumonia): ***Syn:*** *Lappenpneumonie*; auf einen Lungenlappen begrenzte Lungenentzündung; *s.u. Pneumonie*

Lo|bek|to|mie *f* (Ⓔ lobectomy): ***Syn:*** *Lappenresektion*; operative Entfernung eines Organlappens

Lo|be|lin *nt* (Ⓔ lobeline): zur Nicotinentwöhnung verwendetes Alkaloid aus **Lobelia inflata** [Indianertabak]

Lo|bi|tis *f, pl* **-ti|den** (Ⓔ lobitis): ***Syn:*** *Lappenentzündung*; Entzündung eines (Organ-)Lappens

lo|bi|tisch *adj* (Ⓔ lobitic): Lappenentzündung/Lobitis betreffend, von ihr betroffen oder gekennzeichnet

Lobo: Jorge Lobo; zeitgenössischer brasilianischer Arzt

Lobo-Krankheit *f*: →*Lobomykose*

Lo|bo|a lo|boi *f* (Ⓔ Loboa loboi): in Mittel- und Südamerika vorkommender Pilz; Erreger der Lobomykose*; evtl. identisch mit Paracoccidioides* brasiliensis

Lo|bo|my|ko|se *f* (Ⓔ lobomycosis): ***Syn:*** *Lobo-Krankheit, Keloidblastomykose, Blastomycosis queloidana*; durch Loboa* loboi hervorgerufene chronische Mykose* der Haut und Unterhaut mit keloid-ähnlichen Knoten; tritt v.a. in Mittel- und Südamerika auf; **Therapie**: chirurgische Abtragung; bisher keine antimykotische Therapie bekannt

Lo|bo|to|mie *f* (Ⓔ lobotomy): kaum noch durchgeführte Durchtrennung von Verbindungsfasern zwischen Thalamus* und Stirnhirn; heute durch stereotaktische Hirnoperationen ersetzt

Lobstein: Johann Lobstein; 1777–1835; französischer Chirurg (Straßburg)

Lobstein-Krankheit *f* (Ⓔ Lobstein's disease): ***Syn:*** *Lobstein-Syndrom, Lobstein-Typ der Osteogenesis imperfecta, Osteogenesis imperfecta tarda, Osteogenesis imperfecta Typ Lobstein*; autosomal-dominante Störung der Knochenbildung mit Knochenbrüchigkeit, Zahnfehlbildungen, Katarakt, blauer Sklera und Innenohrschwerhörigkeit; der Verlauf ist leichter als bei den anderen Formen der Osteogenesis* imperfecta; es kommt zu relativ wenigen Frakturen und kaum zu Skelettdeformierungen

lobster claw *nt*: *s.u. Spaltfuß, Spalthand*

lo|bu|lär *adj* (Ⓔ lobular): Läppchen/Lobulus betreffend; läppchenförmig

Lo|bu|lus *m, pl* **-li** (Ⓔ lobule): (Organ-, Drüsen-)Läppchen

Lobulus ansiformis cerebelli: →*Lobulus semilunaris cerebelli*

Lobulus anteromedialis prostatae (Ⓔ anteromedial lobule): *s.u. Prostata*

Lobulus auriculae (Ⓔ lobule of auricle): Ohrläppchen; *s.u. Ohrmuschel*

Lobulus biventer (Ⓔ biventral lobule): links und rechts von der Kleinhirnpyramide [Pyramis] liegendes Kleinhirnläppchen, das durch die **Fissura intrabiventralis** in einen seitlichen [**Pars lateralis lobuli biventralis**] und einen medialen Teil [**Pars medialis lobuli biventralis**] unterteilt wird

Lobulus centralis cerebelli (Ⓔ central lobule of cerebellum): unter der Lingula* cerebelli liegender Teil des Kleinhirnwurms [Vermis* cerebelli]

Lobuli epididymidis (Ⓔ lobules of epididymis): ***Syn:*** *Coni epididymidis*; konische Läppchen des Nebenhodenkopfes [Caput* epididymidis], die durch die Ductuli* efferentes testis gebildet werden

Lobuli glandulae mammariae (Ⓔ lobules of mammary glands): Brustdrüsenläppchen; *s.u. Brustdrüse*

Lobuli glandulae thyroideae (Ⓔ lobules of thyroid): ***Syn:*** *Schilddrüsenläppchen*; auf der Oberfläche der Schilddrüse sichtbare Läppchen; entstehen durch eine Unterteilung des Stromas durch von der Kapsel nach innen ziehende Bindegewebssepten; *s.a. Schilddrüse*

Lobulus gracilis (Ⓔ gracile lobe): ***Syn:*** *Lobulus paramedianus*; schmales Kleinhirnläppchen, das durch die **Fissura prebiventralis** vom Lobulus* biventer getrennt ist und durch die **Fissura lunogracilis** vom Lobulus* semilunaris inferior

Lobuli hepatis (Ⓔ hepatic lobules): Leberläppchen; *s.u. Leber*

Lobulus inferolateralis prostatae (Ⓔ inferolateral lobule): *s.u. Prostata*

Lobulus inferoposterior prostatae (Ⓔ inferoposter lobule): *s.u. Prostata*

Lobulus paracentralis (Ⓔ paracentral lobule): hakenförmiges Läppchen der Stirnhirnrinde zwischen Gyrus* precentralis und postcentralis

Lobulus parafloccularis dorsalis (Ⓔ dorsal parafloccular lobule): Pars medialis lobuli biventralis; *s.u. Lobulus biventer*

Lobulus paramedianus: *→Lobulus gracilis*

Lobulus parietalis inferior (Ⓔ inferior parietal lobule): hinter dem Sulcus* postcentralis liegender Lobulus der Großhirnrinde

Lobulus parietalis superior (Ⓔ superior parietal lobule): hinter dem Sulcus* postcentralis liegender Lobulus der Großhirnrinde

Lobulus pulmonis (Ⓔ pulmonary lobule): Lungenläppchen; *s.u. Lunge*

Lobulus quadrangularis cerebelli anterior (Ⓔ anterior quadrangular lobule): annähernd quadratisches Kleinhirnläppchen im Lobus* cerebelli anterior seitlich vom Culmen*; wird von der Fissura prima cerebelli und der Fissura postcentralis begrenzt

Lobulus quadrangularis cerebelli posterior (Ⓔ anterior quadrangular lobule): annähernd quadratisches Kleinhirnläppchen im Lobus* cerebelli anterior seitlich der Declive*; wird durch die Fissura prima cerebelli vom Lobulus* quadrangularis cerebelli anterior abgegrenzt

Lobulus semilunaris caudalis (Ⓔ caudal semilunar lobe): Lobulus semilunaris inferior; *s.u. Lobulus semilunaris cerebelli*

Lobulus semilunaris cerebelli (Ⓔ semilunar lobe): ***Syn:*** *Lobulus ansiformis cerebelli*; zum Lobus* cerebelli posterior gehörendes Läppchen, das durch die Fissura* horizontalis in einen oberen [Lobulus semilunaris superior] und unteren Teil [Lobulus semilunaris inferior] unterteilt wird; *s.a. Cerebellum*

Lobulus semilunaris cranialis (Ⓔ cranial semilunar lobe): Lobulus semilunaris superior; *s.u. Lobulus semilunaris cerebelli*

Lobulus semilunaris inferior (Ⓔ inferior semilunar lobe): *s.u. Lobulus semilunaris cerebelli*

Lobulus semilunaris rostralis: *→Lobulus semilunaris superior*

Lobulus semilunaris superior (Ⓔ superior semilunar lobule): *s.u. Lobulus semilunaris cerebelli*

Lobulus simplex cerebelli (Ⓔ lobulus simplex cerebelli): aus Declive und Lobulus quadrangularis superior bestehender Teil des Kleinhirns [Cerebellum*]

Lobulus superomedialis prostatae (Ⓔ superomedial lobule): *s.u. Prostata*

Lobuli testis (Ⓔ testicular lobules): Hodenläppchen; *s.u. Hoden*

Lobuli thymi (Ⓔ lobules of thymus): Thymusläppchen; *s.u. Thymus*

Lobuli thymici accessorii (Ⓔ accessory lobules of thymus): akzessorische Thymusläppchen; *s.u. Thymus*

Lo|bus *m, pl* **-bi** (Ⓔ lobe): (Organ-)Lappen

Lobus anterior hypophysis: *→Adenohypophyse*

Lobus caudatus hepatis (Ⓔ caudate lobe of liver): ***Syn:*** *Spieghel-Leberlappen, Pars posterior hepatis*; kleiner Leberlappen an der Unterseite [Facies visceralis] der Leber hinter der Leberpforte; *s.a. Leber*

Lobus cerebelli anterior (Ⓔ anterior lobe of cerebellum): ***Syn:*** *kranialer Kleinhirnlappen*; vorderer/oberer Abschnitt des Kleinhirns [Cerebellum], der durch die Fissura* prima cerebelli vom Lobus* cerebelli posterior getrennt wird; umfasst entwicklungsgeschichtlich alte Kleinhirnanteile, wie z.B. Lingula, Lobulus centralis und Culmen

Lobus cerebelli posterior (Ⓔ posterior lobe of cerebellum): ***Syn:*** *kaudaler Kleinhirnlappen*; hinterer/unterer Abschnitt des Kleinhirns [Cerebellum], der durch die Fissura* prima cerebelli vom Lobus* cerebelli anterior getrennt wird; umfasst entwicklungsgeschichtlich neue Kleinhirnanteile, wie z.B. Folium, Pyramis, Uvula, Tonsilla

Lobi cerebri (Ⓔ cerebral lobes): ***Syn:*** *Hirnlappen*; die Großhirnrinde [Cortex* cerebri] hat 6 Lappen: **Stirnlappen** [Lobus* frontalis], **Scheitellappen** [Lobus* parietalis], **Hinterhauptslappen** [Lobus* occipitalis], **Schläfenlappen** [Lobus* temporalis], **Insel** [Lobus* insularis] und **limbischer Lappen** [Lobus* limbicus]

Lobus flocculonodularis (Ⓔ flocculonodular lobe): phylogenetisch ältester Teil des Kleinhirns [Cerebellum], der durch die **Fissura posterolateralis** vom Lobulus cerebellaris posterior getrennt ist; besteht aus einem Mittelteil [**Nodulus vermis**], das jeweils über einen Stiel [**Pedunculus flocculi**] mit dem außen liegenden paarigen **Flocculus** verbunden ist

Lobus frontalis (Ⓔ frontal lobe): ***Syn:*** *Frontallappen, Stirnlappen*; in der vorderen Schädelgrube [Fossa* cranii anterior] liegender Hirnlappen, der den vorderen Pol [Polus frontalis] des Gehirns bildet; wird durch den Sulcus* centralis cerebri vom Scheitellappen [Lobus* parietalis] und durch den Sulcus* lateralis cerebri vom Schläfenlappen [Lobus* temporalis] getrennt; die vor dem Sulcus* centralis cerebri liegenden hinteren Abschnitte des Frontallappens [z.B. primär motorischer Kortex*, prämotorischer Kortex, frontales Augenfeld, Broca*-Zentrum] stehen im Dienste motorischer Vorgänge; die vordere Hälfte [**präfrontaler Kortex**] steuert komplexe Verhaltensweisen [Antrieb, Motivation]; bei Patienten mit psychischen Auffälligkeiten ist diese Region auffällig häufig beeinträchtigt

Lobi glandulae mammariae (Ⓔ lobes of mammary gland): Brustdrüsenlappen; *s.u. Brustdrüse*

Lobus glandulae thyroideae (Ⓔ lobe of thyroid): Schilddrüsenlappen; *s.u. Schilddrüse*

Lobus hepatis dexter (Ⓔ right lobe of liver): rechter Leberlappen; *s.u. Leber*

Lobus hepatis sinister (Ⓔ left lobe of liver): linker Leberlappen; *s.u. Leber*

Lobus inferior pulmonis (Ⓔ inferior pulmonary lobe): rechter/linker Unterlappen; *s.u. Lunge*

Lobus insularis (Ⓔ insular lobe): ***Syn:*** *Insel, Inselrinde, Insula*; Teil der Großhirnrinde* in der Tiefe des Sulcus* lateralis cerebri, der von anderen Strukturen [Operculum frontale, parietale und temporale] überlagert wird; wird innen von der Capsula* extrema begrenzt

Lobus limbicus (Ⓔ limbic lobe): ***Syn:*** *limbischer Lappen*; an der Basis des Gehirns liegender Lappen, der u.a. Gyrus* cinguli, parahippocampalis und dentatus umfasst; ist an Vorgängen beteiligt, die das Verhalten und emotionale Reaktionen betreffen

Lobus medius prostatae (Ⓔ median lobe of prostate): zwischen den beiden Seitenlappen liegender Mittellappen der Prostata*

Lobus medius pulmonis dextri (Ⓔ middle lobe of right lung): Mittellappen; *s.u. Lunge*

Lobus nervosus neurohypophysis (Ⓔ neural lobe of neurohypophysis): ***Syn:*** *Neurallappen, Pars nervosa neurohypophysis*; hinterer Teil der Neurohypophyse [Hypophysenhinterlappen*], der die im Hypothalamus* gebildeten Effektorhormone ADH* und Oxytocin* speichert; wird im klinischen Sprachgebrauch meist mit Hypophysenhinterlappen gleichgesetzt

Lobus occipitalis (Ⓔ occipital lobe): ***Syn:*** *Okzipitallappen, Hinterhauptslappen*; hinter dem Sulcus* parietooccipitalis liegender, hinterster Hirnlappen, der den hinteren Pol [Polus occipitalis] des Gehirns bildet; primäre und sekundäre Sehrinde* nehmen den gesamten Okzipitallappen ein

Lobus parietalis (Ⓔ parietal lobe): ***Syn:*** *Parietallappen, Scheitellappen*; Lappen auf der Seite und dem oberen Teil des Großhirns, wird vorne vom Sulcus* centralis cerebri, hinten vom Sulcus* parietooccipitalis und seitlich vom Sulcus* lateralis cerebri begrenzt; der größte Teil des Parietallappens wird von der primären und sekundären somatosensorischen Rinde* beansprucht, die Signale von Mechano-, Schmerz-, Thermo- und Tiefenrezeptoren erhält

Lobus posterior hypophysis (Ⓔ posterior lobe of hypophysis): ***Syn:*** *Neurohypophyse, Hypophysenhinterlappen, Neurohypophysis*; aus Neurallappen [Lobus* nervosus neurohypophysis] und Infundibulum* hypophysis bestehender hinterer Teil der Hypophyse*, in dem die im Hypothalamus* gebildeten **Effektorhormone** ADH* und Oxytocin* gespeichert werden; besteht aus den Axonen der Hypothalamuskerne, die vom **Nucleus supraopticus** und **Nucleus paraventricularis** im Tractus* hypothalamohypophysialis zum Hypophysenhinterlappen ziehen, und spezifischen Neurogliazellen, die als **Pituizyten** bezeichnet werden

Lobus prostatae dexter et sinister (Ⓔ right and left prostatic lobe): rechter und linker Prostatalappen; *s.u. Prostata*

Lobus pyramidalis glandulae thoroideae (Ⓔ pyramidal lobe of thyroid): Pyramidenlappen der Schilddrüse*

Lobus quadratus hepatis (Ⓔ quadrate lobe of liver): ***Syn:*** *viereckiger Leberlappen*; kleiner Leberlappen zwischen Gallenblase* und Leberpforte; *s.a. Leber*

Lobi renales (Ⓔ renal lobes): Nierenlappen; *s.u. Niere*

Lobus superior pulmonis dextri (Ⓔ superior lobe of right lung): rechter Oberlappen; *s.u. Lunge*

Lobus superior pulmonis sinistri (Ⓔ superior lobe of left lung): linker Oberlappen; *s.u. Lunge*

Lobus temporalis (Ⓔ temporal lobe): ***Syn:*** *Temporallappen, Schläfenlappen*; in der mittleren Schädelgrube [Fossa* cranii media] liegender seitlicher Hirnlappen, der durch den Sulcus* lateralis cerebri vom Frontallappen [Lobus* frontalis] und dem unteren Teil des Scheitellappens [Lobus* parietalis] getrennt wird; enthält primäre und sekundäre Hörrinde* und das sensorische Sprachzentrum [Wernicke*-Zentrum]

Lobus thymi (Ⓔ lobe of thymus): Thymuslappen; *s.u. Thymus*

Lo|chia *pl* (Ⓔ lochia): ***Syn:*** *Lochiorrhoe, Lochiorrhagie, Wochenfluss, Lochien*; physiologischer Ausfluss nach der Geburt bis zur Abheilung der Gebärmutter; in der ersten Woche ist der Ausfluss blutig [**Lochia rubia**], in der zweiten braun-rot [**Lochia fusca**], in der dritten gelblich [**Lochia flava**] und ab der vierten Woche weißlich-klar [**Lochia alba**]; das Lochialsekret enthält immer Keime, am häufigsten sind Staphylokokken* und Streptokokken*

Tab. L95. Physiologische Abfolge der Lochienstadien

1. Woche	Blutige Lochien (Lochia rubia)
2. Woche	Braun-rote Lochien (Lochia fuchsia)
3. Woche	Gelbliche Lochien (Lochia flava)
Anfang 4. Woche	Entfärbte Lochien (Lochia alba)

Lo|chi|al|stau *m*: *→Lochiometra*

Lo|chi|en *pl*: *→Lochia*

Lo|chi|o|me|tra *f* (Ⓔ lochiometra): ***Syn:*** *Lochialstau*; Lochienstauung in der Gebärmutter durch eine Abflussbehinderung; **Therapie**: Spasmolytika* und Oxytocin*

Lo|chi|or|rha|gie *f*: *→Lochia*

Lo|chi|or|rhoe *f, pl* **-rho|en**: *→Lochia*

Loch|ka|nü|le *f*: *s.u. Trachealkanüle*

Loch|schwä|re *f*: *→Ecthyma*

Locke: Frank Spiller Locke; 1871–1949; englischer Physiologe

Locke-Lösung *f* (Ⓔ Locke's fluid): blutisotonische Infusionslösung als Blutersatz; enthält 9 g Nacl, 0,42 g KCl, 0,48 g $CaCl_2$, 0,2 g $NaHCO_3$, 2 g Gluose-Monohydrat pro Liter Lösung

Locked-in-Syndrom *nt* (Ⓔ locked-in syndrome): ***Syn:*** *deefferentierter Zustand*; vollständige Lähmung aller Extremitäten [Tetraparese] und nahezu aller motorischen Hirnnerven bei erhaltenem Bewusstsein; manchmal bleibt noch eine geringe Restmotorik erhalten [z.B. Lidschluss, Augenbewegungen], die zur Kommunikation genutzt werden kann; findet sich bei Schädigungen im Hirnstammbereich [Basilaristhrombose, Blutung, Kontusion] oder kann durch ein Guillain-Barré-Syndrom vorgetäuscht werden; die Prognose ist schlecht, in der Literatur werden nur wenige Überlebende angegeben

Lo|cus *m, pl* **-ci** (Ⓔ locus): Ort, Platz, Stelle

Locus caeruleus (Ⓔ locus caeruleus): dunkel pigmentierte Stelle im oberen Drittel der Rautengrube [Fossa* rhomboidea]

Locus coeruleus: veraltet für *→Locus caeruleus*

Locus Kiesselbachi (Ⓔ Kiesselbach's area): ***Syn:*** *Kiesselbach-Ort*; Ort am Übergang von normaler Haut in das Flimmerepithel der Nasenschleimhaut im Bereich des knorpeligen Nasenseptums*, der besonders stark ausgeprägte arteriovenöse Anastomosen besitzt; bei Schädigungen der Schleimhaut kann es zu starkem Nasenbluten kommen

Locus minoris resistentiae (Ⓔ location of least resistance): Ort des geringsten Widerstandes; d.h. ein Organ oder Gewebe, das eine besondere Disposition zur Entwicklung einer Erkrankung besitzt

Loeffler: **Loeffler-Priesel-Tumor** *m* (Ⓔ Priesel tumor): ***Syn:*** *Thekazelltumor, Thekom, Priesel-Tumor, Fibroma thecacellulare xanthomatodes*; von den Thekazellen* des Eierstocks ausgehendes Fibrom mit lipidhaltigen Zellen; gutartiger Tumor, der meist perimenopausal auftritt und Hormone produzieren kann

Loennecken: **Loennecken-Tubus** *m* (Ⓔ Loennecken's tube): spezieller Endotrachealtubus* für Säuglinge und Kleinkinder

Lo|fe|pra|min *nt* (Ⓔ lofepramine): trizyklisches Antidepressivum* vom Imipramin-Typ; HWZ 0,7–2 h [Metaboliten 12–54 h]

Löf|fel *m* (Ⓔ spoon): ungenaues Maß für Volumenangaben; 1 Esslöffel = ca. 15 ml, 1 Teelöffel = ca. 5 ml Flüssigkeit

Löf|fel|fuß *m* (Ⓔ spoon-shaped foot): Syndaktylie* mit Verwachsung aller Zehen

Löf|fel|hand *f* (Ⓔ spoon-shaped hand): Syndaktylie* mit Verwachsung aller Finger

Löf|fel|na|gel *m* (Ⓔ spoon nail): ***Syn:*** *Hohlnagel, Koilonychie*; Nagel mit muldenförmiger Eindellung der Nagelplatte; kommt angeboren und erworben bei Eisenmangel* vor

Löffler: **1.** Friedrich August Johannes Löffler; 1852–1915; deutscher Bakteriologe (Berlin, Greifswald) **2.** Wilhelm Löffler; 1887–1972; schweizer Internist (Basel, Zürich)

Löffler-Bazillus *m*: *→Corynebacterium diphtheriae*

Löffler-Endokarditis *f* (Ⓔ Löffler's endocarditis): ***Syn:*** *Endocarditis parietalis fibroplastica, Löffler-Syndrom*; akut verlaufende Endocarditis mit vorwiegendem Befall der rechten Herzkammer; histologisch finden sich Eosinophilie* sowie eine fibrotische Verdickung des apikalen und subvalvulären Endokards, die häufig zu Thromboembolien führt; neben dem Herz können auch Lunge, Knochenmark, Gehirn, Nieren, Gastrointestinaltrakt, Leber und Haut betroffen sein [hypereosinophiles Syndrom]; **Therapie**: Glucocorticoide, rekombinantes Interferon-α, Thrombozytenaggregationshemmer; evtl. operative Endokardresektion und Klappenersatz

Löffler-Pseudodiphtheriebazillus *m* (Ⓔ Hofmann's bacillus): ***Syn:*** *Corynebacterium pseudodiphtheriticum*; apathogenes, leicht mit Corynebacterium* diphtheriae zu verwechselndes Stäbchenbakterium

Löffler-Syndrom *nt*: *→Löffler-Endokarditis*

Löfgren: Sven Halvar Löfgren; schwedischer Arzt (Stockholm) im 20. Jahrhundert

Löfgren-Syndrom *nt* (Ⓔ Löfgren's syndrome): akute Form bzw. Frühform der Sarkoidose*; typisch sind akuter Beginn mit Fieber, Erythema* nodosum, Schwellung der mediastinalen Lymphknoten und eine An- oder Hypergie im Tuberkulintest; **Therapie**: Glucocorticoide; **Prognose**: gut, ca. 95 % zeigen eine spontane Remission

log *Abk.*: Logarithmus

Log-, log- *präf.*: *→Logo-*

-loge *suf.*: Wortelement mit der Bedeutung „Wissenschaftler/Forscher"

Lo|gen|syn|drom *nt* (Ⓔ compartment syndrome): ***Syn:*** *Kompartmentsyndrom*; durch eine verletzungsbedingte Einblutung in eine Muskelloge verursachtes Syndrom mit neuromuskulären Ausfällen und Muskelnekrose; am häufigsten als Kompartmentsyndrom der prätibialen Unterschenkelmuskulatur [**Tibialis-anterior-Syndrom**] im Anschluss an Frakturen, Sportverletzungen oder Überbelastung; **Therapie**: Fasziensspaltung innerhalb der ersten 24 Stunden

-logie *suf.*: Wortelement mit der Bedeutung „Wissenschaft/Kunde/Lehre von"

-login *suf.*: Wortelement mit der Bedeutung „Wissenschaft-

lerin/Ärztin für"
-logisch *suf.*: in Adjektiven verwendetes Wortelement mit der Bedeutung „forschend/lehrend"
Logo-, logo- *präf.*: Wortelement mit der Bedeutung „Sprache/Rede"
Lo|go|klo|nie *f* (Ⓔ logoclonia): bei Erkrankungen des extrapyramidalen Systems vorkommendes rhythmisches, sinnloses Wiederholen von Wörtern oder Lauten
Lo|go|pä|de *m* (Ⓔ logopedist): in Logopädie* ausgebildete Fachkraft
Lo|go|pä|die *f* (Ⓔ logopedics): **Syn:** *Stimm- und Sprachheilkunde*; Lehre von Erkennung und Behandlung von Störungen von Stimme und Sprache
Lo|go|pa|thie *f*: →*Sprachstörung*
Lo|go|ple|gie *f* (Ⓔ logoplegia): **Syn:** *Sprachlähmung*; Lähmung der Sprachorgane; *s.a. Kehlkopflähmung*
Lo|gor|rhö *f, pl* **-rhö|en** (Ⓔ logorrhea): **Syn:** *Redesucht, Zungendelirium, Polyphrasie*; bei verschiedenen Psychosen* auftretender ungehemmter Redefluss
Lo|gor|rhoe *f*: →*Logorrhö*
log-Phase *f* (Ⓔ log period): **Syn:** *exponentielle Phase, logarithmische Phase*; *s.u. Essay Bakterien S. 217*
LOH *Abk.*: loss of herozygosity
Löhlein: Max Löhlein; 1877–1912; deutscher Pathologe (Marburg)
Löhlein-Herdnephritis *f* (Ⓔ Löhlein's focal embolic nephritis): bei bakterieller Endokarditis* auftretende herdförmige Glomerulonephritis* mit guter Prognose
Lo|i|a|sis *f, pl* **-ses** (Ⓔ loiasis): **Syn:** *Loa-loa-Infektion, Loa-loa-Filariose, Filaria-loa-Infektion, Loaose, Calabar-Beule, Calabar-Schwellung, Kalabar-Beule, Kalabar-Schwellung, Kamerunschwellung*; in Afrika vorkommende Filariose* durch Loa* loa; charakteristisch sind die ödematösen Hautschwellungen durch eine Überempfindlichkeitsreaktion auf die subkutan umherwandernden Filarien; hinzu kommen Eosinophilie*, juckende Knötchen und Konjunktivitis* oder Episkleritis* bei Augenbefall; **DD:** Onchozerkose*; **Therapie:** Diethylcarbamazin*
lo|kal *adj* (Ⓔ local): örtlich (begrenzt)
Lo|kal|an|äs|the|sie *f* (Ⓔ local anesthesia): **Syn:** *Regionalanästhesie, örtliche Betäubung*; lokale Schmerzausschaltung durch eine Blockierung der Schmerzrezeptoren oder der Erregungsleitung in den Nervenfasern
therapeutische Lokalanästhesie (Ⓔ therapeutic anesthesia): **Syn:** *therapeutische Regionalanästhesie, Heilanästhesie*; Lokal- oder Regionalanästhesie zur Behandlung von Schmerzzuständen
Lo|kal|an|äs|the|ti|kum *nt, pl* **-ka** (Ⓔ local anesthetic): Substanz zur Lokalanästhesie*; die älteren Lokalanästhetika, wie z.B. Bonzocain, Procain, Tracain, gehören zum sog. **Ester-Typ**, weil es sich um organische Ester handelt; mittlerweile werden sie aber von Lokalanästhetika vom **Anilid-Typ** [Etidocain, Bupivacain, Lidocain] abgelöst
Lo|ka|li|sa|ti|on *f* (Ⓔ **1.–2.** localization): **1.** Ortsbestimmung, örtliche Lage, Lokalisierung **2.** (*Wachstum*) Beschränkung
Lo|ka|li|sa|ti|ons|sig|na|le, nu|kle|ä|re *pl* (Ⓔ nuclear localization signals): *s.u. Essay Gentransfer und Gentherapie S. 761*
Lo|ko|mo|ti|on *f* (Ⓔ locomotion): Bewegung, Fortbewegung(sfähigkeit), Ortsveränderung
lo|ko|mo|to|risch *adj* (Ⓔ locomotor): Bewegung/Fortbewegung betreffend, (fort-)bewegend
LOMAC *Abk.*: Leucovorin, Vincristin (*engl.* oncovin), Methotrexat, Adriamycin, Cyclophosphamid
Lombard: Etienne Lombard; 1869–1920; französischer Ohrenarzt (Paris)
Lombard-Test *m* (Ⓔ Lombard's test): ursprüngliche Form der Hörweitenprüfung mit einer Lärmtrommel; beruht auf dem Lombard*-Zeichen
Lombard-Zeichen *nt* (Ⓔ Lombard's sign): unwillkürliche Verstärkung der Sprechlautstärke bei einseitiger Schwerhörigkeit*, wenn die Eigenkontrolle durch das normal hörende Ohr z.B. mittels Bárány-Lärmtrommel unterbrochen wird
Lo|mus|tin *nt* (Ⓔ lomustine): alkylierendes Zytostatikum*
Lo|na|zo|lac *nt* (Ⓔ lonazolac): nicht-steroidales Antiphlogistikum*, Analgetikum*
long. *Abk.*: →*longitudinal*
Longhi: **Longhi-Avellis-Syndrom** *nt* (Ⓔ Avellis' paralysis): **Syn:** *Avellis-Syndrom, Avellis-Longhi-Syndrom*; Hemiplegia* alternans durch Schädigung der Medulla* oblongata
lon|gi|tu|di|nal *adj* (Ⓔ longitudinal): in Längsrichtung verlaufend, längs verlaufend
Longmire: William P. Longmire; amerikanischer Chirurg (Los Angeles) im 20. Jahrhundert
Longmire-Operation *f* (Ⓔ **1.–2.** Longmire's operation): **1.** Magenersatz* durch isoperistaltische Jejunuminterposition **2.** Ösophagusersatz nach Teilresektion durch ein freies Dünndarminterponat; die Gefäße werden mikrochirurgisch an die Hals- oder Thoraxgefäße anastomosiert
Long-term Nonprogressors *pl*: Langzeitüberlebende mit HIV; *s.u. Essay AIDS S. 31*
Looser: Emil Looser; 1877–1936; schweizer Chirurg (Zürich)
Looser-Milkman-Syndrom *nt* (Ⓔ Looser-Milkman syndrome): **Syn:** *Milkman-Syndrom, Looser-Syndrom, Dekalzifizierungssyndrom*; multiple Spontanfrakturen durch eine Entkalkung der Knochen bei Störungen des Calciumstoffwechsels oder als idiopathische Form; typisch sind Looser-Umbauzonen im Röntgenbild
Looser-Syndrom *nt*: →*Looser-Milkman-Syndrom*
Looser-Umbauzone *f* (Ⓔ Looser's transformation zone): strahlentransparente Aufhellungszonen der Röhrenknochen; oft als Pseudofrakturen bezeichnet
Lo|per|a|mid *nt* (Ⓔ loperamide): Antidiarrhoikum*, das die Peristaltik hemmt und damit die Wasser- und Elektrolytresorption fördert
lo|pho|trich *adj* (Ⓔ lophotrichous): (*Bakterium*) mit büschelförmiger Geißel
Lo|pi|na|vir *nt* (Ⓔ lopinavir): *s.u. Essay SARS S. 1893*
Lo|pra|zo|lam *nt* (Ⓔ loprazolam): Benzodiazepin*; HWZ 6–11 h, bei älteren Patienten bis 20 h; **Anw.:** Sedativum*, Hypnotikum*
Lo|pre|mon *nt*: →*Protirelin*
Lo|ra|ta|din *nt* (Ⓔ loratadine): H_1-Antihistaminikum* ohne sedierende Wirkung und mit langer Halbwertszeit
Lor|a|ze|pam *nt* (Ⓔ lorazepam): Benzodiazepin*; HWZ 13–15 h; **Anw.:** Angstzustände, Status epilepticus, präoperative Sedierung, Schlafstörungen, Zwangsneurosen, Phobien
Lor|do|se *f* (Ⓔ lordosis): **Syn:** *Lordosis*; anatomisch korrekte, nach vorne [ventral-konvex] gerichtete Krümmung der Hals- und Lendenwirbelsäule; oft auch im Sinne von Hyperlordose* verwendet
Lor|do|se|be|cken *nt* (Ⓔ lordotic pelvis): verengtes Becken bei Hyperlordose*
Lor|do|sis *f, pl* **-ses**: →*Lordose*
Lordosis cervicis/colli (Ⓔ cervical lordosis): Halslordose; *s.u. Wirbelsäule*
Lordosis lumbalis (Ⓔ lumbar lordosis): Lendenlordose; *s.u. Wirbelsäule*
Lor|do|sko|li|o|se *f* (Ⓔ lordoscoliosis): Kombination von Lordose* und Skoliose*
lor|do|sko|li|o|tisch *adj* (Ⓔ lordoscoliotic): Lordoskoliose betreffend, von ihr betroffen oder gekennzeichnet
lor|do|tisch *adj* (Ⓔ lordotic): Lordose betreffend, von ihr betroffen oder gekennzeichnet
Lorenz: Adolf Lorenz; 1854–1946; österreichischer Orthopäde (Wien)
Lorenz-Stellung *f* (Ⓔ Lorenz's position): **Syn:** *Froschstellung*; früher übliche Einstellung der Hüfte in 90° Beugung und 90° Abduktion zur Retention nach Reposition einer kongenitalen Hüftluxation
Lorenzos Öl *nt* (Ⓔ Lorenzo's oil): *s.u. Adrenoleukodystrophie*
Lor|met|a|ze|pam *nt* (Ⓔ lormetazepam): Benzodiazepin*; HWZ 10–14 h; **Anw.:** Ein- und Durchschlafstörungen, präoperative Sedierung
Lo|sar|tan *nt* (Ⓔ losartan): Angiotensin-II-Blocker*; blockiert selektiv den Angriff von Angiotensin II am Rezeptorsubtyp AT1; **Anw.:** essentielle Hypertonie*
Loschmidt: Joseph Loschmidt; 1821–1895; österreichischer Physiker
Loschmidt-Zahl *f* (Ⓔ Loschmidt's number): **Syn:** *Avogad-*

ro-Zahl; Zahl der Moleküle in einem Mol* einer Substanz [6,023 × 10^{23}]

Los|lass|schmerz *m* (Ⓔ rebound tenderness): *s.u. Blumberg-Symptom*

Lö|sung *f* (Ⓔ solution): homogenes, flüssiges Gemisch aus zwei oder mehreren Komponenten

hypertonische Lösung (Ⓔ hypertonic solution): Lösung mit höherem osmotischen Druck als das Blutplasma

hypotonische Lösung (Ⓔ hypotonic solution): Lösung mit niedrigerem osmotischen Druck als das Blutplasma

Lö|sungs|blu|tung *f* (Ⓔ placental separation bleeding): Blutung in der Nachgeburtsperiode während und nach der Plazentalösung; der Blutverlust beträgt ca. 300–500 ml

Lö|sungs|mit|tel *nt* (Ⓔ solvent): Stoff, in dem eine andere Substanz gelöst ist

Lot. *Abk.*: *→Lotio*

Lo|tio *f, pl* **-tio|nes**: *→Lotion*

Lo|ti|on *f* (Ⓔ lotion): ***Syn:*** *Lotio*; wässrige Suspension von Arzneimitteln zur äußeren Anwendung

Louis-Bar: Denise Louis-Bar; belgische Neuropathologin im 20. Jahrhundert

Louis-Bar-Syndrom *nt* (Ⓔ Louis-Bar syndrome): ***Syn:*** *progressive zerebelläre Ataxie, Ataxia-Teleangiectasia, Teleangiektasie-Ataxie-Syndrom, Ataxia teleangiectatica, zerebello-okulokutane Teleangiektasie*; autosomal-rezessive Erbkrankheit mit progredienten zerebellären und extrapyramidal motorischen Störungen [Ataxie, Choreoathetose, Störung der Augenmotorik, Demenz], Teleangiektasien und Störungen der Immunabwehr [IgG- und IgA-Mangel mit rezidivierenden bakteriellen Infekten]

Lo|va|sta|tin *nt* (Ⓔ lovastatin): HMG-CoA-Reduktasehemmer*; Lipidsenker*; **Anw.**: primäre Hypercholesterinämie, kombinierte Hypercholesterinämie und Hypertriglyzeridämie

L

Lövset: Jörgen Lövset; norwegischer Gynäkologe (Bergen) im 20. Jahrhundert

Lövset-Armlösung *f* (Ⓔ Lovset maneuver): häufig angewandte Methode der Armlösung bei Beckenendlage*

low compliance bladder *nt*: *s.u. Überlaufinkontinenz*

low-density lipoprotein *nt*: *→β-Lipoprotein*

Low-dose-Heparin *nt* (Ⓔ low-dose heparin): ***Syn:*** *Low-dose-Heparinisierung, Low-dose-Heparinprophylaxe*; niedrig dosierte Heparingaben [2–3 × 5000 IE pro Tag] zur perioperativen Thromboseprophylaxe oder bei langfristiger Immobilisation

Low-dose-Heparinisierung *f*: *→Low-dose-Heparin*

Low-dose-Heparinprophylaxe *f*: *→Low-dose-Heparin*

Lowe: Charles Upton Lowe; geb. 1921; amerikanischer Kinderarzt (Boston)

Lowe-Syndrom *nt* (Ⓔ Lowe's disease): ***Syn:*** *Lowe-Terrey-MacLachlan-Syndrom, okulo-zerebro-renales Syndrom*; X-chromosomal-rezessives Fehlbildungssyndrom mit Intelligenzminderung, Katarakt und Nierenfehlbildungen

Lowe-Terrey-MacLachlan-Syndrom *nt*: *→Lowe-Syndrom*

Lö|wen|ge|sicht *nt* (Ⓔ leonine facies): ***Syn:*** *Leontiasis, Facies leontina, Leontiasis ossea*; durch eine Verdickung der Schädelknochen hervorgerufenes löwenartiges Gesicht; findet sich v.a. bei lepromatöser Lepra* und kutanen Formen der Onchozerkose* in Zentralamerika

Löwenthal: Wilhelm Löwenthal; 1850–1894; deutscher Arzt

Löwenthal-Bahn *f* (Ⓔ Löwenthal 's tract): ***Syn:*** *Tractus tectospinalis*; Bahn vom Tectum* mesencephali zu den Motoneuronen des Rückenmarks [Medulla* spinalis]

Lö|wen|zahn *nt* (Ⓔ dandelion): ***Syn:*** *Taraxacum officinale*; Pflanze aus der Familie der Korbblütler [Asteraceae]; verwendet werden die oberirdischen Pflanzenteile [**Taraxaci herba**], die Wurzeln [**Taraxaci radix**] sowie vor der Blütezeit gesammelte und getrocknete ganze Pflanzen [**Taraxaci radix cum herba**]; sie enthalten v.a. Triterpene*, Carotine*, Flavonoide*, Phytosterole* und Sesquiterpenlactone* [Eudesmanolide, Germakranolide]; **Anw.**: bei Appetitlosigkeit, Verdauungsbeschwerden, zur Anregung der Diurese und des Gallenflusses; traditionell bei Gicht, Rheuma, chronischen Ekzemen und zur Blutreinigung; in der Homöopathie Zubereitungen aus der ganzen frischen Pflanze bei u.a. Leber- und Gallenleiden, Magenbeschwerden und -entzündung, Reizblase

lower genital tract infection *nt*: nicht-aszendierende epitheliale Infektion der Hohlorgane des Urogenitaltrakts; *s.u. Essay Geschlechtskrankheiten – Genitale Kontaktinfektionen S. 781*

lower urinary tract symptoms *pls*: *s.u. Prostatahypertrophie*

Low-flow-Phase *f* (Ⓔ low-flow phase): *s.u. Essay Schock S. 1937*

Lown: Bernard Lown; geb. 1921; amerikanischer Kardiologe

Lown-Ganong-Levine-Syndrom *nt* (Ⓔ Lown-Ganong-Levine syndrome): ***Syn:*** *LGL-Syndrom*; Präexzitationssyndrom* mit normalem Kammerkomplex im EKG; die Erregung wird z.T. im James*-Bündel unter Umgehung des AV-Knotens auf die Kammermuskulatur übergeleitet; damit kommt es zu einem kurzen QT-Intervall mit normalem QRS-Komplex

Lown-Klassifizierung *f* (Ⓔ Lown classification): Klassifizierung tachykarder ventrikulärer Arrhythmien auf der Basis einer EKG-Schreibung

Tab. L96. Lown-Klassifizierung

	24h-Bandaufzeichnung	Bei Ergometerbelastung
Grad 0	Keine Arrhythmie	Keine Arrhythmie
Grad 1	Isolierte unifokale VES <30/h oder >1/min	Isolierte unifokale VES <3/min
Grad 2	Isolierte unifokale VES >30/h oder >1/min	Isolierte unifokale VES >2/min
Grad 3	Multiforme VES	Multiforme VES
Grad 4	a) VES-Paare	a) VES-Paare
	b) VES-Salven oder Kammertachykardien	b) VES-Salven oder Kammertachykardien
Grad 5	Frühzeitiges VES; R-auf-T-Phänomen	Frühzeitiges VES; R-auf-T-Phänomen

Low-output-Syndrom *nt* (Ⓔ low output syndrome): ***Syn:*** *Syndrom des verminderten Herzzeitvolumens*; für den kardiogenen Schock* bzw. die dekomsensierte Herzinsuffizienz* typische Kombination von Hypotonie*, Oligurie* sowie blasser, kühler Haut mit Anstieg der Vorlast und Abnahme von Herzindex, Schlagvolumenindex und Schlagarbeitsindex

low risk HPV *pl*: *s.u. humane Papillomaviren*

Low-turnover-Osteoporose *f* (Ⓔ low-turnover osteoporosis): *s.u. primäre Osteoporose*

LP *Abk.*: **1.** *→Latenzperiode* **2.** letzte Periode **3.** Lichtperzeption **4.** Lipidphosphor **5.** *→Lipoprotein* **6.** *→Lumbalpunktion* **7.** *→Lungenpunktion* **8.** *→Lymphopoese* **9.** *→Lymphozytopoese*

L/P *Abk.*: Lactat/Pyruvat-Quotient

LPA *Abk.*: linke Pulmonalarterie

Lp-A *Abk.*: Lipoprotein A

LPAR *Abk.*: lokale passive Arthus-Reaktion

LPAT *Abk.*: Lysophosphatidylacyltransferase

LPB *Abk.*: links-posteriorer Faszikelblock

Lp-B *Abk.*: Lipoprotein B

LPC *Abk.*: *→Lysophosphatidylcholin*

Lp-C *Abk.*: Lipoprotein C

LPCh *Abk.*: *→Lysophosphatidylcholin*

LPD *Abk.*: Lutealphasendefizit

LPEP *Abk.*: linksventrikuläre Präejektionsphase

LPEPC *Abk.*: Lysopolyenylphosphatidylcholin

LPF *Abk.*: **1.** Leukopenie-Faktor **2.** linker posteriorer Faszikel

LPFB *Abk.*: links-posteriorer Faszikelblock

LPG *Abk.*: Leber-Pankreas-Gallenblase

LPh *Abk.*: **1.** Leukozytenphosphatase **2.** *→lipotropes Hormon*

LPHB *Abk.*: *→linksposteriorer Hemiblock*

LPHT *Abk.*: Lipopolysaccharid-Hauttest

LPI *Abk.*: Leistungspulsindex

LPL *Abk.*: *→Lipoproteinlipase*

LPLA *Abk.*: Lipoproteinlipase-Aktivität

LPP *Abk.*: **1.** Leberphosphorylase-phosphatase **2.** Lipothia-

midpyrophosphat **3.** lysinreiches Polypeptid
LPS *Abk.*: → *Lipopolysaccharid*
lps *Abk.*: Liter pro Sekunde
LPV *Abk.*: **1.** linke Pulmonalvene **2.** → *Lymphopathia venerea*
LPVCS *Abk.*: links persistierende Vena cava superior
LP-X *Abk.*: → *Lipoprotein X*
LR *Abk.*: **1.** → *Lichtreaktion* **2.** Limes-Reaktion
Lr *Abk.*: Lawrencium
LRE *Abk.*: → *Lichen ruber exanthematicus*
LRF *Abk.*: Luteinisierungshormon-Releasing-Faktor
LRG *Abk.*: Längsrheogramm
LRH *Abk.*: Luteinisierungshormon-Releasing-Hormon
LRP *Abk.*: Lipid-Remnant-Rezeptor
LRR *Abk.*: Lichtreflexionsrheographie
LRS *Abk.*: **1.** Lese- und Rechtschreibschwäche **2.** → *Links-Rechts-Shunt*
LRSh *Abk.*: → *Links-Rechts-Shunt*
LR-Shunt *m*: → *Links-Rechts-Shunt*
LS *Abk.*: **1.** → *Laparoskopie* **2.** limbisches System **3.** → *lumbosakral* **4.** Lutealsteroide **5.** → *Lymphosarkom* **6.** → *Lymphoszintigraphie*
L/S *Abk.*: → *Lezithin/Sphingomyelin-Quotient*
LSA *Abk.*: → *Lichen sclerosus et atrophicus*
LSAI *Abk.*: linksventrikulärer Schlagarbeits-Index
LSB *Abk.*: → *Linksschenkelblock*
LSD *Abk.*: **1.** Lungen-Standarddiagnostik **2.** → *Lysergsäurediäthylamid*
LSE *Abk.*: → *lumbale Sympathektomie*
L-Selektine *pl* (Ⓔ L-selectins): *Syn*: *Leukozytenselektine*; *s.u. Selektine*
LSF *Abk.*: **1.** linker septaler Faszikel **2.** Lymphozytose-stimulierender Faktor
LSFB *Abk.*: linker septaler Faszikelblock
LSG *Abk.*: Landessozialgericht
Lsg. *Abk.*: → *Lösung*
LSH *Abk.*: lymphozytenstimulierendes Hormon
LSHF *Abk.*: → *laterale Schenkelhalsfraktur*
LSK *Abk.*: Leukosarkomatose
LSLP *Abk.*: leberspezifisches Lipoprotein
LSM *Abk.*: Lysergsäuremorpholid
LSND *Abk.*: Lipoproteine sehr niedriger Dichte
LSP *Abk.*: leberspezifisches Protein
L-Sp. *Abk.*: → *Lippenspalte*
L/S-Quotient *m*: → *Lezithin/Sphingomyelin-Quotient*
LSR *Abk.*: **1.** Labyrinthstellreflexe **2.** Lues-Seroreaktion
LST *Abk.*: **1.** Lymphozytenstimulationstest **2.** Lysindecarboxylase-Sulfhydrase-Testnährboden
L-System *nt* (Ⓔ L system): *Syn*: *longitudinales System*; *s.u. Skelettmuskelzelle*
LSZ *Abk.*: Lese-Schreib-Zentrum
LT *Abk.*: **1.** Labyrinth-Test **2.** Läppchentest **3.** → *Larynxtubus* **4.** Lebenstag **5.** → *Lebertransplantation* **6.** Leukotrien **7.** → *Lichttherapie* **8.** → *Linkstyp* **9.** Lues-Test **10.** → *Lymphotoxin* **11.** Lymphozytentransformation
LT$_3$ *Abk.*: Levo-Triiodthyronin
LT$_4$ *Abk.*: Levo-Tetraiodthyronin
LTA *Abk.*: **1.** laboratoriumstechnischer Assistent **2.** Leukotrien A
LTB *Abk.*: **1.** → *Laryngotracheobronchitis* **2.** Leukotrien B
LTC *Abk.*: **1.** Lanatosid C **2.** Leukotrien C
LTD *Abk.*: **1.** Leistungstest bei endogener Depression **2.** Leukotrien D
LTE *Abk.*: Leukotrien E
LTF *Abk.*: **1.** lipotroper Faktor **2.** Lymphozytentransformationsfaktor
LTH *Abk.*: **1.** lactotropes Hormon **2.** → *lipotropes Hormon* **3.** luteotropes Hormon
LTHRF *Abk.*: LTH-Releasing-Faktor
ltr *Abk.*: Liter
LTS *Abk.*: linker Tawara-Schenkel
LT-S *Abk.*: → *Larynx-Tubus-Suctioning*
LTT *Abk.*: **1.** Latex-Tropfentest **2.** Lipoprotein-Trübungstest **3.** Lymphozytentransformationstest
Lu *Abk.*: **1.** Lutetium **2.** → *Lutheran-Blutgruppen*
Lu|bri|kans *nt*, *pl* **-kan|zi|en, -kan|ti|en** (Ⓔ lubricant): Gleitmittel
Luc: Henri Luc; 1855–1925; französischer HNO-Arzt (Paris)
Luc-Operation *f*: → *Caldwell-Luc-Operation*
Lucey: **Lucey-Driscoll-Syndrom** *nt* (Ⓔ Lucey-Driscoll syndrome): *Syn*: *passagere familiäre Neugeborenenhyperbilirubinämie*; unkonjugierte Hyperbilirubinämie*, die auf einem ungeklärten Hemmmechanismus der Glucuronyltransferase beruht; führt innerhalb von 48 h nach der Geburt zur Entwicklung eines schweren Icterus* neonatorum, der meist eine Austauschtransfusion nötig macht
Ludloff: Karl Ludloff; 1864–1954; deutscher Chirurg (Breslau)
Ludloff-Fleck *m* (Ⓔ Ludloff's triangle): bei Jugendlichen auftretende Aufhellung im seitlichen Röntgenbild der Femurkondylen; kein pathologischer Prozess
Ludwig: **1.** Daniel Ludwig; 1625–1680; deutscher Anatom **2.** Wilhelm Friedrich von Ludwig; 1790–1865; deutscher Chirurg (Stuttgart, Tübingen) **3.** Carl Friedrich Wilhelm Ludwig; 1816–1895; deutscher Physiologe (Marburg, Wien, Leipzig)
Ludwig-Angina *f* (Ⓔ Ludwig's angina): *Syn*: *Angina Ludovici*; von den Zähnen oder der Glandula sublingualis oder submandibularis ausgehende Mundbodenphlegmone; **Therapie**: Punktion oder Inzision submental oder submandibulär, Antibiotika
Luer: Wülfing Luer; deutscher Instrumentenmacher im 19. Jahrhundert
Luer-Spritze *f* (Ⓔ Luer syringe): graduierte Injektionsspritze mit eingeschliffenem Glaskolben
Lu|es *f*: → *Syphilis*
Lu|es|se|ro|lo|gie *f* (Ⓔ serologic test for syphilis): *Syn*: *Syphilisserologie*; serologische Diagnostik bei Verdacht auf Syphilis*; *s.u. Essay Syphilis S. 2077*
lu|e|tisch *adj* (Ⓔ luetic): *Syn*: *syphilitisch*; Syphilis betreffend, von ihr betroffen oder gekennzeichnet, durch sie bedingt
Luf|fa *f* (Ⓔ **1.–2.** loofah): **1.** → *Schwammgurke* **2.** Luffaschwamm; *s.u. Schwammgurke*
Luffa aegyptiaca/cylindrica: → *Schwammgurke*
Luffa operculata (Ⓔ loofah): *Syn*: *Luffa purgans, Momordica operculata*; Kletterpflanze aus der Familie der Kürbisgewächse [Cucurbitaceae]; die getrockneten Früchte enthalten Cucurbitacine und Triterpensaponine*; **Anw.**: traditionell als Laxans* und Diuretikum*; in der Homöopathie bei Rhinitis* und Heuschnupfen*
Luffa purgans: → *Luffa operculata*
Luf|fa|schwamm *m* (Ⓔ loofah): *Syn*: *Luffa*; *s.u. Schwammgurke*
Luft|du|sche *f*: → *Politzer-Verfahren*
Luft|em|bo|lie *f* (Ⓔ air embolism): *Syn*: *Pneumohämie, Pneumatohämie, Gasembolie*; durch Luft-/Gasbläschen im arteriellen Kreislauf [**arterielle Luftembolie**] oder im venösen System [**venöse Luftembolie**] hervorgerufene Embolie*; geht mit plötzlicher Atemnot [Dyspnoe], Zyanose*, Hypotension und Schock einher; die tödliche Luftmenge liegt bei 0,5–1,5 ml/kg Körpergewicht
Luft|es|sen *nt*: → *Aerophagie*
Luft|ge|schwulst *f*: → *Laryngozele*
Luft|har|nen *nt* (Ⓔ pneumaturia): *Syn*: *Pneumaturie*; Ausscheidung von Luft im Harn, z.B. bei Blaseninfektion mit gasbildenden Bakterien oder Darm-Blasen-Fistel
Luft|hun|ger *m* (Ⓔ air hunger): *Syn*: *Kussmaul-Atmung, Kussmaul-Kien-Atmung, große Atmung*; rhythmische Atmung mit tiefen Atemzügen, z.B. bei metabolischer Azidose*
Luft|lei|tung *f* (Ⓔ air conduction): Übertragung der Schallwellen durch die Luft auf das Trommelfell und von hier über die Gehörknöchelchen des Mittelohrs auf die Steigbügelplatte und damit auf die Perilymphe im Innenohr; *s.a. Essay Hören/auditives System S. 939*
Luft|my|zel *nt* (Ⓔ aerial mycelium): *Syn*: *Reproduktionsmyzel*; *s.u. Essay Pilze S. 1697*
Luft|not *f* (Ⓔ shortness of breath): → *Dyspnoe*
Luft- und Raumfahrtmedizin *f* (Ⓔ aviation medicine): Teilgebiet der Medizin, das sich mit der Physiologie und Pathologie des Fliegens innerhalb und außerhalb der Erdatmosphäre und des Schwerefeldes der Erde beschäftigt
Luft|röh|re *f*: → *Trachea*
Luft|röh|ren|ast *m* (Ⓔ bronchus): Bronchus*

Luft|röh|ren|bruch *m* (Ⓔ tracheal hernia): ***Syn:*** *Trachealhernie, Tracheozele, Trachealdivertikel*; Ausstülpung der Luftröhrenschleimhaut durch eine angeborene Wandschwäche

Luft|röh|ren|drü|sen *pl* (Ⓔ tracheal glands): ***Syn:*** *Trachealdrüsen, Glandulae tracheales*; seromuköse Drüsen der Luftröhrenschleimhaut

Luft|röh|ren|ent|zün|dung *f*: *→ Tracheitis*

Luft|röh|ren|er|wei|chung *f*: *→ Tracheomalazie*

Luft|röh|ren|fis|tel *f* (Ⓔ **1.** tracheal fistula **2.** tracheostoma): **1.** ***Syn:*** *Tracheafistel, Trachealfistel*; von der Luftröhre ausgehende Fistel, die in andere Organe mündet [**innere Luftröhrenfistel**] oder nach außen führt [**äußere Luftröhrenfistel**] **2.** ***Syn:*** *Tracheostoma*; durch operative Eröffnung der Luftröhre [Trachea] angelegte Öffnung, z.B. zur Einlegung einer Trachealkanüle bei Dauerbeatmung; meist wird die Halshaut in die Trachea eingenäht [**plastisches Tracheostoma**], womit ein epithelialisierter Kanal entsteht, der den Kanülenwechsel erleichtert

Luft|röh|ren|fis|tel|lung *f* (Ⓔ tracheofistulization): ***Syn:*** *Tracheostomie*; Anlage einer äußeren Luftröhrenfistel* [Tracheostoma]

Luft|röh|ren|ga|bel|lung *f* (Ⓔ bifurcation of trachea): ***Syn:*** *Trachealbifurkation, Bifurcatio tracheae*; Aufgabelung der Luftröhre in die beiden Hauptbronchien [Bronchus* principalis dexter und sinister] in Höhe des 4. Brustwirbels

Luft|röh|ren|naht *f* (Ⓔ tracheorrhaphy): Tracheorrhaphie*

Luft|röh|ren|plas|tik *f* (Ⓔ tracheoplasty): Tracheoplastik*

Luft|röh|ren|rup|tur *f* (Ⓔ tracheal rupture): ***Syn:*** *Trachealruptur*; Einriss oder Abriss der Trachea durch stumpfe Gewalteinwirkung; muss operativ versorgt werden

Luft|röh|ren|schleim|haut *f* (Ⓔ tracheal mucosa): ***Syn:*** *Trachealschleimhaut, Tunica mucosa tracheae*; die Schleimhaut der Luftröhre trägt Flimmerepithel*, das von Becherzellen* und dem Schleim der Luftröhrendrüsen bedeckt wird; die Kinozilien verteilen den Schleim gleichmäßig und befördern ihn und anhaftende Staubpartikel und Fremdkörper rachenwärts

Luft|röh|ren|schnitt *f*: *→ Tracheotomie*

Luft|röh|ren|spie|ge|lung *f* (Ⓔ tracheoscopy): ***Syn:*** *Tracheoskopie*; endoskopische Untersuchung der Luftröhre

Luft|röh|ren|ve|nen *pl* (Ⓔ tracheal veins): ***Syn:*** *Tracheavenen, Venae tracheales*; kleine Venen von der Luftröhre zur Vena* brachiocephalica

Luft|sack *m*: *→ Laryngozele*

Luft|scheu *f*: *→ Aerophobie*

Luft|schlu|cken *nt*: *→ Aerophagie*

Luft|ther|mo|me|ter *nt* (Ⓔ air thermometer): mit Luft gefülltes Gasthermometer*

Luft|we|ge *pl* (Ⓔ air passages): ***Syn:*** *Atemwege*; die luftleitenden Abschnitte des Respirationstraktes [Mund, Nase, Rachen, Luftröhre und Bronchien]; sie wärmen die eingeatmete Luft an und befeuchten sie; da sie nicht am Gasaustausch teilnehmen, werden sie bzw. ihr Volumen als Totraum bezeichnet; die **oberen Luftwege** umfassen Nase, Mund, Rachen und Kehlkopf; die **unteren Luftwege** Luftröhre und Bronchien

Luft|zys|te *f* (Ⓔ aerocele): ***Syn:*** *Aerozele, Aerocele*; lufthaltige Zyste*

Lugol: Jean Guillaume Auguste Lugol; 1786–1851; französischer Arzt (Paris)

Lugol-Lösung *f* (Ⓔ Lugol's solution): wässrige Iodkaliumlösung; als Färbemittel und zur Desinfektion verwendet

Lu|li|be|rin *nt*: *→ Lutiliberin*

Lumb-, lumb- *präf.*: *→ Lumbo-*

Lum|ba|go *f* (Ⓔ lumbago): ***Syn:*** *Lumbalgie, Hexenschuss*; durch einen rückbildungsfähigen Bandscheibenvorfall ausgelöste akute, rezidivierende Kreuzschmerzen mit steifer Fehlhaltung der Lendenwirbelsäule; **Klinik:** i.d.R. überwiegen die sensiblen Störungen mit segmentalen Schmerzen, Dysästhesie*, Hypästhesie*, Hypalgesie* und schmerzbedingter Bewegungseinschränkung; in 80 % der Fälle ist ein Nervendehnungsschmerz [Lasègue*-Zeichen] auslösbar; **Therapie:** Bettruhe, lokale Wärmeanwendung [Rotlicht, Fango, hyperämisierende Mittel], Schmerzmittel und Entzündungshemmer [z.B. Diclofenac*], Muskelrelaxanzien [z.B. Diazepam*]; nach Abklingen der akuten Beschwerden Massagen und Krankengymnastik

lum|bal *adj* (Ⓔ lumbar): die Lenden betreffend

Lum|bal|an|äs|the|sie *f* (Ⓔ lumbar anesthesia): Spinalanästhesie* durch Injektion im Lumbalbereich

Lum|bal|ar|te|ri|en *pl*: *→ Arteriae lumbales*

Lum|bal|drei|eck *nt* (Ⓔ lumbar triangle): ***Syn:*** *Petit-Dreieck, Trigonum lumbale inferius*; vom Darmbeinkamm [Crista* iliaca] und den Musculi* obliquus externus abdominis und latissimus dorsi begrenztes Dreieck; da die Bauchwand in diesem Bereich nur muskelschwach ist, kann es zur Hernienbildung [Petit*-Hernie] oder zum Durchbruch von Abszessen nach außen kommen

Lum|bal|gan|gli|en *pl* (Ⓔ lumbar ganglia): *s.u. Grenzstrang*

Lum|bal|gie *f*: *→ Lumbago*

Lum|bal|her|nie *f* (Ⓔ lumbar hernia): ***Syn:*** *Lendenbruch, Lendenhernie, Hernia lumbalis*; Hernie* mit Bruchpforte im Trigonum lumbale [Petit*-Hernie] oder Trigonum lumbale superius [Grynfeltt*-Hernie]

Lum|bal|ple|xus *m*: *→ Plexus lumbalis*

Lum|bal|punk|ti|on *f* (Ⓔ lumbar puncture): Entnahme von Liquor* cerebrospinalis durch Punktion des Durasacks im Lumbalbereich; wird unter sterilen Bedingungen beim sitzenden oder liegenden Patienten vorgenommen, der den Rücken maximal krümmen muss; eine Lokalanästhesie ist i.d.R. nicht nötig; die Punktionsnadel wird unterhalb des Conus* medullaris zwischen den Dornfortsätzen des 3.und 4. oder 4. und 5. Lendenwirbelkörpers eingeführt; zur Vermeidung eines postpunktionellem Liquorunterdrucksyndroms* wird die Kanüle nach Entnahme des Liquors 2–3 cm zurückgezogen und der Punktionskanal durch Injektion von 5 ml Patientenblut mit einem Blutpfropf verschlossen; die Patienten sollten für 2–3 Stunden auf den Bauch liegen und die nächsten 24 h flach auf dem Bauch oder Rücken

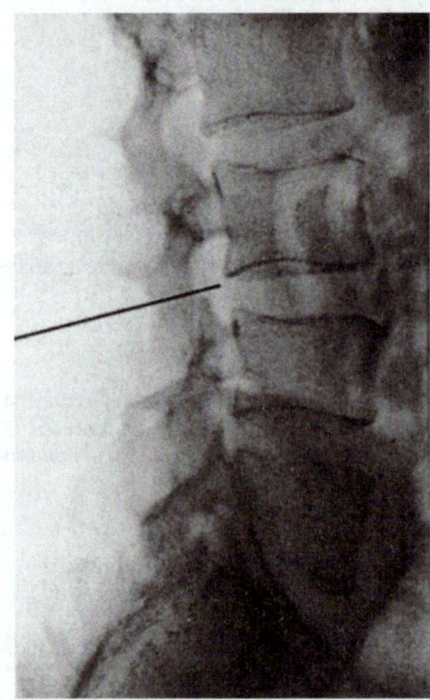

Abb. L97. Seitliche Röngtenaufnahme bei Lumbalpunktion

Lum|bal|seg|men|te *pl*: *→ Lendenmark*

Lum|bal|sko|li|o|se *f* (Ⓔ lumbar scoliosis): ***Syn:*** *lumbale Skoliose*; *s.u. Skoliose*

Lum|bal|ve|nen *pl*: *→ Lendenvenen*

Lum|bal|wir|bel *pl*: *→ Vertebrae lumbales*

Lum|ba|ria *pl*: *→ Lendenmark*

Lum|bar|ko|lo|sto|mie *f* (Ⓔ lumbocolostomy): Kolostomie* durch einen Zugang in der Lendengegend

Lum|bar|ko|lo|to|mie *f* (Ⓔ lumbocolotomy): Kolotomie* durch einen Zugang in der Lendengegend

Lumbo-, lumbo- *präf.*: Wortelement mit der Bedeutung „Lende"

lum|bo|ab|do|mi|nal *adj* (Ⓔ lumboabdominal): Lende und

Bauch/Abdomen betreffend oder verbindend

lum|bo|dor|sal *adj* (Ⓔ lumbodorsal): Lende(nregion) und Rückenfelder/Regiones dorsales betreffend

Lum|bo|is|chi|al|gie *f*: → *Ischialgie*

lum|bo|kos|tal *adj* (Ⓔ lumbocostal): Lendenregion oder Lendenwirbel und Rippen/Kostae betreffend

lum|bo|sa|kral *adj* (Ⓔ lumbosacral): ***Syn:*** *sakrolumbal*; Lendenregion oder Lendenwirbel und Kreuzbein/Os sacrum betreffend

Lum|bo|sa|kral|ge|lenk *nt* (Ⓔ lumbosacral joint): ***Syn:*** *Articulatio lumbosacralis*; Gelenk zwischen letztem Lendenwirbel und Kreuzbein

Lum|bo|sa|kral|nä|vus *m* (Ⓔ lumbosacral connective tissue nevus): ***Syn:*** *lumbosakraler Bindegewebsnävus, Pflastersteinnävus, Naevus collagenicus lumbosacralis*; Bindegewebsnävus* im Lumbosakralbereich; kommt isoliert oder als Teilsymptom des Pringle*-Bourneville-Syndrom vor

lum|bo|tho|ra|kal *adj* (Ⓔ thoracolumbar): ***Syn:*** *thorakolumbal*; Lendenwirbelsäule und Brustkorb/Thorax betreffend

Lum|bri|kal|mus|keln des Fußes *pl*: → *Musculi lumbricales pedis*

Lum|bri|kal|mus|keln der Hand *pl*: → *Musculi lumbricales manus*

Lum|bus *m, pl* **-bi** (Ⓔ loin): ***Syn:*** *Lende*; unterer Rückenabschnitt zwischen Rippen und Beckenkamm

Lu|men *nt* (Ⓔ **1.–2.** lumen): **1.** abgeleitete SI-Einheit* des Lichtstroms **2.** Lichtung, Hohlraum

Lu|mi|nes|zenz *f* (Ⓔ luminescence): ***Syn:*** *Kaltlicht*; Lichtausstrahlung nach Aufnahme von Energie; Oberbegriff für Fluoreszenz* und Phosphoreszenz*

Lu|mi|nes|zenz|im|muno|as|say *m* (Ⓔ luminescent immunoassay): dem Radioimmunoassay* vergleichbare Methode, bei der eine Lumineszenz erzeugt und gemessen wird

Lum|pek|to|mie *f* (Ⓔ lumpectomy): ***Syn:*** *Segmentresektion, Quadrantenresektion, Tylektomie*; Form der brusterhaltenden Tumorentfernung bei Brustkrebs*, bei der nur der Tumor und angrenzendes Gewebe entfernt werden

Lum|pen|sor|tie|rer|krank|heit *f*: → *Lungenmilzbrand*

Lu|nar|mo|nat *m* (Ⓔ lunar month): in der Gynäkologie und Geburtshilfe verwendeter 28-Tage-Monat

Lu|na|tis|mus *m* (Ⓔ lunatism): ***Syn:*** *Mondsüchtigkeit*; veraltete Bezeichnung für Erkrankungen, die scheinbar vom Mondzyklus beeinflusst werden, wie z.B. Epilepsie* oder Psychosen

Lu|na|tum *nt*: → *Os lunatum*

Lu|na|tum|lu|xa|ti|on *f* (Ⓔ dislocation of the lunate): traumatische Verrenkung des Os lunatum

Lu|na|tum|ma|la|zie *f* (Ⓔ Kienböck's disease of the lunate): ***Syn:*** *Morbus Kienböck, Kienböck-Krankheit*; aseptische Osteonekrose* des Os* lunatum, die v.a. Männer im Alter von 20 bis 30 Jahren betrifft; die Nekrose führt zu Schmerzen im Handgelenk und i.d.R. zu Arthrosis* deformans; **Diagnose:** Röntgenbild; **Therapie:** Ruhigstellung für 3–5 Monate im Gipsverband; bei Arthrose evtl. Arthrodese*

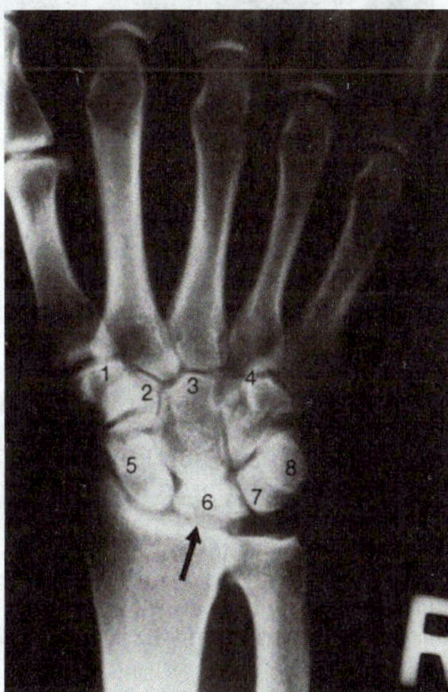

Abb. L98. Lunatummalazie

Lundborg: Hermann Lundborg; 1868–1943; schwedischer Psychiater (Uppsala)

Lundborg-Syndrom *nt*: → *Unverricht-Syndrom*

Lun|ge *f* (Ⓔ lung): ***Syn:*** *Pulmo*; die Hauptaufgabe der Lunge ist der Gasaustausch zwischen der eingeatmeten Luft und dem Blut; die Luft gelangt über die Luftwege [Mund, Nase, Luftröhre, Bronchien] in die **Lungenbläschen** [Alveoli pulmoni] in denen der Gasaustausch stattfindet; jeder Lungenflügel enthält ca. 300 Millionen Alveolen, die durch porenhaltige Septen [Septum interalveolare] getrennt sind; die Alveolen vergrößern die innere Lungenoberfläche auf ca. 120 m^2

an beiden Lungenflügeln kann man eine **Lungenbasis** [Basis pulmonis] und eine **Lungenspitze** [Apex pulmonis] unterscheiden; beide Lungen haben eine konvexe **Außenfläche** oder **Rippenfläche** [Facies costalis] und eine konkave **Innenfläche** oder **Mediastinalfläche** [Facies mediastinalis]; die dem Zwerchfell aufsitzende Fläche der Lungenbasis wird als **Facies diaphragmatica** bezeichnet; die **Facies interlobaris** ist die Oberfläche zwischen den Lungenlappen; der **vordere Lungenrand** [Margo anterior] ist stumpf und bildet die Grenze von Facies coatalis und Facies mediastinalis; der scharfkantige Rand am Übergang von Facies costalis und Facies diaphragmatica heißt **Lungenunterrand** [Margo inferior]; der **Lungenhilus** [Hilum pulmonis] ist die auf der Facies mediastinalis der beiden Lungen liegende Ein- und Austrittspforte für die Pulmonalarterien*, -venen*, Stammbronchien [Bronchus* principalis dexter und sinister] und Nerven; die Gesamtheit dieser Nerven und Gefäße wird als **Lungenwurzel** [Radix pulmonis] bezeichnet; die Lungenoberfläche wird vom Lungenfell* [Pleura visceralis] überzogen, das im Bereich des Lungenhilus in die Pleura* parietalis übergeht

beide Lungenflügel bestehen aus 2 [rechte Lunge] bzw. 3 [linke Lunge] **Lungenlappen** [Lobi pulmoni], die durch die **Fissura obliqua** und die **Fissura horizontalis** [nur rechte Lunge] getrennt werden; die Lungenlappen wiederum bestehen aus 9 [linke Lunge] bzw. 10 [rechte Lunge] keil- oder pyramidenförmigen **Lungensegmenten** [Segmenta bronchopulmonalia]; jedes Segment besteht aus einem Lappenabschnitt, der durch Bindegewebssepten [unvollständig] von den anderen Segmenten abgetrennt wird; in der Mitte des Segmentes liegt jeweils ein **Segmentbronchus** [Bronchus segmentalis], der von einer Arterie begleitet wird; die entsprechende Vene verläuft in den Bindegewebssepten; die Lungensegmente werden in der Peripherie durch Bindege-

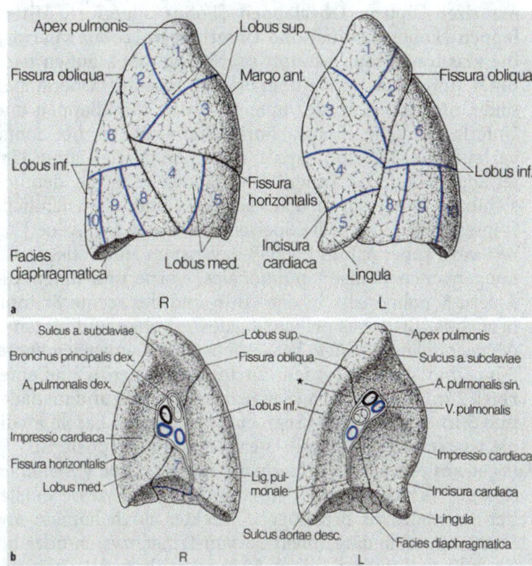

Abb. L99. Rechte und linke Lunge. **a** von lateral, **b** von medial; Arterien sind schwarz und Venen blau dargestellt

L

webssepten in **Lungenläppchen** [Lobuli pulmonis] unterteilt, die auf der Lungenoberfläche ein deutliches polygonales Muster erzeugen; im Lappenzentrum fehlt diese Aufteilung
linke Lunge (Ⓔ left lung): ***Syn:*** *linker Lungenflügel, Pulmo sinister*; der aus zwei Lappen bestehende linke Lungenflügel hat ein Volumen von ca. 1400 cm^3; die beiden Lappen, **Oberlappen** [Lobus superior] und **Unterlappen** [Lobus inferior], werden durch die schräg von oben außen nach unten und innen verlaufende **Fissura obliqua** getrennt; der Oberlappen besteht aus 4 **Lungensegmenten** [Segmentum apicoposterius, anterius, lingulare superius und lingulare inferius], der Unterlappen aus 5 Segmenten [Segmentum superius, basale mediale, basale anterius, basale laterale und basale posterius]
im Hilum liegt der Stammbronchus [Bronchus principalis sinister] in der Mitte, die Arteria* pulmonalis oben und die Pulmonalvenen [Venae* pulmonales] unterhalb und oberhalb des Bronchus; die unten vorne vor dem Hilum liegende **Impressio cardiaca** ist wesentlich stärker ausgeprägt als die der rechten Lunge, da das Herz zum größten Teil auf der linken Brustkorbseite liegt; hinter dem Hilum liegt eine Vertiefung, die durch die Aorta* hervorgerufen wird; das untere, ausgezogene Ende des Oberlappens unterhalb der **Incisura cardiaca** am Vorderrand wird als **Lungenzipfel** [Lingula pulmonis sinistri] bezeichnet

Abb. L100. Bronchopulmonales Segment

rechte Lunge (Ⓔ right lung): ***Syn:*** *rechter Lungenflügel, Pulmo dexter*; der rechte Lungenflügel ist mit ca. 1500 cm^3 Volumen etwas größer als der linke Lungenflügel; er besteht aus drei Lappen: **Oberlappen** [Lobus superior], **Mittellappen** [Lobus medius] und **Unterlappen** [Lobus inferior]; die **Fissura obliqua** verläuft schräg von oben außen nach unten und innen und teilt im oberen Abschnitt Oberlappen und Unterlappen, in der unteren Hälfte Mittellappen und Unterlappen; die **Fissura horizontalis** ist der horizontal verlaufende Interlobärspalt zwischen Mittel- und Unterlappen; auf der Innenfläche finden sich die deutlich sichtbare **Impressio cardiaca** sowie weniger offensichtliche Impressionen durch die Speiseröhre, obere Hohlvene [Vena* cava superior] und Vena* azygos; im Hilum liegen die Lungenvenen [Venae* pulmonales] vorne und unten, die Arteria* pulmonalis in der Mitte und der rechte Stammbronchus [Bronchus principalis dexter] oben und hinten
der rechte Lungenflügel hat insgesamt 10 **Lungensegmente:** 3 im Oberlappen [Segmentum apicale, posterius und anterius], 2 im Mittellappen [Segmentum laterale und mediale] und 5 im Unterlappen [Segmentum superius, basale mediale, basale anterius, basale laterale und basale posterius]

Lun|gen|abs|zess *m* (Ⓔ pulmonary abscess): ***Syn:*** *pulmonaler Abszess, intrapulmonaler Abszess*; Lungenabszesse entstehen entweder als brochogene Infekte, durch hämatogene Streuung, sekundäre Infektion von Lungenzysten oder bei Zerfall von Tumoren [bis zu 50 % aller Abszesse!]; hämatogene Abszesse treten meist multipel auf und können alle Lungenteile befallen, während bronchogene Abszesse bevorzugt die dorsalen Segmente der rechten Lunge befallen; die häufigsten Erreger sind Staphylokokken* und Escherichia* coli; **klinisch** ist der Lungenabszess kaum von einer bakteriellen Lungenentzündung zu unterscheiden; findet der Abszess Anschluss an die Bronchien kommt es zu Autodrainage und (vorübergehender) Besserung der Symptome; erfolgt die Drainage in die Pleaurahöhle, bildet sich ein Pleuraempyem*; die **Therapie** hängt von der Lage des Abszesses ab; solitäre Herde können bronchoskopisch oder transpleural drainiert werden; bronchogene Abszesse sprechen meist gut auf Lagerungsdarinage und Antibiotikatherapie an; kann der Herd nicht drainiert werden, ist eine Exzision angebracht, die evtl. ein oder mehrere Segmente oder einen ganzen Lungenlappen umfassen kann

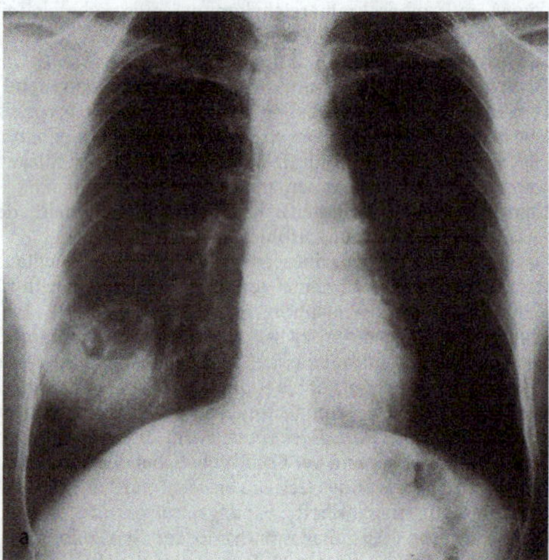

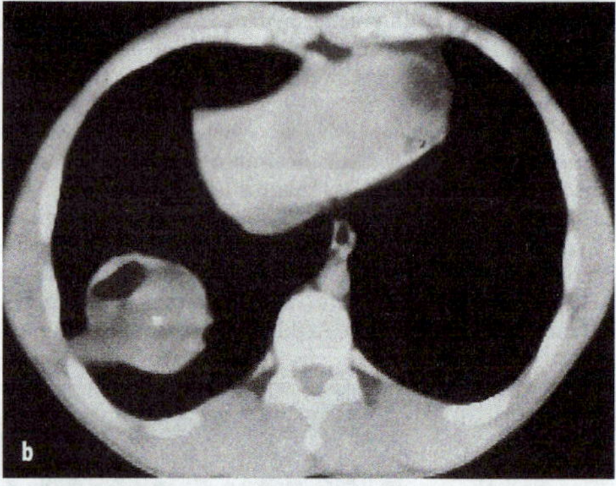

Abb. L101. Lungenabszess im rechten Unterlappen. **a** Übersichtsaufnahme, **c** CT in Rückenlage

Lun|gen|a|de|no|ma|to|se *f* (Ⓔ pulmonary adenomatosis): ***Syn:*** *bronchiolo-alveoläres Lungenkarzinom, bronchiolo-alveoläres Karzinom, Alveolarzellenkarzinom, Alveolarzellkarzinom, Carcinoma alveolocellulare/alveolare*; seltenes Adenokarzinom* der Lunge; trotz frühzeitiger hämatogener Metastasierung* ist die Prognose relativ gut, weil die Tumorverdopplungszeit oft über 100 Tage beträgt, d.h., es kommt zu einem langsamen, oft jahrelangen Verlauf; tritt gehäuft bei Frauen und vermehrt bei Nichtrauchern auf; *s.a. Bronchialkarzinom*

Lun|gen|a|di|a|spi|ro|my|ko|se *f* (Ⓔ adiaspiromycosis): ***Syn:*** *Adiaspiromykose*; durch **Emmonsia**-Species hervorgerufene Pilzerkrankung der Lunge

Lun|gen|ak|ti|no|my|ko|se *f* (Ⓔ pulmonary actinomycosis): *s.u. Aktinomykose*

Lun|gen|al|ve|o|len *pl*: *→Lungenbläschen*

Lun|gen|a|mö|bi|a|sis *f, pl* **-ses** (Ⓔ pulmonary amebiasis): Lungenbefall mit Entamoeba* histolytica; *s.a. Amöbiasis*

Lun|gen|anth|ra|ko|se *f* (Ⓔ pulmonary anthracosis): *Syn: Kohlenstaublunge, Kohlenstaubpneumokoniose, Anthrakose, Anthracosis pulmonum*; zu den Pneumokoniosen* zählende, durch langjährige Einatmung von Kohlenstaub hervorgerufene Erkrankung; die Ablagerung in den Alveolen führt zur Ausbildung eines Lungenemphysems*; oft handelt es sich um eine Anthrakosilikose* durch kieselsäurehaltigen Kohlenstaub

Lun|gen|a|pla|sie *f* (Ⓔ apneumia): *Syn: Apneumie*; unvollständige Entwicklung der Lunge

Lun|gen|ar|te|ri|en|em|bo|lie *f*: →*Lungenembolie*

Lun|gen|as|per|gil|lo|se *f* (Ⓔ pulmonary aspergilloma): meist sekundärer Befall der Lunge mit Aspergillus*-Species bei Tuberkulose* oder HIV-Infektion; typisch sind radiologisch sichtbare Aspergillome*; *s.a. Aspergillose*

Lun|gen|a|tel|ek|ta|se *f* (Ⓔ atelectasis): *Syn: Atelektase*; verminderter oder fehlender Luftgehalt der Lungenbläschen mit Kollaps der betroffenen Lungenteile; man unterscheidet **Obtruktions-** oder **Resorptionsatelektase** [durch Bronchusverschluss], **Entspannungsatelektase** [bei Pneumothorax] und **Kompressionsatelektase** [bei Pleuraerguss, Zwerchfellhochstand, intrathorakalen Tumoren]; nach der Ausdehnung kann man von **Lappen-**, **Streifen-**, **Segment-**, **Flecken-**, **Platten-**, **Randatelektase** usw. sprechen

Lun|gen|at|mung *f*: →*äußere Atmung*

Lun|gen|ba|sis *f* (Ⓔ base of lung): *Syn: Basis pulmonis*; unterer Teil der Lunge, der mit der Facies* diaphragmatica dem Zwerchfell aufsitzt

Lun|gen|bil|har|zi|o|se *f* (Ⓔ pulmonary schistosomiasis): *Syn: Schistosomiasis pulmonalis*; seltene, mit unspezifischen Symptomen verlaufende Infektion durch Schistosoma* mansoni; in Ausnahmefällen kommt es zu Nekrose* und Zeichen einer pulmonalen Hypertension*; *s.a. Schistosomiasis*

Lun|gen|bläh|ung *f*: →*Lungenemphysem*

Lun|gen|bläs|chen *pl* (Ⓔ pulmonary vesicles): *Syn: Lungenalveolen, Alveoli pulmonis*; als Endabschnitt der luftleitenden Abschnitte des Atmungstraktes dienen die Alveolen dem Gasaustausch zwischen Lunge und Blut; jede Lunge enthält ca. 300 Millionen Alveolen, die durch porenhaltige Septen [Septum interalveolare] getrennt sind; die Alveolen vergrößern die innere Lungenoberfläche auf ca. 120 m^2

Lun|gen|blu|tung *f* (Ⓔ pulmonary bleeding): *Syn: Pneumorrhagie*; schwere Form der Hämoptyse*

Lun|gen|brand *m*: →*Lungengangrän*

Lun|gen|can|di|do|se *f* (Ⓔ candidiasis of the lung): durch Candida*-Species hervorgerufener Pilzbefall der Lunge

Lun|gen|com|pli|ance *f* (Ⓔ lung compliance): *s.u. pulmonale Compliance*

Lun|gen|e|chi|no|kok|ko|se *f* (Ⓔ pulmonary echinococcosis): Lungenbefall durch Echinococcus* granulosus oder multilocularis; *s.u. Echinokokkose*

Lun|gen|e|gel *m* (Ⓔ lung fluke): *Syn: Paragonimus*; bestachelte Saugwürmer; Lungenparasiten von Mensch und Tieren; *s.a. Paragonimiasis*

Lun|gen|e|gel|be|fall *m*: →*Paragonimiasis*

Lun|gen|e|gel|in|fek|ti|on *f*: →*Paragonimiasis*

Lun|gen|em|bo|lie *f* (Ⓔ pulmonary embolism): *Syn: Lungenarterienembolie*; Verschluss einer Lungenarterie durch einen Embolus* [Thrombus*, Fetttröpfchen, Knochenmarkspartikel, Amnionflüssigkeit, Tumorzellen, Bakterien, Parasiten, Fremdkörper]; die Entwicklung einer Lungenembolie wird v.a. durch Bettlägrigkeit nach Operationen, Unfällen, Entbindung oder bei internistischen Erkrankungen gefördert; v.a. übergewichtige Patienten und Patienten mit tiefer Beinvenenthrombose* in der Anamnese sind besonders gefährdet; die **Klinik** hängt vom Ausmaß der Gefäßeinengung und der Lokalisation des Verschlusses ab; die Embolie kann als subklinische oder klinisch manifeste Erkrankungen verlaufen; der Großteil der klinisch manifesten Lungenembolien verläuft unter dem Bild eines akuten Cor* pulmonale, z.T. kommt es aber auch zu einem Schockzustand; die Patienten klagen über akute Dyspnoe*, Tachypnoe*, Pleuraschmerzen, Husten, Palpitationen und pektanginöse Beschwerden; **Diagnose**: Anamnese, körperliche Untersuchung, Auskultation [betonter 2. Herzton], EKG, Lungenperfusions- und Lungenventilationsszintigraphie; **DD**: Myokardinfarkt, Angina pectoris, Pneumothorax, Lungenödem, Asthma bronchiale, Pneumonie, Pleuritis, Aortendissektion, Interkostalneuralgie; **Therapie**: Antikoagulation mit Heparininfusion [25.000–30.000 IU/24 h als Dauerinfusion], Bettruhe, Sedierung, Analgetika, Sauerstoff; kleine und mittlere Lungenembolien heilen unter Bildung einer Infarktnarbe ab; selten Ausbildung einer Infarktpneumonie; bei massiver Lungenembolie mit kardiogenem Schock muss die Betreuung auf der Intensivstation erfolgen; in seltenen Fällen [Verschluss zentraler Lungenarterien] operative pulmonale Embolektomie*
wichtig ist die Prophylaxe rezidivierender Lungenembolien durch Behandlung des Grundleidens, langfristige Antikoagulantientherapie, Krankengymnastik, Stützstrümpfe, evtl. Varizenbehandlung, Venenligatur oder Vena-cava-Filter; *s.a. tiefe Beinvenenthrombose*

Tab. L102. Lungenembolie. Klassifikation und Einteilung in Schweregrade

I.	Akut, chronisch-rezidivierend			
II.	Ausmaß der pulmonal-arteriellen Querschnittseinengung:			
	Klein (< 25 %)	Submassiv (25–50 %)	Massiv (50 %)	Fulminant (> 66 %)
	Akute, kurzfristige Symptome	Akute Dyspnoe, Tachykardie	Schwere, akute Dyspnoe, Kollaps	Schock
	pO_2 normal	< 80–90 mmHg	< 60 mmHg	< 40 mmHg
III.	Hämodynamischer Schweregrad [I–IV]			
IV.	Lokalisation der Embolie (zentral, intermediär, disseminiert)			

Tab. L103. Nosologie von Lungenemboli

Thromboembolie
Thrombophlebitis (unter Extremitäten und Beckenvenen: 80–90 %; V. cava inferior und obere Extremitäten: 10–20 %)
Herzerkrankung, (chronische) Herzinsuffizienz, Vorhofflimmern, Kardiomyopathie, Endokarditis
Disseminierte intravasale Gerinnung (z.B. Verbrauchskoagulopathie)
Iatrogen (Kava-Katheter, Femotalis-Punktion)
Prädisponierende Faktoren: Medikamente (Diuretika, Glucocorticoide, Antikonzeptiva u.a.), Malignome (Pankreaskarzinom u.a.)
Fettgewebs- und Knochenmarkspartikel (∅ 10–15 µm)
Knochenfraktur, Verbrennung, Weichteilverletzung, Crush-Syndrom, äußere Herzmassage, Herzoperation mit extrakorporaler Zirkulation, Lymphographie, Schlangenbiss
Luft
Venentraumatisierung, chirurgische und geburtshilflich-gynäkologische Eingriffe, Abort, Herzkatheteruntersuchungen, i.v. Injektionen und Infusionen, Retropneumoperitoneum
Gewebs- und Tumorzellen
Trauma, Organpunktionen, operative Eingriffe, Chorionepitheliom, Nierenkarzinom, primäres Leberkarzinom, Magenkarzinom
Bakterien und Parasiten
Schistosomiasis, Ankylostomiasis
Amnionflüssigkeit
Intrauteriner Fruchttod, Riesenbaby, vorzeitige Plazentalösung
Fremdkörper
Abgebrochene Injektionsnadeln, Venenkatheter

Lun|gen|em|bo|lus *m* (Ⓔ pulmonary embolus): eine Lungenembolie auslösender Embolus*

L

Lun|gen|em|phy|sem *nt* (Ⓔ pulmonary emphysema): ***Syn:*** *Emphysema pulmonum, Lungenblähung*; meist erworbene, irreversible Überblähung der Lungenalveolen mit Veränderung oder Zerstörung des Lungengewebes; histopathologisch kann man **zentroazinäres** oder **zentrilobuläres Lungenemphysem** [Zerstörung im Bereich der Alveolen und Bronchiolen; häufigste Form], **panlobuläres** oder **panazinäres Lungenemphysem** [gleichmäßige Zerstörung der Alveolen eines Lappens], **irreguläres Lungenemphysem** und **großbullöses Lungenemphysem** [die Emphysenblasen führen zu Druckatrophie des benachbarten Gewebes; Ruptur führt zu Pneumothorax* als häufiger Komplikation] unterscheiden; die wichtigsten Ursachen sind Rauchen, α_1-Antitrypsinmangel und Altersatrophie [**seniles Lungenemphysem**]
Klinik: Atemnot, zuerst bei Belastung, später auch in Ruhe; Einschränkung der Lungenfunktion [reduzierte Sekundenkapazität, eingeschränkte Atembreite]; Patienten mit zentrilobulärem Lungenemphysem leiden v.a. an chronischer Bronchitis* [**bronchitisches Lungenemphysem**] und werden wegen ihres Erscheinungsbildes als blue bloater* bezeichnet; beim panazinären und irregulären Lungenemphysem stehen meist die Emphysemsymptome im Vordergrund [**emphysematisches Lungenemphysem**] und die Patienten imponieren als pink puffer*; **Therapie:** Vermeidung der auslösenden Noxen, Antibiotikatherapie von Infekten, Expektoranzien bei bronchitischen Symptomen, Physio- und Klimatherapie; operative Verfahren kommen nur bei bullösem Emphysem in Betracht; eine einseitige oder doppelseitige Lungentransplantation ist nur bei Ex- oder Nichtrauchern unter 60 Jahren und bei einer Lebenserwartung von weniger als 18 Monaten indiziert

Lun|gen|ent|zün|dung *f*: *→Pneumonie*

Lun|gen|er|wei|chung *f*: *→Pneumomalazie*

Lun|gen|fell *nt* (Ⓔ pulmonary pleura): ***Syn:*** *Viszeralpleura, Pleura visceralis, Pleura pulmonalis*; die Lunge außen [Ausnahme: Lungenhilum] überziehende Pleura, die zwischen den Lappen bis zur Lungenwurzel [Radix pulmonis] zieht

Lun|gen|fell|ent|zün|dung *f* (Ⓔ pulmonary pleurisy): *s.u. Pleuritis*

Lun|gen|fi|bro|se *f* (Ⓔ pulmonary fibrosis): meist durch chronisch-entzündliche Lungenerkrankungen hervorgerufener bindegewebiger Umbau des Lungengewebes mit Entwicklung einer restriktiven Ventilationsstörung*; bei den Lungenfibrosen durch Einwirkung externer Noxen, stehen die Pneumokoniosen* und die exogen-allergische Alveolitis* im Vordergrund; physikalisch-chemische Lungenfibrosen [Strahlenpneumonitis*, Lungenfibrose bei erhöhter Sauerstoffkonzentration der Atemluft] und Lungenfibrosen durch Medikamente [v.a. Zytostatika] sind wesentlich seltener und heilen nach Elimination der Noxe i.d.R. folgenlos ab; bei einer Reihe von systemischen Erkankungen kann es im Verlauf auch zu Lungenbefall und Lungenfibrose kommen; am häufigsten bei Kollagenosen [Sklerodermie*, systemischer Lupus* erythematodes, rheumatoide Arthritis*, Dermatomyositis*, Sjögren*-Syndrom], Vaskulitiden [Periarteriitis* nodosa, Wegener*-Granulomatose, Goodpasture*-Syndrom], Histiozytosis* X, Mukoviszidose* und Lungenproteinose*
diffuse interstitielle Lungenfibrose (Ⓔ pulmonary cirrhosis): ***Syn:*** *Lungenzirrhose*; Fibrose mit diffusem Befall des Interstitialgewebes; führt zu Reduktion der Lungenvolumina und restriktiver Ventilationsstörung*
diffuse progressive interstitielle Lungenfibrose (Ⓔ Hamman-Rich syndrome): ***Syn:*** *Hamman-Rich-Syndrom*; ätiologisch ungeklärte Lungenfibrose mit Zerstörung der Alveolen und Ausbildung einer Wabenlunge*; verläuft oft fulminant mit tödlichem Ausgang innerhalb mehrerer Monate
idiopathische Lungenfibrose (Ⓔ fibrosing alveolitis): ***Syn:*** *fibrosierende Alveolitis*; Lungenfibrose* ohne nachweisbare Ursache; z.T. gelingt aber eine histologische Zuordnung, die für Prognose und Therapie wichtig ist; die **desquamative interstitielle Pneumonie** spricht gut auf Corticosteroide an [Besserung in 50–65 % der Fälle]; unbehandelt beträgt die Lebenserwartung 5–12 Jahre; die **murale interstitielle Pneumonie** spricht dagegen kaum auf Corticoide an und zeigt oft einen foudroyanten Verlauf; die durchschnittliche Lebenserwartung liegt bei 5–6 Jahren; sowohl die **lymphoide interstitielle Pneumonie** als auch die **interstitielle Pneumonie mit Bronchiolitis obliterans** sprechen gut auf Corticoide und Mukolytika an
interstitielle Lungenfibrose (Ⓔ chronic fibrous pneumonia): ***Syn:*** *chronisch interstitielle Pneumonitis*; zu Fibrosierung des interstitiellen Lungengewebes führende Lungenerkrankung; führt zur Entwicklung einer restriktiven Ventilationsstörung*

Lun|gen|fis|tel *f* (Ⓔ **1.** pulmonary fistula **2.** *→arteriovenöse Lungenfistel*): **1.** irrtümliche Bezeichnung für Bronchusfistel* **2.** *→arteriovenöse Lungenfistel*
arteriovenöse Lungenfistel (Ⓔ arteriovenous pulmonary aneurysm): angeborene Verbindung zwischen einer oder mehreren peripheren Lungenarterien und -venen

Lun|gen|flü|gel, lin|ker *m*: *→linke Lunge*

Lun|gen|flü|gel, rech|ter *m*: *→rechte Lunge*

Lun|gen|funk|ti|ons|stö|rung, schock|be|ding|te *f*: *→adult respiratory distress syndrome*

Lun|gen|gan|grän *f* (Ⓔ necropneumonia): ***Syn:*** *Lungenbrand, Gangraena pulmonis*; herdförmige oder diffuse Gangrän des Lungengewebes, die als Sekundärinfektion von Bronchiektasen oder aus einem Abszess entsteht

Lun|gen|ge|flecht *nt* (Ⓔ pulmonary plexus): ***Syn:*** *Plexus pulmonalis*; im Lungenhilum liegender vegetativer Plexus*, der Äste entlang der Bronchien und Arterien ins Lungengewebe schickt [**Rami pulmonales plexus pulmonalis**]

Lun|gen|hä|mo|si|de|ro|se *f* (Ⓔ pulmonary hemosiderosis): durch die Einlagerung von Eisenkomplexen gekennzeichnete Lungenerkrankung; oft gleichgesetzt mit idiopathischer Lungensiderose*
idiopathische/primäre Lungenhämosiderose: *→idiopathische Lungensiderose*

Lun|gen|her|nie *f* (Ⓔ pneumocele): ***Syn:*** *Pneumatozele, Pneumozele, Hernia pulmonalis*; hernienartiger Vorfall von Lungengewebe durch einen angeborenen Defekt in der Thoraxwand

Lun|gen|hi|lum *nt*: *→Lungenhilus*

Lun|gen|hi|lus *m* (Ⓔ pulmonary hilum): ***Syn:*** *Hilum pulmonis*; auf der dem Mediastinum* zugewandten Seite der beiden Lungen liegende Ein- und Austrittspforte für die Pulmonalarterien* und -venen*, Stammbronchien [Bronchus* principalis dexter und sinister] und Nerven des Lungenstiels

Lun|gen|hi|lus|ent|zün|dung *f* (Ⓔ hilitis): ***Syn:*** *Hilitis*; Lymphknotenentzündung im Lungenhilus, z.B. die Hilustuberkulose*

Lun|gen|hy|po|pla|sie *f* (Ⓔ pulmonary hypoplasia): angeborene Kleinheit der Lunge, Unterentwicklung der Lunge

Lun|gen|in|du|ra|ti|on *f* (Ⓔ pulmonary induration): Verhärtung des Lungengewebes, z.B. bei Lungenfibrose*, chronischer Lungenstauung* oder interstitieller Pneumonie*

Lun|gen|in|farkt *m* (Ⓔ pulmonary infarction): Infarzierung meist peripherer Lungenabschnitte durch eine Verlegung von Pulmonalarterienästen [Lungenembolie*]; i.d.R. handelt es sich um einen **hämorrhagischen Lungeninfarkt** [mit Einblutung], seltener um einen **anämischen Lungeninfarkt**; **Klinik:** plötzlich einsetzender Lokal- oder Retrosternalschmerz, Tachypnoe*, Dyspnoe*, Unruhe, Angstgefühl, evtl. Zyanose*, Blutspucken, Fieber und kleiner, schneller Puls; **DD, Diagnose** und **Therapie** *s.u. Lungenembolie*

Lun|gen|in|fil|trat *nt* (Ⓔ pulmonary infiltration): Verdichtung von Lungengewebe durch Exsudat und Zelleinwanderung; ist im Röntgenbild als Verdichtung sichtbar; klinisch findet man eine Dämpfung bei Perkussion, klingende Rasselgeräusche*, Bronchophonie* oder Bronchialatmen*

Lun|gen|in|zi|si|on *f*: *→Pneumotomie*

Lun|gen|kal|zi|no|se, me|tas|ta|ti|sche *f* (Ⓔ pulmonary calcinosis): ***Syn:*** *Tuffsteinlunge, Pneumokalzinose, Bimssteinlunge*; metastatische Verkalkung des Lungengewebes bei Hyperkalzämie*

Lun|gen|ka|pa|zi|tä|ten *pl* (Ⓔ lung capacities): *s.u. Lungenvolumina*

totale Lungenkapazität (Ⓔ total lung capacity): ***Syn:*** *Totalkapazität*; in der Lunge vorhandenes Gasvolumen nach maximaler Einatmung; *s.a. Lungenvolumina*

Lungenkapillaren-Verschlussdruck *m:* → *Wedge-Druck*

Lun|gen|kar|zi|nom *nt* (Ⓔ lung cancer): ***Syn:*** *Lungenkrebs*; bösartiger Tumor der Lunge; i.e.S. das Bronchialkarzinom*; daneben gibt es noch vom Mesothel ausgehende bösartige Pleuratumoren und die sehr seltenen Weichteilsarkome; wegen ihrer Lage zwischen großem und kleinem Kreislauf ist die Lunge häufig Sitz von hämatogenen, aber auch bronchogenen und lymphogenen Fernmetastasen; am häufigsten findet man **Lungenmetastasen** bei Osteosarkom, Brust-, Prostata-, Nieren-, Nebennieren-, Gebärmutter-, Eierstock-, Hodenkarzinom

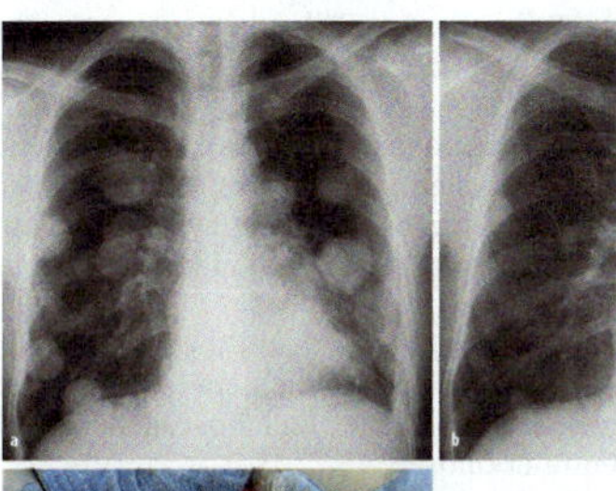

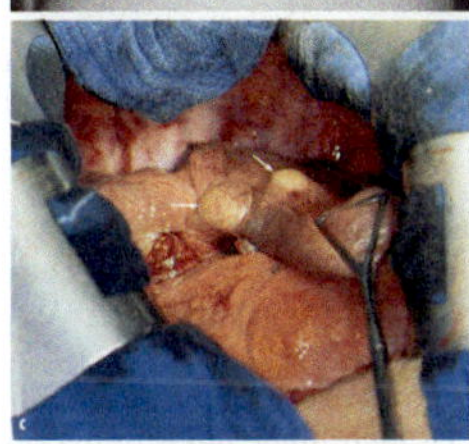

Abb. L104. Diffuse Lungenmetastasen bei Hodenteratom. **a** vor Chemotherapie, **b** nach Chemotherapie, **c** operative Entfernung von Restherden

bronchiolo-alveoläres Lungenkarzinom (Ⓔ bronchioloalveolar carcinoma): ***Syn:*** *bronchiolo-alveoläres Karzinom, Alveolarzellenkarzinom, Alveolarzellkarzinom, Lungenadenomatose, Carcinoma alveolocellulare/alveolare*; seltenes Adenokarzinom* der Lunge; trotz frühzeitiger hämatogener Metastasierung* ist die Prognose relativ gut, weil die Tumorverdopplungszeit oft über 100 Tage beträgt, d.h., es kommt zu einem langsamen, oft jahrelangen Verlauf; tritt gehäuft bei Frauen und vermehrt bei Nichtrauchern auf; *s.a. Bronchialkarzinom*

Lun|gen|kon|tu|si|on *f* (Ⓔ pulmonary contusion): ***Syn:*** *Kontusionslunge, Lungenquetschung, Lungenprellung*; v.a. durch Verkehrsunfälle verursachte, stumpfe Verletzung des Lungengewebes mit Einblutung; kann zur Entwicklung einer **Kontusionspneumonie** oder Abszessbildung führen; entwickelt sich eine respiratorische Insuffizienz, spricht man von **schwerer Lungenkontusion**

Lun|gen|kraut *nt* (Ⓔ lungwort): ***Syn:*** *Pulmonaria officinalis, Pulmonaria maculosa*; Pflanze aus der Familie der Rauhblattgewächse [Boraginaceae]; verwendet werden die getrockneten, oberirdischen Pflanzenteile [**Pulmonariae herba**], die Gerbstoffe*, Flavonoide* und Allantoin* enthalten; **Anw.**: traditionell bei Erkrankungen von Atemwegen, Magen-Darm-Trakt, Niere und ableitenden Harnwegen; auch als Adstringens* und zur Wundbehandlung; in der Homöopathie bei Entzündungen der oberen Atemwege

Lun|gen|krebs *m:* → *Lungenkarzinom*

Lun|gen|kreis|lauf *m* (Ⓔ pulmonary circulation): ***Syn:*** *kleiner Kreislauf*; *s.u. Kreislauf*

Lun|gen|läpp|chen *nt* (Ⓔ lobules of lung): Lobulus pulmonis; *s.u. Lunge*

Lun|gen|lymph|kno|ten *pl* (Ⓔ pulmonary lymph nodes): ***Syn:*** *Nodi lymphoidei intrapulmonales*; entlang der Bronchien im Lungenparenchym liegende kleine Lymphknoten; **Zufluss**: Lungenparenchym; **Abfluss**: Nodi* lymphoidei bronchopulmonales

Lun|gen|me|tas|ta|sen *pl* (Ⓔ pulmonary metastases): *s.u. Lungenkarzinom*

Lun|gen|milz|brand *m* (Ⓔ inhalational anthrax): ***Syn:*** *Anthraxpneumonie, Wollsortiererkrankheit, Lumpensortiererkrankheit, Hadernkrankheit, inhalativer Milzbrand*; durch Einatmen von Milzbrandsporen hervorgerufene Lungenform des Milzbrandes; sobald die Bakterien am Ende der Inkubationszeit [1–6 Tage, bis zu 43 Tage] mit der Produktion von Anthraxtoxin beginnen, kommt es zu schweren Hämorrhagien, Ödem, Nekrose, hohem Fieber, Dyspnoe und Schocksymptomatik; die Mortalität beträgt unbehandelt praktisch 100 %, unter Antibiotikabehandlung 70–90 %; *s.a. Milzbrand*

Lun|gen|my|ko|se *f* (Ⓔ pneumomycosis): ***Syn:*** *Pneumomykose, Pneumonomykose*; Pilzerkrankung der Lunge

Lun|gen|naht *f* (Ⓔ pneumonorrhaphy): ***Syn:*** *Pneumorrhaphie*; Naht der Lunge nach operativer oder traumatischer Eröffnung oder Inzision

Lun|gen|ö|dem *nt* (Ⓔ pulmonary edema): Flüssigkeitsansammlung im Lungengewebe [**interstitielles Lungenödem**] oder den Lungenbläschen [**intraalveoläres Lungenödem**]; die häufigsten Ursachen sind Linksherzinsuffizienz [**kardiales Lungenödem**] oder Verminderung des kolloidosmotischen Druckes und erhöhte Gefäßdurchlässigkeit [**nichtkardiales Lungenödem**]; die **Klinik** umfasst Unruhe, Angst, Schwitzen, Tachypnoe*, Hypoxämie*, Zyanose*, Tachykardie* und schaumigen Auswurf; bei der Auskultation findet man feuchte [und oft auch zusätzlich trockene] Rasselgeräusche* bei intraalveolärem Lungenödem, die aber bei interstitiellem Lungenödem fehlen; **Diagnose**: körperliche Untersuchung, EKG, Thoraxröntgen, Blutgasanalyse, Echokardiographie; **Therapie**: symptomatische Behandlung [aufrechte Körperhaltung, Sauerstoffbeatmung, Nitroglycerin und Furosemid zur Vorlastsenkung, Nifedipin oder Nitroprussidnatrium zur Nachlastsenkung, Sedierung, evtl. CPAP-Beatmung] zur Besserung des Akutstadiums; Therapie der Ursache

Tab. L105. Pathogenese des Lungenödems

Filtration
Hydrostatischer Druckgradient Kapillare - Alveole
Lungenkapillardruck („kardiogenes Lungenödem"), erhöht bei allen Zuständen mit Linksherzinsuffizienz (z.B. Hypertonie, dekompensierts Aortenvitium, Mitralinsuffizienz, dilatative Kardiomyopathie, koronare Herzkrankheit), bei Mitralstenose, Hypervolämie jeder Genese, venookkklusiver Lungenerkrankung
Intraalveolärer Druck, z.B. bei Bronchusstenosen, nach Pleurapunktion
Kolloidosmotischer Druck des Plasmas [a]
Hypoproteinämie bzw. Hypalbuminämie (nephrotisches Syndrom, alimentärer Eiweißmangel, eiweißverlierende Enteropathie, allgemeine Überwässerung bei Niereninsuffizienz
Kapillarpermeabilität („Permeabilitätsödem", ARDS)
Toxine und Noxen bei Sepsis, Schock, Trauma, DIC, Urämie, Viruspneumonie, Medikamente (Heroin, Barbiturate, Aspirin, Nitrofurantoin, Histamin), Magensaftaspiration, Reizgasinhalation, Strahlenpneumonitis
Lymphabstrom [a]
Venöse Hypertonie (Rechtsherzinsuffizienz jeder Genese, Perikardkonstriktion) Mediastinalprozesse, Lymphangiosis
Ungeklärte Pathogenese
Höhenlungenödem, neurogenes Lungenödem, nach Kardioversion, nach extrakorporaler Zirkulation (Herz-Lungen-Maschine), Katecholaminexzess (z.B. Phäochromozytom), Eklampsie, Narkotikaüberdosis, Ödem nach Lungentransplantation

[a] Als alleinige Ursache eines Lungenödems kaum wirksam

Lun|gen|per|fu|si|ons|szin|ti|gra|phie *f* (Ⓔ perfusion pulmonary scan): *s.u. Lungenszintigraphie*

Lun|gen|pest *f* (Ⓔ pulmonic plague): ***Syn:*** *Pestpneumonie*;

Pneumonie* durch Einatmung von Pesterregern [**primäre Lungenpest**] oder Streuung aus Herden im Körper [**sekundäre Lungenpest**]; die primäre Lungenpest hat eine Inkubationszeit von 2 Tagen; sie verläuft fulminant und führt unbehandelt innerhalb von 2 Tagen zum Tod; *s.a. Pest*

Lun|gen|phthi|se *f*: *→ Lungenschwindsucht*

Lun|gen|prel|lung *f*: *→ Lungenkontusion*

Lun|gen|pro|te|i|no|se *f* (Ⓔ pulmonary alveolar proteinosis): ***Syn:*** *pulmonale alveoläre Proteinose, Alveolarproteinose*; seltene, chronisch-verlaufende Lungenerkrankung durch eine übermäßige Produktion von Surfactant-Faktor*; in schweren Fällen kommt es zu Dyspnoe; **Therapie**: Heparininhalation, Bronchiallavage

Lun|gen|punk|ti|on *f* (Ⓔ pneumocentesis): ***Syn:*** *Pneumozentese*; Punktion des Lungengewebes, z.B. zur Probengewinnung oder Kavernendrainage

Lun|gen|quet|schung *f*: *→ Lungenkontusion*

Lun|gen|re|sek|ti|on *f* (Ⓔ pulmonary resection): operative Entfernung eines Lungenflügels [Pneumonektomie], Lungenlappens [Lobektomie] oder Lungensegmentes [Lungensegmentresektion]

Lun|gen|rund|herd *m* (Ⓔ coin lesion): ***Syn:*** *Rundschatten, Rundherd*; runder Verdichtungsherd im Lungenröntgenbild, z.B. bei Tuberkulose, Karzinom, Metastase, Zyste oder Pneumonie [Rundinfiltrat]

Lun|gen|schlag|a|der, lin|ke *f*: *→ Arteria pulmonalis sinistra*

Lun|gen|schlag|a|der, rech|te *f*: *→ Arteria pulmonalis dextra*

Lun|gen|schnitt *f*: *→ Pneumotomie*

Lun|gen|schwind|sucht *f* (Ⓔ pulmonary phthisis): ***Syn:*** *Lungenphthise, Phthisis pulmonum*; Lungentuberkulose* mit ausgeprägter Kachexie*

Lun|gen|seg|men|te *pl* (Ⓔ bronchopulmonary segments): ***Syn:*** *bronchoplumonale Segmente, Segmenta bronchopulmonalia*; keil- oder pyramidenförmige Abschnitte der **Lungenlappen** [Lobi pulmonales]; jedes Segment besteht aus einem Lappenabschnitt, der durch Bindegewebssepten [unvollständig] von den anderen Segmenten abgetrennt wird; in der Mitte des Segmentes liegt jeweils ein **Segmentbronchus** [Bronchus segmentalis], der von einer Arterie begleitet wird; die entsprechende Vene verläuft in den Bindegewebsepten; die Lungensegmente werden in der Peripherie durch Bindegewebssepten in **Lungenläppchen** [Lobuli pulmonis] unterteilt, die auf der Lungenoberfläche ein deutliches polygonales Muster erzeugen; im Lappenzentrum fehlt diese Aufteilung

Tab. L106. Lungensegmente und zugeordnete Bronchien

Rechte Lunge	
Lobus superior	**Bronchus lobaris superior dexter**
Segmentum apicale (1)	Bronchus segmentalis apicalis
Segmentum posterius (2)	Bronchus segmentalis posterior
Segmentum anterius (3)	Bronchus segmentalis anterior
Lobus medius	**Bronchus lobaris medius dexter**
Segmentum laterale (4)	Bronchus segmentalis lateralis
Segmentum mediale (5)	Bronchus segmentalis medialis
Lobus inferior	**Bronchus lobaris inferior dexter**
Segmentum superius (6)	Bronchus segmentalis superior
Segmentum basale mediale (7)	Bronchus segmentalis basalis medialis
Segmentum basale anterius (8)	Bronchus segmentalis basalis anterior
Segmentum basale laterale (9)	Bronchus segmentalis basalis lateralis
Segmentum basale posterius (10)	Bronchus segmentalis basalis posterior
Linke Lunge	
Lobus superior	**Bronchus lobaris superior sinister**
Segmentum apicoposterius (1+2)	Bronchus segmentalis apicoposterior
Segmentum anterius (3)	Bronchus segmentalis anterior
Segmentum lingulare superius (4)	Bronchus lingularis superior
Segmentum lingulare inferius (5)	Bronchus lingularis inferior
Lobus inferior	**Bronchus lobaris inferior sinister**
Segmentum superius (6)	Bronchus segmentalis superior
Segment fehlt meist	
Segmentum basale anterius (8)	Bronchus segmentalis basalis anterior
Segmentum basale laterale (9)	Bronchus segmentalis basalis lateralis
Segmentum basale posterius (10)	Bronchus segmentalis basalis posterior

Lun|gen|seg|ment|re|sek|ti|on *f* (Ⓔ pulmonary segment resection): operative Entfernung eines Lungensegmentes

Lun|gen|si|de|ro|se *f* (Ⓔ pulmonary siderosis): ***Syn:*** *Eisenstaublunge, Schweißerlunge, Eisenlunge, Eisenoxidstaublunge, Siderosis pulmonum*; benigne, rückbildungsfähige Pneumokoniose* durch Ablagerung von Eisenstaub

idiopathische Lungensiderose (Ⓔ idiopathic pulmonary hemosiderosis): ***Syn:*** *primäre/idiopathische Lungenhämosiderose, Morbus Ceelen, Ceelen-Krankheit, Ceelen-Gellerstedt-Syndrom*; idiopathische, oft schon im Kindesalter beginnende Lungenerkrankung mit rezidivierenden Blutungen in die Alveolarsepten und Alveolen; dadurch kommt es zu Eisenablagerung und Entwicklung einer fortschreitenden Lungenfibrose*; in seltenen Fällen kommt es zu spontaner Ausheilung, meist ist die Prognose aber ungünstig

Lun|gen|si|li|ko|se *f*: *→ Silikose*

Lun|gen|skle|ro|se *f* (Ⓔ pulmonary sclerosis): sklerosierende Verhärtung des interstitiellen Lungengewebes

emphysematöse Lungensklerose (Ⓔ emphysematous sclerosis): Lungensklerose mit Emphysembildung; *s.a. Lungenemphysem*

Lun|gen|spit|zen|tu|ber|ku|lo|se *f* (Ⓔ apical tuberculosis): ***Syn:*** *Spitzentuberkulose, apikaler Reinfekt*; Befall der Lungenspitzen im Rahmen einer lokalisierten hämatogenen Streuung einer Lungentuberkulose*

Lun|gen|stau|ung *f* (Ⓔ pulmonary congestion): Abflussbehinderung des Blutes aus der Lunge; führt zur Entwicklung einer Stauungslunge*

Lun|gen|stein *m*: *→ Pneumolith*

Lun|gen|szin|ti|gra|phie *f* (Ⓔ pulmonary scan): ***Syn:*** *Lungenszintigrafie*; Szintigraphie* der Lungen zur Untersuchung der Perfusion [**Lungenperfusionsszintigraphie**] oder Ventilation [**Lungenventilationsszintigraphie**]

Lun|gen|trans|plan|ta|ti|on *nt* (Ⓔ lung transplantation): Transplantation einer oder beider Lungenflügel; bei Emphysem* und Lungenfibrose* wird meist nur ein Lungenflügel transplantiert [**Einzellungentransplantation**], bei primär pulmonaler Hypertonie* oder Eisenmenger*-Syndrom werden beide Flügel ersetzt [**Doppellungentransplantation**]; bei Erkrankungen, die Herz und Lunge betreffen, wird eine kombinierte Herz-Lungen-Transplantation bevorzugt; die 1-Jahres-Überlebensquote liegt bei ca. 80 % und nach 5 Jahren im Bereich von 50–60 %

Lun|gen|tu|ber|ku|lo|se *f* (Ⓔ pulmonary tuberculosis): durch Mycobacterium* tuberculosis hervorgerufene, akute oder chronische granulomatöse Entzündung des Lungengewebes; häufigste Form der postprimären Tuberkulose* [85 % aller Fälle], die durch eine hämatogene oder lymphogene Streuung zum Befall anderer Organe führen kann; in 95 % aller Tuberkulosefälle beginnt die Erkrankung mit der Inhalation von Mykobakterien und der Bildung eines **Primäraffektes** in der Lunge; von hier gelangen Bakterien auf dem Lymphweg zu den Hiluslymphknoten, die sich entzünden und zusammen mit dem Primäraffekt den so genannten **Primärkomplex** bilden; bei mehr als 90 % aller Patienten bleibt die Infektion in diesem Stadium stehen, Primäraffekt und Primärkomplex vernarben und verkalken; die verkalkten Herde können aber lebenslang vermehrungsfähige Tuberkulosebakterien enthalten, d.h., sie können als Ausgangsherd für eine postprimäre Streuung dienen; bei einem kleineren Teil der Patienten kommt es schon in diesem Stadium zur lymphogenen oder hämatogenen Streuung und Befall innerer Organe [Niere, Knochenepiphysen, Milz]; am häufigsten sind die **Simon-Spitzenherde**, die noch nach Jahrzehnten reaktiviert werden können

die eigentliche Lungentuberkulose entsteht bei der Hälfte der Patienten innerhalb der ersten zwei Jahre nach Infektion, bei der anderen Hälfte später; sie beginnt mit einer käsigen Nekrosierung des Granuloms und Bildung einer Kaverne; findet die Kaverne Anschluss an einen Bronchus, kommt es zur **offenen Lungentuberkulose** mit Abhusten der Erreger; wird ein Blutgefäß eröffnet, kommt es zur hämatogenen Streuung und damit zur Organtuberkulose und zum Bluthusten [Hämoptyse*]; **Klinik, Diagnose** und **Therapie** *s.u. Tuberkulose, Essay Tuberkulose S. 2171*

azino-noduläre Lungentuberkulose (Ⓔ acinonodular tuberculosis): ***Syn:*** *azinös-nodöse Lungentuberkulose*; durch bronchogene Streuung entstehende, chronisch produktive Lungentuberkulose mit kleeblattförmigen grauweißen Herden und zentraler Nekrose

azinös-nodöse Lungentuberkulose: *→azino-noduläre Lungentuberkulose*

exsudative Lungentuberkulose (Ⓔ exudative tuberculosis): ***Syn:*** *exsudative Tuberkulose*; exsudative Form/Phase der Lungentuberkulose; oft mit Kavernenbildung einhergehende akute oder chronische verkäsende Pneumonie*

kavernöse Lungentuberkulose (Ⓔ cavitary tuberculosis): ***Syn:*** *kavernöse Tuberkulose*; Lungentuberkulose mit unter Umständen ausgedehnter Hohlraumbildung

offene Lungentuberkulose (Ⓔ open tuberculosis): ***Syn:*** *offene Tuberkulose*; infektiöse Form der Tuberkulose mit Ausscheidung von Erregern im Sputum; meist bei kavernöser Lungentuberkulose mit Anschluss an einen Ableitungsbronchus

produktive Lungentuberkulose (Ⓔ productive tuberculosis): von einer proliferativ-produktiven Reaktion mit Ausbildung von Tuberkulomen* oder azinös-nodulären Herden gekennzeichnete Verlaufsform

Lun|gen|ve|nen *pl* (Ⓔ pulmonary veins): ***Syn:*** *Venae pulmonales*; die Lungenvenen führen sauerstoffreiches Blut von der Lunge zum linken Vorhof; jede Lunge hat eine obere [Vena pulmonalis dextra superior, Vena pulmonalis sinistra superior] und eine untere Lungenvene [Vena pulmonalis dextra inferior, Vena pulmonalis sinistra inferior]

obere linke Lungenvene (Ⓔ superior left pulmonary vein): ***Syn:*** *Vena pulmonalis sinistra superior*; führt Blut aus dem Oberlappen [Lobus superior] der linken Lunge; Sammelvene für Vena apicoposterior, Vena anterior lobi superioris und Vena lingularis

obere rechte Lungenvene (Ⓔ superior right pulmonary vein): ***Syn:*** *Vena pulmonalis dextra superior*; führt Blut aus dem Ober- [Lobus superior] und Mittellappen [Lobus medius] der rechten Lunge; gemeinsame Endstrecke von Vena apicalis, Vena anterior lobi superioris, Vena posterior lobi superioris und Vena lobi medii

untere linke Lungenvene (Ⓔ inferior left pulmonary vein): ***Syn:*** *Vena pulmonalis sinistra inferior*; führt Blut aus dem Unterlappen [Lobus inferior] der linken Lunge; gemeinsame Endstrecke von Vena superior lobi inferioris, Vena basalis communis, Vena basalis superior, Vena basalis anterior und Vena basalis inferior

untere rechte Lungenvene (Ⓔ inferior right pulmonary vein): ***Syn:*** *Vena pulmonalis dextra inferior*; führt Blut aus dem Unterlappen [Lobus inferior] der rechten Lunge; Sammelvene für Vena superior lobi inferioris, Vena basalis communis, Vena basalis anterior und Vena basalis inferior

Lun|gen|ve|nen|fehl|ein|mün|dung *f* (Ⓔ transposition of pulmonary veins): ***Syn:*** *Pulmonalvenentransposition*; angeborene Angiokardiopathie* mit Einmündung der Lungenvenen in z.B. den rechten Vorhof oder eine Vana cava; bei der **partiellen Lungenvenenfehleinmündung** münden eine oder mehrere Pulmonalvenen in Vena* cava superior, rechten Vorhof oder Vena* cava inferior; oft findet sich ein begleitender Vorhofseptumdefekt*; es kommt zu rechtsventrikulärer Volumenbelastung und pulmonaler Rezirkulation; bei der **totalen Lungenvenenfehleinmündung** vereinigen sich die Lungenvenen in einem Sammelgefäß, das dann in die Vena* cava superior [**suprakardialer Typ**, 45 %], den rechten Vorhof oder Koronarsinus [**kardialer Typ**, 26 %], die Vena* cava inferior oder Pfortader* [**infrakardialer Typ**, 24 %] oder in zwei dieser Gefäße mündet [**gemischter Typ**, 5 %]; der dadurch entstehende Links-Rechts-Shunt führt zu einer Steigerung der Lungendurchblutung und erheblicher Zyanose; die Säuglinge können nur überleben, wenn ein Rechts-Links-Shunt [meist Vorhofseptumdefekt] besteht; **Therapie:** Einpflanzung der Lungenvene in den linken Vorhof; die Operationsletalität liegt bei 10–20 %, wobei der infrakardiale Typ das höchste Risiko hat; *s.a.*

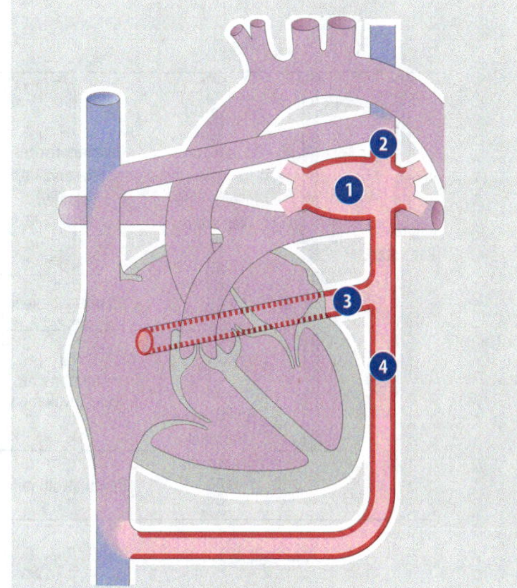

Abb. L107. Totale Lungenvenenfehleinmündung

Transposition der großen Gefäße

Lun|gen|ve|nen|trans|po|si|ti|on *f*: *→Lungenvenenfehleinmündung*

Lun|gen|ven|ti|la|ti|ons|szin|ti|gra|phie *f* (Ⓔ ventilation pulmonary scan): *s.u. Lungenszintigraphie*

Lun|gen|ver|sa|gen, chronisch-progressives *nt* (Ⓔ chronic progressive respiratory failure): *s.u. Essay Schock S. 1937*

Lun|gen|vo|lu|mi|na *pl* (Ⓔ lung volumes): während der verschiedenen Atemphasen ein- oder ausgeatmete Lunftmengen bzw. die noch in der Lungen enthaltene Luftmenge werden als Lungenvolumina bezeichnet; Kapazitäten sind zusammengesetzte Volumina [*Abb. L108*]

Lun|gen|wi|der|stand, e|las|ti|scher *m*: *→Elastance*

Lun|gen|wie|der|be|le|bung *f* (Ⓔ pulmonary resuscitation): ***Syn:*** *respiratorische Reanimation*; Wiederbelebung bei Atemstillstand; *s.u. Herz-Lungen-Wiederbelebung*

Lun|gen|wur|zel *f* (Ⓔ root of lung): Radix pulmonis; *s.u. Lunge*

Lun|gen|zip|fel *m* (Ⓔ lingula of (left) lung): ***Syn:*** *Lingula pulmonis sinistri*; unteres, ausgezogenes Ende des Oberlappens [Lobus* superior] der linken Lunge*

Lun|gen|zir|rho|se *f* (Ⓔ pulmonary cirrhosis): ***Syn:*** *diffuse interstitielle Lungenfibrose*; Lungenfibrose* mit diffusem Befall des Interstitialgewebes; führt zu Reduktion der Lungenvolumina und restriktiver Ventilationsstörung*

Lun|gen|zys|te *f* (Ⓔ pulmonary cyst): angeborene oder erworbene Zyste oder Pseudozyste der Lunge; bei den **kongenitalen Lungenzysten** handelt es sich um zystische oder zystisch-adenomatöse Hamartome* verschiedener Formen [u.a. bronchioläre, alveoläre oder solitäre Zysten]; **erworbene Zysten** finden sich u.a. bei Lungenfibrose, nach Traumen oder bei Echinokokkose*; eine operative **Therapie** ist nur bei ausgeprägter Symptomatik notwendig; meist wird eine Segmentresektion oder [seltener] Lobektomie vorgenommen; *s.a. Zystenlunge, Wabenlunge* [*Abb. L109*]

Lu|nu|la *f, pl* **-lae** (Ⓔ lunula): halbmondförmige/sichelförmige Struktur

Lunula unguis (Ⓔ lunula of nail): Nagelhalbmond; *s.u. Nagel*

Lunulae valvularum semilunarium valvae aortae (Ⓔ lunulae of semilunar cusps of aortic valve): halbmondförmiger Randstreifen der Segelklappen der Aortenklappe [Valva* aortae]; besteht aus sichelförmig eingelagerten Kollagenfasern und knötchenförmigen Verdickungen in der Mitte [**Noduli valvularum semilunarium valvae aortae**]

Lunulae valvularum semilunarium valvae trunci pulmona-

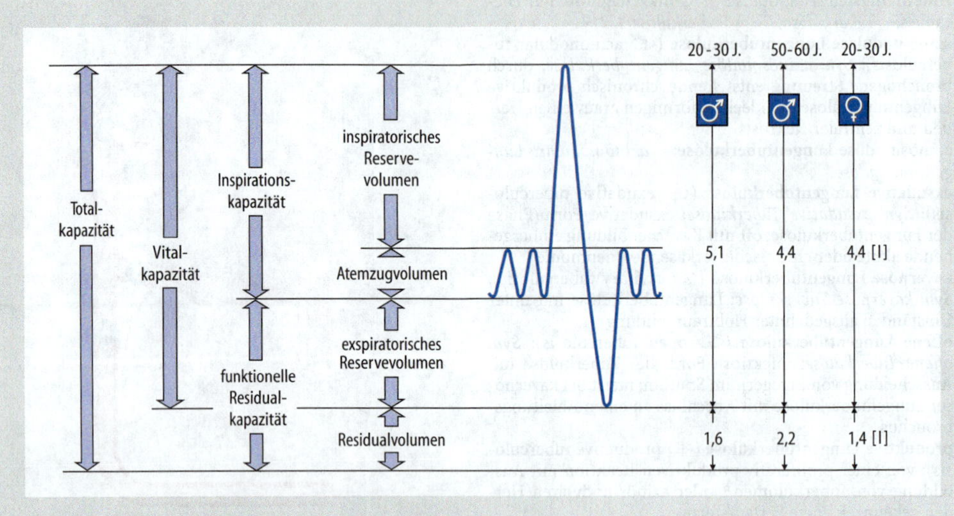

Abb. L108. Lungenvolumina und -kapazitäten

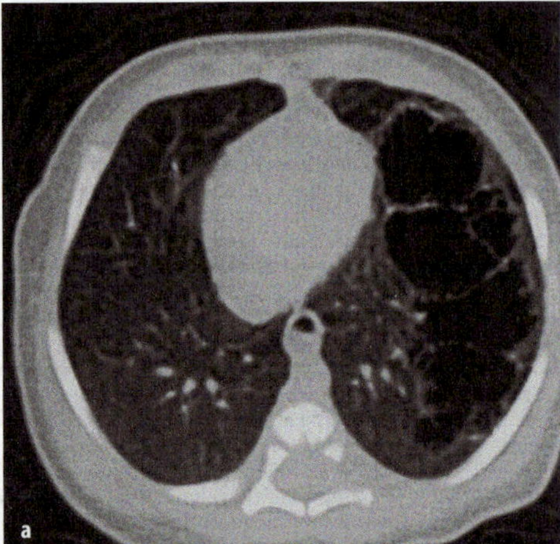

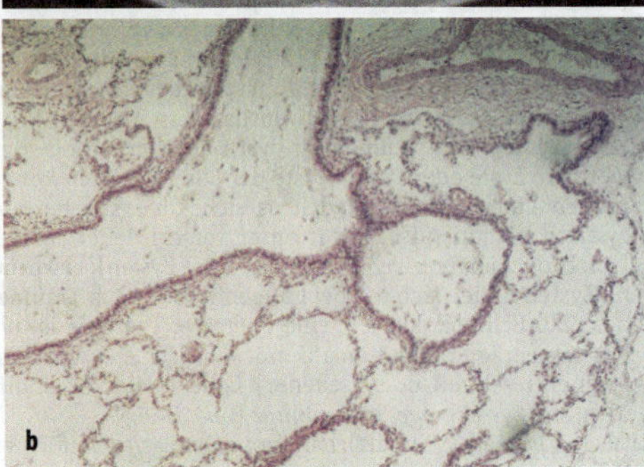

Abb. L109. Lungenzyste. **a** im CT, **b** histologisches Bild

lis (Ⓔ lunulae of semilunar cusps of pulmonary valve): halbmondförmiger Randstreifen der Segelklappen der Pulmonalklappe [Valva* trunci pulmonalis]; besteht aus sichelförmig eingelagerten Kollagenfasern und knötchenförmigen Verdickungen in der Mitte [**Noduli valvularum semilunarium valvae trunci pulmonalis**]

lu|nu|lar *adj* (Ⓔ lunular): ***Syn:*** *semilunar*; halbmondförmig

LUO *Abk.*: linkes Ureterostium

Lu|pi|nen|al|ka|lo|i|de *pl* (Ⓔ lupine alkaloids): ***Syn:*** *Chinolizidinalkaloide*; v.a. in Lupinus-Arten vorkommende Alkaloide*; dazu gehören z.B. Lupinin* und Lupinotoxin*

Lu|pi|nin *nt* (Ⓔ lupinine): Alkaloid in Lupininen; kann Vergiftungen bei Weidetieren hervorrufen

Lu|pi|no|to|xin *nt* (Ⓔ lupinine): Alkaloid in Lupininen; kann Vergiftungen bei Weidetieren hervorrufen

lu|po|id *adj* (Ⓔ lupoid): ***Syn:*** *lupös*; in der Art eines Lupus, lupusähnlich

lu|pös *adj*: *→lupoid*

Lu|pu|li stro|bu|lus *nt* (Ⓔ hop strobiles): ***Syn:*** *Hopfenzapfen*; *s.u. Hopfen*

Lu|pus *m* (Ⓔ lupus): kurz für Lupus* erythematodes und Hauttuberkulose [Lupus* vulgaris]

Lupus erythematodes (Ⓔ lupus erythematosus): ***Syn:*** *Lupus erythematosus, Erythematodes, Schmetterlingsflechte*; zu den Kollagenosen* gehörende systemische Autoimmunerkrankung der Haut und innerer Organe, bei der praktisch immer Antikörper gegen Zellkernantigene [**antinukleäre Antikörper**] gefunden werden; meist unterscheidet man 3 Hauptformen: **1.** systemischer Lupus erythematodes oder Lupus erythematodes visceralis **2.** chronisch-diskoider Lupus erythematodes **3.** subakut kutaner Lupus erythematodes

anulär-gyrierter Lupus erythematodes: *→subakut kutaner Lupus erythematodes*

ausgebrannter chronisch-diskoider Lupus erythematodes (Ⓔ burnt-out discoid lupus erythematosus): *s.u. chronisch-diskoider Lupus erythematodes*

Lupus erythematodes chronicus: *→Lupus erythematodes integumentalis*

Lupus erythematodes chronicus discoides: *→chronisch-diskoider Lupus erythematodes*

Lupus erythematodes chronicus disseminatus (Ⓔ disseminated discoid lupus erythematosus): ***Syn:*** *disseminierter chronisch-diskoider Lupus erythematodes*; *s.u. chronisch-diskoider Lupus erythematodes*

Lupus erythematodes chronicus superficialis disseminatus: *→subakut kutaner Lupus erythematodes*

chronisch-diskoider Lupus erythematodes (Ⓔ discoid lupus erythematosus): ***Syn:*** *Lupus erythematodes chronicus discoides, Discoid-Lupus erythematosus, nagende Flechte*; häufigste Form des Lupus* erythematodes der Haut; ist durch scharf begrenzte, schuppende Erytheme* und Atrophie der Haut des Gesichts, selten auch von Rumpf und Extremitäten gekennzeichnet; der Verlauf ist schubartig und

selbstlimitierend; systemische Symptome fehlen fast immer; die Erkrankung tritt weltweit und vorwiegend bei jüngeren Patienten auf, wobei Frauen 2- bis 3-mal häufiger betroffen sind als Männer; ca. 10-mal häufiger als der systemische Lupus erythematodes
Klinik: beginnt meist als symptomarmes münzengroßes, solitäres, scheibenförmiges Erythem mit hyperkeratotisch-rauer Oberfläche; die Lokalisation ist i.d.R. an lichtexponierten Arealen [Nase, Wange, Stirn, Lippen, Ohrmuschel], seltener an Kopfhaut, Mundschleimhaut oder Rumpf; entfernt man die Hautschuppen, sieht man auf der Unterseite einen Hornzapfen [**Reißnagelphänomen, Tapeziernagelphänomen**]; die Haut im Zentrum des Erythems wird atroph, dünn und glänzend, während der Rand als erythematös-squamöser Ring weiterwächst; das Wachstum kommt schließlich zum Stillstand, und der aktive Randsaum verschwindet; zurück bleiben depigmentierte, atrophe Areale, die als **ausgebrannter chronisch-diskoider Lupus erythematodes** bezeichnet werden
man unterscheidet 3 Sonderformen: **1. hypertropher chronisch-diskoider Lupus erythematodes**: die Läsionen sind v.a. an den Extremitätenstreckseiten und palmoplantar zu finden; sie sind knotig-flach und hyperkeratotisch **2. Lupus erythematodes profundus** [Lupuspannikulitis]: Mitbeteiligung des subkutanen Fettgewebes; oft auch beim systemischen Lupus erythematodes **3. Lupus erythematodes chronicus disseminatus** [disseminierter chronisch-diskoider Lupus erythematodes]: durch eine hohe Krankheitsaktivität mit multiplen Herde gekennzeichnete Form, die oft in einen systemischen Lupus erythematodes übergeht
DD: polymorphe Lichtdermatose*, Rosacea*, seborrhoisches Ekzem*, Psoriasis* vulgaris, aktinische Keratose*; **Diagnostik**: ca. 75 % der Herde zeigen bei direkter Immunfluoreszenz Ablagerungen von Immunglobulinen und Komplementkomponenten an der dermoepidermalen Grenze [**Lupusband**]; nur wenige Patienten zeigen eine Anämie oder mäßige Leukopenie; bei Vorkommen antinukleärer Antikörper ist die Wahrscheinlichkeit eines Übergangs in einen systemischen Lupus erythematodes erhöht; **Therapie**: Corticoidsalben extern, evtl. direkte Injektion von Corticoidkristallsuspension in die Läsionen; bei Nichtansprechen, ausgedehnten Herden oder Lichtsensibilität in der Anamnese kann Chloroquin* intern gegeben werden; **Prognose**: chronischer, meist selbstlimitierender Verlauf; Abheilung mit Atrophie und Depigmentierung; ca. 5 % gehen in einen systemischen Lupus erythematodes über

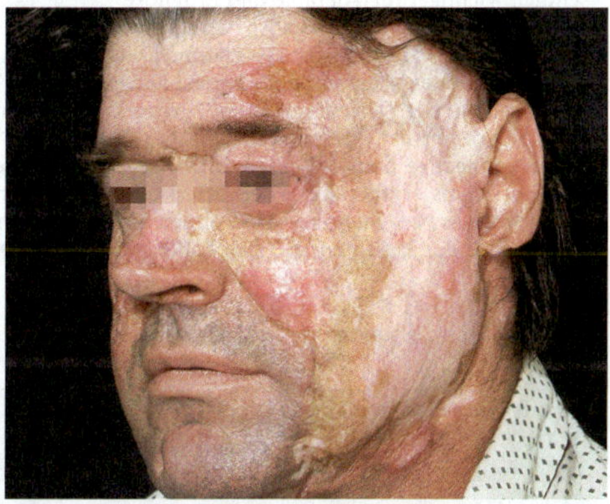

Abb. L110. Chronisch-diskoider Lupus erythematodes

Tab. L111. Differentialdiagnose des chronisch-diskoiden Lupus erythematodes

Früher CDLE	Aktinische Keratosen, Morbus Bowen, oberflächliches Basaliom, polymorphe Lichtdermatose, seborrhoisches Ekzem, Psoriasis, „lymphocytic infiltration" Jessner-Kanof, Plaqueform der Sarkoidose
Später CDLE	Anuläre Psoriasis, Erythema anulare centrifugum, Epidermomykose, oberflächliche Trichomykose, Korallenriff-Keratoakanthom
„ausgebrannter" CDLE	Vitiligo, atrophe Narben (z.B. nach Verbrennung)
CDLE am Kapillitium	Lichen ruber planopilaris, Morphea, andere vernarbende Alopezien
CDLE der Mundschleimhaut	Lichen ruber erosivus, Leukoplakie, chronisch rezidivierende Aphthen
CDLE palmoplantar	Psoriasis, Morbus Reiter, Tylose, hyperkeratotische plantare Mykose, Porokeratose
Hypertropher CDLE	Hypertropher Lichen ruber, Basiliom, Plattenepithelkarzinom, Keratoakanthom, Prurigo nodularis
LE profundus	Traumatische Pannikulitis, Schwannom, Epithelioma calcificans

disseminierter chronisch-diskoider Lupus erythematodes (Ⓔ disseminated discoid lupus erythematosus): ***Syn***: *Lupus erythematodes chronicus disseminatus*; *s.u. chronisch-diskoider Lupus erythematodes*
hypertropher chronisch-diskoider Lupus erythematodes (Ⓔ hypertrophic discoid lupus erythematosus): *s.u. chronisch-diskoider Lupus erythematodes*
Lupus erythematodes integumentalis (Ⓔ cutaneous lupus erythematosus): ***Syn***: *Lupus erythematodes chronicus*; chronischer Lupus erythematodes der Haut ohne Beteiligung innerer Organe; tritt v.a. bei Frauen im mittleren Alter auf; kann zu vernarbender Alopezie* und spinozellulärem Karzinom* führen **DD**: Rosazea*, polymorphe Lichtdermatose*, seborrhoisches Ekzem*, Psoriasis* vulgaris, aktinische Keratose*; **Therapie**: Chloroquin* oder Corticoide intern; Corticoide extern
medikamenteninduzierter Lupus erythematodes (Ⓔ drug-induced lupus erythematosus): milde Verlaufsform des systemischen Lupus erythematodes bei Einnahme verschiedener Medikamente; bildet sich nach Absetzen wieder zurück, allerdings können die antinukleären Antikörper noch monatelang persistieren

Tab. L112. Medikamenteninduzierter Lupus erythematodes

Definitive Assoziation	Procainamid, Hydralazin, Isoniazid, Chlorpromazin, Methyldopa
Mögliche Assoziation	Penicillamin, Dilantin, Chinidin
Fragliche Assoziation	Gold, diverse Antibiotika, Griseofulvin, u.v.a.m.

neonataler Lupus erythematodes (Ⓔ neonatal lupus erythematosus): ***Syn***: *neonatales LE-Syndrom*; durch einen diaplazentaren Transfer von IgG-Autoantikörpern verursachtes Syndrom, das durch Endokardfibroelastose*, Hautläsionen und Blutbildveränderungen [hämolytische Anämie*, Thrombopenie*] gekennzeichnet ist; am wichtigsten sind die Reizleitungsstörungen [oft irreversibler AV-Block], die in ca. 50 % der Fälle schon im ersten Lebensmonat zum Ableben führen [*Abb. L113*]
Lupus erythematodes profundus (Ⓔ lupus panniculitis): ***Syn***: *Lupuspannikulitis*; *s.u. chronisch-diskoider Lupus erythematodes*
subakut kutaner Lupus erythematodes (Ⓔ subacute cutaneous lupus erythematosus): ***Syn***: *Lupus erythematodes chronicus superficialis disseminatus, anulär-gyrierter Lupus erythematodes*; milde Verlaufsform des systemischen Lupus* erythematodes, die aber im Unterschied zum Lupus* erythematodes integumentalis eine Systembeteiligung aufweist; **Klinik**: anuläre oder gyrierte, multiple, kleinfleckige, mäßig schuppende Herde, v.a. im Gesicht, an den Armen und dem oberen Thorax; nur selten kommt es zu Atrophie oder Alopezie; Nieren- oder ZNS-Beteiligung ist selten; häu-

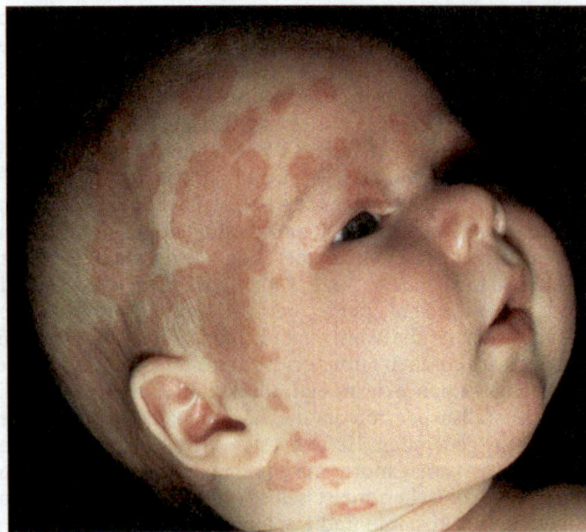

Abb. L113. Neonataler Lupus erythematodes

figer findet man Gelenkentzündungen oder Serositis; **DD:** polymorphe Lichtdermatose*, Rosazea*, seborrhoisches Ekzem*, Psoriasis* vulgaris, aktinische Keratose*, Tinea* faciei; **Therapie:** Chloroquin* intern begleitet von lokaler Corticoidbehandlung; **Prognose:** chronischer, selbstlimitierender Verlauf; Spontanheilung nach Monaten bis Jahren; in ca. 5 % Übergang in einen systemischen Lupus* erythematodes

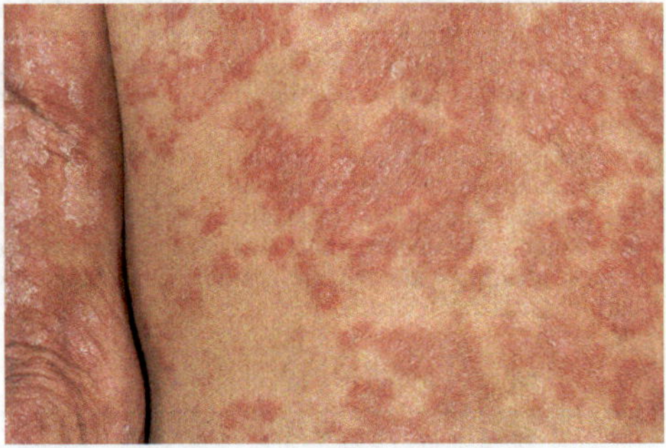

Abb. L114. Subakut-kutaner Lupus erythematodes

systemischer Lupus erythematodes (Ⓔ disseminated lupus erythematosus): ***Syn:*** *Systemerythematodes, Lupus erythematodes visceralis*; weltweit verbreitete Multisystemkrankheit, die die Haut, innere Organe und das Zentralnervensystem befällt; das klinische Bild ist extrem vielfältig [*„Der systemische Lupus erythematodes kann jede Krankheit imitieren"*] und durch multiple Organ- und Systemsymptome und einen schubartigen Verlauf gekennzeichnet; die Erkrankung kann zum Stillstand kommen [**ausgebrannter Lupus erythematodes** mit Defektzuständen] oder durch Organschäden zum Tode führen; es ist umstritten, ob die Therapie nur zur Linderung führt oder auch eine komplette Heilung bewirken kann

Ätiologie: Autoimmunerkrankung mit B-Zell-Proliferation und T-Zell-Defekten, die durch genetische, hormonelle und externe Faktoren [Licht, Medikamente] beeinflusst wird; betrifft meist jüngere Patienten und Frauen häufiger als Männer [8:1]; **Klinik:** die Initialsymptome sind eher unspezifisch [*siehe Tab. L116*] und der systemische Lupus erythematodes entzieht sich im Anfangsstadium oft der Diagnose; da Gelenke [90 %] und Haut [80 %] am häufigsten befallen werden, spielen diese Manifestationen eine wichtige Rolle bei der Sicherung der Diagnose; auch wenn die Hautsymptome [z.B. das klassische Schmetterlingserythem] oft sehr eindrucksvoll sind und der Befall von Muskeln und Gelenken die Lebensqualität der Patienten beeinträchtigt, ist der Befall innerer Organe [Lupusnephritis, Lupuslunge, Lupushepatitis, Milzatrophie] und des Zentralnervensystems mit neurologischen [Kopfschmerzen, Epilepsie, Neuropathien] und psychiatrischen Zeichen [Depressionen, Neurosen, organisches Psychosyndrom] wesentlich wichtiger für Therapie und Prognose

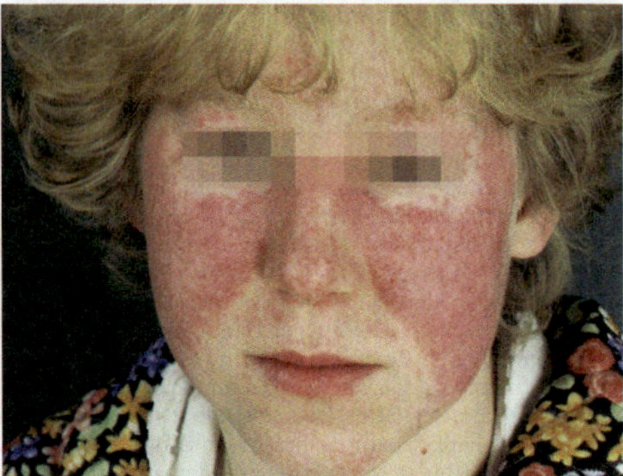

Abb. L115. Systemischer Lupus erythematodes

Diagnose: die klinische Diagnose basiert auf den Kriterien der American Rheumatism Association [**ARA-Kriterien**]; hinzu kommt der Nachweis eines **Lupusbandes** bei ca. 80 % der Patienten; **DD:** Dermatomyositis*, progressive systemische Sklerodermie*, primär chronische Polyarthritis*, mixed connective tissue disease*; die **Therapie** des systemischen Lupus erythematodes erfordert eine Zusammenarbeit von Ärzten mehrerer Disziplinen und eine hohe Compliance der Patienten, die ihre Lebensweise anpassen

Tab. L116. Häufigste Initialsymptome des systemischen Lupus erythematodes

Symptom	Häufigkeit
Allgemeinsymptome (Fieber, Müdigkeit etc.), Arthralgien (mit oder ohne Erguss)	75 %
Hautläsionen	60 %
Nierensymptome (meist nur Proteinurie)	40 %
Raynaud-Symptom	33 %
Lymphadenopathie	25 %
Pleuritis, Perikarditis, ZNS-Symptome	20 %

Tab. L117. ARA [American Rheumatism Association] Kriterien des systemischen Lupus erythematodes

Schmetterlingserythem
CDLE-Läsionen
Photosensibilität
Geschwüre der Mundschleimhaut
Arthralgien und Gelenkerguss
Serositis: Pleuritis und Perikarditis
Nierenbefall: Proteinurie (>0,5 g/Tag) oder pathologisches Sediment (Hämaturie, Zylinder)
ZNS-Befall: Epileptische Anfälle oder Psychosen (jeweils ohne bekannte metabolische oder medikamentöse auslösende Ursache)
Hämatolog. Zeichen: hämolytische Anämie oder Leukopenie (≤ 4000 mm) oder Lymphopenie (< 1500/m^3) oder Thrombopenie (< 100.000/mm)
Immunologische Zeichen: positives LE-Zellphänomen oder Anti-Nativ-DNA-Antikörper oder Anti-Sm-Antikörper oder falsch positive Syphilisserologie)
Antinukleäre Antikörper (in Immunfluoreszenz)

und auslösende Faktoren [Sonnenlicht, Überanstrengung, Medikamente] vermeiden müssen; in der Frühphase wird Acetylsalicylsäure* oder Chloroquin* verschrieben; bei Organsymptomen Immunsuppressiva [Cyclophosphamid*] und Corticosteroide; **Prognose**: die 5-Jahres-Überlebensrate liegt heute bei mehr als 90 %; ungünstig sind früher Krankheitsbeginn [schon in der Kindheit] und Befall der Nieren und des Zentralnervensystems

Lupus erythematodes visceralis: *→systemischer Lupus erythematodes*

Lupus erythematosus: *→Lupus erythematodes*

Lupus erythematosus pemphigoides: *→Senear-Usher-Syndrom*

Lupus exfoliativus (Ⓔ lupus vulgaris exfoliativus): ***Syn:*** *Lupus vulgaris exfoliativus; s.u. Lupus vulgaris*

Lupus hypertrophicus (Ⓔ lupus vulgaris hypertrophicus): ***Syn:*** *Lupus vulgaris hypertrophicus; s.u. Lupus vulgaris*

Lupus mutilans (Ⓔ lupus mutilans): *s.u. Lupus vulgaris*

Lupus papillomatosus (Ⓔ lupus papillomatosus): Lupus vegetans; *s.u. Lupus vulgaris*

Lupus pernio (Ⓔ chilblain lupus): ***Syn:*** *Chilblain-Lupus*; Form des Lupus* erythematodes mit bläulichen Knoten an den kälteexponierten Akren; auch Hautmanifestation bei Sarkoidose*

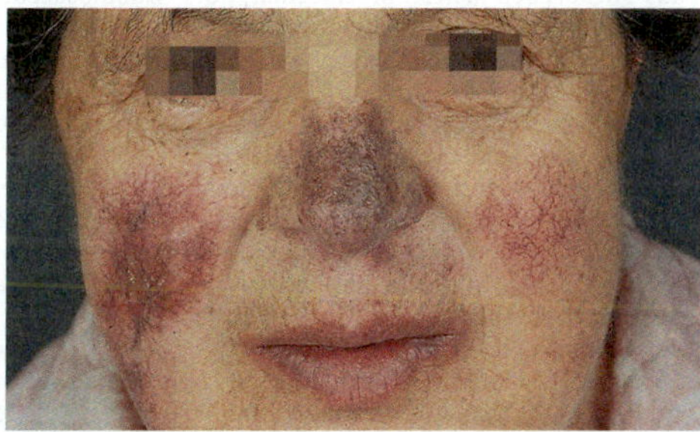

Abb. L118. Lupus pernio

Lupus planus (Ⓔ lupus vulgaris planus): ***Syn:*** *Lupus vulgaris planus; s.u. Lupus vulgaris*

Lupus tumidus (Ⓔ lupus vulgaris tumidus): ***Syn:*** *Lupus vulgaris tumidus; s.u. Lupus vulgaris*

Lupus ulcerosus (Ⓔ lupus vulgaris ulcerosus): ***Syn:*** *Lupus vulgaris ulcerosus; s.u. Lupus vulgaris*

Lupus vegetans (Ⓔ lupus vulgaris vegetans): ***Syn:*** *Lupus vulgaris vegetans, Lupus papillomatosus; s.u. Lupus vulgaris*

Lupus verrucosus (Ⓔ lupus vulgaris verrucosus): ***Syn:*** *Lupus vulgaris verrucosus; s.u. Lupus vulgaris*

Lupus vulgaris (Ⓔ lupus vulgaris): ***Syn:*** *Tuberculosis luposa cutis et mucosae, Tuberculosis cutis luposa, fressende Flechte*; postprimäre Hauttuberkulose* mit Sitz in der Dermis; entsteht durch lymphogene oder hämatogene Aussaat oder per continuitatem; ist in ca. 50 % mit aktiver Organtuberkulose assoziiert; **Klinik**: beginnt meist mit einem oder nur wenigen Herden, i.d.R. als unscharf begrenzter, rötlichbrauner **Lupusfleck** oder flaches **Lupusknötchen** mit weicher Konsistenz, v.a. am Gesicht; typisch ist die **apfelgeleeartige Eigenfarbe** bei Glasspateldruck und ein positives **Sondenphänomen** [**Sondenversuch**: eine angepresste Knopfsonde bricht leicht in die Haut ein]

im Verlaufe der Ausbreitung können die Herde flach bleiben [**Lupus planus**], hypertrophieren [**Lupus hypertrophicus**] oder sich tumorös verändern [**Lupus tumidus**]; als Sekundärveränderung kommt es zu psoriasiformer Schuppung [**Lupus exfoliativus**], warzenartiger Verhornung [**Lupus verrucosus**], Ulzeration [**Lupus ulcerosus**] oder Ulzeration mit papillösen Vegetationen [**Lupus vegetans**]; kommt es zur Zerstörung von Bindegewebe oder Knorpel mit Entstellung der Patienten, spricht man von **Lupus mutilans** [z.B. erworbener Wolfsrachen]; der **Verlauf** ist außerordentlich chronisch und Stillstand oder Spontanheilung sehr selten; die Abheilung der Herde mit Atrophie und Narbenbildung führt z.T. zu Kontrakturen, Ektropium usw.; der Lupus vulgaris gilt als Präkanzerose, allerdings haben fast alle Patienten mit sog. **Carcinoma in lupo** Röntgen- oder UV-Bestrahlung in der Vorgeschichte; **Therapie**: Tuberkulostatika* intern; kleine Herde können exzidiert werden; anschließend über Monate Tuberkulostatika [*Abb. L119, 120*]

Lupus vulgaris exfoliativus (Ⓔ lupus vulgaris exfoliativus): Lupus exfoliativus; *s.u. Lupus vulgaris*

Lupus vulgaris hypertrophicus (Ⓔ lupus vulgaris hypertrophicus): Lupus hypertrophicus; *s.u. Lupus vulgaris*

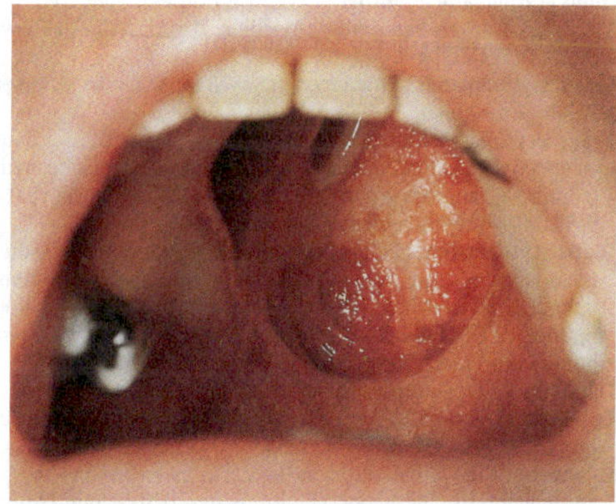

Abb. L120. Lupus mutilans. Erworbener Wolfsrachen

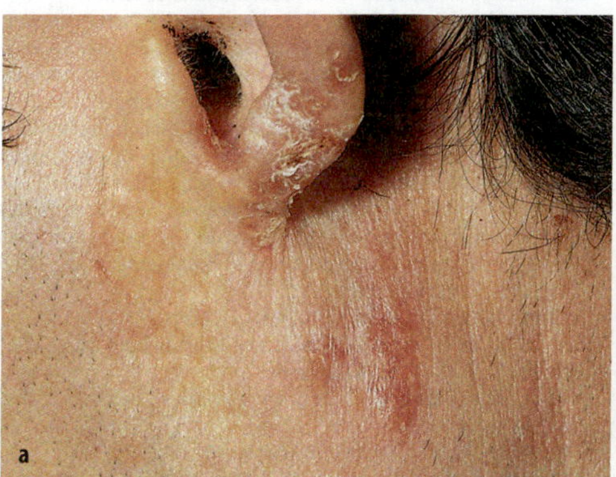

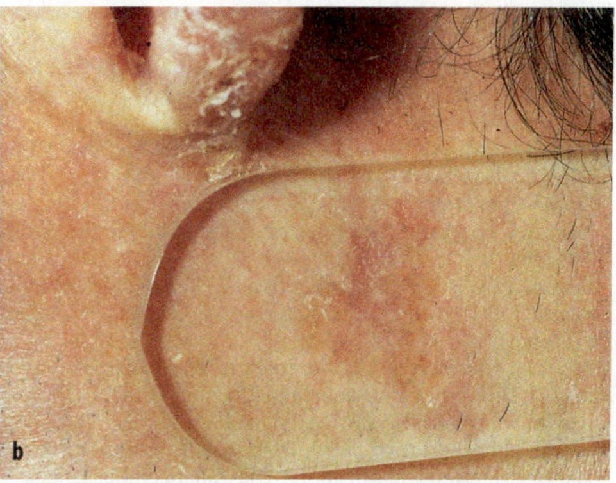

Abb. L119. Lupus vulgaris. Typische apfelgelee-artige Eigenfarbe bei Glasspateldruck [**b**]

Lupus vulgaris planus (Ⓔ lupus vulgaris planus): Lupus planus; *s.u. Lupus vulgaris*
Lupus vulgaris tumidus (Ⓔ lupus vulgaris tumidus): Lupus tumidus; *s.u. Lupus vulgaris*
Lupus vulgaris ulcerosus (Ⓔ lupus vulgaris ulcerosus): Lupus ulcerosus; *s.u. Lupus vulgaris*
Lupus vulgaris vegetans (Ⓔ lupus vulgaris vegetans): Lupus vegetans; *s.u. Lupus vulgaris*
Lupus vulgaris verrucosus (Ⓔ lupus vulgaris verrucosus): Lupus verrucosus; *s.u. Lupus vulgaris*

Lu|pus|band *nt* (Ⓔ lupus band): Ablagerungen von Immunglobulinen und Komplementkomponenten an der dermoepidermalen Grenze bei direkter Immunfluoreszenz; findet sich bei systemischem Lupus* erythematosus und bei chronisch-diskoidem Lupus* erythematodes

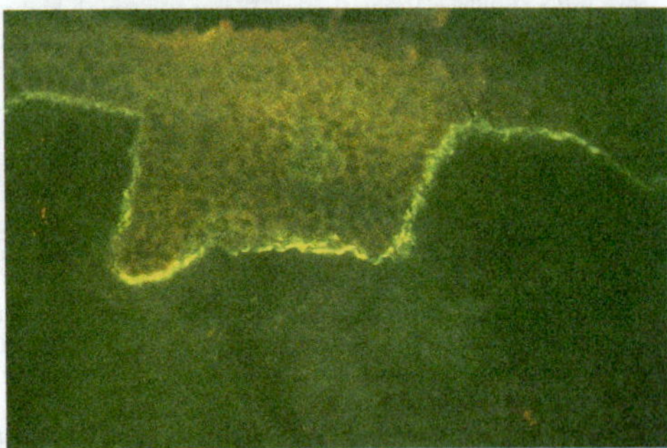

Abb. L121. Lupusband

Lupus erythematodes-Körper *pl* (Ⓔ LE bodies): ***Syn:*** *L.e.-Körper, L.E.-Körper*; basophile Einschlusskörper in Lupus erythematodes-Zellen*

Lupus erythematodes-Phänomen *nt*: *→Lupus erythematodes-Zellen-Phänomen*

Lupus erythematodes-Zellen *pl* (Ⓔ lupus erythematosus cells): ***Syn:*** *L.e.-Zellen, L.E.-Zellen, E-Zellen*; typische neutrophile Granulozyten mit basophilen Einschlusskörpern bei Lupus* erythematodes

Lupus erythematodes-Zellen-Phänomen *nt* (Ⓔ LE phenomenon): ***Syn:*** *Lupus erythematodes-Phänomen, L.E.-Phänomen, L.E.-Zellen-Phänomen*; Auftreten von Lupus erythematodes-Zellen* in Blut, Knochenmark und evtl. Ergüssen; heute kaum noch zur Diagnose verwendet

Lu|pus|fleck *pl* (Ⓔ lupus spot): *s.u. Lupus vulgaris*

Lu|pus|kar|zi|nom *nt* (Ⓔ lupus carcinoma): Carcinoma in lupo; *s.u. Lupus vulgaris*

Lu|pus|knöt|chen *pl* (Ⓔ lupoma): *s.u. Lupus vulgaris*

Lu|pus|ne|phri|tis *f, pl* **-ti|den** (Ⓔ lupus nephritis): ***Syn:*** *Lupusniere, Lupusnephropathie, lupoide Nephritis*; Immunkomplexglomerulonephritis* bei systemischem Lupus* erythematodes

Lu|pus|ne|phro|pa|thie *f*: *→Lupusnephritis*

Lu|pus|nie|re *f*: *→Lupusnephritis*

Lu|pus|pan|ni|ku|li|tis *f, pl* **-ti|den** (Ⓔ lupus panniculitis): ***Syn:*** *Lupus erythematodes profundus*; *s.u. chronisch-diskoider Lupus erythematodes*

Luque: Eduardo Roberto Luque; zeitgenössischer mexikanischer Orthopäde
Luque-Operation *f* (Ⓔ Luque's instrumentation): Versteifung der Lendenwirbelsäule mit **Luque-Stäben** zur Skoliosekorrektur
Luque-Stäbe *pl* (Ⓔ Luque's rods): *s.u. Luque-Operation*

Luschka: Hubert von Luschka; 1820–1875; deutscher Anatom (Tübingen)
Luschka-Foramen *nt* (Ⓔ foramen of Luschka): ***Syn:*** *Apertura lateralis ventriculi quarti*; beidseitige seitliche Öffnung des IV. Ventrikels

lu|si|trop *adj* (Ⓔ lusitropic): die Erschlaffungsgeschwindigkeit der Herzmuskulatur in der Diastole beeinflussend

Lust: Franz Lust; 1880–1976; deutscher Orthopäde (Heidelberg, Karlsruhe)
Lust-Zeichen *nt* (Ⓔ Lust's phenomenon): ***Syn:*** *Fibularisphänomen*; bei Tetanie* oder Spasmophilie* kommt es bei Beklopfen des Nervus fibularis hinter dem Wadenbeinköpfchen zu einer kurzen Hebung und Pronation des Fußes

lu|te|al *adj* (Ⓔ luteal): Corpus* luteum betreffend

Lu|te|al|pha|se *f* (Ⓔ luteal phase): ***Syn:*** *gestagene Phase, Gelbkörperphase, Transformationsphase, Sekretionsphase*; zweite Phase des Menstruationszyklus*; die Zeit vom Eisprung bis zur Monatsblutung [15.–28. Tag]; *s.a. Endometrium*

Lu|te|al|zel|len *pl*: *→Luteinzellen*

Lu|te|in *nt* (Ⓔ lutein): Carotinoid; findet sich u.a. in Eidotter, Getreide und Gräsern

Lu|te|i|ni|sie|rungs|hor|mon *nt* (Ⓔ luteinizing hormone): ***Syn:*** *luteinisierendes Hormon*; im Hypophysenvorderlappen* gebildetes gonadotropes Hormon, das bei der Frau an Follikelreifung, Ovulation und der Gelbkörperbildung teilnimmt; die Freisetzung wird von dem im Hypothalamus* gebildeten luteinisierendes Hormon-releasing-Hormon reguliert

Luteinizing-hormone-releasing-Faktor *m*: *→Lutiliberin*

Luteinizing-hormone-releasing-Hormon *nt*: *→Lutiliberin*

Lu|te|i|nom *nt*: *→Luteom*

Lu|te|in|zel|len *pl* (Ⓔ lutein cells): ***Syn:*** *Lutealzellen*; endokrine Zellen des Gelbkörpers [Corpus* luteum], die entweder aus Thekazellen [Theka-Luteinzellen] oder Granulosazellen [Granulosa-Luteinzellen] hervorgehen

Lu|te|in|zys|te *f* (Ⓔ lutein cyst): von Luteinzellen ausgekleidete Eierstockzyste

Lutembacher: René Lutembacher; 1884–1968; französischer Kardiologe (Paris)
Lutembacher-Syndrom *nt* (Ⓔ Lutembacher's disease): ***Syn:*** *Lutembacher-Komplex*; angeborener Vorhofseptumdefekt* mit Mitralstenose*; **Therapie**: Verschluss des Vorhofseptumdefektes und Dilatation oder Kommissurotomie der Mitralklappe; später meist Klappenersatz

Lu|te|o|hor|mon *nt*: *→Progesteron*

Lu|te|om *nt* (Ⓔ luteoma): ***Syn:*** *Luteinom, Luteoma*; Progesteron-bildender, gutartiger Eierstocktumor; tritt meist in der Menopause oder Schwangerschaft auf [**Luteoma gravidarum**]

Lu|te|o|ma *nt, pl* **-ma|ta**: *→Luteom*

Lutheran: **Lutheran-Blutgruppen** *pl* (Ⓔ Lutheran blood groups): ***Syn:*** *Lutheran-Blutgruppensystem*; Blutgruppensystem, dessen Antigene [Lu^a, Lu^b] eine milde Transfusionsreaktion auslösen können; *s.a. Blutgruppe*

Lu|ti|li|be|rin *nt* (Ⓔ lutiliberin): ***Syn:*** *Luliberin, LH-releasing-Faktor, LH-releasing-Hormon, Gonadotropin-releasing-Faktor, Gonadotropin-releasing-Hormon, Gonadoliberin, Luteinizing-hormone-releasing-Faktor, Luteinizing-hormone-releasing-Hormon*; im Hypothalamus* gebildetes Neurohormon, das die Freisetzung von Gonadotropinen* aus dem Hypophysenvorderlappen regelt

LUTS *Abk.*: *→lower urinary tract symptoms*

Lutsch|dra|gées *pl* (Ⓔ dragée): *s.u. Dragée*

Lutz: Adolfo Lutz; 1855–1940; brasilianischer Arzt
Lutz-Splendore-Almeida-Krankheit *f* (Ⓔ Lutz-Splendore-Almeida disease): ***Syn:*** *brasilianische/südamerikanische Blastomykose, Parakokzidioidomykose, Paracoccidioidomycosis, Granuloma paracoccidioides*; in Südamerika vorkommende systemische Mykose* mit hauptsächlichem Befall der Schleimhaut von Mund und Nase sowie der angrenzenden Gesichtshaut, später kommt es zu systemischer Streuung und Befall innerer Organe; **Erreger**: Paracoccidioides* brasiliensis; **Diagnose**: mikroskopischer oder kultureller Erregernachweis in Sputum oder Biopsiematerial; **Therapie**: Amphotericin* B intern

Lutzner: **Lutzner-Zellen** *pl*: *→Sézary-Zellen*

Lux *nt* (Ⓔ lux): abgeleitete SI-Einheit der Beleuchtungsstärke

Lu|xa|tio *f, pl* **-ti|o|nes**: *→Luxation*
Luxatio axillaris (Ⓔ axillary shoulder dislocation): *s.u. Schulterluxation*
Luxatio coxae: *→Hüftgelenkluxation*
Luxatio coxae congenita (Ⓔ congenital dislocation of the hip): *s.u. Luxatio coxae*

Luxatio genus (Ⓔ dislocation of the knee joint): ***Syn:*** *Knieluxation, Kniegelenkluxation, Luxatio tibiae*; angeborene [selten] oder erworbene Verrenkung des Schienbeins im Kniegelenk

Luxatio humeri: *→Schulterluxation*

Luxatio mandibulae (Ⓔ temporomandibular dislocation): ***Syn:*** *Kieferluxation, Unterkieferverrenkung*; angeborene oder erworbene Unterkieferverrenkung; bei der **einseitigen Kieferluxation** ist der Unterkiefer zur gesunden Seite verschoben, bei der **beidseitigen Kieferluxation** findet sich keine Seitenabweichung; bei **habitueller Kieferluxation** ist die Gelenkkapsel überdehnt und der Gelenkkopf tritt schon bei geringer Belastung über den Gelenkhöcker; die Reposition ist dann einfach und erfolgt oft spontan

Luxatio subcoracoidea (Ⓔ anterior shoulder dislocation): *s.u. Schulterluxation*

Luxatio tibiae: *→Luxatio genus*

Lu|xa|ti|on *f* (Ⓔ dislocation): ***Syn:*** *Luxatio, Verrenkung, Ausrenkung*; vollständige Separation der gelenkbildenden Knochenenden mit Fehlstellung und Funktionsverlust; führt meist zu Verletzungen von Gelenkstrukturen [Kapsel, Bänder, Gelenklippe, Gelenkknorpel], die die Einrenkung behindern, die Heilung verzögern oder zu habituellen Luxationen führen können; die **Diagnose** stützt sich auf Anamnese, Befund, Röntgenbild, seltener CT; die **Therapie** besteht in einer umgehenden Reposition und Wiederherstellung anatomisch korrekter Verhältnisse, evtl. Kapselraffung oder -verstärkung zur Verhinderung von Rezidiven; Krankengymnastik zur Wiederherstellung des Bewegungsfreiraumes und zur Verhütung von Rezidiven

habituelle Luxation (Ⓔ habitual dislocation): rezidivierende Luxation ohne besondere Gewalteinwirkung; das Schultergelenk ist besonders häufig betroffen, weil die gelenkbildenen Flächen nur klein sind und die Stabilisierung über Bänder und Muskeln erfolgt

kongenitale Luxation (Ⓔ congenital dislocation): beruht i.d.R. auf einer Fehlbilung, z.B. kongenitale Hüftluxation bei Hüftgelenkdysplasie

ontogenetische Luxation (Ⓔ omtogenetic dislocation): Luxation bei einer mangelhaften Ausbildung des Gelenkes oder des Verstärkungsapparates; kann kongenital vorhanden sein oder erst später in Erscheinung treten und zu habitueller Luxation führen

pathologische Luxation (Ⓔ pathologic dislocation): Luxation bei nur geringer Gewalteinwirkung, z.B. als habituelle oder ontogenetische Luxation, **Lähmungsluxation** [bei Lähmung der Muskeln] oder Luxation bei Erkrankungen der Kapsel oder degenerativen Gelenkerkrankungen

traumatische Luxation (Ⓔ traumatic dislocation): beruht meist auf einer Verletzung des Kapselbandapparates; häufigste Luxationsform, die oft das Schulter-, Ellenbogen-, Knie- und Sprunggelenk betrifft; heilt der Weichteildefekt nicht ab oder wird nicht ausreichend versorgt, kann es zu habituellen Luxationen kommen

Lu|xa|ti|ons|frak|tur *f* (Ⓔ fracture-dislocation): ***Syn:*** *Frakturdislokation, Verrenkungsbruch*; gelenknahe oder intraartikuläre Fraktur mit Luxation* der Fragmente oder eines angrenzenden Knochens; es handelt sich um instabile Frakturen mit Verletzung des Bandapparates der Kapsel; oft kommt es auch zur Abscherung von Gelenkknorpel [**flake fracture**]; findet sich v.a. im Bereich der großen Gelenke [Sprunggelenk, Hüftgelenk, Ellenbogengelenk]

Luys: Jules Bernard Luys; 1828–1897; französischer Neurologe (Paris)

Luys-Kern *m* (Ⓔ Luys' body): ***Syn:*** *Luys-Körper, Corpus Luys, Nucleus subthalamicus*; grauer Kern am Boden des III. Ventrikels*

LV *Abk.*: **1.** Lebendvakzine **2.** Lebensversicherung **3.** Lebervolumen **4.** *→linker Ventrikel* **5.** *→linksventrikulär*

LVA *Abk.*: **1.** Landesversicherungsanstalt **2.** lymphovenöse Anastomose

LVAZ *Abk.*: linksventrikuläre Austreibungszeit

LVB *Abk.*: linksventrikuläre Belastung

LVD *Abk.*: linksventrikulärer Durchmesser

LVDD *Abk.*: linksventrikulärer diastolischer Durchmesser

LVDV *Abk.*: linksventrikuläres diastolisches Volumen

LVEDD *Abk.*: linksventrikulärer enddiastolischer Durchmesser

LVEDI *Abk.*: linksventrikulärer enddiastolischer Index

LVEDL *Abk.*: linksventrikuläre enddiastolische Faserlänge

LVEDV *Abk.*: linksventrikuläres enddiastolisches Volumen

LVEF *Abk.*: linksventrikuläre Ejektionsfraktion

LVER *Abk.*: linksventrikuläre Ejektionsrate

LVESD *Abk.*: linksventrikulärer endsystolischer Durchmesser

LVESL *Abk.*: linksventrikuläre endsystolische Faserlänge

LVESV *Abk.*: linksventrikuläres endsystolisches Volumen

LVFI *Abk.*: linksventrikulärer Funktionsindex

LVFV *Abk.*: linksventrikuläres Füllungsvolumen

LVH *Abk.*: **1.** linker vorderer Hemiblock **2.** *→linksventrikuläre Hypertrophie*

LVHW *Abk.*: linksventrikuläre Hinterwand

LVI *Abk.*: Leitveneninsuffizienz

LVM *Abk.*: linksventrikuläre Muskelmasse

LVMI *Abk.*: linksventrikulärer Muskelmasse-Index

LVMM *Abk.*: linksventrikuläre Muskelmasse

LVMMI *Abk.*: linksventrikulärer Muskelmasse-Index

LVSD *Abk.*: linksventrikulärer systolischer Durchmesser

LVSL *Abk.*: linksventrikuläre Schlagleistung

LVSR *Abk.*: linksventrikuläre segmentale Relaxation

LVSV *Abk.*: **1.** linksventrikuläres Schlagvolumen **2.** linksventrikuläres systolisches Volumen

LVT *Abk.*: Lysin-Vasotonin

LVV *Abk.*: linkes Ventrikelvolumen

LVVD *Abk.*: Lebervenenverschlussdruck

LVVP *Abk.*: Leukeran, Vinblastin, Vincristin, Prednison

LW *Abk.*: **1.** Langwelle **2.** Leerwert **3.** *→Lendenwirbel*

LWK *Abk.*: Lendenwirbelkörper

Lwoff: André Michael Lwoff; französischer Mikrobiologe (Paris) im 20. Jahrhundert; Nobelpreis für Medizin 1965 für seine Arbeiten zur Genetik der Enzyme und Virusreplikation

Lwoff-Effekt *m* (Ⓔ Lwoff's effect): Aktivierung von Prophagen durch Bestrahlung mit UV-Licht führt zu Zerstörung der lysogenen Bakterien

LWS *Abk.*: Lendenwirbelsäule

lx *Abk.*: *→Lux*

lxs *Abk.*: Luxsekunde

Ly *Abk.*: **1.** *→Lymphozyten* **2.** *→Lysin*

Ly-, ly- *präf.*: *→Lyo-*

Ly|a|se *f* (Ⓔ lyase): Enzym* [z.B. Aldolase*], das die nicht-hydrolytische Spaltung von C-C-, C-O- und C-N-Bindungen durch Einführung einer Doppelbindung und umgekehrt katalysiert

Ly|co|pi her|ba *f* (Ⓔ bugleweed): ***Syn:*** *Wolfstrappkraut*; oberirdische Pflanzenteile von Wolfstrapp*

Ly|co|po|dii her|ba *f* (Ⓔ club moss): *s.u. Bärlapp*

Ly|co|po|di|um cla|va|tum *nt*: *→Bärlapp*

Ly|co|pus eu|ro|pae|us *m* (Ⓔ European gipsywort): ***Syn:*** *gemeiner Woffstrapp, Wasserandorn*; *s.u. Wolfstrapp*

Ly|co|pus vir|gi|ni|cus *m* (Ⓔ Lycopus virginicus): ***Syn:*** *virginischer Wolfsfuß*; *s.u. Wolfstrapp*

LYDMA *Abk.*: lymphocyte-determined membrane antigen

Lyell: Alan Lyell; zeitgenössischer englischer Hautarzt (Aberdeen)

Lyell-Syndrom *nt* (Ⓔ Lyell's disease): ***Syn:*** *toxische epidermale Nekrolyse*; *s.u. Erythema exsudativum multiforme majus*

medikamentöses Lyell-Syndrom *nt* (Ⓔ Lyell's syndrome): ***Syn:*** *Epidermolysis acuta toxica, Syndrom der verbrühten Haut, Epidermolysis necroticans combustiformis*; durch Medikamente [Barbiturate, Sulfonamide, Hydantoine, Allopurinol, Antibiotika] verursachte flächenhafte Nekrolyse der Epidermis mit subepidermaler Blasenbildung; **Klinik**: der Verlauf ist meist akut; zunächst kommt es zur Ausbildung eines feinfleckigen, erythematösen Exanthems mit Blasenbildung; darauf folgt eine flächenhafte Ablösung der Epidermis, die fast handschuhartig abgeschoben werden kann; die Haut bzw. Schleimhaut von Lidern, Bindehaut und Mund ist ebenfalls früh betroffen; die Patienten sind geschwächt, haben Fieber und sind u.U. somnolent; **Therapie**: Erkennung und Beseitigung des auslösenden Agens; Intensivpflege mit vorsichtiger Antibiotikaprophylaxe von Sekundärinfektionen

staphylogenes Lyell-Syndrom *nt* (Ⓔ staphylococcal scalded skin syndrome): ***Syn:*** *Ritter-Krankheit, Ritter-Dermatitis, Morbus Ritter von Rittershain, Dermatitis exfoliativa neonatorum, Pemphigoid der Säuglinge, Syndrom der verbrühten Haut, Epidermolysis toxica acuta, Dermatitis exfoliativa neonatorum staphylogenes, Staphylodermia superficialis bullosa*; durch Bakterientoxine von Staphylococcus* aureus hervorgerufene flächenhafte Hautablösung, die v.a. Säuglinge in den ersten 3 Monaten, Kleinkinder und abwehrgeschwächte Erwachsene betrifft; es kommt zur Ausbildung eines flächigen, scharlachartigen Exanthems mit großen, schlaffen Blasen, die leicht rupturieren; **Therapie**: Antibiotika [Penicilline*, Erythromycin*, Cephalosporine*]; *s.a. medikamentöses Lyell-Syndrom*

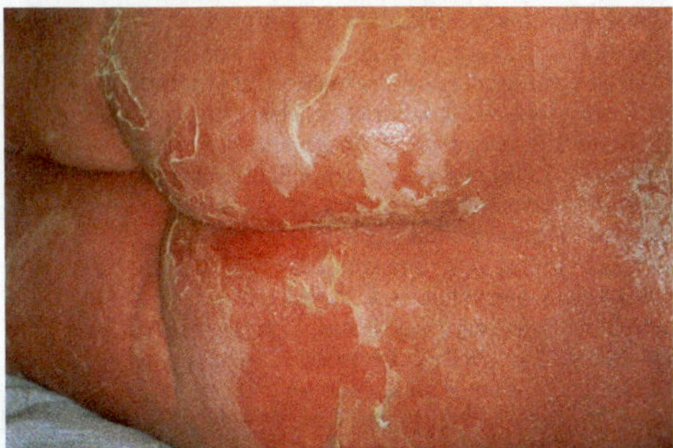

Abb. L122. Staphylogenes Lyell-Syndrom

Lyme-Borreliose *f*: *→ Lyme-Disease*

Lyme-Disease *nt* (Ⓔ Lyme disease): ***Syn:*** *Zeckenborreliose, Lyme-Krankheit, Lyme-Borreliose*; meist durch Zecken, selten auch durch Stechmücken übertragene Infektionskrankheit durch Borrelia* burgdorferi; i.d.R. kommt es zu unspezifischen Symptomen [Kopf-, Gliederschmerzen, Fieber, gastrointestinale Beschwerden], gefolgt von dermatologischen [Erythema* chronicum migrans], orthopädischen [Arthritis*, Arthralgie*] oder neurologischen Krankheitsbildern [Bannwarth-Syndrom*]; **Diagnostik**: Anamnese [Zeckenbiss]; die Hauterscheinungen sind meist typisch und ermöglichen die Diagnose; serologisch können IgM- und IgG-Antikörper in Serum, Liquor und Gelenkpunktat nachgewiesen werden; **Therapie**: im ersten Stadium Doxycyclin*, Ampicillin* oder Cefuroxim* oral; in späteren Stadien Ceftriaxon i.v.

Lyme-Krankheit *f*: *→ Lyme-Disease*

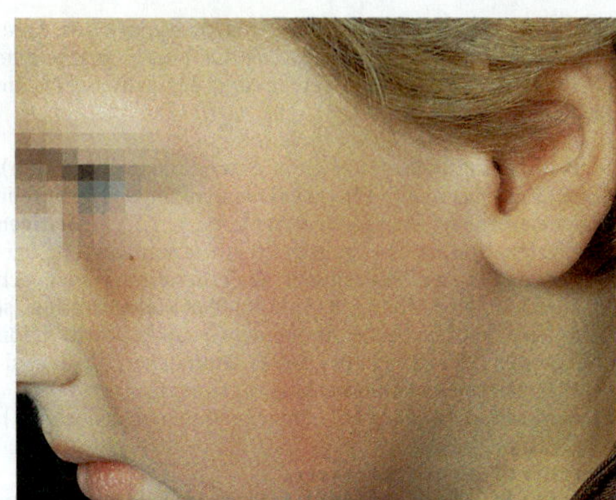

Abb. L123. Erythema chronicum migrans bei Lyme-Disease

Lymph-, lymph- *präf.*: Wortelement mit der Bedeutung „Lymphe"

Lym|pha *f*: *→ Lymphe*

Lymph|a|de|nek|to|mie *f* (Ⓔ lymphadenectomy): ***Syn:*** *Lymphknotenentfernung, Lymphknotenexstirpation, Lymphonodektomie*; operative Lymphknotenentfernung

Lymph|a|de|nie *f*: *→ Lymphadenopathie*

Lymph|a|de|ni|tis *f, pl* **-ti|den** (Ⓔ lymphadenitis): ***Syn:*** *Lymphknotenentzündung, Adenitis*; entzündliche Lymphknotenvergrößerung; findet sich als unspezifische Reaktion bei akuten und chronischen Infekten, Systemerkrankungen und Autoimmunkrankheiten; histologisch kann man **Sinushistiozytose** [unspezifische Vermehrung großer, aktiver Makrophagen in den Sinus], **epitheloidzellige, epitheloidzellig-granulomatöse** und **granulomatöse Lymphadenitiden** unterscheiden

akute unspezifische Lymphadenitis (Ⓔ acute nonspecific lymphadenitis): ***Syn:*** *Sinushistiozytose, Sinuskatarrh, Sinuskatarr*; Histiozytenvermehrung im Lymphknotensinus bei akuter oder chronischer unspezifischer Entzündung

tuberkulöse Lymphadenitis colli (Ⓔ tuberculosis of cervical lymph nodes): ***Syn:*** *Halslymphknotentuberkulose*; als primäre Tuberkulose* eine Ingestionstuberkulose* durch Trinken kontaminierter Kuhmilch, v.a. bei Kindern und Jugendlichen; häufiger ist heute aber die postprimäre Halslymphknotentuberkulose durch Streuung aus Lungenherden; **DD**: Lymphadenitis durch atypische Mykobakterien; **Therapie**: tuberkulostatische Therapie [*s.u. Tuberkulose*]; Lymphknotenentfernung bei Therapieversagen oder Fistelbildung

dermatopathische Lymphadenitis (Ⓔ dermatopathic lymphadenopathy): ***Syn:*** *dermatopathische Lymphadenopa-*

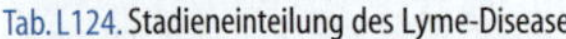

Tab. L124. Stadieneinteilung des Lyme-Disease

	Inkubationszeit	Haut	Nervensystem	Organsysteme	Bewegungsapparat	Allgemeinsymptome
I	Tage–Wochen	Erythema chronicum migrans, ringförmige Erytheme	Meningismus	Splenomegalie, Hepatosplenomegalie	Myalgien, Arthralgien	Lymphknotenschwellung, Fieber, Müdigkeit, Übelkeit
II	Wochen–Monate	urtikarielle Effloreszenzen, Lymphozytom, diffuse Erytheme	Meningitis, Neuritis, Radikulitis (Banwarth-Syndrom)	Myoperikarditis, AV-Block, Pankarditis, Augenbeteiligung, Hepatitis, Mikroproteinurie, Mikrohämaturie, Affektionen des Respirationstraktes	Arthritis, Myalgien, Myositis, wandernde Schmerzen im Bewegungsapparat, Osteomyelitis, Pannikulitis	Schweres Krankheitsgefühl, Lymphknotenschwellung
III	Monate–Jahre	Acrodermatitis chronica atrophicans	chronische Enzephalomyelitis, spastische Paraparesen, ataktischer Gang, mentale Störungen		chronische Arthritis, Periostitis, Arthropathie	Abgeschlagenheit

thie, dermatopathische Lymphopathie, lipomelanotische Retikulose, Pautrier-Woringer-Syndrom; reversible, reaktive Lymphknotenschwellung, besonders der Achsel- und Leistenlymphknoten, als Begleitsymptom bei ausgedehnten Dermatosen [z.B. Mycosis* fungoides, Erythrodermie*]

Lymphadenitis mesenterialis: →*Lymphadenitis mesenterica*

Lymphadenitis mesenterialis acuta (Ⓔ acute mesenteric lymphadenitis): ***Syn:*** *Masshoff-Lymphadenitis*; meist durch Yersinia* pseudotuberculosis oder Yersinia* enterocolitica hervorgerufene, akute Entzündung der Mesenteriallymphknoten im Kindesalters; klinisch oft schwer von akuter Appendizitis* abzugrenzen

Lymphadenitis mesenterica (Ⓔ mesenteric lymphadenitis): ***Syn:*** *Mesenteriallymphadenitis, Lymphadenitis mesenterialis*; spezifische oder unspezifische Entzündung der Mesenteriallymphknoten; *s.a. Lymphadenitis mesenterialis acuta*

Lymphadenitis nuchalis et cervicalis (Ⓔ Piringer's lymphadenitis): ***Syn:*** *Piringer-Kuchinka-Syndrom, zervikonuchale Lymphadenitis*; subakute, epitheloidzellige Lymphadenitis des Halsbereichs unklarer Ätiologie; tritt z.B. nach rezidivierenden Anginen und bei rheumatoider Arthritis auf

Lymphadenitis tuberculosa (Ⓔ tuberculous lymphadenitis): ***Syn:*** *Tuberkulose-Lymphom, Lymphknotentuberkulose*; tuberkulöse Lymphknotenentzündung; obligater Teil des Primärkomplexes [z.B. Hilustuberkulose bei Lungentuberkulose*]; oft auch als postprimäre Tuberkulose bei lymphogener, aber auch hämatogener Streuung

zervikonuchale Lymphadenitis: →*Lymphadenitis nuchalis et cervicalis*

lymph|a|de|ni|tisch *adj* (Ⓔ lymphadenitic): Lymphknotenentzündung/Lymphadenitis betreffend, von ihr betroffen oder gekennzeichnet

Lymph|a|de|no|gramm *nt* (Ⓔ lymphadenogram): Röntgenkontrastaufnahme von Lymphknoten

Lymph|a|de|no|gra|phie *f* (Ⓔ lymphadenography): ***Syn:*** *Lymphadenografie*; Röntgenkontrastdarstellung* von Lymphknoten

lymph|a|de|no|id *adj* (Ⓔ lymphadenoid): lymphknotenähnlich; Lymphknoten betreffend, von Lymphknoten (ab-) stammend

Lymph|a|de|nom *nt* (Ⓔ lymphadenoma): Lymphknotenvergrößerung; Lymphom

Lymph|a|de|no|pa|thie *f* (Ⓔ lymphadenopathy): ***Syn:*** *Lymphadenie, Lymphknotenerkrankung*; allgemein Bezeichnung für (nicht-entzündliche) Lymphknotenerkrankungen

angioimmunoblastische Lymphadenopathie (Ⓔ immunoblastic lymphadenopathy): ***Syn:*** *immunoblastische Lymphadenopathie, Lymphogranulomatosis X*; ätiologisch unklare, generalisierte Erkrankung mit Schwellung von Lymphknoten, Leber und Milz, Anämie* und Dysproteinämie*, die v.a. ältere Patienten befällt; z.T. Ausheilung, z.T. Übergang in B- oder T-Zell-Lymphom und tödlicher Verlauf

dermatopathische Lymphadenopathie (Ⓔ dermatopathic lymphadenopathy): ***Syn:*** *dermatopathische Lymphopathie/Lymphadenitis, lipomelanotische Retikulose, Pautrier-Woringer-Syndrom*; reversible, reaktive Lymphknotenschwellung, besonders der Achsel- und Leistenlymphknoten, als Begleitsymptom bei ausgedehnten Dermatosen [z.B. Mycosis* fungoides, Erythrodermie*]

immunoblastische Lymphadenopathie: →*angioimmunoblastische Lymphadenopathie*

Lymph|a|de|no|pa|thie|syn|drom, a|ku|tes fe|bri|les *nt*: →*Lymphknotensyndrom, mukokutanes*

Lymph|a|de|no|pa|thie|syn|drom, mu|ko|ku|ta|nes *nt*: →*Lymphknotensyndrom, mukokutanes*

Lymph|a|de|no|se *f* (Ⓔ lymphadenosis): ***Syn:*** *Lymphadenosis*; (chronische) Lymphknotenschwellung; früher auch Bezeichnung für chronisch lymphatische Leukämie*

chronische Lymphadenose: →*chronisch lymphatische Leukämie*

Lymph|a|de|no|sis *f, pl* **-ses** (Ⓔ lymphadenosis): ***Syn:*** *Lymphadenose*; (chronische) Lymphknotenschwellung; früher auch Bezeichnung für chronisch lymphatische Leukämie*

Lymphadenosis benigna cutis: →*Bäfverstedt-Syndrom*

Lymph|a|de|no|to|mie *f* (Ⓔ lymphadenotomy): operative Lymphknoteneröffnung

Lymph|a|de|no|zele *f* (Ⓔ lymphadenocele): ***Syn:*** *Lymphknotenzyste*; zystische Veränderung eines Lymphknotens

lymph|ähn|lich *adj*: →*lymphoid*

Lymph|an|gi|ec|ta|sia *f*: →*Lymphangiektasie*

Lymphangiectasia penis (Ⓔ nonvenereal lymphangitis of penis): vorübergehende Lymphangiektasie des Penis; *s.u. Lymphangiektasie*

Lymph|an|gi|ek|ta|sie *f* (Ⓔ lymphangiectasis): ***Syn:*** *Lymphgefäßerweiterung, Lymphangiectasia*; angeborene oder erworbene Erweiterung von Lymphgefäßen, z.B. **vorübergehende Lymphangiektasie des Penis**

lymph|an|gi|ek|ta|tisch *adj* (Ⓔ lymphangiectatic): Lymphangiektasie betreffend

Lymph|an|gi|ek|to|mie *f* (Ⓔ lymphangiectomy): ***Syn:*** *Lymphgefäßentfernung, Lymphgefäßresektion*; operative Lymphgefäßentfernung

Lymph|an|gi|i|tis *f, pl* **-ti|den**: →*Lymphangitis*

Lymphangiitis dorsalis penis (Ⓔ Nisbet's chancre): ***Syn:*** *Bubonulus, Nisbet-Schanker*; im Rahmen des Ulcus* molle auftretende Lymphgefäßentzündung des Penis

lymph|an|gi|i|tisch *adj*: →*lymphangitisch*

Lymph|an|gi|o|gramm *nt* (Ⓔ lymphangiogram): Röntgenkontrastaufnahme von Lymphgefäßen

Lymph|an|gi|o|gra|phie *f* (Ⓔ lymphangiography): ***Syn:*** *Lymphangiografie*; Röntgenkontrastdarstellung* von Lymphgefäßen

Lymph|an|gi|o|lei|o|my|o|ma|to|se *f*: →*Lymphangiomyomatosis-Syndrom*

Lymph|an|gi|om *nt*: →*Lymphangioma*

kapilläres/kavernöses Lymphangiom (Ⓔ cavernous lymphangioma): *s.u. Lymphangioma*

Lymph|an|gi|o|ma *nt, pl* **-ma|ta** (Ⓔ lymphangioma): ***Syn:*** *Lymphangiom*; i.d.R. angeborener, gutartiger Tumor der Lymphgefäße; man unterscheidet **kapilläre** und **kavernöse Lymphangiome**, die jeweils lokale oder ausgedehnte, oberflächliche oder tiefe Lymphangiome bilden können; sind meist schon bei der Geburt vorhanden, können sich aber im Laufe der nächsten Jahre noch wesentlich vergrößern; insgesamt wesentlich seltener als Hämangiome*

Lymphangioma cavernosum subcutaneum (Ⓔ lymphangioma circumscriptum): ***Syn:*** *Lymphangioma circumscriptum profundum*; kissenartige Schwellung von Haut und Schleimhaut; führt u.U. zu Makrocheilie* oder Makroglossie*

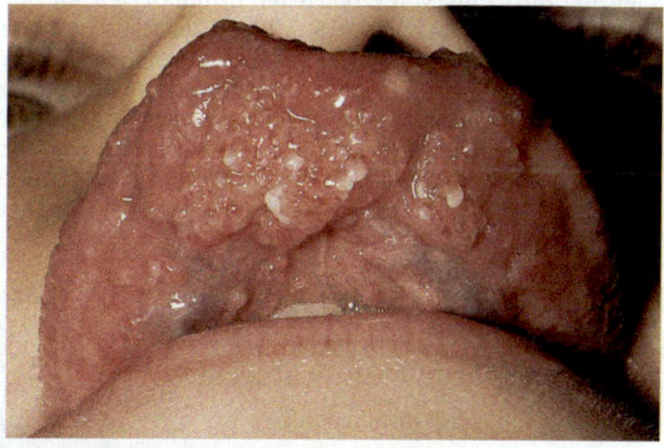

Abb. L125. Lymphangioma cavernosum subcutaneum

Lymphangioma circumscriptum profundum: →*Lymphangioma cavernosum subcutaneum*

Lymphangioma circumscriptum superficiale: →*Lymphangioma cysticum*

Lymphangioma cysticum (Ⓔ cystic lymphangioma): ***Syn:*** *Lymphangioma circumscriptum superficiale*; zystisches Lymphangiom mit milchig-trüber Flüssigkeit

lymph|an|gi|o|ma|tös *adj* (Ⓔ lymphangiomatous): Lymphangiom betreffend

Lymph|an|gi|o|my|o|ma|to|sis *f, pl* **f-ses**: →*Lymphangiomyoma-*

tosis-Syndrom

Lymphangiomyomatosis-Syndrom *nt* (Ⓔ lymphangiomyomatosis): ***Syn:*** *Lymphangiomyomatosis, Lymphangioleiomyomatose*; nur Frauen betreffende, generalisierte, myomatöse Veränderung von abdomialen und thorakalen Lymphgefäßen und Lymphknoten; führt zu Dyspnoe*, Thoraxschmerzen, Chylo-, Pneumothorax und Lymphödem der Beine

Lymphlanlgilolpalthie *f* (Ⓔ lymphangiopathy): Erkrankung der Lymphgefäße

Lymphlanlgilolphlelbiltis *f, pl* **-tilden** (Ⓔ lymphangiophlebitis): Entzündung von Lymphgefäßen und Venen

lymphlanlgilolphlelbiltisch *adj* (Ⓔ lymphangiophlebitic): Lymphangiophlebitis betreffend, von ihr betroffen oder gekennzeichnet

Lymphlanlgilolsarlkom *nt* (Ⓔ lymphangiosarcoma): ***Syn:*** *Stewart-Treves-Syndrom, Postmastektomie-Lymphangiosarkom*; seltene Komplikation nach Mastektomie*; 5–20 Jahre nach Operation kommt es durch die chronische Lymphstauung zur Ausbildung eines malignen Tumors, der von den Endothelzellen der Lymphgefäße ausgeht; imponiert als derbe, makulopapulöse Knoten mit früher Metastasierungstendenz; die **Prognose** ist auch bei früher Therapie mit Zytostatika* oder radikaler Tumorresektion schlecht

Lymphlanlgilolsis carlcilnolmaltolsa *f* (Ⓔ carcinomatous lymphangiosis): Karzinomausbreitung entlang der Lymphbahnen als makroskopisch sichtbares, weißliches Netz

Lymphlanlgiltis *f, pl* **-tilden** (Ⓔ lymphangitis): ***Syn:*** *Lymphangiitis, Lymphgefäßentzündung*; akute Entzündung eines oder mehrerer Lymphgefäße; vom Entzündungsherd [infizierte Wunde, Abszess] geht eine strichförmige, schmerzhafte Rötung aus, die zum nächsten regionären Lymphknoten zieht; dieser kann einschmelzen und zu Abszessbildung oder Sepsis führen; wird fast immer durch Staphylococcus pyogenes verursacht; **Therapie:** Penicillin

lymphlanlgiltisch *adj* (Ⓔ lymphangitic): ***Syn:*** *lymphangiitisch*; Lymphgefäßentzündung/Lymphangitis betreffend, von ihr betroffen oder gekennzeichnet

lymphlarltig *adj:* → *lymphoid*

Lymlphaltilkolstolmie *f* (Ⓔ lymphaticostomy): Anlegen einer Lymphfistel zur Lymphdrainage, z.B. nach Mastektomie*

lymlphaltisch *adj* (Ⓔ lymphatic): Lymphe oder lymphatisches Organ oder Lymphsystem betreffend

Lymlphaltollylse *f* (Ⓔ lymphatolysis): Zerstörung oder Auflösung des lymphatischen Gewebes

Lymphldrülse *f:* → *Lymphknoten*

Lymlphe *f* (Ⓔ lymph): ***Syn:*** *Lympha*; im Kapillargebiet wird ein Teil der Blutflüssigkeit ins Bindegewebe abfiltriert; Zellen, mit Ausnahme von vereinzelten Lymphozyten, und größere Proteine bleiben in den Kapillaren zurück; durch ihren Gehalt an Fibrinogen* und anderen Gerinnungsfaktoren* kann Lymphe gerinnen und damit oberflächliche Schürfwunden, bei denen keine Gefäße verletzt wurden, mit Wundschorf überziehen; die Lymphe wird von Lymphkapillaren aufgenommen und über Lymphgefäße abtransportiert; während dieses Transportes nimmt der Gehalt an Lymphozyten zu; je nach Körperregion schwankt die Zusammensetzung der Lymphe beträchtlich; *s.a. lymphatisches System*

Lymphlfisltel *f* (Ⓔ lymphatic fistula): ***Syn:*** *Fistula lymphatica*; meist innere, lymphabsondernde Fistel eines Lymphgefäßes; kann zur Entwicklung eines Chyloperitoneums* oder Chylothorax* führen; die Ursache liegt meist in einer traumatischen oder iatrogenen Schädigung

Lymphlflüslsiglkeit *f:* → *Lymphe*

Lymphlfollilkel *m* (Ⓔ lymph follicle): ***Syn:*** *Lymphknötchen, Folliculus lymphaticus, Lymphonodulus, Nodulus lymphoideus*; rundliche Anhäufung von retikulärem Bindegewebe und lymphatischen Zellen in den Lymphknoten oder im Gewebe; Lymphfollikel, in denen gleichförmige Lymphozyten gleich dicht verteilt vorliegen, werden als **Primärfollikel** bezeichnet; nach Antigenkontakt kommt es zur Umformung in **Sekundärfollikel**, die durch helle **Keim**- oder **Reaktionszentren** und eine dunklere **Randzone** gekennzeichnet sind; in den **Reaktionszentren** finden sich vermehrt helle antigenpräsentierende Zellen, B-Lymphozyten und Makrophagen

Lymphlgelfäß *nt* (Ⓔ lymph vessel): ***Syn:*** *Vas lymphaticum*; Lymphgefäße sind dünnwandig und weitlumig; sie nehmen die Lymphe aus den **Lymphkapillaren** [Vas lymphocapillare] auf und leiten sie zu größeren Lymphgefäßen weiter, in die in gewissen Abständen Lymphknoten* [Nodi lymphoidei] eingeschaltet sind; die größeren Lymphgefäße haben glatte Muskelzellen in ihrer Wand und besitzen **Lymphgefäßklappen** [Valvula lymphatica], die einen Transport gegen die Schwerkraft ermöglichen

Lymphlgelfäßlentlferlnung *f:* → *Lymphangiektomie*

Lymphlgelfäßlentlzünldung *f:* → *Lymphangitis*

Lymphlgelfäßlerlweiltelrung *f:* → *Lymphangiektasie*

Lymphlgelfäßlklaplpe *f* (Ⓔ lymphatic valve): ***Syn:*** *Lymphklappe, Valvula lymphatica*; *s.u. Lymphgefäß*

Lymphlgelfäßlrelsekltilon *f:* → *Lymphangiektomie*

Lymphlkalpillalre *f* (Ⓔ lymphocapillary vessel): ***Syn:*** *Vas lymphocapillare*; *s.u. Lymphgefäß*

Lymphlkalpillalrenlgelflecht *nt* (Ⓔ lymphocapillary network): Rete* lymphocapillare

Lymphlkalpillalrenlnetz *nt* (Ⓔ lymphocapillary network): Rete* lymphocapillare

Lymphlklaplpe *f* (Ⓔ lymphatic valve): ***Syn:*** *Lymphgefäßklappe, Valvula lymphatica*; *s.u. Lymphgefäß*

Lymphlknötlchen *nt:* → *Lymphfollikel*

Lymphlknolten *m* (Ⓔ lymph node): ***Syn:*** *Lymphdrüse, Lymphonodus, Nodus lymphaticus/lymphoideus*; in die Lymphbahnen eingeschaltete bohnenförmige Körper, die Lymphe filtern und Erreger, Toxine, Zellfragmente u.ä. entfernen; sie sind Speicher- und Proliferationsdepot für B- und T-Lymphozyten; Lymphknoten sind von einer bindegewebigen **Kapsel** [Capsula nodi lymphoidei] umgeben, von der Bindegewebsbalken, sog. **Trabekel** [Trabeculae nodi lymphoidei], ins Innere einstrahlen; in ihnen verlaufen die im **Hilum nodi lymphoidei** eintretenden Gefäße; die zuführen-

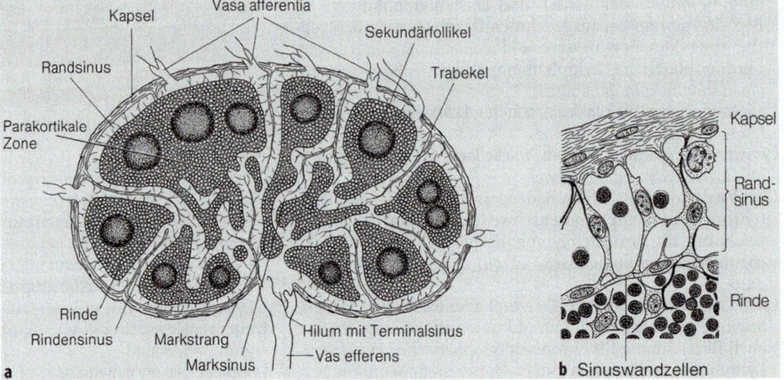

Abb. L126. Lymphknoten. **a** Querschnitt, **b** vergrößerter Ausschnitt

den Lymphgefäße [**Vasa afferentia**] münden auf der konvexen Oberfläche, das ableitende Gefäß [**Vas efferens**] verlässt den Lymphknoten im Hilum

unter der Kapsel liegt eine Schicht aus lockerem lymphoretikulärem Gewebe, das die **Randsinus** enthält, die über die radiär verlaufenden **Rindensinus** und **Intermediärsinus** mit den **Marksinus** in Verbindung stehen; die Sinus bilden zusammen mit den **Marksträngen** aus lymphozytenreichem Gewebe das **Lymphknotenmark** [Medulla nodi lymphoidei]

ca. 99 % der durch den Lymphknoten fließenden Lymphe wird über diese Sinus zum Hilum geleitet; das restliche 1 % verlässt die Sinus und filtert durch die **Rinde** [Cortex nodi lymphoidei] und die **parakortikale Zone**; die **Rinde** besteht aus einer Ansammlung von **Sekundärfollikeln***, die hauptsächlich B-Lymphoblasten* enthalten, die in den Keimzentren zu Zentrozyten* proliferieren, aus denen z.T. Plasmazellen* hervorgehen, die in der Markregion Antikörper produzieren und in die Lymphe abgeben; die **parakortikale Zone** enthält T-Helferzellen und T-Gedächtniszellen, denen von Antigen-präsentierenden Zellen Antigenfragmente präsentiert werden

abdominelle Lymphknoten (Ⓔ abdominal lymph nodes): ***Syn:*** *Bauchlymphknoten, Nodi lymphoidei abdominis*; die Lymphknoten der Bauchhöhle bestehen aus zwei Gruppen: **Nodi lymphoidei abdominis parietales**, die die Lymphe der Bauchwand ableiten, und **Nodi lymphoidei abdominis viscerales**, die die Lymphe der Eingeweide abführen

anorektale Lymphknoten (Ⓔ anorectal lymph nodes): ***Syn:*** *pararektale Lymphknoten, Nodi lymphoidei pararectales, Nodi lymphoidei anorectales*; Lymphknoten zu beiden Seiten des unteren Rektums; **Zufluss**: unteres Rektum, Anus; **Abfluss**: Nodi* lymphoidei rectales superiores

bronchopulmonale Lymphknoten (Ⓔ bronchopulmonary lymph nodes): ***Syn:*** *Nodi lymphoidei bronchopulmonales*; überregionale Lymphknoten, die die Lymphe der Lungenlymphknoten [Nodi lymphoidei intrapulmonales] zu den Nodi* lymphoidei tracheobronchiales leiten

infraaurikuläre Lymphknoten (Ⓔ infraauricular lymph nodes): ***Syn:*** *Nodi lymphoidei infraauriculares*; tiefe Lymphknoten der Ohrspeicheldrüse unter der Parotisfaszie

juxtaintestinale Lymphknoten (Ⓔ juxta-intestinal lymph nodes): ***Syn:*** *Nodi lymphoidei juxtaintestinales*; Nodi* lymphoidei mesenterici superiores in unmittelbarer Näde von Ileum* und Jejunum

juxtaösophageale Lymphknoten (Ⓔ juxta-esophageal nodes): ***Syn:*** *Nodi lymphoidei juxtaoesophageales pulmonales*; Lymphknoten zu beiden Seiten der Speiseröhre [Oesophagus*]

kubitale Lymphknoten (Ⓔ cubital lymph nodes): ***Syn:*** *Nodi lymphoidei cubitales*; Lymphknoten in der Ellenbeuge, die Lymphe von Hand und Unterarm zu den Nodi* lymphoidei brachiales leiten; man unterscheidet eine tiefe Gruppe [Nodi lymphoidei cubitales profundi], eine oberflächliche Gruppe [Nodi lymphoidei cubitales superficiales] und eine oberhalb der Trochlea* humeri liegende Gruppe [Nodi lymphoidei supratrochleares]

laterale paravesikale Lymphknoten (Ⓔ lateral vesicular lymph nodes): ***Syn:*** *Nodi lymphoidei vesicales laterales*; neben der Blase liegende Lymphknoten; Teil der Nodi* lymphoidei paravesicales

mesokolische Lymphknoten (Ⓔ mesocolic lymph nodes): ***Syn:*** *Nodi lymphoidei mesocolici*; im Mesokolon* liegende viszerale Bauchlymphknoten; umfassen Nodi* lymphoidei paracolici und Nodi* lymphoidei colici dextri/medii/sinistri

obere pankreatikoduodenale Lymphknoten (Ⓔ superior pancreaticoduodenal lymph nodes): Nodi lymphoidei pancreaticoduodenales superiores; *s.u. pankreatikoduodenale Lymphknoten*

obere tracheobronchiale Lymphknoten (Ⓔ superior tracheobronchial lymph nodes): Nodi lymphoidei tracheobronchiales superiores; *s.u. tracheobronchiale Lymphknoten*

okzipitale Lymphknoten (Ⓔ occipital lymph nodes): ***Syn:*** *Hinterhauptslymphknoten, Nodi lymphoidei occipitales*; ein oder zwei Lymphknoten am Hinterhaupt; **Zufluss**: Kopfhaut; **Abfluss**: Nodi* lymphoidei cervicales profundi

pankreatikoduodenale Lymphknoten (Ⓔ pancreaticoduodenal lymph nodes): ***Syn:*** *Nodi lymphoidei pancreaticoduodenales*; Lymphknoten entlang der Arteria* pancreaticoduodenalis inferior [**Nodi lymphoidei pancreaticoduodenales inferiores**] bzw. Arteria* pancreaticoduodenalis superior anterior und posterior [**Nodi lymphoidei pancreaticoduodenales superiores**]; **Zufluss**: Pankreas, Duodenum, Milz; **Abfluss**: Nodi* lymphoidei coeliaci

parakolische Lymphknoten (Ⓔ paracolic lymph nodes): ***Syn:*** *Nodi lymphoidei paracolici*; um das Kolon herum liegende Lymphknoten; Teil der Nodi* lymphoidei mesocolici

pararektale Lymphknoten: *→anorektale Lymphknoten*

parasternale Lymphknoten (Ⓔ parasternal lymph nodes): ***Syn:*** *Nodi lymphoidei parasternales*; Lymphknotenkette auf der Rückseite des Brustbeins; **Zufluss**: Perikard, Zwerchfell, Leber, Brustdrüse; **Abfluss**: Truncus* bronchomediastinalis

paratracheale Lymphknoten (Ⓔ paratracheal lymph nodes): ***Syn:*** *Nodi lymphoidei paratracheales*; Lymphknotenkette zu beiden Seiten der Luftröhre im Halsbereich und oberen Mediastinum; fungieren als überregionale Lymphknoten; **Zufluss**: Nodi* lymphoidei tracheobronchiales inferiores und superiores, Luftröhre, Speiseröhre; **Abfluss**: Truncus* bronchomediastinalis

parauterine Lymphknoten (Ⓔ parauterine lymph nodes): ***Syn:*** *Nodi lymphoidei parauterini*; Lymphknoten zu beiden Seiten der Gebärmutter; **Zufluss**: Gebärmutter [Uterus]; **Abfluss**: Nodi* lymphoidei iliaci interni

paravaginale Lymphknoten (Ⓔ paravaginal lymph nodes): ***Syn:*** *Nodi lymphoidei paravaginales*; Lymphknoten zu beiden Seiten der Scheide; **Zufluss**: Scheide [Vagina]; **Abfluss**: Nodi* lymphoidei iliaci interni

paravesikale Lymphknoten (Ⓔ paravesicular lymph nodes): ***Syn:*** *Nodi lymphoidei paravesicales*; viszerale Lymphknoten, die die Blase und beim Mann auch die Prostata umgeben; bestehen aus drei Gruppen: Nodi* lymphoidei prevesicales, postvesicles und vesicales laterales; **Zufluss**: Blase, Prostata; **Abfluss**: Nodi* lymphoidei iliaci interni

postvesikale Lymphknoten (Ⓔ postvesicular lymph nodes): ***Syn:*** *Nodi lymphoidei retrovesicales, Nodi lymphoidei postvesicales*; hinter der Blase liegende Lymphknoten; Teil der Nodi* lymphoidei paravesicales

präaortale Lymphknoten (Ⓔ preaortic lymph nodes): ***Syn:*** *Nodi lymphoidei preaortici*; vor der Bauchaorta [Aorta* abdominalis] liegende Lymphknoten; Teil der Nodi* lymphoidei lumbales sinistri

präaurikuläre Lymphknoten (Ⓔ preauricular lymph nodes): ***Syn:*** *Nodi lymphoidei preauriculares*; vor der Ohrmuschel liegende Lymphknoten; Teil der tiefen Parotislymphknoten [Nodi* lymphoidei parotidei profundi]

präkavale Lymphknoten (Ⓔ precaval lymph nodes): ***Syn:*** *Nodi lymphoidei precavales*; vor der Vena* cava inferior liegende Lymphknoten; Teil der Nodi* lymphoidei lumbales dextri

prälaryngeale Lymphknoten (Ⓔ prelaryngeal lymph nodes): ***Syn:*** *Nodi lymphoidei prelaryngei*; vor dem Larynx* liegende Lymphknoten; gehören zu den tiefen vorderen Halslymphknoten [Nodi* lymphoidei cervicales anteriores profundi]

präperikardiale Lymphknoten (Ⓔ prepericardial lymph nodes): ***Syn:*** *Nodi lymphoidei prepericardiaci*; zwischen Sternum und Perikard liegende kleine Lymphknoten

prätracheale Lymphknoten (Ⓔ pretracheal lymph nodes): ***Syn:*** *Nodi lymphoidei pretracheales*; vor der Luftröhre [Trachea*] liegende Lymphknoten

prävertebrale Lymphknoten (Ⓔ prevertebral lymph nodes): ***Syn:*** *Nodi lymphoidei prevertebrales*; Lymphknoten entlang der Brustaorta [Aorta* thoracica]; **Zufluss**: Speiseröhre, Leber, Zwerchfell, Perikard; **Abfluss**: Ductus* thoracicus, Truncus* bronchomediastinalis

prävesikale Lymphknoten (Ⓔ prevesicular lymph nodes): ***Syn:*** *Nodi lymphoidei prevesicales*; vor der Blase liegende Lymphknoten; Teil der Nodi* lymphoidei paravesicales

präzäkale Lymphknoten (Ⓔ prececal lymph nodes): ***Syn:*** *Nodi lymphoidei precaecales*; vor dem Zäkum liegende Lymphknoten; Teil der Nodi* lymphoidei mesenterici superiores

regionale Lymphknoten (Ⓔ regional lymph nodes): ***Syn:*** *regionäre Lymphknoten, Nodi lymphoidei regionales*; Lymphknoten, die die Lymphe einer bestimmten Körperregion aufnehmen; sie filtern die Lymphe und leiten sie dann weiter zu überregionalen Lymphknoten

regionäre Lymphknoten: *→regionale Lymphknoten*

retroaortale Lymphknoten (Ⓔ retroaortic lymph nodes): ***Syn:*** *Nodi lymphoidei postaortici, Nodi lymphoidei retroaortici*; hinter der Bauchaorta [Aorta* abdominalis] liegende Lymphknoten; Teil der Nodi* lymphoidei lumbales sinistri

retrokavale Lymphknoten (Ⓔ retrocaval lymph nodes): ***Syn:*** *Nodi lymphoidei retrocavales, Nodi lymphoidei postcavales*; hinter der Vena* cava inferior liegende Lymphknoten; Teil der Nodi* lymphoidei lumbales dextri

retropylorische Lymphknoten (Ⓔ retropyloric lymph nodes): ***Syn:*** *Nodi lymphoidei retropylorici*; hinter dem Pylorus* liegende Lymphknoten; Teil der Nodi* lymphoidei pylorici

submandibuläre Lymphknoten (Ⓔ submandibular lymph nodes): ***Syn:*** *Nodi lymphoidei submandibulares*; 4–5 Lymphknoten an der Innenseite des Unterkiefers neben der Glandula* submandibularis; **Zufluss:** Gesicht, Zunge; **Abfluss:** Nodi* lymphoidei cervicales profundi

subpylorische Lymphknoten (Ⓔ subpyloric lymph nodes): ***Syn:*** *Nodi lymphoidei subpylorici*; unterhalb des Pylorus* liegende Lymphknoten; Teil der Nodi* lymphoidei pylorici

supraklavikuläre Lymphknoten (Ⓔ supraclavicular lymph nodes): ***Syn:*** *Nodi lymphoidei supraclaviculares*; oberhalb der Schlüsselbeins [Clavicula] liegende Lymphknoten

suprapylorische Lymphknoten (Ⓔ suprapyloric lymph nodes): ***Syn:*** *Nodi lymphoidei suprapylorici*; oberhalb des Pylorus* liegende Lymphknoten; Teil der Nodi* lymphoidei pylorici

tracheobronchiale Lymphknoten (Ⓔ tracheobronchial lymph nodes): ***Syn:*** *Nodi lymphoidei tracheobronchiales*; große Lymphknoten unterhalb[**Nodi lymphoidei tracheobronchiales inferiores**] und oberhalb [**Nodi lymphoidei tracheobronchiales superiores**] der Bifurcatio* tracheae; **Zufluss:** Nodi lymphoidei bronchopulmonales, Herz; **Abfluss:** Nodi* lymphoidei paratracheales

überregionale Lymphknoten (Ⓔ collecting lymph nodes): Lymphknoten, die Lymphe von regionalen Lymphknoten aufnehmen und zu anderen Lymphknoten oder großen Lymphgefäßen [z.B. Truncus* bronchomediastinalis, Ductus* thoracicus] weiterleiten

untere pankreatikoduodenale Lymphknoten (Ⓔ inferior pancreaticoduodenal lymph nodes): Nodi lymphoidei pancreaticoduodenales inferiores; *s.u. pankreatikoduodenale Lymphknoten*

untere tracheobronchiale Lymphknoten (Ⓔ inferior tracheobronchial lymph nodes): Nodi lymphoidei tracheobronchiales inferiores; *s.u. tracheobronchiale Lymphknoten*

Lymph|kno|ten|ent|fer|nung *f*: *→Lymphadenektomie*

Lymph|kno|ten|ent|zün|dung *f*: *→Lymphadenitis*

Lymph|kno|ten|er|öff|nung *f*: *→Lymphadenotomie*

Lymph|kno|ten|ex|stir|pa|tion *f*: *→Lymphadenektomie*

Lymph|kno|ten|hi|lum *m* (Ⓔ hilum of lymph node): Hilum nodi lymphoidei; *s.u. Lymphknoten*

Lymph|kno|ten|hi|lus *m* (Ⓔ hilum of lymph node): Hilum nodi lymphoidei; *s.u. Lymphknoten*

Lymph|kno|ten|hy|per|pla|sie *f* (Ⓔ lymphoma): Lymphknotenvergrößerung

hyalinisierende plasmazelluläre Lymphknotenhyperplasie: *→Castleman-Lymphozytom*

Lymph|kno|ten|hy|per|tro|phie *f* (Ⓔ lymphadenhypertrophy): Lymphknotenvergrößerung

Lymph|kno|ten|kap|sel *f* (Ⓔ capsule of lymph node): ***Syn:*** *Capsula nodi lymphoidei*; bindegewebige Kapsel der Lymphknoten*, von der die Trabekel [Trabeculae* nodi lymphoidei] ausgehen; *s.a. Lymphknoten*

Lymph|kno|ten|mark *nt* (Ⓔ medulla of lymph node): Medulla nodi lymphoidei; *s.u. Lymphknoten*

Lymph|kno|ten|punk|ti|on *f* (Ⓔ lymph node biopsy): meist Feinnadelpunktion zur Gewinnung von Zellen und Gewebe

Lymph|kno|ten|rin|de *f* (Ⓔ cortex of lymph node): Cortex nodi lymphoidei; *s.u. Lymphknoten*

Lymph|kno|ten|syn|drom, mu|ko|ku|ta|nes *nt* (Ⓔ mucocutaneous lymph node syndrome): ***Syn:*** *Morbus Kawasaki, Kawasaki-Syndrom, akutes febriles mukokutanes Lymphadenopathiesyndrom*; ätiologisch ungeklärte Erkrankung, v.a. des Kleinkindalters, mit Fieber, Lymphknotenschwellungen, Erythemen*, Konjunktivitis* und Beteiligung multipler Organe [Urethritis*, Arthritis*, aseptische Meningitis*, Verschlussikterus*, Myokarditis*, Perikarditis*]; kann zu Herzinsuffizienz oder Myokardinfarkt führen; **Therapie:** Immunglobuline i.v. in hoher Dosierung; evtl. Salicylate oder Steroide; die Prognose ist gut, solange es nicht zu kardialen Komplikationen kommt; regelmäßige echokardiographische Nachuntersuchung zur frühen Erfassung von Herzschäden

Tab. L127. Diagnosekriterien des mukokutanen Lymphknotensyndroms

Symptome	Häufigkeit
Fieber (> 4 Tage)	100 %
Hautveränderungen der Extremitäten: Palmar-/Plantarerythem (früh) Schuppung (spät)	70 %
Exanthem (polymorph)	80 %
Orale Veränderungen: Trockene rote (Lack-)Lippen mit vertikaler Fissur Himbeerzunge Erythem der Mundschleimhaut	90 %
Konjunktivitis (bilateral ohne Exsudat)	85 %
Lymphknotenvergrößerung (zervikal, evtl. unilateral)	70 %

Lymph|kno|ten|tra|be|kel *pl* (Ⓔ trabeculae of lymph node): Trabeculae nodi lymphoidei; *s.u. Lymphknoten*

Lymph|kno|ten|tu|ber|ku|lo|se *f* (Ⓔ lymph node tuberculosis): ***Syn:*** *Tuberkulose-Lymphom, Lymphadenitis tuberculosa*; tuberkulöse Lymphknotenentzündung; obligater Teil des Primärkomplexes [z.B. Hilustuberkulose bei Lungentuberkulose*]; oft auch als postprimäre Tuberkulose bei lymphogener, aber auch hämatogener Streuung; *s.a. Essay Tuberkulose S. 2171*

Lymph|kno|ten|zys|te *f* (Ⓔ lymphadenocele): ***Syn:*** *Lymphadenozele*; zystische Veränderung eines Lymphknotens

Lympho-, lympho- *präf.*: Wortelement mit der Bedeutung „Lymphe"

Lym|pho|blast *m* (Ⓔ lymphoblast): ***Syn:*** *Lymphozytoblast*; Stammzelle der Lymphozyten

Lym|pho|blas|ten|leu|kä|mie *f*: *→lymphatische Leukämie*

akute Lymphoblastenleukämie: *→akute lymphatische*

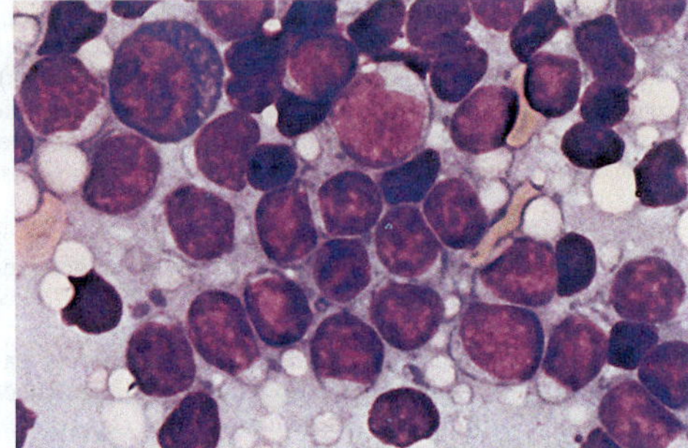

Abb. L128. Lymphoblast [Mitte oben]

Leukämie

lym|pho|blas|tisch *adj* (Ⓔ lymphoblastic): Lymphoblast(en) betreffend, aus Lymphblasten bestehend

Lym|pho|blas|tom *nt* (Ⓔ lymphoblastoma): *Syn:* *lymphoblastisches Lymphom*; aus Lymphoblasten bestehendes hochmalignes Lymphom*; kommt es zur Ausschwemmung von unreifen Formen aus dem Knochenmark spricht man von akuter lymphatischer Leukämie*; *s.a. Burkitt-Lymphom*

großfollikuläres Lymphoblastom: *→zentroblastisch-zentrozytisches Lymphom*

Lym|pho|blas|to|se *f* (Ⓔ lymphoblastosis): *Syn:* *Lymphoblastosis*; pathologische Vermehrung der Lymphoblasten im Blut

Lym|pho|blas|to|sis *f, pl* **-ses:** *→Lymphoblastose*

Lym|pho|cy|to|ma cu|tis *nt:* *→Bäfverstedt-Syndrom*

Lym|pho|cy|to|sis *f, pl* **-ses:** *→Lymphozythämie*

Lymph|ö|dem *nt* (Ⓔ lymphedema): *Syn:* *Lymphoedema*; durch Störung des Lymphabflusses verursachtes Ödem*; meist als **sekundäres Lymphödem** nach Verschluss der Lymphgefäße durch Entzündung, Infektion [Filariose*], Tumoren, Operation oder Bestrahlung; als **primäres Lymphödem** bei Aplasie oder Hypoplasie von Lymphbahnen; **Therapie:** Lymphdrainage, Kompressionsverbände

chronisch kongenitales Lymphödem: *→Nonne-Milroy-Meige-Syndrom*

hereditäres Lymphödem (Ⓔ hereditary lymphedema): ätiologisch ungeklärtes, familiär gehäuft auftretendes Lymphödem, das v.a. Frauen befällt; tritt oft erst in der Kindheit oder Jugend auf und kann auf eine Extremität beschränkt sein; neigt zu rezidivierenden Erysipelen*; keine wirksame **Therapie** bekannt

Lymphödem Typ Meige (Ⓔ Meige's disease): *Syn:* *Trophödem Typ Meige*; Meige-Syndrom; *s.u. Nonne-Milroy-Meige-Syndrom*

Lymphödem Typ Nonne-Milroy (Ⓔ Nonne-Milroy disease): *Syn:* *Trophödem Typ Nonne-Milroy*; Nonne-Milroy-Syndrom; *s.u. Nonne-Milroy-Meige-Syndrom*

Lym|pho|di|a|pe|de|se *f* (Ⓔ lymphodiapedesis): *Syn:* *Lymphozytendiapedese*; aktive Wanderung von Lymphozyten durch die Gefäßwand

Lym|pho|e|de|ma *nt:* *→Lymphödem*

Lym|pho|e|pi|the|li|om *nt* (Ⓔ lymphoepithelioma): *Syn:* *Schmincke-Tumor, lymphoepitheliales Karzinom, nasopharyngeales Karzinom*; in Afrika und Asien auftretendes Karzinom des Nasenrachens durch das Epstein-Barr*-Virus; *s.a. Essay Virus und Tumor S. 2185*

lym|pho|gen *adj* (Ⓔ lymphogenous): aus Lymphe oder lymphatischen Gefäßen stammend

Lym|pho|ge|ne|se *f* (Ⓔ lymphogenesis): Lymphbildung

Lym|pho|gramm *nt* (Ⓔ lymphogram): Röntgenkontrastaufnahme von Lymphgefäßen und Lymphknoten

Lym|pho|gra|nu|lom *nt:* *→Lymphogranuloma*

Lym|pho|gra|nu|lo|ma *nt, pl* **-ma|ta** (Ⓔ lymphogranuloma): *Syn:* *Lymphogranulom, Lymphogranulomatose*; granulomatöse Erkrankung des lymphatischen Gewebes

Lymphogranuloma inguinale (Ⓔ lymphogranuloma venereum): *Syn:* *Lymphogranuloma venereum, Lymphopathia venerea, Morbus Durand-Nicolas-Favre, klimatischer Bubo, vierte Geschlechtskrankheit, Poradenitis inguinalis, Lymphogranulomatosis inguinalis, Nicolas-Durand-Favre-Krankheit*; durch Chlamydia* trachomatis Serotyp L1–3 hervorgerufene früher meldepflichtige Geschlechtskrankheit*, die v.a. in den Tropen und Subtropen auftritt; **Klinik:** nach einer Inkubationszeit von 5–10 [3–21] Tagen kommt es zur Bildung einer Primärläsion [hirsekorngroße Papel, die in eine Papulovesikel übergeht und dann ulzeriert], die oft übersehen wird; nach 2–6 Wochen kommt es zu einer ausgeprägten ein- oder beidseitigen Schwellung der Leistenlymphknoten; die Lymphknoten verschmelzen und bilden Abszesse, die nach außen perforieren und einen rahmigen Eiter entleeren; im Spätstadium kommt es zur Entwicklung einer Elephantiasis*; **Diagnose:** klinisches Bild, Erregernachweis mittels Immunfluoreszenz; **Therapie:** Doxycyclin* oral

Lymphogranuloma venereum: *→Lymphogranuloma inguinale*

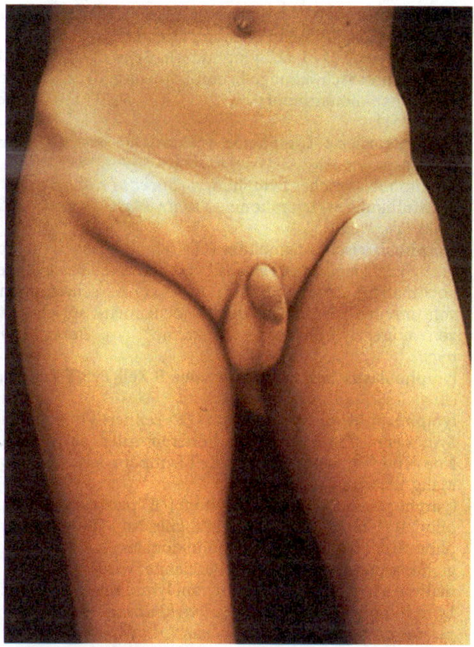

Abb. L129. Lymphogranuloma inguinale

Lym|pho|gra|nu|lo|ma|to|sa be|nig|na *f:* *→Sarkoidose*

Lym|pho|gra|nu|lo|ma|to|se *f:* **1.** *→Hodgkin-Lymphom* **2.** *→Lymphogranuloma*

benigne Lymphogranulomatose: *→Sarkoidose*

maligne Lymphogranulomatose: *→Hodgkin-Lymphom*

Lym|pho|gra|nu|lo|ma|to|sis *f, pl* **-ses:** **1.** *→Hodgkin-Lymphom* **2.** *→Lymphogranuloma*

Lymphogranulomatosis benigna: *→Sarkoidose*

Lymphogranulomatosis inguinalis: *→Lymphogranuloma inguinale*

Lymphogranulomatosis maligna: *→Hodgkin-Lymphom*

Lymphogranulomatosis X (Ⓔ immunoblastic lymphadenopathy): *Syn:* *angioimmunoblastische Lymphadenopathie, immunoblastische Lymphadenopathie*; ätiologisch unklare, generalisierte Erkrankung mit Schwellung von Lymphknoten, Leber und Milz, Anämie* und Dysproteinämie*, die v.a. ältere Patienten befällt; z.T. Ausheilung, z.T. Übergang in B- oder T-Zell-Lymphom und tödlicher Verlauf

Lym|pho|gra|phie *f* (Ⓔ lymphography): *Syn:* *Lymphografie*; Röntgenkontrastdarstellung* von Lymphgefäßen und Lymphknoten; meist als **direkte Lymphographie** nach Injektion von i.d.R. ölhaltigen Kontrastmitteln in Lymphgefäße; die seltener angewandte **indirekte Lymphographie** verwendet hochkonzentrierte iodhaltige Lösungen, die in das Unterhautgewebe eingespritzt werden

lym|pho|hä|ma|to|gen *adj* (Ⓔ lymphohematogenous): Lymph- und Blutgefäße betreffend

lympho-histiozytär *adj* (Ⓔ lymphohistiocytic): sowohl lymphozytär als auch histiozytär

lym|pho|id *adj* (Ⓔ lymphoid): lymphartig, lymphähnlich; lymphozytenähnlich; das Lymphsystem betreffend

Lym|pho|i|dek|to|mie *f* (Ⓔ lymphoidectomy): operative Entfernung von lymphatischem Gewebe

Lym|pho|id|zel|len *pl:* *→Pfeiffer-Drüsenfieber-Zellen*

lym|pho|ka|pil|lär *adj* (Ⓔ lymphocapillary): Lymphkapillare betreffend

Lym|pho|ki|ne *pl* (Ⓔ lymphokines): von Lymphozyten und anderen immunrelevanten Zellen gebildete Zytokine*, z.B. Interferone*, Interleukine*; *s.a. Essay Immunität S. 1009*

Lym|pho|ly|se *f* (Ⓔ lympholysis): *Syn:* *Lympholysis, Lymphozytolyse*; Lymphozytenauflösung

lym|pho|ly|tisch *adj* (Ⓔ lympholytic): ***Syn:*** *lymphozytolytisch*; Lymphozyten auflösend oder zerstörend

Lym|phom *nt* (Ⓔ **1.–2.** lymphoma): ***Syn:*** *Lymphoma*; **1.** Lymphknotenschwellung, Lymphknotentumor **2.** bösartiger Lymphknotentumor; *s.u. Essay Non-Hodgkin-Lymphome S. 1517*

AIDS-assoziierte Lymphome (Ⓔ AIDS-associated lymphomas): *s.u. Essay AIDS S. 31*

B-lymphoblastisches Lymphom: *→Burkitt-Lymphom*

großfollikuläres Lymphom: *→zentroblastisch-zentrozytisches Lymphom*

lymphoblastisches Lymphom (Ⓔ lymphoblastic lymphoma): ***Syn:*** *Lymphoblastom*; aus Lymphoblasten bestehendes hochmaliges Lymphom*; kommt es zur Ausschwemmung von unreifen Formen aus dem Knochenmark spricht man von akuter lymphatischer Leukämie*; *s.a. Burkitt-Lymphom*

lymphoblastisches Lymphom vom B-Zell-Typ/T-Zell-Typ: *s.u. Essay Non-Hodgkin-Lymphome S. 1517*

lymphoepithelioides Lymphom (Ⓔ Lennert's lymphoma): ***Syn:*** *Lennert-Lymphom*; im höheren Alter auftretendes Non-Hodgkin-Lymphom*; T-Zell-Lympom mit niedrigem Malignitätsgrad

lymphoplasmozytisches Lymphom (Ⓔ plasmacytoid lymphocytic lymphoma): niedrig malignes Non-Hodgkin-Lymphom*, das bei Bildung von monoklonalem IgM als Makroglobulinämie* Waldenström bezeichnet wird

malignes Lymphom (Ⓔ malignant lymphoma): bösartiger Lymphknotentumor; *s.u. Non-Hodgkin-Lymphome*

plasmozytisches Lymphom: *→multiples Myelom*

T-lymphoblastäres Lymphom (Ⓔ lymphoblastic T-cell lymphoma): *s.u. Essay Non-Hodgkin-Lymphome S. 1517*

zentroblastisch-zentrozytisches Lymphom (Ⓔ centroblastic-centrocytic malignant lymphoma): ***Syn:*** *Brill-Symmers-Syndrom, Morbus Brill-Symmers, großfollikuläres Lymphoblastom, großfollikuläres Lymphom, zentroblastisch-zentrozytisches malignes Lymphom, Germinoblastom*; zu den Non-Hodgkin-Lymphomen* gerechnete Lymphknotenerkrankung mit Leber- und Milzschwellung, Aszites* und Schwellung im Bereich der Ohrspeicheldrüse; **Therapie:** spricht gut auf Strahlentherapie an; bei fortgeschrittenem Stadium Chemotherapie [COP, MCP]; *s.a. Essay Non-Hodgkin-Lymphome S. 1517*

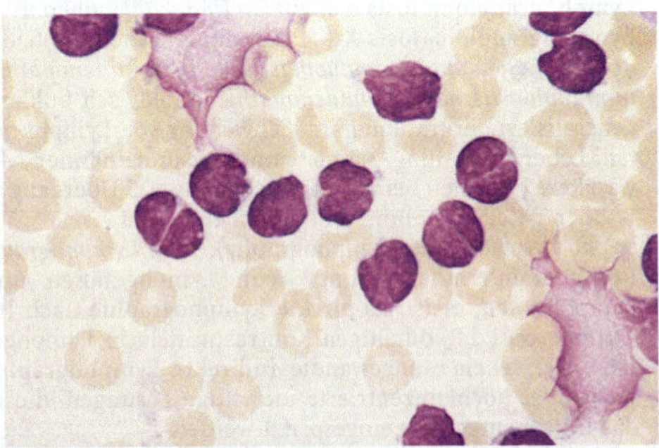

Abb. L130. Zentroblastisch-zentrozytisches Lymphom

zentroblastisch-zentrozytisches malignes Lymphom: *→zentroblastisch-zentrozytisches Lymphom*

lym|pho|ma|to|id *adj* (Ⓔ lymphomatoid): lymphomähnlich, lymphomartig

lym|pho|ma|tös *adj* (Ⓔ lymphomatous): Lymphom betreffend, lymphomartig

Lym|pho|ma|to|se *f* (Ⓔ lymphomatosis): ***Syn:*** *Lymphomatosis*; Auftreten multipler Lymphome

Lym|pho|ma|to|sis *f, pl* **-ses:** *→Lymphomatose*

Lymphom-Klassifikation, revidierte europäisch-amerikanische *f* (Ⓔ Revised European-American Lymphoma Classification): *s.u. Essay Non-Hodgkin-Lymphome S. 1517*

Lym|pho|no|dek|to|mie *f*: *→Lymphadenektomie*

Lym|pho|no|du|lus *m, pl* **-li:** *→Lymphfollikel*

Lym|pho|no|dus *m, pl* **-di:** *→Lymphknoten*

Lym|pho|pa|thia *f*: *→Lymphopathie*

Lymphopathia venerea: *→Lymphogranuloma inguinale*

Lym|pho|pa|thie *f* (Ⓔ lymphopathy): ***Syn:*** *Lymphopathia*; Erkrankung des lymphatischen Systems

dermatopathische Lymphopathie (Ⓔ dermatopathic lymphadenopathy): ***Syn:*** *dermatopathische Lymphadenopathie, dermatopathische Lymphadenitis, lipomelanotische Retikulose, Pautrier-Woringer-Syndrom*; reversible, reaktive Lymphknotenschwellung, besonders der Achsel- und Leistenlymphknoten, als Begleitsymptom bei ausgedehnten Dermatosen [z.B. Mycosis* fungoides, Erythrodermie*]

Lym|pho|pe|nie *f* (Ⓔ lymphopenia): ***Syn:*** *Lymphozytopenie*; Verminderung der Lymphozytenzahl im peripheren Blut; als **relative Lymphopenie** bei einer Vermehrung der Leukozyten; bei der **absoluten Lymphopenie** liegt die Lymphozytenzahl unter 1×10^9/l

Lym|pho|phe|re|se *f* (Ⓔ lymphocytapheresis): ***Syn:*** *Lymphozytopherese, Lymphozytenpherese*; Abtrennung der Lymphozyten aus dem Blut

Lym|pho|pla|sie *f* (Ⓔ lymphoplasia): Anhäufung lymphoretikulärer Zellen im Gewebe

benigne Lymphoplasie der Haut: *→Bäfverstedt-Syndrom*

Lym|pho|po|e|se *f*: *→Lymphozytopoese*

lym|pho|po|e|tisch *adj* (Ⓔ lymphopoietic): ***Syn:*** *lymphozytopoetisch*; Lymphopoese betreffend

Lym|pho|po|i|e|se *f*: *→Lymphozytopoese*

lym|pho|re|ti|ku|lär *adj* (Ⓔ lymphoreticular): Zellen und Gewebe des Lymphsystems und des retikuloendothelialen Systems betreffend

Lym|pho|re|ti|ku|lo|se, be|nig|ne in|fek|ti|ö|se *f*: *→Inokulationslymphoretikulose, benigne*

Lymph|or|ga|ne, pri|mä|re *pl*: *→Organa lymphoidea primaria*

Lymph|or|ga|ne, se|kun|dä|re *pl*: *→Organa lymphoidea secundaria*

Lym|phor|rha|gie *f*: *→Lymphorrhö*

Lym|phor|rhö *f, pl* **-rhö|en** (Ⓔ lymphorrhea): ***Syn:*** *Lymphorrhagie, Lymphorrhoe*; Lymphausfluss aus großen Lymphgefäßen, z.B. bei Lymphfistel* oder Elephantiasis*

Lym|phor|rhoe *f*: *→Lymphorrhö*

Lym|pho|sar|kom *nt* (Ⓔ lymphosarcoma): bösartiger Lymphknotentumor; Non-Hodgkin-Lymphom*

Lym|pho|sta|se *f* (Ⓔ lymphostasis): Lymphstauung; *s.a. Lymphödem*

Lym|pho|szin|ti|gra|phie *f* (Ⓔ lymphoscintigraphy): ***Syn:*** *Lymphoszintigrafie, Isotopenlymphographie, Isotopenlymphografie*; Szintigraphie* der Lymphgefäße und Lymphknoten

Lym|pho|to|xin *nt* (Ⓔ lymphotoxin): *s.u. Tumor-Nekrose-Faktor*

lympho-vaskulär *adj* (Ⓔ lymph-vascular): Lymphgefäße betreffend

Lym|pho|ze|le *f* (Ⓔ lymphocele): mit Lymphe gefüllte Zyste* oder ausgeweitetes Lymphgefäß

lym|pho|zy|tär *adj* (Ⓔ lymphocytic): Lymphozyten betreffend

Lym|pho|zy|ten *pl* (Ⓔ lymphocytes): aus zwei Gruppen [B-Lymphozyten* und T-Lymphozyten*] bestehende weiße Blutkörperchen, deren Hauptaufgabe die Abwehr von Erregern und die Zerstörung von abnormalen Zellen ist

atypische Lymphozyten: *→Pfeiffer-Drüsenfieber-Zellen*

CD4-Lymphozyten (Ⓔ CD4 lymphocytes): T_4-Lymphozyten; *s.u. T-Lymphozyten*

CD8-Lymphozyten (Ⓔ CD8 lymphocytes): T_8-Lymphozyten; *s.u. T-Lymphozyten*

thymusabhängige Lymphozyten: *→T-Lymphozyten*

Lym|pho|zy|ten|bil|dung *f*: *→Lymphozytopoese*

Lym|pho|zy|ten|di|a|pe|de|se *f*: *→Lymphodiapedese*

Lym|pho|zy|ten|phe|re|se *f*: *→Lymphopherese*

Lym|pho|zy|ten|pro|li|fe|ra|ti|on, monoklonale unbekannter Signifikanz *f* (Ⓔ monoclonal lymphocyte proliferation of unknown significance): *s.u. Essay Non-Hodgkin-Lymphome S. 1517*

Lym|pho|zy|ten|sturz *m* (Ⓔ acute lymphocytopenia): massive Abnahme der Lymphozyten im peripheren Blut; prognostisch ungünstiges Zeichen bei schweren Infektionskrankheiten

Lym|pho|zyt|hä|mie *f* (Ⓔ lymphocythemia): ***Syn:*** *Lymphozytose, Lymphocytosis*; Vermehrung der Lymphozyten im Blut über den Normalbereich hinaus

absolute Lymphozythämie (Ⓔ absolute lymphocythemia): Anstieg der Lymphozytenzahl auf mehr als 3,6 × 10^9/l, z.B. bei Mononucleosis* infectiosa, Mumps, Keuchhusten, Röteln, Windpocken u.ä.

relative Lymphozythämie (Ⓔ relative lymphocythemia): scheinbare Vermehrung der Lymphozyten bei einem Abfall der Leukozyten, v.a. bei Neutropenie*

lym|pho|zyt|hä|misch *adj* (Ⓔ lymphocythemic): Lymphozythämie betreffend, von ihr betroffen oder gekennzeichnet, durch sie bedingt

Lym|pho|zy|to|blast *m*: → *Lymphoblast*

Lym|pho|zy|to|ly|se *f*: → *Lympholyse*

lym|pho|zy|to|ly|tisch *adj*: → *lympholytisch*

Lym|pho|zy|tom *nt*: → *Bäfverstedt-Syndrom*

Lym|pho|zy|to|pe|nie *f*: → *Lymphopenie*

Lym|pho|zy|to|phe|re|se *f*: → *Lymphopherese*

Lym|pho|zy|to|po|e|se *f* (Ⓔ lymphocytopoiesis): ***Syn:*** *Lymphopoese, Lymphopoiese, Lymphozytopoiese, Lymphozytenbildung*; B-Lymphozyten* werden zuerst im Knochenmark und später im lymphatischen Geweben gebildet; sie wandern mit dem Blut vom Knochenmark zu den sekundären lymphatischen Organen* [Milz*, Lymphknoten]; T-Lymphozyten werden primär im Thymus [deshalb auch als thymusabhängige Lymphozyten oder Thymuslymphozyten bezeichnet], später in lymphatischen Geweben gebildet

lym|pho|zy|to|po|e|tisch *adj* (Ⓔ lymphocytopoietic): ***Syn:*** *lymphozytopoietisch*; Lymphozytopoese betreffend

Lym|pho|zy|to|poi|e|se *f*: → *Lymphozytopoese*

lym|pho|zy|to|poi|e|tisch *adj*: → *lymphozytopoetisch*

Lym|pho|zy|to|se *f*: → *Lymphozythämie*

Lymphozytose großer granulärer Lymphozyten: → *LGL-Leukämie*

Lymphozytose-Syndrom, diffuses infiltratives *nt* (Ⓔ diffuse infiltrating lymphocytosis): *s.u. Essay AIDS S. 31*

lym|pho|zy|to|to|xisch *adj* (Ⓔ lymphocytotoxic): Lymphozyten zerstörend

Lymph|sys|tem *nt* (Ⓔ lymphatic system): ***Syn:*** *lymphatisches System, Systema lymphoideum*; umfasst primäre [Knochenmark, Thymus] und sekundäre lymphatische Organe [Milz, lymphatischer Rachenring], Lymphfollikel [Noduli lymphoidei] und Lymphknoten [Nodi lymphoidei]; in ihnen werden die meisten Zellen des Immunsystems* gebildet oder gespeichert; sie überwachen Lymphbahnen [Lymphknoten], Blutbahn [Milz], Rachenraum [Waldeyer-Rachenring], Gastrointestinaltrakt [Lymphfollikel] und Atemwege [Lymphfollikel] auf Fremdantigene und pathogene Keime; *s.a. Immunsystem*

Lymph|zel|len *f*: → *Lymphozyten*

Lyn|es|tre|nol *nt* (Ⓔ lynestrenol): ***Syn:*** *Lynöstrenol*; von 19-Nortestosteron abgeleitetes Gestagen*; **Anw.**: Endometriose*, dysfunktionelle Blutungen, sekundäre Amenorrhoe*

Lyn|ös|tre|nol *nt*: → *Lynestrenol*

Lyo-, lyo- *präf.*: Wortelement mit der Bedeutung „Lösung/Auflösung/Lyse"

Ly|o|chro|me *pl*: → *Flavine*

Lyon: Mary Frances Lyon; geb. 1925; englische Humangenetikerin

Lyon-Hypothese *f* (Ⓔ Lyon hypothesis): in weiblichen Zellen ist immer eines der beiden X-Chromosomen inaktiviert, wobei in verschiedenen Zellen desselben Individuums entweder das mütterliche oder das väterliche X-Chromosom inaktiv sein kann; die Inaktivierung erfolgt um den 12.–16. Tag der Embryogenese; die Wahl des inaktivierten Chromosoms erfolgt zufällig, wird aber in allen Tochterzellen einer Stammzelle beibehalten; das inaktive X-Chromosomen kann als Sexchromatin [Barr-Körper] sichtbar werden

ly|o|phil *adj* (Ⓔ lyophilic): *(Substanz)* leicht dispergierbar

Ly|o|phi|li|sa|ti|on *f* (Ⓔ lyophilization): ***Syn:*** *Gefriertrocknung, Lyophilisierung*; schonendes Trocknungsverfahren, bei dem Proben tiefgefroren und dann im Vakuum getrocknet werden

Ly|o|phi|li|sie|rung *f*: → *Lyophilisation*

ly|o|phob *adj* (Ⓔ lyophobic): schwer dispergierbar

Ly|pres|sin *nt* (Ⓔ lypressin): Antidiuretikum*, Vasokonstriktor*

Lys *Abk.*: → *Lysin*

Lys-, lys- *präf.*: → *Lyso-*

-lyse *suf.*: Wortelement mit der Bedeutung „Auflösung"

Lys|er|gid *nt*: → *Lysergsäurediäthylamid*

Lys|erg|säu|re *f* (Ⓔ lysergic acid): Grundbaustein der Mutterkornalkaloide*

Lys|erg|säu|re|di|ä|thyl|a|mid *nt* (Ⓔ lysergic acid diethylamide): ***Syn:*** *Lysergid*; den Mutterkornalkaloiden verwandtes Rauschgift, das eine psychische, aber keine körperliche Abhängigkeit verursacht; ruft schon in geringen Mengen schizophrenieartige Störungen, optische und akustische Halluzinationen, Farbensehen und Verzerrung des Zeitgefühls hervor

Ly|sin *nt* (Ⓔ lysine): ***Syn:*** *2,6-Diaminocapronsäure*; essentielle, proteinogene, basische Aminosäure*; der Tagesbedarf liegt bei 96 mg/kg Körpergewicht für Kinder und 10 mg/kg Körpergewicht für Erwachsene

Ly|sin|a|ce|tyl|sa|li|cy|lat *nt* (Ⓔ lysine acetylsalicylate): wasserlösliches Salz der Acetylsalicylsäure*; Analgetikum*, Antirheumatikum*, Thrombozytenaggregationshemmer*

Ly|sin|in|to|le|ranz *f*: → *Hyperlysinämie*

Ly|sin|u|rie *f* (Ⓔ lysinuria): Lysinausscheidung im Harn; z.B. bei Lysinintoleranz

-lysis *suf.*: → *-lyse*

Lyso-, lyso- *präf.*: Wortelement mit der Bedeutung „Lösung/Auflösung/Lyse"

ly|so|gen *adj* (Ⓔ **1.–2.** lysogenic): **1.** Lyse verursachend **2.** zur Lysogenie befähigt

Ly|so|ge|nie *f* (Ⓔ lysogeny): erbliche Disposition von Bakterien, spontan Phagen* zu bilden und zu lysieren; dabei ist die Phagen-DNA in die Bakterien-DNA integriert; durch äußere Einflüsse [z.B. UV-Licht] kann die Phagen-DNA wieder selbstständig werden und mit der Phagenreproduktion beginnen

Ly|so|le|ci|thin *nt*: → *Lysophosphatidylcholin*

Ly|so|phos|pha|ti|dyl|cho|lin *nt* (Ⓔ lysolecithin): Hämolyse auslösendes Abbauprodukt von Phosphoglyceriden; in verschiedenen Schlangengifte enthaltene Phospolipasen führen zur Lysophosphatidylcholinbildung und damit zu massiver Hämolyse

Ly|so|som *nt* (Ⓔ lysosome): im Golgi*-Apparat gebildete Zellorganelle, die u.a. Hydrolase*, Esterase, saure Phosphatase*, Aminopeptidase* enthält; Lysosomen sind in praktisch jeder Zelle enthalten und dienen dem intrazellulären Abbau von zelleigenem oder zellfremdem Material; sie können ihre Enzyme aber auch in den Extrazellularraum abgeben und z.B. zur Abszessbildung beitragen; frisch gebildete Lysosomen, die noch kein zu verdauendes Material enthalten, werden als **primäre Lysosomen** bezeichnet

sekundäres Lysosom (Ⓔ secondary lysosome): ***Syn:*** *Heterophagolysosom*; Phagolysosom; *s.u. Phagozytose*

ly|so|so|mal *adj* (Ⓔ lysosomal): Lysosomen betreffend

Ly|so|sta|phin *nt* (Ⓔ lysostaphin): *s.u. Essay Bakterien S. 217*

Ly|so|typ *m* (Ⓔ phagotype): ***Syn:*** *Phagovar, Phagentyp*; durch Lysotypie* bestimmter Bakterienstamm

Ly|so|ty|pie *f* (Ⓔ phage typing): ***Syn:*** *Phagentypisierung*; Typendifferenzierung von Bakterien durch die von Phagen verursachte Auflösung; **Prinzip**: ein Bakterienstamm wird netzartig auf eine Agarplatte aufgestrichen und mit unterschiedlichen Phagen beimpft; der spezifische Phage führt zur Infektion und Lyse des Stammes, die durch eine Aussparung im Bakterienrasen sichtbar wird

Ly|so|zym *nt* (Ⓔ lysozyme): ***Syn:*** *Muramidase*; im Tierreich weit verbreitete bakterizide Hydrolase*, die Murein* in Bakterienwänden spaltet; kommt beim Menschen in Blut, Nasenschleim, Zervikalschleim und Tränenflüssigkeit vor

Ly|so|zym|u|rie *f* (Ⓔ lysozymuria): Lysozymausscheidung im Harn

Lys|sa *f*: → *Tollwut*

Lys|sa|vi|rus *nt, pl* **-ren:** →*Tollwutvirus*
Lysyl-Bradykinin *nt* (Ⓔ lysyl-bradykinin): *Syn*: *Kallidin*; zu den Kininen* gehörendes Gewebshormon mit blutdrucksenkender Wirkung; Teil des Kallikrein-Kinin-Systems*
-lytisch *suf.*: in Adjektiven verwendetes Wortelement mit der Bedeutung „auflösend"
LZ *Abk.*: **1.** Lactonzahl **2.** →*Latenzzeit* **3.** →*Leberzirrhose*
L-Zellen *pl* (Ⓔ L cells): *Syn*: *Enteroglukagon-Zellen*; Enteroglucagon-bildende Zellen der Magen- und Darmschleimhaut
LZH *Abk.*: →*Langerhans-Zellhistiozytose*
LZK *Abk.*: Leydig-Zellkomplex
LZM *Abk.*: →*Lysozym*
LZT *Abk.*: Langzeittherapie

L

M

M *Abk.*: **1.** →*Fernmetastasen* **2.** →*maligne* **3.** Masse **4.** Massenzahl **5.** Mega- **6.** →*Metabolit* **7.** →*Metaphase* **8.** →*Methionin* **9.** →*Mitochondrion* **10.** →*Mitose* **11.** Mixtur **12.** Mixtura **13.** →*Mol* **14.** →*molar* **15.** molare Lösung **16.** →*Molarität* **17.** Molarzahn **18.** →*Morbus* **19.** →*Morphin* **20.** →*Morphium* **21.** →*Musculus* **22.** →*Muskel* **23.** →*Myosin*

m *Abk.*: **1.** männlich **2.** →*maskulin* **3.** Masse **4.** →*Meter* **5.** Mikro- **6.** Milli- **7.** →*molal* **8.** →*molar*

µ *Abk.*: **1.** Micro- **2.** →*Mikron* **3.** mu

M. *Abk.*: →*Micrococcus*

M 0 *Abk.*: keine Fernmetastasen nachweisbar

M 1 *Abk.*: Fernmetastasen vorhanden

M_e *Abk.*: Elektronenmasse

M_n *Abk.*: Neutronenmasse

M_p *Abk.*: Protonenmasse

MA *Abk.*: **1.** Medizinalassistent **2.** Membranantigene **3.** Menstruationsalter **4.** Metaadrenalin **5.** Mikroaggregation **6.** Mitralareal **7.** Muramidase-Aktivität

mA *Abk.*: →*Milliampere*

µA *Abk.*: Mikroampere

MAA *Abk.*: **1.** makroaggregiertes Albumin **2.** Makroalbuminaggregat **3.** Merkaptoalkylamin **4.** Mitochondrien-assoziiertes Antigen

MAAN *Abk.*: Methylaminoacetonitril

MAB *Abk.*: Morbus Addison-Biermer

MABD *Abk.*: mittlerer arterieller Blutdruck

MABOP *Abk.*: N-Lost (*engl.* mustargen), Adriamycin, Bleomycin, Vincristin (*engl.* oncovin), Prednison

MAC *Abk.*: **1.** →*Membranangriffskomplex* **2.** Methotrexat, Actinomycin D, Cyclophosphamid **3.** Methotrexat, Adriamycin, Cyclophosphamid **4.** Mitomycin-C, Adriamycin, Cyclophosphamid

mac *Abk.*: Massenkonzentration

Mac. *Abk.*: Maceratio

MACC *Abk.*: Methotrexat, Adriamycin, Cyclophosphamid, CCNU

Mach: Ernst Mach; 1838–1916; österreichischer Physiker (Graz, Prag, Wien)

Mach-Phänomen *m* (Ⓔ Mach phenomenon): ***Syn:*** *Mach-Täuschung*; Wahrnehmung von Streifen an Hell-Dunkel-Übergängen, z.B. bei der Betrachtung von Röntgenbildern

Machado: **Machado-Guerreira-Reaktion** *f* (Ⓔ Machado-Guerreiro test): früher verwendete Komplementbindungsreaktion* zur Diagnose der Chagas*-Krankheit

Machado-Joseph-Syndrom *nt* (Ⓔ Machado-Joseph disease): ***Syn:*** *Azorenkrankheit*; autosomal-dominant vererbte Erkrankung mit Kleinhirnatrophie und neurologischen Ausfallserscheinungen

MACHO *Abk.*: Methotrexat, Asparaginase, Cyclophosphamid, Hydroxydaunorubicin, Vincristin (*engl.* oncovin)

Machray: **Machray-Tubus** *m* (Ⓔ Machray's tube): Doppellumentubus* zur Intubation des linken Hauptbronchus

Ma|chu|po|fie|ber *nt* (Ⓔ Machupo fever): ***Syn:*** *Madungofieber, Maisschnitterfieber*; in Südamerika vorkommendes hämorrhagisches Fieber durch das Machupovirus*

Ma|chu|po|vi|rus *nt* (Ⓔ Machupo fever virus): ***Syn:*** *Madungofiebervirus*; Arenavirus*, das durch direkten Kontakt mit infizierten Nagetieren übertragen wird; Erreger des Machupofiebers*

Macintosh: Sir Robert Macintosh; 1897–1989; englischer Anästhesist (Oxford)

Macintosh-Laryngoskop *nt* (Ⓔ Macintosh laryngoscope): gebogenes Laryngoskop* mit eingebauter Lichtquelle

Macintosh-Leatherdale-Tubus *m* (Ⓔ MacIntosh-Leatherdale tube): Endobronchialtubus mit Blocker für den linken Hauptbronchus

Ma|cis *m* (Ⓔ mace): ***Syn:*** *Muskatblüte, Myristicae arillus*; *s.u. Muskat*

MACOP-B *Abk.*: Methotrexat, Adriamycin, Cyclophosphamid, Vincristin (*engl.* oncovin), Prednison, Bleomycin

Macr-, macr- *präf.*: →*Macro-*

Mac|ra|can|tho|rhyn|chus *m* (Ⓔ Macracanthorhynchus): ***Syn:*** *Riesenkratzer*; Dünndarmparasit des Schweines; selten auf den Menschen übertragen

Macro-, macro- *präf.*: Wortelement mit der Bedeutung „groß/lang/hoch"

Ma|cro|gol *nt* (Ⓔ macrogol): Polyäthylenglykol; **Anw.**: Emulgator

Ma|cro|pha|go|cy|tus *m* (Ⓔ macrophagocyte): Makrophage*; Histiozyt*

Macrophagocytus nomadicus (Ⓔ free macrophage): *s.u. Histiozyt*

Macrophagocytus stabilis (Ⓔ fixed macrophage): *s.u. Histiozyt*

Ma|cu|la *f, pl* **-lae** (Ⓔ macula): Fleck, Verdickung

Macula adhaerens (Ⓔ macula adherens): ***Syn:*** *Desmosom, Fleckdesmosom*; elektronenmikroskopisch dichte punktförmige Zellverbindung; in ihrem Bereich ist der Interzellularspalt auf 30–50 nm erweitert und wird von transmembranösen Proteinen [**Desmogleinen**] überbrückt, die im Elektronenmikroskop als Verdichtung des Interzellularspaltes erscheinen; charakteristisch sind auch die unter der Plasmamembran liegende **Haftplatten**, die durch Tonofilamente verankert sind

Maculae caeruleae (Ⓔ blue spots): *s.u. Pediculosis pubis*

Maculae cribrosae (Ⓔ cribrous maculae): insgesamt drei kleine Verdickungen der Wand des Vestibulum* labyrinthi durch die Fasern des Nervus* vestibulocochlearis zum Canalis* semicircularis posterior [**Macula cribrosa inferior**], zum Sacculus* [**Macula cribrosa media**] bzw. zu Canalis* semicircularis anterior und lateralis [**Macula cribrosa superior**] ziehen

Macula densa (Ⓔ macula densa): *s.u. Glomerulus*

Macula lutea (Ⓔ macula lutea): ***Syn:*** *gelber Fleck, Makula*; neben der Sehnervenpapille [Discus* nervi optici] liegender gelblicher Netzhautfleck, in dessen Mitte die Fovea* centralis mit der Foveola* liegt

Macula retinae: veraltet für →*Macula lutea*

Macula sacculi (Ⓔ macula of sacculus): Sinnesfeld im Sacculus* vestibuli des Gleichgewichtsorgans*; *s.a. Maculae staticae*

Maculae staticae (Ⓔ acoustic maculae): die beiden Maculae des Gleichgewichtsorgans* liegen im Sacculus* [Macula sacculi] bzw. Utriculus* [Macula utriculi] im Vestibulum* labyrinthi; sie sind jeweils ca. 2–3 mm^2 groß und bestehen aus Stützzellen und Sinneszellen [Haarzellen]; die Zilien der Haarzellen ragen nach oben in die gallertartige Deckmembran [**Membrana statoconiorum**], in der winzige Kalkkonkremente [**Statoconien**] liegen; bei Bewegungen des Kopfes wird die Endolymphe in Sacculus und Utriculus beschleunigt und damit die Membrana statoconiorum leicht verschoben; die Verschiebung der Membran führt zu einer Bewegung der Statoconien, die wiederum die Zilien der Haarzellen abbiegen; die Haarzellen registrieren auch die Lage des Kopfes im Schwerefeld der Erde; *s.a. Essay Gleichgewichtssinn S. 817*

Macula utriculi (Ⓔ macula of utricle): Sinnesfeld im Utriculus* des Gleichgewichtsorgans*; *s.a. Maculae staticae*

MAD *Abk.*: **1.** Malonylaldehyd **2.** MeCCNU, Adriamycin **3.** Methylandrostendiol **4.** mittlerer arterieller Druck

Ma|da|ro|sis *f, pl* **-ses** (Ⓔ madarosis): Verlust der Wimpern und Augenbrauen; u.a. Frühsymptom bei Lepra* lepromatosa

MADDOC *Abk.*: N-Lost (*engl.* mechlorethamine), Adriamycin, Dacarbazin, DDP, Vincristin (*engl.* oncovin), Cyclophosphamid

Maddox: Ernest Edmund Maddox; 1860–1933; englischer Augenarzt (Bournemouth)

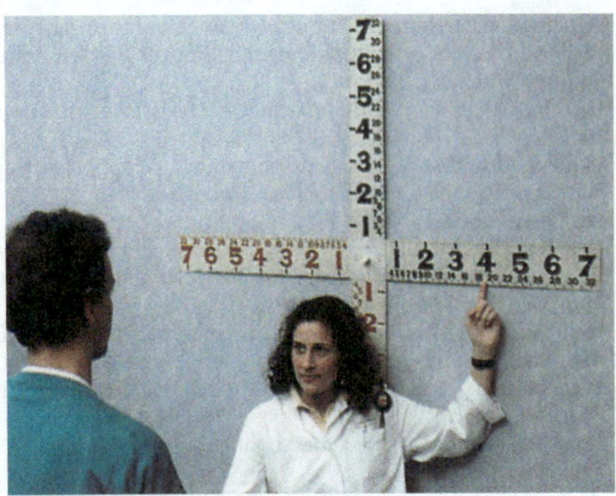

Abb. M1. Maddox-Kreuz

Maddox-Kreuz *m* (Ⓔ Maddox cross): Vorrichtung zur Messung des Schielwinkels nach der Lage der Hirnhautreflexe; wird z.B. bei blindem oder stark amblyopem Auge angewandt

Madelung: Otto Wilhelm Madelung; 1846–1926; deutscher Chirurg (Rostock, Straßburg)

Madelung-Deformität *f* (Ⓔ Madelung's deformity): ***Syn:*** *Manus valga*; angeborene Bajonettform der Hand durch eine Wachstumshemmung der distalen Radiusdiaphyse und Subluxation des Handgelenks

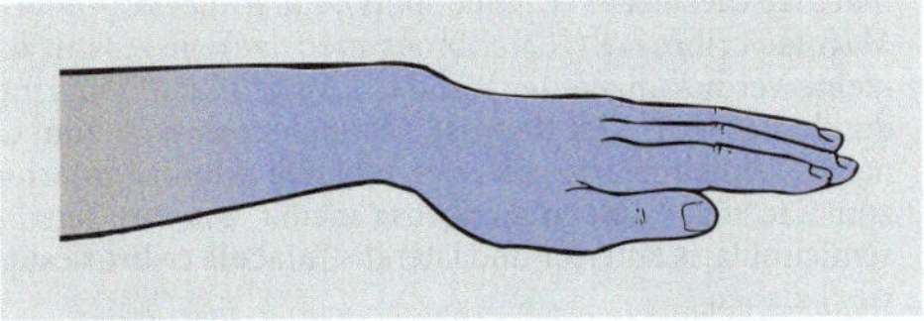
Abb. M2. Madelung-Deformität

Madelung-Fetthals *m* (Ⓔ Madelung's neck): ***Syn:*** *zervikal symmetrische Lipomatose*; *s.u. multiple symmetrische Lipomatose*

Ma|den|fraß *m*: *→Myiasis*

Ma|den|krank|heit *f*: *→Myiasis*

Ma|den|wurm *m*: *→Enterobius vermicularis*

Ma|den|wurm|be|fall *m*: *→Enterobiasis*

Ma|den|wurm|in|fek|ti|on *f*: *→Enterobiasis*

Mä|de|süß *m* (Ⓔ meadowsweet): ***Syn:*** *Filipendula ulmaria, Spiraea ulmaria*; Pflanze aus der Familie der Rosengewächse [Rosaceae]; verwendet werden die getrockneten Blüten [**Spiraeae flos**] und die oberirdischen Teile blühender Pflanzen [**Spiraeae herba**]; ihr ätherisches Öl enthält v.a. Salicylaldehyd, Flavonoide*, Phenolglykoside und Gerbstoffe*; **Anw.**: als Diuretikum*; traditionell bei Rheuma, Gicht*, Blasen- und Nierenleiden; in der Homöopathie bei rheumatischen Beschwerden und Schleimhautentzündungen

Ma|don|nen|fin|ger *pl* (Ⓔ Madonna fingers): schmale, lange Finger, z.B. bei Arachnodaktylie*

Ma|dun|go|fie|ber *nt*: *→Machupofieber*

Ma|dun|go|fie|ber|vi|rus *nt, pl* **-ren:** *→Machupovirus*

Ma|du|ra|fuß *m* (Ⓔ Madura foot): *s.u. Maduramykose*

Ma|du|ra|my|ko|se *f* (Ⓔ maduromycosis): ***Syn:*** *Myzetom, Mycetoma, Eumyzetom*; durch verschiedene Pilzarten [Madurella mycetomi, Madurella grisei, Allescheria boydii, Cephalosporium falciforme oder recifei] hervorgerufene, chronisch-granulomatöse Entzündung der Füße [**Madurafuß**] und anderer Körperregionen; tritt v.a. bei Landarbeitern in den Tropen [Indien, Indonesien, Afrika, Mittel- und Südamerika] auf; **Therapie:** Antimykotika können die Erkrankung nur in einem kleineren Teil der Fälle bessern, aber nie heilen; Exzision des befallenen Gewebes; oft wird eine

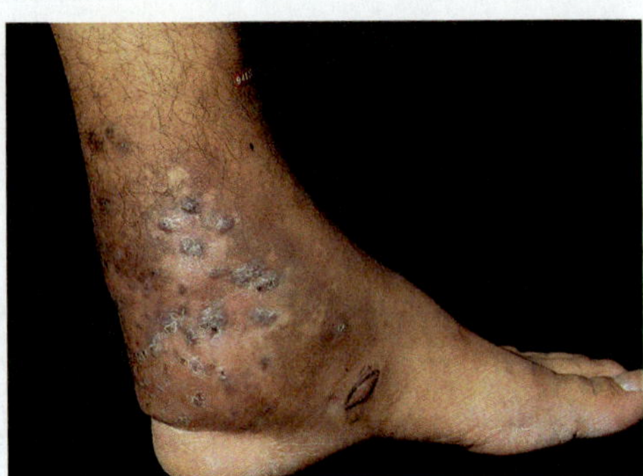
Abb. M3. Maduramykose

Amputation unumgänglich

MAF *Abk.*: Makrophagenaktivierungsfaktor

mAF *Abk.*: mittlerer absoluter Fehler

Maffucci: Angelo Maffucci; 1847–1903; italienischer Pathologe (Neapel)

Maffucci-Kast-Syndrom *nt*: *→Maffucci-Syndrom*

Maffucci-Syndrom *nt* (Ⓔ Maffucci's syndrome): ***Syn:*** *Maffucci-Kast-Syndrom, Chondrodysplasie-Hämangiom-Syndrom, Dyschondroplasia haemangiomatosa*; seltene, ätiologisch ungeklärte, konstitutionelle mesodermale Dysplasie mit multiplen kavernösen Hämangiomen*, Chondromen* und asymmetrischer Knochenchondromatose mit Skelettfehlbildungen; bei ca. 20 % der Patienten kommt es zur malignen Entartung und Bildung von v.a. Angiosarkomen oder Chondrosarkomen

MAFP *Abk.*: *→Alphafetoprotein im mütterlichen Serum*

MAG *Abk.*: Myelin-assoziiertes Glykoprotein

M-Ag *Abk.*: Matrix-Antigen

Ma|gal|drat *nt* (Ⓔ magaldrate): Antazidum*

Ma|gen *m* (Ⓔ stomach): ***Syn:*** *Gaster, Ventriculus*; zum größten Teil im linken Oberbauch [Regio hypochondriaca sinistra] liegendes muskuläres Hohlorgan, in dem der Verdauungsprozess der aufgenommenen Nahrung beginnt; Größe, Form und Lage des Magens sind von vielen Faktoren [Füllungszustand, Körperlage, Alter, Konstitutionstyp] abhängig; bei mäßiger Füllung beträgt die Länge 20–30 cm und das Fassungsvermögen 1200–1600 ml

man unterscheidet am Magen eine **Vorderwand** [Paries anterior] und eine **Hinterwand** [Paries posterior]; der linke Magenrand bildet die **große Magenkurvatur** [Curvatura major gastricae], der rechte die **kleine Magenkurvatur** [Curvatura minor gastricae]; der **Magenmund** [Pars cardiaca gastricae] ist der an der Mündung der Speiseröhre [Ostium* cardiacum] beginnende, etwa 1–3 cm breite erste Abschnitt des Magens; der **Magenfundus** [Fundus gastricus] ist der kuppelfömige obere Magenabschnitt, in dem sich verschluckte Luft sammelt [**Magenblase**]; der Einschnitt am Übergang von Speiseröhre [Ösophagus*] und Magenfundus wird als Incisura cardialis bezeichnet; der **Magenkörper** [Corpus gastricum] bildet den Hauptteil des Magens; auf ihn folgt hinter der Incisura* angularis gastricae die **Pars pylorica gastricae**, deren erster Teil als **Antrum pyloricum** bezeichnet wird; darauf folgt der **Magenpförtner** [Pylorus], der das **Ostium pyloricum** enthält; er setzt sich in die Pars superior des Duodenums* fort

die Magenwand besteht aus **1. Tunica serosa:** der den Magen* überziehende Bauchfellüberzug [Peritoneum* viscerale] **2. Tunica muscularis:** die innere Ringmuskelschicht [Stratum circulare] ist die dickste Schicht der Magenwand und bildet den Musculus* sphincter pylorus, der schräge Muskel(faser)züge [Fibrae obliquae] enthält; die Längsmuskelschicht [Stratum longitudinale] hängt mit der Längsmuskelschicht der Speiseröhre zusammen **3. Tunica mucosa:** die Oberfläche der Magenschleimhaut wird von einem einschichtigen, hochprismatischen Epithel überzogen, das einen hochviskösen, neutralen Schleim sezerniert; er schützt die Magenwand vor mechanischer, thermischer und enzymatischer Schädigung; die Oberfläche der Magenschleimhaut wird durch die Areae*, Plicae* und Foveolae* gastricae vergrößert; in der Magenschleimhaut kommen drei verschiedene Drüsen vor: Fundusdrüsen [Glandulae* gastricae propriae], Kardiadrüsen [Glandulae* cardiacae] und Pylorusdrüsen [Glandulae* pyloricae]

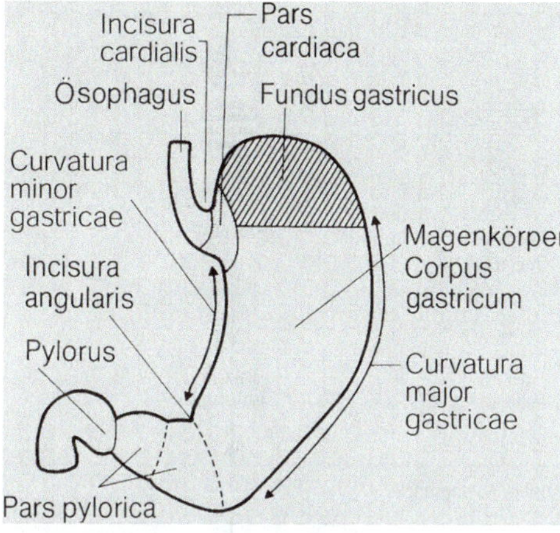

Abb. M4. Nomenklatur der Magenabschnitte

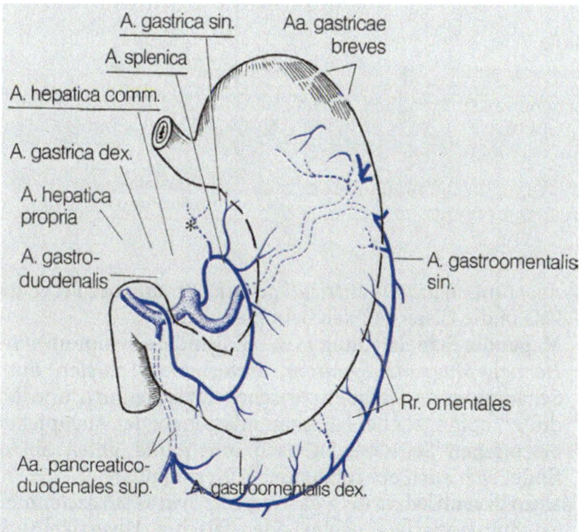

Abb. M5. Magenarterien

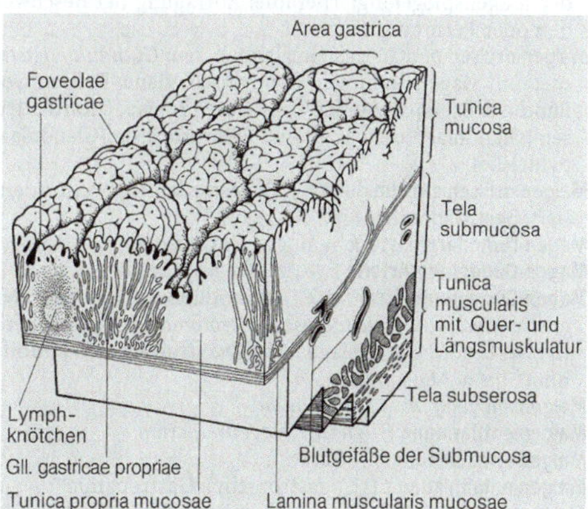

Abb. M6. Schleimhautrelief und Magenwandschichten

Ma|gen|an|a|zi|di|tät *f* (Ⓔ gastric anacidity): ***Syn:*** *Magensäuremangel, Achlorhydrie*; absoluter Mangel an Magensäure, meist im Rahmen eines allgemeinen Magensaftmangels [Achylia gastrica]; kommt bei chronisch atrophischer Gastritis, perniziöser Anämie, Magenkrebs und im Senium vor; der Säuremangel führt zu Verdauungsbeschwerden und einer bakteriellen Fehlbesiedlung, die zu Malabsorption, Gewichtsverlust und Diarrhö führen kann

Ma|gen|ar|te|rie, hin|te|re *f*: →*Arteria gastrica posterior*

Ma|gen|ar|te|ri|en, kur|ze *pl*: →*Arteriae gastricae breves*

Ma|gen|a|to|nie *f* (Ⓔ gastric atonia): ***Syn:*** *Gastroatonie*; Tonusverlust der Magenmuskulatur; meist durch eine Lähmung der Magenwandmuskulatur [Gastroplegie] bedingt; führt zu Völlegefühl, Reflux vom Mageninhalt, Übelkeit, Erbrechen

Ma|gen|a|tre|sie *f* (Ⓔ atretogastria): ***Syn:*** *Atretogastrie*; angeborener Verschluss des Mageneingangs

Ma|gen|aus|gang *m*: →*Magenpförtner*

Ma|gen|aus|gangs|ste|no|se *f*: →*Pylorusstenose*

Ma|gen|aus|gang|ste|no|se *f*: →*Pylorusstenose*

Ma|gen|be|zo|ar *m*: →*Bezoar*

Ma|gen|bla|se *f* (Ⓔ gastric bubble): *s.u. Magen*

Ma|gen|blu|tung *f* (Ⓔ gastric hemorrhage): ***Syn:*** *Gastrorrhagie*; Blutung in den Magen; *s.a. Magen-Darm-Blutung*

Ma|gen|by|pass *m* (Ⓔ gastric bypass): zur Behandlung von extremer Fettleibigkeit durchgeführte Operation, bei der die unteren zwei Drittel des Magens entfernt werden und das obere Drittel an den Dünndarm angeschlossen wird [Gastrojejunostomie*]; z.T. wird auch eine sog. **gastric partitioning** durchgeführt, d.h., es wird ein kleiner Magenkanal an der kleinen Kurvatur geschaffen, der die Speisepassage verzögert

Magen-Darm-Anastomose *f* (Ⓔ gastroenteric anastomosis): ***Syn:*** *Gastroenteroanastomose, gastrointestinale Anastomose, Gastroenterostomie*; operative Verbindung von Magen und Darm

Magen-Darm-Blutung *f* (Ⓔ gastrointestinal bleeding): ***Syn:*** *Gastrointestinalblutung, gastrointestinale Blutung*; Blutung im Magen-Darm-Trakt; nach der Lokalisation unterscheidet man zwischen **oberer Magen-Darm-Blutung** [Speiseröhre, Magen, Zwölffingerdarm] und **unterer Magen-Darm-Blutung** [Jejunum, Ileum, Dickdarm]; **chronische Magen-Darm-Blutungen** führen zur Entwicklung einer Eisenmangelanämie*, während **akute Magen-Darm-Blutungen** zu Hypovolämie* führen; oft sind aber beide Formen gleichzeitig vorhanden

das in den Magen-Darm-Kanal abgegebene Blut kann erbrochen werden [Hämatemesis*] oder/und mit dem Stuhl ausgeschieden werden [Hämatochezie*]; die Art des erbrochenen [z.B. Kaffeesatzerbrechen] oder mit dem Stuhl ausgeschiedenen Blutes [Frischblutauflagerung, Meläna] gibt Hinweise auf die Blutungsquelle und das Ausmaß der Blutung [*Abb. M7*]

obere Magen-Darm-Blutung (Ⓔ upper gastrointestinal bleeding): ***Syn:*** *obere Gastrointestinalblutung, obere gastrointestinale Blutung*; bei Blutungen des oberen Gastrointestinaltraktes sind Ulzera, Speiseröhrenvarizen und Mallory*-Weiss-Läsionen die häufigsten Ursachen; bei akuten Blutungen kommt es meist zu Bluterbrechen [*Tab. M8*]

untere Magen-Darm-Blutung (Ⓔ lower gastrointestinal bleeding): ***Syn:*** *untere Gastrointestinalblutung, untere gastrointestinale Blutung*; bei den Blutungen des unteren Gastrointestinaltraktes gibt es keine dominierende Ursache; die Diagnose ist schwieriger als bei der oberen gastrointestinalen Blutung, weil Teile des unteren Dünndarms nur schwer endoskopisch untersucht werden können [*Tab. M9*]

Magen-Darm-Entzündung *f*: →*Gastroenteritis*

Magen-Darm-Erkrankung *f* (Ⓔ gastroenteropathy): Gastroenteropathie*

Magen-Darm-Fistel *f* (Ⓔ gastrointestinal fistula): ***Syn:*** *Gastroenterostomie, Magen-Dünndarm-Fistel, Gastroenteroanastomose, gastrointestinale Anastomose*; operative Verbindung von Magen und (Dünn-)Darm

Magen-Darmgrippe *f* (Ⓔ gastrointestinal influenza): ***Syn:*** *Darmgrippe*; Magen-Darm-Beteiligung bei einer Grippe*;

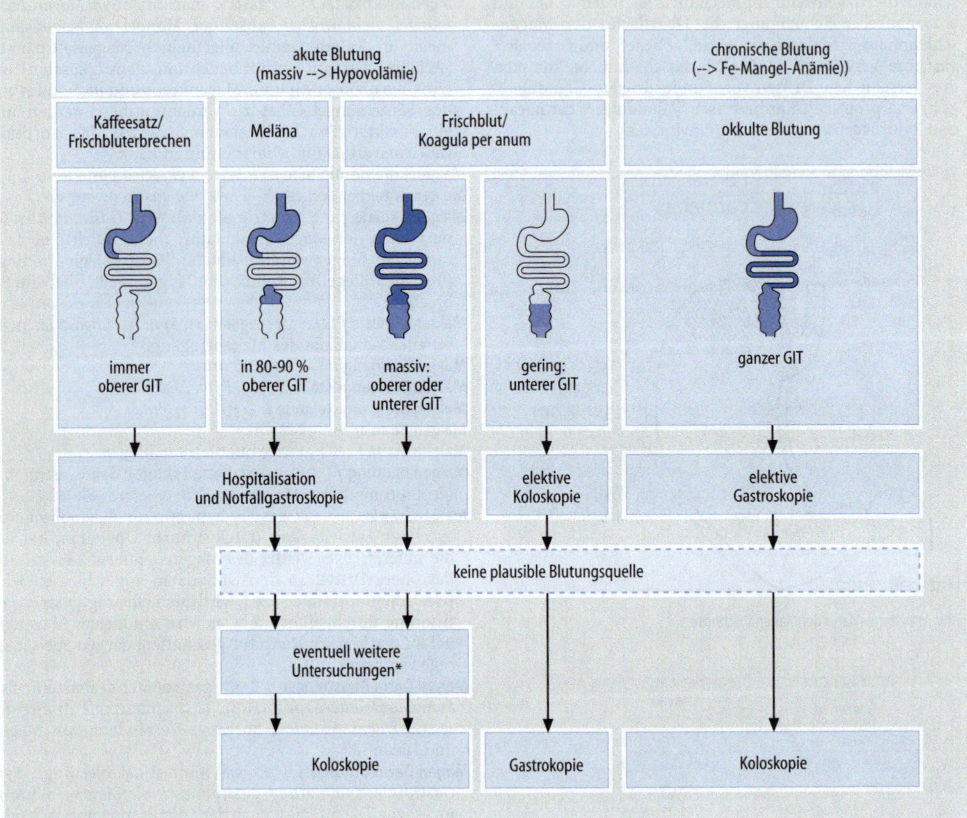

Abb. M7. Diagnoseschema bei Magen-Darm-Blutung

Tab. M8. Häufige Blutungsquellen bei oberer Magen-Darm-Blutung

Blutungsquelle	Häufigkeit in %	Art der Blutung
Ulkus (Ösophagus, Magen, Duodenum)	45	Chronisch und/oder akut
Varizen (Ösophagus, seltener Magen oder Duodenum)	25	Vorwiegend akut
Mallory-Weiss-Läsion	15	Nur akut
Erosionen, z.B. Stressulkus	5	Vorwiegend akut
Tumor	5	Vorwiegend chronisch
Andere oder unbekannt	5	Vorwiegend akut

oft auch als Bezeichnung für Virusinfekte des Magen-Darms mit grippeähnlicher Symptomatik verwendet

Magen-Darm-Katarrh *m*: *→Gastroenteritis*

Magen-Darm-Kolon-Entzündung *f*: *→Gastroenterokolitis*

Magen-Darm-Kolon-Katarrh *m*: *→Gastroenterokolitis*

Magen-Darm-Passage *f* (Ⓔ upper gastrointestinal series): Röntgendoppelkontrastuntersuchung von Magen, Dünn- und Dickdarm

Magen-Darm-Plastik *f*: *→Gastroenteroplastik*

Magen-Darm-Senkung *f* (Ⓔ gastroenteroptosis): Gastroenteroptose*

Magen-Darm-Trakt *m* (Ⓔ gastrointestinal tract): ***Syn:*** *Gastrointestinaltrakt*; der Teil des Verdauungstraktes* vom Mageneingang bis zum After

Magendie: François Magendie; 1783–1855; französischer Physiologe (Paris)

Magendie-Foramen *nt* (Ⓔ Magendie's foramen): ***Syn:*** *Apertura mediana ventriculi quarti*; Öffnung des IV. Ventrikels in die Cisterna* cerebellomedullaris

Magendie-Schielstellung *f* (Ⓔ Magendie's symptom): ***Syn:*** *Hertwig-Magendie-Syndrom*; erworbenes Schielen durch Schädigung der Bahnen zwischen Zwischenhirn und Medulla* oblongata bei Hirnstammläsionen; der Augapfel der betroffenen Seite weicht nach innen und unten ab; oft findet sich auch ein rotatorischer Nystagmus*

Ma|gen|di|ver|ti|kel *nt* (Ⓔ gastrocele): ***Syn:*** *Gastrozele*; meist asymptomatisches, echtes oder falsches Divertikel* der Magenwand; liegt meist subkardial, präpylorisch oder an der großen Kurvatur; oft Zufallsbefund beim Röntgen oder der Magenspiegelung; **Therapie**: Abtragung bei Beschwerden oder Perforation

Ma|gen|drü|sen *pl* (Ⓔ gastric glands): ***Syn:*** *Glandulae gastricae*; im Magen kommen drei verschiedene Drüsen vor: Fundusdrüsen [Glandulae* gastricae propriae], Kardiadrüsen [Glandulae* cardiacae] und Pylorusdrüsen [Glandulae* pyloricae]

Ma|gen|drü|sen|ent|zün|dung *f* (Ⓔ gastradenitis): Gastradenitis*, Gastroadenitis

Magen-Dünndarm-Fistel *f*: *→Magen-Darm-Fistel*

Magen-Duodenum-Arterie *f*: *→Arteria gastroduodenalis*

Magen-Duodenum-Fistel *f* (Ⓔ gastroduodenal fistula): ***Syn:*** *gastroduodenale Anastomose, Gastroduodenostomie*; operative Verbindung von Magen und Zwölffingerdarm [Duodenum*]; *s.a. Magenresektion*

Ma|gen|ein|gang *m*: *→Magenmund*

Ma|gen|ent|fer|nung *f*: *→totale Magenresektion*

Ma|gen|ent|zün|dung *f*: *→Gastritis*

Ma|gen|er|kran|kung *f* (Ⓔ gastropathy): Gastropathie*

Ma|gen|er|satz *m* (Ⓔ intestinal pouch): ***Syn:*** *Ersatzmagen*; nach totaler und subtotaler Magenresektion* muss ein Ma-

Tab. M9. Häufige Blutungsquellen bei unterer Magen-Darm-Blutung

Blutungsquelle	Frischblut auf normalem Stuhl	Größere Mengen Frischblut	Meläna	Okkulte Blutung	Bemerkung
Hämorrhoiden	+++	+	–	–	Sehr selten relevante Blutung
Analfissur	+++	+	–	–	Meist Schmerz bei Defäkation
Distaler kolorektaler Tumor	+++	+	+	+	Meist rektosigmoidal
Proctitis ulcerosa	+++	+	+	+	Distale Form der Colitis ulcerosa
Artefakt	++	++	+	–	z.B. durch Fieberthermometer, Klistiere
Ulcus simplex recti	++	++	+	–	Meist bei Obstipation
Kolondivertikel	+	++	++	+	Schwer zu beweisende Quelle
Angiodysplasie/Hämangiom	+	++	++	+	Schwer zu beweisende Quelle
Meckel-Divertikel	–	++	++	+	Fast nur unter 30-jährige Patienten
Akute oder chronische entzündliche Darmerkrankung	+	+	+	+	Meist (nicht immer) Diarrhö
Tumor im Kolon oberhalb Sigmoid oder Dünndarm	+	+	++	+++	Benigne Adenome selten Blutungsquelle

genersatz konstruiert werden; dabei stützt man sich auf zwei Grundprinzipien: **1.** die von Schlatter* 1897 eingeführte **Ösophagojejunostomie mit End-zu-Seite-Anastomose** und 2. die von Seo 1942 vorgeschlagene **ösophagoduodenale Interposition** [*Abb. M10, M11*]

Ma|gen|er|wei|te|rung *f* (Ⓔ gastrectasia): Gastrektasie*

Ma|gen|fis|tel *f* (Ⓔ **1.** gastric fistula **2.** gastrostomy): **1.** ***Syn:*** *Fistula gastrica*; vom Magen ausgehende Fistel, die in ein anderes Organ mündet [**innere Magenfistel**] oder nach außen führt [**äußere Magenfistel**] **2.** ***Syn:*** *Gastrostoma*; operativ angelegte äußere Magenfistel, z.B. zur künstlichen Ernährung [Witzel*-Fistel]

Ma|gen|fis|tel|lung *f* (Ⓔ gastrostomy): ***Syn:*** *Gastrostomie*; Anlegen einer äußeren Magenfistel [z.B. Witzel*-Fistel]

Magen|fluss *m* (Ⓔ gastrorrhea): ***Syn:*** *Gastrorrhoe*; übermäßige Magensaftproduktion

Ma|gen|früh|kar|zi|nom *nt* (Ⓔ early gastric carcinoma): Magenkarzinom*, das noch auf die Schleimhaut beschränkt ist; findet sich v.a. bei atrophischer Gastritis*; 5 % der Magenfrühkarzinome weisen bereits Lymphknotenmetastasen auf; **Klinik**: i.d.R. symptomlos oder symptomarm [Völlegefühl, Oberbauchbeschwerden, Gewichtsverlust, Leistungsknick]; **Diagnose**: Gastroskopie mit Biopsie, Sonographie; **Therapie**: die meisten Magenfrühkarzinome sitzen in den distalen 2/3 des Magens, d.h., eine subtotale Gastrektomie* mit Lymphknotenausräumung ist auseichend; beim Rest totale Gastrektomie* [*Abb. M12*]

Ma|gen|fun|dus *m* (Ⓔ fundus of stomach): Fundus gastricus; *s.u. Magen*

Ma|gen|ge|schwür *nt*: *→ Ulcus ventriculi*

Ma|gen|grüb|chen *pl* (Ⓔ gastric pits): ***Syn:*** *Foveolae gastricae*; Grübchen in der Magenschleimhaut; Mündungsort der Magendrüsen [Glandulae gastricae]

Ma|gen|grund *m* (Ⓔ fundus of stomach): Magenfundus, Fundus gastricus; *s.u. Magen*

Ma|gen|her|nie *f* (Ⓔ gastric herniation): ***Syn:*** *Gastrozele*; Hernie* mit Magenteilen im Bruchsack

Magen-Ileum-Anastomose *f*: *→ Magen-Ileum-Fistel*

Magen-Ileum-Fistel *f* (Ⓔ gastroileal fistula): ***Syn:*** *Gastroileostomie, gastroileale Anastomose, Magen-Ileum-Anastomose*; operative Verbindung von Magen und Ileum*

Magen-Jejunum-Anastomose *f*: *→ Magen-Jejunum-Fistel*

Magen-Jejunum-Fistel *f* (Ⓔ gastrojejunal fistula): ***Syn:*** *Gastrojejunostomie, gastrojejunale Anastomose, Magen-Jejunum-Anastomose*; operative Verbindung von Magen und Jejunum*; *s.a. Magenresektion*

Magen-Jejunum-Kolon-Fistel *f* (Ⓔ gastrojejunocolic fistula): Magen, Jejunum und Kolon verbindende Fistel

Ma|gen|kar|zi|nom *nt* (Ⓔ gastric cancer): ***Syn:*** *Magenkrebs*; v.a. bei älteren Patienten vorkommender bösartiger Tumor, der von der Magenschleimhaut ausgeht; ist bei der Frau das zweithäufigste und beim Mann das dritthäufigste Karzinom, insgesamt nimmt die Häufigkeit aber in allen Industrieländern ab; betrifft Männer häufiger als Frauen [1,9:1] und hat einen Häufigkeitsgipfel zwischen 55 und 65 Jahren; in den letzten Jahren gab es eine Verschiebung bei der Hauptlokalisation des Tumors, d.h., Karzinome im Bereich der Kardia und des proximalen Magendrittels sind wesentlich häufiger als früher

die Magenkarzinome können unter histologischen Aspekten unterteilt werden [papilläres/tubuläres/muzinöses Adenokarzinom, Plattenepithelkarzinom, Siegelringzellkarzinom, adenosqamöses/kleinzelliges/undifferenziertes Karzinom], wichtiger ist aber die Unterscheidung von Magenfrühkarzinom* [noch auf die Schleimhaut beschränkt] und eigentlichem Magenkarzinom, und die **Laurén*-Klassifikation**, die einen scharf abgrenzbaren intestinalen oder epidemischen Typ von einem unscharf begrenzten diffusen oder endemischen Typ unterscheidet; die makroskopische **Klassifikation nach Borrmann** unterscheidet 4 Typen, die Rückschlüsse auf die Prognose erlauben [Typ I und II 35–40 % 5-Jahresüberlebensrate, Typ II und IV 10 %]

Klinik: Magenkarzinome verlaufen lange Zeit klinisch stumm und werden i.d.R. erst im fortgeschrittenen Stadium symptomatisch; damit erklärt sich die niedrige 5-Jahresüberlebensrate; am häufigsten klagen die Patienten über Völlegefühl, Oberbauchbeschwerden, Gewichtsverlust, Leistungsknick; **Diagnose**: Gastroskopie mit Biopsie, Sonographie, Röntgen, Video-Laparoskopie; **Therapie**: das Resektionsausmaß hängt vom Sitz des Tumors und dem Stadium ab [*s.a. Abb. M13*]

Ma|gen|ka|tarr *m*: *→ Gastritis*

Ma|gen|ka|tarrh *m*: *→ Gastritis*

Ma|gen|knie *nt* (Ⓔ angle of stomach): ***Syn:*** *Angulus ventriculi*; Winkel zwischen Corpus und Antrum des Magens

Ma|gen|knie|ein|schnitt *m* (Ⓔ angular notch of stomach): ***Syn:*** *Incisura angularis gastricae*; Einschnitt am unteren Ende der kleinen Magenkurvatur an der Grenze zum Pylorus*; *s.a. Magen*

Magen-Kolon-Anastomose *f*: *→ Magen-Kolon-Fistel*

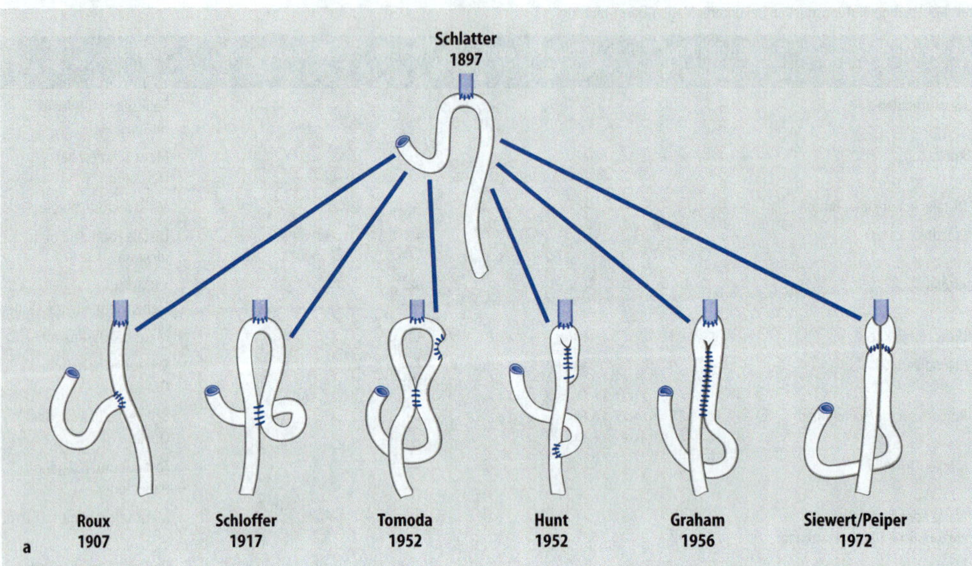

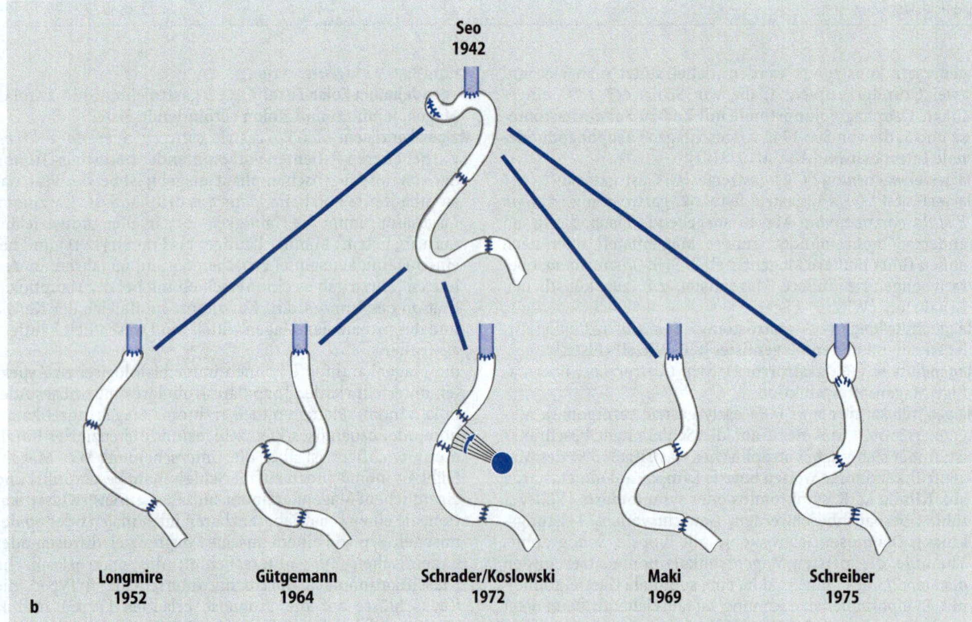

Abb. M10. Magenersatz. **a** nach dem Prinzip der Ösophagojejunostomie, **b** durch Jejunuminterposition

Magen-Kolon-Band *nt* (Ⓔ gastrocolic ligament): ***Syn:*** *Ligamentum gastrocolicum*; Teil des Omentum* majus zwischen Magen und Kolon

Magen-Kolon-Entzündung *f*: *→Gastrokolitis*

Magen-Kolon-Fistel *f* (Ⓔ gastrocolic fistula): ***Syn:*** *Gastrokolostomie, Magen-Kolon-Anastomose*; operative Verbindung von Magen und Kolon

Magen-Kolon-Katarrh *m*: *→Gastrokolitis*

Ma|gen|kör|per *m* (Ⓔ body of stomach): ***Syn:*** *Corpus gastricum*; Hauptteil des Magens zwischen Fundus und Pylorus; *s.a. Magen*

Ma|gen|krampf *m* (Ⓔ gastric spasm): ***Syn:*** *Gastrospasmus*; krampartige, heftige Magenschmerzen, die meist von Erbrechen begleitet sind; findet sich v.a. bei akuter Gastritis* oder Gastroenteritis*, Lebensmittelvergiftung* oder Ulkus

Ma|gen|kranz|ar|te|rie, lin|ke *f*: *→Arteria gastrica sinistra*

Ma|gen|kranz|ar|te|rie, rech|te *f*: *→Arteria gastrica dextra*

Ma|gen|kranz|ve|ne, lin|ke *f* (Ⓔ left gastric vein): ***Syn:*** *Vena gastrica sinistra*; Begleitvene der Arteria* gastrica sinistra im Omentum* minus; mündet direkt in die Pfortader [Vena* portae hepatis]

Ma|gen|kranz|ve|ne, rech|te *f* (Ⓔ right gastric vein): ***Syn:*** *Vena gastrica dextra*; Begleitvene der Arteria* gastrica dextra entlang der kleinen Magenkurvatur; mündet direkt in die Pfortader [Vena* portae hepatis]

Ma|gen|krebs *m*: *→Magenkarzinom*

Ma|gen|kri|se *f* (Ⓔ gastric crisis): *s.u. tabische Krise*

Ma|gen|kup|pel *f* (Ⓔ fornix of stomach): Fornix gastricus; *s.u. Magen*

Ma|gen|kur|va|tur, gro|ße *f* (Ⓔ greater curvature of stomach):

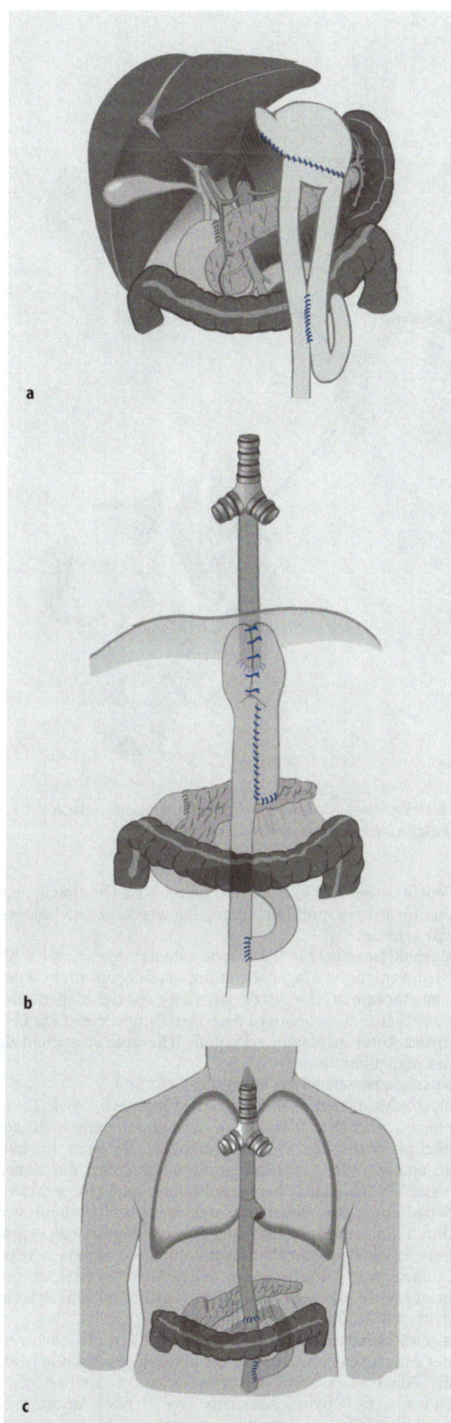

Abb. M11. Standardrekonstruktion nach Gastrektomie. **a** nach Billroth II, **b** nach totaler abdominaler Magenresektion, **c** nach transmediastinal erweiterter totaler Magenresektion

Syn: *große Kurvatur, Curvatura major gastricae*; vom linken Magenrand gebildeter vorderer, großer Bogen; *s.a. Magen*

Ma|gen|kur|va|tur, klei|ne *f* (Ⓔ lesser curvature of stomach): *Syn:* *kleine Kurvatur, Curvatura minor gastricae*; vom rechten oberen Magenrand gebildeter kürzerer Bogen, der an der Incisura* angularis gastricae endet; *s.a. Magen*

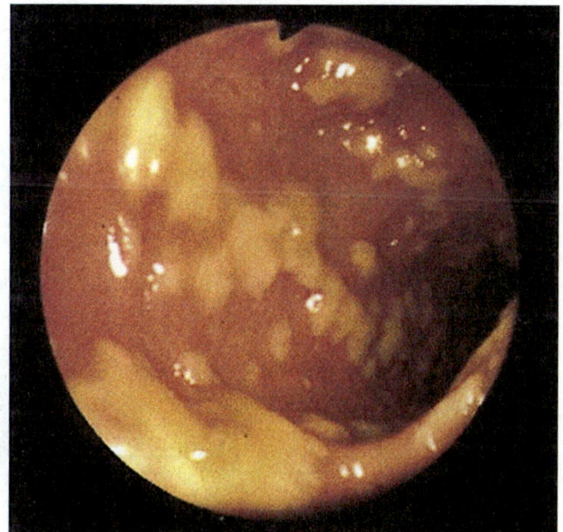

Abb. M12. Magenfrühkarzinom

Ma|gen|läh|mung *f*: →*Gastroplegie*

Ma|gen|lei|den *nt* (Ⓔ gastropathy): Gastropathie*

Ma|gen|li|pa|se *f* (Ⓔ gastric lipase): *s.u. Lipase*

Magen-Milz-Band *nt* (Ⓔ gastrolienal ligament): *Syn:* *Ligamentum gastrolienale, Ligamentum gastrosplenicum*; Teil des Omentum* majus zwischen Magen und Milzhilus

Ma|gen|mit|tel *nt* (Ⓔ stomachic): *Syn:* *Stomachikum*; Mittel gegen Magenbeschwerden; wird meist auf appetit- und verdauungsanregende Mittel angewendet

Ma|gen|mund *m* (Ⓔ cardiac part of stomach): *Syn:* *Mageneingang, Kardia, Cardia, Pars cardiaca gastricae*; an der Mündung der Speiseröhre [Ostium* cardiacum] beginnender, etwa 1–3 cm breiter erster Abschnitt des Magens*

Ma|gen|naht *f* (Ⓔ gastrorrhaphy): Gastrorrhaphie*

Magen-Netz-Arterie, linke *f*: →*Arteria gastroomentalis sinistra*

Magen-Netz-Arterie, rechte *f*: →*Arteria gastroomentalis dextra*

Ma|gen|per|fo|ra|ti|on *f* (Ⓔ stomach perforation): Durchbruch der Magenwand; meist durch ein Magengeschwür* verursacht; **traumatische Magenperforationen** sind selten; sie können bei stumpfem oder penetrierendem Oberbauchtrauma, Endoskopie und Fehlintubation auftreten; **Therapie**: Exzision der Wundränder und Übernähung

Ma|gen|pfört|ner *m* (Ⓔ pylorus): *Syn:* *Magenausgang, Pylorus*; letzter Abschnitt der Pars pylorica des Magens*, der das Ostium pyloricum enthält; setzt sich in die Pars superior des Duodenums* fort

Ma|gen|plas|tik *f* (Ⓔ gastroplasty): Gastroplastik*

Ma|gen|po|lyp *m* (Ⓔ gastric polyp): Magenpolypen sind relativ selten, bilden aber die häufigsten benignen Tumoren der Magenschleimhaut; sie sind keine Präkanzerosen

Ma|gen|po|ly|po|se *f* (Ⓔ gastric polyposis): *Syn:* *Polyposis gastrici, Polyposis ventriculi*; Vorkommen multipler Magenpolypen, v.a. bei Peutz*-Jeghers-Syndrom und Cronkhite*-Canada-Syndrom

Ma|gen|re|sek|ti|on *f* (Ⓔ gastric resection): *Syn:* *Magenteilentfernung, partielle Gastrektomie*; operative Entfernung von Teilen des Magens; unabhängig vom Ausmaß der **distalen Magenresektion** gibt es drei Standardformen, die je nach Situation modifiziert werden: **1. Magenresektion nach Billroth I**: der Magenquerschnitt wird verkleinert und der Restmagen mittels End-zu-End-Anastomose mit dem Zwölffingerdarm [Duodenum*] verbunden **2. Magenresektion nach Billroth II**: der Duodenalstumpf wird blind verschlossen; der Restmagen wird End-zu-Seit mit einer hochgezogenen Jejunumschlinge anastomosiert; zur Verhinderung eines Gallerefluxes aus dem Duodenalstumpf in den Magen wird eine Braun*-Fußpunktanastomose zwischen

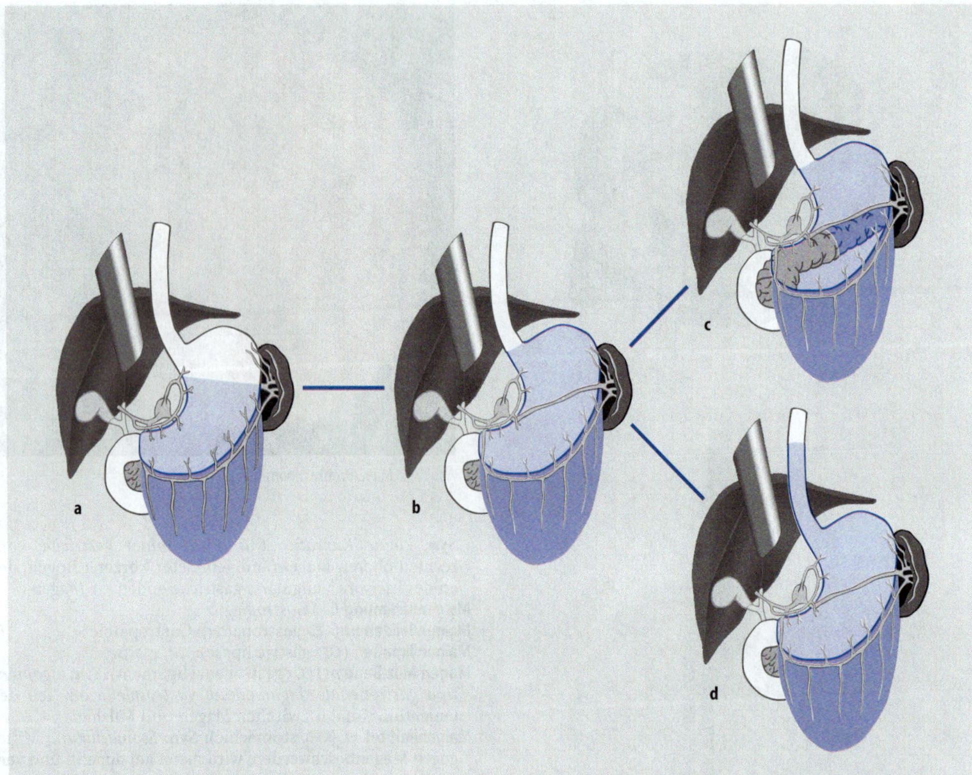

Abb. M13. Resektionsausmaß bei Magenkarzinom. **a** subtotale Magenresektion, **b** totale Magenresektion, **c** erweiterte totale Magenresektion mit Pankreaslinksresektion und Splenektomie, **d** transmediastinal erweiterte totale Magenresektion unter Mitnahme des distalen Ösophagus

der aufsteigenden und absteigenden Jejunumschlinge angelegt **3. Magenresektion nach Billroth III**: der Duodenalstumpf wird blind verschlossen; der Restmagen wird End-zu-Seit mit einer Jejunumschlinge anastomosiert; in diese abführende Schlinge mündet weiter unten die zuführende Jejunumschlinge [Roux-Y-Anastomose]
die wichtigsten Komplikationen oder Folgekrankheiten nach Magenresektion sind Dumpingsyndrom*, Syndrom* der abführenden oder zuführenden Schlinge, Refluxösophagitis*, atrophische Gastritis* und Magenstumpfkarzinom*; weitere Probleme, die die Patienten belasten können, sind Gewichtsverlust, Anämie* [Eisenmangel, Vitamin B_{12}-Mangel] und Knochenveränderungen [Osteoporose*, Osteomalazie*] [*Abb. M14, M15, M16*]
totale Magenresektion (Ⓔ total gastrectomy): ***Syn:*** *Magenentfernung, Gastrektomie*; operative Entfernung des Magens; in der Klinik unterscheidet man zwischen **subtotaler Gastrektomie** [4/5-Resektion; *s.a. Magenresektion nach Billroth II*], **totaler Gastrektomie** [Resektion von Magen und Omentum* minus] und **erweiterter totaler Gastrektomie**, bei der auch angrenzende Strukturen [z.B. unterer Ösophagus, Pankreas] reseziert werden; *s.a. Magenersatz*

Ma|gen|rup|tur *f* (Ⓔ gastrorrhexis): ***Syn:*** *Gastrorrhexis*; Ruptur der Magenwand, z.B. durch starke Bauchpresse bei gefülltem Magen, Überblähung [Fehlintubation!], Unfall; seltenes Krankheitsbild, das aber zu akuter Lebensgefahr führt und zur Durchführung einer Notoperation zwingt

Ma|gen|saft *m* (Ⓔ gastric juice): ***Syn:*** *Magenspeichel, Sucus gastricus*; von den Magendrüsen gebildetes Sekret, das primär aus Wasser, Elektrolyten, Salzsäure, Enzymen, Intrinsic-Faktor, Pepsinogenen, Muzin [Schleim] und Bicarbonat besteht; die Drüsen im Pylorus- und Kardiabereich sowie die Nebenzellen bilden wahrscheinlich nur Schleim; die Hauptzellen sezernieren Salzsäure, Intrinsic-Faktor und Pepsinogene, die G-Zellen Gastrin und das Oberflächenepithel Bicarbonat und Muzin; pro Tag werden 2–2,5 l Magensaft gebildet

Ma|gen|saft|man|gel *m* (Ⓔ gastric achylia): ***Syn:*** *Achylia gastrica*; Fehlen der Magensekretion; *s.a. Magensäuremangel*

Ma|gen|sar|kom *m* (Ⓔ gastric sarcoma): von der Magenwandmuskulatur ausgehender bösartiger Tumor; meist ein Leiomyosarkom; insgesamt selten; die **Therapie** entspricht der des Magenkarzinoms*

Ma|gen|säu|re|man|gel *m*: → *Magenanazidität*

Ma|gen|schleim|haut *f* (Ⓔ mucosa of stomach): ***Syn:*** *Tunica mucosa*; die Oberfläche wird von einem einschichtigen, hochprismatischen Epithel überzogen, das einen hochviskösen, neutralen Schleim sezerniert; er schützt die Magenwand vor mechanischer, thermischer und enzymatischer Schädigung; die Oberfläche der Magenschleimhaut wird durch die Areae*, Plicae* und Foveolae* gastricae vergrößert; in der Magenschleimhaut kommen drei verschiedene Drüsen vor: Fundusdrüsen [Glandulae* gastricae propriae], Kardiadrüsen [Glandulae* cardiacae] und Pylorusdrüsen [Glandulae* pyloricae]

Ma|gen|schleim|haut|a|tro|phie *f* (Ⓔ gastric atrophy): Schwund der Magenschleimhaut, z.B. bei perniziöser Anämie* oder als Folge einer chronisch-atrophischen Gastritis* durch Helicobacter* pylori [Gastritis Typ B] oder Autoimmungastritis* [Gastritis Typ A]; Präkanzerose des Magenkarzinoms*

Ma|gen|schleim|haut|ent|zün|dung *f*: → *Gastritis*

Ma|gen|schleim|haut|fal|ten *pl* (Ⓔ gastric folds): ***Syn:*** *Plicae gastricae*; Falten der Magenschleimhaut, die im Bereich der kleinen Magenkurvatur in Längsrichtung verlaufen [**Magenstraße**], sonst aber regellos angeordnet sind; zwischen ihnen liegen die Areae* gastricae, mit denen sie zusammen das Schleimhautrelief des Magens* bilden

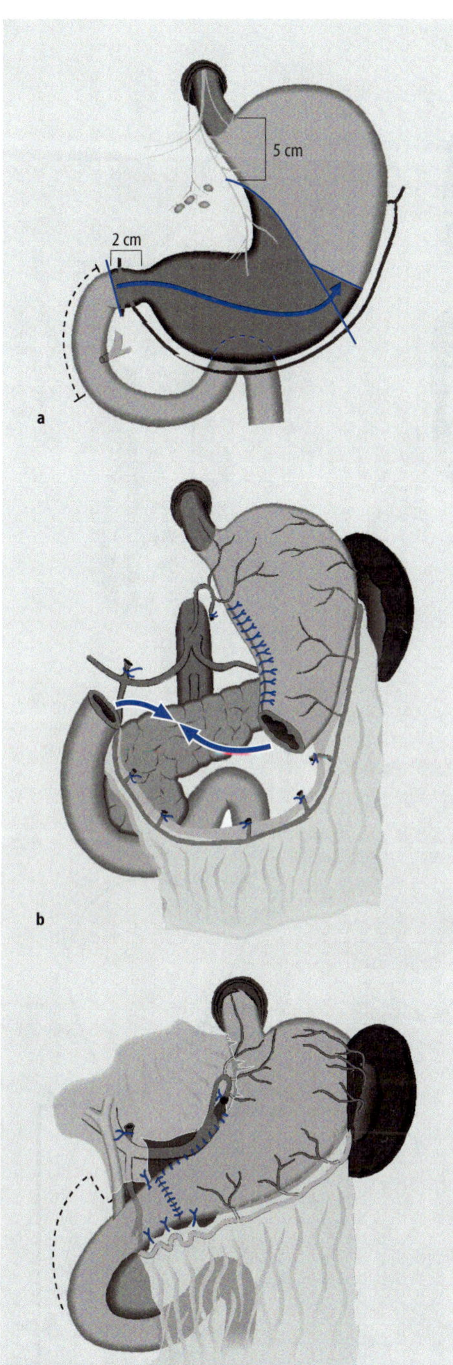

Abb. M14. Magenresektion nach Billroth I

Ma|gen|schleim|haut|ge|schwür *nt*: → *Ulcus ventriculi*

Ma|gen|schmerz *m* (Ⓔ gastralgia): Gastralgie, Gastrodynie

Ma|gen|schnitt *m* (Ⓔ gastrotomy): ***Syn:*** *Gastrotomie*; operative Eröffnung des Magens

Ma|gen|sen|kung *f* (Ⓔ gastroptosis): ***Syn:*** *Gastroptose*; meist angeborene, seltener erworbene Senkung des Magens; i.d.R. zusammen mit einer Senkung des Darms [Gastroenteroptose*] im Rahmen einer allgemeinen Baucheingeweidesenkung [Enteroptose*]

Ma|gen|spei|chel *m*: → *Magensaft*

Ma|gen|spie|ge|lung *f* (Ⓔ gastroscopy): ***Syn:*** *Gastroskopie*; endoskopische Untersuchung des Magens

Ma|gen|stein *m* (Ⓔ gastrolith): ***Syn:*** *Gastrolith*; aus unverdauten Nahrungsresten [Haare, Fasern] gebildetes Konkrement im Magen

Ma|gen|ste|no|se *f* (Ⓔ gastrostenosis): ***Syn:*** *Magenverengung, Gastrostenose*; meist durch eine entzündliche Schrumpfung hervorgerufene Einengung des Magenlumens; *s.a. Pylorusstenose*

Ma|gen|stra|ße *f* (Ⓔ gastric canal): ***Syn:*** *Canalis gastricus, Canalis ventricularis*; Bezeichnung für die Längsfalten der Magenwand an der kleinen Kurvatur, die Flüssigkeit direkt zum Canalis* pyloricus leiten

Ma|gen|stumpf|kar|zi|nom *nt* (Ⓔ gastric stump cancer): Magenkarzinom*, das sich nach einer Teilentfernung [partielle oder subtotale Gastrektomie*] am Stumpf entwickelt; tritt v.a. nach einer Gastrektomie wegen Magengeschwür* oder Magenkarzinom bei chronisch-atrophischer Gastritis* auf

Ma|gen|szir|rhus *m* (Ⓔ gastric cirrhosis): ***Syn:*** *entzündlicher Schrumpfmagen, Brinton-Krankheit, Linitis plastica*; diffusinfiltrierende, alle Magenwandschichten erfassende entzündliche Veränderung, die meist als Symptom eines szirrhös wachsenden Magenkarzinoms* zu sehen ist

Ma|gen|teil|ent|fer|nung *f*: → *Magenresektion*

Ma|gen|te|ta|nie *f* (Ⓔ gastric tetany): ***Syn:*** *Tetania gastrica*; i.d.R. duch starkes Erbrechen bedingte Tetanie*, die auf einer metabolischen Alkalose* mit Hypochlorämie* [**chloroprive Tetanie**] beruht

Ma|gen|tor|si|on *f*: → *Magenvolvulus*

Ma|gen|ul|kus *nt, pl* **-ul|ze|ra**: → *Ulcus ventriculi*

Ma|gen|va|ri|zen *pl* (Ⓔ gastric varices): Erweiterung der Magenschleimhautvenen; meist Folge einer portalen Hypertension*; *s.u. Ösophagusvarizen*

Ma|gen|ve|nen, kur|ze *pl* (Ⓔ short gastric veins): ***Syn:*** *Venae gastricae breves*; kurze Venen, die Blut von der linken Seite des Magens zur Vena* lienalis führen

Ma|gen|ver|dau|ung *f* (Ⓔ gastric digestion): ***Syn:*** *peptische Verdauung, gastrale Phase*; erste Phase der Verdauung, bei der die Nahrung durch Pepsin u.a. Enzyme des Magens angedaut wird; dauert je nach Zusammensetzung der Nahrung 1–4 Stunden; Flüssigkeiten passieren den Magen schneller als feste Nahrungsbestandteile, kleine Partikel schneller als große

Ma|gen|ver|en|gung *f*: → *Magenstenose*

Ma|gen|vol|vu|lus *m* (Ⓔ gastric volvulus): ***Syn:*** *Magentorsion, Volvulus ventriculi*; Verdrehung des Magens, z.B. bei einer Hiatushernie* oder einem abnorm laxen Bandapparat; **akuter Magenvolvulus** führt zu Akuten* Abdomen, **chronischer Magenvolvulus** äußert sich in Völlegefühl, Oberbauchbeschwerden und Erbrechen; **Therapie**: Laparotomie* mit Derotation und Gastropexie*

Ma|ger|sucht *f*: → *Anorexia nervosa*

Magill: Sir Ivan Whiteside Magill; 1888–1986; englischer Anästhesist (London)

Magill-Tubus *m* (Ⓔ Magill's tube): Tubus zur endotrachealen Intubation; *s.u. Endotrachealtubus*

Magill-Zange *f* (Ⓔ Magill's forceps): abgewinkelte Fasszange zur nasotrachealen Intubation bzw. Einführung einer Magensonde

Mag|na *f*: → *Vena saphena magna*

Mag|na|form *f* (Ⓔ ameboid trophozoite): *s.u. Entamoeba histolytica*

Mag|nes|ä|mie *f* (Ⓔ magnesemia): ***Syn:*** *Hypermagnesiämie*; erhöhter Magnesiumgehalt des Blutes

Mag|ne|si|um *nt* (Ⓔ magnesium): essentielles Erdalkalimetall*; für viele intrazelluläre Enzymreaktionen [Phosphatgruppentransfer, Bildung und Spaltung von Phosphatestern] unentbehrlich; der Magnesiumbedarf ist noch unklar, es wird aber eine tägliche Aufnahme von 8–14 mmol empfohlen; die intestinale Magnesiumresorption wird durch Vi-

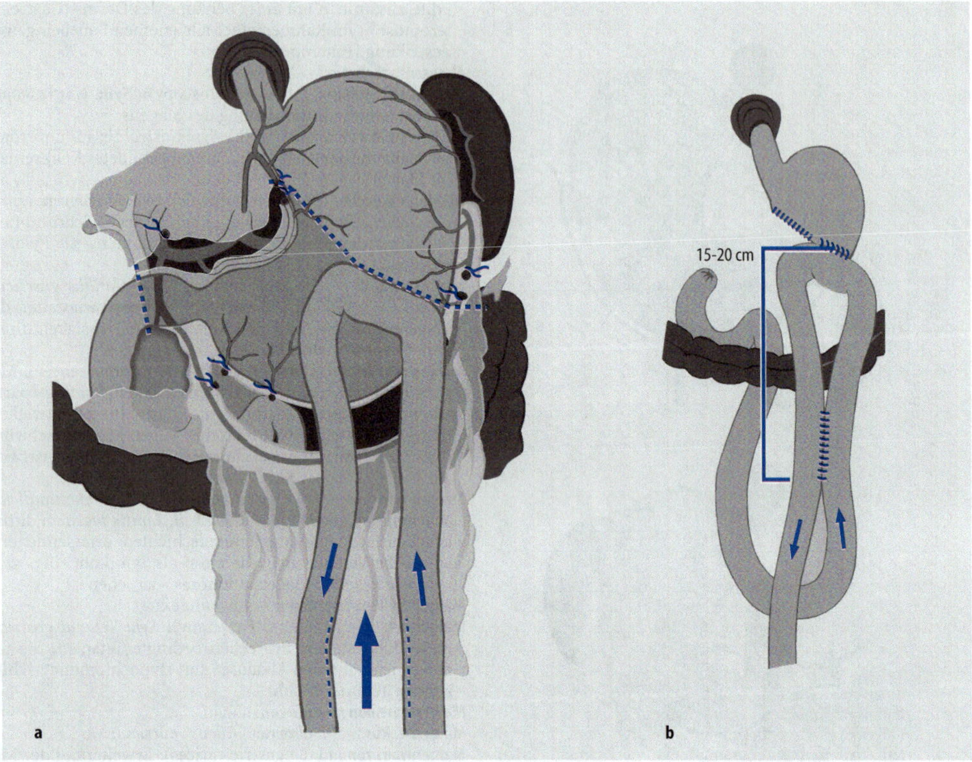

Abb. M15. Magenresektion nach Billroth II

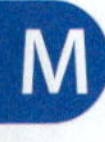

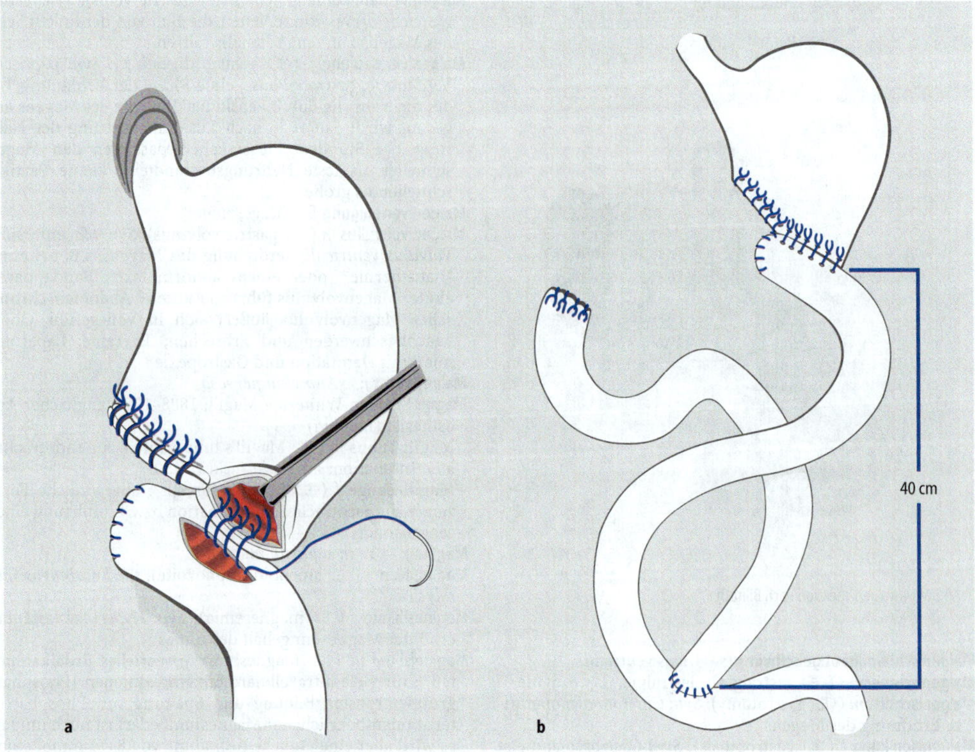

Abb. M16. Distale Magenresektion mit Roux-Y-Anastomose

tamin D_3, Parathormon*, Wachstumshormon* und Schilddrüsenhormone* gesteigert; der größte Teil des Magnesiums im Blut liegt ionisiert vor [55 %] oder ist an Proteine gebunden [32 %]; der Gesamtbestand des Körpers liegt bei ca. 800–1000 mmol [ca. 25 g]; *s.a. Magnesiummangelsyndrom*

Tab. M17. Daten zum Magnesiumstoffwechsel

Verteilung von Magnesium im normalen Plasma	mmol//l
Ionisiert	0,53
Proteingebunden	0,30
Komplexiert	0,07
Nicht identifiziert	0,06
Gesamtmenge	0,96
Normalbereich im Blutplasma	**0,8–1,0 mmol/l**
Tägliche Ausscheidung mit dem Urin	3,0–6,0 mmol/l
Gesamtbestand des Organismus	115–165 mmol/kg Körpergewicht
Empfohlene tägliche Zufuhr mit der Nahrung	8–14 mmol

Magnesium sulfuricum: →*Magnesiumsulfat*

Maglnelsilumlcarlbolnat *nt* (Ⓔ magnesium carbonate): Antazidum*

Maglnelsilumlmanlgellsynldrom *nt* (Ⓔ hypomagnesemia syndrome): Hypomagnesiämie führt zu Muskelschwäche, Agitation, neuromuskulärer Erregbarkeit, Vorhoftachykardie oder -flimmern, ventrikulären und supraventrikulären Rhythmusstörungen, Kammerflimmern, Wadenkrämpfen, seltener auch zu Krampfanfällen oder Delir; **Therapie**: orale oder parenterale Magnesiumsubstitution

Maglnelsilumlsullfat *nt* (Ⓔ magnesium sulfate): ***Syn:*** *Bittersalz, Magnesium sulfuricum*; als Abführmittel und Antikonvulsivum* verwendetes, bitter schmeckendes Salz

Maglneltolenlzelphallolgraph *m* (Ⓔ magnetoencephalograph): ***Syn:*** *Magnetoenzephalograf*; Gerät zur Magnetoenzephalographie

Maglneltolenlzelphallolgralphie *f* (Ⓔ magnetoencephalography): ***Syn:*** *Magnetoenzephalografie*; Aufzeichnung der biomagnetischen Felder des Gehirns

Maglneltolkarldilolgraph *m* (Ⓔ magnetocardiograph): ***Syn:*** *Magnetokardiograf*; Gerät zur Magnetokardiographie

Maglneltolkarldilolgralphie *f* (Ⓔ magnetocardiography): ***Syn:*** *Magnetokardiografie*; Aufzeichnung der biomagnetischen Felder des Herzens

Maglnetlrelsolnanz *f* (Ⓔ magnetic resonance): Absorption und Emission von Energie durch Atomkerne mit ungerader Nukleonenzahl in einem magnetischen Feld; es kommt zu einer parallelen Ausrichtung der Magnetachsen der Atome entlang der Feldlinien des Magnetfeldes; entspricht die Frequenz des Hochfrequenzimpulses der charakteristischen Resonanzfrequenz des Atoms, kommt es zu Resonanz, d.h., schon geringe Feldstärken führen zur Auslenkung der Kreiselachse des Atoms; nach Abschalten des Magnetfeldes kehren die Atome in ihre Ausgangslage zurück; die Energieänderungen können gemessen und in eine grafische Darstellung umgesetzt werden; *s.a. Magnetresonanztomographie*

Maglnetlrelsolnanzltolmolgralphie *f* (Ⓔ magnet resonance imaging): ***Syn:*** *NMR-Tomographie, MR-Tomographie, Kernspinresonanztomographie, NMR-Tomografie, MR-Tomografie, Kernspinresonanztomografie, Kernspintomographie, Kernspintomografie, Magnetresonanztomografie*; auf Kernspinresonanz beruhendes, nicht-invasives, computergesteuertes, bildgebendes Verfahren mit hoher Auflösung

maglnolzellIullär *adj* (Ⓔ magnocellular): ***Syn:*** *magnozellular, makrozellulär*; aus großen Zellen bestehend, großzellig

Mahaim: Ivan Mahaim; 1897–1965; amerikanischer Kardiologe

Mahaim-Bündel *nt* (Ⓔ Mahaim fibers): ***Syn:*** *Mahaim-Fasern*; akzessorische Leitungsbahn des Erregungsleitungssystems zwischen His*-Bündel und Kammerseptum; kann zu Präexzitation* führen

Mahler: Richard Mahler; 1863–1941; deutscher Arzt (Budapest)

Mahler-Zeichen *nt* (Ⓔ Mahler's sign): **Kletterpuls** [d.h. treppenförmiges Ansteigen des Pulses] bei gleichbleibender Körpertemperatur als Frühzeichen bei Thrombose* oder Embolie*

Mahllzahn *m* (Ⓔ molar tooth): ***Syn:*** *Molar, großer Backenzahn, Dens molaris*; größter Zahn im menschlichen Gebiss; das Milchgebiss hat zwei Molaren [**Milchmolaren**], das bleibende Gebiss drei; die Molaren haben 4 oder 5 Höcker; der erste Molar bricht im 6. Lebensjahr durch [**Sechsjahrmolar**], der zweite meist im 12. Lebensjahr [**Zwölfjahrmolar**]; der dritte Molar wird als **Weisheitszahn** [Dens* molaris tertius] bezeichnet

Mahorner: Howard R. Mahorner; amerikanischer Chirurg im 20. Jahrhundert

Mahorner-Ochsner-Test *m* (Ⓔ Mahorner-Ochsner test): Abwandlung des Perthes*-Tests, bei dem mehrere Staubinden am Oberschenkel angelegt werden; rasche Füllung beim Umhergehen weist auf eine Perforansinsuffizienz im entsprechenden Bereich hin

MAI *Abk.*: →*Mycobacterium avium-intracellulare*

MAID *Abk.*: Mesna, Adriamycin, Interleukin-3, Dacarbazin

maileulsilolphob *adj* (Ⓔ tocophobic): ***Syn:*** *tokophob*; Maieusiophobie betreffend, durch sie gekennzeichnet

Maileulsilolpholbie *f* (Ⓔ tocophobia): ***Syn:*** *Tokophobie*; krankhafte Angst vor Niederkunft und Geburt

Mailglöcklchen *nt* (Ⓔ lily of the valley): ***Syn:*** *Convallaria majalis*; Pflanze aus der Familie der Liliengewächse [Liliaceae]; verwendet werden die oberirdischen Pflanzenteile [**Convallariae herba**], die herzwirksame Glykoside* [u.a. Convallatoxin, Convallatoxol, Convallosid], Steroidsaponine* und Flavonoide* enthalten; sie besitzen eine diuretische und positiv inotrope Wirkung; **Anw.**: bei leichter Herzinsuffizienz* [Belastungsinsuffizienz] und chronischem Cor* pulmonale; in der Homöopathie bei Herzkrankheiten und Sehstörungen

Mailänder Mammaoperation *f*: selten verwendete Bezeichnung für →*Quadrantenresektion*

maintenance of wakefulness test *nt*: *s.u. Essay Schlaf und Schlafstörungen S. 1915*

Mainz-Augmentation *f* (Ⓔ Mainz augmentation): *s.u. Blasenaugmentation*

Mainz-Pouch *m* (Ⓔ Mainz urinary pouch): Technik zur Bildung eines Blasenersatzes nach subtotaler Blasenentfernung unter Verwendung von Teilen des Zäkums und zweier Ileumschlingen; da die Harnableitung über die Harnröhre erfolgt, handelt es sich um eine **trockene Urostomie** [*Abb. M18*]

Mainz-Pouch-Nabelstoma *nt* (Ⓔ Mainz urostomy pouch): Technik zur Bildung eines Blasenersatzes nach totaler Blasenentfernung; aus dem Zäkum wird eine Ersatzblase gebildet und die Appendix wird in ein kontinentes Urostoma umgewandelt [*Abb. M19*]

Maisonneuve: Jules Germain François Maisonneuve; 1809–1897; französischer Chirurg (Paris)

Maisonneuve-Fraktur *f* (Ⓔ Maissoneuve's fracture): *s.u. Knöchelfraktur*

Maislschnitlterlfielber *nt*: →*Machupofieber*

Maissiat: Jacques Henri Maissiat; 1805–1878; französischer Anatom

Maissiat-Band *nt* (Ⓔ Maissiat's tract): ***Syn:*** *Maissiat-Streifen, Tractus iliotibialis*; die Fascia* lata verstärkender Faserzug zwischen Crista* iliaca und Condylus* lateralis tibiae; oben strahlen Sehnenfasern des Musculus* gluteus maximus und des Musculus* tensor fasciae latae ein

maj. *Abk.*: major

Majocchi: **Majocchi-Krankheit** *f* (Ⓔ Majocchi's purpura): ***Syn:*** *Purpura Majocchi, Purpura anularis teleangiectodes (atrophicans), Teleangiectasia follicularis anulata*; chronisch verlaufende kleinfleckige Purpura* unbekannter Ätiologie, die v.a. Männer betrifft

Maljolran *m* (Ⓔ marjoram): ***Syn:*** *Origanum majorana, Majo-*

M

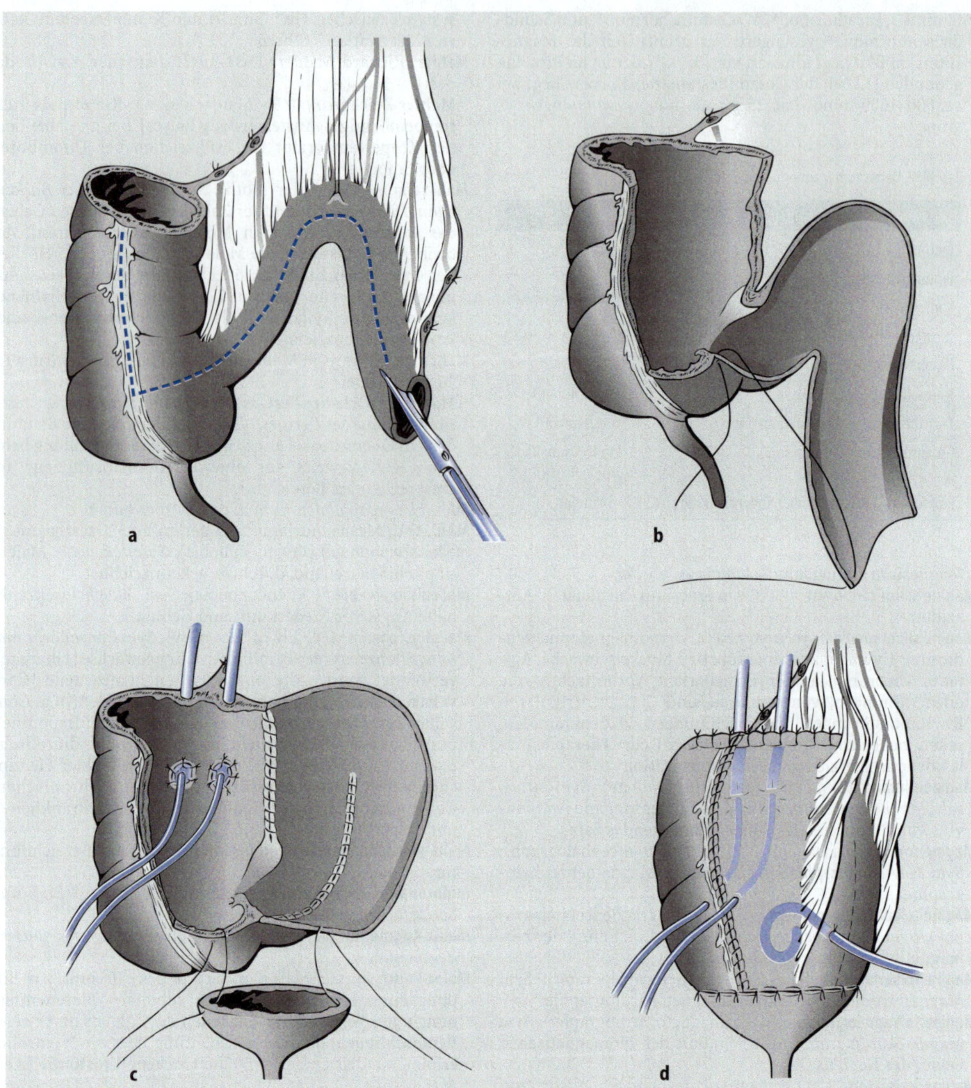

Abb. M18. Mainz-Pouch

rana hortensis; Pflanze aus der Familie der Lippenblütler [Lamiaceae]; verwendet werden die getrockneten Blätter und Blüten [**Majoranae herba**] und das aus ihnen gewonnene ätherische Öl [**Majoranae aetheroleum**]; enthalten Terpinen-4-ol, γ-Terpinen, Flavonoide*, Phenole*, Phenolglykoside [u.a. Hydrochinon] und Gerbstoffe* [u.a. Rosmarinsäure*]; **Anw.**: traditionell bei Magen-Darm-Beschwerden und -Krämpfen, Krampfhusten und Entzündungen der Nasenschleimhaut
wilder Majoran: *→Oregano*

Maljolralnae aelthelrollelum *nt* (Ⓔ marjoram oil): *s.u. Majoran*

Maljolralnae herlba *f* (Ⓔ marjoram): *s.u. Majoran*

Maljolralna horltelnsis *f*: *→Majoran*

major histocompatibility complex *m*: ***Syn***: *major Histokompatibilitätskomplex, HLA-Genkomplex*; Genkomplex auf dem Chromosom 6, der die Leukozytenantigene der Histokompatibilität kodiert; *s.a. HLA-System*

Maljorlprolbe *f* (Ⓔ major test): ***Syn***: *Majortest*; *s.u. Kreuzprobe*

Maljorltest *m* (Ⓔ major test): Majorprobe; *s.u. Kreuzprobe*

major tranquilizer *nt*: englische Bezeichnung für *→Neuroleptikum*

MAK *Abk.*: **1.** maximale Arbeitsplatzkonzentration **2.** Methylalbumin-Kieselgur **3.** *→mikrosomaler Antikörper* **4.** *→monoklonaler Antikörper*

mAK *Abk.*: *→monoklonaler Antikörper*

Maklakoff: **Maklakoff-Kalfa-Tonometer** *nt* (Ⓔ Maklakoff-Kalfa tonometer): Applanationstonometer, das die Hornhaut durch ein definiertes Gewicht abflacht

Makr-, makr- *präf.*: *→Makro-*

Maklrenlzelphallie *f*: *→Megalenzephalie*

Makro-, makro- *präf.*: Wortelement mit der Bedeutung „groß/lang/hoch"

Malkrolanallylse *f* (Ⓔ macroanalysis): Analyse von Probemengen größer als 1 g

Malkrolanlgilolpalthie *f* (Ⓔ macroangiopathy): Erkrankung größerer Gefäße, z.B als diabetische Makroangiopathie*
diabetische Makroangiopathie (Ⓔ diabetic macroangiopathy): *s.u. diabetische Angiopathie*

Malkrolblast *m* (Ⓔ macroblast): kernhaltige Erythrozytenvorstufe mit einem Durchmesser von 8–15 µm

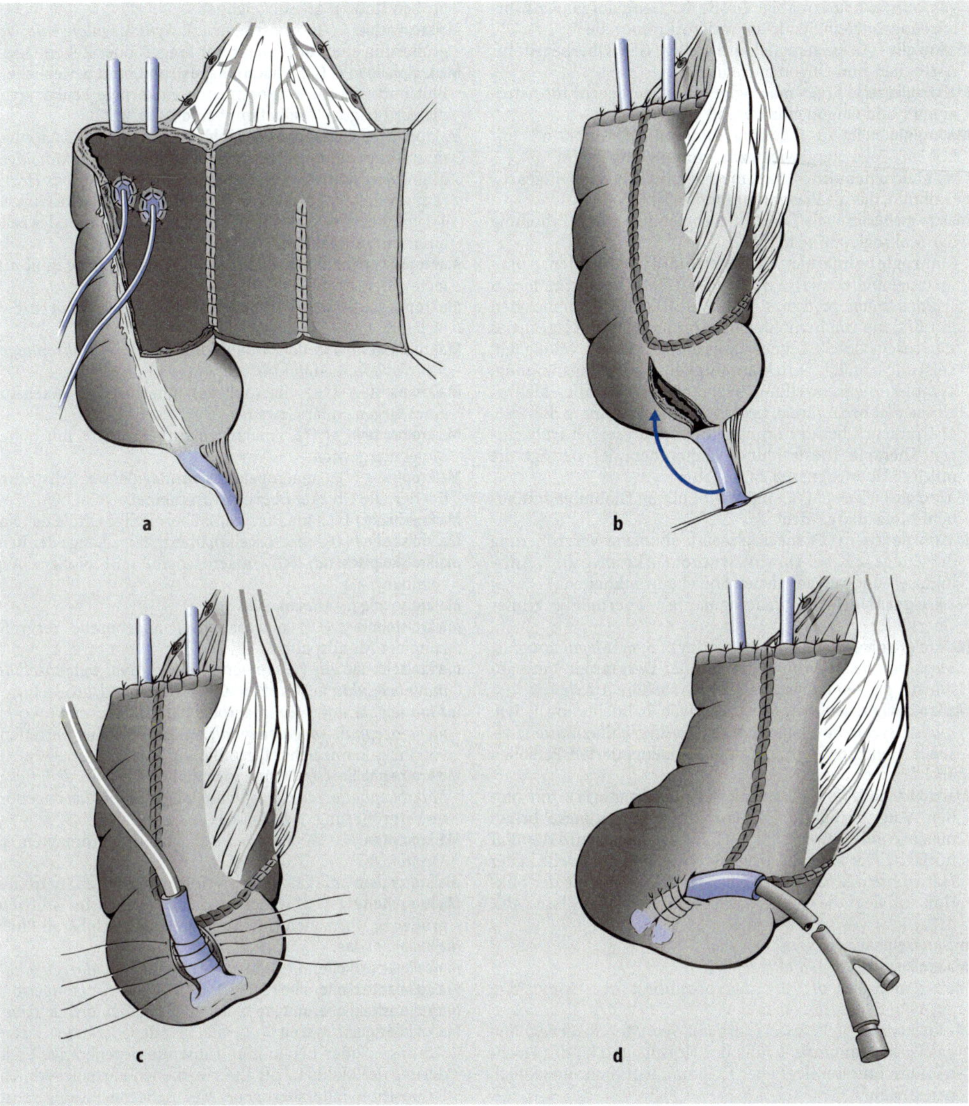

Abb. M19. Mainz-Pouch-Nabelstoma

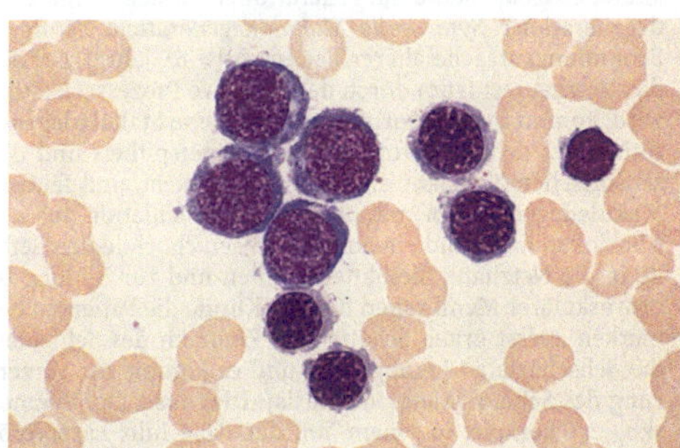

Abb. M20. Makroblasten

Ma|kro|chei|lie *f* (Ⓔ macrocheilia): ***Syn:*** *Makrochilie*; übermäßige Vergrößerung der Lippen

Ma|kro|chi|lie *f*: → *Makrocheilie*

Ma|kro|dak|ty|lie *f* (Ⓔ macrodactyly): ***Syn:*** *Megalodaktylie, Daktylomegalie*; übermäßige Größe von Fingern oder Zehen

Ma|kro|den|tie *f* (Ⓔ macrodontia): ***Syn:*** *Makrodontie*; übermäßige Größe der Zähne

Ma|kro|don|tie *f*: → *Makrodentie*

Ma|kro|e|lek|tro|de *f* (Ⓔ macroelectrode): *s.u. Elektrode*

Makro-Elektromyographie *f* (Ⓔ macroelectromyography): ***Syn:*** *Makro-Elektromyografie, Makro-EMG*; Elektromyographie*, die große Ableitelektroden zur Erfassung einer kompletten motorischen Einheit verwendet

Makro-EMG *f*: → *Makro-Elektromyographie*

Ma|kro|en|ze|pha|lie *f*: → *Megalenzephalie*

Ma|kro|fluk|tu|a|ti|on *f* (Ⓔ macrofluctuation): *s.u. Essay Kardiotokographie S. 1089*

Ma|kro|ga|me|ten *pl* (Ⓔ macrogametes): große weibliche Gameten, z.B. bei Plasmodium*

Ma|kro|ga|me|to|zyt *m* (Ⓔ macrogametocyte): *s.u. Malaria*

Ma|kro|ge|ni|ta|lis|mus *m*: → *Makrogenitosomie*

Ma|kro|ge|ni|to|so|mie *f* (Ⓔ macrogenitosomia): ***Syn:*** *Makro-*

genitalismus; übermäßige Größe der Genitalorgane, z.B. bei adrenogenitalem Syndrom* oder Akromegalie*

Ma|kro|glia *f* (Ⓔ macroglia): großzellige Glia; Oberbegriff für Astroglia* und Oligodendroglia*

Ma|kro|glia|zel|le *f* (Ⓔ macroglia cell): Oberbegriff für Astrozyten* und Oligodendrozyten*

Ma|kro|glo|bu|lin *nt* (Ⓔ macroglobulin): Globulin* mit hohem Molekulargewicht, z.B. Immunglobulin* M

α_2-Makroglobulin (Ⓔ α_2-macroglobulin): zinkhaltiges α_2-Globulin, das als Plasmininhibitor wirkt

Ma|kro|glo|bu|lin|ä|mie *f* (Ⓔ macroglobulinemia): Erhöhung der Makroglobuline im Blut

Makroglobulinämie Waldenström (Ⓔ Waldenström's macroglobulinemia): ***Syn:*** *Waldenström-Krankheit, Morbus Waldenström*; malignes Lymphom* der B-Lymphozyten mit Bildung von monoklonalem Immunglobulin [IgM], das v.a. jenseits des 50. Lebensjahres auftritt; **Klinik:** Müdigkeit, Leistungsabfall, Infektanfälligkeit, Blutungsneigung, Lymphknotenschwellung, Hepatosplenomegalie, Makroglossie; **labor.:** Anämie, Lymphozytose, Erhöhung der BKS, M-Gradient* bei der Immunelektrophorese; bei frühzeitiger **Therapie** [Bestrahlung, Chemotherapie] beträgt die mittlere Überlebenszeit ca. 15 Jahre

Ma|kro|glo|bu|li|ne *pl* (Ⓔ macroglobulins): Globuline mit hohem Molekulargewicht

Ma|kro|glos|sie *f* (Ⓔ macroglossia): abnorme Vergrößerung der Zunge, z.B. bei Down*-Syndrom, Akromegalie*, Amyloidose* und verschiedenen Speicherkrankheiten

Ma|kro|gna|thie *f* (Ⓔ macrognathia): übermäßig großer Oberkiefer

Ma|kro|gra|phie *f* (Ⓔ macrography): ***Syn:*** *Megalographie, Megalografie, Makrografie*; Form der Dysgraphie* mit abnormal großen Buchstaben; *s.a. zerebelläre Ataxie*

Ma|kro|hal|lu|zi|na|ti|on *f* (Ⓔ Gulliver hallucination): ***Syn:*** *makropsychische Halluzination, Gulliverhalluzination*; visuelle Halluzination*, bei der die halluzinierten Personen als Riesen erscheinen

Ma|kro|hä|mat|u|rie *f* (Ⓔ macroscopic hematuria): mit bloßem Auge sichtbare Hämaturie*; die Anamnese bringt meist schon Hinweise auf die Blutungsquelle; wird das Blut initial bei der Miktion ausgeschieden, liegt die Quelle in der Harnröhre oder dem Blasenhals; tritt sie am Ende der Miktion auf, liegt die Quelle wahrscheinlich in der Blase [*Abb. M21*]

ma|kro|ke|phal *adj*: *→makrozephal*

Ma|kro|ke|pha|lie *f*: *→Makrozephalie*

Ma|kro|ko|ni|di|en *pl* (Ⓔ macroconidia): *s.u. Essay Pilze S. 1697*

Ma|kro|kor|nea *f* (Ⓔ macrocornea): ***Syn:*** *Megalokornea, Megalocornea*; anomale Größe der Hornhaut, d.h., der Hornhautdurchmesser liegt über 13 mmm; tritt X-chromosomal-rezessiv auf

Makrolid-Antibiotikum *nt* (Ⓔ macrolide): von Streptomyces*-Species gebildetes oder synthetisch hergestelltes Antibiotikum, das einen Makrolidkern [12- bis 18-gliedriger Aminozucker] enthält; Makrolid-Antibiotika können oral gegeben werden, haben aber nur ein schmales Wirkungsspektrum [v.a. Gonokokken, Streptokokken, Pneumokokken, Rickettsien, Chlamydien]

Ma|kro|lym|pho|zy|to|se *f* (Ⓔ macrolymphocytosis): Vorkommen einer erhöhten Zahl großer Lymphozyten im peripheren Blut

Ma|kro|ma|nie *f* (Ⓔ macromania): ***Syn:*** *Größenwahn, expansiver Wahn, Megalomanie*; bei verschiedenen Erkrankungen [Schizophrenie*, Manie*] vorkommender Wahn, der durch eine Selbsterhöhung und Selbstüberschätzung gekennzeichnet ist

Ma|kro|mas|tie *f*: *→Hypermastie*

Ma|kro|me|lie *f* (Ⓔ macromelia): ***Syn:*** *Großgliedrigkeit*; Vergrößerung einer oder mehrerer Gliedmaßen

Ma|kro|mo|le|kül *nt* (Ⓔ macromolecule): Riesenmolekül aus mehr als 1.000 Atomen

Ma|kro|ne|sie *f* (Ⓔ macronesia): Hyperplasie* der Langerhans*-Inseln; *s.a. Hyperinsulinismus*

ma|kro|no|du|lär *adj* (Ⓔ macronodular): ***Syn:*** *großknotig*; von großen Knoten gekennzeichnet

Ma|kro|ny|chie *f* (Ⓔ macronychia): ***Syn:*** *Megalonychie*; Vergrößerung eines oder mehrerer Finger- oder Zehennägel

Ma|kro|pha|gen *pl* (Ⓔ macrophages): amöboid bewegliche, in Blut und Gewebe vorkommende einkernige Leukozyten*, die zur Phagozytose befähigt sind [*Abb. M22*]

Makrophagen-Elektrophorese-Mobilitätstest *m* (Ⓔ macrophage migration inhibition test): ***Syn:*** *MEM-Test, Makrophagen-Migrations-Inhibitionstest, Makrophagen-Migrations-Hemmtest*; veraltete Methode zur Beurteilung der Reaktivität von T-Lymphozyten gegenüber Antigenen und damit der zellulären Immunreaktion

Makrophagen-inhibiting-Faktor *m* (Ⓔ macrophage-inhibiting factor): *s.u. Essay Virus und Tumor S. 2185*

Makrophagen-Migrations-Hemmtest *m*: *→Makrophagen-Elektrophorese-Mobilitätstest*

Makrophagen-Migrations-Inhibitionstest *m*: *→Makrophagen-Elektrophorese-Mobilitätstest*

Ma|kro|pla|sie *f* (Ⓔ macroplasia): übermäßiges Wachstum eines Organs oder Gewebes

Ma|kro|pro|te|in *nt* (Ⓔ macroprotein): Protein* mit hohem Molekulargewicht

Ma|krop|sie *f* (Ⓔ macropsia): ***Syn:*** *Megalopsie*; Sehstörung, bei der alle Objekte übergroß erscheinen

Ma|kro|rhi|nie *f* (Ⓔ macrorhinia): übermäßige Größe der Nase

Ma|kro|ske|lie *f* (Ⓔ macroscelia): übermäßige Länge der Beine

ma|kro|sko|pisch *adj* (Ⓔ macroscopic): mit bloßem Auge sichtbar

Ma|kro|so|mie *f*: *→Hochwuchs*

Ma|kro|sto|mie *f* (Ⓔ macrostomia): angeborene Vergrößerung der Mundspalte

ma|kro|zel|lu|lär *adj* (Ⓔ macrocellular): ***Syn:*** *magnozellular, magnozellulär*; aus großen Zellen bestehend, großzellig

ma|kro|ze|phal *adj* (Ⓔ macrocephalic): ***Syn:*** *makrokephal, megalozephal, megalokephal*; Makrozephalie betreffend, von ihr gekennzeichnet, großköpfig

Ma|kro|ze|pha|lie *f* (Ⓔ macrocephaly): ***Syn:*** *Großköpfigkeit, Makrokephalie, Megalozephalie, Megalokephalie*; angeborene Vergrößerung des Schädels

Ma|kro|zy|ten *pl* (Ⓔ macrocytes): große Erythrozyten; *s.a. Megalozyt*

ma|kro|zy|tisch *adj* (Ⓔ macrocytic): Makrozyt(en) betreffend

Ma|kro|zy|to|se *f* (Ⓔ macrocytosis): vermehrtes Auftreten großer Erythrozyten [Makrozyten*] im peripheren Blut

Ma|ku|la *f, pl* **-lae**: *→Macula lutea*

Ma|ku|la|ar|te|ri|o|le, mitt|le|re *f*: *→Arteriola macularis media*

Ma|ku|la|ar|te|ri|o|le, o|be|re *f*: *→Arteriola macularis superior*

Ma|ku|la|ar|te|ri|o|le, un|te|re *f*: *→Arteriola macularis inferior*

Ma|ku|la|de|ge|ne|ra|ti|on *f* (Ⓔ macular degeneration): zu Sehstörungen oder Erblindung führende degenerative Veränderung der Makula; tritt als erworbenen Form bei erblicher Disposition [altersbezogene Makuladegeneration, Retinopathia centralis serosa] und als hereditäre Form [juvenile Makuladegeneration, vitelliforme Makuladegeneration] auf

altersbezogene Makuladegeneration (Ⓔ senile macular degeneration): ***Syn:*** *senile Makuladegeneration*; häufigste Erblindungsursache älterer Patienten [> 65 Jahre], bei der das Netzhautzentrum durch degenerative Prozesse zerstört wird; kommt in zwei Formen vor: **trockene Makuladegeneration**, bei der die Atrophie des Pigmentepithels und der sensorischen Netzhaut im Vordergrund steht, und **feuchte Makuladegeneration** mit subretinaler Exsudation aus der Choriokapillaris und einem Einwachsen chorioidaler Gefäße in die Netzhaut, die bluten können und zur Bildung fibrovaskulärer Membranen führen; **Klinik:** die Patienten bemerken zuerst graue Schatten im Zentrum des Sehfeldes; die Sehschärfe ist herabgesetzt und es kommt zur Verzerrung des Sehens [Metamorphosis]; **Diagnose:** Ophthalmoskopie; **Therapie:** in einem Teil der Fälle hilft Laserverödung der eingesprossenen Kapillaren; insgesamt gibt es aber keine befriedigende Therapie [*Abb. M23*]

feuchte Makuladegeneration (Ⓔ wet macular degeneration): *s.u. altersbezogene Makuladegeneration*

juvenile Makuladegeneration (Ⓔ Stargardt's macular degeneration): ***Syn:*** *Morbus Stargardt, Stargardt-Krankheit,*

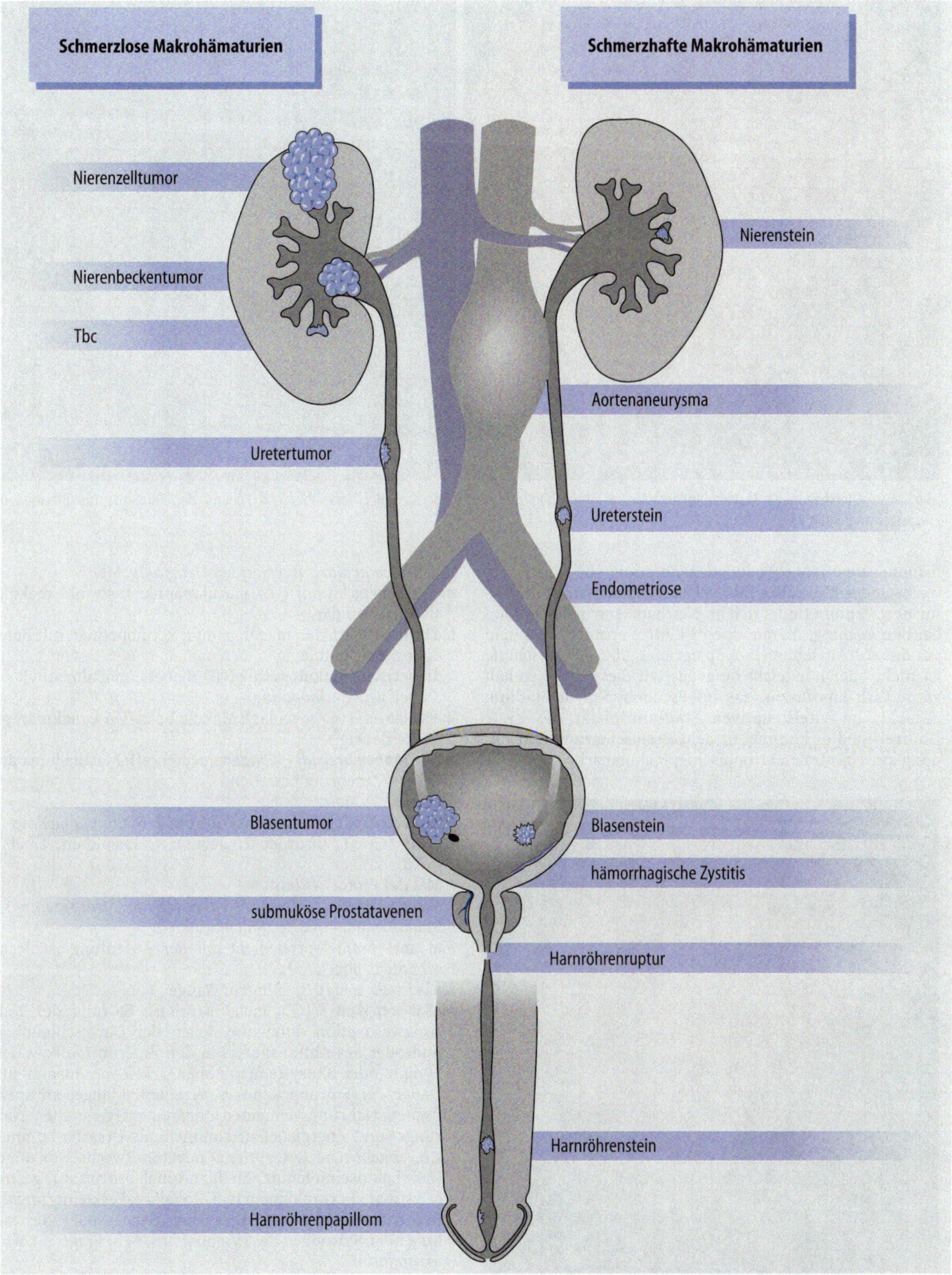

Schmerzlose Makrohämaturien
Schmerzhafte Makrohämaturien
Nierenzelltumor
Nierenbeckentumor
Tbc
Ureterturmor
Blasentumor
submuköse Prostatavenen
Harnröhrenpapillom
Nierenstein
Aortenaneurysma
Ureterstein
Endometriose
Blasenstein
hämorrhagische Zystitis
Harnröhrenruptur
Harnröhrenstein

Abb. M21. Schmerzlose und schmerzhafte Makrohämaturie

Fundus flavimaculatus; meist autosomal-rezessiv vererbte Makuladegeneration, die im 1. oder 2. Lebensjahrzehnt beginnt; es bilden sich kleine, oft bizarr geformte gelbe Flecken über dem gesamten Fundus; die Sehschärfe ist stark herabgesetzt, wird aber selten schlechter als 0,05

senile Makuladegeneration: →*altersbezogene Makuladegeneration*

trockene Makuladegeneration (Ⓔ dry macular degeneration): *s.u. altersbezogene Makuladegeneration*

vitelliforme Makuladegeneration (Ⓔ vitelliform macular degeneration): ***Syn:*** *Best-Makulopathie, Best-Krankheit*; au-

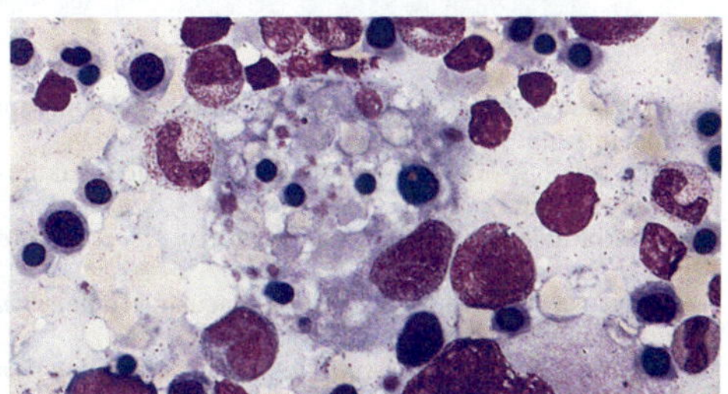

Abb. M22. Makrophage

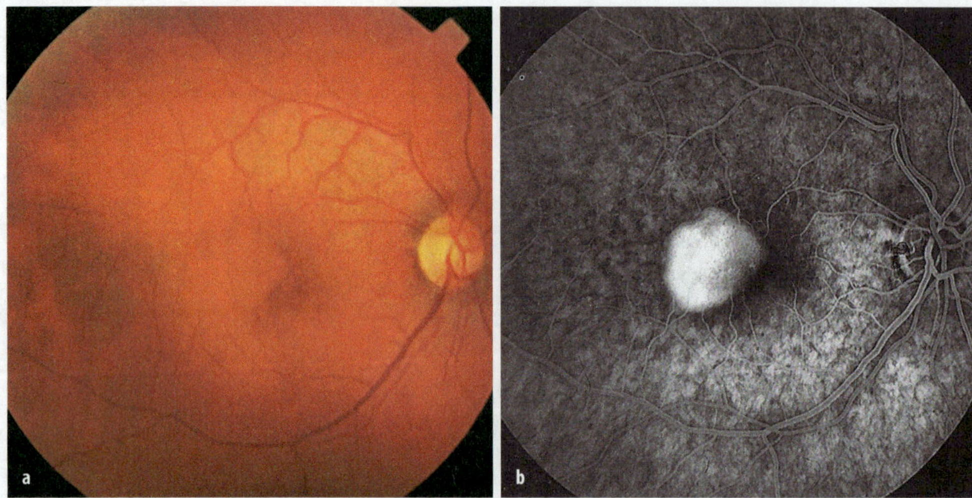

Abb. M23. Altersbezogene Makuladegeneration. **a** Fundusbild mit deutlicher zentraler Vorwölbung, **b** Füllung der Pigmentepithelblase in der Fluoreszeinangiographie

tosomal-dominante Makuladegeneration, die durch ein wechselndes klinisches Bild gekennzeichnet ist; im **vitelliformen Stadium** findet sich im Netzhautzentrum eine Netzhautvorwölbung, die an einen Eidotter erinnert und dem Fundus das Aussehen eines **Spiegeleies** gibt; die Sehschärfe ist nicht oder nur leicht herabgesetzt; diese Zyste enthält vermutlich Lipofuszin, das im **Pseudohypopyon-Stadium** absackt; im **vitelliruptiven Stadium** platzt die Zyste [**Rührei**] und es kommt zur Sehverschlechterung und Bildung einer zentralen atrophischen Makulanarbe

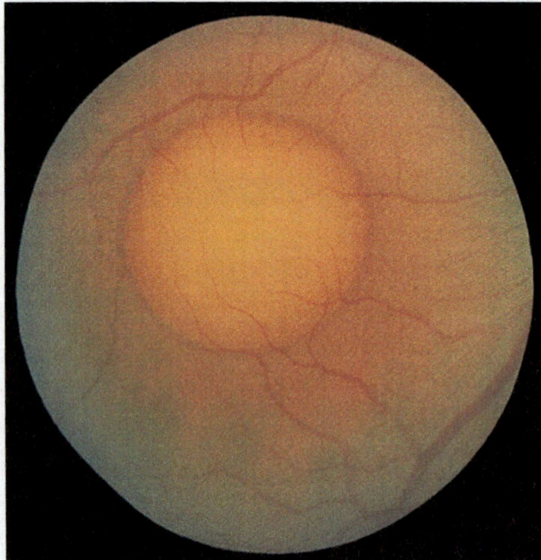

Abb. M24. Vitelliforme Makuladegeneration

Ma|ku|la|dreh|schicht *f* (Ⓔ otolithic membrane): Membrana statoconiorum; *s.u. Maculae staticae*

ma|ku|lär *adj* (Ⓔ macular): Makula betreffend, makulös; gefleckt, fleckig

Ma|ku|la|schicht|loch *nt* (Ⓔ macular hole): *s.u. diabetische Retinopathie*

Ma|ku|la|ve|ne, mitt|le|re *f* (Ⓔ middle macular venule): ***Syn:*** *Venula macularis media; s.u. Netzhautgefäße*

Ma|ku|la|ve|ne, o|be|re *f* (Ⓔ superior macular venule): ***Syn:*** *Venula macularis superior; s.u. Netzhautgefäße*

Ma|ku|la|ve|ne, un|te|re *f* (Ⓔ inferior macular venule): ***Syn:*** *Venula macularis inferior; s.u. Netzhautgefäße*

ma|ku|lo|pa|pu|lös *adj* (Ⓔ maculopapular): sowohl makulär als auch papulär

Ma|ku|lo|pa|thie *f* (Ⓔ maculopathy): Retinopathie* mit Beteiligung der Makula
  diabetische Makulopathie (Ⓔ diabetic maculopathy): *s.u. diabetische Retinopathie*

ma|ku|lös *adj* (Ⓔ macular): Makula betreffend, makulär; gefleckt, fleckig

ma|ku|lo|ze|re|bral *adj* (Ⓔ maculocerebral): Macula lutea und Gehirn/Zerebrum betreffend

Mal. *Abk.*: *→Malat*

MAL *Abk.*: **1.** Malabsorptionssyndrom **2.** Medioaxillarlinie

Mal *nt* (Ⓔ **1.** disorder **2.** nevus): **1.** Krankheit, Übel **2.** *→Nävus*
  Mal del Pinto: *→Pinta*
  Mal de Meleda: *→Keratosis palmoplantaris transgrediens*
  Mal di Puna: *→akute Höhenkrankheit*

Mal-, mal- *präf.*: Wortelement mit der Bedeutung „schlecht/schädlich/übel“

Ma|la *f* (Ⓔ mala): ***Syn:*** *Bucca*; Wange

Mal|ab|sorp|ti|on *f* (Ⓔ malabsorption): Störung der Nahrungsresorption durch die Zellen der Darmschleimhaut und/oder des Abtransportes in den Enterozyten bzw. dem Lymph- oder Blutsystem; in Abhängigkeit von Ausmaß und Dauer der Störung kann es zu einem Mangel an spezifischen Nahrungselementen oder einem generellen Nahrungs- und Energiedefizit kommen; als Ursache kommen z.B. angeborene Resorptions- oder Stoffwechselstörungen [z.B. Laktoseintoleranz, Methioninmalabsorption], gastrointestinale Erkrankungen [z.B. Zöliakie], Verkleinerung der Resorptionsfläche nach Resektion, Bypass oder Bestrahlung oder Störungen des Lymphabflusses in Frage; *s.a. Malassimilation*

-malacia *suf.*: *→-malazie*

Ma|la|co|pla|cia ve|si|cae uri|na|ri|ae *f* (Ⓔ malacoplakia vesicae): *s.u. Malakoplakie*

Ma|la|ko|pla|kie *f* (Ⓔ malacoplakia): v.a. bei Frauen vorkommende, ätiologisch ungeklärte Knötchen der Schleimhaut von Gastrointestinal- und Urogenitaltrakt; bei dem häufigen Befall der Blase [**Malacoplacia vesicae urinariae**] kommt es zu chronischer Blasenreizung mit Harndrang und Dysurie*; **Therapie**: Antibiotika [Sulfonamide, Trimethoprim] führen meist zur Besserung

Ma|la|ria *f* (Ⓔ malaria): ***Syn:*** *Sumpffieber, Wechselfieber*; v.a. in den Tropen und Subtropen vorkommende Infektionskrankheit durch den Blutparasiten Plasmodium*, der von weiblichen Anophelesmücken übertragen wird; in Europa ist die Malaria ausgerottet, weltweit gibt es pro Jahr aber ca. 200 Millionen Neuinfektionen, wovon 1–2 Millionen tödlich verlaufen; die meisten Infektionen treten heute in Süd- und Mittelamerika, Afrika, dem Nahen und Fernen Osten auf; durch die zunehmende Resistenz der Mücken gegen Insektizide und der Plasmodien gegen Chemotherapeutika ist es abzusehen, dass die Malaria in Zukunft eher noch mehr Patienten befallen wird

die Pathogenese der Malaria ist komplex [*s.a. Abb. M26*]; die infizierte Anophelesmücke injiziert beim Stich mit ihren Speichel sog. **Sporozoiten**; diese dringen in Leberzellen ein und vermehren sich durch ungeschlechtliche Teilung [**Schizogonie**]; die so gebildeten **Schizonten** teilen sich erneut [**Gewebeschizogonie, präerythrozytäre Schizogonie**] und bilden **Merozoiten**, die aus der Leberzelle in die Blutbahn freigesetzt werden; sie befallen Erythrozyten und durchlaufen in ihnen einen weiteren Vermehrungszyklus [**erythrozytäre Schizogonie, Blutschizogonie**], an dessen Ende der Erythrozyt zerfällt und Merozyten freiwerden, die wieder andere Erythrozyten befallen; bei Malaria tertiana kann es auch zur Bildung von sog. **Hypnozoiten** kommen, die in der Leber persistieren und Ursache für Spätrezidive und -manifestationen sind

je nach Plasmodium-Species kommt es nach 5–23 Tagen auch zur Bildung von weiblichen [**Makrogametozyten**] und männlichen [**Mikrogametozyten**] Geschlechtsstadien; sie werden von Anophelesmücken beim Blutsaugen aufgenommen und vereinigen sich im Magen der Mücke zur Zygote; sie wandert durch die Magenwand und bildet Sporozoiten, die in die Speicheldrüse der Mücke wandern und beim nächsten Stich wieder in einen Wirt injiziert werden

der Vermehrungszyklus verursacht die typischen Symptome der Malaria; der Zerfall der Erythrozyten am Ende der Blutschizogonie führt zu Fieber und Anämie; bei Malaria tertiana und quartana ist dieser Zerfall synchronisiert und es kommt zu Fieberanfällen im Abstand von 48 bzw. 72 Stunden; bei Malaria tropica fehlt diese Synchronisation; die anfallenden Produkte des Erythrozytenzerfalls und der Plasmodien [**Malariapigment**] führen zu Splenomegalie und Hypersplenismus, der die Anämie noch verstärkt und auch zu Neutropenie und Thrombopenie führen kann; es kommt zur Bildung von Erythrozytenaggregaten und Mikrozirkulationsstörungen mit petechialen Blutungen und evtl. Nekrosen befallener Organe; das Auftreten von Autoimmunantikörpern kann zu schwerste intravasaler Hämolyse mit Hämoglobinämie* und Hämoglobinurie* [Schwarzwasserfieber] führen; **Klinik**: die Inkubationszeit beträgt 8–30 Tage; die ersten Symptome sind Mattigkeit, Appetitlosigkeit, Durchfälle, Erbrechen, Kopf- und Gliederschmerzen; bei Malaria tertiana und quartana kommt es zum klassischen Malarianfall mit Schüttelfrost, Fieberanstieg und Fieberabfall mit Schweißausbrüchen; die Malaria tropica ist die schwerste Malariaform mit Splenomegalie, Anämie, Thrombozytopenie, Leberbeteiligung und Ikterus; oft kommt es zu tödlicher Milzruptur, zerebraler Malaria, Lungenödem, Nierenversagen, Schock und Multiorganversagen; Malaria tertiana und quartana verlaufen wesentlich milder und es kommt nur selten zu Milzruptur oder Glomerulonephritis [Malaria quartana]; Rezidive können noch nach Jahren auftreten; **Therapie**: Chloroquin bei Malaria tertiana und quartana, gefolgt von Primaquin zur Rezidivprophylaxe; bei Malaria tropica Chinin und Doxycyclin oder Clindamycin oder bei leichteren Formen Mefloquin, Halofantrin oder Chloroquin; *s.a. Malariaprophylaxe*

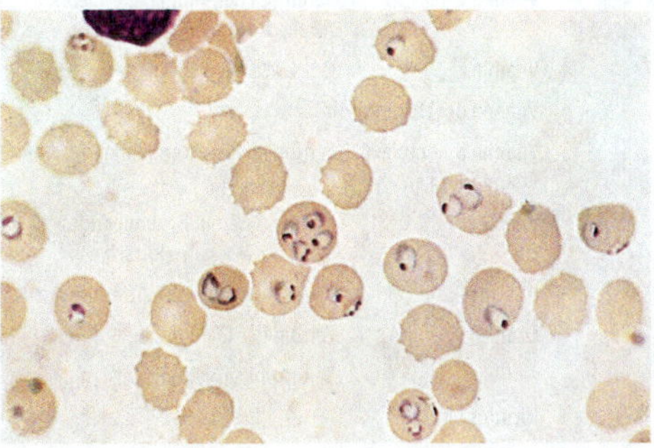

Abb. M25. Malaria tropica

Malaria cerebralis (Ⓔ cerebral malaria): ***Syn:*** *zerebrale Malaria*; Gehirnbeteiligung bei Malaria* tropica

maligne Malaria: →*Malaria tropica*

perniziöse Malaria: →*Malaria tropica*

Malaria quartana (Ⓔ quartan malaria): ***Syn:*** *Malariae-Malaria, Quartana*; durch Plasmodium* malariae verursachte benigne Malariaform, die durch ein alle 4 Tage auftretendes Fieber gekennzeichnet ist; **Klinik** und **Therapie** siehe oben

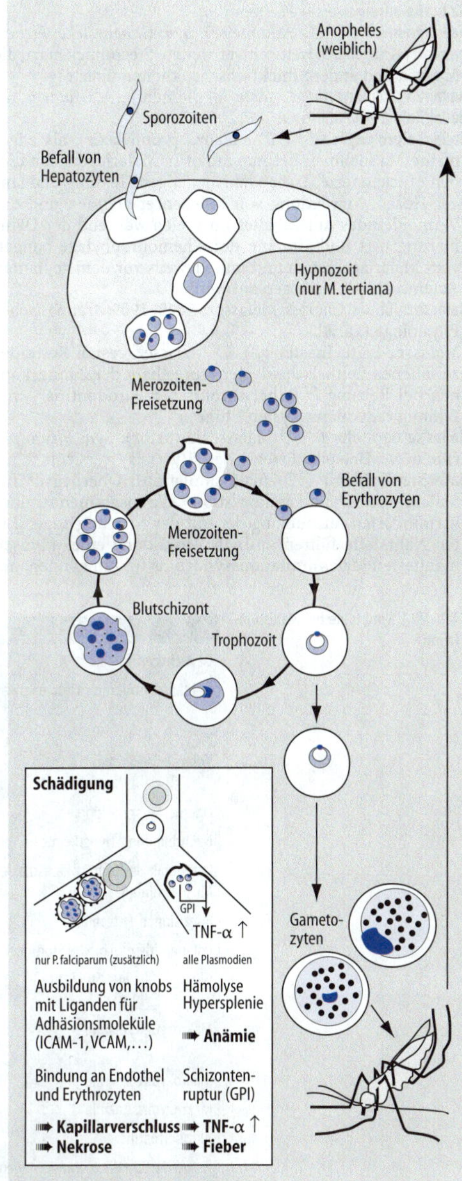

Abb. M26. Pathogenese der Malaria

Malaria tertiana (Ⓔ tertian malaria): ***Syn:*** *Vivax-Malaria, Tertiana*; durch jeden dritten Tag auftretende Fieberanfälle gekennzeichnete Malariaform durch Plasmodium* vivax; gutartiger Verlauf mit Rezidiven; **Klinik** und **Therapie** siehe oben

Malaria tropica (Ⓔ falciparum malaria): ***Syn:*** *Falciparum-Malaria, perniziöse Malaria, maligne Malaria, Tropenfieber, Aestivoautumnalfieber, Ästivoautumnalfieber*; durch Plasmodium* falciparum verursachte schwerste Form der Malaria mit Splenomegalie, Anämie, Thrombozytopenie, Leberbeteiligung und Ikterus; oft kommt es zu tödlicher Milzruptur, zerebraler Malaria, Lungenödem, Nierenversagen, Schock und Multiorganversagen; **Therapie:** Chinin und Doxycyclin oder Clindamycin oder bei leichteren Formen Mefloquin, Halofantrin oder Chloroquin; *s.a. Malariaprophylaxe*

zerebrale Malaria: *→ Malaria cerebralis*

Malariae-Malaria *f:* *→ Malaria quartana*

Mallalrilalerlrelger *m:* *→ Plasmodium*

Mallalrilalmülcke *f* (Ⓔ Anopheles): ***Syn:*** *Gabelmücke, Fiebermücke, Anopheles*; weltweit verbreitete Stechmückenart, die Malaria und andere Infektionskrankheiten überträgt

Mallalrilalpiglment *nt* (Ⓔ malarial pigment): *s.u. Malaria*

Mallalrilalplaslmoldilum *nt:* *→ Plasmodium*

Mallalrilalprolphyllalxe *f* (Ⓔ malaria prophylaxis): als allgemeine Maßnahmen bei Aufenthalt in Malariagebieten dienen Mückennetze, Tragen langärmeliger Kleidung und langer Hosen, Anwendung von Mückenrepellentien und das Vermeiden des Aufenthaltes im Freien während der Dämmerung; Art und Umfang der Chemoprophylaxe hängen vom Malariagebiet ab und muss jeweils vor dem geplanten Aufenthalt spezifisch geplant werden

Malassez: Louis Charles Malassez; 1842–1909; französischer Physiologe (Paris)

Malassez-Epithelnester *pl* (Ⓔ Malassez' rests): Reste der zerfallenen Epithelscheide der Wurzelhaut der Zähne; können bei Reizung [z.B. bei chronischer Parodontitis*] zur Bildung radikulärer Zysten* führen

Mallaslselzia furlfur *f* (Ⓔ Malassezia furfur): ***Syn:*** *Pityrosporum ovale*; Hefepilz; Erreger der Pityriasis* versicolor

Mallaslsilmillaltilon *f* (Ⓔ malassimilation): Oberbegriff für Malabsorption* und Maldigestion*, die zusammen zu einer verminderten Ausnutzung der mit der Nahrung zugeführten Nährstoffe führen und zur Ausbildung eines klinisch manifesten **Malassimilationssyndroms** führen können; betrifft die Malassimilation nur einzelne Nahrungsbestandteile [z.B. Disaccharide, Vitamin A] handelt es sich um ein **partielles Malassimilationssyndrom**; bei einem **globalen Malassimilationssyndrom** sind dagegen mehrere Nahrungsbestandteile betroffen [z.B. Zöliakie, Kurzdarmsyndrom]; als Ursache kommen z.B. angeborene Resorptions- oder Stoffwechselstörungen [z.B. Laktoseintoleranz, Methioninmalabsorption], gastrointestinale Erkrankungen [z.B. Zöliakie], Verkleinerung der Resorptionsfläche nach Resektion, Bypass oder Bestrahlung oder Störungen des Lymphabflusses in Frage

Mallaslsilmillaltilonslsynldrom *nt* (Ⓔ malassimilation syndrome): *s.u. Malassimilation*

Mallat *nt* (Ⓔ malate): Salz der Apfelsäure*; Zwischenprodukt im Citratzyklus*; *s.a. Malatzyklus*

Mallatldelhyldrolgelnalse *f* (Ⓔ malate dehydrogenase): ***Syn:*** *Malatenzym*; Enzym des Citratzyklus*, das die Oxidation von Malat zu Oxalacetat katalysiert; *s.a. Malatzyklus*

Mallatlenlzym *nt:* *→ Malatdehydrogenase*

Malatesta: Malatesta-Syndrom *nt* (Ⓔ Malatesta's syndrome): ***Syn:*** *Orbitaspitzensyndrom, Apex-orbitae-Syndrom*; Lähmung von Sehnerv und Augenmuskelnerven bei entzündlichen oder tumorösen Prozessen im Orbitaspitzenbereich

Mallalthilon *nt* (Ⓔ malathion): ***Syn:*** *Phosphotion*; Insektizid*

Malat-Ketoglutarat-Carrier *m* (Ⓔ malate-ketoglutarate carrier): ***Syn:*** *Ketoglutarat-Malat-Carrier*; *s.u. Malatzyklus*

Mallatlzylklus *m* (Ⓔ malate cycle): Zyklus zum Transport von Reduktionsäquivalenten in die oder aus den Mitochondrien; Malat wird von einem **Malat-Ketoglutarat-Carrier** durch die Mitochondrienmembran transportiert und intramitochondrial oder intrazellulär durch zelluläre bzw. mitochondriale Malatdehydrogenase zu Oxalacetat oxidiert wird [*Abb. M29*]

Mallalyenlfillalrie *f:* *→ Brugia malayi*

-malazie *suf.:* Wortelement mit der Bedeutung „Erweichung"

Malbin: Malbin-Zellen *pl* (Ⓔ Sternheimer-Malbin cells): ***Syn:*** *Sternheimer-Malbin-Zellen, Sternheimer-Zellen*; auffallend große, transparente Leukozyten* im Harnsediment, v.a. bei Pyelonephritis*

Malldeslcenlsus teslitis *m* (Ⓔ undescended testis): ***Syn:*** *Kryptorchismus, Retentio testis, Hodenretention*; Fehlen des Hodens im Hodensack bei Bauch- oder Leistenhoden*; wird durch einen Arrest der physiologischen Wanderung des Hodens von der Bauchhöhle in den Hodensack bedingt; Hoden, die nicht vor dem Ende des 2. Lebensjahres im Skro-

Tab. M27. Symptome bei Malassimilation

Klinik	Mangel	Labor
Gewichtsverlust	Kalorien	–
Geblähtes Abdomen, Flatulenz, wässrige Durchfälle	Kohlenhydrate	Pathologische Laktoseintoleranz Verminderte Disaccharidasen in der Dünndarmbiopsie
Voluminöse Stühle	Fett	Plasma-β-Karotin erniedrigt Steatorrhö
Ödeme, Muskelatrophie	Protein	Plasmaalbumin erniedrigt
Nachtblindheit, Hyperkeratose	Vitamin A	–
Osteomalazie, Rachitis, Parästhesien, Muskelkrämpfe	Vitamin D	Serum-Ca tief, Vitamin D erniedrigt Alkalische Phosphatase erhöht
Suffusionen, Petechien	Vitamin K	Quick-Wert erniedrigt
Polyneuritis, psychische Störungen	Vitamin B_1 (Thiamin)	–
Glossitis, Cheilitis, Stomatitis	Vitamin B-Komplex, Vitamin C, Eisen	Ferritin im Serum erniedrigt
Makrozytäre Anämie	Vitamin B_{12}	Plasma- Vitamin B_{12} erniedrigt Schilling-Test pathologisch
Makrozytäre Anämie	Folsäure	Plasma- und Ec-Folsäure erniedrigt
Makrozytäre Anämie	Eisen	Ferritin tief, CRP normal
Akrodermatitis	Zink	Serumzink erniedrigt
Pellagraartige Hautveränderungen	Nicotinsäure	–
Nierenkolik (nach Ileumresektion)	–	Hyperoxalaturie

Tab. M28. Differentialdiagnose der Malabsorptionssymptome

Ursachen der Malassimilation	Erkrankungen
Mangel oder Inaktivierung intraluminaler Enzyme	
Verminderte Enzym- und Bicarbonatsekretion, Enzyminaktivierung	Chronische Pankreatitis Mukoviszidose Pankreaskarzinom/Pankreasresektion Pankreasgangobstruktionen Gastrinom (Zollinger-Ellison-Syndrom)
Gallensäuremangel	
Reduzierte Gallensäureverfügbarkeit	
Verminderte Lebersynthese	Parenchymatöse Lebererkrankung
Verminderte Ausscheidung	Intrahepatische Cholestase Extrahepatische Cholestase
Gesteigerte Präzipation der Gallensäuren oder Verlust aus dem enterohepatischen Kreislauf	Bakterielle Überwucherung Ileumerkrankung (z.B. Morbus Crohn) Ileumresektion
Medikamentöse Bindung	Cholestyramin
Dünndarmerkrankungen	
Partielle Malassimilationssyndrome	
Kohlenhydratstoffwechsel	Laktoseintoleranz Glukose-Galaktose-Intoleranz Saccharose-Isomaltose-Intoleranz Trehaloseintoleranz
Eiweißstoffwechsel	Zystinurie Hartnup-Krankheit Tryptophanmalabsorption (Blue-diaper-Syndrom) Methioninmalabsorption (Oast-house-Syndrom)
Fettstoffwechsel	Abetalipoproteinämie
Globale Malassimilationssyndrome	
Gastrointestinale Erkrankungen	Resektion/Bypass/Bestrahlungsschäden Perniciosa Sprue Morbus Whipple HIV-Enteropathie Parasiten (Lamblien, Strongyloides etc.) Eosinophile Gastroenteritis Intestinales Lymphom Mastozytose/Amyloidose Intestinale Ischämie
Extraintestinale Erkrankungen	Endokrinopathien (Diabetes mellitus, Schilddrüsen- und Nebenschilddrüsenerkrankungen, Morbus Addison) Neuroendokrine Tumoren Medikamente (z.B. nichtsteroidale Antirheumatika, Neomycin, Colchicin)

tum liegen, verlieren ihre endokrine und exokrine Funktion und haben ein bis zu 22-fach erhöhtes Entartungsrisiko; **Diagnose:** Palpation, Sonographie, evtl. Laparoskopie; **Therapie:** in den ersten 18 Monaten kann eine Hormontherapie [GNRH-Analoga und/oder HCG] versucht werden; bei Versagen operative Behandlung [Funikulolyse und skrotale Orchidopexie]; *s.a. Hodenektopie*

Malldilgesltilon *f* (Ⓔ maldigestion): ungenügende/unvollständige Verdauung im Magen-Darm-Trakt; beruht meist auf einem Mangel an oder Inaktivierung von Verdauungsenzymen oder einem Mangel an Gallensäuren; *s.a. Malassimilation*

Mallforlmaltilon *f* (Ⓔ malformation): Fehlbildung, Missbildung

Malgaigne: Joseph-François Malgaigne; 1806–1865; französischer Chirurg (Paris)

Malgaigne-Beckenringfraktur *f* (Ⓔ Malgaigne's pelvic fracture): Form der Beckenringfraktur mit ein- oder doppelseitiger Fraktur von oberem Schambein- und Sitzbeinast; *s.a. Beckenfraktur*

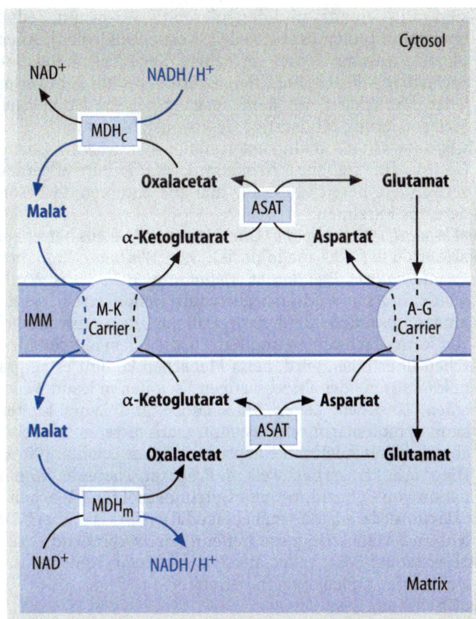

Abb. M29. Malatzyklus

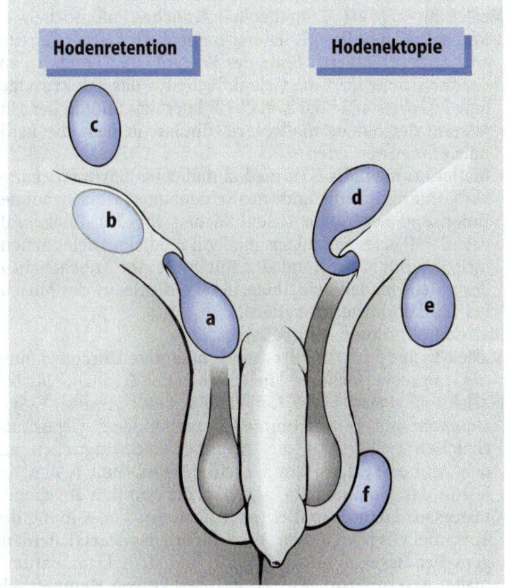

Abb. M30. Maldescensus testis. Formen der Hodenretention und Hodenektopie

Mali: Mali-Syndrom *nt* (Ⓔ Mali syndrome): ***Syn:*** *Akroangiodermatitis, Kaposi-forme Akroangiodermatitis, Akroangiodermatitis Mali*; an ein Kaposi*-Sarkom erinnernde, bräunlich-livide Flecken an Unterschenkel und Füßen

Mallilaslmus *m* (Ⓔ maliasmus): ***Syn:*** *Rotz, Malleus*; auf den Menschen übertragbare, chronische Erkrankung von Pferden und Eseln durch Pseudomonas* mallei

Malign-, malign- *präf.*: Wortelement mit der Bedeutung „bösartig"

mallilgne *adj* (Ⓔ malignant): bösartig

Malliglniltät *f* (Ⓔ **1.** malignancy **2.** malignant tumor): **1.** Bösartigkeit eines Tumors; Zeichen eines malignen Tumors sind infiltrierendes und destruierendes Wachstum, Zellpolymorphie [polymorphe Zellen, Kerne, Nukleolen], Aneuploidie, Anisonukleose, vermehrte Kern-Plasma-Relation, vermehrte Mitosen, Entdifferenzierung bis hin zum Verlust jeder Ähnlichkeit mit dem Ausgangsgewebe [Anaplasie], Metastasierung **2.** bösartige Geschwulst, Malignom*

Mallig|nom *nt* (Ⓔ malignant tumor): ***Syn:*** *Krebs, bösartige Geschwulst, malignes Neoplasma, Malignität*; allgemein verwendete Bezeichnung für maligne Tumoren, insbesondere das Karzinom*

mal|le|ar *adj* (Ⓔ mallear): (*Ohr*) Hammer/Malleus betreffend

Mal|le|o|i|do|se *f* (Ⓔ melioidosis): ***Syn:*** *Whitmore-Krankheit, Pseudomalleus, Pseudorotz, Melioidose, Melioidosis, Malleoidose*; in Asien und Australien auftretende durch Pseudomonas* pseudomallei hervorgerufene Infektionskrankheit von Ratten, Schweinen und Katzen, die selten auf den Menschen übertragen wird; beim Menschen kommt es zu granulomatösen oder abszessartigen Läsionen in Haut, Weichteilen, Knochen, Leber, Milz, Lunge und Lymphknoten; kann symptomarm oder asymptomatisch verlaufen, selten aber auch als fulminante Sepsis mit hoher Letalität [90 %]; **Diagnose**: Erregernachweis im Präparat; **Therapie**: Kombination von Ceftazidim* und Cotrimoxazol für 2 Wochen

mal|le|o|in|ku|dal *adj* (Ⓔ malleoincudal): (*Ohr*) Hammer/Malleus und Amboss/Incus betreffend oder verbindend

mal|le|o|lar *adj* (Ⓔ malleolar): ***Syn:*** *malleolär*; Knöchel/Malleolus oder Knöchelregion betreffend

mal|le|o|lär *adj*: →*malleolar*

Mal|le|o|lar|frak|tur *f*: →*Knöchelfraktur*

Mal|le|o|lar|ka|nal *m* (Ⓔ malleolar canal): ***Syn:*** *Canalis malleolaris*; veraltete Bezeichnung für den Raum unter dem Retinaculum* musculorum flexorum pedis

Mal|le|o|lus *m, pl* **-li** (Ⓔ malleolus): Knöchel, Fußknöchel

Malleolus lateralis (Ⓔ lateral malleolus): ***Syn:*** *Außenknöchel*; unteres äußeres Ende des Wadenbeins [Fibula*]; auf der Innenseite liegt die Gelenkfläche für das Talokruralgelenk* [Facies articularis malleoli lateralis] und an der Unterseite der **Sulcus malleolaris fibulae**, in dem die Peronäussehnen verlaufen

Malleolus medialis (Ⓔ medial malleolus): ***Syn:*** *Innenknöchel*; unteres inneres Ende des Schienbeins [Tibia*]; auf der Innenseite liegen die Gelenkflächen für das Talokruralgelenk* [Facies articularis malleoli medialis, Facies articularis inferior tibiae]; auf der Rückseite des Knöchels liegt der **Sulcus malleolaris tibiae**, in dem die Sehne des Musculus* tibialis posterior verläuft

Mal|le|o|lus|frak|tur *f*: →*Knöchelfraktur*

Mal|le|o|to|mie *f* (Ⓔ malleotomy): operative Durchtrennung des Hammers [Malleus*] im Rahmen der Tympanoplastik*

Mal|le|us *m, pl* **Mal|lei** (Ⓔ **1.** malleus **2.** →*Maliasmus*): **1.** ***Syn:*** *Hammer*; mit dem Trommelfell verbundenes Gehörknöchelchen*; überträgt die Trommelfellschwingungen auf den Amboss*; der **Hammergriff** [Manubrium mallei] ist fest in das Trommelfell eingewebt; der von ihm abgehende **Processus lateralis mallei** verursacht eine Vorwölbung des Trommelfells nach außen [**Prominentia mallearis**]; der längere **Processus anterior mallei** dient dem Ligamentum* mallei anterius zum Ansatz; auf den kurzen **Hammerhals** [Collum mallei] folgt der klobige **Hammerkopf** [Caput mallei], der mit dem Amboss* das Hammer-Amboss-Gelenk bildet **2.** →*Maliasmus*

Mallorca-Akne *f* (Ⓔ Mallorca acne): ***Syn:*** *Frühjahrsakne, Sommerakne, Akne aestivalis*; meist Frauen betreffende Akne* sonnenexponierter Hautareale

Mallory: **1.** Frank Burr Mallory; 1862–1941; amerikanischer Pathologe (Boston) **2.** G. Kenneth Mallory; amerikanischer Internist (Boston) im 20. Jahrhundert

Mallory-Körperchen *pl* (Ⓔ Mallory's bodies): hyaline Körperchen im Zytoplasma von Leberzellen, z.B. bei Alkoholhepatitis*, Zieve*-Syndrom

Mallory-Weiss-Risse *pl* (Ⓔ Mallory-Weiss tears): ***Syn:*** *Mallory-Weiss-Läsionen*; *s.u. Mallory-Weiss-Syndrom*

Mallory-Weiss-Syndrom *nt* (Ⓔ Mallory-Weiss syndrome): durch Schleimhautlazerationen am Übergang von Speiseröhre und Magen [**Mallory-Weiss-Risse**] verursachte massive Blutung; ist in 30 % mit einer Leberzirrhose und in 60 % mit einer Alkoholkrankheit assoziiert; **Diagnose**: Gastroskopie; **DD**: blutendes Ulcus* ventriculi, Ösophagusvarizenblutung, portale hypertensive Gastropathie; **Therapie**: endoskopische Blutstillung

Mal|nu|tri|ti|on *f* (Ⓔ malnutrition): Fehlernährung, Mangelernährung, Unterernährung

Mal|o|nyl|harn|stoff *m* (Ⓔ malonylurea): ***Syn:*** *Barbitursäure, 4-Hydroxyuracil*; wasserlöslicher Grundbaustein der Barbiturate*; hat keine hypnotische Wirkung

Malpighi: Marcello Malpighi; 1628–1694; italienischer Anatom (Bologna, Rom)

Malpighi-Körperchen *pl*: →*Nierenkörperchen*

Malpighi-Körperchen der Milz *pl* (Ⓔ splenic follicles): ***Syn:*** *Milzknötchen, Milzfollikel, Noduli lymphoidei splenici/lienalis*; Lymphfollikel der Milz, die vor allem aus B-Lymphozyten, B-Immunoblasten und T-Helferzellen bestehen; es handelt sich entweder um Primärfollikel* oder Sekundärfollikel* mit hellen Reaktionszentren und dunkler Mantelzone; die Gesamtheit der Milzfollikel bildet zusammen mit den periarteriellen Lymphscheiden die **weiße Milzpulpa**; *s.a. Milz*

Malpighi-Pyramiden *pl* (Ⓔ pyramids of Malpighi): ***Syn:*** *Nierenpyramiden, Pyramides renales*; das Nierenmark bildende pyramidenförmige Segmente, die mit der Spitze in die Nierenkelche münden; *s.u. Nierenmark*

Malpighi-Zelle *f* (Ⓔ malpighian cell): ***Syn:*** *Keratinozyt, Hornzelle*; keratinbildende Zelle der Oberhaut [Epidermis*]

Mal|ro|ta|ti|on *f* (Ⓔ malrotation): Störung der Darmdrehung während der Embryonalentwicklung; man unterscheidet **Nonrotation** [Dünndarm rechts, Dickdarm links], **Malrotation I** [nur Drehung um 180 °; das Zäkum liegt im rechten Oberbauch oberhalb des Dünndarms] und **Malrotation II** [inverse 2. Drehung und inverse oder regelrechte 3. Drehung; der Dünndarm liegt rechts, der Dickdarm links]; **Klinik**: kann zu chronischer Obstipation* oder Subileus führen; **Therapie**: Laparotomie und Herstellung eine Nonrotation bei Malrotation I und II

Mal|ta|fie|ber *nt* (Ⓔ Malta fever): ***Syn:*** *Bruce-Septikämie, Mittelmeerfieber, Febris mediterranea, Febris melitensis*; durch infizierte Milch übertragene meldepflichtige Infektionskrankheit durch **Brucella melitensis**; die Übertragung erfolgt meist über die Milch infizierter Tiere [Ziegen, Schafe]; klinisch imponieren undulierendes Fieber, Lymphknotenschwellung, Hepatosplenomegalie* und Gliederschmerzen; 90 % aller Infektionen verlaufen subklinisch; **Therapie**: Aminoglykosid*, Tetracycline*, Rifampicin; die Erkrankung hinterlässt eine langanhaltende Immunität

Maltafieber-Bakterium *nt* (Ⓔ Brucella melitensis): ***Syn:*** *Brucella melitensis*; Erreger des Maltafiebers* und der Bang-Krankheit* bei Schafen und Ziegen

Mal|ta|se *f* (Ⓔ maltase): von der Dünndarmschleimhaut gebildetes Enzym, das Maltose* spaltet

MALT-Lymphome *pl* (Ⓔ MALT lymphomas): *s.u. Essay Non-Hodgkin-Lymphome S. 1517*

Mal|tom *nt* (Ⓔ maltoma): *s.u. Essay Non-Hodgkin-Lymphome S. 1517*

Mal|to|se *f* (Ⓔ maltose): ***Syn:*** *Malzzucker*; aus Glucose*-Einheiten aufgebautes Disaccharid*; Grundbaustein von Stärke* und Glykogen*

Mal|tos|u|rie *f* (Ⓔ maltosuria): Maltoseausscheidung im Harn

Mal|to|tri|o|se *f* (Ⓔ maltotriose): beim Stärkeabbau anfallender Zucker aus drei Glucose-Einheiten

Mal|um *nt, pl* **-la** (Ⓔ disorder): Leiden, Gebrechen, Krankheit

Malum coxae senile: →*Koxarthrose*

Mal|vae ar|bo|re|ae flos *m* (Ⓔ hollyhock flower): ***Syn:*** *Alceae flos*; *s.u. Stockmalve*

Mal|vae flos *m* (Ⓔ common mallow flower): Blüten der wilden Malve*

Mal|vae fo|li|um *nt* (Ⓔ common mallow leaf): Laubblätter der wilden Malve*

Mal|va sil|ves|tris *f*: →*Malve, wilde*

Mal|ven|tee *m* (Ⓔ mallow leaf tea): ***Syn:*** *Hibisci flos*; *s.u. Hibiskus*

Mal|ve, wil|de *f* (Ⓔ common mallow): ***Syn:*** *Käsepappel*; Pflanze aus der Familie der Malvengewächse [Malvaceae]; verwendet werden die Blüten [**Malvae flos**] und Blätter [**Malvae folium**]; **Anw.**: Mucilaginosum*, v.a. bei Schleimhautentzündungen im Mund- und Rachenraum sowie Reizhusten; traditionell bei Magen-Darm-Entzündungen und äußerlich bei Exanthemen*, Insektenstichen und Hämorrhoiden*

Malz|ar|bei|ter|lun|ge *f* (Ⓔ malt-worker's lung): exogen-allergische Alveolitis* durch Aspergillussporen in keimender Gerste

Malz|ex|trakt *m* (Ⓔ malt extract): wässriger Auszug aus gekeimter Gerste; enthält v.a. Maltose*, Dextrin*, Glucose*, Eiweiß, Vitamin* B und Amylasen*; **Anw.**: Roborans*, v.a. in der Pädiatrie

Malz|zu|cker *m*: → *Maltose*

MAM *Abk.*: Methylazoxymethanol

Mamill-, mamill- *präf.*: Wortelement mit der Bedeutung „Brust/Brustwarze"

Ma|mil|la *f, pl* **-lae**: → *Brustwarze*

ma|mil|lar *adj* (Ⓔ mammillary): ***Syn:*** *mamillär*; Brustwarze/Mamille betreffend, mamillenförmig, warzenförmig, brustwarzenähnlich

ma|mil|lär *adj*: → *mamillar*

Ma|mil|lar|li|nie *f* (Ⓔ mamillary line): ***Syn:*** *Linea mammillaris*; senkrecht durch die Brustwarze verlaufende anatomische Hilfslinie

Ma|mil|le *f*: → *Brustwarze*

ma|mil|len|för|mig *adj*: → *mamillar*

Ma|mil|len|plas|tik *f* (Ⓔ mammillaplasty): ***Syn:*** *Brustwarzenplastik*; plastische Operation der Brustwarze, z.B. nach Mastektomie* oder im Rahmen einer Mammaplastik*

Ma|mil|li|tis *f, pl* **-ti|den** (Ⓔ mamillitis): ***Syn:*** *Brustwarzenentzündung, Thelitis*; Entzündung der Brustwarze; tritt v.a. während der Stillphase auf und kann zu einer Mastitis* führen

ma|mil|li|tisch *adj* (Ⓔ mamillitic): Brustwarzenentzündung/Mamillitis betreffend, von ihr betroffen oder gekennzeichnet

Mamm-, mamm- *präf.*: → *Mamma-*

Mam|ma *f, pl* **Mam|mae** (Ⓔ mamma): ***Syn:*** *Brust*; die Brust besteht aus der Brustdrüse [Glandula mammaria] und dem sie umgebenden Fett- und Bindegewebe; die weibliche Brust verändert ihre Form und Größe während der Pubertät und im weiteren Verlauf der Entwicklung, während die männliche Brust [**Mamma masculina**] mehr oder minder unverändert bleibt [*s.a. Brustdrüse*]; von großer klinischer Bedeutung sind die **Lymphgefäße der Brust** und ihre Abflusswege; man unterscheidet dabei zwei Abflussbahnen: **1. axilläre Abflussbahn**: sie leitet v.a. die Lymphe aus der lateralen Hälfte der Brust ab; dazu gehören u.a. die Nodi* lymphoidei paramammarii, Nodi* lymphoidei pectorales, Nodi* lymphoidei centrales und Nodi* lymphoidei apicales; **2. interkostale Abflussbahn**; sie führt die Lymphe der medialen Hälfte durch den Musculus* pectoralis major und die Interkostalräume zu den Nodi* lymphoidei parasternales, Nodi* lymphoidei intercostales und Nodi* lymphoidei interpectorales; da es auch Verbindungen zwischen den Lymphgefäßen der beiden Brustdrüsen gibt, kann es zur Metastasierung eines Karzinoms zur anderen Brust kommen [*s.a. Mammakarzinom*]

aberrierende Mamma (Ⓔ accessory mamma): Mamma* accessoria an atypischer Stelle, z.B. in der Achselhöhle

Mamma accessoria (Ⓔ accessory breast): ***Syn:*** *akzessorische Mamma, Polymastie*; Vorkommen zusätzlicher Brustanlagen im Verlauf der Milchleiste*; häufiger ist aber die Polythelie*, bei der nur die Brustwarze angelegt ist

akzessorische Mamma: → *Mamma accessoria*

blutende Mamma (Ⓔ mastorrhagia): ***Syn:*** *Mastorrhagie*; Blutung aus der Brust(warze); häufig Symptom bei (intraduktalem) Brustkrebs

Mamma pendulans: → *Mastoptose*

Mamma-, mamma- *präf.*: Wortelement mit der Bedeutung „Brust/Brustdrüse/Mamma"

Mam|ma|am|pu|ta|ti|on *f*: → *Mastektomie*

Mam|ma|a|pla|sie *f* (Ⓔ amastia): ***Syn:*** *Amastie*; angeborenes, ein- oder beidseitiges Fehlen der Brustdrüse

Mam|ma|aug|men|ta|ti|on *f* (Ⓔ breast augmentation): ***Syn:*** *Brustaugmentation, Augmentationsplastik*; Mammaplastik zur Brustvergrößerung; *s.u. Mammaplastik*

Mam|ma|dys|pla|sie *f*: → *fibrös-zystische Mastopathie*

Mam|ma|ent|zün|dung *f*: → *Mastitis*

Mam|ma|hy|per|tro|phie *f* (Ⓔ hypermastia): ***Syn:*** *Brusthypertrophie, Brustdrüsenhypertrophie, Makromastie, Hypermastie*; übermäßige Größe der (weiblichen) Brust; bei Extremfällen spricht man von **Gigantomastie**; **Therapie**: operative Reduktion; *s.a. Mammaplastik*

Mam|ma|kar|zi|nom *nt* (Ⓔ breast cancer): ***Syn:*** *Brustdrüsenkrebs, Brustdrüsenkarzinom, Brustkarzinom, Brustkrebs, Carcinoma mammae*; häufigster bösartiger Tumor der Frau, der v.a. nach dem 40. Lebensjahr [75 % nach dem 50. Jahr] diagnostiziert wird; ca. 10 % aller Frauen erkranken an Brustkrebs, d.h. in Deutschland gibt es pro Jahr ca. 45.000 Neuerkrankungen; der zunehmenden Inzidenz steht aber in den Industrieländern ein Rückgang der Mortalität gegenüber; die Heilungsrate liegt bei 40–45 %

als **ätiologische Faktoren** werden Alter, genetische Belastung [ca. 5 % sind genetisch bedingt; *s.a. Essay Mechanismen der Entstehung genetisch bedingter Krebsformen S. 1561*], Hormone [frühe Menarche, späte Menopause, Kinderlosigkeit und hohes Alter bei der ersten Schwangerschaft erhöhen das Risiko], soziokulturelle Faktoren [wesentlich seltener in Asien und bei fettarmer Ernährung] und Strahlenexposition angesehen; **histologisch** kann man zwischen **nicht-invasiven** und **invasiven Mammakarzinomen** unterscheiden; die nicht-invasiven Karzinome oder **In-situ-Karzinome** werden unterteilt in **duktales Carcinoma in situ** [DCIS] und **lobuläres Carcinoma in situ** [LCIS], wobei der Übergang fließend ist; bei den invasiven Mammakarzinomen handelt es sich in 85 % um Milchgangskarzinome und bei 15 % um lobuläre Karzinome; die häufigste **Lokalisation** ist der obere äußere Quadrant [55 %], gefolgt von Brustwarze und oberem innerem Quadranten [jeweils 15 %], unterem äußerem Quadranten [10 %] und unterem innerem Quadranten [5 %]; nur 1 % aller Mammakarzinome sind primär doppelseitig

Tab. M31. WHO-Klassifikation der Mammakarzinome

Nicht-invasive Karzinome
Duktales Carcinoma in situ [DCIS]
Lobuläres Carcinoma in situ [LCIS]
Invasive Karzinome
Invasives duktales Karzinom
Invasives duktales Karzinom mit dominanter intraduktaler Komponente
Invasives lobuläres Karzinom
Muzinöses Karzinom
Medulläres Karzinom
Papilläres Karzinom
Tubuläres Karzinom
Adenoid-zystisches Karzinom
Sekretorisches (juveniles) Karzinom
Apokrines Karzinom
Karzinome mit Metaplasie
Andere Typen

die **Metastasierung** erfolgt sowohl lymphogen als auch hämatogen; da es auch Verbindungen zwischen den Lymphgefäßen der beiden Brustdrüsen gibt, kann es zur Metastasierung eines Karzinoms zur anderen Brust kommen; das Mammakarzinom hat eine hohe Tumorverdopplungszeit, d.h., geht man davon aus, dass auch kleine Tumoren bereits Mikrometastasen gesetzt haben, die noch nach Jahren [10 Jahre and länger] als solitäre oder multiple Metastasen auffällig werden können; es gilt weiterhin die Regel, dass Karzinome ohne Fernmetastasen kurabel, Karzinome mit hämatogener Aussaat aber inkurabel sind; die meisten Tumoren werden von den Patientinnen selbst entdeckt [60–70 %], der Rest von Ärzten [15–30 %] oder durch bildgebende Verfahren; die durch Inspektion und Palpation gewonnene Verdachtsdiagnose wird durch bildgebende Verfahren [v.a. Mammographie*, Galaktographie*, Sonographie*, CT*] und die Biopsie bestätigt; Tumormarker [CA 15-3, CEA] haben nur eine Bedeutung für die Therapiekontrolle; Grundlage der **Therapie** ist eine chirurgische Entfernung des Tumors, wobei das operative Vorgehen v.a. vom Tumor und dem Operateur abhängen; insgesamt lässt sich aber sagen, dass die meisten Chirurgen heute weniger radikal operieren und großen Wert auf eine brusterhaltende oder rekonstruktive Technik legen [*s.a. Mastektomie, Mammaplastik*]; die Frage der postoperativen Chemo-, Hormon- oder Strahlentherapie wird von verschiedenen Autoren verschieden beurteilt; die meisten sehen die postoperative Strahlentherapie heute als einen integralen Bestandteil der Therapie an; genauso wichtig ist aber eine Nachsorge zur Erkennung von Spätfolgen der Behandlung und zur Erkennung von Rezidiven und Spätmetastasen

Tab. M32. Operative Strategien bei Mammakarzinom

Tumorektomie	Entfernung des Tumors ohne gesunde Manschette
Wide excission, Tylektomie, Lumpektomie, Segmentresektion, Quadrantenresektion	Entfernung des Tumors mit einer gesunden Gewebemanschette unterschiedlicher Größenordnung
Modifiziert radikale Mastektomie	Entfernung der Brustdrüse und der Pectoralis-Faszie
Radikale Mastektomie	Entfernung der Brustdrüse und des Musculus pectoralis major, evtl. auch des Musculus pectoralis minor
Axilläre Lymphonodektomie	Entfernung der Achsellymphknoten der Level I-III
Sentinel Lymphonodektomie	Entfernung des 1. Wächterlymphknotens in Level I
Mediastinale Lymphonodektomie	heute obsolet

BRCA1-assoziierte Mammakarzinome (Ⓔ BRCA1-associated breast cancers): *s.u. Essay Mechanismen der Entstehung genetisch bedingter Krebsformen S. 1561*

BRCA2-assoziierte Mammakarzinome (Ⓔ BRCA2-associated breast cancers): *s.u. Essay Mechanismen der Entstehung genetisch bedingter Krebsformen S. 1561*

Mam|ma|lymph|kno|ten, seit|li|che *pl* (Ⓔ paramammary lymph nodes): ***Syn:*** *Nodi lymphoidei paramammarii*; an der lateralen Seite der Brust liegende Lymphknoten*, die in die Nodi* lymphoidei axillares pectorales abfließen

Mam|ma|plas|tik *f* (Ⓔ mammaplasty): ***Syn:*** *Brustdrüsenplastik, Brustplastik*; plastische Operation zur Deckung von Defekten, Rekonstruktion nach Mastektomie*, Verkleinerung oder Vergrößerung der Brust; Verkleinerung einer zu großen oder stark hängenden Brust ist eine der häufigsten Indikation in der kosmetisch-ästhetischen Chirurgie; bei den heute gängigen Techniken wird die Brustwarze samt ihrer Gefäß- und Nervenversorgung geschont, d.h., die Stillfähigkeit bleibt erhalten

Brustvergrößerungen werden durch Einsetzen von Implantaten, die mit Silikon, Hydrogel oder Salzlösung gefüllt sind, erreicht; die Platzierung erfolgt heute meist endoskopisch von der Achselhöhle her, und das Implantat wird entweder **epipektoral** [zwischen Brustdrüse und Musculus* pectoralis major] oder **subpektoral** [unter dem Musculus* pectoralis major] platziert

Mam|ma|re|gi|on *f* (Ⓔ mammary region): ***Syn:*** *Regio mammaria*; Brustregion über der Brust [Mamma*]

Mam|ma|ri|a in|ter|na *f*: *→Arteria thoracica interna*

Mam|ma|so|no|gra|phie *f* (Ⓔ breast ultrasonography): ***Syn:*** *Mammasonografie*; Ultraschalluntersuchung [Sonographie*] derBrust; dient v.a. der Differenzierung zystischer und solider Strukturen

Mam|ma|zy|to|lo|gie *f* (Ⓔ breast cytology): zytologische Untersuchung von Sekret der Brustwarze oder Biopsiematerial der Brust bei Verdacht auf Brustkrebs

Mam|mil|lar|kör|per *m* (Ⓔ mammillary body): ***Syn:*** *Corpus mammillare*; hinten unter dem Hypothalamus* liegender paariger, rundlicher Körper; Teil des limbischen Systems*

Mammo-, mammo- *präf.*: *→Mamma-*

mam|mo|gen *adj* (Ⓔ mammogenic): Mammogenese betreffend oder fördernd

Mam|mo|ge|ne|se *f* (Ⓔ mammogenesis): Entwicklung der Brust(drüse)

Mam|mo|gramm *nt* (Ⓔ mammogram): Röntgenaufnahme der Brust

Mam|mo|gra|phie *f* (Ⓔ mammography): ***Syn:*** *Mammografie*; Röntgendarstellung der Brust (mit oder ohne Kontrastmittel) in drei Ebenen; meist wird mit Weichstrahltechnik [25–35 kV] gearbeitet, womit gut beurteilbare, ausreichend kontrastierte Bilder erhalten werden; **Indikation:** Ausschluss bzw. Nachweis von Mammatumoren; als ergänzende Verfahren werden oft noch Galaktographie*, Mammasonographie* oder Kernspintomographie* durchgeführt; wegen der hohen Organdichte ist der Einsatz bei Reihenuntersuchungen umstritten

Mam|mo|pla|sie *f* (Ⓔ mammoplasia): ***Syn:*** *Mastoplasie*; die Brustentwicklung oder Reifung der Brust während der Pubertät [Thelarche*]

mam|mo|trop *adj* (Ⓔ mammotropic): auf die Brustdrüse wirkend

Mam|mo|tro|pin *nt*: *→Prolactin*

MAMV *Abk.*: maximales Atemminutenvolumen

MAN *Abk.*: **1.** *→Mannose* **2.** mobile ambulante Nachbehandlung

MaN *Abk.*: Makronukleus

Mancini: Mancini-Ringdiffusionstest *m* (Ⓔ Mancini's ring diffusion test): radiale Immundiffusion*, bei der die Fläche des Präzipitatringes zur quantitativen Antigenbestimmung verwendet wird

Man|del *f*: *→Tonsilla*

Man|del|aus|schäl|lung *f*: *→Tonsillektomie*

Man|del|ent|fer|nung *f*: *→Tonsillektomie*

Man|del|ent|zün|dung *f*: *→Tonsillitis*

Man|del|kap|pung *f* (Ⓔ tonsillectomy): *s.u. Tonsillotomie*

Man|del|kap|sel *f* (Ⓔ tonsillar capsule): ***Syn:*** *Capsula tonsillae/tonsillaris*; zarte Bindegewebskapsel der Gaumenmandel* [Tonsilla palatina]

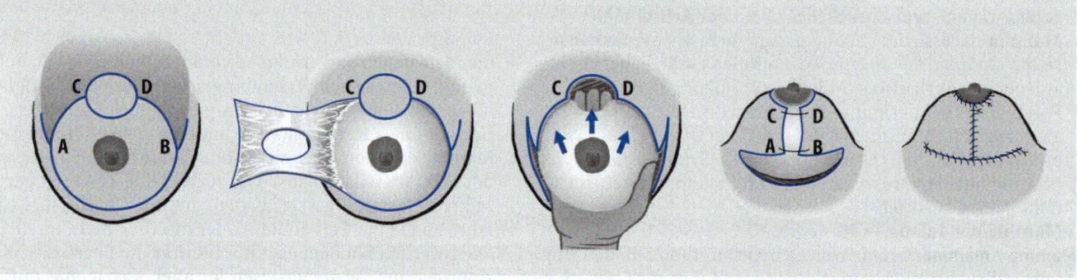

Abb. M33. Mammaplastik

Man|del|kern *m* (Ⓔ amygdaloid body): ***Syn:*** *Mandelkernkomplex, Mandelkörper, Nucleus amygdalae, Corpus amygdaloideum*; Kernkomplex vor dem Unterhorn des Seitenventrikels* und vor dem vorderen Ende des Hippokampus*; besteht aus zahlreichen Kernkomplexen, die untereinander verbunden sind; der Mandelkern hat vielfältige Verbindungen, die vom Kortex bis zum Hirnstamm reichen; als Teil des limbischen Systems* trägt er dazu bei, die vegetativen Funktionen an die jeweilige Situation anzupassen

Man|del|kern|kom|plex *m:* →*Mandelkern*

Man|del|kör|per *m:* →*Mandelkern*

Man|del|kryp|ten *pl* (Ⓔ tonsillar crypts): ***Syn:*** *Tonsillenkrypten, Cryptae tonsillares*; von den Fossulae* tonsillares ausgehende tiefe, verzweigte Krypten der Tonsillen*; im Epithel der Krypten liegen zahlreiche Primär- und Sekundärfollikel* [Noduli lymphoidei]

Man|del|my|ko|se *f* (Ⓔ tonsillomycosis): Pilzerkrankung der Gaumenmandel

Man|del|öl *nt* (Ⓔ almond oil): ***Syn:*** *Amygdalae oleum*; fettes Öl aus reifen bitteren oder süßen Mandeln; wird v.a. als Salbengrundlage in Augen- und Ohrenölen sowie als reizlinderndes Mittel verwendet

Man|di|bel *f:* →*Mandibula*

Man|di|bu|la *f, pl* **-lae** (Ⓔ mandible): ***Syn:*** *Unterkiefer, Mandibel*; besteht aus dem **Unterkieferkörper** [Corpus mandibulae], der die Zahnreihe trägt, und dem **Unterkieferast** [Ramus mandibulae], der mit dem Schläfenbein [Os* temporale] das Unterkiefergelenk* [Articulatio temporomandibularis] bildet; der Winkel zwischen Corpus und Ramus mandibulae [**Angulus mandibulae**] beträgt beim Neugeborenen ca. 150°; beim Erwachsenen liegt der Wert im Bereich von 120°, nähert sich im Greisenalter aber wieder dem Wert des Neugeborenen; der **Unterkieferkörper** entsteht als paarige Belegknochen, die durch die **Symphysis mandibulae** verbunden sind; sie verknöchert am Ende des 1. Lebensjahres und bildet den **Kinnvorsprung** [Protuberantia mentalis]; der untere, kräftige Teil des Unterkieferkörpers wird als **Basis mandibulae** bezeichnet; auf ihm sitzt die **Pars alveolaris**, die die bogenförmig angeordneten Zahnfächer [Arcus alveolaris mandibulae] trägt; am Übergang von Corpus zu Ramus liegt außen die **Tuberositas masseterica** für den Ansatz des Musculus* masseter und innen die **Tuberositas pterygoidea** für den Ansatz des Musculus* pterygoideus medialis; ungefähr auf halber Höhe des Unterkieferastes liegt auf der Innenseite das Foramen* mandibulae, durch das Arteria* und Nervus* alveolaris inferior in den Canalis* mandibulae ziehen; am oberen Ende des Ramus liegen vorne der **Processus coronoideus**, der dem Musculus* temporalis als Ansatz dient, und hinten der **Processus condylaris**, der oben einen walzenförmigen Gelenkkopf [Caput* mandibulae] trägt

Man|di|bu|la|hy|po|pla|sie *f:* →*Mikrogenie*

man|di|bu|lar *adj* (Ⓔ mandibular): Unterkiefer(knochen)/Mandibula betreffend

Man|di|bu|lar|bo|gen *m* (Ⓔ mandibular arch): 1. Branchialbogen; *s.u. Branchialbögen*

Man|di|bu|la|ris *m:* →*Nervus mandibularis*

Man|di|bu|lar|re|flex *m* (Ⓔ mandibular reflex): ***Syn:*** *Unterkieferreflex, Masseterreflex*; Masseterkontraktion bei Beklopfen des Unterkiefers über der Protuberantia* mentalis; einziger monosynaptischer kranialer Reflex; pathologische Steigerung oder Masseterklonus ist Zeichen für eine doppelseitige supranukleäre Schädigung der kortikopontinen Fasern zum motorischen Trigeminuskern

Man|di|bul|ek|to|mie *f* (Ⓔ mandibulectomy): ***Syn:*** *Unterkieferentfernung, Unterkieferresektion*; operative (Teil-)Entfernung des Unterkiefers, z.B. bei Tumoren

man|di|bu|lo|pha|ryn|ge|al *adj* (Ⓔ mandibulopharyngeal): Unterkiefer und Rachen/Pharynx betreffend

man|di|bu|lo|tem|po|ral *adj* (Ⓔ temporomandibular): ***Syn:*** *temporomandibular*; Unterkiefer und Schläfenbein/Os temporale betreffend

Man|drin *m* (Ⓔ mandrin): Einlegedraht für Sonden und Kanülen

Man|gan *nt* (Ⓔ manganese): Schwermetall; essentielles Spurenelement*, das eine Reihe von Enzymen aktiviert und eine wichtige Rolle im Knorpelstoffwechsel spielt; bisher ist ein Manganmangel beim Menschen noch nicht beschrieben worden; *s.a. Manganose*

Man|ga|nis|mus *m:* →*Manganose*

Man|ga|no|se *f* (Ⓔ manganism): ***Syn:*** *Manganismus*; zu den entschädigungspflichtigen Berufskrankheiten gehörende (chronische) Manganvergiftung, deren Symptome an eine Parkinson*-Krankheit erinnern

Man|gan|pneu|mo|nie *f* (Ⓔ manganese pneumonia): Pneumonie* als akute Manganvergiftung durch Einatmen manganhaltiger Stäube

Man|gel|an|ä|mie *f* (Ⓔ deficiency anemia): ***Syn:*** *nutritive Anämie, alimentäre Anämie, ernährungsbedingte Anämie*; Anämie* durch eine unzureichende Zufuhr eines oder mehrerer essentieller Nährstoffe

Man|gel|füll|ö|dem *nt* (Ⓔ secondary edema): ***Syn:*** *sekundäres Ödem*; *s.u. Ödem*

Man|gel|ge|bo|re|nes *nt* (Ⓔ small-for-date baby): ***Syn:*** *Mangelgeburt, hypotrophes Neugeborenes*; nicht exakt definierte Bezeichnung für untergewichte oder unterentwickelte Neugeborene; oft gleichgesetzt mit **small-for-gestational-age-baby**, d.h. Feten mit einem Geburtsgewicht unterhalb der 10er-Perzentile

Man|gel|ge|burt *f:* →*Mangelgeborenes*

Man|gel|ven|ti|la|ti|on *f* (Ⓔ underventilation): ***Syn:*** *Minderventilation, Hypoventilation*; alveoläre Minderbelüftung; kann zu einem Anstieg des CO_2-Partialdruckes und der Entwicklung einer respiratorischen Azidose* führen

Man|gro|ve|flie|ge *f* (Ⓔ mangrove fly): ***Syn:*** *Chrysops dimidiata*; Überträger von Loa* loa

-mania *suf.:* →*-manie*

Ma|nie *f* (Ⓔ **1.–3.** mania): **1.** Bezeichnung für eine übertriebene Leidenschaft für ein bestimmtes Objekt oder für ungewöhnliche Eigenarten einer Person **2.** krankhafte Veränderung der Stimmungslage mit Erregung, Euphorie, gehobenem Selbstgefühl, Selbstüberschätzung, Antriebsüberschuss, Enthemmung, Bewegungs- und Rededrang usw. **3.** Bezeichnung für die manische Phase der manisch-depressiven Erkrankung*

Manien mit psychotischen Symptomen (Ⓔ manias with psychosis): *s.u. Essay Psychosen S. 1777*

Manien ohne psychotische Symptome (Ⓔ manias without psychosis): *s.u. Essay Psychosen S. 1777*

-manie *suf.:* Wortelement mit der Bedeutung „Sucht/Wahnsinn/Besessenheit"

Ma|ni|fes|ta|ti|on *f* (Ⓔ **1.–2.** manifestation): **1.** Offenbarwerden, Erkennbarwerden, z.B. einer Erkrankung **2.** phänotypische Ausprägung eine Merkmals oder einer genetischen Erkrankung

Ma|ni|pu|la|ti|on *f* (Ⓔ manipulation): Handgriff, Verfahren

Ma|ni|pu|la|ti|ons|the|ra|pie *f:* →*manuelle Medizin*

-manisch *suf.:* in Adjektiven verwendetes Wortelement mit der Bedeutung „wahnsinnig/süchtig/besessen"

Mann: Gustav Mann; 1864–1921; deutsch-amerikanischer Physiologe (New Orleans)

Mann-Färbung *f:* →*Mann-Lentz-Färbung*

Mann-Lentz-Färbung *f* (Ⓔ Mann's method): ***Syn:*** *Mann-Färbung*; Färbung mit Eosin-Methylenblaulösung zur Darstellung von Chromatin*, Nucleolus* und Einschlusskörperchen [z.B. Negri*-Körperchen]

Man|na *nt* (Ⓔ manna): ***Syn:*** *Fraxinus ornus, Fraxinus rotundifolia*; Baum aus der Familie der Ölbaumgewächse [Oleaceae]; verwendet wird der aus Stamm- und Astrinde gewonnene und getrocknete Saft; enthält v.a. Mannitol* [bis zu 90 %], Glucose* und Fructose*; **Anw.:** als Abführmittel bei Obstipation und als Stuhlerweichungsmittel bei z.B. Analfissuren

Män|ner|feind|lich|keit *f* (Ⓔ androphobia): ***Syn:*** *Androphobie*; krankhafte Angst vor Männern; männerfeindliches Verhalten

Män|ner|heil|kun|de *f* (Ⓔ andrology): ***Syn:*** *Andrologie*; Lehre von Aufbau, Funktion und Erkrankung der männlichen Geschlechtsorgane

M

Man|nit *nt*: *→Mannitol*

Man|ni|tol *nt* (Ⓔ mannitol): ***Syn:*** *Mannit*; von der Mannose* abgeleiteter sechswertiger Alkohol; als Süßmittel und osmotisches Diuretikum* verwendet

Man|nos|amin *nt* (Ⓔ mannosamine): Aminozucker* der Mannose*

Man|no|se *f* (Ⓔ mannose): mit Glucose* epimeres Monosaccharid*; findet sich in den Oligosaccharidanteilen vieler Glykoproteine* und Glykolipide*

Man|no|si|da|se *f* (Ⓔ mannosidase): Hydrolase* des Abbaus von Glykoproteinen*; kommt in zwei Varianten, **α-Mannosidase** und **β-Mannosidase**, vor; *s.a. Mannosidose*

Man|no|si|da|se|man|gel *m*: *→Mannosidose*

Man|no|si|do|se *f* (Ⓔ mannosidosis): ***Syn:*** *Mannosidasemangel, Mannosidasemangel-Syndrom, Mannosidosis*; autosomal-rezessiver Mangel an Mannosidase mit Störung des Glykogenabbaus; die **α-Mannosidose** [Mangel an α-Mannosidase] verläuft wesentlich schwerer [vergröbertes Gesicht, Dysostosis* multiplex, Muskelhypotonie, Hepatosplenomegalie, Katarakt, Schwerhörigkeit] als die durch einen Mangel an β-Mannosidase verursachte **β-Mannosidose**

Manns|toll|heit *f* (Ⓔ nymphomania): ***Syn:*** *Nymphomanie, Hysteromanie, Metromanie, Kytheromanie, Andromanie*; krankhaft gesteigerter heterosexueller Geschlechtstrieb von Frauen; kann sowohl neurotisch bedingt sein als auch im Rahmen einer Manie* auftreten

Ma|no|me|ter *nt* (Ⓔ manometer): Druckmesser

Ma|no|me|trie *f* (Ⓔ manometry): Druckmessung

ma|no|me|trisch *adj* (Ⓔ manometrical): Manometer betreffend

Man|schet|ten|lob|ek|to|mie *f* (Ⓔ bilobectomy): ***Syn:*** *Bilobektomie*; operative Entfernung zweier benachbarter Lungenlappen; meist im Rahmen einer Tumorentfernung

Mansfeld: Géza Mansfeld; ungarischer Pathologe (Budapest) im 20. Jahrhundert

Mansfeld-Effekt *m* (Ⓔ Mansfeld's phenomenon): Hyperplasie der Langerhans*-Inseln und Atrophie des Pankreasparenchyms bei Abflussbehinderung durch Obstruktion des Ductus* pancreaticus

Manson: Sir Patrick Manson; 1844–1922; britischer Tropenarzt (Hongkong, London)

Manson-Bilharziose *f* (Ⓔ Manson's schistosomiasis): ***Syn:*** *Manson-Krankheit, Schistosomiasis mansoni*; durch Schistosoma* mansoni hervorgerufene Schistosomiasis mit Leber- und Milzvergrößerung sowie Aszites; **Diagnose**: Eiernachweis im Stuhl; Antikörpernachweis im Serum [EIA, IF, HA]; **Therapie**: einmalige Gabe von Praziquantel* oral

Man|so|nel|la *f* (Ⓔ Mansonella): Filarienart, deren Vertreter [**Mansonella ozzardi, Mansonella perstans, Mansonella streptocerca**] als Parasiten und Krankheitserreger in Erscheinung treten

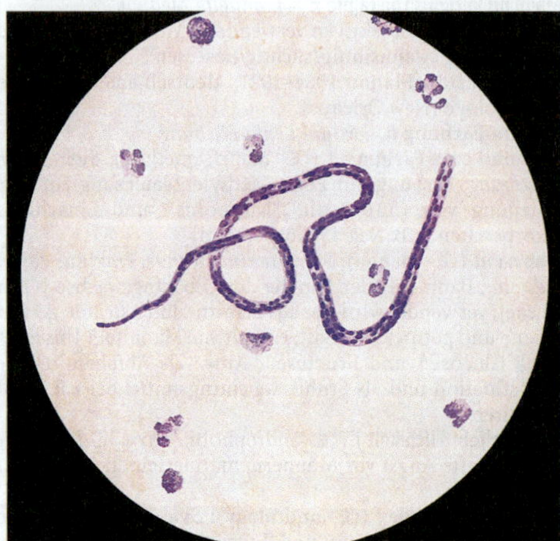

Abb. M34. Mansonella perstans

Man|so|nel|la|in|fek|ti|on *f*: *→Mansonelliasis*

Man|so|nel|li|a|sis *f, pl* **-ses** (Ⓔ mansonelliasis): ***Syn:*** *Mansonellainfektion, Mansonellose*; durch Mansonella*-Species verursachte Filarieninfektion tropischer Gebiete mit Lymphknotenschwellung, Exanthem, Fieber und Gelenkschwellung; **Diagnose**: Parasitennachweis im Blut; **Therapie**: Diethylcarbamazin*

Man|so|nel|lo|se *f*: *→Mansonelliasis*

Man|so|nia *f* (Ⓔ Mansonia): Stechmückengattung, die u.a. das Gelbfiebervirus überträgt

Man|tel|den|tin *nt* (Ⓔ mantle dentin): *s.u. Dentin*

Man|tel|kan|ten|syn|drom *nt* (Ⓔ parasagittal cortical syndrome): Bezeichnung für die neurologische Symptomatik bei Schädigung der oberen Teile von Gyrus* precentralis und postcentralis durch z.B. Meningeome*, Sinus-sagittalis-superior-Thrombose* oder Hirnmetastasen; führt zu spastischer Lähmung mit Paraparese der Beine, Sensibilitätsstörungen, Blasenstörungen und Stuhlinkontinenz

Man|tel|zel|le *f* (Ⓔ amphicyte): ***Syn:*** *Hüllzelle, Satellitenzelle, Lemnozyt, Amphizyt*; zur Neuroglia* gehörende Zelle des peripheren Nervensystems, die z.B. den Zellleib der Nervenzellen in den Spinalganglien umgibt

Man|tel|zell|lym|phom *nt* (Ⓔ mantle cell lymphoma): *s.u. Essay Non-Hodgkin-Lymphome S. 1517*

M-Antigen *nt* (Ⓔ **1.–3.** M antigen): ***Syn:*** *M-Protein*; **1.** ***Syn:*** *M-Protein, Mukosus-Antigen*; Antigen schleimbildender Bakterien **2.** ***Syn:*** *M-Protein*; Protein in den Fimbrien von Streptococcus* pyogenes **3.** ***Syn:*** *M-Protein*; Antigen M des MNSs-Blutgruppensystems*

Ma|nu|al|the|ra|pie *f*: *→manuelle Medizin*

ma|nu|bri|o|ster|nal *adj* (Ⓔ manubriosternal): Manubrium und Brustbeinkörper/Corpus sterni betreffend oder verbindend

Ma|nu|bri|o|ster|nal|ge|lenk *nt* (Ⓔ manubriosternal joint): ***Syn:*** *Symphysis manubriosternalis, Synchondrosis manubriosternalis*; knorpelige Verbindung von Schwertgriff und Brustbeinkörper; *s.u. Sternum*

Ma|nu|bri|um *nt* (Ⓔ manubrium): Griff

Manubrium mallei (Ⓔ manubrium of malleus): Hammergriff; *s.u. Malleus*

Manubrium sterni (Ⓔ manubrium of sternum): Schwertgriff; *s.u. Sternum*

ma|nu|ell *adj* (Ⓔ manual): mit der Hand oder den Händen

Ma|nus *m, pl* **-nus** (Ⓔ manus): Hand

Manus valga: *→Madelung-Deformität*

Manus vara (Ⓔ ulnar clubhand): ***Syn:*** *Klumphand*; angeborene oder erworbene Radialfehlstellung der Hand

MAO *Abk.*: **1.** maximal acid output **2.** *→Monoaminooxidase* **3.** *→Monoaminoxidase*

MAOB *Abk.*: Monoaminooxidase B

MAOH *Abk.*: **1.** *→MAO-Hemmer* **2.** *→Monoaminoxidasehemmer*

MAO-Hemmer *pl*: *→Monoaminoxidasehemmer*

MAOI *Abk.*: Monoaminooxidaseinhibitor

MAOS *Abk.*: mikrosomales Alkohol-Oxidationssystem

MAP *Abk.*: **1.** Makroalbumin-Partikel **2.** M-assoziiertes Protein **3.** mean arterial pressure **4.** Melphalan, Adriamycin, Prednison **5.** Membranaktionspotential **6.** 6-Methyl-17-acetoxyprogesteron **7.** mitogen-aktivierte Proteinkinase **8.** mittleres Aktionspotential **9.** monophasisches Aktionspotential **10.** Mundantrumperforation **11.** Muskeladenosinphosphorsäure **12.** Muskelaktionspotential **13.** Muskelantwortpotential

MAPC *Abk.*: multipotent adult progenitor cells

MAPK *Abk.*: MAP-Kinase

MAPKK *Abk.*: MAP-Kinase-Kinase

Ma|pro|ti|lin *nt* (Ⓔ maprotiline): tetrazyklisches Antidepressivum* vom Imipramin-Typ; HWZ 43 h

MAP-Zellen *pl* (Ⓔ multipotent adult progenitor cells): ***Syn:*** *multipotente adulte Progenitorzellen*; *s.u. Essay Stammzellen – therapeutisches Klonieren S. 2021*

MAQ *Abk.*: mittleres Abweichungsquadrat

mÄq *Abk.*: Milliäquivalent

MAR *Abk.*: maximal akzeptables Risiko

ma|ran|tisch *adj* (Ⓔ marantic): ***Syn:*** *marastisch*; Marasmus

M

betreffend, abgezehrt, verfallen

Ma|ras|mus *m* (Ⓔ marasmus): durch eine Minder- oder Fehlernährung und den dadurch bedingten Protein-Energie-Mangel verursachter körperlicher Verfall, z.B. bei Alkoholkrankheit

ma|ras|tisch *adj*: *→ marantisch*

Marburg-Fieber *nt* (Ⓔ Marburg disease): ***Syn:*** *Marburg-Viruskrankheit*; schweres hämorrhagisches Fieber durch das Marburg-Virus*; trat erstmals 1967 in Marburg und Frankfurt bei Tierpflegern von Grünaffen aus Uganda auf; 1975, 1980 und 1987 wurden Fälle in Süd- und Ostafrika berichtet; **Klinik**: nach einer Inkubationszeit von 5–7 Tagen kommt es zu einem plötzlichen Krankheitsausbruch mit Fieber, Kopfschmerzen, Schüttelfrost, Muskelschmerzen, Exanthem, Erbrechen, Schwindel, Durchfall, Blutungen, Blutdruckabfall und Apathie; **Diagnose**: Nachweis von Serumantikörpern [IF, ELISA]; bisher gibt es keine **Therapie**; Behandlung der Symptome bessert aber die Prognose; die Letalität liegt bei 15–25 %; *s.a. Ebolaviruskrankheit*

Marburg-Virus *nt* (Ⓔ Marburg virus): dem Ebola-Virus* verwandetes Filovirus*; hoch kontagiöser Erreger der Marburg-Viruskrankheit*

Marburg-Viruskrankheit *f*: *→ Marburg-Fieber*

Marchesani: Oswald Marchesani; 1900–1952; deutscher Augenarzt (Hamburg)

Marchesani-Syndrom *nt*: *→ Weill-Marchesani-Syndrom*

Marchiafava: Ettore Marchiafava; 1847–1935; italienischer Pathologe (Rom)

Marchiafava-Bignami-Krankheit *f* (Ⓔ Marchiafava-Bignami syndrome): ***Syn:*** *progressive alkoholische Demenz, Corpus-callosum-Demyelinisierung*; durch einen chronischen Alkoholismus [v.a. bei Rotweinkonsum] verursachte Degeneration des Balkens [Corpus* callosum]; verläuft i.d.R. schubartig mit Abbau von Persönlichkeit und Sprachvermögen, Tremor*, Demenz*, Spastik* und Marasmus*; es gibt aber auch akute [tödlich innerhalb von Tagen] und subakute [Tod innerhalb weniger Wochen] Verlaufsformen

Marchiafava-Micheli-Anämie *f* (Ⓔ Marchiafava-Micheli syndrome): ***Syn:*** *paroxysmale nächtliche Hämoglobinurie, Schlafhämoglobinurie*; chronisch hämolytische Anämie* mit nächtlicher Hämoglobinurie*, Gelbsucht und Milzvergrößerung

Marcus-Gunn: *s.u. Gunn*

Marey: Etienne J. Marey; 1830–1904; französischer Physiologe

Marey-Reflex *m* (Ⓔ Marey's law): reflektorischer Anstieg der Herzfrequenz bei Abfall des Blutdrucks in der Aorta*

Marfan: Antoine-Bernard Marfan; 1858–1942; französischer Kinderarzt (Paris)

Marfan-Syndrom *nt* (Ⓔ Marfan's disease): ***Syn:*** *Arachnodaktylie-Syndrom, Achard-Marfan-Syndrom*; autosomal-dominantes Syndrom mit skelettalen, okulären und kardiovaskulären Fehlbildungen; **Klinik**: auffällig sind lange schlanke Glieder, die im Vergleich zum Rumpf zu lang sind; lange, schmale Hände [Madonnenhände], Finger [Spinnenfinger] und Füße; Großwuchs; gotischer Gaumen mit Gebissanomalien [Malokklusion, Retrognathie, lange, unregelmäßig stehende Zähne]; Hühner- oder Trichterbrust; Kyphose; Skoliose; Flachrücken; überstreckbare Gelenke; dazu kommen noch Augensymptome [Linsenluxation] und Symptome des Herz-Kreislauf-Systems [Aortendilatation, -dissektion] [*Abb. M35, Tab. M36*]

mar|gi|nal *adj* (Ⓔ marginal): den Rand/Margo betreffend, am Rand liegend, einen Randbezirk betreffend, randständig, wandständig

Mar|gi|nal|zo|nen|lym|phom *nt* (Ⓔ marginal zone lymphoma): *s.u. Essay Non-Hodgkin-Lymphome S. 1517*

Mar|go *m, pl* **-gi|nes** (Ⓔ margin): Rand, Saum, Kante

Margo acetabuli (Ⓔ acetabular limbus): ***Syn:*** *Pfannenrand, Azetabulumrand, Limbus acetabuli*; Knochenwulst, der den Rand der Hüftgelenkspfanne [Acetabulum*] bildet

Margo anterior (Ⓔ anterior margin): Vorderrand, Vorderkante

Margo anterior fibulae (Ⓔ anterior margin of fibula): vordere Fibulakante; *s.u. Corpus fibulae*

Margo anterior pulmonis (Ⓔ anterior margin of lung): vorderer Lungenrand; *s.a. Lunge*

Margo anterior radii (Ⓔ anterior margin of radius): Vorderkante des Radius*

Margo anterior testis (Ⓔ anterior margin of testis): vorderer/konvexer Hodenrand; *s.u. Hoden*

Margo anterior tibiae (Ⓔ anterior margin of tibia): vordere Schienbeinkante; *s.u. Schienbeinschaft*

Margo anterior ulnae (Ⓔ anterior margin of ulna): Vorderkante der Ulna*

Margo arcuatus hiatus saphenus: *→ Margo falciformis hiatus saphenus*

Margo ciliaris iridis (Ⓔ ciliary margin of iris): äußerer/ziliarer Irisrand; *s.u. Iris*

Margo dexter cordis (Ⓔ right margin of heart): rechter Herzrand

Margo falciformis hiatus saphenus (Ⓔ falciform margin of hiatus saphenus): ***Syn:*** *Margo arcuatus hiatus saphenus*; sichelförmiger Rand des Hiatus* saphenus

Margo fibularis pedis: *→ Margo lateralis pedis*

Margo frontalis alaris majoris ossis sphenoidalis (Ⓔ frontal margin of great wing of sphenoid bone): Vorderrand des großen Keilbeinflügels [Ala* major ossis sphenoidalis]

Margo frontalis ossis parietalis (Ⓔ anterior margin of parietal bone): Vorderrand des Scheitelbeins [Os* parietale]

Margo gingivalis (Ⓔ gingival margin): Zahnfleischsaum;

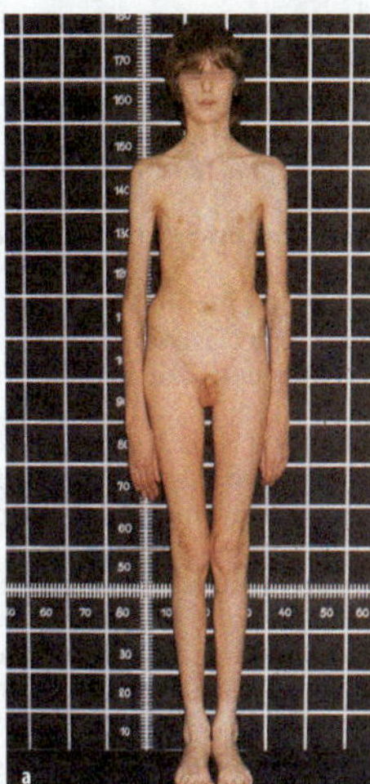

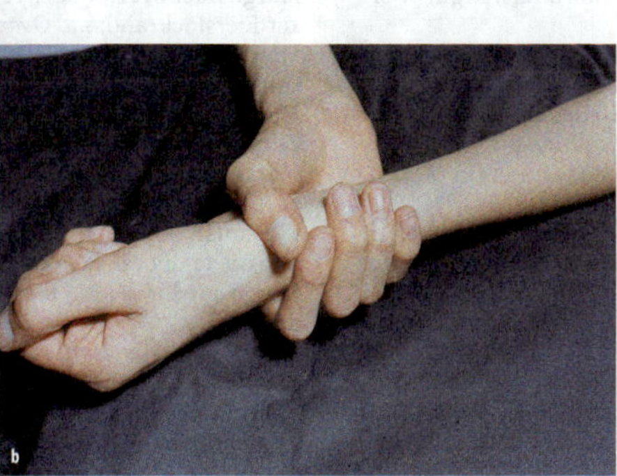

Abb. M35. Marfan-Syndrom. **a** 12-jähriger Junge mit Marfan-Syndrom **b** Marfan-Zeichen

M

Tab. M36. Diagnostische Kriterien des Marfan-Syndroms

	Hauptkriterien	Nebenkriterien
Skelettsystem	Hühnerbrust operationspflichtige Trichterbrust Verhältnis von oberem zu unterem Segment vermindert oder von Armspanne zu Größe erhöht Positives Daumen- und Handgelenkzeichen Skoliose >20° oder Spondylolisthesis Ellenbogenstreckung <170° Pes planus mit medialer Dislokation des inneren Malleolus Lumbosakrale Ektasie (CT oder MRI) Protrusio acetabuli (radiologisch)	Milde Trichterbrust Überstreckbare Gelenke Hoher, gotischer Gaumen mit Zahnfehlstellungen Gesichtsausdruck (Dolichozephalie, Wangenknochenhypoplasie, Enophthalmus, Retrognathie, antimongoloide Lidachse) nichtfamiliärer Großwuchs
Augen	Linsenluxation oder -subluxation	Abnorm flache Cornea oder Megalocornea Verlängerung der Bulbusachse (Ultraschall) Hypoplasie von Iris oder Ziliarmuskel
Kardiovaskuläres System	Dilatation von Aorta ascendens und Sinus valsavae, mit oder Aorteninsuffizienz Dissektion der Aorta ascendens	Mitralklappenprolaps mit/ohne Insuffizienz Dilatation der Arteria pulmonalis vor dem 40. Lebensjahr ohne Pulmonalstenose oder pulmonale Hypertonie Verkalkung des Anulus mitralis vor dem 40. Lebensjahr Dilatation/Dissektion der Aorta descendens vor dem 50. Lebensjahr
Lungen	(keine)	Spontaner Pneumothorax Apikale Emphysemblasen
Haut/Integument	(keine)	Rezidivierende Leisten- oder Inzisionshernien Striae distensae, nicht verursacht durch starke Gewichtsschwankungen oder Schwangerschaft
Familiarität	Verwandter 1. Grades erfüllt unabhängig von Indexperson die diagnostischen Kriterien FBN1-Mutation, die für MFS ursächlich bekannt ist	(keine)

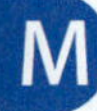

s.u. Gingiva

Margo incisalis dentis (Ⓔ cutting edge): Schneidekante der Zähne

Margo inferior (Ⓔ inferior margin): unterer Rand, Unterrand

Margo inferior hemispherii cerebri: *→Margo inferolateralis*

Margo inferior hepatis (Ⓔ inferior margin of liver): Unterrand der Leber*

Margo inferior lienis (Ⓔ inferior margin of spleen): Margo inferior splenica

Margo inferior pulmonis (Ⓔ inferior margin of lung): Unterrand der Lunge*

Margo inferior splenica (Ⓔ inferior margin of spleen): unterer Milzrand; *s.u. Milz*

Margo inferolateralis (Ⓔ inferolateral margin): ***Syn:*** *Margo inferior hemispherii cerebri*; unterer, lateraler Rand der Großhirnhemisphäre [Hemispherium* cerebri]

Margo inferomedialis (Ⓔ inferomedial margin): ***Syn:*** *Margo medialis hemispherii cerebri*; unterer, medialer Rand der Kleinhirnhemisphäre [Hemispherium* cerebri]

Margo infraorbitalis maxillae (Ⓔ infraorbital margin of maxilla): Wulst am Unterrand der Orbita, der den Übergang von Facies orbitalis zu Facies anterior des Corpus maxillae des Oberkiefers [Maxilla*] markiert

Margo infraorbitalis orbitae (Ⓔ infraorbital margin of orbita): Unterrand der Orbita*

Margo interosseus (Ⓔ interosseous margin): Kante eines Knochens, die einem anderen Knochen gegenüberliegt

Margo interosseus fibulae (Ⓔ interosseous margin of fibula): mittlere Fibulakante; *s.u. Corpus fibulae*

Margo interosseus radii (Ⓔ interosseous margin of radius): *s.u. Corpus radii*

Margo interosseus tibiae (Ⓔ interosseous margin of tibia): innere Kante des Schienbeins [Tibia*], die mit der Margo* interosseus fibulae durch die Membrana* interossea cruris verbunden ist

Margo interosseus ulnae (Ⓔ interosseous margin of ulna): ***Syn:*** *Corpus ulnae*; Mittelteil der Elle [Ulna*], der im Querschnitt dreieckig ist; die innere Kante [**Margo interosseus ulnae**] dient der Membrana* interossea antebrachii als Ansatz

Margo lacrimalis corporis maxillae (Ⓔ lacrimal margin of maxilla): Hinterrand des Processus frontalis des Oberkiefers [Maxilla*], am Ansatz des Tränenbeins [Os* lacrimale]

Margo lambdoideus (Ⓔ lambdoid margin): λ-förmiger Rand des Hinterhauptsbeins [Os* occipitale]; bildet die Grundlage für die Sutura* lambdoidea

Margo lateralis (Ⓔ lateral margin): Außenrand, seitlicher Rand

Margo lateralis antebrachii (Ⓔ lateral margin of forearm): ***Syn:*** *Margo radialis antebrachii*; Radialseite des Unterams; Außenseite des Unterarms

Margo lateralis humeri (Ⓔ lateral margin of humerus): *s.u. Humerus*

Margo lateralis orbitae (Ⓔ lateral margin of orbit): Seitenrand der Orbita*

Margo lateralis pedis (Ⓔ lateral margin of foot): ***Syn:*** *Margo fibularis pedis*; Außenrand des Fußes, Wadenbeinrand des Fußes

Margo lateralis renis (Ⓔ lateral margin of kidney): *s.u. Niere*

Margo lateralis scapulae (Ⓔ lateral margin of scapula): Außenrand des Schulterblattes [Scapula*]

Margo lateralis unguis (Ⓔ lateral margin of nail): Seitenrand des Nagels*

Margo liber ovarii (Ⓔ free margin of ovary): freier/konvexer Eierstockrand; *s.u. Ovar*

Margo liber unguis (Ⓔ free margin of nail): ***Syn:*** *Schnittkante, Abnutzungskante*; vorderer/freier Nagelrand; *s.u. Nagel*

Margo linguae (Ⓔ margin of tongue): Zungenrand; *s.u. Zunge*

Margo mastoideus ossis occipitalis (Ⓔ mastoid margin of occipital bone): Randabschnitt der Hinterhauptsschuppe [Squama* occipitalis], der an das Felsenbein* [Pars* petrosa ossis temporalis] stößt

Margo medialis (Ⓔ medial margin): medialer Rand, Innenrand

Margo medialis antebrachii (Ⓔ medial margin of forearm): ***Syn:*** *Margo ulnaris antebrachii*; Medialseite des Unterarms, Ulnarseite des Unterarms

Margo medialis fibulae (Ⓔ marginal crest of tooth): *s.u. Corpus fibulae*

Margo medialis glandulae suprarenalis (Ⓔ medial margin of suprarenal gland): medialer Rand der Nebenniere*
Margo medialis hemispherii cerebri: →*Margo inferomedialis*
Margo medialis humeri (Ⓔ medial margin of humerus): *s.u. Humerus*
Margo medialis orbitae (Ⓔ medial margin of orbit): medialer Rand der Orbita*
Margo medialis pedis (Ⓔ medial border of foot): ***Syn:*** *Margo tibialis pedis*; Innenrand des Fußes; Schienbeinrand des Fußes
Margo medialis renis (Ⓔ medial margin of kidney): *s.u. Niere*
Margo medialis scapulae (Ⓔ medial margin of scapula): Innenrand des Schulterblattes [Scapula*]
Margo medialis tibiae (Ⓔ medial margin of tibia): seitliche Schienbeinkante, die Rückfläche [Facies posterior] und Seitenfläche [Facies lateralis] des Schienbeinkörpers [Corpus* tibiae] trennt
Margo mesovaricus ovarii (Ⓔ mesovarial margin of ovary): Mesovarialrand/Vorderrand des Eierstocks; *s.u. Ovar*
Margo nasalis ossis frontalis (Ⓔ nasal margin of frontal bone): Rand der Pars nasalis des Stirnbeins [Os* frontale], der mit dem Nasenbein [Os* nasale] artikuliert
Margo occipitalis ossis parietalis (Ⓔ occipital margin of parietal bone): Hinterrand des Scheitelbeins [Os* parietale], der mit dem Os* occipitale die Sutura* lambdoidea bildet
Margo occipitalis ossis temporalis (Ⓔ occipital margin of temporal bone): Rand des Felsenbeins [Pars* petrosa ossis temporalis], der mit dem Margo* mastoideus ossis occipitalis artikuliert
Margo occultus unguis (Ⓔ hidden margin of nail): Hinterrand des Nagels*
Margo orbitalis (Ⓔ orbital margin): vorderer Rand der Augenhöhle [Orbita*]
Margo parietalis alaris majoris ossis sphenoidalis (Ⓔ parietal margin of great wing of sphenoid bone): Scheitelbeinrand des großen Keilbeinflügels [Ala* major ossis sphenoidalis]
Margo parietalis ossis frontalis (Ⓔ parietal margin of frontal bone): hinterer Rand des Stirnbeins [Os* frontale], der den Scheitelbeinen zugewandt ist
Margo parietalis ossis temporalis (Ⓔ parietal margin of temporal bone): oberer Rand des Felsenbeins [Pars* petrosa ossis temporalis]; stößt an das Scheitelbein [Os* parietale]
Margo posterior (Ⓔ posterior margin): Hinterrand, hinterer Rand
Margo posterior fibulae (Ⓔ posterior margin of fibula): hintere Fibulakante; *s.u. Corpus fibulae*
Margo posterior partis petrosae (Ⓔ posterior border of petrous part of temporal bone): hinterer Rand des Felsenbeins [Pars* petrosa ossis temporalis]
Margo posterior radii (Ⓔ posterior margin of radius): Hinterrand des Radius*
Margo posterior testis (Ⓔ posterior margin of testis): Hinterrand des Hodens; *s.u. Hoden*
Margo posterior ulnae (Ⓔ posterior margin of ulna): Hinterrand der Ulna*
Margo pupillaris iridis (Ⓔ pupillary margin of iris): innerer Rand oder Pupillenrand der Iris; *s.u. Iris*
Margo radialis antebrachii: →*Margo lateralis antebrachii*
Margo sagittalis ossis parietalis (Ⓔ sagittal margin of parietal bone): Oberrand des Scheitelbeins [Os* parietale], der mit dem Oberrand des anderen Scheitelbeins die Sutura* sagittalis bildet
Margo sphenoidalis ossis temporalis (Ⓔ sphenoidal margin of temporal bone): dem Keilbein [Os* sphenoidale] zugekehrter Rand des Schläfenbeins [Os* temporale]
Margo squamosus alaris majoris ossis sphenoidalis (Ⓔ squamous margin of great wing of sphenoid bone): der Schläfenbeinschuppe [Squama* ossis temporalis] zugekehrter Rand des großen Keilbeinflügels [Ala* major ossis sphenoidalis]
Margo squamosus ossis parietalis (Ⓔ squamous margin of parietal bone): der Schläfenbeinschuppe [Squama* ossis temporalis] zugekehrter Rand des Scheitelbeins [Os* parietale]
Margo superior (Ⓔ superior margin): oberer Rand, Oberrand
Margo superior glandulae suprarenalis (Ⓔ superior margin of suprarenal gland): Oberrand der Nebenniere*
Margo superior hemispherii cerebri: →*Margo superomedialis*
Margo superior partis petrosae (Ⓔ superior border of petrous part of temporal bone): Oberrand des Felsenbeins [Pars* petrosa ossis temporalis]
Margo superior scapulae (Ⓔ superior margin of scapula): Oberrand des Schulterblattes [Scapula*]
Margo superior splenica (Ⓔ superior margin of spleen): oberer Milzrand; *s.u. Milz*
Margo superomedialis (Ⓔ superomedial margin): ***Syn:*** *Margo superior hemispherii cerebri*; Oberrand der Großhirnhemisphäre [Hemispherium* cerebri]
Margo supraorbitalis orbitae (Ⓔ supraorbital margin of orbit): Oberrand der Orbita*
Margo supraorbitalis ossis frontalis (Ⓔ supraorbital margin of frontal bone): vorderer, unterer Rand des Stirnbeins [Os* frontale]
Margo tibialis pedis: →*Margo medialis pedis*
Margo ulnaris antebrachii: →*Margo medialis antebrachii*
Margo uteri (Ⓔ margin of uterus): Gebärmutterrand; *s.u. Uterus*
Margo zygomaticus alaris majoris ossis sphenoidalis (Ⓔ zygomatic margin of great wing of sphenoid bone): dem Jochbein [Os* zygomaticum] zugewandter Rand des großen Keilbeinflügels [Ala* major ossis sphenoidalis]

Marie: Pierre Marie; 1853–1940; französischer Neurologe (Paris)
Marie-Bamberger-Syndrom *nt* (Ⓔ Marie-Bamberger disease): ***Syn:*** *Akropachie, Bamberger-Marie-Syndrom, Bamberger-Pierre-Marie-Syndrom, hypertrophische pulmonale Osteoarthropathie*; durch chronische Lungenerkrankungen ausgelöste schmerzhafte Schwellung von Gelenken [Knie, Ellenbogen, Füße, Handgelenke], hyperplastische Periostitis der Diaphyse langer Röhrenknochen, Trommelschlegelfinger und Weichteilschwellungen
Marie-Foix-Zeichen *nt* (Ⓔ Marie-Foix sign): langsame passive Beugung von Zehen und Fuß löst bei Pyramidenbahnschädigung einen Massebeugungsreflex [**Marie-Foix-Reflex**] aus
Marie-Krankheit *f* (Ⓔ Marie's disease): ***Syn:*** *Akromegalie, Marie-Syndrom*; durch einen erhöhten Wachstumshormonspiegel verursachte Vergrößerung der Akren [Ohren, Nase, Kinn, Finger, Füße] nach dem Abschluss des Wachstumsalters; weitere Symptome sind Diabetes* mellitus, Amenorrhoe*, Hirsutismus*, Impotenz; die Ursache ist meist ein Hypophysenadenom, das auch zu bitemporaler Hemianopsie* und Stauungspapille führen kann
Marie-Sée-Syndrom *nt* (Ⓔ Marie-Sée syndrome): akuter, benigner, hypersekretorischer Hydrozephalus* bei Säuglingen bei Vitamin-A-Hypervitaminose
Marie-Strümpell-Krankheit *f*: →*Bechterew-Krankheit*
Marie-Syndrom *nt*: →*Marie-Krankheit*

Ma|ri|en|dis|tel *f* (Ⓔ saint-mary's-thistle): ***Syn:*** *Silybum marianum, Carduus marianus*; Pflanze aus der Familie der Korbblütler [Asteraceae]; verwendet werden die Früchte [**Cardui mariae fructus**], die Silymarin* enthalten; **Anw.:** traditionell als Leber- und Gallentherapeutikum

Ma|ri|hu|a|na *nt* (Ⓔ marihuana): getrocknete Pflanzenteile des indischen Hanfs*; werden v.a. in den USA als Rauschgift verwendet; man schätzt, dass weltweit 200 Millionen Menschen regelmäßig Marihuana rauchen; in den letzten Jahren gibt es in einigen Ländern Bemühungen Marihuana für medizinische Zwecke zu legalisieren, weil es bei chronischen Schmerzzuständen [v.a. bei multipler Sklerose*] eine ausgezeichnete analgetische Wirkung haben soll

Marihuana-Typ *m* (Ⓔ marihuana type dependence): *s.u. Drogenabhängigkeit*

Marinescu: Georges Marinescu; 1863–1938; rumänischer Neurologe (Bukarest)

M

Marinescu-Sjögren-Syndrom *nt* (Ⓔ Marinesco-Sjögren syndrome): seltene, autosomal-rezessive Erkrankung mit spinozerebellärer Ataxie*, Dysarthrie*, Dysmetrie*, Katarakt*, Minderwuchs und psychomotorischer Retardierung

Marion: Jean Baptiste Marion; 1869–1960; französischer Urologe

Marion-Syndrom *nt* (Ⓔ Marion's disease): kongenitale Blasenhalsstenose* durch eine Sphinkterfehlbildung und Störung der Innervation, die i.d.R. bei Jungen auftritt; führt zu Restharn mit Überlaufinkontinenz, Balkenblase und rezidivierenden Harnwegsinfekten

Ma|ris|ken *pl* (Ⓔ anal tags): ***Syn:*** *Analfalten*; nach perianalen Venenthrombosen zurückbleibende Hautfalten am äußeren Anus

Mark *nt*: *→Medulla*

verlängertes Mark: *→Medulla oblongata*

mark|ähn|lich *adj* (Ⓔ medullary): medullar*

Mar|ker *m* (Ⓔ **1.–2.** marker): **1.** ***Syn:*** *Markersubstanz*; Substanz [z.B. Enzym, Hormon, Protein], dessen Vorhandensein oder vermehrtes oder vermindertes Auftreten Hinweis auf eine bestimmte Veränderung oder Erkrankung gibt; *s.a. Tumormarker* **2.** ***Syn:*** *Markierungsgen, Markergen*; Gen, dessen erkennbares oder nachweisbares Vorhandensein das Vorhandensein anderer Gene oder eines bestimmten Chromosoms beweist

Mar|ker|gen *nt*: *→Marker 2.*

Mar|ker|sub|stanz *f*: *→Marker 1.*

Marker-X-Syndrom *nt*: *→Fragiles-X-Syndrom*

Mark|ex|zi|si|on *f* (Ⓔ medullectomy): ***Syn:*** *Medullektomie*; operative Entfernung des Organmarks

Mark|hirn *nt*: *→Medulla oblongata*

Mark|höh|le *f* (Ⓔ marrow cavity): ***Syn:*** *Knochenmarkhöhle, Cavitas medullaris*; mit Knochenmark* gefüllter Hohlraum langer Knochen

Mar|kie|rungs|gen *nt*: *→Marker 2.*

Mark|la|mel|le, la|te|ra|le *f* (Ⓔ lateral medullary lamina): *s.u. Globus pallidus*

Mark|la|mel|le, me|di|a|le *f* (Ⓔ medial medullary lamina): *s.u. Globus pallidus*

Mark|na|gel|os|te|o|syn|the|se *f* (Ⓔ medullary nailing): operative Frakturbehandlung unter Verwendung von sog. Marknägeln [Marknagelung*] oder Stiften [z.B. Prévot-Stifte]

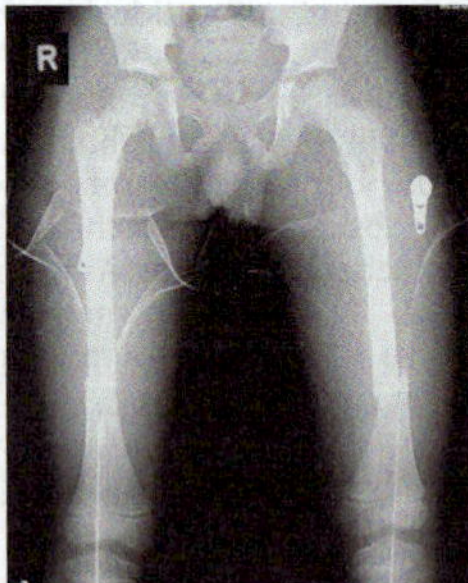

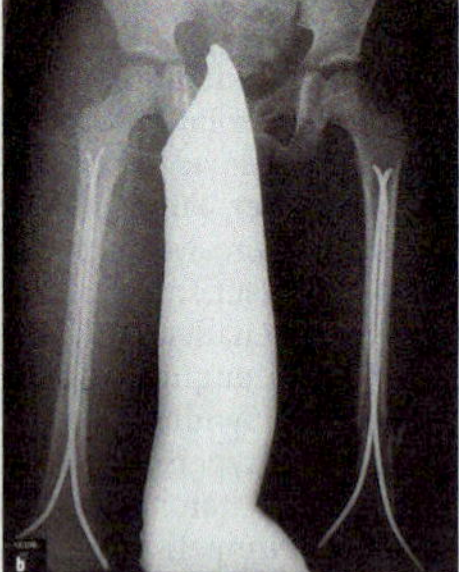

Abb. M37. Marknagelosteosynthese mit Prévot-Stiften bei beidseitiger Oberschenkelschaftfraktur

Mark|na|ge|lung *f* (Ⓔ medullary nailing): 1940 von Küntscher* eingeführte Stabilisierung einer Fraktur langer Röhrenknochen [Femur, Tibia, Humerus] durch einen Knochennagel; Ziel ist die weitgehende Wiederherstellung von Länge, Achse und Rotation; eine exakte anatomische Reposition der Fragmente ist weder möglich noch geplant; die früher häufige **offene Marknagelung** wird heute nur noch selten durchgeführt; bei der **gedeckten Marknagelung** wird die Frakturzone nicht eröffnet, sondern der Nagel wird frakturfern [z.B. im Trochanter] eingebracht, und die Reposition erfolgt geschlossen [meist im Extensionstisch]; die Verwendung von **Verriegelungsnägeln**, die distal und proximal der Fraktur mit Schrauben fixiert werden, gibt der Nagelung eine hohe Rotationsstabilität

mark|nah *adj* (Ⓔ juxtamedullary): juxtamedullär*

Mark|phleg|mo|ne *f* (Ⓔ **1.–2.** phlegmonous myelitis): **1.** eitrige Entzündung des Knochenmarks; *s.a. Osteomyelitis* **2.** eitrige Entzündung der Marksubstanz des Gehirns

Mark|raum *m*: *→Markhöhle*

Mark|rei|fung *f*: *→Myelogenese*

Mark|schei|de *f*: *→Myelinscheide*

Mark|schei|den|bil|dung *f*: *→Myelogenese*

Mark|schei|den|po|ly|neu|ro|pa|thie *f* (Ⓔ demyelinating polyneuropathy): *s.u. Polyneuropathie*

Mark|schei|den|rei|fung *f*: *→Myelogenese*

Mark|schwamm|nie|re *f* (Ⓔ medullary sponge kidney): ***Syn:*** *Schwammniere*; angeborene, aber nicht erbliche Nierenfehlbildung mit kleinen Zysten der Marksubstanz, die der Niere ein schwammartiges Aussehen verleihen; betrifft in 75 % der Fälle beide Nieren; die Häufigkeit beträgt 1:10.000; mehr als die Hälfte der Patienten bleibt zeitlebens asymptomatisch und wird nur zufällig entdeckt; bei 30–50 % kommt es zu renaler Hyperkalziurie* und meist auch renal tubulärer Azidose* und rezidivierender Urolithiasis*; oft kommt es auch zu rezidivierenden Harnwegsinfekten und Makrohämaturie; **Diagnose**: Ultraschall, CT, Infusionsurographie; **Therapie**: symptomatische Behandlung der Urolithiasis; Rezidivprophylaxe mit Thiaziddiuretika* [*Abb. M39*]

Mark|se|gel, o|be|res *nt* (Ⓔ superior medullary velum): ***Syn:*** *Velum medullare superius*; *s.u. Tegmen ventriculi quarti*

Abb. M38. Retrograde ungebohrte Marknagelung mit Verriegelung

Mark|se|gel, un|te|res *nt* (Ⓔ inferior medullary velum): ***Syn:*** *Velum medullare inferius*; *s.u. Tegmen ventriculi quarti*

Mark|si|nus *pl* (Ⓔ medullary sinus): *s.u. Lymphknoten*

Mark|strah|len *pl* (Ⓔ medullary rays): Radii medullares renis; *s.u. Nierenrinde*

Mark|strän|ge *pl* (Ⓔ medullary cords): *s.u. Lymphknoten*

Markstränge des Rückenmarks (Ⓔ funiculi of spinal cord): ***Syn:*** *Funiculi medullae spinalis*; die weiße Rückenmarkssubstanz [Substantia* alba medullae spinalis] wird in drei Markstränge unterteilt, die außen die graue Substanz umgeben: **Vorderstrang** [Funiculus* anterior medullae spinalis], **Seitenstrang** [Funiculus* lateralis medullae spinalis] und **Hinterstrang** [Funiculus* posterior medullae spinalis]; die Verbindung zwischen den Marksträngen der rechten und linken Seite erfolgt vorne durch die Commissura alba anterior und hinten durch die Commissura alba posterior

Mark|sub|stanz *f* (Ⓔ medullary substance): ***Syn:*** *weiße Substanz, Substantia alba*; aus markhaltigen und marklosen

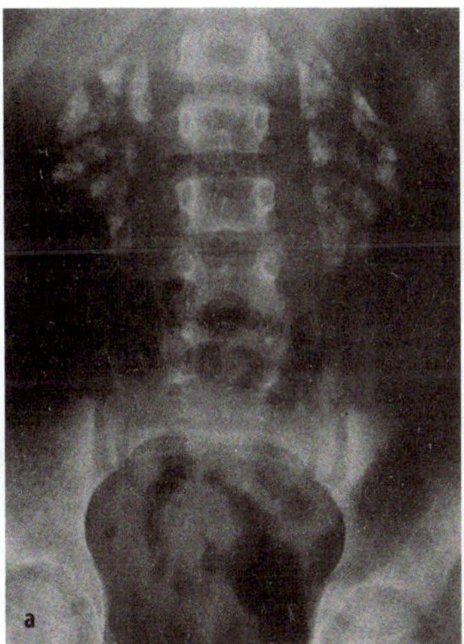

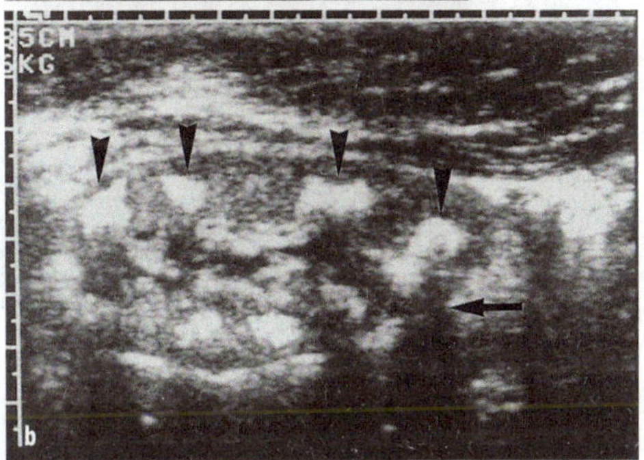

Abb. M39. Markschwammniere mit Nephrokalzinose. **a** Leeraufnahme, **b** echofreie Papillen [Pfeilspitzen] und Schallschatten [Pfeil] im Sonogramm

Nervenfasern, Gliazellen und Blutgefäßen aufgebaute weiße Substanz des Zentralnervensystems [Hirn- und Rückenmark]; im Rückenmark umgibt sie als äußerer Mantel die innen liegende graue Substanz [Substantia* grisea], im Gehirn liegt sie unter der grauen Hirnrinde und umschließt die zentralen Kerngebiete

Marlmorlknolchenlkranklheit *f* (Ⓔ marble bones): ***Syn:*** *Albers-Schönberg-Krankheit, Osteopetrose, Osteopetrosis*; seltene, angeborene Störung der normalen Knochenbildung mit generalisierter Sklerose und Verhärtung der Knochen, Anämie, extramedullärer Blutbildung und Splenomegalie

Marlmorlwirlbel *m* (Ⓔ eburnated vertebra): ***Syn:*** *Elfenbeinwirbel*; Wirbel mit diffus verdichteter Struktur

Maroteaux: Pierre Maroteaux; geb. 1926; französischer Kinderarzt (Paris)

Maroteaux-Lamy-Syndrom *nt* (Ⓔ Maroteaux-Lamy syndrome): ***Syn:*** *Morbus Maroteaux-Lamy, Mukopolysaccharidose VI*; im 2.–3. Lebensjahr beginnende Mukopolysaccharidose* mit Wachstumsstörung, Knochendysplasie, Hornhauttrübung und Hepatomegalie*; anfänglich normale Intelligenzentwicklung, später aber Intelligenzabbau

Marlrulbii herlba *f* (Ⓔ horehound herb): getrocknete Blätter und obere Pflanzenteile von Andorn*

Marlrulbilum vullgalre *nt*: → *Andorn*

Marschlallbulminlulrie *f*: → *Marschproteinurie*

Marschlfrakltur *f* (Ⓔ march fracture): ***Syn:*** *Deutschländer-Fraktur*; Spontanfraktur von Mittelfußknochen durch Überbelastung

Marschlhälmatlulrie *f* (Ⓔ march hematuria): Hämaturie nach längerer Anstrengung [z.B. Marschieren]

Marschlhälmolglolbinlulrie *f* (Ⓔ march hemoglobinuria): Hämoglobinurie* nach längerer Anstrengung [z.B. Marschieren]

Marschlprolteliniulrie *f* (Ⓔ effort proteinuria): ***Syn:*** *Marschalbuminurie, Anstrengungsalbuminurie, Anstrengungsproteinurie*; Form der orthostatischen Proteinurie* nach längerer Anstrengung [z.B. Marschieren]

Marshall: **1.** John Marshall; 1818–1891; englischer Anatom (London) **2.** Victor F. Marshall; amerikanischer Urologe im 20. Jahrhundert

Marshall-Falte *f* (Ⓔ Marshall's fold): ***Syn:*** *Plica venae cavae sinistrae*; Perikardfalte über dem linken Vorhof

Kolposuspension nach Marshall-Marchetti-Krantz *f*: → *Marshall-Marchetti-Krantz-Operation*

Marshall-Marchetti-Krantz-Operation *f* (Ⓔ Marshall-Marchetti-Krantz operation): ***Syn:*** *Kolposuspension nach Marshall-Marchetti-Krantz*; v.a. bei Stressinkontinenz durchgeführte Operation, bei der die abgesenkte Blase in die normale anatomische Lage gebracht und das paravaginale Gewebe am Periost der Beckensymphyse* befestigt wird

Marshall-Vene *f* (Ⓔ Marshall's oblique vein): ***Syn:*** *Vena obliqua atrii sinistri*; kleine Vene an der Rückwand des linken Vorhofs

Martin: **Martin-Bell-Syndrom** *nt*: → *Fragiles-X-Syndrom*

Martorell: Fernando Martorell; spanischer Kardiologe (Barcelona) im 20. Jahrhundert

Martorell-Krankheit *f* (Ⓔ Martorell's syndrome): ***Syn:*** *Martorell-Syndrom, Takayasu-Krankheit, Takayasu-Syndrom, Pulslos-Krankheit, Arteriitis brachiocephalica*; Entzündung des Truncus* brachiocephalicus am Abgang aus der Aorta*; die Erkrankung betrifft v.a. Frauen unter 40 Jahren und führt zu Fieber, Gewichtsverlust, Nachtschweiß, Gelenkschmerzen, Müdigkeit und Stenosierung von Aortenästen, was zu der Bezeichnung Pulslos-Krankheit geführt hat; am häufigsten betroffen sind Arteria subclavia [90 %], carotis communis [45 %], vertebralis [25 %]; **Therapie**: Corticosteroide, Cyclophosphamid, Antikoagulanzien, u.U. chirugische Intervention [Endarteriektomie*]

MAS *Abk.*: **1.** Malabsorptionssyndrom **2.** → *Malassimilationssyndrom* **3.** Mekoniumaspirationssyndrom

mAs *Abk.*: Milliampersekunde

MASA *Abk.*: → *Morgagni-Adams-Stokes-Anfall*

Malschenltranslplanltat *nt*: → *Mesh graft*

Malschilnenlgelräusch *nt* (Ⓔ machinery murmur): typisches Geräusch bei Ductus* arteriosus apertus; systolisch-diastolisches Geräusch über dem 2. Interkostalraum links; kontinuierliches Geräusch mit Zunahme der Lautstärke in der Systole und Leiserwerden in der Diastole

Malsern *pl* (Ⓔ measles): ***Syn:*** *Morbilli*; stark kontagiöse Infektionskrankheit mit typischem Exanthem [Masernexanthem*]; hinterlässt nach Abheilung eine lebenslange Im-

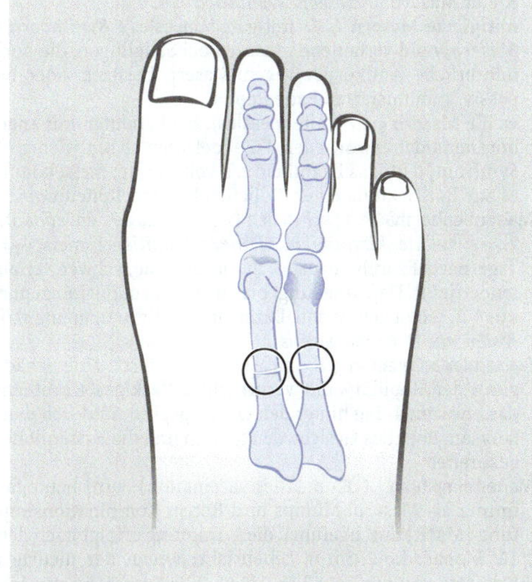

Abb. M40. Marschfraktur

munität; weltweit erkranken ca. 30 Millionen Menschen pro Jahr, von denen 900.000 versterben; während die Masern in Nord- und Südamerika, England, Schweden und Finnland praktisch vollständig eliminiert sind, gibt es in Deutschland weiterhin zwischen 30.000 und 100.000 Erkrankungen pro Jahr; das Masernvirus* wird durch Tröpfcheninfektion übertragen und wird von den Infizierten 3–5 Tage vor Ausbruch des Exanthems bis 4 Tage nach dem Ausbruch ausgeschieden; die Inkubationszeit beträgt 8–12 Tage; während der Inkubationszeit kommt es zwischen dem 2. bis 4. Tag zu einer primären Virämie mit Absiedlung der Viren von der Eintrittspforte [Konjunktiva, Nasen-Rachen-Raum] in lymphatische Organe [Tonsillen, Thymus, Milz, Knochenmark, Lymphknoten, Peyer-Plaques]; ungefähr am 7. Tag nach der Infektion kommt es zu einer sekundären Virämie mit Aussaat in Haut, Schleimhäute und kleinere Gefäße; das **Prodromalstadium** beginnt mit hohem Fieber, katarrhalischen Symptomen [Schnupfen, bellender Husten, Heiserkeit], Lichtscheu wegen der Konjunktivitis* und milder Keratitis*; an der Wangenschleimhaut finden sich weiße, kalkspritzerartige Stippchen [Koplik*-Flecken] und am Gaumen entwickelt sich ein fleckiges, dunkelrotes Enanthem

nach einem vorübergehenden leichten Fieberabfall kommt es am Anfang des **Exanthemstadiums** erneut zu hohem Fieber und zur Ausbildung des typischen Masernexanthems*; ab dem 3. Tag nach dem Exanthemausbruch kommt es bei unkompliziertem Verlauf zu rascher Entfieberung und Abblassen des Exanthems; **Komplikationen**: die Masern gehen immer mit einer vorübergehenden Immunschwäche von 4–6 Wochen Dauer einher; Hauttests vom verzögerten Typ [Tuberkulintest] werden vorübergehend negativ und es kann deshalb zu bakteriellen Zweiterkrankungen [Bronchopneumonie, Masernotitis*, Diarrhoe, Larngotracheobronchitis] und Aktivierung chronischer Krankheitsprozesse kommen; am gefürchtetsten sind aber die Masernenzephalitis* und die seltene subakute sklerosierende Panenzephalitis*; **Diagnose**: klinisches Bild, Antikörperserologie; **Therapie**: symptomatische Behandlung; Antibiotika bei Sekundärinfektion; in den Entwicklungsländern hat die Gabe von Vitamin A die Letalität erheblich gesenkt; *s.a. Masernimpfung*

abortive Masern: →*mitigierte Masern*

atypische Masern (Ⓔ atypical measles): treten bei jungen Erwachsenen auf, die als Kinder mit Masern-Totvakzine immunisiert wurden und jetzt noch eine Teilimmunität besitzen; typisch sind hohes Fieber, ein distal an den Extremitäten beginnendes Exanthem, das sich zentripetal ausbreitet, und hartnäckige, pneumonische Infiltrate

Kieler Masern: →*Roseola syphilitica*

mitigierte Masern (Ⓔ mitigated measles): *Syn*: *abortive Masern*; mild verlaufende Masern bei Säuglingen, die noch mütterliche Antikörper gegen Masern besitzen oder bei passiv immunisierten Patienten

weiße Masern (Ⓔ white measles): bei Patienten mit angeborenen oder erworbenen T-Zelldefekten [z.B. DiGeorge*-Syndrom] fehlt das Exanthem z.T. vollständig; meist kommt es zur Entwicklung einer tödlichen Riesenzellpneumonie

Ma|sern|en|ze|pha|li|tis *f, pl* **-ti|den** (Ⓔ **1.** measles encephalitis **2.** →*subakute sklerosierende Panenzephalitis*): **1.** meist 4–14 Tage nach Exanthemausbruch einsetzende, schwer verlaufende [i.d.R. Defektheilung; bis zu 40 % Letalität] Enzephalitis* **2.** selten gebrauchte Bezeichnung für →*subakute sklerosierende Panenzephalitis*

Ma|sern|ex|an|them *nt* (Ⓔ measles rash): durch eine Schädigung der Kapillarwand verursachtes fleckiges Exanthem, das etwa am 4. Tag hinter den Ohren beginnt und sich dann langsam über das Gesicht, den Stamm und die Extremitäten ausbreitet

Ma|sern|impf|ung *f* (Ⓔ measles vaccination): wird heute fast immer als Masern, Mumps und Röteln-Kombinationsimpfung [MMR] durchgeführt; die 1. Impfung erfolgt nach dem 12. Monat, die 2. im 6. Lebensjahr; wegen der niedrigen Impfrate von nur ca. 80 % treten in Deutschland pro Jahr immer noch bis zu 100.000 Erkrankungen auf, während es

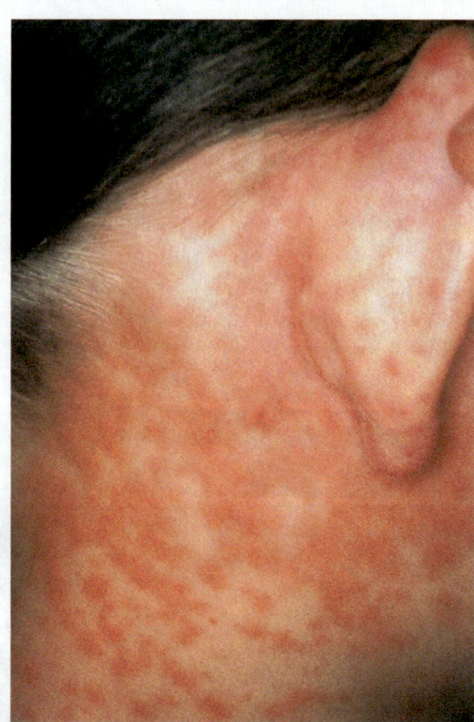

Abb. M41. Masernexanthem

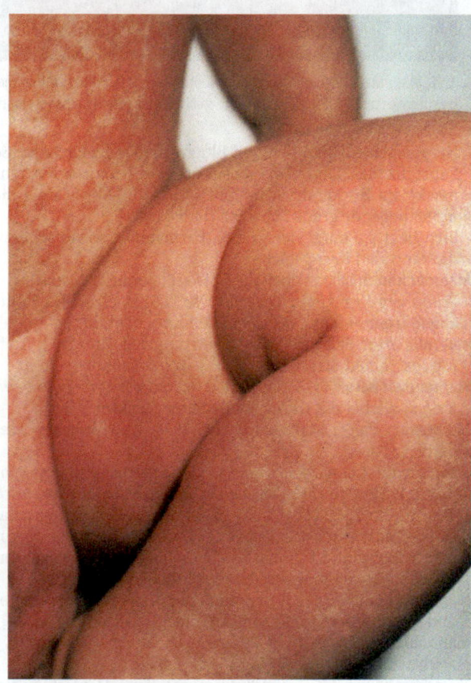

Abb. M42. Masernexanthem

in Nord- und Südamerika, England und Schweden praktisch keine Masernerkrankungen mehr gibt

Ma|sern|o|ti|tis *f, pl* **-ti|ti|den** (Ⓔ measles otitis): oft durch das allgemeine Krankheitsbild maskierte Innenohrentzündung [Otitis* media], die zu Sekundärinfektion* und Entwicklung einer eitrigen Mastoiditis* neigt; eine **Masernschwerhörigkeit** wird seltener beobachtet

Ma|sern|schwer|hö|rig|keit *f* (Ⓔ measles deafness): *s.u. Masernotitis*

Ma|sern|vi|rus *nt, pl* **-ren** (Ⓔ measles virus): ***Syn:*** *Morbillivirus*; weltweit verbreitetes Paramyxovirus*, das leicht übertragbar ist; Erreger der Masern*; wird durch Tröpfcheninfektion übertragen und von den Infizierten 3–5 Tage vor Ausbruch des Exanthems bis 4 Tage nach dem Ausbruch ausgeschieden; Infektion mit dem Masernvirus hinterlässt eine lang andauernde Immunität, die durch inapparente Reinfektionen immer wieder erneuert wird

Mas|ken|ge|sicht *nt* (Ⓔ masklike face): mimische Starre, z.B. bei Parkinson*-Krankheit

Mas|ken|nar|ko|se *f* (Ⓔ mask anesthesia): Inhalationsnarkose* mit Verabreichung des Anästhetikums über eine Gesichtsmaske

mas|kiert *adj* (Ⓔ masked): verdeckt, verborgen, larviert

mas|ku|lin *adj* (Ⓔ masculine): männlich; vital, robust; kräftig, stark

Mas|ku|li|nie|rung *f* (Ⓔ masculinization): ***Syn:*** *Maskulinisierung, Virilisierung*; Vermännlichung von Frauen [Hirsutismus*, männlicher Habitus, Klitorisvergrößerung, tiefere Stimme, Amenorrhoe*, Mammaatrophie, Libidoverlust], z.B. bei adrenogenitalem Syndrom*, hormonproduzierenden Tumoren, Androgen-Therapie

Mas|ku|li|ni|sie|rung *f*: → *Maskulinierung*

Ma|so|chis|mus *m* (Ⓔ masochism): ***Syn:*** *Passivismus*; Variante des Sexualverhaltens mit Lustgewinn durch Schmerzen, Demütigung oder Misshandlung

ma|so|chis|tisch *adj* (Ⓔ masochistic): Masochismus betreffend

Mason: Edward Mason; amerikanischer Chirurg im 20. Jahrhundert

Mason-Operation *f* (Ⓔ Mason's operation): ***Syn:*** *parasakrale transsphinktäre Rektumresektion*; *s.u. Rektumresektion*

Mas|sa *f, pl* **Mas|sae** (Ⓔ mass): Masse; verstärkende Struktur

Massa intermedia (Ⓔ intermediate mass): ***Syn:*** *Adhesio interthalamica*; schmale Gliabrücke, die rechten und linken Thalamus* miteinander verbindet

Massa lateralis atlantis (Ⓔ lateral mass of atlas): *s.u. Atlas*

Maß|a|na|ly|se *f* (Ⓔ volumetric analysis): ***Syn:*** *Titrieranalyse, Volumetrie, Titrimetrie*; quantitative Bestimmung der Konzentration einer gelösten Substanz durch Titration mit einer Lösung, die ein Reagenz in einer bekannten Konzentration enthält; über das Volumen der verbrauchten Titrierlösung lässt sich die Konzentration der zu bestimmenden Substanz berechnen

Mas|sen|blu|tung *f* (Ⓔ massive bleeding): ***Syn:*** *Blutsturz, Hämatorrhoe, Hämatorrhö*; starke/massive Blutung, z.B. aus einem rupturierten Gefäß

Mas|se|ter *m*: → *Musculus masseter*

Mas|se|ter|fas|zie *f* (Ⓔ masseteric fascia): ***Syn:*** *Fascia masseterica*; den Musculus* masseter umfassende Faszie, die ein oberflächliches und tiefes Blatt [Lamina superficialis und profunda] erkennen lässt

Mas|se|ter|klo|nus *m* (Ⓔ masseter clonus): *s.u. Masseterreflex*

Mas|se|ter|re|flex *m* (Ⓔ masseter reflex): ***Syn:*** *Unterkieferreflex, Mandibularreflex*; Masseterkontraktion bei Beklopfen des Unterkiefers über der Protuberantia* mentalis; einziger monosynaptischer kranialer Reflex; pathologische Steigerung oder **Masseterklonus** ist Zeichen für eine doppelseitige supranukleäre Schädigung der kortikopontinen Fasern zum motorischen Trigeminuskern

Masshoff: Willi Masshoff; 1908–1975; deutscher Pathologe (Tübingen, Berlin)

Masshoff-Lymphadenitis *f* (Ⓔ Masshoff's lymphadenitis): ***Syn:*** *Lymphadenitis mesenterialis acuta*; meist durch Yersinia* pseudotuberculosis oder Yersinia* enterocolitica hervorgerufene, akute Entzündung der Mesenteriallymphknoten im Kindesalters; klinisch oft schwer von akuter Appendizitis* abzugrenzen

Masson: Claude Laurent Masson; 1880–1959; frankokanadischer Pathologe (Montreal)

Masson-Glomus *nt* (Ⓔ glomiform body): ***Syn:*** *Glomusorgan, Knäuelanastomose, Hoyer-Grosser-Organ, Glomus neuromyoarteriale, Anastomosis arteriovenosa glomeriformis*; in die Unterhaut eingebettete kleine Gefäßknäuel; wahrscheinlich von Bedeutung für die Hautdurchblutung und Wärmesteuerung

MAST *Abk.*: multipler Allergen-Simultantest

Mast-, mast- *präf.*: → *Masto-*

Mas|ta|de|ni|tis *f, pl* **-tiden**: → *Mastitis*

mas|ta|de|ni|tisch *adj*: → *mastitisch*

Mast|al|gie *f* (Ⓔ mastalgia): ***Syn:*** *Mastodynie*; Schmerzen in der Brust(drüse), schmerzhafte Brust(drüse); am häufigsten als Teilsymptom des prämenstruellen Syndroms*

Mas|ta|tro|phie *f* (Ⓔ mastatrophy): ***Syn:*** *Brustdrüsenatrophie*; physiologische Atrophie der Brust nach der Menopause* oder als pathologische Atrophie Teil der Maskulinierung*

Mast|darm *m*: → *Rektum*

Mast|darm|abs|zess *m* (Ⓔ rectal abscess): ***Syn:*** *rektaler Abszess*; Abszess der Rektumwand; *s.a. anorektaler Abszess*

Mast|darm|am|pul|le *f* (Ⓔ rectal ampulla): ***Syn:*** *Rektumampulle, Ampulla recti*; ampullärer Anfangsteil des Rektums oberhalb der Kohlrausch*-Falte

Mast|darm|an|hef|tung *f* (Ⓔ rectopexy): ***Syn:*** *Rektumanheftung, Rektopexie, Proktopexie*; operative Anheftung/Fixierung des Rektums, z.B. am Steißbein [Proktokokzygopexie]

Mast|darm|ar|te|rie, mitt|le|re *f*: → *Arteria rectalis media*

Mast|darm|ar|te|rie, o|be|re *f*: → *Arteria rectalis superior*

Mast|darm|ar|te|rie, un|te|re *f*: → *Arteria rectalis inferior*

Mast|darm|a|tre|sie *f*: → *Rektumatresie*

Mastdarm-Blasen-Fistel *f* (Ⓔ rectovesical fistula): ***Syn:*** *Rektovesikalfistel, Fistula rectovesicalis*; innere Mastdarmfistel* mit Mündung in die Blase

Mast|darm|blu|tung *f* (Ⓔ rectal hemorrhage): ***Syn:*** *rektale Blutung, Rektumblutung*; Blutung aus dem After; oft gleichgesetzt mit Blutabgang per anum [Hämatochezie*]; *s.a. untere Magen-Darm-Blutung*

Mast|darm|bruch *m*: → *Rektozele*

Mast|darm|ent|zün|dung *f* (Ⓔ inflammation of the rectum): Proktitis*, Rektitis

Mast|darm|fis|tel *f* (Ⓔ rectal fistula): ***Syn:*** *Rektalfistel, Fistula rectalis*; vom Rektum ausgehende Fistel, die in andere Organe mündet [**innere Mastdarmfistel**] oder nach außen führt [**äußere Mastdarmfistel**]

Mastdarm-Harnröhren-Fistel *f* (Ⓔ rectourethral fistula): ***Syn:*** *Rektourethralfistel, Fistula rectourethralis*; innere Mastdarmfistel* mit Mündung in die Harnröhre

Mast|darm|kar|zi|nom *nt*: → *Rektumkarzinom*

Mast|darm|plas|tik *f* (Ⓔ rectoplasty): ***Syn:*** *Rektumplastik, Proktoplastik*; plastische Operation am Rektum, z.B. bei Tumor oder Rektumprolaps*

Mast|darm|pro|laps *m*: → *Rektumprolaps*

Mastdarm-Scheiden-Fistel *f* (Ⓔ rectovaginal fistula): ***Syn:*** *Rektovaginalfistel, Fistula rectovaginalis*; innere Mastdarmfistel* mit Mündung in die Scheide

Mastdarm-Scheidenvorhof-Fistel *f* (Ⓔ rectovestibular fistula): ***Syn:*** *Rektovestibulärfistel, Fistula rectovestibularis*; äußere Mastdarmfistel* mit Mündung in den Scheidenvorhof

Mast|darm|spie|ge|lung *f* (Ⓔ proctoscopy): ***Syn:*** *Proktoskopie, Rektoskopie*; endoskopische Untersuchung des Mastdarms/Rektum

Mast|darm|ste|no|se *f* (Ⓔ proctostenosis): ***Syn:*** *Anusstenose, Rektumstenose, Proktostenose*; angeborene [Analatresie*] oder erworbene Einengung des Afters; führt zu chronischer Verstopfung; kann konservativ behandelt werden [*s.u. Obstipation*], oft wird aber eine operative Aufdehnung oder Korrektur nötig

Mast|darm|vor|fall *m*: → *Rektumprolaps*

Mas|tek|to|mie *f* (Ⓔ mastectomy): ***Syn:*** *Brustentfernung, Brustdrüsenentfernung, Mammaamputation, Ablatio mammae*; operative Entfernung der Brustdrüse und angrenzender Gewebe; auch wenn brusterhaltende Techniken [z.B. Lumpektomie*] heute wesentlich häufiger durchgeführt werden, ist die Mastektomie weiterhin bei ausgedehnten Tumoren und Lymphknotenbefall angebracht; früher wurde die Rekonstruktion der amputierten Brust 1–2 Jahre

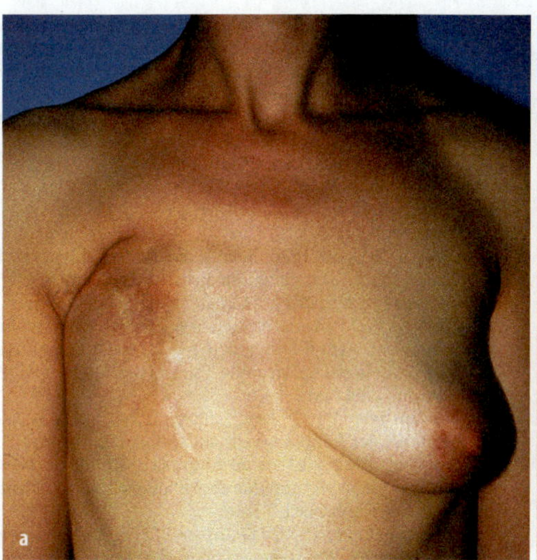

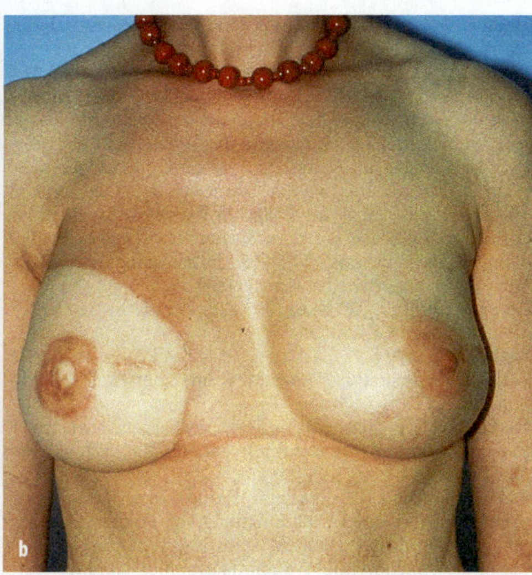

Abb. M43. TRAM-Lappenplastik nach Mastektomie

nach der Amputation durchgeführt, heute erfolgt die Rekonstruktion oft schon während der Mastektomie [**Sofortrekonstruktion**]; die Rekonstruktion kann durch **subkutane** oder **subpektorale Implantate**, freie Transplantate [z.B. Gluteuslappen] oder **TRAM-Plastik** [**tr**ansverse **a**bdominal **m**uscle] erfolgen

einfache Mastektomie (Ⓔ simple mastectomy): ***Syn:*** *Ablatio mammae simplex*; kaum noch durchgeführte Methode, bei der die Brustdrüse zusammen mit der Brustwarze entfernt wird; die Achsellymphknoten werden nicht ausgeräumt; nimmt eine Mittelstellung zwischen modifiziert radikaler Mastektomie und brusterhaltenden Techniken ein

eingeschränkt radikale Mastektomie (Ⓔ Patey's operation): ***Syn:*** *Mastektomie nach Patey*; Mastektomie mit Entfernung des Musculus* pectoralis major und Ausräumung der interpektoralen, intraklavikulären und axillären Lymphknoten

modifiziert radikale Mastektomie (Ⓔ modified radical mastectomy): meist durchgeführtes Verfahren, das den Musculus* pectoralis major erhält

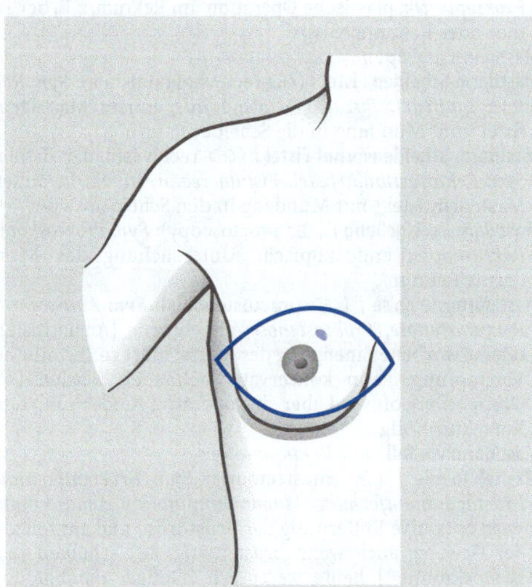

Abb. M44. Schnittführung bei modifiziert radikaler Mastektomie

Mastektomie nach Pattey: *→ eingeschränkt radikale Mastektomie*

radikale Mastektomie (Ⓔ radical mastectomy): ***Syn:*** *Halsted-Operation*; klassische Brustentfernung mit Entfernung von Musculus* pectoralis major und minor und Ausräumung der Achsellymphknoten; wird heute nur noch selten durchgeführt

subkutane Mastektomie (Ⓔ subcutaneous mastectomy): brusterhaltende Technik, die evtl. beidseitig bei gutartigen Tumoren oder nicht-invasiven Karzinomen durchgeführt wird; der Brustdrüsenkörper und die Achsellymphknoten werden entfernt, die Haut und v.a. die Brustwarze bleiben aber erhalten; ein postoperative Bestrahlung oder Chemotherapie ist Standard

Master: Arthur Matthew Master; 1895–1973; amerikanischer Kardiologie (New York)

Master-Test *m* (Ⓔ Master's test): ***Syn:*** *Step-Test, Stufentest, Zweistufentest*; veralteter Kreislaufbelastungstest, bei dem der Patient 90 Sekunden lang zwei Stufen von ca. 25 cm Höhe hinauf- und hinuntersteigt; nach Beendigung der Belastung sowie nach 3 und 10 Minuten werden Puls, Blutdruck und EKG kontrolliert; heute durch ergometrische Verfahren ersetzt

Masters: William H. Masters; amerikanischer Gynäkologe (St. Louis) im 20. Jahrhundert

Masters-Allen-Syndrom *nt* (Ⓔ Allen-Masters syndrome): ***Syn:*** *Allen-Masters-Syndrom*; Schädigung des Beckenbindegewebes, v.a. der Mutterbänder während der Schwangerschaft und Geburt führt zu orthostatischen Schmerzen in Unterbauch und Becken, Menstruationsstörungen [Dysmenorrhoe*, Metrorrhagie*] sowie Schmerzen beim Geschlechtsverkehr; **klinisch** findet man eine Retroversio* uteri, einen Mobilisationsschmerz des Uterus und eine abnorme Beweglichkeit der Zervix

Mas|ti|go|pho|ra *pl* (Ⓔ Mastigophora): ***Syn:*** *Geißeltierchen, Geißelinfusorien, Flagellaten, Flagellata, Mastigophoren*; beim Menschen als Parasiten auftretende Einzeller mit einer oder mehreren Geißeln; *s.a. Trypanosoma, Leishmania, Trichomonas*

Mas|ti|go|pho|ren *pl:* *→ Mastigophora*

mas|ti|ka|to|risch *adj* (Ⓔ masticatory): Kauen oder Kauapparat betreffend

Mas|ti|tis *f, pl* **-ti|ti|den** (Ⓔ mastitis): ***Syn:*** *Brustdrüsenentzündung, Brustentzündung, Mammaentzündung, Mastadenitis*; Entzündung der Brustdrüse; prinzipiell unterscheidet man zwischen Mastitis* puerperalis und Mastitis* nonpuerperalis

interstitielle Mastitis (Ⓔ interstitial mastitis): Mastitis mit primärer Beschränkung auf das interstitielle Bindegewebe; *s.a. Mastitis puerperalis*

Mastitis neonatorum (Ⓔ mastitis in the newborn): ***Syn:*** *Neugeborenenmastitis*; meist 4–6 Tage nach der Geburt auftretende physiologische Brustdrüsenschwellung

nonpuerperale Mastitis: *→Mastitis nonpuerperalis*

Mastitis nonpuerperalis (Ⓔ nonpuerperal mastitis): ***Syn:*** *nonpuerperale Mastitis*; außerhalb der Stillzeit vorkommende, i.d.R. bakterielle Entzündung; verläuft meist langwierig und evtl. chronisch-rezidivierend; die häufigsten Erreger sind Staphylococcus* aureus [40–50 %], koagulasenegative Streptokokken* [40 %], Anaerobier [10–20 %], Escherichia* coli [5 %] und Proteus* mirabilis [5 %]; **Therapie**: Prolactinhemmer, systemische Antibiotika, evtl. chirurgische Eröffnung

parenchymatöse Mastitis (Ⓔ parenchymatous mastitis): primär das Drüsengewebe betreffende Mastitisform

periduktale Mastitis (Ⓔ periductal mastitis): primär chronische Mastitis mit periduktaler Entzündung und Fibrose*

phlegmonöse Mastitis (Ⓔ phlegmonous mastitis): (interstitielle) Mastitis mit diffus-eitriger Infiltration und evtl. Abszessbildung; ein beginnende Abszessbildung kann durch Rotlichtbehandlung gefördert oder zum Abheilen gebracht werden; der Abszess wird durch eine paramamilläre Inzision entlastet und drainiert

Mastitis puerperalis (Ⓔ puerperal mastitis): ***Syn:*** *Mastitis der (stillenden) Wöchnerinnen*; meist in der 2.–4. Woche auftretende Mastitis der (stillenden) Wöchnerinnen; tritt bei ca. 1 % aller Wöchnerinnen auf; geht entweder von den Milchgängen [Stauungsmastitis*] oder von Vorhofrhagaden [interstitielle Mastitis] aus; wird in 95 % der Fälle durch Staphylococcus* aureus verursacht; beim Rest finden sich Staphylococcus* epidermidis, koagulasenegative Streptokokken*, Escherichia* coli und Proteus* mirabilis; **Klinik:** schmerzhafte Rötung mit Überwärmung und Verhärtung der Brust am 6.–7. Tag postpartum; dazu kommen Schüttelfrost und Fieber; **Therapie**: im Anfangsstadium reichen oft ein kontrolliertes Abpumpen mit Ausstreichen der Brust sowie Kälteapplikation und Hochbinden aus; Prolactinhemmer führen rasch zur Entspannung und Resorption, sollten aber nur bei Versagen der Initialtherapie eingesetzt werden; bei schweren Fällen Antibiotika und Entzündungshemmer und ebenfalls kontrolliertes Abpumpen; ein Abstillen sollte erst später erfolgen, falls es von der Patientin gewünscht wird; meist bessert sich die Mastitis aber innerhalb weniger Tage und das Stillen kann wieder aufgenommen werden

Mastitis der (stillenden) Wöchnerinnen: *→Mastitis puerperalis*

mas|ti|tisch *adj* (Ⓔ mastitic): ***Syn:*** *mastadenitisch*; Brustdrüsenentzündung/Mastitis betreffend, von ihr betroffen oder gekennzeichnet

Masto-, masto- *präf.*: Wortelement mit der Bedeutung „Brust/Brustdrüse/Mamma"

Mas|to|dy|nie *f*: *→Mastalgie*

Mas|to|id *nt* (Ⓔ mastoid): ***Syn:*** *Warzenfortsatz, Processus mastoideus*; Teil des Felsenbeins [Pars* petrosa ossis temporalis] hinter dem äußeren Gehörgang; enthält zahlreiche schleimhautausgekleidete, lufthaltige Zellen [**Cellulae mastoideae**], die über das Antrum* mastoideum mit der Paukenhöhle* verbunden sind

mas|to|id *adj* (Ⓔ mastoid): brust(warzen)förmig, warzenähnlich; den Warzenfortsatz/Processus mastoideus betreffend

Mas|to|i|d|al|gie *f* (Ⓔ mastoidalgia): Schmerzen über dem Warzenfortsatz [Processus mastoideus]

Mas|to|i|dek|to|mie *f* (Ⓔ mastoidectomy): operative Ausräumung des Warzenfortsatzes [Processus* mastoideus]; der Zugang erfolgt i.d.R. durch einen retroaurikulären Hautschnitt und Aufmeiselung oder Aufbohrung

radikale Mastoidektomie (Ⓔ radical mastoidectomy): operative Ausräumung von Warzenfortsatz [Processus* mastoideus] und Paukenhöhle [Cavitas* tympani]

Mas|to|i|di|tis *f, pl* **-ti|den** (Ⓔ mastoiditis): ***Syn:*** *Warzenfortsatzentzündung*; Entzündung der Schleimhaut des Warzenfortsatzes [Processus mastoideus]

akute Mastoiditis (Ⓔ acute mastoiditis): entsteht meist als **Begleitmastoiditis** bei akuter Otitis* media; ihre Entwicklung wird durch erschwerten Sekretabfluss, Abwehrschwäche und ungenügende Antibiotikabehandlung der Otitis* media gefördert; führt zu Destruktion der Knochensepten und einer Einschmelzung der Warzenfortsatzzellen; **Klinik:** Ohrenschmerzen, pulssynchrones Pochen im Ohr, Schallleitungsschwerhörigkeit, Fieber, Leukozytose mit Linksverschiebung, erhöhte BSG; **Komplikationen**: Bezold-Abszess*, epiduraler Abszess, Fazialisparese*, Sepsis*, Labyrinthitis*; **Therapie**: Mastoidektomie* mit Ausräumung aller Warzenfortsatzzellen, systemische Antibiotikatherapie

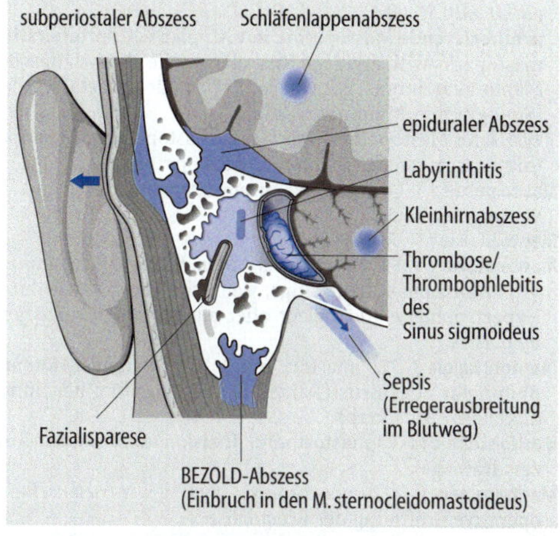

Abb. M45. Komplikationen bei akuter Mastoiditis

chronische Mastoiditis (Ⓔ chronic mastoiditis): als Folge einer Mittelohrentzündung entstehende Mastoiditis mit schleichendem Verlauf und mild ausgeprägter Symptomatik; **Therapie:** *s.u. akute Mastoiditis*

okkulte Mastoiditis (Ⓔ silent mastoiditis): klinisch stumm verlaufende chronische Mastoiditis

mas|to|i|di|tisch *adj* (Ⓔ mastoiditic): Warzenfortsatzentzündung/Mastoiditis betreffend, von ihr betroffen oder gekennzeichnet

Mas|to|i|do|to|mie *f* (Ⓔ mastoidotomy): Eröffnung des Warzenfortsatzes [Processus* mastoideus]

Mas|to|id|re|gi|on *f* (Ⓔ mastoid region): ***Syn:*** *Regio mastoidea*; Schädelregion über dem Warzenfortsatz [Processus* mastoideus]

masto-okzipital *adj* (Ⓔ masto-occipital): Warzenfortsatz und Hinterhauptsbein/Os occipitale betreffend oder verbindend

mas|to|pa|ri|e|tal *adj* (Ⓔ mastoparietal): Warzenfortsatz und Scheitelbein/Os parietale betreffend oder verbindend

Mas|to|pa|thia *f*: *→Mastopathie*

Mastopathia chronica cystica: *→fibrös-zystische Mastopathie*

Mastopathia cystica (Ⓔ cystic mastopathy): ***Syn:*** *zystische Mastopathie*; *s.u. fibrös-zystische Mastopathie*

Mastopathia fibrosa (Ⓔ fibrous mastopathy): ***Syn:*** *fibröse Mastopathie*; *s.u. fibrös-zystische Mastopathie*

Mas|to|pa|thie *f* (Ⓔ **1.** mastopathy **2.** *→fibrös-zystische Mastopathie*): **1.** ***Syn:*** *Mastopathia*; nicht-entzündliche Brustdrüsenerkrankung **2.** *→fibrös-zystische Mastopathie*

fibröse Mastopathie (Ⓔ fibrous mastopathy): Mastopathia fibrosa; *s.u. fibrös-zystische Mastopathie*

fibrös-zystische Mastopathie (Ⓔ fibrocystic disease of the breast): ***Syn:*** *Mastopathia chronica cystica, Mammadysplasie, Zystenmamma*; v.a. zwischen dem 40. und 55. Lebensjahr auftretende Dysplasie des Brustdrüsengewebes, die vorwiegend zystisch [**Mastopathia cystica**] oder fibrös

[**Mastopathia fibrosa**] sein kann; daneben gibt es auch noch Mischformen mit sowohl zystischer als auch fibröser Dysplasie; in der prämenstruellen Phase kann die gesamte Brust sehr schmerzhaft sein; das Drüsengewebe imponiert als derber, knotiger Konglomerattumor und die Abgrenzung von malignen Tumoren ist histologisch oft schwierig oder unmöglich; in diesen Fällen helfen die Mammographie und Sonographie bei der Differentialdiagnose; als Ursache wird eine Störung im Östrogen-Gestagen-Verhältnis angenommen, was auch erklären würde, warum sich die Mastopathie in der Postmenopause zurückbildet; **Therapie**: Gestagene perkutan oder systemisch, Antiöstrogene, evtl. eine Kombination von Prolactin- und Gonadotropinhemmern

Mastopathie Grad III: veraltet für *→proliferierende Mastopathie mit Atypien*

proliferierende Mastopathie mit Atypien (Ⓔ proliferating mastopathy with atypias): Risikoläsion die als Vorläufer des Mammakarzinoms gilt; muss jährlich überwacht werden [Sonographie, Mammographie]

zystische Mastopathie (Ⓔ cystic mastopathia): Mastopathia cystica; *s.u. fibrös-zystische Mastopathie*

Masltolpelxie *f* (Ⓔ mastopexy): operative Straffung und Fixierung der Brust

Masltolplalsie *f*: *→Mammoplasie*

Masltolptolse *f* (Ⓔ mastoptosis): ***Syn:*** *Hängebrust, Mamma pendulans*; meist beidseitige, weibliche Hängebrust durch Hypertrophie, Fettleibigkeit oder altersbedingt; *s.a. Mammaplastik*

Masltorlrhalgie *f* (Ⓔ mastorrhagia): ***Syn:*** *blutende Mamma*; Blutung aus der Brust(warze); häufig Symptom bei (intraduktalem) Brustkrebs

Masltolstolmie *f* (Ⓔ mastostomy): Inzision der Brust zur Abszessdrainage

Masltoltolmie *f* (Ⓔ mastotomy): ***Syn:*** *Brustdrüsenschnitt*; operative Eröffnung der Brustdrüse

M

Masltolzylten *pl*: *→Mastzellen*

Masltolzyltom *nt* (Ⓔ mastocytoma): ***Syn:*** *Mastzelltumor*; meist bei Kleinkindern auftretende Wucherung von Gewebemastzellen der Haut; ist selbstlimitierend und bildet sich innerhalb einiger Monate wieder zurück

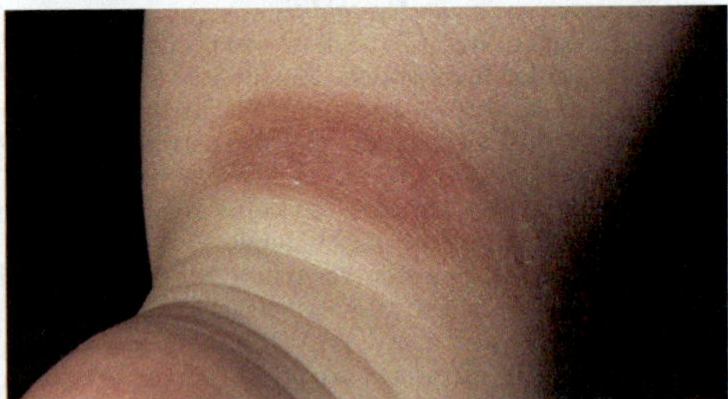

Abb. M46. Mastozytom

Masltolzyltolse *f* (Ⓔ mastocytosis): Oberbegriff für eine übermäßige Vermehrung der Gewebsmastzellen mit Mastzellanreicherung in inneren Organen und Haut; man unterscheidet **kutane, systemische und maligne Mastozytose**

kutane Mastozytose: *→Nettleship-Syndrom*

maligne Mastozytose (Ⓔ malignant mastocytosis): tritt entweder als reifzellige systemische Mastozytose mit oder ohne Hautbeteiligung oder als Mastzellenleukämie* auf

systemische Mastozytose (Ⓔ systemic mastocytosis): betrifft v.a. Knochen und Knochenmark, Lymphknoten, Magen-Darm-Trakt, Leber und Milz

Mastozytose-Syndrom *nt*: *→Nettleship-Syndrom*

Masltulrlbaltilon *f* (Ⓔ masturbation): ***Syn:*** *Onanie*; Selbstbefriedigung

Mastlzelllen *pl* (Ⓔ mast cells): ***Syn:*** *Mastozyten*; im Blut [**Blutmastzellen**] und Gewebe [**Gewebemastzellen**] auftretende basophile Granulozyten*, deren Granula Heparin*, Histamin* und Mediatoren der Entzündungsreaktion enthalten

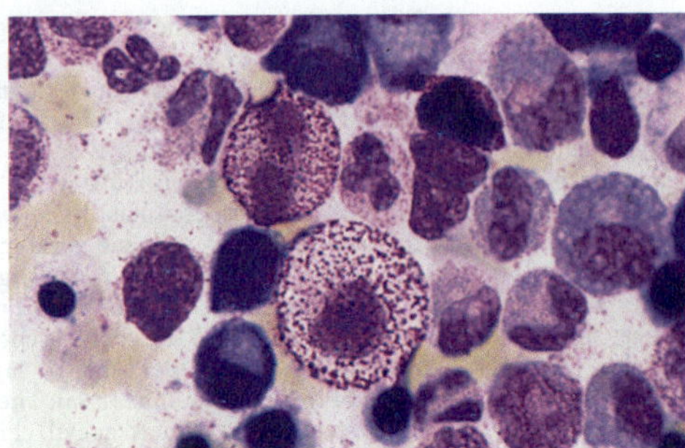

Abb. M47. Unreifzellige maligne Mastozytose

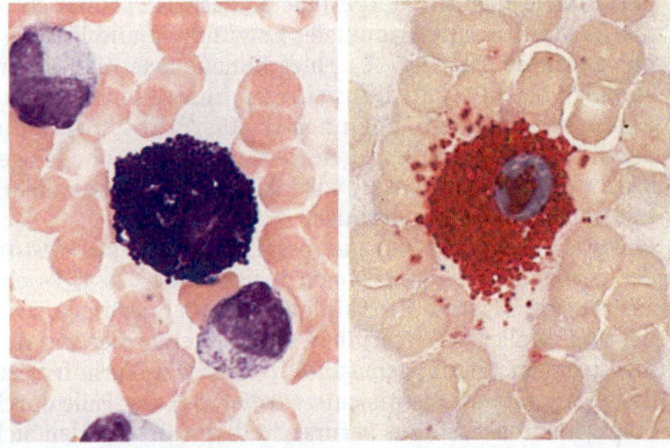

Abb. M48. Mastzellen

Mastlzelllenlleuklälmie *f*: *→Basophilenleukämie*

Mastlzellltulmor *m*: *→Mastozytom*

MAT *Abk.*: malignes anaplastisches Teratom

MATA *Abk.*: membranassoziierte Tumorantigene

Malte *f* (Ⓔ maté): ***Syn:*** *Ilex paraguariensis*; immergrüner Baum aus der Familie der Stechpalmengewächse [Aquifoliaceae]; die vorgerösteten oder getrockneten Blätter [**Mate folium**] enthalten u.a. Coffein*, Theobromin*, Chlorogensäure* und Flavonoide*; sie besitzen eine stimulierende, diuretische, positiv inotrope und chronotrope, glykogenolytische und lipolytische Wirkung; **Anw.**: traditionell als Tee bei geistiger und körperlicher Ermüdung; auch als Diuretikum* sowie zur Magenstärkung und bei Depressionen; Breiumschläge bei Entzündungen und Geschwüren; in der Homöopathie bei Verdauungsschwäche empfohlen

Malte follilum *nt* (Ⓔ maté leaf): *s.u. Mate*

maltelrilell *adj* (Ⓔ material): physisch, körperlich; stofflich

malterlnal *adj* (Ⓔ maternal): Mutter/Mater betreffend, mütterlich

Maltrilcalria chalmolmilla *f*: *→Kamille*

Maltrilcalrilae aelthelrollelum *nt* (Ⓔ Matricariae aetheroleum): ätherisches Öl aus den Blütenköpfen von Kamille*

Maltrilcalrilae flos *m* (Ⓔ Matricariae flos): Blütenköpfe der Kamille*

Maltrilcalria oflfilcilnallis *f*: *→Kamille*

Maltrilcalria relcultilta *f*: *→Kamille*

matlrilkal *adj* (Ⓔ matrical): Matrix betreffend

matlrilmolnilell *adj* (Ⓔ matrimonial): Ehe betreffend, ehelich

Matlrix *f, pl* **-rilces** (Ⓔ matrix): Nährsubstanz, Grundsubstanz; Mutterboden; Grundgewebe, Ausgangsgewebe

extrazelluläre Matrix (Ⓔ extracellular matrix): *s.u. Essay Gentransfer und Gentherapie S. 761*

Matrix unguis (Ⓔ nail matrix): *s.u. Nagel*

zytoplasmatische Matrix (Ⓔ hyaloplasm): ***Syn:*** *Grundzytoplasma, Hyaloplasma*; fast glasklares, lichtmikroskopisch homogenes Grundplasma der Zelle*

Maltrixlkarlzilnom *nt* (Ⓔ malignant pilomatricoma): ***Syn:*** *Haarfollikelkarzinom, malignes Pilomatrixom*; sehr seltener, bösartiger Tumor des Haarfollikels

Matrix-Metalloproteinasen *pl* (Ⓔ matrix metalloproteinases):

s.u. Kollagenolyse, Essay Gentransfer und Gentherapie S. 761

Matlrixlproltelin *nt* (Ⓔ matrix protein): Protein, das bei verschiedenen Viren die Proteine des Nukleokapsids außen umgibt

Maltrixlraum *m* (Ⓔ matrix space): *Syn:* *innerer Stoffwechselraum*; *s.u. Mitochondrie*

Matrizen-RNA *f* (Ⓔ messenger RNA): *Syn:* *Boten-RNA, Boten-RNS, Matrizen-RNS, Messenger-RNA, Messenger-RNS*; aus heterogener nucleärer RNA bestehende Einzelstrang-RNA, die bei der Proteinsynthese* als Vorlage dient; *s.a. Ribonucleinsäure*

Matrizen-RNS *f*: *→Matrizen-RNA*

matlrolklin *adj* (Ⓔ matroclinous): von der mütterlichen Linie stammend

Matlrolklilnie *f* (Ⓔ matrocliny): Vererbung in der mütterlichen Linie

Maltrolnenlpollyp *m* (Ⓔ glandular-cystic endometrial polyp): v.a. in der Menopause* auftretender Korpuspolyp* mit zystischen und proliferierend-glandulären Abschnitten; erinnert an ein reifes Adenokarzinom

Maltulraltilon *f* (Ⓔ maturation): Reifen, Reifung

maturity-onset diabetes of the young *nt*: *s.u. Essay Diabetes mellitus S. 481*

Maul- und Klauenseuche *f* (Ⓔ foot-and-mouth disease): *Syn:* *echte Maul- und Klauenseuche, Aphthosis epizootica, Stomatitis epidemica, Febris aphthosa*; relativ selten auf den Menschen übertragene Viruskrankheit von Wiederkäuern und Schweinen; der Erreger [**Maul- und Klauenseuche-Virus**] ist ein Picorna-Virus, das über verseuchtes Futter und Milch oder direkten Kontakt übertragen wird; **Klinik**: nach einer Inkubationszeit von 2–6 Tagen kommt es zu einem Prodromalstadium mit Fieber, Kopfschmerzen und Mattigkeit; an der Eintrittspforte des Erregers bildet sich eine Blase, danach kommt es zur Virämie* mit Rötung der Mundschleimhaut und einem morbilliformen Exanthem; Entwicklung linsengroßer, aphthöser Läsionen an der Schleimhaut von Lippen, Mund, Zunge und Rachen sowie der Haut der Fußsohlen, Handflächen und Fingerspitzen; **DD**: Herpangina*, Stomatitis* aphthosa, Aphthoid Pospischill-Feyrter; **Diagnose**: Gewebekultur, Neutralisationstest, KBR; **Therapie**: symptomatisch; **Prognose**: narbenlose Abheilung innerhalb von 14 Tagen

Maurer: Georg Maurer; deutscher Tropenarzt (Medan/Sumatra) im 20. Jahrhundert

Maurer-Fleckung *f* (Ⓔ Maurer's clefts): *Syn:* *Maurer-Körnelung, Maurer-Tüpfelung*; rote Tüpfelung von Erythrozyten bei Befall mit Plasmodium*-Species

Mauriac: Pierre Mauriac; 1882–1963; französischer Internist (Bordeaux)

Mauriac-Syndrom *nt* (Ⓔ Mauriac's syndrome): seltene, sekundäre Glykogenose bei Diabetes* mellitus Typ I; die Glykogenspeicherung führt u.a. zu Hepatomegalie*, Koliken, Wachstumsminderung, und Stammfettsucht; tritt seit der Einführung der Depotinsuline praktisch nicht mehr auf

Mäulselbandlwurm *m* (Ⓔ rat tapeworm): *Syn:* *Rattenbandwurm, Hymenolepis diminuta*; weltweit verbreiteter Dünndarmparasit von Nagetieren und Menschen [End- und Zwischenwirt]

Mäulseldorn *m* (Ⓔ butcher's-broom): *Syn:* *Ruscus aculeatus*; Pflanze aus der Familie der Liliaceae; verwendet wird der Wurzelstock mit Wurzeln [**Rusci aculeati rhizoma**], der Steroidsaponine* [Ruscin, Ruscosid] enthält; **Anw.**: chronische Veneninsuffizienz*, Hämorrhoiden*

Mäulselulrinlgelruch *m* (Ⓔ mousy odor): *s.u. Phenylketonurie*

MAV *Abk.*: Mund-Antrum-Verbindung

MAWZ *Abk.*: mittlere akrale Wiedererwärmungszeit

Malxillla *f, pl* **-lae** (Ⓔ maxilla): *Syn:* *Oberkiefer, Oberkieferknochen*; der Oberkiefer ist der zentrale Knochen des Gesichtsschädels; er grenzt an Mund-, Nasen- und Augenhöhle und trägt die Zahnreihe des Oberkiefers; die Maxilla besteht aus: **1. Oberkieferkörper** [Corpus maxillae], der die **Kieferhöhle** [Sinus* maxillaris] enthält; **2. Stirnfortsatz** [Processus frontalis], der vorne an das Nasenbein [Os* nasale], hinten an das Tränenbein [Os* lacrimale] und oben an das Stirnbein [Os* frontale] grenzt; **3. Jochfortsatz** [Processus zygomaticus], der den vorderen Teil des Jochbogens [Arcus zygomaticus] bildet; **4. Alveolarfortsatz** [Processus alveolaris], der die Zahnreihe des Oberkiefers trägt; **5. Gaumenfortsatz** [Processus palatinus], der den größten Teil des knöchernen Gaumens* bildet

malxilllar *adj* (Ⓔ maxillary): *Syn:* *maxillär*; Oberkiefer/Maxilla betreffend

malxilllär *adj*: *→maxillar*

Malxilllalris *f/m*: **1.** *→Arteria maxillaris* **2.** *→Nervus maxillaris*

Malxilllekltolmie *f* (Ⓔ maxillectomy): *Syn:* *Oberkieferresektion*; operative Oberkieferentfernung

Malxillliltis *f, pl* **-tilden** (Ⓔ maxillitis): *Syn:* *Oberkieferentzündung*; die reine Entzündung des Oberkieferknochens ist sehr selten; meist handelt es sich um eine Entzündung der Kieferhöhle [Sinus* maxillaris]

malxillliltisch *adj* (Ⓔ maxillitic): Oberkieferentzündung/Maxillitis betreffend, von ihr betroffen oder gekennzeichnet

malxilllolfalzilal *adj* (Ⓔ maxillofacial): Kiefer und Gesicht(sknochen) betreffend, die untere Gesichtshälfte betreffend

malxillloljulgal *adj* (Ⓔ maxillojugal): Oberkiefer und Jochbein/Os zygomaticum betreffend oder verbindend

malxilllollalbilal *adj* (Ⓔ maxillolabial): Oberkiefer und Lippe/Labium betreffend oder verbindend

malxilllolmanldilbullär *adj* (Ⓔ maxillomandibular): Oberkiefer und Unterkiefer/Mandibula betreffend oder verbindend

malxilllolpallaltilnal *adj* (Ⓔ maxillopalatine): Oberkiefer und Gaumen/Palatum betreffend oder verbindend

malxilllolphalrynlgelal *adj* (Ⓔ maxillopharyngeal): *Syn:* *pharyngomaxillar, pharyngomaxillär*; Oberkiefer und Rachen/Pharynx betreffend oder verbindend

Malxilllotolmie *f* (Ⓔ maxillotomy): operative Oberkiefereröffnung, z.B. zur Wurzelspitzenresektion

Malxilmalldolsis *f, pl* **-sen** (Ⓔ maximum dose): *Syn:* *Dosis maximalis*; im Deutschen Arzneibuch festgelegte Höchstmenge

May: Richard May; 1863–1937; deutscher Internist (München)

May-Grünwald-Färbung *f* (Ⓔ May-Grünwald's stain): Kontrastfärbung für Blutausstriche; die **May-Grünwald-Lösung** besteht aus 1 ml eosinsaurem Methylenblau, 100 ml Methylalkohol und 50 ml Glycerin; färbt Erythrozyten hellrot, Kerne blau, eosinophile Granula ziegelrot, basophile Granula blau, neutrophile Granula hell- bis purpurrot und Thrombozyten blassblau

May-Hegglin-Anomalie *f* (Ⓔ May-Hegglin anomaly): *Syn:* *Hegglin-Anomalie*; autosomal-dominante Blutreifungsstörung, die zu Thrombzytopenie* und Thrombopathie mit großen, abnorm geformten Thrombozyten führt; die Thrombozytenüberlebenszeit ist verkürzt und die Blutungszeit verlängert; typisch sind Doehle-Körperchen in neutrophilen Granulozyten; i.d.R. Zufallsbefund ohne Krankheitswert

Mayer: **1.** August Franz Joseph Karl Mayer; 1787–1865; deutscher Anatom (Bonn) **2.** Carl Mayer; 1862–1937; österreichischer Neurologe und Psychiater (Innsbruck) **3.** Ernst G. Mayer; österreichischer Radiologe (Wien) im 20. Jahrhundert

Mayer-Aufnahme *f* (Ⓔ Mayer's view): axiale Röntgenaufnahme des Schläfenbeins zur Darstellung von äußerem Gehörgang, Antrum mastoideum und Aditus ad antrum; heute durch CT-Aufnahmen ersetzt

Mayer-Grundgelenkreflex *m* (Ⓔ Mayer's reflex): *Syn:* *Mitbewegungsphänomen*; Druck auf die Grundphalanx des 4. und 5. Fingers bis zur maximalen Beugung löst eine tonische Adduktion des Daumens aus; einseitiges Fehlen deutet auf eine Pyramidenbahnläsion hin

Mayer-Rokitansky-Küster-Hauser-Syndrom *nt* (Ⓔ Mayer-Rokitansky-Küster-Hauser syndrome): *Syn:* *MRK-Syndrom, Rokitansky-Küster-Syndrom*; familiär autosomale Hemmungsfehlbildung mit Fehlen der Scheide, Unterentwicklung der äußeren Genitale und Gebärmutterfehlbildung; oft assoziiert mit einseitiger Nierenaplasie und Skelettfehlbildungen; durch das Vorhandensein der Ovarien normale Geschlechtsentwicklung, in der Pubertät kommt es aber zu primärer Amenorrhoe* durch die Vaginalaplasie

Malzelrat *nt* (Ⓔ macerate): durch Mazeration* gewonnener Drogenauszug

Ma|ze|ra|ti|on *f* (Ⓔ **1.–2.** maceration): **1.** Aufweichen, Erweichen, Aufquellen von Gewebe, z.B. der Haut in Wasser **2.** Extraktion einer Substanz aus einer zerkleinerten Droge* durch (tagelanges) Einweichen der Droge in einem Extraktionsmittel; einfaches, aber zeitaufwendiges Verfahren
MB *Abk.*: **1.** Methylbromid **2.** →*Methylenblau* **3.** Myeloblast
Mb *Abk.*: **1.** Melanoblast **2.** →*Myoglobin*
mb *Abk.*: Millibar
MBA *Abk.*: **1.** Methylbenzylalkohol **2.** Mittelwert des biologischen Alters
M-BACOD *Abk.*: Methotrexat, Bleomycin, Adriamycin, Cyclophosphamid, Vincristin (*engl.* oncovin), Dexamethason
MBAO *Abk.*: Methyl-bis-aminoxid
mbar *Abk.*: Millibar
MBBA *Abk.*: Methoxybenzoylbromacrylat
MBC *Abk.*: **1.** Methotrexat, Bleomycin, Cisplatin **2.** Methylbenzylchlorid **3.** minimum bactericidal concentration
MbCO *Abk.*: Kohlenmonoxidmyoglobin
MBD *Abk.*: Methotrexat, Bleomycin, DDP
MBH *Abk.*: reduziertes Methylenblau
MBK *Abk.*: minimale bakterizide Konzentration
MBL *Abk.*: **1.** →*Myeloblastenleukämie* **2.** myeloblastische Leukämie
MBLA *Abk.*: mausspezifisches B-Lymphozyten-Antigen
MBN *Abk.*: maligner blauer Nävus
MbO_2 *Abk.*: →*Oxymyoglobin*
MBP *Abk.*: **1.** Magen-Breipassage **2.** myelinbasisches Protein
MBq *Abk.*: Megabecquerel
MBR *Abk.*: Müller-Ballungsreaktion
MBSG *Abk.*: Mikroblutkörperchensenkungsgeschwindigkeit
MBT *Abk.*: 2-Merkaptobenzthiazol
MBTH *Abk.*: 3-Methyl-2-benzthiazolonhydrazon
MBTS *Abk.*: modifizierter Blalock-Taussig-Shunt
MBU *Abk.*: Mikroblutuntersuchung
MC *Abk.*: **1.** mesangiale Zellproliferation **2.** Methicillin **3.** →*Mineralocorticoid* **4.** →*Minocyclin* **5.** →*Mitomycin* **6.** Mitoxantron, Cytarabin **7.** motorischer Cortex **8.** →*Myocarditis*

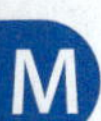

mC *Abk.*: Millicoulomb
µC *Abk.*: Mikrocoulomb
MCA *Abk.*: **1.** mesenteriokavale Anastomose **2.** →*mesokavale Anastomose*
MCAR *Abk.*: Mischzellagglutinationsreaktion
McArdle: Brian McArdle; englischer Neurologe im 20. Jahrhundert
McArdle-Krankheit *f* (Ⓔ McArdle's disease): *Syn: McArdle-Syndrom, muskuläre Glykogenose, Muskelphosphorylasemangel, Myophosphorylaseinsuffizienz, Glykogenose Typ V*; autosomal-rezessiver, isolierter Mangel an Muskelphosphorylase mit Anreicherung von normalem Glykogen in der Skelettmuskulatur; die betroffenen Patienten [meist Erwachsene] klagen über Muskelschwäche und -krämpfe sowie rasche Erschöpfung
McB *Abk.*: →*McBurney-Punkt*
MCBP *Abk.*: Melphalan, Cyclophosphamid, BCNU, Prednison
McBurney: Charles McBurney; 1845–1914; amerikanischer Chirurg (New York)
McBurney-Punkt *m* (Ⓔ McBurney's point): Druckpunkt zwischen Darmbeinschaufel und Nabel bei Appendizitis*
McCune: Donovan James McCune; 1902–1976; amerikanischer Kinderarzt (New York)
McCune-Albright-Syndrom *nt* (Ⓔ McCune-Albright syndrome): *Syn: Albright-Syndrom, Albright-McCune-Syndrom, McCune-Syndrom, polyostotische fibröse Dysplasie*; durch eine Genmutation verursachtes Syndrom mit polyostotischer fibröser Dysplasie langer Röhrenknochen, Hautpigmentierung [Café-au-lait-Flecken] und endokrinen Störungen [gonadotropin-unabhängige Pseudopubertas praecox]
McCune-Syndrom *nt*: →*McCune-Albright-Syndrom*
MCD *Abk.*: →*minimale zerebrale Dysfunktion*
MCF *Abk.*: Makrophagen-chemotaktischer Faktor
MCG *Abk.*: **1.** →*Magnetokardiographie* **2.** →*Mechanokardiographie* **3.** →*Mikrogramm*
McGinn: Sylvester McGinn; amerikanischer Kardiologe im 20. Jahrhundert
McGinn-White-Syndrom *nt* (Ⓔ McGinn-White sign): temporäre EKG-Veränderung bei akutem Cor* pulmonale, v.a. bei Lungenembolie*; man findet P-pulmonale, S_I/Q_{III}-Typ und Senkung der ST-Strecke

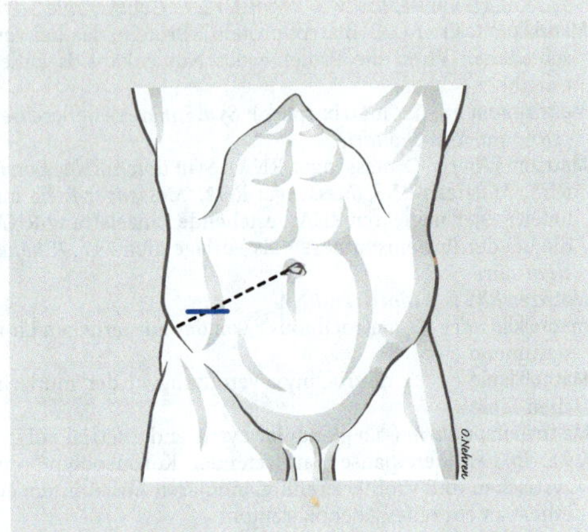

Abb. M49. McBurney-Punkt

MCGP *Abk.*: Minimal-changes-Glomerulopathie
MCH *Abk.*: **1.** →*mean corpuscular hemoglobin* **2.** Mikrokolpohysteroskopie
MCHC *Abk.*: mean corpuscular hemoglobin concentration
MCi *Abk.*: **1.** Megacurie **2.** Methylcholanthren-induziertes Sarkom **3.** Millicurie
µCi *Abk.*: Mikrocurie
MCIF *Abk.*: macrophage cytotoxicity-inducing factor
mCih *Abk.*: Millicurie/Stunde
MCIM *Abk.*: Methylcholanthren-induziertes Muskelsarkom
McKinley: McKinley-Zellen *pl*: →*Pfeiffer-Drüsenfieber-Zellen*
McKusick: Victor Almon McKusick; geb. 1921; amerikanischer Genetiker (Baltimore)
McKusick-Syndrom *nt* (Ⓔ McKusick type metaphyseal chondrodysplasia): *Syn: Knorpel-Haar-Hypoplasie, Chondrodysplasia metaphysaria Typ McKusick*; autosomal-rezessive Form der Chondrodystrophie* mit kurzen Extremitäten, Glockenthorax, Zwergwuchs und spärlicher Behaarung
MCL *Abk.*: →*Medioklavikularlinie*
McLeod: William Mathieson McLeod; 1911–1977; englischer Arzt

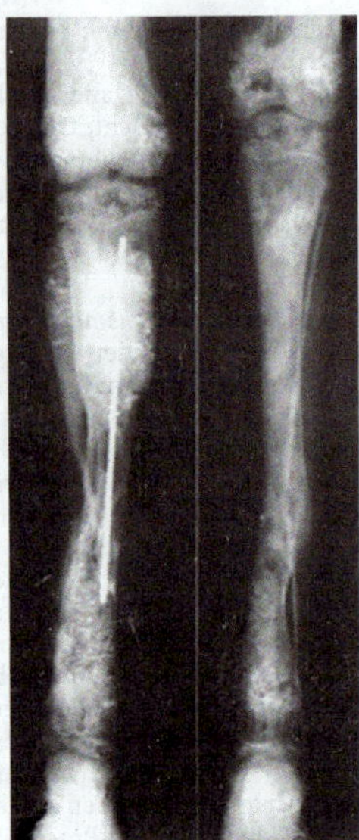

Abb. M50. McCune-Albright-Syndrom

McLeod-Syndrom *nt*: →*Swyer-James-Syndrom*

MCLS *Abk.*: →*mukokutanes Lymphknotensyndrom*

MCMP *Abk.*: 5-Methylcytidinmonophosphat

McMurray: Thomas Porter McMurray; 1887–1949; englischer Orthopäde

McMurray-Zeichen *nt* (Ⓔ McMurray's sign): Test bei Verdacht auf Meniskusschäden; das Bein ist im Hüft- und Kniegelenk 90° gebeugt; Druck auf den Meniskus bei Innen- und Außenrotation des Unterschenkels führt zu Schmerzen

MCP *Abk.*: Melphalan, Cyclophosphamid, Prednison

MCPA *Abk.*: 2-Methyl-4-chlorphenoxyacetat

MCR *Abk.*: metabolische Clearance-Rate

MCS *Abk.*: multiple chemische Sensibilität

M-CSF *Abk.*: macrophage colony stimulating factor

MCTD *Abk.*: →*mixed connective tissue disease*

MCU *Abk.*: Miktionszystourethrogramm

MCUG *Abk.*: Miktionszystourethrogramm

MCV *Abk.*: **1.** mean corpuscular volume **2.** Methotrexat, Cisplatin, Vinblastin

McVay: Chester B. McVay; amerikanischer Chirurg im 20. Jahrhundert

Hernienplastik nach McVay-Lotheissen *f* (Ⓔ McVay hernioplasty): ***Syn:*** *McVay-Lotheissen-Operation*; *s.u. Hernienplastik*

MD *Abk.*: **1.** →*Macula densa* **2.** manisch-depressiv **3.** →*Maximaldosis* **4.** →*Meckel-Divertikel* **5.** Medical Doctor **6.** Mitteldruck **7.** mittlere Dosis **8.** →*Muskeldystrophie* **9.** →*myotonische Dystrophie*

Md *Abk.*: **1.** Mendelevium **2.** Mutationsdifferenz

MDA *Abk.*: **1.** Malondialdehyd **2.** medizinischer Dokumentationsassistent **3.** Methylendioxyamphetamin **4.** Monodehydroascorbinsäure

MDB *Abk.*: →*Magen-Darm-Blutung*

MDBI *Abk.*: →*Magen-Darm-Blutung*

MdE *Abk.*: Minderung der Erwerbsfähigkeit

MDES *Abk.*: →*malignes Dopa-Entzugssyndrom*

MDF *Abk.*: **1.** Myocardial-Depressant-Faktor **2.** Myokard-Depressor-Faktor

MDG *Abk.*: mittlerer Druckgradient

MDH *Abk.*: **1.** →*Malatdehydrogenase* **2.** Milchsäuredehydrogenase

MDHR *Abk.*: Middlebrook-Dubos-Hämagglutinationsreaktion

MDI *Abk.*: Diphenylmethandiisocyanat

MDK *Abk.*: **1.** Magen-Darm-Kanal **2.** manisch-depressiver Krankheitsprozess

MDNB *Abk.*: m-Dinitrobenzol

MDP *Abk.*: **1.** →*Magen-Darm-Passage* **2.** →*manisch-depressive Psychose* **3.** maximales diastolisches Potential **4.** Methyldiphosphonat

MDR *Abk.*: **1.** Multidrug-Resistenz-Gene **2.** →*Multiple-Medikamentenresistenz-Gen*

MDS *Abk.*: myelodysplastisches Syndrom

MDT *Abk.*: →*Magen-Darm-Trakt*

ME *Abk.*: **1.** Mache-Einheit **2.** Masseneinheit **3.** Mäuseeinheit **4.** →*Meningoenzephalitis* **5.** Methylephedrin **6.** Minutenexkretion **7.** Montevideo-Einheit **8.** Morgan-Einheit **9.** motorische Einheit

Me *Abk.*: Menton

mE *Abk.*: Millieinheit

MEA *Abk.*: **1.** Merkaptoethylamin **2.** →*Monoethanolamin* **3.** →*multiple endokrine Adenomatose* **4.** →*multiple endokrine Adenopathie*

mean corpuscular hemoglobin *nt*: ***Syn:*** *Färbekoeffizient*; Hämoglobingehalt des einzelnen Erythrozyten; berechnet sich als Quotient von Hämoglobingehalt des Blutes [g/l] und der Erythrozytenzahl [10^{12}/l]; der Normalwert liegt bei 26,4–34 pg oder 1,7–2 mmol; ist bei hypochromen Anämien vermindert und bei hyperchromen Anämien erhöht

MEAS *Abk.*: maximale exspiratorische Atemstromstärke

mealtal *adj* (Ⓔ meatal): Meatus betreffend

Meato-, meato- *präf.*: Wortelement mit der Bedeutung „Gang/Kanal/Meatus"

Melaltolplasltik *f* (Ⓔ meatoplasty): plastische Chirurgie der Harnröhre im Bereich der Harnröhrenöffnung bei Meatusstenose*

Melaltorlrhalphie *f* (Ⓔ meatorrhaphy): ***Syn:*** *Harnröhrennaht, Urethranaht*; Naht der Harnröhre im Bereich der Harnröhrenöffnung nach Verletzung oder Operation

Melaltolskop *nt* (Ⓔ meatoscope): Endoskop* für die Meatoskopie*

Melaltolskolpie *f* (Ⓔ meatoscopy): endoskopische Untersuchung der Harnröhrenöffnung

Melaltoltolmie *f* (Ⓔ meatotomy): Erweiterung der äußeren Harnröhrenmündung durch Inzision; wird meist zur Behandlung von erworbenen Meatusstenosen* [z.B. nach Beschneidung] durchgeführt

Melaltus *m* (Ⓔ meatus): Gang, Kanal, Öffnung

Meatus acusticus externus (Ⓔ external acoustic meatus): ***Syn:*** *äußerer Gehörgang*; ca. 3,5 cm langer Gang von der äußeren Ohröffnung [**Porus acusticus externus**] bis zum Trommelfell*; das vordere Drittel [Meatus* acusticus externus cartilagineus] wird von Knorpel gebildet, die hinteren zwei Drittel liegen in der Pars tympanica des Schläfenbeins [Os* temporale]

Meatus acusticus externus cartilagineus (Ⓔ cartilaginous external acoustic meatus): von Knorpel [Cartilago meatus acustici] gebildetes äußeres Drittel des äußeren Gehörganges [Meatus* acusticus externus]

Meatus acusticus externus osseus (Ⓔ bony external acoustic meatus): die hinteren zwei Drittel des äußeren Gehörganges [Meatus* acusticus externus] in der Pars tympanica des Schläfenbeins [Os* temporale]

Meatus acusticus internus (Ⓔ internal acoustic meatus): ***Syn:*** *innerer Gehörgang*; im Felsenbein [Pars* petrosa ossis temporalis] liegender Kanal, durch den Nervus* facialis, Nervus* vestibulocochlearis und Arteria* und Vena* labyrinthi verlaufen; sein Eingang [**Porus acusticus internus**] liegt auf der Rückseite des Felsenbeins

Meatus nasi communis (Ⓔ common nasal meatus): *s.u. Nasenhöhle*

Meatus nasi inferior (Ⓔ inferior nasal meatus): unterer Nasengang; *s.u. Nasenhöhle*

Meatus nasi medius (Ⓔ middle nasal meatus): mittlerer Nasengang; *s.u. Nasenhöhle*

Meatus nasi superior (Ⓔ superior nasal meatus): oberer Nasengang; *s.u. Nasenhöhle*

Meatus nasopharyngeus (Ⓔ nasopharyngeal meatus): *s.u. Nasenhöhle*

Meatus urethrae: veraltet für →*Ostium urethrae externum*

Melaltuslstelnolse *f* (Ⓔ meatal stenosis): Verengung der Harnröhrenöffnung; meist postinfektiös nach Vorhautentzündung, seltener auch nach Beschneidung*; **Therapie**: Meatotomie

MEB *Abk.*: →*Methylenblau*

Melbenldalzol *nt* (Ⓔ mebendazole): Anthelmintikum*, das die Glucoseaufnahme der Parasiten hemmt; **Anw.**: Hakenwürmer, Oxyura, Trichura, Spul- und Madenwurm

Melbelvelrin *nt* (Ⓔ mebeverine): Spasmolytikum*; **Anw.**: gastrointestinale Störungen

Meblhyldrollin *nt* (Ⓔ mebhydroline): H_1-Antihistaminikum*

Melchalnolkarldilolgramm *nt* (Ⓔ mechanocardiogram): bei der Mechanokardiographie erhaltene graphische Darstellung

Melchalnolkarldilolgralphie *f* (Ⓔ mechanocardiography): ***Syn:*** *Mechanokardiografie*; Aufzeichnung mechanisch erfassbarer Herzfunktionen, z.B. Herzspitzenstoß

Melchalnolrelzepltolren *pl* (Ⓔ mechanoreceptors): ***Syn:*** *mechanosensitive Rezeptoren*; Rezeptoren, die auf mechanische Reize ansprechen

melchalnolsenlsiltiv *adj* (Ⓔ mechanosensitive): auf mechanische Reize ansprechend

Melchalnolsenlsor *m* (Ⓔ mechanosensor): auf mechanische Reize ansprechender Sensor, z.B. die Tastsensoren der Haut

Meckel: Johann Friedrich Meckel; 1781–1833; deutscher Anatom und Chirurg (Halle)

Meckel-Divertikel *nt* (Ⓔ Meckel's diverticulum): ***Syn:*** *Diverticulum ilei*; 0,5–1 m vor der Mündung in das Zäkum vorkommender blindsackartiger Anhang des Ileums*, der ein Rest des embryonalen Ductus* omphalomesentericus ist; tritt bei ca. 2 % aller Menschen auf; kann eine Appendizitis* vortäuschen oder zu Perforation* oder Strangulationsileus* führen

Meckel-Ganglion *nt* (Ⓔ Meckel's ganglion): ***Syn:*** *Ganglion pterygopalatinum*; parasympathisches Ganglion der Fossa* pterygopalatina, das u.a. die Tränendrüse und die Drüsen der Nasen- und Gaumenschleimhaut versorgt

Meckel-Gruber-Syndrom *nt* (Ⓔ Meckel-Gruber syndrome): autosomal-rezessives Fehlbildungssyndrom mit Hexadaktylie*, Enzephalozele*, polyzystischen Nieren sowie zystischen Veränderungen anderer Organe

Meckel-Knorpel *m* (Ⓔ Meckel's cartilage): vorderer knorpeliger Teil des embryonalen **1.** Kiemenbogens, aus dem sich der Hammer [Malleus] entwickelt

Meckel-Raum *m* (Ⓔ Meckel's space): ***Syn:*** *Cavum trigeminale*; an der Felsenbeinspitze liegender Raum für das Ganglion* trigeminale

Mecla|ston *nt*: → *Clemastin*

Mecli|cin *nt*: → *Meclozin*

Mec|lo|cy|clin *nt* (Ⓔ meclocycline): lokales Tetracyclin*

Me|clo|fen|o|xat *nt* (Ⓔ meclofenoxate): ***Syn:*** *Centrophenoxin*; Nootropikum*, Psychoregulans; **Anw.**: Hirnleistungsstörungen im Alter oder nach Apoplexie

Mec|lo|pro|din *nt*: → *Clemastin*

Mec|lo|zin *nt* (Ⓔ meclozine): ***Syn:*** *Meclicin*; H_1-Antihistaminikum*, Antiemetikum*

Me|co|ni|um *nt*: **1.** → *Mekonium* **2.** → *Opium*

MeCP *Abk.*: MeCCNU, Cyclophosphamid, Prednison

MECY *Abk.*: Methotrexat, Cyclophosphamid

MED *Abk.*: **1.** maximale Einzeldosis **2.** minimale effektive Dosis **3.** → *minimale Erythemdosis* **4.** mittlere Einzeldosis **5.** mittlerer Erythrozytendurchmesser

med. *Abk.*: **1.** medialis **2.** → *medizinisch*

Med|a|ze|pam *nt* (Ⓔ medazepam): Benzodiazepin*; HWZ 2–5 h [Metaboliten 50–90 h]; **Anw.**: Tranquilizer* bei Angst- und Unruhezuständen, psychosomatischen Symptomen

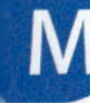

Me|dia *f* (Ⓔ media): ***Syn:*** *Tunica media*; mittlere Gefäßschicht; besteht bei Arterien fast ausschließlich aus zirkulär und schraubenförmig angeordneten glatten Muskelfasern; die Media von Venen enthält glatte Muskelfasern und elastische Netze, die durch kollagenes Bindegewebe aufgelockert werden; *s.a. Arterie, Vene*

Me|di|a|ent|zün|dung *f*: → *Mesarteritis*

me|di|al *adj* (Ⓔ medial): in der Mitte (liegend), mittlere, zur Medianebene hin gelegen

Me|di|al|po|si|ti|on *f* (Ⓔ medial appendix): *s.u. Appendix vermiformis*

Me|di|al|seg|ment *nt* (Ⓔ medial segment): ***Syn:*** *Segmentum mediale pulmonis*; mediales Segment des Mittellappens der rechten Lunge*; *s.a. Lungensegmente*

me|di|an *adj* (Ⓔ median): die Mittellinie betreffend, in der Medianebene (liegend), auf der Mittellinie

Me|di|an|e|be|ne *f* (Ⓔ median plane): ***Syn:*** *Planum medianum*; Sagittalebene*, die genau durch die Körpermitte verläuft und den Körper in zwei gleiche Hälften teilt

Me|di|a|ne|kro|se *f* (Ⓔ medionecrosis): ***Syn:*** *Medionecrosis*; auf die mittlere Wandschicht [Tunica media] von Arterien begrenzte Nekrose*; *s.a. Medionecrosis Erdheim-Gsell*

Me|di|a|nus *m*: → *Nervus medianus*

Me|di|a|nus|ga|bel *f* (Ⓔ bifurcation of median nerve): *s.u. Nervus medianus*

Me|di|a|nus|kom|pres|sions|syn|drom *nt*: → *Karpaltunnelsyndrom*

Me|di|a|nus|läh|mung *f* (Ⓔ median palsy): Lähmung des Nervus* medianus; je nach Höhe der Läsion gibt es drei Lähmungstypen: **1.** Karpaltunnelsyndrom* bei Schädigung im Karpalkanal **2.** Lähmung der Handmuskeln mit Verlust der Greiffunktion des Daumens [Affenhand] bei Schädigung im distalen Unterarm **3.** komplette Medianuslähmung bei Läsion oberhalb des Abgangs der Äste zu den langen Hand- und Fingerbeugern führt zu Affenhand, Schwurhand, Pronations- und Beugungsschwäche; die Sensibilitätsstörung betrifft bei allen Formen nur die versorgten Hautbezirke der Hand [palmare Seite des 1.–3. Fingers, radiale Seite des 4. Fingers] und führt zu schmerzhaften Parästhesien

Me|di|a|nus|schlin|ge *f* (Ⓔ median nerve loop): *s.u. Nervus medianus*

Me|di|a|skle|ro|se *f* (Ⓔ medial arteriosclerosis): ***Syn:*** *Mediaverkalkung*; herdförmige Verkalkung der mittleren Wandschicht [Tunica media] von Arterien; *s.a. Mönckeberg-Mediasklerose*

me|di|as|ti|nal *adj* (Ⓔ mediastinal): Mittelfellraum/Mediastinum betreffend, im Mediastinum (liegend)

Me|di|as|ti|nal|em|phy|sem *nt* (Ⓔ mediastinal emphysema): ***Syn:*** *Emphysema mediastinale, Pneumomediastinum*; Emphysem* des Mediastinalraums

Me|di|as|ti|nal|fi|bro|se *f* (Ⓔ mediastinal fibrosis): seltene Fibrose* im oberen Mediastinum mit Einengung der Vena* cava superior und evtl. der Bronchien und Pulmonalgefäße

Me|di|as|ti|nal|flat|tern *nt* (Ⓔ mediastinal flutter): ***Syn:*** *Mediastinalpendeln*; atemsynchrone Pendelbewegungen des Mediastinums bei offenem Pneumothorax* oder Thoraxinstabilität; bei Inspiration verschiebt sich das Mediastinum zur erkrankten Seite hin und kehrt bei Exspiration in die Ausgangslage zurück; führt zu einer Beeinträchtigung der Atemmechanik und des venösen Rückstroms zum Herzen

Me|di|as|ti|nal|her|nie *f* (Ⓔ **1.** mediastinal hernia **2.** pneumocele): **1.** einseitige Ausbuchtung des Mediastinums, z.B. bei Pneumothorax **2.** ***Syn:*** *Hernia pulmonalis*; Lungenhernie* in das Mediastinum bei einer Lücke in der Pleura* mediastinalis

Me|di|as|ti|nal|pen|deln *nt*: → *Mediastinalflattern*

Me|di|as|ti|nal|pleu|ra *f* (Ⓔ mediastinal pleura): ***Syn:*** *Pleura mediastinalis, Pars mediastinalis pleurae parietalis*; an das Mediastinum* angrenzender Teil der Pleura* parietalis

Me|di|as|ti|nal|raum *m*: → *Mediastinum*

Me|di|as|ti|ni|tis *f, pl* **-ti|den** (Ⓔ mediastinitis): Entzündung des Bindegewebes des Mediastinalraums

akute Mediastinitis (Ⓔ acute mediastinitis): tritt v.a. bei spontaner Ösophagusruptur, traumatischer oder iatrogener Ösophagusperforation, Eindringen von Fremdkörpern oder durch Fortleitung von Entzündungen oder Abszess aus dem Halsbereich auf; **Klinik**: retrosternale Schmerzen, Fieber, Husten, Dysphagie*, evtl. subkutanes Emphysem; **Therapie**: Antibiotika, Mediastinoskopie mit Drainage

chronische Mediastinitis (Ⓔ chronic mediastinitis): entsteht meist durch Fortleitung einer Entzündung oder eines Abszesses im Halsbereich, Pleuraraum, Magen oder Leber; **Klinik**: Schmerzen, leichtes Fieber, Husten, Dysphagie*, Schluckauf, evtl. subkutanes Emphysem*; **Therapie**: Antibiotika, evtl. Drainage oder chirurgische Ausräumung

me|di|as|ti|ni|tisch *adj* (Ⓔ mediastinitic): Mediastinitis betreffend, von ihr betroffen oder gekennzeichnet

Me|di|as|ti|no|gramm *nt* (Ⓔ mediastinogram): Röntgenkontrastaufnahme des Mediastinums

Me|di|as|ti|no|gra|phie *f* (Ⓔ mediastinography): ***Syn:*** *Mediastinografie*; Röntgenkontrastdarstellung* des Mediastinums

Me|di|as|ti|no|pe|ri|kar|di|tis *f, pl* **-ti|den** (Ⓔ mediastinopericarditis): ***Syn:*** *Perikardiomediastinitis*; Entzündung des Herzbeutels und des angrenzenden Bindegewebes des Mediastinalraums; *s.a. Perikarditis*

me|di|as|ti|no|pe|ri|kar|di|tisch *adj* (Ⓔ mediastinopericarditic): Mediastinoperikarditis betreffend, von ihr betroffen oder gekennzeichnet

Me|di|as|ti|no|skop *nt* (Ⓔ mediastinoscope): starres Endoskop* für die Mediastinoskopie*

Me|di|as|ti|no|sko|pie *f* (Ⓔ mediastinoscopy): endoskopische Untersuchung des Mediastinalraums

me|di|as|ti|no|sko|pisch *adj* (Ⓔ mediastinoscopic): Mediastinoskopie betreffend, mittels Mediastinoskopie

Me|di|as|ti|no|to|mie *f* (Ⓔ mediastinotomy): ***Syn:*** *Mediastinumeröffnung*; operative Eröffnung des vorderen Mediastinums* zur Abklärung von retrosternalen oder retroaortalen Prozessen; der Zugang erfolgt durch das Sternum [**extrapleurale Mediastinotomie**] oder als **transpleurale Mediastinotomie** parasternal; bei der **kollaren Mediastinotomie** [Mediastinotomie nach Churchill] erfolgt der Zugang über einen Kocher*-Kragenschnitt

Me|di|as|ti|num *nt* (Ⓔ mediastinum): ***Syn:*** *Mittelfell, Mittelfellraum, Mediastinalraum, Cavum mediastinale*; zwischen den beiden Pleurahöhlen liegender Raum der Brusthöhle, der vorne vom Brustbein und hinten von der Wirbelsäule begrenzt wird; unten endet es auf dem Zwerchfell, oben geht es kontinuierlich in den Bindegewebsraum des Halses über; Thymus*, Speiseröhre*, Herz* und die großen Gefäße liegen im oder verlaufen durch das Mediastinum

Mediastinum anterius (Ⓔ anterior mediastinum): ***Syn:*** *vorderer Mediastinalraum, vorderes Mediastinum, Cavum mediastinale anterius*; zwischen Brustbein [Sternum] und Herzbeutel [Perikard] liegender Teil des unteren Mediastinums [Mediastinum inferius]

hinteres Mediastinum: *→Mediastinum posterius*

Mediastinum inferius (Ⓔ inferior mediastinum): ***Syn:*** *unterer Mediastinalraum, unteres Mediastinum, Cavum mediastinale inferius*; unterhalb der Bifurcatio* tracheae liegender Teil des Mediastinums; besteht aus drei Abteilungen Mediastinum anterius, Mediastinum medium und Mediastinum posterius

Mediastinum medium (Ⓔ middle mediastinum): ***Syn:*** *mittlerer Mediastinalraum, mittleres Mediastinum, Cavum mediastinale medius*; vom Herzbeutel [Perikard] umschlossener Teil des unteren Mediastinums [Mediastinum inferius]

mittleres Mediastinum: *→Mediastinum medium*

oberes Mediastinum: *→Mediastinum superius*

Mediastinum posterius (Ⓔ posterior mediastinum): ***Syn:*** *hinterer Mediastinalraum, hinteres Mediastinum, Cavum mediastinale posterius*; hinter dem Herzbeutel [Perikard] liegender Teil des unteren Mediastinums [Mediastinum inferius]

Mediastinum superius (Ⓔ superior mediastinum): ***Syn:*** *oberer Mediastinalraum, oberes Mediastinum, Cavum mediastinale superius*; oberhalb der Bifurcatio* tracheae liegender Teil des Mediastinums

Mediastinum testis (Ⓔ septum of testis): ***Syn:*** *Corpus Highmori, Mittelfell des Hodens*; das Rete* testis enthaltender, aus der Tunica* albuginea testis entspringender Bindegewebswulst am Hinterrand der Hoden*

unteres Mediastinum: *→Mediastinum inferius*

vorderes Mediastinum: *→Mediastinum anterius*

Me|di|as|ti|num|er|öff|nung *f*: *→Mediastinotomie*

Me|di|as|ti|num|ve|nen *pl* (Ⓔ mediastinal veins): ***Syn:*** *Venae mediastinales*; mehrere kleine Venen, die Blut aus dem vorderen Mediastinum* zur Vena* brachiocephalica, azygos oder cava superior führen

Me|di|a|tor *m* (Ⓔ mediator): ***Syn:*** *Mediatorsubstanz*; von Zellen oder Geweben gebildete Substanz, die lokal oder im ganzen Körper biochemische oder physiologische Reaktionen beeinflusst; der Begriff ist nur unscharf definiert und wird auf Neurotransmitter*, Kinine*, Mediatoren der Entzündungsreaktion, biogene Amine* usw. angewandt

Me|di|a|tor|sub|stanz *f*: *→Mediator*

Me|di|a|ver|kal|kung *f*: *→Mediasklerose*

Me|di|go|xin *nt*: *→Metildigoxin*

Me|di|ka|ment *nt*: *→Arzneimittel*

antiinflammatorisch wirkende Medikamente: *→nicht-steroidale Antiphlogistika*

Me|di|ka|men|ten|ab|hän|gig|keit *f* (Ⓔ drug dependence): ***Syn:*** *Arzneimittelsucht, Arzneimittelabhängigkeit*; Abhängigkeit von freierhältlichen oder verschreibungspflichtigen Arzneimitteln; *s.a. Abhängigkeit*

Medikamentenresistenz-Gene *pl* (Ⓔ drug resistance gene): *s.u. Essay Gentransfer und Gentherapie S. 761*

me|di|ka|men|tös *adj* (Ⓔ medicamentous): mit Hilfe von Medikamenten

Me|di|ka|ti|on *f* (Ⓔ medication): Arzneimittelanwendung, Verabreichung; Verordnung, Verschreibung

me|di|ko|chi|rur|gisch *adj* (Ⓔ medicochirurgical): ***Syn:*** *medizinisch-chirurgisch*; (innere) Medizin und Chirurgie betreffend

me|di|ko|le|gal *adj* (Ⓔ medicolegal): gerichtsmedizinisch, rechtsmedizinisch

Me|di|na|wurm *m* (Ⓔ Medina worm): ***Syn:*** *Guineawurm, Drachenwurm, Filaria medinensis, Dracunculus medinensis*; im Unterhautbindegewebe parasitierender Fadenwurm; Erreger der Dracunculosis [Medinawurmbefall*]

Me|di|na|wurm|be|fall *m* (Ⓔ Medina worm disease): ***Syn:*** *Medinawurminfektion, Guineawurminfektion, Guineawurmbefall, Drakunkulose, Dracontiasis, Dracunculosis, Drakontiase*; durch Befall mit Dracunculus* medinensis hervorgerufene Erkrankung; die mit dem Trinkwasser aufgenommenen Larven durchdringen die Magenwand und wandern ins subkutane Bindegewebe, wo sie zu adulten Würmern [Männchen 3–4 cm, Weibchen bis zu 1 m] heranwachsen; durch Abgabe eines toxischen Sekretes kommt es zur Ausbildung einer 2–3 cm großen, juckenden Blase, die reißt und sich in ein flaches Ulkus umwandelt; der Wurm kann am Ulkusgrund gesehen werden; **Therapie:** langsames Herausziehen der Würmer durch Aufrollen auf ein Stäbchen etc.; Mebendazol*, Diethylcarbamazin* intern

Me|di|na|wurm|in|fek|ti|on *f*: *→Medinawurmbefall*

Me|di|o|kla|vi|ku|lar|li|nie *f* (Ⓔ medioclavicular line): ***Syn:*** *Linea medioclavicularis*; senkrecht durch die Schlüsselbeinmitte verlaufende anatomische Hilfslinie

me|di|o|la|te|ral *adj* (Ⓔ mediolateral): in der Mitte und auf der Seite (liegend); die Medianebene und eine Seite betreffend

Me|di|o|ne|cro|sis *f, pl* **-ses:** *→Medianekrose*

Medionecrosis Erdheim-Gsell (Ⓔ Erdheim's cystic medial necrosis): ***Syn:*** *Gsell-Erdheim-Syndrom, Erdheim-Gsell-Syndrom*; idiopathische Nekrose* der Aortenmedia, die zu spontaner Aortenruptur oder Aneurysma* dissecans führen kann

Me|di|zin *f* (Ⓔ **1.–2.** medicine): **1.** Heilkunst, Heilkunde, ärztliche Wissenschaft **2.** Medikament, Heilmittel, Arzneimittel

forensische Medizin (Ⓔ forensic medicine): ***Syn:*** *Gerichtsmedizin, Rechtsmedizin*; Teilgebiet der Medizin, das sich mit allen Rechtsfragen befasst, die die Medizin berühren

holistische Medizin (Ⓔ holistic medicine): ***Syn:*** *Ganzheitsmedizin*; Richtung der Medizin, die versucht, den Patienten in seiner seelisch-körperlichen Gesamtheit und in der Interaktion mit seiner Umwelt zu sehen; im Gegensatz zur Schulmedizin wird in Diagnose und Therapie Rücksicht auf die Subjektivität und Individualität von Symptomen und Reaktionen genommen

Innere Medizin (Ⓔ internal medicine): größtes Teilgebiet der Medizin, das sich mit den Erkrankungen der inneren Organe sowie des Blutes und des Stütz- und Bewegungsapparates beschäftigt; wird meist in Subspezialitäten [z.B. Hämatologie*, Nephrologie*, Pulmonologie*] untergliedert

manuelle Medizin (Ⓔ manual medicine): ***Syn:*** *Chiropraktik, Chirotherapie, Manipulationstherapie, Manualtherapie, Osteopathie*; Diagnostik und Therapie reversibler Funktionsstörungen des Stütz- und Bewegungsapparates; geht davon aus, dass eine Subluxation von Wirbeln zu einer Einklemmung von Wurzelfasern führt, die für die fassbaren Symptome [Schmerz, Fehlhaltung] und andere, nicht mit der Subluxation in Zusammenhang gebrachte Beschwerden [z.B. Menstruationsbeschwerden, gastrointestinale Beschwerden] verantwortlich ist; dieser Ansatz wird von vielen Autoren abgelehnt und z.T. als gefährlich betrachtet, weil eine Manipulation der Wirbelsäule, z.B. bei angeborenen Fehlbildungen oder Bandscheibenvorfall, zu bleibenden Schäden, u.U. sogar Querschnittslähmung führen kann

prophylaktische Medizin (Ⓔ preventive medicine): ***Syn:*** *Vorsorgemedizin, Präventivmedizin*; Teilgebiet der Medizin, das sich mit der Verhütung von Krankheiten befasst

me|di|zi|nal *adj* (Ⓔ medicinal): Medizin betreffend, heilend, heilkräftig

Me|di|zi|nal|rha|bar|ber *m* (Ⓔ medicinal rhubarb): ***Syn:*** *Rheum officinale*; *s.u. Rhabarber*

Me|di|zin|an|thro|po|lo|gie *f*: *→Ethnomedizin*

Me|di|zin|eth|no|lo|gie *f*: *→Ethnomedizin*

me|di|zi|nisch *adj* (Ⓔ medical): Medizin betreffend, ärztlich; internistisch, nicht chirurgisch

Me|dro|ges|ton *nt* (Ⓔ medrogestone): Gestagen*; **Anw.:** habitueller Abort, Mammakarzinom

Me|dro|xy|pro|ges|te|ron *nt* (Ⓔ medroxyprogesterone): Gestagen*; **Anw.:** Hormontherapie, Adenokarzinom von Brustdrüse und Uterus

Me|dro|xy|pro|ges|te|ron|a|ce|tat *nt* (Ⓔ medroxyprogesterone

M

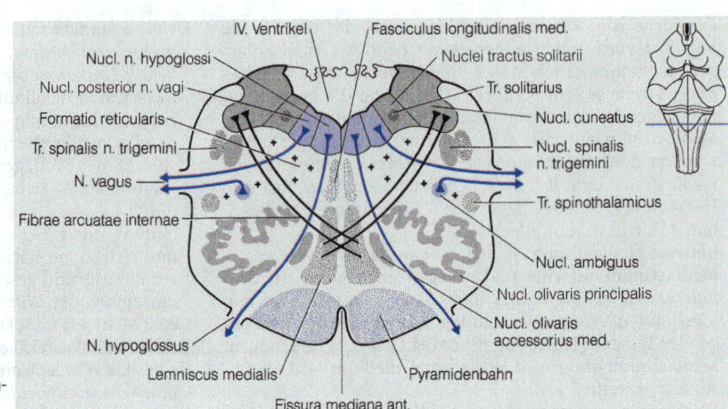

Abb. M51. Querschnitt durch die Medulla oblongata

acetate): Gestagen*

Me|dry|son *nt* (Ⓔ medrysone): Glucocorticoid*; **Anw.**: lokal, v.a. am Auge

Me|dul|la *f, pl* **-lae** (Ⓔ medulla): Mark, markartige Substanz

Medulla glandulae suprarenalis (Ⓔ suprarenal medulla): Nebennierenmark; *s.u. Nebenniere*

Medulla nodi lymphoidei (Ⓔ medulla of lymph node): Lymphknotenmark; *s.u. Nodus lymphoideus*

Medulla oblongata (Ⓔ medulla oblongata): ***Syn:*** *Markhirn, verlängertes Mark, Bulbus medullae spinalis, Myelencephalon, Myelenzephalon*; zwischen Rückenmark [Medulla* spinalis] und Mittelhirn [Mesencephalon*] liegender unterster Teil des Gehirns; bildet zusammen mit der Brücke [Pons*] und dem Mittelhirn [Mesencephalon] den Hirnstamm [Truncus* encephali]; die Medulla oblongata ist ein wichtiges Reflexzentrum und koordiniert u.a. vegetative Funktionen; auf der Vorderfläche verläuft in der Mitte die **Fissura mediana anterior**, die links und rechts von der **Pyramis medullae oblongatae** begrenzt wird; in der Pyramis verläuft die Pyramidenbahn [Tractus* corticospinalis]; neben der Pyramide wölbt sich jeweils die **Olive** vor, die vom **Sulcus preolivaris** vorne und vom **Sulcus retroolivaris** hinten begrenzt wird; das obere Drittel der Rückseite wird von der Rautengrube [Fossa* rhomboidea] gebildet; unterhalb verdickt sich die Medulla zwiebelförmig [daher auch die Bezeichnung Bulbus medullae spinalis] durch das **Tuberculum gracile** und das **Tuberculum cuneatum**; der **Obex** liegt als transversaler Riegel am oberen Ende der Mittelfurche der Rückseite [**Sulcus medianus posterior**] histologisch besteht das Markhirn aus auf- und absteigenden Leitungsbahnen sowie Kerngruppen; im vorderen Teil liegen die Fasern der Pyramidenbahn und die Olive [Oliva*] mit ihren Kerngruppen; der hintere Teil wird v.a. von aufsteigenden Rückenmarksbahnen eingenommen und enthält auch Umschaltkerne für die Hinterstrangbahnen [Nucleus* gracilis, Nucleus* cuneatus]; der Lemniscus* medialis verläuft in der Mitte der Medulla hinter der Pyramidenbahn

Medulla ossium (Ⓔ bone marrow): ***Syn:*** *Knochenmark*; das Knochenmark ist Teil des lymphatischen Systems [Systema* lymphoideum]; zur Zeit der Geburt handelt es sich fast ausschließlich um rotes, blutbildendes Knochenmark [Medulla* ossium rubra], das langsam in gelbes, nicht-blutbildendes Knochenmark [Medulla* ossium flava] umgewandelt wird; nach Abschluss des Wachstums findet sich rotes Knochenmark nur noch in kurzen und platten Knochen [z.B. Brustbein] und in den Epiphysen* der Röhrenknochen

Medulla ossium flava (Ⓔ yellow bone marrow): ***Syn:*** *gelbes Knochenmark, Fettmark*; nicht-blutbildendes, fetthaltiges Knochenmark; entsteht aus rotem Knochenmark [Medulla* ossium rubra] und kann bei Bedarf wieder in dieses zurückverwandelt werden

Medulla ossium rubra: *→rotes Knochenmark*

Medulla ovarii (Ⓔ ovarian medulla): ***Syn:*** *Eierstockmark, Ovarialmark*; *s.u. Ovar*

Medulla pili (Ⓔ medulla of hair): Haarmark; *s.u. Haar*

Medulla renalis (Ⓔ renal medulla): ***Syn:*** *Nierenmark*; die Marksubstanz der Niere besteht aus den **Nierenpyramiden** [Pyramides renalis], 12–18 kegelförmigen Strukturen, deren Basis in Richtung zur Nierenoberfläche liegt und an deren zugespitztem Ende die **Area cribrosa** mit den **Foramina papillaria** liegt; die dunkle Außenzone des Nierenmarks [**Zona externa**] gliedert sich in einen Außenstreifen [**Stria externa**] und einen Innenstreifen [**Stria interna**]; die helle Innenzone [**Zona interna**] endet in der Nierenpapille [**Papilla renalis**]; *s.a. Niere*

Medulla spinalis: *→Rückenmark*

Medulla thymi (Ⓔ medulla of thymus): Thymusmark; *s.u. Thymus*

me|dul|lar *adj* (Ⓔ **1.–3.** medullary): **1.** ***Syn:*** *medullär, markähnlich, markhaltig, markig*; Mark/Medulla betreffend, markähnlich, markhaltig, markig **2.** ***Syn:*** *medullär*; Markhirn/Medulla oblongata betreffend, zur Medulla oblongata gehörend **3.** ***Syn:*** *medullär*; Knochenmark/Medulla ossium betreffend

me|dul|lär *adj*: *→medullar*

Me|dul|lek|to|mie *f* (Ⓔ medullectomy): ***Syn:*** *Markexzision*; operative Entfernung des Organmarks

Medullo-, medullo- *präf.*: Wortelement mit der Bedeutung „Mark/Knochenmark"

Me|dul|lo|blast *m* (Ⓔ medulloblast): *s.u. Medulloblastom*

Me|dul|lo|blas|tom *nt* (Ⓔ medulloblastoma): bösartiger Hirntumor der hinteren Schädelgrube aus undifferenzierten Embryonalzellen [**Medulloblasten**]; betrifft meist Kinder im Alter zwischen 7 und 14 Jahren, wobei Jungen 2–3mal so

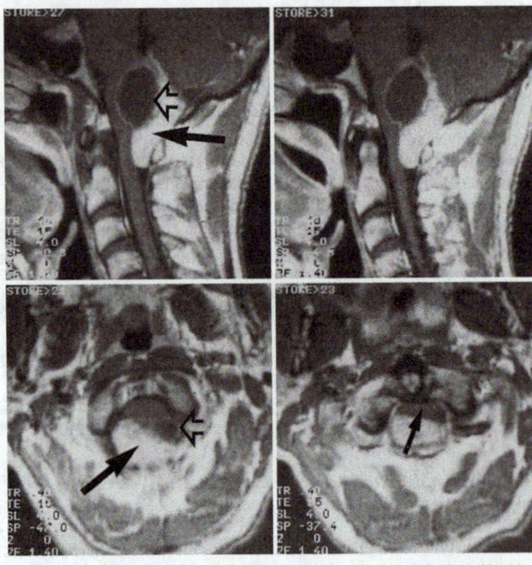

Abb. M52. Medulloblastom im MRT. Besteht aus einer zystischen Komponente [offener Pfeil] und einer soliden Komponente [geschlossener Pfeil]

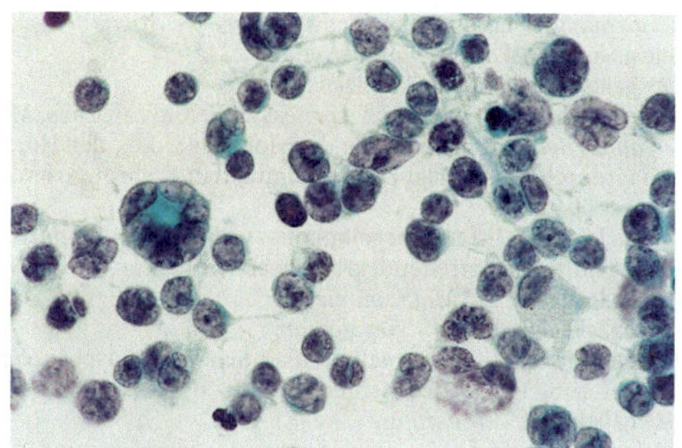

Abb. M53. Medulloblastom

häufig betroffen sind wie Mädchen; **Therapie**: radikale Resektion und hoch dosierte Röntgennachbestrahlung; bei Rezidiven Chemotherapie mit CCNU, Vincristin und Cisplatin; **Prognose**: relativ gut; die 5-Jahresüberlebensrate liegt bei 50 % und die 10-Jahresrate bei ca. 30 %

Me|dul|lo|gra|phie *f* (Ⓔ osteomyelography): ***Syn:*** *Osteomedullographie, Osteomyelographie, Osteomedullografie, Osteomyelografie, Medullografie*; Röntgenkontrastdarstellung* der Knochenmarkhöhle

Me|du|sen|haupt *nt* (Ⓔ Medusa's head): ***Syn:*** *Cirsomphalus, Varicomphalus, Caput medusae*; Erweiterung und Schlängelung der Bauchdeckenvenen bei Abflussstörung im Pfortaderbereich, z.B. bei Leberzirrhose* oder Thrombose*

MEE *Abk.*: Methylethylether

Meeh: Karl Meeh; deutscher Physiologe (Tübingen) im 19. Jahrhundert

Meeh-Formel *f* (Ⓔ Meeh's formula): Formel zur Berechnung der Körperoberfläche unter Verwendung von Körpergewicht und einer spezifischen Konstante; kaum noch verwendet

Mee|res|heil|kun|de *f* (Ⓔ thalassotherapy): Thalassotherapie*

Meer|ret|tich *m* (Ⓔ horseradish): ***Syn:*** *Armoracia rusticana, Cochlearia armoracia*; Pflanze aus der Familie der Kreuzblütler [Brassicaceae]; verwendet werden frische oder getrocknete Wurzeln [**Armoraciae rusticanae radix**], die Senfölglykoside enthalten; **Anw.**: innerlich bei Infektionen der Atemwege und der ableitenden Harnwege; äußerlich als hyperämisierendes Mittel bei Muskelschmerzen; traditionell bei Atemwegerkrankungen, Leber- und Gallenleiden, Gicht* und rheumatischen Beschwerden; in der Homöopathie bei Entzündungen der Augen und der oberen Atemwege

Meer|träub|chen *nt* (Ⓔ ephedra): ***Syn:*** *Ephedra sinica*; Pflanze aus der Familie der Ephedraceae; verwendet werden junge Rutenzweige [**Ephedrae herba**], die verschiedene Alkaloide* [v.a. Ephedrin*] enthalten; **Anw.**: Bronchospasmolytikum*

Meer|zwie|bel *f* (Ⓔ squill): ***Syn:*** *Urginea maritima, Scilla maritima*; Pflanze aus der Familie der Hyacinthaceae; die Zwiebel [**Scillae bulbus**] kommt als rote und weiße Varietät vor; sie enthält Herzglykoside* [Scillaren A, Proscillaridin A], Flavonoide* und Anthocyane* [nur die rote Varietät]; besitzt eine positiv inotrope Wirkung; **Anw.**: leichte Herzinsuffizienz*; traditionell als Diuretikum* und Expektorans*; in der Homöopathie bei Kreislaufschwäche, Harninkontinenz und Bronchitis*

Mees: R. A. Mees; holländischer Arzt im 20. Jahrhundert

Mees-Streifen *pl* (Ⓔ Mees' lines): weiße Querstreifung der Nagelplatte im Anschluss an Schwermetallvergiftungen [Arsen, Thallium], schweres Schädel-Hirn-Trauma, Säureverätzung oder als Maniküreschaden

MEF *Abk.*: **1.** maximaler exspiratorischer Flow **2.** maximaler exspiratorischer Fluss

MeFA *Abk.*: MeCCNU, 5-Fluorouracil, Adriamycin

Me|fen|a|min|säu|re *f* (Ⓔ mefenamic acid): Anthranilsäurederivat; nicht-steroidales Antiphlogistikum*, Analgetikum*

Mef|lo|quin *nt* (Ⓔ mefloquine): Antimalariamittel mit Wirkung gegen chloroquinresistente Plasmodium* falciparum-Arten

MEFR *Abk.*: maximale exspiratorische Flussrate

Me|fru|sid *nt* (Ⓔ mefruside): Saluretikum*, Antihypertensivum*

MEFV *Abk.*: maximale exspiratorische Fluss-Volumen-Kurve

MEG *Abk.*: **1.** Magnetenzephalogramm **2.** Magnetenzephalographie **3.** Monoethylenglykol

Meg-, meg- *präf.*: → *Mega-*

Mega-, mega- *präf.*: Wortelement mit der Bedeutung „groß/lang/hoch"

Me|ga|cho|le|do|chus *m* (Ⓔ megacholedochus): starke Erweiterung des Ductus* choledochus; oft gleichgesetzt mit Choledochuszyste*

Me|ga|co|lon *nt*: → *Megakolon*

Megacolon congenitum: → *Morbus Hirschsprung*

Me|ga|do|li|cho|co|lon *nt*: → *Megadolichokolon*

Me|ga|do|li|cho|ko|lon *nt* (Ⓔ megadolichocolon): ***Syn:*** *Megadolichocolon*; Megakolon* kombiniert mit überlangem Kolon

Me|ga|du|o|de|num *nt* (Ⓔ megaduodenum): übermäßige Erweiterung des Zwölffingerdarms; die häufigste Ursache ist ein angeborenes Fehlen der Ganglienzellen der Auerbach*-Plexus

Me|ga|en|te|ron *nt* (Ⓔ enteromegaly): ***Syn:*** *Enteromegalie*; angeborene oder erworbene Darmvergrößerung; *s.a. Megakolon*

Me|ga|gas|trie *f*: → *Megalogastrie*

Me|ga|ka|ry|o|blast *m* (Ⓔ megakaryoblast): Vorstufe der Megakaryozyten*

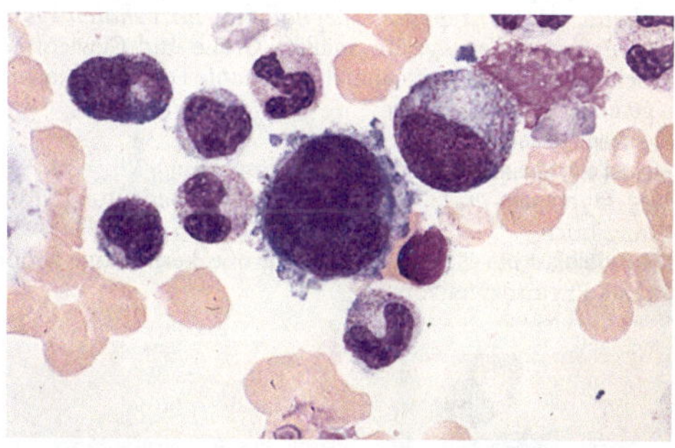

Abb. M54. Megakaryoblasten

Me|ga|ka|ry|o|zyt *m* (Ⓔ megakaryocyte): ***Syn:*** *Knochenmarksriesenzelle, Knochenmarksriesenzelle*; Blutplättchen-bildende, größte Knochenmarkzelle; *s.a. Thrombopoese*

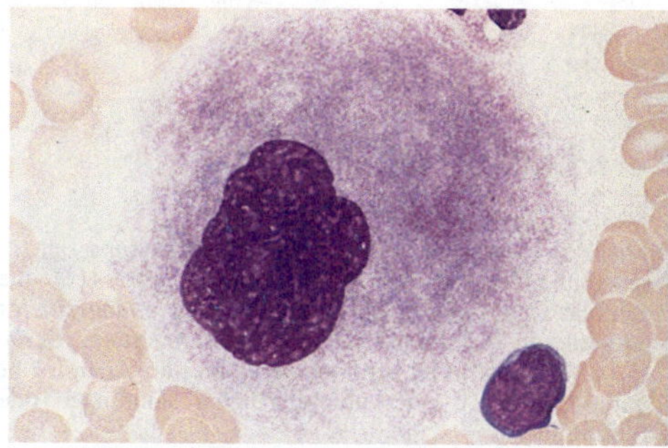

Abb. M55. Megakaryozyt

me|ga|ka|ry|o|zy|tär *adj* (Ⓔ megakaryocytic): Knochenmarkriesenzelle(n)/Megakaryozyt(en) betreffend

Me|ga|ka|ry|o|zy|ten|leu|kä|mie *f* (Ⓔ megakaryocytic leukemia): ***Syn:*** *megakaryozytäre Myelose, hämorrhagische/essentielle Thrombozythämie*; seltene Form der myeloischen Leukämie* mit klonaler Proliferation atypischer Megakaryozyten im Knochenmark; die Thrombozytenzahl ist i.d.R. erhöht

Me|ga|ka|ry|o|zy|to|po|e|se *f* (Ⓔ megakaryocytopoiesis): ***Syn:*** *Megakaryozytopoiese*; Megakaryozytenbildung im Knochenmark

Me|ga|ka|ry|o|zy|to|po|i|e|se *f.*: →*Megakaryozytopoese*

Me|ga|ka|ry|o|zy|to|se *f* (Ⓔ megakaryocytosis): vermehrtes Auftreten von Megakaryozyten im Knochenmark

Me|ga|ko|lon *nt* (Ⓔ megacolon): ***Syn:*** *Megacolon*; angeborene oder erworbene übermäßige Erweiterung des Kolons

aganglionäres Megakolon: →*Morbus Hirschsprung*

kongenitales Megakolon: →*Morbus Hirschsprung*

sekundäres Megakolon (Ⓔ secondary megacolon): Megakolon bei einer erworbenen Aganglionose, z.B. Chagas*-Krankheit

symptomatisches Megakolon (Ⓔ symptomatic): Megakolon als Begleitsymptom einer anderen Erkrankung, z.B. Colitis* ulcerosa; *s.a. toxisches Megakolon*

toxisches Megakolon (Ⓔ toxic megacolon): bei Colitis* ulcerosa oder seltener auch bei Morbus* Crohn mit Laxanzienabusus kann es zu massiver Kolonauftreibung, Akutem* Abdomen, Subileus*, Peritonitis*, drohender Perforation und Schock kommen; die Ursache liegt in einer bakteriellen Infektion der geschädigten Darmwand; **Therapie:** Entlastung durch Darmrohr, evtl. Anlage einer äußeren Darmfistel, Antibiotikatherapie; oft wird eine Proktokolektomie* notwendig; *s.a. Essay Chronisch entzündliche Darmerkrankungen S. 403*

Megal-, megal- *präf.*: →*Megalo-*

Me|ga|len|ze|pha|lie *f* (Ⓔ megalencephaly): ***Syn:*** *Makroenzephalie, Makrenzephalie, Kephalonie, Enzephalomegalie, Gehirnvergrößerung*; übermäßige Größe und Gewicht des Gehirns; selten als autosomal-dominante Form, die v.a. Jungen betrifft

Me|ga|le|ry|them *nt*: →*Ringelröteln*

Me|ga|le|ry|the|ma epidemicum/infectiosum *nt*: →*Ringelröteln*

Megalo-, megalo- *präf.*: Wortelement mit der Bedeutung „groß/lang/hoch"

Me|ga|lo|blast *m* (Ⓔ megaloblast): große, kernhaltige abnormale Erythrozytenvorstufe

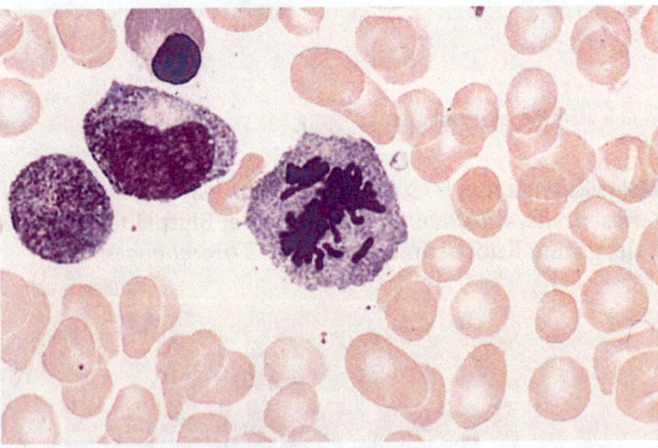

Abb. M56. Megaloblastenmitose

Me|ga|lo|blas|ten|an|ä|mie *f.*: →*megaloblastäre Anämie*

reversible Megaloblastenanämie des Kindesalters (Ⓔ megaloblastic anemia of childhood): ***Syn:*** *pseudoperniziöse Säuglingsanämie, reversible megaloblastäre Anämie, Gerbasi-Anämie*; seltene, alimentäre, megaloblastäre Anämie* bei untergewichtigen oder unterernährten Säuglingen oder Kleinkindern

me|ga|lo|blas|tisch *adj* (Ⓔ megaloblastic): Megaloblasten betreffend, durch sie gekennzeichnet

Me|ga|lo|cor|nea *f.*: →*Megalokornea*

Me|ga|lo|dak|ty|lie *f* (Ⓔ megalodactyly): ***Syn:*** *Makrodaktylie, Daktylomegalie*; übermäßige Größe von Fingern oder Zehen

Me|ga|lo|gas|trie *f* (Ⓔ megalogastria): ***Syn:*** *Megagastrie*; übermäßige Magenerweiterung

Me|ga|lo|gra|phie *f* (Ⓔ megalographia): ***Syn:*** *Makrographie, Makrografie, Megalografie*; Form der Dysgraphie* mit abnormal großen Buchstaben; *s.a. zerebelläre Ataxie*

me|ga|lo|ke|phal *adj*: →*makrozephal*

Me|ga|lo|ke|pha|lie *f.*: →*Makrozephalie*

Me|ga|lo|kor|nea *f* (Ⓔ megalocornea): ***Syn:*** *Makrokornea, Megalocornea*; anomale Größe der Hornhaut, d.h., der Hornhautdurchmesser liegt über 13 mmm; tritt X-chromosomal-rezessiv auf

me|ga|lo|man *adj* (Ⓔ megalomaniac): ***Syn:*** *megalomanisch*; Megalomanie betreffend, größenwahnsinnig

Me|ga|lo|ma|nie *f.*: →*Makromanie*

me|ga|lo|ma|nisch *adj*: →*megaloman*

Me|ga|lo|ny|chie *f* (Ⓔ megalonychia): ***Syn:*** *Makronychie*; Vergrößerung eines oder mehrerer Finger- oder Zehennägel

Me|ga|lop|sie *f.*: →*Makropsie*

Me|ga|lo|sper|mie *f* (Ⓔ megalospermia): Vergrößerung der Spermien

Me|ga|lo|syn|dak|ty|lie *f* (Ⓔ megalosyndactyly): angeborene Vergrößerung und Verwachsung von Fingern oder Zehen

me|ga|lo|ze|phal *adj*: →*makrozephal*

Me|ga|lo|ze|pha|lie *f.*: →*Makrozephalie*

Me|ga|lo|zyt *m* (Ⓔ megalocyte): ***Syn:*** *Gigantozyt*; (extrem) großer Erythrozyt*

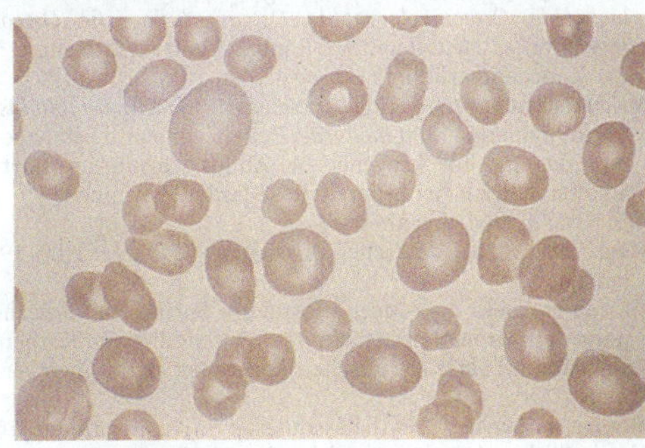

Abb. M57. Megalozyten

Me|ga|ö|so|pha|gus *m* (Ⓔ megaesophagus): übermäßige Erweiterung der Speiseröhre, z.B. bei Chagas*-Krankheit, Ösophagusachalasie* oder Kardiastenose*

Me|ga|py|e|lon *nt* (Ⓔ megalopyelon): angeborene Vergrößerung des Nierenbeckens

Me|ga|sig|ma *nt* (Ⓔ megasigmoid): ***Syn:*** *Megasigmoideum*; übermäßig erweitertes Colon* sigmoideum; *s.a. Megakolon*

Me|ga|sig|mo|i|de|um *nt*: →*Megasigma*

Me|ga|u|re|ter *m* (Ⓔ megaureter): ***Syn:*** *Harnleitererweiterung, Ureterektasie*; angeborene [selten] oder erworbene Erweiterung des Harnleiters; die häufigste Ursache ist eine Stenose oder ein aperistaltisches Segment im Bereich der Uretermündung [**primär obstruktiver Megaureter**]; beim **sekundär obstruktiven Megaureter** liegt die Ursache distal der Harnblase [z.B. benigne Prostatahyperplasie]

Megaureter-Megazystis-Syndrom *nt* (Ⓔ megacystis-megaureter syndrome): hochgradige Erweiterung von Harnleitern und Harnblase; die angeborene Form ist ätiologisch ungeklärt oder ist durch Harnröhrenklappen bedingt; bei der erworbenen Form liegt eine Abflussbehinderung [z.B. Prostatahyperplasie*] vor; *s.a. Megaureter, Megazystis*

Me|ga|ve|si|ca *f.*: →*Megazystis*

Me|ga|volt|the|ra|pie *f* (Ⓔ megavoltage therapy): ***Syn:*** *Hochenergiestrahlentherapie*; Strahlentherapie mit ultraharter Strahlung

Me|ga|zä|kum *nt, pl* **-ka** (Ⓔ megacecum): übermäßig großes Zäkum; *s.a. Megakolon*

Me|ga|zys|tis *f* (Ⓔ megacystis): ***Syn:*** *Megavesica*; hochgradige Erweiterung der Harnblase bei einer Abflussbehinderung oder Blasenatonie [**sekundäre Megazystis**] oder als ätiologisch ungeklärte **primäre Megazystis**

Me|ges|trol|a|ce|tat *nt* (Ⓔ megestrol acetate): Gestagen*; **Anw.:** inoperables Korpuskarzinom*

MEGX *Abk.*: Monoethylglycinxylidid

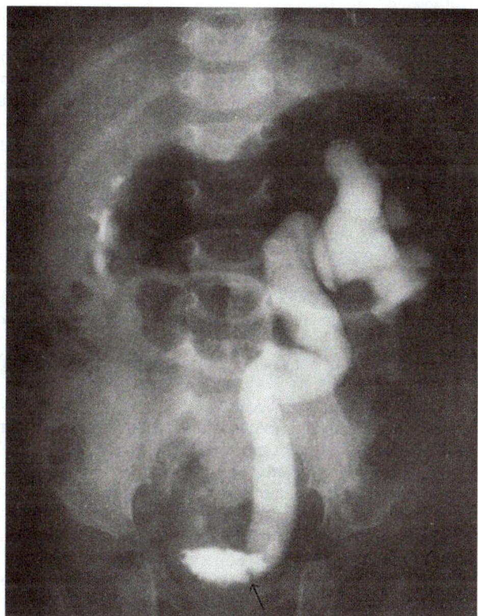

Abb. M58. Megaureter bei Uretermündungsstenose

MEH *Abk.*: mittlere erythrozytäre Hämoglobinkonzentration

MEHA *Abk.*: multiple endokrine hereditäre Adenomatose

Me-Hg *Abk.*: Methylquecksilber

Mehl|asth|ma *nt*: →*Mehlstaubasthma*

Mehl|nähr|scha|den *m* (Ⓔ mehlnährschaden): Eiweißmangeldystrophie bei Kindern, die in Notzeiten primär mit Mehlprodukten ernährt werden; führt zu z.T. massiven Ödemen, Hepatomegalie, Diarrhoe, Apathie, Störung der körperlichen und geistigen Entwicklung, Muskelatrophie, Hautveränderung mit Pigmentverlust; **Therapie**: Eiweißzufuhr
tropischer Mehlnährschaden: →*Kwashiorkor*

Mehl|pro|te|in|der|ma|ti|tis *f, pl* **-ti|ti|den** (Ⓔ flour eczema): allergisches Kontaktekzem* durch Mehlproteine; *s.a. Protein-Kontaktdermatitis*

Mehl|staub|asth|ma *nt* (Ⓔ miller's asthma): ***Syn:*** *Müllerasthma, Mehlasthma*; allergisches Asthma* bronchiale durch Allergene in Mehlstaub

Mehr|fach|er|kran|kung *f* (Ⓔ polymorbidity): ***Syn:*** *Polymorbidität, Polypathie, Multimorbidität, Mehrfachleiden*; Vorkommen mehrerer Erkrankungen bei einem Patienten

Mehr|fach|lei|den *nt*: →*Mehrfacherkrankung*

Mehr|ge|bä|ren|de *f*: →*Multipara*

Mehr|lings|her|stel|lung, ge|ne|tissch i|den|ti|sche *f* (Ⓔ reproductive cloning): *s.u. Essay Klonierung von Menschen I S. 1135*

Mehr|or|gan|trans|plan|tat *nt* (Ⓔ composite transplant): ***Syn:*** *gemischtes Transplantat, composite graft*; aus zwei oder mehreren Organen bestehendes Transplantat, z.B. Herz-Lungen-Transplantat

Mehr|stu|fen|prä|pa|ra|te *pl* (Ⓔ phased contraceptives): *s.u. Ovulationshemmer*

Mehr|stu|fen|trans|for|ma|ti|on *f* (Ⓔ multiple steps transformation): *s.u. Essay Virus und Tumor S. 2185*

Meibom: Heinrich Meibom; 1638–1700; deutscher Anatom und Arzt (Helmstedt)

Meibom-Drüsen *pl* (Ⓔ Meibom's glands): ***Syn:*** *Glandulae tarsales*; Talgdrüsen der Lidplatte, die auf der hinteren Lidkante münden

Meibom-Karzinom *nt* (Ⓔ meibomian cancer): *s.u. Talgdrüsenkarzinom*

Mei|bo|mi|tis *f, pl* **-ti|den** (Ⓔ meibomitis): Entzündung der Meibom*-Drüsen; oft gleichgesetzt mit Hordeolum* internum

MEIDA *Abk.*: 2-Merkaptoethyliminodiacetat

Meige: Henry Meige; 1866–1940; französischer Arzt (Paris)

Meige-Syndrom *nt* (Ⓔ Meige's disease): ***Syn:*** *Lymphödem Typ Meige, Trophödem Typ Meige*; *s.u. Nonne-Milroy-Meige-Syndrom*

Meigs: Joe Vincent Meigs; 1892–1963; amerikanischer Chirurg (Boston)

Meigs-Syndrom *nt* (Ⓔ Meigs' syndrome): Kombination von benignem Ovarialfibrom, Aszites* und Pleuraerguss

Mei|o|se *f* (Ⓔ meiosis): ***Syn:*** *Reduktionsteilung, Meiosis, Reifeteilung, meiotische Zellteilung*; in zwei Schritten ablaufende Zellteilung der Geschlechtszellen, die zu einer Reduktion der Chromosomenzahl auf 23 führt; verläuft in zwei Stufen, die als 1. und 2. Reifeteilung bezeichnet werden; die **1. Reifeteilung** ist die eigentliche **Reduktionsteilung**, weil es zur Reduktion des diploiden Chromosomensatzes zu einem haploiden Satz kommt; sie besteht aus 4 Phasen [Prophase, Metaphase, Anaphase, Telophase], von denen die **Prophase** am längsten ist und in 5 Abschnitte unterteilt wird: **1. Leptotänstadium**: die Chromosomen werden als längliche, an der Kernmembran verankerte Fäden sichtbar **2. Zygotänstadium**: die Chromosomen verdichten sich, homologe Chromosomen legen sich paarweise aneinander [Chromosomenpaarung, Synapsis] **3. Pachytänstadium**: die Chromatiden werden deutlich sichtbar; an mehreren Stellen kommt es zur Chiasmabildung mit partiellem Chromosomenaustausch **4. Diplotänstadium**: die Chromosomen bleiben an den Chiasmata verbunden; durch Spiralisierung der Chromatiden entstehen Tetraden **5. Diakinese**: die Kernhülle löst sich auf und die Teilungsspindel bildet sich aus; die Chromosomentubuli heften sich an das Zentromer; in den folgenden Phasen [**Metaphase, Anaphase, Telophase**] werden die Chromosomen zufällig auf die beiden Tochterzellen verteilt, die jetzt jeweils 22 Autosomen und 1 Gonosom enthalten

die **2. Reifeteilung** verläuft wie eine normale Zellteilung [Mitose*] und wird deshalb als **Äquationsteilung** bezeichnet; allerdings ist die Interphase zwischen 1. und 2. Reifeteilung nur kurz, und es erfolgt keine DNA- und Histonsynthese; nach dem Abschluss der 2. Reifeteilung liegen damit 4 haploide Geschlechtszellen vor, deren Genmaterial neu verteilt wurde

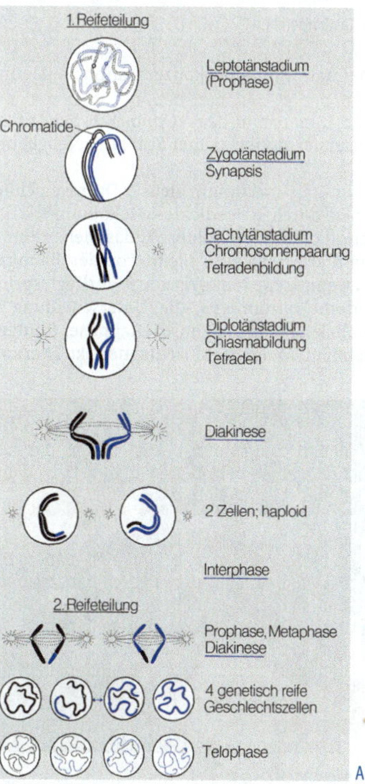

Abb. M59. Meiose

Meilolsis *f.*: →*Meiose*
meilolitisch *adj* (Ⓔ meiotic): Meiose betreffend, durch sie bedingt
MeilßeIlfraklitur *f* (Ⓔ chisel fracture): *s.u. Radiusköpfchenfraktur*
Meissner: Georg Meissner; 1829–1905; deutscher Physiologe (Basel, Göttingen)
Meissner-Plexus *m* (Ⓔ Meissner's plexus): ***Syn:*** *Plexus nervosus submucosus, Plexus submucosus*; vegetativer Plexus* in der Submukosa des Magen-Darm-Traktes
Meissner-Tastkörperchen *pl* (Ⓔ Meissner's tactile corpuscles): ***Syn:*** *Meissner-Körperchen, Corpuscula tactus*; Mechanorezeptoren in den Hautpapillen, v.a. der Finger- und Zehenspitzen

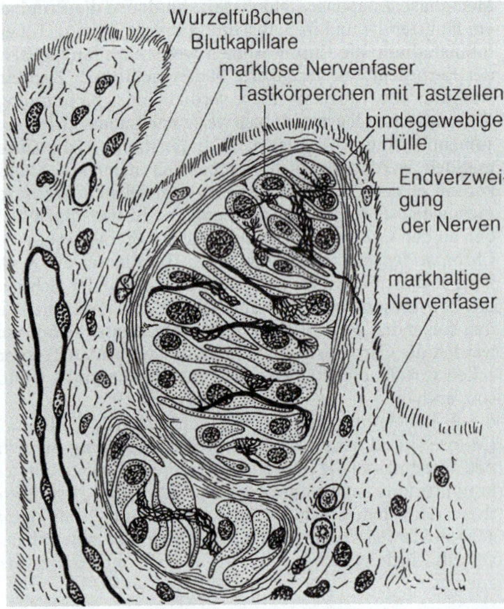

Abb. M60. Meissner-Tastkörperchen

MEK *Abk.*: **1.** maximale Emissionskonzentration **2.** Methylethylketon
Melkolnilum *nt* (Ⓔ **1.** meconium **2.** →*Opium*): **1.** ***Syn:*** *Kindspech, Meconium*; erster, dunkelgrüner Stuhl des Neugeborenen **2.** →*Opium*
Melkolnilumlilleus *m* (Ⓔ meconium ileus): Darmverschluss bei Neugeborenen durch eingedicktes Mekonium*; i.d.R. erste Manifestation der Mukoviszidose*; das Mekonium ist eingedickt, gummiartig zäh und bleibt vor der Bauhin*-Klappe stecken; wenn keine Mukoviszidose vorliegt, spricht man von **Pseudomekoniumileus**; die Unterscheidung ist wichtig im Hinblick auf die Prognose; **Diagnose**: Röntgen, Kontrastmitteleinlauf, Mukoviszidosediagnostik; **Therapie**: bei leichteren Fällen, v.a. Pseudomekoniumileus, kann eine Lösung mit einem hohen Einlauf gelingen; i.d.R. ist aber eine Laparotomie* und eine Injektion von detergentienhaltiger Kochsalzlösung zur Auflösung des Mekoniumpropfes nötig; z.T. wird eine vorübergehende Darmfistel [z.B. Koop-Fistel] angelegt

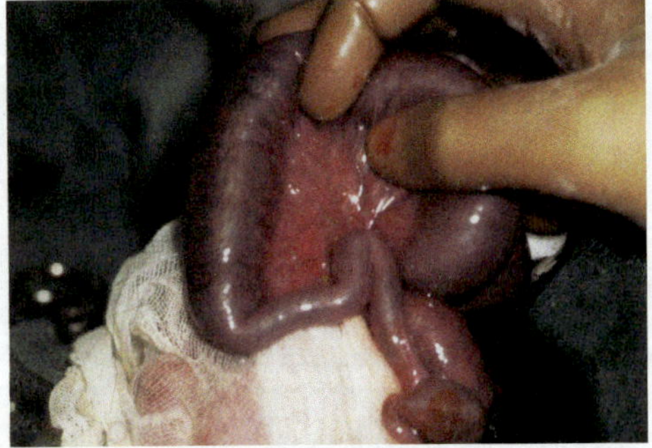
Abb. M61. Mekoniumileus

Melkolnilumlpelriltolniltis *f, pl* **-tilden** (Ⓔ meconium peritonitis): aseptische Bauchfellentzündung, die meist im Rahmen eines Mekoniumileus* auftritt
Mel *nt* (Ⓔ honey): Honig
Mellaelna *f* (Ⓔ melena): ***Syn:*** *Teerstuhl*; *s.u. Blutstuhl*
Melaena neonatorum vera: →*Morbus haemorrhagicus neonatorum*
Mellalleulca caljelpulti *f* (Ⓔ cajeput): *s.u. Cajeput*
Mellalleulca leuclaldenldra *f* (Ⓔ Melaleuca leucadendra): *s.u. Cajeput, Niauli*
Mellalleulca quinlquelnerlvila *f* (Ⓔ Melaleuca quinquenervia): *s.u. Cajeput, Niauli*
Mellalleulca vilrildilflolra *f.*: →*Niauli*
Mellallgie *f* (Ⓔ melalgia): ***Syn:*** *Gliederschmerz(en)*; Schmerzen in einem oder mehreren Gliedern
Melan-, melan- *präf.*: →*Melano-*
Mellanlälmie *f* (Ⓔ melanemia): Vorkommen von Melanin im Blut, v.a. bei Erythrozytenzerfall bei Malaria*; kann zur Melaninablagerung in inneren Organen [Milz, Leber, Hirnrinde] führen
Mellanlchollie *f* (Ⓔ melancholia): Depression*, Gemütskrankheit; Schwermut, Trübsinn; endogene Depression*
Mellanlildrolsis *f, pl* **-ses** (Ⓔ melanidrosis): dunkelgefärbter Schweiß
Mellalnin *nt* (Ⓔ melanin): braun-schwarzes Pigment von Haut, Haaren, Aderhaut etc.; die Bildung erfolgt aus Tyrosin* in den Melanozyten; man unterscheidet schwarzbraunes **Eumelanin** und gelb bis rotbraunes **Phäomelanin**, das auch in roten Haaren vorkommt; bei Albinismus ist der erste Schritt der Biosynthese blockiert, womit es zu einem allgemeinen Pigmentmangel kommt
Mellalninlulrie *f.*: →*Melanurie*
Melano-, melano- *präf.*: Wortelement mit der Bedeutung „schwarz/dunkel"
Mellalnolblasltom *nt*: →*malignes Melanom*
Mellalnolblasltolse *f* (Ⓔ melanoblastosis): ***Syn:*** *Melanoblastosis*; durch Melanoblasten charakterisiertes Krankheitsbild
Mellalnolblasltolselsynldrom, neulrolkultalnes *nt*: →*neurokutane Melanose*
Mellalnolblasltolsis *f, pl* **-ses** (Ⓔ melanoblastosis): ***Syn:*** *Melanoblastose*; durch Melanoblasten charakterisiertes Krankheitsbild
Melanoblastosis Bloch-Sulzberger: →*Incontinentia pigmenti Typ Bloch-Sulzberger*
Mellalnolcyltolsis *f, pl* **-ses** (Ⓔ melanocytosis): ***Syn:*** *Melanozytose*; durch vermehrt auftretende Melanozyten charakterisierte Erkrankung
Mellalnolderm *nt* (Ⓔ melanoderma): Hyperpigmentierung* im Anschluss an eine Dermatose*
Mellalnolderlmaltiltis *f, pl* **-tiltilden**: →*Melanodermitis*
mellalnolderlmaltiltisch *adj*: →*melanodermitisch*
Mellalnolderlmie *f* (Ⓔ melanoderma): diffuse Hyperpigmentierung durch Melanozytenanhäufung, z.B. bei endokrinen [Cushing*-Syndrom, Addison*-Krankheit] oder inneren Erkankungen [Leberzirrhose*, Hämochromatose*], Dermatosen [Dermatomyositis*, progressive systemische Sklerodermie*] und durch Medikamente [Arsenpräpatate, Chloroquin*]
Mellalnolderlmiltis *f, pl* **-tilden** (Ⓔ melanodermatitis): ***Syn:*** *Melanodermatitis*; mit Hyperpigmentierung* einhergehende Dermatitis*
Melanodermitis toxica (Ⓔ tar melanosis): durch Schmierölderivate ausgelöste phototoxische Kontaktdermatitis*; *s.a. Riehl-Melanose*
mellalnolderlmiltisch *adj* (Ⓔ melanodermatitic): ***Syn:*** *melanodermatitisch*; Melanodermitis betreffend, von ihr betroffen oder gekennzeichnet
Mellalnolelryltholderlmie *f* (Ⓔ melanoerythroderma): Erythrodermie* mit bronzefarbener Pigmentierung der Haut

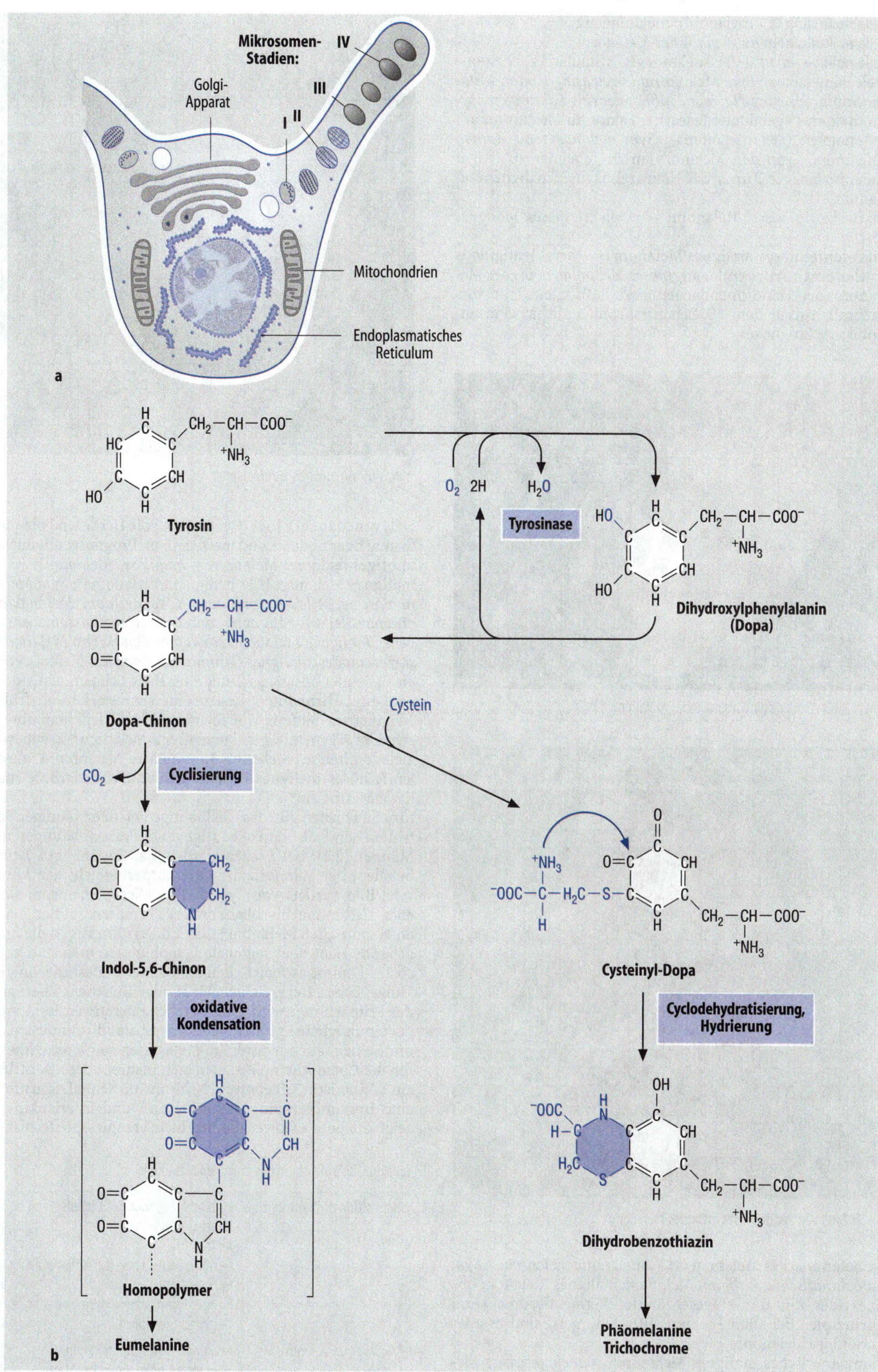

Abb. M62. Melanin. **a** Melanozyt, **b** Melaninsynthese

Mellalnolgen *nt* (Ⓔ melanogen): Vorstufe des Melanins*

Mellalnolgelnelse *f* (Ⓔ melanogenesis): Melaninbildung in Melanoblasten und -zyten; *s.a. Melanin*

MellalnolglosIsie *f*: *→schwarze Haarzunge*

me|la|no|id *adj* (Ⓔ melanoid): melaninartig
Me|la|no|kar|zi|nom *nt*: *→malignes Melanom*
Me|la|no|li|be|rin *nt* (Ⓔ melanocyte stimulating hormone releasing factor): ***Syn:*** *Melanotropin-releasing-Faktor, Melanotropin-releasing-Hormon, MSH-releasing-Faktor*; im Hypothalamus* gebildeter Releasing-Faktor für Melanotropin*
Me|la|nom *nt* (Ⓔ melanoma): ***Syn:*** *melanozytärer Tumor, Melanoma*; von den Melanozyten ausgehender gutartiger oder bösartiger Tumor, z.B. Nävuszellnävus*, malignes Melanom*

akral-lentiginöses Melanom: *→akrolentiginöses malignes Melanom*

akrolentiginöses malignes Melanom (Ⓔ acral-lentiginous melanoma): ***Syn:*** *akral-lentiginöses Melanom*; malignes Melanom der Handinnenflächen und Fußsohlen; tritt vornehmlich nach dem 60. Lebensjahr auf und hat eine ungünstige Prognose

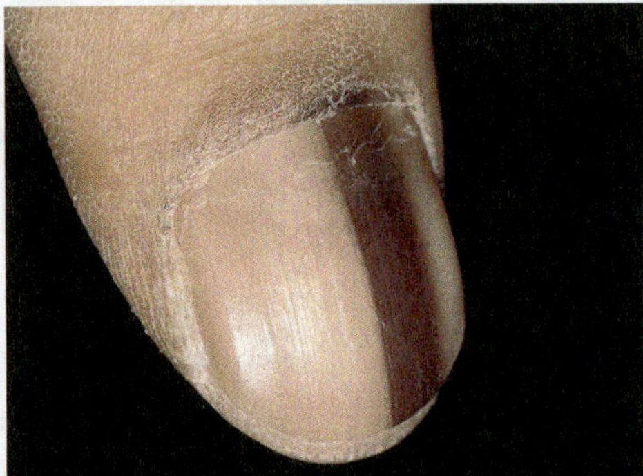

Abb. M63. Akrolentiginöses malignes Melanom

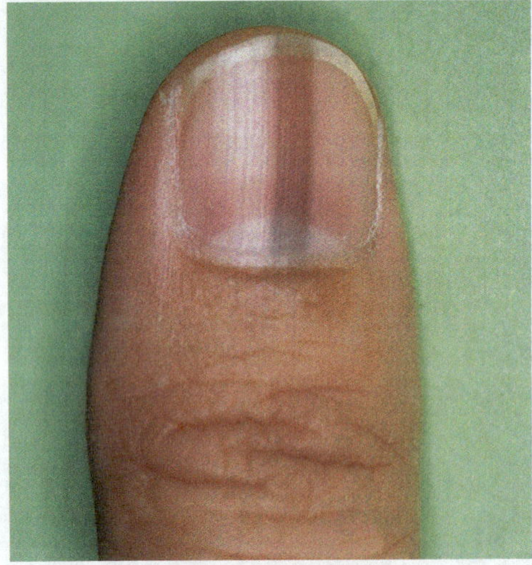

Abb. M64. Akrolentiginöses malignes Melanom

amelanotisches Melanom (Ⓔ amelanotic melanoma): ***Syn:*** *amelanotisches malignes Melanom*; malignes Melanom ohne oder mit nur eingeschränkter Pigmentierung; kann prinzipiell bei allen Formen auftreten, meist sind es aber noduläre Melanome

amelanotisches malignes Melanom: *→amelanotisches Melanom*

benignes juveniles Melanom: *→Spitz-Nävus*

desmoplastisches malignes Melanom (Ⓔ desmoplastic melanoma): meist als amelanotisches Melanom* vorkommende Form des malignen Melanoms, die v.a. an Kopf und Hals von Männern [60–70 %] auftritt; die Herde sind plaqueförmig oder nodulär und meist gerötet; **Prognose:** ungünstig

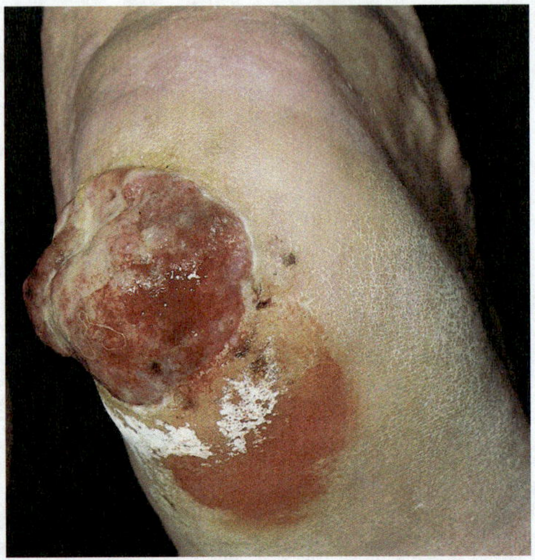

Abb. M65. Amelanotisches Melanom

knotiges malignes Melanom: *→noduläres Melanom*

malignes Melanom (Ⓔ malignant melanoma): ***Syn:*** *Melanoblastom, Melanozytoblastom, Nävokarzinom, Melanokarzinom, Melanomalignom, malignes Nävoblastom, nävogenes malignes Melanom, schwarzer Hautkrebs, Melanoma sarcomatodes, malignes Chromatophorom*; aus Melanozyten entstehender bösartiger Tumor der Haut, Schleimhaut, Aderhaut und Hirnhäuten; besitzt eine sehr starke und frühe Neigung zur Bildung von Tochtergeschwülsten; man unterscheidet 5 Typen: **1.** Lentigo-maligna-Melanom* **2.** superfiziell spreitendes Melanom **3.** noduläres Melanom **4.** akrolentiginöses malignes Melanom **5.** unklassifizierbare maligne Melanome*
für alle Formen gilt, dass hellhäutige Personen häufiger betroffen sind als dunkelhäutige und Frauen häufiger als Männer [2:1]; bei Frauen werden v.a. Gesicht und Beine befallen, bei Männern der Oberkörperbereich; das **klinische Bild** variiert von Typ zu Typ, allen gemeinsam sind aber tiefbraune bis blauschwarze Tumoren [außer beim amelanotischen Melanom*], die i.d.R. frühzeitig in die umgebende Haut oder regionale Lymphknoten metastasieren; später kommt es meist zu hämatogener Metastasierung in Lunge, Leber, Herz, Gehirn, Haut oder Knochen; **Therapie:** der Primärtumor wird grundsätzlich operativ entfernt, wobei ein möglichst großer Sicherheitsabstand [mindestens 5 mm] einzuhalten ist; solitäre Metastasen werden exzidiert; für die **Chemotherapie** eignen sich insbesondere Dacarbazin*, Vincristin*, Bleomycin*, Carmustin* und Lomustin*; eine **Immuntherapie** mit Interferon* und Interleukin-2* zeigt oft gute Erfolge; die **Strahlentherapie** spielte bisher

Tab. M66. Risikofaktoren des malignen Melanoms

Dispositionelle Faktoren	Ethnische Zugehörigkeit (Weiße) Hauttyp (I, II) Albinismus Gestörte DNA-Repair (z.B. Xeroderma pigmentosum) Positive Familienanamnese Geschlecht (weiblich)
Erworbene Faktoren	Anamnese von Sonnenbränen Höherer sozioökonomischer Status Immundefizienz
Vorläufer-Läsionen	Multiple „typische" NZN „Atypische" NZN Kongenitale NZN

Tab. M67. Klinische Einteilung des malignen Melanoms

Stadium I	Primärtumor ohne regionäre Lymphknoten- oder Fernmetastasen (Lokalrezidive, Satelliten- und In-Transit-Metastasen fallen noch in Stadium I)
Stadium II	Regionäre Lymphknotenmetastasen
Stadium III	Fernmetastasen

keine große Rolle; neuere Verfahren [z.B. Hyperfraktionierung] erscheinen aber wirkungsvoller

nävogenes malignes Melanom: →*malignes Melanom*

noduläres Melanom (Ⓔ nodular melanoma): ***Syn:*** *knotiges malignes Melanom, primär knotiges Melanom, nodöses Melanomalignom*; aggressivste Form des malignen Melanoms; wächst von Anfang an in die Tiefe und metastasiert frühzeitig

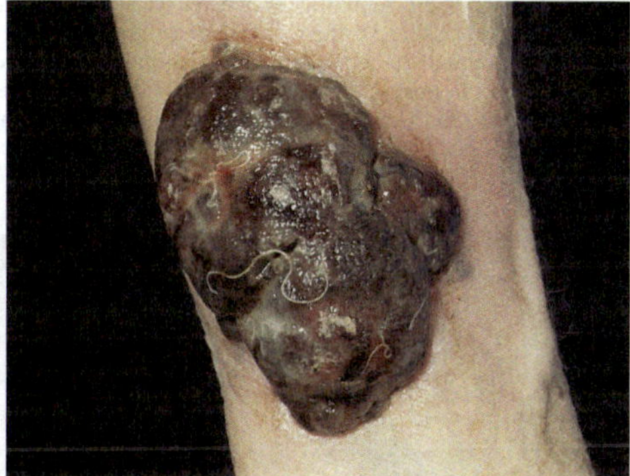

Abb. M68. Noduläres Melanom

oberflächlich spreitendes Melanom: →*superfiziell spreitendes Melanom*

pagetoides malignes Melanom: →*superfiziell spreitendes Melanom*

primär knotiges Melanom: →*noduläres Melanom*

superfiziell spreitendes Melanom (Ⓔ superficial spreading melanoma): ***Syn:*** *oberflächlich spreitendes Melanom, pagetoides malignes Melanom, superficial spreading melanoma*; häufigste Form des malignen Melanoms [ca. 65 % aller Fälle], die primär horizontal wächst und damit eine relativ gute Prognose bei Früherkenung hat; **Klinik:** v.a. am Stamm auftretende scharf begrenzte, dunkelbraun bis schwarze Herde, die mehrere Zentimeter groß sein können

unklassifizierbare maligne Melanome (Ⓔ unclassifiable malignant melanomas): histologisch nicht oder nur schwer klassifizierbare maligne Melanome, z.B. desmoplastisches malignes Melanom oder flache Formen des superfiziell spreitenden Melanoms

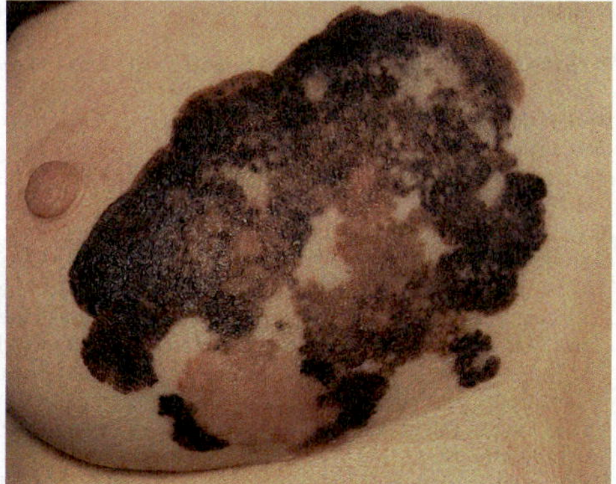

Abb. M69. Superfiziell spreitendes Melanom

Me|la|no|ma *nt, pl* **-ma|ta:** →*Melanom*

Melanoma sarcomatodes: →*malignes Melanom*

Me|la|no|ma|lig|nom *nt:* →*malignes Melanom*

nodöses Melanomalignom: →*noduläres Melanom*

me|la|no|ma|tös *adj* (Ⓔ melanomatous): Melanom betreffend, melanomartig

Me|la|no|ma|to|se *f* (Ⓔ melanomatosis): Vorkommen multipler Melanome*

Me|la|no|pha|ge *m* (Ⓔ melanophage): mit Melanin beladener Makrophage*

Me|la|no|pho|ren|nä|vus *m* (Ⓔ chromatophore nevus of Naegeli): ***Syn:*** *Franceschetti-Jadassohn-Syndrom, Incontinentia pigmenti Typ Franceschetti-Jadassohn, Naegeli-Syndrom, Naegeli-Bloch-Sulzberger-Syndrom, familiärer Chromatophorennävus, Dermatitis pigmentosa reticularis*; autosomal-dominante Dermatose mit Hyperpigmentierungen, Palmoplantarkeratosen, Zahnanomalien, Alopezie* und Hypohidrose*

Me|la|no|se *f* (Ⓔ melanosis): ***Syn:*** *Melanosis*; angeborene oder erworbene, umschriebene oder diffuse Hyperpigmentierung von Haut und/oder Schleimhaut

neurokutane Melanose (Ⓔ neurocutaneous melanosis): ***Syn:*** *neurokutanes Melanoblastosesyndrom, Melanosis neurocutanea*; neuroektodermale Erkrankung mit multiplen angeborenen Nävuszellnävi, großen Pigmentnävi und leptomeningealer Melanose

prämaligne Melanose: →*Lentigo maligna*

Me|la|no|sis *f, pl* **-ses:** →*Melanose*

Melanosis circumscripta praeblastomatosa/praecancerosa (Dubreuilh): →*Lentigo maligna*

Melanosis coli (Ⓔ brown colon): ***Syn:*** *Zottenmelanose, Dickdarmmelanose, braunes Kolon*; meist durch Laxanzienabusus hervorgerufene Braunfärbung der Dickdarmschleimhaut

Melanosis naeviformis: →*Becker-Nävus*

Melanosis neurocutanea: →*neurokutane Melanose*

Melanosis toxica lichenoides: →*Riehl-Melanose*

Me|la|no|sta|tin *nt* (Ⓔ melanostatin): bisher nicht isoliertes Hormon, das im Hypothalamus* gebildet werden soll

me|la|no|tisch *adj* (Ⓔ melanotic): Melanose betreffend, von ihr betroffen oder gekennzeichnet, durch sie bedingt

me|la|no|trop *adj* (Ⓔ melanotropic): mit Affinität für Melanin

Me|la|no|tro|pin *nt* (Ⓔ melanophore stimulating hormone): ***Syn:*** *melanotropes Hormon, melanozytenstimulierendes Hormon*; im Hypophysenmittellappen* gebildetes Hormon, das die Melaninsynthese in Melanozyten steuert; entsteht, genauso wie die Endorphine* und das lipotrope Hormon*, durch Proteolyse aus Proopiomelanocortin*

Melanotropin-releasing-Faktor *m* (Ⓔ melanocyte stimulating hormone releasing factor): ***Syn:*** *Melanotropin-releasing-Hormon, MSH-releasing-Faktor, Melanoliberin*; im Hypothalamus* gebildeter Releasing-Faktor für Melanotropin*

Melanotropin-releasing-Hormon *nt:* →*Melanotropin-releasing-Faktor*

Me|la|no|zyt *m* (Ⓔ melanocyte): Melanin-haltige Zelle der Haut, Aderhaut und Hirnhaut

me|la|no|zy|tär *adj* (Ⓔ melanocytic): ***Syn:*** *melanozytisch*; Melanozyt betreffend

me|la|no|zy|tisch *adj:* →*melanozytär*

Me|la|no|zy|to|blas|tom *nt:* →*malignes Melanom*

Me|la|no|zy|to|se *f* (Ⓔ melanocytosis): ***Syn:*** *Melanocytosis*; durch vermehrt auftretende Melanozyten charakterisierte Erkrankung

deltoido-akromiale Melanozytose (Ⓔ Ito's nevus): ***Syn:*** *Nävus Ito, Ito-Nävus, Naevus fuscocoeruleus acromiodeltoideus, Naevus fuscocoeruleus deltoideoacromialis*; meist angeborener melanozytärer Nävus* im Bereich der Schulter und des Oberkörpers; bedarf keiner Therapie, da keine Melanomentwicklung eintritt

okulodermale Melanozytose (Ⓔ oculocutaneous melano-

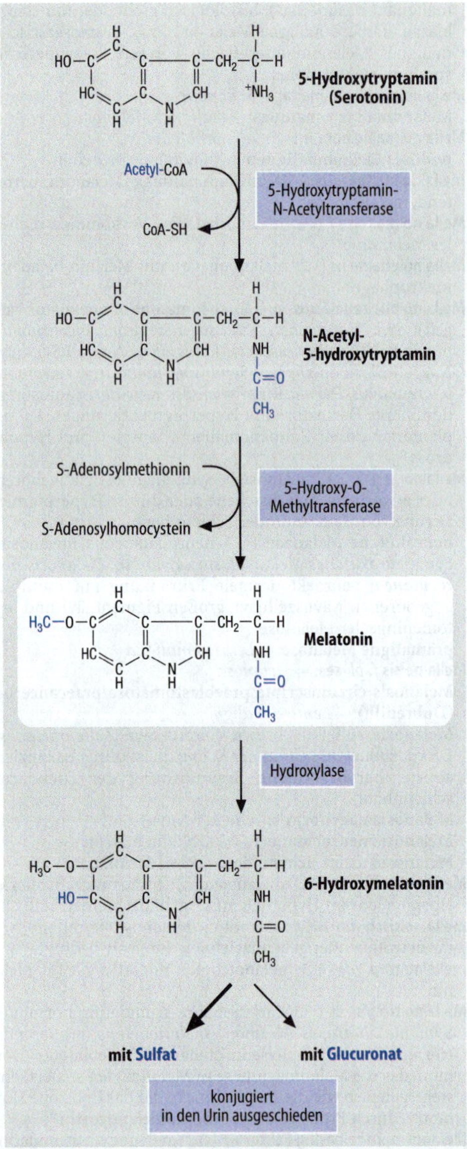

5-Hydroxytryptamin (Serotonin)

Acetyl-CoA → CoA-SH

5-Hydroxytryptamin-N-Acetyltransferase

N-Acetyl-5-hydroxytryptamin

S-Adenosylmethionin → S-Adenosylhomocystein

5-Hydroxy-O-Methyltransferase

Melatonin

Hydroxylase

6-Hydroxymelatonin

mit Sulfat / mit Glucuronat

konjugiert in den Urin ausgeschieden

Abb. M70. Biosynthese und Abbau von Melatonin

sis): ***Syn:*** *Nävus Ota, Naevus fuscocoeruleus ophthalmomaxillaris*; meist bei Frauen auftretender kongenitaler melanozytärer Nävus*, der selten maligne entartet

Mellanlulrie *f* (Ⓔ **1.–2.** melanuria): ***Syn:*** *Melaninurie*; **1.** Ausscheidung eines schwarzgefärbten Harns, z.B. bei Schwarzwasserfieber* **2.** Ausscheidung von Melanin/Melanogen im Harn, v.a. beim malignen Melanom*

mellanlulrisch *adj* (Ⓔ melanuric): Melanurie betreffend

MELAS *Abk.*: mitochrondriale Myopathie, Enzephalopathie, Laktazidose, apoplektiforme Episoden

Mellaslma *nt*: → *Chloasma*

MELAS-Syndrom *nt* (Ⓔ MELAS syndrome): kurz für Mitochondriale Enzephalopathie mit Lactat-Azidose und Schlaganfällen; beruht auf einer Punktmutation im Gen für die Leucin-tRNA; klinisch auffällig sind Krampfanfälle, migräneartige Kopfschmerzen, Erbrechen und rezidivierende Schlaganfälle, die zu Lähmungen führen

Mellaltolnin *nt* (Ⓔ melatonin): ***Syn:*** *5-Methoxy-N-acetyltryptamin*; in der Hirnanhangdrüse* gebildetes Hormon, das eine wichtige Rolle im Tag-Nacht-Rhythmus spielt; die Melatoninbildung und -sekretion unterliegt einem ausgeprägten 24-Stunden-Rhythmus; tagsüber ist die Plasmakonzentration niedrig; sie steigt gegen Abend an und erreicht ein Maximum um Mitternacht; danach fällt sie wieder ab, unabhängig davon, ob man schläft oder nicht; bei Reisen über Zeitzonen kommt es einer Entkopplung von innerer Uhr und äußerer Ortszeit, die als **Jet-lag** bezeichnet wird; Melatonin [in den USA frei erhältlich] wird zur Vorbeugung empfohlen

Meleney: Frank Lamont Meleney; 1889–1963; amerikanischer Chirurg

Meleney-Geschwür *nt* (Ⓔ Meleney's ulcer): ***Syn:*** *Dermatitis ulcerosa, Pyodermia ulcerosa serpiginosa, Pyodermia vegetans et ulcerans gangraenosa, phagedänische Ulzera*; ätiologisch und pathogenetisch ungeklärte Dermatose, die durch chronisch-progrediente, schmerzhafte, großflächige Ulzera gekennzeichnet ist; **Klinik**: meist Beginn mit schmerzhafter, hämorrhagischer Pustel, die nekrotisch wird und sich in ein zentrifugal wachsendes Geschwür umwandelt; akute Fälle können zu ausgedehnten Nekrosen und im Extremfall zu Sepsis oder Schock führen; **Therapie**: Corticosteroide oder Cyclosporin intern; extern Ulkusbehandlung und Antibiotika zur Verhinderung von Sekundärinfektionen; nach Abheilung evtl. Exzision und plastische Deckung des Defektes

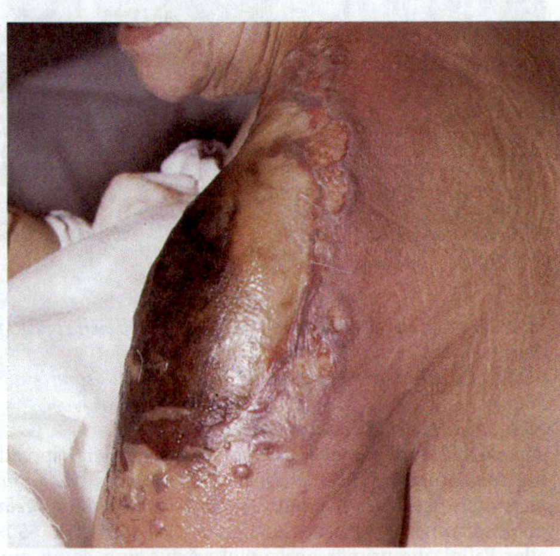

Abb. M71. Meleney-Geschwür

-melia *suf.*: → *-melie*

-melie *suf.*: Wortelement mit Bezug auf „Glied/Extremität"

Mellilolti herlba *f* (Ⓔ melilot): Blätter und blühende Zweige von Steinklee*

Mellilolltus alltislsilmus *m* (Ⓔ Melilotus altissimus): *s.u. Steinklee*

Melilotus oflfilcilnallis *m* (Ⓔ Melilotus officinalis): *s.u. Steinklee*

Mellilolildolse *f*: → *Malleoidose*

Mellilolildolsis *f, pl* **-ses**: → *Malleoidose*

Mellislsae folilium *nt* (Ⓔ lemon balm leaf): Laubblätter der Melisse*

Mellislsa oflfilcilnallis *f*: → *Melisse*

Mellislse *f* (Ⓔ lemon balm): ***Syn:*** *Zitronenmelisse, Melissa officinalis*; Pflanze aus der Familie der Lippenblütler [Lamiaceae]; verwendet werden die Laubblätter [**Melissae folium**], die u.a. ätherisches Öl [Citral, Citronellal, Caryophyllen], Gerbstoffe* [z.B. Rosmarinsäure*], Bitterstoffe und Flavonoide* enthalten; **Anw.**: Einschlafstörungen, funktionelle Magen-Darm-Beschwerden; traditionell bei nervösen Herzbeschwerden

Mellislsenlöl, inldilsches *nt* (Ⓔ citronella oil): ***Syn:*** *Citronellöl, Cymbopogonis winteriani aetheroleum, Citronellae aethero-*

leum; s.u. Citronellgras
Mel|li|to|se *f* (Ⓔ melitose): ***Syn:*** *Melitriose*; aus Glucose, Galaktose und Fructose bestehendes pflanzliches Trisaccharid
Mel|li|tri|o|se *f*: → *Melitose*
Mel|lit|tin *nt* (Ⓔ melittin): Hauptwirkstoff im Bienengift
Mel|lit|u|rie *f*: → *Melliturie*
Mel|ker|kno|ten *pl*: → *Paravakzineknoten*
Mel|ker|kno|ten|vi|rus *nt, pl* **-ren** (Ⓔ milker's node virus): ***Syn:*** *Paravacciniavirus, Paravakzinevirus*; weltweit verbreitetes Parapoxvirus*, das bei Rindern eine papulokrustöse Entzündung, v.a. am Euter, verursacht; das Virus wird bei Kontakt, v.a. beim Melken, auf den Menschen übertragen und verursacht die Melkerpocken
Mel|ker|po|cken *pl*: → *Paravakzineknoten*
Melkersson: Ernst Gustaf Melkersson; 1898–1932; schwedischer Arzt (Göteborg)
Melkersson-Rosenthal-Syndrom *nt* (Ⓔ Melkersson-Rosenthal syndrome): ***Syn:*** *Rosenthal-Syndrom*; ätiologisch ungeklärte, granulomatöse Entzündung mit der Trias Cheilitis* granulomatosa, Fazialisparese* und Lingua* plicata
Mel|li|tu|rie *f* (Ⓔ mellituria): ***Syn:*** *Meliturie*; Zuckerausscheidung im Harn; zur Abgrenzung von Glukosurie* auch als Ausscheidung von Nicht-Glucosen im Harn definiert
Me|lo|nen|baum *m*: → *Papaya*
Me|lo|no|plas|tik *f* (Ⓔ melonoplasty): ***Syn:*** *Wangenplastik, Meloplastik*; plastische Chirurgie an der Wange, z.B. bei Wangenspalte
Me|lo|plas|tik *f*: → *Melonoplastik*
Me|lo|rhe|os|to|se *f* (Ⓔ melorheostosis): ***Syn:*** *Léri-Syndrom*; erbliche, streifenförmige, wachstropfartige Sklerosierung der Extremitätenknochen [meist nur einer Extremität] durch eine vermehrte Osteoblastentätigkeit
Me|lo|schi|sis *f* (Ⓔ meloschisis): angeborene Wangenspalte
Mel|pe|ron *nt* (Ⓔ melperone): Butyrophenonderivat; Neuroleptikum*; **Anw.**: Schlafstörungen, Verwirrtheitszustände, psychomotorische Unruhe
Mel|pha|lan *nt* (Ⓔ melphalan): Zytostatikum*, Alkylans*; **Anw.**: multiples Myelom, Ovarial-, Mammakarzinom, malignes Melanom; *s.a. Essay Non-Hodgkin-Lymphome S. 1517*
MEM *Abk.*: **1.** → *Makrophagen-Elektrophorese-Mobilitätstest* **2.** minimales essentielles Medium
Me|man|tin *nt* (Ⓔ memantine): Amantadindrivat; **Anw.**: Antiparkinsonmittel, muskuläre Spastik; **NW**: Müdigkeit, Mundtrockenheit, Schwindel, Unruhe, Übererregbarkeit
Mem|bran *f*: → *Membrana*
postsynaptische/präsynaptische/subsynaptische Membran: *s.u. chemische Synapse*
Mem|bra|na *f, pl* **-nae** (Ⓔ membrane): Häutchen, Membran, Membrane
Membrana atlantooccipitalis anterior (Ⓔ anterior atlantooccipital membrane): vordere Membran zwischen Atlas* und Hinterhauptsbein [Os* occipitale]; entspringt vor dem Foramen* magnum und zieht zum vorderen Atlasbogen*
Membrana atlantooccipitalis posterior (Ⓔ posterior atlantooccipital membrane): hintere Membran zwischen Atlas* und Hinterhauptsbein [Os* occipitale]; entspringt hinter dem Foramen* magnum und zieht zum hinteren Atlasbogen*
Membrana basilaris ductus cochlearis: veraltet für → *Lamina basilaris ductus cochlearis*
Membrana bronchopericardiaca (Ⓔ bronchopericardial membrane): Bindegewebsplatte, die von der Vorderseite der Tracheabifurkation [Bifurcatio* tracheae] zur Rückseite des Herzbeutels [Perikard*] und weiter zum Zwerchfell* zieht
Membrana cricovocalis: veraltet für → *Conus elasticus*
Membrana deciduae: → *Decidua*
Membrana elastica (Ⓔ elastic membrane): ***Syn:*** *Elastika, Tunica elastica, Elastica*; aus elastischen Fasern bestehende innere [Membrana elastica interna] oder äußere [Membrana elastica externa] Schicht der Wand von Arterien* vom muskulären Typ
Membrana elastica externa (Ⓔ external elastic membrane): *s.u. Arterie*
Membrana elastica interna (Ⓔ internal elastic membrane): *s.u. Arterie*
Membrana fibroelastica laryngis (Ⓔ fibroelastic membrane of larynx): die Kehlkopfschleimhaut enthält zahlreiche elastische Fasern, die in ihrer Gesamtheit die fibroelastische Kehlkopfmembran bilden; wird unterteilt in Membrana* quadrangularis und Conus* elasticus
Membrana fibrosa (Ⓔ fibrous membrane of articular capsule): *s.u. echtes Gelenk*
Membrana hyaloidea: veraltet für → *Membrana vitrea*
Membrana intercostalis externa (Ⓔ external intercostal membrane): ***Syn:*** *äußere Interkostalmembran*; dünne Bindegewebsschicht, die die Interkostalräume außen zwischen der Knochen-Knorpel-Grenze der Rippen und dem Brustbein bedeckt
Membrana intercostalis interna (Ⓔ internal intercostal membrane): ***Syn:*** *innere Interkostalmembran*; Fortsetzung der inneren Interkostalmuskeln [Musculi* intercostales interni] zwischen Rippenwinkel [Angulus* costae] und Rippenköpfchen [Caput* costae]
Membrana interossea antebrachii (Ⓔ interosseous membrane of forearm): straffe Membran zwischen den Unterarmknochen [Radius* und Ulna*], die jeweils am **Margo interosseus** befestigt ist; ihre Fasern verlaufen vorwiegend vom Radius schräg nach unten und medial zur Ulna, d.h., sie sind gespannt, wenn die beiden Knochen parallel stehen
Membrana interossea cruris (Ⓔ interosseous membrane of leg): straffe Membran zwischen den Unterschenkelknochen [Fibula* und Tibia*], die jeweils am **Margo interosseus** befestigt ist; sie verspannt die beiden Knochen und dient Unterschenkelmuskeln als Ansatz
Membrana limitans externa: veraltet für → *Stratum limitans externum*
Membrana limitans gliae (Ⓔ glial limiting membrane): ***Syn:*** *Gliagrenzmembran*; von Gliazellen bzw. ihren Fortsätzen gebildete Grenzmembran, die z.B. die Oberfläche des Isocortex* von innen überzieht und die Gehirngefäße umgibt
Membrana limitans gliae perivascularis (Ⓔ perivascular glial membrane): ***Syn:*** *perivaskuläre Gliagrenzmembran*; Gliagrenzmembran, die die Blutgefäße des Zentralnervensystems umgibt; Teil der Blut-Hirn-Schranke*
Membrana limitans gliae superficialis (Ⓔ superficial glial limiting membrane): ***Syn:*** *oberflächliche Gliagrenzmembran*; Gliagrenzmembran an der Oberfläche von Gehirn und Rückenmark; *s.a. Lamina molecularis*
Membrana limitans interna: veraltet für → *Stratum limitans internum*
Membrana obturatoria (Ⓔ obturator membrane): bindegewebige Membran, die das Foramen* obturatum verschließt
Membrana pellucida (Ⓔ striated membrane): ***Syn:*** *Eihülle, Oolemma, Zona pellucida*; von den Follikelzellen gebildete Umhüllung der Eizelle; *s.a. Follikelreifung*
Membrana perinei (Ⓔ perineal membrane): Bindegewebsmembran auf der Unterseite des Musculus* transversus perinei profundus; Teil des Beckenbodens im Bereich des Hiatus* urogenitalis
Membrana pupillaris (Ⓔ pupillary membrane): ***Syn:*** *Pupillarmembran*; während der Embryonalperiode die Pupille* bedeckende Membran, die nach der 32. Woche verschwindet; bleibt manchmal erhalten [**Membrana pupillaris persistenz**]; Reste können als pigmentierte Fasern über die Pupille hinwegziehen oder als abgerissene Fäden in die Pupille hineinragen
Membrana quadrangularis (Ⓔ quadrangular membrane): viereckige Kehlkopfmembran, die den oberen Teil der Membrana* fibroelastica laryngis bildet; ihr verstärkter Unterrand bildet das Taschenband [Ligamentum* vestibulare]
Membrana reticularis (Ⓔ reticular membrane): ***Syn:*** *Kopfplatte*; von den abgeplatteten Köpfen der Stützzellen des Corti*-Organs gebildete Membran, durch die die Härchen der Sinneszellen hindurchragen
Membrana spiralis (Ⓔ spiral membrane of cochlear duct): ***Syn:*** *Paries tympanicus ductus cochlearis*; untere Wand des Ductus* cochlearis; besteht aus der Basilarmembran [La-

mina* basilaris ductus cochlearis], die an der Crista* spiralis ductus cochlearis ansetzt

Membrana stapedialis (Ⓔ stapedial membrane): ***Syn:*** *Stapesmembran*; Membran zwischen den beiden Steigbügelschenkeln; *s.a. Stapes*

Membrana statoconiorum (Ⓔ statoconic membrane): *s.u. Maculae staticae*

Membrana sterni (Ⓔ sternal membrane): von den Ligamenta* sternocostalia radiata auf der Vorderseite des Brustbeins [Sternum*] gebildete Membran

Membrana suprapleuralis (Ⓔ suprapleural membrane): *s.u. Fascia endothoracica*

Membrana synovialis (Ⓔ synovial membrane): *s.u. echtes Gelenk*

Membrana synovialis inferior (Ⓔ inferior synovial membrane): Synovialmembran der unteren diskomandibularen Kammer des Kiefergelenks*

Membrana synovialis superior (Ⓔ superior synovial membrane): Synovialmembran der oberen diskotemporalen Kammer des Kiefergelenks*

Membrana tectoria (Ⓔ tectorial membrane): derbe Membran zwischen der Rückfläche des 2. Halswirbels [Axis*] und dem Foramen* magnum; setzt sich nach unten in das Ligamentum* longitudinale posterius fort

Membrana tectoria ductus cochlearis (Ⓔ tectorial membrane of cochlear duct): ***Syn:*** *Corti-Membran*; zellfreie Gallertmembran, die das Corti*-Organ bedeckt

Membrana thyrohyoidea (Ⓔ thyrohyoid membrane): flächenhaftes Band vom Schildknorpel [Cartilago* thyroidea] zum Zungenbeim [Os* hyoideum]; wird außen durch das Ligamentum* thyrohyoideum laterale und in der Mitte durch das Ligamentum* thyrohyoideum medianum verstärkt; die Cartilago* triticea ist in den Seitenrand eingelagert; sie hängt den Kehlkopf am Zungenbein auf und überträgt die Bewegungen des Zungenbeins, z.B. beim Schluckakt, auf den Kehlkopf

Membrana tympani: veraltet für *→Membrana tympanica*

Membrana tympanica (Ⓔ tympanic membrane): ***Syn:*** *Trommelfell*; äußeres Ohr [Auris externa] und Mittelohr [Auris media] trennende Membran mit einem Durchmesser von ca. 1 cm und einer Dicke von ca. 0,1 cm; sie wird durch einen fibrokartilaginären Randwulst [**Anulus fibrocartilagineus**] im Sulcus* tympanicus des Schläfenbeins [Os* temporale] verankert; man unterscheidet einen oberen lockeren Teil [**Pars flaccida**] und einen unteren gespannten Teil [**Pars tensa**]; an der Grenze zwischen Pars flaccida und tensa liegen auf der Rückseite des Trommelfells die beiden **Hammerfalten** [Plica mallearis anterior und posterior], zwischen denen die Chorda* tympani verläuft; die **Prominentia mallearis** wird vom **Processus lateralis mallei** verursacht; von ihm zieht die **Stria mallearis** nach unten; in ihr ist der **Hammergriff** [Manubrium mallei] fest in das Trommelfell eingewebt; ihr unteres Ende bildet den

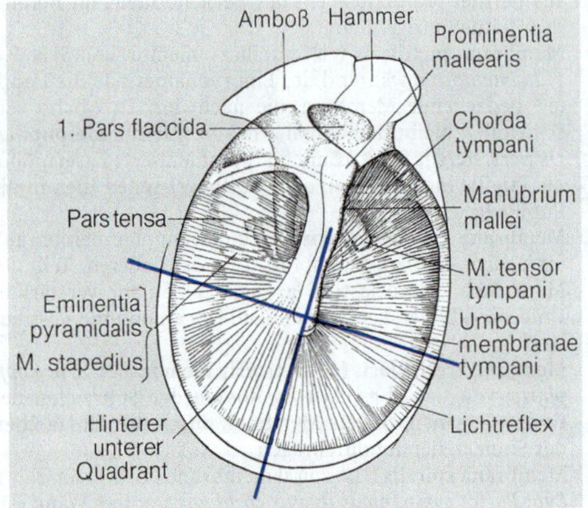

Abb. M72. Rechtes Trommelfell von lateral

Trommelfellnabel [Umbo membranae tympanicae]

Membrana tympanica secundaria (Ⓔ secondary tympanic membrane): Membran, die die Fenestra* cochleae verschließt

Membrana vestibularis (Ⓔ vestibular membrane of cochlear duct): ***Syn:*** *Reissner-Membran, Paries vestibularis ductus cochlearis*; dünne Haut zwischen Schneckengang [Ductus* cochlearis] und Scala* vestibuli

Membrana vitrea (Ⓔ vitreous membrane): Glaskörpermembran; *s.u. Corpus vitreum*

Mem|bran|an|griffs|kom|plex *m* (Ⓔ membrane attack complex): ***Syn:*** *terminaler Komplex, C5b-9-Komplex*; bei der Komplementaktivierung entstehender Enzymkomplex, der zur Auflösung der Membran von körperfremden Zellen führt; *s.a. Komplement*

Mem|bra|nek|to|mie *f* (Ⓔ membranectomy): ***Syn:*** *Membranentfernung*; operative Entfernung einer Membran

Mem|bran|ent|fer|nung *f.* *→Membranektomie*

Mem|bran|im|mun|glo|bu|lin *nt* (Ⓔ membrane-bound immunoglobulin): *s.u. Essay Non-Hodgkin-Lymphome S. 1517*

mem|bra|no|id *adj* (Ⓔ membranoid): membranartig, membranförmig

mem|bra|no|kar|ti|la|gi|när *adj* (Ⓔ membranocartilaginous): sowohl membranös als auch knorpelig/kartilaginär, in Membran und im Knorpel entstanden

mem|bra|nös *adj* (Ⓔ membranous): Membran betreffend, häutig, membranartig

Mem|bran|o|xy|ge|na|tor *m* (Ⓔ membrane oxygenator): *s.u. Oxygenator*

Mem|bran|pro|te|i|ne *pl* (Ⓔ membrane proteins): die Proteine der Plasmamembran „schwimmen" in der Lipiddoppelschicht aus Phospholipiden* und Phosphoglyceriden*; der Anteil der Proteine schwankt von Zellart zu Zellart und zwischen verschiedenen Regionen einer Zelle zwischen 20 % und 40 % der Masse; Membranproteine, die durch die ganze Membran reichen, werden als **integrale Membranproteine** bezeichnet, dazu gehören z.B. Porine* und Ionenkanalproteine*; **periphere Membranproteine** stecken in der Membran; viele integrale und periphere Membranproteine auf der Außenseite der Membran tragen verzweigte Kohlenhydratketten; diese Glykoproteine* und Glykolipide* bilden in ihrer Gesamtheit die Glycokalix* der Zelloberfläche

Mem|bran|sta|bi|li|sa|to|ren *pl* (Ⓔ membrane stabilizers): Klasse-I-Antiarrhythmika; *s.u. Antiarrhythmikum*

Mem|bran|ste|no|se *f* (Ⓔ membranous stenosis): *s.u. Duodenalatresie*

Mem|brum *nt, pl* **-bra** (Ⓔ limb): Glied, Gliedmaße

Membrum inferius (Ⓔ lower limb): untere Gliedmaße, Bein

Membrum superius (Ⓔ upper limb): obere Gliedmaße, Arm

Membrum virile: *→Penis*

memory cells *pl*: *→Memory-Zellen*

Memory-Zellen *pl* (Ⓔ memory cells): ***Syn:*** *Gedächtniszellen, memory cells*; nach dem Erstkontakt mit einem Antigen entstehende Zellen, die beim Zweitkontakt eine Beschleunigung der Immunantwort bewirken; *s.a. B-Lymphozyten, T-Lymphozyten*

MEM-Test *m*: *→Makrophagen-Elektrophorese-Mobilitätstest*

MEN *Abk.*: *→multiple endokrine Neoplasie*

Men-, men- *präf.*: *→Meno-*

Me|na|chi|non *nt* (Ⓔ menaquinone): Vitamin K_2; *s.u. Vitamin K*

Me|na|di|ol *nt* (Ⓔ menadiol): Vitamin K_4; *s.u. Vitamin K*

Me|na|di|on *nt* (Ⓔ menadione): Vitamin K_3; *s.u. Vitamin K*

Me|na|go|gum *nt, pl* **-ga** (Ⓔ emmenagogue): ***Syn:*** *Emmenagogum*; menstruationsförderndes Mittel

Men|ar|che *f* (Ⓔ menarche): Zeitpunkt der ersten Menstruation*

Ménard: Maxime Ménard; 1872–1929; französischer Gerichtsmediziner (Paris)

Ménard-Shenton-Linie *f* (Ⓔ Ménard-Shenton line): im a.p.-Röntgenbild des Beckens Bezeichnung für die von Schenkelhals und unterem Rand des Schambeinastes gebildete Linie; bildet normalerweise einen gleichmäßigen Bogen

Mendel: 1. Gregor Johann Mendel; 1822–1884; österreichischer

Augustinerpater und Naturforscher (Brünn); Begründer der formalen Genetik **2.** Felix Mendel; 1862–1925; deutscher Arzt (Essen) **3.** Kurt Mendel; 1874–1946; deutscher Neurologe (Berlin)

Mendel-Gesetze *pl* (Ⓔ Mendel's laws): ***Syn:*** *Mendel-Regeln*; von Gregor Mendel aufgestellte Gesetze zur Vererbung autosomaler, nicht-gekoppelter Gene; **1. Mendel-Gesetz** [Uniformitätsgesetz]: Nachkommen [F_1-Generation] von homozygoten Eltern sind [genotypisch und phänotypisch] identisch; **2. Mendel-Gesetz** [Spaltungsgesetz]: Kreuzung der F_1-Generation führt zur Bildung einer F_2-Generation, die genotypisch und phänotypisch nicht uniform ist; **3. Mendel-Gesetz** [Unabhängigkeitsgesetz]: kreuzt man zwei homozygote Eltern, die sich in zwei oder mehreren Allelpaaren voneinander unterscheiden, werden die einzelnen Allele unabhängig voneinander vererbt

Mendel-Mantoux-Probe *f* (Ⓔ Mantoux test): weit verbreiteter intrakutaner Tuberkulintest* mit Injektion von 10 IE gereinigtem Tuberkulin [purified protein derivative, PPD]; erlaubt eine semiquantitative Beurteilung der Tuberkulinallergie

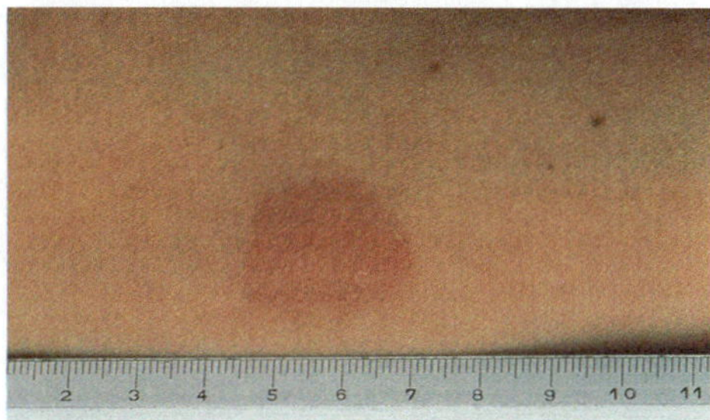

Abb. M73. Mendel-Mantoux-Probe

Mendel-Regeln *pl*: → *Mendel-Gesetze*

Mendel-Zeichen *nt* (Ⓔ Mendel's sign): Druck- oder Klopfschmerz im Oberbauch bei Ulcus* ventriculi oder duodeni

Mendelson: Curtis Lester Mendelson; amerikanischer Gynäkologe und Anästhesist (New York) im 20. Jahrhundert

Mendelson-Syndrom *nt* (Ⓔ Mendelson's syndrome): akute Aspirationspneumonie* mit Schocksymptomen durch Aspiration* von Magensaft; findet sich v.a. bei Bewusstlosigkeit, Intoxikation mit Erbrechen und nach Narkose

Mendes DaCosta: Samuel Mendes DaCosta; 1862–1943; holländischer Hautarzt (Amsterdam)

Mendes-DaCosta-Syndrom *nt* (Ⓔ Mendes DaCosta syndrome): ***Syn:*** *Erythrokeratodermia figurata variabilis, Keratitis rubra figurata*; seltene Ichthyose*, die aus zwei Komponenten besteht: bizarr konfigurierten Erythemen* und Hyperkeratose*

Ménétrier: Pierre Ménétrier; 1859–1935; französischer Internist (Paris)

Ménétrier-Syndrom *nt*: → *Morbus Ménétrier*

Menghini: Giorgio Menghini; 1916–1984; italienischer Arzt (Perugia)

Menghini-Nadel *f* (Ⓔ Menghini's needle): dünne Hohlnadel mit einem Durchmesser von 1,0–1,8 mm zur Feinnadelbiopsie

Men|hid|ro|sis *f, pl* **-ses** (Ⓔ menhidrosis): ***Syn:*** *Menidrosis*; vermehrte Schweißsekretion während der Menstruation*

Men|i|dro|sis *f, pl* **-ses**: → *Menhidrosis*

Ménière: Prosper Ménière; 1799–1862; französischer Arzt (Paris)

Ménière-Krankheit *f* (Ⓔ Ménière's disease): ***Syn:*** *Morbus Ménière*; ätiologisch ungeklärter Hydrops* des membranösen Labyrinths mit akutem Drehschwindel, einseitigem Ohrensausen und Hörsturz; kommt v.a. bei vegetativ labilen Personen vor und kann durch psychische oder klimatische Belastung [Föhn], Alkohol und Nicotin ausgelöst werden; der akute Anfall kann Minuten bis Stunden dauern und sich im Abstand von Tagen, Wochen oder Monaten wiederholen; **Therapie**: im akuten Anfall Bettruhe, Sedativa* und Antiemetika*; Nachbehandlung mit Betahistin, Calciumantagonisten oder Gingko lobata; evtl. Ausschaltung des Vestibularorgans durch ototoxische Medikamente [Gentamicin*], Durchtrennung des Nervus* vestibularis oder Zerstörung des häutigen Labyrinths [bei bereits erloschenem Hörvermögen]

Mening-, mening- *präf.*: Wortelement mit der Bedeutung „Hirnhaut"

Me|nin|gea an|te|ri|or *f*: → *Arteria meningea anterior*

me|nin|ge|al *adj* (Ⓔ meningeal): Hirnhäute/Meningen betreffend

Me|nin|ge|al|a|po|ple|xie, spi|na|le *f* (Ⓔ spinal apoplexy): ***Syn:*** *Rückenmarkapoplexie, Apoplexia spinalis, Hämatorrhachis*; Rückenmarkeinblutung, die u.U. zu Querschnittslähmung führt

Me|nin|ge|al|ast *m* (Ⓔ meningeal branch): Ramus meningeus

Me|nin|ge|al|kar|zi|no|se *f* (Ⓔ carcinomatous meningitis): ***Syn:*** *Meningitis carcinomatosa, Meningeosis carcinomatosa*; metastatischer Hirnhautbefall bei Generalisierung eines Karzinoms; je nach Befall kommt es zu Kopfschmerzen, Hirnnervenausfällen und Liquorstauung; findet sich oft an der Schädelbasis und führt dann u.a. zu Doppelbildern, Hypoglossus- und Fazialisparese; **Therapie**: Methotrexat* intrathekal plus Bestrahlung

Me|nin|gea me|dia *f*: → *Arteria meningea media*

Me|nin|gea pos|te|ri|or *f*: → *Arteria meningea posterior*

Me|nin|gen *pl*: → *Meninges*

me|nin|ge|o|kor|ti|kal *adj* (Ⓔ meningeocortical): ***Syn:*** *meningokortikal*; Hirnhäute und Hirnrinde/Kortex betreffend

Me|nin|ge|om *nt* (Ⓔ meningeoma): ***Syn:*** *Meningiom*; langsam wachsender, gutartiger Tumor der Hirn- oder Rückenmarkshaut; ca. 15 % aller Tumoren des Zentralnervensystems; Frauen sind doppelt so häufig betroffen wie Männer; die Tumore sind gut abgegrenzt und treten durch ihr lang-

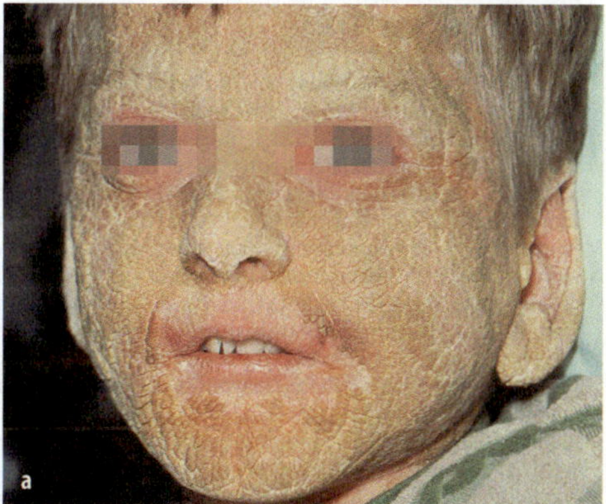

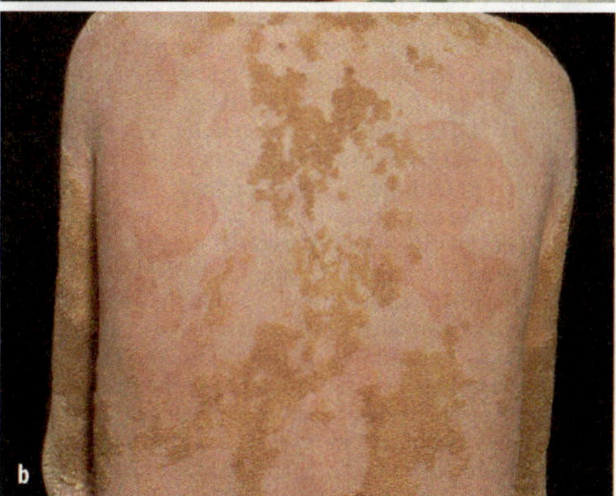

Abb. M74. Mendes-DaCosta-Syndrom

M

sames Wachstum meist erst nach dem 40. Lebensjahr auf; sie infiltrieren das Periost des Schädels und der Wirbel, wachsen gegen das Gehirn aber verdrängend; die **Klinik** ist unspezifisch; **intrakranielle Meningeome** können eine Spätepilepsie und neurologische Herdsymptome verursachen, die **spinalen Meningeome** führen zu Paraspastik mit Gefühlsstörungen in Händen und Füßen; **Diagnose**: CT, MRT; **Therapie**: operative Radikalentfernung gelingt bei ca. 75 % der Patienten; 3–5 % erleiden Rezidive

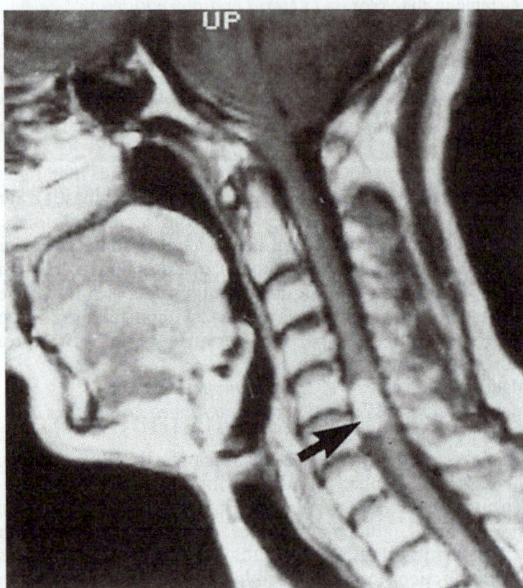

Abb. M75. Spinales zervikales Meningeom im MRT

Me|nin|ge|o|se *f*: → *Meningeosis*

Me|nin|ge|o|sis *f, pl* **-ses** (Ⓔ meningeal metastases): ***Syn:*** *Meningeose*; Befall der Hirnhaut bei Tumorerkrankungen

Meningeosis carcinomatosa: → *Meningealkarzinose*

Meningeosis leucaemica (Ⓔ meningeal leukemia): leukämische Infiltration der Hirnhaut, v.a. bei akuter lymphatischer Leukämie* und [seltener] Non-Hodgkin-Lymphomen*; **Therapie:** Methotrexat* intrathekal plus Bestrahlung

Me|nin|ges *pl* (Ⓔ meninges): ***Syn:*** *Meningen*; aus zwei Schichten [Dura* mater und Leptomeninx*] bestehende äußere Haut von Gehirn und Rückenmark, die auch die Wurzeln der Spinalnerven und die Anfangsstrecken der Hirnnerven umhüllt; die Meningen bilden ein geschlossenes, mit Liquor* cerebrospinalis gefülltes Membransystem

Me|nin|gi|om *nt*: → *Meningeom*

Me|nin|gi|o|ma|to|se *f* (Ⓔ meningiomatosis): Vorkommen multipler Meningiome, z.B. bei Neurofibromatose Typ II

Me|nin|gis|mus *f* (Ⓔ meningism): ***Syn:*** *Pseudomeningitis, meningeales Syndrom*; durch eine Reizung der Hirnhäute entstehender Symptomenkomplex [Kopfschmerz, Nackensteife], der auch ohne eine Hirnhautentzündung auftreten kann

Me|nin|gi|tis *f, pl* **-ti|den** (Ⓔ meningitis): ***Syn:*** *Hirnhautentzündung; Rückenmarkshautentzündung*; Entzündung der Hirn- oder Rückenmarkshäute

abakterielle Meningitis: → *lymphozytäre Meningitis*

aseptische Meningitis: → *lymphozytäre Meningitis*

bakterielle Meningitis (Ⓔ bacterial meningitis): meist als eitrige Hirnhautentzündung imponierende Infektion durch u.a. Staphylo-, Strepto-, Pneumo-, Meningokokken*, Listeria* und Haemophilus* influenzae; tritt oft als basale Meningitis oder Haubenmeningitis* auf und betrifft Pia mater und Arachnoidea, d.h. sie ist eine Leptomeningitis; die Erreger gelangen auf dem Blutweg [hämatogen], durch Fortleitung aus Nachbarstrukturen [Mittelohr, Mastoid] oder bei Schädelfrakturen auf die Hirnhaut; **Klinik**: meist findet sich ein kürzeres oder längeres Prodromalstadium mit Abgeschlagenheit, Frösteln, Kopf- und Gliederschmerzen, leichtem Fieber; die akute Meningitis hat als Leitsymptome heftigste Kopfschmerzen, Nackensteifigkeit [oft mit Opisthotonus], septisches Fieber, extreme Berührungsempfindlichkeit der Haut; dazu kommen evtl. enzephalitische Begleitsymptome, Verwirrtheit, Bewusstseinseintrübung, Somnolenz oder Koma; **Diagnose**: Labor [Entzündungszeichen], Blutkultur, Liquorpunktion [trüber bis eitriger Liquor, massenhaft Leukozyten, Zucker erniedrigt, Lactat erhöht, starke Eiweißvermehrung], Liquorkultur; **Therapie:** Antibiotikatherapie [*s.a. Tab. M77*]; operative Ausräumung des Ausgangsherdes bei fortgeleiteter Meningitis; **Prognose:** die Letalität ist immer noch hoch [bis zu 80 %, i.d.R. 10–20 %]; bei den Überlebenden bestehen für Wochen oder Monate allgemeine Beschwerden [Konzentrationsschwäche, Reizbarkeit, Schwindel]

Tab. M76. Bakterielle Meningitis. Erreger nach Altersgruppen und Vorerkrankungen

Erkrankungsalter	Erreger
Säuglinge, bis 1. Lebensjahr	Enterobakterien (E. coli) Streptokokken (B) Seltener: Klebsiellen, Proteus, Pseudomonas, Listerien, Enterobacter
Kinder, 1.–6. Lebensjahr	Haemophilus influenzae[a] Meningokokken Pneumokokken Seltener: Streptokokken, Staphylokokken, Pseudomonas, Listerien
Schulkinder, Jugendliche	Meningokokken Pneumokokken Haemophilus influenzae[a] Seltener: Streptokokken, Pseudomonas, Listerien
Erwachsene	Pneumokokken Meningokokken Seltener: Streptokokken, Staphylokokken, Listerien
Vorerkrankung oder besondere Situationen	**Erreger**
HNO-Infektion	Pneumokokken Meningokokken
Offenes Schädeltraume, Duralfistel	Pneumokokken Staphylokokken Haemophilus influenzae[a]
Nach neurochirurg. Eingriffen, Ventrikelkatheter	Staphylokokken Pseudomonas
Endokarditis	Staphylokokken Streptokokken Enterokokken
Immunsuppression	Listerien Staphylokokken und viele andere
Alkoholismus	Pneumokokken Listerien
Drogenabusus	Staphylokokken
Sammelunterkunft (Heim, Kaserne, Kindergarten)	Meningokokken

[a] Durch Schutzimpfung gegen Haemophilus influenzae Typ b nimmt die Häufigkeit stark ab

basale Meningitis (Ⓔ basal meningitis): Meningitis mit vorwiegender Ausbreitung im Bereich der Hirnbasis

Meningitis carcinomatosa: → *Meningealkarzinose*

Meningitis cerebralis (Ⓔ cerebral meningitis): Hirnhautentzündung im eigentlichen Sinn; meist gleichgesetzt mit Leptomeningitis*

Meningitis cerebrospinalis (Ⓔ cerebrospinal meningitis): kombinierte Entzündung von Hirn- und Rückenmarkshäuten

Meningitis cerebrospinalis epidemica: → *Meningokokkenmeningitis*

eitrige Meningitis: → *Meningitis purulenta*

Tab. M77. Therapie der bakteriellen Meningitis

Bei unbekanntem Erreger		
Hinweise aus Vorgeschichte	**Behandlungsschema**	
Bislang gesund, nicht immunsupprimiert	Penicillin G 4 × 10 Mega oder Cephalosporin (3. Generation)	
	plus Aminoglykosid (Gentamycin 240–360 mg/Tag) oder Ampicillin (3 × 5 g)	
Nosokomial, nach OP, nach Trauma	Cephalosporin (3. Generation) plus Staphylokokkenpenicillin (Flucloxacillin 3 × 1 g) plus Aminoglykosid	
Immungeschwächt, Alkoholismus	Cephalosporin (3. Generation) plus Ampicillin 6 × 2 g Aminoglykosid Staphylokokkenpenicillin	
Bei bekanntem Erreger	**Antibiotikum**	**Dosierung/Tag**
Meningokokken	Penicillin G	4 × 6–10 Mega
	Ampicillin	3 × 5 g i.v.
	Alternativ: Cephalosporin	
	Cefotaxim	3 × 2 g i.v.
	Ceftriaxon	2–4 g i.v.
	oder Mezlocillin	3 × 5 g
Pneumokokken	Penicillin G	4 × 6–10 Mega Kurzinfusion
	Cephalosporin	
	Cefotaxim	3 × 2 g i.v.
	Ceftriaxon	2–4 g i.v.
Haemophilus influenzae	Cephalosporin	
	Cefotaxim	3 × 2 g i.v.
	Ceftriaxon	2–4 g i.v.
	Alternativ: Ampicillin	3 × 5 g i.v.
	plus Chloramphenicol	4 × 1 g i.v.
Listerien	Ampicillin	3 × 5 g i.v.
	plus Tobramycin	2–3 × 120 mg i.v.
Staphylokokken	Flucloxacillin	3 × 1 g i.v.
	Alternativ: Vancomycin	4 × 0,5 g i.v.
	Fosfomycin	3 × 5 g
Pseudomonas	Ceftazidim	3 × 2 g i.v.
	plus Gentamycin	1 × 5 mg/kg/d i.v.
	Alternativ: Piperacillin	3 × 4 g i.v.
	plus Gentamycin	1 × 5 mg/kg/d i.v.

eosinophile Meningitis: *→eosinophile Meningoenzephalitis*
Meningitis leucaemica: *→Meningeosis leucaemica*
lymphozytäre Meningitis (Ⓔ lymphocytic meningitis): ***Syn:*** *aseptische Meningitis, abakterielle Meningitis*; durch verschiedene Erreger [Pilze, Protozoen, Viren, Rickettsien] verursachte, nicht-eitrige Hirnhautentzündung
otogene Meningitis (Ⓔ otogenic meningitis): hämatogene oder durch direkte Ausbreitung entstehende Meningitis als Folgekrankheit einer Mittelohr- oder Innenohrentzündung
Meningitis purulenta (Ⓔ purulent meningitis): ***Syn:*** *eitrige Meningitis*; meist akut verlaufende, i.d.R. bakterielle Meningitis*; die Prognose hängt vom Erreger und einer raschen Diagnose und Therapie ab
Meningitis serosa (Ⓔ serous meningitis): seröse Hirnhautentzündung; oft gleichgesetzt mit einer chronischen adhäsiven Entzündung der Arachnoidea*
Meningitis spinalis (Ⓔ spinal meningitis): Entzündung der Rückenmarkshäute; meist nur als Entzündung der Arachnoidea* oder in Verbindung mit einer Hirnhautentzündung auftretend
sympathische Meningitis (Ⓔ sympathetic meningitis): Meningismus* als Reaktion auf eine Entzündung in unmittelbarer Nachbarschaft der Hirnhaut
Meningitis tuberculosa (Ⓔ tuberculous meningitis): ***Syn:*** *tuberkulöse Meningitis*; oft als Basalmeningitis* auftretende

Tab. M78. Therapie der Meningitis tuberculosa

Substanz	Dosierung/Tag	Nebenwirkungen
Dreierkombination für 2 Monate oder länger, falls Liquor nicht saniert		
Isoniazid (INH)	1 × 10 mg/kg Max. 600 mg	Neuropathie
Rifampicin	1 × 10 mg/kg Höchstdosis 600 mg	Leberschäden
Ethambutol	15–25 mg/kg Max. 2000 mg	Optikusschäden
oder Pyrazinamid	35 mg/kg Max. 2500 mg	Leberschäden, gastrointestinale Störungen
plus Vitamin B_6	80–100 mg	
und Steroide	100 mg, ausschleichend (Methylprednisolon)	
(Streptomycin)		
Dauerbehandlung für 12–14 Monate		
Isnoniazid (INH)	1 × 10 mg/kg Max. 600 mg	Neuropathie
Rifampicin	1 × 10 mg/kg Max. 600 mg	Leberschäden
plus Vitamin B_6	80–100 mg	
Alternative Medikamente		
Streptomycin	1 g i.m., 200 mg intrathekal	Ototoxisch
Ethionamid	15 mg/kg	Lebertoxisch
Cycloserin	10–15 mg/kg	Neurotoxisch

INH, Rifampicin, Pyrazinamid und Streptomycin sind tuberkulozid; Ethambutol ist tuberkulostatisch

klinisch unauffällig verlaufende tuberkulöse Entzündung der Hirnhaut und meist auch der Rückenmarkshaut; ist in Nordamerika und Mitteleuropa wieder im Anstieg und in den Entwicklungsländern weiterhin eine der häufigsten Infektionen; die Tuberkelbakterien gelangen hämatogen in die Hirnhaut; bei Kindern ist ein Primärherd vorhanden, bei Erwachsenen kann er häufig nicht gefunden werden; **Klinik:** das Prodromalstadium mit Unlust, Verstimmbarkeit, Appetitlosigkeit und Kopfschmerzen kann sich über Tage bis Wochen erstrecken; die meningitischen Symptome beginnen meist schleichend; es kommt oft zu Hirnnervenlähmungen [v.a. Nervus* oculomotorius] und spinalen Wurzelsymptomen; häufig findet sich auch eine Stauungspapille; **Diagnose:** Liquorpunktion [Spinnwebgerinnsel, Pleozytose, Lactat erhöht, Glucose stark vermindert, Eiweiß oft extrem erhöht]; Nachweis der Tuberkelbakterien nach Ziehl-Nehlsen-Färbung im Liquor, Polymerasekettenreaktion; **Therapie:** *siehe Tab. M78*; *s.a. Essay Tuberkulose S. 2171*
tuberkulöse Meningitis: *→Meningitis tuberculosa*
virale Meningitis (Ⓔ viral meningitis): ***Syn:*** *Virusmeningitis*; durch eine Vielzahl von Viren hervorgerufene akute lymphozytäre Meningitis; häufigste Entzündung des Nervensystems; die Erreger können in primär neurotrope Viren [Varicella-Zoster-Virus*, Arboviren*, LCM-Virus*] und nicht-primär neurotrope Viren [Echoviren*, Coxsackievirus*, Mumpsvirus*, Herpesviren*, Adenoviren*] unterteilt werden; **Klinik:** akut einsetzende Symptomatik [Kopfschmerzen, Nackensteifigkeit, Fieber], die milder verläuft als bei der bakteriellen Meningitis*, und nach einigen Tagen wieder abklingt; je nach Virus gibt es noch typische Symptome [z.B. Herpangina* bei Coxsackivirus A oder Pleurodynie* bei Coxsackivirus B]; **Diagnose:** Liquorpunktion [klar oder leicht getrübt, nie eitrig, Pleozytose mit selten mehr als 1500 Zellen, v.a. Lymphozyten; Eiweiß und

Zucker normal]; Serologie; **Therapie:** symptomatische Behandlung; **Prognose:** wesentlich besser als bei der bakteriellen Meningitis; i.d.R. Ausheilung; z.T. für Wochen oder Monate allgemeine Beschwerden [Konzentrationsschwäche, Reizbarkeit, Schwindel]

me|nin|gi|tisch *adj* (Ⓔ meningitic): Hirnhautentzündung/Meningitis betreffend, von ihr betroffen oder gekennzeichnet

Meningo-, meningo- *präf.*: Wortelement mit der Bedeutung „Hirnhaut"

Me|nin|go|coc|cus *m, pl* **-coc|ci:** *→ Neisseria meningitidis*

Me|nin|go|en|ce|pha|li|tis *f, pl* **-ti|den** (Ⓔ meningoencephalitis): *Syn:* *Encephalomeningitis, Meningoenzephalitis, Enzephalomeningitis*; Entzündung von Gehirn und Hirnhäuten; *s.a. Meningitis, Enzephalitis*

Meningoencephalitis herpetica (Ⓔ herpetic meningoencephalitis): *Syn:* *Herpesmeningoenzephalitis*; schwere, rasch progredient verlaufende hämorrhagische Meningoenzephalitis mit schlechter Prognose

Me|nin|go|en|ce|pha|lo|my|e|li|tis *f, pl* **-ti|den** (Ⓔ meningoencephalomyelitis): *Syn:* *Meningoenzephalomyelitis*; kombinierte Entzündung von Gehirn, Hirnhaut und Rückenmarkshaut

Me|nin|go|en|ze|pha|li|tis *f, pl* **-ti|den** (Ⓔ meningoencephalitis): *Syn:* *Encephalomeningitis, Enzephalomeningitis, Meningoencephalitis*; Entzündung von Gehirn und Hirnhäuten; *s.a. Meningitis, Enzephalitis*

eosinophile Meningoenzephalitis (Ⓔ eosinophilic meningoencephalitis): durch eine Erhöhung der eosinophilen Leukozyten* gekennzeichnete Meningoenzephalitis bei Angiostrongyliasis* oder Trichinose*

me|nin|go|en|ze|pha|li|tisch *adj* (Ⓔ meningoencephalitic): *Syn:* *enzephalomeningitisch*; Meningoenzephalitis betreffend, von ihr betroffen oder gekennzeichnet

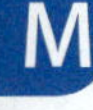

Me|nin|go|en|ze|pha|lo|my|e|li|tis *f, pl* **-ti|den** (Ⓔ meningoencephalomyelitis): *Syn:* *Meningoencephalomyelitis*; kombinierte Entzündung von Gehirn, Hirnhaut und Rückenmarkshaut

me|nin|go|en|ze|pha|lo|my|e|li|tisch *adj* (Ⓔ meningoencephalomyelitic): Meningoenzephalomyelitis betreffend, von ihr betroffen oder gekennzeichnet

Me|nin|go|en|ze|pha|lo|my|e|lo|pa|thie *f* (Ⓔ meningoencephalomyelopathy): Erkrankung von Gehirn, Hirnhäuten und Rückenmark

Me|nin|go|en|ze|pha|lo|pa|thie *f* (Ⓔ meningoencephalopathy): *Syn:* *Enzephalomeningopathie*; Erkrankung von Gehirn und Hirnhäuten

Me|nin|go|en|ze|pha|lo|ze|le *f* (Ⓔ meningoencephalocele): *Syn:* *Enzephalomeningozele*; Vorfall von Hirnhaut und Hirnsubstanz durch eine angeborene oder erworbene Lücke im Schädel

Me|nin|go|en|ze|pha|lo|zys|to|ze|le *f* (Ⓔ meningoencephalocystocele): Meningoenzephalozele* mit Flüssigkeitsansammlung

me|nin|go|gen *adj* (Ⓔ meningogenic): von den Meningen ausgehend

Me|nin|go|kokk|ä|mie *f* (Ⓔ meningococcemia): *Syn:* *Meningokokkensepsis*; Auftreten von Meningokokken im Blut

Me|nin|go|kok|ke *f*: *→ Neisseria meningitidis*

Me|nin|go|kok|ken|in|fek|ti|on *f* (Ⓔ meningococcosis): Meningokokkose*

Me|nin|go|kok|ken|kon|junk|ti|vi|tis *f, pl* **-ti|den** (Ⓔ meningococcus conjunctivitis): akute eitrige Bindehautentzündung [Konjunktivitis*] durch Meningococcus*

Me|nin|go|kok|ken|me|nin|gi|tis *f, pl* **-ti|den** (Ⓔ meningococcal meningitis): *Syn:* *Meningitis cerebrospinalis epidemica*; akute eitrige Hirnhautentzündung durch Neisseria* meningitidis; vor allem die fulminant verlaufende Form [akute Meningokokkenmeningitis*] hat eine hohe Letalität [bis zu 85 %]; *s.a. bakterielle Meningitis*

akute Meningokokkenmeningitis: *→ Waterhouse-Friderichsen-Syndrom*

Me|nin|go|kok|ken|sep|sis *f*: *→ Meningokokkämie*

perakute Meningokokkensepsis: *→ Waterhouse-Friderichsen-Syndrom*

Me|nin|go|kok|ko|se *f* (Ⓔ meningococcosis): *Syn:* *Meningokokkeninfektion*; Erkrankung durch Meningococcus*

me|nin|go|kor|ti|kal *adj*: *→ meningeokortikal*

Me|nin|go|my|e|li|tis *f, pl* **-ti|den** (Ⓔ meningomyelitis): *Syn:* *Myelomeningitis*; Entzündung des Rückenmarks und der Rückenmarkshäute

me|nin|go|my|e|li|tisch *adj* (Ⓔ meningomyelitic): *Syn:* *myelomeningitisch*; Meningomyelitis betreffend, von ihr betroffen oder gekennzeichnet

Me|nin|go|my|e|lo|ra|di|ku|li|tis *f, pl* **-ti|den** (Ⓔ meningomyeloradiculitis): *Syn:* *Radikulomeningomyelitis*; Entzündung des Rückenmarks, der Rückenmarkshäute und der Spinalnervenwurzeln

Me|nin|go|my|e|lo|ze|le *f* (Ⓔ meningomyelocele): *Syn:* *Hydromyelomeningozele, Myelomeningozele*; hernienartiger Vorfall von Rückenmarkshaut und Rückenmark durch einen Wirbelsäulendefekt

Me|nin|go|my|e|lo|zys|to|ze|le *f* (Ⓔ meningomyelocele): *Syn:* *Hydromyelozele*; Meningomyelozele* mit zystischer Auftreibung des Rückenmarkkanals

Me|nin|go|pa|thie *f* (Ⓔ meningopathy): Hirnhauterkrankung; *s.a. Meningitis, Meningeom*

me|nin|go|ra|di|ku|lär *adj* (Ⓔ meningoradicular): Hirnhäute und Spinalnervenwurzeln betreffend

Me|nin|go|ra|di|ku|li|tis *f, pl* **-ti|den** (Ⓔ meningoradiculitis): Entzündung des Rückenmarks und der Spinalnervenwurzeln

me|nin|go|ra|di|ku|li|tisch *adj* (Ⓔ meningoradiculitic): Meningoradikulitis betreffend, von ihr betroffen oder gekennzeichnet

Me|nin|go|rhalgie *f*: *→ Meningorrhagie*

Me|nin|gor|rha|gie *f* (Ⓔ meningorrhagia): *Syn:* *Meningorrhoe, Meningorhagie, Meningorrhö*; Blutung aus Meningealgefäßen

Me|nin|gor|rhö *f, pl* **-rhö|en:** *→ Meningorrhagie*

Me|nin|gor|rhoe *f*: *→ Meningorrhagie*

Me|nin|go|se *f* (Ⓔ **1.** meningosis **2.** *→ Meningismus*): **1.** nichtentzündliche Erkrankung der Meningen **2.** *→ Meningismus*

me|nin|go|vas|ku|lär *adj* (Ⓔ meningovascular): Meningealgefäße betreffend; Hirnhäute und Blutgefäße betreffend

Me|nin|go|ze|le *f* (Ⓔ meningocele): hernienartiger Vorfall der Meningen durch einen Schädel- oder Wirbelsäulendefekt

kraniale Meningozele (Ⓔ cranial meningocele): *Syn:* *Kraniomeningozele, Hirnhautbruch*; bruchartige Vorwölbung der Hirnhaut durch einen angeborenen oder erworbenen Schädeldefekt

spinale Meningozele (Ⓔ spinal meningocele): *Syn:* *Rückenmarkshautbruch*; Meningozele der Rückenmarkshaut durch einen Wirbelsäulendefekt

me|nin|go|ze|re|bral *adj* (Ⓔ meningorrhachidian): *Syn:* *zerebromeningeal*; Hirnhäute und Gehirn/Zerebrum betreffend oder verbindend

Me|nin|go|zys|to|ze|le *f* (Ⓔ meningocystocele): Pseudozyste* bei Meningozele*

Me|ninx *f, pl* **-nin|ges, -nin|gen:** *→ Meninges*

Me|nis|cus *m, pl* **-ci:** *→ Meniscus articularis*

Meniscus articularis (Ⓔ articular meniscus): *Syn:* *Meniskus, Meniscus*; sichelförmige/halbmondförmige Gelenk(zwischen)scheibe

Meniscus lateralis (Ⓔ lateral meniscus of knee): *s.u. Kniegelenk*

Meniscus medialis (Ⓔ medial meniscus of knee): *s.u. Kniegelenk*

Meniscus tactus (Ⓔ tactile meniscus): *Syn:* *Merkel-Tastzelle, Merkel-Tastscheibe*; scheibenförmige Nervenendigungen im Stratum germinativum der Epidermis*, die als Mechanorezeptoren dienen

Menisk-, menisk- *präf.*: Wortelement mit der Bedeutung „Meniskus"

Me|nis|kek|to|mie *f* (Ⓔ meniscectomy): *Syn:* *Meniskusentfernung, Meniskusexzision, Meniskusoperation*; operative Entfernung oder Teilentfernung eines Meniskus; wegen der großen anatomischen Bedeutung geht man so konservativ als möglich vor und entfernt nur abgerissene Meniskusteile; die Operation wird heute fast ausschließlich arthroskopisch durchgeführt

Me|nis|ki|tis *f, pl* **-ti|den** (Ⓔ meniscitis): ***Syn:*** *Meniskusentzündung, Meniszitis*; Entzündung eines Meniscus* articularis; meist einen Kniegelenkmeniskus betreffend

me|nis|ki|tisch *adj* (Ⓔ meniscitic): ***Syn:*** *meniszitisch*; Meniskusentzündung/Meniskitis betreffend, von ihr betroffen oder gekennzeichnet

me|nis|ko|id *adj* (Ⓔ meniscoid): meniskusähnlich, meniskusförmig

me|nis|ko|syn|o|vi|al *adj* (Ⓔ meniscosynovial): Meniskus und Membrana* synovialis betreffend

Me|nis|kus *m, pl* **-ken** (Ⓔ **1.** →*Meniscus articularis* **2.** meniscus): **1.** →*Meniscus articularis* **2.** konkav-konvexe Linse

Me|nis|kus|ent|fer|nung *f*: →*Meniskektomie*

Me|nis|kus|ent|zün|dung *f*: →*Meniskitis*

Me|nis|kus|ex|zi|si|on *f*: →*Meniskektomie*

Me|nis|kus|gan|gli|on *nt*: →*Meniskuszyste*

Me|nis|kus|o|pe|ra|ti|on *f*: →*Meniskektomie*

Me|nis|kus|riss *m* (Ⓔ meniscal tear): Einriss des Innenmeniskus oder Außenmeniskus des Kniegelenks; der Riss entsteht meist als Rotationstrauma, bei dem die Scher- und Druckkräfte den Meniskus zwischen Femurkondyle und Tibiaplateau einklemmen und auseinanderreißen; ab dem 40. Lebensjahr sind die Menisken meist degenerativ verändert und reißen schon bei geringerer Belastung; nach der Art des Risses unterscheidet man Längsriss, Querriss, Korbhenkelriss und Horizontalriss; diese Unterscheidung spielt aber keine Rolle für die Therapie; dasselbe gilt für die Lokalisation des Risses [Vorderhorn, Pars media, Hinterhorn] die **Diagnose** beruht auf der Anamnese, dem klinischen Bild [Schwellung, Druckschmerz über dem Gelenkspalt, Bewegungsblockade bei Einklemmung, Bewegungsschmerz] und Meniskuszeichen* [McMurray*, Apley*-Grindin, Steinmann*]; Arthrographie*, CT* oder MRT* können die Diagnose bestätigen; eine Arthroskopie* wird nur noch bei klinisch eindeutigem Meniskusriss durchgeführt, da sie auch die Methode der Wahl zur Behandlung ist; **Therapie**: kleinere Risse oder Risse bei degenerativen Vorveränderungen bei älteren Patienten können konservativ behandelt werden; operativ kann eine Naht mit resorbierbarem Material durchgeführt werden; notwendige Resektionen werden auf ein Minimum beschränkt; ist eine Totalentfernung unumgänglich, sollte eine Knorpeltransplantation versucht werden; die Nachbehandlung ist bei allen Verfahren von ausschlaggebender Bedeutung für den langfristigen Erfolg

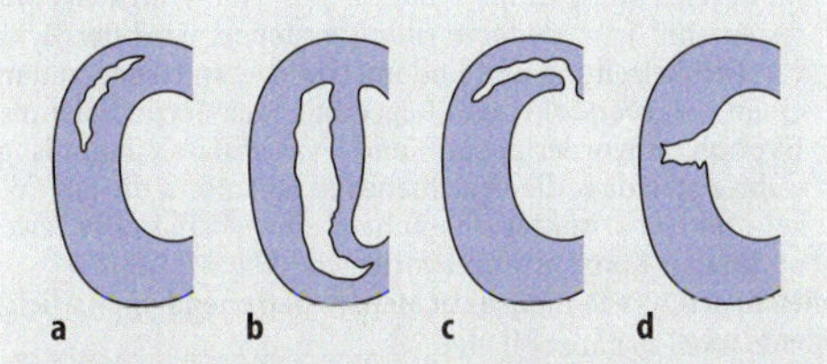

Abb. M79. Formen der Meniskusläsion. **a** Längsriss, **b** Korbhenkelriss, **c** Vorderhorneinriss, **d** Querriss

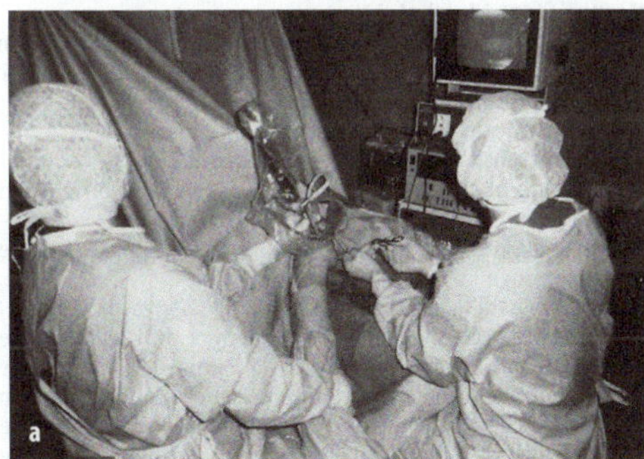

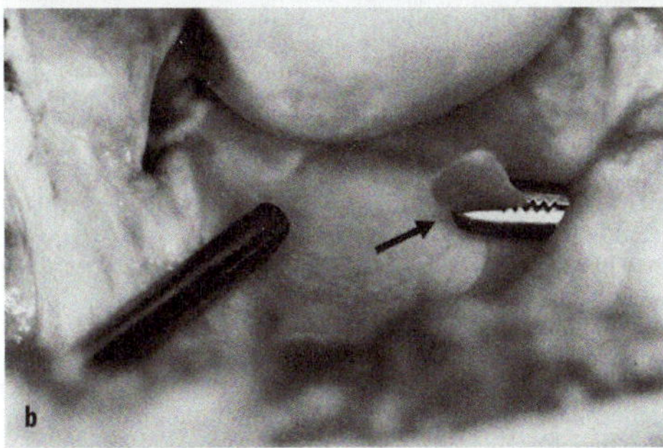

Abb. M80. Arthroskopische Meniskektomie. Entfernung eines abgerissenen Meniskusteils [Pfeil]

Me|nis|kus|zei|chen *pl* (Ⓔ meniscus signs): bei Verdacht auf Meniskusschäden wird versucht, durch bestimmte passive Bewegungen Schmerzen auszulösen; die wichtigsten Zeichen sind: **1. Steinmann-Zeichen**: Rotation des gebeugten Unterschenkels nach innen oder außen erzeugt einen Spontanschmerz vorne am medialen Gelenkspalt [**Steinmann I**]; mit zunehmender Beugung im Kniegelenk wandert der Schmerz von vorne nach hinten [**Steinmann II**] **2. McMurray-Zeichen**: das Bein ist im Hüft- und Kniegelenk 90° gebeugt; Druck auf den Meniskus bei Innen- und Außenrotation des Unterschenkels führt zu Schmerzen **3. Apley-Grinding-Zeichen**: der Patient liegt auf dem Bauch, der Unterschenkel ist im Kniegelenk 90° gebeugt; Rotation des Unterschenkels und Druck auf den Meniskus führt zur Schmerzauslösung

Me|nis|kus|zys|te *f* (Ⓔ meniscal cyst): ***Syn:*** *Meniskusganglion*; meist im Außenmeniskus auftretende oft mehrkammerige Hohlräume, die mit einer gallertartigen Masse gefüllt sind; häufig kommt es zu Einrissen oder Einklemmung, die dann zu einer Resektion zwingen

Me|nis|zi|tis *f, pl* **-ti|den**: →*Meniskitis*

me|nis|zi|tisch *adj*: →*meniskitisch*

Menkes: John H. Menkes; amerikanischer Arzt im 20. Jahrhundert

Menkes-Syndrom *nt* (Ⓔ Menkes' syndrome): ***Syn:*** *Menkes-Stahlhaarkrankheit, Kraushaarsyndrom, Trichopoliodystrophie, kinky hair disease, Pili torti mit Kupfermangel*; seltene, X-chromosomal-rezessive Störung der intestinalen Kupferresorption; führt zu allgemeinem Kupfermangel, Depigmentierung der Haut, follikulären Hyperkeratosen, Fehlen der Augenbrauen und Wimpern; charakteristisch sind brüchige, pigmentarme, um die eigene Achse gedrehte Haare [Pili torti]; dazu kommen Wachstumsstörungen und psychomotorische Retardierung; **Prognose**: meist Tod im 4. bis 5. Lebensjahr

Mennell: James Mennell; 1880–1957; englischer Orthopäde (Cambridge)

Mennell-Zeichen *nt* (Ⓔ Mennell's sign): forcierte Überstreckung im Hüftgelenk verursacht Schmerzen im Iliosakralgelenk bei Entzündung des Gelenks; wichtiges Zeichen bei Morbus* Bechterew

Meno-, meno- *präf.*: Wortelement mit der Bedeutung „Monat"

Me|no|ly|se *f* (Ⓔ iatrogenic menopause): Ausschaltung der Monatsblutung durch Bestrahlung oder Medikamente [Antigonadotropine]

Me|no|me|tror|rha|gie *f* (Ⓔ menometrorrhagia): ***Syn:*** *Metromenorrhagie*; kombinierte Menorrhagie* und Metrorrhagie*

me|no|pau|sal *adj* (Ⓔ menopausal): Menopause betreffend, in der Menopause auftretend

Me|no|pau|se *f* (Ⓔ menopause): die letzte Regelblutung bzw. der Zeitraum um die letzte Regelblutung; kann nur retrospektiv bestimmt werden; tritt durchschnittlich im 51.–52. Lebensjahr auf; *s.a. Klimakterium*

Me|no|pau|sen|go|na|do|tro|pin, hu|ma|nes *nt*: →*Menotropin*

Me|no|pau|sen|syn|drom *nt* (Ⓔ menopausal syndrome): Bezeichnung für die typische Trias von Hitzewallungen,

Schwindel und Schweißausbrüchen in der Menopause; *s.a. Klimakterium*

Me|nor|rha|gie *f* (Ⓔ menorrhagia): verstärkte und verlängerte Regelblutung, d.h., die Blutung dauert 7–14 Tage; Vor- und Nachblutungen können eine Menorrhagie vortäuschen, sind aber meist relativ schwach

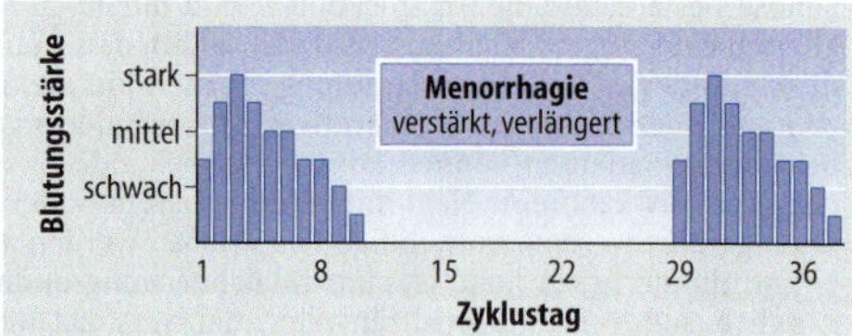

Abb. M81. Menorrhagie

Me|nor|rhal|gie *f* (Ⓔ menorrhalgia): ***Syn:*** *Dysmenorrhö, Dysmenorrhoe, Dysmenorrhoea*; schmerzhafte Regelblutung mit krampfartigen Unterleibsschmerzen, die vor dem Blutungsbeginn oder am ersten Blutungstag einsetzen; die Schmerzintensität ist am stärksten während der ersten 12 Stunden und nimmt danach meist ab; am häufigsten findet sich die Dysmenorrhö bei jungen Frauen bis zum 20. Lebensjahr; oft bessert sie sich nach der 1. Schwangerschaft; **Therapie**: Ovulationshemmer, Prostaglandinsynthesehemmer; bei **psychogener Dysmenorrhö** Psychotherapie oder autogenes Training

Me|nor|rhoe *f, pl* **-rhoen:** *→Menstruation*

Me|no|sche|sis *f* (Ⓔ menoschesis): Unterdrückung der Menstruation*

Me|no|tro|pin *nt* (Ⓔ menotropin): ***Syn:*** *Menopausengonadotropin, humanes Menopausengonadotropin, Urogonadotropin, Urogonadotrophin*; im Harn von postmenopausalen Frauen vorkommendes Gonadotropin*, das von der Wirkung her dem follikelstimulierenden Hormon* entspricht; wird z.B. zur Infertilitätsbehandlung verwendet

Men|schen|floh *m* (Ⓔ human flea): ***Syn:*** *Pulex irritans*; 2–4 mm langer, temporärer Ektoparasit des Menschen; potentieller Überträger der Pest*; der Floh lebt in der Kleidung oder in Möbelritzen, dem Teppichboden usw.; die Flohstiche sind heftig juckende, rötlich-urtikarielle Läsionen, die in Dreiergruppen angeordnet sind [„breakfast, lunch, dinner"], da die Flöhe immer erst Probestiche durchführen; zum Teil kommt es auch zu einer lokalen **Purpura pulicosa**; **Therapie**: Entwesung, Antipruriginosa*

Men|schen|kun|de *f* (Ⓔ anthropology): ***Syn:*** *Anthropologie*; Wissenschaft vom Menschen und den Menschenrassen

Men|schen|laus *f* (Ⓔ human louse): ***Syn:*** *Pediculus humanus*; Überträger von Borrelia* recurrentis, dem Erreger des Läuserückfallfiebers*

Men|schen|scheu *f* (Ⓔ anthropophobia): ***Syn:*** *Anthropophobie*; Angst vor bestimmten Menschen oder Menschengruppen

Men|ses *pl*: *→Menstruation*

mens|tru|al *adj* (Ⓔ menstrual): Menstruation betreffend, während der Menstruation

Mens|tru|al|blu|tung *f*: *→Menstruation*

Mens|tru|al|zy|klus *m*: *→Menstruationszyklus*

Mens|tru|a|tio *f, pl* **-ti|o|nes:** *→Menstruation*

Mens|tru|a|ti|on *f* (Ⓔ menstruation): ***Syn:*** *Monatsblutung, Menstrualblutung, Menstruationsblutung, Regelblutung, Periode, Regel, Menses, Menstruatio, Menorrhoe*; die normale Regelblutung tritt alle 27–28 Tage [21–35 Tage] auf, dauert 4–5 Tage [3–7 Tage], ist nicht schmerzhaft und der Blutverlust beträgt ca. 50 ml [< 80 ml]; es handelt sich um eine Hormonentzugsblutung*, da am Ende des Zyklus die Progesteron- und Östrogenspiegel absinken; Abweichungen von diesem Normbereich werden als Menstruationsstörungen* bezeichnet; *s.a. Menstruationszyklus*

Mens|tru|a|ti|ons|blu|tung *f*: *→Menstruation*

Mens|tru|a|ti|ons|stö|run|gen *pl* (Ⓔ menstruation irregularities): ***Syn:*** *Zyklusstörungen*; Abweichungen von der normalen Menstruation oder dem normalen Menstruationszyklus; kommt es zu einer Veränderung des Blutungsintervalls, spricht man von **Regeltempostörungen** [z.B. Oligomenorrhoe*, Polymenorrhoe*]; ändert sich das Blutungsmuster, spricht man von **Regeltypusstörungen** [z.B. Hypermenorrhoe*, Hypermenorrhoe*]; dazu kommen noch azyklische Dauerblutungen [Metrorrhagie*], Zusatzblutungen [z.B. Zwischenblutung] und schmerzhafte Regelblutung [Dysmenorrhoe*]; *s.a. Menstruationszyklus*

Mens|tru|a|ti|ons|zy|klus *m* (Ⓔ menstrual cycle): ***Syn:*** *Monatszyklus, Sexualzyklus, Menstrualzyklus, Genitalzyklus*; wiederkehrender Zyklus vom ersten Tag einer Monatsblutung bis zum letzten Tag vor der nächsten Blutung; die Länge des Zyklus beträgt im Durchschnitt 28 Tage, mit einem Normalbereich von 24–35 Tagen; der Eisprung erfolgt bei einem 28 Tagezyklus am 14. Zyklustag; der Abschnitt vom 1. Zyklustag bis zum Eisprung wird als **Follikelphase** bezeichnet und der Zeitraum vom Eisprung bis zum Beginn der nächsten Monatsblutung als **Lutealphase**; sie ist bei stattgefundenem Eisprung [ovulatorischer Zyklus] immer 14 Tage lang, während die Länge der Follikelphase schwanken kann; bei Ausbleiben des Eisprungs [anovulatorischer Zyklus, Corpus-luteum-Insuffizienz] verändert sich die Länge der Lutealphase

während des Menstruationszyklus kommt es zu einer hormongesteuerten Reifung eines Follikels zum sprungreifen Graaf*-Follikel [*s.u. Follikelreifung*] und gleichzeitig zu zyklischen Veränderungen der Gebärmutterschleimhaut, die im Bereich von Fundus* und Corpus* uteri am ausgeprägtesten sind [*s.u. Endometrium*]; gesteuert wird der Zyklus von Follikelreifung und Endometriumveränderungen durch einen neuroendokrinen Regelkreis der Hypothalamus*, Hypophysenvorderlappen* und Ovar umfasst; damit ist gewährleistet, dass die verschiedenen Hormone, die auf Follikel und Gebärmutterschleimhaut einwirken, in der jeweils optimalen Konzentration vorliegen [*Abb. M82, M83*]

men|su|al *adj* (Ⓔ mensual): Menses betreffend, monatlich

Ment-, ment- *präf.*: *→Mento-*

men|tal *adj* (Ⓔ **1.–2.** mental): **1.** (*anatom.*) Kinn/Mentum betreffend, zum Kinn gehörend **2.** Psyche betreffend, Geist oder Verstand betreffend, geistig

Men|ta|lis *m*: *→Musculus mentalis*

Men|tha *f* (Ⓔ Mentha): Minze

Mentha arvensis var. piperscens (Ⓔ Mentha arvensis var. piperscens): ***Syn:*** *Ackerminze*; *s.u. japanisches Pfefferminzöl*

Mentha piperita: *→Pfefferminze*

Mentha spicata var. crispa: *→Krauseminze*

Men|thae arvensis ae|the|ro|le|um *nt*: *→japanisches Pfefferminzöl*

Men|thae cris|pae ae|the|ro|le|um *nt* (Ⓔ spearmint oil): ätherisches Öl der Krauseminze*

Men|thae cris|pae fo|li|um *nt* (Ⓔ spearmint leaf): Blätter der Krauseminze*

Men|thae pi|pe|ri|tae ae|the|ro|le|um *nt*: *→Pfefferminzöl*

Men|thae pi|pe|ri|tae fo|li|um *nt* (Ⓔ peppermint leaf): Blätter der Pfefferminze*

Men|thol *nt* (Ⓔ menthol): monozyklischer Monoterpenalkohol; Hauptbestandteil des Pfefferminzöls*; erzeugt auf der Haut und der Zunge ein Kältegefühl; wirkt lokalanästhetisch, krampflösend und fördert die Expektoration*; **Anw.**: bei Juckreiz, Insektenstichen, Erkältungskrankheiten, rheumatischen Erkrankungen

Mento-, mento- *präf.*: Wortelement mit der Bedeutung „Kinn"

men|to|an|te|ri|or *adj* (Ⓔ mentoanterior): (*Fetus*) mit dem Kinn nach vorne liegend

men|to|la|bi|al *adj* (Ⓔ mentolabial): Kinn und Lippe betreffend oder verbindend

men|to|ok|zi|pi|tal *adj* (Ⓔ mento-occipital): ***Syn:*** *okzipitomental*; Kinn und Hinterhaupt/Okziput betreffend

Men|to|plas|tik *f* (Ⓔ mentoplasty): ***Syn:*** *Kinnplastik*; plastische Chirurgie am Kinn, z.B. bei Hypogenie

men|to|pos|te|ri|or *adj* (Ⓔ mentoposterior): (*Fetus*) mit dem Kinn nach hinten liegend

Men|tum *nt* (Ⓔ chin): Kinn*

Me|ny|an|thes tri|fo|li|a|ta *f*: *→Bitterklee*

Me|ny|an|this fo|li|um *nt* (Ⓔ buckbean leaf): Laubblätter von

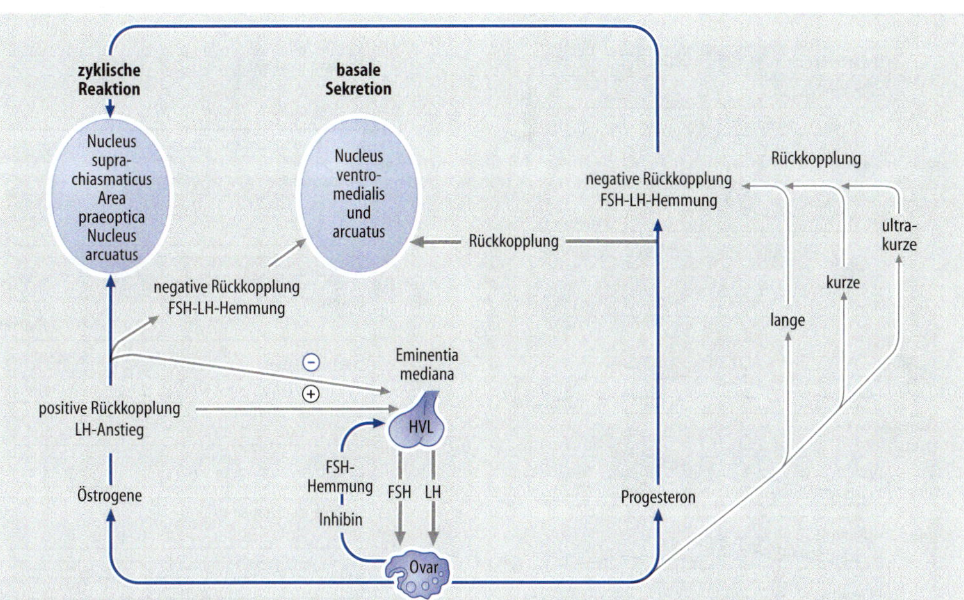

Abb. M82. Neuroendokriner Regelkreis des Menstruationszyklus

Bitterklee*

MeOH *Abk.*: →*Methylalkohol*

MEOS *Abk.*: mikrosomales Ethanoloxidationssystem

MEP *Abk.*: **1.** →*motorische Endplatte* **2.** motorisch evozierte Potentiale

MEPA *Abk.*: Methotrexat, Endoxan, Purinethol, Arabinosid-C

Me|pe|ri|din *nt*: →*Pethidin*

Me|phe|ne|sin *nt* (Ⓔ mephenesin): zentral wirkendes Muskelrelaxans*; **Anw.**: Muskelspasmen, Antiparkinsonmittel, Tranquilizer bei Angst- und Spannungszuständen, Status epilepticus

Me|pin|dol|ol *nt* (Ⓔ mepindolol): β-Blocker*, Antihypertensivum*

Me|pi|va|ca|in *nt* (Ⓔ mepivacaine): Lokalanästhetikum*; entspricht in der Wirkung dem Lidocain*

MEPP *Abk.*: motorisches Endplattenpotential

Me|pro|ba|mat *nt* (Ⓔ meprobamate): Tranquilizer*; **Anw.**: Schlafstörungen, Angst- und Spannungszustände

Me|pros|cil|la|rin *nt* (Ⓔ meproscillarin): Herzglykosid*

Mep|ta|zi|nol *nt* (Ⓔ meptazinol): starkes Opioid*

MEQ *Abk.*: →*Methaqualon*

meq *Abk.*: Milliäquivalent

Me|qui|ta|zin *nt* (Ⓔ mequitazine): H_1-Antihistaminikum*, Sedativum*

MER *Abk.*: **1.** Methanol-extrahierbarer Rückstand **2.** mittlere Ejektionsrate **3.** →*Muskeleigenreflex*

Mer|ac|ti|no|my|cin *nt* (Ⓔ actinomycin D): ***Syn:*** *Dactinomycin, Actinomycin D*; Antibiotikum mit antineoplastischer Wirkung; **Anw.**: Zytostatikum bei Wilms-Tumor, Rhabdomyosarkom, Hodenkarzinom

Mer|al|gia *f* (Ⓔ meralgia): Schmerzen im Oberschenkel

Meralgia paraesthetica (Ⓔ meralgia paresthesia): ***Syn:*** *Bernhardt-Roth-Syndrom*; Neuralgie* des Nervus* cutaneus femoris lateralis mit Parästhesien [Ameisenlaufen, Taubheitsgefühl], Berührungsempfindlichkeit der Haut und mit brennenden Schmerzen an der Oberschenkelaußenseite; wird meist durch eine Kompression des Nervens unterhalb des Leistenbandes [**Inguinaltunnelsyndrom**] oder durch Druck von außen [**Jeans-Krankheit**] verursacht

Mer|bro|min *nt* (Ⓔ merbromin): bakteriostatisches Antiseptikum*; **Anw.**: Wundbehandlung

Mer|cap|tan *nt* (Ⓔ mercaptan): ***Syn:*** *Merkaptan, Thioalkohol, Thiol*; schwefelhaltiges Analogon der Alkohole mit der allgemeinen Formel R-SH

6-Mercaptopurin *nt* (Ⓔ mercaptopurine): ***Syn:*** *6-Purinthion, 6-Purithinol, Leukerin*; Zytostatikum*, Antimetabolit; **Anw.**: Leukämie; *s.a. Essay Chronisch entzündliche Darmerkrankungen S. 403*

Mercier: Louis Auguste Mercier; 1811–1882; französischer Urologe (Paris)

Mercier-Katheter *m* (Ⓔ Mercier's sound): Blasenkatheter mit abgewinkelter Spitze [ca. 30°]

Meredino: K. Alvin Meredino; 1914–1985; amerikanischer Chirurg

Meredino-Technik *f* (Ⓔ Meredino's operation): Anuloplastik* des Anulus* fibrosus cordis der Mitralklappe bei Mitralisinsuffizienz

Me|ris|tom *nt* (Ⓔ meristoma): ***Syn:*** *Zytoblastom*; bösartiger Tumor ohne Differenzierung der Zellen

Mer|kap|tan *nt*: →*Mercaptan*

Merkel: Friedrich Sigmund Merkel; 1845–1919; deutscher Anatom (Göttingen)

Merkel-Tastzelle *f* (Ⓔ Merkel's touch cell): ***Syn:*** *Merkel-Tastscheibe, Meniscus tactus*; scheibenförmige Nervenendigungen im Stratum germinativum der Epidermis*, die als Mechanorezeptoren dienen

Merkel-Zellen *pl* (Ⓔ Merkel's cells): Druckrezeptoren im Stratum germinativum der Epidermis*

Merkel-Zellkarzinom *nt* (Ⓔ Merkel cell carcinoma): ***Syn:*** *trabekuläres Karzinom, primäres neuroendokrines Karzinom der Haut, Merkeliom*; seltener, schnell wachsender Tumor, dessen Zellen den Merkel-Zellen gleichen; findet sich v.a. an der Haut lichtexponierter Areale, v.a. der Gesichtshaut; tritt i.d.R. im 60.–70. Lebensjahr auf; meist handelt es sich um solitäre, derbe, rötliche Knoten, die schon früh lymphogen metastasieren; **Therapie**: Exzision mit einem Sicherheitsabstand von 3 cm und postoperative Bestrahlung; bei Vorliegen von Lymphknotenmetastasen radikale Lymphadenektomie; **Prognose**: nach operativer Entfernung hohe Neigung zu Lokalrezidiven [50 %]; die Gesamtletalität liegt bei 25 %

Mer|ke|li|om *nt*: →*Merkel-Zellkarzinom*

Mer|ku|ri|a|lis|mus *f*: →*Quecksilbervergiftung*

Mero-, mero- *präf.*: Wortelement mit der Bedeutung „Teil/teilweise"

Me|ro|kox|al|gie *f* (Ⓔ merocoxalgia): Schmerzen in Oberschenkel und Hüfte

me|ro|krin *adj* (Ⓔ merocrine): (*Drüse*) Ausscheidung von

M

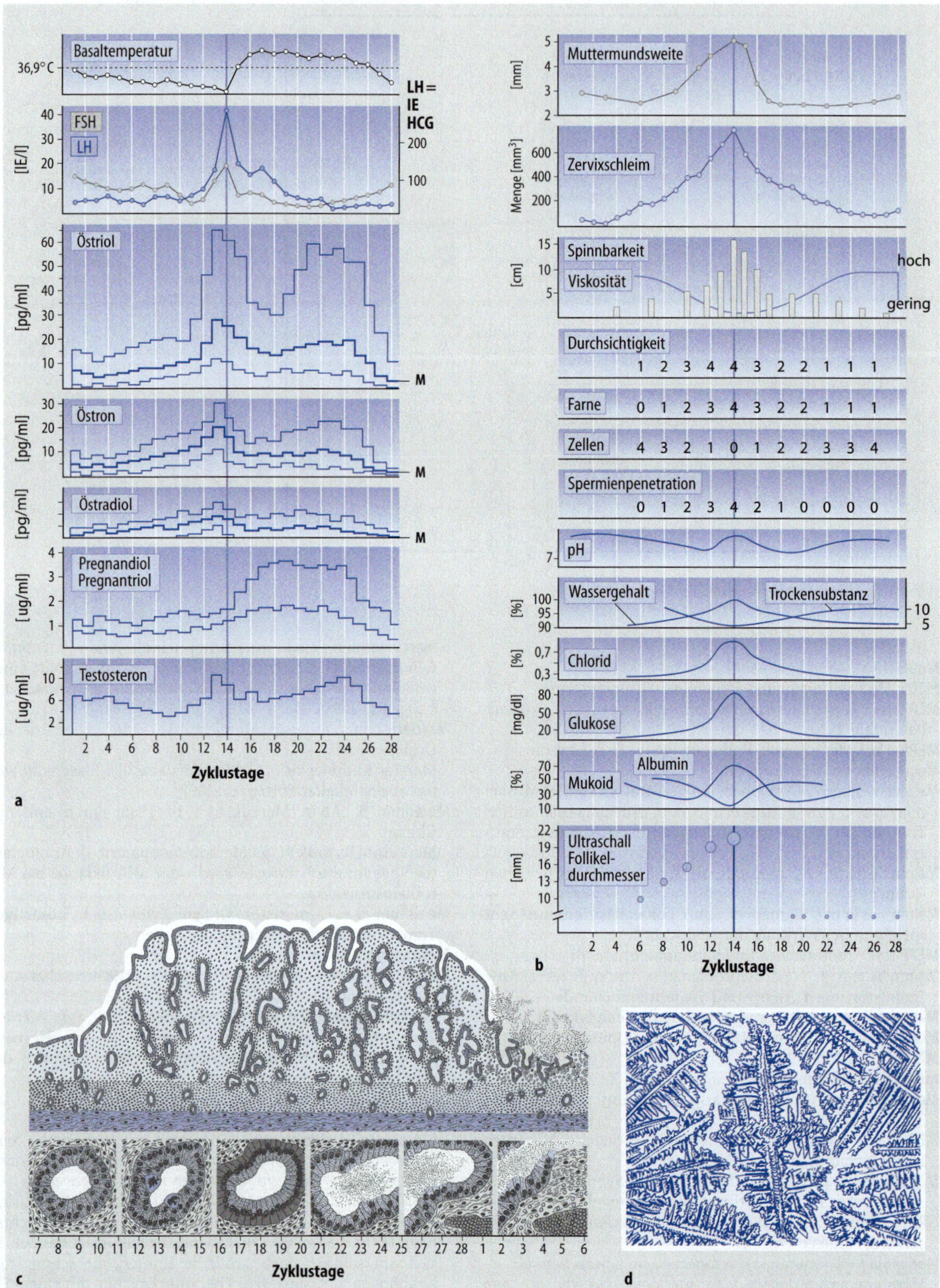

Abb. M83. Menstruationszyklus. **a** Hormonspiegel im Zyklusverlauf, **b** Veränderung von Muttermund und Zervixschleim im Zyklusverlauf, **c** Veränderung des Endometriums im Zyklusverlauf, **d** Farnkrautphänomen

Sekret und Teilen der Zelle

Me|ro|me|lie *f* (Ⓔ meromelia): angeborener Gliedmaßendefekt

Me|ro|pe|nem *nt* (Ⓔ meropenem): Carbapen-Antibiotikum mit breitem Wirkungsspektrum

Me|ro|ze|le *f*: *→Schenkelhernie*

Me|ro|zo|it *m* (Ⓔ merozoite): *s.u. Malaria*

MERRF *Abk.*: Myoklonusepilepsie mit ragged red fibres

Merritt: Katharine K. Merritt; amerikanische Kinderärztin im 20. Jahrhundert

Merritt-Syndrom *nt*: *→Kasabach-Merritt-Syndrom*

Mer|se|bur|ger Tri|as *f* (Ⓔ Merseburg triad): Exophthalmus*, Struma* und Tachykardie* bei Basedow*-Krankheit

MES *Abk.*: **1.** maximaler Elektroschock **2.** mikrosomales Enzymsystem

Mes-, mes- *präf.*: *→Meso-*

MESA *Abk.*: *→microsurgical epididymal sperm aspiration*
Me|sa|la|zin *nt* (Ⓔ mesalazine): ***Syn:*** *5-Aminosalicylsäure*; Prostaglandinsynthesehemmer*, **Anw.**: Geschwüre und Entzündungen des Magen-Darm-Traktes [Morbus* Crohn, Colitis* ulcerosa]; **NW**: Bauchschmerzen, Blähungen, Fieber, Myalgie, Arthralgie
mes|an|gi|al *adj* (Ⓔ mesangial): Mesangium betreffend
Mes|an|gi|al|zel|le *f*: *→Mesangiozyt*
mes|an|gi|o|ka|pil|lär *adj* (Ⓔ mesangiocapillary): ***Syn:*** *mesangiokapillär*; Mesangium und Kapillaren betreffend
mes|an|gi|o|pro|li|fe|ra|tiv *adj* (Ⓔ mesangioproliferative): zu einer Proliferation des Mesangiums führend
Mes|an|gi|o|zyt *m* (Ⓔ mesangial cell): ***Syn:*** *Mesangialzelle, Mesangiumzelle*; zwischen unmittelbar benachbarten Kapillaren der Nierenkörperchen* liegende Zelle, die zur Phagozytose befähigt ist; ihre Aufgabe ist der Abbau von überschüssigem Basalmembranmaterial
Mes|an|gi|um|zel|le *f*: *→Mesangiozyt*
Mes|a|or|ti|tis *f, pl* **-ti|ti|den** (Ⓔ mesaortitis): Entzündung der Aortenmedia
Mesaortitis luetica (Ⓔ luetic mesaortitis): ***Syn:*** *Aortensyphilis, Aortitis syphilitica*; im Rahmen der Spätsyphilis* auftretende Entzündung der Aorta und Aortenmedia
mes|a|or|ti|tisch *adj* (Ⓔ mesaortitic): Mesaortitis betreffend, von ihr betroffen oder gekennzeichnet
Mes|ar|te|ri|tis *f, pl* **-ti|den** (Ⓔ mesarteritis): ***Syn:*** *Mediaentzündung*; Arterienentzündung mit vorwiegendem Befall der Media*
mes|ar|te|ri|tisch *adj* (Ⓔ mesarteritic): Mediaentzündung/Mesarteritis betreffend, von ihr betroffen oder gekennzeichnet
Mesc *Abk.*: *→Mescalin*
Mescal buttons *pl* (Ⓔ mescal buttons): *s.u. Mescalin*
Mes|ca|lin *nt* (Ⓔ mescaline): ***Syn:*** *Meskalin*; Halluzinogen aus verschiedenen Kaktusarten; traditionelles Rauschgift [**Mescal buttons, Peyotl**] in Mittel- und Südamerika
Mes|ek|to|derm *nt* (Ⓔ mesectoderm): vom Ektoderm abstammendes Mesoderm*
Mes|en|ce|pha|li|tis *f, pl* **-ti|den** (Ⓔ mesencephalitis): ***Syn:*** *Mittelhirnentzündung, Mesencephalonentzündung, Mesenzephalitis*; Entzündung des Mittelhirns [Mesencephalon*]
Mes|en|ce|pha|lon *nt, pl* **-la** (Ⓔ mesencephalon): ***Syn:*** *Mittelhirn, Mesenzephalon*; zwischen Diencephalon* und Metencephalon* liegender Teil des Gehirns, der vom Aqueductus* cerebri durchzogen wird; bildet zusammen mit der Brücke [Pons*] und dem verlängerten Mark [Medulla* oblongata] den Hirnstamm [Truncus encephali]; die vordere Oberfläche wird vom **Hirnstiel** [Pedunculus cerebri] gebildet, in dem innen der **Hirnschenkel** [Crus* cerebri] liegt; in der zwischen den paarigen Hirnstielen liegenden **Fossa interpeduncularis** verlässt der Nervus* oculomotorius den Hirnstamm; die Rückseite wird von der Lamina* tecti gebildet; an ihrem unteren Ende verlässt der Nervus* trochlearis das Gehirn; er verläuft über die Außenseite nach anterior; das Mesencephalon enthält die Substantia* nigra sowie auf- und absteigende Bahnen und Kerne [u.a. Nucleus* ruber, Nucleus* nervi oculomotorii, Nucleus* nervi trochlearis, Nuclei* reticulares]
Mes|en|chym *nt* (Ⓔ mesenchyma): embryonales Bindegewebe*; pluripotentes Gewebe, aus dem alle Binde- und Stützgewebe hervorgehen; die **Mesenchymzellen** sind amöboid beweglich und haben zahlreiche Fortsätze, die sich mit den Fortsätzen anderer Mesenchymzellen zu einem lockeren, dreidimensionalen Netzwerk verbinden
mes|en|chy|mal *adj* (Ⓔ mesenchymal): embryonales Bindegewebe/Mesenchym betreffend, aus Mesenchym entstehend
Mes|en|ter|ek|to|mie *f* (Ⓔ mesenterectomy): ***Syn:*** *Mesenteriumentfernung, Mesenteriumresektion*; operative (Teil-)Entfernung des Mesenteriums*
mes|en|te|ri|al *adj* (Ⓔ mesenteric): ***Syn:*** *mesenterisch*; Dünndarmgekröse/Mesenterium betreffend, zum Mesenterium gehörend
Mesenterialarterien-Syndrom, oberes *nt* (Ⓔ superior mesenteric artery syndrome): ***Syn:*** *Arteria-mesenterica-superior-Kompressionssyndrom, arteriomesenteriale Duodenalkompression, Wilkie-Syndrom, Duodenalverschluss*; Kompression des horizontalen Teils des Duodenums durch die Arteria* mesenterica superior; kann zu zeitweiliger Passagebehinderung und evtl. Ileus* führen
Mes|en|te|ri|al|ar|te|ri|en|throm|bo|se *f* (Ⓔ mesenteric arterial thrombosis): meist akuter Verschluss der Arteria* mesenterica superior oder inferior mit Infarzierung und Nekrose der Darmwand [**Mesenterialinfarkt**]; **Klinik**: Akutes* Abdomen mit heftigen Schmerzen und schlechtem Allgemeinzustand; **Diagnose**: CT, Angiographie, Probelaparotomie; **Therapie**: Resektion der betroffenen Darmabschnitte und Enteroanastomose
Mes|en|te|ri|al|ge|fäß|throm|bo|se *f* (Ⓔ mesenteric vascular thrombosis): Thrombose eines oder mehrerer Mesenterialgefäße; bei Entwicklung eines **Mesenterialgefäßverschlusses** kann es zu einem **Mesenterialinfarkt** kommen; *s.a. Mesenterialarterienthrombose*
Mes|en|te|ri|al|ge|fäß|ver|schluss *m* (Ⓔ mesenteric vascular obstruction): *s.u. Mesenterialgefäßthrombose*
Mes|en|te|ri|al|in|farkt *m* (Ⓔ mesenteric infarction): *s.u. Mesenterialarterienthrombose*
Mes|en|te|ri|al|lymph|a|de|ni|tis *f, pl* **-ti|den** (Ⓔ mesenteric lymphadenitis): ***Syn:*** *Lymphadenitis mesenterialis/mesenterica*; spezifische oder unspezifische Entzündung der Mesenteriallymphknoten; *s.a. Masshoff-Lymphadenitis*
Mes|en|te|ri|al|lymph|kno|ten, o|be|re *pl* (Ⓔ superior mesenteric lymph nodes): ***Syn:*** *Nodi lymphoidei mesenterici superiores*; viszerale Bauchlymphknoten* entlang der Arteria* mesenterica superior und ihrer Äste; **Zufluss**: Jejunum, Ileum; **Abfluss**: Trunci* intestinales
Mes|en|te|ri|al|lymph|kno|ten|tu|ber|ku|lo|se *f* (Ⓔ mesenteric tuberculous lymphadenitis): Tuberkulose* der mesenterialen Lymphknoten bei Darmtuberkulose oder als Primärherd
Mes|en|te|ri|al|lymph|kno|ten, un|te|re *pl* (Ⓔ inferior mesenteric lymph nodes): ***Syn:*** *Nodi lymphoidei mesenterici inferiores*; viszerale Bauchlymphknoten* entlang der Arteria* mesenterica inferior und ihrer Äste; **Zufluss**: oberer Teil des Rektums, Sigmoid [Colon sigmoideum], absteigendes Kolon [Colon descendens]; **Abfluss**: Nodi* lymphoidei coeliaci
Mes|en|te|ri|al|ve|ne, o|be|re *f* (Ⓔ superior mesenteric vein): ***Syn:*** *Vena mesenterica superior*; Begleitvene der Arteria* mesenterica superior; vereinigt sich mit der Vena* lienalis zur Pfortader [Vena* portae hepatis]; führt Blut von Dünndarm, Kolon, Pankreas und Magen
Mes|en|te|ri|al|ve|ne, un|te|re *f* (Ⓔ inferior mesenteric vein): ***Syn:*** *Vena mesenterica inferior*; Begleitvene der Arteria* mesenterica inferior; führt Blut von Rektum, Sigmoid und Colon descendens; mündet in die Vena* lienalis oder seltener in die Vena* portae hepatis
Me|sen|te|ri|al|wur|zel *f* (Ⓔ root of mesentery): ***Syn:*** *Gekrösewurzel, Radix mesenterii*; *s.u. Gekröse*

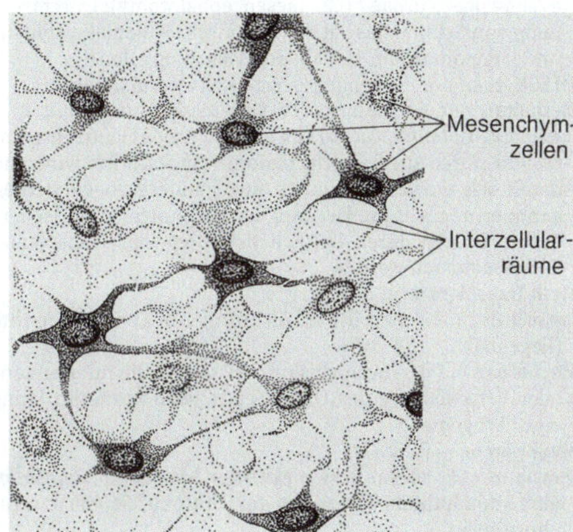

Abb. M84. Mesenchym

M

Mes|en|te|ri|al|zys|te *f* (Ⓔ mesenteric cyst): flüssigkeitsgefüllter Hohlraum zwischen den Mesenterialblättern
Mes|en|te|ri|ka in|fe|ri|or *f*: *→Arteria mesenterica inferior*
Mes|en|te|ri|ka su|pe|ri|or *f*: *→Arteria mesenterica superior*
Mes|en|te|ri|ko|gra|phie *f* (Ⓔ celiac arteriography): ***Syn:*** *Mesenterikografie*; selektive Angiographie* der Arteria* mesenterica superior oder inferior und ihrer Äste; die Kontrastmittelapplikation erfolgt i.d.R. mittels Seldinger*-Judkins-Technik
Mes|en|te|ri|o|pe|xie *f* (Ⓔ mesenteriopexy): ***Syn:*** *Mesenteriumfixation*; operative Anheftung/Fixierung des Mesenteriums
Mes|en|te|ri|or|rha|phie *f* (Ⓔ mesenteriorrhaphy): ***Syn:*** *Mesorrhaphie, Mesenteriumnaht*; Naht des Mesenteriums
mes|en|te|risch *adj*: *→mesenterial*
Mes|en|te|ri|tis *f, pl* **-ti|den** (Ⓔ mesenteritis): ***Syn:*** *Mesenteriumentzündung*; Entzündung des Mesenteriums*
mes|en|te|ri|tisch *adj* (Ⓔ mesenteritic): Mesenteriumentzündung/Mesenteritis betreffend, von ihr betroffen oder gekennzeichnet
Mes|en|te|ri|um *nt* (Ⓔ mesentery): ***Syn:*** *Dünndarmgekröse, Gekröse*; Verdoppelung des Bauchfells [Peritoneum*], die Jejunum* und Ileum* an der hinteren Bauchwand befestigt; die **Mesenterialwurzel** [Radix mesenterii] verläuft von der Flexura* duodenojejunalis schräg nach rechts unten bis zur Fossa* iliaca; zwischen den beiden Blättern des Mesenteriums verlaufen Nerven, Gefäße und Lymphknoten
Mesenterium dorsale commune (Ⓔ dorsal common mesentery): verbindet während der Embryonalentwicklung das Darmrohr mit der hinteren Leibeswand; später teilt es sich in Abschnitte auf [z.B. Mesogastrium], aus denen später u.a. Mesenterium*, Mesocolon* entstehen
Mesenterium ileocolicum commune (Ⓔ common ileocolic mesentery): Hemmungsfehlbildung*, bei der das embryonale Mesenterium* dorsale commune erhalten bleibt und Dick- und Dünndarm an einem Gekröse hängen; da das Mesokolon nicht mit der Bauchwand verbunden ist, sind die Darmschlingen abnorm beweglich, und es besteht die Gefahr von Torsion, Strangulation oder Volvulus*
Mes|en|te|ri|um|ent|fer|nung *f*: *→Mesenterektomie*
Mes|en|te|ri|um|fi|xa|ti|on *f*: *→Mesenteriopexie*
Mes|en|te|ri|um|naht *f*: *→Mesenteriorrhaphie*
Mes|en|te|ri|um|re|sek|ti|on *f*: *→Mesenterektomie*
mes|en|ze|phal *adj* (Ⓔ mesencephalic): ***Syn:*** *mesenzephalisch*; Mittelhirn/Mesencephalon betreffend
mes|en|ze|pha|lisch *adj*: *→mesenzephal*
Mes|en|ze|pha|li|tis *f, pl* **-ti|den** (Ⓔ mesencephalitis): ***Syn:*** *Mittelhirnentzündung, Mesencephalonentzündung, Mesencephalitis*; Entzündung des Mittelhirns [Mesencephalon*]
mes|en|ze|pha|li|tisch *adj* (Ⓔ mesencephalitic): Mittelhirnentzündung/Mesenzephalitis betreffend, von ihr betroffen oder gekennzeichnet
Mes|en|ze|pha|lon *nt, pl* **-la**: *→Mesencephalon*
Mes|en|ze|pha|lo|to|mie *f* (Ⓔ mesencephalotomy): Durchtrennung von Schmerzfasern des Lemniscus* medialis, spinalis und trigeminalis im Mittelhirn [Mesencephalon*]
MESGN *Abk.*: *→mesangioproliferative Glomerulonephritis*
Mesh graft *nt* (Ⓔ mesh graft): ***Syn:*** *Mesh-Transplantat, Maschentransplantat, Gittertransplantat*; freies Hauttransplantat, das durch spezielle Dermatome eingeschlitzt wird und damit wie ein Maschengitter auseinandergezogen werden kann; ermöglicht die Deckung ausgedehnter Wundflächen, da die Lücken durch Epithelialisierung vom Transplantat aus geschlossen werden
Mesh-Transplantat *nt*: *→Mesh graft*
me|si|al *adj* (Ⓔ mesial): in Richtung zur Zahnbogenmitte (liegend)
Me|si|al|biss *m* (Ⓔ mesioclusion): Bissanomalie mit horizontaler Verschiebung des Unterkiefers nach vorne im Sinne einer Progenie*
Mes|kalin *nt*: *→Mescalin*
Mes|na *nt* (Ⓔ mesna): ***Syn:*** *Natrium-2-mercaptoethansulfonat*; Mukolytikum*; Antidot der Urotoxizität von Oxazaphosphorin
Meso-, meso- *präf.*: Wortelement mit der Bedeutung „mittlere/in der Mitte“
Me|so|ap|pen|di|ci|tis *f, pl* **-ti|den** (Ⓔ mesoappendicitis): ***Syn:*** *Mesoappendizitis*; Entzündung der Mesoappendix*
Me|so|ap|pen|dix *nt* (Ⓔ mesoappendix): Bauchfellduplikatur zur Appendix* vermiformis
Me|so|ap|pen|di|zi|tis *f, pl* **-ti|den** (Ⓔ mesoappendicitis): ***Syn:*** *Mesoappendicitis*; Entzündung der Mesoappendix*
me|so|ap|pen|di|zi|tisch *adj* (Ⓔ mesoappendicitic): Mesoappendizitis betreffend, von ihr betroffen oder gekennzeichnet
Me|so|bi|li|ru|bin *nt* (Ⓔ mesobilirubin): aus Bilirubin* entstehender Gallenfarbstoff
Me|so|blast *m* (Ⓔ mesoblast): ***Syn:*** *Mesoderm*; das mittlere Keimblatt; aus ihm entstehen u.a. Binde- und Stützgewebe und Muskeln
me|so|blas|tisch *adj* (Ⓔ mesoblastic): ***Syn:*** *mesodermal*; Mesoblast betreffend, vom Mesoblast abstammend
Me|so|cae|cum *nt* (Ⓔ mesocaecum): nur selten vorkommende Gekröse des Zäkums, das damit freibeweglich wird [**Caecum liberum**]
Me|so|co|lon *nt* (Ⓔ mesocolon): ***Syn:*** *Mesokolon, Kolongekröse, Dickdarmgekröse*; Verdoppelung des Bauchfells [Peritoneum*], das das Kolon an der hinteren Bauchwand befestigt
Mesocolon ascendens (Ⓔ ascending mesocolon): Mesokolon des aufsteigenden Kolons [Colon ascendens]; oft nicht vorhanden oder nur rudimentär angelegt, da das Colon ascendens sekundär retroperitoneal liegt und fest mit der Bauchwand verwachsen ist
Mesocolon descendens (Ⓔ descending mesocolon): Mesokolon des absteigenden Kolons [Colon descendens]; oft nicht vorhanden oder nur rudimentär angelegt, da das Colon descendens sekundär retroperitoneal liegt und fest mit der Bauchwand verwachsen ist
Mesocolon sigmoideum (Ⓔ sigmoid mesocolon): ***Syn:*** *Mesosigma*; Mesokolon des Sigmas [Colon sigmoideum]; je nach der Länge des Mesosigmas ist das Sigma mehr oder minder beweglich
Mesocolon transversum (Ⓔ transverse mesocolon): Mesokolon des Querkolons [Colon transversum]; unterteilt die Bauchhöhle unvollständig in einen oberen **Drüsenbauch** und einen unteren **Darmbauch** Teil; die Länge variiert beträchtlich und bestimmt die Beweglichkeit des Querkolons
Me|so|cor|tex *m* (Ⓔ mesocortex): Rinde des Gyrus* cinguli, die aus 4 oder 5 Schichten besteht und damit zwischen Isocortex* und Allocortex* liegt
Me|so|derm *nt* (Ⓔ mesoderm): ***Syn:*** *Mesoblast*; das mittlere Keimblatt*; aus ihm entstehen u.a. Binde- und Stützgewebe und Muskeln
intermediäres Mesoderm (Ⓔ intermediate mesoderm): lagert sich außen an das paraxiale Mesoderm* bzw. die Somiten an; aus ihm entstehen später u.a. Epididymis*, Samenblase*, Ductus* deferens
paraxiales Mesoderm (Ⓔ paraxial mesoderm): neben der Chorda* dorsalis liegendes Mesoderm, das sich zu den paarigen Somiten* umformt, die später Dermatome, Myotome und Sklerotome bilden
parietales Mesoderm (Ⓔ parietal mesoderm): aus dem Seitenplattenmesoderm* hervorgehendes Mesoderm; bildet als **Somatopleura** u.a. Nebennierenrinde, Eileiter und Uterus
somatopleurales Mesoderm (Ⓔ somatopleuric mesoderm): Somatopleura; *s.u. parietales Mesoderm*
splanchnopleurales Mesoderm (Ⓔ splanchnopleuric mesoderm): Splanchnopleura; *s.u. viszerales Mesoderm*
viszerales Mesoderm (Ⓔ visceral mesoderm): aus dem Seitenplattenmesoderm* hervorgehendes Mesoderm, das als **Splanchnopleura** den primitiven Verdauungskanal umhüllt
me|so|der|mal *adj* (Ⓔ mesodermal): ***Syn:*** *mesoblastisch*; Mesoderm betreffend, vom Mesoderm abstammend
me|so|di|as|to|lisch *adj* (Ⓔ mesodiastolic): in der Mitte der Diastole (auftretend)
me|so|du|o|de|nal *adj* (Ⓔ mesoduodenal): Mesoduodenum betreffend

me|so|gas|trisch *adj* (Ⓔ mesogastric): Mesogastrium betreffend

Me|so|gas|trium *nt* (Ⓔ **1.–2.** mesogastrium): **1.** Mittelbauch; Regio* umbilicalis und rechte und linke Regio* lateralis **2.** embryonales Mesenterium* des Magens; aus ihm entstehen später u.a. Ligamentum* splenorenale und Ligamentum* gastrosplenicum

Me|so|glia *f.*: → *Mikroglia*

Me|so|kar|die *f* (Ⓔ mesocardia): Lageanomalie des Herzens, bei der die Spitze nach vorne zum Sternum zeigt

me|so|ka|val *adj* (Ⓔ mesocaval): Mesenterialgefäße und Vena cava betreffend oder verbindend

me|so|ke|phal *adj*: → *mesozephal*

me|so|ko|lisch *adj* (Ⓔ mesocolic): Mesokolon betreffend

Me|so|ko|lon *nt*: → *Mesocolon*

Me|so|ko|lon|fi|xa|ti|on *f.*: → *Mesokolopexie*

Me|so|ko|lo|pe|xie *f* (Ⓔ mesocolopexy): ***Syn:*** *Mesokolonfixation*; operative Anheftung/Fixierung des Mesokolons

Me|so|kor|nea *f* (Ⓔ mesocornea): Substantia propria corneae; *s.u. Kornea*

Me|so|me|tri|um *nt* (Ⓔ mesometrium): unterer Teil des breiten Mutterbandes [Ligamentum* latum uteri]

Me|so|nen *pl* (Ⓔ mesons): instabile Elementarteilchen

me|so|ne|phro|gen *adj* (Ⓔ mesonephric): Urniere/Mesonephros betreffend, von der Urniere abstammend

Me|so|ne|phros *nt* (Ⓔ mesonephron): Urniere; *s.u. Nierenanomalie*

me|so|pha|ryn|ge|al *adj* (Ⓔ oropharyngeal): ***Syn:*** *oropharyngeal, pharyngo-oral*; Mesopharynx betreffend

Me|so|pha|rynx *m* (Ⓔ oropharynx): ***Syn:*** *Mundrachenraum, Pars oralis pharyngis, Oropharynx*; Rachenraum direkt hinter dem Schlund [Fauces*]

me|so|phil *adj* (Ⓔ mesophilic): (*biolog.*) bei gemäßigten Temperaturen wachsend

Me|so|phle|bi|tis *f, pl* **-ti|den** (Ⓔ mesophlebitis): Venenentzündung mit vorwiegendem Befall der Media*

me|so|phle|bi|tisch *adj* (Ⓔ mesophlebitic): Mesophlebitis betreffend, von ihr betroffen oder gekennzeichnet

Me|so|phrag|ma *nt* (Ⓔ mesophragma): ***Syn:*** *M-Linie, Mittelstreifen*; M-Streifen; *s.u. Muskelfaser*

Mes|or|chi|um *nt* (Ⓔ mesorchium): embryonaler Teil der inneren Hodenhülle

Me|sor|rha|phie *f.*: → *Mesenteriorrhaphie*

Me|so|sal|pinx *f* (Ⓔ mesosalpinx): oberer Teil des breiten Mutterbandes [Ligamentum* latum uteri]

Me|so|sig|ma *nt*: → *Mesocolon sigmoideum*

Me|so|som *nt* (Ⓔ mesosome): *s.u. Essay Bakterien S. 217*

me|so|sys|to|lisch *adj* (Ⓔ mesosystolic): in der Mitte der Systole

Me|so|ten|di|ne|um *nt* (Ⓔ mesotendineum): ***Syn:*** *Mesotenon*; Bindegewebe zwischen Vagina* fibrosa und Vagina* synovialis der Sehnenscheide [Vagina* tendinis]

Me|so|te|non *nt*: → *Mesotendineum*

Me|so|thel *nt* (Ⓔ mesothelium): einschichtiges Plattenepithel seröser Häute [z.B. Pleura*, Peritoneum*], das aus modifizierten Bindegewebszellen [Mesothelzellen] besteht

me|so|the|li|al *adj* (Ⓔ mesothelial): Mesothel betreffend

Me|so|the|li|om *nt* (Ⓔ mesothelioma): vom Mesothel ausgehender Tumor

Me|so|thel|zel|len *pl* (Ⓔ mesothelium cells): *s.u. Mesothel*

Me|so|tym|pa|ni|cum *nt*: → *Mesotympanum*

Me|so|tym|pa|non *nt*: → *Mesotympanum*

Me|so|tym|pa|num *nt* (Ⓔ mesotympanum): ***Syn:*** *Mesotympanicum, Mesotympanon*; Hauptraum der Paukenhöhle* direkt hinter dem Trommelfell

mes|o|va|ri|al *adj* (Ⓔ mesovarian): Mesovarium betreffend

Mes|o|va|ri|um *nt* (Ⓔ mesovarium): hinterer Teil des breiten Mutterbandes [Ligamentum* latum uteri]

me|so|ze|phal *adj* (Ⓔ mesocephalic): ***Syn:*** *mesokephal, normokephal, normozephal*; mit mittellangem Kopf

Messenger-RNA *f* (Ⓔ messenger RNA): ***Syn:*** *Boten-RNA, Matrizen-RNA, Boten-RNS, Matrizen-RNS, Messenger-RNS*; aus heterogener nucleärer RNA bestehende Einzelstrang-RNA, die bei der Proteinsynthese* als Vorlage dient; *s.a. Ribonucleinsäure*

Messenger-RNS *f.*: → *Messenger-RNA*

Mes|te|ro|lon *nt* (Ⓔ mesterolone): orales Androgen*

Mes|tra|nol *nt* (Ⓔ mestranol): synthetisches Östrogen*; wird im Körper zu Ethinylestradiol* demethyliert

Me|sux|i|mid *nt* (Ⓔ mesuximide): ***Syn:*** *Methsuximid*; Antiepileptikum*; **Anw.**: generalisierte und fokale Anfälle, myoklonisch astatische Anfälle, Absence, Myoklonien

Met *Abk.*: → *Methionin*

Met-, met- *präf.*: → *Meta-*

Meta *Abk.*: Metaldehyd

Meta-, meta- *präf.*: Wortelement mit der Bedeutung „zwischen/nach/hinter"

Me|ta|bi|o|se *f* (Ⓔ metabiosis): Symbiose*, die nur einen Partner begünstigt

me|ta|bo|lisch *adj* (Ⓔ metabolic): Stoffwechsel/Metabolismus betreffend, stoffwechselbedingt

me|ta|bo|li|sier|bar *adj* (Ⓔ metabolizable): im Stoffwechsel abbaubar

Me|ta|bo|lis|mus *m* (Ⓔ metabolism): ***Syn:*** *Stoffwechsel*; Gesamtheit aller biochemischen Reaktionen im Körper; *s.a. Anabolismus, Katabolismus, Eiweißstoffwechsel, Fettstoffwechsel, Glykolyse*

Me|ta|bo|lit *m* (Ⓔ metabolite): Stoffwechselprodukt, Stoffwechselzwischenprodukt

essentielle/nicht-essentielle Metaboliten: *s.u. Essay Bakterien S. 217*

Me|ta|car|pa|lia *pl*: → *Mittelhandknochen*

Me|ta|car|pus *m, pl* **-pi** (Ⓔ metacarpus): ***Syn:*** *Mittelhand*; zwischen Handwurzel und Fingern liegender Abschnitt der Hand mit den Metakarpalknochen [Ossa* metacarpalia]

Me|ta|chro|ma|sie *f* (Ⓔ metachromasia): Anfärbung mit einen anderen Farbton als dem des Farbstoffs

Me|ta|chro|ma|tin *nt* (Ⓔ metachromatin): basophiler Teil des Chromatins*

me|ta|chro|ma|tisch *adj* (Ⓔ metachromatic): mit dem selben Farbstoff unterschiedlich färbend

me|ta|chron *adj* (Ⓔ metachronous): zu verschiedenen Zeiten auftretend

Me|ta|cla|ze|pam *nt* (Ⓔ metaclazepam): Benzodiazepin*; **Anw.**: Tranquilizer*, Anxiolytikum*

Me|ta|ge|ne|se *f* (Ⓔ metagenesis): Fortpflanzungsmodus, bei dem sich geschlechtliche und ungeschlechtliche Fortpflanzung abwechseln; *s.a. Generationswechsel*

Me|ta|go|ni|mi|a|sis *f, pl* **-ses** (Ⓔ metagonimiasis): ***Syn:*** *Metagonimus-Befall, Metagonimose*; Darminfektion durch Befall mit Metagonimus* yokogawai; verläuft meist symptomlos oder als Durchfallerkrankung mit krampfartigen Bauchschmerzen; **Therapie**: Praziquantel* als Einmaldosis oral

Me|ta|go|ni|mo|se *f.*: → *Metagonimiasis*

Me|ta|go|ni|mus yo|ko|ga|wai *m* (Ⓔ Metagonimus yokogawai): im Mittelmeerraum und Ostasien vorkommender Darmegel*; wird meist durch den Verzehr roher Fische aufgenommen und kann eine Darminfektion [Metagonimiasis*] verursachen

me|ta|ik|te|risch *adj* (Ⓔ metaicteric): nach einer Gelbsucht auftretend

me|ta|in|fek|ti|ös *adj* (Ⓔ metainfective): nach einer Infektion auftretend

me|ta|kar|pal *adj* (Ⓔ metacarpal): Mittelhand(knochen)/Metakarpus betreffend

Me|ta|kar|pal|frak|tur *f* (Ⓔ fracture of metacarpal bones): ***Syn:*** *Mittelhandbruch*; Fraktur eines oder mehrerer Mittelhandknochen; meist eine Folge direkter Gewalteinwirkung [Quetschung, Hammerschlag]; die Therapie ist i.d.R. konservativ

Me|ta|kar|pal|kno|chen *pl*: → *Mittelhandknochen*

Me|ta|kar|pal|köpf|chen *nt* (Ⓔ metacarpal head): ***Syn:*** *Caput ossis metacarpi*; Köpfchen der Mittelhandknochen; Teil der Metakarpophalangealgelenke*

Me|ta|kar|pal|räu|me *pl* (Ⓔ interosseous spaces of metacarpus): ***Syn:*** *Spatia interossea metacarpi*; Räume zwischen den Metakarpalknochen [Ossa* metacarpalia]

Me|ta|kar|pal|re|gi|on *f* (Ⓔ metacarpal region): ***Syn:*** *Regio metacarpalis*; Handregion über den Mittelhandknochen [Ossa* metacarpalia]

me|ta|kar|po|pha|lan|ge|al *adj* (Ⓔ metacarpophalangeal): Mittelhand(knochen) und Finger/Phalanges betreffend oder verbindend

Me|ta|kar|po|pha|lan|ge|al|ge|len|ke *pl* (Ⓔ metacarpophalangeal joints): ***Syn:*** *Fingergrundgelenke, MP-Gelenke*; Gelenke zwischen Mittelhand und Fingern; Ellipsoidgelenke* zwischen den Köpfchen der Mittelhandknochen und den Basen der Grundglieder der Finger; die Gelenke werden durch Bänder [Ligamenta collateralia und palmaris, Ligamentum metacarpale transversum profundum] verstärkt

Me|ta|ki|ne|se *f* (Ⓔ metakinesis): die gerichtete Bewegung der Chromosomen während der Kernteilung; *s.a. Mitose*

Met|al|bu|min *nt* (Ⓔ metalbumin): ***Syn:*** *Pseudomuzin, Pseudomucin, Paralbumin*; in Eierstockzysten vorhandenes Glykoproteid

Me|tall|dampf|fie|ber *nt* (Ⓔ metal fume fever): ***Syn:*** *Gießfieber, Gießerfieber; Zinkfieber; Kupferfieber*; durch Zink- oder Kupferdämpfe hervorgerufenes, vorübergehendes Fieber mit Muskelschmerzen und Abgeschlagenheit

Me|tal|le *pl* (Ⓔ metals): *s.u. Element*

Me|tall|en|zym *nt* (Ⓔ metalloenzyme): ***Syn:*** *Metalloenzym*; Enzym, das ein Metallion [meist Eisen(III), Kupfer(II), Zink(II) oder Mangan(II)] enthält; muss abgegrenzt werden von den **metallaktivierten Enzymen**, die das Metallion nur locker binden, d.h. es wirkt als Kofaktor*

Me|tall|fla|vo|pro|te|in *nt*: *→Metalloflavoprotein*

Me|tall|klang *m* (Ⓔ metallic tinkles): metallischer Klang von Geräuschen über luftgefüllten Hohlräumen mit straff gespannter Wand [Lungenkaverne, Pneumothorax, stark geblähte Darmschlingen]

Me|tal|lo|en|zym *nt*: *→Metallenzym*

Me|tal|lo|fla|vo|pro|te|in *nt* (Ⓔ metalloflavoprotein): ***Syn:*** *Metallflavoprotein*; Flavoprotein*, das ein Metallatom enthält

Me|tal|lo|i|de *pl* (Ⓔ metalloids): ***Syn:*** *Halbmetalle, Semimetalle*; *s.u. Element*

me|tal|lo|phob *adj* (Ⓔ metallophobic): Metallophobie betreffend, durch sie gekennzeichnet

Me|tal|lo|pho|bie *f* (Ⓔ metallophobia): krankhafte Angst vor Metallen oder Metallgegenständen

Me|tal|lo|pro|te|in *nt* (Ⓔ metalloprotein): ***Syn:*** *Metallprotein*; Protein, das ein Metallatom enthält

Me|tall|pro|te|in *nt*: *→Metalloprotein*

Me|ta|lu|es *f*: *→Metasyphilis*

Me|ta|me|rie *f* (Ⓔ metamerism): Gliederung des Körpers in aufeinanderfolgende, gleichartige Abschnitte; ist beim Embryo noch erhalten und manifestiert sich z.B. in den Dermatomen* und der segmentalen Innervation der Haut

Me|ta|mi|zol *nt* (Ⓔ metamizole): ***Syn:*** *Noramidopyrin, Novaminsulfon*; Prostaglandinsynthesehemmer*; **Anw.**: peripheres Analgetikum*, Antipyretikum*, Antirheumatikum*

me|ta|morph *adj* (Ⓔ metamorphotic): Metamorphose betreffend, von ihr betroffen oder gekennzeichnet, durch sie bedingt

me|ta|mor|phisch *adj*: *→metamorph*

Me|ta|mor|phop|sie *f* (Ⓔ metamorphopsia): Verzerrtsehen von Objekten; *s.a. Makuladegeneration*

Me|ta|mor|pho|se *f* (Ⓔ **1.–2.** metamorphosis): **1.** Umgestaltung/Umformung/Umwandlung von Zellen, Geweben oder Organen; oft gleichgesetzt mit Degeneration* **2.** ***Syn:*** *Gestaltwandel*; *(biolog.)* Umwandlung von einer Form in eine andere, z.B. Larve zu Mücke

fettige Metamorphose (Ⓔ fatty metamorphosis): ***Syn:*** *fettige Degeneration*; Degeneration mit anfangs reversibler Einlagerung von Fetttröpfchen in die Zelle

fettige Metamorphose der Leber: *→fettige Degeneration der Leber*

retrograde Metamorphose (Ⓔ retrograde metamorphosis): ***Syn:*** *retrogressive Metamorphose*; rückläufige Umwandlung, d.h. Degeneration von Zellen

retrogressive Metamorphose: *→retrograde Metamorphose*

visköse Metamorphose (Ⓔ structural metamorphosis): im Rahmen der Thrombusbildung auftretende irreversible Umwandlung der Thrombozyten

Me|ta|my|e|lo|zyt *m*: *→jugendlicher Granulozyt*

Me|ta|ne|phrin *nt* (Ⓔ metanephrine): Zwischenprodukt des Adrenalinabbaus

Me|ta|ne|phros *nt* (Ⓔ metanephros): ***Syn:*** *Nachniere*; *s.u. Nierenanomalie*

Me|ta|pha|se *f* (Ⓔ metaphase): dritte Phase der Kernteilung; *s.a. Mitose, Meiose*

me|ta|phy|sär *adj* (Ⓔ metaphysial): Metaphyse betreffend, in der Metaphyse

Me|ta|phy|se *f* (Ⓔ metaphysis): ***Syn:*** *Metaphysis*; Zone zwischen Epiphyse* und Diaphyse* langer Röhrenknochen

Me|ta|phy|sis *f, pl* **-ses**: *→Metaphyse*

Me|ta|phy|si|tis *f, pl* **-ti|den** (Ⓔ metaphysitis): Entzündung der Metaphyse*

me|ta|phy|si|tisch *adj* (Ⓔ metaphysitic): Metaphysitis betreffend, von ihr betroffen oder gekennzeichnet

Me|ta|pla|sie *f* (Ⓔ metaplasia): (reversible) Umwandlung eines differenzierten Gewebes in ein anderes differenziertes Gewebe, z.B. die **intestinale Metaplasie** der Magenschleimhaut bei chronisch-atrophischer Gastritis* zu einer Dünndarmschleimhaut mit Becherzellen und Paneth-Zellen [**enterale Metaplasie**] oder einer Kolonschleimhaut [nur Becherzellen, **enterokolische Metaplasie**]

idiopathische myeloische Metaplasie (Ⓔ agnogenic myeloid metaplasia): ***Syn:*** *primäre myeloische Metaplasie, Leukoerythroblastose, leukoerythroblastische Anämie*; bei Verdrängung und Zerstörung des Knochenmarks [z.B. Osteomyelofibrose*] auftretende Anämie mit unreifen Erythrozyten- und Leukozytenvorstufen

primäre myeloische Metaplasie: *→idiopathische myeloische Metaplasie*

me|ta|plas|tisch *adj* (Ⓔ metaplastic): Metaplasie betreffend, von ihr betroffen oder gekennzeichnet, durch sie bedingt

me|ta|pneu|mo|nisch *adj* (Ⓔ metapneumonic): ***Syn:*** *postpneumonisch*; im Anschluss an eine Lungenentzündung/Pneumonie (auftretend)

Me|tas|ta|se *f* (Ⓔ metastasis): ***Syn:*** *Metastasis; Tochtergeschwulst, Absiedelung*; Absiedelung von Tumorzellen oder Erregern aus einem primären Krankheitsherd; *s.a. Metastasierung*

hämatogene Metastase (Ⓔ hematogenous metastasis): über den Blutweg entstandene Metastase

kavitäre Metastase (Ⓔ cavitary metastasis): Verschleppung von Tumorzellen innerhalb eines Hohlraums, im Liquorraum oder entlang der Sehnenscheiden

lokale Metastase (Ⓔ local metastasis): ***Syn:*** *Nahmetastase*; Metastase in der Nähe des Primärtumors

lymphogene Metastase (Ⓔ lymphatic metastasis): über den Lymphweg entstandene Metastase

regionale Metastase: *→regionäre Metastase*

regionäre Metastase (Ⓔ regional metastasis): ***Syn:*** *regionale Metastase*; Metastase in den Lymphknoten in der Nähe des Tumors

Me|tas|ta|sie|rung *f* (Ⓔ metastasis): ***Syn:*** *Filialisierung*; Absiedlung von Tumorzellen aus einem Ausgangstumor; Metastasen können durch Streuung über den Blutweg [hämatogen], die Lymphbahnen [lymphogen] oder durch Implantation entstehen; die Kenntnis der Ausbreitung spezifischer Malignome ist eine unerlässliche Voraussetzung für die Planung jeder Tumortherapie, v.a. aber der Tumorchirurgie und der Bestrahlungstherapie

hämatogene Metastasierung (Ⓔ hematogenous metastasis): die Lokalisation hämatogener Metastasen hängt von der anatomischen Situation ab; meist findet sich eine sog. **kaskadenartige Metastasierung**, d.h., der Primärtumor setzt Metastasen in einem oder mehreren Organen [z.B. Lunge oder Leber]; später kommt es dann zu einer von diesen Metastasen ausgehenden Metastasierung; man unterscheidet vier Metastasierungstypen: **1. Hohlvenentyp:** bei Organen, deren venöses Blut in die Vena* cava inferior oder superior fließt; setzt i.d.R. zuerst Lungenmetastasen **2. Pfortadertyp:** bei Organen mit Blutabfluss in die Pfortader bilden sich zunächst Lebermetastasen **3. arterieller Typ:** werden die Tumorzellen in den Körperkreislauf abgegeben, kommt es zu einer generellen Metastasierung **4. Wirbelvenentyp:** das Blut der Prostata fließt über den Plexus venosus vertebralis ab; deshalb kommt es früh zu Wirbelsäulenmetastasen

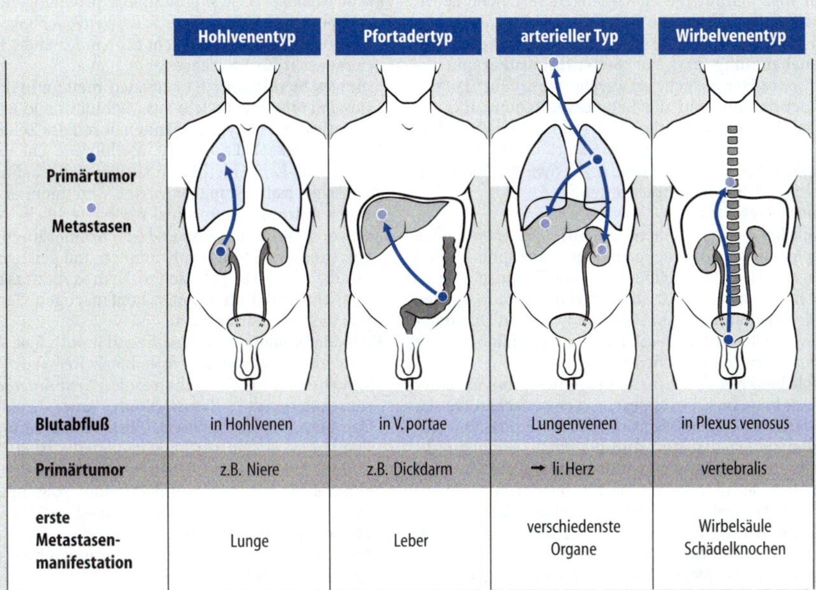

Abb. M85. Typen der hämatogenen Metastasierung

iatrogene Metastasierung ((E) iatrogenic metastasis): meist handelt es sich um Implantationsmetastasen nach partieller Tumorresektion, in seltenen Fällen auch um eine Implantation in einem Biopsiekanal
intrakavitäre Metastasierung ((E) intracavitary metastasis): Metastasierung durch direkte Implantation von Tumorzellen, z.B. bei Durchbruch der Darmwand kann es zu Peritonealmetastasen kommen
intraluminale Metastasierung ((E) intraluminal metastasis): Kontaktmetastase innerhalb des Organlumens, z.B. des Magens; wird heute als Rarität betrachtet
lymphogene Metastasierung ((E) lymphogenous metastasis): die lymphogene Metastasierung erfolgt i.d.R. streng entlang der Lymphbahnen und erfasst einen Lymphknoten nach dem anderen; nur in 1–3 % aller Fälle werden Lymphknoten übersprungen [**Lymphknotensprung**, skipping of nodes]; selten können Tumorzellen von Lymphknoten aus über lymphvenöse Verbindungen oder den Ductus* thoracicus in die Blutbahn gelangen und damit hämatogen metastasieren
neurogene Metastasierung ((E) neurogenous metastasis): Metastasierung entlang von Nervenfasern
Me|tas|ta|sis *f*: *→Metastase*
me|tas|ta|tisch *adj* ((E) metastatic): Metastase betreffend, von ihr betroffen oder gekennzeichnet, durch sie bedingt
Me|ta|sy|phi|lis *f* ((E) metasyphilis): ***Syn:*** *Metalues*; veraltete Bezeichnung für das Stadium IV der Syphilis*
me|ta|tar|sal *adj* ((E) metatarsal): Mittelfuß(knochen)/Metatarsus betreffend
Me|ta|tar|sal|frak|tur *f* ((E) metatarsal fracture): ***Syn:*** *Mittelfußbruch*; Fraktur eines oder mehrerer Mittelfußknochen; *s.a. Lisfranc-Luxationsfraktur, Marschfraktur*
Me|ta|tar|sal|gie *f* ((E) metatarsalgia): Schmerzen im Mittelfuß, Mittelfußschmerz
Me|ta|tar|sa|lia *pl*: *→Mittelfußknochen*
Me|ta|tar|sal|kno|chen *pl*: *→Mittelfußknochen*
Me|ta|tar|sal|kno|chen|ex|zi|si|on *f*: *→Metatarsektomie*
Me|ta|tar|sal|köpf|chen *nt* ((E) metatarsal head): ***Syn:*** *Caput ossis metatarsi*; Köpfchen der Mittelfußknochen; Teil der Metatarsophalangealgelenke
Me|ta|tar|sal|räu|me *pl* ((E) interosseous spaces of metatarsus): ***Syn:*** *Spatia interossea metatarsi*; Räume zwischen den Metatarsalknochen [Ossa* metatarsalia]
Me|ta|tar|sal|re|gi|on *f* ((E) metatarsal region): ***Syn:*** *Regio metatarsalis*; Fußregion über den Mittelfußknochen [Ossa* metatarsalia]
Me|ta|tar|sek|to|mie *f* ((E) metatarsectomy): ***Syn:*** *Metatarsalknochenexzision*; Amputation von Mittelfußknochen
me|ta|tar|so|pha|lan|ge|al *adj* ((E) metatarsophalangeal): Mittelfuß(knochen) und Zehen/Phalanges betreffend oder verbindend
Me|ta|tar|so|pha|lan|ge|al|ge|len|ke *pl* ((E) metatarsophalangeal joints): ***Syn:*** *Zehengrundgelenke, MT-Gelenke, Articulationes metatarsophalangeae*; Gelenke zwischen Mittelfuß und Zehen; Kugelgelenke, deren Beweglichkeit durch straffe Bänder [Ligamenta collateralia und plantaria, Ligamentum metatarsale transversum profundum] eingeschränkt wird
Me|ta|tar|sus *m, pl* **-si** ((E) metatarsus): ***Syn:*** *Mittelfuß*; zwischen Fußwurzel und Zehen liegender Abschnitt des Fußes mit den Metatarsalknochen [Ossa* metatarsalia]
Me|ta|tha|la|mus *m* ((E) metathalamus): hinter dem Thalamus* liegender kleinerer Abschnitt des Zwischenhirns [Diencephalon*], der aus Corpus* geniculatum laterale und mediale und ihren Kernen besteht
Me|ta|zer|ka|rie *f* ((E) metacercaria): Zystenstadium einiger Trematoden*, aus dem im Wirt Zerkarien* entstehen
Me|ta|zo|en *pl* ((E) Metazoa): Mehrzeller, Vielzeller
me|ta|zo|isch *adj* ((E) metazoic): Metazoen betreffend, vielzellig
Met|en|ce|pha|lon *nt, pl* **-la** ((E) metencephalon): ***Syn:*** *Metenzephalon, Nachhirn*; aus Brücke [Pons*] und Kleinhirn [Cerebellum*] bestehender Teil des Gehirns
Met-Enkephalin *nt* ((E) met-enkephalin): ***Syn:*** *Methionin-Enkephalin*; methioninhaltiges Enkephalin*
Me|te|no|lon *nt* ((E) metenolone): ***Syn:*** *Methenolon*; orales Anabolikum*
Met|en|ze|pha|lon *nt, pl* **-la**: *→Metencephalon*
Me|te|o|ris|mus *m* ((E) meteorism): ***Syn:*** *Trommelbauch, Tympania, Blähsucht*; übermäßige Gasansammlung im Bauchraum
Meter *m/nt* ((E) meter): SI-Einheit* der Länge; Symbol: m
meter *suf.*: Wortelement mit Bezug auf **1.** „Maß/Längenmaß" **2.** „Messgerät/Messer"
Met|er|go|lin *nt* ((E) metergoline): Prolactinhemmer*
Met|for|min *nt* ((E) metformin): ***Syn:*** *1,1-Dimethylbiguanid*; orales Antidiabetikum*; verzögert die Glucoseresorption

im Darm und hemmt die Gluconeogenese in der Leber; **Anw.**: Diabetes* mellitus Typ II, v.a. bei Übergewicht

Me|tha|don *nt* (Ⓔ methadone): synthetisches Opioid, das zur Schmerzbehandlung und zur Substitutionstherapie bei Morphin- oder Heroinsucht verwendet wird; führt langsamer zu Gewöhnung und die Entzugssymptome sind wesentlich milder; die Anwendung als Ablösemittel bei Morphin- oder Heroinsucht ist weiterhin stark umstritten

Me|tha|la|min|säu|re *f* (Ⓔ iothalamic acid): ***Syn:*** *Iotalaminsäure*; iodhaltiges Röntgenkontrastmittel

Meth|a|mi|no|di|a|zep|o|xid *nt*: → *Chlordiazepoxid*

Met|hä|mo|glo|bin *nt* (Ⓔ methemoglobin): ***Syn:*** *Hämiglobin, Ferrihämoglobin*; oxidierte Form von Hämoglobin* mit dreiwertigem Eisen, das keinen Sauerstoff transportieren kann; in Erythrozyten wird ständig Hämiglobin gebildet, das von der **Methämoglobinreduktase** wieder in Hämoglobin umgewandelt wird; dadurch liegt der Hämiglobingehalt der Erythrozyten nur zwischen 1–2 %

Met|hä|mo|glo|bin|ä|mie *f* (Ⓔ methemoglobinemia): erhöhter Methämoglobingehalt des Blutes; bei der **toxischen Methämoglobinämie** sind Reduktionsmittel, die Hämoglobin oxidieren können [Phenacetin, Anilinderivate, Sulfonamide, nitrose Gase, nitrathaltiges Brunnenwasser], die Ursache; die **familiäre Methämoglobinämie** beruht auf einem angeborenen Mangel an NADH-abhängiger Methämoglobinreduktase; **Klinik**: Zyanose*, Kopfschmerz, Müdigkeit, Erbrechen, Atemnot, Tachykardie, Unruhe; **Therapie**: Vermeidung der Ursache; Methylenblaulösung i.v. bei toxischer Methämoglobinämie; die familiäre Methämoglobinämie bedarf keiner Therapie

met|hä|mo|glo|bin|ä|misch *adj* (Ⓔ methemoglobinemic): Methämoglobinämie betreffend, von ihr betroffen oder gekennzeichnet

Met|hä|mo|glo|bin|cy|a|nid|me|tho|de *f* (Ⓔ cyanmethemoglobin method): ***Syn:*** *Cyanhämoglobinmethode, Zyanhämoglobinmethode*; photometrische Bestimmung der Hämoglobinkonzentration nach Umwandlung in **Methämoglobincyanid**

Met|hä|mo|glo|bin|u|rie *f* (Ⓔ methemoglobinuria): Methämoglobinausscheidung im Harn; führt zur Braunfärbung des Harns

Me|than *nt* (Ⓔ methane): ***Syn:*** *Sumpfgas, Grubengas*; einfachstes Alkan [CH_4]; wird von Bakterien im Darm gebildet

Me|tha|nal *nt*: → *Formaldehyd*

Me|tha|nol *nt* (Ⓔ methanol): ***Syn:*** *Methylalkohol*; einfachster Alkohol; farblose, brennbare Flüssigkeit; wesentlich giftiger als Äthanol, die tödliche Dosis liegt bei 30–50 ml; Methanol kann selbst bei äußerer Anwendung zu Vergiftungserscheinungen führen, da es über die Haut resorbiert wird; im Körper wird es über Formaldehyd* zu Ameisensäure abgebaut, womit es zu einer metabolischen Azidose* kommen kann; orale Aufnahme führt nach einer Latenzzeit von bis zu 24 h zu Kopfschmerzen, Schwindel, Erbrechen, heftigen Koliken, Erregungszuständen, Krämpfen und Koma; 10–15 % der Patienten erblinden durch eine Schädigung der Netzhaut oder des Sehnervens

Me|tha|nol|ver|gif|tung *f* (Ⓔ methanol poisoning): *s.u. Methanol*

Meth|an|the|li|ni|um|bro|mid *nt* (Ⓔ methantheline bromide): Parasympatholytikum*; **Anw.**: v.a. bei Krämpfen im Magen-Darm-Trakt

Meth|a|qua|lon *nt* (Ⓔ methaqualone): Chinazolinderivat; Sedativum*, Hypnotikum*; wurde oft von Drogenabhängigen zusammen mit Alkohol oder Heroin eingenommen; kaum noch verwendet

Met-Hb *Abk.*: → *Methämoglobin*

MeThCh *Abk.*: Methylthiocholin

Me|then|a|min *nt* (Ⓔ methenamine): ***Syn:*** *Hexamin, Hexamethylentetramin*; spaltet sich in saurer Lösung in Ammoniak und Formaldehyd; **Anw.**: Antiseptikum* [v.a. bei Harnwegsinfekten], Diuretikum*

Me|the|no|lon *nt*: → *Metenolon*

Me|thi|ma|zol *nt* (Ⓔ methimazole): ***Syn:*** *Thiamazol*; Thioharnstoffderivat; Thyreostatikum*; **Anw.**: Hyperthyreose, Thyreotoxikose

Me|thi|o|nin *nt* (Ⓔ methionine): proteinogene essentielle Aminosäure* mit apolarer Seitenkette; der Tagesbedarf liegt bei 50 mg/kg Körpergewicht für Kinder und 13 mg/kg Körpergewicht für Erwachsene

aktives Methionin (Ⓔ activated methionine): ***Syn:*** *S-Adenosylmethionin*; entsteht aus Methionin und ATP; einer der wichtigsten Methylgruppendonatoren des Zellstoffwechsels

Methionin-Enkephalin *nt* (Ⓔ methionine enkephalin): ***Syn:*** *Met-Enkephalin*; methioninhaltiges Enkephalin*

Me|thi|o|nin|mal|ab|sorp|ti|on *nt* (Ⓔ methionine malabsorption syndrome): autosomal-rezessiv erbliche Malabsorption von Methionin* und anderen Aminosäuren [Valin, Leucin, Isoleucin]; führt zu Krämpfen und geistiger Retardation; die im Darm gebildete α-Hydroxybuttersäure verleiht dem Harn und Stuhl einen hopfenartigen Geruch; **Therapie**: methioninarme Kost

Me|tho|carb|a|mol *nt* (Ⓔ methocarbamol): ***Syn:*** *Guajakolglycerolethercarbamat*; zentrales Muskelrelaxans*

Me|tho|tre|xat *nt* (Ⓔ methotrexate): ***Syn:*** *Amethopterin*; Folsäureantagonist*, Zytostatikum; **Anw.**: Leukämie, solide Tumoren, Hämoblastosen, Bronchialkarzinom, malignes Lymphom; *s.a. Essay Chronisch entzündliche Darmerkrankungen S. 403, Essay Chemotherapie S. 349*

Me|thox|a|min *nt* (Ⓔ methoxamine): α-Sympathomimetikum; *s.a. Essay Parkinson-Syndrome S. 1631*

Meth|ox|sa|len *nt*: → *8-Methoxypsoralen*

Meth|o|xy|flu|ran *nt* (Ⓔ methoxyflurane): obsoletes Inhalationsnarkotikum*

8-Meth|o|xy|hy|dras|tin *nt*: → *Noscapin*

3-Methoxy-4-Hydroxymandelsäure *f*: → *Vanillinmandelsäure*

5-Methoxy-N-acetyltryptamin *nt*: → *Melatonin*

p-Methoxy-propenylbenzol *nt*: → *Anethol*

8-Meth|o|xy|pso|ra|len *nt* (Ⓔ 8-methoxypsoralen): ***Syn:*** *Ammoidin, Methoxsalen*; in verschiedenen Pflanzen [Ammi majus, Angelica archangelica] vorkommendes Furanocumarin, das die Melaninbildung in der Haut nach UV-Bestrahlung anregt; **Anw.**: Photochemotherapie

Meth|sux|i|mid *nt*: → *Mesuximid*

Me|thyl|al|ko|hol *m*: → *Methanol*

Me|thyl|a|min *nt* (Ⓔ methylamine): ***Syn:*** *Aminomethan*; natürlich vorkommendes, farbloses Gas, das stark nach Ammoniak riecht

Me|thyl|ben|zol *nt*: → *Toluol*

2-Methyl-1,3-butadien *nt*: → *Isopren*

Me|thyl|cae|pha|lin *nt* (Ⓔ emetine): ***Syn:*** *Emetin*; Expektorans*, Emetikum*

Me|thyl|cel|lu|lo|se *f* (Ⓔ methyl cellulose): ***Syn:*** *Cellulosemethylether*; Polymethylether der Cellulose mit 25–32 % Methoxy-Gruppen; **Anw.**: pharmazeutischer Hilfsstoff, Laxans

Me|thyl|co|bal|a|min *nt* (Ⓔ methylcobalamine): Methylderivat von Cobalamin* [Vitamin B_{12}]

Me|thyl|cy|a|nid *nt* (Ⓔ acetonitrile): ***Syn:*** *Acetonitril*; giftige Flüssigkeit; als Lösungs- und Extraktionsmittel verwendet

Me|thyl|cy|to|sin *nt* (Ⓔ methylcytosine): Methylderivat von Cytosin*, aus dem Thymin* gebildet werden kann; Ursache von Spontanmutationen [**C→T-Transversion**]

β-Me|thyl|di|go|xin *nt*: → *Metildigoxin*

Me|thyl|do|pa *nt* (Ⓔ methyldopa): ***Syn:*** *Alphamethyldopa*; Antisympathotonikum; seine Metaboliten [α-Methyldopamin und α-Methylnoradrenalin] wirken als Pseudoneurotransmitter und verdrängen Noradrenalin vom Rezeptor; **Anw.**: Antihypertensivum*; **NW**: starke Sedierung, orthostatische Hypotonie; Müdigkeit, Libido- und Potenzverlust

Me|thy|len|blau *nt* (Ⓔ methylene blue): ***Syn:*** *Methylthioniumchlorid, Methylthioniniumchlorid*; dunkelblauer Farbstoff, Antiseptikum*, Antirheumatikum*; Antidot bei Anilin- und Blausäurevergiftung

me|thy|le|no|phil *adj* (Ⓔ methylenophilic): leicht mit Methylenblau anfärbbar

16-Me|thy|len|pred|ni|so|lon *nt*: → *Prednyliden*

Me|thyl|er|go|ba|sin *nt*: → *Methylergometrin*

Me|thyl|er|go|bre|vin *nt*: → *Methylergometrin*

Me|thyl|er|go|me|trin *nt* (Ⓔ methylergometrine): ***Syn:*** *Methylergobasin, Methylergobrevin, Methylergonovin*; Mutterkornalkaloid* mit besonders starker Wirkung auf den graviden Uterus; Gynäkologikum*; **Anw.**: Wochenbettblutungen, Lochiometra, Subinvolution; **NW**: Übelkeit und Erbrechen, Blutdrucksteigerung, Schwindel, Schweißausbruch, Kopfschmerzen

Me|thyl|er|go|no|vin *nt*: → *Methylergometrin*

6-O-Me|thyl|e|ry|thro|my|cin *nt*: → *Clarithromycin*

Me|thyl|gly|cin *nt*: → *Methylglykokoll*

Me|thyl|gly|ko|koll *nt* (Ⓔ methylglycine): ***Syn:*** *Methylglycin, Sarkosin*; im Muskelgewebe vorkommende Aminosäure*

Me|thyl|gu|a|ni|din *nt* (Ⓔ methylguanidine): Abbauprodukt des Creatins*; tritt bei Nierenversagen in erhöhter Konzentration auf und wirkt als Urämietoxin

α-Me|thyl|gu|a|ni|di|no|es|sig|säu|re *f*: → *Creatin*

1-Me|thyl|he|xyl|a|min *nt*: → *Tuaminoheptan*

Me|thyl|his|ti|din *nt* (Ⓔ methylhistidine): vom Histidin* abgeleitete proteinogene Aminosäure*; wird beim Abbau von Aktin und Myosin freigesetzt

β-Me|thyl|in|dol *nt* (Ⓔ methylindol): ***Syn:*** *Skatol*; bei der Eiweißvergärung im Darm aus Tryptophan* entstehende Substanz, die dem Kot seinen typischen Geruch verleiht

Me|thyl|ma|lon|a|zid|ä|mie *f* (Ⓔ methylmalonic acidemia): *s.u. Methylmalonazidurie*

Me|thyl|ma|lon|a|zid|u|rie *f* (Ⓔ methylmalonic aciduria): Gruppe seltener autosomal-rezessiver Stoffwechseldefekte, die alle zur Erhöhung der Methylmalonsäure im Blut [**Methylmalonazidämie**] und zur Ausscheidung im Harn führen

Me|thyl|ma|lon|säu|re *f* (Ⓔ methylmalonic acid): Zwischenprodukt beim Aminosäure- und Fettsäureabbau

Me|thyl|mor|phin *nt* (Ⓔ methylmorphine): ***Syn:*** *Kodein, Codein*; in Opium vorkommendes Morphinderivat mit antitussiver und analgetischer Wirkung

Me|thyl|o|ran|ge *nt* (Ⓔ methyl orange): ***Syn:*** *Helianthin, Orange III, Goldorange*; von rot auf gelb umschlagender Indikator [pH 3,1–4,4]

α-Methyl-phenethylamin *nt*: → *Amphetamin*

Me|thyl|phe|ni|dat *nt* (Ⓔ methylphenidate): indirekt wirkendes Sympathomimetikum*, Psychostimulans*; **Anw.**: Narkolepsie*, hyperkinetische Verhaltensstörungen bei Kindern

Me|thyl|phe|nol *nt*: → *Kresol*

Me|thyl|pred|ni|so|lon *nt* (Ⓔ methylprednisolone): ***Syn:*** *Prednilen*; Corticoid; **Anw.**: Ersatztherapie bei Nebenniereninsuffizienz

Me|thyl|pro|ma|zin *nt* (Ⓔ methylpromazine): ***Syn:*** *Alimemazin, Trimeprazine*; Neuroleptikum*, Antihistaminikum*

Me|thyl|ro|sa|li|ni|um|chlo|rid *nt* (Ⓔ methylrosaniline chloride): ***Syn:*** *Kristallviolett*; häufig verwendeter [u.a. Gram*-Färbung] basischer Anilinfarbstoff

Me|thyl|the|o|bro|min *nt* (Ⓔ methyltheobromine): ***Syn:*** *Koffein, Thein, Coffein, 1,3,7-Trimethylxanthin*; in verschiedenen Kaffee- und Teearten enthaltene Purinbase mit zentralstimulierender Wirkung; wegen seiner tonussteigernden Wirkung auf Meningealgefäße wird Coffein alleine oder in Kombination mit Analgetika zur Migrainebehandlung verwendet

Me|thyl|thi|o|ni|ni|um|chlo|rid *nt*: → *Methylenblau*

Me|thyl|thi|o|ni|um|chlo|rid *nt*: → *Methylenblau*

β-Me|thyl|um|bel|li|fe|ron *nt* (Ⓔ hymecromone): ***Syn:*** *7-Hydroxy-4-methylcumarin, Hymecromon*; Spasmolytikum*, Choleretikum*

5-Me|thyl|u|ra|cil *nt* (Ⓔ 5-methyluracil): ***Syn:*** *Thymin*; Pyrimidinbase*; Baustein der DNA*

Me|thyl|xan|thin *nt* (Ⓔ methylxanthine): N-Methylderivat von Xanthin*; Schwesterverbindung von Theophyllin*, Theobromin* und Koffein*

Me|thys|er|gid *nt* (Ⓔ methysergide): Secale-Alkaloid*; Serotoninantagonist*; **Anw.**: Migräne, Karzinoidsyndrom*, Dumpingsyndrom*; **NW**: Schwindel, Übelkeit, Müdigkeit, Ataxie*, Depressionen; Parästhesien, Muskelkrämpfe, Retroperitonealfibrose

Me|til|di|go|xin *nt* (Ⓔ metildigoxin): ***Syn:*** *Betamethyldigoxin, β-Methyldigoxin, Medigoxin*; Herzglykosid*; **Anw.**: Früh- und Dauerbehandlung der Herzinsuffizienz

Me|ti|pra|no|lol *nt* (Ⓔ metipranolol): β-Blocker*; Antihypertensivum*

Me|ti|xen *nt* (Ⓔ metixene): Anticholinergikum*, Antiparkinsonmittel*; **NW**: essentieller Tremor, Tremor bei Parkinson-Syndromen

Met|myo|glo|bin *nt* (Ⓔ metmyoglobin): Myoglobinderivat mit dreiwertigem Eisen; *s.a. Methämoglobin*

Me|toc|lo|pra|mid *nt* (Ⓔ metoclopramide): Dopaminantagonist; Antiemetikum*; beschleunigt die Magenentleerung; **Anw.**: Reizmagen, Refluxösophagitis, Magenulkus, Übelkeit, Erbrechen

Me|to|fen|a|zat *nt* (Ⓔ metofenazate): Phenothiazinderivat; **Anw.**: Neuroleptikum*

Me|to|la|zon *nt* (Ⓔ metolazone): Saluretikum*, Antihypertensivum*

Metop-, metop- *präf.*: Wortelement mit der Bedeutung „Stirn"

Me|to|pis|mus *m* (Ⓔ metopism): *s.u. Os frontale*

Met|o|po|dy|nie *f* (Ⓔ metopodynia): frontale Kopfschmerzen

Me|to|pro|lol *nt* (Ⓔ metoprolol): selektiver β_1-Blocker; **Anw.**: koronare Herzkrankheit, Angina pectoris, supraventrikuläre Tachykardie, tachykarde Herzrhythmusstörungen, Herzinfarkt, Migräneprophylaxe

Metr-, metr- *präf.*: → *Metro-*

Met|ra *f*: → *Uterus*

Met|ral|gie *f* (Ⓔ metralgia): ***Syn:*** *Hysteralgie, Hysterodynie, Metrodynie, Gebärmutterschmerz*; Schmerzen in der Gebärmutter

Métras: Henri Métras; 1918–1958; französischer Chirurg

Métras-Katheter *m* (Ⓔ Métras catheter): halbstarrer Gummikatheter für die selektive Bronchographie*; besitzt verschiedene Krümmungen der Spitze für die gezielte Darstellung einzelner Bronchien

-metrie *suf.*: Wortelement mit der Bedeutung „Messen/Messung"

-metrisch *suf.*: Wortelement mit Bezug auf „Messung/Maß/Messgerät"

Me|tri|tis *f, pl* **-ti|den** (Ⓔ metritis): ***Syn:*** *Gebärmutterentzündung, Uterusentzündung*; Entzündung der Gebärmutter; meist gleichgesetzt mit Myometritis*; *s.a. Endometritis*

Metritis dissecans (Ⓔ dissecting metritis): durch die Abstoßung von nekrotischem Gewebe gekennzeichnete schwere Gebärmutterentzündung

eitrige Metritis (Ⓔ purulent metritis): ***Syn:*** *suppurative Metritis, Pyometritis*; meist bei Puerperalsepsis* auftretende eitrige Gebärmutterentzündung

Metritis puerperalis (Ⓔ puerperal metritis): im Rahmen einer Puerperalsepsis* auftretende i.d.R. eitrige Gebärmutterentzündung

septische Metritis (Ⓔ septic metritis): ***Syn:*** *Septimetritis*; septische Gebärmutterentzündung; *s.a. Puerperalsepsis*

suppurative Metritis: → *eitrige Metritis*

me|tri|tisch *adj* (Ⓔ metritic): Gebärmutterentzündung/Metritis betreffend, von ihr betroffen oder gekennzeichnet

Metro-, metro- *präf.*: Wortelement mit der Bedeutung „Gebärmutter/Uterus"

Me|tro|dy|nie *f*: → *Metralgie*

Me|tro|en|do|me|tri|tis *f, pl* **-ti|den** (Ⓔ metroendometritis): Entzündung von Gebärmutter(wand) und Gebärmutterschleimhaut [Endometrium]; *s.a. Endometritis*

me|tro|en|do|me|tri|tisch *adj* (Ⓔ metroendometritic): Metroendometritis betreffend, von ihr betroffen oder gekennzeichnet

Me|tro|ma|nie *f* (Ⓔ metromania): ***Syn:*** *Nymphomanie, Hysteromanie, Mannstollheit, Kytheromanie, Andromanie*; krankhaft gesteigerter heterosexueller Geschlechtstrieb von Frauen; kann sowohl neurotisch bedingt sein als auch im Rahmen einer Manie* auftreten

Me|tro|me|nor|rha|gie *f* (Ⓔ metromenorrhagia): kombinierte Menorrhagie* und Metrorrhagie*

Me|tro|ni|da|zol *nt* (Ⓔ metronidazole): Nitroimidazolderivat; Antibiotikum* mit Wirkung gegen Trichomonaden, Amöben, Clostridien und Protozoen; wirksamstes Mittel bei Rosazea*; *s.a. Essay Chronisch entzündliche Darmerkrankungen S. 403*

Me|tro|pa|thie *f* (Ⓔ metropathy): ***Syn:*** *Hysteropathie, Uteropathie*; Gebärmuttererkrankung, Uteruserkrankung

me|tro|pe|ri|to|ne|al *adj* (Ⓔ metroperitoneal): Gebärmutter

M

und Bauchfell/Peritoneum betreffend oder verbindend

Me|tro|pe|ri|to|ni|tis *f, pl* **-ti|den** (Ⓔ metroperitonitis): Entzündung von Gebärmutter und angrenzendem Bauchfell [Peritoneum*]

me|tro|pe|ri|to|ni|tisch *adj* (Ⓔ metroperitonitic): Metroperitonitis betreffend, von ihr betroffen oder gekennzeichnet

Me|tro|phle|bi|tis *f, pl* **-ti|den** (Ⓔ metrophlebitis): ***Syn:*** *Phlebometritis*; Entzündung der Gebärmuttervenen

me|tro|phle|bi|tisch *adj* (Ⓔ metrophlebitic): Metrophlebitis betreffend, von ihr betroffen oder gekennzeichnet

Me|tro|plas|tik *f* (Ⓔ metroplasty): ***Syn:*** *Gebärmutterplastik, Uterusplastik*; plastische Chirurgie der Gebärmutter zur Behebung von Fehlbildungen oder zur Rekonstruktion nach Tumorentfernung

Me|tro|pto|se *f* (Ⓔ metroptosis): ***Syn:*** *Gebärmuttersenkung, Hysteroptose, Descensus uteri*; Absenkung der Gebärmutter, meist unter Beteiligung der Nachbarorgane und -strukturen [Blase, Rektum, Vagina]; durch Beckenbodenschwäche bzw. Schwäche des Aufhängeapparates nach Geburten und im Alter begünstigt; sobald ein Teil der Gebärmutter von außen sichtbar wird, handelt es sich um einen **Gebärmutterprolaps** [Prolapsus uteri]; wird die Portio vor dem Scheideneingang sichtbar, spricht man von **Partialprolaps**; bei vollständiger Umstülpung der Scheide und Vorfall des Uterus in toto handelt es sich um einen **Totalprolaps**

Me|tror|rha|gie *f*: *→Dauerblutung, azyklische*

Me|tror|rhe|xis *f*: *→Uterusruptur*

Me|tror|rhoe *f, pl* **-rhoen** (Ⓔ metrorrhea): Ausfluss aus der Gebärmutter

Me|tro|sal|pin|gi|tis *f, pl* **-ti|den** (Ⓔ metrosalpingitis): ***Syn:*** *Hysterosalpingitis*; Entzündung von Gebärmutter und Eileiter(n); *s.a. Metritis, Salpingitis*

me|tro|sal|pin|gi|tisch *adj* (Ⓔ metrosalpingitic): ***Syn:*** *hysterosalpingitisch*; Metrosalpingitis betreffend, von ihr betroffen oder gekennzeichnet

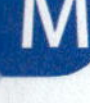

Me|tro|sal|pin|go|gra|phie *f* (Ⓔ metrosalpingography): ***Syn:*** *Uterotubographie, Metrotubographie, Hysterotubographie, Uterosalpingographie, Hysterosalpingographie*; Röntgenkontrastdarstellung* von Gebärmutterhöhle und Eileitern

Me|tro|ste|no|se *f* (Ⓔ metrostenosis): Verengung oder Einengung der Gebärmutterhöhle

Me|tro|tu|bo|gra|phie *f*: *→Metrosalpingographie*

Meulengracht: Einar Meulengracht; dänischer Internist (Kopenhagen) im frühen 20. Jahrhundert

Meulengracht-Gilbert-Krankheit *f* (Ⓔ Gilbert's disease): ***Syn:*** *Meulengracht-Krankheit, Meulengracht-Syndrom, Meulengracht-Gilbert-Syndrom, Icterus juvenilis intermittens Meulengracht, Gilbert-Meulengracht-Syndrom, intermittierende Hyperbilirubinämie Meulengracht, Morbus Meulengracht*; häufige [2–6 % der Bevölkerung], hereditäre Hyperbilirubinämie, die v.a. Männer unter 25 Jahren betrifft; kann durch Stress, Infektionen oder Fasten ausgelöst werden; die Leberfunktion ist normal; keine Therapie notwendig

MEV *Abk.*: *→mittleres Erythrozytenvolumen*

Me V *Abk.*: Megaelektronenvolt

Me|va|lon|a|zid|u|rie *f* (Ⓔ mevalonicaciduria): seltener, autosomal-rezessiver Mangel an Mevalonatkinase; führt zur Erhöhung der Mevalonsäure im Blut [**Mevalonazidämie**] und zur Ausscheidung im Harn; **Klinik:** Cholesterinspiegel erniedrigt, motorische Retardierung, Hepatosplenomegalie*, Katarakt*

MEX *Abk.*: maximaler Exspirationsdruck

Me|xi|le|tin *nt* (Ⓔ mexiletine): Antiarrhythmikum* der Klasse IB; **Anw.:** tachykarde Herzrhythmusstörungen, ventrikuläre Tachykardie, ventrikuläre Extrasystolen

Meyenburg: Hans von Meyenburg; schweizer Pathologe (Zürich) im 20. Jahrhundert

Meyenburg-Altherr-Uehlinger-Syndrom *nt* (Ⓔ Meyenburg-Altherr-Uehlinger syndrome): ***Syn:*** *rezidivierende Polychondritis, Polychondritis chronica atrophicans, von Meyenburg-Altherr-Uehlinger-Syndrom, systematisierte Chondromalazie, Polychondritis recidivans et atrophicans*; ätiologisch ungeklärte, seltene Entzündung von knorpeligen Teilen der Nase [Sattelnase*], des Ohrs [Blumenkohlohr], der oberen Luftwege und der Augen

Meyenburg-Komplexe *pl* (Ⓔ Meyenburg's complexes): Hamartome der Leber, die als adenomartige Gallengangswucherungen imponieren

Meyer-Burgdorff: Hermann Meyer-Burgdorff; 1889–1960; deutscher Chirurg (Göttingen, Lübeck)

Meyer-Burgdorff-Operation *f* (Ⓔ Meyer-Burgdorff technique): Methode zur Korrektur der Hypospadie*, bei der die fibröse Chorda penis entfernt und der Defekt mit überschüssiger Vorhaut gedeckt wird

Meynert: Theodor Hermann Meynert; 1833–1892; deutscher Neurologe (Wien)

Meynert-Bündel *nt* (Ⓔ Meynert's bundle): ***Syn:*** *Tractus habenulointerpeduncularis, Fasciculus retroflexus*; Faserbündel vom Nucleus habenulae zum Nucleus interpeduncularis; Teil der Riechbahn*

Meynert-Ganglion *nt* (Ⓔ substantia innominata of Reil): ***Syn:*** *Substantia innominata*; an der Medialseite des Mandelkörpers [Corpus* amygdaloideum] liegendes klar abgegrenztes Nervengewebe, das Acetylcholin* bildet; Ausfall dieser Sekretion wird mit der Alzheimer-Krankheit in Verbindung gebracht

Meynert-Haubenkreuzung *f* (Ⓔ Meynert's decussation): ***Syn:*** *hintere Haubenkreuzung, Decussatio tegmentalis posterior*; Kreuzung von Fasern des Tractus* tectospinalis im hinteren Teil der Mittelhirnhaube [Tegmentum* mesencephali]

Mez|lo|cil|lin *nt* (Ⓔ mezlocillin): Acylaminopenicillin* mit breitem Wirkungsspektrum gegen grampositive und gramnegative Erreger

MF *Abk.*: **1.** maximale Flussrate **2.** Megafarad **3.** Melaminformaldehyd **4.** Methotrexat, 5-Fluorouracil **5.** Mitochondrien-Fragmente **6.** Mitomycin, 5-Fluorouracil **7.** Mitose-Faktor **8.** Multiplikationsfaktor **9.** *→Mycosis fungoides* **10.** *→myelinisierte Nervenfaser* **11.** *→Myelofibrose* **12.** *→Myofilament* **13.** *→Myokardfibrose*

Mf *Abk.*: **1.** *→Mikrofibrille* **2.** Mikrofilaria

μF *Abk.*: Mikrofarad

MFA *Abk.*: Methylfluoracetat

MFD *Abk.*: **1.** maxillofaziales Dreieck **2.** mittlere Fertilitätsdosis **3.** Muskelfaserdurchmesser

mfd *Abk.*: Millifarad

MFF *Abk.*: Makrophagen-Fusionsfaktor

MFK *Abk.*: *→Mittelfußknochen*

M.flac. *Abk.*: Membrana flaccida

MFP *Abk.*: Monofluorphosphat

MFR *Abk.*: *→Marie-Foix-Reflex*

MF sol. *Abk.*: Merthiolate-Formaldehyd-Lösung

MFT *Abk.*: Muskelfunktionstest

MG *Abk.*: **1.** Menopausengonadotropin **2.** Methylglyoxal **3.** Molekulargewicht **4.** Monoglycerid

Mg *Abk.*: **1.** *→Magnesium* **2.** *→Milligramm*

mg % *Abk.*: Milligrammprozent

M.g. *Abk.*: Myasthenia gravis

μg *Abk.*: *→Mikrogramm*

MGA *Abk.*: **1.** Malposition der großen Arterien **2.** Melengestrolacetat

MG-Aggl. *Abk.*: McGinnis-Agglutinationsreaktion

mg/dl *Abk.*: Milligramm/Deziliter

MGE *Abk.*: Methylglykolether

MGH *Abk.*: Monoglyceridhydrolase

MGI *Abk.*: Makrophagen- und Granulozyten-Inducer

MGK *Abk.*: Mund-Kiefer-Gesichtschirurgie

MGN *Abk.*: *→membranöse Glomerulonephritis*

MGO *Abk.*: Methylglukaminorotat

MGP *Abk.*: **1.** marginaler Granulozyten-Pool **2.** membranöse Glomerulopathie

M-Gradient *m* (Ⓔ M component): ***Syn:*** *Myelom-Gradient*; schmalbasige, hochaufstrebende Zacke im β- oder γ-Bereich bei der Urin- oder Serumelektrophorese bei Myelom* oder Makroglobulinämie*; ist Ausdruck einer Paraproteinämie* durch die Bildung monoklonaler Antikörper

MGS *Abk.*: multifaktorielles genetisches System

$MgSO_4$ *Abk.*: *→Magnesiumsulfat*

MGUS *Abk.*: *→monoklonale Gammopathie unklarer Signifikanz*

MH *Abk.*: **1.** → *maligne Hyperthermie* **2.** → *maligne Hypertonie* **3.** mammotropes Hormon **4.** Melanophorenhormon **5.** Molekularhämatologie **6.** → *Monoaminooxidasehemmer* **7.** → *Monoaminoxidasehemmer* **8.** → *Morbus Hodgkin*

MHA *Abk.*: mikroangiopathische hämolytische Anämie

MHb *Abk.*: Myohämoglobin

MHC *Abk.*: → *major Histokompatibilitätskomplex*

MHC-Antigene *pl* (Ⓔ MHC antigens): *Syn:* *HLA-Antigene, Transplantationsantigene, Histokompatibilitätsantigene*; genetisch festgelegte Oberflächenantigene biologischer Membranen; *s.a. HLA-System*

MHC-Klasse-I-Molekül *nt* (Ⓔ class I antigens): HLA-Klasse-I-Molekül; *s.u. HLA-System*

MHC-Klasse-II-Molekül *nt* (Ⓔ class II antigens): HLA-Klasse-II-Molekül; *s.u. HLA-System*

MHC-Proteine *pl* (Ⓔ MHC proteins): die Histokompatibilitätsantigene* bildende Proteine

MHD *Abk.*: **1.** minimale hämolytische Dosis **2.** mittlerer hämodynamischer Druck

MHF *Abk.*: **1.** Migrationshemmfaktor **2.** → *Morbus haemolyticus fetalis*

MHK *Abk.*: **1.** → *minimale Hemmkonzentration* **2.** → *Mittelhandknochen*

M.H.K. *Abk.*: → *minimale Hemmkonzentration*

MHN *Abk.*: → *Morbus haemolyticus neonatorum*

MHO *Abk.*: mikrosomale Hämoxygenase

mho *Abk.*: reziprokes Ohm

MHP *Abk.*: **1.** Mini-Heparin-Prophylaxe **2.** monosymptomatische hypochondrische Psychosen

MHPG *Abk.*: 3-Methoxy-4-hydroxyphenylglykol

MHS *Abk.*: Mittelhirnsyndrom

MHV *Abk.*: Mäuse-Hepatitis-Virus

MHz *Abk.*: Megahertz

MI *Abk.*: **1.** Malignitätsindex **2.** metabolischer Index **3.** → *Mitralinsuffizienz* **4.** → *Myokardinfarkt* **5.** Myokardischämie

M.i. *Abk.*: → *Mononucleosis infectiosa*

Mi|an|se|rin *nt* (Ⓔ mianserin): Antidepressivum*, Serotoninantagonist*, Antihistaminikum*

MIAS *Abk.*: maximale inspiratorische Atemstromstärke

Mibelli: Vittorio Mibelli; 1860–1910; italienischer Hautarzt (Parma)

Mibelli-Krankheit *f*: → *Porokeratosis Mibelli*

MIBG *Abk.*: Metaiodbenzylguanidin

MIBK *Abk.*: Methylisobutylketon

MIBT *Abk.*: Methylisatin-β-thiosemikarbazon

MIC *Abk.*: **1.** minimal-invasive Chirurgie **2.** minimum inhibitory concentration

Michaelis: **1.** Gustav Adolf Michaelis; 1798–1848; deutscher Frauenarzt (Kiel) **2.** Leonor Michaelis; 1875–1945; deutscher Biochemiker (Berlin, New York)

Michaelis-Gutmann-Körperchen *pl* (Ⓔ Michaelis-Gutmann bodies): intra- oder extrazellulär liegende Glykoprotein-Mukopolysaccharid-Körperchen bei Malakoplakie*

Michaelis-Konstante *f* (Ⓔ Michaelis constant): *Syn:* *Michaelis-Menten-Konstante*; Substratkonzentration, bei der die halbmaximale Reaktionsgeschwindigkeit einer enzymatischen Reaktion erreicht ist

Michaelis-Menten-Konstante *f*: → *Michaelis-Konstante*

Mi|co|na|zol *nt* (Ⓔ miconazole): Antimykotikum* mit breitem Wirkungsspektrum [Dermatophyten, Hefen, Spross-, Schimmel-, Fadenpilze]; **Anw.**: systemische Mykosen, Mykosen des Gastrointestinaltraktes

Micro-, micro- *präf.*: Wortelement mit der Bedeutung „klein/gering/kurz"

Mi|cro|bo|dies *pl* (Ⓔ microbodies): *Syn:* *Peroxisomen*; Zellorganellen, die Oxidasen, Katalasen und andere Enzyme enthalten; ähneln den Lysosomen*

Mi|cro|coc|cus *m, pl* **-coc|ci** (Ⓔ Micrococcus): *Syn:* *Mikrokokke, Mikrokokkus*; apathogene, gramnegative Kokken

Mi|cro|fi|la|ria *f*: → *Mikrofilarie*

Mi|cro|spo|ron *nt*: → *Microsporum*

Microsporon hortai (Ⓔ Microsporon hortai): *Syn:* *Piedraia hortai, Trichosporon hortai*; Erreger der Piedra* nigra

Mi|cro|spo|rum *nt* (Ⓔ Microsporum): *Syn:* *Microsporon*; Gattung der Fungi* imperfecti, die als Erreger von Mikrosporie*, Tinea* und Trichophytie* von Bedeutung sind

Microsporum audouinii (Ⓔ Microsporum audouinii): anthropophiler Erreger von Tinea* capitis profunda-Epidemien bei Kindern; die befallenen Haare zeigen eine typische grüne Fluoreszenz im UV-Licht

Microsporum canis (Ⓔ Microsporum canis): weltweit verbreiteter, häufigster, zoophiler Dermatophyt*; wird von Katzen und Hunden auf den Menschen übertragen; Erreger von Tinea* capitis profunda, corporis und unguium

Microsporum gypseum (Ⓔ Microsporum gypseum): geophile Art, die Tinea* capitis profunda oder corporis verursachen kann [**Gärtnermikrosporie**]

microsurgical epididymal sperm aspiration *nt*: *s.u. Essay Infertilität und Sterilität S. 1041*

Mic|tio *f, pl* **-ti|o|nes** (Ⓔ micturition): Harnen, Harnlassen, Blasenentleerung, Urinieren, Miktion

MID *Abk.*: **1.** minimale Infektionsdosis **2.** minimale Inhibitionsdosis **3.** → *Multiinfarktdemenz*

Mi|da|zo|lam *nt* (Ⓔ midazolam): Benzodiazepin*; HWZ 1,5–3 h; **Anw.**: Prämedikation, Narkoseeinleitung, Antiepileptikum* [Grand mal, Status epilepticus]

MIDCAB-Technik *f* (Ⓔ MIDCAB): *s.u. aortokoronarer Bypass*

Mi|do|drin *nt* (Ⓔ midodrine): Sympathomimetikum*; **Anw.**: Antihypotonikum*, orthostatische Hypotonie

MIDT *Abk.*: Mikroimmundiffusionstest

Miescher: Guido Miescher; 1887–1961; schweizer Hautarzt (Zürich)

Miescher-Granulomatose *f* (Ⓔ granulomatosis disciformis chronica et progressiva): *Syn:* *Granulomatosis tuberculoides pseudosclerodermiformis, Granulomatosis pseudosclerodermiformis symmetrica chronica Gottron, Necrobiosis lipoidica granulomatosa, Granulomatosis disciformis chronica et progressiva*; seltene, granulomatöse Variante der Necrobiosis* lipoidica

MIF *Abk.*: **1.** Makrophagen-Emigrations-Inhibitionsfaktor **2.** → *Makrophagen-inhibiting-Faktor* **3.** Melanotropin-inhibiting-Faktor **4.** Melanozyten-Inhibitionsfaktor **5.** Membranimmunfluoreszenz **6.** Merthiolate-Iod-Formaldehyd **7.** Migrationsinhibitionsfaktor **8.** Mikroimmunfluoreszenztest

MIFA *Abk.*: Mitomycin, Fluorouracil, Adriamycin

MIFC *Abk.*: **1.** Merthiolate-Iod-Formaldehyd-Zentrifugierung **2.** merthiolate iod formol concentration

Mi|fe|pris|ton *nt* (Ⓔ mifepristone): Antigestagen*; **Anw.**: medikamentöser Schwangerschaftsabbruch

MIFR *Abk.*: maximale inspiratorische Flussrate

MIFVC *Abk.*: maximale inspiratorische Fluss-Volumen-Kurve

Mi|grai|ne *f*: → *Migräne*

Migraine cervicale (Ⓔ cervical migraine): *s.u. Zervikalsyndrom*

Migraine ophthalmique (Ⓔ ophthalmic migraine): *Syn:* *Augenmigräne*; heftige, meist einseitige Migräne* mit visuellen Symptomen

Mi|grä|ne *f* (Ⓔ migraine): *Syn:* *Migraine*; anfallsartige Kopfschmerzattacken, die von neurologischen Symptomen, Licht- und Lärmscheu, Übelkeit und Erbrechen begleitet werden können; meist ist eine familiäre Häufung vorhanden; als Auslöser spielen u.a. psychische Belastungen, Genussmittel und Medikamente eine Rolle; *s.a. Essay Migräne S. 1363*

Mi|grä|ne|ge|ne|ra|tor *m* (Ⓔ migraine generator): *s.u. Essay Migräne S. 1363*

Mi|gra|ti|on *f* (Ⓔ migration): Wanderung; Abwandern, Fortziehen, Zug

mi|gra|to|risch *adj* (Ⓔ migratory): Migration betreffend, wandernd

MII *Abk.*: multiple Insulininjektionen

Mikity: Victor Mikity; amerikanischer Radiologe (Los Angeles) im 20. Jahrhundert

Mikity-Wilson-Syndrom *nt*: → *Wilson-Mikity-Syndrom*

Mikr-, mikr- *präf.*: → *Mikro-*

Mi|kr|en|ze|pha|lie *f* (Ⓔ micrencephaly): *Syn:* *Mikroenzephalie*; angeborene Kleinheit des Gehirns

Mikro-, mikro- *präf.*: Wortelement mit der Bedeutung „klein/gering/kurz"

M

mi|kro|a|e|ro|phil *adj* (Ⓔ microaerophil): (*biolog.*) bei verminderter Sauerstoffspannung wachsend

Mi|kro|am|pere|me|ter *nt* (Ⓔ microammeter): Gerät zur Messung kleinster elektrischer Stromstärken

Mi|kro|a|na|ly|se *f* (Ⓔ microanalysis): Analyse kleinster Probemengen [weniger als 1 g]

Mi|kro|a|nas|to|mo|se *f* (Ⓔ microanastomosis): operative Verbindung kleiner Gefäße oder Nerven

Mi|kro|an|eu|rys|ma *nt* (Ⓔ microaneurysm): aneurysmatische Erweiterung kleinster Gefäße

Mi|kro|an|gi|o|pa|thie *f* (Ⓔ microangiopathy): nicht-entzündliche Veränderung kleiner und kleinster Arterien, z.B. bei Diabetes* mellitus

diabetische Mikroangiopathie (Ⓔ diabetic microangiopathy): *s.u. diabetische Angiopathie*

thrombotische Mikroangiopathie (Ⓔ thrombotic microangiopathy): ***Syn:*** *thrombotisch-thrombozytopenische Purpura, Moschcowitz-Syndrom, Moschcowitz-Singer-Symmers-Syndrom, Purpura thrombotica, Purpura thrombotica thrombocytopenica, Purpura Moschcowitz*; ätiologisch unklare [evtl. Autoimmunerkrankung, Allergie] Purpura* mit multiplen Thrombosen, hämolytischer Anämie* und neurologischen Ausfallserscheinungen

mi|kro|an|gi|o|pa|thisch *adj* (Ⓔ microangiopathic): Mikroangiopathie betreffend, von ihr betroffen oder gekennzeichnet, durch sie bedingt

Mi|kro|be *f* (Ⓔ microbe): ***Syn:*** *Mikroorganismus, Mikrobion*; mit dem bloßen Auge nicht sichtbares Lebewesen

Mi|kro|bid *nt* (Ⓔ microbid): Hautausschlag als allergische Reaktion gegen Mikroorganismen

mi|kro|bi|ell *adj* (Ⓔ microbial): ***Syn:*** *mikrobisch*; Mikrobe(n) betreffend, durch sie verursacht

Mi|kro|bi|o|lo|gie *f* (Ⓔ microbiology): Biologie der Mikroorganismen, d.h. der einzelligen Lebewesen; die **medizinische Mikrobiologie** befasst sich mit ein- und mehrzelligen Organismen, die als Parasiten oder Krankheitserreger des Menschen von Bedeutung sind

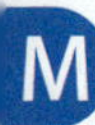

mi|kro|bi|o|lo|gisch *adj* (Ⓔ microbiologic): Mikrobiologie betreffend

Mi|kro|bi|on *nt*: *→ Mikrobe*

mi|kro|bisch *adj*: *→ mikrobiell*

Mi|kro|bi|zid *nt* (Ⓔ microbicide): Mikroben/Mikroorganismen abtötendes Mittel; Antibiotikum

mi|kro|bi|zid *adj* (Ⓔ microbicidal): mikrobenabtötend, entkeimend

Mi|kro|ble|pha|rie *f* (Ⓔ microblepharia): ***Syn:*** *Mikroblepharon*; angeborene Kleinheit der Augenlider

Mi|kro|ble|pha|ron *nt*: *→ Mikroblepharie*

Mi|kro|bra|chie *f* (Ⓔ microbrachia): angeborene Kleinheit eines Arms oder der Arme

Mi|kro|chei|lie *f* (Ⓔ microcheilia): ***Syn:*** *Mikrochilie*; angeborene Kleinheit der Lippe(n)

Mi|kro|chei|rie *f* (Ⓔ microcheiria): ***Syn:*** *Mikrochirie*; angeborene Kleinheit einer Hand oder beider Hände

Mi|kro|chi|lie *f*: *→ Mikrocheilie*

Mi|kro|chi|rie *f*: *→ Mikrocheirie*

Mi|kro|chi|rur|gie *f* (Ⓔ microsurgery): Chirurgie mittels Mikroskop und spezieller Instrumente; heute oft auch als endoskopische Mikrochirurgie

transanale endoskopische Mikrochirurgie (Ⓔ transanal endoscopic microsurgery): *s.u. Rektumresektion*

mi|kro|chi|rur|gisch *adj* (Ⓔ microsurgical): Mikrochirurgie betreffend, mittels Mikrochirurgie

Mi|kro|dak|ty|lie *f* (Ⓔ microdactyly): angeborene Kleinheit von Fingern oder Zehen

Mi|kro|de|le|ti|ons|syn|dro|me *pl* (Ⓔ microdeletion syndromes): Gruppe von Fehlbildungs-Retardierungssyndromen, die durch eine kleinste chromosomale Deletion verursacht werden; neben den **klassischen Mikrodeletionssyndromen**, wie z.B. Katzenschreisyndrom*, Williams*-Beuren-Syndrom oder Prader*-Willi-Syndrom, gibt es noch **neue Mikrodeletionssyndrome**, die erst mit der Verfügbarkeit von DNA-Sonden erkennbar wurden; dazu gehören z.B. Rubinstein*-Taybi-Syndrom oder myotubuläre Myotonie und Hypogonadismus

Mi|kro|don|tie *f* (Ⓔ microdontia): pathologische Kleinheit der Zähne

Mi|kro|dre|pa|no|zy|ten|krank|heit *f* (Ⓔ microdrepanocytic anemia): ***Syn:*** *Sichelzellthalassämie, Sichelzellenthalassämie, HbS-Thalassämie, Hämoglobin-S-Thalassämie*; kombinierte Heterozygotie für Hämoglobin* S und Thalassämie*; imponiert klinisch als Sichelzellenanämie* mit Symptomen der Thalassämie*

Mi|kro|e|lek|tro|de *f* (Ⓔ microelectrode): *s.u. Elektrode*

Mi|kro|e|le|men|te *pl*: *→ Spurenelemente*

Mi|kro|em|bo|li|en *pl* (Ⓔ microemboli): Embolien kleinster Gefäße

Mi|kro|en|ze|pha|lie *f*: *→ Mikrenzephalie*

Mi|kro|fib|ril|le *f* (Ⓔ microfibril): *s.u. Kollagenbildung*

Mi|kro|fi|la|r|ä|mie *f* (Ⓔ microfilaremia): ***Syn:*** *Mikrofilariensepsis*; Auftreten von Mikrofilarien im Blut

Mi|kro|fi|la|rie *f* (Ⓔ microfilaria): ***Syn:*** *Microfilaria*; Larvenstadium von Filarien* in Haut und Blut

Mi|kro|fi|la|ri|en|sep|sis *f*: *→ Mikrofilarämie*

Mi|kro|ga|met *m* (Ⓔ microgamete): ***Syn:*** *Androgamet*; kleinerer, männlicher Gamet von Plasmodium*

Mi|kro|ga|me|to|zyt *m* (Ⓔ microgametocyte): *s.u. Malaria*

Mi|kro|gas|trie *f* (Ⓔ microgastria): angeborene Kleinheit des Magens

Mi|kro|ge|ne|se *f* (Ⓔ microgenesis): angeborene Kleinheit eines Organs oder Körperteils

Mi|kro|ge|nie *f* (Ⓔ microgenia): ***Syn:*** *Mandibulahypoplasie, Opisthogenie, Brachygenie*; Unterentwicklung des Unterkiefers, z.B. bei frühkindlichem Zahnverlust; angeboren meist Teilaspekt eines Fehlbildungssyndroms [Robin*-Syndrom, Dysostosis* mandibulofacialis]

Mi|kro|glia *f* (Ⓔ microglia): ***Syn:*** *Mesoglia, Hortega-Glia, Mikroglia*; Glia* der grauen und weißen Substanz von Gehirn und Rückenmark, die aus kleinen Zellen [**Mikrogliazellen**] mit zahlreichen verzweigten, wie mit Dornen besetzten Fortsätzen besteht; sie leiten sich wahrscheinlich von Makrophagen ab und haben vornehmlich eine Abwehrfunktion

Mi|kro|gli|a|zel|le *f* (Ⓔ microglial cell): ***Syn:*** *Hortega-Zelle, H-Zelle*; *s.u. Mikroglia*

β_2-Mi|kro|glo|bu|lin *nt* (Ⓔ β_2-microglobulin): ***Syn:*** *Beta$_2$-Mikroglobulin*; globuläres Molekül, das in der Wand aller Zellen vorkommt und Teil der HLA-Antigene sein kann; ist in Körperflüssigkeiten nachweisbar; erhöht bei Erkrankungen mit erhöhtem Zellumsatz [z.B. Neoplasmen]

Tab. M86. Mikrodeletionssyndrome

1p36	Retardierungs-Syndrom mit Leitsymptom große vordere Fontanelle
2q37	Kurze Daumenendglieder plus Hypotonie
3q25	Blepharophinose-Ptose-Epicanthus inversus-Syndrom und Retardierung
4p16.3	Wolf-Hirschhorn-Syndrom, Pitt-Roger-Danks-Syndrom
5p15	Cri-du-chat-Syndrom
7q11.23	Williams-Beuren-Syndrom
8q24.1	Langer-Giedion-Syndrom
10p13-14	DiGeorge-Syndrom 2
11p13	WAGR-Syndrom
11p13	Aniridie
11p11-12	EXT_2/FPP-Syndrom (DEFECT-11-Syndrom)
13q14	Retinoblastom und Entwicklungsverzögerung
15q11.2	Prader-Willi-Syndrom
15q11.2	Angelman-Syndrom
16p13.3	α-Thalassämie und Retardierung
16p13-3	Rubinstein-Taybi-Syndrom
17p13.3	Miller-Dieker-Syndrom
17p11.2	Smith-Magenis-Syndrom
17q11.2	Neurofibromatose Typ 1 und Entwicklungsverzögerung
20p12-13	Alagille-Syndrom
22q11.2	DiGeorge-/Velokardiofaziales Syndrom (CATCH 22)
Xp22.3	Kallmann-Syndrom, X-chromosomal
Xp22.3	Steroidsulfatase-Mangel
Xq28	Myotubuläre Myotonie und Hypogonadismus

Migräne

Syn. Migraine

G. Schumann

Migräne ist ein Kopfschmerzsyndrom, das seit Jahrtausenden bekannt ist. Wie anderen neurologischen Erkrankungen [z. B. Epilepsie*] kommt auch der Migräne eine besondere kulturgeschichtliche Bedeutung zu. In der Literatur werden immer wieder altägyptische Beschreibungen aufgeführt, die als Migräne gedeutet werden. Besonders im Geschlechterverhältnis spielte die Migräne in der Vergangenheit eine mehr oder weniger unrühmliche Rolle. Honoré de Balzac bezeichnete die Migräne einmal als *„die Königin aller Krankheiten, die merkwürdigste Waffe und die furchtbarste in der Hand der Frau gegen den Eheherrn"*.

Nach allgemeiner Auffassung soll es sich bei dem Wort Migräne um eine veränderte Kombination der Worte *hemi* [halb] und *cranium* [Schädel] handeln, wobei sich der Terminus offenbar auf den halbseitigen Schmerzcharakter bezog.

Epidemiologie

Die Angaben zur Epidemiologie sind sehr schwankend. Die Ursache liegt unter anderem darin, dass von den Patienten häufig jede Kopfschmerzform als Migräne bezeichnet wird. So klagen zum Beispiel in den USA bis zu 90 Prozent der Befragten einmal in ihrem Leben über Kopfschmerzen, wobei diese mehrheitlich mit Migräne gleichgesetzt werden.

Um diese auch bei Ärzten bestehende diagnostische Unschärfe auszugleichen, wird in epidemiologischen Untersuchungen im Wesentlichen auf die IHS-Kopfschmerzdefinitionen [s. unten] zurückgegriffen. Danach besteht eine Häufigkeit von 9 bis 13 % der Bevölkerung, wobei die Angaben für das männliche Geschlecht zwischen 4,5 und 7 % und für das weibliche Geschlecht zwischen 13 und 19 % schwanken. Die Migräneprävalenz bei Kindern schwankt nach der Literatur zwischen 2,5 und 9,5 %, wobei die große Schwankungsbreite am ehesten durch die Schwierigkeit der Erhebung relevanter Daten zu erklären ist.

Einteilung

Die gegenwärtig gebräuchlichste Einteilung der Migräne beruht auf einer Einteilung der **internationalen Kopfschmerzgesellschaft [International Headache Society, IHS]**, die über 170 verschiedene Kopfschmerzformen unterscheidet. Die Einteilung folgt der Kopfschmerzphänomenologie und der Kopfschmerzursachen [Tab.1].

Danach werden zwei Hauptformen der Migräne unterschieden:

- **Migräne ohne Aura** ist durch wiederkehrende Attacken einseitiger pulsierender Kopfschmerzen charakterisiert, die eine mäßige bis starke Schmerzintensität haben. Die Dauer der [unbehandelten] Attacke beträgt im Durchschnitt 4 bis 72 Stunden. Sie wird durch körperliche Aktivität forciert und geht mit Begleiterscheinungen wie Übelkeit, Licht- und Geräuschüberempfindlichkeit einher.
- **Migräne mit Aura** geht mit neurologischen Symptomen einher, die in der Regel maximal eine Stunde vor der eigentlichen Migräneattacke auftreten. Als neurologische Herdsymptome finden sich am häufigsten Sehstörungen [z. B. halbseitige Gesichtsfeldausfälle oder Flimmerphänomene] gefolgt von Sensibilitätsstörungen oder seltener kurzzeitige Lähmungen oder Sprachstörungen. Nach diesen Symptomen kommt es dann in der Regel zu einer Migräneattacke.

  Eine klinisch nicht unbedeutende Sonderform der Migräne mit Aura ist die so genannte **Basilarismigräne**, die mit Schwindel, Ohrgeräuschen, Hörminderung und Doppelbildern einhergehen kann, und für die Patienten sehr beängstigend ist. Ähnliches trifft auf die **retinale Migräne** zu. Sie kann im Extremfall zur vorübergehenden Erblindung von weniger als einer Stunde Dauer auf einem Auge führen und erfordert vor der Diagnosestellung eine umfangreiche Ausschlussdiagnostik anderer Ursachen.

  Weitere klinisch relevante Migräneformen sind die **ophthalmoplegische Migräne** [sie geht mit der Lähmung eines oder mehrerer Augenmuskeln einher] oder auch das Auftreten einer **Migräneaura ohne Kopfschmerzen**, was bei älteren Patienten nicht selten beobachtet wird. Im Vordergrund stehen dann vorübergehende Sehstörungen, wie bei der Migräne mit Aura beschrieben, aber ohne nachfolgende Kopfschmerzen. Diese Symptomatik zieht ebenfalls eine umfangreiche Diagnostik nach sich und die Diagnose ist erst nach ausgeschlossener anderer Ursache berechtigt.

Tab. 1. Klassifikation des Kopfschmerzes [Committee of the International Headache Society 1988]

1	Migräne
1.1	Migräne ohne Aura
1.2	Migräne mit Aura
1.2.1	Migräne mit typischer Aura
1.2.2	Migräne mit prolongierter Aura
1.2.3	Familiäre hemiplegische Migräne
1.2.4	Basilarismigräne
1.2.5	Migräneaura ohne Kopfschmerz
1.2.6	Migräne mit akutem Aurabeginn
1.3	Ophthalmoplegische Migräne
1.4	Retinale Migräne
1.5	Periodische Syndrome in der Kindheit als möglicher Vorläufer oder Begleiterscheinungen einer Migräne
1.5.1	Gutartiger paroxysmaler Schwindel in der Kindheit
1.5.2	Alternierende Hemiplegie in der Kindheit
1.6	Migränekomplikationen
1.6.1	Status migraenosus
1.6.2	Migränöser Infarkt
1.7	Mirgräneartige Störungen, die nicht die obigen Kriterien erfüllen
2	Kopfschmerz vom Spannungstyp
2.1	Episodischer Kopfschmerz vom Spannungstyp
2.1.1	Episodischer Kopfschmerz vom Spannungstyp mit erhöhter Schmerzempfindlichkeit perikranialer Muskeln
2.1.2	Episodischer Kopfschmerz vom Spannungstyp ohne erhöhte Schmerzempfindlichkeit perikranialer Muskeln
2.2	Chronischer Kopfschmerz vom Spannungstyp
2.2.1	Chronischer Kopfschmerz vom Spannungstyp mit erhöhter Schmerzempfindlichkeit perikranialer Muskeln
2.2.2	Chronischer Kopfschmerz vom Spannungstyp ohne erhöhte Schmerzempfindlichkeit perikranialer Muskeln
2.3	Kopfschmerz vom Spannungstyp, der nicht die obigen Kriterien erfüllt
3	Clusterkopfschmerz und chronische paroxysmale Hemikranie
3.1	Clusterkopfschmerz
3.1.1	Clusterkopfschmerz mit noch nicht abschätzbarem Verlauf
3.1.2	Episodischer Clusterkopfschmerz
3.1.3	Chronischer Clusterkopfschmerz
3.1.3.1	von Beginn an ohne Remissionen
3.1.3.2	nach primär episodischem Verlauf
3.2	Chronische paroxysmale Hemikranie
3.3	Clusterkopfschmerzartige Störungen, die nicht die obigen Kriterien erfüllen
4	Verschiedenartige Kopfschmerzformen ohne begleitende strukturelle Läsion
4.1	Idiopathischer stechender Kopfschmerz
4.2	Kopfschmerz durch äußeren Druck
4.3	Kältebedingter Kopfschmerz
4.3.1	Äußere Kälteexposition
4.3.2	Einnahme eines Kältestimulans
4.4	Benigner Hustenkopfschmerz
4.5	Benigner Kopfschmerz durch körperliche Anstrengung
4.6	Kopfschmerz bei sexueller Aktivität
4.6.1	Dumpfer Schmerz
4.6.2	Explosiver Schmerztyp
4.6.3	Haltungsabhängiger Typ
5	Kopfschmerz nach Schädeltrauma
5.1	Akuter posttraumatischer Kopfschmerz
5.1.1	bei belangvollem Schädeltrauma und/oder entsprechenden Befunden
5.1.2	bei geringfügigem Schädeltrauma ohne belangvolle Befunde
5.2	Chronischer posttraumatischer Kopfschmerz
5.2.1	bei belangvollem Schädeltrauma und/oder entsprechenden Befunden
5.2.2	bei geringfügigem Schädeltrauma ohne belangvolle Befunde
6	Kopfschmerz bei Gefäßstörungen
6.1	Akute ischämische zerebrovaskuläre Störungen
6.1.1	Transitorische ischämische Attake (TIA)
6.1.2	Thromboembolischer Infarkt
6.2	Intrakranielles Hämatom
6.2.1	Intrazerebrales Hämatom
6.2.2	Subdurales Hämatom
6.2.3	Epidurales Hämatom
6.3	Subarachnoidalblutung
6.4	Nichtrupturierte Gefäßfehlbildung
6.4.1	Arteriovenöses Angiom
6.4.2	Sachförmiges Aneurysma
6.5	Arteriitis
6.5.1	Riesenzellarteriitis
6.5.2	Andere systemische Arteriitis
6.5.3	Primär intrakranielle Arteriitis
6.6	A.-carotis- oder A.-vertebralis-Schmerz
6.6.1	Carotis- oder Vertebralisdissektion
6.6.2	Carotidynie (idiopathisch)
6.6.3	Kopfschmerz nach Endarteriektomie
6.7	Hirnvenenthrombose
6.8	Arterieller Hochdruck
6.8.1	Akute Blutdrucksteigerung durch ein exogenes Agens
6.8.2	Phäochromozytom
6.8.3	Maligner Hochdruck
6.8.4	Präeklampsie und Eklampsie
6.9	Kopfschmerz bei anderen Gefäßerkrankungen
7	Kopfschmerz bei nichtvaskulären intrakraniellen Störungen
7.1	Liquordrucksteigerung
7.1.1	Gutartige intrakranielle Drucksteigerung
7.1.2	Hochdruck-Hydrozephalus
7.2	Liquorunterdruck
7.2.1	Postpunktioneller Kopfschmerz
7.2.2	Kopfschmerz bei Liquorfistel
7.3	Intrakranielle Infektion
7.4	Intrakranielle Sarkoidose und andere nichtinfektiöse Entzündungsprozesse
7.5	Kopfschmerz nach intrathekaler Injektion
7.5.1	Direkter Effekt
7.5.2	Bedingt durch chemische (aseptische) Meningitis
7.6	Intrakranielles Neoplasma
7.7	Kopfschmerz bei anderen intrakraniellen Störungen
8	Kopfschmerz durch Einwirkung von Substanzen oder deren Entzug
8.1	Kopfschmerz bei akuter Substanzwirkung
8.1.1	Nitrat- oder Nitritkopfschmerz
8.1.2	Natriumglutamatkopfschmerz
8.1.3	Kohlenoxidkopfschmerz
8.1.4	Alkoholkopfschmerz
8.1.5	Andere Substanzen
8.2	Kopfschmerz bei chronischer Substanzwirkung
8.2.1	Ergotaminkopfschmerz
8.2.2	Analgetikakopfschmerz
8.2.3	Andere Substanzen

Tab. 1. (Fortsetzung)

8.3	Kopfschmerz bei Entzug nach akutem Substanzgebrauch
8.3.1	Alkoholentzug (Hangover)
8.3.2	Andere Substanzen
8.4	Kopfschmerz bei Entzug nach chronischem Substanzgebrauch
8.4.1	Ergotaminentzugskopfschmerz
8.4.2	Koffeinentzugskopfschmerz
8.4.3	Narkotikaentzugskopfschmerz
8.4.4	Andere Substanzen
8.5	Kopfschmerz bei Substanzgebrauch ohne gesicherten Wirkungsmechanismus
8.5.1	Hormonelle Kontrazeptiva oder Östrogene
8.5.2	Andere Substanzen
9	Kopfschmerz bei einer primär nicht den Kopfbereich betreffenden Infektion
9.1	Virale Infektion
9.1.1	Fokal, nicht primär den Kopf betreffend
9.1.2	Systemisch
9.2	Bakterielle Infektion
9.2.1	Fokal, nicht primär den Kopf betreffend
9.2.2	Systemisch (septisch)
9.3	Kopfschmerz bei anderen Infektionen
10	Kopfschmerz bei Stoffwechselstörungen
10.1	Hypoxie
10.1.1	Höhenkopfschmerz
10.1.2	Hypoxischer Kopfschmerz
10.1.3	Schlafapnoekopfschmerz
10.2	Hyperkapnie
10.3	Hypoxie in Verbindung mit Hyperkapnie
10.4	Hypoglykämie
10.5	Dialyse
10.6	Kopfschmerz bei anderen metabolischen Störungen
11	Kopfschmerz oder Gesichtsschmerz bei Erkrankungen des Schädels sowie im Bereich von Hals, Augen, Ohren, Nase, Nebenhöhlen, Zähnen, Mund oder anderen Gesichts- oder Kopfstrukturen
11.1	Schädelknochen
11.2	Hals
11.2.1	Halswirbelsäule
11.2.2	Retropharyngeale Tendinitis
11.3	Augen
11.3.1	Akutes Glaukom
11.3.2	Brechungsfehler
11.3.3	Heterophorie oder Heterotropie
11.4	Ohren
11.5	Nase und Nebenhöhlen
11.5.1	Kopfschmerz bei akuter Sinusitis
11.5.2	Andere Erkrankungen von Nase oder Nebenhöhlen
11.6	Zähne, Kiefer und benachbarte Strukturen
11.7	Krankheiten des Kiefergelenks
12	Kopf- und Gesichtsneuralgien, Schmerz bei Affektion von Nervenstämmen und Deafferenzierungsschmerzen
12.1	Anhaltender (nicht anfallsartiger) Schmerz durch Erkrankung von Hirnnerven
12.1.1	Kompression oder Distorsion von Hirnnerven oder der 2. oder 3. Zervikalwurzel
12.1.2	Demyelinisierende Erkrankungen von Hirnnerven
12.1.2.1	Optikusneuritis (retrobulbäre Optikusneuritis)
12.1.3	Hirnnerveninfarkt
12.1.3.1	Diabetische Neuropathie
12.1.4	Entzündliche Hirnnervenstörungen
12.1.4.1	Herpes zoster
12.1.5	Tolosa-Hunt-Syndrom
12.1.6	Nacken-Zungen-Syndrom
12.1.7	Andere Ursachen für Dauerkopfschmerz bei Hirnnervenläsion
12.2.1	Idiopathische Trigeminusneuralgie
12.2.2	Symptomatische Trigeminusneuralgie
12.2.2.1	Kompression der Trigeminuswurzel oder des Ganglion Gasseri
12.2.2.2	Zentrale Läsionen
12.3	Glossopharyngeusneuralgie
12.3.1	Idiopathische Glossopharyngeusneuralgie
12.3.2	Symptomatische Glossopharyngeusneuralgie
12.4	Nervus-intermedius-Neuralgie
12.5	Laryngicus-superior-Neuralgie
12.6	Okzipitalneuralgie
12.7	Zentrale Ursachen von Kopf- und Gesichtsschmerzen, die nicht dem Typ der Trigeminusneuralgie entsprechen
12.7.1	Anaesthesia dolorosa
12.7.2	Thalamusschmerz
12.8	Gesichtsschmerz, der nicht die Kriterien der Gruppen 11 und 12 erfüllt
13	Nicht klassifizierbarer Kopfschmerz

Die in Deutschland von der Mehrzahl der Ärzte angewendete ICD-10 fasst die Migräne in der Rubrik G43 zusammen. Die Einteilung beruht auf der der IHS und damit wird auch hier eine **Migräne ohne Aura** [auch **gewöhnliche Migräne**] einer **Migräne mit Aura** [auch **klassische Migräne**] gegenübergestellt. Es werden außerdem ein **Status migraenosus**, eine **komplizierte Migräne** und eine **sonstige Migräne** unterschieden. Für die tägliche Routinediagnostik hat sich diese Einteilung als ausreichend erwiesen.

Pathophysiologie

Die Migräne wurde früher häufig im Rahmen eines psychosomatischen Symptomenkomplexes gesehen, in den letzten Jahrzehnten wurde aber die Tatsache einer organisch begründeten Störung allgemein anerkannt. Während der Migräneattacke kommt es zu Veränderungen der kortikalen neuralen Aktivität, Änderungen der Durchblutung [Abb. 1], Modulation von Neurotransmitttern und wahrscheinlich zu einer aseptischen vaskulären Entzündung der Duraarterien. Nach Diener kommt es initial zu einer Hemmung kortikaler neuronaler Aktivität, woraus neurologische Ausfall- bzw. Reizerscheinungen resultieren. Änderungen neuronaler Aktivität haben Änderungen des Gefäßtonus zur Folge, die zu einer Freisetzung vasoaktiver Substanzen und in der Folge zu einer aseptischen Entzündungsreaktion führen, die dann die typischen Kopfschmerzen verursachen sollen.

Getriggert werden kann diese Reaktion durch äußere Faktoren, wie z. B. Alkohol oder Stresssituationen, wobei als weitere Voraussetzung eine Veränderung der inneren Reaktionsbereitschaft im Sinne einer erhöhten Migräneanfälligkeit angenommen wird.

In den letzten Jahren ist es mittels moderner Verfahren gelungen, während einer Migräneattacke eine Region mit einer gesteigerten Durchblutung im Hirnstamm und Mittelhirnbereich nachzuweisen, wobei gegenwärtig davon ausgegangen wird, dass es sich dabei um eine Art **Migränegenerator** handelt. Dieser soll einen enthemmenden Einfluss auf parasympathische Fasern haben, worauf die Blutgefäße erweitert werden. Durch den Austritt von Blutplasma in den umgebenden Raum entwickelt sich dann wieder eine aseptische Entzündung.

Insgesamt handelt es sich bei der Migräne um ein sehr komplexes Geschehen, von dem nur einzelne Ursachenbausteine bekannt sind, d.h. eine weitere Grundlagenforschung ist dringend notwendig.

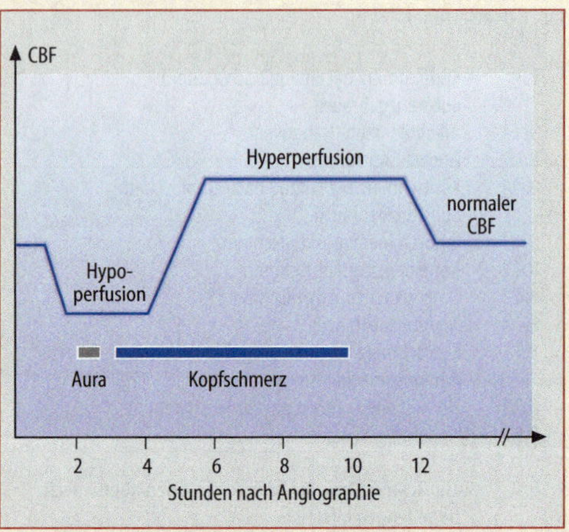

Abb. 1. Durchblutungsverhältnisse bei einer Migräneattacke

Symptome und Verlauf

Im Verlauf einer Migräneattacke werden verschiedene Symptome beobachtet, die beim einzelnen Patienten mehr oder weniger häufig auftreten, insgesamt aber regelmäßig beobachtet werden und eine Einteilung erlauben. Sehr oft geben die Patienten **Auslösungsfaktoren** für die Migräneattacke an, häufig werden Regelblutung, Stresssituationen, vorheriger Alkoholgenuss oder bestimmte Nahrungsmittel genannt.

Prodromalstadium

Viele Patienten klagen über eine Vorphase [Prodromalstadium], in denen sie allgemeine Veränderungen bemerken. So wird unter anderem über Reizbarkeit, Stuhlgangprobleme, Muskelschwäche oder allgemeines Unwohlgefühl geklagt. Erfahrene Patienten können diese Symptome sehr genau angeben und sich dadurch auf die folgende Migräneattacke einstellen.

Aura [Vorgefühl]

Schätzungsweise 10 bis 15 % der Patienten berichten über eine Aura. Dabei kommt es zu deutlichen neurologischen Symptomen, die am häufigsten in Sehstörungen bestehen. Es wird insbesondere über Flimmerphänomene oder über Gesichtsfeldausfälle geklagt. Seltener kommt es zu Lähmungserscheinungen der Extremitäten, die bis zur halbseitigen Lähmung reichen können. Auch Sprachstörungen werden gelegentlich beobachtet.

Aufgrund dieser, beim Erstauftreten für den Patienten sehr beeindruckenden Symptomatik erfolgt anfangs nicht selten eine stationäre Untersuchung, da nicht von einer Migräne ausgegangen wird. Die Dauer der Aura wird mit einer halben bis maximal einer Stunde angegeben.

Kopfschmerzphase

Im Anschluss an die (eventuelle) Aura kommt es zu dem für die Migräne als typisch angesehenen Kopfschmerz. Dieser ist überwiegend halbseitig und wird als pulsierend beschrieben. Er ist meistens im Schläfenbereich, im Stirnbereich oder im Bereich des Nacken-Hinterkopfes lokalisiert. Die Dauer wird im Durchschnitt mit 4 bis 72 Stunden angegeben.

Viele Patienten geben an, dass er schon am Morgen nach dem Aufwachen vorhanden ist. Besonders belästigend für den Patienten sind zusätzliche Begleitsymptome wie Übelkeit, die zum Erbrechen führen kann, Licht- und Lärmüberempfindlichkeit oder Geruchsstörungen.

Diagnostik

Als wichtigstes Verfahren für die Diagnosestellung hat sich die Anamnese erwiesen. Eine Kopfschmerzsymptomatik, die mit den oben genannten Symptomen einhergeht, lässt sich zwanglos zuordnen und erfordert keine zusätzliche apparative Diagnostik.

Dies trifft letztendlich auch auf eine **Migräne mit Aura** zu. Allerdings erfolgt hier insbesondere beim Erstauftreten der Beschwerden in Abhängigkeit von den Symptomen der Aura häufig eine apparativ-neuroradiologische Abklärung (nicht selten stationär), was z. B. bei einer halbseitigen Lähmung verständlich ist.

Ein organischer Befund lässt sich dabei selten nachweisen, nicht zuletzt dient die Diagnostik aber auch der Beruhigung des Patienten, der (verständlicherweise) Probleme hat, seine in unregelmäßigen Abständen auftretende Halbseitenlähmung auf die „*Volkskrankheit Migräne*" zurückzuführen.

Am Rande soll erwähnt werden, dass früher dem EEG* eine gewisse Bedeutung bei der Migränediagnostik zukam; es wurde nach einer so genannten **hypersynchronen Migräne** gesucht. Diese ging im EEG mit Spitzenpotentialen [Graphoelemente, die häufig bei epileptischen Anstaltsleiden beobachtet werden, *s.a. Essay Elektroenzephalogramm S. 563*] einher. Man versuchte deshalb, diese Sonderform mit Antiepileptika* zu behandeln, was allerdings nur in Einzelfällen erfolgreich war.

Verlauf

Der Verlauf ist uneinheitlich. Es gibt Patienten, die ein bis zwei Attacken im Jahr haben und plötzlich eine massive Zunahme auf ein- bis zweimal pro Woche angeben, ohne dass eine Ursache dafür gefunden wird. Andererseits können sich auch häufige Migräneattacken spontan in ihrer Anzahl verringern, was bis zu völliger Beschwerdefreiheit gehen kann.

Inwieweit ärztliche Hilfe in Anspruch genommen wird, hängt neben der Attackenzahl auch von der Schwere der Symptomatik ab. Ist diese so massiv, dass Arbeitsunfähigkeit resultiert, ist der Patient verständlicherweise mehr auf ärztliche Hilfe angewiesen als bei leichteren kurz dauernden Beschwerden. Allerdings nehmen viele Patienten keinerlei ärztliche Hilfe in Anspruch, die Migräne wird dann häufig im Rahmen einer andersweilig veranlassten ärztlichen Untersuchung [z. B. bei einem Rentenantrag] zufällig mit diagnostiziert.

Therapie

Nicht jede Migräne bedarf einer medikamentösen Therapie. Manche Patienten kommen mit Entspannungsverfahren [z. B. Yoga] gut zurecht, manchmal reichen auch physikalische Maßnahmen oder eine radikale Änderung der Lebensweise, insbesondere eine Vermeidung der Triggerfaktoren, aus.

Prinzipiell wird bei der **medikamentösen Therapie** eine vorbeugende [prophylaktische] Behandlung und eine Akutbehandlung der Migräneattacke unterschieden.

Vorbeugende/prophylaktische Behandlung

Hier findet sich an erster Stelle die Vermeidung der oben genannten Triggerfaktoren, wie z. B. Alkohol oder Schlafentzug, die von vielen Patienten erfolgreich praktiziert wird. Ist diese Vermeidung aber nicht erfolgreich bzw. kann nicht erfolgen [z. B. bei der Regelblutung], kommt eine medikamentöse Vorbeugung in Betracht, die dann allerdings regelmäßig jeden Tag auch ohne Migränesymptomatik eingenommen werden muss.

Hier haben sich in erster Linie Medikamente aus der Gruppe der **Betablocker*** bewährt, aber auch **Flunarizin***, **Antiepileptika*** [v.a. **Valproinsäure***], **Acetylsalicylsäure*** und **nicht-steroidale Antiphlogistika*** kommen zum Einsatz. Der Erfolg ist unterschiedlich, eine Voraussage über eine prophylaktische Erfolgswirkung bei einzelnen Patienten ist nicht möglich, sodass häufig verschiedene Präparate ausprobiert werden müssen.

Eine prophylaktische Therapie kommt aber nur für Patienten in Betracht, die mindestens 2 bis 3 stark belastende Migräneattacken im Monat haben. Wie bereits erwähnt, müssen Vorbeugungsmedikamente jeden Tag genommen werden, was bei ein bis zwei Attacken im Jahr wenig Sinn macht und von der Mehrzahl der Patienten selbst abgelehnt wird.

Tab. 2. Migränetherapie

Attackenkupierung

- allgemein: Ruhe, abgedunkelte Räume, Schlaf
- leichte bis mittelgradige Attacke
  - Antiemetikum: Metoclopramid 20 mg Supp./10–20 mg p.o. oder
    Domperidon 20–30 mg p.o.
    in Kombination mit
  - Analgetikum: Azetylsalizylsäure 500–1000 mg p.o. oder
    Paracetamol 500–1000 mg supp./p.o. oder
    Ibuprofen 400–800 mg p.o. oder
    Naproxen 500–1000 mg p.o. oder
    Metamizol 1000 mg p.o.
- schwere Attacke
  - Metoclopramid (10–20 mg p.o./20 mg Supp.) plus Ergotamintartrat (1–2 mg Supp., 2–4 mg p.o.) oder Sumatriptan (25–100 mg p.o., 25 mg Supp., 6 mg s.c. Autoinjektor) oder Zolmitriptan (2,5 mg p.o.)
- Kinder
  - Domperidon kombiniert mit Azetylsalizylsäure (250–500 mg) oder Paracetamol (250-500 mg)

Prophylaxe

- nicht-medikamentöse Therapie
  - Vermeidung von Triggerfaktoren
  - Ausgleichssport
  - Verhaltenstherapie (Muskelrelaxation nach Jakobson, Stressbewältigung etc:)
- Medikamente der 1. Wahl
  - Metoprolol: Startdosis 25–50 mg,
    Zieldosis: Frauen 150 mg, Männer 200 mg
  - Propranolol: Startdosis 20 mg
    Zieldosis: Frauen 160 mg, Männer 200 mg
  - Flunarizin: bei > 70 kg KG 10 mg, bei 50–70 kg KG 5 mg, < 50 kg KG 5 mg jeden 2. Tag
- Medikamente der 2. Wahl
  - Cyclandelat 1200–1600 mg/Tag
  - Valproinsäure 500–1000 mg/Tag (Zielserumspiegel 50–100 µm/ml)
  - Lisurid 3x 0,025 mg/Tag

Des Weiteren wird eine Prophylaxe bei komplizierter Migräne [z. B. Status migraenosus oder Migräne mit prolongierter Aura] empfohlen. Auch bei Attacken, die mit einer für den Patienten unerträglichen Symptomatik einhergehen [z. B. schwerste Kopfschmerzen mit massivem Erbrechen], kann von der oben genannten Häufigkeitsregel für eine Prophylaxe abgegangen und bereits bei selteneren Attacken eine Prophylaxe veranlasst werden.

Akutbehandlung der Migräneattacke

Hier ist zu unterscheiden zwischen seit Jahrzehnten bekannten und bewährten Präparaten, die allerdings nicht immer erfolgreich sind, und zwischen modernen Neuentwicklungen, wozu in erster Linie die so genannten Triptane zu zählen sind.

Zu den erstgenannten Präparaten zählt die auch bei der Prophylaxe wirksame **Acetylsalicylsäure***, die aber in der Akutbehandlung in einer wesentlich höheren Dosierung [im Durchschnitt 1000 mg] am besten intravenös angewendet wird. Bewährt haben sich auch **Paracetamol***, **Mutterkornalkaloide*** sowie **Dopaminantagonisten** [z. B. **Metoclopramid***, **Domperidon***], die die gastrointestinale Motilität beschleunigen.

Der Vorteil dieser seit Jahren bekannten Therapien besteht neben einer umfangreichen Erfahrung auch im günstigen Preis, wodurch sich die häufige (und oftmals erfolgreiche) Anwendung auch gegenwärtig erklären lässt.

Eine raschere und umfangreichere Besserung bzw. Symptomfreiheit im Vergleich zur oben genannten Medikation lässt sich durch die in den letzten Jahren entwickelten **Triptane** erzielen, wobei hierfür beispielhaft als ersteingeführtes Präparat nur das **Sumatriptan** erwähnt werden soll.

Es gibt inzwischen eine große Anzahl von Studien, die nachgewiesen haben, dass diese Gruppe eine raschere und andauernde Besserung der Migräneattacke im Vergleich mit den traditionellen Migränetherapeutika bewirken kann. Ein Nachteil liegt aber neben verschiedenen Nebenwirkungen in der gegenwärtig noch hohen Preisgestaltung, die einem breiten Einsatz entgegen steht. Insgesamt stellen die Triptane eine wesentliche Bereicherung in der medikamentösen Therapie der Migräne dar und sollten mehr als bisher eingesetzt werden.

Differentialdiagnose

Aufgrund ihres Bekanntheitsgrades in der Bevölkerung wird häufig jede Kopfschmerzform von den Patienten als Migräne angesehen. Dies hängt sicher auch damit zusammen, dass die Migräne gesellschaftlich eher als Krankheit akzeptiert wird, als z. B. ein medikamentöser Dauerkopfschmerz, dem ein Hauch von Medikamentenabhängigkeit anhaftet.

Eine anlässlich einer anderen Untersuchung gemachte beiläufige Bemerkung „übrigens habe ich auch Migräne" sollte deshalb immer Anlass zu einer kurzen diagnostischen Befragung sein, da nur so ein eventueller Schaden durch eine falsche Diagnose und eine darauf folgende falsche Behandlung verhindert werden können.

Am häufigsten wird die Migräne mit dem **Spannungskopfschmerz** verwechselt, der zusammen mit der Migräne 90 % der Kopfschmerzarten ausmachen soll. Es handelt sich dabei um einen mittelgradigen Kopfschmerz, der häufig in Form eines dumpfen Druckes bzw. einer ringförmigen Spannung beschrieben wird, und der immer mehr oder weniger unterschwellig vorhanden ist. Es kommt dabei immer wieder zu Phasen einer Verstärkung, die sich dann spontan bessern.

Durch das ständige Vorhandensein der Kopfschmerzen entsteht ein erhebliches Leidenspotential, wodurch die Gefahr einer unkontrollierten Medikamenteneinnahme mit dann drohenden Sekundärschäden vorhanden ist. Spannungskopfschmerzen sind häufig einer physiotherapeutischen Behandlung zugänglich, leider wird diese gegenwärtig zu wenig eingesetzt.

Der **Clusterkopfschmerz** ist durch abrupt einsetzende heftige Schmerzattacken gekennzeichnet, die einseitig auftreten und meistens über bzw. hinter dem Auge angegeben werden. Seltener kommt es zu Schmerzen im Hinterkopf. Die Patienten beschreiben die Schmerzen häufig als bohrend und leiden erheblich unter der manchmal extremen Schmerzintensität, die ohne jede Vorwarnung auch nachts aus dem Schlaf heraus auftreten kann. Als typische Begleitsymptome findet sich Tränenfluss bzw. Rhinorrhö auf der Schmerzseite. Auch wird häufig ein um das Auge herum reichendes Ödem gesehen. Das Ganze ist Ausdruck eines Horner*-Syndroms und geht zusätzlich mit einer Einengung der Pupille sowie einer Verkleinerung der Lidspalte einher. Man schätzt, dass bis zu 1 % der Bevölkerung unter diesem Kopfschmerzsyndrom leidet, dessen Pathophysiologie weitgehend unbekannt ist.

Aufgrund des anfallsartigen Charakters liegt die Verwechslung mit der Migräne nahe. Die Therapie der akuten Attacke besteht aber in der Inhalation von reinem Sauerstoff über eine Gesichtsmaske, womit eine Erfolgsquote von bis zu 60 % erreicht wird. In der letzten Zeit kommen zunehmend Triptane zum Einsatz, die ebenfalls eine deutliche Besserung erbringen.

Als weitere Hauptdifferentialdiagnose der Migräne sei hier der **medikamenteninduzierte Dauerkopfschmerz** aufgeführt. Es handelt sich dabei um einen dumpf drückenden Kopfschmerz, der besonders im Bereich der Stirn, der Schläfe und des Hinterkopfes angegeben wird. Häufig ist er bereits morgens vorhanden. Die Ursache liegt im ständigen Gebrauch von Kopfschmerzmedikamenten, wobei besonders die zu häufige Einnahme von Mutterkornalkaloiden verantwortlich gemacht wird. Die typischen Begleiterscheinungen der Migräne [z. B. Übelkeit, Erbrechen, Lichtscheuheit] fehlen, der pathophysiologische Entstehungsmechanismus ist weitgehend unbekannt. Man vermutet eine Senkung der zentralen Schmerzschwelle.

Die Therapie besteht in einem Medikamentenentzug. Dies ist eine sowohl für den Patienten als auch für den Arzt belastende Aufgabe, die viel Geduld und Vertrauen erfordert.

Quellenhinweise

Abb. 1: Ensink FBM, Soyka D (Hrsg.) (1994) Migräne. Springer-Verlag, Berlin Heidelberg New York
Zeichnung Abb. 1: Bitmap, Mannheim
Tab. 1–2: Paumgartner G (Hrsg.) (1999) Therapie innerer Krankheiten, 9. Aufl. Springer-Verlag, Berlin Heidelberg New York

Mi|kro|glos|sie *f* (Ⓔ microglossia): angeborene Kleinheit der Zunge

mi|kro|gnath *adj* (Ⓔ micrognathic): ***Syn:*** *brachygnath*; Mikrognathie betreffend, von ihr betroffen oder gekennzeichnet

Mi|kro|gna|thie *f* (Ⓔ micrognathia): ***Syn:*** *Brachygnathie*; angeborene Kleinheit des Oberkiefers; kommt oft als Teilaspekt eines Fehlbildungssyndroms [Dysostosis* craniofacialis] vor; extreme Brachygnathie bezeichnet man als **Retrognathie**

Mi|kro|gramm *nt* (Ⓔ microgram): Maßeinheit der Masse; Symbol: µg; 1 µg = 1 Millionstel Gramm

Mi|kro|gra|phie *f* (Ⓔ micrography): ***Syn:*** *Mikrografie*; Form der Dysgraphie* mit extrem kleiner Schrift

Mi|kro|gy|rie *f* (Ⓔ microgyria): abnorme Kleinheit der Großhirnwindungen; ist mit Demenz assoziiert

Mi|kro|hal|lu|zi|na|ti|on *f* (Ⓔ lilliputian hallucination): ***Syn:*** *mikropsychische Halluzination, Lilliputhalluzination*; visuelle Halluzination*, bei der die halluzinierten Personen als Lilliputaner erscheinen

Mikro-Hämagglutinationstest, automatisierter *m* (Ⓔ automated microhemagglutination test): *s.u. Essay Syphilis S. 2077*

Mi|kro|hä|mat|u|rie *f* (Ⓔ microscopic hematuria): ***Syn:*** *mikroskopische Hämaturie*; nur unter dem Mikroskop erkennbare Hämaturie*

Mi|kro|he|pa|tie *f* (Ⓔ microhepatia): abnorme Kleinheit der Leber

Mi|kro|his|to|lo|gie *f* (Ⓔ microhistology): mikroskopische Histologie*

Mi|kro|in|jek|ti|on *f* (Ⓔ microinjection): *s.u. Essay Gentransfer und Gentherapie S. 761*

Mi|kro|ka|lix *f* (Ⓔ microcalix): angeborene Kleinheit eines Nierenkelches

Mi|kro|kar|zi|nom *nt* (Ⓔ microcarcinoma): nur histologisch nachweisbares Zervixkarzinom*

mi|kro|ke|phal *adj*: *→ mikrozephal*

Mi|kro|ke|pha|lie *f*: *→ Mikrozephalie*

Mi|kro|kok|kus *m, pl* **-ken**: *→ Micrococcus*

Mi|kro|ko|ni|di|en *pl* (Ⓔ microconidia): *s.u. Essay Pilze S. 1697*

Mi|kro|ko|rie *f* (Ⓔ microcoria): angeborene Kleinheit der Pupille

Mi|kro|kor|nea *f* (Ⓔ microcornea): anomale Kleinheit der Hornhaut, d.h., der Hornhautdurchmesser liegt unter 10 mm; tritt autosomal-dominant auf

Mi|kro|la|ryn|go|sko|pie *f* (Ⓔ microlaryngoscopy): direkte Laryngoskopie* mit einer Binokularoptik

Mi|kro|li|thi|a|sis *f, pl* **-ses** (Ⓔ microlithiasis): Vorkommen kleinster Kalkuli in Organen (z.B. Niere, Lunge)

Mi|kro|ma|nie *f* (Ⓔ micromania): ***Syn:*** *Kleinheitswahn*; seltenes Krankheitsbild, bei dem Patienten im Rahmen einer depressiven Grundstimmung den Wert der eigenen Person negieren

Mi|kro|mas|tie *f* (Ⓔ micromastia): ein- oder beidseitige, angeborene Kleinheit der Brust(drüse)

mi|kro|mel *adj* (Ⓔ nanomelous): Mikromelie betreffend

Mi|kro|me|lie *f* (Ⓔ micromelia): angeborene Kleinheit der Gliedmaßen

Mi|kro|me|ter *nt/m* (Ⓔ **1.–2.** micrometer): **1.** ***Syn:*** *Mikron*; abgeleitete SI-Einheit* der Länge; Symbol: µm; 1 µm ist 1 Millionstel Meter **2.** Gerät zur Messung feinster Größen

Mi|kro|my|e|lie *f* (Ⓔ micromyelia): angeborene Kleinheit des Rückenmarks

Mi|kro|my|e|lo|blas|ten *pl* (Ⓔ micromyeloblasts): abnorm kleine Myeloblasten, z.B. bei Leukämie*

Mi|kron *nt* (Ⓔ micron): ***Syn:*** *Mikrometer*; abgeleitete Einheit der Länge; Symbol: µm; 1 µm ist 1 Millionstel Meter

Mi|kro|or|ga|nis|mus *m* (Ⓔ microorganism): ***Syn:*** *Mikrobion, Mikrobe*; mit dem bloßen Auge nicht sichtbares Lebewesen **aerober Mikroorganismus** (Ⓔ aerobe): ***Syn:*** *Aerobier, Aerobiont, Oxybiont*; Mikroorganismus, dessen Stoffwechsel auf die Anwesenheit von Sauerstoff angewiesen ist; **fakultative Aerobier** können unter bestimmten Bedingungen auch ohne Sauerstoff überleben, **obligate Aerobier** dagegen brauchen unbedingt Sauerstoff

Mi|kro|pe|nis *m*: *→ Mikrophallus*

Mi|kro|pha|gen *pl* (Ⓔ microphages): selten verwendete Bezeichnung für Granulozyten*

Mi|kro|pha|kie *f* (Ⓔ microphakia): angeborene Kleinheit der Augenlinse

Mi|kro|phal|lus *m* (Ⓔ microphallus): ***Syn:*** *Mikropenis*; abnorme Kleinheit des Penis, z.B. bei männlichem Pseudohermaphroditismus

Mi|kroph|thal|mie *f*: *→ Mikrophthalmus*

Mi|kroph|thal|mus *m* (Ⓔ microphthalmos): ***Syn:*** *Mikrophthalmie*; autosomal-dominante oder rezessive, angeborene Kleinheit des Augapfels; meist zusammen mit anderen Fehlbildungen [Kolobom*]; bei Trisomie 13/15 besteht bei 80 % der Fälle ein Mikrophthalmus; findet sich auch bei der Rötelnembryopathie*

Mi|kro|pie *f*: *→ Mikropsie*

Mi|kro|pil|le *f* (Ⓔ micropill): Einphasenpille mit niedrigem Hormongehalt [< 50 mg Ethinylestradiol*] zur hormonalen Kontrazeption*; *s.a. Minipille*

Mi|kro|pi|no|zy|to|se *f* (Ⓔ micropinocytosis): Pinozytose* mikroskopisch kleinster Teilchen, z.B. Makromoleküle

Mi|krop|sie *f* (Ⓔ micropsia): ***Syn:*** *Mikropie*; Sehstörung, bei der alle Objekte verkleinert erscheinen

Mi|kro|ra|di|o|gramm *nt* (Ⓔ microradiogram): bei der Mikroradiographie gewonnene Abbildung

Mi|kro|ra|di|o|gra|phie *f* (Ⓔ microradiography): ***Syn:*** *Mikrora-*

diografie; Röntgendarstellung von sehr dünnen Objekten, z.B. Gewebeschnitten

Mi|kror|chi|die *f* (Ⓔ microrchidia): ***Syn:*** *Mikrorchie*; abnorme Kleinheit der Hoden

Mi|kror|chie *f* (Ⓔ micro-orchidism): ***Syn:*** *Mikrorchidie*; abnorme Kleinheit der Hoden

mikro-reentry-Kreisläufe *pl* (Ⓔ micro reentry circuits): *s.u. Essay Myokardinfarkt S. 1427*

Mi|kro|rhi|nie *f* (Ⓔ microrhinia): abnorme Kleinheit der Nase

Mi|kro|sa|tel|li|ten|in|sta|bi|li|tät *f* (Ⓔ microsatellite instability): *s.u. Essay Mechanismen der Entstehung genetisch bedingter Krebsformen S. 1561*

Mi|kro|skop *nt* (Ⓔ microscope): optisches Vergrößerungsgerät zur Untersuchung kleinster Objekte

binokulares Mikroskop (Ⓔ binocular microscope): ***Syn:*** *Doppelmikroskop, Binokularmikroskop*; Mikroskop mit zwei Binokularen zum beidäugigen Sehen

Mi|kro|sko|pie *f* (Ⓔ microscopy): Untersuchung mit Hilfe eines Mikroskops

mi|kro|sko|pisch *adj* (Ⓔ microscopic): Mikroskop oder Mikroskopie betreffend, mittels Mikroskop oder Mikroskopie; winzig klein, mit bloßem Auge nicht sichtbar

mi|kro|so|mal *adj* (Ⓔ microsomal): Mikrosomen betreffend

Mi|kro|so|men *pl* (Ⓔ microsomes): bei Zellfragmentierung anfallende Bruchstücke des endoplasmatischen Retikulums

Mi|kro|so|mie *f* (Ⓔ microsomia): ***Syn:*** *Kleinwuchs, Minderwuchs, Nanismus, Nanosomie, Nannismus, Nannosomie*; liegt vor, wenn die Kinder oder Erwachsenen mit ihrer Körpergröße unterhalb der 3. Perzentile der Wachstumskurve liegen; Kleinwuchs ist keine Erkrankung, sondern Symptom einer pränatalen Schädigung [Nicotin, Heroin, Röteln, Toxoplasmose, Zytomegalie] oder einer genetischen Erkrankung [z.B. Ullrich-Turner-Syndrom] oder ist familiär bedingt; Erkrankungen die zu Mangelernährung führen [z.B. Zöliakie] oder chronische Entzündungen [z.B. Morbus Still] führen zu allgemeiner Gedeihstörung, selten aber zu Kleinwuchs; wichtig bei der Diagnostik des Kleinwuchses ist es, einen angeboren oder erworbenen Wachstumshormonmangel auszuschließen; **Therapie**: abendliche Injektion mit rekombinantem Wachstumshormon [0,5 IE/kg Körpergewicht oder 14 IE/m^2 Körperoberfläche pro Woche]

Tab. M87. Diagnose der Mikrosomie

Anamnese	– Größe der Eltern, Geschwister, Großeltern und weiterer Angehöriger, Menarche der Mutter, Pubertätsalter des Vaters – Alkoholkonsum u.a. toxische Substanzen während der Schwangerschaft – Geburt (Länge, Gewicht, Schwangerschaftswoche, Geburtslage, Sektio, Komplikationen) – Vorerkrankungen, körperliche Leistungsfähigkeit, Stuhl (Frequenz, Volumen), Kortikoiddauertherapie, Chemotherapie, Schädelbestrahlung
Routineuntersuchungen	– Körperhöhe, Wachstumsgeschwindigkeit – Gewicht (Körpermassenindex) – Kopfumfang, Körperproportionen: Oberlänge/Unterlänge, Armspanne – Pubertätszeichen, Hodenvolumen – Röntgen (linke Hand) – Gliadin-Antikörper – IGF-1, IGFBP-3 – T_4, TSH, Kreatinin, Urinstatus – Bei kleinwüchsigen Mädchen: Chromosomenanalyse
Spezielle Diagnostik bei klinischem Verdacht	– Sonographie: angeborene Herzfehler, Nierenmissbildungen – Selektivscreening auf Stoffwechselerkrankungen (z.B. Zystinose) – STH-Stimulationstests (Argingin, Insulin, Clonidin u.a.) – STH-Spontansekretion – Bildgebung (MRT, Röntgen z.B. einer Skelettdysplasie)

ist indiziert bei Wachstumshormonmangel, Kleinwuchs bei Niereninsuffizienz, Ullrich-Turner-Syndrom, familiärem Kleinwuchs; in seltenen Fällen [Achondroplasie*] muss eine operative Extremitätenverlängerung vorgenommen werden

Mi|kro|spek|tro|pho|to|me|trie *f* (Ⓔ microspectrophotometry): ***Syn:*** *Zytophotometrie*; quantitative Messung von Zellen oder Zellinhalt durch eine Kombination von Mikroskopie* und Photometrie*

Mi|kro|sper|mie *f* (Ⓔ microspermia): abnorme Kleinheit der Spermien

Mi|kro|spo|rie *f* (Ⓔ microsporidiosis): ***Syn:*** *Gruby-Krankheit*; Pilzinfektion der Kopfhaut durch Microsporum*-Species; befällt fast nur präpubertäre Kinder; in Europa die einzige epidemische Trichomykose*, die v.a. Schulen und Kinderheime befallen kann; **Klinik**: multiple, schuppende, haarlose Läsionen; die Haare brechen oberhalb der Haut ab und wachsen wieder nach; **Therapie**: systemische Antibiotika

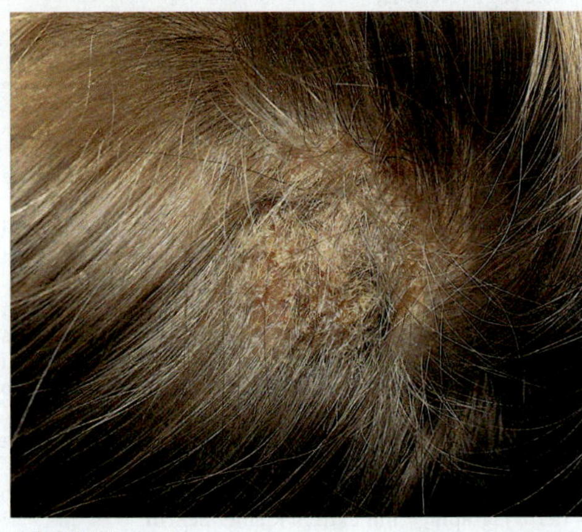

Abb. M88. Mikrosporie

Mi|kro|sto|mie *f* (Ⓔ microstomia): angeborene Kleinheit der Mundspalte

Mi|kro|stra|bis|mus *m* (Ⓔ microstrabismus): ***Syn:*** *Silberblick*; Form des Einwärtsschielens mit einem Schielwinkel von < 5° und anomaler retinaler Korrespondenz; wird meist erst nach dem 4.–6. Lebensjahr diagnostiziert; häufig besteht eine Amblyopie* mit exzentrischer Fixation; normales Binokularsehen kann weder operativ noch durch Sehübungen erreicht werden

Mi|kro|the|lie *f* (Ⓔ microthelia): angeborene Kleinheit der Brustwarze(n)

Mi|kro|throm|bo|se *f* (Ⓔ microthrombosis): Thrombose* kleinster Gefäße, z.B. Kapillaren

Mi|kro|throm|bus *m, pl* **-ben** (Ⓔ microthrombus): aus Fibrin bestehender Thrombus kleinster Gefäße

Mi|kro|tie *f* (Ⓔ microtia): angeborene Kleinheit eines oder beider Ohren

Mi|kro|tom *nt* (Ⓔ microtome): *s.u. Mikrotomie*

Mi|kro|to|mie *f* (Ⓔ microtomy): Anfertigung dünner Gewebsschnitte [1–15 µm] mit einem **Mikrotom**

Mi|kro|tu|bu|li *pl* (Ⓔ microtubules): röhrenförmige Strukturen in der Zelle; Teil des Zellskeletts

Mi|kro|vil|li *pl* (Ⓔ microvilli): kleinste, fingerartige Zellausstülpungen

Mi|kro|wel|len *pl* (Ⓔ microwaves): elektromagnetische Wellen mit einer Wellenlänge zwischen 1 mm und 1 m

Mi|kro|wel|len|the|ra|pie *f* (Ⓔ microwave diathermy): *s.u. Diathermie*

mi|kro|ze|phal *adj* (Ⓔ microcephalic): ***Syn:*** *mikrokephal*; Mikrozephalie betreffend, von ihr betroffen oder gekennzeichnet

Mi|kro|ze|pha|lie *f* (Ⓔ microcephaly): ***Syn:*** *Mikrokephalie*; angeborene Kleinheit des Kopfes; ist in 90 % mit einer mentalen Entwicklungsstörung assoziiert; die **primäre Mikro-**

zephalie beruht meist auf Chromosomenaberrationen [z.B. Trisomie 13, 18, 21, Katzenschreisyndrom], während die **sekundäre Mikrozephalie** durch intrauterine Infektionen [Röteln, Toxoplasmose, Zytomegalie], chemische Substanzen [v.a. Alkohol und Zytostatika] oder Stoffwechselerkrankungen der Mutter [Phenylketonurie] verursacht werden, die zu einer Hirnschädigung mit Wachstumsstillstand führen

Mi|kro|zir|ku|la|ti|on *f* (Ⓔ microcirculation): Blutzirkulation in der Endstrombahn*; die Gesamtaustauschfläche beträgt ca. 300 m^2; der Stoffaustausch zwischen Blut oder intravasalem Raum und interstitiellem Raum erfolgt hauptsächlich durch Diffusion; der Stoffaustausch lipidlöslischer Stoffe, wie z.B. der Atemgase, erfolgt über die gesamte Oberfläche, d.h., er hängt v.a. von der Durchblutung ab [**durchblutungslimitierter Stoffaustausch**]; wasserlösliche Substanzen können nur durch Poren oder Interzellularspalten diffundieren, d.h., es handelt sich um einen **diffusionslimitierten Stoffaustausch**; der durchblutungslimitierte Stoffaustausch ist wesentlich anfälliger für äußere Einflüsse, die zu einer Verminderung der Durchblutung führen, während der diffusionslimitierte Stoffaustausch erst bei ausgedehnter Schädigung der Kapillaren eingeschränkt wird

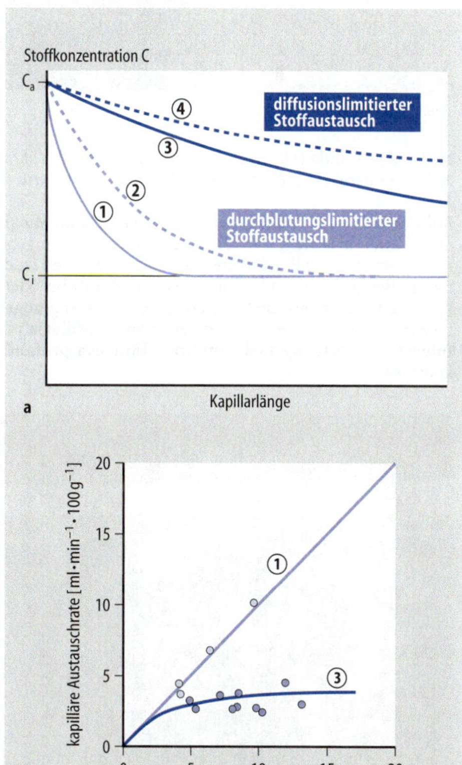

Abb. M89. Mikrozirkulation. **a** diffusionslimitierter und durchblutungslimitierter Stoffaustausch **b** Beziehung zwischen Durchblutung und kapillärer Austauschrate bei diffusionslimitiertem und durchblutungslimitiertem Stoffaustausch

Mi|kro|zir|ku|la|ti|ons|stö|rung *f* (Ⓔ disturbance of microcirculation): *s.u. Essay Schock S. 1937*

Mi|kro|zyt *m* (Ⓔ microcyte): anomal kleiner Erythrozyt

mi|kro|zy|tär *adj* (Ⓔ microcytic): aus kleinen Zellen bestehend; Mikrozyten betreffend

Mi|kro|zy|to|se *f* (Ⓔ microcytosis): gehäuftes Auftreten kleiner Erythrozyten im peripheren Blut

Mik|ti|on *f* (Ⓔ micturition): Harnlassen, Wasserlassen, Urinieren, Blasenentleerung

imperative Miktion: → *Urgeinkontinenz*

Mik|ti|ons|syn|ko|pe *f* (Ⓔ micturition syncope): *s.u. vasovagale Synkope*

Mik|ti|ons|zys|to|gra|phie *f*: → *Ausscheidungszystographie*

Mik|ti|ons|zys|to|u|re|thro|gra|phie *f*: → *Ausscheidungszystourethrographie*

Mikulicz: Johann von Mikulicz-Radecki; 1850–1905; polnischer Chirurg (Königsberg, Breslau)

Mikulicz-Aphthen *pl* (Ⓔ Mikulicz's aphthae): ***Syn:*** *habituelle Aphthen, rezidivierende Aphthen, Periadenitis mucosa necrotica recurrens*; solitär auftretende rezidivierende Aphthen der Mundschleimhaut; die Ulzera sind groß [> 1 cm] und tief mit wallartigen Rändern; die Abheilung dauert lange und hinterlässt meist eine Narbe

Mikulicz-Krankheit I *f*: → *Mikulicz-Syndrom*

Mikulicz-Krankheit II *f* (Ⓔ juvenile bone cyst): solitäre juvenile Knochenzyste in der Nähe der Epiphyse langer Röhrenknochen

Mikulicz-Syndrom *nt* (Ⓔ Mikulicz syndrome): ***Syn:*** *Mikulicz-Krankheit I*; reaktive, symmetrische, schmerzlose Schwellung der Tränen- und Mundspeicheldrüsen als Begleitsymptom verschiedener Erkrankungen, wie z.B. Sarkoidose*, Leukämien*, Lymphomen*, Sialose*, Tuberkulose*, Syphilis* und Hyperthyreose*

Mikulicz-Tamponade *f* (Ⓔ Mikulicz drain): Tamponade großer infizierter Wundhöhlen mit einem **Mikulicz-Tampon** [Gazesack gefüllt mit Mullstreifen]; dient der Sekretaufsaugung und dem Offenhalten der Wunde zur Sekundärheilung

Mil|ben *pl* (Ⓔ mites): ***Syn:*** *Acari*; meist kleine [unter 1 mm] Spinnentiere, die als Hautparasiten, Krankheitsüberträger und Erreger von Allergien von Bedeutung sind

Mil|ben|der|ma|ti|tis *f, pl* **-ti|ti|den** (Ⓔ acarodermatitis): ***Syn:*** *Acarodermatitis; Skabies*; durch Milben hervorgerufene Dermatitis*

Mil|ben|fleck|fie|ber *nt* (Ⓔ mite-borne typhus): ***Syn:*** *japanisches Fleckfieber, Tsutsugamushi-Fieber, Scrub-Typhus, Buschfleckfieber*; von **Kadanimilben** übertragene hoch fieberhafte Infektionskrankheit durch Rickettsia* tsutsugamushi; die Mortalität beträgt bis zu 30 %

Mil|ben|gang *m* (Ⓔ burrow): *s.u. Krätze*

Mil|ben|hü|gel *m* (Ⓔ cuniculus): *s.u. Krätze*

Milch *f, pl* **Mil|chen** (Ⓔ **1.–2.** milk): **1.** ***Syn:*** *Lac*; von weiblichen Säugetieren gebildetes Sekret der Brustdrüse zur Ernährung der Säuglinge; *s.a. Muttermilch* **2.** milchartige Flüssigkeit

Milch|al|ka|li|syn|drom *nt* (Ⓔ milk-alkali syndrome): ***Syn:*** *Burnett-Syndrom*; durch übermäßige Alkalienzufuhr [Milch, Antazida] hervorgerufene Stoffwechselstörung mit Kalkablagerung in Geweben, die unbehandelt zu Niereninsuffizienz führt

Milch|bein *nt*: → *Phlegmasia alba dolens*

Milch|brust|gang *m*: → *Ductus thoracicus*

Milch|drü|se *f*: → *Brustdrüse*

Milch|ein|schuss *m* (Ⓔ shooting-in of the milk): ***Syn:*** *Einschießen*; Beginn der Milchproduktion nach der Geburt; die Stauung der Milch in den Drüsenschläuchen führt zu einer schmerzhaften Verhärtung der Brust

Milch|fis|tel *f*: → *Milchgangsfistel*

Milch|fluss *m* (Ⓔ galactorrhea): ***Syn:*** *Galaktorrhö, Galaktorrhoe*; unwillkürlicher Milchabgang während der Stillphase oder bei Hyperprolaktinämie*

Milch|gän|ge *pl* (Ⓔ milk ducts): ***Syn:*** *Ductus lactiferi*; in der nicht laktierender Brustdrüse nur schwach ausgeprägte Ausführungsgänge der Milchdrüsen, die sich während der Schwangerschaft vergrößern; die 15–20 2–4,5 cm langen Milchgänge münden in die Milchsäckchen* [Sinus lactiferi]

Milch|gang|ent|zün|dung *f* (Ⓔ galactophoritis): Galaktophoritis*; *s.a. Mastitis*

Milch|gang|kar|zi|nom *nt* (Ⓔ ductal breast carcinoma): von den großen Milchgängen ausgehender Brustkrebs*

Milch|gangs|fis|tel *f* (Ⓔ lacteal fistula): ***Syn:*** *Milchfistel*; traumatisch oder entzündlich entstandene Fistel, die nach dem Abstillen spontan verheilt

Milch|ge|biss *nt* (Ⓔ milk teeth): ***Syn:*** *deziduales Gebiss*; die ab dem 6.–7. Lebensmonat durchbrechenden 20 Milchzähne; haben im Gegensatz zum bleibenden Gebiss keine Prämolaren und Weisheitszähne
Milch|hor|mon *nt:* →*Prolactin*
Milch|kaf|fee|fle|cken *pl:* →*Café-au-lait-Flecken*
Milch|leis|te *f* (Ⓔ mammary ridge): während der Embryonalentwicklung bei beiden Geschlechtern angelegte Epidermisleiste, die sich bis auf eine Brustanlage zurückbildet; bei unvollständiger Rückbildung kann eine Polymastie* oder Polythelie* entstehen
Milch|mo|la|ren *pl* (Ⓔ deciduous molars): *s.u. Molar*
Milch|säck|chen *pl* (Ⓔ lactiferous sinuses): ***Syn:*** *Sinus lactiferi*; ampullenförmige Auftreibungen der Ausführungsgänge der Brustdrüse, die sich während der Stillzeit von 1–2 mm auf bis zu 8 mm aufdehnen können; sie liegen in Höhe der Brustwarzenbasis und münden mit ihren Ausführungsgängen auf der Spitze der Brustwarze
Milch|saft *m:* →*Chylus*
Milch|säu|re *f* (Ⓔ lactic acid): ***Syn:*** *α-Hydroxypropionsäure, Acidum lacticum*; bei der Vergärung von Milch und dem Glucoseabbau unter anaeroben Bedingungen [Glykolyse*] entstehende Säure; als Lactat* ubiquitäres Zwischenprodukt des Stoffwechsels
Milch|säu|re|a|zi|do|se *f:* →*Laktatazidose*
Milch|säu|re|bak|te|ri|en *pl* (Ⓔ lactic bacteria): Bakterien, die Milchzucker zu Milchsäure* vergären; *s.a. Milchsäurestäbchen*
Milch|säu|re|gä|rung *f* (Ⓔ lactic acid fermentation): enzymatischer Abbau von Milchzucker [Lactose] zu Milchsäure*; *s.a. Gärung*
Milch|säu|re|stäb|chen *pl* (Ⓔ Lactobacillus): ***Syn:*** *Laktobazillus, Lactobacillus*; grampositive, unbewegliche, sporenlose Stäbchenbakterien, die Glucose* zu Milchsäure vergären; kommen in der Mundhöhle, dem Magen-Darm-Trakt und der Scheide [Döderlein*-Stäbchen] vor
Milch|schim|mel *m* (Ⓔ Geotrichum candidum): ***Syn:*** *Geotrichum candidum*; hefeähnlicher Pilz; Erreger der Geotrichose*
Milch|schorf *m* (Ⓔ milk tetter): ***Syn:*** *frühexsudatives Ekzematoid, konstitutionelles Säuglingsekzem, Crusta lactea, Ekzema infantum, Milchschorf*; Frühform des seborrhoischen Ekzems*, die u.a. durch Allergene [Milcheiweiß] ausgelöst wird; beginnt meist im 1. oder 2. Monat an den Wangen und breitet sich langsam auf Gesicht, Kopfhaut und Hals aus; aus den ursprünglich kleinen Papeln und Papulovesikeln entwickeln sich nässende, verkrustende Herde, die oft Sekundärinfektionen zeigen; die **Therapie** besteht aus einer Vermeidung auslösender Ursachen und der symptomatischen Behandlung des Ekzems [Ölbäder]; das Ekzem kann abheilen oder in ein endogenes Ekzem übergehen
Milch|stau *m* (Ⓔ galactostasis): ***Syn:*** *Milchstauung, Galaktostase*; einzelne Teile der Brustdrüse werden beim Stillen nur teilweise entleert und dadurch hart und schmerzempfindlich; meist kommt es auch zu einem leichten Temperaturanstieg; **Therapie**: Eisbeutel, vorsichtiges Ausstreichen der gestauten Bezirke beim Stillen oder Abpumpen; vorübergehende Prolactinsuppression mit Dopaminantagonisten
Milch|stau|ung *f:* →*Milchstau*
Milch|zäh|ne *pl* (Ⓔ milk teeth): ***Syn:*** *Dentes lactales, Dentes decidui*; die ab dem 6.–7. Lebensmonat durchbrechenden 20 Zähne des Milchgebisses; haben im Gegensatz zum bleibenden Gebiss keine Prämolaren und Weisheitszähne
Milch|zu|cker *m* (Ⓔ milk sugar): ***Syn:*** *Laktose, Lactose, Laktobiose, Saccharum lactis*; in der Brustdrüse aus Galaktose* und Glucose* synthetisiertes Disaccharid*; wichtigstes Kohlenhydrat* der Muttermilch [6 g/100 ml] und der Kuhmilch [4,5 g/100 ml]
Milch|zys|te *f* (Ⓔ milk cyst): ***Syn:*** *Laktationszyste, Galaktozele*; durch Milchstau hervorgerufene Zyste der Brustdrüse
Miles: William Ernest Miles; 1869–1947; englischer Chirurg (London)
Miles-Operation *f* (Ⓔ Miles' resection): ***Syn:*** *abdominoperineale Rektumamputation, Quénu-Miles-Operation, Quénu-Operation*; *s.u. Rektumresektion*
mi|li|ar *adj* (Ⓔ miliary): hirsekorngroß
Mi|li|a|ria *pl* (Ⓔ miliaria): ***Syn:*** *Schweißfrieseln, Hitzepickel, Hitzeblattern, Schweißbläschen, Schwitzbläschen*; meist juckender Hautausschlag bei starkem Schwitzen
Miliaria alba (Ⓔ miliaria alba): Schweißbläschen mit milchigem Inhalt
apokrine Miliaria (Ⓔ apocrine miliaria): ***Syn:*** *Fox-Fordyce-Krankheit, Apocrinitis sudoripara pruriens, Acanthosis circumporalis pruriens, Hidradenoma eruptivum*; zu Juckreiz und Papelbildung führender Verschluss der Ausführungsgänge apokriner Schweißdrüsen; tritt v.a. bei Frauen nach der Pubertät auf und betrifft die Achseln, Mamillen und die Genitalregion; **Therapie**: lokale Antiseptika
Miliaria cristallina (Ⓔ crystal rash): Schweißbläschen mit klarem Inhalt

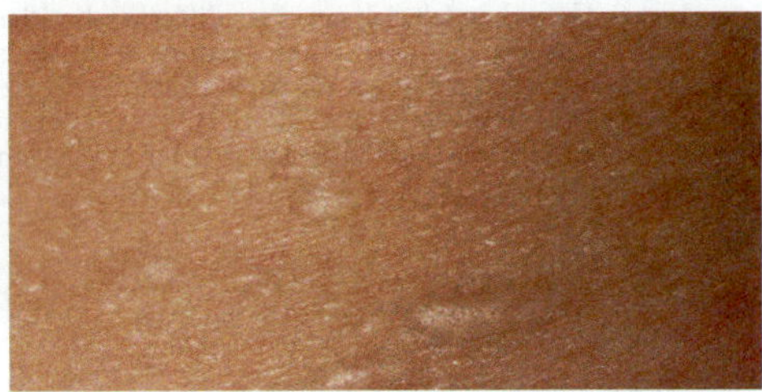

Abb. M90. Miliaria cristallina

Miliaria profunda (Ⓔ deep miliaria): *s.u. Miliaria rubra*
Miliaria pustulosa (Ⓔ pustular miliaria): *s.u. Miliaria rubra*
Miliaria rubra (Ⓔ prickly heat): ***Syn:*** *Roter Hund*; Miliaria mit Schweißbläschen, die von einem roten Hof umgeben sind; treten nur bei längerdauerndem Schwitzen und feuchtem Milieu auf und finden sich deshalb gehäuft bei Kleinkindern [werden oft auch im Sommer warm angezogen] und in den Tropen; es kann zu Vereiterung [**Miliaria pustulosa**] oder Bildung tiefer Infiltrate [**Miliaria profunda**] kommen

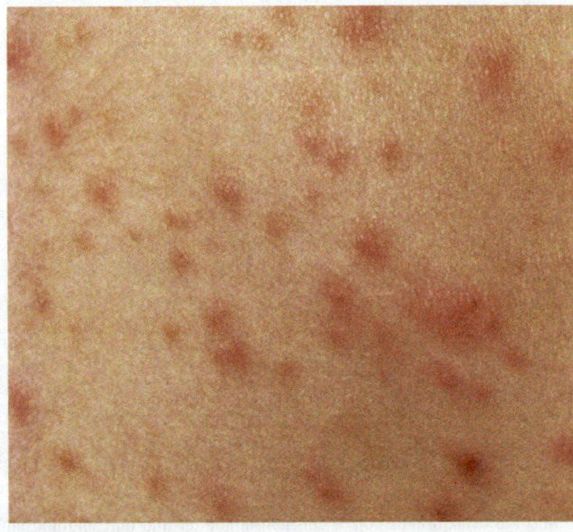

Abb. M91. Miliaria rubra

Mi|li|ar|kar|zi|no|se *f* (Ⓔ miliary carcinosis): durch die Bildung zahlreicher kleiner Metastasenherde gekennzeichnete Tumorstreuung
Mi|li|ar|lu|poid, be|nig|nes *nt:* →*Sarkoidose*
Mi|li|ar|tu|ber|kel *pl* (Ⓔ miliary tubercle): hirsekorngroßer Tuberkel*; typisch für Miliartuberkulose*
Mi|li|ar|tu|ber|ku|lo|se *f* (Ⓔ miliary tuberculosis): ***Syn:*** *miliare Tuberkulose, Tuberculosis miliaris*; v.a. bei abwehrgeschwächten Patienten [AIDS, Tumoren] auftretende generalisierte Tuberkulose* mit Bildung zahlreicher **Miliartuber-**

kel in verschiedenen Organen; kann als **primäre** oder **subprimäre Miliartuberkulose** unmittelbar vom Primäraffekt ausgehen oder im Postprimärstadium entstehen [**postprimäre Miliartuberkulose**]; *s.a. Essay Tuberkulose S. 2171*

akute Miliartuberkulose (Ⓔ acute miliary tuberculosis): akut verlaufende Form der Miliartuberkulose mit schwerem Krankheitsbild und hoher Letalität

meningitische Miliartuberkulose (Ⓔ meningitic miliary tuberculosis): zu tuberkulöser Meningitis* führender Befall der Hirnhäute

pleuropulmonale Miliartuberkulose (Ⓔ pleuropulmonary miliary tuberculosis): *s.u. pulmonale Miliartuberkulose*

pulmonale Miliartuberkulose (Ⓔ pulmonary miliary tuberculosis): auf die Lunge und evtl. Pleura [**pleuropulmonale Miliartuberkulose**] beschränkte Form

typhoide Miliartuberkulose (Ⓔ typhoid miliary tuberculosis): akute Miliartuberkulose mit Bewusstseinseintrübung

Millie *f* (Ⓔ milium): ***Syn:*** *Hautgrieß, Milium*; bis stecknadelkopfgroße, weißliche, subepitheliale Zysten v.a. im Gesicht; **primäre Milien** entstehen spontan, **sekundäre Milien** nach z.B. bullösen Dermatosen oder traumatischer Verschleppung von Epithel unter die Epidermis

Millilum *nt*: *→Milie*

Milkman: Louis Arthur Milkman; 1895–1951; amerikanischer Radiologe (Scranton)

Milkman-Syndrom *nt* (Ⓔ Milkman's syndrome): ***Syn:*** *Looser-Syndrom, Looser-Milkman-Syndrom, Dekalzifizierungssyndrom*; multiple Spontanfrakturen durch eine Entkalkung der Knochen bei Störungen des Calciumstoffwechsels oder als idiopathische Form; typisch sind **Looser-Umbauzonen** im Röntgenbild

Millard: Auguste L.J. Millard; 1830–1915; französischer Arzt (Paris)

Millard-Gubler-Syndrom *nt* (Ⓔ Millard-Gubler syndrome): ***Syn:*** *Gubler-Lähmung, Brücken-Mittelhirn-Syndrom, Hemiplegia alternans inferior*; bei Schädigung im Brücken- und Mittelhirnbereich auftretende Lähmung des Nervus* facialis, kombiniert mit spastischer Lähmung der Gliedmaße der anderen Körperseite

Millelfollii flos *m* (Ⓔ yarrow flower tops): Blütenstand der Schafgarbe*

Millelfollii herlba *f* (Ⓔ yarrow): Kraut der Schafgarbe*

Miller: Thomas Grier Miller; 1886–1981; amerikanischer Internist (Philadelphia)

Miller-Abbott-Sonde *f* (Ⓔ Miller-Abbott tube): dünner, doppellumiger Weichgummischlauch von ca. 3 m Länge mit Metallansatz; verwendet zum Absaugen oder zur Drainage von Darminhalt bei z.B. Ileus* oder zur Sondenernährung

Miller-Kurzrok-Test *m* (Ⓔ Miller-Kurzrok test): ***Syn:*** *Kurzrok-Miller-Test, Invasionstest*; In-vitro-Test, bei dem geprüft wird, ob die Spermien durch das Zervixsekret gehemmt werden

Milli-, milli- *präf.*: Wortelement mit der Bedeutung „tausend"

Millilamlpere *nt* (Ⓔ milliampere): abgleitete Maßeinheit der Stromstärke; Symbol: mA; 1 mA ist 1 Tausendstel Ampere

Millilamlperelmelter *nt* (Ⓔ milliammeter): Gerät zur Messung von Stromstärken im Milliamperebereich

Milligan: **Milligan-Operation** *f* (Ⓔ Milligan's operation): Form der Hämorrhoidektomie*, bei der der Hämorrhoidalknoten submukös unter Ligatur der zuführenden Gefäße reseziert wird

Millilgramm *nt* (Ⓔ milligram): Maßeinheit der Masse; Symbol: mg; 1 mg = 1 Tausendstel Gramm

Millilmelter *nt/m* (Ⓔ millimeter): abgleitete SI-Einheit* der Länge; Symbol mm; 1 mm ist 1 Tausendstel Meter

Millin: Terence J. Millin; zeitgenössischer irischer Urologe (London)

Millin-Operation *f* (Ⓔ Millin's operation): retropubische, extravesikale Ausschälung [Enukleation] eines Prostataadenoms

Miltelfolsin *nt* (Ⓔ miltefosine): alkylierendes Zytostatikum*

Milz *f* (Ⓔ spleen): ***Syn:*** *Splen*; die Milz liegt im linken Oberbauch [Regio hypochondriaca] unmittelbar unter dem Zwerchfell in Höhe der 9.–11. Rippe; sie ist das größte Organ des lymphatischen Systems [Systema* lymphoideum] und ist an der Lymphozytenbildung und dem Erythrozytenabbau beteiligt; während der Fetalperiode [2.–4. Monat] wird vorübergehend Blut in der Milz gebildet [hepatolienale Phase*]; da die Milz Blut speichern kann, variieren ihre Größe und ihr Gewicht, auch ist ihre äußere Form nicht stabil; als Präparat hat sie die Form einer großen Kaffeebohne [10–12 cm lang, 6–8 cm breit, 3–4 cm dick] und wiegt 150–200 g; die konvexe Außenfläche liegt dem Zwerchfell an und wird deshalb als **Facies diaphragmatica** bezeichnet; die mediale Fläche [**Facies visceralis**] ist nach innen gewölbt und wird in Felder unterteilt, in denen andere Organe der Milz anliegen: **Facies renalis** für die Niere, **Facies gastrica** für den Magen, **Facies colica** für die linke Kolonflexur und **Facies pancreatica** für die Bauchspeicheldrüse; das **Milzhilum** [Hilum splenicum/lienale], an dem die Gefäße und Nerven ein- und austreten, liegt zwischen Facies gastrica und Facies renalis; man unterschiedet einen **vorderen unteren Milzpol** [Extremitas anterior splenica] und einen **hinteren oberen Milzpol** [Extremitas posterior splenica], die vorne oben von einem scharfen, regelmäßig eingekerbten Rand [**Margo superior splenica**] verbunden werden; der hintere untere Rand [**Margo inferior splenica**] ist stumpf

die Milz ist von einer fibrösen Kapsel umgeben [**Capsula splenica**], von der Bindegewebssepten als **Milzbalken** oder **Milztrabekel** [Trabeculae splenicae] nach innen bis zum Hilum ziehen; zwischen den Milztrabekeln und der Kapsel liegt die weiche **Milzpulpa*** [Pulpa lienalis/splenica]; der größte Teil der Pulpa erscheint auf der Schnittfläche der Milz als dunkelrotes Gewebe und wird deshalb als **rote Milzpulpa** [Pulpa rubra] bezeichnet; innerhalb der roten Pulpa sind stecknadelkopfgroße, helle, leicht erhabene Pünktchen erkennbar, die sog. **Milzknötchen** oder **Milzfollikel**, die in ihrer Gesamtheit die **weiße Milzpulpa** [Pulpa alba] bilden; Art und Anordnung der Milzgefäße sind durch die Funktion des Organs bestimmt; die **Milzschlagader** [Arteria lienalis/splenica] tritt am Milzhilum ein und verzweigt sich in muskelstarke **Balkenarterien**, die in den Milzbalken verlaufen; aus ihnen entspringen **Zentralarterien**, die, genauso wie ihre Verzweigungen, die **Zentralarteriolen**, von einer Lymphozytenscheide [**periarterielle Lymphscheide**] umgeben werden; in bestimmten Abständen sind seitlich an der Lymphscheide kugelförmige Milzfollikel befestigt, die von **Knötchenkapillaren** durchblutet werden; am Ende teilen sich die Zentralarterien pinselförmig auf und bilden die **Penicilli** [Pinselarteriolen]; ein Teil der Kapillaren wird außerhalb der weißen Pulpa hülsenartig von Fasern und Zellen umgeben; die Funktion dieser

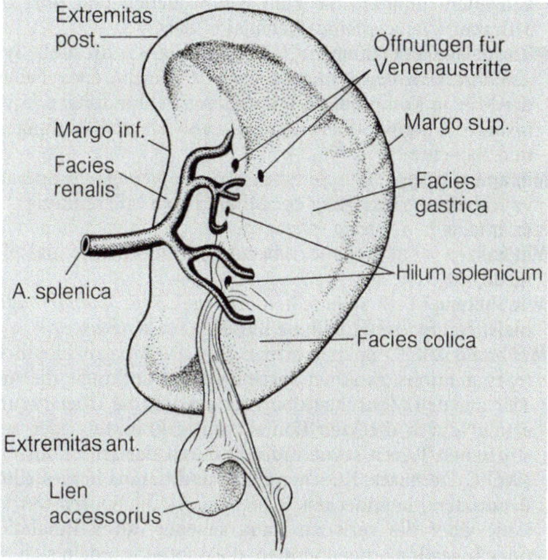

Abb. M92. Milz mit Nebenmilz von innen

M

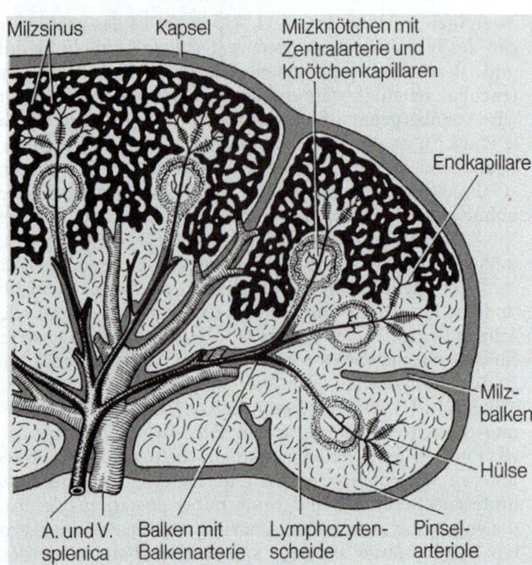

Abb. M93. Schematischer Aufbau der Milz

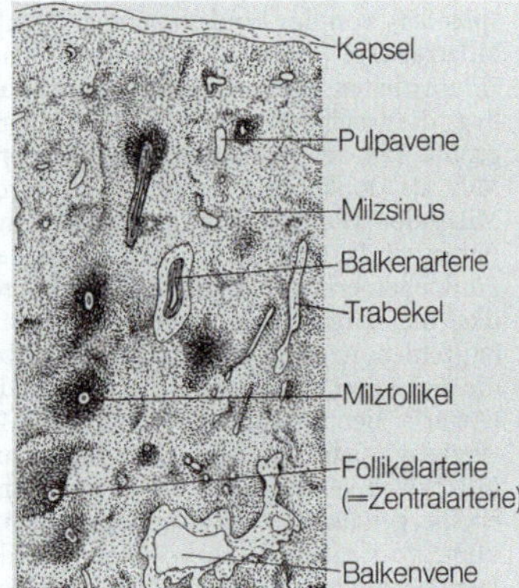

Abb. M94. Histologie der Milz

Hülsenkapillaren und der sie umscheidenden **Schweigger-Seidel-Hülsen** ist ungeklärt; das über die Arterien und Arteriolen in die Pulpa geführte Blut sammelt sich in den **Milzsinus** [Sinus splenicus/lienalis], die eine wichtige Rolle bei der **Blutmauserung** und als **Erythrozytenreservoir** spielen; die Milzsinus gehen in **Pulpavenen** über, die in **Balkenvenen** münden, die zum Hilum ziehen und dort die **Milzvene** [Vena splenica/lienalis] bilden

Milz|a|ge|ne|sie|syn|drom *nt* (Ⓔ asplenia syndrome): ***Syn:*** *Aspleniesyndrom, Ivemark-Syndrom*; angeborenes Fehlen der Milz in Kombination mit anderen Fehlbildungen [Situs inversus, Angiopathien, Lungen- und Herzfehlbildungen] und Asplenie

Milz|an|hef|tung *f* (Ⓔ splenopexy): ***Syn:*** *Splenopexie*; operative Anheftung/Fixierung der Milz, z.B. bei Milzsenkung

Milz|ar|te|rie *f*: *→Arteria splenica*

Milz|bal|ken *pl* (Ⓔ splenic trabeculae): Trabeculae lienis/splenicae; *s.u. Milz*

Milz|blu|tung *f* (Ⓔ splenic hemorrhage): ***Syn:*** *Splenorrhagie*; meist traumatisch bedingte Blutung; *s.a. Milzruptur*

Milz|brand *m* (Ⓔ splenic fever): ***Syn:*** *Anthrax*; meldepflichtige Infektionskrankheit durch Bacillus* anthracis, die vom Tier auf den Menschen übertragen wird; die Übertragung erfolgt durch direkten Kontakt mit erkrankten oder verstorbenen Tieren sowie indirekt durch tierische Rohstoffe [Wolle, Tierhaare, Knochenmehl] und daraus hergestellten Produkten [Satteldecken, Rasierpinsel]; die Sporen werden i.d.R. über die verletzte Haut, seltener durch Inhalation oder Ingestion aufgenommen; die Sporen wandeln sich am Infektionsort in das vegetative Stadium um und beginnen mit der Produktion von **Anthraxtoxin**, das aus drei Komponenten besteht: **Ödemfaktor, protektives Antigen** und **Letalfaktor**; unter dem Schutz des protektiven Antigens dringen Ödemfaktor und Letalfaktor in polymorphkernige Leukozyten ein und lähmen über eine Erhöhung der cAMP-Konzentration die Phagozytose; damit erscheint das befallene Gewebe reaktionslos und die Bazillen können sich ungestört weiter vermehren und mehr Anthraxtoxin bilden, das zur Nekrose des Gewebes führt; klinisch unterscheidet man drei Hauptformen: **Darmmilzbrand, Lungenmilzbrand** und **Hautmilzbrand**; alle drei Formen können zu **Milzbrandsepsis** führen, die innerhalb von Stunden tödlich verläuft; **Therapie:** Penicillin* G tötet die Erreger innerhalb von Stunden ab; Ciprofloxacin* und Doxycyclin* sind gleich wirksam

der letzte Fall von Milzbrand in Deutschland trat 1994 auf und Milzbrand war ein fast vergessenes Krankheitsbild; der Terroranschlag mit Anthraxsporen in den USA im September/Oktober 2001 hat aber gezeigt, dass Anthrax über eine große Potenz als Biowaffe verfügt; nach Schätzungen des amerikanischen Kongresses von 1994 könnte ein Bioangriff mit 100 kg Milzbrandsporen auf Washington 130.000 bis 3 Millionen Todesfälle verursachen; der letzte Anschlag hat aber gezeigt, dass bei entsprechender Aufbereitung der Sporen schon wesentlich geringere Mengen zu furchtbaren Folgen führen können; zur Zeit arbeiten mindestens 17 Nationen, darunter auch die USA und Russland, an der Entwicklung von Biowaffen

gastrointestinaler Milzbrand (Ⓔ gastrointestinal anthrax): ***Syn:*** *Darmmilzbrand, Anthrax intestinalis*; sehr seltener, durch den Genuss infizierter Nahrungsmittel hervorgerufener Milzbrand* von Dünn- und Dickdarm, der als schwere Enteritis imponiert; die Mortalität liegt im Bereich von 70–90 %

inhalativer Milzbrand (Ⓔ inhalational anthrax): ***Syn:*** *Anthraxpneumonie, Wollsortiererkrankheit, Lumpensortiererkrankheit, Hadernkrankheit, Lungenmilzbrand*; durch Einatmen von Milzbrandsporen hervorgerufene Lungenform des Milzbrandes; sobald die Bakterien am Ende der Inkubationszeit [1–6 Tage, bis zu 43 Tage] mit der Produktion von Anthraxtoxin beginnen, kommt es zu schweren Hämorrhagien, Ödem, Nekrose, hohem Fieber, Dyspnoe und Schocksymptomatik; die Mortalität beträgt unbehandelt praktisch 100 %, unter Antibiose 70–90 %

Milz|brand|ba|zil|lus *m* (Ⓔ anthrax bacillus): ***Syn:*** *Bacillus anthracis*; ubiquitär vorkommender Erreger des Milzbrandes [Anthrax], der extrem haltbare Sporen bildet, die Jahrzehnte lang keimfähig beleiben; Bacillus anthracis wurde 1850 von P. Rayer entdeckt; 1876 konnte Robert Koch* den Erreger auf Versuchstiere übertragen und aus diesen wieder zurückisolieren; damit war Bacillus anthracis der erste Erreger, der die Koch*-Postulate erfüllte; Louis Pasteur* setzte 1881 zum erstenmal attenuierte Stämme zur Milzbrandimpfung ein

Bacillus anthracis ist ein obligat pathogenes, bekapseltes, grampositives Stäbchenbakterium; das von ihm gebildete Exotoxin [**Anthraxtoxin**] besteht aus drei Komponenten: Ödemfaktor, protektives Antigen und Letalfaktor; unter dem Schutz des protektiven Antigens dringen Ödemfaktor und Letalfaktor in polymorphkernige Leukozyten ein und lähmen über eine Erhöhung der cAMP-Konzentration die Phagozytose; damit erscheint das befallene Gewebe reaktionslos und die Bazillen können sich ungestört weiter vermehren und mehr Anthraxtoxin bilden, das zu Nekrose des Gewebes führt; **Therapie:** Penicillin* G tötet die Erreger innerhalb von Stunden ab; Ciprofloxacin* und Doxycyclin* sind gleich wirksam

Milz|brand|sep|sis *f* (Ⓔ anthrax sepsis): ***Syn:*** *Anthrax malignus*; *s.u. Milzbrand*

Milz|ent|fer|nung *f*: *→Splenektomie*

Milz|ent|zün|dung *f*: *→Splenitis*

Milz|ex|stir|pa|ti|on *f*: *→Splenektomie*

Milz|fol|li|kel *pl* (Ⓔ splenic follicles): ***Syn:*** *Milzknötchen, Malpighi-Körperchen der Milz, Noduli lymphoidei splenici/lienalis*; Lymphfollikel der Milz, die vor allem aus B-Lymphozyten, B-Immunoblasten und T-Helferzellen bestehen; es handelt sich entweder um Primärfollikel* oder Sekundärfollikel* mit hellen Reaktionszentren und dunkler Mantelzone; die Gesamtheit der Milzfollikel bildet zusammen mit den periarteriellen Lymphscheiden die **weiße Milzpulpa**; *s.a. Milz*

Milz|hi|lus *m* (Ⓔ hilum of spleen): ***Syn:*** *Hilum lienale/splenicum*; auf der konkaven Eingeweidefläche [Facies visceralis] der Milz* liegende Eintritts- und Austrittsstelle für die Milzgefäße und -nerven; *s.a. Milz*

Milz|kap|sel|ent|zün|dung *f* (Ⓔ perisplenitis): Episplenitis, Perisplenitis

Milz|kap|sel|hy|a|li|no|se *f* (Ⓔ splenic capsular hyalinosis): ***Syn:*** *Kapselhyalinose*; bei einer chronischen Milzstauung entstehende knorpelartige Verdickung der Milzkapsel

Milz|knöt|chen *pl*: *→Milzfollikel*

Milz|lymph|kno|ten *pl* (Ⓔ splenic lymph nodes): ***Syn:*** *Nodi lymphoidei splenici/lienales*; Lymphknoten* im Milzhilum; **Zufluss**: Milz, Magen; **Abfluss**: Nodi* lymphoidei coeliaci

Milz|naht *f* (Ⓔ splenorrhaphy): ***Syn:*** *Splenorrhaphie*; Naht der Milz nach traumatischer oder operativer Eröffnung

Milz|par|en|chym *nt*: *→Milzpulpa*

Milz|pul|pa *f* (Ⓔ splenic pulp): ***Syn:*** *Milzparenchym, Pulpa lienis/splenica*; das Parenchym der Milz* besteht aus einem weichen Gewebe, das als Pulpa bezeichnet wird; der größte Teil der Pulpa erscheint auf der Schnittfläche der Milz als dunkelrotes Gewebe und wird deshalb als **rote Milzpulpa** [Pulpa rubra] bezeichnet; innerhalb der roten Pulpa sind stecknadelkopfgroße, helle, leicht erhabene Pünktchen erkennbar, die sog. **Milzknötchen** oder **Milzfollikel**, die in ihrer Gesamtheit die **weiße Milzpulpa** [Pulpa alba] bilden

rote Milzpulpa (Ⓔ red pulp): ***Syn:*** *rote Pulpa, Pulpa rubra*; aus retikulärem Bindegewebe und extravasalen Erythrozyten bestehender Teil der Milzpulpa; *s.a. Milzpulpa*

weiße Milzpulpa (Ⓔ white pulp): ***Syn:*** *weiße Pulpa, Pulpa alba*; Gesamtheit der Milzfollikel*; *s.a. Milzpulpa*

Milz|punkt *m* (Ⓔ phrenic-pressure point): ***Syn:*** *Phrenikuspunkt*; *s.u. Saegesser-Zeichen*

Milz|rup|tur *f* (Ⓔ splenic rupture): die Milzruptur kann traumatisch oder iatrogen bedingt sein oder spontan auftreten; man unterscheidet **einzeitige** und **zweizeitige Milzruptur**, bei der ein zunächst stabil tamponiertes Milzhämatom rupturiert; die **traumatische Milzruptur** ist die häufigste Organverletzung und Blutungsquelle beim stumpfen Bauchtrauma; **spontane Milzrupturen** treten bei verschiedenen Infektionskrankheiten und hämatologischen Erkrankungen auf [Malaria*, Typhus*]; **iatrogene Milzrupturen** entstehen meist akzidentell im Rahmen von Abdominaloperationen

Tab. M95. Einteilung der Milzverletzungen

Grad I	Kapselriss ohne aktive Blutung Parenchymläsion < 1 cm tief
Grad II	Kapselriss mit aktiver Blutung Parenchymläsion < 3 cm tief
Grad III	Parenchymläsion > 3 cm tief ohne Hilusbeteiligung
Grad IV	Ruptur mit Hilusbeteiligung
Grad V	Mehrfache Fragmentierung der Milz oder Devaskularisation

die **Klinik** hängt vom Ausmaß der Milzverletzung und der Blutung ab; Milzverletzungen Grad I sind klinisch meist unauffällig, bei Grad II-V entwickelt sich eine Schocksymptomatik; oft stehen aber die Symptome der anderen Verletzungen im Vordergrund; **Diagnose**: die Verdachtsdiagnose wird durch Peritoneallavage, Ultraschalluntersuchung oder CT* bestätigt; im Zweifelsfall kann eine Laparoskopie Klärung bringen; **Therapie**: bei traumatischer oder iatrogener Milzruptur Naht oder Verklebung des Risses oder Splenektomie* bei ausgedehnter Verletzung; bei spontaner Milzruptur immer Splenektomie*

Milz|schlag|ader *f*: *→Arteria splenica*

Milz|schmerz *m* (Ⓔ splenodynia): Splenalgie, Splenodynie

Milz|schnitt *f*: *→Splenotomie*

Milz|si|nus *m* (Ⓔ splenic sinus): ***Syn:*** *Sinus splenicus/lienalis*; *s.u. Milz*

Milz|tra|be|kel *pl* (Ⓔ splenic cords): Trabeculae lienis/splenicae; *s.u. Milz*

Milz|ü|ber|funk|ti|on *f* (Ⓔ hypersplenism): Hypersplenismus*

Milz|ve|ne *f* (Ⓔ splenic vein): ***Syn:*** *Lienalis, Vena splenica/lienalis*; aus der Milz* kommende Vene; verläuft hinter der Bauchspeicheldrüse und vereinigt sich hinter dem Pankreaskopf mit der Vena* mesenterica superior zur Pfortader [Vena* portae hepatis]; führt Blut u.a. aus Milz, Magen, Pankreas, Omentum majus, Colon descendens

Milz|ve|nen|throm|bo|se *f* (Ⓔ splenic vein thrombosis): Thrombosen der Vena lienalis sind i.d.R. eine Folge lokaler oder fortgeleiteter Entzündungen, können aber auch idiopathisch oder bei Allgemeininfekten auftreten; die Abflussbehinderung führt zu Milzschwellung [Splenomegalie], Fieber, Schleimhautblutungen [v.a. im Magen-Darm-Trakt] und später auch zu Leberschwellung und Pfortaderhochdruck*

mi|me|tisch *adj* (Ⓔ mimetic): bewegend, erregend

Mi|mik *f* (Ⓔ facial expression): Mienenspiel, Gesichtsausdruck

min *Abk.*: Minute

min. *Abk.*: **1.** minimal **2.** *→minor*

MINA *Abk.*: Monoisonitrosoaceton

Min|der|ven|ti|la|ti|on *f* (Ⓔ hypoventilation): ***Syn:*** *Mangelventilation, Hypoventilation*; alveoläre Minderbelüftung; kann zu einem Anstieg des CO_2-Partialdruckes und der Entwicklung einer respiratorischen Azidose* führen

Min|der|wuchs *m*: *→Mikrosomie*

hyperostotischer Minderwuchs (Ⓔ Lenz-Majewski syndrome): ***Syn:*** *Lenz-Majewski-Syndrom*; sporadisch auftretendes Fehlbildungssyndrom mit kraniofazialen Dysmorphien, Kutishypoplasie und Minderwuchs

mi|ne|ra|lisch *adj* (Ⓔ mineral): (*chem.*) anorganisch

Mi|ne|ra|lo|cor|ti|co|i|de *pl* (Ⓔ mineralocorticoids): ***Syn:*** *Mineralokortikoide*; in der Zona glomerulosa der Nebennierenrinde* gebildete Steroidhormone*, die Einfluss auf den Wasser- und Mineralhaushalt haben; die beiden wichtigsten sind Desoxycorton* und Aldosteron*, die beide Cholesterinderivate sind; ihre Ausschüttung hängt vom Blutvolumen und dem Elektrolytgehalt des Blutes ab; Absinken der Natriumkonzentration, Anstieg der Kaliumkonzentration und Abnahme des Blutvolumens sind die stärksten Sekretionsreize, während Natriumretention, Absinken des Kaliumspiegels und Erhöhung des Blutvolumens zu einer Hemmung der Bildung und Sekretion führen [*s.a. Renin-Angiotensin-Aldosteron-System*]; Mineralocorticoide steigern die Rückresorption von Natrium- und Chloridionen im proximalen und distalen Tubulus und führen zu einer vermehrten Ausscheidung von Kalium-, Wasserstoff- und Ammoniumionen; die Natriumretention führt zu einer entsprechenden Wasserretention

Mi|ne|ra|lo|kor|ti|ko|i|de *pl*: *→Mineralocorticoide*

Mi|ne|ral|was|ser *nt* (Ⓔ mineral water): Wasser mit > 1 g Mineralstoffen/kg bzw. > 250 mg Kohlendioxid/kg; *s.a. Heilwasser*

Mi|ni|a|tur|be|cken *nt* (Ⓔ micropelvis): *s.u. allgemein verengtes Becken*

Minimal-change-Glomerulonephritis *f*: *→minimal proliferierende Glomerulonephritis*

Mi|ni|mal|do|sis *f, pl* **-sen** (Ⓔ minimal dose): zur Erzielung eines Effektes notwendige Mindestdosis

Mi|ni|mal|he|pa|ti|tis *f, pl* **-ti|ti|den** (Ⓔ minimal hepatitis): ***Syn:*** *reaktive Hepatitis, reaktiv-unspezifische Hepatitis*; Sammelbegriff für diffuse oder herdförmige entzündliche Begleitreaktionen bei Lebererkrankungen unterschiedlicher Genese [Tumor*, Fettleber*]

Mi|ni|mal|lä|si|o|nen, glo|me|ru|lä|re *pl*: *→minimal proliferierende Glomerulonephritis*

Mi|ni|mal|ver|än|de|run|gen, glo|me|ru|lä|re *pl*: *→minimal proliferierende Glomerulonephritis*

Mi|ni|pil|le *f* (Ⓔ minipill): Antibabypille mit niedrigem Gestagengehalt, die kontinuierlich ohne pillenfreies Intervall eingenommen wird; enthält Levonorgestrel, Lynestrenol oder Norethisteron; *s.a. Verhütungsmittel*

Milnilvilrus, nackltes *nt* (Ⓔ viroid): ***Syn:*** *Viroid*; nur aus Ribonucleinsäure bestehendes infektiöses Agens, z.B. Hepatitis D-Virus

Minkowski: Oskar Minkowski; 1853–1913; deutscher Internist (Wiesbaden)

Minkowski-Chauffard-Gänsslen-Syndrom *nt*: *→Kugelzellanämie*

Minkowski-Chauffard-Syndrom *nt*: *→Kugelzellanämie*

Milnolcylclin *nt* (Ⓔ minocycline): halbsynthetisches Langzeittetracyclin mit breitem Wirkungsspektrum gegen grampositive und gramnegative Erreger

milnor *adj* (Ⓔ minor): kleiner, geringer, weniger bedeutend

Milnorlprolbe *f* (Ⓔ minor test): ***Syn:*** *Minortest*; *s.u. Kreuzprobe*

Milnorltest *m* (Ⓔ minor test): Minorprobe; *s.u. Kreuzprobe*

minor tranquilizer *nt*: englische Bezeichnung für *→Beruhigungsmittel*

Minot: George Richards Minot; 1885–1950; amerikanischer Internist und Pathologe; Nobelpreisträger für Medizin [1934] zusammen mit George H. Whipple und William P. Murphy für ihre Arbeiten zur Therapie der perniziösen Anämie*

Milnolxildil *nt* (Ⓔ minoxidil): Antihypertensivum*

Milnuslglas *nt* (Ⓔ minus lens): Zerstreuungslinse zur Korrektur von Kurzsichtigkeit [Myopie*]

Milnuslsymptolme *pl* (Ⓔ negative symptoms): Bezeichnung für die bei verschiedenen Psychosen feststellbare Verminderung früher vorhandener Eigenschaften; typisch sind z.B. Bewusstseinsstörungen, Gedächtnisstörungen, Orientierungsstörungen, Antriebsstörungen, Störungen der Affektivität

Milnultalform *f* (Ⓔ amebula): *s.u. Entamoeba histolytica*

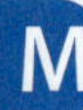

Milnultenlvollulmen *nt* (Ⓔ minute volume): ***Syn:*** *Herzminutenvolumen*; pro Minute ausgeworfenes Blutvolumen; liegt in Ruhe bei ca. 5 l und steigt bei Belastung auf 25 l oder mehr an; die Messung beruht meist auf dem Fick*-Prinzip oder wird als Indikatorverdünnungsmethode* oder Thermodilutionsmethode* durchgeführt

Milnultenlvollulmenlhochldruck *m* (Ⓔ cardiac-output hypertension): Hypertonie* bei Steigerung des Herzminutenvolumens, z.B. bei Hyperthyreose*

Minzlöl *nt*: *→japanisches Pfefferminzöl*

Milolpalpolvalvilrus *nt, pl* **-ren**: *→Polyomavirus*

Milolsis *f, pl* **-ses** (Ⓔ miosis): ***Syn:*** *Pupillenverengung, Pupillenengstellung*; Engstellung der Pupille als physiologische Reaktion auf Lichteinfall oder bei Konvergenzreaktion, pharmakologisch durch Miotika* sowie bei Lähmung des Halssympathikus [**spastische Miosis**] oder Nervus* oculomotorius [**paralytische Miosis**]

Miloltilkum *nt, pl* **-ka** (Ⓔ miotic): pupillenverengendes Mittel; meist Parasympathomimetika* zur Behandlung des Glaukoms*

miloltisch *adj* (Ⓔ miotic): Mitose betreffend, durch sie bedingt

MIP *Abk.*: **1.** maximum intensity projection **2.** *→murale interstitielle Pneumonie*

Milralcildilum *nt* (Ⓔ miracidium): ***Syn:*** *Mirazidium, Wimperlarve*; bewimpertes erstes Larvenstadium von Saugwürmern, z.B. Schistosoma*

Milralzildilum *nt* (Ⓔ miracidium): ***Syn:*** *Miracidium, Wimperlarve*; bewimpertes erstes Larvenstadium von Saugwürmern, z.B. Schistosoma*

Mirlbanlöl *nt* (Ⓔ nitrobenzene): ***Syn:*** *Nitrobenzol*; stark giftige, nach Bittermandeln riechende Flüssigkeit; heute kaum noch verwendet

Mirizzi: Pablo Mirizzi; 1893–1964; argentinischer Chirurg (Buenos Aires)

Mirizzi-Syndrom *nt* (Ⓔ Mirizzi's syndrome): Kompression und Verschluss des Ductus* choledochus durch einen Zystikusstein*; **Klinik und Therapie** *s.u. Cholezystolithiasis*

Mislanthlrop *m* (Ⓔ misanthrope): Menschenfeind, Menschenhasser

mislanthlrolpisch *adj* (Ⓔ misanthropic): menschenfeindlich, menschenscheu

Mischlerlbiglkeit *f*: *→Heterozygotie*

Mischlinlfekt *m*: *→Mischinfektion*

Mischlinlfekltilon *f* (Ⓔ mixed infection): ***Syn:*** *Mischinfekt*; Infektion mit mehr als einem Erreger

Mischlinlsullin *nt* (Ⓔ combination insulin): ***Syn:*** *Kombinationsinsulin*; *s.u. Essay Diabetes mellitus S. 481*

Mischlkollalgelnolse *f* (Ⓔ mixed connective tissue disease): ***Syn:*** *Sharp-Syndrom, mixed connective tissue disease, gemischte Bindegewebserkrankung*; meist Frauen [80 %] im 4. Lebensjahrzent betreffendes Syndrom mit Symptomen von systemischem Lupus* erythematodes, Dermatomyositis* und progressiver systemischer Sklerodermie*; auffällig oft werden Antikörper gegen **extrahierbare nukleäre Antigene** [ENA] gefunden; nach mehrjährigem Verlauf entsteht entweder eine progressive systemische Sklerodermie oder ein systemischer Lupus* erythematodes [jeweils 50 %]; **Therapie**: spricht gut auf Corticosteroide an

Mischlling *m* (Ⓔ crossbreed): ***Syn:*** *Bastard, Kreuzung, Hybride*; durch Kreuzung zweier genetisch unterschiedlicher Eltern erhaltener Nachkömmling

Mischlplaslma *nt* (Ⓔ plasma pool): ***Syn:*** *Poolplasma*; Plasma von verschiedenen Spendern

Mischlpsylcholsen *pl*: *→schizoaffektive Psychosen*

Mischlselrum *nt* (Ⓔ serum pool): ***Syn:*** *Poolserum*; Serum von verschiedenen Spendern

Mischltulmor *m* (Ⓔ mixed tumor): Tumor, der sich aus verschiedenen Geweben zusammensetzt

Milschungslzylalnolse *f* (Ⓔ shunt cyanosis): ***Syn:*** *Mischzyanose*; Zyanose* durch Vermischung von venösem und arteriellem Blut bei Rechts-Links-Shunt

Mischlzylalnolse *f*: *→Mischungszyanose*

Milselrelre *nt* (Ⓔ copremesis): ***Syn:*** *Kopremesis, Koterbrechen*; findet sich bei Darmverschluss [Ileus*]; gilt als prognostisch ungünstiges Zeichen

Milsolgalmie *f* (Ⓔ misogamy): ***Syn:*** *Gamophobie, Ehescheu*; krankhafte Angst vor oder Abneigung gegen die Ehe

milsolgyn *adj* (Ⓔ misogynous): frauenfeindlich

Milsolgylnie *f* (Ⓔ misogyny): Frauenhass, Frauenfeindlichkeit

Milsolprosltol *nt* (Ⓔ misoprostol): synthetisches Prostaglandin; hemmt die Säureproduktion des Magens und fördert die Durchblutung der Schleimhaut; **Anw.**: Schädigungen oder Geschwüre der Magen- oder Duodenalschleimhaut

Misslbilldung *f* (Ⓔ malformation): angeborene Fehlbildung

Misslbilldungslsynldrom *nt* (Ⓔ malformation syndrome): ***Syn:*** *Fehlbildungssyndrom*; durch angeborene Fehlbildungen gekennzeichnetes Syndrom; dabei kann es sich um Fehlbildungssyndrome mit Chromosomenabberation [z.B. Trisomie*, Mikrodeletionssyndrome*], Fehlbildungssyndrome ohne Nachweis chromosomaler Aberrationen [z.B. Cornelia-de Lange-Syndrom], Embro- oder Fetopathien, Entwicklungsbehinderungen unbekannter Ursache usw. handeln

missed abortion *f/nt*: ***Syn:*** *verhaltener Abort*; Abort ohne Ausstoßung der abgestorbenen Frucht; *s.a. Abort*

missense-Mutation *f* (Ⓔ missense mutation): Mutation*, die ein Kodon verändert, das damit eine andere Aminosäure kodiert; kann ohne Folgen bleiben [silente-Mutation] oder zur Bildung eines veränderten und evtl. inaktiven Genproduktes führen

Misltel *f* (Ⓔ European mistletoe): ***Syn:*** *Viscum album*; parasitär wachsende Pflanze aus der Familie der Mistelgewächse [Loranthaceae]; verwendet werden die Zweige mit Blättern, Blüten und Früchten [**Mistelkraut**, Visci albi herba]; enthält Polypeptide [Viscotoxin A_2, A_3, B] und Glykoproteine [Lektine*]; sie stimulieren in niedriger Dosis das Immunsystem, in höherer Dosierung wirken sie aber zytostatisch; **Anw.**: palliative Behandlung von malignen Tumoren; traditionell bei Krämpfen, Blutungen und Bluthochdruck; in der Homöopathie werden die frischen Beeren und Blätter v.a. bei Hypertonie*, peripheren Durchblutungsstörungen und Arteriosklerose* verwendet

Misltellkraut *nt* (Ⓔ mistletoe herb): ***Syn:*** *Visci albi herba*; *s.u. Mistel*

MIT *Abk.*: **1.** *→Makrophagen-Migrations-Inhibitionstest* **2.** malignes intermediäres Teratom **3.** metabolischer Inhibitions-

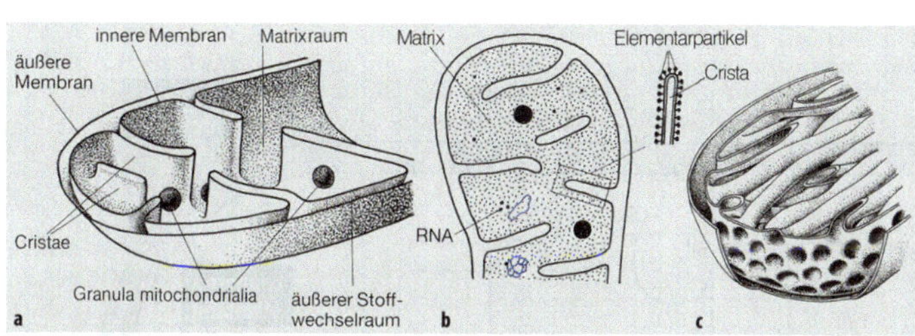

Abb. M96. Mitochondrien. Mitochondrie vom Crista-Typ **a** räumliche Darstellung **b** elektronenmikroskopischer Schnitt; Mitochondrie vom Tubulus-Typ **c**

test **4.** Mirazidien-Immobilisierungstest **5.** →*Monoiodtyrosin*

mit. *Abk.*: mite

Mit|be|we|gungs|phä|no|men *nt*: →*Mayer-Grundgelenkreflex*

MITC *Abk.*: Minocyclin-Tetracyclin

Mitchell: Silas Weir Mitchell; 1829–1914; amerikanischer Neurologe (Philadelphia)

Mitchell-Gerhardt-Syndrom *nt* (Ⓔ Mitchell's disease): ***Syn:*** *Gerhardt-Syndrom, Weir-Mitchell-Krankheit, Erythromelalgie, Erythralgie, Erythermalgie, Akromelalgie*; anfallsartige Hyperämie* der Akren nach Wärmeexposition; kommt als idiopathische Form, aber auch bei Diabetes* mellitus, Polyzythämie*, Endangiitis* obliterans und verschiedenen neurologischen Krankheitsbildern vor; **Therapie**: Abkühlung [Eisbad] bessert die akuten Symptome; Aspirin und andere Schmerzmittel intern; evtl. paravertebrale Grenzstrangblockade

Mi|tel|la *f* (Ⓔ mitella): dreieckiges Armtuch zur Ruhigstellung des im Ellenbogen gebeugten Unterarms

Mit|es|ser *m*: →*Komedo*

Mi|thra|my|cin *nt* (Ⓔ plicamycin): ***Syn:*** *Plicamycin, Mitramycin, Aureolsäure*; von verschiedenen **Streptomyces**-Species gebildetes zytostatisches Antibiotikum*; **Anw.**: Hodentumoren, fortgeschrittene Malignome mit Hyperkalzämie und Hyperkalzurie

Mi|ti|ga|tio *f, pl* **-ti|o|nes** (Ⓔ mitigation): Linderung, Milderung, Abschwächung

mi|ti|gie|rend *adj* (Ⓔ mitigatory): lindernd, mildernd, abschwächend

mi|ti|giert *adj* (Ⓔ mitigated): abgeschwächt, gemildert

Mi|ti|zid *nt* (Ⓔ miticide): milbenabtötendes Mittel

mi|ti|zid *adj* (Ⓔ miticidal): milben(ab)tötend

Mit|nah|me|selbst|mord *m* (Ⓔ murder-suicide): ***Syn:*** *erweiterter Suizid*; Selbstmord nach Tötung anderer, nahstehender Personen, z.B. der Kinder oder des Ehepartners; tritt häufig bei endogenen Depressionen* oder bei unheilbaren Erkrankungen des Partners/Angehörigen auf

mi|to|chond|ri|al *adj* (Ⓔ mitochondrial): Mitochondrien betreffend, von Mitochondrien stammend, in den Mitochondrien ablaufend

Mi|to|chond|rie *f* (Ⓔ mitochondrion): ***Syn:*** *Mitochondrium, Mitochondrion, Chondriosom*; im Zellplasma aller Körperzellen [außer Erythrozyten] liegende Organelle, die der Hauptort des Energiestoffwechsels [Atmungskette*] aller aeroben Zellen ist; die Zahl der Mitochondrien pro Zelle schwankt und hängt vom Energieverbrauch der Zelle ab, Leberzellen z.B. enthalten mehr als 2.000 Mitochondrien; die Zahl der Mitochondrien steigt bei Erhöhung des Energiebedarfs und sinkt dementsprechend bei Verminderung; die Lebensdauer der Mitochondrien beträgt 10–20 Tage Mitochondrien sind ca. 0,5–5 µm lang und ca. 0,2 µm breit; sie werden von einer Doppelmembran umgeben; die **äußere Mitochondrienmembran** oder **Hüllmembran** ist für Moleküle bis 10 kd permeabel und enthält spezielle porenbildende Proteine [Porin*]; die **innere Mitochondrienmembran** ist wesentlich weniger permeabel; sie bildet nach innen gerichtete Ausstülpungen zur Vergrößerung der Oberfläche; ja nach der Form dieser Ausstülpungen unterscheidet man **Mitochondrien von Cristatyp** [mit Falten, den Cristae mitochondriales], **Mitochondrien von Tubulustyp** [mit röhrenförmigen Tubuli mitochondriales] und **Mitochondrien von Sacculustyp** [mit bläschenförmigen Erweiterungen, den Sacculi mitochondriales]; damit entstehen zwei voneinander abgetrennte Stoffwechselräume, der **äußere Stoffwechselraum** zwischen äußerer und innerer Mitochondrienmembran, und der **innere Stoffwechselraum** oder **Matrixraum**, der von der inneren Mitochondrienmembran umschlossen ist; auf der Innenseite der inneren Mitochondrienmembran, d.h., der dem inneren Stoffwechselraum zugewandten Seite, sitzen die sog. **Elementarpartikel**, die Enzymkomplexe enthalten; im Matrixraum finden sich außer Proteinen und Lipiden auch noch calciumreiche **Granula mitochondriales**, die wahrscheinlich eine Rolle bei der Regulation des inneren Mileus der Mitochondrien spielen; die mitochondriale DNA und RNA liegt ebenfalls im Matrixraum; sie ist unabhängig von der DNA der Zelle und wird auch unabhängig vererbt [*Abb. M96, M97*]

Mi|to|chond|ri|en|an|ti|kör|per *pl* (Ⓔ mitochondrial antibodies): ***Syn:*** *antimitochondriale Antikörper, Antimitochondrienantikörper*; Antikörper* gegen Bestandteile der Mitochondrienmembran

Mi|to|chond|ri|on *nt*: →*Mitochondrie*

Mi|to|chond|ri|um *nt, pl* **-chond|ria, -chond|ri|en**: →*Mitochondrie*

Mi|to|gen *nt* (Ⓔ mitogen): mitogene Substanz

mi|to|gen *adj* (Ⓔ mitogenic): die Mitose von Zellen anregend, Mitose induzierend

Mi|to|ge|ne|se *f* (Ⓔ mitogenesis): Auslösung einer Mitose

Mi|to|my|cin *nt* (Ⓔ mitomycin): von **Streptomyces caespitosus** gebildetes Antibiotikum*, das als alkylierendes Zytostatikum* verwendet wird; man unterscheidet **Mitomycin A, B** und **C**, die aber alle die gleiche Wirkung haben

Mi|to|se *f* (Ⓔ mitosis): ***Syn:*** *mitotische Zellteilung, mitotische Teilung, indirekte Kernteilung, Karyokinese, Karyomitose*; Zellteilung mit erbgleicher Verteilung der Chromosomen; während der Mitose kommt es zur Ausbildung einer Teilungsspindel und dem Sichtbarwerden der Chromosomen; in der Gewebekultur dauert die Mitose zwischen 40 und 120 Minuten; im Körper wird sie durch Zirkadianrhythmen beeinflusst und läuft in den meisten Organen zwischen 1 und 3 Uhr morgens ab; sie besteht aus 6 Teilphasen: **1. Prophase**: Entdifferenzierung der Zelle, die Chromosomen werden als Spirem sichtbar; Ausbildung der Astrosphäre; das Ende der Prophase wird oft als **Prometaphase** bezeichnet **2. Metaphase**: Ausrichtung der Chromosomen in der Äquatorialebene; Ausbildung von Zentralspindel* und Diaster* **3. Anaphase**: die Chromosomen teilen sich der Länge nach und am Zentromer* in die Chromatiden* [**Anaphase A, frühe Anaphase**] und wandern zu den Polen [**Anaphase B, späte Anaphase**] **4. Telophase**: Entspiralisierung der Chromosomen, Bildung einer neuen Kernhülle, Abbau der Zentralspindel **5. Zytokinese**: Teilung des Zellleibes am Äquator; bleibt die Zytokinese aus, kommt es zu Bildung eines **Plasmodiums**, ist sie unvollständig, entsteht ein **Symplasma**, bei dem die beiden Tochterzellen durch eine Zytoplasmabrücke verbunden sind **6. Restitutionsphase**: die Zellen gliedern sich wieder in den Gewebeverband ein und treten in die G_1-Phase ein [*Abb. M98*]

Mi|to|se|blo|cker *m*: →*Mitosehemmer*

Mi|to|se|gift *nt*: →*Mitosehemmer*

Mi|to|se|hem|mer *m* (Ⓔ antimitotic): ***Syn:*** *Mitosegift, Mitoseblocker, Antimitotikum, Chalon, Statin*; die Mitose hemmender Stoff; man unterscheidet zwischen **Zellteilungsgiften** [Koffein, p-Dichlorbenzol], **Spindelgiften** [Colchicin, Vinca-Alkaloide] und **Chromosomengiften** [Trypaflavin];

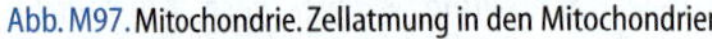

Abb. M97. Mitochondrie. Zellatmung in den Mitochondrien

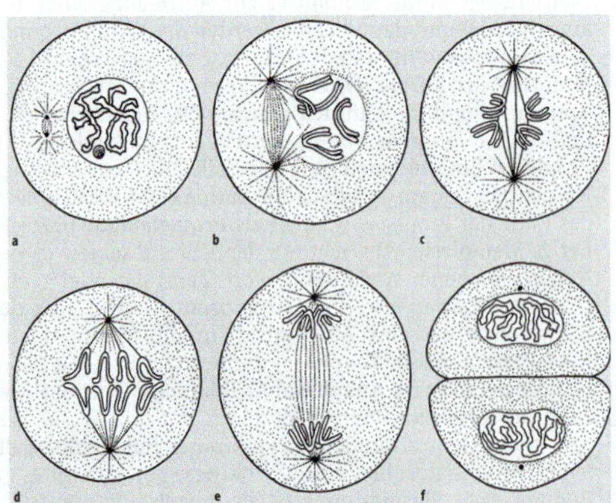

Abb. M98. Mitosestadien. **a** Prophase, **b** Prometaphase, **c** Metaphase, **d** Anaphase, **e** späte Anaphase, **f** Telophase

Ind.: Chemotherapie* maligner Tumoren

Miltolselhemmlstoff *m*: *→Mitosehemmer*

Miltolselinldex *m* (Ⓔ mitotic index): *Syn*: *Zellteilungsindex*; relativer Anteil an Zellen, die sich zum Beobachtungszeitraum in der Mitose befinden

Miltolselphalse *f* (Ⓔ phase of mitosis): *Syn*: *M-Phase*; *s.u. Zellzyklus, Mitose*

Miltolselralte *f* (Ⓔ mitotic rate): *Syn*: *Zellteilungsrate, Zellvermehrungsrate*; prozentuale Zellteilung und -vermehrung eines Gewebes pro Zeiteinheit

Miltolselspinldel *f* (Ⓔ mitotic spindle): *Syn*: *Kernspindel*; während der Mitose* sichtbarer Spindelapparat, der die Verteilung der Chromosomenhälften organisiert

miltoltisch *adj* (Ⓔ mitotic): Mitose betreffend, von ihr betroffen oder gekennzeichnet, durch sie bedingt

Miltolxanltron *nt* (Ⓔ mitoxantrone): Anthrachinonderivat; **Anw.:** Zytostatikum* bei Mammakarzinom; *s.a. Essay Chemotherapie S. 349*

miltral *adj* (Ⓔ **1.–2.** mitral): **1.** (bischofs)mützenähnlich, mitralförmig **2.** Mitralklappe [Valvula mitralis] betreffend

Miltrallgelsicht *nt* (Ⓔ mitral facies): *Syn*: *Facies mitralis*; blasses Gesicht mit rötlich-bläulichen Wangen und zyanotischen Lippen bei schwerer Mitralstenose* oder anderen Erkrankungen mit stark reduziertem Herzminutenvolumen*

Miltrallinlsuflfilzilenz *f* (Ⓔ mitral insufficiency): *Syn*: *Mitralklappeninsuffizienz*; Schlussunfähigkeit der Mitralklappe* mit Blutrückfluss in den linken Vorhof während der Systole; klinisch unterscheidet man zwischen akuter und chronischer Mitralinsuffizienz sowie absoluter und relativer oder funktioneller Mitralinsuffizienz; die **akute Mitralinsuffizienz** entsteht meist durch eine Schädigung der Segelklappen bei bakterieller Endokarditis*, ischämischer/degenerativer/traumatischer/endokarditischer Schädigung des Klappenhalteapparates [Chordafäden, Papillarmuskeln] oder Versagen oder Schädigung einer Klappenprothese; linker Vorhof und Kammer sind nicht oder nur wenig vergrößert [außer bei Prothesenträgern]; die **chronische Mitralinsuffizienz** ist wesentlich häufiger und kann durch eine Reihe von Faktoren verursacht werden

oft liegt auch eine **funktionelle** oder **relative Mitralinsuffizienz** vor, d.h., die Mitralklappe ist zu klein für den vergrößerten Ventrikel und kann nicht mehr ausreichend schließen; alle Erkrankungen, die zu einer Ausweitung des linken Ventrikels führen [koronare Herzkrankheit*, dilatative Kardiomyopathie*, Myokarditis*, Aortenstenose* und -insuffizienz*], können auch eine relative Mitralinsuffizienz verursachen

der systolische Rückfluss [Regurgitation] von Blut aus dem linken Ventrikel in den linken Vorhof hat zwei Folgen: **1.** das **Regurgitationsvolumen** [auch Pendelblutvolumen] geht dem systemischen Kreislauf verloren und damit muss der linke Ventrikel eine erhöhte Auswurfleistung erbringen, wenn er den Bedarf der Peripherie decken will **2.** durch den Rückstrom von Blut unter hohem Druck steigt der Druck im Vorhof und über eine retrograde Fortpflanzung auch der Druck im Pulmonalkreislauf; bei akuter Mitralinsuffizienz kommt es damit zu einer akuten Druckerhöhung im Lungenkapillarbett, die bei einer Überschreitung von 35 mm Hg zu einem Lungenödem führt; gleichzeitig kommt es wegen der Regurgitation zu einer Senkung des Herzzeitvolumens; bei der chronischen Mitralinsuffizienz führt die Kombination von Pendelblut und vermehrter Pumparbeit zu einer Dilatation und Hypertrophie von linkem Vorhof und Ventrikel, die als exzentrische Hypertrophie sichtbar wird; solange das Herzzeitvolumen ausreichend groß ist, spricht man von **kompensierter Mitralinsuffizienz**, fällt das Herzzeitvolumen unterhalb die benötigte Menge, von **dekompensierter Mitralinsuffizienz**

Klinik: Dyspnoe* [zuerst Belastungsdyspnoe, später auch Ruhedyspnoe], Tachykardie*, trockener Husten, vermehrte Infektneigung und Einschränkung der Leistungsfähigkeit sind Kardinalsymptome; bei akuter Mitralinsuffizienz kommt es zum Lungenödem*, bei dekompensierter Mitralinsuffizienz zu Zeichen der Herzinsuffizienz*; **Diagnose:** Anamnese, Auskultation [abgeschwächter 1. Herzton, 2. Herzton unauffällig oder verstärkt, 3. Herzton], Inspektion [Facies mitralis, schwächer ausgeprägt als bei Mitralstenose], Palpation [Herzspitzenstoß nach links verlagert, verbreitert und hebend], Perkussion [Linksverbreiterung, Herztaille verstrichen]; Thoraxröntgen [Vergrößerung des linken Ventrikels, Aufspreizung der Trachealbifurkation, Zeichen der Lungenstauung oder des Ödems], Echokardiographie, Herzkatheter; **Therapie:** medikamentöse Nachlastsenkung mit ACE-Hemmern [Captopril*, Enalapril*] oder Hydralazin*; Digitalis* zur Verbesserung der linksventrikulären Funktion; Diuretika* zur Behandlung des Lungenödems; eine operative Therapie [Anuloplastik, Klappenersatz] ist bei akuter Mitralinsuffizienz oder schwerer chronischer Mitralinsuffizienz [Regurgitationfraktion 50 % oder mehr] indiziert

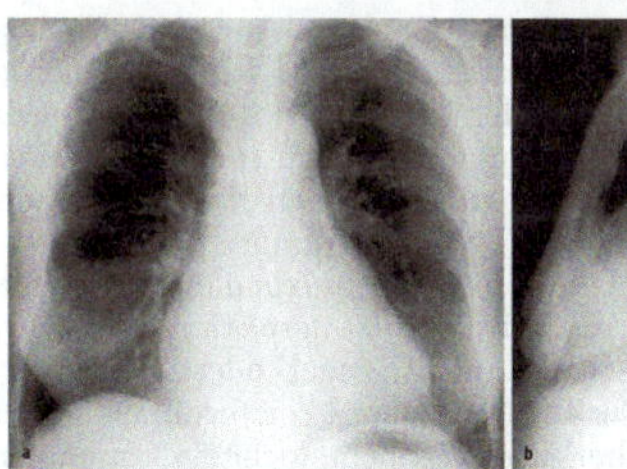
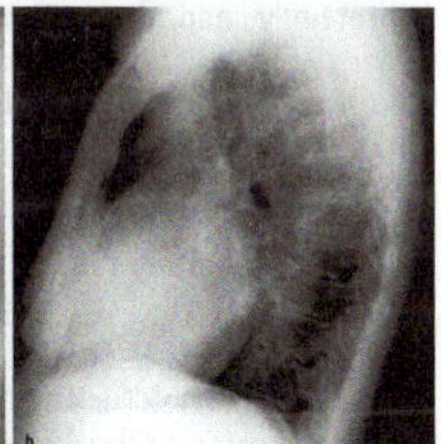

Abb. M99. Thoraxaufnahme bei Mitralinsuffizienz

Tab. M100. Ursachen der chronischen Mitralinsuffizienz

Ursachen
Primär, anlagebedingt
Kongential (z.B. AV-Kanal)
Hypertrophische obstruktive Kardiomyopathie
Primär, degenerativ
Mitralprolaps
Mitralringverkalkung
Primär, entzündlich
Rheumatische Endokarditis
Infektiöse, v.a. bakterielle Endokarditis
Libman-Sacks-Endokarditis (Lupus erythematodes)
Löffler-Endokarditis (hypereosinophiles Syndrom)
Sekundär
Bei allen dilatativen Erkrankungen des linken Ventrikels (dilatative Kardiomyopathie, KHK, Aortenvitien)

Mi|tra|lis *f*: → *Mitralklappe*

Mi|tral|klap|pe *f* (Ⓔ mitral valve): ***Syn:*** *Mitralis, Bicuspidalis, Valva atrioventricularis sinistra, Valva bicuspidalis, Valva mitralis, Bikuspidalklappe*; aus zwei Segelklappen [Cuspis* anterior und posterior] bestehendes Ventilsystem zwischen linkem Herzvorhof und linker Kammer; verhindert während der Systole* den Rückstrom von Blut in den Vorhof und lässt während der Diastole* Blut aus dem Vorhof in die Kammer

Mi|tral|klap|pen|feh|ler *m* (Ⓔ mitral valve defect): ***Syn:*** *Mitralvitium*; Oberbegriff für Mitralinsuffizienz* und Mitralstenose*

Mi|tral|klap|pen|in|suf|fi|zi|enz *f*: → *Mitralinsuffizienz*

Mitralklappenprolaps-Syndrom *nt* (Ⓔ mitral valve prolapse syndrome): ***Syn:*** *Klick-Syndrom, Floppy-Valve-Syndrom, Barlow-Syndrom*; ätiologisch unklare, meist Frauen betreffende ballonartige, systolische Vorwölbung eines oder beider Mitralklappensegel in den linken Vorhof; verläuft i.d.R. asymptomatisch, ist aber mit einer Prävalenz von 2–6 % eine der häufigsten Klappenanomalien; **Diagnose:** Echokardiographie, Angiographie; **Therapie:** symptomlose Fälle bedürfen keiner Therapie; bei symptomatischen Patienten Thrombosephrophylaxe [Cumarin-Derivate] und β-Blocker* zur Behandlung von Arrhythmien; eine operative Rekonstruktion ist nur selten indiziert

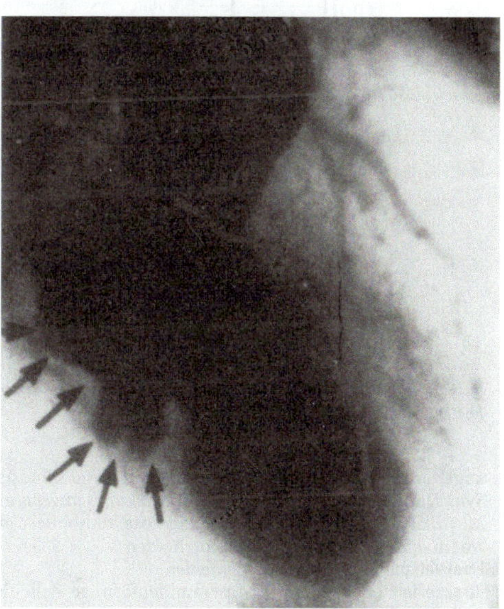

Abb. M101. Prolaps des posterioren Mitralsegels in der angiographischen Darstellung

Mi|tral|klap|pen|ste|no|se *f*: → *Mitralstenose*

Mi|tral|ste|no|se *f* (Ⓔ mitral stenosis): ***Syn:*** *Mitralklappenstenose*; angeborene oder erworbene Einengung der Mitralklappenöffnung; die häufigste Ursache [> 50 %] ist weiterhin das rheumatische Fieber*; nur in ca. 50 % der Fälle handelt es sich um eine reine Mitralstenose; in ca. 40 % der Fälle liegt auch eine relevante Mitralinsuffizienz vor; die Behinderung der diastolischen Füllung der linken Herz-

kammer führt zu Vergrößerung von linkem Vorhof, rechtem Ventrikel und Truncus pulmonalis mit Leistungseinschränkung
Klinik: die Patienten klagen über Leistungsminderung und Belastungsdyspnoe; auffällig ist das typische **Mitralgesicht** [Facies mitralis] mit rötlich-livider Verfärbung der Wangen und u.U. Zyanose*; bei der **Auskultation** fällt ein lauter 1. Herzton auf, die Systole ist frei, der **Mitralisöffnungston** liegt ca. 0,08–0,11 s nach dem 2. Herzton; bei schwerer Stenose kommt es zur Entwicklung einer pulmonalen Hypertonie und damit zur Akzentuierung des Pulmonalsegmentes des 2. Herztons; **Diagnostik:** Echokardiographie, Herzkatheter; **Therapie:** leichte Formen und inoperable Patienten werden konservativ [Diuretika, Digitalis, β-Blocker, Verapamil] behandelt; unter den operativen Verfahren ist die **perkutane Ballonvalvuloplastie** die Methode der Wahl, z.T. wird aber noch die offene **Kommissurotomie** bevorzugt; ein **Mitralklappenersatz** ist nur selten indiziert

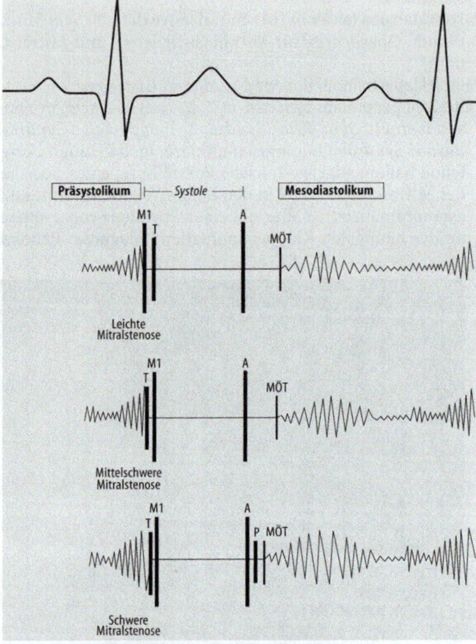

Abb. M102. Auskultationsbefunde bei Mitralstenose

angeborene Mitralstenose (Ⓔ congenital mitral stenosis): ***Syn:*** *Duroziez-Syndrom, Duroziez-Erkrankung, angeborene Mitralklappenstenose*; angeborene Stenose kombiniert mit Anämie, Enteroptose* und Hämorrhoiden
Mi|tral|vi|ti|um *nt*: *→ Mitralklappenfehler*
Mi|tral|zel|le *f* (Ⓔ mitral cell): pyramidenförmige Zelle des Bulbus* olfactorius; *s.a. Essay Riechen/Geruchssinn S. 1863*
Mi|tra|my|cin *nt*: *→ Mithramycin*
Mitsuda: Kensuke Mitsuda; 1876–1964; japanischer Arzt
Mitsuda-Antigen *nt* (Ⓔ Mitsuda antigen): aus lepromatösem Gewebe gewonnene Antigensuspension; *s.a. Mitsuda-Reaktion*
Mitsuda-Reaktion *f* (Ⓔ Mitsuda reaction): ***Syn:*** *Lepromintest*; Intrakutantest mit Mitsuda*-Antigen zur Unterscheidung der Lepraarten; ist bei tuberkuloider Lepra positiv, bei lepromatöser Lepra negativ
Mit|tel *nt*: **antikonzeptionelles Mittel:** *→ Verhütungsmittel*
empfängnisverhütendes Mittel: *→ Verhütungsmittel*
ergänzendes Mittel (Ⓔ complementary agent): ***Syn:*** *Komplementärmittel*; *s.u. Arzneimittelbeziehung*
fungistatisches Mittel (Ⓔ fungistat): ***Syn:*** *Fungistatikum*; das Pilzwachstum hemmendes Mittel
fungizides Mittel (Ⓔ fungicide): ***Syn:*** *Fungizid*; Pilze abtötendes Mittel
galenische Mittel (Ⓔ galenicals): ***Syn:*** *Galenika*; aus natürlichen Rohstoffen hergestellte Arzneimittel, im Gegensatz zu den Rohdrogen oder chemischen Substanzen
psychoanaleptisches Mittel: *→ Psychostimulans*
Mit|tel|bauch *m* (Ⓔ middle abdominal region): ***Syn:*** *Regio abdominalis media*; *s.u. Regiones abdominales*
Mit|tel|blu|tung *f* (Ⓔ midcycle bleeding): ***Syn:*** *Ovulationsblutung*; Zwischenblutung zur Zeit des Eisprungs; oft von einem Mittelschmerz* begleitet

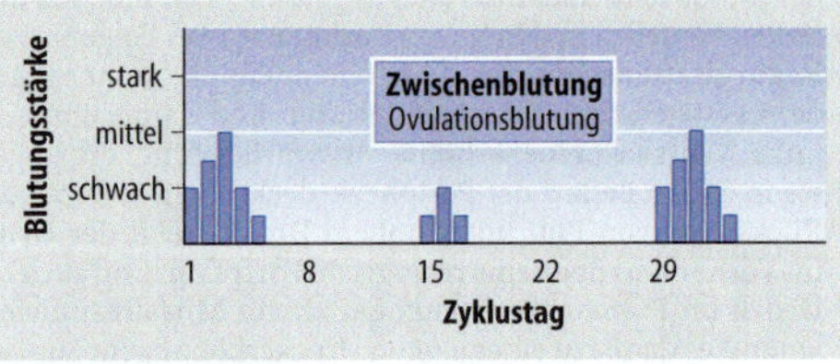

Abb. M103. Mittelblutung

Mit|tel|fell *nt*: *→ Mediastinum*
Mittelfell des Hodens: *→ Mediastinum testis*
Mit|tel|fell|raum *m*: *→ Mediastinum*
Mit|tel|fuß *m* (Ⓔ midfoot): ***Syn:*** *Metatarsus*; zwischen Fußwurzel und Zehen liegender Abschnitt des Fußes mit den Metatarsalknochen [Ossa* metatarsalia]
Mit|tel|fuß|bruch *m*: *→ Metatarsalfraktur*
Mit|tel|fuß|kno|chen *pl* (Ⓔ metatarsal bones): ***Syn:*** *Metatarsalknochen, Ossa metatarsalia/metatarsi, Metatarsalia*; fünf Röhrenknochen, die zwischen den Fußwurzelknochen [Ossa* tarsi] und den Grundgliedern der Zehen [Ossa* digitorum pedis] liegen; man unterscheidet jeweils eine Basis [**Basis ossi metatarsi**], einen Schaft oder Körper [**Corpus ossis metatarsi**] und einen Kopf [**Caput metatarsi**]; an der Unterseite der Basis des 1. Mittelfußknochens liegt die **Tuberositas ossis metatarsi primi**, an der sich die Sehne des Musculus* peroneus longus befestigt; die **Tuberositas ossis metatarsi quinti** an der Außenseite der Basis des 5. Mittelfußknochens dient der Sehne des Musculus* peroneus brevis als Ansatz
Mit|tel|fuß|ve|nen, dor|sa|le *pl* (Ⓔ dorsal metatarsal veins): ***Syn:*** *Venae metatarsales dorsales*; oberflächliche Vene des Fußrückens; münden in den Arcus* venosus dorsalis pedis
Mit|tel|fuß|ve|nen, plan|ta|re *pl* (Ⓔ plantar metatarsal veins): ***Syn:*** *Venae metatarsales plantares*; tiefe Venen der Fußsohle; münden in den Arcus* venosus plantaris
Mit|tel|ge|lenk *nt* (Ⓔ PIP joint): ***Syn:*** *proximales Interphalangealgelenk, PIP-Gelenk, Articulatio interphalangealis proximalis*; Gelenk zwischen 1. und 2. Finger- oder Zehenglied
Mit|tel|ge|sichts|frak|tur *f* (Ⓔ midfacial fracture): das Mittelgesicht umfasst Oberkiefer, Siebbein, Jochbein, Nasenbein, Tränenbein, Keilbein und Pflugscharbein; direkte oder indirekte Gewalteinwirkungen können typische Frakturen hervorrufen
Mit|tel|glied *nt* (Ⓔ middle phalanx): ***Syn:*** *Mittelphalanx, Phalanx media*; mittleres Glied von Fingern oder Zehen; *s.u. Ossa digitorum manus, Ossa digitorum pedis*
Mit|tel|hand *f* (Ⓔ metacarpus): ***Syn:*** *Metacarpus*; zwischen Handwurzel und Fingern liegender Abschnitt der Hand mit den Metakarpalknochen [Ossa* metacarpalia]
Mit|tel|hand|bruch *m*: *→ Metakarpalfraktur*
Mit|tel|hand|kno|chen *pl* (Ⓔ metacarpal bones): ***Syn:*** *Metakarpalknochen, Metacarpalia, Ossa metacarpalia/metacarpi*; fünf Röhrenknochen, die zwischen der distalen Reihe der Handwurzelknochen [Ossa* carpi] und den Grundgliedern der Finger [Ossa* digitorum manus] liegen; man unterscheidet jeweils eine Basis [**Basis ossi metacarpi**], einen Schaft oder Körper [**Corpus ossis metacarpi**] und einen Kopf [**Caput metacarpi**]; die Basis des 1. Mittelhandknochens ist sattelförmig und bildet mit dem Os* trapezium das Grundgelenk des Daumens [Articulatio carpometacar-

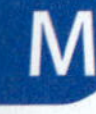

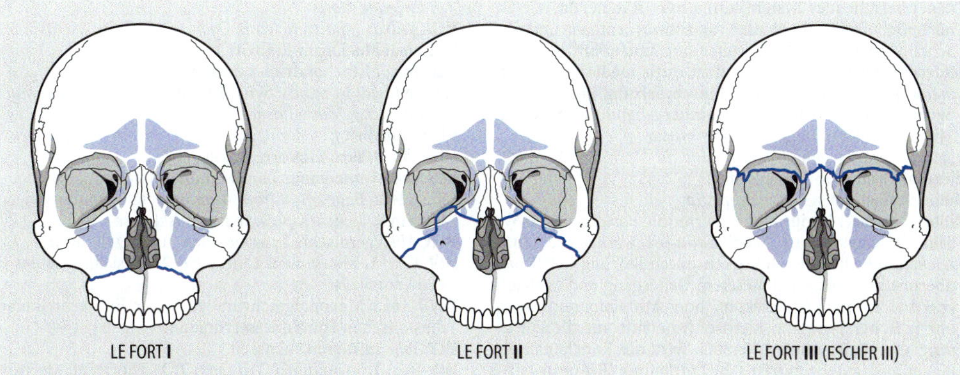

Abb. M104. Einteilung der Mittelgesichtsfrakturen nach LeFort

Tab. M105. Einteilung der Mittelgesichtsfrakturen

Lokalisation	Frakturformen
Zentrales Mittelgesicht	Infrazygomatikale Frakturen (Alveolarfortsatzfrakturen, dentoalveolärer Komplex)
	Le Fort-I- oder Guerin-Fraktur mit und ohne Sagittalfraktur
	Zentrale oder pyramidale Frakturen (Le Fort-II-Fraktur mit und ohne Sagittalfraktur)
	Nasenskelettfrakturen (nasomaxillärer und nasoethmoidaler Komplex)
	Irreguläre Frakturen, Teil- und Defektfrakturen
Laterales Mittelgesicht	Laterale Frakturen (zygomatikoorbitaler Komplex)
	Isolierte Jochbeinfrakturen
	Zygomatikomaxilläre Frakturen
	Isolierte Jochbogenfrakturen
	Komplexe Jochbein-Jochbogenfrakturen
	Orbitarandfrakturen
	Orbitawandfrakturen („Blow out"-Fraktur)
	Zygomatikomandibuläre Frakturen
Kombiniertes zentrales und laterales Mittelgesicht	Zenrolaterale Frakturen (Abrissfraktur des gesamten Mittelgesichts von der Schädelbasis, Le Fort-III-Fraktur)
Vordere und laterale Schädelbasis	Abriss von Mittelgesicht und vorderer Schädelbasis (frontomaxilläre oder frontobasale Fraktur)
	Fraktur des Schläfenbeins und der Felsenbeinpyramide (laterobasale Fraktur)

palis pollicis]

Mit|tel|hand|ve|nen, dor|sa|le *pl* (Ⓔ dorsal metacarpal veins): ***Syn:*** *Venae metacarpales dorsales*; oberflächliche Venen des Mittelhandrückens; münden in das Rete* venosum dorsale manus

Mit|tel|hand|ve|nen, pal|ma|re *pl* (Ⓔ palmar metacarpal veins): ***Syn:*** *Venae metacarpales palmares*; tiefe Venen der Hohlhand; münden in den Arcus* venosus palmaris profundus

Mit|tel|hirn *nt*: *→Mesencephalon*

Mit|tel|hirn|ar|te|ri|en *pl*: *→Arteriae mesencephalicae*

Mit|tel|hirn|dach *nt* (Ⓔ tectum of mesencephalon): ***Syn:*** *Tectum mesencephali*; Bezeichnung für den dorsalen Teil des Mittelhirns [Mesencephalon*], der u.a. Lamina* tecti, Colliculus* inferior und superior und Nuclei* reticulares umfasst

Mit|tel|hirn|ent|zün|dung *f* (Ⓔ mesencephalitis): Mesencephalitis*

Mit|tel|hirn|hau|be *f* (Ⓔ mesencephalic tegmentum): ***Syn:*** *Tegmentum mesencephali*; mittlere Etage des Mittelhirns [Mesencephalon*]; enthält weiße und graue Substanz [**Substantia alba tegmenti mesencephali, Substantia grisea tegmenti mesencephali**]; die weiße Substanz besteht u.a. aus Lemniscus* lateralis, medialis und spinalis sowie Decussatio* tegmentalis anterior und posterior; in der grauen Substanz liegen u.a. die Nuclei* raphes und reticulares, Nucleus* nervi oculomotorii, Nucleus* accessorius nervi oculomotorii, Nucleus* nervi trochlearis und Nucleus* ruber; der dorsale Teil des Tegmentum mesencephali wird als Mittelhirndach* bezeichnet

Mit|tel|hirn|hau|ben|ker|ne *pl* (Ⓔ tegmental nuclei): ***Syn:*** *Nuclei tegmentales*; Bezeichnung für Kerne der Formatio* reticularis im Bereich der Mittelhirnhaube [Tegmentum* mesencephali]; dazu gehören die **Nuclei tegmentales anteriores** [Nucleus interfascicularis tegmenti, Nucleus pigmentosus parabrachialis, Nucleus paranigralis], der **Nucleus tegmentalis posterior** und der **Nucleus tegmentalis posterolateralis**

Mit|tel|lap|pen *m* (Ⓔ middle lobe of right lung): Lobus medius pulmonis dextri; *s.u. Lunge*

Mit|tel|lap|pen|syn|drom *nt* (Ⓔ middle lobe syndrome): Atelektase des Lungenmittellappens, die fast immer auf einem Verschluss oder einer Stenose der Lappenbronchien beruht; als häufigste Ursachen findet man maligne oder seltener benigne Tumoren sowie Entzündung oder Lymphknoteneinbruch bei Tuberkulose*

Mit|tel|li|nie, hintere des Rumpfes *f* (Ⓔ posterior median line): ***Syn:*** *hintere Rumpfmittellinie, Linea mediana posterior*; anatomische Hilfslinie, die genau in der Mitte der Rückseite des Rumpfes verläuft

Mit|tel|li|nie, vor|de|re des Rumpfes *f* (Ⓔ anterior median line): ***Syn:*** *vordere Rumpfmittellinie, Linea mediana anterior*; anatomische Hilfslinie, die genau in der Mitte der Vorderseite des Rumpfes verläuft

Mit|tel|meer|an|ä|mie *f*: *→Thalassämie*

Mit|tel|meer|fie|ber *nt*: **1.** *→Maltafieber* **2.** *→familiäres Mittelmeerfieber*

familiäres Mittelmeerfieber (Ⓔ familial Mediterranean fever): ***Syn:*** *Mittelmeerfieber, familiäre rekurrente Polyserositis*; ätiologisch ungeklärte, rezidivierende Entzündung seröser Häute [Pleura*, Peritoneum*], die zu sekundärer Amyloidose* und oft terminaler Niereninsuffizienz führt; **Therapie**: symptomatisch; Antiphlogistika*, Analgetika*

Mittelmeerfieber-Bakterium *nt* (Ⓔ Brucella suis): ***Syn:*** *Brucella suis*; Erreger des Mittelmeerfiebers* und der Schweinebrucellose*

Mittelmeer-Zeckenfleckfieber *nt*: *→Boutonneusefieber*

Mit|tel|ohr *nt* (Ⓔ middle ear): ***Syn:*** *Auris media*; aus Paukenhöhle* [Cavitas tympami], Ohrtrompete [Tuba* auditiva] und Nebenräumen der Paukenhöhle [Cellulae* mastoi-

M

deae] bestehendes System lufthaltiger Räume, das die Gehörknöchelchen [Ossicula* auditoria] enthält und den Schall vom Trommelfell* weiter zum Innenohr* leitet

Mit|tel|ohr|ei|te|rung *f* (Ⓔ purulent otitis media): ***Syn:*** *Otitis media purulenta*; meist mit Einschmelzung und Spontanperforation des Trommelfells einhergehende akute, eitrige Mittelohrentzündung; *s.a. Otitis media*

Mit|tel|ohr|ent|zün|dung *f*: *→Otitis media*

Mit|tel|ohr|ka|tarr *m*: *→Otitis media*

Mit|tel|ohr|ka|tarrh *m*: *→Otitis media*

Mit|tel|ohr|schwer|hö|rig|keit *f* (Ⓔ middle ear deafness): ***Syn:*** *Schalleitungsstörung, Schalleitungsschwerhörigkeit, Mittelohrtaubheit*; Schwerhörigkeit durch Störung der Schallübermittlung zwischen äußerem Gehörgang und Mittelohr [z.B. bei Trommelfelldefekten] oder Mittelohr und Innenohr [z.B. bei Tympanosklerose*]; betrifft nur die Luftleitung, d.h., beim Rinne*-Versuch wird die Knochenleitung länger und lauter gehört als die Luftleitung [Rinne negativ], und beim Weber*-Versuch wird zum betroffenen Ohr hin lateralisiert; die Therapie hängt von der Ursache ab; meist ist eine Tympanoplastik* indiziert

Mit|tel|ohr|taub|heit *f*: *→Mittelohrschwerhörigkeit*

Mit|tel|pha|lanx *f* (Ⓔ middle phalanx): ***Syn:*** *Mittelglied, Phalanx media*; mittleres Glied von Fingern oder Zehen; *s.u. Ossa digitorum manus, Ossa digitorum pedis*

Mit|tel|schmerz *m* (Ⓔ midpain): ***Syn:*** *Intermenstrualschmerz*; zwischen zwei Regelblutungen auftretender Schmerz, der wahrscheinlich durch den Eisprung [Ovulation] bedingt ist

Mit|tel|strahl|u|rin *m* (Ⓔ middle urine): *s.u. Dreigläserprobe*

Mit|tel|strei|fen *m* (Ⓔ mesophragma): ***Syn:*** *M-Linie, Mesophragma*; M-Streifen; *s.u. Muskelfaser*

Mit|tel|stück *nt* (Ⓔ middle part): *s.u. Nephron*

Mittelzeit-Sulfonamide *pl* (Ⓔ medium long-acting sulfonamides): *s.u. Sulfonamide*

MiV *Abk.*: *→Mitralklappe*

MiVS *Abk.*: *→Mitralklappenstenose*

MIW *Abk.*: mittlere inferiore Wand

MIX *Abk.*: Methylisobutylxanthin

mixed connective tissue disease *nt*: *→Mischkollagenose*

Mixt. *Abk.*: *→Mixtura*

Mix|tu|ra *f, pl* **-rae** (Ⓔ mixture): (*pharmakol.*) Mixtur

Mixtura agitanda: *→Schüttelmixtur*

Mi|ya|ga|wa|nel|lo|se *f*: *→Katzenkratzkrankheit*

Mi|zell *nt*: *→Mizelle*

Mi|zel|le *f* (Ⓔ micelle): ***Syn:*** *Mizell*; aus zahlreichen Einzelmolekülen aufgebautes Kolloidteilchen, das durch intermolekulare Anziehungskräfte zusammengehalten wird

MK *Abk.*: **1.** *→Mammakarzinom* **2.** Metallkeramikkrone **3.** *→Myokinase*

MKC *Abk.*: mikroskopisch kontrollierte Chirurgie

MKE *Abk.*: Mitralklappenersatz

M-Ketten-Krankheit *f* (Ⓔ μ chain disease): ***Syn:*** *μ-Schwerkettenkrankheit, μ-Kettenkrankheit, M-Schwerkettenkrankheit*; seltenste Form der Schwerekettenkrankheit mit Bildung von M-Ketten; der Verlauf ist variabel und klinisch meist unauffällig

MKG *Abk.*: *→Mechanokardiographie*

MKHK *Abk.*: *→mittlere korpuskuläre Hämoglobin-Konzentration*

MKL *Abk.*: *→Medioklavikularlinie*

MKP *Abk.*: *→Myokardiopathie*

MKPS *Abk.*: *→Mitralklappenprolaps-Syndrom*

MKR *Abk.*: **1.** magnetische Kernresonanz **2.** Meinicke-Klärungsreaktion

MKS *Abk.*: *→Maul- und Klauenseuche*

MKT *Abk.*: mittelkettige Triglyceride

MKZ *Abk.*: mittlere Kreislaufzeit

ML *Abk.*: **1.** Makrophagenlysin **2.** *→malignes Lymphom* **3.** manuelle Lymphdrainage **4.** Milchdrüsen-Leukämie **5.** *→Mittellappen* **6.** mittlere Lebensdauer **7.** *→myeloische Leukämie*

ml *Abk.*: Milliliter

μl *Abk.*: Mikroliter

MLC *Abk.*: mixed lymphocyte culture

MLD *Abk.*: **1.** *→metachromatische Leukodystrophie* **2.** *→minimale letale Dosis*

MLD_{50} *Abk.*: *→mittlere letale Dosis*

MLE *Abk.*: MacLagan-Einheit

MLF *Abk.*: Mitochondrien-Lysefaktor

M-Linie *f* (Ⓔ M band): ***Syn:*** *Mittelstreifen, Mesophragma*; M-Streifen; *s.u. Muskelfaser*

Mljet-Krankheit *f*: *→Keratosis palmoplantaris transgrediens*

MLR *Abk.*: Mikro-Liquorreaktion

MLS *Abk.*: **1.** medianer Längsschnitt **2.** *→Mikrolaryngoskopie* **3.** *→Mittellappensyndrom* **4.** monozytär-lymphozytogenes System **5.** *→myatrophische Lateralsklerose*

MLTC *Abk.*: gemischte Lymphozyten-Tumorzellkultur

MLV *Abk.*: **1.** Mäuse-Leukämie-Virus **2.** Muskelmasse des linken Ventrikels

MLVD *Abk.*: Maximalgeschwindigkeit der linksventrikulären diastolischen Durchmesserzunahme

MLZ *Abk.*: mittlere Lebenszeit

MM *Abk.*: **1.** *→malignes Melanom* **2.** Methotrexat, Mercaptopurin **3.** Morphium muriaticum **4.** *→Mumps-Meningitis* **5.** *→Muttermund* **6.** myeloische Metaplasie

Mm. *Abk.*: *→Musculi*

mM *Abk.*: **1.** Millimol **2.** millimolar

mm *Abk.*: *→Millimeter*

mm^2 *Abk.*: Quadratmillimeter

mm^3 *Abk.*: Kubikmillimeter

mμ *Abk.*: Millimikron

μm *Abk.*: **1.** *→Mikrometer* **2.** mikromolar

MMA *Abk.*: Methacrylsäure-Methyl-Acrylat

MMb *Abk.*: *→Met-Myoglobin*

MMC *Abk.*: **1.** *→Metamyelozyt* **2.** Methotrexat, Mercaptopurin, Cyclophosphamid

MMDA *Abk.*: Methoxy-methylendioxy-amphetamin

MME *Abk.*: Millimol-Einheit

MMEAS *Abk.*: maximale mittelexspiratorische Atemstromstärke

MMEF *Abk.*: maximaler mittelexspiratorischer Fluss

MMF *Abk.*: maximaler mittelexspiratorischer Fluss

MMFR *Abk.*: maximale mittelexspiratorische Flussrate

mmHg *Abk.*: Millimeter Quecksilber

MMI *Abk.*: Methylmercaptoimidazol

MML *Abk.*: *→myelomonozytäre Leukämie*

mmm *Abk.*: Millimikron

MMN *Abk.*: multiple Mukosaneurome

MMN-Syndrom *nt* (Ⓔ multiple endocrine neoplasia type 2b): ***Syn:*** *multiple endokrine Neoplasie Typ 2 b*; autosomal-dominant vererbte multiple endokrine Neoplasie mit C-Zell-Hyperplasie der Schilddrüse, Phäochromozytom*, Neuromen der Mundschleimhaut und Zunge, hyperplastischen kornealen Nerven, marfanoidem Habitus, Ganglioneuromatose mit Obstipation und Megakolon*

M-Mode *m* (Ⓔ M-mode): ***Syn:*** *M-Scan, Time-motion-Verfahren, TM-Scan*; *s.u. Sonographie*

MMoL *Abk.*: *→myelomonozytäre Leukämie*

mmol *Abk.*: Millimol

MMOPP *Abk.*: Methotrexat, N-Lost (*engl.* mechlorethamine), Vincristin (*engl.* oncovin), Procarbazin, Prednison

MMP *Abk.*: *→Matrix-Metalloproteinasen*

MMI *Abk.*: Minnesota multiphasic personality inventory

6-MMPR *Abk.*: 6-Methylmerkaptopurinribosid

MMR *Abk.*: **1.** mismatch repair **2.** Monomethylrutin **3.** monosynaptischer Massenreflex **4.** mütterliche Mortalitätsrate

MMR-Impfung *f* (Ⓔ MMR vaccination): Kombinationsimpfung gegen Masern*, Mumps* und Röteln*; *s.a. Impfplan*

MMS *Abk.*: **1.** *→Methylmalonsäure* **2.** Methylmethansulfonat

MMT *Abk.*: manueller Muskeltest

MMTV *Abk.*: Mäuse-Mamma-Tumorvirus

MMU *Abk.*: Mercaptomethyluracil

MMV *Abk.*: mandatory minute volume

mmW *Abk.*: Millimeterwelle

MMZ *Abk.*: *→Metamizol*

MN *Abk.*: **1.** alpha-Methylnoradrenalin **2.** *→Maskennarkose* **3.** *→Metanephrin* **4.** Methylnoradrenalin **5.** *→mononukleär* **6.** *→Mononukleose* **7.** *→Motoneuron* **8.** *→multinodulär* **9.** *→myoneural*

Mn *Abk.*: *→Mangan*

mN *Abk.*: millinormal
MNA *Abk.*: **1.** Metanoradrenalin **2.** →*Metronidazol*
MND *Abk.*: **1.** minimale nekrotisierende Dosis **2.** motoneuron disease
Mne|me *f* (Ⓔ mneme): Gedächtnis, Erinnerung
mne|misch *adj*: →*mnestisch*
mnes|tisch *adj* (Ⓔ mnemic): *Syn*: *mnemisch*; Gedächtnis betreffend
MNH *Abk.*: **1.** Methylnitrosoharnstoff **2.** Morbus neonatorum haemolyticus
MNLG *Abk.*: motorische Nervenleitgeschwindigkeit
MNP *Abk.*: Meningopneumonitis
MNS *Abk.*: **1.** →*malignes neuroleptisches Syndrom* **2.** →*MNSs-Blutgruppen*
MNSER *Abk.*: mittlere normalisierte systolische Ejektionsrate
MNSs-Blutgruppen *pl* (Ⓔ MNSs blood group system): *Syn*: *MNSs-Blutgruppensystem*; Blutgruppensystem, das nur selten Transfusionszwischenfälle oder einen Morbus* haemolyticus neonatorum auslöst; *s.a. Blutgruppe*
MNU *Abk.*: N-Methyl-N-nitrosourea
MNW *Abk.*: Medikamentnebenwirkung
MNZ *Abk.*: →*Miconazol*
MO *Abk.*: Mineralöl
Mo *Abk.*: →*Molybdän*
MOAD *Abk.*: Methotrexat, Vincristin (*engl.* oncovin), L-Asparaginase, Dexamethason
MOB *Abk.*: N-Lost (*engl.* mustargen), Vincristin (*engl.* oncovin), Bleomycin
MOBB-ABVD *Abk.*: N-Lost (*engl.* mechlorethamine), Vincristin (*engl.* oncovin), Procarbazin, Prednison, Adriamycin, Bleomycin, Vinblastin, Dacarbazin
MOBB-BLEO *Abk.*: N-Lost (*engl.* mechlorethamine), Vincristin (*engl.* oncovin), Procarbazin, Prednison, Bleomycin
MOB-III *Abk.*: Mitomycin-C, Vincristin (*engl.* oncovin), Bleomycin, Cisplatin
Mobitz: Waldemar Mobitz; deutscher Kardiologe im 20. Jahrhundert
Mobitz-Typ *m* (Ⓔ Mobitz type): AV-Block II. Grades Typ 2; *s.u. AV-Block*
MOCA *Abk.*: Methotrexat, Vincristin (*engl.* oncovin), Cyclophosphamid, Adriamycin
Mo|clo|be|mid *nt* (Ⓔ moclobemide): Monoaminoxidasehemmer*; **Anw.**: Antidepressivum*
Mo|di|fi|ka|ti|on *f* (Ⓔ **1.–2.** modification): **1.** Veränderung, Umwandlung; Einschränkung **2.** (*biolog.*) durch Umwelteinflüsse entstandene Variation des Normaltyps
cotranslationale Modifikation (Ⓔ cotranslational processing): *s.u. Proteinsynthese*
posttranslationale Modifikation (Ⓔ post-translational processing): *s.u. Proteinsynthese*
Mo|di|o|lus *f*: →*Modiolus cochleae*
Modiolus cochleae (Ⓔ modiolus): *Syn*: *Schneckenachse, Schneckenspindel*; knöcherne Achse der Innenohrschnecke; *s.a. Cochlea*
MODS *Abk.*: medizinisch orientiertes Datensystem
MODY *Abk.*: →*maturity-onset diabetes of the youth*
MODY-Diabetes *m* (Ⓔ maturity-onset diabetes of the young): *Syn*: *maturity-onset diabetes of the young*; *s.u. Essay Diabetes mellitus S. 481*
Moebius: Paul Julius Moebius; 1853–1907; deutscher Neurologe (Leipzig)
Moebius-Kernaplasie *f* (Ⓔ Möbius' syndrome): *Syn*: *Moebius-Syndrom*; angeborene Lähmung von Hirnnerven, v.a. der Hirnnerven III, VI und VII mit beidseitiger Fazialis- und Abduzensparese*, seltener auch Blicklähmung, Kau- und Schluckstörungen sowie Zungenlähmung; beruht auf einer Aplasie oder Atrophie der Ganglienzellen der Hirnnervenkerne
Moebius-Zeichen *nt* (Ⓔ Möbius' sign): bei Hyperthyreose* mit Exophthalmus* vorkommende Schwäche der Einwärtsbewegung eines Auges bei der Konvergenzreaktion*
Moeller: Julius Otto Ludwig Moeller; 1819–1887; deutscher Chirurg (Königsberg)
Moeller-Barlow-Krankheit *f* (Ⓔ Moeller-Barlow's disease): *Syn*: *rachitischer Säuglingsskorbut*; Vitamin C-Mangel* bei Kindern, der zu rachitisartigen Symptomen führt; heute extrem selten
Moeller-Glossitis *f*: →*Hunter-Glossitis*
Moeller-Hunter-Glossitis *f*: →*Hunter-Glossitis*
MOF *Abk.*: **1.** MeCCNU, Vincristin (*engl.* oncovin), 5-Fluorouracil **2.** Methotrexat, Vincristin (*engl.* oncovin), 5-Fluorouracil
MÖF *Abk.*: Mitralöffnungsfläche
MOG *Abk.*: Myelin-Oligodendrozyten-assoziierte Glykoproteine
Mo|gi|gra|phie *f* (Ⓔ mogigraphia): *Syn*: *Schreibkrampf, Graphospasmus, Mogigrafie*; Krampf durch Überbelastung der Handmuskeln beim Schreiben
Mo|gi|la|lie *f* (Ⓔ mogilalia): Sprachstörung
MÖH *Abk.*: Mitralöffnungshöhe
Mohn *m* (Ⓔ poppy): *Syn*: *Schlafmohn, Papaver somniferum*; v.a. in Kleinasien und dem fernen Osten wachsendes Staudengewächs; der aus den unreifen Fruchtkapseln gewonnene Milchsaft enthält Rohopium
kalifornischer Mohn: →*Goldmohn*
Mohr: Otto Lous Mohr; 1886–1967; norwegischer Humangenetiker
Mohr-Syndrom *nt* (Ⓔ Mohr syndrome): autosomal-rezessive Variante des orofaziodigitalen Syndroms*
Mohrenheim: Baron Joseph Jacob Freiherr von Mohrenheim; 1759–1799; österreichischer Chirurg (Wien, St. Petersburg)
Mohrenheim-Grube *f* (Ⓔ Mohrenheim's fossa): *Syn*: *Unterschlüsselbeingrube, Fossa infraclavicularis*; Einsenkung unter dem äußeren Ende des Schlüsselbeins [Clavicula*], die durch das Trigonum* clavipectorale begrenzt wird
Mohs: Frederic Edward Mohs; amerikanischer Chirurg im 20. Jahrhundert
Mohs-Technik *f* (Ⓔ Mohs technique): *Syn*: *fraktionierte Kürettage*; *s.u. Basaliom*
mol *Abk.*: **1.** →*Mol* **2.** →*molar*
Mol. *Abk.*: →*Molekül*
Mol *nt* (Ⓔ mole): Basiseinheit der Stoffmenge des SI-Systems; 1 Mol = 6,022169 × 10^{23} Teilchen
Mo|la *f* (Ⓔ mole): *Syn*: *Mole*; entartete Frucht; *s.u. Blasenmole*
Mola carnosa (Ⓔ carneous mole): *Syn*: *Fleischmole*; *s.u. Blutmole*
Mola hydatidosa/hydatiformis: →*Blasenmole*
Mola sanguinolenta: →*Blutmole*
mo|lal *adj* (Ⓔ molal): Molalität betreffend
Mo|la|li|tät *f* (Ⓔ molality): Konzentration eines Stoffes in Mol pro Kilogramm Lösungsmittel; wird in mol/kg angegeben
Mo|lar *m* (Ⓔ molar): *Syn*: *Mahlzahn, großer Backenzahn, Dens molaris*; größter Zahn im menschlichen Gebiss; das Milchgebiss hat zwei Molaren [**Milchmolaren**], das bleibende Gebiss drei; die Molaren haben 4 oder 5 Höcker; der erste Molar bricht im 6. Lebensjahr durch [**Sechsjahrmolar**], der zweite meist im 12. Lebensjahr [**Zwölfjahrmolar**]; der dritte Molar wird als **Weisheitszahn** [Dens molaris tertius] bezeichnet
dritter Molar (Ⓔ third molar): *Syn*: *Weisheitszahn, Dens serotinus, Dens sapientiae, Dens molaris tertius*; meist zwischen dem 16. und 35. Lebensjahr durchbrechender letzter Backenzahn, der oft nicht angelegt ist oder Komplikationen beim Durchbruch verursacht; der obere Weisheitszahn hat meist 3 oder 4 Höcker, der untere 4 oder 5; beide zeichnen sich durch eine hohe Formvariabilität aus
mo|lar *adj* (Ⓔ **1.–2.** molar): **1.** (*chem.*) Molarität betreffend **2.** Molar(en) betreffend
Mo|la|ri|tät *f* (Ⓔ molarity): Konzentration eines Stoffes in Mol pro Liter Lösungsmittel; wird in mol/l angegeben
Mo|le *f* (Ⓔ mole): *Syn*: *Mola*; entartete Frucht; *s.u. Blasenmole*
hydatiforme Mole: →*Blasenmole*
Mo|le|kül *nt* (Ⓔ molecule): aus zwei oder mehreren Atomen bestehende chemische Verbindung
kostimulatorische Moleküle (Ⓔ costimulatory molecules): *s.u. Essay Immunität S. 1009*
mo|le|ku|lar *adj* (Ⓔ molecular): Molekül(e) betreffend, zum Molekül gehörend
Mo|le|ku|lar|bi|o|lo|gie *f* (Ⓔ molecular biology): Teil der Biolo-

gie*, der sich mit den Abläufen im Molekularbereich [z.B. DNA] befasst

Mo|le|ku|lar|di|u|re|se *f* (Ⓔ osmotic diuresis): ***Syn:*** *osmotische Diurese*; durch osmotisch wirksame Substanzen verursachte Diurese, z.B. die vermehrte Harnausscheidung bei Diabetes* mellitus

Mo|le|ku|lar|krank|heit *f* (Ⓔ molecular disease): ***Syn:*** *molekulare Krankheit*; Krankheit, die durch eine Veränderung der genetischen Information und der Bildung fehlerhafter Proteine verursacht wird

Mo|le|ku|lar|schicht *f* (Ⓔ molecular layer): ***Syn:*** *Lamina I, Lamina molecularis*; oberste faserreiche Schicht des Isocortex*, die nur wenig Nervenzellen enthält, deren Neuriten primär tangential innerhalb der Schicht verlaufen; sie formen auch den faserreichen **Exner-Streifen**; an der Oberfläche der Molekularschicht bilden Gliazellen eine äußere Grenzmembran [**Membrana limitans gliae superficialis**]

Molekularschicht des Kleinhirns (Ⓔ molecular layer of cerebellum): *s.u. Kleinhirnrinde*

Mo|le|ku|lar|sieb|chro|ma|to|gra|phie *f* (Ⓔ molecular-sieve chromatography): ***Syn:*** *Gelfiltrationschromatographie, Gelfiltration, Ausschlusschromatographie, Gelfiltrationschromatografie, Ausschlusschromatografie, Gelchromatografie, Gelchromatographie, Molekularsiebchromatografie*; Chromatographie* mit Gel als stationärer Phase; das Gel hat Poren mit einem definierten Durchmesser; damit können nur Moleküle bis zu einer gewissen Größe durch das Gel diffundieren

Mo|len|ei *nt* (Ⓔ blighted ovum): ***Syn:*** *Windei, Abortivei*; Ei, das keine Keimanlage enthält oder sich nur für wenige Wochen weiterentwickelt; *s.a. Abort*

Mol.Gew. *Abk.*: Molekulargewicht

Mol|gra|mos|tim *nt* (Ⓔ kolgramostim): gentechnisch hergestellter Granulozyten-Kolonie-stimulierender Faktor*

Moll: Jakob Antonius Moll; 1832–1914; holländischer Augenarzt (Den Haag, Utrecht)

Moll-Drüsen *pl* (Ⓔ Moll's glands): ***Syn:*** *Wimperndrüsen Glandulae ciliares*; apokrine Schweißdrüsen* am Lidrand

Möller: *→Moeller*

Möller-Glossitis *f*: *→Hunter-Glossitis*

Mol|lus|cum *nt* (Ⓔ molluscum): weicher Hauttumor

Molluscum contagiosum (Ⓔ molluscum contagiosum): ***Syn:*** *Dellwarze, Epithelioma contagiosum/molluscum*; virale [**Molluscum contagiosum-Virus**] gutartige Hauterkrankung mit typischen zentral eingedellten Knötchen; ist weltweit verbreitet, tritt aber hauptsächlich bei Kindern [v.a. Jungen] auf; häufig bei Neurodermitis* und HIV-Infektion; die Übertragung erfolgt wahrscheinlich als Schmierinfektion; **Klinik**: kleine, weiche, hautfarbene Papeln mit zentraler Eindellung; beim Quetschen entleert sich ein weißlicher, talgartiger Brei [**Molluskumbrei**]; es kann sich um einzelne, aber auch Hunderte von Läsionen handeln, die v.a. das Gesicht, die Augenlider, den Rumpf, die großen Beugen und die Genitalregion befallen; **Therapie**: Ausdrücken oder Entfernung mit dem scharfen Löffel; die Krankheit ist selbstlimitierend; werden die Läsionen nicht entfernt, kommt es häufig zu Autoreinfektion

Molluscum pseudocarcinomatosum: *→Keratoakanthom*

Molluscum sebaceum: *→Keratoakanthom*

Mol|si|do|min *nt* (Ⓔ molsidomine): Koronartherapeutikum*; bewirkt eine venöse Vasodilatation, Verbesserung der Herzarbeit und Reduzierung des O_2-Verbrauches; hemmt die Thrombozytenaggregation; **Anw.**: koronare Herzkrankheit, Angina pectoris im akuten Stadium des Herzinfarktes

Mo|lyb|dän *nt* (Ⓔ molybdenum): zur Chromgruppe gehörendes essentielles Spurenelement*; Bestandteil wichtiger Enzyme [Xanthin-, Aldehyd-, Sulfitoxidase]

MoMLV *Abk.*: Moloney-Mäuse-Leukämie-Virus

Mo|mor|di|ca cy|lin|dri|ca *f*: *→Schwammgurke*

Mo|mor|di|ca o|per|cu|la|ta *f*: *→Luffa operculata*

MOMP *Abk.*: N-Lost (*engl.* mechlorethamine), Vincristin (*engl.* oncovin), Methotrexat, Prednison

Momp *Abk.*: major outer membrane protein

Mon-, mon- *präf.*: *→Mono-*

Monakow: Constantin von Monakow; 1853–1930; russischer Neurologe (Zürich)

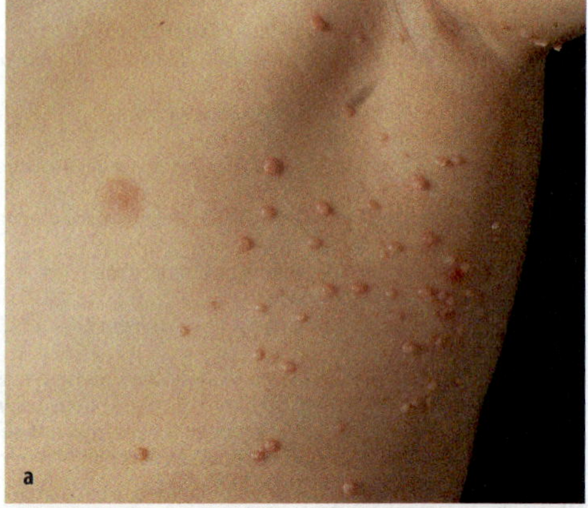

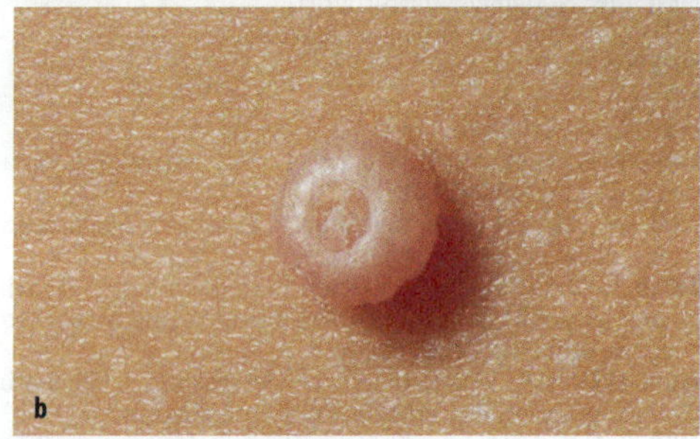

Abb. M106. Molluscum contagiosum

Monakow-Bündel *nt* (Ⓔ Monakow's bundle): ***Syn:*** *Tractus rubrospinalis*; Fasern vom Nucleus* ruber zum Mittelhirn [Mesencephalon*], die in der Forel-Haubenkreuzung [Decussatio tegmentalis anterior] zur anderen Seite kreuzen

Monakow-Reflex *m* (Ⓔ Monakow' sign): Bestreichen des lateralen Fußrandes führt bei Pyramidenbahnschädigung zu Hebung des Fußrandes

Mo|na|la|zon-Dinatrium *nt* (Ⓔ monalazone disodium): Desinfiziens zu Hautdesinfektion

Monaldi: Vincenzo Monaldi; italienischer Lungenarzt (Rom) im 20. Jahrhundert

Monaldi-Saugdrainage *f* (Ⓔ **1.–2.** Monaldi's drain): **1.** Dauersaugdrainage bei Pneumothorax* nach Punktion im 2. Interkostalraum parasternal **2.** Drainage pleuranaher, tuberkulöser Kavernen nach transthorakaler Punktion

Mon|ar|thri|tis *f, pl* **-ti|den** (Ⓔ monarthritis): ***Syn:*** *monartikuläre/monoartikuläre Gelenkentzündung*; auf den Befall eines Gelenkes beschränkte Arthritis*

mon|ar|thri|tisch *adj* (Ⓔ monarthritic): Monarthritis betreffend, von ihr betroffen oder gekennzeichnet

mon|ar|ti|ku|lär *adj* (Ⓔ monarticular): ***Syn:*** *monoartikulär*; nur ein Gelenk betreffend, auf ein Gelenk beschränkt

Mon|a|the|to|se *f* (Ⓔ monathetosis): ***Syn:*** *Monoathetose*; auf ein Glied beschränkte Athetose*

Mo|nats|blu|tung *f*: *→Menstruation*

normale Monatsblutung (Ⓔ eumenorrhea): ***Syn:*** *Eumenorrhoe*; liegt vor, wenn die Blutung regelmäßig alle 21–35

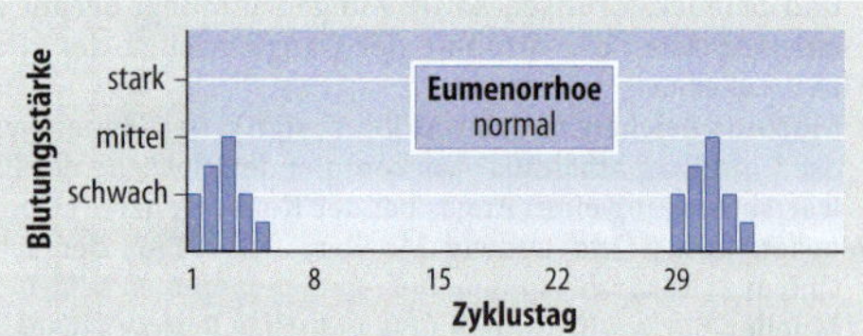

Abb. M107. Normale Monatsblutung

Tage eintritt, 3–7 Tage dauert und schmerzlos ist

Mo|nats|zy|klus *m*: →*Menstruationszyklus*

mon|au|ral *adj* (Ⓔ monaural): ***Syn:*** *monoaural*; nur ein Ohr oder das Gehör auf einer Seite betreffend

mon|a|xi|al *adj* (Ⓔ monaxial): einachsig, uniaxial

Mönchs|pfef|fer *m* (Ⓔ monk's pepper tree): ***Syn:*** *Vitex agnus castus, Keuschlamm*; Strauch aus der Familie der Verbenengewächse [Verbenaceae]; die Steinbeeren [**Agni casti fructus**] enthalten Monoterpenglykoside [Aucubin, Agnusid] und Flavonoide*; **Anw.**: Menstruationsstörungen, prämenstruelle Beschwerden, Mastodynie*

Mönckeberg: Johann Georg Mönckeberg; 1877–1925; deutscher Pathologe (Bonn)

Mönckeberg-Mediasklerose *f* (Ⓔ Mönckeberg's sclerosis): ***Syn:*** *Mönckeberg-Sklerose, Mönckeberg-Mediaverkalkung*; vorwiegend Männer und Patienten mit Diabetes* mellitus betreffende, spangenförmige Verkalkung der Tunica* media von Extremitätenarterien mit Ausbildung sog. **Gänsegurgelarterien**

Mönckeberg-Mediaverkalkung *f*: →*Mönckeberg-Mediasklerose*

Mond|bein *nt* (Ⓔ lunate bone): ***Syn:*** *Os lunatum*; mondförmiger Handwurzelknochen; *s.u. Ossa carpi*

Mond|ge|sicht *nt* (Ⓔ moon face): ***Syn:*** *Facies lunata*; volles, rundes Gesicht; tritt v.a. bei den verschiedenen Formen des Cushing*-Syndroms auf

Mondor: Henri Mondor; 1885–1962; französischer Chirurg (Paris)

Mondor-Phlebitis *f* (Ⓔ Mondor's disease): ***Syn:*** *Endophlebitis obliterans Mondor*; schmerzhafte, rezidivierende Thrombophlebitis* seitlicher Rumpfvenen [Venae* thoracoepigastricae]

Mond|süch|tig|keit *f* (Ⓔ lunatism): ***Syn:*** *Lunatismus*; veraltete Bezeichnung für Erkrankungen, die scheinbar vom Mondzyklus beeinflusst werden, wie z.B. Epilepsie* oder Psychosen

Monge: Carlos Monge; 1884–1970; peruanischer Pathologe (Lima)

Monge-Krankheit *f* (Ⓔ Monge's disease): ***Syn:*** *chronische Höhenkrankheit*; in den Höhenlagen der Anden vorkommendes Syndrom mit großem Thorax, Polyzythämie* und hohem Myoglobin- und Hämingehalt von Muskel und Geweben als Anpassung an den chronischen Sauerstoffmangel

Mon|go|len|fal|te *f* (Ⓔ mongolian fold): *s.u. Epikanthus; Plica palpebronasalis*

Tab. M108. Monge-Krankheit. Vergleich verschiedener Parameter bei Höhenbewohnern und Tieflandbewohnern

	4540 m ü.M.	Meereshöhe
Blut		
Erythrozyten (Mio/µl)	6,44	5,11
Retikulozyten (Tausend/µl)	46	18
Thrombozyten (Tausend/µl)	419	401
Leukozyten (Tausend/µl)	7,0	6,7
Hämatokrit (%)	60	47
Hämoglobingehalt (g/l)	201	156
Blutvolumen (ml/kg)	101	80
Plasmavolumen (ml/kg)	39	42
pH-Wert, arterielles Blut	7,39	7,41
Pufferbasen (mmol/l)	45,6	49,2
Atemzeitvolumen in Ruhe, BTPS ($1 \times min^{-1} \times kg^{-1}$)	0,19	0,13
pO_2 alveolär (mm Hg)	51	104
pCO_2, alveolär (mm Hg)	29,1	38,6
Arterielle O_2-Sättigung in Ruhe (%)	81	98
Herzfrequenz in Ruhe (min^{-1})	72	72
Blutdruck in Ruhe (mm Hg)	93/63	116/79

Mon|go|lis|mus *m*: veraltet für →*Trisomie 21*

Mo|ni|le|thri|chie *f*: →*Monilethrix*

Mo|ni|le|thrix *f* (Ⓔ monilethrix): ***Syn:*** *Monilethrichie, Monilethrix-Syndrom, Aplasia pilorum intermittens*; autosomal-dominante Störung des Haarwachstums mit unregelmäßiger Verdickung und Verdünnung der Haare; *s.a. Haarschaftanomalien*

Monilethrix-Syndrom *nt*: →*Monilethrix*

Mo|ni|lia *f* (Ⓔ Monilia): zu den imperfekten Pilzen* gehörende Gattung von Sprosspilzen mit zahlreichen menschenpathogenen Arten; sie verursachen oberflächliche und tiefe Haut- und Schleimhautmykosen, Organmykosen, katheterassoziierte Infektionen und septische Krankheitsbilder; die weitaus wichtigste Species ist Candida* albicans; **Candida glabrata, Candida krusei, Candida parapsilosis** und **Candida tropicalis** spielen klinisch nur eine untergeordnete Rolle; *s.a. Candida albicans*

Mo|ni|li|a|sis *f, pl* **-ses**: →*Candidose*

Mo|ni|li|o|se *f*: →*Candidose*

Mono *Abk.*: **1.** →*Mononukleose* **2.** →*Monozyten*

Mono-, mono- *präf.*: Wortelement mit der Bedeutung „einzel/allein/einfach"

Mo|no|a|cyl|gly|ce|ri|ne *pl* (Ⓔ monoacylglycerols): ***Syn:*** *Monoglyzeride*; *s.u. Fett*

Mo|no|a|cyl|gly|ce|rin|li|pa|se *f* (Ⓔ monoacylglycerol lipase): *s.u. Lipase*

Mo|no|a|min *nt* (Ⓔ monoamine): eine Amingruppe enthaltende Verbindung

mo|no|a|min|erg *adj* (Ⓔ monoaminergic): auf Monoamine als Transmitter ansprechend

Mo|no|a|mi|no|o|xi|da|se *f*: →*Monoaminoxidase*

Mo|no|a|mi|no|o|xi|da|se|hem|mer *pl*: →*Monoaminoxidasehemmer*

Mo|no|a|min|o|xi|da|se *f* (Ⓔ monoamine oxidase): ***Syn:*** *Monoaminooxidase, Tyraminoxidase, Tyraminase, Adrenalinoxidase*; Enzym, das die Oxidation von primären, sekundären und tertiären Aminen katalysiert; spielt z.B. eine Rolle beim Abbau von Adrenalin*, Noradrenalin*, Tyramin* und Serotonin*

Mo|no|a|min|o|xi|da|se|hem|mer *pl* (Ⓔ monoamine oxidase inhibitors): ***Syn:*** *Monoaminooxidasehemmer, MAO-Hemmer*; Substanzen, die die Monoaminoxidase und damit den Abbau von Noradrenalin, Dopamin und Serotonin hemmen; werden wegen ihrer antidepressiven Wirkung als Psychopharmaka* eingesetzt

Mo|no|a|min|u|rie *f* (Ⓔ monoaminuria): Ausscheidung von Monoaminen [Adrenalin- und Histidinderivate] im Harn

mo|no|ar|ti|ku|lär *adj*: →*monartikulär*

Mo|no|ä|tha|nol|a|min *nt*: →*Monoethanolamin*

Mo|no|a|the|to|se *f*: →*Monathetose*

mo|no|au|ral *adj*: →*monaural*

Mo|no|bac|ta|me *pl* (Ⓔ monobactams): β-Lactamantibiotika* mit monozyklischer Ringstruktur, z.B. Aztreonam*

Mo|no|bra|chie *f* (Ⓔ monobrachia): Ausbildung von nur einem Arm, angeborene Einarmigkeit

Mo|no|car|bon|säu|re *f* (Ⓔ monocarboxylic acid): ***Syn:*** *Monokarbonsäure*; Carbonsäure* mit einer Carboxylgruppe

Mo|no|chlor|ä|thy|len *nt* (Ⓔ vinyl chloride): Vinylchlorid*

mo|no|cho|ri|al *adj* (Ⓔ monochorial): *(Zwillinge)* nur eine Zottenhaut/ein Chorion besitzend

mo|no|chrom *adj* (Ⓔ monochromic): ***Syn:*** *monochromatisch*; einfarbig

Mo|no|chro|ma|sie *f* (Ⓔ monochromasy): ***Syn:*** *Achromatopie, (totale) Farbenblindheit, Achromasie*; totaler Ausfall des Farbensehens durch Fehlen der Zapfenfunktion; entweder autosomal-rezessiv vererbt [**primäre Achromatopsie**] oder erworben [**sekundäre Achromatopsie**] bei Erkrankungen der Netzhaut oder des Sehnervs; das Dämmerungssehen ist normal, die Tagessehschärfe aber auf 1/10 herabgesetzt

mo|no|chro|ma|tisch *adj* (Ⓔ monochromatic): ***Syn:*** *monochrom*; einfarbig

mo|no|chro|ma|to|phil *adj* (Ⓔ monochromatophil): mit nur einem Farbstoff färbend

monoclonal gammopathies of undetermined significance *pl*: *s.u.*

Gammopathie

Monloculllus *m* (Ⓔ monoculus): einseitiger Augenverband

molnolcylclisch *adj*: *→monozyklisch*

molnoldakltyl *adj* (Ⓔ monodactylous): einfingrig, einzehig

Molnoldakltyllie *f* (Ⓔ monodactyly): angeborene Einfingrigkeit oder Einzehigkeit

molnolelnerlgeltisch *adj* (Ⓔ monoenergetic): (*Strahlung*) von einer Wellenlänge

Molnolelthalnollalmin *nt* (Ⓔ ethanolamine): ***Syn:*** *Monoäthanolamin, 2-Aminoethanol, 2-Hydroxyethylamin, Colamin, Äthanolamin*; Baustein von Kephalinen; **Anw.:** Behandlung von Varizen

molnolfakltolrilell *adj* (Ⓔ monofactorial): ***Syn:*** *unifaktoriell*; nur durch einen Faktor bedingt

molnolfil *adj* (Ⓔ monofilament): aus einem Faden bestehend, einfädig, nicht geflochten

molnolgen *adj* (Ⓔ monogenic): nur ein Gen betreffend, durch ein Gen bedingt

Molnolgelnelse *f* (Ⓔ monogenesis): ***Syn:*** *Monogenie*; Entstehung von nur weiblichen oder nur männlichen Nachkommen

Molnolgelnie *f*: *→Monogenese*

molnolglanldullär *adj* (Ⓔ uniglandular): nur eine Drüse/Glandula betreffend

Molnolglylcelride *pl* (Ⓔ monoacylglycerols): ***Syn:*** *Monoacylglycerine*; *s.u. Fett*

molnolhyblrid *adj* (Ⓔ monohybrid): nur in einem Gen hybrid

Molnolhyldrolxylbenlzol *nt* (Ⓔ hydroxybenzene): ***Syn:*** *Phenol, Karbolsäure, Acidum carbolicum*; aus Kohle gewonnenes Benzolderivat mit antiseptischer Wirkung

Molnolhyldrolxylchollanlsäulre *f* (Ⓔ lithocholic acid): natürliche Gallensäure*

Molnolinlfekltilon *f* (Ⓔ monoinfection): ***Syn:*** *Reininfektion*; Infektion mit nur einem Erreger

Molnoliodltylrolsin *nt* (Ⓔ monoiodotyrosine): ***Syn:*** *Monojodtyrosin*; Vorstufe von Triiodthyronin* und Thyroxin* in der Schilddrüse

Molnoljodlthylrolnin *nt* (Ⓔ iodothyronine): ***Syn:*** *Jodthyronin*; Zwischenprodukt bei der Synthese der Schilddrüsenhormone Thyroxin* und Triiodthyronin*

Molnoljodltylrolsin *nt*: *→Monoiodtyrosin*

Molnolkarlbonlsäulre *f*: *→Monocarbonsäure*

Molnolkellhälmaltom *nt* (Ⓔ eyeglass hemorrhage): einseitiges Brillenhämatom*

Molnolkilne *pl* (Ⓔ monokines): von Monozyten gebildete Zytokine*; *s.a. Essay Immunität S. 1009*

molnolklolnal *adj* (Ⓔ monoclonal): von einer Zelle oder einem Zellklon abstammend

Molnolklolnalliltät *f* (Ⓔ monoclonality): *s.u. Essay Virus und Tumor S. 2185*

molnolkonldyllär *adj* (Ⓔ unicondylar): nur eine Kondyle betreffend

monlolkullar *adj* (Ⓔ monocular): ***Syn:*** *einäugig, monokulär, uniokulär*; nur ein Auge betreffend, nur für ein Auge

monlolkullär *adj*: *→monokular*

Molnollymlpholzyltolse *f*: selten verwendete Bezeichnung für *→infektiöse Mononukleose*

Molnolmalkrolphalgen *pl*: veraltet für *→Monozyten*

Molnolmalkrolphalgolzyltolse *f*: veraltet für *→Monozytose*

Molnolmalnie *f* (Ⓔ monomania): Einzelwahn, fixe Idee; nur noch selten verwendeter Begriff

molnolmer *adj* (Ⓔ monomeric): einzel vorliegend

Molnolmelre *nt* (Ⓔ monomers): Einzelmolekül, aus dem Oligo- und Polymere* entstehen können

molnolmollelkullar *adj* (Ⓔ monomolecular): nur aus einem Molekül bestehend

molnolmorph *adj* (Ⓔ monomorphic): Monomorphie betreffend, nur in einer Form/Gestalt vorliegend, gleichgestaltet

Molnolmorlphie *f* (Ⓔ monomorphism): ***Syn:*** *Eingestaltigkeit, Monomorphismus*; Vorliegen in einer konstanten Form/Gestalt

Molnolmorlphislmus *m*: *→Monomorphie*

Monlomlphallus *m* (Ⓔ monomphalus): Doppelmissbildung mit nur einer Nabelschnur

Molnolmylolplelgie *f* (Ⓔ monomyoplegia): isolierte Lähmung eines Muskels

Molnolmylolsiltis *f*, *pl* **-tilden** (Ⓔ monomyositis): auf den Befall eines Muskels beschränkte Myositis*

molnolmylolsiltisch *adj* (Ⓔ monomyositic): Monomyositis betreffend, von ihr betroffen oder gekennzeichnet

Molnolnarlkolse *f* (Ⓔ monoanesthesia): Allgemeinnarkose* durch ein einzelnes Anästhetikum*

molnolneulral *adj* (Ⓔ mononeural): nur einen Nerv betreffend

Molnolneurlallgie *f* (Ⓔ mononeuralgia): auf einen Nerven beschränkte Neuralgie*

Molnolneulriltis *f*, *pl* **-tilden** (Ⓔ mononeuritis): auf den Befall eines Nervens beschränkte Neuritis*

Mononeuritis multiplex (Ⓔ mononeuritis multiplex): *s.u. Essay AIDS S. 31*

molnolneulriltisch *adj* (Ⓔ mononeuritic): Mononeuritis betreffend, von ihr betroffen oder gekennzeichnet

Molnolneulrolpalthie *f* (Ⓔ mononeuropathy): Erkrankung eines einzelnen Nerven

Molnolnulclelolsis *f*, *pl* **-ses** (Ⓔ mononucleosis): ***Syn:*** *Mononukleose*; Erhöhung der mononukleären Leukozyten im peripheren Blut

Mononucleosis infectiosa: *→infektiöse Mononukleose*

Molnolnulclelotilde *pl*: *→Nucleotide*

molnolnuklelär *adj* (Ⓔ mononuclear): (*Blutzelle*) nur einen Kern/Nukleus besitzend

Molnolnuklelolse *f* (Ⓔ **1.** mononucleosis **2.** infectious mononucleosis): **1.** ***Syn:*** *Mononucleosis*; Erhöhung der mononukleären Leukozyten im peripheren Blut **2.** *→infektiöse Mononukleose*

infektiöse Mononukleose (Ⓔ infectious mononucleosis): ***Syn:*** *Mononucleosis infectiosa, College-Krankheit, Pfeiffer-Drüsenfieber*; durch das Epstein-Barr-Virus* hervorgerufene, weltweit auftretende Infektionskrankheit; die Übertragung erfolgt durch Tröpfchen- oder Kontaktinfektion [**kissing disease**]; **Klinik:** nach einer Inkubationszeit von 10–14 Tagen bei Jugendlichen und 4–8 Wochen bei Erwachsenen beginnt die Erkrankung mit leichtem Fieber, Abgeschlagenheit, leichter Ermüdbarkeit, Schwellung von Lymphknoten, Leber und Milz, Monozytenangina*, Leukozytose [buntes Blutbild mit atypischen Lymphozyten] und Rachenentzündung [rauer Hals]; **Diagnose:** Antikörpernachweis [Paul-Bunnell-Reaktion, Henle-Test]; **Therapie:** Bettruhe, Mundpflege, evtl. Antibiotika zur Verhinderung von Sekundärinfektionen

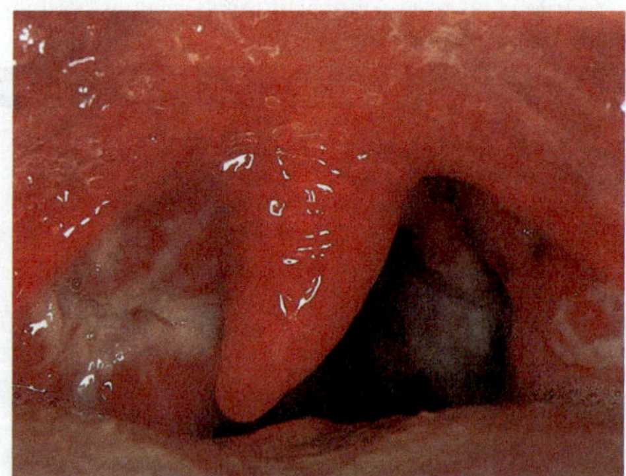

Abb. M109. Mononukleose-Angina

Paul-Bunnel-negative infektiöse Mononukleose (Ⓔ cytomegalovirus mononucleosis): ***Syn:*** *Zytomegalievirusmononukleose, CMV-Mononukleose*; zum Zytomegalie-Syndrom* gehörende Speicheldrüsenentzündung, die nur schwer von der klassischen infektiösen Mononukleose* abgrenzbar ist

Molnolnuklelotilde *pl*: *→Nucleotide*

Molnolpalrallylse *f*: *→Monoplegie*

Molnolpalrelse *f* (Ⓔ monoparesis): motorische Schwäche einer Gliedmaße

mo|no|pa|tho|phob *adj* (Ⓔ monopathophobic): Monopathophobie betreffend, durch sie gekennzeichnet
Mo|no|pa|tho|pho|bie *f* (Ⓔ monopathophobia): krankhafte Angst vor einer bestimmten organischen Krankheit
mo|no|phob *adj* (Ⓔ monophobic): Monophobie betreffend, durch sie gekennzeichnet
Mo|no|pho|bie *f* (Ⓔ monophobia): krankhafte Angst vor dem Alleinsein
Mo|no|ple|gie *f* (Ⓔ monoplegia): ***Syn:*** *Monoparalyse*; Lähmung einer Gliedmaße
mo|no|po|dal *adj* (Ⓔ monopodial): Monopodie betreffend, von ihr betroffen oder gekennzeichnet
Mo|no|po|die *f* (Ⓔ monopodia): ***Syn:*** *monopodale Symmelie*; Missbildung mit nur einem Fuß
mo|no|po|lar *adj* (Ⓔ unipolar): ***Syn:*** *einpolig, unipolar*; (*Nervenzelle*) mit nur einem Pol versehen
mon|or|chid *adj* (Ⓔ monorchid): Monorchismus betreffend, mit nur einem Hoden
Mon|or|chi|die *f*: *→Monorchie*
Mon|or|chi|dis|mus *m*: *→Monorchie*
Mon|or|chie *f* (Ⓔ monorchism): ***Syn:*** *Monorchidie, Monorchidismus, Monorchismus*; angeborenes Fehlen eines Hodens
Mon|or|chis|mus *m*: *→Monorchie*
mo|no|re|nal *adj* (Ⓔ mononephrous): nur eine Niere betreffend
Mo|no|sac|cha|rid *nt* (Ⓔ monosaccharide): ***Syn:*** *Monose, Einfachzucker*; einfacher, aus nur einem Molekül bestehender Grundkörper der Kohlenhydrate; die für den Körper wichtigsten Monosaccharide bestehen aus 5 oder 6 Kohlenstoffatomen und werden deshalb als Pentose* oder Hexose* bezeichnet
Mo|no|se *f*: *→Monosaccharid*
Mo|no|som *nt* (Ⓔ monosome): einzelnes Chromosom bei Monosomie*
mo|no|som *adj* (Ⓔ monosomic): Monosomie betreffend, von ihr betroffen oder gekennzeichnet
Mo|no|so|mie *f* (Ⓔ **1.** monosomy **2.** monosomia): **1.** Chromosomenanomalie mit Fehlen eines Chromosoms, z.B. die Monosomie 45,X bei Ullrich*-Turner-Syndrom; Monosomien führen praktisch immer zum Absterben der Frucht und Fehlgeburt [98 % der Feten mit Monosomie 45,X sterben intrauterin ab]; *s.a. Mikrodeletionssyndrome* **2.** Doppelmissbildung mit nur einem Körperstamm
Monosomie 45,X (Ⓔ monosomy 45,X): ***Syn:*** *X0-Syndrom*; häufigster Karyotyp bei Ullrich*-Turner-Syndrom
mo|no|spe|zi|fisch *adj* (Ⓔ monospecific): (*Antikörper*) nur mit einem Antigen reagierend
mon|os|to|tisch *adj* (Ⓔ monostotic): nur einen Knochen betreffend, auf einen Knochen beschränkt
mo|no|symp|to|ma|tisch *adj* (Ⓔ monosymptomatic): nur ein Symptom aufweisend
mo|no|sy|nap|tisch *adj* (Ⓔ monosynaptic): nur eine Synapse umfassend
Mo|no|ter|pe|ne *pl* (Ⓔ monoterpenes): aus zwei Isopreneinheiten aufgebaute aliphatische mono-, di- oder trizyklische Terpene; Zwischenprodukte bei der Biosynthese von z.B. Campfer* und Pinenen*
Mo|no|the|ra|pie *f* (Ⓔ monotherapy): Therapie mit nur einem Arzneimittel; *s.a. Kombinationstherapie*
individualisierte sequentielle Monotherapie (Ⓔ individualized sequential monotherapy): *s.u. arterielle Hypertonie*
mo|no|ton *adj* (Ⓔ monotonous): eintönig, (ermüdend) einförmig, gleichförmig
mo|no|trich *adj* (Ⓔ monotrichous): (*biolog.*) mit nur einer Geißel
mo|no|va|lent *adj* (Ⓔ monovalent): ***Syn:*** *einwertig, univalent*; mit nur einer Valenz
mon|o|vu|lär *adj* (Ⓔ monovular): ***Syn:*** *eineiig*; (*Zwillinge*) aus einer Eizelle/einem Ovum entstanden
mo|no|zel|lu|lär *adj* (Ⓔ monocellular): ***Syn:*** *einzellig, unizellulär*; aus einer Zelle bestehend
mo|no|zen|tral *adj* (Ⓔ unicentral): ***Syn:*** *monozentrisch, unizentral, unizentrisch*; nur ein Zentrum betreffend oder besitzend
mo|no|zen|trisch *adj*: *→monozentral*
mo|no|zy|got *adj* (Ⓔ monozygotic): (*Zwillinge*) eineiig
mo|no|zy|klisch *adj* (Ⓔ monocyclic): ***Syn:*** *monocyclisch*; mit nur einem Ring
mo|no|zy|tär *adj* (Ⓔ monocytic): Monozyten oder die monozytäre Reihe betreffend
Mo|no|zy|ten *pl* (Ⓔ monocytes): ***Syn:*** *mononukleäre Phagozyten*; große einkernige Leukozyten* des peripheren Blutes, die zu Phagozytose* und Migration befähigt sind; die Monozytengranula sind reich an Hydrolasen* und Peroxidasen*; Monozyten bilden 4–8 % der Gesamtleukozytenzahl; im Blut haben sie einen Durchmesser von 12–20 µm; sobald sie aber in das umliegende Gewebe eingewandert sind, vergrößern sie sich, und die Zahl der Granula nimmt zu; reife Monozyten des Gewebes werden als Histiozyten* oder Gewebemakrophagen bezeichnet; *s.a. Monozyten-Makrophagen-System*

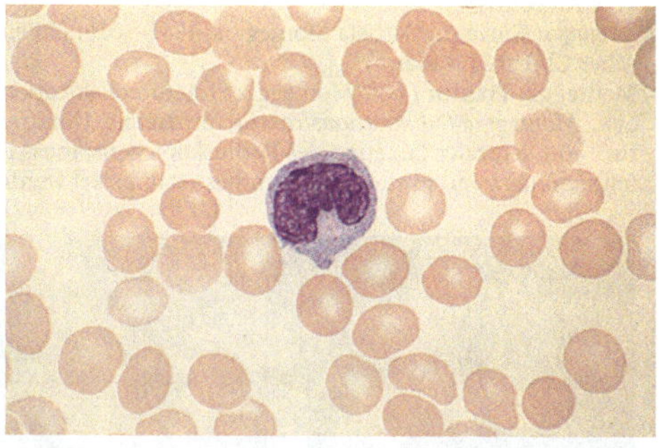

Abb. M110. Monozyt

Mo|no|zy|ten|an|gi|na *f* (Ⓔ monocytic angina): meist als Initialphase der infektiösen Mononukleose* auftretende Angina* mit Monozytenvermehrung
Mo|no|zy|ten|bil|dung *f*: *→Monozytopoese*
Mo|no|zy|ten|leuk|ä|mie *f*: *→akute monozytäre Leukämie*
Monozyten-Makrophagen-System *nt* (Ⓔ **1.–2.** mononuclear phagocyte system): **1.** Oberbegriff für alle phagozytoseaktiven Zellen, die sich von den Monozyten ableiten **2.** ***Syn:*** *retikulohistiozytäres System, retikuloendotheliales System, mononukleär-phagozytierendes System*; aus Monozyten und Makrophagen bestehendes System, dessen Hauptaufgabe die Beseitigung von Abfall- und Fremdstoffen, einschließlich Erregern ist
mo|no|zy|to|id *adj* (Ⓔ monocytoid): monozytenartig, monozytenförmig
Mo|no|zy|to|pe|nie *f* (Ⓔ monocytopenia): Verminderung der Monozytenzahl im peripheren Blut
Mo|no|zy|to|po|e|se *f* (Ⓔ monocytopoiesis): ***Syn:*** *Monozytopoiese, Monozytenbildung*; die Bildung der Monozyten findet im Knochenmark statt; die noch unreifen Monozyten* werden in die Blutbahn abgegeben, wo sie weiter reifen, bevor sie nach 2–3 Tagen in das Bindegewebe auswandern und sich dort in Histiozyten* umwandeln
Mo|no|zy|to|po|i|e|se *f*: *→Monozytopoese*
Mo|no|zy|to|se *f* (Ⓔ monocytosis): Vermehrung der Monozyten im peripheren Blut; *s.a. Mononukleose*
Monro: Alexander Monro; 1733–1817; schottischer Anatom und Chirurg (Edinburgh)
Monro-Foramen *nt* (Ⓔ Monro's foramen): ***Syn:*** *Foramen interventriculare, Foramen Monroi*; Öffnung zwischen III. Ventrikel* und Seitenventrikel*
Monro-Punkt *m* (Ⓔ Monro-Richter point): Einstichstelle für die Bauchpunktion im linken Unterbauch; liegt im dritten äußeren Viertel der **Monro-Richter-Linie** [Verbindungslinie von Nabel und linker Spina* iliaca anterior superior]
Monro-Richter-Linie *f* (Ⓔ Monro-Richter line): ***Syn:*** *Richter-Linie*; *s.u. Monro-Punkt*
Monro-Zyste *f* (Ⓔ Monro's cyst): meist Kolloidzyste am Foramen* interventriculare, die zu einer Behinderung des Liquorabflusses aus einem oder beiden Seitenventrikeln

M

führen kann [**Foramen-Monroi-Blockade**]; die Folge ist ein Hydrocephalus* occlusus

Mons *m* (Ⓔ mons): (*anatom.*) Berg, Hügel
Mons pubis (Ⓔ pubic mount): ***Syn:*** *Schamhügel, Schamberg, Venushügel*; Hautwulst über der Beckensymphyse und dem Schambein bei Frauen, der durch subkutane Fettpolster entsteht
Mons veneris: veraltet für →*Mons pubis*

Mons|tro|si|tas *f, pl* **-ta|tes** (Ⓔ monster): ***Syn:*** *Monstrum*; Missbildung, Missgeburt

Mons|trum *nt, pl* **-tra** (Ⓔ monster): ***Syn:*** *Monstrositas*; Missbildung, Missgeburt
Monstrum duplex (Ⓔ double monster): ***Syn:*** *Doppelfehlbildung, Doppelmissbildung, Duplicitas*; durch eine Verdopplung und unvollständige Trennung von Embryonalanlagen entstandenes Individuum

Mon|tags|fie|ber *nt* (Ⓔ Monday fever): akute, exogen-allergische Alveolitis*

Monteggia: Giovanni Battista Monteggia; 1762–1815; italienischer Chirurg (Mailand)
Monteggia-Fraktur *f* (Ⓔ Monteggia's fracture-dislocation): ***Syn:*** *Monteggia-Subluxationsfraktur*; proximale Ulnafraktur* mit ventraler Luxation des Radiusköpfchens; muss offen reponiert und mittels Osteosynthese stabilisiert werden

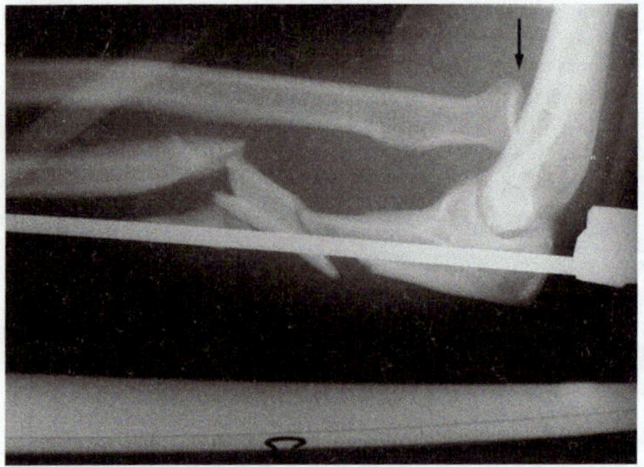

Abb. M111. Monteggia-Fraktur

Montezumas Rache *f*: →*Reisediarrhö*

Montgomery: William Fetherstone Montgomery; 1797–1859; irischer Gynäkologe (Dublin)
Montgomery-Drüsen *f* (Ⓔ Montgomery's glands): ***Syn:*** *Warzenvorhofdrüsen, Glandulae areolares*; apokrine Schweißdrüsen im Warzenvorhof der Brust
Montgomery-Knötchen *pl* (Ⓔ Montgomery's tubercles): ***Syn:*** *Tubercula areolae*; vor allem bei Kontraktion der glatten Muskulatur sichtbare Knötchen des Warzenhofs, die durch die Schweißdrüsen des Vorhofes [Glandulae* areolares] verursacht werden

Moon: Henry Moon; 1845–1892; englischer Chirurg
Moon-Zähne *pl* (Ⓔ Moon's teeth): *s.u. Essay Syphilis S. 2077*

Moor|bir|ke *f* (Ⓔ downy birch): ***Syn:*** *Betula pubescens*; *s.u. Birke*

Moos-Fuß *m* (Ⓔ mossy foot): *s.u. Chromomykose*

Moos, is|län|di|sches *nt* (Ⓔ Iceland moss): ***Syn:*** *Lichen islandicus*; Vegetationskörper von Cetraria islandica; enthält Schleim, Flechtensäuren und Bitterstoffe; besitzt eine reizlindernde und evtl. schwach antimikrobielle Wirkung; **Anw.**: Appetitlosigkeit, Entzündungen im Mund- und Rachenraum; traditionell als Roborans* und Wundheilungsmittel

MOP *Abk.*: **1.** 5-Methoxypsoralen **2.** →*Myositis ossificans progressiva* **3.** N-Lost (*engl.* mechlorethamine), Vincristin (*engl.* oncovin), Prednison **4.** N-Lost (*engl.* mechlorethamine), Vincristin (*engl.* oncovin), Procarbazin

MOP-BAP *Abk.*: N-Lost (*engl.* mechlorethamine), Vincristin (*engl.* oncovin), Procarbazin, Bleomycin, Adriamycin, Prednison

MOPEG *Abk.*: 3-Methoxy-4-hydroxyphenylglykol

MOPP *Abk.*: **1.** Methotrexat, Vincristin (*engl.* oncovin), Procarbazin, Prednison **2.** N-Lost (*engl.* mechlorethamine), Vincristin (*engl.* oncovin), Procarbazin, **3.** Stickstofflost (Mustine, Mustargen), Vincristin (Oncovin), Prokarbazin, Prednison

MOPP-ABV *Abk.*: N-Lost (*engl.* mechlorethamine), Vincristin (*engl.* oncovin), Procarbazin, Prednison, Adriamycin, Bleomycin, Vinblastin

MOPr *Abk.*: N-Lost (*engl.* mechlorethamine), Vincristin (*engl.* oncovin), Procarbazin

MOPV *Abk.*: monovalente orale Poliovakzine

MOR *Abk.*: magnetoptische Rotationsspektroskopie

MÖR *Abk.*: Magen-Ösophagus-Reflux

Mo|ra|xel|la *f* (Ⓔ Moraxella): Gattung gramnegativer, unbeweglicher Stäbchen
Moraxella lacunata (Ⓔ Morax-Axenfeld bacillus): ***Syn:*** *Diplobakterium Morax-Axenfeld*; paarig auftretendes Stäbchenbakterium; Erreger der Diplobazillenkonjunktivitis*

mor|bid *adj* (Ⓔ morbid): erkrankt, krankhaft, krank, pathologisch, kränklich

Mor|bi|di|tät *f* (Ⓔ morbidity): ***Syn:*** *Krankheitshäufigkeit*; Anzahl der an einer bestimmten Krankheit erkrankten Patienten; als **Morbiditätsziffer** oder **Erkrankungsrate** bezieht man sie auf eine bestimmte Anzahl von Personen, z.B. 10.000 oder 100.000 Einwohner

Mor|bi|di|täts|zif|fer *f* (Ⓔ morbidity rate): *s.u. Morbidität*

Mor|bil|li *pl*: →*Masern*

mor|bil|li|form *adj* (Ⓔ morbilliform): masernähnlich

Mor|bil|li|vi|rus *nt, pl* **-ren**: →*Masernvirus*

Mor|bus *m, pl* **-bi** (Ⓔ disease): ***Syn:*** *Krankheit, Erkrankung*; durch subjektive oder objektive Symptome gekennzeichnete körperliche, geistige oder seelische Veränderung oder Störung
Morbus Addison: →*Addison-Krankheit*
Morbus Bang (Ⓔ Bang's disease): ***Syn:*** *Febris undulans Bang, Bang-Krankheit*; durch **Brucella abortus**-Arten hervorgerufene Brucellose* des Menschen mit undulierendem Fieber
Morbus Basedow: →*Basedow-Krankheit*
Morbus Bechterew: →*Bechterew-Krankheit*
Morbus Besnier: →*endogenes Ekzem*
Morbus Besnier-Boeck-Schaumann: →*Sarkoidose*
Morbus Biermer: →*perniziöse Anämie*
Morbus Binswanger: →*Binswanger-Enzephalopathie*
Morbus Boeck: →*Sarkoidose*
Morbus Bourneville: →*Bourneville-Syndrom*
Morbus Bowen: →*Bowen-Krankheit*
Morbus Brill-Symmers: →*zentroblastisch-zentrozytisches Lymphom*
Morbus Bruton: →*Bruton-Syndrom*
Morbus Caffey (Ⓔ Caffey's disease): ***Syn:*** *Caffey-Syndrom, Caffey-Silverman-Syndrom, Caffey-de Toni-Syndrom, Caffey-Smith-Syndrom, Hyperostosis corticalis infantilis, infantile kortikale Hyperostose*; ätiologisch unklare Erkrankung des Kleinkindalters; typisch sind schmerzhafte Weichteilschwellung und asymmetrische kortikale Hyperostosen von Unterkiefer, Schlüsselbeinen und Ulna; heilt i.d.R. nach Ablauf mehrerer Schübe ohne bleibende Schäden ab
Morbus Ceelen: →*idiopathische Lungensiderose*
Morbus Coats: →*Coats-Syndrom*
Morbus Crohn (Ⓔ Crohn's disease): ***Syn:*** *Crohn-Krankheit, Enteritis regionalis Crohn, Enteritis regionalis, Ileitis regionalis/terminalis, Ileocolitis regionalis/terminalis*; multifaktorielle [u.a. immunologisch, genetisch] alle Wandschichten betreffende granulomatöse Entzündung, die meist die unteren Ileumabschnitte [evtl. auch höhere Darmbezirke und auch das Kolon] befällt; *s.a. Essay Chronisch entzündliche Darmerkrankungen S. 403*
Morbus Cushing (Ⓔ Cushing's disease): ***Syn:*** *zentrales Cushing-Syndrom*; *s.u. Cushing-Syndrom 1.*
Morbus Darier (Ⓔ Darier's disease): ***Syn:*** *Darier-Krankheit, Dyskeratosis follicularis vegetans, Porospermosis follicularis vegetans, Porospermosis cutanea, Keratosis vegetans, Dyskeratosis follicularis*; durch typische Verhornungsstö-

rungen im Bereich von Kopf, Handflächen, Fußsohlen und Nägeln gekennzeichnete, autosomal-dominant vererbte Keratose*; **Klinik**: multiple, meist hirsekorngroße, keratotische Papeln, v.a. in den seborrhoischen Arealen [Gesicht, behaarte Kopfhaut, Schweißfurchen]; die Zahl der Läsionen nimmt langsam zu, wobei saisonale Schwankungen möglich sind; **histologisch** findet man Hyper-, Para- und Dyskeratosen* sowie Akanthose*; **Therapie**: Antibiotika und Keratolytika lokal; evtl. Dermabrasion

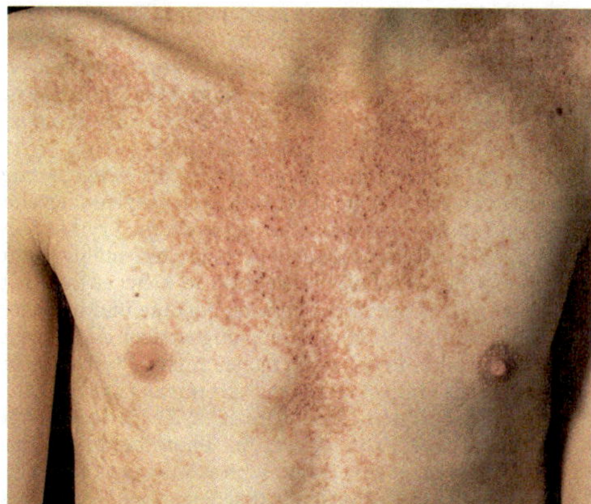

Abb. M112. Morbus Darier

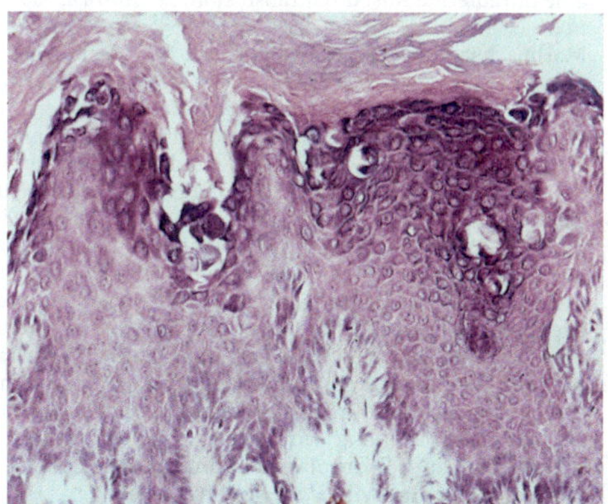

Abb. M113. Morbus Darier. Unregelmäßige Hyperkeratose, Hypergranulose, fokale Akantholyse

Morbus Duhring-Brocq: →*Dermatitis herpetiformis Duhring*

Morbus Durand-Nicolas-Favre: →*Lymphogranuloma inguinale*

Morbus Fabry (Ⓔ Fabry's disease): ***Syn:*** *Fabry-Syndrom, hereditäre Thesaurismose Ruiter-Pompen-Weyers, Ruiter-Pompen-Weyers-Syndrom, Thesaurismosis hereditaria lipoidica, Angiokeratoma universale, Angiokeratoma corporis diffusum*; X-chromosomal vererbte Sphingolipidose* [Mangel an α-Galaktosidase] mit multiplen Angiokeratomen und Befall innerer Organe [Nieren, Herz-Kreislaufsystem], der Augen [Katarakt] und des Zentralnervensystems [epileptische Anfälle, psychotische Episoden, Schmerzzustände]; der Befall der Niere führt meist zu terminaler Niereninsuffizienz; **Therapie**: Dauersubstitution der α-Galaktosidase; **Prognose**: selbst bei Enzymsubstitution meist tödlicher Verlauf zwischen dem 30. und 50. Lebensjahr

Morbus Farber: →*Farber-Krankheit*

Morbus Flegel (Ⓔ Flegel's disease): ***Syn:*** *Hyperkeratosis lenticularis perstans (Flegel)*; wahrscheinlich autosomal-dominant vererbte, disseminierte hyperkeratotische Papeln der Unterschenkel und des Fußrückens

Morbus Fölling: →*Phenylketonurie*

Morbus Forestier (Ⓔ Forestier's disease): ***Syn:*** *Forestier-Krankheit, Forestier-Syndrom, hyperostotische Spondylose, Spondylosis hyperostotica, Hyperostosis vertebralis senilis ankylosans*; meist ältere Patienten betreffende Hyperostose der (Brust-)Wirbelsäule mit ausgeprägter Spangenbildung; vermutlich durch Stoffwechselstörungen [Diabetes* mellitus, Hyperurikämie] ausgelöst

Morbus Fröhlich (Ⓔ Fröhlich's syndrome): ***Syn:*** *Dystrophia adiposogenitalis, hypothalamisches Syndrom, hypothalamischer Symptomenkomplex, Fröhlich-Syndrom, Babinski-Fröhlich-Syndrom*; bei Kindern auftretende plötzliche Fettsucht in Kombination mit Minderwuchs* und Hypogonadismus*; oft nur schwer von Pubertätsfettsucht* abgrenzbar

Morbus Gaucher (Ⓔ Gaucher's disease): ***Syn:*** *Gaucher-Erkrankung, Gaucher-Krankheit, Gaucher-Syndrom, Cerebrosidose, Glukozerebrosidose, Cerebrosidlipidose, Zerebrosidlipidose, Zerebrosidose, Glykosylzeramidlipidose, Lipoidhistiozytose vom Kerasintyp*; seltene, durch ein Fehlen der Glucocerebrosidase* hervorgerufene Sphingolipidose* mit Einlagerung von Cerebrosiden in Zellen des retikulärhistiozytären Systems; je nach Verlaufsform kommt es zu verschiedenen klinischen Bildern mit unterschiedlicher Prognose; beim häufigsten Typ [**Morbus Gaucher Typ I**, auch **chronischer nicht-neuronopathischer Typ**] stehen Hepatosplenomegalie* und Schäden an Knochenmark und Skelett im Vordergrund; dazu kommen noch hämorrhagische Diathese, Anämie, Thrombopenie und Leukopenie; der Erkrankungsbeginn liegt i.d.R. im späten Kindesalter

der schon im Säuglingsalter auftretende **Morbus Gaucher Typ II** oder **akute infantile neuronopathische Typ** zeigt eine Infiltration des Nervensystems mit Abräumzellen, die Neuronen phagozytieren [Neuronophagie]; der **Morbus Gaucher Typ III** wird auch als **subakuter juveniler neuronopathischer Typ** bezeichnet, weil er in der Adoleszenz oder dem frühen Erwachsenenalter beginnt, langsamer verläuft als Typ II, aber auch Neuronopathie zeigt; **Therapie**: bei Typ I wird heute erfolgreich eine Enzymsubstitution durchgeführt; früher wurde den Patienten das fehlende Enzym intravenös verabreicht, das damit aber v.a. in Hepato-

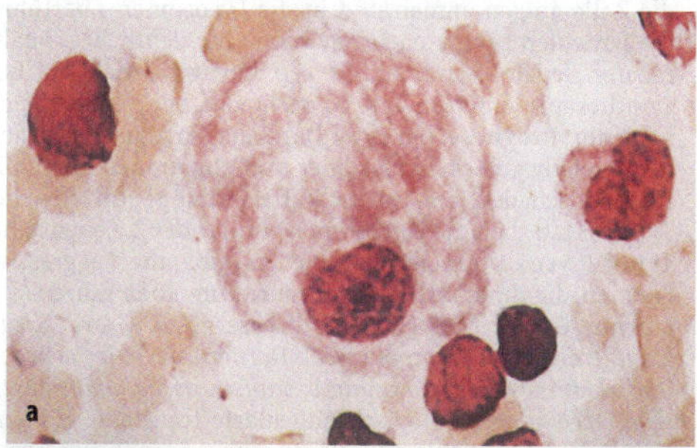

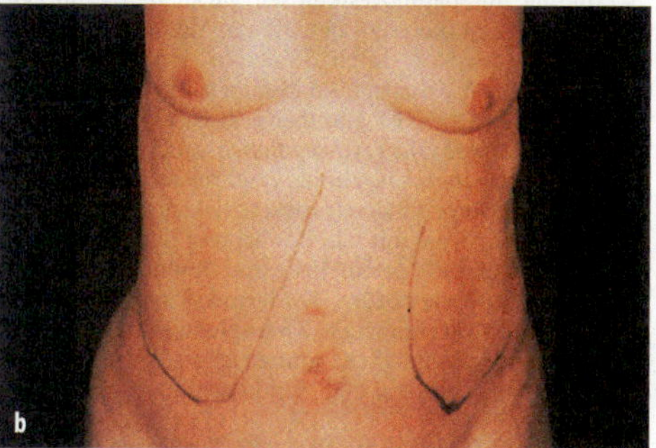

Abb. M114. Morbus Gaucher. **a** vergrößerter Makrophage, **b** massive Hepatosplenomegalie

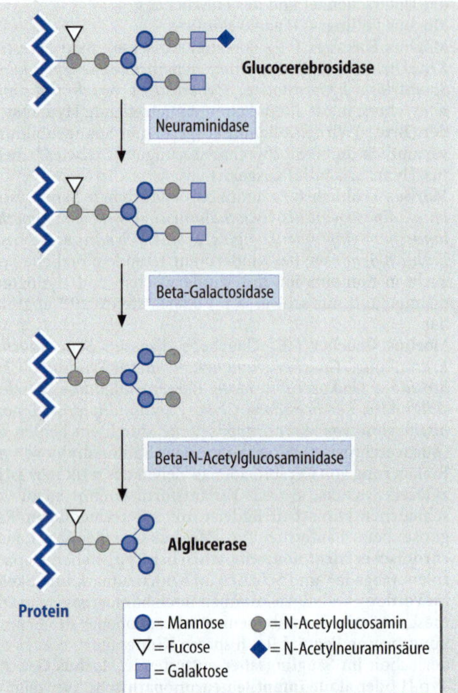

Abb. M115. Morbus Gaucher. Enzymatische Modifikation der Glucocerebrosidase zur Enzymsubstitutionstherapie

zyten und nicht in die Makrophagen aufgenommen wurde; durch Behandlung mit verschiedenen Enzymen wird deshalb die Kohlenhydratseitenkette modifiziert und die sog. **Alglucerase** hergestellt; sie bindet nach i.v.-Injektion an Mannoserezeptoren der Makrophagen und wird dann in die Zelle aufgenommen und in die Lysosomen überführt; die Patienten zeigen nach Injektion eine deutliche Abnahme der Hepatosplenomegalie; Typ II reagiert nicht auf Enzymtherapie und für Typ III steht das endgültige Urteil noch aus; **Prognose**: bei Typ I Dank der Enzymsubstitution heute relativ gut; es können aber Komplikationen durch die Knochenschäden [z.B. Querschnittslähmung] auftreten; bei Typ II versterben die Kinder meist im 1. oder 2. Lebensjahr; Typ III verläuft meist benigne; es gibt aber aggressive Formen, die innerhalb weniger Jahre zum Tode führen

Morbus Grover (Ⓔ Grover's disease): ***Syn:*** *Grover-Krankheit, transiente akantholytische Dermatose, benigne papulöse akantholytische Dermatose, transitorische akantholytische Dermatose*; ätiologisch ungeklärte transiente Hauterkrankung mit papulovesikulösen, juckenden Effloreszenzen* und Akantholyse*; betrifft v.a. Männer in der 2. Lebenshälfte; wird oft durch UV-Exposition ausgelöst; heilt spontan nach 3 Wochen bis 3 Monaten ab

Morbus Günther (Ⓔ Günther's disease): ***Syn:*** *Günther-Krankheit, Porphyria erythropoietica congenita, Porphyria congenita Günther, kongenitale erythropoetische Porphyrie*; sehr seltene, autosomal-rezessive, schwerste Form der angeborenen Porphyrie mit u.a. Rotfärbung der Zähne, hämolytischer Anämie*, rotem Urin und Splenomegalie*; **DD**: Xeroderma pigmentosum, Epidermolysis bullosa hereditaria, Hydroa vacciniformia; **Therapie**: bis jetzt noch keine kausale Therapie möglich; Sonnenschutz, Vermeidung von Sekundärinfektionen; evtl. Umkehrung des Tag-Nacht-Rhythmus

Morbus haemolyticus fetalis: *→Morbus haemolyticus neonatorum*

Morbus haemolyticus neonatorum (Ⓔ hemolytic disease of the newborn): ***Syn:*** *fetale Erythroblastose, Neugeborenenerythroblastose, Erythroblastosis fetalis, Morbus haemolyticus fetalis*; immunhämolytische Anämie* von Feten oder Neugeborenen durch mütterliche Antikörper gegen die kindlichen Erythrozyten; meist [85 %] besteht eine AB0- oder Rhesusinkompatibilität* [**AB0-Erythroblastose; Rhesus-Erythroblastose**]; durch Übertritt der mütterlichen Antikörper durch die Plazenta in den kindlichen Kreislauf kommt es zu einem vorzeitigen und vermehrten Abbau fetaler Erythrozyten; da das anfallende indirekte Bilirubin über die Plazenta abtransportiert und von der Mutter ausgeschieden wird, ist die kindliche Bilirubinkonzentration intrauterin kaum erhöht; allerdings kommt es schon vor der Geburt zur extramedullären Blutbildung mit Hepatosplenomegalie* und zum Auftreten unreifer Erythrozytenvorstufen [Erythroblasten] im fetalen Blut

Klinik: bei **AB0-Erythroblastose** weisen die Neugeborenen meist nur eine geringe Anämie*, Hepatosplenomegalie* und im Blutbild Zeichen einer gesteigerten Erythropoese auf; die Hyperbilirubinämie* ist meist nur mäßig ausgeprägt; bei der **Rhesus-Erythroblastose** kann es zu einem leichten Verlauf mit mittelschwerer Anämie und nur leichtem Bilirubinikterus kommen; häufig ist aber ein schweres Krankheitsbild mit schwerer fetaler Anämie* und Ausbildung eines Hydrops* fetalis mit allgemeinem Ödem, Aszites* und Leber- und Herzinsuffizienz; **Therapie**: die **AB0-Erythroblastose** kann meist mit Phototherapie alleine behandelt werden; eine Austauschtransfusion ist nur selten nötig; bei der leicht verlaufenden Form der **Rhesus-Erythroblastose** ist ebenfalls die Phototherapie ausreichend; schwere Formen verlangen eine postpartale oder evtl. sogar eine intrauterine Austauschtransfusion; *s.a. Anti-D-Prophylaxe*

Morbus haemorrhagicus neonatorum (Ⓔ hemorrhagic disease of the newborn): ***Syn:*** *hämorrhagische Diathese der Neugeborenen, Melaena neonatorum vera*; Blutungsneigung von Neugeborenen bei Mangel an Vitamin K-abhängigen Gerinnungsfaktoren [Faktor VII, IX und X, Prothrombin]; die typische Vitamin K-Mangelblutung tritt bei reifen Neugeborenen vom 3.–7. Tag auf, seltener ist die Spätblutung in der 4.–12. Woche bei gestillten Säuglingen [Muttermilch hat nur einen geringen Vitamin K-Gehalt]; **Klinik**: spontane Nabelschnur- oder Hautblutungen, Nasenbluten, Bluterbrechen, intrakranielle Blutung usw.; **Prophylaxe** und **Therapie**: die prophylaktische Gabe von Vitamin K unmittelbar nach der Geburt sowie am 5. und 28. Lebenstag [jeweils 2 mg oral] verhindert den Morbus haemorrhagicus neonatorum; bei manifester Blutung wird Vitamin K i.v. appliziert; notfalls kann auch Frischplasma infundiert werden

Morbus Hailey-Hailey: *→Hailey-Hailey-Syndrom*

Morbus Hansen: *→Lepra*

Morbus Herxheimer: *→Acrodermatitis chronica atrophicans*

Morbus Hirschsprung (Ⓔ Hirschsprung's disease): ***Syn:*** *aganglionäres/kongenitales Megakolon, Hirschsprung-Krankheit, Megacolon congenitum*; angeborenes Megakolon*, das durch einen engen Kolonabschnitt ohne Nervenversorgung [Aganglionose] verursacht wird; die Inzidenz beträgt ca. 1:5.000; es gibt familiäre Fälle mit Keimbahnmutation und sporadische Fälle; viele Patienten weisen das sog. RET-Protonkogen auf; die genaue Bedeutung davon ist aber noch ungeklärt

Klinik: durch die Engstellung eines Kolonabschnittes kommt es zu einer sekundären prästenotischen Aufdehnung des Kolons, die auch einen Teil des Dünndarms betreffen kann [**Morbus Sulzer-Wilson**]; damit kann es zu chronischem Ileus* mit Blähungen und Obstipation kommen; häufiger ist aber ein akuter Beginn im Neugeborenen- oder Säuglingsalter als toxisches Megakolon mit Erbrechen, Stuhl- und Windverhaltung sowie Entleerung von voluminösen, stinkenden Stühlen und aufgeblähtem Abdomen; **Diagnose**: Röntgenkontrasteinlauf, Rektumbiopsie und histologische Untersuchung, Rektummanometrie; **Therapie**: bei kurzem engem Segment nur partielle Spaltung des Musculus sphincter ani internus, ansonsten Resektion des

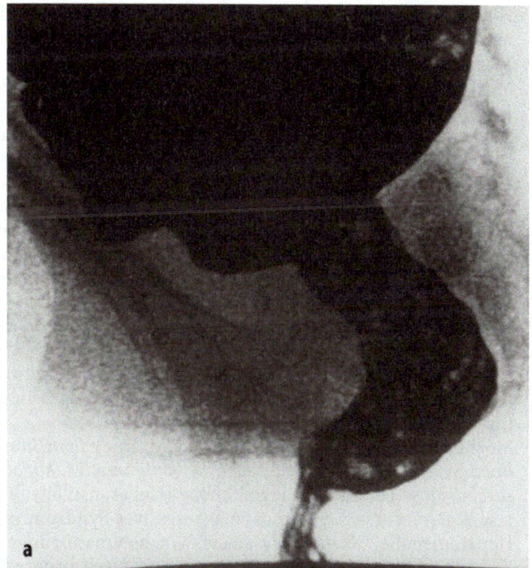

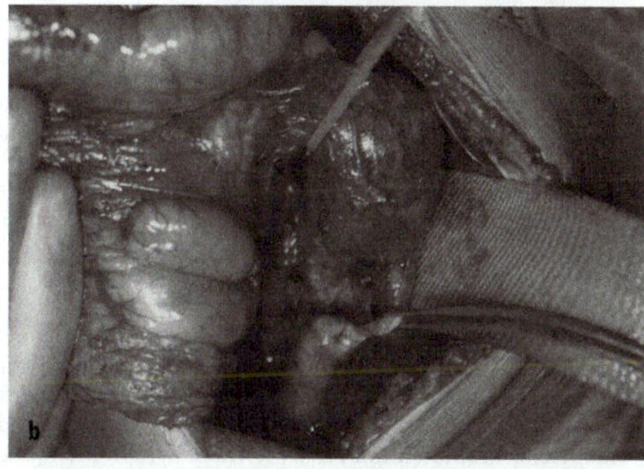

Abb. M116. Morbus Hirschsprung. **a** Röntgenbild, **b** Operationssitus

Segmentes und End-zu-End-Anastomose [z.B. anteriore Rektosigmoidresektion]

Morbus Hodgkin: → *Hodgkin-Lymphom*

Morbus Hunter (Ⓔ Hunter's syndrome): ***Syn:*** *Hunter-Syndrom, Mukopolysaccharidose II*; je nach Manifestationsalter mild [späte Kindheit] oder schwer [frühe Kindheit] verlaufende Speicherkrankheit durch einen Defekt der Iduronatsulfatsulfatase; *s.a. Mukopolysaccharidose*

Morbus Kahler: → *multiples Myelom*

Morbus Kaposi: → *Kaposi-Sarkom*

Morbus Kawasaki: → *Lymphknotensyndrom, mukokutanes*

Morbus Kienböck: → *Lunatummalazie*

Morbus Kimura (Ⓔ Kimura's disease): ***Syn:*** *Kimura-Krankheit, Kimura-Syndrom, papulöse Angioplasie*; in Japan vorkommende Form der angiolymphoiden Hyperplasie* mit Eosinophilie

Morbus Köhler I: → *Köhler-Krankheit*

Morbus Köhler II: → *Köhler-Freiberg-Krankheit*

Morbus König (Ⓔ König's disease): ***Syn:*** *Osteochondrosis dissecans am Kniegelenk*; Bildung eines Knochen-Knorpel-Sequester an der medialen Femurkondyle mit Bildung eines freien Gelenkkörpers*

Morbus Kufs: → *Kufs-Syndrom*

Morbus Kyrle (Ⓔ Kyrle's disease): ***Syn:*** *Kyrle-Krankheit, Hyperkeratosis follicularis et parafollicularis in cutem penetrans (Kyrle)*; seltene, gehäuft bei Diabetes* mellitus oder Niereninsuffizienz* auftretende einzelne oder multiple hyperkeratotische Papeln der Beine

Morbus Ledderhose (Ⓔ Ledderhose's disease): ***Syn:*** *Ledderhose-Syndrom I, plantare Fibromatose, Plantaraponeurosenkontraktur, Dupuytren-Kontraktur der Plantarfaszie, Fibromatosis plantae, Fußsohlenfaszienkontraktur*; der palmaren Fibromatose* entsprechende, manchmal auch gleichzeitig auftretende bindegewebige Verhärtung der Palmaraponeurose mit Beugekontraktur von Zehen

Morbus Letterer-Siwe (Ⓔ Letterer-Siwe disease): ***Syn:*** *Abt-Letterer-Siwe-Krankheit, Letterer-Siwe-Krankheit, akute Säuglingsretikulose, maligne Säuglingsretikulose, maligne generalisierte Histiozytose*; bevorzugt Kleinkinder betreffende generalisierte Variante der Histiozytosis* X mit Granulomen in Haut, Milz, Lymphknoten, Leber, Lunge und Knochen; akuter Verlauf mit hoher Sterberate [90 %]; **Therapie:** Zytostatikatherapie und hoch dosierte Corticoide; Antibiotikaabdeckung und Bluttransfusionen

Morbus Maroteaux-Lamy (Ⓔ Maroteaux-Lamy syndrome): ***Syn:*** *Maroteaux-Lamy-Syndrom, Mukopolysaccharidose VI*; im 2.–3. Lebensjahr beginnende Mukopolysaccharidose mit Wachstumsstörung, Knochendysplasie, Hornhauttrübung und Hepatomegalie*; anfänglich normale Intelligenzentwicklung, später aber Intelligenzabbau

Morbus Ménétrier (Ⓔ Ménétrier's syndrome): ***Syn:*** *Riesenfaltengastritis, Ménétrier-Syndrom, Riesenfaltenmagen, Riesenfaltengastropathie, Gastropathia hypertrophica gigantea*; zu Vergröberung des Faltenreliefs führende, chronische Entzündung der Magenschleimhaut unbekannter Genese; führt zu Oberbauchbeschwerden, Erbrechen, Diarrhö, Eiweißverlust mit Ödemen, Hypo- oder Anazidität; ist eine Präkanzerose, die alle 2–3 Jahre endoskopisch kontrolliert werden sollte; die Riesenfaltengastritis bei chronischer Helicobacter-pylori-Gastritis* bietet endoskopisch dasselbe Bild, bildet sich aber nach Eradikationstherapie wieder zurück

Morbus Ménière (Ⓔ Ménière's disease): ***Syn:*** *Ménière-Krankheit*; ätiologisch ungeklärter Hydrops* des membranösen Labyrinths mit akuten Drehschwindel, einseitigem Ohrensausen und Hörsturz; kommt v.a. bei vegetativ labilen Personen vor und kann durch psychische oder klimatische Belastung [Föhn], Alkohol und Nicotin ausgelöst werden; der akute Anfall kann Minuten bis Stunden dauern und sich im Abstand von Tagen, Wochen oder Monaten wiederholen; **Therapie:** im akuten Anfall Bettruhe, Sedativa* und Antiemetika*; Nachbehandlung mit Betahistin, Calciumantagonisten oder Gingko lobata; evtl. Ausschaltung des Vestibularorgans durch ototoxische Medikamente [Gentamicin*], Durchtrennung des Nervus* vestibularis oder Zerstörung des häutigen Labyrinths [bei bereits erloschenem Hörvermögen]

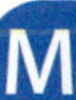

Morbus Meulengracht (Ⓔ Gilbert's disease): ***Syn:*** *Meulengracht-Krankheit, Meulengracht-Syndrom, Meulengracht-Gilbert-Krankheit, Meulengracht-Gilbert-Syndrom, Icterus juvenilis intermittens Meulengracht, Gilbert-Meulengracht-Syndrom, intermittierende Hyperbilirubinämie Meulengracht*; häufige [2–6 % der Bevölkerung], hereditäre Hyperbilirubinämie, die v.a. Männer unter 25 Jahren betrifft; kann durch Stress, Infektionen oder Fasten ausgelöst werden; die Leberfunktion ist normal; keine Therapie notwendig

Morbus Minkowski-Chauffard: → *Kugelzellanämie*

Morbus Neisser: → *Gonorrhoe*

Morbus Niemann-Pick: → *Niemann-Pick-Krankheit*

Morbus Ormond: → *Ormond-Syndrom*

Morbus Ortner (Ⓔ Ortner's disease): ***Syn:*** *Ortner-Syndrom II, Angina intestinalis, Angina abdominalis, Claudicatio intermittens abdominalis*; kolikartige Leibschmerzen mit Symptomen des akuten Abdomens bei Einschränkung der Darmdurchblutung durch eine Arteriosklerose der Mesenterialgefäße; Verlauf, Prognose und Therapie hängen von der Ausdehnung und der Dauer der Ischämie ab; *s.a. Mesenterialgefäßthrombose*

Morbus Osler (Ⓔ Osler's disease): ***Syn:*** *hereditäre Teleangiektasie, Osler-Rendu-Weber-Krankheit, Osler-Rendu-Weber-Syndrom, Rendu-Osler-Weber-Krankheit, Rendu-Osler-Weber-Syndrom, Teleangiectasia hereditaria haemorrhagica*; autosomal-dominante Erkrankung mit Bildung von Teleangiektasien in Haut und Schleimhaut, arteriovenösen Aneurysmen sowie rezidivierenden inneren Blutungen; **Therapie:** symptomatisch; Blutungsstillung, Laserkoagulation der Teleangiektasien und Aneurysmen; **Prognose:** 5 %

der Patienten versterben an inneren Blutungen

Morbus Paget (Ⓔ **1.** Paget's disease **2.** *→Paget-Krebs*): **1.** ***Syn:*** *Paget-Krankheit, Paget-Syndrom, Knochen-Paget, Osteodystrophia deformans, Ostitis deformans*; ätiologisch ungeklärte [Slow-virus-Infektion?], chronisch-progrediente Knochendystrophie*, die v.a. ältere Männer [über 60 Jahre] und meist mehrere Knochen [Becken, Schädel, Kreuzbein, Oberschenkel, Lendenwirbelsäule] befällt; in ca. 5 % kommt es zu Entartung zu einem Osteosarkom*; **Klinik**: die Verdickung und Verkrümmung der befallenen Knochen führt z.B. zu Säbelscheidentibia*, Hörstörungen und Schwindelattacken, Vergrößerung des Schädels [der Hut passt nicht mehr], Kreuz- und Ischiasschmerzen; **Diagnose**: Röntgen: nebeneinander von strähnigen Verdichtungen und osteolytischen Herden; Wirbel zeigen typische Verdichtungen und Vergrößerungen [**Paget-Wirbel**]; **Therapie**: Thyreocalcitonin* oder Bisphosphonat* hemmen die Osteoklastenüberaktivität; evtl. Korrekturosteotomien; **Prognose**: langsamer Verlauf, z.T. spontaner Stillstand **2.** *→Paget-Krebs*

extramammärer Morbus Paget: *→extramammärer Paget-Krebs*

juveniler Morbus Paget (Ⓔ juvenile Paget's disease): ***Syn:*** *Hyperostosis corticalis deformans juvenilis*; seltene, autosomal-rezessive Hyperostose mit Hyperphosphatasie* sowie einer Verdickung der Diaphysen von Röhrenknochen und des Schädeldaches; wird meist im Alter von 2–3 Jahren manifest

Morbus Panner: *→Panner-Krankheit*

Morbus Parkinson (Ⓔ Parkinson's disease): ***Syn:*** *Parkinson-Krankheit, Paralysis agitans*; idiopathische Degeneration der dopaminergen Neurone in der Substantia nigra, die zur klinischen Trias von Bewegungsarmut [Maskengesicht], Ruhetremor und Rigor führt; häufigste neurologische Erkrankung des Alters; *s.a. Essay Parkinson-Syndrome S. 1631, Essay Gentransfer und Gentherapie S. 761*

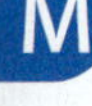

Morbus Parry: *→Kufs-Syndrom*

Morbus Perthes (Ⓔ Perthes' disease): ***Syn:*** *Perthes-Krankheit, Perthes-Legg-Calvé-Krankheit, Legg-Calvé-Perthes-Krankheit, Legg-Calvé-Perthes-Waldenström-Krankheit, Perthes-Calvé-Legg-Krankheit, Osteochondropathia deformans coxae juvenilis, Coxa plana, Coxa plana idiopathica*; im Kindesalter auftretende aseptische Osteonekrose* des Hüftkopfs; betrifft v.a. Knaben im Alter von 4–8 Jahren; beidseitiger Befall in 10–20 %; man unterscheidet drei Stadien: **Initialstadium** mit Gelenkspalterweiterung und Verdichtung des Hüftkopfkernes, **Fragmentierungsstadium** mit scholligem Zerfall des Hüftkopfkernes und **Reossifikationsstadium** mit Wiederaufbau; der Gesamtverlauf beträgt ca. 4 Jahre **Klinik**: belastungsunabhängige Schmerzen in der Hüfte, die oft ins Knie projiziert werden, Einschränkung der Innenrotation im Hüftgelenk, geringe Beinverkürzung; **Diagnose**: Röntgen; **DD**: Koxitis, epiphysäre Dysplasie; **Therapie**: Schonung [eine Entlastung des Hüftkopfes durch Thomas*-Schiene wird aber nur noch selten vorgenommen], Krankengymnastik, Entlastungsoperation [intertrochantäre Osteotomie zur Überdachung des gesamten Hüftkopfes = Containment]; die **Prognose** wird durch das Ausmaß der Hüftkopfdeformierung bestimmt; meist kommt es im späteren Verlauf zu Arthrosis* deformans

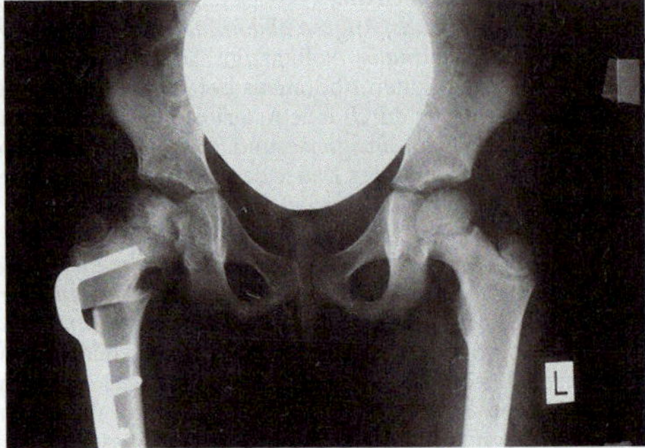

Abb. M117. Morbus Perthes im Röntgenbild

Morbus quintus: *→Ringelröteln*

Morbus Reiter (Ⓔ Reiter's disease): ***Syn:*** *Reiter-Krankheit, Reiter-Syndrom, Fiessinger-Leroy-Reiter-Syndrom, Fiessinger-Leroy-Syndrom, Okulourethrosynovitis, urethro-okulo-synoviales Syndrom, venerische Arthritis*; durch die Trias Arthritis, Urethritis* und Konjunktivitis* gekennzeichnete reaktiv-entzündliche Systemerkrankung, die wahrscheinlich durch Bakterien [Chlamydien] hervorgerufen wird; selten, betrifft hauptsächlich Männer zwischen dem 20. und 40. Lebensjahr; **Therapie**: Entzündungshemmer; bei Iridozyklitis* vorübergehend Steroide

Morbus Ritter von Rittershain: *→staphylogenes Lyell-Syndrom*

Morbus Roger (Ⓔ Roger's disease): ***Syn:*** *Roger-Syndrom*; meist von alleine abheilender, angeborener Ventrikelseptumdefekt*

Morbus Sanfilippo (Ⓔ Sanfilippo's syndrome): ***Syn:*** *Sanfilippo-Syndrom, polydystrophische Oligophrenie, Mukopolysaccharidose III*; durch Enzymdefekte [Heparansulfatsulfatase A-D] verursachtes, autosomal-rezessives Syndrom mit Hepatomegalie, Knochendysplasie, Wachstumsstörungen, Krampfanfällen, Verhaltensstörungen und rasch progredientem geistigen Verfall; die Unterscheidung in Morbus Sanfilippo A-D hat keine klinische Relevanz; die Patienten versterben meist schon im Kindesalter

Morbus Santavuori-Haltia (Ⓔ Santavuori-Haltia syndrome): ***Syn:*** *infantile Zeroidlipofuszinose, infantile Ceroidlipofuscinose*; in Europa seltene Form der Ceroidlipofuscinose durch einen Defekt der Palmitoyl-Protein-Thioesterase; führt zu psychomotorischer Retardierung mit Spastik und Myoklonien

Morbus Schamberg: *→Schamberg-Krankheit*

Morbus Schaudinn: *→Syphilis*

Morbus Scheie (Ⓔ Scheie's type): ***Syn:*** *Scheie-Krankheit, Scheie-Syndrom, Ullrich-Scheie-Krankheit, Ullrich-Scheie-Syndrom, Mukopolysaccharidose I-S, Mukopolysaccharidose V*; erst im Erwachsenenalter auftretende Mukopolysaccharidspeicherkrankheit mit relativ leichten Symptomen [Skelettveränderungen, Herzklappenfehler, Hornhauttrübung], normaler Intelligenz und normaler Lebenserwartung

Morbus Scheuermann: *→Scheuermann-Krankheit*

Morbus Sinding-Larsen (Ⓔ Sinding-Larsen disease): ***Syn:*** *Osteopathia patellae*; aseptische Knochenekrose der Patellaspitze

Morbus Stargardt (Ⓔ Stargardt disease): ***Syn:*** *juvenile Makuladegeneration, Stargardt-Krankheit, Fundus flavimaculatus*; meist autosomal-rezessiv vererbte Makuladegeneration, die im 1. oder 2. Lebensjahrzehnt beginnt; es bilden sich kleine, oft bizarr geformte gelbe Flecken über dem gesamten Fundus; die Sehschärfe ist stark herabgesetzt, wird aber selten schlechter als 0,05

Morbus Still: *→Still-Syndrom*

Morbus Sudeck: *→Sudeck-Syndrom*

Morbus Unna: *→seborrhoisches Ekzem*

Morbus Unna-Thost (Ⓔ Unna-Thost disease): ***Syn:*** *Keratosis palmoplantaris diffusa circumscripta, Ichthyosis palmaris et plantaris (Thost), Keratoma palmare et plantare hereditarium*; autosomal-dominant vererbte Verhornungsstörung der Handteller und Fußsohlen, die sich schon im 1. oder 2. Lebensjahr manifestiert; häufig begleitet von Hyperhidrose* und Fingernagelwucherung; **Therapie**: Keratolytika extern; evtl. Retinoide intern; **Prognose**: lebenslang vorhanden; verstärkt bei mechanischer Belastung

Morbus Vaquez-Osler: *→Polycythaemia vera*

Morbus Waldenström (Ⓔ Waldenström's macroglobulinemia): ***Syn:*** *Waldenström-Krankheit, Makroglobulinämie Waldenström*; malignes Lymphom* der B-Lymphozyten mit Bildung von monoklonalem Immunglobulin [IgM], das v.a. jenseits des 50. Lebensjahres auftritt; **Klinik**: Müdigkeit, Leistungsabfall, Infektanfälligkeit, Blutungsneigung, Lymphknotenschwellung, Hepatosplenomegalie, Makroglossie; **labor.**: Anämie, Lymphozytose, Erhöhung der BKS, M-Gradient* bei der Immunelektrophorese; bei frühzeitiger **The-**

rapie [Bestrahlung, Chemotherapie] beträgt die mittlere Überlebenszeit ca. 15 Jahre

Morbus Weil (Ⓔ Weil's disease): ***Syn:*** *Weil-Krankheit, Leptospirosis icterohaemorrhagica*; meldepflichtige, akute Infektionskrankheit durch Leptospira interrogans-Subspecies; in der ersten Phase kommt es zu starken Kopf- und Muskelschmerzen, Konjunktivitis*, Exanthemen* und evtl. Meningismus*; in der zweiten Phase dominieren Ikterus*, Anämie*, Nephritis* und Meningitis* das klinische Bild; **Diagnose:** Antikörpernachweis im Serum; Erregeranzucht aus Blut, Liquor [in der 1. Krankheitswoche] und Urin [ab der 2. Woche]; **Therapie:** leichte Formen Doxycyclin* oral, schwere Formen Penicillin* G i.v.

Morbus Werlhof: *→ idiopathische thrombozytopenische Purpura*

Morbus Whipple (Ⓔ Whipple's disease): ***Syn:*** *Whipple-Krankheit, lipophage Intestinalgranulomatose, intestinale Lipodystrophie, Lipodystrophia intestinalis*; bakterielle Darmerkrankung [**Tropheryma whippelii**] mit Fettresorptions- und Verdauungsstörung; **Klinik:** intermittierende Gelenkschmerzen gefolgt von Diarrhoen, Gewichtsverlust, abdominellen Beschwerden, Lymphknotenvergrößerung und Hyperpigmentierung der Haut; seltener auch zentralnervöse Störungen [Ataxie, Parese, Demenz, Hör- und Sehstörungen]; **Therapie:** Cotrimoxazol* für ein Jahr; alternativ Penicillin* V, Chloramphenicol* oder Ceftriaxon*

Morbus Wilson: *→ hepatolentikuläre Degeneration*

Morbus Winiwarter-Buerger (Ⓔ Winiwarter-Buerger disease): ***Syn:*** *Winiwarter-Buerger-Krankheit, Buerger-Krankheit, Buerger-Syndrom, Thrombangiitis/Thrombendangiitis/Endarteritis/Endangiitis obliterans*; meist bei Rauchern [Männer, 20–40 Jahre] auftretende arterielle Verschlusskrankheit mit Befall kleiner und mittelgroßer Arterien der Extremitäten; oft mit begleitender Phlebitis* oder Thrombophlebitis*; führt langfristig zu arterieller Verschlusskrankheit; **Therapie:** Einstellen des Rauchens ist die Behandlung der Wahl und ist auch von entscheidender Bedeutung für die Prognose; Prostacyclin i.v. über 3–4 Wochen verbessert die Symptomatik; nicht-steroidale Antiphlogistika für die begleitende Phlebitis* oder Thrombophlebitis*; evtl. thorakale oder lumbale Sympathektomie*

Morbus Woringer-Kolopp (Ⓔ Woringer-Kolopp disease): ***Syn:*** *pagetoide Retikulose, epidermotrope Retikulose*; lokalisiertes oder disseminiertes T-Zell-Lymphom* der Haut; Sonderform der Mycosis* fungoides mit ausgeprägter Hautbeteiligung; die Durchsetzung der Epidermis mit Tumorzellen gleicht der bei Paget*-Krebs [deshalb „pagetoid"]

Mor|cel|le|ment *nt* (Ⓔ morcellement): operative Zerstückelung von Geweben

MORD *Abk.*: magnetoptische Rotationsdispersion

Mor|dex tor|tu|o|sus *m*: *→ Kreuzbiss*

Morgagni: Giovanni Battista Morgagni; 1682–1771; italienischer Anatom (Padua)

Morgagni-Adams-Stokes-Anfall *m* (Ⓔ Morgagni-Adams-Stokes syndrome): ***Syn:*** *Adams-Stokes-Synkope, Adams-Stokes-Syndrom, Adams-Stokes-Morgagni-Syndrom, Adams-Stokes-Anfall*; durch bradykarde oder extrem tachykarde Herzrhythmusstörungen hervorgerufene akute, lebensbedrohliche Bewusstlosigkeit mit Minderdurchblutung des Gehirns; findet sich v.a. bei hochgradiger valvulärer Aortenstenose, Subclavian-steal-Syndrom, Karotis-sinus-Syndrom, Hypovolämie und als Lach-, Husten- oder Miktionssynkope

Morgagni-Hernie *f* (Ⓔ Morgagni's hernia): ***Syn:*** *Parasternalhernie, parasternale Zwerchfellhernie*; Zwerchfellhernie* durch das Trigonum* sternocostale

Morgagni-Hydatide *f* (Ⓔ Morgagni's hydatid): ***Syn:*** *Appendix testis*; Rest des Müller*-Ganges neben dem Hoden; imponiert meist als wassergefülltes, gestieltes Bläschen

Morgagni-Hydatiden *pl* (Ⓔ hydatids of Morgagni): ***Syn:*** *Appendices vesiculosae epoophori*; Reste der Urniere, die meist als gestielte Bläschen an der Mesosalpinx* hängen

Morgagni-Krypten *pl* (Ⓔ crypts of Morgagni): ***Syn:*** *Analkrypten, Sinus anales*; Vertiefungen der Analschleimhaut zwischen den Analsäulen [Columnae* anales]; an ihrem unteren Ende liegen kleine Querfalten, die sog. **Valvulae anales**

Morgagni-Morel-Stewart-Syndrom *nt*: *→ Morgagni-Syndrom*

Morgagni-Papillen *pl* (Ⓔ columns of Morgagni): ***Syn:*** *Analsäulen, Analpapillen, Columnae anales*; Längsfalten der Mastdarmschleimhaut im Bereich des Analkanals [Canalis* analis], die durch Bündel glatter Muskulatur, Venenplexus und Lymphgefäße hervorgerufen werden

Morgagni-Syndrom *nt* (Ⓔ Morgagni's syndrome): ***Syn:*** *Morgagni-Morel-Stewart-Syndrom, Hyperostosis frontalis interna*; auf die Lamina* interna des Stirnbeins beschränkte, fast ausschließlich ältere Frauen betreffende Hyperostose; Teil der Morgagni-Trias*

Morgagni-Tasche *f*: *→ Morgagni-Ventrikel*

Morgagni-Trias *f* (Ⓔ Morel's syndrome): Kombination von Hyperostosis frontalis interna [Morgagni*-Syndrom], Adipositas* und Hirsutismus*; tritt v.a. bei älteren Frauen auf

Morgagni-Ventrikel *m* (Ⓔ Morgagni's ventricle): ***Syn:*** *Morgagni-Tasche, Galen-Ventrikel, Galen-Tasche, Kehlkopftasche, Ventriculus laryngis*; seitliche Ausbuchtung der Glottis* zwischen Taschen- und Stimmfalte; von ihr geht ein kleiner, nach oben gerichteter Blindsack aus, der als **Kehlkopfblindsack** [Sacculus laryngis] bezeichnet wird; *s.a. Larynx*

Mor|gen|tem|pe|ra|tur *f* (Ⓔ morning temperature): ***Syn:*** *Aufwachtemperatur*; Körpertemperatur beim Aufwachen; oft gleichgesetzt mit Basaltemperatur*

Mor|gen|tief *nt* (Ⓔ morning blues): *s.u. Essay Psychosen S. 1777*

Mo|ria *f* (Ⓔ moria): ***Syn:*** *Witzelsucht*; v.a. bei Schädigung des Frontalhirns auftretender Zwang zu ständigem Witzeln mit Wortwitzen, -spielen und Klangassoziationen

mo|ri|bund *adj* (Ⓔ moribund): sterbend, im Sterben liegend

Moro: Ernst Moro; 1874–1971; deutscher Kinderarzt (Heidelberg)

Moro-Brei *m* (Ⓔ Moro's pudding): ***Syn:*** *Moro-Milch*; Brei aus 100 Teilen Vollmilch, 7 Teilen Weizenmehl, 5 Teilen Butter und 5 Teilen Zucker; wird als Mastnahrung für dystrophe Säuglinge verwendet

Moro-Milch *f*: *→ Moro-Brei*

Moro-Reaktion *f*: *→ Moro-Reflex*

Moro-Reflex *m* (Ⓔ Moro's reflex): ***Syn:*** *Moro-Reaktion, Umklammerungsreflex, Umklammerungsreaktion*; der Säugling wird aus einer sitzenden Lage heraus rasch um etwa 30° nach hinten bewegt; das Kind streckt und abduziert die Arme und spreizt die Finger; evtl. werden auch die Beine gestreckt; danach beugt und adduziert der Säugling die Glieder; oft weinen sie auch; der Reflex ist physiologisch

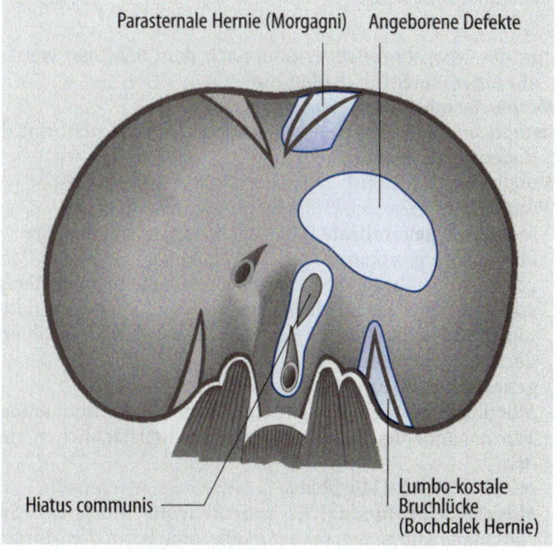

Abb. M118. Morgagni-Hernie

M

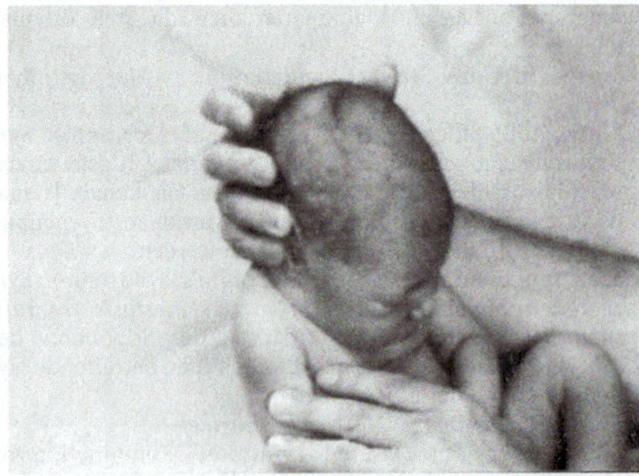
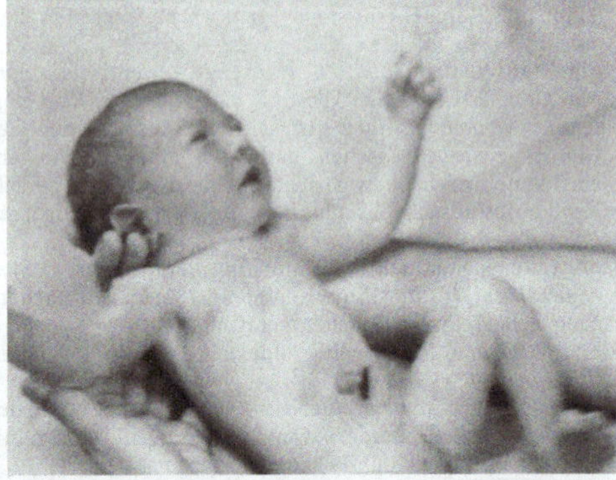
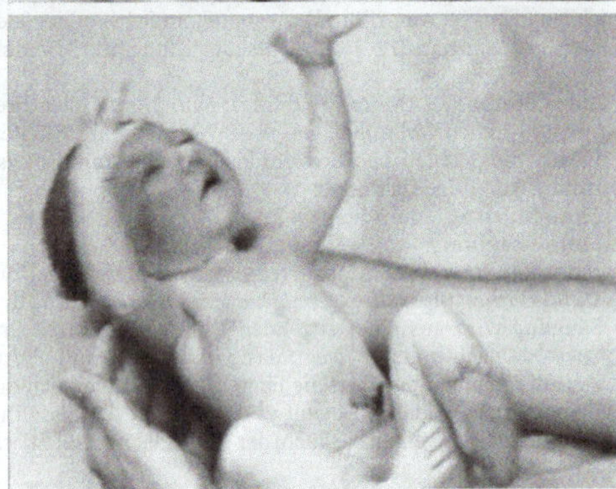
Abb. M119. Moro-Reflex

in der Neugeborenenperiode; nach dem 6. Monat weist er auf einen Zerebralschaden hin

Morph-, morph- *präf.*: *→Morpho-*

-morph *suf.*: in Adjektiven verwendetes Wortelement mit der Bedeutung „-gestaltig, -förmig"

Mor|phäa *f*: *→zirkumskripte Sklerodermie*

Mor|phaea *f*: *→zirkumskripte Sklerodermie*

Morphaea generalisata (Ⓔ generalized morphea): ***Syn:*** *generalisierte/pansklerotische Morphaea*; ausgedehnte Morphaea, die nahezu die gesamte Haut befällt; langwierige, schwere Form, die zu Muskelatrophie und Beugekontrakturen führt; ist oft nur schwer von der systemischen Sklerodermie* unterscheidbar

generalisierte Morphaea: *→Morphaea generalisata*

Morphaea guttata (Ⓔ guttate morphea): kleinmakulöser Typ der Morphaea mit münzgroßen oberflächlichen Herden

pansklerotische Morphaea: *→Morphaea generalisata*

Morphaea profunda (Ⓔ subcutaneous morphea): ***Syn:*** *subkutane Morphaea*; seltene, subkutane Form der Morphaea mit Entzündung des Fettgewebes; evtl. chronische Sonderform des Shulman*-Syndroms

subkutane Morphaea: *→Morphaea profunda*

Morphi-, morphi- *präf.*: *→Morpho-*

-morphia *suf.*: *→-morphie*

-morphie *suf.*: Wortelement mit der Bedeutung „Form/Gestalt"

Mor|phin *nt* (Ⓔ morphine): ***Syn:*** *Morphium, Morphineum*; aus Schlafmohn [Papaver somniferum] gewonnenes Opiumalkaloid mit starker analgetischer Wirkung; unterliegt dem Betäubungsmittelgesetz; **Anw.**: schwere Schmerzzustände [postoperativ, Tumoren]; **NW**: Euphorie, Abhängigkeit, Atemdepression, Sedierung, Übelkeit, Erbrechen, Schwindel, Obstipation, Miosis, Bronchospasmus, Blasenentleerungsstörungen

endogene Morphine: *→Endomorphine*

Mor|phin|an|ta|go|nis|ten *pl*: *→Opiatantagonisten*

Morphin-Antagonisten-Typ *m* (Ⓔ morphine antagonsit type dependence): *s.u. Abhängigkeit*

Mor|phi|ne|um *nt*: *→Morphin*

Mor|phi|nis|mus *m* (Ⓔ morphinism): Morphinsucht, Morphiumsucht; *s.a. Abhängigkeit*

Morphin-Typ *m* (Ⓔ morphine type dependence): *s.u. Abhängigkeit*

Mor|phi|um *nt*: *→Morphin*

Morpho-, morpho- *präf.*: Wortelement mit der Bedeutung „Form/Gestalt"

Mor|phoea *f*: *→zirkumskripte Sklerodermie*

Mor|pho|ge|ne|se *f* (Ⓔ morphogenesis): ***Syn:*** *Morphogenie*; Gestalt- und Formentwicklung

mor|pho|ge|ne|tisch *adj* (Ⓔ morphogenetic): Morphogenese betreffend

Mor|pho|ge|nie *f*: *→Morphogenese*

Mor|pho|li|nyl|e|thyl|mor|phin *nt*: *→Pholcodin*

Mor|pho|lo|gie *f* (Ⓔ morphology): Gestaltenlehre, Formenlehre; Gestalt, Form

mor|pho|lo|gisch *adj* (Ⓔ morphologic): Form/Gestalt/Morphologie betreffend

Mor|pho|se *f* (Ⓔ morphosis): Gestaltbildung während der Embryonalentwicklung

Morquio: Louis Morquio; 1867–1935; uruguayischer Kinderarzt (Montevideo)

Morquio-Brailsford-Syndrom *nt*: *→Morquio-Syndrom*

Morquio-Syndrom *nt* (Ⓔ Morquio's syndrome): ***Syn:*** *Morquio-Ullrich-Syndrom, Morquio-Brailsford-Syndrom, Mukopolysaccharidose IV, spondyloepiphysäre Dysplasie*; im Kleinkindalter auftretende, auf das Bindegewebe beschränkte Speicherkrankheit mit relativ leichter Symptomatik [Minderwuchs, Kielbrust, Hornhauttrübung] bei normaler Intelligenz; beim **Typ A** fehlt die Galaktose-6-Sulfatase, beim **Typ B** die β-Galaktosidase

Morquio-Ullrich-Syndrom *nt*: *→Morquio-Syndrom*

Mor|rhu|ae o|le|um *nt*: *→Lebertran*

Morris: Robert Morris; 1857–1945; amerikanischer Chirurg (New York)

Morris-Punkt *m* (Ⓔ Morris' point): Druckschmerzpunkt

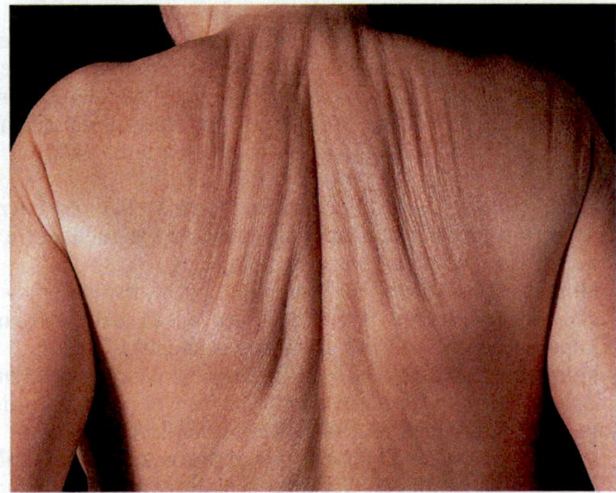
Abb. M120. Morphaea generalisata

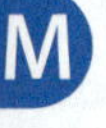

bei Appendizitis*; liegt ca. 4 cm rechts vom Nabel auf der Verbindungslinie von Nabel und rechter Spina* iliaca anterior superior

Mors *f* (Ⓔ death): Tod

Mors subita infantum: → *Kindstod, plötzlicher*

Mor|si|ca|tio *f* (Ⓔ morsicatio): dauerndes, bewusstes oder unbewusstes Kauen, Beißen oder Einsaugen der Lippen [**Morsicatio labiorum**] oder Wangen(schleimhaut) [**Morsicatio buccarum**]; führt zur Bildung bläulich-weißer Schleimhautschwielen, evtl. mit Erosionen und Blutungsherden

Mor|sus *m, pl* **-sus** (Ⓔ morsus): Biss, Bisswunde

Mor|ta|li|tät *f* (Ⓔ mortality): *Syn*: *Sterblichkeit*; Anzahl der an einer Krankheit verstorbenen Patienten bezogen auf die Gesamtbevölkerung oder spezifische Gruppen [z.B. Säuglinge, Mütter]; *s.a. Letalität*

maternale Mortalität (Ⓔ maternal mortality rate): *Syn*: *Müttersterblichkeit*; Anzahl der verstorbenen Mütter bezogen auf 100.000 Lebendgeburten

neonatale Mortalität (Ⓔ neonatal mortality): *Syn*: *Neugeborenensterblichkeit, Neonatalsterblichkeit*; Sterblichkeit in der Neugeborenenperiode*

perinatale Mortalität (Ⓔ perinatal mortality): Sterblichkeit in der Perinatalperiode*

Mor|ta|li|täts|ra|te *f* (Ⓔ mortality rate): *Syn*: *Sterberate, Sterbeziffer, Mortalitätsziffer*; Anzahl der Sterbefälle in einem bestimmten Zeitraum pro 10.000 oder 100.000 Einwohner

Mor|ta|li|täts|zif|fer *f*: → *Mortalitätsrate*

Mör|tel|nie|re *f* (Ⓔ mortar kidney): *Syn*: *Kittniere*; bei Nierentuberkulose vorkommende Verkäsung und Verkalkung der Niere

Morton: Thomas George Morton; 1835–1903; amerikanischer Chirurg (Philadelphia)

Morton-Neuralgie *f* (Ⓔ Morton's neuralgia): *Syn*: *Morton-Syndrom*; intermittierende Metatarsalgie* im Bereich des III. oder IV. Mittelfußknochens mit Bildung von Neuromen; **Therapie**: Einlagen, Exzision der Neurome

Mo|ru|la *f* (Ⓔ morula): *s.u. Furchung*

Mo|ru|la|zel|len *pl*: → *Mott-Zellen*

Morvan: Augustin Marie Morvan; 1819–1897; französischer Arzt (Paris)

Morvan-Syndrom *nt* (Ⓔ Morvan's syndrome): Schädigungen im Halsmarkbereich, v.a. Syringomyelie*, führen zu peripheren Läsionen, wie z.B. schmerzlosen Fingereiterungen ohne Heilungstendenz [**Panaritium analgicum**], Verlust von Fingergliedern und anderen lepraähnlichen Verstümmelungen

Mo|sa|ik|war|zen *pl* (Ⓔ mosaic warts): durch Zusammenfließen von Warzen entstehende Warzenbeete der Fußsohle; *s.u. Dornwarze*

Moschcowitz: Eli Moschcowitz; 1879–1964; amerikanischer Arzt (New York)

Moschcowitz-Singer-Symmers-Syndrom *nt*: → *Moschcowitz-Syndrom*

Moschcowitz-Syndrom *nt* (Ⓔ Moschcowitz disease): *Syn*: *thrombotisch-thrombozytopenische Purpura, Moschcowitz-Singer-Symmers-Syndrom, thrombotische Mikroangiopathie, Purpura thrombotica, Purpura thrombotica thrombocytopenica, Purpura Moschcowitz*; ätiologisch unklare [evtl. Autoimmunerkrankung, Allergie] Purpura* mit multiplen Thrombosen, hämolytischer Anämie und neurologischen Ausfallserscheinungen

MOSH *Abk.*: → *Mittelohrschwerhörigkeit*

Mos|ki|to|fie|ber *nt* (Ⓔ phlebotomus fever): *Syn*: *Phlebotomusfieber, Pappatacifieber, Dreitagefieber*; durch Phlebotomus* papatasi übertragene hoch fieberhafte, akut einsetzende Arbovirusinfektion mit Kopf- und Augenschmerzen, Konjunktivitis und heißer, geröteter Haut; seltener kommt es zu Haut- und Schleimhautblutungen oder Exanthemen [morbilliform, roseolär, skarlatiniform, urtikariell]; **Prognose**: die Abheilung beginnt nach 2–4 Tagen

Mos|ki|tos *pl* (Ⓔ mosquitos): *Syn*: *Stechmücken, Culicidae*; Mückenfamilie, deren Weibchen Blutsauger sind und damit Krankheitserreger übertragen können; wichtige Gattungen sind Anopheles*, Aedes* und Culex*

mOsm *Abk.*: Milliosmol

Mosse: Max Mosse; deutscher Internist im 20. Jahrhundert

Mosse-Syndrom *nt* (Ⓔ Mosse's syndrome): myeloproliferatives Syndrom mit Polycythaemia* rubra vera, Splenomegalie*, Urobilinikterus* und Leberzirrhose*

Moszkowicz: Ludwig Moszkowicz; 1873–1946; österreichischer Chirurg (Wien)

Moszkowicz-Operation *f* (Ⓔ Moschcowitz operation): kaum noch durchgeführte Verödung von Krampfadern nach Unterbindung

MÖT *Abk.*: Mitralöffnungston

Mo|ti|lin *nt* (Ⓔ motilin): gastrointestinales Peptidhormon*, das die Magenentleerung und Darmperistaltik anregt

Mo|ti|li|tät *f* (Ⓔ motility): Bewegungsvermögen, Beweglichkeit

Mo|ti|li|täts|neu|ro|se *f* (Ⓔ kinesioneurosis): *Syn*: *Bewegungsneurose, Kinesioneurose*; selten gebrauchtes Synonym für motorische Unruhe

mo|ti|li|täts|neu|ro|tisch *adj* (Ⓔ kinesioneurotic): Motilitätsneurose betreffend, von ihr betroffen oder gekennzeichnet

Motilitätspsychose, hyperkinetisch-akinetische *f* (Ⓔ hyperkinetic-akinetic motility psychosis): *s.u. zykloide Psychosen*

Mo|to|neu|ron *nt* (Ⓔ motoneuron): *Syn*: *motorische Vorderhornzelle*; im Vorderhorn des Rückenmarks oder den Hirnnervenkernen motorischer Hirnnerven liegende Nervenzelle, die über ihren Neuriten die Spannung und Kontraktion von Muskeln steuert; man unterscheidet **α-Motoneurone**, die über die motorische Endplatte* efferente Impulse auf die Muskeln übertragen, und die kleineren **γ-Motoneurone**, deren Aufgabe es ist, die Muskelspindel* in einer permanenten optimalen Bereitschaft zu halten, damit sie unmittelbar auf Belastungen reagieren kann

Mo|to|rik *f* (Ⓔ motoricity): willkürliche Bewegungsvorgänge

mo|to|risch *adj* (Ⓔ motor): Motorik betreffend, Bewegung betreffend, bewegend

Mo|tor|rad|fahr|er|läh|mung *f* (Ⓔ biker's palsy): traumatische Ulnarislähmung* innerhalb der Ulnarisloge

Mo|to|the|ra|pie *f* (Ⓔ mototherapy): Bewegungstherapie

Mott: Sir Frederik W. Mott; 1853–1926; englischer Internist und Neurologe (London)

Mott-Zellen *pl* (Ⓔ Mott cells): *Syn*: *Morulazellen*; beim multiplen Myelom vorkommende Plasmazellen* mit ausgeprägt großen Vakuolen

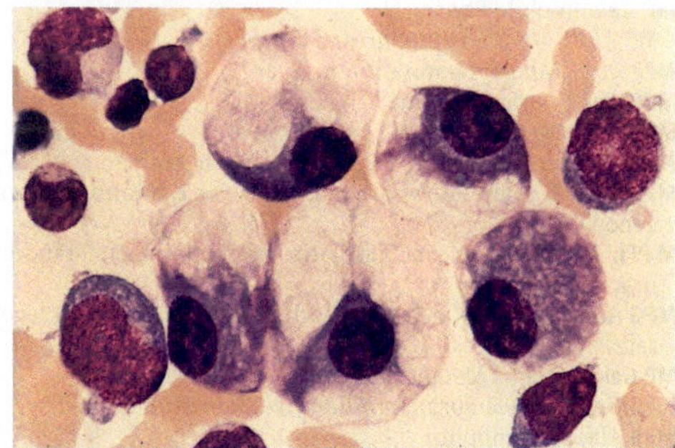

Abb. M121. Mott-Zellen

Mot|ten|fraß|ne|kro|se *f* (Ⓔ piecemeal necrosis): *Syn*: *Piecemeal-Nekrose*; Bezeichnung für die Nekroseherde bei chronisch-aggressiver Hepatitis*

Mouches volantes *pl* (Ⓔ floaters): *Syn*: *Mückensehen*; bei Glaskörpertrübungen sehen die Patienten dunkle Flecken, die v.a. vor hellem Hintergrund auffallen; sie sind harmlos, aber lästig und anfangs beunruhigend für die Patienten

Mounier-Kuhn: Pierrre Mounier-Kuhn; französischer HNO-Arzt (Lyon) im 20. Jahrhundert

Mounier-Kuhn-Syndrom *nt* (Ⓔ Mounier-Kuhn syndrome): *Syn*: *Tracheobronchomegalie*; angeborene Vergrößerung von Luftröhre und Bronchien

Moutard-Martin: **Moutard-Martin-Zeichen** *nt* (Ⓔ Moutard-

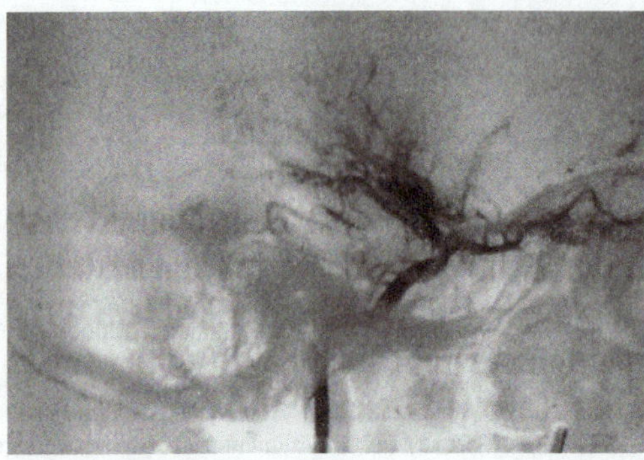

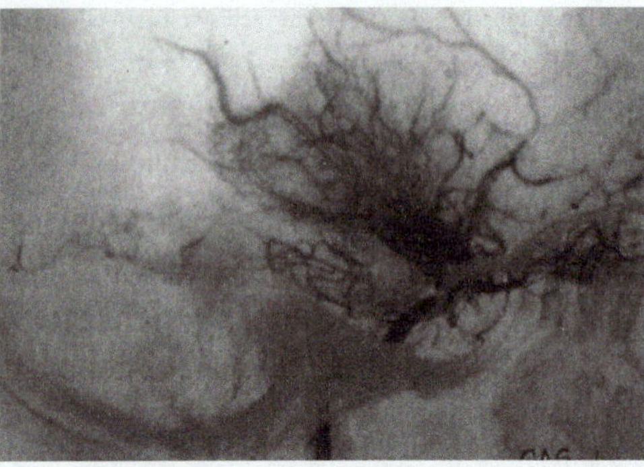

Abb. M122. Moya-Moya-Syndrom. Angiographie einer Siphonstenose der linken Arteria carotis interna hinter dem Abgang der Arteria ophthalmica

Martin sign): kontralaterales Lasègue*-Zeichen, d.h., Anheben des Beines der nicht betroffenen Seite bei Ischialgie führt zu Schmerzen im betroffenen Bereich

MOV *Abk.*: **1.** minimales Okklusionsvolumen **2.** *→Multiorganversagen* **3.** *→multiples Organversagen*

Mo|xa|lac|tam *nt* (Ⓔ moxalactam): ***Syn:*** *Lamoxactam, Latamoxef*; Cephalosporin* mit erweitertem Wirkungsspektrum

Mo|xa|ve|rin *nt* (Ⓔ moxaverine): myotropes Spasmolytikum*; **Anw.**: Spasmen oder Koliken im Magen-Darm-Bereich [Gallenblase] und im Harnleiter, Menstrualkoliken, periphere und zerebrale Durchblutungsstörungen

Mo|xo|ni|din *nt* (Ⓔ moxonidine): Antihypertensivum*

Moya-Moya-Syndrom *nt* (Ⓔ moya-moya syndrome): seltene, z.T. angeborene Erkrankung mit Entzündung und fortschreitender Stenose der Arteria* carotis interna und des vorderen Teils des Circulus* arteriosus cerebri sowie einem Netz abnormer Kollateralen; führt zu rezidivierenden ischämischen Syndromen bei meist noch jungen Patienten; **Therapie**: Thrombozytenaggregationshemmer, Cortison, evtl. Bypasschirurgie

MP *Abk.*: **1.** Marfanil-Prontalbin **2.** maximaler Puls **3.** Melphalan, Prednison **4.** *→Meningitis purulenta* **5.** Menstruationsperiode **6.** *→metakarpophalangeal* **7.** Methylpyrazol **8.** Mikroperoxidase **9.** *→Mukopeptid* **10.** *→Mukopolysaccharid* **11.** *→Multipara* **12.** *→Myelopathie*

mP *Abk.*: mobile Phase

6-MP *Abk.*: *→6-Mercaptopurin*

MPA *Abk.*: Mikropräzipitation in Agar

MPB *Abk.*: *→Meprobamat*

MPC *Abk.*: Methylpyrazol-3-carbonsäure

MPCA *Abk.*: mausspezifisches Plasmazellen-Antigen

MPD *Abk.*: **1.** minimale phototoxische Dosis **2.** minimale pyrogene Dosis

M-PFL *Abk.*: Methotrexat, Cisplatin (*engl.* platinol), 5-Fluorouracil, Leucovorin

MPG *Abk.*: **1.** Max-Planck-Gesellschaft **2.** Medizinproduktegesetz

MP-Gelenke *pl*: *→Metakarpophalangealgelenke*

MPGN *Abk.*: *→membranoproliferative Glomerulonephritis*

Mph *Abk.*: Melanophor

M-Phase *f* (Ⓔ M period): ***Syn:*** *Mitosephase*; *s.u. Zellzyklus*

MPI *Abk.*: Max-Planck-Institut

MPJ *Abk.*: Medizinstudent im praktischen Jahr

MPL *Abk.*: *→Methylprednisolon*

MPMP *Abk.*: N-(1-Methylpipendyl-3-methyl)-phenothiazin

MPO *Abk.*: Myeloperoxidase

MPPG *Abk.*: Magnesium-Pyridoxal-5'-phosphatglutaminat

M-Protein *nt* (Ⓔ **1.–3.** M protein): **1.** *→M-Antigen* **2.** bei multiplem Myelom, Makroglobulinämie oder malignen Lymphomen auftretendes Paraprotein* **3.** *s.u. Essay Viren S. 2273*

M-Proteine *pl* (Ⓔ M proteins): Bezeichnung für die Paraproteine des M-Gradienten*

MPS *Abk.*: **1.** Membranplasmaseparation **2.** mononukleäres phagozytäres System **3.** mononukleäres Phagozytensystem **4.** *→Mukopolysaccharid* **5.** *→Mukopolysaccharidose* **6.** multiphasisches Screening **7.** multiple Persönlichkeitsstörung **8.** myeloproliferatives Syndrom

MPS I-H *Abk.*: *→Mukopolysaccharidose I-H*

MPS I-H/S *Abk.*: *→Mukopolysaccharidose I-H/S*

MPS II *Abk.*: *→Mukopolysaccharidose II*

MPS III *Abk.*: *→Mukopolysaccharidose III*

MPS I-S *Abk.*: *→Mukopolysaccharidose I-S*

MPS IV *Abk.*: *→Mukopolysaccharidose IV*

MPS VI *Abk.*: *→Mukopolysaccharidose VI*

MPS VII *Abk.*: *→Mukopolysaccharidose VII*

MPT *Abk.*: **1.** Methyl-p-tyrosin **2.** Mukoproteintyrosin

MPTP *Abk.*: 1-Methyl-4-phenyl-1,2,3,6-tetrahydropyridin

MQ *Abk.*: Muskelquotient

MR *Abk.*: **1.** magenresistent **2.** *→Magnetresonanz* **3.** Methylrot-Reaktion **4.** *→Morbus Reiter*

M.R. *Abk.*: Methylrot-Reaktion

mR *Abk.*: Milliröntgen

MRA *Abk.*: Magnetresonanzangiographie

mrad *Abk.*: Millirad

MRC *Abk.*: Methylrosanilinchlorid

MRD *Abk.*: minimale Reaktionsdosis

mrem *Abk.*: Millirem

m-Rezeptoren *pl* (Ⓔ muscarinic receptors): ***Syn:*** *muskarinische Rezeptoren, muskarinerge Rezeptoren*; *s.u. cholinerge Rezeptoren*

MRF *Abk.*: **1.** *→Melanotropin-releasing-Faktor* **2.** mesenzephale retikuläre Formation **3.** *→MSH-releasing-Faktor*

MRGM *Abk.*: multiresistente gramnegative Mikroorganismen

MRH *Abk.*: **1.** Melanozyten-stimulierendes-Hormon-Releasing-Hormon **2.** MSH-Releasing-Hormon

MRHA *Abk.*: mannoseresistente Hämagglutination

MRK-Syndrom *nt*: *→Mayer-Rokitansky-Küster-Hauser-Syndrom*

mRNA *Abk.*: **1.** *→Matrizen-RNA* **2.** *→Messenger-RNA*

mRNS *Abk.*: **1.** *→Matrizen-RNS* **2.** *→Messenger-RNS*

MRO *Abk.*: Muskelrezeptororgan

MRP *Abk.*: **1.** Membranruhepotential **2.** *→Multiple-Medikamentenresistenz-Gen*

MRP2-Mangel *m*: *→Dubin-Johnson-Syndrom*

MRQ *Abk.*: **1.** Mitralregurgitationsquotient **2.** mittlere Resistenzquote

MRS *Abk.*: Magnetresonanzspektroskopie

MRSA *Abk.*: Methicillin-resistenter Staphylococcus aureus

MR-Spektroskopie *f* (Ⓔ NMR spectroscopy): ***Syn:*** *Kernspinresonanzspektroskopie, Kernresonanzspektroskopie, NMR-Spektroskopie*; Strukturanalyse von Molekülen durch spektroskopische Messung der induzierten Kernspinresonanz

MRT *Abk.*: **1.** *→Magnetresonanztomographie* **2.** *→MR-Tomographie*

MR-Tomographie *f* (Ⓔ magnet resonance imaging): ***Syn:*** *NMR-Tomographie, Magnetresonanztomographie, Kernspinresonanztomographie, NMR-Tomografie, Magnetresonanztomografie, Kernspinresonanztomografie, Kernspintomographie, Kernspintomografie, MR-Tomografie*; auf Kernspinresonanz beruhendes, nicht-invasives, computergesteuertes, bildgebendes Verfahren mit hoher Auflösung; *s.a. Kernspintomographie*

MRV *Abk.*: Mitralregurgitationsvolumen
MRVP *Abk.*: Methylrot-Voges-Proskauer- Nährmedium
MRZ *Abk.*: motorische Reaktionszeit
MS *Abk.*: **1.** Massenscreening **2.** Massenspektrometrie **3.** Massenspektroskop **4.** mechanische Systole **5.** Methioninsynthetase **6.** *→Milchsäure* **7.** Morphinsulfat **8.** *→multiple Sklerose* **9.** *→Muskelspindel*
ms *Abk.*: Millisekunde
m/s *Abk.*: Meter pro Sekunde
µs *Abk.*: Mikrosekunde
MSA *Abk.*: **1.** membranstabilisierende Aktivität **2.** multiple systemische Atrophie
MSAFP *Abk.*: *→Alphafetoprotein im mütterlichen Serum*
MSAZ *Abk.*: mittlere systolische Austreibungszeit
M-Scan *m* (Ⓔ M-mode): M-Mode; *s.u. Sonographie*
M-Schwerkettenkrankheit *f*: *→M-Ketten-Krankheit*
MSD *Abk.*: mechanische Systolendauer
MSE *Abk.*: **1.** Mediansagittalebene **2.** Meerschweinchen-Einheit **3.** membranstabilisierender Effekt
msec *Abk.*: Millisekunde
MSER *Abk.*: mittlere systolische Ejektionsrate
MSF *Abk.*: **1.** macrophage slowing factor **2.** melanozytenstimulierender Faktor
MSG *Abk.*: **1.** mittlerer systolischer Gradient **2.** *→Myeloszintigraphie*
MSH *Abk.*: **1.** *→Melanozyten-stimulierendes Hormon* **2.** Mitralschlusshöhe
MSHF *Abk.*: *→mediale Schenkelhalsfraktur*
MSH-IF *Abk.*: MSH-Inhibitionsfaktor
MSH-releasing-Faktor *m* (Ⓔ melanocyte stimulating hormone releasing factor): ***Syn:*** *Melanotropin-releasing-Faktor, Melanotropin-releasing-Hormon, Melanoliberin*; im Hypothalamus* gebildeter Releasing-Faktor für Melanotropin*
MSH-RF *Abk.*: *→MSH-releasing-Faktor*
MSH-RH *Abk.*: MSH-Releasing-Hormon
MSH-RIF *Abk.*: MSH-Release-Inhibitionsfaktor
MSH-Zellen *pl* (Ⓔ MSH cells): MSH-bildende-Zellen im Hypophysenmittellappen
MSI *Abk.*: **1.** Methioninsulfoximid **2.** *→Mikrosatelliteninstabilität* **3.** multiple subkutane Injektionen
MSIF *Abk.*: macrophage spreading inhibitory factor
MSI-H *Abk.*: MSI-high grade
MSI-H-Tumor *m* (Ⓔ high MSI tumor): ***Syn:*** *hoch-instabiles kolorektales Karzinom*; *s.u. Essay Mechanismen der Entstehung genetisch bedingter Krebsformen S. 1561*
MSI-L *Abk.*: MSI-low grade
MSI-L-Tumor *m* (Ⓔ low MSI tumor): ***Syn:*** *niedrig-instabiles kolorektales Karzinom*; *s.u. Essay Mechanismen der Entstehung genetisch bedingter Krebsformen S. 1561*
MSK *Abk.*: *→Mediastinoskopie*
MSKEZ *Abk.*: maximale Sinusknoten-Erholungszeit
MSL *Abk.*: Mediosternallinie
MSLA *Abk.*: mausspezifisches Lymphozyten-Antigen
MSLT *Abk.*: *→Multipler-Schlaflatenz-Test*
MSP *Abk.*: Mefloquin, Sulfadoxin, Pyrimethamin
MSR *Abk.*: maximale sekretorische Reaktion
MSRCL *Abk.*: maximale Sinusrhythmus-Zykluslänge
MSS *Abk.*: **1.** Muskel-Skelett-System **2.** muskuläre Subaortenstenose
MST *Abk.*: **1.** Makrophagen-Stimulationstest **2.** *→Mitralstenose*
MSTFA *Abk.*: N-Methyl-N-trimethylsilyltrifluoracetamid
MsTh *Abk.*: Mesothorium
M-Streifen *m* (Ⓔ M band): ***Syn:*** *M-Linie, Mittelstreifen, Mesophragma*; *s.u. Muskelfaser*
MSU *Abk.*: *→Mittelstrahlurin*
MSV *Abk.*: Mäuse-Sarkom-Virus
MSZ *Abk.*: *→Myokardszintigraphie*
MT *Abk.*: **1.** Mammatumor **2.** *→Meningitis tuberculosa* **3.** *→metatarsal* **4.** Methoxytyramin **5.** Methyltestosteron **6.** Mikrotonometer **7.** Mosaik-Test **8.** Musiktherapie **9.** *→Mycobacterium tuberculosis*
MTA *Abk.*: **1.** medizinisch-technische Assistentin **2.** medizinisch-technischer Assistent **3.** *→Methenamin*
MTAR *Abk.*: **1.** medizinisch-technische Assistentin Röntgen **2.** medizinisch-technischer Assistent Röntgen
MTB *Abk.*: Meinicke-Trübungsreaktion
MTbR *Abk.*: Meinicke-Tuberkulosereaktion
MTC *Abk.*: **1.** maximal tolerierte Konzentration **2.** Methacyclin
MTCL *Abk.*: *→Metoclopramid*
MTD *Abk.*: **1.** maximale Tagesdosis **2.** mittlere Tagesdosis
mtDNA *Abk.*: Mitochondrien-DNA
mtDNS *Abk.*: Mitochondrien-DNS
MT-Gelenke *pl*: *→Metatarsophalangealgelenke*
MTGP *Abk.*: Mammatumor-Glykoprotein
MTHF *Abk.*: 5-Methyltetrahydrofolsäure
MTK *Abk.*: **1.** kritische Mischungstemperatur **2.** maximal tolerierte Konzentration
MTP *Abk.*: **1.** *→metatarsophalangeal* **2.** Methioprim
MTR *Abk.*: Meinicke-Trübungsreaktion
MTRA *Abk.*: **1.** medizinisch-technische Röntgenassistentin **2.** medizinisch-technischer Röntgenassistent
MTT *Abk.*: malignes trophoblastisches Teratom
MTU *Abk.*: Methylthiouracil
MTV *Abk.*: **1.** Mammatumor-Virus **2.** Mäuse-Tumorvirus
MTX *Abk.*: *→Methotrexat*
MTX+MP *Abk.*: Methotrexat, Mercaptopurin
MTZ *Abk.*: mittlere Transitzeit
Muc. *Abk.*: *→Mucilago*
Muc-, muc- *präf.*: *→Muci-*
Mucha: Viktor Mucha; 1877–1919; österreichischer Hautarzt (Wien)
Mucha-Habermann-Syndrom *nt* (Ⓔ Mucha-Habermann disease): ***Syn:*** *Pityriasis lichenoides acuta, Pityriasis lichenoides et varioliformis acuta (Mucha-Habermann)*; akut verlaufende, wahrscheinlich infektallergische Dermatose* mit polymorphen Effloreszenzen und evtl. hämorrhagischen Bläschen; Abheilung mit varioliformen atrophen Narben; **Therapie**: Breitbandantibiotika und Corticoide intern; lokal Corticoide

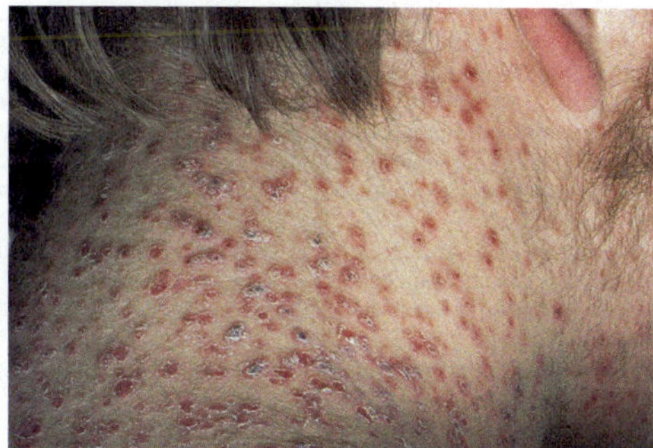

Abb. M123. Mucha-Habermann-Syndrom

Muci-, muci- *präf.*: Wortelement mit der Bedeutung „Schleim/Schleimhaut"
Mu|ci|la|gi|no|sum *nt, pl* **-sa**: *→Mucilago*
Mu|ci|la|go *f, pl* **-la|gi|nes** (Ⓔ mucilago): ***Syn:*** *Mucilaginosum*; schleimhaltiges Arzneimittel, z.B. glycerinhaltige Zubereitungen als Gleitmittel für Katheter
Mu|cin *nt*: *→Muzin*
Mu|ci|no|sis *f, pl* **-ses** (Ⓔ mucinosis): ***Syn:*** *Muzinose, Myxodermie, Myxodermia, Myxoderma*; Oberbegriff für Erkrankungen mit Anreicherung von schleimartigen Substanzen im kutanen Bindegewebe
Mucinosis erythematosa reticularis: *→retikuläre erythematöse Muzinose*
Mucinosis follicularis (Ⓔ follicular mucinosis): ***Syn:*** *Pinkus Alopezie, Alopecia mucinosa, Mucophanerosis intrafollicularis et seboglandularis*; v.a. den Kopf und die obere Körperhälfte betreffende, herdförmig auftretende follikuläre Papeln mit Rötung, Schuppung und Haarausfall; kommt als **idiopathische** oder **symptomatische Form** [z.B. bei Lupus* erythematodes] vor; **DD**: Alopecia* areata, Tinea* capitis und barbae, Lichen* pilaris, Lichen* Vidal; **Therapie**: je nach Ursache; bei der idiopathischen Form Corticoide in-

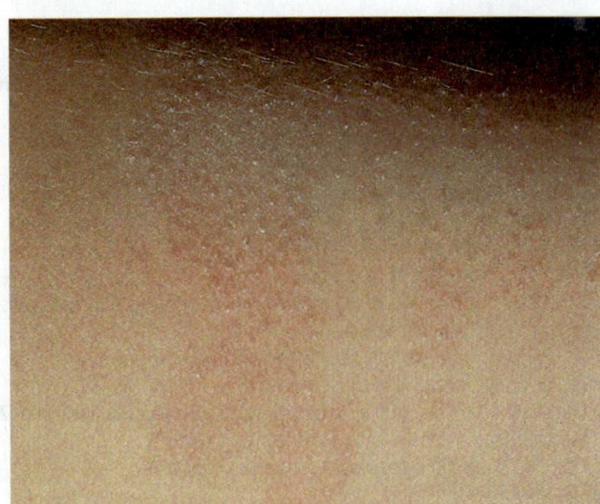

Abb. M124. Mucinosis follicularis

tern, PUVA* extern

Mucinosis lichenoides: → *papulöse Muzinose*

Mucinosis papulosa: → *papulöse Muzinose*

mu|ci|pa|rus *adj*: → *muzinogen*

Mü|cken|se|hen *nt* (Ⓔ vitreous floaters): ***Syn:*** *Mouches volantes*; bei Glaskörpertrübungen sehen die Patienten dunkle Flecken, die v.a. vor hellem Hintergrund auffallen; sie sind harmlos, aber lästig und anfangs beunruhigend für die Patienten

Muckle: Thomas James Muckle; kanadischer Kinderarzt im 20. Jahrhundert

Muckle-Wells-Syndrom *nt* (Ⓔ Muckle-Wells syndrome): ***Syn:*** *Urtikaria-Taubheits-Syndrom*; seltene, autosomal-dominant vererbte Erkrankung mit unvollständiger Penetranz; imponiert durch rezidivierende urtikarielle oder papulöse Exantheme, progredienten Hörverlust, Fieberschübe mit Gelenk- und Muskelschmerzen, Beeinträchtigung des Allgemeinbefindens sowie sekundärer Nierenamyloidose; **Therapie:** Immunsuppression mit z.B. Cyclophosphamid* und Methylprednisolon*

Muco-, muco- *präf.*: Wortelement mit der Bedeutung „Schleim/Schleimhaut"

Mu|co|id *nt* (Ⓔ mucoid): ***Syn:*** *Mukoid*; Schleimstoff in Schleimkapseln, Speichel etc.

Mu|co|li|pi|do|sis *f, pl* **-ses**: → *Mukolipidose*

Mu|co|ly|ti|cum *nt*: → *Mukolytikum*

Mu|co|phan|e|ro|sis in|tra|fol|li|cu|la|ris et se|bo|glan|du|la|ris *f*: → *Mucinosis follicularis*

Mu|co|po|ly|sac|cha|ri|do|se *f*: → *Mukopolysaccharidose*

Mu|co|pro|te|id *nt*: → *Mukoprotein*

Mu|co|pro|te|in *nt*: → *Mukoprotein*

Mu|cor *m* (Ⓔ Mucor): ubiquitär vorkommende Familie der Zygomyzeten*; **Mucor circinelloides** tritt als Erreger der Mucormykose* in Erscheinung

Mu|co|ra|les *pl* (Ⓔ Mucorales): ubiquitär vorkommende, niedere Fadenpilze mit nicht oder nur gering septiertem Myzel; medinizisch wichtig sind Mucor, Rhizopus und Rhizomucor, die alle Mucormykosen* verursachen können

Mu|cor|my|ko|se *f* (Ⓔ mucormycosis): ***Syn:*** *Mukormykose*; durch Pilze der Ordnung Mucorales* verursachte tiefe Mykose*; betrifft meist Patienten mit Diabetes* mellitus oder eingeschränkter Abwehrfunktion [AIDS, Tumoren, Verbrennungen]; am häufigsten ist der Befall der Nasennebenhöhlen mit Absiedlung in Gehirn [**rhinozerebrale Mucormykose**]; **Therapie:** chirurgische Entfernung befallener Gewebe; Amphotericin* B systemisch

Mu|co|sa *f*: → *Tunica mucosa*

Mu|cus *m* (Ⓔ mucus): ***Syn:*** *Mukus*; Schleim

Mü|dig|keits|syn|drom, chro|ni|sches *nt*: → *Erschöpfungssyndrom, chronisches*

MUE *Abk.*: Mäuse-Uterus-Einheit

Mueller: Arthur Mueller; 1863–1926; deutscher Gynäkologe (München)

Mueller-Armlösung *f* (Ⓔ Mueller's maneuver): Methode zur Armlösung bei Beckenendlage*

MUF *Abk.*: **1.** mechanisch unrupturierter Follikel **2.** mehrfach ungesättigte Fettsäuren

Muff-Plastik *f* (Ⓔ muff plasty): Technik der Lappenplastik*, bei der ein Brückenlappen [z.B. an der Bauchhaut] präpariert wird, unter den die zu deckende Gliedmaße [z.B. Hand] geführt wird

Mui|ra pu|a|ma *f* (Ⓔ muira-puama): *s.u. Potenzholz*

MUK *Abk.*: maximale Unfallkonzentration

Muko-, muko- *präf.*: Wortelement mit der Bedeutung „Schleim/Schleimhaut"

Mu|ko|di|ar|rhoe *f* (Ⓔ mucous diarrhea): Schleimabgang aus dem After oder Schleimauflagerung auf dem Stuhl, z.B. bei villösen Dickdarmadenomen

Mu|ko|e|pi|der|mo|id|kar|zi|nom *nt* (Ⓔ mucoepidermoid carcinoma): maligner Speicheldrüsentumor; kommt in einer prognostisch günstigen ausdifferenzierten Form [low-grade] und einer selteneren undifferenzierten Form [high-grade] vor, die prognostisch ungünstig ist; *s.a. Sialom*

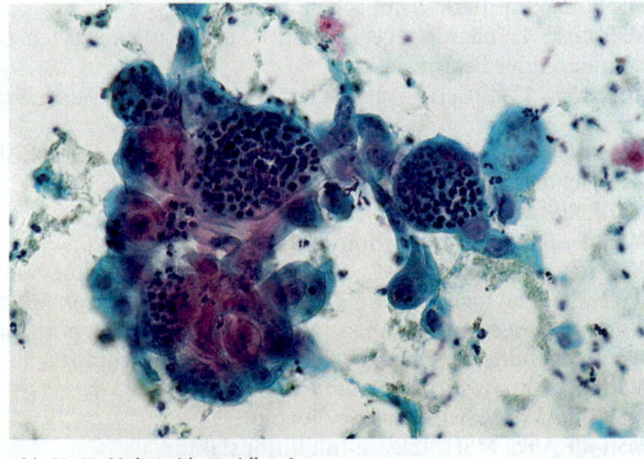

Abb. M125. Mukoepidermoidkarzinom

Mu|ko|e|pi|der|mo|id|tu|mor *m* (Ⓔ mucoepidermoid tumor): von den Zellen des Ausführungsgangs ausgehender Tumor der Ohrspeicheldrüse [Glandula parotis]

mu|ko|fi|brös *adj* (Ⓔ mucofibrous): aus Schleim/Mucus und fibrösem Bindegewebe bestehend

Mu|ko|id *nt* (Ⓔ mucoid): ***Syn:*** *Mucoid*; Schleimstoff in Schleimkapseln, Speichel etc.

mu|ko|id *adj* (Ⓔ **1.–2.** mucoid): **1.** ***Syn:*** *muzinös*; Schleim/Mukus betreffend, schleimartig, schleimähnlich **2.** einen schleimartigen Stoff bildend

mu|ko|ku|tan *adj* (Ⓔ mucocutaneous): Haut und Schleimhaut betreffend

Mu|ko|li|pi|do|se *f* (Ⓔ mucolipidosis): ***Syn:*** *Mucolipidosis*; Oberbegriff für autosomal-rezessiv vererbte Speicherkrankheiten mit Einlagerung von Oligosacchariden; *s.a. Oligosaccharidose*

Mukolipidose I (Ⓔ mucolipidosis I): ***Syn:*** *Mukosulfatidose, Lipomukopolysaccharidose, Galaktosidase-β-positive Krankheit*; autosomal-rezessiv vererbte Kombination von Mukopolysaccharidose* und Sulfatidlipidose* mit geistiger Retardierung, Optikusatrophie* und Skelettdeformierung

Mukolipidose II (Ⓔ mucolipidosis II): ***Syn:*** *I-Zellen-Krankheit, Leroy-Syndrom*; schon im Kindesalter tödliche Form der Mukolipidose* durch einen Defekt der Mannose-6-phosphat-phosphotransferase; typisch sind zytoplasmatische Einschlüsse in kultivierten Fibroblasten [**I-Zellen**]; führt zu Kardiomegalie*, Herzinsuffizienz*, geistiger Retardierung, Hepatosplenomegalie*

Mukolipidose III (Ⓔ mucolipidosis III): ***Syn:*** *Pseudo-Hurler-Dystrophie*; leichtere Verlaufsform der Mukolipidose II mit Hepatomegalie, Wachstumsstörungen, eingeschränkter Beweglichkeit der großen Gelenke und dysproportioniertem Kleinwuchs; die geistige Entwicklung ist weitgehend normal

Mukolipidose IV (Ⓔ mucolipidosis IV): autosomal-rezessiv vererbte Speicherkrankheit mit psychomotorischer Retardierung, Krampfanfällen, Dysostose* und Gargoylis-

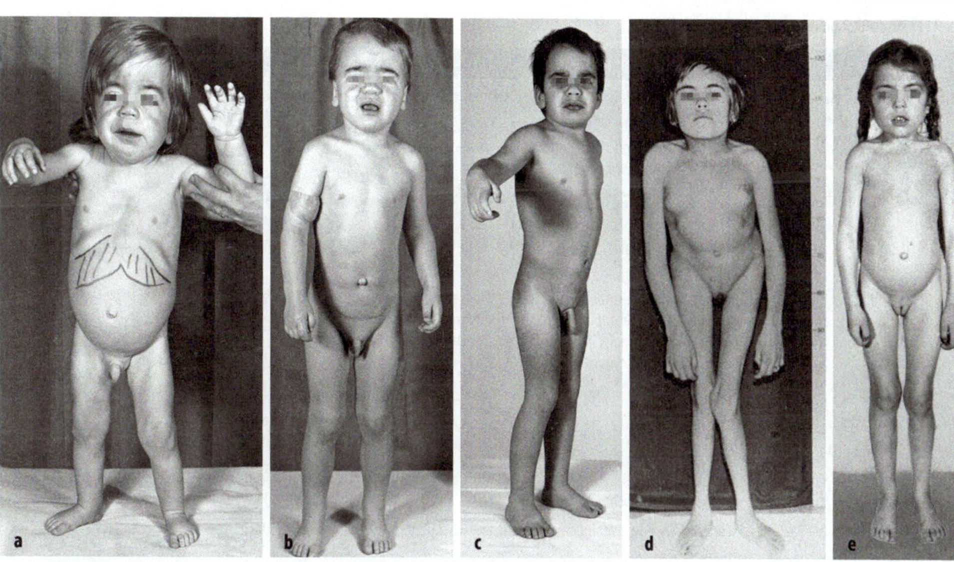

Abb. M126. Mukopolysaccharidosen. **a** Typ I-H, **b** Typ II, **c** Typ III, **d** Typ IV A, **e** Typ VI

mus*

Mu|ko|ly|se *f* (Ⓔ mucolysis): Schleimauflösung, Schleimverflüssigung

Mu|ko|ly|ti|kum *nt, pl* **-ka** (Ⓔ mucolytic): ***Syn:*** *Mucolyticum*; schleimlösendes Mittel; werden zur Verflüssigung von zähem Bronchialschleim verwendet; *s.a. Expektorans*

mu|ko|ly|tisch *adj* (Ⓔ mucolytic): schleimlösend

Mu|ko|pep|ti|de *pl* (Ⓔ mucopeptides): ***Syn:*** *Peptidoglykane, Glykopeptide*; Heteroglykane*, aus einem Disaccharid aus N-Acetylglucosamin und N-Acetylmuraminsäure und kurzen Peptidketten aus 4–5 Aminosäuren; wichtige Bausteine der bakteriellen Zellwand; Murein* ist das wichtigste Mukopeptid

mu|ko|pe|ri|os|tal *adj* (Ⓔ mucoperiosteal): Mukoperiost betreffend; aus Mukosa und Knochenhaut/Periost bestehend

Mu|ko|po|ly|sac|cha|ri|de *pl* (Ⓔ mucopolysaccharides): ***Syn:*** *Glykosaminoglykane*; aus Aminozucker, Glucuronsäure und Galakturonsäure bestehende Proteoglykane*, z.B. Heparin*, Chondroitinsulfat*

Mu|ko|po|ly|sac|cha|ri|do|se *f* (Ⓔ mucopolysaccharidosis): ***Syn:*** *Mucopolysaccharidose, Mukopolysaccharid-Speicherkrankheit*; Oberbegriff für meist autosomal-rezessiv vererbte Speicherkrankheiten mit Einlagerung von Mukopolysacchariden in verschiedenen Organen, insbesondere im Skelett und Nervensystem; die Häufigkeit wird auf 1:20.000 Neugeborene geschätzt [*Abb. M126, Tab. M127*]

Mukopolysaccharidose I-H: *→Pfaundler-Hurler-Syndrom*

Mukopolysaccharidose I-H/S (Ⓔ mucopolysaccharidosis I H/S): nur mit leichter Einschränkung der Intelligenz verbundene Variante der Mukopolysaccharidose

Mukopolysaccharidose I-S (Ⓔ mucopolysaccharidosis I S): ***Syn:*** *Morbus Scheie, Scheie-Krankheit, Scheie-Syndrom, Ullrich-Scheie-Krankheit, Ullrich-Scheie-Syndrom, Mukopolysaccharidose V*; erst im Erwachsenenalter auftretende Mukopolysaccharidspeicherkrankheit mit relativ leichten Symptomen [Skelettveränderungen, Herzklappenfehler, Hornhauttrübung], normaler Intelligenz und normaler Lebenserwartung

Mukopolysaccharidose II (Ⓔ mucopolysaccharidosis II): ***Syn:*** *Morbus Hunter, Hunter-Syndrom*; je nach Manifestationsalter mild [späte Kindheit] oder schwer [frühe Kindheit] verlaufende Speicherkrankheit durch einen Defekt der Iduronatsulfatsulfatase

Mukopolysaccharidose III (Ⓔ mucopolysaccharidosis III): ***Syn:*** *Sanfilippo-Syndrom, Morbus Sanfilippo, polydystrophische Oligophrenie*; durch Enzymdefekte [Heparansulfatsulfatase A-D] verursachtes, autosomal-rezessives Syndrom mit Hepatomegalie, Knochendysplasie, Wachstumsstörungen, Krampfanfällen, Verhaltensstörungen und rasch progredientem geistigen Verfall; die Unterscheidung in Morbus Sanfilippo A-D hat keine klinische Relevanz; die Patienten versterben meist schon im Kindesalter

Mukopolysaccharidose IV: *→Morquio-Syndrom*

Mukopolysaccharidose V: *→Mukopolysaccharidose I-S*

Mukopolysaccharidose VI (Ⓔ mucopolysaccharidosis VI): ***Syn:*** *Maroteaux-Lamy-Syndrom, Morbus Maroteaux-Lamy*; im 2.–3. Lebensjahr beginnende Mukopolysaccharidose mit Wachstumsstörung, Knochendysplasie, Hornhauttrübung und Hepatomegalie*; anfänglich normale Intelligenzentwicklung, später aber Intelligenzabbau

Mukopolysaccharidose VII (Ⓔ mucopolysaccharidosis VII): ***Syn:*** *Sly-Syndrom*; mit milden Symptomen [Skelettfehlbildungen, Hornhauttrübung] verlaufende Mukopolysaccharidose; beruht auf einem Defekt der β-Glucuronidase; normale Intelligenzentwicklung

Mu|ko|po|ly|sac|cha|rid|u|rie *f* (Ⓔ mucopolysacchariduria): Mukopolysaccharidausscheidung im Harn; v.a. bei Mukopolysaccharidose*

Mu|ko|pro|te|id *nt*: *→Mukoprotein*

Mu|ko|pro|te|in *nt* (Ⓔ mucoprotein): ***Syn:*** *Mukoproteid, Mucoprotein, Mucoproteid*; in Schleimstoffen vorkommendes oligosaccharidhaltiges Protein

mu|ko|pu|ru|lent *adj* (Ⓔ mucopurulent): schleimig-eitrig

Mu|kor|my|ko|se *f*: *→Mucormykose*

mu|kös *adj* (Ⓔ **1.–2.** mucous): **1.** ***Syn:*** *muzinös*; Schleim/Mukus betreffend, schleimig **2.** schleimabsondernd, schleimbildend

Mu|ko|sa *f* (Ⓔ mucosa): ***Syn:*** *Schleimhaut, Tunica mucosa*; Auskleidung der Hohlorgane und des Magen-Darm-Traktes, die durch Becherzellen* und/oder muköse oder seromuköse Drüsen* feucht gehalten wird; die Schleimhaut der verschiedenen Organe zeigt spezifische Details, ungeachtet dieser Unterschiede findet man aber jeweils eine oberflächliche **Lamina epithelialis**, die das i.d.R. unverhornte Epithel trägt, und eine bindegewebige **Lamina propria mucosae**, unter der die variabel ausgebildete Muskelschicht der Schleimhaut [**Lamina muscularis mucosae**] liegt

Mu|ko|sa|ent|zün|dung *f*: *→Mukositis*

Mu|ko|sa|pro|laps *m* (Ⓔ mucosal prolapse): ***Syn:*** *inkompletter Analprolaps*; *s.u. Analprolaps*

Mu|ko|sa|ring *m*: *→Schatzki-Ring*

mu|ko|se|rös *adj* (Ⓔ mucoserous): ***Syn:*** *mukös-serös, sero-*

Tab. M127. Klassifikation der Mukopolysaccharidosen

Typ	Synonym	Klinische Hauptmerkmale	Enzym	Nachweis
I-H	Pfaundler-Hurler	Schwerer Hurler-Phänotyp, Demenz, Hornhauttrübung, Tod in Adoleszenz	α-L-Iduronidase	L, F, A, C
I-S	Scheie	Gelenkkontrakturen, Hornhauttrübung, normale Intelligenz, normale Lebenserwartung	α-L-Iduronidase	L, F, A, C
I-H/S	Intermediärform	Variabler Phänotyp zwischen MPS I-H und MPS I-S, je nach Mutation	α-L-Iduronidase	L, F, A, C
II	Hunter	Schwerer Verlauf als Hurler, leichter als Scheie; keine Hornhauttrübungen	Iduronatsulfatsulfatase	L, F, A, C
III-A	Sanfilippo-A	Schlafstörungen, Umtriebigkeit, Erethie, progredienter geistiger Abbau, Krampfanfälle, klare Hornhäute, leichte Dysmorphie, Tod meist in der Adoleszenz, doch Überleben in das frühe Erwachsenenalter möglich	Heparansulfatsulfatase	L, F, A, C
III-B	Sanfilippo-B	Idem	N-Ac-α-D-Glukosamidase	L, F, A, C
III-C	Sanfilippo-C	Idem	N-Ac-Transferase	F, A
III-D	Sanfilippo-D	Idem	N-Ac-Glukosamin-6-Sulfatsulfatase	F, A
IV-A	Morquio-A	Kurzrumpfiger Kleinwuchs, feine Hornhauttrübungen, Skelettdysplasie, Erwachsenengröße < 125 cm	Galaktosamin-6-Sulfatsulfatase	L, F, A, C
IV-B	Morquio-B	Wie Typ IV-A, doch weniger ausgeprägt, Erwachsenengröße > 140 cm	β-Galaktosidase	L, F, A, C
V				
VI	Maroteaux-Lamy	Hurler-Phänotyp mit Hornhauttrübung, normale Intelligenz Schwere und leichte Verlaufsformen	N-Ac-Galaktosamin-α-4-S-Sulfatase (Arylsulfatase B)	L, F, A
VII	Sly	Sehr variable Ausprägung, grobe leukozytäre Einschlüsse	β-Galaktosidase	S, F, A
VIII				
IX	Hyaluronidasemangel	Multiple periartikuläre Weichteiltumore, flaches Gesicht, mäßiger Kleinwuchs	Hyaluronidase	S

L = Leukozyten, **F** = Fibroblasten, **A** = Amnionzellen, **C** = Chorionzotten, **S** = Serum

mukös; aus Schleim/Mukus und Serum bestehend, gemischt mukös und serös

Mulkolsiltis *f, pl* **-tilden** (Ⓔ mucositis): *Syn: Mukosaentzündung*; Schleimhautentzündung

mulkolsiltisch *adj* (Ⓔ mucositic): Schleimhautentzündung/Mukositis betreffend, von ihr betroffen oder gekennzeichnet

mukös-serös *adj*: *→mukoserös*

Mulkolstalse *f* (Ⓔ mucostasis): *Syn: Schleimstauung*; (Rück-)Stau von Schleim, z.B. von Bronchialschleim bei erhöhter Viskosität

Mulkolsullfaltildose *f*: *→Mukolipidose I*

Mukosus-Antigen *nt* (Ⓔ M antigen): *Syn: M-Protein, M-Antigen*; Antigen schleimbildender Bakterien

Mulkoltolmie *f* (Ⓔ mucotomy): operative Abtragung von hyperplastischer Nasenschleimhaut [v.a. über den Nasenmuscheln] bei chronisch hypertrophischer Rhinitis*

Mulkolviszildolse *f*: *→zystische Fibrose*

Mulkolzele *f* (Ⓔ mucocele): *Syn: Schleimzyste*; schleimgefüllte Zyste*; auch Schleimansammlung in einem Hohlraum oder -organ [z.B. Appendix* vermiformis]

mulkolzililär *adj* (Ⓔ mucociliary): *(Atemwege)* Schleim/Mukus und Zilien der Epithelzellen betreffend

Müller: 1. Johannes Peter Müller; 1801–1858; deutscher Physiologe (Berlin) **2.** Heinrich Müller; 1820–1864; deutscher Anatom (Würzburg) **3.** Peter Müller; 1836–1923; schweizer Gynäkologe (Bern)

Müller-Epithelzyste *f* (Ⓔ Müller's cyst): aus embryonalen Resten der Müller-Gänge entstehende Epithelzysten im oberen Teil der Scheide [Vagina]

Müller-Gang *m* (Ⓔ Müeller's duct): *Syn: Ductus paramesonephricus*; embryonaler Gang, aus dem beim weiblichen Embryo Eileiter [Tuba* uterina] und Gebärmutter [Uterus*] entstehen; beim mänlichen Embryo degeneriert der Gang und bildet die Appendix* testis; *s.a. Wolff-Gang*

Müller-Ganglion *nt* (Ⓔ Ehrenritter's ganglion): *Syn: Ehrenritter-Ganglion, oberes Glossopharyngeusganglion, Ganglion superius nervi glossopharyngei, Ganglion rostralis nervi glossopharyngei*; im Foramen* jugulare liegendes oberes Ganglion des Nervus* glossopharyngeus

Müller-Gangzyste *f* (Ⓔ Müller's cyst): *Syn: Utriculuszyste, Utrikuluszyste*; zystische Erweiterung des Utriculus* prostaticus der Prostata*; große Zysten können die Harnröhre verschließen und müssen dann reseziert werden

Müller-Muskel *m* (Ⓔ **1.–2.** Müller's muscle): **1.** *Syn: Fibrae circulares musculi ciliaris*; vordere, zirkulär-verlaufende Fasern des Ziliarmuskels [Musculus* ciliaris] **2.** *→Musculus orbitalis*

Müller-Stützzellen *pl* (Ⓔ supporting cells of Müller): *Syn: Müller-Stützfasern*; Gliazellen der Netzhaut [Retina*], die das Stratum limitans internum und externum bilden

Müllerlasthlma *nt*: *→Mehlstaubasthma*

Multi-, multi- *präf.*: Wortelement mit der Bedeutung „viel"

Multiallergie-IgE-Screening-Test *m* (Ⓔ multi-allergy IgE screening test): *s.u. Essay Allergie S. 69*

mulltilarltilkullär *adj* (Ⓔ multiarticular): *Syn: polyartikulär*;

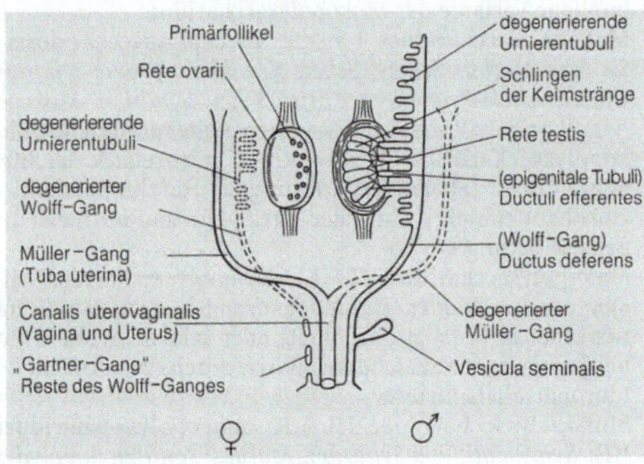

Abb. M128. Wolff-Gang und Müller-Gang

mehrere/viele Gelenke betreffend
mul|ti|a|xi|al *adj* (Ⓔ multiaxial): mit mehreren Achsen, mehrachsig, vielachsig
Mul|ti|ceps *m* (Ⓔ Multiceps): Bandwurmgattung; **Multiceps multiceps** [Quesenbandwurm] ist der Erreger der Drehkrankheit der Schafe
Mul|ti|en|zym|kom|plex *m* (Ⓔ multienzyme complex): aus mehreren Enzymen zusammengesetzter Komplex, z.B. der Fettsäuresynthetasekomplex
mul|ti|fak|to|ri|ell *adj* (Ⓔ multifactorial): durch viele Faktoren bedingt, aus mehreren Faktoren bestehend
Multifidusdreieck-Syndrom *nt* (Ⓔ multifidus syndrome): akute Schmerzen im Bereich des Musculus* multifidus lumborum zwischen Lendenwirbelsäule und Spina* iliaca posterior superior; strahlen in Gesäß und Oberschenkel ein, die Wirbelsäule ist aber frei beweglich; als Ursache kommen v.a. Fehlhaltung und Reizzustände der lumbalen Nervenwurzeln in Frage
mul|ti|fo|kal *adj* (Ⓔ multifocal): mehrere Fokusse betreffend, von mehreren Fokussen ausgehend
mul|ti|form *adj* (Ⓔ multiform): ***Syn:*** *multimorph, polymorph, pleomorph*; in vielen Erscheinungsformen/Gestalten vorkommend, mehrgestaltig, vielförmig, vielgestaltig
mul|ti|glan|du|lär *adj* (Ⓔ multiglandular): ***Syn:*** *pluriglandulär, polyglandulär*; mehrere Drüsen/Glandulae betreffend
Mul|ti|gra|vi|da *f* (Ⓔ multigravida): ***Syn:*** *Plurigravida*; Frau, die mehrfach schwanger war
Mul|ti|in|farkt|de|menz *f* (Ⓔ multi-infarct dementia): durch rezidivierende Hirninfarkte* verursachte Demenz*
mul|ti|kap|su|lär *adj* (Ⓔ multicapsular): ***Syn:*** *multikapsular*; mehrere Kapseln (besitzend)
mul|ti|lo|bär *adj* (Ⓔ multilobar): aus mehreren Lappen bestehend, mehrlappig, viellappig
mul|ti|lo|bu|lär *adj* (Ⓔ multilobular): aus mehreren Läppchen/Lobuli bestehend, mehrlappig, viellappig
mul|ti|lo|ku|lär *adj* (Ⓔ **1.–2.** multilocular): **1.** an vielen Stellen bestehend **2.** ***Syn:*** *vielkamm(e)rig*; aus vielen Kammern bestehend
Mul|ti|mor|bi|di|tät *f* (Ⓔ polypathia): ***Syn:*** *Mehrfacherkrankung, Polymorbidität, Polypathie*; Vorkommen mehrerer Erkrankungen bei einem Patienten
mul|ti|morph *adj*: → *multiform*
mul|ti|no|du|lär *adj* (Ⓔ multinodular): aus mehreren Knötchen/Noduli bestehend
mul|ti|nu|kle|ar *adj* (Ⓔ multinuclear): ***Syn:*** *multinukleär, polynukleär*; mehrere Kerne/Nuclei enthaltend, vielkernig, mehrkernig
Mul|ti|or|gan|ver|sa|gen *nt* (Ⓔ multiple organ failure): ***Syn:*** *multiples Organversagen*; gleichzeitiges Versagen von zwei oder mehr vitalen Organfunktionen [Leber-, Lungen-, Nieren-, Atmungs-, Herzkreislauffunktion, Säure-Basenhaushalt, Stoffwechsel und Energiehaushalt, Wasser- und Elektrolythaushalt, Gerinnungssystem, Temperaturregulation]; tritt v.a. posttraumatisch, bei Vergiftungen, Sepsis* und Schock* auf
Mul|ti|pa|ra *f* (Ⓔ multipara): ***Syn:*** *Pluripara, Mehrgebärende*; Frau, die zwei oder mehr Schwangerschaften ausgetragen hat
mul|ti|pel *adj* (Ⓔ multiple): ***Syn:*** *multiple, multiplex*; an vielen Stellen auftretend, mehrmals wiederholt auftretend, vielfach, mehrfach, vielfältig
mul|tip|le *adj*: → *multipel*
Multiple-Medikamentenresistenz-Gen *nt* (Ⓔ multidrug resistance gene): *s.u. Essay Gentransfer und Gentherapie S. 761*
Multiple-Medikamentenresistenz-Proteine *pl* (Ⓔ multidrug resistance proteins): *s.u. Essay Gentransfer und Gentherapie S. 761*
Multipler-Schlaflatenz-Test *m* (Ⓔ multiple sleep latency test): *s.u. Essay Schlaf und Schlafstörungen S. 1915*
mul|ti|plex *adj*: → *multipel*
mul|ti|po|lar *adj* (Ⓔ **1.–2.** multipolar): **1.** mehr als zwei Pole besitzend, mehrpolig, vielpolig **2.** ***Syn:*** *pluripolar*; (*Nervenzelle*) mehrere Fortsätze besitzend
Mul|ti|punk|tur|test *m* (Ⓔ tine test): ***Syn:*** *Nadeltest, Stempeltest, Tine-Test*; Tuberkulintest*, bei dem das Tuberkulin mit einem speziellen Stempel mit vier Spitzen in die Haut eingedrückt wird
Mul|ti|se|mie *f* (Ⓔ multisemia): vermehrte Ejakulatmenge
multi spikes *pl* (Ⓔ multi-spikes): *s.u. Essay Elektroenzephalogramm S. 563*
mul|ti|sy|nap|tisch *adj* (Ⓔ multisynaptic): ***Syn:*** *polysynaptisch*; mehrere Synapsen umfassend
mul|ti|va|lent *adj* (Ⓔ multivalent): ***Syn:*** *polyvalent*; mit mehreren Valenzen, mehrwertig
mul|ti|zel|lu|lär *adj* (Ⓔ multicellular): ***Syn:*** *polyzellulär*; aus vielen Zellen bestehend, vielzellig
Mu|mi|fi|ka|ti|on *f* (Ⓔ mummification): ***Syn:*** *Mumifizierung, trockene Gangrän*; Gangrän* mit Eintrocknung und Schrumpfung des Gewebes
Mu|mi|fi|zie|rung *f*: → *Mumifikation*
Mumps *f* (Ⓔ mumps): ***Syn:*** *Ziegenpeter, Parotitis epidemica*; durch das Mumpsvirus* hervorgerufene Infektion, die zu einer typischen Schwellung der Ohrspeicheldrüse(n) führen kann, und die die häufigste Ursache einseitiger frühkindlicher Schwerhörigkeit ist; das Virus wird durch Tröpfcheninfektion bei engem Kontakt übertragen und ist wesentlich weniger kontagiös als das Masern- oder Rötelnvirus; die Inkubationszeit beträgt im Mittel 16–18 Tage [12–25 Tage], die Infizierten sind aber bereits bis zu 7 Tage vor dem Auftreten der ersten Symptome infektiös; das Virus vermehrt sich zuerst in der Schleimhaut der oberen Luftwege und in den regionären Lymphknoten, später kommt es zu einer Virämie mit Befall von Speicheldrüsen, Pankreas, Tränendrüsen, Schilddrüse, Brustdrüse, Hoden, Eierstöcken und Nieren; **Klinik**: bis zu 50 % der Infektionen verläuft klinisch stumm oder als grippaler Infekt und nur 30–40 % zeigen die typische, meist beidseitige Schwellung der Ohrspeicheldrüse; das begleitende Fieber hält 4–5 Tage an; wichtiger als die Infektion der Parotis, die selbstlimitierend ist, ist die Beteiligung anderer Organe, die sich z.B. als Mumps-Pankreatitis*, Mumps-Meningitis*, Mumps-Meningoenzephalitis*, Mumps-Orchitis* manifestieren kann; **Mumps in der Schwangerschaft** kann im 1. Drittel zum Absterben der Frucht führen; eine Mumpsembryopathie ist nicht bekannt; **Diagnose**: Klinik, serologischer Antikörpernachweis; **Therapie**: symptomatische Behandlung [Antipyretika*, Analgetika*, Mundhygiene]; **Prophylaxe**: aktive Immunisierung, meist als Maser-Mumps-Röteln-Impfung ab dem 12. Monat und im 6. Lebensjahr; *s.a. Impfplan*

Mumps-Meningitis *f* (Ⓔ mumps meningitis): i.d.R. leicht verlaufende aseptische Hirnhautentzündung guter Prognose; tritt in ca. 4–6 % der Fälle auf
Mumps-Meningoenzephalitis *f* (Ⓔ mumps meningoencephalitis): Entzündung von Gehirn und Hirnhaut, die in etwa 1/3 der Fälle bleibende Schäden [Epilepsie*, Schwerhörigkeit*] hinterlässt
Mumps-Orchitis *f* (Ⓔ mumps orchitis): mit Gefahr von Hodenatrophie und Sterilität* einhergehende Hodenentzündung als Begleiterkrankung der Mumps; tritt erst nach dem 15. Lebensjahr auf und betrifft dann 15 % aller Männer mit Mumps
Mumps-Pankreatitis *f* (Ⓔ mumps pancreatitis): häufige Begleitinfektion bei Mumps; führt zu Appetitlosigkeit, Erbrechen, Oberbauchbeschwerden, Steatorrhoe* und evtl. Glukosurie* und Acetonurie*; heilt i.d.R. folgenlos aus, kann aber in seltenen Fällen zu einem insulinpflichtigen Diabetes* mellitus führen
Mumps|vi|rus *nt, pl* **-ren** (Ⓔ mumps virus): weltweit verbreitetes RNA-Virus aus der Familie Paramyxoviridae*, für das der Mensch der einzige bekannte Wirt ist; bei 80 % aller Erwachsenen finden sich Antikörper gegen das Mumpsvirus; die Übertragung erfolgt als Tröpfcheninfektion bei engem Kontakt; Speichel und Nasensekret sind hochkontagiös; ca. 50 % der Infektionen verlaufen symptomlos oder symptomarm und der Rest ist i.d.R. selbstlimitierend mit einem benignen Verlauf; Todesfälle sind extrem selten
Münchhausen-Syndrom *nt* (Ⓔ Munchausen syndrome): neurotisches Syndrom, bei dem Erkrankungen und Beschwerden vorgetäuscht werden; meist werden Symptome eines Akuten* Abdomens angegeben oder es wird über Blutun-

gen, Anfälle und Bewusstseinsverluste berichtet; die Patienten machen auch unwahre Angaben zur eigenen Person oder Krankengeschichte und sie scheuen auch nicht vor schmerzhaften diagnostischen Eingriffen oder Operationen zurück

Münchhausen-Syndrom der Angehörigen (Ⓔ Munchausen syndrome by proxy): Variante des Münchhausen-Syndroms, bei der die Patienten Krankheitssymptome bei Kindern oder anderen Angehörigen hervorrufen, z.B. durch heimliche Gabe von Medikamenten oder Abführmitteln, Blutbeimengung zu Urin- oder Stuhlproben

Münchmeyer: Ernst Münchmeyer; 1846–1880; deutscher Arzt (Leipzig)

Münchmeyer-Syndrom *nt*: →*Myositis ossificans progressiva*

Mund|at|mung *f* (Ⓔ mouth breathing): Atmung durch den Mund bei Behinderung der physiologischen Nasenatmung

Mund|bo|den *m*: →*Diaphragma oris*

Mund|flo|ra *f* (Ⓔ oral flora): Gesamtheit der physiologisch im Mund vorhandenen Mikroorganismen

Mund|ge|gend *f* (Ⓔ oral region): ***Syn:*** *Mundregion, Regio oralis*; Gesichtsregion über der Ober- und Unterlippe

Mund|ge|ruch *m*: →*Foetor ex ore*

Mund|höh|le *f*: →*Cavitas oris*

Mund|plas|tik *f* (Ⓔ stomatoplasty): ***Syn:*** *Stomatoplastik*; plastische Operation am Mund, z.B. nach Trauma oder zur Korrektur angeborener Fehlbildungen

Mund|ra|chen|raum *m*: →*Mesopharynx*

Mund|re|gi|on *f*: →*Mundgegend*

Mund|schleim|haut *f* (Ⓔ oral mucosa): ***Syn:*** *Tunica mucosa oris*; die Mundschleimhaut überzieht im Mundvorhof die Innenfläche der Wangen und Lippen und in der eigentlichen Mundhöhle Mundboden und Gaumen; das Zahnfleisch [Gingiva*] ist der Teil der Mundschleimhaut, der die Alveolarfortsätze von Unter- und Oberkiefer bedeckt

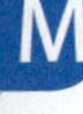

Mund|schleim|haut|ent|zün|dung *f*: →*Stomatitis*

Mund|soor *m* (Ⓔ thrush): ***Syn:*** *Candidose der Mundschleimhaut, Soormykose der Mundschleimhaut, Stomatitis candidamycetica*; v.a. die Zunge und Wangenschleimhaut betreffende Entzündung durch Candida* albicans; kann sich auch auf den Rachen ausbreiten [**oropharyngeale Candidose**]; kommt als **pseudomembranöse Form** [mit weißen abstreifbaren Belägen], **erythematöse Form** [mit roten, scharf begrenzten Läsionen] oder als **chronisch-hyperplastische Form** [mit weißen, hyperkeratotischen, nicht-abstreifbaren Läsionen] vor; **Therapie**: Nystatin*

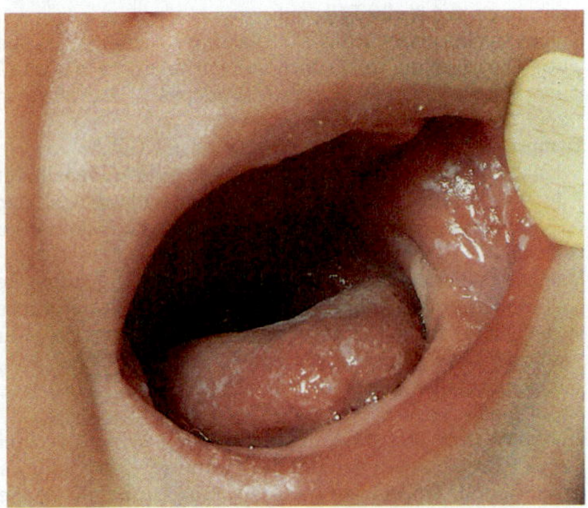

Abb. M129. Mundsoor

Mund|spal|te *f* (Ⓔ **1.** oral fissure **2.** stomatoschisis): **1.** →*Rima oris* **2.** ***Syn:*** *Stomatoschisis*; quere Gesichtsspalte*; oft fälschlicherweise gleichgesetzt mit Lippenspalte*

Mund|spei|chel|drü|sen *nt* (Ⓔ glands of mouth): ***Syn:*** *Glandulae oris*; Speicheldrüsen der Mundhöhle; werden in große [Glandulae* salivariae majores] und kleine [Glandulae* salivariae minores] Speicheldrüsen unterteilt

Mund|vor|hof *m* (Ⓔ oral vestibule): ***Syn:*** *Vestibulum oris*; der Raum zwischen Lippen und Wangen auf der Außenseite und den Zahnbögen von Ober- und Unterkiefer auf der Innenseite

Mund|win|kel|cheil|li|tis *f, pl* **-ti|den** (Ⓔ angular cheilitis): ***Syn:*** *Mundwinkelrhagaden, Faulecken, Angulus infectiosus oris/candidamycetica, Cheilitis/Stomatitis angularis, Perlèche*; schmerzhaftes, akutes oder chronisches Ekzem* des Mundwinkels; tritt meist im Rahmen einer Candida-Mykose auf; bei älteren Patienten häufig durch ein Einreißen der Mundwinkelschleimhaut beim Einführen von Zahnprothesen bedingt

Mund|win|kel|he|ber *m*: →*Musculus levator anguli oris*

Mund|win|kel|punkt *m* (Ⓔ cheilion): ***Syn:*** *Cheilion*; am Übergang von Ober- und Unterlippe liegender Punkt

Mund|win|kel|rha|ga|den *pl*: →*Mundwinkelcheilitis*

Mund-zu-Mund-Beatmung *f* (Ⓔ mouth-to-mouth resuscitation): *s.u. Atemspende*

Mund-zu-Nase-Beatmung *f* (Ⓔ mouth-to-nose resuscitation): *s.u. Atemspende*

Munro: **1.** John C. Munro; 1858–1910; amerikanischer Chirurg (Boston) **2.** William J. Munro; 1863–1908; australischer Hautarzt

Munro-Abszesse *pl* (Ⓔ Munro abscesses): ***Syn:*** *Munro-Mikroabszesse*; Granulozytenansammlungen in der Hornschicht der Haut bei Psoriasis*

Munro-Punkt *m* (Ⓔ Munro's point): Mitte der Verbindungslinie von Nabel und Spina* iliaca anterior superior; typischer Einstichpunkt für Bauchpunktionen

Mün|zen|klir|ren *nt* (Ⓔ anvil sound): schepperndes Perkussionsgeräusch über Lungenkavernen

Mu|pi|ro|cin *nt* (Ⓔ mupirocin): ***Syn:*** *Acidum pseudomonicum, Pseudomoninsäure A*; von **Pseudomonas fluorescens** gebildetes Antibiotikum* mit Wirkung gegen Streptokokken und Staphylokokken

mu|ral *adj* (Ⓔ mural): die Wand eines Hohlorgans betreffend

Mu|ra|mi|da|se *f* (Ⓔ muramidase): ***Syn:*** *Lysozym, Muraminidase*; im Tierreich weit verbreitete bakterizide Hydrolase*, die Murein* in Bakterienwänden spaltet; kommt beim Menschen in Blut, Nasenschleim, Zervikalschleim und Tränenflüssigkeit vor; *s.u. Essay Bakterien S. 217*

Mu|ra|mi|ni|da|se *f*: →*Muramidase*

Mu|re|in *nt* (Ⓔ murein): Polysaccharid-Protein-Komplex in der Zellwand von Bakterien; bei gramnegativen Bakterien liegt ein einschichtiges Mureinnetz vor, bei grampositiven Bakterien ein mehrschichtiges Netzwerk; die bakteriostatische Wirkung von **Penicillin** beruht auf einer Hemmung der Biosynthese von Murein; *s.a. Essay Bakterien S. 217*

mu|rin *adj* (Ⓔ murine): Mäuse oder Ratten betreffend

MurNAc *Abk.*: N-Acetylmuramat

Muromonab-CD3 *nt* (Ⓔ muromonab-CD3): monoklonaler Antikörper (aus Mäusen) gegen humane T-Lymphozyten; **Anw.**: Immunsuppressivum bei akuten Abstoßungsreaktionen nach Organtransplantationen; vgl. Immunsuppressiva

Murphy: **1.** John Benjamin Murphy; 1857–1916; amerikanischer Chirurg (Chicago) **2.** William Parry Murphy; amerikanischer Arzt im 20. Jahrhundert; Nobelpreis für Medizin 1934 zusammen mit George R. Minot* und George H. Whipple* für ihre Arbeiten zur Therapie der perniziösen Anämie*

Murphy-Zeichen *nt* (Ⓔ Murphy's sign): akutes Luftanhalten bei tiefer Einatmung bei gleichzeitiger tiefer Palpation der Gallenblase; typisch für die akute Cholezystitis* oder Cholezystolithiasis*

Murray-Valley-Enzephalitis *f* (Ⓔ Murray Valley encephalitis): ***Syn:*** *Australian-X-Enzephalitis*; durch das **Murray-Valley-Enzephalitis-Virus** hervorgerufene Arbovirus-Enzephalitis* Ausraliens

MÜS *Abk.*: →*Münchhausen-Syndrom*

Mus|ca *f, pl* **-cae** (Ⓔ musca): Fliege

Musca domestica (Ⓔ Musca domestica): Hausfliege, Stubenfliege

Mus|ca|rin *nt* (Ⓔ muscarine): ***Syn:*** *Muskarin*; in verschiedenen Pilzen [Fliegenpilz, Trichterlinge] vorkommendes Gift mit parasympathikomimetischer Wirkung; **Antidot**: Atro-

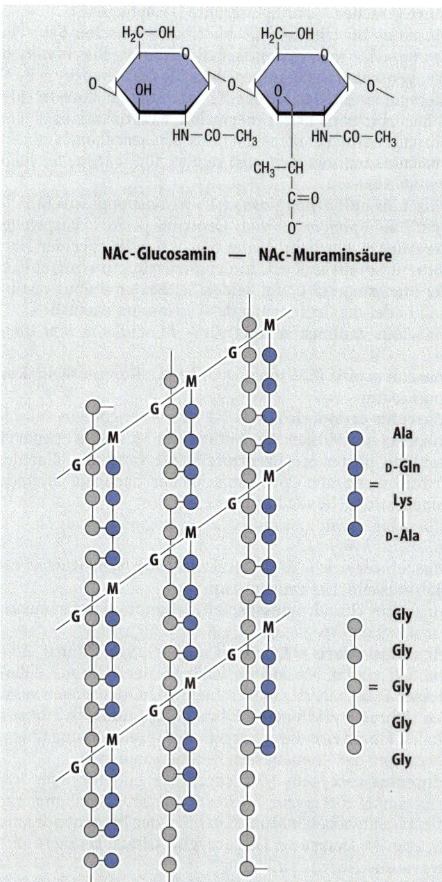

Abb. M130. Struktur des Mureins

pinsulfat

Mu|schel|ent|fer|nung *f*: →*Konchektomie*

Mu|schel|re|sek|ti|on *f*: →*Konchotomie*

MuSchG *Abk.*: Mutterschutzgesetz

MuSchuG *Abk.*: Mutterschutzgesetz

Mus|cu|li *pl*: →*Musculus*

Mus|cu|lus *m, pl* **-li** (Ⓔ muscle): Muskel*

Musculi abdominis (Ⓔ muscles of abdomen): ***Syn:*** *Bauchmuskeln, Bauchmuskulatur*; Muskeln der Bauchwand

Musculus abductor (Ⓔ abductor muscle): Abduktionsmuskel, Abduktor, Abziehmuskel, Abzieher

Musculus abductor digiti minimi manus (Ⓔ abductor digiti minimi manus muscle): zur Hypothenargruppe gehörender Abduktor des Kleinfingers; **Ursprung**: Retinaculum* musculorum flexorum manus, Os* pisiforme; **Ansatz**: äußerer Rand der Basis der 5. Grundphalanx; **Innervation**: Nervus ulnaris

Musculus abductor digiti minimi pedis (Ⓔ abductor digiti minimi pedis muscle): Abduktor der Kleinzehe; **Ursprung**: Processus lateralis tuberis calcanei, Plantaraponeurose; **Ansatz**: Basis der Grundphalanx; **Innervation**: Nervus plantaris lateralis

Musculus abductor hallucis (Ⓔ abductor hallucis muscle): Abduktor der Großzehe, der auch die Plantarflexion unterstützt; **Ursprung**: Processus medialis tuberis calcanei, Plantaraponeurose; **Ansatz**: Basis der Grundphalanx, mediales Sesambein; **Innervation** Nervus plantaris medialis

Musculus abductor pollicis brevis (Ⓔ abductor pollicis brevis muscle): kurzer Abduktor des Daumens; unterstützt Opposition und Streckung; **Ursprung**: Retinaculum musculorum flexorum manus, Tuberculum ossis scaphoidei; **Ansatz**: Grundphalanx, laterales Sesambein; **Innervation** Nervus medianus

Musculus abductor pollicis longus (Ⓔ abductor pollicis longus muscle): langer Abduktor des Daumens; unterstützt Dorsalflexion im Handgelenk; **Ursprung**: Hinterfläche von Radius und Ulna, Membrana interossea antebrachii; **Ansatz**: Basis des Os metacarpale I und Os trapezium; **Innervation**: Nervus radialis

Musculus adductor (Ⓔ adductor muscle): Adduktor, Adduktionsmuskel

Musculus adductor brevis (Ⓔ adductor brevis muscle): kurzer Adduktor des Oberschenkels; unterstützt auch Außenrotation; **Ursprung**: Ramus inferior ossis pubis; **Ansatz** oberes Drittel des Labium mediale der Linea aspera; **Innervation**: Nervus obturatorius

Musculus adductor hallucis (Ⓔ adductor hallucis muscle): zweiköpfiger Adduktor der Großzehe; **Ursprung**: Os cuneiforme laterale und Os cuboideum [**Caput obliquum**]; Gelenkkapsel der Zehengrundgelenke II-V, Ligamentum metatarsale transversum profundum [**Caput transversum**]; **Ansatz**: Grundphalanx der Großzehe, laterales Sesambein; **Innervation**: Nervus plantaris lateralis

Musculus adductor longus (Ⓔ adductor longus muscle): langer Adduktor des Oberschenkels; unterstützt auch Außenrotation und je nach Stellung Beugung und Innenrotation; **Ursprung**: Corpus ossis pubis, Symphysis pubica; **Ansatz**: mittleres Drittel des Labium mediale der Linea aspera; **Innervation**: Nervus obturatorius

Musculus adductor magnus (Ⓔ adductor magnus muscle): großer Adduktor des Oberschenkels; unterstützt auch Außenrotation und je nach Stellung Streckung und Innenrotation; **Ursprung**: Ramus ossis ischii, Ramus inferior ossis pubis, Tuber ischiadicum; **Ansatz**: oberes und mittleres Drittel des Labium mediale der Linea aspera, Epicondylus medialis femoris, Septum intermusculare vastoadductorium; **Innervation**: Nervus obturatorius, Nervus tibialis

Musculus adductor minimus (Ⓔ adductor minimus muscle): kleinster Adduktor des Oberschenkels; unterstützt auch Außenrotation; **Ursprung**: Ramus inferior ossis pubis; **Ansatz**: oberes Drittel des Labium mediale der Linea aspera; **Innervation**: Nervus obturatorius

Musculus adductor pollicis (Ⓔ adductor pollicis muscle): zweiköpfiger Adduktor der Daumens, der auch Opposition und Beugung im Daumengrundgelenk unterstützt; **Ursprung**: Os capitatum, Os hamatum, Basis des Os metacarpale II [**Caput obliquum**], palmare Fläche des Os metacarpale III [**Caput transversum**]: **Ansatz**: Grundphalanx des Daumens, mediales Sesambein; **Innervation**: Nervus ulnaris

Musculus anconeus (Ⓔ anconeus muscle): ***Syn:*** *Ankoneus*; laterale Fortsetzung des mittleren Kopfes des Musculus triceps brachii; Spanner der Ellenbogenkapsel; **Ursprung**: dorsal vom Epicondylus lateralis humeri; **Ansatz**: Olecranon, Hinterfläche der Ulna; **Innervation**: Nervus radialis

Musculus anoperinealis (Ⓔ anoperinealis muscle): ***Syn:*** *Musculus rectorurethralis inferior*; Fasern der Längsmuskulatur des Rektums*, die zum Damm und zur Harnröhre ziehen

Musculi anorectoperineales (Ⓔ anorectoperineal muscles): ***Syn:*** *Musculi rectorurethrales*; Fasern der Längsmuskulatur des Rektums*, die zum Damm und zur Harnröhre ziehen

Musculus antitragicus (Ⓔ antitragicus muscle): kleiner Muskel zwischen Antitragus* und Cauda* helicis

Musculus arrector pili (Ⓔ arrector muscles of hair): ***Syn:*** *Haaraufrichter, Haarmuskel, Haarbalgmuskel*; glatter Muskel, der bei Kontraktion das Haar aufrichtet [Gänsehaut]; *s.a. Haar*

Musculus articularis (Ⓔ articular muscle): ***Syn:*** *Gelenkmuskel, Kapselspanner*; an der Gelenkkapsel* ansetzender Muskel

Musculus articularis cubiti (Ⓔ articular muscle of elbow): Kapselspanner des Ellenbogengelenks [Articulatio* cubiti]

Musculus articularis genus (Ⓔ articular muscle of knee):

Kapselspanner des Kniegelenks [Articulatio* genus]
Musculus aryepiglotticus (Ⓔ aryepiglotticus muscle): ***Syn:*** *Aryepiglottikus, Pars aryepiglottica musculi arytenoideus obliquus*; den Kehlkopfeingang verengender Muskel; Teil des Musculus arytenoideus obliquus; **Ursprung:** Apex der Cartilago arytenoidea; **Ansatz:** Seitenrand des Epiglottis; **Innervation:** Nervus laryngeus inferior
Musculus arytenoideus obliquus (Ⓔ arytenoideus obliquus muscle): schräger Kehlkopfmuskel, der die Pars intercartilaginea der Stimmritze verengt und die Stimmbänder spannt; **Ursprung:** Processus muscularis der Cartilago arytenoidea einer Seite; **Ansatz:** Apex der Cartilago arytenoidea der anderen Seite; **Innervation:** Nervus laryngeus inferior
Musculus arytenoideus transversus (Ⓔ arytenoideus transversus muscle): querer Kehlkopfmuskel, der die Pars intercartilaginea der Stimmritze verengt und die Stimmbänder spannt; **Ursprung:** Processus muscularis der Cartilago arytenoidea einer Seite; **Ansatz:** Processus muscularis der Cartilago arytenoidea der anderen Seite; **Innervation:** Nervus laryngeus inferior
Musculi auriculares (Ⓔ auricular muscles): Muskeln der Ohrmuschel
Musculus auricularis anterior (Ⓔ auricularis anterior muscle): ***Syn:*** *vorderer Ohrmuskel*; die Ohrmuschel nach vorne ziehender Muskel; **Ursprung:** Fascia temporalis; **Ansatz:** Spina helicis; **Innervation:** Nervus facialis
Musculus auricularis posterior (Ⓔ auricularis posterior muscle): ***Syn:*** *hinterer Ohrmuskel*; die Ohrmuschel nach hinten ziehender Muskel; **Ursprung:** Processus mastoideus; **Ansatz:** Wurzel der Ohrmuschel; **Innervation:** Nervus facialis
Musculus auricularis superior (Ⓔ auricularis superior muscle): ***Syn:*** *oberer Ohrmuskel*; die Ohrmuschel nach oben ziehender Muskel; **Ursprung:** Galea aponeurotica; **Ansatz:** Wurzel der Ohrmuschel; **Innervation:** Nervus facialis
Musculus biceps (Ⓔ biceps muscle): ***Syn:*** *Bizeps*; zweiköpfiger Muskel*; z.B. Musculus biceps brachii, Musculus digastricus
Musculus biceps brachii (Ⓔ biceps brachii muscle): ***Syn:*** *Bizeps, Bizeps brachii*; zweiköpfiger Oberarmmuskel, der den Unterarm im Ellenbogengelenk beugt und supiniert; im Schultergelenk unterstützt er Anteversion und Abduktion [Caput longum] bzw. Adduktion und Innenrotation [Caput breve]; **Ursprung:** Tuberculum supraglenoidale [**Caput longum**] und Processus coracoideus [**Caput breve**]; **Ansatz:** Tuberositas radii und via Bizepsaponeurose an der Fascia antebrachii; **Innervation:** Nervus musculocutaneus
Musculus biceps femoris (Ⓔ biceps femoris muscle): ***Syn:*** *Bizeps femoris*; zweiköpfiger Oberschenkelmuskel; bewirkt eine Beugung und Außenrotation im Kniegelenk und eine Streckung und Außenrotation im Hüftgelenk; **Ursprung:** Tuber ischiadicum [**Caput longum**] und Labium laterale der Linea aspera [**Caput breve**]; **Ansatz:** Caput fibulae; **Innervation:** Nervus tibialis
Musculus bipennatus (Ⓔ bipennate muscle): ***Syn:*** *Musculus pennatus*; doppelt gefiederter Muskel; *s.u. Muskel*
Musculus biventer (Ⓔ biventer muscle): Muskel mit zwei Muskelbäuchen, z.B. Musculus digastricus
Musculus brachialis (Ⓔ brachialis muscle): ***Syn:*** *Brachialis*; vom Humerus zur Ulna ziehender Muskel; beugt das Ellenbogengelenk; **Ursprung:** untere Hälfte der Vorderfläche des Humerus, Septum intermusculare antebrachii mediale und laterale; **Ansatz:** Tuberositas ulnae; **Innervation:** Nervus musculocutaneus
Musculus brachioradialis (Ⓔ brachioradialis muscle): ***Syn:*** *Oberarm-Speichen-Muskel, Brachioradialis*; vom Humerus zum Radius ziehender Muskel; beugt das Ellenbogengelenk und bringt den Unterarm in eine Mittelstellung; **Ursprung:** Crista supracondylaris lateralis, Margo lateralis humeri, Septum intermusculare brachii laterale; **Ansatz:** distale Seitenfläche des Radius; **Innervation:** Nervus radialis
Musculus bronchooesophageus (Ⓔ bronchoesophageus muscle): glatte Muskelfasern der Muskelschicht der Luftröhre [Trachea*] zur Speiseröhre [Ösophagus*]
Musculus buccinator (Ⓔ buccinator muscle): ***Syn:*** *Wangenmuskel, Trompetermuskel, Bukzinator, Buccinator*; der Wangenschleimhaut aufliegender Muskel; **Ursprung:** Raphe pterygomandibularis, Maxilla, Mandibula; **Ansatz:** Musculus orbicularis oris; **Innervation:** Nervus facialis
Musculi bulbi: veraltet für →*Musculi externi bulbi oculi*
Musculus bulbocavernosus: veraltet für →*Musculus bulbospongiosus*
Musculus bulbospongiosus (Ⓔ bulbospongiosus muscle): ***Syn:*** *Bulbospongiosus*; vom Centrum perinei entspringender Muskel, der beim Mann den Schwellkörper der Harnröhre umgreift und z.T. in den Penisrücken einstrahlt; bei der Frau umgreift er auf beiden Seiten den Bulbus vestibuli und bildet die Begrenzung des Vestibulum vaginae
Musculus caninus: veraltet für →*Musculus levator anguli oris*
Musculi capitis (Ⓔ muscles of head): Kopfmuskeln, Kopfmuskulatur
Musculus ceratocricoideus (Ⓔ ceratocricoideus muscle): inkonstanter Muskel; Abspaltung des Musculus cricoarytenoideus posterior; **Ursprung:** Unterrand der Cartilago cricoidea; **Ansatz:** Cornu inferior der Cartilago thyroidea: **Innervation:** Nervus laryngeus inferior
Musculus ceratoglossus (Ⓔ ceratoglossus muscle): *s.u. Musculus hyoglossus*
Musculi cervicis (Ⓔ cervical muscles): ***Syn:*** *Musculi colli*; Halsmuskeln, Halsmuskulatur
Musculus chondroglossus (Ⓔ chondroglossus muscle): *s.u. Musculus hyoglossus*
Musculus ciliaris (Ⓔ ciliaris muscle): ***Syn:*** *Ziliaris, Ziliarmuskel*; glatter Muskel im Ziliarkörper [Corpus ciliare], dessen Fasern in vier unterschiedlichen Richtungen verlaufen [**Fibrae meridionales, Fibrae longitudinales, Fibrae radiales, Fibrae circulares**]; regelt die Linsenwölbung über die Spannung der Zonulafasern [Fibrae zonulares]
Musculus coccygeus (Ⓔ coccygeus muscle): ***Syn:*** *Steißbeinmuskel, Kokzygeus, Musculus ischiococcygeus*; nur rudimentär entwickelter Muskel, der Teil der Beckenbodenmuskulatur ist; **Ursprung:** Os coccygis; **Ansatz:** Os sacrum: **Innervation:** Nervus pudendus
Musculi colli (Ⓔ neck muscles): ***Syn:*** *Musculi cervicis*; Halsmuskeln, Halsmuskulatur
Musculus compressor ani (Ⓔ compressor muscle of anus): *s.u. Musculus sphincter ani externus*
Musculus compressor naris (Ⓔ compressor naris muscle): ***Syn:*** *Pars transversa musculi nasalis*; quer verlaufender Teil des Musculus nasalis, der das Nasenloch verengt; **Ursprung:** Haut über dem Eckzahn; **Ansatz:** Nasenrücken; **Innervation:** Nervus facialis
Musculus compressor urethrae (Ⓔ compressor urethrae muscle): kleiner Muskel, der die weibliche Harnröhre umschließt
Musculus constrictor pharyngis inferior (Ⓔ constrictor pharyngis inferior muscle): ***Syn:*** *unterer Schlundschnürer*; aus zwei Teilen bestehender Muskel, der den Rachen beim Schluckakt verengt, verkürzt und hebt; **Ursprung:** Cartilago thyroidea [**Musculus thyropharyngeus**] und Cartilago cricoidea [**Musculus cricopharyngeus**]; **Ansatz:** die beiden Teile durchflechten sich gegenseitig; **Innervation:** Nervus vagus
Musculus constrictor pharyngis medius (Ⓔ constrictor pharyngis medius muscle): ***Syn:*** *mittlerer Schlundschnürer*; aus zwei Teilen bestehender Muskel, der den Rachen beim Schluckakt verengt, verkürzt und hebt; **Ursprung:** Cornu minus [**Pars chondropharyngea**] und Cornu majus [**Pars ceratopharyngea**] ossis hyoidei; **Ansatz:** Raphe pharyngis; **Innervation:** Plexus pharyngeus
Musculus constrictor pharyngis superior (Ⓔ constrictor pharyngis superior muscle): ***Syn:*** *oberer Schlundschnürer*; aus vier Teilen bestehender Muskel, der den Rachen beim Schluckakt verengt, verkürzt und hebt; **Ursprung:** Lamina medialis processus pterygoidei, Hamulus pterygoideus [**Pars pterygopharyngea**], Raphe pterygomandibularis [**Pars buccopharyngea**], Linea mylohoidea mandibulae

[**Pars mylopharyngea**] und Radix linguae [**Pars glossopharyngea**]; **Ansatz**: Raphe pharyngis; **Innervation**: Nervus glossopharyngeus
Musculus coracobrachialis (Ⓔ coracobrachialis muscle): ***Syn:*** *Korakobrachialis*; Muskel vom Processus coracoideus zum Humerus; hebt, adduziert und dreht den Oberarm nach innen; **Ursprung**: Processus coracoideus; **Ansatz**: anteromedial am mittleren Humerusdrittel; **Innervation**: Nervus musculocutaneus
Musculus corrugator supercilii (Ⓔ corrugator supercilii muscle): Runzler der Augenbraue; **Ursprung**: Pars nasalis des Os frontale; **Ansatz**: Haut über dem medialen Teil der Augenbraue; **Innervation**: Nervus facialis
Musculus cremaster (Ⓔ cremaster muscle): ***Syn:*** *Hodenheber, Kremaster*; Fasern der Bauchmuskeln [Musculus obliquus internus und transversus abdominis], die mit dem Samenstrang* zum Hoden ziehen; beim Bestreichen der Innenseite des Oberschenkels ziehen sie reflektorisch den Hoden nach oben [**Kremasterreflex**]
Musculus cricoarytenoideus lateralis (Ⓔ cricoarytenoideus lateralis muscle): ***Syn:*** *Lateralis*; Muskel vom Ringknorpel zum Aryknorpel, der als Gegenspieler [Antagonist] des Musculus cricoarytenoideus posterior die Pars intermembranacea der Stimmritze [Rima* glottidis] verschließt und die Pars intercartilaginea öffnet; wirkt damit als Phonationsmuskel; **Ursprung**: Arcus cartilaginis cricoideae; **Ansatz**: Porcessus muscularis der Aryknorpel; **Innervation**: Nervus laryngeus inferior
Musculus cricoarytenoideus posterior (Ⓔ cricoarytenoideus posterior muscle): ***Syn:*** *Postikus, Posticus*; der einzige, die Stimmritze erweiternde Muskel; **Ursprung**: Lamina cartilaginis cricoideae; **Ansatz**: Porcessus muscularis der Aryknorpel; **Innervation**: Nervus laryngeus inferior
Musculus cricopharyngeus (Ⓔ cricopharyngeus muscle): *s.u. Musculus constrictor pharyngis inferior*
Musculus cricothyroideus (Ⓔ cricothyroideus muscle): ***Syn:*** *Krikothyroideus*; äußerer Kehlkopfmuskel, der die Stimmbänder spannt; **Ursprung**: Arcus cartilaginis cricoideae; **Ansatz**: Lamina cartilaginis thyroideae; **Innervation**: Nervus laryngeus superior
Musculus cutaneus (Ⓔ cutaneous muscle): ***Syn:*** *Hautmuskel*; in die Haut einstrahlender Muskel
Musculus dartos (Ⓔ dartos muscle): Muskelhaut des Skrotums*; besteht aus glatten Muskelzellen, die in der Tunica* dartos liegen
Musculus deltoideus (Ⓔ deltoideus muscle): ***Syn:*** *Deltamuskel, Deltoideus*; aus drei Teilen bestehender, deltaförmiger Muskel auf der Außenfläche des Schultergelenks; abduziert den Arm bis zur Horizontalen; unterstützt auch Innenrotation [Pars clavicularis], Außenrotation [Pars spinalis] und Anteversion [Pars acromialis]; **Ursprung**: äußeres Drittel von Clavicula [**Pars clavicularis**], Acromion [**Pars acromialis**] und Spina scapulae [**Pars spinalis**]; **Ansatz**: Tuberositas deltoidea; **Innervation**: Nervus axillaris
Musculus depressor anguli oris (Ⓔ depressor anguli oris muscle): mimischer Muskel, der Mundwinkel und Oberlippe herabzieht; **Ursprung**: Unterrand der Mandibula; **Ansatz**: Mundwinkel; **Innervation**: Nervus facialis
Musculus depressor labii inferioris (Ⓔ depressor labii inferioris muscle): Abwärtszieher der Unterlippe; **Ursprung**: Unterrand der Mandibula, Platysma; **Ansatz**: Unterlippe; **Innervation**: Nervus facialis
Musculus depressor septi nasi (Ⓔ depressor septi muscle): Abspaltung des Musculus orbicularis oris, der das Nasenloch verengt und die Nasenflügel nach unten zieht; **Ursprung**: Fossa incisiva; **Ansatz**: Nasenseptum und Nasenflügel; **Innervation**: Nervus facialis
Musculus depressor supercilii (Ⓔ depressor supercilii muscle): Fasern des Musculus orbicularis oculi, die zum medialen Teil der Augenbraue ziehen und als Augenbrauensenker wirken
Musculus detrusor vesicae (Ⓔ detrusor vesicae muscle): ***Syn:*** *Blasenwandmuskulatur, Detrusor vesicae, Detrusor*; die aus drei Schichten, äußerer Längsfaserschicht [**Stratum externum longitudinale**], mittlerer Zirkulärfaserschicht [**Stratum circulare**] und innerer Längsfaserschicht [**Stratum internum longitudinale**], bestehende Muskelschicht der Blasenwand, die bei Kontraktion die Blasenentleerung unterstützt
Musculus digastricus (Ⓔ digastric muscle): ***Syn:*** *Digastrikus*; zweibäuchiger Muskel, der den Unterkiefer senkt und den Kehlkopf hebt; **Ursprung**: Incisura mastoidea ossis temporalis [**Venter posterior**] und Cornu minus ossis hyoidei [**Venter anterior**]; **Ansatz**: Fossa digastrica; **Innervation**: Nervus facialis [Venter posterior] und Nervus mylohyoideus [Venter anterior]
Musculus dilatator (Ⓔ dilatator muscle): ***Syn:*** *Dilatator*; Muskel, der eine Öffnung vergrößert, z.B. der Pupillenöffner [Musculus dilatator pupillae]
Musculus dilatator naris (Ⓔ dilatator naris muscle): ***Syn:*** *Dilatator naris, Pars alaris musculi nasalis*; Teil des Musculus nasalis, der das Nasenloch erweitert; **Ursprung**: Haut über dem Schneidezahn; **Ansatz**: Nasenflügelrand; **Innervation**: Nervus facialis
Musculus dilatator pupillae (Ⓔ dilator muscle of pupil): *s.u. Iris*
Musculi dorsi (Ⓔ back muscles): ***Syn:*** *Rückenmuskeln, Rückenmuskulatur*; die Rückenmuskulatur besteht aus sog. autochthonen Muskeln, die sich primär am Rücken entwickelt haben [**Musculi dorsi proprii**], und sekundären Muskeln, die im Laufe der Entwicklung auf den Rücken gewandert sind; zur ersten Gruppe gehören Musculus erector spinae, Musculi spinotransversales, Musculi transversospinales, Musculi interspinales und Musculi intertransversarii; zur zweiten Gruppe gehören u.a. Musculus trapezius, Musculus latissimus dorsi und Musculus rhomboideus major und minor
Musculi dorsi proprii (Ⓔ proper muscles of back): autochthone Rückenmuskulatur; *s.u. Musculi dorsi*
Musculus epicranius (Ⓔ epicranius muscle): ***Syn:*** *Epikranius, Kopfhaubenmuskel*; dünner Muskel des Schädeldaches, der aus dem Musculus occipitofrontalis und dem Musculus temporoparietalis zusammengesetzt ist; seine Aponeurose ist die Galea* aponeurotica
Musculus erector spinae (Ⓔ erector spinae muscle): ***Syn:*** *Erektor spinae, Sakrospinalis*; Oberbegriff für Musculus iliocostalis, Musculus longissimus und Musculus spinalis, die als funktionelle Einheit die Wirbelsäule gesteckt hält und deshalb als **Aufrichter der Wirbelsäule** bezeichnet wird
Musculus extensor (Ⓔ extensor muscle): ***Syn:*** *Extensor*; Strecker, Streckmuskel
Musculus extensor carpi radialis brevis (Ⓔ extensor carpi radialis brevis muscle): ***Syn:*** *kurzer radialer Handstrecker*; kurzer Strecker des Handgelenkes auf der Radialseite; **Ursprung**: Epicondylus lateralis humeri; **Ansatz**: Basis des Os metacarpale III; **Innervation**: Nervus radialis
Musculus extensor carpi radialis longus (Ⓔ extensor carpi radialis longus muscle): ***Syn:*** *langer radialer Handstrecker*; langer Strecker des Handgelenkes auf der Radialseite; **Ursprung**: Crista supracondylaris lateralis; **Ansatz**: Basis des Os metacarpale II; **Innervation**: Nervus radialis
Musculus extensor carpi ulnaris (Ⓔ extensor carpi ulnaris muscle): ***Syn:*** *ulnarer Handstrecker*; zweiköpfiger Streckmuskel des Handgelenkes auf der Ulnarseite; **Ursprung**: Epicondylus lateralis humeri [**Caput humerale**], Olecranon und Rückseite der Ulna [**Caput ulnare**]; **Ansatz**: Basis des Os metacarpale V; **Innervation**: Nervus radialis
Musculus extensor digiti minimi (Ⓔ extensor digiti minimi muscle): ***Syn:*** *Kleinfingerstrecker*; Streckmuskel des Kleinfingers; unterstützt Ulnarabduktion und Abspreizung des 5. Fingers; **Ursprung**: Epicondylus lateralis humeri, Fascia antebrachii; **Ansatz**: Dorsalaponeurose des Kleinfingers; **Innervation**: Nervus radialis
Musculus extensor digitorum (Ⓔ extensor digitorum muscle): ***Syn:*** *Fingerstrecker*; Streckmuskel der Finger; **Ursprung**: Epicondylus lateralis humeri, Fascia antebrachii; **Ansatz**: Dorsalaponeurose des 2.–5. Fingers; **Innervation**: Nervus radialis
Musculus extensor digitorum brevis (Ⓔ extensor digitorum brevis muscle): ***Syn:*** *kurzer Zehenstrecker*; kurzer

Streckmuskel der Zehen; **Ursprung:** dorsale Fläche des Fersenbeins [Calcaneus]; **Ansatz:** Dorsalaponeurose der 2.–4. Zehe; **Innervation:** Nervus fibularis profundus
Musculus extensor digitorum longus (Ⓔ extensor digitorum longus muscle): ***Syn:*** *langer Zehenstrecker*; langer Streckmuskel der Zehen, der auch die Pronation unterstützt; **Ursprung:** Condylus lateralis tibiae, Vorderrand der Fibula, Membrana interossea cruris, Fascia cruris; **Ansatz:** Dorsalaponeurose der 2.–5. Zehe; **Innervation:** Nervus fibularis profundus
Musculus extensor hallucis brevis (Ⓔ extensor hallucis brevis muscle): ***Syn:*** *kurzer Großzehenstrecker*; kurzer Streckmuskel der Großzehe [Hallux]; **Ursprung:** dorsale Fläche des Fersenbeins [Calcaneus], Ligamentum talocalcaneum interosseum; **Ansatz:** Grundphalanx der Großzehe; **Innervation:** Nervus fibularis profundus
Musculus extensor hallucis longus (Ⓔ extensor hallucis longus muscle): ***Syn:*** *langer Großzehenstrecker*; langer Streckmuskel der Großzehe; unterstützt auch Pronation; **Ursprung:** Medialfläche der Fibula, Membrana interossea cruris; **Ansatz:** Basis der Endphalanx der Großzehe; **Innervation:** Nervus fibularis profundus
Musculus extensor indicis (Ⓔ extensor indicis muscle): ***Syn:*** *Zeigefingerstrecker*; Streckmuskel des Zeigefingers; **Ursprung:** Rückfläche von Ulna und Membrana interossea antebrachii; **Ansatz:** Dorsalaponeurose des Zeigefingers; **Innervation:** Nervus radialis
Musculus extensor pollicis brevis (Ⓔ extensor pollicis brevis muscle): ***Syn:*** *kurzer Daumenstrecker*; kurzer Streckmuskel des Daumens; **Ursprung:** Rückfläche des Radius und der Membrana interossea antebrachii; **Ansatz:** Basis der Grundphalanx des Daumens
Musculus extensor pollicis longus (Ⓔ extensor pollicis longus muscle): ***Syn:*** *langer Daumenstrecker*; langer Streckmuskel des Daumens; **Ursprung:** Rückfläche der Ulna und der Membrana interossea antebrachii; **Ansatz:** Basis der Endphalanx des Daumens; **Innervation:** Nervus radialis
Musculi externi bulbi oculi (Ⓔ extra-ocular muscles): ***Syn:*** *äußere Augenmuskeln*; die außen am Augapfel ansetzenden Muskeln
Musculi faciei (Ⓔ facial muscles): Gesichtsmuskulatur, mimische Muskulatur
Musculi faciei et masticatorii (Ⓔ facial and masticatory muscles): Gesichts- und Kaumuskulatur
Musculus fibularis brevis: →*Musculus peroneus brevis*
Musculus fibularis longus: →*Musculus peroneus longus*
Musculus fibularis tertius: →*Musculus peroneus tertius*
Musculus flexor (Ⓔ flexor muscle): ***Syn:*** *Flexor*; Beuger, Beugemuskel
Musculus flexor accessorius: →*Musculus quadratus plantae*
Musculus flexor carpi radialis (Ⓔ flexor carpi radialis muscle): ***Syn:*** *radialer Handbeuger*; Beugemuskel des Handgelenks auf der Radialseite; **Ursprung:** Epicondylus medialis humeri; **Ansatz:** Basis des Os metacarpale II; **Innervation:** Nervus medianus
Musculus flexor carpi ulnaris (Ⓔ flexor carpi ulnaris muscle): ***Syn:*** *ulnarer Handbeuger*; zweiköpfiger Beugemuskel des Handgelenks auf der Ulnarseite; **Ursprung:** Epicondylus medialis humeri [**Caput humeri**], Olecranon und oberer Teil der Ulna [**Caput ulnare**]; **Ansatz:** Os pisiforme, über Ligamentum pisohamatum am Hamulus ossis hamati und über Ligamentum pisometacarpale an der Basis des Os metacarpale V; **Innervation:** Nervus ulnaris
Musculus flexor digiti minimi brevis manus (Ⓔ flexor digiti minimi brevis manus muscle): ***Syn:*** *kurzer Kleinfingerbeuger*; kurzer Beugemuskel des Kleinfingers; **Ursprung:** Retinaculum musculorum flexorum manus, Hamulus ossis hamati; **Ansatz:** Basis der Grundphalanx des Kleinfingers; **Innervation:** Nervus ulnaris
Musculus flexor digiti minimi brevis pedis (Ⓔ flexor digiti minimi brevis pedis muscle): ***Syn:*** *kurzer Kleinzehenbeuger*; kurzer Beugemuskel der Kleinzehe; **Ursprung:** Basis ossis metatarsalis V; **Ansatz:** Basis der Grundphalanx der Kleinzehe; **Innervation:** Nervus plantaris lateralis
Musculus flexor digitorum brevis (Ⓔ flexor digitorum brevis muscle): ***Syn:*** *kurzer Zehenbeuger*; kurzer Beugemuskel der Zehen; **Ursprung:** Tuber calcanei; **Ansatz:** Basis der Mittelphalanx der 2.–5. Zehe; **Innervation:** Nervus plantaris medialis
Musculus flexor digitorum longus (Ⓔ flexor digitorum longus muscle): ***Syn:*** *langer Zehenbeuger*; langer Beugemuskel der Zehen; **Ursprung:** Rückfläche der Tibia, unteres Drittel der Fibula; **Ansatz:** Basis der Endphalangen II-V; **Innervation:** Nervus tibialis
Musculus flexor digitorum profundus (Ⓔ flexor digitorum profundus muscle): ***Syn:*** *tiefer Fingerbeuger*; tiefer Beugemuskel der Finger, der das Handgelenk und die Fingergelenke des 2.–5. Fingers beugt; **Ursprung:** Vorderfläche der Ulna [**Pars ulnaris**], Membrana interossea antebrachii [**Pars radialis**]; **Ansatz:** Basis der Endphalangen II-V; **Innervation:** Nervus ulnaris [**Pars ulnaris**], Nervus interosseus antebrachii anterior
Musculus flexor digitorum superficialis (Ⓔ flexor digitorum superficialis muscle): ***Syn:*** *oberflächlicher Fingerbeuger*; zweiköpfiger, oberflächlicher Beugemuskel der Finger; beugt in den Handgelenken und den Grund- und Mittelgelenken des 2.–5. Fingers; **Ursprung:** Epicondylus medialis humeri, Processus coronoideus ulnae [**Caput humeroulnare**], Vorderfläche des Radius [**Caput radiale**]; **Ansatz:** Mittelphalangen des 2.–5. Fingers; **Innervation:** Nervus medianus
Musculus flexor hallucis brevis (Ⓔ flexor hallucis brevis muscle): ***Syn:*** *kurzer Großzehenbeuger*; zweiköpfiger, kurzer Beugemuskel der Großzehe; **Ursprung:** Ossa cuneiformia, Ligamentum cacaneocuboideum plantare; **Ansatz:** über das mediale [**Caput mediale**] und laterale Sesambein [**Caput laterale**] an der Grundphalanx der Großzehe; **Innervation:** Nervus plantaris lateralis
Musculus flexor hallucis longus (Ⓔ flexor hallucis longus muscle): ***Syn:*** *langer Großzehenbeuger*; langer Beugemuskel der Großzehe; **Ursprung:** untere zwei Drittel der Rückfläche der Fibula, Membrana interossea cruris; **Ansatz:** Endphalanx der Großzehe; **Innervation:** Nervus tibialis
Musculus flexor pollicis brevis (Ⓔ flexor pollicis brevis muscle): ***Syn:*** *kurzer Daumenbeuger*; zweiköpfiger, kurzer Beugemuskel des Daumens; **Ursprung:** Retinaculum musculorum flexorum manus [**Caput superficiale**], Ossa trapezoideum, trapezium und capitatum [**Caput profundum**]; **Ansatz:** Grundphalanx des Daumens, laterales Sesambein; **Innervation:** Nervus medianus [**Caput superficiale**], Nervus ulnaris [**Caput profundum**]
Musculus flexor pollicis longus (Ⓔ flexor pollicis longus muscle): ***Syn:*** *langer Daumenbeuger*; langer Beugemuskel des Daumens; **Ursprung:** Vorderfläche des Radius, Membrana interossea antebrachii; **Ansatz:** Basis der Endphalanx des Daumens; **Innervation:** Nervus interosseus antebrachii anterior
Musculus frontalis (Ⓔ frontalis muscle): ***Syn:*** *Venter frontalis musculi occipitofrontalis*; vorderer Teil des Musculus occipitofrontalis, der die Stirn runzelt; **Ursprung:** Haut der Augenbraue; **Ansatz:** Galea aponeurotica; **Innervation:** Nervus frontalis
Musculus fusiformis (Ⓔ fusiform muscle): spindelförmiger Muskel; *s.u. Muskel*
Musculus gastrocnemius (Ⓔ gastrocnemius muscle): ***Syn:*** *Gastroknemius, Gastrocnemius, Zwillingswadenmuskel*; zweiköpfiger, kräftiger Wadenmuskel, der den Fuß im Sprunggelenk beugt und die Supination unterstützt; **Ursprung:** oben, medial vom Condylus medialis femoris [**Caput mediale**], lateral vom Condylus lateralis femoris [**Caput laterale**]; **Ansatz:** mit der Achillessehne am Tuber calcanei; **Innervation:** Nervus tibialis
Musculus gemellus inferior (Ⓔ gemellus inferior muscle): ***Syn:*** *unterer Zwillingsmuskel*; vom Sitzbein zum Oberschenkel ziehender Auswärtsdreher des Beines; **Ursprung:** Tuber ischiadicum; **Ansatz:** Sehne des Musculus obturatorius internus; **Innervation:** Plexus sacralis
Musculus gemellus superior (Ⓔ gemellus superior muscle): ***Syn:*** *oberer Zwillingsmuskel*; vom Sitzbein zum Oberschenkel ziehender Auswärtsdreher des Beines; **Ursprung:**

M

Spina ischiadica; **Ansatz**: Sehne des Musculus obturatorius internus; **Innervation**: Plexus sacralis
Musculus genioglossus (Ⓔ genioglossus muscle): ***Syn:*** *Genioglossus*; Herausstrecker der Zunge; **Ursprung**: Spina mentalis mandibulae; **Ansatz**: Aponeurosis lingualis; **Innervation**: Nervus hypoglossus
Musculus geniohyoideus (Ⓔ geniohyoideus muscle): ***Syn:*** *Geniohyoideus*; vom Zungenbein zur Zunge ziehender Muskel; zieht das Zungenbein nach oben und vorne; **Ursprung**: Spina mentalis mandibulae; **Ansatz**: Corpus ossis hyoidei; **Innervation**: Plexus cervicalis
Musculus gluteus maximus (Ⓔ gluteus maximus muscle): ***Syn:*** *großer Gesäßmuskel, Gluteus maximus*; großer oberflächlicher Muskel, der den Oberschenkel streckt und das Becken aufrichtet; seine Hauptfunktion ist die Stabilisierung des Beckens im Stehen; bestimmt die Kontur der Gesäßbacken; **Ursprung**: Rückfläche des Kreuzbeins, Fascia thoracolumbalis, Ligamentum sacrotuberale; **Ansatz**: Tuberositas glutea, Fascia lata, Tractus iliotibialis, Septum intermusculare femoris laterale; **Innervation**: Nervus gluteus inferior
Musculus gluteus medius (Ⓔ gluteus medius muscle): ***Syn:*** *mittlerer Gesäßmuskel, Gluteus medius*; unter dem großen Gesäßmuskel liegend; abduziert den Oberschenkel, richtet das Becken auf und stabilisiert es beim Gehen; **Ursprung**: Crista iliaca, Linea glutea anterior und posterior; **Ansatz**: Trochanter major; **Innervation**: Nervus gluteus superior
Musculus gluteus minimus (Ⓔ gluteus minimus muscle): ***Syn:*** *kleiner Gesäßmuskel, Gluteus minimus*; wird fast vollständig vom Musculus gluteus medius verdeckt, mit dem er am ventralen Rand verschmilzt; abduziert den Oberschenkel, richtet das Becken auf und stabilisiert es beim Gehen; **Ursprung**: zwischen Linea glutea anterior und posterior; **Ansatz**: Trochanter major: **Innervation**: Nervus gluteus superior
Musculus gracilis (Ⓔ gracilis muscle): ***Syn:*** *Grazilis*; Muskel an der Innenseite des Oberschenkels; adduziert den Oberschenkel und beugt im Knie- und Hüftgelenk; **Ursprung**: Ramus inferior ossis pubis; **Ansatz**: über das Pes anserinus am Condylus medialis tibiae; **Innervation**: Nervus obturatorius
Musculus helicis major (Ⓔ helicis major muscle): Ohrmuschelmuskel von der Spina helicis zum Vorderrand der Helix, der die Haut des äußeren Gehörganges spannt; **Innervation**: Nervus auriculotemporalis
Musculus helicis minor (Ⓔ helicis minor muscle): Ohrmuschelmuskel vom Vorderrand der Helix zur Concha auriculae ohne wesentliche Funktion; **Innervation**: Nervus auricularis posterior
Musculus hyoglossus (Ⓔ hyoglossus muscle): ***Syn:*** *Zungenbein-Zungenmuskel, Hyoglossus*; aus zwei Teilmuskeln [**Musculus ceratoglossus, Musculus chondroglossus**] bestehender Muskel, der die Zunge nach hinten und oben zieht; **Ursprung**: Cornu majus und Corpus ossis hyoidei; **Ansatz**: Aponeurosis linguae; **Innervation**: Nervus hypoglossus
Musculus iliacus (Ⓔ iliacus muscle): ***Syn:*** *Iliakus, Darmbeinmuskel*; Teil des Musculus iliopsoas; unterstützt Beugung und Abduktion des Hüftgelenkes und je nach Stellung Außen- oder Innenrotation; **Ursprung**: Fossa iliaca; **Ansatz**: Trochanter minor; **Innervation**: Nervus femoralis
Musculus iliococcygeus (Ⓔ iliococcygeus muscle): ***Syn:*** *Iliokokzygeus*; seitlicher Teil des Musculus levator ani; **Ursprung**: Arcus tendineus musculi levatoris ani; **Ansatz**: Ligamentum anococcygeum; **Innervation**: Plexus sacralis
Musculus iliocostalis (Ⓔ iliocostalis muscle): ***Syn:*** *Iliokostalis*; seitlicher Teil des Musculus erector spinae vom Darmbein [Os ilium] zu den Rippen bzw. Querfortsätzen der Wirbel; man unterscheidet drei Anteile: **Musculus iliocostalis lumborum, Musculus iliocostalis cervicis** und **Musculus iliocostalis thoracis**
Musculus iliocostalis cervicis (Ⓔ iliocostalis cervicis muscle): ***Syn:*** *Musculus iliocostalis colli*; oberster Teil des Musculus iliocostalis; unterstützt Dorsalflexion und Seitwärtsneigung der Halswirbelsäule sowie Inspiration; **Ursprung**: Angulus costae der 3.–6. Rippe; **Ansatz**: Tuberculum posterius des 3.–6. Halswirbels; **Innervation**: Rami posteriores der Nervi cervicales
Musculus iliocostalis colli: →*Musculus iliocostalis cervicis*
Musculus iliocostalis lumborum (Ⓔ iliocostalis lumborum muscle): Lendenabschnitt des Musculus iliocostalis; unterstützt Streckung und Seitwärtsneigung der Lenden- und Brustwirbelsäule sowie Exspiration; **Ursprung**: Labium externum der Crista iliaca, Fascia thoracolumbalis, Rückfläche des Kreuzbeins; **Ansatz**: Angulus costae der 6.–12. Rippe; **Innervation**: Rami posteriores der Nervi lumbales
Musculus iliocostalis thoracis (Ⓔ iliocostalis thoracis muscle): Brustabschnitt des Musculus iliocostalis; unterstützt Streckung und Seitwärtsneigung der Brustwirbelsäule sowie Exspiration; **Ursprung**: Angulus costae der 7.–12. Rippe; **Ansatz**: Angulus costae der 1.–6. Rippe; **Innervation**: Rami posteriores der Nervi thoracici
Musculus iliopsoas (Ⓔ iliopsoas muscle): aus Musculus iliacus, Musculus psoas major und Musculus psoas minor bestehender kräftiger Beugemuskel des Hüftgelenks; zieht unter dem Leistenband [Ligamentum* inguinale] durch die Lacuna* musculorum retroinguinalis zum Oberschenkel; beugt das Hüftgelenk und unterstützt je nach Stellung Innen- oder Außenrotation
Musculus incisurae terminalis auriculae (Ⓔ incisure helicis muscle): inkonstanter Muskel der Ohrmuschel; Verlängerung des Musculus tragicus
Musculi infrahyoidei (Ⓔ infrahyoid muscles): ***Syn:*** *infrahyoidale Muskulatur, infrahyale Muskulatur, Infrahyoidalmuskeln, Unterzungenbeinmuskeln*; Oberbegriff für die vom Zungenbein nach unten ziehenden Muskeln [Musculus sternohyoideus, omohyoideus, sternothyroideus, thyrohyoideus, levator glandulae thyroideae]
Musculus infraspinatus (Ⓔ infraspinatus muscle): ***Syn:*** *Infraspinatus*; vom Schulterblatt kommender wichtigster Auswärtsdreher des Oberarms; **Ursprung**: Fossa infraspinata, Fascia infraspinata; **Ansatz**: Tuberculum majus, Gelenkkapsel des Schultergelenkes; **Innervation**: Nervus suprascapularis

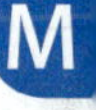

Musculi intercostales (Ⓔ intercostal muscles): ***Syn:*** *Zwischenrippenmuskeln, Interkostalmuskeln, Interkostalmuskulatur*; die Rippen auf der Außen- bzw. Innenfläche verbindende, schräg verlaufende Muskulatur
Musculi intercostales externi (Ⓔ external intercostal muscles): ***Syn:*** *äußere Interkostalmuskeln*; von hinten oben nach vorne unten verlaufende Muskeln, die die Rippen während der Inspiration heben; verspannen die Interkostalräume zwischen Tuberculum costae und Knorpel-Knochen-Grenze; **Ursprung**: unten am äußeren Rand des Sulcus costae; **Ansatz**: Oberrand der nächst tieferen Rippe; **Innervation**: Rami anteriores der Nervi thoracici
Musculi intercostales interni (Ⓔ internal intercostal muscles): ***Syn:*** *innere Interkostalmuskeln*; von hinten unten nach vorne oben verlaufende Senker der Rippen, die die Ausatmung unterstützen; verspannen die Interkostalräume vom Rand des Brustbeins bis zum Angulus costae; **Ursprung**: Oberrand der Rippen; **Ansatz**: Unterrand der nächst höheren Rippe; **Innervation**: Rami anteriores der Nervi thoracici
Musculi intercostales intimi (Ⓔ innermost intercostal muscles): ***Syn:*** *innerste Interkostalmuskeln*; die Interkostalgefäße und -nerven umscheidender Teil der Interkostalmuskulatur; Abspaltung der Musculi intercostales interni; **Ursprung**: Oberrand der Rippen; **Ansatz**: unten am Innenrand der nächst höheren Rippe; **Innervation**: Rami anteriores der Nervi thoracici
Musculi interossei (Ⓔ interossei muscles): ***Syn:*** *Zwischenknochenmuskeln, Interossärmuskeln*; zwischen den Mittelhand- und Mittelfußknochen liegende Muskeln
Musculi interossei dorsales manus (Ⓔ dorsal interossei muscles of hand): ***Syn:*** *dorsale Interossärmuskeln der Hand*; beugen in den Grundgelenken der Hand, strecken in den Mittel- und Endgelenken des 2.–4. Fingers, abduzieren den Zeigefinger nach radial und den Ringfinger nach ulnar; **Ursprung**: einander zugekehrte Flächen der Ossa metacarpalia I-V; **Ansatz**: Dorsalaponeurose des 2.–4. Fingers; **Inner-**

vation: Nervus ulnaris
Musculi interossei dorsales pedis (Ⓔ dorsal interossei muscles of foot): ***Syn:*** *dorsale Interossärmuskeln des Fußes*; beugen in den Grundgelenken, strecken in den Mittel- und Endgelenken der Zehen; **Ursprung**: einander zugekehrte Flächen der Ossa metatarsalia I-V; **Ansatz**: Grundphalanx, Dorsalaponeurose der 2.–4. Zehe; **Innervation**: Nervus plantaris lateralis
Musculi interossei palmares (Ⓔ palmar interossei muscles): ***Syn:*** *palmare Interossärmuskeln*; beugen in den Grundgelenken der Hand, strecken in den Mittel- und Endgelenken der Finger, adduzieren in Richtung auf den Mittelfinger; **Ursprung**: ulnare Seite des Os metacarpale II, radiale Seite des Os metacarpale IV und V; **Ansatz**: Dorsalaponeurose des 2., 4. und 5. Fingers; **Innervation**: Nervus ulnaris
Musculi interossei plantares (Ⓔ plantar interossei muscles): ***Syn:*** *plantare Interossärmuskeln*; beugen im Grundgelenk der 3.–5. Zehe, strecken im Mittel- und Endgelenk der 3.–5. Zehe; **Ursprung**: medial-plantare Fläche Ossa metatarsalia III-V, Ligamentum plantare longum; **Ansatz**: Grundphalangen III-V, Dorsalaponeurose der 3.–5. Zehe; **Innervation**: Nervus plantaris lateralis
Musculi interspinales (Ⓔ interspinal muscles): ***Syn:*** *Interspinalmuskeln, Interspinalsystem, interspinales System*; zwischen den Dornfortsätzen der Wirbel verlaufende Muskeln, die die Wirbelsäule strecken; Teil der autochthonen Rückenmuskulatur*; werden auch als **interspinales System** bezeichnet
Musculi interspinales cervicis (Ⓔ interspinal muscles of neck): ***Syn:*** *Musculi interspinales colli, zervikale Interspinalmuskeln*; Interspinalmuskeln der Halswirbel; **Ursprung**: Dornfortsätze der Halswirbel; **Ansatz**: Dornfortsätze der Halswirbel; **Innervation**: Rami posteriores der Nervi thoracici
Musculi interspinales colli: *→Musculi interspinales cervicis*
Musculi interspinales lumborum (Ⓔ lumbar interspinal muscles): ***Syn:*** *lumbale Interspinalmuskeln*; Interspinalmuskeln der Lendenwirbel; **Ursprung**: Dornfortsätze der Lendenwirbel; **Ansatz**: Dornfortsätze der Lendenwirbel; **Innervation**: Rami posteriores der Nervi lumbales
Musculi interspinales thoracis (Ⓔ interspinal muscles of thorax): ***Syn:*** *thorakale Interspinalmuskeln*; Interspinalmuskeln der Brustwirbel; meist nur schwach ausgeprägt; **Ursprung**: Dornfortsätze der Brustwirbel; **Ansatz**: Dornfortsätze der Brustwirbel; **Innervation**: Rami posteriores der Nervi thoracici
Musculi intertransversarii (Ⓔ intertransverse muscles): ***Syn:*** *Intertransversalmuskeln, Intertransversalsystem, intertransversales System*; zwischen den Querfortsätzen der Wirbel verlaufende vertikale Muskeln, die die Seitwärtsneigung der Wirbelsäule unterstützen; Teil der autochthonen Rückenmuskulatur*; werden auch als **intertransversales System** bezeichnet
Musculi intertransversarii anteriores cervicis/colli (Ⓔ anterior intertransverse muscles of neck): ***Syn:*** *vordere zervikale Intertransversalmuskeln*; zwischen den Tubercula anteriora der Querfortsätze verlaufende Intertransversalmuskeln der Halswirbel; **Innervation**: Rami posteriores der Nervi cervicales
Musculi intertransversarii laterales lumborum (Ⓔ lateral lumbar intertransverse muscles): ***Syn:*** *laterale lumbale Intertransversalmuskeln*; laterale Intertransversalmuskeln der Lendenwirbel, die vertikal von Querfortsatz zu Querfortsatz ziehen; **Innervation**: Rami anteriores der Nervi lumbales
Musculi intertransversarii mediales lumborum (Ⓔ medial lumbar intertransverse muscles): ***Syn:*** *mediale lumbale Intertransversalmuskeln*; mediale Intertransversalmuskeln der Lendenwirbel, die an den Processus accessorii und mamillares der Lendenwirbel entspringen und inserieren; **Innervation**: Rami posteriores der Nervi lumbales
Musculi intertransversarii posteriores cervicis/colli (Ⓔ posterior intertransverse muscles of neck): ***Syn:*** *hintere zervikale Intertransversalmuskeln*; zwischen den Tubercula posteriora der Querfortsätze verlaufende Intertransversalmuskeln der Halswirbel; **Innervation**: Rami posteriores der Nervi cervicales
Musculi intertransversarii thoracis (Ⓔ thoracic intertransverse muscles): ***Syn:*** *thorakale Intertransversalmuskeln*; inkonstante Intertransversalmuskeln zwischen den Querfortsätzen der Brustwirbel; **Innervation**: Rami posteriores der Nervi thoracici
Musculus ischiocavernosus (Ⓔ ischiocavernosus muscle): ***Syn:*** *Ischiokavernosus*; vom Ramus ossi ischii entspringender Muskel, der beim Mann über das Crus penis zum Penisrücken zieht und Erektion und Ejakulation unterstützt; bei der Frau zieht er über das Crus clitoridis zum Klitorisrücken; **Innervation**: Nervi perinei
Musculus ischiococcygeus: *→Musculus coccygeus*
Musculi laryngis (Ⓔ muscles of larynx): ***Syn:*** *Kehlkopfmuskulatur, Larynxmuskulatur*; die Kehlkopfmuskeln werden unterteilt in **äußere Kehlkopfmuskeln** [Musculus cricothyroideus, Musculus thyrohyoideus] und **innere Kehlkopfmuskeln** [Musculus cricoarytenoideus lateralis und posterior, Musculus ceratocricoideus, Musculus vocalis, Musculus thyroarytenoideus, Musculus arytenoideus obliquus und transversus]
Musculus latissimus dorsi (Ⓔ latissimus dorsi muscle): breiter Rückenmuskel, der den Oberarm anzieht, nach innen rollt und nach hinten führt; unterstützt die Exspiration [Hustenmuskel]; **Ursprung**: Processus spinosus der Lendenwirbel und unteren Brustwirbel, Rückfläche des Kreuzbeins, Labium externum der Crista iliaca, Fascia thoracolumbalis; **Ansatz**: Crista tuberculi minoris; **Innervation**: Nervus thoracodorsalis
Musculus levator (Ⓔ levator muscle): Heber, Hebemuskel, Levator
Musculus levator anguli oris (Ⓔ levator anguli oris muscle): ***Syn:*** *Mundwinkelheber*; Heber des Mundwinkels; **Ursprung**: Fossa canina corporis maxillae; **Ansatz**: Mundwinkel; **Innervation**: Nervus facialis
Musculus levator ani (Ⓔ levator ani muscle): ***Syn:*** *Levator ani*; muskulärer Abschluss des Beckenbodens, der aus zwei Teilen besteht; der **mediale Teil** [Pars pubica] hat zwei Schichten; die obere Schicht wird vom Musculus pubococcygeus gebildet, von dem beim Mann der Musculus levator prostatae abgeht und bei der Frau der Musculus pubovaginalis; Fasern zum Anus bilden den Musculus puboanalis und Fasern zum Damm den Musculus puboperinealis; der Musculus puborectalis bildet die untere Schicht; der **laterale Teil** [Pars iliaca] besteht aus dem Musculus iliococcygeus; das Ursprungsfeld des Musculus levator ani beginnt an der Hinterfläche des Schambeins und setzt sich seitlich über den Arcus tendineus musculi levatoris ani bis zur Spina ischiadica fort; die Muskelfasern beider Seiten vereinigen sich in der Mitte und bilden die sog. **Levatorplatte**; ihre medialen Fasern umgreifen das Rektum*; vor und hinter dem Schambein lässt der Levator ani eine Lücke für den Durchtritt von Scheide und Harnröhre [**Levatorspalt**]
Musculi levatores costarum (Ⓔ levator muscles of ribs): als Rippenheber bezeichnete Muskeln, die vom Querfortsatz des 7. Halswirbels und des 1.–11. Brustwirbels entspringen und zum Angulus costae der nächst tieferen [**kurze Rippenheber, Musculi levatores costarum breves**] oder übernächsten Rippe [**lange Rippenheber, Musculi levatores costarum longi**] ziehen; **Innervation**: Rami anteriores der Spinalnerven
Musculi levatores costarum breves (Ⓔ short levator muscles of ribs): *s.u. Musculi levatores costarum*
Musculi levatores costarum longi (Ⓔ long levator muscles of ribs): *s.u. Musculi levatores costarum*
Musculus levator glandulae thyroideae (Ⓔ levator glandulae thyroideae muscle): ***Syn:*** *Schilddrüsenheber*; zur infrahyoidalen Muskulatur* gehörender Heber der Schilddrüse; **Ursprung**: Corpus ossis hyoidei; **Ansatz**: Isthmus glandulae thyroidea; **Innervation**: Plexus cervicalis oder Nervus vagus
Musculus levator labii superioris (Ⓔ levator labii superioris muscle): ***Syn:*** *Oberlippenheber*; hebt die Oberlippe und

den Mundwinkel; **Ursprung**: Margo infraorbitale maxillaris; **Ansatz**: Musculus orbicularis oris, Haut der Oberlippe und Nasolabialfalte; **Innervation**: Nervus facialis

Musculus levator labii superioris alaeque nasi (Ⓔ levator labii superioris alaeque nasi muscle): hebt den Mundwinkel und erweitert die Nasenöffnung; **Ursprung**: Margo infraorbitalis maxillae, Processus frontalis maxillae; **Ansatz**: Haut von Mundwinkel und Nasenflügel; **Innervation**: Nervus facialis

Musculus levator palpebrae superioris (Ⓔ levator palpebrae superioris muscle): ***Syn:*** *Oberlidheber*; aus zwei Schichten [**Lamina profunda** und **superficialis**] bestehender Heber des Oberlids, der die Tränendrüse [Glandula* lacrimalis] in eine Pars orbitalis und Pars palpebralis teilt; **Ursprung**: Anulus* tendineus communis; **Ansatz**: Tarsus superior; **Innervation**: Nervus oculomotorius

Musculus levator prostatae (Ⓔ levator prostatae muscle): ***Syn:*** *Prostataheber, Musculus puboprostaticus*; vom Musculus pubococcygeus abgehende Fasern, die zur Prostata* und zum Centrum tendineum perinei ziehen; **Innervation**: Plexus sacralis

Musculus levator scapulae (Ⓔ levator scapulae muscle): ***Syn:*** *Schulterblattheber*; zur Schultergürtelmuskulatur gehörender Muskel, der das Schulterblatt nach medial-oben zieht; **Ursprung**: Tuberculum posterior der Querfortsätze der Halswirbel 1–4; **Ansatz**: Angulus superior scapulae, Margo medialis scapulae; **Innervation**: Nervus dorsalis scapulae und Plexus cervicalis

Musculus levator veli palatini (Ⓔ levator veli palatini muscle): ***Syn:*** *Gaumenheber*; Heber des Gaumensegels, der auch die Rachenöffnung der Ohrtrompete [Tuba auditiva] öffnet; **Ursprung**: Knorpel der Ohrtrompete, Unterfläche des Felsenbeins; **Ansatz**: die Fasern beider Seiten durchflechten sich und bilden eine Muskelschlinge; **Innervation**: Nervus tensoris veli palatini

Musculi linguae (Ⓔ lingual muscles): Zungenmuskeln; *s.u. Zunge*

Musculus longissimus (Ⓔ longissimus muscle): ***Syn:*** *Longissimus*; langer medialer Teil des Musculus erector spinae, der zusammen mit dem Musculus iliocostalis das **sakrospinale System** bildet

Musculus longissimus capitis (Ⓔ longissimus capitis muscle): am Processus mastoideus ansetzende Fasern, die Kopf und Halswirbelsäule strecken, zur Seite neigen und drehen; **Ursprung**: Querfortsätze vom 3. Halswirbel bis zum 3. Brustwirbel; **Ansatz**: Processus mastoideus; **Innervation**: Rami posteriores der Spinalnerven

Musculus longissimus cervicis (Ⓔ longissimus cervicis muscle): ***Syn:*** *Musculus longissimus colli*; streckt und neigt Halswirbelsäule und obere Brustwirbelsäule zur Seite; **Ursprung**: Querfortsätze des 1.–6. Brustwirbels; **Ansatz**: Tuberculum posterior der Halswirbel I-VII; **Innervation**: Rami posteriores der Spinalnerven

Musculus longissimus colli: →*Musculus longissimus cervicis*

Musculus longissimus thoracis (Ⓔ longissimus thoracis muscle): streckt und neigt Brustwirbelsäule und Lendenwirbelsäule zur Seite; unterstützt die Exspiration; der untere, an der Lendenwirbelsäule ansetzende Teil wird als **Pars lumbalis** bezeichnet; **Ursprung**: Rückfläche des Kreuzbeins, Dornfortsätze der Lendenwirbel, Querfortsätze der Brustwirbel; **Ansatz**: Querfortsätze der Lenden- und Brustwirbel; **Innervation**: Rami posteriores der Spinalnerven

Musculus longitudinalis inferior linguae (Ⓔ longitudinalis inferior linguae muscle): untere, längsverlaufende Fasern der Zungenbinnenmuskulatur; *s.a. Zunge*

Musculus longitudinalis superior linguae (Ⓔ longitudinalis superior linguae muscle): obere, längsverlaufende Fasern der Zungenbinnenmuskulatur; *s.a. Zunge*

Musculus longus capitis (Ⓔ longus capitis muscle): langer, tiefer Halsmuskel zum Hinterhaupt; beugt Halswirbelsäule und Kopf nach vorne; bei einseitiger Innervation dreht und neigt er den Kopf zur gleichen Seite; **Ursprung**: Tuberculum anterior der Querfortsätze des 3.–6. Halswirbels; **Ansatz**: Pars basilaris ossis occipitalis: **Innervation**: Rami anteriores der Nervi cervicales

Musculus longus cervicis (Ⓔ longus colli muscle): ***Syn:*** *Musculus longus colli*; langer, tiefer Halsmuskel zum Atlas, der Halswirbelsäule und Kopf nach vorne beugt; bei einseitiger Innervation dreht und neigt er den Kopf zur gleichen Seite; **Ursprung**: Körper der unteren Halswirbel und oberen Brustwirbel, Tuberculum anterior der Querfortsätze der oberen Halswirbel; **Innervation**: Rami anteriores der Nervi cervicales

Musculus longus colli: →*Musculus longus cervicis*

Musculi lumbricales manus (Ⓔ lumbrical muscles of hand): ***Syn:*** *Lumbrikalmuskeln der Hand*; vier kleine, wurmähnliche Muskeln in der Tiefe der Hohlhand, die die Finger im Grundgelenk beugen und im Mittel- und Endgelenk strecken; **Ursprung**: Sehnen des Musculus flexor digitorum profundus; **Ansatz**: Dorsalaponeurose des 2.–5. Fingers; **Innervation**: Nervus medianus [Musculi lumbricales I-II], Nervus ulnaris [Musculi lumbricales III-IV]

Musculi lumbricales pedis (Ⓔ lumbrical muscles of foot): ***Syn:*** *Lumbrikalmuskeln des Fußes*; vier kleine, wurmähnliche Muskeln des Mittelfußes; **Ursprung**: Sehnen des Musculus flexor digitorum longus; **Ansatz**: medialer Rand der Grundphalangen II-V, Dorsalaponeurose der 3.–5. Zehe; **Innervation**: Nervus plantaris medialis [Musculi lumbricales I-II], Nervus plantaris lateralis [Musculi lumbricales III-IV]

Musculus masseter (Ⓔ masseter muscle): ***Syn:*** *Kaumuskel, Masseter*; kräftiger Muskel, der den Unterkiefer nach oben hebt und vorne schiebt; auffälligster und kräftigster Kaumuskel; die Fasern der oberflächlichen Schicht [**Pars superficialis**] verlaufen schräg abfallend, die der tiefen Schicht [**Pars profunda**] senkrecht nach unten; **Ursprung**: Unterrand des Os zygomaticum [Pars superficialis], Arcus zygomaticus [Pars profunda]; **Ansatz**: Tuberositas masseterica am Angulus mandibulae; **Innervation**: Nervus massetericus

Musculi masticatorii (Ⓔ masticatory muscles): ***Syn:*** *Kaumuskeln, Kaumuskulatur*; Oberbegriff für Musculus masseter, Musculus temporalis, Musculus pterygoideus medialis und lateralis; sie heben und senken den Unterkiefer und schieben ihn vor, zurück und zur Seite

Musculi membri inferioris (Ⓔ muscles of lower limb): Muskeln/Muskulatur der unteren Gliedmaße

Musculi membri superioris (Ⓔ muscles of upper limb): Muskeln/Muskulatur der oberen Gliedmaße

Musculus mentalis (Ⓔ mentalis muscle): ***Syn:*** *Kinnmuskel, Mentalis*; mimischer Muskel, der die Haut über dem Kinn runzelt; **Ursprung**: Alveolenwand der Unterkieferschneidezähne; **Ansatz**: Haut über dem Kinn; **Innervation**: Nervus facialis

Musculi multifidi (Ⓔ multifidus muscles): mittlere Schicht des **transversospinalen Systems** zwischen Musculi semispinales und Musculi rotatores, deren Fasern jeweils 2–3 Wirbel überspringen; eine Unterteilung in **Musculus multifidus lumborum, Musculus multifidus thoracis** und **Musculus multifidus cervicis/colli** ist nicht unbedingt sinnvoll, da sich nur schwer Grenzen festlegen lassen; sie strecken die Wirbelsäule bzw. drehen sie zur Gegenseite bei einseitiger Innervation; **Ursprung**: Rückfläche des Kreuzbeins, Processus mamillaris der Lendenwirbel, Querfortsätze der Brustwirbel, Processus articularis der Halswirbel I-IV; **Ansatz**: Dornfortsätze der Lenden-, Brust- und Halswirbel II-VII; **Innervation**: Rami posteriores der Spinalnerven

Musculus multifidus cervicis/colli (Ⓔ multifidus cervicis muscle): *s.u. Musculi multifidi*

Musculus multifidus lumborum (Ⓔ multifidus lumborum muscle): *s.u. Musculi multifidi*

Musculus multifidus thoracis (Ⓔ multifidus thoracis muscle): *s.u. Musculi multifidi*

Musculus multipennatus (Ⓔ multipennate muscle): mehrfach gefiederter Muskel; *s.u. Muskel*

Musculus mylohyoideus (Ⓔ mylohyoideus muscle): ***Syn:*** *Mylohyoideus*; Muskel von der Linea mylohyoidea des Unterkiefers zum Zungenbein [Os hyoideum]; zieht das Zungenbein nach oben und vorne; die beiden Musculi mylohyoidei bilden zusammen eine Muskelplatte, die als **Diaphragma oris** bezeichnet wird

Musculus nasalis (Ⓔ nasalis muscle): ***Syn:*** *Nasenmuskel,*

M

Nasalis; die Nasenweichteile bewegender Muskel, der die Nasenöffnung verengt; **Ursprung:** Haut über dem Eckzahn [**Pars transversa**] und Haut über dem Schneidezahn [**Pars alaris**]; **Ansatz:** Nasenrücken [**Pars transversa**] und Nasenflügelrand [**Pars alaris**]

Musculus obliquus auriculae (Ⓔ obliquus auricularis muscle): kleiner Muskel der Ohrmuschel von der Eminentia fossae triangularis zur Eminentia conchae; **Innervation:** Nervus facialis

Musculus obliquus capitis inferior (Ⓔ obliquus capitis inferior muscle): unterer, schräger, tiefer Nackenmuskel; Teil der subokzipitalen Muskulatur; dreht den Kopf zur Gegenseite; **Ursprung:** Processus spinosus des Axis; **Ansatz:** Processus transversus des Atlas; **Innervation:** Nervus suboccipitalis major

Musculus obliquus capitis superior (Ⓔ obliquus capitis superior muscle): oberer, schräger, tiefer Nackenmuskel; Teil der subokzipitalen Muskulatur; dreht den Kopf zur Gegenseite und streckt den Kopf im Atlantookzipitalgelenk; **Ursprung:** Processus transversus des Atlas; **Ansatz:** Linea nuchalis inferior; **Innervation:** Nervus suboccipitalis major

Musculus obliquus externus abdominis (Ⓔ obliquus externus abdominis muscle): ***Syn:*** *Externus abdominis, Externus*; äußerer, schräger Bauchmuskel, der von außen-oben nach innen-unten zieht; dreht den Rumpf zur Gegenseite bei einseitiger Innervation; beidseitige Kontraktion beugt in der Lenden- und Brustwirbelsäule und unterstützt Exspiration und Bauchpresse; **Ursprung:** Außenfläche der 5.–12. Rippe; **Ansatz:** mit der Externusaponeurose am vorderen Blatt der Rektusscheide und Linea alba, Labium externa der Crista iliaca und Ligamentum inguinale; **Innervation:** Spinalnerven Th_{5-12}

Musculus obliquus inferior bulbi (Ⓔ obliquus inferior muscle): ***Syn:*** *Obliquus inferior*; unterer, schräger Augenmuskel; dreht den Augapfel nach außen und oben; **Ursprung:** mediale Orbitawand; **Ansatz:** dorsal und lateral von der Abduktions- und Adduktionsachse des Augapfels; **Innervation:** Nervus oculomotorius

Musculus obliquus internus abdominis (Ⓔ obliquus internus abdominis muscle): ***Syn:*** *Internus abdominis, Internus*; innerer, schräger Bauchmuskel, dessen Fasern fächerförmig nach oben verlaufen; dreht den Rumpf zur selben Seite; bei doppelseitiger Kontraktion Beugung in Brust- und Lendenwirbelsäule sowie Unterstützung von Exspiration und Bauchpresse; **Ursprung:** laterale Hälfte des Ligamentum inguinale, Spina iliaca anterior superior, Linea media der Crista iliaca, Fascia thoracolumbalis; **Ansatz:** mit der Internusaponeurose am unteren Rand der 9.–12. Rippe, vorderes und hinteres Blatt der Rektusscheide, Linea alba; **Innervation:** Spinalnerven Th_8-L_1, Nervus iliohypogastricus, Nervus ilioinguinalis, Nervus genitofemoralis

Musculus obliquus superior bulbi (Ⓔ obliquus superior muscle): ***Syn:*** *Obliquus superior*; oberer, schräger Augenmuskel; dreht den Augapfel nach unten und innen; **Ursprung:** Anulus tendineus communis; **Ansatz:** dorsal und lateral von der Abduktions- und Adduktionsachse des Augapfels; **Innervation:** Nervus trochlearis

Musculus obturatorius externus (Ⓔ obturatorius externus muscle): ***Syn:*** *Obturatorius externus*; bewirkt Adduktion und Außenrotation des Oberschenkels; **Ursprung:** außen am Foramen obturatum und der Membrana obturatoria; **Ansatz:** Fossa trochanterica; **Innervation:** Nervus obturatorius

Musculus obturatorius internus (Ⓔ obturatorius internus muscle): ***Syn:*** *Obturatorius internus*; den Oberschenkel nach außen rotierender Muskel; **Ursprung:** außen am Foramen obturatum und der Membrana obturatoria; **Ansatz:** Fossa trochanterica; **Innervation:** Plexus sacralis

Musculus occipitalis (Ⓔ occipitalis muscle): Venter occipitalis des Musculus* occipitofrontalis

Musculus occipitofrontalis (Ⓔ occipitofrontalis muscle): ***Syn:*** *Okzipitofrontalis*; aus zwei Teilen [**Venter frontalis, Venter occipitalis**] bestehender Muskel, der die Augenbraue hebt, die Stirn runzelt und die Galea* aponeurotica fixiert; **Innervation:** Nervus facialis

Musculus omohyoideus (Ⓔ omohyoid muscle): ***Syn:*** *Omohyoideus*; zweibäuchiger, infrahyaler Muskel, der das Zungenbein senkt und die Lamina pretrachealis spannt; **Ursprung:** Corpus ossis hyoidei [**Venter superior**], Ligamentum transversum scapulae [**Venter inferior**]; **Ansatz:** die beiden Bäuche sind über eine Zwischensehne verbunden, die auch an der Lamina pretrachealis und der Vagina carotica verbunden ist; **Innervation:** Ansa cervicalis

Musculus opponens digiti minimi manus (Ⓔ opponens digiti minimi manus muscle): Hypothenarmuskel, der den Kleinfinger opponiert; **Ursprung:** Retinaculum musculorum flexorum manus, Hamulus ossis hamati; **Ansatz:** ulnarer Rand des Os metacarpale V; **Innervation:** Nervus ulnaris

Musculus opponens digiti minimi pedis (Ⓔ opponens digiti minimi pedis muscle): inkonstanter Fußsohlenmuskel, der die Kleinzehe opponiert; **Ursprung:** Ligamentum plantare longum; **Ansatz:** Os metatarsale V; **Innervation:** Nervus plantaris lateralis

Musculus opponens pollicis (Ⓔ opponens pollicis muscle): Handballenmuskel, der den Daumen opponiert, beugt und eine Einwärtskreiselung im Daumengrundgelenk durchführt; **Ursprung:** Retinaculum musculorum flexorum manus, Tuberculum ossis trapezii; **Ansatz:** Os metacarpale I; **Innervation:** Nervus medianus

Musculus orbicularis (Ⓔ orbicularis muscle): ***Syn:*** *Ringmuskel, Orbikularis*; ringförmiger/kreisförmiger Muskel

Musculus orbicularis oculi (Ⓔ orbicularis oculi muscle): ***Syn:*** *Orbikularis okuli*; Ringmuskel des Auges, der willkürlich [Lidschluss] und unwillkürlich [Lidschlag, Lidschluss im Schlaf] die Lider schließt; besteht aus drei Teilen: **1.** die **Pars palpebralis** bildet das Ringmuskelsystem der Augenlider; **Ursprung:** Ligamentum palpebrale mediale; **Ansatz:** Ligamentum palpebrale laterale **2.** die **Pars profunda** erweitert den Tränensack und wurde deshalb früher als **Pars lacrimalis** bezeichnet; **Ursprung:** Crista lacrimalis posterior, Saccus lacrimalis; **Ansatz:** Pars palpebralis **3. Pars orbitalis**, die als Ringmuskel die Augenöffnung umgibt und in die benachbarte Muskulatur einstrahlt; **Ursprung:** Crista lacrimalis anterior; **Ansatz:** konzentrisch am Orbitarand; alle drei Teile werden vom Nervus facialis versorgt

Musculus orbicularis oris (Ⓔ orbicularis oris muscle): ***Syn:*** *Orbikularis oris*; Ringmuskel des Mundes; schließt und spitzt die Lippen; die **Pars labialis** bildet die Grundlage der Lippen*, die **Pars marginalis** liegt im Bereich der Mundwinkel; **Innervation:** Nervus facialis

Musculus orbitalis (Ⓔ orbitalis muscle): ***Syn:*** *Müller-Muskel, Orbitalis*; glatter Muskel am Boden der Augenhöhle, der vom Sympathikus innerviert wird

Musculi ossiculorum auditorium: *→Musculi ossiculorum auditus*

Musculi ossiculorum auditus (Ⓔ muscles of auditory ossicles): ***Syn:*** *Musculi ossiculorum auditorium*; Bezeichnung für die an den Gehörknöchelchen ansetzenden Muskeln, Musculus tensor tympani und Musculus stapedius

Musculi palati molli et faucium (Ⓔ muscles of soft palate and fauces): Muskeln von Schlund und weichem Gaumen

Musculus palatoglossus (Ⓔ palatoglossus muscle): ***Syn:*** *Palatoglossus*; hebt die Zungenwurzel, senkt den weichen Gaumen und verengt die Rachenenge [Isthmus faucium]; **Ursprung:** Aponeurosis palatina; **Ansatz:** Seitenrand der Zungenwurzel [Radix linguae]; **Innervation:** Nervus glossopharyngeus

Musculus palatopharyngeus (Ⓔ palatopharyngeus muscle): ***Syn:*** *Palatopharyngeus*; hebt den Rachen beim Schluckakt [**Fasciculus anterior**] und verengt den Isthmus faucium [**Fasciculus posterior, Musculus sphincter palatopharyngeus**]; **Ursprung:** Aponeurosis palatina, Hamulus pterygoideus, Lamina medialis processus pterygoidei; **Ansatz:** Seitenwand des Rachens; **Innervation:** Nervus glossopharyngeus

Musculus palmaris brevis (Ⓔ palmaris brevis muscle): ***Syn:*** *Palmaris brevis*; kurzer Spanner der Palmaraponeurose; **Ursprung:** Aponeurosis palmaris; **Ansatz:** Haut über dem Kleinfingerballen; **Innervation:** Nervus ulnaris

Musculus palmaris longus (Ⓔ palmaris longus muscle): *Syn*: *Palmaris longus*; langer Spanner der Palmaraponeurose; unterstützt Beugung im Handgelenk; **Ursprung**: Epicondylus medialis humeri; **Ansatz**: Aponeurosis palmaris, Haut der Hohlhand; **Innervation**: Nervus medianus

Musculi papillares cordis (Ⓔ papillary muscles): *Syn*: *Papillarmuskeln*; kegelförmige Muskeln der rechten und linken Herzkammer, von denen die Chordae* tendineae cordis zu den Segelklappen ziehen; die rechte Herzkammer hat drei Papillarmuskeln [**Musculus papillaris anterior, posterior, septalis ventriculi dextri**], die linke zwei [**Musculus papillaris anterior, posterior ventriculi sinistri**]

Musculus papillaris anterior ventriculi dextri (Ⓔ anterior papillary muscle of right ventricle): vorderer Papillarmuskel des rechten Ventrikels; *s.a. Musculi papillares cordis*

Musculus papillaris anterior ventriculi sinistri (Ⓔ anterior papillary muscle of left ventricle): vorderer Papillarmuskel des linken Ventrikels; *s.a. Musculi papillares cordis*

Musculus papillaris posterior ventriculi dextri (Ⓔ posterior papillary muscle of right ventricle): hinterer Papillarmuskel des rechten Ventrikels; *s.a. Musculi papillares cordis*

Musculus papillaris posterior ventriculi sinistri (Ⓔ posterior papillary muscle of left ventricle): hinterer Papillarmuskel des linken Ventrikels; *s.a. Musculi papillares cordis*

Musculus papillaris septalis ventriculi dextri (Ⓔ septal papillary muscle of right ventricle): septaler Papillarmuskel des rechten Ventrikels; *s.a. Musculi papillares cordis*

Musculi pectinati (Ⓔ pectinate muscles): Muskelbälkchen des rechten und linken Vorhofes [Atrium dextrum, sinistrum cordis]

Musculus pectineus (Ⓔ pectineus muscle): *Syn*: *Kammmuskel, Pektineus*; zur Adduktorengruppe des Oberschenkels gehörender Muskel, der den Oberschenkel adduziert, beugt und nach außen dreht; **Ursprung**: Pecten ossis pubis; **Ansatz**: Linea pectinea; **Innervation**: Nervus femoralis und Nervus obturatorius

Musculus pectoralis major (Ⓔ pectoralis major muscle): *Syn*: *großer Brustmuskel, Pektoralis major*; großer Muskel der vorderen Brustwand, der den Oberarm anzieht, nach innen dreht und nach vorne zieht; wirkt bei aufgestützten Armen als Hilfsmuskel der Inspiration; **Ursprung**: mediale Hälfte des Schlüsselbeins [**Pars clavicularis**], Manubrium sterni, Corpus sterni, 2.–7. Rippenknorpel [**Pars sternocostalis**], vorderes Blatt der Rektusscheide [**Pars abdominalis**]; **Ansatz**: Crista tuberculi majoris humeri; **Innervation**: Nervus pectoralis medialis und lateralis

Musculus pectoralis minor (Ⓔ pectoralis minor muscle): *Syn*: *kleiner Brustmuskel, Pektoralis minor*; senkt den Schultergürtel und zieht das Schulterblatt nach vorne unten; wirkt bei aufgestützten Armen als Hilfsmuskel der Inspiration; **Ursprung**: 2.–5. Rippe; **Ansatz**: Processus coracoideus scapulae; **Innervation**: Nervus pectoralis medialis und lateralis

Musculus pennatus (Ⓔ pennate muscle): doppelt gefiederter Muskel, Musculus bipennatus; *s.u. Muskel*

Musculi perinei (Ⓔ perineal muscles): Dammmuskulatur, Dammmuskeln

Musculi peronei (Ⓔ peroneal muscles): *Syn*: *Peroneusgruppe, Fibularisgruppe*; seitlich an der Wade liegende Muskelgruppe [Musculus peroneus brevis und longus], die den Fuß plantar flektieren und pronieren

Musculus peroneus brevis (Ⓔ peroneus brevis muscle): *Syn*: *Musculus fibularis brevis*; kurzer Wadenbeinmuskel, der den Fuß proniert und plantarflektiert; **Ursprung**: untere Hälfte der Seitenfläche der Fibula, Septum intermusculare anterius und posterius cruris; **Ansatz**: Tuberositas ossis metatarsalis V; **Innervation**: Nervus fibularis superficialis

Musculus peroneus longus (Ⓔ peroneus longus muscle): *Syn*: *Musculus fibularis longus*; langer Wadenbeinmuskel, der den Fuß abduziert, plantarflektiert und proniert sowie das Fußgewölbe stützt; **Ursprung**: obere Hälfte der Seitenfläche der Fibula, Septum intermusculare anterius und posterius cruris, Caput fibulae; **Ansatz**: Os cuneiforme laterale, Basis des Os metatarsale I; **Innervation**: Nervus fibularis superficialis

Musculus peroneus tertius (Ⓔ peroneus tertius muscle): *Syn*: *Musculus fibularis tertius*; Abspaltung des Musculus extensor digitorum longus; unterstützt Dorsalextension im oberen Sprunggelenk, proniert den Fuß und hebt den seitlichen Fußrand; **Ursprung**: Vorderrand der Fibula; **Ansatz**: Basis und Seitenfläche des Os metatarsale V; **Innervation**: Nervus fibularis profundus

Musculi pharyngis (Ⓔ pharyngeal muscles): *Syn*: *Tunica muscularis pharyngis*; Muskelschicht der Rachenwand; besteht aus Musculus constrictor pharyngis superior, medius und inferior; Musculus stylopharyngeus, Musculus salpingopharyngeus und Musculus palatopharyngeus

Musculus piriformis (Ⓔ piriformis muscle): *Syn*: *Piriformis*; innerer Hüftmuskel, der das Bein abduziert und nach außen dreht; **Ursprung**: Fascia pelvica des Os sacrum; **Ansatz**: Trochanter major; **Innervation**: Nervus piriformis

Musculus plantaris (Ⓔ plantaris muscle): *Syn*: *Plantaris*; inkonstanter dünner Muskel, der den Unterschenkel und den Fuß beugt; **Ursprung**: Condylus lateralis femoris; **Ansatz**: medial am Tuber calcanei, i.d.R. zusammen mit der Achillessehne; **Innervation**: Nervus tibialis

Musculus planus (Ⓔ flat muscle): flacher Muskel; *s.u. Muskel*

Musculus pleurooesophageus (Ⓔ pleuroesophageal muscle): von der Tunica muscularis der Speiseröhre ausgehende Fasern zur Pleura

Musculus popliteus (Ⓔ popliteus muscle): *Syn*: *Popliteus, Kniekehlenmuskel*; kleiner Muskel, der das Kniegelenk beugt und nach innen dreht; verhindert die Einklemmung der Kniegelenkskapsel bei Beugung; **Ursprung**: Übergang von Condylus lateralis und Epicondylus lateralis femoris, Gelenkkapsel; **Ansatz**: oberhalb der Linea musculi solei; **Innervation**: Nervus tibialis

Musculus procerus (Ⓔ procerus muscle): *Syn*: *Prozerus*; mimischer Muskel am Nasenrücken; **Ursprung**: Os nasale; **Ansatz**: Haut zwischen den Augenbrauen; **Innervation**: Nervus facialis

Musculus pronator (Ⓔ pronator muscle): *Syn*: *Pronator*; Muskel, der eine Einwärtsdrehung um die Längsachse bewirkt

Musculus pronator quadratus (Ⓔ pronator quadratus muscle): *Syn*: *Pronator quadratus*; viereckiger Muskel am Unterarm, der die Hand proniert; **Ursprung**: untere Vorderfläche der Ulna; **Ansatz**: unten an der Vorderkante des Radius; **Innervation**: Nervus interosseus antebrachii anterior

Musculus pronator teres (Ⓔ pronator teres muscle): *Syn*: *Pronator teres*; zweiköpfiger, runder Muskel am Unterarm, der die Hand proniert; **Ursprung**: Epicondylus medialis humeri [**Caput humerale**], Processus coronoideus ulnae [**Caput ulnare**]; **Ansatz**: laterale und dorsale Fläche des mittleren Radiusdrittels; **Innervation**: Nervus medianus

Musculus psoas major (Ⓔ psoas major muscle): *Syn*: *Psoas major, großer Lendenmuskel*; Teil des Musculus iliopsoas; bewirkt Lateralflexion der Lendenwirbelsäule, Beugung im Hüftgelenk und je nach Lage Innen- oder Außenrotation; **Ursprung**: 12. Brustwirbel- bis 4. Lendenwirbelkörper [**ventrale Schicht**], Processus costalis der Lendenwirbel [**dorsale Schicht**]; **Ansatz**: Trochanter minor; **Innervation**: Plexus lumbalis

Musculus psoas minor (Ⓔ psoas minor muscle): *Syn*: *Psoas minor, kleiner Lendenmuskel*; inkonstanter Teil des Musculus iliopsoas; bewirkt Lateralflexion der Lendenwirbelsäule; **Ursprung**: 12. Brustwirbel- und 1. Lendenwirbelkörper; **Ansatz**: Fascia iliaca, Arcus iliopectineus; **Innervation**: Plexus lumbalis

Musculus pterygoideus lateralis (Ⓔ pterygoideus lateralis muscle): *Syn*: *Pterygoideus lateralis*; zweiköpfiger, innerer Kaumuskel; zieht den Discus articularis des Kiefergelenks nach vorne, schiebt den Unterkiefer vor bzw. verschiebt ihn bei einseitiger Kontraktion seitlich; **Ursprung**: Crista infratemporalis ossis sphenoidalis [**Caput superius**], Lamina lateralis processus pterygoidei [**Caput inferius**]; **Ansatz**: Discus articularis des Kiefergelenks, Processus condylaris mandibulae; **Innervation**: Nervus pterygoideus lateralis

Musculus pterygoideus medialis (Ⓔ pterygoideus medialis muscle): *Syn: Pterygoideus medialis*; innerer Kaumuskel, der den Unterkiefer hebt; **Ursprung:** Fossa pterygoidea; **Ansatz:** Tuberositas pterygoidea; **Innervation:** Nervus pterygoideus medialis

Musculus puboanalis (Ⓔ puboanalis muscle): *Syn: Puboanalis*; Fasern des Musculus pubococcygeus zum Anus

Musculus pubococcygeus (Ⓔ pubococcygeus muscle): *Syn: Pubokokzygeus*; Muskel vom Schambein zum Steißbein; bildet die obere Schicht des medialen Teils des Musculus levator ani; von ihm geht beim Mann der Musculus levator prostatae ab und bei der Frau der Musculus pubovaginalis; Fasern zum Anus bilden den Musculus puboanalis und Fasern zum Damm den Musculus puboperinealis

Musculus puboperinealis (Ⓔ puboperineal muscle): zur Pars pubica des Musculus levator ani gehörende Fasern, die vom Schambein zum Damm ziehen

Musculus puboprostaticus (Ⓔ puboprostaticus muscle): *Syn: Puboprostaticus, Prostataheber, Musculus levator prostatae*; vom Musculus pubococcygeus abgehende Fasern, die zur Prostata* und zum Centrum tendineum perinei ziehen; **Innervation:** Plexus sacralis

Musculus puborectalis (Ⓔ puborectalis muscle): *Syn: Puborektalis*; Muskel vom Schambein zum Rektum; bildet die untere Schicht des medialen Teils des Musculus levator ani

Musculus pubovaginalis (Ⓔ pubovaginalis muscle): *Syn: Pubovaginalis*; vom Musculus pubococcygeus abgehende Fasern zur Scheide

Musculus pubovesicalis (Ⓔ pubovesicalis muscle): *Syn: Pubovesicalis*; Muskelfasern vom Schambein, die im Ligamentum mediale pubovesicale zur Blase ziehen

Musculus pyramidalis (Ⓔ pyramidalis muscle): *Syn: Pyramidenmuskel*; inkonstanter, kleiner Bauchmuskel, der die Linea alba spannt; **Ursprung:** Ramus superior ossis pubis, Symphysis pubica; **Ansatz:** Linea alba; **Innervation:** Nervus subcostalis

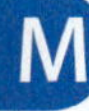

Musculus pyramidalis auriculae (Ⓔ pyramidalis auricularis muscle): kleiner Ohrmuschelmuskel ohne wesentliche Funktion; **Ursprung:** Tragus; **Ansatz:** Spina helicis; **Innervation:** Nervus facialis

Musculus quadratus (Ⓔ quadrate muscle): *Syn: Quadratus*; viereckiger Muskel

Musculus quadratus femoris (Ⓔ quadratus femoris muscle): *Syn: Quadratus femoris*; viereckiger Muskel des Gesäßes; adduziert und dreht den Oberschenkel nach außen; **Ursprung:** Tuber ischiadicum; **Ansatz:** Crista intertrochanterica; **Innervation:** Nervus musculi quadrati femoris

Musculus quadratus lumborum (Ⓔ quadratus lumborum muscle): *Syn: Quadratus lumborum*; viereckiger Lendenmuskel, der die Lendenwirbelsäule zur Seite neigt; **Ursprung:** Labium internum der Crista iliaca, Ligamentum iliolumbale; **Ansatz:** 12. Rippe, Processus costalis des 1.–4. Lendenwirbels; **Innervation:** Nervus subcostalis und Plexus lumbalis

Musculus quadratus plantae (Ⓔ quadratus plantae muscle): *Syn: Quadratus plantae*; viereckiger Sohlenmuskel, der das Fußgewölbe stützt; **Ursprung:** Calcaneus, Ligamentum plantare longum; **Ansatz:** Sehne des Musculus flexor digitorum longus; **Innervation:** Nervus plantaris lateralis

Musculus quadriceps femoris (Ⓔ quadriceps femoris muscle): *Syn: Quadrizeps*; aus Musculus rectus femoris, Musculus vastus intermedius, lateralis und medialis bestehender vierköpfiger Oberschenkelmuskel, der mit dem Ligamentum* patellae am Schienbein ansetzt; streckt das Kniegelenk

Musculus rectococcygeus (Ⓔ rectococcygeus muscle): *Syn: Rektokokzygeus*; Fasern der Längsmuskulatur des Rektums*, die zum Steißbein ziehen

Musculus rectoperinealis (Ⓔ rectoperinealis muscle): *Syn: Musculus rectorurethralis superior*; Fasern der Längsmuskulatur des Rektums*, die zum Damm und zur Harnröhre ziehen

Musculi rectorurethrales (Ⓔ rectorurethral muscles): *Syn: Musculi anorectoperineales*; Fasern der Längsmuskulatur des Rektums*, die zum Damm und zur Harnröhre ziehen

Musculus rectorurethralis inferior (Ⓔ rectorurethralis inferior muscle): *Syn: Musculus anoperinealis*; Fasern der Längsmuskulatur des Rektums*, die zum Damm und zur Harnröhre ziehen

Musculus rectorurethralis superior (Ⓔ rectorurethralis superior muscle): *Syn: Musculus rectoperinealis*; Fasern der Längsmuskulatur des Rektums*, die zum Damm und zur Harnröhre ziehen

Musculus rectouterinus (Ⓔ rectouterinus muscle): *Syn: Rektouterinus*; Fasern der Muskelschicht der Gebärmutter [Myometrium*] zum Rektum

Musculus rectovesicalis (Ⓔ rectovesicalis muscle): *Syn: Rektovesikalis*; Fasern der Längsmuskulatur des Rektums*, die zur Blase ziehen

Musculus rectus (Ⓔ rectus muscle): *Syn: Rektus*; gerader Muskel

Musculus rectus abdominis (Ⓔ rectus abdominis muscle): *Syn: Rektus abdominis*; gerader Muskel der vorderen Bauchwand, der von einer derben Scheide [Rektusscheide*] umgeben ist; wird von 3–4 Zwischensehnen [Intersectiones tendineae] unvollständig unterteilt; senkt die Rippen bzw. beugt den Rumpf vorwärts und hebt das Becken; **Ursprung:** Vorderfläche des 5.–7. Rippenknorpels; Processus xiphoideus, Ligamenta costoxiphoidea; **Ansatz:** Symphysis pubica, Ramus superior ossis pubis; **Innervation:** Spinalnerven Th_{7-12}

Musculus rectus capitis anterior (Ⓔ rectus capitis anterior muscle): *Syn: Rektus capitis anterior*; vorderer gerader Kopfmuskel, der den Kopf nach vorne beugt; **Ursprung:** Arcus anterior des Atlas; **Ansatz:** Pars basilaris ossis occipitalis; **Innervation:** Plexus cervicalis

Musculus rectus capitis lateralis (Ⓔ rectus capitis lateralis muscle): *Syn: Rektus capitis lateralis*; seitlicher gerader Kopfmuskel, der den Kopf zur Seite neigt; **Ursprung:** Processus transversus atlantis; **Ansatz:** Processus jugularis ossis occipitalis; **Innervation:** Nervus cervicalis II

Musculus rectus capitis posterior major (Ⓔ rectus capitis posterior major muscle): *Syn: Rektus capitis posterior major*; großer, hinterer, gerader Kopfmuskel, der den Kopf neigt und dreht; **Ursprung:** Processus spinosus der Axis; **Ansatz:** Linea nuchalis inferior; **Innervation:** Nervus suboccipitalis major

Musculus rectus capitis posterior minor (Ⓔ rectus capitis posterior minor muscle): *Syn: Rektus capitis posterior minor*; kleiner, hinterer, gerader Kopfmuskel, der den Kopf neigt und dreht; **Ursprung:** Tuberculum posterius des Arcus posterior atlantis; **Ansatz:** unterhalb der Linea nuchalis inferior; **Innervation:** Nervus suboccipitalis major

Musculus rectus femoris (Ⓔ rectus femoris muscle): *Syn: Rektus femoris*; Teil des Musculus quadriceps femoris; beugt im Hüftgelenk und streckt im Kniegelenk; **Ursprung:** Spina iliaca anterior inferior; **Ansatz:** Patella, Ligamentum patellae, Tuberositas tibiae; **Innervation:** Nervus femoralis

Musculus rectus inferior bulbi (Ⓔ rectus inferior muscle): *Syn: Rektus inferior*; unterer gerader Augenmuskel; senkt und adduziert den Augapfel; **Ursprung:** Anulus tendineus communis; **Ansatz:** vor dem Augapfeläquator; **Innervation:** Nervus oculomotorius

Musculus rectus lateralis bulbi (Ⓔ rectus lateralis muscle): *Syn: Rektus lateralis*; äußerer gerader Augenmuskel; abduziert den Augapfel; **Ursprung:** Anulus tendineus communis, Ala minor ossis sphenoidalis; **Ansatz:** vor dem Augapfeläquator; **Innervation:** Nervus abducens

Musculus rectus medialis bulbi (Ⓔ rectus medialis muscle): *Syn: Rektus medialis*; innerer gerader Augenmuskel; adduziert den Augapfel; **Ursprung:** Anulus tendineus communis; **Ansatz:** vor dem Augapfeläquator; **Innervation:** Nervus oculomotorius

Musculus rectus superior bulbi (Ⓔ rectus superior muscle): *Syn: Rektus superior*; oberer gerader Augenmuskel; dreht den Augapfel nach oben; **Ursprung:** Anulus tendineus communis; **Ansatz:** vor dem Augapfeläquator; **Innervation:** Nervus oculomotorius

Musculus rhomboideus major (Ⓔ rhomboideus major muscle): *Syn: Rhomboideus major*; großer, rautenförmiger

Rückenmuskel; zieht das Schulterblatt nach medial-kranial und hält es am Rumpf fest; **Ursprung**: Processus spinosus der Brustwirbel I-IV; **Ansatz**: Margo medialis des Schulterblattes unterhalb der Spina scapulae; **Innervation**: Nervus dorsalis scapulae

Musculus rhomboideus minor (Ⓔ rhomboideus minor muscle): ***Syn:*** *Rhomboideus minor*; kleiner, rautenförmiger Rückenmuskel; zieht das Schulterblatt nach medial-kranial und hält es am Rumpf fest; **Ursprung**: Processus spinosus der Halswirbel VI-VII; **Ansatz**: Margo medialis des Schulterblattes oberhalb der Spina scapulae; **Innervation**: Nervus dorsalis scapulae

Musculus risorius (Ⓔ risorius muscle): ***Syn:*** *Lachmuskel, Risorius*; Wangenmuskel, der die Mundwinkel nach außen und oben zieht; **Ursprung**: Fascia parotidea; **Ansatz**: Mundwinkel; **Innervation**: Nervus facialis

Musculus rotator (Ⓔ rotator muscle): Drehmuskel, Rotator

Musculi rotatores (Ⓔ rotator muscles): ***Syn:*** *Wirbeldreher*; tiefste Schicht der Musculi transversospinales, die v.a. im Brustbereich ausgebildet ist; ihre Hauptaufgabe ist die Verspannung der Wirbelsäule und Drehbewegungen, die aber im Brustbereich stark eingeschränkt sind

Musculi rotatores breves: *→Musculi rotatores thoracis*

Musculi rotatores cervicis (Ⓔ rotatores cervicis muscles): ***Syn:*** *zervikale Wirbeldreher, Musculi rotatores colli*; Drehmuskel des Halswirbelsäule; **Ursprung**: Quer- und Gelenkfortsätze der Halswirbel; **Ansatz**: Basis der Dornfortsätze und Wirbelbögen des nächst höheren Wirbels; **Innervation**: Rami posteriores der Nervi cervicales

Musculi rotatores colli: *→Musculi rotatores cervicis*

Musculi rotatores longi: *→Musculi rotatores thoracis*

Musculi rotatores lumborum (Ⓔ rotatores lumborum muscles): ***Syn:*** *lumbale Wirbeldreher*; Drehmuskel des Lendenwirbelsäule; **Ursprung**: Processus mamillares der Lendenwirbel; **Ansatz**: Basis der Dornfortsätze und Wirbelbögen des nächst höheren Wirbels; **Innervation**: Rami posteriores der Nervi lumbales

Musculi rotatores thoracis (Ⓔ rotatores thoracis muscles): ***Syn:*** *thorakale Wirbeldreher*; Drehmuskel des Brustwirbelsäule; **Ursprung**: Querfortsätze der Brustwirbel; **Ansatz**: Basis der Dornfortsätze und Wirbelbögen des nächst höheren [**Musculi rotatores breves**] oder übernächsten Wirbels [**Musculi rotatores longi**]; **Innervation**: Rami posteriores der Nervi thoracici

Musculus salpingopharyngeus (Ⓔ salpingopharyngeus muscle): ***Syn:*** *Salpingopharyngeus*; inkonstanter Muskel von der Ohrtrompete zur Rachenwand; Schlundheber; **Innervation**: Plexus pharyngeus

Musculus sartorius (Ⓔ sartorius muscle): ***Syn:*** *Sartorius, Schneidermuskel*; langer Muskel vom Darmbeinkamm zur Innenseite des Kniegelenks; bewirkt Beugung, Außenrotation und Abduktion im Hüftgelenk und Beugung und Innenrotation im Kniegelenk; **Ursprung**: Spina iliaca anterior superior; **Ansatz**: Condylus medialis der Tibia, Pes anserinus; **Innervation**: Nervus femoralis

Musculus scalenus anterior (Ⓔ scalenus anterior muscle): ***Syn:*** *Skalenus anterior*; Atemhilfsmuskel, der die 1. Rippe hebt und die Halswirbelsäule zur Seite neigt; **Ursprung**: Processus transversus des 3.–6. Halswirbels; **Ansatz**: Tuberculum musculi scaleni der 1. Rippe; **Innervation**: Plexus cervicalis

Musculus scalenus medius (Ⓔ scalenus medius muscle): ***Syn:*** *Skalenus medius*; Atemhilfsmuskel, hebt die 1. Rippe und neigt die Halswirbelsäule zur Seite; **Ursprung**: Processus transversus des 1.–7. Halswirbels; **Ansatz**: 1. Rippe; **Innervation**: Plexus cervicalis

Musculus scalenus minimus (Ⓔ scalenus minimus muscle): ***Syn:*** *Skalenus minimus*; inkonstanter Atemhilfsmuskel; hebt die 1. Rippe und neigt die Halswirbelsäule zur Seite; **Ursprung**: Processus transversus des 5.–6. Halswirbels; **Ansatz**: 1. Rippe; **Innervation**: Plexus cervicalis

Musculus scalenus posterior (Ⓔ scalenus posterior muscle): ***Syn:*** *Skalenus posterior*; Atemhilfsmuskel, hebt die 2. Rippe und neigt die Halswirbelsäule zur Seite; **Ursprung**: Processus transversus des 5.–6. Halswirbels; **Ansatz**: 2. Rippe; **Innervation**: Plexus cervicalis

Musculus semimembranosus (Ⓔ semimembranosus muscle): ***Syn:*** *Semimembranosus*; vom Sitzbeinhöcker zur Innenseite des Schienbeins ziehender Muskel; streckt und adduziert den Oberschenkel und beugt das Kniegelenk; **Ursprung**: Tuber ischiadicum; **Ansatz**: Condylus medialis tibiae, Ligamentum popliteum obliquum; **Innervation**: Nervus tibialis

Musculus semipennatus (Ⓔ semipennate muscle): einfach gefiederter Muskel, Musculus unipennatus; *s.u. Muskel*

Musculus semispinalis (Ⓔ semispinalis muscle): ***Syn:*** *Semispinalis*; von den Querfortsätzen der Wirbel zu den Dornfortsätzen ziehende Muskeln; oberflächlichste Schicht des transversospinalen Systems, deren Fasern 4–7 Wirbel überspringen

Musculus semispinalis capitis (Ⓔ semispinalis capitis muscle): ***Syn:*** *Semispinalis capitis*; einseitige Kontraktion dreht den Kopf zur Gegenseite und neigt ihn zur gleichen Seite; beidseitige Kontraktion streckt den Kopf und die Halswirbelsäule; **Ursprung**: Processus transversus des 3. Halswirbels bis 6. Brustwirbels; **Ansatz**: am Hinterhaupt zwischen Linea nuchalis superior und inferior; **Innervation**: Rami posteriores der Spinalnerven

Musculus semispinalis cervicis (Ⓔ semispinalis cervicis muscle): ***Syn:*** *Semispinalis cervicis, Musculus semispinalis colli*; einseitige Kontraktion dreht die Wirbelsäule zur Gegenseite; beidseitige Kontraktion streckt die Halswirbelsäule; **Ursprung**: Processus transversus des 1.–6. Brustwirbels; **Ansatz**: Processus spinosus des 2.–7. Halswirbels; **Innervation**: Rami posteriores der Spinalnerven

Musculus semispinalis colli: *→Musculus semispinalis cervicis*

Musculus semispinalis thoracis (Ⓔ semispinalis thoracis muscle): ***Syn:*** *Semispinalis thoracis*; einseitige Kontraktion dreht die Wirbelsäule zur Gegenseite; beidseitige Kontraktion streckt die Wirbelsäule; **Ursprung**: Processus transversus des 6.–12. Brustwirbels; **Ansatz**: Processus spinosus des 3. Brustwirbels bis 6. Halswirbels; **Innervation**: Rami posteriores der Spinalnerven

Musculus semitendinosus (Ⓔ semitendinosus muscle): ***Syn:*** *Semitendinosus*; Muskel an der Rückseite des Oberschenkels; streckt und adduziert den Oberschenkel und beugt das Kniegelenk; **Ursprung**: Tuber ischiadicum; **Ansatz**: Pes anserinus, Condylus medialis tibiae; **Innervation**: Nervus tibialis

Musculus serratus anterior (Ⓔ serratus anterior muscle): ***Syn:*** *Serratus anterior*; vorderer Sägemuskel der Brustwand; fixiert das Schulterblatt; wirkt bei fixiertem Schulterblatt als Hilfsmuskel der Inspiration, bei Lähmung des Musculus serratus anterior steht das Schulterblatt flügelförmig ab [**Scapula alata**]; **Ursprung**: seitlich an der 1.–9. Rippe; **Ansatz**: Margo medialis, Angulus superior und inferior des Schulterblattes; **Innervation**: Nervus thoracicus longus

Musculus serratus posterior inferior (Ⓔ serratus posterior inferior muscle): ***Syn:*** *Serratus posterior inferior*; funktionell unbedeutender, hinterer unterer Sägemuskel der Brustwand, der bei der Inspiration als Hilfsmuskel wirkt; **Ursprung**: Processus spinosus der unteren Brustwirbel und oberen Lendenwirbel; **Ansatz**: Unterrand der 9.–12. Rippe; **Innervation**: Rami anteriores der Spinalnerven

Musculus serratus posterior superior (Ⓔ serratus posterior superior muscle): ***Syn:*** *Serratus posterior superior*; funktionell unbedeutender hinterer oberer Sägemuskel der Brustwand, der bei der Inspiration als Hilfsmuskel wirkt; **Ursprung**: Processus spinosus der Halswirbel VI-VII und Brustwirbel I-II; **Ansatz**: 2.–5. Rippe lateral vom Angulus costae; **Innervation**: Rami anteriores der Spinalnerven

Musculus soleus (Ⓔ soleus muscle): ***Syn:*** *Soleus, Schollenmuskel*; kräftiger Wadenmuskel, der den Fuß im Sprunggelenk beugt; Teil des Musculus triceps surae; **Ursprung**: Caput und Collum fibulae, Linea musculi solei tibiae; **Ansatz**: mit der Achillessehne am Tuber calcanei; **Innervation**: Nervus tibialis

Musculus sphincter (Ⓔ sphincter muscle): ***Syn:*** *Sphinkter*; Schließmuskel

Musculus sphincter ampullae hepatopancreaticae (Ⓔ sphincter of hepatopancreatic ampulla): *Syn:* *Sphinkter Oddii, Sphinkter ampullae, Oddi-Sphinkter*; glatte Muskelzellen um die Mündung von Ductus* choledochus und Ductus* pancreaticus auf der Vater*-Papille

Musculus sphincter ani externus (Ⓔ sphincter ani externus muscle): *Syn:* *Sphinkter ani externus*; äußerer Afterschließmuskel, der zusammen mit dem Musculus sphincter ani internus und dem Musculus levator ani den muskulären Verschluss des Anus bildet; er gliedert sich in: **Pars profunda**: funktionell wichtigster Teil, der zusammen mit dem Musculus puborectalis als so genannter **Musculus compressor ani** den Anus verschließt; **Pars superficialis**: schlingenförmige Fasern, die vom Ligamentum anococcygeum zum Centrum tendineum perinei ziehen und **Pars subcutanea**: oberflächlicher Ringmuskel direkt unter der Afterhaut; der Musculus sphincter ani externus unterliegt einem Dauertonus, wird aber zusätzlich willkürlich vom Nervus pudendus innerviert

Musculus sphincter ani internus (Ⓔ sphincter ani internus muscle): *Syn:* *Sphinkter ani internus*; innerer Afterschließmuskel aus glatten Muskelzellen; liegt im Bereich des Canalis analis und reicht vom Diaphragma pelvis bis zur Linea anocutanea; unterliegt einem Dauertonus, der vom Sympathikus [Th_{11}-L_3] unterhalten wird

Musculus sphincter ductus biliaris: →*Musculus sphincter ductus choledochi*

Musculus sphincter ductus choledochi (Ⓔ sphincter muscle of bile duct): *Syn:* *Musculus sphincter ductus biliaris*; glatte Muskelzellen um die Mündung des Ductus* choledochus auf der Vater*-Papille

Musculus sphincter ductus pancreatici (Ⓔ sphincter muscle of pancreatic duct): glatte Muskelzellen um die Mündung des Ductus* pancreaticus

Musculus sphincter palatopharyngeus (Ⓔ sphincter palatopharyngeus muscle): *s.u. Musculus palatopharyngeus*

Musculus sphincter pupillae (Ⓔ muscle of pupil): *s.u. Iris*

Musculus sphincter pyloricus (Ⓔ sphincter pyloricus muscle): *Syn:* *Sphinkter pylori*; Schließmuskel des Magenausgangs, der vom glatten Muskelfasern des Stratum circulare der Magenschleimhaut [Tunica mucosa] gebildet wird

Musculus sphincter urethrae (Ⓔ sphincter muscle of urethra): *Syn:* *Harnröhrensphinkter, Urethralsphinkter, Sphinkter urethrae*; der Harnröhrensphinkter besteht aus zwei Teilen: der **Musculus sphincter urethrae internus** wird von glatten Muskelfasern Tunica muscularis der Harnröhre gebildet; der **Musculus sphincter urethrae externus** besteht aus quergestreiften Muskelfasern, die vom Nervus pudendus innerviert werden

Musculus sphincter urethrae externus (Ⓔ external sphincter muscle of urethra): *s.u. Musculus sphincter urethrae*

Musculus sphincter urethrae internus (Ⓔ internal sphincter muscle of urethra): *s.u. Musculus sphincter urethrae*

Musculus sphincter urethrovaginalis (Ⓔ urethrovaginal sphincter muscle): glatte Muskelfasern aus der Membrana* perinei um die Harnröhrenöffnung der Frau

Musculus spinalis (Ⓔ spinalis muscle): *Syn:* *Spinalis, Dornfortsatzmuskel*; benachbarte Dornfortsätze verbindende Muskelfasern; medialer Teil des Musculus erector spinae; der Musculus spinalis cervicis ist meist mit dem stark ausgeprägten Musculus spinalis thoracis verwachsen; der Musculus spinalis capitis fehlt häufig

Musculus spinalis capitis (Ⓔ spinalis capitis muscle): *Syn:* *Spinalis capitis*; streckt den Kopf und die Halswirbelsäule und dreht den Kopf bei einseitiger Kontraktion zur Gegenseite; **Ursprung**: Processus spinosus der unteren Halswirbel und oberen Brustwirbel; **Ansatz**: am Hinterhaupt zwischen Linea nuchalis superior und inferior; **Innervation**: Rami posteriores der Spinalnerven

Musculus spinalis cervicis (Ⓔ spinalis cervicis muscle): *Syn:* *Spinalis cervicis, Musculus spinalis colli*; streckt die Halswirbelsäule; **Ursprung**: Processus spinosus des 4.–7. Halswirbels; **Ansatz**: Processus spinosus des 2.–3. Halswirbels; **Innervation**: Rami posteriores der Nervi cervicales

Musculus spinalis colli: →*Musculus spinalis cervicis*

Musculus spinalis thoracis (Ⓔ spinalis thoracis muscle): *Syn:* *Spinalis thoracis*; streckt die Brustwirbelsäule; **Ursprung**: Processus spinosus der unteren Brustwirbel und der ersten beiden Lendenwirbel; **Ansatz**: Processus spinosus der oberen Brustwirbel; **Innervation**: Rami posteriores der Spinalnerven

Musculi spinotransversales (Ⓔ spinotransversales muscles): *s.u. Musculus splenius*

Musculus splenius (Ⓔ splenius muscle): *Syn:* *Splenius*; von den Dornfortsätzen zu den Querfortsätzen der Halswirbelsäule und dem Hinterhaupt ziehende autochthone Rückenmuskeln, die in ihrer Gesamtheit als **Musculi spinotransversales** oder **spinotransversales System** bezeichnet werden; sie bewirken eine Dorsalflexion der Halswirbelsäule und bei einseitiger Kontraktion eine Drehung zur selben Seite

Musculus splenius capitis (Ⓔ splenius capitis muscle): *Syn:* *Splenius capitis*; dreht und neigt den Kopf und hebt das Gesicht; **Ursprung**: Processus spinosus des 3. Halswirbels bis 3. Brustwirbels; **Ansatz**: Linea nuchalis superior; **Innervation**: Rami posteriores der Spinalnerven

Musculus splenius cervicis (Ⓔ splenius cervicis muscle): *Syn:* *Splenius cervicis, Musculus splenius colli*; dreht und neigt den Hals; **Ursprung**: Processus spinosus des 3.–6. Brustwirbels, Ligamentum supraspinale; **Ansatz**: Tuberculum des 1.–3. Halswirbels; **Innervation**: Rami posteriores der Spinalnerven

Musculus splenius colli: →*Musculus splenius cervicis*

Musculus stapedius (Ⓔ stapedius muscle): liegt in der Eminentia pyramidalis der hinteren Paukenhöhlenwand; seine Sehne zieht durch die Pyramidenspitze nach vorne zum Steigbügelkopf; zieht den Steigbügelkopf bei Kontraktion nach hinten; **Innervation**: Nervus facialis

Musculus sternalis (Ⓔ sternalis muscle): inkonstanter Muskel, der vorne oberflächlich auf dem Thorax verläuft

Musculus sternocleidomastoideus (Ⓔ sternocleidomastoideus muscle): *Syn:* *Sternokleidomastoideus, Kopfnicker*; zweiköpfiger Muskel von Brustbein und Schlüsselbein zum Warzenfortsatz; dreht und neigt den Kopf zur selben Seite; bei beidseitiger Kontraktion beugt er die Halswirbelsäule nach vorne und hebt das Gesicht; **Ursprung**: Manubrium sterni [**medialer Kopf**], Clavicula [**lateraler Kopf**]; **Ansatz**: Processus mastoideus, Linea nuchalis superior; **Innervation**: Nervus accessorius, Plexus cervicalis

Musculus sternohyoideus (Ⓔ sternohyoideus muscle): *Syn:* *Sternohyoideus*; Unterzungenmuskel vom Zungenbein zum Brustbein; senkt das Zungenbein; **Ursprung**: Manubrium sterni; **Ansatz**: Corpus ossis hyoidei; **Innervation**: Ansa cervicalis

Musculus sternothyroideus (Ⓔ sternothyreoideus muscle): *Syn:* *Sternothyroideus*; Unterzungenmuskel vom Zungenbein zum Schildknorpel; zieht das Zungenbein nach unten und den Schildknorpel nach oben; **Ursprung**: Manubrium sterni, 1. Rippe; **Ansatz**: Corpus ossis hyoidei; **Innervation**: Ansa cervicalis

Musculus styloglossus (Ⓔ styloglossus muscle): *Syn:* *Styloglossus*; vom Griffelfortsatz des Schläfenbeins entspringender Muskel, der die Zunge nach hinten oben zieht; **Ursprung**: Processus styloideus ossis temporale; **Ansatz**: Zungenrand bis zur Zungenspitze; **Innervation**: Nervus hypoglossus

Musculus stylohyoideus (Ⓔ stylohyoideus muscle): *Syn:* *Stylohyoideus*; vom Griffelfortsatz des Schläfenbeins entspringender Muskel, der das Zungenbein nach hinten oben zieht; **Ursprung**: Processus styloideus ossis temporale; **Ansatz**: Cornu minus ossis hyoideus; **Innervation**: Nervus facialis

Musculus stylopharyngeus (Ⓔ stylopharyngeus muscle): *Syn:* *Stylopharyngeus*; vom Griffelfortsatz des Schläfenbeins entspringender Schlundheber; **Ursprung**: Processus styloideus ossis temporale; **Ansatz**: Cartilago pharyngea, Tunica submucosa pharyngis; **Innervation**: Nervus glossopharyngeus

Musculus subclavius (Ⓔ subclavius muscle): *Syn:* *Subkla-*

vius; Muskel zwischen Schlüsselbein und 1. Rippe, der das Schlüsselbein im Sternoklavikulargelenk hält; **Ursprung**: Vorderfläche der 1. Rippe an der Knorpel-Knochen-Grenze; **Ansatz**: Unterfläche der Extremitas acromialis der Clavicula; **Innervation**: Nervus subclavius

Musculi subcostales (Ⓔ subcostal muscles): ***Syn:*** *Unterrippenmuskeln, Subkostalmuskeln*; inkonstante autochthone Rückenmuskeln im hinteren, unteren Brustkorb, die die Rippen senken und die Thoraxwand verspannen; **Ursprung**: sehnig am oberen Rand der unteren Rippen; **Ansatz**: Rückfläche der übernächsten oder höheren Rippe; **Innervation**: Nervi intercostales

Musculi suboccipitales (Ⓔ suboccipital muscles): ***Syn:*** *subokzipitale Muskeln, subokzipitale Muskulatur*; tiefe Halsmuskeln, die am Hinterhaupt ansetzen [Musculus rectus capitis anterior, lateralis, posterior major und minor, obliquus capitis inferior und superior]

Musculus subscapularis (Ⓔ subscapularis muscle): ***Syn:*** *Subskapularis*; von der Unterfläche des Schulterblattes entspringender Muskel, der den Oberarm nach innen dreht und adduziert; **Ursprung**: Fossa subscapularis; **Ansatz**: Tuberculum minus, Gelenkkapsel des Schultergelenkes; **Innervation**: Nervus subscapularis

Musculus supinator (Ⓔ supinator muscle): ***Syn:*** *Supinator*; den Unterarm nach außen drehender Muskel; **Ursprung**: Epicondylus lateralis humeri, Ligamentum collaterale radiale, Ligamentum anulare radii, Crista musculi supinatoris; **Ansatz**: oben an der Vorder- und Seitenfläche des Radius; **Innervation**: Nervus radialis

Musculi suprahyoidei (Ⓔ suprahyoid muscles): ***Syn:*** *obere Zungenbeinmuskeln, suprahyoidale Muskulatur, suprahyale Muskulatur, Suprahyoidalmuskeln*; vom Zungenbein nach oben ziehende Muskeln

Musculus supraspinatus (Ⓔ supraspinatus muscle): ***Syn:*** *Supraspinatus*; vom Schulterblatt zur Innenseite des Oberarms ziehender Muskel; adduziert und dreht den Oberarm nach innen; **Ursprung**: Fossa supraspinata, Fascia supraspinata; **Ansatz**: Tuberculum majus, Gelenkkapsel des Schultergelenks; **Innervation**: Nervus suprascapularis

Musculus suspensorius duodeni (Ⓔ suspensorius duodeni muscle): ***Syn:*** *Treitz-Muskel*; glatter Muskel an der Flexura* duodenojejunalis, der die Pars ascendens duodeni mit der Arteria mesenterica superior verbindet

Musculus tarsalis inferior (Ⓔ tarsalis inferior muscle): ***Syn:*** *Tarsalis inferior*; glatte Muskelfasern, die das Unterlid nach unten ziehen; werden vom Halssympathikus innerviert

Musculus tarsalis superior (Ⓔ tarsalis superior muscle): ***Syn:*** *Oberlidheber, Tarsalis superior*; glatte Muskelfasern, die das Oberlid heben; werden vom Halssympathikus innerviert

Musculus temporalis (Ⓔ temporalis muscle): ***Syn:*** *Schläfenmuskel, Temporalis*; in der Schläfengrube entspringender kräftiger Kaumuskel, der den Unterkiefer hebt und nach hinten zieht; **Ursprung**: Linea temporalis der Squama ossis temporalis und des Os parietale; **Ansatz**: Processus coronoideus mandibulae; **Innervation**: Nervi temporales profundi

Musculus temporoparietalis (Ⓔ temporoparietalis muscle): ***Syn:*** *Temporoparietalis*; Teil des Musculus epicranius in der Schläfen- und Scheitelregion, der die Ohrmuschel nach oben zieht; **Ursprung**: kraniale Wurzel der Ohrmuschel; **Ansatz**: Galea aponeurotica; **Innervation**: Nervus facialis

Musculus tensor (Ⓔ tensor muscle): ***Syn:*** *Tensor*; Spannmuskel, Spanner

Musculus tensor fasciae latae (Ⓔ tensor fasciae latae muscle): ***Syn:*** *Tensor fasciae latae*; Spanner der Oberschenkelfaszie [Fascia lata], der Beugung und Innenrotation im Hüftgelenk unterstützt; **Ursprung**: Spina iliaca anterior superior: **Ansatz**: Tractus iliotibialis; **Innervation**: Nervus gluteus superior

Musculus tensor tympani (Ⓔ tensor tympani muscle): ***Syn:*** *Trommelfellspanner, Tensor tympani*; im oberen Teil des Canalis musculotubarius [Semicanalis musculi tensor tympanis] verlaufender Mittelohrmuskel, der bei Kontraktion das Trommelfell spannt; **Ursprung**: knöcherne Wand des Canalis musculotubarius; **Ansatz**: Hammergriff; **Innervation**: Nervus trigeminus

Musculus tensor veli palatini (Ⓔ tensor veli palatini muscle): ***Syn:*** *Tensor veli palatini*; Spanner des Gaumensegels, der auch die Tuba auditiva öffnet; **Ursprung**: Fossa scaphoidea der Ala major ossis sphenoidalis, Lamina membranacea tubae auditivae; **Ansatz**: zieht um den Hamulus pterygoideus und strahlt in die Aponeurosis palatina ein; **Innervation**: Nervus tensoris veli palatini

Musculus teres major (Ⓔ teres major muscle): ***Syn:*** *Teres major*; runder Muskel vom Schulterblatt zur Innenseite des Oberarms; adduziert und dreht den Oberarm nach innen; **Ursprung**: Angulus inferior scapulae; **Ansatz**: Crista tuberculi minoris; **Innervation**: Nervus thoracodorsalis

Musculus teres minor (Ⓔ teres minor muscle): ***Syn:*** *Teres minor*; runder Muskel vom Schulterblatt zur Außenseite des Oberarms; adduziert und dreht den Oberarm nach außen; **Ursprung**: Margo lateralis scapulae; **Ansatz**: Tuberculum majus; **Innervation**: Nervus axillaris

Musculi thoracis (Ⓔ thoracic muscles): Brustkorbmuskeln, Brustkorbmuskulatur

Musculus thyroarytenoideus (Ⓔ thyroarytenoideus muscle): ***Syn:*** *Thyroarytänoideus*; Muskel vom Schildknorpel zum Aryknorpel, der die Pars intercartilaginea der Stimmritze verengt; Antagonist des Musculus cricoarytenoideus posterior; **Ursprung**: Innenfläche der Cartilago thyroidea; **Ansatz**: Fovea oblonga der Cartilago arytenoidea; **Innervation**: Nervus laryngeus inferior

Musculus thyroepiglotticus (Ⓔ thyroepiglotticus muscle): ***Syn:*** *Thyroepiglottikus, Pars thyroepiglottica musculi thyroarytenoidei*; Teil des Musculus thyroarytenoideus zur Epiglottis; zieht den Kehldeckel nach unten und vorne und erweitert den Aditus laryngis; **Ursprung**: Innenfläche der Cartilago thyroidea; **Ansatz**: Seitenrand der Epiglottis; **Innervation**: Nervus laryngeus inferior

Musculus thyrohyoideus (Ⓔ thyreohyoideus muscle): ***Syn:*** *Thyrohyoideus*; äußerer Kehlkopfmuskel; zieht den Schildknorpel nach oben und das Zungenbein nach unten; entspannt die Stimmbänder; **Ursprung**: Linea obliqua der Cartilago thyroidea; **Ansatz**: Corpus ossis hyoidei: **Innervation**: Nervus laryngeus superior

Musculus tibialis anterior (Ⓔ tibialis anterior muscle): ***Syn:*** *Tibialis anterior*; Muskel auf der Vorderseite des Schienbeins; streckt den Fuß im Sprunggelenk und hebt den medialen Fußrand; **Ursprung**: Condylus lateralis tibiae, Facies lateralis tibiae, Membrana interossea cruris, Fascia cruris; **Ansatz**: mediale und plantare Fläche des Os cuneiforme mediale, Basis des Os metatarsale I; **Innervation**: Nervus fibularis profundus

Musculus tibialis posterior (Ⓔ tibialis posterior muscle): ***Syn:*** *Tibialis posterior*; Muskel auf der Rückseite des Schienbeins; beugt den Fuß im oberen Sprunggelenk und supiniert im unteren Sprunggelenk; verspannt Längs- und Querbogen des Fußes; **Ursprung**: Tibia, Fibula, Membrana interossea cruris; **Ansatz**: Tuberositas ossis navicularis, plantar an den Ossa cuneiformie und Ossa metatarsalia II-III; **Innervation**: Nervus tibialis

Musculus trachealis (Ⓔ tracheal muscle): glatte Muskulatur der Trachealknorpel, die die freien Enden der Knorpelspangen verbindet

Musculus tragicus (Ⓔ tragicus muscle): kurzes, flaches Muskelband auf der Seitenfläche des Tragus*; ohne funktionelle Bedeutung; **Innervation**: Nervus facialis

Musculi transversospinales (Ⓔ transversospinal muscles): ***Syn:*** *Transversospinalsystem, transversospinales System*; Gruppe autochthoner Rückenmuskeln, deren Fasern von den Querfortsätzen schräg nach oben medial zu den Dornfortsätzen bzw. dem Hinterhaupt verlaufen; dazu gehören Musculi multifidi, Musculus semispinalis und Musculi rotatores

Musculus transversus abdominis (Ⓔ transversus abdominis muscle): ***Syn:*** *Transversus abdominis*; querer Bauchmuskel; spannt die Bauchdecke bei der Bauchpresse; **Ursprung**: Innenfläche der Rippenknorpel VII-XII, tiefes Blatt der

Fascia thoracolumbalis, Labium internum der Crista iliaca; Spina iliaca anterior superior, laterale Hälfte des Ligamentum inguinale; **Ansatz:** hinteres Blatt der Rektusscheide oberhalb der Linea arcuata und vorderes Blatt unterhalb der Linea arcuata, Linea alba; **Innervation:** Nervi intercostales V-XII, Nervus iliohypogastricus, Nervus ilioinguinalis

Musculus transversus auriculae (Ⓔ transversus auricularis muscle): ***Syn:*** *Transversus auriculae*; querverlaufende Ohrmuschelmuskel ohne funktionelle Bedeutung; **Innervation:** Nervus auricularis posterior

Musculus transversus linguae (Ⓔ transversus linguae muscle): ***Syn:*** *Transversus linguae*; querer Binnenmuskel der Zunge; **Innervation:** Nervus hypoglossus

Musculus transversus menti (Ⓔ transversus menti muscle): ***Syn:*** *Transversus menti*; querverlaufende Muskelfasern, die rechten und linken Musculus depressor anguli oris verbinden; spannt die Haut über dem Kinn; **Innervation:** Nervus facialis

Musculus transversus nuchae (Ⓔ transversus nuchae muscle): ***Syn:*** *Transversus nuchae*; inkonstanter schmaler Nackenmuskel, der die Nackenhaut spannt; entspricht dem Platysma*; **Ursprung:** Protuberantia occipitalis externa; **Ansatz:** Processus mastoideus; **Innervation:** Nervus auricularis posterior

Musculus transversus perinei profundus (Ⓔ transversus perinei profundus muscle): ***Syn:*** *Transversus perinei profundus*; tiefer, querer Dammmuskel; beim Mann eine Muskelplatte zwischen den beiden Sitzbeinästen und den unteren Schambeinästen; Teil des muskulären Beckenbodens; bei der Frau besteht er aus glatter Muskulatur; **Innervation:** Nervi perineales

Musculus transversus perinei superficialis (Ⓔ transversus perinei superficialis muscle): ***Syn:*** *Transversus perinei superficialis*; oberflächlicher, querer Dammmuskel; besteht aus vereinzelten Muskelfasern, die in Fettgewebe eingebettet sind; Teil des muskulären Beckenbodens; **Innervation:** Nervi perineales

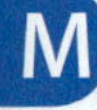

Musculus transversus thoracis (Ⓔ transversus thoracis muscle): ***Syn:*** *Transversus thoracis*; fächerförmiger Muskel an der Brustkorbinnenwand; verspannt die Thoraxwand und unterstützt die Exspiration; **Ursprung:** Rückseite des Corpus sterni und Processus xiphoideus; **Ansatz:** unterer Rand des 2.–6. Rippenknorpels; **Innervation:** Nervi intercostales

Musculus trapezius (Ⓔ trapezius muscle): ***Syn:*** *Trapezius, Kapuzenmuskel*; Kopf und Schultergürtel verbindender Muskel; dreht den Kopf zur Gegenseite und unterstützt Dorsalflexion von Kopf und Halswirbelsäule; die **Pars descendens** zieht das Schulterblatt nach medial-oben, die **Pars transversa** nach medial und die **Pars ascendens** nach medial-unten; **Ursprung:** Protuberantia occipitalis externa, über das Ligamentum nuchae an den Dornfortsätzen der Halswirbel, alle Dornfortsätze der Brustwirbel; **Ansatz:** laterales Drittel der Clavicula; Acromion, Spina scapulae; **Innervation:** Nervus accessorius, Plexus cervicalis

Musculus triangularis (Ⓔ triangular muscle): dreieckiger Muskel

Musculus triceps (Ⓔ triceps muscle): ***Syn:*** *Trizeps*; dreiköpfiger Muskel

Musculus triceps brachii (Ⓔ triceps brachii muscle): ***Syn:*** *Trizeps, Trizeps brachii*; dreiköpfiger Oberarmmuskel, der den Unteram streckt; der lange Kopf [Caput longum] bewirkt auch Adduktion und Retroversion im Schultergelenk; **Ursprung:** Tuberculum infraglenoidale [**Caput longum**], Rückfläche des Humerus, obere zwei Drittel des Septum intermusculare brachii laterale [**Caput laterale**], Rückfläche des Humerus, Septum intermusculare brachii mediale, unteres Drittel des Septum intermusculare brachii laterale [**Caput mediale**]; **Ansatz:** Olecranon; **Innervation:** Nervus radialis

Musculus triceps surae (Ⓔ triceps surae muscle): ***Syn:*** *Trizeps surae*; von Musculus gastrocnemius und Musculus soleus gebildeter dreiköpfiger Unterschenkelmuskel, der über die Achillessehne am Tuber calcanei ansetzt

Musculi trigoni vesicae (Ⓔ trigonal muscles): glatte Muskulatur im Bereich des Blasendreiecks [Trigonum vesicae]; besteht aus einer oberflächlichen [**Musculus trigoni vesicae superficialis**] und einer tiefen Schicht [**Musculus trigoni vesicae profundus**], die zusammen das Ostium urethrae internum umschließen und das Eindringen von Ejakulat in die Harnblase bei der Ejakulation verhindern

Musculus trigoni vesicae profundus (Ⓔ deep trigone muscle): *s.u. Musculi trigoni vesicae*

Musculus trigoni vesicae superficialis (Ⓔ superficial trigone muscle): *s.u. Musculi trigoni vesicae*

Musculus unipennatus (Ⓔ unipennate muscle): ***Syn:*** *Musculus semipennatus*; einfach gefiederter Muskel; *s.u. Muskel*

Musculus uvulae (Ⓔ muscle of uvula): ***Syn:*** *Zäpfchenmuskel*; das Zäpfchen verkürzender Muskel, der den Isthmus faucium verschließt; **Ursprung:** Aponeurosis palatina; **Ansatz:** Spitze des Zäpfchens [Uvula]; **Innervation:** Plexus pharyngealis

Musculus vastus intermedius (Ⓔ vastus intermedius muscle): ***Syn:*** *Vastus intermedius*; mittlerer, unterster Teil des Musculus quadriceps femoris, der im Kniegelenk streckt; **Ursprung:** Vorderseite des Femurschafts; **Ansatz;** Patella, Ligamentum patellae, Tuberositas tibiae; **Innervation:** Nervus femoralis

Musculus vastus lateralis (Ⓔ vastus lateralis muscle): ***Syn:*** *Vastus lateralis*; äußerer Teil des Musculus quadriceps femoris; streckt im Kniegelenk; **Ursprung:** Basis des Trochanter major, Labium laterale der Linea aspera; **Ansatz;** Patella, Ligamentum patellae, Tuberositas tibiae; **Innervation:** Nervus femoralis

Musculus vastus medialis (Ⓔ vastus medialis muscle): ***Syn:*** *Vastus medialis*; innerer Teil des Musculus quadriceps femoris; streckt im Kniegelenk; **Ursprung:** Labium mediale der Linea aspera; **Ansatz;** Patella, Ligamentum patellae, Tuberositas tibiae; **Innervation:** Nervus femoralis

Musculus verticalis linguae (Ⓔ verticalis linguae muscle): senkrechte Muskelfasern der Zungenmuskulatur, die von der Aponeurosis lingua nach unten ziehen; **Innervation:** Nervus hypoglossus

Musculus vesicoprostaticus (Ⓔ vesicoprostaticus muscle): Faserzüge der Tunica muscularis der Harnblase zur Prostata

Musculus vesicovaginalis (Ⓔ vesicovaginalis muscle): Faserzüge der Tunica muscularis der Harnblase zur Scheide [Vagina]

Musculus vocalis (Ⓔ vocalis muscle): ***Syn:*** *Stimmbandmuskel, Vokalis*; in der Stimmlippe liegender Muskel, der die Stimmbänder spannt und die Stimmritze verschließt; reguliert die Feineinstellung der Stimmbänder; **Ursprung:** Innenfläche der Cartilago thyroidea; **Ansatz:** Processus vocalis der Cartilago arytenoidea; **Innervation:** Nervus laryngeus inferior

Musculus zygomaticus major (Ⓔ zygomaticus major muscle): mimischer Muskel, der den Mundwinkel hebt; **Ursprung:** Außenseite des Os zygomaticum; **Ansatz:** Mundwinkel; **Innervation:** Nervus facialis

Musculus zygomaticus minor (Ⓔ zygomaticus minor muscle): mimischer Muskel, der den Mundwinkel hebt; **Ursprung:** Außenseite des Os zygomaticum; **Ansatz:** Mundwinkel; **Innervation:** Nervus facialis

Mu|si|kan|ten|kno|chen *m* (Ⓔ funny bone): *s.u. Nervus ulnaris*

Mus|ka|rin *nt*: *→Muscarin*

Mus|kat *m* (Ⓔ nutmeg): ***Syn:*** *Myristica fragrans*; immergrüner Baum aus der Familie der Myristicaceae; verwendet werden das ätherische **Muskatnussöl** [Myristicae aetheroleum] der Samen oder des Samenmantels, der getrocknete Samenmantel [**Muskatblüte**, Macis, Myristicae arillus], die durch Auspressen aus den Samen gewonnene **Muskatbutter** [Myristicae oleum expressum] und die Samenkerne [**Muskatnuss**, Myristicae semen]; Muskatnussöl enthält Monoterpene*, Monoterpenalkohole und aromatische Äther [v.a. Myristicin*], Muskatblüte und Muskatbutter vorwiegend Öl [hauptsächlich Myristinsäureglyceride], die Muskatnuss ätherisches Öl, Saponine* und Sterole*; **Anw.:** Nuss und Blüte traditionell bei Magen-Darm-Beschwerden, Durchfall, Krämpfen und Blähungen; in der Homöopathie Zubereitungen aus den getrockneten Samenkernen bei Verdauungsstörungen und nervösen Beschwerden

Mus|kat|blü|te *f* (Ⓔ mace): ***Syn:*** *Macis, Myristicae arillus*; *s.u. Muskat*

Mus|kat|but|ter *f* (Ⓔ nutmeg butter): ***Syn:*** *Myristicae oleum expressum*; *s.u. Muskat*

Mus|kat|nuss *f* (Ⓔ nutmeg): ***Syn:*** *Myristicae semen*; *s.u. Muskat*

Mus|kat|nuss|le|ber *f* (Ⓔ nutmeg liver): *s.u. Stauungsleber*

Mus|kat|nuss|öl *nt* (Ⓔ nutmeg oil): ***Syn:*** *Myristicae aetheroleum*; *s.u. Muskat*

Mus|kel *m* (Ⓔ muscle): ***Syn:*** *(anatom.) Musculus*; ein Muskel besteht aus dem kontraktilen Muskelgewebe*, das als **Muskelbauch** [Venter musculi] bezeichnet wird, und Sehnen [Tendo*] oder Aponeurosen*, über die die Kraft übertragen wird; die Anheftungsstelle des Muskels am weniger beweglichen oder rumpfnahen Skelettteil [**Punctum fixum**] wird als Ursprung [**Origo**] bezeichnet, die Befestigungsstelle am stärker beweglichen Teil [**Punctum mobile**] als Ansatz [**Insertio**]

die kontraktile Grundeinheit des Muskels ist die Muskelfaser*, die vom Endomysium* umgeben wird; ca. 10–50 Muskelfasern werden zu **Primärbündeln** zusammengefasst, die vom **Perimysium internum** umhüllt werden; mehrere Primärbündel werden durch das **Perimysium externum** zu **Sekundärbündeln** [Fleischfasern] mit einem Durchmesser von 1–2 mm zusammengefasst; das **Epimysium** fasst mehrere Sekundärbündel zu einem größeren Muskelbündel oder einem kleinen Muskel zusammen und grenzt ihn verschieblich gegen die Umgebung ab; einzelne Muskeln oder Muskelgruppen werden durch Faszien [**Fasciae musculorum**] umhüllt

Muskeln können nach ihrer Funktion [z.B. Musculus* flexor, Musculus* adductor] oder ihrem äußeren Erscheinungsbild eingeteilt werden; dabei unterscheidet man u.a. **spindelförmige Muskeln** [Musculus fusiformis], **einfach, doppelt** und **mehrfach gefiederte Muskeln** [Musculus unipennatus, Musculus bipennatus, Musculus multipennatus], **flache Muskeln** [Musculus planus], **mehrköpfige Muskeln** [Musculus* biceps brachii, Musculus* triceps brachii], **mehrbäuchige Muskeln** [Musculus* digastricus] und **ringförmige Muskeln** [Musculus orbicularis]

glatte Muskeln: *→glattes Muskelgewebe*

ischiokrurale Muskeln (Ⓔ hamstring): Oberbegriff für die vom Sitzbeinhöcker [Tuber ischiadicum] entspringenden Muskeln [Musculus* biceps femoris, semitendinosus, semimembranosus], die an den Unterschenkelknochen [Ossa cruris] ansetzen; sie streckem im Hüftgelenk und beugen im Kniegelenk

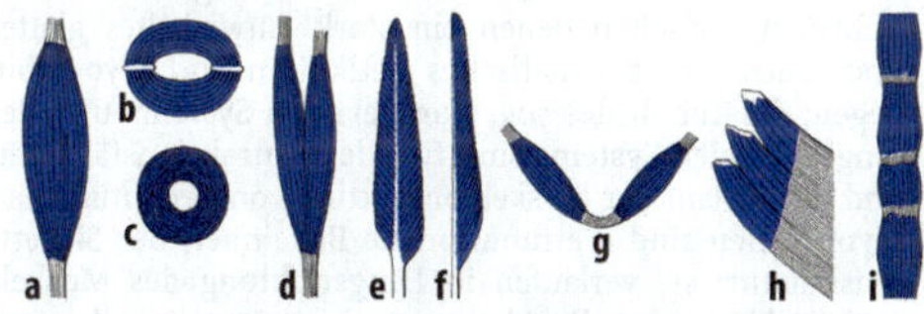

Abb. M131. Muskelformen. **a** spindelförmiger Muskel, M. fusiformis, **b** ringförmiger Muskel, M. orbicularis, **c** ringförmiger glatter Schließmuskel, M. sphincter, **d** zweiköpfiger Muskel, M. biceps, **e** doppelt gefiederter Muskel, M. bipennatus, **f** einfach gefiederter Muskel, M. unipennatus, **g** zweibäuchiger Muskel, M. digastricus, **h** platter Muskel, M. planus, **i** mehrbäuchiger Muskel

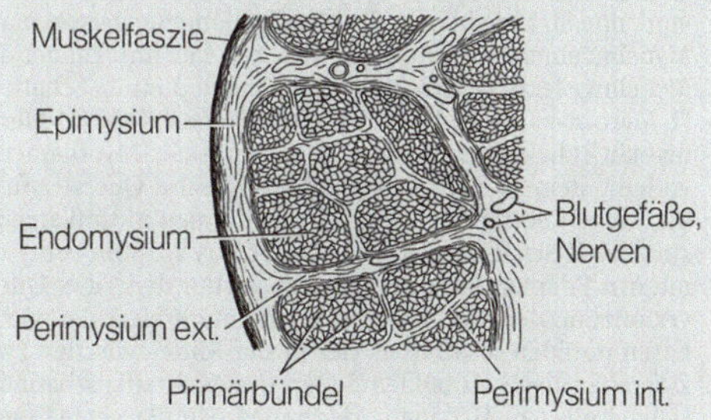

Abb. M132. Muskelquerschnitt

multisegmentaler Muskel (Ⓔ multisegmental muscle): *s.u. Myotom 2.*

quergestreifte Muskeln (Ⓔ striated muscles): ***Syn:*** *quergestreifte Muskulatur, quergestreiftes Muskelgewebe*; *s.u. Muskelgewebe*

subokzipitale Muskeln (Ⓔ suboccipital muscles): ***Syn:*** *subokzipitale Muskulatur, Musculi suboccipitales*; tiefe Halsmuskeln, die am Hinterhaupt ansetzen [Musculus* rectus capitis anterior, lateralis, posterior major und minor, obliquus capitis inferior und superior]

unisegmentaler Muskel (Ⓔ unisegmental muscle): *s.u. Myotom 2.*

Mus|kel|a|pla|sie *f* (Ⓔ amyoplasia): ***Syn:*** *Amyoplasie, Amyoplasia*; angeborene Fehlbildung oder Unterentwicklung eines Muskels

Mus|kel|ast *m*: *→Ramus muscularis*

Mus|kel|a|tro|phie *f* (Ⓔ muscular atrophy): ***Syn:*** *Amyotrophie, Amyotrophie, Muskelschwund, Myatrophie*; Verminderung der Muskelmasse, z.B. bei Inaktivität oder schlaffer Lähmung; *s.a. spinale Muskelatrophie*

adult-distale Form der spinalen Muskelatrophie: *→spinale progressive Muskelatrophie*

adult-proximale Form der spinalen Muskelatrophie: *→skapulohumerale Form der spinalen Muskelatrophie*

Duchenne-Typ der progressiven Muskelatrophie: *→Duchenne-Muskeldystrophie*

infantile spinale Muskelatrophie (Werdnig-Hoffmann) (Ⓔ infantile progressive spinal muscular atrophy): ***Syn:*** *Werdnig-Hoffmann-Krankheit*; bereits im ersten Lebensjahr einsetzende autosomal-rezessive Form der spinalen Muskelatrophie, die innerhalb von 2–3 Jahren zum Tode führt; beginnt mit Trinkschwäche, beidseitiger Fazialisparese und Stillstand der motorischen Entwicklung; typisch ist auch die sog. **Schaukelatmung**: bei Inspiration wölbt sich der Bauch vor und der Thorax sinkt ein, bei Exspiration ist es umgekehrt; die Lähmung der Interkostalmuskeln führt zu rezidivierenden Pneumonien, die i.d.R. die Todesursache sind

juvenile Form der spinalen Muskelatrophie (Ⓔ juvenile muscular atrophy): ***Syn:*** *Kugelberg-Welander-Krankheit, hereditäre proximale neurogene Amyotrophie, Atrophia musculorum spinalis pseudomyopathica (Kugelberg-Welander)*; meist autosomal-rezessive Form der spinalen Muskelatrophie*; der Krankheitsbeginn liegt zwischen dem 2. und 17. Lebensjahr; **klinisch** beginnt die Erkankung mit Atrophie und Lähmung der rumpfnahen Beinmuskulatur; die Patienten haben Schwierigkeiten beim Treppensteigen und stürzen leicht hin; später ist auch die Schultergürtel-, Arm- und Handmuskulatur betroffen

myogene Muskelatrophie (Ⓔ myopathic atrophy): ***Syn:*** *myopathische Muskelatrophie*; Muskelatrophie als Folge einer Muskelerkrankung

myopathische Muskelatrophie: *→myogene Muskelatrophie*

neurale Muskelatrophie (Ⓔ neural muscular atrophy): ***Syn:*** *neurogene Muskelatrophie*; Muskelatrophie durch Ausfall der Nervenversorgung; meist gleichgesetzt mit spinaler Muskelatrophie*

neurogene Muskelatrophie: *→neurale Muskelatrophie*

progressive spinale Muskelatrophie: *→spinale Muskelatrophie*

skapulohumerale Form der spinalen Muskelatrophie (Ⓔ scapulohumeral type of spinal muscular atrophy): ***Syn:*** *Vulpian-Atrophie, Vulpian-Syndrom, Vulpian-Bernhard-Atrophie, Vulpian-Bernhard-Syndrom, adult-proximale Form der spinalen Muskelatrophie*; ätiologisch noch ungeklärte, im Erwachsenenalter beginnende Form der progressiven spinalen Muskelatrophie, die vornehmlich Schultergürtel- und Oberarmmuskeln betrifft

spinale Muskelatrophie (Ⓔ spinal muscular atrophy): ***Syn:*** *progressive spinale Muskelatrophie*; Oberbegriff für eine

M

Gruppe von genetisch bedingten Erkrankungen, die zu einer Degeneration der motorischen Vorderhornzellen des Rückenmarks und damit zu schlaffer Lähmung und Muskelatrophie führen; die klassische Einteilung in vier Typen [Werdnig-Hoffman, Kugelberg-Welander, Duchenne-Aran und Vulpian-Bernhard] spiegelt auch die in den letzten Jahren entdeckten Genmutationen am sog. **survival-motor-neuron-Gen 1** und 2 wieder, die bei mehr als 95 % der Patienten gefunden werden; *s.a. progressive Bulbärparalyse*

spinale progressive Muskelatrophie (Ⓔ progressive spinal muscular atrophy): ***Syn:*** *Aran-Duchenne-Krankheit, Aran-Duchenne-Muskelatrophie, Duchenne-Aran-Syndrom, adultdistale Form der spinalen Muskelatrophie*; im Erwachsenenalter [20.–40. Lebensjahr] beginnende, langsam progrediente Atrophie der Handmuskeln [Affenhand, Krallenhand] und später der Schultergürtelmuskulatur; der Verlauf erstreckt sich über mehrere Jahrzehnte und die Berufsfähigkeit ist z.T. noch 10 bis 20 Jahre lang erhalten; nur in seltenen Fällen kommt es zum Befall bulbärer Kerngebiete

Mus|kel|auf|lö|sung *f*: *→Myolyse*

Mus|kel|bruch *m*: *→Muskelhernie*

Mus|kel|deh|nungs|re|flex *m* (Ⓔ myotatic reflex): ***Syn:*** *monosynaptischer Dehnungsreflex*; einfacher Reflex zur Lagestabilisierung des Körpers; akute Dehnung eines Muskels führt zu einer Dehnung der Kernsackfasern in der Muskelspindel*; die Muskelspindel ist über Ia-Spindelfasern mit α-Motoneuronen* im Vorderhorn des Rückenmarks monosynaptisch verschaltet; der Dehnungsimpuls führt damit direkt zu einer reflektorischen Anspannung der Muskelfasern und damit zu einer Konstanthaltung der Muskellänge

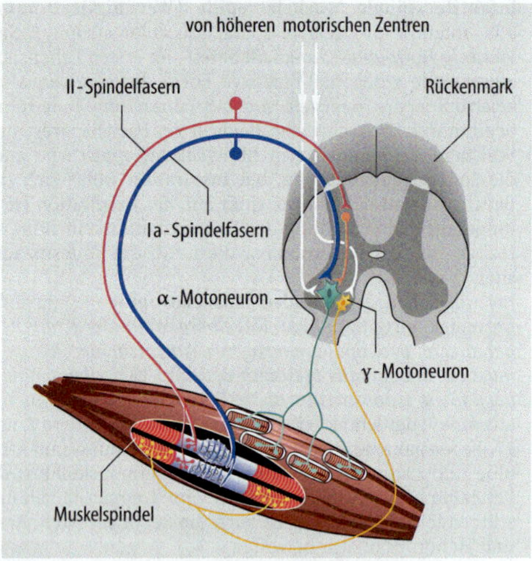

Abb. M133. Muskeldehnungsreflex. Von der Muskelspindel ausgehender Reflexbogen; die Ia-Fasern sind monosynaptisch verschaltet, die II-Fasern polysynaptisch

Mus|kel|durch|tren|nung *f*: *→Myotomie*

Mus|kel|dys|tro|phie *f* (Ⓔ muscular dystrophy): ***Syn:*** *Myodystrophie, Myodystrophia*; Oberbegriff für Erbkrankheiten, die durch einen Muskelschwund gekennzeichnet sind; *s.a. spinale Muskelatrophie*

Becker-Kiener Typ der progressiven Muskeldystrophie (Ⓔ Becker's muscular dystrophy): ***Syn:*** *Becker-Muskeldystrophie, gutartige Beckengürtelform der progressiven Muskeldystrophie*; langsam progrediente Form der progressiven Muskeldystrophie* mit primärem Befall der Becken- und Beinmuskulatur; wird X-chromosomal-rezessiv vererbt; beginnt zwischen dem 5. und 25. Lebensjahr und führt zu zunehmender Schwäche der Glutealmuskulatur, Kniebeuger und -strecker und Wadenmuskeln; klinisch fallen eine Pseudohypertrophie der Wadenmuskeln durch Fetteinlagerung, Kontrakturen [Hüfte, Knie, Spitzfuß] und Hyperlordosierung mit Beckenkippung nach vorne auf; die Muskeldystrophie schreitet kranial fort und erfasst schließlich auch die Schultergürtelmuskulatur und die Atemmuskeln; die Lebenserwartung liegt bei 40–50 Jahren

Duchenne-Typ der progressiven Muskeldystrophie: *→Duchenne-Muskeldystrophie*

fazio-skapulo-humerale Muskeldystrophie (Ⓔ facioscapulohumeral muscular dystrophy): ***Syn:*** *Duchenne-Landouzy-Atrophie, fazioskapulohumerale Form der Dystrophia musculorum progressiva*; autosomal-dominante leichte Form der progressiven Muskeldystrophie mit kaum verkürzter Lebenserwartung; beginnt meist zwischen dem 10 und 20. Lebensjahr und betrifft beide Geschlechter etwa gleich häufig; anfangs sind die proximalen Oberarm- und Schultermuskeln betroffen, später auch das Gesicht [typische **Facies myopathica** mit schlaffen Gesichtszügen, leichter Ptose, fehlender Faltenbildung auf der Stirn und in der Nasolabialregion]

gutartige Beckengürtelform der progressiven Muskeldystrophie: *→Becker-Kiener Typ der progressiven Muskeldystrophie*

progressive Muskeldystrophie (Ⓔ progressive muscular dystrophy): ***Syn:*** *Dystrophia musculorum progressiva*; Oberbegriff für erbliche Erkrankungen, die zu einem fortschreitenden Abbau von quergestreiften Muskeln führen; alle Formen befallen Jungen wesentlich häufiger als Mädchen und beginnen meist in Kindheit oder Jugend; sie sind chronisch progredient mit i.d.R. sehr langsamen Verlauf; sie verlaufen schmerzlos, ohne Entzündungszeichen oder Hauterscheinungen; mit Ausnahme der Duchenne*-Muskeldystrophie ist die Lebenserwartung nicht oder nur leicht verkürzt

Mus|kel|ei|gen|re|flex *m* (Ⓔ proprioceptive reflex): ***Syn:*** *propriozeptiver Reflex, monosynaptischer Reflex, Eigenreflex*; Reflex, bei dem Reizort und Erfolgsorgan identisch sind

Mus|kel|end|plat|te *f*: *→Endplatte, motorische*

Mus|kel|ent|zün|dung *f*: *→Myositis*

Mus|kel|er|wei|chung *f*: *→Myomalazie*

Mus|kel|fa|ser *f* (Ⓔ muscle fiber): ***Syn:*** *(quergestreifte) Muskelzelle, Myozyt*; quergestreifte Muskelzellen können bis zu 15 cm lang sein [bei einem Durchmesser 10–100 μm] und werden deshalb auch als Muskelfasern bezeichnet [*s.a. Muskel*]; typisch für Muskelfasern sind die vielen Zellkerne [bis zu 100], die direkt unter dem Sarkolemm liegen, Satellitenzellen auf der Oberfläche, aus denen bei Verletzung neue Muskelzellen entstehen können, und quergestreifte Myofibrillen, zwischen denen ein stark entwickeltes glattes und raues sarkoplasmatisches Retikulum und Myoglobin liegen; die Tubuli des sog. **transversalen Systems** und des **longitudinalen Systems** sind für die Kontraktionsfähigkeit und den Ablauf der Muskelkontraktion von Bedeutung

Myofibrillen sind die funktionelle Baueinheit der Skelettmuskulatur; sie verlaufen in Längsrichtung des Muskels und sind bei einem Durchmesser von 1–2 μm gerade noch lichtmikroskopisch sichtbar; sie sind miteinander durch ein Protein [Desmin] verknüpft, wodurch häufig ein Felderungsmuster [**Cohnheim-Felderung**] entsteht; die Bauelemente der Myofibrillen sind die **Myofilamente,** die aus dünnen Aktinfilamenten und dicken Myosinfilamenten bestehen; **Aktinfilamente** [ca. 1 μm lang, 5–6 nm breit] bestehen aus **Aktin, Tropomyosin** und **Troponin,** die zusammen zwei verdrillte Stränge bilden; die **Myosinfilamente** bestehen aus **Myosin,** einem Faserprotein von ca. 150 nm Länge; am Myosinmolekül unterscheidet man einen dünnen Schaftteil [**L-Meromyosin**] und einen kugelförmigen Kopf [**H-Meromyosin**]; die reihenförmige Anordnung der Myofilamente verleiht dem Skelettmuskel seine typische Querstreifung und seine Kontraktionsfähigkeit; die dünnen Aktinfilamente sind im **Z-Streifen** durch ein Gitter aus Desmin- und Vimentin-Filamenten miteinander verbunden; die Quervernetzung der dicken Myosinfilamente kreiert den sichtbaren dunklen **M-Streifen,** der in der Mitte zwischen zwei Z-Streifen liegt; zu beiden Seiten des M-Streifens befindet sich jeweils eine **H-Zone,** in der nur Myosinfilamente liegen; die darauf folgende **A-Zone** enthält Myosinfilamente, die

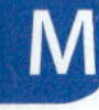

Tab. M134. Klassifikation der progressiven Muskeldystrophien

	Geschlecht	Lebensalter im Beginn (in Jahren)	Lebenserwartung	Vorwiegende Lokalisation
Rezessiv-X-chromosomale Muskeldystrophie				
Bösartiger Typ (Duchenne)	m	0–3	Etwa 20 Jahre	Beckengürtel, aufsteigend zum Schultergürtel
Gutartiger Typ (Becker-Kiener)	m	6–19	Leicht verkürzt	Beckengürtel, aufsteigend zum Schultergürtel
Emery-Dreifuß	m	6–19	Oft verkürzt	Extremitäten, später Schulter und Becken; Herzbeteiligung
Autosomal-rezessive kongenitale Muskeldystrophie	m, w	Kongenital	Verkürzt	Generalisierte Schwäche und Hypotonie
Autosomal-rezessiver Gliedergürteltyp	m, w	2–50	Verkürzt	Beckengürtel, aufsteigend zum Schultergürtel
Autosomal-dominante fazioskapulo-humerale Muskeldystrophie	m, w	10–20 (1–55)	Meistens normal	Schultergürtel, Gesicht, Oberarme
Autosomal-dominante okuläre Muskeldystrophie				
Okuläre Form	m, w	Kindheit bis Senium	Meistens normal	Äußere Augenmuskeln
Okulopharyngeale Form	m, w	40–60	Meistens normal	Augen- und Pharynxmuskulatur
Autosomal-dominante Myopathia distalis tarda hereditaria	m, w	40–60	Normal	Distale Extremitätenabschnitte
Autosomal-dominante Myopathia distalis juvenilis hereditaria	m, w	5–15	Normal	Distale Extermitätenabschnitte

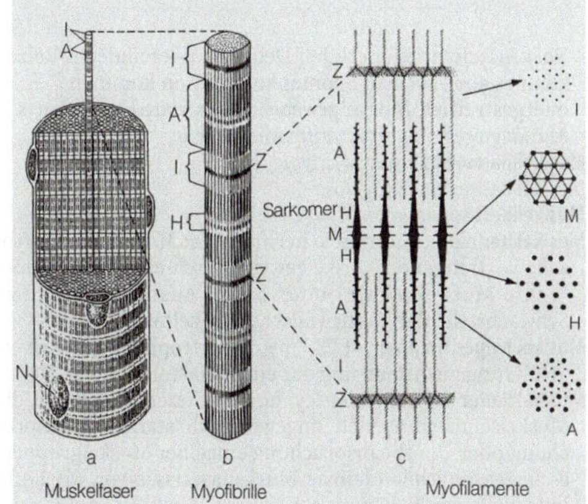

Abb. M135. Muskelfaser

von jeweils 6 Aktinfilamenten umgeben sind; in der **I-Zone** liegen nur Aktinfilamente

bei der **isotonischen Muskelkontraktion** werden die Aktinfilamente zwischen die Myosinfilamente gezogen und es kommt zu einer Verkürzung das Muskels [I- und H-Zone werden schmäler und können im Extremfall ganz verschwinden]; bei **isometrischer Muskelkontraktion** bleibt die Länge des Muskels und damit auch der histologischen Zonen konstant

aufgrund histochemischer und funktioneller Befunde unterscheidet man langsame und schnelle Muskelfasern; **langsame Muskelfasern [Typ I Muskelfasern]** enthalten viele Mitochondrien und viel Myoglobin; sie kontrahieren sich relativ langsam; die Kontraktion kann aber langandauernd und kräftig sein; bei den **schnellen Muskelfasern [Typ II Muskelfasern]** unterscheidet man noch verschiedene Untergruppen; allen gemeinsam ist, dass sie weniger Mitochondrien und Myoglobin, dafür aber mehr Myofibrillen als langsame Muskelfasern enthalten; sie kontrahieren sich schnell, können aber keine andauernde Arbeit verrichten; es gibt auch noch sog. **tonische Muskelfasern** [z.B. äußere Augenmuskeln], die ähnlich wie glatte Muskeln einen Dauertonus halten können ohne zu ermüden

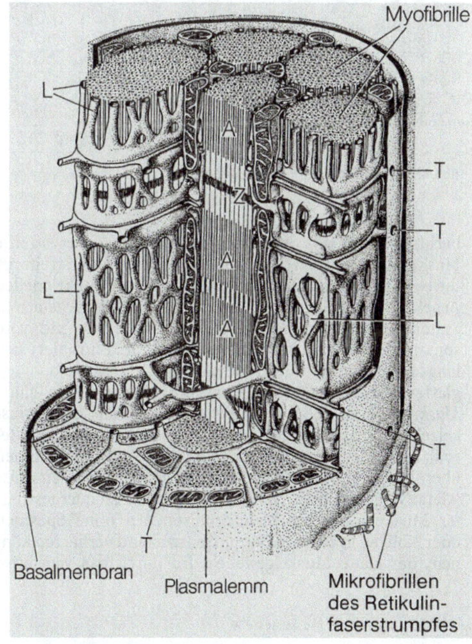

Abb. M136. Quergestreifte Muskelfaser

Mus|kel|ge|we|be *nt* (Ⓔ muscle tissue): Muskelgewebe besteht aus Zellen, die sich verkürzen und Spannung entwickeln sowie chemische Energie direkt in mechanische Energie umwandeln können; alle Muskelzellen enthalten die kontraktilen Proteine Aktin* und Myosin*, die zusammen die Myofibrillen* bilden; Myoglobin* ist ein dem Hämoglobin* verwandtes Protein, das die typische rote Muskelfarbe verursacht

man unterscheidet **glattes Muskelgewebe** von **quergestreiftem Muskelgewebe**, das wiederum in **Skelettmuskulatur** und **Herzmuskelgewebe** unterteilt wird; die Unterteilung

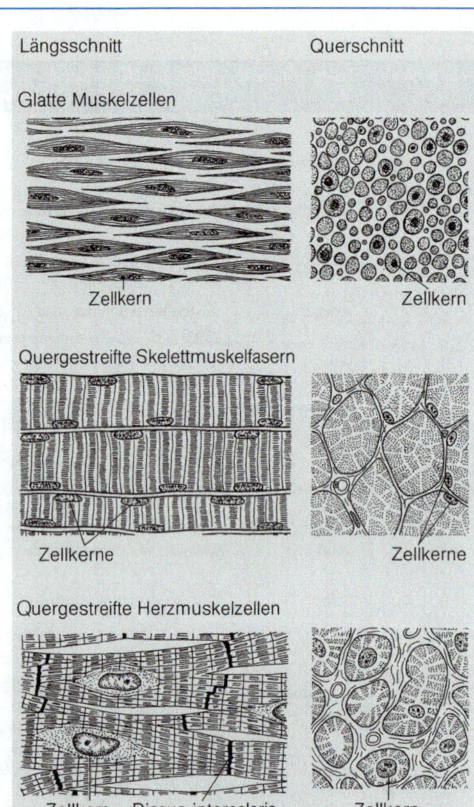

Abb. M137. Histologie der Muskelgewebe

beruht sowohl auf morphologischen [die quergestreifte Muskulatur zeigt im Lichtmikroskop eine Querstreifung, die bei der glatten Muskulatur fehlt] als auch funktionellen Aspekten [die glatte Muskulatur wird nur vom vegetativen System innerviert, die quergestreifte überwiegend vom somatischen System; die glatte Muskulatur kontrahiert sich langsam, die quergestreifte schnell usw.]

glattes Muskelgewebe (Ⓔ smooth muscle): ***Syn:*** *glatte Muskeln, glatte Muskulatur, glatte Muskelzelle*; glatte Muskelzellen sind ca. 30–200 µm lang [bis zu 500 µm im Uterus], bei einem Durchmesser von 5–10 µm; sie kommen überall dort vor, wo ein Dauertonus gehalten werden muss [Gefäßwände, Pupille], da sie im Gegensatz zu quergestreifter Muskulatur nicht ermüden, sondern ohne Spasmen oder Koliken in einem Kontraktionszustand verharren können; das glatte Muskelgewebe wird durch das vegetative Nervensystem reguliert; bei Dehnung oder anderen Reizen kann es aber auch zu Spontankontraktion kommen

quergestreiftes Muskelgewebe (Ⓔ striated muscle): *s.u. Muskelgewebe, quergestreifte Muskelzelle*

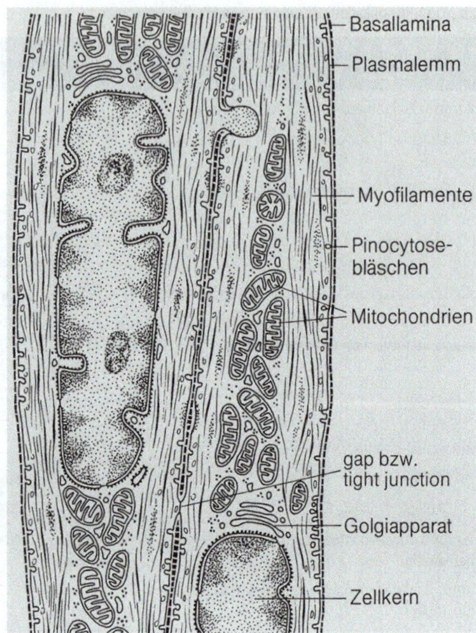

Abb. M139. Glattes Muskelgewebe elektronenmikroskopisch

Mus|kel|hä|mo|glo|bin *nt*: *→Myoglobin*

Mus|kel|här|te *f*: *→Myogelose*

Mus|kel|hart|spann *m*: *→Myogelose*

Mus|kel|her|nie *f* (Ⓔ muscle hernia): ***Syn:*** *Muskelbruch, Myozele*; Vortreten von Muskelgewebe durch eine Faszienlücke [**echte Muskelhernie**] oder durch Ausbuchtung einer Schwachstelle der Faszie [**falsche Muskelhernie**]

Mus|kel|hy|per|tro|phie *f* (Ⓔ myohypertrophia): Muskelvergrößerung als Anpassung auf eine Belastung

Mus|kel|kal|ter *m* (Ⓔ charley horse): Bezeichnung für die Muskelschmerzen nach ungewöhnlich starker Beanspruchung oder Überbeanspruchung einzelner Muskelgruppen; es liegen multiple kleinste Muskelfaserrisse vor, die i.d.R. innerhalb von 2–3 Tagen abheilen

Mus|kel|kon|trak|ti|on *f* (Ⓔ muscle contraction): willkürliche oder unwillkürliche Anspannung von Muskelfasern kann zu einer äußerlich sicht- und messbaren Verkürzung führen; verkürzt sich der gesamte Muskel, spricht man von **auxotonischer Muskelkontraktion**; erfolgt die Verkürzung bei konstanter Muskelspannung, handelt es sich um eine **isotonische Muskelkontraktion**, während bei der **isometrischen**

Tab. M138. Vergleich der Muskelgewebe

	Glatte Muskulatur	Skelettmuskulatur	Herzmuskulatur
Kleinstes Bauelement	Spindelige Muskelzelle	Muskelfaser	Verzweigte Muskelzelle
Anordnung der Bauelemente	Bündelung, Überlappung	Parallele Bündelung	Raumnetz
Zellkern	1, zentral, stäbchenförmig	Viele, randständig, ovoid-linsenförmig	1–2, zentral, ovoid-abgestumpft
Kontraktile Struktur	Myofilamente	Quergestreifte Myofibrille	Quergestreifte Myofibrille
Verbindung der Muskelzellen untereinander	Tight und gap junctions, argyrophile Fasern	Endomysium, Sarkolemm	Disci intercalares
Innervation	Vegetatives Nervensystem	Animales Nervensystem	Erregungsleitungssystem, vegetative Nerven
Struktur der Erregungsübertragung	Synapsen en distance	Motorische Endplatten	Gap junctions, Synapsen en distance

Muskelkontraktion eine Kraftentwicklung ohne Verkürzung vorliegt

isometrische Muskelkontraktion (Ⓔ isometric contraction): *Syn:* *isometrische Kontraktion*; *s.u. Muskelkontraktion, Muskelfaser*

isotonische Muskelkontraktion (Ⓔ isotonic contraction): *Syn:* *isotonische Kontraktion*; *s.u. Muskelkontraktion, Muskelfaser*

Mus|kel|kon|trak|tur *f* (Ⓔ contracture): permanente Kontraktion eines Muskels mit Einschränkung der Beweglichkeit betroffener Gelenke; *s.a. Kontraktur*

ischämische Muskelkontraktur: *→ Volkmann-Kontraktur*

Mus|kel|läh|mung *f* (Ⓔ muscular paralysis): *Syn:* *Myoparalyse*; die Ursache einer Lähmung kann im Muskel selbst liegen [**myogene Muskellähmung**] oder ist durch einen Ausfall der efferenten Nervenimpulse bedingt [**neurogene Muskellähmung**]; *s.a. Lähmung*

Mus|kel|naht *f*: *→ Myorrhaphie*

Mus|kel|ne|kro|se *f* (Ⓔ myonecrosis): Myonekrose*; *s.a. Myolyse*

Mus|kel|neur|al|gie *f* (Ⓔ myalgia): Myalgie*

Mus|kel|phos|pho|fruc|to|ki|na|se|in|suf|fi|zi|enz *f* (Ⓔ muscle phosphofructokinase deficiency): *Syn:* *Tarui-Krankheit, Glykogenose Typ VII, Muskelphosphofruktokinaseinsuffizienz*; autosomal-rezessiver Mangel an Phosphofructokinase in der Skelettmuskulatur mit Ablagerung von normalem Glykogen; klinisch stehen Muskelkrämpfe und rasche Muskelerschöpfung sowie eine Myoglobinurie* im Vordergrund

Mus|kel|phos|pho|fruk|to|ki|na|se|in|suf|fi|zi|enz *f*: *→ Muskelphosphofructokinaseinsuffizienz*

Mus|kel|phos|pho|ry|la|se|man|gel *m*: *→ McArdle-Krankheit*

Mus|kel|plas|tik *f*: *→ Myoplastik*

Mus|kel|re|la|xans *nt*: *→ Muskelrelaxanzien*

Mus|kel|re|la|xan|zi|en *pl* (Ⓔ muscle relaxants): Substanzen, die eine Muskelentspannung bewirken

depolarisierende Muskelrelaxanzien (Ⓔ depolarizing muscle relaxants): *Syn:* *Depolarisationsblocker*; Substanzen, die eine anhaltende Depolarisierung der Muskelmembran verursachen und damit die Erregungsüberleitung unterbrechen, z.B. Suxamethoniumchlorid*

nicht-depolarisierende Muskelrelaxanzien: *→ stabilisierende Muskelrelaxanzien*

periphere Muskelrelaxanzien (Ⓔ peripheral muscle relaxants): Oberbegriff für stabilisierende und depolarisierende Muskelrelaxanzien, die beide an der motorischen Endplatte wirken

stabilisierende Muskelrelaxanzien (Ⓔ nondepolarizing muscle relaxants): *Syn:* *nicht-depolarisierende Muskelrelaxanzien*; Substanzen, die Acetylcholin* am Rezeptor verdrängen, aber keine Depolarisation verursachen; dazu gehören z.B. Tubocurarin*, Alcuroniumchlorid* und Pancuronium

zentrale Muskelrelaxanzien (Ⓔ central muscle relaxants): Substanzen, die den Muskeltonus über eine zentrale Wirkung senken

Mus|kel|re|la|xa|ti|on *f* (Ⓔ muscle relaxation): Muskelerschlaffung, Muskelentspannung; *s.a. Muskelrelaxanzien*

Mus|kel|rheu|ma|tis|mus *m* (Ⓔ muscular rheumatism): *Syn:* *Weichteilrheumatismus, Fibrositis, Fibromyalgie, fibromyalgisches Syndrom, Fibrositis-Syndrom*; Oberbegriff für chronische, nicht-rheumatische Erkrankungen mit typischen extraartikulären Schmerzen [Muskulatur, Skelettweichteile], Morgensteifigkeit, allgemeiner Abgeschlagenheit [eine Beziehung zum chronischen Erschöpfungssyndrom* wird diskutiert], Schlafstörungen usw.; klinisch besteht kein Unterschied zwischen der primären Form ohne bekannte Ätiologie und der sekundären Form, die zusammen mit anderen Erkrankungen [rheumatische Erkrankungen, Colitis* ulcerosa] vorkommt

Mus|kel|riss *m* (Ⓔ myorrhexis): *Syn:* *Muskelruptur, Myorrhexis*; Einriss oder kompletter Riss eines Muskels bei Verletzung, plötzlicher Überbelastung oder unphysiologischer Belastung [z.B. Dauervibrationsbelastung]; meist liegt der Riss am Übergang von Muskel und Sehne

Mus|kel|rup|tur *f*: *→ Muskelriss*

Mus|kel|schei|de *f* (Ⓔ epimysium): *Syn:* *Epimysium*; lockere Hülle, die mehrere Sekundärbündel zu einem größeren Muskelbündel oder einem kleinen Muskel zusammenfasst und ihn verschieblich gegen die Umgebung abgrenzt; *s.a. Muskel*

Mus|kel|schmerz *m* (Ⓔ myalgia): Myalgie*

Mus|kel|sen|si|bi|li|tät *f*: *→ Muskelsinn*

Mus|kel|sinn *m* (Ⓔ muscle sense): *Syn:* *Muskelsensibilität*; Bewegungs- und Lagesinn, Bewegungsempfindung; Teil der Tiefensensibilität [Propriozeption*]

Mus|kel|spin|del *f* (Ⓔ muscle spindle): Dehnungsrezeptor der Muskeln, der für die Regulierung des Muskeltonus wichtig ist; ist bis zu 8 mm lang und ca, 0,2 mm dick, wird von einer Kapsel umgeben und liegt zwischen den Muskelfasern; ihre speziellem Muskelfasern werden als **intrafusale Muskelfasern** bezeichnet; sie bestehen aus den zentralen **Kernsackfasern** und den peripheren **Kernkettenfasern**; die Kernsackfasern werden von afferenten Aα-Fasern versorgt, die Kernkettenfasern von efferenten Aγ-Fasern und afferenten Aβ-Fasern

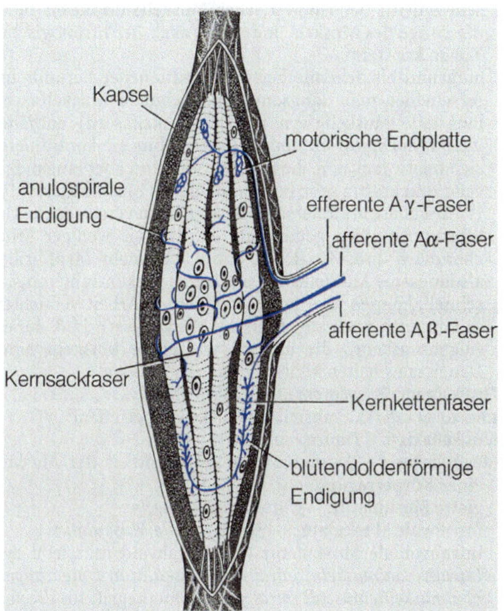

Abb. M140. Muskelspindel

Mus|kel|zel|le *f* (Ⓔ muscle cell): *Syn:* *Myozyt*; *s.u. Muskelgewebe*

glatte Muskelzelle: *→ glattes Muskelgewebe*

quergestreifte Muskelzelle (Ⓔ skeletal mucle cell): Skelettmuskelzellen können bis zu 15 cm lang sein [bei einem Durchmesser von 10–100 µm] und werden deshalb auch als Muskelfasern bezeichnet [*s.a. Muskel*]; typisch für Muskelfasern sind die vielen [bis zu 100] Zellkerne, die direkt unter dem Sarkolemm liegen, Satellitenzellen auf der Oberfläche, aus denen bei Verletzung neue Muskelzellen entstehen können, und quergestreifte Myofibrillen, zwischen denen ein stark entwickeltes glattes und raues sarkoplasmatisches Retikulum sowie Myoglobin liegen; die Tubuli des sog. **transversalen Systems** [T-System] und des **longitudinalen Systems** [L-System] sind für die Kontraktionsfähigkeit und den Ablauf der Muskelkontraktion von Bedeutung

Myofibrillen sind die funktionelle Baueinheit der Skelettmuskulatur; sie verlaufen in Längsrichtung des Muskels und sind bei einem Durchmesser von 1–2 µm gerade noch lichtmikroskopisch sichtbar; sie sind miteinander durch ein Protein [Desmin] verknüpft, wodurch häufig ein Felderungsmuster [**Cohnheim-Felderung**] entsteht; die Bauelemente der Myofibrillen sind die **Myofilamente**, die aus dünnen Aktinfilamenten und dicken Myosinfilamenten beste-

M

hen; **Aktinfilamente** [ca. 1 µm lang, 5–6 nm breit] bestehen aus **Aktin, Tropomyosin** und **Troponin**, die zusammen zwei verdrillte Stränge bilden; die **Myosinfilamente** bestehen aus **Myosin**, einem Faserprotein von ca. 150 nm Länge; am Myosinmolekül unterscheidet man einen dünnen Schaftteil [**L-Meromyosin**] und einen kugelförmigen Kopf [**H-Meromyosin**]; die reihenförmige Anordnung der Myofilamente verleiht dem Skelettmuskel seine typische Querstreifung und seine Kontraktionsfähigkeit; die dünnen Aktinfilamente sind im **Z-Streifen** durch ein Gitter aus Desmin- und Vimentin-Filamenten miteinander verbunden; die Quervernetzung der dicken Myosinfilamente kreiert den sichtbaren dunklen **M-Streifen**, der in der Mitte zwischen zwei Z-Streifen liegt; zu beiden Seiten des M-Streifens befindet sich jeweils eine **H-Zone**, in der nur Myosinfilamente liegen; die folgende **A-Zone** enthält Myosinfilamente, die von jeweils 6 Aktinfilamenten umgeben sind; in der **I-Zone** liegen nur Aktinfilamente

bei der **isotonischen Muskelkontraktion** werden die Aktinfilamente zwischen die Myosinfilamente gezogen und es kommt zu einer Verkürzung das Muskels [I- und H-Zone werden schmäler und können im Extremfall ganz verschwinden]; bei **isometrischer Muskelkontraktion** bleibt die Länge des Muskels und damit auch der histologischen Zonen konstant

aufgrund histochemischer und funktioneller Befunde unterscheidet man **langsame** und **schnelle Muskelfasern**; langsame Muskelfasern [Typ I Muskelfasern] enthalten viele Mitochondrien und viel Myoglobin; sie kontrahieren sich relativ langsam, die Kontraktion kann aber langandauernd und kräftig sein; bei den schnellen Muskelfasern [Typ II Muskelfasern] unterscheidet man noch verschiedene Untergruppen; allen gemeinsam ist, dass sie weniger Mitochondrien und Myoglobin, dafür aber mehr Myofibrillen als langsame Muskelfasern enthalten; sie kontrahieren sich schnell, können aber keine andauernde Arbeit verrichten; es gibt auch noch sog. **tonische Muskelfasern** [z.B. äußere Augenmuskeln], die ähnlich wie glatte Muskeln einen Dauertonus halten können, ohne zu ermüden

Mus|kel|zer|falls|syn|drom *nt*: → *Crush-Niere*

mus|ku|lär *adj* (Ⓔ muscular): Muskel(n) betreffend

Mus|ku|la|ris *f*: → *Tunica muscularis*

Mus|ku|la|tur *f* (Ⓔ musculature): Gesamtheit der Muskeln einer Körperregion

glatte Muskulatur: → *glattes Muskelgewebe*

infrahyale Muskulatur: → *infrahyoidale Muskulatur*

infrahyoidale Muskulatur (Ⓔ infrahyoid muscles): ***Syn:*** *Infrahyoidalmuskeln, infrahyale Muskulatur, Unterzungenbeinmuskeln, Musculi infrahyoidei*; Oberbegriff für die vom Zungenbein nach unten ziehenden Muskeln [Musculus* sternohyoideus, omohyoideus, sternothyroideus, thyrohyoideus, levator glandulae thyroideae]

quergestreifte Muskulatur (Ⓔ striated muscles): ***Syn:*** *quergestreifte Muskeln, quergestreiftes Muskelgewebe, willkürliche Muskulatur*; *s.u. Muskelgewebe*

suprahyale Muskulatur: → *suprahyoidale Muskulatur*

suprahyoidale Muskulatur (Ⓔ suprahyoid muscles): ***Syn:*** *obere Zungenbeinmuskeln, suprahyale Muskulatur, Suprahyoidalmuskeln, Musculi suprahyoidei*; vom Zungenbein nach oben ziehende Muskeln

willkürliche Muskulatur: → *quergestreifte Muskulatur*

mus|ku|lös *adj* (Ⓔ muscular): stark, kräftig

mu|so|phob *adj* (Ⓔ musophobic): ***Syn:*** *myophob*; Musophobie betreffend, durch sie gekennzeichnet

Mu|so|pho|bie *f* (Ⓔ musophobia): ***Syn:*** *Myophobie*; krankhafte Angst vor Mäusen

Musset: Musset-Zeichen *nt* (Ⓔ de Musset's sign): pulssynchrones Kopfnicken bei schwerer Aortenklappeninsuffizienz*; wurde von Depeuch zuerst beim französischen Dichter Alfred de Musset beobachtet

Mus|ter|e|lek|tro|re|ti|no|gramm *nt* (Ⓔ pattern electroretinogram): *s.u. Essay Glaukom S. 797*

mu|ta|bel *adj* (Ⓔ mutable): mutationsfähig

Mu|ta|gen *nt* (Ⓔ mutagen): mutagenes Agens, mutagene Substanz

mu|ta|gen *adj* (Ⓔ mutagenic): Mutation verursachend oder auslösend

Mu|ta|ge|ne|se *f* (Ⓔ mutagenesis): Auslösung/Verursachung einer Mutation

Mu|ta|ge|ni|tät *f* (Ⓔ mutagenicity): ***Syn:*** *Mutationsfähigkeit*; Fähigkeit zur Mutation

mu|tant *adj* (Ⓔ mutant): ***Syn:*** *mutiert*; durch Mutation entstanden

Mu|tan|te *f* (Ⓔ mutant): durch Mutation entstandener Typ

Mu|ta|se *f* (Ⓔ mutase): Enzym, das die Übertragung einer funktionellen Gruppe innerhalb eines Moleküls katalysiert

Mu|ta|tio *f, pl* **-ti|o|nes:** → *Stimmbruch*

Mu|ta|ti|on *f* (Ⓔ **1.** mutation **2.** → *Stimmbruch*): **1.** allgemeine Bezeichnung für Veränderungen des Erbguts; man kann prinzipiell zwischen Chromosomen- und Punktmutation* unterscheiden; ändert sich das Genom einer Keimzelle, handelt es sich um eine **genetische Mutation**, die an die Nachkommen weitergegeben werden kann; bei Veränderung der DNA einer Körperzelle spricht man von **somatischer Mutation**; sie betrifft nur einen Organismus, da sie nicht vererbt werden kann **2.** → *Stimmbruch*

endogene Mutation (Ⓔ endogenous mutation): ***Syn:*** *Spontanmutation*; Mutation als Folge eines Fehlers in der DNA-Replikation oder -Reparatur

exogene Mutation (Ⓔ exogenous mutation): ***Syn:*** *induzierte Mutation*; Mutation durch von außen einwirkende Faktoren; häufiger als endogene Mutationen

induzierte Mutation: → *exogene Mutation*

stumme Mutation (Ⓔ silent mutation): ***Syn:*** *silente-Mutation*; Mutation, die phänotypisch nicht in Erscheinung tritt; z.B. eine missense-Mutation

Mutator-Reparatur-Gene *pl* (Ⓔ mutator-repair genes): *s.u. Essay Mechanismen der Entstehung genetisch bedingter Krebsformen S. 1561*

mu|tiert *adj*: → *mutant*

Mu|ti|la|ti|on *f* (Ⓔ mutilation): Verstümmelung

Mu|tis|mus *m* (Ⓔ mutism): bei verschiedenen Psychosen oder Neurosen [**hysterischer** oder **neurotischer Mutismus**] vorkommende Stummheit, die keine organische Ursache hat

akinetischer Mutismus (Ⓔ akinetic autism): ***Syn:*** *vigiles Koma, Coma vigile*; umstrittene Entität, bei der die Patienten keine Spontanmotorik zeigen und stumm bleiben; soll im Anschluss an Hirnverletzungen, Enzephalitis* und bei Psychosen auftreten

elektiver Mutismus (Ⓔ elective mutism): i.d.R. hysterischer Mutismus, bei dem die Patienten nur mit bestimmten Personen sprechen und anderen gegenüber stumm sind

Mu|ti|sur|di|tas *f* (Ⓔ deaf-mutism): Taubstummheit*

Mu|ti|tas *f* (Ⓔ muteness): Stummheit; meist als Taubstummheit bei angeborener Taubheit; *s.a. Mutismus*

Mut|ter|band, breites *nt* (Ⓔ broad ligament of uterus): ***Syn:*** *breites Uterusband, Ligamentum latum uteri*; von der Seitenwand des Beckens zur Gebärmutter ziehende Bauchfellplatte; enthält Eileiter*, Eierstock* und rundes Mutterband* [Ligamentum teres uteri]

Mut|ter|band, run|des *nt* (Ⓔ round ligament of uterus): ***Syn:*** *rundes Uterusband, Ligamentum teres uteri*; rundes Halteband der Gebärmutter vom Tubenwinkel des Uterus* zu den großen Schamlippen

Mut|ter|korn *nt* (Ⓔ rye smut): ***Syn:*** *Secale cornutum*; *s.u. Mutterkornpilz*

Mut|ter|korn|al|ka|lo|i|de *pl* (Ⓔ ergot alkaloids): ***Syn:*** *Secalealkaloide, Ergotalkaloide*; aus Mutterkorn [Secale cornutum] gewonnene Alkaloide, die sich chemisch von der Lysergsäure* ableiten; die therapeutisch eingesetzten Alkaloide [z.B. Ergotamin, Ergotoxin] haben eine kontrahierende Wirkung auf die glatte Muskulatur der Gebärmutter und Gefäße; sie werden u.a. als Gebärmuttertonikum und in der Migränebehandlung verwendet

Mut|ter|korn|pilz *m* (Ⓔ Claviceps purpurea): ***Syn:*** *Claviceps purpurea*; auf Gräsern, v.a. Roggen, wachsender Pilz, dessen sporenbildende Dauerform [**Mutterkorn, Secale cornutum**] zahlreiche Alkaloide [**Mutterkornalkaloide**] enthält

Mut|ter|korn|ver|gif|tung *f* (Ⓔ ergotism): Vergiftung durch Mutterkornalkaloide*

Mut|ter|ku|chen *m*: *→ Placenta*

Mut|ter|mal *m*: *→ Nävus*

Mut|ter|milch *f* (Ⓔ mother's milk): ***Syn:*** *Frauenmilch, Lac mulierum*; die Muttermilch ist in den ersten 4–6 Monaten die ideale Ernährung für den gesunden Säugling; neben Nährstoffen und Mineralien enthält sie antiinfektiöse und entzündungshemmende Agentien, wie z.B. Immunglobuline [v.a. IgA], Lysozym, freie Fettsäuren, neutrophile Granulozyten, Makrophagen und Lymphozyten

die Zusammensetzung der Milch ändert sich während der Stillzeit; in den ersten 5 Tagen handelt es sich um Vormilch [Kolostrum], die reich an Proteinen, Immunglobulinen und Leukozyten ist; ab dem 6. Tag wird sie durch eine sog. **transitorische Muttermilch** ersetzt, die in ihrer Zusammensetzung immer mehr der **reifen Muttermilch** entspricht, die ab dem 14. Tag abgegeben wird; im Vergleich zu Kuhmilch enthält die Muttermilch weniger Protein [1 % zu 3,4 %], mehr Lactose [7 % zu 4,6 %] und deutlich weniger Mineralstoffe [0,2 % zu 0,8 %]; während der Unterschied in der Protein- und Lactosekonzentration keine Rolle bei einer Kuhmilchernährung von Säuglingen spielt, kann der hohe Salzgehalt der Kuhmilch zu Störungen führen

die erstaunliche Anpassungsfähigkeit des Körpers der Mutter an die Bedürfnisse des Säuglings wird daran erkennbar, dass während des Trinkens der Fettgehalt der Muttermilch langsam zunimmt und am Ende 1,5–3mal so hoch ist wie am Anfang; zu Beginn des Stillens erhält der Säugling also zunächst v.a. Proteine, Mineralien und wasserlösliche Vitamine und später dann eine zunehmend fett- und damit energiereiche Milch; selbst trinkschwache Säuglinge erhalten damit alle wichtigen Nährstoffe, Mineralien sowie antiinfektiöse und entzündungshemmende Agentien

eine Muttermilchernährung kann aber auch nachteilig für den Säugling sein, wenn die Mutter an einer übertragbaren Erkrankung leidet [Zytomegalie, Virushepatitis, HIV-Infektion, Tuberkulose], Alkohol, Nicotin oder Drogen konsumiert, eine Fehl- oder Mangelernährung oder eine Fremdstoffbelastung [Pestizide, Medikamente] der Mutter vorliegt; *s.a. Laktation*

Tab. M141. Vergleich von Muttermilch und Kuhmilch

Bestandteil	Reife Muttermilch (= 14. Tag)		Kuhmilch	
	g/100 g	% der Kalorien	g/100 g	% der Kalorien
Kalorien	66	100 %	65	100 %
Protein	1,0	6 %	3,4	21 %
davon Kaseine	0,4 [40 % des Proteins]	2,4 %	2,8 [80 % des Proteins]	17 %
Fett	3,8	52 %	3,7	51 %
Linolsäure	0,285		0,052	
Lactose	7,0	42 %	4,6	28 %
Mineralstoffe	0,2	–	0,8	–
Natrium	15 mg		50 mg	
Eisen	76 mg		50 mg	
Renale Molenlast	79 mOsm/kg H_2O		221 mOsm/kg H_2O	

Mut|ter|milch|ik|te|rus *m* (Ⓔ Lucey-Driscoll syndrome): Neugeborenengelbsucht*, die durch eine Hemmung der Bilirubinkonjugation durch einen Faktor im mütterlichen Blut bedingt ist

Mut|ter|mund *m* (Ⓔ opening of uterus): äußere und innere Öffnung des Zervikalkanals [Canalis* cervicis uteri]

äußerer Muttermund (Ⓔ external mouth of uterus): ***Syn:*** *Muttermund, Ostium uteri*; außere Öffnung des Zervikalkanals [Canalis* cervicis uteri] auf der Portio* vaginalis cervicis; wird vorne von dem Labium anterius und hinten vom Labium posterius begrenzt

innerer Muttermund (Ⓔ abdominal ostium): ***Syn:*** *Ostium anatomicum uteri internum*; Öffnung auf der Rückseite der Cervix* uteri; Anfang des Zervikalkanals [Canalis* cervicis uteri]

Mut|ter|mund|lip|pe, vor|de|re *f* (Ⓔ anterior lip of cervix of uterus): ***Syn:*** *Labium anterius ostii uteri*; vordere Lippe des Muttermundes [Ostium* uteri]

Mut|ter|mund|schnitt *m* (Ⓔ discission of cervix): ***Syn:*** *Stomatotomie, Stomatomie, Discisio cervicis*; Inzision des Muttermundes

Müt|ter|sterb|lich|keit *f* (Ⓔ maternal mortality): ***Syn:*** *maternale Mortalität*; Anzahl der verstorbenen Mütter bezogen auf 100.000 Lebendgeburten

Mut|ter|va|ri|ze *f* (Ⓔ mother vein): *s.u. Ulcus cruris*

Mut|ter|zel|le *f* (Ⓔ mother cell): *s.u. Tochterzelle*

Mu|tu|a|lis|mus *m*: *→ Symbiose*

mu|tu|ell *adj* (Ⓔ mutual): gegenseitig, wechselseitig

MUZ *Abk.*: mittlere Umlaufzeit

Muzi-, muzi- *präf.*: Wortelement mit der Bedeutung „Schleim/Schleimhaut"

mu|zi|la|gi|nös *adj* (Ⓔ mucilaginous): schleimig, klebrig

Mu|zin *nt* (Ⓔ mucin): ***Syn:*** *Mucin*; in den Nebenzellen gebildetes Glykoprotein mit hohem Molekulargewicht, das den Hauptteil der schützenden Schleimschicht der Magenschleimhaut bildet; es gibt mindestens 6 Unterformen [Muzin 1–6], die alle repetitive Serin- und Threoninsequenzen enthalten

Muzine werden auch von anderen Epithelien gebildet und bedecken als Schutz- und Gleitschicht die Haut und Schleimhaut [z.B. der Blase]

mu|zi|no|gen *adj* (Ⓔ mucigenous): ***Syn:*** *muciparus*; Schleim produzierend oder sezernierend, schleimbildend, schleim-

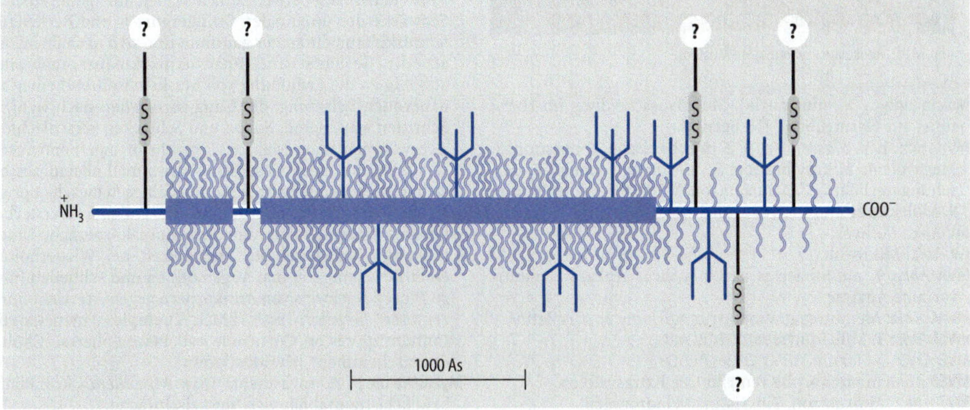

Abb. M142. Schematischer Aufbau von Muzin

M

sezernierend, schleimproduzierend

mu|zi|nös *adj* (Ⓔ **1.–2.** mucinous): **1.** ***Syn:*** *muzinartig, muzinähnlich*; Muzin betreffend **2.** ***Syn:*** *mukoid, mukös*; Schleim/Mukus betreffend, schleimartig, schleimähnlich, schleimig

Mu|zi|no|se *f* (Ⓔ mucinosis): ***Syn:*** *Mucinosis, Myxodermie, Myxodermia, Myxoderma*; Oberbegriff für Erkrankungen mit Anreicherung von schleimartigen Substanzen im kutanen Bindegewebe

papulöse Muzinose (Ⓔ papular mucinosis): ***Syn:*** *Mucinosis papulosa, Mucinosis lichenoides, Myxodermia papulosa, Lichen fibromucinoidosus, Lichen myxoedematosus*; ätiologisch ungeklärte, v.a. Arme, Rumpf und Oberschenkel befallende, papulöse, disseminierte Muzinose*; die ausgeprägte Form wird als Arndt*-Gottron-Syndrom bezeichnet; **Klinik:** weiche oder prallelastische, gelblich-weiße oder gelblich-rötliche Papeln, v.a. an Rumpf, Armen und Oberschenkel; systemische Begleiterscheinungen [Leberfunktionsstörungen, Plasmazellinfiltration des Knochenmarks, IgG-Paraproteinämie] sind relativ selten; **Therapie:** Zytostatika [Cyclophosphamid*, Chlorambucil*, Melphalan*] evtl. kombiniert mit Corticoiden intern, Isotretinoin* oder PUVA* extern

retikuläre erythematöse Muzinose (Ⓔ reticular erythematous mucinosis): ***Syn:*** *REM-Syndrom, Mucinosis erythematosa reticularis, Rundzellerythromatose*; chronisch persistierende Muzinose unklarer Genese; imponiert durch streifig-netzartige, urtikarielle, hellrote Erytheme*, die meist in der Brust- und/oder Rückenmitte sitzen; werden oft [ca. 1/3] durch Sonnenbestrahlung ausgelöst; **Therapie:** Sonnenschutz; Chloroquin* intern

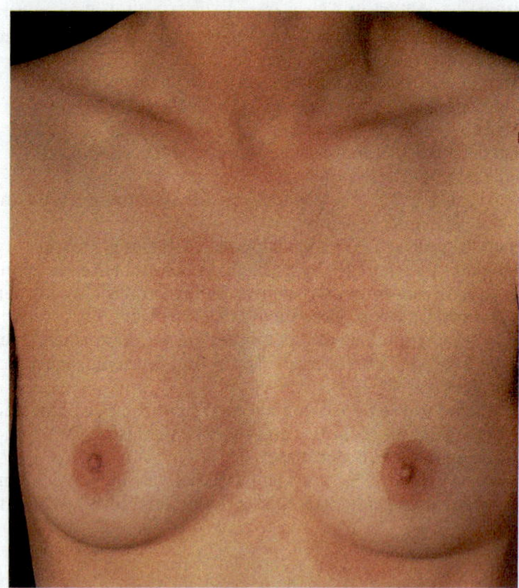

Abb. M143. Retikuläre erythematöse Muzinose

Mu|zin|u|rie *f* (Ⓔ mucinuria): Muzinausscheidung im Harn; führt zur Harntrübung [**Nubecula**]

MV *Abk.*: **1.** →*Masern-Virus* **2.** mechanische Ventilation **3.** Megavolt **4.** Mikrovibration **5.** →*Minutenvolumen* **6.** Mischungsverhältnis **7.** Mitoxantron, VP-16 **8.** →*Mitralvitium* **9.** Molekülverbindung **10.** →*Mukoviszidose*

mV *Abk.*: Millivolt

µV *Abk.*: Mikrovolt

MVA *Abk.*: **1.** modifiziertes Vaccinia-Virus Ankara **2.** multivariante Analyse

MVAC *Abk.*: Methotrexat, Vinblastin, Adriamycin, Cisplatin

mVal *Abk.*: **1.** Milliäquivalent **2.** Millival

MVE *Abk.*: →*Murray-Valley-Enzephalitis*

MVES *Abk.*: monomorphe ventrikuläre Extrasystolen

MVF *Abk.*: Mitoxantron, Vincristin, 5-Fluorouracil

MVO *Abk.*: Milchverordnung

MVO_2 *Abk.*: myokardialer Sauerstoffverbrauch

MVP *Abk.*: Mitomycin-C, Vinblastin, Cisplatin (*engl.* platinol)

MVPP *Abk.*: N-Lost (*engl.* mechlorethamine), Vinblastin, Procarbazin, Prednison

MVSD *Abk.*: mehrfacher Ventrikelseptumdefekt

MVT *Abk.*: Mitoxantron, VP-16, Thiotepa

MVThr *Abk.*: →*Milzvenenthrombose*

MVVPP *Abk.*: N-Lost (*engl.* mechlorethamine), Vincristin, Vinblastin, Procarbazin, Prednison

MVVS *Abk.*: malignes vasovagales Syndrom

MW *Abk.*: **1.** →*Makroglobulinämie Waldenström* **2.** Megawatt **3.** Milchwert **4.** Mittelwert **5.** →*Morbus Wilson*

µW *Abk.*: Mikrowatt

MWG *Abk.*: Massenwirkungsgesetz

MWH *Abk.*: menschliches Wachstumshormon

MWS *Abk.*: →*Mallory-Weiss-Syndrom*

MWT *Abk.*: **1.** →*maintenance of wakefulness test* **2.** Mehrfachwahl-Wortschatz-Intelligenztest

MWV *Abk.*: maximale willkürliche Ventilation

MWZ *Abk.*: mittlere Wiedererwärmungszeit

Mx *Abk.*: Maxwell

Mxt. *Abk.*: Mixtur

My *Abk.*: **1.** →*Mydriasis* **2.** →*Myopie*

My-, my- *präf.*: →*Myo-*

My|al|gia *f*: →*Myalgie*

Myalgia capitis (Ⓔ myalgia capitis): Myalgie* der Kopfmuskulatur

Myalgia epidemica (Ⓔ epidemic myalgia): ***Syn:*** *epidemische Pleurodynie, Bornholmer Krankheit, Pleurodynia epidemica*; durch Coxsackieviren* [meist Typ B] verursachte schmerzhafte Muskelentzündung, v.a. der Brustmuskeln; tritt v.a. im Sommer und Herbst auf; der Verlauf ist benigne, wird aber häufig durch eine begleitende Pleuritis* sicca, Pericarditis* oder Peritonitis* kompliziert

My|al|gie *f* (Ⓔ myalgia): ***Syn:*** *Myodynie, Myalgia, Muskelschmerz(en); Muskelneuralgie*; unspezifische Bezeichnung für Muskelschmerzen unabhängig von der Genese

MyaR *Abk.*: myasthenische Reaktion

My|as|the|nia *f*: →*Myasthenie*

Myasthenia gravis pseudoparalytica (Ⓔ myasthenia gravis): ***Syn:*** *Erb-Goldflam-Krankheit, Erb-Goldflam-Syndrom, Erb-Oppenheim-Goldflam-Syndrom, Erb-Oppenheim-Goldflam-Krankheit, Hoppe-Goldflam-Syndrom, Goldflam-Krankheit*; Autoimmunkrankheit mit einer Blockierung der Acetylcholinrezeptoren an der motorischen Endplatte durch Autoantikörper; betrifft Frauen doppelt so häufig wie Männer und beginnt i.d.R. zwischen dem 20. und 40. Lebensjahr; die meisten Patienten haben HLA B8 oder DR3; in 80 % der Fälle finden sich Thymusveränderungen [Hyperplasie, Tumoren]; **Klinik:** bei der Hälfte der Patienten tritt anfangs eine **okuläre Myasthenie** [einseitige oder doppelseitige Ptose, die im Laufe des Tages zunimmt; Doppelbilder, v.a. beim Lesen, die in Ruhe wieder verschwinden] auf; bei 20 % bleibt die Krankheit in diesem Stadium stehen; der Rest entwickelt eine zunächst leichte generalisierte Schwäche der proximalen Schultergürtel- und Beckengürtelmuskulatur, die später zunimmt und sich nach distal und auf die Gesichts- und Pharynxmuskulatur ausbreitet; auffällig ist die Ermüdung von Muskeln während einer andauernden Belastung; der Gang wird schon nach wenigen Schritten watschelnd, Kauen und Schlucken verschlechtern sich während einer Mahlzeit, Sprachstörungen entwickeln sich während eines Gespräches usw.; im Endstadium besteht eine nicht mehr rückbildungsfähige Schwäche der gesamten Willkürmuskulatur und die Patienten versterben i.d.R. an einer Atemlähmung; **Diagnose:** körperliche Untersuchung, Nachlassen der Muskelkraft bei Wiederholung einer Bewegung [50-mal Augen öffnen und schließen führt zu Ptose]; Nachweis von Antikörpern gegen Acetylcholinrezeptoren, Tensilon-Test*, EMG; **Therapie:** Thymektomie, Immunsuppresion, Corticoide, evtl. Plasmapherese, Cholinesterasehemmer* [Pyridostigmin]

My|as|the|nie *f* (Ⓔ myasthenia): ***Syn:*** *Myasthenia*; krankhafte bzw. belastungsabhängige Muskelschwäche

okuläre Myasthenie (Ⓔ ocular myasthenia): *s.u. Myasthe-*

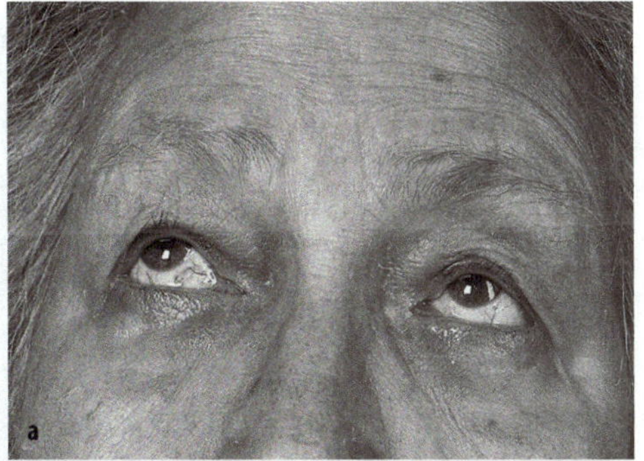
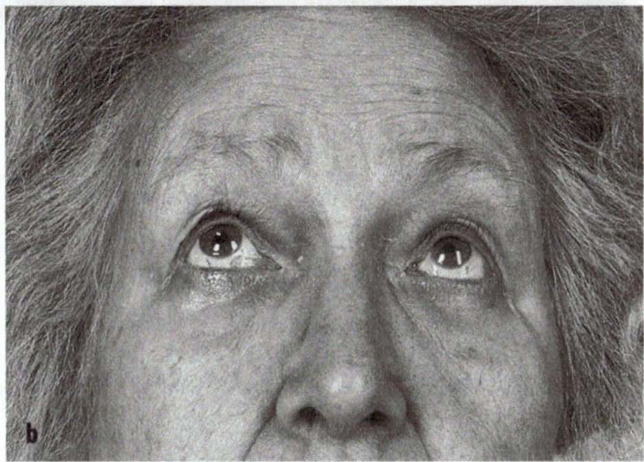

Abb. M144. Okuläre Myasthenie. **a** vor und, **b** nach Tensilongabe

nia gravis pseudoparalytica

my|as|the|nisch *adj* (Ⓔ myasthenic): Myasthenie betreffend, von ihr betroffen oder gekennzeichnet

My|äs|the|sie *f* (Ⓔ myesthesia): Muskelsinn, Muskelsensibilität

My|a|to|nie *f* (Ⓔ myatonia): ***Syn:*** *Amyotonie*; verringerter oder fehlender Muskeltonus

My|a|tro|phie *f*: →*Muskelatrophie*

my|a|tro|phisch *adj* (Ⓔ amyotrophic): ***Syn:*** *amyotrophisch*; Myatrophie betreffend, von ihr betroffen oder gekennzeichnet, durch sie bedingt

Myc-, myc- *präf.*: →*Myco-*

My|ce|to|ma *nt, pl* **-ma|ta:** →*Maduramykose*

Myco-, myco- *präf.*: Wortelement mit der Bedeutung „Pilz"

My|co|bac|te|ri|a|ceae *pl* (Ⓔ Mycobacteriaceae): Familie säurefester Bakterien, zu der u.a. Mycobacterium* gehört

My|co|bac|te|ri|um *nt* (Ⓔ Mycobacterium): ***Syn:*** *Mykobakterium*; Gattung säurefester, langsam wachsender Stäbchenbakterien; *s.a. Mykobakterien*

Mycobacterium africanum (Ⓔ Mycobacterium africanum): tritt als Erreger von seltenen Formen der Hauttuberkulose* in Erscheinung

Mycobacterium avium: →*Mycobacterium avium-intracellulare*

Mycobacterium avium-intracellulare (Ⓔ Mycobacterium avium-intracellulare): ***Syn:*** *Mycobacterium avium, Mycobacterium intracellulare*; zu den atypischen Mykobakterien* gehörendes Bakterium; verursacht pulmonale Erkrankungen, Lymphadenitiden bei Kleinkindern und eine Sepsis bei AIDS-Patienten; *s.a. Essay AIDS S. 31*

Mycobacterium bovis (Ⓔ Mycobacterium bovis): ***Syn:*** *Mycobacterium tuberculosis varietas bovis, Rindertuberkelbakterien*; Erreger der Rindertuberkulose* und der bovinen Tuberkulose* des Menschen; *s.a. Mycobacterium tuberculosis*

Mycobacterium chelonae (Ⓔ Mycobacterium chelonae): schnell wachsendes atypisches Mykobakterium; Erreger von Abszessen und selten auch pulmonalen Infektionen

Mycobacterium fortuitum (Ⓔ Mycobacterium fortuitum): schnell wachsendes atypisches Mykobakterium; verursacht Abszesse und seltener pulmonale Infektionen

Mycobacterium intracellulare: →*Mycobacterium avium-intracellulare*

Mycobacterium kansasii (Ⓔ Mycobacterium kansasii): photochromogenes Mykobakterium; Erreger von Lungeninfektionen

Mycobacterium leprae (Ⓔ Mycobacterium leprae): ***Syn:*** *Leprabakterium, Leprabazillus, Hansen-Bazillus*; morphologisch kaum von Mycobacterium* tuberculosis zu unterscheidender Erreger der Lepra*; das einzige bekannte Erregerreservoir ist der unbehandelte Leprakranke

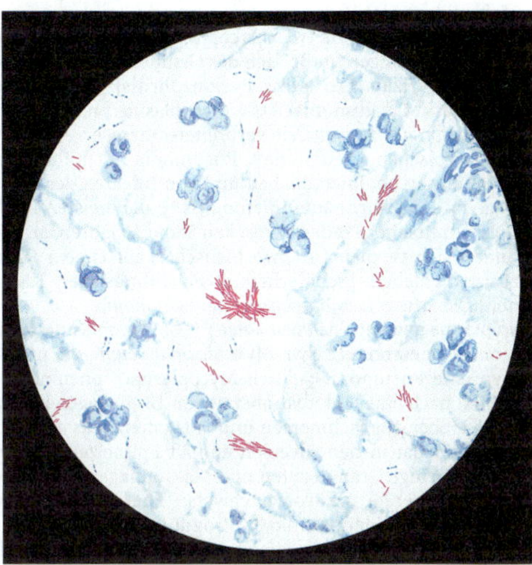

Abb. M145. Mycobacterium leprae

Mycobacterium marinum (Ⓔ Mycobacterium marinum): photochromogenes Mykobakterium; Erreger von Hautinfektionen [Schwimmerulkus]

Mycobacterium paratuberculosis (Ⓔ Mycobacterium paratuberculosis): ***Syn:*** *Johne-Bazillus*; zu den atypischen Mykobakterien gehörender Erreger einer chronischen Enteritis bei Rindern

Mycobacterium tuberculosis (Ⓔ Mycobacterium tuberculosis): ***Syn:*** *Tuberkelbazillus, Tuberkelbakterium, Tuberkulosebazillus, Tuberkulosebakterium, TB-Bazillus, TB-Erreger, Mycobacterium tuberculosis varietas hominis*; 1862 von Rober Koch* entdecktes, extrem langsam-wachsendes Mykobakterium; die Tuberkulosebakterien sind grampositiv, unbeweglich und haben eine Länge von 1–10 µm und eine Breite von 0,2–0,6 µm; die Zellwand enthält langkettige [60–90 Kohlenstoffatome], gesättigte Fettsäuren [**Mykolsäuren**] sowie mykolsäurehaltige Glykolipide oder Glykolipidpeptide [**Mykoside**]; das für ihre Virulenz wichtigste Mykosid ist **Trehalose-6,6-Dimykolat** [Cord-Faktor]; Extraktion von Trehalose-6,6-Dimykolat führt zum Verlust der Virulenz; **Wachs D** besteht aus Mykolsäure, Peptiden und Polysacchariden; es ist von medizinischer Bedeutung, weil es als Adjuvans* die zelluläre und humorale Immunantwort steigert

Mycobacterium tuberculosis ist der Erreger der Tuberkulose* des Menschen und verschiedener Tiere [Affen, Hunde]; nach Schätzungen der Weltgesundheitsorganisation ist 1/3 der Weltbevölkerung mit dem Erreger infiziert; jährlich treten ca. 10 Millionen neue Tuberkulosefälle auf und ca. 3 Millionen Patienten versterben an der Erkrankung; *s.a. Essay Tuberkulose S. 2171*

Mycobacterium tuberculosis varietas bovis: →*Mycobacterium bovis*

Mycobacterium tuberculosis varietas hominis: →*Mycobacterium tuberculosis*

Mycobacterium ulcerans (Ⓔ Mycobacterium ulcerans): nicht-chromogenes Mykobakterium; Erreger des Buruli-Ulkus*

Mycobacterium xenopi (Ⓔ Mycobacterium xenopi): skotochromogenes Mykobakterium; Erreger von Lungeninfektionen

My|co|plas|ma *nt* (Ⓔ Mycoplasma): ***Syn:*** *Mykoplasma*; Gattung zellwandloser Bakterien, die Teil der normalen Körperflora sind und als opportunistische Krankheitserreger in Erscheinung treten können; durch das Fehlen der Zellwand sind sie besonders empfindlich gegenüber Umwelteinflüssen [Wärme, Trockenheit], aber resistent gegen Antibiotika, die an der Zellwand angreifen [β-Lactamantibiotika]; sie sind empfindlich gegenüber Tetracyclinen* und Makrolidantibiotika*

Mycoplasma hominis (Ⓔ Mycoplasma hominis): Erreger von Entzündungen im Bereich des Genitaltraktes [Vulvovaginitis, Zervizitis, Prostatitis, Pyelonephritis]

Mycoplasma pneumoniae (Ⓔ Mycoplasma pneumoniae): ***Syn:*** *Eaton-agent*; weltweit verbreiteter Erreger einer primär atypischen Pneumonie*, Pneumonie mit Kälteagglutininbildung bei Jugendlichen und von Infekten der Atemwege und der Hirnhäute [Meningitis*]; die meisten Infektionen treten bei Kindern zwischen 5 und 15 Jahren auf und finden sich vermehrt da, wo Menschen auf engem Raum zusammenleben [Schülerheime, Flüchtlingslager, Kasernen]; *s.a. Mycoplasma-pneumoniae-Pneumonie*

Mycoplasma-pneumoniae-Pneumonie *f* (Ⓔ Mycoplasma pneumoniae pneumonia): ***Syn:*** *Mykoplasmapneumonie*; primär atypische Pneumonie* durch Mycoplasma* pneumoniae; **Klinik:** nach einer Inkubationszeit von 12–20 Tagen kommt es zu Fieber, Kopfschmerzen und Hustenreiz; das entzündliche Exsudat in den Alveolen enthält Epithelzellen, polymorphkernige Granulozyten und Makrophagen; **Diagnose:** serologischer Antikörpernachweis; **Therapie:** Tetracycline*, Makrolidantibiotika*; **Prognose:** gut, obwohl die Erreger sich noch wochenlang aus dem Respirationstrakt anzüchten lassen

My|co|sis *f, pl* **-ses:** → *Mykose*

Mycosis fungoides (Ⓔ mycosis fungoides): ***Syn:*** *Alibert-Krankheit, Alibert-Bazin-Krankheit, klassische Mycosis fungoides, Mycosis fungoides Alibert-Bazin-Form, Mykosis fungoides*; ätiologisch unklare, zu den T-Zell-Lymphomen gehörende chronisch-progrediente Erkrankung, die von der Haut ausgeht und meist auch darauf beschränkt bleibt; der **klinische Verlauf** erstreckt sich oft über Jahrzehnte und umfasst bei der klassischen Form drei Stadien, die zusammen das sog. **T-Stadium** [auch als kutane Mycosis fungoides bezeichnet] bilden: **1. erythematöses** oder **prämykosides Stadium:** uncharakteristische erythematöse, ekzematoide, psoriatiforme oder urtikarielle Läsionen, die über Jahre oder Jahrzehnte bestehen können **2. Plaquestadium** oder **infiltratives Stadium:** die Läsionen werden als plattenartiges Infiltrat tastbar und nehmen an Anzahl und Ausbreitung zu; oft kommt es zu einem quälenden, therapieresistenten Juckreiz **3. Tumorstadium** [auch mykosides oder tumoröses Stadium]: Tumorentwicklung im Bereich der Plaques, später auch auf gesunder Haut; es kommt zu extrem schmerzhaften Nekrosen und Ulzerationen, Fieber, Kachexie, Nachtschweiß und Organsymptomen [Milz, Le-

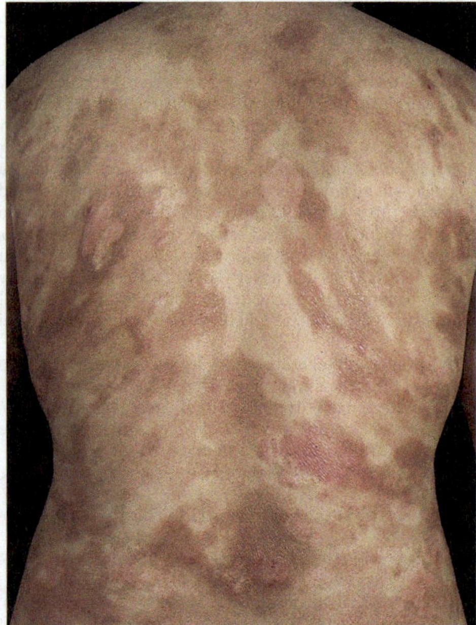

Abb. M146. Plaquestadium der Mycosis fungoides

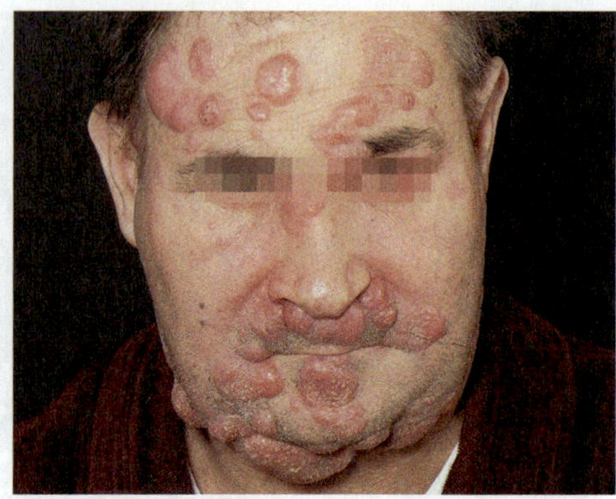

Abb. M147. Infiltratives Stadium der Mycosis fungoides

Tab. M148. TNM-Stadien der Mycosis fungoides

T-Stadium: Mycosis fungoides	T1: Plaquestadium < 10 % Oberfläche T2: Plaquestadium > 10 % Oberfläche T3: Tumorstadium T4: Erythrodermische Form
N-Stadium: Kutane Mycosis fungoides mit Lymphknotenbefall	N1: Dermatopathische Lymphadenopathie N2: Spezifischer Lymphknotenbefall
M-Stadium: Kutane Mycosis fungoides mit Befall innere Organe	

Tab. M149. Therapie der Mycosis fungoides

Stadium I und IIA	– Lokale Kortikosteroide – Photochemotherapie (auch kombiniert mit Interferon-α) – Lokale Chemotherapie mit Stickstoff-Lost-Präparaten (Mechlorethamin, Carmustin) – Interferon-α und Retinoide (meist in Kombination) – Methotrexat – Röntgenbestrahlung – Ganzhautbestrahlung mit schnellen Elektronen
Stadium IIB	– Ganzhautbestrahlung mit lokaler Aufsättigung – Interferon-α und Retinoide – Systemische Chemotherapie (z.B. COP, CHOP-Schema)
Stadium III, IVA	– Photochemotherapie – Interferon-α und Retinoide – Systemische Chemotherapie
Stadium IVB	– Systemische Chemotherapie – Experimentelle Therapien: extrakorporale Photopherese, Fludarabin, Knochenmarkstransplantation

Mykosen

Syn. Pilzinfektionen

E. Engelmann

Definition

Durch Pilze hervorgerufene Infektionskrankheit. [*s.a. Essay Pilze S. 1697*]

Klinische Erscheinungsbilder von Mykosen

Klinisch lassen sich die verschiedenen Pilzinfektionen zunächst in obligat pathogene und opportunistische Infektionen unterteilen. Die **obligat pathogenen Mykosen** sind die Blastomykose*, die Kokzidioidomykose*, die Parakokzidioidomykose* und die Histoplasmose*. Sie werden durch dimorphe Pilze* ausgelöst, die nicht in Mitteleuropa, sondern in bestimmten Gebieten der USA, in Südamerika und teilweise in Afrika endemisch vorkommen. Man bezeichnet Erkrankungen mit diesen Erregern daher auch als **außereuropäische Mykosen**. Die im Erdboden vorkommenden Sporen der saprophytären Phase dieser Pilze gelangen durch Inhalation in die Lunge und lösen dort eine primäre Pneumonie* aus. Bei immungesunden Patienten verläuft die Primärinfektion häufig symptomlos. Typisch ist, dass die Erreger meist im Organismus verbleiben und insbesondere bei Störungen der zellulären Immunität [z.B. HIV-Infektion] wieder reaktivieren können. In diesen Fällen kommt es durch hämatogene oder lymphogene Streuung zur systemischen Ausbreitung der Erreger und Infektion anderer Organe sowie der Haut. Infektionen mit diesen Erregern gehören zu den AIDS-definierenden Infektionen. [*s.a. Essay AIDS S. 31*]

Die wesentlich größere Gruppe der opportunistischen Pilze kann oberflächliche oder tiefe Lokalinfektionen der Haut [Cutis], der Subcutis [Unterhautgewebe], der Schleimhaut oder innerer Organe hervorrufen. Die Schwere einer Infektion durch opportunistische Pilze ist abhängig von der Immunitätslage und der Vorschädigung [Verletzungen, Grunderkrankungen] des Wirtes. Bei Patienten mit Immundefekten kann es, meist ausgehend von einer Lokalinfektion, durch systemische Ausbreitung der Erreger zu einer generalisierten Pilzinfektion [**Pilzsepsis**] kommen.

Oberflächliche Infektionen [**Dermatomykosen**] sind die durch Dermatophyten* oder einige Sprosspilzarten* verursachten Lokalinfektionen der Haut oder Schleimhaut. Durch Candida*-Arten verursachte Haut- und Schleimhautinfektionen werden als Soor* [z.B. Mundsoor, Vaginalsoor, Windelsoor] bezeichnet und am häufigsten durch Candida* albicans verursacht. Da Candida* albicans ausschließlich beim Menschen vorkommt und zur physiologischen Haut- und Schleimhautflora gehört, handelt es sich in der Regel um endogene Infektionen. Eine Übertragung von Mensch zu Mensch ist selten.

Hautinfektionen [**Dermatomykosen**], die durch Dermatophyten ausgelöst werden, werden als **Tinea** bezeichnet. Die jeweils betroffene Region wird dem Wort Tinea angehängt: z.B. Tinea pedis = Dermatophyteninfektion der Füße. Dermatophyteninfektionen der Haut äußern sich in Form von typischen Rundherden, in denen sich schmale entzündliche Zonen mit breiteren entzündungsärmeren Intervallen abwechseln. Das junge, noch vermehrungsfähige Myzel* ist dabei am Rand der Läsion zu finden, während im Zentrum die Myzelien bereits abgestorben sind und daher dort bereits eine Abheilung der Haut stattfindet. Am häufigsten werden Dermatophyteninfektionen durch anthropophile, d.h. primär humanpathogene Arten verursacht. Eine Übertragung erfolgt in der Regel durch Kontakt mit abgeschilferten infizierten Hautzellen, z.B. im Schwimmbad. Infektionen mit zoophilen, d.h. primär tierpathogenen Arten kommen in ca. 30 % der Fälle nach Tierkontakt vor. Geophile, d.h. im Erdboden vorkommende Arten infizieren nur selten den Menschen.

Eine große Gruppe der tiefen Lokalinfektionen sind die **Verletzungsmykosen**. Klinisch unterscheidet man die **Chromoblastomykose** und das **Eumyzetom** [im Gegensatz zum bakteriell verursachten Myzetom], das auch als **Maduramykose** bezeichnet wird, da es unter anderem in Madura, einer bestimmten Region in Indien, endemisch ist. In beiden Fällen handelt es sich um eine chronisch verlaufende Infektion der Haut und Subcutis, die durch traumatische Inokulation der ubiquitär vorkommenden Erreger entsteht und daher meist an den Extremitäten auftritt. Bei der **Chromoblastomykose** entstehen im Verlauf von Monaten bis Jahren im Bereich der Eintrittspforte zunächst multiple, warzenartige, schmerzlose Hautveränderungen, die schließlich zu großen blumenkohlartigen Tumoren heranwachsen und zu stark entstellenden Veränderungen der betroffenen Region führen können. Beim **Eumyzetom** breitet sich die Infektion auch auf tiefere Gewebeschichten wie Muskulatur und Knochen aus. Es entstehen Ulzerationen und mit Eiter gefüllte Höhlen, die durch zahlreiche Fisteln drainiert werden. Das Exsudat enthält in der Regel kompakte Granula, die aus Pilzhyphen [Mikrokolonien] bestehen und je nach Erregerart unterschiedlich gefärbt sind. Bei Infektionen durch Hyalohyphomyzeten* finden sich farblose Granula [*engl.*: **white-grain mycetoma**], bei Infektionen durch Phaeohyphomyzeten* sind sie braun oder schwarz gefärbt [*engl.*: **black-grain mycetoma**]. Die meisten Verletzungsmykosen kommen in tropischen und subtropischen Regionen vor. Auch die durch den dimorphen Pilz Sporothrix* schenckii verursachte **Sporotrichose** ist in der Regel eine Verletzungsmykose, die beim Umgang mit kontaminiertem Material [Dornen, Holzsplitter] entsteht. Eine **pulmonale Sporotrichose** kommt bei Patienten mit Grunderkrankungen [z.B. Diabetes* mellitus, Tuberkulose*, Sarkoidose*] vor, eine generalisierte systemische Infektion entsteht bei Immunsupprimierten [z.B. HIV-Patienten].

Grundsätzlich können alle ubiquitär vorkommenden opportunistischen Pilze schwere **Systemmykosen** beim Menschen verursachen. Die weitaus häufigsten schweren Organmykosen oder systemischen Pilzinfektionen sind jedoch Infektionen mit Candida*-Arten, die Aspergillose* und die Kryptokokkose*. Die den jeweiligen Patienten bevorzugt infizierende Erregerart hängt dabei u.a. von der Art der Störung des Immunsystems ab. So tritt die Aspergillose gehäuft bei Patienten mit einem Mangel an neutrophilen Granylozyten [Neutropenie*], d.h. insbesondere bei hämatologischen Patienten auf. Eine Störung bzw. ein Mangel der T-Lymphozyten [HIV-Infektion, medikamentöse Immunsuppression nach Organtransplantation] prädisponiert hingegen für eine Kryptokokken- oder Candidainfektion. Die Kryptokokkeninfektion äußert sich am häufigsten als schleichend verlaufende Meningoenzephalitis*. Organmykosen durch Candia*-Arten sind z.B. die Candida-Ösophagitis* [bes. bei HIV-Patienten] oder eine Peritonitis nach Verletzungen [z.B. Perforation bei Magengeschwür* oder Divertikulitis*] oder Operationen im Gastrointestinaltrakt. Ursachen für eine systemische Candidainfektion sind katheterassoziierte Infektionen oder eine Endokarditis* bei Patienten mit vorgeschädigter oder künstlicher Herzklappe sowie bei i.v.-Drogenabhängigen. Diagnostisch hinweisend auf eine systemische Mykose kann das sog. antibiotikaresistente Fieber sein, d.h. die Entstehung von Fieber bei Patienten unter Breitbandantibiotika-Therapie. Eine Übersicht über die wichtigsten medizinisch relevanten Pilze mit ihren Eigenschaften und der jeweiligen Symptomatik gibt Tab. 1.

Diagnostik

Grundsätzlich ist bei der Diagnostik zu bedenken, dass es sich bei vielen Mykosen um opportunistische Infektionen handelt, sodass der Nachweis von Pilzen im Untersuchungsmaterial immer im Zusammenhang mit dem klinischen Erscheinungsbild interpretiert werden muss. Während der Nachweis von Pilzen in pri-

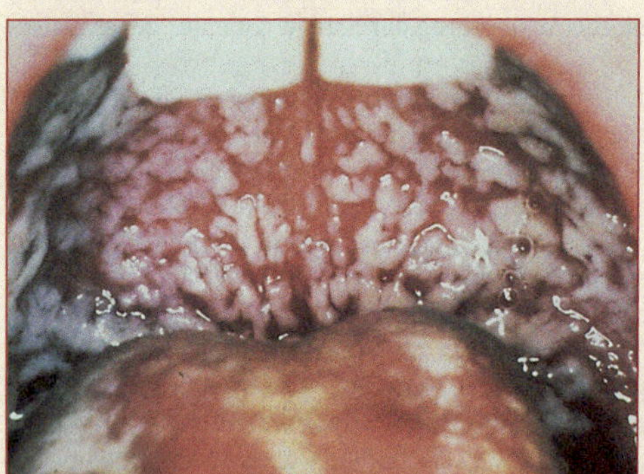

Abb. 1. Mundsoor durch Candida albicans

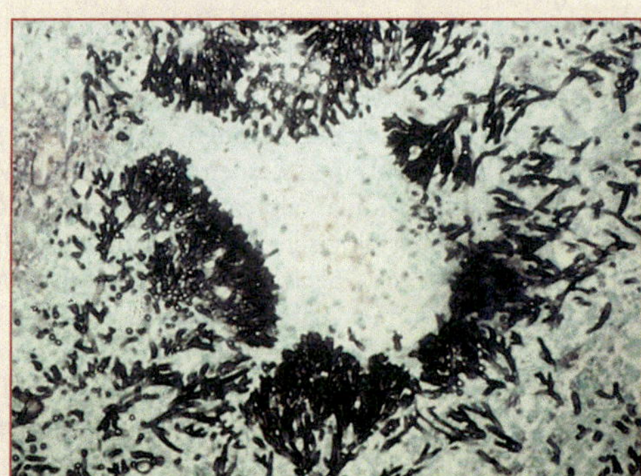

Abb. 2. Pilzmyzel im Lungengewebe bei invasiver Aspergillose durch A. fumigatus (Grocott-Färbung)

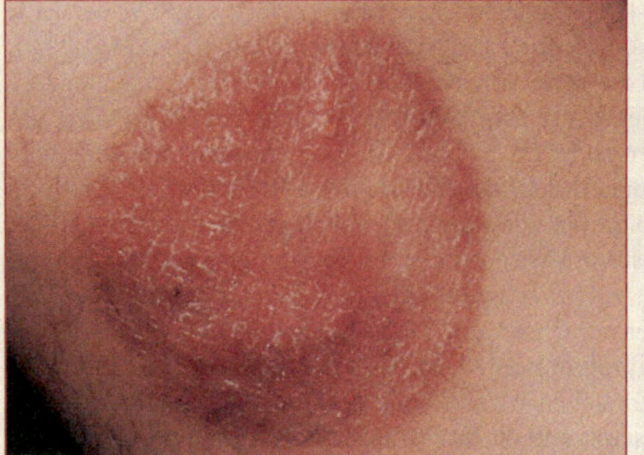

Abb. 3. Dermatophyteninfektion der Haut durch Trichophyton spp.: typischer Rundherd mit scheibenförmig betontem Randsaum

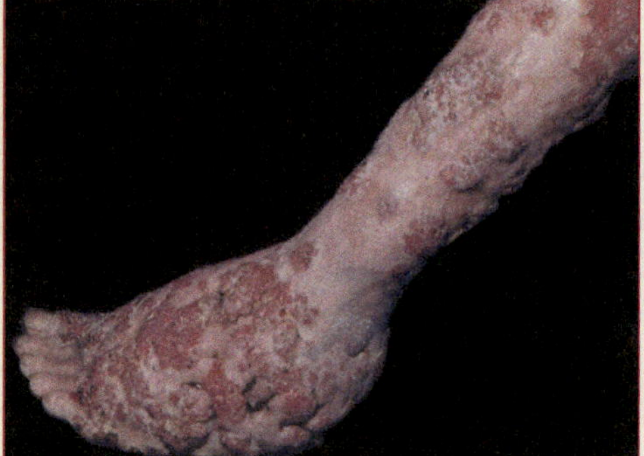

Abb. 4. Chromoblastomykose des Beines mit stark entstellenden blumenkohlartigen Veränderungen

Tab. 1. Erkrankungen, Eigenschaften und klinische Merkmale der wichtigsten beim Menschen relevanten Pilze

Erreger	Erkrankung	Vorkommen/Eigenschaften	Klinische Merkmale
Sprosspilze			
Askomyzeten			
Candida spp.: – Candida albicans – Candida krusei – Candida glabrata – Candida tropicalis – Candida parapsilosis – Candida dubliniensis u.a.	Soor, Kandidose, Candidamykose	C. albicans: Mensch, Tier andere: ubiquitär [bes. zuckerhaltiges Milieu wie z.B. Früchte, Milch]	C. albicans: häufigster Mykoseerreger überhaupt.; meist endogene Infektionen: Haut- und Schleimhautmykosen [Soor*], tiefe Organmykosen, katheterassoziierte Infektionen, Sepsis
Basidiomyzeten			
Cryptococcus neoformans	Kryptokokkose	weltweit: Vögel, bes. Taubenkot, Polysaccharidkapsel	Pneumonie: i.d.R. asymptomatisch, subakute Meningoenzephalitis bei AIDS-Patienten
Trichosporon spp. – T. beigelii – T. cutaneum – T. asahii – T. mucoides u.a.	weiße Piedra = Haarinfektion	ubiquitär: Erdboden, gel. Haut des Menschen	Haar- und Nagelinfektionen, gel. disseminierte Infektionen bei Immunsuppression [HIV, Leukämie]
Malassezia furfur	Pityriasis versicolor	weltweit; lipophiler Sprosspilz der Hautflora, daher Anzucht auf ölhaltigem Medium	seborrhoische Dermatitis bei bes. Disposition [Hyperhidrosis, Immunsuppression]
Fadenpilze			
Hyalohyphomyzeten	Hyalohyphomykose		
Zygomyzeten Mucor spp. Rhizopus spp. Absidia spp. Cunninghamella spp. u.a.	Mucormykose	ubiquitär: Erdboden, verschimmeltes Brot, Bedarf an freiem Eisen, geringe Virulenz, unseptiertes Myzel [niedere Pilze]	opport. Infektion: Lunge, Gehirn bes. bei Störungen des Eisenstoffwechsels, Diabetes und bei Immunsuppression am häufigsten: rhinozerebrale Mucormykose [Rhizopus oryzae]
Hyalohyphomyzeten im engeren Sinn	Hyalohyphomykose		
Aspergillus spp. – A. fumigatus – A. flavus – A. niger – A. terreus u.a.	Aspergillose	ubiquitär: Erdboden, Staub [bes. auf Baustellen], Temperaturoptimum: 37°C A. terreus: Amphotericin B-resistent	Aspergillom, allergische bronchopulmonale Aspergillose, Otitis externa [A. niger], invasive pulmonale Aspergillose [bes. bei Neutropenie]: ggf. hämatogene Streuung [Hirnabszesse]
Penicillium spp.		ubiquitär: Erdboden, Staub, Kontaminanten im Labor, Temperaturoptimum < 37°C	gelegentlich Besiedlung bei Grunderkrankungen wie Tuberkulose, Bronchiektasen
Penicillium marneffii	system. Penicillium marneffii-Infektion	Südost-Asien [Thailand]; Reservoir: Bambusratten; dimorph, Sporen hochkontagiös: BSL 3-Labor	nach Inhalation disseminierte Infektionen bei Aids mit pulmonalen Infiltrationen und typischen Hautläsionen [können auch fehlen]
Fusarium spp.	Fusariose	weltweit: Erdboden, Staub pflanzenpathogen	Lokalinfektionen [Keratitis, Nagelmykosen, Verletzungsmykosen], Sinusitis und/oder system. Infektion bei Leukämie
Pseudallescheria boydii (teleomorph) Scedosporium apiospermum (anamorph)	system. Infektion durch Pseudallescheria boydii oder Eumyzetom	weltweit: Erdboden, verunreinigtes Oberflächenwasser	Pneumonie und Hirnabszesse nach hämatogener Ausbreitung bei „Fast-Ertrinkungsunfällen" opportunist. Infektionen bei Immunsuppression, Verletzungsmykosen
Scopulariopsis spp.	Infektion durch Scopulariopsis spp.	ubiquitär: Erdboden	Nagelmykosen, selten pulmonale oder invasive Infektionen bei Immunsuppression
Acremonium spp.	Eumyzetom	ubiquitär bes. auf Pflanzen	Verletzungsmykose
Neotestudina rosatii	Eumyzetom	tropische Länder [Erdboden]	Verletzungsmykose
Trichoderma spp.		ubiquitär: Erdboden, Staub	selten opport. Inf. bei Immunsupp. oder als Komplikation bei Dialyse

Tab. 1. Erkrankungen, Eigenschaften und klinische Merkmale der wichtigsten beim Menschen relevanten Pilze (*Fortsetzung*)

Erreger	Erkrankung	Vorkommen/Eigenschaften	Klinische Merkmale
Pneumocystis carinii	Pneumocystis-carinii-Pneumonie	nicht anzüchtbar; nur mikroskop. Nachweis; Standort unbekannt	Pneumonie bei T-Zell-Defekten [HIV-Infektion: Aids-def. Erkrank., Zustand nach Organtransplantation]
Dermatophyten	Dermatomykose: Tinea manuum, faciei, cruris, corporis, unguium, pedis	keartinophil; speziesabhängig: zoophile, anthropophile, geophile Arten	infizieren Haut, Haare, Nägel
Trichophyton spp. Trichophyton mentagrophytes Trichphyton rubrum u.a.	Trichophytie	weltweit: T. mentagrophytes, T. rubrum, einige Arten endemisch in best. Regionen	T. rubrum: häufigster Erreger von Dermatomykosen [Haut, Nägel], T. mentagrophytes: auch Haare
Microsporum spp.	Mikrosporie	weltweit	Haut und Haare
Epidermophyton floccosum	Epidermophytie	weltweit	Haut und Nägel: meist Tinea pedis
Phaeohyphomyzeten	Phaeohyphomykose		
Dematiazeen			
Alternaria spp.		ubiquitär: Pflanzen	traumat. Inokulation: Hautinfektion
Bipolaris spp.		Pflanzen, Erdboden; pflanzenpathogen [Gras]	allerg. Sinusitis, selten invasiv bei Immunsuppression
Curvularia spp.		ubiquitär: Pflanzen	allerg. Sinusitis, traumat. Infektion
Leptosphaeria senegalensis Madurella spp.	Eumyzetom	feucht-tropische Regionen bes. Indien, Afrika, Südamerika	Verletzungsmykose
Black Yeasts			
Aureobasidium spp.		Lebensmittel, Pflanzenblätter	opport. Infektion nach traumat. Inokulation, z.T. systemisch
Cladophialophora bantiana		weltweit, BSL 3-Labor	Infektion durch Inhalation auch bei Immungesunden, neurotropisch: Hirnabszesse
Cladophialophora carrionii	Chromoblastomykose	Südamerika Afrika Australien	Verletzungsmykose [Haut/Subcutis]
Exophiala dermatitidis		weltweit	Besiedlung bei Mukoviszidose, Pneumonie, Sinusitis, Hirnabszesse
Exophiala jeanselmei	Eumyzetom	weltweit: bes. Asien	Verletzungsmykose
Fonsecaea pedrosoi	Chromoblastomykose	feucht-tropisch: besonders Südamerika, Japan	Verletzungsmykose [Haut/Subcutis]
Phialophora verrucosa	Chromoblastomykose	weltweit: (sub)topisch	Verletzungsmykose [Haut/Subcutis]
Ramichloridium mackenziei		BSL 3-Labor, mittlerer Osten	Hirnabszesse
Dimorphe Pilze i.e.S.		BSL 3-Labor	
Sporothrix schenckii	Sporotrichose	weltweit endemisch: Tropen und Subtropen Amerikas	Verletzungsmykose der Haut, Knochen, Gelenke; selten: pulmonale Sporotrichose, Meningitis, generalisierte Infektion
Histoplasma capsulatum	Histoplasmose	Südosten der USA [Ohio, Mississippi, Missouri]; Reservoir: infizierte Fledermäuse	akute pulmonale Histoplasmose durch aerogene Infektion [90% symptomlos], disseminierte Histoplasmose bei Immunsuppression und AIDS
Histoplasma duboisii	Afrikanische Histoplasmose	Zentral-, West-Afrika	Haut- und Knocheninfektionen
Blastomyces dermatitidis	Nordamerik. Blastomykose	Südosten + mittlerer Westen der USA, Kanada, Südafrika, Südamerika [Blastomyces brasiliensis]	Infektion der Lunge nach Inhalation der Sporen, granulomatöse Blastomykose der Haut, dissemin. mit ZNS-Infektion z.B. bei AIDS
Coccidioides immitis	Kokzidioidomykose	Südwesten der USA [bes. Wüstenregionen]	aerogene Infektion der Lunge: in 60% d. Fälle asymptomatisch, disseminiert bei Immunsupp. und AIDS [Haut, Knochen, Meningen]

mär sterilen Materialien [Blut, Liquor, intraoperative Abstriche] auf eine Mykose hindeutet, ist der Nachweis von Pilzen in primär kolonisierten Kompartimenten [Haut, Schleimhaut, Darm/Stuhl] zunächst als normale, physiologische Besiedlung [Sprosspilze der Gattung Candida, insbesondere Candida* albicans] oder als Anflugkeim bzw. Laborkontaminante [ubiquitär vorkommende Fadenpilze wie z.B. Aspergillus*] anzusehen. Erst der wiederholte oder massive Nachweis aus solchen Untersuchungsmaterialien im Zusammenhang mit Krankheitserscheinungen deutet auf das Vorliegen einer Mykose hin.

Pilze können mikroskopisch entweder nativ oder nach Anfärbung dargestellt werden. Übliche Färbemethoden sind einfache Färbungen mit Farbstoffen [Methylenblau, Lactophenolblau] aber auch mit speziellen Weißmachern [Uvitex], die bei Betrachtung unter UV-Licht eine Fluoreszenz der Pilzstrukturen bewirken. Cryptococcus* neoformans ist ein bekapselter Sprosspilz, sodass eine Schnelldiagnose im Liquor durch Darstellung der Polysaccharidkapsel mit Hilfe eines Tuschepräparates erfolgen kann. Pneumocystis* carinii ist nicht kultivierbar, und wird daher mikroskopisch in Bronchiallavagematerial oder Lungenbiopsien nachgewiesen. Die „*Trophozoiten*" und „*intrazystische*" Körperchen lassen sich mit Hilfe der Giemsa-Färbung darstellen, die „*Zysten*" dagegen mit der Versilberungstechnik nach Grocott. Mit Hilfe fluoreszierender Antikörper [direkte Immunfluoreszenztechnik] kann Pneumocystis carinii ebenfalls dargestellt werden. Eine weitere, jedoch selten eingesetzte, Nachweismöglichkeit von Pneumocystis carinii ist die Polymerasekettenreaktion* [PCR].

Der Schwerpunkt der Diagnostik von Pilzerkrankungen beruht auf der Anzucht der Erreger aus klinischem Untersuchungsmaterial. Die Anzucht aller Pilzarten erfolgt auf Universal- oder Selektivnährböden, wobei am häufigsten Sabouraud*-Glucose-Agar verwendet wird.

Sprosspilze bilden nach 2 Tagen weiße, cremig-opake Kolonien aus, die morphologisch sehr homogen sind und daher keine Speziesdifferenzierung erlauben. Die Identifizierung erfolgt deshalb anschließend anhand ihres biochemischen Leistungsprofils in Form von Fermentation und Assimilation unterschiedlicher Substrate. Besonders auf nährstoffarmen Medien [z.B. Reis- oder Kartoffelwasseragar] bilden sich Pseudomyzelien und die für Candida albicans charakteristischen Chlamydosporen. Hierbei handelt es sich um angeschwollene, dickwandige, runde Zellen, die der Austrocknung besser widerstehen.

Bei den **Fadenpilzen** dauert das Heranwachsen sichtbarer Kolonien je nach Pilzart 2 Tage bis hin zu 4 Wochen. Die Kolonien haben eine haarige, pudrige, wollige oder auch pelzige, z.T. charakteristisch gefärbte Oberfläche. Auch die Unterseite der Kolonie kann eine charakteristische Färbung aufweisen. Die Differenzierung der Fadenpilze erfolgt anhand mikromorphologischer Charakteristika, d.h. der Strukturen der meist asexuellen oder, wenn sie ausgebildet wird, auch der sexuellen Vermehrung. Es werden dabei sowohl die Sporen selbst als auch die Strukturen aus denen sie entstehen [sog. Fruktifikationsorgane oder Fruchtkörper] betrachtet. Wichtig ist hierbei die Überimpfung des Pilzes vom nährstoffreichen Sabouraud*-Glucose-Agar auf ein Mangelmedium, wie z.B. Kartoffelwasser- oder Haferflockenagar, da der Pilz i.d.R. nur unter Mangelbedingungen sporuliert. Mit Hilfe von durchsichtigen Klebestreifen werden dann von der Kolonieoberfläche Pilzelemente entnommen, auf einen Objektträger mit einem Tropfen Farblösung [z.B. Laktophenolblau] geklebt, und anschließend mikroskopiert.

Auch die Entnahme eines kleinen Koloniestückes aus dem Agar und anschließende Mikroskopie nach Abdeckung mit einem Deckglas oder die Herstellung sogenannter **Deckglaskulturen** sind üblich. Bei den Deckglaskulturen wird der Pilz auf ein kleines Stück Agar verimpft, mit einem Deckglas abgedeckt und bebrütet. Der Pilz wächst so an die Unterseite des Deckglases und kann dann mit dem Deckglas ohne Zerstörung der Strukturen auf einen Objektträger mit Färbelösung übertragen und mikroskopiert werden.

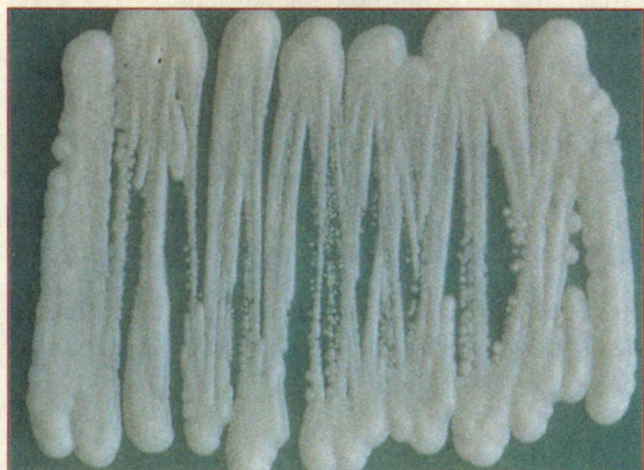

Abb. 5. Kultur von Candida albicans: weiße, cremig-opake Kolonien auf Sabouraud-Glucose-Agar

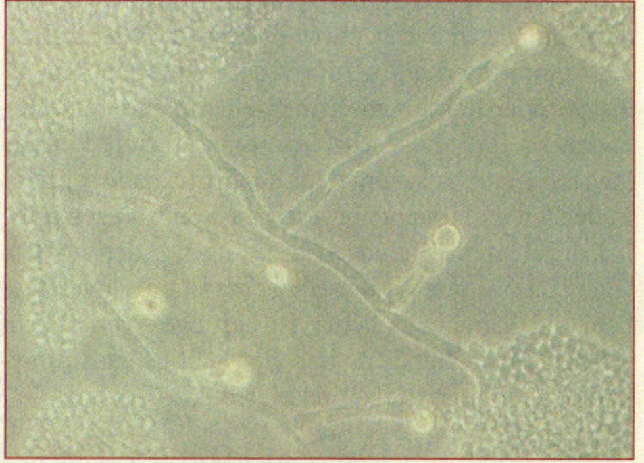

Abb. 6. Mikroskopische Darstellung einer Candida albicans-Kultur: Sprosszellen, Pseudomyzel und Chlamydosporen

Die **Dermatophyten** zeichnen sich durch eine lange Kulturzeit von ca. 3–4 Wochen aus. Daher wird zunächst versucht, eine Dermatophyteninfektion möglichst schnell durch mikroskopischen Nachweis von Pilzmyzel im Untersuchungsmaterial mittels Herstellung eines **Kalilaugepräparates** [Aufweichung der Hornsubstanz] zu diagnostizieren. Das Untersuchungsmaterial in Form von Hautgeschabsel, infizierten Haaren oder Nagelspänen muss immer vom Rand der Läsion, wo sich vitale Pilzzellen finden, gewonnen werden. Für die Kultivierung wird in der Regel ein peptonhaltiges Dermatophyten-Test-Medium [DTM-Agar] verwendet, das Actidion enthält. Die Resistenz der Erreger gegenüber Actidion erlaubt die Abgrenzung gegenüber anderen Fadenpilzen. Nach mikromorphologischer Identifizierung der Gattung erfolgt die Speziesdifferenzierung wie bei den Sprosspilzen anhand einer biochemischen Leistungsprüfung.

Bei Verdacht auf systemische Pilzerkrankungen ist auch der Nachweis von bestimmten Pilzantigenen im Serum und/oder Liquor üblich [z.B. Candida-, Aspergillus- oder Cryptococcus-Antigen]. Bei Aspergillus- und Candida-Antigen ist dabei eine regelmäßige Untersuchung [mindestens 2–3 mal wöchentlich] wichtig, da die Antigenausschüttung in die Blutbahn unregelmäßig erfolgt und es sich somit meistens um eine diskontinuierliche Antigenämie handelt.

M

Therapie

Für die Therapie von Pilzinfektionen steht eine relativ begrenzte Anzahl von Antimykotika aus verschiedenen Substanzklassen zur Verfügung. Die Auswahl des Antimykotikums richtet sich nach dessen Wirkungsspektrum. **Oberflächliche Mykosen** können durch topische Anwendung verschiedener Antimykotika in Form von Lotionen, Salben oder Suspensionen aber auch Nagellacken [Nagelmykose] behandelt werden. Bei den z.T. chronisch verlaufenden, schwer behandelbaren Dermatophyteninfektionen oder Schleimhautmykosen kann auch eine systemische Therapie erforderlich sein. Die Therapie von **Verletzungsmykosen** besteht meist aus einer chirurgischen Behandlung in Kombination mit einer systemischen Antimykotikagabe. **Schwere generalisierte Pilzinfektionen** erfordern immer eine systemische Therapie. Am häufigsten kommt hierbei die intravenöse Amphotericin B-Mono- oder Kombinationstherapie mit anderen Antimykotika [synergistische Wirkungen] zum Einsatz. Wegen seiner ausgeprägten Nephrotoxizität darf es weder mit anderen nephrotoxischen Substanzen noch bei drohendem Nierenversagen angewendet werden. Die in Liposomen verkapselte Form ist besser verträglich und kann in höheren Dosierungen verabreicht werden. Eine Übersicht über die wichtigsten Antimykotika und deren Indikation gibt Tab. 2.

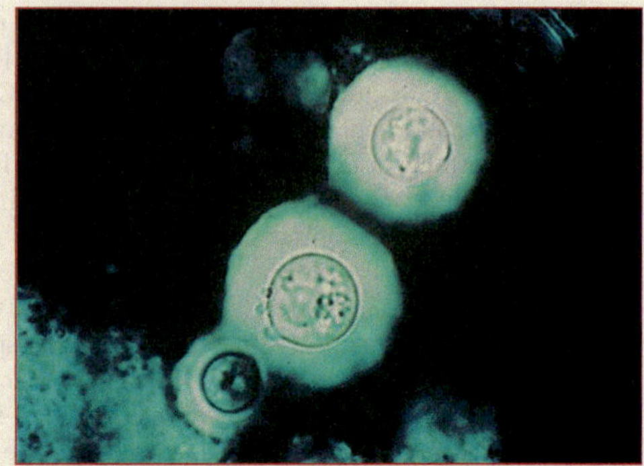

Abb. 7. Tuschepräparat von Cryptococcus neoformans: Hefezellen mit Polysaccharidkapsel

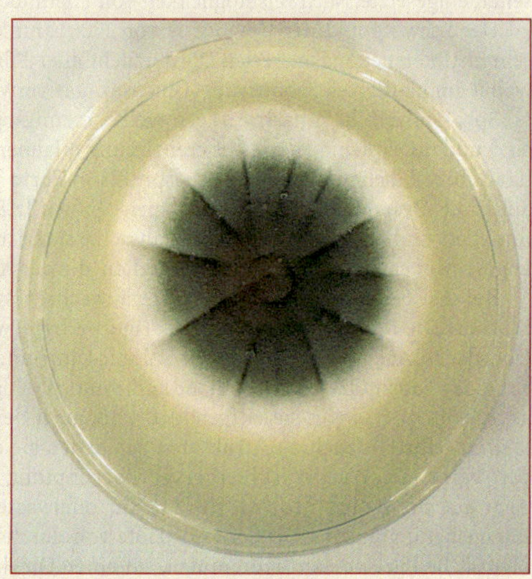

Abb. 8. Aspergillus fumigatus-Kultur auf Sabouraud-Glucose-Agar: trockene, pudrige, blau-grün gefärbte Fadenpilzkolonie

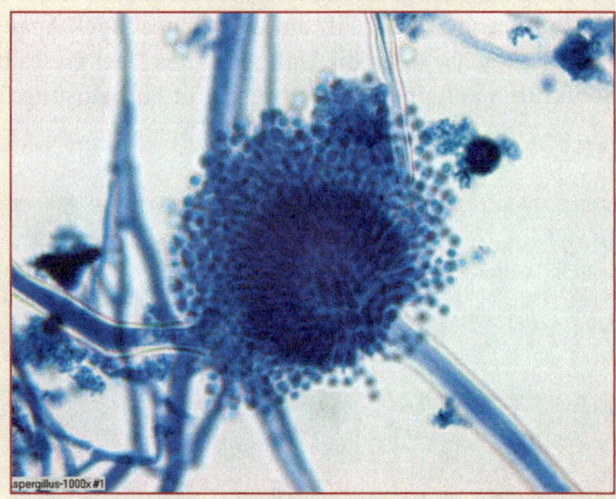

Abb. 9. Mikromorphologie von Fadenpilzen: Fruktifikationsorgan von Aspergillus fumigatus

Tab. 2. Die wichtigsten Antimykotika [AM]. Wirkungsmechanismus, Eigenschaften, wichtigste Indikation und Wirkungsspektrum auf Hefen [H], Dermatophyten [D] und Schimmelpilze [S]

Substanz	Wirkungsmechanismus	Wirkungs-spektrum	Eigenschaften/Applikation	Indikation
Polyene	irreversible Komplexbildung mit Ergosterol: Erhöhung der Membranpermeabilität	H, S	fungizid, stark lipophil, d.h. wasserunlöslich: bei oraler Applik. keine Resorption	
Amphotericin B		H, S	wirksamstes AM; stark nephrotoxisch	i.v.-Therapie schwerer systemischer Mykosen durch opportunistische und obligat pathogene außereuropäische Pilze
Nystatin u.a.			lokale Therapie [Cremes, Suspensionen u.a.]	Haut- und Schleimhautmykosen durch empfindliche Candidaarten
Azole	Störung der Ergosterolsynthese		fungistatisch auf Sprosspilze	
Imidazole Clotrimazol Ketoconazol Miconazol Isoconazol u.a.		D, H, S	lebertoxisch	lokale Therapie von Hautmykosen durch Hefen, Dermatophyten und Schimmelpilze; wg. Toxizität system. Anwendung nur noch in Ausnahmefällen: z.B. Miconazol bei Pseudallescheria boydii-Infektion
Triazole				besser verträglich als Imidazole
Fluconazol		D, H	oral oder i.v., gut liquorgängig, keine Wirkung auf Aspergillen und C. krusei	oberflächliche und system. Candida-Infektionen, außereuropäische Mykosen, Candida-Prophylaxe, Rezidivprophylaxe nach Kryptokokkeninfektion, schnelle Resistenzentwicklung bei C. glabrata
Itraconazol		D, H, S	oral oder i.v. applizierbar; lipophil, keratinophil, nicht liquorgängig	system. Candida-, Kryptokokken-, und Aspergillusinfektionen, Verletzungsmykosen, schwere chronische Dermatophyteninfektionen, außereuropäische Mykosen
Voriconazol		H, S	gut liquorgängig, fungizid auf Aspergillus	systemische Aspergillus- und Candida-Infektionen [oral oder i.v. applizierbar]
Pyrimidin 5-Flucytosin	Cytosin-Antimetabolit: DNS- und RNS-Synthese-Hemmung	H, (S)	fungistatisch, keine Monotherapie, oral, i.v.	Kombinationspartner von Amphotericin B [synergistisch] bei system. Mykosen durch Candida, Cryptococcus, Aspergillus spp.
Benzfuran Griseofulvin	Wachstumsdefekt [curling] durch Komplexbildung mit Purinen	D	system. (oral) und lokal anwendbar	anthropophile und zoophile Dermatophyteninfektionen, Nagelmykosen durch Dermatophyten
Echinocandin Caspofungin	Störung der Glucansynthese [Zellwand]	H, S	parenteral (i.v.); neu, d.h. bisher wenig Erfahrung	zugelassen zur Therapie von invasiven Aspergillosen, wenn andere Substanzen kontraindiziert sind
Allylamine Terbinafin Naftifin	Squalenakkumulation und Ergosterolmangel: Störung der Zytoplasmamembran	D, (H), (S)	oral; sehr keratinophil	therapieresistente Dermatophyteninfektionen, Nagelmykosen auch in Kombination mit synergistischen Nagellacken [Ciclopiroxolamin, Amorolfin]

Quellenhinweise

Abb. 1, 2, 7: Hahn H, Falke D, Kaufmann SHE, Ullmann U (Hrsg.) (2001) Medizinische Mikrobiologie und Infektiologie, 4. Aufl. Springer-Verlag, Berlin Heidelberg New York

Abb. 3, 5: Fritsch P (2004) Dermatologie und Venerologie, 2. Aufl. Springer-Verlag, Berlin Heidelberg New York

Abb. 4, 6: Braun-Falco O, Plewig G, Wolff HH (1996) Dermatologie und Venerologie, 4. Aufl. Springer-Verlag, Berlin Heidelberg New York

Abb. 8: Brigitte Paulick, Berlin

Abb. 9: Timo Ulrichs, Berlin

M

ber, Lunge, Gastrointestinaltrakt, ZNS]; **Therapie**: bisher gibt es keine allgemein anerkannte Standardtherapie; manche Autoren bevorzugen eine aggressive Therapie, während andere das Leiden als prinzipiell unheilbar ansehen und nur versuchen den Verlauf zu verlangsamen [*siehe Tab. M149*]; **Prognose**: die mittlere Überlebenszeit nach Diagnosestellung beträgt ca. 5 Jahre; das prämykoside Stadium kann 5–20 Jahre dauern, und es werden Rückbildungen berichtet; sobald das Tumorstadium erreicht ist, kommt es zu einer raschen Progredienz mit tödlichem Ausgang

Mycosis fungoides Alibert-Bazin-Form: *→Mycosis fungoides*

Mycosis fungoides d'emblée (Ⓔ mycosis fungoides d'emblée): seltene, rasch progrediente Sonderform der Mycosis fungoides, bei der die Krankheit direkt mit dem Tumorstadium beginnt

klassische Mycosis fungoides: *→Mycosis fungoides*

kutane Mycosis fungoides (Ⓔ cutaneous mycosis fungoides): ***Syn:*** *T-Stadium*; *s.u. Mycosis fungoides*

Myd|ri|a|sis *f, pl* **-ses** (Ⓔ mydriasis): ***Syn:*** *Pupillenweitstellung, Pupillenvergrößerung*; Weitstellung der Pupille, z.B. in der Dämmerung, bei seelischer Erregung oder Schmerzen

Mydriasis alternans (Ⓔ alternating mydriasis): ***Syn:*** *alternierende Mydriasis, springende Mydriasis*; wechselseitige Weitstellung der Pupillen bei zentralnervöser Störung

alternierende Mydriasis: *→Mydriasis alternans*

amaurotische Mydriasis (Ⓔ amaurotic mydriasis): Pupillenweitstellung bei Erblindung/Amaurose

Mydriasis paralytica (Ⓔ paralytic mydriasis): ***Syn:*** *paralytische Mydriasis*; Mydriasis bei Lähmung des Parasympathikus

paralytische Mydriasis: *→Mydriasis paralytica*

Mydriasis spastica (Ⓔ spastic mydriasis): ***Syn:*** *spastische Mydriasis*; Pupillenweitstellung durch Dauerkontraktion des Musculus* dilatator pupillae

spastische Mydriasis: *→Mydriasis spastica*

spinale Mydriasis: *→Mydriasis spinalis*

Mydriasis spinalis (Ⓔ spinal mydriasis): ***Syn:*** *spinale Mydriasis*; durch Reizung des Centrum* ciliospinale hervorgerufene Pupillenweitstellung

springende Mydriasis: *→Mydriasis alternans*

Myd|ri|a|ti|cum *nt*: *→Mydriatikum*

Myd|ri|a|ti|kum *nt, pl* **-ka** (Ⓔ mydriatic): ***Syn:*** *Mydriaticum*; pupillenerweiternde Substanz; verwendet werden Parasympatholytika* [Atropin, Scopolamin] oder Sympathomimetika* [Ephedrin, Phenylephrin]

myd|ri|a|tisch *adj* (Ⓔ mydriatic): Pupillenerweiterung/Mydriasis verursachend, pupillenerweiternd

My|ek|to|mie *f* (Ⓔ myectomy): operative Muskel(teil)entfernung, z.B. zur Schielbehandlung

Myel-, myel- *präf.*: *→Myelo-*

My|e|len|ce|pha|lon *nt, pl* **-la**: *→Medulla oblongata*

My|e|len|ze|pha|lon *nt*: *→Medulla oblongata*

My|e|lin *nt* (Ⓔ myelin): ***Syn:*** *Nervenmark*; Lipoproteingemisch, das die Myelinscheide* der Nervenfasern bildet

my|e|lin|arm *adj* (Ⓔ poorly-myelinated): nur mit einer dünnen Myelinscheide, markarm, markscheidenarm

my|e|lin|frei *adj* (Ⓔ nonmyelinated): ohne eine Myelinscheide, markfrei, markscheidenfrei, myelinlos

Tab. M150. Zusammensetzung des Myelins von zentralem und peripherem Nervensystem

	ZNS	PNS
Gesamtprotein (%-Anteil am Myelin)	30,0	28,7
Gesamtlipid (%-Anteil am Myelin)	70,0	71,3
Cholesterin (%-Anteil am Myelinlipid)	27,7	23,0
Sphingoglykolipide (%-Anteil am Myelinlipid)	27,5	22,1
Cerebroside	23,7	16,1
Sulfatide	3,8	6,0
Gesamtphospholipid (%-Anteil am Myelinlipid)	43,1	54,9
Phosphatidylethanolamin	16,6	19,0
Phosphatidylcholin	11,2	8,1
Phosphatidylserin und -inosit	6,4	9,2
Sphingomyelin	8,9	18,6

My|e|li|ni|sa|ti|on *f*: *→Myelogenese*

my|e|li|ni|siert *adj* (Ⓔ myelinated): mit einer Myelinscheide, markhaltig

my|e|lin|los *adj*: *→myelinfrei*

my|e|li|no|gen *adj* (Ⓔ myelinogenetic): Myel(in)ogenese betreffend, myelinbildend

My|e|li|no|ge|ne|se *f*: *→Myelogenese*

My|e|li|no|ly|se *f* (Ⓔ myelinolysis): ***Syn:*** *Myelinauflösung*; Auflösung der Myelinscheide*

My|e|li|no|pa|thie *f* (Ⓔ myelinopathy): pathologische Veränderung der Myelinscheide oder der weißen Hirnsubstanz

my|e|lin|reich *adj* (Ⓔ richly-myelinated): mit einer dicken Myelinscheide, markreich, markscheidenreich

My|e|lin|schei|de *f* (Ⓔ myelin sheath): ***Syn:*** *Markscheide*; aus Myelin* aufgebaute Umhüllung der Axone; *s.a. Ranvier-Schnürringe, Nervenfaser, Myelogenese*

my|e|lin|to|xisch *adj* (Ⓔ myelinotoxic): die Myelinscheide schädigend, myelinschädigend

My|e|li|tis *f, pl* **-tiden** (Ⓔ **1.** osteomyelitis **2.** myelitis): **1.** *→Osteomyelitis* **2.** ***Syn:*** *Rückenmarkentzündung*; chronische oder akute entzündliche Schädigung des Rückenmarks; kann sowohl die graue Substanz [Poliomyelitis*] als auch [seltener] die weiße Substanz [Leukomyelitis*] betreffen; *s.a. Leukoenzephalitis*

akute hämorrhagische Myelitis (Ⓔ hematomyelitis): ***Syn:*** *Hämatomyelie, Hämatomyelitis*; meist mehrere Rückenmarksegmente betreffende Schädigung als Folge einer Rückenmarkseinblutung; das klinische Bild hängt von der Lokalisation und vom Ausmaß der Blutung ab; kann zu spinalem Schock* und kompletter Querschnittslähmung* führen; die Prognose ist ungünstig; meist bleiben Lähmungen und Sensibilitätsstörungen zurück

akute Myelitis (Ⓔ acute myelitis): akute virale oder parainfektiöse Rückenmarkentzündung [z.B. nach EBV-Infektion]; führt meist zu Myelitis* transversa

Myelitis apoplectiformis (Ⓔ apoplectiform myelitis): ***Syn:***

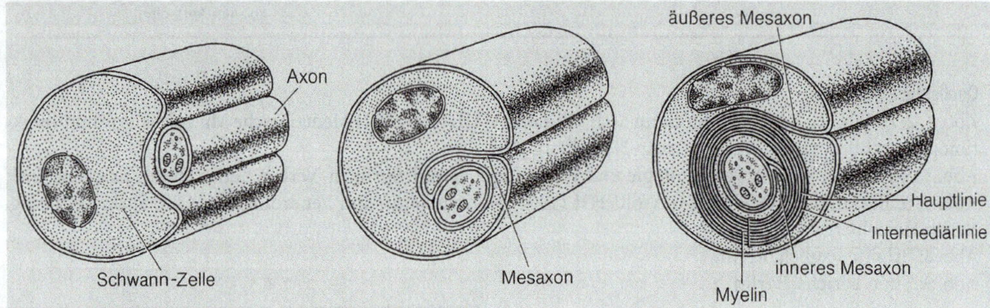

Abb. M151. Myelinscheide. Entwicklung der Markscheide

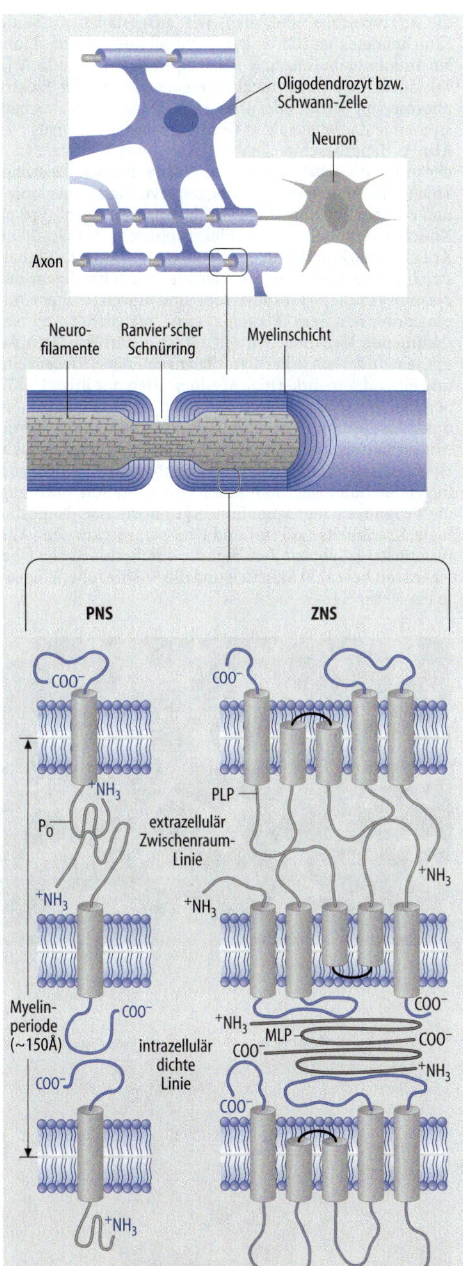

Abb. M152. Bildung und Aufbau der Myelinscheide

apoplektiforme Myelitis; von den Symptomen einer vollständigen Querschnittslähmung* begleitete, akut auftretende Rückenmarkschädigung

apoplektiforme Myelitis: →*Myelitis apoplectiformis*

Myelitis centralis (Ⓔ central myelitis): ***Syn:*** *zentrale Myelitis*; um den Zentralkanal* des Rückenmarks herum lokalisierte entzündliche Schädigung

diffuse Myelitis: →*disseminierte Myelitis*

disseminierte Myelitis (Ⓔ disseminated myelitis): ***Syn:*** *diffuse Myelitis*; Rückenmarkentzündung mit diffus verteilten Herden

Myelitis necroticans: →*subakute nekrotisierende Myelitis*

subakute nekrotisierende Myelitis (Ⓔ subacute necrotizing myelitis): ***Syn:*** *Foix-Alajouanine-Syndrom, angiodysplastische Myelomalazie, Varicosis spinalis, Myelitis necroticans, spinale Varikose*; durch (extra-/intra-)medulläre Gefäßmissbildungen [venöses Angioma racemosum] verursachte Rückenmarksschädigung, die i.d.R. zu einer Querschnittslähmung führt; klinisch nicht von einer **Myelitis transversa** bei viraler oder postinfektiöser Myelitis* zu unterscheiden

syphilitische Myelitis (Ⓔ syphilitic myelitis): im Rahmen der Spätsyphilis* auftretender Rückenmarksbefall

Myelitis transversa (Ⓔ transverse myelitis): ***Syn:*** *Querschnittsmyelitis*; zu einer vollständigen Querschnittslähmung* führende, akute bis subakute Rückenmarkentzündung unklarer Genese

zentrale Myelitis: →*Myelitis centralis*

my|e|li|tisch *adj* (Ⓔ myelitic): Rückenmarkentzündung/Myelitis betreffend, von ihr betroffen oder gekennzeichnet

Myelo-, myelo- *präf.*: Wortelement mit der Bedeutung „Mark/Knochenmark/Rückenmark“

My|e|lo|blast|ä|mie *f* (Ⓔ myeloblastemia): Auftreten von Myeloblasten im peripheren Blut

My|e|lo|blas|ten *f* (Ⓔ myeloblasts): jüngste Vorstufe der Granulozyten* und Monozyten*

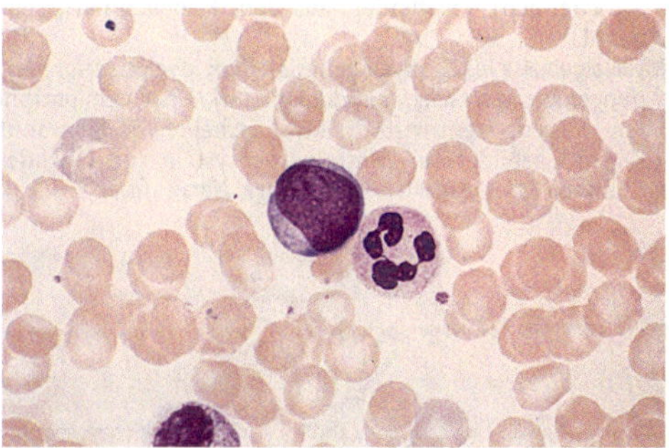

Abb. M153. Myeloblast

My|e|lo|blas|ten|kri|se *f*: →*Myeloblastenschub*

My|e|lo|blas|ten|leuk|ä|mie *f* (Ⓔ myeloblastic leukemia): ***Syn:*** *akute myeloblastäre Leukämie*; Unterform [M1/2] der akuten myeloischen Leukämie*

My|e|lo|blas|ten|schub *m* (Ⓔ myoblast crisis): ***Syn:*** *Myeloblastenkrise, myeloischer Blastenschub*; massives Auftreten von Myeloblasten in der Endphase der chronisch myeloischen Leukämie*

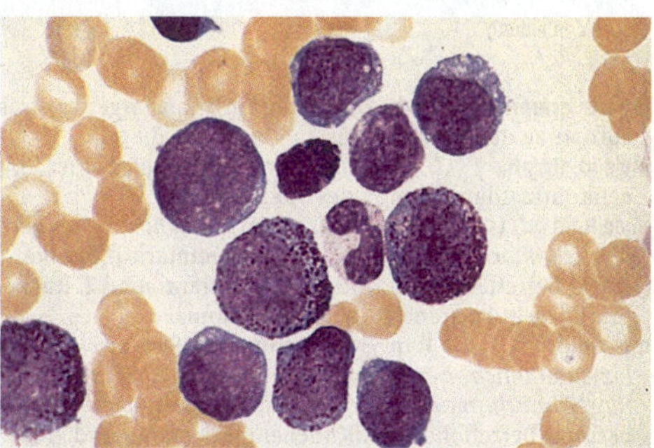

Abb. M154. Myeloblastenschub

My|e|lo|blas|tom *nt* (Ⓔ myeloblastoma): primär aus Myeloblasten bestehender Herd bei myeloischer Leukämie* [v.a. in der akzelerierten Phase] oder Chlorom*

My|e|lo|blas|to|ma|to|se *f* (Ⓔ myeloblastomatosis): Vorkommen multipler Myeloblastome*

My|e|lo|blas|to|se *f* (Ⓔ myeloblastosis): Erhöhung der Myeloblasten im Blut; häufig gleichgesetzt mit Myeloblastenschub*

My|e|lo|de|le|se *f* (Ⓔ traumatic syringomyelia): nach Verletzungen auftretende Höhenbildung im Rückenmark; Form der symptomatischen Syringomyelie*

my|e|lo|de|pres|siv *adj* (Ⓔ myelosuppressive): das Knochenmark hemmend, knochenmarkhemmend

My|e|lo|dys|pla|sie *f* (Ⓔ myelodysplasia): Fehlbildung des Rückenmarks; *s.a. Dysrhaphiesyndrome*

My|e|lo|en|ce|pha|li|tis *f, pl* **-ti|den** (Ⓔ myeloencephalitis): ***Syn:*** *Enzephalomyelitis, Encephalomyelitis, Myeloenzephalitis*; Entzündung von Gehirn und Rückenmark; *s.a. Meningitis, Enzephalitis*

My|e|lo|en|ze|pha|li|tis *f, pl* **-ti|den** (Ⓔ myeloencephalitis): ***Syn:*** *Enzephalomyelitis, Encephalomyelitis, Myeloencephalitis*; Entzündung von Gehirn und Rückenmark; *s.a. Meningitis, Enzephalitis*

my|e|lo|en|ze|pha|li|tisch *adj* (Ⓔ myeloencephalitic): ***Syn:*** *enzephalomyelitisch*; Myeloenzephalitis betreffend, von ihr betroffen oder gekennzeichnet

My|e|lo|fi|bro|se *f*: *→ Osteomyelofibrose*

my|e|lo|fu|gal *adj* (Ⓔ myelofugal): vom Rückenmark wegführend

my|e|lo|gen *adj* (Ⓔ myelogenous): ***Syn:*** *osteomyelogen*; im Knochenmark entstanden, aus dem Knochenmark stammend

My|e|lo|ge|ne|se *f* (Ⓔ myelogenesis): ***Syn:*** *Myelinisation, Myelinogenese, Markscheidenbildung, Markreifung*; im peripheren Nervensystem wird die Myelinscheide von Schwann*-Zellen* gebildet, im Zentralnervensystem von Oligodendrozyten*; *s.a. Ranvier-Schnürringe, Nervenfaser*

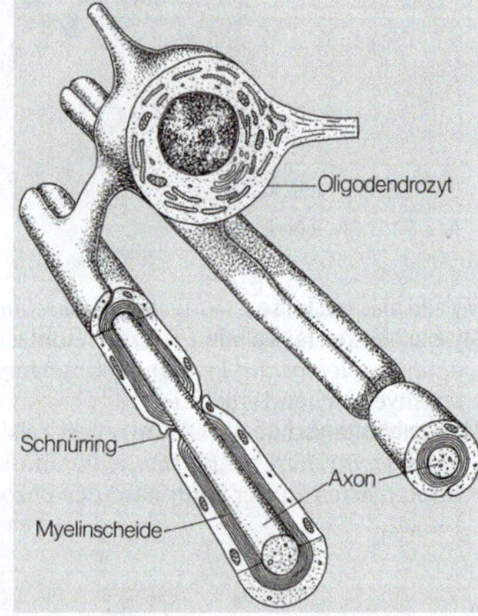

Abb. M155. Markscheidenbildung

My|e|lo|gramm *nt* (Ⓔ **1.–2.** myelogram): **1.** Röntgenkontrastaufnahme des Wirbelkanals **2.** *→ zentrales Blutbild*

My|e|lo|gra|phie *f* (Ⓔ myelography): ***Syn:*** *Myelografie*; Röntgenkontrastdarstellung* des Spinalkanals

my|e|lo|id *adj* (Ⓔ **1.** myeloid **2.** spinal): **1.** ***Syn:*** *knochenmarkähnlich, markartig, myeloisch*; Knochenmark [Medulla ossium] betreffend, vom Knochenmark stammend **2.** Rückenmark [Medulla spinalis] betreffend; spinal

my|e|lo|isch *adj* (Ⓔ **1.** myeloid **2.** spinal): **1.** ***Syn:*** *myeloid, myelozytenähnlich*; den Myelozyten ähnlich **2.** ***Syn:*** *knochenmarkähnlich, markartig, myeloid*; Knochenmark [Medulla ossium] betreffend, vom Knochenmark stammend

My|e|lom *nt* (Ⓔ myeloma): vom Knochenmark ausgehender Tumor; meist gleichgesetzt mit multiplem Myelom*

endotheliales Myelom: *→ Ewing-Knochensarkom*

multiples Myelom (Ⓔ multiple myeloma): ***Syn:*** *Kahler-Krankheit, Morbus Kahler, Plasmozytom, Huppert-Krankheit, plasmozytisches Immunozytom, plasmozytisches Lymphom*; von einem Zellklon ausgehende monoklonale Gammopathie* und Plasmazellvermehrung im Knochenmark, die zu typischen multiplen, wie ausgestanzt wirkenden Knochendefekten führen kann; die gebildeten monoklonalen Immunglobuline sind meist IgG [55 %] oder Ig A [25 %]; durch ihre Einheitlichkeit ergeben sie in der Elektrophorese von Serum oder Urin eine schmalbasige, hochaufstrebende Zacke, die als **M-Gradient** bezeichnet wird

Klinik: Hauptbeschwerden sind Knochenschmerzen, v.a. in der unteren Wirbelsäule und im Thoraxbereich, Leistungsknick und zunehmende Müdigkeit; evtl. Blässe [Anämie*] und erhöhte Infektanfälligkeit; **Diagnose:** Röntgen [typische Knochenveränderungen], Elektrophorese [M-Gradient], Knochenmarkpunktion [Plasmazellinfilration], Blutausstrich [erlaubt eine Differenzierung von **reifzelligem** oder **plasmozytischem Plasmozytom** und **unreifzelligem** oder **plasmoblastischem Plasmozytom**; oft sieht man sog. **flammende Myelomzellen** mit rötlich gefärbtem Zytoplasma, ein- oder mehrkernige **plasmazelluläre Riesenzellen** und ein- oder mehrkernige **Myelomzellen** mit Russel*-Körperchen im Zytoplasma]; **Therapie:** Chemotherapie [Induktionstherapie mit Melphalan*/Prednison*, Remissionserhaltungstherapie mit Interferon]; z.T. wird auch eine Hochdosischemotherapie mit Ganzkörperbestrahlung und folgender autologer Stammzelltransplantation bevorzugt; die **Prognose** hängt vom Tumor [Tumormasse, Tumorbiologie, Krankheitsstadium] und Patientenmerkmalen [Alter, Immunstatus] ab; zur Zeit liegt die durchschnittliche Überlebenszeit bei ca. 30 Monaten und die 5-Jahresüberlebensrate bei 30 %

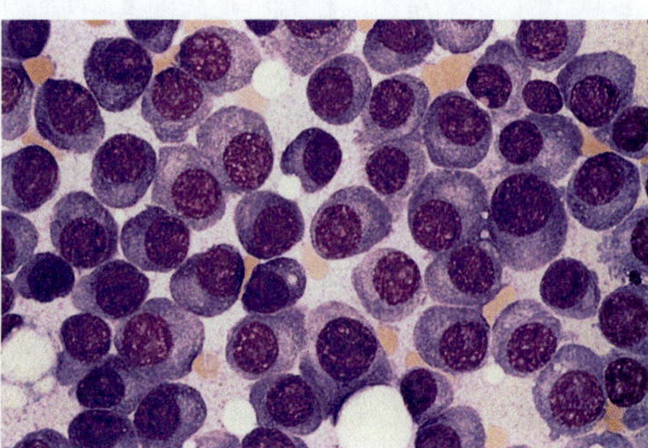

Abb. M156. Multiples Myelom

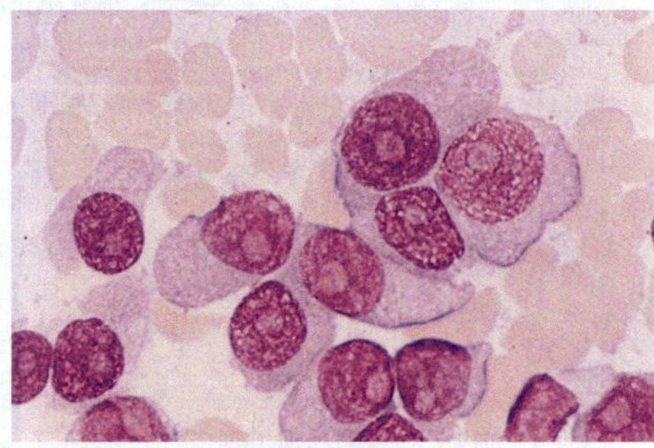

Abb. M157. Unreifes multiples Myelom

My|e|lo|ma|la|zie *f* (Ⓔ myelomalacia): ***Syn:*** *Rückenmarkerweichung*; meist durch Einblutung, Ischämie oder Kompression von außen verursachte Nekrose, die zu partieller oder vollständiger Querschnittslähmung* führt

angiodysplastische Myelomalazie: *→ subakute nekrotisierende Myelitis*

My|e|lo|me|nin|gi|tis *f, pl* **-ti|den** (Ⓔ myelomeningitis): ***Syn:*** *Meningomyelitis*; Entzündung des Rückenmarks und der Rückenmarkshäute

my|e|lo|me|nin|gi|tisch *adj* (Ⓔ myelomeningitic): ***Syn:*** *meningomyelitisch*; Myelomeningitis betreffend, von ihr betroffen oder gekennzeichnet

My|e|lo|me|nin|go|ze|le *f*: →*Meningomyelozele*

Myelom-Gradient *m*: →*M-Gradient*

My|e|lo|mo|no|zy|ten|leuk|ä|mie *f* (Ⓔ myelomonocytic leukemia): *Syn*: *(akute) myelomonozytäre Leukämie*; Unterform [M4] der akuten myeloischen Leukämie*

My|e|lom|zel|len, flam|men|de *pl* (Ⓔ myeloma cells): *s.u. multiples Myelom*

My|e|lo|pa|thie *f* (Ⓔ **1.–2.** myelopathy): **1.** *Syn*: *Rückenmarkerkrankung*; Erkrankung des Rückenmarks **2.** *Syn*: *Knochenmarkerkrankung*; Erkrankung des Knochenmarks

vakuoläre Myelopathie (Ⓔ vacuolar myelopathy): *s.u. Essay AIDS S. 31*

my|e|lo|pa|thisch *adj* (Ⓔ myelopathic): Myelopathie betreffend, von ihr betroffen oder durch sie bedingt

my|e|lo|pe|tal *adj* (Ⓔ myelopetal): zum Rückenmark hinführend

My|e|lo|po|e|se *f* (Ⓔ myelopoiesis): Entwicklung des Rückenmarks oder der im Rückenmark gebildeten Zellen

my|e|lo|po|e|tisch *adj* (Ⓔ myelopoietic): Myelopoese betreffend

my|e|lo|pro|li|fe|ra|tiv *adj* (Ⓔ myeloproliferative): durch eine Proliferation des Knochenmarks gekennzeichnet

My|e|lo|ra|di|ku|li|tis *f*, *pl* **-ti|den** (Ⓔ myeloradiculitis): *Syn*: *Radikulomyelitis*; Entzündung von Rückenmark und Spinalnervenwurzeln

my|e|lo|ra|di|ku|li|tisch *adj* (Ⓔ myeloradiculitic): *Syn*: *radikulomyelitisch*; Myeloradikulitis betreffend, von ihr betroffen oder gekennzeichnet

My|e|lo|ra|di|ku|lo|dys|pla|sie *f* (Ⓔ myeloradiculodysplasia): Fehlbildung von Rückenmark und Spinalnervenwurzeln; *s.a. Dysrhaphiesyndrome*

My|e|lo|ra|di|ku|lo|pa|thie *f* (Ⓔ myeloradiculopathy): Erkrankung von Rückenmark und Nervenwurzeln

My|e|lo|schi|sis *f*: →*Syringomyelie*

My|e|lo|se *f* (Ⓔ **1.–2.** myelosis): **1.** degenerativer Rückenmarksprozess **2.** *Syn*: *Myelozytose*; Erhöhung der Myelozyten; oft gleichgesetzt mit myeloischer Leukämie*

akute erythrämische Myelose: →*Di Guglielmo-Krankheit*

chronische Myelose: veraltet für →*chronische myeloische Leukämie*

funikuläre Myelose (Ⓔ funicular myelosis): *Syn*: *Dana-Lichtheim-Krankheit, Lichtheim-Syndrom, Dana-Syndrom, Dana-Lichtheim-Putman-Syndrom, funikuläre Spinalerkrankung*; bevorzugt das Hinterstrangsystem und die Pyramidenbahn befallende Entmarkungskrankheit mit neurologischen Ausfällen, Muskelhypotonie, Ataxie, Depression und evtl. Psychose [Vitamin B_{12}-Mangelpsychose]; tritt meist kombiniert mit perniziöser Anämie* auf, da Vitamin B_{12}-Mangel die häufigste Ursache ist; **Therapie**: parenterale Vitamin B_{12}-Zufuhr stoppt den degenerativen Verfall und bringt ihn oft sogar zur Rückbildung

megakaryozytäre Myelose (Ⓔ megakaryocytic leukemia): *Syn*: *Megakaryozytenleukämie, hämorrhagische Thrombozythämie, essentielle Thrombozythämie*; seltene Form der myeloischen Leukämie* mit klonaler Proliferation atypischer Megakaryozyten im Knochenmark; die Thrombozytenzahl ist i.d.R. erhöht

My|e|lo|skle|ro|se *f*: →*Osteomyelofibrose*

My|e|lo|sup|pres|si|on *f* (Ⓔ myelosuppression): *Syn*: *Knochenmarkhemmung, Knochenmarkdepression*; Hemmung der Blutbildung im Knochenmark; meist als Folge einer Chemo- oder Strahlentherapie; *s.a. Knochenmarkaplasie*

My|e|lo|szin|ti|gramm *nt* (Ⓔ myeloscintigram): Szintigramm* der Liquorräume des Rückenmarks

My|e|lo|szin|ti|gra|phie *f* (Ⓔ myeloscintigraphy): *Syn*: *Myeloszintigrafie, Isotopenmyelografie, Isotopenmyelographie*; Szintigraphie* der Liquorräume des Rückenmarks

My|e|lo|to|mie *f* (Ⓔ **1.–2.** myelotomy): **1.** *Syn*: *Rückenmarkschnitt, Rückenmarkdurchtrennung*; operative Durchtrennung des Rückenmarks **2.** operative Eröffnung der Markhöhle des Knochens, z.B. bei der Beckenkammpunktion

My|e|lo|to|mo|gra|phie *f* (Ⓔ myelotomography): *Syn*: *Myelotomografie*; Tomographie* des Rückenmarks

my|e|lo|to|xisch *adj* (Ⓔ myelotoxic): das Knochenmark/Medulla ossium schädigend, knochenmarkstoxisch, knochenmarkschädigend

My|e|lo|ze|le *f* (Ⓔ myelocele): hernienartiger Vorfall von Rückenmark bei einem Defekt der Wirbelsäule

My|e|lo|zys|to|me|nin|go|ze|le *f* (Ⓔ myelocystomeningocele): hernienartiger Vorfall von Rückenmark und Rückenmarkshäuten bei einem Defekt der Wirbelsäule

My|e|lo|zys|to|ze|le *f* (Ⓔ myelocystocele): hernienartiger Vorfall von Rückenmarkshäuten bei einem Defekt der Wirbelsäule

My|e|lo|zyt *m* (Ⓔ myelocyte): noch teilungsfähige Vorstufe der Granulozyten* im Knochenmark; je nach Zellreihe handelt es sich um **basophile, eosinophile** oder **neutrophile Myelozyten**

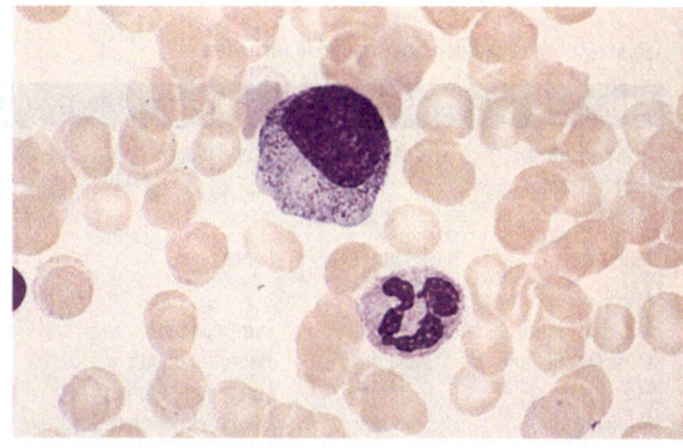

Abb. M158. Myelozyt

My|e|lo|zyt|ä|mie *f* (Ⓔ myelocythemia): *Syn*: *Myelozythämie*; Auftreten von Myelozyten im peripheren Blut

My|e|lo|zyt|hä|mie *f*: →*Myelozytämie*

My|e|lo|zy|to|se *f* (Ⓔ myelocytosis): *Syn*: *Myelose*; Erhöhung der Myelozytenzahl im Knochenmark

MyG *Abk.*: Myasthenia gravis

My|i|a|sis *f*, *pl* **-ses** (Ⓔ myiasis): *Syn*: *Madenkrankheit, Madenfraß, Fliegenmadenkrankheit*; durch Fliegenmaden hervorgerufene Erkrankung der Haut oder innerer Organe; man unterscheidet **obligate Myiasiserreger** [z.B. Dasselfliegen] von **fakultativen Myiasiserregern**, die verschmutzte Wunden und Geschwüre befallen [z.B. Schmeißfliegen]

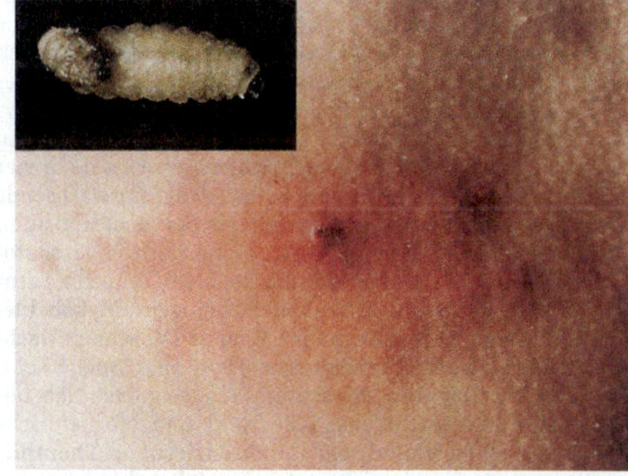

Abb. M159. Myiasis

furunkuloide Myiasis (Ⓔ dermatobiasis): *Syn*: *Dasselbeule, Dermatobiasis, Beulenmyiasis*; in Afrika und Südamerika vorkommende Fliegenmadenkrankheit durch **Dermatobia hominis** und andere Fliegenlarven; kennzeichnend sind furunkuloide Knoten der Subkutis, Lymphknotenschwellung, Muskelschmerzen; **Therapie**: vorsichtige Inzision und Entfernung der Larve; Verschluss der Atemöffnung [zentrale Ulzeration des Knotens] mit Vaseline soll zum Spontanaustritt der Larve nach ca. 2 Tagen führen

Myiasis linearis migrans: →*Larva migrans*

wandernde Myiasis: →*Larva migrans*
My|i|tis *f, pl* **-ti|den:** →*Myositis*
my|i|tisch *adj:* →*myositisch*
Myk-, myk- *präf.:* →*Myko-*
Myk|ä|mie *f* (Ⓔ mycethemia): ***Syn:*** *Pilzsepsis, Fungämie, Myzetämie, Myzethämie;* Vorkommen von Pilzen im Blut
My|kid *nt* (Ⓔ mycid): allergische Hautreaktion im Rahmen einer Pilzinfektion
Myko-, myko- *präf.:* Wortelement mit der Bedeutung „Pilz"
My|ko|bak|te|ri|en *pl* (Ⓔ mycobacteria): Mykobakterien sind säurefeste, langsam wachsende Stäbchenbakterien der Familie Mycobacteriaceae*, die sich nur in Anwesenheit von Sauerstoff vermehren [obligate Aerobier]; man unterteilt sie in die Mycobacterium* tuberculosis-Gruppe, Mycobacterium* leprae und atypische Mykobakterien

Tab. M160. Mykobakterien. Species und Krankheiten

Arten	Signifikanz	Krankheiten
M. tuberculosis (M. africanum) (M. bovis)	immer	Tuberkulose
M. leprae	immer	Lepra
MOTT: nicht chromogen		
M. avium/intracellulare	häufig	Lymphadenitis
M. haemophilum	häufig	Hautinfektionen
M. malmoense	immer	Lungeninfektionen
M. ulcerans	immer	Hautinfektionen (z.B. Buruli-Ulkus)
MOTT: photochromogen		
M. kansasii	häufig	Lungeninfektionen
M. marinum	häufig	Schwimmerulkus
M. simiae	häufig	Lungeninfektionen
MOTT: skotochromogen		
M. scrophulaceum	häufig	Lymphadenitis
M. szulgai	immer	Lungeninfektionen
M. xenopii	häufig	Lungeninfektionen
MOTT: schnellwachsend		
M. chelonae	häufig	Abszesse (iatrogen)
M. fortuitum	häufig	Abszesse (iatrogen

MOTT: Mycobacteria Other Than Tuberculosis

atypische Mykobakterien (Ⓔ mycobacteria other than tubercle bacilli): fakultativ pathogene Bakterien, die eine Reihe von Erkrankungen [Mykobakteriosen*] verursachen können; sie werden auch als MOTT [Mycobacteria Other Than Tuberculosis] oder Potentiell Pathogene Umwelt-Mykobakterien [engl. Potentially Pathogenic Environmental Mycobacteria] bezeichnet; nach Runyon werden sie in vier Gruppen unterteilt: **Gruppe I** enthält langsam wachsende **photochromogene Mykobakterien,** die bei Lichtexposition Farbstoffe bilden **Gruppe II:** langsam wachsende **skotochromogene Mykobakterien,** die auch im Dunkeln Farbstoffe bilden **Gruppe III: nicht-chromogene Mykobakterien,** die keine Farbstoffe bilden **Gruppe IV: schnell wachsende Mykobakterien,** die innerhalb von einer Woche Kolonien bilden; **Diagnose:** Anzüchtung auf geeigneten Nährböden [z.B. Löwenstein-Jensen-Medium] und biochemische oder molekularbiologische Differenzierung; **Therapie:** äußerst schwierig, da viele atypische Mykobakterien resistent gegen Tuberkulostatika* sind; oft wird mit 3–6 Tuberkulostatika begonnen [z.B. Clarithromycin* + Ethambutol* + Rifabutin*] und je nach dem Ergebnis der Resistenzbestimmung modifiziert
My|ko|bak|te|ri|o|se *f* (Ⓔ mycobacteriosis): durch die atypischen Mykobakterien* hervorgerufene, meist tuberkuloseähnliche Krankheiten mit i.d.R. asymptomatischem Verlauf; *s.a. Essay Tuberkulose S. 2171*
My|ko|bak|te|ri|um *nt, pl* **-ri|en:** →*Mycobacterium*
My|ko|lo|gie *f* (Ⓔ mycology): ***Syn:*** *Pilzkunde;* Teilgebiet der Mikrobiologie, das sich mit den Pilzen befasst
My|kol|säu|re *f* (Ⓔ mycolic acid): *s.u. Mycobacterium tuberculosis*
My|ko|plas|ma *nt:* →*Mycoplasma*
My|ko|plas|ma|pneu|mo|nie *f:* →*Mycoplasma-pneumoniae-Pneumonie*
My|ko|se *f* (Ⓔ **1.** mycosis **2.** mycose): **1.** ***Syn:*** *Pilzinfektion, Mycosis;* durch parasitäre Pilze hervorgerufene Infektionskrankheit; man unterscheidet Mykosen der Haut [Dermatomykosen], tiefe Mykosen und Systemmykosen; *s.u. Essay Mykosen S. 1427* **2.** ***Syn:*** *Trehalose;* aus zwei Glucose-Einheiten aufgebautes Disaccharid*, das häufig bei Pilzen und anderen Mikroorganismen vorkommt
außereuropäische Mykosen (Ⓔ obligate pathogenic mycoses): ***Syn:*** *obligat pathogene Mykosen; s.u. Essay Mykosen S. 1427*
dermale Mykose: →*subkutane Mykose*
kutane Mykose (Ⓔ dermatomycosis): ***Syn:*** *Hautpilz, Hautpilzerkrankung, Dermatomykose, Dermatomycosis;* oberflächliche oder tiefe Pilzerkrankung der Haut durch Dermatophyten*, Hefen* oder Schimmelpilze*; Pilzerkrankungen der Haut sind häufig, verlaufen aber klinisch meist symptomarm, nur tiefe Pilzinfektionen führen zu stärkeren Entzündungszeichen; *s.a. Tinea, Trichomykose, Candidose*
obligat pathogene Mykosen (Ⓔ obligate pathogenic mycoses): ***Syn:*** *außereuropäische Mykosen; s.u. Essay Mykosen S. 1427*
opportunistische Mykosen (Ⓔ opportunistic mycosis): bei abwehrgeschwächten Patienten auftretende Infektionen mit Pilzen, die für Immunkompetente ungefährlich sind
subkutane Mykose (Ⓔ subcutaneous mycosis): ***Syn:*** *dermale Mykose, tiefe Mykose;* tiefere Hautschichten betreffende Pilzerkrankung; *s.a. kutane Mykose*
tiefe Mykose: 1. →*viszerale Mykose* **2.** →*subkutane Mykose*
viszerale Mykose (Ⓔ systemic mycosis): ***Syn:*** *tiefe Mykose, Systemmykose, Endomykose;* Pilzerkrankung mit hauptsächlichem Befall innerer Organe
My|ko|sid *nt* (Ⓔ mycoside): *s.u. Mycobacterium tuberculosis*
My|ko|sis fun|go|i|des *f:* →*Mycosis fungoides*
my|ko|tisch *adj* (Ⓔ mycotic): Mykose betreffend, von ihr betroffen oder gekennzeichnet, durch sie bedingt
My|ko|to|xi|ko|se *f* (Ⓔ mycotoxicosis): Vergiftung durch Pilzgifte [Mykotoxine]; *s.a. Myzetismus*
My|ko|to|xin *nt* (Ⓔ mycotoxin): von Pilzen gebildetes Gift
My|lo|hy|o|i|de|us *m:* →*Musculus mylohyoideus*
Myo-, myo- *präf.:* Wortelement mit der Bedeutung „Muskel"
My|o|blas|ten *pl* (Ⓔ myoblasts sarcogenic cells): embryonale Zellen, aus denen die Muskelfasern entstehen
My|o|blas|ten|my|om *nt* (Ⓔ myoblastomyoma): ***Syn:*** *Myoblastom, Abrikossoff-Geschwulst, Abrikossoff-Tumor, Granularzelltumor, Myoblastoma granulocellularis;* seltener gutartiger Tumor, der von der quergestreiften Muskulatur oder den Schwann*-Zellen von Nervenscheiden ausgeht; findet sich meist in der Speiseröhre oder Lunge; entartet nur selten
My|o|blas|tom *nt:* →*Myoblastenmyom*
My|o|blas|to|ma *nt, pl* **-ma|ta:** →*Myoblastenmyom*
Myoblastoma granulocellularis: →*Myoblastenmyom*
My|o|car|di|tis *f, pl* **-ti|den:** →*Myokarditis*
Myocarditis rheumatica: →*rheumatische Myokarditis*
My|o|car|di|um *nt:* →*Myokard*
My|o|chor|di|tis *f, pl* **-ti|den** (Ⓔ myochorditis): ***Syn:*** *Stimmmuskelentzündung;* Entzündung des Musculus* vocalis; imponiert klinisch als eine Entzündung der Stimmlippe
my|o|chor|di|tisch *adj* (Ⓔ myochorditic): Stimmmuskelentzündung/Myochorditis betreffend, von ihr betroffen oder gekennzeichnet
My|o|chrom *nt:* →*Myoglobin*
My|o|dy|nie *f:* →*Myalgie*
My|o|dys|tro|phia *f:* →*Muskeldystrophie*
My|o|dys|tro|phie *f:* →*Muskeldystrophie*
my|o|e|las|tisch *adj* (Ⓔ myoelastic): aus elastischen Fasern und glatten Muskelzellen bestehend
My|o|en|do|kar|di|tis *f, pl* **-ti|den** (Ⓔ myoendocarditis): ***Syn:*** *Endomyokarditis;* Entzündung von Endokard* und Myokard*; *s.a. Endokarditis, Myokarditis*

M

my|o|en|do|kar|di|tisch *adj* (Ⓔ myoendocarditic): Myoendokarditis betreffend, von ihr betroffen oder gekennzeichnet
My|o|e|pi|thel|zel|le *f* (Ⓔ myoepithelial cell): *Syn: epitheloide Zelle, myoepitheloide Zelle, Korbzelle*; kontraktile Zelle von Drüsenendstücken
My|o|e|pi|thel|zel|len *nt* (Ⓔ myoepithelial cells): *Syn: epitheloide Zellen, myoepitheloide Zellen, Korbzellen*; kontraktile Zellen von Drüsenendstücken
my|o|fi|bril|lär *adj* (Ⓔ myofibrillar): Muskelfaser/Myofibrille betreffend
My|o|fi|bril|le *f* (Ⓔ myofibril): *s.u. Muskelfaser*
My|o|fi|bro|se *f* (Ⓔ myofibrosis): *Syn: Myofibrosis*; Fibrose des Muskelgewebes mit bindegewebiger Durchsetzung
My|o|fi|bro|sis *f, pl* **-ses**: *→ Myofibrose*
Myofibrosis cordis: *→ Myokardfibrose*
My|o|fi|bro|si|tis *f, pl* **-ti|den** (Ⓔ myofibrositis): fibrosierende Muskelentzündung; oft gleichgesetzt mit Perimysitis*
my|o|fi|bro|si|tisch *adj* (Ⓔ myofibrositic): Myofibrositis betreffend, von ihr betroffen oder gekennzeichnet
My|o|fi|la|ment *nt* (Ⓔ myofilament): *s.u. Muskelfaser*
My|o|ge|lo|se *f* (Ⓔ myogelosis): *Syn: Hartspann, Muskelhartspann, Muskelhärte*; knotenartige Verhärtung der Muskulatur mit Druck- und Spontanschmerz; meist bedingt durch Fehlbelastung oder entzündliche Prozesse
my|o|gen *adj* (Ⓔ myogenic): vom Muskel(gewebe) ausgehend, in der Muskulatur entstehend
My|o|ge|ne|se *f* (Ⓔ myogenesis): Muskelentwicklung
my|o|ge|ne|tisch *adj* (Ⓔ myogenetic): Muskelentwicklung/Myogenese betreffend
My|o|glo|bin *nt* (Ⓔ myoglobin): *Syn: Myohämatin, Myochrom, Muskelhämoglobin*; dem Hämoglobin* verwandtes Eiweiß des Muskelgewebes, das im Skelett- und Herzmuskel als Sauerstoffspeicher dient; besteht aus 153 Aminosäuren und dem sauerstoffbindenden Häm*; Myoglobin hat eine wesentlich größere Affinität zu Sauerstoff als Hämoglobin [*siehe Abb. M161*]

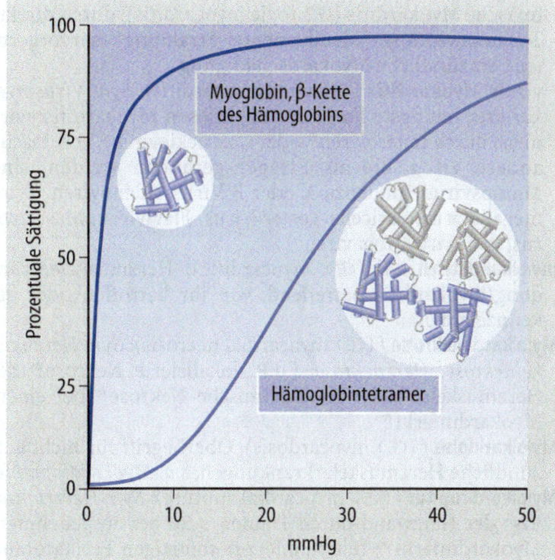

Abb. M161. Sauerstoffanlagerungskurve von Myoglobin, β-Kette des Hämoglobins und tetramerem Hämoglobin

My|o|glo|bin|u|rie *f* (Ⓔ myoglobinuria): Myoglobinausscheidung im Harn, z.B. bei Rhabdomyolyse*, Myokardinfarkt
my|o|glo|bin|u|risch *adj* (Ⓔ myoglobinuric): Myoglobinurie betreffend, von ihr betroffen oder gekennzeichnet
My|o|glo|bu|lin|ä|mie *f* (Ⓔ myoglobulinemia): Vorkommen von Myoglobulin im Blut, z.B. bei Rhabdomyolyse*, Crush*-Syndrom
My|o|glo|bu|lin|u|rie *f* (Ⓔ myoglobulinuria): Myoglobulinausscheidung im Harn
My|o|gramm *nt* (Ⓔ myogram): bei der Myographie erhaltene graphische Darstellung
My|o|graph *m* (Ⓔ myograph): *Syn: Myograf*; Gerät zur Myographie
My|o|gra|phie *f* (Ⓔ myography): *Syn: Myografie*; Aufzeichnung der mechanischen oder elektrischen Muskelaktivität
My|o|hä|ma|tin *nt*: *→ Myoglobin*
My|o|hy|per|pla|sia *f* (Ⓔ myohyperplasia): Muskelhyperplasie
my|o|id *adj* (Ⓔ myoid): einem Muskel ähnlich, muskel(zellen)ähnlich
myo-Inositol *nt*: *→ Inosit*
My|o|kard *nt* (Ⓔ myocardium): *Syn: Herzmuskulatur, Myocardium*; aus Herzmuskelgewebe* aufgebaute Arbeitsmuskulatur der Herzwand, von der die Papillarmuskeln [Musculi* papillares] und die Trabeculae* carneae cordis ausgehen; in den Vorhöfen ist das Myokard eher glatt, in den Kammern bildet es makroskopisch sichtbare Bündel, die den linken Ventrikel in drei Schichten [**äußere Schrägschicht, mittlere Ringschicht, innere Längsschicht**] umgeben; am Vortex* cordis biegen die steil gestellten Fasern der äußeren Schrägschicht nach oben um; in beiden Kammern enthält das Myokard 1 Kapillare pro Muskelfaser; da die Muskelfasern der linken Kammer aber wesentlich dicker sind, beträgt das Verhältnis von Muskelfaseroberfläche zu Kapillaroberfläche ca. 1:2,9 und ist damit wesentlich ungünstiger als in der rechten Kammer [1:2]; die dadurch bedingte schlechtere Sauerstoffversorgung ist ein Grund dafür, dass Herzinfarkte häufiger die linke Kammer betreffen

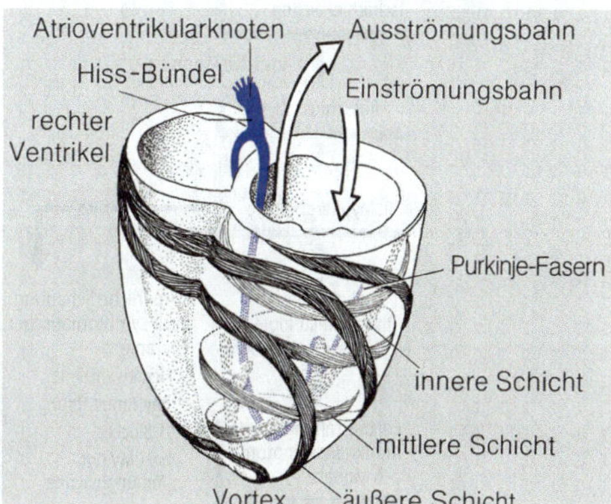

Abb. M162. Verlaufsrichtung der Myokardfasern. Blau = Erregungsleitungssystem

My|o|kard|a|my|lo|i|do|se *f* (Ⓔ myocardial amyloidosis): *Syn: Herzmuskelamyloidose, Herzamyloidose*; zu Kardiomyopathie* und chronischer Herzinsuffizienz* führende, idiopathische oder hereditäre Amyloidose*
My|o|kard|a|tro|phie *f* (Ⓔ myocardial atrophy): Atrophie der Herzmuskulatur
My|o|kard|ent|zün|dung *f*: *→ Myokarditis*
My|o|kard|fi|bro|se *f* (Ⓔ myocardial fibrosis): *Syn: Herzmuskelsklerose, Herzsklerose, Herzmuskelfibrose, Herzfibrose, Kardiosklerose, Myofibrosis cordis*; zu Herzinsuffizienz* führende Fibrose* und Verhärtung des Herzmuskelgewebes
My|o|kard|hy|per|tro|phie *f*: *→ Herzhypertrophie*
my|o|kar|di|al *adj* (Ⓔ myocardial): Herzmuskel/Myokard betreffend
My|o|kard|in|farkt *m* (Ⓔ myocardial infarction): *Syn: Herzinfarkt, Herzmuskelinfarkt*; durch einen akuten Sauerstoffmangel ausgelöste Nekrose eines umschriebenen Bezirks der Herzmuskulatur; je nach der Tiefe des Infarktareals unterscheidet man **transmurale** [durch die ganze Wand] und **nicht-transmurale Infarkte**; *s.a. Essay Myokardinfarkt S. 1427*
posteriorer Myokardinfarkt (Ⓔ posterior myocardial infarction): *Syn: Hinterwandinfarkt*; Myokardinfarkt im Bereich der Herzhinterwand
stummer Myokardinfarkt (Ⓔ silent myocardial infarc-

tion): *s.u. Essay Myokardinfarkt S. 1427*

My|o|kard|in|suf|fi|zi|enz *f*: *→Herzinsuffizienz*

My|o|kar|di|o|pa|thie *f* (Ⓔ **1.–2.** myocardiopathy): **1.** *→Kardiomyopathie* **2.** Erkrankung des Herzmuskels

My|o|kar|di|tis *f, pl* **-ti|den** (Ⓔ myocarditis): ***Syn:*** *Herzmuskelentzündung, Myokardentzündung, Myocarditis*; Entzündung des Herzmuskels; am häufigsten als **infektiöse Myokarditis** durch Viren, Bakterien, Pilze oder Parasiten; die **nicht-infektiöse Myokarditis** ist wesentlich seltener; sie tritt z.B. im Rahmen von Kollagenosen*, Granulomatosen*, Kawasaki*-Syndrom und bei immunologischen Erkrankungen auf; **Klinik:** Dyspnoe*, verminderte Leistungsfähigkeit, Müdigkeit, Tachykardie* oder Bradykardie*; **Diagnose:** Anamnese, körperliche Untersuchung [Ödeme, Zeichen einer Herzinsuffizienz, akzidentelle Herzgeräusche, Herzvergrößerung], Thoraxröntgen, EKG, Echokardiographie, Herzkatheter; **Therapie:** Antibiotika bei bakterieller, mykotischer oder parasitärer Myokarditis; körperliche Schonung, Salz- und Wasserrestriktion, symptomatische Behandlung mit β-Blockern*, bei ausgeprägter Herzinsuffizienz Diuretika*, ACE-Hemmer* und Digitalis*; evtl. Antiarrhythmika* oder Schrittmachertherapie

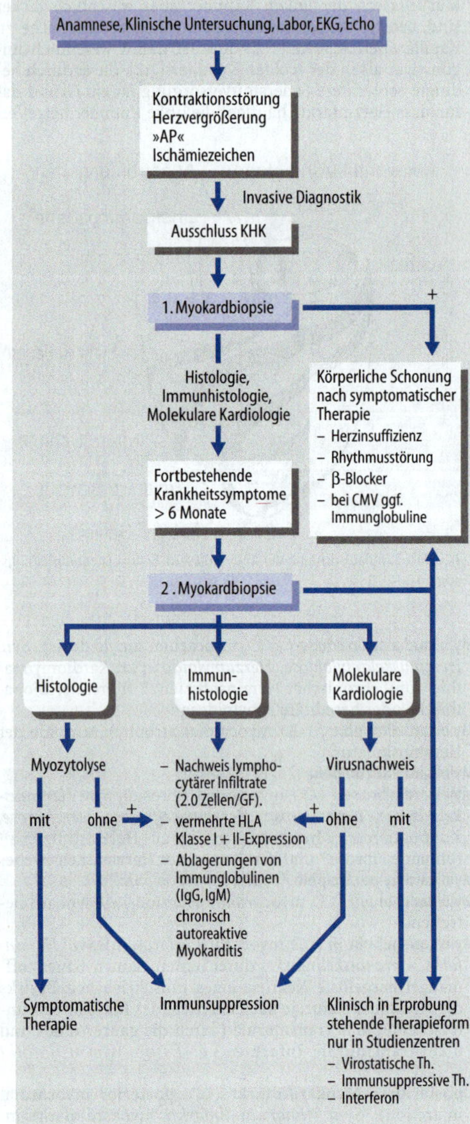

Abb. M163. Myokarditis. Diagnose- und Therapieschema

bakterielle Myokarditis (Ⓔ bacterial myocarditis): akut verlaufende Herzmuskelentzündung, meist im Rahmen einer Septikopyämie*; relativ selten

diphtherische Myokarditis (Ⓔ diphtheritic myocarditis): selten gewordene, infekttoxische Herzmuskelentzündung [Diphterietoxin] mit ausgedehnten, herdförmigen Nekrosen

granulomatöse Myokarditis (Ⓔ granulomatous myocarditis): ***Syn:*** *granulomatöse Riesenzellmyokarditis*; mit der Bildung von Granulomen einhergehende Riesenzellmyokarditis*, mit der sie oft gleichgesetzt wird

idiopathische Myokarditis (Ⓔ idiopathic myocarditis): ***Syn:*** *Fiedler-Myokarditis, akute idiopathische Riesenzellmyokarditis*; idiopathische Myokarditis mit zahlreichen mehrkernigen Riesenzellen; führt zu einer schlaffen Dilatation der Ventrikel und Perikarderguss; meist kommt es zu akutem tödlichen Herzversagen zwischen dem 20. und 50. Lebensjahr

infektallergische Myokarditis (Ⓔ infectious-allergic myocarditis): durch eine Überempfindlichkeitsreaktion [Typ IV] ausgelöste Herzmuskelentzündung

infektiös-allergische Myokarditis: *→infektallergische Myokarditis*

infekttoxische Myokarditis (Ⓔ infectious-toxic myocarditis): durch Erregertoxine hervorgerufene Herzmuskelschädigung; klassische Beispiele sind die diphtherische Myokarditis* und die Scharlachmyokarditis*

interstitielle Myokarditis (Ⓔ interstitial myocarditis): primär das interstitielle Bindegewebe betreffende Myokarditisform

rheumatische Myokarditis (Ⓔ rheumatic myocarditis): häufig im Rahmen eines rheumatischen Fiebers* [ca. 50 % der Patienten] auftretende begleitende Herzmuskelentzündung; *s.a. rheumatische Endokarditis*

toxische Myokarditis (Ⓔ toxic myocarditis): durch direkte Toxineinwirkung [Medikamente, Strahlung] hervorgerufene entzündliche Myokardschädigung

virale Myokarditis (Ⓔ viral myocarditis): ***Syn:*** *Virusmyokarditis*; häufigste Form der infektiösen Myokarditis; wird meist durch Enteroviren* oder Coxsackieviren* verursacht; andere Viren, die als Erreger gefunden werden, sind Mumpsvirus, Influenza-A oder B-Virus, Adenoviren, Zytomegalievirus, Varicella-Zoster-Virus, Flaviviren, Masernvirus, Poliovirus, Togaviren

my|o|kar|di|tisch *adj* (Ⓔ myocarditic): Herzmuskelentzündung/Myokarditis betreffend, von ihr betroffen oder gekennzeichnet

My|o|kard|ne|kro|se *f* (Ⓔ myocardial necrosis): ***Syn:*** *Herzmuskelnekrose, Herznekrose*; i.d.R. lokalisierte Nekrose* des Herzmuskels; meist als ischämische Nekrose* bei einem Myokardinfarkt*

My|o|kar|do|se *f* (Ⓔ myocardosis): Oberbegriff für nicht-entzündliche Herzmuskelerkrankungen; *s.a. Myokardiopathie*

My|o|kard|rup|tur *f* (Ⓔ myocardial rupture): ***Syn:*** *Herzruptur*; Riss der Herzwand durch Trauma oder bei ausgedehntem Myokardinfarkt*; führt i.d.R. zur sofortigen Perikardtamponade und zum Tod des Patienten

My|o|kard|si|de|ro|se *f* (Ⓔ myocardial siderosis): ***Syn:*** *Herzmuskelsiderose*; durch Eisenablagerung im Rahmen einer Siderose* hervorgerufene Erkrankung; führt zu Kardiomyopathie* und Herzinsuffizienz*

My|o|kard|szin|ti|gra|phie *f* (Ⓔ myocardial scanning): ***Syn:*** *Myokardszintigrafie*; Szintigraphie* zur Beurteilung der Myokarddurchblutung

My|o|kard|zel|le *f* (Ⓔ myocardial cell): Herzmuskelzelle; *s.u. Herzmuskelgewebe*

My|o|ki|na|se *f* (Ⓔ myokinase): ***Syn:*** *AMP-Kinase, A-Kinase, Adenylatkinase*; Enzym, das im Muskel die Reaktion ATP + AMP → 2 ADP katalysiert

My|o|ki|ne|se *f* (Ⓔ myokinesis): Muskelbewegung

my|o|klo|nisch *adj* (Ⓔ myoclonic): Myoklonus betreffend

Myokardinfarkt

Syn. Herzinfarkt, Infarkt **Abk.** *MI*

B.E. Strauer, T. Moysidis

Definition

Herzinfarkt bedeutet Untergang von Herzmuskelzellen auf dem Boden einer prolongierten Ischämie*. Diese ist wiederum charakterisiert durch ein Missverhältnis zwischen Sauerstoffangebot und Bedarf des Herzmuskels.

Klinisch wird der Infarkt nach folgenden Kriterien **definiert**: typische Angina* pectoris, Anstieg der kardialen Biomarker und entsprechende EKG-Veränderungen [*s.a. Essay Elektrokardiographie S. 571*]. Nach der ursprünglichen Definition des Infarktes mussten für die Diagnosestellung zwei der drei genannten Kriterien vorliegen.

Die Entwicklung der laborchemischen und apparativen Diagnostik zu immer sensitiveren und spezifischeren Methoden machte eine Neuformulierung der Infarktdefinition erforderlich. In einer Konsensuskonferenz der ESC [European Society of Cardiology] und ACC [American College of Cardiology] im Juli 1999 wurden die neuen Kriterien für die Definition des akuten Myokardinfarktes festgelegt. Demnach reicht für die Diagnose eines Infarktes eines der folgenden Kriterien aus:

I. typischer Verlauf der kardialen Biomarker [Troponine* oder CK-MB*] mit mindestens einer der folgenden Konditionen:
   a) Infarktsymptome
   b) Entwicklung von Q-Zacken im EKG [auch ohne vorherige Entwicklung von ST-Streckenveränderungen]
   c) ST-Streckenveränderungen [Hebungen oder Senkung] oder T-Inversion
   d) Koronarintervention [PTCA]
II. Pathologisch-anatomische Befunde.

Somit wird bei der neuen Definition der zentralen Rolle der kardialen Biomarker für die Diagnosestellung Rechnung getragen.

Neben diesen Kriterien sollen auch weitere Merkmale wie Infarktgröße, Stadium [ablaufender, heilender, abgeheilter Infarkt] und die Umstände, unter denen der Infarkt aufgetreten ist [spontan oder nach Koronarintervention], berücksichtigt werden.

Im klinischen Alltag wird zwischen einem **transmuralen** und einem **nicht-transmuralen Myokardinfarkt** unterschieden. Diese Unterscheidung basiert auf elektrokardiographischen Veränderungen. Während bei dem transmuralen Infarkt alle typischen EKG-Veränderungen beobachtet werden können, fehlen diese beim nicht-transmuralen Infarkt. Charakteristisch ist insbesondere das Fehlen der der ST-Elevation im akuten Stadium und der Q-Zacken in späteren Stadien, weshalb als Synonym oft der Begriff **non-ST-Elevation-Myokardinfarkt** [NSTEMI] oder **non-Q-wave-Infarkt** [NQWI] benutzt wird.

Epidemiologie

Erkrankungen des Herz-Kreislauf-Systems sind die häufigste Todesursache in den Industrienationen. Dabei sind Erkrankungen der Hirngefäße am häufigsten und Herzinfarkte liegen an zweiter Stelle. In Deutschland lag die Zahl der an einem Herzinfarkt Verstorbenen im Jahr 2000 bei 73.265 Personen. Gegenüber den Vorjahren ist eine deutliche Reduktion der tödlich verlaufenden Infarkte zu verzeichnen. So lag die Zahl der an Herzinfarkt verstorbenen Personen im Jahr 1997 bei 82.893 [Abb.1].

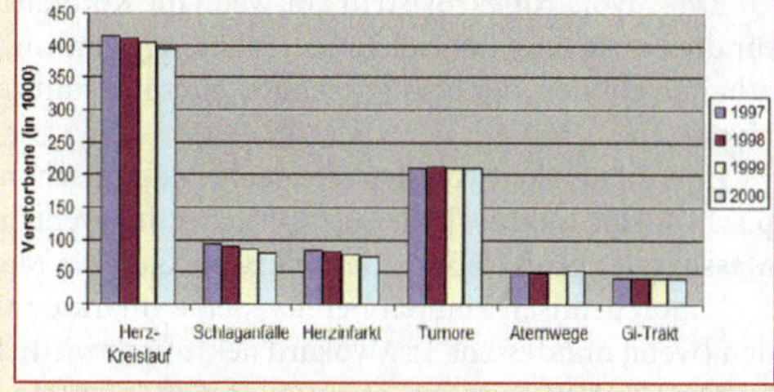

Abb. 1. Todesursachen in Deutschland in den Jahren 1997 bis 2000 (Quelle: Statistisches Bundesamt)

Dieser Rückgang der Todesfälle an einem akuten Herzinfarkt ist auf folgende Faktoren zurückzuführen:

- wachsendes Bewusstsein der Bevölkerung hinsichtlich der Präventivmaßnahmen,
- Verbesserung der Behandlung des Infarktes bedingt durch die Entwicklung neuer Medikamente und den technischen Fortschritt bei invasiven Verfahren [Stentimplantation].

Mit steigendem Alter wird eine Zunahme der Infarktinzidenz beobachtet. Allerdings treten in den letzten Jahren immer mehr Infarkte bei jüngeren Personen auf [< 40 Jahre]. In der Population unter 65 Jahren sind meistens Männer betroffen, Frauen erleiden in dieser Altersstufe seltener einen Infarkt. Ursache hierfür ist die bis zur Menopause* anhaltende Bildung der weiblichen Sexualhormone, die einen antiarteriosklerotischen Effekt ausüben sollen. Nach der Menopause* nimmt die Konzentration der Geschlechtshormone bei Frauen ab und die arteriosklerotischen Prozesse schreiten fort. In der zweiten Altersstufe [> 65 Jahre] sind Frauen mindestens genau so oft von Herzinfarkten betroffen wie Männer.

Pathogenese

Die häufigste Ursache eines transmuralen Infarktes ist die Bildung eines okkludierenden intravasalen Thrombus*. In etwa 10–20 % der Fälle liegt jedoch keine Koronarthrombose vor. Folgende Plaqueläsionen können eine Thrombose verursachen:

Plaqueruptur. In etwa 60 % der Fälle verursachen die Plaques* keine signifikante Stenose [< 50 % Lumenreduktion]. Kommt es zu einer Ruptur der Deckplatte, werden thrombogene Substanzen freigesetzt. Auf diese Weise entsteht auf der Plaqueoberfläche ein appositionell wachsender Thrombus, der zu einer Gefäßokklusion führen kann [Abb. 2].

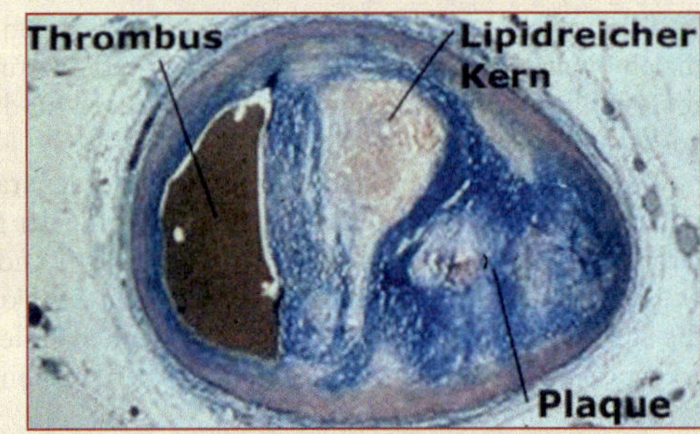

Abb. 2. Querschnitt durch eine Koronararterie. Arteriosklerotischer Plaque und Thrombus

Ein anhaltender und kompletter Gefäßverschluss führt zu einem transmuralen Infarkt. Dagegen verursacht ein intermittierender Gefäßverschluss oder eine Embolisation in die Gefäßperipherie einen nichttransmuralen Infarkt. Rupturgefährdet sind Plaques mit einer dünnen Deckplatte [*thin-cap fibroatheroma*]. Diese sind reich an Cholesterinkristallen und Schaumzellen* und haben wenig glatte Muskelzellen* und Kollagenfasern*. Der Kern der Plaque ist nekrotisch.

Plaqueerosionen sind reich an glatten Muskelzellen und Proteoglykanen. An der Stelle der Erosion fehlt die Endothelschicht. Dadurch kommt das Innere der Plaque in Kontakt mit dem Lumen und induziert die Bildung von Thromben. Als Auslöser einer Erosion wird ein Vasospasmus vermutet.

Verkalkte Plaques besitzen eine fibrinreiche Deckplatte. Die Plaques haben harte, verkalkte Knoten in der Intima*. Beim Durchbruch dieser Knoten in das Gefäßlumen entsteht eine Thrombose.

Signifikante Stenosen [> 50 % Lumenreduktion] verursachen unabhängig von der Plaquemorphologie und von der Art der Läsionen eine Flussbeschleunigung. Mit zunehmendem Stenosegrad entsteht eine turbulente Strömung, die eine intraluminale Thrombose begünstigt. Die Summation einer hochgradigen Stenose und des entstandenen Thrombus kann zu einer Gefäßokklusion führen. Diese kann asymptomatisch verlaufen.

Weitere Ursachen eines Infarktes können sein: Vasospasmen*, Vaskulitis*, koronare Embolie*, Aortendissektion* oder Dissektion der Koronararterie, koronare Anomalien [z. B. Aneurysmen*], intrakoronare Thrombose [z. B. Polycythaemia* vera, Thrombozytose*], Konditionen mit vermehrtem Sauerstoffbedarf des Myokards [z. B. Aortenvitien*, Thyreotoxikose*].

Eine **Myokardnekrose** tritt auf, wenn die Koronarischämie über 20 Minuten dauert. Die erforderliche Zeit für die Entstehung der Ischämie ist abhängig von vorhandenen Kollateralen, die die Perfusion noch aufrechterhalten können, der persistierenden oder intermittierenden Gefäßokklusion und von der Vulnerabilität der Myozyten.

In Abhängigkeit von der Menge des nekrotischen Gewebes werden die Infarkte unterteilt in: **mikroskopisch** [fokale Nekrose], **klein** [< 10 % der linksventrikulären Masse], **mittel** [10–30 % der linksventrikulären Masse] oder **groß** [> 30 % der linksventrikulären Masse].

Laborchemisch können bereits kleine Infarkte mittels eines positiven Troponintests nachgewiesen werden [wenn mindestens 1g Myokard nekrotisch wird]. Mit zunehmender Infarktgröße steigt der Troponinwert an. Die CK-MB* wird erst ab mittelgroßen Infarkten positiv, wobei die insgesamt freigesetzte Menge mit der Infarktgröße korreliert. Der Heilungsprozess des Infarktes dauert mindestens 5 Wochen. In dieser Zeit entsteht eine Myokardnarbe.

Klinik

Typisch für einen Infarkt ist eine Angina* pectoris, die mindestens 20 Minuten anhält. Die Schmerzen beginnen im Brustkorb und können sowohl retrosternal als auch links thorakal empfunden werden. Typischerweise strahlen die Schmerzen in den linken Arm, in den Unterkiefer, Hals, Nacken, Rücken oder in das Epigastrium* aus. Der Schmerzcharakter variiert sehr stark und kann als Brennen, Stechen, Bohren, Druck oder Ziehen wahrgenommen werden. Die Intensität des Schmerzereignisses wird als sehr stark empfunden [Vernichtungsschmerz].

Einige Patienten empfinden neben dem Schmerz eine Dyspnoe*. Bei manchen Patienten ist sie das einzige Symptom, während etwa 15–20 % aller Betroffenen überhaupt keine Symptome wahrnehmen [sog. **stumme Infarkte**]. Davon sind besonders Frauen und Diabetiker betroffen.

Atypische Beschwerden können sein: Dyspnoe* assoziiert mit Lungenödem*, Schwäche, Mattigkeit, Erbrechen, Übelkeit, Schweißausbruch, Schwindel, Synkope*, Arrhythmien*, periphere Embolien*. Diese atypischen Beschwerden können separat oder auch zusammen mit den typischen Beschwerden auftreten. Die meisten atypischen Beschwerden sind Ausdruck einer vegetativen Dysregulation im Rahmen des Infarktes.

Die häufigsten **Auslöser** eines Infarktes sind körperliche Anstrengung, psychischer Stress, schwere Erkrankungen. Es kann ferner eine Häufung der Infarkte in den frühen Morgenstunden beobachtet werden. In etwa 30 % der Fälle geht einem Infarkt eine instabile Angina* pectoris voraus. Bei weiteren 30 % der Patienten ist der Infarkt die Erstmanifestation der koronaren Herzkrankheit*.

Diagnose

Für die Diagnose eines Infarktes sind die Laborparameter und das EKG* unabdingbar. Die Echokardiographie* kann wertvolle Informationen betreffend die links ventrikuläre Funktion liefern, während die Koronarangiographie* für die weitere Therapieentscheidung [invasiv vs. operativ] unerlässlich ist.

Elektrokardiogramm [EKG]

Das akute Infarktstadium ist durch die plötzlich einsetzende Ischämie und die Nekrose der Myokardzellen gekennzeichnet. Die nachfolgenden Stadien sind charakterisiert durch Reparaturvorgänge, die in der Bildung einer Narbe münden. Diese zeitliche Abfolge kann im EKG anhand von typischen Veränderungen verfolgt werden. Dabei werden 4 Stadien unterschieden, die die zeitliche Abfolge des Infarktes repräsentieren und daher eine zeitliche Einordnung des Infarktalters erlauben. Durch die Lokalisation der EKG-Veränderungen kann auch der Infarkt lokalisiert und seine Ausdehnung bestimmt werden.

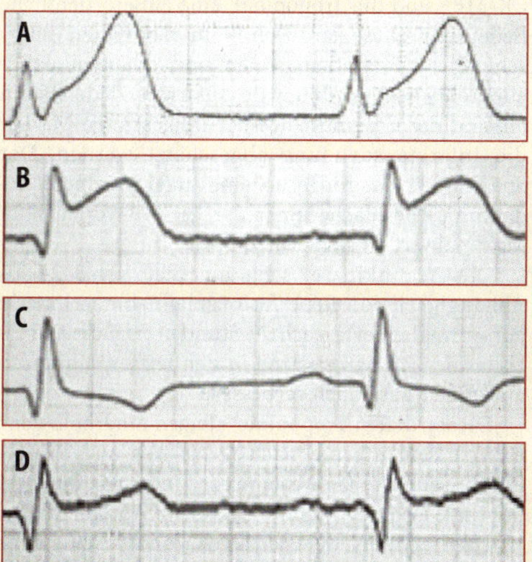

Abb. 3. EKG-Stadien des Infarktes. **A**: Stadium 0, **B**: Stadium 1, **C**: Stadium 2, **D**: Stadium 3

- **Stadium 0 [akutes Stadium, Erstickungs-T]**: Meistens nur in den ersten Minuten sichtbare Veränderung, wobei die T-Welle in den Infarkt-Ableitungen viel höher wird als die zugehörige R-Zacke. Das sog. Erstickungs-T spiegelt die transmurale Ischämie wider, die von den subendokardialen zu den subepikardialen Schichten voranschreitet [Abb. 3A].
- **Stadium 1 [akutes Stadium]**: Das Erstickungs-T ist rückläufig. Es kommt zu Hebungen der ST-Strecke, oft sogar zur Verschmelzung der ST-Strecke und der T-Welle. Dieses Stadium dauert einige Tage. An den Ableitungen, die dem Infarktareal gegenüberliegen, kommt es zu Senkungen der ST-Strecke. Diese spiegelbildlichen Veränderungen dürfen nicht zu der Fehldiagnose eines nicht-transmuralen Infarktes verleiten [Abb. 3B].
- **Stadium 2 [intermediäres Stadium]**: Bei eventuell noch vorhandener ST-Hebung kommt es zu einer Negativierung der T-Welle. Nach einiger Zeit bilden sich die ST-Hebungen vollständig zurück und es verbleiben die negativen T-Wellen. Allmählich bilden sich Q-Zacken aus. Dieses Stadium kann einige Wochen dauern [Abb. 3C].
- **Stadium 3 [chronisches Stadium]**: Ist durch die Ausprägung von Q-Zacken gekennzeichnet. Sie sind dann pathologisch, wenn sie mindestens 0,04 s dauern und ihre Amplitude mindestens ¼ der R-Zacke ausmacht [**Pardee-Q**]. Zudem wird die R-Zacke flacher. Die terminal negativen T-Wellen können noch vorhanden sein oder sie werden wieder normal. Dieses Stadium wird nach etwa 2 Wochen beobachtet und ist als chronisches Stadium gekennzeichnet [Abb. 3D]. Im chronischen Stadium des Infarktes können ST-Streckenhebungen persistieren. Wenn diese einen konvexen Verlauf haben, können sie auf ein Herzwandaneurysma* hindeuten.

Eine Perikarditis* kann als Folge eines Infarktes auftreten. Diese ist an einer Absenkung der PQ-Strecke in Relation zur TP-Strecke um über 0,1 mV zu erkennen. Diese EKG-Veränderungen sind nicht eindeutig einem bestimmten Gefäßsegment zuzuordnen.

Ein weiteres Zeichen eines Infarktes ist die Ausbildung eines Linksschenkelblocks* [LSB] bei zuvor normalem EKG. Der LSB deutet in diesen Fällen auf einen großen Vorderwandinfarkt mit Septumbeteiligung hin und ist ein Zeichen für eine ungünstige Prognose.

Die genannten Veränderungen treffen für den transmuralen Infarkt zu. Bei dem nicht-transmuralen Infarkt findet man kein Erstickungs-T und keine Q-Zacken im weiteren Verlauf. Auch die ST-Streckenhebungen und der R-Zackenverlust fehlen bei dieser Infarktform. Stattdessen werden ST-Senkungen und T-Welleninversionen [Negativierungen] beobachtet. Für den nicht-transmuralen Infarkt sind keine EKG-Stadien definiert.

Laborparameter

Im Rahmen der Myokardnekrose werden zelluläre Proteine ins Blut freigesetzt und können laborchemisch bestimmt werden. Folgende Laborparameter zeigen nach einem Infarkt pathologische Veränderungen: **Creatinkinase*** [CK] und ihr Isoenzym **CK-MB***, **Troponin*** **I** und **T**, **Myoglobin***, **GOT*** [ASAT], **GPT*** [ALAT] und **LDH***. Wegen ihrer Spezifität spielen heute für die Infarktdiagnostik die CK-MB* und die Troponine* eine außerordentliche Bedeutung. Diese kardialen Biomarker haben unterschiedliche Freisetzungsraten und erlauben daher eine zeitliche Einordnung des Infarktes. Zudem kann anhand der Gesamtmenge der freigesetzten Marker die Infarktausdehnung abgeschätzt werden. Der Spitzenwert hat hingegen eine untergeordnete Bedeutung. Die Fläche unter der CK-MB-Verlaufskurve korreliert also besser mit der Infarktgröße als der Maximalwert an sich [s.a. Abb. 4].

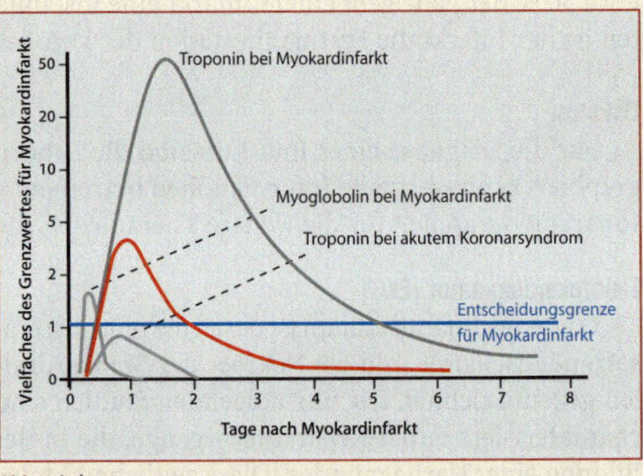

Abb. 4. Laborparameter

Die **Creatinkinase*** steigt innerhalb von 8–24 Stunden nach dem Infarkt an. Sie erreicht ihr Maximum in Abhängigkeit von Reperfusionsmaßnahmen innerhalb der ersten 48 Stunden nach dem Infarkt und kehrt auf normale Werte nach 72 Stunden zurück. Die CK-MB* zeigt einen ähnlichen Verlauf. Die Myokardspezifität der CK-MB* wurde in den letzten Jahren durch Enzymimmunassays, die monoklonale Antikörper anwenden, zusätzlich verbessert.

Die **kardialen Troponine*** steigen innerhalb von 3–12 Stunden nach Beginn der Ischämie an. Troponin T erreicht seinen Gipfel nach 12 bis 48 h und Troponin I nach 24 h. Die Werte können noch nach 14 Tagen erhöht sein. Die laborchemische Unterscheidung der kardialen von den muskuloskelettalen Isoformen gelingt mittels Enzymimmunassays auf Antikörperbasis.

Der Nachweis kleinster Myokardnekrosen gelingt mittels der Troponine, da deren Sensitivität höher ist. Wird bei einer instabilen Angina* pectoris oder bei einem nicht-transmuralen Infarkt eine normale CK-MB und ein erhöhtes Troponin gemessen, so gilt letzteres als Prädiktor für eine erhöhte Mortalität.

Echokardiographie

Die Echokardiographie ist schnell durchführbar und weit verbreitet. Bei Patienten mit Angina* pectoris und unauffälligem EKG kann der echokardiographische Nachweis einer lokalen Wandbewegungsstörung die Diagnose einer Ischämie erleichtern. Hierdurch kann die Ausdehnung der Ischämie leicht bestimmt werden. Über das Alter der Ischämie kann das Verfahren aber keine Informationen liefern. Mittels einer Echokardiographie können sämtliche mechanischen Komplikationen eines Infarktes erkannt werden [Mitralklappeninsuffizienz*, Ventrikelseptumdefekt*, Ruptur der freien Wand, Papillarmuskelabriss].

Die Echokardiographie dient auch der Erkennung weiterer potentieller Ursachen von thorakalen Beschwerden. Erwähnenswert sind: Aortenstenose*, Aortendissektion*, Perikarditis*.

Koronarangiographie

Als invasive Maßnahme ist die Koronarangiographie nicht überall durchführbar. Für die Diagnosestellung des Infarktes ist dieses Verfahren jedoch deswegen wichtig, weil hierdurch die Koronaranatomie und die Infarktarterie dargestellt werden [Abb. 5A]. Auf diese Weise kann die weitere Behandlung individuell festgelegt werden, d.h. ob für den Patienten eine kathetergestützte Angioplastie oder eine Bypassoperation infrage kommt.

Komplikationen des Infarktes

Ein Infarkt kann in Abhängigkeit von der Lokalisation und der Ausdehnung unterschiedliche Folgen haben. Die Komplikationen können eingeteilt werden in mechanische Komplikationen und in Herzrhythmusstörungen*. Beide Formen können eine Herzinsuffizienz* begünstigen. Zu den mechanischen Komplikationen zählen das Herzwandaneurysma, der Septumdefekt, die Perikardtamponade, Papillarmuskelabriss und die Perikarditis. Zu den Herzrhythmusstörungen zählen bradykarde [wie SA-Block*, AV-Block*] und tachykarde [Vorhofflimmern*, Kammerextrasystolen*, Kammertachykardien* bis zum Kammerflimmern*] Rhythmusstörungen.

Herzwandaneurysma

Bei etwa 5–10 % aller Infarktpatienten kommt es zur Bildung eines Herzwandaneurysmas. Dies ist ein dyskinetisches Segment der Herzwand, bestehend aus allen Schichten der Herzwand [echtes Aneurysma*]. Die Aneurysmawand ist dünner als die gesunden Wandabschnitte und besteht aus fibrösem Bindegewebe, abgestorbenen Herzmuskelzellen und vereinzelten vitalen Herzmuskelzellen in einem Zustand reduzierter Aktivität [*hibernating myocardium*]. Die häufigste Lokalisation ist die Vorderwand und die Herzspitze. Im EKG findet man typischerweise persistierende ST-Hebungen über mehrere Jahre. Diese Veränderung kann allerdings auch fehlen. In der Echokardiographie stellt sich ein Aneurysma als eine umschriebene Erweiterung der Herzwand und/oder als dyskinetisches Areal dar. Anders als das gesunde Myokard bewegt sich das dyskinetische Segment bei der Systole nach außen hin. Diese entgegengesetzte Bewegung ist für die Funktionsstörung des linken Ventrikels zuständig.

Neben den echten Aneurysmen können sich auch falsche Aneurysmen [Aneurysma* spurium] ausbilden. Sie sind gedeckte Perforationen der Herzwand und bestehen aus einem organisierten Hämatom und dem Perikard. Falsche Aneurysmen bergen das Risiko einer Ruptur, echte Aneurysmen hingegen rupturieren selten. Stattdessen kann es nach mehreren Jahren zur Kalzifikation der Aneurysmawand kommen.

Eine Folge der Aneurysmen sind die Kammertachykardien, die plötzlich einsetzen und letal enden können [plötzlicher Herztod*]. Aus diesem Grund haben Patienten mit einem Herzwandaneurysma eine höhere Letalität als Patienten mit gleich gestörter LV-Funktion, aber ohne Aneurysma.

Eine weitere Komplikation eines Aneurysmas ist die Bildung von intrakavitären Thromben*. Diese sind häufig Quelle zentraler und peripherer Embolien*. Aus diesem Grund werden Patienten mit größeren Aneurysmen vor allem der Vorderwand lebenslang mit Antikoagulantien* behandelt.

Herzwandruptur – Perikardtamponade

Die genaue Inzidenz dieser Komplikation ist schwer zu schätzen wegen unterschiedlicher Ergebnisse in klinischen und Autopsie-Studien. Etwa 10 % der Patienten, die im Krankenhaus an einem akuten Herzinfarkt versterben, sind von einer Ruptur der freien Wand des linken Ventrikels betroffen. Eine Ruptur scheint durch die gleichzeitige Gabe von Corticosteroiden* oder nicht-steroidalen Antirheumatika* begünstigt zu werden. Eine frühe Lysetherapie hingegen scheint das Risiko einer Ruptur zu senken. Folgende Risikogruppen konnten definiert werden: ältere Personen und v.a. Frauen, Hypertoniker, Patienten mit Vorderwandinfarkt, Patienten mit transmuralem Infarkt, Patienten ohne ausgebildete Kollateralen im Koronarkreislauf.

Die Ruptur der freien Wand wird am häufigsten an der Grenzzone zwischen Infarktgebiet und gesundem Myokard beobachtet. Eine freie Ruptur führt zu einer Perikardtamponade*. Letztere kann innerhalb weniger Minuten letal verlaufen oder einen subakuten Verlauf nehmen mit Kreislaufbeschwerden als führende Symptomatik. Eine gedeckte Perforation hingegen führt zu einem Pseudoaneurysma. Gedeckte Perforationen werden häufiger bei Patienten mit systemischer Thrombolyse beobachtet.

Septumruptur

Diese Komplikation ist nach Einführung der Thrombolytika seltener geworden mit einer geschätzten Inzidenz von 0,2 %. Die Risiken sind die gleichen wie für die freie Wandruptur. Auch in diesen Fällen ist die Mortalität deutlich erhöht gegenüber Patienten ohne Wandruptur. Die Septumruptur führt je nach Ausmaß zu einem unterschiedlich großen Links-Rechts-Shunt*. Zusätzlich zu dieser hämodynamischen Beeinflussung werden oft auch AV-Block-, Schenkelblock-Bilder oder Vorhofflimmern beobachtet, die eine zusätzliche Einschränkung der Überlebenswahrscheinlichkeit bedingen.

Papillarmuskelabriss

Im Gegensatz zu der Wandruptur reichen kleinere Infarkte aus, um einen Abriss eines Papillarmuskels zu verursachen. Meistens ist der posteromediale Muskel als Folge eines inferobasalen Infarktes betroffen. Anterolaterale Infarkte können zu einem Abriss des anterolateralen Papillarmuskels führen. Der Abriss kann partiell oder total sein. Es resultiert eine mäßige bis schwere Mitralinsuffizienz*, die für den Patienten fatale Folgen haben kann.

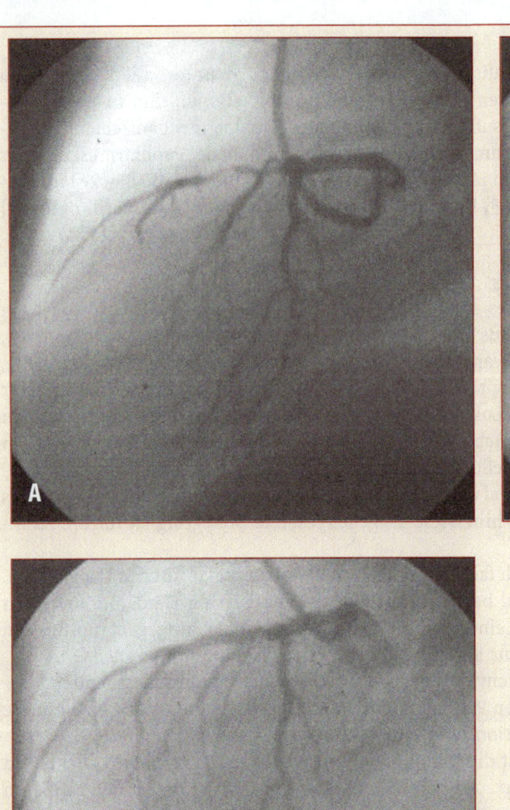

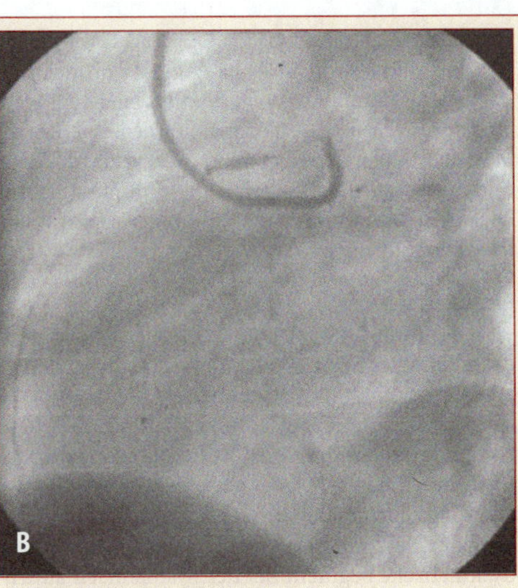

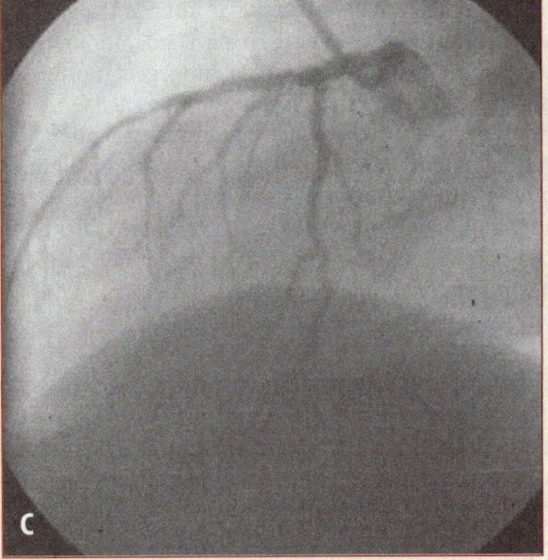

Abb. 5. Patient mit akutem Vorderwandinfarkt. **A**: LAO Projektion, RIVA mit filiformer Stenose; **B**: gleiche Projektion, Ballonkatheter in der Verschlussstelle; **C**: gleiche Projektion, Resultat nach der Rekanalisation und Dilatation

Perikarderguss und Perikarditis

Das Auftreten eines Perikardergusses* korreliert mit der Infarktgröße und ist häufiger bei Vorderwandinfarkten anzutreffen. Die Diagnose wird echokardiographisch gestellt. Die meisten Perikardergüsse verursachen keine oder nur geringe hämodynamische Störungen.

Eine Perikarditis* ist Folge einer lokalen Entzündungsreaktion und fast nur bei transmuralen Infarkten anzutreffen. Die Patienten berichten über thorakale Schmerzen, die zum Musculus trapezoideus ausstrahlen [pathognomonisch], sich beim Einatmen verschlechtern und beim Aufrichten oder nach vorne beugen bessern. Diagnostisch wegweisend sind triphasische Reibegeräusche bei der Auskultation des Herzens und der echokardiographische Nachweis einer Flüssigkeitsansammlung im Perikard. Die Perikarditis wird mit Acetylsalicylsäure* oder Ibuprofen* behandelt.

Das **Dressler-Syndrom** ist eine Form der Perikarditis, die 1 bis 8 Wochen nach einem Infarkt auftreten kann. Sie ist gekennzeichnet durch Unwohlsein, Fieber, Leukozytose*, hohe BSG* und einem Perikarderguss. Ein autoimmunpathologischer Prozess wird als Ursache angenommen. Bei frühen Formen des Dressler-Syndroms wird Acetylsalicylsäure* [650 mg alle 4 h] bei den späteren Formen auch Steroide und NSAID verabreicht.

Arrhythmien

Nach dem zeitlichen Auftreten werden frühe [< 30 min. nach Ischämiebeginn] und späte Arrhythmien unterschieden. Die frühen Arrhythmien sind für die hohe Letalität der Infarkte [30 %] bereits vor dem Erreichen des Krankenhauses verantwortlich. Die Manifestation der Arrhythmien hängt von der Ausdehnung des Infarktes, vom Vorhandensein von Kollateralen und von der autonomen Aktivität ab. Die Pathogenese ist kompliziert. Im Rahmen der Ischämie kommt es zu einer Störung des Ruhemembranpotentials der Herzmuskelzellen. Die Exzitabilität und Refraktärität der Herzmuskelzellen werden dadurch verändert, woraus eine verlangsamte Impulsübertragung zwischen den Zellen resultiert. Gleichzeitig werden nachgeschaltete Automatiezentren begünstigt. Besonders im Bereich der Grenzzonen zwischen ischämischem und gesundem Myokard entsteht eine elektrische Instabilität. Diese führt zur Bildung sog. **mikro-reentry-Kreisläufe.** Daraus resultieren polymorphe ventrikuläre Tachykardien* bis hin zum Kammerflimmern*. Nach einer Reperfusion können ebenfalls bedrohliche Arrhythmien auftreten. Diese sind Folge der Ausschüttung von sauren Metaboliten [z. B. Lactat*], die sich während der Ischämie in den Myozyten gebildet haben.

Die Behandlung postinfarzieller Arrhythmien besteht in der Gabe von Antiarrhythmika*, in Reperfusionsmaßnahmen und in der Korrektur des Säure-Basen-Haushaltes, der Elektrolytstörungen und der Hypoxämie*. Bei hämodynamisch relevanten Kammertachykardien und vor allem bei Kammerflimmern sollte unverzüglich eine elektrische Kardioversion erfolgen.

Arrhythmien können den Sauerstoffbedarf des infarzierten Myokards erhöhen, hämodynamische Implikationen haben und schließlich maligne Rhythmusstörungen auslösen.

Therapie

Die Überlebensrate von Patienten, die einen Herzinfarkt erleiden, ist dank verschiedener Behandlungsfortschritte in den letzten Jahren deutlich gestiegen. Trotzdem versterben immer noch etwa 30 % aller Patienten vor Erreichen des Krankenhauses.

Bei der Infarktbehandlung müssen folgende Aspekte berücksichtigt werden:

- Optimale Analgesie, Beruhigung, Sedierung, O_2-Gabe und β-Blocker* zur Reduktion des Sauerstoffverbrauchs des Herzmuskels
- Acetylsalicylsäure* und Heparin* intravenös zur Vermeidung des Thrombuswachstums, organische Nitrate* intravenös zur Verbesserung der Koronarperfusion
- Im Krankenhaus muss für eine möglichst frühe Reperfusion gesorgt werden. Die **Lysetherapie** ist weit verbreitet und hat eine Erfolgsrate von ca. 60 % [Gefäßrekanalisation], wobei diese Zahl abhängig ist von dem Zeitpunkt der Lyse. Je früher die Lysemedikamente nach Symptombeginn verabreicht werden, desto höher ist die Erfolgsrate. Wenn mehr als 12 Stunden nach Symptombeginn vergangen sind, ist die Erfolgsrate der Lyse im Verhältnis zur Komplikationsrate viel geringer. Aus diesem Grund sollte eine Lyse nur innerhalb der ersten 12 Stunden nach Symptombeginn durchgeführt werden. In einigen Studien wurde der Einsatz der Lyse während des Transportes der Patienten in die Klinik geprüft. Dabei konnte eine 17 %ige Reduktion der Mortalität erreicht werden, wenn die Therapie in den ersten 90 Minuten nach Symptombeginn durchgeführt wurde.

Nach den aktuellen Richtlinien der amerikanischen Gesellschaft für Kardiologie [AHA] ist eine invasive Diagnostik nach erfolgreich durchgeführter Lyse nicht erforderlich. Diese sollte nur dann zum Einsatz kommen, wenn die Patienten nach der Lyse erneut über Angina* pectoris klagen oder wenn weiterhin ST-Hebungen im EKG sichtbar sind.

Eine Koronarintervention [**Koronarangioplastie, PTCA**] sollte, wenn möglich, als erste Maßnahme durchgeführt werden [**primäre PTCA**]. Fehlt hingegen die Möglichkeit einer notfallmäßigen Intervention, sollte eine Lysebehandlung zum Einsatz kommen. Die Rekanalisationsraten der PTCA liegen bei über 90 % [Abb. 5B–C]. Gleichzeitig ist das Blutungsrisiko dieser Behandlung weitaus geringer als das der Lyse.

Der Vorteil der PTCA gegenüber der Lysetherapie ist eindeutiger bei der Beurteilung der Mortalität und der Reinfarktrate. 30 Tage nach einer primären PTCA liegen die Mortalität bei 4,2 % und die Reinfarktrate bei 2,9 % aller behandelten Patienten. Die entsprechenden Zahlen für die Lysetherapie betragen 6,9 % und 7,7 % respektive. Diese signifikanten Unterschiede zwischen PTCA und Lyse bestehen weiter auch nach 6 Monaten [s.a. Abb. 6].

Die Gründe für die Vorteile der PTCA gegenüber der Lyse sind: häufiger erzielte Rekanalisation, höhere Rate an vollständig restauriertem Fluss [TIMI Grad 3], geringere Reststenosen, seltenere Re-Verschlüsse und verbesserter Kollateralfluss zu nichtinfarzierten Arealen. Auf diese Weise wird die Heilung des Myokards begünstigt, die Infarktzone und die LV-Dilatation werden begrenzt, die Morbidität und Mortalität werden reduziert.

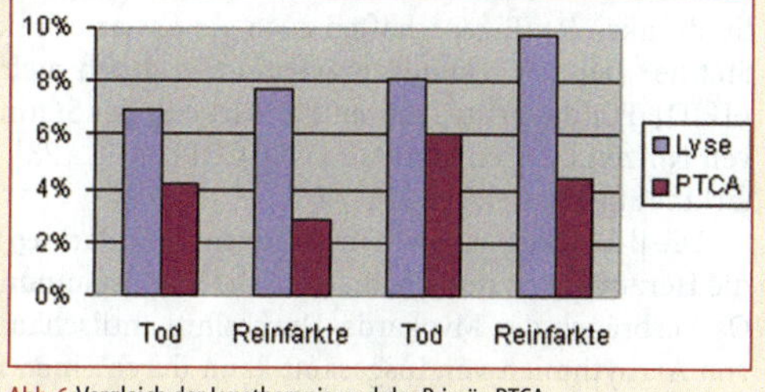

Abb. 6. Vergleich der Lysetherapie und der Primär-PTCA

Die Offenheitsrate der Koronararterien wird durch den Einsatz von **Thrombozytenaggregationshemmern*** günstig beeinflusst. Eine neu entwickelte Substanzklasse sind die **GP-IIb/IIIa-Antagonisten**, die vor der Intervention intravenös verabreicht werden. Auch Patienten mit nicht-transmuralem Infarkt profitieren von der Gabe eines GP-IIb/IIIa-Rezeptor-Antagonisten. Das relative Risiko für transmurale Infarkte und die Letalität werden bei diesen Patienten um 20 % reduziert. In Kombination mit einer PTCA wird das relative Risiko sogar um 40 % gesenkt. Der Einsatz von **Stents*** bei der Behandlung des akuten Myokardinfarktes hat sowohl das Akutresultat als auch die langfristige Offenheitsrate der Koronarien weiter verbessert.

Die CURE-Studie, die kürzlich publiziert wurde, hat gezeigt, dass der ADP-Antagonist **Clopidogrel*** eine signifikante Reduktion der Kurz- und Langzeitprognose der Patienten mit akutem Koronarsyndrom bewirken kann. Aus diesem Grund wurden die Richtlinien des ACC/AHA und der ESC aktualisiert. Nach einer PTCA sollen alle Patienten mit non-Q-wave-Infarkt [NQWI] eine Kombinationstherapie mit Acetylsalicylsäure* 100mg und Clopidogrel* für mindestens 1 bis 9 Monate bekommen. Patienten mit einem transmuralen Infarkt sollen nach Stentanlage die gleiche Kombinationstherapie für 4 Wochen bekommen.

Trotz dieser ermutigenden Resultate müssen einige Patienten eine **operative Revaskularisation** durchmachen. Indikationen für einen **aortokoronaren Bypass*** [ACB] sind:

- schwere Arteriosklerose aller drei Koronarien,
- Beteiligung des Hauptstammes oder
- proximale hochgradige Stenosen der LAD.

Ferner scheinen gerade die Patienten von einer Operation mehr zu profitieren, die eine eingeschränkte LV-Pumpfunktion haben.

Die **medikamentöse Therapie** besteht aus einer lebenslangen Gabe von Acetylsalicylsäure* [100mg/die], eines β-Blockers* und eines ACE-Hemmers*. Bei bestehender stabiler Angina* pectoris werden zusätzlich Nitropräparate verordnet. Die übrigen Medikamente werden in Abhängigkeit von den vorhandenen Risikofaktoren verschrieben.

Prävention

Primär präventive Maßnahmen richten sich an die Elimination der kardiovaskulären Risikofaktoren vor der Entwicklung der Krankheit [koronare Herzkrankheit* (KHK), Infarkt, Schlaganfall*]. Sekundär präventive Maßnahmen hingegen richten sich an die Reduktion der Risikofaktoren mit dem Ziel, die Progression der Krankheit, deren Folgeschäden oder Rezidive zu vermeiden.

Die wesentlichen kardiovaskulären Risikofaktoren sind:

- hohes Alter,
- männliches Geschlecht,
- arterielle Hypertonie*,
- Hyperlipoproteinämie*,
- Nikotinkonsum,
- Diabetes* mellitus,
- Bewegungsarmut,
- familiäre Disposition.

Eine Behandlung mit Acetylsalicylsäure* sollte bei allen Patienten mit gesicherter KHK* erfolgen. Der Nutzen dieser Behandlung besteht in einer Reduktion der Infarkthäufigkeit bzw. Rezidive um ca. 30 %. Die optimale Dosierung ist noch unklar. In Europa wird eine tägliche Dosierung von 75–100 mg favorisiert, während in den USA Dosierungen bis 325 mg/die üblich sind. Ob daraus ein zusätzlicher Nutzen zu erwarten ist, bleibt unklar. Sicher ist, dass die Häufigkeit der Nebenwirkungen [v.a. gastrointestinale Blutungen*] proportional zur Dosis wächst. Ein primär präventiver Effekt der Acetylsalicylsäure* konnte bisher nicht belegt werden.

Für die Hyperlipoproteinämie* gilt, dass im Rahmen der Sekundärprävention ein LDL-Cholesterin von <100mg/dl erzielt werden sollte. Die wichtigste Substanzgruppe dafür sind die Statine*, denen neben den lipidsenkenden Eigenschaften auch ein antiarteriosklerotischer Effekt zugeschrieben wird. Der Nutzen der Statine* bei der Sekundärprävention ist durch mehrere Studien gut belegt [PLAC-I, REGRESS, 4S, CARE, LIPID]. Für die primärpräventive Wirkung der Statine gibt es bisher lediglich zwei Studien, die einen positiven Nutzen belegen konnten [WOSCOPS, AFCAPS]. Alle genannten Studien konnten eine Senkung der Infarkthäufigkeit belegen [24–34 %].

Die β-Blocker* können im Rahmen des Infarktes intravenös appliziert werden. Sie senken den Blutdruck, die Herzfrequenz und die diastolische Wandspannung des linken Ventrikels. All diese Effekte reduzieren den O_2-Verbrauch des Myokards. Durch ihre antiischämische Wirkung beugen β-Blocker auch der Entstehung von Arrhythmien vor. Insgesamt kann durch einen frühzeitigen Einsatz die Infarktgröße begrenzt und die

Mortalität um 13 % gesenkt werden. Die Nebenwirkungen im akuten Infarktstadium können sein: Lungenödem* bei bestehender Herzinsuffizienz*, AV-Blokierungen, kardiogener Schock*. β-Blocker sollten daher vorsichtig dosiert und möglichst frühzeitig im Rahmen eines akuten Infarktes unter Berücksichtigung der Kontraindikationen gegeben werden.

ACE-Hemmer* sind wichtig für die Behandlung der Infarktpatienten, weil sie das ventrikuläre Remodeling hemmen und auf diese Weise die Progression der LV-Dilatation nach einem Infarkt stoppen. Daraus resultiert eine bessere LV-Funktion und eine günstigere hämodynamische Situation. Mehrere Studien konnten eine signifikante Reduktion der Mortalität unter der ACE-Hemmer-Therapie belegen [CONSENSUS-I, GISSI-3, ISIS-4, CCS-1]. Im Durchschnitt wurde eine relative Risikosenkung um 6,7 % beobachtet [4,9 Tote weniger pro 1000 behandelten Patienten]. Dieser Effekt war noch eindeutiger bei Hoch-Risiko-Patienten. Die Risikoreduktion betrug im Durchschnitt 26 % oder 58 Tote weniger pro 1000 behandelten Patienten [SAVE, AIRE, TRACE].

Besonders Patienten mit Diabetes* mellitus profitieren von einer Optimierung ihrer Blutdruckwerte [Syst-Eur-Studie, UKPDS]. Eine Steigerung der systolischen Blutdruckwerte um 10 mm Hg verursachte bei Diabetikern eine Erhöhung des Infarktrisikos um 17 %. Die Blutdrucksenkung kann sowohl mit β-Blockern* als auch mit ACE-Hemmern* oder Ca-Antagonisten* erfolgen [HOT-Studie]. In diesen Studien gab es keine substanzabhängigen Unterschiede hinsichtlich der Endpunkte. Demzufolge sind alle Substanzklassen für eine Behandlung der Hypertonie* bei Diabetikern gleichermaßen geeignet. Ähnlich günstige Effekte hat die Blutdrucksenkung bei Hypertonikern ohne begleitenden Diabetes* mellitus.

Quellenhinweise

Zeichnung Abb. 4: C. Puhlmann, Friedrichshafen

My|o|klo|nus *m, pl* **-ni, -klo|ni|en** (Ⓔ myoclonus): schnelles, kurzes Muskelzucken; kann einzelne Muskelfasern, ganze Muskeln, Muskelgruppen oder auch den ganzen Körper erfassen; damit können sie auch mit oder ohne sichtbare Bewegungen auftreten; je nach dem Ursprung der Erregung unterscheidet man zwischen **spinalen, subkortikalen** und **kortikalen Myoklonien;** *s.a. Myoklonusepilepsie*

physiologischer Myoklonus (Ⓔ physiologic myoclonus): tritt beim Gesunden v.a. in der Einschlaf- und Aufwachphase, nach körperlicher Anstrengung oder als Schreckreaktion auf

symptomatischer Myoklonus (Ⓔ symptomatic myoclonus): Myoklonien können als unspezifisches Symptom bei metabolischer [Nieren-, Leberversagen, Hyponatriämie], toxischer [Schwermetalle, Kokain, LSD, Lithium, Psychopharmaka], entzündlicher [Enzephalitis], degenerativer [Parkinson-Syndrom, Huntington-Chorea] Schädigung des Gehirns oder Rückenmarks auftreten

My|o|klo|nus|e|pi|lep|sie *f* (Ⓔ myoclonus epilepsy): *Syn: Lafora-Syndrom, Unverricht-Syndrom, myoklonische Epilepsie;* autosomal-rezessive Epilepsie* mit ausgeprägten Muskelzuckungen; *s.a. Essay Epilepsie S. 617*

My|o|kol|pi|tis *f, pl* **-ti|den** (Ⓔ myocolpitis): Entzündung der Scheidenmuskulatur

my|o|kol|pi|tisch *adj* (Ⓔ myocolpitic): Myokolpitis betreffend, von ihr betroffen oder gekennzeichnet

My|o|lemm *nt* (Ⓔ myolemma): *Syn: Sarkolemm, Sarcolemma;* Plasmalemm* der Muskelfaser*

My|o|ly|se *f* (Ⓔ myolysis): *Syn: Muskelauflösung;* Auflösung oder Nekrose von Muskelgewebe nach ischämischer, traumatischer, thermischer usw. Schädigung; *s.a. Rhabdomyolyse, Crush-Syndrom*

My|om *nt* (Ⓔ myoma): *Syn: Myoma;* von Muskelgewebe ausgehender gutartiger Tumor; als Leiomyom* ein Tumor des glatten Muskelgewebes und als Rhabdomyom* des quergestreiften Muskelgewebes; *s.a. Myoma uteri*

My|o|ma *nt, pl* **-ma|ta:** →*Myom*

Myoma in statu nascendi (Ⓔ nascent leiomyoma): *s.u. Myoma uteri*

Myoma uteri (Ⓔ uterine leiomyoma): *Syn: Gebärmuttermyom, Uterusmyom, Uterus myomatosus;* gutartige Geschwulst der Gebärmuttermuskulatur, die nur in 2–3 % entartet; sie entstehen durch chromosomale Aberration einer Muskelzelle, d.h., es handelt sich um einen Zellklon; Myome kommen familiär gehäuft vor und treten vermehrt nach oraler Kontrazeption auf, wenn diese früh [13.–16. Lebensjahr] begonnen wurde; Hormonersatztherapie kann ebenfalls zu einem verstärktem Myomwachstum führen; vor dem 25. Lebensjahr sind Myome selten, danach nimmt die Häufigkeit zu [ca. 20 % im Alter von 35 Jahren], nach der Menopause bilden sich Myome oft zurück

die meisten Myome sitzen in der Uteruswand [**intramurales Myom,** 55 %] oder außen unterhalb der Serosa [**subseröses Myom,** 45 %]; **submuköse** [direkt unter der Schleimhaut] und **zervikale Myome** [in der Wand des Zervikalkanals] sind selten; subseröse Myome können in der Art eines Polypen als gestieltes Myom auf der Außenseite des Uterus sitzen oder im breiten Mutterband [Ligamentum latum uteri] liegen [**intraligamentäres Myom**]; als Rarität kommen gestielte submuköse Myome vor, die in oder durch den

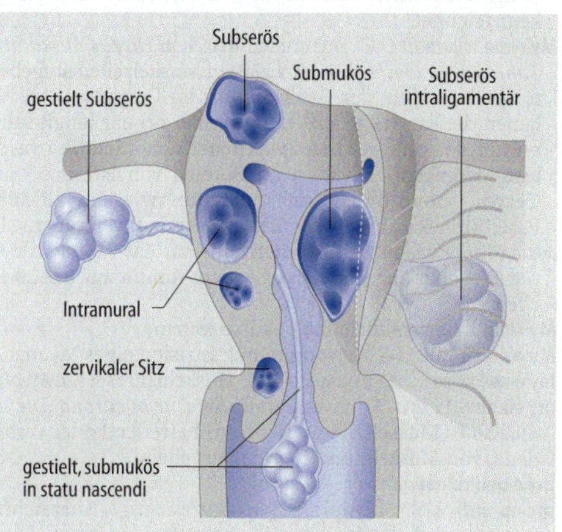

Abb. M164. Typische Lokalisation von Uterusmyomen

Zervikalkanal hindurch geboren werden [**Myoma in statu nascendi**]; ca. 1/3 aller Myome wächst schneller als ihre Gefäßversorgung und damit kommt es zu regressiven und degenerativen Veränderungen mit Erweichung und evtl. Bildung von blutgefüllten Pseudozysten; bei 10 % findet sich auch eine Nekrose des Zentrums; **Klinik**: Blutungsstörungen [Hypermenorrhoe*, Menorrhagie*, Metrorrhagie*] sind das häufigste Symptom, dazu kommen Dysmenorrhoe* oder zyklusunabhängige Schmerzen; subseröse Myome sind meist symptomlos, während gestielte subseröse oder submuköse Myome bei Stieldrehung ein Akutes* Abdomen verursachen können; **Diagnose**: vaginale Sonographie, CT, **Therapie**: Myomenukleation* bei intramuralen oder subserösen Myomen; hysteroskopische Abtragung von kleineren submukösen Myomen; Hysterektomie* bei älteren Patienten ohne Kinderwunsch; z.T. führt auch eine Therapie mit GnRH-Analoga zur Rückbildung

My|o|ma|la|cia *f*: *→Myomalazie*

My|o|ma|la|zie *f* (Ⓔ myomalacia): *Syn*: *Myomalacia, Muskelerweichung*; Erweichung des Muskelgewebes nach Schädigung oder postmortem; *s.a. Myolyse*

my|o|ma|tös *adj* (Ⓔ myomatous): Myom betreffend, einem Myom ähnlich

My|o|ma|to|se *f* (Ⓔ myomatosis): durch multiple Myome gekennzeichnete Veränderung der Gebärmutter; *s.a. Myoma uteri*

My|om|ek|to|mie *f* (Ⓔ myomectomy): *Syn*: *Myomentfernung*; operative Entfernung eines Myoms; bei den häufigen Gebärmuttermyomen [Myoma* uteri] hängt die Art des Vorgehens von der Größe und Lage des Myoms ab; eine **laparoskopische Myomektomie** ist nur bei kleinen subserösen Myomen möglich; submuköse Myoma können im Rahmen einer **operativen Hysteroskopie** angetragen werden, und intramurale Myome werden laparoskopisch oder während einer Laparomyomektomie* ausgeschält [**Myomenukleation**]

transvaginale Myomektomie (Ⓔ vaginal myomectomy): *Syn*: *Kolpomyomektomie*; transvaginale Entfernung eines Gebärmuttermyoms*

My|om|ent|fer|nung *f*: *→Myomektomie*

My|om|e|nu|kle|a|ti|on *nt* (Ⓔ myomectomy): operative Ausschälung eines Myoms; früher meist per Laparotomie, heute i.d.R. als laparoskopische Enukleation [bei intramuralen oder subserösen Myomen] oder operative Hysteroskopie [bei submukösen Myomen]; *s.a. Myoma uteri*

My|o|me|rie *f* (Ⓔ myomerism): *s.u. Myotom 2.*

My|o|me|ter *nt* (Ⓔ myometer): Gerät zur Messung der Muskelkontraktion

My|o|me|tri|tis *f, pl* **-ti|den** (Ⓔ myometritis): *Syn*: *Myometriumentzündung*; Entzündung der Gebärmuttermuskulatur; oft gleichgesetzt mit Metritis*

my|o|me|tri|tisch *adj* (Ⓔ myometritic): Myometriumentzündung/Myometritis betreffend, von ihr betroffen oder gekennzeichnet

My|o|me|tri|um *nt* (Ⓔ myometrium): *Syn*: *Uterusmuskulatur, Tunica muscularis uteri*; aus glatten Muskelzellen aufgebaute Muskelschicht der Gebärmutter; im Corpus* uteri verlaufen die Faserzüge außen und innen primär longitudinal und in der gefäßreichen Zwischenschicht [**Stratum vasculare myometrii**] zirkulär; im Bereich von Isthmus* und Cervix* uteri finden sich auch überwiegend zirkuläre Faserbündel; während der Schwangerschaft verlängern sich die Muskelzellen des Myometriums auf das 7–10-Fache ihrer Ausgangslänge, und das Gewicht nimmt auf das 20-Fache zu

My|o|me|tri|um|ent|zün|dung *f*: *→Myometritis*

My|o|mo|to|mie *f* (Ⓔ myomotomy): Inzision eines Myoms

My|o|ne|kro|se *f* (Ⓔ myonecrosis): Muskelnekrose; *s.a. Myolyse*

my|o|neu|ral *adj* (Ⓔ myoneural): *Syn*: *myoneuronal, neuromuskulär*; Muskel(n) und Nerv(en) betreffend oder verbindend, von Muskeln und Nerven ausgehend

my|o|neu|ro|nal *adj*: *→myoneural*

my|op *adj* (Ⓔ myopic): *Syn*: *kurzsichtig*; Kurzsichtigkeit/Myopie betreffend, von ihr betroffen

My|o|pa|ra|ly|se *f* (Ⓔ myoparalysis): *Syn*: *Muskellähmung*; die Ursache einer Lähmung kann im Muskel selbst liegen [**myogene Muskellähmung**] oder ist durch einen Ausfall der efferenten Nervenimpulse bedingt [**neurogene Muskellähmung**]; *s.a. Lähmung*

My|o|pa|re|se *f* (Ⓔ myoparesis): unvollständige Muskellähmung, Muskelschwäche

My|o|pa|thie *f* (Ⓔ myopathy): nicht-entzündliche Muskelerkrankung, z.B. bei Stoffwechselstörungen [**metabolische Myopathie**], endokrinen Erkrankungen, wie z.B. Hypo- oder Hyperthyreose, Cushing-Syndrom oder Morbus Addison [**endokrine Myopathie**] oder Schädigung durch Medikamente [Chloroquin, Glucocorticoide] oder Chemikalien [**toxische Myopathie**]; *s.a. Muskelatrophie, Muskeldystrophie*

akute toxische Myopathie (Ⓔ acute toxic myopathy): *Syn*: *akute toxische Rhabdomyolyse*; durch Medikamente [v.a. Bezafibrat], schwere Alkoholintoxikation oder Heroin ausgelöste massive Auflösung quergestreifter Muskelfasern, die zu akuter Niereninsuffizienz* führen kann

my|o|pa|thisch *adj* (Ⓔ myopathic): Myopathie betreffend, von ihr betroffen oder gekennzeichnet

My|o|pe|ri|kar|di|tis *f, pl* **-ti|den** (Ⓔ myopericarditis): *Syn*: *Perimyokarditis*; Entzündung von Myokard* und Perikard*; *s.a. Myokarditis, Perikarditis*

my|o|pe|ri|kar|di|tisch *adj* (Ⓔ myopericarditic): *Syn*: *perimyokarditisch*; Myoperikarditis betreffend, von ihr betroffen oder gekennzeichnet

my|o|phob *adj*: *→musophob*

My|o|pho|bie *f*: *→Musophobie*

My|o|phos|pho|ry|la|se|in|suf|fi|zi|enz *f*: *→McArdle-Krankheit*

My|o|pia *f*: *→Myopie*

Myopia maligna (Ⓔ progressive myopia): *Syn*: *Myopia progessiva*; progredient fortschreitende Myopie, die langfristig zu **hoher Myopie** [mehr als 15 dpt] führt; am Fundus findet man Dehnungsveränderungen und Veränderungen am Pigmentepithel sowie Aderhautatrophie; die Ablösung und Dehnungsatrophie der Aderhaut führt zuerst zu einer

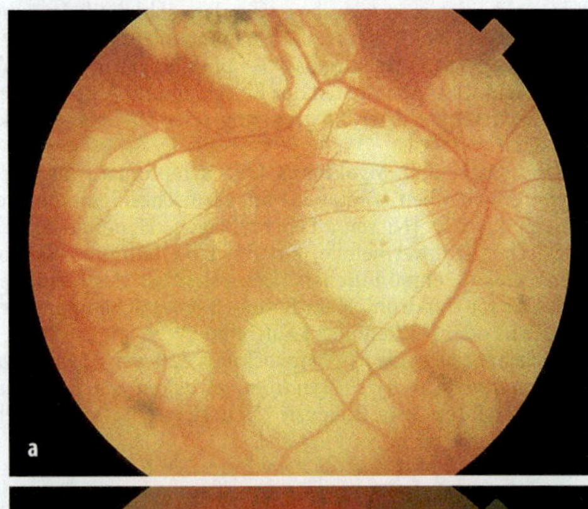

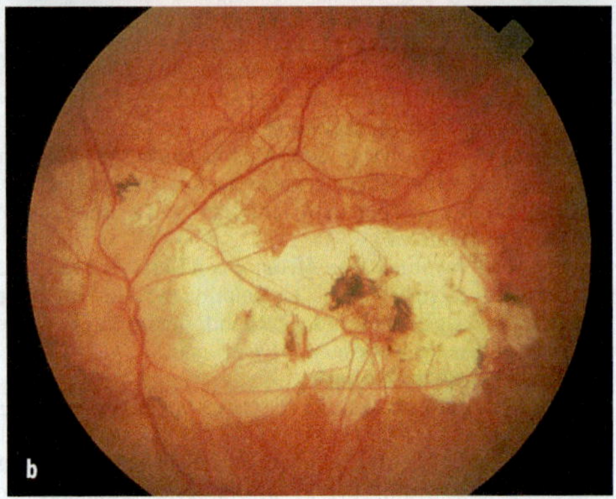

Abb. M165. Myopia maligna

weißen Sichel [**Conus temporalis**], später zu einer **peripapillären Aderhautatrophie** mit **Conus circumpapillaris**; der Glaskörper ist verflüssigt, enthält Trübungen und liegt der Netzhaut nicht mehr vollständig an [**hintere Glaskörperabhebung**]; z.T. kommt es zu einer Ausbuchtung des hinteren Augapfelpols [**Staphyloma posticum**]

Myopia progessiva: →*Myopia maligna*

Myopia simplex (Ⓔ simple myopia): ***Syn:*** *Schulmyopie*; meist im 10.–12. Lebensjahr beginnende Myopie, die nach dem 25. Lebensjahr nicht mehr zunimmt und i.d.R. maximal 5 dpt beträgt; liegt sie im Bereich von 3 dpt wird im Alter keine Lesebrille nötig, weil mit dem Fernpunkt des Auges [ca. 33 cm] gelesen wird

My|o|pie *f* (Ⓔ myopia): ***Syn:*** *Kurzsichtigkeit, Myopia*; bei der Myopie ist das Auge zu lang im Verhältnis zur Brechkraft [1 mm zu lang entspricht ca. 3 dpt] oder die Brechkraft ist zu groß [z.B. bei Keratokonus, Kugellinse, Katarakt, Linsenverlagerung nach vorne]; damit liegt der Schnittpunkt parallel einfallender Strahlen nicht auf der Netzhaut, sondern vor ihr; die damit divergierend einfallenden Strahlen bilden auf der Netzhaut ein unscharfes Bild ab; verfolgt man umgekehrt den Strahlengang vom Auge nach außen, so schneiden sie sich in einem Punkt [Fernpunkt], den das Auge gerade noch scharf sehen kann; zur Korrektur werden Zerstreuungsgläser [**Minusgläser**] verwendet, wobei man das schwächste Minusglas wählt, das optimale Sehschärfe in der Ferne ermöglicht; stärkere Gläser [Überkorrektur] führen i.d.R. zu Kopfschmerzen und **akkommodativer Asthenopie**; bei starker Kurzsichtigkeit [über 15 dpt] werden die Brillengläser schwer und führen wegen ihrer Dicke zu prismatischer Dispersion und Farbsäumen; in diesen Fällen

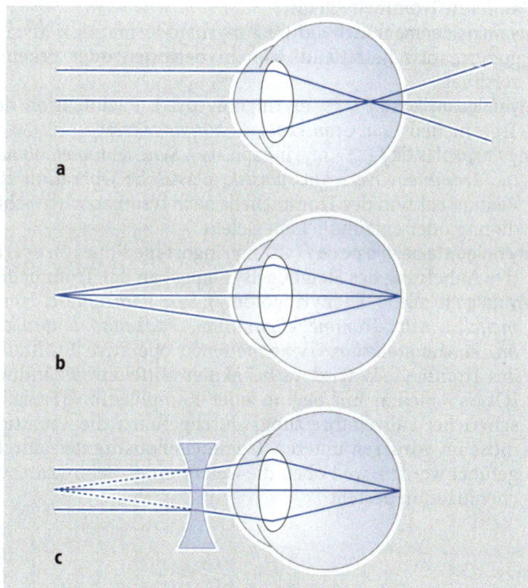

Abb. M166. Myopie. **a** parallel einfallende Strahlen überkreuzen sich vor der Netzhaut, **b** Strahlen aus dem Fernpunkt des Auges vereinigen sich auf der Netzhaut, **c** Korrektur der Myopie mit einem Minusglas

verordnet man meist Kontaktlinsen; *s.a. Keratektomie*

hohe Myopie (Ⓔ severe myopia): Myopie über 15 dpt; *s.a. Myopia maligna*

My|o|plas|ma *nt* (Ⓔ myoplasm): Plasma* der Muskelzelle

My|o|plas|tik *f* (Ⓔ myoplasty): ***Syn:*** *Muskelplastik*; plastische Operation unter Verwendung von Muskelgewebe

my|o|plas|tisch *adj* (Ⓔ myoplastic): Myoplastik betreffend

MyoR *Abk.*: myotonische Reaktion

My|or|rha|phie *f* (Ⓔ myorrhaphy): ***Syn:*** *Muskelnaht*; Naht eines Muskels nach traumatischer oder operativer Durchtrennung oder Inzision

My|or|rhe|xis *f*: →*Muskelriss*

My|o|sal|pin|gi|tis *f, pl* **-ti|den** (Ⓔ myosalpingitis): Entzündung der Muskelschicht des Eileiters

my|o|sal|pin|gi|tisch *adj* (Ⓔ myosalpingitic): Myosalpingitis betreffend, von ihr betroffen oder gekennzeichnet

My|o|sar|co|ma *nt, pl* **-ma|ta:** →*Myosarkom*

My|o|sar|kom *nt* (Ⓔ myosarcoma): ***Syn:*** *Myosarcoma*; vom Muskelgewebe ausgehender bösartiger Tumor; als Leiomyosarkom* ein Tumor des glatten Muskelgewebes und als Rhabdomyosarkom* des quergestreiften Muskelgewebes

My|o|si|de|rin *nt* (Ⓔ myosiderin): beim Myoglobinzerfall freigesetztes Eisen, das als Pigment abgelagert wird

My|o|sin *nt* (Ⓔ myosin): stabförmiges Muskeleiweiß, das eine wichtige Rolle bei der Muskelkontraktion spielt; *s.a. Muskelfaser*

My|o|sin|fi|la|ment *nt* (Ⓔ myosin filament): *s.u. Muskelfaser*

My|o|sin|u|rie *f* (Ⓔ myosinuria): Myosinausscheidung im Harn

My|o|si|tis *f, pl* **-ti|den** (Ⓔ myositis): ***Syn:*** *Muskelentzündung, Myitis*; Entzündung des Muskelgewebes; bei vielen Infektionen, v.a. Virusinfektionen, kommt es zu einer Mitbeteiligung der Muskelsehnen, die sich als mehr oder minder starke Muskelschmerzen [Myalgie] bemerkbar macht; das Muskelgewebe kann auch im Rahmen systemischer oder autoimmunologischer Erkrankungen mitbetroffen sein [z.B. Polymyositis*, Dermatomyositis*]; eine direkte Infektion und Entzündung kann durch Viren [z.B. HIV, Coxsackie-Viren], Bakterien, Protozoen [z.B. Toxoplasma* gondii] und Parasiten [z.B. Trichinose*, Zystizerkose*] verursacht werden

Tab. M167. Myositiden

Erregerbedingt	Nicht erregerbedingt immunogen entzündlich-rheumatisch
Bakterien: Gasbrand Staphylococcus (tropische Myositis)	Polymyositis-Dermatomyositis
Viren: Coxsackie-Myositis	Begleitmyositis bei anderen entzündlich-rheumatischen Erkrankungen
Protozoen: Toxoplasmose	(systemischer Lupus erythematodes, progressive Sklerodermie, Sharp-Syndrom, Morbus Still, chronische Polyarthritis)
Parasiten: Trichinose Zystizerkose	Sonderformen: Polymyositis granulomatosa, Einschlusskörpermyositis, D-Penicillamin-induzierte Polymyositis

eitrige Myositis: →*Myositis purulenta*

Myositis fibrosa (Ⓔ myositis fibrosa): chronisch interstitielle Muskelentzündung mit Fibrose und Vernarbung

generalisierte Myositis ossificans: →*Myositis ossificans progressiva*

Myositis interstitialis (Ⓔ interstitial myositis): auf das interstitielle Bindegewebe beschränkte Muskelentzündung

interstitielle Myositis: →*Myositis interstitialis*

okuläre Myositis (Ⓔ ocular myositis): eine Entzündung eines oder mehrerer äußerer Augenmuskeln tritt meist zusammen mit Skleritis* oder Entzündungen in der Augenhöhle auf; es kommt zu Schmerzen bei Augenbewegungen, Exophthalmus*, Chemosis* und evtl. Sehen von Doppelbildern; **Therapie**: Behandlung der Ursache, Corticosteroide

Myositis ossificans (Ⓔ myositis ossificans): metaplastische Knochenbildung in Weichteilgewebe [Muskel, Gelenkkapsel, Bänder] nach Trauma oder Operationen, bei chronischer Überbeanspruchung [Reiterknochen*] oder nach Querschnittslähmung, Schlaganfall oder Rückenmarkserkrankungen; da nicht alle Patienten betroffen sind, muss eine Disposition zur Weichteilverkalkung und -verknöcherung vorliegen; meist bleibt die Knochenbildung lokalisiert [**Myositis ossificans circumscripta**]

Myositis ossificans circumscripta (Ⓔ circumscribed myositis ossificans): *s.u. Myositis ossificans*

Myositis ossificans progressiva (Ⓔ progressive myositis ossificans): ***Syn:*** *Münchmeyer-Syndrom*; vererbte, progredient verlaufende chronische Myositis mit Verknöcherung der quergestreiften Muskulatur des gesamten Körpers; die Prognose ist infaust

parasitäre Myositis (Ⓔ parasitic myositis): durch Protozoen* oder Metazoen* verursachte Myositis; am bekanntesten ist der Befall mit Trichinella*

Myositis purulenta (Ⓔ pyomyositis): ***Syn:*** *Pyomyositis, suppurative Myositis*; eitrige Muskelentzündung unterschiedlicher Genese [v.a. Bakterien]

Myositis purulenta tropica (Ⓔ tropical pyomyositis): ***Syn:*** *tropische Pyomyositis*; in tropischen Regionen vorkommende, meist bakterielle [Staphylokokken*] Entzündung der Skelettmuskulatur

suppurative Myositis: *→Myositis purulenta*

Myositis trichinosa (Ⓔ trichinous myositis): schmerzhafter Muskelbefall im Rahmen einer Trichinose*

my|o|si|tisch *adj* (Ⓔ myositic): Muskelentzündung/Myositis betreffend, von ihr betroffen oder gekennzeichnet

My|o|skle|ro|se *f* (Ⓔ myosclerosis): sklerotische Veränderung des Muskelgewebes, Muskelverhärtung

My|o|spas|mus *m* (Ⓔ myospasm): Muskelkrampf, Muskelspasmus

my|o|ta|tisch *adj* (Ⓔ myotatic): durch Muskeldehnung ausgelöst

My|o|ten|di|ni|tis *f, pl* **-ti|den** (Ⓔ myotenositis): kombinierte Muskel- und Sehnenentzündung

my|o|ten|di|ni|tisch *adj* (Ⓔ myotenositic): Myotendinitis betreffend, von ihr betroffen oder gekennzeichnet

My|o|te|no|to|mie *f* (Ⓔ myotenotomy): Einschnitt/Durchtrennung einer Muskelsehne; z.B. Adduktorentenotomie

My|o|tom *nt* (Ⓔ **1.–2.** myotome): **1.** Messer/Skalpell zur Muskeldurchtrennung [Myotomie] **2.** während der Embryonalentwicklung auftretende Zellplatten der Somiten, aus denen die Körperwandmuskulatur entsteht; die 45 Myotome zeigen eine segmentale Anordnung, die als **Myomerie** bezeichnet wird; jedes Myotom gliedert sich ein oben liegendes **Epimer** und ein unten liegendes **Hypomer** und wird jeweils nur von einem einzigen Spinalnerven versorgt; i.d.R. kommt es zu einer Zusammenlagerung mehrere Myotome zu einem Muskel, der dann von mehreren Rückenmarkssegmenten versorgt wird [**multisegmentaler Muskel**]; seltener findet man Muskeln, die als **unisegmentale Muskeln** nur von einem Segment versorgt werden [z.B. die Musculi interspinales]

My|o|to|mie *f* (Ⓔ myotomy): ***Syn:*** *Muskeldurchtrennung*; Einschnitt/Durchtrennung eine Muskels

My|o|to|nia *f*: *→Myotonie*

Myotonia congenita (Ⓔ congenital myotonia): ***Syn:*** *Oppenheim-Krankheit, Thomsen-Syndrom*; seltene Myotonie [3–4:100.000 Einwohner], die auf einer Mutation eines Gens auf dem Chromosom 7q35 beruht [*s.a. Mikrodeletionssyndrome*]; es kommt zu generalisierter Myotonie und Hypertrophie der quergesteiften Muskulatur; die Erkrankung beginnt bereits im Kindesalter und führt zu Verzögerung der motorischen Entwicklung, Extremitätendeformitäten und Skoliose, die Lebenserwartung wird aber nicht verkürzt; bei der **paradoxen Myotonie** wird die Dekontraktionshemmung bei Übung nicht besser, sondern verschlechtert sich noch; diese Fälle führen zu einer stärkeren Behinderung im Alltag; **Therapie**: membranstabilisierende Medikamente, z.B. Phenytoin*, Mexiletin*

My|o|to|nie *f* (Ⓔ myotonia): ***Syn:*** *Myotonia*; erhöhte Muskelspannung bzw. tonischer Muskelkrampf durch eine Störung der normalen Muskelentspannung; diese Verzögerung der Erschlaffung [**Dekontraktionshemmung**] tritt bei willkürlichen Bewegungen auf und kann reflektorisch durch Beklopfen des Muskels ausgelöst werden [**Perkussionsmyotonie**]; bei Kälte ist die Myotonie verstärkt; bei wiederholter Kontraktion lässt die Myotonie nach, d.h., die Patienten können durch Übungen eine freie Beweglichkeit erreichen die meisten Myotonien sind angeborene Erkrankungen, die i.d.R. autosomal-dominant vererbt werden; symptomatische Myotonien findet man z.B. bei Polyneuropathie, Polymyositis oder progressiver Muskeldystrophie; bei Hypothyreose* finden sich eine Myotonie und eine Verlangsamung der Kontraktion

dystrophische Myotonie: *→Dystrophia myotonica*

paradoxe Myotonie (Ⓔ paradoxical myotonia): *s.u. Myotonia congenita*

my|o|to|nisch *adj* (Ⓔ myotonic): Myotonie betreffend

My|o|to|no|ly|ti|kum *nt, pl* **-ka**: selten verwendete Bezeichnung für *→Muskelrelaxans*

my|o|trop *adj* (Ⓔ myotropic): mit besonderer Affinität zu Muskelgewebe, auf die Muskulatur einwirkend

My|o|tro|phie *f* (Ⓔ myotrophy): Muskelernährung

My|o|zel|le *f*: *→Muskelhernie*

My|o|zyt *m* (Ⓔ myocyte): ***Syn:*** *Muskelzelle*; *s.u. Muskelgewebe*

My|o|zy|to|ly|se *f* (Ⓔ myocytolysis): Muskelfaserauflösung; *s.a. Myolyse*

MyR *Abk.*: myotonische Reaktion

Myring-, myring- *präf.*: *→Myringo-*

My|rin|gek|to|mie *f* (Ⓔ myringectomy): ***Syn:*** *Trommelfellentfernung, Tympanektomie*; operative Entfernung des Trommelfells, z.B. bei Cholesteatom

My|rin|gi|tis *f, pl* **-ti|den** (Ⓔ myringitis): ***Syn:*** *Tympanitis, Trommelfellentzündung*; Entzündung des Trommelfells; meist im Rahmen einer Otitis* externa diffusa

my|rin|gi|tisch *adj* (Ⓔ myringitic): ***Syn:*** *tympanitisch*; Trommelfellentzündung/Myringitis betreffend, von ihr betroffen oder gekennzeichnet

Myringo-, myringo- *präf.*: Wortelement mit der Bedeutung „Trommelfell"

My|rin|go|der|ma|ti|tis *f, pl* **-ti|ti|den** (Ⓔ myringodermatitis): meist mit Blasenbildung einhergehende Entzündung der äußeren Trommelfellhaut

my|rin|go|der|ma|ti|tisch *adj* (Ⓔ myringodermatitic): Myringodermatitis betreffend, von ihr betroffen oder gekennzeichnet

My|rin|go|my|ko|se *f* (Ⓔ myringomycosis): Pilzinfektion des Trommelfells; *s.a. Otomykose, Gehörgangekzem*

My|rin|go|plas|tik *f* (Ⓔ myringoplasty): ***Syn:*** *Trommelfellplastik, Trommelfellverschlussplastik*; plastische Operation zur Rekonstruktion des Trommelfells nach traumatischer Schädigung oder entzündlichem Defekt

My|rin|go|sta|pe|di|o|pexie *f* (Ⓔ myringostapediopexy): operative Anheftung des Steigbügels [Stapes] an das Trommelfell

My|rin|go|to|mie *f* (Ⓔ myringotomy): ***Syn:*** *Parazentese, Trommelfellschnitt, Trommelfellpunktion, Paukenhöhlenpunktion, Paukenpunktion, Tympanotomie*; operative Eröffnung des Trommelfells; wird v.a. bei akuter Mittelohrentzündung [Otitis* media] mit beginnender Komplikation [Fazialisschwäche, Labyrinthreizung] durchgeführt; die Punktion muss im vorderen unteren Trommelfellquadranten durchgeführt werden, weil oben die Gefahr einer Gehörknöchelchenluxation besteht

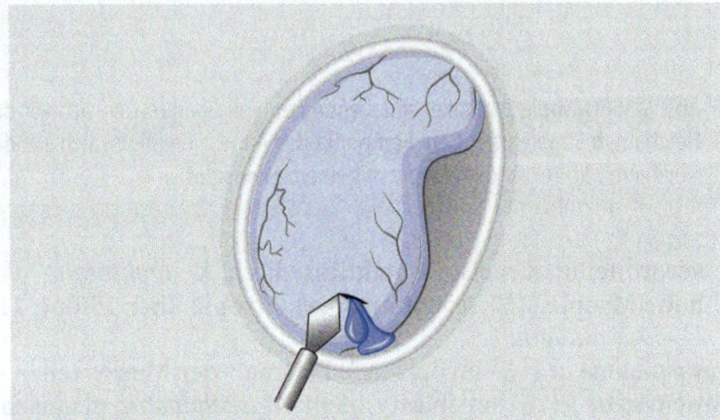

Abb. M168. Myringotomie

My|ris|ti|cae ae|the|ro|le|um *nt* (Ⓔ nutmeg oil): ***Syn:*** *Muskatnussöl*; *s.u. Muskat*

My|ris|ti|cae a|ril|lus *m* (Ⓔ mace): ***Syn:*** *Muskatblüte, Macis*; *s.u. Muskat*

My|ris|ti|cae o|le|um expressum *nt* (Ⓔ nutmeg butter): ***Syn:***

M

Muskatbutter; s.u. Muskat

My|ris|ti|cae se|men *nt* (Ⓔ nutmeg): *Syn:* *Muskatnuss*; *s.u. Muskat*

My|ris|ti|ca fra|grans *f*: → *Muskat*

My|ris|ti|cin *nt* (Ⓔ myristicene): im Muskat [Myristica fragrans] vorkommendes ätherisches Öl

Myr|rha *f* (Ⓔ myrrh gum): *Syn:* *Gummi Myrrha*; *s.u. Myrrhe*

Myr|rhe *f* (Ⓔ myrrh): *Syn:* *Commiphora molmol*; Baum aus der Familie der Burseraceae; auch Bezeichnung für das aus der Rinde ausgetretene und an der Luft getrocknete Gummiharz [Myrrha, Gummi Myrrha]; besitzt eine adstringierende Wirkung; **Anw.**: lokale Behandlung leichter Entzündungen der Mund- und Rachenschleimhaut; traditionell innerlich als Karminativum* und Expektorans* sowie zur Behandlung von Wunden und Geschwüren; v.a. als Aromamittel in Seifen, Mundwässern, Zahnpasten usw.

Myr|til|li fo|li|um *nt* (Ⓔ whortleberry leaf): Blätter der Heidelbeere*

Myr|til|li fruc|tus *m* (Ⓔ whortleberry fruit): *Syn:* *Heidelbeeren*; *s.u. Heidelbeere*

my|so|phob *adj* (Ⓔ mysophobic): Mysophobie betreffend, durch sie gekennzeichnet

My|so|pho|bie *f* (Ⓔ mysophobia): krankhafte Angst vor dem Kontakt mit Schmutz oder schmutzigen Gegenständen; typisch für Zwangsneurosen*

my|tho|phob *adj* (Ⓔ mythophobic): Mythophobie betreffend, durch sie gekennzeichnet

My|tho|pho|bie *f* (Ⓔ mythophobia): krankhafte Angst davor, (wissentlich oder unwissentlich) die Unwahrheit zu sagen

My|ti|lis|mus *m* (Ⓔ mytilism): *s.u. Mytilotoxin*

My|ti|lo|to|xin *nt* (Ⓔ mytilotoxin): von verschiedenen Mies- oder Pfahlmuscheln und Austern gebildetes Muschelgift; kann Ursache von Lebensmittelvergiftungen [**Mytilismus, Mytilotoxismus**] sein, die u.U. tödlich verlaufen können

My|ti|lo|to|xis|mus *m* (Ⓔ mytilism): *s.u. Mytilotoxin*

Myx-, myx- *präf.*: → *Myxo-*

Myx|a|de|ni|tis *f, pl* **-ti|den** (Ⓔ myxadenitis): Schleimdrüsenentzündung

Myxadenitis labialis (Ⓔ Baelz's disease): *Syn:* *Baelz-Krankheit, Cheilitis glandularis purulenta superficialis*; Variante der Cheilitis* glandularis apostematosa; auf Druck Entleerung eines eitrig-schleimigen Sekretes, Ulzeration und Verkrustung der Lippen; **Therapie**: systemische Antibiotika [z.B. Oxacillin*]

myx|a|de|ni|tisch *adj* (Ⓔ myxadenitic): Schleimdrüsenentzündung/Myxadenitis betreffend, von ihr betroffen oder gekennzeichnet

Myx|a|de|nom *nt* (Ⓔ myxadenoma): Adenom* mit schleimiger Umwandlung der Grundsubstanz

Myxo-, myxo- *präf.*: Wortelement mit der Bedeutung „Schleim/Schleimhaut"

My|xo|chon|drom *nt* (Ⓔ myxochondroma): *Syn:* *Chondromyxom*; verschleimtes Chondrom*

Myx|ö|dem *nt* (Ⓔ myxedema): *Syn:* *Myxoedema, Myxodermia diffusa*; Hypothyreose*, bei der die teigige Veränderung der Hautstruktur im Vordergrund steht

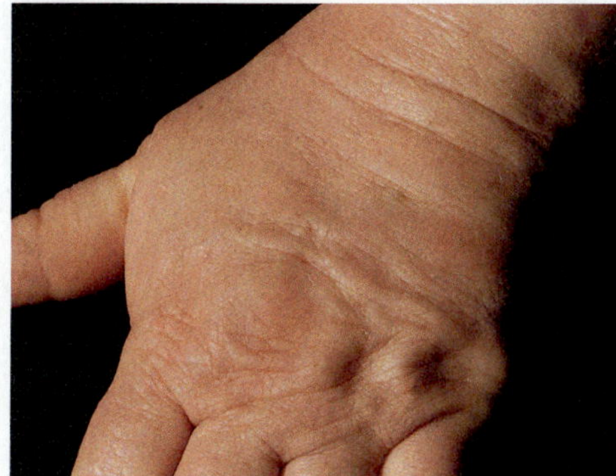

Abb. M169. Myxödem

myx|ö|de|ma|tös *adj* (Ⓔ myxedematous): myxödemähnlich, myxödemartig

My|xo|der|ma *f*: → *Myxodermie*

My|xo|der|mia *f*: → *Myxodermie*

Myxodermia diffusa: → *Myxödem*

Myxodermia papulosa: → *papulöse Muzinose*

My|xo|der|mie *f* (Ⓔ myxedema): *Syn:* *Muzinose, Mucinosis, Myxodermia*; Oberbegriff für Erkrankungen mit Anreicherung von schleimartigen Substanzen im kutanen Bindegewebe

Myx|oe|de|ma *nt*: → *Myxödem*

My|xo|fi|brom *nt* (Ⓔ myxofibroma): Fibrom* aus Schleim- und Bindegewebe

Myxofibrom des Kiefers: → *odontogenes Myxom*

My|xo|li|pom *nt* (Ⓔ myxolipoma): Lipom* aus Schleim- und Bindegewebe

My|xom *nt* (Ⓔ myxoma): *Syn:* *Myxoma*; gutartige Bindegewebsgeschwulst mit schleimiger Grundsubstanz

odontogenes Myxom (Ⓔ odontogenic myxoma): *Syn:* *Myxofibrom des Kiefers*; vom Zahnapparat ausgehender, meist zystischer Tumor, der zu einer Auftreibung und Destruktion des Kieferknochens führen kann; tritt v.a. bei Jugendlichen auf

My|xo|ma *nt, pl* **-ma|ta**: → *Myxom*

Myxoma sarcomatosum: → *Myxosarkom*

my|xom|ar|tig *adj*: → *myxomatös*

my|xo|ma|tös *adj* (Ⓔ myxomatous): *Syn:* *myxomartig*; Myxom betreffend, in der Art eines Myxoms; schleimbildend, schleimig

My|xo|ma|to|se *f* (Ⓔ myxomatosis): Vorkommen multipler Myxome

My|xo|my|ce|tes *pl*: → *Myxomyzeten*

My|xo|my|ko|ta *pl*: → *Myxomyzeten*

My|xo|my|ze|ten *pl* (Ⓔ Myxomycetes): *Syn:* *Schleimpilze, Myxomycetes, Myxophyta, Myxomykota*; Mikroorganismen, die in der vegetativen Phase als Amöben und in der reproduktiven Phase als Pilze vorliegen

My|xo|phy|ta *pl*: → *Myxomyzeten*

My|xor|rhea *f*: → *Myxorrhoe*

Myxorrhea gastrica (Ⓔ gastromyxorrhea): übermäßige Schleimabsonderung des Magens

My|xor|rhoe *f, pl* **-rhoen** (Ⓔ myxorrhea): *Syn:* *Schleimfluss, Myxorrhea*; übermäßige Schleimabsonderung

My|xo|sar|co|ma *nt, pl* **-ma|ta**: → *Myxosarkom*

My|xo|sar|kom *nt* (Ⓔ myxosarcoma): *Syn:* *Myxosarcoma, Myxoma sarcomatosum*; bösartiger Bindegewebstumor mit Schleimproduktion

My|xo|vi|ren *nt* (Ⓔ myxoviruses): RNA-Viren mit Affinität zu den Schleimhäuten; unterteilt in Orthomyxoviridae* und Paramyxoviridae*

Myxovirus influenza: → *Influenzavirus*

My|xo|zyt *m* (Ⓔ myxocyte): *Syn:* *Schleimzelle*; schleimbildende Zelle, z.B. Becherzelle

My|zel *nt* (Ⓔ mycelium): *Syn:* *Pilzgeflecht, Myzelium*; Hyphengeflecht der Pilze; *s.u. Essay Pilze S. 1697*

vegetatives Myzel (Ⓔ vegetative mycelium): *Syn:* *Substratmyzel*; *s.u. Essay Pilze S. 1697*

My|ze|li|um *nt*: → *Myzel*

Myzet-, myzet- *präf.*: → *Myzeto-*

My|zet|ä|mie *f*: → *Mykämie*

My|ze|ten *pl*: → *Fungi*

My|zet|hä|mie *f*: → *Mykämie*

My|ze|tis|mus *m* (Ⓔ mycetism): *Syn:* *Pilzvergiftung*; Vergiftung durch giftige oder verdorbene Pilze

Myzeto-, myzeto- *präf.*: Wortelement mit der Bedeutung „Pilz"

my|ze|to|gen *adj* (Ⓔ mycetogenetic): durch Pilze verursacht

My|ze|tom *nt*: → *Maduramykose*

MZ *Abk.*: **1.** Massenzahl **2.** Mischzeit **3.** → *monozygot*

MZD *Abk.*: maximal zulässige Dosis

MZI *Abk.*: Mikrozirkulationsindex

MZK *Abk.*: maximal zulässige Konzentration

MZL *Abk.*: → *Mastzellenleukämie*

MZU *Abk.*: → *Miktionszystourethrographie*

MZZ *Abk.*: mittlere Zirkulationszeit

N

N *Abk.*: **1.** Nachbehandlung **2.** →*Nasion* **3.** →*Nausea* **4.** negativ **5.** →*Nervus* **6.** →*Neuraminidase* **7.** →*Neutron* **8.** →*Neutronenzahl* **9.** →*Newton* **10.** →*Nitrogenium* **11.** →*Noradrenalin* **12.** Norm **13.** normal **14.** Normallösung **15.** →*Stickstoff*

n *Abk.*: **1.** →*Brechungsindex* **2.** Frequenz **3.** Nano- **4.** →*nasal* **5.** →*neutral* **6.** →*Neutron* **7.** Norm **8.** normal **9.** Normallösung

ν *Abk.*: **1.** kinematische Viskosität **2.** nu

NA *Abk.*: **1.** →*Neuraminidase* **2.** neutralisierender Antikörper **3.** →*Noradrenalin* **4.** Notarzt

Na *Abk.*: **1.** →*Avogadro-Zahl* **2.** →*Natrium*

NAA *Abk.*: **1.** N-Acetylaspartat **2.** →*Neutronenaktivierungsanalyse*

NAAP *Abk.*: N-Acetyl-4-aminophenazon

NAB *Abk.*: Novarsenobenzolum

Na|bel *m* (Ⓔ bellybutton): ***Syn:*** *Umbilikus, Omphalos, Umbo, Umbilicus*; narbiger Rest des embryonalen Nabelschnuransatzes; sitzt über dem **Nabelring** [Anulus umbilicalis], der von der bindegewebigen **Nabelplatte** vorschlossen ist; auf ihr sitzt die **Papilla umbilicalis**, ein Rest der verödeten Nabelschnurgefäße

Na|bel|ar|te|rie *f* (Ⓔ umbilical artery): ***Syn:*** *Umbilikalarterie, Arteria umbilicalis*; während der Embryonalphase bringen die paarigen **Arteriae umbilicales** sauerstoffarmes Blut zur Plazenta; nach der Geburt verödet der hinter den Arteriae* vesicales superiores liegende Abschnitt [**Pars occlusa**] und wird zum Ligamentum* umbilicale mediale; der persistierende Teil [**Pars patens**] entspringt aus der Arteria* iliaca interna und versorgt Ductus* deferens, Harnleiter und Blase

Na|bel|aus|schnei|dung *f*: →*Omphalektomie*

Na|bel|blu|tung *f* (Ⓔ omphalorrhagia): Omphalorrhagie*

Na|bel|bruch *m* (Ⓔ umbilical hernia): ***Syn:*** *Exomphalos, Umbilikalhernie, Nabelhernie, Exomphalozele, Hernia umbilicalis*; angeborener oder erworbener Bauchwandbruch durch den Nabelring [Anulus umbilicalis]; ist v.a. bei Frühgeborenen häufig [80 % bei einem Geburtsgewicht unter 1200 g, ca. 20 % bei mehr als 2500 g]; da sich die Hernien i.d.R. spontan verschließen, wird nur bei großen Hernien, Einklemmung oder nach dem 4. Lebensjahr operiert

Na|bel|ent|zün|dung *f*: →*Omphalitis*

Na|bel|ex|zi|si|on *f*: →*Omphalektomie*

Na|bel|fis|tel *f* (Ⓔ umbilical fistula): ***Syn:*** *Fistula umbilicalis*; angeborene Fistel zwischen Nabel und Ileum [Kotfistel] oder Nabel und Blase [Urinfistel]; meist eine Dottergangsfistel*

Na|bel|ge|gend *f*: →*Nabelregion*

Na|bel|gra|nu|lom *nt* (Ⓔ umbilical granuloma): Granulationsgewebe am Nabel nach Abstoßen des Nabelschnurrestes

Na|bel|her|nie *f*: →*Nabelbruch*

Na|bel|phleg|mo|ne *f* (Ⓔ phlegmonous omphalitis): ***Syn:*** *Omphalophlegmone*; phlegmonöse Nabelentzündung; *s.a. Omphalitis*

Na|bel|re|gi|on *f* (Ⓔ umbilical region): ***Syn:*** *Nabelgegend, Regio umbilicalis*; mittlere Bauchregion, in deren Mitte der Nabel liegt; *s.a. Regiones abdominales*

Na|bel|ring *m* (Ⓔ umbilical ring): ***Syn:*** *Anulus umbilicalis*; Faserring um den Nabel

Na|bel|schnur *m* (Ⓔ umbilical cord): ***Syn:*** *Nabelstrang, Funiculus umbilicalis, Chorda umbilicalis*; spiralig-gedrehte, von Amnion* überzogene Verbindung vom Nabel des Embryos zum kindlichen Teil der Plazenta*; enthält die **Nabelschnurgefäße** [Vasa umbilicalia] und eine gallertartige Interzellularsubstanz [**Wharton-Sulze**], die von Fibroblasten durchsetzt ist; die **Nabelschnurvene** [Vena umbilicalis] führt sauerstoff- und nährstoffreiches Blut von der Plazenta zum Fötus, die beiden **Nabelschnurarterien** [Arteria* umbilicalis] sauerstoffarmes Blut zur Plazenta

Na|bel|schnur|bruch *m* (Ⓔ congenital umbilical hernia): ***Syn:*** *Omphalozele, Exomphalos, Exomphalozele, Hernia funiculi umbilicalis*; durch eine Verschlussstörung der Bauchwand verursachter Bruch, der Darmteile und Leber in einer Hülle von Amnionepithel enthält; evtl. kombiniert mit anderen Fehlbildungen [Herzfehler, EMG-Syndrom*, Chromosomenanomalien]; die Häufigkeit beträgt ca. 1–3 Fälle pro 10.000 Lebendgeburten; die **Diagnose** erfolgt meist schon bei der pränatalen Ultraschalluntersuchung, und deshalb erfolgt die Entbindung i.d.R. als Sectio; die **operative Versorgung** entspricht dem der Gastroschisis*, d.h., die prolabierten Organe werden [evtl. schrittweise] in die Bauchhöhle zurückverlagert und die Bruchpforte verschlossen; bei größerem Bauchdeckendefekt wird eine Bauchdeckenplastik mit lyophilisierter Dura oder Silastic vorgenommen

Na|bel|schnur|ge|fä|ße *pl* (Ⓔ umbilical vessels): Vasa umbilicalia; *s.u. Nabelschnur*

Na|bel|schnur|kno|ten *pl* (Ⓔ knots of umbilical cord): man muss zwischen **echten Nabelschnurknoten** und **falschen Nabelschnurknoten** unterscheiden; echte Nabelschnurknoten treten v.a. bei zu langer Nabelschnur auf und können sich unter der Geburt zuziehen; damit kann es zu einer akuten Hypoxie des Säuglings kommen; falsche Nabelschnurknoten sind nur eine Verdickung der Nabelschnur [z.B. bei thrombotischen Gefäßverschlüssen]

Na|bel|schnur|punk|ti|on *f* (Ⓔ chordocentesis): ***Syn:*** *Chordozentese*; Punktion der Nabelschnurgefäße unter Ultraschallkontrolle; kann ab der 14.–18. Schwangerschaftswoche durchgeführt werden; **Indikation**: Hydrops* fetalis, Karyotypisierung, Hämoglobinbestimmung, Diagnose fetaler Infektionen

Na|bel|schnur|schnitt *f* (Ⓔ cutting of the cord): ***Syn:*** *Abnabelung, Omphalotomie*; Durchtrennung der Nabelschnur nach der Geburt; eine sterile Einmalnabelschnurklemme wird ca. 1 cm vom Nabelschnuransatz entfernt angelegt und die Nabelschnur ca. 1 cm distal davon mit einer sterilen Schere durchtrennt; die Nabelpflege geschieht offen, d.h. ohne Verband, weil dadurch die Mumifizierung und das Abfallen des Nabelschnurrestes nach 7–14 Tagen begünstigt wird

Na|bel|schnur|um|schlin|gung *f* (Ⓔ nuchal cord): eine Umschlingung der Nabelschnur um Hals oder Körper des Feten findet sich bei ca. 20 % aller Geburten; bei einer normal langen oder überlangen Nabelschnur und Entbindung aus Schädellage gibt es meist keine Probleme, da die Nabelschnur eine Dehnbarkeit von 20–30 % hat; bei weniger als 0,5 % der Geburten ist die Nabelschnur aber mehrfach um den Hals oder Körper geschlungen und eine Schnittentbindung ist obligat

Na|bel|schnur|ve|ne *f* (Ⓔ umbilical vein): ***Syn:*** *Vena umbilicalis*; führt sauerstoff- und nährstoffreiches Blut von der Plazenta* zum Fötus

Na|bel|schnur|vor|fall *m* (Ⓔ prolapse of umbilical cord): ***Syn:*** *Omphaloproptosis*; Vorfall eines Teils der Nabelschnur unter der Geburt; findet sich v.a. bei zu langer Nabelschnur, Schräg-, Quer-, Fuß- oder Beckenendlage; kann zu Komplikationen [**Nabelschnurkompression**] führen, die zu einer sofortigen Schnittentbindung zwingen [*Abb. N1*]

Na|bel|sep|sis *f* (Ⓔ umbilical sepsis): von einer Entzündung des Nabels oder der Nabelvenen ausgehende Sepsis* von Säuglingen

Na|bel|strang *m*: →*Nabelschnur*

Na|bel|ve|nen|ent|zün|dung *f*: →*Omphalophlebitis*

Na|bel|zys|te *f* (Ⓔ umbilical cyst): in der Umgebung des Nabels liegende Zyste, die manchmal mit Eiter gefüllt ist [Empyozele]; meist eine Urachuszyste*

$Na_2B_4O_7$ *Abk.*: →*Natriumtetraborat*

Naboth: Martin Naboth; 1675–1721; deutscher Chirurg (Leipzig)

Naboth-Eier *pl* (Ⓔ Naboth's vesicles): ***Syn:*** *Ovula Nabothi*; Retentionszysten der Gebärmutterhalsdrüsen; zeigen sich bei der Inspektion der Portio als gelbliche Erhebungen;

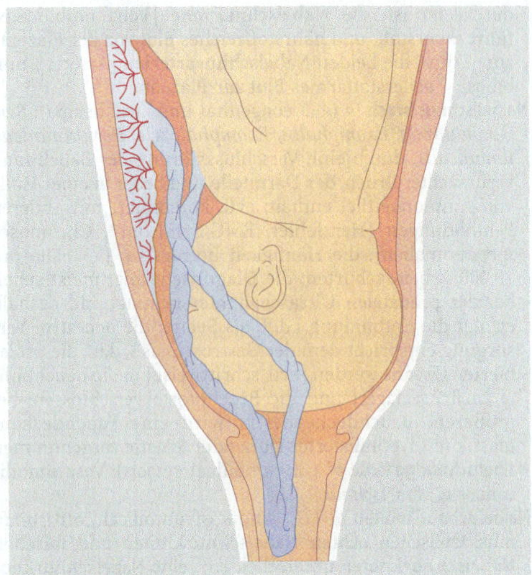

Abb. N1. Nabelschnurvorfall

harmlose Veränderungen, die selten Beschwerden verursachen; größere, mit Beschwerden einhergehende Zysten können mit einem Skalpell eröffnet und entleert werden

Na|bu|me|ton *nt* (Ⓔ nabumetone): nicht-steroidales Antiphlogistikum*, Antirheumatikum*

NAC *Abk.*: **1.** →*N-Acetyl-L-cystein* **2.** N-Lost, Adriamycin, CCNU

Nach|be|las|tung *f*: →*Nachlast*

Nach|blu|tung *f* (Ⓔ **1.–2.** secondary bleeding **3.** postmenstrual bleeding): **1.** lokale Blutung nach sachgerechter Versorgung einer Wunde; als **frühe Nachblutung** innerhalb der ersten Stunden oder Tage, als **späte Nachblutung** nach 10 oder mehr Tagen **2.** Blutung im Anschluss an eine Fehlgeburt, Abtreibung oder Geburt [**postpartale Nachblutung**]; v.a. die **atonische Nachblutung** bei Uterusatonie* kann sich zum geburtshilflichen Notfall entwickeln **3.** *Syn*: *postmenstruelle Blutung, postmenstruelle Nachblutung*; Schmierblutung am Ende der normalen Monatsblutung oder 1–2 Tage nach der Regelblutung; beruht meist auf einer verzögerten Endometriumregeneration bei verminderter Östrogenbildung

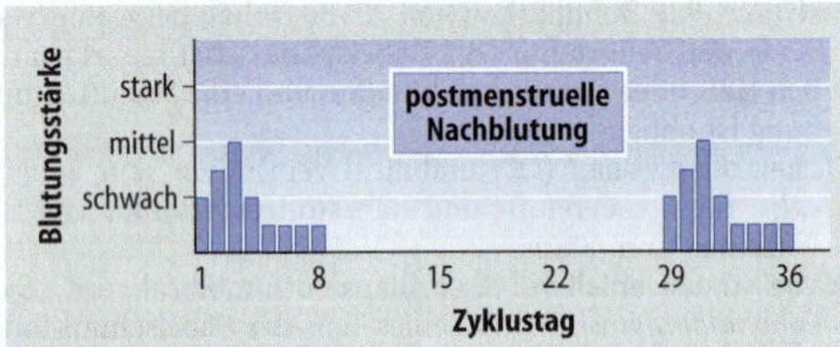

Abb. N2. Nachblutung

atonische Nachblutungen (Ⓔ atonic postpartum bleeding): *s.u. Atonia uteri*

postmenstruelle Nachblutung (Ⓔ postmenstrual bleeding): *s.u. Nachblutung 3.*

Nach|ge|burt *f* (Ⓔ afterbirth): die nach der Geburt des Kindes ausgestoßenen Reste von Mutterkuchen, Eihäuten und Nabelschnur

nach|ge|burt|lich *adj* (Ⓔ postnatal): postnatal*

Nach|ge|burts|blu|tung *f* (Ⓔ postpartum hemorrhage): der physiologische Blutverlust in der Nachgeburtsperiode beträgt 300–500 ml; *s.a. Nachblutung 2.*

Nach|ge|burts|pe|ri|o|de *f* (Ⓔ postnatal period): *Syn*: *Nachgeburtsphase*; der Zeitraum von der Geburt des Kindes bis zur Ausstoßung der Plazenta; oft auch für die ersten zwei Stunden nach der Geburt des Kindes verwendet

Nach|ge|burts|pha|se *f*: →*Nachgeburtsperiode*

Nach|ge|burts|we|hen *pl* (Ⓔ afterpains): Wehen nach der Geburt des Kindes; sind fast so stark wie die Austreibungswehen, aber mit abnehmender Frequenz; sie führen i.d.R. innerhalb von 10–15 min zu Lösung und Austreibung der Plazenta bzw. der Nachgeburt; sie bewirken auch einen Verschluss der uterinen Blutgefäße und mindern damit den postpartalen Blutverlust der Mutter

Nach|hirn *nt* (Ⓔ metencephalon): *Syn*: *Metenzephalon, Metencephalon*; aus Brücke [Pons*] und Kleinhirn [Cerebellum*] bestehender Teil des Gehirns

Nach|la|de|tech|nik *f* (Ⓔ afterloading): *Syn*: *Afterloading-Verfahren, afterloading*; Verfahren der lokalen Strahlentherapie von Tumoren; im ersten Schritt werden leere Applikatoren [Kanülen, Kunststoffschläuche] direkt in den Tumor oder in den intrakavitären Raum gebracht; die Beladung mit Radionukliden erfolgt über ein Nachladegerät, d.h. die Strahlenbelastung des Personals wird auf fast null gesenkt; verglichen mit Radiumbestrahlung verkürzt das Verfahren die Behandlungsdauer um den Faktor 3,5

Nach|last *f* (Ⓔ afterload): *Syn*: *Afterload, Nachbelastung*; Kraftaufwand der Herzmuskulatur zur Überwindung der Widerstände in der Ausstrombahn des linken Ventrikels und des peripheren Kreislaufs; die Wirkung von Vasodilatanzien [Ca-Antagonisten, Nitraten, Dihydralazin usw.] beruht im Wesentlichen auf einer Senkung der Nachlast, die zu einer Entlastung der linksventrikulären Muskulatur führt

Nach|nie|re *f* (Ⓔ hind-kidney): *Syn*: *Metanephros*; *s.u. Nierenanomalie*

Nach|star *m* (Ⓔ secondary cataract): *Syn*: *Cataracta secundaria*; nach einer Linsenextraktion auftretende Katarakt* durch Wachstum verbliebener Linsenzellen

Nach|sterb|lich|keit *f* (Ⓔ late infant mortality): Säuglingssterblichkeit* zwischen dem 29. Lebenstag und dem Ende des 1. Lebensjahres; liegt in Deutschland bei ca. 2 pro 1000 Lebendgeborene

Nacht|angst *f*: **1.** →*Pavor nocturnus* **2.** →*Nyktophobie*

Nacht|blind|heit *f* (Ⓔ night blindness): *Syn*: *Hemeralopie, Tagsichtigkeit*; eingeschränktes Dämmerungssehen durch eine herabgesetzte Dunkelanpassung; kommt bei Erkrankungen der Netzhautperipherie [Retinitis* pigmentosa, Chorioretinitis*], Vitamin A-Mangel* und als vererbte Form vor

Nacht|ker|ze *f* (Ⓔ evening primrose): *Syn*: *Oenothera biennis*; *s.u. Nachtkerzenöl*

Nacht|ker|zen|öl *nt* (Ⓔ evening primrose oil): aus den Samen der Nachtkerze [Oenothera biennis] gewonnenes Öl; **Anw.**: prämenstruelles Syndrom*, endogenes Ekzem*

Nacht|mahr *m* (Ⓔ nightmare): Alptraum, Alpdrücken, Oneirodynia

Nacht|my|o|pie *f* (Ⓔ night myopia): physiologische Kurzsichtigkeit [Myopie*] beim Übergang zur Dunkelheit

Nacht|schat|ten *m*: →*Solanum*

bittersüßer Nachtschatten (Ⓔ bittersweet nightshade): Bittersüß, Solanum dulcamara; *s.u. Solanum*

Nacht|se|hen *nt* (Ⓔ night vision): *Syn*: *Dämmerungssehen, skotopes/skotopisches Sehen, Skotopie, Skotopsie*; durch die Stäbchenzellen der Netzhaut ermöglichtes Sehen bei niedriger Lichtintensität; beim skotopischen Sehen werden Helligkeitsunterschiede erkannt, aber keine Farben; Störungen des Nachtsehens führen zu Nachtblindheit*

Nacht|sich|tig|keit *f* (Ⓔ night sight): *Syn*: *Tagblindheit, Nykteralopie, Nyktalopie*; angeborene oder erworbene Störung des Sehens bei Tageslicht

Nach|we|hen *pl* (Ⓔ afterpains): *Syn*: *Wochenbettwehen, Stillwehen*; Wehen in den ersten 2–3 Tagen nach der Geburt; werden durch Stillen verstärkt

Nach|weis, kul|tu|rel|ler *m* (Ⓔ culture proof): *s.u. Koch-Postulate*

Nach|weis, op|ti|scher *m* (Ⓔ visual proof): *s.u. Koch-Postulate*

Na|cken *m* (Ⓔ nape): *Syn*: *Nackengegend, Regio nuchalis, Regio cervicalis posterior, Regio colli posterior*; Region zwischen Hinterhaupt und Schulter

Na|cken|band *nt* (Ⓔ ligament of nape): *Syn*: *Ligamentum nuchae*; Band aus elastischen Fasern, das am Hinterhaupt ansetzt [Protuberantia* occipitalis externa] und mit dem Ligamentum* supraspinale der Halswirbel verwächst

Nackenbeugezeichen nach Lhermitte *nt*: →*Lhermitte-Zeichen*

Na|cken|fas|zie *f* (Ⓔ nuchal fascia): ***Syn:*** *Fascia nuchae*; trennt im Nackenbereich die tiefe Nackenmuskulatur von der oberflächlichen Lage

Na|cken|ge|gend *f*: →*Nacken*

Na|cken|schmer|zen *pl* (Ⓔ neck pain): Zervikodynie*

Na|cken|stei|fe *f*: →*Nackensteifigkeit*

Na|cken|stei|fig|keit *f* (Ⓔ neck stiffness): ***Syn:*** *Nackensteife*; Einschränkung der Nackenbeweglichkeit oder Widerstand bei passivem Vorbeugen des Kopfes am liegenden Patienten; beruht auf einem erhöhten Muskelwiderstand, der nicht überwunden werden kann; die häufigsten Ursachen sind Subarachnoidalblutung*, Meningitis* und Tumoren im Bereich der hinteren Schädelgrube

NaCl *Abk.*: **1.** →*Kochsalz* **2.** →*Natrium chloratum* **3.** →*Natriumchlorid*

Na_2CO_3 *Abk.*: →*Natriumcarbonat*

NAD *Abk.*: **1.** Netzhaut-Arteriendruck **2.** →*Nicotinamid-adenin-dinucleotid* **3.** Nicotinsäureamidadenindinucleotid

NaDDCT *Abk.*: Natriumdiethyldithiocarbamat

Na|del|angst *f* (Ⓔ belenophobia): ***Syn:*** *Belonephobie*; krankhafte Angst vor spitzen oder scharfen Gegenständen, insbesondere Nadeln

Na|del|e|lek|tro|de *f* (Ⓔ needle electrode): *s.u. Elektrode*

Na|del|test *m* (Ⓔ tine test): ***Syn:*** *Multipunkturtest, Stempeltest, Tine-Test*; Tuberkulintest*, bei dem das Tuberkulin mit einem speziellen Stempel mit vier Spitzen in die Haut eingedrückt wird

NADH *Abk.*: reduziertes Nicotinamid-adenin-dinucleotid

Na|do|lol *nt* (Ⓔ nadolol): β-Blocker*

NADP *Abk.*: →*Nicotinamid-adenin-dinucleotidphosphat*

$NADP^+$ *Abk.*: oxidiertes Nicotinamid-adenin-dinucleotidphosphat

NADPH *Abk.*: **1.** reduziertes NADP **2.** reduziertes Nicotinamid-adenin-dinucleotidphosphat

NaDS *Abk.*: Natriumdodecylsulfat

Naegele: Franz Karl Naegele; 1778–1851; deutscher Gynäkologe (Heidelberg)

Naegele-Becken *nt* (Ⓔ Naegele's pelvis): verengtes Becken durch angeborenes Fehlen eines Kreuzbeinflügels

Naegele-Obliquität *f* (Ⓔ Naegele's obliquity): ***Syn:*** *vorderer Asynklitismus*; *s.u. Asynklitismus*

Naegele-Regel *f* (Ⓔ Naegele's rule): Daumenregel zur Errechnung des wahrscheinlichen Geburtstermins: **1. Tag der letzten Periode plus 7 Tage minus 9 Monate**; bei Abweichung vom 28-Tage-Zyklus werden Tage vom Geburtstermin subtrahiert [bei verkürzten Zyklus] oder zum Geburtstermin addiert [bei verlängertem Zyklus]

Naegele-Zange *f* (Ⓔ Naegele's forceps): *s.u. Geburtszange*

Naegeli: **1.** Oskar Naegeli; 1885–1959; schweizer Hautarzt (Bern) **2.** Otto Naegeli; 1871–1938; schweizer Hämatologe

Naegeli-Bloch-Sulzberger-Syndrom *nt*: →*Naegeli-Syndrom*

Naegeli-Syndrom *nt* (Ⓔ Naegeli syndrome): ***Syn:*** *Franceschetti-Jadassohn-Syndrom, Melanophorennävus, Incontinentia pigmenti Typ Franceschetti-Jadassohn, Naegeli-Bloch-Sulzberger-Syndrom, familiärer Chromatophorennävus, Dermatitis pigmentosa reticularis*; autosomal-dominante Dermatose mit Hyperpigmentierungen, Palmoplantarkeratosen*, Zahnanomalien, Alopezie* und Hypohidrose*

Naeg|le|ria *f* (Ⓔ Naegleria): Gattung parasitischer Amöben; selten Erreger einer **Schwimmbadamöbiasis**, die zu Meningitis* oder Enzephalitis* führen kann

Nae|vo|ba|sa|li|o|ma|to|se *f*: →*Gorlin-Goltz-Syndrom*

Nae|vo|ba|sa|li|o|me *pl*: →*Gorlin-Goltz-Syndrom*

Nae|vo|zyt *m*: →*Nävuszelle*

Nae|vus *m, pl* **-vi**: →*Nävus*

Naevus achromians/achromicus/albus: →*Naevus depigmentosus*

Naevus anaemicus (Ⓔ nevus anemicus): ***Syn:*** *funktioneller Nävus, pharmakologischer Nävus*; seltene, meist Frauen betreffende Gefäßfehlbildung, die sich als blasser Fleck darstellt; rötet sich weder beim Reiben noch bei Histamininjektion

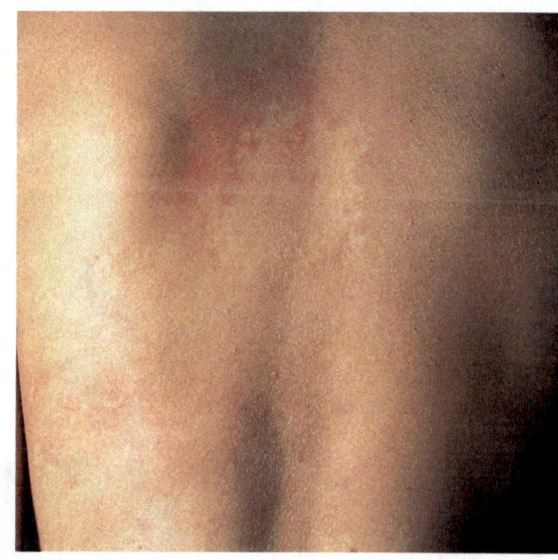

Abb. N3. Naevus anaemicus

Naevus araneus: →*Sternnävus*

Naevus caeruleus: →*Naevus coeruleus*

Naevus coeruleus (Ⓔ blue nevus): ***Syn:*** *Naevus caeruleus, blauer Nävus*; gutartige Melanozytenansammlung im Korium; tritt bei ca. 1 % aller Kinder auf; beim **zellulären Naevus coeruleus** ist die Abgrenzung vom malignen Melanom* oft sehr schwierig

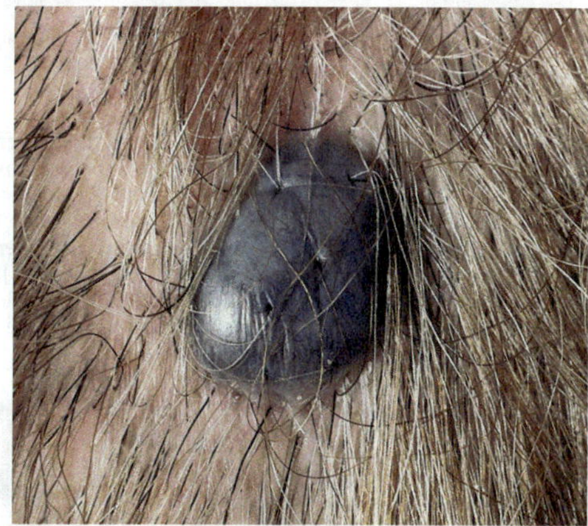

Abb. N4. Naevus coeruleus

Naevus collagenicus lumbosacralis (Ⓔ lumbosacral connective tissue nevus): ***Syn:*** *lumbosakraler Bindegewebsnävus, Lumbosakralnävus, Pflastersteinnävus*; Bindegewebsnävus* im Lumbosakralbereich; kommt isoliert oder als Teilsymptom des Pringle*-Bourneville-Syndrom vor

Naevus comedo-follicularis: →*Naevus comedonicus*

Naevus comedonicus (Ⓔ comedo nevus): ***Syn:*** *Naevus comedo-follicularis, Naevus follicularis keratosus*; Hamartom* des Haarfollikels, bei dem das Haar fehlt; die Haarfollikel bestehen aus großen komedoähnlichen Hornpfröpfen; die Gesamtheit der meist linear angeordneten Hornpfröpfe bildet den Nävus [*Abb. N5*]

Naevus depigmentosus (Ⓔ achromic nevus): ***Syn:*** *hypomelanotischer Nävus, Naevus achromicus/achromians/albus*; angeborener, fleckiger Pigmentmangel durch eine gestörte Melanozytenfunktion [*Abb. N6*]

Naevus epithelioma-cylindromatosus: →*Spiegler-Tumor*

Naevus epitheliomatosus sebaceus: →*Talgdrüsennävus*

Naevus flammeus (Ⓔ flammeous nevus): ***Syn:*** *Feuermal,*

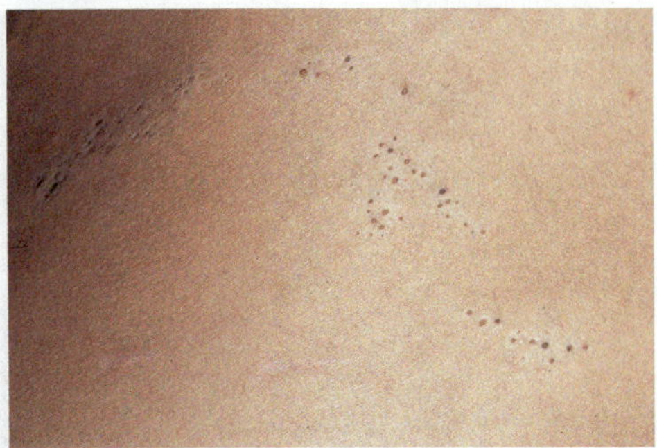
Abb. N5. Naevus comedonicus

Abb. N6. Naevus depigmentosus

N

Gefäßmal, Portweinfleck, Weinfleck, Naevus vinosus; großer tiefroter Gefäßnävus, der oft mit anderen Gefäßneubildungen oder -fehlbildungen assoziiert ist [Klippel*-Trénaunay-Weber-Syndrom, Sturge*-Weber-Krabbe-Syndrom]; gehört zu den häufigsten nävogenen Fehlbildungen, ca. 1/3 aller Neugeborenen hat einen Naevus flammeus [**Storchenbiss**]; wegen der prominenten Lage und Größe stellen Feuermale oft ein erhebliches kosmetisches und psychologisches Problem dar; **Therapie:** Argon- oder Farbstofflaser

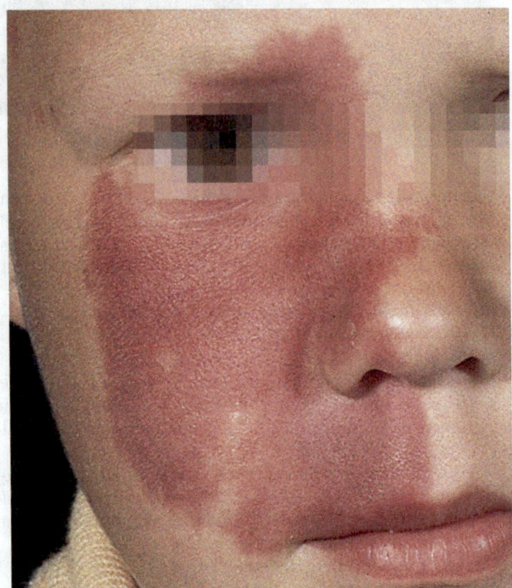
Abb. N7. Naevus flammeus

Naevus follicularis keratosus: → *Naevus comedonicus*
Naevus fuscocoeruleus acromiodeltoideus: → *Nävus Ito*
Naevus fuscocoeruleus deltoideoacromialis: → *Nävus Ito*
Naevus fuscocoeruleus ophthalmomaxillaris: → *Nävus Ota*
Naevus giganteus (Ⓔ giant nevus): angeborener, großflächiger Pigmentnävus* mit oder ohne Behaarung, z.B. als Badehosennävus; neigt bereits während der Kindheit zur Entartung
Naevus lipomatodes cutaneus superficialis: → *Naevus lipomatosus superficialis*
Naevus lipomatosus superficialis (Ⓔ nevus lipomatosus superficialis): ***Syn:*** *Naevus lipomatodes cutaneus superficialis, Hoffmann-Zurhelle-Nävus*; fast immer in der Gesäßregion lokalisierter Fettgewebsnävus

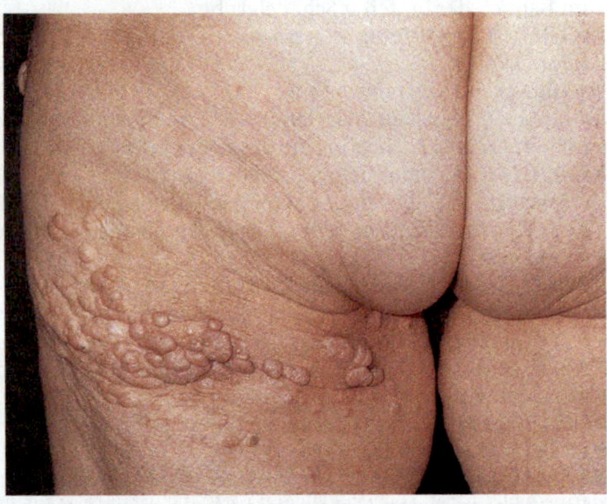
Abb. N8. Naevus lipomatosus superficialis

Naevus naevocellularis: → *Nävuszellnävus*
Naevus pellinus/pellitus: → *Tierfellnävus*
Naevus pigmentosis (Ⓔ pigmented nevus): ***Syn:*** *Pigmentnävus*; pigmentierter Nävuszellnävus*
Naevus pigmentosus et pilosus: → *Tierfellnävus*
Naevus pigmentosus naevocellularis: → *Nävuszellnävus*
Naevus sebaceus (Jadassohn): → *Talgdrüsennävus*
Naevus spilus (Ⓔ nevus spilus): ***Syn:*** *Kiebitznävus, Kiebitzeinävus*; relativ häufiger angeborener, fleckförmiger Nävus; hell- bis dunkelbraun, linsen- bis handtellergroß;

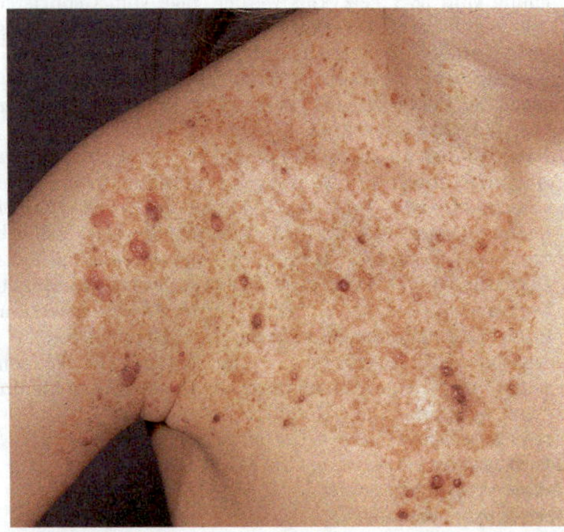
Abb. N9. Naevus spilus

größere Nävi erinnern an Cafè-au-lait-Flecke; zwischen den Flecken liegen oft Spindelzellnävi*; **Therapie:** jährliche Kontrolle und evtl. Exzision, da eine maligne Entartung möglich ist

Naevus spongiosus albus mucosae (Ⓔ white sponge nevus): ***Syn:*** *weißer Schleimhautnävus, white sponge nevus*; autosomal-dominanter epidermaler Nävus* der Schleimhaut von Wange, Gaumen, Zunge oder Lippe; führt zu weißen, abgegrenzten, verrukös-hypertrophen Läsionen

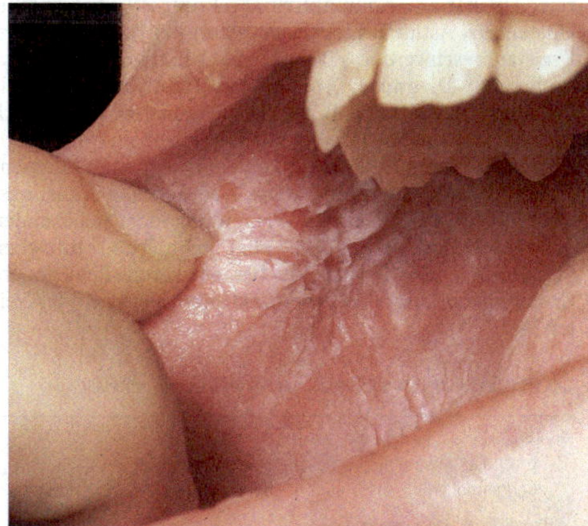

Abb. N10. Naevus spongiosus albus mucosae

Naevus teleangiectaticus (Ⓔ telangiectatic nevus): selten verwendete Bezeichnung für gruppiert stehende primäre Teleangiektasien* oder Naevus* flammeus

Naevus unius lateralis (Ⓔ nevus unius lateralis): ***Syn:*** *Naevus verrucosus unius lateralis*; einseitiger Befall bei Naevus* verrucosus

Naevus verrucosus: → *epidermaler Nävus*

Naevus verrucosus linearis (Ⓔ linear verrucous nevus): linearer verruköser Nävus; *s.u. Naevus verrucosus*

Naevus verrucosus unius lateralis: → *Naevus unius lateralis*

Naevus vinosus: → *Naevus flammeus*

Nae|vus|zell|nae|vus|syn|drom, dys|plas|ti|sches *nt*: → *Nävusdysplasie-Syndrom*

Nae|vus|zell|nae|vus|syn|drom, he|re|di|tä|res dys|plas|ti|sches *nt*: *s.u. Nävusdysplasie-Syndrom*

NaF *Abk.*: Natriumfluorid

Na|fa|re|lin *nt* (Ⓔ nafarelin): synthetischer GnRH-Antagonist; **Anw.:** Endometriose

Naffziger: Howard Christian Naffziger; 1884–1956; amerikanischer Chirurg (San Francisco)

Naffziger-Syndrom *nt* (Ⓔ cervical rib syndrome): ***Syn:*** *Halsrippensyndrom*; Kompression der Arteria* subclavia und des Plexus* brachialis im Bereich der vorderen Skalenuslücke durch Halsrippen; führt zu Durchblutungsstörungen der Arme, Brachialgie* und unterer Plexuslähmung

Naf|ti|dro|fu|ryl *nt* (Ⓔ naftidrofuryl): Vasodilatator*, Sympatholytikum*; **Anw.:** periphere und zerebrale Durchblutungsstörungen

Naf|ti|fin *nt* (Ⓔ naftifine): Antimykotikum*

NAG *Abk.*: **1.** N-Acetyl-β-D-Glucosaminidase **2.** nicht-agglutinierend

Na|gel *m* (Ⓔ nail): ***Syn:*** *Unguis*; am Nagel unterscheidet man einen linken und rechten **Seitenrand** [Margo lateralis unguis], den **vorderen Nagelrand** [Margo liber unguis], der auch als **Schnitt-** oder **Abnutzungskante** bezeichnet wird, und den **Hinterrand** [Margo occultus unguis]; der Nagel wird seitlich von einer Hautfalte umrahmt, die als **Nagelwall** [Vallum unguis] bezeichnet wird; über dem hinteren Nagelende bildet sie den **Nagelfalz** [Sulcus matricis unguis], in der die 5 mm tiefe **Nageltasche** [Sinus unguis] liegt; die **Nagelhaut** [Perionyx] entspringt am vorderen Rand der Nageltasche; ihr dünnes Ende wird als **Nagelhäutchen** [Eponychium] bezeichnet
die **Nagelplatte** [Corpus unguis] ist ca. 0,5 mm dick; sie besteht aus polygonalen Hornschuppen, die von der **Matrix unguis** gebildet werden; das Wachstum geht vom **Nagelbett** im Bereich der Nagelwurzel aus; Fingernägel wachsen wesentlich schneller als Zehennägel; bei einer Wachstumsgeschwindigkeit von ca. 1,5 mm pro Woche [0,2–0,3 mm pro Tag] wird ein Fingernagel innerhalb von drei Monaten erneuert; die Haut des vorderen Nagelbettes [Hyponychium] besitzt längsgestellte Leisten, die durch die Nagelplatte schimmern und ihr das typische Muster verleihen; der helle **Nagelhalbmond** [Lunula unguis] ist die vordere Grenze der Nagelmatrix

hippokratische Nägel (Ⓔ hippocratic nails): ***Syn:*** *Uhrglasnägel, Unguis hippocraticus*; gewölbte Nägel bei chronischem Sauerstoffmangel [pulmonale oder kardialbedingte Zyanose]; kommen auch als autosomal-dominante Form vor

Na|gel|angst *f* (Ⓔ aichmophobia): ***Syn:*** *Aichmophobie*; krankhafte Angst vor spitzen oder scharfen Gegenständen, insbesondere Nägeln

Na|gel|a|tro|phie *f*: → *Onychatrophie*

Na|gel|bett|ent|zün|dung *f*: → *Onychia*

Na|gel|bett|e|pi|thel *nt* (Ⓔ hyponychium): Hyponychium; *s.u. Nagel*

Na|gel|durch|tren|nung *f*: → *Onychotomie*

Na|gel|dys|tro|phie *f* (Ⓔ onychodystrophy): ***Syn:*** *Onychodystrophie, Dystrophia unguium*; erworbene Entwicklungsstörung der Nägel; mechanische Traumen [z.B. zu enge Schuhe] sind die häufigste Ursache; die Nägel wachsen langsam, sind verdickt und auffallend hart; relativ häufig ist eine ätiologisch ungeklärte Form bei Kindern, die alle Zehen- und Fingernägel befällt [**twenty nail syndrome**]

Na|gel|ent|fer|nung *f*: → *Nagelexzision*

Na|gel|er|wei|chung *f*: → *Onychomalazie*

Na|gel|ex|zi|si|on *f* (Ⓔ onychectomy): ***Syn:*** *Nagelentfernung, Onychektomie*; operative Entfernung eines Finger- oder Zehennagels

Na|gel|falz *m* (Ⓔ sulcus of nail matrix): Sulcus matricis unguis; *s.u. Nagel*

Na|gel|falz|ent|zün|dung *f*: → *Paronychie*

Na|gel|glied *nt* (Ⓔ distal phalanx): ***Syn:*** *Endglied, Endphalanx, Phalanx distalis*; distales Glied von Fingern oder Zehen; *s.u. Ossa digitorum manus, Ossa digitorum pedis*

Na|gel|halb|mond *m* (Ⓔ lunula of nail): Lunula unguis; *s.u. Nagel*

Na|gel|haut *f* (Ⓔ nail skin): *s.u. Nagel*

Na|gel|häut|chen *nt* (Ⓔ cuticle): ***Syn:*** *Nageloberhäutchen, Eponychium, Kutikula*; vom vorderen Rand der Nageltasche ausgehendes zartes Häutchen, das den hinteren Teil der Nageloberfläche bedeckt; kann ohne Schaden entfernt werden; *s.a. Nagel*

Na|gel|hy|per|tro|phie *f* (Ⓔ hyperonychia): ***Syn:*** *Hyperonychie*; Hypertrophie des Nagels; *s.a. Pachyonychie*

Nä|gel|kau|en *nt* (Ⓔ nailbiting): ***Syn:*** *Onychophagie*; zwei Drittel aller Kinder/Jugendlichen unter 18 Jahren gehen durch mehr oder minder lange Phasen, in denen die Fingernägel und meist auch die Nagelhaut abgekaut werden; wird oft durch Stress und Unsicherheit ausgelöst oder verstärkt

Na|gel|keil|ex|zi|si|on *f*: → *Nagelmatrixteilresektion*

Na|gel|ma|trix *f* (Ⓔ nail matrix): ***Syn:*** *Matrix unguis*; *s.u. Nagel*

Na|gel|ma|trix|teil|re|sek|ti|on *f* (Ⓔ Emmert's onychoplasty): ***Syn:*** *Nagelkeilexzision, Emmert-Nagelplastik*; Operation bei eingewachsenem Nagel, bei der ein seitlicher Nagelstreifen samt der zugehörigen Nagelmatrix entfernt wird

Na|gel|my|ko|se *f*: → *Onychomykose*

Na|gel|o|ber|häut|chen *nt*: → *Nagelhäutchen*

Nagel-Patella-Syndrom *nt* (Ⓔ nail-patella syndrome): ***Syn:*** *Osteoonychodysplasie, Osteoonychodysostose, Onycho-osteodysplasie*; Fehlbildungssyndrom mit Unterentwicklung oder Fehlen von Finger- und Zehennägeln und der Kniescheibe

Na|gel|plat|te *f* (Ⓔ nail plate): ***Syn:*** *Corpus unguis*; *s.u. Nagel*

Na|gel|pso|ri|a|sis *f* (Ⓔ psoriasis of the nail): Gesamtheit der Nagelveränderungen bei Psoriasis* vulgaris; *s.a. Kerzenfleckphänomen, Auspitz-Phänomen, Phänomen des letzten Häutchens*

Na|gel|pte|ry|gi|um *nt* (Ⓔ eponychium): ***Syn:*** *Pterygium un-*

N

guis, Pterygium; bei schwerer Schädigung der Nagelmatrix kommt es zur Ablösung des Nagels und Überwachsen der Matrix durch die umgebende Haut

Nalgellpuls *m* (Ⓔ nail pulse): *s.u. Kapillarpuls*

Nägellreilßen *nt* (Ⓔ onychotillomania): ***Syn:*** *Onychotillomanie*; dem Nägelkauen verwandtes unwillkürliches Abreißen oder Einreißen von Nägel

Nalgellschmerz *m* (Ⓔ nailpain): ***Syn:*** *Onychalgie*; Schmerzen in einem (Finger-, Zehen-)Nagel

Nalgelltalsche *f* (Ⓔ nail sinus): ***Syn:*** *Sinus unguis*; *s.u. Nagel*

Nalgellwall *m* (Ⓔ nail wall): ***Syn:*** *Vallum unguis*; *s.u. Nagel*

Nager: Felix Robert Nager; 1877–1959; schweizer HNO-Arzt (Zürich)

Nager-Reynier-Syndrom *nt*: *→Nager-Syndrom 2.*

Nager-Syndrom *nt* (Ⓔ **1.** Nager's syndrome **2.** Nager-De Reynier syndrome): **1.** ***Syn:*** *Weyers-Syndrom, akrofaziale Dysostose, Dysostosis acrofacialis*; seltenes, autosomal-dominant vererbtes Syndrom mit Fehlbildungen der Akren [Polydaktylie*, Synostose* der Mittelhandknochen] und des Ober- und Unterkiefers [Unterkieferspalte, Diastema*, Mikrogenie] **2.** ***Syn:*** *Nager-Reynier-Syndrom, Reynier-Nager-Syndrom, Dysostosis mandibularis*; autosomal vererbtes Syndrom mit Gesichts-, Kiefer- und Ohrmuschelfehlbildungen

Nalgerlpest *f*: *→Tularämie*

Nalgerltuberlkullolse *f* (Ⓔ rodent tuberculosis): *s.u. Pseudotuberkulose*

NAGS *Abk.*: N-Acetylglutamatsynthetase

NAG-Vibrionen *pl*: *→Vibrio cholerae non-01*

NaHCO$_3$ *Abk.*: *→Natriumbicarbonat*

Nahleinlstellungslrelakltilon *f* (Ⓔ near-point reaction): ***Syn:*** *Akkommodationsreflex, Naheinstellungsreflex*; automatische Veränderung der Pupillengröße beim Übergang von Fernsehen zu Nahsehen; *s.a. Akkommodation 2.*

Nahleinlstellungslrelflex *m*: *→Naheinstellungsreaktion*

Nahllaplpen *m* (Ⓔ flap): Lappenplastik, die Gewebe aus der unmittelbaren Umgebung des Defektes verwendet; je nach der Art der Verlagerung [Schwenken, Rotieren, Verschieben oder Transponieren] unterscheidet man **Schwenklappen, Rotationslappen, Verschiebelappen** und **Transpositionslappen**

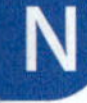

Nahlmeltasltalse *f* (Ⓔ local metastasis): ***Syn:*** *lokale Metastase*; Metastase in der Nähe des Primärtumors

Nahlpunkt *m* (Ⓔ near point): ***Syn:*** *Punctum proximum*; der dem Auge am nächsten gelegene Punkt, der bei maximaler Akkommodation noch scharf gesehen werden kann

Nährlalgar *m/nt* (Ⓔ nutrient agar): durch Agarzusatz verfestigter Nährboden für Bakterien oder Pilze; *s.a. Kulturmedien*

Nährlbölden *pl* (Ⓔ culture media): spezielle Substrate zur Züchtung von Bakterien oder Pilzen; *s.a. Kulturmedien*

Nährlbouilllon *f* (Ⓔ nutrient broth): ***Syn:*** *Nährbrühe, Bouillon*; flüssiger Nährboden für Bakterien oder Pilze; *s.a. Kulturmedien*

Nährlbrühe *f*: *→Nährbouillon*

Nährlschalden *m* (Ⓔ chronic malnutrition): durch fehlerhafte Nahrungszusammensetzung verursachte Gedeihstörung von Säuglingen und Kleinkindern, z.B. Mehlnährschaden

Nahlrungslmitltellallerlgelne *pl* (Ⓔ alimentary allergens): *s.u. Allergen*

Nahlrungslmitltellallerlgie *f* (Ⓔ food allergy): Bestandteile der Nahrung können sowohl immunologische als auch nicht-immunologische Unverträglichkeitsreaktionen verursachen; ein großer Teil der von den Patienten selbst diagnostizierten Nahrungsmittelallergien ist klinisch nicht nachweisbar oder es handelt sich um eine nicht-immunologische Unverträglichkeit, z.B. bei angeborenen oder erworbenen Enzymopathien, Gallenblasenerkrankungen oder Unverträglichkeit gegen Gewürze oder Lebensmittelzusätze; wichtig ist auch die Abgrenzung von toxischen Schädigungen [Lebensmittelvergiftung*]
die häufigsten **Nahrungsmittelallergene** sind Eiweiße in Milch, Ei, Fisch, Gemüse [evtl. Kreuzallergie mit Pollen], Obst, Hülsenfrüchten, Nüssen [v.a. Erdnüsse] und Fleisch; die **klinische Symptomatik** variiert stark; akute IgE-mediierte allergische Reaktionen mit Anaphylaxie*, Urtikaria* und Quincke*-Ödem, Asthma* und Kehlkopfödem sind lebensbedrohend, aber eher selten; häufiger sind Allergien* vom verzögerten Typ, mit Ausbildung der Symptome im Laufe von Stunden und meist milden Verlauf; am häufigsten kommt es zu Haut- oder Schleimhautsymptomen [Juckreiz, Urtikaria*, Konjunktivitis*, Rhinitis*, Niesanfälle, Hustenreiz, Asthma, Lippenschwellung], seltener zu Herz-Kreislaufbeschwerden [Tachykardie*, Extrasystolen*, Hypotonie*]; **Diagnose:** Ananmnese, Hauttests [i.d.R. als Pricktest oder Scratch-Test], Provokationstest oder durch spezielle Diäten [**Auslassdiät** mit Weglassen einer indentifizierten Substanz; **Additionsdiät:** Beginn mit einer allergenfreien **Basisdiät** und stufenweise Addition von Nahrungsmittelgruppen]; **Therapie:** Vermeidung der auslösenden Allergene; Antihistaminika* bei leichteren klinischen Symptomen, Corticosteroide bei stärkeren Reaktionen; Cromoglycinsäure* als Prophylaktimum vor den Mahlzeiten

Tab. N11. Screeningtest bei Verdacht auf eine Nahrungsmittelallergie

Pollen	
Graspollenmischung	Birkenpollen
Roggenpollen	Beifußpollen
Pflanzliche Nahrungsmittel	
Kiwi	Edelkastanie
Mango	Roggenmehl
Haselnuss	Walnuss
Spinat	Pfefferminz
Kamille	Lorbeer
Senf	Apfel
Erdnuss	Mandel
Soja	Orange
Knoblauch	Paprika
Zwiebel	Anis
Nelke	Koriander
Mohn	Sellerie
Sesam	Ingwer
Pfeffer	Kardamom
Buchweizen	Curry
Melone	
Tierische Nahrungsmittel	
Kuhmilch	Schweinefleisch
alpha-Lactalbumin	Kalbfleisch
beta-Lactoglobulin	Lammfleisch
Kasein	Süßwasserfische
Hühnereiklar	Salzwasserfische
Hühnereigelb	Muscheln
(Ovalbumin)	Krabben
(Ovomukoid)	Krebse
Rindfleisch	Andere Schalentiere

Nahlrungslmitltellinltolxilkaltilon *f*: *→Lebensmittelvergiftung*

Nährlvelne *f* (Ⓔ nutrient vein): *s.u. Ulcus cruris*

Naht *f* (Ⓔ **1.–2.** suture): **1.** (*anatom.*) *→Sutura* **2.** Wiedervereinigung von Geweben nach traumatischer oder operativer Durchtrennung mit speziellem Nahtmaterial; Ziel ist es, die Wundränder möglichst exakt, spannungsfrei und unter Vermeidung von Hohlräumen zu adaptieren, weil damit die besten Voraussetzungen für eine gute Verheilung und minimale Narbenbildung geschaffen werden; die Wahl der Nahttechnik und des Nahtmaterials hängt von der Lokalisation der Wunde bzw. der Inzision und den persönlichen Präferenzen des Operateurs ab; so bevorzugen manche Chirurgen Klammernähte bei Darmanastomosen, während andere eine Allschichtennaht vorziehen; *s.a. Nahttechniken, Nahtmaterialien, Wundnaht*

zweischichtige Naht (Ⓔ two-layer suture): *s.u. Nahttechniken*

Nahtlknolchen *pl* (Ⓔ sutural bones): ***Syn:*** *Schaltknochen, Ossa suturalia*; gelegentlich vorkommende Knochen innerhalb der Schädelnähte

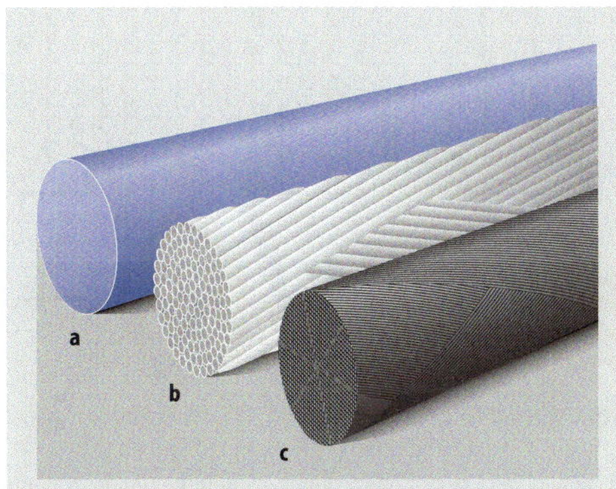

Abb. N12. Monofiles [a] und geflochtenes [b, c] Nahtmaterial

Tab. N13. Fadenstärke von Nahtmaterial nach USP und metrischem Maß

USP Stärke	Sterildurchmesser (in 0,01 mm)	Anwendung
10/0	1,3–2,5	z.B. Mikrochirurgie, Verwendung von
9/0	2,5–3,8	Lupenbrillen bzw. Op-Mikroskopen erforderlich
8/0	3,8–5,1	Neurochirurgie
7/0	5,1–7,5	Opthalmologie
6/0	7,5–10,2	
5/0	10,2–15,2	Gefäßnähte
4/0	15,2–20,3	z.B. Gallenwege
3/0	20,3–25,4	Darmnähte
2/0	25,4–33,0	
0	33,0–40,6	
1	40,6–48,3	z.B. für Faszie oder extrem belastete
2	48,3–55,9	Gewebe
3	55,9–63,5	

Naht|ma|te|ri|a|li|en *pl* (Ⓔ suture materials): prinzipiell kann man zwischen **resorbierbaren Nahtmaterialien** [z.B. Katgut, synthethische Polymere] und **nicht-resorbierbaren Nahtmaterialien** [z.B. Seide, Polyester, Stahl] unterscheiden, wobei nicht-resorbierbare Nahtmaterialien nur noch für Spezialindikationen [Haut, Gefäße, Sehnen] verwendet werden; **monofiles Nahtmaterial** ist oft steifer und lässt sich schwerer knüpfen als **geflochtenes Nahtmaterial**; dieses wirkt aber wie ein Docht und kann z.B. nicht für Hautnähte verwendet werden; die Fadenstärke wird i.d.R. in USP [United States Pharmakopeia] angegeben

Naht|syn|os|to|se *f* (Ⓔ craniosynostosis): ***Syn:*** *Kraniostose, Kraniosynostose*; vorzeitiger, z.T. schon angeborener Verschluss einer Schädelnaht mit Entwicklung einer Schädelfehlbildung [Dyszephalie*]; *s.a. Kraniostenose*

Naht|tech|ni|ken *pl* (Ⓔ suture techniques): Ziel ist es, die Wundränder möglichst exakt, spannungsfrei und unter Vermeidung von Hohlräumen zu adaptieren, weil damit die besten Voraussetzungen für eine gute Verheilung und minimale Narbenbildung geschaffen werden; bei Hautnähten werden meist Einzellknopfnähte, Donati-Naht oder Allgöwer-Naht gewählt; eine Intrakutannaht bringt kosmetisch die besten Ergebnisse und sollte soweit als möglich gewählt werden
tiefere Wunden oder chirurgische Inzisionen werden mehrreihig oder mehrschichtig verschlossen, d.h., die einzelnen Schichten [z.B. Muskel, Faszie, subkutanes Fettgewebe] werden separat vernäht [**Reihennaht, Schichtennaht**]; damit wird eine anatomische Rekonstruktion erreicht und die Narbe ist wesentlich belastbarer; bei der Naht von Hohlorganen [z.B. Darm, Gefäße] kann man ebenfalls mehrschichtig nähen; die früher oft verwendete **zweischichtige Naht** [Serosa und Muskularis] wird heute kaum noch gewählt, weil die **Allschichtennaht**, egal ob als fortlaufende Naht oder als Einzelknopfnaht, bessere Resultate bringt; viele Chirurgen bevorzugen im Darmbereich heute aber Nahtgeräte; bei manueller Naht gilt immer noch, dass Darmnähte nach innen adaptiert werden [**invertierende Nahttechnik**], während bei Blutgefäßen zur Vermeidung von Thrombosen eine **evertierende Nahttechnik** gewählt werden muss

NAI *Abk.*: non-accidental injury

NAIS *Abk.*: nicht-adrenerges inhibitorisches Nervensystem

Najjar: Victor Assas Najjar; amerikanischer Kinderarzt (Boston) im 20. Jahrhundert

Najjar-Crigler-Syndrom *m*: *→ Crigler-Najjar-Syndrom*

Na^+/K^+-ATPase *f* (Ⓔ Na^+-K^+-ATPase): ***Syn:*** *Natrium-Kalium-Pumpe, Natriumpumpe, Na^+/K^+-Pumpe*; membrangebundenes Enzym, das Kaliumionen im Austausch gegen Natriumionen in die Zelle transportiert; kommt in der Membran aller Zellen vor und ist für die Einstellung und Aufrechterhaltung der unterschiedlichen Natrium- und Kaliumkonzentration von Intra- und Extrazellularraum zuständig; Herzglykoside wirken durch eine Hemmung der Natrium-Kalium-Pumpe [*Abb. N15*]

Nakayama: Komei Nakayama; japanischer Chirurg (Chiba) im 20. Jahrhundert

Nakayama-Gefäßnaht *f* (Ⓔ Nakayama anastomosis): End-zu-End-Anastomosierung kleiner Gefäße durch einen apparative Flanschvernietung der Gefäßstümpfe mit Tantalringen; wird z.B. bei der Anlage eines Cimino*-Shunts zur Hämodialyse durchgeführt

Na^+/K^+-Pumpe *f*: *→ Na^+/K^+-ATPase*

NAL *Abk.*: Nasoaurikularlinie

Nal|bu|phin *nt* (Ⓔ nalbuphine): synthetisches Opioid mit agonistischer und antagonistischer Wirkung auf Opiatrezeptoren; **Anw.**: starkes Analgetikum*, Aufhebung der opiatinduzierten Atemdepression

Na|li|di|xin|säu|re *f* (Ⓔ nalidixic acid): ***Syn:*** *Acidum nalidixicum*; Chinolon*; Gyrasehemmer*; wirkt gegen gramnegative Keime [v.a. Escherichia coli, Salmonella, Shigella, Pro-

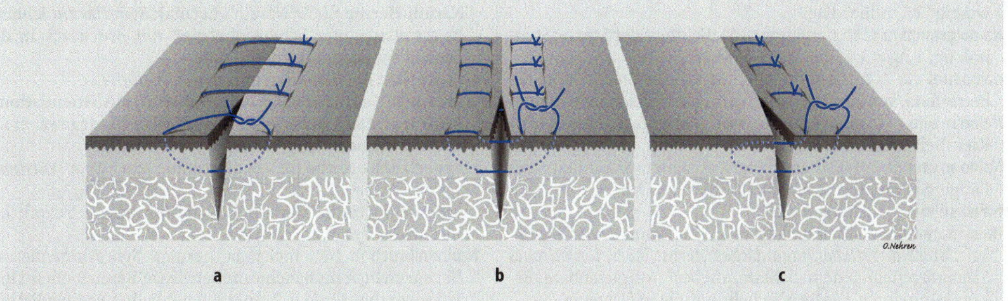

Abb. N14. Nahttechniken. Hautnähte. **a** Einzelknopfnaht, **b** Donati-Naht, **c** Allgöwer-Naht

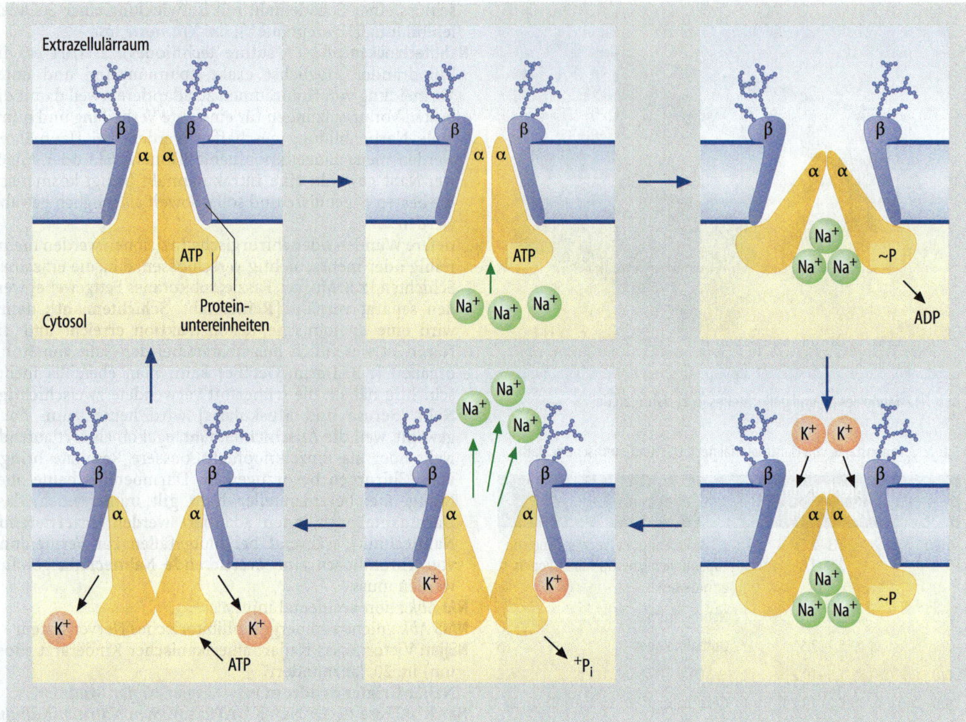

Abb. N15. Transmembranöser Na^+- und K^+-Transport durch die Na^+/K^+-ATPase

teus, Brucella]

Na|lo|xon *nt* (Ⓔ naloxone): kompetitiver Opiatantagonist ohne morphinartigen Eigeneffekt

NaLS *Abk.*: Natriumlaurylsulfat

Nal|tre|xon *nt* (Ⓔ naltrexone): kompetitiver Opiatantagonist ohne morphinartigen Eigeneffekt; wirkt länger und stärker als Naloxon*

NAM *Abk.*: **1.** nicht-steroidale antiphlogistische Medikamente **2.** Nicotinsäureamidmononucleotid

NAMT *Abk.*: Noradrenalinmethyltransferase

Nan-, nan- *präf.*: Wortelement mit der Bedeutung „klein/winzig"

NANA *Abk.*: N-Acetylneuraminsäure

NANB *Abk.*: →*Non-A-Non-B-Hepatitis*

NANBH *Abk.*: →*Non-A-Non-B-Hepatitis*

NANB-Hepatitis *f*: →*Non-A-Non-B-Hepatitis*

NANC *Abk.*: nicht-adrenerg, nicht-cholinerg

Nan|dro|lon *nt* (Ⓔ nandrolone): ***Syn:*** *19-Nortestosteron, Nortestrionat*; Anabolikum*

Na|nis|mus *m*: →*Mikrosomie*

Nan|nis|mus *m*: →*Mikrosomie*

Nan|no|so|mie *f*: →*Mikrosomie*

Nano-, nano- *präf.*: Wortelement mit der Bedeutung **1.** „klein/winzig" **2.** „milliardstel"

Na|no|gramm *nt* (Ⓔ nanogram): Maßeinheit der Masse; Symbol: ng; 1 ng = 1 Milliardstel Gramm

na|no|mel *adj* (Ⓔ nanomelous): ***Syn:*** *mikromel*; Nanomelie betreffend, von ihr betroffen oder gekennzeichnet

Na|no|me|lie *f* (Ⓔ nanomelia): ***Syn:*** *Mikromelie*; angeborene Kleinheit von Gliedmaßen

Na|no|me|ter *nt/m* (Ⓔ nanometer): abgleitete SI-Einheit* der Länge; Symbol nm; 1 nm ist 1 Milliardstel Meter

Na|no|so|mie *f*: →*Mikrosomie*

Na|nu|ka|ya|mi *nt* (Ⓔ nanukayami): ***Syn:*** *Nanukayami-Krankheit, Siebentagefieber, japanisches Herbstfieber, japanisches Siebentagefieber*; dem Schlammfieber* vergleichbare Erkrankung durch **Leptospira hebdomidis** in Ostasien

Nanukayami-Krankheit *f*: →*Nanukayami*

NaOH *Abk.*: →*Natriumhydroxid*

NAP *Abk.*: **1.** N-Acetyl-D,L-penicillamin **2.** Nasion-Pogonion **3.** Nervenaktionspotential **4.** Nervenantwortpotential **5.** Nervenaustrittpunkt

NAPA *Abk.*: **1.** N-Acetyl-p-aminophenol **2.** N-Acetyl-procainamid

Napf|ge|lenk *nt*: →*Nussgelenk*

Napf|ku|chen|i|ris *f* (Ⓔ umbrella iris): ***Syn:*** *Iris bombans, Iris bombata, Iris bombée*; Vorwölbung der Iris bei Verklebung mit der Linse und Sekundärglaukom

NaPG *Abk.*: Natriumpregnandiolglucuronid

Na|pha|zo|lin *nt* (Ⓔ naphazoline): αSympathomimetikum*, lokaler Vasokonstriktor*

Naph|tho|chi|no|ne *pl* (Ⓔ naphtoquinones): natürlich vorkommende Farbstoffe, die sich von α-Naphthon ableiten; sind i.d.R. gelb oder braun

Naph|thyl|a|min *nt* (Ⓔ naphthylamine): ***Syn:*** *Aminonaphthalin*; zur Herstellung von Azofarbstoffen verwendet; kanzerogen [Anilinkrebs*]

Na|pro|xen *nt* (Ⓔ naproxen): nicht-steroidales Antiphlogistikum*, Analgetikum*, Antipyretikum*

Narath: Albert Narath; 1864–1924; deutscher Chirurg (Heidelberg)

Narath-Hernie *f* (Ⓔ Narath's hernia): ***Syn:*** *Hernia femoralis retrovascularis*; Schenkelhernie* mit Bruchsack in der Lacuna* vasorum retroinguinalis

Na|ra|trip|tan *nt* (Ⓔ naratriptan): *s.u. Triptane*

Nar|be *f* (Ⓔ scar): ***Syn:*** *Cicatrix, Zikatrix*; aus Granulationsgewebe entstehendes gefäßarmes, derbes Bindegewebe; *s.a. primäre Wundheilung, sekundäre Wundheilung*

hypertrophe Narbe (Ⓔ hypertrophic scar): ***Syn:*** *Wulstnarbe*; *s.u. Keloid*

pyelonephritische Narben (Ⓔ pyelonephritic scars): *s.u. chronische Pyelonephritis*

Nar|ben|bruch *m* (Ⓔ incisional hernia): ***Syn:*** *Narbenhernie, Hernia cicatricea*; Bauchwandhernie im Bereich einer Operationsnarbe; wird i.d.R. operativ behandelt, nur bei Patienten mit schlechtem Allgemeinzustand kann ein Stützkorsett eingesetzt werden

Nar|ben|en|tro|pi|um *nt* (Ⓔ cicatricial entropion): ***Syn:*** *Entropium cicatriceum*; *s.u. Entropium*

Nar|ben|her|nie *f*: *→Narbenbruch*

Nar|ben|ke|lo|id *nt* (Ⓔ cicatricial keloid): auf Narben entstehendes Keloid*

Nar|ben|kon|trak|tur *f* (Ⓔ cicatricial contracture): durch Narbenbildung bedingte Kontraktur*

Nar|ben|nie|re *f* (Ⓔ cicatricial kidney): ***Syn:*** *narbige Schrumpfniere*; durch Vernarbung von Infarktgebieten entstandene Schrumpfniere*

Nar|ben|pte|ry|gi|um *nt* (Ⓔ scar pterygium): ***Syn:*** *Pseudopterygium*; nach Verätzungen, Verbrennungen oder Verletzungen der Hornhaut entstehende narbige Veränderung; ist im Gegensatz zum echten Pterygium* fest verwachsen und nur selten progredient

Nar|ben|schief|hals *m* (Ⓔ dermatogenic torticollis): ***Syn:*** *Torticollis cutaneus*; Schiefhals durch Narben der Haut am Hals oder der Halsweichteile, z.B. nach Verbrennung oder neck* dissection

Nar|ben|sko|li|o|se *f* (Ⓔ cicatricial scoliosis): durch Narbenzug hervorgerufene Skoliose*

Nar|co|tin *nt*: *→Noscapin*

Na|res *pl* (Ⓔ nares): Nasenlöcher

Narko-, narko- *präf.*: Wortelement mit der Bedeutung „Lähmung/Erstarrung/Narkose/Betäubung"

Nar|ko|hyp|no|se *f* (Ⓔ narcohypnosis): Sonderform der Hypnose, bei der zuerst ein Schlafmittel [Narkotikum] verabreicht wird

Nar|ko|lep|sie *f* (Ⓔ narcolepsy): ***Syn:*** *Gélineau-Krankheit, Gélineau-Syndrom, narkoleptisches Syndrom*; Erkrankung mit unüberwindlichem Schlafzwang am Tage; die Patienten sind tagsüber müde und unausgeschlafen, selbst wenn sie ausreichend Nachtschlaf hatten; bei vollständiger Ausprägung kommt es zu imperativen Schlafanfällen, anfallsweisem Tonusverlust der Muskulatur, hypnagogen Halluzinationen, automatischem Verhalten und starken Störungen des Schlafrhythmus; ist das Krankheitsbild auf Schlafanfälle begrenzt, spricht man von **monoymptomatischer Narkolepsie**; treten auch Tonusverlustsymptome auf [Kataplexie*] handelt es sich um eine **polysymptomatische Narkolepsie** [oft als **Narkolepsie-Kataplexie-Syndrom**]
etwa die Hälfte der Fälle sind genetisch bedingt, wobei 80 % der Patienten mit **familiärer Narkolepsie** HLA-DR2-positiv sind [in der Allgemeinbevölkerung nur 30 %]; **symptomatische Narkolepsie** tritt nach Schädigung von Hirnstamm oder Thalamus und Tumoren des III. Ventrikels auf; **Klinik:** der **narkoleptische Anfall** beginnt akut mit einem unwiderstehlichen Schlafbedürfniss; die Patienten müssen sich innerhalb von Minuten hinlegen und schlafen sofort tief ein; sie erwachen nach Sekunden bis maximal 15 Minuten und fühlen sich erfrischt und ausgeruht; Dunkelheit und monotone Tätigkeiten [Autofahren!] fördern das Auftreten der Anfälle; bei ca. 40 % kommt es nicht zum Schlafanfall, sondern zu einem **Zustand verminderter Vigilanz**, für den eine Amnesie besteht; **Diagnose**: Anamnese, EEG, Bestimmung von HLA-DR2; **Therapie**: L-Dopa*, bei Versagen Analeptika [Ephedrin*, Methylphenidat*, Amphetamin*, Phenmetrazin*]; Imipramin* oder Clomipramin* hemmen den paradoxen REM-Schlaf und verhindern oft Kataplexie; *s.a. Essay Schlaf und Schlafstörungen S. 1915*

Narkolepsie-Kataplexie-Syndrom *nt* (Ⓔ narcolepsy-cataplexy syndrome): *s.u. Narkolepsie, Kataplexie*

nar|ko|lep|tisch *adj* (Ⓔ narcoleptic): Narkolepsie betreffend, von ihr betroffen oder gekennzeichnet

Nar|ko|se *f*: *→Allgemeinanästhesie*

Nar|ko|se|arzt *m*: *→Anästhesist*

Nar|ko|se|gas *nt* (Ⓔ gaseous anesthetic): gasförmiges Narkosemittel*; Lachgas* ist das einzige gasförmige Anästhetikum*; die anderen Inhalationsanästhetika* sind leicht flüchtige Flüssigkeiten

Nar|ko|se|mit|tel *nt*: *→Narkotikum*

Nar|ko|ti|kum *nt, pl* **-ka** (Ⓔ anesthetic): ***Syn:*** *Betäubungsmittel, Narkosemittel, Anästhetikum*; Mittel zur vorübergehenden Ausschaltung von Schmerzleitung und -empfindung; besitzen i.d.R. nur eine geringe Toxizität und hohe therapeutische Breite*; werden als Lokalanästhetika* und Allgemeinanästhetika* verwendet

Nar|ko|tin *nt*: *→Noscapin*

nar|ko|tisch *adj* (Ⓔ **1.** narcotic **2.** anesthetic): **1.** Narkose betreffend, eine Narkose herbeiführend **2.** berauschend, betäubend

Nar|ziss|mus *m* (Ⓔ narcism): [benannt nach Narzissus, einer mythologischen Gestalt, der in sein eigenes Spiegelbild verliebt war]; (übertriebene) Selbstliebe; nach Freud* ist Selbstliebe ein normales Durchgangsstadium der Entwicklung [**primärer Narzissmus**], während die Abwendung der Libido von Objekten und die Hinwendung zur eigenen Person im späteren Leben als pathologisch zu betrachten ist; dieser **sekundäre Narzissmus** wird bei Psychosen, v.a. im Rahmen einer Regression bei Schizophrenen, beobachtet

nar|ziss|tisch *adj* (Ⓔ narcissistic): Narzissmus betreffend

NAS *Abk.*: **1.** natürliche Antihistaminsubstanz **2.** Nickelammoniumsulfat **3.** *→Nierenarterienstenose*

Nas-, nas- *präf.*: *→Naso-*

na|sal *adj* (Ⓔ nasal): Nase/Nasus betreffend

Na|sa|lis *m*: *→Musculus nasalis*

NASBA *Abk.*: *→nucleic acid sequence-based amplification*

Na|se *f* (Ⓔ nose): ***Syn:*** *Nasus*; unter anatomischen Gesichtspunkten umfasst der Begriff Nase die **äußere Nase**, die **Nasenhöhle** und die **Nasennebenhöhlen***; an der äußeren Nase unterscheidet man **Nasenwurzel** [Radix nasi], **Nasenrücken** [Dorsum nasi], **Nasenspitze** [Apex nasi] und **Nasenflügel** [Ala nasi]; die Hauptaufgabe der Nase ist die Reinigung, Anfeuchtung und Anwärmung der eingeatmeten Luft sowie die Prüfung auf Riechstoffe

Nä|seln *nt*: *→Rhinophonia*

Na|sen|at|mung *f* (Ⓔ nasal breathing): physiologische Form der Atmung, die die eingeatmete Luft reinigt, anwärmt, befeuchtet und auf Gerüche kontrolliert

Na|sen|a|tre|sie *f*: *→Nasengangsatresie*

Na|sen|aus|fluss *m*: *→Rhinorrhoe*

Na|sen|bein *nt* (Ⓔ nasal bone): ***Syn:*** *Os nasale*; kleiner, paariger Knochen, der das Dach der Nasenhöhle [Cavitas* nasi] bildet

Na|sen|blu|ten *nt* (Ⓔ nosebleed): ***Syn:*** *Epistaxis, Rhinorrhagie*; Nasenbluten kann traumatisch [Nasenbeinfraktur, Nasenhöhlenverletzung] bedingt sein oder als Symptom einer anderen Krankheit [fieberhafte Infekte, Hypertonie, Nierenerkrankungen, hämorrhagische Diathese, Morbus Osler] auftreten; wesentlich häufiger liegt die Ursache aber in einer Ruptur kleiner Nasengefäße des Locus* Kiesselbachi am vorderen Ende des Septums; andere Ursachen sind Septumpolypen und Tumoren

Na|sen|drü|sen *pl* (Ⓔ nasal glands): ***Syn:*** *Nasenschleimhautdrüsen, Glandulae nasales*; mukoseröse Drüsen der Nasenschleimhaut

Na|sen|ein|gang *m*: *→Nasenvorhof*

Na|sen|flü|gel *m* (Ⓔ nasal wing): Ala nasi; *s.u. Nase*

Nasen|fluss *m*: *→Rhinorrhoe*

Na|sen|gang, mitt|le|rer *m* (Ⓔ middle nasal meatus): *s.u. Nasenhöhle*

Na|sen|gang, o|be|rer *m* (Ⓔ upper middle nasal meatus): *s.u. Nasenhöhle*

Na|sen|gangs|a|tre|sie *f* (Ⓔ atretorrhinia): ***Syn:*** *Atretorrhinie, Nasenatresie, Atresia nasi*; angeborener Verschluss des Naganges; seltene Fehlbildung; **Therapie**: plastische Schaffung eines Nasenganges

Na|sen|gang, un|te|rer *m* (Ⓔ lower nasal meatus): *s.u. Nasenhöhle*

Na|sen|ge|gend *f* (Ⓔ nasal region): ***Syn:*** *Nasenregion, Regio nasalis*; Gesichtsregion über der Nase

Na|sen|haa|re *pl* (Ⓔ hairs of nose): Vibrissae; *s.a. Terminalhaar, Haar*

Na|sen|heil|kun|de *f*: *→Rhinologie*

Na|sen|höh|le *f* (Ⓔ nasal cavity): ***Syn:*** *Cavitas nasi*; der Binnenraum der Nase wird durch die die Nasenscheidewand* in zwei Nasenhöhlen unterteilt; jede Nasenhöhle wird durch die Nasenmuscheln* in drei Nasengänge unterteilt: **oberer Nasengang** [Meatus nasi superior] unter der oberen

Nasenmuschel [Concha nasi superior], **mittlerer Nasengang** [Meatus nasi media] unter der mittleren Nasenmuschel [Concha nasi media] und **unterer Nasengang** [Meatus nasi inferior] unter der unteren Nasenmuschel [Concha nasi inferior]; der **Meatus nasi communis** liegt zwischen der Nasenscheidewand und den Nasenmuscheln; am Hinterrand der Nasenmuscheln vereinigen sich die Nasengänge zum **Meatus nasopharyngeus**, der über die Choanae* in den Nasenrachen* mündet

knöcherne Nasenhöhle (Ⓔ bony cavity of nose): ***Syn:*** *Cavitas nasalis ossea*; von der Nasenscheidewand* getrennte paarige Höhle, an deren Begrenzung u.a. Os* ethmoidale, Os* nasale, Maxilla*, Os* palatinum und Os* sphenoidale beteiligt sind

Na|sen|höh|len|spie|ge|lung *f*: *→Rhinoscopia*

Na|sen|hör|rohr *nt*: *→Phonendoskop*

Na|sen|in|zi|si|on *f*: *→Rhinotomie*

Na|sen|ka|tarr *m*: *→Rhinitis*

Na|sen|ka|tarrh *m*: *→Rhinitis*

Na|sen|knor|pel *pl* (Ⓔ nasal cartilages): ***Syn:*** *Cartilagines nasi*; Oberbegriff für die Knorpel von Nasenflügel und Nasenseptum

akzessorische Nasenknorpel (Ⓔ accessory nasal cartilages): ***Syn:*** *Cartilagines nasi accessoriae*; kleinere, am Aufbau der Nasenflügel beteiligte Knorpel

Nasen-Lid-Falte *f* (Ⓔ palpebronasal fold): ***Syn:*** *Plica palpebronasalis*; Hautfalte, die den inneren Lidwinkel verdeckt

Na|sen|mu|schel *f* (Ⓔ nasal concha): die Nasenhöhle wird durch insgesamt vier muschelartige Vorwölbungen eingeengt, die als **untere, mittlere, obere** und **oberste Nasenmuschel** bezeichnet werden; *s.u. Concha nasalis inferior, media, superior, suprema*

Na|sen|mu|schel|ent|fer|nung *f*: *→Konchektomie*

Na|sen|mu|schel|ent|zün|dung *f* (Ⓔ conchitis): Konchitis*

Na|sen|mu|schel|re|sek|ti|on *f*: *→Konchotomie*

Na|sen|mus|kel *m*: *→Musculus nasalis*

Na|sen|ne|ben|höh|len *pl* (Ⓔ paranasal sinuses): ***Syn:*** *Nebenhöhlen, Sinus paranasales*; lufthaltige Hohlräume der Knochen um die Nasenhöhle; sie sind paarig und stehen über Öffnungen mit der Nasenhöhle in Verbindung; ihre Ausbildung ist variabel und oft finden sich Unterschiede zwischen den beiden Gesichtshälften; Stirnhöhle [Sinus* frontalis], Kieferhöhle [Sinus* maxillaris] und die vorderen und mittleren Siebbeinzellen [Cellulae* ethmoidales anteriores und medii] münden unter dem Hiatus* semilunaris in den mittleren Nasengang, die hinteren Siebbeinzellen [Cellulae* ethmoidales posteriores] münden in den oberen Nasengang, und die Keilbeinhöhle [Sinus* sphenoidalis] öffnet sich in den Recessus* sphenoethmoidalis

Na|sen|ne|ben|höh|len|ent|zün|dung *f*: *→Sinusitis*

Na|sen|plas|tik *f*: *→Rhinoplastik*

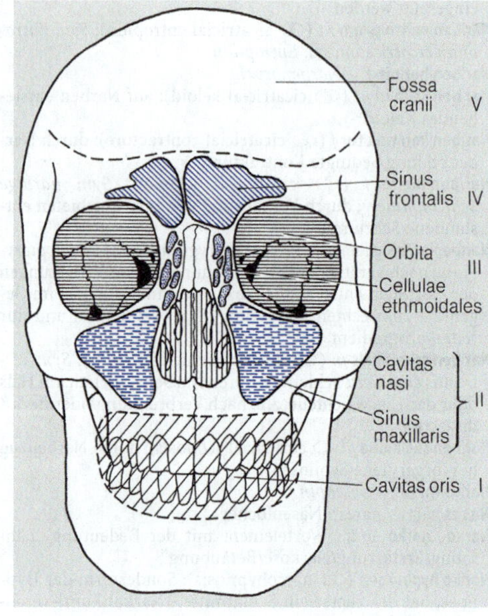

Abb. N16. Nasennebenhöhlen. Die Ziffern I-V geben die Etagengliederung an

Na|sen|ra|chen *m*: *→Nasopharynx*

Na|sen|ra|chen|ent|zün|dung *f*: *→Nasopharyngitis*

Na|sen|ra|chen|fi|brom, ju|ve|ni|les *nt* (Ⓔ angiofibroma): ***Syn:*** *Schädelbasisfibrom, Basalfibroid, Basalfibrom, Angiofibrom*; lokal wachsender Tumor des Nasenrachens, der meist zwischen dem 10. und 20. Lebensjahr auftritt; füllt den Nasenrachen aus und wächst expansiv in die Nase, Nasennebenhöhlen, Fossa* pterygopalatina und Schädelbasis; **Therapie:** transnasale oder transmaxilläre Abtragung; wegen des Gefäßreichtums werden vorher die Tumorgefäße embolisiert und u.U. die Arteria* maxillaris unterbunden

Nasen-Rachen-Katarrh *m*: *→Rhinolaryngitis*

Na|sen|ra|chen|raum *m*: *→Nasopharynx*

Na|sen|re|gi|on *f*: *→Nasengegend*

Na|sen|rü|cken *m* (Ⓔ dorsum of nose): Dorsum nasi; *s.u. Nase*

Na|sen|rü|cken|ar|te|rie *f*: *→Arteria dorsalis nasi*

Na|sen|schei|de|wand *f*: *→Nasenseptum*

Na|sen|schleim|haut *f* (Ⓔ nasal mucosa): ***Syn:*** *Tunica mucosa nasi*; die Schleimhaut der Nasenhöhle unterteilt sich in drei Teile: **1. Regio cutanea:** die Schleimhaut des Nasenvorhofs

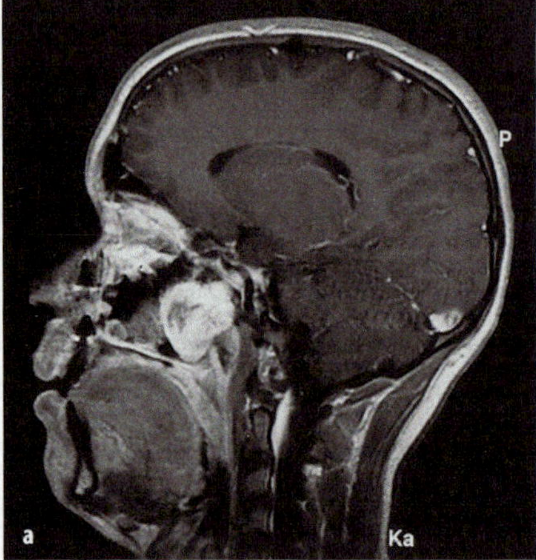

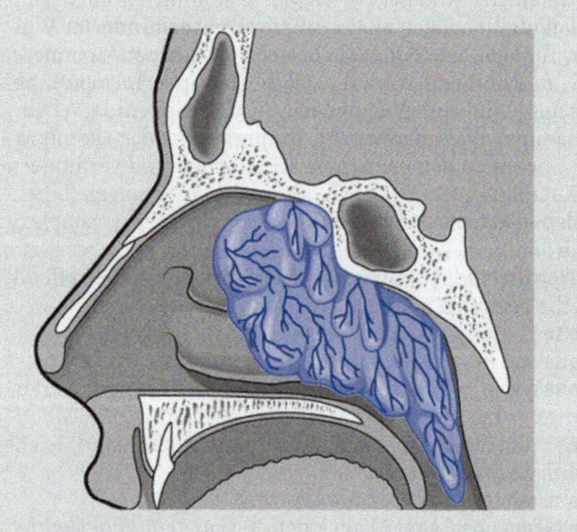

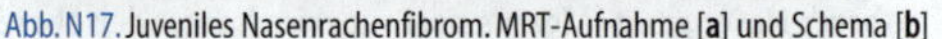

Abb. N17. Juveniles Nasenrachenfibrom. MRT-Aufnahme [a] und Schema [b]

[Vestibulum nasi] ist ein verhorntes Plattenepithel, das die kräftigen Nasenhaare [Vibrissae] trägt **2. Regio respiratoria:** aus Flimmerepithel* bestehender größter Teil der Nasenschleimhaut; überzieht die untere und mittlere Nasenmuschel und die entsprechenden Teile des Nasenseptums **3. Regio olfactoria:** gelb-braun pigmentierter Teil der Nasenschleimhaut der oberen Nasenmuschel und des gegenüber liegenden Nasenseptums; enthält Sinneszellen, deren Axone als marklose Nervenfasern [**Fila olfactoria**] zum Bulbus* olfactorius ziehen; zusammen bilden sie den Riechnerv [Nervus* olfactorius]; unter der Riechschleimhaut liegen seröse Drüsen [**Glandulae olfactoriae**]; wahrscheinlich werden erst im Schleim dieser Drüsen gelöste Stoffe von den Sinneszellen wahrgenommen

Na|sen|schleim|haut|drü|sen *pl*: →*Nasendrüsen*

Na|sen|schleim|haut|ent|zün|dung *f*: →*Rhinitis*

Na|sen|schmerz *m* (Ⓔ nasal pain): Rhinodynie*

Na|sen|sep|tum *nt* (Ⓔ nasal septum): ***Syn:*** *Nasenscheidewand, Septum nasi*; das Nasenspetum besteht aus einem hinteren knöchernen Teil [**Pars ossea**], einem knorpeligen Mittelteil [**Pars cartilaginea**] und einem kleinen membranösen Spitzenabschnitt [**Pars membranacea**]

knöchernes Nasenseptum: →*Septum nasi osseum*

Na|sen|spal|te *f* (Ⓔ cleft nose): angeborene Spalte im Nasenbereich

laterale Nasenspalte (Ⓔ lateral cleft nose): angeborene Spaltbildung des Nasenflügels

mediane Nasenspalte (Ⓔ median cleft nose): angeborene Spalte in der Nasenmitte

Na|sen|spe|ku|lum *nt*: →*Nasenspiegel*

Na|sen|spie|gel *m* (Ⓔ nasal speculum): ***Syn:*** *Nasenspekulum, Rhinoskop*; Gerät zu Nasenspiegelung [Rhinoscopia*]

Na|sen|spie|ge|lung *f*: →*Rhinoscopia*

Na|sen|spit|ze *f* (Ⓔ nasal tip): Apex nasi; *s.u. Nase*

Na|sen|stein *m* (Ⓔ nasal calculus): ***Syn:*** *Rhinolith*; meist durch Fremdkörper [Erdnüsse!] induzierte Steinbildung, die zu chronischer Reizung und meist einseitigem eitrigen Ausfluss führt

Na|sen|ve|nen, äu|ße|re *pl* (Ⓔ external nasal veins): ***Syn:*** *Venae nasales externae*; kleine Venen, die Blut zur Vena* angularis oder facialis führen

Na|sen|vor|hof *m* (Ⓔ nasal vestibule): ***Syn:*** *Naseneingang, Vestibulum nasi*; von Plattenepithel überzogener Eingang zur Nasenhöhle unterhalb des Limen* nasi; trägt die Nasenhaare [**Vibrissae**]

Na|sen|wurm *m* (Ⓔ Linguatula rhinaria): ***Syn:*** *Linguatula rhinaria*; Linguatula serrata; *s.u. Linguatuliasis*

Na|sen|wur|zel *f* (Ⓔ nasal root): Radix nasi; *s.u. Nase*

Na|si|on *nt* (Ⓔ nasion): Messpunkt der Kraniometrie*; liegt über der Sutura* nasomaxillaris über der Nasenwurzel

Naso-, naso- *präf.*: Wortelement mit der Bedeutung „Nase"

na|so|an|tral *adj* (Ⓔ nasoantral): Nase und Kieferhöhle/Sinus maxillaris betreffend oder verbindend

Na|so|an|tri|tis *f, pl* **-ti|den** (Ⓔ nasoantritis): Entzündung von Nasenhöhle und Kieferhöhle; *s.a. Sinusitis*

na|so|an|tri|tisch *adj* (Ⓔ nasoantritic): Nasoantritis betreffend, von ihr betroffen oder gekennzeichnet

na|so|fu|gal *adj* (Ⓔ nasofugal): von der Nase wegführend

na|so|la|bi|al *adj* (Ⓔ nasolabial): ***Syn:*** *labionasal*; Nase und (Ober-)Lippe betreffend oder verbindend

Na|so|la|bi|al|fal|te *f*: →*Nasolabialfurche*

Na|so|la|bi|al|fur|che *f* (Ⓔ nasolabial sulcus): ***Syn:*** *Nasolabialfalte, Sulcus nasolabialis*; schräge Furche vom Nasenflügel zum Mundwinkel

Na|so|la|bi|al|zys|te *f* (Ⓔ nasolabial cyst): *s.u. Kieferzyste*

na|so|la|kri|mal *adj* (Ⓔ nasolacrimal): Nase und Tränenapparat betreffend oder verbindend

na|so|ma|xil|lär *adj* (Ⓔ nasomaxillary): Nase und Oberkiefer/Maxilla betreffend oder verbindend

Na|so|pa|la|ti|nus|gang|zys|te *f*: →*nasopalatinale Zyste*

na|so|pe|tal *adj* (Ⓔ nasopetal): zur Nase hinführend

na|so|pha|ryn|ge|al *adj* (Ⓔ nasopharyngeal): ***Syn:*** *epipharyngeal, rhinopharyngeal, pharyngonasal*; Nase und Rachen/Pharynx betreffend oder verbindend; Nasenrachen/Nasopharynx betreffend

Na|so|pha|ryn|ge|al|tu|bus *m* (Ⓔ nasopharyngeal tube): durch die Nase in den Rachen eingeführter Tubus zur Freihaltung der Atemwege

Na|so|pha|ryn|gi|tis *f, pl* **-ti|den** (Ⓔ nasopharyngitis): ***Syn:*** *Nasopharynxentzündung, Epipharynxentzündung, Epipharyngitis, Rhinopharyngitis, Nasenrachenentzündung*; Entzündung des Nasenrachens [Epipharynx]; meist als Entzündung der Rachenmandel [**Angina retronasalis**]

na|so|pha|ryn|gi|tisch *adj* (Ⓔ nasopharyngitic): Nasenrachenentzündung/Nasopharyngitis betreffend, von ihr betroffen oder gekennzeichnet

Na|so|pha|ryn|go|la|ryn|go|skop *nt* (Ⓔ nasopharyngolaryngoscope): flexibles Endoskop* zur Untersuchung von Nasenrachen und Kehlkopf

Na|so|pha|ryn|go|skop *nt* (Ⓔ nasopharyngoscope): flexibles Endoskop* zur Untersuchung des Nasenrachens

Na|so|pha|rynx *m* (Ⓔ nasopharynx): ***Syn:*** *Nasenrachenraum, Rhinopharynx, Epipharynx, Pars nasalis pharyngis*; oberer Teil der Rachenhöhle [Cavitas* pharyngis] hinter der Nasenhöhle [Cavitas* nasi]; enthält u.a. die Rachenmandel [Tonsilla* pharyngealis] und die Rachenmündung der Ohrtrompete [Tuba* auditiva]

Na|so|pha|rynx|ent|zün|dung *f*: →*Nasopharyngitis*

Na|so|pha|rynx|kar|zi|nom *nt* (Ⓔ nasopharyngeal cancer): i.d.R. handelt es sich um verhornende Plattenepithelkarzinome, seltener um Adenokarzinome*, adenoidzystische Karzinome oder Übergangszellkarzinome; eine interessante Sonderform ist das in Afrika und Asien auftretende **Lymphoepitheliom** oder **Schmincke-Tumor** durch das Epstein-Barr*-Virus; *s.a. Essay Virus und Tumor S. 2185*

na|so|tra|che|al *adj* (Ⓔ nasotracheal): Nase und Luftröhre/Trachea betreffend; (*Intubation*) durch die Nasenhöhle in die Luftröhre

Na|so|tra|che|al|tu|bus *m* (Ⓔ nasotracheal tube): durch die Nase in die Luftröhre eingeführter Tubus, z.B. Wendl-Tubus

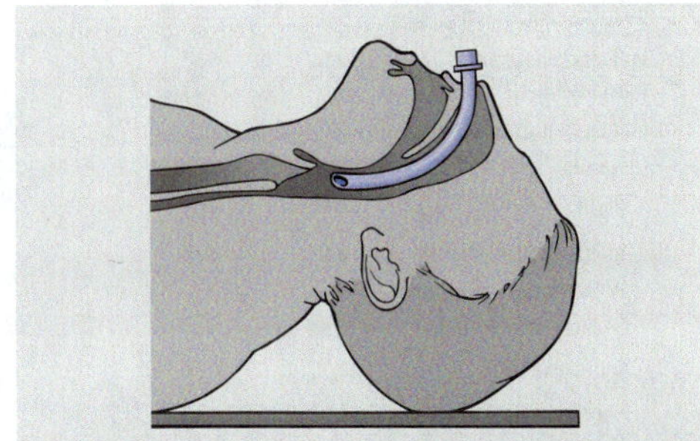

Abb. N18. Nasotrachealtubus

Na|so|zi|li|ar|neur|al|gie *f* (Ⓔ nasociliary neuralgia): ***Syn:*** *Charlin-Syndrom*; Neuralgie* des Nervus* nasociliaris und meist des Ganglion* ciliare; führt zu anfallsartigen brennenden Schmerzen im inneren Augenwinkel, Tränenfluss, Rötung der Gesichtshaut und Konjunktivitis*

Nass|kei|me *pl* (Ⓔ water bacteria): ***Syn:*** *Pfützenkeime*; Bezeichnung für Erreger, die v.a. im feuchten Milieu [Waschbecken, Luftbefeuchter, Waschlappen, Blumenvasen etc.] gedeihen, z.B. Pseudomonas*, Acinetobacter; häufig Erreger von Nosokomialinfektionen

NAST *Abk.*: **1.** Nervenaustrittsstelle **2.** →*Nierenarterienstenose*

Nas|tur|ti|i her|ba *f* (Ⓔ watercress): oberirdische Teile der Brunnenkresse*

Nas|tur|ti|um of|fi|ci|na|le *nt*: →*Brunnenkresse*

Na|sus *f, pl* **-si**: →*Nase*

nas|zie|rend *adj* (Ⓔ nascent): entstehend, freiwerdend

na|tal *adj* (Ⓔ natal): Geburt betreffend

Na|ta|li|tät *f* (Ⓔ natality): ***Syn:*** *Geburtenziffer, Geburtenrate, Geburtenhäufigkeit*; Zahl der Lebendgeborenen pro 1000 Einwohner pro Jahr

Na|ta|li|zu|mab *nt* (Ⓔ natalizumab): *s.u. Essay Chronisch ent-*

zündliche Darmerkrankungen S. 403

Na|ta|my|cin *nt* (Ⓔ natamycin): ***Syn:*** *Pimaricin*; von **Streptomyces natalensis** gebildetes Polyenantibiotikum* mit fungizider Wirkung; **Anw.:** lokale Behandlung von Candida-Infektionen

Na|tes *pl* (Ⓔ buttocks): ***Syn:*** *Clunes*; Gesäß, Hinterbacken

na|tiv *adj* (Ⓔ native): natürlich, unverändert

Na|tiv|auf|nah|me *f* (Ⓔ plain film): ***Syn:*** *Leeraufnahme, Röntgenleeraufnahme*; Röntgenaufnahme ohne Kontrastmittel

Na|tiv|prä|pa|rat *nt* (Ⓔ native preparation): ungefärbtes und nicht-fixiertes Gewebepräparat

NATO-Lagerung *f* (Ⓔ NATO position): ***Syn:*** *stabile Seitenlagerung*; Lagerung bewusstloser Patienten auf der Seite zur Aspirationsprophylaxe

Na|tri|um *nt* (Ⓔ sodium): weiches, extrem reaktionsfähiges Alkalimetall*; Natrium ist das wesentliche Ion des Extrazellularraums und für die Osmoregulation und die Bioelektrizität der Zellmembranen von großer Bedeutung; ca. 98 % des Gesamtkörpergehaltes an Natrium befindet sich im Extrazellularraum, davon ca. 40 % im Knochen; Natrium ist in besonders hohen Konzentration in der interstitiellen Flüssigkeit [144 mmol/l], dem Plasma [142 mmol/l], dem Pankreasspeichel [140 mmol/l], der Galle [130–165 mmol/l] und dem Dünndarmsekret [82–148 mmol/l] enthalten; die tägliche Aufnahme liegt im Bereich von 70–350 mmol und erfolgt fast ausschließlich als NaCl [5–29 g] in Getränken und Nahrungsmitteln; *s.a. Elektrolythaushalt*

Tab. N19. Daten zum Natriumstoffwechsel

Verteilung von Natrium im Organismus	mmol/kg Körpergewicht	Anteil an der Gesamtmenge in %	mmol/l Körperflüssigkeit
Gesamtmenge			
Im Organismus	58,0	100,0	
Im Intrazellulärraum	1,4	2,4	
Im Extrazellulärraum (austauschbar)	39,6	68,3	
Im Extrazellulärraum (gesamt)	56,6	97,6	
Plasma	6,5	11,2	
Interstitielle Flüssigkeit, Lymphe	16,8	29,0	
Sehnen und Knorpel	6,8	11,7	
Transzelluläre Flüssigkeit	1,5	2,6	
Knochen (gesamte Menge)	25,0	43,1	
Knochen (austauschbare Menge)	8,0	13,8	
Natriumkonzentration des Blutplasmas			140
Normalbereich			135–145
Tägliche Ausscheidung mit dem Urin			100–150
Tägliche Zufuhr mit der Nahrung			70–350

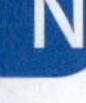

Natrium bicarbonicum: *→Natriumbicarbonat*

Natrium chloratum: *→Natriumchlorid*

Na|tri|um|al|gi|nat *nt* (Ⓔ sodium alginate): ***Syn:*** *Algin*; Natriumsalz der Alginsäure*; *s.u. Alginat*

Na|tri|um|an|ta|go|nis|ten *pl* (Ⓔ sodium antagonists): Klasse-I-Antiarrhythmika; *s.u. Antiarrhythmikum*

Na|tri|um|a|po|lat *nt* (Ⓔ sodium apolate): ***Syn:*** *Poly(natriumethylensulfonat)*; heparinartige Substanz; **Anw.:** Blutergüsse, Verstauchungen, Thrombophlebitis*

Na|tri|um|au|ro|thi|o|ma|lat *nt* (Ⓔ sodium aurothiomalate): ***Syn:*** *Dinatriumsalz der Aurothiobernsteinsäure, Aurothiomalatnatrium*; goldhaltiges Antirheumatikum*

Na|tri|um|bi|car|bo|nat *nt* (Ⓔ sodium bicarbonate): ***Syn:*** *Natrium bicarbonicum, Natriumhydrogencarbonat, doppeltkohlensaures Natron*; Puffermittel, Antazidum*

Na|tri|um|cal|ci|um|e|de|tat *nt* (Ⓔ sodium calcium edetate): ***Syn:*** *Calcium-Dinatriumsalz der Äthylendiamintetraessigsäure*; Chelatbildner*; **Anw.:** Antidot bei Metallvergiftungen [z.B. Bleivergiftung]

Na|tri|um|car|bo|nat *nt* (Ⓔ sodium carbonate): ***Syn:*** *Natrium carbonicum, Soda*; Reinigungs- und Wasserenthärtungsmittel, Herstellung von Chemikalien

Na|tri|um|chlo|rid *nt* (Ⓔ sodium chloride): ***Syn:*** *Kochsalz, Natrium chloratum*; wichtigstes Natriumsalz, das v.a.mit Getränken und Nahrungsmitteln aufgenommen wird

Na|tri|um|di|oc|tyl|sul|fo|suc|ci|nat *nt: →Docusat-Natrium*

Na|tri|um|e|de|tat *nt* (Ⓔ sodium edetate): Natriumsalz der Äthylendiamintetraessigsäure*; Chelatbildner*; **Anw.:** Antidot bei Metallvergiftungen [z.B. Bleivergiftung]; lokal bei Kalkverätzung am Auge

Na|tri|um|hy|dro|gen|car|bo|nat *nt: →Natriumbicarbonat*

Na|tri|um|hy|dro|xid *nt* (Ⓔ sodium hydroxide): ***Syn:*** *Ätznatron*; stark alkalisches Ätzmittel; bildet beim Lösen in Wasser **Natronlauge**

Natrium-Kalium-Pumpe *f: →Na^+/K^+-ATPase*

Natrium/Kalium-Quotient *m* (Ⓔ sodium-potassium ratio): Verhältnis von im Urin ausgeschiedenem Natrium zu Kalium; liegt normal bei 1,0–2,0; erniedrigt bei Natriumretention mit Ödembildung, NaCl-armer Kost, Corticoidtherapie und Hyperaldosteronismus*; erhöht bei Morbus* Addison, Laxanzienabusus, akutem polyurischen Nierenversagen und chronischer Diarrhoe

Na|tri|um|mor|rhu|at *nt* (Ⓔ sodium morrhuate): Natriumsalz der Fettsäuren des Kabeljau-Leberöls; **Anw.:** Venen- oder Varizenverödung

Na|tri|um|ni|tro|prus|sid *nt: →Nitroprussidnatrium*

Na|tri|um|pi|co|sul|fat *nt* (Ⓔ sodium picosulfate): Laxans*

Na|tri|um|pum|pe *f: →Na^+/K^+-ATPase*

Na|tri|um|spei|cher|syn|drom *nt* (Ⓔ sodium retention syndrome): ***Syn:*** *zerebrales/zentrales Salzspeichersyndrom*; durch eine Störung der zentralen Regulation des Natriumhaushaltes und der Osmoregulation* kommt es zu Hypernatriämie*, hypertoner Hyperhydratation* und interstitiellen Ödemen; findet sich z.B. bei Schädel-Hirn-Trauma, Hirnblutung, -tumoren, Enzephalitis*

Na|tri|um|te|tra|bo|rat *nt* (Ⓔ sodium borate): ***Syn:*** *Borax*; nur noch selten verwendetes Natriumsalz der Borsäure

Natrium-D-3,3',5,5'-tetraiodthyronin *nt: →Natrium-D-Thyroxin*

Natrium-D-Thyroxin *nt* (Ⓔ dextrothyroxine sodium): ***Syn:*** *Natrium-D-3,3',5,5'-tetraiodthyronin, Dextrothyroxin-Natrium*; Natriumsalz des D-Isomers des Schilddrüsenhormons Thyroxin*; **Anw.:** Lipidsenker

Na|tri|u|re|se *f* (Ⓔ natriuresis): Natriumausscheidung im Harn; der größte Teil des im Primärharn enthaltenen Natriums wird durch aktive und passive Resorption wieder aufgenommen und der ausgeschiedene Harn enthält weniger als 1 % der ursprünglichen Natriummenge

Na|tri|u|re|ti|kum *nt, pl* **-ka** (Ⓔ natriuretic): harntreibendes Mittel, das die Ausscheidung von Natrium-Ionen steigert; *s.a. Diuretikum*

na|tri|u|re|tisch *adj* (Ⓔ natruretic): Natriurese betreffend oder fördernd

Na|tri|u|rie *f* (Ⓔ natriuresis): Natriumausscheidung im Harn

Na|tron|lau|ge *f* (Ⓔ sodium hydroxide solution): *s.u. Natriumhydroxid*

Natural-Killer-Zellen *pl: →NK-Lymphozyten*

Na|tur|heil|kun|de *f* (Ⓔ naturopathy): ***Syn:*** *Physiatrie*; Lehre von der Verwendung natürlicher Heilmittel [Licht, Wasser, Wärme, Heilpflanzen] zur Vorbeugung gegen und Behandlung von Krankheiten; wird heute oft zu den alternativen Heilverfahren gerechnet, obwohl die Schulmedizin Teile der Naturheilkunde [z.B. als Bäderheilkunde] schon länger anerkannt und integriert hat

Naunyn: Bernhard Naunyn; 1839–1925; deutscher Internist (Straßburg)

Naunyn-Zentrum *nt* (Ⓔ cortical reading center): Lesezentrum im Bereich des linken Gyrus* angularis

Nau|pa|thie *f*: →*Seekrankheit*

Nau|sea *f* (Ⓔ nausea): Übelkeit, Brechreiz

Nausea marina: →*Seekrankheit*

NAV *Abk.*: Verband der Niedergelassenen Ärzte Deutschlands

n.ä.V. *Abk.*: nach ärztlicher Vorschrift

na|vi|ku|lar *adj* (Ⓔ navicular): bootförmig, kahnförmig

Na|vi|ku|la|re *nt*: →*Os naviculare*

Na|vi|ku|la|re|frak|tur *f*: →*Kahnbeinfraktur*

Nävo-, nävo- *präf.*: Wortelement mit der Bedeutung „Mal/Muttermal/Nävus"

Nä|vo|blas|tom, ma|lig|nes *nt*: →*malignes Melanom*

nä|vo|id *adj* (Ⓔ nevoid): nävusähnlich, nävusartig

Nä|vo|kar|zi|nom *nt*: →*malignes Melanom*

Nä|vo|zy|ten|nä|vus *m, pl* **-vi**: →*Nävuszellnävus*

nä|vo|zy|tisch *adj* (Ⓔ nevocytic): aus Nävuszellen bestehend

Nä|vus *m, pl* **-vi** (Ⓔ nevus): ***Syn:*** *Mal, Muttermal, Naevus*; unscharf definierte Bezeichnung für angeborene oder später auftretende Hautveränderungen mit Überentwicklung oder [selten] Unterentwicklung eines Teiles der Haut; umfasst Hamartome* und Pigmentnävi* [Muttermal im eigentlichen Sinne]; in der Klinik meist gleichgesetzt mit Nävuszellnävus*

amelanotischer Nävus (Ⓔ amelanotic nevus): Nävuszellnävus* ohne Pigmenteinlagerung

blauer Nävus: →*Naevus coeruleus*

epidermaler Nävus (Ⓔ epidermal nevus): ***Syn:*** *hyperkeratotischer Nävus, harter Nävus, harter epidermaler Nävus, verruköser Nävus, Naevus verrucosus*; harter keratotischer Nävus mit dunkelbrauner, warziger Oberfläche, der schon bei der Geburt vorhanden sein kann; kommt oft streifenförmig [**lineärer verruköser Nävus**] oder einseitig vor [**Naevus unius lateralis**]; kommt in einer Reihe von Sonderformen vor [Naevus* sebaceus (Jadassohn), Schimmelpenning*-Feuerstein-Mims-Syndrom, inflammatorischer lineärer verruköser Nävus*, Lichen* striatus, Becker*-Nävus, Naevus* spongiosus albus mucosae]; **Therapie**: nur beim Naevus* sebaceus (Jadassohn) nötig; ansonsten nur auf Wunsch der Patienten Exzision, Kryotherapie oder Laserkoagulation

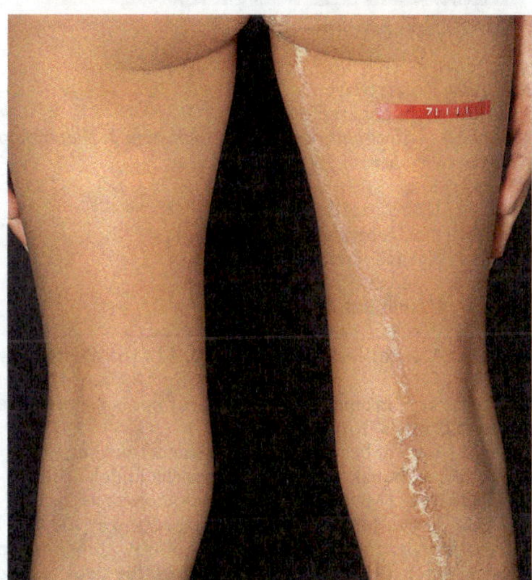

Abb. N20. Lineärer verruköser Nävus

funktioneller Nävus: →*Naevus anaemicus*

harter Nävus: →*epidermaler Nävus*

harter epidermaler Nävus: →*epidermaler Nävus*

hyperkeratotischer Nävus: →*epidermaler Nävus*

hypomelanotischer Nävus (Ⓔ achromic nevus): ***Syn:*** *Naevus achromicus/depigmentosus/albus*; angeborener, fleckiger Pigmentmangel durch eine gestörte Melanozytenfunktion

inflammatorischer lineärer verruköser Nävus (Ⓔ inflammatory linear verrucous nevus): ***Syn:*** *inflammatorischer lineärer verruköser epidermaler Nävus*; seltene Variante des lineärer verruköser Nävus* mit Rötung, Juckreiz und sekundärer Krustenbildung [Kratzeffekt]

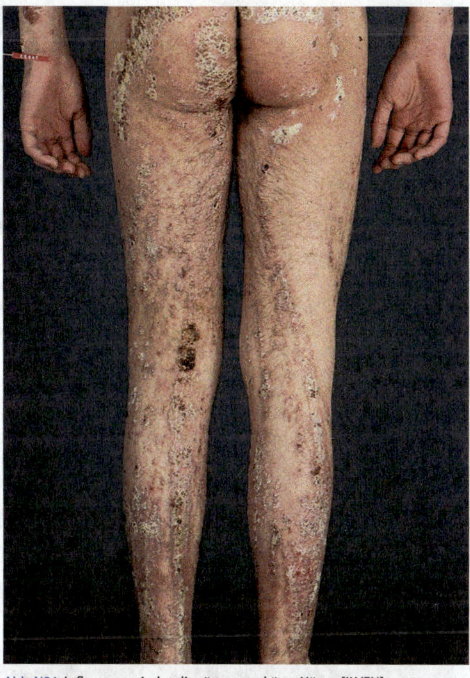

Abb. N21. Inflammatorischer lineärer verruköser Nävus [ILVEN]

inflammatorischer lineärer verruköser epidermaler Nävus: →*inflammatorischer lineärer verruköser Nävus*

Nävus Ito (Ⓔ Ito's nevus): ***Syn:*** *deltoido-akromiale Melanozytose, Ito-Nävus, Naevus fuscocoeruleus acromiodeltoideus, Naevus fuscocoeruleus deltoideoacromialis*; meist angeborener melanozytärer Nävus* im Bereich der Schulter und des Oberkörpers; bedarf keiner Therapie, da keine Melanomentwicklung eintritt

junktionaler Nävus: →*Junktionsnävus*

lineärer verruköser Nävus (Ⓔ linear verrucous nevus): ***Syn:*** *striärer Nävus, Naevus verrucosus linearis*; *s.u. epidermaler Nävus*

organoider Nävus: →*Talgdrüsennävus*

Nävus Ota (Ⓔ Ota's nevus): ***Syn:*** *Naevus fuscocoeruleus ophthalmomaxillaris, okulodermale Melanozytose, Ota-Nävus*; meist bei Frauen auftretender kongenitaler, melanozytärer Nävus*, der selten maligne entartet

pharmakologischer Nävus: →*Naevus anaemicus*

Nävus Spitz: →*Spitz-Nävus*

striärer Nävus (Ⓔ linear verrucous nevus): lineärer verruköser Nävus; *s.u. epidermaler Nävus*

Nävus Sutton: →*Sutton-Nävus*

Nävus Unna-Politzer (Ⓔ Unna's nevus): ***Syn:*** *Storchenbiss, Unna-Politzer-Nackennävus*; angeborener Naevus* flammeus am Nacken; bei ca. 1/3 aller Neugeborenen vorhandenes Muttermal

verruköser Nävus: →*epidermaler Nävus*

Nä|vus|dys|pla|sie-Syn|drom *nt* (Ⓔ dysplastic nevus syndrome): ***Syn:*** *dysplastisches Naevuszellnaevussyndrom, atypisches Nävussyndrom*; durch das Auftreten dysplastischer Nävuszellnävi gekennzeichnetes Syndrom; man unterscheidet eine autosomal-dominante Variante [**hereditäres dysplastisches Nävusdysplasie-Syndrom**], die eine hohe Tendenz zur Entwicklung maligner Melanome besitzt, und eine

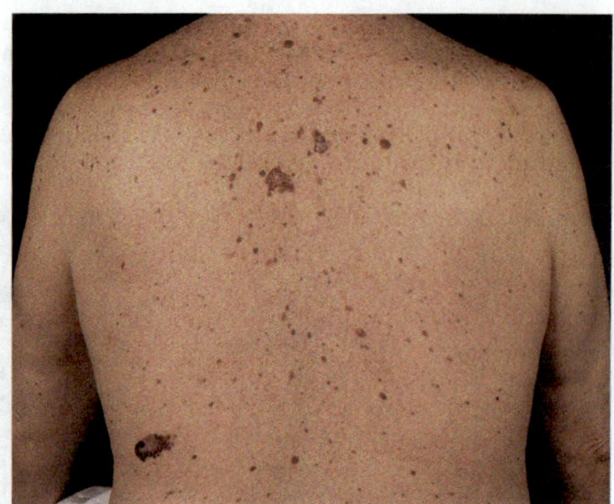

Abb. N22. Multiple Melanome bei Nävusdysplasie-Syndrom

nicht-hereditäre Form, die weniger oft entarten soll; diese Unterteilung wird aber von vielen Autoren angezweifelt

Nä|vus|syn|drom, a|ty|pi|sches *nt*: *→Nävusdysplasie-Syndrom*

Nä|vus|syn|drom, e|pi|der|ma|les *nt*: *→Schimmelpenning-Feuerstein-Mims-Syndrom*

Nä|vus|zel|le *f* (Ⓔ nevus cell): ***Syn:*** *Naevozyt*; vom Neuroektoderm abstammende, spindel- oder sternförmige Zelle, die meist feingranuläres Melanin* enthält; Nävuszellen bilden die für den Nävuszellnävus* typischen Zellnester

Nä|vus|zel|len|nä|vus *m, pl* **-vi**: *→Nävuszellnävus*

Nä|vus|zell|nä|vus *m, pl* **-vi** (Ⓔ nevus cell nevus): ***Syn:*** *Nävuszellennävus, Nävozytennävus, Naevus naevocellularis, Naevus pigmentosus naevocellularis, Pigmentzellmal*; gutartiger, pigmentierter Nävus* aus Nävuszellen; man unterscheidet **kongenitale Nävuszellnävi**, die bei der Geburt vorhanden sind oder in den ersten Lebenswochen auftreten, und **erworbene Nävuszellnävi**, die sich erst später entwickeln; erworbene Nävuszellnävi haben nur eine geringe Tendenz zur malignen Entartung, auch wenn sie oft nur schwer von einem Melanom unterscheidbar sind; sie werden nur bei Verdacht auf Entartung entfernt; kongenitale Nävuszellnävi dagegen werden als Melanompräkursoren angesehen, obwohl weniger als 10 % entarten; die meisten Autoren empfehlen eine Exzision innerhalb der ersten 6–12 Monate, spätestens aber vor dem 12. Lebensjahr, da in der Pubertät das Melanomrisiko sprunghaft ansteigt

atypischer Nävuszellnävus: *→dysplastischer Nävuszellnävus*

dysplastischer Nävuszellnävus (Ⓔ dysplastic nevus): ***Syn:*** *Clark-Nävus, atypischer Nävuszellnävus*; isoliert oder im Rahmen eines Nävusdysplasie-Syndroms* auftretende Nävi, die sich von den normalen Nävuszellnävi unterscheiden; sie sind größer, dunkler, haben eine unregelmäßige Kontur, oft bestehen sie aus zwei oder mehreren unterschiedlich texturierten Anteilen; sie gelten als Zeichen einer konstitutionellen Melanomdisposition und Melanompräkursoren; **Therapie**: Exzision mit einem Randsaum von 2–3 mm

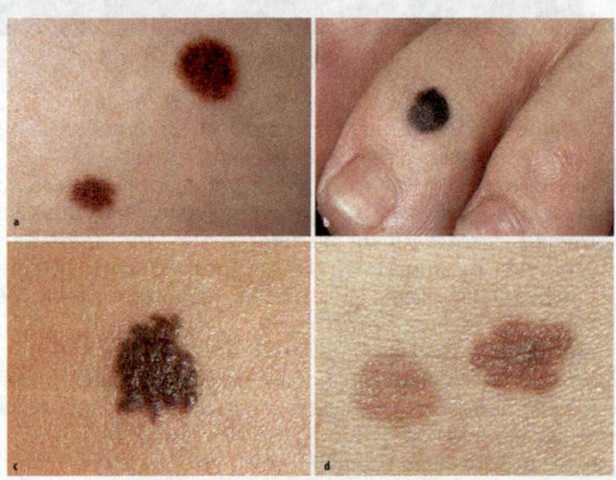

Abb. N23. Nävuszellnävi. **a-c** Junktionsnävi, **d** Compoundnävus

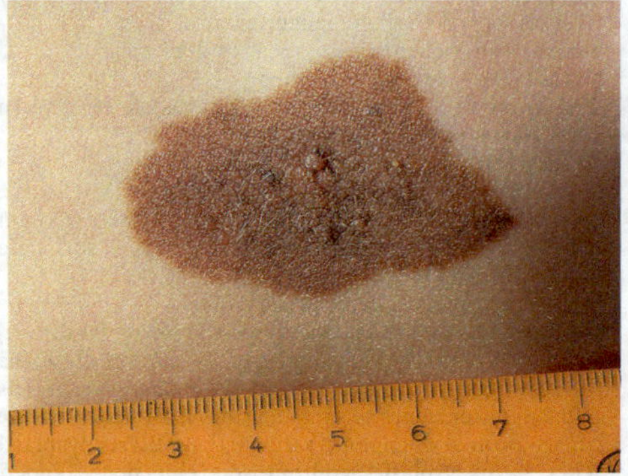

Abb. N24. Kongenitaler Nävuszellnävus

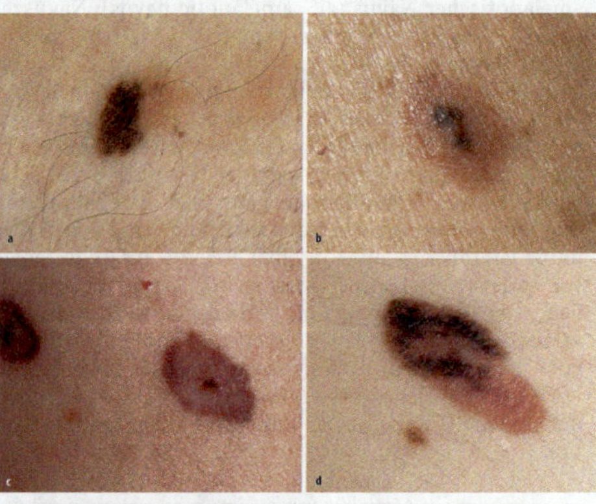

Abb. N25. Dysplastische Nävuszellnävi

NAW *Abk.*: Notarztwagen

NAZ *Abk.*: nicht-adhärente Zellen

NB *Abk.*: **1.** *→Nachblutung* **2.** *→Neuroblastom* **3.** Nierenbiopsie **4.** *→Nitrobenzol* **5.** *→Novobiocin*

Nb *Abk.*: Niob

NBA *Abk.*: N-Bromazetamid

NBD *Abk.*: 4-Nitrobenzo-2-oxa-1,3-diazol

NBE *Abk.*: Normalbereichseinheit

NBKS *Abk.*: Nierenbecken-Kelch-System

NBL *Abk.*: Nasion-Basion-Linie

NBM *Abk.*: Nucleus basalis Meynert

NBP *Abk.*: **1.** Nicht-Bicarbonat-Puffer **2.** 4-(4-Nitrobenzyl)-pyridin

NBS *Abk.*: **1.** N-Bromsukzinimid **2.** neurogene Blasenentleerungsstörung **3.** Nitrobenzoesäure

NBT *Abk.*: **1.** nicht berufstätig **2.** Nitroblautetrazolium

NBTE *Abk.*: nicht-bakterielle thrombotische Endokarditis

NBT-PABA *Abk.*: N-Benzyl-L-tyrosyl-p-aminobenzoesäure

NBT-PABA-Test *m* (Ⓔ NBT-PABA test): N-benzoyl-L-tyrosylparaaminobenzoesäure wird nach oraler Aufnahme im Darm durch Chymotrypsin* gespalten; die dabei entstehende p-Aminobenzoesäure* [PABA] wird im Urin ausgeschieden; bei exokriner Pankreasinsuffizienz* ist die Ausscheidung vermindert

NBTR *Abk.*: Nitroblautetrazolreduktase

NBT-Test *m*: *→Nitroblautetrazolium-Test*

NBZ *Abk.*: **1.** Nachblutungszeit **2.** Nüchternblutzucker

NC *Abk.*: **1.** Nitrocellulose **2.** Nitrochloroform **3.** *→Nucleus caudatus*

nc *Abk.*: Nanocurie

Nc. *Abk.*: *→Nucleus*

NCEH *Abk.*: neutrale Cholesterinesterhydrolase
NCES *Abk.*: nicht-cholinerges exzitatorisches Nervensystem
NCF *Abk.*: Neutrophilen-chemotaktischer Faktor
NCFA *Abk.*: Neutrophilen-chemotaktischer Faktor der Anaphylaxie
NCh *Abk.*: →*Neurochirurgie*
nCi *Abk.*: Nanocurie
Ncl. *Abk.*: →*Nucleolus*
NCM *Abk.*: Nitrocellulosemembran
NCP *Abk.*: →*Noscapin*
nCPAP *Abk.*: →*nasaler kontinuierlicher positiver Atemwegsdruck*
NCS *Abk.*: Neocarcinostatin
NCV *Abk.*: Non-Cholera-Vibrionen
ND *Abk.*: Normaldosis
Nd *Abk.*: Neodym
NDBA *Abk.*: N-Nitroso-dibutylamin
NDD *Abk.*: nährstoffdefinierte Diät
NDP *Abk.*: Nucleosiddiphosphat
NDS *Abk.*: Natriumdodecylsulfat
ND-TURP *Abk.*: Niederdruck-Technik der transurethralen Resektion der Prostata
NDV *Abk.*: Newcastle-disease-Virus
Nd:YAG *Abk.*: Neodym-Yttrium-Aluminiumgranat
Nd:Yag-Laser *m* (Ⓔ Nd:Yag laser): *Syn*: *Neodymium-Yttrium-Aluminium-Granat-Laser*; kann als gepulster oder als kontinuierlicher Laser eingesetzt werden; wird v.a. in der Augenheilkunde und der Dermatologie [Entfernung von Tätowierungen] verwendet
NE *Abk.*: **1.** Nachentladung **2.** →*Nephropathia epidemica* **3.** Nervenendigung **4.** Nervenerregbarkeit **5.** →*Norepinephrin*
Ne *Abk.*: →*Neon*
Ne-, ne- *präf.*: →*Neo-*
Nelarlthrolse *f* (Ⓔ nearthrosis): Gelenkneubildung, z.B. nach Fraktur oder Luxation
Nelbellalelrolsol *nt* (Ⓔ fog): *s.u. Aerosol*
Nelbellselhen *nt*: →*Nephelopsie*
Nelbenlastlvalrilzen *pl* (Ⓔ varicoses of smaller leg veins): *Syn*: *Seitenastvarizen*; *s.u. Varize*
Nelbenlbauchlspeilchelldrülse *f*: →*Nebenpankreas*
Nelbenleilerlstock *m*: →*Parovarium*
Nelbenleilerlstocklentlferlnung *f*: →*Epoophorektomie*
Nelbenlgelräulsche *pl*: →*Rasselgeräusche*
Nelbenlgültelkrilterilen *pl* (Ⓔ secondary test criteria): *s.u. Validität*
Nelbenlholden *m* (Ⓔ epididymis): *Syn*: *Epididymis*; aus Kopf [Caput epididymidis], Körper [Corpus epididymidis] und Schwanz [Cauda epididymidis] bestehender Abschnitt der ableitenden Samenwege, in dem die Spermien ausreifen; lehnt sich oben und hinten an den Hoden* an; der Kopf enthält die Ductuli* efferentes testis, die in den Nebenhodengang* [Ductus epididymidis] übergehen; der darauf folgende Samenleiter* [Ductus deferens] schließt sich am Ende des Nebenhodenschwanzes dem Samenstrang* an
Nelbenlholdenlentlferlnung *f* (Ⓔ epididymectomy): *Syn*: *Epididymektomie*; operative Entfernung eines oder beider Nebenhoden [Epididymis*]
Nelbenlholdenlentlzünldung *f*: →*Epididymitis*
Nelbenlholdenlerlöfflnung *f* (Ⓔ epididymotomy): *Syn*: *Epididymotomie*; operative Eröffnung eines oder beider Nebenhoden [Epididymis*]
Nelbenlholdenlgang *m* (Ⓔ duct of epididymis): *Syn*: *Ductus epididymidis*; 4–5 m langer Epithelschlauch, der zusammengeknäult Kopfteil, Körper und Schwanz des Nebenhodens [Epididymis*] bildet; geht in den Samenleiter [Ductus* deferens] über
Nelbenlholdenlhyldaltilde *f* (Ⓔ appendage of epididymis): *Syn*: *Appendix epididymidis*; bläschenförmiger Rest des Urnierengangs [Wolff-Gang] am Nebenhodenkopf
Nelbenlholdenlkopf *m* (Ⓔ head of epididymis): *Syn*: *Caput epididymidis*; auf dem oberen Pol des Hodens sitzender dicker Teil des Nebenhodens*, der die stark geknäulten Ductuli* efferentes testis enthält
Nelbenlholdenlkörlper *m* (Ⓔ body of epididymis): *Syn*: *Corpus epididymidis*; langgezogener Körper des Nebenhodens; enthält den **Nebenhodengang** [Ductus epididymidis]
Nelbenlholdenlschwanz *m* (Ⓔ tail of epididymis): *Syn*: *Cauda epididymidis*; unterer Teil des Nebenhodens*, aus dem der Samenleiter* [Ductus deferens] hervorgeht
Nelbenlholdenltulberlkullolse *f* (Ⓔ tuberculous epididymitis): *Syn*: *Epididymitis tuberculosa*; Nebenhodenbefall bei Urogenitaltuberkulose*
Nelbenlhöhllen *pl*: →*Nasennebenhöhlen*
Nelbenlhöhllenlentlzünldung *f*: →*Sinusitis*
Nelbenlmilz *f* (Ⓔ accessory spleen): *Syn*: *Splen accessorius, Lien accessorius*; versprengtes Milzgewebe, das meist als rundliche, haselnussgroße Gebilde in der Nähe der Milz liegt
Nelbenlnielre *f* (Ⓔ adrenal): *Syn*: *Glandula suprarenalis, Epinephron*; dem oberen Nierenpol aufsitzende endokrine Drüse, die in zwei unterschiedliche Teile [Nebennierenrinde, Nebennierenmark] unterteilt ist; jede Nebenniere ist ca. 4–6 cm lang, 1–2 cm breit und 4–6 cm dick; sie sind von einer zellreichen Bindegewebskapsel umgeben, die auch Gefäße enthält; unter der Kapsel liegt die **Nebennierenrinde** [Cortex glandulae suprarenalis], die durch ihren Lipidgehalt gelblich erscheint; es werden drei Schichten unterschieden: **Zona glomerulosa:** äußerste Schicht, die azidophile Zellen enthält; bildet Aldosteron* und andere Mineralocorticoide* **Zona fasciculata**: besteht aus parallelen Säulen lipoidhaltiger Zellen, die Glucocorticoide* [Cortison*, Kortisol*] und in geringem Umfang auch Östrogene* und Androgene* bilden **Zona reticularis**: enthält kleine, pigmenthaltige, azidophile Epithelzellen, die Glucocorticoide* [Cortison*, Kortisol*] bilden; die Nebennierenrinde wird in ihrer Aktivität durch adrenokortikotropes Hormon* und sympathische Nerven beeinflusst; das **Nebennierenmark** [Medulla glandulae suprarenalis] enthält spezifische Markzellen [chromaffine oder phäochrome Zellen] und sympathische Nervenzellen; die Mehrzahl der Markzellen [80 %] bildet Adrenalin* [**A-Zellen**], der Rest Noradrenalin [**N-Zellen**]

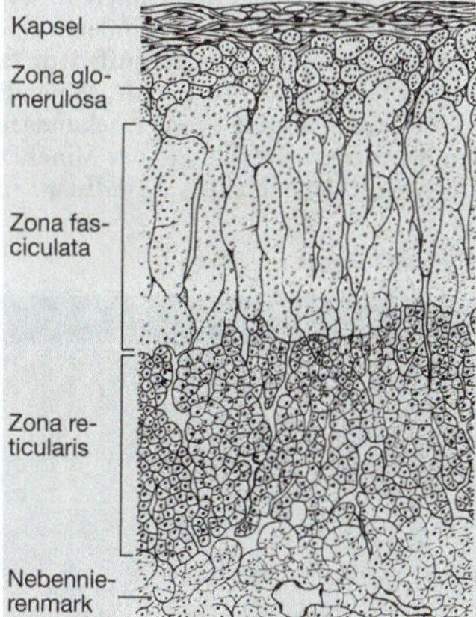

Abb. N26. Nebenniere. Senkrechter Schnitt

Nelbenlnielrenlarltelrie, mittllelre *f*: →*Arteria suprarenalis media*
Nelbenlnielrenlarltelrilen, olbelre *pl*: →*Arteriae suprarenales superiores*
Nelbenlnielrenlarltelrie, unltelre *f*: →*Arteria suprarenalis inferior*
Nelbenlnielrenlentlferlnung *f*: →*Nebennierenresektion*
Nelbenlnielrenlentlzünldung *f* (Ⓔ adrenalitis): *Syn*: *Adrenalitis*; Entzündung der Nebenniere, z.B. als Autoimmunerkrankung oder Begleiterkrankung bei Zytomegalie; am häufigsten ist aber die **tuberkulöse Adrenalitis** oder **Nebennierentuberkulose**, die zur Ausbildung einer Nebenniereninsuffizienz führen kann
Nelbenlnielrenlhillus *m* (Ⓔ hilum of suprarenal gland): *Syn*: *Hilum glandulae suprarenalis*; Einbuchtung auf der Vorder-

N

fläche der Nebenniere*, durch die die Vena* suprarenalis zieht

Ne|ben|nie|ren|hy|per|pla|sie *f*: *→Nebennierenrindenhyperplasie*

Ne|ben|nie|ren|in|suf|fi|zi|enz *f*: *→Nebennierenrindeninsuffizienz*

akute Nebenniereninsuffizienz: *→Addison-Krise*

primäre chronische Nebenniereninsuffizienz: *→Addison-Krankheit*

Ne|ben|nie|ren|mark *nt* (Ⓔ adrenal marrow): ***Syn:*** *Medulla glandulae suprarenalis*; *s.u. Nebenniere*

Ne|ben|nie|ren|re|sek|ti|on *f* (Ⓔ suprarenalectomy): ***Syn:*** *Nebennierenentfernung, Epinephrektomie, Adrenalektomie*; operative Entfernung einer oder beider Nebennieren; indiziert bei Hyperplasie bei Morbus* Cushing, primärer Hyperplasie oder Karzinom; der Zugang kann paravertebral, transabdominal oder von lateral erfolgen; die **laparoskopische Adrenalektomie** ist schonend, aber zeitaufwendig

Ne|ben|nie|ren|rin|de *f* (Ⓔ adrenal cortex): ***Syn:*** *Cortex glandulae suprarenalis*; *s.u. Nebenniere*

Ne|ben|nie|ren|rin|den|a|de|nom *nt* (Ⓔ adrenocortical adenoma): gutartiger, endokrin aktiver Tumor der Nebennierenrinde; kann zu Hyperkortisolämie, Cushing*-Syndrom, primärem Hyperaldosteronismus* und adrenogenitalem Syndrom* führen

Ne|ben|nie|ren|rin|den|a|tro|phie *f* (Ⓔ adrenocortical atrophy): Schwund der Nebennierenrinde bei Ausfall der ACTH-Sekretion oder externer Zufuhr von Glucocorticoiden*; *s.a. Nebennierenrindeninsuffizienz*

Ne|ben|nie|ren|rin|den|hor|mo|ne *pl* (Ⓔ adrenocortical hormones): ***Syn:*** *NNR-Hormone*; in der Nebennierenrinde gebildete Steroidhormone [Glucocorticoide*, Mineralocorticoide*, androgene Hormone*]

Ne|ben|nie|ren|rin|den|hy|per|pla|sie *f* (Ⓔ adrenocortical hyperplasia): meist durch eine gesteigerte ACTH-Bildung in der Hypophyse* oder neoplastische ACTH-Bildung hervorgerufene Vergrößerung der Nebennierenrinde

Ne|ben|nie|ren|rin|den|in|suf|fi|zi|enz *f* (Ⓔ adrenocortical insufficiency): ***Syn:*** *NNR-Insuffizienz, Hypoadrenokortizismus, Hypokortikalismus, Hypokortizismus, Nebenniereninsuffizienz*; verminderte Bildung von Nebennierenrindenhormonen; bei der **primären Nebennierenrindeninsuffizienz** fallen alle drei Hormongruppen [Glucocorticoide, Mineralocorticoide, Androgene] aus, während bei der **sekundären Nebennierenrindeninsuffizienz** die Bildung der Mineralocorticoide zumindest z.T. erhalten bleibt; *s.a. Addison-Krise*

Tab. N27. Ursachen der Nebennierenrindeninsuffizienz

Primär
Zerstörung der Drüsen
Atrophische Entzündung (Auto-AK)
Infektionen (Tbc, Meningokokken, Pilze; CMV oder atypische Mykobakterien bei AIDS)
Adrenalektomie
Einblutung bei Antikoagulanzientherapie
Thrombose bei thrombotischer Diathese (v.a. Lupus-Antikoagulans)
Angeborenes AGS
Enzymblocker (Ketoconazol, Etomidat, Mitotane)
Sekundär
Tumoren (HVL-Tumoren, Kraniopharyngeom)
Operation
Bestrahlung
Blutung (Sheehan-Syndrom)
Trauma (Hypophysenstielabriss)
Entzündung (u.a. Autoantikörper)
Suppression der ACTH-NNT-Achse unter oder nach Glucocorticoidthe rapie oder bei Zustand nach Entfernung eines cortisolproduzierenden NNR-Tumors

akute Nebennierenrindeninsuffizienz: *→Addison-Krise*

primäre chronische Nebennierenrindeninsuffizienz: *→Addison-Krankheit*

sekundäre Nebennierenrindeninsuffizienz (Ⓔ secondary adrenocortical insufficiency): beginnt meist schleichend mit u.a. Müdigkeit, Schwäche, Gewichtsverlust, Hyperpigmentierung der Haut, Hypotonie mit Kollapsneigung und abdominellen und gastrointestinalen Beschwerden; da die Bildung der Mineralocorticoide vorwiegend über das Renin-Angiotensin-System gesteuert wird, ist sie im Gegensatz zur primären Nebennierenrindeninsuffizienz* nicht beeinträchtigt; **Therapie**: Substitution mit Glucocorticoiden; *s.a. Addison-Krise*

Ne|ben|nie|ren|rin|den|kri|se, akute *f*: *→Addison-Krise*

Ne|ben|nie|ren|tu|ber|ku|lo|se *f* (Ⓔ adrenal tuberculosis): v.a. die Rinde betreffende, meist beidseitige, verkäsende Tuberkulose*

Ne|ben|nie|ren|ve|ne, lin|ke *f* (Ⓔ left suprarenal vein): ***Syn:*** *Vena suprarenalis sinistra*; mündet in die Venae* renales sinistrae

Ne|ben|nie|ren|ve|ne, rech|te *f* (Ⓔ right suprarenal vein): ***Syn:*** *Vena suprarenalis dextra*; mündet in die Vena* cava inferior

Ne|ben|pan|kre|as *nt* (Ⓔ accessory pancreas): ***Syn:*** *Nebenbauchspeicheldrüse*; gelegentlich vorkommendes, versprengtes Pankreasgewebe

Ne|ben|pla|zen|ta *f* (Ⓔ supernumerary placenta): ***Syn:*** *Placenta succenturiata*; Plazentavariante mit getrennt von der Hauptplazenta sitzenden Kotyledonen; ca. 0,1 % aller Plazenten

Ne|ben|po|cken *pl*: *→Paravakzineknoten*

Ne|ben|schild|drü|se *f* (Ⓔ parathyroid): ***Syn:*** *Epithelkörperchen, Parathyroidea, Parathyreoidea, Glandula parathyroidea*; etwa erbsengroße, hinter der Schilddrüse liegende endokrine Drüsen, die über das Parathormon* den Calcium- und Phosphathaushalt regulieren; meist handelt es sich um zwei obere und zwei untere Drüsen [**Glandula parathyroidea inferior, superior**], es kommen aber häufig versprengte Drüsenanlagen vor [**Glandulae parathyroideae accessoriae**]

Ne|ben|schild|drü|sen|a|de|nom *nt* (Ⓔ parathyroid adenoma): ***Syn:*** *Parathyreoideaadenom*; autonome Adenome* der Nebenschilddrüse* sind in 80 % der Fälle Ursache eines primären Hyperparathyreoidismus*; **Therapie**: operative Entfernung

Ne|ben|schild|drü|sen|ent|fer|nung *f*: *→Parathyreoidektomie*

Ne|ben|schild|drü|sen|in|suf|fi|zi|enz *f* (Ⓔ hypoparathyroidism): ***Syn:*** *Hypoparathyreoidismus, Hypoparathyroidismus, Hypoparathyreose*; angeborene oder [häufiger] erworbene Unterfunktion der Nebenschilddrüsen; als Ursache eines erworbenen Hypoparathyreoidismus findet man meist eine Autoimmunerkrankung oder sie ist Folge einer Schilddrüsen- oder Nebenschilddrüsenoperation; der Mangel an Parathormon* führt zu Hyperphosphatämie* und Hypokalzämie*, die das klinische Bild dominiert; meist kommt es zu hypokalzämischer Tetanie*, die zu einem akuten tetanischen Anfall oder Status tetanicus führen kann; es gibt aber auch Fälle von asymptomatischem **nicht-tetanischen Hypoparathyreoidismus**, die zu Verkalkungen der Augenlinse [**tetanische Katarakt**] oder der Basalganglien führen können; **Akuttherapie** bei hypokalzämischer Tetanie: 100–500 mg Ca^{2+} langsam i.v. als 10 %- oder 20 %-ige Calciumlösung; **Langzeittherapie**: Calciumzufuhr [1000 mg/Tag], Vitamin D-Präparate; evtl. kochsalz- und phosphatarme Diät, Thiazide*, Verapamil*

Ne|ben|schild|drü|sen|ü|ber|funk|ti|on *f*: *→Hyperparathyreoidismus*

Ne|ben|trä|nen|drü|sen *pl* (Ⓔ accessory lacrimal glands): ***Syn:*** *Glandulae lacrimales accessoriae*; inkonstant auftretende zusätzliche Tränendrüsen

Ne|ben|wir|kung *f* (Ⓔ side effect): ***Syn:*** *unerwünschte Arzneimittelwirkung*; therapeutisch nicht erwünschte Wirkung eines Arzneimittels, die zu Änderung oder Absetzen der Therapie führen kann

Ne|ben|wirt *m* (Ⓔ paratenic host): Wirt, der dem Parasiten keine optimalen Lebensbedingungen bietet

Ne|ben|zel|len *pl* (Ⓔ mucous neck cells): schleimbildende Zellen der Magenschleimhaut*

Ne|bu|la *f* (Ⓔ nebula): ***Syn:*** *Nubecula, Nubekula*; leichte Hornhauttrübung

NEC *Abk.*: nekrotisierende Enterokolitis

NECA *Abk.*: 5'-N-Ethylcarboxamidadenosin

Ne|ca|tor a|me|ri|ca|nus *m* (Ⓔ Necator americanus): ***Syn:*** *Todeswurm*; v.a. in den Tropen vorkommender Dünndarmparasit, der eine Ankylostomiasis* verursachen kann

Neck: Neck-Odelberg-Syndrom *nt* (Ⓔ Neck's disease): ***Syn:*** *van Neck-Odelberg-Syndrom, van Neck-Krankheit, Osteochondrosis ischiopubica, Odelberg-Syndrom*; aseptische Nekrose* der Verbindung von Schambein und Sitzbein

neck dissection *f* (Ⓔ neck dissection): ***Syn:*** *Halsdissektion*; Ausräumung der Halslymphknoten und Entfernung von Muskel- und Gefäßstrukturen; wird bei manifesten [**kurative neck dissection**] oder wahrscheinlichen Halslymphknotenmetastasen [**elektive neck dissection**] bei bekanntem oder unbekanntem Primärtumor und [seltener] bei therapierefraktärer Halslymphknotentuberkulose durchgeführt; nach der Radikalität des Eingriffs unterscheidet man zwischen **radikaler neck dissection**, bei der praktisch nur die Arteria carotis externa und interna, der Nervus vagus und die Musculi scaleni erhalten bleiben, und **funktioneller** oder **konservierender neck dissection**, die auch den Nervus accessorius, die Vena jugularis interna und die meisten Muskeln erhält; andere Varianten [**suprahyoidale neck dissection, selektive** oder **modifizierte neck dissection**] werden in Abhängigkeit von der Lage, Art und Größe des Tumors eingesetzt

Necro-, necro- *präf.*: Wortelement mit der Bedeutung „tot/gestorben/Leiche"

Ne|cro|bi|o|sis *f, pl* **-ses**: →*Nekrobiose*

Necrobiosis lipoidica: →*Oppenheim-Urbach-Syndrom*

Necrobiosis lipoidica granulomatosa (Ⓔ granulomatosis disciformis chronica et progressiva): ***Syn:*** *Miescher-Granulomatose, Granulomatosis tuberculoides pseudosclerodermiformis, Granulomatosis pseudosclerodermiformis symmetrica chronica Gottron, Granulomatosis disciformis chronica et progressiva*; seltene, granulomatöse Variante der Necrobiosis lipoidica

Ne|cro|ly|sis *f, pl* **-ses**: →*Nekrolyse*

Ne|cro|sis *f, pl* **-ses**: →*Nekrose*

Necrosis lipoidica diabeticorum: →*Oppenheim-Urbach-Syndrom*

Ne|do|cro|mil *nt* (Ⓔ nedocromil): Antiasthmatikum*, Antiallergikum*, Mastzellendegranulationshemmer

NEE *Abk.*: Norethisteronenantat

NEF *Abk.*: Notarzteinsatzfahrzeug

Ne|fo|pam *nt* (Ⓔ nefopam): starkes Analgetikum*; Myotonolytikum*

NEFS *Abk.*: →*nicht-veresterte Fettsäuren*

Ne|ga|tiv|kon|trast|mit|tel *nt* (Ⓔ negative contrast medium): ***Syn:*** *negatives Kontrastmittel*; *s.u. Kontrastmittel*

Ne|ga|tiv|lis|te *f* (Ⓔ negative list): Liste von Arzneimitteln und Indikationen, die von der Erstattung durch die gesetzlichen Krankenkassen ausgeschlossen sind

Ne|ga|tiv|symp|to|ma|tik *f* (Ⓔ negative symptoms): *s.u. Schizophrenie*

Ne|ga|ti|vum *nt, pl* **-va** (Ⓔ negative): negative Eigenschaft, Negativfaktor

Ne|ga|tron *nt*: →*Elektron*

Negelein: Negelein-Ester *m* (Ⓔ 1,3-diphosphoglycerate): ***Syn:*** *1,3-Bisphosphoglycerat, 1,3-Diphosphoglycerat, 3-Phosphoglyceroyl-phosphat*; energiereiches Zwischenprodukt der Glykolyse*

Ne|gie|ren *nt* (Ⓔ negation): Verneinung, Verneinen, Verleugnen

Negri: Adelchi Negri; 1876–1912; italienischer Pathologe (Pavia)

Negri-Körperchen *pl* (Ⓔ Negri bodies): Einschlusskörperchen in Gehirnzellen bei Tollwut*

Negro: Camillo Negro; 1861–1927; italienischer Neurologe (Turin)

Negro-Zeichen *nt*: →*Zahnradphänomen*

Nehb: Nehb-Ableitungen *pl* (Ⓔ Nehb's leads): bipolare Brustwandableitungen des EKGs mit Ableitungspunkten über der 2. Rippe rechts parasternal, dem Herzspitzenstoß und der hinteren Axillarlinie links; heute nur noch selten verwendet; *s.a. Essay Elektrokardiogramm S. 571*

Neisser: Albert Ludwig Siegmund Neisser; 1855–1916; deutscher Hautarzt (Breslau)

Neisser-Polkörnchenfärbung *f* (Ⓔ Neisser's stain): ***Syn:*** *Neisser-Färbung*; schwarz-blaue Färbung der Polkörnchen von Corynebacterium* diphtheriae

Neis|se|ria *f* (Ⓔ Neisseria): Gattung gramnegativer Diplokokken; außer Neisseria* gonorrhoeae und Neisseria* meningitidis gibt es auch noch einer Reihe apathogener Neisserien, die auf der Schleimhaut des Nasopharynx oder des Urogenitaltraktes gefunden werden [Neisseria lactamica, cinerea, mucosa, flavescens]

Neisseria gonorrhoeae (Ⓔ Neisseria gonorrhoeae): ***Syn:*** *Gonokokkus, Gonokokke, Gonococcus*; gramnegative, unbewegliche Diplokokken; einziger Wirt ist der Mensch; weltweit vorkommender Erreger der Gonorrhoe*; variable Oberflächenstrukturen [Lipooligosaccharide, Pili, Proteine] spielen eine wichtige Rolle für die Verankerung auf den Schleimhäuten und die Fähigkeit zur Zellinvasion; wird v.a. durch Geschlechtsverkehr, Schleimhautkontakt oder unter der Geburt übertragen; **Diagnose**: Mikroskopie, Kultur; **Therapie**: Penicillin* G, Ceftriaxon*, Spectinomycin*; *s.a. Essay Geschlechtskrankheiten – Genitale Kontaktinfektionen S. 781*

Neisseria meningitidis (Ⓔ Neisseria meningitidis): ***Syn:*** *Meningokokke, Meningococcus*; bekapselter, gramnegativer Diplococcus; Erreger der Meningokokkenmeningitis*; kommt in verschiedenen Serotypen vor, von denen die Typen A, B, C und Y mehr als 90 % aller Infektionen verursachen; in Deutschland ist Serotyp B weitaus am häufigsten; Meningokokkeninfektionen treten v.a. im späten Winter und Frühjahr auf und neigen zu Epidemien in Wohnheimen, Kasernen etc.; während einer Epidemie können bis zu 30 % der Personen als symptomlose Meningokokkenträger fungieren; Meningokokken werden durch Tröpfcheninfektion übertragen und heften sich an die Epithelzellen der Nasopharyngealschleimhaut, wo sie wochenlang ohne Symptome verbleiben können [Trägerstatus]; der größte Teil der Infektionen bleibt klinisch unauffällig und führt zur stillen Feiung [Serotyp B löst allerdings keine Antikörperbildung aus, weil das Kapselantigen Epitope besitzt, die beim Menschen vorkommen und gegen die eine natürliche Eigentoleranz besteht]; Meningococcus ist empfindlich gegenüber Penicillin* G und Cephalosporinen*

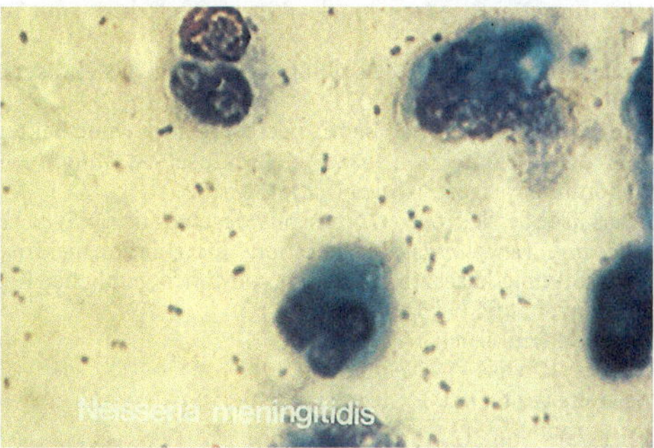

Abb. N28. Neisseria meningitidis

Neis|se|ri|a|ce|ae *pl* (Ⓔ Neisseriaceae): Familie gramnegativer Bakterien, zu der u.a. Neisseria* und Moraxella* gehören

Nekro-, nekro- *präf.*: Wortelement mit der Bedeutung „tot/gestorben/Leiche"

Ne|kro|bi|o|se *f* (Ⓔ necrobiosis): ***Syn:*** *Necrobiosis*; Übergangsstadium von Leben zu Zelltod

ne|kro|bi|o|tisch *adj* (Ⓔ necrobiotic): Gewebstod/Nekrobiose betreffend, von ihr betroffen oder gekennzeichnet, durch

N

sie bedingt

ne|kro|gen *adj* (Ⓔ necrogenic): in toter Materie lebend, aus toter Materie stammend; Nekrose hervorrufend

Ne|kro|lo|gie *f* (Ⓔ necrology): Lehre von den Todesursachen

Ne|kro|ly|se *f* (Ⓔ necrolysis): ***Syn:*** *Necrolysis*; Gewebenekrose mit Auflösung oder Einschmelzung; kann zu Abszessbildung führen

toxische epidermale Nekrolyse (Ⓔ toxic epidermal necrolysis): ***Syn:*** *Lyell-Syndrom*; *s.u. Erythema exsudativum multiforme majus*

Ne|kro|ma|nie *f* (Ⓔ necromania): krankhaft gesteigertes Interesse an toten Körpern; kann im Extremfall zu Nekrophilie* führen

ne|kro|phag *adj* (Ⓔ necrophagous): ***Syn:*** *aasfressend*; (*biolog.*) sich ausschließlich von toten Organismen ernährend

Ne|kro|pha|ne|ro|se *f* (Ⓔ necrophanerosis): Auftreten sichtbarer Veränderungen bei Nekrose*

ne|kro|phil *adj* (Ⓔ necrophilous): mit besonderer Affinität zu nekrotischem Gewebe

Ne|kro|phi|lie *f* (Ⓔ necrophilia): Drang zu sexuellen Handlungen an Leichen

ne|kro|phob *adj* (Ⓔ necrophobic): Nekrophobie betreffend, durch sie gekennzeichnet

Ne|kro|pho|bie *f* (Ⓔ necrophobia): krankhafte Angst vor toten Körpern

Ne|krop|sie *f* (Ⓔ necropsy): ***Syn:*** *Obduktion, Autopsie*; Leichenschau, Leichenöffnung

Ne|kro|se *f* (Ⓔ necrosis): ***Syn:*** *Necrosis*; lokaler Zell- oder Gewebstod im lebenden Organismus; als Ursache kommen u.a. physikalische [Strahlen, Hitze], chemische [Säuren, Laugen], mechanische [Trauma] Schädigung, Erreger [septische Nekrose*] oder Sauerstoffmangel [avaskuläre Nekrose*] in Frage; *s.a. Koagulationsnekrose, Kolliquationsnekrose, Gangrän*

areaktive Nekrose (Ⓔ areactive necrosis): nekrotisierende Entzündung ohne Zeichen einer vitalen Abwehrreaktion; die Erreger können ungehindert in das Gewebe eindringen und zu Nekrose führen; findet sich z.B. bei Agranulozytose*

aseptische Nekrose (Ⓔ aseptic necrosis): nicht durch Erreger hervorgerufene Nekrose; oft gleichgesetzt mit avaskulärer Nekrose*

avaskuläre Nekrose (Ⓔ avascular necrosis): ***Syn:*** *spontane Nekrose*; Nekrose als Folge von akutem oder chronischem Sauerstoffmangel; *s.a. aseptische Knochennekrose*

gangräne Nekrose: *→ Gangrän*

gangränöse Nekrose (Ⓔ gangrenous necrosis): schwer von einer Gangrän* abzugrenzende Nekrose

ischämische Nekrose (Ⓔ ischemic necrosis): durch Ischämie bedingte Nekrose

kernlose Nekrose (Ⓔ anuclear necrosis): Nekrose mit Verlust des Zellkerns

purulente Nekrose (Ⓔ suppurative necrosis): Nekrose mit Eiterbildung

septische Nekrose (Ⓔ septic necrosis): durch eine Bakterien- oder Pilzinfektion ausgelöste Nekrose; *s.a. Gangrän*

spontane Nekrose: *→ avaskuläre Nekrose*

verkäsende Nekrose (Ⓔ caseous degeneration): ***Syn:*** *Verkäsung, verkäsende Degeneration*; Koagulationsnekrose* mit Bildung käseartiger Massen von zäher, gelblicher Konsistenz; häufig bei Tuberkulose*

Ne|kro|se|ex|zi|si|on *f*: *→ Nekrotomie*

Ne|kro|sek|to|mie *f*: *→ Nekrotomie*

Ne|kro|se|vek|tor *m* (Ⓔ necrosis vector): *s.u. Essay Elektrokardiogramm S. 571*

Ne|kro|sper|mie *f*: *→ Nekrozoospermie*

ne|kro|tisch *adj* (Ⓔ necrotic): ***Syn:*** *brandig, abgestorben*; Nekrose betreffend, (*Gewebe*) in Nekrose übergegangen

ne|kro|ti|sie|rend *adj* (Ⓔ necrotizing): ***Syn:*** *absterbend*; in Nekrose übergehend, Nekrose auslösend, nekrotisch werden

Ne|kro|to|mie *f* (Ⓔ necrotomy): ***Syn:*** *Nekrosektomie, Nekroseexzision, Nekroseentfernung*; Ausschneidung von totem Gewebe

Ne|kro|zo|o|sper|mie *f* (Ⓔ necrozoospermia): ***Syn:*** *Nekrospermie*; Unbeweglichkeit aller Spermien im Ejakulat

Nélaton: Auguste Nélaton; 1807–1873; französischer Chirurg (Paris)

Nélaton-Katheter *m* (Ⓔ Nélaton's catheter): Katheter mit Löchern in der Spitze; *s.a. Ureterkatheter*

Nélaton-Linie *f*: *→ Roser-Nélaton-Linie*

Nel|fi|na|vir *nt* (Ⓔ nelfinavir): Proteasehemmer*; **Anw.**: Kombinationstherapie von HIV-Infektionen

Nelf|ma|vir *nt* (Ⓔ nelfmavir): HIV-Proteasehemmer; *s.u. Essay AIDS S. 31*

Nel|ken|öl *nt* (Ⓔ clove oil): ***Syn:*** *Caryophylli aetheroleum*; ätherisches Öl aus den Blütenknospen des Gewürznelkenbaums [Syzygium aromaticum] aus der Familie der Myrtengewächse [Myrtaceae]; enthält v.a. **Eugenol** und besitzt eine antiseptische, anästhesierende und lokal hautreizende Wirkung; **Anw.**: in der Zahnheilkunde Bestandteil von Einlagen und provisorischen Füllungen; Antiseptikum*, Desinfiziens* und Aromatikum* in Mund- und Zahnwässern, Insektenrepellent

Nel|ken|wurz *f* (Ⓔ herb bennet): ***Syn:*** *Geum urbanum, Caryophyllata officinalis*; Staude aus der Familie der Rosengewächse [Rosaceae]; verwendet werden das getrocknete, blühende Kraut [**Gei urbani herba, Caryophyllatae herba**] und der Wurzelstock [**Gei urbani rhizoma, Caryophyllatae rhizoma**]; Kraut und Wurzelstock enthalten Gerbstoffe* [v.a. Gallotannine], die Wurzel auch ätherisches Öl und organische Säuren [Äpfel-, Chlorogen-, Zitronensäure] und die Blätter Sesquiterpene*; **Anw.**: traditionell bei Appetitlosigkeit, Verdauungsbeschwerden und Durchfall; äußerlich bei Schleimhaut- und Zahnfleischentzündungen, Frostbeulen und Hämorrhoiden*; in der Homöopathie bei Entzündungen von Harnblase und Harnröhre

Nelson: **1.** Robert Armstrong Nelson; geb. 1922; amerikanischer Serologe **2.** Don H. Nelson; geb. 1925; amerikanischer Internist

Nelson-Test *m* (Ⓔ TPI test): ***Syn:*** *Treponema-Pallidum-Immobilisationstest, TPI-Test*; Syphilistest, bei dem Syphiliserreger durch Antikörper im Testserum immobilisiert werden; *s.a. Essay Syphilis S. 2077*

Nelson-Tumor *m* (Ⓔ Nelson's tumor): ACTH-produzierendes Adenom des Hypophysenvorderlappens; tritt gehäuft [bis zu 30 %] nach beidseitiger Adrenalektomie* auf

NEM *Abk.*: **1.** Nahrungseinheit-Milch **2.** N-Ethylmaleinimid **3.** Nichtedelmetall

Ne|ma|lin|my|o|pa|thie *f* (Ⓔ nemaline myopathy): seltene, autosomal-dominant vererbte Muskelschwäche

Nemat-, nemat- *präf.*: *→ Nemato-*

Ne|ma|thel|min|ten *pl*: *→ Nemathelminthes*

Ne|ma|thel|min|thes *pl* (Ⓔ Nemathelminthes): ***Syn:*** *Schlauchwürmer, Aschelminthen, Aschelminthes*; zu den Fadenwürmern zählende Parasiten; werden in Rundwürmer* [Nematoden] und Plattwürmer* [Plathelminten] unterteilt, die wiederum in Saugwürmer* [Trematoden] und Bandwürmer* [Cestoden] untergliedert werden

Nemato-, nemato- *präf.*: Wortelement mit der Bedeutung „Faden/Schlauch"

Ne|ma|to|da *pl*: *→ Nematoden*

Ne|ma|to|den *pl* (Ⓔ Nematoda): ***Syn:*** *Nematoda, Nematodes, Fadenwürmer*; fadenförmige, runde Würmer, die sich i.d.R. durch Eier vermehren, z.T. auch lebendgebärend; im Gegensatz zu den Bandwürmern* besitzen sie einen vollständigen Verdauungstrakt mit subterminalem Anus; ein Atmungs- und Kreislaufsystem fehlt aber; wichtige Gattungen sind u.a. Ankylostoma*, Ascaris*, Dracunculus*, Trichinella*, Onchocerca*

Ne|ma|to|den|in|fek|ti|on *f*: *→ Nematosis*

Ne|ma|to|des *pl*: *→ Nematoden*

Ne|ma|to|di|a|sis *f, pl* **-ses**: *→ Nematosis*

Ne|ma|to|sis *f, pl* **-ses** (Ⓔ nematodiasis): ***Syn:*** *Nematodeninfektion, Nematodiasis*; durch Fadenwürmer [Nematoden*] hervorgerufene Infektionskrankheit; *s.a. Ancylostoma, Enterobius vermicularis, Trichinella spiralis, Ascaris, Toxocara, Dracunculus, Onchocerca*

Ne|ma|to|zid *nt* (Ⓔ nematocide): nematodenabtötendes Mittel

ne|ma|to|zid *adj* (Ⓔ nematocide): nematoden(ab)tötend

NEN *Abk.*: Nichteiweiß-Stickstoff

neo *Abk.*: Neoarsphenamin

Neo-, neo- *präf.*: Wortelement mit der Bedeutung „neu/jung"
Ne|o|bla|se *f* (Ⓔ neobladder): ***Syn:*** *Blasensubstitution, Ersatzblase, Blasenersatz*; Bildung einer künstlichen Blase nach totaler [z.B. Kolon-Conduit*, Ileumneoblase*] oder subtotaler Blasenentfernung [Mainz-Pouch*]
Ne|o|ce|re|bel|lum *nt* (Ⓔ neocerebellum): ***Syn:*** *Neozerebellum*; stammesgeschichtlich jüngster Teil des Kleinhirns [Cerebellum*]
Ne|o|cor|tex *m* (Ⓔ neocortex): ***Syn:*** *Neokortex*; stammesgeschichtlich jüngster Teil der Großhirnrinde [Cortex* cerebri]; besteht histologisch aus dem sechsschichtigen Isocortex*
Neodymium-Yttrium-Aluminium-Granat-Laser *m*: *→ Nd:Yag-Laser*
Ne|o|ge|ne|se *f* (Ⓔ neogenesis): Neubildung, Regeneration von Gewebe oder Organen
ne|o|ge|ne|tisch *adj* (Ⓔ neogenetic): ***Syn:*** *regeneratorisch*; Neubildung/Regeneration/Neogenese betreffend
Ne|o|glot|tis *f* (Ⓔ neoglottis): *s.u. Laryngektomie*
Ne|o|kor|tex *m*: *→ Neocortex*
ne|o|kor|ti|kal *adj* (Ⓔ neocortical): Neokortex betreffend
Ne|o|la|lie *f* (Ⓔ neolalia): häufiger Gebrauch von Wortneubildungen [**Neologismen**]; kommt v.a. bei Schizophrenie* vor
Ne|o|lo|gis|mus *m* (Ⓔ neologism): ***Syn:*** *Wortneubildung*; Bildung neuer Wörter, meist durch Zusammenziehung bestehender Begriffe; kann zu Wortsalat und absoluter Unverständlichkeit der Sprache führen; häufiges Symptom bei Psychosen, insbesondere Schizophrenie*
ne|o|morph *adj* (Ⓔ neomorphic): neugeformt
Ne|o|my|cin *nt* (Ⓔ neomycin): von **Streptomyces**-Species gebildetes Antibiotikagemisch [**Neomycin A, B, C**]; **Anw.**: präoperative Darmvorbereitung, Enteritis
Neomycin B (Ⓔ neomycin B): ***Syn:*** *Framycetin*; von **Streptomyces**-Species gebildetes Aminoglykosid-Antibiotikum*; **Anw.**: wegen der hohen Oto- und Nephrotoxizität nur lokal zur Behandlung von Haut- und Schleimhautinfekten
Ne|on *nt* (Ⓔ neon): Edelgas*
ne|o|na|tal *adj* (Ⓔ neonatal): die Neugeborenenperiode betreffend, in der Neugeborenenperiode auftretend, neugeboren
Ne|o|na|tal|sterb|lich|keit *f* (Ⓔ neonatal mortality rate): ***Syn:*** *Neugeborenensterblichkeit, neonatale Mortalität*; Sterblichkeit in der Neugeborenenperiode*
Ne|o|na|to|lo|ge *m* (Ⓔ neonatologist): Arzt für Neonatologie*
Ne|o|na|to|lo|gie *f* (Ⓔ neonatology): Teilgebiet der Kinderheilkunde, das sich mit der Physiologie und den Erkrankungen der Neugeborenen befasst
Ne|o|na|to|lo|gin *f* (Ⓔ neonatologist): Ärztin für Neonatologie*
Ne|o|pal|li|um *nt*: *→ Neocortex*
Ne|o|pla|sie *f* (Ⓔ neoplasia): Gewebeneubildung, z.B. bei Heilungsprozessen; oft im Sinne von autonomer Proliferation verwendet; *s.a. Neoplasma*
konjunktivale intraepitheliale Neoplasie (Ⓔ conjunctival intraepithelial neoplasia): Carcinoma* in situ der Augenbindehaut [Konjunktiva]
multiple endokrine Neoplasie (Ⓔ multiple endocrine neoplasia): ***Syn:*** *pluriglanduläre Adenomatose, multiple endokrine Adenomatose, multiple endokrine Adenopathie*; durch eine Adenombildung in verschiedenen endokrinen Drüsen gekennzeichnetes Syndrom; meist autosomal-dominant vererbt; man unterscheidet: **multiple endokrine Neoplasie Typ 1** [Wermer-Syndrom]: Hyperplasie der Hauptzellen der Nebenschilddrüsen, Mikroadenome des Pankreas, Hypophysenadenome, Karzinoide in Magen und Darm, evtl. Lipome, Schwannome oder gastrale Polypen **multiple endokrine Neoplasie Typ 2 a** [Sipple-Syndrom]: C-Zell-Hyperplasie der Schilddrüse, Phäochromozytom, Nebenschilddrüsenhyperplasie **multiple endokrine Neoplasie Typ 2 b:** C-Zell-Hyperplasie der Schilddrüse, Phäochromozytom, Neurome der Mundschleimhaut und Zunge, hyperplastische korneale Nerven, marfanoider Habitus, Ganglioneuromatose mit Obstipation und Megakolon **multiple endokrine Neoplasie Typ 3:** Nebenschilddrüsenadenom, papilläres Schilddrüsenkarzinom
Therapie: die benignen endokrinen Tumoren können pharmakologisch kontrolliert werden; bei Versagen oder Entartung chirurgische Entfernung und Nachbehandlung; die malignen Tumoren werden chirurgisch entfernt oder mit Chemotherapie behandelt
testikuläre intraepitheliale Neoplasie (Ⓔ testicular intraepithelial neoplasia): atypische, neoplastische Spermatogonien, als Vorstufe aller Keimzelltumoren des Mannes
vulväre intraepitheliale Neoplasie (Ⓔ vulvar intraepithelial neoplasia): dysplastische Veränderungen der Vulva-

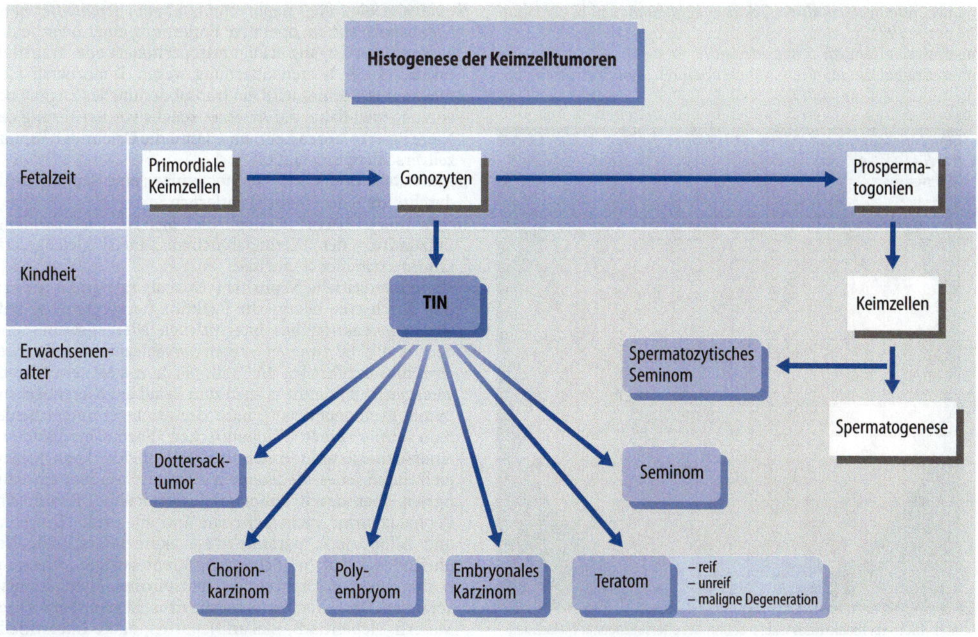

Abb. N29. Histiogenese der Keimzelltumoren

N

schleimhaut als Vorstufe bzw. Frühform des Vulvakarzinoms*; man unterscheidet zwischen **leichter Dysplasie** [VIN I], **mäßiger Dysplasie** [VIN II] und **schwerer Dysplasie** [VIN III], die bereits ein Carcinoma in situ darstellt
zervikale intraepitheliale Neoplasie (Ⓔ cervical intraepithelial neoplasia): dysplastische Veränderungen der Zervixschleimhaut als Vorstufe bzw. Frühform des Zervixkarzinoms*; man unterscheidet zwischen **leichter Dysplasie** [CIN I], **mäßiger** oder **mittelschwerer Dysplasie** [CIN II] und **schwerer Dysplasie** [CIN III], die bereits ein Carcinoma in situ darstellt

Nelolplaslma *nt* (Ⓔ neoplasm): Neubildung, Tumor; meist gleichgesetzt mit bösartigem Tumor*
malignes Neoplasma (Ⓔ malignant neoplasm): *Syn: Krebs, bösartige Geschwulst, Malignom, Malignität*; allgemein verwendete Bezeichnung für maligne Tumoren, insbesondere das Karzinom*

nelolplasltisch *adj* (Ⓔ neoplastic): Neoplasie oder Neoplasma betreffend, in der Art eines Neoplasmas

Nelolptelrin *nt* (Ⓔ neopterin): Abbauprodukt von Guanosintriphosphat*; wird von Makrophagen unter dem Einfluss von Interferon-γ gebildet und im Harn ausgeschieden; gilt als Marker für verschiedene Erkrankungen [Karzinome, Autoimmunerkrankungen, Allergien, AIDS], Abstoßungsreaktionen bei Transplantation und verschiedene Infektionen [Tuberkulose, Malaria]; die biologische Bedeutung ist unbekannt

Nelolstiglmin *nt* (Ⓔ neostigmine): indirektes, nur peripher wirksames Parasympathomimetikum*; **Anw.**: Myasthenia gravis, Darmatonie, Glaukomanfall, Intoxikation mit zyklischen Antidepressiva, Neuroleptika oder Antihistaminika; Aufhebung der Wirkung von D-Curare

Nelolstrilaltum *nt* (Ⓔ neostriatum): *s.u. Striatum*

Nelolsynlephlrin *nt*: *→Phenylephrin*

Nelolvalgilna *f* (Ⓔ neovagina): *Syn: künstliche Scheide*; *s.u. Vaginoplastik*

Nelolvaslkullalrilsaltilon *f* (Ⓔ **1.** neovascularization **2.** *→Glaskörperneovaskularisation*): **1.** Gefäßneubildung, z.B. im Rahmen der Wundheilung* **2.** *→Glaskörperneovaskularisation*
subretinale Neovaskularisation (Ⓔ subretinal neovascularization): Neovaskularisation bei der feuchten Form der altersbezogener Makuladegeneration*

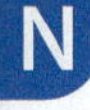

Nelolvaslkullalrilsaltionslglaulkom *nt* (Ⓔ neocascular glaucoma): *Syn: neovaskuläres Sekundärglaukom*; *s.u. Essay Glaukom S. 797*

nelolzelrelbellar *adj*: *→neozerebellär*

nelolzelrelbellär *adj* (Ⓔ neocerebellar): *Syn: neozerebellar*; Neozerebellum betreffend

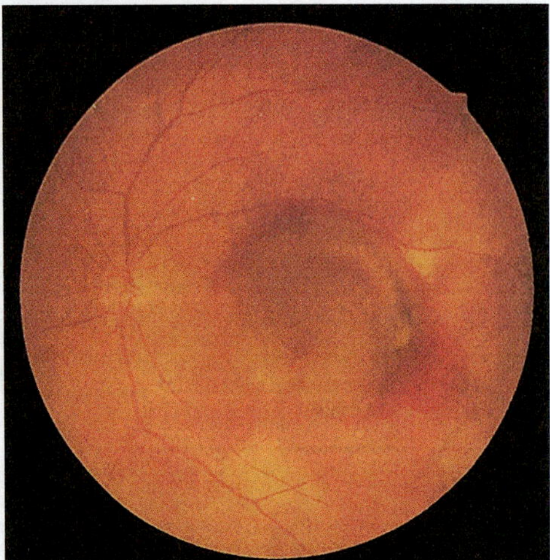

Abb. N30. Subretinale Neovaskularisation bei altersbezogener Makuladegeneration

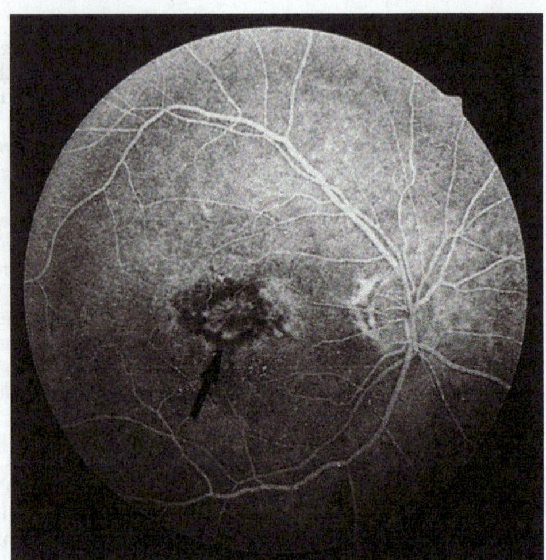

Abb. N31. Subretinale Neovaskularisation bei altersbezogener Makuladegeneration [Fluoreszeinangiogramm]

Nelolzelrelbellum *nt*: *→Neocerebellum*

Nelolzyltolse *f* (Ⓔ neocytosis): Vorkommen unreifer Zellvorläufer im peripheren Blut

Nelphellolmeltrie *f* (Ⓔ nephelometry): Messung der Trübung von Flüssigkeiten oder Gasen zur quantitativen oder qualitativen Analyse

Nelphellopsie *f* (Ⓔ cloudy vision): *Syn: Nebelsehen*; nebelhaftes Sehen durch Trübung der lichtbrechenden Medien des Auges

Nephr-, nephr- *präf.*: *→Nephro-*

Nephrlallgie *f* (Ⓔ nephralgia): *Syn: Nierenschmerz(en)*; Schmerzen in der Niere oder der Nierengegend

Nelphreklitalsie *f* (Ⓔ nephrectasis): *Syn: Nierendilatation*; Ausweitung des Nierenhohlsystems, v.a. des Nierenbeckens und der Nierenkelche; *s.a. Hydronephrose, Pyelektasie, Sackniere*

Nelphrekltolmie *f* (Ⓔ nephrectomy): *Syn: Nierenentfernung, Nierenexstirpation*; operative Entfernung einer oder beider Nieren*; der Zugang erfolgt retroperitoneal oder transthorakal; bei der Nierenentfernung wegen Tumorbefall [**Tumornephrektomie**] wird ein transabdomineller Zugang bevorzugt, weil dabei die Arteria* renalis vor Berührung der Niere ligiert werden kann und damit die Gefahr der Tumorzellverschleppung entfällt

nelphrekltolmielren *v* (Ⓔ nephrectomize): eine Nephrektomie durchführen, die Niere(n) entfernen

Nelphriltis *f, pl* **-tilden** (Ⓔ nephritis): *Syn: Nierenentzündung*; Entzündung des Nierenparenchyms; meist gleichgesetzt mit interstitieller Nephritis*
akute interstitielle Nephritis (Ⓔ acute interstitial nephritis): durch eine allergische Reaktion hervorgerufene Entzündungsreaktion des interstitiellen Nierengewebes und der Tubuli, die zu einer akuten Verschlechterung der Nierenfunktion führt [ca. 10 % aller Fälle von akutem Nierenversagen]; oft kommt es auch zum Befall des Nierenbeckens [akute Pyelonephritis*]; nach der Ätiologie unterscheidet man außer einer idiopathischen Form: **medikamentenassoziierte akute interstitielle Nephritis**: kann prinzipiell durch jedes Medikament ausgelöst werden; am häufigsten aber durch Sulfonamide, Penicilline, Rifampicin, Cephalosporine, nicht-steroidale Antiphlogistika, Diuretika und Allopurinol; **parainfektiöse akute interstitielle Nephritis**: tritt auf bei Scharlach, Streptokokken-, Pneumokokkeninfekten, Diphtherie, Leptospirosen, Mykoplasmen, Yersinien, Brucellen, Zytomegalievirus, Ebstein-Barr-Virus, Masern, Hepatitis B, Balkan-Nephritis; **akute interstitielle Nephritis bei Systemerkrankungen**: Sarkoidose, Sjögren-

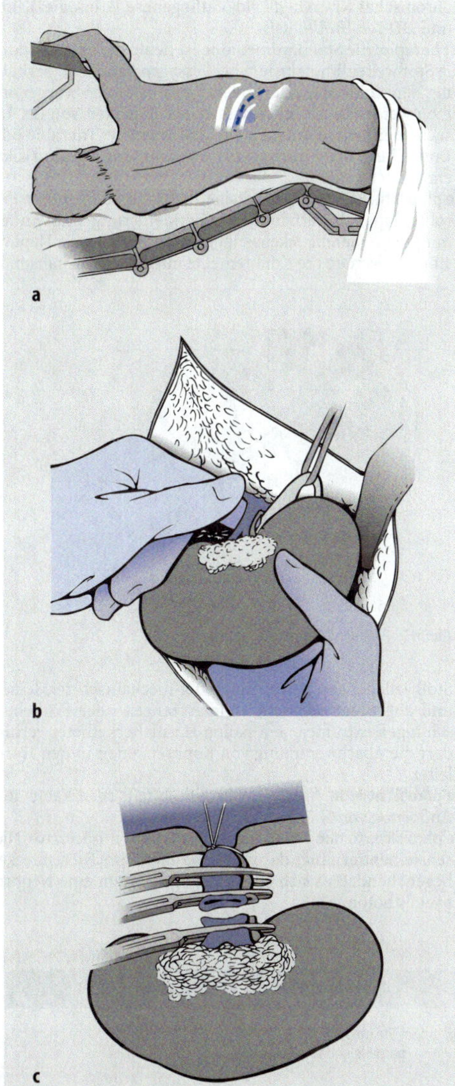
Abb. N32. Nephrektomie

Syndrom, systemischer Lupus erythematodes, Plasmozytom; die **Klinik** ist meist unauffällig und uncharakteristisch, und die Nierensymptome werden oft von der Grunderkrankung überdeckt; Fieber, Flankenschmerz und Oligurie oder Anurie sind oft die einzigen Hinweise auf eine Nierenbeteiligung

arteriosklerotische Nephritis (Ⓔ arteriosclerotic nephritis): altersbedingte oder als Folge eines Hochdrucks entstehende Nierenentzündung mit progredienter Sklerosierung und Vernarbung

bakterielle Nephritis (Ⓔ bacterial nephritis): aufsteigende oder hämatogene, meist auf der Basis prädisponierender Faktoren [Diabetes*, Gicht*, Harnabflussstörungen] entstehende Entzündung

Nephritis caseosa (Ⓔ caseous nephritis): ***Syn:*** *verkäsende Nephritis*; im Rahmen einer Nierentuberkulose* auftretende entzündliche Veränderung mit verkäsenden Herden

chronische Nephritis (Ⓔ Bright's disease): ***Syn:*** *chronische Glomerulonephritis*; zu chronischer Niereninsuffizienz* führende Entzündung variabler histologischer Ausprägung

chronische interstitielle Nephritis (Ⓔ chronic interstitial nephritis): symptomarme, schleichend verlaufende entzündliche Reaktion des interstitiellen Nierengewebes und der Tubuli auf verschiedene Noxen; es kommt zu einem progredienten Funktionsverlust und meist zu Niereninsuffizienz*; **Klinik:** der Verlauf ist lange Zeit asymptomatisch; später kommt es zu Abgeschlagenheit, Anämie, schmutziggrau-brauner Haut [v.a. bei Analgetikanephropathie*], Exsikkose, arterieller Hypertonie und evtl. rezivierenden Harnwegsinfekten und Nierenkoliken

Tab. N33. Ursachen der chronischen interstitiellen Nephritis

Ursachen
(Misch-)Analgetikaabusus
Chronisch rezidivierende Pyelonephritis, z.B. bei Harnabflussstörungen
Hyperurikämie, Gicht
Chronische Schwermetallintoxikation (z.B. Blei, Cadmium)
Nephrokalzinose, z.B. bei primärem Hyperparathyreoidismus
Oxalose
Chronische Hypokaliämie
Schimmelpilzgifte, z.B. Ochratoxine (Balkannephropathie)
Pflanzliche Gifte, z.B. Aristocholsäure („chinese herbs nephropathy")

chronisch interstitielle destruierende Nephritis (Ⓔ chronic interstitial destructive nephritis): schleichend verlaufende, zu Niereninsuffizienz führende Entzündung von Niere und meist auch Nierenbecken [chronische Pyelonephritis*]

eitrige Nephritis (Ⓔ suppurative nephritis): durch die Ausbildung von Nierenabszessen gekennzeichnete, meist akute Nierenentzündung; entsteht hämatogen im Rahmen einer Septikohämie

Nephritis gravidarum (Ⓔ nephritis of pregnancy): ***Syn:*** *Schwangerschaftsnephritis, Schwangerschaftsnephropathie, Nephropathia gravidarum*; mit Hypertonie* und Proteinurie* einhergehende, durch die Erweiterung der Harnleiter und Nierenkelche [Pyelonephritis* gravidarum] geförderte Entzündung; kann zu Präeklampsie* oder Eklampsie* führen

Nephritis haemorrhagica (Ⓔ hemorrhagic nephritis): Nierenentzündung mit Blutausscheidung im Urin

interstitielle Nephritis (Ⓔ interstitial nephritis): i.d.R. symptomarme, primär auf das interstitielle Nierengewebe beschränkte Entzündung, die auch Glomeruli [Glomerulonephritis*] oder Nierentubuli [**tubulo-interstitielle Nephritis**] betreffen kann; *s.a. akute interstitielle Nephritis, chronische interstitielle Nephritis*

lupoide Nephritis: *→ Lupusnephritis*

Nephritis saturnina (Ⓔ saturnine nephritis): ***Syn:*** *Bleiniere, Bleischrumpfniere*; durch eine chronische Bleivergiftung hervorgerufene Nephrosklerose*, die zu Schrumpfniere* und Niereninsuffizienz* führt; in seltenen Fällen handelt es sich um eine **akute bleitoxische tubuläre Schrumpfniere** bei einmaliger Bleiaufnahme

tubulo-interstitielle Nephritis (Ⓔ tubulointerstitial nephritis): *s.u. interstitielle Nephritis*

verkäsende Nephritis: *→ Nephritis caseosa*

ne|phri|tisch *adj* (Ⓔ nephritic): Nierenentzündung/Nephritis betreffend, von ihr betroffen oder gekennzeichnet

ne|phri|to|gen *adj* (Ⓔ nephritogenic): Nephritis verursachend

Nephro-, nephro- *präf.*: Wortelement mit der Bedeutung „Niere/Nephros"

ne|phro|ab|do|mi|nal *adj* (Ⓔ nephroabdominal): ***Syn:*** *renoabdominal*; Niere(n) und Bauch(wand)/Abdomen betreffend

Ne|phro|an|gi|o|pa|thie *f* (Ⓔ nephroangiopathy): nicht-entzündliche Veränderung der Nierengefäße

Ne|phro|an|gi|o|skle|ro|se *f* (Ⓔ nephroangiosclerosis): Arteriosklerose* der Nierenarterien; oft gleichgesetzt mit Nephrosklerose*

Ne|phro|blas|tom *nt*: *→ Wilms-Tumor*

ne|phro|gen *adj* (Ⓔ nephrogenic): aus der Niere stammend,

N

von den Nieren ausgehend, durch die Niere bedingt

Ne|phro|gramm *nt* (Ⓔ nephrogram): Röntgenkontrastaufnahme der Niere(n)

Ne|phro|gra|phie *f* (Ⓔ nephrography): ***Syn:*** *Nephrografie*; Röntgenkontrastdarstellung* der Niere(n); meist als Nephropyelographie* oder Urographie*

ne|phro|id *adj* (Ⓔ nephroid): ***Syn:*** *reniform*; nierenförmig, nierenartig

Ne|phro|kal|zi|no|se *f* (Ⓔ nephrocalcinosis): diffuse Verkalkung des Nierenparenchyms mit Entwicklung eines Nierenversagens; Form der chronischen interstitiellen Nephritis*, z.B. bei primärem Hyperparathyroidismus*

Ne|phro|kap|su|lek|to|mie *f* (Ⓔ nephrocapsectomy): ***Syn:*** *Nierendekapsulation*; Entfernung der Nierenkapsel

Ne|phro|li|be|ra|ti|on *f* (Ⓔ nephrolysis): ***Syn:*** *Nephrolyse*; operative Nierenlösung

Ne|phro|lith *m*: →*Nierenstein*

Ne|phro|li|thi|a|sis *f, pl* **-ses** (Ⓔ nephrolithiasis): ***Syn:*** *Nierensteinleiden, Nierensteinkrankheit*; durch Steinbildung und -ablagerung in Nierentubuli, Nierenbecken und ableitenden Harnwegen hervorgerufenes akutes [Nierenkolik*] oder chronisches Krankheitsbild; **Pathogenese, Ätiologie, Klinik** und **DD** *s.u. Urolithiasis*

Therapie: die Standardmethode ist heute die extrakorporale Stoßwellenlithotripsie*; bei Versagen kann eine perkutane Nephrolitholapaxie* oder Nephrostomie* vorgenommen werden; wichtig ist, dass in Abhängigkeit von der Ursache der Steinbildung eine medikamentöse Therapie oder Umstellung der Nahrung zur Senkung des Rezidivrisikos eingeleitet wird

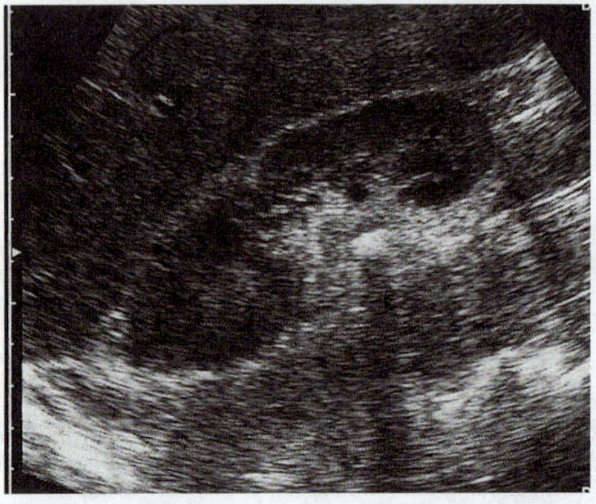

Abb. N34. Nephrolithiasis. Heller Steinreflex mit Schallschatten im sonographischen Längsschnitt

Ne|phro|li|tho|la|pa|xie, per|ku|ta|ne *f* (Ⓔ percutaneous nephrolitholapaxy): Verfahren zur Zerkleinerung und Entfernung von Nierenbeckensteinen; nach perkutaner Nephrostomie* werden die Konkremente mittels Ultraschallsonde, Stoßwellen, Laserbestrahlung oder mechanisch zerkleinert und abgesaugt oder mit Steinfasszangen oder Körbchenschlingen extrahiert; ein Ballon-Harnleiterkatheter verhindert die Abschwemmung von Konkrementen in den Harnleiter

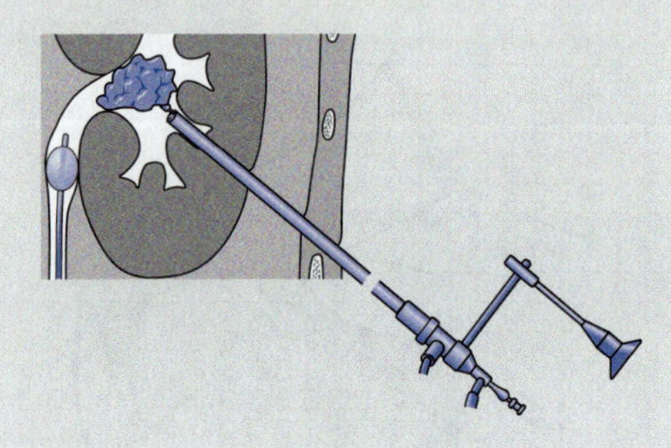

Abb. N36. Perkutane Nephrolitholapaxie

Ne|phro|li|tho|ly|se *f* (Ⓔ nephrolitholysis): medikamentöse Auflösung von Nierensteinen

Ne|phro|li|tho|to|mie *f* (Ⓔ nephrolithotomy): operative Nierensteinentfernung; da die Steine meist im Nierenbecken liegen, handelt es sich streng genommen um eine Nephropyelolithotomie*

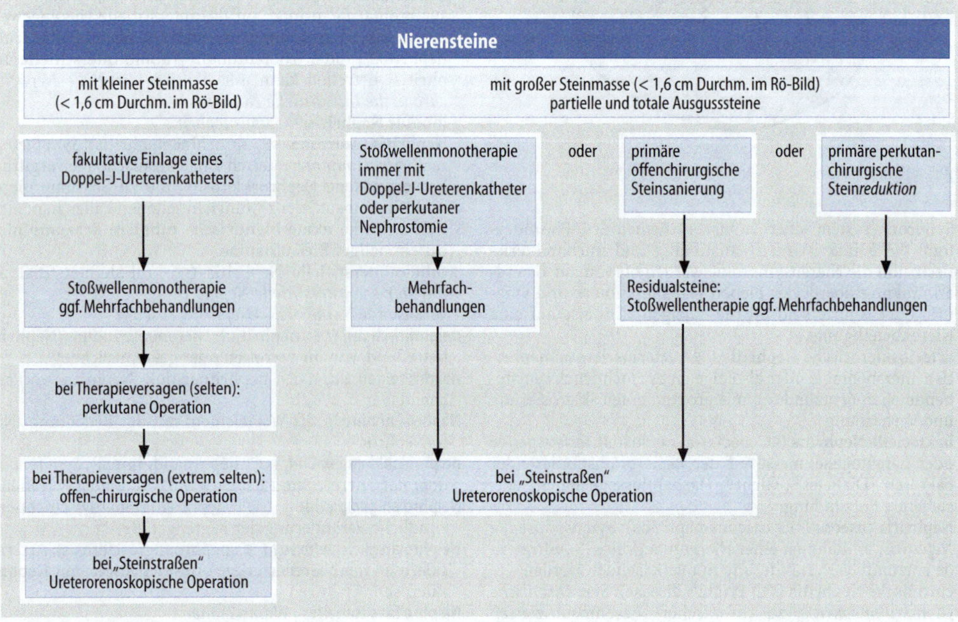

Abb. N35. Therapieschema Nephrolithiasis

Ne|phro|lo|ge *m* (Ⓔ nephrologist): ***Syn:*** *Nierenarzt*; Arzt für Nephrologie*

Ne|phro|lo|gie *f* (Ⓔ nephrology): Teilgebiet der Medizin, das sich mit Diagnose und Therapie von Nierenerkrankungen befasst

Ne|phro|lo|gin *f* (Ⓔ nephrologist): ***Syn:*** *Nierenärztin*; Ärztin für Nephrologie*

Ne|phro|ly|se *f* (Ⓔ **1.–2.** nephrolysis): **1.** toxischer Zerfall von Nierenparenchym **2.** ***Syn:*** *Nephroliberation*; operative Nierenlösung

Ne|phrom *nt*: *→Nierentumor*

Ne|phro|ma|la|zie *f* (Ⓔ nephromalacia): Nierenerweichung

Ne|phro|me|ga|lie *f* (Ⓔ nephromegaly): Nierenvergrößerung

Ne|phron *nt* (Ⓔ nephron): die Nieren enthalten zusammen etwa 2–2,5 Millionen Nephrone, die die funktionelle Grundeinheit der Niere bilden; die Nephrone bestehen aus den **Nierenkörperchen** [Corpuscula renalia] und den **Nierenkanälchen** [Tubuli renales]; die **Nierenkörperchen** bestehen aus dem **Glomerulus** und der **Bowman-Kapsel** [Capsula* glomeruli], einer becherförmigen Einstülpung der Nierenkanälchen um die Glomeruluskapillaren; der Glomerulus ist ein kompliziert gebautes Kapillarknäuel; das zuführende Gefäß [Arteriola glomerularis afferens] tritt am **Gefäßpol** [Polus vascularis] in das Nierenkörperchen ein und teilt sich in 2–5 Äste, die jeweils 30–40 anastomosierende Kapillarschlingen bilden, die außen vom inneren Blatt der Bowman-Kapsel überzogen werden; die Wand der Glomeruluskapillaren enthält Schlitzporen [**Filtrationsschlitze**], die von einer dünnen Membran [**Schlitzmembran**] überbrückt werden; der durch die Schlitzporen abfiltrierte Primärharn verlässt am Harnpol das Nierenkörperchen; die Glomeruluskapillaren vereinigen sich wieder zur Arteriola glomerularis efferens und verlassen die Kapsel am Gefäßpol

Tab. N37. Gliederung eines Nephrons

		Lokalisation
Nierenkörperchen (Corpusculum renale), besteht aus:		
Glomerulus, Gefäßknäuel		Rindenlabyrinth
Bowman-Kapsel, Capsula glomeruli		
Nierenkanälchen (Tubulus nephroni), besteht aus:		
Tubulus proximalis, proximaler Tubulus		
– Pars convoluta proximalis		Rindenlabyrinth
– Pars recta proximalis, dicker absteigender Schleifenschenkel	Henle-Schleife	Außenstreifen
Tubulus intermedius, intermediärer Tubulus	Henle-Schleife	
– Pars descendens, dünner absteigender Schleifenschenkel	Henle-Schleife	Innenstreifen und Innenzone
– Pars ascendens, dünner aufsteigender Schleifenschenkel	Henle-Schleife	Außenzone, Markstrahl
Tubulus distalis, distaler Tubulus	Henle-Schleife	
– Pars recta distalis, dicker aufsteigender Schleifenschenkel	Henle-Schleife	Rindenlabyrinth
– Pars convoluta distalis		
Tubulus reuniens, Verbindungstubulus		

am **Harnpol** [Polus tubularis] beginnen die Nierenkanälchen, die aufgrund ihres Kalibers und ihrer Morphologie unterteilt werden; man unterscheidet **1. proximaler Tubulus** [Tubulus proximalis]: bis zu 14 mm lang; beginnt am Harnpol und verläuft zuerst geschlängelt [**Pars convoluta proximalis, proximales Konvolut**] und dann gestreckt [**Pars recta proximalis**]; die Pars recta kann bis in das Nierenmark reichen und bildet den dicken Teil des absteigenden Schenkels der **Henle-Schleife**; im proximalen Tubulus werden Wasser, Glucose, Aminosäuren, Natrium, Chlorid, Kalium, Harnsäure und Phosphat rückresorbiert und harnpflichtige Substanzen aktiv in das Lumen abgegeben; entspricht dem **Hauptstück** der Physiologen **2. intermediärer**

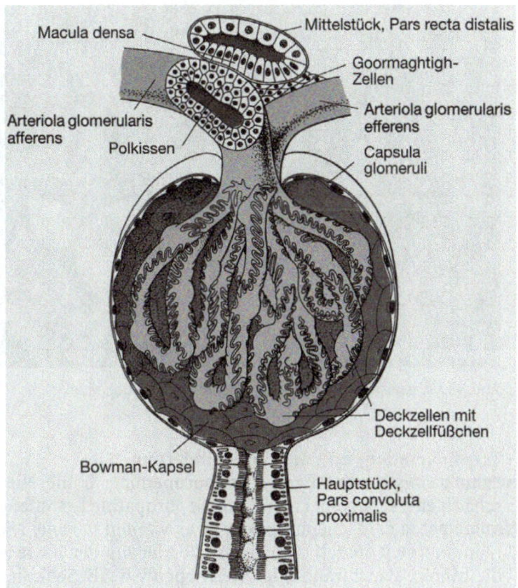

Abb. N38. Nephron

Tubulus [Tubulus intermedius]: bildet die dünnen Abschnitte des absteigenden und aufsteigenden Schenkels der **Henle-Schleife**, die zusammen als **Überleitungsstück** bezeichnet werden **3. distaler Tubulus** [Tubulus distalis]: das **Mittelstück** der Physiologen; die **Pars recta distalis** bildet den dicken Teil des aufsteigenden Schenkels der **Henle-Schleife** und geht in die geschlängelte **Pars convoluta distalis** [distales Konvolut] über; im distalen Konvolut wird Natrium und Chlorid rückresorbiert und Kalium ausgeschieden

die distalen Tubuli münden in **Verbindungstubuli** [Tubulus reuniens, Verbindungsstück], die meist bogenförmig in die Sammelrohre einmünden; die **Sammelrohre** münden in die **Ductus papillares**, die auf der Nierenpapille* den Endharn ins Nierenbecken* abgeben

Ne|phro|pa|thia *f*: *→Nephropathie*

Nephropathia epidemica (Ⓔ epidemic hemorrhagic fever): *s.u. hämorrhagisches Fieber mit renalem Syndrom*

Nephropathia gravidarum: *→Nephritis gravidarum*

Ne|phro|pa|thie *f* (Ⓔ nephropathy): ***Syn:*** *Nierenerkrankung, Nierenschädigung, Nephropathia, Renopathie*; (nicht-entzündliche) Nierenerkrankung; wird oft synonym mit chronischer interstitieller Nephritis* verwendet

chronische endemische Nephropathie (Ⓔ Danubian endemic familial nephropathy): ***Syn:*** *Balkannephropathie, Balkannephritis*; im Balkan auftretende endemisch chronische Nierenentzündung unbekannter Genese; vermutet wird, dass sowohl genetische als auch exogene Faktoren [Schwermetalle, Pilztoxine] eine Rolle bei der Entstehung spielen; der Beginn liegt meist nach dem 20. Lebensjahr; anfangs stehen Schwäche, Müdigkeit und Anämie im Vordergrund; der Verlauf ist chronisch progredient und führt zu terminaler Niereninsuffizienz; auffällig ist die stark erhöhte Inzidenz von Nierenbecken- und Harnleitertumoren

diabetische Nephropathie: *→Kimmelstiel-Wilson-Syndrom*

obstruktive Nephropathie (Ⓔ obstructive nephropathy): Schädigung des Nierenparenchyms bei Harnstauung; kann im Extremfall zum völligen Parenchymverlust führen; solange nur eine Niere betroffen ist, kann die andere Niere den Funktionsverlust durch eine kompensatorische Hypertrophie ausgleichen [*Abb. N39*]

Nephropathie-Taubheits-Syndrom *nt* (Ⓔ Alport's syndrome): ***Syn:*** *Alport-Syndrom*; X-chromosomal oder autosomal-rezessiv vererbte Nephropathie* mit Innenohrtaubheit und Augenfehlbildungen; die Nierenfunktion nimmt stetig ab und führt im Alter von 10–20 Jahren zu Niereninsuffizienz; **Therapie**: Behandlung der Niereninsuffizienz [Dialyse,

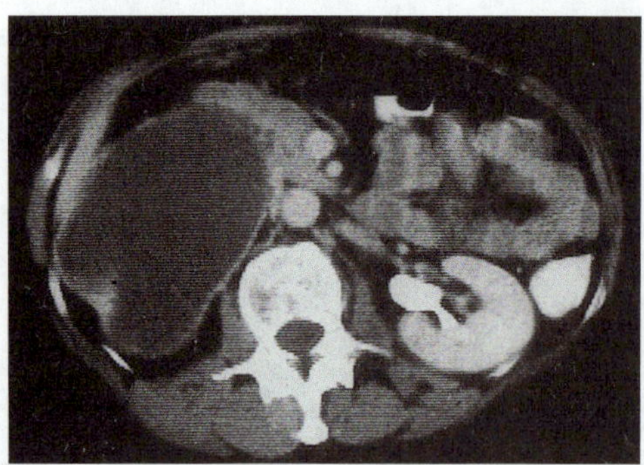

Abb. N39. Wassersackniere rechts bei obstruktiver Nephropathie

Transplantation] und der Hörbehinderung

ne|phro|pa|thisch *adj* (Ⓔ **1.–2.** nephropathic): **1.** die Niere schädigend **2.** Nierenerkrankung/Nephropathie betreffend

Ne|phro|pe|xie *f* (Ⓔ nephropexy): ***Syn:*** *Nierenfixierung, Nierenanheftung*; operative Anheftung/Fixierung der Niere an die hintere Bauchwand oder die Rippen bei z.B. Senkniere [Nephroptose]

Ne|phro|phthi|sis *f*: veraltet für *→Nierentuberkulose*

Ne|phro|pto|se *f* (Ⓔ nephroptosis): ***Syn:*** *Nierensenkung, Senkniere*; meist die rechte Niere betreffende Senkung bei langem Gefäßstiel oder im Rahmen einer Enteroptose*; oft gleichgesetzt mit Wanderniere*

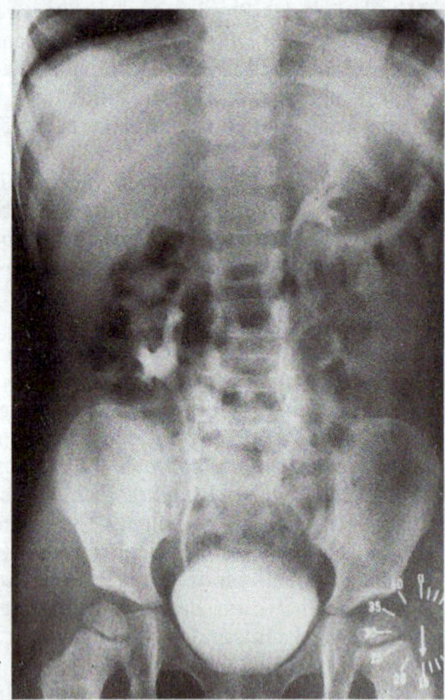

Abb. N40. Nephroptose rechts

Ne|phro|py|e|lo|gra|phie *f* (Ⓔ nephropyelography): ***Syn:*** *Nephropyelografie*; Röntgenkontrastdarstellung* von Niere und Nierenbecken

Ne|phro|py|e|lo|li|tho|to|mie *f* (Ⓔ nephropyelolithotomy): operative Entfernung von Nierenbeckensteinen; wird heute meist als **perkutane Nephrolitholapaxie** durchgeführt

Ne|phro|py|o|se *f* (Ⓔ nephropyosis): ***Syn:*** *Niereneiterung*; Vereiterung des Nierenparenchyms, z.B. bei eitriger Nephritis oder Nierenabszess

Ne|phror|rha|gie *f* (Ⓔ nephrorrhagia): ***Syn:*** *Nierenblutung; Niereneinblutung*; Blutung aus der Niere oder Einblutung in die Niere; manifestiert sich meist als Hämaturie*; **Ursachen:** Trauma, Tumoren, Niereninfarkt, Nephrolithiasis, Antikoagulanzientherapie, hämorrhagische Diathese*

Ne|phror|rha|phie *f* (Ⓔ nephrorrhaphy): ***Syn:*** *Nierennaht*; Naht der Nierenkapsel und/oder des Nierengewebes nach Verletzung oder Operation

Neph|ros *m*: *→Niere*

Ne|phro|se *f* (Ⓔ **1.** nephrosis **2.** nephrotic syndrome): **1.** nur noch selten gebrauchte Bezeichnung für nicht-entzündliche Nierenerkrankungen; *s.a. Nephropathie* **2.** klinische Bezeichnung für nephrotisches Syndrom*

chromoproteinurische Nephrose (Ⓔ chromoproteinuric nephrosis): ***Syn:*** *Chromoproteinniere*; durch Auftreten von **Chromoproteinzylindern** charakterisierte Schockniere im Anschluss an eine massive Hämolyse* und Myolyse*; *s.a. Crush-Niere*

Ne|phro|skle|ro|se *f* (Ⓔ nephrosclerosis): Sklerose* der Arterien und Arteriolen der Niere(n); führt zu Entwicklung einer renalen Hypertonie* und Niereninsuffizienz*

diabetische Nephrosklerose: *→Kimmelstiel-Wilson-Syndrom*

maligne Nephrosklerose (Ⓔ malignant nephrosclerosis): ***Syn:*** *Fahr-Volhard-Nephrosklerose*; zu Niereninsuffizienz führende, rasch progrediente Nephrosklerose, z.B. bei maligner Hypertonie

senile Nephrosklerose (Ⓔ senile nephrosclerosis): ***Syn:*** *Arterionephrosklerose*; altersbedingte, langsam progrediente Sklerose* der Nierengefäße

Ne|phro|so|ne|phri|tis *f, pl* **-ti|den** (Ⓔ nephrosonephritis): Nierenentzündung mit Begleitsymptomen eines nephrotischen oder nephritischen Syndroms*

akute hämorrhagische Nephrosonephritis: *→hämorrhagisches Fieber mit renalem Syndrom*

ne|phro|so|ne|phri|tisch *adj* (Ⓔ nephrosonephritic): Nephrosonephritis betreffend, von ihr betroffen oder gekennzeichnet

Ne|phro|sto|mie *f* (Ⓔ nephrostomy): ***Syn:*** *Nierenfistelung*; Anlegen einer äußeren Nierenfistel

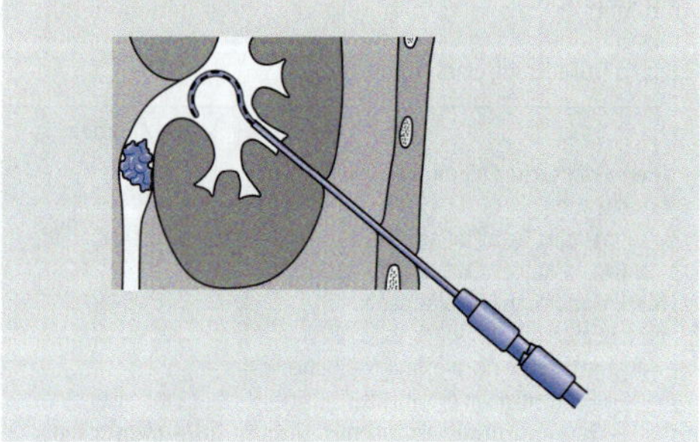

Abb. N41. Perkutane Nephrostomie

ne|phro|tisch *adj* (Ⓔ nephrotic): Nephrose betreffend, von ihr betroffen oder gekennzeichnet, durch sie bedingt

Ne|phro|to|mie *f* (Ⓔ nephrotomy): Inzision/Eröffnung der Niere

Ne|phro|to|mo|gramm *nt* (Ⓔ nephrotomogram): Schichtaufnahme der Niere

Ne|phro|to|mo|gra|phie *f* (Ⓔ nephrotomography): ***Syn:*** *Nephrotomografie*; Tomographie* der Niere

Ne|phro|to|xin *nt* (Ⓔ nephrotoxin): ***Syn:*** *Nierengift*; nephrotoxische Substanz

ne|phro|to|xisch *adj* (Ⓔ nephrotoxic): nierenschädigend, nierengiftig

Ne|phro|to|xi|zi|tät *f* (Ⓔ nephrotoxicity): Nierenschädlichkeit, Nierengiftigkeit, Nierentoxizität

ne|phro|trop *adj* (Ⓔ nephrotropic): ***Syn:*** *renotrop*; mit besonderer Affinität für Nierengewebe/zur Niere, auf die Niere einwirkend

Ne|phro|u|re|te|rek|to|mie *f* (Ⓔ nephroureterectomy): ***Syn:*** *Ureteronephrektomie*; operative Entfernung von Niere und Harnleiter

Ne|phro|u|re|te|ro|zys|tek|to|mie *f* (Ⓔ nephroureterocystectomy): operative Entfernung von Niere, Harnleiter und Blase

Ne|ri|um O|le|an|der *nt*: *→Oleander*

Nerv *m* (Ⓔ nerve): ***Syn:*** *Nervus*; aus parallel verlaufenden Nervenfasern und umhüllendem Bindegewebe aufgebaute

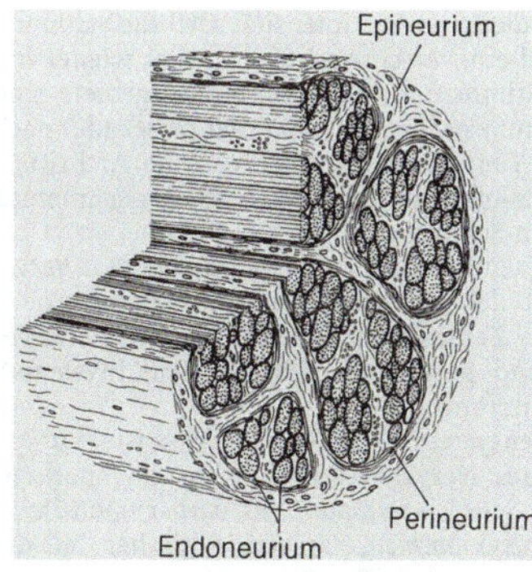

Abb. N42. Aufbau eines Nervens

Leitungsstrukturen des Nervensystems; jeder Nerv besteht aus einzelnen Nervenfasern*, die von Endoneurium* umgeben werden; mehrere Nervenfasern werden durch das Perineurium* zu Faszikeln gebündelt, die bis zu 100 Nervenfasern enthalten können; diese Nervenfaserbündel wiederum werden vom Epineurium* zu einem Nerven zusammengefasst; je nach der Funktion unterscheidet man **motorische Nerven**, die Impulse zur Muskulatur leiten und **sensible** oder **sensorische Nerven**, die Reize in der Peripherie aufnehmen und zum Zentralnervensystem leiten; **gemischte Nerven** enthalten motorische und sensible Fasern

afferenter Nerv (Ⓔ afferent nerve): Nerv, der Impulse von der Peripherie zum Rückenmark oder Gehirn führt

efferenter Nerv (Ⓔ efferent nerve): Nerv, der Impulse von Rückenmark oder Gehirn zur Peripherie führt

peripherer Nerv (Ⓔ peripheral nerve): vom Rückenmark oder Gehirn ausgehender Nerv; in der Klinik meist gleichgesetzt mit Spinalnerv*

ner|val *adj* (Ⓔ nervous): ***Syn:*** *neural, nervös, nervlich*; Nerv(en) oder das Nervensystem betreffend, nervös (bedingt), vom Nervensystem ausgehend

Ner|ven|bahn *f* (Ⓔ pathway): ***Syn:*** *Leitungsbahn, Tractus*; aus Nervenfasern mit gleicher oder ähnlicher Funktion bestehende Bündel; **motorische Leitungsbahnen** führen Impulse von Großhirn und Kleinhirn zur Muskulatur; **sensible Leitungsbahnen** leiten Impulse von Empfindungsrezeptoren aus dem Körper und der Körperoberfläche zum Gehirn

Ner|ven|block *m* (Ⓔ nerve block): ***Syn:*** *Leitungsblock, Leitungsanästhesie*; Schmerzausschaltung durch Anästhesie* eines Nerven; als **periphere Leitungsanästhesie** durch perineurale Injektion von Anästhetikum oder Plexusblockade, als **rückenmarknahe Leitungsanästhesie** die Spinal- oder Periduralanästhesie*

Ner|ven|blo|cka|de *f*: *→Nervenblock*

Ner|ven|durch|tren|nung *f*: *→Neurotomie*

Ner|ven|en|di|gun|gen, freie *pl* (Ⓔ free nerve endings): *s.u. Dermis*

Ner|ven|ent|zün|dung *f*: *→Neuritis*

Ner|ven|fa|ser *f* (Ⓔ nerve fiber): ***Syn:*** *Neurofibra*; Nervenfasern bestehen aus dem Axon* der Nervenzelle und der sie umgebenden Axonscheide; im Zentralnervensystem [Gehirn und Rückenmark] wird die Axonscheide von Zytoplasmafortsätzen der Oligodendrozyten* gebildet, dabei kann ein Oligodendrozyt mehrere Axone umhüllen; im peripheren Nervensystem übernehmen spezialisierte Zellen [Schwann*-Zellen] diese Aufgabe; wenn die Axonscheide das Axon mit einer Myelinscheide* umgibt, spricht man von **markhaltigen Nervenfaser**, bei Fehlen der Myelinscheide* von **marklosen Nervenfasern**; **markhaltige Nervenfasern** werden je nach Ausprägung der Myelinscheide als **markreich** oder **markarm** bezeichnet; Nervenfasern ohne Hüllzellen werden als **markfreie Nervenfasern** bezeichnet; Nervenfasern können nach dem Durchmesser und der Leitungsgeschwindigkeit gruppiert werden

Tab. N44. Einteilung der Nervenfasern

Gruppe	Faserdurchmesser	Leitungsgeschwindigkeit (Warmblüher)	Beispiele
Markhaltige Nervenfasern			
I a Aα	10–20 µm	60–120 m/sec	Efferenzen zu quergestreiften Muskelfasern (Skelettmuskulatur), Afferenzen aus Muskelspindeln
I b Aβ	6–12 µm	30–70 m/sec	Sehnenorgan
II	9 µm	25–70 m/sec	Afferenzen aus der Haut und von Haarfollikeln (Berührungsempfindungen, Vibration)
III Aγ	4–8 µm	15–30 m/sec	Efferenzen zu intrafusalen Muskelfasern von Muskelspindeln
Aδ	3–5 µm	12–30 m/sec	Afferenzen aus der Haut (freie Nervenendigungen, Schmerz-, Wärme-, Kälteleitung)
III B	1–3 µm	3–15 m/sec	Präganglionäre vegetative Nervenfasern
Markfreie Nervenfasern			
IV C	0,3–1 µm	0,5–2 m/sec	Postganglionäre vegetative Nervenfasern, Schmerz- und Temperaturleitung

afferente Nervenfasern (Ⓔ afferent fibers): ***Syn:*** *Neurofibrae afferentes*; Nervenfasern, die Impulse von der Peripherie zum Zentralnervensystem leiten

efferente Nervenfasern (Ⓔ efferent fibers): ***Syn:*** *Neurofibrae efferentes*; Nervenfasern, die Impulse vom Zentralnervensystem zur Peripherie leiten

marklose Nervenfasern (Ⓔ nonmyelinated fibers): ***Syn:*** *marklose Fasern, Remak-Fasern, myelinfreie Nervenfasern*; nicht von einer Myelinscheide* umgebene Nervenfasern

myelinfreie Nervenfasern: *→marklose Nervenfasern*

myelinisierte Nervenfaser (Ⓔ myelinated fiber): markhaltige Nervenfaser; *s.u. Nervenfaser*

postganglionäre Nervenfasern (Ⓔ postganglionic nerve fibers): *s.u. Ganglion autonomicum*

präganglionäre Nervenfasern (Ⓔ preganglionic nerve fibers): *s.u. Ganglion autonomicum*

somatische Nervenfasern (Ⓔ somatic fibers): ***Syn:*** *Neurofibrae somaticae*; Nervenfasern, die Impulse zu quergestreifter Muskulatur oder Gewebe führen [**somatoefferente**

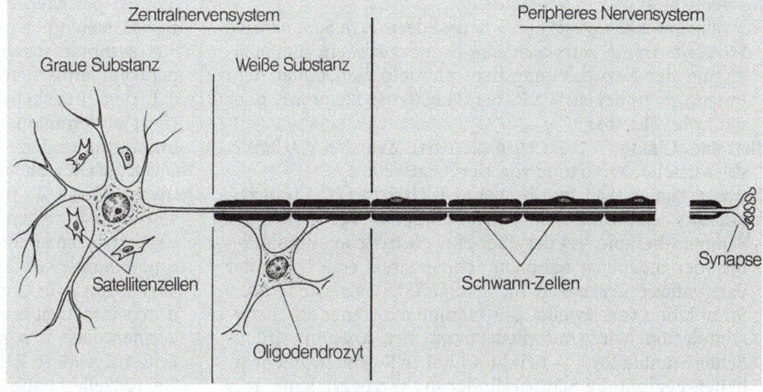

Abb. N43. Nervenfaser

N

Fasern] oder somatische Impulse zum Zentralnervensystem leiten **[somatoafferente Fasern]**

somatoafferente Nervenfasern (Ⓔ somatoafferent fibers): ***Syn:*** *somatoafferente Fasern*; Nervenfasern, die somatische Impulse zum Zentralnervensystem leiten

somatoefferente Nervenfasern (Ⓔ somatoefferent fibers): ***Syn:*** *somatoefferente Fasern*; Nervenfasern, die Impulse zu quergestreifter Muskulatur oder Gewebe führen

tangentiale/tangenziale Nervenfasern (Ⓔ tangential fibers): ***Syn:*** *Neurofibrae tangentiales isocorticis*; tangential verlaufende Nervenfasern im Isokortex* und der Hippokampusrinde

viszerale Nervenfasern (Ⓔ visceral fibers): ***Syn:*** *Neurofibrae automaticae, Neurofibrae viscerales*; Nervenfasern, die Impulse zu glatten Muskeln oder Drüsen leiten **[viszeroefferente Fasern]** oder viszerale Impulse zum Zentralnervensystem führen **[viszeroafferente Fasern]**

viszeroafferente Nervenfasern (Ⓔ visceroafferent fibers): ***Syn:*** *viszeroafferente Fasern*; Nervenfasern, die viszerale Impulse zum Zentralnervensystem führen

viszeroefferente Nervenfasern (Ⓔ visceroefferent fibers): ***Syn:*** *viszeroefferente Fasern*; Nervenfasern, die Impulse zu glatten Muskeln oder Drüsen leiten

Nerlvenlfalserlschicht *f* (Ⓔ layer of nerve fibers): ***Syn:*** *Stratum neurofibrarum*; s.u. *Retina*

Nerlvenlfilz *m*: → *Neuropil*

Nerlvenlgift *nt* (Ⓔ nerve poison): ***Syn:*** *Neurotoxin*; neurotoxische Substanz

Nerlvenlheillkunlde *f*: → *Neurologie*

Nerlvenlheillmitltel *nt* (Ⓔ nervine): ***Syn:*** *Nervinum*; Mittel, das auf das Zentralnervensystem oder periphere Nerven wirkt

Nerlvenlknolten *m* (Ⓔ ganglion): ***Syn:*** *Ganglion*; Ansammlung von Nervenzellen im peripheren Nervensystem; Ganglien haben eine Kapsel **[Capsula ganglii]**, die das aus Nervenzellen und zwischen ihnen liegende Bindegewebe bestehende Stroma **[Stroma ganglii]** umgibt

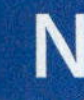

Nerlvenllählmung *f* (Ⓔ paralysis): ***Syn:*** *Neuroparalyse, neurogene Lähmung*; durch eine Nervenschädigung verursachte Lähmung*

Nerlvenlmark *nt*: → *Myelin*

Nerlvenlnaht *f*: → *Neurorrhaphie*

Nerlvenlpfroplfung *f* (Ⓔ end-to-side nerve graft): s.u. *Nervenplastik*

Nerlvenlplasltik *f* (Ⓔ neuroplasty): ***Syn:*** *Neuroplastik*; plastische Chirurgie zur Wiederherstellung der Funktionsfähigkeit eines Nervens; wird entweder als **Nervenpfropfung** [End-zu-Seit-Anastomose eines gesunden Nervens mit einem gelähmten Nerv oder mit einem Muskelbündel] oder als **Nerventransplantation** durchgeführt

Nerlvenlrelsekltilon *f*: → *Neurektomie*

Nerlvenlscheilde *f* (Ⓔ nerve sheath): ***Syn:*** *Epineurium*; aus lockerem Bindegewebe bestehende Hülle, die Nervenfaserbündel zu einem Nerven zusammenfasst; sie erlaubt eine Verschiebung der Nervenfasern gegeneinander, verhindert aber eine Überdehnung des Gesamtnervens

Nerlvenlschnitt *m*: → *Neurotomie*

Nerlvenlschwälche *f*: → *Neurasthenie*

Nerlvenlschwerlhölriglkeit *f* (Ⓔ neural deafness): ***Syn:*** *neurale Schwerhörigkeit, retrokochleäre Schwerhörigkeit*; die Schädigung der Nervenleitung liegt physiologisch hinter dem Innenohr; findet sich z.B. bei Akustikusneurinom* oder multipler Sklerose*

Nerlvenlsklelrolse *f* (Ⓔ neurosclerosis): ***Syn:*** *Neurosklerose*; sklerotische Verhärtung von Nervengewebe

Nerlvenlstimullaltilon, translkultalne ellekltrilsche *f* (Ⓔ transcutaneous electrical nerve stimulation): Verfahren der Schmerztherapie, bei der über eine elektrische Stimulation im oder möglichst nahe am Schmerzareal eine Dys- oder Paraästhesie erzeugt wird; erfolgt i.d.R. als wiederholte Stimulation von jeweils 20–30 Minuten, seltener als Dauerstimulation; wird mit niederfrequenter, akupunkturähnlicher Stimulation [1–4 Hz] und hoher Reizintensität gearbeitet, beginnt die Schmerzlinderung verzögert, kann aber über Stunden anhalten; bei hochfrequenter Stimulation [80–100 Hz] mit niedriger Reizintensität setzt die Schmerzlinderung schnell ein, verschwindet i.d.R. aber wieder mit dem Ende der Stimulation; die Haupteinsatzgebiete sind Neuralgie*, Phantomschmerz*, Schmerzzustände nach Herpes* zoster, Tumorschmerzen, chronische Arthritis*, Arthrose*, muskulofasziale Schmerzen, Rückenschmerzen und Schulter-Arm-Schmerzen

Nerlvenlsyslem *nt* (Ⓔ nervous system): ***Syn:*** *Systema nervosum*; Gesamtheit der nervösen Strukturen des Körpers; wird unterteilt in **Zentralnervensystem** [Systema* nervosum centrale] und peripheres Nervensystem [Systema* nervosum peripherium]

autonomes Nervensystem: → *vegetatives Nervensystem*

parasympathisches Nervensystem (Ⓔ parasympathetic nervous system): ***Syn:*** *Parasympathikus, parasympathisches System, Pars parasympathica*; parasympathischer Teil des vegetativen Nervensystems [Pars* autonomica systematis nervosi peripherici]; gliedert sich in einen Kopfabschnitt [Pars* cranialis] und einem Beckenabschnitt [Pars* pelvica]; die Transmittersubstanz des Parasympathikus ist Acetylcholin*; die vom kranialen Teil ausgehenden Fasern ziehen zum größten Teil mit dem Nervus* vagus zu Herz, Lunge, Speiseröhre, Magen, Leber, Bauchspeicheldrüse, Dünndarm und proximalem Kolon; der Rest versorgt das Auge und die Speicheldrüsen; die Fasern des Beckenteils versorgen über die Nervi* splanchnici pelvici die Beckeneingeweide; im Hals-, Brust-, Bauch- und Beckenbereich bilden Sympathikus und Parasympathikus eine Reihe von gemischten Plexus, die die Aorta* und ihre Äste umgeben

peripheres Nervensystem (Ⓔ peripheral nervous system): ***Syn:*** *Systema nervosum periphericum, Pars peripherica*; das periphere Nervensystem besteht aus den 12 paarigen **Hirnnerven** [Nervi craniales] und den 31 vom Rückenmark abgehenden **Spinalnerven** [Nervi spinales]; gemeinsam ist ihnen, dass sie aus Fortsätzen von Neuronen aufgebaut sind, die Signale vom Gehirn oder Rückenmark zu Erfolgsorganen oder -geweben in der Peripherie leiten **[efferente Fasern]** oder Signale aus der Peripherie zum Zentralnervensystem führen **[afferente Fasern]**

sympathisches Nervensystem (Ⓔ sympathetic nervous system): ***Syn:*** *Sympathikus, sympathisches System, Pars sympathica*; sympathischer Teil des vegetativen Nervensystems [Pars* autonomica systematis nervosi peripherici]; besteht aus dem **Grenzstrang** [Truncus sympathicus], Paraganglien*, prävertebralen Ganglien* und gemischt sympathisch-parasympathischen Nervenplexus; die präganglionären Neurone liegen im Bereich von C_8–$L_{2/3}$; ihre Axone verlaufen über die Vorderwurzel [Radix anterior] und dann im **Ramus communicans albus** zu den Grenzstrangganglien; die meisten Fasern enden hier an postganglionären Neuronen, ein Teil zieht aber weiter zu den prävertebralen Ganglien* und gemischt sympathisch-parasympathischen Nervenplexus; Noradrenalin* ist die Transmittersubstanz der postganglionären sympathischen Neurone

vegetatives Nervensystem (Ⓔ autonomic nervous system): ***Syn:*** *autonomes Nervensystem, Systema nervosum autonomicum, Divisio autonomica, Pars autonomica systematis nervosi peripherici*; nicht dem Einfluss von Willen und Bewusstsein unterworfener Teil des Nervensystems; besteht aus sympathischem Nervensystem* [Pars sympathica], parasympathischem Nervensystem* [Pars parasympathica], dem Bauchabschnitt des vegetativen Nervensystems [Pars abdominalis plexus visceralis et ganglia visceralia] und intramuralen Nervenfasern

Nerlvenlteillentlferlnung *f*: → *Neurektomie*

Nerlvenlzellle *f* (Ⓔ nerve cell): ***Syn:*** *Neuron, Neurozyt*; Nervenzellen bestehen aus einem Zellleib [Perikaryon] und Zellfortsätzen [Axone und Dendriten]; Nervenzellen stehen untereinander und mit anderen Zellen über Synapsen* in Verbindung; im Unterschied zu anderen Zellen können sie durch ihre Umgebung oder andere Zellen erregt werden, können diese Erregung über längere Strecken weiterleiten und auf andere Zellen oder Strukturen übertragen; reife Nervenzellen habe die Fähigkeit zur Neubildung oder Teilung verloren, damit können Schäden nicht histologisch geheilt werden, sondern die Funktion der ausgefallenen Zelle muss von einer anderen Zelle übernommen werden

das **Perikaryon** enthält den Zellkern und andere Zellorganellen; der Kern ist meist relativ groß, bläschenförmig und liegt zentral im Zellleib; der Nukleus* ist i.d.R. deutlich ausgeprägt; im Zytoplasma der Nervenzelle finden sich Nissl*-Granula [basophile Anhäufungen von rauem endoplasmatischen Retikulum* und freien Ribosomen], Golgi*-Apparat und Neurofibrillen*, reichlich Mitochondrien* und zahlreiche Lysosomen*

bei den Zellfortsätzen unterscheidet man **Axone** und **Dendriten;** jede Nervenzelle besitzt nur ein **Axon,** das am **Ursprungshügel** [Axonhügel] entspringt und bis zu 1 m lang werden kann; im Verlauf des Axons können Abzweigungen, sog. **Kollateralen,** auftreten, die am selben Ziel wie das Axon ansetzen oder andere Ziele erreichen können; z.T. verlaufen sie auch rückläufig und treten mit dem eigenen Zellleib in Kontakt [**rekurrente Kollateralen**]; am Ende verzweigt sich das Axon in kleine kolbenförmige Auftreibungen, die **Endbäumchen,** die Teil der Synapsen* sind; im **Axonplasma** sind zwei Strömungen mit entgegengesetzter Richtung messbar, die zusammen als **axoplasmatischer Fluss** bezeichnet werden; der langsame **retrograde Plasmafluss** bringt Produkte aus der Peripherie zum Abbau in den Lysosomen des Perikaryons; der **anterograde Plasmafluss** ist schnell in der Axonmitte [50–400 mm/Tag] und langsam in der Nähe der Axonoberfläche [0,2–8 mm/Tag]

Dendriten sind baumartige, kurze Zellfortsätze, die über Synapsen Impulse aufnehmen und zum Perikaryon weiterleiten können; Nervenzellen haben meist mehrere Dendriten; Nervenzellen können nach Art und Anzahl der Dendriten in **unipolare Nervenzellen** [nur 1 Axon, kein Dendrit], **pseudounipolare Nervenzellen** [Dendrit und Axon sind zu einem Fortsatz verwachsen, der aus der Nervenzelle entspringt und sich dann T-förmig teilt], **bipolare Nervenzellen** [1 Axon und 1 Dendrit] und **multipolare Nervenzellen** [1 Axon und mehrere Dendriten] eingeteilt werden; nach der Funktion kann man auch **efferente Nervenzellen,** die Impulse vom Zentralnervensystem zur Peripherie leiten, und **afferente Nervenzellen,** die Impulse aus der Peripherie zum Zentralnervensystem leiten, unterscheiden

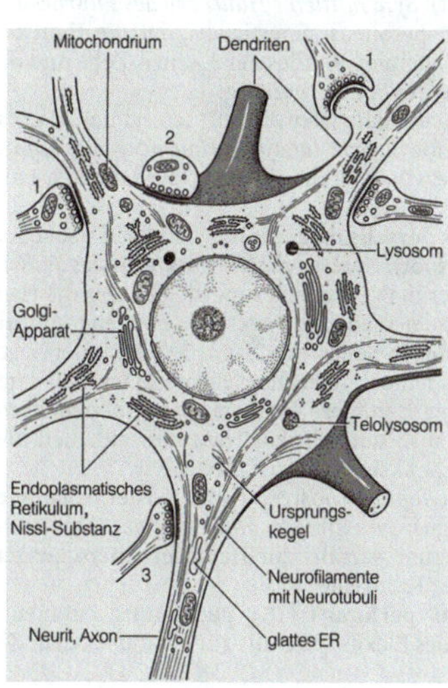

Abb. N45. Multipolare Nervenzelle. 1 = axodendritische Synapse, 2 = axosomatische Synapse, 3= axoaxonale Synapse

Ner|vi|num *nt, pl* **-na** (Ⓔ nervine): ***Syn:*** *Nervenheilmittel;* Mittel, das auf das Zentralnervensystem oder periphere Nerven wirkt

nerv|lich *adj:* *→nerval*

Ner|von *nt* (Ⓔ nervone): Nervonsäure enthaltendes Cerebrosid*

Ner|von|säu|re *f* (Ⓔ nervonic acid): einfach ungesättigte C_{24}-Fettsäure

ner|vös *adj* (Ⓔ **1.–2.** nervous): **1.** nervös, überreizt, übererregt, nervenschwach **2.** *→nerval*

Ner|vus *m, pl* **-vi** (Ⓔ nerve): Nerv

Nervus abducens (Ⓔ abducent nerve): ***Syn:*** *Abduzens, Abducens, VI. Hirnnerv;* den Musculus* rectus lateralis bulbi versorgender motorischer Hirnnerv; der Kern [Nucleus nervi abducentis] liegt im Boden des IV. Ventrikels; der Nerv verlässt das Rautenhirn [Rhombencephalon*] anterolateral unmittelbar oberhalb der Pyramide und zieht vor der Brücke [Pons] zum Clivus*, über die Felsenbeinspitze und verlässt die mittlere Schädelgrube durch die Fissura* orbitalis superior

Nervus accessorius (Ⓔ accessory nerve): ***Syn:*** *Akzessorius, XI. Hirnnerv;* die Musculi sternocleidomastoideus und trapezius versorgender somatoefferenter Hirnnerv; die **spinale Akzessoriuswurzel** [Radix spinalis] zieht durch das Foramen* magnum und verbindet sich mit der **kranialen Akzessoriuswurzel** [Radix cranialis], die die Medulla* oblongata im Sulcus* posterolateralis verlässt, zum eigentlichen Nervenstamm [**Truncus nervi accessorii**]; der vereinigte Nerv zieht durch das Foramen* jugulare zum Hals, wo er gemeinsam mit dem Nervus* vagus und Nervus* hypoglossus verläuft; die Fasern aus der Radix cranialis bilden den **Ramus internus,** der zum Nervus* vagus zieht; der **Ramus externus** besteht aus den Fasern der Radix spinalis und versorgt über Muskeläste [Rami musculares] die Musculi* sternocleidomastoideus und trapezius

Nervus acusticus: veraltet für *→Nervus vestibulocochlearis*

Nervi alveolares superiores (Ⓔ superior alveolar nerves): ***Syn:*** *Oberkiefernerven;* Oberkieferäste des Nervus* maxillaris und Nervus* infraorbitalis

Nervus alveolaris inferior (Ⓔ inferior alveolar nerve): ***Syn:*** *Unterkiefernerv;* Ast des Nervus* mandibularis, der Unterkieferzähne, Zahnfleisch und die Haut von Unterlippe und Kinn versorgt

Nervus ampullaris anterior (Ⓔ anterior ampullar nerve): Ast des Nervus* vestibularis zur Ampulla* membranacea anterior

Nervus ampullaris lateralis (Ⓔ lateral ampullar nerve): Ast des Nervus* vestibularis zur Ampulla* membranacea lateralis

Nervus ampullaris posterior (Ⓔ posterior ampullar nerve): Ast des Nervus* vestibularis zur Ampulla* membranacea posterior

Nervi anales inferiores (Ⓔ inferior anal nerves): ***Syn:*** *untere Rektalnerven, untere Analnerven, Nervi rectales inferiores;* Äste des Nervus* pudendus; versorgen motorisch den Musculus* sphincter ani externus und sensibel die Haut um den Anus

Nervi anales superiores (Ⓔ superior anal nerves): ***Syn:*** *obere Rektalnerven, obere Analnerven;* Äste des Plexus* rectalis inferior zum oberen Abschnitt des Anus

Nervus anococcygeus (Ⓔ anococcygeal nerve): aus dem Plexus* coccygeus kommender Nerv, der durch das Ligamentum* anococcygeum zieht und die Haut über dem Steißbein bis zum Anus versorgt

Nervi auriculares anteriores (Ⓔ anterior auricular nerves): Ohrmuscheläste des Nervus* auriculotemporalis

Nervus auricularis magnus (Ⓔ great auricular nerve): aus dem Plexus* cervicalis stammender sensibler Nerv für die Ohrmuschelhaut und angrenzende Gebiete

Nervus auricularis posterior (Ⓔ posterior auricular nerve): motorischer Nerv für die Ohrmuschelmuskeln; Ast des Nervus* facialis

Nervus auriculotemporalis (Ⓔ auriculotemporal nerve): sensibler Ast des Nervus* mandibularis für Ohrspeicheldrüse, äußeres Ohr, Ohrmuschel und Schläfe

Nervus autonomicus (Ⓔ autonomic nerve): ***Syn:*** *Eingeweidenerv, Viszeralnerv, Nervus visceralis;* sympathischer oder parasympathischer Nerv, der Eingeweide versorgt

Nervus axillaris (Ⓔ axillary nerve): aus dem Plexus* brachialis entspringender gemischter Nerv, der mit seinen Muskelästen [**Rami musculares**] die Musculi deltoideus und teres minor innerviert und über den **Nervus cutaneus brachii lateralis superior** die Haut über dem Musculus deltoideus versorgt

N

Nervus buccalis (Ⓔ buccal nerve): sensibler Ast des Nervus* mandibularis für die Wangenschleimhaut
Nervus canalis pterygoidei (Ⓔ nerve of pterygoid canal): aus dem Ganglion* pterygopalatinum stammender sympathischer und parasympathischer Nerv in Canalis* pterygoideus
Nervi cardiaci thoracici (Ⓔ thoracic cardiac nerves): sympathische Herzäste der Brustganglien
Nervus cardiacus cervicalis inferior (Ⓔ inferior cervical cardiac nerve): sympathischer Herzast des Ganglion* cervicale inferioris
Nervus cardiacus cervicalis medius (Ⓔ middle cervical cardiac nerve): sympathischer Herzast des Ganglion* cervicale medium
Nervus cardiacus cervicalis superior (Ⓔ superior cervical cardiac nerve): sympathischer Herzast des Ganglion* cervicale superius
Nervi carotici externi (Ⓔ external carotid nerves): sympathische Äste aus dem Ganglion* cervicale superius, die entlang der Arteria* carotis externa nach unten ziehen; senden Fasern u.a. zu den großen Mundspeicheldrüsen und der Mundschleimhaut
Nervi caroticotympanici (Ⓔ caroticotympanic nerves): sympathische Nerven aus dem Plexus* caroticus internus, die durch die Canaliculi* caroticotympanici zum Plexus* tympanicus des Nervus* glossopharyngeus ziehen
Nervus caroticus internus (Ⓔ internal carotid nerve): sympathischer Ast aus dem Ganglion* cervicale superius, der einen Plexus um die Arteria* carotis interna bildet; sendet Fasern u.a. zu Auge, Tränendrüse und Nasenschleimhaut
Nervi cavernosi clitoridis (Ⓔ cavernous nerves of clitoris): ***Syn:*** *Schwellkörpernerven der Klitoris*; vegetative Fasern des Plexus* vesicalis zum Schwellkörper der Klitoris*
Nervi cavernosi penis (Ⓔ cavernous nerves of penis): ***Syn:*** *Schwellkörpernerven des Penis*; vegetative Fasern des Plexus* vesicalis zum Schwellkörper des Penis*
Nervi cervicales (Ⓔ cervical nerves): ***Syn:*** *Halsnerven, Zervikalnerven*; die acht Spinalnerven des Halsmarks; jeder Zervikalnerv hat einen vorderen [**Ramus anterior**] und einen hinteren Ast [**Ramus posterior**]; die vorderen Äste bilden den Plexus* cervicalis und Teile des Plexus* brachialis; die hinteren Äste teilen sich jeweils in einen medialen Ast [**Ramus medialis**] und einen lateralen Ast [**Ramus lateralis**] auf, die motorisch die Muskeln des Nackens versorgen; der Hautast [**Ramus cutaneus posterior**] entspringt aus dem Ramus lateralis
Nervi ciliares breves (Ⓔ short ciliary nerves): ***Syn:*** *kurze Ziliarnerven*; parasympathische Äste des Ganglion* ciliare, die die inneren Augenmuskeln [Musculus* sphincter pupillae, Musculus* ciliaris] innervieren
Nervi ciliares longi (Ⓔ long ciliary nerves): ***Syn:*** *lange Ziliarnerven*; sympathische und sensible Äste des Nervus* nasociliaris zum Augapfel
Nervi clunium inferiores (Ⓔ inferior cluneal nerves): Äste des Nervus* cutaneus femoris posterior zum unteren Teil der Gesäßhaut
Nervi clunium medii (Ⓔ middle cluneal nerves): hintere Äste der Nervi* sacrales I-III zum mittleren Teil der Gesäßhaut
Nervi clunium superiores (Ⓔ superior cluneal nerves): hintere Äste der Nervi* lumbales I-III zum oberen Teil der Gesäßhaut
Nervus coccygeus (Ⓔ coccygeal nerve): ***Syn:*** *Kokzygeus, kokzygealer Spinalnerv*; letzter Spinalnerv, der die Haut über dem Steißbein versorgt
Nervus cochlearis (Ⓔ cochlear nerve): ***Syn:*** *Hörnerv, Cochlearis, Kochlearis*; rein sensorischer Nerv, der zusammen mit dem Nervus* vestibularis den VIII. Hirnnerv [Nervus* vestibulocochlearis] bildet; besteht aus den Axonen bipolarer Nervenzellen des **Ganglion cochleare**, die als 1. Neuron der Hörbahn* Impulse vom Corti*-Organ zu den Kochleariskernen [Nucleus* cochlearis anterior und posterior] leiten; *s.a. Essay Hören/auditives System S. 939*
Nervi craniales (Ⓔ cranial nerves): ***Syn:*** *Kopfnerven, Hirnnerven, Nervi encephalici*; die zwölf paarigen Nerven, die vom Gehirn ausgehen bzw. zu ihm hin führen
Nervus curvaturae minoris anterior (Ⓔ anterior nerve of lesser curvature): Ast des Truncus* vagalis anterior zur kleinen Magenkurvatur
Nervus curvaturae minoris posterior (Ⓔ posterior nerve of lesser curvature): Ast des Truncus* vagalis posterior zur kleinen Magenkurvatur
Nervus cutaneus (Ⓔ cutaneous nerve): ***Syn:*** *Hautnerv*; sensibler Nerv, der einen bestimmten Bezirk der Haut innerviert
Nervus cutaneus antebrachii lateralis (Ⓔ lateral cutaneous nerve of forearm): ***Syn:*** *seitlicher Hautnerv des Unterarms*; Ast des Nervus* musculocutaneus zur Haut der lateralen Seite des Unterarms
Nervus cutaneus antebrachii medialis (Ⓔ medial cutaneous nerve of forearm): ***Syn:*** *medialer Hautnerv des Unterarms*; aus dem Fasciculus medialis des Plexus* brachialis stammender Hautast zur medialen Seite des Unterarms
Nervus cutaneus antebrachii posterior (Ⓔ posterior cutaneous nerve of forearm): ***Syn:*** *hinterer Hautnerv des Unterarms*; Ast des Nervus* radialis zur Haut der Rückseite des Unterarms und des unteren Oberarms
Nervus cutaneus brachii lateralis inferior (Ⓔ inferior lateral cutaneous nerve of arm): ***Syn:*** *unterer seitlicher Hautnerv des Arms*; Ast des Nervus* radialis zur Haut der lateralen Seite des Unterarms und des unteren Oberarms
Nervus cutaneus brachii lateralis superior (Ⓔ superior lateral cutaneous nerve of arm): ***Syn:*** *oberer seitlicher Hautnerv des Arms*; Ast des Nervus* axillaris zur Haut der lateralen Seite des Oberarms
Nervus cutaneus brachii medialis (Ⓔ medial cutaneous nerve of arm): ***Syn:*** *medialer Hautnerv des Oberarms*; aus dem Fasciculus medialis des Plexus* brachialis stammender Hautast zur medialen Seite des Oberarms
Nervus cutaneus brachii posterior (Ⓔ posterior cutaneous nerve of arm): ***Syn:*** *hinterer Hautnerv des Oberarms*; Ast des Nervus* radialis zur Haut der Rückseite des Oberarms
Nervus cutaneus dorsalis intermedius (Ⓔ medial cutaneous nerve of foot): ***Syn:*** *mittlerer Hautnerv des Fußrückens*; Ast des Nervus* peroneus superficialis, der die Haut des Fußrückens, des lateralen Randes der 3. und 4. Zehe und des medialen Randes der 5. Zehe versorgt
Nervus cutaneus dorsalis lateralis (Ⓔ lateral dorsal cutaneous nerve of foot): ***Syn:*** *lateraler Hautnerv des Fußrückens*; Ast des Nervus* suralis zur Haut der lateralen Fußseite
Nervus cutaneus dorsalis medialis (Ⓔ medial dorsal cutaneous nerve of foot): ***Syn:*** *medialer Hautnerv des Fußrückens*; Ast des Nervus* peroneus superficialis, der die Haut des Fußrückens, der medialen Seite der Großzehe und die einander zugekehrten Seiten der 2. und 3. Zehe innerviert
Nervus cutaneus femoris lateralis (Ⓔ lateral femoral cutaneous nerve): ***Syn:*** *seitlicher Hautnerv des Oberschenkels*; Ast aus dem Plexus* lumbalis zur Haut des seitlichen und vorderen Oberschenkels bis zum Knie
Nervus cutaneus femoris posterior (Ⓔ posterior cutaneous nerve of thigh): ***Syn:*** *hinterer Hautnerv des Oberschenkels*; Ast des Plexus* sacralis zur Haut der Oberschenkelrückseite und der Kniekehle
Nervus cutaneus perforans (Ⓔ perforating cutaneous nerve): Hautast des Plexus* sacralis zur Haut über dem Gesäß
Nervus cutaneus surae lateralis (Ⓔ lateral sural cutaneous nerve): ***Syn:*** *seitlicher Hautnerv der Wade*; Ast des Nervus* peroneus communis, der die oberen zwei Drittel der Haut des dorsolateralen Unterschenkels versorgt
Nervus cutaneus surae medialis (Ⓔ medial sural cutaneous nerve): ***Syn:*** *medialer Hautnerv der Wade*; Ast des Nervus* tibialis, der sich mit dem **Ramus communicans fibularis/peroneus** des Nervus* cutaneus surae lateralis zum Nervus* suralis verbindet; versorgt die Haut auf der Rückseite des Unterschenkels

Nervus depressor (Ⓔ depressor nerve): ***Syn:*** *rechter/linker Aortennerv*; klinische Bezeichnung für die Rami cardiaci cervicales superiores des rechten [**Nervus depressor dexter**] bzw. linken Nervus* vagus [**Nervus depressor sinister**], die eine negativ chronotrope und inotrope Wirkung auf das Herz ausüben

Nervi digitales dorsales manus nervi radialis (Ⓔ dorsal digital nerves of radial nerve): dorsale Fingeräste des Nervus* radialis, die die Haut der 2½ radialen Finger innervieren

Nervi digitales dorsales manus nervi ulnaris (Ⓔ dorsal digital nerves of ulnar nerve): dorsale Fingeräste des Nervus* ulnaris, die die Haut der 2½ ulnaren Finger innervieren

Nervi digitales dorsales pedis (Ⓔ dorsal digital nerves of foot): Äste des Nervus* cutaneus dorsalis intermedius und Nervus* peroneus profundus zur Dorsalseite der Zehen

Nervi digitales palmares communes nervi mediani (Ⓔ common palmar digital nerves of median nerve): palmare Fingeräste des Nervus* medianus; versorgen die Haut der 3½ radialen Finger

Nervi digitales palmares communes nervi ulnaris (Ⓔ common palmar digital nerves of ulnar nerve): palmare Fingeräste des Nervus* ulnaris; versorgen die Haut der 1½ ulnaren Finger

Nervi digitales palmares proprii nervi mediani (Ⓔ proper palmar digital nerves of median nerve): sensible Endäste der Fingeräste des Nervus* medianus

Nervi digitales palmares proprii nervi ulnaris (Ⓔ proper palmar digital nerves of ulnar nerve): sensible Endäste der palmaren Fingeräste des Nervus* ulnaris

Nervi digitales plantares communes nervi plantaris lateralis (Ⓔ common plantar digital nerves of lateral plantar nerve): sensible Endäste des Nervus* plantaris lateralis zur Plantarseite der Zehen

Nervi digitales plantares communes nervi plantaris medialis (Ⓔ common plantar digital nerves of medial plantar nerve): sensible Endäste des Nervus* plantaris medialis zur Plantarseite der Zehen

Nervi digitales plantares proprii nervi plantaris lateralis (Ⓔ proper plantar digital nerves of lateral plantar nerve): sensible Endäste des Nervus* plantaris lateralis zum Seitenrand der Zehen

Nervi digitales plantares proprii nervi plantaris medialis (Ⓔ proper plantar digital nerves of medial plantar nerve): sensible Endäste des Nervus* plantaris medialis zum Seitenrand der Zehen

Nervus dorsalis clitoridis (Ⓔ dorsal nerve of clitoris): sensibler Endast des Nervus* pudendus zur Haut auf der Dorsalseite der Klitoris*

Nervus dorsalis penis (Ⓔ dorsal nerve of penis): sensibler Endast des Nervus* pudendus zur Haut auf der Dorsalseite des Penis*

Nervus dorsalis scapulae (Ⓔ dorsal nerve of scapula): motorischer Ast des Plexus* brachialis, der den Musculus* scalenus medius durchbohrt; versorgt Musculus* rhomboideus major und minor sowie Musculus* levator scapulae

Nervi encephalici: *→Nervi craniales*

Nervi erigentes (Ⓔ pelvic splanchnic nerves): Bezeichnung für Fasern der Nervi* splanchnici pelvici, die die Erektion des Penis steuern

Nervus ethmoidalis anterior (Ⓔ anterior ethmoidal nerve): sensibler Ast des Nervus* nasociliaris für die Schleimhaut der Nasenhöhle

Nervus ethmoidalis posterior (Ⓔ posterior ethmoidal nerve): sensibler Ast des Nervus* nasociliaris für die Schleimhaut der Keilbeinhöhle und Siebbeinzellen

Nervus facialis (Ⓔ facial nerve): ***Syn:*** *Fazialis, VII. Hirnnerv, Nervus intermediofacialis*; gemischter Hirnnerv, der alle mimischen Gesichtsmuskeln innerviert; die sekretorischen Fasern versorgen Tränen-, Nasen-, Gaumen- und Speicheldrüsen; führt Geschmacksfasern für die vorderen 2/3 der Zunge; der Nervus facialis hat mehrere Ursprungskerne: **Nucleus nervi facialis** [motorischer Kern], **Nuclei tractus solitarii** [sensorische Kerne] und **Nucleus salivatorius superior** [parasympathischer Kern]; bildet am Boden des IV. Ventrikels das **innere Fazialisknie** [Genu nervi facialis], bevor er zusammen mit dem Nervus* intermedius [deshalb auch die Bezeichnung Nervus intermediofacialis] im Kleinhirn-Brückenwinkel aus dem Gehirn austritt; zieht zusammen mit dem Nervus* vestibulocochlearis durch den Meatus* acusticus internus in das Schläfenbein [Os* temporale]; dicht unter der vorderen Felsenbeinwand biegt er innerhalb des **Fazialiskanals** [Canalis nervi facialis] im **äußeren Fazialisknie** [Geniculum nervi facialis] rechtwinklig um und verläuft unter dem lateralen Bogengang nach hinten; anschließend zieht er bogenförmig um die Paukenhöhle herum nach unten und verlässt das Felsenbein durch das Foramen* stylomastoideum; vorher gibt er aber noch den motorischen Nervus* stapedius und die Chorda* tympani ab; nach Abgabe von Nervus* auricularis posterior, **Ramus digastricus** und **Ramus stylohyoideus** zieht der Nervus facialis bogenförmig in die Ohrspeicheldrüse [Glandula* parotidea], wo er den **Plexus intraparotideus** bildet; die vom Plexus ausgehenden Äste [**Rami temporales, zygomatici, buccales, lingualis, marginalis mandibularis, colli/cervicalis**] strahlen fächerförmig in die von ihnen versorgte mimische Muskulatur ein; die nicht-motorischen Fasern werden als Nervus* intermedius bezeichnet

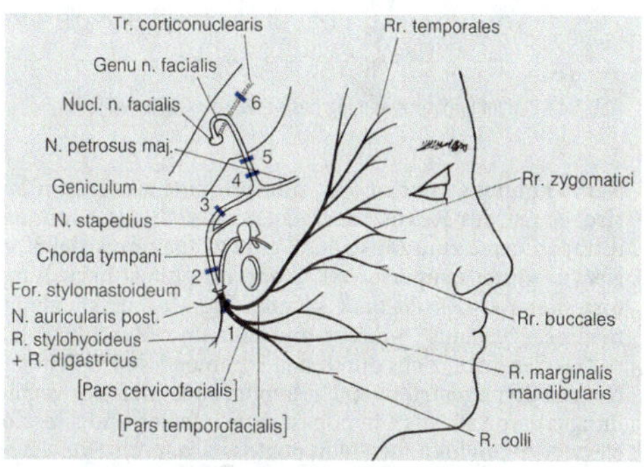

Abb. N46. Verlauf und Aufzweigung des Nervus facialis

Nervus femoralis (Ⓔ femoral nerve): ***Syn:*** *Oberschenkelnerv*; gemischter Nerv aus dem Plexus* lumbalis; versorgt mit seinen **Rami musculares** Musculus* iliacus, Musculus* psoas major, Musculus* sartorius, Musculus* pectineus und Musculus* quadriceps femoris; sendet Hautäste zur Streckseite des Oberschenkels [**Rami cutanei anteriores**] und zur Medialseite des Unterschenkels [**Rami cutanei cruris mediales**]

Nervus fibularis communis: *→Nervus peroneus communis*

Nervus fibularis profundus: *→Nervus peroneus profundus*

Nervus fibularis superficialis: *→Nervus peroneus superficialis*

Nervus frontalis (Ⓔ frontal nerve): sensibler Ast des Nervus* ophthalmicus für die Haut von Stirn, Oberlid und Nasenwurzel

Nervus genitofemoralis (Ⓔ genitofemoral nerve): ***Syn:*** *Genitofemoralis*; gemischter Ast des Plexus* lumbalis, der motorisch Musculus* cremaster und Musculus* dartos [**Ramus genitalis**] und sensibel die Haut des Oberschenkels um den Hiatus saphenus [**Ramus femoralis**] versorgt

Nervus glossopharyngeus (Ⓔ glossopharyngeal nerve): ***Syn:*** *Glossopharyngeus, IX. Hirnnerv*; gemischter Hirnnerv, der motorisch die obere Schlundmuskulatur versorgt; führt Geschmacksfasern für das hintere Zungendrittel und sensible Fasern für Paukenhöhle, Ohrtrompete und Nasenrachen; die vier Ursprungkerne **Nucleus spinalis nervi trigemini, Nucleus tractus solitarii, Nucleus salivatorius inferior** und **Nucleus ambiguus** liegen alle im Stammhirn; der Nerv entsteht aus 10–12 Wurzelfäden, die im Sulcus* posterolateralis das Rautenhirn [Rhombencephalon*] verlassen; der Nervus glossopharyngeus verlässt die hintere Schädelgrube* durch das Foramen* jugulare; im Foramen bildet er das **Ganglion superius nervi glossopharyngei**, unmittelbar unterhalb des Foramens das **Ganglion inferius nervi glossopharyngei**; danach zieht er zwischen Arteria* carotis interna und Vena* jugularis interna nach unten, bevor er zwischen Musculus* stylopharyngeus und Musculus* styloglossus zum Seitenrand der Zungenwurzel [Radix linguae] und zur seitlichen Rachenwand gelangt

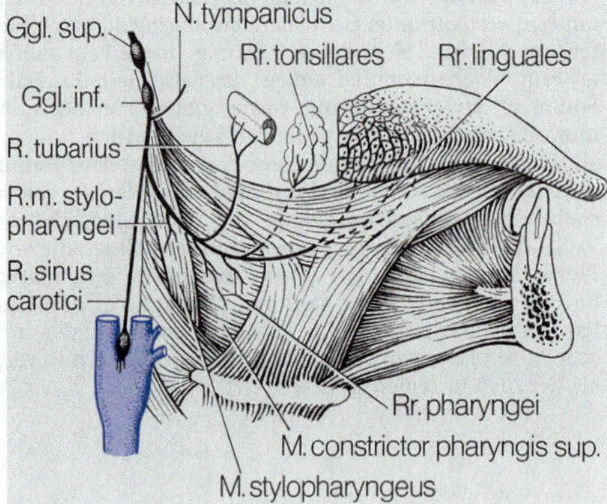

Abb. N47. Verlauf und Aufzweigung des Nervus glossopharyngeus

Nervus gluteus inferior (Ⓔ inferior gluteal nerve): motorischer Ast des Plexus* sacralis, der durch das Foramen* infrapiriforme zum Musculus* gluteus maximus zieht
Nervus gluteus superior (Ⓔ superior gluteal nerve): motorischer Ast des Plexus* sacralis für Musculus* gluteus medius, Musculus* gluteus minimus und Musculus* tensor fasciae latae; zieht durch das Foramen* suprapiriforme
Nervus hypogastricus (Ⓔ hypogastric nerve): Verbindungsast von Plexus* hypogastricus inferior und superior
Nervus hypoglossus (Ⓔ hypoglossal nerve): ***Syn:*** *Hypoglossus, XII. Hirnnerv*; motorischer Hirnnerv, der die gesamte Zungenmuskulatur innerviert; der motorische Kern [**Nucleus nervi hypoglossus**] liegt am Boden der Rautengrube*; die von ihm ausgehenden 10–12 Wurzelfäden verlassen das Rautenhirn [Rhombencephalon*] im Sulcus anterolateralis und ziehen nach ihrer Vereinigung durch den Canalis* nervi hypoglossi des Hinterhauptsbeins [Os* occipitale]; der Nerv zieht dann über die Arteria* carotis interna und externa und unter dem Venter posterior des Musculus* digastricus zur Zunge
Nervus iliohypogastricus (Ⓔ iliohypogastric nerve): ***Syn:*** *Iliohypogastrikus, Nervus iliopubicus*; gemischter Ast des Plexus* lumbalis für Musculus* obliquus externus abdominis, Musculus* obliquus internus abdominis und Musculus* transversus abdominis sowie die Haut über der Hüfte [**Ramus cutaneus lateralis**] und Beckensymphyse [**Ramus cutaneus anterior**]
Nervus ilioinguinalis (Ⓔ ilioinguinal nerve): ***Syn:*** *Ilioinguinalis*; gemischter Ast des Plexus* lumbalis für Musculus* obliquus externus abdominis, Musculus* obliquus internus abdominis und Musculus* transversus abdominis sowie die Haut von Leistengegend und angrenzendem Oberschenkel
Nervus iliopubicus: →*Nervus iliohypogastricus*
Nervus infraorbitalis (Ⓔ infraorbital nerve): ***Syn:*** *Infraorbitalis*; sensibler Endast des Nervus* maxillaris; verläuft durch die Fissura* orbitalis inferior, im Canalis* infraorbitalis und gelangt durch das Foramen* infraorbitale zur Gesichtshaut seitlich der Nase; versorgt mit seinen Ästen [**Rami palpebrales inferiores, nasales externi, nasales interni, labiales superiores**] die Schleimhaut von Kieferhöhle, Zahnfleisch und Wange
Nervus infratrochlearis (Ⓔ infratrochlear nerve): ***Syn:*** *Infratrochlearis*; sensibler Endast des Nervus* nasociliaris für die Haut und Bindehaut des medialen Augenwinkels und den Saccus* lacrimalis
Nervi intercostales (Ⓔ intercostal nerves): ***Syn:*** *Zwischenrippennerven, Interkostalnerven, Rami anteriores nervorum thoracicorum, Rami ventrales nervorum thoracicorum*; gemischte Bauchäste der thorakalen Spinalnerven, die mit ihren Muskelästen [**Rami musculares**] die Interkostalmuskeln und die vorderen Bauchwandmuskeln versorgen; ihre Hautäste [**Ramus cutaneus lateralis pectoralis, Ramus cutaneus lateralis abdominalis, Ramus cutaneus anterior pectoralis, Ramus cutaneus anterior abdominalis**] innervieren die Haut der vorderen und seitlichen Rumpfwand
Nervi intercostobrachiales (Ⓔ intercostobrachial nerves): Hautäste der ersten beiden Interkostalnerven für den inneren Oberarm
Nervus intercostobrachialis (Ⓔ intercostobrachial nerve): Hautast des zweiten Interkostalnerven [Nervi* intercostales] für den inneren Oberarm
Nervus intermediofacialis: →*Nervus facialis*
Nervus intermedius (Ⓔ intermediate nerve): ***Syn:*** *Intermedius*; Teil des Nervus* facialis, der parasympathische und sensorische Fasern enthält; aus ihm gehen im Ganglion* geniculatum der Nervus* petrosus major und die Chorda* tympani hervor
Nervus interosseus antebrachii anterior (Ⓔ anterior interosseous nerve of forearm): gemischter Nerv aus dem Nervus* medianus; verläuft auf der Membrana* interossea antebrachii und versorgt motorisch Musculus* flexor pollicis longus, Musculus* flexor digitorum profundus und Musculus* pronator quadratus
Nervus interosseus antebrachii posterior (Ⓔ posterior interosseous nerve of forearm): Endast des Ramus profundus des Nervus* radialis; verläuft auf der Membrana* interossea antebrachii zum Handgelenk, das er sensibel versorgt
Nervus interosseus cruris (Ⓔ interosseous nerve of leg): sensibler Ast des Nervus* tibialis zum Periost von Tibia und Fibula und zum oberen Sprunggelenk
Nervus ischiadicus (Ⓔ sciatic nerve): ***Syn:*** *Ischiasnerv, Hüftnerv*; gemischter Nerv aus dem Plexus* sacralis [L_4–S_3], der fast alle Beinmuskeln und die Haut von Ober- und Unterschenkel versorgt; verlässt das Becken durch das Foramen* infrapiriforme und zieht zwischen Tuber* ischiadicum und Trochanter* major nach unten; teilt sich im oberen oder mittleren Drittel des Oberschenkels in seine Endäste [Nervus* peroneus communis, Nervus* tibialis]
Nervus jugularis (Ⓔ jugular nerve): sympathischer Nerv aus dem Ganglion* cervicale superius, dessen Fasern sich dem Nervus* vagus und Nervus* glossopharyngeus anschließen
Nervi labiales anteriores (Ⓔ anterior labial nerves): ***Syn:*** *vordere Schamlippennerven*; sensible Äste aus dem Nervus* ilioinguinalis zum Mons* pubis und dem vorderen Teil der großen Schamlippen
Nervi labiales posteriores (Ⓔ posterior labial nerves): ***Syn:*** *hintere Schamlippennerven*; sensible Äste der Nervi* perineales zum hinteren Teil der großen Schamlippen
Nervus lacrimalis (Ⓔ lacrimal nerve): sensibler Ast des Nervus* ophthalmicus für die Haut und Bindehaut des medialen Augenwinkel; über den **Ramus communicans cum nervo zygomatico** enthält er sekretorische Fasern für die Tränendrüse [Glandula lacrimalis]
Nervus laryngeus inferior (Ⓔ inferior laryngeal nerve): gemischter Endast des Nervus* laryngeus recurrens; innerviert alle Kehlkopfmuskeln, außer Musculus cricothyroideus sowie die Kehlkopfschleimhaut unterhalb der Stimmritze [Rima* glottidis]
Nervus laryngeus recurrens (Ⓔ recurrent laryngeal nerve): ***Syn:*** *Rekurrens*; gemischter Ast des Nervus* vagus; umschlingt links den Aortenbogen [Arcus* aortae] und rechts die Arteria* subclavia; zieht zwischen Speiseröhre und Luftröhre, die er sensibel mit den **Rami tracheales** bzw. **Rami oesophageales** versorgt, nach oben; gibt sensible Äste zum Rachen ab [**Rami pharyngei**]; sein Endast ist der Nervus* laryngeus inferior

Nervus laryngeus superior (Ⓔ superior laryngeal nerve): gemischter Ast des Nervus* vagus; innerviert den Musculus* cricothyroideus [**Ramus externus**] sowie mit dem **Ramus internus** die Kehlkopfschleimhaut oberhalb der Stimmritze [Rima* glottidis]

Nervus lingualis (Ⓔ lingual nerve): sensibler und sekretorischer Ast des Nervus* mandibularis für die vorderen 2/3 der Zunge

Nervi lumbales (Ⓔ lumbar nerves): ***Syn:*** *lumbale Spinalnerven, Lendennerven*; die fünf Spinalnerven [L_{1-5}] des Lendenmarks; ihre Bauchäste [**Rami anteriores**] beteiligen sich an der Bildung des Plexus* lumbosacralis; die Rückenäste [**Rami posteriores**] teilen sich jeweils in einen medialen und lateralen Ast [**Ramus medialis** und **lateralis**] zur Versorgung der Rückenmuskulatur und in einen Hautast [**Ramus cutaneus posterior**]; die **Rami laterales I-III** bilden die Nervi* clunium superiores

Nervus lumboinguinalis (Ⓔ femoral branch of genitofemoral nerve): ***Syn:*** *Ramus femoralis nervi genitofemoralis*; Femoralast des Nervus* genitofemoralis; zieht durch die Lacuna* vasorum retroinguinalis und versorgt die Oberschenkelhaut in der Umgebung des Hiatus* saphenus

Nervus mandibularis (Ⓔ mandibular nerve): ***Syn:*** *dritter Trigeminusast, Mandibularis*; aus dem Ganglion* trigeminale abgehender gemischter Ast des Nervus* trigeminus; verlässt die mittlere Schädelgrube durch das Foramen* ovale; man unterscheidet eine sensible **Portio major** und eine motorische **Portio minor**; die **Portio major** [auch Radix sensoria] hat fünf Äste: **Ramus meningeus** zur Dura mater der mittleren Schädelgrube und der Schleimhaut von Sinus* sphenoidalis und Cellulae* mastoideae; Nervus* buccalis, Nervus* auriculotemporalis, Nervus* alveolaris inferior und Nervus* lingualis; die Äste der **Portio minor** [auch Radix motoria] Nervus* massetericus, Nervi* temporales profundi, Nervus* pterygoideus lateralis, Nervus* pterygoideus medialis und Nervus* mylohyoideus innervieren sämtliche Kaumuskeln

Nervus massetericus (Ⓔ masseteric nerve): motorischer Ast des Nervus* mandibularis zum Musculus* masseter

Nervus maxillaris (Ⓔ maxillary nerve): ***Syn:*** *zweiter Trigeminusast, Maxillaris*; aus dem Ganglion* trigeminale abgehender sensibler Ast des Nervus* trigeminus; verlässt die mittlere Schädelgrube durch das Foramen* rotundum und teilt sich in der Fossa* pterygopalatina in seine Endäste; ihnen lagern sich sekretorische Fasern für die Nasenschleimhaut, Mundschleimhaut und Tränendrüse an, die über die **Rami ganglionares ad ganglion pterygopalatium** aus dem Ganglion* pterygopalatinum kommen

Nervus meatus acustici externi (Ⓔ nerve of external acoustic meatus): sensibler Ast des Nervus* auriculotemporalis für den äußeren Gehörgang

Nervus medianus (Ⓔ median nerve): ***Syn:*** *Medianus*; gemischter Nerv aus dem Plexus* brachialis [C_6-Th_1]; die **Radix lateralis** entsteht aus dem Fasciculus lateralis, die **Radix medialis** aus dem Fasciculus medialis; die Vereinigung der beiden Wurzeln vor der Arteria* axillaris wird als **Medianusschlinge** oder **Medianusgabel** bezeichnet; verläuft gemeinsam mit der Arteria* brachialis am Septum* intermusculare brachii mediale entlang nach unten zur Ellenbeuge und unter der Bizepsaponeurose* zum Unterarm; durchbohrt den Musculus* pronator teres und verläuft zwischen den oberflächlichen und tiefen Flexoren zum Handgelenk, wo er unter dem Retinaculum* musculorum flexorum manus im Karpaltunnel* zur Hohlhand zieht; versorgt mit Ausnahme des Musculus* flexor carpi ulnaris und des ulnaren Teils des Musculus* flexor digitorum profundus alle Flexoren am Unterarm; an der Hand versorgt er motorisch die Musculi* lumbricales I-II, Musculus* abductor pollicis brevis, Musculus* opponens pollicis und den oberflächlichen Kopf des Musculus* flexor pollicis brevis; sensibel versorgt er die Haut der 3½ radialen Finger

Nervus mentalis (Ⓔ mental nerve): sensibler Endast des Nervus* alveolaris inferior für die Kinnhaut [**Rami mentales**], die Haut der Unterlippe [**Rami labiales**] und das Zahnfleisch [**Rami gingivales**]

Nervus mixtus (Ⓔ mixed nerve): gemischter Nerv; *s.u. Nerv*

Nervus motorius (Ⓔ motor nerve): motorischer Nerv; *s.u. Nerv*

Nervus musculi obturatorii interni (Ⓔ internal obturator nerve): Ast des Plexus* sacralis zum Musculus* obturatorius internus

Nervus musculi piriformis (Ⓔ piriform nerve): Ast des Plexus* sacralis zum Musculus* piriformis

Nervus musculi quadrati femoris (Ⓔ nerve of quadrate muscle of thigh): Ast des Plexus* sacralis zum Musculus* quadratus femoris

Nervus musculi tensoris tympani (Ⓔ nerve of tensor tympani muscle): Ast des Nervus* mandibularis zum Musculus* tensor tympani

Nervus musculi tensoris veli palatini (Ⓔ nerve of tensor veli palatini muscle): Ast des Nervus* mandibularis zum Musculus* tensor veli palatini

Nervus musculocutaneus (Ⓔ musculocutaneous nerve): gemischter Ast des Plexus* brachialis [C_5 und C_7]; versorgt mit seinen **Rami musculares** alle Oberarmbeuger [Musculus* coracobrachialis, Musculus* biceps brachii, Musculus* brachialis] und über den Nervus* cutaneus antebrachii lateralis die Haut am Radialrand des Unterarms

Nervus mylohyoideus (Ⓔ mylohyoid nerve): Ast des Nervus* alveolaris inferior zum Musculus* mylohyoideus

Nervus nasociliaris (Ⓔ nasociliary nerve): sensibler Ast der Nervus* ophthalmicus; versorgt die äußere und mittlere Augenhaut, die Nasenhöhle und den Nasenrücken

Nervus nasopalatinus (Ⓔ nasopalatine nerve): sensibler

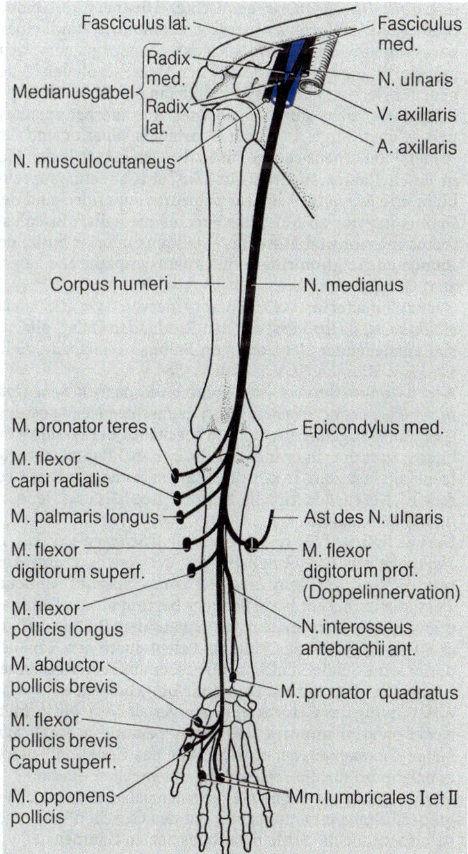

Abb. N48. Nervus medianus und sein motorisches Innervationsgebiet

N

Ast des Nervus* maxillaris für die Schleimhaut von Nasenseptum und Gaumen
Nervus obturatorius (Ⓔ obturator nerve): ***Syn:*** *Obturatorius*; gemischter Ast des Plexus* lumbalis [L_{2-4}]; verläuft am medialen Rand des Musculus* psoas major nach unten und durch den Canalis* obturatorius zur medialen Oberschenkelmuskulatur; teilt sich oberhalb des Musculus* adductor brevis in einen vorderen und hinteren Ast; der **Ramus anterior** innerviert mit seinen Muskelästen [**Rami musculares**] Musculus* adductor longus und brevis, Musculus* gracilis und Musculus* pectineus [zusammen mit Nervus* femoralis]; sein Hautast [**Ramus cutaneus**] versorgt die Haut an der Innenseite des Oberschenkels; der **Ramus posterior** hat Muskeläste [**Rami musculares**] für Musculus* obturatorius externus und Musculus* adductor magnus und sendet einen sensiblen Ast [**Ramus articularis**] zur Kniegelenkskapsel
Nervus obturatorius accessorius (Ⓔ accessory obturator nerve): Ast des Plexus* lumbalis [L_{3-4}] zum Musculus* pectineus und Hüftgelenk [Articulatio* coxae]
Nervus obturatorius internus: veraltet für *→Nervus musculi obturatorii interni*
Nervus occipitalis major (Ⓔ greater occipital nerve): gemischter Ast des zweiten Zervikalnervs [C_2]; versorgt u.a. die kleinen Nackenmuskeln und die Haut des Hinterkopfes
Nervus occipitalis minor (Ⓔ lesser occipital nerve): sensibler Hinterhauptsnerv aus dem Plexus* cervicalis [C_{2-3}]; versorgt die Haut der seitlichen Hinterhauptsgegend; anastomosiert mit dem Nervus* occipitalis major
Nervus occipitalis tertius (Ⓔ third occipital nerve): Hautast des dritten Zervikalnervs [C_3]; anastomosiert mit dem Nervus* occipitalis major
Nervus oculomotorius (Ⓔ oculomotor nerve): ***Syn:*** *Okulomotorius, III. Hirnnerv*; gemischter Hirnnerv mit einem motorischen [Nucleus* nervi oculomotorii] und einem parasympathischen Kern [Nucleus* accessorius nervi oculomotorii], die beide im Mittelhirn [Mesencephalon*] liegen; der Nerv verlässt das Mittelhirn in der Fossa* interpeduncularis, zieht durch die Cisterna* interpeduncularis und gelangt durch die Fissura* orbitalis superior und den Anulus* tendineus communis in die Orbita*; teilt sich hier in einen **Ramus superior** für Musculus* rectus superior bulbi und Musculus* levator palpebrae superioris und den **Ramus inferior** zu Musculus* rectus medialis, Musculus* rectus inferior und Musculus* obliquus inferior bulbi; der **Ramus ad ganglion ciliare** führt parasympathische Fasern zum Ganglion* ciliare
Nervus olfactorius (Ⓔ olfactory nerve): ***Syn:*** *Riechnerv, Olfaktorius, I. Hirnnerv*; aus den Riechfäden [Fila* olfactoria] entstehender Nerv, der zum Bulbus* olfactorius zieht; *s.a. Essay Riechen/Geruchssinn S. 1863*
Nervus ophthalmicus (Ⓔ ophthalmic nerve): ***Syn:*** *Ophthalmikus, erster Trigeminusast*; gemischter Nerv aus dem Ganglion* trigeminale, der sich bereits vor der Fissura* orbitalis superior in seine vier Hauptäste, **Ramus tentorii** [sensibler Ast zum Tentorium* cerebelli und zur Falx* cerebelli], Nervus* lacrimalis, Nervus* frontalis und Nervus* nasociliaris, aufteilt
Nervus opticus (Ⓔ optic nerve): ***Syn:*** *Sehnerv, Optikus, II. Hirnnerv*; aus den Ganglienzellen der Netzhaut entspringender Nerv, der vom Augapfel zum Chiasma* opticum zieht; der ca. 4,5 cm lange Sehnerv beginnt an der Lamina* cribrosa sclerae; nach dem Austritt aus dem Bulbus verläuft er S-förmig durch die Orbita und zieht durch den Canalis* opticus zur Sehnervenkreuzung; da er auf seiner gesamten Länge von einer derben Durahülle umgeben ist, wird er als Ausstülpung des Gehirns und weniger als Nerv betrachtet
Nervi palatini minores (Ⓔ lesser palatine nerves): ***Syn:*** *kleine Gaumennerven*; sensible Äste des Ganglion* pterygopalatinum für die Schleimhaut des weichen Gaumens
Nervus palatinus major (Ⓔ greater palatine nerve): ***Syn:*** *großer Gaumennerv*; sensibler Ast des Ganglion* pterygopalatinum für die Schleimhaut des harten Gaumens
Nervus pectoralis lateralis (Ⓔ lateral pectoral nerve): Ast des Plexus* brachialis zum Musculus* pectoralis minor
Nervus pectoralis medialis (Ⓔ medial pectoral nerve): Ast des Plexus* brachialis zum Musculus* pectoralis major
Nervi perineales (Ⓔ perineal nerves): ***Syn:*** *Dammnerven*; gemischte Äste des Nervus* pudendus zur Dammhaut und den Musculi* ischiocavernosus, bulbospongiosus, transversus perinei superficialis und sphincter ani externus
Nervus peroneus communis (Ⓔ common fibular nerve): ***Syn:*** *Nervus fibularis communis*; Ast des Nervus* ischiadicus; verläuft durch die Kniekehle und um das Wadenbeinköpfchen herum zur Peronäusloge*; teilt sich in Nervus* peroneus profundus und Nervus* peroneus superficialis; gibt vor der Teilung den Nervus* cutaneus surae lateralis und den **Ramus communicans fibularis** ab
Nervus peroneus profundus (Ⓔ deep fibular nerve): ***Syn:*** *Nervus fibularis profundus*; gemischter Ast des Nervus* peroneus communis, der durch das Septum* intermusculare cruris anterius zur Extensorenloge* zieht; versorgt mit seinen Muskelästen [**Rami musculares**] Musculus* peroneus tertius, Musculus* tibialis anterior, Musculus* extensor hallucis longus und brevis sowie Musculus* extensor digitorum longus und brevis; seine Hautäste sind die Nervi* digitales dorsales pedis
Nervus peroneus superficialis (Ⓔ superficial fibular nerve): ***Syn:*** *Nervus fibularis superficialis*; gemischter Ast des Nervus* peroneus communis in der Peronäusloge*; seine Muskeläste [**Rami musculares**] versorgen Musculus* peroneus longus und brevis und seine Hautäste [Nervus* cutaneus dorsalis medialis, Nervus* cutaneus dorsalis intermedius, Nervi* digitales dorsales pedis] die Haut des Fußrückens
Nervus petrosus major (Ⓔ greater petrosal nerve): ***Syn:*** *Radix parasympathica ganglii pterygopalatini, Radix intermedia ganglii pterygopalatini*; parasympathische Fasern des Nervus* intermedius, die durch den Canalis* pterygoideus zum Ganglion* pterygopalatinum verlaufen
Nervus petrosus minor (Ⓔ lesser petrosal nerve): ***Syn:*** *Radix parasympathica ganglii otici*; parasympathische Fasern des Nervus* glossopharyngeus, die durch die Fissura* sphenopetrosa zum Ganglion* oticum ziehen
Nervus petrosus profundus (Ⓔ deep petrosal nerve): ***Syn:*** *Radix sympathica ganglii pterygopalatini*; sympathische Fasern aus dem Plexus* caroticus internus zum Ganglion* pterygopalatinum
Nervus pharyngeus (Ⓔ pharyngeal nerve): sensibler Ast des Nervus* maxillaris zur Rachenschleimhaut
Nervi phrenici accessorii (Ⓔ accessory phrenic nerves): aus dem Plexus* cervicalis [C_5] stammende Fasern, die zuerst mit dem Nervus* subclavius verlaufen und sich später mit dem Nervus* phrenicus vereinigen
Nervus phrenicus (Ⓔ phrenic nerve): ***Syn:*** *Phrenikus*; gemischter Nerv aus dem Plexus* cervicalis [C_4]; zieht auf dem Musculus* scalenus anterior ins Mediastinum; der rechte Phrenikus verläuft vor der Lungenwurzel und zwischen Pleura* mediastinalis und Herzbeutel zum Zwerchfell; der linke Phrenikus unterkreuzt die Vena* subclavia sinistra und überkreuzt den Nervus* vagus, bevor er in der Nähe der Herzspitze durch das Zwerchfell tritt; der motorische Teil versorgt des Zwerchfell; der **Ramus pericardiacus** ist ein sensibler Ast zum Herzbeutel [Perikard*] und die **Rami phrenicoabdominales** enthalten sensible Fasern für Pleura* mediastinalis und diaphragmatica, Peritoneum* parietale und Plexus* coeliacus
Nervus pinealis (Ⓔ pineal nerve): Ast des Nervus* caroticus internus zur Glandula* pinealis
Nervus piriformis: veraltet für *→Nervus musculi piriformis*
Nervus plantaris lateralis (Ⓔ lateral plantar nerve): ***Syn:*** *seitlicher Fußsohlennerv*; kleiner Endast des Nervus* tibialis zum äußeren Fußrand; der oberflächliche Ast [**Ramus superficialis**] gibt die Nervi* digitales plantares communes und proprii zur Versorgung der plantaren Haut der Zehen ab; der tiefe Ast [**Ramus profundus**] versorgt die Musculi* interossei, Musculi* lumbricales III-IV, Musculus* adductor hallucis und Musculus* flexor hallucis longus
Nervus plantaris medialis (Ⓔ medial plantar nerve): ***Syn:*** *mittlerer Fußsohlennerv*; medialer Endast des Nervus* tibi-

alis; versorgt u.a. die Musculi abductor hallucis, flexor digitorum brevis und lumbricalis I und II

Nervus presacralis (Ⓔ presacral nerve): ***Syn:*** *Plexus hypogastricus superior, Plexus nervosus hypogastricus superior*; mediale Fortsetzung des Plexus* aorticus abdominalis in das kleine Becken; bildet den paarigen Nervus* hypogastricus, der ihn mit dem Plexus* hypogastricus inferior verbindet

Nervus pterygoideus lateralis (Ⓔ lateral pterygoid nerve): motorischer Ast des Nervus* mandibularis zum Musculus pterygoideus lateralis

Nervus pterygoideus medialis (Ⓔ medial pterygoid nerve): motorischer Ast des Nervus* mandibularis zum Musculus pterygoideus medialis

Nervus pudendus (Ⓔ pudendal nerve): ***Syn:*** *Pudendus*; gemischter Nerv aus dem Plexus* sacralis [S_{2-4}]; zieht durch das Foramen* infrapiriforme und dann rückläufig um die Spina* ischiadica und durch das Foramen* ischiadicum minus zur Fossa* ischioanalis; verläuft dann im Canalis* pudendalis; versorgt über die Nervi* anales inferiores, perineales, dorsalis penis und dorsalis clitoridis die Haut der Gesäß-, Anal- und Genitalregion

Nervus radialis (Ⓔ radial nerve): ***Syn:*** *Radialis, Speichennerv*; gemischter Nerv aus dem Fasciculus posterior des Plexus* brachialis [C_5-Th_1]; verläuft auf der Rückseite des Humerus im Sulcus nervi radialis schraubenförmig nach unten; durchbohrt das Septum* intermusculare brachii laterale und gelangt zwischen Musculus* brachioradialis und Musculus* brachialis in die Ellenbeuge, wo er sich in einen **Ramus profundus** und **Ramus superficialis** teilt; gibt auf dieser Strecke Nervus* cutaneus brachii lateralis superior, Nervus* cutaneus brachii lateralis inferior, Nervus* cutaneus antebrachii posterior und **Rami musculares** zu den Musculi* triceps brachii, anconeus, articularis cubiti, brachioradialis und extensor carpi radialis longus ab; der **Ramus profundus** durchbohrt den Musculus* supinator und verläuft zwischen den oberflächlichen und tiefen Streckern zum Handgelenk; versorgt motorisch die Streckmuskeln des Unterarms [Musculi* extensor carpi radialis longus und brevis, extensor pollicis longus und brevis, extensor indicis, supinator, abductor pollicis longus]; der **Ramus superficialis** zieht mit der Arteria* radialis nach unten und biegt im unteren Drittel nach hinten und versorgt die Haut des Handrückens und über die Nervi* digitales dorsales manus die 2½ radialen Finger

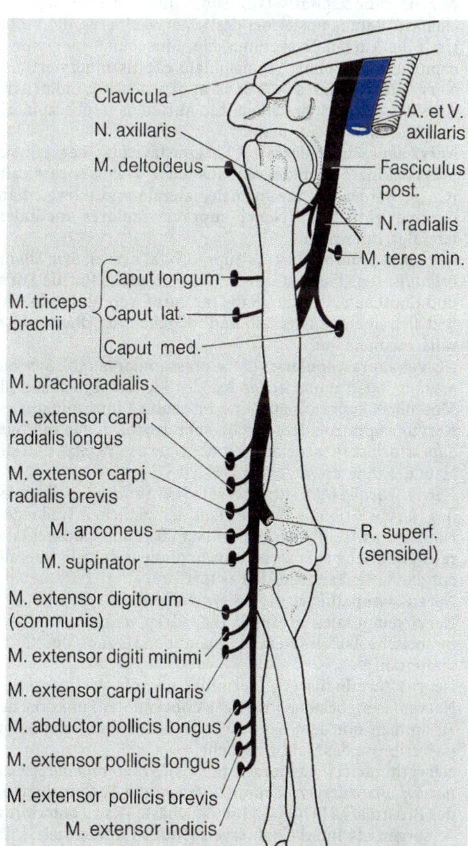

Abb. N49. Nervus radialis und sein motorisches Innervationsgebiet

Nervi rectales inferiores: *→Nervi anales inferiores*

Nervus recurrens: veraltet für *→Nervus laryngeus recurrens*

Nervus saccularis (Ⓔ saccular nerve): Teil der Pars inferior des Nervus* vestibularis; enthält afferente Fasern aus der Macula* sacculi

Nervi sacrales (Ⓔ sacral nerves): ***Syn:*** *sakrale Spinalnerven, Sakralnerven, Kreuzbeinnerven*; die fünf Spinalnerven [S_{1-5}] des Sakralmarks; die vorderen Äste [**Rami anteriores**] beteiligen sich am Plexus* lumbosacralis; die Rückenäste [**Rami posteriores**] teilen sich jeweils in einen medialen und lateralen Ast [**Ramus medialis** und **lateralis**] und ein Hautast [**Ramus cutaneus posterior**] auf; die **Rami laterales I-III** bilden die Nervi* clunium medii

Nervus saphenus (Ⓔ saphenous nerve): sensibler Endast des Nervus* femoralis zur Haut der Tibialseite des Unterschenkels; der **Ramus infrapatellaris** versorgt die Haut unter der Kniescheibe, die **Rami cutanei cruris medialis** die Haut auf der Medialseite von Unterschenkel und Fuß

Nervi scrotales anteriores (Ⓔ anterior scrotal nerves): sensible Äste des Nervus* ilioinguinalis zur Skrotumhaut

Nervi scrotales posteriores (Ⓔ posterior scrotal nerves): sensible Äste der Nervi* perineales zur Skrotumhaut

Nervus sensorius (Ⓔ sensory nerve): sensibler/sensorischer Nerv; *s.u. Nerv*

Nervus spermaticus externus (Ⓔ genital branch of genitofemoral nerve): ***Syn:*** *Ramus genitalis nervi genitofemoralis*; Genitalast des Nervus* genitofemoralis

Nervi spinales (Ⓔ spinal nerves): ***Syn:*** *Spinalnerven, Rückenmarknerven*; vom Rückenmark abgehende Nerven; jedes Rückenmarksegment hat einen eigenen Spinalnerven, damit gibt es acht **Zervikalnerven** [Nervi* cervicales, C_{1-8}], zwölf **Thorakalnerven** [Nervi* thoracici, Th_{1-12}], fünf **Lumbalnerven** [Nervi* lumbales, L_{1-5}], fünf **Sakralnerven** [Nervi* sacrales, S_{1-5}] und einen **Kokzygealnerv** [Nervus* coccygeus, Co]; durch Vereinigung der Fasern der vorderen und hinteren Spinalnervenwurzel [**Radix anterior** und **posterior nervi spinalis**] innerhalb des Wirbelkanals entsteht der Stamm des Spinalnervens [**Truncus nervi spinalis**]; er verlässt den Wirbelkanal durch die Foramina* intervertebralia und teilt sich nach ca. 1 cm in 4 Äste: **Ramus anterior, posterior, communicans** und **meningeus**

die **Bauchäste** [Rami anteriores oder ventrales] versorgen als gemischte Äste die vordere und laterale Bauchwand motorisch und sensorisch; allerdings ziehen nur die Bauchäste der Thorakalnerven [Nervi* thoracici] direkt zu ihrem Innervationsgebiet, die Bauchäste der Zervikal-, Lumbal-, Sakral- und Kokzygealnerven bilden vier Nervenplexus [Plexus* cervicalis, brachialis, lumbalis und sacralis], in denen die Fasern verschiedener Segmente zu Nerven gemischt werden

die **Rückenäste** [Rami posteriores oder dorsales] versorgen mit ihrem **Ramus lateralis** und **Ramus medialis** die autochthone Rückenmuskulatur und über den **Ramus cutaneus posterior** die zugehörigen Hautareale; der **Ramus communicans** gehört zum sympathischen Nervensystem*, da er der Verbindung mit dem Grenzstrang [Truncus* sympathicus] dient; der sensible **Ramus meningeus** verläuft rückläufig durch das Foramen* intervertebrale zu den Rückenmarkshäuten und wird deshalb auch als **Ramus recurrens** bezeichnet [*Abb. N50*]

Nervus spinosus (Ⓔ meningeal branch of mandibular nerve): ***Syn:*** *Ramus meningeus nervi mandibularis*; Hirnhautast des Nervus* mandibularis

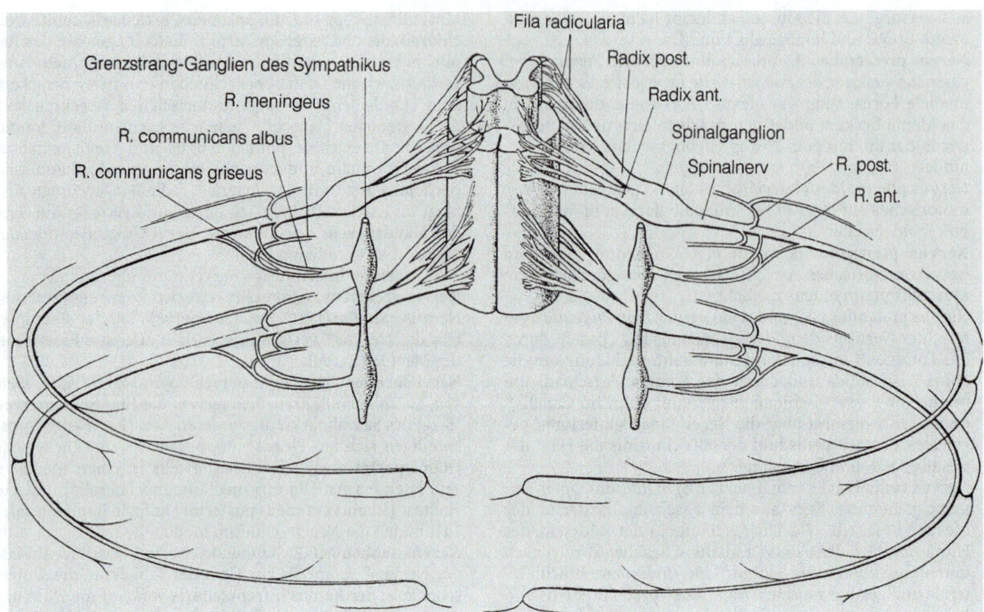

Abb. N50. Nervi spinales

Nervi splanchnici lumbales (Ⓔ lumbar splanchnic nerves): ***Syn:*** *lumbale Eingeweidenerven*; sympathische Fasern aus den Ganglia* lumbalia des Grenzstranges [Truncus* sympathicus], die mit dem Plexus* hypogastricus superior anastomosieren

Nervi splanchnici pelvici (Ⓔ pelvic splanchnic nerves): ***Syn:*** *Beckeneingeweidenerven, Radix parasympathica gangliorum pelvicorum*; parasympathische Fasern aus den Ganglia* pelvica für die Beckeneingeweide

Nervi splanchnici sacrales (Ⓔ sacral splanchnic nerves): ***Syn:*** *sakrale Eingeweidenerven*; sympathische Fasern aus den Ganglia* sacralia des Grenzstranges [Truncus* sympathicus], die mit dem Plexus* hypogastricus superior und inferior anastomosieren

Nervus splanchnicus imus (Ⓔ lowest splanchnic nerve): ***Syn:*** *unterster Eingeweidenerv*; inkonstanter Ast zwischen 12. Thorakalganglion des Grenzstranges [Truncus* sympathicus] und Plexus* renalis

Nervus splanchnicus major (Ⓔ greater splanchnic nerve): ***Syn:*** *großer Eingeweidenerv*; von den Thorakalganglien 5–9 abstammender sympathischer Eingeweidenerv, der vor der Wirbelsäule durch das Zwerchfell zum Plexus* coeliacus zieht

Nervus splanchnicus minor (Ⓔ lesser splanchnic nerve): ***Syn:*** *kleiner Eingeweidenerv*; von den Thorakalganglien 10–11 abstammender sympathischer Eingeweidenerv, der vor der Wirbelsäule durch das Zwerchfell zum Plexus* coeliacus zieht

Nervus splanchnicus thoracicus major: veraltet für *→Nervus splanchnicus major*

Nervus splanchnicus thoracicus minor: veraltet für *→Nervus splanchnicus minor*

Nervus stapedius (Ⓔ stapedial nerve): motorischer Ast des Nervus* facialis zum Musculus stapedius

Nervus statoacusticus: veraltet für *→Nervus vestibulocochlearis*

Nervus subclavius (Ⓔ subclavian nerve): Ast des Plexus* brachialis zum Musculus* subclavius

Nervus subcostalis (Ⓔ subcostal nerve): ***Syn:*** *XII. Interkostalnerv*; unterster Interkostalnerv, der unterhalb der 12. Rippe verläuft; *s.a. Nervi intercostales*

Nervus sublingualis (Ⓔ sublingual nerve): ***Syn:*** *Sublingualis*; sensibler Ast des Nervus* lingualis zur Unterzungendrüse und der Schleimhaut des Mundbodens

Nervus suboccipitalis (Ⓔ suboccipital nerve): der Rückenast [Ramus posterior] des 1. Zervikalnervs, der motorisch die kurzen Nackenmuskeln, Musculus* longissimus capitis und Musculus* semispinalis capitis, innerviert

Nervi subscapulares (Ⓔ subscapular nerves): motorische Äste des Plexus* brachialis für Musculus* subscapularis und Musculus* teres major

Nervi supraclaviculares (Ⓔ supraclavicular nerves): supraklavikuläre Hautnerven aus dem Plexus* cervicalis [C_{3-4}]; werden in eine mediale, laterale und intermediäre Gruppe eingeteilt [**Nervi supraclaviculares mediales, laterales, intermedii**]

Nervus supraorbitalis (Ⓔ supraorbital nerve): ***Syn:*** *Supraorbitalis*; sensibler Ast des Nervus* frontalis für die Stirn- und Kopfhaut; zieht durch die Incisura* supraorbitalis und teilt sich in einen lateralen und medialen Ast [**Ramus lateralis, medialis**] auf

Nervus suprascapularis (Ⓔ suprascapular nerve): ***Syn:*** *Supraskapularis*; motorischer Ast des Plexus* brachialis für Musculus* supraspinatus und Musculus* infraspinatus

Nervus supratrochlearis (Ⓔ supratrochlear nerve): ***Syn:*** *Supratrochlearis*; sensibler Ast des Nervus* frontalis für die Haut des inneren Augenwinkels

Nervus suralis (Ⓔ sural nerve): ***Syn:*** *Suralis*; sensibler Ast des Nervus* tibialis für die Haut der seitlichen Wade; gibt Hautäste zur seitlichen Fersenhaut ab [**Rami calcanei laterales**] und setzt sich als Nervus* cutaneus dorsalis lateralis auf die Außenkante des Fußes fort

Nervus sympathicus: *→Pars sympathica*

Nervi temporales profundi (Ⓔ deep temporal nerves): motorische Äste des Nervus* mandibularis zum Musculus* temporalis

Nervus terminalis (Ⓔ terminal nerve): aus marklosen Nervenfasern bestehender Nerv unbekannter Funktion, der zusammen mit dem Nervus* olfactorius durch die Lamina* cribrosa des Siebbeins zieht

Nervi thoracici (Ⓔ thoracic nerves): ***Syn:*** *thorakale Spinalnerven, Brustnerven, Thorakalnerven*; die 12 Spinalnerven des Brustmarks [Th_{1-12}]; ihre Bauchäste [**Rami anteriores**] versorgen als Interkostalnerven [Nervi* intercostales] die Haut und Muskeln der seitlichen und vorderen Thoraxwand; die **Rückenäste** [Rami posteriores] innervieren mit

ihrem **Ramus lateralis** und **Ramus medius** die autochthone Rückenmuskulatur und mit dem **Ramus cutaneus posterior** die zugehörigen Hautbezirke
Nervus thoracicus longus (Ⓔ long thoracic nerve): motorischer Ast des Plexus* brachialis zum Musculus* serratus anterior
Nervus thoracodorsalis (Ⓔ thoracodorsal nerve): motorischer Ast des Plexus* brachialis für Musculus* latissimus dorsi und Musculus* teres major
Nervus tibialis (Ⓔ tibial nerve): ***Syn:*** *Tibialis*; gemischter Ast des Nervus* ischiadicus; verlässt die Kniekehle unter dem Arcus musculi solei und zieht zwischen den oberflächlichen und tiefen Flexoren nach unten; verläuft hinter dem Malleolus* medialis im Malleolarkanal* zur Fußsohle, wo er sich in Nervus plantaris medialis und lateralis aufteilt; versorgt mit seinen **Rami muscularis** den langen Kopf des Musculus* biceps femoris und die Musculi* semimembranosus, semitendinosus, popliteus, triceps surae, plantaris, flexor digitorum profundus und superficialis, tibialis posterior; gibt Hautäste zur medialen Fersengegend [**Rami calcanei mediales**] sowie die Nervi* interosseus cruris, cutaneus surae medialis und suralis ab
Nervus transversus cervicalis (Ⓔ transverse nerve of neck): ***Syn:*** *Nervus transversus colli*; sensibler Ast des Plexus* cervicalis [C_{2-3}] für die seitliche Halshaut, der sich in zahlreiche Äste [**Rami superiores** und **inferiores**] aufspaltet
Nervus transversus colli: *→Nervus transversus cervicalis*
Nervus trigeminus (Ⓔ trigeminal nerve): ***Syn:*** *Drillingsnerv, Trigeminus, V. Hirnnerv*; gemischter Hirnnerv, dessen Kerne [Nucleus* principalis, spinalis, mesencephalicus und motorius nervi trigemini] sensibel die Gesichtshaut sowie die Binde- und Hornhaut des Auges, die Schleimhaut der Mund- und Nasenhöhle und die Zähne, motorisch die Kau- und Mundbodenmuskulatur und den Musculus* tensor tympani versorgen; der Trigeminus verlässt das Gehirn seitlich der Brücke [Pons*] und zieht zum Ganglion* trigeminale im Cavum* trigeminale, wo er sich in seine drei Endäste, die Nervi* ophthalmicus, maxillaris und mandibularis, aufteilt
Nervus trochlearis (Ⓔ trochlear nerve): ***Syn:*** *Trochlearis, IV. Hirnnerv*; motorischer Hirnnerv zum Musculus* obliquus superior bulbi; der Ursprungskern [**Nucleus nervi trochlearis**] liegt im Mittelhirn [Mesencephalon*]; der Nerv verlässt das Mittelhirn oberhalb der Pons* und zieht durch die Cisterna* ambiens nach vorne und gelangt durch die Fissura* orbitalis superior in die Orbita*
Nervus tympanicus (Ⓔ tympanic nerve): Ast des Nervus* glossopharyngeus, der durch den Canaliculus* tympanicus zur Paukenhöhle gelangt; führt sensible Fasern für die Schleimhaut von Paukenhöhle und Ohrtrompete und sensorische Fasern zur Ohrspeicheldrüse [Glandula* parotis]
Nervus ulnaris (Ⓔ ulnar nerve): ***Syn:*** *Ulnaris, Ellennerv*; gemischter Ast des Plexus* brachialis [C_8-Th_1]; verläuft auf der medialen Seite des Oberarms hinter dem Septum* intermusculare brachii mediale nach unten zum Sulcus* nervi ulnaris und der Unterseite des Epicondylus* medialis humeri; hier liegt er dicht unter der Oberfläche [**Musikantenknochen**]; zieht zwischen Caput humerale und ulnare des Musculus* flexor carpi ulnaris zur Beugeseite des Unterarms und über das Retinaculum* musculorum flexorum manus zur Hand; seine **Rami musculares** versorgen Musculus* flexor carpi ulnaris und Musculus* flexor digitorum profundus; der **Ramus dorsalis** zieht zum Handrücken und gibt dort die Nervi* digitales dorsales manus ab; der Palmarast [**Ramus palmaris**] innerviert die Haut auf der Ulnarseite der Hohlhand und der **Ramus superficialis** über die Nervi* digitales palmares communes und proprii die Haut der 1½ ulnaren Finger; der motorische **Ramus profundus** gibt Äste ab zu den Musculi* flexor digiti minimi brevis manus, abductor digiti minimi manus, opponens digiti minimi manus, interossei palmares und dorsales, lumbricales III-IV, adductor pollicis und dem tiefen Kopf des Musculus* flexor pollicis brevis
Nervus utricularis (Ⓔ utricular nerve): Ast des Nervus* vestibularis zur Macula* utriculi
Nervus utriculoampullaris (Ⓔ utriculoampullar nerve): Ast des Nervus* vestibularis, der afferenten Fasern von Macula* utriculi und Crista* ampullaris der Bogengänge führt
Nervi vaginales (Ⓔ vaginal nerves): sensible Scheidenäste des Plexus* uterovaginalis
Nervus vagus (Ⓔ vagus nerve): ***Syn:*** *Vagus, X. Hirnnerv*; gemischter Hirnnerv mit motorischen, sensiblen und parasympathischen Fasern; innerviert u.a. die Muskulatur von Gaumen, Rachen, oberer Speiseröhre und Kehlkopf; versorgt sensibel Teile von Rachen, Kehlkopf, Luftröhre, Speiseröhre, Brust- und Bauchorganen
verlässt das Mittelhirn [Mesencephalon*] im Sulcus* posterolateralis und die hintere Schädelgrube durch das Foramen* jugulare; innerhalb des Foramens bildet er ein oberes Ganglion [**Ganglion superius**], unterhalb das untere Vagusganglion [Ganglion inferius]; danach verläuft er zwischen Arteria* carotis interna und Vena* jugularis interna nach unten durch den Brustkorbeingang; der **linke Nervus vagus** verläuft vor dem Aortenbogen [Arcus* aortae] und hinter dem Bronchus* principalis sinister zur Vorderfläche der Speiseröhre, wo er zusammen mit dem rechten Vagus den Plexus* oesophageus bildet und durch das Zwerchfell zieht; unterhalb des Zwerchfells gelangt er als **Truncus vagalis anterior** auf die Vorderseite des Magens, zu dem er sensible, motorische und sekretorische Fasern [**Rami gastrici anteriores**] abgibt
der **rechte Nervus vagus** zieht über die Arteria* subclavia dextra, zwischen Vena* brachiocephalica dextra und Truncus* brachiocephalicus und hinter dem Bronchus* principalis dexter zur Rückfläche der Speiseröhre; seine Fasern beteiligen sich am Plexus* oesophageus und ziehen als **Truncus vagalis posterior** zur Rückfläche des Magens; sie geben Fasern zum Magen [**Rami gastrici posteriores**], zur Leber [**Rami hepatici**] und zum Plexus* coeliacus [**Rami coeliaci**] ab, die den Darm bis zum Cannon*-Böhm-Punkt versorgen
die Äste des Nervus vagus sind: **Ramus meningeus** [rückläufig zur Dura* mater der hinteren Schädelgrube], **Ramus auricularis** [zu Trommelfell und äußerem Gehörgang], **Rami pharyngei** [sensible, motorische und sekretorische Fasern zum Rachen, die den Plexus* pharyngeus bilden], Nervus* laryngeus superior, **Rami cardiaci cervicales superiores** und **inferiores** [parasympathische Fasern zum Plexus* cardiacus], Nervus* laryngeus recurrens und die **Rami bronchiales** [sensible, motorische und sekretorische Fasern zu den Bronchien]
Nervi vasorum (Ⓔ nerves of vessels): die Gefäße versorgende Nerven
Nervus vertebralis (Ⓔ vertebral nerve): parasympathische Fasern aus dem Ganglion* stellatum, die die Arteria* vertebralis und Gefäße der Hirnbasis innervieren
Nervus vestibularis (Ⓔ vestibular nerve): ***Syn:*** *Gleichgewichtsnerv, Vestibularis, Pars vestibularis nervi vestibulocochlearis*; sensorischer Nerv, der die Impulse aus dem Gleichgewichtsorgan weiterleitet; die Impulse von Crista* ampullaris und Macula* utriculi und sacculi werden von den Ästen der **Pars superior** und **inferior** gesammelt und zum Ganglion* vestibulare geleitet; der Nervus vestibularis übernimmt die Weiterleitung zu den Vestibulariskernen [Nuclei* vestibulares]; *s.a. Essay Gleichgewichtssinn S. 817*
Nervus vestibulocochlearis (Ⓔ vestibulocochlear nerve): ***Syn:*** *Vestibulokochlearis, VIII. Hirnnerv*; aus dem Hörnerv [Nervus* cochlearis] und dem Gleichgewichtsnerv [Nervus* vestibularis] bestehender achter Hirnnerv, der die Impulse vom Sinnesepithel der Innenohrschnecke zum Gehirn leitet
Nervus Vidianus: veraltet für *→Nervus canalis pterygoidei*
Nervus Vidii: veraltet für *→Nervus canalis pterygoidei*
Nervus visceralis: *→Nervus autonomicus*
Nervus zygomaticus (Ⓔ zygomatic nerve): sensibler Ast des Nervus* maxillaris, der mit seinen beiden Ästen [**Ramus zygomaticofacialis** und **zygomaticotemporalis**] die Haut der Jochbeingegend und Schläfe innerviert
Ne|si|di|o|blast *m* (Ⓔ nesidioblast): Inselzelle der Bauchspei-

cheldrüse [Pankreas*]; *s.a. Langerhans-Inseln*

Ne|si|di|o|blas|tom *nt* (Ⓔ nesidioblastoma): ***Syn:*** *Inselzelladenom, Nesidiom, Adenoma insulocellulare*; von den Inselzellen der Bauchspeicheldrüse [Pankreas*] ausgehender gutartiger Tumor; *s.a. Insulinom*

Ne|si|di|om *nt:* →*Nesidioblastom*

Nes|sel|aus|schlag *m:* →*Urtikaria*

Nes|sel|fie|ber *nt:* →*Urtikaria*

Nes|sel|sucht *f:* →*Urtikaria*

NET *Abk.:* Norephedrin-Theophyllin

Netherton: Earl Weldon Netherton; amerikanischer Hautarzt (Cleveland) im 20. Jahrhundert

Netherton-Syndrom *nt* (Ⓔ Netherton's syndrome): ***Syn:*** *Erythroderma ichthyosiforme congenitum*; seltene, autosomal-rezessive Enzymopathie mit Haarschaftanomalien [Bambushaare*, Trichorrhexis* invaginata, Pili* torti], Atopie*, nichtbullöser, ichthyosiformer Erythrodermie* und Ichthyosis* linearis circumflexa

Ne|til|mi|cin *nt* (Ⓔ netilmicin): Aminoglykosidantibiotikum*; Anw.: parenteral bei gramnegativen Problemkeimen

NET-OEN *Abk.:* Norethisteronoenanthat

Nettleship: Edward Nettleship; 1845–1913; englischer Augenarzt und Hautarzt (London)

Nettleship-Syndrom *nt* (Ⓔ Nettleship's disease): ***Syn:*** *Nettleship-Krankheit, kutane Mastozytose, Mastozytose-Syndrom, Urticaria pigmentosa*; ätiologisch ungeklärte, kutane Mastozytose* mit bräunlichen Flecken und Urtikariabildung nach physikalischer Reizung

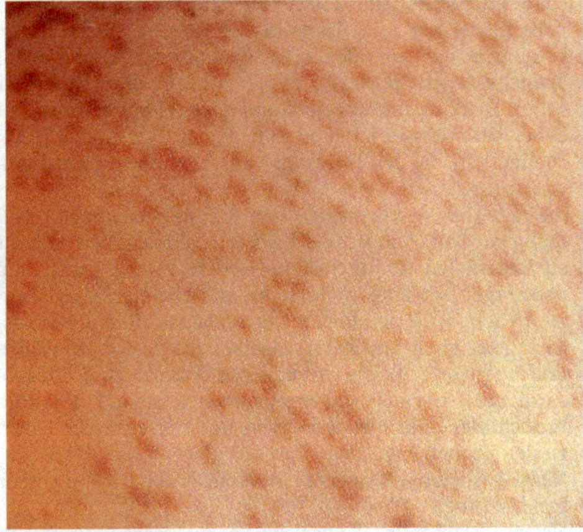

Abb. N51. Nettleship-Syndrom

Netz *nt* (Ⓔ omentum): ***Syn:*** *Bauchnetz, Omentum, Epiploon*; Bauchfellduplikatur, in der Blut-, Lymphgefäße und Nerven verlaufen

großes Netz (Ⓔ greater omentum): ***Syn:*** *Omentum majus*; von der großen Magenkurvatur herabhängendes Bauchnetz, das sich vor die Darmschlingen legt; die Rückwand verwächst mit dem Querkolon [Colon transversum] und bildet damit einen Teil der Vorderwand der Bursa* omentalis; wird in einzelne Ligamente aufgeteilt, die Magen, Kolon, Leber, Milz, Nieren usw. verbinden [Ligamentum* gastrophrenicum, gastrosplenicum, gastrocolicum, phrenicosplenicum, splenorenale, pancreaticosplenicum, splenocolicum, phrenicocolicum]

kleines Netz (Ⓔ lesser omentum): ***Syn:*** *Omentum minus*; zwischen kleiner Magenkurvatur und Leber hängende Bauchfelltasche; besteht aus Ligamentum* hepatophrenicum, hepatooesophageale, hepatogastricum, hepatoduodenale und hepatocolicum

Netz|beu|tel *m:* →*Bursa omentalis*

Netz|bruch *m* (Ⓔ epiplocele): ***Syn:*** *Epiplozele*; Hernie* mit Bauchnetz im Bruchsack

Netz|ent|zün|dung *f* (Ⓔ epiploitis): Omentitis, Epiploitis

Netz|haut *f:* →*Retina*

Netz|haut|ab|lö|sung *f* (Ⓔ detached retina): →*Ablatio retinae*

Netzhaut-Aderhaut-Kolobom *nt:* →*Aderhautkolobom*

Netz|haut|an|gi|o|ma|to|se *f* (Ⓔ cerebroretinal angiomatosis): ***Syn:*** *Hippel-Lindau-Syndrom, von Hippel-Lindau-Syndrom, retino-zerebelläres Hämangioblastom, Angiomatosis cerebelli et retinae, Angiomatosis retinae cystica*; zu den Phakomatosen* gehörige, wahrscheinlich dominant vererbte Systemerkrankung mit Naevus* flammeus sowie retinaler und zerebellarer Angiomatose

Netz|haut|a|pla|sie *f* (Ⓔ retinal aplasia): angeborenes Fehlen der Netzhaut [Retina]

Netz|haut|ar|te|ri|o|le, o|be|re na|sa|le *f:* →*Arteriola nasalis retinae superior*

Netz|haut|ar|te|ri|o|le, o|be|re tem|po|ra|le *f:* →*Arteriola temporalis retinae superior*

Netz|haut|ar|te|ri|o|le, un|te|re na|sa|le *f:* →*Arteriola nasalis retinae inferior*

Netz|haut|ar|te|ri|o|le, un|te|re tem|po|ra|le *f:* →*Arteriola temporalis retinae inferior*

Netz|haut|ent|zün|dung *f:* →*Retinitis*

Netz|haut|ge|fä|ße *pl* (Ⓔ blood vessels of retina): ***Syn:*** *Vasa sanguinea retinae*; Blutgefäße der Netzhaut* [Retina]; Oberbegriff für die Äste der Arteria* und Vena* centralis retinae bzw. des Circulus* vasculosus nervi optici, die bei der Augenspiegelung sichtbar sind

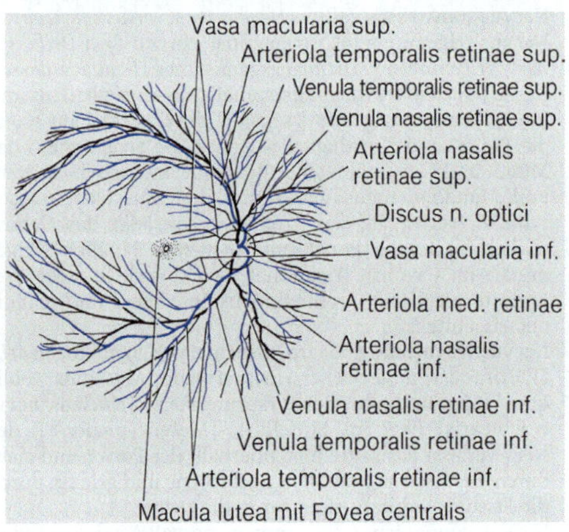

Abb. N52. Netzhautgefäße

netz|haut|schä|di|gend *adj* (Ⓔ retinotoxic): retinotoxisch*

Netz|haut|schlag|a|der, zen|tra|le *f:* →*Arteria centralis retinae*

Netz|haut|ve|nen *pl* (Ⓔ retinal venules): *s.u. Netzhautgefäße*

Netz|naht *f* (Ⓔ omentorrhaphy): ***Syn:*** *Omentorrhaphie, Omentumnaht*; Naht des Bauchnetzes [Omentum* majus] nach Verletzung oder Durchtrennung

Netz|plas|tik *f* (Ⓔ omentoplasty): ***Syn:*** *Omentoplastik, Omentumplastik*; Verwendung von Bauchnetz [Omentum* majus] zur Deckung von Bauchorganen, z.B. Darmperforationen

Netz|zys|te *f* (Ⓔ omental cyst): ***Syn:*** *Omentalzyste*; zystenartige Flüssigkeitsansammlung im Bauchnetz

Neuberg: Carl Neuberg; 1877–1956; deutscher Biochemiker

Neuberg-Ester *m* (Ⓔ Neuberg ester): ***Syn:*** *Fruktose-6-phosphat, Fructose-6-phosphat*; Zwischenprodukt von Glykolyse* und Gluconeogenese*

Neu|bil|dung *f* (Ⓔ neoplasm): Neoplasma*, Tumor*

Neu|ge|bo|re|nen|ak|ne *f* (Ⓔ neonatal acne): ***Syn:*** *Akne neonatorum*; bei Neugeborenen auftretende leichte Akneform, die spontan abheilt

Neu|ge|bo|re|nen|as|phy|xie *f* (Ⓔ asphyxia of the newborn): ***Syn:*** *Atemdepressionszustand des Neugeborenen, Depressionszustand des Neugeborenen, Asphyxia neonatorum*; unmittelbar nach der Geburt einsetzende Atemdepression und Asphyxie* durch Unreife der Gehirnzentren

Neu|ge|bo|re|nen|e|ry|thro|blas|to|se *f* (Ⓔ fetal erythroblastosis): **Syn:** *fetale Erythroblastose, Erythroblastosis fetalis, Morbus haemolyticus fetalis, Morbus haemolyticus neonatorum*; immunhämolytische Anämie* von Feten oder Neugeborenen durch mütterliche Antikörper gegen die kindlichen Erythrozyten; meist [85 %] besteht eine AB0- oder Rhesusinkompatibilität* [**AB0-Erythroblastose; Rhesus-Erythroblastose**]; durch Übertritt der mütterlichen Antikörper durch die Plazenta in den kindlichen Kreislauf kommt es zu einem vorzeitigen und vermehrten Abbau fetaler Erythrozyten; da das anfallende indirekte Bilirubin über die Plazenta abtransportiert und von der Mutter ausgeschieden wird, ist die kindliche Bilirubinkonzentration intrauterin kaum erhöht; allerdings kommt es schon vor der Geburt zur extramedullären Blutbildung mit Hepatosplenomegalie* und zum Auftreten unreifer Erythrozytenvorstufen [Erythroblasten] im fetalen Blut

Klinik: bei **AB0-Erythroblastose** weisen die Neugeborenen meist nur eine geringe Anämie*, Hepatosplenomegalie* und im Blutbild Zeichen einer gesteigerten Erythropoese auf; die Hyperbilirubinämie* ist i.d.R. nur mäßig ausgeprägt; bei der **Rhesus-Erythroblastose** kann es zu einem leichten Verlauf mit mittelschwerer Anämie und nur leichtem Bilirubinikterus kommen; häufig ist aber ein schweres Krankheitsbild mit schwerer fetaler Anämie* und Ausbildung eines Hydrops* fetalis mit allgemeinem Ödem, Aszites* und Leber- und Herzinsuffizienz

Therapie: die **AB0-Erythroblastose** kann meist mit Phototherapie alleine behandelt werden; eine Austauschtransfusion ist nur selten nötig; bei der leicht verlaufenden Form der **Rhesus-Erythroblastose** ist ebenfalls die Phototherapie ausreichend; schwere Formen verlangen eine postpartale oder evtl. sogar eine intrauterine Austauschtransfusion; *s.a. Anti-D-Prophylaxe*

Neu|ge|bo|re|nen|gelb|sucht *f*: *→Neugeborenenikterus*

Neu|ge|bo|re|nen|glu|kos|u|rie *f* (Ⓔ neonatal glycosuria): physiologische Zuckerausscheidung im Harn bei Neugeborenen

Neu|ge|bo|re|nen|hy|per|bi|li|ru|bin|ämie *f*: *→Hyperbilirubinämie des Neugeborenen*

passagere familiäre Neugeborenenhyperbilirubinämie (Ⓔ Lucey-Driscoll syndrome): **Syn:** *Lucey-Driscoll-Syndrom*; unkonjugierte Hyperbilirubinämie*, die auf einem ungeklärten Hemmmechanismus der Glucuronyltransferase beruht; führt innerhalb von 48 h nach der Geburt zur Entwicklung eines schweren Icterus* neonatorum, der meist eine Austauschtransfusion nötig macht

Neu|ge|bo|re|nen|ik|te|rus *m* (Ⓔ jaundice of the newborn): **Syn:** *Neugeborenengelbsucht, Icterus neonatorum*; physiologische Gelbsucht bei Neugeborenen durch Leberunreife und Anfall erhöhter Bilirubinmengen; mehr als die Hälfte reifer Neugeborener und ca. 80 % aller Frühgeborenen entwickeln am 2.–3. Tag nach der Geburt einen leichten Ikterus, der am 4.–5. Tag seinen Höhepunkt erreicht und dann langsam abklingt; das indirekte Bilirubin* kann dabei Werte von mehr als 170 μmol/ [> 10 mg/dl] erreichen; meist ist keine **Therapie** nötig; werden aber Serumspiegel von 16–18 mg/dl erreicht, ist eine Phototherapie mit Blaulicht [425–475 nm] indiziert; das Licht wandelt Bilirubin in nicht-toxische, wasserlösliche Isomere um, die über den Harn ausgeschieden werden

Neu|ge|bo|re|nen|ko|xi|tis *f, pl* **-ti|den** (Ⓔ infantile coxitis): **Syn:** *Säuglingskoxitis*; hämatogene oder iatrogene [Punktion!] eitrige Hüftgelenksentzündung mit meist schwerer Schädigung des Gelenks; **Therapie:** Ruhigstellung, Antibiotika; bei Fistelbildung operative Ausräumung

Neu|ge|bo|re|nen|lis|te|ri|o|se *f* (Ⓔ perinatal listeriosis): **Syn:** *Granulomatosis infantiseptica*; Fetopathie* durch intrauterine, diaplazentare Infektion mit Listeria* monocytogenes; disseminierte Bildung von Granulomen in Haut, Leber, Lunge, Milz, Darm und Gehirn; die Letalität beträgt fast 100 % davon zu unterscheiden sind die **perinatale** und die **postnatale Listeriose** durch Infektion unter der Geburt bzw. postnatal durch die Umwelt, die beide zu Sepsis* und Meningitis* führen können

Neu|ge|bo|re|nen|mas|ti|tis *f, pl* **-ti|ti|den** (Ⓔ mastitis neonatorum): **Syn:** *Mastitis neonatorum*; meist 4–6 Tage nach der Geburt auftretende physiologische Brustdrüsenschwellung

Neu|ge|bo|re|nen|pe|ri|o|de *f* (Ⓔ neonatal period): Zeit von der Geburt bis zum 28. Tag nach der Geburt

Neu|ge|bo|re|nen|re|a|ni|ma|ti|on *f* (Ⓔ primary resuscitation): **Syn:** *primäre Reanimation*; die Reanimation Neugeborener beruht auf Beurteilung von Hautfarbe, Atmung und Puls und erfolgt i.d.R. in drei Stufen [*s.a. Abb. N53*]

Neu|ge|bo|re|nen|sterb|lich|keit *f* (Ⓔ neonatal mortality): **Syn:** *neonatale Sterblichkeit, neonatale Mortalität*; Sterblichkeit in der Neugeborenenperiode*

Neu|ge|bo|re|nen|stru|ma *f* (Ⓔ congenital goiter): **Syn:** *Struma connata, Struma neonatorum*; angeborene Struma* bei Iodmangel während der Schwangerschaft

Neu|ge|bo|re|nen|te|ta|nus *m* (Ⓔ neonatal tetanus): **Syn:** *Tetanus neonatorum*; durch eine Infektion der Nabelwunde ausgelöster Wundstarrkrampf [Tetanus*]

Neu|ge|bo|re|nen|throm|bo|pe|nie *f* (Ⓔ neonatal thrombocytopenia): vorübergehende Thrombopenie* bei Neugeborenen, die wahrscheinlich durch diaplazentar übertragene Thrombozytenantikörper verursacht wird; bessert sich i.d.R. von alleine

Neu|ge|bo|re|nes *nt* (Ⓔ newborn): Kind von der Geburt bis zum 28. Tag nach der Geburt

hypotrophes Neugeborenes (Ⓔ small-for-date baby): **Syn:** *Mangelgeburt, Mangelgeborenes*; nicht exakt definierte Bezeichnung für untergewichte oder unterentwickelte Neugeborene; oft gleichgesetzt mit **small-for-gestational-age-baby**, d.h. Feten mit einem Geburtsgewicht unterhalb der 10er-Perzentile

Neumann: 1. Ernst Neumann; 1834–1918; deutscher Pathologe (Königsberg) **2.** Isidor Neumann; 1837–1906; österreichischer Hautarzt (Wien)

Neumann-Krankheit *f* (Ⓔ Neumann's disease): **Syn:** *Pyostomatitis vegetans, Erythema bullosum vegetans*; Typ Neumann des Pemphigus vegetans; *s.u. Pemphigus vegetans*

Neu|ner|re|gel *f* (Ⓔ rule of nines): Faustregel zur Bestimmung der Ausdehnung bei Hautverbrennungen; Kopf, Arme, Beine [vorne und hinten], Oberkörper [vorne und hin-

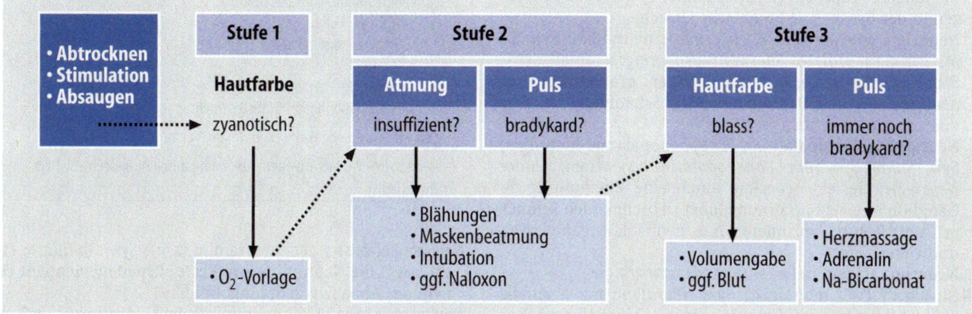

Abb. N53. Stufenmodell der Neugeborenenreanimation

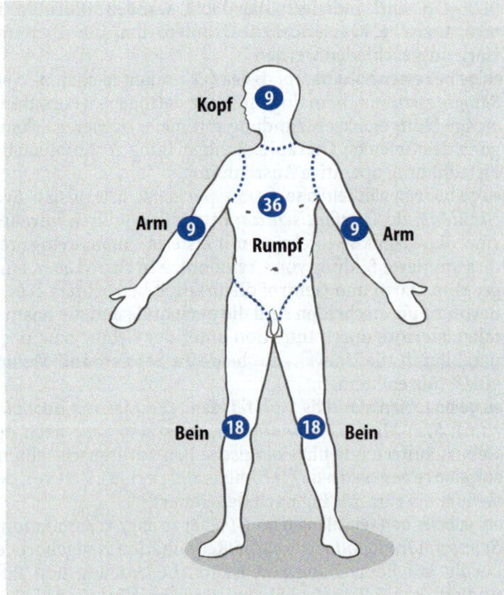

Abb. N54. Neunerregel

ten] und Unterkörper [vorne und hinten] haben jeweils 9 % der Gesamtkörperoberfläche; die Regel gilt aber nur für Erwachsene; v.a. bei Kleinkindern sind die Körperproportionen völlig unterschiedlich und es müssen andere Methoden verwendet werden; *s.a. Verbrennung*

Neur-, neur- *präf.*: *→Neuro-*

neu|ral *adj* (Ⓔ **1.** neural **2.** nervous): **1.** in der Nähe des Rückenmarks liegend **2.** *→nerval*

Neu|ral|fal|ten *pl* (Ⓔ neural folds): *s.u. Neuralrohr*

Neur|al|gia *f*: *→Neuralgie*

Neuralgia geniculata (Ⓔ geniculate neuralgia): ***Syn:*** *Ramsay Hunt-Syndrom, Zoster oticus, Herpes zoster oticus, Genikulatumneuralgie*; schmerzhafte Gürtelrose* mit besonderer Beteiligung der Ohrmuschel, des äußeren Gehörgangs und des Innenohrs; kann zu Schwerhörigkeit oder Ertaubung führen; **Klinik**: der Schmerz ist initial auf das Ohr, das seitliche Gesicht und den Nacken lokalisiert; schmerzhafte Bläschen sitzen auf der Ohrmuschel, im äußeren Gehörgang und auf dem Trommelfell, z.T. aber auch auf der Zunge und am Gaumen; in der 1. oder 2. Krankheitswoche kommt es meist zur Fazialislähmung* mit halbseitiger Geschmackslähmung und Beeinträchtigung der Speichelsekretion; dazu kommen u.U. Schwindel und Nystagmus*, Trigeminusneuralgie*, Schluckbeschwerden und Schluckauf; **Therapie**: antivirale Therapie mit Aciclovir*, Valaciclovir* oder Famciclovir*; Antibiotika zur Verhütung einer bakteriellen Sekundärinfektion; Schmerzmittel

Neuralgia mammalis (Ⓔ Cooper's irritable breast): ***Syn:*** *Cooper-Syndrom, Cooper-Neuralgie, Cooper-Mastodynie*; v.a. jüngere Frauen, aber auch Männer betreffende Schmerzen in der Brust ohne organische Ursache

Neuralgia spermatica (Ⓔ spermatic neuralgia): ***Syn:*** *Samenstrangneuralgie, Spermatikusneuralgie*; anfallsartige Schmerzen in Leiste, Skrotum [Männer], großen Schamlippen [Frauen] und Dammbereich bei Schädigung des Nervus* genitofemoralis

Neuralgia sphenopalatina (Ⓔ sphenopalatine neuralgia): ***Syn:*** *Sluder-Syndrom, Sphenopalatinumsyndrom, Sluder-Neuralgie*; Gesichtsneuralgie durch eine Entzündung des Ganglion* pterygopalatinum; führt zu brennenden Schmerzen und Rötung im inneren Augenwinkel, Augapfel, Nase und Unterkiefer

Neuralgia trigeminalis: *→Trigeminusneuralgie*

Neur|al|gie *f* (Ⓔ neuralgia): ***Syn:*** *Neuralgia*; meist anfallsartige Schmerzen im Versorgungsgebiet eines Nerven, Nervenplexus oder einer Nervenwurzel; der Schmerz wird meist als hell, reißend oder brennend beschrieben; neben Spontanschmerz bestehen auch Druck- oder Dehnungschmerzhaftigkeit; die Neuralgie zeigt oft auch eine Überempfindlichkeit für Berührung [Hyperästhesie], Wärme [Thermohyperästhesie] oder Schmerzen [Hyperalgesie] im betroffenen Segment

zervikobrachiale Neuralgie (Ⓔ cervicobrachial neuralgia): ***Syn:*** *Zervikobrachialgie*; neuralgische Schmerzen im Hals-Schulter-Arm-Bereich bei Reizung des Plexus* cervicobrachialis oder seiner Äste; *s.a. Zervikobrachialsyndrom*

neur|al|gi|form *adj* (Ⓔ neuralgiform): in der Art einer Neuralgie, neuralgieartig

neur|al|gisch *adj* (Ⓔ neuralgic): Neuralgie betreffend, von ihr betroffen oder gekennzeichnet, durch sie bedingt

Neu|ral|lap|pen *m* (Ⓔ neural lobe of neurohypophysis): ***Syn:*** *Pars nervosa neurohypophysis, Lobus nervosus neurohypophysis*; hinterer Teil der Neurohypophyse [Hypophysenhinterlappen*], der die im Hypothalamus* gebildeten Effektorhormone ADH* und Oxytocin* speichert; wird im klinischen Sprachgebrauch meist mit Hypophysenhinterlappen gleichgesetzt

Neu|ral|pa|tho|lo|gie *f* (Ⓔ neural pathology): Pathologie* des Nervensystems

Neu|ral|plat|te *f* (Ⓔ neural plate): *s.u. Neuralrohr*

Neu|ral|rin|ne *f* (Ⓔ neural groove): *s.u. Neuralrohr*

Neu|ral|rohr *nt* (Ⓔ neural tube): die Entwicklung des Nervensystems aus dem Ektoderm* beginnt in der 3. Woche; zuerst bildet sich im kranialen Teil des Embryos die **Neuralplatte**, dann entsteht in der Mitte die **Neuralrinne**, die beidseitig von den **Neuralfalten** begrenzt wird; diese werden höher und verwachsen schließlich, wodurch das **Neuralrohr** entsteht; anfangs hat es noch eine obere [**Neuroporus rostralis**] und untere Öffnung [**Neuroporus caudalis**], die sich aber am 25. und 27. Entwicklungstag schließen; innen ist das Neuralrohr von Neuroepithel ausgekleidet, aus dem sich später Neuroblasten [Vorläufer der Nervenzellen] und Glioblasten [Vorläufer der Gliazellen] entwickeln

Neu|ral|rohr|de|fek|te *pl* (Ⓔ neural tube defects): ***Syn:*** *dysrhaphische Störungen, Dysrhaphiesyndrome*; durch einen unvollständigen Schluss des Neuralrohrs während der Embryonalperiode hervorgerufene Störungen, wie z.B. Spina* bifida, Kranioschisis*, Meningomyelozele*, Anenzephalie*; in Mitteleuropa liegt die Inzidenz unter 0,2 %; Studien haben gezeigt, dass die prophylaktische Einnahme von Folsäure während der Schwangerschaft das Risiko senkt; als Screeningtest hat sich die Bestimmung von **Alphafetoprotein im mütterlichen Serum** [MSAFP] bewährt; erhöhte Werte werden in 70–90 % von Spina bifida und 95–100 % von Anenzephalie gefunden; sie sind also Indikation für eine weitere Abklärung, z.B. durch Bestimmung von **Alphafetoprotein in der Amnionflüssigkeit** [AFAFP] oder Ultraschall

Tab. N55. Risikoscreening für Neuralrohrdefekte

So früh wie möglich nach Absprache mit Labor
Beratung und Einverständniserklärung
Ultraschall (Gemini! Exaktes Schwangerschaftsalter!)
Notwenige Angaben für das Labor: Zahl der Feten Schwangerschaftsalter Gewicht Ethnische Herkunft Insulinabhängiger Diabetes mellitus
Wenn AFP < 2,0 MoM: normale weitere Vorsorge
Wenn AFP > 2,0 MoM: weitere Abklärung durch Amniozentese bzw. Ultraschall

Neu|ra|mi|ni|da|se *f* (Ⓔ neuraminidase): ***Syn:*** *Sialidase*; Hydrolase*, die Neuraminsäure-Reste abspaltet; wichtiges Enzym des Abbaus von Sphingolipiden*

Neu|ra|min|säu|re *f* (Ⓔ neuraminic acid): Aminozucker* aus Mannosamin und Pyruvat; Bestandteil von Glykoproteinen

und Gangliosiden

Neu|ra|min|säu|re|spei|cher|krank|heit *f* (Ⓔ sialidosis): ***Syn:*** *Salla-Krankheit, Sialinsäurespeicherkrankheit*; seltene, autosomal-rezessive lysosomale Transportstörung für Sialinsäure mit bisher unbekanntem Enzymdefekt; beginnt im Kindesalter mit verzögerter psychomotorischer Sprachentwicklung, Ataxie*, Nystagmus*, Rigidität und Spastik, seltener auch Krampfanfällen; die Gesichtszüge sind vergröbert; die Patienten versterben im Erwachsenenalter

Neu|ra|pra|xie *f* (Ⓔ neurapraxia): ***Syn:*** *Neuropraxie*; reversibler Funktionsausfall eines Nervens ohne organische Schädigung

Neur|as|the|nie *f* (Ⓔ neurasthenia): ***Syn:*** *Nervenschwäche, nervöse Übererregbarkeit, Neurasthenia, Beard-Syndrom*; nervöses Erschöpfungssyndrom mit u.a. Kopfschmerzen, Schwitzen, Schlafstörungen, Schwindel, Durchfall oder Verstopfung

neur|as|the|nisch *adj* (Ⓔ neurasthenic): Neurasthenie betreffend, von ihr betroffen oder gekennzeichnet

Neur|a|xon *nt* (Ⓔ neuraxon): ***Syn:*** *Achsenzylinder, Axon, Neurit*; am **Axonhügel** des Zellleibs entspringender, bis zu 1 m langer Fortsatz, der die Nervenzelle mit anderen Zellen verbindet und Impulse weiterleitet; *s.a. Nervenzelle*

Neur|ek|to|mie *f* (Ⓔ neurectomy): ***Syn:*** *Nerventeilentfernung, Nervenresektion*; operative Teilentfernung eines peripheren Nervens

Neur|ex|hai|re|se *f* (Ⓔ neurexeresis): ***Syn:*** *Neurexhärese*; operative Teilentfernung eines peripheren Nervens durch Abdrehen mit einer Zange

Neur|ex|hä|re|se *f*: →*Neurexhairese*

Neuri-, neuri- *präf.*: →*Neuro-*

Neu|ri|lemm *nt*: →*Neurilemma*

Neu|ri|lem|ma *nt* (Ⓔ neurilemma): ***Syn:*** *Schwann-Scheide, Neurilemm, Neurolemm*; äußere Schicht der Axonscheide

Neu|ri|lem|mi|tis *f, pl* **-ti|den** (Ⓔ neurilemmitis): ***Syn:*** *Neurolemmitis*; Entzündung der Schwann-Scheide*

neu|ri|lem|mi|tisch *adj* (Ⓔ neurilemmitic): ***Syn:*** *neurolemmitisch*; Neurilemmitis betreffend, von ihr betroffen oder gekennzeichnet

Neu|ri|lem|mom *nt*: →*Neurinom*

Neu|ri|le|mom *nt*: →*Neurinom*

Neu|rin *nt* (Ⓔ neurine): extrem giftiges Ptomain*

Neu|ri|nom *nt* (Ⓔ neurinoma): ***Syn:*** *Neurilemom, Schwannom, Neurilemmom*; vom Neurilemma* ausgehender, gutartiger Tumor der Nervenscheide

Neu|rit *m*: →*Neuraxon*

Neu|ri|tis *f, pl* **-ti|den** (Ⓔ neuritis): ***Syn:*** *Nervenentzündung*; entzündliche Reaktion des Nervengewebes durch direkten Erregerbefall [v.a. neurotrope Viren], Toxine oder sekundär als immunmediierte Schädigung; imponiert klinisch meist als Neuralgie*; *s.a. Neuropathie, Polyneuropathie*

Neuritis migrans (Ⓔ migrating neuritis): wandernde, verschiedene Nerven befallende Entzündung unbekannter Genese

Neuritis nervi optici (Ⓔ optic neuritis): ***Syn:*** *Sehnervenentzündung, Optikusneuritis*; intrabulbäre [Neuritis* nervi optici intrabulbaris] oder retrobulbäre [Neuritis* retrobulbaris] Entzündung des Sehnervs; bei Erwachsenen häufig Teilsymptom einer multiplen Sklerose*, bei Kindern meist als parainfektiöse Entzündung

Neuritis nervi optici intrabulbaris (Ⓔ papillitis): ***Syn:*** *Papillenentzündung, Papillitis, Neuropapillitis (optica)*; zu Hyperämie* und ödematöser Schwellung der Sehnervenpapille* führende Entzündung; die Papillengrenzen sind unscharf und die Nervenfasern verquollen; bei langwierigem Verlauf kommt es zu Papillenatrophie; **Klinik**: drastische Verschlechterung des Sehvermögens, retrobulbäres Druckgefühl und Schmerzen bei Augenbewegungen; bei der Untersuchung findet sich ein Zentralskotom*, das sich bei Heilung weitgehend zurückbildet; **Therapie**: bei Erwachsenen hoch dosierte Corticosteroide, bei Kindern symptomatische Behandlung

Neuritis nervi optici retrobulbaris: →*Retrobulbärneuritis*

Neuritis optica retrobulbaris: →*Retrobulbärneuritis*

Neuritis periaxialis (Ⓔ periaxial neuritis): Neuritis mit hauptsächlichem Befall der Nervenscheide

periphere Neuritis (Ⓔ peripheral neuritis): Entzündung eines peripheren Nervens

posttraumatische Neuritis (Ⓔ traumatic neuritis): ***Syn:*** *traumatische Neuritis*; entzündliche Reaktion im Anschluss an eine traumatische Schädigung

Neuritis retrobulbaris: →*Retrobulbärneuritis*

Neuritis saturnina (Ⓔ lead neuritis): ***Syn:*** *Bleipolyneuropathie, Bleineuropathie*; bei chronischer Bleivergiftung auftretende Schädigung peripherer motorischer Nerven [v.a. Nervus* radialis, seltener Nervus* fibularis communis]; kann zur Entwicklung einer **Bleilähmung** führen

segmentale Neuritis (Ⓔ segmental neuritis): ***Syn:*** *segmentale Neuropathie*; auf einzelne Segmente begrenzte degenerative Nervenschädigung

toxische Neuritis (Ⓔ toxic neuritis): ***Syn:*** *toxische Neuropathie*; durch direkte Toxineinwirkung hervorgerufene Nervenschädigung; am häufigsten durch Tabak- und Alkoholkonsum [**Tabak-Alkohol-Amblyopie**]

traumatische Neuritis: →*posttraumatische Neuritis*

Neuritis vestibularis: →*Neuronitis vestibularis*

neu|ri|tisch *adj* (Ⓔ neuritic): Nervenentzündung/Neuritis betreffend, von ihr betroffen oder gekennzeichnet, durch sie bedingt

Neuro-, neuro- *präf.*: Wortelement mit der Bedeutung „Nerv"

Neu|ro|a|na|to|mie *f* (Ⓔ neuroanatomy): Anatomie des Nervensystems*

neu|ro|a|na|to|misch *adj* (Ⓔ neuroanatomical): Neuroanatomie betreffend

Neu|ro|an|gi|o|ma|to|sis en|ce|pha|lo|fa|ci|a|lis *f* (Ⓔ encephalofacial angiomatosis): ***Syn:*** *Sturge-Weber-Syndrom, Sturge-Weber-Krabbe-Syndrom, enzephalofaziale Angiomatose, Angiomatosis encephalotrigeminalis, Angiomatosis encephalooculo-cutanea*; ätiologisch ungeklärte, kongenitale neurokutane Phakomatose* mit Naevus* flammeus im Trigeminusbereich, Uveahämangiom und verkalkenden Angiomen der Hirnhäute und Hirnrinde; häufigste ZNS-Symptome sind spastische Hemiparese* der kontralateralen Seite, Hemianopsie*, fokale Epilepsie* und geistige Retardierung in mehr als der Hälfte der Fälle; die Vererbung erfolgt wahrscheinlich unregelmäßig autosomal-dominant

Neu|ro|ar|thro|pa|thie *f* (Ⓔ neuroarthropathy): ***Syn:*** *neurogene Arthropathie, neuropathische Arthropathie, Arthropathia neuropathica*; durch einen Verlust der Nervenversorgung hervorgerufene progrediente Gelenkschädigung; findet sich v.a. bei Erkrankungen, die mit einem Verlust der Tiefensensibilität einhergehen, wie z.B. Tabes* dorsalis [Arthropathia* tabica]

Neu|ro|bi|o|lo|gie *f* (Ⓔ neurobiology): Biologie* des Nervensystems

Neu|ro|blas|ten *pl* (Ⓔ neuroblasts): embryonale Vorstufen der Nervenzellen; *s.a. Neuralrohr*

Neu|ro|blas|tom *nt* (Ⓔ neuroblastoma): aus Neuroblasten hervorgehender Tumor, z.B. Retinoblastom*, Medulloblastom*

Neu|ro|blas|to|ma re|ti|nae *nt*: →*Retinoblastom*

Neu|ro|che|mie *f* (Ⓔ neurochemistry): (Bio-)Chemie des Ner-

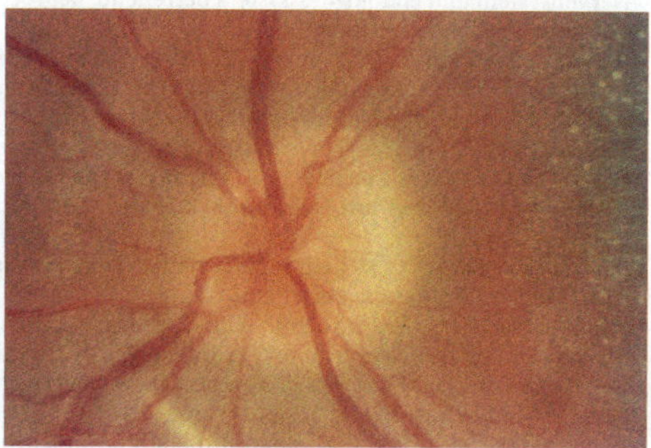

Abb. N56. Neuritis nervi optici intrabulbaris

N

vensystems

neu|ro|che|misch *adj* (Ⓔ neurochemical): Neurochemie betreffend

Neu|ro|chi|rur|gie *f* (Ⓔ neurosurgery): Chirurgie im Bereich des zentralen oder peripheren Nervensystems

neu|ro|chi|rur|gisch *adj* (Ⓔ neurosurgical): Neurochirurgie betreffend

Neu|ro|cho|ri|o|i|di|tis *f, pl* **-tilden** (Ⓔ neurochoroiditis): Entzündung von Sehnerv und Aderhaut [Choroidea*]

neu|ro|cho|ri|o|i|di|tisch *adj* (Ⓔ neurochoroiditic): Neurochorioiditis betreffend, von ihr betroffen oder gekennzeichnet

Neu|ro|cho|ri|o|re|ti|ni|tis *f, pl* **-tilden** (Ⓔ neurochorioretinitis): Entzündung von Sehnerv, Aderhaut [Choroidea*] und Netzhaut [Retina*]

neu|ro|cho|ri|o|re|ti|ni|tisch *adj* (Ⓔ neurochorioretinitic): Neurochorioretinitis betreffend, von ihr betroffen oder gekennzeichnet

Neu|ro|cra|ni|um *nt* (Ⓔ neurocranium): ***Syn:*** *Hirnschädel, Neurokranium*; der Teil des Schädels [Cranium*], der das Gehirn bedeckt; besteht aus Stirnbein [Os* frontale], Schläfenbein [Os* temporale], Scheitelbein [Os parietale], Hinterhauptsbein [Os* occipitale], Keilbein [Os* sphenoidale] und Siebbein [Os* ethmoidale], die zusammen Schädeldach* und Schädelbasis* bilden

Neu|ro|der|ma|to|se *f*: *→Neurodermitis*

Neu|ro|der|mi|tis *f, pl* **-tilden** (Ⓔ neurodermatitis): ***Syn:*** *Neurodermatose*; ursprünglich für degenerative Hauterkrankungen mit vermutlich nervaler Beteiligung verwendeter Begriff, der heute mit Neurodermitis* disseminata gleichgesetzt wird

Neurodermitis atopica: *→endogenes Ekzem*

Neurodermitis circumscripta (Ⓔ circumscribed neurodermatitis): ***Syn:*** *Lichen simplex chronicus (Vidal), Lichen chronicus (Vidal), Vidal-Krankheit, Lichen Vidal*; chronische, in Schüben verlaufende, juckende Hauterkrankung mit Lichenifikation*, die eine enge Verwandschaft zu den Ekzemen hat [manche Autoren sehen sie als Minusvariante des endogenen Ekzems* an]; **Klinik:** chronisches Scheuern und Kratzen [auch ohne Juckreiz] führt zu Hyperplasie der Epidermis mit grauen oder braunrötlichen Papeln, die unscharf begrenzte Herde bilden; meist besteht ein starker Juckreiz; die Läsionen können überall am Körper auftreten, am häufigsten sind sie am Nacken, den Streckseiten von Unterarm und Unterschenkel, der Innenseite der Oberschenkel und Genitalregion, am Ellenbogen und über dem Steißbein; **DD:** endogenes Ekzem*, Lichen* ruber planus, Lichen* amyloidosus; **Therapie:** Aufklärung, Antihistaminika, Corticoide extern; **Prognose:** chronischer Verlauf

Neurodermitis constitutionalis/diffusa/disseminata: *→endogenes Ekzem*

neu|ro|der|mi|tisch *adj* (Ⓔ neurodermatitic): Neurodermitis betreffend, von ihr betroffen oder gekennzeichnet

Neu|ro|ek|to|derm *nt* (Ⓔ neuroectoderm): der Teil des Ektoderms*, aus dem die Gewebe des Zentralnervensystems entstehen

neu|ro|ek|to|der|mal *adj* (Ⓔ neuroectodermal): Nervengewebe und Ektoderm betreffend

neu|ro|en|do|krin *adj* (Ⓔ neuroendocrine): ***Syn:*** *neurokrin*; Nervensystem und endokrines System betreffend; neuroendokrines System betreffend

Neu|ro|en|do|kri|ni|um *nt* (Ⓔ neuroendocrine system): ***Syn:*** *neuroendokrines System*; Gesamtheit, der an der Bildung und Ausschüttung von Neurohomonen beteiligten Strukturen; *s.a. Hypothalamus-Hypophysen-System*

Neu|ro|en|ze|pha|lo|my|e|lo|pa|thie *f* (Ⓔ neuroencephalomyelopathy): Erkrankung von Gehirn, Rückenmark und peripheren Nerven

neu|ro|e|pi|der|mal *adj* (Ⓔ neuroepidermal): Nervengewebe und Oberhaut/Epidermis betreffend

Neu|ro|e|pi|thel *nt* (Ⓔ **1.** neuroepithelium **2.** sensory epithelium): **1.** Epithel des Neuralrohrs*, aus dem sich später die Glia* und das Ependym* des Zentralnervensystems entwickeln **2.** *→Sinnesepithel*

neu|ro|e|pi|the|li|al *adj* (Ⓔ neurepithelial): Sinnesepithel/Neuroepithel betreffend, aus Neuroepithel bestehend

Neu|ro|e|pi|the|li|om *nt* (Ⓔ neuroepithelioma): vom Neuroepithel ausgehender Tumor

Neu|ro|fi|bra *f, pl* **-brae** (Ⓔ neurofiber): Nervenfaser*

Neurofibrae afferentes (Ⓔ afferent neurofibers): ***Syn:*** *afferente Nervenfasern*; Nervenfasern, die Impulse von der Peripherie zum Zentralnervensystem leiten

Neurofibrae associationis: veraltet für *→Fibrae associationis*

Neurofibrae automaticae (Ⓔ visceral nerve fibers): ***Syn:*** *viszerale Nervenfasern, Neurofibrae viscerales*; Nervenfasern, die Impulse zu glatten Muskeln oder Drüsen leiten [**viszeroefferente Fasern**] oder viszerale Impulse zum Zentralnervensystem führen [**viszeroafferente Fasern**]

Neurofibrae commissurales: veraltet für *→Fibrae commissurales*

Neurofibrae efferentes (Ⓔ efferent neurofibers): ***Syn:*** *efferente Nervenfasern*; Nervenfasern, die Impulse vom Zentralnervensystem zur Peripherie leiten

Neurofibrae postganglionicae (Ⓔ postganglionic neurofibers): postganglionäre Nervenfasern; *s.u. Ganglion autonomicum*

Neurofibrae preganglionicae (Ⓔ preganglionic neurofibers): präganglionäre Nervenfasern; *s.u. Ganglion autonomicum*

Neurofibra projectionis: veraltet für *→Fibra projectionis*

Neurofibrae somaticae (Ⓔ somatic neurofibers): ***Syn:*** *somatische Nervenfasern*; Nervenfasern, die Impulse zu quergestreifter Muskulatur oder Gewebe führen [**somatoefferente Fasern**] oder somatische Impulse zum Zentralnervensystem leiten [**somatoafferente Fasern**]

Neurofibrae tangentiales isocorticis (Ⓔ tangential neurofibers): ***Syn:*** *tangentiale/tangenziale Nervenfasern*; tangential verlaufende Nervenfasern im Isokortex* und der Hippokampusrinde

Neurofibrae viscerales: *→Neurofibrae automaticae*

neu|ro|fi|bril|lär *adj* (Ⓔ neurofibrillar): Neurofibrille(n) betreffend, aus Neurofibrillen bestehend

Neu|ro|fi|bril|len *pl* (Ⓔ neurofibrils): aus **Neurofilamenten** und **Neurotubuli** aufgebaute Teile des Zytoskeletts der Nervenzelle*; auch Teil der Nissl*-Schollen

Neu|ro|fi|brom *nt* (Ⓔ neurofibroma): vom Bindegewebe der Nerven ausgehender gutartiger Tumor; tritt meist solitär zwischen dem 20. und 40. Lebensjahr auf; **kutane Neurofibrome** stammen von den Hautnerven ab, **subkutane Neurofibrome** von größeren Nervensträngen; sie können entlang dem Nervenverlauf angeordnet sein [**plexiforme Neurofibrome**]; die kutanen Neurofibrome sind weiche bis mittelderbe Knoten, die hautfarben oder rötlich-blau sind; sie sind meist nicht viel größer als 1 cm, können aber wesentlich größer werden [z.B. **pendulierende Neurofibrome** bei Neurofibromatosis generalisata]; die subkutanen Neurofibrome imponieren als Verhärtung im Verlauf der Nerven; *s.a. Neurofibromatose*

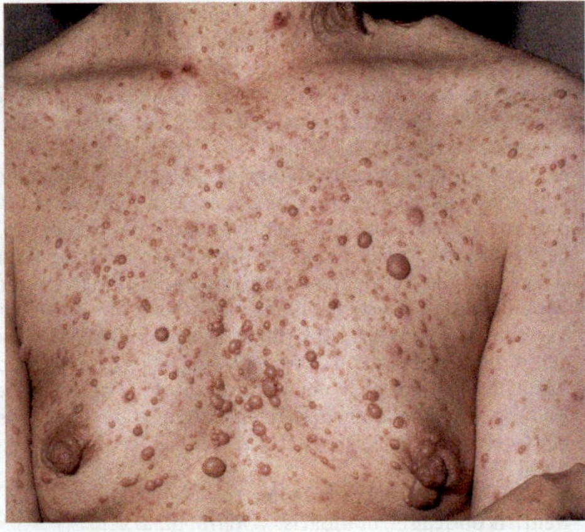

Abb. N57. Multiple Neurofibrome

N

Neu|ro|fi|bro|ma|to|se *f* (Ⓔ neurofibromatosis): durch das auftreten multipler Neurofibrome gekennzeichnete Erkrankung; wird heute in zwei genetisch unterschiedliche Formen unterteilt, es kommen aber auch Übergangsformen vor

Tab. N58. Diagnostische Kriterien der Neurofibromatosen

Neurofibromatose Typ 1
Mindestens 6 Café-au-lait-Flecken (größer als 5 mm präpubertal, größer als 15 mm postpubertal)
Neurofibrome oder ein plexiformes Neurofibrom
Optikusgliom
Mindestens zwei Irishamartome
Knochenveränderungen, wie Keilbeindysplasie oder Verdünnung der langen Knochen mit und ohne Pseudarthrose
Verwandter I. Grades mit NF-1 nach obigen Kriterien
Neurofibromatose Typ 2
Bilaterale Akustikusneurinome - Nachweis durch MRT
Bei einem Verwandten I. Grades mit NF-2 genügt das Vorhandensein von mindestens einem der folgenden Kriterien:
Meningeom
Gliom
Schwannom

Neurofibromatose I: → *Neurofibromatosis generalisata*
Neurofibromatose II (Ⓔ neurofibromatosis II): seltene, autosomal-dominante Form, bei der aber die typischen Hauterscheinungen und Lisch*-Knötchen fehlen; dagegen findet man bilaterale Akustikusneurinome*, multiple Meningeome* und Neurinome anderer Hirnnerven sowie zervikaler und lumbaler Spinalnervenwurzeln; bei 50 % der Patienten kommt es zu einer juvenilen Katarakt* der hinteren Kapsel; der Defekt liegt auf dem Chromosom 22

Neu|ro|fi|bro|ma|to|sis ge|ne|ra|li|sa|ta *f* (Ⓔ neurofibromatosis): *Syn:* *(von) Recklinghausen-Krankheit, Neurofibromatose I*; seltene [1:30.000 Einwohner], autosomal-dominante, neuroektodermale Systemerkrankung mit zahlreichen schmerzhaften Neurofibromen und Pigmentflecken [Café-au-lait-Flecken*]; die meisten Patienten sind mental retardiert und ca. 10 % leidet an epileptischen Anfällen; die typischen Hautveränderungen können schon bei der Geburt vorhanden sein oder entstehen während der frühen Kindheit; sie nehmen später noch an Größe zu; typisch sind auch Lisch*-Knötchen der Iris; bei 5 % der Patienten kommt es zu einer

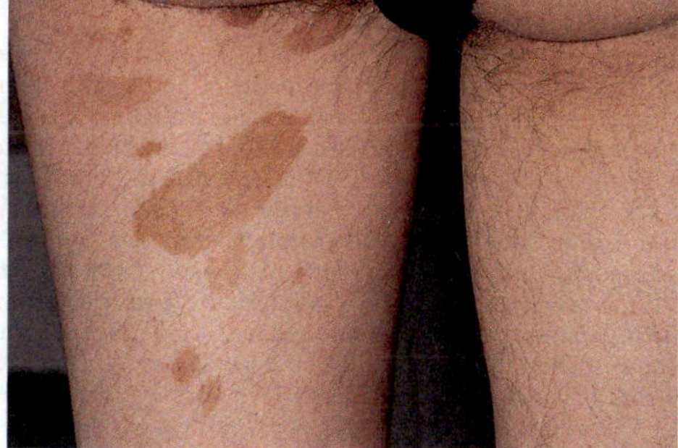

Abb. N59. Café-au-lait-Flecken bei Neurofibromatosis generalisata

sarkomatösen Entartung der Neurofibrome; daneben treten auch gehäuft maligne Optikusgliome*, Ependymome*, Phäochromozytome*, Nephroblastome* oder Retinoblastome* auf

Neu|ro|fi|la|men|te *pl* (Ⓔ neurofilaments): *s.u. Neurofibrillen*

neu|ro|gen *adj* (Ⓔ neurogenic): in Nerven(zellen) entstehend, vom Nervensystem stammend, Nerven(gewebe) bildend, mit dem Nervensystem zusammenhängend

Neu|ro|ge|ne|se *f* (Ⓔ neurogenesis): Bildung des Nervengewebes

neu|ro|ge|ne|tisch *adj* (Ⓔ neurogenetic): Neurogenese betreffend

Neu|ro|glia *f* (Ⓔ neuroglia): *Syn:* *Glia*; interstitielles (Stütz-) Gewebe des Zentralnervensystems, das den Raum zwischen den Nervenzellen ausfüllt; besteht aus Zellen [Astrozyten*, Oligodendrozyten*, Mikroglia*], die, im Gegensatz zu Nervenzellen, ihre Teilungsfähigkeit behalten und damit nach Verletzung oder Reizung proliferieren können und von denen bös- und gutartige Tumoren ausgehen können; sie bilden die Axonscheide der Nervenfasern* und wirken bei der Ernährung der Nervenzellen mit

neu|ro|gli|al *adj* (Ⓔ neuroglial): *Syn:* *glial, gliär*; Neuroglia betreffend

Neu|ro|gli|a|zel|le *f* (Ⓔ neuroglia cell): interstitielle Zelle des Nervensystems; in ihrer Gesamtheit bilden die Gliazellen ein interstitielles (Stütz-)Gewebe, das den Raum zwischen den Nervenzellen ausfüllt [Neuroglia*]; im Gegensatz zu Nervenzellen behalten sie ihre Teilungsfähigkeit und können damit nach Verletzung oder Reizung proliferieren; je nach Größe und Form unterscheidet man im Zentralnervensystem Astrozyten*, Mikroglia*, Ependymzellen* und Pituizyten*; im peripheren Nervensystem gehören dazu Schwann*-Zellen, Mantelzellen* und Lemnozyten*

Neu|ro|gli|om *nt* (Ⓔ neuroglioma): *Syn:* *Neuroma verum, Gliom*; von der Neuroglia* ausgehender Hirntumor; meist handelt es sich um langsam wachsende, gutartige Tumoren des Kindes- und Jugendalters, die nach Resektion eine sehr gute Prognose haben; *s.a. Astrozytom, Optikusgliom*

Neu|ro|gli|o|ma|to|se *f*: → *Gliomatose*

Neu|ro|gli|o|zyt *m*: → *Neurogliazelle*

Neu|ro|his|to|lo|gie *f* (Ⓔ neurohistology): Histologie* des Nervensystems

neu|ro|hor|mo|nal *adj* (Ⓔ neurohormonal): ein Neurohormon betreffend

Neu|ro|hor|mo|ne *pl* (Ⓔ neurohormones): Oberbegriff für Hypothalamus- und Hypophysenhormone* sowie Neurotransmitter*

neu|ro|hy|po|phy|sär *adj* (Ⓔ neurohypophysial): Hypophysenhinterlappen/Neurohypophyse betreffend

Neu|ro|hy|po|phy|se *f* (Ⓔ neurohypophysis): *Syn:* *Hypophysenhinterlappen, Neurohypophysis, Lobus posterior hypophysis*; aus Neurallappen* [Lobus nervosus neurohypophysis] und Infundibulum* hypophysis bestehender hinterer Teil der Hypophyse*, in dem die im Hypothalamus* gebildeten **Effektorhormone** ADH* und Oxytocin* gespeichert werden; besteht aus den Axonen der Hypothalamuskerne, die vom **Nucleus supraopticus** und **Nucleus paraventricularis** im Tractus* hypothalamohypophysialis zum Hypophysenhinterlappen ziehen, und spezifischen Neurogliazellen, die als **Pituizyten** bezeichnet werden

Neu|ro|hy|po|phy|sek|to|mie *f* (Ⓔ neurohypophysectomy): Entfernung der Neurohypophyse*

Neu|ro|hy|po|phy|sis *f, pl* **-ses**: → *Neurohypophyse*

Neu|ro|im|mu|no|lo|gie *f* (Ⓔ neuroimmunology): Immunologie des Nervensystems

neu|ro|im|mu|no|lo|gisch *adj* (Ⓔ neuroimmunologic): Neuroimmunologie betreffend

neu|ro|kar|di|al *adj* (Ⓔ neurocardiac): *Syn:* *kardioneural*; Nervensystem und Herz betreffend

Neu|ro|ke|ra|tin *nt* (Ⓔ neurokeratin): *Syn:* *Neurokeratingerüst*; Eiweißgerüst der Markscheide; wahrscheinlich nur ein Artefakt bei der Fixierung

Neu|ro|ke|ra|tin|ge|rüst *nt*: → *Neurokeratin*

neu|ro|kra|ni|al *adj* (Ⓔ neurocranial): Hirnschädel/Neurokranium betreffend

Neu|ro|kra|ni|um *nt*: → *Neurocranium*

neu|ro|krin *adj*: → *neuroendokrin*

neu|ro|ku|tan *adj* (Ⓔ neurocutaneous): Nerven und Haut/Cutis betreffend; Hautnerven betreffend

Neu|ro|la|by|rin|thi|tis *f, pl* **-ti|den**: → *Neuronitis vestibularis*
luetische Neurolabyrinthitis (Ⓔ luetic neurolabyrinthitis): *s.u. Essay Syphilis S. 2077*

neu|ro|la|by|rin|thi|tisch *adj* (Ⓔ neurolabyrinthitic): Neurolabyrinthitis betreffend, von ihr betroffen oder gekennzeichnet
Neu|ro|la|thy|ris|mus *m*: *→Lathyrismus*
Neu|ro|lemm *nt*: *→Neurilemma*
Neu|ro|lem|mi|tis *f, pl* **-ti|den** (Ⓔ neurolemmitis): ***Syn:*** *Neurilemmitis*; Entzündung der Schwann-Scheide*
neu|ro|lem|mi|tisch *adj* (Ⓔ neurolemmitic): ***Syn:*** *neurilemmitisch*; Neurolemmitis betreffend, von ihr betroffen oder gekennzeichnet
Neu|ro|lem|no|zyt *m* (Ⓔ Schwann's cell): ***Syn:*** *Schwann-Zelle*; Gliazelle* des peripheren Nervensystems, die die Markscheide* bildet
Neu|ro|lept|an|al|ge|sie *f* (Ⓔ neuroleptanalgesia): ***Syn:*** *Neuroleptanästhesie*; allgemeine Analgesie* durch kombinierte Verwendung von Neuroleptika* und Analgetika*, z.B. bei Langzeit-Operationen in der HNO- und Kieferchirurgie
neu|ro|lept|an|al|ge|tisch *adj* (Ⓔ neuroleptanalgesic): ***Syn:*** *neuroleptanästhetisch*; Neuroleptanalgesie betreffend
Neu|ro|lept|an|äs|the|sie *f*: *→Neuroleptanalgesie*
neu|ro|lept|an|äs|the|tisch *adj*: *→neuroleptanalgetisch*
Neu|ro|lep|ti|kum *nt, pl* **-ka** (Ⓔ neuroleptic): ***Syn:*** *Psycholeptikum, Antipsychotikum, major tranquilizer*; Substanz mit angstlösender, beruhigender und sedierender Wirkung; gehört zu den Psychopharmaka* und wird v.a. zur Behandlung von Schizophrenie*, Manie*, organischer Psychosen*, Alkoholdelir sowie Angst- und Erregungszuständen verwendet; umfasst **Phenothiazinderivate** [Chlorpromazin], **Thioxanthenderivate** [Chlorprothixen], **Aminobutyrophenone** [Droperidol], **Diphenylbutylpiperidine** [Fluspirilen] und **Indolderivate** [Reserpin]
Neu|ro|lo|ge *m* (Ⓔ neurologist): ***Syn:*** *Nervenarzt*; Arzt für Neurologie*
Neu|ro|lo|gie *f* (Ⓔ neurology): ***Syn:*** *Nervenheilkunde*; Fachgebiet der Medizin, das sich mit Diagnose und Therapie von Erkrankungen des Nervensystems befasst
Neu|ro|lo|gin *f* (Ⓔ neurologist): ***Syn:*** *Nervenärztin*; Ärztin für Neurologie*
neu|ro|lo|gisch *adj* (Ⓔ neurologic): Neurologie betreffend
Neu|ro|lu|es *f*: *→Neurosyphilis*
Neu|ro|lym|pho|ma|to|se *f* (Ⓔ neurolymphomatosis): lymphoblastische Infiltration eines Nervens
Neu|ro|ly|se *f* (Ⓔ **1.–2.** neurolysis): **1.** operative Nervendekompression, z.B. bei Karpaltunnelsyndrom* **2.** therapeutische Nervenauflösung, z.B. bei inkurablen Schmerzzuständen
interfaszikuläre Neurolyse (Ⓔ endoneurolysis): mikrochirurgische Freilegung von Nervenfasern bei Bildung von Narbengewebe nach einer Nervenverletzungen
neu|ro|ly|tisch *adj* (Ⓔ neurolytic): Neurolyse betreffend
Neu|rom *nt* (Ⓔ neuroma): ***Syn:*** *Neuroma*; gutartiger Tumor aus Nervenzellen und -fasern; *s.a. Ganglioneurom, Neurogliom*
Neu|ro|ma *nt, pl* **-ma|ta**: *→Neurom*
Neuroma verum: *→Neurogliom*
Neu|ro|ma|la|zie *f* (Ⓔ neuromalacia): Nervenerweichung
neu|ro|mus|ku|lär *adj* (Ⓔ neuromuscular): ***Syn:*** *myoneural, myoneuronal*; Nerven und Muskel(n) betreffend oder verbindend, von Nerven und Muskeln ausgehend
Neu|ro|my|as|the|nie, e|pi|de|mi|sche *f* (Ⓔ epidemic neuromyasthenia): ***Syn:*** *epidemische myalgische Enzephalomyelopathie, Encephalomyelitis myalgica epidemica, Encephalomyelitis benigna myalgica*; ätiologisch unklare [Virusgenese?] Erkrankung, die durch Muskel-, Kopf- und Gliederschmerzen sowie Abgeschlagenheit und Muskelschwäche gekennzeichnet ist; wird heute meist als chronic fatigue syndrome* bezeichnet
Neu|ro|my|e|li|tis *f, pl* **-ti|den** (Ⓔ neuromyelitis): Entzündung oder entzündliche Schädigung von Nerven und Rückenmark
Neuromyelitis optica (Ⓔ neuro-optic myelitis): ***Syn:*** *Devic-Krankheit, Devic-Syndrom*; akute disseminierte Rückenmarksschädigung mit begleitender beidseitiger Sehnervenentzündung und Erblindung; wahrscheinlich eine Sonderform der multiplen Sklerose*, die oft zu hoher Querschnittslähmung und Tod durch Atemlähmung führt
neu|ro|my|e|li|tisch *adj* (Ⓔ neuromyelitic): Neuromyelitis betreffend, von ihr betroffen oder gekennzeichnet
neu|ro|my|o|pa|thisch *adj* (Ⓔ neuromyopathic): Neuromyopathie betreffend
Neu|ro|my|o|si|tis *f, pl* **-ti|den** (Ⓔ neuromyositis): gleichzeitige Nerven- und Muskelentzündung
neu|ro|my|o|si|tisch *adj* (Ⓔ neuromyositic): Neuromyositis betreffend, von ihr betroffen oder gekennzeichnet
Neu|ron *nt*: *→Nervenzelle*
afferentes Neuron (Ⓔ afferent neuron): Nervenzelle, die Impulse aus der Peripherie zum Zentralnervensystem leitet
bipolares Neuron (Ⓔ bipolar neuron): Nervenzelle mit einem Axon und einem Dendrit
efferentes Neuron (Ⓔ efferent neuron): Nervenzelle, die Impulse vom Zentralnervensystem zur Peripherie leitet
multipolares Neuron (Ⓔ multipolar neuron): Nervenzelle mit einem Axon und mehreren Dendriten
pseudounipolares Neuron (Ⓔ pseudounipolar neuron): Dendrit und Axon sind zu einem Fortsatz verwachsen, der aus der Nervenzelle entspringt und sich dann T-förmig teilt
unipolares Neuron (Ⓔ unipolar neuron): Nervenzelle mit nur einem Axon, aber keinem Dendrit
neu|ro|nal *adj* (Ⓔ neuronal): Neuron(en) betreffend
Neu|ro|nen|ent|zün|dung *f*: *→Neuronitis 1.*
Neu|ro|ni|tis *f, pl* **-ti|den** (Ⓔ **1.** neuronitis **2.** *→Guillain-Barré-Syndrom*): **1.** Neuronenentzündung **2.** *→Guillain-Barré-Syndrom*
Neuronitis vestibularis (Ⓔ vestibular neuronitis): ***Syn:*** *Neurolabyrinthitis, akuter unilateraler Vestibularisausfall, Vestibularisneuronitis, Neuritis vestibularis*; isolierte Entzündung des Nervus* vestibularis mit plötzlich einsetzendem Drehschwindel, Übelkeit, Erbrechen und Nystagmus*; meist handelt es sich um eine para- oder postinfektiöse Neuritis bei einem Virusinfekt; **DD:** Morbus* Ménière; **Therapie:** symptomatisch; **Prognose:** die Symptome klingen im Laufe von Tagen bis Wochen langsam ab
neu|ro|ni|tisch *adj* (Ⓔ neuronitic): Neuronenentzündung/ Neuronitis betreffend, von ihr betroffen oder gekennzeichnet
Neu|ro|no|pha|ge *m*: *→Neurophage*
Neu|ro|no|pha|gie *f*: *→Neurophagie*
neu|ro|no|trop *adj* (Ⓔ neuronotropic): mit besonderer Affinität zu Neuronen
Neu|ro|pa|pil|li|tis *f, pl* **-ti|den**: *→Neuritis nervi optici intrabulbaris*
neu|ro|pa|pil|li|tisch *adj* (Ⓔ neuropapillitic): ***Syn:*** *papillitisch*; Neuropapillitis betreffend, von ihr betroffen oder gekennzeichnet
Neu|ro|pa|ra|ly|se *f*: *→Nervenlähmung*
Neu|ro|pa|thie *f* (Ⓔ neuropathy): nicht-entzündliche Nervenerkrankung; Nervenleiden
hereditäre motorische und sensible Neuropathie (Ⓔ hereditary motor and sensory neuropathy): Oberbegriff für angeborene Erkrankungen, die zu einer Schädigung sensibler und motorischer Nerven führen; es gibt verschiedene Einteilungen, die meist 6 oder 7 Unterformen aufführen; von klinischer Bedeutung sind aber nur die Typen I, III und IV
hereditäre motorische und sensible Neuropathie Typ I (Ⓔ hereditary motor and sensory neuropathy type I): ***Syn:*** *Charcot-Marie-Syndrom, Charcot-Marie-Tooth-Hoffmann-Syndrom*; autosomal-dominante, häufigste neurogenetische Erkrankung [20–30 pro 100.00 Einwohner], die in drei klinisch nicht-unterscheidbaren Unterformen [1a, 1b und 1X] vorkommt; beginnt meist zwischen dem 6.–13. Lebensjahr, manchmal auch erst im Erwachsenenalter; der Verlauf ist relativ gutartig, erstreckt sich meist über Jahrzehnte und ist durch eine fortschreitende Dystrophie der Bein- und Fußmuskeln gekennzeichnet; es kommt zu symmetrischen peripheren Lähmungen der Bein- und Fußmuskeln mit **Steppergang** bei Fibularislähmung und **Bügeleisengang** bei Fibularis- und Tibialislähmung, Fuß- und Handdeformitäten [Hohlfuß, Krallenzehen, Krallenhand] sowie sensiblen und sensorischen Störungen [strumpf- oder handschuhförmiger Sensibilitätsausfall]

Tab. N60. Hereditäre motorische und sensible Neuropathien

Typ I (Charcot-Marie-Tooth-Krankheit)
Erbgang autosomal dominant, Beginn im Erwachsenenalter
Symptome: distale, an den Füßen beginnende Atrophie und Parese, Fußdeformitäten
Geringgradige, an den Akren betonte Sensibilitätsstörungen
EMG: deutlich verlangsamte Nervenleitgeschwindigkeit (um 20m/s)
Suralisbiopsie: axonale Degeneration, De- und Remyelinisierung, Zwiebelschalenformationen
Typ II (neuronaler Typ der peronealen Muskelatrophie)
Erbgang autosomal dominant, Beginn im Erwachsenenalter
Symptome: distale Atrophien an den Füßen und Unterschenkeln, geringe Sensibilitätsstörungen
EMG: geringgradige Verlangsamung oder normale Nervenleitgeschwindigkeit
Suralisbiopsie: axonale Degeneration, geringgradige segmentale Demyelinisierung
Typ III (hypertrophische Neuropathie Dejerine-Sottas)
Erbgang autosomal rezessiv. Beginn im Kindesalter, rasche Progression
Symptome: verzögerte motorische Entwicklung, deutlichere Paresen an Händen und Unterschenkeln, deutliche, distal betonte Sensibilitätsstörungen
Periphere Nerven verdickt
EMG: hochgradige Verlangsamung der Nervenleitgeschwindigkeit (unter 10 m/s)
Suralisbiopsie: De- und Remyelinisierung, Zwiebelschalenbildung
Typ IV (hypertrophische Neuropathie bei Morbus Refsum)
Erbgang autosomal rezessiv, Beginn im Jugendalter
Symptome: Retinitis pigmentosa, sensomotorische Neuropathie, Hörstörungen, kardiale, kutane und Skelettmanifestationen
EMG: deutlich verlangsamte Nervenleitgeschwindigkeit
Suralisbiopsie: axonale Degeneration, segmentale Demyelinisierung, Zwiebelschalenformationen
Biochemie: Phytansäure-Akkumulation in verschiedenen Geweben und Serum
Typ V (mit spastischer Paraparese)
Erbgang autosomal dominant, Beginn junges Erwachsenenalter oder später
Symptome: langsam progredienter Verlauf mit spastischer Paraparese bei annähernd normaler Lebenserwartung
EMG: Nervenleitgeschwindigkeit normal oder geringgradig unter der Norm
Suralisbiopsie: unspezifische Verminderung der markhaltigen Fasern
Typ VI und VII (mit Optikusatrophie oder Retinitis pigmentosa)
Erbgang autosomal dominant oder rezessiv, Beginn sehr unterschiedlich
Symptome: Sehverlust, distale Muskelatrophie
Geringgradige, distale Sensibilitätsstörungen
EMG: Nervenleitgeschwindigkeit verlangsamt

hereditäre motorische und sensible Neuropathie Typ III (Ⓔ hereditary motor and sensory neuropathy type III): ***Syn:*** *Déjerine-Sottas-Syndrom, hypertrophische Neuropathie (Déjerine-Sottas)*; kann sowohl autosomal-dominant als auch rezessiv vererbt werden; entspricht vom klinischen Bild der hereditären motorischen und sensiblen Neuropathie* Typ I, beginnt aber früher und ist oft etwas stärker ausgeprägt

hereditäre motorische und sensible Neuropathie Typ IV (Ⓔ hereditary motor and sensory neuropathy type IV): ***Syn:*** *Refsum-Syndrom, Heredopathia atactica polyneuritiformis*; autosomal-rezessive Lipidstoffwechselstörung, die zu Speicherung von Phytansäure führt; damit kommt es u.a. zu zerebellärer Ataxie*, Knochenanomalien, Schwerhörigkeit und Retinitis* pigmentosa; **Therapie**: Plasmapherese, Restriktion des Phytansäureaufnahme

hereditäre sensible Neuropathie Typ I (Ⓔ hereditary sensory neuropathy type I): *s.u. Thévenard-Syndrom*

hereditäre sensible Neuropathie Typ II (Ⓔ hereditary sensory neuropathy type II): *s.u. Thévenard-Syndrom*

hereditäre sensible Neuropathie Typ III (Ⓔ hereditary sensory neuropathy type III): ***Syn:*** *Riley-Day-Syndrom, familiäre Dysautonomie, hereditäre sensible Neuropathie Typ III, Dysautonomie*; autosomal-rezessives Syndrom mit Störung des vegetativen Nervensystems [Fehlen der Tränensekretion, gesteigerte Schweiß- und Speichelsekretion, Hyp- oder Analgesie, Fehlen der fungiformen Papillen]

hypertrophische Neuropathie (Déjerine-Sottas): *→hereditäre motorische und sensible Neuropathie Typ III*

toxische Neuropathie: *→toxische Neuritis*

neu|ro|pa|thisch *adj* (Ⓔ neuropathic): Neuropathie betreffend, von ihr betroffen oder gekennzeichnet, durch sie bedingt

Neu|ro|pa|tho|lo|gie *f* (Ⓔ neuropathology): Pathologie* des Nervensystems

Neu|ro|pha|ge *m* (Ⓔ neurophage): ***Syn:*** *Neurophage*; *s.u. Neurophagie*

Neu|ro|pha|gie *f* (Ⓔ neurophagia): ***Syn:*** *Neuronophagie*; Zerstörung/Abbau von Nervengewebe durch Phagozyten [**Neurophagen**], z.B. nach Hirninfarkt

Neu|ro|phy|sin *nt* (Ⓔ neurophysin): Trägerprotein von Oxytocin* und Vasopressin*

Neu|ro|phy|si|o|lo|gie *f* (Ⓔ neurophysiology): Physiologie* des Nervensystems

neu|ro|phy|si|o|lo|gisch *adj* (Ⓔ neurophysiologic): Neurophysiologie betreffend

Neu|ro|pil *nt* (Ⓔ neuropil): ***Syn:*** *Nervenfilz*; das zwischen den Nerven- und Gliazellen liegende Gewirr von Dendriten, Axonen und Gliafortsätzen

Neu|ro|plas|ma *f* (Ⓔ neuroplasm): Zytoplasma der Nervenzelle*

neu|ro|plas|ma|tisch *adj* (Ⓔ neuroplasmic): Neuroplasma betreffend

Neu|ro|plas|tik *f* (Ⓔ neuroplasty): ***Syn:*** *Nervenplastik*; plastische Chirurgie zur Wiederherstellung der Funktionsfähigkeit eines Nervens; wird entweder als **Nervenpfropfung** [End-zu-Seit-Anastomose eines gesunden Nervens mit einem gelähmten Nerv oder mit einem Muskelbündel] oder als **Nerventransplantation** durchgeführt

Neu|ro|po|rus cau|da|lis *m* (Ⓔ caudal neuropore): *s.u. Neuralrohr*

Neu|ro|po|rus ros|tra|lis *m* (Ⓔ rostral neuropore): *s.u. Neuralrohr*

Neu|ro|pra|xie *f*: *→Neurapraxie*

Neu|ro|psy|chi|a|trie *f* (Ⓔ neuropsychiatry): Neurologie und Psychiatrie, Nervenheilkunde

neu|ro|psy|chi|a|trisch *adj* (Ⓔ neuropsychiatric): Neuropsychiatrie betreffend

Neu|ro|psy|cho|lo|gie *f* (Ⓔ neuropsychology): Grenzgebiet von Neurologie* und Psychologie*, das sich mit dem Zusammenhang von Fühlen/Erleben und dem Nervensystem befasst

Neu|ro|ra|di|o|lo|gie *f* (Ⓔ neuroradiology): Radiologie* des Nervensystems

neu|ro|ra|di|o|lo|gisch *adj* (Ⓔ neuroradiologic): Neuroradiologie betreffend

Neu|ro|re|ti|ni|tis *f, pl* **-ti|den** (Ⓔ neuroretinitis): Entzündung von Sehnerv(enpapille) und Netzhaut [Retina*]; *s.a. Neuritis nervi optici intrabulbaris*

neu|ro|re|ti|ni|tisch *adj* (Ⓔ neuroretinitic): Neuroretinitis betreffend, von ihr betroffen oder gekennzeichnet

Neu|ro|re|ti|no|pa|thie *f* (Ⓔ neuroretinopathy): Erkrankung der Sehnervenpapille und der Netzhaut [Retina*]

Neu|ror|rha|phie *f* (Ⓔ neurorrhaphy): ***Syn:*** *Nervennaht*; Naht von Nerven nach traumatischer oder operativer Durchtren-

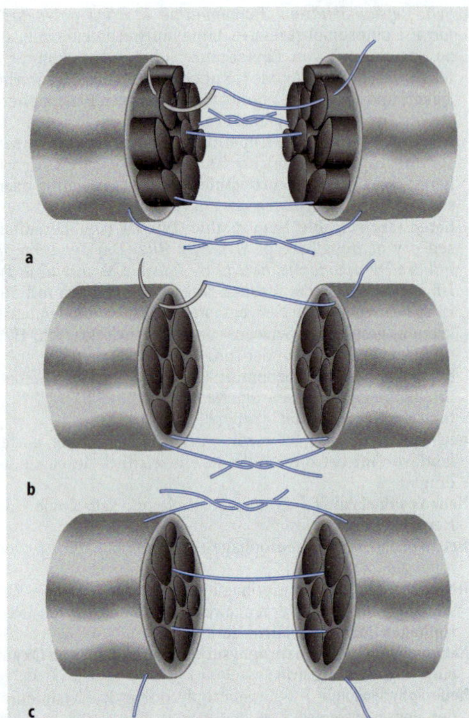

Abb. N61. Neurorrhaphie. **a** perineurale Naht, **b** epineurale Naht, **c** faszikuläre Naht

N

nung; bei der **perineuralen Nervennaht** werden korrespondierende Faszikel miteinander verknüpft; die **epineurale Nervennaht** ist schnell und weniger traumatisch als die perineurale Naht, adaptiert aber die Faszikel weniger gut; die **faszikuläre Nervennaht** führt zur best möglichen Adaption der Faszikel, ist aber sehr zeitaufwendig

Neu|ro|se *f* (Ⓔ neurosis): psychisch bedingte Gesundheitsstörung als Ausdruck eines unbewussten seelischen Konfliktes; *s.a. Essay Neurosen S. 1501*

depressive Neurose (Ⓔ depressive neurosis): ***Syn:*** *neurotische Depression*; i.d.R. durch einen verdrängten neurotischen Konflikt hervorgerufene ängstlich-traurige Verstimmung; der Begriff ist umstritten und wird von einigen Autoren abgelehnt

hysterische Neurose: *→Konversionsneurose*

posttraumatische Neurose (Ⓔ posttraumatic neurosis): ***Syn:*** *traumatische Neurose*; im Anschluss an eine plötzliche, starke seelische Belastung auftretende Neurose

traumatische Neurose: *→posttraumatische Neurose*

vegetative Neurose der Kleinkinder (Ⓔ Feer's disease): ***Syn:*** *Feer-Krankheit, Rosakrankheit, Swift-Syndrom, Selter-Swift-Feer-Krankheit, Feer-Selter-Swift-Krankheit, Acrodynia, Akrodynie*; vermutlich durch eine Quecksilbervergiftung verursachte Schädigung des Stammhirns bei Kleinkindern; führt zu Haut- und Organsymptomen

Neu|ro|se|kret *nt* (Ⓔ neurosecretion): im Nervensystem gebildetes Sekret; Neurohormon*

Neu|ro|se|kre|ti|on *f* (Ⓔ neurosecretion): Bildung und Sekretion von Neurohormonen

neu|ro|se|kre|to|risch *adj* (Ⓔ neurosecretory): Neurosekretion betreffend

neu|ro|sen|so|risch *adj* (Ⓔ neurosensory): sensorische Nerven betreffend; sensorisch

Neu|ro|sis *f, pl* **-ses:** *→Neurose*

Neu|ro|skle|ro|se *f* (Ⓔ neurosclerosis): ***Syn:*** *Nervensklerose*; sklerotische Verhärtung von Nervengewebe

Neu|ro|sti|mu|la|ti|on *f* (Ⓔ electrical nerve stimulation): ***Syn:*** *Elektrostimulationsanalgesie*; Hemmung der Schmerzempfindung durch elektrische Reizung von Nervenfasern; die häufigste Form ist die transkutane elektrische Nervenstimulation*, bei schweren oder unheilbaren Schmerzzuständen [Phantomschmerz*, Tumoren] wird eine direkt Stimulation der Rückenmarksfasern oder von Hirnarealen bevorzugt; die Elektroakupunktur* ist eine Variante der Neurostimulation

Neu|ro|sy|phi|lis *f* (Ⓔ neurosyphilis): ***Syn:*** *Syphilis IV, Tertiärstadium, Neurolues*; Jahre nach der Erstinfektion beginnendes Stadium mit Befall des Zentralnervensystems, der Knochen und innerer Organe; *s.u. Essay Syphilis S. 2077*

neu|ro|ten|di|nös *adj* (Ⓔ neurotendinous): Nerv(en) und Sehne betreffend

Neu|ro|ten|sin *nt* (Ⓔ neurotensin): von den **Neurotensinzellen** [N-Zellen] der Ileum- und Jejunumschleimhaut gebildetes Gewebshormon, das die Magensäureproduktion hemmt und die Pankreassekretion anregt

Neu|ro|ten|sin|zel|len *pl* (Ⓔ neurotensin cells): *s.u. Neurotensin*

neu|ro|ti|gen *adj* (Ⓔ neurotigenic): eine Neurose hervorrufend

neu|ro|tisch *adj* (Ⓔ neurotic): Neurose betreffend, an einer Neurose leidend, auf einer Neurose beruhend, durch sie bedingt

Neu|ro|tme|sis *f* (Ⓔ neurotmesis): Nervenschädigung mit kompletter Durchtrennung von Axon und Scheide, z.B. bei Schnittverletzung

Neu|ro|to|mia *f*: *→Neurotomie*

Neurotomia retrogasserina: *→retroganglionäre Neurotomie*

Neu|ro|to|mie *f* (Ⓔ neurotomy): ***Syn:*** *Neurotomia, Nervenschnitt, Nervendurchtrennung*; Durchtrennung eines (peripheren) Nervens

retroganglionäre Neurotomie (Ⓔ retrogasserian neurotomy): ***Syn:*** *Frazier-Spiller-Operation, Neurotomia retrogasserina*; Durchtrennung der sensiblen Fasern des Nervus* trigeminus bei Trigeminusneuralgie*

Neu|ro|to|mo|gra|phie *f* (Ⓔ neurotomography): ***Syn:*** *Neurotomografie*; Tomographie* des Zentralnervensystems

Neu|ro|to|nie *f* (Ⓔ neurotonia): therapeutische Nervendehnung

Neu|ro|to|xi|ko|se *f* (Ⓔ neurotoxicosis): Schädigung des Nervensystems durch Neurotoxine

Neu|ro|to|xin *f* (Ⓔ neurotoxin): ***Syn:*** *Nervengift*; neurotoxische Substanz

neu|ro|to|xisch *adj* (Ⓔ neurotoxic): nervenschädigend

Neu|ro|to|xi|zi|tät *f* (Ⓔ neurotoxicity): Nervengiftigkeit, Nervenschädlichkeit

Neu|ro|trans|mit|ter *pl* (Ⓔ neurotransmitter): im Nervensystem wirksame Transmitter*; sie werden von Neuronen gebildet, in synaptischen Vesikeln gespeichert und bei Bedarf freigesetzt; ihre Inaktivierung erfolgt durch enzymatischen Abbau oder Wiederaufnahme in das Neuron; *s.a. Synapse*

neu|ro|trop *adj* (Ⓔ neurotropic): auf Nerven(gewebe) wirkend, mit besonderer Affinität zu Nerven(gewebe)

neu|ro|troph *adj* (Ⓔ neurotrophic): ***Syn:*** *neurotrophisch*; Neurotrophie betreffend

Neu|ro|tro|phie *f* (Ⓔ neurotrophy): Ernährung von Nervengewebe

neu|ro|tro|phisch *adj*: *→neurotroph*

Neu|ro|tu|bu|li *pl* (Ⓔ neurotubules): *s.u. Neurofibrillen*

neu|ro|vas|ku|lär *adj* (Ⓔ neurovascular): Nervensystem und Gefäßsystem betreffend

neu|ro|ve|ge|ta|tiv *adj* (Ⓔ neurovegetative): das vegetative Nervensystem betreffend

neu|ro|vi|ru|lent *adj* (Ⓔ neurovirulent): Neurovirulenz betreffend, Neurovirulenz besitzend

Neu|ro|vi|ru|lenz *f* (Ⓔ neurovirulence): Fähigkeit, eine Infektionskrankheit des Nervensystems hervorzurufen

neu|ro|vis|ze|ral *adj* (Ⓔ neurovisceral): Nervensystem und Eingeweide/Viszera betreffend

neu|ro|zir|ku|la|to|risch *adj* (Ⓔ neurocirculatory): Nervensystem und Kreislauf betreffend

Tab. N62. Neurotransmitter

Transmitter Entsprechenden Neurone	Vorstufen	Vorkommen	Inaktivierung	Hemmstoffe
Acetylcholin Cholinerge Neurone	Acetyl-CoA (aus Citratzyklus) und Cholin	Motorische Endplatte, autonome Ganglien, Nucleus caudatus	Enzymatische Hydrolyse	Atropin (kompetitiv am Rezeptor)
Dopamin (D), **Noradrenalin** (N), **Adrenalin** (A) Dopaminerge bzw. adrenerge Neurone	Tyrosin (aus dem Blut)	D: Corpus striatum, Putamen, Nucelus caudatus N: Hypothalamus, Substantia nigra A: Nebennierenmark	Vorwiegend durch Resorption (Desaminierung, O-Methylierung)	Reserpin (hemmt Noradrenalinaufnahme in Vesikel)
γ-Aminobutyrat gabaerge Neuronen	Glutamat (aus α-Ketoglutarat)	Purkinje-Zellen des Rückenmarks, Cortex	Reabsorption	Pikrotoxin
Glycin Glycinerge Neuronen	Serin (aus Glucose)	Rückenmark, Stammhirn	Reabsorption	Strychnin
Serotonin Serotoninerge Neuronen	Tryptophan (aus dem Blut)	Hypothalamus, Nucleus caudatus, Epiphyse	Reabsorption und enzymatische Methylierung oder Desaminierung	Ondansetron
Glutamat	α-Ketoglutarat (aus Citratzyklus)	Ubiquitär	Reabsorption	
Endorphine und Enkephaline Peptiderge Neurone	Proopiomelanocortin Enkephalinvorläufer Dynorphinvorläufer	Pars intermedia der Hypophyse Nebennieren	Enzymatische Hydrolyse	Naloxon

Neu|ro|zys|ti|zer|ko|se *f* (Ⓔ neurocysticercosis): *s.u. Zystizerkose*

Neu|ro|zyt *m*: *→Nervenzelle*

Neu|ro|zy|to|lo|gie *f* (Ⓔ neurocytology): Zytologie* des Nervensystems

Neu|ro|zy|to|ly|se *f* (Ⓔ neurocytolysis): Auflösung von Nervenzellen, Neuronauflösung

neu|tral *adj* (Ⓔ neutral): weder sauer noch basisch

Neu|tral|biss *m* (Ⓔ neutral occlusion): ***Syn:*** *Neutrogenie, Regelbiss, Eugnathie*; normaler Schlussbiss der Zahnreihen

Neu|tral|fett *nt*: *→Triacylglycerin*

Neu|tral|li|sa|tio|ns|plat|te *f* (Ⓔ neutral plate): *s.u. Plattenosteosynthese*

Neutral-Null-Methode *f* (Ⓔ neutral position method): ***Syn:*** *Neutral-0-Methode*; Funktionsprüfung, bei der Gelenkbewegungen von der anatomischen Normalstellung [auch Neutralstellung oder funktionelle Ausgangsstellung genannt] gemessen werden; das Messergebnis wird in Winkelgraden angegeben; passiert der Bewegungsausschlag die Nullstellung, wird die Nullstelle zwischen den beiden Endpunkten angegeben

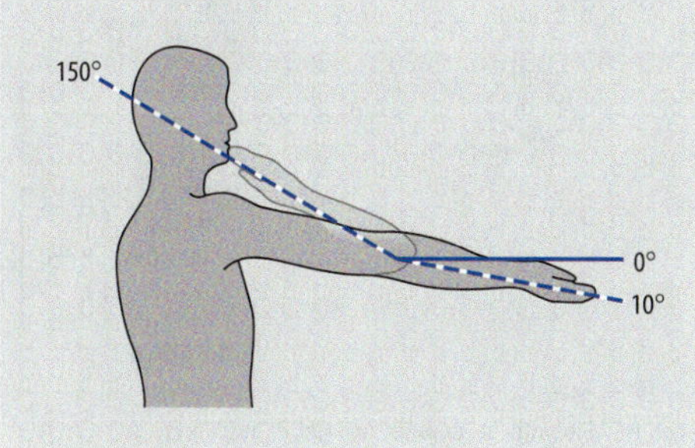

Abb. N63. Neutral-Null-Methode. Normale Beweglichkeit im Ellenbogengelenk [150/0/10]

Neutral-0-Methode *f*: *→Neutral-Null-Methode*

Neutral-Protamin-Hagedorn-Insulin *nt*: *→NPH-Insulin*

Neu|tral|schwe|fel *m* (Ⓔ neutral sulfur): *s.u. Schwefel*

Neu|tro|fla|vin *nt*: *→Acriflaviniumchlorid*

Neu|tro|ge|nie *f*: *→Neutralbiss*

Neu|tro|nen *pl* (Ⓔ neutrons): ungeladene Elementarteilchen im Atomkern

Neu|tro|nen|ak|ti|vie|rungs|a|na|ly|se *f* (Ⓔ neutron activation analysis): ***Syn:*** *Aktivierungsanalyse*; physikalische Untersuchungsmethode, bei der Probesubstanzen mit Neutronen* bombadiert werden; die dadurch entstehenden Anregungszustände erlauben Rückschlüsse auf die Struktur der Substanz

Neu|tro|nen|zahl *f* (Ⓔ neutron number): Zahl der Neutronen im Atomkern

Neu|tro|pe|nie *f* (Ⓔ neutropenia): ***Syn:*** *Neutrozytopenie*; relative oder absolute Verminderung der neutrophilen Granulozyten im peripheren Blut

maligne Neutropenie (Ⓔ malignant neutropenia): ***Syn:*** *Agranulozytose, perniziöse Neutropenie*; allergische oder toxische, hochgradige Verminderung der Granulozyten

periodische Neutropenie: *→zyklische Neutropenie*

perniziöse Neutropenie: *→maligne Neutropenie*

zyklische Neutropenie (Ⓔ cyclic neutropenia): ***Syn:*** *periodische/zyklische Leukozytopenie, periodische Neutropenie*; angeborene, in regelmäßigen Abständen auftretende vorübergehende Verminderung der neutrophilen Granulozyten im peripheren Blut

neu|tro|pe|nisch *adj* (Ⓔ neutropenic): Neutropenie betreffend, von ihr betroffen oder gekennzeichnet, durch sie bedingt

neu|tro|phil *adj* (Ⓔ neutrophil): mit neutralen Farbstoffen färbend

Neu|tro|philler *m* (Ⓔ neutrophil): *→neutrophiler Leukozyt*

Neu|tro|phi|lie *f* (Ⓔ **1.–2.** neutrophilia): **1.** Anfärbbarkeit mit neutralen Farbstoffen **2.** ***Syn:*** *Neutrozytose*; Vermehrung der neutrophilen Granulozyten im peripheren Blut

Neu|tro|zy|to|pe|nie *f*: *→Neutropenie*

Neu|tro|zy|to|se *f* (Ⓔ neutrocytosis): ***Syn:*** *Neutrophilie*; Vermehrung der neutrophilen Granulozyten im peripheren Blut

Ne|vi|ra|pin *nt* (Ⓔ nevirapin): nicht-nukleosidanaloger Reverse-Transkriptase-Hemmer; *s.u. Essay AIDS S. 31*

New|ton *nt* (Ⓔ newton): abgeleitete SI-Einheit* der Kraft; 1 N = 1 kgm/s^2

Ne|xus *m* (Ⓔ nexus): gap junction; *s.u. elektrische Synapse*

NF *Abk.*: **1.** *→Neurofibromatose* **2.** neutrale Fraktion **3.** *→Neutralfett* **4.** Niederfrequenz

nF *Abk.*: Nanofarad

NFP *Abk.*: **1.** natürliche Familienplanung **2.** Nifurprazin **3.** Nortestosteronfurylpropionat

NFS *Abk.*: **1.** *→nicht-veresterte Fettsäuren* **2.** Nierenfunktionsszintigraphie

NFT *Abk.*: Nifuratel

N

NG *Abk.*: *→ Nitroglycerin*
ng *Abk.*: *→ Nanogramm*
N.g. *Abk.*: *→ Neisseria gonorrhoeae*
NGF *Abk.*: nerve growth factor
NGL *Abk.*: *→ Nitroglycerin*
NGP *Abk.*: normales Glykoprotein
NGU *Abk.*: *→ nicht-gonorrhoische Urethritis*
NH *Abk.*: **1.** *→ Nasenhöhle* **2.** neonatale Hepatitis **3.** neonatale Hyperbilirubinämie
NH_3 *Abk.*: *→ Ammoniak*
NH_4 *Abk.*: *→ Ammonium*
NH_4Cl *Abk.*: **1.** *→ Ammoniumchlorid* **2.** *→ Salmiak*
NHC *Abk.*: 3α-Naphthyl-4-hydroxycumarin
NHG *Abk.*: normales Humanglobulin
NHK *Abk.*: *→ Naturheilkunde*
NHL *Abk.*: Non-Hodgkin-Lymphom
NHP *Abk.*: Non-Häm-Protein
NHR *Abk.*: Netto-Histokompatibilitätsrate
NHS *Abk.*: normales Humanserum
NI *Abk.*: **1.** Neutralisationsindex **2.** nicht-infektiös **3.** *→ Niereninsuffizienz*
Ni *Abk.*: *→ Nickel*
Nia *Abk.*: *→ Nicotinsäureamid*
Nilalcin *nt* (Ⓔ niacin): ***Syn:*** *Niacin, Nikotinsäure, Nicotinsäure, Antipellagravitamin, Acidum nicotinicum*; durch die Nahrung zugeführte oder aus Tryptophan* synthetisierte Substanz, die Baustein von NAD* und NADP* ist; *s.a. Niacinmangelsyndrom*
Nilalcinlalmid *nt*: *→ Nicotinamid*
Nilalcinlmanlgellsynldrom *nt* (Ⓔ pellagra): ***Syn:*** *Pellagra, Vitamin-B_2-Mangelsyndrom*; durch Diarrhoe, Dermatitis und Demenz [**3-D-Krankheit**] charakterisierte Vitamin B_2-Mangelkrankheit, die v.a. in Ländern auftritt, in denen Mais ein Hauptbestandteil der Nahrung ist [Italien, Spanien, Indien, China, Japan]
Nilaulli *f* (Ⓔ niaouli): Oberbegriff für **Melaleuca viridiflora, Melaleuca quinquenervia** und **Melaleuca leucadendra**, Bäume aus der Familie der Myrtengewächse [Myrtaceae]; verwendet wird das aus den Blättern gewonnene ätherische Öl [**Niauli aetheroleum**]; **Anw.:** traditionell als Expektorans*, Sudorifikum* und Rubefaciens*; *s.a. Cajeput*

Nilaulli aelthelrollelum *nt* (Ⓔ niaouli oil): *s.u. Niauli*
Niclalmeltat *nt* (Ⓔ nicametate): ***Syn:*** *2-Dimethylaminoethylnicotinat, Nicotinsäure-2-diethylaminoethylester*; Vasodilatator*
Nicaragua-Ipecacuanha *f* (Ⓔ Nicaragua ipecac): *s.u. Ipecacuanha*
Nilcarldilpin *nt* (Ⓔ nicardipine): Calciumkanalblocker*; **Anw.:** essentielle Hypertonie, Angina pectoris
Niclerlgollin *nt* (Ⓔ nicergoline): Lysergsäurederivat; α-Sympatholytikum*, Vasodilatator*
Niclethlalmid *nt* (Ⓔ nicethamide): Analeptikum*
Nicht-A-Nicht-B-Hepatitis *f*: *→ Non-A-Non-B-Hepatitis*
Nichtlauslscheilder *m*: *→ Nonsekretor*
nicht-ketotisch *adj* (Ⓔ nonketotic): nicht durch eine Ketose* verursacht
Nichtlmeltalle *pl* (Ⓔ nonmetals): *s.u. Element*
nicht-osmotisch *adj* (Ⓔ non-osmotic): nicht auf Osmose* beruhend, nicht durch Osmose hervorgerufen
Nicht-REM-Schlaf *m* (Ⓔ non-REM sleep): ***Syn:*** *NREM-Schlaf, Non-REM-Schlaf*; alle Schlafstadien außer REM-Schlaf; *s.u. Schlaf*
Nichtlselmilnolme *pl* (Ⓔ non-seminomas): ***Syn:*** *nicht-germinale Hodentumoren*; *s.u. Hodentumor*
Nilckel *nt* (Ⓔ nickel): zur Eisengruppe gehörendes Spurenelement*, das möglicherweise essentiell ist; Nickel ist in vielen Eisenlegierungen enthalten und häufig Ursache von Kontaktallergien* und allergischem Kontaktekzem*
Niclloslalmid *nt* (Ⓔ niclosamide): Anthelmintikum*; wirkt v.a. gegen Taenia* und Diphyllobothrius*
Nilcolbolxil *nt* (Ⓔ nicoboxil): hyperämisierendes Mittel zur lokalen Anwendung
Nicol: William Nicol; 1768–1851; schottischer Physiker
Nicol-Prisma *nt* (Ⓔ Nicol prism): Kombination zweier Prismen aus Kalkspat zur Erzeugung von polarisiertem Licht

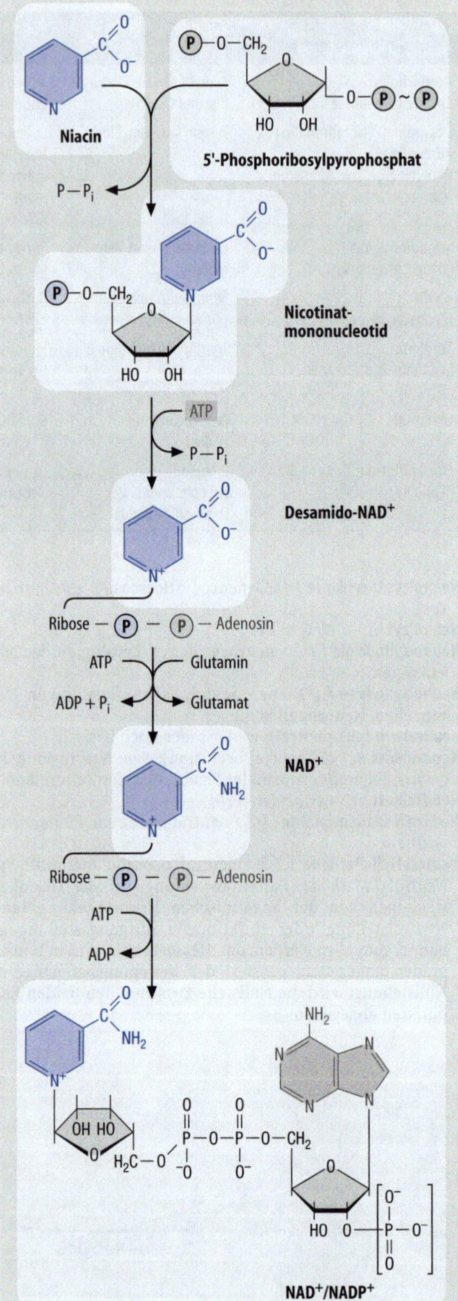

Abb. N64. Biosynthese von NAD+ und NADP+ aus Niacin

Nicoladoni: Carl Nicoladoni; 1847–1902; deutscher Chirurg (Innsbruck, Graz)
Nicoladoni-Israel-Branham-Zeichen *nt* (Ⓔ Nicoladoni's sign): Verlangsamung der Herzfrequenz [Bradykardie*] und Anstieg des Blutdrucks [Hypertonie*] als Reaktion auf eine Kompression eines Rankenaneurysmas oder einer arteriovenösen Fistel* einer Extremität
Nicolas: Joseph Nicolas; 1868–1960; französischer Hautarzt (Lyon)

Neurosen

Syn. neurotische Störungen

G. Schumann, P. Reuter

Definition

Neurosen sind psychisch bedingte Gesundheitsstörungen als Ausdruck eines unbewussten seelischen Konfliktes. Der Neurose-Begriff hat sich im Laufe der Zeit einem mannigfaltigen Wandel unterzogen. In der gegenwärtig geltenden ICD 10 [International Statistical Classification of Diseases and Related Health Problems, tenth revision] ist die Gruppe der Neurosen nicht mehr als eigenständige, zusammengefasste Unterteilung vorhanden. Dafür sind einzelne Neurosen verteilt in verschiedenen Untergruppen, z. B. die Zwangsneurose unter F 42 und die Angstneurose unter F 41.1.

Begründet wurde diese Zuordnung mit dem Argument der Benutzerfreundlichkeit, da die Störungen entsprechend der Hauptthematik bzw. ihrer Ähnlichkeit zusammengestellt wurden. Die ständigen Namensänderungen bzw. neuen Einteilungen haben zu einer z.T. babylonischen Sprachverwirrung geführt.

Ursachen

Nach der gegenwärtigen Lehrmeinung handelt es sich bei den neurotischen Störungen um Entwicklungsstörungen, die durch Verdrängung unverarbeiteter Konflikte bedingt werden. Die neurotisierenden Erfahrungen treten nach Abschluss der Ich- und Selbstentwicklung auf. Sie verursachen eine Unfähigkeit, auf bestimmte Konflikte angemessen zu reagieren. Kommt es dann später zu einer bestimmten Konfliktsituation, dekompensiert der oder die Betroffene und entwickelt Symptome. Die Auslösesituation der Symptome ist bedeutungsvoll, weil sie Hinweise auf den latent vorhandenen Konflikt gibt. Auslösend können alltägliche, für das Unterbewusstsein des Patienten aber besonders bedeutungsvolle Ereignisse sein, die „alte Wunden", d.h. die durch Verdrängung unverarbeiteten Konflikte, wieder aufreißen.

Historisch gesehen wurde der Begriff der Neurosen vor Jahrzehnten für die Mehrzahl der nach der Geburt erworbenen psychischen Störungen [wenn sie auf einem neurotisierenden Erlebnis beruhten] angewandt. Im Gegensatz dazu wurden die Persönlichkeitsstörungen [Psycho- oder auch Charakteropathien] im Sinne einer angeborenen Störung unterschieden. Durch diese Annahme einer angeborenen Störung wurden die Möglichkeiten einer therapeutischen Beeinflussung dieser Auffälligkeiten naturgemäß als gering angesehen [*s.a. Essay Psychosen S. 1777*].

Es hat sich aber im Laufe der Zeit gezeigt, dass sich diese Einteilung so nicht halten lässt. Gegenwärtig geht man davon aus, dass es sich um Störungen handelt, die sehr früh im Leben angelegt oder erworben werden, d.h. noch vor der Ich-Entwicklung, und die nicht mit Intelligenzdefiziten einhergehen. Deutliche Verhaltensstörungen werden dabei häufig beobachtet. Im Einzelfall kann eine Differenzierung von Neurose und Persönlichkeitsstörung aber Probleme bereiten.

Diesen auch als **primäre neurotische Störungen** bezeichneten Neurosen können **sekundär neurotische Störungen** gegenüber gestellt werden, die als Zweiterkrankung nach vorhergehenden körperlichen Erkrankungen auftreten. Ein klassisches Beispiel ist die so genannte **Herzneurose** [s. unten]

Therapie

Die neurotischen Störungen sind eine Domäne der Psychotherapie. Es können prinzipiell zwei therapeutische Hauptrichtungen unterschieden werden:

- eine den Konflikt aufdeckende, tiefenpsychologisch orientierte Behandlung, die versucht, durch Hervorholung des Konfliktes eine Lösung zu erzielen;
- verhaltenstherapeutische Ansätze, die versuchen, die Ängste durch eine Art Desensibilisierung zu bekämpfen; dieser Ansatz ist z.B bei phobischen Störungen zum Teil sehr erfolgreich.

Dazwischen gibt es noch eine Unmenge von Verfahren und Techniken, wobei die Vielzahl der therapeutischen Ansätze Beweis dafür ist, dass es „die" Behandlung der neurotischen Störungen nicht gibt!

Es gibt auch medikamentöse Therapien, die studienerprobt sind und nicht selten eine Linderung bzw. Besserung bestimmter neurotischer Symptome bewirken.

Neuroseformen

Aktualneurose: Neurose, deren Symptome Ausdruck eines aktuellen Konfliktes sind. Nach Freud gehören dazu Angstneurose, Neurasthenie und Hypochondrie; *s.a. Psychoneurose.*

Angstneurose [auch **generalisierte/hysterische Angst, Angstreaktion, Angstzustand**]: neurotisches Krankheitsbild mit Angst als führendem Symptom. Nicht immer klar von phobischer Angst zu unterscheiden; kommt alleine oder in Kombination mit anderen Neurosen vor.

Begehrensneurose [auch **Begehrungsneurose, Tendenzneurose**]: eine sekundär neurotische Störung. Bezeichnet ein sich im Anschluss an eine Schädigung, Verletzung oder Krankheit halbbewusst oder unbewusst entwickelndes, übertriebenes Begehren nach (finanzieller) Entschädigung. Je schwerer die Verletzung, desto geringer die Tendenz, eine Begehrensneurose zu entwickeln.

Charakterneurose [auch **Charakterose, neurotischer Charakter**]: durch eine Veränderung der Persönlichkeit [z. B. hysterisch, zwangsneurotisch] gekennzeichnete Persönlichkeitsstörung*. Oft gleichgesetzt mit Kernneurose*. Die Verdrängung unbewusster Konflikte führt bei den Patienten nicht zur Ausbildung einer Neurose, sondern nur zu einer Veränderung der Persönlichkeit; unter Stress oder Belastungssituationen neigen die Patienten aber zur Ausbildung von neurotischen Symptomen.

Depressive Neurose [auch **neurotische Depression**]: i.d.R. durch einen verdrängten neurotischen Konflikt hervorgerufene ängstlich-traurige Verstimmung. Der Begriff ist umstritten und wird von einigen Autoren abgelehnt.

Entschädigungsneurose [auch **Unfallneurose, Rentenbegehren, Rentensucht, Rententendenz, tendenziöse Unfallreaktion**]: Begehrensneurose* mit hartnäckigem Streben nach einer Rente als Entschädigung für eine Krankheit oder eine Verletzung nach einem Unfall.

Herzneurose [auch **Cor nervosum**]: zu den Organneurosen* gehörendes Krankheitsbild mit belastungsunabhängigen kardialen Symptomen, kombiniert mit Ängstlichkeit und Selbstunsicherheit. Entsteht i.d.R. nach mehr oder weniger ernsten Herzproblemen, die nicht selten einer Bagatelle entsprechen. Als Hauptsymptom findet man normalerweise die Angst davor, dass das Herz stehen bleibt und der Betroffene tot umfällt. Es kommt zu anfallsweisen Angstzuständen, die sich schlagartig bessern, wenn der oder die Betroffene im oder in unmittelbarer Nähe eines Krankenhauses angekommen ist [*„wenn Ärzte da sind, kann mir ja nichts mehr passieren“*].

Hysterische Neurose: → *Konversionsneurose*

N

Kernneurose: tiefere Schichten der Persönlichkeit betreffende Neurose*. Wird oft fälschlicherweise mit Charakterneurose* gleichgesetzt.

Konversionsneurose [auch **Konversionsreaktion, hysterische Reaktion, hysterische Neurose**]: primär durch Konversionssymptome [v.a. Schwerhörigkeit, Sprechstörungen, Schmerzen, Sehstörungen, Lähmung] gekennzeichnete Neurose. Häufigste Form ist die **Konversionshysterie**, mit der sie oft gleichgesetzt wird.

Organneurose [auch **psychosomatische Störung**]: durch eine Neurose ausgelöste organische Erkrankung. Die Organerkrankung hat keine Symbolbedeutung, sondern hängt von der individuellen Konstitution ab.

Posttraumatische Neurose [auch **posttraumatische Belastungsstörung, traumatische Neurose, Unfallneurose**]: Neurose im Anschluss an eine plötzliche starke seelische Belastung.

Pseudoneurose: durch organische Ursachen hervorgerufenes Krankheitsbild, das klinisch die Symptome einer Neurose zeigt.

Psychoneurose: 1. eine durch psychogene Ursachen hervorgerufene Neurose. **2.** Neurose, deren Symptome nicht Ausdruck eines aktuellen Konfliktes, sondern eines frühkindlichen Konfliktes sind. Gegensatz zu Aktualneurose.

Rentenneurose: → *Entschädigungsneurose*

Tendenzneurose: → *Begehrensneurose*

traumatische Neurose → *posttraumatische Neurose*

Übertragungsneurose [auch **Übertragung**]: während der psychoanalytischen Behandlung auftretende Neurose durch Übertragung des Konfliktes auf den Therapeuten. Sie gibt dem Patienten die Möglichkeit, unverarbeitete Konflikte neu zu durchleben und aufzuarbeiten.

Unfallneurose: 1. → *posttraumatische Neurose* **2.** → *Entschädigungsneurose*

Zwangsneurose [auch **Zwangskrankheit, Zwangsstörung, anankastisches Syndrom, obsessiv-kompulsive Reaktion, Anankasmus**]: Neurose, die von Zwangserscheinungen [Zwangsgedanken, -handlungen, -impulsen] beherrscht wird, die im Extremfall eine Berufsausübung unmöglich machen können. Tritt oft schon in der späten Kindheit auf und verschwindet bei ca. 15 % der Patienten von alleine [oft bleibt aber ein zwangsneurotischer Charakter erhalten]. 45 % bessern sich unter Psychotherapie, 40 % sind therapierefraktär.

Nicolas-Durand-Favre-Krankheit *f*: *→Lymphogranuloma inguinale*

Nicolau: Stefan G. Nicolau; 1874–1970; rumänischer Hautarzt (Klausenburg, Bukarest)

Nicolau-Syndrom *nt*: *→Embolia cutis medicamentosa*

Ni|co|tin *nt* (Ⓔ nicotine): ***Syn:*** *Nikotin*; außerordentlich giftiges Alkaloid der Tabakpflanze; wirkt zuerst erregend auf vegetative Ganglien, bei längerer Einwirkung aber blockierend; damit wird die anfänglich auftretende Blutdrucksteigerung durch einen Blutdruckabfall abgelöst, der durch die verursachte Vasopressinausschüttung verstärkt wird; chronische Nicotinzufuhr [Rauchen, Kautabak] führt zu einem erhöhten Risiko einer koronaren Herzkrankheit und zu Durchblutungsstörungen, v.a. der unteren Extremitäten [Raucherbein]; die Diskussion darüber, ob Nicotin auch zu [körperlicher/psychischer] Abhängigkeit führen kann, ist noch nicht entschieden; es hat sich aber gezeigt, dass eine **Raucherentwöhnung** mit Nicotinzufuhr [transdermal oder als Kaugummi] wesentlich erfolgreicher ist, als abruptes Absetzen, was auf eine Gewöhnung oder Abhängigkeit hinweist

Ni|co|tin|a|mid *nt* (Ⓔ nicotinamide): ***Syn:*** *Nicotinsäureamid, Niacinamid*; Amid der Nicotinsäure*; Baustein von NAD* und NADP*; *s.a. Niacin*

Nicotinamid-adenin-dinucleotid *nt* (Ⓔ nicotinamide-adenine dinucleotide): ***Syn:*** *Cohydrase I, Coenzym I, Diphosphopyridinnucleotid*; in allen Zellen vorkommendes Coenzym zahlreicher Oxidoreduktasen*, das reversibel Wasserstoff anlagern kann; liegt abwechselnd in oxidierter [Grundzustand, NAD] und reduzierter Form [NADH] vor; Vorstufe von Nicotinamid-adenin-dinucleotidphosphat*

Nicotinamid-adenin-dinucleotidphosphat *nt* (Ⓔ nicotinamide-adenine dinucleotide phosphate): entsteht aus Nicotinamid-adenin-dinucleotid* durch Anlagerung einer Phosphatgruppe in 2'-Stellung am Adenosinteil; beide Adenosinderivate sind wichtige Coenzyme* von z.B. Dehydrogenasen*

ni|co|tin|erg *adj* (Ⓔ nicotinic): ***Syn:*** *nikotinerg*; auf Nicotin(derivate) als Transmitter ansprechend

Ni|co|tin|säu|re *f*: *→Niacin*

Ni|co|tin|säu|re|a|mid *nt*: *→Nicotinamid*

Ni|co|tin|säu|re|ben|zyl|es|ter *m* (Ⓔ benzyl nicotinate): ***Syn:*** *Benzylnicotinat*; Hyperämikum* bei rheumatischen Beschwerden, Durchblutungsbeschwerden, Frostschäden

Nicotinsäure-2-diethylaminoethylester *m*: *→Nicametat*

Ni|co|ti|nyl|al|ko|hol *m*: *→Pyridylmethanol*

Nic|ta|tio *f, pl* **-ti|o|nes** (Ⓔ nictation): ***Syn:*** *Niktation, Nictitatio*; Blinzeln

Nic|ti|ta|tio *f, pl* **-ti|o|nes** (Ⓔ nictitation): ***Syn:*** *Niktation, Nictatio*; Blinzeln

Ni|cu|ma|lon *nt*: *→Acenocoumarol*

NID *Abk.*: normalgewichtiger insulinpflichtiger Diabetiker

Ni|da|ti|on *f* (Ⓔ nidation): ***Syn:*** *Implantation, Einbettung*; *embryolog.* Einnistung der Frucht in der Gebärmutterschleimhaut

Ni|da|ti|ons|hem|mer *pl* (Ⓔ nidation inhibitors): Verhütungsmittel*, die die Einnistung der Frucht verhindern [z.B. Intrauterinpessar*]

NIDD *Abk.*: non-insulin-dependent diabetes

NIDDM *Abk.*: **1.** *→nicht-insulinabhängiger Diabetes mellitus* **2.** non-insulin-dependent diabetes mellitus

NIEA *Abk.*: negativ-inotroper Effekt der Aktivierung

Nieden: **Nieden-Tafeln** *pl* (Ⓔ Nieden plates): Sehprobentafeln zur Prüfung der Sehschärfe in der Nähe

Nie|der|druck|sys|tem *nt* (Ⓔ low-pressure system): Teil des Kreislaufs mit niedrigem Druck; umfasst alle Körpervenen, rechten Vorhof, rechten Ventrikel, Lungengefäße, linken Vorhof und während der Diastole auch den linken Ventrikel; enthält ca. 85 % des Blutvolumens

nie|der|mo|le|ku|lar *adj* (Ⓔ low-molecular-weight): mit niedrigem Molekulargewicht

Nie|der|span|nung *f* (Ⓔ low voltage): elektrische Spannung unter 1000 V; *s.a. Niedervoltage*

Nie|der|span|nungs|un|fall *m* (Ⓔ low voltage accident): *s.u. Elektrounfall*

Nie|der|vol|ta|ge *f* (Ⓔ low voltage): ***Syn:*** *Niederspannung*; Bezeichnung für eine abnorm kleine Amplitude des QRS-Komplexes im EKG; *s.a. Essay Elektrokardiogramm S. 571*

Niemann: Albert Niemann; 1880–1921; deutscher Kinderarzt (Berlin)

Niemann-Pick-Krankheit *f* (Ⓔ Niemann-Pick disease): ***Syn:*** *Sphingomyelinose, Sphingomyelinlipidose, Morbus Niemann-Pick*; autosomal-rezessiv vererbte Sphingolipidose* mit Einlagerung von Sphingomyelin und Cholesterin in Zellen des retikulohistozytären Systems und des ZNS; es gibt mehr als 5 Varianten mit unterschiedlichem Schweregrad und Verlauf, deren Nomenklatur noch nicht vereinheitlicht wurde

Niemann-Pick-Krankheit Typ A *f* (Ⓔ Niemann-Pick disease type A): ***Syn:*** *Morbus Niemann-Pick Typ A*; beruht auf einem Defekt der Sphingomyelinase*; zeichnet sich durch eine massive Hepatosplenomegalie, schwere neurologische Symptome, Stillstand der psychomotorischen Entwicklung nach dem 6. Monat und Tod im Kleinkindalter [i.d.R. im 2 Lebensjahr] aus; typisch sind lipidreiche Riesenzellen [Niemann*-Pick-Zellen]

Niemann-Pick-Krankheit Typ B *f* (Ⓔ Niemann-Pick disease type B): ***Syn:*** *Morbus Niemann-Pick Typ B*; beruht ebenfalls auf einem Defekt der Sphingomyelinase* und zeigt Niemann*-Pick-Zellen; der Verlauf ist milder [kaum ZNS-Symptome] und variabler als bei Typ A

Niemann-Pick-Krankheit Typ C *f* (Ⓔ Niemann-Pick disease type C): ***Syn:*** *Morbus Niemann-Pick Typ C*; langsam verlaufender Typ [**subakuter Morbus Niemann-Pick**] mit neurologischen Symptomen und allmählichem geistigen Verfall

Niemann-Pick-Krankheit Typ D *f* (Ⓔ Niemann-Pick disease type D): ***Syn:*** *Morbus Niemann-Pick Typ D*; nur in Nova Scotia in Kanada vorkommende Variante von Typ C

Niemann-Pick-Krankheit Typ E *f* (Ⓔ Niemann-Pick disease type E): ***Syn:*** *Morbus Niemann-Pick Typ E*; wahrscheinlich eine mild verlaufende Spätform von Typ B oder C

Niemann-Pick-Zellen *pl* (Ⓔ Niemann-Pick cells): typische Schaumzellen im retikulohistozytären System [v.a. Knochenmark, Leber, Milz, Lymphknoten] bei Niemann*-Pick-Krankheit Typ A und B

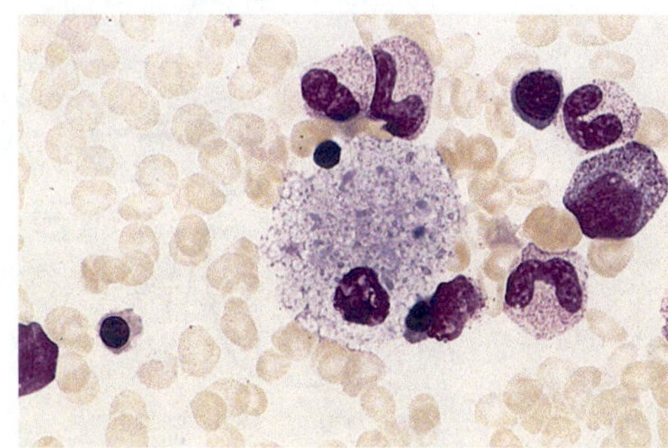

Abb. N65. Niemann-Pick-Zelle

Nie|re *f* (Ⓔ kidney): ***Syn:*** *Ren*; paariges, im Retroperitonealraum liegendes Organ, das eine Zentralrolle bei der Ausscheidung von Stoffwechselprodukten und bei der Konstanthaltung des Wasser- und Elektrolythaushaltes spielt; jede Niere ist ca. 10–12 cm lang, 5–6 cm breit, 4 cm dick und wiegt 120–200 g, wobei die linke Niere i.d.R. etwas größer und schwerer ist; an der bohnenförmigen Niere unterscheidet man außen einen **oberen Nierenpol** [Polus/Extremitas superior] auf dem die Nebenniere* [Glandula suprarenalis] sitzt, und einen **unteren Nierenpol** [Polus/Extremitas inferior]; die Rückseite der Niere [**Facies posterior**] ist flach, die Vorderseite [**Facies anterior**] leicht gewölbt; der Seitenrand [**Margo lateralis**] ist konvex gewölbt und verbindet die beiden Pole; das **Hilum renale**, die Ein- und Austrittspforte für die Nierengefäße und die Harnleiter, liegt auf dem konkav eingezogenen Innenrand [**Margo medialis**]; der

Sinus renalis ist der Raum zwischen Nierenoberfläche und Nierenbecken im Hilum; die fibrös-bindegewebige Nierenkapsel [**Capsula fibrosa renis**] liegt direkt auf der Nierenrinde; sie wird außen von lockerem Fettgewebe umgeben, das als **Capsula adiposa perirenalis** Niere und Nebenniere* umschließt; zwischen ihr und der **Nierenfaszie** [Fascia renalis] liegt der sog. pararenale Fettkörper [**Corpus adiposum pararenale**]
im Längsschnitt wird deutlich, dass sich die Niere in die außen liegende **Nierenrinde** [Cortex renalis] und das innen liegende **Nierenmark** [Medulla reanlis] gliedert; die **Nierenrinde** zeigt die sog. **Bertin-Säulen** [Columnae renales]; in die Rinde einstrahlende, radiäre Bündel von Marksubstanz werden als **Markstrahlen** [Radii medullares] bezeichnet; die zwischen den Markstrahlen liegende Rindensubstanz bildet das **Rindenlabyrinth** [Labyrinthus corticis], das Nierenkörperchen* und die distalen Tubuli des Nephrons* enthält; in den Markstrahlen liegen die dünnen Teile der aufsteigenden Schenkel der Henle*-Schleifen und die Sammelrohre; die Marksubstanz der Niere [**Medulla renalis**] besteht aus den **Nierenpyramiden** [Pyramides renalis], 12–18 kegelförmigen Strukturen, deren Basis in Richtung zur Nierenoberfläche liegt und an deren zugespitztem Ende die **Area cribrosa** mit den **Foramina papillaria** liegt; die dunkle Außenzone des Nierenmarks [**Zona externa**] gliedert sich in einen Außenstreifen [**Stria externa**] und einen Innenstreifen [**Stria interna**]; die helle Innenzone [**Zona interna**] endet in der Nierenpapille [**Papilla renalis**]; die keilförmigen **Nierenlappen** [Lobi renales] bestehen jeweils aus einer Markpyramide und der über ihr liegenden mantelförmigen Rindenschicht
das trichterförmige Sammelbecken des Harns im Nierenhilum wird als **Nierenbecken** [Pelvis renalis] bezeichnet; es besteht aus den 8–10 **Nierenkelchen** [Calices renales] und dem sie umgebenden Bindegewebe; die Schleimhaut [**Tunica mucosa**] besteht aus Übergangsepithel [Urothel*]; das

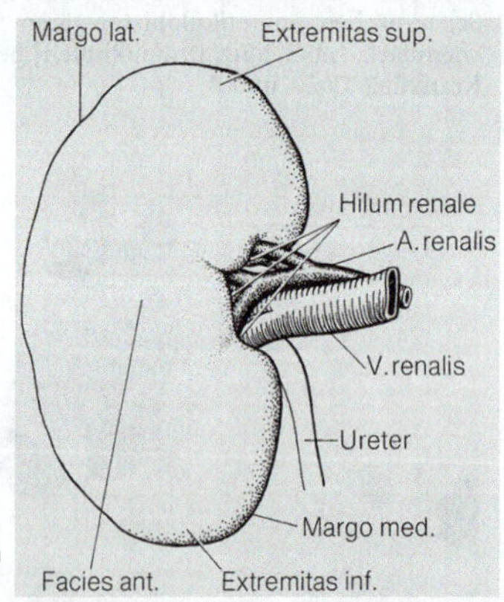

Abb. N66. Niere von vorne

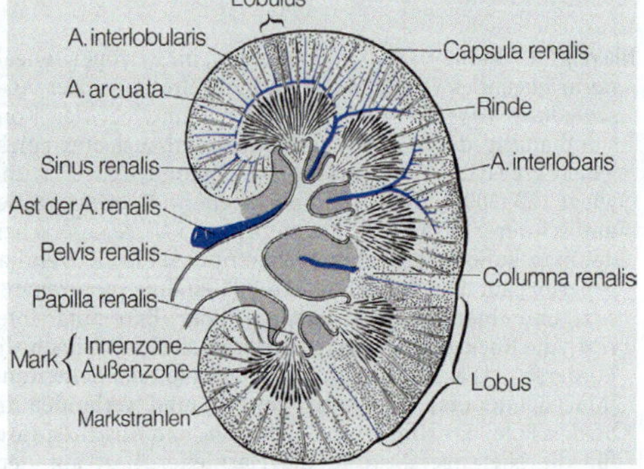

Abb. N67. Frontaler Längsschnitt durch die Niere

Nierenbecken geht in die Harnleiter [Ureter*] über; *s.a. Nephron, Nierenkörperchen, Glomerulus*
hypoplastische Niere: *→Nierenhypoplasie*
Nie|ren|abs|zess *m* (Ⓔ kidney abscess): ***Syn:*** *intrarenaler Abszess*; Abszess im Nierengewebe; entsteht meist hämatogen durch Staphylo- oder Streptokokken, manchmal auch als aufsteigende Infektion bei Pyelonephritis*; kann zur Ausbildung einer Urosepsis* führen
Nie|ren|a|ge|ne|sie *f*: *→Nierenaplasie*
Nie|ren|a|my|lo|i|do|se *f* (Ⓔ renal amyloidosis): ***Syn:*** *renale Amyloidose*; Amyloidose* mit renaler Beteiligung; bei AL-Amyloidose liegt meist ein multiples Myelom* oder eine Leichtkettenkrankheit* vor, bei AA-Amyloidose findet man i.d.R. eine chronische Entzündung oder rheumatische Erkrankung; primäre Amyloidosen mit Nierenbeteiligung sind eher selten; **klinisch** steht eine mehr oder minder ausgeprägte Proteinurie* im Vordergrund, die in schweren Fällen als therapierefraktäres nephrotisches Syndrom* imponiert; langfristig kommt es zu chronischer Niereninsuffizienz*
Nie|ren|an|gi|o|gra|phie *f* (Ⓔ renal angiography): ***Syn:*** *Nierenangiografie, renale Angiographie*; selektive Angiographie* der Nierenarterien
Nie|ren|an|hef|tung *f*: *→Nephropexie*
Nie|ren|a|no|ma|lie *f* (Ⓔ renal anomaly): ***Syn:*** *Nierenfehlbildungen*; angeborene Anomalien der Nierenform oder -lage; die Nierenentwicklung verläuft in drei Generationen: **Pronephros** [Vorniere], **Mesonephros** [Urniere] und **Metanephros** [Nachniere]; alle drei Nierenstadien leiten sich von einem mesodermalen **nephrogenen Strang** ab; die Generationen überlappen sich, ohne dass die Nierenanlagen aber gleichzeitig vorhanden wären; die ableitenden Harnwege [Sammelrohre, Kelchsystem, Nierenbecken und Harnleiter] entstehen aus der **Ureterknospe**, die in der 4. Embryonalwoche von ventrokaudal her in das metanephrogene Gewebe einwächst; die meisten Nierenanomalien entstehen dadurch, dass die Ureterknospe keinen oder keinen vollständigen Kontakt mit dem metanephrogenem Gewebe aufnimmt; *s.a. Nierenaplasie, Nierenhypoplasie, Nierenektopie, Doppelniere*
Nie|ren|a|pla|sie *f* (Ⓔ renal aplasia): ***Syn:*** *Nierenagenesie, Anephrie*; angeborenes Fehlen einer Niere; die **unilaterale Nierenaplasie** kommt mit einer Frequenz von 1:1000–1500 Neugeborene vor und betrifft Jungen doppelt so häufig wie Mädchen; die **bilaterale Nierenaplasie** ist wesentlich seltener [1:10.000 Feten]; 40 % der Feten sterben intrauterin ab, der Rest verstirbt innerhalb von 6 Wochen
Nie|ren|ar|te|rie *f*: *→Arteria renalis*
Nie|ren|ar|te|ri|en|ste|no|se *f* (Ⓔ renal artery stenosis): vollständige oder unvollständige Einengung einer oder beider Nierenarterien; meist Teilsymptom einer generellen Arteriosklerose [**atherosklerotische Nierenarterienstenose**]; führt zur Entwicklung einer renalen Hypertonie* und Niereninsuffizienz*
Nie|ren|be|cken *nt* (Ⓔ renal pelvis): ***Syn:*** *Pelvis renalis, Pyelon*; trichterförmiges Sammelbecken des Harns im Nierenhilum [Hilum* renale]; geht in die Harnleiter [Ureter*] über; besteht aus den 8–10 **Nierenkelchen** [Calices renales] und dem sie umgebenden Bindegewebe, das aus drei Schichten [Tunica mucosa, muscularis, adventitia] besteht; die **Tunica muscularis** enthält glatte Muskelzellen, die die Weite des Nierenbeckens regulieren; die Schleimhaut [**Tunica mucosa**] besteht aus Übergangsepithel [Urothel*]; man unterscheidet zwischen einem **ampullären Typ** [Typus ampullaris] mit breitem, ampullenförmigem Nierenbecken

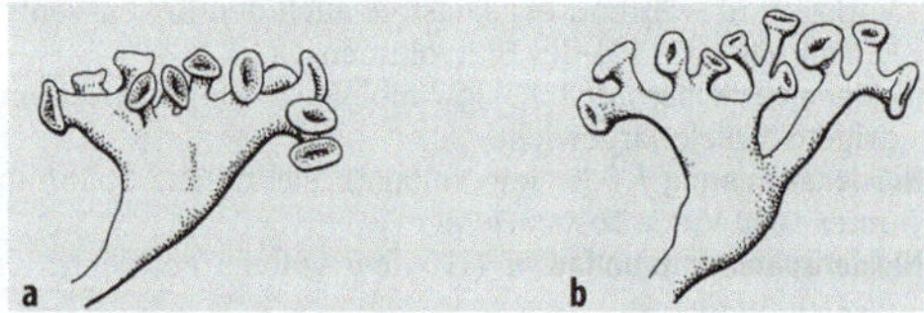

Abb. N68. Nierenbecken. **a** ampullärer Typ, **b** dendritischer Typ und einem **dendritischen Typ** [Typus dendriticus] mit kleinem Becken und Schlauchstücken, auf denen die Kelche sitzen

Nie|ren|be|cken|ent|zün|dung *f*: *→Pyelitis*

Nie|ren|be|cken|er|öff|nung *f*: *→Pyelotomie*

Nie|ren|be|cken|er|wei|te|rung *f* (Ⓔ pyelectasis): ***Syn:*** *Pyelokaliektasie, Pyelokalikektasie, Pyelektasie*; angeborene oder erworbene, einseitige oder zweiseitige Erweiterung des Nierenbeckens; am häufigsten ist die Erweiterung bei Abflussbehinderung im postrenalen Bereich; **Therapie**: Beseitigung der Ursache, evtl. Nierenbeckenplastik*; *s.a. Hydronephrose, Sackniere*

Nie|ren|be|cken|fis|tel *f*: *→Pyelostomie*

Nie|ren|be|cken|fis|te|lung *f*: *→Pyelostomie*

Nie|ren|be|cken|plas|tik *f* (Ⓔ pyeloplasty): ***Syn:*** *Pyeloplastik*; plastische Operation zur Korrektur eines veränderten Nierenbeckens, z.B. bei Hydronephrose

Nierenbeckenplastik nach Anderson-Hynes (Ⓔ Anderson-Hynes pyeloplasty): ***Syn:*** *Anderson-Hynes-Plastik*; häufigste Form der Nierenbeckenplastik zur Therapie einer Hydronephrose* mit verengtem Ureterabgangsegment; das verengte Segment wird zusammen mit einem Teil des dilatierten Nierenbeckens reseziert; das verkleinerte Nierenbecken wird End-zu-End mit dem Harnleiter anastomosiert

Nierenbeckenplastik nach Foley (Ⓔ Foley Y-plasty pyeloplasty): ***Syn:*** *Foley-Plastik*; Y-V-Plastik* des Nierenbeckens zur Behandlung einer Hydronephrose* bei hoher Harnleiterinsertion

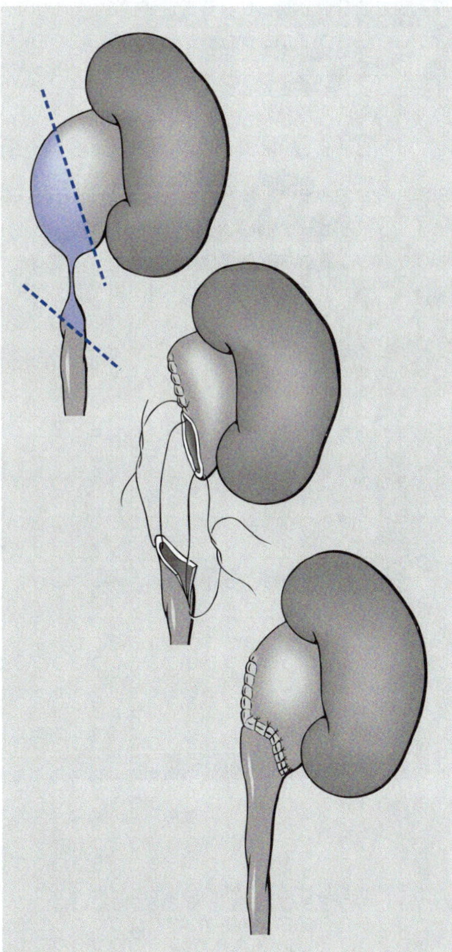

Abb. N69. Nierenbeckenplastik nach Anderson-Hynes

Nierenbecken-Ureter-Plastik *f* (Ⓔ pyeloureteroplasty): ***Syn:*** *Pyeloureteroplastik*; plastische Operation am Nierenbecken und Harnleiter, z.B. Nierenbeckenplastik* nach Anderson-Hynes

Nie|ren|blu|tung *f*: *→Nephrorrhagie*

Nie|ren|clea|rance *f*: *→renale Clearance*

Nie|ren|de|kap|su|la|ti|on *f* (Ⓔ nephrocapsectomy): ***Syn:*** *Nephrokapsulektomie*; Entfernung der Nierenkapsel

Nie|ren|di|a|be|tes *m* (Ⓔ renal glycosuria): ***Syn:*** *Diabetes renalis, renale Glukosurie*; autosomal-rezessiv vererbte Störung der Glucoserückresorption mit konstanter Glukosurie*

Nie|ren|di|la|ta|ti|on *f* (Ⓔ nephrectasia): ***Syn:*** *Nephrektasie*; Ausweitung des Nierenhohlsystems, v.a. des Nierenbeckens und der Nierenkelche; *s.a. Hydronephrose, Pyelektasie, Sackniere*

Nie|ren|dys|pla|sie *f* (Ⓔ dysplastic kidney): ***Syn:*** *Nierenektopie, Nierendystopie, Ektopia renis*; angeborene Verlagerung der Niere

Nie|ren|dys|to|pie *f*: *→Nierenektopie*

pelvine Nierendystopie (Ⓔ pelvic kidney): ***Syn:*** *Ren pelvicus, Beckenniere*; angeborener Tiefstand der Niere im Becken; ist fast immer mit einer Malrotation kombiniert

Nie|ren|ein|blu|tung *f*: *→Nephrorrhagie*

Nie|ren|ek|to|pie *f* (Ⓔ renal ectopia): ***Syn:*** *Nierendysplasie, Nierendystopie, Ektopia renis*; angeborene Verlagerung der Niere

Nie|ren|em|bo|lie *f* (Ⓔ renal embolism): embolischer Verschluss einer oder beider Nierenarterien; führt zum Niereninfarkt

Nie|ren|ent|fer|nung *f*: *→Nephrektomie*

Nie|ren|ent|zün|dung *f*: *→Nephritis*

Nie|ren|er|kran|kung *f* (Ⓔ kidney disease): Nephropathie*

Nie|ren|ex|stir|pa|tion *f*: *→Nephrektomie*

Nie|ren|fas|zie *f* (Ⓔ renal fascia): ***Syn:*** *Gerota-Faszie, Gerota-Kapsel, Fascia renalis*; aus Fasern und Fettgewebe bestehende Faszie, die Niere* und Nebenniere* umgibt

Nie|ren|fehl|bil|dun|gen *pl*: *→Nierenanomalie*

Nie|ren|fett|kap|sel *f* (Ⓔ adipose capsule of kidney): ***Syn:*** *perirenale Fettkapsel, Capsula adiposa perirenalis*; aus lockerem Fettgewebe bestehende Kapsel, die Niere* und Nebenniere* umschließt

Nie|ren|fis|tel *f* (Ⓔ nephrostomy): operativ angelegte Fistel zur Harnableitung*

Nie|ren|fis|te|lung *f*: *→Nephrostomie*

Nie|ren|fi|xie|rung *f*: *→Nephropexie*

Nie|ren|funk|ti|on, ein|ge|schränk|te *f* (Ⓔ impaired kidney function): Stadium 1 der Niereninsuffizienz*

Nie|ren|ge|schwulst *f*: *→Nierentumor*

Nie|ren|gift *nt* (Ⓔ nephrotoxin): ***Syn:*** *Nephrotoxin*; nephrotoxische Substanz

Nie|ren|gif|tig|keit *f* (Ⓔ renal toxicity): Nephrotoxizität*

Nie|ren|grieß *m* (Ⓔ kidney gravel): multiple kleinste Nierensteine*

Nie|ren|hi|lum *nt*: *→Nierenhilus*

Nie|ren|hi|lus *m* (Ⓔ hilum of kidney): ***Syn:*** *Nierenpforte, Nierenhilum, Hilum renale*; auf der medialen Seite der Nieren liegende Ein- und Austrittspforte für die Nierengefäße und die Harnleiter

Nie|ren|hy|per|tro|phie *f* (Ⓔ nephrohypertrophy): Vergrößerung einer Niere; meist als Anpassungshypertrophie bei Ausfall der anderen Niere

Nie|ren|hy|po|dys|pla|sie *f* (Ⓔ renal hypodysplasie): *s.u. Nierenhypoplasie*

Nie|ren|hy|po|pla|sie *f* (Ⓔ renal hypoplasia): ***Syn:*** *Zwergniere, hypoplastische Niere*; angeborene Kleinheit der Niere mit normalem Aufbau und normaler Nephronendichte; muss unterschieden werden von der **Ask-Upmark-Niere** [segmentale Nierenhypoplasie bei rezidivierenden kindlichen Harnwegsinfekten bei Reflux], **Nierenhypodysplasie** [hypoplastische Niere mit Fehlbildungen der Kelche und Tubuli] und **Oligomeganephronie** [hypoplastische Niere mit verminderter Zahl an Nephronen und kompensatorischer Hypertrophie der vorhandenen Nephrone]

Nie|ren|in|farkt *m* (Ⓔ renal infarct): hämorrhagischer oder anämischer Infarkt durch Nierenembolie* oder Nierenvenenthrombose*; führt zu kolikartigen Oberbauchbeschwerden oder Akutem* Abdomen, Hämaturie*; heilt unter Narbenbildung ab

Nie|ren|in|suf|fi|zi|enz *f* (Ⓔ renal insufficiency): ***Syn:*** *Nierenversagen*; Unfähigkeit der Niere zur ausreichenden Harnbildung; es kommt zum Anstieg der harnpflichtigen Substanzen im Blut und Störungen des Wasser- und Elektrolythaushaltes; man unterscheidet 4 Stadien: **1. eingeschränkte Nierenfunktion** [auch **kompensiertes Dauerstadium**]: partieller Funktionsausfall [weniger als 50 % der Glomeruli] mit nur leichtem Anstieg der harnpflichtigen Substanzen im Blut **2. kompensierte Retention**: die harnpflichtigen Substanzen im Blut steigen an [Creatinin bis 8 mg/dl oder 710 µmol/l]; bei normaler Nahrung werden die harnpflichtigen Substanzen noch ausreichend ausgeschieden **3. dekompensierte Retention** [auch **Präurämie** oder **präterminale Niereninsuffizienz**]: die Serumcreatininwerte liegen zwischen 8 und 12 mg/dl [710–1060 µmol/l]; bei eiweißarmer Diät kann der Serumspiegel der harnpflichtigen Substanzen wieder in den Bereich der kompensierte Retention gesenkt werden **4. terminale Niereninsuffizienz** oder **Urämie**: die harnpflichtigen Substanzen im Blut steigen weiter an; es kommt zu Appetitlosigkeit, Erbrechen, Anämie, Verwirrtheit, Unruhe, Krampfneigung und evtl. Bewusstlosigkeit [**urämisches Koma**]; ohne Hämodialyse* oder Nierentransplantation* kommt es zum tödlichen Ausgang; *s.a. Essay Schock S. 1937*

akute Niereninsuffizienz: *→ akutes Nierenversagen*

chronische Niereninsuffizienz: *→ chronisches Nierenversagen*

Nie|ren|ka|näl|chen *pl* (Ⓔ renal tubules): ***Syn:*** *Nierentubuli, Tubuli renales*; *s.u. Nephron*

Nie|ren|kap|sel *f* (Ⓔ capsule of kidney): Capsula fibrosa renis; *s.u. Niere*

Nie|ren|kap|sel|ent|zün|dung *f*: *→ Perinephritis*

Nie|ren|kar|bun|kel *m* (Ⓔ renal carbuncle): *s.u. akute Pyelonephritis*

Nie|ren|kar|zi|nom *nt* (Ⓔ carcinoma of kidney): von den Nieren ausgehender bösartiger Tumor; i.e.S. das klarzellige Nierenkarzinom

klarzelliges Nierenkarzinom: *→ Grawitz-Tumor*

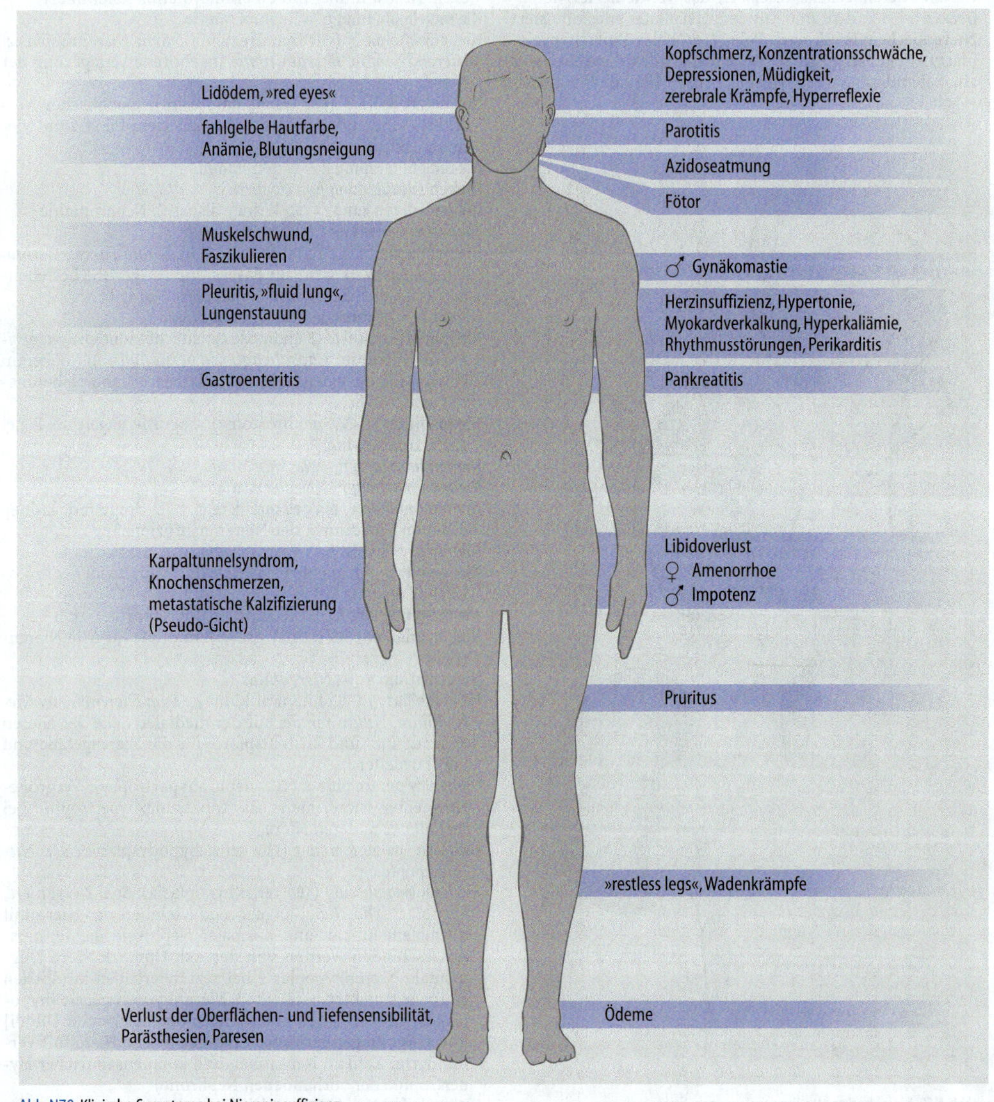

Abb. N70. Klinische Symptome bei Niereninsuffizienz

Nie|ren|kelch|di|la|ta|ti|on *f*: *→Nierenkelcherweiterung*

Nie|ren|kel|che *pl* (Ⓔ renal calices): ***Syn:*** *Calices renales*; 8–10 kelchförmige Ausstülpungen des Nierenbeckens*, in die die Nierenpyramiden den Harn abgeben; 2–3 **kleine Nierenkelche** [Calices renales minores] münden in einen der drei **großen Nierenkelche** [Calices renales majores], die im oberen [**Calyx superior renis**], mittleren [**Calyx medius renis**] und unteren [**Calyx inferior renis**] Beckenbereich liegen

Nie|ren|kelch|er|wei|te|rung *f* (Ⓔ calicectasis): ***Syn:*** *Kaliektasie, Kalikektasie, Nierenkelchdilatation, Kelcherweiterung*; angeborene [**Kelchdivertikel**] oder erworbene Erweiterung eines oder mehrerer Nierenkelche; häufigste Ursache ist die Stenose des Kelchhalses bei Nierentuberkulose; meist asymptomatisch

Nie|ren|kelch|plas|tik *f* (Ⓔ calicoplasty): Kalikoplastik*

Nie|ren|ko|lik *f* (Ⓔ renal colic): ***Syn:*** *Colica renalis*; die Kolik wird durch eine akute Harnstauung [eingekeilter Nierenstein] ausgelöst; die Abflussstauung führt zu einem akuten Druckanstieg in Harnröhre und Nierenbecken, der die Hauptursache für den akuten Schmerz ist; **Diagnose**: Sonographie, Nierenübersichtsaufnahme und Ausscheidungsurographie [nach Abklingen der akuten Schmerzsymptomatik]; **Therapie**: initial steht die Schmerzbekämpfung im Vordergrund; verwendet werden periphere Analgetika [Metamizol*] oder Opioide [Buprenorphin]; nach Abklingen der Kolik kann die weitere Therapie in Abhängigkeit von der Ursache geplant werden; *s.a. Urolithiasis*

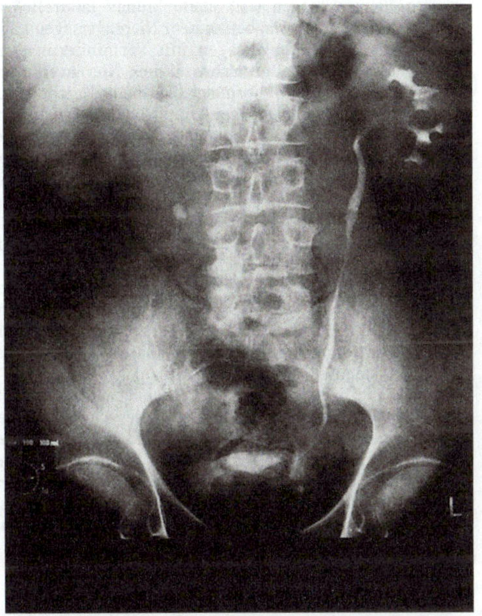

Abb. N71. Nierenkolik. Ein Ureterstein im oberen rechten Harnleiterdrittel führt zu Nierenkolik rechts; der Stein im linken Harnleiter verursacht keine Symptome

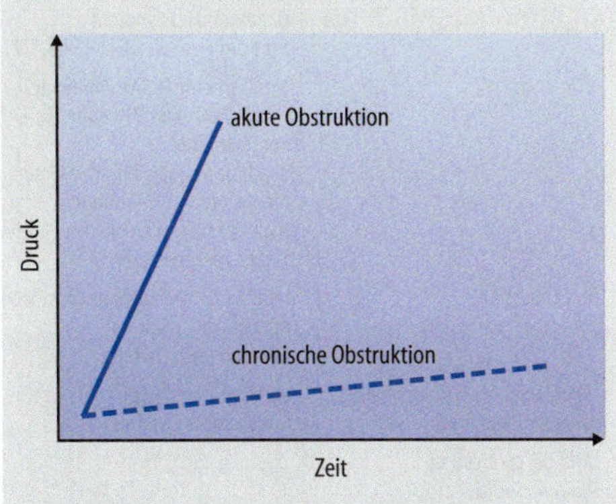

Abb. N72. Druck-Zeit-Diagramm bei Obstruktion. Der rasche Druckanstieg bei akuter Obstruktion führt zu Nierenkolik

Nie|ren|kör|per|chen *nt* (Ⓔ renal corpuscle): ***Syn:*** *Malpighi-Körperchen, Corpuscula renalia*; aus dem Glomerulus* und der Bowman-Kapsel [Capsula* glomeruli] bestehende ca. 1 Million Nierenkörperchen; am **Gefäßpol** [Polus vascularis] treten die Glomerulusgefäße ein und aus, am **Harnpol** [Polus tubularis] beginnt das Hauptstück der Nierentubuli; die Nierenkörperchen bilden zusammen mit den Nierenkanälchen [Tubuli* renales] die funktionelle Grundeinheit der Niere, das Nephron*

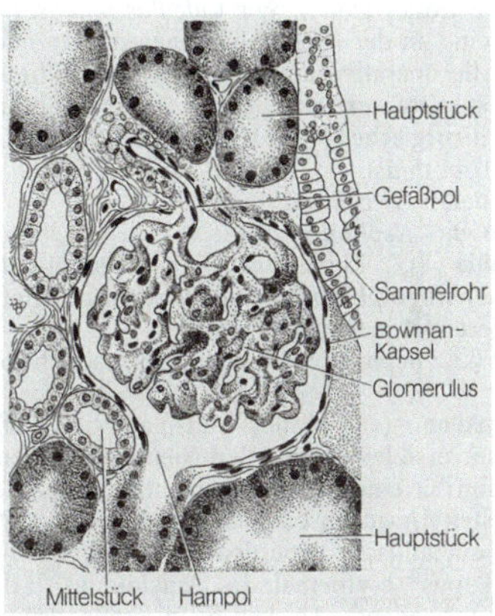

Abb. N73. Nierenkörperchen

Nie|ren|lap|pen *pl* (Ⓔ renal lobes): Lobi renales; *s.u. Niere*

Nie|ren|mark *nt* (Ⓔ medulla of kidney): ***Syn:*** *Medulla renalis*; die Marksubstanz der Niere besteht aus den **Nierenpyramiden** [Pyramides renales], 12–18 kegelförmigen Strukturen, deren Basis in Richtung zur Nierenoberfläche liegt und an deren zugespitztem Ende die **Area cribrosa** mit den **Foramina papillaria** liegt; die dunkle Außenzone des Nierenmarks [**Zona externa**] gliedert sich in einen Außenstreifen [**Stria externa**] und einen Innenstreifen [**Stria interna**]; die helle Innenzone [**Zona interna**] endet in der Nierenpapille [**Papilla renalis**]; *s.a. Niere*

Nie|ren|naht *f*: *→Nephrorrhaphie*

Nie|ren|pa|pil|le *f* (Ⓔ renal papilla): ***Syn:*** *Papilla renalis*; Spitze der **Nierenpyramiden** [Pyramides renalis], die in die Nierenkelche hineinragt; *s.a. Niere, Nierenmark*

Nie|ren|pfor|te *f*: *→Nierenhilus*

Nie|ren|py|ra|mi|den *pl* (Ⓔ renal pyramids): *s.u. Nierenmark*

Nie|ren|rin|de *f* (Ⓔ renal cortex): ***Syn:*** *Cortex renalis*; die Rindensubstanz der Niere; auf Längsschnitten der Nieren bildet sie die säulenförmigen Columnae* renales; in die Rinde einstrahlende, radiäre Bündel von Marksubstanz werden als **Markstrahlen** [Radii medullares] bezeichnet; die zwischen den Markstrahlen liegende Rindensubstanz bildet das **Rindenlabyrinth** [Labyrinthus corticis]; das Rindenlabyrinth enthält Nierenkörperchen* und die distalen Tubuli des Nephrons*; in den Markstrahlen liegen die dünnen Teile der aufsteigenden Schenkel der Henle*-Schleifen und Sammelrohre; *s.a. Niere*

Nie|ren|rin|den|ne|kro|se *f* (Ⓔ renal cortical necrosis): ***Syn:*** *Juhel-Renoy-Syndrom*; meist beidseitige, ausgedehnte Nekrose* bei Eklampsie*, Infektionen oder Intoxikation

Nie|ren|schäd|lich|keit *f* (Ⓔ renal toxicity): Nephrotoxizität, Nierentoxizität

Nie|ren|schlag|a|der *f*: *→Arteria renalis*

Nie|ren|schmerz *m* (Ⓔ renal pain): Nephralgie*

Nie|ren|schwel|le *f* (Ⓔ renal threshold): maximale Rückresorptionskapazität der Niere für eine Substanz; bei Überschreiten kommt es zur Ausscheidung im Harn

Nielrenlseglmenlte *pl* (Ⓔ renal segments): ***Syn:*** *Segmenta renalia*; das Nierenparenchym kann in keilförmige Segmente eingeteilt werden, die von Endästen der Arteria* renalis versorgt werden; man unterscheidet 5 Segmente: **Segmentum superius, anterius superius, anterius inferius, inferius** und **posterius**

Nielrenlsenlkung *f*: *→Nephroptose*

Nielrenlselquenzlszinltilgralphie *f* (Ⓔ radioisotope nephrography): ***Syn:*** *Radionephrographie, Radioisotopennephrographie, Radionephrografie, Radioisotopennephrografie, Nierensequenzszintigrafie*; Messung von im Harn ausgeschiedenen Radioisotopen zur Diagnostik der Nierenfunktion

Nielrenlsilnus *m* (Ⓔ renal sinus): Sinus renalis; *s.u. Niere*

Nielrenlsolnolgralphie *f* (Ⓔ nephrosonography): ***Syn:*** *Nierensonografie*; Ultraschalluntersuchung [Sonographie*] der Niere

Nielrenlstein *m* (Ⓔ kidney stone): ***Syn:*** *Calculus renalis, Nephrolith*; Harnstein* in der Niere [Nierenparenchym oder Nierenbecken]; die operative Entfernung [Ureterolithotomie] erfolgt meist mittels extrakorporaler Stoßwellenlithotripsie oder als chirurgische Steinextraktion; *s.a. Harnstein, Nephrolithiasis, Urolithiasis*

Nielrenlsteinlkranklheit *f*: *→Nephrolithiasis*

Nielrenlsteinlleilden *nt*: *→Nephrolithiasis*

Nielrenlszinltilgralphie *f* (Ⓔ kidney scan): ***Syn:*** *Nierenszintigrafie, Isotopennephrographie, Isotopennephrografie*; Szintigraphie* des Nierenparenchyms

Nielrenltolxilzilät *f* (Ⓔ nephrotoxicity): Nierenschädlichkeit, Nephrotoxizität

Nielrenltranslplanltaltilon *f* (Ⓔ kidney transplantation): alle Formen einer irreversiblen, terminalen Niereninsuffizienz sind als Indikation für eine Nierentransplantation anzusehen; die häufigsten Ursachen sind Glomerulonephritis*, Pyelonephritis*, diabethische Nephropathie* sowie Systemerkrankungen [Lupus* erythematodes, Amyloidose*]; die Einpflanzung der Lebend- oder Leichenspende erfolgt grundsätzlich heterotop, wobei die Fossa* iliaca der bevorzugte Sitz ist; die 1-Jahres-Überlebensrate der Nieren beträgt ca. 85–90 %, die der Patienten aber mehr als 97 %; die 5- und 10-Jahres-Transplantatüberlebenszeit beträgt 65–75 % bzw. 50 %; durch Retransplantation nach Transplantatabstoßung und Dialysebehandlung ist die Überlebensrate der Patienten wesentlich höher

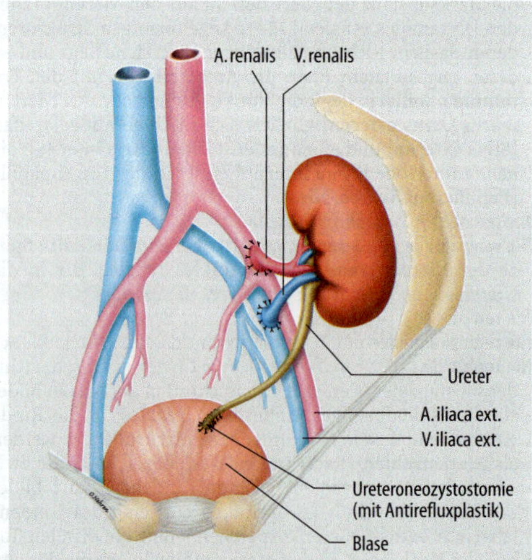

Abb. N74. Nierentransplantation in die Fossa iliaca

Nielrenltulberlkullolse *f* (Ⓔ renal tuberculosis): i.d.R. hämatogene, beidseitige Tuberkulose*; meist Teil einer Urogenitaltuberkulose*; *s.a. Essay Tuberkulose S. 2171*

Nielrenltulbuli *pl* (Ⓔ renal tubules): ***Syn:*** *Nierenkanälchen, Tubuli renales*; *s.u. Nephron*

Nielrenltulmor *m* (Ⓔ kidney tumor): ***Syn:*** *Nierengeschwulst, Nephrom*; von den benignen Nierentumoren werden praktisch nur die kongenitalen Anomalien [Zysten, Dsyplasie, Hydronephrose] klinisch auffällig, der Rest wird lediglich bei Autopsien gefunden; bei den malignen Tumoren haben das Nierenzellkarzinom* [86 % aller Nierentumoren] und das Nephroblastom* die größte klinische Bedeutung

Nielrenlvelnen *pl* (Ⓔ renal veins): ***Syn:*** *Venae renales*; große Sammelvenen, die vom Nierenhilum horizontal zur Vena* cava inferior ziehen; nehmen die Binnenvenen der Niere [Venae* intrarenales], die Kapselvenen [Venae* capsulares], die Vena* suprarenalis sinistra sowie die Vena* testicularis sinistra bzw. ovarica sinistra auf

Nielrenlvelnenlthromlbolse *f* (Ⓔ renal vein thrombosis): ein- oder beidseitiger Verschluss der Nierenvene durch einen Thrombus; bei vollständigem Verschluss kommt es zum Absterben der Niere

Nielrenlverlsalgen *nt*: *→Niereninsuffizienz*

akutes Nierenversagen (Ⓔ acute kidney failure): ***Syn:*** *akute Niereninsuffizienz*; bei akutem Nierenversagen kann man zwischen Nierenversagen mit Verminderung der Harnausscheidung [**oligurisches akutes Nierenversagen**] und Nierenversagen mit normaler Urinmenge [**nicht-oligurisches akutes Nierenversagen**] unterscheiden; eine Sonderform ist das **hyperkatabole akute Nierenversagen**, bei dem es durch einen massiven Gewebezerfall zu einem starken Anstieg des Harnstoffs kommt, während das Creatinin normal oder nur leicht erhöht ist

nach der Lokalisation der Ursache unterscheidet man **prärenales Nierenversagen** [70–80 %; vermindertes Blutvolumen durch Blutungen, Verbrennungen, Diarrhö, Diuretika, Ileus, Hypoproteinämie, Exsikkose], **intrarenales Nierenversagen** [10–20 %; *siehe Tab. N75*] und **postrenales Nierenversagen** [10 %; Abflussbehinderung, z.B. bei Harnleiter- oder Blasensteinen, Tumoren von Blase oder Prostata, Harnleiterstenose, Prostatahypertrophie]

Klinik: die Initialphase des akuten Nierenversagens verläuft meist symptomarm oder -los bzw. die Symptome der Grunderkrankung stehen im Vordergrund; in der **Phase des manifesten Nierenversagens** kommt es zu einer Abnahme der glomerulären Filtrationsrate und einem progredienten Anstieg der harnpflichtigen Substanzen im Serum; diese Phase kann Tage bis Wochen dauern und führt zu Störung des Wasser- und Elektrolythaushaltes [Hyperkaliämie*],

Tab. N75. Ursachen des akuten intrarenalen Nierenversagens

Zirkulatorisch-septisches ANV	Akute Tubulusnekrose Sepsis Medikamente Zirkulationsstörungen Hepatorenales Syndrom Schwangerschaft (HELLP, HUS, TTP)
Toxisches ANV	Medikamente (NSAR, Aminoglykoside, Vancomycin, Zytostatika) Kontrastmittel Rhabdomyolyse, Hämolyse (Fragmentozyten, LDH-Erhöhung) Hyperkalzämie (Sarkoidose, Plasmozytom, Paraneoplasie)
Infektiöses ANV	Hantavirus (hämorrhagisches Fieber mit renalem Syndrom) HIV (antivirale Therapie)
Akute oder rasch progrediente Glomerulonephritis	Minimal-change-GN Goodpasture-Syndrom
ANV bei chronischer Niereninsuffizienz	
ANV durch Chemikalien, Pflanzen- und Tiergifte, Drogenmissbrauch	

des Säure-Basen-Haushaltes [metabolische Azidose*], Hyperphosphatämie*, kardialen [Perikarditis, Rhythmusstörungen], hämatologischen [Anämie, Blutungsneigung] und neurologischen Störungen [Enzephalopathie, Krampfanfälle, Somnolenz, Koma], Pneumonie, Schocklunge, gastrointestinalen Beschwerden und vermehrt Infektionen; die Besserung der Tubulusfunktion führt dann zur **diuretischen** oder **polyurischen Phase** mit Ausscheidung von bis zu 10 l Urin pro Tag; die harnpflichtigen Substanzen sinken rasch ab; da es aber auch zu schweren Störungen des Elektrolythaushaltes kommt, liegt die Mortalität in dieser Phase bei ca. 25 %

chronisches Nierenversagen (Ⓔ chronic kidney failure): ***Syn:*** *chronische Niereninsuffizienz*; sich über Monate oder Jahre entwickelnde Niereninsuffizienz mit progredienter Verminderung der Anzahl funktionsfähiger Nephrone und damit der glomerulären Filtrationsrate; die häufigsten Ursachen sind Diabetes* mellitus [ca. 35 %], arterielle Hypertonie* [25–30 %], chronische Glomerulonephritis* [10 %], chronische Abflussbehinderung und Nierenzysten [10 %]; der Rest entfällt auf u.a. systemischer Lupus* erythematodes, multiples Myelom* oder interstitielle Nephritis*; **Therapie:** Behandlung der Grunderkrankung; symptomatische Behandlung der urämisch bedingten Beschwerden; spezielle Diät mit angepasster Eiweiß- und Salzaufnahme; Hämodialyse*, Nierentransplantation*

Nie|ren|zell|kar|zi|nom *nt* (Ⓔ carcinoma of kidney): häufigster bösartiger Nierentumor [86 %], der Männer doppelt so häufig befällt wie Frauen; pro Jahr werden in Deutschland ca. 9 Fälle pro 100.000 Einwohner diagnostiziert; es gibt keine gesicherten ätiologischen Faktoren; in den letzten Jahren wurde aber ein Gen identifiziert, dass für die erhöhte Inzidenz von Nierenzellkarzinomen bei von Hippel-Lindau-Syndrom verantwortlich ist [**von Hippel-Lindau-Gen**]; histologisch unterscheidet man hellzellige [20 %], eosinophil-granularzellige [15 %], sarkomatoide [15 %] und gemischte Formen; **Klinik:** in der Frühphase sind Nierenzellkarzinome klinisch stumm; erst in der Spätphase kommt es zu Hämaturie*, Schmerzen, tastbarem Tumor, Gewichtsverlust, Fieber und Hypertonus; **Diagnose:** Sonographie, i.v.-Urogramm,

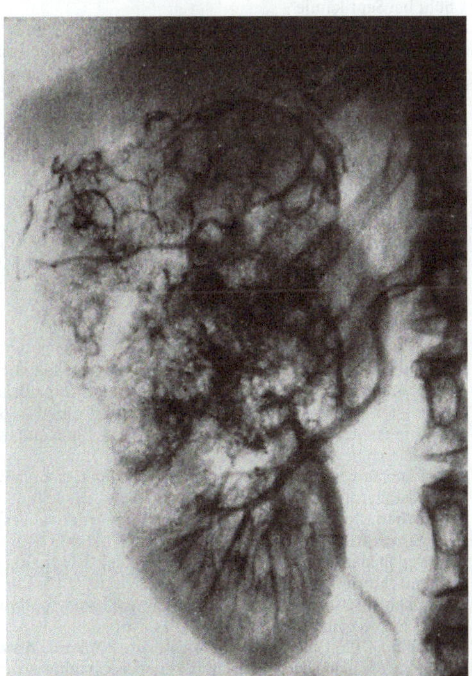

Abb. N76. Nierenzellkarzinom rechts

Tab. N77. 5-Jahresüberlebensrate des Nierenzellkarzinoms

pT-Stadium	5-Jahres-Überleben %	Mittlere Überlebenszeit (Monate)
T1-2	86	152
T3a	64	74
T3b	41	37
T4	16	6

CT, Angiographie nur bei spezieller Indikation; **DD:** Nierenzysten; **Therapie:** radikale Nephrektomie* mitsamt Fettkapsel, Gerota*-Faszie und regionalen Lymphknoten; Metastasen sprechen praktisch nicht auf Chemo-, Hormon- oder Strahlentherapie an; die **Prognose** hängt von Tumorvolumen, Tumorgrad und dem Vorhandensein von Metastasen ab

Nie|ren|zys|te *f* (Ⓔ renal cyst): einfache Nierenzysten sind die häufigste Nierenfehlbildung; meist entstehen sie bei angeborener oder erworbener Abflussstörung des Nephrons; die meisten Nierenzysten sind Zufallsbefunde bei der Nierensonographie; je älter die Patienten, desto größer die Wahrscheinlichkeit von Nierenzysten [33 % bei 60-Jährigen]; nach der Lage unterscheidet man **Kortexzysten, Parenchymzysten** und **parapelvine Zysten**

klinisch bleiben die meisten Zysten stumm; größere Zysten können Verdrängungserscheinungen oder in seltenen Fällen eine Abflussbehinderung hervorrufen; eine **Therapie** ist nur beim Auftreten von Komplikationen nötig; meist wird eine offene Zystenresektion oder eine perkutane Elektroresektion durchgeführt; *s.a. Zystenniere, Markschwammniere*

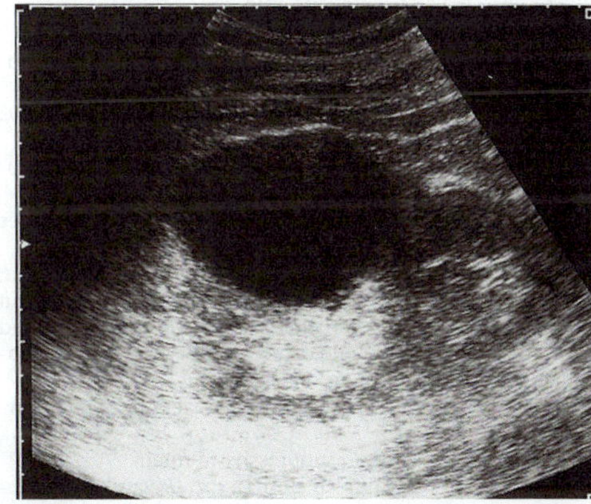

Abb. N78. Nierenzyste. 7 cm große Zyste im sonographischen Längsschnitt

Nievergelt: Kurt Nievergelt; schweizer Orthopäde (Zürich) im 20. Jahrhundert

Nievergelt-Syndrom *nt* (Ⓔ Nievegelt type dwarfism): ***Syn:*** *mesomele Dysplasie Typ Nievergelt*; seltene, autosomal-dominante Dysplasie des Extremitätenskeletts; typisch sind radioulnare Synostosen und Minderwuchs durch Verkürzung von Tibia und Fibula

NIF *Abk.*: **1.** Neutrophilen-immobilisierender Faktor **2.** Neutrophilen-migrationsinhibierender Faktor

Ni|fe|di|pin *nt* (Ⓔ nifedipine): Calciumantagonist*; **Anw.:** hypertensive Krise, Angina pectoris, Hypertonie, koronare Herzkrankheit

Ni|flu|min|säu|re *f* (Ⓔ niflumic acid): ***Syn:*** *Acidum niflumicum*; Anthranilsäurederivat; nicht-steroidales Antiphlogistikum*, Antirheumatikum*, Analgetikum*

Ni|fu|rox|a|zid *nt* (Ⓔ nifuroxazide): Antiseptikum*, Antidiarrhoikum*

Ni|fur|ti|mox *nt* (Ⓔ nifurtimox): Nitrofuranderivat, Antiprotozoikum*; wirkt v.a. gegen Trypanosoma* cruzi

Nikolski: Piotr W. Nikolski; 1858–1940; russischer Hautarzt

(Kiew, Rostow)

Nikolski-Zeichen *nt* (Ⓔ Nikolsky's sign): bei bullösen Dermatosen [z.B. Pemphigus* vulgaris] kann die Epidermis durch leichten Fingerdruck abgeschoben werden [**direktes Nikolski-Zeichen**]; bereits bestehende Blasen können sich durch Druck in der Umgebung verlaufen [**indirektes Nikolski-Zeichen**]

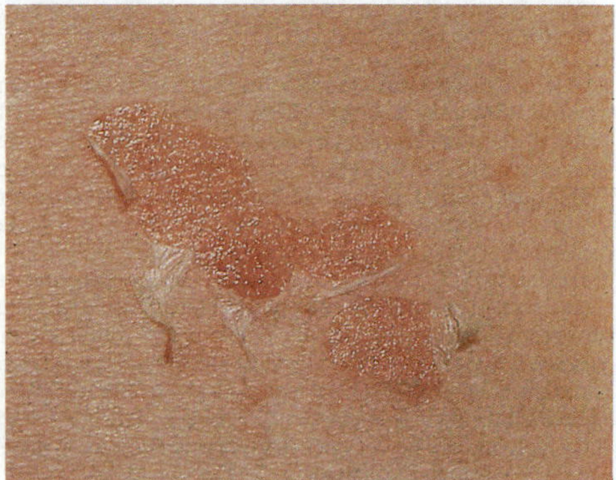

Abb. N79. Nikolski-Zeichen bei Pemphigus vulgaris

Nilkoltin *nt*: → *Nicotin*

nilkoltinlerg *adj* (Ⓔ nicotinic): *Syn: nicotinerg*; auf Nicotin(derivate) als Transmitter ansprechend

Nilkoltinlsäulre *f*: → *Niacin*

Nikotinsäureamid-adenin-dinukleotid *nt*: → *Nicotinamid-adenin-dinucleotid*

Nikltaltilon *f* (Ⓔ nictation): *Syn: Nictitatio, Nictatio*; Blinzeln

Nilbeulle *f*: → *Hautleishmaniose*

Nilmoldilpin *nt* (Ⓔ nimodipine): Calciumantagonist*; **Anw.**: arterielle Hypertonie, Subarachnoidalblutung

Nilmolralzol *nt* (Ⓔ nimorazole): *Syn: Nitrimidazin*; Antiprotozoikum*; **Anw.**: Trichomoniasis

Nilmusltin *nt* (Ⓔ nimustine): *Syn: Pimustin*; alkylierendes Zytostatikum*

Ninlhydlrin *nt* (Ⓔ ninhydrin): *Syn: Triketohydrindenhydrat*; gelbliches, kristallines Pulver; bildet beim Erwärmen in neutraler Lösung einen blauen Komplex mit Eiweißen und Aminosäuren; diese **Ninhydrinreaktion** wird in der Chromatographie zur Färbung verwendet

Ninlhyldrinlrelakltilon *f* (Ⓔ ninhydrin reaction): *s.u. Ninhydrin*

NIP *Abk.*: normales immunsuppressives Protein

Niplpellstolma *nt* (Ⓔ nippled stoma): *s.u. Ureterokutaneostomie*

NIR *Abk.*: nicht-ischämische Region

Nisbet: Nisbet-Schanker *m* (Ⓔ Nisbet's chancre): *Syn: Bubonulus, Lymphangiitis dorsalis penis*; im Rahmen des Ulcus* molle auftretende Lymphgefäßentzündung des Penis

Nilsche, imlmulnollolgilsche *f* (Ⓔ immunologic niche): *s.u. Essay Virus und Tumor S. 2185*

Nilschenlzelllen *pl* (Ⓔ niche cells): *Syn: große Alveolarepithelzellen, Pneumozyten Typ II, Alveolarepithelzellen Typ II*; sezernierende Zellen der Lungenalveolen, die oft solitär liegen; produzieren Surfactant*, ohne den die Alveole kollabiert

Nilsolldilpin *nt* (Ⓔ nisoldipine): Calciumantagonist* vom Nifedipintyp; **Anw.**: koronare Herzkrankheit, Angina pectoris

Nislsen *pl* (Ⓔ nits): Läuseeier; *s.a. Pediculus humanus capitis*

Nissl: Franz Nissl; 1860–1919; deutscher Psychiater und Neurologe (Heidelberg)

Nissl-Schollen *pl* (Ⓔ Nissl bodies): *Syn: Nissl-Substanz, Nissl-Granula, Nissl-Körperchen, Tigroidschollen*; das raue endoplasmatische Retikulum* der Nervenzellen*; liegt als schollenförmige, basophile Substanz in der Zelle; Ort der Synthese von Struktur- und Transportproteinen der Nervenzelle

NIT *Abk.*: **1.** Naphthylisothiozyanat **2.** Neuraminidase-Inhibitionstest

Nitabuch: Raissa Nitabuch; deutsche Ärztin im 19. Jahrhundert

Nitabuch-Fibrinstreifen *m* (Ⓔ Nitabuch's layer): Fibrinoidstreifen, d.h., bindegewebsfreier Niederschlag aus Fibrin*, Immunglobulin*, Sekret und Degenerationsprodukten, an der äußeren Grenze der Basalplatte der Plazenta*

NiTi *Abk.*: Nickel, Titan

Niltrat *nt* (Ⓔ nitrate): Salz der Salpetersäure

organische Nitrate (Ⓔ organic nitrates): Oberbegriff für Ester der Salpetersäure, wie z. B. Nitroglycerin*, Isosorbiddinitrat*, Isosorbidmononitrat*; **Wirkung**: senken den pulmonalen Mitteldruck, Aortendruck, peripheren Widerstand sowie links- und rechtsventrikulären Füllungsdruck; führen zu Vasodilatation, Senkung des Sauerstoffverbrauchs des Herzmuskels und Verbesserung des Wirkungsgrades der Herzarbeit; **Anw.**: Angina* pectoris, Myokardinfarkt*, Koronarspasmen, hypertensive Krise*, akute Linksherzinsuffizienz*, kardiales Lungenödem*; **NW**: Kopfschmerzen, Flush, Blutdruckabfall, reflektorische Tachykardie, Hypotonie, Übelkeit, orthostatische Kreislaufstörungen; Toleranzbildung nach wiederholter Applikation

Niltralzelpam *nt* (Ⓔ nitrazepam): Benzodiazepin*; HWZ 20–40 h; **Anw.**: Hypnotikum [Ein- und Durchschlafstörungen], Antiepileptikum [BNS-Krämpfe]

Niltrenldilpin *nt* (Ⓔ nitrendipine): Calciumantagonist*; **Anw.**: arterielle Hypertonie, hypertensive Entgleisung

Niltril *nt* (Ⓔ nitrile): organische Verbindung, die die **Nitrilgruppe** [-C≡N] enthält

Niltrillgruplpe *f* (Ⓔ nitrile group): *s.u. Nitril*

Niltrilmildalzin *nt*: → *Nimorazol*

Niltrit *nt* (Ⓔ nitrite): Salz der salpetrigen Säure

Niltritlulrie *f* (Ⓔ nitrituria): Nitritausscheidung im Harn

Niltrolbenlzol *nt* (Ⓔ nitrobenzene): *Syn: Mirbanöl*; stark giftige, nach Bittermandeln riechende Flüssigkeit; heute kaum noch verwendet

Nitroblautetrazolium-Test *m* (Ⓔ nitroblue tetrazolium test): *Syn: NBT-Test*; Test zur Prüfung der Enzymaktivität der Granulozyten; erniedrigt bei septischer Granulomatose, erhöht bei Septikämie

Niltrolfulral *nt*: → *Nitrofurazon*

Niltrolfulralne *pl* (Ⓔ nitrofurans): Chemotherapeutika* mit antimikrobieller Wirksamkeit

Niltrolfulranltolin *nt* (Ⓔ nitrofurantoin): Nitrofuran-Antibiotikum; **Anw.**: chronische Harnwegsinfekte

Niltrolfulralzon *nt* (Ⓔ nitrofurazone): *Syn: Nitrofural*; Nitrofuran*-Derivat; Chemotherapeutikum*; **Anw.**: Behandlung infizierter Wunden, Verbrennungen usw.

Nitlrolgen *nt*: → *Stickstoff*

Niltrolgelnilum *nt*: → *Stickstoff*

Niltrolglylcelrin *nt* (Ⓔ nitroglycerin): *Syn: Nitroglyzerin, Glyceroltrinitrat*; organisches Nitrat*; **Anw.**: Angina pectoris, Myokardinfarkt, Koronarspasmus, hypertensive Krise, akute Linksherzinsuffizienz

Niltrolglylzelrin *nt*: → *Nitroglycerin*

Niltrolpenlthrit *nt*: → *Pentaerithrityltetranitrat*

Niltrolprussidlnaltrilum *nt* (Ⓔ sodium nitroprusside): *Syn: Dinatriumpentacyanonitrosylferrat, Natriumnitroprussid*; potenter Vasodilatator* der Vor- und Nachlast senkt, Antihypertensivum*; **Anw.**: hypertensive Krise, maligne und essentielle Hypertonie*

Niltroslalminle *pl* (Ⓔ nitrosamines): >N-NO-haltige organische, kanzerogene Substanzen

Niltrolsolharnlstoffldelrilvalte *pl* (Ⓔ nitrosourea derivatives): *s.u. Essay Chemotherapie S. 349*

Niltrolverlbinldunlgen *pl* (Ⓔ nitro compounds): NO_2-haltige, organische Verbindungen

Niltrolxollin *nt* (Ⓔ nitroxoline): Antibiotikum*; **Anw.**: chronische Harnwegsinfekte

Nilzaltildin *nt* (Ⓔ nizatidine): H_2-Antihistaminikum; **Anw.**: gastrointestinale Ulzera, Gastritis, Refluxösophagitis

NK *Abk.*: **1.** Nachkontraktion **2.** Nachkontrolle **3.** → *natürliche Killerzellen*

NKA *Abk.*: natürliche Killerzell-Aktivität
nkat *Abk.*: Nanokatal
NKL *Abk.*: Nemeth-Kellner-Leukämie
NK-Lymphozyten *pl* (Ⓔ NK cells): ***Syn:*** *NK-Zellen, natürliche Killerzellen, Natural-Killer-Zellen*; T-Lymphozyten*, die ohne vorherigen Antigenkontakt Zellen angreifen und auflösen können
NKM *Abk.*: nicht klassifizierbares Melanom
NKS *Abk.*: normales Kaninchenserum
NK-Zellen *pl*: →*NK-Lymphozyten*
NK-Zell-Leukämie *f* (Ⓔ NK-cell leukemia): *s.u. Essay Non-Hodgkin-Lymphome S. 1517*
NK-Zell-Neoplasie *f* (Ⓔ NK-cell neoplasm): *s.u. Essay Non-Hodgkin-Lymphome S. 1517*
NL *Abk.*: **1.** Nahrlösung **2.** neutrales Lipid **3.** Nierenlager
Nl. *Abk.*: →*Nodus lymphoideus*
Nl *Abk.*: Normliter
nl *Abk.*: Nanoliter
NLA *Abk.*: **1.** →*Neuroleptanalgesie* **2.** →*Neuroleptanästhesie*
NLE *Abk.*: →*neonataler Lupus erythematodes*
NLG *Abk.*: Nervenleitgeschwindigkeit
Nll. *Abk.*: Nodi lymphoidei
NLP *Abk.*: Nasenluftpassage
NLS *Abk.*: →*nukleäre Lokalisationssignale*
NLT *Abk.*: normaler Lymphozyten-Transfer
NM *Abk.*: **1.** →*Neomycin* **2.** →*neuromuskulär* **3.** →*noduläres Melanom* **4.** →*Normetanephrin* **5.** →*Nuklearmedizin*
Nm *Abk.*: **1.** Newtonmeter **2.** Nux moschata
nm *Abk.*: **1.** →*Nanometer* **2.** nanomolar
NMD *Abk.*: niedermolekulares Dextran
NMDA *Abk.*: N-Methyl-D-aspartat
NMH *Abk.*: niedermolekulares Heparin
NMM *Abk.*: noduläres malignes Melanom
NMMAA *Abk.*: N-Monomethylazetamid
NMN *Abk.*: **1.** Nicotinamidmononucleotid **2.** →*Normetanephrin*
nmol *Abk.*: Nanomol
NMP *Abk.*: Nucleosidmonophosphat
NMPTP *Abk.*: N-Methyl-4-phenyl-1,2,3,6-tetrahydropyridin
NMR *Abk.*: **1.** nuclear magnetic resonance **2.** nukleare Magnetresonanztomographie
NMR-Spektroskopie *f* (Ⓔ NMR spectroscopy): ***Syn:*** *MR-Spektroskopie, Kernspinresonanzspektroskopie, Kernresonanzspektroskopie*; Strukturanalyse von Molekülen durch spektroskopische Messung der induzierten Kernspinresonanz
NMR-Tomographie *f* (Ⓔ nuclear resonance scanning): ***Syn:*** *MR-Tomographie, Magnetresonanztomographie, Kernspinresonanztomographie, MR-Tomografie, Magnetresonanztomografie, Kernspinresonanztomografie, NMR-Tomografie, Kernspintomographie, Kernspintomografie*; auf Kernspinresonanz beruhendes, nicht-invasives, computergesteuertes, bildgebendes Verfahren mit hoher Auflösung; *s.a. Kernspintomografie*
NMS *Abk.*: Nervosität-Müdigkeit-Schlaflosigkeit
NMT *Abk.*: N-Methyltransferase
NN *Abk.*: →*Nebenniere*
Nn. *Abk.*: Nervi
NNA *Abk.*: Nebennierenarteriographie
NNa *Abk.*: 1-Nitroso-2-naphthol
NNH *Abk.*: →*Nasennebenhöhlen*
N-Nitrosoverbindungen *pl* (Ⓔ N-nitroso compounds): Oberbegriff für Nitrosamine, Nitrosamide und Nitrosoharnstoffe; enthält zahlreiche karzinogene Substanzen; werden u.a. in Tabakrauch, geräucherten und gepökelten Nahrungsmitteln und einigen Biersorten gefunden
NNM *Abk.*: →*Nebennierenmark*
NNN *Abk.*: N-Nitrosonornicotin
NNP *Abk.*: →*Natriumnitroprussid*
NNR *Abk.*: →*Nebennierenrinde*
NNR-Hormone *pl*: →*Nebennierenrindenhormone*
NNR-Insuffizienz *f*: →*Nebennierenrindeninsuffizienz*
NNRTI *Abk.*: Non-nucleosid-reverse-Transkriptase-Inhibitor
NO *Abk.*: **1.** Nitrosogruppe **2.** →*Stickoxid*
No *Abk.*: Nobelium

N_2O *Abk.*: **1.** →*Distickstoffoxid* **2.** →*Lachgas*
Noble: George Henry Noble; 1860–1932; amerikanischer Gynäkologe (Atlanta)
Noble-Zeichen *nt* (Ⓔ Noble's sign): klinisches Schwangerschaftszeichen*; ab der 13. SSW nachweisbare Abflachung oder Aufhebung des seitlichen Scheidengewölbes durch Vergrößerung der Gebärmutter
No|car|dia *f* (Ⓔ Nocardia): Gattung grampositiver, unbeweglicher Aktinomyzeten*; Nocardien kommen ubiquitär vor und werden wahrscheinlich aerogen aufgenommen; medizinisch bedeutend sind **Nocardia asteroides, brasiliensis, caviae** und **farcinica;** *s.a. Nokardiose*
No|car|di|o|sis *f, pl* **-ses:** →*Nokardiose*
no|dal *adj* (Ⓔ nodal): Knoten/Nodus betreffend
NOD2-Gen *nt* (Ⓔ NOD2 gene): *s.u. Essay Chronisch entzündliche Darmerkrankungen S. 403*
No|di *pl*: →*Nodus*
no|dös *adj* (Ⓔ nodose): knötchenförmig, knotig
No|do|si|tas *f, pl* **-ta|tes** (Ⓔ nodosity): Knoten, Knötchen, knotige Struktur
Nodositas crinium (Ⓔ knotted hair): ***Syn:*** *Haarknötchenkrankheit, Trichorrhexis nodosa*; Trichorrhexis* mit knötchenförmiger Auftreibung und pinselförmiger Auffaserung der Haarenden; *s.a. Haarschaftanomalien*
no|du|lär *adj* (Ⓔ nodular): Knoten/Knötchen aufweisend, mit Knoten/Knötchen besetzt, knötchenförmig
No|du|lär|vas|ku|li|tis *f, pl* **-ti|den:** →*Erythema induratum*
No|du|li *pl*: →*Nodulus*
No|du|lus *m, pl* **-li** (Ⓔ nodule): Knötchen, knotige Struktur
Nodulus cerebelli: →*Nodulus vermis*
Nodulus cutaneus: →*Dermatofibrom*
Noduli lymphoidei aggregati appendicis vermiformis (Ⓔ aggregated follicles of vermiform appendix): Peyer-Plaques [Noduli* lymphoidei aggregati intestini tenuis] der Appendix* vermiformis
Noduli lymphoidei aggregati intestini tenuis (Ⓔ aggregated follicles): ***Syn:*** *Peyer-Plaques*; zum Immunsystem gehörende Lymphknötchen des Dünndarms, die aus bis zu 400 Lymphfollikeln bestehen können und dann eine Länge von bis zu 12 cm und eine Breite von 1 cm erreichen
Noduli lymphoidei lienalis (Ⓔ splenic nodules): ***Syn:*** *Milzknötchen, Milzfollikel, Malpighi-Körperchen der Milz, Noduli lymphoidei splenici*; Lymphfollikel der Milz, die vor allem aus B-Lymphozyten, B-Immunoblasten und T-Helferzellen bestehen; es handelt sich entweder um Primärfollikel* oder Sekundärfollikel* mit hellen Reaktionszentren und dunkler Mantelzone; die außen liegende Marginalzone ist nur sehr schwach ausgeprägt, die Gesamtheit der Milzfollikel bildet zusammen mit den periarteriellen Lymphscheiden die **weiße Milzpulpa;** *s.a. Milz*
Noduli lymphoidei solitarii (Ⓔ solitary follicles): vereinzelte Lymphfollikel der Schleimhaut des Magen-Darm-Traktes
Noduli lymphoidei splenici: →*Noduli lymphoidei lienalis*
Nodulus lymphoideus (Ⓔ lymph follicle): ***Syn:*** *Lymphfollikel, Lymphknötchen, Folliculus lymphaticus, Lymphonodulus*; rundliche Anhäufung von retikulärem Bindegewebe und lymphatischen Zellen in den Lymphknoten oder im Gewebe; Lymphfollikel, in denen gleichförmige Lymphozyten gleich dicht verteilt vorliegen, werden als **Primärfollikel** bezeichnet; nach Antigenkontakt kommt es zur Umformung in **Sekundärfollikel,** die durch helle **Keim-** oder **Reaktionszentren** und eine dunklere **Randzone** gekennzeichnet sind; in den **Reaktionszentren** finden sich vermehrt helle antigenpräsentierende Zellen, B-Lymphozyten und Makrophagen
Nodulus rheumaticus: →*Rheumaknötchen*
Noduli valvularum semilunarium valvae aortae (Ⓔ lunulae of semilunar cusps of aortic valve): *s.u. Lunulae valvularum semilunarium valvae aortae*
Noduli valvularum semilunarium valvae trunci pulmonalis (Ⓔ lunulae of semilunar cusps of pulmonary valve): *s.u. Lunulae valvularum semilunarium valvae trunci pulmonalis*
Nodulus vermis (Ⓔ nodule of vermis): *s.u. Lobus flocculo-*

nodularis
Noduli vocales (Ⓔ vocal nodules): ***Syn:*** *Sängerknötchen, Schreiknötchen, Stimmbandknötchen*; bei Überbelastung der Stimmbänder auftretende Wucherungen, die bei Ruhe wieder abheilen; nur in Extremfällen [professionelle Sänger] ist eine Exzision nötig
No|dus *m, pl* **-di** (Ⓔ node): Knoten, Knötchen, knotige Struktur
Nodus arthriticus (Ⓔ gouty node): Gichtknoten; *s.u. Gicht*
Nodus atrioventricularis (Ⓔ atrioventricular node): ***Syn:*** *AV-Knoten, Aschoff-Tawara-Knoten, Atrioventrikularknoten*; an der Vorhofkammergrenze liegender Knoten aus spezifischen Muskelfasern, der die Erregung vom Vorhof auf die Kammer überträgt; Teil des Erregungsleitungssystems* des Herzens; übernimmt bei Ausfall des Sinusknoten [Nodus* sinuatrialis] als sekundäres Erregungsbildungszentrum die Schrittmacherfunktion
Nodus lymphaticus: *→Lymphknoten*
Nodus lymphoideus: *→Lymphknoten*
Nodi lymphoidei abdominis (Ⓔ abdominal lymph nodes): ***Syn:*** *abdominelle Lymphknoten, Bauchlymphknoten*; die Lymphknoten der Bauchhöhle bestehen aus zwei Gruppen: **Nodi lymphoidei abdominis parietales**, die die Lymphe der Bauchwand ableiten, und **Nodi lymphoidei abdominis viscerales**, die die Lymphe der Eingeweide abführen
Nodi lymphoidei accessorii (Ⓔ accessory lymph nodes): zu den tiefen Halslymphknoten gehörende Lymphknoten entlang des Nervus* accessorius
Nodi lymphoidei anorectales (Ⓔ anorectal lymph nodes): ***Syn:*** *pararektale/anorektale Lymphknoten, Nodi lymphoidei pararectales*; Lymphknoten zu beiden Seiten des unteren Rektums; **Zufluss:** unteres Rektum, Anus; **Abfluss:** Nodi* lymphoidei rectales superiores
Nodi lymphoidei aortici laterales (Ⓔ lateral aortic lymph nodes): zu den Nodi* lymphoidei lumbales sinistri gehörende laterale Aortenlymphknoten
Nodi lymphoidei appendiculares (Ⓔ appendicular lymph nodes): ***Syn:*** *Appendixlymphknoten*; Lymphknoten entlang der Arteria* appendicularis
Nodus lymphoideus arcus venae azygos (Ⓔ lymph node of arch of azygous vein): Lymphknoten am Azygosbogen
Nodi lymphoidei axillares (Ⓔ axillary lymph nodes): ***Syn:*** *Achsellymphknoten*; 20–30 Lymphknoten im Fettgewebe im Bereich der Achselhöhle und angrenzender Bezirke, die die Lymphe von Arm, Schulter, Brustwand, Brust und oberer Bauchwand sammeln; zusammen mit den sie verbindenden Lymphgefäßen bilden sie den **Plexus lymphaticus axillaris**; man unterscheidet **1. oberflächliche Achsellymphknoten** [**Nodi lymphoidei axillares superficiales**], die in oder direkt unter der Faszie liegen; dazu gehören die Nodi lymphoidei axillares laterales, pectorales und subscapulares **2. tiefe Achsellymphknoten** [**Nodi lymphoidei axillares profundi**] in der Tiefe der Achselhöhle; diese Gruppe umfasst die Nodi lymphoidei axillares centrales, apicales, humerales und Nodi lymphoidei brachiales; die Lymphe der Achsellymphknoten fließt in den Truncus* subclavius
Nodi lymphoidei axillares anteriores: *→Nodi lymphoidei axillares pectorales*
Nodi lymphoidei axillares apicales (Ⓔ apical axillary lymph nodes): tiefe Achsellymphknoten hinter dem Schlüsselbein oberhalb des Ansatzes des Musculus* pectoralis minor; **Zufluss:** Arm, Brustdrüse
Nodi lymphoidei axillares centrales (Ⓔ central axillary lymph nodes): tiefe Achsellymphknoten auf der Rückseite des Musculus* pectoralis minor; nimmt die Lymphe oberflächlicher Achsellymphknoten auf
Nodi lymphoidei axillares humerales (Ⓔ humeral axillary lymph nodes): ***Syn:*** *Nodi lymphoidei axillares laterales*; tiefe Achsellymphknoten entlang den Venae* brachiales; **Zufluss:** Arm
Nodi lymphoidei axillares laterales: *→Nodi lymphoidei axillares humerales*
Nodi lymphoidei axillares pectorales (Ⓔ pectoral axillary lymph nodes): ***Syn:*** *Nodi lymphoidei axillares anteriores*; oberflächliche Achsellymphknoten am Unterrand des Musculus* pectoralis major; **Zufluss:** seitliche und vordere Brustwand, Brustdrüse
Nodi lymphoidei axillares posteriores: *→Nodi lymphoidei axillares subscapulares*
Nodi lymphoidei axillares subscapulares (Ⓔ subscapular axillary lymph nodes): ***Syn:*** *Nodi lymphoidei axillares posteriores*; oberflächliche Achsellymphknoten entlang der Arteria* und Vena* subscapularis; **Zufluss:** dorsale Brustwand, Schulter, Nacken
Nodi lymphoidei brachiales (Ⓔ brachial lymph nodes): ***Syn:*** *Oberarmlymphknoten*; tiefe Achsellymphknoten entlang der Arteria* brachialis; **Zufluss:** Arm
Nodi lymphoidei brachiocephalici (Ⓔ brachiocephalic lymph nodes): Lymphknoten im oberen Mediastinum*; **Zufluss:** Thymus, Perikard, rechte Herzhälfte
Nodi lymphoidei bronchopulmonales (Ⓔ bronchopulmonary lymph nodes): ***Syn:*** *Hiluslymphknoten, Nodi lymphoidei hilares*; Lymphknoten im Lungenhilus, die die Lymphe aus den Lungenlymphknoten [Nodi lymphoidei intrapulmonales] aufnehmen und zu den Nodi lymphoidei tracheobronchiales weiterleiten
Nodus lymphoideus buccinatorius (Ⓔ buccinator lymph node): Lymphknoten auf dem Musculus* buccinator
Nodi lymphoidei capitis (Ⓔ lymph nodes of the head): Kopflymphknoten
Nodi lymphoidei cavales laterales (Ⓔ lateral caval lymph nodes): ***Syn:*** *laterale Kavalymphknoten*; parietale Bauchlymphknoten lateral von der Vena* cava inferior
Nodi lymphoidei cervicales: *→Halslymphknoten*
Nodi lymphoidei cervicales anteriores (Ⓔ anterior cervical lymph nodes): vordere Halslymphknoten*
Nodi lymphoidei cervicales anteriores profundi (Ⓔ deep anterior cervical lymph nodes): tiefe vordere Halslymphknoten*
Nodi lymphoidei cervicales anteriores superficiales (Ⓔ superficial anterior cervical lymph nodes): ***Syn:*** *Nodi lymphoidei jugulares anteriores*; vordere oberflächliche Halslymphknoten*
Nodi lymphoidei cervicales laterales (Ⓔ lateral cervical lymph nodes): seitliche Halslymphknoten*
Nodi lymphoidei cervicales laterales profundi (Ⓔ deep lateral cervical lymph nodes): tiefe seitliche Halslymphknoten*
Nodi lymphoidei cervicales laterales superficiales (Ⓔ superficial lateral cervical lymph nodes): seitliche oberflächliche Halslymphknoten*
Nodi lymphoidei cervicales profundi (Ⓔ deep cervical lymph nodes): tiefe Halslymphknoten*
Nodi lymphoidei cervicales superficiales (Ⓔ superficial cervical lymph nodes): oberflächliche Halslymphknoten*
Nodi lymphoidei coeliaci (Ⓔ celiac lymph nodes): viszerale Bauchlymphknoten entlang des Truncus* coeliacus; **Zufluss:** Magen, Duodenum, Bauchspeicheldrüse, Milz, Gallenblase
Nodi lymphoidei colici dextri (Ⓔ right colic lymph nodes): viszerale Bauchlymphknoten entlang der Arteria* colica dextra; **Zufluss:** oberer Teil des aufsteigenden Kolons [Colon ascendens]
Nodi lymphoidei colici medii (Ⓔ middle colic lymph nodes): viszerale Bauchlymphknoten entlang der Arteria* colica media; **Zufluss:** rechte Kolonflexur und Querkolon [Colon transversum]
Nodi lymphoidei colici sinistri (Ⓔ left colic lymph nodes): viszerale Bauchlymphknoten entlang der Arteria* colica sinistra; **Zufluss:** linke Kolonflexur und absteigendes Kolon [Colon descendens]
Nodi lymphoidei colli: *→Halslymphknoten*
Nodi lymphoidei cubitales (Ⓔ cubital lymph nodes): ***Syn:*** *kubitale Lymphknoten*; Lymphknoten in der Ellenbeuge, die Lymphe von Hand und Unterarm zu den Nodi* lymphoidei brachiales leiten; man unterscheidet eine tiefe Gruppe [**Nodi lymphoidei cubitales profundi**], eine oberflächliche Gruppe [**Nodi lymphoidei cubitales superficiales**] und eine oberhalb der Trochlea* humeri liegende Gruppe [**Nodi lymphoidei supratrochleares**]

Nodus lymphoideus cysticus (Ⓔ cystic node): Lymphknoten am Gallenblasenhals; leitet die Lymphe der Gallenblase zu den Nodi* lymphoidei hepatici

Nodi lymphoidei deltopectorales: →*Nodi lymphoidei infraclaviculares*

Nodi lymphoidei epigastrici inferiores (Ⓔ inferior epigastric lymph nodes): Lymphknoten entlang der Arteria* und Vena* epigastrica inferior; **Zufluss:** untere Bauchwand; **Abfluss:** Nodi* lymphoidei iliaci externi

Nodi lymphoidei faciales (Ⓔ facial lymph nodes): ***Syn:*** *Gesichtslymphknoten*; Lymphknoten entlang der Vena* facialis; **Zufluss:** Augenlider, Wange, Nase, Lippen; **Abfluss:** Nodi* lymphoidei submandibulares

Nodus lymphoideus fibularis (Ⓔ fibular node): Lymphknoten an der Arteria fibularis

Nodus lymphoideus foraminalis (Ⓔ foraminal node): Lymphknoten am Foramen* epiploicum; **Zufluss:** Duodenum, Magen, Bauchspeicheldrüse; **Abfluss:** Nodi* lymphoidei hepatici

Nodi lymphoidei gastrici dextri (Ⓔ right gastric lymph nodes): rechte Lymphknotengruppe der kleinen Magenkurvatur; **Zufluss:** kleine Magenkurvatur

Nodi lymphoidei gastrici sinistri (Ⓔ left gastric lymph nodes): linke Lymphknotengruppe der kleinen Magenkurvatur; **Zufluss:** kleine Magenkurvatur

Nodi lymphoidei gastroomentales dextri (Ⓔ right gastroomental lymph nodes): rechte Lymphknotengruppe der großen Magenkurvatur; **Zufluss:** große Magenkurvatur und Omentum majus

Nodi lymphoidei gastroomentales sinistri (Ⓔ left gastroomental lymph nodes): linke Lymphknotengruppe der großen Magenkurvatur; **Zufluss:** große Magenkurvatur und Omentum majus

Nodi lymphoidei gluteales inferiores (Ⓔ inferior gluteal lymph nodes): Lymphknoten entlang den Venae* gluteae inferiores

Nodi lymphoidei gluteales superiores (Ⓔ superior gluteal lymph nodes): Lymphknoten entlang den Venae* gluteae superiores

Nodi lymphoidei hepatici (Ⓔ hepatic lymph nodes): ***Syn:*** *Leberlymphknoten, Leberhiluslymphknoten*; viszerale Bauchlymphknoten entlang der Arteria* hepatica communis und propria; **Zufluss:** Leber, Gallenblase, Magen, Duodenum, Bauchspeicheldrüse; **Abfluss:** Nodi* lymphoidei coeliaci

Nodi lymphoidei hilares: →*Nodi lymphoidei bronchopulmonales*

Nodi lymphoidei ileocolici (Ⓔ ileocolic lymph nodes): Lymphknoten entlang der Arteria* ileocolica; **Zufluss:** Teil des aufsteigenden Kolons [Colon ascendens]

Nodi lymphoidei iliaci communes (Ⓔ common iliac lymph nodes): parietale Lymphknoten entlang der Vena* iliaca communis; besteht aus 5 Gruppen: **Nodi lymphoidei iliaci communes intermedii** [zwischen Vena* und Arteria* iliaca communis], **Nodi lymphoidei iliaci communes laterales** [lateral der Vene], **Nodi lymphoidei iliaci communes mediales** [medial der Vene], **Nodi lymphoidei iliaci communes promontorii** [über dem Promontorium* ossis sacri] und **Nodi lymphoidei iliaci communes subaortici** [an der Aortengabel]; **Zufluss:** Nodi* lymphoidei iliaci externi und interni; **Abfluss:** Nodi* lymphoidei lumbales dextri und sinistri

Nodi lymphoidei iliaci externi (Ⓔ external iliac lymph nodes): parietale Lymphknoten entlang der Vena* iliaca externa; man unterscheidet drei Gruppen: **Nodi lymphoidei iliaci externi intermedii** [zwischen Vena* und Arteria* iliaca externa], **Nodi lymphoidei iliaci externi laterales** [seitlich von der Vene] und **Nodi lymphoidei iliaci externi mediales** [medial von der Vene]; **Zufluss:** Leistenlymphknoten [Nodi* lymphoidei inguinales], untere Bauchwand, Beckeneingeweide; **Abfluss:** Nodi* lymphoidei iliaci communes

Nodi lymphoidei iliaci interni (Ⓔ internal iliac lymph nodes): parietale Lymphknoten entlang der Arteria* iliaca interna; **Zufluss:** Beckeneingeweide, Gesäß, Damm; **Abfluss:** Nodi* lymphoidei iliaci communes

Nodi lymphoidei infraauriculares (Ⓔ infraauricular lymph nodes): ***Syn:*** *infraaurikuläre Lymphknoten*; tiefe Lymphknoten der Ohrspeicheldrüse unter der Parotisfaszie

Nodi lymphoidei infraclaviculares (Ⓔ infraclavicular lymph nodes): ***Syn:*** *Nodi lymphoidei deltopectorales*; Lymphknoten unterhalb des Schlüsselbeins [Clavicula]

Nodi lymphoidei infrahyoidei (Ⓔ infrahyoidal lymph nodes): tiefe vordere Halslymphknoten unterhalb des Zungenbeins [Os* hyoideum]

Nodi lymphoidei inguinales (Ⓔ inguinal lymph nodes): ***Syn:*** *Leistenlymphknoten, Inguinallymphknoten*; Lymphknoten der Leistenregion; die **oberflächlichen Leistenlymphknoten** [**Nodi lymphoidei inguinales superficiales**] nehmen die Lymphe von Bein, unterem Abdomen, Damm, Anus, Gesäß und äußeren Genitalien auf und leiten sie zu den tiefen Leistenlymphknoten; sie bestehen aus drei Gruppen: **Nodi lymphoidei inguinales superficiales inferiores, superolaterales** und **superomediales**; bei den **tiefen Leistenlymphknoten** [**Nodi lymphoidei inguinales profundi**] handelt es sich um überregionale Lymphknoten, die Lymphe aus den oberflächlichen Leistenlymphknoten zu den Nodi* lymphoidei iliaci externi führen

Nodi lymphoidei intercostales (Ⓔ intercostal lymph nodes): ***Syn:*** *Interkostallymphknoten*; parietale Lymphknoten der Interkostalräume, die die Lymphe der Pleura* parietalis, der Interkostalräume und der hinteren Thoraxwand aufnehmen

Nodi lymphoidei interiliaci (Ⓔ interiliac lymph nodes): zwischen Arteria* iliaca interna und Arteria* iliaca externa liegende Lymphknoten

Nodi lymphoidei interpectorales (Ⓔ interpectoral lymph nodes): ***Syn:*** *Brustwandlymphknoten, Pektoralislymphknoten*; kleine Lymphknoten zwischen Musculus* pectoralis major und minor; **Zufluss:** Musculus* pectoralis major und minor, Brustdrüse; **Abfluss:** Nodi* lymphoidei axillares

Nodi lymphoidei intraglandulares (Ⓔ intraglandular lymph nodes): in der Ohrspeicheldrüse [Glandula* parotis] liegende tiefe Parotislymphknoten

Nodi lymphoidei intrapulmonales (Ⓔ intrapulmonary lymph nodes): ***Syn:*** *Lungenlymphknoten*; entlang der Bronchien im Lungenparenchym liegende kleine Lymphknoten; **Zufluss:** Lungenparenchym; **Abfluss:** Nodi* lymphoidei bronchopulmonales

Nodi lymphoidei jugulares anteriores (Ⓔ anterior jugular lymph nodes): Nodi lymphoidei cervicales anteriores superficiales; *s.u. Halslymphknoten*

Nodus lymphoideus jugulodigastricus (Ⓔ jugulodigastric lymph node): oberster tiefer Halslymphknoten [Nodi* lymphoidei cervicales] hinter dem Musculus* digastricus und vor der Vena* jugularis interna

Nodus lymphoideus juguloomohyoideus (Ⓔ jugulo-omohyoid lymph node): seitlicher tiefer Halslymphknoten* über der Zwischensehne des Musculus* omohyoideus und vor der Vena* jugularis interna

Nodi lymphoidei juxtaintestinales (Ⓔ juxta-intestinal lymph nodes): ***Syn:*** *juxtaintestinale Lymphknoten*; Nodi* lymphoidei mesenterici superiores in unmittelbarer Nähe von Ileum* und Jejunum*

Nodi lymphoidei juxtaoesophageales pulmonales (Ⓔ pulmonary juxtaesophageal nodes): ***Syn:*** *juxtaösophageale Lymphknoten*; Lymphknoten zu beiden Seiten der Speiseröhre [Oesophagus*]

Nodus lymphoideus lacunaris vasculorum intermedius (Ⓔ intermediate lacunar lymph node): mittlerer Lymphknoten der Lacuna* vasorum retroinguinalis; Teil der Nodi* lymphoidei iliaci externi

Nodus lymphoideus lacunaris vasculorum lateralis (Ⓔ lateral lacunar lymph node): lateraler Lymphknoten der Lacuna vasorum retroinguinalis; Teil der Nodi* lymphoidei iliaci externi

Nodus lymphoideus lacunaris vasculorum medialis (Ⓔ medial lacunar lymph node): medialer Lymphknoten der Lacuna vasorum retroinguinalis; Teil der Nodi* lymphoidei iliaci externi

Nodi lymphoidei lienales (Ⓔ splenic lymph nodes): ***Syn:***

Milzlymphknoten, Nodi lymphoidei splenici; Lymphknoten im Milzhilum; **Zufluss:** Milz, Magen; **Abfluss:** Nodi* lymphoidei coeliaci

Nodus lymphoideus ligamenti arteriosi (Ⓔ node of ligamentum arteriosum): inkonstanter Lymphknoten am Ligamentum* arteriosum

Nodi lymphoidei lumbales dextri (Ⓔ right lumbar lymph nodes): lumbale Lymphknoten der Vena* cava inferior; besteht aus drei Gruppen: Nodi* lymphoidei cavales laterales, Nodi* lymphoidei precavales und Nodi* lymphoidei postcavales

Nodi lymphoidei lumbales intermedii (Ⓔ intermediate lumbar lymph nodes): intermediäre Lumballymphknoten zwischen der Aorta* abdominalis und der Vena* cava inferior

Nodi lymphoidei lumbales sinistri (Ⓔ left lumbar lymph nodes): lumbale Lymphknoten der Bauchaorta [Aorta* abdominalis]; besteht aus drei Gruppen: Nodi* lymphoidei aortici laterales, Nodi* lymphoidei preaortici und Nodi* lymphoidei postaortici

Nodus lymphoideus malaris (Ⓔ malar lymph node): ***Syn:*** *Wangenlymphknoten*; Gesichtslymphknoten auf der Wange über dem Musculus* zygomaticus minor

Nodus lymphoideus mandibularis (Ⓔ mandibular lymph node): ***Syn:*** *Unterkieferlymphknoten*; Gesichtslymphknoten neben der Arteria* facialis am Unterkieferrand

Nodi lymphoidei mastoidei (Ⓔ mastoid lymph nodes): zwei oder drei Lymphknoten über dem Warzenfortsatz [Processus* mastoideus]; **Zufluss:** Warzenfortsatz, Ohrmuschel; **Abfluss:** Nodi* lymphoidei cervicales profundi

Nodi lymphoidei membri inferioris (Ⓔ lymph nodes of lower limb): ***Syn:*** *Beinlymphknoten*; Gesamtheit der Beinlymphknoten

Nodi lymphoidei membri superioris (Ⓔ lymph nodes of upper limb): ***Syn:*** *Armlymphknoten*; Gesamtheit der Armlymphknoten

Nodi lymphoidei mesenterici inferiores (Ⓔ inferior mesenteric lymph nodes): ***Syn:*** *untere Mesenteriallymphknoten*; viszerale Bauchlymphknoten entlang der Arteria* mesenterica inferior und ihrer Äste; **Zufluss:** oberer Teil des Rektums, Sigmoid [Colon sigmoideum], absteigendes Kolon [Colon descendens]; **Abfluss:** Nodi* lymphoidei coeliaci

Nodi lymphoidei mesenterici superiores (Ⓔ superior mesenteric lymph nodes): ***Syn:*** *obere Mesenteriallymphknoten*; viszerale Bauchlymphknoten entlang der Arteria* mesenterica superior und ihrer Äste; **Zufluss:** Jejunum, Ileum; **Abfluss:** Trunci* intestinales

Nodi lymphoidei mesocolici (Ⓔ mesocolic lymph nodes): ***Syn:*** *mesokolische Lymphknoten*; im Mesokolon* liegende viszerale Bauchlymphknoten; umfassen Nodi* lymphoidei paracolici und Nodi* lymphoidei colici dextri/medii/sinistri

Nodus lymphoideus nasolabialis (Ⓔ nasolabial lymph node): Gesichtslymphknoten in der Nasolabialfalte

Nodi lymphoidei occipitales (Ⓔ occipital lymph nodes): ***Syn:*** *okzipitale Lymphknoten, Hinterhauptslymphknoten*; ein oder zwei Lymphknoten am Hinterhaupt; **Zufluss:** Kopfhaut; **Abfluss:** Nodi* lymphoidei cervicales profundi

Nodi lymphoidei pancreatici (Ⓔ pancreatic lymph nodes): ***Syn:*** *Pankreaslymphknoten*; die Lymphknoten der Bauchspeicheldrüse entfallen auf zwei Gruppen: **Nodi lymphoidei pancreatici inferiores**, entlang der Arteria* pancreatica inferior, und **Nodi lymphoidei pancreatici superiores**, entlang der Arteria* lienalis hinter dem Pankreas; **Zufluss:** Pankreas, Milz; **Abfluss:** Nodi* lymphoidei coeliaci

Nodi lymphoidei pancreaticoduodenales (Ⓔ pancreaticoduodenal lymph nodes): ***Syn:*** *pankreatikoduodenale Lymphknoten*; Lymphknoten entlang der Arteria* pancreaticoduodenalis inferior [**Nodi lymphoidei pancreaticoduodenales inferiores**] bzw. Arteria* pancreaticoduodenalis superior anterior und posterior [**Nodi lymphoidei pancreaticoduodenales superiores**]; **Zufluss:** Pankreas, Duodenum, Milz; **Abfluss:** Nodi* lymphoidei coeliaci

Nodi lymphoidei paracolici (Ⓔ paracolic lymph nodes): ***Syn:*** *parakolische Lymphknoten*; um das Kolon herum liegende Lymphknoten; Teil der Nodi* lymphoidei mesocolici

Nodi lymphoidei paramammarii (Ⓔ paramammary lymph nodes): ***Syn:*** *seitliche Mammalymphknoten*; an der lateralen Seite der Brust liegende Lymphknoten, die in die Nodi* lymphoidei axillares pectorales abfließen

Nodi lymphoidei pararectales: *→Nodi lymphoidei anorectales*

Nodi lymphoidei parasternales (Ⓔ parasternal lymph nodes): ***Syn:*** *parasternale Lymphknoten*; Lymphknotenkette auf der Rückseite des Brustbeins; **Zufluss:** Perikard, Zwerchfell, Leber, Brustdrüse; **Abfluss:** Truncus* bronchomediastinalis

Nodi lymphoidei paratracheales (Ⓔ paratracheal lymph nodes): ***Syn:*** *paratracheale Lymphknoten*; Lymphknotenkette zu beiden Seiten der Luftröhre im Halsbereich und oberen Mediastinum; fungieren als überregionale Lymphknoten; **Zufluss:** Nodi* lymphoidei tracheobronchiales inferiores und superiores, Luftröhre, Speiseröhre; **Abfluss:** Truncus* bronchomediastinalis

Nodi lymphoidei parauterini (Ⓔ parauterine lymph nodes): ***Syn:*** *parauterine Lymphknoten*; Lymphknoten zu beiden Seiten der Gebärmutter; **Zufluss:** Gebärmutter [Uterus]; **Abfluss:** Nodi* lymphoidei iliaci interni

Nodi lymphoidei paravaginales (Ⓔ paravaginal lymph nodes): ***Syn:*** *paravaginale Lymphknoten*; Lymphknoten zu beiden Seiten der Scheide; **Zufluss:** Scheide [Vagina]; **Abfluss:** Nodi* lymphoidei iliaci interni

Nodi lymphoidei paravesicales (Ⓔ paravesical lymph nodes): ***Syn:*** *paravesikale Lymphknoten*; viszerale Lymphknoten, die die Blase und beim Mann auch die Prostata umgeben; bestehen aus drei Gruppen: Nodi* lymphoidei prevesicales, postvesicles und vesicales laterales; **Zufluss:** Blase, Prostata; **Abfluss:** Nodi* lymphoidei iliaci interni

Nodi lymphoidei parotidei (Ⓔ parotid lymph nodes): ***Syn:*** *Parotislymphknoten*; die Lymphknoten der Ohrspeicheldrüse [Glandula* parotis] liegen unter der Parotisfaszie [Fascia parotidea]; eine Vergrößerung der Parotislymphknoten ist deshalb meist schmerzhaft

Nodi lymphoidei parotidei profundi (Ⓔ deep parotid lymph nodes): ***Syn:*** *tiefe Parotislymphknoten*; die tiefen Lymphknoten liegen entweder im Drüsengewebe [Nodi* lymphoidei intraglandulares], unterhalb der Ohrmuschel [Nodi* lymphoidei infrauriculares] oder vor der Ohrmuschel [Nodi* lymphoidei preauriculares]; **Zufluss:** Wange, vordere Kopfhaut, Parotis, **Abfluss:** Nodi* lymphoidei cervicales profundi

Nodi lymphoidei parotidei superficiales (Ⓔ superficial parotid lymph nodes): ***Syn:*** *oberflächliche Parotislymphknoten*; direkt unter der Parotisfaszie [Fascia parotidea] liegende Lymphknoten; **Zufluss:** Wange, vordere Kopfhaut, Parotis, **Abfluss:** Nodi* lymphoidei cervicales profundi

Nodi lymphoidei pelvis (Ⓔ pelvic lymph nodes): ***Syn:*** *Beckenlymphknoten*; die **parietalen Beckenlymphknoten** [**Nodi lymphoidei pelvis parietales**] nehmen die Lymphe der Beckenwand auf und fungieren als überregionale Lymphknoten für die viszeralen Beckenlymphknoten und die Beinlymphknoten; die **viszeralen Beckenlymphknoten** [**Nodi lymphoidei pelvis viscerales**] sind die regionalen Lymphknoten der Beckeneingeweide

Nodi lymphoidei pericardiaci laterales (Ⓔ lateral pericardial lymph nodes): kleine Lymphknoten entlang der perikardialen Gefäße, die die Lymphe des Perikards aufnehmen

Nodi lymphoidei phrenici inferiores (Ⓔ inferior phrenic lymph nodes): ***Syn:*** *untere Zwerchfelllymphknoten*; Lymphknoten entlang der Vasa phrenicae inferiores

Nodi lymphoidei phrenici superiores (Ⓔ superior phrenic lymph nodes): ***Syn:*** *obere Zwerchfelllymphknoten*; Lymphknoten entlang der Vasa phrenicae superiores

Nodi lymphoidei poplitei profundi (Ⓔ deep popliteal lymph nodes): ***Syn:*** *tiefe Kniekehlenlymphknoten*; Lymphknoten in der Tiefe der Kniekehle; **Zufluss:** Kniekehle, Bein, oberflächliche Kniekehlenlymphknoten; **Abfluss:** Nodi* lymphoidei inguinales profundi

Nodi lymphoidei poplitei superficiales (Ⓔ superficial

popliteal lymph nodes): **Syn:** *oberflächliche Kniekehlenlymphknoten*; oberflächliche Lymphknoten der Kniekehle; **Zufluss:** Haut des Unterschenkels, Fuß; **Abfluss:** Nodi* lymphoidei poplitei profundi
Nodi lymphoidei postaortici (Ⓔ postaortic lymph nodes): **Syn:** *retroaortale Lymphknoten, Nodi lymphoidei retroaortici*; hinter der Bauchaorta [Aorta* abdominalis] liegende Lymphknoten; Teil der Nodi* lymphoidei lumbales sinistri
Nodi lymphoidei postcavales (Ⓔ postcaval lymph nodes): **Syn:** *retrokavale Lymphknoten, Nodi lymphoidei retrocavales*; hinter der Vena* cava inferior liegende Lymphknoten; Teil der Nodi* lymphoidei lumbales dextri
Nodi lymphoidei postvesicales: →*Nodi lymphoidei retrovesicales*
Nodi lymphoidei preaortici (Ⓔ preaortic lymph nodes): **Syn:** *präaortale Lymphknoten*; vor der Bauchaorta [Aorta* abdominalis] liegende Lymphknoten; Teil der Nodi* lymphoidei lumbales sinistri
Nodi lymphoidei preauriculares (Ⓔ preauricular lymph nodes): **Syn:** *präaurikuläre Lymphknoten*; vor der Ohrmuschel liegende Lymphknoten; Teil der tiefen Parotislymphknoten [Nodi* lymphoidei parotidei profundi]
Nodi lymphoidei precaecales (Ⓔ prececal lymph nodes): **Syn:** *präzäkale Lymphknoten*; vor dem Zäkum liegende Lymphknoten; Teil der Nodi* lymphoidei mesenterici superiores
Nodi lymphoidei precavales (Ⓔ precaval lymph nodes): **Syn:** *präkavale Lymphknoten*; vor der Vena* cava inferior liegende Lymphknoten; Teil der Nodi* lymphoidei lumbales dextri
Nodi lymphoidei prelaryngei (Ⓔ prelaryngeal lymph nodes): **Syn:** *prälaryngeale Lymphknoten*; vor dem Larynx* liegende Lymphknoten; gehören zu den tiefen vorderen Halslymphknoten [Nodi* lymphoidei cervicales anteriores profundi]
Nodi lymphoidei prepericardiaci (Ⓔ prepericardial lymph nodes): **Syn:** *präperikardiale Lymphknoten*; zwischen Sternum und Perikard liegende kleine Lymphknoten
Nodi lymphoidei pretracheales (Ⓔ pretracheal lymph nodes): **Syn:** *prätracheale Lymphknoten*; vor der Luftröhre [Trachea*] liegende Lymphknoten
Nodi lymphoidei prevertebrales (Ⓔ prevertebral lymph nodes): **Syn:** *prävertebrale Lymphknoten*; Lymphknoten entlang der Brustaorta [Aorta* thoracica]; **Zufluss:** Speiseröhre, Leber, Zwerchfell, Perikard; **Abfluss:** Ductus* thoracicus, Truncus* bronchomediastinalis
Nodi lymphoidei prevesicales (Ⓔ prevesical lymph nodes): **Syn:** *prävesikale Lymphknoten*; vor der Blase liegende Lymphknoten; Teil der Nodi* lymphoidei paravesicales
Nodi lymphoidei profundi membri superioris (Ⓔ deep lymph nodes of upper limb): tiefe Armlymphknoten
Nodi lymphoidei pylorici (Ⓔ pyloric lymph nodes): **Syn:** *Piloruslymphknoten*; Lymphknotengruppe, die oberhalb [**Nodi lymphoidei suprapylorici**], unterhalb [**Nodi lymphoidei subpylorici**] oder hinter [**Nodi lymphoidei retropylorici**] dem Pylorus* liegen; **Zufluss:** Pylorusregion; **Abfluss:** Nodi* lymphoidei gastrici oder Nodi* lymphoidei gastroomentales
Nodi lymphoidei rectales superiores (Ⓔ superior rectal lymph nodes): Lymphknoten der Arteria* rectalis superior; Teil der Nodi* lymphoidei mesenterici inferiores
Nodi lymphoidei regionales (Ⓔ regional lymph nodes): **Syn:** *regionale/regionäre Lymphknoten*; Lymphknoten, die die Lymphe einer bestimmten Körperregion aufnehmen; sie filtern die Lymphe und leiten sie dann weiter zu überregionalen Lymphknoten
Nodi lymphoidei retroaortici: →*Nodi lymphoidei postaortici*
Nodi lymphoidei retrocavales: →*Nodi lymphoidei postcavales*
Nodi lymphoidei retropharyngeales (Ⓔ retropharyngeal lymph nodes): **Syn:** *retropharyngeale Lymphknoten*; hinter dem Pharynx* liegende Lymphknoten; **Zufluss:** Nasopharynx, Ohrtrompete [Tuba auditiva]; **Abfluss:** Nodi* lymphoidei cervicales profundi
Nodi lymphoidei retropylorici (Ⓔ retropyloric lymph nodes): **Syn:** *retropylorische Lymphknoten*; hinter dem Pylorus* liegende Lymphknoten; Teil der Nodi* lymphoidei pylorici
Nodi lymphoidei retrovesicales (Ⓔ retrovesical lymph nodes): **Syn:** *postvesikale Lymphknoten, Nodi lymphoidei postvesicales*; hinter der Blase liegende Lymphknoten; Teil der Nodi* lymphoidei paravesicales
Nodi lymphoidei sacrales (Ⓔ sacral lymph nodes): **Syn:** *sakrale Lymphknoten*; parietale Becklymphknoten auf der Vorderseite des Kreubeins [Os* sacrum]; **Zufluss:** Rektum, hintere Beckenwand; **Abfluss:** Nodi lymphoidei iliaci interni
Nodi lymphoidei sigmoidei (Ⓔ sigmoid nodes): Lymphknoten der Arteriae* sigmoideae; Teil der Nodi lymphoidei mesenterici inferiores
Nodi lymphoidei splenici: →*Nodi lymphoidei lienales*
Nodi lymphoidei submandibulares (Ⓔ submandibular lymph nodes): **Syn:** *submandibuläre Lymphknoten*; 4–5 Lymphknoten an der Innenseite des Unterkiefers neben der Glandula* submandibularis; **Zufluss:** Gesicht, Zunge; **Abfluss:** Nodi* lymphoidei cervicales profundi
Nodi lymphoidei submentales (Ⓔ submental lymph nodes): **Syn:** *Kinnlymphknoten*; kleine Lymphknoten über dem Musculus* mylohyoideus; **Zufluss:** Unterlippe, Kinn, Zungenspitze; **Abfluss:** Nodi* lymphoidei cervicales profundi
Nodi lymphoidei subpylorici (Ⓔ subpyloric lymph nodes): **Syn:** *subpylorische Lymphknoten*; unterhalb des Pylorus* liegende Lymphknoten; Teil der Nodi* lymphoidei pylorici
Nodi lymphoidei superficiales membri superioris (Ⓔ superficial lymph nodes of upper limb): oberflächliche Armlymphknoten
Nodi lymphoidei superiores centrales (Ⓔ superior central lymph nodes): Lymphknoten der Arteria mesenterica superior-Äste zu Ileum und Jejunum; Teil der Nodi* lymphoidei mesenterici superiores
Nodi lymphoidei supraclaviculares (Ⓔ supraclavicular lymph nodes): **Syn:** *supraklavikuläre Lymphknoten*; oberhalb der Schlüsselbeins [Clavicula] liegende Lymphknoten
Nodi lymphoidei suprapylorici (Ⓔ suprapyloric lymph nodes): **Syn:** *suprapylorische Lymphknoten*; oberhalb des Pylorus* liegende Lymphknoten; Teil der Nodi* lymphoidei pylorici
Nodi lymphoidei supratrochleares (Ⓔ supratrochlear lymph nodes): oberhalb der Trochlea* humeri liegende Lymphknoten; Teil der Nodi* lymphoidei cubitales
Nodi lymphoidei thoracis (Ⓔ thoracic lymph nodes): **Syn:** *Thoraxlymphknoten*; Lymphknoten, die die Lymphe der äußeren und inneren Brustwand und der Thoraxeingeweide aufnehmen
Nodi lymphoidei thyroidei (Ⓔ thyroid lymph nodes): **Syn:** *Schilddrüsenlymphknoten*; tiefe vordere Halslymphknoten, die die Schilddrüse umringen
Nodus lymphoideus tibialis anterior (Ⓔ anterior tibial node): inkonstanter Lymphknoten an der Arteria* tibialis anterior
Nodus lymphoideus tibialis posterior (Ⓔ posterior tibial node): inkonstanter Lymphknoten an der Arteria* tibialis posterior
Nodi lymphoidei tracheobronchiales (Ⓔ tracheobronchial lymph nodes): **Syn:** *tracheobronchiale Lymphknoten*; große Lymphknoten unterhalb [**Nodi lymphoidei tracheobronchiales inferiores**] und oberhalb [**Nodi lymphoidei tracheobronchiales superiores**] der Bifurcatio* tracheae; **Zufluss:** Nodi lymphoidei bronchopulmonales, Herz; **Abfluss:** Nodi* lymphoidei paratracheales
Nodi lymphoidei vesicales laterales (Ⓔ lateral vesical lymph nodes): **Syn:** *laterale paravesikale Lymphknoten*; neben der Blase liegende Lymphknoten; Teil der Nodi* lymphoidei paravesicales
Nodus rheumaticus: →*Rheumaknötchen*
Nodus sinuatrialis (Ⓔ sinuatrial node): **Syn:** *Sinusknoten, Sinuatrialknoten, SA-Knoten, Keith-Flack-Knoten*; primäres Erregungszentrum des Herzens in der Wand des rechten Vorhofs; Teil des Erregungsleitungssystems* des Herzens;

da keine direkte Verbindung zwischen Sinusknoten und dem Atrioventrikularknoten* gefunden werden konnte, muss die Erregung über die Arbeitsmuskulatur [Myokard] zum Atrioventrikularknoten transportiert werden

NOEL *Abk.*: *→no observed effect level*

NOEL-Wert *m* (Ⓔ no observed effect level): international gebräuchliche Bezeichnung für die Menge einer Substanz [in g oder mg/kg Körpergewicht], die bei toxikologischen Tests über längere Zeit bei keinem Tier aus einer größeren Anzahl von Versuchstieren eine Wirkung hervorruft [no observed effect level]; aus ihm kann unter Verwendung eines Sicherheitsfaktors [meist 100] der ADI-Wert* abgeleitet werden

No|kar|di|o|se *f* (Ⓔ nocardiasis): *Syn*: *Nocardiosis*; Nocardia*-Infektionen betreffen v.a. Patienten mit geschwächter Immunabwehr [HIV-Infektion, Tumoren, Transplantationspatienten]; die Erreger dringen meist über die Atemwege oder Läsionen der Haut oder Schleimhaut in den Körper ein; am häufigsten sind ein Befall von Bronchien und Lunge [Bronchopneumonie] oder des Gehirns [Meningoenzephalitis, Hirnabszess]; **Diagnose**: Erregernachweis in Sputum, Liquor, Blut, Eiter, Lavageflüssigkeit; **Therapie**: Cotrimoxazol über Wochen oder Monate

Nok|tam|bu|lis|mus *m* (Ⓔ noctambulism): *Syn*: *Somnambulismus, Schlafwandeln*; v.a. bei Kindern und Jugendlichen auftretende Handlungen [Aufstehen, Herumlaufen, Reden] aus dem Schlaf heraus, für die später aber eine vollständige Amnesie besteht; soll auch häufig mit Einnässen [Enuresis] assoziiert sein; angeblich soll es auch eine Häufung um den Vollmond herum geben

No|ma *nt* (Ⓔ noma): *Syn*: *Wangenbrand, Wasserkrebs, infektiöse Gangrän des Mundes, Chancrum oris, Stomatitis gangraenosa, Cancer aquaticus*; v.a. bei unterernährten Kleinkindern in Afrika, Asien und Südamerika auftretende gangränöse Entzündung der Mundschleimhaut, des Kiefers und der Haut; schreitet rapide fort und führt unbehandelt zum Tode

NOMI *Abk.*: nicht-okklusive mesenteriale Ischämie

Nomo-, nomo *präf.*: *→Normo-*

No|mo|gramm *nt* (Ⓔ nomogram): graphische Dartsellung des Zusammenhangs zwischen mehreren veränderlichen Größen

no|mo|top *adj* (Ⓔ nomotopic): am regelrechten Ort

Non-, non- *präf.*: Wortelement mit der Bedeutung „nicht"

No|nan|di|säu|re *f*: *→Azelainsäure*

Non-A-Non-B-Hepatitis *f* (Ⓔ non-A,non-B hepatitis): *Syn*: *NANB-Hepatitis, Nicht-A-Nicht-B-Hepatitis*; ältere Bezeichnung für eine nicht durch Hepatitis-A- oder Hepatitis-B-Virus hervorgerufene Virushepatitis*; heute aufgeteilt in Hepatitis* C und Hepatitis* E

Non-Contact-Tonometrie *f* (Ⓔ noncontact tonometry): *s.u. Essay Glaukom S. 797*

Non-disjunction *nt* (Ⓔ nondisjunction): Entstehungsmechanismus numerischer Chromosomenstörungen durch ein Ausbleiben der Aufteilung von homologen Chromosomen auf die Tochterzellen während der Zellteilung; sowohl **meiotisches Non-disjunction** [Non-disjunction i.e.S.] als auch **mitotisches Non-disjunction** [auch Non-separation] können zu Aneuploidie*, d.h. Trisomie* [z.B. Trisomie 13, 18, 21] oder Monosomie* [z.B. Ullrich-Turner-Syndrom] führen

Non-Hodgkin-Lymphome *pl* (Ⓔ non-Hodgkin's lymphomas): Gruppe maligner Lymphome mit niedriger oder hoher Malignität, die aus B-Lymphozyten [**B-Lymphome**] oder T-Lymphozyten [**T-Lymphome**] bestehen; im Unterschied zum Hodgkin*-Lymphom fehlen die typischen Hodgkin- und Hodgkin-Reed-Zellen; *s.a. Essay Non-Hodgkin-Lymphome S. 1517, Essay AIDS S. 31*

No|ni|va|mid *nt* (Ⓔ nonivamide): *Syn*: *N-Vanillylnonamid*; Hyperämikum*

Nonne: Max Nonne; 1861–1959; deutscher Neurologe (Hamburg)

Nonne-Froin-Syndrom *nt* (Ⓔ Nonne-Froin syndrome): *Syn*: *Froin-Syndrom*; Xanthochromie* und albuminozytologische Dissoziation* des Liquor* cerebrospinalis unterhalb eines Liquorstops, z.B. bei Rückenmarkstumor

Nonne-Marie-Krankheit *f*: *→olivopontozerebelläre Atrophie*

Nonne-Milroy-Meige-Syndrom *nt* (Ⓔ Nonne-Milroy-Meige syndrome): *Syn*: *chronisch hereditäres Trophödem, chronisch kongenitales Lymphödem, Elephantiasis congenita hereditaria*; genetisch bedingtes Lymphödem, das v.a. die Füße und Unterschenkel, seltener auch die Hände und Unterarme betrifft; man unterscheidet **1. Meige-Syndrom**: v.a. bei Mädchen in der Pubertät auftretende Form mit Minderwuchs, geistiger Retardierung und Hypogenitalismus **2. Nonne-Milroy-Syndrom**: autosomal-dominates Lymphödem der Füße und Unterschenkel; betrifft vorwiegend junge Mädchen und verschlechtert sich oft in der Pubertät

Non|nen|ge|räusch *nt*: *→Nonnensausen*

Non|nen|sau|sen *nt* (Ⓔ nun's murmur): *Syn*: *Nonnengeräusch, Kreiselgeräusch, Bruit de diable, Jugularvenensausen, Rumor venosus*; Strömungsgeräusch über der Jugularvene, z.B. bei Anämie* oder Hyperthyreose*; leises niederfrequentes Sausen oder Summen rechts oder links oberhalb der Schlüsselbeinmitte; physiologisch bei Kindern und Jugendlichen

No|no|se *f* (Ⓔ nonose): *Syn*: *C_9-Zucker*; Monosaccharid* mit 9 Kohlenstoffatomen

non-Q-wave-Infarkt *m* (Ⓔ non-Q wave infarction): *s.u. Essay Myokardinfarkt S. 1427*

Non-REM-Schlaf *m*: *→Nicht-REM-Schlaf*

Non|ro|ta|ti|on *f* (Ⓔ nonrotation): *s.u. Malrotation*

Non|se|kre|tor *m* (Ⓔ nonsecretor): *Syn*: *Nichtausscheider*; Person, die keine Blutgruppenantigene, z.B. der ABNull-Blutgruppen*, in Speichel, Urin und Schweiß ausscheidet; *s.a. Sekretor*

non|self *adj* (Ⓔ nonself): (*immunolog.*) nicht-selbst; körperfremd

nonsense-Kodon *nt* (Ⓔ nonsense codon): *s.u. nonsense-Mutation*

nonsense-Mutation *f* (Ⓔ nonsense mutation): Mutation*, bei der ein Kodon so verändert wird, das es keine sinnvolle Information kodiert [**nonsense-Kodon**] und es zum Kettenabbruch kommt

Non-separation *nt* (Ⓔ nonseparation): *Syn*: *mitotisches Non-disjunction*; *s.u. Non-disjunction*

Non-X-Histiozytose *f* (Ⓔ non-X histiocytosis): *s.u. Histiozytose*

no observed effect level *nt*: *s.u. NOEL-Wert*

Noonan: Jacqueline Anne Noonan; geb. 1928; amerikanische Kardiologin (Iowa)

Noonan-Syndrom *nt* (Ⓔ Noonan's syndrome): *Syn*: *XX-Turner-Phänotypus, XY-Turner-Phänotypus*; autosomal-dominantes oder sporadisches Fehlbildungssyndrom, das einem Ullrich*-Turner-Syndrom gleicht, aber auch bei männlichen Patienten auftritt

No|o|tro|pi|kum *nt, pl* **-ka** (Ⓔ nootropic agent): Substanz, die anregend auf den Hirnstoffwechsel wirkt

NOR *Abk.*: **1.** *→Noradrenalin* **2.** Nucleolus-Organizer

Nor|ad|re|na|lin *nt* (Ⓔ noradrenalin): *Syn*: *Norepinephrin, Arterenol, Levarterenol*; im Nebennierenmark und dem sympathischen Nervensystem gebildeter Neurotransmitter*; hat z.T. dieselbe, z.T. gegensätzliche Wirkung wie Adrenalin*; wirkt auf α- und β_2-Rezeptoren, weniger stark auf β_1-Rezeptoren; steigert den Blutdruck [Vasokonstriktor] und regt die Uteruskontraktion an; im Gegensatz zu Adrenalin kaum Einfluss auf den Stoffwechsel; **therapeutisch** wird Noradrenalin bei arterieller Hypertonie, schwerem Schock und als gefäßverengender Zusatz zu Lokalanästhetika verwendet; *s.a. Katecholamin*

nor|ad|ren|erg *adj* (Ⓔ noradrenergic): auf Noradrenalin als Transmitter ansprechend

Nor|a|mi|do|py|rin *nt*: *→Metamizol*

Nordqueensland-Zeckenfieber *nt* (Ⓔ North Queensland tick fever): *Syn*: *Queenslandzeckenfieber*; durch Rickettsia* australis verursachtes Zeckenbissfieber in Australien

No-Reflow-Phänomen *nt* (Ⓔ no reflow phenomenon): *s.u. Essay Schock S. 1937*

DL-Nor|e|phe|drin *nt* (Ⓔ norephedrine): *Syn*: *Phenylpropanolamin*; Appetitzügler*, Vasodilatator*, Sympathomimetikum*

Nor|e|pi|ne|phrin *nt*: *→Noradrenalin*

Nor|e|thin|dron *nt*: *→Norethisteron*

Non-Hodgkin-Lymphome

Abk. NHL

D. Huhn

Definition

In den letzten Jahren wurden wichtige Fortschritte in der Immunologie und Molekularbiologie erzielt. Diese haben das Verständnis der Entwicklung, der Funktion und der Funktionsstörungen des Immunsystems verbessert. Damit wurde auch dem Verständnis der bösartigen [malignen] Störungen dieses Immunsystems eine neue Basis gegeben. Die neuartigen immunologischen und molekularbiologischen Methoden erlauben es, die jeweilige maligne Zellpopulation eines bestimmten malignen Lymphoms im Hinblick auf ihren Reifegrad, auf Aktivierungsmerkmale und auf ihre Zugehörigkeit zu einer bestimmten Lymphozytensubpopulation zu definieren.

Die **Einteilung [Klassifikation] maligner lymphatischer Systemerkrankungen** wurde in den vergangenen Jahrzehnten diesem wachsenden Verständnis des physiologischen Immunsystems angepasst. Besondere Verdienste haben sich hierbei Wissenschaftler des Pathologischen Instituts der Universität Kiel erworben, insbesondere Prof. Karl Lennert und Prof. Harald Stein. Von dieser Arbeitsgruppe wurde in den 70er- und 80er-Jahren die so genannte **Kiel-Klassifikation maligner Lymphome** entwickelt, die sich wohl in Europa, nicht aber in den USA durchsetzen konnte. Diese Kiel-Klassifikation war dann die Basis für eine gemeinsame überarbeitete europäisch-amerikanische Lymphomeinteilung, die so genannte **revidierte europäisch-amerikanische Lymphom-Klassifikation** [REAL], die 1994 veröffentlicht wurde. Diese erstmals weltweit akzeptierte Lymphomeinteilung wurde schließlich von der amerikanischen Gesellschaft für Hämatopathologie und der europäischen Vereinigung der Hämatopathologen gemeinsam und im Auftrag der WHO überarbeitet; es resultierte die in Tab. 1 dargestellte und heute gültige **WHO-Klassifikation der malignen lymphatischen Systemerkrankungen.** Hiermit waren erstmals folgende Ziele erreicht:

- Schaffung einer Lymphomeinteilung, die die neuesten Erkenntnisse über Funktion und Pathophysiologie des Immunsystems berücksichtigt,
- eine weltweit akzeptierte und tatsächlich verwendete Einteilung,
- eine [unter Berücksichtigung des Immunphänotyps der Zelle und molekulargenetischer Befunde] tatsächlich auch reproduzierbare Einteilung,
- weltweite Vergleichbarkeit der Ergebnisse klinischer Studien zum Verlauf und zur Behandlung maligner lymphatischer Systemerkrankungen.

Einteilung der Non-Hodgkin-Lymphome

Die heute gültige WHO-Klassifikation der NHL [Tab. 1] unterteilt **hämatologisch-lymphatische Malignome** zunächst nach der Zugehörigkeit der jeweiligen malignen Zellpopulation; für die **malignen lymphatischen Systemerkrankungen** bedeutet dies also eine **Unterteilung in maligne Entartungen der B-lymphozytären** bzw. der **T-lymphozytären Zellen** des Immunsystems.

Weiterhin berücksichtigt die Einteilung den Differenzierungsgrad und den Funktionsstatus [„Aktivierung", bereits erfolgte Auseinandersetzung mit Antigenen], den die jeweilige maligne Zellfamilie bzw. ihr imaginer physiologischer Vergleichspartner erreicht haben. Um dieses zu realisieren, muss eine Kombination von morphologischen Methoden, Immunphänotypisierung, genetischen Markern und klinischen Befunden berücksichtigt werden. Etwas akzentuiert kann dies auch so ausgedrückt werden: *Eine zuverlässige Klassifikation eines bestimmten malignen Lymphoms bzw. die Diagnose bei einem*

Tab. 1. WHO-Klassifikation lymphatischer Systemerkrankungen [gekürzt]. Publiziert: N.L. Harris et al., J.Clin.Oncol. 17, 3835–3849,1999. [NK-Zelle = Natural Killer Cell]

Maligne lymphatische Systemerkrankungen	
B-Zell-Neoplasien	**T- und NK-Zell-Neoplasien**
Vorläufer-B-Zell-Neoplasien	*Vorläufer-T-Zell-Neoplasien*
▸ B-lymphoblastäre Leukämie/Lymphom	▸ T-lymphoblastäre Leukämie/Lymphom
Reifzellige B-Zell-Neoplasien	*Reifzellige (periphere) T-Zell-Neoplasien*
▸ chronische lymphatische Leukämie ▸ Haarzellenleukämie ▸ Marginalzonenlymphom ▸ Mantelzelllymphom ▸ follikuläres Lymphom ▸ diffuses großzelliges Lymphom ▸ Burkitt-Lymphom ▸ Plasmazellmyelom/Plasmozytom	▸ chronische (pro-)lymphozytäre Leukämie ▸ NK-Zell-Leukämie ▸ Mycosis fungoides ▸ periphere T-Zell-Lymphome ▸ anaplastisches großzelliges Lymphom
Morbus Hodgkin	

Lymphompatienten kann nur erfolgen, wenn moderne Methoden der Immunphänotypisierung und in vielen Fällen auch der Molekularbiologie verwendet werden!

Epidemiologie

Die geschätzte Anzahl **jährlicher Neuerkrankungen** an Non-Hodgkin-Lymphomen einschließlich Plasmozytom beträgt in Deutschland **6.500.** Damit sind die NHL die **vierthäufigste Gruppe maligner Erkrankungen** nach den Bronchialkarzinomen*, kolorektalen Karzinomen* sowie Mammakarzinomen* bzw. Prostatakarzinomen*. Häufigste Subgruppen maligner NHL sind die chronische lymphatische Leukämie, die Gruppe der follikulären Lymphome, die diffusen großzelligen B-Zell-Lymphome. Nur etwa 10 % der Fälle sind Lymphome der T-Zellreihe.

Bei malignen lymphatischen Systemerkrankungen findet sich eindeutig eine familiäre Häufung: Personen mit lymphatischen Systemerkrankungen bei Eltern oder Geschwistern haben ein erhöhtes Risiko, an einem Lymphom derselben Entität oder aber auch an einem anderen NHL zu erkranken. Desgleichen finden sich vermehrt Zweiterkrankungen an malignen lymphatischen Systemerkrankungen.

Ätiologie, Risikofaktoren, Pathophysiologie

Die **Inzidenz** maligner Lymphome ist **erhöht bei** Patienten mit **angeborenen oder erworbenen Störungen des Immunsystems.** Besonders zu erwähnen ist die deutlich erhöhte Inzidenz diffuser großzelliger B-Zell-Lymphome bei Patienten mit defektem Immunsystem durch eine **HIV-Infektion** oder durch die **immunsuppressive Behandlung nach Organtransplantation.** Weiterhin können NHL durch eine **Strahlenexposition** induziert werden. So fand sich eine Zunahme der NHL in der japanischen Bevölkerung, die in Hiroshima strahlenexponiert war. Weiterhin können NHL durch **Medikamente** ausgelöst werden, die das Immunsystem beeinflussen, und zwar nicht nur durch **immunsuppressive Zytostatika,** sondern auch zum Beispiel durch **Hydantoin-Derivate.** Schließlich können NHL durch **infektiöse Agenzien** induziert werden. Die einzige Viruserkrankung, die mit der Entstehung eines hoch malignen T-Zell-Lymphoms in direkten ursächlichen Zusammenhang gebracht wird, ist das HTLV-1, ein Retrovirus. Dieses **HTLV-1-assoziierte T-Zell-Lymphom** wird fast ausschließlich in bestimmten Regionen von Japan und in der Karibik beobachtet. Andere Lymphome, insbesondere das afrikanische **Burkitt-Lymphom,** sind mit großer Regelmäßigkeit mit einer Epstein-Barr-Virus-Infektion vergesellschaftet, ein ätiologischer Zusammenhang ist wahrscheinlich. Das **Marginalzonenlymphom des Magens** entsteht auf dem Boden einer vorbestehender Infektion mit Helicobacter* pylori.

Aus dem Gesagten wird deutlich, dass Störungen der Immunüberwachung die Entstehung eines NHL begünstigen. Wichtiger ist aber ein weiterer Faktor, nämlich **molekulargenetische Veränderungen der Tumorzelle selbst,** die dieser einen Wachstumsvorteil gegenüber gesunden Zellen verleihen bzw. das natürliche Absterben der Zellen [Apoptose*] behindern. Derartige genetische Veränderungen können familiär sein, also die Keimzelle betreffen. Wesentlich häufiger werden diese Störungen aber zufällig erworben, unter Umständen begünstigt durch äußere Einflüsse [z. B. Strahlenexposition]. Derartige **genetische Veränderungen,** die für die Entstehung und das klinische Bild der jeweiligen Lymphomentität Bedeutung haben, wurden in den letzten Jahren für fast alle Lymphomentitäten nachgewiesen.

Ein solches Beispiel soll im Folgenden kurz beschrieben werden: Bei etwa 80 % der **follikulären Lymphome** wird eine Translokation von genetischem Material vom Chromosom 18 auf das Chromosom 14 beobachtet [**Translokation t(14;18)**]. Diese Translokation kann mit zytogenetischen oder mit molekularbiologischen Methoden nachgewiesen werden. Durch diese Translokation entsteht ein neues Gen, das so genannte **bcl-2-Gen.** Dieses Gen kodiert ein Protein, das die Zellen vor dem programmierten Zelltod, der Apoptose, schützt.

Diagnostik

Die diagnostischen Maßnahmen haben eine genaue Klassifikation des jeweiligen Lymphoms sowie die Festlegung der klinische Ausbreitung, also des Stadiums der Erkrankung, zum Ziel. Für die exakte Diagnose des Lymphoms sind so genannte **immunologische Markeruntersuchungen** unerlässlich. Diese immunologischen Untersuchungen können an Punktionsmaterial von tumorzellhaltigen Flüssigkeiten oder Geweben erfolgen, oder aber an histologischen Schnitten. Die durch monoklonale Antikörper* markierten Zellen können mikroskopisch oder in Zellsuspensionen [Durchflusszytometrie] analysiert werden.

Zur Festlegung des klinischen Ausbreitungsstadiums sind erforderlich:

- Anamnese, Symptome und Beschwerden,
- genaue körperliche Untersuchung,
- Untersuchung von Blut, Knochenmark oder anderen verdächtigen Manifestationen auf Lymphomzellen,
- bildgebende Verfahren, insbesondere Computertomographie* oder Kernspintomographie* von Thoraxorganen und Bauchorganen,
- Laboruntersuchungen zur Erkennung von Lymphommanifestationen, aber auch zur Diagnose wichtiger Zweiterkrankungen,

- immunologische und molekularbiologische Spezialuntersuchungen.

Ausbreitungsstadium und Prognose

Das **Ausbreitungsstadium** wird bei der **chronischen lymphatischen Leukämie** [CLL] aufgrund von Lymphozytenzahl im Blut, Lymphknoten- und Milzvergrößerung sowie eingeschränkter Knochenmarkfunktion beurteilt. Hier hat sich die **Stadienteilung der CLL nach Binet** durchgesetzt [Tab. 2].

Die übrigen NHL werden nach der so genannten **Ann-Arbor-Klassifikation** eingeteilt [Tab. 3].

Lymphomentität, Ausbreitungsstadium und Alter sowie Zweiterkrankungen bestimmen die Therapieoptionen und die Prognose.

Besonderheiten und Behandlungsprinzipien der verschiedenen Lymphomsubtypen

Chronische lymphatische Leukämie [CLL]

Häufigste Leukämie im Erwachsenenalter. Die Pathophysiologie der Erkrankung ist gekennzeichnet durch die Hemmung des programmierten Zelltodes [Apoptose] und die vermehrte Bildung des antiapoptotischen Proteins Bcl-2. In den letzten Jahren wurde nachgewiesen, dass **zwei Unterformen der CLL** zu unterscheiden sind, die sich in ihrer **Prognose** wesentlich unterscheiden:

- Bei der ersten Unterform entsprechen die leukämischen Zellen **prä-germinalen B-Lymphozyten.** Dies bedeutet, dass somatische Mutationen des IgV-Gens fehlen; die Zellen entsprechen naiven B-Zellen ohne Antigenkontakt und ohne Weiterentwicklung innerhalb der Keimzentren des Lymphknotens [*„prä-germinal“*]. Dieser erstere Subtyp ist korreliert mit einer stärkeren Expression des Membranproteins CD38. Die Prognose ist deutlich ungünstiger als beim zweiten, unten beschriebenen Subtyp.
- Der zweite Subtyp der CLL zeigt verstärkt somatische Mutationen des IgV-Gens; die Zelle entspricht einer **Memory-** oder **Gedächtnis-Zelle,** das heißt einer **post-germinalen Zelle**, die innerhalb der Lymphfollikel geprägt wurde. CD38 ist gering exprimiert. Die Prognose dieses Typs ist gut.

Weiterhin wurden in den vergangenen Jahren prognostisch relevante zytogenetische Aberrationen nachgewiesen. Prognostisch ungünstig sind Verluste der Chromosomenarme 17 p und 11 q, prognostisch günstig Verluste des Chromosomenarms 13 q.

Die praktische **klinische Diagnose der CLL** ist in der Regel einfach: Da es sich definitionsgemäß um eine leukämische Erkrankung handelt, kann die Diagnose durch die Analyse der Lymphomzellen im Blut gesichert werden. Es handelt sich um kleine, von normalen lymphatischen Zellen kaum zu unterscheidende Lymphozyten. Sie sind jedoch ausgezeichnet

Tab. 2. Stadieneinteilung der chronischen lymphatischen Leukämie [CLL] [J.L. Binet et al., Brit. J. Haemat. 48, 365–67, 1981; modifiziert]

Stadium	Definition	%	Medianes Überleben
AI	Hb >12 g/dl und Thromboz. > 100.000 und Lymphozyten < 30.000/µl und < 3 Regionen beteiligt	40	normal! 5 J. 83 %
AII	Wie AI, aber Lymphozyten > 30.000/µl, Hb > 10 g%	10	5 J. 62 %
B	Hb > 10 g/dl und Thrombozyten > 100.000/µl, > 3 Regionen beteiligt	35	6 Jahre
C	Hb <10 g/dl und/oder Thrombozyten < 100.000/µl, unabhängig von der Anzahl beteiligter Regionen*	15	2 Jahre

* Regionen: zervikale, axilläre oder inguinale Lymphknoten [jeweils uni- oder bilateral, z. B. zählt der Befall einer oder beider Axillen als eine Region], Milz, Leber

Tab. 3. Modifizierte Ann-Arbor-Stadieneinteilung des Morbus Hodgkin [T.A. Lister et al. J. Clin. Oncol. 7, 1630–36, 1989]

Stadium	Befall
I	eine einzelne Lymphknotenregion oder lymphatische Struktur [z. B. Milz, Thymus, Waldeyer-Ring]
II	2 oder mehr Lymphknotenregionen gleichseitig vom Zwerchfell [das Mediastinum gilt als eine Region; hiläre Lymphknoten werden lateralisiert]; die Anzahl der anatomischen Regionen wird durch eine Zahl angegeben [z. B. II3]
III	wie II, aber beidseitig vom Zwerchfell. III_1: mit oder ohne Befall von Milz und von Lymphknoten am Milzhilus, zöliakal und an der Leberpforte [aber ohne die in II2 genannten Lokalisationen] III_2: Befall paravertebral, iliakal, mesenterial
IV	Befall extranodaler Organe, außer „E“-Befall

A: keine Symptome
B: Fieber > 38 °C, Nachtschweiß, Gewichtsverlust von > 10 % des Körpergewichts in den letzten 6 Monaten
X: große Lymphommassen [„bulky disease“]: Mediastinaltumor > 1/3 der Thoraxweite, Lymphknotentumoren mit >10 cm im größten Durchmesser
E: Befall eines einzelnen extranodalen Organs „per continuitatem“ oder nahe einer befallenen Lymphknotenregion
CS: klinisches Stadium
PS: pathologisches Stadium
N^+ oder N^-: für weitere Lymphknoten positiv oder negativ durch Biopsie
H^+ oder H^-: für Leber positiv oder negativ durch Leberbiopsie
S^+ oder S^-: für Milz positiv oder negativ nach Splenektomie
L^+ oder L^-: für Lungen positiv oder negativ durch Biopsie oder Ausstrich
M^+ oder M^-: für Knochenmark positiv oder negativ durch Biopsie oder Ausstrich [Biopsie muss aus einem klinisch oder radiologisch nicht befallenen Knochenteil entnommen werden]
P^+ oder P^-: für Pleurabefall positiv oder negativ durch Biopsie oder zytologische Untersuchung
O^+ oder O^-: für Knochenbefall positiv oder negativ durch Biopsie
D^+ oder D^-: für Hautbefall positiv oder negativ durch Biopsie

durch einen besonderen immunologischen Phänotyp, und zwar durch die Markerkonstellation CD19+, CD20+, CD5+, CD23+; es fehlt die Expression von CD10; alle leukämischen Zellen eines einzelnen Patienten exprimieren dieselbe Klasse eines membranständigen Immunglobulinmoleküls; es exprimieren also alle Zellen eines einzelnen Patienten entweder die leichte Kette* kappa oder aber die leichte Kette lambda [„**Leichtkettenrestriktion**“]. Aufgrund dieser Besonderheiten kann die Diagnose aus 1–2 ml Blut mittels Durchflusszytometrie oder durch die mikroskopische Untersuchung entsprechend präparierter Zellen gestellt werden.

Für die Bestimmung des klinischen Ausbreitungsstadiums [Tab. 2] müssen Größe von Lymphknoten*, Milz* und Leber* definiert werden. Hierfür sind körperliche Untersuchung sowie Sonographie* und/oder Röntgenuntersuchungen sinnvoll. Die Bestimmung der Knochenmarkfunktion erfolgt über das Blutbild. Bei der CLL besteht in der Regel ein Mangel an Immunglobulinen*, häufig werden Autoantikörper* beobachtet. Auch dies sollte geprüft werden [quantitative Bestimmung der Immunglobuline, Coombs*-Test].

Das **klinische Bild der CLL** wird geprägt durch Vermehrung der Lymphozyten* im Blut sowie durch Vergrößerung von Lymphknoten* und Milz. Der Beginn ist oft schleichend. Häufig werden zufällig vergrößerte Lymphknoten* oder eine vergrößerte Milz* oder aber bei einer Routinekontrolle des Blutbildes vermehrte Lymphozyten* festgestellt. Bei fortschreitender Erkrankung kommt es zu Anämie*, Thrombozytopenie* und zunehmender Infektanfälligkeit. In selteneren Fällen lässt sich eine monoklonale Gammopathie* nachweisen, mit großer Regelmäßigkeit jedoch die Verminderung der Serumimmunglobuline. Dieser Antikörpermangel nimmt im Krankheitsverlauf zu und wird beim Hinzutreten häufiger Infekte zum Antikörpermangelsyndrom*. Ein positiver Coombs*-Test lässt sich bei 5 % der Patienten feststellen, ist aber nicht immer mit einer klinisch relevanten Hämolyse verbunden.

Wichtigste Prognosekriterien sind:

- fortgeschrittenes Binet-Stadium,
- schnelle Zunahme der Krankheitsmanifestationen [kurze Lymphozytenverdopplungszeit],
- Expression des Membranmarkers CD38,
- fehlende somatische Mutationen der IgV-Region,
- ungünstige zytogenetische Marker.

Bei Binet-Stadium A und fehlenden ungünstigen Prognosekriterien wird die normale Lebenserwartung des Patienten durch die Diagnose der CLL kaum oder nicht beeinträchtigt. Es gibt sehr oft Krankheitsverläufe, bei denen über Jahre und sogar Jahrzehnte keine Progression der Erkrankung zu beobachten ist. Es sollte hier eigentlich weniger von einer chronischen lymphatischen Leukämie gesprochen werden, sondern besser von einer **monoklonalen Lymphozytenproliferation unbekannter Signifikanz** [analog zur Nomenklatur beim Plasmozytom]. Bei ungünstigen Prognosekriterien und bei fortgeschritteneren Binet-Stadien liegt die mediane Lebenserwartung dann in der Größenordnung von 5–10 Jahren.

Daraus geht hervor, dass eine **Behandlung** bei Diagnose einer CLL keinesfalls immer sinnvoll und erforderlich ist. In der Regel sollte der spontane Verlauf zunächst über einen längeren Zeitraum beobachtet werden. Sofern eine Behandlungsindikation vorliegt, also bei fortgeschritteneren Binet-Stadien und durch die Krankheit verursachten Symptomen, haben sich die Möglichkeiten in den letzten Jahren wesentlich erweitert. Vor Behandlungsbeginn muss das **Behandlungsziel** definiert werden: **Bei älteren Patienten und bei Patienten mit Zweiterkrankungen** handelt es sich **in der Regel** um eine **palliative Behandlung**, die keine Heilung und eine nur mäßige Lebensverlängerung erwarten lässt. Hier steht die Monotherapie mit dem Zytostatikum* **Chlorambucil** an erster Stelle. Sofern diese Behandlung primär unwirksam ist oder im weiteren Verlauf unwirksam wird, folgen Behandlungsversuche mit sog. Purinanalogen, wie z. B. **Fludarabin** oder **Cladribin** [2-CdA]. Ebenbürtig ist eine Behandlung mit dem alkylierenden Zytostatikum* **Bendamustin.** Insbesondere wenn der Einsatz der Zytostatika durch eine Knochenmarkinsuffizienz begrenzt ist, lassen sich gute Therapieerfolge mit dem monoklonalen Antikörper* **Rituximab** erreichen.

Bei jüngeren Patienten erscheint dieses rein palliative Vorgehen natürlich wenig befriedigend. In groß angelegten Behandlungsstudien wird zurzeit geprüft, ob in diesen Fällen eine deutliche Lebensverlängerung oder in Einzelfällen vielleicht sogar eine Heilung durch **aggressivere Behandlungskonzepte** zu erreichen ist. In diesen Studien werden Maßnahmen überprüft, die heute noch als experimentell einzustufen sind: Dies ist zunächst die primäre aggressive Behandlung mit einer Kombination aus Purinanalogen und alkylierenden Zytostatika; eine Konsolidierung des Behandlungserfolges mit monoklonalen Antikörpern* [**Campath-1H, Rituximab**]; eine hoch dosierte Chemotherapie mit anschließender Gabe eigener [autologer] hämatopoetischer Vorläuferzellen aus dem Blut; schließlich eine für diese Krankheit maßgeschneiderte besondere Form einer **allogenen Stammzelltransplantation** [allogene Stammzelltransplantation mit nicht-myeloablativer Konditionierung].

Aus dieser kurzen Andeutung der Behandlungsmöglichkeiten geht hervor, dass die Therapie der CLL heute kompliziert geworden ist. Der Patient muss über die neuartigen Behandlungsmöglichkeiten aufgeklärt werden. Es sollte angestrebt werden, die Patienten innerhalb geeigneter, weltweit durchgeführter Behandlungsstudien zu therapieren.

Haarzellenleukämie

Es handelt sich hier um die **Sonderform eines lymphozytischen Lymphoms.** Die Zellen sind durch ihre typische Morphologie mit haarähnlichen Ausstülpungen ihrer Zellmembranen gekennzeichnet. Für die Diagnose ist auch hier der Immunphänotyp entscheidend, nämlich die Expression von **Membranimmunglobulin** sowie von **B-Zell-assoziierten Antigenen** [CD19, CD20, CD22] sowie einem relativ **spezifischen Haarzellmarker**, nämlich CD103. Klinisch stehen eine frühzeitige Knochenmarkinfiltration und ein Milztumor mit ausgeprägter Verminderung der Blutzellen im Vordergrund, also Granulozytopenie*, Thrombozytopenie* und Anämie*.

Für die **klinische Diagnostik** sind Blutanalyse mit Immunzytochemie oder Durchflusszytometrie und die Knochenmarkbiopsie entscheidend. Der Einsatz bildgebender Verfahren ist kaum erforderlich. Es gibt für diese seltende Erkrankung keine Stadieneinteilung.

Auch hier haben sich die **Behandlungsmöglichkeiten** in den letzten Jahren geändert, es wurden neue Schwerpunkte gesetzt. Zurzeit bestehen zwei etwa gleichwertige Behandlungsoptionen: Die Gabe von **Interferon-α** führt in der Regel zu einer guten klinischen Remission mit Normalisierung des Blutbildes und nahezu vollständigem Verschwinden der leukämischen Zellen. Beim Absetzen des Interferons kommt es gewöhnlich nach einiger Zeit zu einem Rückfall der Erkrankung, sodass entweder einer intermittierende Behandlung mit Interferon oder eine niedrig dosierte Dauertherapie erforderlich sind.

Es setzt sich deshalb in den letzten Jahren immer mehr eine Behandlung der Haarzellenleukämie mit Purinanalogen durch: Insbesondere **Cladribin** [2-CdA] führt nach zeitlich begrenzter Gabe zu einer über Jahre andauernden Remission der Erkrankung, sodass hier in vielen Fällen fast von einer Heilung gesprochen werden kann. Die Behandlung hat allerdings den Nachteil, dass bei Behandlungsbeginn und bis zum Erreichen der Remission die vermehrte Infektanfälligkeit der Patienten erhöht ist; es kann also zu bedrohlichen Infektionen kommen. Es kann sich aus diesen Gründen bei ausgeprägter Verminderung von Granulozyten* und Monozyten* als vorteilhaft erweisen, die Behandlung zunächst mit niedrig dosiertem Interferon-α zu beginnen und dann zu einem späteren Zeitpunkt die definitive Behandlung mit Cladribin einzuleiten.

Marginalzonenlymphom

Diese Lymphomentität erhielt ihren Namen, weil die malignen Zellen ihr physiologisches Gegenstück in den lymphatischen Zellen der Marginalzonen des Lympholikels haben.

Das **klinische Bild** der Marginalzonenlymphome kann sehr unterschiedlich sein:

- Ausbildung des Lymphoms im lymphatischen Gewebe der Lymphknoten*, also **nodales Marginalzonenlymphom,**
- hauptsächliche Ausprägung in der Milz, also **splenisches Marginalzonenlymphom,**
- Ausbildung des Lymphoms im lymphatischen Gewebe des Verdauungstraktes, insbesondere im Bereich des Magens, also im **Mucosa-assoziierten-lymphatischen Gewebe** [*engl.* tissue]. Letztere Lymphome werden dann als **MALT-Lymphome** bezeichnet.

Das Marginalzonenlymphom ist **histologisch** gekennzeichnet durch eine **heterogene Zellpopulation** mit kleinen lymphatischen Zellen, monozytoiden B-Lymphozyten* und Plasmazellen*. Der Phänotyp dieser Zellen: Nachweis von **membranständigem Immunglobulin***; Nachweis der **B-Zell-assoziierten Antigene** CD19, CD20, CD22; keine Expression von CD5, CD10 oder CD23. Beim **extranodalen Marginalzonenlymphom** finden sich häufig als Vorerkrankung Autoimmunerkrankungen* oder chronische Entzündungszustände [Sjögren*-Syndrom, Hashimoto*-Thyreoiditis, Helicobacter-assoziierte Gastritis*].

Die **Diagnostik** der Erkrankung muss das besondere extranodale Verteilungsmuster berücksichtigen. Neben den für die Lymphomdiagnostik üblichen Maßnahmen sind deshalb Gastroskopie* und Endosonographie* des Magens zur Beurteilung der Magenwand und benachbarter Lymphknoten* sowie der Nachweis einer Helicobacter-pylori-Infektion wichtig.

Das **Marginalzonenlymphom des Magens** [**Maltom**] hat besondere wissenschaftliche und klinische Bedeutung erlangt: Es wurde nachgewiesen, dass diese Lymphome auf dem Boden einer durch die Helicobacter-Infektion unterhaltenen Gastritis* entstehen. Durch eine Eradikation* der Helicobacter-Infektion können diese Lymphome zur Rückbildung gebracht werden! Es konnte bisher gezeigt werden, dass die Eradikation der Helicobacter-Infektion zu einer molekularbiologisch gesicherten und über Jahre andauernden Rückbildung der monoklonalen Zellproliferation des Lymphoms führen kann. Im Übrigen gelten für die Marginalzonenlymphome dieselben **Behandlungsprinzipien** wie für andere reifzellige B-Zell-Neoplasien: In begrenzten Ausbreitungsstadien **Strahlentherapie**; bei fortgeschritteneren Stadien [Ann-Arbor-Klassifikation, Tab. 3] **Chemotherapie** mit Alkylanzien und/oder Purinanalogen. Mit einem solchen Vorgehen lassen sich in zahlreichen Fällen gute Remissionen und auch Heilungen erreichen.

Mantelzelllymphom

Es handelt sich auch hier um ein Lymphom aus kleinen, „zytischen" Zellen, die in ihrer Morphologie reifen Lymphozyten* ähnlich sind. Die Zellen exprimieren membranständiges IgM sowie die B-Zell-assoziierten Antigene einschließlich CD5. Häufig findet sich die **Chromosomentranslokation t(11;14)**, die zu einer Überexpression des **Cyclin-D1-Proteins** führt und damit eine Deregulation des Zellzyklus zur Folge hat.

Das **klinische Bild** ist in 90 % der Fälle gekennzeichnet durch vergrößerte Lymphknoten*, 60 % Milzvergrößerung, 80 % Knochenmarkinfiltration und 30 % leukämische Ausschwemmung. Nicht selten ist der Gastrointestinaltrakt* beteiligt. Für die Stadieneinteilung wird die Ann-Arbor-Einteilung verwendet [Tab. 3].

Die **Behandlungsstrategie** ist ähnlich wie beim Marginalzonenlymphom: In begrenzten Ausbreitungsstadien ist in Einzelfällen eine Heilung durch eine **Strahlenbehandlung** möglich. Bei fortgeschritteneren Stadien, insbesondere natürlich bei Knochenmarkbefall oder leukämischer Ausschwemmung, sind Heilungen mit den heute üblichen medikamentösen Behandlungen nicht möglich. Zur Anwendung kommen **alkylierende Zytostatika** oder **Purinanaloga.**

Follikuläres Lymphom

Es handelt sich hier um eine häufige Lymphomuntergruppe. Das **histologische Bild** wird bestimmt durch Zellen mit Analogie zu ihren physiologischen Partnern in den Zentren der Lymphomfollikel; daher also die Bezeichnung follikuläres Lymphom [ältere Bezeichnung: **Follikelzentrumslymphom**]. Ähnlich wie im Lymphfollikel finden sich kleine, „zytische" Zellen, nämlich **Zentrozyten*** sowie größere, blastäre Zellen, nämlich **Zentroblasten*** [daher auch die frühere Bezeichnung: **zentrozytisch-zentroblastisches Lymphom**]. Je nach dem Vorherrschen von Zentrozyten oder von Zentroblasten werden drei Malignitätsgrade dieser Erkrankung unterschieden. Die Lymphomzellen exprimieren **B-Zell-assoziierte Antigene** sowie **Membranimmunglobulin.** CD10 kann bei einzelnen Zellen positiv sein, CD5 ist negativ. In 80–90 % der Fälle findet sich die bereits weiter oben erwähnte **Translokation t(14;18)**, welche zur Überexpression des **Bcl-2-Proteins** und damit zur Hemmung der Apoptose führt.

Das **klinische Bild** ist bei über 50 % der Patienten gekennzeichnet durch Befall von Lymphknoten* [häufig im Bereich der Mesentarialwurzel] und Milz*, in etwa 50 % Befall des Knochenmarks*. Seltener sind eine leukämische Ausschwemmung oder ein extranodaler Befall. Die **klinische Diagnostik** erfordert daher ausgedehntere Untersuchungen unter Einbeziehung von Sonographie* und Röntgendiagnostik [Computertomographie*, Kernspintomographie*], um begrenztere Ausbreitungsstadien [Ann-Arbor-Klassifikation, Tab. 3] erkennen zu können.

Die **Therapie** beinhaltet **bei begrenzten Stadien** eine **Strahlentherapie.** Dieses Vorgehen kann durchaus kurativ sein. Die Bestrahlung sollte grundsätzlich die befallenen und die ihnen benachbarten Lymphknotenregionen umfassen. In der Mehrzahl der Fälle wird deshalb eine sehr ausgedehnte und genau zu planende Bestrahlung erforderlich sein. **Bei fortgeschritteneren Ausbreitungsstadien** [i.d.R. Stadium 3 und 4] kann bei Progredienz der Erkrankung und bei behandlungsbedürftigen Symptomen eine **Chemotherapie** durchgeführt werden. Wie auch bei allen anderen zytischen Lymphomen kommen hier alkylierende Zytostatika, Purinanaloge und insbesondere eine Kombination dieser Medikamente in Betracht.

Die Behandlung insbesondere der follikulären B-Zell-Lymphome wurde in den letzten Jahren revolutioniert durch die Einführung des gegen das Membranantigen CD20 gerichteten monoklonalen Antikörpers* **Rituximab.** Dieser Antikörper ist in Deutschland für die Behandlung des Rezidivs follikulärer Lymphome zugelassen. Mit der alleinigen Behandlung durch diesen Antikörper lassen sich bei etwa 50 % vorbehandelter und nicht-vorbehandelter Patienten Remissionen erreichen; durch die Kombination mit Zytostatika lässt sich die Ansprechrate auf nahezu 100 % erhöhen. Es ist zu hoffen, dass durch die neuen Behandlungsmöglichkeiten, die dieser Antikörper eröffnet, sich die Lebenserwartung von Patienten mit follikulären Lymphomen deutlich verbessern lässt.

Diffuses großzelliges B-Zell-Lymphom

Die großen Zellen dieser Lymphomentität zeigen eine hohe Wachstumsaktivität. Sie exprimieren die **B-Zell-assoziierten Antigene** CD19, CD20, CD22; zusätzlich kann der Marker CD10 positiv sein. Bei den diffusen großzelligen Lymphomen handelt es sich um eine häufige Lymphomuntergruppe, die etwa **30–40 % der NHL des Erwachsenen** ausmacht. Es gibt keine eindeutige Altersbevorzugung, d.h., die Lymphome können im gesamten Erwachsenenalter mit etwa gleicher Häufigkeit beobachtet werden. Etwa 40 % dieser Lymphome manifestieren sich bei Diagnosestellung bereits mit einem Organbefall.

Es handelt sich also um schnell wachsende Lymphome, bei denen es in der Regel frühzeitig im Verlauf zu einer weiteren Ausbreitung der Erkrankung kommt. Die besten Heilungschancen sind deshalb gegeben, wenn schnell und intensiv zytostatisch behandelt wird. Trotzdem hängen Prognose und detaillierte Therapiewahl unter anderem auch vom Ausbreitungsstadium der Erkrankung ab, sodass einige **Untersuchungen** zur Festlegung des Ausbreitungsstadiums [Ann-Arbor, Tab. 3] zu fordern sind. Diese umfassen die gründliche Erhebung der Anamnese und eine klinische Untersuchung, eine computertomographische Untersuchung der Thorax- und Bauchorgane, Knochenmarkuntersuchung und Analyse des Blutes auf Lymphomzellen; je nach klinischen Befunden sind häufig auch eine zytologische Untersuchung der Rückenmarksflüssigkeit sowie eine Untersuchung des Schädels mit bildgebenden Verfahren sinnvoll.

In einer großen internationalen Metaanalyse wurden **Risikofaktoren** evaluiert. In einer Multivarianzanalyse erwiesen sich die folgenden fünf Risikofaktoren als relevant für das Erreichen einer Vollremission, für das rezidivfreie Überleben nach fünf Jahren sowie für das Gesamtüberleben nach fünf Jahren:

- Alter > 60 Jahre,
- Stadium 3 oder 4,
- LDH* > 240 U/l,
- WHO-Performance > 2 [dies bedeutet mehr als den halben Tag bettlägerig],
- Anzahl extranodaler Lokalisationen > 1.

Goldstandard der **Therapie** ist für alle Ausbreitungsstadien und alle Altersgruppen eine **Chemotherapie mit Cyclophosphamid, Adriamycin, Vincristin, Prednisolon.** Diese Medikamente werden alle drei Wochen und insgesamt achtmal verabreicht. Nur **in seltenen Ausnahmefällen** und begrenzten Ausbreitungsstadien kann mit einer alleinigen **Strahlentherapie** die gleiche Heilungswahrscheinlichkeit erreicht werden. Mit einem derartigen therapeutischen Vorgehen lassen sich folgende Überlebensraten nach einer mittleren Beobachtungszeit von fünf Jahren erwarten: bei niedrigem Risiko 70–80 % der Patienten, bei hohem Risiko 30–45 %.

Aufgrund neuer Behandlungsmöglichkeiten, insbesondere durch den gegen die Lymphomzellen gerichteten monoklonalen Antikörper* **Rituximab**, und als Ergebnis umfangreicher multizentrischer Behandlungsstudien muss der oben genannte Goldstandard wahrscheinlich in Kürze modifiziert werden. Folgende Modifikationen scheinen die Remissionsraten und Heilungschancen zu verbessern:

- Verkürzung der Behandlungsintervalle von drei Wochen auf zwei Wochen mit Einsatz des Granulozyten-stimulierenden Wachstumsfaktors [G-CSF], der in der Erholungsphase des Knochenmarks subkutan appliziert wird,
- Hinzufügen eines fünften Medikamentes, nämlich des Zytostatikums **Vepesid,**
- Kombination der oben als Goldstandard bezeichneten Chemotherapie mit dem monoklonalen Antikörper Rituximab.

Die jetzt laufenden Behandlungsstudien werden zeigen, welche der oben genannten Modifikationen [oder welche Kombination dieser Modifikation] für welche Risikogruppen und für welche Altersgruppen tatsächlich die besten Ergebnisse erwarten lässt.

N

Burkitt-Lymphom

Die Zellen dieses Lymphoms sind groß, zeigen ein tief blaues Zytoplasma und deutliche Nukleolen, die Wachstumsrate ist außerordentlich hoch. In ihrem Immunphänotyp zeigen die Zellen die üblichen B-Zell-Marker in Verbindung mit CD10. Die **genetische Grundlage** dieses Lymphoms **ist eine Translokation** eines Genabschnitts [**des c-myc-Onkogens**] **vom Chromosom 8** zur IgH-Kettenregion **auf Chromosom 14.** Das Burkitt-Lymphom ist in Afrika endemisch und mit dem Epstein-Barr-Virus assoziiert. Bei den nicht-afrikanischen Fällen lässt sich das EBV-Genom seltener nachweisen. Der für die afrikanische Form typische Befall des Kieferbereichs ist seltener, es findet sich stattdessen häufiger eine abdominelle Manifestation. Beim Burkitt-Lymphom ist eine intensive **Chemotherapie** mit möglichst kurzen Therapieintervallen erforderlich. In der Regel werden Patienten mit dieser Erkrankung nach den Therapieprotokollen der akuten lymphatischen Leukämie vom B-Zell-Typ behandelt.

Plasmazellmyelom/Plasmozytom

Dabei handelt es sich um eine Sonderform maligner Lymphome, die sich nicht in Lymphknoten* oder Milz*, sondern im Knochenmark manifestiert. Die maligne Zelle entspricht einer reifen oder unreiferen Plasmazelle, in ihrem Immunphänotyp fehlt die Expression membranständiger Immunglobuline, es lassen sich aber Immunglobuline [IgG, IgA, seltener IgD oder IgE] im Zyoplasma nachweisen. Die meisten B-Zell-assoziierten Antigene, insbesondere CD20, werden nicht oder sehr schwach exprimiert.

Die Erkrankung ist bei Diagnosestellung in der Regel disseminiert und betrifft das Knochenmark. Nur selten finden sich schon bei Diagnosestellung, häufiger aber im Verlauf extramedulläre Manifestationen. Einige wenige Plasmozytomzellen oder Vorläuferzellen der Plasmozytomzellen lassen sich mit Spezialmethoden im Blut nachweisen. Die Plasmozytomzellen sezernieren in den meisten Fällen ein monoklonales Immunglobulin*, und zwar IgG oder IgA; selten werden nur leichte Ketten* oder aber die Immunglobuline IgG oder IgE sezerniert. Selten sind Sonderformen wie **solitäre** oder **nicht-sezernierende Plasmozytome** [Abb. 1].

Die **Diagnose** eines Plasmozytoms kann nur gestellt werden, wenn mindestens zwei der folgenden drei Kriterien erfüllt sind:

- Nachweis eines monoklonalen Immunglobulins im Serum und/oder von leichten Ketten [Bence*-Jones-Protein] im Urin,
- plasmazelluläre Infiltration des Knochenmarks [> 10 %; häufig mit zusätzlichen Atypien der Plasmazellen],
- röntgenologischer Nachweis osteolytischer Skelettveränderungen [Abb. 2].

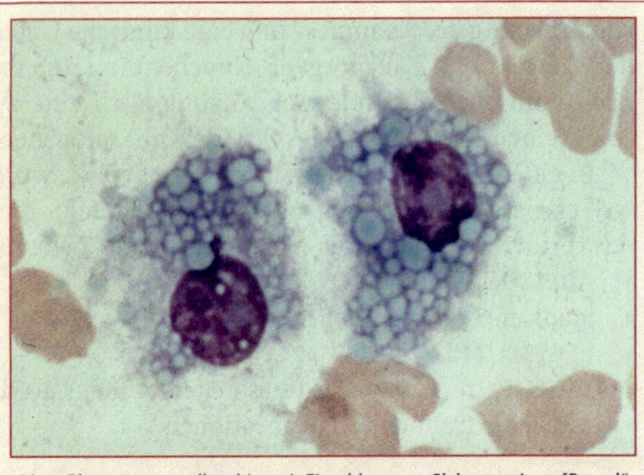

Abb. 1. Plasmozytomzellen, hier mit Einschluss von Glykoproteinen [Russel*-Körper]

Um die Diagnose zu sichern und um das klinische Ausbreitungsstadium festzulegen, sollten die folgenden **Untersuchungen** routinemäßig durchgeführt werden:

- Nachweis eines monoklonalen Immunglobulins* durch geeignete Methoden und Quantifizierung des Immunglobulins im Serum und Urin,
- Blutbild, Parameter der Nierenfunktion, Kalzium,
- Röntgenuntersuchungen von Thorax, Schädel, Wirbelsäule, Becken, Oberarmen und Oberschenkeln; mit größerer Empfindlichkeit lassen sich Myelominfiltrate der Wirbelsäule, die die Knochenbälkchen noch nicht verändert haben, durch Kernspintomographie* nachweisen,
- Eine Knochenmarkuntersuchung ist, wenn die Diagnose sonst zu sichern ist, von beschränktem Wert, da der Plasmozytombefall des Skeletts oft herdförmig ist, sodass die Menge der Plasmozytomzellen im Knochenmarkpunktat keine sichere Aussage über die Gesamtsituation erlaubt.

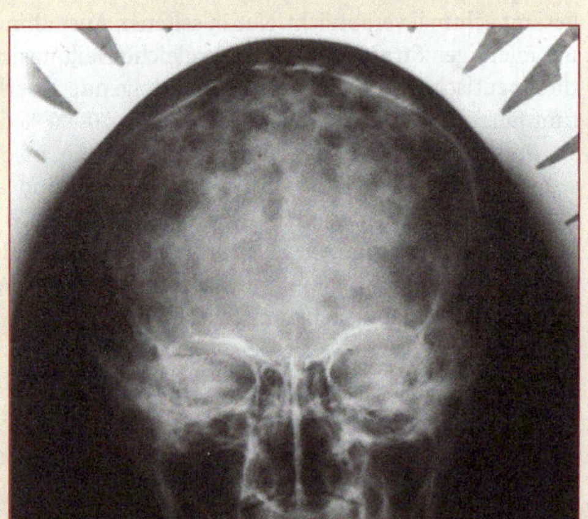

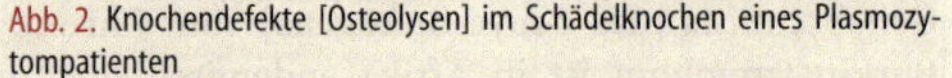

Abb. 2. Knochendefekte [Osteolysen] im Schädelknochen eines Plasmozytompatienten

Für die **Prognose** beim einzelnen Patienten sind wichtig:

- Ausbreitungsstadium der Erkrankung,
- Insuffizienz der Knochenmarkfunktion durch Plasmozytominfiltrate,
- Ausmaß der Vermehrung des monoklonalen Immunglobulins im Blut bzw. des Bence*-Jones-Proteins im Urin,
- die Laborparameter CRP*, β_2-Mikroglobulin*, LDH*.

Von großer klinischer Bedeutung ist die differentialdiagnostische Abgrenzung der folgenden drei Formen einer Erkrankung, die durch eine monoklonale Gammopathie* gekennzeichnet ist:

- **Benigne monoklonale Gammopathie:** Bei ältereren Menschen [bei 1–3 % der über Siebzigjährigen] findet sich nicht selten eine derartige Gammopathie, die über einen langen Zeitraum konstant bleibt, nicht mit einer Verminderung normaler Immunglobuline oder mit einer Bildung eines Bence*-Jones-Proteins verbunden ist, keine Osteolysen aufweist und somit letztlich keinen Krankheitswert besitzt.
- **Asymptomatisches Plasmozytom in einer so genannten Plateau-Phase:** Die Kriterien des Plasmozytoms sind erfüllt, jedoch nur gering ausgeprägt. Der Patient hat keine Beschwerden. Die Erkrankung ist über einen langen Zeitraum nicht progredient.
- **Plasmozytom:** Die Kriterien des Plasmozytoms sind erfüllt. In einem Beobachtungszeitraum von einigen Monaten ist die Krankheit progredient, verursacht Beschwerden und besitzt Krankheitswert.

Am sichersten lässt sich die Unterscheidung zwischen monoklonaler gutartiger Gammopathie und asymptomatischem Plasmozytom einerseits bzw. klinisch manifestem, progredientem Plasmozytom andererseits aus dem Verlauf stellen. Dies hat auch dazu geführt, dass man bei Diagnosestellung einer monoklonalen Gammopathie ohne sichere Plasmozytomkriterien zunächst von einer „**monoklonalen Gammopathie unklarer Signifikanz**“ [MGUS] spricht.

Als klinische Stadieneinteilung hat die **Einteilung nach Durie und Salmon** [Tab. 4] noch einen gewissen Wert. Diese Stadieneinteilung basiert im Wesentlichen auf Parametern der **Plasmozytomausbreitung,** nämlich Vorhandensein von Osteolysen*, Ausmaß der monoklonalen Gammopathie*, Verdrängung der normalen Blutbildung. Prognosefaktoren, die mehr auf dem unterschiedlichen **biologischen Verhalten** der malignen Zelle basieren, sind die oben genannten Laborparameter CRP*, β_2-Mikroglobulin* und LDH*. Weiterhin gewinnen zytogenetische Veränderungen zunehmende prognostische Bedeutung.

Die **Behandlungsstrategie** beim Plasmozytom sollte **darauf ausgerichtet** sein, **das Leben des Patienten zu verlängern und die Beschwerden zu vermindern; Heilungen sind nicht möglich** [Ausnahme: allogene Stammzelltransplantation]. Behandlungsbedürftig sind Patienten mit gesichertem Plasmozytom, die nicht mehr dem Stadium 1 [Tab. 4] entsprechen, und bei denen zusätzlich frakturgefährdete Osteolysen vorliegen, die Nierenfunktion eingeschränkt ist, behandlungsbedürftige extramedulläre Herde vorliegen oder eine schnelle Progredienz der Erkrankung erkennbar ist.

Einen sicheren Stellenwert in der Behandlung des Plasmozytoms haben Zytostatika: Goldstandard ist weiterhin die Behandlung mit dem Zytostatikum **Melphalan** in Verbindung mit **Prednisolon;** als Alternative kommt insbesondere die Zytostatikakombination **Vincristin, Adriamycin, Dexamethason** in Betracht.

Studienergebnisse deuten darauf hin, dass sich Lebensqualität und Überlebenswahrscheinlichkeit durch eine so genannte **Hochdosistherapie mit Gabe autologer Blutstammzellen** verbessern lassen. Die Hochdosistherapie mit Gabe allogener Stammzellen ist eine experimentelle Therapie für besondere Situationen. Patienten müssen über diese Behandlungsmöglichkeit aufgeklärt werden. Hochdosistherapie mit Gabe autologer oder allogener Stammzellen sollte innerhalb klinischer Studien erfolgen.

Beim Plasmozytom spielt auch die **Strahlenbehandlung eine wichtige palliative Rolle,** und zwar insbesondere bei schmerzhaften Knochenveränderungen und bei Ausbreitung der Plasmozytommanifestationen von der Wirbelsäule aus in den Spinalkanal.

T-Zell-Lymphome

Bei nur 10 % der NHL gehören die Lymphomzellen zur T-Lymphozytenreihe. Einige dieser T-Zell-Lymphome sind in Tab. 1 aufgeführt. Die Prognose der **peripheren T-Zell-Lymphome** ist in der Regel ungünstiger als die vergleichbarer B-Zell-Lymphome. Die Mycosis* fungoides ist eine dermatologische Erkrankung, auf die hier nicht näher eingegangen werden soll. Eine gute Prognose hat das **anaplastische großzellige Lymphom,** insbesondere wenn die Lymphomzellen eine besondere, für diese Entität kennzeichnende Kinase* exprimieren [**ALK-positives anaplastisches Lymphom**].

Lymhoblastäre Leukämie/lymphoblastisches Lymphom

Es handelt sich hier um **Lymphome der Vorläufer-** [Precursor-] **B- oder T-Zellen.** Die Zellen sind größer als die Blutlymphozyten. Die Diagnosestellung erfordert den Nachweis der intranukleären Expression der terminalen Desoxynucleotidyltransferase. Bei leukämischer Ausschwemmung und erheblichem Knochen-

Tab. 4. Stadieneinteilung des multiplen Myeloms nach Durie und Salmon

Stadium	Kriterien	Tumorgesamtzellzahl [× 10^{12}/m² Körperoberfläche]
I	Patienten mit allen folgenden Kriterien: Hämoglobin > 10 g/100 ml, Serumcalcium normal ≤ 3 mmol/l; Röntgen: normale Knochenstruktur oder nur ein solitärer osteolytischer Herd geringe Myelomprotein-Konzentrationen bzw. -Syntheserate: IgG < 50 g/l, IgA < 30 g/l Bence-Jones-Protein-Ausscheidung im Urin < 4 g/24 h	< 0,6 [niedrig]
II	weder Stadium I noch III	0,6–1,2 [mittel]
III	Patienten mit einem oder mehreren der folgenden Kriterien: Hämoglobin < 8,5 g/100 ml Serumcalcium > 3 mmol/l fortgeschrittene röntgen. nachweisbare Knochendestruktionen hohe Myelomprotein-Konzentrationen: IgG > 70 g/l, IgA > 50 g/l Bence-Jones-Protein-Ausscheidung im Urin > 12g/24h	> 1,2 [hoch]
Unterteilung aller Stadien in: A = normale oder gering eingeschränkte Nierenfunktion [Serumkreatinin < 2 mg/100 ml] B = eingeschränkte Nierenfunktion [Serumkreatinin > 2 mg/100 ml]		

N

markbefall durch das Lymphom wird das Krankheitsbild als **akute lymphatische Leukämie** bezeichnet. Da die Erkrankung in der Regel schnell progredient ist und frühzeitig ein Organbefall vorliegt, sind bildgebende Verfahren wie Computertomographie* und Kernspintomographie* in der Regel entbehrlich. Obligatorisch sind die genaue Analyse von Blutbild und Knochenmark, in der Regel auch des Liquors, in Verbindung mit Immunphänotypisierung und zytogenetischen Spezialuntersuchungen. Bei lymphoblastischen Lymphomen vom T-Zell-Typ wird oft ein Mediastinaltumor beobachtet [Abb. 3].

Lymphoblastische Lymphome aller Stadien werden analog zur akuten lymphatischen Leukämie behandelt, in der Regel im Rahmen multizentrischer Studien.

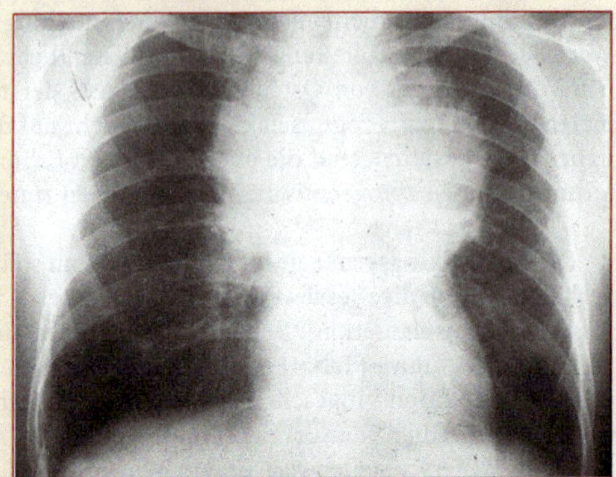

Abb. 3. Mediastinaltumor bei einem Patienten mit T-lymphoblastärem Lymphom

Nor|e|this|te|ron *nt* (Ⓔ norethisterone): ***Syn:*** *Äthinyl-19-nortestosteron, Norethindron*; orales, synthetisches Gestagen*; **Anw.:** orale Kontrazeption*, Mammakarzinom*, Endometriose*

Nor|fe|ne|frin *nt* (Ⓔ norfenefrine): Vasokonstriktor*, α-Sympathomimetikum*; **Anw.:** arterielle Hypotonie, Kreislaufkollaps

Nor|flo|xa|cin *nt* (Ⓔ norfloxacin): Gyrasehemmer*; wirkt v.a. gegen gramnegative Keime [Enterobacter, Campylobacter, Klebsiella, Neisseria, Proteus, Pseudomonas, Salmonella, Shigella, Yersinia]; **Anw.:** Harnwegsinfekte

Nor|ges|trel *nt* (Ⓔ norgestrel): ***Syn:*** *DL-Norgestrel*; synthetisches Gestagen*; **Anw.:** hormonale Kontrazeption [zusammen mit Ethinylestradiol]; *s.a. Minipille*

Nor|leu|cin *nt* (Ⓔ norleucine): ***Syn:*** *α-Amino-n-capronsäure*; natürlich vorkommende Aminosäure*; hemmt die Purin- und Pyrimidinsynthese

Norm-, norm- *präf.*: *→ Normo-*

Nor|ma *f* (Ⓔ norma): (*anatom.*) Seite, Betrachtungsebene; *s.u. Schädel*

Nor|mal|an|ti|kör|per *m* (Ⓔ regular antibody): ***Syn:*** *regulärer Antikörper, natürlicher Antikörper*; ohne nachweisbare Immunisierung vorhandener Antikörper*

Nor|mal|druck|glau|kom *nt* (Ⓔ low-pressure glaucoma): Glaukom ohne Hochdruck; *s.u. Essay Glaukom S. 797*

Nor|mal|druck|hy|dro|ze|phal|us *m* (Ⓔ normal-pressure hydrocephalus): ***Syn:*** *Hydrocephalus communicans*; Hydrozephalus* mit erhaltener Verbindung von inneren und äußeren Liquorräumen; tritt temporär, z.B. nach Subarachnoidalblutung, häufiger aber chronisch bei älteren Patienten auf; ist durch die Trias Demenz, Inkontinenz und Gangstörung gekennzeichnet

Nor|mal|flo|ra *f* (Ⓔ normal flora): *s.u. Essay Infektion S. 1027*

Nor|mal|ge|wicht *nt* (Ⓔ normal weight): früher häufig verwendete Bezeichnung, die aber nie einheitlich definiert wurde; bezog sich i.d.R. auf das mit der Broca*-Formel bestimmte Normalgewicht; heute wird meist der Quetelet*-Index verwendet

Nor|mal|in|su|lin *nt* (Ⓔ insulin): ***Syn:*** *Altinsulin*; *s.u. Essay Diabetes mellitus S. 481*

Nor|mal|po|ten|ti|al *nt* (Ⓔ standard potential): ***Syn:*** *Normalpotenzial*; *s.u. Redoxpotential*

nor|mal|sich|tig *adj*: *→ emmetrop*

Nor|mal|sich|tig|keit *f*: *→ Emmetropie*

Norm|a|zi|di|tät *f* (Ⓔ normal acidity): normaler Säurewert, z.B. des Magensaftes

norm|erg *adj* (Ⓔ normergic): ***Syn:*** *normergisch*; Normergie betreffend, mit normaler Reaktionslage

Norm|er|gie *f* (Ⓔ normergia): normale, nicht-allergische Reaktion(sbereitschaft)

norm|er|gisch *adj*: *→ normerg*

Nor|me|ta|ne|phrin *nt* (Ⓔ normetanephrine): Zwischenprodukt beim Abbau von Noradrenalin*; *s.a. Katecholamin*

Normo-, normo- *präf.*: Wortelement mit der Bedeutung „normal/durchschnittlich/regulär"

Nor|mo|blast *m* (Ⓔ normoblast): kernhaltige Vorstufe der Erythrozyten*

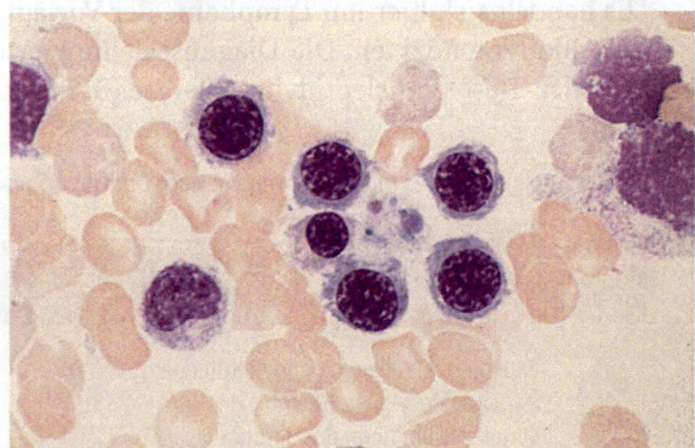

Abb. N80. Normoblasten

nor|mo|blas|tisch *adj* (Ⓔ normoblastic): Normoblasten betreffend

Nor|mo|blas|to|se *f* (Ⓔ normoblastosis): übermäßige Normoblastenbildung im Knochenmark

Nor|mo|cho|les|te|rin|ä|mie *f* (Ⓔ normocholesterolemia): normaler Cholesteringehalt des Blutes

nor|mo|chrom *adj* (Ⓔ **1.–2.** normochromic): **1.** (*histolog.*) von normaler Farbe **2.** (*rote Blutzelle*) mit normalem Hämoglobingehalt, z.B. normochrome Anämie*

Nor|mo|glyk|ä|mie *f* (Ⓔ normoglycemia): normaler Blutzuckerspiegel

nor|mo|glyk|ä|misch *adj* (Ⓔ normoglycemic): ***Syn:*** *euglykämisch*; Normoglykämie betreffend, mit normalem Blutzuckerspiegel

Nor|mo|ka|lä|mie *f* (Ⓔ normokalemia): ***Syn:*** *Normokaliämie*; normaler Kaliumgehalt des Blutes

nor|mo|ka|lä|misch *adj* (Ⓔ normokalemic): ***Syn:*** *normokaliämisch*; Normokal(i)ämie betreffend, mit normalem Kaliumspiegel

Nor|mo|ka|li|ä|mie *f*: →*Normokalämie*

nor|mo|ka|li|ä|misch *adj*: →*normokalämisch*

Nor|mo|kalz|ä|mie *f* (Ⓔ normocalcemia): ***Syn:*** *Normokalziämie*; normaler Calciumgehalt des Blutes

nor|mo|kalz|ä|misch *adj* (Ⓔ normocalcemic): ***Syn:*** *normokalziämisch*; Normokalz(i)ämie betreffend, mit normalem Calciumspiegel

Nor|mo|kal|zi|ä|mie *f*: →*Normokalzämie*

nor|mo|kal|zi|ä|misch *adj*: →*normokalzämisch*

nor|mo|ke|phal *adj*: →*normozephal*

Nor|mo|ki|no|sper|mie *f* (Ⓔ normospermia): Vorhandensein von mindestens 80 % normal beweglichen Spermien im Ejakulat

Nor|mo|mor|pho|sper|mie *f* (Ⓔ normomorphospermia): Vorhandensein von mindestens 80 % normal geformten Spermien im Ejakulat

Nor|mo|phos|phat|ä|mie *f* (Ⓔ normophosphatemia): normaler Phosphatgehalt des Blutes

Nor|mo|se|mie *f* (Ⓔ normospermia): normale Ejakulatmenge [ca. 3–5 ml]

nor|mo|sperm *adj* (Ⓔ normospermic): ***Syn:*** *normozoosperm*; Normo(zoo)spermie betreffend, mit normaler Spermienzahl

Nor|mo|sper|mie *f* (Ⓔ normospermia): ***Syn:*** *Normozoospermie*; normale Spermienzahl im Ejakulat [20–120 Millionen/ml Ejakulat, mit einem Mittelwert von 60 Millionen/ml]

Nor|mo|sthen|u|rie *f* (Ⓔ normosthenuria): Ausscheidung eines Harns mit normalem spezifischen Gewicht

nor|mo|ten|siv *adj* (Ⓔ normotensive): ***Syn:*** *normoton, normotonisch*; mit normalem Blutdruck

nor|mo|therm *adj* (Ⓔ normothermic): mit normaler Temperatur

nor|mo|ton *adj* (Ⓔ **1.–2.** normotonic): **1.** ***Syn:*** *normotensiv, normotonisch*; mit normalem Blutdruck **2.** ***Syn:*** *euton*; mit Normaltonus

Nor|mo|to|nie *f* (Ⓔ normotonia): ***Syn:*** *Normotonus*; normaler Blutdruck*

nor|mo|to|nisch *adj* (Ⓔ normotonic): ***Syn:*** *normotensiv, normoton*; mit normalem Blutdruck

Nor|mo|to|nus *m* (Ⓔ normotonia): ***Syn:*** *Normotonie*; normaler Blutdruck*

nor|mo|top *adj* (Ⓔ normotopic): ***Syn:*** *eutop, eutopisch, orthotop*; am regelrechten Ort (liegend oder entstanden)

Nor|mo|u|rik|ä|mie *f* (Ⓔ normouricemia): normaler Harnsäuregehalt des Blutes

Nor|mo|vol|ä|mie *f* (Ⓔ normovolemia): normales Blutvolumen

nor|mo|vol|ä|misch *adj* (Ⓔ normovolemic): Normovolämie betreffend, mit normalem Gesamtblutvolumen

nor|mo|ze|phal *adj* (Ⓔ normocephalic): ***Syn:*** *mesokephal, mesozephal, normokephal*; mit mittellangem Kopf

nor|mo|zo|o|sperm *adj*: →*normosperm*

Nor|mo|zo|o|sper|mie *f* (Ⓔ normospermia): ***Syn:*** *Normospermie*; normale Spermienzahl im Ejakulat [20–120 Millionen/ml Ejakulat, mit einem Mittelwert von 60 Millionen/ml]

nor|mo|zy|tär *adj* (Ⓔ normocytic): Normozyt betreffend

Nor|mo|zy|ten *pl* (Ⓔ normocytes): normale, reife Erythrozyten*

Nor|mo|zy|to|se *f* (Ⓔ normocytosis): ***Syn:*** *Isozytose*; Vorkommen gleich großer, normal gefärbter Erythrozyten* im Blutbild

Nor|pseu|do|e|phe|drin *nt* (Ⓔ norpseudoephedrine): ***Syn:*** *Cathin*; zentral wirkendes Sympathomimetikum*; **Anw.**: Appetitzügler

Norrie: Gordon Norrie; 1855–1941; dänischer Augenarzt (Kopenhagen)

Norrie-Warburg-Syndrom *nt* (Ⓔ Norrie's disease): ***Syn:*** *Atrophia bulborum hereditaria*; X-chromosomal-rezessives Syndrom mit beidseitiger Blindheit und Schwerhörigkeit

p-Nor|syn|e|phrin *nt* (Ⓔ octopamine): ***Syn:*** *Octopamin*; Sympathomimetikum*; Antihypertensivum*

19-Nor|tes|to|ste|ron *nt*: →*Nandrolon*

Nor|tes|tri|o|nat *nt*: →*Nandrolon*

Northern Blot *m/nt* (Ⓔ Northern blot): Variante des Southern* Blot zur Erkennung spezifischer RNA*

Nor|trip|ty|lin *nt* (Ⓔ nortriptyline): trizyklisches Antidepressivum* vom Desipramin-Typ

Norum: Kaare Norum; norwegischer Ernährungswissenschaftler (Oslo) im 20. Jahrhundert

Norum-Krankheit *f* (Ⓔ Norum-Gjone disease): ***Syn:*** *primärer Lecithin-Cholesterin-Acyltransferase-Mangel, primärer LCAT-Mangel, familiärer Serumcholesterinestermangel*; autosomal-rezessive Enzymopathie, die den reversen Cholesterintransport stört; führt u.a. zu hämolytischer Anämie* durch eine Störung der Erythrozytenmembran, Proteinurie*, Nierenerkrankungen und Hornhauttrübung durch Lipidablagerung; das freie Cholesterin* im Serum ist erhöht; **Therapie**: cholesterinarme Ernährung

Nor|walk|vi|rus *nt* (Ⓔ Norwalk virus): wahrscheinlich zu den Caliciviren gehörender Erreger akuter Gastroenteritisepidemien, v.a. in Heimen, Kasernen, Schulen; die Erkrankung ist i.d.R. nach 36–48 h überstanden

Nos-, nos- *präf.*: →*Noso-*

Nos|ca|pin *nt* (Ⓔ noscapine): ***Syn:*** *Narcotin, Narkotin, 8-Methoxyhydrastin*; Opiumalkaloid; **Anw.**: Antitussivum*

Noso-, noso- *präf.*: Wortelement mit der Bedeutung „Krankheit“

no|so|ko|mi|al *adj* (Ⓔ nosocomial): mit Bezug zum Krankenhaus; im Krankenhaus erworben

No|so|ko|mi|al|in|fek|ti|on *f* (Ⓔ nosocomial infection): ***Syn:*** *nosokomiale Infektion, nosokomialer Infekt*; Infektion durch Nosokomialkeime*; die wichtigsten Erreger sind z.Z. Staphylococcus* aureus, Enterobakterien*, Pseudomonas* aeruginosa, koagulase-negative Staphylokokken*, Candida*-, Aspergillus*- und Legionella*-Species, Clostridium* difficile sowie verschiedene Viren [Hepatitis B-, Hepatitis C-, HIV-Virus]

No|so|ko|mi|al|kei|me *pl* (Ⓔ nosocomial germs): ***Syn:*** *Hospitalkeime*; i.d.R. antibiotikaresistente Keime, die nosokomiale Infekte hervorrufen

No|so|lo|gie *f* (Ⓔ nosology): ***Syn:*** *Krankheitslehre*; systematische Beschreibung und Lehre von den Krankheiten; Teilgebiet der Pathologie*

no|so|lo|gisch *adj* (Ⓔ nosologic): Nosologie betreffend

no|so|phob *adj* (Ⓔ nosophobic): Krankheitsfurcht/Nosophobie betreffend, durch sie gekennzeichnet

No|so|pho|bie *f* (Ⓔ nosophobia): ***Syn:*** *Krankheitsfurcht*; krankhafte Angst vor Krankheiten; oft gleichgesetzt mit Pathophobie*

No|so|psyl|lus fas|ci|a|tus *m* (Ⓔ Nosopsyllus fasciatus): ***Syn:*** *Rattenfloh*; weltweit verbreiteter Floh; Überträger der Pest* und des endemischen Fleckfiebers*

No|so|to|xi|ko|se *f* (Ⓔ nosotoxicosis): durch Gifte oder eine Vergiftung ausgelöste Erkrankung

nos|to|phob *adj* (Ⓔ nostophobic): Nostophobie betreffend, durch sie gekennzeichnet

Nos|to|pho|bie *f* (Ⓔ nostophobia): krankhafte Angst vor dem Nachhausekommen

Not-, not- *präf.*: →*Noto-*

no|tal *adj* (Ⓔ notal): ***Syn:*** *dorsal*; Rücken/Dorsum betreffend

Not|fall|chi|rur|gie *f*: →*Notfalloperation*

Not|fall|en|do|sko|pie *f* (Ⓔ emergency endoscopy): Endoskopie* des Magen-Darm-Traktes zur Abklärung von z.B. Blutung oder Verschluss im oberen Darmbereich

Not|fall|me|di|zin *nt* (Ⓔ emergency medicine): interdisziplinäres Gebiet der Medizin, das sich mit der Diagnose und Therapie medizinischer Notfälle, d.h. akut lebensbedrohlicher Zustände, beschäftigt; in den angloamerikanischen Ländern eigenständiges Teilgebiet

Not|fall|o|pe|ra|ti|on *f* (Ⓔ emergency operation): ***Syn:*** *Notfallchirurgie*; chirurgischer Eingriff bei Lebensgefahr; z.B. Tracheotomie* bei Luftröhrenverlegung oder Laparotomie* bei Akutem* Abdomen

Not|fall|re|ak|ti|on *f* (Ⓔ emergency reaction): *s.u. Adaptationssyndrom*

Not|fall|spray *nt* (Ⓔ emergency spray): ***Syn:*** *Rettungsspray*; *s.u. Essay Asthma bronchiale S. 173*

Nothnagel: Hermann Nothnagel; 1841–1905; deutscher Internist (Jena, Wien)

Nothnagel-Syndrom *nt* (Ⓔ Nothnagel's syndrome): ***Syn:*** *oberes Ruber-Syndrom, oberes Nucleus ruber-Syndrom*; homolaterale Okulomotoriusparese* mit kontralateraler Hemiparese*, Hemiathetose*, Hemichorea*, Intentions- und Haltungstremor bei Schädigung des oberen Nucleus* ruber

Noto-, noto- *präf.*: Wortelement mit der Bedeutung „Rücken"

No|to|chor|da *f* (Ⓔ notochord): ***Syn:*** *Rückensaite, Chorda dorsalis*; axiales Stützorgan während der Embryonalentwicklung; induziert beim Menschen die Bildung des Neuralrohrs*; Nucleus* pulposus und Ligamentum* apicis dentis werden als Chordareste betrachtet

No|to|chor|dom *nt* (Ⓔ notochordoma): ***Syn:*** *Chordom*; seltener, gallertartiger Tumor an der Schädelbasis, der aus Resten der Chorda* dorsalis hervorgeht

Not|si|tu|a|ti|on, fe|ta|le *f* (Ⓔ fetal distress): ***Syn:*** *fetaler Gefahrenzustand, fetal distress*; Oberbegriff für alle Gefahren, die dem Fetus während der letzten Schwangerschaftsmonate, unter der Geburt und unmittelbar nach der Geburt drohen

Not|stands|a|me|nor|rhoe *f, pl* **-rho|en** (Ⓔ dietary amenorrhea): ***Syn:*** *ernährungsbedingte/nutritive/alimentäre Amenorrhoe*; durch eine Mangel- oder Fehlernährung verursachte Amenorrhoe*

No|va|min|sul|fon *nt*: →*Metamizol*

Novel food *nt*: von der EG-Kommission verwendeter Oberbegriff für gentechnisch hergestellte oder veränderte Lebensmittelbestandteile und Hilfsstoffe sowie chemisch modifizierte oder neu synthetisierte Zutaten und Erzeugnisse

No|vo|bi|o|cin *nt* (Ⓔ novobiocin): ***Syn:*** *Streptonivicin*; von Streptomyces niveus gebildetes Antibiotikum mit Wirkung gegen grampositive und gramnegative Keime; **Anw.**: Infektionen mit Staphylokokken oder Pseudomonas* pseudomallei; wegen der häufigen Nebenwirkungen [Blutbildschäden, gastrointestinale Symptome] nur selten verwendet

no|vo|phob *adj* (Ⓔ novophobic): Novophobie betreffend, durch sie gekennzeichnet oder bedingt

No|vo|pho|bie *f* (Ⓔ novophobia): krankhafte Angst vor allem Neuen

No|xe *f* (Ⓔ noxa): Schadstoff, schädigendes oder krankheitserregendes Agens

No|xi|pti|lin *nt* (Ⓔ noxiptiline): trizyklisches Antidepressivum* vom Imipramin-Typ

NOZ *Abk.*: nicht-opsoniertes Zymosan

No|zi|per|zep|ti|on *f*: →*Nozizeption*

No|zi|re|zep|ti|on *f*: →*Nozizeption*

no|zi|re|zep|tiv *adj* (Ⓔ nociceptive): ***Syn:*** *nozizeptiv*; Schmerzreize aufnehmend

No|zi|re|zep|tor *m* (Ⓔ nocireceptor): ***Syn:*** *Schmerzrezeptor, Nozizeptor*; die Haut des Menschen enthält neunmal so viele Schmerzrezeptoren wie Druckrezeptoren; histologisch handelt es sich um freie Nervenendigungen, die auf mechanische, thermische oder chemische Reize ansprechen oder als polymodale Rezeptoren auf zwei oder mehr Qualitäten; daneben findet man Schmerzrezeptoren auch in Muskeln, Gelenken, Sehnen, der Wand von Gefäßen und Hohlorganen usw.; ihre Impulse werden über das Rückenmark und den Hirnstamm zum Thalamus* geleitet; die Verarbeitung der Schmerzreize im Zentralnervensystem ist ein komplexer Vorgang, an dem zahlreiche Transmitter und Modulatoren beteiligt sind und die einer bewussten und unbewussten Kontrolle durch das Großhirn unterliegt

no|zi|sen|si|tiv *adj* (Ⓔ nocisensitive): schmerzempfindlich

No|zi|zep|ti|on *f* (Ⓔ nociperception): ***Syn:*** *Nozirezeption, Noziperzeption*; Schmerzsinn, Schmerzrezeption; *s.a. Nozirezeptor*

no|zi|zep|tiv *adj*: →*nozirezeptiv*

No|zi|zep|tor *m*: →*Nozirezeptor*

NP *Abk.*: **1.** →*Nasopharynx* **2.** nekrotisierende Pankreatitis **3.** →*Neurophysin* **4.** →*Neuropsychiatrie* **5.** Normalpackung **6.** Normalplasma **7.** →*Nucleoprotein* **8.** Nucleosidphosphorylase **9.** Nullpunkt

Np *Abk.*: Neptunium

NPA *Abk.*: nicht-palpabler Arterienpuls

NPB *Abk.*: Normalpufferbase

NPC *Abk.*: **1.** →*nasopharyngeales Karzinom* **2.** Nucleoprotein-Komplex

NPDL *Abk.*: nodular poorly-differentiated lymphocytic lymphoma

NPH *Abk.*: normal pressure hydrocephalus

NPH-Insulin *nt* (Ⓔ NPH insulin): ***Syn:*** *Insulinum isophanum, Neutral-Protamin-Hagedorn-Insulin, Isophaninsulin*; kristalliner Insulin-Protamin-Komplex; Intermediärinsulin, d.h. Verzögerungsinsulin mit mittellanger Wirkungsdauer [10–22 h]; *s.a. Essay Diabetes mellitus S. 481*

NPL *Abk.*: →*Neoplasma*

NPMT *Abk.*: N-Pyrrolidinmethyltetracyclin

NPN *Abk.*: **1.** nicht-proteingebundener Stickstoff **2.** →*Nitroprussidnatrium*

NPP *Abk.*: **1.** nicht-palpabler peripherer Puls **2.** Nitrophenylphosphat **3.** →*Nucleus pulposus-Prolaps*

NPRO *Abk.*: N-Nitnosoprolin

NPSVT *Abk.*: nicht-paroxysmale supraventrikuläre Tachykardie

NPT *Abk.*: nasaler Provokationstest

NPT-Messung *f* (Ⓔ nocturnal penile tumescence measuring): Messung der Nächtlichen Penilen Tumeszenz, d.h. der während der REM-Phasen auftretenden Erektionen; normal ist das Vorkommen von 3–6 Erektionen von mindestens 10 Minuten Dauer bei 8 h Schlaf; *s.a. erektile Dysfunktion*

NPU *Abk.*: neuropathisches Plantarulkus

NPV *Abk.*: →*Nucleus paraventricularis*

NPX *Abk.*: →*Naproxen*

NQWI *Abk.*: →*non-Q-wave-Infarkt*

NR *Abk.*: **1.** Nebenreaktion **2.** Neurofibromatose Recklinghausen **3.** Neutralisierungsreaktion **4.** Neutralrot **5.** Neutralrotation **6.** nodaler Rhythmus **7.** Normalreihe **8.** →*Nucleus ruber*

NRD *Abk.*: →*Neuralrohrdefekt*

NREM-Schlaf *m*: →*Nicht-REM-Schlaf*

n-Rezeptoren *pl* (Ⓔ nicotinic receptors): *s.u. cholinerge Rezeptoren*

NRN *Abk.*: →*Nierenrindennekrose*

nRNA *Abk.*: Kern-RNA

NRTI *Abk.*: Nucleosid-reverse-Transkriptase-Inhibitor

NRVF *Abk.*: nichtrheumatisches Vorhofflimmern

NS *Abk.*: **1.** →*nephrotisches Syndrom* **2.** →*Nervensystem* **3.** →*Nierenszintigraphie* **4.** noduläre Sklerose **5.** Normalserum

ns *Abk.*: Nanosekunde

n.s. *Abk.*: nicht signifikant

NSA *Abk.*: →*Nicotinsäureamid*

NSAID *Abk.*: non-steroidal anti-inflammatory drugs

NSAIM *Abk.*: nicht-steroidale antiinflammatorisch-wirkende Medikamente

NSAR *Abk.*: →*nicht-steroidale Antirheumatika*

NSAS *Abk.*: Nacken-Schulter-Arm-Syndrom

NSC *Abk.*: Nucleus suprachiasmaticus

nsCHE *Abk.*: nichtspezifische Cholinesterase

NSD *Abk.*: **1.** →*Nebenschilddrüse* **2.** nominale Standarddosis

NSE *Abk.*: neuronenspezifische Enolase

nsec *Abk.*: Nanosekunde

NSER *Abk.*: normalisierte systolische Ejektionsrate

NSG *Abk.*: neurosekretorische Granula

NSH *Abk.*: Nebenschilddrüsenhormon

NSHA *Abk.*: nicht-sphärozytäre hämolytische Anämie

NSN *Abk.*: nicotinstimulierendes Neurophysin

NSO *Abk.*: →*Nucleus supraopticus*

NSR *Abk.*: normaler Sinusrhythmus

NSVA *Abk.*: Nonylsäurevanillylamid

NT *Abk.*: **1.** →*nasotracheal* **2.** →*Nelson-Test* **3.** Neotetrazolium **4.** Neutralisationstest **5.** →*Nierentransplantation* **6.** Normaltiter **7.** →*normotensiv* **8.** →*Normotonie* **9.** →*Nortriptylin* **10.** →*Nystatin*

NTA *Abk.*: **1.** natürliche thymotoxische Autoantikörper **2.** Norethisteronacetat

NTC *Abk.*: negativer Temperaturkoeffizient

NTF *Abk.*: *→Nitrofurantoin*
NTG *Abk.*: *→Nitroglycerin*
NTP *Abk.*: Nucleosidtriphosphat
NTPP *Abk.*: Nortestosteronphenylpropionat
NTR *Abk.*: normale Thyroxinrate
NTS *Abk.*: nephrotoxisches Serum
NTZ *Abk.*: Nierentransplantationszentrum
NU *Abk.*: **1.** Nachuntersuchung **2.** Narkose-Untersuchung
Nu|be|cu|la *f* (Ⓔ **1.–2.** nubecula): **1.** ***Syn:*** *Nubekula, Nebula*; leichte Hornhauttrübung **2.** Harntrübung
Nu|be|ku|la *f* (Ⓔ nubecula): ***Syn:*** *Nubecula, Nebula*; leichte Hornhauttrübung
Nu|cha *f* (Ⓔ nucha): Nacken
nu|chal *adj* (Ⓔ nuchal): Nacken betreffend, zum Nacken gehörend
Nüch|tern|glu|co|se, ab|nor|me *f* (Ⓔ impaired fasting glucose): ***Syn:*** *impaired fasting glucose*; *s.u. Essay Diabetes mellitus S. 481*
Nüch|tern|schmerz *m* (Ⓔ hunger pain): *s.u. Ulcus duodeni*
Nüch|tern|se|kre|ti|on *f* (Ⓔ basal secretion): *s.u. Basalsekretion*
Nüch|tern|wert *m* (Ⓔ fasting value): Blutspiegel einer Substanz nach 12-stündiger Nahrungskarenz
Nuck: Anton Nuck; 1650–1692; holländischer Anatom (Leiden)
Nuck-Divertikel *nt* (Ⓔ Nuck's diverticulum): fortbestehender Processus* vaginalis peritonei der Frau; in seltenen Fällen Bruchsack einer Eingeweidehernie* [**Nuck-Hernie**]
Nuck-Zyste *f* (Ⓔ Nuck's hydrocele): ***Syn:*** *Hydrocele feminae/muliebris*; Flüssigkeitsansammlung im fortbestehenden Processus* vaginalis peritonei der Frau
Nucl. *Abk.*: *→Nucleus*
Nucle-, nucle- *präf.*: *→Nucleo-*
Nu|cle|a|se *f* (Ⓔ nuclease): ***Syn:*** *Nuklease*; Enzym, das Nucleinsäuren spaltet; meist handelt es sich um eine Phosphodiesterase*; **Endonucleasen** spalten innerhalb des Moleküls, **Exonucleasen** am Molekülende; **Desoxyribonucleasen** spalten DNA*, **Ribonucleasen** RNA*
nucleic acid sequence-based amplification *nt*: *s.u. Essay AIDS S. 31*
Nu|cle|in *nt*: *→Nuklein*
Nu|cle|in|säu|re *f* (Ⓔ nucleic acid): ***Syn:*** *Nukleinsäure*; aus unverzweigten Polynucleotidketten bestehendes Molekül; je nach Art des Zuckers unterscheidet man Desoxyribonucleinsäure* [DNA, mit Desoxyribose*] und Ribonucleinsäure* [RNA, mit Ribose*]; Desoxyribonucleinsäure enthält die Purinbasen Adenin* und Guanin* und die Pyrimidinbasen Cytosin* und Thymin*; Ribonucleinsäure enthält ebenfalls Adenin*, Guanin* und Cytosin*, Uracil* nimmt aber den Platz von Thymin* ein [*Abb. N81*]
Nucleo-, nucleo- *präf.*: Wortelement mit der Bedeutung „Kern/Zellkern/Nukleus"
Nu|cle|o|kap|sid *nt*: *→Nukleokapsid*
Nu|cle|o|lem|ma *f* (Ⓔ nuclear envelope): ***Syn:*** *Kernhülle, Kernmembran, Kernwand, Karyotheka*; den Zellkern umgebende Membran; *s.u. Zellkern*
Nu|cle|o|lus *m, pl* **-li**: *→Nukleolus*
Nu|cle|o|pro|te|id *nt*: *→Nukleoprotein*
Nu|cle|o|pro|te|in *nt*: *→Nukleoprotein*
Nu|cle|o|si|da|se *f* (Ⓔ nucleosidase): ***Syn:*** *Nukleosidase*; Hydrolase*, die Nucleoside* spaltet
Nu|cle|o|si|de *pl* (Ⓔ nucleosides): ***Syn:*** *Nukleoside*; aus einer Purin- oder Pyrimidinbase und einem Zucker [Ribose* oder Desoxyribose*] bestehende Verbindung; die Verbindung erfolgt über eine N-glykosidische Bindung; Bausteine der Nucleotide* [*Tab. N82, Abb. N83*]
Nu|cle|o|so|men *pl*: *→Nukleosomen*
Nu|cle|o|ti|da|se *f* (Ⓔ nucleotidase): ***Syn:*** *Nukleotidase*; Hydrolase*, die Nucleotide spaltet
Nu|cle|o|ti|de *pl* (Ⓔ nucleotides): ***Syn:*** *Nukleotide, Mononukleotide, Mononucleotide*; Phosphorsäureester der Nucleoside*; die Veresterung erfolgt entweder am C-Atom 5' [5'-Monophosphat] oder [seltener] am C-Atom 3' [3'-Monophosphat]; 5'-Monophosphate sind die Grundbausteine der Nucleinsäuren*; beide Formen sind Teil wichtiger Coenzyme
Nu|cle|us *m, pl* **Nu|clei** (Ⓔ **1.–3.** nucleus): **1.** *→Zellkern* **2.** ***Syn:*** *Kern, Kerngebiet, Nukleus*; lokale Ansammlung von Nervenzellen im Gehirn oder Rückenmark, z.B. als Ursprungskern von Nerven **3.** zentraler Teil eines Organs oder einer Struktur, z.B. der Augenlinse [Nucleus* lentis]
Nuclei accessorii tractus optici (Ⓔ accessory nucleus of optic tract): drei Gruppen von Kernen [Nuclei accessorii lateralis/medialis/posterior tractus optici] entlang des Tractus* opticus
Nucleus accessorius nervi oculomotorii (Ⓔ accessory oculomotor nucleus): ***Syn:*** *Edinger-Westphal-Kern*; autonomer Kern des Nervus* oculomotorius für die inneren Augenmuskeln
Nucleus ambiguus (Ⓔ ambiguous nucleus): motorischer und parasympathischer Kern der Nervi* glossopharyngeus, vagus und accessorius; liegt in der Medulla* oblongata am Boden der Rautengrube [Fossa* rhomboidea]
Nucleus amygdalae: *→Mandelkern*
Nucleus ansae lenticularis (Ⓔ nucleus of ansa lenticularis): Kern der Linsenschleife [Ansa* lenticularis]
Nucleus anterior corporis trapezoidei (Ⓔ anterior nucleus of trapezoid body): *s.u. Nuclei corporis trapezoidei*
Nuclei anteriores thalami (Ⓔ anterior nuclei of thalamus): vordere Kerngruppe des Thalamus*; besteht aus **Nucleus anterodorsalis thalami, Nucleus anteromedialis thalami** und **Nucleus anteroventralis thalami**; Relaiskerne des limbischen Systems*, die Fasern aus dem Tractus* mamillothalamicus erhalten und Projektionsfasern zur Rinde von Gyrus* cinguli und parahippocampalis senden
Nucleus anterior medullae spinalis (Ⓔ anterior nucleus of spinal cord): motorischer Kern im Vorderhorn* des Rückenmarks*
Nucleus anterior pontis (Ⓔ anterior nucleus of pons): *s.u. Nuclei pontis*
Nucleus anterior ventrolateralis (Ⓔ anterior ventrolateral nucleus): *s.u. Nuclei ventrales thalami*
Nucleus anterodorsalis thalami (Ⓔ anterodorsal nucleus of thalamus): *s.u. Nuclei anteriores thalami*
Nucleus anterolateralis medullae spinalis (Ⓔ anterolateral nucleus of spinal cord): motorischer Kern im Vorderhorn* des Rückenmarks*
Nucleus anteromedialis medullae spinalis (Ⓔ anteromedial nucleus of spinal cord): motorischer Kern im Vorderhorn* des Rückenmarks*
Nucleus anteromedialis thalami (Ⓔ anteromedial nucleus of thalamus): *s.u. Nuclei anteriores thalami*
Nucleus anteroventralis thalami (Ⓔ anteroventral nucleus of thalamus): *s.u. Nuclei anteriores thalami*
Nucleus arcuatus (Ⓔ arcuate nucleus): Ursprungskern der Fibrae* arcuatae externae anteriores und posteriores in der Medulla* oblongata
Nucleus arcuatus hypothalami (Ⓔ arcuate nucleus of hypothalamus): ***Syn:*** *Nucleus semilunaris, Nucleus infundibularis*; Zellgruppe am unteren Ende des Infundibulums des Hypothalamus*
Nuclei basales (Ⓔ basal nuclei): ***Syn:*** *Basalganglien*; zum extrapyramidalmotorischen System* gehörende Endhirn- und Zwischenhirnkerne mit Bedeutung für die Motorik; dazu gehören u.a. Nucleus* caudatus, Nucleus* lentiformis, Corpus* striatum, Nucleus* subthalamicus, Pars compacta und reticularis der Substantia* nigra
Nucleus basalis ventralis medialis (Ⓔ basal ventral medial nucleus): *s.u. Nuclei ventrales thalami*
Nucleus caeruleus (Ⓔ nucleus caeruleus): bläulich schimmernde Vertiefung in der Seitenwand des IV. Ventrikels, die ca. 20.000 melaninhaltige Nervenzellen enthält; ihre noradrenergen Axone ziehen u.a. zu Großhirnrinde, Thalamus, Mandelkörper und Hippocampus
Nucleus caudatus (Ⓔ caudate nucleus): ***Syn:*** *Schweifkern*; zu den Basalganglien [Nuclei* basales] gehörender Kern im Endhirn [Telencephalon*]; der kolbenförmige Kopf [**Caput nuclei caudati**] bildet die Wand des Vorderhorns des Seitenventrikels, der Körper [**Corpus nuclei caudati**] den Boden des Seitenventrikels, und der Schwanz [**Cauda nuclei caudati**] verläuft in der dorsolateralen Wand des Seitenventrikels
Nucleus centralis colliculi inferioris (Ⓔ central nucleus of

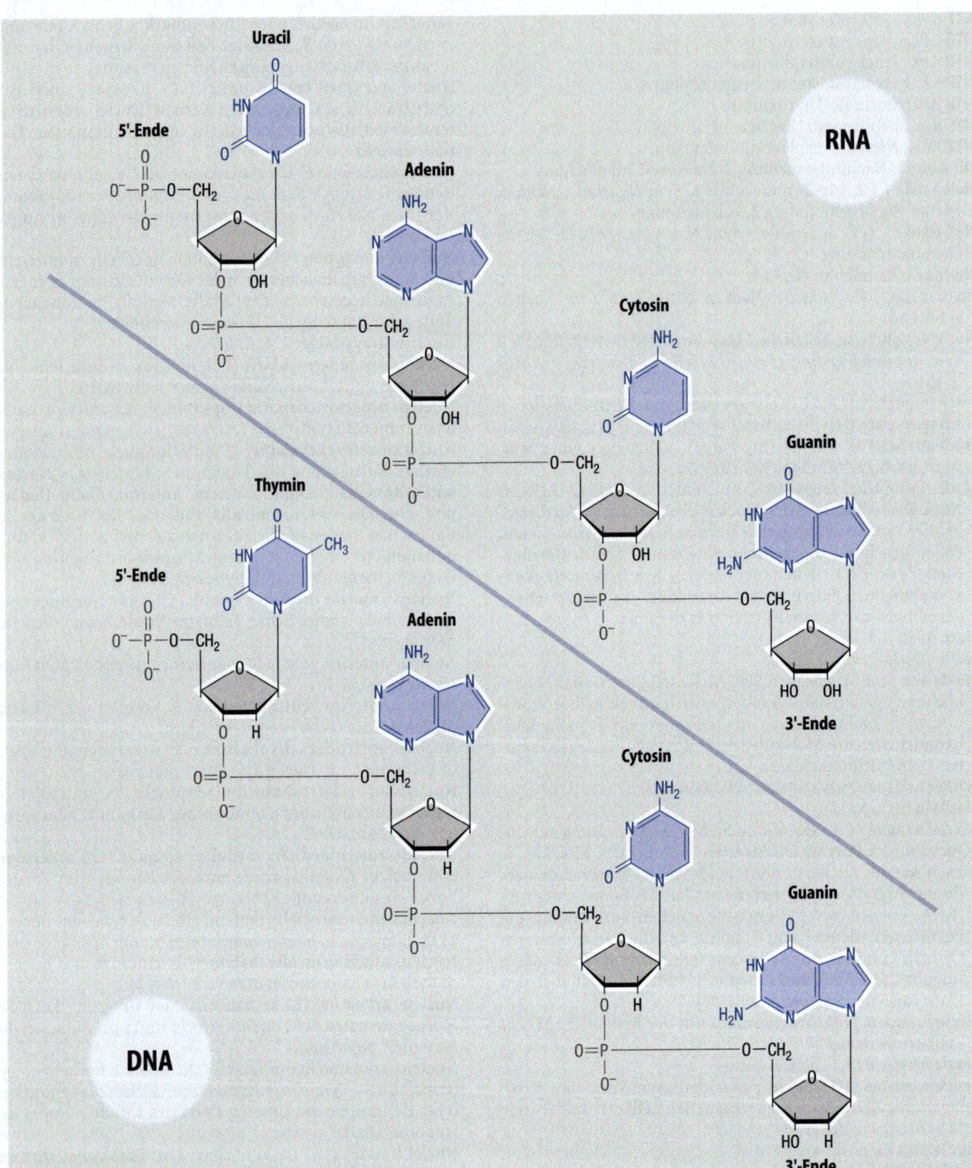

Abb. N81. Nucleinsäure. Primärstruktur von RNA und DNA

inferior colliculus): *s.u. Nuclei colliculi inferiores*

Nucleus centralis lateralis thalami (Ⓔ lateral central nucleus of thalamus): *s.u. Nuclei intralaminares thalami*

Nucleus centralis medialis thalami (Ⓔ medial central nucleus of thalamus): *s.u. Nuclei intralaminares thalami*

Nucleus centralis medullae spinalis (Ⓔ central nucleus of spinal cord): motorischer Kern im Vorderhorn* des Rückenmarks*

Nucleus centromedianus thalami (Ⓔ centromedian nucleus of thalamus): *s.u. Nuclei intralaminares thalami*

Nuclei cerebelli (Ⓔ nuclei of cerebellum): ***Syn:*** *Kleinhirnkerne*; das Kleinhirn [Cerebellum*] hat vier Kerne: Nucleus* dentatus, Nucleus* emboliformis, Nucleus* globosus und Nucleus* fastigii

Nucleus cochlearis anterior, posterior (Ⓔ anterior and posterior cochlear nucleus): vorderer und hinterer Endkern des Nervus* cochlearis im Boden der Rautengrube [Fossa* rhomboidea]; in ihnen werden die akustischen Signale vom 1. Neuron der Hörbahn* auf das zweite Neuron umgeschaltet

Nuclei colliculi inferiores (Ⓔ nuclei of inferior colliculus): der Colliculus* inferior hat drei Kerngruppen **Nucleus centralis, externus/lateralis** und **pericentralis colliculi inferioris**

Nucleus commissuralis (Ⓔ commissural nucleus): *s.u. Nuclei tractus solitarius*

Nucleus commisuralis rhomboidalis (Ⓔ rhomboid commissural nucleus): *s.u. Nuclei mediani thalami*

Nuclei corporis geniculati medialis (Ⓔ medial geniculate nuclei): das Corpus* geniculatum mediale hat drei Kerngruppen: **Nucleus ventralis, dorsalis** und **medialis magnocellularis corporis geniculati medialis**, die Neurone der Hörbahn* umschalten

Nuclei corporis trapezoidei (Ⓔ nuclei of trapezoid body):

Tab. N82. Nomenklatur der Nucleoside

Base	Abkürzung	Pentose	Nucleosid	Abkürzung
Cytosin	Cyt	Ribose	Cytidin	C
		Desoxyribose	Desoxycytidin	dC
Thymin	Thy	Ribose	Thyminribosid	–
		Desoxyribose	Desoxythymidin	dT
Uracil	Ura	Ribose	Uridin	U
		Desoxyribose	Desoxyuridin	dU
Adenin	Ade	Ribose	Adenosin	A
		Desoxyribose	Desoxyadenosin	dA
Guanin	Gua	Ribose	Guanosin	G
		Desoxyribose	Desoxyguanosin	dG
Hypoxanthin	Hyp	Ribose	Inosin	I
		Desoxyribose	Desoxyinosin	dI
Xanthin	Xan	Ribose	Xanthosin	X
		Desoxyribose	Desoxyxathosin	dX

die drei Kerne des Corpus* trapezoideum [**Nucleus anterior, lateralis, medialis corporis trapezoidei**], die Signale der Hörbahn* umschalten

Nucleus cuneatus (Ⓔ cuneate nucleus): ***Syn:*** *Burdach-Kern*; keilförmiger Kern oberhalb der Pyramidenbahnkreuzung* in der Medulla* oblongata; besteht aus einer **Pars centralis** und einer **Pars rostralis**; Endkern des Fasciculus* cuneatus medullae spinalis

Nucleus cuneatus accessorius (Ⓔ accessory cuneate nucleus): neben dem Nucleus* cuneatus liegende kleinere Zellgruppe, die sensible Efferenzen von Hand und Arm erhält

Nucleus cuneiformis (Ⓔ cuneiform nucleus): *s.u. Nuclei reticulares in mesencephale*

Nucleus dentatus (Ⓔ dentate nucleus): ***Syn:*** *Dentatum, Nucleus lateralis cerebelli*; größter Kleinhirnkern, von dem die meisten Fasern des Pedunculus* cerebellaris superior ausgehen

Nuclei dorsales thalami (Ⓔ dorsal nuclei of thalamus): die hintere Kerngruppe des Thalamus* umfasst **Nucleus dorsalis lateralis thalami, Nucleus lateralis posterior thalami,** und die **Nuclei pulvinares** [Nucleus pulvinaris anterior/inferior/lateralis/medialis], die zum visuellen und auditiven System gehören

Nucleus dorsalis: *→Nucleus thoracicus posterior*

Nucleus dorsalis corporis geniculati medialis (Ⓔ dorsal nucleus of medial geniculate body): *s.u. Nuclei corporis geniculati medialis*

Nucleus dorsalis nervi vagi (Ⓔ dorsal nucleus of vagus nerve): ***Syn:*** *hinterer Vaguskern, Nucleus posterior nervi vagi*; hinterer Kern des Nervus* vagus am Boden der Rautengrube [Fossa* rhomboidea]; parasympathischer Kern, von dem efferente Fasern zu den Brusteingeweiden, den Oberbauchorganen und dem Darmtrakt bis zum Cannon-Böhm-Punkt ausgehen

Nucleus emboliformis (Ⓔ emboliform nucleus): ***Syn:*** *Nucleus interpositus anterior*; keilförmiger Kleinhirnkern medial des Nucleus* dentatus; die Axone ziehen durch den Pedunculus* cerebellaris superior

Nucleus externus colliculi inferioris (Ⓔ external nucleus of inferior colliculus): *s.u. Nuclei colliculi inferiores*

Nucleus fastigii (Ⓔ fastigial nucleus): ***Syn:*** *Nucleus medialis cerebelli*; Kleinhirnkern am Dach des IV. Ventrikels; sendet Projektionsfasern zu den Nuclei* vestibulares

Nucleus gelatinosus solitarius (Ⓔ gelatinous solitary nucleus): *s.u. Nuclei tractus solitarius*

Nucleus gigantocellularis (Ⓔ gigantocellular nucleus): *s.u. Nuclei reticulares in medulla oblongata*

Nucleus gigantocellularis lateralis (Ⓔ lateral gigantocellular nucleus): *s.u. Nuclei reticulares in medulla oblongata*

Nucleus gigantocellularis posterior (Ⓔ posterior gigantocellular nucleus): *s.u. Nuclei reticulares in medulla oblongata*

Nucleus globosus (Ⓔ globose nucleus): ***Syn:*** *Kugelkern, Nucleus interpositus posterior*; kugelförmiger Kleinhirnkern, der medial vom Nucleus* dentatus liegt; seine Axone bilden einen Teil des Pedunculus* cerebellaris superior

Nucleus gracilis (Ⓔ Goll's nucleus): Endkern des Fasciculus* gracilis in der Medulla* oblongata

Nucleus habenulae medialis et lateralis (Ⓔ medial and lateral habenular nuclei): im Epithalamus* liegende Kerne, deren Neuriten in der Commissura* habenularum zur Gegenseite ziehen

Nucleus inferior nervi trigeminalis: veraltet für *→Nucleus spinalis nervi trigemini*

Nucleus infundibularis: *→Nucleus arcuatus hypothalami*

Nucleus intercalatus (Ⓔ intercalated nucleus): *s.u. Nuclei perihypoglossales*

Nucleus interfascicularis nervi hypoglossi (Ⓔ interfascicular nucleus of hypoplossal nerve): *s.u. Nuclei reticulares in medulla oblongata*

Nucleus interfascicularis tegmenti (Ⓔ interfascicular tegmental nucleus): *s.u. Nuclei tegmentales*

Nucleus intermediolateralis (Ⓔ intermediolateral nucleus): Ursprungskern des Parasympathikus* im Seitenhorn des Rückenmarks; reicht von C_8 – L_3

Nucleus intermediomedialis (Ⓔ intermediomedial nucleus): kleine Kerne im Brust- und oberen Lendenmark, die viszerale Efferenzen abgeben

Nucleus intermedius solitarius (Ⓔ intermediate solitary nucleus): *s.u. Nuclei tractus solitarius*

Nucleus interpeduncularis (Ⓔ interpeduncular nucleus): Kerngruppe im Mittelhirn [Mesencephalon*] in der Fossa* interpeduncularis zwischen den Hirnschenkeln [Pedunculi cerebri]

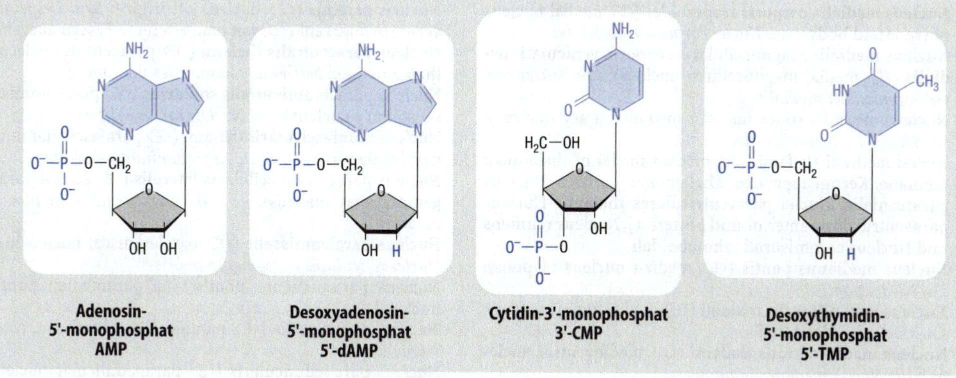

Abb. N83. Wichtige Nucleotide

Nucleus interpositus anterior: *→ Nucleus emboliformis*
Nucleus interpositus posterior: *→ Nucleus globosus*
Nucleus interstitialis (Ⓔ interstitial nucleus): ***Syn:*** *Cajal-Kern, Cajal-Zellen*; Zellgruppe in der Formatio* reticularis des Mittelhirns am Boden des Aquaeductus cerebri; erhält Impulse aus den Nuclei* vestibulares; Ausgangspunkt des Fasciculus* longitudinalis medialis
Nucleus interstitialis solitarius (Ⓔ interstitial solitary nucleus): *s.u. Nuclei tractus solitarius*
Nuclei intralaminares thalami (Ⓔ intralaminar nuclei): Gruppe von fünf Kernen [**Nucleus centralis lateralis thalami, Nucleus centralis medialis thalami, Nucleus centromedianus thalami, Nucleus paracentralis thalami, Nucleus parafascicularis thalami**], die in der Marklamelle des Thalamus* liegen; sie stehen mit Großhirnrinde, Stammhirn, Formatio reticularis, Kleinhirn und Rückenmark in Verbindung
Nuclei laterales dorsalis (Ⓔ lateral dorsal nuclei): *s.u. Nuclei ventrales thalami*
Nuclei laterales posterior (Ⓔ lateral posterior nuclei): *s.u. Nuclei ventrales thalami*
Nucleus lateralis cerebelli: *→ Nucleus dentatus*
Nucleus lateralis colliculi inferioris (Ⓔ lateral nucleus of inferior colliculus): *s.u. Nuclei colliculi inferiores*
Nucleus lateralis corporis trapezoidei (Ⓔ lateral nucleus of trapezoid body): *s.u. Nuclei corporis trapezoidei*
Nucleus lateralis posterior thalami (Ⓔ posterior lateral nucleus of thalamus): *s.u. Nuclei dorsales thalami*
Nuclei lemnisci lateralis (Ⓔ nuclei of lateral lemniscus): die drei Kerne des Lemniscus* lateralis [**Nucleus anterior, intermedius, posterior lemnisci lateralis**] in Höhe der Brücke [Pons*]; sie enthalten Schaltneurone des Lemniscus
Nucleus lentiformis (Ⓔ lentiform nucleus): ***Syn:*** *Linsenkern*; zu den Basalganglien [Nuclei* basales] gehörender Kern, der aus zwei Teilen, Putamen* und Globus* pallidus besteht
Nucleus lentis (Ⓔ nucleus of lens): ***Syn:*** *Linsenkern*; Kern der Augenlinse* [Lens cristallina]
Nucleus limitans (Ⓔ nucleus limitans): *s.u. Nuclei posteriores thalami*
Nucleus mammillaris lateralis (Ⓔ lateral nucleus of mammillary body): Kern der Area hypothalamica posterior des Hypothalamus*
Nucleus mammillaris medialis (Ⓔ medial nucleus of mammillary body): Kern der Area hypothalamica posterior des Hypothalamus*
Nucleus marginalis medullae spinalis (Ⓔ marginal nucleus of spinal cord): Lamina spinalis I; *s.u. Cornu posterius medullae spinalis*
Nuclei mediales thalami (Ⓔ medial nuclei of thalamus): mediale Kerngruppe des Thalamus*, die aus einem kleineren **Nucleus medioventralis thalami** und dem aus drei Teilen [Pars parvocellularis lateralis, Pars magnocellularis medialis, Pars paralaminaris] aufgebauten **Nucleus mediadorsalis thalami** besteht
Nucleus medialis cerebelli: *→ Nucleus fastigii*
Nucleus medialis corporis trapezoidei (Ⓔ medial nucleus of trapezoid body): *s.u. Nuclei corporis trapezoidei*
Nucleus medialis magnocellularis corporis geniculati medialis (Ⓔ medial magnocellular nucleus): *s.u. Nuclei corporis geniculati medialis*
Nucleus medialis solitarius (Ⓔ medial solitary nucleus): *s.u. Nuclei tractus solitarius*
Nuclei mediani thalami (Ⓔ median nuclei of thalamus): mediane Kerngruppe des Thalamus*; umfasst **Nucleus parateanialis, Nuclei paraventriculares thalami** [Nucleus paraventricularis anterior und posterior], **Nucleus reuniens** und **Nucleus commisuralis rhomboidalis**
Nucleus medianus pontis (Ⓔ median nucleus of pons): *s.u. Nuclei pontis*
Nucleus mediodorsalis thalami (Ⓔ mediodorsal nucleus): *s.u. Nuclei mediales thalami*
Nucleus medioventralis thalami (Ⓔ medioventral nucleus): *s.u. Nuclei mediales thalami*
Nucleus mesencephalicus nervi trigeminalis (Ⓔ mesencephalic nucleus of trigeminal nerve): ***Syn:*** *oberer Trigeminuskern*; Mittelhirnkern des Nervus* trigeminus; empfängt viszeroafferent Fasern aus den Muskelspindeln der Kaumuskulatur
Nucleus motorius nervi trigemini (Ⓔ motor nucleus of trigeminal nerve): ***Syn:*** *motorischer Trigeminuskern*; ca. 4 mm langer Kern in der Brücke [Pons*], von dem die motorischen Fasern zu den Kaumuskeln, der Mundbodenmuskulatur und dem Musculus* tensor tympani ausgehen
Nucleus nervi abducentis (Ⓔ abducens nucleus): ***Syn:*** *Abducenskern*; motorischer Ursprungskern des Nervus* abducens unter dem Colliculus* facialis; sendet Fasern zum Musculus* rectus lateralis bulbi
Nucleus nervi accessorii (Ⓔ nucleus of accessory nerve): ***Syn:*** *Akzessoriuskern*; motorischer Ursprungskern des Nervus* accessorius, der teils in der Medulla* oblongata und teils im Rückenmark [C_{1-5}] liegt; seine Fasern versorgen Musculus* trapezius und sternocleidomastoideus
Nucleus nervi cranialis (Ⓔ nucleus of cranial nerves): ***Syn:*** *Hirnnervenkern*; bei den Hirnnervenkernen unterscheidet man zwischen **Ursprungskern** [Nucleus originis], von dem efferente Fasern ausgehen, und **Endkern** [Nucleus terminationis], an dem afferente Fasern enden
Nucleus nervi facialis (Ⓔ nucleus of facial nerve): ***Syn:*** *motorischer Fazialiskern*; motorischer Ursprungskern des Nervus* facialis; liegt anterior vom Nucleus* nervi abducentis in der Brücke [Pons*] und sendet Fasern zu allen mimischen Gesichtsmuskeln
Nucleus nervi hypoglossi (Ⓔ nucleus of hypoglossal nerve): ***Syn:*** *Hypoglossuskern*; motorischer Ursprungskern des Nervus* hypoglossus am Boden der Rautengrube*
Nucleus nervi oculomotorii (Ⓔ nucleus of oculomotor nerve): ***Syn:*** *Okulomotoriuskern*; motorischer Ursprungskern des Nervus* oculomotorius im Mittelhirn [Mesencephalon]; seine Fasern versorgen 4 äußere Augenmuskeln [Musculus* rectus medialis, superior, inferior, obliquus inferior bulbi] und den Musculus* levator palpebrae superioris
Nucleus nervi phrenici (Ⓔ nucleus of phrenic nerve): ***Syn:*** *Phrenikuskern*; in der Vordersäule des Halsmarks [C_{3-7}] liegende motorische Zellen, die das Zwerchfell innervieren
Nucleus nervi pudendi (Ⓔ nucleus of pudendal nerve): kleine Kerngruppe im Vorderhorn des Sakralmarks [S_2], die motorische Fasern für den Harnröhrensphinkter und den Musculus* sphincter ani externus abgeben
Nucleus nervi trochlearis (Ⓔ trochlear nerve nucleus): ***Syn:*** *Trochleariskern*; motorischer Ursprungskern des Nervus* trochlearis im Mittelhirn [Mesencephalon]; innerviert den Musculus* obliquus superior bulbi
Nuclei olivares inferiores (Ⓔ inferior olivary nuclei): ***Syn:*** *Complexus olivaris inferior*; untere Kerngruppe der Olive*; umfasst **Nucleus olivaris principalis, Nucleus olivaris accessorius posterior und medialis**
Nucleus olivaris superior (Ⓔ superior olivary nucleus): obere Kerngruppe der Olive*, die zwei Kerne umfasst [**Nucleus olivaris superior lateralis und medialis**]
Nucleus originis (Ⓔ nucleus of origin): ***Syn:*** *Ursprungskern*; Hirnnervenkern, von dem efferente Fasern ausgehen
Nucleus paracentralis thalami (Ⓔ paracentral nucleus of thalamus): *s.u. Nuclei intralaminares thalami*
Nucleus paracommissuralis solitarius (Ⓔ paracommissural solitary nucleus): *s.u. Nuclei tractus solitarius*
Nucleus parafascicularis thalami (Ⓔ parafascicular nucleus of thalamus): *s.u. Nuclei intralaminares thalami*
Nucleus paragigantocellularis lateralis (Ⓔ lateral paragigantocellular nucleus): *s.u. Nuclei reticulares in medulla oblongata*
Nucleus paralemniscalis (Ⓔ paralemniscal nucleus): *s.u. Nuclei reticulares in tegmento pontis*
Nucleus paramedianus pontis (Ⓔ paramedian pontine nucleus): *s.u. Nuclei pontis*
Nucleus paranigralis (Ⓔ paranigral nucleus): *s.u. Nuclei tegmentales*
Nucleus parapeduncularis (Ⓔ parapeduncular nucleus): *s.u. Nuclei reticulares in mesencephale*

Verfahren zur Sicherung der Atemwege

A. Thierbach

Einleitung

Die vitale Bedeutung und die Vulnerabilität des ventilatorischen Systems, bei dem innerhalb kurzer Zeit aus geringfügigen Problemen lebensbedrohliche Situationen entstehen können, erfordern rasche und erfolgreiche Maßnahmen zur Sicherung der Atemwege. Die Sicherung von Oxigenierung* und Ventilation* als zentrale Aufgaben der Atmung stehen deswegen sowohl bei Patienten in Allgemeinanästhesie* als auch bei Notfallpatienten an erster Stelle der Therapiemaßnahmen.

Probleme bei einer endotrachealen Intubation* treten, abhängig vom Patientengut, mit einer Inzidenz zwischen 1 % und 18 % auf. Eine Häufung von Komplikationen kann bei dem Zusammentreffen von prognostisch ungünstigen Faktoren beobachtet werden. Bei der Sicherung der Atemwege sind neben anatomischen und funktionellen Problemen auch besondere Schwierigkeiten zu bedenken, die bei Verletzungen oder akuten Erkrankungen auftreten können.

Tab. 1. Besondere Probleme bei der Sicherung der Atemwege von Notfallpatienten

- Minimale Möglichkeiten einer spezifischen Voruntersuchung resultieren in einer unvollständigen Risikoeinschätzung
- Die Frühintubation von Notfallpatienten erfordert unter Umständen die Einleitung einer Allgemeinanästhesie, verbunden mit zusätzlicher Atemdepression, Sistieren der Spontanatmung, Verlust der Schutzreflexe und der relevanten pathophysiologischen Reaktionen
- Die Situation im Notfall ist gekennzeichnet von nicht vorhersehbaren personellen, örtlichen, zeitlichen und umgebungstechnischen Gegebenheiten mit gravierendem Einfluss auf den Erfolg der ärztlichen Maßnahmen
- Traumata und akute Erkrankungen können zusätzlich relative oder absolute Intubationshindernisse und Beatmungsprobleme bedingen

Verglichen mit der Einleitung einer Routinenarkose ist vor allem im Notfall von einer deutlich schwierigeren Situation auszugehen: Zusätzlich zu den spezifischen, vorher bestehenden Problemen wird die Sicherung der Atemwege bei Notfallpatienten durch verschiedene Aspekte wesentlich kompliziert [Tab. 1].

Ein Misserfolg in der Atemwegssicherung kann innerhalb kürzester Zeit die Morbidität* und Mortalität* der Patienten drastisch erhöhen. Die Daten des „*Closed Claims Project*" der American Society of Anesthesiologists zeigen, dass die häufigste Ursache für Morbidität* und Mortalität* im Zusammenhang mit einer Anästhesie* Probleme bei der Sicherung der Atemwege sind. Über 30 % aller durch Anästhesie* bedingten Todesfälle werden auf *Atemwegsmissmanagement* zurückgeführt.

Besonders gravierende Probleme mit unmittelbarer Auswirkung auf Mortalität* und Morbidität* betreffen vor allem die **unmögliche Intubation** sowie die **unerkannte Fehlintubation.**

Die **unmögliche Intubation** stellt sich häufig als schwierige direkte Laryngoskopie* dar, aus der erhebliche Probleme resultieren können, den Endotrachealtubus* in der Trachea zu platzieren. Eine Verabreichung von Sauerstoff vor den Intubationsversuchen – die so genannte **Präoxigenierung** – jedes spontan atmenden Patienten reduziert die Gefahr einer Hypoxie* deutlich und erlaubt ggf. den Wechsel auf ein alternatives Verfahren zur Sicherung der Atemwege. Neben der Möglichkeit zur Beatmung über Beutel-Ventil-Maskensysteme und direkter Laryngoskopie* müssen alternative Verfahren, vor allem supralaryngeale Hilfsmittel, unmittelbar zur Verfügung stehen. Bei einer unmöglichen Intubation bedarf es eines planmäßigen, im Vorfeld trainierten Vorgehens anhand eines Algorithmus. Alternativen zur endotrachealen Intubation* mittels direkter Laryngoskopie* müssen sofort verfügbar sein, um die Notwendigkeit eines chirurgischen Zugangs zu den Atemwegen als ultima ratio so gering wie möglich zu halten.

Die **unerkannte** [**ösophageale**] **Fehlintubation** bzw. **akzidentielle, unbemerkte Extubation** stellt den gravierendsten Zwischenfall beim Management der Atemwege dar. Die Verifikation der korrekten endotrachealen Lage der Tubusspitze bietet im Rahmen der klinischen Anästhesie durch ein standardisiertes Vorgehen und Monitoring selten Probleme.

Im Rahmen der Versorgung von Notfallpatienten – insbesondere im präklinischen Bereich – bieten eine hohe persönliche Qualifikation und Erfahrung, die wiederholte Überprüfung klinischer Zeichen sowie die Detektion endexspiratorischen Kohlendioxids durch Kapnometrie* hinreichende Sicherheit.

Verfahren

Prinzipiell stehen eine Vielzahl von Verfahren zur Verfügung, die unterschiedlich gut geeignet sind, bei Patienten ohne Eigenatmung eine Oxigenierung* und Ventilation* vorzunehmen sowie die Atemwege zu sichern, d.h. einer Aspiration* vorzubeugen. Zu den Verfahren zählen vor allem

- Beutel-Ventil-Masken-Systeme
- die endotracheale Intubation mithilfe von
  - direkter [verschiedene Laryngoskopspatel und deren Modifikationen] oder
  - indirekter Laryngoskopie durch flexible oder starre Intubationsfiberskope
- supralaryngeale Hilfsmittel wie
  - der EasyTube [EzT]
  - der Ösophago-Tracheale-Combitubus [ETC]
  - die Larynxmaske und ihre Modifikationen
  - der Larynxtubus
- der chirurgische Atemweg.

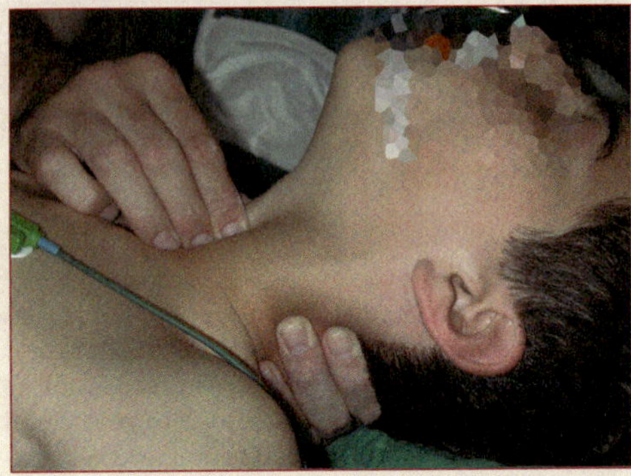

Abb. 1. Krikoiddruck nach Sellick

Tab. 2. Techniken zur Vermeidung einer Aspiration während einer Maskenbeatmung

- Applikation von Krikoiddruck nach Sellick
- Reduktion des inspiratorischen Flows durch Verabreichung des Beatmungshubs über eine Zeit von 1,0 bis 2,0 Sekunden
- Reduktion des Hubvolumen unter Gabe von Sauerstoff auf 6 bis 7 ml/kgKG entsprechend der sichtbar ausgelösten Thoraxexkursionen
- Vermeidung von CPAP oder PEEP
- Sofortige Korrektur einer Verlegung der Atemwege

Tab. 3. Allgemeine Indikationen zur endotrachealen Intubation

- Maschinelle Beatmung
- Kontraindikationen für Maskennarkose oder supralaryngeale Verfahren
- Patienten mit hohem Risiko einer Aspiration
- Notwendigkeit zur Absaugung des Tracheobronchialsystems
- Operative Erfordernisse

Beutel-Ventil-Masken-System

Die Beutel-Ventil-Maskenbeatmung stellt eine weltweit verbreitete Technik dar, die regelmäßig zur Ventilation* und Oxigenierung* von Patienten eingesetzt wird. Um bei der Maskenbeatmung einen möglichst hohen inspiratorischen Anteil von Sauerstoff zu erzielen, ist ein Sauerstoffflow von ca. 10 l/min. sowie ein Reservoir am Beatmungsbeutel oder die Beatmung über ein Narkosekreissystem erforderlich.

Um einer Regurgitation* von Mageninhalt und konsekutiver Aspiration* flüssiger oder fester Stoffe in die Trachea* oder in die tieferen Atemwege vorzubeugen, sollten Patienten mit hohem Aspirationsrisiko schnellstmöglich intubiert werden, statt sie längere Zeit mit einer Maske zu beatmen. Im Einzelfall muss jedoch, falls die Intubation* eines desoxigenisierten Patienten nicht innerhalb eines Zeitraumes von rund 40 sec. gelingt, eine Maskenbeatmung zwischen den Intubationsversuchen durchgeführt werden. Hierbei ist auf die Anwendung des **Krikoiddrucks nach Sellick** zur manuellen Okklusion des Ösophagus* zu achten [Abb. 1]. Diese Maßnahme verschließt den Ösophagus* und verhindert zum einen das Einströmen von Luft mit der Gefahr einer Überblähung des Magens, zum anderen das passive Aufsteigen von Mageninhalt aus dem Ösophagus in den Rachenraum [Regurgitation*].

Die akzidentielle Insufflation von Luft in den Magen während der Maskenbeatmung wird ab einem Druck im Ösophagus von höchstens 15 bis 18 cm H_2O ausgelöst und ist bei höheren Beatmungsdrücken regelmäßig nachweisbar. Die gefährlichen Spitzen des Beatmungsdrucks werden vor allem durch zu große Hubvolumina und die Applikation der Hubvolumina innerhalb kurzer Zeit, zum Teil in Kombination mit einer Obstruktion der oberen Luftwege verursacht.

Die Insufflation von Luft in den Magen im Rahmen der Beutel-Maskenbeatmung kann durch Anwendung der in [Tab. 2] genannten Techniken reduziert werden.

Endotracheale Intubation

Sie stellt ein weltweit verbreitetes Verfahren dar und wurde häufig als so genannter Goldstandard der Sicherung der Atemwege beschrieben. Eine endotracheale Intubation ist prinzipiell bei jeder Form der maschinellen Beatmung indiziert. Die allgemeinen Intubationsindikationen sind in Tab. 3 aufgeführt.

Das Einführen eines Endotrachealtubus* durch den Mund oder die Nase in die Trachea* und deren Abdichtung mithilfe des Cuffs gewährleistet gegenüber einer Maskenbeatmung wesentliche Vorteile [Tab. 4]. Der endotracheal positionierte Cuff dichtet die Trachea bis zu Beatmungsdrücken von rund 50 mbar ab und verhindert das Eindringen fester oder flüssiger Fremdkörper.

Nachteile der endotrachealen Intubation betreffen zum einen die erforderliche Erfahrung mit der zum Teil komplexen Technik, zum anderen die Kontrolle und definitive Verifikation der Lage der Tubusspitze in der Trachea*.

Direkte Laryngoskopie

Dabei wird der Larynx mit einem speziellen Instrument, dem Laryngoskop, sichtbar gemacht. Ein Laryngoskop besteht aus den drei Hauptkomponenten Spatel, Lichtquelle sowie Griff mit Batterien. In Abhängigkeit von der Erfahrung des Arztes sowie patientenimmanenten und umgebungsbedingten Faktoren werden Erfolgsraten bei der endotrachealen Intubation zwischen 50 und 98 % einer Serie von bis zu drei Intubationen beschrieben [Abb. 2].

Die Komplexität der endotrachealen Intubation mithilfe von direkter Laryngoskopie wird auch durch die Vielzahl der Modifikationen von Laryngoskopspateln deutlich.

Schwierige Laryngoskopie

Misslingt die endotracheale Intubation im ersten Versuch, sind während fortgesetzter Oxigenierung* und Ventilation* – in der Regel durch Maskenbeatmung – zunächst die in [Tab. 5] genannten Maßnahmen zur Verbesserung der Situation zu ergreifen, um eine orotracheale Intubation* bei schwierigen anatomischen Verhältnissen durchzuführen. Nach höchstens zwei weiteren Versuchen muss jedoch zu alternativen Techniken gegriffen werden.

Fiberoptische Verfahren

Flexible fiberoptische Intubation [FFI]

Flexible Fiberbronchoskope* sind in der Anästhesie* die effektivsten Hilfsmittel bei einer erwarteten schwierigen Intubation. Sie sind relativ dünne und flexible Instrumente, auf deren distalem Ende ein Endotrachealtubus* aufgefädelt werden kann. Der distale Einführungsteil des Gerätes besitzt eine flexible Spitze, die sich mithilfe eines Hebels am Kontrollteil der Optik in einer Ebene bewegen lässt. Am Kontrollteil mündet das Lichtleitkabel von der Lichtquelle oder, bei Lichtquellen mit Batterie, ein kleiner Handgriff mit batteriebetriebener Lichtquelle.

Die Vorteile dieser Technik wurden u.a. für Patienten, die an angeborenen oder erworbenen Anomalien mit Einfluss auf die Anatomie des oberen Respirationstrakts, der Halswirbelsäule sowie der -weichteile leiden, beschrieben.

Traumatisierte Patienten, bei denen eine Verletzung der Halswirbelsäule nicht sicher ausgeschlossen werden kann, lassen sich mit der FFI durch die Vermeidung von Manipulationen der Halswirbelsäule schonend und risikoarm intubieren [Abb. 3].

Weiterhin bietet die FFI für Patienten mit dem Verdacht auf pathologisch-anatomische Veränderungen infolge von Fremdkörpern oder Schwellungen die Möglichkeit einer einfachen und schonenden

Tab. 4. Vorteile der endotrachealen Intubation

- Sichere Beatmung mit an den Patienten angepassten Atemwegsdrücken
- Bestmöglicher Schutz vor Aspiration
- Option zur endobronchialen Applikation von Medikamenten, z. B. Adrenalin, Lidocain, Atropin oder Naloxon
- Suffiziente Bronchialtoilette; Absaugen durch den Endotrachealtubus

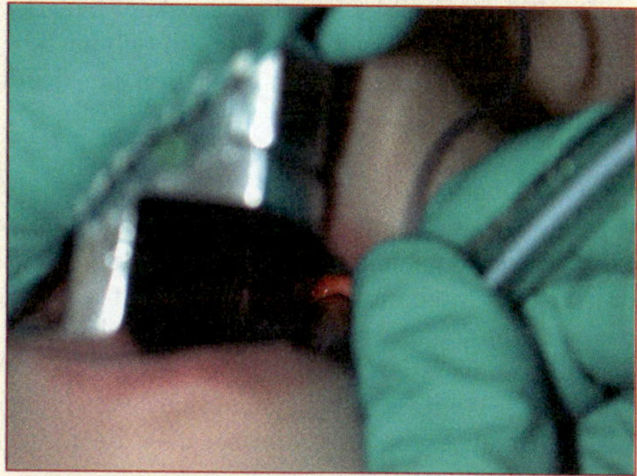

Abb. 2. Endotracheale Intubation unter direkter Laryngoskopie.

Tab. 5. Maßnahmen bei schwieriger Laryngoskopie

- Hilfestellung durch erfahrenen Kollegen
- Lagerung des Kopfes in „verbesserter Jackson-Position" [Schnüffelstellung]
- Druck einer Hilfsperson auf das Krikoid [BURP - backward upward rightward pressure], um den Kehlkopf der optischen Achse des Intubateurs zu nähern
- Wahl eines um 0,5 bis 1,0 mm Innendurchmesser kleineren Tubus
- Biegen des Tubus mit einliegendem Führungsstab in eine "Hockeyschläger-Form"
- Vorschieben des Führungsstabs, bis er um 1 bis 2 cm über die Tubusspitze hinausragt
- Anwendung eines Laryngoskopspatels anderer Größe oder Form

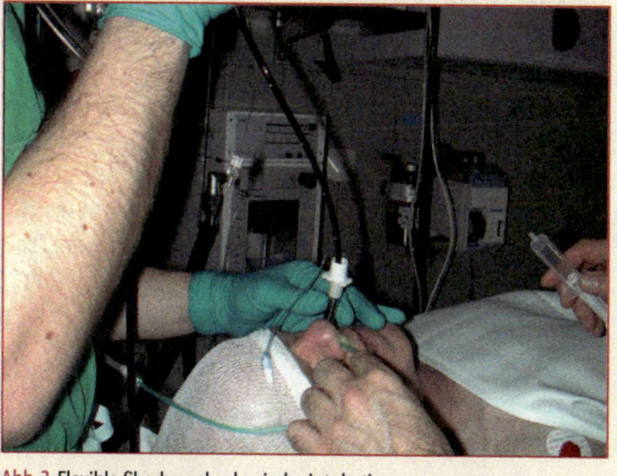

Abb. 3. Flexible fiberbronchoskopische Intubation.

N

Inspektion des oberen Respirationstrakts zur Planung des adäquaten Verfahrens ohne die Beeinträchtigung vitaler Funktionen.

Bei der endotrachealen Intubation mithilfe von flexiblen Fiberbronchoskopen atmet der Patient in der Regel solange spontan, bis der Tubus sicher in der Trachea* platziert ist. Erst dann wird die Anästhesie* eingeleitet. Das Einführen des Fiberbronchoskops und des Tubus wird nach Analgosedierung* des Patienten und zusätzlicher topischer Anästhesie von Naso- bzw. Oropharynx* sowie der Trachea* gut toleriert.

Der Einsatz der flexiblen fiberoptischen Intubation ist nicht nur im Rahmen der Anästhesieeinleitung oder einer Intensivstation möglich. Mehrere Hersteller bieten batteriebetriebene Optiken mit integrierten Lichtquellen an, die problemlos zum Patienten transportiert werden können. Die Lichtquellen erlauben auch bei hellen Umgebungen eine sichere Anwendung, die Kapazität ist jedoch noch auf 1–2 Stunden Leuchtdauer begrenzt.

Der Einsatz flexibler Fiberbronchoskope bedarf allerdings einer entsprechenden Logistik, die z. B. die hygienische Aufbereitung der Optik nach Gebrauch beinhaltet. Mit entsprechender Erfahrung des Anwenders stellt die flexible fiberoptische Intubation eine deutliche Erweiterung der Optionen zur Sicherung schwieriger Atemwege dar.

Starre Intubationsfiberskope

Eine Erweiterung der Möglichkeiten zur endotrachealen Intubation bietet die indirekte Laryngoskopie mithilfe von so genannten starren Intubationsfiberskopen wie dem Bonfils. Diese Geräte ermöglichen eine orotracheale Intubation* von Patienten mit schwierigen Atemwegen, z. B. bei reduzierter Mundöffnung oder bei einer Immobilisation der Halswirbelsäule.

Die Technik ist nicht aufwändiger als die Standard-Laryngoskopie, bedarf aber ebenfalls der klinischen Praxis und ständiger Übung, um auch bei Patienten mit schwierigen Atemwegen oder einer dringlichen Indikation zur Sicherung der Atemwege über die nötige Routine zu verfügen.

Lagekontrolle des Tubus

Die Kontrolle der korrekten intratrachealen Lage der Tubusspitze ist nicht nur unmittelbar nach jeder Intubation, sondern auch bei jeder Übernahme eines intubierten Patienten erforderlich. Ein kontinuierlich durchgeführtes Monitoring ist vor allem während der Durchführung von Transport- und Lagerungsmaßnahmen dieser besonders gefährdeten Patienten von großer Bedeutung.

Alle klinischen Methoden zur Überwachung und Lagekontrolle nach endotrachealer Intubation [Tab. 6] gelten, mit Ausnahme der direkten Sichtkontrolle des Tubus zwischen den Stimmbändern, als unsichere Zeichen. Bei jedem Patienten ist der Nachweis mindestens eines der sicheren Zeichen der regelgerechten intratrachealen Tubuslage zu fordern. Sollte dieser Nachweis nicht möglich sein, dürfen alle klinischen Zeichen keinen Hinweis auf eine Fehllage ergeben.

Tab. 6. Methoden der Lagekontrolle des Endotrachealtubus

Sichere bzw. nahezu sichere Zeichen
· Visueller Nachweis des Tubusverlaufs zwischen den Stimmbändern durch direkte Laryngoskopie
· Kapnometrie
· Fiberoptik
Unsichere Zeichen
· Beidseitige Auskultation des Thorax apikal und basal
· Auskultation des Epigastriums als Gegenprobe
· Beobachtung der seitengleichen Thoraxexkursionen unter Beatmung
· Beschlagen des eingeführten Endotrachealtubus bei der ersten Exspiration durch kondensierte Ausatemluft
· Forciertes Ansaugen von Luft mit entsprechenden Hilfsmitteln [Esophageal Detector Device – EDD], das sich nur durch den korrekt intratracheal positionierten Tubus durchführen lässt

Auch nach einer erfolgreichen Intubation kann die Lage der Tubusspitze infolge einer Umlagerung des Patienten, z. B. bei Flexion und Extension der Halswirbelsäule, um bis zu 5 cm verändert werden. Besonders bei Säuglingen und Kleinkindern besteht damit bereits bei geringen Manipulationen die Gefahr der Luxation des Tubus aus den Atemwegen. Beste Kontrolle der korrekten intratrachealen Lage des Tubus stellt deswegen ein über den Tubus eingeführtes flexibles Fiberbronchoskop dar. Die Visualisierung trachealer Knorpelringe, der Pars membranacea der Trachea* und der Tracheabifurkation* beweisen die regelgerechte Position der Tubusspitze. Weitere Vorteile dieser Technik bestehen in der Möglichkeit einer Inspektion des Tracheobronchialbaums und der präzisen Messung des Abstands zwischen Carina und Tubusspitze.

Supralaryngeale Hilfsmittel

EasyTube®

Ein neuer Tubus zur Sicherung der Atemwege bei Notfallpatienten, der so genannte EasyTube®, wurde für den klinischen und präklinischen Einsatz bei allen Formen des Managements schwieriger Atemwege entwickelt. Er besteht aus einem doppellumigen Tubus, bei dem eine Ventilation sowohl bei trachealer als auch bei ösophagealer Lage der Tubusspitze möglich ist. Ein großer oropharyngealer Cuff ermöglicht eine zusätzliche Stabilisierung sowie eine Abdichtung der Atemwege zum Oro- und Nasopharynx* hin. Der Cuff am distalen Ende dichtet je nach Lage der Tubusspitze, die einem Standard-Endotrachealtubus gleicht, die Trachea* oder den Ösophagus* ab. Auch bei trachealer Lage der Tubusspitze bleibt die Trachea durch das zweite Lumen weiterhin zugänglich [Abb. 4].

Der EasyTube® besitzt je ein selbst schließendes Ventil mit Luer-Ansatz und farblich gekennzeichnete Pilotballons zur Kontrolle der Füllung beider Cuffs. Zum Anschluss von Beatmungsbeuteln und -geräten ist an jedem Lumen ein 15 mm Standardkonnektor angebracht. Der EasyTube® vereinigt einige der wesentlichen Merkmale eines Endotrachealtubus und des Combitube und bietet die in Tab. 7 genannten Vorteile.

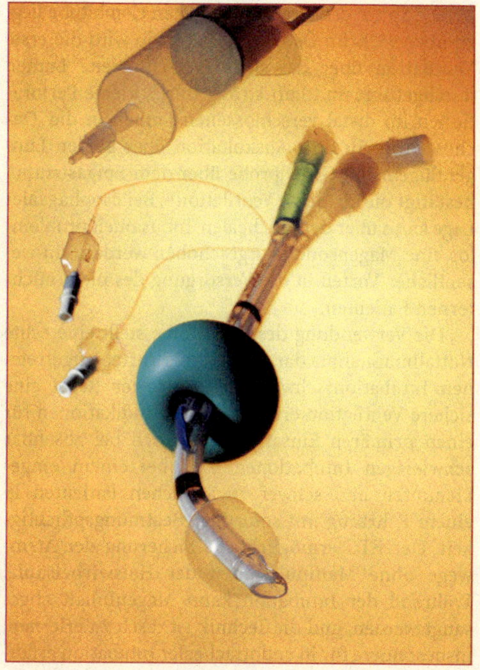

Abb. 4. EasyTube®: Distales Ende; auch bei oesophagealer Lage des Tubus bleibt die Trachea zugänglich [Rüsch]

Tab. 7. Vorteile des EasyTube®

- Für erwachsene Patienten lediglich eine Größe erforderlich
- Größen für Erwachsene und Kinder verfügbar
- Latexfreies Material
- Distales Ende entspricht einem üblichen Endotrachealtubus
- Atraumatische endotracheale Positionierung
- Trachea auch bei ösophagealer Lage der Tubusspitze zugänglich
- Schutz vor Aspiration, entsprechend der Lage der Tubusspitze mit Endotrachealtubus bzw. Combitube vergleichbar

Der EasyTube® wurde zur Sicherung der Atemwege und Beatmung im Rahmen der kardiopulmonalen Reanimation*, bei schwierigen Luftwegen sowie während der Allgemeinanästhesie* entwickelt. Bei fehlender Möglichkeit zur direkten Laryngoskopie*, wie bei anatomischen Varianten, schwer zugänglichen Patienten oder Frakturen des Gesichtsschädels kann er auch blind, d.h. ohne Laryngoskopie, eingeführt werden. Aufgrund des doppellumigen Designs kann danach sowohl bei ösophagealer als auch bei trachealer Lage der Tubusspitze die Oxigenierung* und Ventilation* des Patienten gesichert werden.

Eine absolute Kontraindikation besteht lediglich bei einer kompletten Obstruktion der oberen Atemwege. Relative Kontraindikationen bestehen bei vorhandenen Beiß- oder Schluckreflexen. Bei Patienten mit Erkrankungen des Ösophagus sowie nach Einnahme ätzender Substanzen sollte der Tubus nicht ohne laryngoskopische Sichtkontrolle eingeführt werden.

Ösophago-Trachealer-Combitube® [ETC]

Der ETC wurde primär als Notfalltubus entwickelt. Er stellt ein so genanntes *Back-up Device* dar, das im Rahmen von Notfallintubationen trotz schwieriger Anatomie, ungünstiger Beleuchtung, präklinisch limitierter Ausrüstung und beengten Platzverhältnissen eine Sicherung der Atemwege und rasche Oxigenierung* ermöglicht. Er zeichnet sich dadurch aus, dass – wie auch beim EasyTube® – sowohl in ösophagealer als auch in trachealer Position eine Beatmung des Patienten gewährleistet werden kann. Das eine Lumen ähnelt einem konventionellen Endotrachealtubus*, das andere stellt einen Ösophagusverschlusstubus mit Oropharyngealballon dar.

Für die Intubation bedarf es keiner Vorbereitung. Das Einführen mithilfe eines Laryngoskops ist zwar sinnvoll, jedoch kann der ETC auch blind platziert werden. Zwei Markierungen am Tubus zeigen die korrekte Einführtiefe an. Der ETC dichtet die Atemwege auch in ösophagealer Lage bis zu einem Atemwegsdruck von über 40 mbar ab. Damit ist dieses Hilfsmittel insbesondere für Patienten mit hohen Beatmungsdrücken, z. B. im Rahmen einer Reanimation, geeignet. Das Aspirationsrisiko wird wie beim Endotrachealtubus als gering eingeschätzt.

Die Spitze des blind eingeführten Combitube liegt zu über 95 % im Ösophagus. Deshalb wird die erste Ventilation über das distal verschlossene Lumen durchgeführt und Luft strömt durch kleine Perforationen im distal verschlossenen Lumen in die Trachea [Abb. 5]. Eine Auskultation über beiden Lungenflügeln mit Gegenprobe über dem Epigastrium* bestätigt die adäquate Ventilation*. Bei ösophagealer Lage kann über den trachealen Tubusanteil problemlos eine Magensonde vorgeschoben werden, ein wesentlicher Vorteil in der Versorgung des nicht nüchternen Patienten.

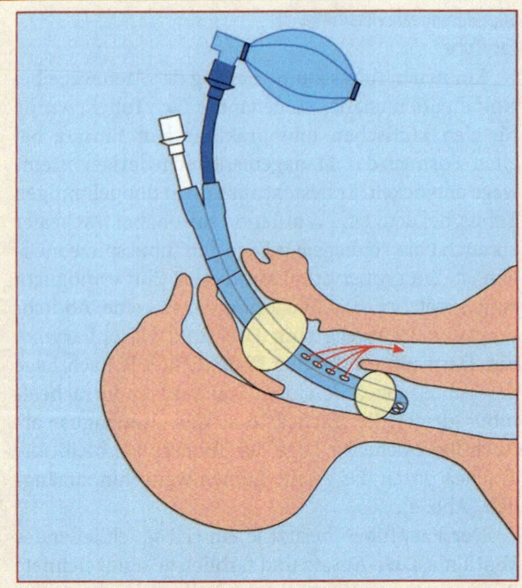

Abb. 5. Ösophago-trachealer-Combitubus: Schema der Beatmung bei Lage im Oesophagus [Tyco-Kendall]

Die Verwendung des Combitube stellt eine echte Notfallmaßnahme dar, die bei unerwartet aufgetretenen Intubationsschwierigkeiten in der Regel eine sichere Ventilation erlaubt. Weitere Indikationen für einen primären Einsatz ergeben sich bei absehbar schwierigen Intubationen, z. B. bei einem eingeklemmten und schwer zugänglichen Patienten in einem Fahrzeug mit sofortiger Beatmungspflichtigkeit. Der ETC ermöglicht die Sicherung der Atemwege ohne Manipulationen der Halswirbelsäule. Während der Intubation kann Mageninhalt abgesaugt werden, und die Technik ist rasch zu erlernen, insbesondere für in endotrachealer Intubation erfahrenes Personal.

Den Vorteilen dieses Verfahrens stehen jedoch auch Anwendungsbeschränkungen und Nachteile gegenüber. So wird der ETC nur in den Größen 37 F [SA für *small adult*] und 41 F hergestellt und kann damit erst ab einer Körpergröße von 120 cm eingesetzt werden. Die Bronchialtoilette durch den in ösophagealer Position liegenden ETC ist ebenso wie die endobronchiale Applikation von Medikamenten nicht möglich. Bei der blinden Insertion ohne die Zuhilfenahme eines Laryngoskops besteht beim Einführen mit großer Gewalt die Gefahr der Verletzung von Strukturen der oberen Atemwege oder des Ösophagus*. Eine Obstruktion der seitlichen Öffnungen durch Schleimhaut kann die Ventilation behindern bis unmöglich machen. Außerdem ist der ETC wegen seines Cuffmaterials nicht für Patienten mit einer Latexallergie* geeignet.

N

Larynxmasken

Standard-Larynxmaske

Die **Larynxmaske [Laryngeal Mask Airway, LMA]** findet seit ersten Veröffentlichungen 1985 eine weite Verbreitung und wird bei verschiedenen Anästhesieverfahren angewandt. Aus Sicht des Erfinders stellt die Larynxmaske ein *Mitteldings zwischen Maskennarkose und Intubationsnarkose* dar. Sie ist in jeder Größe für Säuglinge bis zu Erwachsenen verfügbar.

Durch die Larynxmaske wird mit einem um den ovalen Körper angebrachten Cuff unter Abdichtung des Larynxraumes eine Beatmung des Patienten ermöglicht, ohne die Trachea* zu intubieren. Sie erfordert eine passive Mundöffnung mit einer Schneidekantendistanz von mindestens 35 mm und kann nur oral eingeführt werden. Die LMA kann als supraglottischer Atemweg vom in dieser Technik Erfahrenen rasch und ohne zusätzliche Hilfsmittel platziert werden. Zur Platzierung der LMA muss der Patient [ähnlich der Narkoseeinleitung für eine Intubation] tief sediert und analgesiert sein. Die LMA verringert im Vergleich zur Beutel-Maskenbeatmung das Aspirationsrisiko.

Obwohl für den Einsatz der Larynxmaske in der Notfallmedizin einige Berichte [insbesondere für den Einsatz durch nicht-ärztliches Personal in der Herz-Lungen-Wiederbelebung] vorliegen, ist diese Methode kein genereller Ersatz zur Bewältigung schwieriger Intubationen.

Wesentlicher Nachteil der Anwendung der Larynxmaske stellen die potentielle Gefahr der Mageninsufflation bei einer Beatmung mit Drücken über 20 mbar und der im Vergleich zum Endotrachealtubus geringere Schutz vor Aspiration dar. Das Aspirationsrisiko bei Anwendung dieser Technik in der Anästhesie* wird mit rund 2/10.000 angegeben und übersteigt damit das eines Endotrachealtubus.

Intubationslarynxmaske [ILMA]

Die **Fastrach-** oder **Intubationslarynxmaske** stellt eine Weiterentwicklung der LMA dar, die allerdings die Passage eines speziellen Endotrachealtubus* durch die Glottis in die Trachea im Vergleich zur LMA deutlich erleichtert. Die Erfolgsrate der endotrachealen Intubation* durch die ILMA liegt im ersten Versuch untersucherabhängig bei 50–90 %.

Die ILMA ist auch für Patienten mit schwierigen Atemwegsverhältnissen wie reduzierter Mundöffnung oder reduzierter Beweglichkeit der Halswirbelsäule geeignet. Einschränkungen ihrer Indikation bestehen bei abnormalen oberen Atemwegen im Rahmen von Tumoren, Abszessen und Fremdkörpern, da bei diesem blinden Intubationsverfahren eine zusätzliche Schädigung nicht ausgeschlossen werden kann.

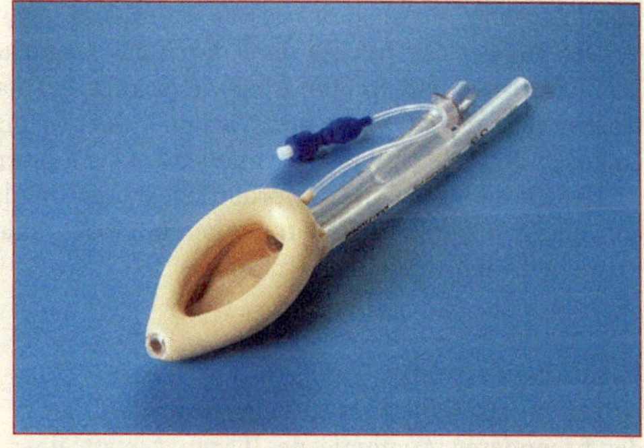

Abb. 6. Proseal® Larynxmaske [LMA]

Proseal®

Die Proseal® wurde im Jahr 2000 in den Handel gebracht und stellt eine **Doppel-Lumen-LMA** dar, die gegenüber der Standard-LMA die Vorteile bietet, Flüssigkeiten aus dem oberen Ösophagussphinkter* drainieren zu können und durch das zweite Lumen eine Magensonde einzuführen [Abb. 6].

Eine Modifikation der Technik des Einführens mit einer so genannten Fingertasche oder einer metallischen Einführhilfe erleichtert ihre Positionierung. Ihr modifiziertes Design mit einem verbesserten Cuff, der die Atemwege bis zu einem Leckagedruck von rund 30 mbar abdichtet, verbessert den Schutz vor Aspiration im Vergleich zur Standard-LMA.

Larynxtubus [LT]

Besteht aus einem Tubus sowie, ähnlich dem Combitube, einem pharyngealen und einem ösophagealen Cuff [Abb. 7].

Eine Weiterentwicklung des LT, der **Larynx-Tubus-Suctioning** [**LT-S**], ermöglicht – ähnlich der Proseal® – das Einführen einer Magensonde durch ein zweites Lumen. Dadurch wird der Aspirationsschutz beim LTS gegenüber dem LT noch verbessert.

Die Einführung erfolgt blind, bis die Markierungen am Tubus zwischen den Zahnreihen liegen. Der pharyngeale und ösophageale Cuff werden über eine gemeinsame Zuleitung gefüllt. Der ösophageale Cuff verschließt den Ösophaguseingang, der pharyngeale, ähnlich dem des Combitube, den Mund- und Nasenrachenraum. Zwischen beiden Cuffs befindet sich im supraglottischen Raum der Luftauslass.

Der LT dichtet die Atemwege bis zu Atemwegsdrücken zwischen 24 und 40 cm H_2O ab. Als Kontraindikationen gelten Hindernisse in der Mundhöhle sowie glottische und infraglottische Stenosen. Die minimale Mundöffnung muss 23 mm betragen.

Der Larynxtubus wird als Alternative zur Maskenbeatmung, zur Larynxmaske und zum Combitube empfohlen.

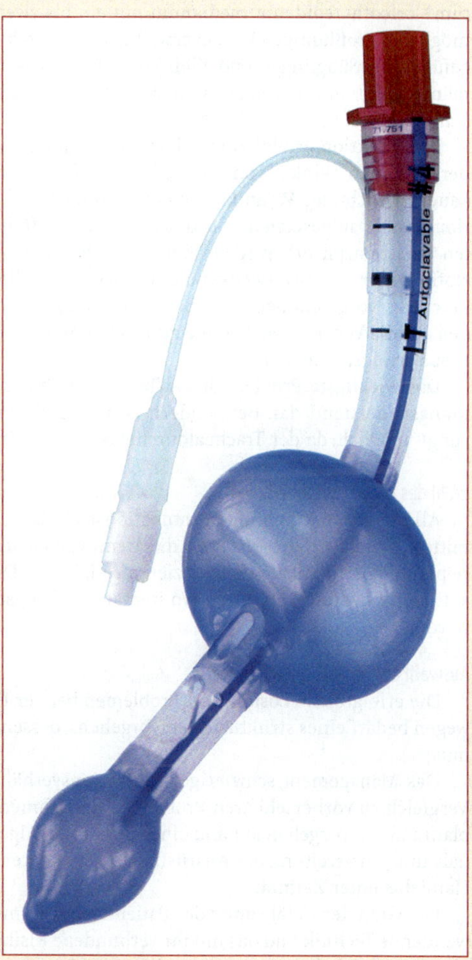

Abb. 7. Larynxtubus [VBM]

Chirurgischer Atemweg

Der so genannte **chirurgische Atemweg**, i.d.R. die Krikothyreotomie [Koniotomie] beim Erwachsenen bzw. die transtracheale Ventilation beim Kind, stellt auch in der Reanimationssituation lediglich eine ultima ratio dar.

N

Krikothyreotomie

Der Zugang zur Trachea wird durch das Ligamentum* cricothyroideum medianum, das sich zwischen Schildknorpel* und Ringknorpel* aufspannt, geschaffen. Die Durchführung einer Koniotomie erfolgt typischerweise operativ mit einem Skalpell, einer Klemme oder Spekulum zum Spreizen der Strukturen sowie einem Endotrachealtubus*. Es sind jedoch auch diverse Sets im Handel erhältlich.

Der für diese Verfahren erforderliche Zeitaufwand, die im Vergleich zu den genannten Standardverfahren aufwändige Technik und die typischen Komplikationen eines chirurgischen Eingriffs reduzieren die Indikationen auf wenige seltene Ausnahmen.

Transtracheale Ventilation

Bei Patienten bis zum 10. Lebensjahr wird wegen der besonderen Anatomie des Larynx* statt einer Koniotomie eine perkutane Punktion des Ligamentum* cricothyreoideum medianum mit ein bis zwei möglichst großlumigen Venenverweilkanülen durchgeführt. Bei Säuglingen und Kleinkindern punktiert man kaudal des Larynx* in der Mitte zwischen Schildknorpel* und Jugulum*.

Die Punktion erfolgt zum Schutz der Stimmbänder in einem Winkel von 45° zur Frontalebene in kaudaler Richtung. Wenn Luft in einer auf die Punktionskanüle aufgesetzten und mit Flüssigkeit gefüllten Spritze aspiriert werden kann, wird das Kunststoffteil der Venenverweilkanüle vorsichtig in die Trachea* vorgeschoben. Die Beatmung kann über den auf die Venenverweilkanüle gesteckten Adapter [für den Beatmungsbeutel] eines 3,0 mm Endotrachealtubus erfolgen [Abb. 8].

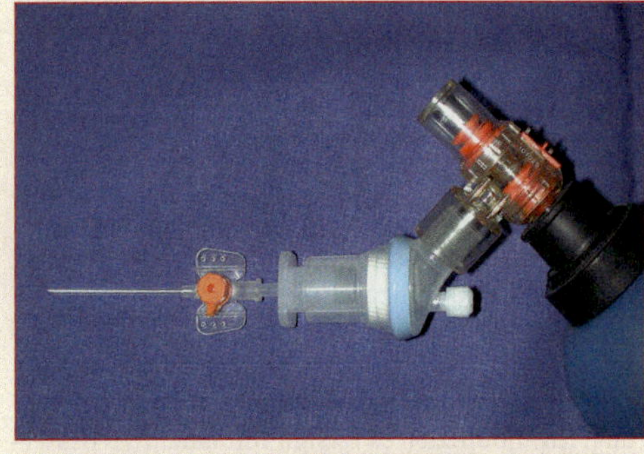

Abb. 8. Transtracheale Ventilation: Verbindung zwischen Punktionskanüle und Beatmungsbeutel

Das wichtigste Problem dieser Technik stellt der bei dem relativ kleinen Lumen der Kanüle hohe Beatmungswiderstand dar. Bei Kindern ist im Vergleich zu Erwachsenen jedoch eine ausreichende Oxigenierung* möglich, da der Trachealdurchmesser – im Vergleich zum Kanülendurchmesser – relativ klein ist.

N

Wahl des adäquaten Verfahrens

Alle so genannten blinden Intubationstechniken, also ohne optische Kontrolle der Platzierung des Hilfsmittels, beinhalten den Nachteil, die Atemwege nicht auf Traumatisierung, Blutung, Fremdkörper oder andere pathologische Zustände inspizieren zu können. Diese Bedingungen gelten jedoch als relative Kontraindikationen für diese Verfahren. Wo immer möglich, sollte eine optische Kontrolle der Atemwege vorgezogen werden.

Auswahl der Technik unter Zeitnot

Die erfolgreiche Lösung von Problemen bei der Etablierung eines sicheren Zugangs zu den oberen Luftwegen bedarf eines strukturierten Vorgehens, dessen Ablauf bereits im Vorfeld allen Beteiligten bekannt sein muss.

Das Management schwieriger Intubationsverhältnisse bei einem Patienten ohne Eigenatmung ist – im Vergleich zu vorhersehbaren Problemen im Rahmen geplanter Anästhesien – ungleich anspruchsvoller. Ein planmäßiges Vorgehen anhand eines bekannten Algorithmus ermöglicht zum einen die Schulung des Personals und Vorbereitung der Ausrüstung, zum anderen auch die effiziente Entscheidungsfindung während des Handelns unter Zeitnot.

Der Grad der Gefährdung des Patienten bestimmt die Dringlichkeit der Verfahren genauso wie die anzuwendende Technik und das mit ihr verbundene Risiko. Katastrophale Situationen, im englischen Sprachraum mit *cannot intubate, cannot ventilate* bezeichnet, ereignen sich während der Einleitung der Allgemeinanästhesie*, wenn schwierige Atemwege zuvor nicht erkannt oder unterschätzt wurden. Deswegen ist eine Präoxigenierung des Patienten, auch bei einer Indikation zur Notfallintervention, durch mindestens vier tiefe Inhalationen reinen Sauerstoffs unbedingt durchzuführen.

Als Ziel aller Maßnahmen muss der Arzt immer die Oxigenation* des Patienten sicherstellen. Er sollte nicht versuchen, lediglich die Intubation* mit allen Mitteln zu erzwingen und dabei alternative Verfahren zu vernachlässigen. Damit soll auch ein gewaltsames Vorgehen vermieden werden, bei dem nach Traumatisierung der oberen Luftwege regelmäßig Schwellungen und Läsionen der Schleimhaut sowie Blutungen mit einer weiteren Verschlechterung der Atemwegsverhältnisse zu beobachten sind.

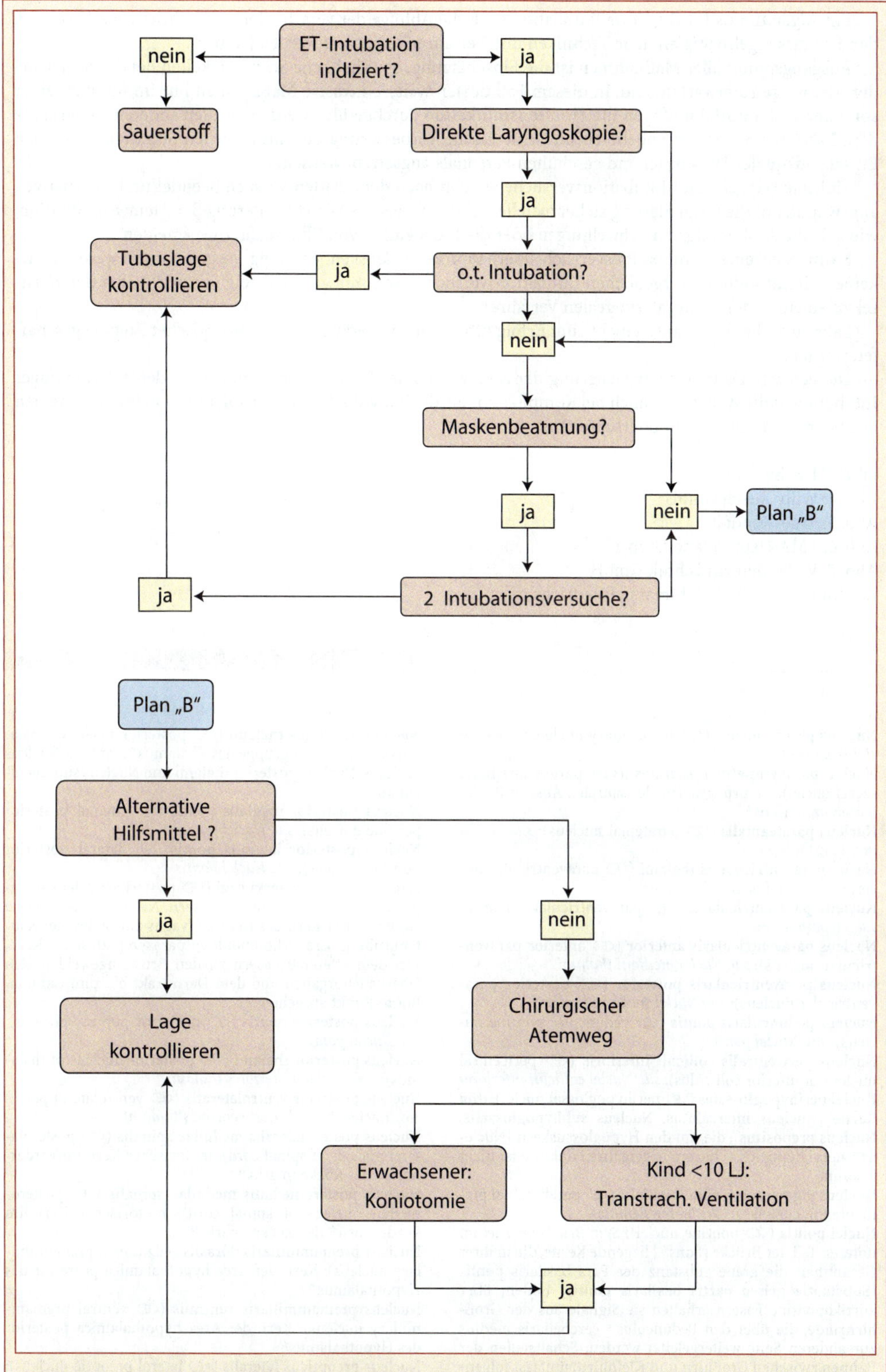

Abb. 9. Algorithmus für die Sicherung der Atemwege im Notfall. Abkürzungen: **ET**-endotracheal, **o.t.**-orotracheal (alternative Hilfsmittel beinhalten EasyTube®, oesophago-trachealer Combitubus, Laryngeal Mask Airway sowie Larynxtubus)

Ein **Algorithmus** für die Notfallintubation stellt die Abfolge der verschiedenen beschriebenen Verfahren dar. Er muss regelmäßig an neue Techniken und Verfahren angepasst werden [Abb. 9].

Ausgangspunkt aller Maßnahmen ist die Einschätzung, ob erhebliche Schwierigkeiten bei der Sicherung der Atemwege zu erwarten sind. In diesem Fall dürfen weitere invasive Maßnahmen nur im Rahmen einer **sofortigen** oder **notfallmäßigen Interventionsindikation** durchgeführt werden. In allen anderen Fällen sollte dem Patienten Sauerstoff angeboten und eine rasche Verbesserung der individuellen Situation durch den Einsatz adäquater Hilfsmittel und geschulten Personals angestrebt werden.

Multiple [vergebliche] Intubationsversuche werden nach dem dritten Versuch beendet und Alternativen angewandt, um die Oxigenierung sicherzustellen und eine weitere Verschlechterung der Atemwegssituation, wie z. B. die Ausbildung von Schwellungen oder die Provokation von Blutungen, zu vermeiden.

Kann nach einem Intubationsversuch überhaupt keine Maskenbeatmung vorgenommen werden, darf keine Zeit mit weiteren vergeblichen Intubationsversuchen verloren gehen. Erfolg verspricht eher der Wechsel zu einem anderen supralaryngealen Verfahren.

Falls auch dieses Verfahren nicht zum Erfolg führt, muss unverzüglich ein chirurgischer Zugang geschaffen werden.

Die gesamte Dauer bis zur Sicherung der Atemwege eines Patienten mit sofortiger oder notfallmäßiger Intubationsindikation sollte, auch bei Komplikationen, die individuelle Hypoxietoleranz von im Allgemeinen höchstens 5 Minuten nicht überschreiten.

Quellenhinweise

Abb. 4: Willy Rüsch GmbH
Abb. 5: Tyco-Kendall
Abb. 6: LMA Deutschland GmbH
Abb. 7: VBM Medizintechnik GmbH
Zeichnung Abb. 9: C. Puhlmann, Friedrichshafen

N

Nucleus parasolitarius (Ⓔ parasolitary nucleus): *s.u. Nuclei tractus solitarius*

Nuclei parasympathici sacrales (Ⓔ parasympathetic sacral nuclei): Ursprungskerne des sakralen Abschnitts des Parasympathikus*

Nucleus parateanialis (Ⓔ paratenial nucleus): *s.u. Nuclei mediani thalami*

Nuclei paraventriculares thalami (Ⓔ paraventricular nuclei): *s.u. Nuclei mediani thalami*

Nucleus paraventricularis (Ⓔ paraventricular nucleus): *s.u. Hypothalamus*

Nucleus paraventricularis anterior (Ⓔ anterior paraventricular nucleus): *s.u. Nuclei mediani thalami*

Nucleus paraventricularis posterior (Ⓔ posterior paraventricular nucleus): *s.u. Nuclei mediani thalami*

Nucleus peduncularis pontis (Ⓔ peduncular pontine nucleus): *s.u. Nuclei pontis*

Nucleus pericentralis colliculi inferioris (Ⓔ pericentral nucleus of inferior colliculus): *s.u. Nuclei colliculi inferiores*

Nuclei perihypoglossales (Ⓔ perihypoglossal nuclei): drei Kerne [**Nucleus intercalatus, Nucleus subhypoglossalis, Nucleus prepositus**], die um den Hypoglossuskern [Nucleus* nervi hypoglossi] herum liegen; ihre Funktion ist nicht bekannt

Nucleus pigmentosus parabrachialis (Ⓔ parabrachial pigmented nucleus): *s.u. Nuclei tegmentales*

Nuclei pontis (Ⓔ pontine nuclei): ***Syn:*** *Brückenkerne*; im unteren Teil der Brücke [Pons*] liegende Kerne, die in ihrer Gesamtheit die graue Substanz der Pars basilaris pontis [**Substantia grisea partis basilaris pontis**] bilden; über kortikopontine Fasern erhalten sie Signale aus der Großhirnrinde, die über den Pedunculus* cerebellaris medius zur anderen Seite weitergeleitet werden; Schaltstellen der Bahnen zwischen Großhirn und Kleinhirn; umfasst folgende Kerne: Nucleus anterior, lateralis, medianus, paramedianus, peduncularis, posterior, posterior lateralis, posterior medialis, reticularis tegmenti pontis

Nuclei posteriores thalami (Ⓔ posterior nuclei of thalamus): hintere Kerngruppe des Thalamus*; umfasst Nucleus limitans, Nucleus posterior thalami und Nucleus suprageniculatus

Nucleus posterior medialis pontis (Ⓔ medial posterior pontine nucleus): *s.u. Nuclei pontis*

Nucleus posterior lateralis pontis (Ⓔ lateral posterior pontine nucleus): *s.u. Nuclei pontis*

Nucleus posterior nervi vagi (Ⓔ posterior nucleus of vagus nerve): ***Syn:*** *hinterer Vaguskern, Nucleus dorsalis nervi vagi*; hinterer Kern des Nervus* vagus am Boden der Rautengrube [Fossa* rhomboidea]; parasympathischer Kern, von dem efferente Fasern zu den Brusteingeweiden, den Oberbauchorganen und dem Darmtrakt bis zum Cannon-Böhm-Punkt ausgehen

Nucleus posterior pontis (Ⓔ posterior pontine nucleus): *s.u. Nuclei pontis*

Nucleus posterior thalami (Ⓔ posterior nucleus of thalamus): *s.u. Nuclei posteriores thalami*

Nucleus posterior ventrolateralis (Ⓔ ventrolateral posterior nucleus): *s.u. Nuclei ventrales thalami*

Nucleus posterolateralis medullae spinalis (Ⓔ posterolateral nucleus of spinal cord): motorischer Kern im Vorderhorn* des Rückenmarks*

Nucleus posteromedialis medullae spinalis (Ⓔ posteromedial nucleus of spinal cord): motorischer Kern im Vorderhorn* des Rückenmarks*

Nucleus premammillaris dorsalis (Ⓔ dorsal premammillary nucleus): Kern der Area hypothalamica posterior des Hypothalamus*

Nucleus premammillaris ventralis (Ⓔ ventral premammillary nucleus): Kern der Area hypothalamica posterior des Hypothalamus*

Nucleus preopticus lateralis (Ⓔ lateral preoptic nucleus): Kern der Area hypothalamica rostralis des Hypothalamus*

Nucleus preopticus medialis (Ⓔ medial preoptic nucleus): Kern der Area hypothalamica rostralis des Hypothalamus*

Nucleus preopticus medianus (Ⓔ median preoptic nucleus): Kern der Area hypothalamica rostralis des Hypothalamus*
Nucleus prepositus (Ⓔ prepositus nucleus): *s.u. Nuclei perihypoglossales*
Nuclei pretectales (Ⓔ pretectal nuclei): aus vier Kernen [**Nucleus pretectalis anterior/olivaris/posterior, Nucleus tractus optici**] bestehende Kerngruppe der Area pretectalis des Epithalamus*; sie erhalten Afferenzen von den Ganglienzellen der Netzhaut [Retina*] und sind am Pupillenreflex beteiligt
Nucleus pretectalis anterior (Ⓔ anterior pretectal nucleus): *s.u. Nuclei pretectales*
Nucleus pretectalis olivaris (Ⓔ olivary etectal nucleus): *s.u. Nuclei pretectales*
Nucleus pretectalis posterior (Ⓔ posterior pretectal nucleus): *s.u. Nuclei pretectales*
Nucleus principalis nervi trigemini (Ⓔ pricipal sensory nucleus of trigeminal nerve): im Bereich der Brücke [Pons*] liegender Hauptkern des Nervus* trigeminus
Nucleus principalis ventralis medialis (Ⓔ principal ventral medial nucleus): *s.u. Nuclei ventrales thalami*
Nucleus proprius medullae spinalis (Ⓔ proper nucleus of spinal cord): Laminae spinales III et IV; *s.u. Cornu posterius medullae spinalis*
Nucleus pulposus (Ⓔ gelatinous nucleus): ***Syn:*** *Gallertkern*; gallertartiger Kern der Bandscheibe*, der ihr eine viskös-elastische Verformbarkeit verleiht, d.h., sie kann wie ein Wasserkissen Druckkräfte gleichmäßig auf Deck- und Grundplatte verteilen; da er im Laufe des Tages unter der Belastung und durch Wasserverlust an Höhe verliert, kann die Körpergröße um 2–3 cm abnehmen
Nuclei pulvinares (Ⓔ pulvinar nuclei): *s.u. Nuclei dorsales thalami*
Nucleus pulvinaris anterior (Ⓔ anterior pulvinar nucleus): *s.u. Nuclei dorsales thalami*
Nucleus pulvinaris inferior (Ⓔ inferior pulvinar nucleus): *s.u. Nuclei dorsales thalami*
Nucleus pulvinaris lateralis (Ⓔ lateral pulvinar nucleus): *s.u. Nuclei dorsales thalami*
Nucleus pulvinaris medialis (Ⓔ medial pulvinar nucleus): *s.u. Nuclei dorsales thalami*
Nuclei raphes (Ⓔ rapheal nuclei): ***Syn:*** *Raphekerne*; im Bereich der Raphe* medullae oblongatae [**untere Raphekerne, Nuclei raphes in medulla oblongata**] und des Tegmentum* pontis [**obere Raphekerne, Nuclei raphes in tegmentum pontis**] liegende Kerne, die Serotonin* bilden; sie haben Verbindungen zum limbischen System*, dem Neocortex* und der Kleinhirnrinde*
Nuclei raphes in medulla oblongata (Ⓔ rapheal nuclei of medulla oblongata): *s.u. Nuclei raphes*
Nuclei raphes in tegmentum pontis (Ⓔ rapheal nuclei of tegmentum of pons): *s.u. Nuclei raphes*
Nuclei reticulares (Ⓔ reticular nuclei): zur Formatio* reticularis gehörende Kerne im Bereich der Medulla* oblongata [**Nuclei reticulares in medulla oblongata**], des Mittelhirns [**Nuclei reticulares in mesencephale**] und der Brücke [**Nuclei reticulares in tegmento pontis**]
Nuclei reticulares in medulla oblongata (Ⓔ reticular nuclei of medulla oblongata): zur Formatio* reticularis gehörende Kerne im Bereich der Medulla* oblongata; dazu gehören **Nucleus gigantocellularis, Nucleus gigantocellularis lateralis, Nucleus paragigantocellularis lateralis, Nucleus interfascicularis nervi hypoglossi, Nucleus reticularis intermedius, Nucleus reticularis lateralis, Nucleus reticularis parvocellularis, Nucleus gigantocellularis posterior, Nucleus reticularis centralis** und **Nucleus reticularis medialis**
Nuclei reticulares in mesencephale (Ⓔ reticular nuclei of tectum of midbrain): zur Formatio* reticularis gehörende Kerne im Bereich des Mittelhirns; umfasst **Nucleus cuneiformis, Nucleus subcuneiformis, Nucleus tegmentalis pedunculopontinus** und **Nucleus parapeduncularis**
Nuclei reticulares in tegmento pontis (Ⓔ reticular nuclei of tegmentum of pons): zur Formatio* reticularis gehörende Kerne im Bereich der Brücke [pons*]; umfasst **Nucleus reticularis pontis caudalis** und **rostralis, Nucleus paralemniscalis, Nucleus reticularis paramedianus** und **Nucleus reticularis tegmenti pontis**
Nucleus reticularis thalami (Ⓔ reticular nucleus of thalamus): große Neurone auf der Oberfläche des Thalamus*, die Afferenzen von der Großhirnrinde erhalten
Nucleus retroposterolateralis medullae spinalis (Ⓔ retroposterolateral nucleus): motorischer Kern im Vorderhorn* des Rückenmarks*
Nucleus reuniens (Ⓔ nucleus reuniens): *s.u. Nuclei mediani thalami*
Nucleus ruber (Ⓔ red nucleus): ***Syn:*** *roter Kern*; rötliches Ganglienzellzentrum des extrapyramidalen Systems* im Mittelhirn; besteht aus drei Teilen: **Pars magnocellularis, Pars parvocellularis** und **Pars posteromedialis/dorsomedialis**
Nucleus salivatorius inferior (Ⓔ inferior salivatory nucleus): ***Syn:*** *parasympathischer Glossopharyngeuskern*; parasympathischer Kern des Nervus* glossopharyngeus, dessen Fasern zur Ohrspeicheldrüse [Glandula* parotis] ziehen
Nucleus salivatorius superior (Ⓔ superior salivatory nucleus): ***Syn:*** *parasympathischer Fazialiskern*; parasympathischer Kern des Nervus* facialis, dessen Fasern mit dem Nervus* intermedius zu Glandula* sublingualis und submandibularis, den Drüsen des Nasen-Rachen-Raums und der Tränendrüse [Glandula* lacrimalis] ziehen
Nucleus semilunaris: *→Nucleus arcuatus hypothalami*
Nucleus solitarius anterior (Ⓔ anterior solitary nucleus): *s.u. Nuclei tractus solitarius*
Nucleus solitarius anterolateralis (Ⓔ anterolateral solitary nucleus): *s.u. Nuclei tractus solitarius*
Nucleus solitarius posterior (Ⓔ posterior solitary nucleus): *s.u. Nuclei tractus solitarius*
Nucleus solitarius posterolateralis (Ⓔ posterolateral solitary nucleus): *s.u. Nuclei tractus solitarius*
Nucleus spinalis nervi accessorii (Ⓔ spinal nucleus of accessory nerve): ***Syn:*** *spinaler Akzessoriuskern*; veraltete Bezeichnung für den unteren Teil des Nucleus* nervi accessorii
Nucleus spinalis nervi trigemini (Ⓔ spinal nucleus of trigeminal nerve): ***Syn:*** *spinaler/unterer Trigeminuskern*; langgesteckter somato- und viszeroafferenter Kern des Nervus* trigeminus für die Schmerz- und Temperaturempfindung der Gesichtsoberfläche; besteht aus der **Pars caudalis**, die drei Unterkerne [**Subnucleus zonalis, gelatinosus** und **magnocellularis**] enthält, und der **Pars interpolaris**
Nucleus subcuneiformis (Ⓔ subcuneiform nucleus): *s.u. Nuclei reticulares in mesencephale*
Nucleus subhypoplossalis (Ⓔ subhypoplossal nucleus): *s.u. Nuclei perihypoglossales*
Nucleus submedialis (Ⓔ submedial nucleus): *s.u. Nuclei ventrales thalami*
Nucleus subthalamicus (Ⓔ subthalamic nucleus): ***Syn:*** *Luys-Kern, Luys-Körper, Corpus Luys*; grauer Kern am Boden des III. Ventrikels*
Nucleus suprageniculatus (Ⓔ suprageniculate nucleus): *s.u. Nuclei posteriores thalami*
Nucleus supramammillaris (Ⓔ supramammillary nucleus): Kern der Area hypothalamica posterior des Hypothalamus*
Nucleus supraopticus (Ⓔ supraoptic nucleus): *s.u. Hypothalamus*
Nuclei systematis nervosi centralis (Ⓔ nuclei of central nervous system): Kerne des Zentralnervensystems
Nuclei tegmentales (Ⓔ tegmental nuclei): ***Syn:*** *Mittelhirnhaubenkerne*; Bezeichnung für Kerne der Formatio* reticularis im Bereich der Mittelhirnhaube [Tegmentum* mesencephali]; dazu gehören die **Nuclei tegmentales anteriores** [Nucleus interfascicularis tegmenti, Nucleus pigmentosus parabrachialis, Nucleus paranigralis], der **Nucleus tegmentalis posterior** und der **Nucleus tegmentalis posterolateralis**
Nucleus tegmentalis pedunculopontinus (Ⓔ pedunculopontine tegmental nucleus): *s.u. Nuclei reticulares in mesencephale*

Nucleus terminationis (Ⓔ termination nucleus): ***Syn:*** *Endkern*; Hirnnervenkern, an dem afferente Fasern enden

Nuclei thalami (Ⓔ thalamic nuclei): ***Syn:*** *Thalamuskerne*; die graue Substanz des Thalamus* [Substantia grisea thalami] besteht aus 7 Kerngruppen: **Nuclei anteriores thalami, Nuclei dorsales thalami, Nuclei intralaminares thalami, Nuclei mediales thalami, Nuclei mediani thalami, Nuclei posteriores thalami, Nucleus reticularis thalami** und **Nuclei ventrales thalami**

Nucleus thoracicus posterior (Ⓔ posterior thoracic nucleus): ***Syn:*** *Clarke-Säule, Clarke-Stilling-Säule, Stilling-Kern, Nucleus dorsalis, Columna thoracica*; Ganglienzellgruppe an der Basis der Hintersäule* des Rückenmarks, die von C_7-L_2 verläuft; nimmt Afferenzen von Muskeln und Gelenken auf

Nucleus tractus optici (Ⓔ nucleus of optic tract): *s.u. Nuclei pretectales*

Nuclei tractus solitarius (Ⓔ nucleus of solitary tract): Umschaltstelle für die Geschmacksfasern von Nervus* facialis, glossopharyngeus und vagus in der Rautengrube [Fossa* rhomboidea]; umfasst Nucleus parasolitarius, Nucleus commissuralis, Nucleus gelatinosus solitarius, Nucleus intermedius solitarius, Nucleus interstitialis solitarius, Nucleus medialis solitarius, Nucleus paracommissuralis solitarius sowie Nucleus solitarius posterior/posterolateralis/anterior/anterolateralis

Nuclei tuberales laterales (Ⓔ lateral tuberal nuclei): Kerne der Area hypothalamica intermedia und lateralis des Hypothalamus*, in denen Neurohormone gebildet werden

Nucleus ventrales anterior (Ⓔ anterior ventral nucleus): *s.u. Nuclei ventrales thalami*

Nuclei ventrales laterales (Ⓔ lateral ventral nuclei): *s.u. Nuclei ventrales thalami*

Nuclei ventrales mediales (Ⓔ medial ventral nuclei): *s.u. Nuclei ventrales thalami*

Nuclei ventrales thalami (Ⓔ ventral nuclei of thalamus): große Kerngruppe, die den ventralen und lateralen Rand des Thalamus* einnehmen; dazu gehören **Nuclei ventrobasales** [Nucleus ventralis posterolateralis und posteromedialis], **Nuclei ventrales mediales** [Nucleus basalis ventralis medialis, principalis ventralis medialis, submedialis], **Nucleus ventralis posterior inferior, Nuclei ventrales laterales** [Nucleus anterior und posterior ventrolateralis], **Nucleus ventralis anterior, Nucleus ventralis intermedius, Nucleus ventralis posterolateralis, Nucleus ventralis posterior internus** und **Nucleus ventroposterior parvocellularis**

Nucleus ventralis corporis geniculati medialis (Ⓔ ventral nucleus of medial geniculate body): *s.u. Nuclei corporis geniculati medialis*

Nuclei vestibulares (Ⓔ vestibular nuclei): ***Syn:*** *Vestibulariskerne*; die vier Endkerne des Nervus* vestibularis **Nucleus vestibularis inferior** [Roller-Kern], **Nucleus vestibularis lateralis** [Deiters-Kern], **Nucleus vestibularis medialis** [Schwalbe-Kern] und **Nucleus vestibularis superior** [Bechterew-Kern], die im Boden der Rautengrube [Fossa* rhomboidea] liegen

Nucleus-pulposus-Hernie *f*: *→Bandscheibenprolaps*

Nucleus-pulposus-Prolaps *m*: *→Bandscheibenprolaps*

Nucleus ruber-Syndrom, oberes *nt* (Ⓔ Nothnagel's syndrome): ***Syn:*** *Nothnagel-Syndrom, oberes Ruber-Syndrom*; homolaterale Okulomotoriusparese* mit kontralateraler Hemiparese*, Hemiathetose*, Hemichorea*, Intentions- und Haltungstremor bei Schädigung des oberen Nucleus* ruber

Nucleus ruber-Syndrom, unteres *nt* (Ⓔ Benedikt's syndrome): ***Syn:*** *Benedikt-Syndrom, unteres Ruber-Syndrom, Hirnschenkelhaubensyndrom*; homolaterale Okulomotoriusparese* mit kontralateralen Hyperkinesen [Hemiathetose*, Hemiataxie*, Hemichorea*] bei Schädigung des unteren Nucleus* ruber

NUD *Abk.*: **1.** nicht-ulzeröse Dyspepsie **2.** Non-Ulkus-Dyspepsie

nu|do|phob *adj* (Ⓔ nudophobic): Nudophobie betreffend, durch sie gekennzeichnet

Nu|do|pho|bie *f* (Ⓔ nudophobia): krankhafte Angst vor Nacktheit oder dem Nacktsein

Nuël: Jean Pierre Nuël; 1847–1920; belgischer Augenarzt

Nuël-Raum *m* (Ⓔ Nuël's space): *s.u. Corti-Organ*

NUF *Abk.*: natriuretischer Faktor

NUG *Abk.*: nekrotisierende ulzeröse Gingivitis

Nuhn: Anton Nuhn; 1814–1889; deutscher Anatom (Heidelberg)

Nuhn-Drüse *f* (Ⓔ Nuhn's gland): ***Syn:*** *Blandin-Drüse, Zungenspitzendrüse, Glandula lingualis anterior*; seromuköse Speicheldrüse der Zungenspitze, deren Ausführungsgänge im Bereich des Zungenbändchens* münden

Nukle-, nukle- *präf.*: *→Nukleo-*

nu|kle|ar *adj* (Ⓔ nuclear): Atomkern betreffend, durch Kernspaltung erfolgend

nu|kle|är *adj* (Ⓔ nuclear): (Zell-)Kern/Nukleus betreffend

Nu|kle|ar|me|di|zin *f* (Ⓔ nuclear medicine): Teilgebiet der Medizin, das sich mit der Verwendung von Radionukliden in Diagnostik und Therapie beschäftigt

Nu|kle|ar|phar|ma|ka *pl*: *→Radiopharmaka*

Nu|kle|a|se *f*: *→Nuclease*

Nu|kle|in *nt* (Ⓔ **1.** nuclein **2.** *→Nukleoprotein*): **1.** ***Syn:*** *Nuclein*; nicht mit Chromosomenfarbstoffen anfärbbare Teile des Zellkerns, z.B. Achromatin **2.** *→Nukleoprotein*

Nu|kle|in|säu|re *f*: *→Nucleinsäure*

Nukleo-, nukleo- *präf.*: Wortelement mit der Bedeutung „Kern/Zellkern/Nukleus"

nu|kle|o|fu|gal *adj* (Ⓔ nucleofugal): vom Kern/Nukleus wegführend

Nu|kle|o|gra|phie *f* (Ⓔ nucleography): ***Syn:*** *Nukleografie*; direkte Diskographie*, bei der das Kontrastmittel in den Nucleus* pulposus der Bandscheibe [Discus* intervertebralis] injiziert wird

Nu|kle|o|id *nt* (Ⓔ nucleoid): ***Syn:*** *Kernäquivalent*; *s.u. Essay Bakterien S. 217*

nu|kle|o|id *adj* (Ⓔ nucleoid): kernartig, kernähnlich

Nu|kle|o|kap|sid *nt* (Ⓔ nucleocapsid): ***Syn:*** *Nucleokapsid*; aus Kapsid* und Virusgenom bestehender Teil des Virus; *s.a. Essay Viren S. 2273*

Nu|kle|o|lus *m, pl* **-li** (Ⓔ nucleolus): ***Syn:*** *Nucleolus, Kernkörperchen*; im Kern liegende Organelle, die RNA und basische Proteine enthält; Kernkörperchen [Durchmesser 2–5 µm] kommen nur während der Interphase* vor; sie dienen der Bildung von ribosomaler RNA*, weshalb Zellen mit einem hohen Proteinumsatz auffallend große Nukleoli haben

Nu|kle|o|ly|se *f* (Ⓔ chemonucleolysis): ***Syn:*** *Chemonukleolyse*; chemisch-enzymatische Auflösung [Chymopapain*, Kollagenasen] des prolabierten Bandscheibenkerns bei Bandscheibenschäden; die Methode ist nach wie vor umstritten und wird von vielen Neurologen abgelehnt

nu|kle|o|pe|tal *adj* (Ⓔ nucleopetal): zum Kern/Nukleus hinführend

nu|kle|o|phil *adj* (Ⓔ nucleophil): mit besonderer Affinität zu Kernen/Nuklei; nukleophile Substanz betreffend

Nu|kle|o|plas|ma *nt* (Ⓔ nucleoplasm): ***Syn:*** *Kernprotoplasma, Karyoplasma*; Protoplasma* des Zellkerns*

nu|kle|o|plas|ma|tisch *adj* (Ⓔ nucleoplasmic): ***Syn:*** *karyoplasmatisch*; Kernplasma/Nukleoplasma betreffend

Nu|kle|o|pro|te|id *nt*: *→Nukleoprotein*

Nu|kle|o|pro|te|in *nt* (Ⓔ nucleoprotein): ***Syn:*** *Nucleoprotein, Nuclein, Nuklein, Nucleoproteid, Nukleoproteid*; Komplex aus Nucleinsäure* und Protein*, z.B. Ribosomen

Nu|kle|o|si|da|se *f*: *→Nucleosidase*

Nu|kle|o|si|de *pl*: *→Nucleoside*

Nu|kle|o|so|men *pl* (Ⓔ nucleosomes): ***Syn:*** *Nucleosomen*; funktionelle Untereinheiten der Chromosomen*

Nu|kle|o|ti|da|se *f*: *→Nucleotidase*

Nu|kle|o|ti|de *pl*: *→Nucleotide*

Nu|kle|o|to|mie *f* (Ⓔ diskectomy): operative Entfernung des Bandscheibenkerns [Nucleus* pulposus] bei Bandscheibenvorfall*; befindet sich der Kern noch innerhalb des Faserrings [intradiskal], kann eine **perkutane Nukleotomie** durchgeführt werden; dabei wird der Kern mithilfe von Fasszangen oder Saugfräsen abgetragen; wenn der Faserring durchbrochen ist [extradiskale Lage], entspricht das Vorgehen dem der Diskektomie*

Nu|kle|us *m, pl* **Nu|klei** (Ⓔ **1.–2.** nucleus): **1.** *→Zellkern* **2.** ***Syn:***

Kern, Kerngebiet, Nucleus; lokale Ansammlung von Nervenzellen im Gehirn oder Rückenmark, z.B. als Ursprungskern von Nerven

Nulklid *nt* (Ⓔ nuclide): durch eine bestimmte Protonen- und Neutronenzahl definierte Kernart eines Atoms*

Nullldiät *f* (Ⓔ starvation diet): ***Syn:*** *Hungerkur*; vollständiges Fasten, bei dem nur Wasser, Elektrolyte und Vitamine eingenommen werden

Nulllilgralvilda *f* (Ⓔ nulligravida): Frau, die noch nicht schwanger war

Nulllilpalra *f* (Ⓔ nullipara): Frau, die noch kein Kind geboren hat

Null-Linien-EEG *nt* (Ⓔ isoelectric EEG): ***Syn:*** *isoelektrisches Elektroenzephalogramm*; Elektroenzephalogramm ohne jede Aktivität bei Hirntod*

numlmullär *adj* (Ⓔ nummular): münzenförmig

Nunn: Nunn-Körperchen *pl* (Ⓔ Nunn's gorged corpuscles): fetthaltige, degenerierte Epithelzellen in Eierstockzysten

NUR *Abk.*: Neutrophilen-Umsatzrate

Nusslgellenk *nt* (Ⓔ cotyloid joint): ***Syn:*** *Articulatio cotylica*; Sonderform des Kugelgelenkes, bei dem mehr als die Hälfte des Gelenkkopfes von der Pfanne umgeben ist, z.B. Hüftgelenk

Nusslknalckerlölsolphalgus *m*: *s.u. idiopathischer diffuser Ösophagospasmus*

Nultriltilon *f*: *→Ernährung*

nultriltiv *adj* (Ⓔ nutritive): nahrhaft, nährend

Nux vomica *f* (Ⓔ quaker button): *s.u. Brechnuss*

NV *Abk.*: **1.** nicht-venerisch **2.** *→Nierenversagen*

Nval *Abk.*: Norvalin

NVFS *Abk.*: *→nicht-veresterte Fettsäuren*

NVK *Abk.*: Nabelvenenkatheter

NVT *Abk.*: *→Nierenvenenthrombose*

NW *Abk.*: **1.** *→Nebenwirkung* **2.** *→Nüchternwert*

NWDL *Abk.*: nodular well-differentiated lymphocytic lymphoma

NX *Abk.*: Nonoxinol-9

Nygaard: Kare Kristian Nygaard; 1903–1985; norwegischer Arzt (Rochester, New York)

Nygaard-Brown-Syndrom *nt* (Ⓔ Nygaard-Brown syndrome): ***Syn:*** *essentielle Thrombophilie*; arterielle Verschlusskrankheit mit Wadenschmerz, Claudicatio* intermittens und rezidivierenden arteriellen Thrombosen in den Beinen, später auch in Bauch- und Beckengefäßen mit Kollapsneigung und Hämaturie

NYHA *Abk.*: New York Heart Association

Nyhus: Klassifizierung der Leistenhernien nach Nyhus *f* (Ⓔ Nyhus classification): *s.u. Leistenbruch*

Nykt-, nykt- *präf.*: *→Nykto-*

Nyktlallgie *f* (Ⓔ nyctalgia): nächtlicher Schmerz, nachts auftretender Schmerz

nyklltallolphob *adj*: *→nyktophob*

Nykltallolpholbie *f*: *→Nyktophobie*

Nyktlallolpie *f*: *→Nykteralopie*

Nykltertallolpie *f* (Ⓔ day blindness): ***Syn:*** *Tagblindheit, Nyktalopie, Nachtsichtigkeit*; angeborene oder erworbene Störung des Sehens bei Tageslicht

nyktlhelmelral *adj* (Ⓔ nyctohemeral): ***Syn:*** *nyktohemeral*; Nacht und Tag betreffend

Nykto-, nykto- *präf.*: Wortelement mit der Bedeutung „Nacht“

nykltolhelmelral *adj*: *→nykthemeral*

Nykltolmeltrie *f* (Ⓔ adaptometry): ***Syn:*** *Adaptometrie*; Messung der Dunkelanpassung [Adaptation] des Auges und der geringsten Lichtempfindlichkeit; wird bei Nyktalopie* sowie Störungen des Stäbchen- oder Zapfensehens eingesetzt

nykltolmeltrisch *adj* (Ⓔ adaptometric): ***Syn:*** *adaptometrisch*; Nyktometrie betreffend, mittels Nyktometrie

nykltolphob *adj* (Ⓔ nyctophobic): ***Syn:*** *nyktalophob, skotophob*; Nachtangst/Nyktophobie betreffend, durch sie gekennzeichnet

Nykltolpholbie *f* (Ⓔ nyctophobia): ***Syn:*** *Nachtangst, Dunkelangst, Nyktalophobie, Skotophobie*; krankhafte Angst vor der Dunkelheit oder der Nacht

Nyktlulrie *f* (Ⓔ nycturia): vermehrtes nächtliches Wasserlassen; Symptom bei u.a. Herzinsuffizienz, Diabetes mellitus, benigner Prostatahypertrophie

Nymphlekltolmie *f* (Ⓔ nymphectomy): operative Entfernung der kleinen Schamlippen*

nymlpholman *adj* (Ⓔ nymphomaniac): ***Syn:*** *nymphomanisch*; Nymphomanie betreffend, von ihr betroffen oder durch sie bedingt

Nymlpholmalnie *f* (Ⓔ nymphomania): ***Syn:*** *Hysteromanie, Mannstollheit, Metromanie, Kytheromanie, Andromanie*; krankhaft gesteigerter heterosexueller Geschlechtstrieb von Frauen; kann sowohl neurotisch bedingt sein als auch im Rahmen einer Manie* auftreten

Nymlpholmalnin *f* (Ⓔ nymphomaniac): Patientin, die an Nymphomanie* leidet

nymlpholmalnisch *adj*: *→nymphoman*

Nymlpholtolmie *f* (Ⓔ nymphotomy): Inzision der kleinen Schamlippen*

Nyslaglmolgramm *nt* (Ⓔ nystagmogram): bei der Nystagmographie erhaltene graphische Darstellung

Nysltaglmolgraph *m* (Ⓔ nystagmograph): ***Syn:*** *Nystagmograf*; Gerät zur Nystagmographie

Nysltaglmolgralphie *f* (Ⓔ nystagmography): ***Syn:*** *Nystagmografie*; Registrierung der Augenbewegung bei Nystagmus*

nysltaglmolid *adj* (Ⓔ nystagmoid): nystagmusähnlich, nystagmusartig

Nysltaglmus *m* (Ⓔ nystagmus): ***Syn:*** *Augenzittern*; unwillkürliche, rhythmische Augenbewegungen, die ruckartig [**Rucknystagmus**] oder pendelnd [**Pendelnystagmus**] ablaufen; als **physiologischer Nystagmus** ist es ihre Aufgabe, bewegte Bilder auf der Netzhaut zu fixieren [optokinetischer Nystagmus*] oder Bildverschiebungen bei Kopfbewegungen durch eine konjugierte Bewegung der Augen auszugleichen [**vestibulo-okulärer Reflex**]; ein pathologischer Nystagmus tritt bei Hemisphären-, Hirnstamm- und Kleinhirnschäden sowie bei vestibulären Schädigungen auf

horizontaler Nystagmus (Ⓔ horizontal nystagmus): *s.u. vestibulärer Nystagmus*

kalorischer Nystagmus (Ⓔ caloric nystagmus): *s.u. vestibulärer Nystagmus*

kongenitaler Nystagmus (Ⓔ congenital (hereditary) nystagmus): angeborener Nystagmus, der bei Fixation zunimmt und bei bestimmten Blickrichtungen sich vermindert oder verschwindet

latenter Nystagmus (Ⓔ latent nystagmus): tritt auf, wenn ein Auge verdeckt wird und verschwindet wieder, wenn beide Augen offen sind; typisch beim frühkindlichen Schielsyndrom*

optokinetischer Nystagmus (Ⓔ optokinetic nystagmus): physiologischer Nystagmus durch Fixierung sich bewegender Objekte im Sehfeld, z.B. beim Blick aus dem Eisenbahnfenster [**Eisenbahnnystagmus**]

richtungsbestimmter Nystagmus (Ⓔ gaze paretic nystagmus): *s.u. vestibulärer Nystagmus*

rotatorischer Nystagmus (Ⓔ rotatory nystagmus): ***Syn:*** *Drehnystagmus*; Nystagmus bei schneller Drehung des Körpers

rotierender Nystagmus (Ⓔ rotatory nystagmus): *s.u. vestibulärer Nystagmus*

vertikaler Nystagmus (Ⓔ vertical nystagmus): *s.u. vestibulärer Nystagmus*

vestibulärer Nystagmus (Ⓔ vestibular nystagmus): Schädigung des Vestibularapparates führt zu einem Rucknystagmus, der aus einer langsamen labyrinthären Komponente und einer schnellen Ausgleichsbewegung besteht; meist handelt es sich um ein horizontales Zittern [**horizontaler Nystagmus**], seltener um vertikales [**vertikaler Nystagmus**] oder rotierendes [**rotierender Nystagmus**] Augenzittern; z.T. tritt der Nystagmus spontan auf [**Spontannystagmus**], z.T. erst nach Auslösung durch einen adäquaten Reiz [**Provokationsnystagmus**]; beim Spontannystagmus kann man zwischen **richtungsbestimmtem Nystagmus** [schlägt nur in eine Richtung] und **Blickrichtungsnystagmus** [die Schlagrichtung hängt von der Blickrichtung ab] unterscheiden
zur Prüfung auf einen Provokationsnystagmus gibt es verschiedene Methoden; bei der Lageprüfung wird beobachtet, ob bei Lageänderung ein **Lagenystagmus** [andauernder

N

Nystagmus nach Änderung der Position] oder **Lagerungsnystagmus** [kurzzeitiger Nystagmus durch eine Lageänderung] auftritt; bei der rotatorischen Prüfung wird der Patient auf einen Drehstuhl gesetzt und nach rechts oder links gedreht; damit kann man feststellen, ob beide Vestibularapparate synchron funktionieren oder ob Seitenunterschiede bestehen; die thermische oder kalorische Prüfung untersucht beide Seiten getrennt; Einspritzen von kaltem oder warmem Wasser in den äußeren Gehörgang löst einen **kalorischen Nystagmus** aus; Seitendifferenz deutet auf eine periphere Schädigung einer Seite hin

nys|tag|tisch *adj* (Ⓔ nystagmic): Nystagmus betreffend, von ihm betroffen oder gekennzeichnet

Nys|ta|tin *nt* (Ⓔ nystatin): von **Streptomyces noursei** gebildetes Antimykotikum*; **Anw.**: Pilzinfektionen [v.a. Candida*] der Haut, Schleimhaut und Nägel

NZ *Abk.*: Neutralisationszahl

N-Z *Abk.*: Isotopennummer

N-Zellen *pl* (Ⓔ N cells): *s.u. Neurotensin*

NZN *Abk.*: **1.** *→Nävuszellennävus* **2.** *→Nävuszellnävus*

NZS *Abk.*: neurotisches Zervikalsyndrom

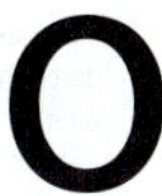

O *Abk.*: **1.** Oberfläche **2.** *→Oberflächenanästhesie* **3.** *→okklusal* **4.** *→Opium* **5.** *→Ordnungszahl* **6.** *→Osmose* **7.** *→Oxygenium* **8.** *→Sauerstoff*

o *Abk.*: *→oral*

o- *Abk.*: ortho-

O_2 *Abk.*: molekularer Sauerstoff

O_3 *Abk.*: *→Ozon*

OA *Abk.*: **1.** Oberarzt **2.** *→Osteoarthritis* **3.** *→Oxalacetat*

OÄ *Abk.*: Oberärztin

OAD *Abk.*: Ophthalmoarteriodynamometrie

OAE *Abk.*: *→Ohr-Augen-Ebene*

OAF *Abk.*: Osteoklasten-aktivierender Faktor

O-Ag *Abk.*: *→O-Antigen*

O-Agglutination *f* (Ⓔ O agglutination): durch Antikörper gegen O-Antigene* ausgelöste Agglutination*

OAL *Abk.*: oberflächenaktives Lipoprotein

O-Antigen *nt* (Ⓔ O antigen): *Syn: Körperantigen*; auf der Körperoberfläche von Bakterien sitzendes Antigen; *s.a. Essay Bakterien S. 217*

OAP *Abk.*: **1.** o-Aminophenol **2.** Vincristin (*engl.* oncovin), Ara-C, Prednison

OAP-BLEO *Abk.*: Vincristin (*engl.* oncovin), Ara-C, Prednison, Bleomycin

OAS *Abk.*: oberflächenaktive Substanz

OAT *Abk.*: o-Acetyl-L-tyrosin

oat-cell-Karzinom *nt*: *→Haferzellenkarzinom*

OAT-Syndrom *nt* (Ⓔ OAT syndrome): *Syn: Oligo-Astheno-Teratozoospermie-Syndrom*; häufigste Fertilitätsstörung beim Mann, die in etwa der Hälfte der Fälle idiopathisch, d.h. ohne erkenbare Ursache auftritt; der Rest beruht auf einer primären oder sekundären tubulären Insuffizienz sowie extratestikulären Störungen; im Spermiogramm findet man eine verminderte Spermienzahl [Oligozoospermie], eine herabgesetzte Motilität der Spermien [Asthenozoospermie] und mehr als 50 % abnorm geformte Spermien [Teratozoospermie]

o.B. *Abk.*: **1.** ohne Befund **2.** ohne pathologischen Befund

Ob-, ob- *präf.*: Wortelement mit der Bedeutung „gegen/gegenüber"

Obd. *Abk.*: *→Obduktion*

Ob|duk|ti|on *f* (Ⓔ postmortem): *Syn: Nekropsie, Autopsie*; Leicheneröffnung

O-Bein *nt* (Ⓔ bowleg): Genu* varum

O|ber|arm|bruch *m*: *→Humerusfraktur*

O|ber|arm|fas|zie *f* (Ⓔ brachial fascia): *Syn: Fascia brachii*; Fortsetzung der Fascia* axillaris, die die gesamte Oberarmmuskulatur umhüllt; von ihr ziehen das Septum* intermusculare brachii mediale und laterale zur medialen bzw. lateralen Humeruskante

O|ber|arm|flä|che *f*: *→Oberarmregion*

O|ber|arm|frak|tur *f*: *→Humerusfraktur*

O|ber|arm|hin|ter|flä|che *f* (Ⓔ posterior brachial region): hintere Oberarmregion; *s.u. Oberarmregion*

O|ber|arm|hin|ter|sei|te *f* (Ⓔ posterior brachial region): hintere Oberarmregion; *s.u. Oberarmregion*

O|ber|arm|kno|chen *m*: *→Humerus*

O|ber|arm|kopf *m* (Ⓔ head of humerus): *Syn: Humeruskopf, Caput humeri*; halbkugelförmiger Gelenkkopf des Oberarms, der unten vom Collum* anatomicum humeri begrenzt wird; bildet mit der Gelenkfläche des Schulterblattes das Schultergelenk*

O|ber|arm|lymph|kno|ten *pl* (Ⓔ brachial lymph nodes): *Syn: Nodi lymphoidei brachiales*; tiefe Achsellymphknoten entlang der Arteria* brachialis; **Zufluss**: Arm

O|ber|arm|re|gi|on *f* (Ⓔ brachial surface): *Syn: Oberarmfläche, Regio brachialis*; der Bereich zwischen Regio* deltoidea und dem Ellenbogen [Regio* cubitalis]; unterteilt in eine **vordere Oberarmregion** [Regio brachialis anterior] und eine **hintere Oberarmregion** [Regio brachialis posterior]

O|ber|arm|schaft *m* (Ⓔ humeral shaft): *Syn: Humerusschaft, Corpus humeri*; *s.u. Humerus*

O|ber|arm|schlag|a|der *f*: *→Arteria brachialis*

Oberarm-Speichen-Muskel *m*: *→Musculus brachioradialis*

O|ber|arm|typ *m* (Ⓔ upper arm type of arterial occlusive disease): *s.u. chronische arterielle Verschlusskrankheit*

O|ber|arm|vor|der|flä|che *f* (Ⓔ anterior brachial region): vordere Oberarmregion; *s.u. Oberarmregion*

O|ber|arm|vor|der|sei|te *f* (Ⓔ anterior brachial region): vordere Oberarmregion; *s.u. Oberarmregion*

O|ber|bauch *m* (Ⓔ upper abdomen): *Syn: Regio abdominalis superior*; *s.u. Regiones abdominales*

O|ber|bauch|schmerz *m* (Ⓔ epigastric pain): Epigastralgie*

O|ber|flä|chen|an|äs|the|sie *f* (Ⓔ surface anesthesia): Lokalanästhesie* durch Aufbringen des Anästhetikums auf die Haut- oder Schleimhautoberfläche

O|ber|flä|chen|an|äs|the|ti|kum *nt, pl* **-ka** (Ⓔ surface anesthetic): Lokalanästhetikum* zur Oberflächenanästhesie*; z.B. Lidocain*, Tetracain*

O|ber|flä|chen|an|ti|gen *nt* (Ⓔ surface antigen): *Syn: Surface-Antigen*; auf der Oberfläche sitzendes Antigen, z.B. Hepatitis B-Oberflächenantigen*

O|ber|flä|chen|do|sis *f, pl* **-sen** (Ⓔ surface dose): *Syn: Hautdosis*; die aus Einfalldosis* und Streustrahlendosis* bestehende Teilkörperdosis der Haut

Oberflächen-EKG *nt* (Ⓔ surface electrocardiogram): *s.u. Essay Elektrokardiogramm S. 571*

O|ber|flä|chen|e|pi|thel *nt* (Ⓔ surface epithelium): *Syn: oberflächenbildendes Epithel*; die innere oder äußere Oberfläche von Organen überziehendes Epithel; wird nach der Zellform in **Plattenepithel, isoprismatisches Oberflächenepithel** und **hochprismatische Oberflächenepithel** unterteilt; alle Formen können verhornt oder unverhornt sein; nach der Zahl der Zellschichten unterscheidet man **einschichtiges, mehrschichtiges** und **mehrreihiges Oberflächenepithel**; das **Übergangsepithel** ist eine Sonderform, die sowohl mehrschichtig als auch mehrreihig vorkommt; es enthält **Deckzellen,** die im ungedehnten Zustand hochprismatisch und im gedehnten Zustand platt sind [*Tab. O1*]

O|ber|flä|chen|gas|tri|tis *f, pl* **-ti|den** (Ⓔ superficial gastritis): chronisch superfizielle Entzündung der Magenschleimhaut, bei der häufig Helicobacter* pylori beobachtet wird; *s.a. Gastritis*

O|ber|flä|chen|kar|zi|nom *nt*: *→Carcinoma in situ*

O|ber|flä|chen|schmerz *m* (Ⓔ superficial pain): *s.u. Schmerz*

Ober|flä|chen|the|ra|pie *f* (Ⓔ superficial radiation): *s.u. Elektronentherapie*

O|ber|gräten|gru|be *f* (Ⓔ supraspinous fossa): *→Fossa supraspinata*

O|ber|haut *f*: *→Epidermis*

O|ber|kie|fer *m* (Ⓔ upper jaw): *Syn: Maxilla, Oberkieferknochen*; der Oberkiefer ist der zentrale Knochen des Gesichtsschädels; er grenzt an Mund-, Nasen- und Augenhöhle und trägt die Zahnreihe des Oberkiefers; die Maxilla besteht aus: **1. Oberkieferkörper** [Corpus maxillae], der die **Kieferhöhle** [Sinus* maxillaris] enthält; **2. Stirnfortsatz** [Processus frontalis], der vorne an das Nasenbein [Os* nasale], hinten an das Tränenbein [Os* lacrimale] und oben an das Stirnbein [Os* frontale] grenzt; **3. Jochfortsatz** [Processus zygomaticus], der den vorderen Teil des Jochbogens [Arcus zygomaticus] bildet; **4. Alveolarfortsatz** [Processus alveolaris], der die Zahnreihe des Oberkiefers trägt; **5. Gaumenfortsatz** [Processus palatinus], der den größten Teil des knöchernen Gaumens* bildet

Ober|kie|fer|ent|zün|dung *f* (Ⓔ maxillitis): Maxillitis*

O|ber|kie|fer|er|öff|nung *f*: *→Maxillotomie*

O|ber|kie|fer|frak|tur *f* (Ⓔ maxillary fracture): da der Oberkiefer mit den anderen Knochen des Gesichtsschädels verbun-

Tab. O1. Einteilung des Oberflächenepithels

Nach der Zahl der Zellschichten	Nach der Zellform	Vorkommen (Beispiele)	Funktion (Beispiele)
Einschichtig	Platt	Alveolarepithel, Auskleidung von Gefäßen (Endothel), seröses Epithel zur Auskleidung von Hohlräumen: Perikard, Pleura, Peritoneum (Mesothel)	Durchlässigkeit, aktiver Transport durch Transzytose, Erleichterung von Gleitbewegungen der Eingeweide gegeneinander
	Isoprismatisch (= kubisch)	An der Oberfläche des Ovars, in Drüsenausführungsgängen; Linsenepithel	Bedeckung, Sekretion
	Hochprismatisch	Dünndarm, Gallenblase	Schutz, Resorption, Sekretion
Mehrreihig (alle Zellen erreichen die Basalmembran, aber nicht alle die Oberfläche; die Kerne der Zellen liegen in verschiedenen Ebenen)		Auskleiden von Trachea, Bronchien, Nasenhöhle	Schutz, Partikeltransport, Sekretion
Mehrschichtig (2 oder mehr Lagen)	Verhornt, platt	Haut	Schutz verhindert Wasserverlust
	Unverhornt, platt	Mund, Ösophagus, Vagina, Analkanal	Schutz
	Unverhornt, hochprismatisch	Fornix conjunctiva	Schutz
	Übergangsepithel	Nierenbecken, Ureter, Harnblase	Schutz

den ist, betreffen Frakturen oft auch andere Gesichtsknochen; aus diesem Grund werden die Oberkieferfrakturen meist unter den Mittelgesichtsfrakturen* abgehandelt

O|ber|kie|fer|höh|le *f*: *→Kieferhöhle*

O|ber|kie|fer|kno|chen *m*: *→Oberkiefer*

O|ber|kie|fer|kör|per *m* (Ⓔ body of maxilla): ***Syn:*** *Corpus maxillae*; zentraler Teil des Oberkieferknochens [Maxilla*], der die **Kieferhöhle** [Sinus* maxillaris] enthält; hat vier Flächen: **Facies orbitalis corporis maxillae**, die den größten Teil des Orbitabodens bildet, **Facies anterior corporis maxillae** mit der Mündung [Foramen* infraorbitale] des Canalis* infraorbitalis, **Facies infratemporalis corporis maxillae** mit den Mündungen [Foramina* alveolaria] der Canales* alveolares und **Facies nasalis corporis maxillae** mit der Öffnung der Kieferhöhle [Hiatus* maxillaris]

O|ber|kie|fer|ner|ven *pl* (Ⓔ superior alveolar nerves): ***Syn:*** *Nervi alveolares superiores*; Oberkieferäste des Nervus* maxillaris und Nervus* infraorbitalis

O|ber|kie|fer|re|sek|ti|on *f*: *→Maxillektomie*

O|ber|kie|fer|schlag|ader *f*: *→Arteria maxillaris*

O|ber|kie|fer|schlag|ader, hin|te|re *m*: *→Arteria alveolaris superior posterior*

O|ber|kie|fer|schlag|adern, vor|de|re *pl*: *→Arteriae alveolares superiores anteriores*

O|ber|kie|fer|ve|nen *pl* (Ⓔ maxillary veins): ***Syn:*** *Venae maxillares*; aus dem Plexus* pterygoideus stammende Venen, die zur Vena* retromandibularis ziehen

O|ber|kie|fer|zahn|rei|he *f* (Ⓔ maxillary arch): ***Syn:*** *maxillärer Zahnbogen, Arcus dentalis maxillaris, Arcus dentalis superior*; Gesamtheit der Zähne des Oberkiefers, Zahnbogen des Oberkiefers

O|ber|kie|fer|zys|te *f* (Ⓔ maxillary cyst): Kieferzyste* im Bereich des Oberkiefers

O|ber|lap|pen, lin|ker *m* (Ⓔ superior lobe of left lung): Lobus superior pulmonis sinistri; *s.u. Lunge*

O|ber|lap|pen, rech|ter *m* (Ⓔ superior lobe of right lung): Lobus superior pulmonis dextri; *s.u. Lunge*

O|ber|lid *nt* (Ⓔ upper eyelid): Palpebra superior; *s.u. Augenlid*

O|ber|lid|he|ber *m*: **1.** *→Musculus levator palpebrae superioris* **2.** *→Musculus tarsalis superior*

O|ber|lid|plat|te *f* (Ⓔ superior tarsus): ***Syn:*** *Tarsus superior*; Lidplatte des Oberlids; *s.u. Palpebra*

O|ber|lid|pto|se *f*: *→Ptosis palpebrae*

O|ber|lid|re|gi|on *f* (Ⓔ superior palpebral region): ***Syn:*** *Regio palpebralis superior*; Teil der Regio* orbitalis über dem Oberlid

O|ber|lid|ve|nen *pl* (Ⓔ superior palpebral veins): ***Syn:*** *Venae palpebrales superiores*; münden in die Vena* angularis

O|ber|lip|pen|bänd|chen *nt* (Ⓔ frenulum of upper lip): ***Syn:*** *oberes Lippenbändchen, Frenulum labii superioris*; mediane Schleimhautfalte von der Innenseite der Oberlippe zum Alveolarfortsatz des Oberkiefers

O|ber|lip|pen|he|ber *m*: *→Musculus levator labii superioris*

O|ber|lip|pen|re|gi|on *f* (Ⓔ superior labial region): ***Syn:*** *Regio labialis superior*; Region über der Oberlippe; Teil der Regio* oralis

O|ber|lip|pen|rin|ne *f* (Ⓔ philtrum): ***Syn:*** *Philtrum*; Rinne in der Mitte der Oberlippe; bildet sich am Verschmelzungsort der embryonalen medialen Nasenwülste

O|ber|lip|pen|schlag|ader *f*: *→Arteria labialis superior*

O|ber|lip|pen|ve|ne *f* (Ⓔ superior labial vein): ***Syn:*** *Vena labialis superior*; mündet in die Vena* facialis

O|ber|schen|kel *m* (Ⓔ thigh): ***Syn:*** *Femur*; Region zwischen Hüfte und Knie

O|ber|schen|kel|bruch *m*: *→Femurfraktur*

O|ber|schen|kel|fas|zie *f* (Ⓔ facia of thigh): ***Syn:*** *Fascia lata*; derbe Hülle der Oberschenkelmuskulatur; ist oben am Leistenband* und dem Labium externum der Crista* iliaca befestigt; setzt sich unten in die Fascia* cruris fort; von ihr ziehen das Septum* intermusculare femoris laterale und mediale sowie das Septum* intermusculare vastoadductorium in die Tiefe und bilden die Muskellogen des Oberschenkels; der Tractus* iliotibialis ist eine Verstärkung der Faszie an der Außenseite des Oberschenkels

O|ber|schen|kel|frak|tur *f*: *→Femurfraktur*

O|ber|schen|kel|hals *m* (Ⓔ neck of femur): ***Syn:*** *Schenkelhals, Femurhals, Collum femoris*; Hals des Oberschenkelknochens, der mit dem Oberschenkelschaft einen stumpfen Winkel [Collum-Corpus-Winkel*] bildet; trägt den Oberschenkelkopf, der mit dem Acetabulum* artikuliert

O|ber|schen|kel|hals|frak|tur *f*: *→Schenkelhalsfraktur*

O|ber|schen|kel|kno|chen *m*: *→Femur 2.*

O|ber|schen|kel|kopf *m* (Ⓔ head of femur): ***Syn:*** *Femurkopf, Hüftkopf, Caput femoris*; kugelförmiger Kopf des Femurs*, der unterhalb der Mitte eine Einsenkung [Fovea* capitis femoris] hat, in der das Ligamentum* capitis femoris ansetzt; bildet zusammen mit der Hüftpfanne* des Beckens das Hüftgelenk

O|ber|schen|kel|nerv *m*: *→Nervus femoralis*

O|ber|schen|kel|re|gi|on *f* (Ⓔ femoral region): ***Syn:*** *Regio femoris*; Beinregion, die vorne oben von der Regio* inguinalis, außen oben von der Regio* coxae und hinten oben von der Regio* glutealis begrenzt wird; geht unten in die Regio* genus über

O|ber|schen|kel|rück|sei|te *f*: *→Regio femoris posterior*

O|ber|schen|kel|schaft *m* (Ⓔ femoral shaft): ***Syn:*** *Femurschaft, Femurdiaphyse, Corpus femoris*; leicht nach vorne konvex gebogenes Mittelstück des Oberschenkelknochens; die **Linea aspera**, eine auf der Rückseite vertikal verlaufende Knochenleiste, verstärkt den Schaft; sie hat eine äußere und innere Lippe [**Labium laterale** und **mediale**]; das Labium laterale verbreitert sich am oberen Ende und bildet die **Tuberositas glutea**, an der der Musculus* gluteus maximus ansetzt; gelegentlich bildet sich hier ein **Trochanter tertius** aus; am unteren Ende geht der Schaft in die laterale und mediale Femurkondyle* über; außen, oben und vorne am Femurschaft liegt der Trochanter* major, innen, hinten und unten der Trochanter* minor; die **Linea intertrochanterica**

verbindet die beiden Trochanter auf der Vorderseite, auf der Rückseite wird diese Rolle von der kräftigen **Crista intertrochanterica** übernommen

O|ber|schen|kel|schaft|frak|tur *f* (Ⓔ femoral shaft fracture): ***Syn:*** *Femurschaftfraktur*; Fraktur des Oberschenkelschaftes; durch die an den Fragmenten ansetzenden Muskeln kommt es je nach Lokalisation der Fraktur zu typischen Fragmentdislokationen; ein großer Teil der Femurschaftfrakturen tritt im Rahmen von Unfällen oder Polytraumen auf und ist oft von ausgedehnten Weichteilschäden und Blutverlusten von 1–2 Litern begleitet; die **Therapie** ist prinzipiell operativ, mit Ausnahme einiger kindlicher Frakturen; die früher dominierende **Plattenosteosynthese** wird heute mehr und mehr durch die geschlossene **Verriegelungsmarknagelung** verdrängt

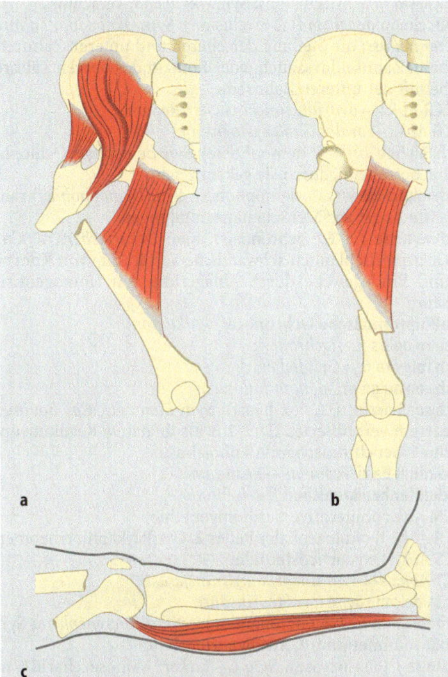

Abb. O2. Typische Fragmentdislokation bei Oberschenkelschaftfraktur

O|ber|schen|kel|schlag|a|der *f*: *→Arteria femoralis*

O|ber|schen|kel|schlag|a|der, tie|fe *f*: *→Arteria profunda femoris*

O|ber|schen|kel|schmerz *m*: *→Meralgia*

O|ber|schen|kel|typ *m* (Ⓔ thigh type of arterial occlusive disease): *s.u. chronische arterielle Verschlusskrankheit*

O|ber|schen|kel|ve|ne *f* (Ⓔ femoral vein): ***Syn:*** *Vena femoralis*; Fortsetzung der Vena* poplitea, die mit der Arteria* femoralis im Canalis* femoralis nach oben zieht; geht unter dem Leistenband in die Vena* iliaca externa über

tiefe Oberschenkelvene (Ⓔ deep femoral vein): ***Syn:*** *Vena profunda femoris*; Begleitvene der Arteria* profunda femoris; mündet in die Vena* femoralis

O|ber|schen|kel|vor|der|sei|te *f*: *→Regio femoris anterior*

Oberst: Maximillian Oberst; 1849–1925; deutscher Chirurg (Halle)

Oberst-Anästhesie *f* (Ⓔ Oberst's method): ***Syn:*** *Oberst-Leitungsanästhesie*; Leitungsanästhesie* an Fingern oder Zehen, bei der das Lokalanästhetikum [ohne Adrenalin!] zu beiden Seiten der Basis der Grundphalanx injiziert wird

O|be|si|tas *f*: *→Adipositas*

O|be|si|tät *f*: *→Adipositas*

O|bex *m* (Ⓔ obex): *s.u. Medulla oblongata*

O_2-Bin|dungs|ka|pa|zi|tät *f*: *→Sauerstoffbindungskapazität*

Ob|jek|tiv *nt* (Ⓔ objective): dem Gegenstand (Objekt) zugewandte Linse oder Linsensystem (eines Mikroskops*)

apochromatisches Objektiv (Ⓔ apochromatic objective): *Syn:* *Apochromat*; Objektiv ohne chromatische Aberration*

Ob|jek|ti|vi|tät *f* (Ⓔ objectivity): Kriterium für die Unabhängigkeit eines Tests vom jeweiligen Untersucher; gehört zu den Hauptgütekriterien eines Tests; *s.a. Validität*

Ob|jekt|trä|ger *m* (Ⓔ slide): Glasplatte zur Herstellung mikroskopischer Präparate

Ob|jekt|trä|ger|kul|tur *m* (Ⓔ slide culture): Mikrokultur auf einem Objektträger

ob|li|gat *adj* (Ⓔ obligate): ***Syn:*** *obligatorisch*; unerlässlich, unbedingt, verpflichtend

ob|li|ga|to|risch *adj*: *→obligat*

Ob|li|qui|tät *f* (Ⓔ obliquity): Schrägheit, Schiefe, schräge/schiefe Lage oder Richtung; *s.a. Asynklitismus*

Ob|li|qu|us in|fe|ri|or *m*: *→Musculus obliquus inferior bulbi*

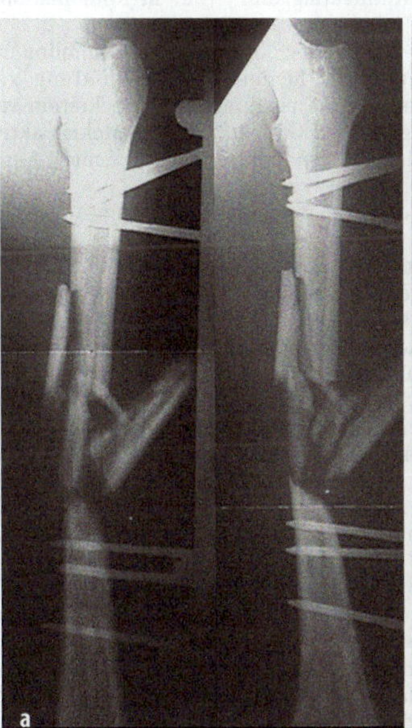

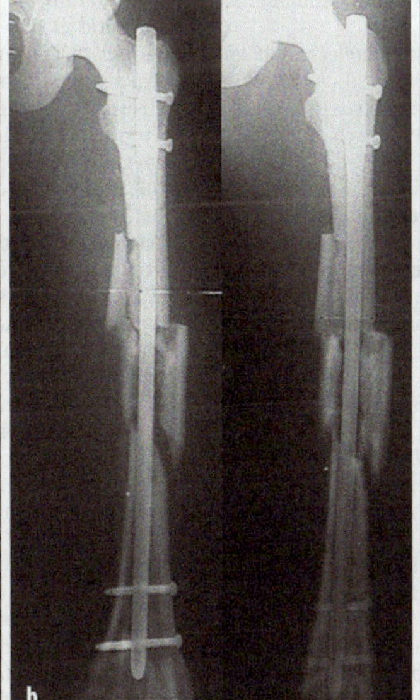

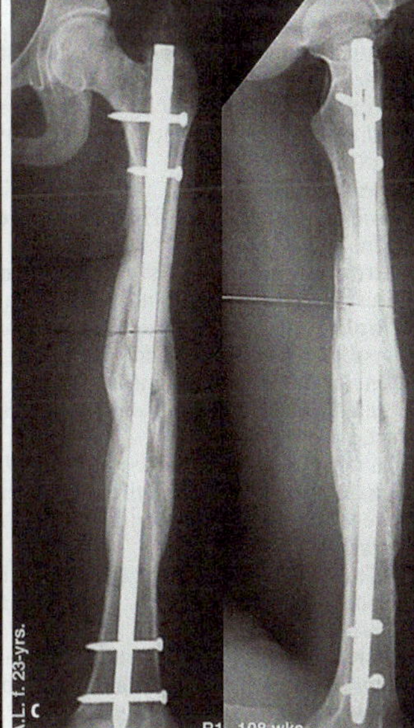

Abb. O3. Oberschenkelschaftfraktur. **a** initiale Stabilisierung mit Fixateur externe, **b** Stabilisierung mit verriegeltem Marknagel, **c** 1 Jahr postoperativ

Ob|li|qu|us su|pe|ri|or *m*: *→Musculus obliquus superior bulbi*

Obliquus-superior-Klick-Syndrom *f* (Ⓔ superior oblique tendon sheath syndrome): bei einer Verdickung der Muskelsehne des Musculus obliquus superior bulbi kann diese nicht durch die Trochlea gleiten, sondern rutscht mit einem Ruck hindurch, was zu einem hörbaren Klick führt

Ob|li|te|ra|ti|on *f* (Ⓔ obliteration): angeborener [Atresie*] oder erworbener [Entzündung, therapeutischer] Verschluss, Verödung

ob|li|te|ra|tiv *adj* (Ⓔ obliterating): verschließend, obliterierend

obs. *Abk.*: *→obsolet*

Ob|ses|si|on *f* (Ⓔ obsession): Besessenheit; Zwangsvorstellung, fixe Idee

ob|ses|siv *adj* (Ⓔ obsessive): zwanghaft, Zwangs-

ob|so|let *adj* (Ⓔ obsolete): veraltet, überholt, nicht mehr gebräuchlich

Obs|ti|pan|ti|um *nt, pl* **-tilen, -zilen** (Ⓔ antidiarrhetic): ***Syn:*** *Antidiarrhoikum*; Arzneimittel zur Behandlung von Durchfall/Diarrhö

Obs|ti|pa|ti|on *f* (Ⓔ constipation): ***Syn:*** *Konstipation, Stuhlverstopfung, Verstopfung, Constipatio alvi, Obstructio alvi, Retentio alvi*; Verstopfung gehört zu den häufigsten Beschwerden, weil die Stuhlausscheidung zu den wichtigsten Körperfunktionen gehört und eine Verstopfung schnell zu Unwohlsein führt; wichtig ist es, in allen Fällen eine organische Ursache auszuschließen; nach dem Verlauf unterscheidet man: **akute Obstipation:** meist durch Reisen, ungewohnte Nahrung, Medikamente, akute Erkrankung mit Bettlägrigkeit verursacht; kann aber auch durch einen Tumor oder Darmverschluss bedingt sein; **chronische** oder **habituelle Obstipation:** kann organisch [entzündliche Stenose, Tumor] oder funktionell [perianaler Abszess, Rektozele] bedingt sein; häufiger ist aber ein Ballaststoff- und Bewegungsmangel; ein Laxanzienabusus kann ebenfalls Ursache einer chronischen Obstipation sein; **passagere Obstipation:** meist akute oder subakute Obstipation, z.B. bei fiebrigen Erkrankungen, als Nebenwirkung von Medikamenten, bei Vergiftungen usw.; **Obstipation bei idiopathischem Megakolon***

obs|ti|piert *adj* (Ⓔ constipated): an Verstopfung leidend, verstopft

Obs|truc|tio *f, pl* **-ti|o|nes**: *→Obstruktion*

Obstructio alvi: *→Obstipation*

Obs|truk|ti|on *f* (Ⓔ obstruction): ***Syn:*** *Obstructio*; Blockierung, Verstopfung, Verlegung, Verschluss

Obs|truk|ti|ons|an|u|rie *f* (Ⓔ obstructive anuria): Anurie* bei Verlegung der ableitenden Harnwege

Ob|struk|ti|ons|a|tel|ek|ta|se *f* (Ⓔ obstructive atelectasis): *s.u. Atelektase*

Obs|truk|ti|ons|ik|te|rus *m* (Ⓔ obstructive icterus): ***Syn:*** *Verschlussikterus*; cholestatischer Ikterus* durch Verschluss der Gallenwege

Obs|truk|ti|ons|il|e|us *m* (Ⓔ obstructive ileus): ***Syn:*** *Okklusionsileus*; Ileus* durch komplette Verlegung des Darmlumens

Ob|struk|ti|ons|syn|drom, dis|ta|les in|tes|ti|na|les *nt* (Ⓔ distal intestinal obstruction syndrome): *s.u. zystische Fibrose*

obs|truk|tiv *adj* (Ⓔ obstructive): blockierend, versperrend, verstopfend, verschließend

OBT *Abk.*: Oxytocinbelastungstest

Ob|tu|ra|tio *f, pl* **-ti|o|nes** (Ⓔ obturation): ***Syn:*** *Obturation*; Verlegung, Verstopfung

Ob|tu|ra|tor *m* (Ⓔ obturator): ***Syn:*** *Verschlussprothese, künstliche Gaumenplatte*; künstliche Gaumenplatte zum temporären Verschluss einer Gaumenspalte* vor dem operativen Verschluss

Ob|tu|ra|tor|fas|zie *m* (Ⓔ obtuator fascia): ***Syn:*** *Fascia obturatoria*; Faszie* für den Musculus* obturatorius internus im kleinen Becken

Ob|tu|ra|tor|her|nie *f* (Ⓔ obturator hernia): ***Syn:*** *Hernia obturatoria*; Hernie* durch das Foramen obturatum

Ob|tu|ra|to|ria *f*: *→Arteria obturatoria*

Ob|tu|ra|to|ri|us *m*: *→Nervus obturatorius*

Ob|tu|ra|to|ri|us ex|ter|nus *m*: *→Musculus obturatorius externus*

Ob|tu|ra|to|ri|us in|ter|nus *m*: *→Musculus obturatorius internus*

Ob|tu|ra|tor|ka|nal *m* (Ⓔ obturator canal): ***Syn:*** *Canalis obturatorius*; 2–3 cm langer Kanal am oberen Rand der Membrana* obturatoria, durch den Arteria* obturatoria, Nervus* obturatorius und die Venae* obturatoriae ziehen

OBV *Abk.*: optischer Bildverstärker

OC *Abk.*: **1.** Östroncyanat **2.** *→Oxacillin*

Oc-, oc- *präf.*: Wortelement mit der Bedeutung „gegen/gegenüber"

Oc|ci|put *nt* (Ⓔ occiput): ***Syn:*** *Okziput*; Hinterhaupt, Hinterkopf

Oc|clu|sio *f* (Ⓔ occlusion): ***Syn:*** *Okklusion*; Verschluss

Occlusio dentium (Ⓔ occlusion): ***Syn:*** *Okklusion, Zahnreihenschluss*; die Stellung der oberen und unteren Zahnreihe beim Zahnschluss; auch jeder Kontakt der oberen Zahnreihe mit der unteren Zahnreihe

OCCR *Abk.*: *→ovarian cancer cluster-Region*

OCG *Abk.*: *→orales Cholezystogramm*

och|lo|phob *adj* (Ⓔ demophobic): ***Syn:*** *demophob*; Ochlophobie betreffend, durch sie gekennzeichnet

Och|lo|pho|bie *f* (Ⓔ demophobia): ***Syn:*** *Demophobie*; krankhafte Angst vor Menschenansammlungen

Och|ro|no|se *f* (Ⓔ ochronosis): ***Syn:*** *Ockerfarbenkrankheit, Ochronosis*; bläulich-schwärzliche Verfärbung von Knorpel- und Bindegewebe durch Ablagerung von Homogentisinsäure*

alkaptonurische Ochronose: *→Alkaptonurie*

Och|ro|no|sis *f*: *→Ochronose*

Och|ro|py|ra *f*: *→Gelbfieber*

Och|sen|au|ge *nt*: *→Buphthalmus*

Och|sen|herz *nt* (Ⓔ ox heart): ***Syn:*** *Bukardie, Cor bovinum*; extrem vergrößertes Herz, z.B. als dilatative Kardiomyopathie* bei chronischem Alkoholabusus

O|ci|mum ba|si|li|cum *nt*: *→Basilikum*

O|cker|far|ben|krank|heit *f*: *→Ochronose*

OCM *Abk.*: obliterative Cardiomyopathie

OCR *Abk.*: **1.** okulozephaler Reflex **2.** Oszillarkapillarrheometer

OCS *Abk.*: Oxycorticosteroide

OCT *Abk.*: *→Ornithincarbamyltransferase*

Oc|ta|de|can|säu|re *f*: *→Stearinsäure*

Oc|to|pa|min *nt* (Ⓔ octopamine): ***Syn:*** *p-Norsynephrin*; Sympathomimetikum*, Antihypertensivum*

Oc|to|se *f* (Ⓔ octose): ***Syn:*** *C_8-Zucker*; Monosaccharid* mit acht Kohlenstoffatomen

Oc|to|ti|a|min *nt* (Ⓔ octotiamine): fettlösliches Vitamin B_1-Derivat; **Anw.:** Antineuralgikum* [nur in Kombinationspräparaten]

Oc|tre|o|tid *nt* (Ⓔ octreotide): Somatostatinabkömmling mit langer Wirkungsdauer; hemmt die Ausschüttung von Wachstumshormon* und postprandial die Sekretion von Insulin*, Glucagon* und Gastrin*; **Anw.:** endokrin-aktive Tumoren des Magen-Darm-Traktes [z.B. Karzinoid], Akromegalie

Ocul-, ocul- *präf.*: Wortelement mit der Bedeutung „Auge/Oculus"

Ocular-tilt-Reaktion *f* (Ⓔ ocular tilt reaction): Kombination von gleichseitiger Kopfneigung, konjugierter Wendung der Augen, Einwärtsrotation des ipsilateralen Auges und Abweichung des kontralateralen Auges nach oben bei Hirnstammläsion im Bereich der Mittelhirnhaube*

O|cu|lus *m* (Ⓔ eye): ***Syn:*** *Auge*; aus dem Augapfel* [Bulbus oculi] und seinen Anhangsgebilden [Structurae oculi accessoriae] bestehender Teil des Sehorgans; zu den Anhangsgebilden gehören äußere Augenmuskeln [Musculi* externi bulbi oculi], Augenbraue [Supercilium*], Lider [Palpebrae*], Bindehaut [Tunica conjunctiva*] und Tränenapparat [Apparatus* lacrimalis]

O|cy|to|cin *nt*: *→Oxytocin*

OD *Abk.*: **1.** *→Oberflächendosis* **2.** optische Dichte **3.** *→Osteochondrosis dissecans*

ODC *Abk.*: **1.** Ornithindecarboxylase **2.** Orotidin-5-phosphatdecarboxylase **3.** Orotidylsäuredecarboxylase

Oddi: Ruggero Oddi; 1864–1913; italienischer Chirurg (Bologna)

Oddi-Sphinkter *m* (Ⓔ Oddi's sphincter): ***Syn:*** *Sphinkter*

Oddii, Sphinkter ampullae, Musculus sphincter ampullae hepatopancreaticae; glatte Muskelzellen um die Mündung von Ductus* choledochus und Ductus* pancreaticus auf der Vater*-Papille

Od|di|tis *f, pl* **-ti|den** (Ⓔ odditis): Entzündung des Oddi-Sphinkter*

od|di|tisch *adj* (Ⓔ odditic): Odditis betreffend, von ihr betroffen oder gekennzeichnet

Odelberg: Odelberg-Syndrom *nt*: →*Neck-Odelberg-Syndrom*

Ö|dem *nt* (Ⓔ edema): ***Syn:*** *Oedema*; umschriebene oder diffuse Wasseransammlung in Geweben oder Zellen; Ödeme entstehen, wenn das Fließgleichgewicht zwischen Kapillarfiltration und Kapillarresorption und Lymphdrainage gestört ist; Erhöhung des hydrostatischen Druckes [z.B. erhöhtes Blutvolumen bei Nieren- oder Herzinsuffizienz], Verminderung des onkotischen Druckes [Eiweißmangel bei Fehl- oder Mangelernährung, nephrotisches Syndrom], gesteigerte Durchlässigkeit der Kapillarwand [z.B. Entzündungen, allergische Reaktionen, Verbrennung] und Störung des Lymphabflusses [Tumoren, postoperativ, Parasiten] führen zur Entwicklung eines Ödems; man kann die Ödeme aber auch in **primäre Ödeme** [bei akuter oder chronischer Niereninsuffizienz] und **sekundäre Ödeme** einteilen; die erste Form wird auch als **Überlaufödem** bezeichnet und die zweite als **Mangelfüllödem** [*s.a. Abb. O4*]

die meisten Ödeme bleiben auf das Interstitium beschränkt [**interstitielles** oder **extrazelluläres Ödem**], bei Schädigung der Zellmembran oder wenn das extrazelluläre Volumen nicht zunehmen kann [z.B. in der Schädelhöhle] kann es auch zum Flüssigkeitseinstrom in die Zelle kommen [**zelluläres Ödem**]

angioneurotisches Ödem (Ⓔ **1.–2.** angioneurotic edema): **1.** ***Syn:*** *Angioödem*; durch eine allergische Reaktion hervorgerufene subkutane Schwellung von Haut und Schleimhaut; oft kombiniert mit Nesselsucht [Urtikaria*] **2.** ***Syn:*** *Quincke-Ödem, Bannister-Krankheit, idiopathisches/sporadisches Quincke-Ödem, Urticaria profunda, Riesenurtikaria Milton*; vorwiegend junge Frauen betreffende allergische Reaktion [Typ I] auf endogene oder exogene Allergene mit Schwellung der Haut und Schleimhaut [v.a. Kehlkopf] durch subkutane Ödembildung; das plötzlich einsetzende Glottisödem kann lebensbedrohlich sein; **Therapie**: Antihistaminika, Steroide; bei massivem Larynxödem Intubation, evtl. sogar Tracheotomie*

hereditäres angioneurotisches Ödem (Ⓔ hereditary angioneurotic edema): ***Syn:*** *hereditäres Quincke-Ödem*; angioneurotisches Ödem bei autosomal-dominantem Defekt des C1-Esterase-Inhibitors*; die Genese der Schwellung ist nicht genau bekannt, beruht aber auf einer erhöhten Gefäßdurchlässigkeit; **Klinik**: die rezidivierenden Anfälle imponieren durch eine plötzliche [innerhalb von wenigen Stunden], prall-elastische, kutane Schwellung, die meist den Gesichtsbereich betrifft und die von der Gefahr eines Larynxödems und Erstickung begleitet ist; das Ödem ist schmerzlos, juckt nicht und ist nicht von einer Urtikaria* begleitet; Erbrechen, Darmkoliken und Diarrhö sind Zeichen des Angiödems der Darmschleimhaut; **Therapie**: C1-INH-Substitution; Antihistaminika und Steroide sind wirkungslos

kardiales Ödem (Ⓔ cardiac edema): sekundäres Ödem bei Herzinsuffizienz*; Linksherzinsuffizienz* führt zu Lungenödem*, Rechtsherzinsuffizienz* v.a. zu Knöchelödemen und prätibialem Ödem

malignes Ödem: →*Gasbrand*

nephrotisches Ödem (Ⓔ nephrotic edema): ***Syn:*** *renales Ödem*; im Rahmen von Nierenerkrankungen, v.a. nephrotisches Syndrom, auftretendes sekundäres Ödem

renales Ödem (Ⓔ **1.–2.** renal edema): **1.** primäres Ödem bei Niereninsuffizienz **2.** →*nephrotisches Ödem*

ö|de|ma|to|gen *adj* (Ⓔ edematogenic): ödemerzeugend, ödemverursachend

ö|de|ma|tös *adj* (Ⓔ edematous): Ödem betreffend, von ihm gekennzeichnet

Ö|dem|fak|tor *m* (Ⓔ edema factor): *s.u. Milzbrand*

O|der|men|nig *m* (Ⓔ agrimony): ***Syn:*** *Agrimonia eupatoria, Agrimonia procera*; Pflanzen aus der Familie der Rosengewächse [Rosaceae]; verwendet wird das vor oder während der Blüte geerntete Kraut [**Agrimoniae herba**]; es enthält Flavonoide* und Catechingerbstoffe* mit adstringierender Wirkung; **Anw.**: innerlich bei akuten Durchfallerkrankungen, Entzündungen im Magen-Darm-Trakt sowie der Mund- und Rachenschleimhaut; äußerlich bei oberflächlichen Hautentzündungen; traditionell bei Magen-, Leber- und Gallenleiden, Gallen- und Nierensteinen, Verdauungsbeschwerden mit Durchfall; Gurgelmittel

ODG *Abk.*: Ophthalmodynamogramm

Ödipus-Komplex *m* (Ⓔ Oedipus complex): neurotischer Komplex durch mangelnde Lösung des Sohnes von der Mutter [Ödipus war der Sohn von Laos, dem König von Theben; er heiratete unwissentlich seine Mutter Iokaste und hatte vier Kinder mit ihr; als ihm bewusst wurde, dass er mit seiner

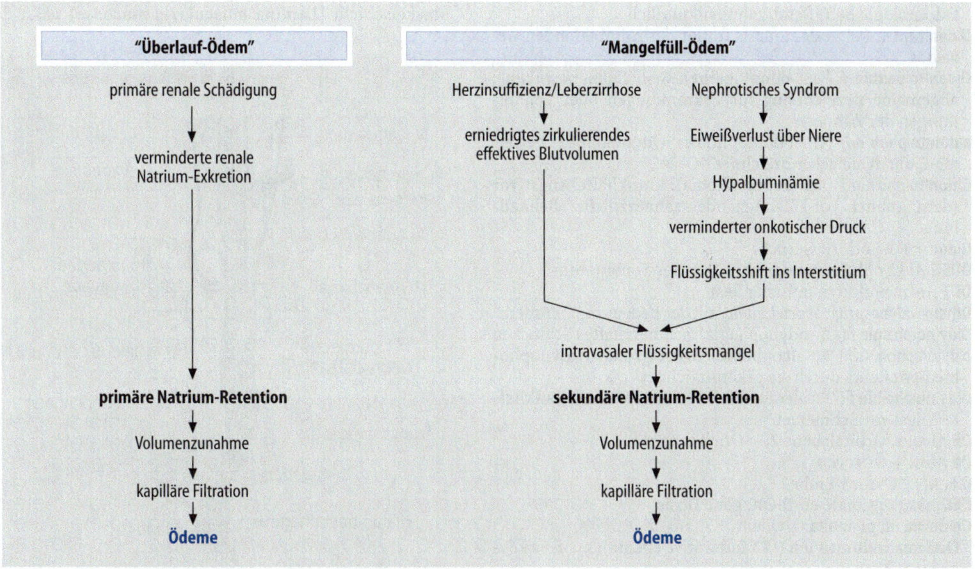

Abb. O4. Pathophysiologie der Ödembildung

Mutter verheiratet war, blendete er sich selbst]
nach Freud durchlaufen alle Kinder in der frühen genitalen Phase [3.–4. Jahr] eine Phase, in der es zu einer starken Bindung an den gegengeschlechtlichen Elternteil mit gleichzeitiger Ablehnung des gleichgeschlechtlichen Elternteiles [**positive Form**] kommt; es kann aber auch eine umgekehrte Form [**negative Form**] vorliegen; in der Pubertät kann es zu einer Wiederbelebung dieses Konfliktes und zu Bildung einer Neurose kommen
weiblicher Ödipus-Komplex (Ⓔ Electra complex): ***Syn:*** *Elektra-Komplex*; übermäßige Bindung der Tochter an den Vater, die von einer Feindseligkeit gegenüber der Mutter begleitet wird [Elektra, die Tochter von Agamemnon, plante den Tod ihrer Mutter Klytemnestra als Rache für den Tod des Vaters]; wird z.T. auch auf die Zuneigung jüngerer Frauen zu älteren Männern angewendet

ODM *Abk.*: Ophthalmodynamometrie

Odont-, odont- *präf.*: → *Odonto-*

O|dont|a|gra *f.*: → *Odontalgie*

O|dont|al|gia *f.*: → *Odontalgie*

O|dont|al|gie *f* (Ⓔ odontalgia): ***Syn:*** *Dentalgia, Dentagra, Dentalgie, Odontalgia, Odontagra*; Zahnschmerz(en), vom Zahn ausgehender Schmerz

Odonto-, odonto- *präf.*: Wortelement mit der Bedeutung „Zahn"

O|don|to|blast *m* (Ⓔ odontoblast): ***Syn:*** *Zahnbeinbildner, Dentinoblast*; das Dentin bildende zylindrische Zelle des Pulparaums

o|don|to|buk|kal *adj* (Ⓔ dentibuccal): ***Syn:*** *dentobukkal*; Zähne und Wange/Bucca betreffend

o|don|to|gen *adj* (Ⓔ **1.–2.** odontogenic): **1.** ***Syn:*** *dentogen*; von den Zähnen ausgehend **2.** ***Syn:*** *dentogen*; zahnbildend

O|don|to|ge|ne|se *f* (Ⓔ odontogenesis): Zahnentwicklung, Zahnbildung

o|don|to|ge|ne|tisch *adj* (Ⓔ odontogenetic): Zahnentwicklung/Odontogenese betreffend

O|don|to|id *nt*: → *Prädentin*

o|don|to|id *adj* (Ⓔ odontoid): ***Syn:*** *dentoid*; zahnförmig, zahnähnlich

o|don|to|la|bi|al *adj* (Ⓔ dentilabial): ***Syn:*** *dentolabial*; Zähne und Lippen/Labia betreffend

o|don|to|lin|gu|al *adj* (Ⓔ dentilingual): ***Syn:*** *dentolingual*; Zähne und Zunge/Lingua betreffend

O|don|to|lo|gie *f* (Ⓔ odontology): ***Syn:*** *Zahnkunde, Zahnheilkunde, Zahnmedizin, Dentologie*; Lehre von den Zähnen und ihren Erkrankungen

o|don|to|lo|gisch *adj* (Ⓔ odontological): Zahnheilkunde/Odontologie betreffend, zahnheilkundlich

O|don|tom *nt* (Ⓔ odontoma): Tumor des zahnbildenden Gewebes

O|don|to|pa|thie *f* (Ⓔ odontopathy): ***Syn:*** *Zahnerkrankung*; allgemeine Bezeichnung für Erkrankungen oder Fehlbildungen der Zähne

o|don|to|phob *adj* (Ⓔ odontophobic): Odontophobie betreffend, durch sie gekennzeichnet

O|don|to|pho|bie *f* (Ⓔ odontophobia): krankhafte Angst vor (dem Anblick von) Zähnen oder zahnärztlicher Behandlung

O|dor *m* (Ⓔ odor): Geruch

ODSG *Abk.*: ophthalmologisches Doppler-Sonogramm

ODT *Abk.*: okulodynamischer Test

Odyno-, odyno- *präf.*: Wortelement mit der Bedeutung „Schmerz"

O|dy|no|pha|gie *f* (Ⓔ odynophagia): schmerzhaftes Schlucken

o|dy|no|phob *adj* (Ⓔ algophobic): ***Syn:*** *algophob*; Odynophobie betreffend, durch sie gekennzeichnet

O|dy|no|pho|bie *f* (Ⓔ algophobia): ***Syn:*** *Algophobie*; krankhafte Angst vor Schmerzen

OE *Abk.*: **1.** Orbitalebene **2.** → *Otitis externa*

Oe *Abk.*: → *Östrogen*

O.E. *Abk.*: Oxford-Einheit

OED *Abk.*: optimale erythemogene Dosis

Oe|de|ma *nt, pl* **-malta**: → *Ödem*
Oedema indurativum (Ⓔ indurative edema): *s.u. Essay Syphilis S. 2077*
Oedema malignum: → *Gasbrand*

OEMG *Abk.*: Okuloelektromyogramm

Oe|no|the|ra bi|en|nis *f* (Ⓔ Oenothera biennis): ***Syn:*** *Nachtkerze*; *s.u. Nachtkerzenöl*

OES *Abk.*: → *Oxalessigsäure*

Oesophag-, oesophag- *präf.*: → *Oesophago-*

oe|so|pha|ge|al *adj* (Ⓔ esophageal): Speiseröhre/Ösophagus betreffend

Oe|so|pha|gi|tis *f, pl* **-ti|den**: → *Ösophagitis*

Oesophago-, oesophago- *präf.*: Wortelement mit der Bedeutung „Speiseröhre/Ösophagus"

Oe|so|pha|go|sto|mi|a|sis *f, pl* **-ses** (Ⓔ oesophagostomiasis): ***Syn:*** *Oesophagostomum-Infektion*; durch Knötchenwürmer [Oesophagostomum*] hervorgerufene tropische Infektionskrankheit

Oe|so|pha|go|sto|mum *nt* (Ⓔ Oesophagostomum): selten auf den Menschen übertragener Fadenwurm von Affen

Oesophagostomum-Infektion *f.*: → *Oesophagostomiasis*

Oe|so|pha|go|to|mia *f.*: → *Ösophagotomie*

Oe|so|pha|gus *m, pl* **-gi** (Ⓔ esophagus): ***Syn:*** *Ösophagus, Speiseröhre*; ca. 25 cm langer Muskelschlauch, der Rachen [Pharynx] und Magen [Gaster] verbindet; man unterscheidet drei Abschnitte: **1. Halsabschnitt** [Pars cervicalis/colli] vom Anfang der Speiseröhre in Höhe des 6. oder 7. Halswirbels bis zum Eintritt in den Brustkorb; die Speiseröhre liegt in diesem Abschnitt direkt hinter der Luftröhre **2. Brustabschnitt** [Pars thoracica] von der oberen Thoraxapertur bis zum Hiatus* oesophageus des Zwerchfells*; anfangs liegt die Speiseröhre direkt hinter der Lüftröhre und vor der Wirbelsäule; unterhalb der Luftröhrengabelung [Bifurcatio* tracheae] zieht die Speiseröhre etwas nach links und nach vorne; im Hiatus oesophageus liegt sie ca. 4 cm vor der Wirbelsäule **3. Bauchabschnitt** [Pars abdominalis] zwischen Hiatus* oesophageus des Zwerchfells und der Mündung in den Magen [Ostium* cardiacum]
die Speiseröhre hat drei Engen: **1. obere Ösophagusenge** am Anfang der Speiseröhre; sie wird von der Ringmuskulatur der Speiseröhrenschleimhaut und der Pars cricopharyngea des Musculus* constrictor pharyngis gebildet **2. Aortenenge** [Constrictio bronchoaortica oesophageae] Einengung durch den Aortenbogen* und den Bronchus* principalis sinister in Höhe des 4. Brustwirbels **3. untere Ösophagusenge** [Constrictio phrenica oesophageae] Einengung im Hiatus* oesophageus des Zwerchfells in Höhe des 10. Brustwirbels
wie die anderen Abschnitte des Verdauungstraktes auch, besitzt die Speiseröhre eine Schleimhaut [**Tunica mucosa**], die von unverhorntem Plattenepithel überzogen ist; ihre Muskelschicht [**Lamina muscularis mucosae**] passt das

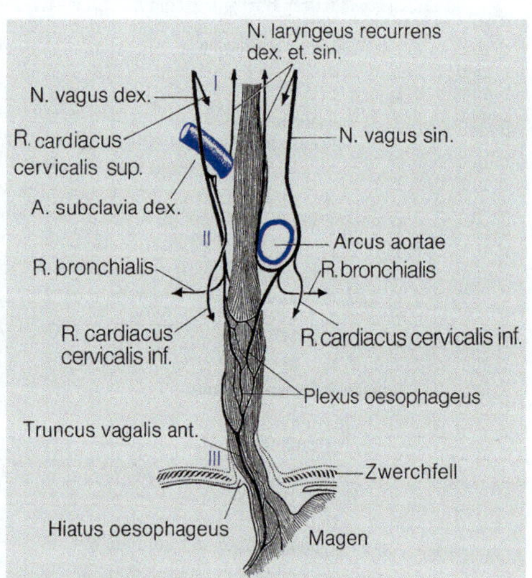

Abb. O5. Oesophagus mit Gefäßen und Nerven

Schleimhautrelief beim Schluckakt dem Inhalt der Speiseröhre an; die **Tela submucosa** besteht aus lockerem Bindegewebe; sie wirkt als Verschiebeschicht zwischen Tunica mucosa und Tunica muscularis; in ihr liegen auch die **Glandulae oesophageae**, deren Schleim die Oberfläche der Speiseröhre gleitfähig hält; die Muskelschicht [**Tunica muscularis**] besteht in den oberen zwei Dritteln aus quergestreifter Muskulatur und im unteren Drittel aus glatten Muskelzellen; ihr **Stratum circulare** enthält schraubenförmig angeordnete Muskelfasern, während die Fasern des **Stratum longitudinale** senkrecht verlaufen und den Ösophagus verkürzen können; zwischen **Tunica adventitia** und der außen liegenden **Tunica serosa** liegt eine dünne Schicht aus lockerem Bindegewebe [**Tela subserosa**]
beim Schluckakt öffnet sich der spaltförmige Ösophagusmund* für ca. 1 Sekunde und lässt die Nahrung oder Flüssigkeit passieren; in der oberen Speiseröhre erfolgt der Transport schnell [2–3 s], unten langsamer [7–10 s]; wenn der Speisebrei an der unteren Ösophagusenge ankommt, öffnet sich der untere Ösophagussphinkter* und erlaubt den Durchtritt in den Magen

OF *Abk.*: **1.** oberflächenaktiver Faktor **2.** *→ okzipitofrontal*

O/F *Abk.*: Oxidation/Fermentation

Of-, of- *präf.*: Wortelement mit der Bedeutung „gegen/gegenüber"

OFA *Abk.*: **1.** Objekt-Film-Abstand **2.** obliteratives Antigen **3.** *→ onkofetale Antigene*

O.F.D. *Abk.*: *→ orofaziodigitales Syndrom*

OFD-Syndrom *nt* (Ⓔ orodigitofacial syndrome): ***Syn:*** *orodigitofaziale Dysostose, orofaziodigitales Syndrom, Papillon-Léage-Psaume-Syndrom*; X-chromosomal vererbtes Syndrom mit oralen [Lappenzunge, Gaumenspalte], fazialen [Lippenspalte, Nasenknorpelhypoplasie] und digitalen [Brachydaktylie*, Syndaktylie*] Fehlbildungen; evtl. geistige Retardierung

Of|fen|win|kel|glau|kom *nt* (Ⓔ Donders' glaucoma): ***Syn:*** *Simplexglaukom, Weitwinkelglaukom, Glaucoma simplex*; primäres Glaukom durch Abflussbehinderung im Schlemm*-Kanal ohne Einengung des Kammerwinkels*; *s.u. Essay Glaukom S. 797*

offiz. *Abk.*: *→ offizinell*

of|fi|zi|nal *adj* (Ⓔ officinal): ***Syn:*** *offizinell*; als Heilmittel anerkannt, arzneilich

of|fi|zi|nell *adj*: *→ offizinal*

Of|lo|xa|cin *nt* (Ⓔ ofloxacin): Gyrasehemmer*; wirkt v.a. gegen gramnegative Erreger [Staphylokokken, Streptokokken, Neisseria, Acinetobacter, Salmonella, Shigella, Escherichia coli, Klebsiella, Citrobacter, Enterobacter, Chlamydia, Mycoplasma, Legionella, Treponema]; **Anw.**: Harn- und Atemwegsinfekte

OFMA *Abk.*: onkofetale Membranantigene

OFP *Abk.*: onkofetales Protein

Ogawa-Variante *f* (Ⓔ Ogawa serotype): *s.u. Vibrio cholerae*

ÖGD *Abk.*: Öffentlicher Gesundheitsdienst

ÖGDS *Abk.*: Ösophagogastroduodenoskopie

Ogilvie: Sir William Heneage Ogilvie; 1887–1971; englischer Chirurg (London)

Ogilvie-Syndrom *nt* (Ⓔ Ogilvie's syndrome): ***Syn:*** *Pseudoobstruktion, Kolonileus*; durch chronische Erkrankungen [Nieren-, Herzinsuffizienz] oder retroperitoneale Prozesse [v.a. Tumoren] verursachte rasch progrediente massive Blähung des rechten Kolons; kann unbehandelt zu Kolonruptur führen; **Therapie**: endoskopische Entlastung; Not-OP bei Misslingen der Entlastung oder Kolonruptur

oGTT *Abk.*: *→ oraler Glukosetoleranztest*

Oguchi: Chuta Oguchi; 1875–1945; japanischer Augenarzt

Oguchi-Syndrom *nt* (Ⓔ Oguchi's disease): autosomal-rezessive Form der Nachtblindheit [Hemeralopie*]

Ohara: Hachiro Ohara; 1882–1943; japanischer Arzt

Ohara-Krankheit *f*: *→ Tularämie*

O_2-Hb *Abk.*: *→ Oxyhämoglobin*

OHCS *Abk.*: Hydroxycorticosteroide

17-OH-CS *Abk.*: 17-Hydroxycorticosteroide

6-OHDA *Abk.*: 6-Hydroxydopamin

OHF *Abk.*: Omsk-hämorrhagisches Fieber

OHI *Abk.*: Oral-Hygiene-Index

OHL *Abk.*: *→ orale haarförmige Leukoplakie*

OHLG *Abk.*: o-Hydroxylysylglykosid

Ohm *nt* (Ⓔ ohm): abgeleitete SI-Einheit* des elektrischen Widerstandes

Ohm|me|ter *nt* (Ⓔ ohmmeter): Gerät zur Messung des elektrischen Widerstandes

Ohn|macht *f* (Ⓔ faint): plötzliche, kurze Bewusstlosigkeit; *s.a. Synkope*

OHP *Abk.*: Hydroxyprogesteron

15-OHPGDH *Abk.*: 15-Hydroxyprostaglandindehydrogenase

Ohr *nt* (Ⓔ ear): (*anatom.*) Auris

äußeres Ohr (Ⓔ outer ear): ***Syn:*** *Auris externa*; besteht aus Ohrmuschel [Auricula*] und äußerem Gehörgang [Meatus acusticus externus]; steht über das Trommelfell* mit dem Mittelohr [Auris* interna] in Verbindung; dient der Schallaufnahme und -weiterleitung zum Mittelohr

Ohr-Augen-Ebene *f* (Ⓔ auriculo-infraorbital plane): ***Syn:*** *Deutsche Horizontale, Frankfurter Horizontale*; Bezugsebene für Röntgenaufnahmen und die Planung neurochirurgischer Eingriffe

Ohr|blut|mo|no|zy|to|se *f* (Ⓔ stasis monocytosis): Bezeichnung für Monozytose* von Kapillarblut, das aus dem Ohrläppchen oder der Fingerbeere entnommen wurde; beruht auf einer Stagnation des Blutes vor der Abnahme; wird durch Reiben vor der Abnahme vermieden

Ohr|blu|tung *f* (Ⓔ otorrhagia): ***Syn:*** *Otorrhagie*; Blutung aus dem Ohr, u.a. bei Grippeotitis, Verletzung von Gehörgang und Trommelfell, Felsenbeinlängsfraktur, Tumor

Oh|ren|aus|fluss *m*: *→ Otorrhoe*

Oh|ren|fluss *m*: *→ Otorrhoe*

Oh|ren|heil|kun|de *f*: *→ Otologie*

Oh|ren|klin|gen *nt*: *→ Ohrensausen*

Oh|ren|sau|sen *nt* (Ⓔ tinnitus aurium): ***Syn:*** *Ohrenklingen, Ohrgeräusche, Tinnitus aurium*; durch verschiedene Ursachen verursachte Dauergeräusche im Ohr; **objektive Ohrgeräusche** finden sich bei vaskulären oder muskulären Prozessen [Karotisstenose, AV-Fisteln, Spasmen von Musculus* stapedius oder tensor tympani] oder als atemabhängige Geräusche bei klaffender Tube; **subjektive Ohrgeräusche** sind wesentlich häufiger und treten v.a. bei Mittelohrschwerhörigkeit, Otitis media oder Tubenkatarrh auf

Oh|ren|schmalz *m* (Ⓔ earwax): ***Syn:*** *Zerumen, Cerumen*; aus abgestorbenen Zellen, Schmutzpartikeln und Talg bestehende gelblich-braune Masse mit bakterizider Wirkung

Oh|ren|schmalz|drü|sen *pl* (Ⓔ ceruminous glands): ***Syn:*** *Zeruminaldrüsen, Glandulae ceruminosae*; apokrine Drüsen* des äußeren Gehörganges, die ein pigmenthaltiges, fettreiches Sekret bilden

Oh|ren|schmerz *m* (Ⓔ earache): Otalgie*

Oh|ren|spe|ku|lum *nt* (Ⓔ ear speculum): ***Syn:*** *Ohrtrichter, Auriskop*; trichterförmiger Tubus, der in den äußeren Gehörgang eingeführt wird

Oh|ren|spie|gel *m*: *→ Otoskop*

Oh|ren|spie|ge|lung *f* (Ⓔ otoscopy): ***Syn:*** *Otoskopie*; Untersuchung des äußeren Gehörganges und des Trommelfells

Ohr|ent|zün|dung *f*: *→ Otitis*

Ohr|fei|gen|ge|sicht *nt*: *s.u. Ringelröteln*

Ohr|fis|tel, an|ge|bo|re|ne *f* (Ⓔ congenital preauricular fistula): ***Syn:*** *kongenitale präaurikuläre Fistel, Fistula auris congenita, Aurikularfistel*; meist blind endende Fistel, die aus Resten der 1. Kiemenfurche entsteht; **Therapie**: Ausschneidung

Ohr|fu|run|kel *m* (Ⓔ meatal furuncle): ***Syn:*** *Gehörgangsfurunkel, Otitis externa furunculosa, Otitis externa circumscripta*; Staphylokokkeninfektion der Haarbälge des häutigen Gehörganges; führt zu umschriebener, schmerzhafter Schwellung des Epithels und der angrenzenden Weichteile; **Therapie**: Analgetika, Alkoholumschläge oder Einlage von Alkoholstreifen; evtl. Inzision und Eiterdränage

Ohr|ge|gend *f*: *→ Ohrregion*

Ohr|ge|räu|sche *pl*: *→ Ohrensausen*

Ohr|knöt|chen, schmerz|haf|tes *nt*: *→ Winkler-Krankheit*

Ohr|kris|tal|le *pl* (Ⓔ ear crystals): Statoconien; *s.u. Maculae staticae*

Ohr|läpp|chen *nt* (Ⓔ ear lobe): Lobulus auriculae; *s.u. Ohrmu-*

schel

Ohr|mu|schel *f* (Ⓔ auricle): ***Syn:*** *Aurikel, Auricula*; die Öffnung des äußeren Gehörganges umschließende Knorpelstruktur [mit Ausnahme des Ohrläppchens], die in den Gehörgangsknorpel übergeht; spielt eine bedeutende Rolle beim Richtungshören und wirkt in bescheidenem Maß auch als Schallverstärker

Ohr|mu|schel|bän|der *pl* (Ⓔ ligaments of auricle): ***Syn:*** *Ligamenta auricularia*; Bänder, die als **vorderes** [Ligamentum auriculare anterius], **hinteres** [Ligamentum auriculare posterius] und **oberes Ohrmuschelband** [Ligamentum auriculare superius] in die Ohrmuschel einstrahlen und sie am Kopf verankern

Ohr|mu|schel|ent|zün|dung *f* (Ⓔ conchitis): Konchitis*

Ohr|mu|schel|knor|pel *m* (Ⓔ auricular cartilage): ***Syn:*** *Cartilago auriculae*; Knorpelgerüst der Ohrmuschel

Ohr|mus|kel, hin|te|rer *m* (Ⓔ posterior auricular muscle): ***Syn:*** *Musculus auricularis posterior*; die Ohrmuschel nach hinten ziehender Muskel; **Ursprung:** Processus mastoideus; **Ansatz:** Wurzel der Ohrmuschel; **Innervation:** Nervus facialis

Ohr|mus|kel, o|be|rer *m* (Ⓔ superior auricular muscle): ***Syn:*** *Musculus auricularis superior*; die Ohrmuschel nach oben ziehender Muskel; **Ursprung:** Galea aponeurotica; **Ansatz:** Wurzel der Ohrmuschel; **Innervation:** Nervus facialis

Ohr|mus|kel, vor|de|rer *m* (Ⓔ anterior auricular muscle): ***Syn:*** *Musculus auricularis anterior*; die Ohrmuschel nach vorne ziehender Muskel; **Ursprung:** Fascia temporalis; **Ansatz:** Spina helicis; **Innervation:** Nervus facialis

Ohr|my|ko|se *f* (Ⓔ otomycosis): ***Syn:*** *Otomykose, Gehörgangsmykose*; oft chronisch rezidivierende, auf den äußeren Gehörgang beschränkte Pilzinfektion; i.d.R. mit Juckreiz verbunden, aber meist schmerzlos; *s.a. Otitis externa diffusa*

Ohr|neur|al|gie *f*: selten verwendete Bezeichnung für *→Genikulatumneuralgie*

Ohr|re|gi|on *f* (Ⓔ auricular region): ***Syn:*** *Regio auricularis*; zu den Kopfregionen [Regiones capitis] gehörender Bezirk, der das äußere Ohr und die umliegende Region umfasst

Ohr|schlag|a|der, hin|te|re *f*: *→Arteria auricularis posterior*

Ohr|schlag|a|der, tie|fe *f*: *→Arteria auricularis profunda*

Ohr|spei|chel|drü|se *f*: *→Parotis*

Ohr|trich|ter *m*: *→Ohrenspekulum*

O

Ohr|trom|pe|te *f* (Ⓔ auditory tube): ***Syn:*** *Eustach-Kanal, Eustach-Röhre, Tube, Tuba auditiva/auditoria*; Verbindung zwischen Paukenhöhle [Cavitas* tympani] und Rachen [Pharynx*]; ihre Aufgabe ist der Druckausgleich zwischen Paukenhöhle und Umgebung und die Belüftung der Paukenhöhle, die für die Schwingungsfähigkeit des Trommelfells von größter Bedeutung ist; sie ist ca. 36 mm lang und besteht aus einem kürzeren knöchernen Teil [**Pars ossea**] und dem längeren knorpeligen Abschnitt [**Pars cartilaginea**]; der Knorpel [**Cartilago tubae auditivae**] besteht aus zwei Knorpelplatten [**Lamina lateralis** und **medialis tubae auditivae**], die unten und an der Seite durch eine Bindegewebsplatte [**Lamina membranacea tubae auditivae**] verbunden werden; der **Tubenisthmus** [Isthmus tubae auditivae] ist die engste Stelle am Übergang vom knorpeligen zum knöchernen Abschnitt; die Rachenöffnung der Ohrtrompete [Ostium pharyngeum tubae auditivae] wird vom Torus* tubarius umgeben

Ohr|trom|pe|ten|knor|pel *m* (Ⓔ cartilage of auditory tube): ***Syn:*** *Tubenknorpel, Cartilago tubae auditivae/auditoriae*; Knorpel der Ohrtrompete*; besteht aus zwei Knorpelplatten [**Lamina lateralis** und **medialis tubae auditivae**], die unten und an der Seite durch eine Bindegewebsplatte [**Lamina membranacea tubae auditivae**] verbunden werden

OHS *Abk.*: organisches Hirnsyndrom

OHZ *Abk.*: Hydroxylzahl

OI *Abk.*: **1.** Obstruktionsindex **2.** opportunistische Infektionen **3.** opsonischer Index **4.** Orthostase-Index **5.** *→Osteogenesis imperfecta* **6.** oszillometrischer Index

OIB *Abk.*: obere Intestinalblutung

OIC *Abk.*: *→Osteogenesis imperfecta congenita*

Oi|di|um *nt*: *→Candida*

Oi|li|do|my|co|sis *f, pl* **-ses**: *→Candidose*

Oi|li|do|se *f*: *→Candidose*

5-OIES *Abk.*: 5-Oxyindolessigsäure

OIH *Abk.*: ovulationsinduzierendes Hormon

oi|ko|phob *adj* (Ⓔ oikophobic): Oikophobie betreffend, durch sie gekennzeichnet

Oi|ko|pho|bie *f* (Ⓔ oikophobia): krankhafte Angst vor einem bestimmten Haus oder vor dem Alleinsein in einem Haus

OIT *Abk.*: *→Osteogenesis imperfecta tarda*

OK *Abk.*: *→Oberkiefer*

Ok-, ok- *präf.*: Wortelement mit der Bedeutung „gegen/gegenüber"

Okazaki: Okazaki-Mechanismus *m* (Ⓔ Okazaki mechanism): *s.u. Essay Viren S. 2273*

OKH *Abk.*: *→Oberkieferhöhle*

OKK *Abk.*: Ortskrankenkasse

Ok|ka|si|ons|an|fäl|le *pl* (Ⓔ incidental convulsions): ***Syn:*** *epileptische Reaktionen, Gelegenheitsanfälle*; *s.u. Essay Epilepsie S. 617*

ok|klu|sal *adj* (Ⓔ **1.** occlusal **2.** *→okklusiv*): **1.** (*Zahn*) Kaufläche/Facies occlusalis betreffend **2.** *→okklusiv*

Ok|klu|si|on *f* (Ⓔ **1.–3.** occlusion): **1.** ***Syn:*** *Occlusio*; Verschluss **2.** ***Syn:*** *Occlusio dentium, Zahnreihenschluss*; die Stellung der oberen und unteren Zahnreihe beim Zahnschluss; auch jeder Kontakt der oberen Zahnreihe mit der unteren Zahnreihe

Ok|klu|si|ons|ar|te|ri|o|gra|phie *f* (Ⓔ occlusion arteriography): ***Syn:*** *Okklusionsarteriografie*; nur selten verwendetes Verfahren, bei dem eine Arterie mit einem Ballonkatheter o.ä. verschlossen wird, damit sich das Kontrastmittel vor der Verschlussstelle anreichert

Ok|klu|si|ons|e|be|ne *f* (Ⓔ occlusal plane): ***Syn:*** *Bissebene*; Ebene, in der die Zahnreihen bei Schlussbiss aufeinander treffen

Ok|klu|si|ons|il|e|us *m* (Ⓔ occlusive ileus): ***Syn:*** *Obstruktionsileus*; Ileus* durch komplette Verlegung des Darmlumens

Ok|klu|si|ons|phle|bo|gra|phie *f* (Ⓔ occlusion phlebography): ***Syn:*** *Okklusionsphlebografie*; Phlebographie*, bei dem eine Vene mit einem Ballonkatheter o.ä. verschlossen wird, damit sich das Kontrastmittel vor der Verschlussstelle anreichert

Ok|klu|si|ons|stö|rung, ka|ver|nös|ve|nö|se *f* (Ⓔ cavernous-venous insufficiency): kavernösvenöse Dysfunktion; *s.u. erektile Dysfunktion*

Ok|klu|si|ons|ver|band *m*: *→Okklusivverband*

ok|klu|siv *adj* (Ⓔ occlusive): Verschluss/Okklusion betreffend, einen Verschluss bildend, durch Okklusion verursacht, sperrend, hemmend, verschließend

Ok|klu|siv|pes|sar *nt* (Ⓔ cup pessary): ***Syn:*** *Portiokappe*; Pessar*, das über die Portio gestülpt wird

Ok|klu|siv|ver|band *m* (Ⓔ occlusiv dressing): ***Syn:*** *Okklusionsverband, Okklusion*; dicht abschließender Verband, z.B. am Auge zur Behandlung der kindlichen Amblyopie

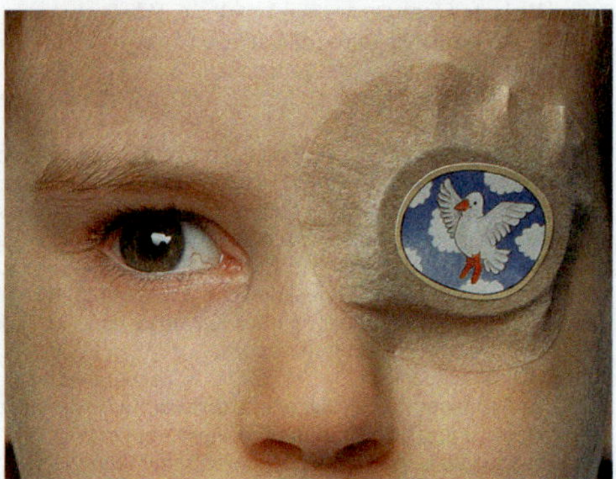

Abb. O6. Okklusivverband zur Behandlung des Begleitschielens

ok|kult *adj* (Ⓔ occult): verborgen

OKM *Abk.*: obliterierende Kardiomyopathie

OKN *Abk.*: *→optokinetischer Nystagmus*

Öko-, öko- *präf.*: Wortelement mit der Bedeutung „Lebensraum/Umwelt“

Ö|ko|lo|gie *f* ((E) ecology): Lehre von den Wechselbeziehungen von Lebewesen untereinander und mit ihrer Umwelt

ö|ko|lo|gisch *adj* ((E) ecologic): Ökologie betreffend

Ö|ko|to|xi|ko|lo|gie *f* ((E) ecotoxicology): Wissenschaft, die den Einfluss von Giftstoffen auf die Umwelt untersucht

OKT *Abk.*: Ornithinketoazidtransaminase

Ok|tan|säu|re *f* ((E) octanoic acid): ***Syn:*** *Kaprylsäure, Caprylsäure*; in Fetten und Ölen vorkommende gesättigte Fettsäure*

ok|ta|va|lent *adj* ((E) octavalent): achtwertig

Ok|to|se *f* ((E) octose): ***Syn:*** *C_8-Zucker*; Monosaccharid* mit 8 Kohlenstoffatomen

Okul-, okul- *präf.*: *→ Okulo-*

O|ku|lar *nt* ((E) ocular): ***Syn:*** *Okularlinse*; der dem Auge zugewandte Teil eines Linsensystems

o|ku|lar *adj*: *→ okulär*

o|ku|lär *adj* ((E) ocular): ***Syn:*** *okular, ophthalmisch*; Auge/Oculus betreffend, mit Hilfe der Augen, zu den Augen gehörend

O|ku|lar|lin|se *f* ((E) ocular): ***Syn:*** *Okular*; der dem Auge zugewandte Teil eines Linsensystems

Okulo-, okulo- *präf.*: Wortelement mit der Bedeutung „Auge/Oculus“

o|ku|lo|au|ri|ku|lär *adj* ((E) oculoauricular): Augen und Ohren/Aures betreffend

o|ku|lo|au|ri|ku|lo|ver|te|bral *adj* ((E) oculoauriculovertebral): Augen, Ohren/Aures und Wirbel/Vertebrae betreffend

o|ku|lo|den|to|di|gi|tal *adj* ((E) oculodentodigital): Augen, Zähne/Dentes und Finger/Phalanges betreffend

o|ku|lo|en|ze|phal|lisch *adj* ((E) oculoencephalic): ***Syn:*** *okulozephal*; Augen und Gehirn/Enzephalon betreffend

o|ku|lo|fa|zi|al *adj* ((E) oculofacial): Augen und Gesicht/Facies betreffend

o|ku|lo|glan|du|lär *adj* ((E) oculoglandular): Augen und Lymphknoten betreffend

O|ku|lo|gra|phie *f* ((E) oculography): ***Syn:*** *Okulografie*; Registrierung der Augenbewegung, meist als Elektrookulographie*

o|ku|lo|kar|di|al *adj* ((E) oculocardiac): Augen und Herz betreffend

o|ku|lo|ku|tan *adj* ((E) oculocutaneous): Augen und Haut betreffend

o|ku|lo|mo|to|risch *adj* ((E) **1.–2.** oculomotor): **1.** die Augenbewegung betreffend **2.** Nervus* oculomotorius betreffend

O|ku|lo|mo|to|ri|us *m*: *→ Nervus oculomotorius*

O|ku|lo|mo|to|ri|us|kern *m* ((E) oculomotor nucleus): ***Syn:*** *Nucleus nervi oculomotorii*; motorischer Ursprungskern des Nervus* oculomotorius im Mittelhirn [Mesencephalon]; seine Fasern versorgen vier äußere Augenmuskeln [Musculus* rectus medialis, superior, inferior, obliquus inferior bulbi] und den Musculus* levator palpebrae superioris

O|ku|lo|mo|to|ri|us|läh|mung *f* ((E) oculomotor paralysis): ***Syn:*** *Okulomotoriusparese*; Lähmung des Nervus* oculomotorius betrifft vier äußere Augenmuskeln [Musculus* rectus superior, inferior, medialis bulbi, Musculus* obliquus inferior bulbi] und den Musculus* levator palpebrae superioris; das betroffene Auge steht nach außen und ist vom Oberlid überdeckt; Pupille und Akkommodation sind gelähmt; *s.a. Lähmungsschielen*

O|ku|lo|mo|to|ri|us|pa|re|se *f*: *→ Okulomotoriuslähmung*

o|ku|lo|na|sal *adj* ((E) oculonasal): Augen und Nase betreffend

o|ku|lo|pha|ryn|ge|al *adj* ((E) oculopharyngeal): Augen und Rachen/Pharynx betreffend

o|ku|lo|pu|pil|lär *adj* ((E) oculopupillary): ***Syn:*** *pupillär, pupillar*; Pupille betreffend

o|ku|lo|spi|nal *adj* ((E) oculospinal): Augen und Rückenmark/Medulla spinalis betreffend

o|ku|lo|to|xisch *adj* ((E) oculotoxic): das Auge schädigend

O|ku|lo|u|re|thro|syn|o|vi|tis *f, pl* **-ti|den:** *→ Morbus Reiter*

o|ku|lo|ver|te|bral *adj* ((E) oculovertebral): Augen und Wirbel/Vertebrae betreffend

o|ku|lo|ze|phal *adj* ((E) oculocephalic): ***Syn:*** *okuloenzephalisch*; Augen und Gehirn/Enzephalon betreffend

o|ku|lo|ze|re|bral *adj* ((E) oculocerebral): Augen und Gehirn/Zerebrum betreffend

okulo-zerebro-renal *adj* ((E) oculocerebrorenal): Augen, Gehirn und Nieren betreffend

ok|zi|pi|tal *adj* ((E) occipital): Hinterhaupt/Okziput betreffend, zum Hinterhaupt gehörend

Ok|zi|pi|tal|lap|pen *m* ((E) occipital lobe): ***Syn:*** *Hinterhauptslappen, Lobus occipitalis*; hinter dem Sulcus* parietooccipitalis liegender, hinterster Hirnlappen, der den hinteren Pol [Polus occipitalis] des Gehirns bildet; primäre und sekundäre Sehrinde* nehmen den gesamten Okzipitallappen ein

Ok|zi|pi|tal|neur|al|gie *f* ((E) occipital neuralgia): ein- oder beidseitige Neuralgie* des Nervus* occipitalis major; klinisch nur schwer von einem zervikalen Wurzelsyndrom von C_2 und C_3 zu unterscheiden

Ok|zi|pi|tal|pol *m* ((E) occipital pole): ***Syn:*** *Polus occipitalis*; hinteres Ende einer Großhirnhemisphäre

Ok|zi|pi|tal|re|gi|on *f* ((E) occipital region): ***Syn:*** *Hinterhauptsgegend, Regio occipitalis*; Schädelregion über dem Hinterhauptsbein [Os* occipitale]

ok|zi|pi|to|fa|zi|al *adj* ((E) occipitofacial): Hinterhaupt und Gesicht/Facies betreffend

ok|zi|pi|to|fron|tal *adj* ((E) occipitofrontal): ***Syn:*** *frontookzipital*; Hinterhaupt und Stirn betreffend

Ok|zi|pi|to|fron|ta|lis *m*: *→ Musculus occipitofrontalis*

ok|zi|pi|to|men|tal *adj* ((E) occipitomental): ***Syn:*** *mentookzipital*; Hinterhaupt und Kinn/Mentum betreffend

ok|zi|pi|to|pa|ri|e|tal *adj* ((E) occipitoparietal): ***Syn:*** *parieto-okzipital*; Hinterhaupt und Scheitelbein/Os parietale betreffend oder verbindend

ok|zi|pi|to|tem|po|ral *adj* ((E) occipitotemporal): Hinterhaupt und Schläfe betreffend; Hinterhauptsbein und das Schläfenbein/Os temporale betreffend oder verbindend

ok|zi|pi|to|tha|la|misch *adj* ((E) occipitothalamic): ***Syn:*** *thalamookzipital*; Hinterhauptslappen und Thalamus betreffend oder verbindend

ok|zi|pi|to|zer|vi|kal *adj* ((E) occipitocervical): Hinterhaupt und Nacken/Zervix betreffend oder verbindend

Ok|zi|put *nt* ((E) occiput): ***Syn:*** *Occiput*; Hinterhaupt, Hinterkopf

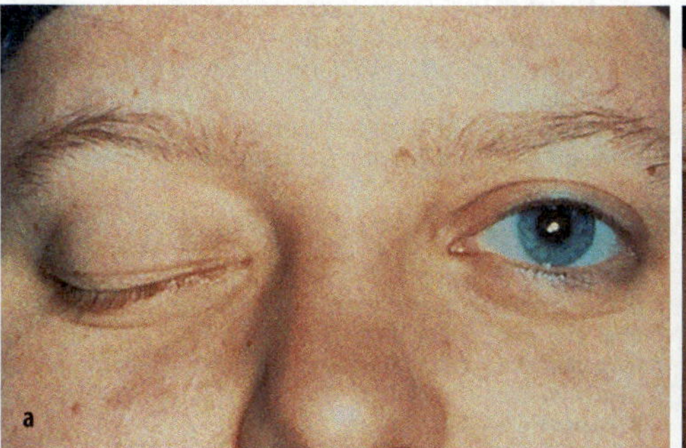

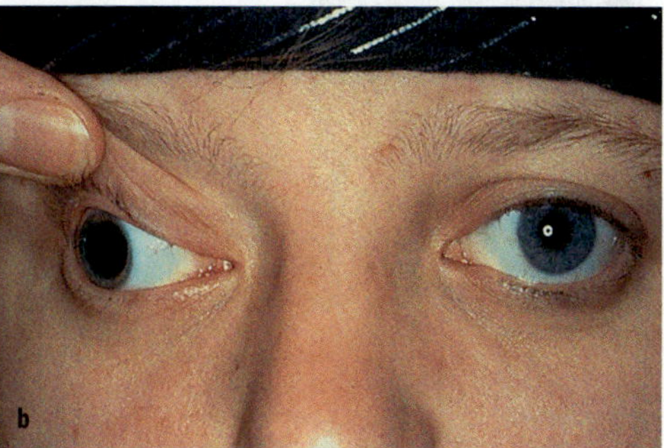

Abb. 07. Rechtsseitige Okulomotoriuslähmung. **a** Ptose des rechten Oberlids, **b** Auswärtsstellung und Pupillenerweiterung des gelähmten Auges

OL *Abk.*: **1.** Oberflächen-Ladungsdichte **2.** Oberlappen
Ol. *Abk.*: → *Oleum*
OLA *Abk.*: Objekt-Leuchtschirm-Abstand
Öl|ak|ne *f* (Ⓔ oil acne): Akne* durch Kontakt der Haut mit Mineralölen
Ol|an|za|pin *nt* (Ⓔ olanzapine): Neuroleptikum*; **Anw.**: Psychosen, dopamin-induzierte Psychose
Öl|as|pi|ra|ti|ons|pneu|mo|nie *f* (Ⓔ oil-aspiration pneumonia): ***Syn:*** *Lipidpneumonie, Fettaspirationspneumonie*; durch Inhalation öl- oder fetthaltiger Substanzen verursachte Pneumonie*
OLB *Abk.*: offene Lungenbiopsie
Öl|baum *m*: → *Olivenbaum*
Ole-, ole- *präf.*: → *Oleo-*
Ol|e|ae fo|li|um *nt* (Ⓔ olive leaf): *s.u. Olivenbaum*
Ol|e|ae o|le|um *nt* (Ⓔ olive oil): ***Syn:*** *Olivenöl*; *s.u. Olivenbaum*
Ol|e|a eu|ro|pae|a *f*: → *Olivenbaum*
Ol|e|an|der *m* (Ⓔ oleander): ***Syn:*** *Nerium Oleander*; kleiner Baum/Strauch aus der Familie der Immergrüngewächse [Apocynaceae]; verwendet werden die getrockneten Laubblätter [**Oleandri folium**], die Cardenolide* [v.a. Oleandrin*] enthalten; besitzen eine positiv inotrope, negativ chronotrope und stark diuretische Wirkung; **Anw.**: traditionell bei leichter bis mittelschwerer Herzinsuffizienz*; äußerlich bei Hauterkrankungen; in der Homöopathie v.a. bei Herzerkrankungen [Myokarditis*, Angina* pectoris]
Ol|e|an|dri fo|li|um *nt* (Ⓔ oleander leaf): *s.u. Oleander*
Ol|e|an|drin *nt* (Ⓔ oleandrin): Herzglykosid aus Oleander [Nerium Oleander]
Ol|e|cra|non *nt* (Ⓔ olecranon): ***Syn:*** *Ellenbogenfortsatz, Ellenbogenhöcker, Olekranon*; hinterer Fortsatz der Elle/Ulna*, der den tastbaren Ellenbogen bildet; dient dem Musculus* triceps brachii als Ansatz; auf der Vorderseite liegt die Incisura* trochlearis, eine konkave Gelenkfläche, die die Gelenkwalze des Humerus* [Trochlea humeri] wie eine Zange umgibt
Ol|e|fin *nt*: → *Alken*
Ol|e|in *nt* (Ⓔ olein): Glycerinester der Ölsäure*
Ol|e|in|säu|re *f*: → *Ölsäure*
Ol|e|kra|non *nt*: → *Olecranon*
Ol|e|kra|non|frak|tur *f* (Ⓔ fracture of the olecranon): relativ häufige Fraktur, die meist durch Sturz auf den gebeugten Ellenbogen oder direkte Gewalteinwirkung entsteht; durch die Zugwirkung des Musculus* triceps brachii sind die Frakturen praktisch immer instabil oder disloziert, d.h., sie müssen mittels Osteosynthese stabilisiert werden; *s.a. Zuggurtung*

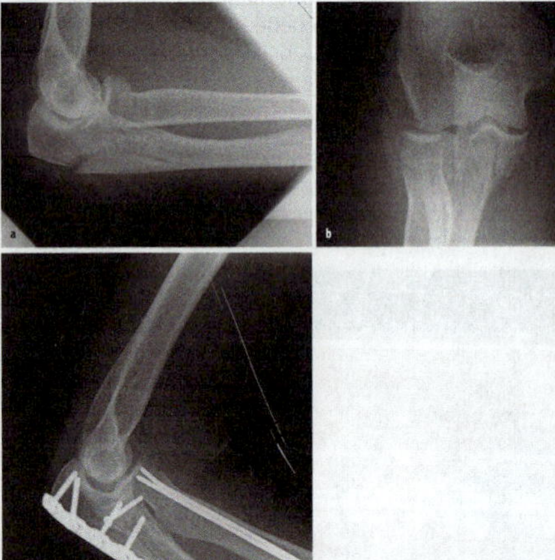

Abb. 08. Olekranontrümmerfraktur mit Radiusköpfchenfraktur

Oleo-, oleo- *präf.*: Wortelement mit der Bedeutung „Öl"
Ol|e|o|gra|nu|lom *nt* (Ⓔ oleogranuloma): ***Syn:*** *Lipogranulom, Oleom, Oleosklerom, Elaiom*; durch Öl-/Fetttröpfchen hervorgerufenes Fremdkörpergranulom
Ol|e|om *nt*: → *Oleogranulom*
Ol|e|o|skle|rom *nt*: → *Oleogranulom*
Ol|e|um *nt* (Ⓔ oil): Öl; wurde früher in der Pharmazie vor den Pflanzennamen gestellt [z.B. Oleum Carvi]; steht heute hinter dem Namen und wird bei ätherischen Ölen durch „aetheroleum" ersetzt [z.B. Carvi aetheroleum]
Oleum Amygdalarum: Amygdalae oleum [Mandelöl*]
Oleum Anisi: Anisi oleum [Anisöl*]
Oleum Cacao: Cacao Oleum [Kakaobutter*]
Oleum Cajeputi: Cajeputi aetheroleum; *s.u. Cajeput*
Oleum camphoratum (Ⓔ camphorated oil): ***Syn:*** *Kampferöl*; 2 %-ige Lösung vom Kampfer* in Erdnuss- oder Olivenöl zur äußerlichen Anwendung; wirkt hyperämisierend
Oleum Cardamomi: Cardamomi aetheroleum; *s.u. Kardamom*
Oleum Carvi: Carvi aetheroleum; *s.u. Kümmel*
Oleum Caryophylli: Caryophylli aetheroleum [Nelkenöl*]
Oleum Chamomillae: Matricariae aetheroleum; *s.u. Kamille*
Oleum Chamomillae romanae: Chamomillae romanae aetheroleum; *s.u. Kamille*
Oleum Cinnamomi: Cinnamomi aetheroleum; *s.u. Ceylon-Zimt*
Oleum Cinnamomi cassiae: Cinnamomi cassiae aetheroleum; *s.u. chinesischer Zimt*
Oleum Citri: Citri aetheroleum [Zitronenöl*]
Oleum Eycalypti: Eucalypti aetheroleum; *s.u. Eukalyptus*
Oleum iecori/Jecoris: → *Lebertran*
Oleum Lavandulae: Lavandulae aetheroleum; *s.u. Lavendel*
Oleum Menthae arvensis: Menthae arvensis aetheroleum [japanisches Pfefferminzöl*]
Oleum Menthae crispae: Menthae crispae aetheroleum; *s.u. Krauseminze*
Oleum Menthae piperitae: Menthae piperitae aetheroleum [Pfefferminzöl*]
Oleum Olivarum: Oleae oleum; *s.u. Olivenbaum*
Oleum Piceae: Piceae aetheroleum; *s.u. Fichte*
Oleum Pini pumilionis: Pini pumilionis aetheroleum; *s.u. Latschenkiefer*
Oleum Pini silvestris: Pini aetheroleum; *s.u. Kiefer*
Oleum Ricini: Ricini oleum [Rizinusöl*]
Oleum Rosmarini: Rosmarini aetheroleum; *s.u. Rosmarin*
Oleum Santali albi: Santali albi aetheroleum; *s.u. Sandelbaum, weißer*
Oleum Serpylli: Serpylli aetheroleum; *s.u. Quendel*
Oleum Terebinthinae: Terebinthinae aetheroleum rectificatum; *s.u. Terpentin*
Oleum Thymi: Thymi aetheroleum; *s.u. Thymian*
Olfakto-, olfakto- *präf.*: Wortelement mit der Bedeutung „Geruch/Geruchssinn"
Ol|fak|to|me|ter *nt* (Ⓔ olfactometer): Apparat zur Riechprüfung
Ol|fak|to|me|trie *f* (Ⓔ olfactometry): Riechprüfung, Riechtest
ol|fak|to|phob *adj* (Ⓔ olfactophobic): ***Syn:*** *osmophob*; Olfaktophobie betreffend, durch sie gekennzeichnet
Ol|fak|to|pho|bie *f* (Ⓔ olfactophobia): ***Syn:*** *Osmophobie*; krankhafte Angst vor Gerüchen
ol|fak|to|risch *adj* (Ⓔ olfactory): Geruchssinn/Olfaktus betreffend
Ol|fak|to|ri|us *m*: → *Nervus olfactorius*
Ol|fak|tus *m* (Ⓔ olfaction): Geruchssinn; *s.a. Essay Riechen/Geruchssinn S. 1863*
Öl|fleck|phä|no|men *nt* (Ⓔ psoriatic oil spots): runde, gelblich-bräunliche Flecken als typische Nagelveränderung bei Psoriasis* vulgaris
Öl-Gas-Verteilungskoeffizient *m*: → *Verteilungskoeffizient*
Olig-, olig- *präf.*: → *Oligo-*
Ol|i|g|a|ki|su|rie *f* (Ⓔ oligakisuria): ***Syn:*** *Oligakurie*; seltenes Harnlassen
Ol|i|g|a|ku|rie *f*: → *Oligakisurie*
Ol|ig|ä|mie *f* (Ⓔ oligemia): Verminderung des Blutvolumens
Ol|ig|am|ni|on *nt*: → *Oligoamnion*

Oligo-, oligo- *präf.*: Wortelement mit der Bedeutung „wenig/gering/klein"

O|li|go|am|ni|on *nt* (Ⓔ oligoamnios): *Syn*: *Oligamnion, Oligohydramnie, Oligohydramnion*; Verminderung des Fruchtwassers [unterhalb die 5er-Perzentile]; ist zu jedem Zeitpunkt der Schwangerschaft mit einer erhöhten perinatalen Mortalität assoziiert; die Ätiologie der Verminderung ist ungeklärt

O|li|go|ar|thri|tis *f, pl* **-ti|den** (Ⓔ oligoarthritis): Entzündung mehrerer Gelenke

o|li|go|ar|ti|ku|lär *adj* (Ⓔ pauciarticular): nur wenige Gelenke betreffend

Oligo-Astheno-Teratozoospermie-Syndrom *nt*: *→ OAT-Syndrom*

O|li|go|cho|lie *f* (Ⓔ oligocholia): *Syn*: *Hypocholie*; verminderte/mangelhafte Gallensekretion

O|li|go|chy|lie *f* (Ⓔ oligochylia): *Syn*: *Hypochylie*; verminderte Magensaftbildung

O|li|go|dak|ty|lie *f* (Ⓔ oligodactyly): angeborenes Fehlen von Fingern oder Zehen

O|li|go|dak|ty|lie|syn|drom *nt* (Ⓔ olidodactyly syndrome): *Syn*: *Grebe-Weyers-Syndrom*; seltenes, autosomal-rezessives Fehlbildungssyndrom mit Aplasie der Ulna und der ulnaren Randstrahlen, Lippen-Kiefer-Gaumen-Spalte*, Sternum- und Nierenanomalien

O|li|go|den|dro|glia *f* (Ⓔ oligodendroglia): aus Oligodendrozyten [Gliazellen mit mehreren Fortsätzen] bestehender Teil der Neuroglia*

O|li|go|den|dro|gli|a|zel|le *f*: *→ Oligodendrozyt*

O|li|go|den|dro|gli|om *nt* (Ⓔ oligodendroglioma): von der Oligodendroglia* ausgehender Hirntumor, der meist im mittleren Lebensalter [30–45 Jahre] auftritt; die meisten Oligodendrogliome wachsen vom Mark aus in die Rinde ein; sie gehen i.d.R. vom Stirn- oder Parietalhirn, der basalen, frontalen oder temporalen Rinde sowie Balken und Septum pellucidum aus; der Verlauf ist langsam [4–5 Jahre] mit initial fokalen oder generalisierten Anfällen und später Herdsymptomen; **Therapie**: operative Entfernung [schwierig, da schlecht abgegrenzt], Strahlentherapie; hohe Rezidivrate; *s.a. Gliom*

anaplastisches Oligodendrogliom (Ⓔ anaplastic oligodendroglioma): malignes, infiltrierentes Oligodendrogliom, das auch multilokulär auftreten kann; **Therapie:** Chemotherapie

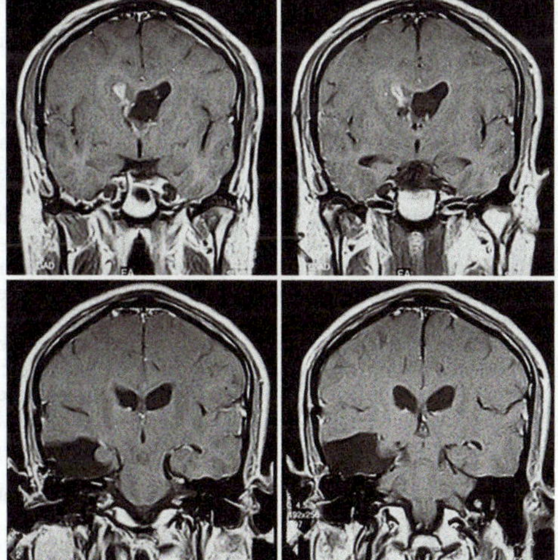

Abb. O9. Anaplastisches Oligodendrogliom rechts temporal im MRT

O|li|go|den|dro|zyt *m* (Ⓔ oligodendrocyte): *Syn*: *Oligodendrogliazelle*; Gliazellen* des Zentralnervensystems, die etwas kleiner als Astrozyten, aber größer als Mikrogliazellen* sind; sie bilden in der grauen und weißen Substanz von Gehirn und Rückenmark die Markscheide* der Nervenfasern

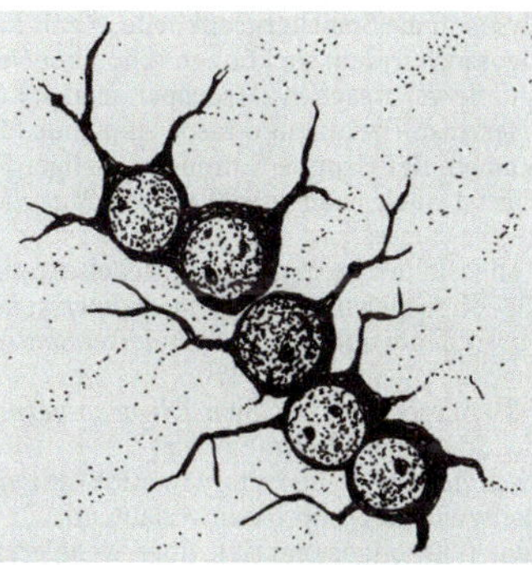

Abb. O10. Oligodendrozyten

O|li|go|dip|sie *f* (Ⓔ oligodipsia): pathologisch verminderter Durst, Durstmangel

O|li|go|don|tie *f* (Ⓔ oligodontia): anlagebedingtes Fehlen von Zähnen

O|li|go|ga|lak|tie *f* (Ⓔ oligogalactia): verminderte Milchproduktion

o|li|go|gen *adj* (Ⓔ oligogenic): von wenigen Genen verursacht

O|li|go|hid|ro|sis *f, pl* **-ses**: *→ Hypohidrose*

O|li|go|hy|dram|nie *f*: *→ Oligoamnion*

O|li|go|hy|dram|ni|on *nt*: *→ Oligoamnion*

Oligohydramnion-Syndrom *nt*: *→ Potter-Sequenz*

O|li|go|hy|per|me|nor|rhoe *f, pl* **-rho|en** (Ⓔ oligohypermenorrhea): zu seltene und zu starke Menstruationsblutung

O|li|go|hy|po|me|nor|rhoe *f, pl* **-rho|en** (Ⓔ oligohypomenorrhea): zu seltene und zu schwache Menstruationsblutung

O|li|go|me|ga|ne|phro|nie *f* (Ⓔ oligomeganephronia): hypoplastische Niere mit verminderter Zahl an Nephronen und kompensatorischer Hypertrophie der Nephrone

O|li|go|me|nor|rhoe *f, pl* **-rho|en** (Ⓔ oligomenorrhea): zu seltene Menstruationsblutung, d.h., der Abstand zwischen zwei Regelblutungen ist größer als 35 Tage; tritt als **primäre Oligomenorrhoe** oft schon bei jungen Frauen auf und gehört zu den häufigsten Zyklusstörungen; Oligomenorrhoen im perimenopausalen Bereich werden als **sekundäre Oligomenorrhoen** bezeichnet

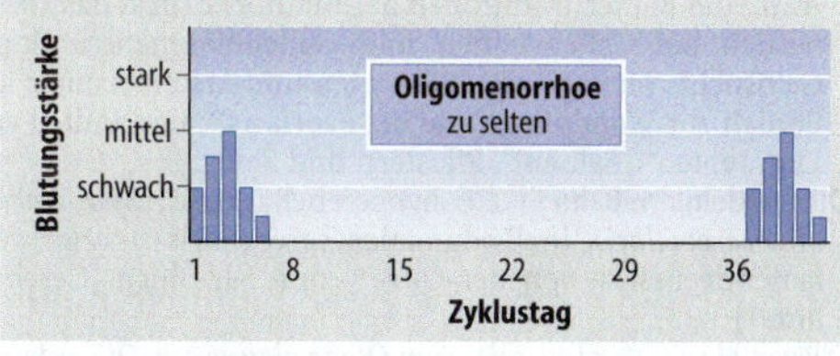

Abb. O11. Oligomenorrhoe

o|li|go|morph *adj* (Ⓔ oligomorphic): in wenigen Formen auftretend, sich selten verändernd

O|li|go|nu|kle|o|tid *nt* (Ⓔ oligonucleotide): Nucleinsäure* aus 3–10 Nucleotiden*

O|li|go|pep|sie *f* (Ⓔ oligopepsia): *Syn*: *Hypopepsie*; mangelhafte Verdauung, z.B. bei Enzymmangel; *s.a. Dyspepsie*

O|li|go|pep|tid *nt* (Ⓔ oligopeptide): Peptid* aus 3–10 Aminosäuren*

o|li|go|phren *adj* (Ⓔ oligophrenic): Oligophrenie betreffend, geistig behindert; schwachsinnig

O|li|go|phre|nia *f*: *→ Oligophrenie*

Oligophrenia phenylpyruvica: *→ Phenylketonurie*

O|li|go|phre|nie *f* (Ⓔ oligophrenia): *Syn*: *Oligophrenia*; angeborene oder erworbene Intelligenzminderung, geistige Behinderung

polydystrophische Oligophrenie: *→ Morbus Sanfilippo*

O|li|go|sac|cha|rid *nt* (Ⓔ oligosaccharide): Saccharid* aus 3–10 Monosacchariden*

O|li|go|sac|cha|ri|do|se *f* (Ⓔ oligosaccharide storage disorder):

O

Oberbegriff für lysosomale Speicherkrankheiten* mit Einlagerung von Oligosacchariden; sie können schon bei Neugeborenen Symptome verursachen [Hydrops* fetalis, Kardiomegalie und Herzinsuffizienz] und rasch zum Tode führen; alle Erkrankungen der Gruppe führen zu geistiger Retardierung und meist auch Krampanfällen; *s.a. Mukolipidose*

Olilgolsilallie *f* (Ⓔ oligosialia): verminderte Speichelsekretion

olilgolsperm *adj* (Ⓔ oligospermic): ***Syn:*** *oligozoosperm*; Oligo(zoo)spermie betreffend, mit stark verminderter Spermienzahl

Olilgolsperlmie *f* (Ⓔ oligospermia): ***Syn:*** *Oligozoospermie*; Verminderung der Spermienzahl im Ejakulat

olilgolsympltolmaltisch *adj* (Ⓔ oligosymptomatic): mit nur wenigen Krankheitszeichen/Symptomen verlaufend

olilgolsylnapltisch *adj* (Ⓔ oligosynaptic): über weniger als zwei Synapsen verlaufend

olilgolzololsperm *adj*: *→oligosperm*

Olilgolzololsperlmie *f*: *→Oligospermie*

olilgolzysltisch *adj* (Ⓔ oligocystic): nur wenige Zysten enthaltend

Olilgolzytlhälmie *f* (Ⓔ oligocythemia): ***Syn:*** *Hypozythämie*; Verminderung der Zellen im Blut oder [i.e.S.] der Erythrozytenzahl

Olilgulrie *f* (Ⓔ oliguria): verminderte Harnausscheidung [< 500 ml/24 h]

olilgulrisch *adj* (Ⓔ oliguric): Oligurie betreffend, von ihr betroffen oder gekennzeichnet, durch sie bedingt

Olilva *f*: *→Olive*

Olilve *f* (Ⓔ olive): ***Syn:*** *Oliva*; paarige, olivenartige Vorwölbung der Medulla* oblongata seitlich der Pyramide [Pyramis* medullae oblongatae]; enthält wichtige Kerngruppen [Nuclei olivares inferiores, Nucleus olivaris superior], von denen der Tractus* olivocerebellaris zum Kleinhirn [Cerebellum*] zieht

Olilvenlbaum *m* (Ⓔ olive tree): ***Syn:*** *Ölbaum*; Baum aus der Familie der Ölbaumgewächse [Oleaceae]; verwendet werden die getrockneten Blätter [**Oleae folium**] und das aus den reifen Steinfrüchten gewonnene **Olivenöl** [Oleae oleum]; die Blätter enthalten Terpene*, Flavonoide* und Oleuropein [wirkt krampflösend, diuretisch, fiebersenkend, blutdrucksenkend, hypoglykämisch], das Öl v.a. Ölsäure*, Palmitinsäure* und Linolsäure*; dem Öl wird eine antiarteriosklerotische und lipidsenkende Wirkung zugeschrieben; **Anw.:** die Blätter traditionell bei Bluthochdruck, das Öl innerlich bei Gallensteinen und Gallenblasenentzündung, Gelbsucht, Verstopfung, Blähungen und Meterorismus; äußerlich zur Wundpflege und bei Psoriasis*; Bestandteil von Linimenten*, Salben*, Pflastern und Seifen

Oliven-Kleinhirn-Bahn *f* (Ⓔ olivocerebellar tract): ***Syn:*** *Tractus olivocerebellaris*; im Pedunculus cerebellaris inferior verlaufende Fasern von der Olive* zum Kleinhirn [Cerebellum*]

Olilvenlöl *nt* (Ⓔ olive oil): ***Syn:*** *Oleae oleum*; *s.u. Olivenbaum*

Oliver: William Silver Oliver; 1836–1908; englischer Chirurg (Farnborough)

Oliver-Cardarelli-Zeichen *nt* (Ⓔ Oliver's sign): fühlbares Nachuntenziehen der Luftröhre bzw. des leicht angehobenen Schildknorpels bei Aortenbogenaneurysma* oder Mediastinalprozessen

Oliver-McFarlane-Syndrom *nt* (Ⓔ trichomegaly): ***Syn:*** *Trichomegalie-Syndrom, Syndrom der langen Wimpern*; familiär gehäuft auftretendes Syndrom mit abnorm langen und kräftigen Wimpern, Pigmentmangel der Netzhaut [Retina], proportioniertem Minderwuchs und Wachstumsverzögerung

olilvilfulgal *adj*: *→olivofugal*

olilvilpeltal *adj*: *→olivopetal*

olilvolfulgal *adj* (Ⓔ olivifugal): ***Syn:*** *olivifugal*; (*ZNS*) von der Olive wegführend oder weggerichtet

olilvolpeltal *adj* (Ⓔ olivipetal): ***Syn:*** *olivipetal*; (*ZNS*) zur Olive hinführend

olilvolpontolzelrelbellär *adj* (Ⓔ olivopontocerebellar): Olive, Brücke/Pons cerebri und Kleinhirn/Zerebellum betreffend

Öllkürlbis *m* (Ⓔ pumpkin): ***Syn:*** *Cucurbita pepo*; *s.u. Kürbissamen*

Ollier: Louis Xavier Edouard Ollier; 1830–1900; französischer Chirurg (Lyon)

Ollier-Erkrankung *f* (Ⓔ Ollier's disease): ***Syn:*** *Ollier-Syndrom, multiple kongenitale Enchondrome, Hemichondrodystrophie, Enchondromatose*; angeborene, sich meist nach dem 2. Lebensjahr manifestierende Wucherung von Knorpelzellen der Epiphysenfugen und später auch der Metaphysen; tritt halbseitig mit bevorzugtem Befall von Unterarmen und Unterschenkeln auf und verursacht Achsenabweichungen, Fehlstellungen und halbseitigen Minderwuchs

Öllpneulmolnie *f* (Ⓔ oil pneumonia): durch Aspiration von Öl verursachte interstitielle Pneumonie*

Öllrelteniltilonslzyslte *f* (Ⓔ steatoma): ***Syn:*** *falsches Atherom, Talgretentionszyste, Sebozystom, Steatom, Retentionsatherom, Follikelretentionszyste*; Retentionszyste* einer Talgdrüse durch Verlegung des Ausführungsgangs; bei multiplem Vorkommen spricht man von **Steatocystoma multiplex**; in seltenen Fällen kommt es zur Entzündung und narbigen Abheilung von Zysten, v.a. im Bereich der Rücken- und Brustrinne [**Steatocystoma multiplex conglobatum**]; **Therapie:** Exzision bei kosmetischer Störung; bei Entzündung [Steatocystoma multiplex conglobatum] Eröffnung oder Exzision, Antibiotika lokal oder systemisch

Olsallalzin *nt* (Ⓔ olsalazine): Derivat der 5-Aminosalicylsäure*; **Anw.:** Rezidivprophylaxe von Morbus* Crohn und Colitis* ulcerosa

Öllsäulre *f* (Ⓔ oleic acid): ***Syn:*** *Oleinsäure, Elainsäure*; einfach ungesättigte C_{18}-Fettsäure; als Glycerinester in fast allen tierischen [Fischtran] und pflanzlichen Fetten [Olivenöl, Erdnussöl] enthalten

Öllstuhl *m* (Ⓔ fatty diarrhea): Fettstuhl*, auf dem sich Öl absetzt

Olylmlpilerlstirn *f* (Ⓔ olympian forehead): ***Syn:*** *Caput natiforme*; *s.u. Essay Syphilis S. 2077*

Öllzyslte *f* (Ⓔ oil cyst): mit verflüssigtem Fett gefüllte Zyste* in Fettgewebe oder Fetttumoren; *s.a. Ölretentionszyste, Oleom*

OM *Abk.*: **1.** Oleandomycin **2.** *→Osteomyelitis* **3.** *→Otitis media*

Om-, om- *präf.*: *→Omo-*

-om *suf.*: Wortelement mit der Bedeutung „Geschwulst"

-oma *suf.*: *→-om*

OMAD *Abk.*: Vincristin (*engl.* oncovin), Methotrexat, Adriamycin, Dactinomycin

Omlaglra *nt/f* (Ⓔ omagra): gichtbedingte Schulterschmerzen, Gicht* im Schultergelenk

Omlallgie *f* (Ⓔ omalgia): ***Syn:*** *Schulterschmerz(en)*; Schmerzen in der Schulter oder der Schultergegend

Omlarlthriltis *f, pl* **-tilden** (Ⓔ omarthritis): ***Syn:*** *Schultergelenkentzündung, Schulterentzündung, Omitis*; Entzündung der Schulter oder des Schultergelenks; meist als spezifische oder unspezifische bakterielle oder rheumatische Entzündung; *s.a. Periarthropathia humeroscapularis*

Omarthritis tuberculosa (Ⓔ tuberculous omarthritis): tuberkulöse Entzündung des Schultergelenks

omlarlthriltisch *adj* (Ⓔ omarthritic): ***Syn:*** *omitisch*; Schulterentzündung/Omarthritis betreffend, von ihr betroffen oder gekennzeichnet

Omlarlthrolse *f* (Ⓔ omarthritis): Arthrosis* deformans des Schultergelenkes; selten, da das Schultergelenk statisch kaum belastet wird; selbst Schäden von Humeruskopf oder Pfanne [*s.u. Schulterluxation*] führen nur selten zu arthrotischen Veränderungen; *s.a. Periarthropathia humeroscapularis*

omlbrolphob *adj* (Ⓔ ombrophobic): Ombrophobie betreffend, durch sie gekennzeichnet

Omlbrolpholbie *f* (Ⓔ ombrophobia): krankhafte Angst vor Regen

OMCS *Abk.*: okulo-muko-kutanes Syndrom

OMCT *Abk.*: O-Methylkatecholtransferase

OMD *Abk.*: optimale immunmodulierende Dosis

OME *Abk.*: Otitis media mit Erguss

Olmelgalfettsäulren *pl* (Ⓔ ω-fatty acids): dreifach ungesättigte Fettsäuren [z.B. Linolensäure*], die in hoher Konzentration in Fischölen vorkommen; *s.u. Essay Chronisch ent-*

zündliche Darmerkrankungen S. 403
Oment-, oment- *präf.*: →*Omento-*
o|men|tal *adj* (Ⓔ omental): ***Syn:*** *epiploisch*; Bauchnetz/Omentum betreffend
O|men|tal|zys|te *f* (Ⓔ omental cyst): ***Syn:*** *Netzzyste*; zystenartige Flüssigkeitsansammlung im Bauchnetz
O|men|tek|to|mie *f* (Ⓔ omentectomy): ***Syn:*** *Bauchnetzentfernung, Omentumresektion, Epiploektomie*; operative Entfernung des großen Bauchnetzes [Omentum* majus]
O|men|ti|tis *f, pl* **-ti|ti|den** (Ⓔ omentitis): ***Syn:*** *Netzentzündung, Epiploitis*; Entzündung des Bauchnetzes (Omentum*)
o|men|ti|tisch *adj* (Ⓔ omentitic): ***Syn:*** *epiploitisch*; Netzentzündung/Omentitis betreffend, von ihr betroffen oder gekennzeichnet
Omento-, omento- *präf.*: Wortelement mit der Bedeutung „Netz/Bauchnetz/Omentum"
O|men|to|en|te|ro|zel|e *f* (Ⓔ epiploenterocele): Hernie* mit Bauchnetz und Darmteilen im Bruchsack
O|men|to|pe|xie *f* (Ⓔ omentopexy): ***Syn:*** *Epiplopexie*; operative Anheftung des Bauchnetzes [Omentum* majus]
O|men|to|plas|tik *f* (Ⓔ omentoplasty): ***Syn:*** *Netzplastik, Omentumplastik*; Verwendung von Bauchnetz [Omentum* majus] zur Deckung von Bauchorganen, z.B. Darmperforationen
O|men|tor|rha|phie *f* (Ⓔ omentorrhaphy): ***Syn:*** *Omentumnaht, Netznaht*; Naht des Bauchnetzes [Omentum* majus] nach Verletzung oder Durchtrennung
O|men|to|to|mie *f* (Ⓔ omentotomy): ***Syn:*** *Bauchnetzdurchtrennung*; operative Durchtrennung des großen Bauchnetzes [Omentum* majus]
O|men|tum *nt* (Ⓔ omentum): ***Syn:*** *Bauchnetz, Netz, Epiploon*; Bauchfellduplikatur, in der Blut-, Lymphgefäße und Nerven verlaufen
Omentum majus (Ⓔ greater omentum): ***Syn:*** *großes Netz*; von der großen Magenkurvatur herabhängendes Bauchnetz, das sich vor die Darmschlingen legt; die Rückwand verwächst mit dem Querkolon [Colon transversum] und bildet damit einen Teil des Vorderwand der Bursa* omentalis; wird in einzelne Ligamente aufgeteilt, die Magen, Kolon, Leber, Milz, Nieren usw. verbinden [Ligamentum* gastrophrenicum, gastrosplenicum, gastrocolicum, phrenicosplenicum, splenorenale, pancreaticosplenicum, splenocolicum, phrenicocolicum]
Omentum minus (Ⓔ lesser omentum): ***Syn:*** *kleines Netz*; zwischen kleiner Magenkurvatur und Leber hängende Bauchfelltasche; besteht aus Ligamentum* hepatophrenicum, hepatooesophageale, hepatogastricum, hepatoduodenale und hepatocolicum
O|men|tum|naht *f*: →*Omentorrhaphie*
O|men|tum|plas|tik *f*: →*Omentoplastik*
O|men|tum|re|sek|ti|on *f*: →*Omentektomie*
O|me|pra|zol *nt* (Ⓔ omeprazole): Protonenpumpenhemmer*; **Anw.**: Ulcus ventriculi oder duodeni, Refluxösophagitis, Zollinger-Ellison-Syndrom
OMF *Abk.*: →*Osteomyelofibrose*
O|mi|tis *f, pl* **-ti|den**: →*Omarthritis*
o|mi|tisch *adj*: →*omarthritisch*
Omni-, omni- *präf.*: Wortelement mit der Bedeutung „alle/ganz"
om|ni|po|tent *adj* (Ⓔ omnipotent): ***Syn:*** *totipotent*; (*Zelle, Gewebe*) über sämtliche Entwicklungsmöglichkeiten verfügend
om|ni|vor *adj* (Ⓔ omnivorous): ***Syn:*** *allesfressend, pantophag*; (*biolog.*) sowohl pflanzliche als auch tierische, lebende und tote Nahrung aufnehmend
Omo-, omo- *präf.*: Wortelement mit der Bedeutung „Schulter"
O|mo|con|a|zol *nt* (Ⓔ omoconazole): lokales Antimykotikum*
O|mo|hy|o|i|de|us *m*: →*Musculus omohyoideus*
OMP *Abk.*: **1.** Oligodesoxynucleosidmethylphosphonat **2.** Orotidinmonophosphat
Omp *Abk.*: outer membrane protein
OMPA *Abk.*: Oktamethylpyrophosphoramid
OMP-A *Abk.*: antisense-Oligodesoxynucleosidmethylphosphonat
Omphal-, omphal- *präf.*: →*Omphalo-*
Om|pha|lek|to|mie *f* (Ⓔ omphalectomy): ***Syn:*** *Nabelausschneidung, Nabelexzision*; Ausschneidung/Exstirpation des Nabels*
Om|pha|li|tis *f, pl* **-ti|den** (Ⓔ omphalitis): ***Syn:*** *Nabelentzündung*; v.a. in der Neugeborenenperiode auftretende Entzündung; Staphylococcus* aureus ist der häufigste Erreger; **Klinik**: periumbilikale Rötung, evtl. mit eitrigem Sekret; evtl. Ausgangspunkt einer Infektion der Nabelgefäße, Nabelphlegmone oder Nabelsepsis; **Therapie**: lokale antiseptische Behandlung plus systemische Antibiotika i.v.
om|pha|li|tisch *adj* (Ⓔ omphalitic): Nabelentzündung/Omphalitis betreffend, von ihr betroffen oder gekennzeichnet
Omphalo-, omphalo- *präf.*: Wortelement mit der Bedeutung „Nabel/Omphalos/Umbilikus"
Om|pha|lo|ce|le *f*: →*Omphalozele*
om|pha|lo|en|te|risch *adj* (Ⓔ omphaloenteric): Nabel und Darm betreffend oder verbindend
om|pha|lo|me|sen|te|risch *adj* (Ⓔ omphalomesenteric): Nabel und Darmgekröse/Mesenterium betreffend oder verbindend
Om|pha|lo|phle|bi|tis *f, pl* **-ti|den** (Ⓔ omphalophlebitis): ***Syn:*** *Nabelvenenentzündung, Thrombophlebitis umbilicalis*; meist iatrogen [Nabelschnurkatheter] verursachte Entzündung der Nabelvenen; kann zu Nabelsepsis führen; **Therapie**: systemische Antibiotika i.v.
om|pha|lo|phle|bi|tisch *adj* (Ⓔ omphalophlebitic): Nabelvenenentzündung/Omphalophlebitis betreffend, von ihr betroffen oder gekennzeichnet
Om|pha|lo|phleg|mo|ne *f* (Ⓔ purulent omphalitis): ***Syn:*** *Nabelphlegmone*; phlegmonöse Nabelentzündung; *s.a. Omphalitis*
Om|pha|lo|prop|to|sis *f, pl* **-ses**: →*Nabelschnurvorfall*
Om|pha|lor|rha|gie *f* (Ⓔ omphalorrhagia): ***Syn:*** *Nabelblutung*; Blutung aus dem Nabel [Omphalus]
Om|pha|lor|rhe|xis *f* (Ⓔ omphalorrhexis): ***Syn:*** *Nabelschnurriss*; Einriss der Nabelschnur
Om|pha|lor|rhoe *f, pl* **-rho|en** (Ⓔ omphalorrhea): Lymphausfluss aus dem Nabel

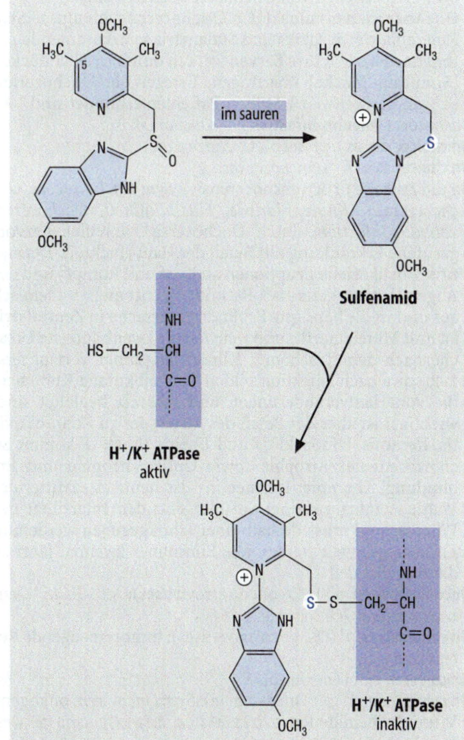

Abb. O12. Struktur und Wirkungsmechanismus von Omeprazol

Om|pha|los *m*: *→Nabel*

Om|pha|lo|to|mie *f* (Ⓔ omphalotomy): ***Syn:*** *Abnabelung, Nabelschnurschnitt*; Durchtrennung der Nabelschnur nach der Geburt; eine sterile Einmalnabelschnurklemme wird ca. 1 cm vom Nabelschnuransatz entfernt angelegt und die Nabelschnur ca. 1 cm distal davon mit einer sterilen Schere durchtrennt; die Nabelpflege geschieht offen, d.h. ohne Verband, weil dadurch die Mumifizierung und das Abfallen des Nabelschnurrestes nach 7–14 Tagen begünstigt wird

Om|pha|lo|ze|le *f* (Ⓔ omphalocele): ***Syn:*** *Nabelschnurbruch, Exomphalos, Exomphalozele, Omphalocele, Hernia funiculi umbilicalis*; durch eine Verschlussstörung der Bauchwand verursachter Bruch, der Darmteile und Leber in einer Hülle von Amnionepithel enthält; evtl. kombiniert mit anderen Fehlbildungen [Herzfehler, EMG-Syndrom*, Chromosomenanomalien]; die Häufigkeit beträgt ca. 1–3 Fälle pro 10.000 Lebendgeburten; die **Diagnose** erfolgt meist schon bei der pränatalen Ultraschalluntersuchung, und deshalb erfolgt die Entbindung i.d.R. als Sectio; die **operative Versorgung** entspricht dem der Gastroschisis*, d.h., die prolabierten Organe werden [evtl. schrittweise] in die Bauchhöhle zurückverlagert und die Bruchpforte verschlossen; bei größerem Bauchdeckendefekt wird eine Bauchdeckenplastik mit lyophilisierter Dura oder Silastic vorgenommen

OMR *Abk.*: Obermedizinalrat

OMS *Abk.*: *→Osteomyelosklerose*

OMSA *Abk.*: Otitis media suppurativa acuta

OMSC *Abk.*: Otitis media suppurativa chronica

OMT *Abk.*: O-Methyltransferase

O|na|nie *f* (Ⓔ onanism): ***Syn:*** *Masturbation*; Selbstbefriedigung

onc *Abk.*: *→Onkogen*

Oncho-, oncho- *präf.*: Wortelement mit der Bedeutung „Krümmung/Haken"

On|cho|cer|ca *f* (Ⓔ Onchocerca): Gattung parasitischer Würmer von Säugetieren und Menschen; ihre Larven werden von Insekten [v.a. Stech-, Kriebelmücken] übertragen; man schätzt, dass in Afrika ca. 20 Millionen und in Südamerika 1 Million Menschen von Onchocerca befallen sind

Onchocerca volvulus (Ⓔ Onchocerca volvulus): ***Syn:*** *Knäuelfilarie*; in Afrika und Südamerika vorkommende pathogene Filarie*; ihre Larven werden durch Kriebelmücken [**Simulium-Mücke**] übertragen; Erreger der Onchozerkose*, an der weltweit 1 Million Patienten erblindet sind

Onchocerca-volvulus-Infektion *f*: *→Onchozerkose*

On|cho|cer|ci|a|sis *f, pl* **-ses**: *→Onchozerkose*

On|cho|cer|co|se *f*: *→Onchozerkose*

On|cho|zer|ko|se *f* (Ⓔ onchocercosis): ***Syn:*** *Onchocercose, Onchocerciasis, Knotenfilariose, Flussblindheit, Onchocerca-volvulus-Infektion*; durch Onchocerca* volvulus hervorgerufene Erkrankung mit Befall der Haut [Juckreiz, Dermatitis*, urtikarielle Eruptionen an Kopf und Rumpf] und der Augen [Iritis*, Keratitis*, Retinitis*]; tritt meist endemisch auf und ist die häufigste Erblindungsursache in Zentralafrika und Mittelamerika und weltweit die zweithäufigste Ursache nach dem Trachom*; **Klinik**: langsamer Verlauf; erst 1–2 Jahre nach Infektion bilden sich subkutane Knötchen, die von Hautveränderungen und Juckreiz begleitet sind; wichtiger ist aber der Befall des Auges, der zu Konjunktivitis, Keratitis, Iridozyklitis und Uveitis führt; es kommt zu chorioretinaler Atrophie sowie Optikusatrophie und Erblindung; **Therapie**: Ivermectin* ist heute das Mittel der Wahl; es führt zu einer vorübergehenden Infertilität der Würmer und muss deshalb über Jahre gegeben werden; in Endemiegebieten werden alle Einwohner zweimal jährlich damit behandelt

Onco-Retroviren *pl* (Ⓔ onco-retroviruses): *s.u. Essay Gentransfer und Gentherapie S. 761*

On|cor|na|vi|ren *pl* (Ⓔ oncornaviruses): tumorerzeugende Retroviren*

On|co|vi|ren *pl*: *→Oncovirinae*

On|co|vi|ri|nae *pl* (Ⓔ Oncovirinae): ***Syn:*** *Oncoviren*; onkogene Viren der Familie Retroviridae*; *s.a. Essay Gentransfer und Gentherapie S. 761*

On|dan|se|tron *nt* (Ⓔ ondansetron): Serotoninantagonist* am HT_3-Rezeptor; **Anw.**: Antiemetikum* bei Zytostatika- und Strahlentherapie

On-demand-Analgesie *pl* (Ⓔ on-demand analgesia): ***Syn:*** *patientengesteuerte Analgesie*; Form der Schmerztherapie, bei der der Patient die zugeführte Schmerzmittelmenge selbst regulieren kann; über einen Perfusor enthält der Patient eine Basisdosis des Analgetikums intravenös zugeführt; über einen Knopf kann er bei Bedarf eine Bolusinjektion erhalten; Basisdosis, Bolusinjektion und maximale Dosis pro Zeitintervall können vom Arzt vorprogrammiert werden; klinische Studien zeigen, dass bei diesem Verfahren i.d.R. wesentlich weniger Schmerzmittel verbraucht werden; es hat sich aber auch gezeigt, dass es große Unterschiede im Analgetikabedarf von Patient zu Patient und im Laufe des Tages gibt, die bei Standardverordnungen nicht berücksichtigt werden können

ONE *Abk.*: Ohr-Nasen-Ebene

Oneir-, oneir- *präf.*: *→Oneiro-*

Oneiro-, oneiro- *präf.*: Wortelement mit der Bedeutung „Traum"

O|nei|ro|dy|nia *f* (Ⓔ oneirodynia): Alptraum, Alpdrücken, Nachtmahr

o|nei|ro|gen *adj* (Ⓔ oneirogenic): Träume auslösend

o|nei|ro|id *adj* (Ⓔ oneiroid): traumähnlich, traumartig

O|nei|ro|lo|gie *f* (Ⓔ oneirology): (wissenschaftliche) Traumdeutung

O|ni|o|ma|nie *f* (Ⓔ oniomania): krankhafter/zwanghafter Kauftrieb

Onk-, onk- *präf.*: *→Onko-*

Onko-, onko- *präf.*: Wortelement mit der Bedeutung „Geschwulst/Schwellung/Tumor"

on|ko|fe|tal *adj* (Ⓔ oncofetal): ***Syn:*** *onkofötal*; in fetalem Gewebe und Tumorgewebe auftretend

on|ko|föt|al *adj*: *→onkofetal*

on|ko|gen *adj* (Ⓔ oncogenic): ***Syn:*** *geschwulsterzeugend*; einen Tumor/eine Geschwulst erzeugend

On|ko|ge|ne *pl* (Ⓔ oncogenes): Gene, die eine Tumorbildung auslösen können; *s.a. Essay Mechanismen der Entstehung genetisch bedingter Krebsformen S. 1561, Essay Virus und Tumor S. 2185*

On|ko|ge|ne|se *f* (Ⓔ oncogenesis): Tumorbildung, Tumorentstehung; *s.a. Karzinogenese, Essay Mechanismen der Entstehung genetisch bedingter Krebsformen S. 1561, Essay Virus und Tumor S. 2185*

on|ko|ge|ne|tisch *adj* (Ⓔ oncogenetic): Tumorbildung/Onkogenese betreffend

On|ko|ge|ni|tät *f* (Ⓔ oncogenicity): Fähigkeit zur Tumorbildung

On|ko|lo|ge *m* (Ⓔ oncologist): Arzt für Onkologie*

On|ko|lo|gie *f* (Ⓔ oncology): ***Syn:*** *Geschwulstlehre, Tumorlehre*; Teilgebiet der Medizin, das sich mit der Diagnose und Behandlung von Tumoren befasst

On|ko|lo|gin *f* (Ⓔ oncologist): Ärztin für Onkologie*

on|ko|lo|gisch *adj* (Ⓔ oncologic): Onkologie betreffend

On|ko|ly|se *f* (Ⓔ oncolysis): Geschwulstauflösung, Tumorauflösung, Tumorzerfall

on|ko|ly|tisch *adj* (Ⓔ oncolytic): Tumorauflösung/Onkolyse betreffend oder auslösend

On|ko|se *f* (Ⓔ **1.–2.** oncosis): **1.** Tumorerkrankung **2.** perilakunäre Knochenresorption bei physiologischem oder pathologischem Knochenumbau

on|ko|sta|tisch *adj* (Ⓔ oncostatic): das Tumorwachstum hemmend

On|ko|the|ra|pie *f* (Ⓔ **1.–2.** oncotherapy): **1.** ***Syn:*** *Tumortherapie*; Behandlung gutartiger und bösartiger Tumoren; *s.a. Essay Chemotherapie S. 349* **2.** Wiederherstellung eines normalen onkotischen Druckes des Blutplasmas; *s.a. Osmotherapie*

on|ko|tisch *adj* (Ⓔ **1.–2.** oncotic): **1.** Schwellung oder Geschwulst betreffend, durch eine Schwellung verursacht **2.** (*Druck*) eine Volumenzunahme betreffend

on|ko|to|xisch *adj* (Ⓔ oncotoxic): Tumorzellen schädigend

on|ko|trop *adj* (Ⓔ oncotropic): ***Syn:*** *tumoraffin*; mit besonderer Affinität zu Tumorzellen

On|ko|vi|ren *pl* (Ⓔ tumor viruses): ***Syn:*** *Tumorviren, onko-*

Mechanismen der Entstehung genetisch bedingter Krebsformen

K. Kölble, S. Scherneck

Einführung

Das Konzept einer genetischen Basis von Tumorerkrankungen entstand vor fast 100 Jahren im Umfeld der Beschreibung der Chromosomen* als Träger der Erbinformation durch Theodor Boveri. Während in der Folgezeit zahlreiche Berichte von Tumorhäufungen in Familien, epidemiologische Studien und zytogenetische Untersuchungen diese Hypothese zunehmend plausibler machten, konnte erst in den letzten Jahrzehnten nachgewiesen werden, dass auf molekularer Ebene praktisch alle Krebserkrankungen DNA-Veränderungen zur Ursache haben.

Unter den Erbkrankheiten nehmen die Krebserkrankungen jedoch eine Sonderstellung ein, da Keimbahnmutationen zwar die familiäre Krebsentstehung fördern, die Tumorentwicklung jedoch von einer Vielzahl somatischer, durch physikalisch-chemische Karzinogene oder Infektionen begünstigter und nicht vererbbarer Mutationen getragen wird [*s.a. Essay Virus und Tumor S. 2185*].

Tumorfamilien und hereditäre Tumoren

Wichtige Indizien für eine genetische Basis der Tumorentstehung waren zuerst Fallberichte und später epidemiologische Untersuchungen von Familien, deren Mitglieder gehäuft an gleichartigen oder unterschiedlichen Tumoren erkrankten. So beschrieb der französische Anatom Paul Broca um 1860 die Familie seiner an Brustkrebs erkrankten Frau, in der über 4 Generationen mehrfach Brust- und Darmkrebs diagnostiziert wurde. Nach 1920 konnte in Fall-Kontroll-Studien nachgewiesen werden, dass Individuen, deren Angehörige ersten Grades an Brust-, Magen- oder Dickdarmtumoren litten, ein erhöhtes Risiko haben, an denselben Tumoren zu erkranken. Für solche Familien, unter deren Angehörigen die Vererbung einer Neigung zu Tumorerkrankungen Mendel-Gesetzen* folgt, hat sich der Begriff der **Tumorfamilien** eingebürgert.

Familiäres Auftreten ist für fast alle Krebserkrankungen bekannt, überwiegend macht es jedoch nur zwischen 1 und 5 % des jeweiligen Tumortyps aus; eine Ausnahme stellen die zu fast 50 % familiär auftretenden Retinoblastome dar. Üblicherweise ist der Erbgang der Tumorsuszeptibilitäten autosomal-dominant mit hoher, nicht selten Lebenszeitrisiken von 100 % erreichender Penetranz. Tierexperimentell nachweisbare niedrig penetrante Gene lassen erwarten, dass eine noch weitaus größere Gruppe von Menschen eine genetische Disposition für bestimmte Tumoren aufweist, ohne dass bisher eine familiäre Häufung offensichtlich ist.

Hereditäre Tumoren sind für die Tumorforschung aus mehreren Gründen von besonderem Interesse:

- Kenntnisse über das initiale Ereignis [Keimbahnmutation] bei der Entstehung von hereditären Tumoren können die Identifizierung molekularer Wege der Tumorprogression erleichtern, die auch für sporadische Tumoren relevant sind. Personen mit einem genetisch determinierten, hohen Risiko für eine Tumorerkrankung sind eine geeignete Patientengruppe zur Entwicklung und Testung von Strategien zur Früherkennung und Prävention der Erkrankung.
- Bei der insgesamt hohen Inzidenz von Tumorerkrankungen erreicht auch die Subgruppe der hereditären Tumoren Größenordnungen, die von gesundheitspolitischer Bedeutung sind. So wird geschätzt, dass ca. 1 von 200 Frauen aus der Bevölkerung an hereditärem Brustkrebs leidet.

Als allgemeine Anhaltspunkte für das Vorliegen eines **hereditären Tumorsyndroms** in einer Familie können gelten:

- ein für den jeweiligen Tumortyp frühes Erkrankungsalter, bei soliden Tumoren im 4. Lebensjahrzehnt,
- das Auftreten bilateraler Tumoren in paarigen Organen bei nicht weit fortgeschrittener Metastasierung oder multiple zeitgleich oder hintereinander auftretende Tumoren in einem Organ,
- Häufung eines Tumortyps bei blutsverwandten Personen,
- Auftreten mehrerer histologisch unterschiedlicher Primärtumoren in einem Patienten,
- Vorkommen von bestimmten Tumortypen bei einem gewöhnlich wenig betroffenen Geschlecht, z. B. Brustkrebs bei Männern, in Verbindung mit dem gleichen Tumortyp bei weiblichen Familienangehörigen.

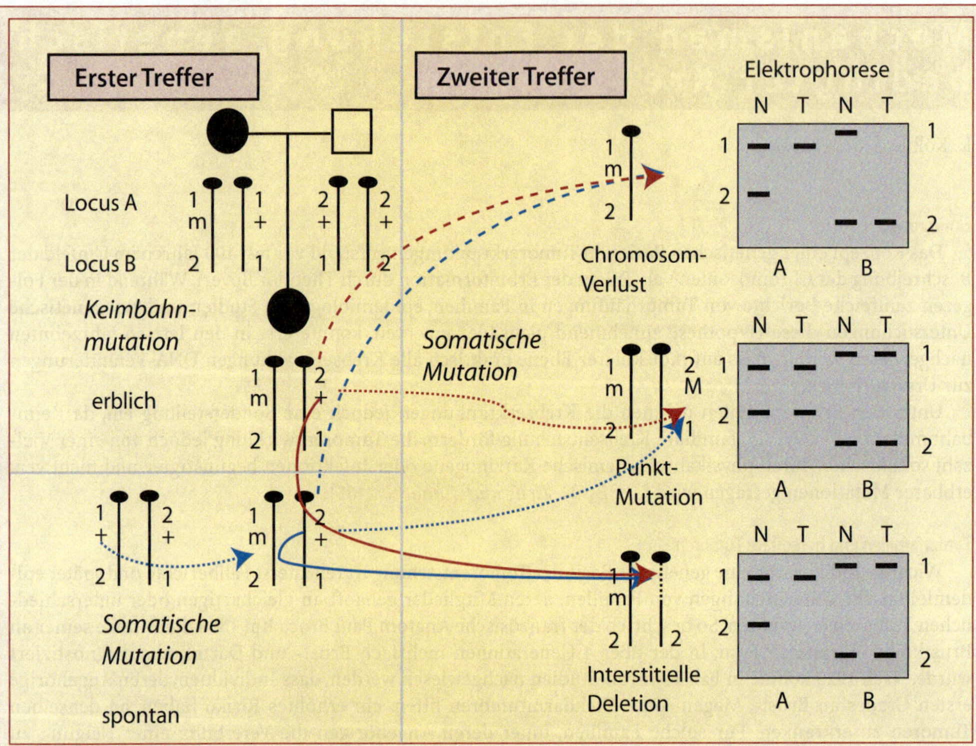

Abb. 1. Schema des Knudson'schen „Zwei Treffer"-Modells. Der erste Treffer, d.h. die erste Mutation [m] eines im Schema zwischen den jeweils 2 Allele aufweisenden Genorten A und B lokalisierten Tumorsuppressorgens ist entweder als Keimbahnmutation erblich und in allen Körperzellen vorhanden oder entsteht spontan als somatische Mutation in tumoralen Vorläuferzellen. Der zweite Treffer ist in beiden Routen somatischer Natur und kann z.B. im Verlust des den Wildtyp [+] tragenden homologen Chromosoms [gestrichelte Linie], in einer durch elektrophoretische Genotypisierung [mittleres Panel rechts] benachbarter Loci nicht detektierbaren Punktmutation [punktierte Linie] oder Deletionen umschriebener Chromosomregionen [durchgezogene Linie] bestehen

Zwei-Treffer-Modell von Knudson

Da nach umfangreichen Familienanalysen die Vererbung einer Tumor-disponierenden Mutation keine ausreichende Bedingung für die Tumorentstehung ist, erhob sich die Frage nach Natur und Zahl der zusätzlich notwendigen somatischen Mutationen, die Ende der 60er-Jahre wesentlich von Alfred Knudson mittels statistischer Verfahren am Beispiel des Retinoblastoms erhellt werden konnte. Das **Retinoblastom** ist der häufigste Augentumor im Kindesalter [weltweit 1 Fall auf ca. 20.000 Lebendgeburten] und tritt sowohl in erblicher [40–50 %] als auch in spontaner [isolierter] Form auf. Knudson postulierte, dass zur Entstehung des Retinoblastoms 2 Mutationsschritte notwendig sind: bei der erblichen Form wird die erste Mutation über die Keimbahn vererbt, während die zweite Mutation [im anderen Allel] bevorzugt in den Retinoblasten auftritt [Abb. 1]. Bei der sporadischen Form müssen die Mutationen in beiden Allelen dieser retinalen Zielzellen erfolgen. Als häufigste somatische Veränderungen im Sinne des zweiten Treffers gelten chromosomale oder regionale Genverluste, molekular nachweisbar als Heterozygotieverluste [Abb. 2]. In letzter Zeit häufen sich jedoch die Hinweise, dass für bestimmte Gene Keimbahndefekte nur eines Allels im Sinne einer Haploinsuffizienz ursächlich für hereditäre Tumoren sein können.

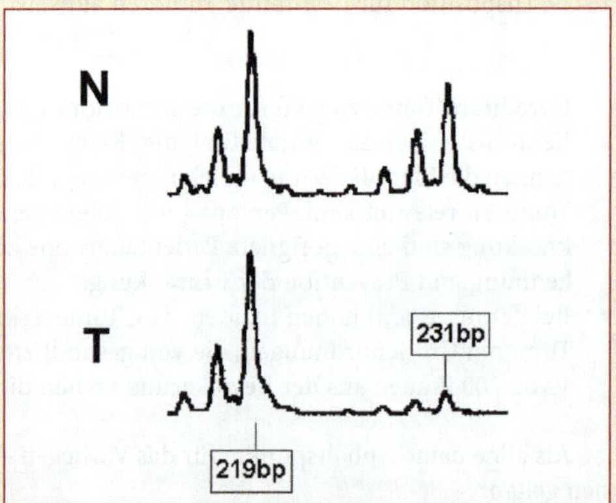

Abb. 2. Molekulare Darstellung eines Heterozygotieverlustes [„loss of heterozygosity", LOH] in einem Mammakarzinom mittels gelelektrophoretischer Analyse eines Mikrosatellitenlocus. Von den beiden in der Normalgewebsfraktion [N] erkennbaren mehrgipfligen Amplifikationsprodukten von 219 bp- bzw. 231 bp-Länge ist in der Tumorfraktion [T] das größere Produkt aufgrund eines regionalen Chromosomenverlustes in den Krebszellen deutlich reduziert

Krebsgene

Molekular wird die Krebsentstehung gegenwärtig als **fortschreitende Häufung genetischer Läsionen** verstanden. Nach dieser Vorstellung durchlaufen bestimmte somatische Zellen in ihrer Entwicklung zu morphologisch abnormen und darüber hinaus zu metastasierungsfähigen Tumorzellen schrittweise Veränderungen, die ihr Differenzierungsvermögen und ihre Proliferationskontrolle beeinträchtigen. Dieses **Mehrschrittkonzept der Tumorgenese** hat sich als Modell etabliert, auch wenn es noch unklar ist, zu welchen Teilen zufällige und zwangsläufige Prozesse die Krebsprogression bestimmen. Die multifaktorielle Komplexität dieser Prozesse erfordert zunehmend den Einsatz biomathematischer Analysen an Genomdatenbanken und mikroanalytische molekularpathologische Hochdurchsatz-Technologien. Klassische molekulargenetische Verfahren wie die positionelle Klonierung haben im Laufe des letzten Jahrzehnts eine Vielzahl von **Krebsgenen** [KG] identifiziert, die in mutierter Form die Entstehung menschliche Tumoren auslösen oder ihr Fortschreiten beeinflussen können. Als **hereditäre Krebsgene** werden dabei solche Gene bezeichnet, die in keimbahnmutierter Form als ursächlich für die Entstehung eines einzelnen Tumors oder Tumorsyndroms nachgewiesen werden konnten. Dabei lassen sich bislang drei Kategorien von Genen unterscheiden:

- Onkogene,
- Tumorsuppressorgene,
- Mutator-Reparaturgene.

Onkogene

Sie wurden ursprünglich als Tumorgene der aktiv transformierenden Retroviren* entdeckt. Diese Gene zeigen Strukturverwandtschaft mit normalen zellulären Genen, sog. **Protoonkogenen**, die oft zentrale Funktionen bei der Kontrolle von Zellwachstum und -teilung ausüben. Inzwischen sind mehr als 100 verschiedene Gene diesen Typs mit einem breiten Spektrum an Mutationen in menschlichen Tumoren gefunden worden.

Zu den Mutationen, die Protoonkogene in Onkogene überführen, gehören Amplifikation, Translokation und Punktmutation. In der Regel sind Mutationen, die zu einem Funktionsgewinn des Genprodukts führen, dominant wirksam. Bislang sind Mutationen in drei für **Transmembran-Tyrosin-Kinasen kodierenden Genen** nachweisbar für die Entstehung hereditärer Tumoren verantwortlich:

- **RET** für das medulläre Schilddrüsenkarzinom* und den Typ 2 der multiplen endokrinen Neoplasie* [MEN2],
- **MET** für das hereditäre papilläre Nierenkarzinom* [HPRC] und
- **KIT** für das hereditäre gastrointestinale Stroma-Tumor-Syndrom [GIST].

Tumorsuppressorgene

Diese Gene, von denen heute etwa 30 bekannt sind, disponieren durch heterozygote Keimbahnmutationen, die einen Funktionsverlust zur Folge haben, für bestimmte Tumoren. Sie werden auch als **rezessive Onkogene** bezeichnet, da sie nach dem Knudson-Modell zur Auslösung ihrer tumorigenen Wirksamkeit mindestens eine weitere somatische Mutation des homologen Allels erfordern. Die Wahrscheinlichkeit einer solchen Mutation ist hoch, da alle Zellen die Keimbahnmutation tragen. Sie beträgt z. B. im Falle des RB1 etwa 90 %, beim Mammakarzinom bis zu 80 %. Einige Tumorsuppressorgene wie das APC zeigen eine begrenzte Organ- bzw. Gewebespezifität, andere wie das TP53 verursachen hereditäre Krebsmanifestationen in verschiedenen Organen und mit unterschiedlichen Histologien. Die Wildtypen der Tumorsuppressorgene üben ihre antitumoralen Funktionen im Rahmen der Regulation des Zellzyklus, der Kontrolle von Transkriptionsprozessen, der Induktion apoptotischer Abläufe oder der Reparatur von DNA-Schäden aus [Tab. 1].

Mutator-Reparaturgene

Sie sind notwendig für die Aufrechterhaltung der genetischen Stabilität einer Zelle und fördern offenbar indirekt durch Erhöhung der Mutationsrate die Entstehung von Tumoren. Sie wurden initial in ***Eeschrichia coli*-Mutanten** mit stark erhöhter spontaner Mutationsrate identifiziert. Die Produkte dieser Gene sind essentiell für die Funktion von DNA-Reparaturmechanismen, die eine korrekte DNA-Replikation bzw. Rekombination ermöglichen und eine allgemeine Rolle beim Schutz der Stabilität und Integrität des Genoms erfüllen. Tumorzellen zeichnen sich durch eine allgemeine genetische Instabilität aus. Sie äußert sich am häufigsten in Veränderungen des Chromosomensatzes, aber auch diskreten Veränderungen wie Punktmutationen, Deletionen und Insertionen. Die erhöhte Mutationsrate resultiert vor allem aus der Schädigung von Genen, die mittelbar als Kontrolleure der Zellzyklusprogression oder unmittelbar an der DNA-Reparatur beteiligt sind. Verschiedene Vertreter dieser Gene sind mit autosomal dominantem Erbgang, z. B. für das hereditäre Kolonkarzinom ohne Polypose [HNPCC] bzw. mit autosomal rezessivem Erbgang für die Tumorneigung im Rahmen der Xeroderma pigmentosum-Syndrome [XP] verantwortlich [Tab. 1].

Tab. 1. Genetische Grundlagen von Tumorsyndromen

Gen	Chromosomale Lokalisation	Funktion	Vorherrschende Tumortypen	Assoziierte Syndrome
Autosomal-dominante Syndrome				
BRCA1	17q21	DNA-Reparatur	Mammakarzinom, Ovarialkarzinom	erbliches Brust-/Ovarialkrebs-Syndrom
BRCA2	13q12	DNA-Reparatur	Mammakarzinom, Ovarialkarzinom	erbliches Brust-/Ovarialkrebs-Syndrom
MSH2 MSH6 MLH1 PMS1 PMS2	2p22 2p26 3p21 2q31 7p22	DNA-Fehlpaarungs-reparatur	Karzinome des rechtsseitigen Kolons und des Rektums, Endometriumkarzinome, Urothelkarzinome der Harnleiter und des Nierenbeckens	erbliches kolorektales Karzinom ohne Polypose [HNPCC]
APC	5q21	Regulation zellulärer Proliferation, Migration und Adhäsion; Zytoskelettreorganisation; Chromosomenstabilität	Adenome und Karzinome des Kolorektums	familiäre adenomatöse Polypose [FAP]
CDKN2A	9p21	Zellzyklusregulation [G1/S]	Melanom, Pankreaskarzinom	erbliches Melanom
TP53	17p13.1	Transkriptionsfaktor, Zellzyklusregulation, DNA-Reparatur, Apoptosis	Rhabdomyosarkom, Osteosarkom, Mammakarzinom, Leukämien	Li-Fraumeni-Syndrom
WT 1	11p13	Transkriptionsregulation	Wilms-Tumor	Wilms-Tumor
RB 1	13q14	Zellzyklusregulation, Apoptosis	Retinoblastom	erbliches Retinoblastom
NF 1	17q11	GTPase-aktivierendes Protein [GAP]	Neurofibrosarkom, Schwannom, Gliom, Melanom	Neurofibromatose Typ 1
NF 2	22q12	Integration von Zytoskelett und Plasmamembran	Akustikusneurinome, Meningeom, Hauttumoren	Neurofibromatose Typ 2
VHL	3p25	Aufbau der Fibronektinmatrix, Komponente eines Ubiquitin-Ligase-Komplexes	Hämangioblastom, Phäochromozytom, Nierenzellkarzinom	von Hippel-Lindau-Syndrom
PTEN MMAC1 TEP1	10q23	Tyrosinphosphatase	Mammakarzinom, Thyroidkarzinom, intestinale hamartomatöse Polypen	Cowden-Syndrom
MEN 1	11q13	TGFβ-vermittelte Signaltransduktion	Inselzelltumoren des Pankreas, Hypophysenadenome	multiple endokrine Neoplasie Typ 1 [MEN1]
RET	10q11	Transmembranrezeptor, Tyrosinkinase	medulläre Thyroidtumoren, Phäochromozytome	multiple endokrine Neoplasie Typ 2 [MEN2]
SMAD4 DPC4	18q21	zytoplasmatischer Mediator bei der TGFβ-vermittelten Signaltransduktion	multiple juvenile Dickdarmpolypen	juvenile Polyposis coli
MET	7q31	Transmembranrezeptor, Tyrosinkinase	papilläre Nierenzellkarzinome	erbliche Nierenzell-HPRC
ST K11 LKB1	19p13	Serin-Threonin-Kinase	Hamartome und Karzinome des Gastrointestinaltraktes, Mammakarzinom, gynäkologische Tumoren	Peutz-Jeghers-Syndrom
EXT1 EXT2 EXT3	8q24 11p11 19p	Transmembran Glykoprotein [Typ II] im endoplasmatischen Retikulum, Polymerisierung von Heparansulfat	Exostosen, Chondrosarkome	multiple Exostosen

Tab. 1. (*Fortsetzung*)

Gen	Chromosomale Lokalisation	Funktion	Vorherrschende Tumortypen	Assoziierte Syndrome
Autosomal-rezessive Syndrome				
BLM	15q26	DNA-Helikase, RecQ, Chromosomenstabilität	Dickdarmkarzinome	Bloom-Syndrom
ATM	11q22	DNA-Reparatur	Lymphome, Mammakarzinome in Heterozygoten	Ataxie-Telangiektasie [AT]
XPA XPC XPD	mehrere Komplementationsgruppen	DNA-Reparatur	Hauttumoren, solide Tumoren	Xeroderma pigmentosum [XP]
FA [A, B, C, D1, D2, E, F, G]	>8 verschiedene Komplementationsgruppen	DNA-Reparatur	akute myeloische Leukämie [AML], Kopf-Hals-Tumoren, gynäkologische Tumoren	Fanconi-Anämie [FA]

Modifikation der Krebsgen-Expression in Tumorsyndromen

Obwohl die Mehrheit der Krebsgene ein breites Expressionspektrum in verschiedenen Geweben zeigt, führen Keimbahnmutationen vielfach nur in wenigen Organen zu Tumoren. Dabei kann die Mutation eines Gens [z. B. RET, BRCA1, BRCA2, VHL] an der Entstehung unterschiedlicher Tumoren beteiligt sein, während andererseits Mutationen in unterschiedlichen Genen, z. B. den DNA-Fehlpaarungsreparaturgenen, durchaus zu ähnlichen klinischen Syndroms führen können.

Viele Krebsgene zeigen interindividuell und interfamiliär erhebliche Varianz in Penetranz* und Expressivität*, was auf zusätzlichen Allelvariationen, Akkumulation weiterer die Tumorprogression bestimmender genetischer, epigenetischer und Umwelt-Faktoren sowie die Beeinflussung der Ausprägung eines Gens durch andere modifizierende Gene zurückgeführt werden kann. Wenn auch die genaue molekulare Charakterisierung sog. **modifyer genes** zumindest beim Menschen noch aussteht, kommen besonders Mediatoren hormoneller Einflüsse und angiogenetischer Prozesse als Kandidaten infrage.

Erbliche Brust-/Ovarialkrebs-Syndrome

Brustkrebs ist weltweit die häufigste Tumorerkrankung der Frau. Brustkrebs stellt eine histopathologisch heterogene Erkrankung dar mit offenbar genetischer, hormoneller, Ernährungs- und Umweltfaktoren einschließender Ätiologie. Diese pathogenetische Komplexität reflektiert sich im individuell hoch gradig variablen Verlauf und der nur beschränkten Prognostizierbarkeit der Erkrankung. Während die genetische Basis der Brustkrebsentstehung unbezweifelbar ist, besteht gerade auch hinsichtlich der Interdependenzen im breiten Spektrum der bislang vorgeschlagenen Risikofaktoren noch große Unklarheit.

Epidemiologie

Eine Brustkrebshäufung in der Familie ist einer der sicher etablierten Risikofaktoren. Brustkrebs wird in einigen Familien in mehreren aufeinander folgenden Generationen beobachtet, wobei zusätzlich auch Ovarialkrebs auftreten kann. Ebenso wird ein gehäufter Anteil an Brustkrebs in Familien gefunden, in denen auch mehrere Fälle von anderen Tumoren bzw. Erkrankungen vorkommen. Nach epidemiologischen Schätzungen tragen ca. 5 % aller Frauen, die an Brustkrebs erkranken, dominant wirksame, hoch penetrante Keimbahnmutationen in Genen, die

Tab. 2. Brustkrebsrisiko-vermittelnde Gene

Lokus	Frequenz des mutierten Allels	Risikobereich	Assoziiertes Syndrom
Hohes Brustkrebsrisiko			
BRCA1	10–40 %	56–87 % (70 Jahre)	erbliches Brust-/Ovarialkrebs-Syndrom
BRCA2	5–15 %	10–40 % (70 Jahre)	erbliches Brust-/Ovarialkrebs-Syndrom
TP53	~ 50 %	50–89 % (50 Jahre)	Li-Fraumeni-Syndrom
PTEN	30–50 %	30–40 % (50 Jahre)	Cowden-Syndrom
STK11	70 %	hoch	Peutz-Jeghers-Syndrom
Geringes bis moderates Brustkrebsrisiko			
ATM	30–40 %	1–6,8 %	AT-Familien
ATM	1 %	1–6,8 %	Population
CYP1A1*	3–11 %	1–5,7 %	Population
CYP2D6*	9 %	1–1,7 %	Population
GSTM1*	38–62 %	1–2 %	Population
HRAS1#	6 %	2 %	Population
NAT2*	56–62 %	1–4,4 %	Population

* Gene im Karzinogenmetabolismus; # Protoonkogen

ein Risiko von ca. 60–90 % vermitteln, im Laufe des Lebens an Brust- und/oder Ovarialkrebs zu erkranken [Tab. 2].

Aufgrund der Häufigkeit des Auftretens von Brustkrebs in der Gesamtbevölkerung sind zur Identifizierung von hereditären Brustkrebsgenen solche Familien aufschlussreich, in denen mehrere Frauen [≥ 3] an Brust- und/oder Eierstockkrebs erkrankt sind.

BRCA1-assoziierte Syndrome

Besonderheiten: Frauen, die selbst oder deren Verwandte prämenopausal und/oder bilateral an Brustkrebs erkrankt sind, gehören mit hoher Wahrscheinlichkeit zu einer Familie mit BRCA1-Mutation. Häufig gibt es in den Familien Verwandte, die an Ovarialtumoren erkrankt sind. Überrepräsentiert sind auch Pankreas-, Prostata-, Gebärmutter- und Dickdarmtumoren. Die auf der Basis von BRCA1-Mutationen auftretenden Mammakarzinome zeigen eine histopathologisch charakteristische Morphologie mit überwiegend solidem, niedrig differenziertem Wachstum, fehlender Östrogenrezeptorexpression, hohem mitotischen Index und gehäuft TP53-Mutationen, alles Korrelate einer ungünstigen Prognose.

Molekulare Grundlagen: BRCA1 wurde 1990 durch Kopplungsanalysen in gehäuft prämenopausal erkrankten Familien als erstes Brustkrebsgen auf dem Chromosom 17q21 kartiert und vier Jahre später mittels positioneller Klonierung isoliert. Auf etwa 100 kb ausgedehnt umfasst BRCA1 insgesamt 22 Exons, die für eine 7,8 kb große mRNA und ein Protein von 1863 Aminosäuren kodieren. Das Gen ist zwischen Säugetierspezies hoch konserviert, ohne dass jedoch wesentliche Homologien zu anderen Genen existieren.

Mehrere bekannte Sequenz-Motive und zahlreiche interagierende Proteine deuten auf eine multifunktionelle Rolle des BRCA1-Genproduktes hin [Abb. 3]. So liegt aufgrund eines für Transkriptionsfaktoren typischen amino-terminalen Ring-Finger-Motivs und einer carboxyterminalen Transaktivator-Domäne [**BRCT domain**] eine Beteiligung an der Transkriptions- und Zellzyklusregulation nahe. Ebenso weist eine zentrale Bindungsdomäne für das DNA-Reparatur-Protein RAD51 darauf hin, dass BRCA1 an der Kontrolle von homologer Rekombination und der DNA-Reparatur von Doppelstrangbrüchen beteiligt sein könnte. Weitere Aufgaben mögen den BRCA1-Genprodukten bei der Regulation der Chromatinstruktur und des Ubiquitin-Proteasom-Systems zukommen.

BRCA1 gehört aufgrund einer Reihe von Befunden, wie des häufigen LOH-Nachweises in Tumoren und der wachstumshemmenden Effekte nach Transfer eines intakten BRCA1-Gens in Mamma- bzw. Ovarialkarzinom-Zelllinien, zu den Tumorsuppressorgenen. Durch experimentelle Ausschaltung der BRCA1-Expression in nur bestimmten Geweben konnte darüber hinaus eine Rolle in der Regulation von Wachstum und Differenzierung der Brustdrüse wahrscheinlich gemacht werden. So entwickeln Mäuse, bei denen das BRCA1-Gen in mammären Epithelzellen konditional mutiert wurde, hypoplastische Milchdrüsen mit reduzierten Gangverzweigungen. Hier könnte eine Erklärung für die relativ hohe Organspezifität der Krebsentstehung bei BRCA1-Keimbahnmutationsträgern liegen.

O

Bisher wurden mehrere hundert, über das gesamte Gen verteilte BRCA1-Keimbahnmutationen gefunden, darunter **frameshift-, nonsense-, missense-, splice site-Mutationen** [*s.a. http://research.nhgri.nih.gov/bic/*]. Über 80 % dieser Mutationen sollten zu verkürzten oder interstitiell deletierten und damit zumindest partiell funktionsunfähigen Proteinen führen. Seltener sind intragene BRCA1-Deletionen oder Keimbahnumlagerungen Ursachen eines familiären Brust- und Eierstockkrebses. Problematisch besonders für die Beratung betroffener Familien sind sog. **undefinierte Genvarianten** oder **UVs** [**unclassified variants**] vom Typ der missense-Mutationen, deren krankheitsverursachende Potenz unklar ist und die von harmlosen BRCA1-Polymorphismen, die bei gesunden Personen ebenso häufig auftreten können wie bei Brustkrebspatienten, unterschieden werden müssen.

Eine die Untersuchung erleichternde Situation ergibt sich bei in einzelnen ethnischen Bevölkerungsgruppen gehäuft auftretenden **BRCA1-Gründermutationen**, wie der für 25 % der weiblichen Brustkrebsfälle bei jungen Ashkenazim verantwortlichen 185delAG-Mutation. Ähnliche Gründermutationen

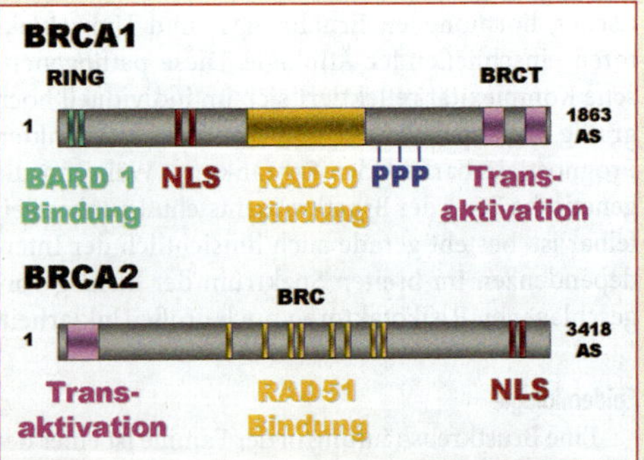

Abb. 3. Schemata der Domänen und Bindungspartner der BRCA1- und BRCA2-Genprodukte. Das 1863 Aminosäuren [AS] lange BRCA1 enthält zwei N-terminale RING-Finger-Domänen zur Interaktion mit dem zum RNA-Polymerase II-Holoenzym gehörigen BARD1-Genprodukt, zwei nukleäre Lokalisierungs-Signale [NLS], eine zentrale mit dem DNA-Reparaturgenprodukt RAD50 interagierende Region, drei potentielle Phosphorylierungsstellen [P] und zwei C-terminale BRCT-Domänen, die sequenzähnlich in mehreren Proteinen mit DNA-Reparatur- oder Zellzykluskontrollfunktionen vorliegen und unter anderem mit der RNA-Polymerase II interagieren.
Das 3418 Aminosäuren lange BRCA2 umfasst eine N-terminale Transaktivierungsdomäne, zentral multiple Kopien eines das DNA-Reparaturgenprodukt RAD51 bindenden BRC-Motivs sowie zwei C-terminale NLS

finden sich, wenn auch weniger ausgeprägt, in der deutschen, niederländischen, schwedischen und norwegischen Population.

Erstaunlicherweise scheinen BRCA1-Mutationen bei der Entstehung sporadischer Brusttumoren nur in seltensten Fällen involviert zu sein, ein weiterer Hinweis auf die ätiopathogenetische Heterogenität dieser Erkrankung.

BRCA2-assoziierte Syndrome

Besonderheiten: Im Unterschied zu BRCA1-gekoppelten Familien weisen BRCA2-Familien auch gehäuft Brustkrebsfälle bei Männern auf. Überpräsentiert sind in diesen Familien daneben auch maligne Melanome* sowie Prostata-, Dickdarm- und Pankreastumoren. BRCA2-assoziierte Mammakarzinome weisen eine von den BRCA1-Tumoren differente, vielfach lobulär gemischte Morphologie ohne gehäufte Östrogenrezeptornegativität oder TP53-Mutationen auf.

Molekulare Grundlagen: Im Jahre 1994 wurde durch genetische Kopplungsanalyse das BRCA2-Gen auf 13q12-q13 lokalisiert und ein Jahr später durch positionelles Klonieren isoliert. Das BRCA2-Gen besteht aus 27 Exons, die über 70 kb genomischer DNA verteilt sind und für ein Protein von 3418 Aminosäuren kodieren. Auch das BRCA2-Protein weist eine Reihe von charakteristischen Bindungsstellen für andere Proteine auf. Besonders acht zentrale Sequenzabschnitte [**BRC-repeats**] vermitteln die Interaktion mit dem schon beim BRCA1 erwähnten DNA-Reparaturprotein RAD51 und weisen darauf hin, dass auch BRCA2 an der Kontrolle von Rekombinations- und Reparaturprozessen beteiligt ist.

Gegenwärtig sind mehrere hundert BRCA2-Mutationen bekannt, die im Mutationsspektrum ähnlich dem BRCA1 über das gesamte Gen verteilt sind. Auch Gründermutationen finden sich beim BRCA2, etwa die bei 40 % isländischer Männer mit Mammakarzinom vorliegende 999del5-Mutation oder die bei 8 % der weiblichen Ashkenazim mit Mammakarzinom nachweisbare 6174delT-Mutation.

Insgesamt werden BRCA2-Mutationen in hereditärem Brustkrebs weniger häufig gefunden als BRCA1-Mutationen. Beim erblichen Brust-/Ovarialkrebs-Syndrom werden in ca. 5–15 % der Erkrankten BRCA2-Mutationen nachgewiesen [Tab. 2]. Aus den wenigen bisher vorliegenden, auf Populationsdaten beruhenden Untersuchungen geht hervor, dass in ca. 1–2 % der prämenopausalen Brustkrebsfälle und ca. 1 % der Ovarialtumoren BRCA2-Mutationen vorliegen.

Risikoeinschätzung und Genotyp-Phänotyp-Korrelationen bei BRCA1- und BRCA2-Mutationsträgern

Bei der Berechnung des Erkrankungsrisikos für BRCA1/2-Mutationsträger werden verschiedene Faktoren berücksichtigt, wie z. B. die Zahl der betroffenen Familienmitglieder, der Verwandtschaftsgrad, das Alter zum Diagnosezeitpunkt, Bilateralität, das Auftreten anderer Tumoren, aber auch hormonelle und Umwelteinflüsse. Basierend auf Studien an Hochrisikofamilien [≥ 3 Betroffene] vermitteln **BRCA1-Keimbahnmutation** ein **Gesamtrisiko von 45–87 % bzw. 36–66 %**, bis zum 70. Lebensjahr an **Brust- bzw. Ovarialkrebs** zu erkranken [zum Vergleich: 8 % bzw. 1 % für die Allgemeinpopulation]. Zusätzlich haben BRCA1-Mutationsträger ein erhöhtes Risiko, an anderen Tumoren wie der Prostata [ca. 2-fach], Pankreas [ca. 2,5-fach], Uterus [ca. 2,7-fach] und Zervix [ca. 3,7-fach] zu erkranken.

Nach Statistiken des *„International Breast Cancer Linkage Consortiums"* liegt das Gesamtrisiko für **Trägerinnen mit BRCA2-Mutationen**, bis zum 70. Lebensjahr an **Brustkrebs** zu erkranken, bei **ca. 70 %** und ist somit dem Risiko für BRCA1-Trägerinnen vergleichbar. Das Risiko, an **Ovarialkrebs** zu erkranken, wird mit **15–20 %** geschätzt. Für **Männer**, die eine **BRCA2-Mutation** tragen, beträgt das **Brustkrebsrisiko ca. 5 %**, ist damit ca. 200-fach höher als das Gesamtrisiko in der Bevölkerung. Sowohl bei BRCA1- als auch BRCA2-Mutationsträgern ist die Zahl der Zweitkarzinome signifikant erhöht und wird z. B. bei BRCA1-Mutationsträgern bis zum Alter von 70 Jahren auf 64 % geschätzt.

Interessanterweise wird das Brust- bzw. Ovarkarzinomrisiko darüber hinaus beeinflusst von Position und Typ der jeweiligen BRCA1-/BRCA2-Mutation und möglicherweise durch Allele anderer Gene. So vermitteln einerseits Abbruchmutationen nahe dem 3'-Ende des BRCA1-Exon 11 ein im Vergleich zu Brustkrebs geringeres Erkrankungsrisiko für Ovarialkrebs. Andererseits verleihen solche Mutationen im zentralen Bereich des BRCA2-Gens, der **ovarian cancer cluster-Region** [OCCR], den Betroffenen ein höheres Ovarialkrebsrisiko als Mutationen in terminalen Bereichen des Gens. Fördernde Einflüsse auf das Ovar- bzw. Brustkrebsrisiko von BRCA1-/2-Mutationen sind bislang für bestimmte **variable number of tandem repeats** [VNTR]-Allele des HRAS1-Gens bzw. repetitive Trinukleotidvarianten des Androgen-Rezeptorgens beschrieben worden.

Weitere für Brustkrebs disponierende Gene

Da mit den gegenwärtigen Methoden bei etwa 50 % der Brustkrebs-Familien BRCA1- bzw. BRCA2-Mutationen nachgewiesen werden können, sind zusätzliche disponierende Gene mit moderater oder hoher Penetranz zu erwarten. In einigen relativ seltenen autosomal dominanten Tumorsyndromen sind Mutationen in hoch penetranten Genen [z. B. TP53, PTEN] assoziiert mit hohem Brustkrebsrisiko [Tab. 1 und 2]. Allerdings sind davon nur ca. 1 % der hereditären Brusttumoren betroffen. In weiteren bislang vorgeschlagenen Kandidatenregionen 6q, 8p und 13q sind jedoch bisher keine spezifischen Gene identifiziert worden.

Erbliche Dickdarmkrebs-Syndrome

Das **kolorektale Karzinom** [KRK] ist die häufigste Todesursache unter weiblichen und männlichen Nichtrauchern in westlichen Industrienationen. Umwelteinflüsse, insbesondere die Ernährung, werden traditionell als dominierende ätiologische Faktoren angesehen, obwohl eine der frühesten Beschreibungen einer erblichen Krebsform eine große Familie mit Adenokarzinomen des Dickdarms betraf [Whartin, 1913]. Mittlerweile sind eine Reihe genetischer Syndrome mit überwiegend autosomal dominantem Erbgang beschrieben worden, die zu einem KRK disponieren. Ein wesentliches Problem des Nachweises erblicher Ursachen des KRK ist seine Häufigkeit, die eine Differenzierung sporadischer und hereditärer Formen innerhalb einer häufig denselben Umweltfaktoren ausgesetzten Familie erschwert. Neben den hinsichtlich ihrer genetischen Ätiologie gesicherten Syndromen der **familiären adenomatösen Polypose** und des ungleich häufigeren **hereditären kolorektalen Karzinoms ohne Polypose** [hereditary nonpolyposis colorectal cancer, HNPCC] kann von der Existenz von weiteren, zur kolorektalen Karzinogenese disponierenden Genen ausgegangen werden. Ihre Charakterisierung verspricht über ihren rein wissenschaftlichen Wert hinaus die Möglichkeit einer frühzeitigen Identifizierung von Individuen mit erhöhtem Erkrankungsrisiko, aber auch Einsichten in die Entstehung sporadischer kolorektaler Karzinome.

Nach dem gegenwärtigen Pathogenesemodell geht das kolorektale Karzinom aus dysplastischen Epithelläsionen, sog. Adenomen der Darmschleimhaut hervor. Dieses **Konzept der Adenom-Karzinom-Sequenz** stützt sich auf eine große Zahl klinischer, epidemiologischer and pathologischer Beobachtungen und hat entscheidend die Interpretation der in jüngerer Zeit entdeckten molekularen Veränderungen beeinflusst. Wie die gesunden Darmschleimhautabschnitte aus genetisch intakten kryptalen Stammzellen regeneriert werden, so stammt auch das neoplastische Darmepithel klonal von genetisch veränderten Vorläuferzellen ab. Moduliert von Umweltkarzinogenen und der individuellen DNA-Reparaturkapazität kommt es ständig zu Mutationen in den Genomen somatischer Zellen. Diese bleiben jedoch meistens ohne Konsequenzen, da die betroffenen Zellen überwiegend programmgemäss altern und absterben. Nur wenn strategisch plazierte Mutationen in solchen Zellen auftreten, die langlebig genug sind, um multiple Mutationen zu akkumulieren, steigt mit der Zahl dieser etablierten Vorläuferzellen auch das Risiko der Krebsentwicklung an. Sobald die bislang noch unbekannte kritische Zahl von genomischen Läsionen erreicht ist, um die Wachstumsregulation der Zellen nachhaltig zu stören, können morphologisch fassbare Läsionen resultieren. Da diese Tumorprogression zumindest teilweise zufälligen Prozessen unterliegt, ist jedoch eine strikte Korrespondenz zwischen der Zahl und der Verteilung genetischer Schäden und den konventionell pathologisch definierten Karzinomstadien nicht notwendigerweise zu erwarten.

Familiäre adenomatöse Polypose [FAP]

Die FAP ist eine autosomal-dominante Erbkrankheit mit einer Inzidenz zwischen 1/6.000 und 1/13.000 und einer Penetranz von nahezu 100 %. Charakteristischerweise entwickeln sich bei den Betroffenen schon im Laufe des zweiten Lebensjahrzehnts Hunderte bis Tausende von Polypen in Kolon und Rektum. Ohne chirurgische Intervention entarten diese in der Regel in der vierten Dekade karzinomatös. Zum weiteren klinischen Spektrum der FAP gehören Adenome des oberen Gastrointestinaltraktes, periampulläre Karzinome und extraintestinale Manifestationen wie Hepatoblastome*, Osteome*, Desmoide*, orofaziale Zystenbildungen und eine Hypertrophie des Retinapigmentepithels [CHRPE].

Das **adenomatous polyposis coli-Gen** [APC-Gen] konnte auf der Basis von Kopplungsanalysen in FAP-Familien auf 5q22 lokalisiert und isoliert werden. Es besteht aus mindestens 15 Exons und erstreckt sich über 100kb genomischer DNA. Die Exons 1–14 sind relativ klein, während das Exon 15 fast 80 % der kodierenden Region enthält. Durch Sequenzvergleich und zellbiologische Experimente konnten in dem 300 kD großen Genprodukt neben einer die Dimerisierung von APC-Genprodukten vermittelnden N-terminalen Domäne auch Bindungsstellen für die Proteine β-Catenin, Serin/Threonin-Kinase GSK3β, Axin und Axin2 nachgewiesen werden.

Das APC-Protein übernimmt offenbar eine zentrale Funktion im Schnittpunkt von Zelladhäsions- und intrazellulären Signalvermittlungsprozessen. Bislang wurden über 300 verschiedene Mutationen im APC-Gen beschrieben, die überwiegend zu verkürzten Translationsprodukten führen. Die Lokalisation der Mutationen innerhalb des Gens beeinflussen zu einem gewissen Grade den klinischen Phänotyp, wie das Alter beim Auftreten erster Symptome, die Schwere der Polypose sowie die Neigung zu Desmoiden und CHRPE. Während beim Vollbild der FAP Abbruchmutationen gehäuft im 5'-Anteil des Exon 15 lokalisiert sind, verursachen weiter zum 5'- bzw. 3'-Ende gelegene Keimbahnmutationen einen attenuierten Phänotyp mit charakteristischerweise unter einhundert, vor allem rechtsseitig betonten, erst nach dem 40. Lebensalter auftretenden Polypen. Zum Mutationsspektrum gehören ferner zum Teil ethnisch restringierte Missensmutationen die über einen noch ungeklärten Wirkmechanismus eine erhöhte KRK-Suszeptibilität, jedoch keinen Polypose-Phänotyp verursachen.

Hereditäres nichtpolypöses kolorektales Karzinom [HNPCC]

Das autosomal-dominant HNPCC [hereditary nonpolyposis colorectal cancer] ist möglicherweise das häufigste erbliche Syndrom gesteigerter Karzinomsuszeptibilität. Nach Schätzungen sind zwischen 1,4–13 % der sporadischen Kolonkarzinome auf unterschiedliche Formen dieses Syndroms zurückzuführen. HNPCC-assoziierte kolorektale Karzinome treten im Durchschnitt mit 45 Jahren und in 2/3 der Fälle proximal der linken Kolonflexur auf. Histologisch weisen sie typischerweise ein heterogenes Wachstumsmuster mit neben solid-undifferenzierter auch muzinöser bzw. siegelringzelliger Morphologie auf. Häufig finden sich ausgeprägte intra- und peritumorale lymphozytäre Infiltrate, was auf eine besondere Immunigenität der Tumorzellen hinweisen könnte, die wiederum eine Ursache für die günstigeren Überlebensraten bei HNPCC-gegenüber anderen KRK-Patienten sein könnten. Durchaus können sich bei HNPCC-Patienten kolorektale Adenome, wenn auch in vergleichsweise geringer Zahl, entwickeln, weshalb schon Vorschläge zur Namensänderung des Syndroms gemacht wurden.

In etwa 30 % der Patienten ist ein gleich- bzw. mehrzeitiges Auftreten weiterer KRK oder anderer extrakolonischer Neoplasien zu beobachten. Zu den in 30–40 % der HNPCC-Familien auch isoliert auftretenden extrakolonischen Manifestationen gehören [in absteigender Reihenfolge der Häufigkeit] Endometriumkarzinome, Urothelkarzinome des Nierenbeckens und des Ureters, Magenkarzinome, Karzinome des hepatobiliären Systems sowie des Dünndarms. Ob es sich bei den traditionell zum HNPCC-Tumorspektrum gezählten Ovarialkarzinomen um Primärtumoren handelt oder um metastatische Absiedlungen intestinaler oder endometrieller Tumoren, ist noch nicht eindeutig geklärt.

Das **Karzinomerkrankungsrisiko** bis zum 70. Lebensjahr ist insgesamt **höher für männliche als für weibliche Merkmalsträger** [91 % gegenüber 69 %], **für KRK** sogar **mehr als doppelt so hoch** [74 % gegenüber 30 %]. Das KRK-Risiko wird **bei Frauen** jedoch **vom Endometriumkarzinomrisiko** [42 %] **übertroffen.**

Mikrosatelliteninstabilität und DNA-Fehlpaarungsreparatur

Anders als im Falle der FAP zeichnen sich HNPCC-Tumoren nicht durch extensive chromosomale Veränderungen aus. Charakteristisch für alle Neoplasien des HNPCC-Tumorspektrums sind jedoch Insertionen oder Deletionen in Genomabschnitten mit repetitiven Mono-, Di-, Tri- oder Tetranukleotidsequenzen, die sog. **Mikrosatelliteninstabilität** [MSI].

Ein MSI-ähnliches Phänomen war schon 1987 in einem *Escherichia* coli*-Stamm beobachtet und als Störung des bei Prokaryonten* intensiv untersuchten DNA-Fehlpaarungsreparatursystems [**mismatch repair**, MMR] interpretiert worden. Dieses multimolekulare Korrektursystem fungiert als Qualitätskontrolle der DNA-Replikation und ist ein Garant der Genomstabilität. Kurz nach der Kartierung eines für HNPCC verantwortlichen Gens auf Chromosom 2 konnte in HNPCC-Zelllinien funktionell eine defekte DNA-Fehlpaarungskorrektur demonstriert werden. Anschließend wurde eine Komponente des zwischen Bakterien und Menschen hochkonservierten Systems, das MSH2, als erstes HNPCC verursachendes Gen identifiziert. In der Folge wurden bislang vier weitere HNPCC-relevante menschliche Fehlpaarungsreparaturgene [MLH1, PMS1, PMS2 und MSH6] isoliert.

Unter den **mikrosatelliteninstabilen KRK** finden sich **hoch instabile KRK** [MSI-high grade, MSI-H] mit mindestens 40 % instabilen Mikrosatellitenloci und **niedrig instabile KRK** [MSI-low grade, MSI-L] mit weniger als 20 % instabilen Mikrosatellitenloci. Hinsichtlich der Altersverteilung zeigen MSI-L-Tumoren keine Unterschiede zu mikrosatellitenstabilen Tumoren, während MSI-H-Tumoren signifikant früher auftreten. Da praktisch alle Tumoren mit gesicherten DNA-Fehlpaarungsreparaturdefekten der MSI-H-Gruppe angehören, hat bei Patienten mit klinischem HNPCC-Verdacht der Nachweis von hochgradiger MSI bei hoher Spezifität eine fast hundertprozentige Sensitivität.

Als weiteres viel versprechendes Selektionsverfahren bietet sich die immunhistologische Expressionsanalyse der bei HNPCC mutierten Gene MSH2, MSH6 und MLH1 an. Eine nukleäre Expression dieser Genprodukte lässt sich auch an Paraffinmaterial in normalen Kolonozyten, glatten Muskelzellen und Lymphozyten nachweisen. Während die meisten sporadischen KRK eine deutlich gesteigerte MSH2- und MLH1-Expression aufweisen, ist ein vollständiger Verlust eines oder beider Proteine assoziiert mit tumoraler MSI. Ursächlich für diese Expressionsverluste können neben einer Kombination aus Keimbahn und somatischer Mutation in den jeweiligen Fehlpaarungsreparaturgenen aber auch epigenetische Effekte wie regulatorische Methylierung im MLH1-Promoter sein. Mehr als 90 % der HNPCC-Familien mit Mutationsnachweis weisen MSH2- und MLH1-Keimbahnmutationen auf, während Mutationen in den übrigen HNPCC-verursachenden Genen PMS1, PMS2 und GTBP/MSH6 offenbar nur Einzelfälle darstellen. Das Mutationsspektrum schließt Transition, Transversion, Einzelbasenverlust und größere, mehrere Exons umfassende Deletionen ein. In beiden Genen sind mit nur geringen Häufungen im Exon 12 des MSH2 und im Exon 16 des MLH1 die Mutationen relativ gleichmäßig verteilt. Neben wenigen populationsspezifischen Gründermutationen stellen die meisten Mutationen Einzelfälle dar. Da 70–80 % der Mutationen zu Proteinsyntheseabbrüchen führen, lassen sich in-vitro-Translationsverfahren zum Screening einsetzen. Die verbleibenden Austauschmutationen in Fehlpaarungsreparaturgenen sind in ihrer pathogenetischen Bedeutung von harmlosen Polymorphismen vielfach erst durch klinische Verlaufsbeobachtungen abzugrenzen. Schließlich gibt es Familien, die die klinischen HNPCC-Kriterien erfüllen, ohne jedoch tumorale MSI oder Mutationen in den bekannten Reparaturgenen zu zeigen. So kann selten ein molekular untypisches HNPCC durch Keimbahndefekte im TGF-β-Rezeptor Typ II-Gen [TGFBR2] verursacht werden.

Molekulare Diagnostik von hereditären Tumorerkrankungen

Das zunehmende Wissen um die genetischen Grundlagen individueller Suszeptibilität für Tumorerkrankungen ermöglicht eine prädiktive Diagnostik durch genetische Testverfahren, vor allem durch die genomische Sequenzanalyse der Tumorgene. Diese Gentests sind gegenwärtig nicht für ein breitflächiges Bevölkerungs-Screening geeignet und können nur in ausgewählten Familien vertretbare Risikoeinschätzungen für bislang gesunde Personen liefern. Aus diesem Grunde sollten Gentests, Früherkennungsmaßnahmen und Vorsorgeuntersuchungen bei Krankheiten mit genetischer Krebsdisposition möglichst nur im Rahmen von interdisziplinären Studien durchgeführt werden. Im deutschen Raum beispielhaft hierfür sind die Brust- und Darmkrebs-Konsortien [*www.krebshilfe.de*], in deren Rahmen Ratsuchenden in interdisziplinären Zentren unter Mitarbeit von Klinikern, Psychologen, Pathologen sowie Human- und Molekulargenetikern neben den Gentests eingehende Beratung, psychologische Unterstützung und spezielle Früherkennungs-, Vorsorge- sowie therapeutische Maßnahmen angeboten werden.

Quellenhinweise

Zeichnung Abb. 1: C. Puhlmann, Friedrichshafen

gene Viren; Viren, die einen gutartigen oder bösartigen Tumor auslösen können; **RNA-Tumorviren** steigern die Zellproliferation durch Aktivierung zellteilungsfördernder Gene, während **DNA-Tumorviren** Suppressorgene der Zellteilung ausschalten; *s.a. Essay Virus und Tumor S. 2185*

on|ko|zid *adj* (Ⓔ oncocidal): Tumorzellen abtötend

on|ko|zy|tär *adj* (Ⓔ oncocytic): aus Onkozyten bestehend

On|ko|zy|ten *pl* (Ⓔ oncocytes): ***Syn:*** *Pyknozyten*; veränderte Epithelzellen mit kleinem Kern und eosinophilen Granula

On|ko|zy|tom *nt*: *→Hürthle-Tumor*

on-off-Effekt *m*: *→Berger-Effekt*

On-Off-Perioden *pl* (Ⓔ on-off periods): *s.u. Essay Parkinson-Syndrome S. 1631*

o|no|ma|to|phob *adj* (Ⓔ onomatophobic): Onomatophobie betreffend, durch sie gekennzeichnet

O|no|ma|to|pho|bie *f* (Ⓔ onomatophobia): krankhafte Angst vor bestimmten Namen oder Begriffen

O|no|ni|dis ra|dix *f* (Ⓔ restharrow root): Wurzel und Wurzelstock der dornigen Hauhechel*

O|no|nis spi|no|sa *f*: *→Hauhechel, dornige*

On|to|ge|ne|se *f* (Ⓔ ontogenesis): ***Syn:*** *Ontogenie*; Gesamtheit der Entwicklung von der befruchteten Eizelle bis zum Tod

on|to|ge|ne|tisch *adj* (Ⓔ ontogenetic): Ontogenie/Ontogenese betreffend, entwicklungsgeschichtlich

On|to|ge|nie *f*: *→Ontogenese*

Onych-, onych- *präf.*: *→Onycho-*

O|nych|al|gie *f* (Ⓔ onychalgia): ***Syn:*** *Nagelschmerz*; Schmerzen in einem (Finger-, Zehen-)Nagel

O|nych|a|tro|phie *f* (Ⓔ onychatrophia): ***Syn:*** *Nagelatrophie*; nach Traumen, bei verschiedenen Dermatosen oder im Alter vorkommende Atrophie des Nagels mit Brüchigkeit und Rillenbildung

O|nych|au|xis *f* (Ⓔ onychauxis): ***Syn:*** *Pachyonychie, Pachyonychia, Skleronychie*; Verdickung der Nagelplatte

O|ny|chek|to|mie *f* (Ⓔ onychectomy): ***Syn:*** *Nagelentfernung, Nagelexzision*; operative Entfernung eines Finger- oder Zehennagels

O|ny|chia *f* (Ⓔ onychia): ***Syn:*** *Onychie, Onychitis, Onyxitis, Nagelbettentzündung*; seltene, akute oder chronische Entzündung des Nagelbettes; *s.a. Paronychie*

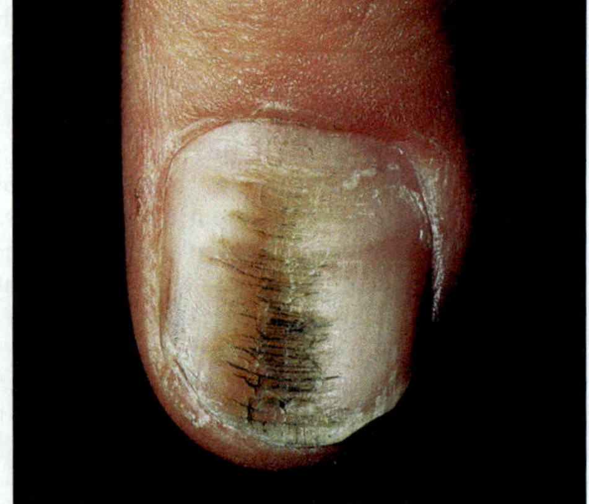

Abb. O13. Onychatrophie

O|ny|chi|tis *f, pl* **-ti|den**: *→Onychia*

Onycho-, onycho- *präf.*: Wortelement mit der Bedeutung „Nagel"

O|ny|cho|kryp|to|sis *f, pl* **-ses**: *→Onychokryptosis*

O|ny|cho|dys|tro|phie *f* (Ⓔ onychodystrophy): ***Syn:*** *Nageldystrophie, Dystrophia unguium*; erworbene Entwicklungsstörung der Nägel; mechanische Traumen [z.B. zu enge Schuhe] sind die häufigste Ursache; die Nägel wachsen langsam, sind verdickt und auffallend hart; relativ häufig ist eine ätiologisch ungeklärte Form bei Kindern, die alle Zehen- und Fingernägel befällt [**twenty nail syndrome**]

O|ny|cho|gry|pho|se *f* (Ⓔ onychogryphosis): ***Syn:*** *Krummnagel, Krallnagel, Krallennagel, Onychogrypose, Onychogry-*

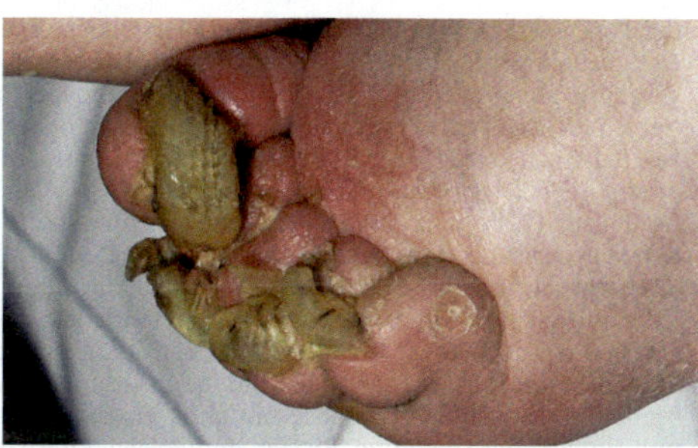

Abb. 014. Onychogryphose

posis; krallenförmig Verkrümmung der Nägel mit Vergrößerung und Verdickung; betrifft meist die Zehen und wird durch mechanische Traumen [v.a. zu enge Schuhe] verursacht

O|ny|cho|gry|po|se *f*: *→Onychogryphose*

O|ny|cho|gry|po|sis *f, pl* **-ses**: *→Onychogryphose*

O|ny|cho|kla|sie *f* (Ⓔ onychoclasis): brüchiger Zerfall der Nägel; weiche, brüchige Nägel findet man v.a. bei Frauen, die häufig Nagellackentferner benutzen

O|ny|cho|kryp|to|sis *f, pl* **-ses** (Ⓔ onychocryptosis): ***Syn:*** *Onychocryptosis, Unguis incarnatus*; eingewachsener Nagel mit Gefahr der Infektion, Entzündung und überschießender Bildung von Granulationsgewebe; wird meist durch unsachgemäße Pediküre verursacht, d.h., die Therapie besteht in korrekter Nagelpflege; in Extremfällen ist eine Teilentfernung der Nägelränder [**Emmert-Keiloperation**] angebracht

O|ny|cho|ly|se *f* (Ⓔ onycholysis): ***Syn:*** *Onycholysis*; Ablösung der Nagelplatte durch Infektion [**infektiöse Onycholyse** durch Pilze oder Pseudomonas] oder Verletzung [**traumatische Onycholyse**]

O|ny|cho|ly|sis *f, pl* **-ses**: *→Onycholyse*

Onycholysis semilunaris (Ⓔ semilunar onycholysis): partielle Ablösung des Nagels vom freien Rand her; meist durch eine Extraktion der Lipide durch Alkalien oder Detergenzien [Hausfrauen, Putzfrauen] bedingt

Onycholysis totalis: *→Onychomadesis*

O|ny|cho|ma|de|sis *f, pl* **-ses** (Ⓔ onychomadesis): ***Syn:*** *Onychomadose, Onycholysis totalis*; vollständige Ablösung der Nagelplatte vom Nagelbett bei Trauma oder als Begleitsymptom [Scharlach*, Paronychie*]

O|ny|cho|ma|do|se *f*: *→Onychomadesis*

O|ny|cho|ma|la|zie *f* (Ⓔ onychomalacia): ***Syn:*** *Nagelerweichung*; eine Erweichung der Nagelplatte ist meist durch Einwirkung von Lösungsmitteln [Nagellackentferner!] bedingt

O|ny|cho|my|co|sis *f, pl* **-ses**: *→Onychomykose*

O|ny|cho|my|ko|se *f* (Ⓔ onychomycosis): ***Syn:*** *Onychomycosis, Nagelmykose, Tinea unguium*; meist die Fußnägel betreffende Pilzinfektion mit Dermatophyten [Trichophyton* rubrum und interdigitale, Epidermophyton* floccosum]; i.d.R. handelt es sich um eine **distale subunguale Onychomykose**, seltener um eine **proximale subunguale Onychomykose** oder **oberflächliche Onychomykose**; tritt oft zusammen mit Tinea* pedis auf und kann Quelle von Reinfektionen sein; **Klinik**: die Nagelsubstanz wird zerstört, der Nagel erscheint als weißlich-gelbliche, krümelig-pudrige Masse; **Diagnose**: die Unterscheidung von anderen Nagelerkrankungen kann schwierig sein, solange der kulturelle Erregernachweis fehlt; **Therapie**: Lokaltherapie mit Breitbandantimykotika [Ciclopiroxolamin*] nur bei der oberflächlichen Form; systemische Therapie mit Itrakonazol* oder Terbinafin*; Nagelextraktion beschleunigt die Heilung, birgt aber die Gefahr einer Matrixschädigung

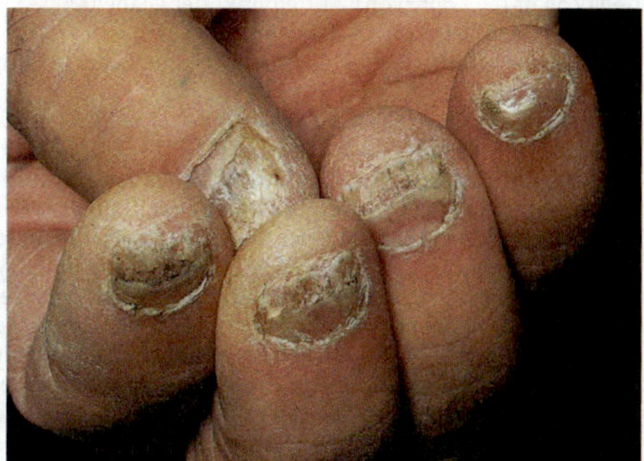

Abb. 015. Onychomykose

Onycho-osteodysplasie *f* (Ⓔ onycho-osteodysplasia): ***Syn:*** *Nagel-Patella-Syndrom, Osteoonychodysplasie, Osteoonychodysostose*; Fehlbildungssyndrom mit Unterentwicklung oder Fehlen von Finger- und Zehennägeln und der Kniescheibe

O|ny|cho|pa|thie *f* (Ⓔ onychopathy): ***Syn:*** *Onychose, Onychosis*; Oberbegriff für (nicht-entzündliche) Nagelerkrankungen

o|ny|cho|pa|thisch *adj* (Ⓔ onychopathic): Onychopathie betreffend, von ihr betroffen oder gekennzeichnet, durch sie bedingt

O|ny|cho|pha|gie *f* (Ⓔ onychophagia): ***Syn:*** *Nägelkauen*; zwei Drittel aller Kinder/Jugendlichen unter 18 Jahren gehen durch mehr oder minder lange Phasen, in denen die Fingernägel und meist auch die Nagelhaut abgekaut werden; wird oft durch Stress und Unsicherheit ausgelöst oder verstärkt

O|ny|cho|phym *nt* (Ⓔ onychophyma): knollige Nagelhypertrophie

O|ny|chor|rhe|xis *f* (Ⓔ onychorrhexis): Spaltung der Nagelplatte

O|ny|cho|schi|sis *f* (Ⓔ onychoschizia): schichtweises Aufsplittern der Nagelplatte vom Rand her; die Ursache ist ungeklärt

O|ny|cho|se *f*: *→Onychopathie*

O|ny|cho|sis *f, pl* **-ses**: *→Onychopathie*

O|ny|cho|til|lo|ma|nie *f* (Ⓔ onychotillomania): ***Syn:*** *Nägelreißen*; dem Nägelkauen verwandtes unwillkürliches Abreißen oder Einreißen von Nägel

O|ny|cho|to|mie *f* (Ⓔ onychotomy): ***Syn:*** *Nageldurchtrennung*; operative Durchtrennung/Spaltung eines Finger- oder Zehennagels

O'nyong-nyong-Fieber *nt* (Ⓔ O'nyong-nyong fever): durch ein Arbovirus [**O'nyong-nyong-Virus**; übertragen von Anopheles] verursachtes Fieber in Ostafrika; verläuft mit hohem Fieber, starken Gelenk- und Kopfschmerzen, Lymphknotenschwellung und Exanthem

O|ny|xi|tis *f, pl* **-tiden**: *→Onychia*

Oo-, oo- *präf.*: Wortelement mit der Bedeutung „Ei"

OOD *Abk.*: *→Osteoonychodysplasie*

o|o|gam *adj* (Ⓔ oogamous): Eibefruchtung/Oogamie betreffend, durch Oogamie entstanden

O|o|ga|mie *f* (Ⓔ oogamy): Befruchtung des Eis bzw. einer größeren [i.d.R. unbeweglichen] Keimzelle durch eine kleinere [i.d.R. bewegliche] Keimzelle

O|o|ge|ne|se *f* (Ⓔ oogenesis): ***Syn:*** *Ovogenese, Oogenie*; Eireifung; *s.u. Follikelreifung, Oozyt*

o|o|ge|ne|tisch *adj* (Ⓔ oogenetic): Eireifung/Oogenese betreffend

O|o|ge|nie *f*: *→Oogenese*

O|o|go|nie *f* (Ⓔ oogonium): ***Syn:*** *Oogonium, Ureizelle, Urei*; die Ureizelle, aus der noch während der Embryonalphase die Oozyten I. Ordnung entstehen; *s.a. Oozyt, Follikelreifung*

O|o|go|ni|um *nt*: *→Oogonie*

O|o|lem|ma *nt* (Ⓔ oolemma): ***Syn:*** *Eihülle, Zona pellucida, Membrana pellucida*; von den Follikelzellen gebildete Umhüllung der Eizelle; *s.a. Follikelreifung*

Oophor-, oophor- *präf.*: *→Oophoro-*

O|o|pho|rek|to|mie *f*: *→Ovariektomie*

O|o|pho|ri|tis *f, pl* **-tiden** (Ⓔ oophoritis): ***Syn:*** *Eierstockentzündung*; eine Entzündung des Eierstocks tritt selten isoliert auf, sondern ist i.d.R. Teil einer Adnexitis*, d.h., einer Entzündung der Eileiter [Salpingitis*], die sich auf die anderen

Adnexen ausdehnt; als Erreger kommen v.a. Gonokokken* und Chlamydia*-Species vor [zusammen 60 %]; **Klinik**: die Entzündung kann symptomarm verlaufen oder zu einem Akuten Abdomen führen; **Diagnose**: Ultraschall, Pelvioskopie; **DD**: *s.u. Akutes Abdomen*; **Therapie**: Antibiotika

o|o|pho|ri|tisch *adj* (Ⓔ oophoritic): Eierstockentzündung/Oophoritis betreffend, von ihr betroffen oder gekennzeichnet

Oophoro-, oophoro- *präf.*: Wortelement mit Bezug auf „Eierstock/Oophoron/Ovarium"

O|o|pho|ro|hys|te|rek|to|mie *f* (Ⓔ oophorohysterectomy): ***Syn:*** *Ovariohysterektomie*; Entfernung von Eierstöcken und Gebärmutter

O|o|pho|rom *nt* (Ⓔ oophoroma): Eierstockschwellung; Eierstocktumor, Ovarialtumor

O|o|pho|ron *nt*: *→ Ovar*

O|o|pho|ro|pa|thie *f* (Ⓔ oophoropathy): ***Syn:*** *Ovariopathie*; (nicht-entzündliche) Eierstockerkrankung

O|o|pho|ro|sal|pin|gek|to|mie *f* (Ⓔ oophorosalpingectomy): ***Syn:*** *Oophorosalpingektomie*; Entfernung von Eierstock und Eileiter

O|o|pho|ro|sal|pin|gi|tis *f, pl* **-tiden** (Ⓔ oophorosalpingitis): ***Syn:*** *Ovariosalpingitis, Salpingo-Oophoritis*; Entzündung von Eierstock und Eileiter; *s.a. Oophoritis, Salpingitis*

o|o|pho|ro|sal|pin|gi|tisch *adj* (Ⓔ oophorosalpingitic): ***Syn:*** *ovariosalpingitisch*; Oophorosalpingitis betreffend, von ihr betroffen oder gekennzeichnet

O|o|pho|ro|sto|mie *f* (Ⓔ oophorostomy): ***Syn:*** *Ovariostomie*; Eröffnung und Drainage einer Eierstockzyste

O|o|pho|ro|zys|tek|to|mie *f* (Ⓔ oophorocystectomy): Ausschneidung/Exzision einer Eierstockzyste

O|o|plas|ma *nt* (Ⓔ ooplasm): ***Syn:*** *Ovoplasma, Eiplasma*; Plasma der Eizelle

OOR *Abk.*: *→ Orbicularis-oculi-Reflex*

oÖS *Abk.*: oberer Ösophagussphinkter

O|o|zys|te *f* (Ⓔ oocyst): *s.u. Toxoplasma gondii*

O|o|zyt *m* (Ⓔ oocyte): ***Syn:*** *Ovozyt, Ovocytus, weibliche Keimzelle, Eizelle; Ovum, Ei*; die Eibildung und -reifung beginnt bereits während der Embryonalperiode und setzt sich nach der Geburt fort; während der Embryonalentwicklung entstehen im Eierstock [Ovar*] aus Urkeimzellen [Oogonien], die zwischen der 10. und 37. Schwangerschaftswoche in die Prophase der Meiose* eintreten und dann als **primäre Oozyten** oder **Oozyten I. Ordnung** bezeichnet werden; sie verbleiben in diesem Zustand, bis sie nach der Pubertät unter dem Einfluss der hormonellen Veränderungen während des Zyklus die 1. meiotische Teilung abschließen; sie werden damit zur reifen Eizelle [**sekundärer Oozyt, Oozyt II. Ordnung**]; die beim Eisprung* freigesetzte Eizelle enthält nur einen halben Chromosomensatz, der durch den Chromosomensatz des Spermiums zum diploiden Chromosomensatz des Fetus ergänzt wird; *s.a. Follikelreifung*

O

OP *Abk.*: **1.** *→ Operation* **2.** Operationssaal **3.** Originalpackung

Op. *Abk.*: *→ Operation*

O_2P *Abk.*: Sauerstoffpuls

Op-, op- *präf.*: Wortelement mit der Bedeutung „gegen/gegenüber"

o|pak *adj* (Ⓔ opaque): undurchsichtig, nicht durchscheinend; (strahlen-, licht-)undurchlässig

O|pa|ki|fi|ka|ti|on *f* (Ⓔ opacification): Verminderung der Durchsichtigkeit der optischen Medien des Auges

OPAL *Abk.*: Vincristin (*engl.* oncovin), Prednison, L-Asparaginase

o|pa|les|zent *adj* (Ⓔ opalescent): Opaleszenz aufweisend, opaleszierend, opalisierend

O|pa|les|zenz *f* (Ⓔ opalescence): milchiges Schillern einer Lösung bei Lichtdurchfall

O_2-Partialdruck *m*: *→ Sauerstoffpartialdruck*

OPCA *Abk.*: oligopontozerebelläre Ataxie

OPD *Abk.*: *→ Ostium-primum-Defekt*

O.P.D. *Abk.*: otopalatodigitales Syndrom

o|pe|ra|bel *adj* (Ⓔ operable): operierbar, durch eine Operation entfernbar

O|pe|ra|bi|li|tät *f* (Ⓔ **1.–2.** operability): **1.** ***Syn:*** *Operationsfähigkeit*; in Abhängigkeit von der Dringlichkeit eines Eingriffes ist vor jedem Eingriff abzuwägen, ob der Patient in der Lage ist, die geplante Operation zu überstehen; v.a. bei elektiven Eingriffen müssen Operations- und Narkoserisiko sorgfältig abgewogen und der Gesundheitszustand des Patienten kritisch beurteilt werden **2.** Beurteilung der operativen Behandelbarkeit einer Erkrankung, v.a. von Tumoren

o|pe|rant *adj* (Ⓔ operant): nicht reizgebunden

O|pe|ra|ti|on *f* (Ⓔ operation): allgemeine Bezeichnung für jeden chirurgischen/operativen Eingriff am menschlichen Körper; wichtig ist, dass ohne rechtswirksame Einwilligung jeder chirurgische Eingriff formal als Körperverletzung anzusehen ist; der Patient muss deshalb über den geplanten Eingriff aufgeklärt werden, d.h., ihm/ihr müssen die wesentlichen Umstände [Prognose mit/ohne Operation, Art und Umfang der Operation, Risiken und Folgen, Alternativen] erläutert werden, damit er/sie sich für oder gegen die Operation entscheiden kann [**informed consent**]; ist der Patient nicht willens oder fähig [Bewusstlosigkeit, Minderjährigkeit] die Entscheidung zu fällen, muss der gesetzliche Vertreter oder ein Gericht entscheiden; bei unaufschiebbaren Notfalloperationen kann der Arzt entsprechend dem mutmaßlichen Willen des Patienten eine Entscheidung treffen

brusterhaltende Operationen (Ⓔ breast-preserving techniques): ***Syn:*** *brusterhaltende Techniken*; Bezeichnung für Operationsverfahren, die nur einen Teil der Brust entfernen, wie z.B. Lumpektomie* oder subkutane Mastektomie*; sie haben eine höhere Quote an Lokalrezidiven als die Brustentfernung, die Überlebensquote ist aber gleich groß

plastische Operation (Ⓔ plastic operation): ***Syn:*** *Plastik*; Bezeichnung für jeden operativen Eingriff zur Wiederherstellung oder Verbesserung von Form oder Funktion eines Organs oder Körperteils; kann Transplantation*, Implantation*, Amputation* und/oder Resektion* beinhalten; in der Klinik wird der Begriff oft auf plastische Operationen zur Verbesserung des ästhetischen Eindrucks angewandt

O|pe|ra|ti|ons|fä|hig|keit *f*: *→ Operabilität 1.*

O|pe|ra|ti|ons|mi|kro|skop *nt* (Ⓔ operating microscope): binokulares Mikroskop mit bis zu 50facher Vergrößerung für mikrochirurgische Eingriffe

o|pe|ra|tiv *adj* (Ⓔ operative): durch einen operativen Eingriff; chirurgisch

O|per|cu|lum *nt*: **Operculum frontale** (Ⓔ frontal operculum): Teil des Stirnlappens [Lobus* frontalis] des Großhirns, der den Lobus* insularis überdeckt

Operculum parietale (Ⓔ parietal operculum): Teil des Scheitellappens [Lobus* parietalis] des Großhirns, der den Lobus* insularis überdeckt

Operculum temporale (Ⓔ temporal operculum): Teil des Schläfenlappens [Lobus* temporalis] des Großhirns, der den Lobus* insularis überdeckt

OPG *Abk.*: **1.** Okulopneumoplethysmographie **2.** Oxypolygelatine

O|phi|a|sis *f, pl* **-ses** (Ⓔ ophiasis): Sonderform der Alopecia* areata mit Beschränkung auf Nacken, Hinterhaupt, Schläfe oder Stirn

O|phi|dis|mus *m* (Ⓔ ophidism): Vergiftung durch Schlangengift

Oph|ry|on *nt* (Ⓔ ophryon): Mittelpunkt der Glabella*

Ophthalm-, ophthalm- *präf.*: *→ Ophthalmo-*

Oph|thal|ma|gra *nt/f* (Ⓔ ophthalmagra): plötzlicher Augenschmerz

Oph|thal|mal|gie *f*: *→ Ophthalmodynie*

Oph|thal|mia *f*: *→ Ophthalmie*

Ophthalmia neonatorum (Ⓔ ophthalmia neonatorum): durch Gonokokken* hervorgerufene eitrige Bindehautentzündung [Conjunctivitis*] der Neugeborenen, die unter der Geburt durch die Mutter infiziert wurden; **Klinik**: typisch ist die starke Eiteransammlung, die meist zwischen dem 1. und 3. Lebenstag auftritt; die Lider sind stark geschwollen, und beim Öffnen spritzt Eiter heraus; **Therapie**: lokal mit Penicillin-G-Tropfen; **Prophylaxe**: Neugeborenen wird 1 %-ige Silbernitratlösung in den Bindehautsack getropft [**Credé-Prophylaxe**]; in den USA wird heute aber meist Erythromycin* verwendet, da es besser gegen die häufigere **Chlamydienblennorrhoe** wirkt

Ophthalmia nodosa (Ⓔ nodular conjunctivitis): ***Syn:*** *Raupenkonjunktivitis, Raupenhaarkonjunktivitis, Conjunctivitis nodosa*; durch Haare verschiedener Lepidopteren [**Brombeerspinner, Prozessionsspinner**] hervorgerufene toxische Bindehautentzündung mit Knötchenbildung

Ophthalmia photoelectrica (Ⓔ electric ophthalmia): ***Syn:*** *Conjunctivitis actinica, Conjunctivitis photoelectrica, Keratoconjunctivitis photoelectrica*; Keratoconjunctivitis* durch energiereiche Strahlung; die häufigste Form ist die Schädigung durch UV-Strahlen, z.B. beim Schweißen oder als Schneeblindheit*; die UV-Strahlung schädigt das Hornhautepithel und führt zu kleinen, schmerzhaften Erosionen; es kommt zu starken Schmerzen, Rötung, Tränenfluss und Lidkrampf; **Therapie**: desinfizierende Augensalbe zur Vorbeugung gegen Sekundärinfektionen, Augenverband [Binoculus], Schmerzmittel, Bettruhe; **Prognose**: heilt i.d.R. innerhalb von 24 Stunden ab

Ophlthallmie *f* (Ⓔ ophthalmia): ***Syn:*** *Ophthalmitis, Ophthalmia, Augenentzündung*; Bezeichnung für Entzündungen oder entzündliche Reaktionen, die mehr als eine Schicht des Auges betreffen

sympathische Ophthalmie (Ⓔ sympathetic ophthalmia): nach Verletzung und Entzündung der Uvea* eines Auges, kommt es manchmal zu einer sympathischen Entzündung der Uvea des anderen Auges, die wahrscheinlich eine Autoimmunerkrankung ist; führt i.d.R. zu Erblindung und Augapfelschwund [Ophthalmophthisis]

Ophlthallmilka *f*: → *Arteria ophthalmica*

Ophlthallmilkum *nt, pl* **-ka** (Ⓔ eye medicine): ***Syn:*** *Augenheilmittel, Ophthalmologikum*; Mittel zur lokalen oder systemischen Behandlung von Augenerkrankungen

Ophlthallmilkus *m*: → *Nervus ophthalmicus*

ophlthallmisch *adj* (Ⓔ ophthalmic): ***Syn:*** *okular, okulär*; Auge betreffend, zum Auge gehörend

Ophlthallmiltis *f, pl* **-tilden**: → *Ophthalmie*

ophlthallmiltisch *adj* (Ⓔ ophthalmitic): Augenentzündung/Ophthalmitis betreffend, von ihr betroffen oder gekennzeichnet

Ophthalmo-, ophthalmo- *präf.*: Wortelement mit der Bedeutung „Auge/Ophthalmos“

Ophlthallmolblenlnorlrhoe *f, pl* **-rholen**: → *Gonoblennorrhö*

Ophlthallmoldylnalmolgralphie *f* (Ⓔ ophthalmodynamography): ***Syn:*** *Ophthalmodynamografie*; Messung und Registrierung von Blutdruck und Strömungsgeschwindigkeit der Arteria* ophthalmica zur Diagnoses zerebraler Durchblutungsstörungen

Ophlthallmoldylnie *f* (Ⓔ ophthalmodynia): ***Syn:*** *Ophthalmalgie*; Augenschmerz(en)

Ophlthallmollolge *m* (Ⓔ ophthalmologist): ***Syn:*** *Augenarzt*; Arzt für Ophthalmologie*

Ophlthallmollolgie *f* (Ⓔ ophthalmology): ***Syn:*** *Augenheilkunde*; Teilgebiet der Medizin, das sich mit der Diagnose und Therapie von Erkrankungen des Auges und des Sehapparates befasst

Ophlthallmollolgilkum *nt, pl* **-ka**: → *Ophthalmikum*

Ophlthallmollolgin *f* (Ⓔ ophthalmologist): ***Syn:*** *Augenärztin*; Ärztin für Ophthalmologie*

ophlthallmollolgisch *adj* (Ⓔ ophthalmologic): Ophthalmologie betreffend, augenheilkundlich

Ophlthallmolmelter *nt* (Ⓔ ophthalmometer): ***Syn:*** *Keratometer*; Gerät für die Ophthalmometrie

Ophlthallmolmeltrie *f* (Ⓔ ophthalmometry): ***Syn:*** *Keratometrie*; Messung des Hornhautdurchmessers und der Hornhautkrümmung

ophlthallmolmeltrisch *adj* (Ⓔ keratometric): Ophthalmometrie betreffend, mittels Ophthalmometrie

Ophlthallmolmylilalsis *f, pl* **-ses** (Ⓔ ophthalmomyiasis): Madenkrankheit des Auges; insbesondere der Bindehaut

Ophlthallmolmyliltis *f, pl* **-tilden** (Ⓔ ophthalmomyitis): Entzündung der äußeren Augenmuskeln; führt zu Schmerzen bei Augenbewegung und evtl. zu temporärem Lähmungsschielen*

ophlthallmolmyliltisch *adj* (Ⓔ ophthalmomyitic): Ophthalmomyitis betreffend, von ihr betroffen oder gekennzeichnet

Ophlthallmolmylkolse *f* (Ⓔ ophthalmomycosis): Pilzerkrankung des Auges; fast immer auf die Hornhaut beschränkt; *s.a. Keratomykose*

Ophlthallmolmylolltolmie *f* (Ⓔ ophthalmomyotomy): Durchtrennung von Augenmuskeln, z.B. zur Schielbehandlung

Ophlthallmolpalthie *f* (Ⓔ ophthalmopathy): Augenleiden, Augenerkrankung

Ophlthallmophlthilsis *f* (Ⓔ ophthalmophthisis): ***Syn:*** *Phthisis bulbi, Augapfelschwund*; Verkleinerung eines oder beider Augäpfel, z.B. bei sympathischer Ophthalmie* oder Endophthalmitis*

Ophlthallmolplelgia *f*: → *Ophthalmoplegie*

Ophthalmoplegia externa (Ⓔ external ophthalmoplegia): Lähmung der äußeren Augenmuskeln; *s.a. Ophthalmoplegie*

Ophthalmoplegia externa et interna (Ⓔ external and internal ophthalmoplegia): ***Syn:*** *Ophthalmoplegia totalis*; Lähmung der äußeren und inneren Augenmuskeln bei vollständiger Okulomotoriuslähmung*

Ophthalmoplegia interna (Ⓔ internal ophthalmoplegia): Lähmung der inneren Augenmuskeln bei partieller Okulomotoriuslähmung*; führt zu weiten, lichtstarren Pupillen und Akkommodationslähmung*

Ophthalmoplegia totalis: → *Ophthalmoplegia externa et interna*

Ophlthallmolplelgie *f* (Ⓔ ophthalmoplegia): ***Syn:*** *Ophthalmoplegia, Augenmuskellähmung, Augenmuskelparese*; zu Sehstörungen [Doppelbilder, Schielen] führende Lähmung eines oder mehrerer äußerer Augenmuskeln; die Ursache liegt meist in einer Hirnnervenlähmung [Abduzensparese, Trochlearislähmung, Okulomotoriuslähmung], Störung von Hirnzentren [horizontale oder vertikale Blicklähmung bei supranukleärer Störung, internukleäre Ophthalmoplegie bei Störung der Faserbahnen zwischen Abduzens- und Okulomotoriuskern] oder Schädigung der Augenmuskeln [endokrine Orbitopathie, Myositis, okuläre Myasthenie, Verletzung nach Schädelfrakturen]; *s.a. Lähmungsschielen, Schielen*

chronisch progressive externe Ophthalmoplegie (Ⓔ progressive external ophthalmoplegia): sich im Laufe der Jahre langsam steigernde Augenmuskellähmung, die wahrscheinlich auf einer Störung der Mitochondrien beruht

progressive supranukleäre Ophthalmoplegie (Ⓔ progressive supranuclear palsy): ***Syn:*** *Steele-Richardson-Olszewski-Syndrom*; Multisystemdegeneration mit Parkinson-Symptomen, die i.d.R. zwischen dem 40. und 70. Lebensjahr mit einer Blicklähmung nach unten beginnt; im weiteren Verlauf kommt es zu einem akinetischen Parkinson-Syndrom, Versteifung der Rumpfmuskulatur, Beeinträchtigung des Gedächtnisses und der Psychomotorik; *s.a. Essay Parkinson-Syndrome S. 1631*

ophlthallmolplelgisch *adj* (Ⓔ ophthalmoplegic): Ophthalmoplegie betreffend, von ihr betroffen oder gekennzeichnet, durch sie bedingt

Ophlthallmolptolse *f*: → *Exophthalmus*

Ophlthallmolrelaklitilon *f*: → *Ophthalmotest*

Ophlthallmorlrhalgie *f* (Ⓔ ophthalmorrhagia): ***Syn:*** *Augenblutung*; Blutung aus dem Auge, v.a. bei Verletzungen

Ophlthallmorlrhelxis *f* (Ⓔ ophthalmorrhexis): ***Syn:*** *Augapfelzerreißung, Augapfelruptur, Bulbuszerreißung, Bulbusruptur*; Skleraruptur* hinter dem Limbus* corneae bei schwerer Prellung [Stock-, Faustschlag]; bei der **gedeckten Bulbusruptur** ist die Bindehaut noch intakt; es kommt zu einem Abfall des Augeninnendruckes sowie Verlagerung von Iris, Ziliarkörper, Linse oder Glaskörper; später kann es zu Netzhautablösung und/oder Sekundärglaukom und Erblindung kommen

Ophlthallmorlrhoe *f, pl* **-rholen** (Ⓔ ophthalmorrhea): Sickerblutung aus dem Auge

Ophlthallmolskop *nt*: → *Funduskop*

binokuläres Ophthalmoskop (Ⓔ binocular ophthalmoscope): ***Syn:*** *Stereoophthalmoskop, Stereophthalmoskop*; Ophthalmoskop zur stereoskopischen Betrachtung des Augenhintergrundes

Ophlthallmolskolpie *f* (Ⓔ ophthalmoscopy): ***Syn:*** *Augenspiegelung, Funduskopie, Fundoskopie*; Betrachtung des Augenhintergrundes [Fundus oculi] mit einem Augenspiegel

[**direkte Ophthalmoskopie**] oder mit Hohlspiegel und Lupe [**indirekte Ophthalmoskopie**]
direkte Ophthalmoskopie (Ⓔ direct ophthalmoscopy): Ophthalmoskopie mit einem Augenspiegel [Ophthalmoskop*]; das Bild steht aufrecht [**Spiegeln im aufrechten Bild**]
indirekte Ophthalmoskopie (Ⓔ indirect ophthalmoscopy): Ophthalmoskopie mit Hohlspiegel und Lupe; das Bild steht auf dem Kopf und ist ca. 4,5-fach vergrößert [**Spiegeln im umgekehrten Bild**]

oph|thal|mo|sko|pisch *adj* (Ⓔ ophthalmoscopic): Ophthalmoskopie betreffend, mittels Ophthalmoskopie

Oph|thal|mo|spek|tro|skop *nt* (Ⓔ ophthalmospectroscope): Gerät zur Ophthalmospektroskopie*

Oph|thal|mo|spek|tro|sko|pie *f* (Ⓔ ophthalmospectroscopy): ophthalmoskopische und spektroskopische Untersuchung des Augenhintergrundes

Oph|thal|mo|test *m* (Ⓔ ophthalmoreaction): ***Syn:*** *Konjunktivalprobe, Konjunktivaltest, Ophthalmoreaktion*; Allergietest durch Einbringen des Allergens in den Bindehautsack

Oph|thal|mo|to|mie *f* (Ⓔ ophthalmotomy): ***Syn:*** *Augapfelinzision, Bulbusinzision*; Eröffnung/Inzision des Augapfels

Oph|thal|mo|to|no|me|ter *nt* (Ⓔ ophthalmotonometer): ***Syn:*** *Tonometer*; Gerät zur Messung des Augeninnendrucks

Oph|thal|mo|to|no|me|trie *f* (Ⓔ ophthalmotonometry): ***Syn:*** *Tonometrie, Augeninnendruckmessung*; Messung des Augeninnendruckes; meist mittels **Applanationstonometer** oder **Non-contact-Tonometer**, das mit einem Luftstoß die Hornhautoberfläche abplattet und diese Abplattung zur Messung nutzt; **Impressionstonometer** werden kaum noch verwendet

O|pi|at *nt*: *→Opioid*

O|pi|at|an|ta|go|nis|ten *pl* (Ⓔ morphine antagonists): ***Syn:*** *Morphinantagonisten*; synthetische Substanzen, die sich als kompetitive Antagonisten an Opiatrezeptoren binden und damit die Wirkungen von Morphin und Opioiden aufheben; **Anw.:** Narkoseausleitung, [akute] Opiatvergiftung

O|pi|at|re|zep|to|ren *pl* (Ⓔ opiate receptors): ***Syn:*** *Opioidrezeptoren*; Rezeptoren im ZNS und verschiedenen Organen, die spezifisch Opioide* und Endomorphine* binden; es gibt mindestens 3 verschiedene Rezeptoren [μ-, δ-, κ-Rezeptor]

-opie *suf.*: *→-opsie*

O|pi|o|id *nt* (Ⓔ opioid): ***Syn:*** *Opiumpräparat, Opiat*; aus Opium* gewonnenes Schmerzmittel; auch Bezeichnung für synthetische Schmerzmittel mit morphinartiger Wirkung
endogene Opioide: *→Endomorphine*

O|pi|o|id|pep|ti|de *pl*: *→Endomorphine*

O|pi|o|id|re|zep|to|ren *pl*: *→Opiatrezeptoren*

O|pi|pra|mol *nt* (Ⓔ opipramol): trizyklisches Antidepressivum* mit sedierender, anxiolytischer und antidepressiver Wirkung; **Anw.:** Angstzustände, depressive Verstimmung, Unruhe, Spannung, Schlaflosigkeit

Opisth-, opisth- *präf.*: *→Opistho-*

O|pis|thi|on *nt* (Ⓔ opisthion): kraniometrischer Messpunkt; hinterer Medianpunkt des Foramen* magnum

Opistho-, opistho- *präf.*: Wortelement mit der Bedeutung „hinten/rückwärts"

O|pis|tho|ge|nie *f* (Ⓔ opisthogenia): ***Syn:*** *Mikrogenie, Mandibulahypoplasie, Brachygenie*; Unterentwicklung des Unterkiefers, z.B. bei frühkindlichem Zahnverlust; angeboren meist Teilaspekt eines Fehlbildungssyndroms [Robin*-Syndrom, Dysostosis* mandibulofacialis]

O|pis|tho|gna|thie *f* (Ⓔ opisthognathism): ***Syn:*** *Brachygnathie, Mikrognathie*; angeborene Kleinheit des Oberkiefers

O|pis|thor|chi|a|sis *f, pl* **-ses** (Ⓔ opisthorchiasis): ***Syn:*** *Klonorchiasis, Clonorchiose, Clonorchiasis*; durch Leberegel [Clonorchis*, Opisthorchis*] hervorgerufene Erkrankung der Gallengänge, der Gallenblase und evtl. des Pankreasganges; der chronische Befall führt zu Fieber, Hepatomegalie, rezidivierenden Koliken, u.U. Gallengangsverschluss; als Komplikationen finden sich bakterielle Sekundärinfektionen,

Tab. 016. Opioide

	Morphin	Methadon	Pethidin	Fentanyl	Nalbuphin
Analgetische Potenz	1	1	0,1	125	1
Dosierung in mg/kg i.v.	0,05	0,05	0,5	0,02	0,2
Dosierung in mg s.c., i.m.	0,15/kg KG	0,1/kg KG	25–150		
Repetitionsdosis nach	3–5 h	3–5 h	3–5 h	30–60 Min	5 h
Wirkungseintritt u. max. Wirkeffekt bei i.v.-Gabe	sofort max. nach 30 Min.	sofort max. nach 10–30 Min.	sofort max. nach 90 Min.	sofort max. nach 3 Min.	sofort max. nach 3 Min.
Wirkungsdauer:	3–5 h	3–5 h	3–5 h	30–60 Min	5 h
Eliminations-Halbwertszeit	3 h	15–40 h!	4 h	3,5 h	3 h
Metabolisierung	Leber + Niere	Leber	Leber	Leber	Leber
Ausscheidung	Galle Niere	Galle Niere	Galle Niere	Galle Niere	Galle Niere
Nebenwirkungen					
Atemzentrum	nach 15 Minuten maximale Dämpfung				
Sedation	Dosisabhängig				
Nausea/Erbrechen	++	++	++	++	+
Thoraxrigidität				++	
Miosis	++	++	++	++	
Bradykardie				++	
Kardiovaskuläre Kompensation	bei allen gedämpft				
Magen-Darm-Trakt	Motilität bei allen gedämpft				
Tonus der Gallenwege erhöht	++	++	(+)	++	++
Tonus der Bronchialmuskulatur erhöht	++	++	+	++	++
Histaminfreisetzung	++		++		
Interaktionen mit anderen Medikamenten	mit allen sedativ wirkenden Medikamenten verstärkte Wirkung				
Antagonisierung	Naloxon bei allen Opioden wirksam; Wirkungsdauer maximal 60 Minuten				

Cholelithiasis, Zirrhose, Aszites und Cholangiokarzinom; **Therapie**: Praziquantel*

O|pis|thor|chi|o|se *f*: *→Opisthorchiasis*

O|pis|thor|chis *m* (Ⓔ Opisthorchis): ***Syn***: *Clonorchis*; zu den Saugwürmern* gehörende Gattung von Leberegeln; zwittrig, 7–25 mm lang, 2–5 mm breit; *s.a. Opisthorchiasis*

Opisthorchis felineus (Ⓔ Opisthorchis felineus): ***Syn***: *Katzenleberegel*; v.a. in Osteuropa und Asien vorkommender Erreger der Opisthorchiasis*

Opisthorchis sinensis (Ⓔ Opisthorchis sinensis): ***Syn***: *chinesischer Leberegel, Clonorchis sinensis*; in Ostasien vorkommender Erreger der Opisthorchiasis*

Opisthorchis viverrini (Ⓔ Opisthorchis viverrini): in Südostasien vorkommende Art; Erreger der Opisthorchiasis*

O|pis|tho|to|nus *m* (Ⓔ opisthotonus): Rückwärtsbeugung des Kopfes bei gleichzeitiger Überstreckung von Rumpf und Extremitäten; findet sich sowohl bei neurologischen [z.B. Meningitis*] als auch psychiatrischen Erkrankungen

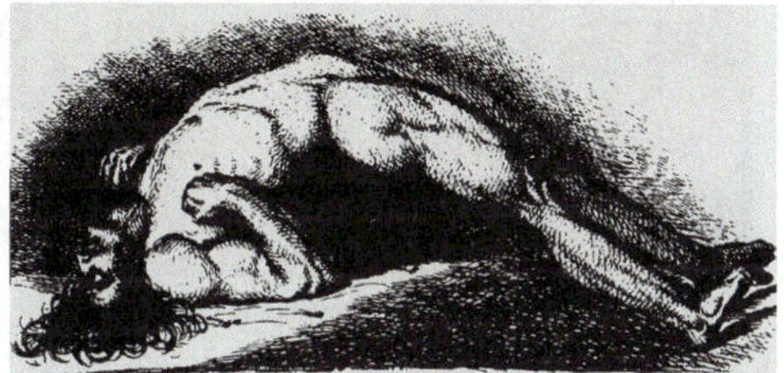

Abb. O17. Opisthotonus

Opitz: John Marius Opitz; geb. 1935; deutsch-amerikanischer Humangenetiker (Madison)

Opitz-Syndrom *nt* (Ⓔ Opitz's disease): ***Syn***: *Hypertelorismus-Hypospadie-Syndrom*; autosomal-dominanter oder geschlechtsgebunder Symptomenkomplex mit Hypertelorismus*, Hypospadie* und Lippen-Kiefer-Gaumen-Spalte*

O|pi|um *nt* (Ⓔ opium): ***Syn***: *Laudanum, Meconium*; aus dem Schlafmohn [Papaver somniferum] gewonnener Milchsaft, der zahlreiche Alkaloide [u.a. Morphin, Kodein, Narcotin] enthält

O|pi|um|tink|tur *f* (Ⓔ opium tincture): ***Syn***: *Tinctura opii, Laudanum liquidum*; aus Papaver somniferum gewonnene Tinktur, die verschiedene Opiumalkoloide enthält; wird nur noch selten bei starken Diarrhoen verwendet

OPM *Abk.*: *→Operationsmikroskop*

OPP *Abk.*: Vincristin (*engl.* oncovin), Procarbazin, Prednison

OPPA *Abk.*: **1.** Oncovin, Prokarbazin, Prednison, Adriamycin (Doxyrubicin) **2.** Vincristin (*engl.* oncovin), Procarbazin, Prednison, Adriamycin

Oppenheim: Hermann Oppenheim; 1858–1919; deutscher Neurologe

Oppenheim-Krankheit *f*: *→Myotonia congenita*

Oppenheim-Urbach-Syndrom *nt* (Ⓔ necrobiosis lipoidica): ***Syn***: *Urbach-Syndrom, Dermatitis atrophicans lipoides diabetica, Necrosis lipoidica diabeticorum, Necrobiosis lipoidica*; durch multiple Läsionen mit zentraler Atrophie und erythematösem Randsaum charakterisierte Dermatose, v.a. an den Streckseiten der unteren Extremitäten; mehr als die Hälfte der Patienten haben einen latenten oder manifesten Diabetes* mellitus; **Klinik**: indolente, große [mehrere Zentimeter], flache, dunkelrote Läsionen, die sich langsam peripher vergrößern und zentral einsinken; durch Fetteinlagerung entsteht eine typische gelbe Färbung; in ca. 15 % auch Befall anderer Hautregionen [z.B. Stirn- oder Kopfhaut]; **Therapie**: unbefriedigend; Exzision der Herde und evtl. Hautplastik; lokale Steroidbehandlung führt zu teilweiser Besserung, fördert aber die Hautatrophie

Oppenheim-Zeichen *nt* (Ⓔ Oppenheim's sign): Variante des Babinski*-Reflexes; Bestreichen der Tibiakante von proximal nach distal führt bei Pyramidenbahnschädigung* zu tonischer Dorsalbewegung der großen Zehe und oft auch spreizender Plantarbewegung der übrigen Zehen [Fächerphänomen]

Op|por|tu|nist *m* (Ⓔ opportunistic pathogen): ***Syn***: *fakultativ pathogener Erreger*; Keim, der nur unter bestimmten Bedingungen eine Infektion erfolgreich etablieren kann; meist handelt es sich um Keime der Normalflora*, die erst durch Verschleppung an einen anderen Standort in die Lage versetzt werden, eine Infektion zu verursachen; z.B. Keime der physiologischen Darmflora können nach Verschleppung eine Infektion im Urogenitaltrakt auslösen

OPRT *Abk.*: **1.** Orotatphosphoribosyltransferase **2.** Orotsäurephosphoribosyltransferase

OPS *Abk.*: *→organisches Psychosyndrom*

OPSI *Abk.*: *→overwhelming post-splenectomy infection*

-opsie *suf.*: Wortelement mit der Bedeutung „Sehen"

Op|sin *nt* (Ⓔ opsin): Protein; Bestandteil von Rhodopsin*

Op|si|o|me|trie *f* (Ⓔ optometry): ***Syn***: *Optometrie, Fernpunktmessung*; Bestimmung des Fernpunktes des Auges

OPSI-Syndrom *nt* (Ⓔ overwhelming post-splenectomy sepsis syndrome): ***Syn***: *Post-Splenektomiesepsis, Post-Splenektomiesepsissyndrom, overwhelming post-splenectomy sepsis syndrome, overwhelming post-splenectomy infection*; durch eine Beeinträchtigung der Immunabwehr nach einer Milzentfernung auftretende akute Sepsis* durch z.B. Pneumokokken*, Meningokokken*, Haemophilus* influenzae; die Häufigkeit wird mit 0,3–4,2 % angegeben, Kinder unter 6 Jahren haben ein doppelt so hohes Risiko wie Erwachsene; tritt i.d.R. innerhalb von 2 Jahren nach der Operation auf und hat eine Mortalität von 20–50 %; der beste Schutz ist eine Impfung gegen Pneumokokken und [bei Kindern] Haemophilus influenzae

Op|so|klo|nie *f*: *→Opsoklonus*

Op|so|klo|nus *m* (Ⓔ opsoclonus): ***Syn***: *Opsoklonie*; schnelle, unregelmäßige Augenbewegungen, z.B. bei Kleinhirnstörungen

Op|so|nie|rung *f*: *→Opsonisierung*

Op|so|nin *nt* (Ⓔ opsonin): körpereigene Substanz, die sich an Partikel (Zellen, Mikroorganismen) anlagert und damit die Phagozytose* fördert

op|so|nisch *adj* (Ⓔ opsonic): Opsonin(e) betreffend

Op|so|ni|sie|rung *f* (Ⓔ opsonization): ***Syn***: *Opsonierung*; Anlagerung von Opsonin* an Antigene

OPSS *Abk.*: overwhelming post-splenectomy sepsis syndrome

OPT *Abk.*: Orthopantomogramm

opt. *Abk.*: *→optisch*

OPTG *Abk.*: *→Orthopantomographie*

Op|ti|kus *m*: *→Nervus opticus*

Op|ti|kus|a|tro|phie *f* (Ⓔ optic atrophy): ***Syn***: *Sehnervenatrophie, Atrophia nervi optici*; zu Erblindung führende Degeneration der Sehnervenfasern; die Ursachen sind vielfältig; mit Ausnahme der autosomal-dominanten **hereditären Optikusatrophie** und manchen tumorbedingten Formen,

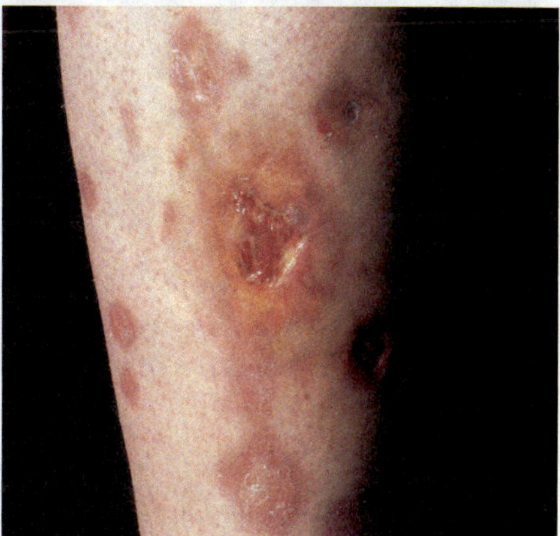

Abb. O18. Oppenheim-Urbach-Syndrom

kommt es immer zur einseitigen Schädigung und Erblindung; häufige Ursachen der **sekundären Optikusatrophie** sind Papillitis, Retrobulbitis und Trauma [Fall auf die Stirn oder Schläfe]; dazu gehört auch die **glaukomatöse Optikusatrophie** beim unbehandelten Glaukom*; *s.a. Leber-Optikusatrophie*

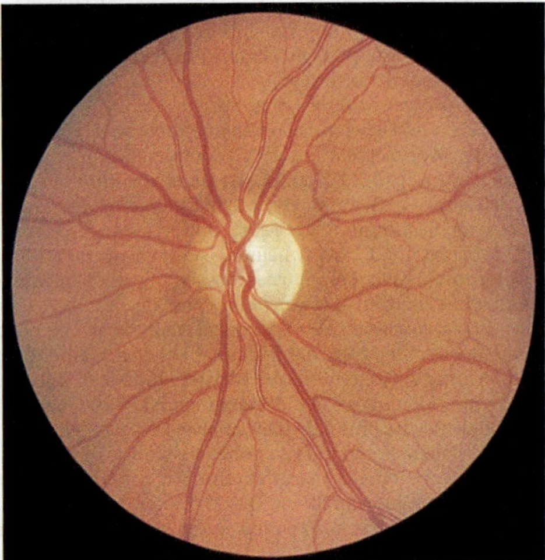

Abb. O19. Hereditäre Optikusatrophie

hereditäre Optikusatrophie (Ⓔ hereditary optic atrophy): ***Syn:*** *Behr-Krankheit*; autosomal-dominante Sehnervenatrophie mit mäßiger bis starker Visusminderung [0,3 bis 0,05]; die Progression ist nur gering, d.h., es kommt nur selten zur Erblindung; ist meist kombiniert mit anderen neurologischen Störungen [Inkontinenz, Dysarthrie*, leichte Ataxie*, Pyramidenbahnzeichen]

tabische Optikusatrophie (Ⓔ tabetic optic atrophy): *s.u. Tabes dorsalis*

Op|ti|kus|gli|om *nt* (Ⓔ optic glioma): vom Sehnerven oder Chiasma* opticum ausgehendes Gliom*; führt zu Kopfschmerzen, Exophthalmus* und Visusabnahme durch eine Optikusatrophie; bei Sitz am Chiasma opticum sind beide Sehnerven betroffen; **Therapie**: selten ist eine schonende Resektion möglich; meist wird der befallene Nerv zusammen mit dem Auge entfernt, um ein Übergreifen auf den anderen Nerven zu verhindern

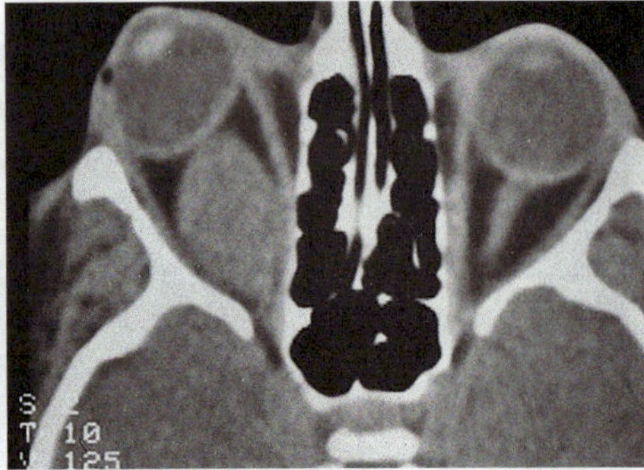

Abb. O20. Optikusgliom im CT

Op|ti|kus|ka|nal *m* (Ⓔ optic canal): ***Syn:*** *Sehnervenkanal, Canalis opticus*; Kanal in der Wurzel des kleinen Keilbeinflügels*, durch den Nervus* opticus und Arteria* ophthalmica ziehen

Op|ti|kus|neu|ri|tis *f, pl* **-ti|den**: *→Neuritis nervi optici*

Op|ti|kus|neu|ro|pa|thie *f* (Ⓔ optic neuropathy): nicht-entzündliche Erkrankung des Nervus* opticus

anteriore ischämische Optikusneuropathie (Ⓔ anterior ischemic optic neuropathy): ***Syn:*** *Apoplexia pupillae*; Infarkt des Papillengewebes vor der Lamina cribrosa, das von kleinen Ästen der hinteren Ziliararterien versorgt wird; kann zu ischämischem Papilleninfarkt und hochgradiger Sehstörung führen

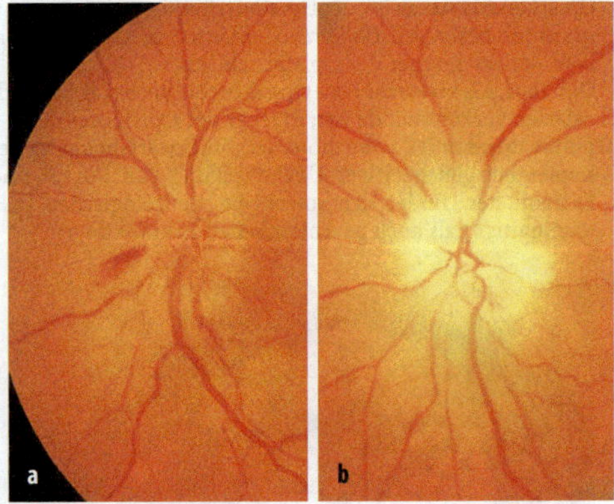

Abb. O21. Anteriore ischämische Optikusneuropathie [AION]

Op|ti|mal|kul|tur|me|di|en *pl* (Ⓔ optimum culture media): *s.u. Kulturmedien*

op|tisch *adj* (Ⓔ optic): das Sehen oder die Optik betreffend, mit optischen Mitteln

Op|to|me|ter *nt* (Ⓔ optometer): ***Syn:*** *Refraktionsmesser, Dioptometer*; Gerät zur Messung der Brechkraft der Augen

Op|to|me|trie *f* (Ⓔ **1.–2.** optometry): **1.** ***Syn:*** *Refraktionsmessung, Brechkraftmessung, Dioptometrie, Dioptrometrie*; Bestimmung der Brechkraft der Augen **2.** ***Syn:*** *Opsiometrie, Fernpunktmessung*; Bestimmung des Fernpunktes des Auges

Op|to|ty|pen *pl*: *→Sehzeichen*

OPV *Abk.*: **1.** *→orale Poliovakzine* **2.** organische Phosphorverbindung

OR *Abk.*: Oxidation/Reduktion

Or *Abk.*: Orbitale

ÖR *Abk.*: Östrogen-Rezeptor

O|ra *f, pl* **O|rae** (Ⓔ ora): Rand, Saum

Ora serrata retinae (Ⓔ ora serrata): *s.u. Retina*

o|ral *adj* (Ⓔ **1.** oral **2.** per os): **1.** Mund(höhle) betreffend, zum Mund oder zur Mundhöhle gehörend, vom Mund her **2.** ***Syn:*** *peroral, per os*; durch den Mund, durch die Mundhöhle

O|ral|ver|kehr *m* (Ⓔ oral intercourse): ***Syn:*** *Coitus oralis*; Geschlechtsverkehr mit Stimulation von Klitoris [Cunnilingus*] oder Penis [Fellatio*] mit dem Mund oder der Zunge

O|ran|gen|haut *f*: *→Orangenschalenhaut*

O|ran|gen|schal|len|haut *f* (Ⓔ orange skin): ***Syn:*** *Orangenhaut, Apfelsinenhaut, Apfelsinenschalenhaut, Peau d'orange*; v.a. Frauen betreffende Veränderung des Unterhautfettgewebes [Cellulite*] mit typischem Erscheinungsbild

Or|bi|cu|la|ris *m*: *→Musculus orbicularis*

Orbicularis-oculi-Reflex *m* (Ⓔ orbicularis oculi reflex): Lidschluss bei Reizung des Musculus* orbicularis oculi

Orbicularis-oris-Reflex *m* (Ⓔ orbicularis oris reflex): Beklopfen der perioralen Muskulatur führt zu Kontraktion des Musculus* orbicularis oris und Schnauzenbildung; pathologischer Fremdreflex

Or|bi|cu|lus *m, pl* **-li** (Ⓔ orbiculus): kleiner Kreis

Orbiculus ciliaris (Ⓔ ciliary ring): über dem Musculus* ciliaris liegender äußerer Teil des Corpus* ciliare

Or|bi|ku|la|ris *m*: *→Musculus orbicularis*

Orbikularis okuli: *→Musculus orbicularis oculi*

Orbikularis oris: *→Musculus orbicularis oris*

Or|bi|ta *f, pl* **-tae** (Ⓔ orbita): ***Syn:*** *Augenhöhle*; die pyramidenförmige Augenhöhle, die das Auge und seine Anhangsgebilde aufnimmt; ihre Wände werden von Os* frontale [Dach], Os* zygomaticum [seitliche Wand und Teil des Bodens], Maxilla* [Teil des Bodens], Os* lacrimale [Teil der inneren Wand] und Os* ethmoidale [Teil der inneren Wand] gebildet; steht mit der Fossa* infratemporalis und pterygopalatina [über die Fissura* orbitalis inferior], der mittleren Schädelgrube [über die Fissura* orbitalis superior], der Nasenhöhle [via Canalis nasolacrimalis], der vorderen Schädelgrube [über das Foramen* ethmoidale anterius] und den hinteren Siebbeinzellen [über das Foramen* ethmoidale posterius] in Verbindung

or|bi|tal *adj* (Ⓔ orbital): Augenhöhle/Orbita betreffend

Or|bi|ta|lis *m*: → *Musculus orbitalis*

Or|bi|tal|phleg|mo|ne *f* (Ⓔ orbital phlegmone): ***Syn:*** *Orbitaphlegmone*; phlegmonöse Entzündung der Augenhöhlengewebe, die meist durch Weiterleitung einer Nasennebenhöhlenentzündung entsteht; Fortleitung der Keime [v.a. Staphylococcus* aureus, Streptokokken*, Haemophilus* influenzae] kann zu lebensbedrohlicher Sinus-cavernosus-Thrombose* führen; Gefahr einer Endophthalmitis* mit Verlust des Auges; **Klinik:** prall geschwollene Lider, Chemosis, Schmerzen in der Augenhöhle, Fieber, Beeinträchtigung des Allgemeinempfindens; **Therapie:** hoch dosierte Breitspektrumantibiotika i.v.; operative Ausräumung, wenn die Antibiotika nicht innerhalb von 48 h Wirkung zeigen

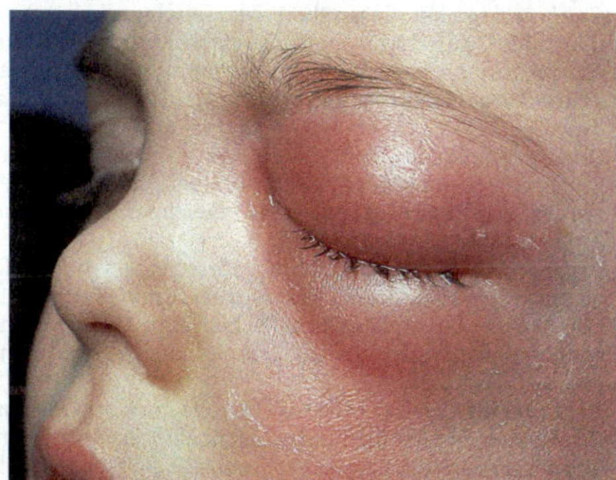

Abb. O22. Orbitalphlegmone

Or|bi|ta|pe|ri|ost *nt* (Ⓔ periorbita): ***Syn:*** *Periorbita*; Periost* der Augenhöhle [Orbita]

Or|bi|ta|phleg|mo|ne *f*: → *Orbitalphlegmone*

Or|bi|ta|re|gi|on *f* (Ⓔ orbital region): ***Syn:*** *Regio orbitalis*; Gesichtsregion über der Öffnung der Augenhöhle [Orbita*]

Or|bi|ta|sep|tum *nt* (Ⓔ orbital septum): ***Syn:*** *Septum orbitale*; von der Periorbita* ausgehendes dünnes Septum, das in die Tarsalplatte von Ober- und Unterlid einstrahlt

Or|bi|ta|spal|te, o|be|re *f*: → *Fissura orbitalis superior*

Or|bi|ta|spal|te, un|te|re *f*: → *Fissura orbitalis inferior*

Or|bi|ta|spit|zen|syn|drom *nt* (Ⓔ orbital apex syndrome): ***Syn:*** *Apex-orbitae-Syndrom, Malatesta-Syndrom*; Lähmung von Sehnerv und Augenmuskelnerven bei entzündlichen oder tumorösen Prozessen im Orbitaspitzenbereich

Or|bi|ta|tu|mor *m* (Ⓔ orbital tumor): gutartiger oder bösartiger Tumor in der Augenhöhle; bei Kindern sind Rhabdomyosarkom*, Neuroblastom*, Dermoidzyste* und kapilläres Hämangiom* am häufigsten, bei Erwachsenen kavernöses Hämangiom*, Tränendrüsentumoren, Optikusgliom* und Metastasen von malignen Lymphomen*, Bronchial-, Brust- und Nierenkarzinom*

or|bi|to|na|sal *adj* (Ⓔ orbitonasal): Augenhöhle und Nase oder Nasenhöhle betreffend oder verbindend

Or|bi|to|pa|thie, en|do|kri|ne *f* (Ⓔ endocrine ophthalmopathy): *s.u. Basedow-Krankheit*

Or|bi|to|to|mie *f* (Ⓔ orbitotomy): ***Syn:*** *Orbitotomia*; operative Eröffnung der Augenhöhle [Orbita*]; der Zugang kann durch die Augenlider [**transseptale Orbitotomie**], die Konjunktiva [**transkonjunktivale Orbitotomie**] oder durch Resektion der knöchernen Wand von temporal, nasal oder der Kieferhöhle aus erfolgen

Or|bi|vi|ren *pl* (Ⓔ orbiviruses): zu den Reoviridae gehörende Virusfamilie, die durch Arthropoden übertragen werden; enthält u.a. das Colorado-Zeckenfiebervirus*

Or|ce|in *nt* (Ⓔ orcein): alkohollöslicher Farbstoff

Orchi-, orchi- *präf.*: Wortelement mit der Bedeutung „Hoden/Orchis"

Or|chi|al|gie *f* (Ⓔ **1.–2.** orchialgia): **1.** ***Syn:*** *Hodenneuralgie*; heftige anfallsartige Schmerzen im Hoden oder Skrotum; die Ursache liegt in einer Irritation des Nervus* genitofemoralis oder bleibt unbekannt [Cooper*-Hodenneuralgie] **2.** Hodenschmerz(en)

Orchid-, orchid- *präf.*: → *Orchido-*

Or|chi|dek|to|mie *f* (Ⓔ orchidectomy): ***Syn:*** *Orchiektomie, Hodenentfernung*; operative Entfernung eines [**Semikastration**] oder beider Hoden [**Kastration**]; vor dem Abschluss der Pubertät führt die Kastration zur Entwicklung eines Eunuchismus*

Orchido-, orchido- *präf.*: Wortelement mit der Bedeutung „Hoden/Orchis"

Or|chi|do|e|pi|di|dy|mek|to|mie *f* (Ⓔ orchidoepididymectomy): operative Entfernung von Hoden und Nebenhoden

Or|chi|do|pa|thie *f* (Ⓔ orchidopathy): ***Syn:*** *Orchiopathie*; (nicht-entzündliche) Hodenerkrankung

Or|chi|do|pe|xie *f*: → *Orchiopexie*

Or|chi|do|pto|se *f* (Ⓔ orchidoptosis): ***Syn:*** *Hodensenkung*; Tiefstand eines oder beider Hoden, z.B. bei Varikozele* oder großem Skrotum*

Or|chi|ek|to|mie *f*: → *Orchidektomie*

Or|chi|e|pi|di|dy|mi|tis *f, pl* **-ti|den** (Ⓔ orchiepididymitis): ***Syn:*** *Epididymoorchitis*; Entzündung von Hoden [Orchis*] und Nebenhoden [Epididymis*]; *s.a. Orchitis*

or|chi|e|pi|di|dy|mi|tisch *adj* (Ⓔ orchiepididymitic): Orchiepididymitis betreffend, von ihr betroffen oder gekennzeichnet

Orchio-, orchio- *präf.*: → *Orchido-*

Or|chi|o|blas|tom *nt* (Ⓔ orchiencephaloma): embryonales Hodenkarzinom*

Or|chi|o|pa|thie *f*: → *Orchidopathie*

Or|chi|o|pe|xie *f* (Ⓔ orchiopexy): ***Syn:*** *Orchidopexie, Orchipexie, Hodenfixierung*; operative Anheftung/Fixierung des Hodens im Hodensack, z.B. im Anschluss an eine Hodentorsion*

Or|chi|o|to|mie *f* (Ⓔ orchiotomy): ***Syn:*** *Hodeninzision*; Inzision/Eröffnung eines Hodens, z.B. zur Abszessdrainage

Or|chi|pe|xie *f*: → *Orchiopexie*

Or|chis *m, pl* **-ches**: → *Hoden*

Or|chi|tis *f, pl* **-ti|den** (Ⓔ orchitis): ***Syn:*** *Hodenentzündung, Didymitis*; Entzündung eines oder beider Hoden; kann zum klinischen Bild des akuten Skrotums* mit Schmerzen und Schwellung des Skrotums führen; v.a. bakterielle Entzündungen entstehen meist aus einer Nebenhodenentzündung [Epididymitis] und es handelt sich dann um eine Orchiepididymitis; virale Entzündungen treten häufig als Komplikation von Mumps*, Windpocken*, infektiöser Mononukleose* und Coxsackie-Infektionen auf; **DD:** Hodentorsion; **Therapie:** Bettruhe, Hodenhochlagerung, kalte Umschläge, Antipyretika, Antibiotika; bei Abszedierung operative Freilegung und Abszessdrainage, evtl. Semikastration

Orchitis tuberculosa (Ⓔ tuberculous orchitis): ***Syn:*** *Hodentuberkulose*; selten nur auf den Hoden beschränkte, meist auch den Nebenhoden betreffende Form der Urogenitaltuberkulose*

or|chi|tisch *adj* (Ⓔ orchitic): ***Syn:*** *didymitisch*; Hodenentzündung/Orchitis betreffend, von ihr betroffen oder gekennzeichnet

Or|ci|pre|na|lin *nt* (Ⓔ orciprenaline): β-Sympathomimetikum*, Bronchodilatator*; **Anw.:** bradykarde Herzrhythmusstörungen, Adams-Stoke-Anfall, AV-Block 2. Grades, Antidot bei α-Blockerüberdosierung

ORD *Abk.*: optische Rotationsdispersion

Ord|nungs|zahl *f* (Ⓔ charge number): ***Syn:*** *Kernladungszahl*; Anzahl der Protonen im Atomkern; *s.a. Atom*

O|re|ga|no *m* (Ⓔ oregano): ***Syn:*** *wilder Majoran, Dost, Origanum vulgare*; Pflanze aus der Familie der Lippenblütler [Lamiaceae]; verwendet werden das getrocknete Kraut [**Origani herba**] und das durch Wasserdampfdestillation gewonnene ätherische Öl [**Origani aetheroleum**]; beide enthalten Flavonoide*, Phenolcarbonsäuren* und -derivate [z.B. Rosmarinsäure*]; **Anw.**: sowohl Kraut als auch ätherisches Öl traditionell bei Atemwegserkrankungen, Magen-Darm-Beschwerden sowie zur Förderung von Appetit, Gallensekretion und Verdauung; das ätherische Öl äußerlich bei Wunden sowie in aromatischen Bädern und Gurgelmitteln

Orf *m/nt*: *→ Ecthyma contagiosum*

Orf|vi|rus *nt, pl* **-ren** (Ⓔ orf virus): ***Syn:*** *Parapoxvirus ovis*; von Tieren auf den Menschen übertragener Erreger des Ecthyma* contagiosum

Org. *Abk.*: Organismus

org. *Abk.*: *→ organisch*

Or|gan *nt* (Ⓔ organ): ***Syn:*** *Organum, Organon*; aus Zellen und Geweben bestehende Funktionseinheit; kann optisch erkennbar sein [z.B. Leber, Herz] oder aus einer Reihe scheinbar getrennter Strukturen bestehen [z.B. Geschmacksorgan, Riechorgan]

zirkumventrikuläre Organe (Ⓔ circumventricular organs): Oberbegriff für Neurohypophyse*, Plexus* choroideus, Organum* subcommissurale, Organum* subfornicale, Organum* vasculosum laminae terminalis und Corpus* pineale, die alle um die Hirnventrikel herum liegen

Organ-, organ- *präf.*: *→ Organo-*

Or|gan|do|sis *f, pl* **-sen** (Ⓔ organ dose): Strahlendosis für ein Organ

or|ga|nisch *adj* (Ⓔ **1.–3.** organic): **1.** Organ(e) oder Organismus betreffend **2.** von Organen ausgehend, somatisch **3.** die Chemie der Kohlenstoffverbindungen betreffend

or|ga|nis|misch *adj* (Ⓔ organismal): Organismus betreffend, zum Organismus gehörend, wie ein Organismus (beschaffen)

Or|gan|kri|sen *pl* (Ⓔ organ crises): *s.u. tabische Krise*

Or|gan|neu|ro|se *f* (Ⓔ organ neurosis): ***Syn:*** *psychosomatische Störung*; durch eine Neurose* ausgelöste organische Erkrankung; die Organerkrankung hat keine Symbolbedeutung, sondern hängt von der individuellen Konstitution ab

Organo-, organo- *präf.*: Wortelement mit der Bedeutung „Organ"

or|ga|no|gen *adj* (Ⓔ organogenic): von einem Organ stammend oder ausgehend

Or|ga|no|ge|ne|se *f* (Ⓔ organogenesis): Organentwicklung

or|ga|no|ge|ne|tisch *adj* (Ⓔ organogenetic): Organogenese betreffend

Or|ga|no|gra|phie *f* (Ⓔ organography): ***Syn:*** *Organografie*; allgemeine Bezeichnung für die Röntgendarstellung von Organen

or|ga|no|id *adj* (Ⓔ organoid): organähnlich, organartig

or|ga|no|lep|tisch *adj* (Ⓔ organoleptic): die Sinnesorgane stimulierend; empfänglich für Sinnesreize

Or|ga|no|lo|gie *f* (Ⓔ organology): Lehre von den Organen; Teilgebiet der Anatomie

Or|ga|non *nt*: *→ Organ*

Or|ga|no|pe|xie *f* (Ⓔ organopexy): operative Anheftung/Fixierung eines Organs

or|ga|no|trop *adj* (Ⓔ organotropic): Organotropie betreffend, mit besonderer Affinität zu bestimmten Organen

Or|ga|no|tro|pie *f* (Ⓔ organotropism): ***Syn:*** *Organotropismus*; besondere Affinität einer Substanz oder eines Erreger für ein Organ

Or|ga|no|tro|pis|mus *m*: *→ Organotropie*

Or|gan|to|le|ranz|do|sis *f, pl* **-sen** (Ⓔ organ tolerance dose): maximale Strahlendosis, die von fast allen Patienten ohne Früh- oder Spätschäden toleriert wird

Or|gan|to|xi|zi|tät *f* (Ⓔ organ toxicity): Organschädlichkeit

Or|gan|trans|plan|ta|ti|on *f* (Ⓔ organ transplantation): Verpflanzung eines oder mehrerer Organe von einem **Organspender** auf einen **Organempfänger**

Or|ga|num *nt, pl* **-na** (Ⓔ organ): Organ*

Organa genitalia (Ⓔ genitalia): ***Syn:*** *Geschlechtsorgane, Genitalorgane, Genitalien, Genitale*; in ihrer Gesamtheit als **Systemata genitalia** bezeichneten Teile des weiblichen [**Systema genitale femininum**] und männlichen Körpers [**Systema genitale masculinum**], die der Fortpflanzung dienen; man unterscheidet zwischen **äußeren** [Organa genitalia externa] und **inneren Geschlechtsorganen** [Organa genitalia interna]

Organa genitalia feminina externa (Ⓔ external female genitalia): ***Syn:*** *äußere weibliche Geschlechtsorgane*; dazu gehören Vulva* [mit Schamberg, -spalte, großen und kleinen Schamlippen, Scheidenvorhof], Kitzler [Clitoris*] und die weibliche Harnröhre [Urethra* feminina]

Organa genitalia feminina interna (Ⓔ internal female genitalia): ***Syn:*** *innere weibliche Geschlechtsorgane*; Sammelbegriff für Eierstock [Ovar*], Eileiter [Tuba* uterina], Gebärmutter [Uterus*] und Scheide [Vagina*]

Organa genitalia masculina externa (Ⓔ external male genitalia): ***Syn:*** *äußere männliche Geschlechtsorgane*; umfasst Penis*, Hodensack [Skrotum*] und männliche Harnröhre [Urethra* masculina]

Organa genitalia masculina interna (Ⓔ internal male genitalia): ***Syn:*** *innere männliche Geschlechtsorgane*; Oberbegriff für Hoden* [Testis], Nebenhoden [Epididymis*], Samenstrang [Funiculus* spermaticus], Samenleiter [Ductus* deferens], Bläschendrüse [Glandula* vesiculosa], Vorsteherdrüse [Prostata*] und Glandula* bulbourethralis

Organum gustatorium/gustus (Ⓔ gustatory organ): ***Syn:*** *Geschmacksorgan*; Gesamtheit der Geschmacksknospen [Caliculus* gustatorius] und Geschmacksporen [Porus* gustatorius]; im weiteren Sinne gehören dazu auch die Geschmacksbahn und die entsprechenden Hirnzentren; *s.a. Essay Schmecken/Geschmackssinn S. 1927*

Organa lymphoidea primaria (Ⓔ primary lymphoid organs): Knochenmark* [Medulla ossium] und Thymus* werden als **primäre Lymphorgane** bezeichnet; *s.a. Systema lymphoideum*

Organa lymphoidea secundaria (Ⓔ secondary lymphoid organs): ***Syn:*** *sekundäre Lymphorgane*; Sammelbegriff für Milz* [Splen], lymphatischen Rachenring [Anulus* lymphoideus pharyngis] und die Lymphknoten* [Nodi lymphoidei] des Körpers

Organum olfactorium/olfactus (Ⓔ olfactory organ): ***Syn:*** *Riechorgan*; umfasst die Riechschleimhaut* der Nase [Pars olfactoria tunicae mucosae nasi] und die Bowman*-Spüldrüsen [Glandulae olfactoriae]; meist werden auch die anderen Strukturen des Geruchsinnes [Riechfäden, Riechbahn, Riechzentren] zum Riechorgan gerechnet; *s.u. Essay Riechen/Geruchssinn S. 1863*

Organa sensuum (Ⓔ sense organs): ***Syn:*** *Sinnesorgane*; Oberbegriff für Riechorgan [Organum olfactorium/olfactus], Auge und Anhangsgebilde [Oculus et structurae pertinentes], Ohr [Auris] und Geschmacksorgan [Organum gustatorium/gustus]

Organum spirale: *→ Corti-Organ*

Organum statoacusticus: *→ Organum vestibulocochleare*

Organum subcommissurale (Ⓔ subcommissural organ): ***Syn:*** *Subkommissuralorgan*; zum Epithalamus* gerechnetes zirkumventrikuläres Organ*, dessem Bedeutung unklar ist

Organum subfornicale (Ⓔ subfornical organ): ***Syn:*** *Subfornikalorgan*; stecknadelkopfgroßes Organ unterhalb des Fornix, an dem die Plexus* choroideus der Seitenventrikel und des III. Ventrikels angeheftet sind; die genaue Funktion ist unklar

Organum vasculosum laminae terminalis (Ⓔ vascular organ of lamina terminalis): Gefäßschlingen in der Lamina terminalis des III. Ventrikels; nur rudimentär ausgeprägt; wahrscheinlich Abgabeort für Somatostatin*, Luliberin* und Motilin*

Organum vestibulocochleare (Ⓔ vestibulocochlear organ): ***Syn:*** *Gehör- und Gleichgewichtsorgan*; Oberbegriff für die im Innenohr [Auris interna] liegenden Strukturen [Labyrinthus osseus, membranaceus, vestibularis und cochlearis], die die anatomische Grundlage für Gehör und Gleichgewichtssinn bilden; *s.a. Essay Gleichgewichtssinn S. 817, Essay Hören/auditives System S. 939*

Organum visuale/visus (Ⓔ visual organ): Sehorgan; in der Terminologia anatomica ersetzt durch Oculus et structurae pertinentes

Organum vomeronasale (Ⓔ vomeronasal organ): ***Syn:*** *Jacobson-Organ, Vomeronasalorgan*; inkonstantes Rudiment eines älteren Riechorgans

Or|gan|ver|sa|gen, mul|tip|les *nt* (Ⓔ multiple organ failure): ***Syn:*** *Multiorganversagen*; gleichzeitiges Versagen von zwei oder mehr vitalen Organfunktionen [Leber-, Lungen-, Nieren-, Atmungs-, Herzkreislauffunktion, Säure-Basenhaushalt, Stoffwechsel und Energiehaushalt, Wasser- und Elektrolythaushalt, Gerinnungssystem, Temperaturregulation]; tritt v.a. posttraumatisch, bei Vergiftungen, Sepsis* und Schock* auf; *s.a. Essay Schock S. 1937*

Or|gas|mus *m* (Ⓔ orgasm): ***Syn:*** *sexuller Höhepunkt, Klimax, Climax*; der Höhepunkt ist eine Reaktion des gesamten Körpers und umfasst sowohl sicht- und messbare Phänomene [Ejakulation beim Mann, Kontraktion der orgastischen Manschette bei der Frau] als auch nicht erfassbare Empfindungen; sowohl beim Mann als auch der Frau ist der Orgasmus nur ein Teil des sexuellen Reaktionszyklus, der aus Erregungs-, Plateau-, Orgasmus- und Rückbildungsphase besteht [*s.a. Abb. O23*]; der wichtigste Unterschied zwischen Mann und Frau ist, dass beim Mann nach dem körperlichen Höhepunkt, d.h. der Ejakulation, eine Refraktärzeit von mehreren Minuten bis zu Stunden liegt, in der kein neuer Höhepunkt durch sexuelle Stimulation erreicht werden kann; bei der Frau ist der sexuelle Reaktionszyklus variabler und sie ist zu multiplen Orgasmen fähig, weil es keine Refraktärphase gibt
dieses traditionelle Konzept wird z.T. nicht mehr akzeptiert, weil es den Höhepunkt als rein physiologisch-anatomischen Ablauf definiert und beim Mann mit der Ejakulation gleichsetzt; es hat sich aber gezeigt, dass Männer auch emotionale Reaktionen haben können, die die meisten extragenitalen Zeichen eines Orgasmus zeigen [Anstieg von Herz-, Atemfrequenz, Blutdruck], und die von den Männern als befriedigend empfunden werden

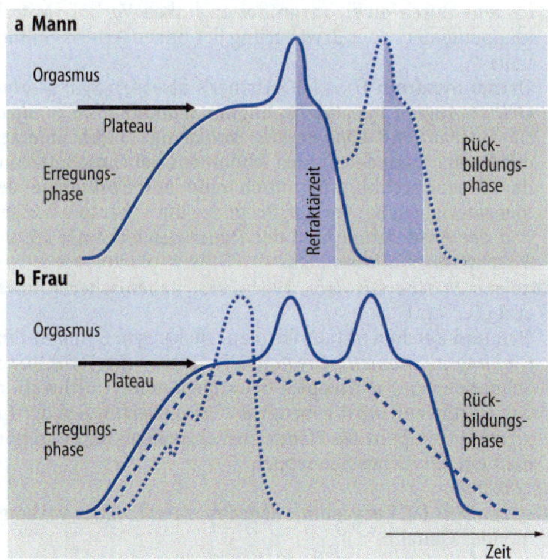

Abb. O23. Sexueller Reaktionszyklus

Or|ga|tu|zu|mab *nt* (Ⓔ orgatuzumab): monoklonaler Anti-CD-33-Antikörper mit Aktivität gegen myeloische Blasten; *s.a. Essay Chemotherapie S. 349*

O|ri|en|ta tsu|tsu|ga|mu|shi *f*: *→Rickettsia tsutsugamushi*

O|ri|ent|beu|le *f*: *→Hautleishmaniose*

O|ri|en|tie|rungs|säu|len *pl*: *s.u. Sehrinde*

O|ri|fi|ci|um *nt* (Ⓔ orifice): Mund, Mündung, Öffnung

Orificium internum canalis cervicis: veraltet für *→Ostium anatomicum uteri internum*

O|ri|ga|ni ae|the|rol|e|um *nt* (Ⓔ oregano oil): *s.u. Oregano*

O|ri|ga|ni her|ba *f* (Ⓔ oregano): *s.u. Oregano*

O|ri|ga|num ma|jo|ra|na *nt*: *→Majoran*

O|ri|ga|num vul|ga|re *nt*: *→Oregano*

O|ri|go *f*, *pl* **-ri|gi|nes** (Ⓔ origin): Ursprung; *s.u. Muskel*

ORL *Abk.*: *→Otorhinolaryngologie*

Ormond: John Kelso Ormond; amerikanischer Urologe (Detroit) im 20. Jahrhundert

Ormond-Syndrom *nt* (Ⓔ Ormond's syndrome): ***Syn:*** *Morbus Ormond, retroperitoneale Fibrose, idiopathische retroperitoneale Fibrose, Retroperitonealfibrose*; seltene, ätiologisch ungeklärte, fortschreitende Fibrose des peritonealen Bindegewebes; führt i.d.R. zu einer externen Harnleiterstenose

ORN *Abk.*: *→Osteoradionekrose*

Orn *Abk.*: *→Ornithin*

Or|ni|da|zol *nt* (Ⓔ ornidazole): Chemotherapeutikum*; wirkt v.a. gegen Anaerobier [Bacteroides, Fusobakterien] und Protozoen [Trichomonas, Entamoeba]

Or|ni|pres|sin *nt* (Ⓔ ornipressin): synthetisches Vasopressinderivat; **Anw.**: Vasokonstriktor*, Hämostatikum*

Or|ni|thin *nt* (Ⓔ ornithine): nicht-proteinogene Aminosäure*, die im Harnstoffzyklus aus Arginin* entsteht; Bestandteil verschiedener Antibiotika [z.B. Gramicidin*]

Or|ni|thin|ä|mie *f* (Ⓔ ornithinemia): erhöhter Ornithingehalt des Blutes

Ornithinämie mit Gyratatrophie (Ⓔ gyrate atrophy of choroid and retina): ***Syn:*** *Atrophia gyrata*; beim autosomal-rezessiven Mangel an Ornithinketoaminotransferase kommt es zu Atrophie der Aderhaut des Auges [Gyratatrophie], Katarakt, Nachtblindheit und später Blindheit

Or|ni|thin|carb|a|myl|trans|fe|ra|se *f* (Ⓔ ornithine carbamoyltransferase): ***Syn:*** *Ornithintranscarbamylase*; v.a. im Gehirn vorkommendes Enzym des Harnstoffzyklus*

Ornithincarbamyltransferase-Mangel *m* (Ⓔ ornithine carbamoyltransferase deficiency): X-chromosomal-dominante Enzymopathie*, die zu Hyperammonämie* führt

Or|ni|thin|trans|carb|a|myl|a|se *f*: *→Ornithincarbamyltransferase*

Or|ni|thin|u|rie *f* (Ⓔ ornithinuria): vermehrte Ornithinausscheidung im Harn

Or|ni|thin|zy|klus *m*: *→Harnstoffzyklus*

Or|ni|tho|do|rus *m* (Ⓔ Ornithodorus): Gattung der Lederzecken; als Überträger von Borrelia*-Arten von Bedeutung

Ornithodorus moubata (Ⓔ Ornithodorus moubata): Lederzecke; überträgt u.a. Borrelia* duttonii

Or|ni|tho|se *f* (Ⓔ ornithosis): ***Syn:*** *Psittakose, Papageienkrankheit*; von Vögeln auf den Menschen übertragene meldepflichtige Infektionskrankheit durch **Chlamydia psittaci**; i.d.R. hoch fieberhafter, grippeähnlicher Verlauf mit atypischer Pneumonie*; **Diagnose**: Antikörpernachweis [KBR]; **Therapie**: Doxycyclin*

Oro-, oro- *präf.*: Wortelement mit der Bedeutung „Mund/Os"

o|ro|di|gi|to|fa|zi|al *adj* (Ⓔ orodigitofacial): ***Syn:*** *orofaziodigital*; Mund, Finger/Digitus und Gesicht/Fazies betreffend

o|ro|fa|zi|al *adj* (Ⓔ orofacial): Mund und Gesicht/Fazies betreffend

o|ro|fa|zi|o|di|gi|tal *adj* (Ⓔ orofaciodigital): ***Syn:*** *orodigitofazial*; Mund, Gesicht/Fazies und Finger/Digitus betreffend

o|ro|lin|gu|al *adj* (Ⓔ orolingual): Mund und Zunge/Lingua betreffend

o|ro|na|sal *adj* (Ⓔ oronasal): Mund und Nase betreffend oder verbindend

o|ro|pha|ryn|ge|al *adj* (Ⓔ oropharyngeal): ***Syn:*** *pharyngo-oral, mesopharyngeal*; Mund und Rachen/Pharynx betreffend; Oropharynx betreffend

O|ro|pha|ryn|ge|al|kar|zi|nom *nt* (Ⓔ oropharyngeal carcinoma): Karzinom* des Mund-Rachen-Raums; Alkohol und Nicotin wirken als Kofaktoren der Krebsentstehung

O|ro|pha|ryn|ge|al|tu|bus *m* (Ⓔ oropharyngeal tube): durch den Mund in den Rachen eingeführter Tubus zur Freihaltung der Atemwege, z.B. Guedel*-Tubus

O|ro|pha|rynx *m* (Ⓔ oropharynx): ***Syn:*** *Mundrachenraum, Mesopharynx, Pars oralis pharyngis*; Rachenraum direkt hinter dem Schlund [Fauces*]

O|rot|a|zid|u|rie, he|re|di|tä|re *f* (Ⓔ oroticaciduria): ***Syn:*** *Orotazidurie-Syndrom*; autosomal-rezessive Enzymopathie* mit erhöhter Orotsäurebildung und -ausscheidung im Harn;

wichtigste hereditäre Störung des Pyrimidinstoffwechsels; führt zu megaloblastärer Anämie*, Leukopenie*, UDP-Mangel, Wachstumsverzögerung; **Therapie**: Uridin [2–4g/24 h]

Orotazidurie-Syndrom *nt*: *→ Orotazidurie, hereditäre*

o|ro|tra|che|al *adj* (Ⓔ orotracheal): Mund und Luftröhre/Trachea betreffend; (*Intubation*) durch den Mund in die Luftröhre

O|ro|tra|che|al|tu|bus *m* (Ⓔ orotracheal tube): durch den Mund eingeführter Luftröhrentubus; *s.a. Endotrachealtubus*

O|rot|säu|re *f* (Ⓔ orotic acid): ***Syn:*** *6-Carboxyuracil*; Zwischenprodukt der Pyrimidinsynthese

O|ro|tu|bus *m* (Ⓔ oral tube): Tubus für die Mund-zu-Mund-Beatmung

O|ro|ya|fie|ber *nt* (Ⓔ Oroya fever): *s.u. Bartonellose*

Or|phe|na|drin *nt* (Ⓔ orphenadrine): Muskelrelaxans*; **Anw.**: Parkinsonismus, Muskelspasmen, Antriebslosigkeit

ORSA *Abk.*: Oxacillin-resistenter Staphylococcus aureus

ORT *Abk.*: orale Rehydrierungstherapie

Orth-, orth- *präf.*: *→ Ortho-*

Or|the|se *f* (Ⓔ orthesis): ***Syn:*** *Stützapparat*; orthopädisches Hilfsmittel, das außen auf dem Körper angebracht wird; dient meist der Stabilisierung von Gelenken oder der Korrektur von Fehlstellungen; dazu gehören Schienen und Schienenapparate, Mieder und Korsetts

Ortho-, ortho- *präf.*: Wortelement mit der Bedeutung „gerade/aufrecht/richtig/normal"

or|tho|chro|ma|tisch *adj* (Ⓔ orthochromatic): ***Syn:*** *orthochromophil*; sich mit dem Farbton des Farbstoffs färbend

Or|tho|chro|mie *f* (Ⓔ orthochromia): normaler Hämoglobingehalt der Erythrozyten

or|tho|chro|mo|phil *adj*: *→ orthochromatisch*

Or|tho|di|a|gra|phie *f* (Ⓔ orthoroentgenography): ***Syn:*** *Orthodiagrafie, Orthoröntgenographie, Orthoröntgenografie*; Röntgenverfahren zur Darstellung der wahren Organgröße; wird durch die Verwendung fast paralleler Röntgenstrahlen mit einem großen Film-Fokus-Abstand erreicht

Or|tho|don|tie *f* (Ⓔ orthodontics): vorwiegend in den USA verwendete Bezeichnung für Kieferorthopädie*

or|tho|drom *adj* (Ⓔ orthodromic): in normaler Richtung (verlaufend)

Or|tho|ge|nie *f* (Ⓔ edge-to-edge bite): ***Syn:*** *Kantenbiss, gerader Biss, Zangenbiss, Labidodontie, Kopfbiss*; Bissform, bei der in Okklusionsstellung die Schneidekanten der Frontzähne aufeinanderbeißen; führt zu verstärkter Abnutzung

or|tho|grad *adj* (Ⓔ orthograde): aufrecht gehend oder stehend

or|tho|ke|phal *adj*: *→ orthozephal*

Or|tho|ke|ra|to|lo|gie *f* (Ⓔ orthokeratology): Korrektur von Brechungsfehlern durch angepasste Kontaktlinsen

Or|tho|ke|ra|to|se *f* (Ⓔ orthokeratosis): regelrechte Verhornung der Oberhaut

or|tho|ke|ra|to|tisch *adj* (Ⓔ orthokeratotic): Orthokeratose betreffend, mit regelrechter Verhornung

Or|tho|my|xo|vi|ren *pl*: *→ Orthomyxoviridae*

Or|tho|my|xo|vi|ri|dae *pl* (Ⓔ Orthomyxoviridae): ***Syn:*** *Orthomyxoviren*; Familie helikaler RNA-Viren*; enthält das Influenza-Virus*

Or|tho|pä|die *f* (Ⓔ orthopedics): Fachgebiet der Medizin, das sich mit Diagnostik und Therapie von Erkrankungen des Stütz- und Bewegungsapparates befasst

or|tho|pä|disch *adj* (Ⓔ orthopedic): Orthopädie betreffend

Or|tho|pan|to|mo|graph *m* (Ⓔ orthopantograph): ***Syn:*** *Orthopantomograf*; bei der Orthopantomographie erhaltene Aufnahme

Or|tho|pan|to|mo|gra|phie *f* (Ⓔ orthopantography): ***Syn:*** *Panoramaschichtaufnahmeverfahren, Panoramaschichtverfahren, Orthopantomografie*; Tomographie* der Zähne von Ober- und Unterkiefer und des Kiefergelenks

Or|tho|pho|rie *f* (Ⓔ orthophoria): normales binokuläres Sehen

Or|tho|phos|phor|säu|re *f*: *→ Phosphorsäure*

Or|tho|pnoe *f, pl* **-o|en** (Ⓔ orthopnea): im Liegen auftretende Luftnot, die beim Aufsetzen verschwindet; typisch für Linksherzinsuffizienz*

or|tho|pno|isch *adj* (Ⓔ orthopneic): Orthopnoe betreffend, an Orthopnoe leidend

Or|tho|pox|vi|rus *nt, pl* **-ren** (Ⓔ Orthopoxvirus): Virusgattung, zu der u.a. die Pockenviren gehören

Orthopoxvirus bovis (Ⓔ Orthopoxvirus bovis): ***Syn:*** *Kuhpockenvirus*; Erreger der Kuhpocken*; von Jenner zur Pockenimpfung verwendet

Orthopoxvirus variola (Ⓔ smallpox virus): Pockenvirus; *s.u. Variola major*

Orth|op|tik *f* (Ⓔ orthoptics): ***Syn:*** *binokulare Schulung, Pleoptik*; Form der Schielbehandlung, die das binokuläre Sehen fördert; heute kaum noch angewandt

or|thop|tisch *adj* (Ⓔ orthoptic): Orthoptik betreffend

Or|tho|rönt|ge|no|gra|phie *f*: *→ Orthodiagraphie*

Or|tho|si|phon a|ris|ta|tus *m*: *→ Katzenbart*

Or|tho|si|pho|nis fo|li|um *nt* (Ⓔ Java tea): Laubblätter von Katzenbart*

Or|tho|si|phon spi|ca|tus *m*: *→ Katzenbart*

Or|tho|si|phon sta|mi|ne|us *m*: *→ Katzenbart*

Or|thos|ta|se *f* (Ⓔ orthostatism): aufrechte Körperhaltung

Or|tho|sta|se|syn|drom *nt* (Ⓔ orthostatic hypotension): Abfall des Blutdrucks beim Aufstehen oder beim längeren Stehen; *s.u. chronische arterielle Hypotonie*

or|thos|ta|tisch *adj* (Ⓔ orthostatic): das Aufrechtstehen/die Orthostase betreffend

or|tho|sym|pa|thisch *adj* (Ⓔ orthosympathetic): ***Syn:*** *sympathisch*; sympathisches Nervensystem/Sympathikus betreffend

or|tho|top *adj* (Ⓔ orthotopic): ***Syn:*** *normotop, eutop, eutopisch*; (*Organ*) am normalen Ort, an normaler Stelle (liegend)

or|tho|ze|phal *adj* (Ⓔ orthocephalic): ***Syn:*** *orthokephal*; mit normaler Kopfgröße und Konfiguration

Or|tho|zy|to|se *f* (Ⓔ orthocytosis): Vorkommen normaler Zellformen im Blut

Orth|u|rie *f* (Ⓔ orthuria): vermehrtes Harnlassen im Stehen

Ortner: Norbert von Ortner; 1865–1935; österreichischer Internist (Wien)

Ortner-Syndrom I *nt* (Ⓔ Ortner's syndrome): linksseitige Rekurrensparese* durch eine Kompression des Nervus recurrens durch einen vergrößerten linken Vorhof [Mitralklappenfehler] oder Erweiterung der linken Arteria pulmonalis

Ortner-Syndrom II *nt* (Ⓔ Ortner's disease): ***Syn:*** *Morbus Ortner, Angina intestinalis, Angina abdominalis, Claudicatio intermittens abdominalis*; kolikartige Leibschmerzen mit Symptomen des akuten Abdomens bei Einschränkung der Darmdurchblutung durch eine Arteriosklerose der Mesenterialgefäße; Verlauf, Prognose und Therapie hängen von der Ausdehnung und der Dauer der Ischämie ab; *s.a. Mesenterialgefäßthrombose*

Ortolani: Marine Ortolani; 1904–1983; italienischer Kinderarzt (Ferrara)

Ortolani-Zeichen *nt* (Ⓔ Ortolani click): ***Syn:*** *Ortolani-Einrenkungsphänomen, Ortolani-Click*; hör- und fühlbares Schnappen des Hüftkopfes bei angeborener Hüftluxation; das Hüftgelenk wird gebeugt und abduziert; wenn der luxierte Hüftkopf in die Pfanne zurückspringt, fühlt und hört man ein deutliches Schnappen

O|ry|ce|nin *nt*: *→ Oryzenin*

O|ry|ze|nin *nt* (Ⓔ oryzenin): ***Syn:*** *Orycenin*; im Reis vorkommendes Glutelin*

o|ry|zo|id *adj* (Ⓔ oryzoid): reiskornähnlich

OS *Abk.*: **1.** Oberflächenspannung **2.** *→ Oberschenkel* **3.** *→ Orotsäure* **4.** *→ Osteosarkom* **5.** *→ Otosklerose*

Os *Abk.*: *→ Osmium*

Os *nt* (Ⓔ **1.** bone **2.** mouth): **1.** *pl* **Os|sa** Knochen*, Bein, Gebein **2.** *pl* **O|ra** (Körper-)Öffnung, Mündung, Mund

Ossa accessoria (Ⓔ accessory bones): ***Syn:*** *akzessorische Knochen*; zusätzlich vorkommende Knochen

Ossa antebrachii: *→ Unterarmknochen*

Os breve (Ⓔ short bone): ***Syn:*** *kurzer Knochen*; kurze Knochen [z.B. Fingerknochen, Zehenknochen] haben nur eine dünne äußere Schicht von kompaktem Knochengewebe [Substantia corticalis]; der Innenraum besteht aus einem Schwammwerk aus dünnen Knochenbälkchen [Substantia spongiosa]

Os capitatum (Ⓔ capitate bone): ***Syn:*** *Kopfbein, Kapitatum*; kopfförmiger, größter Handwurzelknochen; *s.u. Handwurzelknochen*

Ossa carpalia/carpi: *→Handwurzelknochen*

Os centrale (Ⓔ central bone): inkonstanter, zusätzlicher Handwurzelknochen, der zwischen Kahnbein [Os scaphoideum], Kopfbein [Os capitatum] und kleinem Vieleckbein [Os trapezoideum] liegt

Os coccygis (Ⓔ coccygeal bone): ***Syn:*** *Steißbein, Coccyx*; aus 3–5 Wirbeln [**Vertebrae coccygeae**] bestehendes Endstück der Wirbelsäule, das unten an der Kreuzbeinspitze befestigt ist

Os costale (Ⓔ costal bone): hinterer knöcherner Teil der Rippen; *s.a. Costa*

Os coxae: *→Ilium*

Ossa cranii (Ⓔ cranial bones): ***Syn:*** *Cranialia, Schädelknochen*; insgesamt 18 Knochen, die Neurokranium* und Viszerokranium* bilden; dazu gehören Scheitelbein [Os parietale], Stirnbein [Os frontale], Hinterhauptsbein [Os occipitale], Keilbein [Os sphenoidale], Schläfenbein [Os temporale], Siebbein [Os ethmoidale], untere Nasenmuschel [Concha nasalis inferior], Tränenbein [Os lacrimale], Nasenbein [Os nasale], Pflugscharbein [Vomer], Oberkiefer [Maxilla], Gaumenbein [Os palatinum], Jochbein [Os zygomaticum], Unterkiefer [Mandibula], Zungenbein [Os hyoideum] und die Gehörknöchelchen [Ossicula auditus/auditoria]

Os cuboideum (Ⓔ cuboid bone): ***Syn:*** *Würfelbein, Kuboid*; würfelförmiger Fußwurzelknochen auf der lateralen Fußseite; *s.u. Ossa pedis*

Os cuneiforme intermedium (Ⓔ intermediate cuneiform bone): ***Syn:*** *mittleres Keilbein*; artikuliert mit dem äußeren und inneren Keilbein sowie dem Kahnbein [Os naviculare] und dem Os metatarsale II; *s.a. Ossa pedis*

Os cuneiforme laterale (Ⓔ lateral cuneiform bone): ***Syn:*** *äußeres Keilbein*; artikuliert mit dem mittleren Keilbein, dem Kahnbein [Os naviculare], Würfelbein [Os cuboideum] und dem Os metatarsale III; *s.a. Ossa pedis*

Os cuneiforme mediale (Ⓔ medial cuneiform bone): ***Syn:*** *inneres Keilbein*; steht mit dem mittleren Keilbein, dem Kahnbein [Os naviculare] und der Basis der Ossa metatarsalia I und II in Verbindung; *s.a. Ossa pedis*

Ossa digitorum manus (Ⓔ bones of the digits of the hand): ***Syn:*** *Fingerknochen, Fingerglieder, Phalangen, Phalanges*; der Daumen [Pollex] hat nur zwei Fingerglieder, die restlichen Finger jeweils drei; sie werden als **Grundglied** [Phalanx proximalis], **Mittelglied** [Phalanx media] bzw. **Endglied** [Phalanx distalis] bezeichnet; beim Daumen fehlt das Mittelglied; jedes Glied hat eine Basis [**Basis phalangis**], einen Körper [**Corpus phalangis**] und einen Kopf [**Caput phalangis**]; auf der palmaren Seite der Endglieder fällt die **Tuberositas phalangis distalis** auf; an ihr befestigen sich straffe Bindegewebszüge der Haut, die eine zu starke Verschiebung der Fingerbeere verhindern

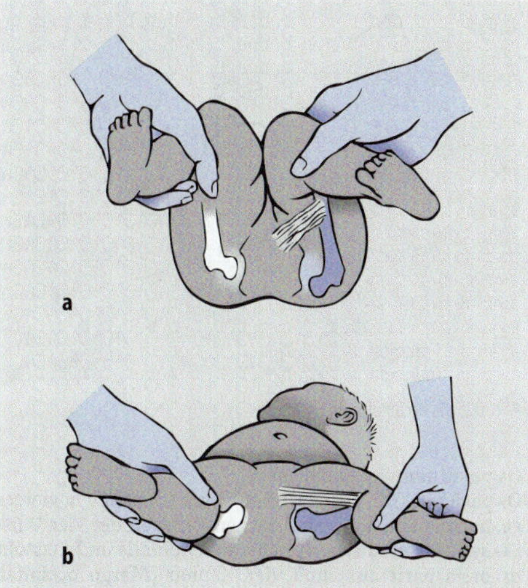

Abb. 024. Ortolani-Zeichen

Ossa digitorum pedis (Ⓔ bones of the digits of the foot): ***Syn:*** *Zehenknochen, Zehenglieder, Phalangen, Phalanges*; die Zehen 2–5 haben jeweils drei Glieder: **Grundglied** [Phalanx proximalis], **Mittelglied** [Phalanx media] und **Endglied** [Phalanx distalis]; bei der Großzehe [Hallux] fehlt das Mittelglied; jedes Glied hat eine Basis [**Basis phalangis**], einen Körper [**Corpus phalangis**] und einen Kopf [**Caput phalangis**]; an der Unterseite der Endglieder liegt die **Tuberositas phalangis distalis**, an der sich straffe Bindegewebszüge der Haut befestigen, die eine zu starke Verschiebung der Weichteile beim Laufen verhindern

Os ethmoidale (Ⓔ ethmoid bone): ***Syn:*** *Siebbein, Ethmoid*; zwischen den beiden Augenhöhlen liegender, unpaarer Schädelbasisknochen, der an Augenhöhle [Orbita*], Nasenhöhle [Cavitas* nasi] und vordere Schädelgrube [Fossa* cranii anterior] grenzt; besteht im Prinzip aus drei Teilen: **Lamina cribrosa** [Siebbeinplatte], **Lamina perpendicularis** und **Labyrinthus ethmoidalis** [Siebbeinlabyrinth]; die **Siebbeinplatte** ist eine schmale, horizontale Knochenplatte, die einen Teil des Nasendaches bildet; die Riechfäden [Fila* olfactoria] ziehen durch ihre Foramina* cribrosa von der Nasenhöhle zur vorderen Schädelgrube; in der Mitte der Lamina cribrosa ragt die Crista* galli, an der die Hirnsichel [Falx* cerebri] ansetzt, nach oben in die vordere Schädelgrube; die **Lamina perpendicularis** ist eine dünne Knochenlamelle, die am Aufbau des knöchernen Nasenseptums* beteiligt ist; als **Siebbeinlabyrinth** wird der zwischen Augen- und Nasenhöhle liegende Teil des Siebbeins bezeichnet, der die Siebbeinzellen [Cellulae* ethmoidales, Bulla* ethmoidalis] enthält und die knöchernen Nasenmuscheln [Concha* nasalis media, superior und suprema] bildet

Ossa faciei (Ⓔ facial bones): Gesichtsknochen, Knochen des Gesichtsschädels

Os femoris: *→Femur 2.*

Os frontale (Ⓔ frontal bone): ***Syn:*** *Stirnbein*; das unpaare Stirnbein entsteht durch Vereinigung von zwei embryonalen Knochenanlagen, die durch eine Naht [**Sutura frontalis**] verbunden sind; die Naht verknöchert i.d.R. im zweiten Lebensjahr [Synostosierung]; bleibt sie erhalten [**Sutura frontalis persistens, Sutura metopica**], spricht man von **Metopismus**; dieser Zustand findet sich häufig bei angeborenem oder frühzeitigem Wasserkopf [Hydrozephalus*]

man kann am Os frontale drei Teile unterscheiden: **Pars orbitalis, Pars nasalis** und **Squama frontalis**; die **Pars orbitalis** bildet mit ihrer **Facies orbitalis** das Dach und den oberen Teil der Rückwand der Augenhöhle [Orbita*]; auf der lateralen Seite der Facies orbitalis liegt eine flache Mulde für die Tränendrüse [**Fossa glandulae lacrimalis**]; die **Stirnhöhle** [Sinus frontalis] ist ein pneumatisierter Hohlraum der Pars orbitalis, der meist nur unvollständig durch das **Septum sinuum frontalium** unterteilt wird; die **Pars nasalis** liegt zwischen rechter und linker Pars orbitalis und artikuliert mit dem **Margo nasalis** und dem Nasenbein [Os* nasale]; die **Incisura ethmoidalis** ist Teil der **Sutura frontoethmoidalis**, in der zwei Löcher, Foramen* ethmoidale anterius und posterius, liegen

die **Stirnbeinschuppe** [Squama frontalis] hat drei Flächen: **Facies externa, temporalis** und **interna**; an der **Außenfläche** [Facies externa] fallen beidseits **Stirnhöcker** [Tuber frontale] und **Augenbrauenbogen** [Arcus superciliaris] auf; die abgeflachte Fläche zwischen den Augenbrauenbögen wird als **Glabella** oder **Stirnglatze** bezeichnet; der vordere, untere Rand der Stirnbeinschuppe bildet den **Margo supraorbitalis**, der zwei Einkerbungen bzw. Löcher enthält, **Incisura supraorbitalis/Foramen supraorbitale** und **Incisura orbitalis/Foramen orbitale**; die Squama frontalis bildet das vordere Drittel des Schädeldaches und wird durch die Sutura* coronalis mit den beiden Scheitelbeinen [Os* parietale]

verbunden
die **Facies temporalis** besteht aus dem **Jochfortsatz** [Processus zygomaticus], der durch die Sutura* frontozygomatica mit dem Jochbein [Os* zygomaticum] verbunden ist; auf der **Innenfläche** [Facies interna] fällt im oberen Abschnitt der **Sulcus sinus sagittalis superioris** auf; er geht kaudal in die **Crista frontalis** über, die sich in der Crista* galli fortsetzt; am Übergang von Crista galli und Crista frontalis liegt das **Foramen caecum**, das beim Erwachsenen verschlossen ist, beim Kind aber eine Vena* emissaria enthält

Os hamatum (Ⓔ hamate bone): ***Syn:*** *Hakenbein, Hamatum*; hakenförmiger Handwurzelknochen; *s.u. Handwurzelknochen*

Os hyoideum: *→Zungenbein*

Os ilium: *→Ilium*

Os incisivum (Ⓔ incisive bone): ***Syn:*** *Zwischenkieferknochen, Intermaxillarknochen, Goethe-Knochen, Premaxilla, Prämaxilla*; unpaariger Knochen, der beim Säugling vorhanden ist, später aber mit dem Gaumenfortsatz des Oberkiefers [Processus palatinus maxillae] verschmilzt

Os interparietale (Ⓔ interparietal bone): ***Syn:*** *Inkabein*; Knochenkern, der i.d.R. mit der Squama occipitalis des Hinterhauptsbeins [Os* occipitale] verschmilzt

Os irregulare (Ⓔ irregular bone): Bezeichnung für Knochen mit unregelmäßigem oder komplexem Aufbau, wie z.B. Keilbein [Os* sphenoidale]

Os ischii: *→Ischium*

Os lacrimale (Ⓔ lacrimal bone): ***Syn:*** *Tränenbein*; kleiner Knochen im inneren Augenwinkel; Teil der medialen Augenhöhlenwand und der lateralen Wand der Nasenhöhle

Os longum (Ⓔ long bone): ***Syn:*** *langer Knochen, Röhrenknochen*; der Schaft [Diaphyse*] langer Knochen [z.B. Humerus*, Femur*] besteht aus einer massiven **Substantia compacta**, die die **Markhöhle** [Cavitas medullaris] umschließt; sie enthält **Knochenmark** [Medulla osseum] und wird von der **inneren Knochenhaut** [Endosteum] ausgekleidet; die verdickten Endstücke der Röhrenknochen werden als **Epiphyse** bezeichnet; sie haben außen eine dünne Schicht kompakten Knochens [**Substantia corticalis**] und bestehen innen aus **Spongiosabälkchen** [Substantia spongiosa], zwischen denen ebenfalls Knochenmark liegt; als **Metaphyse** wird die kurze Übergangszone zwischen Diaphyse und Epiphyse bezeichnet

Os lunatum (Ⓔ lunate bone): ***Syn:*** *Mondbein, Lunatum*; mondförmiger Handwurzelknochen; *s.u. Handwurzelknochen*

Ossa manus (Ⓔ bones of the hand): ***Syn:*** *Handknochen*; umfasst die Knochen der Handwurzel [Ossa* carpi], der Mittelhand [Ossa* metacarpi] und der Finger [Ossa* digitorum manus]

Ossa membri inferioris (Ⓔ bones of the inferior limb): Knochen der unteren Extremität

Ossa membri superioris (Ⓔ bones of the superior limb): Knochen der oberen Extremität

Ossa metacarpalia: *→Ossa metacarpi*

Ossa metacarpi (Ⓔ metacarpal bones): ***Syn:*** *Mittelhandknochen, Metakarpalknochen, Metacarpalia, Ossa metacarpalia*; fünf Röhrenknochen, die zwischen der distalen Reihe der Handwurzelknochen* [Ossa carpi] und den Grundgliedern der Finger [Ossa* digitorum manus] liegen; man unterscheidet jeweils eine Basis [**Basis ossi metacarpi**], einen Schaft oder Körper [**Corpus ossis metacarpi**] und einen Kopf [**Caput metacarpi**]; die Basis des 1. Mittelhandknochens ist sattelförmig und bildet mit dem Os* trapezium das Grundgelenk des Daumens [Articulatio carpometacarpalis pollicis]

Ossa metatarsalia: *→Ossa metatarsi*

Ossa metatarsi (Ⓔ metatarsal bones): ***Syn:*** *Mittelfußknochen, Metatarsalknochen, Ossa metatarsalia, Metatarsalia*; fünf Röhrenknochen, die zwischen den Fußwurzelknochen [Ossa* tarsi] und den Grundgliedern der Zehen [Ossa* digitorum pedis] liegen; man unterscheidet jeweils eine Basis [**Basis ossi metatarsi**], einen Schaft oder Körper [**Corpus ossis metatarsi**] und einen Kopf [**Caput metatarsi**]; an der Unterseite der Basis des 1. Mittelfußknochens liegt die **Tuberositas ossis metatarsi primi**, an der sich die Sehne des Musculus* peroneus longus befestigt; die **Tuberositas ossis metatarsi quinti** an der Außenseite der Basis des 5. Mittelfußknochens dient der Sehne des Musculus* peroneus brevis als Ansatz

Os multangulum majus: veraltet für *→Os trapezium*

Os multangulum minus: veraltet für *→Os trapezoideum*

Os nasale (Ⓔ nasal bone): ***Syn:*** *Nasenbein*; kleiner, paariger Knochen, der das Dach der Nasenhöhle [Cavitas* nasi] bildet

Os naviculare (Ⓔ navicular bone): ***Syn:*** *Kahnbein, Navikulare*; kahnförmiger Fußwurzelknochen [Ossa* tarsi] an der Innenseite des Fußes; grenzt hinten an das Fersenbein [Calcaneus*], vorne an die drei Keilbeine [Os* cuneiforme mediale, intermedium und laterale] und seitlich an das Würfelbein [Os* cuboideum]; an der deutlich nach medial und oben vorspringenden **Tuberositas ossis navicularis** setzt der Musculus* tibialis posterior an

Os occipitale (Ⓔ occipital bone): ***Syn:*** *Hinterhauptsbein*; den größten Teil der hinteren Schädelgrube [Fossa* cranii posterior] bildender Knochen, an dem drei Teile [Pars lateralis, Pars basilaris, Squama occipitalis] unterschieden werden; umschließt das Foramen* magnum am Übergang der hinteren Schädelgrube in den Wirbelkanal [Canalis* vertebralis]; die **Pars basilaris ossis occipitalis** liegt vor dem Foramen magnum; sie bildet den **Clivus**, die abfallende Rückfläche des Türkensattels [Sella* turcica]; auf ihrer Außenfläche ist das **Tuberculum pharyngeum**, die Ansatzstelle der Raphe* pharyngis
die **Pars lateralis ossis occipitalis** liegt paarig zu beiden Seiten des Foramen magnum; sie trägt die kräftige **Hinterhauptskondyle** [Condylus* occipitalis], die vom **Canalis* nervi hypoglossi** durchbohrt wird; hinter der Kondyle liegt die **Fossa* condylaris** mit dem **Canalis* condylaris**; die **Hinterhauptsschuppe** [Squama occipitalis] hat auf der Außenseite einen tastbaren Vorsprung [**Protuberantia occipitalis externa**] und Knochenleisten [**Crista occipitalis externa, Linea nuchalis suprema, superior, inferior**] an denen Nacken- und Rückenmuskeln ansetzen; die **Protuberantia occipitalis interna** auf der Innenseite liegt der Protuberantia occipitalis externa genau gegenüber; auffällig sind **Sulcus sinus transversi, sigmoidei, occipitalis** und **marginalis**, in denen die entsprechenden venösen Sinus verlaufen

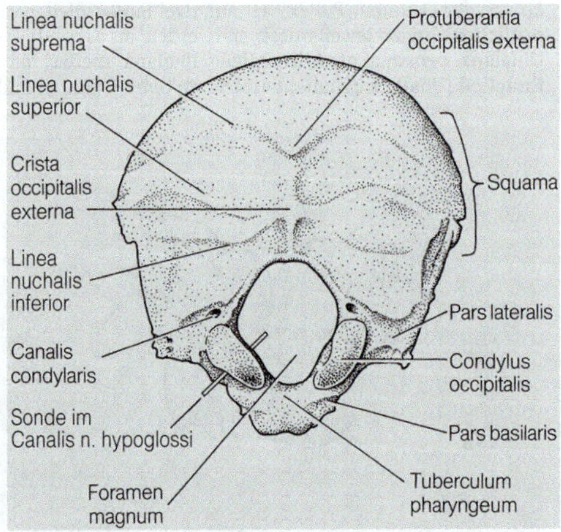

Abb. 025. Os occipitale von unten

Os palatinum: *→Gaumenbein*

Os parietale (Ⓔ parietal bone): ***Syn:*** *Scheitelbein*; viereckige, nach außen konvexe Knochenplatte, an der vier Winkel [**Angulus frontalis, occipitalis, sphenoidalis** und **mastoideus ossis parietalis**] und vier Kanten [**Margo occipitalis, squamosus, sagittalis** und **frontalis ossis parietalis**] unterschieden werden; auf der Innenseite [**Facies interna**] finden sich Furchen für venöse Sinus [**Sulcus sinus sigmoidei, Sulcus sinus sagittalis superior**] und Arterien [**Sulcus arteriae meningeae mediae, Sulci arteriosi**]; auf der Außenseite [**Facies externa**] liegen die **Linea temporalis superior** [Ansatz der Fascia* temporalis], die **Linea temporalis inferior** [Ursprung des Musculus* temporalis] und die Eminentia* parietale

Ossa pedis (Ⓔ bones of the foot): ***Syn:*** *Fußknochen*; umfasst Fußwurzelknochen [Ossa* tarsi], Mittelfußknochen [Ossa* metatarsi] und Zehenknochen [Ossa* digitorum pedis]

Os pisiforme (Ⓔ pisiform bone): ***Syn:*** *Erbsenbein*; erbsenförmiger Handwurzelknochen; *s.u. Handwurzelknochen*

Os planum (Ⓔ flat bone): ***Syn:*** *flacher/platter Knochen*; flache Knochen [z.B. Brustbein, Scheitelbein] bestehen aus einer inneren und einer äußeren kompakten Knochenschicht [**Substantia corticalis**], die eine mehr oder minder dicke Spongiosaschicht [**Substantia spongiosa**] einfassen; z.T. kann die Spongiosa vollkommen fehlen

Os pneumaticum (Ⓔ pneumatic bone): ***Syn:*** *pneumatischer Knochen*; Knochen mit lufthaltigen Zellen oder Hohlräumen [z.B. Os* frontale, Os* ethmoidale]

Os pubis (Ⓔ pubic bone): ***Syn:*** *Schambein, Pubis*; vorderer Teil des Hüftbeins [Os* coxae], der den medialen Teil der Hüftpfanne [Acetabulum*] und des Foramen* obturatum bildet; besteht aus einem **Schambeinkörper** [Corpus ossis pubis] und den beiden **Schambeinästen** [Ramus superior und inferior ossis pubis], die vorne durch die **Schambeinfuge** [Symphysis* pubica] fest miteinander verbunden sind

Os sacrum: *→Kreuzbein*

Os scaphoideum (Ⓔ scaphoid bone): ***Syn:*** *Kahnbein*; kahnförmiger Handwurzelknochen; *s.u. Handwurzelknochen*

Ossa sesamoidea (Ⓔ sesamoid bones): ***Syn:*** *Sesambeine, Sesamknochen*; kleine, in Muskelsehnen eingelagerte Knochen

Os sphenoidale (Ⓔ sphenoid bone): ***Syn:*** *Keilbein, Flügelbein, Wespenbein, Os sphenoidale*; in der Mitte der Schädelbasis liegender Knochen, der eine komplexe Struktur aufweist; besteht aus einem Körper, zwei paarigen Flügeln und dem paarigen **Processus pterygoideus**; der würfelförmige **Keilbeinkörper** [Corpus ossis sphenoidalis] enthält die **Keilbeinhöhle** [Sinus* sphenoidalis]; auf der Rückseite liegt die Sella* turcica, die die Hypophyse* aufnimmt; die Rückseite der Sella turcica [**Dorsum sellae**] läuft in den **Processus clinoideus posterior** aus, an dem das Kleinhirnzelt [Tentorium* cerebelli] ansetzt

der **große Keilbeinflügel** [Ala major ossis sphenoidalis] geht vom Oberrand des Keilbeinkörpers ab; die paarige Knochenplatte ist am Aufbau der mittleren Schädelgrube [Fossa* cranii media] beteiligt; in der Ala major liegen das Foramen* rotundum, Foramen* ovale und Foramen* spinosum; der **kleine Keilbeinflügel** [Ala minor ossis sphenoidalis] ist eine paarige Knochenplatte, die am Aufbau der vorderen Schädelgrube [Fossa* cranii anterior] beteiligt ist; durch die Wurzel der Ala minor zieht der Canalis* opticus, der Schädelgrube und Orbita verbindet; die **Fissura orbitalis superior** zwischen großem und kleinem Keilbeinflügel verbindet Orbita* und mittlere Schädelgrube [Fossa* cranii media]; sie ist Durchtrittsstelle für Nervus* oculomotorius, trochlearis, ophthalmicus und abducens sowie die Vena* ophthalmica superior

der von der Unterfläche des Keilbeinkörpers nach unten abgehende **Processus pterygoideus** besteht aus einer seitlichen und einer medialen Knochenplatte [**Lamina lateralis** und **medialis**] zwischen denen die **Fossa pterygoidea** [Urspungsort des Musculus* pterygoideus medialis] liegt; die **Fossa scaphoidea** ist eine längliche Mulde an der Wurzel der Lamina medialis, von der der Musculus* tensor veli palatini entspringt; an der Wurzel des Processus pterygoideus liegt der **Canalis pterygoideus** für Nervus* petrosus major und minor

Ossa suprasternalia (Ⓔ suprasternal bones): Knöchelchen in den Bändern des Sternoklavikulargelenks [Articulatio* sternoclavicularis]

Ossa suturalia (Ⓔ sutural bones): ***Syn:*** *Schaltknochen, Nahtknochen*; gelegentlich vorkommende Knochen innerhalb der Schädelnähte

Ossa tarsalia: *→Ossa tarsi*

Ossa tarsi (Ⓔ tarsal bones): ***Syn:*** *Fußwurzelknochen, Tarsalknochen, Tarsalia, Ossa tarsalia*; die Fußwurzel besteht aus 7 Knochen: Sprungbein [Talus*], Fersenbein [Calcaneus*], Kahnbein [Os* naviculare], Würfelbein [Os* cuboideum] und den drei Keilbeinen [Os* cuneiforme mediale, intermedium und laterale]

Os temporale (Ⓔ temporal bone): ***Syn:*** *Schläfenbein*; das Schläfenbein besteht aus drei Abschnitten: **Pars petrosa**, die Mittel- und Innenohr enthält, **Pars squamosa**, die am Aufbau des Schädels und der mittleren Schädelgrube beteiligt ist, und **Pars tympanica**, die den äußeren Gehörgang enthält; der untere Teil des **Felsenbeins** [Pars petrosa] ist Teil der äußeren Schädelbasis, der obere Teil liegt an der Grenze zwischen mittlerer und hinterer Schädelgrube; am Felsenbein lassen sich Spitze [Apex partis petrosae], Vorderfläche [Facies anterior], Hinterfläche [Facies posterior], untere Fläche [Facies inferior] und Warzenfortsatz [Processus mastoideus] unterscheiden; die **Felsenbeinspitze** [Apex partis petrosae] enthält den **Canalis caroticus**, die **Canaliculi caroticotympanici** und den **Canalis musculotubarius**

auf der **Vorderfläche** [Facies anterior] erkennt man die **Eminentia arcuata**, die durch den oberen Bogengang hervorgerufen wird; das dünne Dach der Paukenhöhle [**Tegmen tympani**] liegt seitlich davon; im vorderen Teil öffnen sich der **Hiatus canalis nervi petrosi majoris** und **minoris**, die sich in den **Sulcus nervi petrosi majoris** bzw. **minoris** fortsetzen; die Oberkante des Felsenbeins [**Margo superior**]

O

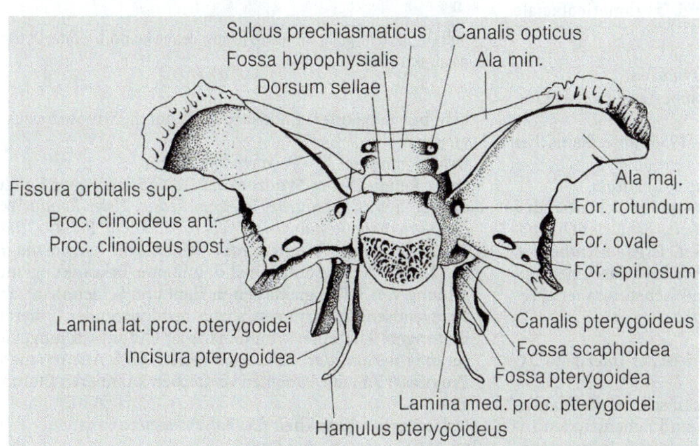

Abb. 026. Os sphenoidale von dorsokranial

trennt Vorderfläche und Rückfläche und bildet die Grenze zwischen mittlerer und hinterer Schädelgrube; auf ihr verläuft der **Sulcus sinus petrosi superior** für den gleichnamigen venösen Sinus; nahe der Felsenbeinspitze befindet sich die **Fossa trigeminalis** für das **Ganglion trigeminale**

in der Mitte der **Hinterfläche** [Facies posterior] liegt die innere Öffnung [**Porus acusticus internus**] des inneren Gehörganges [**Meatus acusticus internus**]; lateral und weiter oben davon liegt die **Fossa subarcuata** und lateral vom Porus die Öffnung des **Canaliculus vestibuli**; von der **unteren Felsenbeinfläche** [Facies inferior] entspringt der **Processus styloideus**, der Ursprungsstelle von Muskeln [Musculus* stylohyoideus, styloglossus, stylopharyngeus] und Bändern [Ligamentum* stylomandibulare, stylohyoideum] ist; hinter dem Processus styloideus liegt das **Foramen stylomastoideum** und ventromedial vor ihm die **Fossa jugularis** mit dem **Canaliculus mastoideus**; der **Processus intrajugularis** unterteilt das **Foramen jugulare** in zwei Abschnitte; der **Warzenfortsatz** [Processus mastoideus] liegt hinter dem äußeren Gehörgang; er enthält zahlreiche schleimhautausgekleidete, lufthaltige Zellen [**Cellulae mastoideae**], die über das Antrum* mastoideum mit der Paukenhöhle* verbunden sind

die **Schläfenbeinschuppe** [Pars squamosa] trägt den **Jochfortsatz** [Processus zygomaticus], der an der Bildung des Jochbogens [Arcus zygomaticus] beteiligt ist; unterhalb des Processus zygomaticus liegt die **Fossa mandibularis**, die die Gelenkfläche [**Facies articularis fossa mandibularis**] für das Kiefergelenk [Articulatio* temporomandibularis] bildet; an der Grenze von Pars petrosa und squamosa liegen die Fissura* petrosquamosa und petrotympanica; der äußere Gehörgang [Meatus acusticus externus] und seine Öffnung [Porus acusticus externus] werden von der **Pars tympanica** umfasst; die **Fissura tympanosquamosa** liegt zwischen Pars tympanica und squamosa und die **Fissura tympamomastoidea** zwischen Pars tympanica und Processus mastoideus

Os trapezium (Ⓔ trapezium bone): ***Syn:*** *großes Vieleckbein*; großer unregelmäßiger Handwurzelknochen; *s.u. Handwurzelknochen*

Os trapezoideum (Ⓔ trapezoid bone): ***Syn:*** *kleines Vieleckbein*; kleiner unregelmäßiger Handwurzelknochen; *s.u. Handwurzelknochen*

Os trigonum (Ⓔ triangular bone): inkonstanter zusätzlicher Fußwurzelknochen

Os triquetrum (Ⓔ triquetral bone): ***Syn:*** *Dreiecksbein*; dreieckiger Handwurzelknochen; *s.u. Handwurzelknochen*

Os zygomaticum (Ⓔ zygomatic bone): ***Syn:*** *Jochbein*; kleiner Knochen, der Processus zygomaticus maxillae und ossis temporalis zum **Jochbogen** [Arcus zygomaticus] ergänzt; seine **Facies orbitalis** bildet einen Teil der Orbitawand, die **Facies temporalis** begrenzt die Fossa temporalis nach vorne; das Jochbein wird vom Foramen* zygomaticoorbitale, zygomaticotemporale und zygomaticofaciale durchzogen

ÖS *Abk.*: Östrogen-Substitution

OSAS *Abk.*: *→ obstruktives Schlafapnoesyndrom*

OSCF *Abk.*: oligomycinempfindlichkeitsübertragender Faktor

OSG *Abk.*: *→ oberes Sprunggelenk*

Osgood: Robert Bayley Osgood; 1873–1956; amerikanischer Orthopäde (Boston)

Osgood-Krankheit *f*: *→ Osgood-Schlatter-Syndrom*

Osgood-Schlatter-Syndrom *nt* (Ⓔ Osgood-Schlatter disease): ***Syn:*** *Schlatter-Osgood-Krankheit, Schlatter-Osgood-Syndrom, Osgood-Schlatter-Krankheit, Osgood-Krankheit, Apophysitis tibialis adolescentium*; ein- oder beidseitige aseptische Nekrose der Tibiaapophyse im Wachstumsalter [Jungen 7–14 Jahre]; **Therapie:** Schonung

OSH *Abk.*: *→ Oberschenkelhals*

Osler: Sir William Osler; 1849–1919; britischer Internist (Oxford, Baltimore)

Osler-Knötchen *pl* (Ⓔ Osler's nodes): schmerzhafte, kleine, rötliche Knötchen v.a. an Finger- und Zehenkuppen sowie im Thenar- und Hypothenargebiet durch Mikroembolien bei subakuter Endokarditis* durch Streptococcus* viridans

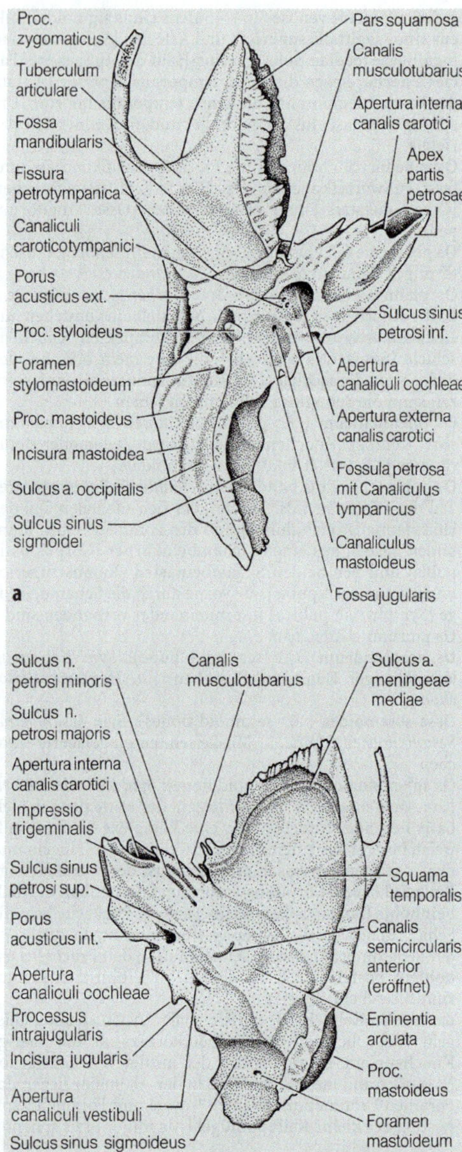

Abb. 027. Os temporale. **a** linkes Os temporale von kaudal, **b** rechtes Os temporale von innen

Osler-Krankheit *f*: *→ Polycythaemia vera*

Osler-Rendu-Weber-Syndrom *nt* (Ⓔ Osler-Weber-Rendu disease): ***Syn:*** *hereditäre Teleangiektasie, Osler-Rendu-Weber-Krankheit, Rendu-Osler-Weber-Krankheit, Rendu-Osler-Weber-Syndrom, Teleangiectasia hereditaria haemorrhagica, Morbus Osler*; autosomal-dominante Erkrankung mit Bildung von Teleangiektasien in Haut und Schleimhaut, arteriovenösen Aneurysmen sowie rezidivierenden inneren Blutungen; **Therapie:** symptomatisch; Blutungsstillung, Laserkoagulation der Teleangiektasien und Aneurysmen; **Prognose:** 5 % der Patienten versterben an inneren Blutungen

Osler-Vaquez-Krankheit *f*: *→ Polycythaemia vera*

Osm *Abk.*: *→ osmotischer Druck*

osm *Abk.*: → *Osmol*
Osm-, osm- *präf.*: → *Osmo-*
OSMED *Abk.*: → *oto-spondylo-megaepiphysäre Dysplasie*
Os|mi|hi|dro|sis *f, pl* **-ses**: → *Bromidrosis*
os|mi|o|phil *adj* (Ⓔ osmiophilic): mit Osmiumtetroxid färbend
os|mi|o|phob *adj* (Ⓔ osmiophobic): nur schwer mit Osmiumsalzen anfärbbar
Os|mi|um *nt* (Ⓔ osmium): Metall der Platingruppe; Osmiumsalze werden als Färbemittel in der Histologie verwendet
Osmo-, osmo- *präf.*: Wortelement mit der Bedeutung **1.** „Geruch/Geruchssinn/Riechen" **2.** „Osmose"
Os|mo|di|u|re|ti|kum *nt, pl* **-ka** (Ⓔ osmotic diuretic): osmotisches Diuretikum*
Os|mol *nt* (Ⓔ osmol): Einheit für die Stoffmenge gelöster Teilchen; 1 Osmol = $6{,}022169 \times 10^{23}$ gelöste Teilchen
Os|mo|la|li|tät *f* (Ⓔ osmolality): Menge gelöster Teilchen pro Kilogramm Wasser; angegeben in Osmol/kg Wasser
Os|mo|la|ri|tät *f* (Ⓔ osmolarity): Menge gelöster Teilchen pro Liter Wasser; angegeben in Osmol/l Wasser
Os|mo|la|xans *nt, pl* **-xan|zi|en, —xan|ti|en** (Ⓔ osmotic laxative): *s.u. Abführmittel*
Os|mo|lo|gie *f* (Ⓔ osmology): ***Syn:*** *Osphresiologie*; Lehre vom Geruchssinn
Os|mo|me|ter *nt* (Ⓔ osmometer): Gerät zur Bestimmung des osmotischen Drucks
Os|mo|me|trie *nt* (Ⓔ osmometry): Bestimmung des osmotischen Drucks
os|mo|phil *adj* (Ⓔ osmophilic): mit besonderer Affinität für Osmium(verbindungen)
os|mo|phob *adj*: → *olfaktophob*
Os|mo|pho|bie *f*: → *Olfaktophobie*
Os|mo|re|gu|la|ti|on *f* (Ⓔ osmoregulation): Steuerung des Wasser- und Elektrolythaushaltes
os|mo|re|gu|la|to|risch *adj* (Ⓔ osmoregulatory): Osmoregulation betreffend
Os|mo|re|zep|to|ren *pl* (Ⓔ osmoreceptors): ***Syn:*** *osmorezeptive Sensoren*; Rezeptoren, die auf Veränderungen des osmotischen Druckes oder der Osmolalität ansprechen; sie befinden sich im Hypothalamus* und wahrscheinlich auch im Pfortaderbereich, und lösen bereits bei einer Änderung um 1–2 % ein Durstgefühl aus bzw. führen zu einer vermehrten oder verminderten ADH-Sekretion
Os|mo|se *f* (Ⓔ osmosis): Wanderung von Flüssigkeitsmolekülen durch eine (semipermeable) Membran, die Lösungen mit unterschiedlicher Konzentration eines Stoffes trennt, bis zum Konzentrationsausgleich
Os|mo|the|ra|pie *f* (Ⓔ osmotherapy): intravenöse Infusion hyperosmolarer Lösungen zur Erhöhung des osmotischen Drucks im Kreislauf; *s.a. Onkotherapie 2.*
os|mo|tisch *adj* (Ⓔ osmotic): Osmose betreffend, von ihr betroffen oder gekennzeichnet, durch sie bedingt, auf ihr beruhend
Ösophag-, ösophag- *präf.*: → *Ösophago-*
ö|so|pha|ge|al *adj* (Ⓔ esophageal): ***Syn:*** *ösophagisch*; Speiseröhre/Ösophagus betreffend
Ö|so|pha|ge|al|kar|di|o|gramm *nt*: → *Ösophaguskardiogramm*
Ö|so|pha|gek|to|mie *f* (Ⓔ esophagectomy): ***Syn:*** *Speiseröhrenentfernung, Speiseröhrenresektion, Ösophagusresektion*; operative Entfernung der Speiseröhre [Ösophagus]; in der Regel handelt es sich um eine subtotale Resektion, da versucht wird, die proximalen und distalen Abschnitte zu erhalten; bei der **Standardösophagektomie** erfolgt nur eine subtotale Resektion der Speiseröhre; werden auch die regionalen Lymphknoten entfernt, spricht man von **En-bloc-Ösophagektomie;** die Rekonstruktion der Speisepassage erfolgt durch Interposition von Magen oder Kolon, Dünndarminterponate werden nur selten verwendet; *s.a. Ösophagusplastik*

transmediastinale Ösophagektomie (Ⓔ transmediastinal esophagectomy): Ösophagektomie, bei der über zwei Zugänge [zervikal und abdominal] eine stumpfe Ablösung der Speiseröhre erfolgt
ö|so|pha|gisch *adj*: → *ösophageal*
Ö|so|pha|gi|tis *f, pl* **-ti|den** (Ⓔ esophagitis): ***Syn:*** *Speiseröh-*

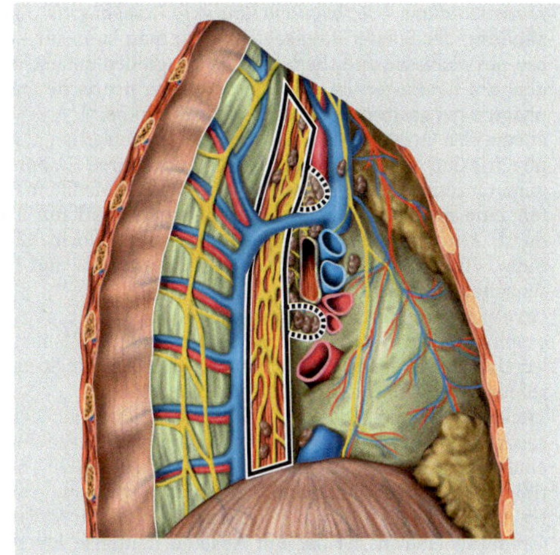
Abb. O28. Resektionsausmaß bei Standardösophagektomie

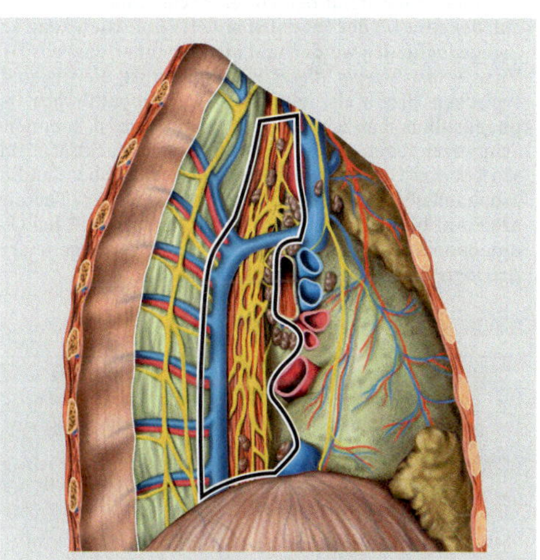
Abb. O29. Resektionsausmaß bei En-bloc-Ösophagektomie

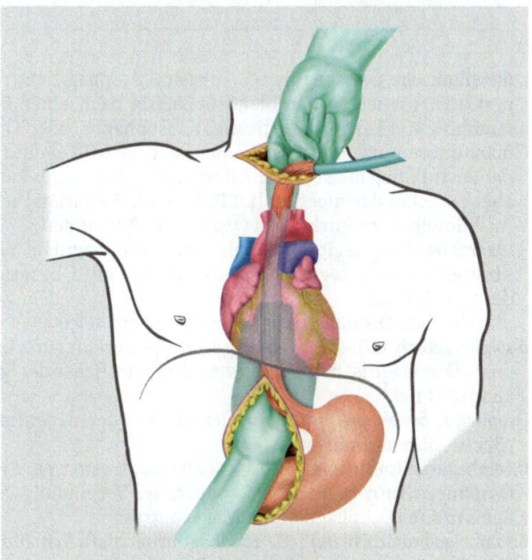
Abb. O30. Transmediastinale Ösophagektomie

renentzündung, Ösophagusentzündung, Oesophagitis; Entzündung der Speiseröhrenschleimhaut; man kann infektiöse, physikalische und chemische Ösophagitiden unterscheiden; am häufigsten ist aber die chronisch peptische Ösophagitis bei gastroösophagealer Refluxkrankheit*

chemische Ösophagitis (Ⓔ chemical esophagitis): Ösophagitis durch Verätzung mit Laugen oder Säuren [Ösophagusverätzung*] oder durch Einwirkung von Medikamenten; eine **medikamentös induzierte Ösophagitis** kann u.a. durch Antibiotika [v.a. Tetracycline], Kaliumchlorid, Chinidin, Vitamin C, nicht-steroidale Antiphlogistika und Eisensulfat verursacht werden

chronisch peptische Ösophagitis (Ⓔ chronic peptic esophagitis): ***Syn:*** *Refluxösophagitis*; Entzündung des distalen Ösophagus durch Reflux* von Magensaft in die Speiseröhre; *s.a. gastroösophageale Refluxkrankheit*

infektiöse Ösophagitis (Ⓔ infectious esophagitis): beim gesunden Kind oder Erwachsenen selten; bei älteren Patienten und Patienten mit geschwächter Immunabwehr [Antibiotika- oder Steroidbehandlung, Mangelernährung] relativ häufig, insbesondere bei Patienten mit HIV-Infektion; Candida* albicans ist der mit Abstand häufigste Erreger [Candidaösophagitis*], gefolgt von Zytomegalievirus* und Herpes-simplex-Virus*; bakterielle und parasitäre Infektionen treten meist nur bei schwerer Schleimhautschädigung auf; bei etwa 1/3 der Patienten mit HIV-Infektion kann kein Erreger gefunden werden und man vermutet, dass das HIV-Virus selbst Erreger dieser Entzündung ist, die wegen der typischen Ulzera als **aphthöses** oder **idiopathisches Ösophagusulkus** bezeichnet wird; **Klinik:** meist brennende Schmerzen beim Schlucken, die durch Fruchtsäfte oder säurehaltige Getränke verschlimmert werden; bei Candidaösophagitis* besteht fast immer ein Mundsoor*; **Therapie:** orale Antibiotika; Fluconazol* oder Itraconazol* bei Candidaösophagitis, Ganciclovir* bei Zytomegalievirus, Aciclovir* bei Herpes-simplex-Virus

Tab. 031. Häufige Erreger der infektiösen Ösophagitis

Pilze	Candida albicans, Candida species, Candida glabrata, Cryptococcus neoformans, Histoplasma capsulatum (nur bei entsprechender Epidemiologie), Mucor, Aspergillus sp.
Viren	Zytomegalievirus (CMV), Herpes-simplex-Virus (HSV), Epstein-Barr-Virus (EBV), Varicella-Zoster-Virus (VZV), Human-immunodeficiency-Virus (HIV), Papovavirus
Bakterien	Betahämolytische Streptokokken, Lactobacillus, Nocardia, Actinomyces, atypische Mykobakterien, Mycobacterium tuberculosis
Protozoen	Kryptosporidien, Pneumocystis carinii, Leishmania donovani

physikalische Ösophagitis (Ⓔ physical esophagitis): tritt praktisch immer als **Strahlenösophagitis** nach einer Bestrahlung von Lungen-, Mediastinal-, Ösophagus- oder Thymustumoren auf; die Entzündung heilt nach Beendigung der Bestrahlung meist innerhalb von 2–7 Tagen aus; es kann aber zu Sekundärinfektion [i.d.R. Candida* albicans] und Ausbildung einer infektiösen Ösophagitis* kommen

ulzerative Ösophagitis (Ⓔ ulcerative esophagitis): ***Syn:*** *ulzerierende Ösophagitis*; Refluxösophagitis mit Ulzeration der Schleimhaut

ulzerierende Ösophagitis: *→ ulzerative Ösophagitis*

ölsolphalgiltisch *adj* (Ⓔ esophagitic): Speiseröhrenentzündung/Ösophagitis betreffend, von ihr betroffen oder gekennzeichnet

Ösophago-, ösophago- *präf.:* Wortelement mit der Bedeutung „Speiseröhre/Ösophagus"

Ölsolphalgolanltrolstolmie *f* (Ⓔ esophagoantrostomy): ***Syn:*** *Ösophagus-Antrum-Anastomose*; operative Verbindung von Speiseröhre [Ösophagus] und Magenantrum

ölsolphalgolbronlchilal *adj* (Ⓔ esophagobronchial): ***Syn:*** *bronchoösophageal*; Speiseröhre und Bronchus/Bronchien betreffend oder verbindend

Ölsolphalgolduloldelnolstolmie *f* (Ⓔ esophagoduodenostomy): ***Syn:*** *Ösophagus-Duodenum-Fistel, Ösophagus-Duodenum-Anastomose*; operative Verbindung von Speiseröhre [Ösophagus] und Zwölffingerdarm [Duodenum]

Ölsolphalgoldylnie *f* (Ⓔ esophagodynia): Speiseröhrenschmerz, Ösophagusschmerz

Ölsolphalgolenltelrolstolmie *f* (Ⓔ esophagoenterostomy): ***Syn:*** *Ösophagus-Darm-Fistel, Ösophagus-Darm-Anastomose*; operative Verbindung von Speiseröhre [Ösophagus] und Darm

Ölsolphalgolfunldolpelxie *f* (Ⓔ esophagofundopexy): Anheftung des Magenfundus an den Endabschnitt der Speiseröhre

Ölsolphalgolfunldolphrelnolpelxie *f* (Ⓔ esophagofundophrenopexy): Anheftung des Magenfundus an den Endabschnitt der Speiseröhre und das Zwerchfell

ölsolphalgolgasltral *adj* (Ⓔ esophagogastric): ***Syn:*** *gastroösophageal*; Speiseröhre und Magen/Gaster betreffend oder verbindend

Ölsolphalgolgasltrekltolmie *f* (Ⓔ esophagogastrectomy): operative Entfernung von Speiseröhre [Ösophagus] und Magen [Gaster]

Ölsolphalgolgasltrolplasltik *f* (Ⓔ esophagogastroplasty): ***Syn:*** *Kardiaplastik, Kardioplastik*; Erweiterungsplastik der Kardia*, z.B. Kardiomyotomie*

Ölsolphalgolgasltrolskolpie *f* (Ⓔ esophagogastroscopy): endoskopische Untersuchung von Speiseröhre und Magen

Ölsolphalgolgasltrolstolmie *f* (Ⓔ esophagogastrostomy): ***Syn:*** *Ösophagus-Magen-Fistel, Speiseröhren-Magen-Fistel, Speiseröhren-Magen-Anastomose*; operative Verbindung von Speiseröhre [Ösophagus] und Magen [Gaster]

Ölsolphalgolgramm *nt* (Ⓔ esophagogram): Röntgenkontrastaufnahme der Speiseröhre

Ölsolphalgolgralphie *f* (Ⓔ esophagography): ***Syn:*** *Ösophagografie*; Röntgenkontrastdarstellung* der Speiseröhre; meist wird Bariumsulfat* als Brei geschluckt; bei Verdacht auf Perforation* oder Missbildungen werden wasserlösliche Kontastmittel eingesetzt

Ölsolphalgoljeljulnolgasltrolstolmie *f* (Ⓔ esophagojejunogastrostomy): operative Verbindung von Speiseröhre [Ösophagus], Jejunum* und Magen [Gaster]

Ölsolphalgoljeljulnolplasltik *f* (Ⓔ esophagojejunoplasty): Speiseröhrenersatz [Ösophagusplastik*] mit Jejunuminterposition

Ölsolphalgoljeljulnolstolmie *f* (Ⓔ esophagojejunostomy): ***Syn:*** *Ösophagus-Jejunum-Fistel, Ösophagus-Jejunum-Anastomose*; operative Verbindung von Speiseröhre [Ösophagus] und Jejunum

ölsolphalgolkarldilal *adj* (Ⓔ cardioesophageal): Speiseröhre und Magenmund/Kardia betreffend oder verbindend

Ölsolphalgolkarldilolmylolltolmie *f.:* *→ Heller-Operation*

Ölsolphalgolkollolgasltrolstolmie *f* (Ⓔ esophagocologastrostomy): operative Verbindung von Speiseröhre [Ösophagus], Kolon und Magen

Ölsolphalgolkollolplasltik *f* (Ⓔ esophagocoloplasty): Speiseröhrenersatz [Ösophagusplastik*] mit Koloninterposition

Ölsolphalgollalrynlgeklltolmie *f* (Ⓔ esophagolaryngectomy): operative Entfernung von Speiseröhre [Ösophagus] und Kehlkopf [Larynx]

Ölsolphalgolmylolltolmie *f* (Ⓔ esophagomyotomy): Längsdurchtrennung der Speiseröhrenmuskulatur

Ölsolphalgolölsolphalgolstolmie *f* (Ⓔ esophagoesophagostomy): operative Verbindung von zwei Speiseröhrenabschnitten nach Entfernung des Zwischenstücks

ölsolphalgolphalrynlgelal *adj* (Ⓔ pharyngoesophageal): ***Syn:*** *pharyngoösophageal*; Speiseröhre und Rachen/Pharynx und betreffend

Ölsolphalgolskop *nt* (Ⓔ esophagoscope): Endoskop* für die Ösophagoskopie*

Ölsolphalgolskolpie *f* (Ⓔ esophagoscopy): ***Syn:*** *Speiseröhrenspiegelung*; endoskopische Untersuchung der Speiseröhre

Ölsolphalgolspaslmus *m* (Ⓔ esophagospasm): ***Syn:*** *Speiseröhrenkrampf, Ösophaguskrampf, Ösophagusspasmus*; Krämpfe der Speiseröhrenmuskulatur bei Störungen der Motilität, insbesondere bei Kardiaachalasie* und als idiopathischer diffuser Ösophagospasmus*

idiopathischer diffuser Ösophagospasmus (Ⓔ idiopathic

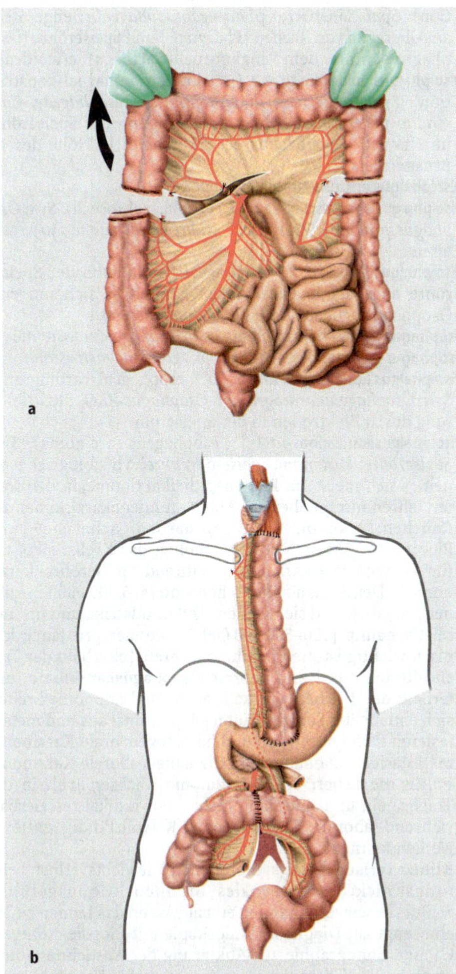

Abb. O32. Ösophagokoloplastik. Speiseröhrenersatz durch Interposition eines Kolonabschnitts

diffuse esophagospasm): ätiologisch ungeklärte Motilitätsstörung mit intermittierender Dysphagie*, die durch Aufregung oder hastiges Essen verschlechtert wird; es kommt zur Ausbildung von Pseudodivertikeln und dem radiologischen Bild eines **Korkenzieherösophagus**; findet man extrem hohe Druckwerte der peristaltischen Kontraktionen [mehr als 180 mm Hg], spricht man von **Nussknackerösophagus**; **Therapie**: konservativ, Buscopan i.v. oder Nitropräparate sublingual zur Kuppierung der Anfälle, evtl. Myotomie

Ö|so|pha|go|ste|no|se *f* (Ⓔ esophagostenosis): ***Syn:*** *Ösophagusstenose, Speiseröhrenstenose*; angeborene oder erworbene Speiseröhrenverengerung mit Schluckbeschwerden; häufig Komplikation einer Refluxösophagitis*

Ö|so|pha|go|sto|mie *f* (Ⓔ esophagostomy): ***Syn:*** *Speiseröhrenfistelung*; Anlegen einer äußeren Speiseröhrenfistel

Ö|so|pha|go|to|mie *f* (Ⓔ esophagotomy): ***Syn:*** *Oesophagotomia, Speiseröhrenschnitt*; operative Eröffnung der Speiseröhre von außen [**Oesophagotomia extena**] oder als **endoskopische Ösophagotomie** von innen [**Oesophagotomia interna**]

ö|so|pha|go|tra|che|al *adj* (Ⓔ esophagotracheal): ***Syn:*** *tracheoösophageal*; Speiseröhre und Luftröhre/Trachea betreffend oder verbindend

Ösophago-Trachealer-Combitube *m* (Ⓔ esophagotracheal combitube): *s.u. Essay Verfahren zur Sicherung der Atemwege S. 1533*

Ö|so|pha|go|tra|che|al|fis|tel *f* (Ⓔ esophagotracheal fistula): ***Syn:*** *Tracheoösophagealfistel, Ösophagus-Trachea-Fistel*; angeborene [Ösophagusatresie*] oder erworbene Fistel zwischen Speiseröhre und Luftröhre

Ö|so|pha|go|ze|le *f* (Ⓔ esophagocele): ***Syn:*** *Speiseröhrenbruch*; Aussackung der Speiseröhre durch einen Schleimhautdefekt

Ö|so|pha|gus *m*: *→Oesophagus*

Ö|so|pha|gus|ab|lei|tung *f*: *→Ösophagus-Elektrokardiographie*

Ö|so|pha|gus|a|cha|la|sie *f*: *→Achalasie 2.*

Ö|so|pha|gus|a|no|ma|lie *f* (Ⓔ esophageal anomaly): angeborene Fehlbildung der Speiseröhre; *s.a. Ösophagusatresie*

Ösophagus-Antrum-Anastomose *f*: *→Ösophagoantrostomie*

Ö|so|pha|gus|a|pla|sie *f* (Ⓔ esophagus aplasia): ***Syn:*** *Speiseröhrenaplasie*; angeborenes Fehlen der Speiseröhre; *s.a. Ösophagusatresie*

Ö|so|pha|gus|a|tre|sie *f* (Ⓔ esophageal atresia): ***Syn:*** *Speiseröhrenatresie*; angeborener Verschluss der Speiseröhre; nach der Einteilung von Vogt [*s.a. Abb. O34*] unterscheidet man sechs Formen, von denen die Form mit einer unteren Ösophagotrachealfistel* am häufigsten ist; **Klinik**: meist besteht ein Hydramnion*, schaumiger Speichel vor Mund und Nase, zunehmende Dyspnoe*,

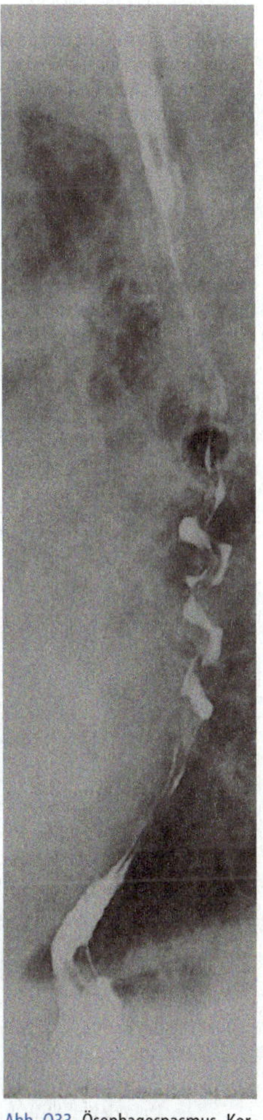

Abb. O33. Ösophagospasmus. Korkenzieherösophagus

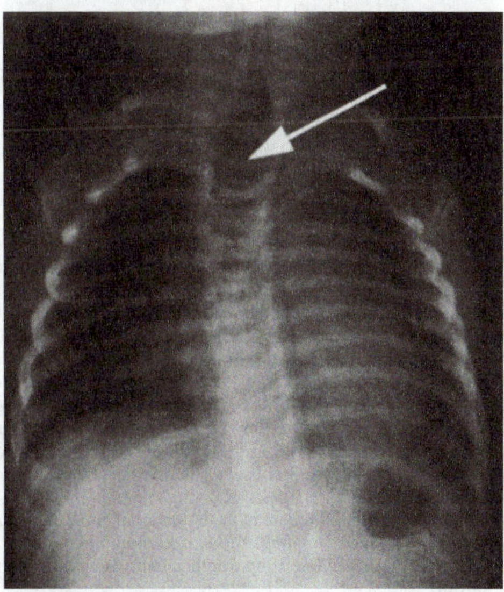

Abb. O34. Neugeborenes mit Ösophagusatresie Vogt IIIb

Zyanose* und Asphyxie*; Aspirationspneumonie* ist eine häufige Komplikation; oft finden sich noch andere Fehlbildungen [Herz, Urogenitaltrakt, Rippen oder Wirbelkörper] oder Atresien [Duodenal-, Rektumatresie]; **Diagnose**: Sondierung des Ösophagus, Thoraxröntgen [wegen der Aspirationsgefahr ohne Kontrastmittel!]; **Therapie**: rechtsseitige Thorakotomie und End-zu-End-Anastomose der Ösophagusstümpfe oder Ösophagusplastik*

Ö|so|pha|gus|blu|tung *f* (Ⓔ esophageal bleeding): die häufigsten Ursachen von Blutungen der Speiseröhre sind Ösophagusvarizen* und Mallory*-Weiss-Syndrom

Ösophagus-Darm-Anastomose *f*: → *Ösophagoenterostomie*

Ösophagus-Darm-Fistel *f*: → *Ösophagoenterostomie*

Ö|so|pha|gus|di|ver|ti|kel *nt* (Ⓔ esophageal diverticulum): ***Syn***: *Speiseröhrendivertikel*; Speiseröhrendivertikel sind entweder Pulsionsdivertikel* [Zenker*-Divertikel, epiphrenisches Divertikel*] oder Traktionsdivertikel* in Höhe der Trachealbifurkation [parabronchiales Divertikel*]

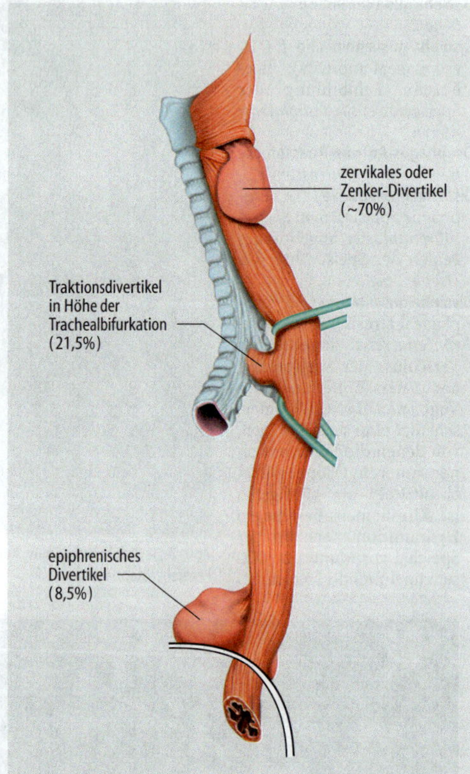

Abb. O35. Ösophagusdivertikel. Lokalisation und Häufigkeit

Ösophagus-Duodenum-Anastomose *f*: → *Ösophagoduodenostomie*

Ösophagus-Duodenum-Fistel *f*: → *Ösophagoduodenostomie*

Ösophagus-EKG *nt*: → *Ösophaguskardiogramm*

Ö|so|pha|gus|ek|ta|sie *f* (Ⓔ esophagectasia): ***Syn***: *Speiseröhrendehnung, Speiseröhrendilatation, Speiseröhrenektasie*; angeborene oder erworbene Erweiterung der Speiseröhre; kann auf einzelne Abschnitte beschränkt sein oder die gesamte Speiseröhre betreffen; im Kontraströntgenbild erscheint die Erweiterung spindel-, zylinder- oder korkenzieherförmig; **Ursachen**: Stenose, Achalasie, Obstruktion von innen oder außen

Ösophagus-Elektrokardiographie *f* (Ⓔ esophageal electrocardiography): ***Syn***: *Ösophagus-Elektrokardiografie, Ösophagusableitung*; EKG-Ableitung durch Elektroden in der Speiseröhre

Ö|so|pha|gus|en|ge, o|be|re *f* (Ⓔ upper esophageal constriction): ***Syn***: *Constrictio pharyngooesophagealis*; enge Stelle am Übergang von Rachen [Pharynx*] und Speiseröhre [Ösophagus*] hinter dem Ringknorpel [Cartilago* cricoidea]

Ö|so|pha|gus|en|ge, un|te|re *f* (Ⓔ lower esophageal constriction): ***Syn***: *Constrictio diaphragmatica oesophageae, Constrictio phrenica oesophageae*; Einengung der Speiseröhre im Hiatus* oesophageus des Zwerchfells in Höhe des 10. Brustwirbels

Ö|so|pha|gus|ent|zün|dung *f*: → *Ösophagitis*

Ö|so|pha|gus|er|satz|stim|me *f* (Ⓔ esophageal speech): ***Syn***: *Ösophagussprache, Rülpssprache, Ruktussprache*; *s.u. Laryngektomie*

Ö|so|pha|gus|fis|tel *f* (Ⓔ esophageal fistula): von der Speiseröhre ausgehende Fistel; meist handelt es sich um eine Ösophagotrachealfistel*; *s.a. Ösophagusatresie*

Ösophagus-Jejunum-Anastomose *f*: → *Ösophagojejunostomie*

Ösophagus-Jejunum-Fistel *f*: → *Ösophagojejunogastrostomie*

Ö|so|pha|gus|kar|di|o|gramm *nt* (Ⓔ esophageal cardiogram): ***Syn***: *Ösophagealkardiogramm, Ösophagus-EKG*; EKG-Ableitung durch Elektroden in der Speiseröhre

Ö|so|pha|gus|kar|zi|nom *nt* (Ⓔ esophageal carcinoma): ***Syn***: *Speiseröhrenkarzinom, Speiseröhrenkrebs*; histologisch handelt es sich meist um Plattenepithelkarzinome, in den letzten Jahren nimmt aber der Anteil an Adenokarzinomen zu; Rauchen, Alkohol, Verätzungsnarben, Achalasie* und Plummer*-Vinson-Syndrom erhöhen das Krebsrisiko, v.a. für Plattenepithelkarzinome; während Speiseröhrenkarzinome in Deutschland eher selten sind [4–5:100.000 Einwohner pro Jahr], sind sie in Asien, Chile, Südafrika und im Iran relativ häufig [100–500:100.000 Einwohner pro Jahr]; klinisch wichtig ist die Einteilung in **orale** [oberhalb der Trachealbifurkation] und **aborale Ösophaguskarzinome** [unterhalb der Trachealbifurkation]; beide Karzinome breiten sich entlang der Schleimhaut nach proximal aus und metastasieren früh lymphogen und hämatogen; orale Karzinome metastasieren hämatogen in die Lunge, aborale Karzinome v.a. in die Leber; orale Karzinome wachsen früh in die Trachea ein und sind dann nicht mehr radikal resezierbar, während aborale Karzinome i.d.R. vollständig entfernt werden können

Klinik: verläuft lange symptomarm [Gewichtsverlust, Leistungsknick, retrosternales Brennen, Globusgefühl]; Schluckbeschwerden treten erst auf, wenn das Lumen zu 2/3 eingeengt ist; **Diagnose**: Endoskopie mit Biopsie, Röntgen, CT und Sonographie zur Abklärung der Ausdehnung und Operabilität; **Therapie**: Ösophagektomie*; bei nicht-resezierbaren Tumoren Einlage eines Kunststoff- oder Drahttubus oder Tumorvaporisierung mit dem Laser; perkutane Strahlenbehandlung und Chemotherapie sind ebenfalls palliativ wirksam; **Prognose**: bei Ösophagektomie mit totaler Resektion liegt die 5-Jahresüberlebensrate bei 40 %, bei partieller Tumorentfernung bei 20 %; *s.a. Barrett-Karzinom*

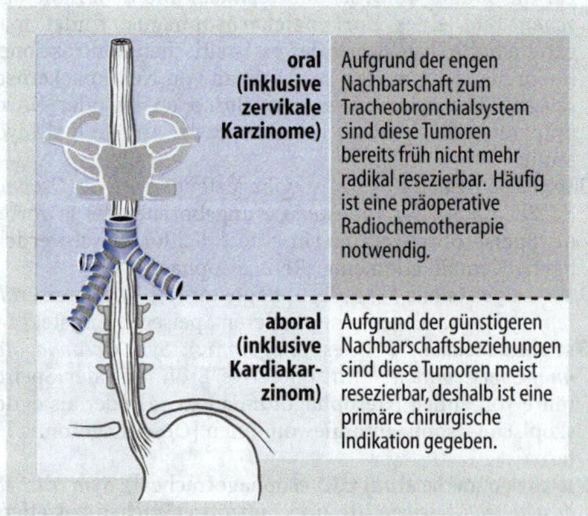

Abb. O36. Topographisch-anatomische Klassifikation der Ösophaguskarzinome

O

Ö|so|pha|gus|ky|mo|gra|phie *f* (Ⓔ esophageal kymography): ***Syn:*** *Ösophaguskymografie*; veraltete Methode, die auf dem Prinzip der Flächenkymographie* beruht

Ösophagus-Magen-Fistel *f:* → *Ösophagogastrostomie*

Ö|so|pha|gus|ma|no|me|trie *f* (Ⓔ esophageal manometry): Ösophagusdruckmessung

Ö|so|pha|gus|mund *m* (Ⓔ upper esophageal sphincter): ***Syn:*** *oberer Ösophagussphinkter*; von der Ringmuskulatur der Speiseröhrenschleimhaut und der Pars cricopharyngea des Musculus* constrictor pharyngis gebildete Enge am oberen Eingang der Speiseröhre [Oesophagus*], die beim Aufstoßen hörbar aufgedehnt wird; öffnet sich beim Schluckakt für ca. 1 Sekunde

Ö|so|pha|gus|mün|dung *f* (Ⓔ cardiac opening): ***Syn:*** *Speiseröhreneinmündung, Ostium cardiacum*; Einmündung der Speiseröhre im Bereich der Pars* cardiaca des Magens

Ö|so|pha|gus|my|ko|se *f* (Ⓔ esophagomycosis): ***Syn:*** *Speiseröhrenmykose*; Pilzerkrankung der Speiseröhre; selten; am häufigsten durch Candida* albicans [Candidaösophagitis*]

Ö|so|pha|gus|plas|tik *f* (Ⓔ esophagoplasty): ***Syn:*** *Speiseröhrenersatz*; plastische Operation zur Wiederherstellung der Speiseröhre nach (Teil-)Resektion; am einfachsten, und deshalb am häufigsten durchgeführt, ist der Ersatz durch den Magen, wobei dieser meist in einen Schlauch umgewandelt wird; das Kolon ist das Interponat der 2. Wahl, freie Dünndarminterponate werden nur selten verwendet

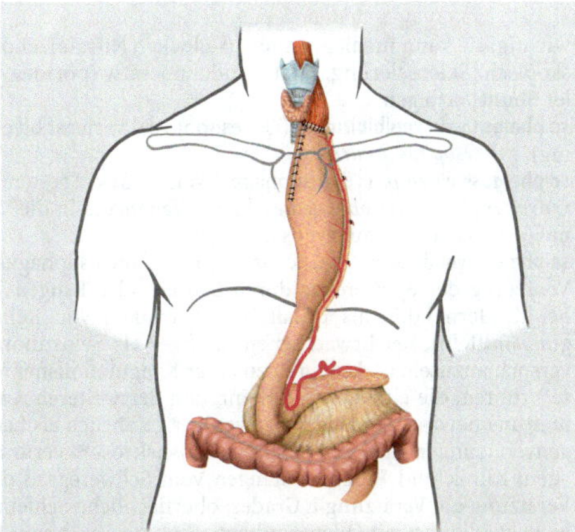

Abb. O37. Speiseröhrenersatz durch Interposition eines Magenschlauchs

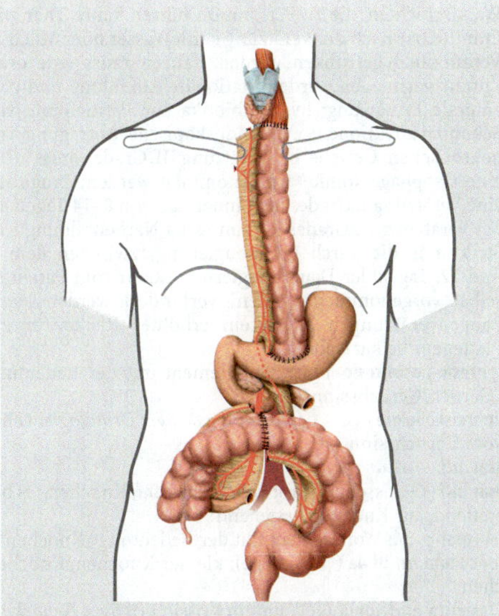

Abb. O38. Speiseröhrenersatz durch Interposition eines Kolonabschnitts

Ö|so|pha|gus|re|sek|ti|on *f:* → *Ösophagektomie*

Ö|so|pha|gus|ring, un|te|rer *m:* → *Schatzki-Ring*

Ö|so|pha|gus|rup|tur *f* (Ⓔ esophageal rupture): meist großflächige Ruptur der Ösophaguswand an einem Ort des geringsten Widerstandes; umschriebene, lokale Defekte werden als Ösophagusperforation bezeichnet; die meisten Ösophagusrupturen sind traumatisch bedingt, klinisch wichtig ist aber auch die Ösophagusspontanruptur*; die **Klinik** ist durch die Entwicklung eines Mediastinalemphysems* gekennzeichnet; in kurzer Zeit kommt es zur Entwicklung von Allgemeinsymptomen mit Dyspnoe*, Zyanose* und Kreislaufkollaps; die **Diagnose** stützt sich auf Anamnese, Klinik und Röntgenaufnahmen, die einen Kontrastmittelaustritt oder das Mediastinalemphysem zeigen; die **Therapie** ist immer operativ; die Ruptur wird verschlossen, u.U. muss eine Ösophagektomie* durchgeführt werden; die **Prognose** hängt vom Ausmaß der Ruptur und der Begleitverletzungen sowie dem Zeitpunkt der Operation ab; bei Operation innerhalb der ersten 24 Stunden liegt die Letalität bei 25 %, später steigt sie schnell auf 60–100 % an

emetogene/postemetische/spontane Ösophagusruptur: → *Ösophagusspontanruptur*

Ö|so|pha|gus|schleim|haut *f* (Ⓔ esophageal mucosa): ***Syn:*** *Speiseröhrenschleimhaut, Tunica mucosa oesophageae*; die Speiseröhrenschleimhaut ist von unverhorntem Plattenepithel überzogen; ihre Muskelschicht [**Lamina muscularis mucosae**] passt das Schleimhautrelief beim Schluckakt dem Inhalt der Speiseröhre an; die **Glandulae oesophageae** halten mit ihrem Schleim die Oberfläche der Speiseröhre gleitfähig

Ö|so|pha|gus|schmerz *m* (Ⓔ esophagodynia): ***Syn:*** *Ösophagodynie*; Speiseröhrenschmerz

Ö|so|pha|gus|spas|mus *m:* → *Ösophagospasmus*

Ö|so|pha|gus|sphink|ter *m* (Ⓔ esophageal sphincter): Bezeichnung für den oberen und unteren Verschlussmechanismus der Speiseröhre im Bereich der ersten [**oberer Ösophagussphinkter** oder **Ösophagusmund***] und dritten Ösophagusenge [**unterer Ösophagussphinkter**]; im Bereich der unteren Ösophagusenge besteht die innere Muskelschicht aus zwei schrägen, gegenläufigen Spiraltouren, die einen Reflux aus dem Magen verhindern; beim Schlucken kontrahiert sich die Muskelschicht und öffnet das Lumen [Wringverschluss]

Ö|so|pha|gus|spon|tan|rup|tur *f* (Ⓔ spontaneous esophageal rupture): ***Syn:*** *spontane/emetogene/postemetische Ösophagusruptur; Boerhaave-Syndrom*; durch heftiges Erbrechen verursachte Ruptur der Speiseröhrenwand; die Läsionen finden sich in mehr als 95 % der Fälle dorsolateral links im Bereich des Zwerchfelldurchtritts; Männer sind häufiger betroffen als Frauen; die **Klinik** ist durch die Entwicklung eines Mediastinalemphysems* gekennzeichnet; in kurzer Zeit kommt es zu Allgemeinsymptomen mit Dyspnoe*, Zyanose* und Kreislaufkollaps; die **Diagnose** stützt sich auf Anamnese, Klinik und Röntgenaufnahmen, die einen Kontrastmittelaustritt oder das Mediastinalemphysem zeigen; die **Therapie** ist immer operativ; die Ruptur wird verschlossen, u.U. muss eine Ösophagektomie* durchgeführt werden; die **Prognose** hängt vom Ausmaß der Ruptur und dem Zeitpunkt der Operation ab; bei Operation innerhalb der ersten 24 Stunden liegt die Letalität bei 25 %, später steigt sie schnell auf 60–100 % an

Ö|so|pha|gus|spra|che *f* (Ⓔ esophageal speech): Ösophagusersatzstimme; *s.u. Laryngektomie*

Ö|so|pha|gus|ste|no|se *f:* → *Ösophagostenose*

Ösophagus-Trachea-Fistel *f:* → *Ösophagotrachealfistel*

Ö|so|pha|gus|ul|kus *nt, pl* **-ul|ze|ra** (Ⓔ esophageal ulcer): ***Syn:*** *Speiseröhrenulkus*; meist durch Medikamente oder Reflux [gastroösophageale Refluxkrankheit*] verursachte Geschwürbildung der Speiseröhrenschleimhaut; *s.a. chemische Ösophagitis, Barrett-Ulkus, Abb. O39*

aphthöses Ösophagusulkus (Ⓔ aphthous ulcer): ***Syn:*** *idio-*

O

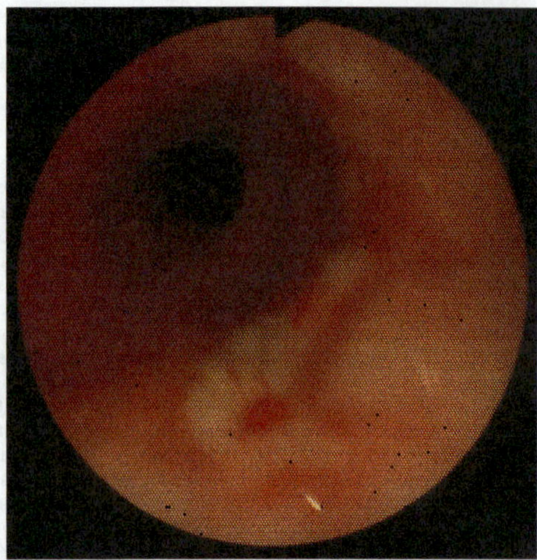

Abb. 039. Ösophagusulkus. Barret*-Ulkus an der Grenze von Platten- und Zylinderepithel

pathisches Ösophagusulkus; *s.u. infektiöse Ösophagitis*

idiopathisches Ösophagusulkus (Ⓔ idiopathic esophageal ulcer): *s.u. infektiöse Ösophagitis*

Ö|so|pha|gus|va|ri|zen *pl* (Ⓔ esophageal varices): Erweiterung der Speiseröhrenvenen, meist als Folge einer portalen Hypertension*; sie können sich über die gesamte Länge der Speiseröhre hinziehen, sind aber meist auf die unteren 5 cm beschränkt; oft handelt es sich auch um **gastroösophageale Varizen** oder **Magenvarizen**; Ösophagusvarizen werden klinisch auffällig, wenn es zu einer akuten Varizenblutung kommt; **Diagnose**: Endoskopie; **Therapie**: die akute Ösophagusvarizenblutung kann in 90 % der Fälle endoskopisch sklerosiert werden; Blutungen aus gastroösophagealen Varizen können mit einer **Sengstaken-Blakemore-Sonde** und Blutungen aus Fundusvarizen mit einer **Linton-Nachlas-Sonde** gestillt werden; beide dürfen aber nicht länger als 24 h liegen bleiben, weil sonst Kompressionsschäden auftreten; zur medikamentösen Butstillung werden Vasopressin*, Terlipressin*, Somatostatin*, Domperidon* oder Metoclopramid* verwendet

da 70 % der Patienten innerhalb von einem Jahr eine Rezidivblutung haben, ist die Prophylaxe weiterer Blutungen

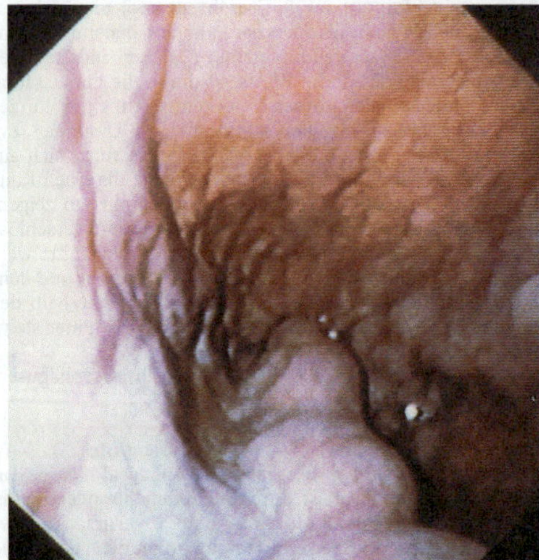

Abb. 040. Ösophagusvarizen

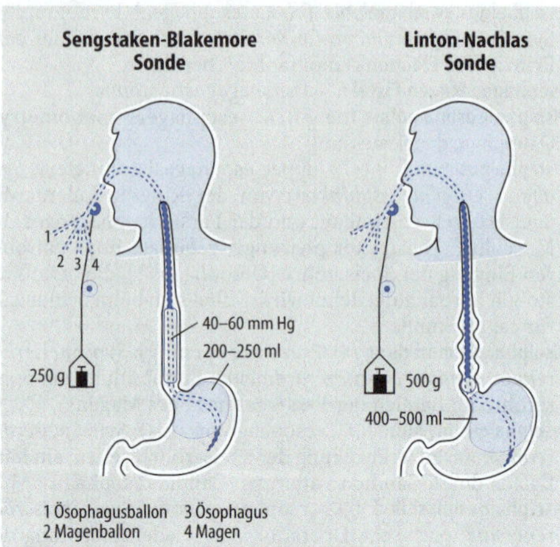

Abb. 041. Ösophagusvarizen. Blutstillung mit Sengstaken-Blakemore-Sonde [links] und Linton-Nachlas-Sonde [rechts]

wichtig; sie kann medikamentös [β-Blocker, Nitrate], endoskopisch [Sklerosierung, Ligatur] oder operativ [portokavaler Shunt] erfolgen

Ö|so|pha|gus|va|ri|zen|blu|tung *f* (Ⓔ esophageal variceal bleeding): *s.u. Ösophagusvarizen*

Ö|so|pha|gus|ve|nen *pl* (Ⓔ esophageal veins): ***Syn:*** *Speiseröhrenvenen, Venae oesophageales*; kleine Venen, die in die Vena* azygos oder hemiazygos münden

Ö|so|pha|gus|ver|ät|zung *f* (Ⓔ caustic burn of the esophagus): Verätzung der Speiseröhre durch Säuren oder Laugen ist bei Kindern i.d.R. als Unfall [meist Trinken von Reinigungsmitteln], bei Erwachsenen häufiger als Selbstmordversuch anzusehen; da Säuren zu einer Koagulationsnekrose* führen, die eine gewisse Hemmung der weiteren Ausbreitung bewirkt, sind sie meist weniger gefährlich als Laugenverätzungen, die eine Kolliquationsnekrose* verursachen; Klinik und Prognose hängen vom Schweregrad der Verätzung ab: **Verätzung I. Grades**: oberflächliche Schleimhautschädigung mit Ödem und evtl. Blutung **Verätzung II. Grades**: Zerstörung der Mukosa, partielle Schädigung von Submukosa und Muskularis, fokale Nekrosen und Geschwüre **Verätzung III. Grades**: vollständige Nekrose aller Wandschichten, die zu Perforation führen kann; **Therapie**: unmittelbar nach der Verätzung kann Wasser oder Milch zu Verdünnung getrunken werden, danach muss jede orale Zufuhr vermieden werden; stationäre Aufnahme und parenterale Ernährung; i.v. Antibiotika zur Vermeidung von Sekundärinfektionen; evtl. endoskopische Abtragung von nekrotischem Gewebe; bei Verätzung III. Grades muss i.d.R. eine Ösophagektomie* vorgenommen werden; **Prognose**: eine Verätzung I. Grades heilt innerhalb von 8–14 Tagen ab; bei Verätzung II. Grades kommt es zu Narbenbildung und Strikturen, die durch Frühbougierung [zwischen dem 6. und 12. Tag] oder Dauerbougierung [kann vom Patienten selbst vorgenommen werden] verhindert werden kann; Laugenverätzungen haben ein erhöhtes Risiko für ein Plattenepithelkarzinom

Osphresio-, osphresio- *präf.*: Wortelement mit der Bedeutung „Geruch/Geruchssinn/Riechen"

Os|phre|si|o|lo|gie *f* (Ⓔ osphresiology): ***Syn:*** *Osmologie*; Lehre vom Geruchssinn

os|sal *adj*: *→ossär*

os|sär *adj* (Ⓔ osseous): ***Syn:*** *knöchern, ossal*; Knochen/Os betreffend, aus Knochen bestehend

Ossi-, ossi- *präf.*: Wortelement mit der Bedeutung „Knochen"

Os|si|cu|lum *nt, pl* **-la** (Ⓔ ossicle): kleiner Knochen, Knöchelchen

Ossicula auditoria (Ⓔ auditory ossicles): ***Syn:*** *Gehörknöchelchen, Ossicula auditus*; die drei Knöchelchen des Mittelohrs: Hammer [Malleus], Amboss [Incus] und Steigbügel

[Stapes]; sie sind gelenkig miteinander verbunden und bilden damit eine Kette, die die Schwingungen des Trommelfells auf das Innenohr überträgt

Ossicula tympani: veraltet für →*Ossicula auditoria*

Os|si|fi|ka|ti|on *f* (Ⓔ **1.–2.** ossification): **1.** ***Syn:*** *Osteogenese, Osteogenesis, Knochenbildung, Knochenentwicklung*; die Bildung von Knochen während des Wachstums oder nach Verletzung; zu unterscheiden sind **desmale** und **chondrale Ossifikation;** zuerst wird jeweils Geflechtknochen* gebildet, der dann durch Lamellenknochen* ersetzt wird; *s.a. Knochen* **2.** (krankhafte) Verknöcherung

chondrale Ossifikation (Ⓔ cartilaginous ossification): ***Syn:*** *chondrale Knochenbildung, Ersatzknochenbildung*; Ersatz von Knorpelgewebe durch Knochengewebe; verläuft meist in zwei Stufen: die **perichondrale Ossifikation** bildet eine Knochenmanschette unter dem Perichondrium, von der dann die **enchondrale Ossifikation** ausgeht, die die Ersatzknochenbildung im eigentlichen Sinne darstellt

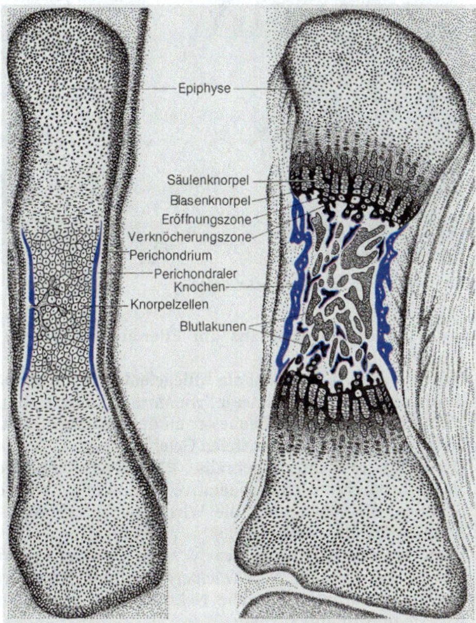

Abb. O42. Chondrale Ossifikation. Perichondrale [links] und enchondrale Ossifikation [rechts]

desmale Ossifikation (Ⓔ intramembranous ossification): ***Syn:*** *desmale/direkte Knochenbildung*; direkte Umwandlung von Bindegewebe in Knochen

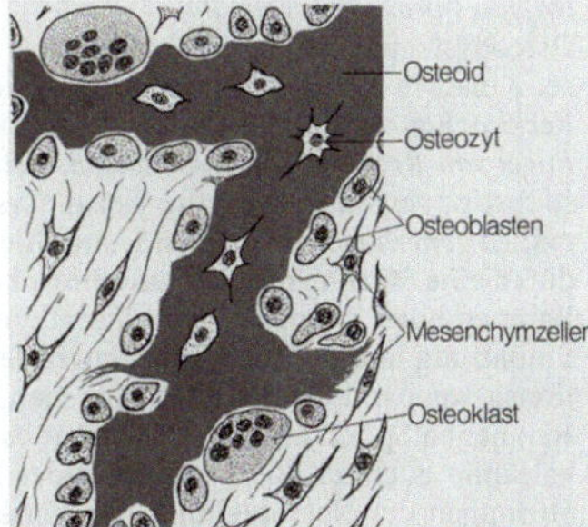

Abb. O43. Desmale Ossifikation

enchondrale Ossifikation (Ⓔ endochondral ossification): ***Syn:*** *endochondrale Ossifikation, enchondrale Knochenbildung, endochondrale Knochenbildung*; *s.u. chondrale Ossifikation*

endochondrale Ossifikation (Ⓔ endochondral ossification): enchondrale Ossifikation; *s.u. chondrale Ossifikation*

perichondrale Ossifikation (Ⓔ perichondral ossification): ***Syn:*** *perichondrale Knochenbildung*; *s.u. chondrale Ossifikation*

periostale Ossifikation (Ⓔ periosteal ossification): ***Syn:*** *periostale Knochenbildung*; von Periost ausgehende Knochenbildung; physiologisch nach Knochenbrüchen; *s.a. Frakturheilung*

Os|si|fi|ka|ti|ons|kern *m* (Ⓔ ossification nucleus): ***Syn:*** *Verknöcherungskern, Knochenkern, Centrum ossificationis*; Ossifikationszentrum im Knorpel, von dem die Verknöcherung ausgeht; *s.a. Ossifikation*

os|si|fi|zie|rend *adj* (Ⓔ ossifying): verknöchernd

os|si|ku|lär *adj* (Ⓔ ossicular): Knöchelchen/Ossiculum betreffend, insbesondere die Gehörknöchelchen/Ossicula auditus

Os|si|ku|lek|to|mie *f* (Ⓔ ossiculectomy): operative Entfernung der Gehörknöchelchen

Os|si|ku|lo|plas|tik *f* (Ⓔ ossiculoplasty): plastische Operation zur Wiederherstellung der Gehörknöchelchenkette des Mittelohrs; *s.a. Tympanoplastik*

Os|si|ku|lo|to|mie *f* (Ⓔ ossiculotomy): operative Durchtrennung der Gehörknöchelchenkette

Os|so|ve|no|gra|phie *f* (Ⓔ phlebography of vertebral veins): ***Syn:*** *Ossovenografie*; kaum noch verwendete Verfahren zur Darstellung der Venen der Wirbelsäule und der Venengeflechte innerhalb und außerhalb der Wirbelsäule

Ost-, ost- *präf.:* →*Osteo-*

Oste-, oste- *präf.:* →*Osteo-*

Os|te|al|gie *f* (Ⓔ ostealgia): ***Syn:*** *Osteodynie*; Knochenschmerz(en)

Os|te|i|tis *f, pl* **-ti|den:** →*Ostitis*

os|te|i|tisch *adj:* →*ostitisch*

Osteo-, osteo- *präf.:* Wortelement mit der Bedeutung „Knochen"

Os|te|o|a|ku|sis *f* (Ⓔ osteoacusis): ***Syn:*** *Knochenleitung, Osteophonie*; Schallleitung in den Schädelknochen; der sog. **Knochenschall** wird z.T. direkt auf die Perilymphe, z.T. über das Mittelohr übertragen; *s.a. Rinne-Versuch, Weber-Versuch*

Osteoangiohypertrophie-Syndrom *nt:* →*Klippel-Trénaunay-Weber-Syndrom*

Os|te|o|ar|thri|tis *f, pl* **-ti|den:** →*Osteoarthrose*

os|te|o|ar|thri|tisch *adj* (Ⓔ osteoarthritic): Osteoarthritis/Osteoarthrose betreffend, von ihr betroffen oder gekennzeichnet

Os|te|o|ar|thro|pa|thia *f:* →*Osteoarthropathie*

Osteoarthropathia psoriatica: →*Psoriasisarthritis*

Os|te|o|ar|thro|pa|thie *f* (Ⓔ osteoarthropathy): ***Syn:*** *Osteoarthropathia*; Erkrankung von Knochen und Gelenk(en)

hypertrophische pulmonale Osteoarthropathie (Ⓔ hypertrophic pulmonary osteoarthropathy): ***Syn:*** *Akropachie, Marie-Bamberger-Syndrom, Bamberger-Marie-Syndrom, Bamberger-Pierre-Marie-Syndrom*; durch chronische Lungenerkrankungen ausgelöste schmerzhafte Schwellung von Gelenken [Knie, Ellenbogen, Füße, Handgelenke], hyperplastische Periostitis der Diaphyse langer Röhrenknochen, Trommelschlegelfinger und Weichteilschwellungen

idiopathische hypertrophische Osteoarthropathie: →*Pachydermoperiostose*

Os|te|o|ar|thro|se *f* (Ⓔ osteoarthritis): ***Syn:*** *degenerative Gelenkerkrankung, Arthrosis deformans, Gelenkarthrose, Osteoarthritis*; meist bei älteren Menschen auftretende, vorwiegend die Gelenke der unteren Extremität [Hüfte, Knie] betreffende chronische Erkrankung, die zu Zerstörung der Gelenkflächen [Gelenkknorpel und -knochen] führt; im fortgeschrittenen Stadium wird meist ein operativer Gelenkersatz nötig

os|te|o|ar|ti|ku|lär *adj* (Ⓔ osteoarticular): Knochen und Gelenk(e)/Articulatio(nes) betreffend

Os|te|o|blas|ten *pl* (Ⓔ osteoblasts): ***Syn:*** *Osteoplasten, Knochenbildner*; mesenchymale Zellen, die die Knochensubstanz bilden; *s.a. Knochen, Knochenbildung*

os|te|o|blas|tisch *adj* (Ⓔ osteoblastic): ***Syn:*** *knochenbildend,*

O

osteoplastisch; Osteoblasten betreffend, aus Osteoblasten bestehend

Os|te|o|blas|tom *nt* (Ⓔ osteoblastoma): aus Osteoblasten* bestehender gutartiger Tumor; sitzt meist in der Diaphyse langer Röhrenknochen oder in den Wirbelbögen; verursacht starke lokale Schmerzen, evtl. ein Wurzelkompressionssyndrom; **Therapie:** operative Entfernung, evtl. Spongiosaplastik

Os|te|o|cal|cin *nt* (Ⓔ osteocalcin): von den Osteoblasten* gebildetes spezifisches Protein der Knochenmatrix; der Serumspiegel wird als Marker für die osteoblastische Aktivität verwendet

os|te|o|chon|dral *adj* (Ⓔ osteochondral): ***Syn:*** *chondro-ossär, osteokartilaginär*; aus Knochengewebe und Knorpelgewebe bestehend

Os|te|o|chon|dri|tis *f, pl* **-ti|den** (Ⓔ osteochondritis): kombinierte Knochen- und Knorpelentzündung

Osteochondritis deformans juvenilis: *→Scheuermann-Krankheit*

Osteochondritis dissecans: *→Osteochondrosis dissecans*

Osteochondritis syphilitica (Ⓔ syphilitic osteochondritis): ***Syn:*** *Wegner-Krankheit, kongenitale Knochensyphilis*; meist schon im Säuglingsalter auftretende zu Epiphysenlösung führende Manifestation der angeborenen Syphilis*

os|te|o|chon|dri|tisch *adj* (Ⓔ osteochondritic): Osteochondritis betreffend, von ihr betroffen oder gekennzeichnet

Os|te|o|chon|dro|dys|pla|sie *f* (Ⓔ osteochondrodysplasia): Oberbegriff für angeborene Störungen der Knochen- und Knorpelentwicklung

Os|te|o|chon|dro|dys|tro|phie *f* (Ⓔ osteochondrodystrophy): ***Syn:*** *Chondroosteodystrophie*; Störung der Knochen- und Knorpelbildung

Os|te|o|chon|dro|ly|se *f* (Ⓔ osteochondrolysis): aseptische Nekrose von Knochen und Knorpel; führt meist zu Osteochondrosis dissecans

Os|te|o|chon|drom *nt* (Ⓔ osteochondroma): ***Syn:*** *knorpelige Exostose, kartilaginäre Exostose, osteo-kartilaginäre Exostose, Chondroosteom*; aus Knochen- und Knorpelgewebe bestehende Exostose*; häufigste gutartige Knorpelgeschwulst des Knochens; die autosomal-dominante Form [**Exostosenkrankheit**] tritt generalisiert am gesamten Skelett auf und ist mit Wachstumsstörungen verbunden; verläuft i.d.R. asymptomatisch, bis Nerven oder Gefäße verdrängt werden; das Röntgenbild zeigt pilzartige Exostosen, die breitbasig oder gestielt auf dem Knochen aufsitzen; **Therapie:** operative Entfernung nur bei Beschwerden oder Sarkomverdacht

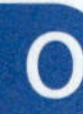

multiple Osteochondrome: *→Ecchondrosis ossificans*

Os|te|o|chon|dro|ma|to|sis *f, pl* **-ses:** *→Ecchondrosis ossificans*

Os|te|o|chon|dro|pa|thia *f:* *→Osteochondropathie*

Osteochondropathia deformans coxae juvenilis: *→Morbus Perthes*

Os|te|o|chon|dro|pa|thie *f* (Ⓔ osteochondropathy): ***Syn:*** *Osteochondropathia*; Erkrankung von Knochen und Knorpel

Os|te|o|chon|dro|se *f* (Ⓔ osteochondrosis): ***Syn:*** *aseptische Epiphysennekrose, aseptische Epiphyseonekrose, Knorpelknochennekrose, Chondroosteonekrose, Osteochondrosis*; zur Gruppe der aseptischen Knochennekrosen* zählende, spontan auftretende unspezifische Erkrankung der Epiphyse*

spontane Osteochondrose (Ⓔ spontaneous osteonecrosis): ***Syn:*** *aseptische/spontane/avaskuläre Knochennekrose, spontane Osteonekrose*; vorwiegend das wachsende Skelett von Kindern und Jugendlichen betreffende Gruppe von Erkrankungen, die durch eine umschriebene ischämische Nekrose* von Knochen (und meist auch Knorpelgewebe) charakterisiert werden; finden sich v.a. im Ansatzbereich der Achillessehne [Apophysitis* calcanei], der Tibiaapophyse [Osgood*-Schlatter-Syndrom], am Os naviculare [Morbus* Köhler I] und den Metatarsalköpfchen [Morbus* Köhler II]

Os|te|o|chon|dro|sis *f, pl* **-ses:** *→Osteochondrose*

Osteochondrosis deformans juvenilis: *→Scheuermann-Krankheit*

Osteochondrosis deformans tibiae (Ⓔ nonrachitic bowleg): ***Syn:*** *Blount-Krankheit*; durch O-Bein-Bildung gekennzeichnete aseptische Entzündung des Schienbeins; die **infantile Form** tritt meist beidseitig auf, die **juvenile Form** dagegen nur einseitig

Osteochondrosis dissecans (Ⓔ osteochondrosis dissecans): ***Syn:*** *Osteochondritis dissecans*; schalenförmige Ablösung von Knochen-Knorpelstückchen von der Gelenkfläche mit Bildung eines freien Gelenkkörpers*

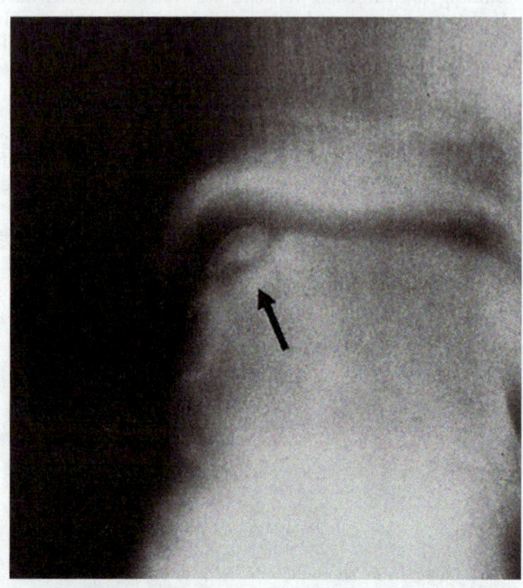

Abb. 044. Osteochondrosis dissecans des Talus

Osteochondrosis dissecans am Ellenbogen: *→Panner-Krankheit*

Osteochondrosis dissecans am Kniegelenk (Ⓔ osteochondrosis dissecans of the knee): ***Syn:*** *Morbus König*; Bildung eines Knochen-Knorpel-Sequester an der medialen Femurkondyle mit Bildung eines freien Gelenkkörpers

Osteochondrosis intervertebralis (Ⓔ intervertebral osteochondrosis): chronisch degenerative Erkrankung der Bandscheiben, die später auch die Wirbel beeinträchtigt; *s.a. Bandscheibendegeneration*

Osteochondrosis ischiopubica (Ⓔ Neck's disease): ***Syn:*** *van Neck-Krankheit, Neck-Odelberg-Syndrom, van Neck-Odelberg-Syndrom*; aseptische Nekrose* der Verbindung von Schambein und Sitzbein

Os|te|o|den|si|to|me|trie *f* (Ⓔ bone densitometry): Bestimmung der Knochendichte

Os|te|o|des|mo|se *f* (Ⓔ osteodesmosis): Sehnen- oder Bandverknöcherung

Os|te|o|dy|nie *f:* *→Ostealgie*

Os|te|o|dys|tro|phia *f:* *→Osteodystrophie*

Osteodystrophia deformans: *→Morbus Paget*

Osteodystrophia fibrosa cystica generalisata: *→Osteodystrophia fibrosa generalisata*

Osteodystrophia fibrosa generalisata (Ⓔ Recklinghausen's disease of bone): ***Syn:*** *von Recklinghausen-Krankheit, Recklinghausen-Krankheit, Engel-Recklinghausen-Syndrom, Engel-von Recklinghausen-Syndrom, Osteodystrophia fibrosa cystica generalisata, Ostitis fibrosa cystica, Ostitis fibrosa cystica generalisata*; Knochendystrophie mit Zystenbildung durch eine Störung des Calcium-Phosphat-Stoffwechsels im Rahmen eines primären Hyperparathyreoidismus*; durch Einblutung in die Zysten und Einwanderung von Granulationsgewebe mit Riesenzellen entstehen sog. **Braune Tumoren**; neben Spontanfrakturen kommt es wegen der Hyperkalzämie auch zu Nierensteinen oder Niereninsuffizienz, Störungen der Nervenleitung, der Muskelkontraktion und des Muskeltonus; **Diagnose**; Röntgen, Labor [Hyperkalzämie, Hyperphosphaturie, Hypophosphatämie, Hyperkalziurie, erhöhter Parathormonspiegel]

Osteodystrophia fibrosa unilateralis: *→Osteofibrosis deformans juvenilis*

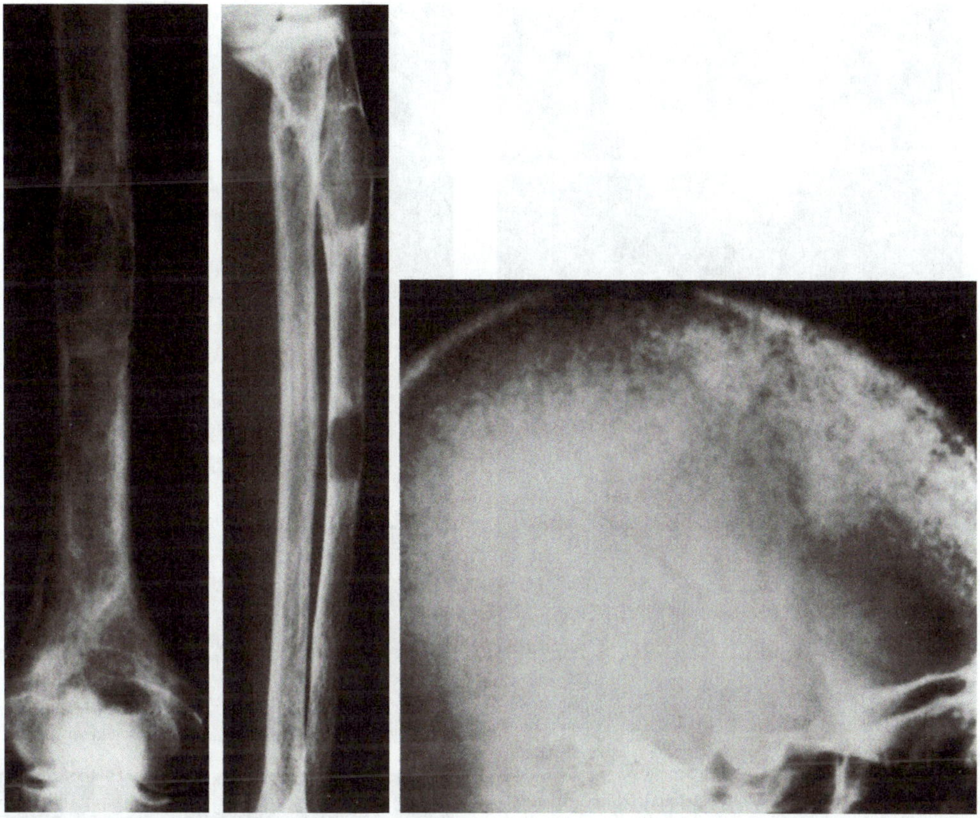

Abb. 045. Osteodystrophia fibrosa generalisata

Os|te|o|dys|tro|phie *f* (Ⓔ osteodystrophy): ***Syn*:** *Knochendystrophie, Osteodystrophia*; Störung der quantitativen oder qualitativen Knochenbildung

Os|te|o|ek|to|mie *f* (Ⓔ osteoectomy): ***Syn*:** *Knochenexzision, Knochenresektion*; operative Entfernung eines Knochenstücks

Os|te|o|fi|brom *nt* (Ⓔ osteofibroma): ***Syn*:** *Knochenfibrom*; benigner Mischtumor aus Knochen- und Knorpelgewebe

nicht-ossifizierendes juveniles Osteofibrom: *→Osteofibrosis deformans juvenilis*

Os|te|o|fi|bro|ma|to|se *f* (Ⓔ osteofibromatosis): polyostotische Form der Osteofibrosis* deformans juvenilis

Os|te|o|fi|bro|se *f*: *→Osteofibrosis*

Os|te|o|fi|bro|sis *f, pl* **-ses** (Ⓔ osteofibrosis): ***Syn*:** *Osteofibrose, Knochenfibrose*; Fibrosierung des Knochengewebes; meist im Rahmen einer Knochenmarkfibrose*

Osteofibrosis deformans juvenilis (Ⓔ cystic osteofibromatosis): ***Syn*:** *Jaffé-Lichtenstein-Krankheit, Jaffé-Lichtenstein-Uehlinger-Syndrom, fibröse Dysplasie, fibröse Knochendysplasie, nicht-ossifizierendes juveniles Osteofibrom, halbseitige von Recklinghausen-Krankheit, Osteodystrophia fibrosa unilateralis*; in der Kindheit [5.–15. Jahr] beginnende halbseitige Skeletterkrankung mit fortschreitendem Ersatz von Knochenmark durch fibröses Bindegewebe, die einen oder mehrere Knochen befallen kann; führt zu Knochenschmerzen, -verbiegung und Spontanfrakturen; kommt i.d.R. nach Abschluss des Wachstums zum Stillstand; häufig kombiniert mit Pigmentanomalien und endokrinen Störungen

os|te|o|gen *adj* (Ⓔ **1.–2.** osteogenic): **1.** von Knochen(gewebe) ausgehend oder stammend **2.** *→osteogenetisch*

Os|te|o|ge|ne|se *f* (Ⓔ osteogenesis): ***Syn*:** *Osteogenesis, Ossifikation*; Knochenbildung, Knochenentwicklung; *s.u. Ossifikation*

Os|te|o|ge|ne|sis *f* (Ⓔ osteogenesis): ***Syn*:** *Osteogenese, Ossifikation*; Knochenbildung, Knochenentwicklung; *s.u. Ossifikation*

Osteogenesis imperfecta (Ⓔ osteogenesis imperfecta): ***Syn*:** *Osteopsathyrosis, Glasknochenkrankheit*; genetisch uneinheitliche, angeborene Störung der Knochenbildung, die zu einer abnormalen Knochenbrüchigkeit führt; früher unterschied man zwischen Typ Vrolik und Typ Lobstein, heute setzt sich mehr und mehr die **Einteilung nach Sillence und Rimoin** durch [*s.a. Tab. 047*]

Osteogenesis imperfecta congenita (Ⓔ osteogenesis imperfecta congenita): ***Syn*:** *Vrolik-Krankheit, Vrolik-Typ der Osteogenesis imperfecta, Osteogenesis imperfecta Typ Vrolik*; schwerste Form der Osteogenesis imperfecta mit intrauterinen Frakturen und tödlichem Verlauf in den ersten Lebensmonaten

Osteogenesis imperfecta tarda (Ⓔ osteogenesis imperfecta tarda): ***Syn*:** *Lobstein-Krankheit, Lobstein-Syndrom, Lobstein-Typ der Osteogenesis imperfecta, Osteogenesis imperfecta Typ Lobstein*; autosomal-dominante Störung der Knochenbildung mit Knochenbrüchigkeit, Zahnfehlbildungen, Katarakt, blauer Sklera und Innenohrschwerhörigkeit; der Verlauf ist leichter als bei den anderen Formen der Osteogenesis imperfecta; es kommt zu relativ wenig Frakturen und kaum zu Skelettdeformierungen

Osteogenesis imperfecta Typ Lobstein: *→Osteogenesis imperfecta tarda*

Osteogenesis imperfecta Typ Vrolik: *→Osteogenesis imperfecta congenita*

os|te|o|ge|ne|tisch *adj* (Ⓔ osteogenetic): ***Syn*:** *knochenbildend, osteogen*; Knochenbildung/Osteogenese betreffend

Os|te|o|id *nt* (Ⓔ osteoid): organische Grundsubstanz des Knochens, Interzellularsubstanz

os|te|o|id *adj* (Ⓔ osteoid): knochenähnlich, knochenartig

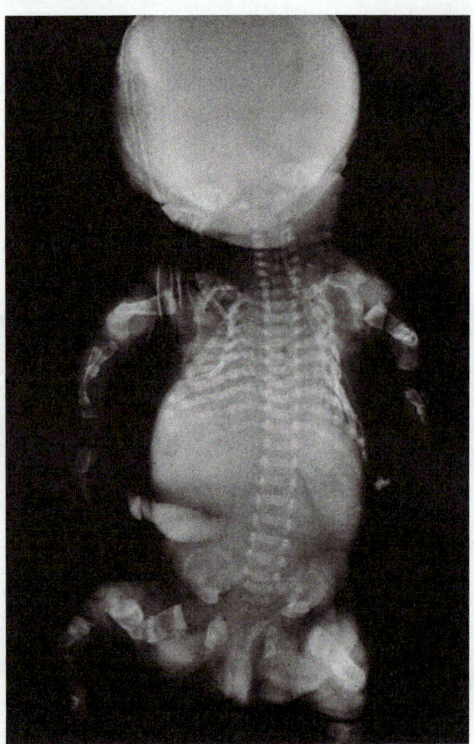

Abb. O46. Neugeborenes mit Osteogenesis imperfecta Typ II nach Sillence

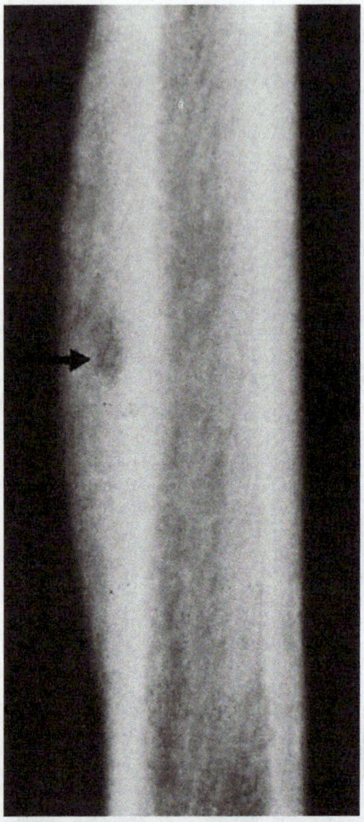

Abb. O48. Osteoidosteom

Os|te|o|id|os|te|om *nt* (Ⓔ osteoid osteoma): ***Syn:*** *Kortikalisosteoid, Bergstrand-Syndrom*; schmerzhafte Knochenaufhellung im Röntgenbild und Weichteilschwellung bei Jugendlichen; betrifft v.a. lange Röhrenknochen und Wirbelbögen; der Tumor ist selten größer als 1 cm und immer gutartig; **Therapie**: operative Entfernung

os|te|o|kar|ti|la|gi|när *adj*: *→osteochondral*

Os|te|o|kla|se *f*: *→Osteoklasie*

Os|te|o|kla|sie *f* (Ⓔ **1.–2.** osteoclasis): **1.** ***Syn:*** *Osteoklase*; vermehrte Osteoklastentätigkeit **2.** ***Syn:*** *Osteoklase*; Korrektur von Knochenfehlstellungen durch Frakturierung

Os|te|o|klas|ten *pl* (Ⓔ osteoclasts): ***Syn:*** *Knochenfresszellen, Osteophagen*; Knochensubstanz abbauende Zellen; *s.a. Knochen, Frakturheilung*

os|te|o|klas|tisch *adj* (Ⓔ osteoclastic): Osteoklast(en) oder Osteoklasie betreffend, Knochengewebe abbauend oder spaltend

Os|te|o|klas|tom *nt* (Ⓔ osteoclastoma): Riesenzelltumor des Knochens, der in 15 % der Fälle primär maligne ist; primär benigne Formen können später maligne entarten; tritt v.a. bei Frauen zwischen 15 und 40 Jahren auf und sitzt in den

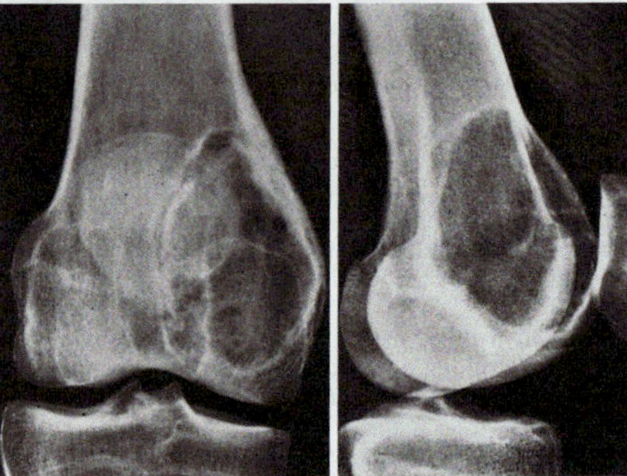

Abb. O49. Osteoklastom

Epiphysen langer Knochen; oft kommt es zu Einblutung [**brauner Tumor**] und Aufblähung des Knochens mit Gelenkzerstörung; **Klinik**: Schwellung, Schmerz, Bewegungs-

Tab. O47. Einteilung der Osteogenesis imperfecta nach Sillence und Rimoin

Form	I	II	III	IV
Vererbung	autosomal-dominant	autosomal-dominant oder -rezessiv	autosomal-dominant oder -rezessiv	autosomal-dominant
Frakturinzidenz	Niedrig	Sehr hoch	Hoch	Variabel
Skelettdeformierung	Fehlend	Sehr stark	Stark	Variabel
Dentinogenesis imperfecta	Nein (I A), Ja (I B)	Nicht beurteilbar	Häufig vorhanden	Nein (IV A), Ja(IV B)
Skleren	Deutlich blau	Blau	Postpartal blau, später weiß	Weiß oder gräulich
Taubheit	In 50 % vorhanden	Nicht beurteilbar	Häufig vorhanden	Selten
Manifestation	Postpartal oder später	Intrauterin	Postpartal	Postpartal oder später
Verlauf	Leicht	Letal	Schwer	Variabel
Häufigkeit	Mäßig häufig	Selten	Eher gering	Häufig

einschränkung; **Diagnose**: Röntgen, Knochenbiopsie; **Therapie**: En-bloc-Resektion; neigt zu wiederholten Rezidiven und Entartung

Ositelollolgia *f*: → *Osteologie*

Ositelollolgie *f* (Ⓔ osteology): ***Syn***: *Osteologia, Knochenlehre*; Lehre von den Knochen; Teilgebiet der Anatomie

Ositelollylse *f* (Ⓔ osteolysis): ***Syn***: *Knochenauflösung*; Auflösung von Knochengewebe bei Entzündung, Tumorbefall, Nekrose etc.

ositelollyltisch *adj* (Ⓔ osteolytic): ***Syn***: *knochenauflösend*; Knochenauflösung/Osteolyse betreffend oder hervorrufend, Knochengewebe zerstörend

Ositelom *nt* (Ⓔ osteoma): ***Syn***: *Osteoma*; (benigne) Knochengeschwulst; insbesondere ein v.a. bei Frauen auftretender gutartiger Tumor der Schädelknochen und langer Röhrenknochen, der zu runden Knochenverdichtungen führt; symptomloser Zufallsbefund beim Röntgen

Ositelolma *nt, pl* **-malta**: → *Osteom*

ositelomlähnllich *adj* (Ⓔ osteomatoid): osteomatoid*

Ositelolmallalcia *f*: → *Osteomalazie*

Ositelolmallalzie *f* (Ⓔ osteomalacia): ***Syn***: *Osteomalacia, Knochenerweichung*; Erweichung von Knochen durch eine verminderte Mineralisation der Knochenmatrix, z.B. bei Rachitis*; führt zu Verkrümmungen langer Röhrenknochen [X-Beine, O-Beine] und des Beckens; **Therapie**: Behandlung der Grunderkrankung

ositelolmallalzisch *adj* (Ⓔ osteomalacic): Knochenerweichung/Osteomalazie betreffend, durch Osteomalazie charakterisiert

ositelomlarltig *adj* (Ⓔ osteomatoid): osteomatoid*

ositelolmaltolid *adj* (Ⓔ osteomatoid): einem Osteom ähnlich, osteomähnlich, osteomartig

Ositelolmaltolse *f* (Ⓔ osteomatosis): Vorkommen multipler Osteome*

Ositelolmeldullolgralphie *f* (Ⓔ osteomyelography): ***Syn***: *Medullographie, Osteomyelographie, Medullografie, Osteomyelografie, Osteomedullografie*; Röntgenkontrastdarstellung* der Knochenmarkhöhle; wird heute kaum noch eingesetzt

Ositelolmylelliltis *f, pl* **-tilden** (Ⓔ osteomyelitis): ***Syn***: *Myelitis, Knochenmarkentzündung*; Entzündungen des Knochenmarks entstehen entweder hämatogen oder als Folge einer Verletzung oder Operation; beide Formen führen oft zur Bildung von Nekrosen und Knochensequestern, die Ursache einer chronischen Myelitis sein können

chronische Osteomyelitis (Ⓔ chronic osteomyelitis): *s.u. exogene Osteomyelitis*

exogene Osteomyelitis (Ⓔ exogenous osteomyelitis): Osteomyelitis als Folge einer Verletzung [**posttraumatische Osteomyelitis**] oder Operation [**postoperative Osteomyelitis**]; imponiert zuerst als akute Myelitis, geht aber oft in eine schleichend verlaufende chronische Osteomyelitis über; häufig kommt es zur Bildung eines Fistelganges und Eiterableitung nach außen; **Klinik**: lokale Schwellung, Rötung, Belastungsschmerz, evtl. Fisteleiterung; **Diagnose**: Röntgen, Entzündungsparameter; **Therapie**: Antibiotika, Ausräumung und Sequesterentfernung, Saug-Spül-Drainage, evtl. Spongiosaplastik; **Prognose**: langwieriger Verlauf; eine chronische Osteomyelitis kann selbst nach Jahren wieder aufflackern

Osteomyelitis sicca Garré (Ⓔ Garré's disease): ***Syn***: *nicht-eitrige Osteomyelitis, sklerosierende Osteomyelitis, Garré-Osteomyelitis, Garré-Krankheit*; i.d.R. abakterielle Entzündung der Diaphysen der langen Röhrenknochen, die zu Sklerosierung und Verkleinerung der Markhöhle führt; **Therapie**: Aufbohren des Markraums und Entfernung aller Herde

hämatogene Osteomyelitis (Ⓔ hematogenous osteomyelitis): akute Osteomyelitis, die durch Streuung aus einem Eiterherd [Tonsillen, Furunkel, Appendizitis] entsteht; der wichtigste Erreger ist Staphylococcus* aureus; der Erreger setzt sich meist in der Metaphyse langer Röhrenknochen [Femur, Tibia, Humerus] fest; nach Schluss der Epiphysenfuge am Ende des Wachstumsalters kann sich die Entzündung in die Epiphyse und bis ins Gelenk ausbreiten, im Kindesalter bleibt sie auf den Markraum der Metaphyse beschränkt; **Klinik**: Druckempfindlichkeit des Knochens, Rötung und Schwellung über dem Knochen, Belastungsschmerz, Fieber, häufig sympathischer Reizerguss benachbarter Gelenke; **Therapie**: Ruhigstellung, i.v.-Antibiotika, evtl. operative Ausräumung und Saug-Spül-Drainage

nicht-eitrige Osteomyelitis: → *Osteomyelitis sicca Garré*

postoperative Osteomyelitis (Ⓔ postoperative osteomyelitis): *s.u. exogene Osteomyelitis*

posttraumatische Osteomyelitis (Ⓔ post-traumatic osteomyelitis): *s.u. exogene Osteomyelitis*

Osteomyelitis sicca Garré (Ⓔ Garré's osteomyelitis): ***Syn***: *nicht-eitrige Osteomyelitis, sklerosierende Osteomyelitis, Garré-Krankheit, Garré-Osteomyelitis*; i.d.R. abakterielle Entzündung der Diaphysen der langen Röhrenknochen, die zu Sklerosierung und Verkleinerung der Markhöhle führt; **Therapie**: Aufbohren des Markraums und Entfernung aller Herde

sklerosierende Osteomyelitis: → *Osteomyelitis sicca Garré*

ositelolmylelliltisch *adj* (Ⓔ osteomyelitic): Knochenmarkentzündung/Osteomyelitis betreffend, von ihr betroffen oder gekennzeichnet

Ositelolmylelolfilbrolse *f* (Ⓔ osteomyelofibrosis): ***Syn***: *Knochenmarkfibrose, Osteomyelosklerose, (idiopathische) Myelofibrose, Myelosklerose*; zur Gruppe der myeloproliferativen Syndrome* gehörende Knochenmarkserkrankung mit Fibrose und Sklerose des Knochenmarks, die auf einer klonalen Proliferation einer multipotenten Stammzelle beruht; in der Folge kommt es zu extramedullärer Blutbildung* in Leber und Milz mit Ausbildung einer Hepatosplenomegalie*; die Milz kann bis ins Becken reichen und es kommt u.a. zu Pfortaderhochdruck*, Fundus- und Ösophagusvarizen*, Aszitesbildung, schmerzhaften Milzinfarkten,

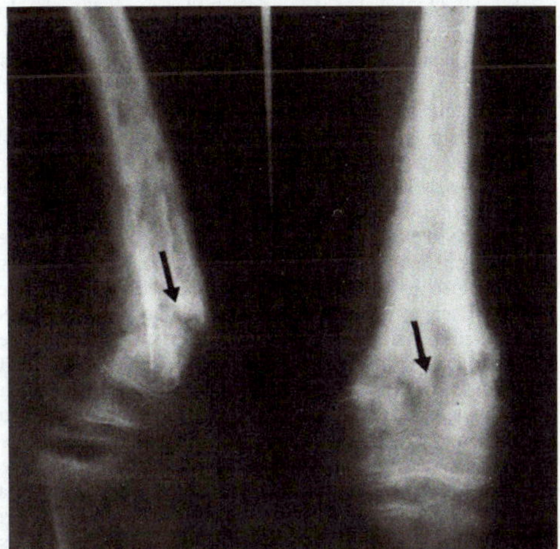

Abb. 050. Osteomyelitis des distalen Femurendes

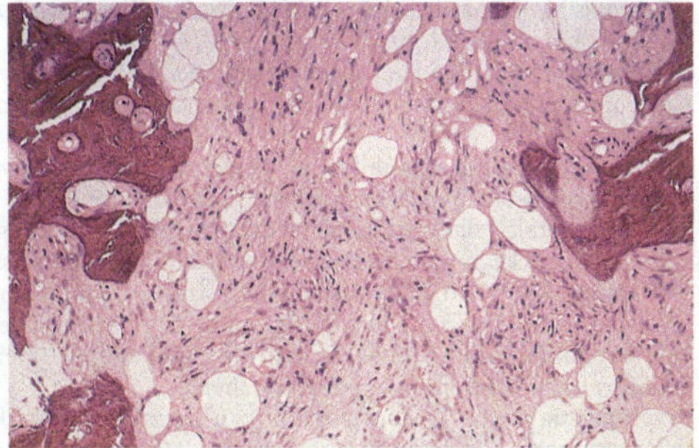

Abb. 051. Osteomyelofibrose

Kachexie* und ausgeprägtem Hypersplenismus*; die progrediente Zerstörung des Knochenmarks führt zu Panzytopenie* mit Anämie*, Infekten und Blutungen; **Diagnose**: Knochenmarkpunktion [**punctio sicca**], Blutbild; **DD**: myeloproliferative Syndrome, Leukämie, Lymphom, chronische Entzündungen, Tuberkulose, Polyarthritis, Osteopathien [Morbus Paget, Marmorknochenkrankheit]; bisher gibt es keine überzeugende **Therapie**; Corticosteroide, Erythropoietin* können die Anämie bessern; Hydroxycarbamid* oder Busulfan* führen zu Besserung bei erhöhten Leukozyten- oder Thrombozytenzahlen; eine Splenektomie* sollte nur als letzte Maßnahme durchgeführt werden; meist ist es möglich, die Symptome der Splenomegalie mit Chemotherapie oder Bestrahlung zu bessern

os|te|o|my|e|lo|gen *adj* (Ⓔ myelogenous): ***Syn:*** *myelogen*; im Knochenmark entstanden, aus dem Knochenmark stammend

Os|te|o|my|e|lo|gra|phie *f*: *→Osteomedullographie*

Os|te|o|my|e|lo|skle|ro|se *f*: *→Osteomyelofibrose*

Os|te|on *nt* (Ⓔ osteon): ***Syn:*** *Havers-System, Havers-Ringlamellensystem*; aus Knochenlamellen bestehende Baueinheit des Knochens; *s.u. Knochen*

Os|te|o|ne|kro|se *f* (Ⓔ osteonecrosis): ***Syn:*** *Knochennekrose*; meist lokalisiertes Absterben von Knochengewebe; am häufigsten als spontane Osteonekrose*, daneben auch bei chemischer oder physikalischer Störung oder als post-traumatische Osteonekrose*

chemische Osteonekrose (Ⓔ chemical osteonecrosis): ***Syn:*** *chemische Knochennekrose*; Knochennekrose durch eine chemische Schädigung

physikalische Osteonekrose (Ⓔ physical osteonecrosis): ***Syn:*** *physikalische Knochennekrose*; Knochennekrose durch eine physikalische Schädigung [z.B. Osteoradionekrose*]

post-traumatische Osteonekrose (Ⓔ traumatic osteonecrosis): ***Syn:*** *traumatische Osteonekrose*; Knochennekrose im Anschluss an eine Verletzung, i.d.R. Fraktur

spontane Osteonekrose (Ⓔ spontaneous osteonecrosis): ***Syn:*** *aseptische/spontane/avaskuläre Knochennekrose, spontane Osteochondrose*; vorwiegend das wachsende Skelett von Kindern und Jugendlichen betreffende Gruppe von Erkrankungen, die durch eine umschriebene ischämische Nekrose* von Knochen (und meist auch Knorpelgewebe) charakterisiert werden; finden sich v.a. im Ansatzbereich der Achillessehne [Apophysitis* calcanei], der Tibiaapophyse [Osgood*-Schlatter-Syndrom], am Os naviculare [Morbus* Köhler I] und den Metatarsalköpfchen [Morbus* Köhler II]

thermische Osteonekrose (Ⓔ thermal osteonecrosis): Knochennekrose nach einer Verbrennung

traumatische Osteonekrose: *→post-traumatische Osteonekrose*

os|te|o|ne|kro|tisch *adj* (Ⓔ osteonecrotic): Osteonekrose betreffend, von ihr betroffen oder gekennzeichnet, durch sie bedingt

Os|te|o|nek|tin *nt* (Ⓔ osteonectin): von den Osteoblasten* gebildetes spezifisches Protein der Knochenmatrix

Os|te|o|o|ny|cho|dys|pla|sie *f*: *→Onycho-osteodysplasie*

Os|te|o|pa|thia *f* (Ⓔ osteopathy): ***Syn:*** *Osteopathie*; nicht-entzündliche oder aseptische Knochenerkrankung

Osteopathia condensans disseminata: *→Osteopoikilose*

Osteopathia hyperostotica multiplex infantilis: *→Camurati-Engelmann-Syndrom*

Osteopathia patellae (Ⓔ osteopathia patellae): ***Syn:*** *Morbus Sinding-Larsen*; aseptische Knochenekrose der Patellaspitze

Osteopathia patellae juvenilis (Ⓔ Larsen's syndrome): ***Syn:*** *Larsen-Johansson-Syndrom*; aseptische Epiphyseonekrose* im Apexbereich der Patella; führt zu örtlicher Schwellung, Rötung, Druckschmerz und rezidivierendem Gelenkerguss

Osteopathia striata (Ⓔ osteopathia striata): ***Syn:*** *Voorhoeve-Erkrankung*; autosomal-dominante Sonderform der Osteopoikilie* mit symmetrischen, längsgerichteten, streifenförmigen Verdichtungen des Knochens

Os|te|o|pa|thie *f* (Ⓔ **1.–2.** osteopathy): **1.** ***Syn:*** *Chiropraktik, Chirotherapie, Manipulationstherapie, Manualtherapie, manuelle Medizin*; Diagnostik und Therapie reversibler Funktionsstörungen des Stütz- und Bewegungsapparates; geht davon aus, dass eine Subluxation von Wirbeln zu einer Einklemmung von Wurzelfasern führt, die für die fassbaren Symptome [Schmerz, Fehlhaltung] und andere, nicht mit der Subluxation in Zusammenhang gebrachte Beschwerden [z.B. Menstruationsbeschwerden, gastrointestinale Beschwerden] verantwortlich ist; dieser Ansatz wird von vielen Autoren abgelehnt und z.T. als gefährlich betrachtet, weil eine Manipulation der Wirbelsäule, z.B. bei angeborenen Fehlbildungen oder Bandscheibenvorfall, zu bleibenden Schäden, u.U. sogar Querschnittslähmung führen kann **2.** *→Osteopathia*

alimentäre Osteopathie (Ⓔ alimentary osteopathy): ***Syn:*** *Hungerosteopathie*; Osteopathie bei Fehl- oder Unterernährung

os|te|o|pa|thisch *adj* (Ⓔ osteopathic): Knochenerkrankung/Osteopathie betreffend

Os|te|o|pe|nie *f* (Ⓔ osteopenia): Verminderung der Knochenmasse; betrifft meist die organischen und anorganischen Bestandteile; manchmal aber nicht von Osteoporose* unterscheidbar

os|te|o|pe|nisch *adj* (Ⓔ osteopenic): Osteopenie betreffend, von ihr betroffen oder gekennzeichnet, durch sie bedingt

os|te|o|pe|ri|os|tal *adj* (Ⓔ osteoperiosteal): Knochen und äußere Knochenhaut/Periost betreffend

Os|te|o|pe|ri|os|ti|tis *f, pl* **-ti|ti|den** (Ⓔ osteoperiostitis): Entzündung von Knochengewebe und Knochenhaut [Periost]

os|te|o|pe|ri|os|ti|tisch *adj* (Ⓔ osteoperiostitic): Osteoperiostitis betreffend, von ihr betroffen oder gekennzeichnet

Os|te|o|pe|tro|se *f* (Ⓔ osteopetrosis): ***Syn:*** *Marmorknochenkrankheit, Albers-Schönberg-Krankheit Osteopetrosis*; seltene, angeborene Störung der normalen Knochenbildung mit generalisierter Sklerose und Verhärtung der Knochen, Anämie, extramedullärer Blutbildung und Splenomegalie

Os|te|o|pe|tro|sis *f*: *→Osteopetrose*

Os|te|o|pha|gen *pl*: *→Osteoklasten*

Os|te|o|pho|nie *f*: *→Osteoakusis*

Os|te|o|phyt *m* (Ⓔ osteophyte): Knochenneubildung bei Arthrose*; bilden sich v.a. an druckfreien Gelenkabschnitten an der Knorpel-Knochen-Grenze, z.B. an Gelenkkanten oder den Rändern der Wirbelkörper

Os|te|o|plas|ten *pl*: *→Osteoblasten*

Os|te|o|plas|tik *f* (Ⓔ osteoplasty): ***Syn:*** *Knochenplastik*; plastische Chirurgie der Knochen, z.B. Osteosynthese*, Spondylodese*

os|te|o|plas|tisch *adj* (Ⓔ **1.** osteoplastic **2.** osteoblastic): **1.** (*chirurg.*) Knochenplastik/Osteoplastik betreffend **2.** *→osteoblastisch*

Os|te|o|poi|ki|lie *f*: *→Osteopoikilose*

Os|te|o|poi|ki|lo|se *f* (Ⓔ osteopoikilosis): ***Syn:*** *Osteopoikilie, Osteopathia condensans disseminata*; asymptomatische, angeborene Skeletterkrankung mit Bildung von Knocheninseln in der Spongiosa*; klinisch ohne Bedeutung

os|te|o|poi|ki|lo|tisch *adj* (Ⓔ osteopoikilotic): Osteopoikilose betreffend, von ihr betroffen oder gekennzeichnet, durch sie bedingt

Os|te|o|pon|tin *nt* (Ⓔ osteopontin): von den Osteoblasten* gebildetes spezifisches Protein der Knochenmatrix

Os|te|o|po|ro|ma|la|zie *f* (Ⓔ osteoporomalacia): Kombination von Osteoporose* und Osteomalazie*

Os|te|o|po|ro|se *f* (Ⓔ osteoporosis): ***Syn:*** *Osteoporosis*; systemische Skeletterkrankung mit Abbau der Knochenmasse und dadurch erhöhter Knochenbrüchigkeit; das vorhandene Knochengewebe ist normal ausgebildet [im Unterschied zur Osteomalazie*], die Knochenmasse ist aber so stark reduziert, dass selbst relativ leichte Krafteinwirkung zu Brüchen führen kann; die **primäre Osteoporose** entsteht aus der physiologischen Altersatrophie des Knochens und nimmt mit steigendem Alter an Häufigkeit zu; 50 % aller Menschen über 70 Jahre haben eine Osteoporose und der Rest steht kurz davor; die **sekundäre Osteoporose** wird v.a. durch Corticosteroide [extern bei Cortisontherapie, intern bei Morbus Cushing] sowie Fehlernährung [**alimentäre Osteoporose**] oder Stoffwechselstörungen [**metabolische Osteoporose**] verursacht

Klinik: die Symptome der primären und sekundären Osteoporose sind gleich; die Patienten klagen über Rückenschmerzen und erleiden häufig Frakturen; sie sind kleiner geworden und die Osteoporose der Wirbelsäule hat zu einem Rundrücken [**Altersrundrücken**] geführt; damit steht der Bauch vor und die Hautfalten in der Taille bilden beim Betrachten von hinten den sog. **Tannenbaumrücken**; **Diagnose**: Röntgen [vermehrte Transparenz des Knochens, rarefizierte Trabekel, Keil- und Plattwirbel der Brustwirbelsäule, Fischwirbel der Lendenwirbelsäule]; Knochendichtemessung; **Therapie**: Behandlung der Ursache bei sekundärer Osteoporose; Fluorid- und Calcium-reiche Ernährung, Krankengymnastik, körperliche Betätigung

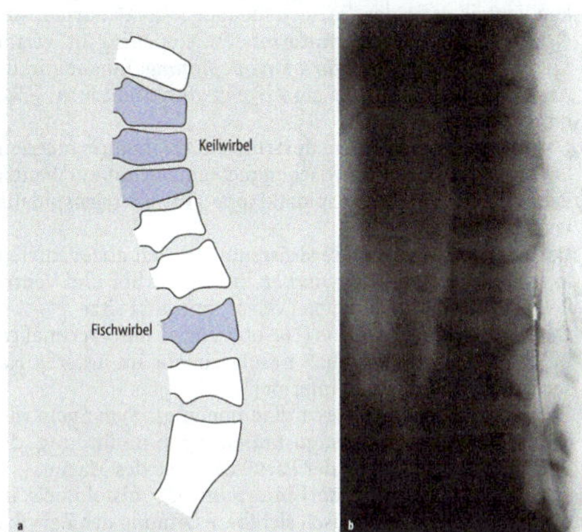

Abb. O52. Fisch- und Keilwirbel bei Osteoporose

aktive Osteoporose (Ⓔ active osteoporosis): *s.u. primäre Osteoporose*

alimentäre Osteoporose (Ⓔ starvation osteoporosis): ***Syn***: *nutritive Osteoporose, Hungerosteoporose*; bei Fehl- oder Unterernährung entstehende Osteoporose, Teilaspekt der Hungerosteopathie*

hormonale Osteoporose (Ⓔ endocrine osteoporosis): meist nach der Menopause auftretende primäre Osteoporose, die durch einen Östrogenmangel bedingt ist; **Therapie**: Hormonersatztherapie, Fluorid- und Calcium-reiche Ernährung, Krankengymnastik, körperliche Betätigung

idiopathische Osteoporose: *→primäre Osteoporose*

juvenile Osteoporose (Ⓔ juvenie osteoporosis): es gibt seltene Fälle von **primärer juveniler Osteoporose**, meist tritt sie aber als sekundäre Osteoporose* auf

klimakterische Osteoporose (Ⓔ postmenopausal osteoporosis): ***Syn***: *postmenopausale Osteoporose, präsenile Involutionsosteoporose*; durch die Veränderung des Hormonhaushalts im Klimakterium* hervorgerufene Osteoporose*

nutritive Osteoporose: *→alimentäre Osteoporose*

postemenopausale Osteoporose (Ⓔ postmenopausal osteoporosis): *s.u. primäre Osteoporose*

postmenopausale Osteoporose: *→klimakterische Osteoporose*

präsenile Osteoporose (Ⓔ presenile osteoporosis): frühzeitig auftretende Osteoporose variabler Genese [endokrin, hormonal]

primäre Osteoporose (Ⓔ primary osteoporosis): ***Syn***: *idiopathische Osteoporose*; nach dem Abschluss des Knochenwachstums um das 20. Lebensjahr herum beginnt bereits die physiologische Altersatrophie des Knochens, die zu einer Verminderung der Knochenmasse führt [**Altersosteopenie**]; sobald der Knochenverlust 40 % überschreitet, spricht man von primärer Osteoporose; v.a. nach dem 60. Lebensjahr nimmt die Zahl der Osteoporosefälle zu, weil sich ein circulus vitiosus von Inaktivtiät-Osteoporose-Bewegungsschmerz-Inaktivität entwickelt [**Altersosteoporose**]; durch die Hormonänderungen im Klimakterium beginnt die Osteoporose bei Frauen früher als bei Männern [**postemenopausale Osteoporose**]; die primäre Osteoporose verläuft meist langsam mit einem niedrigen Knochenumsatz [**Low-turnover-Osteoporose**]; es gibt aber auch Verläufe mit Phasen einer **ruhenden Osteoporose**, die plötzlich und ohne erkennbare Ursache in eine **aktive Osteoporose** mit raschem Knochenschwund übergeht [**High-turnover-Osteoporose**]

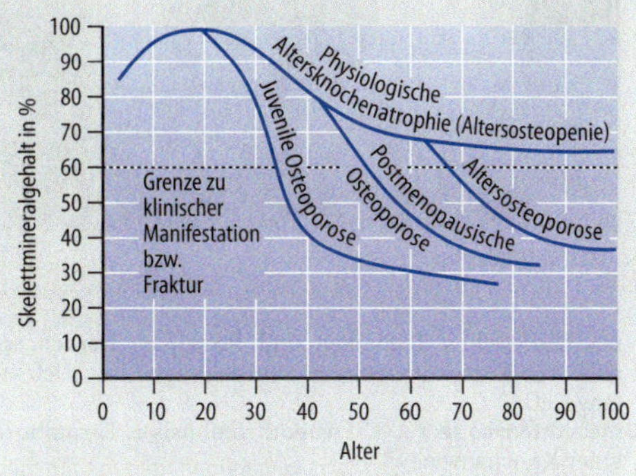

Abb. O53. Mineralgehalt des Skeletts und primäre Osteoporosen

ruhende Osteoporose (Ⓔ inacitve osteoporosis): *s.u. primäre Osteoporose*

senile Osteoporose (Ⓔ senile osteoporosis): ***Syn***: *Altersosteoporose*; physiologische, im Rahmen der allgemeinen Altersatrophie* auftretende Osteoporose des Skeletts; oft wird sie als **Altersosteopenie** bezeichnet und der Begriff Altersosteoporose nur für pathologische Formen mit klinischen Symptomen reserviert; beide Formen sprechen gut auf tägliche Gymnastik, calcium-, eiweiß- und vitaminhaltige Ernährung an

steroidinduzierte Osteoporose (Ⓔ steroid-induced osteoporosis): ***Syn***: *Steroidosteoporose*; endogen [Cushing*-Syndrom] oder exogen [Langzeittherapie mit Corticosteroiden] bedingte sekundäre Osteoporose

Os|te|o|po|ro|sis *f, pl* **-ses**: *→Osteoporose*

os|te|o|po|ro|tisch *adj* (Ⓔ osteoporotic): Osteoporose betreffend, von ihr betroffen oder gekennzeichnet, durch sie bedingt

Os|te|o|psa|thy|ro|se *f*: *→Osteogenesis imperfecta*

Os|te|o|psa|thy|ro|sis *f, pl* **-ses**: *→Osteogenesis imperfecta*

Os|te|o|ra|di|o|ne|kro|se *f* (Ⓔ osteoradionecrosis): ***Syn***: *Strahlungsosteonekrose, Strahlenosteonekrose, Radioosteonekrose*; nach Strahlentherapie auftretende Knochennekrose

Os|te|or|rha|gie *f* (Ⓔ osteorrhagia): ***Syn***: *Knocheneinblutung*; Einblutung in das Knochengewebe oder unter das Periost

Os|te|o|sar|co|ma *nt, pl* **-ma|ta**: *→Osteosarkom*

Os|te|o|sar|kom *nt* (Ⓔ osteosarcoma): ***Syn***: *Knochensarkom, Osteosarcoma*; vom Knochengewebe ausgehender, schnell wachsender, bösartiger Tumor; neben dem Plasmozytom* der häufigste maligne Knochentumor; tritt v.a. zwischen dem 5. und 25. Lebensjahr auf; **Klinik**: ziehende Schmerzen, tastbare Verdickung des Knochens, Verschlechterung des Allgemeinzustandes; **Diagnose**: Labor [erhöhte alkalische Phosphatase], Röntgen [Codman*-Dreieck]; **Therapie**: Amputation oder En-bloc-Resektion, Chemotherapie; **Prognose**: trotz Fortschritten in den letzten 10 Jahren weiterhin schlecht [*Abb. O54*]

Os|te|o|skle|ro|se *f* (Ⓔ osteosclerosis): ***Syn***: *Knochensklerose, Osteosclerosis*; Verhärtung des Knochengewebes; führt aber auch zu einer erhöhten Sprödigkeit und Frakturneigung

os|te|o|skle|ro|tisch *adj* (Ⓔ osteosclerotic): Osteosklerose betreffend, von ihr betroffen oder gekennzeichnet, durch sie bedingt

Os|te|o|syn|the|se *f* (Ⓔ osteosynthesis): operative Vereinigung von Bruchfragmenten und Stabilisierung mit extra- oder intramedullären Kraftträgern [Schrauben, Platten, Nägeln

O

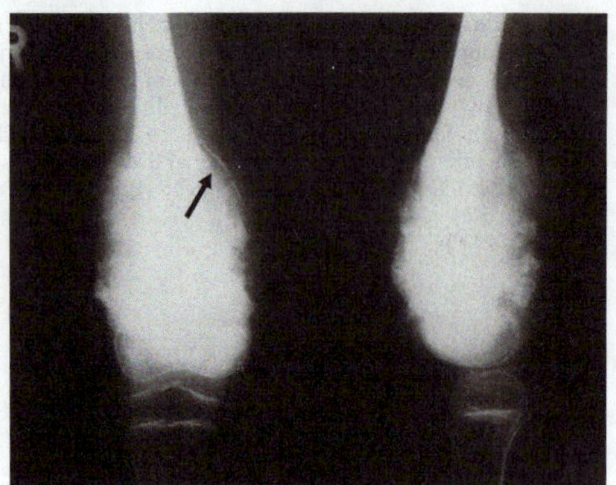

Abb. 054. Osteosarkom

usw.]; dieselben Techniken und Prinzipien werden aber auch zur Korrektur von z.B. Fehlstellungen und Defekten eingesetzt

Os|te|o|throm|bo|se *f* (Ⓔ osteothrombosis): Thrombose* einer Knochenvene

Os|te|o|to|mie *f* (Ⓔ osteotomy): ***Syn:*** *Knochendurchtrennung*; operative Durchtrennung von Knochengewebe

apikale Osteotomie: *→ Wurzelspitzenresektion*

Os|te|o|zyt *m* (Ⓔ osteocyte): Knochenzelle; *s.u. Knochen*

Ostio-, ostio- *präf.*: Wortelement mit der Bedeutung „Mündung/Ostium"

Os|ti|o|fol|li|cu|li|tis Bockhart *f* (Ⓔ Bockhart's impetigo): ***Syn:*** *Staphylodermia Bockhart, Staphylodermia follicularis, Ostiofollikulitis/Impetigo Bockhart, Impetigo follicularis Bockhart, Folliculitis staphylogenes superficialis, Folliculitis pustulosa*; (rezidivierende) superfizielle Staphylokokkeninfektion der Haarfollikel mit Restitutio* ad integrum

Os|ti|o|fol|li|ku|li|tis Bockhart *f*: *→ Ostiofolliculitis Bockhart*

Os|ti|tis *f, pl* **-ti|ti|den** (Ⓔ osteitis): ***Syn:*** *Knochenentzündung, Knochengewebsentzündung, Osteitis*; Entzündung des Knochengewebes; *s.a. Osteomyelitis, Periostitis*

Ostitis condensans (Ⓔ condensing osteitis): die Region des Iliosakralgelenks* betreffende, sklerosierende Knochenentzündung

Ostitis deformans: *→ Morbus Paget*

Ostitis fibrosa cystica: *→ Osteodystrophia fibrosa generalisata*

Ostitis fibrosa cystica generalisata: *→ Osteodystrophia fibrosa generalisata*

Ostitis multiplex cystoides (Ⓔ Jüngling's disease): ***Syn:*** *Perthes-Jüngling-Krankheit, Jüngling-Krankheit*; multiple pseudozystische Knochenveränderungen mit Weichteilschwellung, i.d.R. als Begleiterkrankung bei Sarkoidose*; verläuft klinisch meist unauffällig

periapikale Ostitis (Ⓔ apical periodontitis): ***Syn:*** *periapikale Läsion, Parodontitis apicalis*; auf die Wurzelspitze begrenzte akute oder chronische Entzündung des Zahnhalteapparates [Parodontium*]

Ostitis purulenta (Ⓔ suppurative osteitis): ***Syn:*** *Knocheneiterung*; eitrige Knochentzündung

Ostitis tuberculosa (Ⓔ osseous tuberculosis): ***Syn:*** *Knochentuberkulose*; meist hämatogen entstehende Tuberkulose* des Knochengewebes; betrifft oft Gelenke [Gelenktuberkulose*]; klinisch histologisch unterscheidet man die **exsudativ-verkäsende Knochentuberkulose**, bei der klinisch die Bildung von kalten Abszessen* [bei tuberkulöser Osteomyelitis* auch im Knochenmark] im Vordergrund steht, und die **produktiv-granulierende Knochentuberkulose**, die zur Bildung von schwammigem Granulationsgewebe und Resorptionslakunen führt [**Knochenfraß**]; **Therapie:** *s.u. Tuberkulose*

Ostitis typhosa (Ⓔ osteitis typhosa): Knochenentzündung als Folge eines Typhus* abdominalis

os|ti|tisch *adj* (Ⓔ osteitic): ***Syn:*** *osteitisch*; Knochenentzündung/Ostitis betreffend, von Ostitis betroffen

Os|ti|um *nt, pl* **-tia, -ti|en** (Ⓔ ostium): Mündung, Eingang, Öffnung

Ostium abdominale tubae uterinae (Ⓔ abdominal opening of uterine tube): ***Syn:*** *abdominelle Eileiteröffnung, abdominelle Tubenöffnung*; freie Öffnung des Eileiters zur Bauchhöhle hin; wird vom **Infundibulum tubae uterinae** gebildet, das am Rand mit den Eileiterfransen [Fimbriae* tubae uterinae] besetzt ist

Ostium anatomicum uteri internum (Ⓔ anatomic ostium): ***Syn:*** *innerer Muttermund*; Öffnung auf der Rückseite der Cervix* uteri; Anfang des Zervikalkanals [Canalis* cervicis uteri]

Ostium aortae (Ⓔ aortic opening): Aortenöffnung des linken Ventrikels, in der die Aortenklappe [Valva* aortae] sitzt

Ostium appendicis vermiformis (Ⓔ opening of vermiform appendix): ***Syn:*** *Wurmfortsatzöffnung*; Eingang in die Appendix* vermiformis am Abgang vom Blinddarm [Caecum*]

Ostium atrioventriculare dextrum (Ⓔ right atrioventricular opening): Öffnung zwischen rechtem Vorhof und Ventrikel; wird von der Trikuspidalklappe [Valva* tricuspidalis] verschlossen

Ostium atrioventriculare sinistrum (Ⓔ left atrioventricular opening): Öffnung zwischen linkem Vorhof und Ventrikel, in der die Mitralklappe [Valva* mitralis] sitzt

Ostium canalis lacrimalis (Ⓔ opening of nasolacrimal canal): Öffnung des Canalis* nasolacrimalis im unteren Nasengang [Meatus* nasi inferior]

Ostium cardiacum (Ⓔ cardiac opening): ***Syn:*** *Speiseröhreneinmündung, Ösophagusmündung*; Einmündung der Speiseröhre im Bereich der Pars* cardiaca des Magens

Ostium histologicum uteri internum (Ⓔ histological internal ostium): histologisch sichtbare Öffnung des Zervikalkanals [Canalis* cervicis uteri] am Übergang von Portio* supravaginalis cervicis zur Portio* vaginalis cervicis

Ostium ileale (Ⓔ opening of ileal papilla): schlitzförmige Ileumeinmündung ins Zäkum [Caecum*]; wird oben und unten von Schleimhautfalten [Labrum* ileocolicum, ileocaecale] eingeengt, die vom Frenulum* ostii ilealis verbunden werden; da sie den Reflux von Darminhalt in den Dünndarm verhindern, werden die beiden Labren und das Frenulum zusammen als **Ileozäkalklappe** oder **Bauhin-Klappe** bezeichnet

Ostium ileocaecale: veraltet für *→ Ostium ileale*

Ostium pharyngeum tubae auditivae/auditoriae (Ⓔ pharyngeal opening of auditory tube): Rachenöffnung der Ohrtrompete [Tuba* auditiva]; wird vom Torus* tubarius umgeben

Ostium pyloricum (Ⓔ pyloric opening): Öffnung des Magenpförtners [Pylorus*], durch den der Speisebrei vom Magen in den Zwölffingerdarm gelangt

Ostium sinus coronarii (Ⓔ opening of coronary sinus): Öffnung des Sinus* coronarius im rechten Vorhof

Ostium trunci pulmonalis (Ⓔ opening of pulmonary trunk): Pulmonalisöffnung des rechten Ventrikels; wird von der Pulmonalklappe [Valva* trunci pulmonalis] verschlossen

Ostium tympanicum tubae auditivae/auditoriae (Ⓔ tympanic opening of auditory tube): Paukenhöhlenöffnung der Ohrtrompete [Tuba* auditiva]

Ostium ureteris (Ⓔ ureteric orifice): Harnleitereinmündung in die Blase [Vesica* urinaria] im Bereich des Blasendreiecks [Trigonum vesicae]

Ostium urethrae externum (Ⓔ external urethral opening): ***Syn:*** *äußere Harnröhrenöffnung, Harnröhrenmündung*; die männliche Harnröhre mündet auf der Spitze der Eichel [Glans* penis], die Harnröhre der Frau oberhalb des Scheideneingangs [Ostium* vaginae]

Ostium urethrae internum (Ⓔ internal urethral opening): ***Syn:*** *innere Harnröhrenöffnung, Harnröhrenanfang*; innere Öffnung der Harnröhre in der Blasenwand im Bereich des Blasendreiecks [Trigonum vesicae]

Ostium uteri (Ⓔ opening of uterus): ***Syn:*** *Muttermund, äußerer Muttermund*; außere Öffnung des Zervikalkanals

[Canalis* cervicis uteri] auf der Portio* vaginalis cervicis; wird vorne vom Labium* anterius und hinten vom Labium posterius begrenzt

Ostium uterinum tubae uterinae (Ⓔ uterine ostium of uterine tube): ***Syn:*** *Tubenmündung*; Einmündung des Eileiters [Tuba* uterina] in den oberen Teil der Gebärmutter [Uterus*]

Ostium vaginae (Ⓔ vaginal introitus): ***Syn:*** *Scheidenöffnung, Scheideneingang*; von den kleinen Schamlippen [Labia minora pudendi] umrahmter Eingang in den Scheidenvorhof [Vestibulum* vaginae]; wird vom Jungfernhäutchen [Hymen] verschlossen, das von alleine oder beim ersten Geschlechtsverkehr [Entjungferung] reißen kann; die Reste des Hymens am Scheideneingang werden als **Fleischwärzchen** [Carunculae hymenales] bezeichnet

Ostium valvae ilealis: veraltet für →*Ostium ileale*

Ostium venae cavae inferioris (Ⓔ opening of inferior vena cava): Mündung der unteren Hohlvene [Vena* cava inferior] in den rechten Vorhof

Ostium venae cavae superioris (Ⓔ opening of superior vena cava): Mündung der oberen Hohlvene [Vena* cava superior] in den rechten Vorhof

Ostia venarum pulmonarium (Ⓔ openings of pulmonary veins): Mündung der beiden Lungenvenen [Venae* pulmonales] in den linken Vorhof

Ostium-primum-Defekt *m* (Ⓔ ostium primum defect): Vorhofseptumdefekt vom Primumtyp; *s.u. Vorhofseptumdefekt*

Ostium-secundum-Defekt *m* (Ⓔ ostium secundum defect): Vorhofseptumdefekt vom Sekundumtyp; *s.u. Vorhofseptumdefekt*

Ösltraldilol *nt* (Ⓔ estradiol): ***Syn:*** *Estradiol*; im Eierstock gebildetes, stärkstes natürliches Östrogen*; **Anw.**: Hormonersatztherapie im Klimakterium, primäre Amenorrhoe, Prostata- und Brustkrebs [nach der Menopause]

Ösltraldilollbenlzolat *nt* (Ⓔ estradiol benzoate): ***Syn:*** *Estradiol-(17β)-3-benzoat, Estradiolbenzoat*; semisynthetischer Ester des Östradiols*; **Anw.**: Hormonersatztherapie im Klimakterium, primäre Amenorrhoe, Prostata- und Brustkrebs [nach der Menopause]

Ösltraldilollvallelrat *nt* (Ⓔ estradiol valerate): ***Syn:*** *Estradiol-17-valerat, Estradiolvalerat*; semisynthetischer Ester des Östradiols*; **Anw.**: Hormonersatztherapie im Klimakterium, primäre Amenorrhoe, Prostata- und Brustkrebs [nach der Menopause]

Ösltrilol *nt* (Ⓔ estriol): nur schwach wirksames Zwischen- und Ausscheidungsprodukt von Östradiol* und Östron*; **Anw.**: wie Östradiol*

ösltrolgen *adj* (Ⓔ estrogenous): Östrogen(e) betreffend, östrogenartig (wirkend)

Ösltrolgenlanltalgolnist *m* (Ⓔ antiestrogen): ***Syn:*** *Östrogenhemmer, Antiöstrogen*; Substanz, die die Wirkung von Östrogen an den Erfolgsorganen hemmt; werden zur Ovulationsauslösung [Clomifen*] und in der Therapie des Mammakarzinoms [Tamoxifen*] eingesetzt

Ösltrolgelne *pl* (Ⓔ estrogens): ***Syn:*** *östrogene Hormone*; in den Granulosazellen des Eierstocks und der Plazenta sowie in geringen Mengen in der Nebennierenrinde, dem Hoden, der Leber und in Fettgewebe gebildete Hormone, die für die Ausprägung der weiblichen Geschlechtsmerkmale und den Menstruationszyklus von entscheidender Bedeutung sind; die natürlich vorkommenden Östrogene sind Östriol*, Östron* und Östradiol*; während der Geschlechtsreife dominiert Östradiol, nach der Menopause Östron; im Plasma sind Östrogene zu 98 % an Albumin oder das Sexhormon-bindende Globulin gebunden, nur 2 % liegen frei vor; natürliche und **synthetische Östrogene** werden u.a. zur Kontrazeption, Hormonersatztherapie im Klimakterium, bei primärer Amenorrhoe und zur Therapie von Prostata- und Brustkrebs [nach der Menopause] verwendet; *s.a. Progesteron, Menstruationszyklus*

Östrogen-Gestagen-Test *m* (Ⓔ estrogen-progestin test): endokriner Funktionstest bei Oligo- oder Amenorrhoe; zuerst wird Gestagen* zur sekretorischen Umwandlung des Endometriums und Auslösung einer Blutung verabreicht; ist dieser **Gestagentest** negativ, werden Östrogene und Gestagen zyklusgerecht verabreicht; bei positivem Test liegt ein stimulierbares Endometrium vor, d.h. die Störung liegt oberhalb der Uterusebene; ein negativer Östrogen-Gestagen-Test kann auf eine uterine Amenorrhoe* oder Gynatresie* hinweisen

Ösltrolgenlhemlmer *m*: →*Östrogenantagonist*

Ösltrolgenlrelzepltolren *pl* (Ⓔ estrogen receptors): Hormonrezeptoren für Östrogene; das Vorhandensein von Östrogenrezeptoren bei Patientinnen mit Mammakarzinom ist von prognostischer und therapeutischer Bedeutung; Studien haben gezeigt, dass Patientinnen mit Östrogenrezeptoren eine bessere Prognose haben, und wesentlich besser auf eine endokrine Behandlung ansprechen

Ösltron *nt* (Ⓔ estrone): ***Syn:*** *Estron, Follikulin, Folliculin*; neben Östradiol* zweitwichtigstes natürliches Östrogen

Oszill-, oszill- *präf.*: →*Oszillo-*

Oslzillaltilon *f* (Ⓔ **1.–2.** oscillation): **1.** Schwingung, Schwankung **2.** ***Syn:*** *Fluktuation*; kurzfristige Veränderungen der fetalen Herzfrequenz im Kardiotokogramm; *s.a. Essay Kardiotokographie S. 1089*

Oslzillaltilonslamlplitulde *f* (Ⓔ oscillation amplitude): *s.u. Essay Kardiotokographie S. 1089*

Oslzillaltilonslfrelquenz *f* (Ⓔ oscillation frequency): *s.u. Essay Kardiotokographie S. 1089*

Oslzillaltilonsltyp *m* (Ⓔ oscillation type): *s.u. Essay Kardiotokographie S. 1089*

Oszillo-, oszillo- *präf.*: Wortelement mit der Bedeutung „schwingen/schaukeln"

Oslzillolgramm *nt* (Ⓔ oscillogram): graphische Darstellung von Schwingungen

Oslzillolgraph *m* (Ⓔ oscillograph): ***Syn:*** *Oszillograf, Oszilloskop, Kathodenstrahlenoszillograph, Kathodenstrahlenoszillograf*; Gerät zur Darstellung sich schnell verändernder Vorgänge, z.B. Blutdruck, Puls

Oslzillolgralphie *f* (Ⓔ oscillography): ***Syn:*** *Oszillografie*; graphische Darstellung von Veränderungen in Abhängigkeit von der Zeit; z.B. in der Angiologie* Aufzeichnung des zeitlichen Verlaufs der Änderungen von Gefäßdurchmesser und Blutfluss

Oslzillolkarldilolskop *nt* (Ⓔ electrocardioscope): ***Syn:*** *Kardioskop, Elektrokardioskop*; Gerät zur direkten Betrachtung der EKG-Kurve

Oslzillolkarldilolskolpie *f* (Ⓔ electrocardioscopy): ***Syn:*** *Kardioskopie, Elektrokardioskopie*; direkte Darstellung der EKG-Kurve auf einem Sichtgerät; wird z.B. auf der Intensivstation oder als Miniversion im Notarztwagen eingesetzt

Oslzillolmelter *nt* (Ⓔ oscillometer): Gerät zur Messung pulsatorischer Druckschwankungen

Oslzillolmeltrie *f* (Ⓔ oscillometry): Messung pulsatorischer Druckschwankungen

Oslzillolplsie *f* (Ⓔ oscillopsia): ***Syn:*** *Brückner-Phänomen*; Zittern fixierter Objekte bei Nystagmus*, Opsoklonus* oder multipler Sklerose*

Oslzillolskop *nt*: →*Oszillograph*

OT *Abk.*: **1.** →*Organtoleranzdosis* **2.** →*orotracheal*

5-OT *Abk.*: 5-Oxytryptamin

Ot-, ot- *präf.*: →*Oto-*

OTA *Abk.*: **1.** operative transluminale Angioplastie **2.** o-Toluidinarsenit

Ota: Masao Ota; 1885–1945; japanischer Hautarzt (Tokio)

Ota-Nävus *m*: →*Nävus Ota*

Oltalgra *nt/f*: →*Otalgie*

Otlallgia *f*: →*Otalgie*

Otlallgie *f* (Ⓔ otalgia): ***Syn:*** *Otagra, Otodynie, Otalgia*; Ohrenschmerzen können als Symptom u.a. bei Gehörgangsfurunkel, Ohrknorpelentzündung, Otitis media oder externa, Mastoiditis, Genikulatumneuralgie oder Verletzungen auftreten [*Abb. O55*]

otlallgisch *adj* (Ⓔ otalgic): Otalgie betreffend

OTC *Abk.*: **1.** →*Ornithintranscarbamylase* **2.** →*Oxytetracyclin*

OTCA *Abk.*: operative transluminale Koronarangioplastie

OTD *Abk.*: →*Organtoleranzdosis*

Otlhälmaltom *nt* (Ⓔ othematoma): Bluterguss der Ohrmuschel durch abscherende Gewalteinwirkung [v.a. Boxer, Rin-

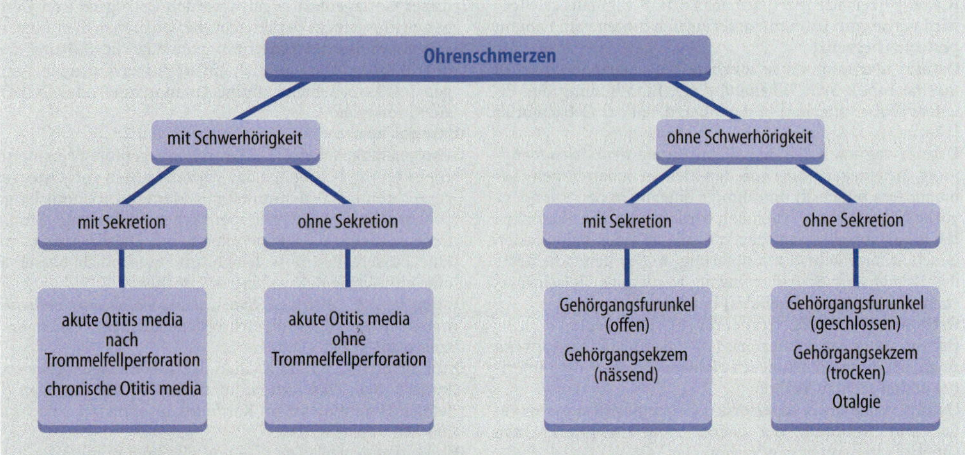

Abb. 055. Diffentialdiagnose von Ohrenschmerzen

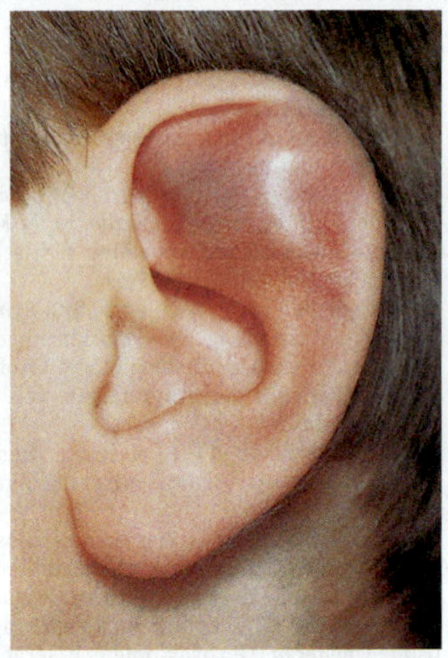
Abb. 056. Othämatom

ger]; **Therapie:** Punktion oder Inzision und Druckverband; unbehandelt kommt es [v.a. bei rezidivierenden Traumen] zu bindegewebiger Organisation und bleibender Verunstaltung [Boxerohr, Ringerohr, Blumenkohlohr]

Otis: Otis-Urethrotomie *f* (Ⓔ Otis urethrotomy): *s.u. Urethrotomie*

O|ti|tis *f, pl* **-ti|ti|den** (Ⓔ otitis): ***Syn:*** *Ohrentzündung*; in Otitis externa, media und interna unterteilte Entzündung des Ohres oder eines seiner Teile

Otitis barotraumatica (Ⓔ otitic barotrauma): ***Syn:*** *Fliegerotitis, Aerotitis, Aerootitis, Barotitis, Barootitis*; durch eine (plötzliche) Luftdruckänderung hervorgerufene Mittelohrentzündung [Otitis* media]

Otitis externa (Ⓔ otitis externa): meist durch Pilze, Bakterien oder Viren verursachte Entzündung des äußeren Gehörganges

Otitis externa circumscripta (Ⓔ furuncular otitis): ***Syn:*** *Ohrfurunkel, Gehörgangsfurunkel, Otitis externa furunculosa*; Staphylokokkeninfektion der Haarbälge des häutigen Gehörganges; führt zu umschriebener, schmerzhafter Schwellung des Epithels und der angrenzenden Weichteile; **Therapie:** Analgetika, Alkoholumschläge oder Einlage von Alkoholstreifen; evtl. Inzision und Eiterdränage

Otitis externa diffusa (Ⓔ diffuse otitis externa): ***Syn:*** *Gehörgangekzem*; bakterielle, pilzbedingte oder allergische Entzündung des äußeren Gehörganges; wird v.a. durch Schädigung des Epithels [Wattestäbchen!] oder verunreinigtes Wasser verursacht; tritt als **akute, nässende Form** auf [meist durch Pseudomonas* aeruginosa, Staphylococcus* aureus oder Proteus*], die dann als **akute Otitis externa** bezeichnet wird, oder als **trockene Form** mit Juckreiz und Schuppenbildung [meist durch Pilze]

Otitis externa furunculosa: → *Otitis externa circumscripta*

Otitis externa maligna (Ⓔ malignant otitis externa): ***Syn:*** *progressive nekrotisierende Otitis, progrediente Otitis, Otitis externa necroticans, Schläfenbeinosteomyelitis*; meist Diabetiker* oder Patienten mit geschwächter Abwehrlage betreffende, auf dem Boden einer unkomplizierten Otitis externa entstehende nekrotisierende Entzündung durch Pseudomonas* aeruginosa; führt zu starken Schmerzen, fötider Eiterung und Granulationen im Gehörgang; kann zu einer Osteomyelitis des Schläfenbeins, Fazialisparese und Ausfälle anderer Hirnnerven führen; **Therapie:** systemische Antibiotika [Azlocillin*, Piperacillin*, Gyrasehemmer*], operative Ausräumung

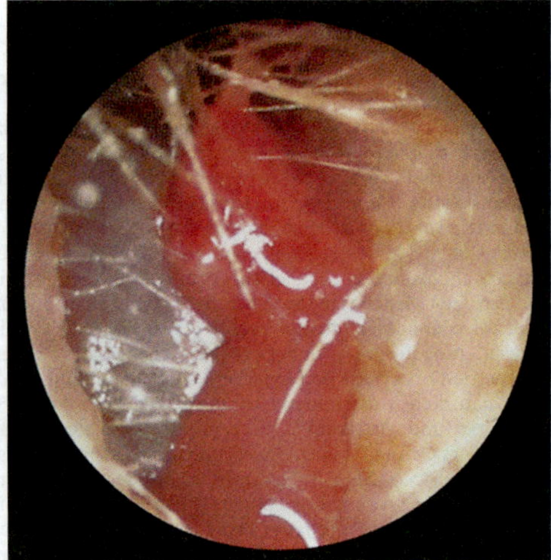
Abb. 057. Otitis externa maligna

Otitis externa necroticans: → *Otitis externa maligna*

Otitis interna (Ⓔ otitis interna): ***Syn:*** *Innenohrentzündung*; Entzündung des Innenohrs; meist gleichgesetzt mit Entzündung des Innenohrlabyrinths; *s.u. Labyrinthitis*

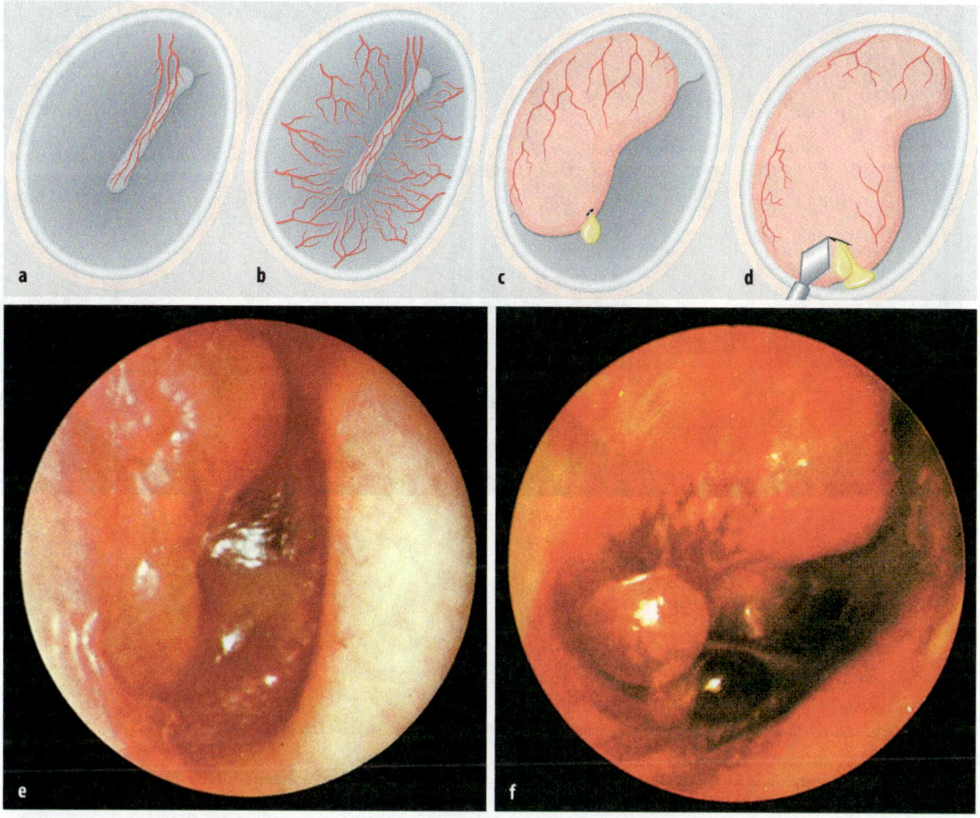

Abb. O58. Otitis media acuta. **a** Hammergriffinjektion, **b** radiäre Gefäßzeichnung, **c** stecknadelkopfgroße Perforation, **d** Parazentese, **e** Otitis media acuta, **f** Grippeotitis

O

Otitis media (Ⓔ otitis media): ***Syn:*** *Mittelohrkatarrh, Mittelohrkatarr, Mittelohrentzündung*; akute oder chronische Entzündung des Mittelohrs, die unbehandelt zu Mittelohrschwerhörigkeit führen kann

Otitis media acuta (Ⓔ acute otitis media): ***Syn:*** *akute Mittelohrentzündung, akuter Mittelohrkatarrh*; i.d.R. aus dem Nasopharynx aufsteigende [rhinogene] akute Entzündung bakterieller [Scharlachotitis*] oder viraler [Masernotitis*, Grippeotitis*] Genese; relativ häufig entwickelt sich eine [okkulte] Mastoiditis*; **Klinik**: stechende Schmerzen und Klopfen im Ohr, Schallleitungsschwerhörigkeit, Ohrgeräusch, Kopfschmerzen, Fieber; **Diagnose**: typisches Bild bei der Otoskopie [Hammergriffinjektion, radiäre Gefäßzeichnung, Rötung und Vorwölbung des Trommelfells, u.U. stecknadelstichgroße Perforationen mit Eiterabfluss]; Ohrenausfluss [schleimig-eitrig bei bakteriellem Infekt, blutigserös bei Virusinfekt]; **Therapie**: Bettruhe, Antibiotika, abschwellende Nasentropfen, Parazentese*; bei Komplikationen [Mastoiditis, Labyrinthitis] Mastoidektomie*

adhäsive Otitis media: → *adhäsive Otitis media chronica*

Otitis media chronica (Ⓔ chronic otitis media): ***Syn:*** *chronische Mittelohrentzündung*; primär chronische Entzündung der Mittelohrschleimhaut; sie entsteht auf dem Boden ein Pneumatisationsstörung des Warzenfortsatzes und rezidivierender Mittelohrentzündungen; man unterscheidet: **chronisch mesotympanale Otitis media**: die Entzündung bleibt auf die Mittelohrschleimhaut beschränkt; es kommt zu schleimig-eitriger Sekretion bei Infektion; relativ symptomlos **chronisch epitympanale Otitis media**: die Entzündung greift auf die knöcheren Strukturen über und führt unbehandelt zu Destruktion; führt zu fötider Eiterung, Druck oder Schmerzen im Ohr; ebenfalls relativ symptomarm; **Diagnose**: bei der Otoskopie findet man bei der mesotympanalen Form einen zentralen Trommelfelldefekt, der Trommelfellrand ist aber überall erhalten; bei der epitympanalen Form findet sich dagegen ein randständiger Defekt der Pars tensa oder flaccida; oft besteht zusätzlich auch ein Cholesteatom*; **Therapie**: antibiotikahaltige Ohrentropfen und operativer Verschluss des Trommelfelldefektes [Myringoplastik] nach Abheilen des Infektes; bei der epitympanalen Form radikale Entfernung, v.a. eines Cholesteatoms, und Rekonstruktion anatomischer Verhältnisse [*Abb. O59*]

adhäsive Otitis media chronica (Ⓔ adhesive otitis media): ***Syn:*** *Paukenfibrose, Paukenhöhlenfibrose, adhäsive Otitis media (chronica)*; zu Verklebungen und Fibrosierung führende chronische Entzündung der Mittelohrschleimhaut; *s.a. chronische seromuköse Otitis media*

chronisch epitympanale Otitis media (Ⓔ otitis media purulenta chronica): ***Syn:*** *chronische Knocheneiterung*; *s.u. Otitis media chronica*

chronische seromuköse Otitis media (Ⓔ chronic seromucinous otitis media): ***Syn:*** *chronischer Tuben-Mittelohrkatarrh, Seromukotympanum, Seromukotympanon*; chronische Mittelohrentzündung, die zu einer Verschleimung der Paukenhöhle führt; entsteht v.a. bei Kindern mit Tubenventilationsstörungen; als Ursache kommen v.a. Adenoide, behinderte Nasenatmung, Nebenhöhlenentzündungen usw. in Frage; im Laufe der Zeit kommt es zu Schleimhautverdickung, Verklebungen und Verwachsungen [Paukenfibrose] und im Extremfall Paukensklerose*; **Klinik**: zunehmende Schwerhörigkeit, Ohrgeräusche, Druck- und Völlegefühl im Ohr; **Therapie**: abschwellende Nasentropfen, Mukolytika, Wärme [Rotlicht], Antibiotika; Parazentese und Absaugen des Schleimes; meist wird ein Paukenröhrchen [Paukendrainage*] eingesetzt [*Abb. O60*]

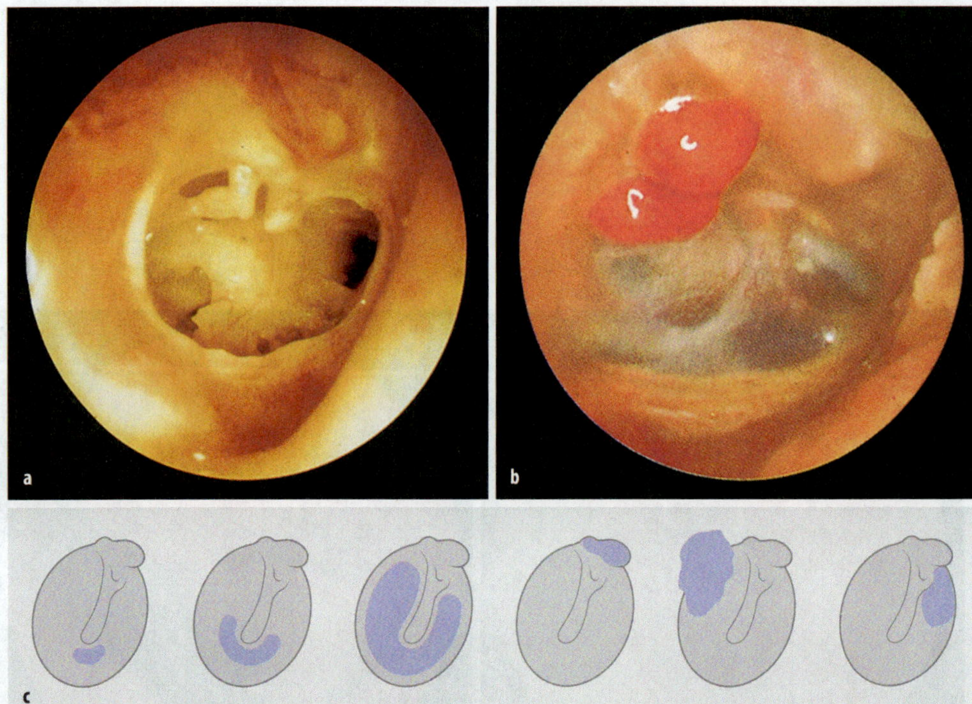
Abb. O59. Otitis media chronica. **a** zentraler Defekt bei Schleimhauteiterung, **b** randständiger Defekt bei Knocheneiterung, **c** Schema

chronisch mesotympanale Otitis media (Ⓔ otitis media purulenta chronica): *Syn:* *chronische Schleimhauteiterung*; *s.u. Otitis media chronica*

latente Otitis media (Ⓔ occult otitis media): sich aus einer akuten Mittelohrentzündung entwickelnde latente Entzündung, v.a. bei nicht ausreichender Therapie oder geschwächter Abwehrlage

Otitis media purulenta (Ⓔ purulent otitis media): *Syn:* *Mittelohreiterung*; meist mit Einschmelzung und Spontanperforation des Trommelfells einhergehende akute, eitrige Mittelohrentzündung; *s.a. Otitis media*

progrediente Otitis: →*Otitis externa maligna*

progressive nekrotisierende Otitis: →*Otitis externa maligna*

o|ti|tisch *adj* (Ⓔ otitic): Ohrentzündung/Otitis betreffend, von ihr betroffen oder gekennzeichnet

OTM *Abk.*: o-Toluidinmangansulfat

Oto-, oto- *präf.*: Wortelement mit der Bedeutung „Ohr"

O|to|blen|nor|rhoe *f, pl* **-rho|en** (Ⓔ otoblennorrhea): schleimiger/muköser Ohrenausfluss; *s.a. Otorrhoe*

O|to|co|nia *pl* (Ⓔ otoconia): Statoconien; *s.u. Maculae staticae*

O|to|dy|nie *f*: →*Otalgie*

o|to|gen *adj* (Ⓔ otogenic): vom Ohr stammend oder ausgehend

O|to|ke|pha|lie *f* (Ⓔ otocephaly): *Syn:* *Otozephalie*; Schädelfehlbildung mit Fehlen des Unterkiefer und Verschiebung der Ohren zur Mitte

O|to|klei|sis *f* (Ⓔ otocleisis): *Syn:* *Otoklisis*; operative Korrektur abstehender Ohren

O|to|kli|sis *f*: →*Otopexie*

O|to|ko|ni|en *pl* (Ⓔ otoconia): Statoconien; *s.u. Maculae staticae*

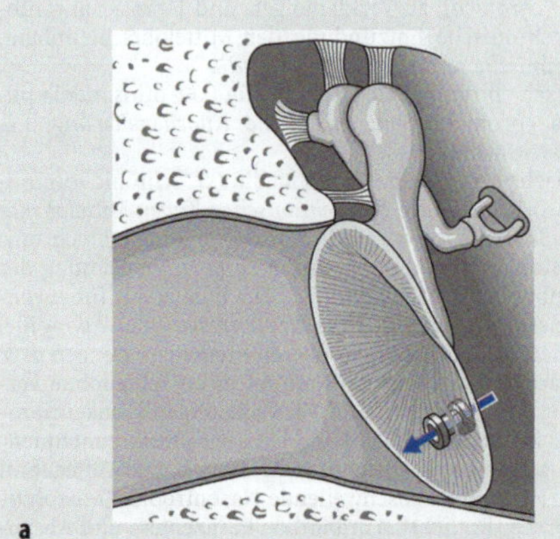

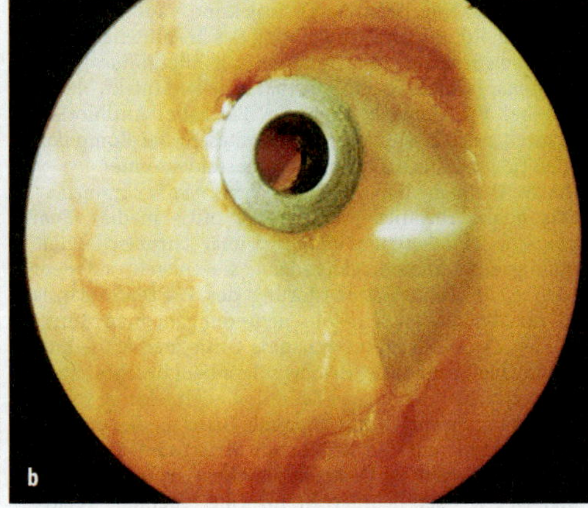
Abb. O60. Paukendrainage bei chronisch seromuköser Otitis media. **a** Schema, **b** linkes Trommelfell mit Paukenröhrchen

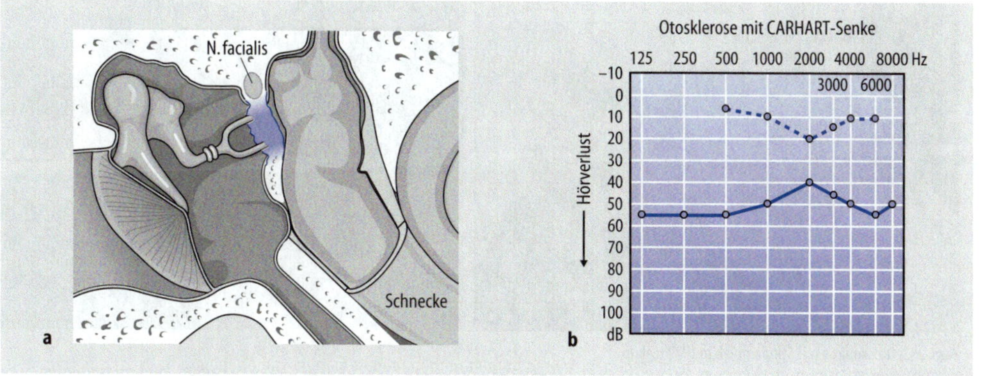

Abb. 061. Otosklerose. **a** Stapesankylose, **b** Tonaudiogramm mit typischer Carhart-Senke

O|to|la|ryn|go|lo|ge *m* (Ⓔ otolaryngologist): Ärztin für Otolaryngologie*

O|to|la|ryn|go|lo|gie *f* (Ⓔ otolaryngology): Teilgebiet der Hals-Nasen-Ohrenheilkunde, das sich mit Diagnose und Therapie von Erkrankungen von Ohr und Kehlkopf befasst

O|to|la|ryn|go|lo|gin *f* (Ⓔ otolaryngologist): Arzt für Otolaryngologie*

O|to|li|quor|rhoe *f, pl* **-rhoe|en** (Ⓔ CSF otorrhea): Liquorrhoe* aus dem Ohr, z.B. bei Schädelbasisfraktur

O|to|li|then *pl* (Ⓔ otoliths): Statoconien; *s.u. Maculae staticae*

O|to|li|thi|a|sis *f, pl* **-ses** (Ⓔ otolithiasis): Vorkommen von Otolithen*

o|to|log *adj* (Ⓔ otologic): Otologie betreffend

O|to|lo|ge *m* (Ⓔ otologist): ***Syn:*** *Ohrenarzt*; Arzt für Ohrenheilkunde/Otologie*

O|to|lo|gie *f* (Ⓔ otology): ***Syn:*** *Ohrenheilkunde*; Teilgebiet der Hals-Nasen-Ohrenheilkunde, das sich mit Diagnose und Therapie von Erkrankungen des Ohres befasst

O|to|lo|gin *f* (Ⓔ otologist): ***Syn:*** *Ohrenärztin*; Ärztin für Ohrenheilkunde/Otologie*

O|to|mas|to|i|di|tis *f, pl* **-ti|den** (Ⓔ otomastoiditis): gleichzeitige Entzündung von Mittelohr und Warzenfortsatz [Processus mastoideus]; meist handelt es sich um eine akute oder chronische Mittelohrentzündung, die sich auf den Warzenfortsatz ausbreitet; *s.a. Otitis media, Mastoiditis*

o|to|mas|to|i|di|tisch *adj* (Ⓔ otomastoiditic): Otomastoiditis betreffend, von ihr betroffen oder gekennzeichnet

O|to|my|i|a|sis *f, pl* **-ses** (Ⓔ otomyiasis): Madenkrankheit des Gehörganges; *s.a. Myiasis*

O|to|my|ko|se *f* (Ⓔ otomycosis): ***Syn:*** *Ohrmykose, Gehörgangsmykose*; oft chronisch rezidivierende, auf den äußeren Gehörgang beschränkte Pilzinfektion; i.d.R. mit Juckreiz verbunden, meist aber schmerzlos; *s.a. Otitis externa diffusa*

o|to|my|ko|tisch *adj* (Ⓔ otomycotic): Otomykose betreffend, von ihr betroffen oder durch sie bedingt

o|to|pa|la|to|di|gi|tal *adj* (Ⓔ otopalatodigital): Ohren, Gaumen/Palatum und Finger/Digiti betreffend

O|to|pa|thie *f* (Ⓔ otopathy): Ohrenerkrankung, Ohrenleiden

O|to|pe|xie *f* (Ⓔ otopexy): ***Syn:*** *Otoklisis*; operative Korrektur abstehender Ohrmuscheln

o|to|pha|ryn|ge|al *adj* (Ⓔ otopharyngeal): Ohr und Rachen/Pharynx betreffend oder verbindend

O|to|py|or|rhoe *f, pl* **-rhoe|en** (Ⓔ otopyorrhea): eitriger Ohrenausfluss; *s.a. Otorrhoe*

O|to|rhi|no|la|ryn|go|lo|ge *m* (Ⓔ otorhinolaryngologist): ***Syn:*** *HNO-Arzt, Hals-Nasen-Ohrenarzt*; Arzt für Hals-Nasen-Ohrenheilkunde/Otorhinolaryngologie

O|to|rhi|no|la|ryn|go|lo|gie *f* (Ⓔ otorhinolaryngology): ***Syn:*** *Hals-Nasen-Ohrenheilkunde*; Teilgebiet der Medizin, das sich mit Diagnose und Therapie von Erkrankungen von Hals, Nase und Ohren befasst

O|to|rhi|no|la|ryn|go|lo|gin *f* (Ⓔ otorhinolaryngologist): ***Syn:*** *HNO-Ärztin, Hals-Nasen-Ohrenärztin*; Ärztin für Hals-Nasen-Ohrenheilkunde/Otorhinolaryngologie

O|to|rhi|no|lo|ge *m* (Ⓔ otorhinologist): Arzt für Otorhinologie*

O|to|rhi|no|lo|gie *f* (Ⓔ otorhinology): Teilgebiet der Hals-Nasen-Ohrenheilkunde, das sich mit Diagnose und Therapie von Erkrankungen von Ohr und Nase befasst

O|to|rhi|no|lo|gin *f* (Ⓔ otorhinologist): Ärztin für Otorhinologie*

O|tor|rha|gie *f* (Ⓔ otorrhagia): ***Syn:*** *Ohrblutung*; Blutung aus dem Ohr, u.a. bei Grippeotitis, Verletzung von Gehörgang und Trommelfell, Felsenbeinlängsfraktur, Tumor

O|tor|rhoe *f, pl* **-rhoe|en** (Ⓔ otorrhea): ***Syn:*** *Ohrenausfluss, Ohrenfluss*; Oberbegriff für seröse, eitrige, blutige oder schleimige Absonderung aus dem äußeren Gehörgang; die Quelle oder Ursache kann im äußeren Gehörgang, Innenohr, Warzenfortsatz oder der Schädelhöhle liegen

O|to|skle|ro|se *f* (Ⓔ otosclerosis): meist Frauen zwischen dem 20. und 40. Jahr betreffende, familiäre Sklerose der Labyrinthkapsel und (später) der Gehörknöchelchen; führt zu Schallleitungsschwerhörigkeit; **Klinik**: zunehmende Schwerhörigkeit, die ein Ohr mehr betrifft als das andere, Tinnitus; **Therapie**: Stapesplastik*, bei beidseitiger Ertaubung Cochlear implant*

o|to|skle|ro|tisch *adj* (Ⓔ otosclerotic): Otosklerose betreffend, von ihr betroffen oder gekennzeichnet, durch sie bedingt

O|to|skop *nt* (Ⓔ otoscope): ***Syn:*** *Auriskop, Ohrenspiegel*; Gerät mit eingebauter Lichtquelle und aufgesetztem Ohrtrichter für die Spiegelung des Gehörgangs

O|to|sko|pie *f* (Ⓔ otoscopy): ***Syn:*** *Ohrenspiegelung*; Untersu-

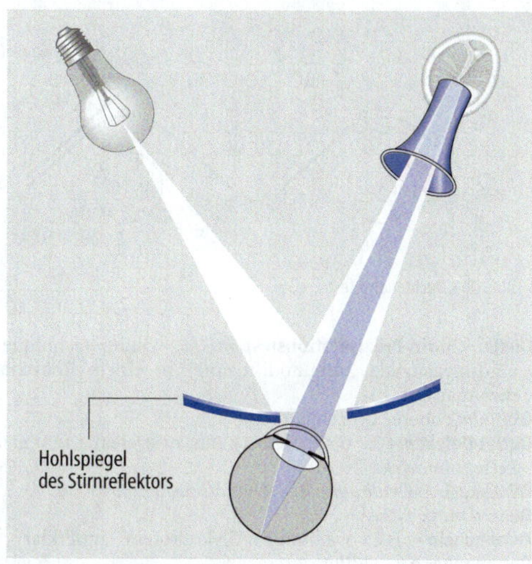

Abb. 062. Otoskopie mit Stirnreflektor

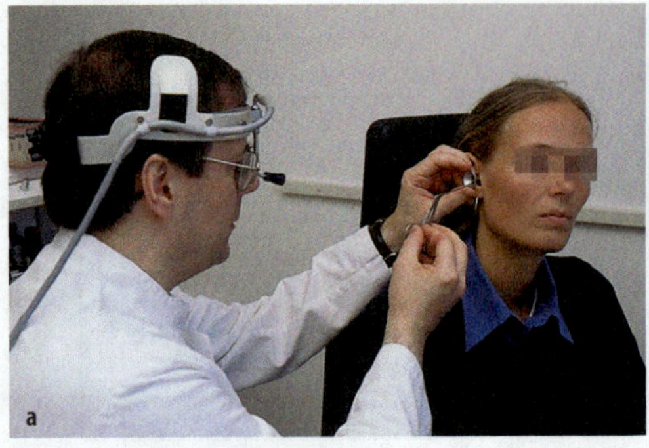

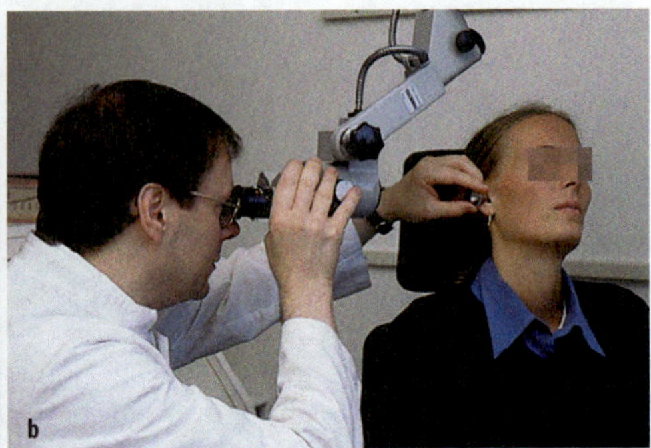

Abb. 063. Otoskopie. **a** mit Stirnlampe **b** mit Mikroskop

chung des äußeren Gehörganges und des Trommelfells

o|to|sko|pisch *adj* ((E) otoscopic): Otoskopie betreffend, mittels Otoskopie

O|to|stro|bo|sko|pie *f* ((E) otostroboscopy): stroboskopische Beurteilung der Trommelfellschwingungen

o|to|to|xisch *adj* ((E) ototoxic): das Ohr/Gehörorgan schädigend

O|to|to|xi|zi|tät *f* ((E) ototoxicity): Schädlichkeit für das Mittel- oder Innenohr

O|to|ze|pha|lie *f*: → *Otokephalie*

Ott: Ott-Zeichen *nt* ((E) Ott's sign): Maß für die Beweglichkeit der Brustwirbelsäule; bei maximaler Vorwärtsneigung vergrößert sich der Abstand zwischen dem Dornfortsatz des 7. Halswirbels und einem Punkt 30 cm weiter kaudal um ca. 4–6 cm; *s.a. Schober-Zeichen*

Otto: Adolph W. Otto; 1786–1845; deutscher Chirurg (Breslau)

Otto-Chrobak-Becken *nt* ((E) Otto pelvis): ***Syn:*** *Protrusionsbecken*; durch eine Protrusio* acetabuli verursachte Beckenanomalie

Oua|bain *nt*: → *g-Strophanthin*

Ouchterlony: Örjan Ouchterlony; schwedischer Bakteriologe (Göteborg) im 20. Jahrhundert

Ouchterlony-Test *m* ((E) Ouchterlony test): ***Syn:*** *Immundoppeldiffusion*; zweidimensionale Immunodiffusion zur Untersuchung von Antigenidentitäten; Antigen und Antikörper diffundieren aufeinander zu; in der Äquivalenzzone bilden sich Immunkomplexe, die als Präzipitatlinien sichtbar werden; sind die beiden Antigene indentisch, bilden sie eine durchgehende Linie, sind sie nicht identisch, können sich mehrere Linien bilden

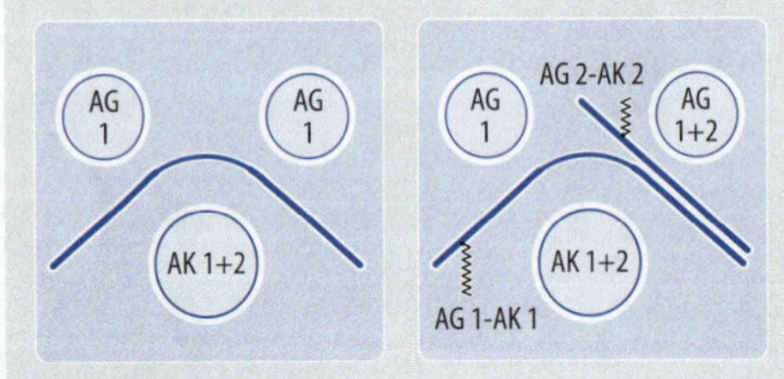

Abb. 064. Ouchterlony-Test

Oudin: Oudin-Präzipitationstest *m* ((E) Oudin technique): eindimensionale Immunodiffusion* in einem Röhrchen mit Agar-Gel

OUP *Abk.*: oberer Umschlagpunkt

Outlet-Defekt *m* ((E) outlet defect): Auslass-Defekt; *s.u. Ventrikelseptumdefekt*

OV *Abk.*: **1.** → *Ovalbumin* **2.** → *Ovulationshemmer*

Ov-, ov- *präf.*: → *Ovo-*

Ov|al|bu|min *nt* ((E) ovalbumin): Glykoprotein* im Eiklar

O|val|o|zy|to|se *f*: → *Elliptozytose*

O|var *nt* ((E) ovary): ***Syn:*** *Ovarium, Oophoron, Eierstock*; die Eierstöcke liegen zu beiden Seiten der Gebärmutter [Uterus*]; sie werden durch Bänder [Ligamentum* suspensorium ovarii und ovarii proprium] in ihrer Lage fixiert; jeder Eierstock wiegt zwischen 7 und 14 Gramm und misst ca. 4 cm × 2 cm × 1 cm; man unterscheidet einen **oberen** [Extremitas tubaria ovarii] und einen **unteren Eierstockpol** [Extremitas uterina ovarii]; die mediale, dem Infundibulum* des Eileiters zugewandte Seite wird als **Facies medialis** bezeichnet, die der Bauchwand anliegende Seitenfläche als **Facies lateralis**; der Vorderrand, an dem das Mesovarium ansetzt, heißt **Margo mesovaricus**, der hintere, konvexe Rand **Margo liber**; das **Hilum ovarii** ist die Eintritts- und Austrittsstelle für die Blut- und Lymphgefäße am vorderen oberen Rand [Margo mesovaricus]

das Ovar wird von einer Bindegewebshülle [**Tunica albuginea**] umgeben; das **Stroma ovarii** besteht aus einer Rindenschicht [**Cortex ovarii**], die die Eierstockfollikel* [Folliculi ovarici] und die Gelbkörper [Corpus* luteum] enthält, und einer Markzone [**Medulla ovarii**] aus Bindegewebe, in dem interstitielle Zellen liegen, die in ihrer Gesamtheit als **interstitielle Eierstockzellendrüsen** bezeichnet werden; *s.a. Follikelreifung*

O|va|rek|to|mie *f*: → *Ovariektomie*

Ovari-, ovari- *präf.*: → *Ovario-*

o|va|ri|al *adj* ((E) ovarian): ***Syn:*** *ovariell*; Eierstock/Ovar betreffend, zum Eierstock gehörend

O|va|ri|al|abs|zess *m* ((E) ovarian abscess): ***Syn:*** *Eierstockabszess*; eitrige Eierstockentzündung mit Gewebeeinschmelzung

O|va|ri|al|a|ge|ne|sie *f* ((E) ovarian agenesis): ***Syn:*** *Agenesia ovarii*; angeborenes Fehlen eines oder beider Eierstöcke, z.B. beim Ullrich*-Turner-Syndrom

O|va|ri|al|en|do|me|tri|o|se *f* ((E) ovarian endometriosis): ***Syn:*** *Endometriosis ovarii, Eierstockendometriose*; Form der Endometriosis* genitalis externa mit einseitigem (seltener beidseitigem) Eierstockbefall; evtl. Ausbildung einer Schokoladenzyste*

O|va|ri|al|fi|brom *nt* ((E) ovarian fibroma): ***Syn:*** *Eierstockfibrom*; gutartiger Bindegewebstumor des Eierstocks

O|va|ri|al|fim|brie *f* ((E) ovarian fimbria): Fimbria ovarica; *s.u. Fimbriae tubae uterinae*

O|va|ri|al|fol|li|kel *m* ((E) ovarian follicle): ***Syn:*** *Eierstockfollikel, Folliculi ovarici*; Gesamtheit von Eizelle und umgebendem Epithel; *s.a. Follikelreifung*

O|va|ri|al|gie *f* ((E) ovarialgia): ***Syn:*** *Eierstockschmerz(en)*; Schmerzen im Eierstock oder der Eierstockgegend, z.B. der Mittelschmerz*

O|va|ri|al|gra|vi|di|tät *f*: → *Ovarialschwangerschaft*

O|va|ri|al|hy|po|pla|sie *f* ((E) ovarian hypoplasia): Unterentwicklung eines oder beider Eierstöcke; kann Ursache einer primären Ovarialinsuffizienz* sein

O|va|ri|al|in|suf|fi|zienz *f* ((E) ovarian insufficiency): Funktionsschwäche des Eierstocks ohne Ovulation [**generative Ovarialinsuffizienz**] und/oder Fehlen der Hormonbildung [**vegetative Ovarialinsuffizienz**]; die Ursache kann im Eierstock selbst [**primäre Ovarialinsuffizienz**] oder außerhalb des Eierstocks [**sekundäre Ovarialinsuffizienz**] liegen; man findet sie u.a. bei Corpus-luteum-Insuffizienz*, Störungen der Gonadotropinsekretion aus der Hypophyse, adrenogenitalem Syndrom* und Anorexia* nervosa; Leitsymptom ist eine primäre oder sekundäre Amenorrhoe*; die diagnostische Abklärung ist oft schwierig; **Therapie**: Behandlung der Ursache, Hormonsubstitution

O|va|ri|al|kar|zi|nom *nt* (Ⓔ ovarian carcinoma): ***Syn:*** *Eierstockkrebs, Eierstockkarzinom*; vom Eierstock ausgehender bösartiger Tumor, der vom Epithel, dem Stroma oder den Keimzellen abstammt; dritthäufigster Tumor des Genitaltraktes bei Frauen, aber häufigste Todesursache [7000 pro Jahr] unter den gynäkologischen Tumoren; 5 % treten familiär gehäuft auf, der Rest sind sporadische Erkrankungen; Ovarialkarzinome wachsen symptomlos oder symptomarm und sind bei Diagnosestellung meist schon fortgeschritten; Frühformen werden i.d.R. zufällig bei einer Sonographie oder im Rahmen einer Vorsorgeuntersuchung entdeckt; typisch für Ovarialkarzinome ist eine intraperitoneale Ausbreitung mit Metastasen im Douglas*-Raum, Omentum* majus oder Zwerchfell; es kommt zu Aszitesbildung und Auftreibung des Abdomens; sie wachsen auch in andere Organe des kleinen Beckens und den Darm ein; **Diagnose**: Sonographie, Probelaparoskopie mit Biospsie; **Therapie**: radikale Tumorentfernung und aggressive Chemotherapie, v.a. mit platinhaltigen Zytostatika; *s.a. Essay Mechanismen der Entstehung genetisch bedingter Krebsformen S. 1561*

O|va|ri|al|kys|tom *nt* (Ⓔ ovarian cystoma): ***Syn:*** *Cystadenoma ovarii*; zystischer Eierstocktumor, der als **seröses Zystadenom** oder **muzinöses Zystadenom** auftreten kann; beide können sehr große Tumorenbilden, die die gesamte Bauchhöhle ausfüllen; eine maligne Entartung ist möglich [**verkrebstes Ovarialkystom, Cystadenocarcinoma ovarii**]; bei Ruptur des muzinösen Zystoms kann es zur Ausbildung eines Pseudomyxoma* peritonei kommen

O|va|ri|al|mark *nt* (Ⓔ ovarian medulla): ***Syn:*** *Eierstockmark, Medulla ovarii*; *s.u. Ovar*

O|va|ri|al|schwan|ger|schaft *f* (Ⓔ ovarian pregnancy): ***Syn:*** *Eierstockgravidität, Eierstockschwangerschaft, Ovarialgravidität, Graviditas ovarica*; Einnistung der Frucht im Eierstock; die meisten Eierstockschwangerschaften gehen frühzeitig zu Grunde und bleiben klinisch stumm

O|va|ri|al|stro|ma *nt* (Ⓔ ovarian stroma): ***Syn:*** *Eierstockstroma, Stroma ovarii*; *s.u. Ovar*

O|va|ri|al|zys|te *f* (Ⓔ ovarian cyst): ***Syn:*** *Eierstockzyste*; Flüssigkeitsansammlung in einem erweiterten Follikel* oder Gelbkörper*; evtl. Ausbildung einer Schokoladenzyste*

ovarian cancer cluster-Region *f* (Ⓔ ovarian cancer cluster region): *s.u. Essay Mechanismen der Entstehung genetisch bedingter Krebsformen S. 1561*

O|va|ri|ek|to|mie *f* (Ⓔ ovariectomy): ***Syn:*** *Oophorektomie, Ovarektomie, Eierstockentfernung*; operative Entfernung eines oder beider Eierstöcke*; wird meist als **pelvioskopische Ovariektomie**, bei Tumorbefall aber als **Laparoovariektomie** durchgeführt

o|va|ri|ell *adj*: *→ovarial*

O|va|ri|ka *f*: *→Arteria ovarica*

Ovario-, ovario- *präf.*: Wortelement mit Bezug auf „Eierstock/Oophoron/Ovarium"

o|va|ri|o|ab|do|mi|nal *adj* (Ⓔ ovarioabdominal): Eierstock/Ovar und Bauchhöhle betreffend

o|va|ri|o|gen *adj* (Ⓔ ovariogenic): im Eierstock/Ovar entstehend, aus dem Eierstock stammend

O|va|ri|o|hys|te|rek|to|mie *f* (Ⓔ ovariohysterectomy): ***Syn:*** *Oophorohysterektomie*; Entfernung von Eierstöcken und Gebärmutter

O|va|ri|o|pa|thie *f* (Ⓔ ovariopathy): ***Syn:*** *Oophoropathie*; (nichtentzündliche) Eierstockerkrankung

O|va|ri|o|pe|xie *f* (Ⓔ ovariopexy): ***Syn:*** *Eierstockfixierung*; operative Anheftung/Fixierung eines oder beider Eierstöcke

O|va|ri|or|rhe|xis *f* (Ⓔ ovariorrhexis): ***Syn:*** *Eierstockruptur*; eine Ruptur oder ein Einriss eines Eierstocks bei stumpfem Bauchtrauma ist sehr selten, kann aber zu Symptomen eines akuten Abdomens führen

O|va|ri|o|sal|pin|gek|to|mie *f* (Ⓔ ovariosalpingectomy): ***Syn:*** *Oophorosalpingektomie*; Entfernung von Eierstock und Eileiter

O|va|ri|o|sal|pin|gi|tis *f, pl* **-ti|den** (Ⓔ ovariosalpingitis): ***Syn:*** *Oophorosalpingitis, Salpingo-Oophoritis*; Entzündung von Eierstock und Eileiter; *s.a. Oophoritis, Salpingitis*

o|va|ri|o|sal|pin|gi|tisch *adj* (Ⓔ ovariosalpingitic): ***Syn:*** *oophorosalpingitisch*; Ovariosalpingitis betreffend, von ihr betroffen oder gekennzeichnet

O|va|ri|o|sto|mie *f* (Ⓔ ovariostomy): ***Syn:*** *Oophorostomie*; Eröffnung und Drainage einer Eierstockzyste

O|va|ri|o|to|mie *f* (Ⓔ ovariotomy): ***Syn:*** *Ovaritomie, Eierstockschnitt, Eierstockinzision*; Eröffnung/Inzision eines Eierstocks

O|va|ri|o|ze|le *f* (Ⓔ ovariocele): ***Syn:*** *Hernia ovarialis*; Hernie* mit Eierstock im Bruchsack

O|va|ri|o|zen|te|se *f* (Ⓔ ovariocentesis): ***Syn:*** *Eierstockpunktion*; Punktion eines Eierstocks, z.B. bei Schokoladenzyste oder zur Gewinnung von Eizellen für eine In-vitro-Fertilisation*

O|va|ri|to|mie *f*: *→Ovariotomie*

O|va|ri|um *nt, pl* **O|va|ria, O|va|ri|en**: *→Ovar*

O|var|syn|drom, po|ly|zys|ti|sches *nt*: *→Syndrom der polyzystischen Ovarien*

overactive bladder *nt*: *→Reizblase*

Overholt: Richard H. Overholt; amerikanischer Chirurg (Boston) im 20. Jahrhundert

Overholt-Lagerung *f* (Ⓔ Overholt position): Bauchlage mit Absenkung des Kopfes und der erkrankten Seite als Präventivmaßnahme zur Vermeidung einer Keimverschleppung bei Lungenoperation

overwhelming post-splenectomy infection *nt*: *→OPSI-Syndrom*

Ovi-, ovi- *präf.*: *→Ovo-*

Ovo-, ovo- *präf.*: Wortelement mit der Bedeutung „Ei"

O|vo|cy|tus *m*: *→Oozyt*

O|vo|ge|ne|se *f* (Ⓔ ovogenesis): ***Syn:*** *Oogenese*; Eireifung; *s.u. Follikelreifung*

o|vo|id *adj* (Ⓔ ovoid): eiförmig

Ovo-lakto-Vegetarier *m* (Ⓔ ovolactovegetarian): *s.u. Vegetarismus*

O|vo|plas|ma *nt*: *→Ooplasma*

O|vo|tes|tis *m* (Ⓔ ovotestis): ***Syn:*** *Testovar*; bei Hermaphroditismus* verus vorliegende Keimdrüse aus testikulären und ovariellen Strukturen

O|vo|zyt *m*: *→Oozyt*

O|vu|la Na|bo|thi *pl* (Ⓔ Naboth's vesicles): ***Syn:*** *Naboth-Eier*; Retentionszysten der Gebärmutterhalsdrüsen; zeigen sich bei der Inspektion der Portio als gelbliche Erhebungen; harmlose Veränderungen, die selten Beschwerden verursachen; größere, mit Beschwerden einhergehende Zysten können mit einem Skalpell eröffnet und entleert werden

o|vu|lär *adj* (Ⓔ ovular): Ei oder Eizelle betreffend

O|vu|la|ti|on *f* (Ⓔ ovulation): ***Syn:*** *Eisprung, Follikelsprung*; Ruptur des reifen Follikels [Folliculus ovarus maturus] um den 14. Tag des Zyklus; die Eizelle wird vom Eileiter aufgefangen und in Richtung Gebärmutter transportiert; *s.a. Follikelreifung*

O|vu|la|ti|ons|blu|tung *f*: *→Mittelblutung*

o|vu|la|ti|ons|hem|mend *adj* (Ⓔ antiovulatory): den Eisprung verhindernd

O|vu|la|ti|ons|hem|mer *pl* (Ⓔ ovulation inhibitors): ***Syn:*** *hormonale Kontrazeptiva*; hormonelle Empfängnisverhütungsmittel, die die Gonadotropinsekretion aus der Hypophyse hemmen; damit unterbleibt die Follikelreifung* und es findet kein Eisprung statt; zusätzlich hemmen sie die Aszension und Kapazitation der Spermien sowie die Nidation; hormonale Kontrazeptiva können sowohl Östrogen und Gestagen oder nur Gestagen enthalten; **Einphasenpräparate** enthalten eine konstante Menge an Östrogen und Gestagen; sie werden 21 Tage lang eingenommen und dann folgt eine Pause von 7 Tagen, in der eine Abbruchblutung auftritt; **Mehrstufenpräparate** steigern den Gestagenanteil in einem Schritt [**Zweistufenpräparat**] oder zwei Schritten [**Dreistufenpräparat**]; **Sequenzpräparate** enthalten in der 1. Zyklushälfte nur Östrogen und in der 2. Zyklushälfte Östrogen

O

Tab. O65. Wirkungsmechanismen von Ovulationshemmern

Hemmung der hypothalamisch-hypophysären GnRH- und Gonadotropinausschüttung – Unterdrückung der pulsatilen GnRH-Ausschüttung – Störung der ovariellen Follikelreifung durch verminderte Ausschüttung von FSH – mittzyklischer LH-Peak und Ovulation bleiben aus
Gestagenabhängige Abschwächung der präovulatorischen Verflüssigung des Zervixschleims mit resultierender Verhinderung der Spermienaszension
Kapazitationshemmung der Spermien durch Progestagene
Verschlechterung der Nidationsbedingungen durch verfrühten Gestageneffekt am Endometrium, durch den eine Hemmung der Endometriumtransformation erfolgt, das verfrüht aber vollständig in die Sekretionsphase eintritt
Beeinflussung der Tubenmotilität, progesteronabhängige Verminderung von Zilienzahl und Ziliengröße der Tubenepithelien

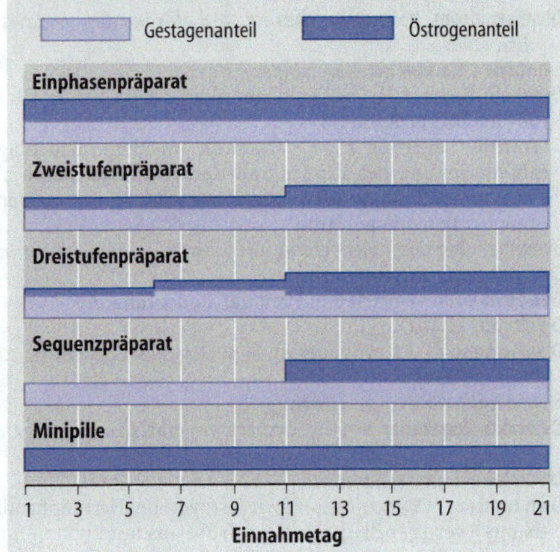

Abb. O66. Zusammensetzung hormonaler Ovulationshemmer

Tab. O67. Kontraindikationen von hormonalen Kontrazeptiva

Absolute Kontraindikationen	Relative Kontraindikationen
– Vorausgegangene thromboembolische Erkrankungen – Bekannte Störungen im Blutgerinnungs- oder Fibrinolysesystem (z.B. Protein C-Mangel, Protein S-Mangel, AT III-Mangel) – Lupus erythematodes – Andere Thromboserisikofaktoren	– Längerfristige Immobilisation – Starke Varikosis – Zustand nach oberflächlicher Beinvenenthrombose – Akute Thrombophlebitis – Epilepsie
– Ischämische Herzerkrankung – Angina pectoris – Herzklappenerkrankungen – Zerebrovaskulärer Insult – Hypertonie > 160/95 mm Hg	– Grenzwerthypertonie (> 140/90)
– Starker Nicotinabusus, vor allem bei Frauen über 35 Jahren	– Leichtes Zigarettenrauchen – Alter über 40 Jahre
– Dyslipoproteinämie mit Angiopathien – Schwere Hypertriglyzeridämie	– Mäßiggradige Hypertriglyzeridämie
– Schwer einstellbarer Diabetes mellitus – Diabetes mellitus mit Angiopathien	– Insulinpflichtiger Diabetes mellitus – Gestationsdiabetes
– Akute und chronische Lebererkrankungen (z.B. Hepatitis, Porphyrie, fokal noduläre Hyperplasie) – Cholestatische Erkrankungen – Dubin-Johnson-Syndrom, Rotor-Syndrom	– Cholangiopathie – Chronische Nierenerkrankungen – Chronisch entzündliche Darmerkrankungen (Morbus Crohn, Colitis ulcerosa)
– Adipositas permagna	– Adipositas
– Erstmanifestation oder Extrazerbation einer Migräne	– Unkomplizierte Migräne
– Tumoren (Mammakarzinom, Lebertumoren) – Präkanzerosen der Zervix uteri	– Wachsende Myome
– Hämolytisch-urämisches Syndrom	– Multiple Sklerose – Chronisch entzündliche Darmerkrankungen (Morbus Crohn, Colitis ulcerosa)
– Schwangerschaft	– Chorea Huntington

und Gestagen; die **Minipille** wiederum, ist eine Antibabypille mit niedrigem Gestagengehalt, die kontinuierlich ohne pillenfreies Intervall eingenommen wird; nur 10–40 % der Zyklen sind anovulatorisch; ihre Wirkung besteht primär in einer Hemmung der Aszension und Nidation; Gestagene können auch als Depotinjektion [**Drei-Monatsspritze**], subkutane Implantate oder Patch appliziert werden
zu den wichtigsten Nebenwirkungen hormonaler Kontrazeptiva gehören Fettstoffwechselstörungen, Hypertonie, Entwicklung eines Diabetes mellitus, Induktion von Leberenzymen und gerinnungsfördernden Faktoren, erhöhtes Risiko für Thrombosen und Embolien; **Kontraindikationen**: *siehe Tab. O67*; Ovulationshemmer können auch zur Behandlung von Akne, Hirsutismus, Seborrhoe, Zyklusstörungen und Mastopathie verwendet werden

O|vu|la|ti|ons|in|duk|ti|on *f* (Ⓔ ovulation induction): Auslösung der Ovulation durch Gabe von Hormonen

o|vu|la|to|risch *adj* (Ⓔ ovulatory): Eisprung/Ovulation betreffend

O|vum *nt*: *→ Oozyt*

O/W *Abk*.: Öl-in-Wasser

O/W-E *Abk*.: Öl-in-Wasser-Emulsion

Owren: Paul Arnor Owren; norwegischer Internist (Oslo) im 20. Jahrhundert

Owren-Syndrom *nt* (Ⓔ Owren's disease): ***Syn***: *Faktor-V-Mangel, Parahämophilie (A), Hypoproakzelerinämie, Hypoproaccelerinämie, Hypoproaccelerinämie*; seltener, autosomal-rezessiver Mangel an Blutgerinnungsfaktor V; führt zu erhöhter Blutungsneigung, wenn der Spiegel unter 10–20 % sinkt; **Therapie**: Ersatztherapie mit Frischplasma

Ox. *Abk*.: Oxymel

Ox-, ox- *präf*.: *→ Oxy-*

O|xa|ce|prol *nt* (Ⓔ oxaceprol): ***Syn***: *Acetylhydroxyprolin*; nicht-steroidales Antiphlogistikum*

O|xa|cil|lin *nt* (Ⓔ oxacillin): Penicillinase-festes Penicillin*; **Anw.**: v.a. Infektionen mit penicillinasebildenden Staphylokokken

O|xal|a|ce|tat *nt* (Ⓔ oxaloacetate): Salz der Oxalessigsäure*

O|xal|ä|mie *f* (Ⓔ oxalemia): ***Syn***: *Hyperoxalämie*; erhöhter Oxalsäuregehalt des Blutes, z.B. bei Oxalose* oder Gicht*

O|xa|lat *nt* (Ⓔ oxalate): Salz der Oxalsäure*

O|xa|lat|blut *nt* (Ⓔ oxalated blood): durch Zusatz von Oxalat ungerinnbar gemachtes Blut

O|xa|lat|stei|ne *pl* (Ⓔ oxalate stones): Harnsteine* aus Calciumoxalat

O|xal|es|sig|säu|re *f* (Ⓔ oxaloacetic acid): Zwischenprodukt des Citratzyklus*, der Gluconeogenese* und des Aminosäurestoffwechsels

O|xa|li|pla|tin *nt* (Ⓔ oxaliplatin): *s.u. Essay Chemotherapie S. 349*

O|xa|lo|se *f* (Ⓔ oxalosis): ***Syn***: *Kalziumoxalatnephritis, Oxalose-Syndrom, primäre Hyperoxalurie*; seltene Stoffwechselstörung [Mangel an Alanin-Glyoxalat-Aminotransferase] mit Ablagerung von Calciumoxalat in Knochen und Niere; führt zur Nierensteinbildung, Nephrokalzinose* und langfristig zu Niereninsuffizienz*

Oxalose-Syndrom *nt*: *→ Oxalose*

O|xal|säu|re *f* (Ⓔ oxalic acid): ***Syn***: *Kleesäure, Acidum oxali-*

cum; Dicarbonsäure; Teil des Intermediärstoffwechsels
O|xal|u|rie *f* (Ⓔ oxaluria): Oxalatausscheidung im Harn; meist gleichgesetzt mit Hyperoxalurie*
Ox|am|ni|quin *nt* (Ⓔ oxamniquine): Anthelmintikum* mit Wirkung gegen Schistosoma
O|xa|to|mid *nt* (Ⓔ oxatomide): H_1-Antihistaminikum*, Antiallergikum*
Ox|a|ze|pam *nt* (Ⓔ oxazepam): Benzodiazepin*; Metabolit von Diazepam*; HWZ 6–15 h; **Anw.**: Angstzustände, Schlafstörungen
O|xa|zo|lam *nt* (Ⓔ oxamniquin): ***Syn***: *Oxazolazepam*; Benzodiazepin*; HWZ 50–90 h [Metaboliten]; **Anw.**: Tranquilizer
O|xa|zo|la|ze|pam *nt*: → *Oxazolam*
OXC *Abk.*: → *Oxacillin*
O|xe|drin *nt*: → *Synephrin*
Oxford-Tubus *m* (Ⓔ Oxford tube): Tubus zur endotrachealen Intubation; *s.u. Endotrachealtubus*
Oxi-, oxi- *präf.*: → *Oxy-*
O|xi|ca|me *pl* (Ⓔ oxicams): Gruppe nicht-steroidaler Antiphlogistika* mit langer Halbwertzeit, z. B. Piroxicam*, Tenoxicam*
O|xi|co|na|zol *nt* (Ⓔ oxiconazole): lokales Antimykotikum*
O|xid *nt* (Ⓔ oxide): Verbindung von Sauerstoff mit einem Atom oder Radikal
O|xi|da|se *f* (Ⓔ oxidase): Enzym, das Sauerstoff überträgt; Oxidasen enthalten oft Kupfer [z.B. Cytochromoxidase, Tyrosinase]
O|xi|da|ti|on *f* (Ⓔ oxidation): Reaktion, bei der Sauerstoff in ein Molekül eingebaut oder Elektronen aus dem Molekül entfernt werden
β-Oxidation (Ⓔ β-oxidation): *s.u. Fettstoffwechsel*
Oxidation-Reduktion *f*: → *Oxidations-Reduktions-Reaktion*
O|xi|da|ti|ons|mit|tel *nt* (Ⓔ oxidant): Substanz, die bei einer chemischen Reaktion eine andere Substanz oxidiert und dabei selbst reduziert wird
Oxidations-Reduktions-Reaktion *f* (Ⓔ oxidation-reduction reaction): ***Syn***: *Oxidation-Reduktion, Reduktions-Oxidations-Reaktion, Redox-Reaktion*; chemische Reaktion, bei der eine Substanz oxidiert und eine andere Substanz reduziert wird, d.h., eine Substanz gibt Elektronen ab, die von der anderen Substanz aufgenommen werden
O|xi|da|ti|ons|was|ser *nt* (Ⓔ water of oxidation): bei der Oxidation von Kohlenhydraten, Fetten und Eiweißen im Stoffwechsel entstehendes Wasser
o|xi|da|tiv *adj* (Ⓔ oxidative): Oxidation betreffend, mittels Oxidation, oxidierend
O|xi|do|re|duk|ta|se *f* (Ⓔ oxidoreductase): Enzym*, das eine Oxidations-Reduktions-Reaktion* katalysiert; sie brauchen fast immer ein Coenzym; dazu gehören u.a. Oxidasen* und Dehydrogenasen
O|xi|ge|na|se *f*: → *Oxygenase*
O|xi|ge|na|ti|on *f*: → *Oxygenierung*
O|xi|ge|nie|rung *f*: → *Oxygenierung*
O|xi|lo|frin *nt* (Ⓔ oxilofrine): ***Syn***: *p-Hydroxyephedrin*; Sympathomimetikum*, Antihypotonikum*
O|xim *nt* (Ⓔ oxime): organische Verbindung mit der allgemeinen Formel R_2C-NOH
O|xin *nt*: → *8-Oxychinolin*
O|xi|pu|ri|nol *nt* (Ⓔ oxipurinol): ***Syn***: *Alloxantin, Hydroxyallopurinol*; Antimetabolit von Allopurinol; Urikosurikum*, Antiarthritikum*; **Anw.**: Gichttherapie
O|xi|trip|tan *nt* (Ⓔ oxitriptan): ***Syn***: *Hydroxytryptophan*; Serotoninvorläufer, Antidepressivum*; **Anw.**: Schlaflosigkeit und Depressionen bei Serotoninmangel
O|xi|tro|pi|um|bro|mid *nt* (Ⓔ oxitropium bromide): Parasympatholytikum*; **Anw.**: Bronchospasmolytikum*, Antiasthmatikum*
Oxo-, oxo- *präf.*: → *Oxy-*
5-O|xo|pro|lin *nt* (Ⓔ 5-oxoproline): Teil des Aminosäuretransportzyklus der Zellmembran
Ox|pre|no|lol *nt* (Ⓔ oxprenolol): β-Blocker*, Antihypertensivum*; **Anw.**: Angina pectoris, Herzrhythmusstörungen
Oxy-, oxy- *präf.*: Wortelement mit der Bedeutung **1.** „Sauerstoff" **2.** „sauer/scharf/spitz"
O|xy|bi|ont *m*: → *Aerobier*
O|xy|bu|pro|ca|in *nt* (Ⓔ oxybuprocaine): Lokalanästhetikum* mit bakteriostatischer Wirkung
O|xy|ce|pha|lie *f*: → *Oxyzephalie*
8-Oxychinolin *nt* (Ⓔ oxyquinoline): ***Syn***: *8-Hydroxychinolin, Oxin, Chinolinol*; Antiseptikum*, Desinfiziens*
O|xy|fe|drin *nt* (Ⓔ oxyfedrine): Koronartherapeutikum*
O|xy|ge|na|se *f* (Ⓔ oxygenase): ***Syn***: *Oxigenase*; Enzym, das Sauerstoff in eine Verbindung einführt
O|xy|ge|na|ti|on *f*: → *Oxygenierung*
hyperbare Oxygenation (Ⓔ hyperbaric oxygen therapy): ***Syn***: *Sauerstoffüberdrucktherapie, hyperbare Sauerstofftherapie*; Sauerstofftherapie durch Einatmung von Sauerstoff in einer Überdruckkammer, z.B. bei Kohlenmonoxidvergiftung
O|xy|ge|na|tor *m* (Ⓔ oxygenator): Gerät zur Sauerstoffsättigung des Blutes; Teil der Herz-Lungen-Maschine*; heute werden praktisch nur noch **Membranoxygenatoren** verwendet, bei denen die Gas- und Blutphase durch eine Membran getrennt sind und der Gasaustausch per Diffusion erfolgt
O|xy|ge|nie|ren *nt*: → *Oxygenierung*
O|xy|ge|nie|rung *f* (Ⓔ oxygenation): ***Syn***: *Oxygenisation, Oxygenation, Oxygenieren, Oxigenation, Oxigenierung*; Sauerstoffsättigung von venösem Blut; auch Bezeichnung für Sauerstoffzufuhr
O|xy|ge|ni|sa|ti|on *f*: → *Oxygenierung*
O|xy|ge|ni|um *nt*: → *Sauerstoff*
O|xy|hä|min *nt*: → *Hämatin*
O|xy|hä|mo|glo|bin *nt* (Ⓔ oxyhemoglobin): ***Syn***: *oxygeniertes Hämoglobin*; mit Sauerstoff beladenes Hämoglobin*
Oxy-Hb *Abk.*: → *Oxyhämoglobin*
O|xy|me|ta|zo|lin *nt* (Ⓔ oxymetazoline): α-Sympathomimetikum*, Vasokonstriktor*; **Anw.**: schleimhautabschwellendes Mittel bei Schnupfen und Nasennebenhöhlenentzündung
O|xy|me|trie *f* (Ⓔ oxymetry): spektroskopische Messung der Sauerstoffsättigung des Blutes
O|xy|my|o|glo|bin *nt* (Ⓔ oxymyoglobin): ***Syn***: *oyxgeniertes Myoglobin*; mit Sauerstoff beladenes Myoglobin*
O|xy|neu|rin *nt* (Ⓔ oxyneurine): ***Syn***: *Trimethylglykokoll, Glykokollbetain, Trimethylglycin, Trimethylaminoessigsäure, Betain*; wird als lipotroper Stoff bei Lebererkrankungen, Arterio- und Koronararteriensklerose eingesetzt
O|xy|on|the|ra|pie *f*: → *Ozontherapie*
O|xy|per|tin *nt* (Ⓔ oxypertine): Neuroleptikum*; **Anw.**: endogene und exogene Psychosen, Schizophrenie
O|xy|phen|bu|ta|zon *nt* (Ⓔ oxyphenbutazone): ***Syn***: *Hydroxyphenylbutazon*; Antiphlogistikum*, Antirheumatikum*; nur selten lokal am Auge verwendet
o|xy|phil *adj* (Ⓔ oxyphil): ***Syn***: *azidophil*; mit sauren Farbstoffen färbbar
O|xy|te|tra|cy|clin *nt* (Ⓔ oxytetracycline): ***Syn***: *5-Hydroxytetracyclin*; von verschiedenen **Streptomyces**-Species gebildetes Antibiotikum* mit breitem Wirkungsspektrum; *s.a. Tetracyclin*
O|xy|to|cin *nt* (Ⓔ oxytocin): ***Syn***: *Oxytozin*; im Hypothalamus* gebildetes Hormon, das im Hypophysenhinterlappen gespeichert und bei Bedarf ins Blut abgegeben wird; besteht aus 9 Aminosäuren; Oxytocin wirkt an den Muskelzellen der Brustdrüse und der Gebärmutter; gegen Ende der Schwangerschaft wird die Gebärmutter von Östrogenen für Oxytocin sensibilisiert; um den Zeitpunkt der Geburt herum führt der Druck der Frucht auf die Zervix uteri zur vermehrten Oxytocinausschüttung, die zu einer Verstärkung der Gebärmutterkontraktion führt; daraufhin wird noch mehr Oxytocin ausgeschüttet und die Kontaktion verstärkt sich um ein weiteres; dieser Prozess schaukelt sich langsam auf und führt letztendlich zur Wehentätigkeit und zur Ausstoßung der Frucht aus der Gebärmutter; nach der Entbindung führt das Saugen des Säuglings an der Brustwarze zu Oxytocinausschüttung, die den Milchfluss fördert [Milchejektionsreflex] [*Abb. O68*]
O|xy|to|zin *nt*: → *Oxytocin*
O|xy|to|zin|re|flex *m* (Ⓔ oxytocin reflex): *s.u. Laktation*
O|xy|u|ri|a|sis *f, pl* **-ses**: → *Enterobiasis*
O|xy|u|ris ver|mi|cu|la|ris *f*: → *Enterobius vermicularis*
o|xy|ze|phal *adj* (Ⓔ oxycephalic): ***Syn***: *akrozephal, turrize-*

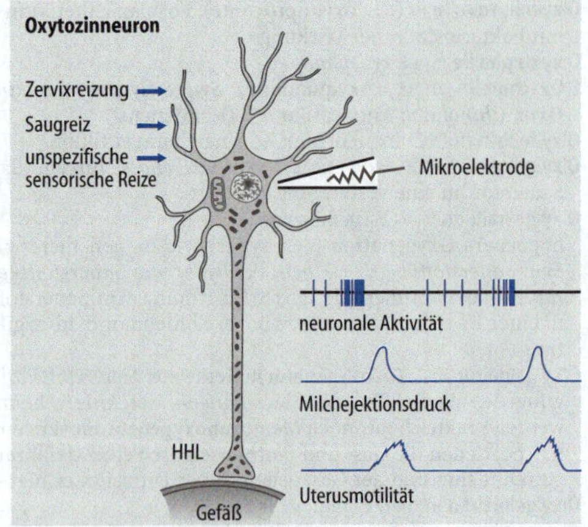

Abb. 068. Oxytocin. Milchejektionsreflex

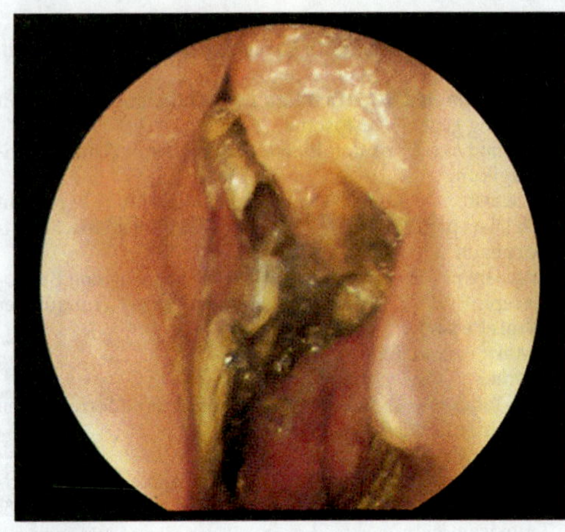
Abb. 069. Ozäna

phal, turricephal, hypsicephal, hypsizephal; Oxyzephalie betreffend, von ihr betroffen oder gekennzeichnet, spitzschädelig, turmschädelig

O|xy|ze|pha|lie *f* (Ⓔ oxycephaly): ***Syn:*** *Spitzschädel, Turmschädel, Akrozephalie, Akrocephalie, Oxycephalie, Hypsizephalie, Hypsicephalie, Turrizephalie, Turricephalie*; anomale Schädelform mit turmartigem Wachstum; meist durch einen vorzeitigen Verschluss der Kranznaht* bedingt

OZ *Abk.*: **1.** opsoniertes Zymosan **2.** →*Ordnungszahl*

O|zae|na *f*: →*Ozäna*

O|zä|na *f* (Ⓔ ozena): ***Syn:*** *Stinknase, Rhinitis atrophicans cum foetore, Ozaena*; chronisch-atrophische Nasenschleimhautentzündung mit Nasengeruch; wegen der Atrophie der Regio olfactoria besteht Anosmie, d.h. die Patienten können den Nasengeruch nicht wahrnehmen; **Therapie**: Feuchthalten der Schleimhaut mit öligen Nasentropfen, Spülung mit körperwarmem Salzwasser, Nasensalben, Vitamin A und E in hohen Dosen; evtl. operative Verengung des Nasenlumens oder Anlage einer Mund-Nasenfistel zur Befeuchtung der Nasenhöhle mit Speichel aus dem Mundvorhof

Ozäna-Bakterium *nt* (Ⓔ Klebsiella pneumoniae ozaenae): ***Syn:*** *Klebsiella pneumoniae ozaenae, Klebsiella ozaenae*; Erreger von Atemwegsinfekten und der Stinknase [Ozäna*]

O|zon *nt* (Ⓔ ozone): aus drei Sauerstoffatomen aufgebautes bläuliches Gas; wichtiger Bestandteil der Erdatmosphäre [Ozonschicht]; in erhöhter Konzentration ist Ozon giftig; es kommt zu Reizungen der Schleimhaut von Augen und Atemwegen, Kopfschmerzen, Übelkeit, Erbrechen und neurologischen Ausfällen; *s.a. Ozontherapie*

o|zo|nisch *adj* (Ⓔ ozonic): ozonhaltig

Ozon-Sauerstoff-Therapie *f*: →*Ozontherapie*

O|zon|the|ra|pie *f* (Ⓔ ozone therapy): ***Syn:*** *Oxyontherapie, Ozon-Sauerstoff-Therapie*; intramuskuläre, intravaskuläre oder lokale Applikation eines Ozon-Sauerstoff-Gemisches; am verbreitesten ist die Eigenblutbehandlung, bei der eine Blutprobe des Patienten mit Ozon angereichert und reinfundiert wird; **Anw.**: arterielle Durchblutungsstörungen, rheumatische Erkrankungen, Haut- und Schleimhauterkrankungen [Ulcus cruris, Dekubitalulkus, Analfisteln]

P

P *Abk.*: **1.** →*Paralyse* **2.** Parentalgeneration **3.** →*Parese* **4.** →*Pars* **5.** →*Partialdruck* **6.** →*Pasteurella* **7.** →*P-Blutgruppe* **8.** →*Perkussion* **9.** →*Permeabilität* **10.** Persistenzgrad **11.** →*Perzentil* **12.** →*Perzentile* **13.** Pharmakopoe **14.** →*Phenolphthalein* **15.** →*Phosphor* **16.** →*Plasma* **17.** →*Plättchenfaktor* **18.** Poise **19.** Pol **20.** Polarität **21.** Porion **22.** Position **23.** →*Presbyopie* **24.** →*Processus* **25.** →*Prolactin* **26.** →*Protein* **27.** →*Puls* **28.** →*Pupille* **29.** Wahrscheinlichkeit

p *Abk.*: **1.** →*Druck* **2.** Para- **3.** pico- **4.** Piko- **5.** Pond **6.** probability **7.** →*Protein* **8.** →*Proton*

π *Abk.*: pi

p⁺ *Abk.*: →*Proton*

p- *Abk.*: para-

P_1 *Abk.*: Elterngeneration

P_2 *Abk.*: 2. Pulmonalton

P_{art} *Abk.*: arterieller Druck

P_{diast} *Abk.*: diastolischer Druck

P_{RA} *Abk.*: Druck im rechten Vorhof

P_{RV} *Abk.*: Druck im rechten Ventrikel

PA *Abk.*: **1.** →*Paralysis agitans* **2.** Parodontologie **3.** →*Parodontopathie* **4.** Pepton-Agar **5.** →*Periduralanästhesie* **6.** →*perniziöse Anämie* **7.** Phosphatase-Aktivität **8.** Phosphoarginin **9.** Plasmaaktivität **10.** Plasminogenaktivator **11.** Plättchenaggregation **12.** Polyamid **13.** polyvalentes Antigen **14.** →*posterior-anterior* **15.** →*posteroanterior* **16.** postnatale Asphyxie **17.** →*Präalbumin* **18.** präzipitierende Antikörper **19.** →*Primäraffekt* **20.** Probeagglutination **21.** proteolytische Aktivität **22.** →*Pseudomonas aeruginosa* **23.** psychogene Aspermie **24.** →*Pulmonalarterie* **25.** Pulmonalarterienstamm **26.** pulmonaler Austreibungston **27.** Pulmonalisareal

Pa *Abk.*: **1.** →*Pascal* **2.** Protactinium

pA *Abk.*: postnatale Asphyxie

p.a. *Abk.*: **1.** →*posterior-anterior* **2.** →*posteroanterior*

PA_2 *Abk.*: →*arterieller Sauerstoffpartialdruck*

PÄ *Abk.*: **1.** →*Phosphatidyläthanolamin* **2.** Polyäthylen

PAA *Abk.*: **1.** partielle agonistische Aktivität **2.** →*Poliomyelitis anterior acuta* **3.** Polyacrylamid

PAB *Abk.*: →*p-Aminobenzoesäure*

PABA *Abk.*: →*p-Aminobenzoesäure*

PABK *Abk.*: p-aminobenzoesaures Kalium

PABS *Abk.*: **1.** →*p-Aminobenzoesäure* **2.** p-Aminobenzolsulfonamid

PAC *Abk.*: **1.** Cisplatin (*engl.* platinol), Adriamycin, Cyclophosphamid **2.** →*Pivampicillin* **3.** Plasmaaldosteronkonzentration

Pacchioni: Antonio Pacchioni; 1665–1726; italienischer Anatom (Rom)

Pacchioni-Fossae *pl* (Ⓔ Pacchioni's fossae): ***Syn:*** *Foveolae granulares*; durch die Pacchioni*-Granulationen verursachte Grübchen der Lamina interna der Calvaria*

Pacchioni-Granulationen *pl* (Ⓔ pacchionian granulations): ***Syn:*** *Arachnoidalzotten, Granulationes arachnoideae*; hirsekorngroße, zottenartige Wucherungen der Arachnoidea* unbekannter Funktion

PACE *Abk.*: Cisplatin (*engl.* platinol), Adriamycin, Cyclophosphamid, Etoposid

Pace|ma|ker *m*: →*Herzschrittmacher*

Pacemaker-Twiddler-Syndrom *nt* (Ⓔ pacemaker-twiddler syndrome): ***Syn:*** *Twiddler-Syndrom*; wiederholte Rotation eines Herzschrittmachers* führt zu Dislokation der Sonde und ineffektiver Impulsabgabe

Pachy-, pachy- *präf.*: Wortelement mit der Bedeutung „dick/verdickt/hart"

Pa|chy|a|krie *f* (Ⓔ acropachyderma): abnormes Dickenwachstum der Finger

Pa|chy|chei|lie *f* (Ⓔ pachycheilia): ***Syn:*** *Pachychilie*; angeborene Verdickung der Lippen

Pa|chy|chi|lie *f*: →*Pachycheilie*

Pa|chy|cho|lie *f* (Ⓔ pachycholia): Eindickung der Galle

Pa|chy|dak|ty|lie *f* (Ⓔ pachydactyly): angeborene Verdickung von Fingern und Zehen

pa|chy|derm *adj* (Ⓔ pachydermic): Pachydermie betreffend, von ihr betroffen oder gekennzeichnet

Pa|chy|der|mia *f*: →*Pachydermie*

Pachydermia laryngis (Ⓔ pachyderma laryngis): Verdickung und Verhärtung der Stimmlippen bei chronischer Entzündung [Chorditis*]; je nach der Morphologie unterscheidet man eine umschriebene Form [**Pachydermia laryngis circumscripta**], eine mehr ausgebreitete Form [**Pachydermia laryngis diffusa**] und eine verruköse Form [**Pachydermia laryngis verrucosa**]; kann in eine Leukoplakie* übergehen und wird dann als Präkanzerose betrachtet

Pa|chy|der|mie *f* (Ⓔ pachyderma): ***Syn:*** *Pachydermia*; Verdickung und Verhärtung der Haut

Pa|chy|der|mo|pe|ri|os|to|se *f* (Ⓔ pachydermoperiostosis): ***Syn:*** *familiäre/primäre Pachydermoperiostose, idiopathische hypertrophische Osteoarthropathie, Akropachydermie mit Pachydermoperiostose, Touraine-Solente-Golé-Syndrom, Hyperostosis generalisata mit Pachydermie, Uehlinger-Syndrom*; unregelmäßig autosomal-dominant vererbtes Syndrom mit Hyperostosen [Periost der langen Röhrenknochen], Pachydermie* [Gesicht, Arme, Beine], Trommelschlegelfingern* und Akrozyanose*; kann auch mit Malignomen [Bronchialkarzinom*] und anderen Lungenerkrankungen [Tuberkulose*, Bronchiektasie] assoziiert sein

Pa|chy|gy|rie *f* (Ⓔ pachygyria): Vergrößerung der Hirnwindungen

Pa|chy|lep|to|me|nin|gi|tis *f, pl* **-ti|den** (Ⓔ pachyleptomeningitis): Entzündung der harten und weichen Hirn- oder Rückenmarkshäute; *s.a. Meningitis*

pa|chy|lep|to|me|nin|gi|tisch *adj* (Ⓔ pachyleptomeningitic): Pachyleptomeningitis betreffend, von ihr betroffen oder gekennzeichnet

Pa|chy|me|nin|ge|o|sis hae|mor|rha|gi|ca in|ter|na *f*: →*Pachymeningiosis haemorrhagica interna*

Pa|chy|me|nin|gi|o|sis hae|mor|rha|gi|ca in|ter|na *f* (Ⓔ internal hemorrhagic pachymeningitis): ***Syn:*** *Pachymeningitis/Pachymeningiosis haemorrhagica interna*; vermutlich atraumatisches, chronisches Subduralhämatom*, das relativ häufig bei Alkoholikern gefunden wird

Pa|chy|me|nin|gi|tis *f, pl* **-ti|den** (Ⓔ pachymeningitis): ***Syn:*** *Dura mater-Entzündung, Dura-Entzündung*; Entzündung der harten Hirn- oder Rückenmarkshaut [Dura* mater]; *s.a. Meningitis*

epidurale Pachymeningitis: →*Pachymeningitis externa*

Pachymeningitis externa (Ⓔ endocranitis): ***Syn:*** *Endokranitis, epidurale Pachymeningitis*; Entzündung des Endokraniums, d.h. der Außenseite der Dura* mater des Schädels; kann zur Bildung eines Epiduralabszesses führen

Pachymeningitis haemorrhagica interna: →*Pachymeningiosis haemorrhagica interna*

Pachymeningitis interna (Ⓔ internal meningitis): ***Syn:*** *subdurale Pachymeningitis*; Entzündung der inneren Duraschichten; *s.a. Meningitis*

subdurale Pachymeningitis: →*Pachymeningitis interna*

pa|chy|me|nin|gi|tisch *adj* (Ⓔ pachymeningitic): Pachymeningitis betreffend, von ihr betroffen oder gekennzeichnet

Pa|chy|me|nin|go|pa|thie *f* (Ⓔ pachymeningopathy): Erkrankung der harten Hirnhaut [Dura* mater]

Pa|chy|me|ninx *f*: →*Dura mater*

Pa|chy|o|ny|chia *f*: →*Pachyonychie*

Pachyonychia congenita (Ⓔ pachyonychia congenita): ***Syn:*** *Jadassohn-Lewandowsky-Syndrom, Pachyonychie-Syndrom*; autosomal-dominante Fehlbildung der Finger- und Zehennägel mit Verdickung der Nägel, Hyperhidrose* und Hyperkeratosen*

Pa|chy|o|ny|chie *f* (Ⓔ pachyonychia): ***Syn:*** *Pachyonychia, Skle-*

P

ronychie, Onychauxis; Verdickung der Nagelplatte

Pachyonychie-Syndrom *nt*: *→Pachyonychia congenita*

Palchylosltolse *f* (Ⓔ pachyostosis): Kombination von Hyperostose* und Osteosklerose*

Palchylpelrilosltiltis *f, pl* **-tiltilden** (Ⓔ pachyperiostitis): ***Syn:*** *proliferative Periostitis*; zu Verdickung der Knochenhaut führende Periostitis* langer Röhrenknochen

palchylpelrilosltiltisch *adj* (Ⓔ pachyperiostitic): Pachyperiostitis betreffend, von ihr betroffen oder gekennzeichnet

Palchylpelriltolniltis *f, pl* **-tilden** (Ⓔ pachyperitonitis): ***Syn:*** *proliferative Peritonitis*; zu Verdickung des Bauchfells führende Peritonitis*

palchylpelriltolniltisch *adj* (Ⓔ pachyperitonitic): Pachyperitonitis betreffend, von ihr betroffen oder gekennzeichnet

Palchyltän *nt* (Ⓔ pachytene): Pachytänstadium; *s.u. Meiose*

Palchyltänlstadium *nt* (Ⓔ pachytene): *s.u. Meiose*

palchylzelphal *adj* (Ⓔ pachycephalous): Pachyzephalie betreffend, von ihr betroffen oder gekennzeichnet

Palchylzelphallie *f* (Ⓔ pachycephaly): durch einen vorzeitigen Verschluss der Lambdanaht hervorgerufene kurze, dicke Kopfform

Pacini: Filippo Pacini; 1812–1883; italienischer Anatom (Florenz)

Pacini-Körperchen *pl*: *→Vater-Pacini-Lamellenkörperchen*

Paclliltalxel *nt* (Ⓔ paclitaxel): ***Syn:*** *Taxol*; Mitosehemmer*, Zytostatikum*; **Anw.**: Ovarialkarzinom, metastasierendes Mammakarzinom; *s.a. Essay Chemotherapie S. 349*

PACO$_2$ *Abk.*: alveolärer Kohlendioxidpartialdruck

paCO$_2$ *Abk.*: arterieller Kohlendioxidpartialdruck

PAD *Abk.*: **1.** diastolischer Pulmonalarteriendruck **2.** partielle Antibiotika-Dekontaminierung **3.** periphere arterielle Durchblutung **4.** perkutane Abszessdränage **5.** Photonenabsorptionsdensitometrie **6.** primär afferente Depolarisation

Päd-, päd- *präf.*: *→Pädo-*

Pädlaltrolphie *f* (Ⓔ pedatrophia): kindlicher Marasmus*; *s.a. Säuglingsdystrophie*

Pädlauldilollolgie *f* (Ⓔ pediatric audiology): Audiometrie* im Kindesalter; umfasst u.a. Reflexaudiometrie*, Spielaudiometrie*

Pädlelrasltie *f* (Ⓔ pederasty): ***Syn:*** *Knabenliebe*; homosexuelle Neigung zu minderjährigen Jungen

pädlelraslitsch *adj* (Ⓔ pederastic): Päderastie betreffend

Pädildilalter *m* (Ⓔ pediatrician): ***Syn:*** *Kinderarzt*; Arzt für Kinderheilkunde

P

Pädildilaltrie *f* (Ⓔ pediatrics): ***Syn:*** *Kinderheilkunde*; Lehre von Diagnose und Therapie von Erkrankungen des Kindesalters

Pädo-, pädo- *präf.*: Wortelement mit der Bedeutung „Kind"

Pädolgelrie *f*: *→Progerie*

Pädollolgie *f* (Ⓔ pedology): Lehre von der normalen Entwicklung von Kindern

pädolphil *adj* (Ⓔ pedophilic): Pädophilie betreffend

Pädolphillie *f* (Ⓔ pedophilia): auf Kinder gerichtetes sexuelles Verlangen

pädolphob *adj* (Ⓔ pedophobic): Pädophobie betreffend, durch sie gekennzeichnet

Pädolpholbie *f* (Ⓔ pedophobia): krankhafte Angst vor Kindern; auch krankhafte Angst vor Puppen, die wie Babys oder Kleinkinder aussehen

Paelolnilae flos *m* (Ⓔ peony flower): Blüten der Pfingstrose*

Paelolnilae raldix *f* (Ⓔ peony root): Nebenwurzeln der Pfingstrose*

Paelolnilae selmen *nt* (Ⓔ peony seed): reife Samen der Pfingstrose*

Paelolnila maslculla *f*: *→Pfingstrose*

Paelolnila ofifilcinallis *f*: *→Pfingstrose*

PAF *Abk.*: **1.** Perkussion, Auskultation, Fremitus **2.** Plättchenaktivierender Faktor

PAFA *Abk.*: plättchenaggregierender Faktor der Anaphylaxie

PAG *Abk.*: **1.** *→Phonoangiographie* **2.** Polyacrylamid-Gel **3.** pregnancy associated glycoprotein **4.** primäre Antrumgastritis

PÄG *Abk.*: Polyäthylenglykol

PAGE *Abk.*: Polyacrylamid-Gel-Elektrophorese

Paget: Sir James Paget; 1814–1899; englischer Chirurg und Leibarzt von Königin Victoria (London)

Paget-Krankheit *f*: *→Morbus Paget*

Paget-Krebs *m* (Ⓔ Paget's disease of the breast): ***Syn:*** *Krebsekzem der Brust, Morbus Paget*; seltenes, ekzemartiges Karzinom der Brustwarze und des Vorhofs

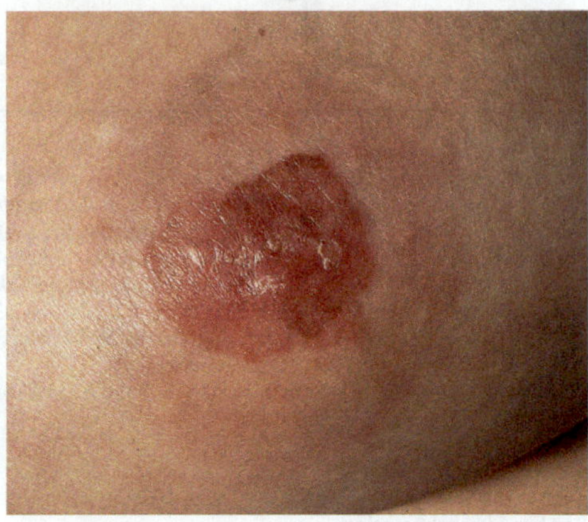

Abb. P1. Paget-Krebs

extramammärer Paget-Krebs *m* (Ⓔ extramammary Paget's disease): ***Syn:*** *extramammärer Morbus Paget*; zeigt ebenfalls typische Paget*-Zellen; findet sich v.a. anal, axillär, inguinal und an der Vulva; wird z.T. als Präkanzerose* und z.T. als Carcinoma* in situ betrachtet

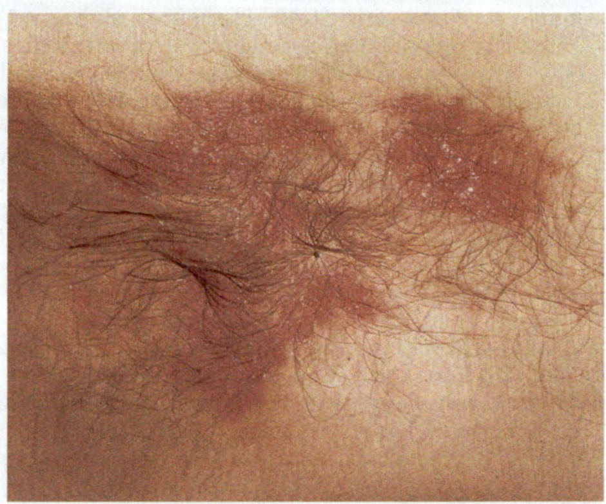

Abb. P2. Extramammärer Paget-Krebs

Paget-Schroetter-Syndrom *nt* (Ⓔ Paget-von Schroetter syndrome): ***Syn:*** *Paget-von Schroetter-Syndrom, Schroetter-Syndrom, Effortthrombose, Armvenenthrombose, Achselvenenthrombose*; Thrombose der Vena* subclavia führt zu mehr oder weniger akutem Armvenenstau mit Schwellung und livider Verfärbung, Druckgefühl in der Achsel und Spannungs- und Schweregefühl; tritt i.d.R. nach besonderer Anstrengung [Tennis, Schwimmen] auf, wobei als häufigste Ursache eine Einengung der Vene im Bereich der ersten Rippe zu finden ist; **Therapie**: konservativ [Thrombolyse, Hochlagerung, Antikoagulation], seltener operativ [Thrombektomie]

Paget-Syndrom *nt*: *→Morbus Paget*

Paget-von Schroetter-Syndrom *nt*: *→Paget-Schroetter-Syndrom*

Paget-Wirbel *m* (Ⓔ Paget's vertebra): *s.u. Morbus Paget*

Paget-Zellen *pl* (Ⓔ Paget's cells): für den Paget*-Krebs typische maligne Epithelzellen mit leicht basophilem Zytoplasma

PAGIF *Abk.*: isoelektrische Fokussierung mittels Polyacrylamid-Gel

-pagus *suf.*: Wortelement mit der Bedeutung „Doppelmissbildung/Zwillingsmissbildung“

PAH *Abk.*: **1.** →*p-Aminohippursäure* **2.** Plättchen-Aggregationshemmung **3.** polycyclic aromatic hydrocarbons

PAI *Abk.*: **1.** Plasminogenaktivator-Inhibitor **2.** →*Porphyria acuta intermittens* **3.** Pyruvat, Adenin, Inosin

painful arc *nt* (Ⓔ painful arc): *s.u. Periarthropathia humeroscapularis*

painful bruising syndrome *nt*: →*Syndrom der blauen Flecken*

PAK *Abk.*: polyzyklische aromatische Kohlenwasserstoffe

PAL *Abk.*: Pyridoxal-5-phosphat

pal. *Abk.*: palatinal

Palä-, palä- *präf.*: →*Paläo-*

Palade: George Emil Palade; 1912–2003; rumänisch-amerikanischer Zytologe (New York); Nobelpreis für Medizin 1974 [zusammen mit Albert Claude und Christian René de Duve] für seine Arbeiten über die funktionelle Organisation und Bedeutung von Mitochondrien, Ribosomen und Mikrosomen

Palade-Granula *pl*: →*Ribosomen*

Palae-, palae- *präf.*: →*Palaeo-*

Palaeo-, palaeo- *präf.*: Wortelement mit der Bedeutung „alt“

Pa|lae|o|ce|re|bel|lum *nt*: →*Paleocerebellum*

Pa|lae|o|cor|tex *m*: →*Paleocortex*

Pa|lae|o|pal|li|um *nt*: →*Paleopallium*

Paläo-, paläo- *präf.*: Wortelement mit der Bedeutung „alt“

Pa|lä|o|kor|tex *m*: →*Paleocortex*

pa|lä|o|kor|ti|kal *adj* (Ⓔ palaeocortical): Paläokortex betreffend

Pa|lä|o|pal|li|um *nt*: →*Paleopallium*

Pa|lä|o|ze|re|bel|lum *nt*: →*Paleocerebellum*

Palat-, palat- *präf.*: →*Palato-*

pa|la|tal *adj* (Ⓔ palatal): Gaumen/Palatum oder Gaumenbein/Os palatinum betreffend

Pa|la|ti|na as|cen|dens *f*: →*Arteria palatina ascendens*

Pa|la|ti|na des|cen|dens *f*: →*Arteria palatina descendens*

Pa|la|ti|na ma|jor *f*: →*Arteria palatina major*

Palato-, palato- *präf.*: Wortelement mit der Bedeutung „Gaumen/Palatum“

Pa|la|to|glos|sus *m*: →*Musculus palatoglossus*

Pa|la|to|gramm *nt* (Ⓔ palatogram): bei der Palatographie erhaltene Kurve

Pa|la|to|graph *m* (Ⓔ palatograph): *Syn*: *Palatograf*; Gerät zur Palatographie

Pa|la|to|gra|phie *f* (Ⓔ palatography): *Syn*: *Palatografie*; Aufzeichnung der Gaumenbewegung beim Sprechen oder Schlucken

pa|la|to|lin|gu|al *adj* (Ⓔ palatoglossal): *Syn*: *glossopalatinal*; Gaumen und Zunge/Glossa betreffend

pa|la|to|ma|xil|lär *adj* (Ⓔ palatomaxillary): Gaumen und Oberkiefer/Maxilla betreffend oder verbindend

Pa|la|to|my|o|graph *m* (Ⓔ palatomyograph): *Syn*: *Palatomyograf*; Gerät zur Palatomyographie

Pa|la|to|my|o|gra|phie *f* (Ⓔ palatomyography): *Syn*: *Palatomyografie*; Aufzeichnung der Gaumenmuskelkontraktion beim Sprechen oder Schlucken

pa|la|to|na|sal *adj* (Ⓔ palatonasal): Gaumen und Nase oder Nasenhöhle betreffend oder verbindend

pa|la|to|pha|ryn|ge|al *adj* (Ⓔ palatopharyngeal): *Syn*: *pharyngopalatinal*; Gaumen und Rachen/Pharynx betreffend oder verbindend

Pa|la|to|pha|ryn|ge|us *m* (Ⓔ palatopharyngeus): Musculus palatopharyngeus; *s.u. Musculus palatoglossus*

Pa|la|to|pha|ryn|gor|rha|phie *f* (Ⓔ palatopharyngoplasty): *Syn*: *Staphylopharyngorrhaphie, Staphylouranorrhaphie*; operativer Verschluss einer Gaumenspalte*

Pa|la|to|plas|tik *f* (Ⓔ palatoplasty): *Syn*: *Gaumenplastik, Uranoplastik*; plastische Operation zur Korrektur von Fehlbildungen [Gaumenspalte*] oder Verletzungen des Gaumens

Pa|la|to|schi|sis *f* (Ⓔ palatoschisis): *Syn*: *Uranoschisis, Palatum fissum, Gaumenspalte*; angeborene Spaltbildung des Gaumens; tritt meist zusammen mit Spalten der Lippe und des Kiefers auf

Pa|la|tum *nt* (Ⓔ palate): *Syn*: *Gaumen*; der Gaumen trennt Mund- und Nasenhöhle; man unterscheidet einen vorderen harten Gaumen [Palatum* durum] und einen hinteren beweglichen Teil [Palatum* molle], der in das Gaumenzäpfchen [Uvula*] ausläuft

Palatum durum (Ⓔ hard palate): *Syn*: *harter Gaumen*; bildet die vorderen zwei Drittel das Gaumens; Grundlage ist der knöcherne Gaumen [Palatum* osseum], auf dem eine schwach verhornte Schleimhaut liegt, die seromuköse Drüsen [Glandulae* palatinae] enthält; die makroskopisch sichtbaren Querfalten der Schleimhaut werden als **Plicae palatinae transversae** oder **Rugae palatinae** bezeichnet; die **Raphe palati** ist eine mediane, längsverlaufende Schleimhautfalte über der Verwachsungslinie der beiden Gaumenfortsätze

Palatum fissum: →*Palatoschisis*

Palatum molle (Ⓔ soft palate): *Syn*: *weicher Gaumen, Gaumensegel, Velum palatinum*; der hintere bewegliche Teil des Gaumens wird von der **Gaumenaponeurose** [Aponeurosis palatina] und den Sehnen der in sie einstrahlenden Muskeln [Musculus* levator veli palatini, tensor veli palatini, uvulae, palatoglossus und palatopharyngeus] gebildet; da dieser weiche Teil beim Schluckakt nach oben gezogen wird und den Rachen von der Nasenhöhle abgrenzt, wird er auch als **Gaumensegel** bezeichnet; die Schleimhaut des weichen Gaumens besteht auf der Mundseite aus unverhorntem Plattenepithel, auf der Rachenseite aus mehrreihigem Flimmerepithel

Palatum osseum (Ⓔ osseous palate): *Syn*: *knöcherner Gaumen*; die knöcherne Grundlage des harten Gaumens [Palatum* durum], wird von den Gaumenfortsätzen der beiden Oberkieferknochen [Processus* palatinus maxillae] und die Lamina* horizontalis ossis palatini gebildet; über der medianen Verwachsungsnaht [Sutura palatina mediana] bildet sich eine Schleimhautfalte [Raphe* palati]

Paleo-, paleo- *präf.*: Wortelement mit der Bedeutung „alt“

Pa|le|o|ce|re|bel|lum *nt* (Ⓔ paleocerebellum): *Syn*: *Paläozerebellum, Palaeocerebellum*; stammesgeschichtlich ältester Teil des Kleinhirns [Cerebellum]; umfasst Lobus* cerebelli anterior, Pyramis* und Uvula* cerebelli

Pa|le|o|cor|tex *m* (Ⓔ paleocortex): *Syn*: *Paläokortex, Palaeocortex*; stammesgeschichtlich ältester Teil der Großhirnrinde [Cortex* cerebri], der meist aus 3–4 Schichten besteht [Allocortex*]

Pa|le|o|pal|li|um *nt* (Ⓔ paleopallium): *Syn*: *Paläopallium, Palaeopallium*; stammesgeschichtlich ältester Teil des Hirnmantels [Pallium*]

Pa|li|la|lie *f* (Ⓔ palilalia): ständiges Wiederholen von Wörtern oder Silben

pa|lin|dro|misch *adj* (Ⓔ palindromic): wiederauftretend, rezidivierend

Pa|lin|gra|phie *f* (Ⓔ palingraphia): *Syn*: *Palingrafie*; Dysgraphie* mit Wiederholung von Buchstaben, Worten oder ganzen Sätzen

Pa|lin|mne|se *f* (Ⓔ **1.–2.** palinmnesis): **1.** Wiedererinnern vergessener Ereignisse **2.** scheinbare Wiedererinnerung nie stattgefundener Ereignisse

Pa|lin|op|sie *f* (Ⓔ palinopsia): Persistenz von Nachbildern, d.h., ein gesehener Gegenstand wird weiter wahrgenommen, obwohl er aus dem Gesichtsfeld verschwunden ist; meist bestehen auch Gesichtsfelddefekte

Pal|la|di|um *nt* (Ⓔ palladium): zur Platingruppe zählendes Edelmetall

Pall|an|äs|the|sie *f* (Ⓔ pallanesthesia): Fehlen der Vibrationsempfindung

Pall|äs|the|sie *f* (Ⓔ pallesthesia): Vibrationsempfindung; *s.a. Tiefensensibilität*

Pall|hyp|äs|the|sie *f* (Ⓔ pallhypesthesia): Verminderung der Vibrationsempfindung

Pal|li|a|ti|on *f* (Ⓔ palliation): (Krankheits-, Symptom-)Milderung, Linderung

Pal|li|a|tiv *nt*: →*Palliativum*

pal|li|a|tiv *adj* (Ⓔ palliative): (krankheits-, symptom-)mildernd, lindernd

Pal|li|a|tiv|me|di|zin *f* (Ⓔ end-of-life care): aktive, ganzheitliche Behandlung von Patienten mit einer progredienten, weit fortgeschrittenen Erkrankung und einer begrenzten Lebenserwartung zu der Zeit, in der die Erkrankung nicht mehr auf kurative Behandlung anspricht und die Beherrschung der Schmerzen und anderer Krankheitsbeschwerden sowie psychologischer, sozialer und spiritueller Probleme höchste Priorität besitzt; Ziel ist die Erreichung der bestmöglichen Lebensqualität für die Patienten und ihre Angehörigen; *s.a. Essay Euthanasie S. 649*

Pallliaitivlolpelraltilon *f* (Ⓔ palliative surgery): ***Syn:*** *palliativer Eingriff*; operativer Eingriff, dessen Ziel es ist, den Allgemeinzustand des Patienten zu verbessern oder akute Symptome zu mildern oder zu vermeiden, ohne dass das Grundleiden [meist Karzinom] entfernt werden kann; *s.a. kurativer Eingriff*

Pallliaitilvum *nt, pl* **-va** (Ⓔ palliative): ***Syn:*** *Palliativ, Linderungsmittel*; Mittel, das Krankheitssymptome lindert, die Krankheitsursache aber nicht beseitigt

pallliidal *adj* (Ⓔ pallidal): Pallidum/Globus pallidus betreffend

Pallliidekltolmie *f* (Ⓔ pallidectomy): ***Syn:*** *Pallidumexzision*; operative Entfernung des Globus* pallidus

pallliidolfulgal *adj* (Ⓔ pallidofugal): vom Pallidum wegführend

pallliidolhylpolthallalmisch *adj* (Ⓔ pallidohypothalamic): Pallidum und Hypothalamus betreffend

pallliidolstriär *adj* (Ⓔ striopallidal): ***Syn:*** *striopallidär*; Globus pallidus und Corpus striatum betreffend

Pallliidoltolmie *f* (Ⓔ pallidotomy): stereotaktische Zerstörung bestimmter Areale im Globus* pallidus

Pallliidum *nt* (Ⓔ pallidum): zum Corpus* striatum gehörender Teil der Basalganglien [Nuclei basales], der früher mit Globus* pallidus gleichgesetzt wurde; besteht aus einem dorsalen und ventralen Teil [**Pallidum dorsale, Pallidum ventrale**]; das Pallidum ist ein wichtiges motorisches Zentrum

Pallliidumlexlzilsilon *f*: *→Pallidektomie*

Pallliium *nt* (Ⓔ pallium): ***Syn:*** *Hirnmantel, Großhirnmantel*; Bezeichnung für die Großhirnrinde [Cortex* cerebri] und die darunter liegenden Faserbahnen im Bereich der Endhirnhemisphären

Pallor *m* (Ⓔ paleness): Blässe, Bleichheit

Palma: Palma-Operation *f* (Ⓔ Palma operation): Cross-leg-Bypass* bei einseitigem Beckenvenenverschluss; die Vena* saphena magna des nicht betroffenen Beins wird oberhalb der Symphyse zur Gegenseite geführt und mit der Vena* femoralis communis anastomosiert

Pallma *f* (Ⓔ palm): ***Syn:*** *Regio palmaris, Vola*; Handteller, Hand(innen)fläche, Hohlhand

pallmar *adj* (Ⓔ palmar): ***Syn:*** *volar*; Handinnenfläche/Hohlhand betreffend, auf der Hohlhandseite (liegend), zur Hohlhand gehörend

Pallmarlalpolneulrolse *f* (Ⓔ palmar aponeurosis): ***Syn:*** *Aponeurosis palmaris*; dreieckige, derbe Sehnenplatte der Hohlhand, die die Muskeln, Gefäße und Nerven des Handtellers bedeckt; wird durch den Musculus* palmaris longus und längsverlaufende Faserzüge [Fasciculi longitudinalis] gespannt; *s.a. Dupuytren-Kontraktur*

Pallmarlelrylthem *nt* (Ⓔ palmar erythema): ***Syn:*** *Erythema palmare*; Rötung des Handtellers; typisches Hautzeichen bei Leberzirrhose*

Pallmarlfilbrolmaltolse *f*: *→Dupuytren-Kontraktur*

Pallmarlflelxilon *f* (Ⓔ palmar flexion): ***Syn:*** *Volarflexion*; Handbeugung

Pallmalris brelvis *m*: *→Musculus palmaris brevis*

Pallmalris lonlgus *m*: *→Musculus palmaris longus*

Pallmarlkonltrakltur *f*: *→Dupuytren-Kontraktur*

Pallmiltinlsäulre *f* (Ⓔ palmitic acid): ***Syn:*** *Hexadecansäure*; gesättigte C_{16}-Fettsäure*; kommt in vielen tierischen und pflanzlichen Lipiden vor

Pallmiltolleinlsäulre *f* (Ⓔ palmitoleic acid): einfach ungesättigte C_{16}-Fettsäure; Betandteil von Pflanzenölen; kommt beim Menschen in der Milch und Depotfetten vor

Pallmolplanltarlkelraltolse *f* (Ⓔ palmoplantar keratoderma): ***Syn:*** *Keratosis palmoplantaris, palmoplantare Keratose, Keratodermia palmoplantaris, Ichthyosis palmaris et plantaris Thost*; Oberbegriff für angeborene oder erworbene Verhornungsstörungen der Handteller und Fußsohlen; die **hereditären Palmoplantarkeratosen** sind wesentlich häufiger als erworbene Formen und können morphologisch in Palmoplantarkeratosen mit flächenhaftem/diffusem oder streifenförmigem/inselförmigem oder disseminiertem/papulösem Befall unterteilt werden

Tab. P3. Übersicht über die hereditären Palmoplantarkeratosen

Keratosis extremitatum hereditaria transgrediens et progrediens
Keratosis palmaris et plantaris cum surditate congenita et leuconychia totalis unguium
Keratosis palmoplantaris circumscripta
Keratosis palmoplantaris circumscripta seu areata
Keratosis palmoplantaris cum degeneratione granulosa
Keratosis palmoplantaris diffusa circumscripta
Keratosis palmoplantaris mit Hypotrichose
Keratosis palmoplantaris mit Ösophaguskarzinom
Keratosis palmoplantaris mit Uhrglasnägeln und Knochenhypertrophie
Keratosis palmoplantaris mit Skleroatrophie
Keratosis palmoplantaris mutilans
Keratosis palmoplantaris papulosa seu maculosa
Keratosis palmoplantaris transgrediens
Keratosis palmoplantaris varians
Howell-Evans-Syndrom
Pachyonychia-congenita
Papillon-Lefèvre-Syndrom
Syndrom der zystischen Augenlider, palmoplantare Keratosen, Hypodontie und Hypotrichose

Palm-up-Test *m* (Ⓔ palm-up test): *s.u. Periarthropathia humeroscapularis*

PALP *Abk.*: Pyridoxal-5-phosphat

pallpalbel *adj* (Ⓔ palpable): ***Syn:*** *palpierbar*; durch Austastung/Palpation wahrnehmbar, fühlbar, tastbar

Pallpaltilon *nt* (Ⓔ palpation): ***Syn:*** *Palpieren*; Betasten, Abtasten; wichtiger Teil der klinische Untersuchung; erlaubt Aussagen über Pulsationen, Verhärtungen, Temperaturunterschiede, Fluktuationen usw.; die Größe, Form, Lage, Oberflächenbeschaffenheit und Verschieblichkeit von Organen kann palpatorisch ermittelt werden

pallpaltolrisch *adj* (Ⓔ palpatory): Austastung/Palpation betreffend, durch Palpation diagnostizierbar

Palpebr-, palpebr- *präf.*: *→Palpebro-*

Pallpelbra *f, pl* **-brae** (Ⓔ palpebra): ***Syn:*** *Augenlid, Lid*; die Hauptfunktion der Augenlider ist der Schutz der Augenhornhaut [Cornea*] bzw. ihre Reinigung und Anfeuchtung; beim Versiegen der Tränensekretion oder Ausbleiben des Lidschlages kommt es schnell zur Austrockung und Geschwürsbildung; sie gehören zu den Anhangsgebilden des Auges und begrenzen die **Lidspalte** [Rima palpebrarum]; die Grundlage von **Oberlid** [**Palpebra superior**] und **Unterlid** [**Palpebra inferior**] ist die derbe **Lidplatte** [Tarsus inferior und superior], die durch Bänder [Ligamentum* palpebrale laterale und mediale] und das Septum* orbitale am Ober- bzw. Unterrand der Augenhöhle [Orbita*] und am inneren und äußeren Augenwinkel aufgehängt sind; die Vorderfläche der Lider [**Facies anterior palpebrae**] ist von mehrschichtigem, verhorntem Plattenepithel überzogen, die Rückfläche [**Facies posterior palpebrae**] von der Augenbindehaut [Tunica* conjunctiva]; die Ausführungsgänge der Talgdrüsen der Lidplatte [**Glandulae tarsales**] münden auf der hinteren Lidkante [**Limbus posterior palpebrae**]; am vorderen Lidrand [**Limbus anterior palpebrae**] sitzen die Augenwimpern [**Cilia**], in deren Haarbälge die holokrinen Zeis-Drüsen [**Glandulae sebaceae**] und die apokrinen Moll-Drüsen [**Glandulae ciliares**] münden; in die Augenlider strahlen sowohl glatte [Musculus* tarsalis superior und inferior] als auch quergestreifte Muskeln [Musculus* orbicularis oculi, Musculus* levator palpebrae superioris]

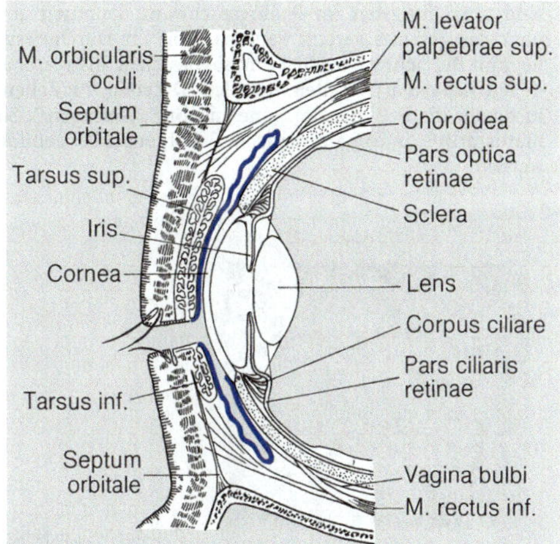

Abb. P4. Schnitt durch Palpebra und vorderen Augapfels. Blau = Tunica conjunctiva

ein

pal|pe|bral *adj* (Ⓔ palpebral): Lid/Palpebra betreffend

Palpebro-, palpebro- *präf.*: Wortelement mit der Bedeutung „Lid/Augenlid"

pal|pier|bar *adj*: → *palpabel*

Pal|pie|ren *nt*: → *Palpation*

pal|pie|ren *v* (Ⓔ palpate): abtasten, betasten, befühlen

Pal|pi|ta|tio cor|dis *f*: → *Palpitation*

Pal|pi|ta|ti|on *f* (Ⓔ palpitation): ***Syn:*** *Kardiopalmus, Palpitatio cordis, Herzklopfen, Herzjagen, Herzpalpitation, Hyperkinesis cordis*; verstärkte und beschleunigte Herzaktion, die als unangenehm empfunden wird

PALS *Abk.*: periadventitielle Lymphscheide

Paltauf: Richard Paltauf; 1858–1924; österreichischer Pathologe (Wien)

Paltauf-Steinberg-Krankheit *f*: → *Hodgkin-Lymphom*

PAM *Abk.*: **1.** Penicillin-G-aluminiummonostearat **2.** → *Piracetam* **3.** primäre Amöbenmeningoenzephalitis **4.** Pulmonalarterienmitteldruck **5.** Pulsamplitudenmodulation **6.** 2-Pyridinaldoximmethyliodid

PAMBA *Abk.*: p-Aminomethylbenzoesäure

PAMN *Abk.*: Propionylatropinmethylnitrat

PAMP *Abk.*: → *Pyridoxalphosphat*

PAN *Abk.*: **1.** Peroxyacetylnitrat **2.** Polyacrylnitril **3.** → *Polyarteriitis nodosa* **4.** Pyridylazonaphthol

Pan-, pan- *präf.*: Wortelement mit der Bedeutung „ganz/völlig/vollständig"

Pa|na|cea *f*: → *Universalmittel*

Pan|ag|glu|ti|na|ti|on *f* (Ⓔ panagglutination): falschpositive Agglutination* bei serologischen Tests

Panama-Ipecacuanha *f* (Ⓔ Panama ipecac): *s.u. Ipecacuanha*

Pa|na|ma|rin|de *f*: → *Quillajarinde*

Pan|an|gi|i|tis *f, pl* **-ti|den** (Ⓔ panangiitis): ***Syn:*** *Panangitis*; alle Wandschichten betreffende Gefäßentzündung

pan|an|gi|i|tisch *adj* (Ⓔ panangiitic): ***Syn:*** *panangitisch*; Panangiitis betreffend, von ihr betroffen oder gekennzeichnet

Pan|an|gi|tis *f, pl* **-ti|den**: → *Panangiitis*

pan|an|gi|tisch *adj*: → *panangiitisch*

Pa|na|ri|ti|um *nt* (Ⓔ panaris): eitrige Finger- oder Zehenentzündung; kann ausschließlich auf das subkutane Gewebe beschränkt sein oder auch in die Tiefe gehen [Kragenknopfabszess*]; **Therapie**: Inzision, Antibiotika

Panaritium analgicum (Ⓔ analgesic ulceration of the finger tips): *s.u. Morvan-Syndrom*

Pan|ar|te|ri|i|tis *f, pl* **-ti|den** (Ⓔ panarteritis): alle Wandschichten betreffende Arterienentzündung

Panarteriitis nodosa (Ⓔ panarteritis nodosa): ***Syn:*** *Kussmaul-Maier-Krankheit, Periarteriitis nodosa, Polyarteriitis nodosa*; systemische Entzündung kleiner und mittlerer Arterien, v.a. der Waden- und Unterarmmuskeln und innerer Organe; befällt v.a. Frauen im mittleren Lebensalter; wahrscheinlich liegt eine allergische Reaktion von Arthus-Typ vor; bei 30 % der Patienten findet man HBs-Antigen*; **Klinik**: neben Allgemeinsymptomen [Fieber, Abgeschlagenheit, Gewichtsverlust] kann es zu Hypertonie*, Nierenbefall mit glomeruärer Herdnephritis und Proteinurie [70 %], kardialen Symptomen [Angina* pectoris, Perikarditis*, Myokardinfarkt*; 70 %], Myalgien [50 %], Arthralgien [50 %], gastrointestinalen Symptomen [50 %], neurologischen Schäden [jugendliche Apoplexie, Krämpfe, Polyneuropathie; 50 %] und Hauterscheinungen [tastbare kutane oder subkutane Knötchen entlang dem Arterienverlauf; 40 %] kommen; **Therapie**: initial Glucocorticoide und/oder Cyclophosphamid* bis zur Remission; danach Methotrexat*, Azathioprin* oder Cyclosporin* A; **Prognose**: schubweiser intermittierender Verlauf; selten fulminanter tödlicher Verlauf innerhalb von 1–2 Jahren

pan|ar|te|ri|i|tisch *adj* (Ⓔ panarteritic): Panarteriitis betreffend, von ihr betroffen oder gekennzeichnet

Pan|ar|thri|tis *f, pl* **-ti|den** (Ⓔ panarthritis): Gelenkentzündung mit Befall aller gelenkbildender Teile; führt entweder zu Arthrose* oder Ankylose*

pan|ar|thri|tisch *adj* (Ⓔ panarthritic): Panarthritis betreffend, von ihr betroffen oder gekennzeichnet

Pa|nax gin|seng *m*: → *Ginseng*

Pa|nax pseu|do|gin|seng *m*: → *Ginseng*

Pan|car|di|tis *f, pl* **-ti|den**: → *Pankarditis*

Pancoast: Henry Kunrath Pancoast; 1875–1939; amerikanischer Radiologe (Philadelphia)

Pancoast-Tumor *m* (Ⓔ Pancoast's tumor): ***Syn:*** *apikaler Sulkustumor*; Bronchialkarzinom* in der Lungenspitze; infiltriert frühzeitig umliegende Strukturen [Rippen, Wirbel, Weichteile, Plexus* brachialis] und wird deshalb als **Ausbrecherkrebs** bezeichnet; kann zu Schulter-Arm-Schmerz, Hypo- oder Parästhesie des Unterarms, oberer Einflussstauung, Rippenschmerzen und Horner*-Trias führen

Pan|cre|as *nt*: → *Pankreas*

Pancreas accessorium (Ⓔ accessory pancreas): ***Syn:*** *Nebenbauchspeicheldrüse, Nebenpankreas*; gelegentlich vorkommendes versprengtes Pankreasgewebe

Pancreas annulare (Ⓔ anular pancreas): ringförmige Bauchspeicheldrüse, die als Fehlbildung den Zwölffingerdarm [Duodenum] umfasst

Pan|cre|a|ti|ca dor|sa|lis *f*: → *Arteria pancreatica dorsalis*

Pan|cre|a|ti|ca in|fe|ri|or *f*: → *Arteria pancreatica inferior*

Pan|cre|a|ti|ca ma|gna *f*: → *Arteria pancreatica magna*

Pan|cre|a|ti|tis *f, pl* **-ti|ti|den**: → *Pankreatitis*

Pan|cre|o|zy|min *nt*: → *Pankreozymin*

Pancreozymin-Secretin-Test *m* (Ⓔ pancreozymin-secretin test): ***Syn:*** *Secretin-Pancreozymin-Test*; Test zur Prüfung der exokrinen Pankreasfunktion durch Stimulation der Sekretion mit Pancreozymin und Secretin; gemessen werden Volumen sowie Bicarbonat- und Enzymgehalt des Sekretes

Pan|cu|ro|ni|um|bro|mid *nt* (Ⓔ pancuronium bromide): nichtdepolarisierendes, peripheres Muskelrelaxans*

Pan|de|mie *f* (Ⓔ pandemic): Epidemie*, die ganze Länder oder Kontinente betrifft

pan|de|misch *adj* (Ⓔ pandemic): Pandemie betreffend

pan|di|a|sto|lisch *adj* (Ⓔ holodiastolic): ***Syn:*** *holodiastolisch*; während der ganzen Diastole

Pándy: Koloman Pándy; 1868–1944; ungarischer Psychiater (Budapest)

Pándy-Reaktion *f* (Ⓔ Pándy's reaction): Nachweisreaktion für Globulin im Liquor* cerebrospinalis; kaum noch verwendet

Pan|en|ze|pha|li|tis *f, pl* **-ti|den** (Ⓔ panencephalitis): meist subakut verlaufende Entzündung der weißen und grauen Hirnsubstanz; *s.a. Enzephalitis*

einheimische Panenzephalitis (Ⓔ Pette-Döring panencephalitis): ***Syn:*** *Enzephalitis Pette-Döring, Panenzephalitis Pette-Döring*; früher eigenständige Erkrankung, die heute zur subakuten sklerosierenden Panenzephalitis* gerechnet wird

Panenzephalitis Pette-Döring: → *einheimische Panenzepha-*

P

litis

subakute sklerosierende Panenzephalitis (Ⓔ subacute sclerosing panencephalitis): ***Syn:*** *subakute sklerosierende Leukenzephalitis van Bogaert, Einschlusskörperenzephalitis Dawson*; chronisch-progrediente, alle Hirnteile [Panenzephalitis] betreffende Slow-virus-Infektion*, die mehrere (bis zu 30) Jahre nach einer akuter Maserninfektion auftritt

panlenlzelphallitisch *adj* (Ⓔ panencephalitic): Panenzephalitis betreffend, von ihr betroffen oder gekennzeichnet

Paneth: Joseph Paneth; 1857–1890; österreichischer Physiologe (Wien)

Paneth-Körnerzellen *pl* (Ⓔ Paneth's granular cells): ***Syn:*** *Paneth-Zellen, Davidoff-Zellen*; gekörnte Epithelzellen der Dünndarmkrypten, v.a. von Jejunum und Ileum; die Bedeutung der Zellen ist noch unklar, wahrscheinlich wirkt ihr Sekret antibakteriell

Paneth-Zellen *pl*: *→Paneth-Körnerzellen*

Panlgasltriltis *f, pl* **-tilden** (Ⓔ pangastritis): *s.u. Gastritis*

Panlhälmolzyltolpelnie *f* (Ⓔ pancytopenia): ***Syn:*** *Panzytopenie*; Verminderung aller Zellen im Blut

Panlhylpolgolnaldislmus *m* (Ⓔ panhypogonadism): Unterentwicklung der Keimdrüsen; *s.u. Hypogonadismus*

Panlhylpolpiltuliltalrislmus *m* (Ⓔ panhypopituitarism): Fehlen aller Hypophysenhormone; *s.u. Hypophysenvorderlappeninsuffizienz*

Panlkarldiltis *f, pl* **-tilden** (Ⓔ pancarditis): ***Syn:*** *Endomyoperikarditis, Endoperimyokarditis, Pancarditis*; Entzündung aller Herzwandschichten [Endokard*, Myokard*, Perikard*]; *s.a. Endokarditis, Myokarditis, Perikarditis*

panlkarldiltisch *adj* (Ⓔ pancarditic): Pankarditis betreffend, von ihr betroffen oder gekennzeichnet

panlkochllelär *adj* (Ⓔ pancochlear): die gesamte Innenohrschnecke/Kochlea betreffend

Panlkollekltolmie *f* (Ⓔ pancolectomy): ***Syn:*** *totale Kolektomie*; vollständige Kolonentfernung

Pankrea-, pankrea- *präf.*: Wortelement mit der Bedeutung „Bauchspeicheldrüse/Pankreas"

Panlkrelallgie *f* (Ⓔ pancrealgia): ***Syn:*** *Pankreatalgie, Pankreasschmerz*; Schmerzen im Pankreas oder der Pankreasgegend

Panlkrelas *nt* (Ⓔ pancreas): ***Syn:*** *Pancreas, Bauchspeicheldrüse*; zwischen Magenhinterwand und Bauchaorta [Aorta* abdominalis] liegende, gemischt endokrin-exokrine Drüse; das Pankreas ist flach und ca. 13–19 cm lang; es streckt sich leicht S-förmig im Retroperitonealraum von der C-Schlinge des Duodenums bis zum Milzhilum; man unterscheidet **1. Pankreaskopf** [Caput pancreatis], der im konkaven C-förmigen Teil der Duodenalschleife liegt; nach unten gibt er den durch die Incisura* pancreatis abgetrennten **Hakenfortsatz** [Processus uncinatus] ab, der hinter Arteria* und Vena* mesenterica superior liegt **2. Pankreaskörper** [Corpus pancreatis], der mittlere Abschnitt, der in Höhe von L_{1-2} über die Wirbelsäule nach links zieht und dabei die Aorta* abdominalis überquert **3. Pankreasschwanz** [Cauda pancreatis], der links von der Wirbelsäule liegende, sich langsam verjüngender Teil, der bis zum Milzhilum reicht
das **exokrine Pankreas** bildet Verdauungsenzyme für den Abbau von Fetten, Eiweißen, Kohlenhydraten und Nucleinsäuren [u.a. Trypsin*, Chymotrypsin*, Carboxypeptidase*, Lipase*, Cholesterinesterase*, Ribonuclease*], die über zwei Ausführungsgänge in den Zwölffingerdarm abgegeben werden; der ca. 2 mm starke **Ductus pancreaticus** ist der Ausführungsgang der Bauchspeicheldrüse; er zieht vom Schwanz her durch die gesamte Drüse und mündet zusammen mit dem Ductus* choledochus auf der Papilla* duodeni major in den Zwölffingerdarm [Duodenum*]; der **Ductus pancreaticus accessorius** ist ein manchmal vorhandener zusätzlicher Ausführungsgang, der auf der Papilla* duodeni minor mündet; vom Aufbau her ist das exokrine Pankreas eine typische seröse Drüse, mit Drüsenläppchen, Schaltstücken und serösen Endstücken
das **endokrine Pankreas** [Inselorgan] besteht aus den **Langerhans-Inseln** [Insulae pancreaticae], die sich im histologischen Präparat als rundliche, hell gefärbte Epithelkomplexe deutlich vom exokrinen Pankreasgewebe abheben; sie sind am häufigsten im Pankreasschwanz, kommen aber über das gesamte verteilt Pankreas vor; ihr Durchmesser liegt im Bereich von 50–500 µm; sie bestehen aus verschiedenen Zellarten [**A-Zellen, B-Zellen, D-Zellen, PP-Zellen**], in denen die Pankreashormone Insulin*, Glucagon*, Somatostatin* und pankreatisches Polypeptid* gebildet werden

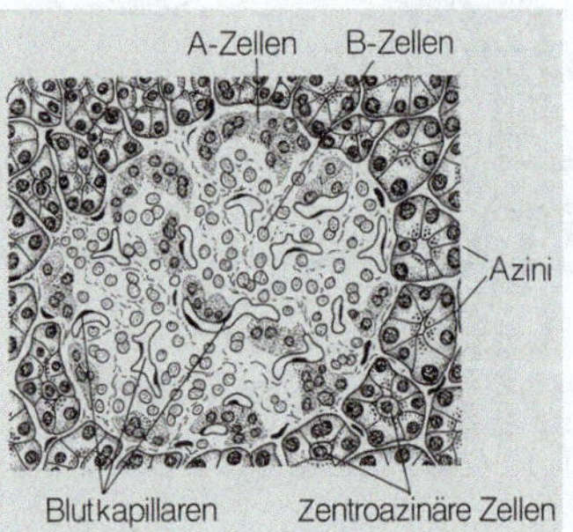

Abb. P5. Langerhans-Inseln

Panlkrelaslalchyllie *f* (Ⓔ pancreatic achylia): ***Syn:*** *Achylia pancreatica*; fehlende Pankreassekretion

Panlkrelaslaldelnom *nt* (Ⓔ pancreatic adenoma): gutartiger Pankreastumor; meist ein mikrozystisches Adenom, selten ein oligozystisches Adenom; macht 1–2 % aller exokrinen Pankreastumoren aus; Adenome des endokrinen Pankreas werden als Inselzelladenome* bezeichnet

Panlkrelaslalplalsie *f* (Ⓔ apancrea): angeborenes Fehlen der Bauchspeicheldrüse

Panlkrelaslalpolplelxie *f* (Ⓔ pancreatic apoplexy): ***Syn:*** *Apoplexia pancreatis*; perakute Form der Pankreatitis* mit Einblutung und Zerstörung des Pankreasparenchyms; die Prognose ist meist schlecht

Panlkrelaslaultollylse *f*: *→Pankreatolyse*

Panlkrelaslelasltalse *f* (Ⓔ pancreatic elastase): ***Syn:*** *Elastinase, Elastase, Pankreopeptidase E*; Elastin* und andere Proteine spaltendes Enzym; wird in der Bauchspeicheldrüse als inaktive Form [Proelastase] gebildet und von Trypsin* aktiviert; pathophysiologisch wichtig ist die Aktivierung bei akuten Pankreatitisformen, die zu Autodigestion* führen kann

Panlkrelaslentlferlnung *f*: *→Pankreatektomie*

Panlkrelaslentlzünldung *f*: *→Pankreatitis*

Panlkrelaslfilbrolse *f* (Ⓔ pancreatic fibrosis): ***Syn:*** *Pankreaszirrhose*; zu Einschränkung der endokrinen und exokrinen Funktion führende chronische Induration des Pankreasgewebes; *s.a. Pankreasinsuffizienz*

zystische Pankreasfibrose: *→zystische Fibrose*

Panlkrelaslfisltel *f* (Ⓔ **1.–2.** pancreatic fistula): **1.** meist nach Trauma oder Entzündung entstehende Fistel, die in andere Organe einmündet [**innere Pankreasfistel**] oder nach außen führt [**äußere Pankreasfistel**] **2.** operativ angelegte Fistel zur Drainage von Pankreaszysten

Panlkrelaslgang *m* (Ⓔ pancreatic duct): ***Syn:*** *Wirsung-Gang, Wirsung-Kanal, Ductus pancreaticus*; Ausführungsgang der Bauchspeicheldrüse [Pankreas*], der zusammen mit dem Ductus* choledochus auf der Papilla* duodeni major in den Zwölffingerdarm mündet

akzessorischer Pankreasgang (Ⓔ accessory pancreatic duct): ***Syn:*** *Santorini-Gang, Ductus pancreaticus accessorius*; manchmal vorhandener zusätzlicher Ausführungsgang der Bauchspeicheldrüse [Pankreas*]; mündet auf der Papilla* duodeni minor in den Zwölffingerdarm

Panlkrelaslhals *m* (Ⓔ neck of pancreas): ***Syn:*** *Collum pancreatis*; selten verwendeter Begriff für die Übergangszone von Kopf und Körper der Bauchspeicheldrüse

Panlkrelaslhylpolchyllie *f* (Ⓔ pancreatic hypochylia): verminderte Pankreassekretion

Panlkrelaslinlseln *pl* (Ⓔ pancreatic islets): ***Syn:*** *Insulae pancreaticae, Langerhans-Inseln*; aus verschiedenen Zellarten [**A-Zellen, B-Zellen, D-Zellen, PP-Zellen**] bestehende Gewe-

P

beinseln, in denen die Pankreashormone [Insulin, Glucagon, Somatostatin, pankreatisches Polypeptid] gebildet werden; werden in ihrer Gesamtheit als **endokrines Pankreas** oder **Inselorgan** bezeichnet; *s.a. Pankreas*

Pan|kre|as|in|sel|zell|a|de|nom *nt*: *→ Inselzelladenom*

Pan|kre|as|in|suf|fi|zi|enz *f* (Ⓔ pancreatic insufficiency): unzureichende exokrine oder endokrine Pankreasfunktion; die **exokrine Pankreasinsuffizienz** führt zu einem Mangel an pankreatischen Verdauungsenzymen und damit zu Störungen der Fettverdauung, die sich als Steatorrhoe* manifestiert; allerdings kommt es erst zu Symptomen, wenn 90 % der Pankreasfunktion ausgefallen ist; die häufigsten Ursachen einer exokrinen Pankreasinsuffizienz sind Mukoviszidose*, chronische Pankreatitis*, Pankreaskarzinom* und Zustand nach Pankreatektomie*; Insuffizienz der endokrinen Sekretion [**endokrine Pankreasinsuffizienz**] führt zu Insulinmangel und damit zu Diabetes* mellitus

Pan|kre|as|in|zi|si|on *f*: *→ Pankreatotomie*

Pan|kre|as|kar|zi|nom *nt* (Ⓔ pancreatic carcinoma): bösartiger Tumor der Bauchspeicheldrüse, der in 70–80 % vom Kopf [**Pankreaskopfkarzinom**], 20 % vom Körper [**Pankreaskörperkarzinom**] und 5–10 % vom Schwanz [**Pankreasschwanzkarzinom**] ausgeht; histologisch handelt es sich i.d.R. um ein duktales Adenokarzinom [90 %]; daneben finden sich noch Plattenepithelkarzinome, Zystadenokarzinome, Azinuszellkarzinome, sarkomatöse und endokrine Malignome; über die Ätiologie ist wenig bekannt; ca. 3 % der Karzinome treten familiär gehäuft auf; als Risikofaktoren sind v.a. Nicotin, hoher Fleisch- und Fettkonsum und chronische Pankreatitis zu nennen; bei der chronischen Pankreatitis kommt es wahrscheinlich zu einer Mutation [**K-ras-Mutation**], die das Tumorwachstum begünstigt; **Klinik**: die Symptomatik hängt von der Lokalisation des Tumors ab; alle Pankreaskarzinome verlaufen aber lange Zeit klinisch unauffällig und sind bei Diagnosestellung meist schon fortgeschritten; Leitsymptom des Pankreaskopfkarzinoms ist ein schmerzloser Ikterus [zusammen mit tastbarem Gallenblasenhydrops als **Courvoisier-Zeichen**]; **Diagnose**: CT, ERCP [**double-duct-sign** durch Kompression von Gallen- und Pankreasgang bei Pankreaskopfkarzinom], Laparoskopie, Biopsie; **Therapie**: Resektion [*s.u. Pankreatektomie*]; bei Inoperabilität palliative Überbrückung des Verschlussikterus; Chemo- und Strahlentherapie sind bisher enttäuschend; **Prognose**: schlecht; der größte Teil der Tumoren ist bei Diagnosestellung bereits inoperabel; die 5-Jahresüberlebensrate liegt bei ca. 5 %; selbst wenn der Tumor primär vollständig entfernt werden kann, überleben nur 30 % länger als 5 Jahre

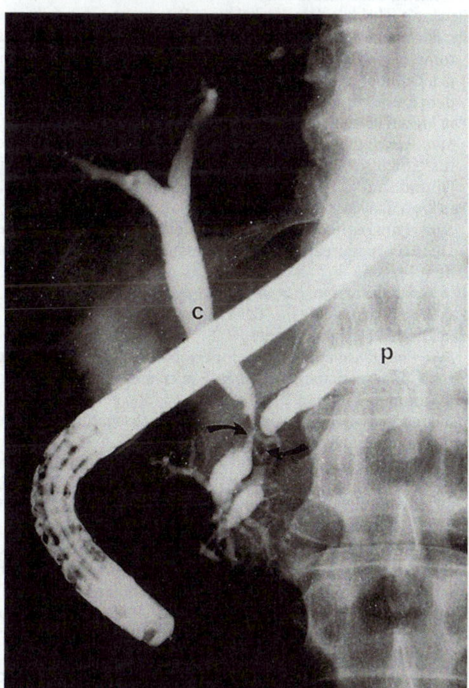

Abb. P6. Duble-duct-sign bei Pankreaskopfkarzinom [ERCP]

Pan|kre|as|kopf *m* (Ⓔ head of pancreas): ***Syn:*** *Caput pancreatis*; der vordere Teil der Bauchspeicheldrüse, der im konkaven C-förmigen Teil der Duodenalschleife liegt; nach unten gibt er den durch die Incisura* pancreatis abgetrennten **Hakenfortsatz** [Processus uncinatus] ab, der hinter Arteria* und Vena* mesenterica superior liegt

Pan|kre|as|kopf|kar|zi|nom *nt* (Ⓔ carcinoma of head of pancreas): *s.u. Pankreaskarzinom*

Pan|kre|as|kör|per *m* (Ⓔ body of pancreas): ***Syn:*** *Corpus pancreatis*; mittlerer Abschnitt der Bauchspeicheldrüse, der in Höhe von L1–L2 über die Wirbelsäule nach links zieht und dabei die Aorta* abdominalis überquert; *s.a. Pankreas*

Pan|kre|as|kör|per|kar|zi|nom *nt* (Ⓔ carcinoma of body of pancreas): *s.u. Pankreaskarzinom*

Pan|kre|as|links|re|sek|ti|on *f* (Ⓔ distal pancreatectomy): *s.u. Pankreatektomie*

Pan|kre|as|li|pa|se *f* (Ⓔ pancreatic lipase): *s.u. Lipase, Pankreas*

Pan|kre|as|lymph|kno|ten *pl* (Ⓔ pancreatic lymph nodes): ***Syn:*** *Nodi lymphoidei pancreatici*; die Lymphknoten* der Bauchspeicheldrüse entfallen auf zwei Gruppen: **untere Pankreaslymphknoten** [Nodi lymphoidei pancreatici inferiores], entlang der Arteria* pancreatica inferior, und **obere Pankreaslymphknoten** [Nodi lymphoidei pancreatici superiores], entlang der Arteria* lienalis hinter dem Pankreas; **Zufluss**: Pankreas; **Abfluss**: Nodi* lymphoidei coeliaci

Pan|kre|as|ne|kro|se *f*: **1.** *→ hämorrhagisch-nekrotisierende Pankreatitis* **2.** *→ tryptische Pankreatitis*

Pan|kre|as|pseu|do|zys|te *f* (Ⓔ pancreatic pseudocyst): posttraumatisch oder nach akuter Entzündung entstehende Pankreaszyste ohne Epithelauskleidung; benachbarte Organe [Magen, Kolon] können an der Wandbildung beteiligt sein; **klinisch** auffällig sind meist nur große Zysten [Verdrängungserscheinungen]; bei Einblutung in eine große Zyste kann es zum Blutungsschock kommen; die meisten Zysten werden als Zufallsbefund bei bildgebenden Verfahren [Ultraschall, CT] entdeckt; **Therapie**: die meisten Zysten bilden sich spontan zurück und bedürfen keiner Therapie; die perkutane Punktion und Drainage ist meist die Methode der Wahl für große oder symptomatische Zysten; daneben ist auch eine operative Ableitung in den Magen [Zystogastrostomie] oder Darm [Zystoenterostomie] möglich

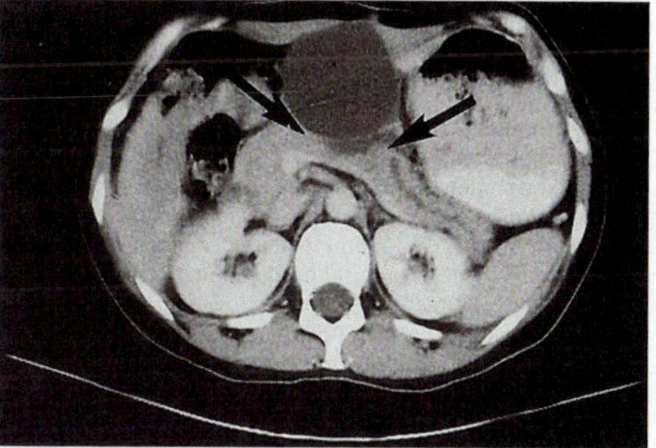
Abb. P7. Pankreaspseudozyste im CT

Pan|kre|as|re|sek|ti|on *f*: *→ Pankreatektomie*
distale Pankreasresektion (Ⓔ distal pancreatectomy): *s.u. Pankreatektomie*

Pan|kre|as|schwanz *m* (Ⓔ tail of pancreas): ***Syn:*** *Cauda pancreatis*; links von der Wirbelsäule liegender, sich langsam verjüngender Teil der Bauchspeicheldrüse*, der bis zum

Hilum der Milz reicht; *s.a. Pankreas*

Pan|kre|as|schwanz|ar|te|rie *f* (Ⓔ artery of tail of pancreas): Arteria* caudae pancreatis

Pan|kre|as|schwanz|kar|zi|nom *nt* (Ⓔ carcinoma of tail of pancreas): *s.u. Pankreaskarzinom*

Pan|kre|as|stein *m* (Ⓔ pancreatic calculus): ***Syn:*** *Pankreatolith*; Kalkkonkrement im Gangsystem oder Gewebe der Bauchspeicheldrüse; *s.a. Pankreolithiasis, Pankreatolithotomie*

Pan|kre|as|stuhl *m* (Ⓔ fatty diarrhea): voluminöse, breiige Fettstühle bei Pankreasinsuffizienz

Pan|kre|as|szin|ti|gra|phie *f* (Ⓔ pancreas scan): ***Syn:*** *Pankreasszintigrafie*; szintigraphische Darstellung des funktionstüchtigen Gewebes der Bauchspeicheldrüse; i.d.R. wird Se-75-Methionin verwendet, das sich in Geweben mit hoher Eiweißsyntheserate anreichert

Pan|kre|as|trans|plan|ta|ti|on *f* (Ⓔ pancreas transplantation): für die Pankreastransplantation wird i.d.R. das gesamte Organ einschließlich einer Duodenalmanschette verwendet; die Implantation erfolgt heterotop, meist in die Fossa* iliaca; das exokrine Pankreassekret wird über das mit transplantierte Duodenumsegment entweder in den Dünndarm oder die Blase abgeleitet; die meisten Pankreastransplantationen werden in Kombination mit einer Nierentransplantation durchgeführt; die Hauptindikation ist ein instabiler Diabetes* mellitus Typ I, der nur schwer einstellbar ist; die 1-Jahres-Transplantatüberlebensrate liegt bei ca. 70 %, die 5-Jahres-Rate bei 50 %

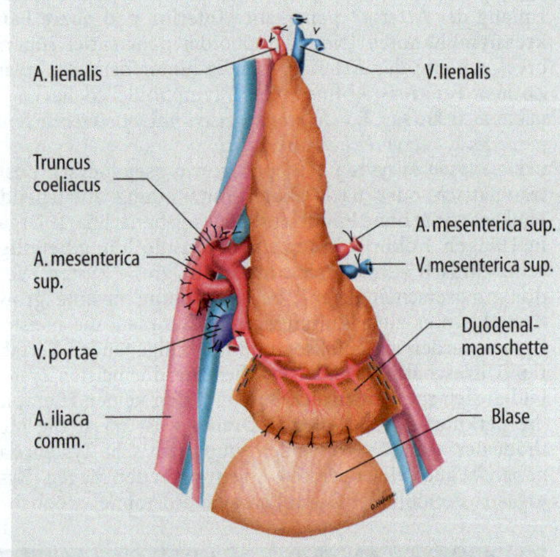

Abb. P8. Heterotope Pankreastransplantation mit Blasendrainage

Pan|kre|as|ve|nen *pl* (Ⓔ pancreatic veins): ***Syn:*** *Bauchspeicheldrüsenvenen, Venae pancreaticae*; zahlreiche Venen, die in die Vena* lienalis oder mesenterica superior münden

Pan|kre|as|zir|rho|se *f*: *→Pankreasfibrose*

Pan|kre|as|zys|te *f* (Ⓔ pancreatic cyst): echte, mit Epithel ausgekleidete Zyste; kongenital bei Zystenpankreas*; *s.a. Pankreaspseudozyste*

Pankreat-, pankreat- *präf.*: *→Pankreato-*

Pan|kre|at|al|gie *f*: *→Pankrealgie*

Pan|kre|a|tek|to|mie *f* (Ⓔ pancreatectomy): ***Syn:*** *Pankreasentfernung, Pankreasresektion*; operative Entfernung der Bauchspeicheldrüse; da Pankreaskarzinome bei Diagnosestellung meist schon in andere Strukturen eingewachsen sind, handelt es sich meist um eine sog. **regionale Pankreatektomie**, bei der die Vena* mesenterica superior oder Vena* portae hepatis mitreseziert werden, oder eine **En-bloc-Resektion**, die Pankreas, Duodenum, Gallenblase mit distalem Ductus choledochus, Teile des Magens und regionale Lymphknoten umfasst; sitzt der Tumor im Schwanzbereich, wird eine **distale Pankreasresektion** [Pankreaslinksresektion] durchgeführt; dabei wird meist auch die Milz mit reseziert

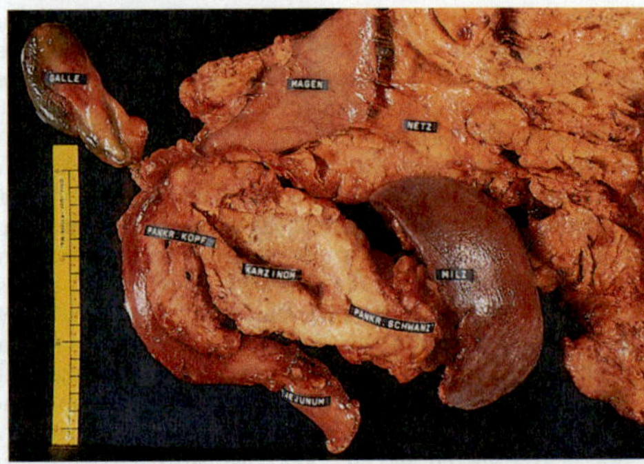

Abb. P9. Operationspräparat nach totaler Pankreatektomie

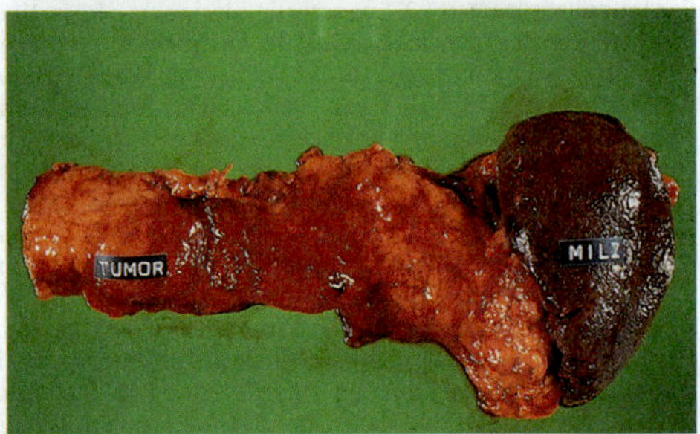

Abb. P10. Operationspräparat nach Pankreaslinksresektion

Pankreatiko-, pankreatiko- *präf.*: *→Pankreato-*

pan|kre|a|ti|ko|du|o|de|nal *adj* (Ⓔ pancreaticoduodenal): Bauchspeicheldrüse und Zwölffingerdarm/Duodenum betreffend oder verbindend

Pan|kre|a|ti|ko|du|o|de|nek|to|mie *f*: *→Duodenopankreatektomie*

Pan|kre|a|ti|ko|du|o|de|no|sto|mie *f* (Ⓔ pancreaticoduodenostomy): ***Syn:*** *Pankreatoduodenostomie*; operative Verbindung des Ductus* pancreaticus oder eines Pankreasstumpfes mit dem Duodenum

Pan|kre|a|ti|ko|en|te|ro|sto|mie *f* (Ⓔ pancreaticoenterostomy): ***Syn:*** *Pankreatoenterostomie*; operative Verbindung des Ductus* pancreaticus oder eines Pankreasstumpfes mit dem Dünndarm

Pan|kre|a|ti|ko|gas|tro|sto|mie *f* (Ⓔ pancreaticogastrostomy): ***Syn:*** *Pankreatikogastrostomie*; operative Verbindung des Ductus* pancreaticus oder eines Pankreasstumpfes mit dem Magen

Pan|kre|a|ti|ko|gramm *nt*: *→Pankreatogramm*

Pan|kre|a|ti|ko|gra|phie *f*: *→Pankreatographie*

Pan|kre|a|ti|ko|je|ju|no|sto|mie *f* (Ⓔ pancreaticojejunostomy): ***Syn:*** *Pankreatojejunostomie*; operative Verbindung des Ductus* pancreaticus oder eines Pankreasstumpfes mit dem Jejunum

pan|kre|a|tisch *adj* (Ⓔ pancreatic): Bauchspeicheldrüse betreffend, aus dem Pankreas stammend

Pan|kre|a|ti|tis *f, pl* **-ti|ti|den** (Ⓔ pancreatitis): ***Syn:*** *Bauchspeicheldrüsenentzündung, Pankreasentzündung, Pancreatitis*; akute oder chronische Entzündung der Bauchspeicheldrüse, die v.a. durch Alkoholkonsum verursacht wird

akute Pankreatitis (Ⓔ acute pancreatitis): wird in 2/3 der Fälle durch Alkoholkonsum oder Abflussstörung [**biliäre Pankreatitis**; v.a. durch Gallensteine, Papillenstenose, Pankreastumoren] verursacht, wobei der Pathomechanismus bei Alkoholkonsum weiterhin ungeklärt ist; der Rest wird durch Stoffwechselstörungen [Hyperlipoproteinämie Typ I, Hyperkalzämie], Medikamente [Furosemid, Hydrochlorothiazid, Östrogene, Rifampicin, Tetracycline, Valproinsäure, Vinblastin] oder Infektionen [Mumps, Coxsackievirus,

Adenoviren, Echoviren; Salmonellen, Campylobacter, Parasiten] verursacht; hereditäre oder idiopathische Formen sind sehr selten; **Klinik**: charakteristisch ist der schlagartige Beginn mit stärksten, meist dumpfen Oberbauchschmerzen, die gürtelförmig links und rechts in die Flanken ausstrahlen; dazu kommen Meteorismus, Übelkeit und Erbrechen; **DD**: akute Gallenkolik, Ileus, Ulcus duodeni/ventriculi, Peritonitis, Mesenterialgefäßverschluss, akute Appendizitis, Nephrolithiasis, basale Pleuritis, Myokardinfarkt; **Diagnose**: Sonographie, CT, ERCP, Labor [Amylase, Lipase, CRP, CK, GOT, Creatinin, Blutzucker, Elektrolyte, Blutbild]; **Therapie**: konservativ und symptomatisch; Schmerzbekämpfung, Ausgleich des Flüssigkeits- und Elektrolythaushaltes, initial Nahrungskarenz, evtl. Stressulkusprophylaxe durch Säureblockade; bei Entwicklung einer akut-hämorrhagischen Pankreatitis oder hämorrhagisch-nekrotisierenden Pankreatitis Laparotomie und Nekrosektomie*; **Verlauf** und **Prognose**: die Prognose ist meist gut, wenn es sich um eine milde Verlaufsform handelt; der **Ranson-Index** [*siehe Tab. P12*] hilft bei der Prognosestellung; Patienten mit weniger als zwei Faktoren haben eine Letalität von unter 1 %, bei 7 Faktoren aber von praktisch 100 %; bei chronischem Alkoholabusus und Gallensteinen kann es zu rezidivierenden akuten Pankreatitiden kommen oder es entsteht eine chronische Pankreatitis*

akut-hämorrhagische Pankreatitis (Ⓔ acute hemorrhagic pancreatitis): schwere Verlaufsform der akuten Pankreatitis mit Hämorrhagie; geht meist in eine hämorrhagisch-nekrotisierende Pankreatitis* über

alkoholische Pankreatitis (Ⓔ alcoholic pancreatitis): ***Syn:*** *Alkoholpankreatitis*; in ihrem Pathomechanismus noch ungeklärte Entzündung der Bauchspeicheldrüse bei langjährigem, schwerem Alkoholabusus; kann u.U. zu Ausbildung einer akuten Pankreasnekrose führen

biliäre Pankreatitis (Ⓔ gallstone pancreatitis): ***Syn:*** *Gallensteinpankreatitis*; meist durch zahlreiche, kleine Gallensteine begünstigte akute Pankreatitis*

chronische Pankreatitis (Ⓔ chronic pancreatitis): mit oder ohne Obstruktion des Pankreasgangs verlaufende, i.d.R. progrediente Entzündung; im Spätstadium kommt es zu den klinischen Zeichen einer Pankreasinsuffizienz*; die Hauptursachen sind chronischer Alkoholabusus und Abflussbehinderung, und die meisten Fälle haben eine [rezidivierende] akute Pankreatitis in der Vorgeschichte; bei ca. 30 % wird keine Ursache gefunden; **klinisch** kann man drei Verlaufsformen unterscheiden: **1. schmerzfreie chronische Pankreatitis**: verläuft symptomlos und wird erst bei Pankreasinsuffizienz diagnostiziert **2. schmerzhafte chronische Pankreatitis**: typisch sind postprandiale, dumpfe Oberbauchschmerzen **3. akuter Schub**: akute, heftige Oberbauchschmerzen, die denen der akuten Pankreatitis gleichen; dazu kommen noch Fieber, Übelkeit, Erbrechen und Ikterus

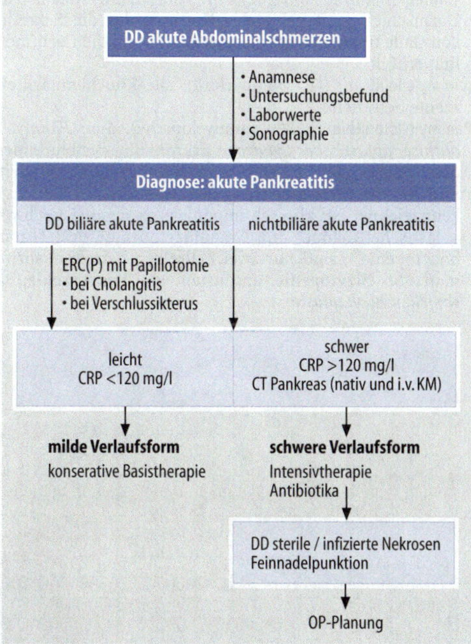

Abb. P11. Diagnose der akuten Pankreatitis

Tab. P12. Pankreatitis. Ranson-Index

Bei Aufnahme	Biliäre Pankreatitis	alkoholische Pankreatitis
Alter	> 70 Jahre	> 55 Jahre
Leukozyten	> 18000	> 16000
Blutzucker	> 220 mg/dl	> 200 mg/dl
Lacatdehydrogenase (LDH)	> 400 U/l	> 350 U/l
GOT	> 250 U/l	> 250 U/l
Nach 48 Stunden		
Abfall des Hämatokrits	> 10%	> 10%
Anstieg des Blutharnstoff-N	> 2 mg/dl	> 5 mg/dl
Serum-Calciumabfall	< 8 mg/dl	< 8 mg/dl
Sauerstoffpartialdruck	< 60 mm Hg	< 60 mm Hg
Basendefizit	> 5 mmol/l	> 4 mmol/l
Flüssigkeitsdefizit	> 4 Liter	> 6 Liter

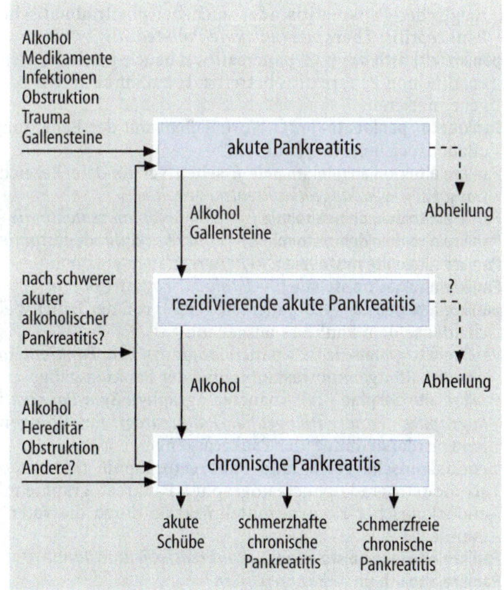

Abb. P13. Ätiologie akuter und chronischer Pankreatitiden

bei allen Formen kommt es durch die zunehmende exokrine und endokrine Insuffizienz zu Gewichtsabnahme, Steatorrhoe*, Diarrhoe und latentem oder manifestem Diabetes* mellitus; **Diagnose**: CT, Sonographie, ERCP, Endosonographie; Pankreasfunktionstest [Enzyme, oraler Glukosetoleranztest]; **Therapie**: primär konservativ [*siehe Abb. P14*]; operative Intervention ist indiziert bei Choledochus-, Pankreasgang-, Papillenstenose, anhaltenden starken Schmerzen, Karzinomverdacht; meist wird eine Drainageoperation [z.B. Pankreatikoenterostomie*], Umgehungsoperation [z.B. Choledochojejunostomie*] oder partielle

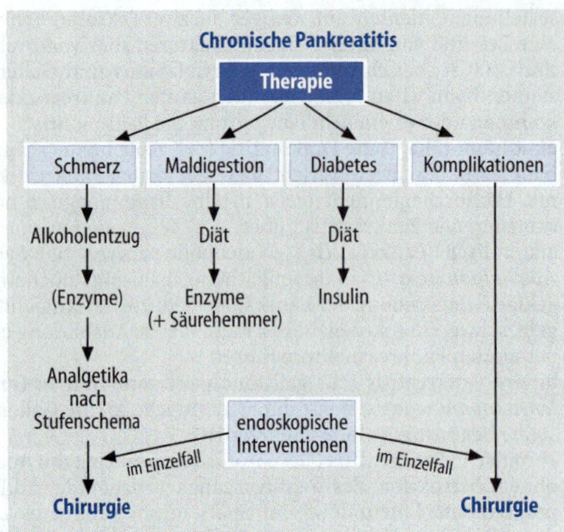

Abb. P14. Therapie der chronischen Pankreatitis

Pankreatektomie* durchgeführt

hämorrhagisch-nekrotisierende Pankreatitis (Ⓔ pancreatic necrosis): *Syn:* *Pankreasnekrose*; schwerste, meist tödlich verlaufende Form der akuten Pankreatitis* mit Parenchymzerstörung und Hämorrhagie; **Therapie:** *s.u. akute Pankreatitis*

posttraumatische Pankreatitis (Ⓔ post-traumatic pancreatitis): *s.u. tryptische Pankreatitis*

tryptische Pankreatitis (Ⓔ enzymatic pancreatitis): *Syn:* *Pankreasnekrose*; durch Pankreasenzyme verursachte Selbstverdauung der Bauchspeicheldrüse bei akuter hämorrhagischer Pankreatitis oder auch bei **posttraumatischer Pankreatitis; Therapie:** *s.u. akute Pankreatitis*

pan|kre|a|ti|tisch *adj* (Ⓔ pancreatitic): Bauchspeicheldrüsenentzündung/Pankreatitis betreffend, von ihr betroffen oder gekennzeichnet

Pankreato-, pankreato- *präf.*: Wortelement mit der Bedeutung „Bauchspeicheldrüse/Pankreas"

Pan|kre|a|to|chol|an|gi|o|gra|phie *f.*: selten verwendete Bezeichnung für →*Cholangiopankreatikographie*

Pan|kre|a|to|du|o|de|nek|to|mie *f.*: →*Duodenopankreatektomie*

Pan|kre|a|to|du|o|de|no|sto|mie *f.*: →*Pankreatikoduodenostomie*

Pan|kre|a|to|en|te|ro|sto|mie *f.*: →*Pankreatikoenterostomie*

Pan|kre|a|to|gas|tro|sto|mie *f.*: →*Pankreatikogastrostomie*

pan|kre|a|to|gen *adj* (Ⓔ pancreatogenic): von der Bauchspeicheldrüse/dem Pankreas ausgehend

Pan|kre|a|to|gramm *nt* (Ⓔ pancreatogram): *Syn:* *Pankreatikogramm*; Röntgenkontrastaufnahme der Pankreasgänge

Pan|kre|a|to|gra|phie *f* (Ⓔ pancreatography): *Syn:* *Pankreatikographie, Pankreatikografie, Pankreatografie*; Röntgenkontrastdarstellung* der Pankreasgänge

endoskopische retrograde Pankreatographie (Ⓔ endoscopic retrograde pancreatography): Pankreatographie mit endoskopischer Kontrastmittelinjektion durch die Vater*-Papille

Pan|kre|a|to|je|ju|no|sto|mie *f.*: →*Pankreatikojejunostomie*

Pan|kre|a|to|lith *nt*: →*Pankreasstein*

Pan|kre|a|to|li|thek|to|mie *f.*: →*Pankreatolithotomie*

Pan|kre|a|to|li|thi|a|sis *f, pl* **-ses**: →*Pankreolithiasis*

Pan|kre|a|to|li|tho|to|mie *f* (Ⓔ pancreatolithotomy): *Syn:* *Pankreatolithektomie*; operative Eröffnung der Bauchspeicheldrüse und Entfernung von Pankreassteinen

Pan|kre|a|to|ly|se *f* (Ⓔ pancreatolysis): *Syn:* *Pankreasautolyse, Pankreolyse*; Selbstverdauung von Pankreasgewebe nach Trauma oder bei akuter Pankreatitis [tryptische Pankreatitis*]; kann zu Pankreasnekrose oder Bildung von Pankreaspseudozysten* führen

pan|kre|a|to|ly|tisch *adj* (Ⓔ pancreatolytic): *Syn:* *pankreolytisch*; Pankreasauflösung/Pankreolyse betreffend, das Pankreas abbauend oder zerstörend

Pan|kre|a|to|pa|thie *f* (Ⓔ pancreatopathy): *Syn:* *Pankreopathie*; Bauchspeicheldrüsenerkrankung, Pankreaserkrankung

Pan|kre|a|to|to|mie *f* (Ⓔ pancreatotomy): *Syn:* *Pankreasinzision*; operative Eröffnung der Bauchspeicheldrüse

pan|kre|a|to|trop *adj* (Ⓔ pancreatotropic): *Syn:* *pankreotrop*; auf das Pankreas einwirkend, mit besonderer Affinität zur Bauchspeicheldrüse

Pankreo-, pankreo- *präf.*: Wortelement mit der Bedeutung „Bauchspeicheldrüse/Pankreas"

Pan|kre|o|li|thi|a|sis *f, pl* **-ses** (Ⓔ pancreatolithiasis): *Syn:* *Pankreatolithiasis*; Vorkommen von Pankreassteinen; kann zu Abflussbehinderung und akuter oder chronischer Pankreatitis* führen; **Therapie:** Pankreatolithotomie*

Pan|kre|o|ly|se *f.*: →*Pankreatolyse*

pan|kre|o|ly|tisch *adj*: →*pankreatolytisch*

Pan|kre|o|pa|thie *f.*: →*Pankreatopathie*

Pan|kre|o|pep|ti|da|se E *f.*: →*Pankreaselastase*

pan|kre|o|priv *adj* (Ⓔ pancreoprivic): nach Ausfall der Bauchspeicheldrüse, ohne Pankreas

pan|kre|o|trop *adj*: →*pankreatotrop*

Pan|kre|o|zy|min *nt* (Ⓔ pancreozymin): *Syn:* *Cholezystokinin, Cholecystokinin, Pancreozymin*; vom APUD-System* der Darmschleimhaut gebildetes Hormon, das die Sekretion von Galle und Pankreasspeichel anregt und die Darmmotilität erhöht

pan|my|e|lo|id *adj* (Ⓔ panmyeloid): alle Knochenmarkselemente betreffend

Pan|my|e|lo|pa|thie *f* (Ⓔ panmyelopathy): *Syn:* *Panmyelophthise, aplastisches Syndrom*; Erkrankung des blutbildenden Systems, die alle Zellreihen des Knochenmarks betrifft und von einer Verminderung des blutbildenden Marks gekennzeichnet ist; klinisch imponiert sie als meist schwere aplastische Anämie* mit Granulozytopenie* und Thrombozytopenie*; sind nur zwei Zellreihen betroffen, spricht man von **Bizytopenie**, ansonsten von **Trizytopenie;** *s.a. Knochenmarkaplasie*

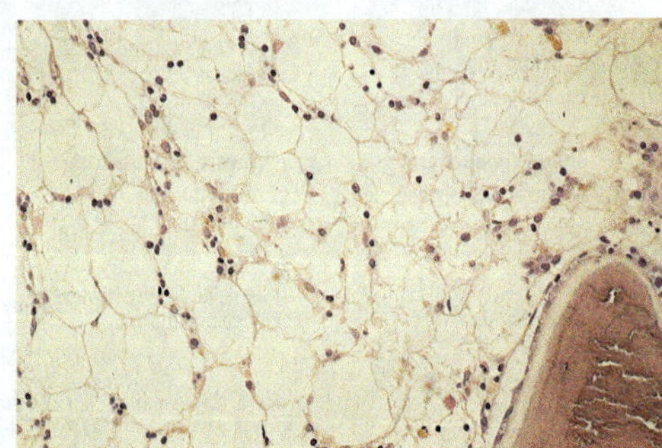

Abb. P15. Panmyelopathie

konstitutionelle infantile Panmyelopathie (Ⓔ constitutional infantile panmyelopathy): *Syn:* *Fanconi-Panmyelopathie, Fanconi-Syndrom, Fanconi-Anämie*; vererbte Blutbildungsstörung, die alle Zellreihen des Knochenmarks betrifft, d.h., es kommt zu Anämie*, Granulozytopenie* und Thrombozytopenie*; zusätzlich treten Missbildungen [Mikrozephalie*, Hypogenitalismus*, Hypo- oder Aplasie von Unterarm- oder Handknochen] auf; eine Knochenmarktransplantation kann die Panmyelopathie heilen, die meisten Patienten versterben aber an den Missbildungen innerer Organe oder den häufigen Malignomen [z.B. Leukämie] vor Erreichen des Erwachsenenalters

Pan|my|e|lo|phthi|se *f* (Ⓔ **1.** panmyelophthisis **2.** →*Panmyelopathie*): **1.** Knochenmarkschwund **2.** →*Panmyelopathie*

Pan|my|e|lo|se *f* (Ⓔ panmyelosis): Erhöhung aller Zellformen im Knochenmark

Panner: Hans Jessen Panner; 1871–1930; dänischer Radiologe (Kopenhagen)

Panner-Krankheit *f* (Ⓔ Panner's disease): *Syn:* *Morbus Panner*; Osteochondrosis* dissecans am Ellenbogen; betrifft

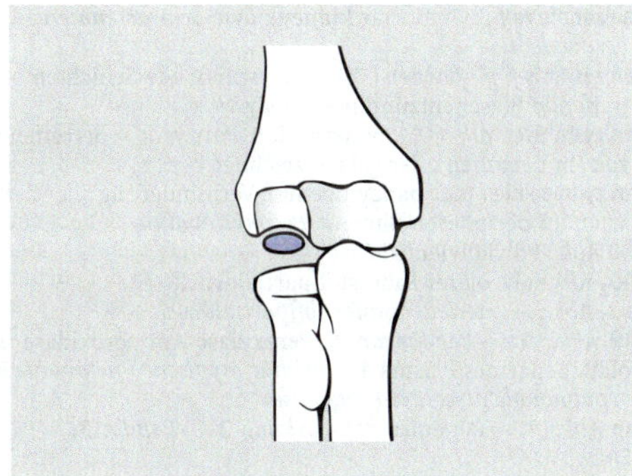

Abb. P16. Panner-Krankheit

i.d.R. das Humerusköpfchen; der freie Gelenkkörper führt zu Einklemmungserscheinungen; selbst bei Entfernung kommt es durch den Defekt der Knorpelfläche zu Früharthrose im Ellenbogengelenk

Pan|ni|cu|li|tis *f, pl* **-ti|den:** *→Pannikulitis*

Panniculitis nodularis nonsuppurativa febrilis et recidivans (Ⓔ relapsing febrile nodular nonsuppurative panniculitis): *Syn:* *Pfeifer-Weber-Christian-Syndrom, Weber-Christian-Syndrom, rezidivierende fieberhafte nicht-eitrige Pannikulitis*; seltene, idiopathische, herdförmige, nicht-eitrige Entzündung des subkutanen Fettgewebes, die durch die Ausbildung subkutaner Knoten gekennzeichnet ist; der Verlauf ist chronisch schubartig mit Fieber, Arthralgien und symmetrischen, schmerzhaften Knoten, die sich spontan nach einigen Monaten zurückbilden; selten kommt es zu Exulzeration und Fistelbildung; **Therapie**: keine allgemein anerkannte Behandlung; systemische Corticosteroide, Chloroquin und Dapson zeigen oft gute Wirkung; der **Verlauf** ist i.d.R. rezidivierend mit Sistieren der Symptomatik nach einigen Jahren; in seltenen Fällen Systembeteiligung mit tödlichem Ausgang

Pan|ni|cu|lus *m* (Ⓔ panniculus): Gewebe, Lage, Schicht, Haut

Panniculus adiposus (Ⓔ subcutaneous fat): *Syn:* *Unterhautfettgewebe*; das Fettgewebe der Unterhaut kann funktionelle Bedeutung als **Baufett** haben [z.B. an der Fußsohle] oder als reines **Speicherfett** angelegt werden [z.B. in der Bauchhaut]; die Verteilung des Speicherfettes wird hormonell gesteuert und zeigt geschlechtsspezifische Unterschiede; beim Mann erfolgt die Einlagerung vor allem in die Bauchwand, bei der Frau werden Hüfte, Gesäß und Oberschenkel bevorzugt

Pan|ni|ku|lek|to|mie *f* (Ⓔ panniculectomy): Exzision der Fettschürze

Pan|ni|ku|li|tis *f, pl* **-ti|den** (Ⓔ panniculitis): *Syn:* *Fettgewebsentzündung, Panniculitis*; entzündliche Reaktion des Unterhautfettgewebes, die i.d.R. zu Knotenbildung führt; geht die Entzündung von den Gefäßen der Bindegewebssepten des Fettgewebes aus, spricht man von **septaler Pannikulitis**, sind die Fettläppchen in ihrer Gesamtheit betroffen, von **lobulärer Pannikulitis**; lobuläre Pannikulitis kann zu Nekrose, Einschmelzung, Fistelbildung, Fibrosierung, Sklerose und Atrophie des Fettgewebes führen

lobuläre Pannikulitis (Ⓔ lobular panniculitis): kann als umschriebene oder systemische Pannikulitis auftreten; die **umschriebene lobuläre Pannikulitis** entsteht durch eine direkte Schädigung [**mechanisch-traumatische Pannikulitis, Kältepannikulitis**, Pannikulitis nach Fremdkörperinjektion], während die **systemische lobuläre Pannikulitis** entweder eine eigenständige Erkrankung [z.B. Panniculitis* nodularis nonsuppurativa febrilis et recidivans] oder Manifestation einer systemischen Erkrankung [systemischer Lupus* erythematodes, Sarkoidose*, Lymphome, Leukämien, metastatische Kalzinose] ist

rezidivierende fieberhafte nicht-eitrige Pannikulitis: *→Panniculitis nodularis nonsuppurativa febrilis et recidivans*

septale Pannikulitis (Ⓔ septal panniculitis): Symptom bei Vaskulitis [Thrombophlebitis, Arteriitis] oder systemischen Erkankungen [Erythema* nodosum, systemische Sklerodermie*]

pan|ni|ku|li|tisch *adj* (Ⓔ panniculitic): Fettgewebsentzündung/Pannikulitis betreffend, von ihr betroffen oder gekennzeichnet

Pan|nus *m, pl* **-ni** (Ⓔ **1.–2.** pannus): **1.** gefäßhaltiges Granulationsgewebe im Hornhautstroma, z.B. bei Chlamydienkonjunktivitis* oder Trachom* **2.** Synovialisproliferation bei chronischer Synovitis*; führt zu Zerstörung der Gelenkflächen

Pan|oph|thal|mie *f:* *→Panophthalmitis*

Pan|oph|thal|mi|tis *f, pl* **-ti|den** (Ⓔ panophthalmia): *Syn:* *Panophthalmie, Pantophthalmie*; akute, eitrige Entzündung des gesamten Augapfels; meist gleichgesetzt mit Endophthalmitis*

pan|oph|thal|mi|tisch *adj* (Ⓔ panophthalmitic): Panophthalmitis betreffend, von ihr betroffen oder gekennzeichnet

pan|op|tisch *adj* (Ⓔ panoptic): (*Färbung*) alle Strukturen sichtbar machend

Pa|no|ra|ma|schicht|auf|nah|me|ver|fah|ren *nt* (Ⓔ orthopantography): *Syn:* *Orthopantomographie, Orthopantomografie, Panoramaschichtverfahren*; Tomographie* der Zähne von Ober- und Unterkiefer und des Kiefergelenks

Pa|no|ra|ma|schicht|ver|fah|ren *nt:* *→Panoramaschichtaufnahmeverfahren*

Pan|os|te|i|tis *f, pl* **-ti|den:** *→Panostitis*

pan|os|te|i|tisch *adj:* *→panostitisch*

Pan|os|ti|tis *f, pl* **-ti|ti|den** (Ⓔ panostitis): *Syn:* *Panosteitis; Periosteomyelitis*; Knochenentzündung mit Befall aller histologischen Strukturen [Periost, Kortikalis, Spongiosa, Mark]

pan|os|ti|tisch *adj* (Ⓔ panostitic): *Syn:* *panosteitisch*; Panostitis betreffend, von ihr betroffen oder gekennzeichnet

Pan|o|ti|tis *f, pl* **-ti|ti|den** (Ⓔ panotitis): gleichzeitige Entzündung von Mittelohr und Innenohr unter Beteiligung des Gehörgangs, z.B. bei Scharlachotitis*

pan|o|ti|tisch *adj* (Ⓔ panotitic): Panotitis betreffend, von ihr betroffen oder gekennzeichnet

pan|phob *adj* (Ⓔ panphobic): Panphobie betreffend, durch sie gekennzeichnet

Pan|pho|bie *f* (Ⓔ panphobia): *Syn:* *generalisierte Angst*; krankhafte Angst vor allem

Pan|ple|gie *f* (Ⓔ panplegia): Lähmung der gesamten quergestreiften Muskulatur

Pan|prok|to|ko|lek|to|mie *f* (Ⓔ panproctocolectomy): vollständige operative Entfernung von Kolon* und Rektum*

Pan|si|nu|si|tis *f, pl* **-ti|den** (Ⓔ pansinusitis): Entzündung aller Nasennebenhöhlen; *s.a. Sinusitis*

pan|si|nu|si|tisch *adj* (Ⓔ pansinusitic): Pansinusitis betreffend, von ihr betroffen oder gekennzeichnet

Tab. P17. Klassifikation der Pannikulitis

	Lobuläre Pannikulitis	Septale Pannikulitis
Ohne Vaskulitis	Idiopathische Pannikulitis (Pfeifer-Weber-Christian)	Erythema nodosum
	α_1-Antitrypsin-Mangel	Eosinophile Faszitis
	Physikalische Pannikulitis (Kälte, traumatische, chemisch)	Eosinophilie-Myalgie-Syndrom
	Neonatale Panniku-litis (Sklerema neonatorum, neonatale Fettgewebsnekrose)	Systemische Sklerodermie
	Bei Systemkrankheiten (LE, Sarkoidose, Pankreaskrankheiten, Lymphome)	
Mit Vaskulitis	Nodulärvaskulitis	Bei Thrombophlebitis
		Bei Arteriitis

P

Pan|skle|ro|se *f* (Ⓔ pansclerosis): alle Organteile betreffende Verhärtung

Pan|stron|gy|lus me|gis|tus *m* (Ⓔ Panstrongylus megistus): ***Syn:*** *brasilianische Schreitwanze, Triatoma megista*; blutsaugende Raubwanze; Überträger von Trypanosoma* cruzi, dem Erreger der Chagas*-Krankheit

pan|sys|to|lisch *adj* (Ⓔ pansystolic): ***Syn:*** *holosystolisch*; während der ganzen Systole

Pant-, pant- *präf.*: →*Panto-*

Pant|al|gie *f* (Ⓔ pantalgia): Schmerzen über den gesamten Körper

Pan|the|nol *nt* (Ⓔ panthenol): ***Syn:*** *Pantothenol*; gehört zur Vitamin B-Gruppe; regt die Epithelialisierung der Haut an

Panto-, panto- *präf.*: Wortelement mit der Bedeutung „ganz/völlig/vollständig"

Pan|to|mo|gramm *nt* (Ⓔ pantomogram): bei der Pantomographie erhaltene Aufnahme

Pan|to|mo|graph *m* (Ⓔ pantomograph): ***Syn:*** *Pantomograf*; Gerät zur Pantomographie

Pan|to|mo|gra|phie *f* (Ⓔ pantomography): ***Syn:*** *Pantomografie*; Verfahren zur Herstellung von Panoramaschichtaufnahmen

pan|to|phag *adj* (Ⓔ omnivorous): ***Syn:*** *allesfressend, omnivor*; (*biolog.*) sowohl pflanzliche als auch tierische, lebende und tote Nahrung aufnehmend

Pan|to|pho|bie *f*: →*Panphobie*

Pan|toph|thal|mie *f*: →*Panophthalmitis*

Pan|to|pra|zol *nt* (Ⓔ pantoprazole): irreversibler Protonenpumpenhemmer*; **Anw.**: Ulcus ventriculi oder duodeni, Refluxösophagitis, Zollinger-Ellison-Syndrom

Pan|to|the|nol *nt*: →*Panthenol*

Pan|to|then|säu|re *f* (Ⓔ pantothenic acid): ***Syn:*** *Vitamin B_3*; zur Vitamin B-Gruppe gehörender Bestandteil von Coenzym* A; ist in fast allen tierischen und pflanzlichen Nahrungsmitteln enthalten; der tägliche Bedarf wird auf 46 µmol [10 mg] geschätzt; da Pantothensäure aber ubiquitär vorkommt, sind bisher keine Mangelzustände beschrieben worden

pan|to|trop *adj* (Ⓔ pantotropic): ***Syn:*** *pantrop*; mit Affinität zu allen Geweben

pan|trop *adj*: →*pantotrop*

Pan|u|ve|i|tis *f, pl* **-ti|den** (Ⓔ panuveitis): alle Uveaschichten betreffende Entzündung; i.d.R. kommt es auch zu einem Befall der anderen Augenstrukturen und Verlust des Auges; *s.a. Endophthalmitis*

pan|u|ve|i|tisch *adj* (Ⓔ panuveitic): Panuveitis betreffend, von ihr betroffen oder gekennzeichnet

Pan|zer|herz *nt*: →*Pericarditis calcarea*

Pan|zer|krebs *m* (Ⓔ corset cancer): ***Syn:*** *Cancer en cuirasse*; panzerförmig den Brustkorb umgebendes Brustkrebsrezidiv; in Europa heute nur noch selten gesehenes Krankheitsbild

Pan|zer|nie|re *f* (Ⓔ mortar kidney): ***Syn:*** *Schwartenniere*; *s.u. Perinephritis*

Pan|zys|ti|tis *f, pl* **-ti|ti|den** (Ⓔ pancystitis): alle Schichten betreffende Blasenentzündung; *s.a. Zystitis*

pan|zys|ti|tisch *adj* (Ⓔ pancystitic): Panzystitis betreffend, von ihr betroffen oder gekennzeichnet

Pan|zy|to|pe|nie *f* (Ⓔ pancytopenia): Verminderung aller Zellarten im peripheren Blut; *s.a. Panmyelopathie*

PÄO *Abk.*: Polyäthylenoxid

PAO_2 *Abk.*: alveolärer Sauerstoffpartialdruck

paO_2 *Abk.*: →*arterieller Sauerstoffpartialdruck*

PAP *Abk.*: **1.** →*Pap-Smear* **2.** Peroxidase-Antiperoxidase **3.** plättchenarmes Plasma **4.** →*primär-atypische Pneumonie* **5.** →*pulmonale alveoläre Proteinose*

Pap *Abk.*: **1.** →*Papanicolaou-Färbung* **2.** →*Papilla* **3.** →*Pap-Smear*

Pa|pa|gei|en|krank|heit *f*: →*Psittakose*

Pa|pa|in *nt* (Ⓔ papain): ***Syn:*** *Papayotin*; aus dem Saft von Carica* papaya gewonnenes proteolytisches Enzym, das sowohl im sauren als auch alkalischen Milieu wirkt; **Anw.**: Digestivum* bei Pepsinmangel

Papanicolaou: George Nicholas Papanicolaou; 1883–1962; griechischer Anatom und Pathologe (New York)

Papanicolaou-Färbung *f* (Ⓔ Papanicolaou's stain): Fixierung der Zellen mit Alkohol [96 %], dann Kernfärbung mit Hämatoxylin, gefolgt von einer kombinierten Plasmafärbung mit Orange G6 und Polychromfarbstoff; *s.a. Papanicolaou-Test*

Papanicolaou-Test *m* (Ⓔ Papanicolaou's test): ***Syn:*** *Pap-Test*; vaginaler Zellabstrich [**Papanicolaou-Abstrich**] mit nachfolgender Papanicolaou-Färbung* und zytologischer Untersuchung

Pa|pa|ve|rin *nt* (Ⓔ papaverine): Opiumalkaloid ohne analgetische Wirkung; **Anw.**: Spasmolytikum*

Pa|pa|ver rho|e|as *nt*: →*Klatschmohn*

Pa|pa|ver som|ni|fe|rum *nt* (Ⓔ Papaver somniferum): Schlafmohn; *s.u. Opium*

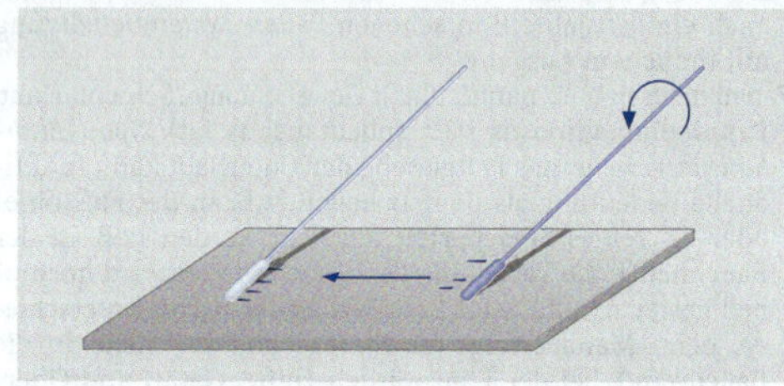

Abb. P19. Papanicolaou-Test. Ausstreichen des Materials auf einem Objektträger

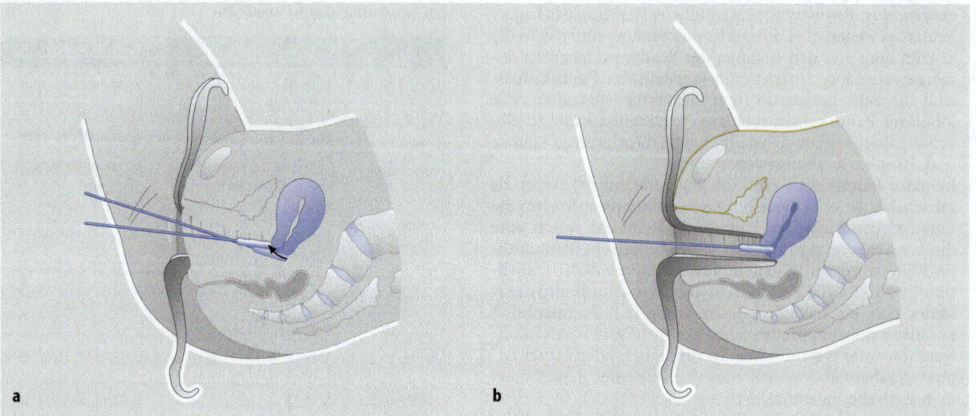

Abb. P18. Papanicolaou-Test. Abstrich von Portio [a] und Endozervix [b]

P

Pa|pa|ya *f* (Ⓔ papaya): ***Syn:*** *Melonenbaum, Carica papaya*; Staude aus der Familie der Caricaceae; verwendet werden frische oder getrocknete Laubblätter [**Caricae papayae folium**] und die frischen Früchte [**Caricae papayae fructus**]; die Blätter enthalten Alkaloide* [Carpain], Saponine* und Carposid, die Früchte Proteasen [Papain*], Vitamin* A und C; **Anw.**: traditionell bei Magen-Darm-Erkrankungen und als Diuretikum*, Sedativum* und Anthelmintikum*

Pa|pa|yo|tin *nt*: *→Papain*

Pa|pel *f* (Ⓔ papule): ***Syn:*** *Papula, Hautknötchen*; Hautknötchen als primäre Effloreszenz*; kann durch Verdickung der Hornschicht [Hyperkeratose*], Hyperplasie der Epidermis* [Akanthose*, Papillomatose*], entzündliche Infiltrate, Tumorinfiltrate oder Einlagerung von Substanzen [z.B. Amyloid] in die Dermis* entstehen

seborrhoische Papeln (Ⓔ seborrheic papules): *s.u. Essay Syphilis S. 2077*

Pa|pier|chro|ma|to|gra|phie *f* (Ⓔ paper chromatography): ***Syn:*** *Papierchromatografie*; Chromatographie* mit Papier als stationärer Phase

Pa|pier|e|lek|tro|pho|re|se *f* (Ⓔ paper electrophoresis): Elektrophorese* auf Filterpapier

Pa|pier|staub|lun|ge *f* (Ⓔ woodcutter's lung): ***Syn:*** *Holzstaublunge*; exogen-allergische Alveolitis* durch Inhalation von Pilzsporen [Alternaria, Actinomyces] bei Arbeitern in Sägewerken oder Papierfabriken

Pa|pil|la *f, pl* **-lae** (Ⓔ papilla): ***Syn:*** *Papille*; warzenförmige Hauterhebung, Wärzchen

Papillae conicae (Ⓔ conical papillae): größere und längere Sonderform der Papillae filiformes; *s.u. Zungenpapillen*

Papillae corii: *→Papillae dermis*

Papilla dentis (Ⓔ dental papilla): ***Syn:*** *Zahnpapille*; Vorstufe der Zahnpulpa während der Zahnbildung

Papillae dermis (Ⓔ dermal papillae): ***Syn:*** *Hautpapillen, Papillae corii*; Papillen der Lederhaut [Dermis*], die die Papillarleisten bilden; sie dienen der Ernährung der Oberhaut und der Verzapfung von Dermis und Epidermis*

Papilla ductus parotidei (Ⓔ parotid papilla): Papille der Wangenschleimhaut an der Mündung des Ausführungsganges der Ohrspeicheldrüse [Glandula* parotidea] in Höhe des 2. oberen Molaren

Papilla duodeni major (Ⓔ major duodenal papilla): ***Syn:*** *Vater-Papille, Papilla Vateri, große Duodenalpapille*; Schleimhautpapille an der gemeinsamen Mündung von Ductus* choledochus und Ductus* pancreaticus in den Zwölffingerdarm [Duodenum*], liegt auf der Medialseite des absteigenden Duodenums [Pars descendens duodeni]

Papilla duodeni minor (Ⓔ minor duodenal papilla): ***Syn:*** *kleine Duodenalpapille*; Schleimhautpapille an der Mündung des Ductus* pancreaticus minor in den Zwölffingerdarm [Duodenum*] auf der Medialseite des absteigenden Abschnitts [Pars descendens duodeni]

Papillae filiformes (Ⓔ filiform papillae): ***Syn:*** *Fadenpapillen*; fadenförmige Zungenpapillen; *s.u. Zungenpapillen*

Papillae foliatae (Ⓔ foliate papillae): ***Syn:*** *Blätterpapillen*; blattförmige Zungenpapillen; *s.u. Zungenpapillen*

Papillae fungiformes (Ⓔ fungiform papillae): ***Syn:*** *Pilzpapillen*; pilzförmige Zungenpapillen; *s.u. Zungenpapillen*

Papilla gingivalis (Ⓔ gingival papilla): ***Syn:*** *Papilla interdentalis*; Interdentalpapille; *s.u. Gingiva*

Papilla ilealis (Ⓔ ileal papilla): Papille an der Mündung des Ileums* in den Blinddarm [Caecum]; an ihrer Spitze befindet sich das Ostium* ileale

Papilla incisiva (Ⓔ incisive papilla): Erhebung am vorderen Ende der Raphe* palati über den Foramina* incisiva

Papilla interdentalis (Ⓔ interdental papilla): ***Syn:*** *Papilla gingivalis*; Interdentalpapille; *s.u. Gingiva*

Papilla lacrimalis (Ⓔ lacrimal papilla): ***Syn:*** *Tränenpapille*; kegelförmige Erhebung im medialen Augenwinkel, an deren Spitze das Tränenpünktchen [Punctum* lacrimale] liegt; Teil der ableitenden Tränenwege*

Papillae lentiformes (Ⓔ lentiform papillae): linsenförmige Zungenpapillen; *s.u. Zungenpapillen*

Papillae linguales: *→Zungenpapillen*

Papilla mammae: veraltet für *→Papilla mammaria*

Papilla mammaria (Ⓔ mammary papilla): ***Syn:*** *Brustwarze, Mamille*; die Ausführungsgänge der Brustdrüse* münden auf der Brustwarze, die vom **Warzenvorhof** [Areola mammae] umgeben ist; die Haut von Brustwarze und Vorhof ist stark pigmentiert

Papilla nervi optici (Ⓔ optic nerve papilla): ***Syn:*** *Sehnervenpapille, blinder Fleck, Discus nervi optici*; weißlicher Fleck an der Austrittsstelle der Sehnervenfasern aus der Netzhaut; da er keine Rezeptoren enthält, wird er auch als **blinder Fleck** bezeichnet; besitzt eine zentrale Vertiefung [Excavatio disci], in der die Netzhautgefäße ein- und austreten

Papilla pili (Ⓔ hair papilla): Haarpapille; *s.u. Haar*

Papilla renalis (Ⓔ renal papilla): ***Syn:*** *Nierenpapille*; Spitze der **Nierenpyramiden** [Pyramides renalis], die in die Nierenkelche hineinragen; *s.a. Niere, Nierenmark*

Papillae vallatae (Ⓔ vallate papillae): Wallpapillen der Zunge; *s.u. Zungenpapillen*

Papilla Vateri: *→Papilla duodeni major*

pa|pil|lar *adj* (Ⓔ papillary): ***Syn:*** *papilliform*; Papille oder Warze betreffend, papillenförmig, warzenförmig

Pa|pil|lar|kör|per *m*: *→Papillarschicht*

Pa|pil|lar|kör|per|schicht *f* (Ⓔ papillary layer of dermis): ***Syn:*** *Papillarschicht, Stratum papillare dermis*; *s.u. Dermis*

Pa|pil|lar|leis|ten *pl* (Ⓔ dermal ridges): ***Syn:*** *Hautleisten, Tastleisten, Cristae cutis*; genetisch determiniertes Leistenmuster der Haut; entsteht durch die von der Lederhaut [Dermis*] in die Oberhaut [Epidermis*] zapfenförmig vordringenden Papillen [Papillae* dermis]

Pa|pil|lar|mus|kel|ab|riss *m* (Ⓔ rupture of the papillary muscles): *s.u. Essay Myokardinfarkt S. 1427*

Pa|pil|lar|mus|keln *pl* (Ⓔ papillary muscles): ***Syn:*** *Musculi papillares cordis*; kegelförmige Muskeln der rechten und linken Herzkammer, von denen die Chordae* tendineae cordis zu den Segelklappen ziehen; die rechte Herzkammer hat drei Papillarmuskeln [**Musculus papillaris anterior, posterior, septalis ventriculi dextri**], die linke zwei [**Musculus papillaris anterior, posterior ventriculi sinistri**]

Pa|pil|lar|schicht *f* (Ⓔ papillary layer of dermis): *s.u. Dermis*

Pa|pil|le *f*: *→Papilla*

Pa|pil|lek|to|mie *f* (Ⓔ papillectomy): ***Syn:*** *Papillenexzision*; operative Entfernung einer Papille, z.B. der Papilla* duodeni major

Pa|pil|len|di|la|ta|ti|on *f* (Ⓔ papillary dilation): endoskopische Aufdehnung der Papilla* duodeni major

Pa|pil|len|ent|zün|dung *f*: *→Papillitis*

Pa|pil|len|ex|ka|va|ti|on *f* (Ⓔ depression of optic disk): ***Syn:*** *Excavatio disci, Excavatio papillae*; Vertiefung der Sehnervenpapille [Discus* nervi optici]; Eintrittsstelle von Arteria* und Vena* centralis retinae

Pa|pil|len|ex|zi|si|on *f*: *→Papillektomie*

Pa|pil|len|kar|zi|nom *nt* (Ⓔ carcinoma of the papilla of Vater): Karzinom* der Vater-Papille [Papilla* duodeni major]; seltener Tumor, der wegen der frühen Symptomatik [schmerzloser Verschlussikterus mit tastbarem Gallenblasenhydrops] eine wesentlich bessere Prognose hat als das Gallengangskarzinom; **Therapie**: En-bloc-Resektion und Choledochoenterostomie*

Pa|pil|len|ne|kro|se *f*: *→Papillitis necroticans*

Pa|pil|len|stein *m* (Ⓔ papillary stone): Harnstein* im Bereich der Nierenpapillen

Pa|pil|len|ste|no|se *f* (Ⓔ stenosis of the papilla of Vater): ***Syn:*** *Sphinktersklerose, Sphinkterfibrose, Sklerose des Sphincter Oddi*; Einengung der Vater-Papille [Papilla* duodeni major]; meist sklerotisch bedingt als Folge einer Entzündung oder Steinabgangs; führt zu einer prästenotischen Erweiterung des Ductus* choledochus und zu Rückstau von Galle und Pankreassekret; **Therapie**: endoskopische Papillotomie

Pa|pil|len|stock *m* (Ⓔ base of papilla): *s.u. Zungenpapillen*

Pa|pil|len|zys|te, in|tra|du|o|de|na|le *f* (Ⓔ choledochocele): ***Syn:*** *Choledochozele*; angeborene Erweiterung des Endteils des Choledochus* mit Vorwölbung in das Duodenum*; *s.a. Choledochuszyste*

pa|pil|li|form *adj*: *→papillar*

Pa|pil|li|tis *f, pl* **-ti|den** (Ⓔ **1.–4.** papillitis): **1.** *→Neuritis nervi* *optici intrabulbaris* **2.** Entzündung der Nierenpapillen **3.** Entzündung der Analpapillen **4.** Entzündung der Duodenalpapille

Papillitis necroticans (Ⓔ necrotizing papillitis): ***Syn:*** *Papillennekrose*; entzündliche Nekrose* der Nierenpapillen, u.a. bei Diabetes* mellitus, Analgetikanephropathie* und Sichelzellanämie*; kann zu postrenalem Nierenversagen* und Anurie* führen

Papillitis stenosans (Ⓔ stenosis of the papilla of Vater): zu Papillenstenose* führende stenosierende Entzündung der Papilla* duodeni major; als Ursache finden sich meist Gallensteine*, Gallenblasenentzündung [mit Gallensteinen] oder ein juxtapapilläres Ulcus duodeni

pa|pil|li|tisch *adj* (Ⓔ papillitic): Papillenentzündung/Papillitis betreffend, von ihr betroffen oder gekennzeichnet

Pa|pil|lom *nt* (Ⓔ papilloma): ***Syn:*** *Papilloma*; mit Epithel überkleidete, gutartige Bindegewebsgeschwulst der Haut und Schleimhaut

Pa|pil|lo|ma *nt, pl* **-mal|ta:** *→Papillom*

Papilloma acuminatum/venereum: *→Feigwarze*

pa|pil|lo|ma|tös *adj* (Ⓔ papillomatous): Papillom betreffend, papillomartig

Pa|pil|lo|ma|to|se *f* (Ⓔ **1.–2.** papillomatosis): **1.** Verlängerung, Verdünnung und Vermehrung der dermalen Papillen **2.** ***Syn:*** *Papillomatosis*; Vorkommen multipler Papillome von Haut und/oder Schleimhaut

Pa|pil|lo|ma|to|sis *f, pl* **-ses:** *→Papillomatose 2.*

Papillomatosis confluens et reticularis (Ⓔ confluent and reticulate papillomatosis): ***Syn:*** *Gougerot-Carteaud-Syndrom*; ätiologisch ungeklärte Erkrankung mit Hyperpigmentierung der Haut und verrukösen Keratosen; tritt v.a. am oberen Rumpf bei jungen Frauen auf und ist mit Adipositas*, Diabetes* mellitus und Hormonstörungen assoziiert

Pa|pil|lo|ma|vi|rus *nt, pl* **-ren** (Ⓔ Papillomavirus): ***Syn:*** *Warzenvirus, Papillomvirus*; kleine DNA-Viren der Familie Papovaviridae*; enthält mehr als 70 humane Papillomaviren, die i.d.R. gutartige Tumoren der Haut und Schleimhäute verursachen

humane Papillomaviren (Ⓔ human papillomaviruses): ***Syn:*** *Warzenvirus des Menschen, humane Papillomviren*; können in **humane Papillomaviren vom Hauttyp** [kutane humane Papillomaviren] und **humane Papillomaviren vom Schleimhauttyp** [mukokutane humane Papillomaviren] unterteilt werden; die Papillomaviren vom Hauttyp verursachen u.a. die Verrucae* vulgares und plantares; eine Untergruppe verursacht Epidermodysplasia* verruciformis [EV]; wegen der Tendenz zu maligner Entartung der Läsionen, werden diese Viren als **intermediate risk HPV** bezeichnet; bei den Papillomaviren vom Schleimhauttyp gibt es Untergruppen mit niedrigem Entartungsrisiko [**low risk HPV**] und solche mit hohem Entartungsrisiko [**high risk HPV**]

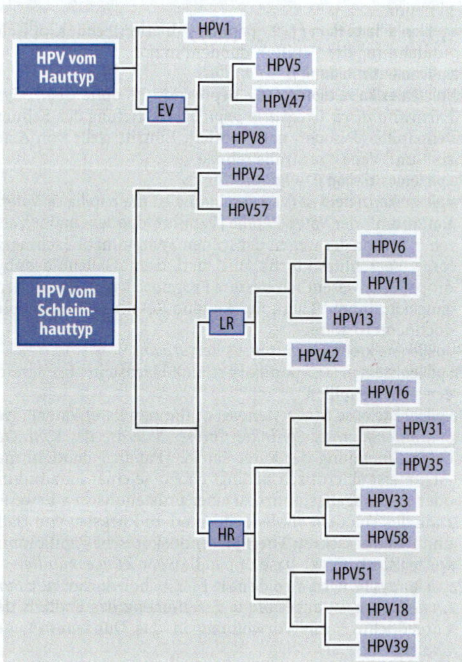

Abb. P20. Stammbaum der humanen Papillomaviren

Pa|pil|lom|vi|rus *nt: →Papillomavirus*

humane Papillomviren: *→humane Papillomaviren*

Papillon: E. Papillon; zeitgenössischer französischer HNO-Arzt

Papillon-Léage-Psaume-Syndrom *nt* (Ⓔ Papillon-Léage and Psaume syndrome): ***Syn:*** *orodigitofaziale Dysostose, orofaziodigitales Syndrom, OFD-Syndrom*; X-chromosomal vererbtes Syndrom mit oralen [Lappenzunge, Gaumenspalte], digitalen [Brachydaktylie*, Syndaktylie*] und fazialen [Lippenspalte, Nasenknorpelhypoplasie] Fehlbildungen; evtl. geistige Retardierung

Papillon-Lefèvre-Syndrom *nt* (Ⓔ Papillon-Lefèvre syndrome): ***Syn:*** *Keratosis palmoplantaris mit Paradontose/Periodontose, Keratosis palmoplantaris diffusa non circumscripta*; autosomal-rezessiv vererbte, palmoplantare Verhornungsstörung mit Zahnanomalien und Entzündungen im Mundbereich [Gingivitis*, Parodontitis*]

Pa|pil|lo|re|ti|ni|tis *f, pl* **-tilden** (Ⓔ papilloretinitis): ***Syn:*** *Retinopapillitis*; Entzündung von Sehnervenpapille und Netzhaut [Retina*]; *s.a. Neuritis nervi optici intrabulbaris*

pa|pil|lo|re|ti|ni|tisch *adj* (Ⓔ papilloretinitic): ***Syn:*** *retinopapillitisch*; Papilloretinitis betreffend, von ihr betroffen oder gekennzeichnet

Pa|pil|lo|sphink|te|ro|to|mie *f: →Papillotomie*

Pa|pil|lo|to|mie *f* (Ⓔ papillotomy): ***Syn:*** *Papillosphinkterotomie, Papillotomie, Sphinkterotomie*; Spaltung einer verengten Vater*-Papille; entweder als **transduodenale Papillotomie** mit operativer Eröffnung des Duodenums* oder als **endoskopische Papillotomie**

Papova *Abk.*: Papilloma-Polyoma-vakuolisierendes Agens

Pa|po|va|vi|ren *pl: →Papovaviridae*

Pa|po|va|vi|ri|dae *pl* (Ⓔ Papovaviridae): ***Syn:*** *Papovaviren*; weltweit verbreitete Familie hitzestabiler DNA-Viren; enthält Papillomavirus* und Polyomavirus*

PAPP *Abk.*: p-Aminopropiophenon

Pap|pa|ta|ci|fie|ber *nt: →Phlebotomusfieber*

Pap|pel *f* (Ⓔ poplar): ***Syn:*** *Populus*; Bezeichnung für **Populus nigra**, **Populus balsamifera** und andere Populus-Arten, Bäume aus der Familie der Weidengewächse [Salicaceae]; verwendet werden die Rinde [**Populi cortex**], Laubblätter [**Populi folium**] sowie die getrockneten Blattknospen [**Populi gemmae**]; sie enthalten ätherisches Öl [α- und β-Caryophyllen, Bisabolol*, Cadinen], Phenolglykoside [Salicin*, Salicortin, Populin] und Flavonoide*; die Wirkung ist antibakteriell, entzündungshemmend und wundheilend; **Anw.:** die Blattknospen traditionell bei Hautverletzungen, Hämorrhoiden*, Frostbeulen und Sonnenbrand, Rinde und Blätter bei Prostatabeschwerden und rheumatischen Erkrankungen; in der Homöopathie bei Verdauungsbeschwerden, Leber- und Gallenleiden, Prostatahypertrophie und Harnröhrenentzündung

Pappenheim: Arthur Pappenheim; 1870–1916; deutscher Hämatologe (Berlin)

Pappenheim-Färbung *f* (Ⓔ Pappenheim's stain): ***Syn:*** *panoptische Färbung nach Pappenheim*; panoptische Färbung für Blutausstriche; der luftgetrocknete Blutausstrich wird erst mit May*-Grünwald-Lösung und dann mit Giemsa*-Färbung gefärbt; die Kerne werden rötlich-violett, das Plasma von Lymphozyten und Monozyten bläulich und das Plasma von Granulozyten zartrosa gefärbt

PAP/PSA *Abk.*: saure Prostata-Phosphatase/prostataspezifisches Antigen

Pap|ri|ka *m* (Ⓔ red pepper): ***Syn:*** *Capsicum annuum*; *s.u.*

Capsicum
PAPS *Abk.*: 3'-Phosphoadenosin-5'-phosphosulfat
Pap-Smear *m/nt* (Ⓔ Pap smear): Papanicolaou-Abstrich; *s.u. Papanicolaou-Test*
Pap-Test *m*: *→Papanicolaou-Test*
Pa|pu|la *f, pl* **-lae**: *→Papel*
pa|pu|lo|id *adj* (Ⓔ papuloid): papelähnlich, papelartig
pa|pu|lo|pus|tu|lös *adj* (Ⓔ papulopustular): aus Papeln und Pusteln bestehend
pa|pu|lös *adj* (Ⓔ papular): Papel betreffend, mit Papelbildung
Pa|pu|lo|se *f* (Ⓔ papulosis): ***Syn:*** *Papulosis*; durch multiple Papelbildung gekennzeichnete Erkrankung
lymphomatoide Papulose (Ⓔ lymphomatoid papulosis): ***Syn:*** *T-Zell-Pseudolymphom*; ätiologisch unklare Erkrankung mit Bildung schmerzhafter, geröteter Papeln durch eine Proliferation aktiver T-Lymphozyten in der Haut
Pa|pu|lo|sis *f, pl* **-ses**: *→Papulose*
Papulosis atrophicans maligna (Ⓔ malignant atrophic papulosis): ***Syn:*** *Degos-Delort-Tricot-Syndrom, Degos-Syndrom, Köhlmeier-Degos-Syndrom, tödliches kutaneointestinales Syndrom, Papulosis maligna atrophicans (Degos), Thrombangiitis cutaneaintestinalis disseminata*; ätiologisch ungeklärte, durch eine Thrombosierung kleiner Arterien und Papelbildung gekennzeichnete Erkrankung mit schlechter Prognose; es gibt sporadisch und familiär gehäuft auftretende Formen sowie milde und protrahierte Verlaufsformen; **Klinik**: schubweise auftretende disseminierte Papeln, die nekrotisch werden und unter Narbenbildung abheilen; schwerwiegender ist der Befall innerer Organe [Herz, Niere, Lunge, Leber, Pankreas] und von Auge und Gehirn; führt zu Koliken, Hämatemesis, Fieber und meist Tod durch Darminfarkt mit Perforation
Papulosis maligna atrophicans (Degos): *→Papulosis atrophicans maligna*
PAQ *Abk.*: Puls/Atem-Quotient
PAR *Abk.*: *→pseudoallergische Reaktion*
Par-, par- *präf.*: *→Para-*
Para-, para- *präf.*: Wortelement mit der Bedeutung **1.** „bei/neben" **2.** „abweichend/teilweise/gegen/wider"
-para *suf.*: Wortelement mit der Bedeutung „Gebärende"
para-Aminobenzoesäure *f* (Ⓔ para-aminobenzoic acid): ***Syn:*** *p-Aminobenzoesäure*; Wuchsstoff für Bakterien, die Folsäure* produzieren; Grundstoff für eine Reihe von Lokalanästhetika
para-Aminohippursäure *f* (Ⓔ para-aminohippuric acid): ***Syn:*** *p-Aminohippursäure*; *s.u. Clearance*
Pa|ra|a|my|lo|i|do|se *f* (Ⓔ paramyloidosis): ***Syn:*** *idiopathische/primäre Amyloidose, primäre/idiopathische Systemamyloidose, Paramyloidose*; durch Einlagerung von Amyloid* L hervorgerufene Amyloidose mit Befall multipler Organe [Herz, Niere, Leber, Milz, Muskel, Gefäße]; als Ursache kommen u.a. multiples Myelom, Plasmozytom, Morbus Waldenström vor; daneben gibt es auch idiopathische Formen
Pa|ra|ap|pen|di|zi|tis *f, pl* **-ti|den** (Ⓔ para-appendicitis): ***Syn:*** *Periappendizitis; Perityphlitis*; Entzündung der periappendizealen Gewebe
pa|ra|ap|pen|di|zi|tisch *adj* (Ⓔ para-appendicitic): ***Syn:*** *periappendizitisch*; Paraappendizitis betreffend, von ihr betroffen oder gekennzeichnet
Pa|ra|bal|lis|mus *m* (Ⓔ paraballism): doppelseitiger Ballismus*
Pa|ra|blas|ten *pl* (Ⓔ parablasts): Oberbegriff für pathologische Blutzellformen
Pa|ra|blep|sie *f* (Ⓔ parablepsia): ***Syn:*** *Paropsie*; Sehstörung
Pa|ra|bu|lie *f* (Ⓔ parabulia): krankhafte Willensstörung durch entgegengesetzte Willensimpulse; die Patienten beginnen mit einer Bewegung, stoppen abrupt und führen die entgegengesetzte Bewegung aus; findet sich bei verschiedenen Psychosen, v.a. Schizophrenie*
Pa|ra|ca|se|in *nt*: *→Parakasein*
Paracelsus: Philipp Theophrastus Bombastus von Hohenheim; 1493–1541; schweizer Arzt und Alchemist; lehnte die von Galen begründete dogmatische Medizin ab und forderte eine auf Beobachtung und Erfahrung basierende Medizin; führte u.a. Schwefel, Blei, Eisen und Arsen in die Behandlung von Krankheiten ein
Pa|ra|cen|te|se *f*: *→Myringotomie*
Pa|ra|cer|vix *f* (Ⓔ paracervix): ***Syn:*** *Parazervix*; Bezeichnung für das lockere Bindegewebe um die Zervix [Cervix* uteri]
Par|a|cet|a|mol *nt* (Ⓔ paracetamol): ***Syn:*** *Acetaminophen*; Hauptmetabolit von Phenacetin; Analgetikum*, Antipyretikum*; kann auch Säuglingen und Kleinkindern gegeben werden; *s.a. Essay Chronisch entzündliche Darmerkrankungen S. 403*
Pa|ra|coc|ci|di|o|i|des bra|si|li|en|sis *m* (Ⓔ Paracoccidioides brasiliensis): ***Syn:*** *Blastomyces brasiliensis*; zu den Fungi* imperfecti gehörender Erreger der Parakokzidioidomykose*; kommt v.a. in Mittel- und Südamerika vor
Pa|ra|coc|ci|di|o|i|do|my|co|sis *f*: *→Parakokzidioidomykose*
Pa|ra|col|pi|um *nt* (Ⓔ paracolpium): Bezeichnung für das lockere Bindegewebe um die Scheide [Vagina*]
Pa|ra|cu|sis *f*: *→Parakusis*
Paracusis loci (Ⓔ paracusia loci): Hörstörung mit Einschränkung des räumlichen Hörens
Pa|ra|cys|ti|um *nt* (Ⓔ paracystium): ***Syn:*** *Parazystium*; Bezeichnung für das lockere Bindegewebe zu beiden Seiten der Harnblase
Pa|ra|di|dy|mis *f* (Ⓔ paradidymis): ***Syn:*** *Beihoden, Giraldes-Organ*; kleines Knötchen in der Nähe des Nebenhodenkopfes*; Rest der Urniere
Pa|ra|don|to|se *f* (Ⓔ paradentosis): ***Syn:*** *Parodontose*; nur noch selten verwendete Bezeichnung für eine nicht-entzündliche Atrophie des Parodontiums*
pa|ra|du|o|de|nal *adj* (Ⓔ paraduodenal): neben dem Zwölffingerdarm/Duodenum (liegend), in der Nähe des Duodenums (liegend)
Pa|ra|du|o|de|nal|fal|te *f* (Ⓔ paraduodenal fold): ***Syn:*** *Plica paraduodenalis*; inkonstante, sichelförmige Bauchfellfalte von der Flexura* duodenojejunalis zur linken Niere
Pa|ra|e|ryth|ro|blas|ten *pl* (Ⓔ paraerythroblasts): pathologische Erythroblastenform
Pa|raf|fin *nt* (Ⓔ paraffin): Gemisch aus gesättigten Kohlenwasserstoffen; je nach Zusammensetzung unterscheidet man **hartes** [Paraffinum solidum], **dickflüssiges** [Paraffinum liquidum] und **dünnflüssiges Paraffin** [Paraffinum perliquidum]; hartes Paraffin wird als Salbenzusatz oder Salbengrundlage verwendet, dickflüssiges Paraffin als Abführmittel, Schmier- und Backöl und in Salben, dünnflüssiges Paraffin in Sprays und Nasenölen
Pa|raf|fin|krebs *nt* (Ⓔ paraffin cancer): durch chronischen Kontakt mit Paraffin* verursachtes Plattenepithelkarzinom* der Haut
Pa|raf|fin|öl *nt* (Ⓔ liquid paraffin): dickflüssiges Paraffin; *s.u. Paraffin*
Pa|raf|fi|nom *nt* (Ⓔ paraffinoma): durch Paraffin ausgelöstes Fremdkörpergranulom
Pa|raf|fi|num *nt*: *→Paraffin*
Pa|ra|floc|cu|lus ven|tra|lis *m* (Ⓔ dorsal paraflocculus): ***Syn:*** *Kleinhirnmandel, Kleinhirntonsille, Tonsilla cerebelli*; mandelförmiger Lappen an der Unterseite der Kleinhirnhemisphären
pa|ra|fol|li|ku|lär *adj* (Ⓔ parafollicular): neben einem Follikel (liegend)
Pa|ra|fuch|sin *nt* (Ⓔ parafuchsin): ***Syn:*** *Pararosanilin*; *s.u. Fuchsin*
Pa|ra|funk|ti|on *f* (Ⓔ parafunction): ***Syn:*** *Dysfunktion, Dysfunctio*; Funktionsstörung, Fehlfunktion
Pa|ra|gan|gli|om *nt* (Ⓔ paraganglioma): von den Paraganglien* ausgehender Tumor
nicht-chromaffines Paragangliom (Ⓔ nonchromaffin paraganglioma): ***Syn:*** *Chemodektom*; nicht von den chromaffinen Zellen ausgehender Glomustumor*; gehört zu den Apudomen*
Pa|ra|gan|gli|on *nt, pl* **-li|en** (Ⓔ paraganglion): aus sympathischen oder parasympathischen Nervenzellen bestehende Epithelzellhaufen, die Hormone [Adrenalin*, Noradrenalin*] produzieren
Paraganglion aorticum abdominale (Ⓔ aortic paragan-

P

glion): **Syn:** *Zuckerkandl-Organ*; sympathisches Paraganglion am Abgang der Arteria* mesenterica inferior aus der Aorta* abdominalis

Paraganglion caroticum (Ⓔ carotid body): **Syn:** *Karotisdrüse, Glomus caroticum*; parasympathisches Paraganglion der Karotisgabel [Bifurcatio carotidis]; spricht auf Änderungen des Sauerstoffpartialdruckes und des pH-Wertes an

chromaffine Paraganglien: *→sympathische Paraganglien*

Paraganglion jugulare (Ⓔ jugular paraganglion): **Syn:** *Glomus jugulare, Glomus tympanicum, Paraganglion tympanicum*; parasympathisches Paraganglion in der Wand des Bulbus* superior venae jugularis

Paraganglion laryngeum (Ⓔ laryngeal paraganglion): parasympathisches Paraganglion in der Taschenfalte des Kehlkopfes [Larynx*]

nicht chromaffine Paraganglien: *→parasympathische Paraganglien*

parasympathische Paraganglien (Ⓔ parasympathetic paraganglia): **Syn:** *nicht chromaffine Paraganglien*; aus parasympathischen Nervenzellen bestehende Epithelzellhaufen, der Noradrenalin* produzieren

Paraganglion suprarenale (Ⓔ suprarenal paraganglion): selten verwendete Bezeichnung für *→Medulla glandulae suprarenalis*

Paraganglia sympathica: *→sympathische Paraganglien*

sympathische Paraganglien (Ⓔ sympathetic paraganglia): **Syn:** *Paraganglia sympathica, chromaffine Paraganglien*; aus sympathischen Nervenzellen bestehende Epithelzellhaufen, der Adrenalin* und Noradrenalin* produzieren; Teil des sympathischen Nervensystems; sie kommen an verschiedenen Stellen des Körpers vor; das Nebennierenmark [Medulla* glandulae suprarenalis] ist das größte sympathische Paraganglion des Körpers

Paraganglion tympanicum: *→Paraganglion jugulare*

Pa|ra|geu|sie *f* (Ⓔ parageusia): gestörte oder veränderte Geschmacksempfindung

Pa|ra|go|ni|mi|a|sis *f, pl* **-ses** (Ⓔ paragonimiasis): **Syn:** *Lungenegelbefall, Paragonimose*; durch Lungenegel [**Paragonimus**] hervorgerufene tropische Infektionskrankheit; die häufigste Form ist die **pulmonale Paragonimiasis**, es kommen aber auch Fälle von **extrapulmonaler Paragonimiasis** vor; die Metazerkarien durchbrechen die Darmwand und reifen in der Bauchhöhle zu erwachsenen Würmern heran, die durch das Zwerchfell zur Lunge wandern; während dieser Migration kommt es zu andauerndem Fieber mit Durchfall sowie abdominalen und später thorakalen Schmerzen; sobald der Wurm in der Lunge ist, kommt es zu chronischem Husten mit rostbraunem Sputum; **Therapie:** Praziquantel

Pa|ra|go|ni|mo|se *f*: *→Paragonimiasis*

Pa|ra|go|ni|mus *m* (Ⓔ Paragonimus): **Syn:** *Lungenegel*; bestachelte Saugwürmer; Lungenparasiten von Mensch und Tieren; *s.a. Paragonimiasis*

Paragonimus ringeri (Ⓔ Paragonimus ringeri): **Syn:** *Paragonimus westermani*; meist paarweise im Lungengewebe parasitierende Trematode; *s.a. Paragonimiasis*

Pa|ra|gram|ma|tis|mus *m* (Ⓔ paragrammatism): Form der Paraphasie* mit ausgeprägter Störung der Grammatik

Pa|ra|gra|nu|lom *nt* (Ⓔ paragranuloma): **Syn:** *Hodgkin-Paragranulom*; lymphozytenreiche Form des Hodgkin-Lymphoms*

Pa|ra|gra|phen|form *f*: *s.u. akute Dakryoadenitis*

Pa|ra|gra|phie *f* (Ⓔ paragraphia): **Syn:** *Paragrafie*; Dysgraphie* mit Verwechslung von Buchstaben [**literale Paragraphie**] oder Wörtern [**verbale Paragraphie**]

Pa|ra|hä|mo|phi|lie *f* (Ⓔ parahemophilia): **Syn:** *Owren-Syndrom, Faktor-V-Mangel, Parahämophilie A, Hypoproakzelerinämie, Hypoproaccelerinämie, Hypoproaccelerinämie*; seltener, autosomal-rezessiver Mangel an Blutgerinnungsfaktor V; führt zu erhöhter Blutungsneigung, wenn der Spiegel unter 10–20 % sinkt; **Therapie:** Ersatztherapie mit Frischplasma

Parahämophilie A: *→Parahämophilie*

Parahämophilie B (Ⓔ hypoproconvertinemia): **Syn:** *Faktor-VII-Mangel, Hypoprokonvertinämie, Hypoproconvertinämie, Hypokonvertinämie, Hypoconvertinämie*; erblicher [phänotypisch autosomal-rezessiver, genotypisch autosomal-kodominanter] Mangel an Blutgerinnungsfaktor VII; führt zu erhöhter Blutungsneigung ähnlich der Hämophilie*

pa|ra|he|pa|tisch *adj* (Ⓔ parahepatic): neben der Leber (liegend), in der Nähe der Leber (liegend)

Pa|ra|hid|ro|sis *f, pl* **-ses** (Ⓔ parahidrosis): **Syn:** *Paridrosis, Parahidrose*; Sekretion eines abnormalen Schweißes, z.B. Chromhidrose*, Bromhidrose*

Pa|ra|in|flu|en|za|vi|ren *pl* (Ⓔ parainfluenza viruses): weltweit verbreitete RNA-Viren, die grippeartige Entzündungen der Atemwege verursachen; besteht aus 4 Serotypen, von denen der Typ 2 früher als **croup-associated virus** [CA virus] bezeichnet wurde

pa|ra|kar|di|al *adj* (Ⓔ paracardiac): neben dem Herzen (liegend)

Pa|ra|ka|se|in *nt* (Ⓔ paracasein): **Syn:** *Paracasein*; durch Renninwirkung entstandenes Kaseinderivat

Pa|ra|ke|ra|to|se *f* (Ⓔ parakeratosis): **Syn:** *Parakeratosis*; Verhornungsstörung der Haut mit Erhaltung von pyknotischen Zellkernen in der Hornschicht

Pa|ra|ke|ra|to|sis *f, pl* **-ses**: *→Parakeratose*

Parakeratosis anularis: *→Porokeratosis Mibelli*

Parakeratosis centrifuga atrophicans: *→Porokeratosis Mibelli*

Parakeratosis Mibelli: *→Porokeratosis Mibelli*

Parakeratosis variegata (Ⓔ poikilodermic parapsoriasis): **Syn:** *Parapsoriasis lichenoides, Lichen variegatus*; chronisch progrediente entzündliche Hauterkrankung mit lichenoiden Papeln und Parakeratose

pa|ra|ke|ra|to|tisch *adj* (Ⓔ parakeratotic): Parakeratose betreffend, von ihr betroffen oder gekennzeichnet, durch sie bedingt

Pa|ra|ki|ne|se *f* (Ⓔ parakinesia): **Syn:** *Parakinesis*; Störung des normalen Bewegungsablaufs

Pa|ra|ki|ne|sis *f*: *→Parakinese*

pa|ra|ki|ne|tisch *adj* (Ⓔ parakinetic): Parakinese betreffend

Pa|ra|kok|zi|di|o|i|do|my|ko|se *f* (Ⓔ paracoccidioidomycosis): **Syn:** *Lutz-Splendore-Almeida-Krankheit, brasilianische Blastomykose, südamerikanische Blastomykose, Paracoccidioidomycosis, Granuloma paracoccidioides*; in Südamerika vorkommende systemische Mykose* mit hauptsächlichem Befall der Schleimhaut von Mund und Nase sowie der angrenzenden Gesichtshaut, später kommt es zu systemischer Streuung und Befall innerer Organe; **Erreger:** Paracoccidioides* brasiliensis; **Diagnose:** mikroskopischer oder kultureller Erregernachweis in Sputum oder Biopsiematerial; **Therapie:** Amphotericin* B intern

pa|ra|ko|lisch *adj* (Ⓔ paracolic): neben dem Kolon (liegend)

Pa|ra|ko|li|tis *f, pl* **-ti|den** (Ⓔ paracolitis): Entzündung der Dickdarmserosa

pa|ra|ko|li|tisch *adj* (Ⓔ paracolitic): Parakolitis betreffend, von ihr betroffen oder gekennzeichnet

Pa|ra|kol|pi|tis *f, pl* **-ti|den** (Ⓔ paracolpitis): **Syn:** *Paravaginitis*; Entzündung des paravaginalen Bindegewebes [Paracolpium*]

pa|ra|kol|pi|tisch *adj* (Ⓔ paracolpitic): Parakolpitis betreffend, von ihr betroffen oder gekennzeichnet

Pa|ra|kol|pi|um *nt*: *→Paracolpium*

Pa|ra|kor|ti|kal|zo|ne *f* (Ⓔ paracortical zone): parakortikale Zone; *s.u. Lymphknoten*

pa|ra|krin *adj* (Ⓔ paracrine): (*Hormon*) eine direkte/lokale Wirkung zeigend

Pa|ra|ku|sis *f* (Ⓔ paracusis): **Syn:** *Paracusis*; Hörstörung mit Einschränkung des Hörvermögens [z.B. des räumlichen Hörens, **Paracusis loci**] oder Hören zusätzlicher Geräusche [Diplakusis*]

Parakusis Willisii (Ⓔ paracusis of Willis): Umgebungslärm bessert das Hörvermögen bei Otosklerose*; liegt wahrscheinlich daran, dass die tiefen Lärmfrequenzen nicht gehört werden

Pa|ra|ky|e|se *f*: *→Extrauterinschwangerschaft*

Pa|ra|la|lie *f* (Ⓔ **1.** paralalia **2.** *→Paraphasie*): **1.** Sprachstörung **2.** *→Paraphasie*

Pa|ra|lamb|da|zis|mus *m* (Ⓔ paralambdacism): Stammelfehler, bei dem „l" durch „n" ersetzt wird

Par|al|bu|min *nt*: →*Pseudomuzin*

pa|ra|lek|tisch *adj* (Ⓔ paralexic): Paralexie betreffend, von ihr betroffen oder gekennzeichnet

Pa|ra|leu|ko|blas|ten *pl* (Ⓔ paraleukoblasts): pathologische Leukozytenvorstufen

Pa|ra|le|xie *f*: →*Legasthenie*

Pa|ra|l|le|re|sis|tenz *f* (Ⓔ cross resistance): *Syn*: *Kreuzresistenz*; Resistenz eines Erreger gegen ein Antibiotikum und andere, meist verwandte Antibiotika [z.B. gegen Penicilline und Cephalosporine]

Pa|ra|l|le|l|zan|ge *f*: →*Shute-Zange*

Par|al|ler|gie *f* (Ⓔ parallergy): *Syn*: *parallergische Reaktion*; veränderte immunologische Reaktionsbereitschaft nach einer Infektionskrankheit; führt z.B. zu vermehrtem Auftreten von Tuberkulose nach Keuchhusten oder Masern

par|al|ler|gisch *adj* (Ⓔ parallergic): Parallergie betreffend, durch sie bedingt

Pa|ra|lo|gie *f* (Ⓔ paralogia): formale Denkstörung, bei der unabhängige Sachverhalte miteinander verknüpft werden

Pa|ra|lym|pho|blas|ten *pl* (Ⓔ paralymphoblasts): pathologische Lymphozytenvorstufen

Pa|ra|ly|se *f* (Ⓔ paralysis): *Syn*: *Lähmung, Paralysis*; Ausfall der motorischen [**motorische Lähmung**] oder sensiblen [**sensible Lähmung**] Funktion eines Nervens bzw. seines Erfolgsorgans; *s.a. Lähmung, Parese*

progressive Paralyse (Ⓔ general paresis): *s.u. Essay Syphilis S. 2077*

Pa|ra|ly|se|sta|di|um *nt* (Ⓔ paralysis stage): *Syn*: *stille Wut*; *s.u. Tollwut*

Pa|ra|ly|sis *f*, *pl* **-ses**: →*Paralyse*

Paralysis agitans: →*Parkinson-Krankheit*

Paralysis imminens (Ⓔ imminent paresis): *s.u. Essay Syphilis S. 2077*

Paralysis spinalis ascendens acuta (Ⓔ acute ascending spinal paralysis): *Syn*: *Landry-Lähmung, Landry-Typ, Landry-Paralyse*; akut aufsteigende Rückenmarkslähmung, die zu Lähmung der Schluck- und Atemmuskulatur führen kann; tritt z.B. als perakute Form des Guillain*-Barré-Syndroms auf; **Therapie**: Intubation und Beatmung

pa|ra|ly|tisch *adj* (Ⓔ paralytic): Paralyse betreffend, von ihr betroffen oder gekennzeichnet, durch sie bedingt, gelähmt

pa|ra|ly|to|gen *adj* (Ⓔ paralytogenic): eine Paralyse verursachend oder auslösend, lähmend, paralytisch

pa|ra|me|a|tal *adj* (Ⓔ parameatal): in der Nähe eines Meatus (liegend), um einen Meatus herum (liegend)

pa|ra|me|di|an *adj* (Ⓔ paramedian): neben der Medianlinie oder Mittelebene (liegend)

Pa|ra|me|di|an|e|be|ne *f* (Ⓔ paramediann plane): *Syn*: *Planum paramedianum*; Sagittalebene*, die den Körper in zwei ungleiche Hälften teilt, da sie parallel zur Medianebene verläuft

Pa|ra|me|di|zin *nt* (Ⓔ paramedicine): von der Schulmedizin nicht anerkannte diagnostische oder therapeutische Systeme

Pa|ra|me|nie *f* (Ⓔ paramenia): Menstruationsstörung*

pa|ra|met|ran *adj* (Ⓔ **1.** parametrial **2.** parametric): **1.** das Parametrium betreffend, im Parametrium (liegend), ins Parametrium hinein **2.** neben der Gebärmutter [Metra] (liegend)

pa|ra|me|trisch *adj* (Ⓔ **1.** parametrial **2.** parametric): **1.** das Parametrium betreffend, im Parametrium (liegend), ins Parametrium hinein **2.** neben der Gebärmutter [Metra] (liegend)

Pa|ra|me|tri|tis *f*, *pl* **-ti|den** (Ⓔ parametritis): *Syn*: *Parametriumentzündung*; kommt nur noch selten nach Verletzungen der Zervix [v.a. während der Geburt], Pfählungsverletzungen oder als postpartale Infektion vor; oft bildet sich ein parametraner Abszess, der vorne über das Leistenband hochsteigen und durch das Spatium prevesicale in die Bauchwand und hoch bis zum Nabel wandern kann; in seltenen Fällen wandert der Abszess durch die Foramina ischiadica zur Hüfte; **Klinik**: einseitige, starke Schmerzen im unteren Beckenbereich; septisches Fieber; weiche Schwellung des Parametriums; schmerzhafter Stuhlgang; der Uterus ist meist zur gesunden Seite verdrängt; **Therapie**: hoch dosierte Antibiotika i.v., Antiphlogistika; evtl. chirurgische Ausräumung oder Entlastungspunktion

pa|ra|me|tri|tisch *adj* (Ⓔ parametritic): Parametriumentzündung/Parametritis betreffend, von ihr betroffen oder gekennzeichnet

Pa|ra|me|tri|um *nt* (Ⓔ parametrium): verdichtetes Bindegewebe neben der Gebärmutter [Uterus*]

Pa|ra|me|tri|um|ent|zün|dung *f*: →*Parametritis*

Pa|ra|me|tro|pa|thia spas|ti|ca *f* (Ⓔ parametrismus): *Syn*: *Pelvipathia vegetativa*; vegetativ-nervöse Störung mit Kreuzschmerzen und spastischen Kontraktionen des hinteren Teils des Parametriums

Pa|ra|mi|mie *f* (Ⓔ **1.–2.** paramimia): **1.** Störung der Gebärdensprache **2.** Grimassieren

Pa|ra|mne|sie *f* (Ⓔ paramnesia): *Syn*: *Erinnerungsverfälschung, Falscherinnerung, Trugerinnerung, Gedächtnistäuschung, paramnestische Dysmnesie*; eine Störung der Erinnerung tritt physiologisch auf, weil unsere Erinnerungen immer emotional verfälscht werden; pathologisch findet sie sich aber bei Psychosen, wenn Wahnvorstellungen in die Vergangenheit projiziert werden

Pa|ra|mor|phin *nt* (Ⓔ dimethyl morphine): *Syn*: *Thebain*; in Opium vorkommendes Krampfgift ohne medizinische Bedeutung

Par|am|phi|sto|ma|ti|dae *pl* (Ⓔ Paramphistomatidae): *s.u. Paramphistomiasis*

Par|am|phi|sto|mi|a|sis *f*, *pl* **-ses** (Ⓔ paramphistomiasis): in den Tropen und Subtropen auftretende Infektionskrankheit durch Saugwürmer [**Paramphistomatidae**]

Pa|ra|mu|zin *nt* (Ⓔ paramucin): muzinartiger Schleimstoff in Eierstockzysten

Pa|ra|my|e|lo|blas|ten *pl* (Ⓔ paramyeloblasts): pathologischer Myeloblast

Par|a|my|lo|i|do|se *f*: →*Paraamyloidose*

Pa|ra|my|o|to|nia con|ge|ni|ta *f*: →*Paramyotonie*

Pa|ra|my|o|to|nie *f* (Ⓔ paramyotonia): *Syn*: *Eulenburg-Krankheit, Eulenburg-Syndrom, Paramyotonia congenita*; autosomal-dominante Erkrankung mit Muskelstarre bei Kälteexposition und nachfolgender Erschlaffung

Pa|ra|my|xo|vi|ren *pl*: →*Paramyxoviridae*

Pa|ra|my|xo|vi|ri|dae *pl* (Ⓔ Paramyxoviridae): *Syn*: *Paramyxoviren*; Familie von RNA-Viren; enthält u.a. das Mumpsvirus*, Masernvirus* und die Parainfluenzaviren*; *s.a. Orthomyxoviridae*

pa|ra|na|sal *adj* (Ⓔ paranasal): neben der Nase oder Nasenhöhle (liegend)

Pa|ra|ne|o|pla|sie *f* (Ⓔ paraneoplasia): *Syn*: *paraneoplastisches Syndrom*; Bezeichnung für im Rahmen einer Tumorerkrankung auftretende Symptome, die weder vom Primärtumor noch den Metastasen direkt verursacht werden, z.B. pseudomyasthenisches Syndrom*

pa|ra|ne|o|plas|tisch *adj* (Ⓔ paraneoplastic): von einem (malignen) Tumor in Funktion und Struktur abweichend

Pa|ra|ne|phri|tis *f*, *pl* **-ti|den** (Ⓔ paranephritis): *Syn*: *Epinephritis*; (meist hämatogene) Entzündung der Nierenkapsel und umliegender Strukturen; kann zur Entwicklung eines paranephritischer Abszesses* und einer Urosepsis* führen

pa|ra|ne|phri|tisch *adj* (Ⓔ paranephric): *Syn*: *epinephritisch*; Paranephritis betreffend, von ihr betroffen oder gekennzeichnet

pa|ra|neu|ral *adj* (Ⓔ paraneural): in der Nähe eines Nervs, neben einem Nerv verlaufend

Pa|ran|gi *f*: →*Frambösie*

pa|ra|no|dal *adj* (Ⓔ paranodal): neben einem Knoten/Nodus (liegend)

Pa|ra|noia *f* (Ⓔ paranoia): systematisierter Wahn, z.B. Eifersuchts-, Beziehungs- oder Verfolgungswahn; der Begriff wird heute nur noch selten verwendet

pa|ra|no|id *adj* (Ⓔ paranoid): einer Paranoia ähnlich, wahnhaft

pa|ra|no|isch *adj* (Ⓔ paranoiac): Paranoia betreffend, auf Paranoia beruhend, wahnhaft

Pa|ra|no|mie *f* (Ⓔ paranomia): falsches Benennen richtig erkannter Objekte; Zeichen einer Herdstörung des Großhirns

pa|ra|nor|mal *adj* (Ⓔ paranormal): *Syn*: *übersinnlich, para-*

P

psychisch; über das Normale oder das Natürliche hinaus, nicht auf natürliche Weise erklärbar

pa|ra|nu|kle|är *adj* (Ⓔ **1.–2.** paranuclear): **1.** um einen Kern [Nukleus*] herum (liegend) **2.** Nebenkern/Paranukleus betreffend

pa|ra|o|ral *adj* (Ⓔ paraoral): neben dem Mund, in der Nähe des Mundes; nicht durch den Mund verabreicht

pa|ra|ö|so|pha|ge|al *adj* (Ⓔ paraesophageal): neben der Speiseröhre/dem Ösophagus (liegend)

pa|ra|os|sal *adj* (Ⓔ paraosseous): neben/auf einem Knochen (liegend)

pa|ra|o|va|ri|al *adj* (Ⓔ **1.** paraovarian **2.** →*parovarial*): **1.** neben dem Eierstock [Ovar*] (liegend) **2.** →*parovarial*

pa|ra|pan|kre|a|tisch *adj* (Ⓔ parapancreatic): neben der Bauchspeicheldrüse/dem Pankreas (liegend)

Pa|ra|pa|ra|ly|se *f*: →*Paraplegie*

Pa|ra|pa|re|se *f* (Ⓔ paraparesis): beidseitige Parese*

pa|ra|pa|re|tisch *adj* (Ⓔ paraparetic): Paraparese betreffend, von ihr betroffen oder gekennzeichnet, durch sie bedingt

Pa|ra|pem|phi|gus *m*: →*bullöses Pemphigoid*

pa|ra|pe|ri|to|ne|al *adj* (Ⓔ paraperitoneal): außerhalb des Bauchfells/Peritoneums liegend; in der Nähe des Bauchfells

Pa|ra|per|tus|sis *f* (Ⓔ parapertussis): keuchhustenartige Erkrankung durch Bordetella* parapertussis

Pa|ra|pha|ge *m* (Ⓔ commensal): ***Syn:*** *Kommensale*; Organismus, der von Abfallprodukten oder überschüssiger Nahrung eines anderen Organismus lebt, ohne diesen zu schädigen [**Kommensalismus**]

pa|ra|pha|ryn|ge|al *adj* (Ⓔ parapharyngeal): neben dem Rachen/Pharynx (liegend)

Pa|ra|pha|sie *f* (Ⓔ paraphasia): ***Syn:*** *Paralalie*; Form der Aphasie*, bei der Wörter [**verbale Paraphasie**] oder Buchstaben [**literale oder phonematische Paraphasie**] verwechselt werden, z.B. Meksel statt Messer oder Geschwindkeit anstatt Geschwindheit oder Geschwindigkeit; bei der **semantischen Paraphrasie** kommt es zu ständigem Satzabbruch, Wiederholungen, Verwendung falscher oder verdrehter Worte usw.; die Kommunikation ist stark eingeschränkt oder unmöglich

pa|ra|phil *adj* (Ⓔ paraphiliac): Paraphilie betreffend

Pa|ra|phi|lie *f* (Ⓔ paraphilia): sexuelle Deviation [z.B. Pädophilie*, Fetischismus*]; früher als Perversion bezeichnet

Pa|ra|phi|mo|se *f* (Ⓔ paraphimosis): ***Syn:*** *Spanischer Kragen, Capistratio*; Abschnürung der Eichel durch Einklemmung der zu engen Vorhaut hinter dem Eichelkranz; **Therapie:** sofortige manuelle Reposition mit nachfolgender Beschneidung

Pa|ra|phra|sie *f* (Ⓔ paraphrasia): Sprachstörung mit Störung von Satzkonstruktion, Wortfolge und Wortwahl

Pa|ra|phre|nie *f* (Ⓔ paraphrenia): Bezeichnung für chronische Schizophrenieformen mit Wahnbildung; wird heute nur noch selten verwendet

pa|ra|phre|nisch *adj* (Ⓔ paraphrenic): Paraphrenie betreffend, von ihr betroffen oder gekennzeichnet

Pa|ra|phre|ni|tis *f, pl* **-ti|den** (Ⓔ paraphrenitis): Entzündung der das Zwerchfell bedeckenden Brustfell- [Pleuritis* diaphragmatica] und Bauchfellabschnitte [Peritonitis diaphragmatica]

pa|ra|phre|ni|tisch *adj* (Ⓔ paraphrenitic): Paraphrenitis betreffend, von ihr betroffen oder gekennzeichnet

Pa|ra|plas|ma *nt* (Ⓔ paraplasm): ***Syn:*** *Alloplasma*; von der Zelle gebildete Einschlusskörperchen

pa|ra|plas|ma|tisch *adj* (Ⓔ paraplasmic): Paraplasma betreffend, im Paraplasma (liegend)

Pa|ra|ple|gia *f*: →*Paraplegie*

Pa|ra|ple|gie *f* (Ⓔ paraplegia): ***Syn:*** *Paraplegia, Paraparalysis*; vollständige, beidseitige Lähmung von Armen [**Paraplegia superior/brachialis**] oder Beinen [**Paraplegia inferior/cruralis**]; ist bei voll ausgeprägter Lähmung auch mit einer Sensibilitätsstörung für alle Qualitäten und vegetativen Störungen [z.B. Stuhl- und Harnverhaltung] kombiniert; eine isolierte Paraplegie der Arme ist selten, während die Paraplegie der Beine nach Schädigung des Rückenmarks unterhalb von Th_1 als **tiefe Querschnittslähmung** eine häufige neurologische Erkrankung darstellt; *s.a. Querschnittslähmung*

pa|ra|ple|gi|form *adj* (Ⓔ paraplegiform): in Form einer Paraplegie*

pa|ra|ple|gisch *adj* (Ⓔ paraplegic): Paraplegie betreffend, von ihr betroffen oder gekennzeichnet, durch sie bedingt, querschnittsgelähmt

Pa|ra|pleu|ri|tis *f, pl* **-ti|den** (Ⓔ parapleuritis): auf die Thoraxwand übergreifende Pleuritis*

pa|ra|pleu|ri|tisch *adj* (Ⓔ parapleuritic): Parapleuritis betreffend, von ihr betroffen oder gekennzeichnet

pa|ra|pneu|mo|nisch *adj* (Ⓔ parapneumonic): im Verlauf einer Lungenentzündung/Pneumonie auftretend

Pa|ra|pox|vi|rus *nt, pl* **-ren** (Ⓔ Parapoxvirus): zu den Pockenviren [Poxviridae*] gehörende Gattung von DNA-Viren; enthält u.a. das Orfvirus

Pa|ra|proc|ti|um *nt* (Ⓔ paraproctium): ***Syn:*** *Paraproktium*; Bezeichnung für das lockere Bindegewebe zu beiden Seiten des Rektums*

Pa|ra|prok|ti|tis *f, pl* **-ti|ti|den** (Ⓔ paraproctitis): Entzündung des pararektalen Bindegewebes [Paraproctium*]; oft gleichgesetzt mit Periproktitis*

pa|ra|prok|ti|tisch *adj* (Ⓔ paraproctitic): Paraproktitis betreffend, von ihr betroffen oder gekennzeichnet

Pa|ra|prok|ti|um *nt*: →*Paraproctium*

Pa|ra|pro|sta|ti|tis *f, pl* **-ti|ti|den** (Ⓔ paraprostatitis): Entzündung des paraprostatischen Bindegewebes; *s.a. Prostatitis*

pa|ra|pro|sta|ti|tisch *adj* (Ⓔ paraprostatitic): Paraprostatitis betreffend, von ihr betroffen oder gekennzeichnet

Pa|ra|pro|te|in *nt* (Ⓔ **1.–2.** paraprotein): **1.** Eiweiß mit abweichender Struktur **2.** von einem Zellklon gebildetes monoklonales Eiweiß, z.B. monoklonale Antikörper bei Morbus* Waldenström oder Plasmozytom

Pa|ra|pro|te|in|ä|mie *f* (Ⓔ paraproteinemia): Auftreten von Paraproteinen im Blut

Pa|ra|pro|te|in|u|rie *f* (Ⓔ paraproteinuria): Ausscheidung von Paraproteinen im Harn, z.B. Bence*-Jones-Proteinurie

Par|ap|sis *f* (Ⓔ parapsis): Störung des Tastsinns

Pa|ra|pso|ri|a|sis *f, pl* **-ses** (Ⓔ parapsoriasis): Sammelbegriff für Hauterkrankungen, die äußerlich der Schuppenflechte [Psoriasis*] ähneln

Parapsoriasis digitiformis (Ⓔ small plaque parapsoriasis): fingerprint dermatosis; *s.u. Parapsoriasis en plaques*

Parapsoriasis en plaques: →*Brocq-Krankheit*

großfleckige Parapsoriasis en plaques (Ⓔ large plaques parapsoriasis): ***Syn:*** *prämaligne Form der Parapsoriasis en plaques*; *s.u. Parapsoriasis en plaques*

kleinfleckige Parapsoriasis en plaques (Ⓔ small plaques parapsoriasis): *s.u. Parapsoriasis en plaques*

prämaligne Form der Parapsoriasis en plaques: →*Parapsoriasis en plaques simples*

Parapsoriasis en plaques simples (Ⓔ simple parapsoriasis en plaques): ***Syn:*** *prämaligne Form der Parapsoriasis en plaques*; großherdig-entzündliche Form der Parapsoriasis* en plaques; wird von den meisten Autoren als Vorstufe von Mycosis* fungoides angesehen

Parapsoriasis guttata: →*Pityriasis lichenoides*

Parapsoriasis lichenoides: →*Parakeratosis variegata*

pa|ra|psy|chisch *adj* (Ⓔ parapsychic): ***Syn:*** *übersinnlich, paranormal*; nicht auf natürliche Weise erklärbar

Pa|ra|psy|cho|lo|gie *f* (Ⓔ parapsychology): Teilgebiet der Psychologie*, das sich mit (bisher) unerklärten Phänomenen und Erscheinungen befasst

pa|ra|psy|cho|lo|gisch *adj* (Ⓔ parapsychological): Parapsychologie betreffend

Pa|ra|rausch|brand|ba|zil|lus *m, pl* **-li** (Ⓔ Ghon-Sachs bacillus): ***Syn:*** *Clostridium septicum*; Gasbrand*-Erreger bei Tier und Mensch

Pa|ra|re|fle|xie *f* (Ⓔ parareflexia): ***Syn:*** *Dysreflexie*; Reflexstörung, z.B. Hyporeflexie*, Hyperreflexie*

pa|ra|rek|tal *adj* (Ⓔ **1.–2.** pararectal): **1.** neben dem Mastdarm [Rektum*] (liegend) **2.** neben dem Musculus* rectus abdominis (liegend)

pa|ra|re|nal *adj* (Ⓔ pararenal): neben oder in der Umgebung der Niere/Ren (liegend)

Pa|ra|rho|ta|zis|mus *m* (Ⓔ pararhotacism): Sprachfehler, bei dem „r" nicht richtig ausgesprochen wird

Pa|ra|rhyth|mie *f* (Ⓔ pararrhythmia): Form der Reizbildungsstörung, bei der zwei Zentren zur selben Zeit aktiv sind

Pa|ra|ros|a|ni|lin *nt* (Ⓔ pararosaniline): Parafuchsin; *s.u. Fuchsin*

pa|ra|sa|kral *adj* (Ⓔ parasacral): neben dem Kreuzbein/Sakrum (liegend), am Kreuzbein (liegend)

Pa|ra|sal|pin|gi|tis *f, pl* **-ti|den** (Ⓔ parasalpingitis): Entzündung des Bindegewebes um den Eileiter; *s.a. Adnexitis*

pa|ra|sal|pin|gi|tisch *adj* (Ⓔ parasalpingitic): Parasalpingitis betreffend, von ihr betroffen oder gekennzeichnet

pa|ra|sel|lär *adj* (Ⓔ parasellar): neben der Sella turcica (liegend)

pa|ra|sep|tal *adj* (Ⓔ paraseptal): neben einem Septum (liegend)

Pa|ra|se|xu|a|li|tät *f* (Ⓔ parasexuality): Oberbegriff für sexuell abweichendes Verhalten; oft als sexuelle Perversion bezeichnet

Pa|ra|sig|ma|tis|mus *m* (Ⓔ parasigmatism): Sprachfehler, bei dem „s" und „z" nicht richtig ausgesprochen werden

pa|ra|si|no|i|dal *adj*: →*parasinuidal*

pa|ra|si|nu|i|dal *adj* (Ⓔ parasinoidal): ***Syn:*** *parasinoidal*; neben einem Sinus (liegend)

Pa|ra|sit *m* (Ⓔ **1.–2.** parasite): **1.** ***Syn:*** *Schmarotzer*; ein- oder mehrzelliger Organismus, der sich auf Kosten eines anderen Organismus ernährt; pflanzliche [**Phytoparasiten**] und tierische Parasiten [**Zooparasiten**] können dauerhaft [**stationäre Parasiten**] oder vorübergehend [**temporäre Parasiten**] in [**Endoparasit**] oder auf [**Ektoparasit**] einem Wirt leben; medizinisch wichtig ist eine Unterscheidung von krankheitsverursachenden [**pathogene Parasiten**] und harmlosen Parasiten [**apathogene Parasiten**]; *s.a. Essay Infektion S. 1027* **2.** asymmetrische Doppelfehlbildung, bei der der kleinere, nicht-lebensfähige Teil an dem größeren, fast normalen **Autositen** hängt

Pa|ra|sit|ä|mie *f* (Ⓔ parasitemia): Auftreten von Parasiten im Blut

pa|ra|si|tär *adj* (Ⓔ parasitic): ***Syn:*** *parasitisch*; Parasiten betreffend, durch sie bedingt oder ausgelöst, schmarotzend, schmarotzerhaft

Pa|ra|si|ten|zys|te *f* (Ⓔ parasitic cyst): ***Syn:*** *parasitäre Zyste*; durch Parasiten [z.B. Echinococcus*] hervorgerufene Zystenbildung

Pa|ra|si|tie *f*: →*Parasitismus*

pa|ra|si|tie|ren *v* (Ⓔ parasitize): schmarotzen, als Parasit leben

pa|ra|si|tisch *adj*: →*parasitär*

Pa|ra|si|tis|mus *m* (Ⓔ parasitism): ***Syn:*** *Parasitie*; Schmarotzertum, schmarotzende Lebensweise; *s.a. Parasit*

Pa|ra|si|ti|zid *nt* (Ⓔ parasiticide): parasitenabtötendes Mittel

pa|ra|si|ti|zid *adj* (Ⓔ parasiticidal): parasitenabtötend

pa|ra|si|to|gen *adj* (Ⓔ parasitogenic): durch Parasiten verursacht

Pa|ra|si|to|lo|gie *f* (Ⓔ parasitology): ***Syn:*** *Schmarotzerkunde*; Lehre von den pflanzlichen und tierischen Parasiten

pa|ra|si|to|phob *adj* (Ⓔ parasitophobic): Parasitophobie betreffend, durch sie gekennzeichnet

Pa|ra|si|to|pho|bie *f* (Ⓔ parasitophobia): krankhafte Angst vor Parasiten oder Parasitenbefall; oft gleichgesetzt mit Dermatozoenwahn*

Pa|ra|si|to|se *f* (Ⓔ parasitosis): ***Syn:*** *Parasitenerkrankung, Parasitenbefall*; durch Parasiten hervorgerufene Erkrankung, z.B. Pediculosis*, Echinokokkose*

pa|ra|si|to|trop *adj* (Ⓔ parasitotropic): mit besonderer Affinität zu Parasiten

pa|ra|ska|pu|lär *adj* (Ⓔ parascapular): in der Nähe des Schulterblattes/der Skapula (liegend)

Pa|ra|som|nie *f* (Ⓔ **1.–2.** parasomnia): **1.** Schlafstörung, z.B. Alpträume, Schlafwandeln; *s.a. Essay Schlaf und Schlafstörungen S. 1915* **2.** schlafähnliche Bewusstseinseintrübung bei Hirntrauma, Vergiftung etc.; die Patienten reagieren auf Ansprechen oder Berührung, versinken dann aber wieder in einen schlafähnlichen Zustand

Pa|ra|spa|die *f* (Ⓔ paraspadias): seitlicher Harnröhrenspalt; *s.a. Hypospadie*

Pa|ra|spas|tik *f* (Ⓔ paraspasm): spastische Lähmung beider Beine; *s.a. Paraplegie, Querschnittslähmung*

pa|ra|ster|nal *adj* (Ⓔ parasternal): neben dem Brustbein/Sternum (liegend)

Pa|ra|ster|nal|her|nie *f*: →*Morgagni-Hernie*

Pa|ra|ster|nal|li|nie *f* (Ⓔ parasternal line): ***Syn:*** *Linea parasternalis*; senkrecht verlaufende anatomische Hilfslinie zwischen Sternal- und Mamillarlinie

Par|äs|the|sie *f* (Ⓔ paresthesia): Fehlempfindung, subjektive Missempfindung, z.B. Hautkribbeln, Ameisenlaufen

par|äs|the|tisch *adj* (Ⓔ paresthetic): Parästhesie betreffend, von ihr betroffen oder gekennzeichnet, durch sie bedingt

Pa|ra|sym|pa|thi|ko|ly|ti|kum *nt, pl* **-ka**: →*Parasympatholytikum*

Pa|ra|sym|pa|thi|ko|mi|me|ti|kum *nt, pl* **-ka**: →*Parasympathomimetikum*

Pa|ra|sym|pa|thi|ko|to|nie *f* (Ⓔ parasympathicotonia): ***Syn:*** *Vagotonie*; erhöhte Erregbarkeit oder Überwiegen des parasympathischen Nervensystems, z.B. bei konstitutioneller, vegetativer Labilität; führt u.a. zu Hypotonie*, Bradykardie*, Bronchialspasmen*, Miosis* und Beschleunigung der Magan-Darm-Motorik

Pa|ra|sym|pa|thi|kus *m* (Ⓔ parasympathetic nervous system): ***Syn:*** *parasympathisches System, parasympathisches Nervensystem, Pars parasympathica*; parasympathischer Teil des vegetativen Nervensystems [Pars* autonomica systematis nervosi periphericil]; gliedert sich in einen Kopfabschnitt [**Pars cranialis**] und einen Beckenabschnitt [**Pars pelvica**]; die Transmittersubstanz des Parasympathikus ist Acetylcholin*; die vom kranialen Teil ausgehen Fasern ziehen zum größten Teil mit dem Nervus* vagus zu Herz, Lunge, Speiseröhre, Magen, Leber, Bauchspeicheldrüse Dünndarm und proximalem Kolon; der Rest versorgt das Auge und die Speicheldrüsen; die Fasern des Beckenteils versorgen über die Nervi* splanchnici pelvici die Beckeneingeweide; im Hals-, Brust-, Bauch- und Beckenbereich bilden Sympathikus und Parasympathikus eine Reihe von gemischten Plexus, die die Aorta* und ihre Äste umgeben

Pa|ra|sym|pa|thi|kus|gan|gli|on *nt* (Ⓔ parasympathetic ganglion): ***Syn:*** *parasympathisches Ganglion, Ganglion parasympathicum*; vegetatives, i.d.R. in unmittelbarer Nähe des Erfolgsorgans liegendes Ganglion des Parasympathikus*

pa|ra|sym|pa|thisch *adj* (Ⓔ parasympathetic): parasympathisches Nervensystem/Parasympathikus betreffend

Pa|ra|sym|pa|tho|ly|ti|kum *nt* (Ⓔ parasympatholytic): ***Syn:*** *Parasympathikolytikum, Anticholinergikum; Vagolytikum, Cholinolytikum*; die Wirkung von Acetylcholin hemmendes Arzneimittel, das die Erregungsübertragung am postsynaptischen Rezeptor durch kompetitive Hemmung blockiert

pa|ra|sym|pa|tho|ly|tisch *adj* (Ⓔ parasympatholytic): ***Syn:*** *anticholinerg, vagolytisch*; die Wirkung von Acetylcholin hemmend; das parasympathische System hemmend

Pa|ra|sym|pa|tho|mi|me|ti|kum *nt, pl* **-ka** (Ⓔ parasympathomimetic): ***Syn:*** *Parasympathikomimetikum, Cholinergikum, Vagomimetikum*; Arzneimittel mit aktivierender Wirkung auf das parasympathische Nervensystem; **direkte Parasympathomimetika** wirken wie Acetylcholin* direkt am Rezeptor [Muskarin, Carbachol], **indirekte Parasympathomimetika** hemmen den enzymatischen Abbau von Acetylcholin, das sich damit am Rezeptor anreichert [Neostigmin, Physostigmin]; **Anw.:** Glaukom, Ileus, Blasenatonie, Myasthenia gravis, Atropin- oder Curarevergiftung

pa|ra|sym|pa|tho|mi|me|tisch *adj* (Ⓔ parasympathomimetic): ***Syn:*** *vagomimetisch*; mit aktivierender Wirkung auf das parasympathische Nervensystem

Pa|ra|sys|to|lie *f* (Ⓔ parasystole): ***Syn:*** *parasystolischer Rhythmus*; gleichzeitiges Vorkommen von zwei Schrittmacherzentren im Herz

pa|ra|sys|to|lisch *adj* (Ⓔ parasystolic): Parasystolie betreffend

Pa|ra|ten|di|ne|um *nt* (Ⓔ paratenon): ***Syn:*** *Sehnengleitgewebe, Paratenon*; *s.u. Sehne*

Pa|ra|ten|di|ni|tis *f, pl* **-ti|den** (Ⓔ paratenonitis): ***Syn:*** *Paratenonitis*; Entzündung des Sehnengleitgewebes; meist gleichgesetzt mit Sehnenscheidenentzündung [Tendovaginitis*]

Paratendinitis stenosans (Ⓔ stenosing paratenonitis): ***Syn:*** *Paratenonitis stenosans*; Reizzustand der Sehnenhüllen von

P

Musculus* abductor pollicis longus und Musculus* extensor pollicis brevis; Frühstadium der Tendovaginitis* stenosans (de Quervain); **Therapie**: Ruhigstellung für 14 Tage

pa|ra|ten|di|ni|tisch *adj* (Ⓔ paratenonitic): ***Syn:*** *paratenonitisch*; Paratendinitis betreffend, von ihr betroffen oder gekennzeichnet

Pa|ra|te|non *nt* (Ⓔ paratenon): Paratendineum; *s.u. Sehne*

Pa|ra|te|no|ni|tis *f, pl* **-ti|den:** *→Paratendinitis*

pa|ra|te|no|ni|tisch *adj*: *→paratendinitisch*

Pa|rat|hor|mon *nt* (Ⓔ parathormone): ***Syn:*** *Parathyrin*; in der Nebenschilddrüse [Parathyroidea*] gebildetes Hormon, das zusammen mit Calcitonin* und Vitamin* D den Calciumspiegel des Körpers reguliert; die Abgabe von Parathormon wird durch den extrazellulären Calciumspiegel reguliert; fällt er ab, kommt es zu einer Steigerung der Sekretion und umgekehrt; Parathormon fördert die Calciummobilisation aus Knochengewebe und hemmt die Phosphatresorption in der Niere, was zu einer Verminderung der Calciumausscheidung führt; außerdem stimuliert es die Hydroxylierung von 25-Hydroxycholecalciferol zum aktiven 1,25-Dihydroxycholecalciferol in der Niere und fördert die Calciumresorption im Dünndarm

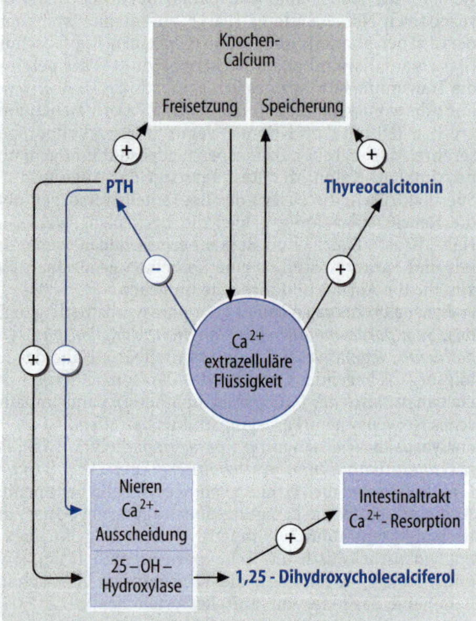

Abb. P21. Rolle von Parathormon [PTH] im Calciumstoffwechsel

Pa|ra|thy|mie *f* (Ⓔ parathymia): Störung der Affektivität, d.h., es tritt ein der Situation oder dem Denken unangebrachter oder entgegengesetzter Affekt auf [z.B. Lachen bei einer Beerdigung]; findet sich v.a. bei Schizophrenie*

pa|ra|thy|re|oid *adj*: *→parathyroidal*

pa|ra|thy|re|o|i|dal *adj*: *→parathyroidal*

Pa|ra|thy|re|o|i|dea *f*: *→Parathyroidea*

Pa|ra|thy|re|o|i|de|a|a|de|nom *nt* (Ⓔ parathyroid adenoma): ***Syn:*** *Nebenschilddrüsenadenom*; autonome Adenome* der Nebenschilddrüse* sind in 80 % der Fälle Ursache eines primären Hyperparathyreoidismus*; **Therapie**: operative Entfernung

Pa|ra|thy|re|o|i|dek|to|mie *f* (Ⓔ parathyroidectomy): ***Syn:*** *Parathyroidektomie, Nebenschilddrüsenentfernung, Epithelkörperchenentfernung*; operative Entfernung einer oder mehrerer Nebenschilddrüsen

Pa|ra|thy|re|o|pa|thie *f* (Ⓔ parathyropathy): Erkrankung der Nebenschilddrüsen [Epithelkörperchen]

pa|ra|thy|re|o|priv *adj* (Ⓔ parathyroprivic): durch ein Fehlen der Nebenschilddrüse/Epithelkörperchen bedingt

pa|ra|thy|re|o|trop *adj* (Ⓔ parathyrotropic): auf die Nebenschilddrüse/Epithelkörperchen wirkend

Pa|ra|thy|rin *nt*: *→Parathormon*

pa|ra|thy|ro|id *adj*: *→parathyroidal*

pa|ra|thy|ro|i|dal *adj* (Ⓔ parathyroid): ***Syn:*** *parathyroid, parathyreoid, parathyreoidal*; neben der Schilddrüse/Glandula thyroidea (liegend)

Pa|ra|thy|ro|i|dea *f* (Ⓔ parathyroid): ***Syn:*** *Nebenschilddrüse, Epithelkörperchen, Parathyreoidea, Glandula parathyroidea*; etwa erbsengroße, hinter der Schilddrüse liegende endokrine Drüsen, die über das Parathormon* den Calcium- und Phosphathaushalt regulieren; meist handelt es sich um zwei obere und zwei untere Drüsen [**Glandula parathyroidea inferior, superior**], es kommen aber häufig versprengte Drüsenanlagen vor [**Glandulae parathyroideae accessoriae**]

Pa|ra|thy|ro|i|dek|to|mie *f*: *→Parathyreoidektomie*

Pa|ra|top *nt* (Ⓔ paratope): antigenbindender Teil der T-Zell-Rezeptoren

pa|ra|tra|che|al *adj* (Ⓔ paratracheal): neben der Luftröhre/Trachea (liegend)

Pa|ra|tra|chom *nt* (Ⓔ paratrachoma): ***Syn:*** *Schwimmbadkonjunktivitis, Einschlussblennorrhoe, Einschlusskörperchenkonjunktivitis, Einschlusskonjunktivitis*; durch Chlamydia*-Species hervorgerufene Bindehautentzündung mit trachomartigen Einschlusskörperchen; bei Neugeborenen erfolgt die Infektion beim Durchtritt durch den Geburtskanal, Erwachsene stecken sich in Schwimmbädern und beim Geschlechtsverkehr an; die Inkubationszeit beträgt 5–10 Tage; im Unterschied zur Conjunctivitis* trachomatosa gibt es keinen Pannus*, keine Hornhautbeteiligung oder Narbenbildung

Pa|ra|ty|phli|tis *f, pl* **-ti|den** (Ⓔ paratyphlitis): ***Syn:*** *Epityphlitis*; Entzündung des Bindegewebes um den Blinddarm

pa|ra|ty|phli|tisch *adj* (Ⓔ paratyphlitic): ***Syn:*** *epithyphlitisch*; Paratyphlitis betreffend, von ihr betroffen oder gekennzeichnet

Pa|ra|ty|phus *m* (Ⓔ paratyphoid): durch Salmonella* paratyphi verursachte meldepflichtige Infektionskrankheit, die in ihrem Verlauf einem abgeschwächten Typhus* abdominalis entspricht; **Paratyphus A** [Erreger: Salmonella paratyphi A] und **Paratyphus C** [Erreger: Salmonella paratyphi C] treten v.a. endemisch in wärmeren Ländern auf, **Paratyphus** B [Erreger: Salmonella paratyphi B] ist weltweit verbreitet und tritt auch in Mitteleuropa auf

pa|ra|um|bi|li|kal *adj* (Ⓔ paraumbilical): ***Syn:*** *parumbilikal*; um den Nabel/Umbilikus herum (liegend), neben dem Nabel

pa|ra|u|re|thral *adj* (Ⓔ paraurethral): neben der Harnröhre/Urethra (liegend)

Pa|ra|u|re|thri|tis *f, pl* **-ti|den** (Ⓔ paraurethritis): Entzündung des paraurethralen Bindegewebes des Mannes; *s.a. Urethritis*

pa|ra|u|re|thri|tisch *adj* (Ⓔ paraurethritic): Paraurethritis betreffend, von ihr betroffen oder gekennzeichnet

pa|ra|u|te|rin *adj* (Ⓔ parauterine): neben der Gebärmutter/dem Uterus (liegend)

Pa|ra|vac|ci|nia *f*: *→Paravakzineknoten*

Pa|ra|vac|ci|ni|a|vi|rus *nt, pl* **-ren** (Ⓔ paravaccinia virus): ***Syn:*** *Melkerknotenvirus, Paravakzinevirus*; weltweit verbreitetes Parapoxvirus*, das bei Rindern eine papulokrustöse Entzündung, v.a. am Euter, verursacht; das Virus wird bei Kontakt, v.a. beim Melken, auf den Menschen übertragen und verursacht Paravakzineknoten*

pa|ra|va|gi|nal *adj* (Ⓔ paravaginal): neben der Scheide/Vagina (liegend)

Pa|ra|va|gi|ni|tis *f, pl* **-ti|den** (Ⓔ paravaginitis): ***Syn:*** *Parakolpitis*; Entzündung des paravaginalen Bindegewebes [Paracolpium*]

pa|ra|va|gi|ni|tisch *adj* (Ⓔ paravaginitic): ***Syn:*** *parakolpitisch*; Paravaginitis betreffend, von ihr betroffen oder gekennzeichnet

Pa|ra|vak|zi|ne|kno|ten *pl* (Ⓔ paravaccinia): ***Syn:*** *Melkerknoten, Nebenpocken, Melkerpocken, Paravaccinia*; blau-rote, stark juckende Knoten an den Händen, die durch das Paravacciniavirus* verursacht werden; Abheilung innerhalb

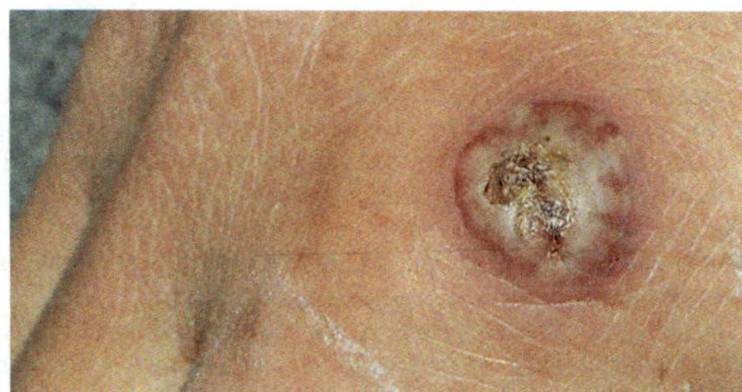
Abb. P22. Paravakzineknoten

von 4–6 Wochen
Pa|ra|vak|zi|ne|vi|rus *nt, pl* **-ren:** *→Paravacciniavirus*
pa|ra|va|sal *adj*: *→paravaskulär*
pa|ra|vas|ku|lär *adj* (Ⓔ paravascular): *Syn*: *paravasal*; neben einem Gefäß (liegend)
pa|ra|ve|nös *adj* (Ⓔ paravenous): neben einer Vene (liegend)
pa|ra|vent|ri|ku|lär *adj* (Ⓔ paraventricular): *Syn*: *periventrikulär*; um einen Ventrikel herum (liegend)
pa|ra|ver|te|bral *adj* (Ⓔ paravertebral): neben der Wirbelsäule oder einem Wirbel/Vertebra (liegend), in der Umgebung eines Wirbels
Pa|ra|ver|te|bral|an|äs|the|sie *f* (Ⓔ paravertebral anesthesia): *Syn*: *Paravertebralblock*; Regionalanästhesie* durch paravertebrale Injektion eines Lokalanästhetikums
Pa|ra|ver|te|bral|block *m*: *→Paravertebralanästhesie*
Pa|ra|ver|te|bral|li|nie *f* (Ⓔ paravertebral line): *Syn*: *Linea paravertebralis*; über den Querfortsätzen der Wirbel verlaufende senkrechte anatomische Hilfslinie
pa|ra|ve|si|kal *adj* (Ⓔ paravesical): *Syn*: *parazystisch*; neben der Harnblase/Vesica urinaria (liegend)
pa|ra|zel|lu|lär *adj* (Ⓔ paracellular): neben Zellen, in den Interzellulärspalten
Pa|ra|zen|te|se *f*: *→Myringotomie*
pa|ra|zen|tral *adj* (Ⓔ paracentral): neben einem Zentrum (liegend)
Pa|ra|zer|vi|kal|an|äs|the|sie *f*: *→Parazervikalblockade*
Pa|ra|zer|vi|kal|blo|cka|de *f* (Ⓔ paracervical block): *Syn*: *Parazervikalanästhesie*; Lokalanästhesie im Bereich der Zervix durch Infiltration des parazervikalen Gewebes mit Lokalanästhetikum; kann nur in der mittleren und späten Phase der Eröffnungsperiode durchgeführt werden; wird wegen der häufigen Komplikationen kaum noch durchgeführt
Pa|ra|zer|vix *f*: *→Paracervix*
Pa|ra|zo|on *nt, pl* **-zo|a, -zo|en** (Ⓔ parazoon): *Syn*: *Zooparasit*; tierischer Parasit*
pa|ra|zys|tisch *adj* (Ⓔ **1.** paracystic **2.** *→paravesikal*): **1.** neben einer Zyste (liegend) **2.** *→paravesikal*
Pa|ra|zys|ti|tis *f, pl* **-ti|ti|den** (Ⓔ paracystitis): Entzündung des Bindegewebes um die Harnblase; *s.a. Zystitis*
pa|ra|zys|ti|tisch *adj* (Ⓔ paracystitic): Parazystitis betreffend, von ihr betroffen oder gekennzeichnet
Pa|ra|zys|ti|um *nt* (Ⓔ paracystium): *Syn*: *Paracystium*; Bezeichnung für das lockere Bindegewebe zu beiden Seiten der Harnblase
Pär|chen|e|gel *m*: *→Schistosoma*
Pär|chen|zwil|lin|ge *pl*: *s.u. zweieiige Zwillinge*
Pardee-Q *nt* (Ⓔ Pardee Q): *s.u. Essay Elektrokardiogramm S. 571, Essay Myokardinfarkt S. 1427*
Pa|ren|chym *nt* (Ⓔ parenchyma): *Syn*: *Parenchyma*; Gesamtheit der spezifischen Zellen eines Organs
Pa|ren|chy|ma *nt* (Ⓔ parenchyma): *Syn*: *Parenchym*; Gesamtheit der spezifischen Zellen eines Organs
Parenchyma glandulae thyroideae (Ⓔ parenchyma of thyroid): Parenchym der Schilddrüse*
Parenchyma prostatae (Ⓔ parenchyma of prostate): Parenchym der Prostata*
Parenchyma testis (Ⓔ parenchyma of testis): Parenchym der Hodenläppchen; *s.u. Hoden*
pa|ren|chy|ma|tös *adj* (Ⓔ parenchymatous): Parenchym betreffend
Pa|ren|chym|em|bo|lie *f* (Ⓔ parenchymal embolism): durch körpereigene Zellen verursachte Embolie*
Pa|ren|chym|ik|te|rus *m*: *→hepatogener Ikterus*
Pa|ren|chym|ne|kro|se *f* (Ⓔ parenchymal necrosis): Untergang des spezifischen Organgewebes, z.B. des Leberparenchyms bei Lebernekrose
Pa|ren|chym|stein *m* (Ⓔ parenchymal stone): Steinbildung im Parenchym eines Organs, z.B. im Nierenparenchym
Pa|ren|chym|zel|len *pl* (Ⓔ parenchymal cells): die spezifischen Zellen eines Organs, die in ihrer Gesamtheit als Parenchym bezeichnet werden
pa|ren|te|ral *adj* (Ⓔ parenteral): unter Umgehung des Magen-Darm-Kanals
Pa|re|se *f* (Ⓔ paresis): leichte oder unvollständige Lähmung, motorische Schwäche; *s.a. Lähmung, Paralyse*
zentrale faziale Parese: *→zentrale Fazialisparese*
pa|re|tisch *adj* (Ⓔ paretic): Parese betreffend, von ihr betroffen oder gekennzeichnet, durch sie bedingt, (teilweise oder unvollständig) gelähmt
Par|i|dro|sis *f, pl* **-ses:** *→Parahidrosis*
Pa|rier|frak|tur *f* (Ⓔ parry fracture): Fraktur des Ulnaschaftes durch Gewalteinwirkung auf den zum Schutz erhobenen Unterarm
Pa|ri|es *m* (Ⓔ wall): Wand
Paries anterior gastricae (Ⓔ anterior wall of stomach): Vorderwand des Magens*
Paries anterior vaginae (Ⓔ anterior wall of vagina): Vorderwand der Scheide [Vagina*]
Paries caroticus cavi tympani (Ⓔ carotid wall of tympanic cavity): vordere Wand der Paukenhöhle*
Paries externus ductus cochlearis (Ⓔ external wall of cochlear duct): äußere Wand des Ductus* cochlearis
Paries inferior orbitae (Ⓔ inferior wall of orbit): Boden der Augenhöhle [Orbita*]
Paries jugularis cavi tympani (Ⓔ jugular wall of tympanic cavity): untere Wand der Paukenhöhle*
Paries labyrinthicus cavi tympani (Ⓔ labyrinthine wall of tympanic cavity): mediale Wand der Paukenhöhle*
Paries lateralis orbitae (Ⓔ lateral wall of orbit): seitliche Wand der Augenhöhle [Orbita*]
Paries mastoideus cavi tympani (Ⓔ mastoid wall of tympanic cavity): hintere Wand der Paukenhöhle*
Paries medialis orbitae (Ⓔ medial wall of orbit): mediale Wand der Augenhöhle [Orbita*]
Paries membranaceus cavi tympani (Ⓔ membranous wall of tympanic cavity): laterale Wand der Paukenhöhle*
Paries membranaceus tracheae (Ⓔ membranous wall of trachea): membranöse Rückwand der Luftröhre [Trachea*]
Paries posterior gastricae (Ⓔ posterior wall of stomach): Hinterwand des Magens*
Paries posterior vaginae (Ⓔ posterior wall of vagina): Hinterwand der Scheide [Vagina*]
Paries superior orbitae (Ⓔ superior wall of orbit): Dach der Augenhöhle [Orbita*]
Paries tegmentalis cavi tympani (Ⓔ tegmental wall of tympanic cavity): obere Wand der Paukenhöhle*
Paries tympanicus ductus cochlearis (Ⓔ tympanic wall of cochlear duct): untere Wand des Ductus* cochlearis; besteht aus der Basilarmembran [Lamina* basilaris ductus cochlearis], die an der Crista* spiralis ductus cochlearis ansetzt
Paries vestibularis ductus cochlearis (Ⓔ vestibular wall of cochlear duct): *Syn*: *Reissner-Membran, Membrana vestibularis*; dünne Haut zwischen Schneckengang [Ductus* cochlearis] und Scala* vestibuli
pa|ri|e|tal *adj* (Ⓔ **1.–2.** parietal): **1.** *Syn*: *seitlich, wandständig, randständig*; (Organ-, Körper-)Wand/Paries betreffend **2.** Scheitelbein/Os parietale betreffend
Pa|ri|e|tal|lap|pen *m* (Ⓔ parietal lobe): *Syn*: *Scheitellappen, Lobus parietalis*; Lappen auf der Seite und dem oberen Teil des Großhirns, wird vorne vom Sulcus* centralis cerebri, hinten vom Sulcus* parietooccipitalis und seitlich vom Sulcus* lateralis cerebri begrenzt; der größte Teil des Parietallappens wird von der primären und sekundären somatosensorischen Rinde* beansprucht, die Signale von Mecha-

P

no-, Schmerz-, Thermo- und Tiefenrezeptoren erhält

Pa|ri|e|tal|pleu|ra *f* (Ⓔ parietal pleura): ***Syn:*** *Pleura parietalis*; parietales Blatt der Pleura*, das die Brusthöhle [Cavitas* thoracis] auskleidet; wird über den Rippen als Pleura* costalis, über dem Zwerchfell als Pleura* diaphragmatica und über dem Mediastinum als Pleura* mediastinalis bezeichnet

Pa|ri|e|tal|re|gi|on *f* (Ⓔ parietal region): ***Syn:*** *Scheitelregion, Regio parietalis*; Schädelregion über dem Scheitelbein [Os* parietale]

Pa|ri|e|tal|zel|len *pl* (Ⓔ parietal cells): ***Syn:*** *Belegzellen*; salzsäurebildende Zellen der Magenschleimhaut*

Pa|ri|e|tal|zell|va|go|to|mie *f*: *→proximal gastrische Vagotomie*

Pa|ri|e|to|gra|phie *f* (Ⓔ parietography): ***Syn:*** *Parietografie*; Röntgenkontrastdarstellung* einer Organwand; wird heute kaum noch eingesetzt

parieto-okzipital *adj* (Ⓔ parieto-occipital): ***Syn:*** *okzipitoparietal*; Scheitelbein und Hinterhauptsbein/Os occipitale betreffend oder verbindend

pa|ri|e|to|sphe|no|i|dal *adj* (Ⓔ parietosphenoid): ***Syn:*** *sphenoparietal*; Scheitelbein und Keilbein/Os sphenoidale betreffend oder verbindend

pa|ri|e|to|tem|po|ral *adj* (Ⓔ parietotemporal): ***Syn:*** *temporoparietal*; Scheitelbein und Schläfenbein/Os temporale betreffend oder verbindend

Parinaud: Henri Parinaud; 1844–1905; französischer Augenarzt (Paris)

Parinaud-Konjunktivitis *f* (Ⓔ Parinaud's conjunctivitis): ***Syn:*** *okuloglanduläres Syndrom*; Kombination von Konjunktivitis* und Lymphknotenschwellung; findet sich u.a. bei Katzenkratzkrankheit*, Tularämie*, Tuberkulose* und Syphilis*

Parinaud-Syndrom *nt* (Ⓔ Parinaud's syndrome): ***Syn:*** *vertikale Blicklähmung*; *s.u. Blicklähmung*

Parkinson: James Parkinson; 1755–1824; englischer Arzt (London)

Parkinson-Krankheit *f* (Ⓔ Parkinson's disease): ***Syn:*** *Morbus Parkinson, Paralysis agitans*; idiopathische Degeneration der dopaminergen Neurone in der Substantia nigra, die zur klinischen Trias von Bewegungsarmut [Maskengesicht], Ruhetremor und Rigor führt; häufigste neurologische Erkrankung des Alters; *s.a. Essay Parkinson-Syndrome S. 1631*

Parkinson-Syndrom *nt* (Ⓔ parkinsonian syndrome): ***Syn:*** *Parkinsonismus*; sekundäre Parkinson*-Krankheit, z.B. nach Hirnhautentzündung, Intoxikation, Gehirntrauma; *s.a. Essay Parkinson-Syndrome S. 1631*

P

Par|kin|so|nis|mus *m*: *→Parkinson-Syndrom*

p-Arme *pl* (Ⓔ short arms): kurze Chromosomenarme*

pa|ro|don|tal *adj* (Ⓔ parodontal): das Parodontium betreffend

Pa|ro|don|tal|abs|zess *m* (Ⓔ periodontal abscess): Abszess* des Zahnhalteapparats; als rezidivierender Abszess bei Parodontitis* marginalis

Pa|ro|don|tal|li|ga|ment *nt* (Ⓔ parodontal ligament): ***Syn:*** *Wurzelhaut, Desmodontium, Desmodont, Ligamentum parodontale*; vom Periodontium* insertionis ausgehender Bandapparat zwischen Zahnwurzel und Alveolenwand, der der Verankerung des Zahns im Zahnfach dient; wird oft mit Periodontium gleichgesetzt

Pa|ro|don|ti|tis *f, pl* **-ti|ti|den** (Ⓔ parodontitis): Entzündung des Zahnhalteapparates [Parodontium*]

Parodontitis apicalis (Ⓔ apical periodontitis): ***Syn:*** *periapikale Ostitis, periapikale Läsion*; auf die Wurzelspitze begrenzte akute oder chronische Parodontitis

Parodontitis interradicularis (Ⓔ interradicular periodontitis): Entzündung des Paradontiums zwischen den Zahnwurzeln bei mehrwurzeligen Zähnen

Parodontitis marginalis (Ⓔ marginal periodontitis): am Zahnfleischsaum ablaufende Parodontitis

pa|ro|don|ti|tisch *adj* (Ⓔ parodontitic): Parodontitis betreffend, von ihr betroffen oder gekennzeichnet

Pa|ro|don|ti|um *nt* (Ⓔ parodontium): ***Syn:*** *Zahnbett, Zahnhalteapparat, Periodontium*; der den Zahn in der Alveole befestigende Apparat; besteht aus Zahnfleisch [Gingiva*], Periodontium* insertionis und Periodontium* protectoris

Pa|ro|don|to|pa|thi|en *pl* (Ⓔ peridontoses): Zahnbetterkrankungen; prinzipiell kann man zwischen **marginalen Parodontopathien** [z.B. Gingivitis, Gingivahyperplasie] und **apikalen Parodontopathien**, die von der Pulpa ausgehen [z.B. Parodontitis apicalis] unterscheiden

Pa|ro|don|to|se *f*: *→Paradontose*

Pa|ro|mo|my|cin *nt* (Ⓔ paromomycin): von **Streptomyces**-Species gebildetes Aminoglykosidantibiotikum*; wirkt v.a. gegen grampositive Keime; **Anw.:** bakterielle Enterokolitis

Pa|rom|phal|o|ze|le *f* (Ⓔ paromphalocele): angeborener Vorfall von Darmschlingen bei unvollständigem Verschluss der Bauchwand [Laparoschisis]

Pa|ro|ny|chia *f*: *→Paronychie*

pa|ro|ny|chi|al *adj* (Ⓔ paronychial): Nagelfalz betreffend

Pa|ro|ny|chie *f* (Ⓔ paronychia): ***Syn:*** *Paronychia, Nagelfalzentzündung, Umlauf*; akute oder chronische eitrige Entzündung des Paronychiums

akute Paronychie (Ⓔ acute paronychia): meist nur einen Finger betreffende Entzündung, die durch eine Verletzung des Nagelhäutchens [Maniküre!] verursacht wird; als Erreger findet man fast immer Staphylococcus* aureus; es findet sich eine ausgeprägte Rötung, Schmerzhaftigkeit und Gewebeeinschmelzung mit Eiterbildung; **Therapie:** Antibiotika lokal und/oder systemisch; evtl. Inzision

chronische Paronychie (Ⓔ chronic paronychia): kann sowohl Finger als auch Zehen betreffen; i.d.R. liegt ein Diabetes* mellitus vor; das Paronychium ist geschwollen und dunkel-livide verfärbt; der Schmerz ist nicht besonders stark und die Eiterbildung gering; neben Staphylokokken kommen v.a. Candida*-Species als Erreger in Frage; **Therapie:** Antibiotika lokal und/oder systemisch

Pa|ro|o|pho|ri|tis *f, pl* **-ti|den** (Ⓔ paroophoritis): ***Syn:*** *Parophoritis*; Entzündung des Paroophorons oder des Bindegewebes um die Eierstöcke; *s.a. Adnexitis*

pa|ro|o|pho|ri|tisch *adj* (Ⓔ paroophoritic): ***Syn:*** *parophoritisch*; Paroophoritis betreffend, von ihr betroffen oder gekennzeichnet

Pa|ro|o|pho|ron *nt* (Ⓔ paroophoron): ***Syn:*** *Beieierstock*; neben dem Eierstock [Ovar*] liegender Rest der embryonalen Urniere

Pa|ro|pho|ri|tis *f, pl* **-ti|den:** *→Paroophoritis*

pa|ro|pho|ri|tisch *adj*: *→paroophoritisch*

Pa|rop|sie *f* (Ⓔ paropsia): ***Syn:*** *Parablepsie*; Sehstörung

Pa|ro|re|xie *f* (Ⓔ parorexia): ***Syn:*** *Pikazismus, Pica-Syndrom*; ungewöhnliche Essbegierden während der Schwangerschaft

Pa|ros|mie *nt* (Ⓔ parosmia): ***Syn:*** *Parosphresie*; Fehlriechen, Geruchstäuschung, i.d.R. als Hyperosmie*

Pa|ros|phre|sie *f*: *→Parosmie*

pa|ros|te|al *adj* (Ⓔ parosteal): auf/neben einem Knochen (liegend)

Pa|ros|ti|tis *f, pl* **-ti|ti|den** (Ⓔ parostitis): Entzündung der paraossären Weichteile

pa|ros|ti|tisch *adj* (Ⓔ parostitic): Parostitis betreffend, von ihr betroffen oder gekennzeichnet

Pa|ros|to|sis *f, pl* **-ses** (Ⓔ parostosis): ***Syn:*** *ektope Knochenbildung, ektope Ossifikation*; (pathologische) Knochenbildung an atypischer Stelle, z.B. Reitknochen*

Pa|ro|ti|dek|to|mie *f* (Ⓔ parotidectomy): ***Syn:*** *Parotisentfernung*; operative (Teil-)Entfernung der Ohrspeicheldrüse [Parotis*], v.a. bei Tumoren der Speicheldrüse; führt häufig zu Fazialisparese* oder Frey*-Syndrom

Pa|ro|tis *f, pl* **-o|ti|den** (Ⓔ parotid): ***Syn:*** *Ohrspeicheldrüse, Glandula parotidea*; rein seröse Speicheldrüse, die sich mit ihrem oberflächlichen Teil [**Pars superficialis**] auf dem Musculus* masseter der Wange ausbreitet; unten biegt sie sich um den Unterkieferrand und liegt mit dem tiefen Abschnitt [**Pars profunda**] in der Fossa* retromolaris; der größte Teil der Ohrspeicheldrüse wird von einer derben Faszie [Fascia parotidea] umgeben; der Drüsenkörper wird von der Vena* retromandibularis und der Arteria* carotis externa durchzogen; der Nervus* facialis bildet in der Ohrspeicheldrüse den Plexus* intraparotideus; der Ausführungsgang [Ductus* parotideus] überquert den Musculus*

Parkinson-Syndrome

W. Hacke

Parkinson-Krankheit [Morbus Parkinson]

Die Parkinson-Krankheit, die in ihren verschiedenen Formen ebenso häufig ist wie die multiple Sklerose*, hat von den Parkinson-Syndromen die mit Abstand größte Bedeutung. Bei ihr tritt das **Parkinson-Syndrom als Ausdruck eines degenerativen Prozesses** der kleinen, dopaminergen Zellen in der Substantia* nigra auf. Charakteristisch sind die klinischen Symptome Bewegungsarmut [Akinese*], Ruhetremor*, Verlust der Körperkontrolle und Rigor*.

James Parkinson* beschrieb die Krankheit 1817 als „*shaking palsy*" [Schüttellähmung, Paralysis agitans]. Eine Lähmung im strengen Sinne tritt aber nicht ein. Es ist die Akinese, die es den Patienten schwer oder in fortgeschrittenen Stadien unmöglich macht, ihre Motorik kraftvoll und intendiert einzusetzen. Wenn es gelingt, durch ein geeignetes Medikament die Bewegungshemmung auszugleichen, sind die Kranken in der Lage, ohne Lähmung über ihre Motorik zu verfügen.

Epidemiologie und Genetik

Der Morbus Parkinson tritt mit zunehmendem Alter immer häufiger auf, wobei Männer etwas häufiger betroffen sind als Frauen. Das Erkrankungsalter liegt jenseits des 40. Lebensjahres, meist zwischen 40 und 60 Jahren. Die Prävalenz nimmt von 1,4 % bei 55-Jährigen bis zu 3,4 % bei 75-Jährigen zu. In den letzten 30 Jahren hat die Prävalenz nicht zugenommen. Weltweit hat man keine Häufung der Krankheit in bestimmten Regionen gefunden.

Diese Fakten zeigen an, dass schädigende Umwelteinflüsse für die Manifestation der Krankheit keine erkennbare Rolle spielen. 20–25 % der Patienten haben wenigstens einen Verwandten 1. Grades, der ebenfalls die Parkinson-Krankheit oder einen essentiellen Tremor* hat, der jedoch als gesonderte Krankheit eingeordnet wird. Es gibt Familien, in denen der Parkinsonismus autosomal-dominant oder auch rezessiv vererbt wird. Für die Mehrzahl der Kranken nimmt man einen polygenen Erbgang an. Insgesamt ist Erblichkeit kein starker Faktor bei der Entstehung der Parkinson-Krankheit.

Ätiologie

Die Ätiologie ist weiterhin unbekannt. Es gibt keine Befunde, die eine immunologische oder virale Ursache nahe legen. Alter selbst ist kein ursächlicher Faktor und die Krankheit ist nicht kontagiös. Sie tritt selbst bei jahrzehntelanger Lebensgemeinschaft nicht häufiger als zu erwarten beim gesunden Partner auf. Umweltgifte spielen, wie oben dargelegt, keine ätiologische Rolle. Kopftraumen lösen die Parkinson-Krankheit nicht aus. Eine Ausnahme wird nach sehr häufigen, rasch aufeinander folgenden schweren Kopftraumen unterstellt, wenn diese zum Krankheitsbild der **Boxerenzephalopathie*** mit Parkinson und Demenz* führen.

Pathologisch-anatomische Befunde

Bei den Patienten entwickelt sich eine fortschreitende, symmetrische Degeneration vor allem der kleinen, melaninhaltigen Zellen in der Pars compacta der Substantia* nigra. Zelluntergang und Gliose* finden sich auch im noradrenergen Locus* caeruleus, im dorsalen Vaguskern und in der cholinergen Substantia* innominata sowie im serotonergen Raphekern [*s.a. Nuclei raphes*]. Gleichzeitig treten in den überlebenden Nervenzellen sog. **Lewy-Körper** auf [Zellen mit runden, eosinophilen, konzentrischen, zytoplasmatischen Einschlüssen]. Sie unterscheiden sich nach Struktur und Zusammensetzung von den neuronalen Einschlüssen bei anderen degenerativen Krankheiten. Ihr Nachweis in dieser Lokalisation ist Voraussetzung für die histopathologische Diagnose der Erkrankung. Lewy-Körper wurden aber auch an anderen Orten, im Hirnstamm und in der Hirnrinde beschrieben, und sie finden sich auch bei 10 % der gesunden älteren Menschen und bei anderen Gehirnkrankheiten. Damit sind sie ein quantitatives, nicht aber ein qualitatives Merkmal der Parkinson-Krankheit.

Pathophysiologie

Im Zentrum der Pathophysiologie steht der Dopaminmangel an den striären Rezeptoren. Er beruht auf der Degeneration der dopaminergen, melaninhaltigen Zellen in der Substantia* nigra. Außerdem sind bei der Krankheit auch andere Neurotransmitter vermindert: Noradrenalin*, Serotonin* [beide im Raphekern], Acetylcholin* [im Nucleus basalis Meynert] und GABA*. Die motorischen Symptome beruhen auf dem Dopaminmangel, der Acetylcholinmangel soll mit Demenz* und der Serotoninmangel mit Depressionen* assoziiert sein.

Eine Hypothese führt die Nervenzelldegeneration darauf zurück, dass vermehrt freigesetzte oder vermindert eliminierte freie Sauerstoffradikale durch Peroxidation der Lipide die Zellen zerstören. Eine andere Hypothese führt den Zelluntergang auf die exzitotoxische Aktivität von Glutamat* zurück, das infolge der Dopaminverarmung im Corpus* striatum dominiert.

Symptomatik und Verlauf

Als **Frühsymptome** findet man oft Schmerzen in den Extremitäten. Sie werden anfangs oft irrtümlich mit Abnutzungsvorgängen an der Wirbelsaule in Zusammenhang gebracht, die im mittleren Lebensalter häufig als Nebenbefund vorliegen. In vielen Fällen zeigen sich bereits in diesem Stadium **depressive Verstimmungen**, die für die psychische Verfassung der Patienten während des weiteren Verlaufes sehr charakteristisch sind. Langsam fortschreitend entwickelt sich dann das Parkinson-Syndrom mit Tremor, Verarmung der Ausdrucks- und Mitbewegungen, Erschwerung der intendierten Bewegungen, rigider Erhöhung des Muskeltonus und vegetativen Begleitsymptomen. Die Symptome sind anfangs meist asymmetrisch, später ergreifen sie die Extremitäten beider Körperseiten.

Die **Leitsymptome** des Parkinson-Syndroms, Tremor, Bradykinese, posturale Instabilität, Hypokinese, Akinese und Rigor, sind nicht immer gleich stark ausgeprägt.

- **Tremor-dominanter Typ:** Bei einer Untergruppe steht der Tremor [Abb. 1], vor allem der Supinatoren und Pronatoren, im Vordergrund, ohne dass die Motorik die typische, akinetische Gebundenheit aufweist [**tremor-dominantes Parkinson-Syndrom**]. Diese Patienten haben ein jüngeres Erkrankungsalter, haben häufiger eine positive Familienanamnese und bleiben relativ frei von psychischen Veränderungen. Die Symptomatik entwickelt sich bei ihnen langsamer als bei der zweiten, größeren Gruppe mit frühzeitig akinetisch-rigider Symptomatik.
- **Akinetischer Typ:** Bei anderen Fällen ist die Symptomatik von Akinese und Rigor beherrscht. Zuerst verarmen die Bewegungen, v.a. unbewusste Mitbewegungen, z. B. das Mitschwingen der Arme beim Gehen. Die Schritte werden langsam, die Stimme monoton, Folgebewegungen der Arme werden träge [Bradykinese]. Bald schränken **Pulsionsphänomene** die Beweglichkeit der Kranken so ein, dass sie es nicht mehr wagen, das Haus zu verlassen, weil sie im Straßenverkehr nicht mehr in der Lage wären, plotzlich stehen zu bleiben. Ferner tritt manchmal akut vor plötzlichen motorischen Anforderungen der sog. **freezing effect** auf, eine Sekunden dauernde Immobilität, die den Kranken etwa daran hindert, durch eine Tür zu gehen. Die sog. **start hesitation** kann das Losgehen erschweren. Diese Phänomene dürfen nicht mit den länger dauernden und erst später unter Therapie auftretenden On-Off-Perioden verwechselt werden [s.u.]. Später fällt es den Patienten immer schwerer, sich auch nur vom Stuhl zu erheben, sich an- und auszukleiden oder die Speisen zum Mund zu führen. Hypersalivation* wird oft nur durch Akinese für Schluckbewegungen vorgetäuscht.

P

Die **Amimie** lässt den mimischen Ausdruck leblos und ohne affektive Regung erscheinen [**Maskengesicht***]. Die Schwierigkeiten beim Sprechen verstärken den Eindruck einer großen Langsamkeit der Denkabläufe. All dies trägt dazu bei, dass viele Parkinson-Kranke irrtümlich für dement und affektiv abgestumpft gehalten werden.

Psychische Symptome: Demenz* und affektive Nivellierung bilden sich nur bei etwa 30–40 % der Patienten aus. Die meisten Patienten erleben ihr Schicksal leidend und bei voller Einsicht, zumal Depression die motorischen Symptome in einem hohen Prozentsatz begleitet. Bei aufmerksamer Beobachtung lässt sich die erhaltene geistige Beweglichkeit am lebhaften Spiel der Augen ablesen, deren Motorik weniger von der Akinese betroffen wird.

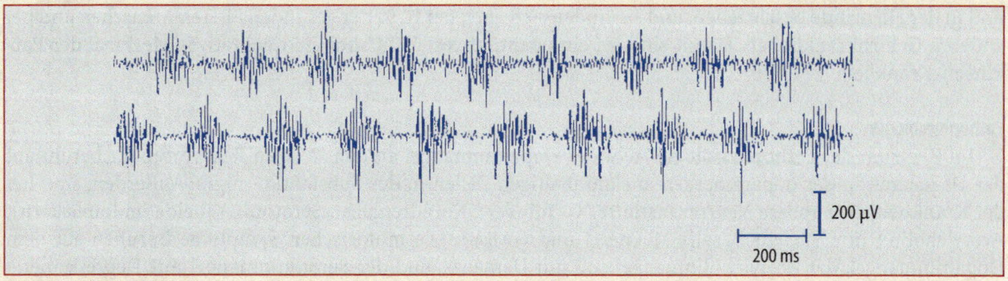

200 µV

200 ms

Abb. 1. Tremor bei Morbus Parkinson

Die **Schwere der Behinderung** kann anhand einer **5 Punkte-Skala von Hoehn und Yahr** dokumentiert werden:

I. keine sichtbaren funktionellen Krankheitszeichen,
II. einseitige Symptomatik,
III. leichte bis mäßige Behinderung,
IV. schwere Behinderung,
V. an den Rollstuhl gefesselt oder bettlägerig.

Verlauf: Mehrere Jahre vor Auftreten der ersten Symptome lässt sich bei Familienuntersuchungen im 18-Flurodopa-PET eine Dopaminverarmung in der Substantia* nigra nachweisen. Der Krankheitsverlauf ist in den ersten Jahren rascher, nach etwa 9 Jahren langsamer progredient. Durchgehende rasche Progredienz wird v.a. bei hohem Erkrankungsalter und akinetischer Symptomatik mit Demenz beobachtet. Im fortgeschrittenen Stadium treten Gleichgewichtsstörungen auf.

Die 10-Jahresmortalität ist 35 %, die Überlebenszeit etwa 13 Jahre [2–32 Jahre]. Alle anderen neurodegenerativen Krankheiten haben weitaus kürzere Überlebenszeiten. Der Tod tritt meist durch Pneumonie* infolge Aspiration bei Dysphagie* oder Bettlägerigkeit ein.

Apparative Diagnostik: Das Parkinson-Syndrom ist eine klinische Diagnose. Computertomographisch findet man in 60–80 % der Fälle eine **Volumenminderung des Gehirns**, die stärker ist als dem Lebensalter entspricht. Das EEG* bleibt normal. Im PET* findet man eine verminderte Aufnahme von 18-Flurodopa in der Substantia* nigra, bei halbseitiger Symptomatik kontralateral betont. Im SPECT [EBZM-SPECT] lässt sich eine Minderexpression der Dopaminrezeptoren im Nucleus* caudatus zeigen.

Medikamentöse Therapie

Dopamin selbst dringt nicht durch die Blut-Hirnschranke. Man gibt deshalb ein Kombinationspräparat aus dem Dopaminvorläufer **L-Dopa** [**Levodopa**] und einem peripher wirksamen Decarboxylasehemmer*, sodass Dopamin in therapeutisch wirksamer Menge erst im Gehirn freigesetzt wird. Als Decarboxylasehemmer werden Benserazid* oder Carbidopa* verwendet. Inwischen stehen auch schnell anflutende Präparate [morgendliche Startdosis] und Retard-Tabletten zur Verfügung. Die orale Einnahme von Levodopa soll nicht mit proteinreichen Mahlzeiten zusammenfallen, weil Proteine dem Durchtritt durch die Blut-Hirnschranke entgegenwirken. Man beginnt in der Regel mit 3–5 x 50 mg L-Dopa und steigert individuell bis auf 6 x 100 mg. Manche Patienten benötigen im Verlauf deutlich höhere Dosen.

Eine neue Substanzklasse, die sog. **COMT-Inhibitoren** [Hemmer der peripheren Catechol-O-Methyl-Transferase], die über die Hemmung des L-Dopa-Abbaus die Bioverfügbarkeit erhöhen, wird beim Nachlassen und Fluktuieren seiner Wirkung eingesetzt.

Etwa vom 3. Jahr einer L-Dopa-Therapie an lässt die Wirkung nach, so dass die Dosis gesteigert werden und eine Kombination mit anderen, weiter unten aufgeführten Medikamenten erfolgen muss. Ein **unerwünschter Effekt** sind **choreatische Hyperkinesen** vorwiegend der Gesichts-, Hals- und Schultermuskulatur. Sie sind sozial sehr auffällig, werden aber von den Patienten selbst erstaunlich gut toleriert. Schließlich stellen sich bei vielen Patienten sog. **On-Off-Perioden** ein: ein- oder zweimal am Tag fällt der Kranke für Stunden in einen akinetischen Zustand zurück, der häufig von trauriger Verstimmung begleitet ist und der dem Zustand eines unbehandelten Parkinson-Patienten gleicht.

Hyperkinesen zwingen zur Reduktion der Dosis, On-Off-Perioden können aber durch Verteilung der Gesamtdosis auf viele kleine Dosen [Tabletten zu 50 mg L-Dopa] oft nicht befriedigend ausgeglichen werden. Wie auch die anderen Medikamente kann L-Dopa **psychotische Episoden** mit Halluzinationen, Unruhe, Angst und Aggressivität auslösen, die ebenfalls manchmal eine Dosisreduktion erforderlich machen. Da man in der großen Mehrzahl der Fälle mit diesen unerwünschten Wirkungen nach Langzeitbehandlung mit L-Dopa rechnen muss, soll die Therapie sorgfältig, auch unter Berücksichtigung anderer Stoffklassen, aufgebaut werden.

Beim Virustatikum* **Amantadin** wurde die Wirkung auf das Parkinson-Syndrom zufällig entdeckt. Zum Wirkungsmechanismus gibt es die Hypothese, dass Amantadin die Freisetzung von Dopamin verstärkt. Daneben soll es auch eine geringe anticholinerge Wirkung haben. In Dosen zwischen 100 mg und 300 mg/Tag wirkt es, wenn auch schwächer als L-Dopa, auf Rigor* und Akinese*, nicht dagegen auf den Tremor*. In wenigen Monaten entwickelt sich Toleranz. Die Substanz hat nur geringfügig unerwünschte Wirkungen. Sie wird ohne Verstoffwechselung durch die Nieren ausgeschieden. Während die Wirkung der oralen Amantadinbehandlung wenig eindrucksvoll ist, spielt die Infusion von Amantadin [200–600 mg in Infusionen von 500–1000 ml] eine wichtige Rolle bei der Behandlung der akinetischen Krise [s.u.]. Auch Infusionen mit Amantadin können Psychosen auslösen.

Dopaminagonisten stimulieren postsynaptisch die Dopaminrezeptoren. Man unterscheidet Ergotaminabkömmlinge wie Bromocriptin*, Pergolid*, Dihydroergocriptin* und Cabergolin* von Nonergot-Derivaten wie Ropirinol* und Pramipexol*. Die Dopaminagonisten unterscheiden sich v.a. durch ihre Halbwertszeit, die z.T. sehr häufige Gaben notwendig macht. Eine initiale Kombination von Dopaminagonisten mit L-Dopa hilft, Levodopa einzusparen. Besonders bei jungen Patienten wird heute häufig die Behandlung mit Dopaminagonisten gestartet.

Monoaminooxidase-B-Hemmer: Selegilin*, in einer Dosis von 10 mg pro Tag, hat eine ähnliche Wirkung wie Levodopa. Es soll die Verfügbarkeit von Dopamin im Striatum erhöhen. Man spekuliert, dass es auch eine neuroprotektive Wirkung entfalten könne, indem es den oxidativen Abbau von Dopamin blockiert und damit der Bildung zellschädigender, freier Radikale entgegenwirkt. Selegilin ist als Monotherapie am Anfang der Behandlung bei Patienten geeignet, die nicht stark behindert sind. Später wird es zur Kombinationstherapie verwendet.

Anticholinergika haben nur noch eine untergeordnete Bedeutung. Bornaprin*, Trihexiphenidyl* oder Metixen* werden manchmal hinzugegeben, wenn der Tremor durch die Dopabehandlung nicht ausreichend beeinflusst wird. Auch Budipin*, eine Substanz mit anticholinerger und NMDA-antagonistischer Aktivität, ist bei Tremor gut wirksam. Anticholinergika können die Bradyphrenie verstärken.

Therapieschema

Ein langfristiges Behandlungsprogramm könnte so aussehen: Bei den ersten Symptomen, wenn der Patient noch nicht stark behindert ist, gibt man L-Dopa oder einen Dopaminagonisten. Obwohl Levodopa das Fehlen von Dopamin wenigstens teilweise ausgleicht, ist wegen seiner langfrisitg stärker auftretenden unerwünschten Wirkungen die Regel zu beachten: *low and slow*. Die Regel lässt sich am besten in einer Kombinationstherapie verwirklichen. Bei jüngeren Patienten werden Agonisten, bei älteren L-Dopa bevorzugt.

Verstärken sich die Symptome unter Levodopa, fügt man einen Dopaminagonisten hinzu. Wenn diese Kombination keine angemessene Behandlung mehr darstellt, verordnet man zusätzlich Selegilin. Amantadin kann am Anfang der Krankheit zusätzlich gegeben werden, aber auch später bei starken, unerwünschten Wirkungen von Levodopa. Anticholinergika sind nur indiziert, wenn der Tremor im Vordergrund steht. Akinesen am Morgen und am Nachmittag behandelt man mit einer Zubereitung von 100 mg Levodopa und 25 mg Decarboxylasehemmer, die durch ihre Galenik Levodopa besonders rasch freisetzt.

Chirurgische Therapie

Bei der **neurochirurgischen Behandlung** des Parkinson-Syndroms unterscheidet man Ausschaltungsoperationen, die Implantation von Stimulationselektroden [beides in Lokalanästhesie] und die Transplantation fetalen Gewebes.

Bei den **Ausschaltungsoperationen** [Pallidotomie* und Thalamotomie*] soll die gestörte Balance der Transmittersysteme, die durch den Dopaminmangel entsteht, durch Läsion der beim Patienten überwiegenden GABA-Seite auf einem niedrigeren Niveau ausgeglichen werden. Obwohl diese Operationen, besonders die Thalamotomie bei Tremor, gute Erfolge zeigten, besteht das Risiko, dass eine ungewollte Verletzung der Pyramidenbahn zu einer zentralen Lähmung führt.

Diese Verfahren werden zurzeit durch die nebenwirkungsarme **stereotaktische Implantation von Stimulationssonden** [Stimulation des ventralen Intermediärkerns, VIM] des Thalamus* bei Tremor und des Nucleus* subthalamicus bei Akinese und erheblichen On-Off-Phänomenen eingesetzt. Die Vorteile der Stimulationstechniken liegen in der Reversibilität und der individuellen Anpassung der Stimulationsstärke.

Die **Transplantation fetaler Substantia-nigra- und Nebennierenmark-Zellen** ist bisher rein experimentell. Die Überlebensraten dieser Zellen nach Transplantation liegen derzeit bei nur 10 %. Zudem wirft die Entnahme von fetalem Gewebe ethische Fragen auf.

Bei der **Behandlung der dopamin-induzierten Psychose** werden zunächst Anticholinergika*, Amantadin* und Dopaminagonisten* deutlich reduziert. Man gibt L-Dopa, möglichst auch in reduzierter Dosis weiter, um eine akinetische Krise bzw. ein Dopa-Entzugssyndrom [s.u.] zu vermeiden. Die klassischen Neuroleptika* sind parkinsonverstärkend, deshalb gibt man zunächst 25–50 mg Clozapin*. Auch das neue Medikament Olanzapin* kann eingesetzt werden. Butyrophenone* [z. B. Haloperidol*, 3–10 mg/Tag] werden gegeben, wenn Clozapin versagt.

Jede medikamentöse Therapie muss durch **Krankengymnastik** ergänzt werden: passive Bewegungen der Extremitäten zur Verhinderung sekundärer Gelenkversteifung, aktive Übungen mit dem Ziel, die Akinese wenigstens teilweise durch intendierte Motorik zu ersetzen und Spiele oder handwerkliche Übungen, die der Patient gemeinsam mit einem Gesunden ausführt.

Komplikationen

Wenn ein behandelter Parkinson-Patient wegen einer interkurrenten Krankheit in ein Krankenhaus kommt, wird manchmal unwissentlich die Dosis der dopaminergen Sustanzen abrupt reduziert. Dabei kann es zu zwei Komplikationen kommen:

- **Akinetische Krise:** Die Kranken, die unter der Behandlung halbwegs beweglich waren, werden vollständig akinetisch, entsprechend bettlägerig, schlucken nicht mehr und ihre Atemexkursionen werden flach. Sie geraten bald in einen Zustand der Exsikkose. Es bildet sich eine hypostatische Pneumonie* oder eine Aspirationspneumonie* aus. Selbst wenn nach einigen Tagen unter intensivmedizinischen Maßnahmen die Parkinsontherapie mit Amantadin-Infusionen wieder einsetzt, gelingt es manchmal nicht mehr, den Kranken zu retten oder gar die frühere Mobilität wieder herbeizuführen.
  Therapie: Amantadin-Infusionen 200–600 mg/Tag, L-Dopa über Magensonde, subkutane Infusionen von Apomorphin*, einem starken Dopaminagonisten [2–4 mg/h], immer nach Vorbehandlung mit dem Antiemetikum Domperidon* [20 mg]. Schließlich kann auch L-Dopa zur Infusion über die internationale Apotheke bestellt werden.
- **Malignes Dopa-Entzugssyndrom:** tritt nur in seltenen Fällen auf und hat eine gewisse Ähnlichkeit mit der malignen Hyperthermie* nach Gabe von Anästhetika und Muskelrelaxantien und mit dem malignen neuroleptischen Syndrom* nach Gabe oder Steigerung von Neuroleptika*. Die Leitsymptome sind Hyperthermie, Rigor, Akinese, Bewusstseinsstörungen bis zum Koma, Erhöhung der Creatinkinase* [CK] und der Transaminasen sowie Leukozytose* ohne Erregernachweis. Die Behandlung erfolgt mit Amantadin, L-Dopa und Apomorphin wie bei der akinetischen Krise, zusätzlich gibt man Dantrolen-Na [besonders bei deutlicher CK-Erhöhung]. Dosierung: 2,5 mg/kg Startdosis i.v., danach 5–10 mg/kg/Tag als Dauerinfusion.

Differentialdiagnose

Man muss die Parkinson-Krankheit vor allem von **symptomatischen Parkinsonformen** abgrenzen [s.u.]. Die Unterscheidung von der gehemmten Motorik bei **Depression** oder der Erstarrung bei **katatonem Stupor** wird bei genauer Erhebung der Anamnese und Beobachtung des psychischen Verhaltens keine ernsten Schwierigkeiten bereiten. Dagegen kann die Abgrenzung von [essentiellem] Tremor* differentialdiagnostisch schwierig sein.

Andere Parkinson-Syndrome

Ein **enzephalitischer Parkinsonismus** kann das führende Symptom einer akuten Virusenzephalitis sein. Der **postenzephalitische Parkinsonismus** als Nachkrankheit der Encephalitis* lethargica spielt dagegen heute keine Rolle mehr. Nach Enzephalitiden anderer Ätiologie, z. B. nach postvakzinaler oder Fleckfieberenzephalitis, ist er äußerst selten.

Ein **medikamentös-toxisch induziertes Parkinson-Syndrom** kann durch eine Reihe von Substanzen verursacht werden. Viele Psychopharmaka*, insbesondere Neuroleptika*, führen zu einem vorwiegend **akinetischen Parkinson-Syndrom.** MPTP, ein Bestandteil von sog. Designerdrogen, hat in den 70er-Jahren zu einer Endemie von Parkinson-Syndromen bei jungen Drogenabhängigen, vor allen Dingen in Kalifornien, geführt. Die Substanz schädigt selektiv die nigralen, dopaminergen Zellen und wird seither tierexperimentell zur Auslösung eines Parkinson-Modells benutzt.

Das **Altersparkinsonoid** beruht auf der physiologischen Altersinvolution des Gehirns. Dabei treten parkinsonistische Symptome auf, vor allem Gebundenheit der Motorik, der typische Gang und Rigor der Muskulatur. Diese Altersinvolution ist aber nicht gleichbedeutend mit vaskularer Hirnschädigung, die eine Ursache der Demenzkrankheiten ist. Die Diagnose eines **vaskulär bedingten Parkinson-Syndroms bei zerebraler Mikroangiopathie** ist nur dann gerechtfertigt, wenn im Computertomogramm lakunäre Läsionen in den Basalganglien vorliegen.

Nach akuter, globaler Mangeldurchblutung des Gehirns, z. B. nach Narkosezwischenfällen oder nach Strangulation, kann es zu Ausbildung eines **posthypoxischen Parkinson-Syndroms** kommen. Weitere Ursachen sind eine Kohlenmonoxid- oder Manganvergiftung. Dabei kommt es zu hypoxisch bedingten, symmetrischen Erweichungen im Pallidum*, die man computertomographisch gut nachweisen kann. Das Parkinson-Syndrom tritt erst einige Wochen nach der Hypoxie auf. Anstelle des Parkinson-Syndroms können sich aber auch choreatische und ballistische Symptome entwickeln [*s.u. Chorea*]. Parkinsonähnliche Bewegungsstörungen treten auch im Anfangsstadium der hepatolentikulären Degeneration* auf.

Multisystematrophien mit Parkinson-Symptomen

Eine Parkinson-Symptomatik gehört zum Bild verschiedener neurodegenerativer Krankheiten vom Typ der Multisystematrophie. Bei diesen Krankheiten ist die Parkinson-Symptomatik rascher progredient als beim idiopathischen Morbus Parkinson.

Supranukleäre Lähmung

Die Erkrankung, auch **Ophthalmoplegie** oder **Steele-Richardson-Syndrom** genannt, setzt gewöhnlich mit einer Blickparese nach unten ein. Langsam fortschreitend entwickelt sich eine akinetische Parkinson-Symptomatik, eine Versteifung der Rumpfmuskulatur, und es kommt auch zu Beeinträchtigungen in der Merkfähigkeit und im psychomotorischen Tempo.

Therapie: Die Patienten sprechen viel weniger auf L-Dopa und andere Parkinson-Medikamente an als solche mit Morbus Parkinson, dennoch wird man L-Dopa in mittleren Dosen versuchen.

Kortikobasale Degeneration

Diese seltene Erkrankung hat einige Gemeinsamkeiten mit der supranukleären Lähmung, lässt sich aber neurologisch und neuropathologisch davon unterscheiden. Die Symptomatik ist durch hypokinetische Parkinson-Symptome, Dysarthrie* und Schluckstörung, Apraxie*, fokale Reflexmyoklonien [ähnlich wie bei der Jakob*-Creutzfeldt-Krankheit], dystone Haltungen der Extremitäten und eine kortikale, sensible Deafferentierung gekennzeichnet, die dazu führt, dass die eigene Hand als fremd empfunden wird [„**alien hand**"]. Eine Therapie ist nicht bekannt.

Olivopontozerebelläre Atrophie

Gehört zu den degenerativen Ataxien*. Im Vordergrund stehen zerebelläre Funktionsstörungen. Ein akinetisches Parkinson-Syndrom ist häufig. Später kommt es zur Demenz. Charakteristisch ist das fehlende Ansprechen auf L-Dopa.

Shy-Drager-Syndrom

Das Syndrom [auch **primäre, orthostatische Hypotension**] betrifft Männer häufiger als Frauen; das Erkrankungsalter liegt bei 35–75 Jahren.

Symptome: Beim Aufrichten schon in die 45-Grad-Position sinkt der Blutdruck bedrohlich ab, während weder Herzfrequenz noch Schlagvolumen zunehmen. In schleichendem Verlauf erlöschen ferner das thermoregulatorische Schwitzen und die Potenz, und es stellen sich Harn- und Stuhlinkontinenz ein. Atemstörungen während des Schlafes sind häufig. Schließlich entwickelt sich ein akinetisches Parkinson-Syndrom.

Diagnostik und pathologisch-anatomische Befunde: Im MRT* findet man im T2-gewichteten Untersuchungsmodus bilaterale Hypodensität im Putamen*. Pathologisch-anatomisch findet man Nervenzellschwund in der Substantia* nigra und in der intermedio-lateralen Säule des Rückenmarks [dem Kerngebiet der präsynaptischen, sympathischen Neurone] und im Nucleus dorsalis des Nervus* vagus.

Therapie: Zur Behandlung werden adrenerge Substanzen wie Isoproterenol* und Methoxamin*, in Ergänzung auch L-Dopa mit Benserazid* und Hydrocortison* empfohlen, diätetisch kochsalzreiche Ernährung. Die Überlebensdauer beträgt durchschnittlich 7–8 Jahre. Im Endstadium können auch pyramidale, zerebelläre Symptome und Zeichen der Vorderhornschädigung hinzutreten [„Multisystemkrankheit"].

Quellenhinweise

Abb. 1: Poek K, Hacke W (2001) Neurologie, 11. Aufl. Springer-Verlag, Berlin Heidelberg New York
Zeichnung Abb. 1: Bitmap, Mannheim

masseter und durchbohrt den Musculus* buccinator, bevor er in Höhe des 2. oberen Molaren auf der **Papilla ductus parotidei** mündet; der **Parotisspeichel** ist dünnflüssig und eiweiß- und enzymreich; außerdem enthält er Immunglobuline [Immunglobulin* A] zur Abwehr von Keimen in der Mundhöhle

Pa|ro|tis|ent|fer|nung *f*: *→Parotidektomie*

Par|o|tis|ent|zün|dung *f*: *→Parotitis*

Par|o|tis|gang *m* (Ⓔ parotid duct): ***Syn:*** *Stensen-Gang, Stenon-Gang, Ductus parotideus*; Ausführungsgang der Ohrspeicheldrüse; überquert den Musculus* masseter und durchbohrt den Musculus* buccinator, bevor er in Höhe des 2. oberen Molaren auf der **Papilla ductus parotidei** mündet

Pa|ro|tis|lymph|kno|ten *pl* (Ⓔ parotid lymph nodes): ***Syn:*** *Nodi lymphoidei parotidei*; die Lymphknoten der Ohrspeicheldrüse [Glandula* parotis] liegen unter der Parotisfaszie [Fascia parotidea], eine Vergrößerung ist deshalb meist schmerzhaft

oberflächliche Parotislymphknoten (Ⓔ superficial parotid lymph nodes): ***Syn:*** *Nodi lymphoidei parotidei superficiales*; direkt unter der Parotisfaszie [Fascia parotidea] liegende Lymphknoten; **Zufluss:** Wange, vordere Kopfhaut, Parotis; **Abfluss:** tiefe Halslymphknoten

tiefe Parotislymphknoten (Ⓔ deep parotid lymph nodes): ***Syn:*** *Nodi lymphoidei parotidei profundi*; die tiefen Lymphknoten liegen entweder im Drüsengewebe [Nodi* lymphoidei intraglandulares], unterhalb der Ohrmuschel [Nodi* lymphoidei infraauriculares] oder vor der Ohrmuschel [Nodi* lymphoidei preauriculares]; **Zufluss:** Wange, vordere Kopfhaut, Parotis, **Abfluss:** tiefe Halslymphknoten

Par|o|tis|ve|nen *pl* (Ⓔ parotid veins): ***Syn:*** *Venae parotideae*; Venen der Ohrspeicheldrüse; münden in die Vena* facialis oder den Plexus* pterygoideus

Par|o|ti|tis *f, pl* **-ti|ti|den** (Ⓔ parotitis): ***Syn:*** *Parotisentzündung*; Entzündung der Ohrspeicheldrüse

akute eitrige Parotitis (Ⓔ acute suppurative parotitis): i.d.R. durch Staphylokokken, Streptokokken oder Anaerobier verursachte Entzündung, v.a. bei Abflussstörung [Speichelstein, **obstruktive Parotitis**] oder geschwächten Patienten; **Klinik:** Schwellung und Schmerzhaftigkeit der Drüse; Eiteraustritt aus der Papille bei Druck auf die Drüse; Fieber; Rötung der Haut über der Drüse, evtl. einseitige Fazialisparese; **Therapie**: systemische Antibiotika, Antiphlogistika*, Antipyretika*, Ausmassieren der Drüse und Anregung des Speichelflusses durch Kaugummi kauen, Zitronen essen oder Sialagoga*; evtl. Inzision und Eiterdränage

chronisch-rezidivierende Parotitis (Ⓔ chronic recurring parotitis): rezidivierende Parotitiden können durch aszendierende bakterielle Infektionen, Virusinfektionen oder Abflussbehinderung verursacht werden; langfristig kommt es zu einer Immunreaktion, die zu einer Verminderung der Sekretbildung führt [Dyschylie], die wiederum als Ursache rezidivierender Entzündungen wirkt; die Symptomatik ist weniger ausgeprägt als bei der akuten Parotitis; die Dyschylie führt auch zu einer Viskositätszunahme und Veränderung der Elektrolytzusammensetzung, die zu Speichelsteinbildung [**obstruktive Parotitis**] führen kann: **Therapie**: Beseitigung der Abflussbehinderung, Antibiotika, Anregung des Speichelflusses mit Sialagoga; bei Nichtansprechen totale Parotidektomie*

Parotitis epidemica: *→ Mumps*

obstruktive Parotitis (Ⓔ obstructive parotitis): *s.u. akute eitrige Parotitis, chronisch-rezidivierende Parotitis*

parlo|ti|tisch *adj* (Ⓔ parotitic): Parotitis betreffend, von ihr betroffen oder gekennzeichnet

par|o|va|ri|al *adj* (Ⓔ parovarian): ***Syn:*** *paraovarial*; Nebeneierstock/Parovarium betreffend

Par|o|va|ri|um *nt* (Ⓔ parovarium): ***Syn:*** *Rosenmüller-Organ, Nebeneierstock*; aus Residuen der Urniere entstehender so genannter **Nebeneierstock** zwischen den Blättern des Ligamentum* latum uteri; der obere Teil wird als Epoophoron* bezeichnet, der untere als Paroophoron*

Pa|ro|xe|tin *nt* (Ⓔ paroxetine): Serotoninaufnahmehemmer*, Antidepressivum*; **Anw.**: Zwangsstörungen, depressive Erkrankungen

par|o|xys|mal *adj* (Ⓔ paroxysmal): ***Syn:*** *anfallsartig*; in Anfällen auftretend

Parrot: Joseph Marie Parrot; 1839–1883; französischer Kinderarzt (Paris)

Parrot-Furchen *pl*: *s.u. Essay Syphilis S. 2077*

Parrot-Kauffmann-Syndrom *nt*: *→ Parrot-Syndrom*

Parrot-Krankheit *f*: *→ Parrot-Syndrom*

Parrot-Lähmung *f* (Ⓔ Parrot's pseudoparalysis): ***Syn:*** *Bednar-Parrot-Pseudoparalyse, Parrot-Pseudoparalyse*; schmerzbedingte Scheinlähmung von Armen oder Beinen bei angeborener Syphilis*

Parrot-Pseudoparalyse *f*: *→ Parrot-Lähmung*

Parrot-Syndrom *nt* (Ⓔ Parrot's disease): ***Syn:*** *Parrot-Krankheit, Parrot-Kauffmann-Syndrom, Achondroplasie*; autosomal-dominantes Fehlbildungssyndrom, das auf einer Mutation des Fibroblasten-Wachstumsfaktor-Rezeptors beruht; führt zu großem Kopf, Sattelnase, Verkürzung der langen Röhrenknochen, kleinen Händen und Füßen, bei normaler Intelligenzentwicklung; die Patienten erscheinen als typische Liliputaner mit einer Größe von ca. 130 cm; oft führt der enge Spinalkanal zu neurologischen Beschwerden oder Ausfällen

Pars *f* (Ⓔ part): Teil, Abschnitt

Pars abdominalis aortae (Ⓔ abdominal part of aorta): ***Syn:*** *Bauchschlagader, Abdominalaorta, Aorta abdominalis*; unterhalb des Zwerchfells liegender Teil der Aorta*; aus ihr entspringen u.a. paarige Äste zur Bauchwand [Arteriae* lumbales], den Nieren [Arteria* renalis] und Nebennieren [Arteria* suprarenalis media] sowie unpaarige Äste zur Versorgung der Baucheingeweide [Truncus* coeliacus, Arteria* mesenterica superior und inferior]; in Höhe des 4. Lendenwirbels teilt sie sich in Arteria* iliaca communis dextra und sinistra

Pars abdominalis autonomica: veraltet für *→ Pars abdominalis plexus visceralis et ganglia visceralia*

Pars abdominalis ductus thoracici (Ⓔ abdominal part of thoracic duct): *s.u. Ductus thoracicus*

Pars abdominalis musculi pectoralis major (Ⓔ abdominal part of pectoralis major muscle): *s.u. Musculus pectoralis major*

Pars abdominalis oesophageae (Ⓔ abdominal part of esophagus): Bauchabschnitt der Speiseröhre; *s.a. Oesophagus*

Pars abdominalis plexus visceralis et ganglia visceralia (Ⓔ peripheral autonomic plexuses and ganglia): Bauchabschnitt des vegetativen Nervensystems

Pars abdominalis systematis autonomici: veraltet für *→ Pars abdominalis plexus visceralis et ganglia visceralia*

Pars abdominalis ureteri (Ⓔ abdominal part of ureter): Bauchabschnitt des Harnleiters [Ureter*]

Pars acromialis musculi deltoidei (Ⓔ acromial part of deltoid muscle): *s.u. Musculus deltoideus*

Pars affixa hepatis (Ⓔ bare area of liver): ***Syn:*** *Area nuda faciei diaphragmaticae hepatis*; bauchfellfreie nackte Leberoberfläche

Pars alaris musculi nasalis (Ⓔ dilatator naris muscle): ***Syn:*** *Dilatator naris, Musculus dilatator naris*; Teil des Musculus* nasalis, der das Nasenloch erweitert; **Ursprung**: Haut über dem Schneidezahn; **Ansatz**: Nasenflügelrand; **Innervation**: Nervus facialis

Pars alveolaris mandibulae (Ⓔ alvealoar part): Alveolarteil des Unterkiefers [Mandibula*], in dem die Zähne verankert sind

Pars anterior fornicis vaginae (Ⓔ anterior part of fornix of vagina): vorderes Scheidengewölbe*

Pars anterior linguae (Ⓔ anterior part of tongue): Pars presulcalis; *s.u. Zunge*

Pars anterior pontis: *→ Pars basilaris pontis*

Pars anularis vaginae fibrosae (Ⓔ anular part of fibrous sheaths): ringförmige Verstärkungszüge der fibrösen Sehnenscheide von Fingern und Zehen [Vaginae* fibrosae digitorum manus, pedis]

Pars aryepiglottica musculi arytenoideus obliquus (Ⓔ aryepiglottic part of arytenoideus obliquus muscle): ***Syn:*** *Aryepiglottikus, Musculus aryepiglotticus*; den Kehlkopfeingang verengender Muskel; Teil des Musculus* arytenoideus obliquus; **Ursprung**: Apex der Cartilago arytenoidea; **Ansatz**: Seitenrand des Epiglottis; **Innervation**: Nervus laryngeus inferior

Pars ascendens aortae (Ⓔ ascending part of aorta): ***Syn:*** *aufsteigende Aorta, Aorta ascendens*; über dem Ostium* aortae beginnender Anfangsteil der Aorta*; steigt im Herzbeutel nach oben und geht in den Aortenbogen* über; die Herzmuskulatur wird von den aus ihr entspringenden Koronararterien [Arteria* coronaria dextra, sinistra] versorgt

Pars ascendens duodeni (Ⓔ ascending part of duodenum): aufsteigender Duodenumabschnitt; *s.u. Duodenum*

Pars ascendens musculi trapezii (Ⓔ ascending part of trapezius): aufsteigender Teil des Musculus* trapezius

Pars atlantica (Ⓔ atlantic part of vertebral artery): *s.u. Arteria vertebralis*

Pars autonomica systematis nervosi peripherici (Ⓔ autonomic nervous system): ***Syn:*** *autonomes/vegetatives Nervensystem, Systema nervosum autonomicum, Divisio autonomica*; nicht dem Einfluss von Willen und Bewusstsein unterworfener Teil des Nervensystems; besteht aus sympathischem Nervensystem [Pars* sympathica], parasympathischem Nervensystem [Pars* parasympathica], dem Bauchabschnitt des vegetativen Nervensystems [Pars* abdominalis plexus visceralis et ganglia visceralia] und intramuralen Nervenfasern

Pars basalis telencephali (Ⓔ basal forebrain): basaler Abschnitt des Endhirns [Telencepahalon*]; umfasst u.a. Corpus* amygdaloideum, Claustrum* und Bulbus* olfactorius

Pars basilaris ossis occipitalis (Ⓔ basilar apophysis): *s.u. Os occipitale*

Pars basilaris pontis (Ⓔ basilar part of pons): ***Syn:*** *Pars anterior pontis*; der untere vordere Teil der Brücke [Pons*] enthält die weiße Substanz [Substantia alba pontis], die aus den Fibrae* pontis longitudinales und Fibrae* pontis transversae besteht

Pars buccopharyngea (Ⓔ buccopharyngeal part): *s.u. Musculus constrictor pharyngis superior*

Pars caeca retinae (Ⓔ blind part of retina): blinder Teil der Netzhaut; *s.u. Retina*

Pars canalis nervi optici (Ⓔ part in canal): im Canalis* opticus liegender Teil des Nervus* opticus

P

Pars cardiaca gastricae (Ⓔ cardiac part of stomach): ***Syn:*** *Magenmund, Mageneingang, Kardia, Cardia*; an der Mündung der Speiseröhre [Ostium* cardiacum] beginnender, etwa 1–3 cm breiter erster Abschnitt des Magens*

Pars cartilaginea septi nasi (Ⓔ cartilaginous part of nasal septum): knorpeliger Abschnitt der Nasenscheidewand [Septum* nasi]

Pars cartilaginea tubae auditivae (Ⓔ cartilaginous part of auditory tube): knorpeliger Abschnitt der Ohrtrompete [Tuba* auditiva]

Pars caudalis nervi vestibularis: *→Pars inferior nervi vestibularis*

Pars caudalis nuclei spinalis nervi trigeminalis (Ⓔ caudal part of spinal nucleus of trigeminal nerve): *s.u. Nucleus spinalis nervi trigemini*

Pars cavernosa arteriae carotidis internae (Ⓔ cavernous part of internal carotid artery): im Sinus* cavernosus verlaufender Abschnitt der Arteria* carotis interna

Pars centralis nuclei cuneati (Ⓔ central part of cuneate nucleus): *s.u. Nucleus cuneatus*

Pars centralis systemae nervosi (Ⓔ central nervous system): ***Syn:*** *Zentralnervensystem, Gehirn und Rückenmark, Systema nervosum centrale*; der Begriff Zentralnervensystem umfasst Gehirn [Encephalon*], Rückenmark [Medulla spinalis] und die sie bedeckenden Häute [Meninges*]; alle davon ausgehenden Nerven, d.h. auch die Hirnnerven, sind Teil des peripheren Nervensystems [Pars* peripherica]; sowohl Gehirn als auch Rückenmark bestehen aus **grauer Substanz** [Substantia* grisea], die Kerngebiete [Nucleus*] enthält, und **weißer Substanz** [Substantia* alba], die von den Leitungsbahnen [Funiculus, Tractus, Fasciculus] gebildet wird; Gehirn und Rückenmark sind eine untrennbare anatomische und funktionelle Einheit, unabhängig von den Unterschieden in Größe, Lage und Komplexität

Pars centralis ventriculi lateralis (Ⓔ central part of lateral ventricle): zentraler Teil des Seitenventrikels [Ventriculus* lateralis]

Pars ceratopharyngea (Ⓔ ceratopharyngeal part): *s.u. Musculus constrictor pharyngis medius*

Pars cerebralis arteriae carotidis internae (Ⓔ cerebral part of internal carotid artery): intraduraler/zerebraler Abschnitt der Arteria* carotis interna

Pars cervicalis arteriae carotidis internae (Ⓔ cervical part of internal carotid artery): Halsabschnitt der Arteria* carotis interna

Pars cervicalis arteriae vertebralis (Ⓔ cervical part of vertebral artery): *s.u. Arteria vertebralis*

Pars cervicalis ductus thoracici (Ⓔ cervical part of thoracic duct): *s.u. Ductus thoracicus*

Pars cervicalis medullae spinalis (Ⓔ cervical part of spinal cord): ***Syn:*** *Halssegmente, Zervikalsegmente, Zervikalmark, Halsmark, Cervicalia, Segmenta cervicalia*; der Halsabschnitt des Rückenmarks besteht aus acht Zervikalsegmenten [C_{1-8}]; aus ihnen gehen die acht Spinalnerven des Halsmarks [Nervi cervicales] hervor; jeder Zervikalnerv hat einen vorderen [**Ramus anterior**] und einen hinteren Ast [**Ramus posterior**]; die vorderen Äste bilden den Plexus* cervicalis und Teile des Plexus* brachialis; die hinteren Äste teilen sich jeweils in einen medialen Ast [**Ramus medialis**] und einen lateralen Ast [**Ramus lateralis**] auf, die motorisch die Muskeln des Nackens versorgen; der Hautast [**Ramus cutaneus posterior**] entspringt aus dem Ramus lateralis

Pars cervicalis oesophageae (Ⓔ cervical part of esophagus): ***Syn:*** *Pars colli oesophageae*; Halsabschnitt der Speiseröhre; *s.a. Oesophagus*

Pars cervicalis tracheae (Ⓔ cervical part of trachea): Halsabschnitt der Luftröhre; *s.u. Trachea*

Pars chondropharyngea (Ⓔ chondropharyngeal part): *s.u. Musculus constrictor pharyngis medius*

Pars ciliaris retinae (Ⓔ ciliary part of retina): Ziliarabschnitt der Netzhaut; *s.u. Retina*

Pars clavicularis musculi deltoidei (Ⓔ clavicular part of deltoid muscle): *s.u. Musculus deltoideus*

Pars clavicularis musculi pectoralis major (Ⓔ clavicular part of pectoralis major muscle): *s.u. Musculus pectoralis major*

Pars coccygea medullae spinalis (Ⓔ coccygeal part of spinal cord): ***Syn:*** *Steißbeinsegmente, Kokzygealsegmente, Coccygea, Segmenta coccygea*; Steißbeinabschnitt des Rückenmarks [Medulla* spinalis]; besteht aus 1–3 Segmenten [Co_{1-3}], von denen der letzte Spinalnerv [Nervus coccygeus] abgeht, der die Haut über dem Steißbein versorgt

Pars cochlearis nervi vestibulocochlearis: veraltet für *→Nervus cochlearis*

Pars colli ductus thoracici (Ⓔ cervical part of thoracic duct): *s.u. Ductus thoracicus*

Pars colli oesophageae (Ⓔ cervical part of esophagus): ***Syn:*** *Pars cervicalis oesophageae*; Halsabschnitt der Speiseröhre; *s.a. Oesophagus*

Pars colli tracheae (Ⓔ cervical part of trachea): Halsabschnitt der Luftröhre; *s.u. Trachea*

Pars compacta (Ⓔ compacta): ***Syn:*** *Compacta, Kompakta, Lamina compacta, Stratum compactum*; oberflächliche kompakte Schicht des Stratum functionale der Gebärmutterschleimhaut; *s.a. Endometrium*

Pars compacta substantiae nigrae (Ⓔ compact part of substantia nigra): *s.u. Substantia nigra*

Pars conjugens (Ⓔ neck of sperm): Hals des Spermiums*

Pars convoluta distalis (Ⓔ distal convolute tubules): distales Konvolut; *s.u. Nephron*

Pars convoluta proximalis (Ⓔ proximal convolute tubules): proximales Konvolut; *s.u. Nephron*

Pars copularis lobuli paramediani (Ⓔ pars copularis lobuli paramediani): Pars lateralis lobuli biventralis; *s.u. Lobulus biventer*

Pars corneoscleralis (Ⓔ corneoscleral part): *s.u. Reticulum trabeculare sclerae*

Pars costalis diaphragmatis (Ⓔ costal part of diaphragm): an den unteren 6 Rippen ansetzender Teil des Zwerchfells* [Diaphragma]

Pars costalis pleurae parietalis (Ⓔ costal part of pleura): ***Syn:*** *Rippenfell, Pleura costalis*; über den Rippen liegender Abschnitt der Pleura* parietalis

Pars cranialis (Ⓔ cranial part): der im Kopfbereich liegende Teil des parasympatischen Nervensystems mit Ganglion* ciliare, pterygopalatinum, submandibulare, sublinguale und oticum; *s.a. Pars parasympathica*

Pars craniocervicalis (Ⓔ craniocervical part): die im Kopf-Hals-Bereich liegenden vegetativen Plexus [Plexus* caroticus communis, externus und internus, Plexus* cavernosus, subclavius, vertebralis und autonomicus brachialis]

Pars cricopharngea (Ⓔ cricopharngeal part): Musculus cricopharyngeus; *s.u. Musculus constrictor pharyngis inferior*

Pars cruciformis vaginae fibrosae (Ⓔ cruciform part of fibrous sheaths): kreuzförmige Verstärkungszüge der fibrösen Sehnenscheide von Fingern und Zehen [Vaginae* fibrosae digitorum manus, pedis]

Pars cuneiformis vomeris (Ⓔ cuneiform part): *s.u. Vomer*

Pars cupularis (Ⓔ cupular space): oberer Teil des Kuppelraums [Recessus* epitympanicus]

Pars descendens aortae (Ⓔ descending part of aorta): ***Syn:*** *absteigende Aorta, Aorta descendens*; Bezeichnung für den links von der Wirbelsäule nach unten ziehenden Teil der Aorta*; beginnt am Aortenisthmus* und endet mit der Aufteilung in die rechte und linke Arteria* iliaca communis in Höhe des 4. Lendenwirbels; wird unterteilt in Brustaorta [Aorta* thoracica] zwischen Aortenisthmus und Zwerchfell und Bauchaorta [Aorta* abdominalis], die unterhalb des Zwerchfells liegt

Pars descendens duodeni (Ⓔ descending part of duodenum): absteigender Duodenumabschnitt; *s.u. Duodenum*

Pars descendens musculi trapezii (Ⓔ descending part of trapezius): absteigende Fasern des Musculus* trapezius

Pars diaphragmatica pleurae parietalis (Ⓔ diaphragmatic part of pleura): ***Syn:*** *Zwerchfellpleura, Pleura diaphragmatica*; über dem Zwerchfell* [Diaphragma] liegender Abschnitt der Pleura* parietalis

Pars distalis adenohypophysis (Ⓔ distal part of adenohy-

P

pophysis): *s.u. Adenohypophyse*
Pars distalis prostatae (Ⓔ distal part of prostate): *s.u. Prostata*
Pars distalis urethrae prostaticae (Ⓔ distal part of prostatic urethra): *s.u. Pars prostatica*
Pars dorsomedialis nuclei rubri (Ⓔ dorsomedial part of red nucleus): *s.u. Nucleus ruber*
Pars duralis fili terminalis (Ⓔ dural part of terminal filum): *s.u. Filum terminale*
Pars endocrina pancreatis (Ⓔ endocrine part of pancreas): ***Syn:*** *Inselorgan, endokrines Pankreas*; Gesamtheit der Langerhans*-Inseln des Pankreas*, in denen die Pankreashormone Insulin*, Glucagon*, Somatostatin* und pankreatisches Polypeptid* gebildet werden; *s.a. Pankreas*
Pars exocrina pancreatis (Ⓔ exocrine part of pancreas): exokrines Pankreas; *s.u. Pankreas*
Pars extraocularis arteriae centralis retinae (Ⓔ extraocular part of central retinal artery): *s.u. Arteria centralis retinae*
Pars extraocularis venae centralis retinae (Ⓔ extraocular part): *s.u. Vena centralis retinae*
Pars fetalis placentae (Ⓔ fetal part of placenta): kindlicher Teil der Placenta*
Pars fibrosa septi nasi (Ⓔ fibrous nasal septum): bindegewebiger Abschnitt der Nasenscheidewand [Septum* nasi]
Pars flaccida membranae tympanicae (Ⓔ pars flaccida): ***Syn:*** *Flaccida, Shrapnell-Membran*; schlaffer oberer Abschnitt des Trommelfells*
Pars functionalis (Ⓔ functionalis): ***Syn:*** *Lamina functionalis, Funktionalis, Stratum functionale*; oberflächliche Schicht der Gebärmutterschleimhaut, die während der Proliferationsphase an Dicke zunimmt und in der Menstruation abgestoßen wird; in der Schwangerschaft dient sie der Einnistung des befruchteten Eies; *s.a. Endometrium*
Pars funicularis ductus deferentis (Ⓔ funicular part of deferent duct): *s.u. Ductus deferens*
Pars gastrocnemialis compartimenti cruris posterioris (Ⓔ superficial part of posterior compartment of leg): Pars superficialis; *s.u. Compartimentum cruris posterius*
Pars glossopharyngea (Ⓔ glossopharyngeal part): *s.u. Musculus constrictor pharyngis superior*
Pars hepatis dextra (Ⓔ right part of liver): rechter Teil der Leber*
Pars hepatis sinistra (Ⓔ left part of liver): linker Teil der Leber*
Pars horizontalis arteriae cerebri mediae (Ⓔ horizontal part): ***Syn:*** *Pars sphenoidalis arteriae cerebri mediae*; *s.u. Arteria cerebri media*
Pars horizontalis duodeni (Ⓔ horizontal part of duodenum): unterer/horizontaler Duodenumabschnitt; *s.u. Duodenum*
Pars iliaca (Ⓔ iliac part): lateraler Teil des Musculus* levator ani
Pars iliaca fasciae iliacae (Ⓔ iliac part of iliac fascia): *s.u. Fascia iliaca*
Pars inferior duodeni (Ⓔ inferior part of duodenum): unterer/horizontaler Duodenumabschnitt; *s.u. Duodenum*
Pars inferior nervi vestibularis (Ⓔ inferior branch of vestibular nerve): *s.u. Nervus vestibularis*
Pars infraclavicularis plexus brachialis (Ⓔ infraclavicular part of brachial plexus): infraklavikulärer Teil des Plexus* brachialis
Pars infundibularis adenohypophysis (Ⓔ infundibular part of adenohypophysis): ***Syn:*** *Trichterlappen, Pars tuberalis adenohypophysis*; Teil der Adenohypophyse*, der keine Hormone bildet
Pars inguinalis ductus deferentis (Ⓔ inguinal part of deferent duct): *s.u. Ductus deferens*
Pars insularis arteriae cerebri mediae (Ⓔ insular part of middle cerebral artery): *s.u. Arteria cerebri media*
Pars intercartilaginea (Ⓔ intercartilaginous part): *s.u. Rima glottidis*
Pars intermedia (Ⓔ middle piece): Mittelstück des Spermiums*
Pars intermedia adenohypophysis (Ⓔ intermediate part of adenohypophysis): ***Syn:*** *Hypophysenmittellappen*; zwischen Hypophysenvorderlappen* und -hinterlappen* liegende Zone ohne Hormonbildung; *s.a. Adenohypophyse*
Pars intermedia urethrae (Ⓔ intermediate part of urethra): ***Syn:*** *Pars membranacea urethrae*; zwischen Pars* prostatica und Pars* spongiosa liegender Abschnitt der männlichen Harnröhre [Urethra* masculina]
Pars intermembranacea (Ⓔ intermembranous part): *s.u. Rima glottidis*
Pars interpolaris nuclei spinalis nervi trigeminalis (Ⓔ interpolar part of spinal nucleus of trigeminal nerve): *s.u. Nucleus spinalis nervi trigemini*
Pars intracranialis arteriae vertebralis (Ⓔ intracranial part of vertebral artery): *s.u. Arteria vertebralis*
Pars intracranialis nervi optici (Ⓔ intracranial part of optic nerve): intrakranieller Abschnitt des Nervus* opticus
Pars intralaminaris nervi optici (Ⓔ intralaminar part of optic nerve): Lamina-cribrosa-Abschnitt des Nervus* opticus
Pars intramuralis ureteris (Ⓔ intramural part of ureter): Endabschnitt des Harnleiters [Ureter*] in der Harnblasenwand
Pars intramuralis urethrae feminiae (Ⓔ intramural part of female urethra): erster Abschnitt der weiblichen Harnröhre in der Harnblasenwand
Pars intramuralis urethrae masculinae (Ⓔ intramural part of male urethra): ***Syn:*** *Pars preprostatica*; erster Abschnitt der männlichen Harnröhre in der Harnblasenwand
Pars intraocularis arteriae centralis retinae (Ⓔ intraocular part of central retinal artery): *s.u. Arteria centralis retinae*
Pars intraocularis nervi optici (Ⓔ intraocular part of optic nerve): Augapfelabschnitt des Nervus* opticus
Pars intraocularis venae centralis retinae (Ⓔ intraocular part of central retinal vein): *s.u. Vena centralis retinae*
Pars iridica retinae (Ⓔ iridial part of retina): Irisabschnitt der Netzhaut; *s.u. Retina*
Pars labialis musculi orbicularis oris (Ⓔ labial part): *s.u. Musculus orbicularis oris*
Pars lacrimalis musculi orbicularis oculi (Ⓔ lacrimal part): *s.u. Musculus orbicularis oculi*
Pars laryngea pharyngis (Ⓔ laryngopharynx): ***Syn:*** *Hypopharynx, Laryngopharynx*; unterer Schlundbereich über und hinter dem Kehlkopf [Larynx*]
Pars lateralis compartimenti antebrachii extensorii: → *Pars radialis compartimenti antebrachii extensorii*
Pars lateralis fornicis vaginae (Ⓔ lateral part of fornix of vagina): Seitengewölbe der Scheide; *s.u. Scheidengewölbe*
Pars lateralis lobuli biventralis (Ⓔ lateral part of biventral lobule): *s.u. Lobulus biventer*
Pars lateralis ossis occipitalis (Ⓔ lateral part of occipital bone): *s.u. Os occipitale*
Pars lateralis ossis sacri (Ⓔ lateral mass of sacrum): *s.u. Os sacrum*
Pars lateralis substantiae nigrae (Ⓔ lateral part of substantia nigra): *s.u. Substantia nigra*
Pars lumbalis diaphragmatis (Ⓔ lumbar part of diaphragm): *s.u. Zwerchfell*
Pars lumbalis medullae spinalis (Ⓔ lumbar part of spinal cord): ***Syn:*** *Lendensegmente, Lumbalsegmente, Lendenmark, Lumbaria, Segmenta lumbalia*; aus fünf Segmenten [L_{1-5}] bestehender Lendenabschnitt des Rückenmarks; von ihm gehen fünf Spinalnerven [Nervi lumbales] aus; ihre Bauchäste [**Rami anteriores**] beteiligen sich an der Bildung des Plexus* lumbosacralis; die Rückenäste [**Rami posteriores**] teilen sich jeweils in einen medialen und lateralen Ast [**Ramus medialis** und **lateralis**] zur Versorgung der Rückenmuskulatur und in einen Hautast [**Ramus cutaneus posterior**]; die **Rami laterales I-III** bilden die Nervi* clunium superiores
Pars lumbalis musculi iliocostalis lumborum (Ⓔ lumbar part of ilocostalis lumborum muscle): ***Syn:*** *Divisio lateralis musculi erectoris spinae lumborum*; Abschnitt des Musculus* iliocostalis lumborum, der den lateralen Teil Musculus* erector spinae im Lendenbereich bildet

Pars lumbalis musculi longissimus thoracis (Ⓔ lumbar part of longissimus thoracis muscle): ***Syn:*** *Divisio medialis musculi erectoris spinae lumborum*; Abschnitt des Musculus* iliocostalis lumborum, der den medialen Teil des Musculus* erector spinae im Lendenbereich bildet
Pars magnocellularis medialis (Ⓔ medial magnocellular part): *s.u. Nuclei mediales thalami*
Pars magnocellularis nuclei rubri (Ⓔ magnocellular part of nucleus ruber): *s.u. Nucleus ruber*
Pars marginalis musculi orbicularis oris (Ⓔ marginal part): *s.u. Musculus orbicularis oris*
Pars materna placentae (Ⓔ maternal part of placenta): ***Syn:*** *Pars uterina*; mütterlicher Teil der Placenta*
Pars medialis lobuli biventralis (Ⓔ medial part of biventral lobule): *s.u. Lobulus biventer*
Pars mediastinalis pleurae parietalis (Ⓔ mediastinal part of pleura): ***Syn:*** *Mediastinalpleura, Pleura mediastinalis*; an das Mediastinum* angrenzender Teil der Pleura* parietalis
Pars membranacea septi interventricularis (Ⓔ membranous part of interventricular septum): oberer, membranöser Teil des Kammerseptums [Septum* interventriculare]
Pars membranacea septi nasi (Ⓔ membranous part of nasal septum): membranöser Abschnitt der Nasenscheidewand [Septum* nasi]
Pars membranacea urethrae: *→Pars intermedia urethrae*
Pars mobilis septi nasi (Ⓔ mobile part of nasal septum): beweglicher Teil des Nasenseptums [Septum* nasi]; wird vom medialen Schenkel [Crus medial] des großen Nasenknorpels [Cartilago* alaris major] gebildet
Pars muscularis septi interventricularis (Ⓔ muscular part of interventricular septum): unterer, muskulärer Teil des Kammerseptums [Septum* interventriculare]
Pars mylopharyngea (Ⓔ mylopharyngea part): *s.u. Musculus constrictor pharyngis superior*
Pars nasalis ossis frontalis frontalis (Ⓔ nasal process of frontal bone): *s.u. Os frontale*
Pars nasalis pharyngis (Ⓔ nasopharynx): ***Syn:*** *Nasenrachenraum, Nasopharynx, Rhinopharynx, Epipharynx*; oberer Teil der Rachenhöhle [Cavitas* pharyngis] hinter der Nasenhöhle [Cavitas* nasi]; enthält u.a. die Rachenmandel [Tonsilla* pharyngealis] und die Rachenmündung der Ohrtrompete [Tuba* auditiva]
Pars nervosa neurohypophysis (Ⓔ neural part of neurohypophysis): ***Syn:*** *Neurallappen, Lobus nervosus neurohypophysis*; hinterer Teil der Neurohypophyse [Hypophysenhinterlappen*], der die im Hypothalamus* gebildeten Effektorhormone ADH* und Oxytocin* speichert; wird im klinischen Sprachgebrauch meist mit Hypophysenhinterlappen gleichgesetzt
Pars nervosa retinae: veraltet für *→Stratum nervosum retinae*
Pars occlusa (Ⓔ occluded part of umbilical artery): *s.u. Arteria umbilicalis*
Pars olfactoria (Ⓔ olfactory region): ***Syn:*** *Riechschleimhaut, Riechfeld, Riechzone, Regio olfactoria*; gelb-braun pigmentierter Teil der Nasenschleimhaut der oberen Nasenmuschel und des gegenüberliegenden Nasenseptums; enthält Sinneszellen, deren Axone als marklose Nervenfasern [**Fila olfactoria**] zum Bulbus* olfactorius ziehen; zusammen bilden sie den Riechnerv [Nervus* olfactorius]; unter der Riechschleimhaut liegen seröse Drüsen [**Glandulae olfactoriae**]; wahrscheinlich werden erst im Schleim dieser Drüsen gelöste Stoffe von den Sinneszellen wahrgenommen
Pars optica retinae (Ⓔ optic part of retina): lichtempfindlicher Teil der Netzhaut; *s.u. Retina*
Pars oralis pharyngis (Ⓔ oral part of pharynx): ***Syn:*** *Mundrachenraum, Mesopharynx, Oropharynx*; Rachenraum direkt hinter dem Schlund [Fauces*]
Pars orbitalis glandulae lacrimalis (Ⓔ orbital part of lacrimal gland): *s.u. Tränendrüse*
Pars orbitalis musculi orbicularis oculi (Ⓔ orbital part): *s.u. Musculus orbicularis oculi*
Pars orbitalis nervi optici (Ⓔ orbital part of optic nerve): Orbita-Abschnitt des Nervus* opticus
Pars orbitalis ossis frontalis (Ⓔ orbital plate of frontal bone): *s.u. Os frontale*
Pars ossea septi nasi (Ⓔ bony part of nasal septum): knöcherner Abschnitt der Nasenscheidewand [Septum* nasi]
Pars ossea tubae auditivae (Ⓔ bony part of auditory tube): knöcherner Abschnitt der Ohrtrompete [Tuba* auditiva]
Pars palpebralis glandulae lacrimalis (Ⓔ palpebral part of lacrimal gland): *s.u. Tränendrüse*
Pars palpebralis musculi orbicularis oculi (Ⓔ palpebral part): *s.u. Musculus orbicularis oculi*
Pars paralaminaris (Ⓔ paralaminar part): *s.u. Nuclei mediales thalami*
Pars parasympathica (Ⓔ parasympathetic nervous system): ***Syn:*** *Parasympathikus, parasympathisches System, parasympathisches Nervensystem*; parasympathischer Teil des vegetativen Nervensystems [Pars* autonomica systematis nervosi peripherici]; gliedert sich in einen Kopfabschnitt [Pars* cranialis] und einem Beckenabschnitt [Pars* pelvica]; die Transmittersubstanz des Parasympathikus ist Acetylcholin*; die vom kranialen Teil ausgehenden Fasern ziehen zum größten Teil mit dem Nervus* vagus zu Herz, Lunge, Speiseröhre, Magen, Leber, Bauchspeicheldrüse, Dünndarm und proximalem Kolon; der Rest versorgt das Auge und die Speicheldrüsen; die Fasern des Beckenteils versorgen über die Nervi* splanchnici pelvici die Beckeneingeweide; im Hals-, Brust-, Bauch- und Beckenbereich bilden Sympathikus und Parasympathikus eine Reihe von gemischten Plexus, die die Aorta* und ihre Äste umgeben
Pars parvocellularis lateralis (Ⓔ lateral parvocellular part): *s.u. Nuclei mediales thalami*
Pars parvocellularis nuclei rubri (Ⓔ parvocellular part of nucleus ruber): *s.u. Nucleus ruber*
Pars patens (Ⓔ patent part of umbilical artery): *s.u. Arteria umbilicalis*
Pars pelvica (Ⓔ pelvic part of parasympathetic nervous system): Beckenabschnitt des parasympathischen Nervensystems; *s.u. Pars parasympathica*
Pars pelvica ductus deferentis (Ⓔ pelvic part of defernt duct): *s.u. Ductus deferens*
Pars pelvica ureteris (Ⓔ pelvic part of ureter): Beckenabschnitt des Harnleiters [Ureter*]
Pars peripherica (Ⓔ peripheral nervous system): ***Syn:*** *peripheres Nervensystem, Systema nervosum periphericum*; das periphere Nervensystem besteht aus den 12 paarigen **Hirnnerven** [Nervi craniales] und den 31 vom Rückenmark abgehenden **Spinalnerven** [Nervi spinales]; gemeinsam ist ihnen, dass sie aus Fortsätzen von Neuronen aufgebaut sind, die Signale vom Gehirn oder Rückenmark zu Erfolgsorganen oder -geweben in der Peripherie leiten [**efferente Fasern**] oder Signale aus der Peripherie zum Zentralnervensystem führen [**afferente Fasern**]
Pars petrosa arteriae carotidis internae (Ⓔ petrosal part of internal carotid artery): Felsenbeinabschnitt der Arteria* carotis interna
Pars petrosa ossis temporalis (Ⓔ petrous part of temporal bone): ***Syn:*** *Felsenbein, Felsenbeinpyramide, Pyramis ossis temporalis*; Teil der äußeren Schädelbasis, der Mittel- und Innenohr enthält; der obere Teil liegt an der Grenze zwischen mittlerer und hinterer Schädelgrube; am Felsenbein lassen sich Spitze [Apex partis petrosae], Vorderfläche [Facies anterior], Hinterfläche [Facies posterior], untere Fläche [Facies inferior] und Warzenfortsatz [Processus mastoideus] unterscheiden; die **Felsenbeinspitze** [Apex partis petrosae] enthält den **Canalis caroticus,** die **Canaliculi caroticotympanici** und den **Canalis musculotubarius**
auf der **Vorderfläche** [Facies anterior] erkennt man die **Eminentia arcuata,** die durch den oberen Bogengang hervorgerufen wird; das dünne Dach der Paukenhöhle [**Tegmen tympani**] liegt seitlich davon; im vorderen Teil öffnen sich der **Hiatus canalis nervi petrosi majoris** und **minoris,** der sich in den **Sulcus nervi petrosi majoris** bzw. **minoris** fortsetzt; die Oberkante des Felsenbeins [**Margo superior**] trennt Vorderfläche und Rückfläche und bildet die Grenze zwischen mittlerer und hinterer Schädelgrube; auf ihr verläuft der **Sulcus sinus petrosi superior** für den gleichnamigen venösen Sinus; nahe der Felsenbeinspitze findet sich

P

die **Fossa trigeminalis** für das **Ganglion trigeminale** in der Mitte der **Hinterfläche** [Facies posterior] liegt die innere Öffnung [**Porus acusticus internus**] des inneren Gehörganges [**Meatus acusticus internus**]; lateral und weiter oben davon liegt die **Fossa subarcuata** und lateral vom Porus die Öffnung des **Canaliculus vestibuli**; von der **unteren Felsenbeinfläche** [Facies inferior] entspringt der **Processus styloideus**, der Ursprungsstelle von Muskeln [Musculus* stylohyoideus, styloglossus, stylopharyngeus] und Bändern [Ligamentum* stylomandibulare, stylohyoideum] ist; hinter dem Processus styloideus liegt das **Foramen stylomastoideum** und ventromedial vor ihm die **Fossa jugularis** mit dem **Canaliculus mastoideus**; der **Processus intrajugularis** unterteilt das **Foramen jugulare** in zwei Abschnitte; der **Warzenfortsatz** [Processus mastoideus] liegt hinter dem äußeren Gehörgang; er enthält zahlreiche schleimhautausgekleidete, lufthaltige Zellen [**Cellulae mastoideae**], die über das Antrum* mastoideum mit der Paukenhöhle* verbunden sind

Pars pialis fili terminalis (Ⓔ pial part of terminal filum): *s.u. Filum terminale*

Pars pigmentosa retinae (Ⓔ pigmented part of retina): ***Syn:*** *Stratum pigmentosum retinae*; Pigmentschicht der Netzhaut; *s.u. Retina*

Pars plana (Ⓔ orbiculus ciliaris): Orbiculus ciliaris; *s.u. Ziliarkörper*

Pars plicata: *→Corona ciliaris*

Pars postcommunicalis arteriae cerebri anterioris (Ⓔ postcommunical part of anterior cerebral artery): *s.u. Arteria cerebri anterior*

Pars postcommunicalis arteriae cerebri posterioris (Ⓔ postcommunical part of posterior cerebral artery): *s.u. Arteria cerebri posterior*

Pars posterior fornicis vaginae (Ⓔ posterior part of fornix of vagina): hinteres Scheidengewölbe; *s.u. Scheidengewölbe*

Pars posterior hepatis (Ⓔ posterior part of liver): ***Syn:*** *Spieghel-Leberlappen, Lobus caudatus hepatis*; kleiner Leberlappen an der Unterseite [Facies visceralis] der Leber hinter der Leberpforte; *s.a. Leber*

Pars posterior linguae (Ⓔ posterior part of tongue): Pars postsulcalis; *s.u. Zunge*

Pars posteromedialis nuclei rubri (Ⓔ posteromedial part of nucleus ruber): *s.u. Nucleus ruber*

Pars postlaminaris nervi optici (Ⓔ postlaminar part of optic nerve): postlaminärer Abschnitt des Nervus* opticus

Pars postsulcalis (Ⓔ postsulcal part of tongue): *s.u. Zunge*

Pars precommunicalis arteriae cerebri anterioris (Ⓔ precommunical part of anterior cerebral artery): *s.u. Arteria cerebri anterior*

Pars precommunicalis arteriae cerebri posterioris (Ⓔ precommunical part of posterior cerebral artery): *s.u. Arteria cerebri posterior*

Pars prelaminaris nervi optici (Ⓔ prelaminar part of optic nerve): prälaminärer Abschnitt des Nervus* opticus

Pars preprostatica: *→Pars intramuralis urethrae masculinae*

Pars presulcalis (Ⓔ presulcal part of tongue): *s.u. Zunge*

Pars prevertebralis (Ⓔ prevertebral part of vertebral artery): *s.u. Arteria vertebralis*

Pars principalis (Ⓔ main piece): Hauptstück des Spermiums*

Pars profunda compartimenti antebrachii flexorii (Ⓔ deep part of flexor compartment of forearm): *s.u. Compartimentum antebrachii flexorum*

Pars profunda compartimenti cruris posterioris (Ⓔ deep part of posterior compartment of leg): *s.u. Compartimentum cruris posterius*

Pars profunda glandulae parotidis (Ⓔ deep part of parotid gland): *s.u. Glandula parotidea*

Pars profunda musculi masseterica (Ⓔ deep part of masseter muscle): *s.u. Musculus masseter*

Pars profunda musculi sphincteris ani externus (Ⓔ deep part of external sphincter muscle of anus): *s.u. Musculus sphincter ani externus*

Pars profunda partis palpebralis musculi orbicularis oculi (Ⓔ deep part of palpebral part): *s.u. Musculus orbicularis oculi*

Pars prostatica (Ⓔ prostatic part of urethra): Prostataabschnitt der männlichen Harnröhre [Urethra* masculina]; wird in einen hinteren [**Pars proximalis**] und vorderen Abschnitt [**Pars distalis**] unterteilt; *s.a. Prostata*

Pars proximalis prostatae (Ⓔ proximal part of prostate): *s.u. Prostata*

Pars proximalis urethrae prostaticae (Ⓔ proximal part of prostatic urethra): *s.u. Pars prostatica*

Pars psoatica fasciae iliacae (Ⓔ psoatic part of iliac fascia): *s.u. Fascia iliaca*

Pars pterygopharyngea (Ⓔ pterygopharyngeal part): *s.u. Musculus constrictor pharyngis superior*

Pars pubica (Ⓔ pubic part): medialer Teil des Musculus* levator ani

Pars pylorica gastricae (Ⓔ pars pylorica): *s.u. Magen*

Pars radialis compartimenti antebrachii extensorii (Ⓔ radial part of extensor compartment of forearm): ***Syn:*** *Pars lateralis compartimenti antebrachii extensorii*; radialer Teil der Beugerloge des Vorarms [Compartimentum* antebrachii extensorum]

Pars recta distalis (Ⓔ distal straight tubule): *s.u. Nephron*

Pars recta proximalis (Ⓔ proximal straight tubule): *s.u. Nephron*

Pars respiratoria (Ⓔ respiratory region): ***Syn:*** *Regio respiratoria*; aus Flimmerepithel* bestehender größter Teil der Nasenschleimhaut [Tunica* mucosa nasi]; überzieht die untere und mittlere Nasenmuschel und die entsprechenden Teile des Nasenseptums

Pars reticularis substantiae nigrae (Ⓔ reticular part of substantia nigra): *s.u. Substantia nigra*

Pars retrolentiformis (Ⓔ retrolentiform part of internal capsule): hinter dem Nucleus* lentiformis liegender Teil der Capsula* interna

Pars retrorubralis substantiae nigrae (Ⓔ retrorubral part of substantia nigra): *s.u. Substantia nigra*

Pars rostralis nuclei cuneati (Ⓔ rostral part of cuneate nucleus): *s.u. Nucleus cuneatus*

Pars sacralis medullae spinalis (Ⓔ sacral part of spinal cord): ***Syn:*** *Sakralmark, Kreuzbeinsegmente, Sakralsegmente, Sacralia, Segmenta sacralia*; Sakralabschnitt des Rückenmarks; die von den fünf Segmenten [S_{1-5}] ausgehenden Spinalnerven werden als **Sakralnerven** [Nervi sacrales] bezeichnet; ihre vorderen Äste [**Rami anteriores**] beteiligen sich am Plexus* lumbosacralis; die Rückenäste [**Rami posteriores**] teilen sich jeweils in einen medialen und lateralen Ast [**Ramus medialis** und **lateralis**] und einen Hautast [**Ramus cutaneus posterior**] auf; die **Rami laterales I-III** bilden die Nervi* clunium medii

Pars scrotalis ductus deferentis (Ⓔ scrotal part): *s.u. Ductus deferens*

Pars solealis compartimenti (Ⓔ deep part of posterior compartment of leg): Pars profunda; *s.u. Compartimentum cruris posterius*

Pars sphenoidalis arteriae cerebri medii (Ⓔ sphenoidal part of middle cerebral artery): *s.u. Arteria cerebri media*

Pars spinalis fili terminalis (Ⓔ spinal part of terminal filum): *s.u. Filum terminale*

Pars spinalis musculi deltoidei (Ⓔ spinal part of deltoid muscle): *s.u. Musculus deltoideus*

Pars spinalis nervi accessorii (Ⓔ spinal roots of accessory nerve): Radix spinalis nervi accessorii; *s.u. Nervus accessorius*

Pars spongiosa (Ⓔ spongy layer of endometrium): ***Syn:*** *Spongiosa, Stratum spongiosum, Lamina spongiosa*; schwammige Schicht der Gebärmutterschleimhaut; tiefe Schicht des Stratum* functionale; *s.a. Endometrium*

Pars spongiosa urethrae masculinae (Ⓔ spongy part of male urethra): im Corpus* spongiosum des Penis* verlaufender Abschnitt der Harnröhre [Urethra*]

Pars squamosa ossis temporalis (Ⓔ squamous bone): ***Syn:*** *Schläfenbeinschuppe*; trägt den **Jochfortsatz** [Processus zygomaticus], der an der Bildung des Jochbogens [Arcus zygomaticus] beteiligt ist; unterhalb des Processus zygomati-

P

cus liegt die **Fossa mandibularis**, die die Gelenkfläche [**Facies articularis fossa mandibularis**] für das Kiefergelenk [Articulatio* temporomandibularis] bildet; an der Grenze von Pars petrosa und squamosa liegen die Fissura* petrosquamosa und petrotympanica

Pars sternalis diaphragmatis (Ⓔ sternal part of diaphragm): am Sternum* ansetzender Teil des Zwerchfells*

Pars sternocostalis musculi pectoralis major (Ⓔ sternocostal part of pectoralis major muscle): *s.u. Musculus pectoralis major*

Pars subcutanea musculi sphincteris ani externus (Ⓔ subcutaneous part of external sphincter muscle of anus): *s.u. Musculus sphincter ani externus*

Pars sublentiformis capsulae internae (Ⓔ sublentiform part of internal capsule): unter dem Nucleus* lentiformis verlaufender Teil der Capsula* interna

Pars superficialis compartimenti antebrachii flexorii (Ⓔ superficial part of flexor compartment of forearm): *s.u. Compartimentum antebrachii flexorum*

Pars superficialis compartimenti cruris posterioris (Ⓔ superficial part of posterior compartment of leg): *s.u. Compartimentum cruris posterius*

Pars superficialis glandulae parotidis (Ⓔ superficial part of parotid gland): *s.u. Glandula parotidea*

Pars superficialis musculi masseterica (Ⓔ superficial part of masseter muscle): *s.u. Musculus masseter*

Pars superficialis musculi sphincteris ani externus (Ⓔ superficial part of external sphincter muscle of anus): *s.u. Musculus sphincter ani externus*

Pars superior duodeni (Ⓔ superior part of duodenum): oberer horizontaler Duodenumabschnitt; *s.u. Duodenum*

Pars superior nervi vestibularis (Ⓔ superior branch of vestibular nerve): *s.u. Nervus vestibularis*

Pars supraclavicularis plexus brachialis (Ⓔ supraclavicular part of brachial plexus): supraklavikulärer Teil des Plexus* brachialis

Pars sympathica (Ⓔ sympathetic nervous system): ***Syn:*** *Sympathikus, sympathisches System, sympathisches Nervensystem*; sympathischer Teil des vegetativen Nervensystems [Pars* autonomica systematis nervosi peripherici]; besteht aus dem **Grenzstrang** [Truncus sympathicus], Paraganglien*, prävertebralen Ganglien* und gemischt sympathisch-parasympathischen Nervenplexus; die präganglionären Neurone liegen im Bereich von C_8–$L_{2/3}$; ihre Axone verlaufen über die Vorderwurzel [Radix anterior] und dann im **Ramus communicans albus** zu den Grenzstrangganglien; die meisten Fasern enden hier an postganglionären Neuronen, ein Teil zieht aber weiter zu den prävertebralen Ganglien* und gemischt sympathisch-parasympathischen Nervenplexus; Noradrenalin* ist die Transmittersubstanz der postganglionären sympathischen Neurone

Pars tensa membranae tympanicae (Ⓔ pars tensa): ***Syn:*** *Tensa*; unterer straffer Teil des Trommelfells*

Pars terminalis (Ⓔ **1.–2.** terminal part): **1.** terminales Ileum; *s.u. Ileum* **2.** Endstück des Spermiums*

Pars thoracica (Ⓔ thoracic part): Gesamtheit der im Thoraxbereich liegenden gemischten Nervenplexus des vegetativen Nervensystems [Plexus* aorticus thoracicus, Plexus* cardiacus, oesophageus und pulmonalis, Ganglia* cardiaca]

Pars thoracica aortae (Ⓔ thoracic part of aorta): ***Syn:*** *Brustschlagader, Aorta thoracica*; Aortenabschnitt zwischen Aortenisthmus* und Zwerchfell; gibt paarige Äste zur Versorgung der Brustorgane [Rami bronchiales, oesophageales, mediastinales, pericardiaci] und der Brustwand [Zwischenrippenarterien, Arteriae* intercostales posteriores] ab

Pars thoracica ductus thoracici (Ⓔ thoracic part of thoracic duct): *s.u. Ductus thoracicus*

Pars thoracica medullae spinalis (Ⓔ thoracic part of spinal cord): ***Syn:*** *Brustsegmente, Thorakalsegmente, Brustmark, Thoracica, Segmenta thoracica*; der Brustabschnitt des Rückenmarks besteht aus 12 Segmenten [Th_{1-12}]; die von ihnen ausgehenden Spinalnerven [**Nervi thoracici**] versorgen mit ihren Bauchästen [**Rami anteriores**] als Interkostalnerven [Nervi* intercostales] die Haut und Muskeln der seitlichen und vorderen Thoraxwand; die **Rückenäste** [Rami posteriores] innervieren mit ihrem **Ramus lateralis** und **Ramus medius** die autochthone Rückenmuskulatur und mit dem **Ramus cutaneus posterior** die zugehörigen Hautbezirke

Pars thoracica oesophageae (Ⓔ thoracic part of esophagus): Brustabschnitt der Speiseröhre; *s.a. Oesophagus*

Pars thoracica tracheae (Ⓔ thoracic part of trachea): intrathorakaler Abschnitt der Luftröhre; *s.a. Trachea*

Pars thyroepiglottica musculi thyroarytenoidei (Ⓔ thyroepiglottic part of thyroarytenoideus muscle): ***Syn:*** *Thyroepiglottikus, Musculus thyroepiglotticus*; Teil des Musculus* thyroarytenoideus zur Epiglottis; zieht den Kehldeckel nach unten und vorne und erweitert den Aditus laryngis; **Ursprung:** Innenfläche der Cartilago thyroidea; **Ansatz:** Seitenrand der Epiglottis; **Innervation:** Nervus laryngeus inferior

Pars thyropharyngea (Ⓔ thyropharyngeal part): Musculus thyropharyngeus; *s.u. Musculus constrictor pharyngis inferior*

Pars tibiocalcanea (Ⓔ tibiocalcaneal part): *s.u. Ligamentum deltoideum*

Pars tibionavicularis (Ⓔ tibionavicular part): *s.u. Ligamentum deltoideum*

Pars tibiotalaris anterior (Ⓔ anterior tibiotalar part): *s.u. Ligamentum deltoideum*

Pars tibiotalaris posterior (Ⓔ posterior tibiotalar part): *s.u. Ligamentum deltoideum*

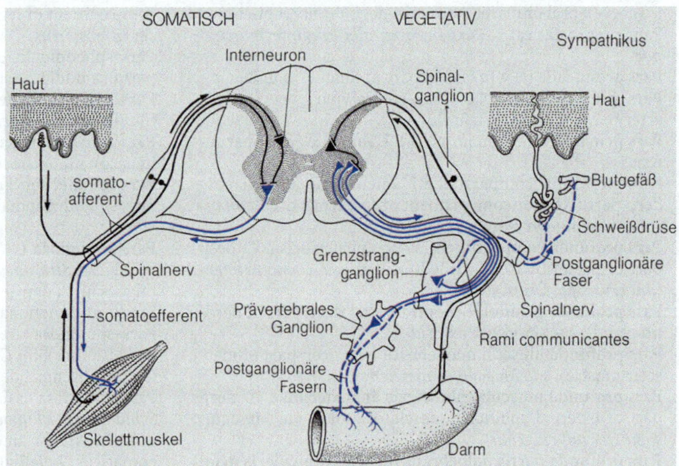

Abb. P23. Verbindungen zwischen somatischem und vegetativem Nervensystem am Grenzstrang

Pars transversa musculi nasalis (Ⓔ transverse part of nasal muscle): ***Syn:*** *Musculus compressor naris*; quer verlaufender Teil des Musculus* nasalis, der das Nasenloch verengt; **Ursprung**: Haut über dem Eckzahn; **Ansatz**: Nasenrücken; **Innervation**: Nervus facialis

Pars transversa musculi trapezii (Ⓔ transverse part of trapezius): *s.u. Musculus trapezius*

Pars transversa rami sinistri venae portae hepatis (Ⓔ transverse part of left branch of portal vein): *s.u. Ramus sinister venae portae hepatis*

Pars transversaria (Ⓔ tranverse part of vertebral artery): *s.u. Arteria vertebralis*

Pars tricipitalis compartimenti cruris posterioris (Ⓔ superficial part of posterior compartment of leg): Pars superficialis; *s.u. Compartimentum cruris posterius*

Pars tuberalis adenohypophysis (Ⓔ tubular part of adenohypophysis): ***Syn:*** *Trichterlappen, Pars infundibularis adenohypophysis*; Teil der Adenohypophyse*, der keine Hormone bildet

Pars tympanica ossis temporalis (Ⓔ tympanic bone): Teil des Schläfenbeins [Os* temporale], der den äußeren Gehörgang [Meatus acusticus externus] und seine Öffnung [Porus acusticus externus] umfasst; die **Fissura tympanosquamosa** liegt zwischen Pars tympanica und Pars* squamosa und die **Fissura tympanomastoidea** zwischen Pars tympanica und Processus* mastoideus

Pars umbilicalis rami sinistri venae portae hepatis (Ⓔ umbilical part of left branch of portal vein): *s.u. Ramus sinister venae portae hepatis*

Pars uterina placentae (Ⓔ uterine part of placenta): ***Syn:*** *Pars materna*; mütterlicher Teil der Placenta*

Pars uterina tubariae (Ⓔ uterine part of uterine tube): Gebärmutterabschnitt des Eileiters [Tuba* uterina]

Pars uvealis (Ⓔ uveal part): *s.u. Reticulum trabeculare sclerae*

Pars vagalis nervi accessorii (Ⓔ cranial roots of accessory nerve): Radix cranialis nervi accessorii; *s.u. Nervus accessorius*

Pars vestibularis nervi vestibulocochlearis: *→Nervus vestibularis*

Pars-plana-Vitrektomie *f* (Ⓔ pars plana vitrectomy): *s.u. Vitrektomie*

Pars-planitis *f* (Ⓔ pars-planitis): ***Syn:*** *intermediäre Uveitis*; Entzündung der Pars plana des Ziliarkörpers*; i.d.R. beidseitige Entzündung bei jungen Erwachsenen; verläuft meist schmerzlos und ohne Rötung über Jahre und führt zu hinterer Schalentrübung der Linse

Par|the|no|ge|ne|se *f* (Ⓔ parthenogenesis): ***Syn:*** *Jungfernzeugung*; spontane oder induzierte Embryobildung als sog. **eingeschlechtliche Fortpflanzung**; z.T. im Tierreich

par|the|no|phob *adj* (Ⓔ parthenophobic): Parthenophobie betreffend, durch sie gekennzeichnet

Par|the|no|pho|bie *f* (Ⓔ parthenophobia): krankhafte Angst vor (kleinen) Mädchen

Par|ti|al|druck *m* (Ⓔ partial pressure): Druckanteil eines Gases am Gesamtdruck eines Gasgemisches; *s.a. Kohlendioxidpartialdruck, Sauerstoffpartialdruck*

Par|ti|kel *nt* (Ⓔ particle): Teilchen, Körperchen

kontagiöses Partikel (Ⓔ contagion): ***Syn:*** *Kontagium, Kontagion*; eine Krankheit übertragendes Partikel, d.h. Krankheitserreger

Par|ti|kel|bom|bar|de|ment *nt* (Ⓔ particle bombardment): *s.u. Essay Gentransfer und Gentherapie S. 761*

Par|ti|kel|strah|lung *f* (Ⓔ corpuscular radiation): ***Syn:*** *Teilchenstrahlung, Korpuskelstrahlung*; aus geladenen oder ungeladenen Teilchen bestehende Strahlung

Par|ti|ti|ons|ko|ef|fi|zi|ent *m*: *→ Verteilungskoeffizient*

Par|to|gramm *nt* (Ⓔ partograph): graphische Darstellung klinischer Geburtsparameter

Par|tus *m* (Ⓔ delivery): ***Syn:*** *Geburt, Entbindung, Niederkunft*; Ausstoßung der Frucht aus der Gebärmutter; der normale Geburtsablauf besteht aus drei Phasen: **1. Eröffnungsperiode**: Zeitraum vom Wehenbeginn bis zur vollständigen Eröffnung des Muttermundes; die Aufdehnung des Muttermundes ist eine Folge der zunehmenden Wehentätigkeit [Eröffnungswehen*] und des Tiefertretens des kindlichen Kopfes; bei der Erstgebärenden dauert die Zervixdilatation im Durchschnitt 12 h, bei der Mehrgebärenden 6–7 h; man kann die Eröffnungsperiode noch in **Latenzphase** [Periode der Verkürzung der Zervix bei fehlender oder nur geringer Öffnung des Muttermundes] und **Aktivphase** [Periode der eigentlichen Muttermundseröffnung] unterteilen **2. Austreibungsperiode**: Zeit von der vollständigen Eröffnung des Muttermundes bis zur Geburt des Kindes; während der letzten Phase der Austreibungsperiode, der **Pressphase**, ist das Kind besonders gefährdet, weil die Presswehen zu einer Verminderung der Durchblutung führen [*s.a. Dezeleration*] und der kindliche Kopf einem verstärkten Druck ausgesetzt ist; die Austreibungsperiode dauert ca. 1 h bei Erstgebärenden und 20 min bei Mehrgebärenden **3. Nachgeburtsperiode**: Zeitraum von der Geburt des Kindes bis zur Ausstoßung der Plazenta; oft auch für die ersten zwei Stunden nach der Geburt des Kindes verwendet

zeitliche Abweichungen vom normalen Geburtsverlauf werden als **Sturzgeburt** [Partus praecipitatus; extrem schnelle Geburt, bei der das Kind mit einer Wehe ausgetrieben] oder **protrahierte/verlängerte Geburt** bezeichnet; bei der protrahierten Geburt kann die Eröffnungsphase und/oder Austreibungsphase verlängert sein; die häufigsten Ursachen dafür sind primäre oder sekundäre Wehenschwäche*, Beckenanomalien, abolutes oder relatives Missverhältnis von Beckengröße und Größe des Fetus, Lageanomalien* des Fetus, Hydramnion*, Nabelschnurumschlingung*, -knoten, -vorfall; *s.a. Kardiotokographie, Geburtsmechanismus*

Partus praecipitatus (Ⓔ precipitate labor): ***Syn:*** *Sturzgeburt, rasche Geburt*; extrem schnelle Geburt, bei der das Kind mit einer Wehe ausgetrieben wird

Partus praematurus (Ⓔ premature delivery): ***Syn:*** *Frühgeburt*; Geburt zwischen der 28. und der 37. Schwangerschaftswoche

Partus serotinus (Ⓔ post-term delivery): ***Syn:*** *Spätgeburt*; Geburt, die später als 14 Tagen nach dem errechneten Entbindungstermin erfolgt

Pa|ru|lis *f, pl* **-li|des, -li|den** (Ⓔ parulis): entzündliche Schwellung im Unterkieferbereich; i.d.R. durch eine akute Parodontitis* apicalis verursacht

par|um|bi|li|kal *adj*: *→paraumbilikal*

Par|va *f*: *→ Vena saphena parva*

Par|vi|se|mie *f* (Ⓔ parvisemia): pathologisch verminderte Ejakulatmenge

Par|vo|vi|ren *pl*: *→Parvoviridae*

Par|vo|vi|ri|dae *pl* (Ⓔ Parvoviridae): ***Syn:*** *Parvoviren*; kleinste, beim Menschen vorkommende DNA-Viren

Par|vo|vi|rus *nt, pl* **-ren** (Ⓔ Parvovirus): Gattung der Parvoviridae*; Verursacher von Gastroenteritiden bei Kindern; **Parvovirus B19** ist der Erreger der Ringelröteln*

PAS *Abk.*: **1.** *→p-Aminosalicylsäure* **2.** p-Arsanilsäure

Pas|cal *nt* (Ⓔ pascal): abgeleitete SI-Einheit* des Druckes; 1 Pa = 1 N/m^2 = 10^{-5} bar = 0,0075 mmHg; 1 mmHg = 133,322 Pa

Pascheff: Konstantin M. Pascheff; 1873–1961; bulgarischer Augenarzt

Pascheff-Konjunktivitis *f* (Ⓔ Pascheff's conjunctivitis): ***Syn:*** *Conjunctivitis necroticans infectiosa*; eitrig-nekrotisierende Konjunktivitis*

Paschew: *→Pascheff*

Pasini: Augustine Pasini; zeitgenössischer argentinischer Hautarzt

Pasini-Pierini-Syndrom *nt*: *→Pasini-Typ der Epidermolysis bullosa dystrophicans*

Pasini-Syndrom *nt*: *→Pasini-Typ der Epidermolysis bullosa dystrophicans*

Pasini-Typ der Epidermolysis bullosa dystrophicans *m* (Ⓔ albopapuloid epidermolysis bullosa dystrophica): ***Syn:*** *Epidermolysis bullosa dystrophica albopapuloidea, Epidermolysis bullosa albopapuloidea, Epidermolysis bullosa hereditaria et albopapuloidea, Pasini-Syndrom, Pasini-Pierini-Syndrom*; autosomal-dominante, milde Verlaufsform der

Epidermolysis bullosa dystrophicans, die typische weiße Papeln am Stamm zeigt

Pasqualini: Rudolfo Pasqualini; argentinischer Endokrinologe (Buenos Aires) im 20. Jahrhundert

Pasqualini-Syndrom *nt* (Ⓔ Pasqualini's syndrome): ***Syn:*** *fertiler Eunuchoidismus*; seltene, inkretorische Hodeninsuffizienz durch einen isolierten hypophysären LH-Mangel und sekundär hypoplastische Leydig-Zwischenzellen; die Spermatogenese ist intakt und die Hoden haben eine normale Größe und Konsistenz; insgesamt ist die Testosteronbildung aber unter der Norm und es kommt zu Ausbildung eines eunuchoiden Habitus

PASS *Abk.*: Phosphoadenylsäuresulfat

Pas|si|flo|rae her|ba *f* (Ⓔ passion flower herb): *s.u. Passionsblume*

Pas|si|flo|ra in|car|na|ta *f*: *→ Passionsblume*

Pas|si|ons|blu|me *f* (Ⓔ passion flower): ***Syn:*** *Passiflora incarnata*; Schlingpflanze aus der Familie der Passionsblumengewächse [Passifloraceae]; verwendet werden die Triebe mit Blättern und Blüten [**Passiflorae herba**]; sie enthalten ätherisches Öl, Flavonoide* [Vitexin], Cumarinderivate*, Harmalaalkaloide und Maltol; **Anw.**: traditionell als Beruhigungs- und Einschlafmittel, bei Konzentrationsschwierigkeiten, Kreislaufschwäche und Asthma* bronchiale; in der Homöopathie als Beruhigungs- und Einschlafmittel

Pas|si|vis|mus *m* (Ⓔ passivism): ***Syn:*** *Masochismus*; Variante des Sexualverhaltens mit Lustgewinn durch Schmerzen, Demütigung oder Misshandlung

Passow: Adolf Passow; 1859–1926; deutscher Ohrenarzt (Berlin)

Passow-Symptomenkomplex *m* (Ⓔ Passow's syndrome): Horner*-Trias kombiniert mit Heterochromie* der Iris und Dysrhaphiesyndromen

Pas|ta *f*: *→ Paste*

Pasta Zinci (Ⓔ zinc oxid paste): ***Syn:*** *Zinci pasta, Zinkpaste, Zinkoxidpaste*; Salbe mit 25 % Zinkoxid; kühlende, schmerzlindernde, austrocknende Verbandspaste, die die Wundheilung fördert

Pas|te *f* (Ⓔ paste): ***Syn:*** *Pasta*; halbfeste Arzneimittelzubereitung aus Pulver und flüssigem [z.B. Glycerin] oder festem [z.B. Vaselin] Vehikel

Pasteur: Louis Pasteur; 1822–1895; französischer Chemiker und Begründer der Mikrobiologie (Paris); arbeitete ursprünglich im chemischen Bereich und leistete wichtige Beiträge zur Stereochemie; bahnbrechend war aber die Entdeckung der alkoholischen Gärung durch Mikroorganismen und die daraus abgeleitete Erkenntnis, dass auch andere Fäulnisprozesse, wie z.B. die Eiterbildung in Wunden, auf die Aktivität spezifischer Mikroorganismen zurückgeht; Pasteur konnte auch nachweisen, dass diese Mikroorganismen nicht von selbst entstehen können, sondern immer als Folge einer Ansteckung auftreten
die größte Bedeutung hatte seine 1877 begonnene Arbeit auf dem Gebiet der Infektionskrankheiten; ihm gelang es als erstem den Erreger des Milzbrandes zu isolieren, ihn zu kultivieren und daraus eine aktive Impfung zu entwickeln; danach gelang es ihm den Tollwuterreger durch Kultivierung in Hirngewebe abzuschwächen und damit einen Impfvirus herzustellen

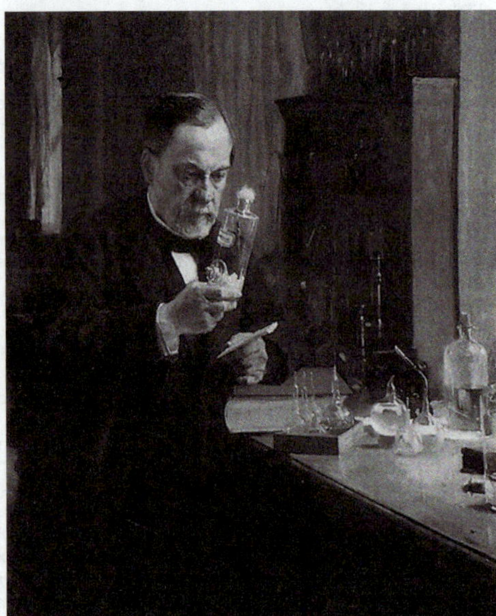

Abb. P24. Louis Pasteur [1822–1895]

Pasteur-Impfung *f* (Ⓔ Pasteur's vaccination): Schutzimpfung gegen Tollwut*

Pas|teu|rel|la *f* (Ⓔ Pasteurella): Gattung gramnegativer, unbeweglicher Stäbchenbakterien

Pasteurella multocida (Ⓔ Pasteurella multocida): medizinisch wichtigste Pasteurella-Art; Erreger der Pasteurellose

Pasteurella pestis: *→ Yersinia pestis*

Pas|teu|rel|la|ce|ae *pl* (Ⓔ Pasteurellaceae): Familie gramnegativer Bakterien; umfasst Pasteurella*, Haemophilus* und Actinobacillus*

Pas|teu|rel|lo|se *f* (Ⓔ pasteurellosis): ***Syn:*** *Pasteurellainfektion*; durch **Pasteurella**-Species hervorgerufene bakterielle Infektionskrankheit; am häufigsten sind Wundinfektionen mit regionärer Lymphadenitis, Atemwegsinfekte [Bronchitis, Pneumonie, Pleuraempyem] und septische Krankheitsbilder mit Meningitis, Pneumonie, Peritonitis, Endokarditis, wobei der Streuherd oft unentdeckt bleibt; **Therapie**: Penicilline*, Ampicillin*, Cephalosporine* systemisch

Pas|teu|ri|sie|ren *nt*: *→ Pasteurisierung*

Pas|teu|ri|sie|rung *f* (Ⓔ pasteurization): ***Syn:*** *Pasteurisieren*; Erhöhung der Haltbarkeit von Lebensmitteln durch schonendes Erhitzen; *s.a. Pasteur*

Pas|to|ral|me|di|zin *nt* (Ⓔ pastoral medicine): von Rudolf Steiner vorgeschlagene Zusammenarbeit von Arzt und Pastor zu kombinierten Behandlung von Bewusstsein und Lebensleib

pas|tös *adj* (Ⓔ pasty): (*Haut*) teigig, gedunsen, aufgeschwemmt

PAT *Abk.*: **1.** Phosphinothricinacetyltransferase **2.** photometrischer Aggregationstest **3.** Plättchenagglutinationstest

Pat. *Abk.*: Patient/in

Pätau: Klaus Pätau; deutsch-amerikanischer Genetiker im 20. Jahrhundert

Pätau-Syndrom *nt*: *→ Trisomie 13*

Patch *nt* (Ⓔ **1.–3.** patch): **1.** (Gewebe-)Lappen, Läppchen, z.B. zur Transplantation **2.** ***Syn:*** *Pflaster*; mit einem Medikament beladenes Pflaster zur transdermalen Applikation von z.B. Hormonen **3.** mit einem Allergen getränktes Läppchen zur Allergietestung; *s.u. Epikutantest*

Patch-Plastik *f* (Ⓔ patch angioplasty): ***Syn:*** *Flickentransplantat, Flickenplastik*; Deckung eines Defektes oder einer operativ kreierten Erweiterung mit einem Gewebe- oder Gefäßstückchen [**Serosapatch, Venenpatch**] oder einem Kunststoffgewebe

Patch|test *m*: *→ Epikutantest*

PATCO *Abk.*: Prednison, Ara-C, Thioguanin, Cyclophosphamid, Vincristin (*engl.* oncovin)

Pa|tel|la *f, pl* **-lae** (Ⓔ patella): ***Syn:*** *Kniescheibe*; in die Sehne des Musculus* quadriceps femoris eingelassener, größter Sesamknochen des Körpers; die **Basis patellae** liegt nach oben, die Spitze [**Apex patella**] ist nach unten gerichtet; die Rückseite wirkt als Gelenkfläche [**Facies articularis**] und ist mit hyalinem Knorpel* überzogen

Patella alta (Ⓔ patella alta): Patellahochstand; *s.u. Patellaluxation*

Patella bipartita (Ⓔ bipartite patella): angeborene Zweiteilung der Kniescheibe; häufigste angeborene Fehlbildung der Patella; wird vom Unerfahrenen leicht mit einer Patellafraktur verwechselt

Pa|tel|la|frak|tur *f* (Ⓔ fracture of the patella): ***Syn:*** *Kniescheibenbruch*; Frakturen der Kniescheibe entstehen meist

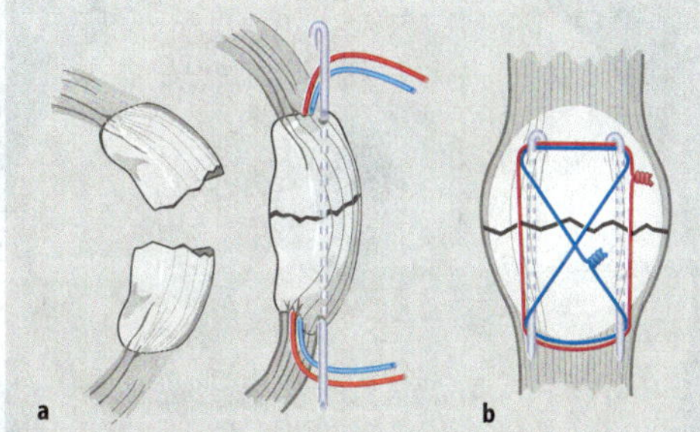

Abb. P25. Patellaquerfraktur [a]; typische Zuggurtungsosteosynthese mit Kirschner-Draht und doppelter Drahtschlinge [b]

durch direkte Gewalteinwirkung [Anprallverletzung] und sind häufig von Weichteilschäden begleitet; wegen der oberflächlichen Lage liegen in ca. 10 % der Fälle offene Frakturen vor; **Therapie**: nicht-dislozierte Frakturen können konservativ behandelt werden; allerdings besteht dabei immer die Gefahr einer sekundären Dislokation; **dislozierte Frakturen** werden operativ behandelt, wobei die Zuggurtung die Standardmethode darstellt

Paltellla|lu|xa|tilon *f* (Ⓔ dislocation of the patella): die Mehrzahl der Fälle ist anlagebedingt [Patelladysplasie, Genus valgus, Trisomie* 21] oder tritt nach schlaffen Lähmungen [v.a. Poliomyelitis*] oder bei Systemerkrankungen [Ehlers*-Danlos-Syndrom, Nagel-Patella-Syndrom*, Arthrogrypose*] auf; die Luxation oder Subluxation erfolgt immer nach lateral; v.a. bei den anlagebedingten Formen kommt es of zu beidseitiger wiederholter Luxation [**habituelle Patellaluxation**]; **klinisch** ist die Diagnose oft schwer, weil außer einem Patellahochstand [**Patella alta**] kaum Symptome auftreten; erstmalige Luxation führt i.d.R. zu einem Kapselriss und Bluterguss; **Diagnose**: Anamnese, Untersuchung, Röntgenbild; **Therapie**: Reposition in Hyperextension; danach i.d.R. Zügelungsplastik oder Rotationsosteotomie [erst nach Abschluss des Knochenwachstums]

pa|tel|lar *adj* (Ⓔ patellar): Kniescheibe/Patella betreffend

Pa|tel|la|re|sek|ti|on *f*: → *Patellektomie*

Pa|tel|lar|klo|nus *m* (Ⓔ patellar clonus): Klonus* des Musculus* quadriceps femoris

Pa|tel|lar|re|flex *m*: → *Patellarsehnenreflex*

Pa|tel|lar|seh|nen|re|flex *m* (Ⓔ patellar tendon reflex): ***Syn:*** *Quadrizepssehnenreflex, Patellarreflex*; Schlag auf die Patellarsehne unterhalb des Kniegelenks führt zur Streckung des Beines

Pa|tel|lek|to|mie *f* (Ⓔ patellectomy): ***Syn:*** *Patellaresektion*; operative Entfernung der Kniescheibe

pa|tel|lo|fe|mo|ral *adj* (Ⓔ patellofemoral): Kniescheibe und Oberschenkel/Femur betreffend oder verbindend

Paterson: Donald Ross Paterson; 1863–1939; englischer HNO-Arzt

Paterson-Brown-Syndrom *nt*: → *Plummer-Vinson-Syndrom*

Paterson-Kelly-Syndrom *nt*: → *Plummer-Vinson-Syndrom*

Patey: Daniel Howard Patey; 1899–1977; englischer Chirurg

Mastektomie nach Patey *f* (Ⓔ Patey mastectomy): ***Syn:*** *eingeschränkt radikale Mastektomie*; Mastektomie* mit Entfernung des Musculus* pectoralis major und Ausräumung der interpektoralen, intraklavikulären und axillären Lymphknoten

Path. *Abk.*: **1.** → *Pathogenese* **2.** → *Pathologie*

Path-, path- *präf.*: → *Patho-*

-pathia *suf.*: → *-pathie*

-pathie *suf.*: Wortelement mit der Bedeutung „Krankheit/Erkrankung"

-pathisch *suf.*: in Adjektiven verwendetes Wortelement mit der Bedeutung „erkrankt"

Patho-, patho- *präf.*: Wortelement mit der Bedeutung „Krankheit"

Pa|tho|gen *nt* (Ⓔ pathogen): ***Syn:*** *Krankheitserreger*; *s.u. Essay Infektion S. 1027*

pa|tho|gen *adj* (Ⓔ pathogenic): krankheitserregend, krankheitsverursachend, krankmachend

Pa|tho|ge|ne|se *f* (Ⓔ pathogenesis): Krankheitsentstehung, Krankheitsentwicklung; *s.a. Ätiologie*

Pa|tho|ge|ni|tät *f* (Ⓔ pathogenicity): Fähigkeit zur Krankheitserregung; *s.a. Essay Infektion S. 1027*

Pa|tho|ge|ni|täts|nach|weis *m* (Ⓔ proof of pathogenicity): *s.u. Koch-Postulate*

pa|tho|gno|mo|nisch *adj* (Ⓔ pathognomonic): ***Syn:*** *pathognostisch*; für eine Krankheit kennzeichnend, krankheitskennzeichnend

pa|tho|gnos|tisch *adj*: → *pathognomonisch*

Pa|tho|lo|ge *m* (Ⓔ pathologist): Arzt für Pathologie*

Pa|tho|lo|gie *f* (Ⓔ pathology): ***Syn:*** *Krankheitslehre*; Lehre von den Krankheiten und Funktionsstörungen, ihren Ursachen und Folgen

Pa|tho|lo|gin *f* (Ⓔ pathologist): Ärztin für Pathologie*

pa|tho|lo|gisch *adj* (Ⓔ pathologic): Pathologie betreffend; krankhaft

pa|tho|phob *adj* (Ⓔ pathophobic): Krankheitsfurcht/Pathophobie betreffend, durch sie gekennzeichnet

Pa|tho|pho|bie *f* (Ⓔ pathophobia): ***Syn:*** *Krankheitsfurcht; Nosophobie*; krankhafte Angst vor (bestimmten) Krankheiten

Pa|tho|phy|si|o|lo|gie *f* (Ⓔ pathophysiology): Physiologie* krankhafter Prozesse

Pa|tho|pro|te|in|ä|mie *f* (Ⓔ pathoproteinemia): Abweichung von der normalen Zusammensetzung der Serumeiweiße; Oberbegriff für Dysproteinämie*, Defektproteinämie* und Paraproteinämie*

Pa|ti|en|ten|tes|ta|ment *nt* (Ⓔ living will): ***Syn:*** *Patientenverfügung*; *s.u. Essay Euthanasie S. 649*

Pa|ti|en|ten|ver|fü|gung *f* (Ⓔ living will): ***Syn:*** *Patiententestament*; *s.u. Essay Euthanasie S. 649*

pat|ri|li|ne|ar *adj* (Ⓔ patrilineal): ***Syn:*** *patrilineal*; in der männlichen Linie vererbt

pat|ro|klin *adj* (Ⓔ patroclinous): von der väterlichen Seite stammend

Pa|tu|lin *nt* (Ⓔ patulin): ***Syn:*** *Clavacin*; Stoffwechselprodukt von **Penicillium**-Species; Mykotoxin* mit mikrobiozider und evtl. karzinogener Wirkung; Ursache von Lebensmittelvergiftungen

Pau|ken|drai|na|ge *f* (Ⓔ drainage of the middle ear): ***Syn:*** *Paukenhöhlendrainage*; künstliche Belüftung der Paukenhöhle durch Einsetzen eines Röhrchens in das Trommelfell; wird meist bei chronisch seromuköser Otitis* media bei Kindern vorgenommen; das Röhrchen wird nach einigen Monaten in den Gehörgang abgestoßen und der Defekt verschließt sich von alleine [*Abb. P26*]

Pau|ken|fi|bro|se *f* (Ⓔ middle ear fibrosis): ***Syn:*** *adhäsive Otitis media chronica, Paukenhöhlenfibrose, adhäsive Otitis media (chronica)*; zu Verklebungen und Fibrosierung führende chronische Entzündung der Mittelohrschleimhaut; *s.a. Seromukotympanum*

Pau|ken|höh|le *f* (Ⓔ tympanic cavity): ***Syn:*** *Tympanon, Tympanum, Cavitas tympani*; die Gehörknöchelchen enthaltende schmale Höhle des Mittelohrs, die über das Antrum* mastoideum mit dem Warzenfortsatz in Verbindung steht; wird in drei Abschnitte unterteilt: **Epitympanon** [Kuppelraum] oberhalb des Trommelfells, **Mesotympanon** direkt hinter dem Trommelfell und **Hypotympanon** unterhalb des Trommelfells; die Paukenhöhle hat 6 Wände: eine **obere Wand** [Paries tegmentalis], die sie von der mittleren Schädelgrube abtrennt, eine **untere Wand** [Paries jugularis], in der die Cellulae tympanicae liegen, eine **vordere Wand** [Paries caroticus], die vom Canalis* caroticus gebildet wird, eine **hintere Wand** [Paries mastoideus], die an den Processus* mastoideus angrenzt, eine **laterale Wand** [Paries membranaceus], die weitgehend vom Trommelfell gebildet wird, und eine **mediale Wand** [Paries labyrinthicus], in der die Fenestra* vestibuli und Fenestra* cochleae liegen

Pau|ken|höh|len|drai|na|ge *f*: → *Paukendrainage*

Pau|ken|höh|len|fi|bro|se *f*: → *Paukenfibrose*

Pau|ken|höh|len|plas|tik *f*: → *Tympanoplastik*

Pau|ken|höh|len|punk|ti|on *f*: → *Myringotomie*

Pau|ken|höh|len|schleim|haut *f* (Ⓔ mucosa of tympanic cavi-

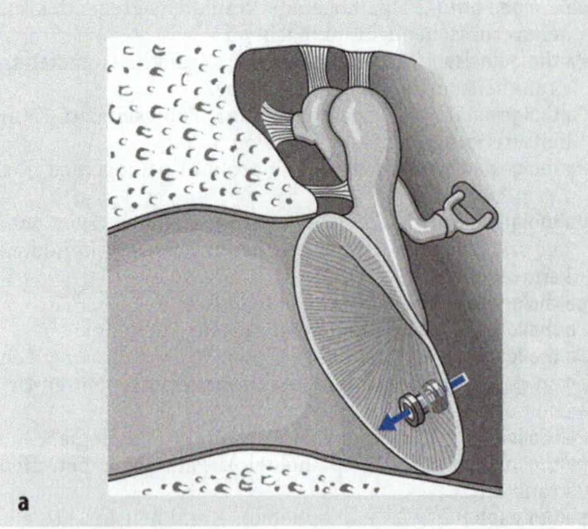

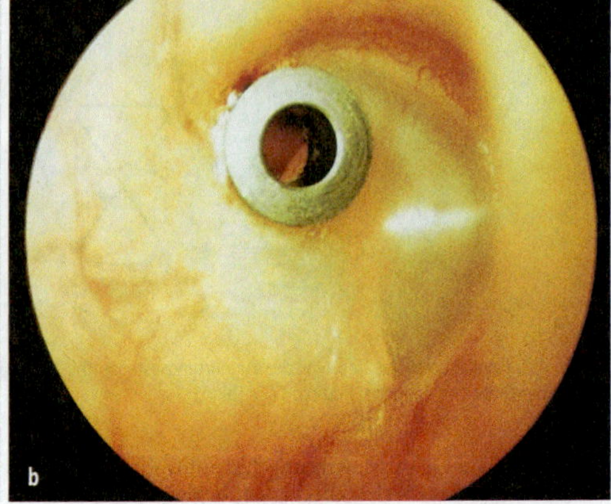

Abb. P26. Paukendrainage. a Schema, b linkes Trommelfell mit Paukenröhrchen

ty): *Syn*: *Tunica mucosa cavitatis tympanicae*; besteht aus einschichtigem Plattenepithel, das im Bereich der Tubenmündung Kinozilien trägt

Pau|ken|höh|len|skle|ro|se *f* (Ⓔ tympanosclerosis): *Syn*: *Paukensklerose, Tympanosklerose*; zu Verklebung und Sklerose von Trommelfell und Gehörknöchelchen führende Erkrankung mit Entwicklung einer Schwerhörigkeit; meist Folge einer chronisch seromukösen Otitis* media; **Therapie**: Tympanoplastik*

Pau|ken|höh|len|ve|nen *pl* (Ⓔ tympanic veins): *Syn*: *Venae tympanicae*; kleine Venen aus der Paukenhöhle zum Plexus* pterygoideus

Pau|ken|punk|ti|on *f*: →*Myringotomie*

Pau|ken|röhr|chen *nt* (Ⓔ tympanotomy tube): *s.u. Paukendrainage*

Pau|ken|sai|te *f* (Ⓔ chorda tympani): Chorda tympani

Pau|ken|skle|ro|se *f*: →*Paukenhöhlensklerose*

Pau|ken|trep|pe *f* (Ⓔ tympanic scala): *Syn*: *Scala tympani*; Gang der Innenohrschnecke [Cochlea*] unterhalb der Lamina* spiralis ossea

Paul: John Rodman Paul; 1893–1971; amerikanischer Arzt (New Haven)

Paul-Bunnell-Reaktion *f* (Ⓔ Paul-Bunnell reaction): Nachweis heterophiler Antikörper im Serum bei Mononucleosis* infectiosa; die Antikörper führen zur Agglutination von Schafs- oder Rindererythrozyten; ist heute durch spezifische Antikörpertests [z.B. ELISA] ersetzt

Pau|si|nys|ta|li|a yo|him|be *f*: →*Yohimbe*

Pautrier: Lucien Marius Pautrier; 1876–1959; französischer Hautarzt (Lyon)

Pautrier-Mikroabszess *m* (Ⓔ Pautrier's microabscess): abszessartige Ansammlung von atypischen Lymphozyten in der Epidermis*, z.B. bei Mycosis fungoides

Pautrier-Woringer-Syndrom *nt* (Ⓔ dermatopathic lymphadenopathy): *Syn*: *dermatopathische Lymphadenopathie, dermatopathische Lymphadenitis, dermatopathische Lymphopathie, lipomelanotische Retikulose*; reversible, reaktive Lymphknotenschwellung, besonders der Achsel- und Leistenlymphknoten, als Begleitsymptom bei ausgedehnten Dermatosen [z.B. Mycosis* fungoides, Erythrodermie*]

Pauwels: Friedrich Pauwels; deutscher Chirurg (Aachen) im 20. Jahrhundert

Klassifikation nach Pauwels *f* (Ⓔ Pauwels' classification): Klassifikation der Femurhalsfrakturen, die auf dem Neigungswinkel der Frakturebene zur Horizontalen beruht; *s.u. Femurhalsfraktur*

PAV *Abk.*: Procarbazin, Alkeran, Vinblastin

PAVB *Abk.*: paroxysmaler atrioventrikulärer Block

PAVF *Abk.*: pulmonale arteriovenöse Fistel

PAVK *Abk.*: →*periphere arterielle Verschlusskrankheit*

Pavlik: **Pavlik-Bandage** *f* (Ⓔ Pavlik harness): modifizierte Riemenzügelbandage zur funktionellen Behandlung der angeborenen Hüftluxation; besteht aus zwei gekreuzten Schultergurten, an denen die Beine durch Riemenzügel in 90° Hüftbeugung fixiert sind

Pa|vor *m* (Ⓔ pavor): Angst, Schreck

Pavor diurnus (Ⓔ pavor diurnus): *Syn*: *Tagangst*; tagsüber, z.B. während des Mittagsschlafes, auftretender Pavor nocturnus

Pavor nocturnus (Ⓔ pavor nocturnus): *Syn*: *Nachtangst*; bei Kleinkindern auftretende plötzliche Angst im Schlaf, die zum Aufwachen führt; wird von vielen Autoren als normales Entwicklungsgeschehen betrachtet, während andere darin einen Hinweis auf kindliche Neurosen oder Neuropathien sehen

PaVS *Abk.*: →*Pulmonalklappenstenose*

PAVSD *Abk.*: partieller atrioventrikulärer Septumdefekt

PAWP *Abk.*: pulmonary artery wedge pressure

Payr: Erwin Payr; 1871–1946; deutscher Chirurg (Greifswald, Leipzig)

Payr-Darmkompressorium *nt* (Ⓔ Payr's clamp): weichfassendes, stufenweise verstellbares Darmkompressorium zur Anastomosennaht

Payr-Zeichen *nt* (Ⓔ 1.–2. Payr's sign): **1.** Schmerzen im medialen Kniegelenkspalt im Schneidersitz verstärken sich, wenn das Knie nach unten gedrückt wird; spricht für Innenmeniskusschaden **2.** Druckschmerz auf der Fußinnenseite als Frühzeichen einer Thrombose* oder Thrombophlebitis* der Beinvenen

PAZ *Abk.*: Pulswellen-Ankunftszeit

PB *Abk.*: **1.** →*Platzbauch* **2.** →*Pufferbasen*

Pb *Abk.*: **1.** →*Blei* **2.** →*Plumbum* **3.** Prämolarenbreite **4.** →*Presbyopie*

PBAN *Abk.*: Polybutadienacrylnitril

PBB *Abk.*: **1.** peribronchiale Biopsie **2.** polybromierte Biphenyle

PBBO *Abk.*: 2-(p-Biphenylyl)-6-phenylbenzoxazol

PBD *Abk.*: 2-Phenyl-5-(4-biphenyl)-1,3,4-oxadiazol

PBE *Abk.*: plaque-bildende Einheit

PBeaKK *Abk.*: Postbeamtenkrankenkasse

PBG *Abk.*: **1.** →*Porphobilinogen* **2.** Progesteron-bindendes Globulin

PBI *Abk.*: **1.** Papillen-Blutungs-Index **2.** Phenäthylbiguanid **3.** proteingebundenes Iod

PBK *Abk.*: Phosphorylase-b-kinase

PBL *Abk.*: periphere Blutlymphozyten

P-Blutgruppen *pl* (Ⓔ P blood groups): Blutgruppensystem der Erythrozyten und Thrombozyten; kann in seltenen Fällen Transfusionszwischenfälle und Fehlgeburten verursachen; *s.a. Blutgruppe*

PBO *Abk.*: 2-Phenyl-5-(4-biphenyl)-1,3,4-oxadiazol

PBP *Abk.*: →*penicillinbindende Proteine*

PBR *Abk.*: →*Paul-Bunnell-Reaktion*

PBS *Abk.*: Polybutadienstyrol

PBV *Abk.*: **1.** Cisplatin (*engl.* platinol), Bleomycin, Vinblastin **2.** pulmonales Blutvolumen
pBV *Abk.*: pulsierendes Blutvolumen
PBZ *Abk.*: **1.** →*Phenylbutazon* **2.** plaquebildende Zelle **3.** →*primär biliäre Zirrhose* **4.** Pyribenzamin
PC *Abk.*: **1.** →*Papierchromatographie* **2.** →*Pedunculus cerebri* **3.** →*Penicillin* **4.** →*Perizyt* **5.** →*Phosphatidylcholin* **6.** Phosphocholin **7.** Phosphocreatin **8.** →*Plasmozyt* **9.** Polyarthritis chronica **10.** Polycarbonat **11.** →*portokaval* **12.** Präkordium **13.** →*Propicillin* **14.** →*Pyruvatcarboxylase*
P.c. *Abk.*: →*Pneumocystis carinii*
p.c. *Abk.*: Prozent
PCA *Abk.*: **1.** passive kutane Anaphylaxie **2.** →*patientengesteuerte Analgesie* **3.** Pentachloranisol **4.** Pepton-Kasein-Hydrolysat
PCAg *Abk.*: Plasmazellantigen
PCAVB *Abk.*: permanenter kompletter AV-Block
PCB *Abk.*: **1.** →*Parazervikalblockade* **2.** Pentachlorbenzol **3.** polychloriertes Biphenyl
PCC *Abk.*: →*Phäochromozytom*
PCD *Abk.*: paraneoplastische zerebelläre Degeneration
PCDD *Abk.*: polychlorierte Dibenzodioxine
PCDF *Abk.*: polychlorierte Dibenzofurane
PCE *Abk.*: →*Pseudocholinesterase*
PCECV *Abk.*: purified chick embryo cell vaccine
PCF *Abk.*: →*Pharyngokonjunktivalfieber*
PCG *Abk.*: **1.** →*Pankreatocholangiographie* **2.** →*Penicillin G* **3.** →*Phonokardiogramm*
PCH *Abk.*: **1.** →*Phäochromozytom* **2.** →*Phosphatidylcholin*
PCHE *Abk.*: **1.** Phosphocholinesterase **2.** →*Pseudocholinesterase*
PCHES *Abk.*: →*Postcholezystektomie-Syndrom*
PChS *Abk.*: →*Postcholezystektomie-Syndrom*
pCi *Abk.*: Picocurie
PCK *Abk.*: Phosphoenolpyruvatcarboxykinase
PCL *Abk.*: persistentes Corpus luteum
PCl_3 *Abk.*: Phosphortrichlorid
PCl_5 *Abk.*: Phosphorpentachlorid
PCM *Abk.*: **1.** →*Paracetamol* **2.** pulmonalkapillärer Mitteldruck **3.** Puls-Code-Modulation
PCMB *Abk.*: p-Chlormerkuribenzoat
PCN *Abk.*: **1.** →*Penicillin* **2.** Pregnenoloncarbonitril
PCNL *Abk.*: perkutane Nephrolithotomie
pCO_2 *Abk.*: **1.** →*CO_2-Partialdruck* **2.** →*Kohlendioxidpartialdruck*
PCO-Syndrom *nt*: →*Syndrom der polyzystischen Ovarien*
PCP *Abk.*: **1.** Pentachlorphenol **2.** 1-(1-Phenylcyclohexyl)-piperidin **3.** →*primär chronische Polyarthritis*
PcP *Abk.*: →*Pneumocystis-carinii-Pneumonie*
pcP *Abk.*: →*primär chronische Polyarthritis*
PCPA *Abk.*: p-Chlorphenylalanin
PCPS *Abk.*: perorale Cholangiopankreatoskopie
PCR *Abk.*: **1.** polymerase chain reaction **2.** →*Polymerasekettenreaktion*
PCR-Methode *f*: →*Polymerasekettenreaktion*
PCS *Abk.*: Perchlorsäure
PCT *Abk.*: **1.** Plasmakrit-Test **2.** →*Porphyria cutanea tarda*
PCTA *Abk.*: perkutane transluminale Angioplastie
PCTFE *Abk.*: Polychlortrifluorethylen
PCTNH *Abk.*: Porphyria cutanea tarda non hereditaria
PCTS *Abk.*: Porphyria cutanea tarda symptomatica
PCV *Abk.*: **1.** →*Penicillin V* **2.** →*Polycythaemia vera* **3.** Procarbazin, CCNU, Vincristin
PCZ *Abk.*: →*Procarbazin*
PD *Abk.*: **1.** paralytische Dosis **2.** Pars distalis **3.** →*Partialdruck* **4.** →*peridural* **5.** →*Peritonealdialyse* **6.** Phasendiskriminator **7.** Phenyldichlorarsin **8.** Potentialdifferenz **9.** →*Prädiabetes* **10.** Privatdozent **11.** Protodiabetes **12.** Provokationsdosis **13.** →*psychotische Depression* **14.** Pulsdifferenz **15.** Pulsdruck **16.** Pupillendurchmesser **17.** Pyrimidin-Derivat
Pd *Abk.*: **1.** →*Palladium* **2.** Pulsperiodendauer
p.d. *Abk.*: **1.** →*pro die* **2.** pro dosi
PDA *Abk.*: **1.** →*Periduralanästhesie* **2.** →*persistierender Ductus arteriosus*
PDAB *Abk.*: p-Dimethylaminobenzaldehyd
PDB *Abk.*: p-Dichlorbenzol
PDC *Abk.*: **1.** Pyridinolcarbamat **2.** →*Pyridylcarbinol* **3.** Pyruvatdecarboxylase
PDCA *Abk.*: perorale direkte Cholangioskopie
PDE *Abk.*: **1.** gepulste Doppler-Echokardiographie **2.** →*Phosphodiesterase*
PDE-Hemmer *m*: →*Phosphodiesterasehemmer*
PDETA *Abk.*: Pentamethyldiethyltriamin
P-dextrocardiale *nt*: →*P-pulmonale*
PDF *Abk.*: **1.** protodiastolische Füllung **2.** pulmonales Durchflussvolumen
PDGF *Abk.*: platelet derived growth factor
PDH *Abk.*: →*Pyruvatdehydrogenase*
PDH-Komplex *m*: →*Pyruvatdehydrogenase*
PDI *Abk.*: **1.** Phosphordiesteraseinhibitor **2.** Proteindisulfid-Isomerase
P-diol *Abk.*: →*Pregnandiol*
PDLL *Abk.*: poorly-differentiated lymphocytic lymphoma
PDM *Abk.*: **1.** →*progressive Muskeldystrophie* **2.** Pulsdauer-Modulation
PDMB *Abk.*: p-Dimethylaminobenzaldehyd
PDME *Abk.*: Phosphatidyldimethylethanolamin
PDP *Abk.*: Paracetamol-Dextropropoxyphen
PDPA *Abk.*: diastolischer Druck in der Pulmonalarterie
pdpt *Abk.*: Prismendioptrie
PDR *Abk.*: →*proliferative diabetische Retinopathie*
PDS *Abk.*: **1.** Polydextransulfat **2.** →*Prednison*
PDT *Abk.*: photodynamische Therapie
PDTA *Abk.*: 1,2-Propylendiamintetraacetat
PDV *Abk.*: pustulöses Dermatitis-Virus
PE *Abk.*: **1.** →*Palmarerythem* **2.** →*Papierelektrophorese* **3.** parallelelastisches Element **4.** →*Perikarderguss* **5.** →*pharyngoösophageal* **6.** →*Phenylephrin* **7.** Phosphorylethanolamin **8.** Plazebo-Effekt **9.** Polyethylen **10.** potentielle Energie **11.** Präerythroblast **12.** →*Probeexzision* **13.** →*psychomotorische Epilepsie* **14.** pulverisierter Extrakt
PEA *Abk.*: **1.** Phenethylalkohol **2.** Phenethylamin
Peak-Flow-Meter *nt* (Ⓔ peak flow meter): ***Syn***: *PEF-Meter*; *s.u. Essay Asthma bronchiale S. 173*
Péan: Jules Péan; 1830–1898; französischer Chirurg (Paris)
Péan-Klemme *f* (Ⓔ Péan's clamp): Form der Gefäßklemme; *s.a. Kompressorium*
Pearl: Raymond Pearl; 1879–1940; amerikanischer Biologe und Genetiker (Baltimore)
Pearl-Index *m* (Ⓔ Pearl index): Zahl der ungewollten Schwangerschaften pro 100 Frauenjahre oder 1200 Anwendungsmonate; Maß für die Zuverlässigkeit von Verhütungsmethoden
Pearson: **Pearson-Syndrom** *nt* (Ⓔ Pearson's syndrome): durch eine Mutation der mitochondrialen DNA* verur-

Tab. P27. Pearl-Index verschiedener Verhütungsmethoden

Methode	Pearl-Index
Laparoskopische Tubensterilisation	0,09–0,4
Depot-Gestagene (parenteral)	0,03–0,9
Monophasische Kombinationspräparate, Stufenpräparate	0,1–1,0
Sequenzpräparate	0,2–1,4
Minipille	1
Intrauterinpessar (IUP)	0,14–2
Diaphragma und Spermizid	2–4
Kondom	4–5
Symptothermale-Methode	0,8
Basaltemperaturmethode	1–3
Zervixschleimmethode	15–32
Knaus-Ogino-Methode	15–40
Portiokappe	7
Chemische Spermizide	12–20
Coitus interruptus	8–38
Keine Kontrazeption	>80

sachte Kombination von angeborener Pankreas- und Leberinsuffizienz sowie Panzytopenie* und Anämie*

Peau d'orange *f* (Ⓔ peau d'orange): ***Syn:*** *Orangenschalenhaut, Orangenhaut, Apfelsinenhaut, Apfelsinenschalenhaut*; v.a. Frauen betreffende Veränderung des Unterhautfettgewebes [Cellulite*] mit typischem Erscheinungsbild

PEB *Abk.*: **1.** Cisplatin (*engl.* platinol), Etoposid, Bleomycin **2.** Pentobarbital **3.** Plasmaeiweißbindung **4.** Präerythroblast **5.** pulmoelektrische Beatmung

PEC *Abk.*: **1.** Cisplatin (*engl.* platinol), Etoposid, Cyclophosphamid **2.** Plasma-Eisen-Clearance **3.** pyrogenes Exotoxin C

Pech|war|zen *pl* (Ⓔ tar keratosis): ***Syn:*** *Teerkeratose, Teerwarzen*; zu den Präkanzerosen* gerechnete Berufskrankheit nach jahrelanger Exposition; typisch sind keratotische Papeln und warzenartige Keratosen

PECO *Abk.*: exspiratorischer Kohlenmonoxidpartialdruck

PECT *Abk.*: Positronen-Emissions-Computertomographie

Pec|ten *m* (Ⓔ pecten): Kamm, kammartiger Fortsatz

Pecten analis (Ⓔ anal pecten): ***Syn:*** *Analkamm*; Übergangszone von Anusschleimhaut zu äußerer Haut; ihre untere Grenze wird von der Linea* anocutanea gebildet

Pecten ossis pubis (Ⓔ pecten of pubis): ***Syn:*** *Schambeinkamm*; oberer Rand des Schambeins [Os* pubis]

Pectoralis-minor-Syndrom *nt* (Ⓔ hyperabduction syndrome): ***Syn:*** *Hyperabduktionssyndrom*; Thoracic-outlet-Syndrom*, bei dem das Gefäßnervenbündel zwischen dem Thorax* und der Sehne des Musculus* pectoralis minor komprimiert wird; tritt v.a. bei Abduktion und Retroversion des Armes auf

Pec|tus *nt* (Ⓔ chest): Vorderseite des Brustkorbs [Thorax*], Brust

Pectus carinatum/excavatum/gallinatum: →*Hühnerbrust*

Pectus infundibulum/recurvatum: →*Trichterbrust*

PED *Abk.*: Präejektionsdurchmesser

Pedi-, pedi- *präf.*: Wortelement mit der Bedeutung „Fuß"

Pe|di|cu|lo|sis *f, pl* **-ses** (Ⓔ pediculosis): ***Syn:*** *Läusebefall, Verlausung, Pedikulose*; durch Läuse hervorgerufene Hauterkrankung mit Juckreiz; man unterscheidet Kopflausbefall [Pediculosis* capitis], Kleiderlausbefall [Pediculosis* corporis] und Filzlausbefall [Pediculosis* pubis]

Pediculosis capitis (Ⓔ pediculosis capitis): ***Syn:*** *Kopflausbefall*; die Kopfhaare betreffende Infektion durch Kopfläuse mit starkem Juckreiz und nachfolgender Ekzematisation [**Läuseekzem**] durch Aufkratzen; die Übertragung erfolgt durch direkten Kontakt, seltener auch durch Kämme u.ä.; massiver Kopflausbefall führt zur Verfilzung und Verkrustung der Haare, die früher als **Weichselzopf** [Plica polonica] bezeichnet wurde; **Therapie:** Permethrin* als 1 %ige Lösung, Hexachlorcyclohexan*, Malathion*; Auskämmen der Nissen mit einem speziellen Kamm

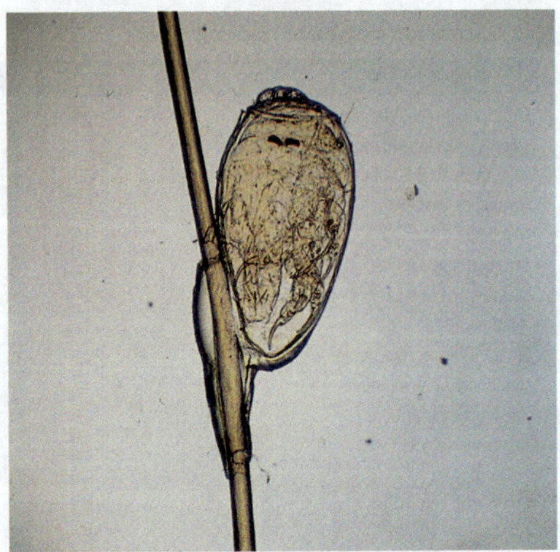

Abb. P28. Nisse der Kopflaus [Pediculus capitis]

Pediculosis corporis (Ⓔ pediculosis corporis): ***Syn:*** *Körperlausbefall, Kleiderlausbefall, Pediculosis vestimentorum*; durch direkten Kontakt oder indirekt durch die Kleidung übertragene Infektion durch Kleiderläuse mit Rötung der Haut und stark juckenden Quaddeln; die Läuse leben nicht auf der Haut, sondern in der Kleidung [Unterwäsche!], in die auch die Eier abgelegt werden; **Therapie:** Kleiderwechsel, Entwesung der Kleidung, Permethrin*, Hexachlorcyclohexan*

Pediculosis pubis (Ⓔ pediculosis pubis): ***Syn:*** *Filzlausbefall, Phthiriase, Phthiriasis*; durch direkten Körperkontakt [sexuell übertragene Krankheit*], aber auch Gewebe [Handtücher, Bettwäsche] übertragene Infektion mit Befall der Schambehaarung und der Genitalregion, Achselhaare und der Behaarung von Brust und Bauch; bei Kindern können auch die Wimpern und Augenbrauen befallen werden; typisch sind die sog. **Maculae caeruleae** [Taches bleues]: kleine, bläuliche Erytheme um die Bissstellen; **Therapie:** Permethrin*, Hexachlorcyclohexan*, Piperonylbutoxid*; Mitbehandlung der Geschlechtspartner!

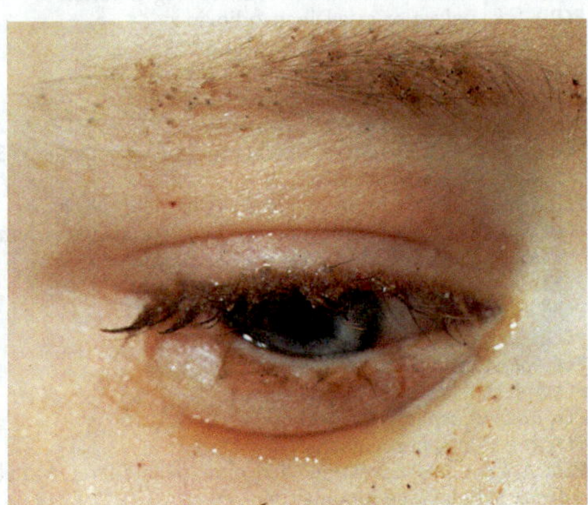

Abb. P29. Pediculosis pubis. Befall von Augenbrauen und Wimpern

Pediculosis vestimentorum: →*Pediculosis corporis*

Pe|di|cu|lus *m, pl* **-li** (Ⓔ **1.** pedicle **2.** Pediculus): **1.** (*anatom.*) Füßchen, Stiel, stielartige Struktur **2.** zu den echten Läusen [Anoplura] gehörende blutsaugende Läuseart; enthält u.a. Kopf- und Kleiderlaus

Pediculus arcus vertebrae (Ⓔ pedicle of vertebral arch): ***Syn:*** *Bogenfuß, Bodenwurzel*; Fuß des Wirbelbogens [Arcus* vertebrae]; geht in die Lamina* arcus vertebrae über, auf der der Dornfortsatz [Processus* spinosus vertebrae] sitzt

Pediculus capitis: →*Pediculus humanus capitis*

Pediculus humanus (Ⓔ Pediculus humanus): ***Syn:*** *Menschenlaus*; Überträger von Borrelia* recurrentis, dem Erreger des Läuserückfallfiebers*

Pediculus humanus capitis (Ⓔ Pediculus humanus capitis): ***Syn:*** *Kopflaus, Pediculus capitis*; Subspecies von Pediculus* humanus, die primär die Kopfhaare befällt; Kopfläuse sind 2–3,5 mm lang und bevorzugen die Haut hinter den Ohren und den Nackenbereich; sie vermehren sich schnell; jede Laus legt pro Tag 3–4 Eier [**Nissen**], die an die Basis des Haarschaftes festgeklebt werden; die Larven schlüpfen nach ca. 8 Tagen, die leere Hülle bleibt aber sichtbar am Haar zurück und wächst mit dem Haar nach außen; *s.a. Pediculosis capitis*

Pediculus humanus corporis (Ⓔ Pediculus humanus corporis): ***Syn:*** *Körperlaus, Kleiderlaus, Pediculus humanus humanus, Pediculus humanus vestimentorum, Pediculus vestimenti*; den gesamten Körper, mit Ausnahme von Kopf und Genitalbereich, befallende Laus, die Borrelien und Rickettsien übertragen kann; etwas größer als die Kopflaus [4 mm]; lebt in der Kleidung und legt auch ihre Eier in die Kleidung; sucht die Haut nur zum Blutsaugen auf; *s.a. Pedi-*

culosis corporis

Pediculus humanus humanus: →*Pediculus humanus corporis*

Pediculus humanus vestimentorum: →*Pediculus humanus corporis*

Pediculus pubis: →*Phthirus pubis*

Pediculus vestimenti: →*Pediculus humanus corporis*

Pe|di|gramm *nt* (Ⓔ pedogram): Fußabdruck

Pe|di|ku|li|zid *nt* (Ⓔ pediculicide): läuseabtötendes Mittel

pe|di|ku|li|zid *adj* (Ⓔ pediculicide): läuseabtötend

pe|di|ku|lo|phob *adj* (Ⓔ pediculophobic): ***Syn:*** *phthiriophob*; Pedikulophobie betreffend, durch sie gekennzeichnet

Pe|di|ku|lo|pho|bie *f* (Ⓔ pediculophobia): ***Syn:*** *Phthiriophobie*; krankhafte Angst vor Läusen

Pe|di|ku|lo|se *f*: →*Pediculosis*

Pedrosos: Pedrosos-Krankheit *f* (Ⓔ chromomycosis): ***Syn:*** *Chromomykose, Chromoblastomykose, schwarze Blastomykose, Fonsecas-Krankheit, Blastomycosis nigra*; durch Schwärzepilze [Fonsecaea*-, Cladosporium*- und Phialophora*-Species] hervorgerufene Mykose* der Haut und des Unterhautgewebes mit Befall von Hand, Unterschenkel und Fuß [**Moos-Fuß**]; endemisch in Russland, dem Süden der USA und Brasilien; **Diagnose**: mikroskopischer [Kalilaugenpräparat] oder kultureller Erregernachweis; **Therapie**: Exzision kleinerer Herde; bei ausgedehntem Befall Itraconazol* oder Amphotericin* B intern

Pe|dun|cu|lus *m, pl* **-li** (Ⓔ peduncle): Stiel, Stamm

Pedunculi cerebellares (Ⓔ cerebellar peduncles): Kleinhirnstiele; *s.u. Kleinhirn*

Pedunculus cerebri (Ⓔ cerebral peduncle): ***Syn:*** *Hirnstiel*; bildet den Hauptteil des Mittelhirns [Mesencephalon*]; sein vorderer Abschnitt wird als **Hirnschenkel** [Crus cerebri] bezeichnet; in ihm verlaufen Tractus* pyramidalis und Tractus* corticopontinus; seitlich davon liegt die Substantia* nigra; der hintere Teil bildet das Mittelhirndach [Tegmentum* mesencephali]

Pedunculus flocculi (Ⓔ peduncle of flocculus): *s.u. Lobus flocculonodularis*

PEEP *Abk.*: →*positive end-expiratory pressure*

PEF *Abk.*: Peak flow

Pe|flo|xa|cin *nt* (Ⓔ pefloxacin): synthetisches Chinolonantibiotikum; Gyrasehemmer* mit breitem Wirkungsspektrum gegen grampositive und gramnegative Erreger

PEF-Meter *nt* (Ⓔ peak flow meter): ***Syn:*** *Peak-Flow-Meter*; *s.u. Essay Asthma bronchiale S. 173*

PEF-Protokoll *nt* (Ⓔ PEF protocol): *s.u. Essay Asthma bronchiale S. 173*

PEFV *Abk.*: partielle exspiratorische Fluss-Volumen-Kurve

PEF-Wert *m* (Ⓔ PEF value): *s.u. Essay Asthma bronchiale S. 173*

PEG *Abk.*: **1.** →*Pentagastrin* **2.** perkutane endoskopische Gastrostomie **3.** →*Pneumenzephalographie* **4.** Polyethylenglykol

PEI *Abk.*: Phosphatexkretionsindex

PEIP *Abk.*: positiver endinspiratorischer Druck

Peit|schen|schlag|phä|no|men *nt*: →*HWS-Schleudertrauma*

Peit|schen|wurm *m*: →*Trichuris trichiura*

Peit|schen|wurm|be|fall *m*: →*Trichuriasis*

Peit|schen|wurm|in|fek|ti|on *f*: →*Trichuriasis*

pe|jo|ra|tiv *adj* (Ⓔ pejorative): verschlechternd

pekt|an|gi|nös *adj* (Ⓔ anginose): mit den Symptomen von Angina* pectoris

Pek|te|ni|tis *f, pl* **-tiden** (Ⓔ pectenitis): Entzündung des Pecten* analis

pek|te|ni|tisch *adj* (Ⓔ pectenitic): Pektenitis betreffend, von ihr betroffen oder gekennzeichnet

Pek|te|no|se *f* (Ⓔ pectenosis): Stenose* des Analkanals

Pek|ti|ne *pl* (Ⓔ pectins): ***Syn:*** *Pektinstoffe*; pflanzliche Polysaccharide, die u.a. als Geliermittel, Verdickungsmittel und Blutersatzmittel verwendet werden

pek|ti|ne|al *adj* (Ⓔ **1.–2.** pectineal): **1.** kammartig, kammförmig **2.** Schambein/Os pubis betreffend, pubisch

Pek|ti|ne|us *m*: →*Musculus pectineus*

Pek|tin|stof|fe *pl*: →*Pektine*

pek|to|ral *adj* (Ⓔ pectoral): Brust oder Brustkorb betreffend, zur Brust gehörend

Pek|to|ral|fre|mi|tus *m*: →*Stimmfremitus*

Pek|to|ra|lis|fas|zie *m* (Ⓔ pectoral fascia): ***Syn:*** *Fascia pectoralis*; Teil der oberflächlichen vorderen Brustwandfaszie, die den Musculus* pectoralis major bedeckt

Pek|to|ra|lis|ge|gend *f*: →*Pektoralisregion*

Pek|to|ra|lis|lymph|kno|ten *pl* (Ⓔ pectoral lymph nodes): ***Syn:*** *Brustwandlymphknoten, Nodi lymphoidei interpectorales*; kleine Lymphknoten* zwischen Musculus* pectoralis major und minor; **Zufluss:** Musculus* pectoralis major und minor, Brustdrüse; **Abfluss:** Nodi* lymphoidei axillares

Pek|to|ra|lis ma|jor *m*: →*Musculus pectoralis major*

Pek|to|ra|lis mi|nor *m*: →*Musculus pectoralis minor*

Pek|to|ra|lis|re|gi|on *f* (Ⓔ pectoral region): ***Syn:*** *Pektoralisgegend, Regio pectoralis*; Brustkorbregion über dem Musculus* pectoralis major; unterteilt in Regio* pectoralis lateralis, Regio* mammaria und Regio* inframammaria

Pel: Pieter Klaases Pel; 1852–1919; holländischer Internist (Amsterdam)

Pel-Ebstein-Fieber *nt* (Ⓔ Pel-Ebstein fever): ***Syn:*** *Ebstein-Fieber*; wellenförmiges Fieber bei Lymphogranulomatose*

Pe|la|de *f*: →*Alopecia areata*

Pelger: Karel Pelger; 1885–1931; holländischer Kinderarzt (Amsterdam)

Pelger-Huët-Kernanomalie *f* (Ⓔ Pelger-Huët nuclear anomaly): ***Syn:*** *Pelger-Huët-Syndrom, Pelger-Kernanomalie, Pelger-Syndrom*; autosomal-dominant vererbte Kernanomalie von Leukozyten mit Chromatinverdichtung und Hyposegmentation; bei schweren Infekten, Myelodysplasie sowie akuten und chronisch myeloischen Leukämien kann es zu ähnlichen Veränderungen kommen, die als **Pseudo-Pelger-Anomalie** bezeichnet werden

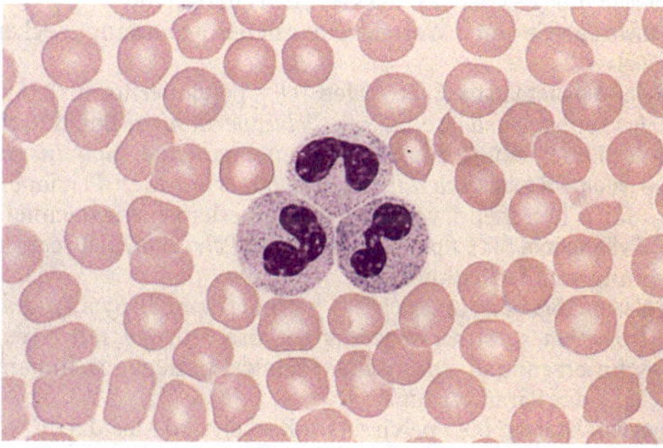

Abb. P30. Pelger-Huët-Kernanomalie

Pelger-Kernanomalie *f*: →*Pelger-Huët-Kernanomalie*

Pe|li|o|se *f* (Ⓔ peliosis): ***Syn:*** *Peliosis*; selten verwendete Bezeichnung für Purpura

bazilläre Peliose (Ⓔ bacillary peliosis): ***Syn:*** *bazilläre Peliosis hepatis*; *s.u. Bartonella henselae*

Pe|li|o|sis *f, pl* **-ses** (Ⓔ peliosis): ***Syn:*** *Peliose*; selten verwendete Bezeichnung für Purpura

bazilläre Peliosis hepatis (Ⓔ bacillary peliosis): bazilläre Peliose; *s.u. Bartonella henselae*

Pelizaeus: Friedrich Pelizaeus; 1850–1917; deutscher Neurologe (Kassel)

Pelizaeus-Merzbacher-Krankheit *f* (Ⓔ Pelizaeus-Merzbacher disease): seltene, X-chromosomal-rezessive Form der Leukodystrophie* mit Hypomyelinisierung und fleckiger Demyelinisierung des Gehirns; das Rückenmark ist nicht betroffen; beginnt i.d.R. mit Nystagmus* und Muskelhypotonie im 1. Lebensjahr; später kommt es zu pyramidalen und zerebellären Ausfallsymptomen und dystonen Bewegungsstörungen; häufig sind epileptische Anfälle und Optikusatrophie; die meisten Patienten versterben im 2.–3. Lebensjahrzehnt, z.T. aber erst jenseits des 40. Lebensjahres

Pel|la|gra *nt/f* (Ⓔ pellagra): ***Syn:*** *Vitamin-B_2-Mangelsyndrom, Niacinmangelsyndrom*; durch Diarrhoe, Dermatitis und Demenz [**3-D-Krankheit**] charakterisierte Vitamin B_2-Mangelkrankheit, die v.a. in Ländern auftritt, in denen Mais ein

Hauptbestandteil der Nahrung ist [Italien, Spanien, Indien, China, Japan]
hereditäre Pellagra: *→Hartnup-Syndrom*
pel|la|gro|id *adj* (Ⓔ pellagroid): an Pellagra erinnernd, pellagraähnlich
Pel|la|gro|sis *f, pl* **-ses** (Ⓔ pellagrous dermatitis): Dermatitis* bei Pellagra*
Pellegrini: Augusto Pellegrini; italienischer Chirurg (Florenz) im 20. Jahrhundert
Pellegrini-Schatten *m*: *→Stieda-Pellegrini-Schatten*
Pe|lo|id *nt* (Ⓔ peloid): organische oder anorganische Substanz, die als feinkörnige Zubereitung mit Wasser gemischt und als Packung oder Bad zur Behandlung von entzündlichen, degenerativen und rheumatischen Erkrankungen angewandt wird; dazu gehören z.B. Torf, Fango, Lehm und Schlick; oft gleichgesetzt mit (Heil-)Schlamm
PELS *Abk.*: Propionylerythromycinlaurylsulfat
Pel|ta|ti|ne *pl* (Ⓔ peltatins): *s.u. Podophyllin*
Pel|ve|o|pe|ri|to|ni|tis *f, pl* **-ti|den**: *→Pelvioperitonitis*
Pelvi-, pelvi- *präf.*: *→Pelvio-*
pelvic inflammatory disease *nt*: international gebräuchlicher Oberbegriff für Entzündungen der Organe des kleinen Beckens bei Frauen; umfasst Oophoritis*, Salpingitis*, Salpingo-Oophoritis*, Pelvioperitonitis* und Parametritis*
Pel|vi|ek|to|mie *f* (Ⓔ pelvectomy): ***Syn:*** *pelvine Viszerektomie*; En-bloc-Resektion der Beckeneingeweide, z.B. bei Blasen- oder Gebärmutterkarzinom
pel|vi|fe|mo|ral *adj* (Ⓔ pelvifemoral): Becken und Oberschenkel(knochen)/Femur betreffend oder verbindend
Pel|vi|gra|phie *f* (Ⓔ pelviography): ***Syn:*** *Pelvigrafie*; Röntgenkontrastdarstellung* der Beckenorgane nach Anlegen eines künstlichen Pneumoperitoneums*
pel|vin *adj* (Ⓔ pelvic): Becken/Pelvis betreffend
Pelvio-, pelvio- *präf.*: Wortelement mit der Bedeutung „Becken/Pelvis"
Pel|vi|o|pe|ri|to|ni|tis *f, pl* **-ti|den** (Ⓔ pelvioperitonitis): ***Syn:*** *Beckenbauchfellentzündung, Pelveoperitonitis*; Entzündung des Bauchfellüberzugs der Beckeneingeweide; *s.a. Adnexitis*
pel|vi|o|pe|ri|to|ni|tisch *adj* (Ⓔ pelvioperitonitic): Pelvioperitonitis betreffend, von ihr betroffen oder gekennzeichnet
Pel|vi|o|to|mie *f* (Ⓔ pelviotomy): ***Syn:*** *Pelvitomie*; Durchtrennung von Beckenknochen
Pel|vi|pa|thia ve|ge|ta|ti|va *f* (Ⓔ parametrismus): ***Syn:*** *Parametropathia spastica*; vegetativ-nervöse Störung mit Kreuzschmerzen und spastischen Kontraktionen des hinteren Teils des Parametriums
pel|vi|rek|tal *adj* (Ⓔ pelvirectal): Becken und Mastdarm/Rektum betreffend oder verbindend
Pel|vis *f* (Ⓔ pelvis): ***Syn:*** *Becken*; der Beckengürtel* [Cingulum pelvicum] bildet die knöcherne Grundlage des Beckens; da die Hauptaufgabe des Beckens die Übertragung des Gewichts des Körpers auf die Beine ist, ist der Beckengürtel sehr stabil und in sich kaum beweglich; die **Linea terminalis** ist die Grenzlinie zwischen großem [**Pelvis major**] und kleinem Becken [**Pelvis minor**]; sie beginnt am Oberrand der Beckensymphyse*, verläuft entlang des Pecten* ossis pubis, geht in die Linea* arcuata ossis ilii über und endet am Promontorium* ossis sacri
das knöcherne Becken zeigt geschlechtsspezifische Unterschiede: der **Beckeneingang** ist beim Mann herzkartenförmig, bei der Frau queroval; die **Beckenneigung**, d.h. der Neigungswinkel zwischen Beckeneingangsebene* und der Horizontalen, ist bei der Frau größer [60°] als beim Mann [55°]; die **Beckenschaufeln** laden bei der Frau weiter aus als beim Mann; der Winkel zwischen den beiden Schambeinen [**Angulus subpubicus**] ist beim Mann steiler als bei der Frau; *s.a. Beckenmaße, Distantia, Conjugata, Diameter*
Pelvis major (Ⓔ greater pelvis): ***Syn:*** *großes Becken*; der Teil des Beckens oberhalb der **Beckeneingangsebene** [Apertura pelvis superior] wird als großes Becken bezeichnet; er bildet einen Teil der Bauchhöhle [Cavitas* abdominis]
Pelvis minor (Ⓔ lesser pelvis): ***Syn:*** *kleines Becken*; zwischen **Beckeneingangsebene** [Apertura pelvis superior] und **Beckenausgangsebene** [Apertura pelvis inferior] liegender Teil des Beckens, der die **Beckenhöhle** [Cavitas pelvis] enthält
Pelvis renalis: *→Nierenbecken*
pel|vi|sa|kral *adj* (Ⓔ pelvisacral): Becken und Kreuzbein/Sakrum betreffend oder verbindend
Pel|vi|skop *nt* (Ⓔ pelviscope): Endoskop* für die Pelviskopie*
Pel|vi|sko|pie *f* (Ⓔ pelviscopy): endoskopische Untersuchung des Beckenraums
pel|vi|sko|pisch *adj* (Ⓔ pelviscopic): Pelviskopie betreffend, mittels Pelviskopie
Pel|vi|to|mie *f*: *→Pelviotomie*
PEM *Abk.*: **1.** Photoelektronenemissionsmikroskop **2.** Protein-Energie-Mangelsyndrom
PEMF *Abk.*: pulsierende elektromagnetische Felder
Pe|mo|lin *nt* (Ⓔ pemoline): ***Syn:*** *Phenilon*; Psychotonikum*
Pem|phi|go|id *nt* (Ⓔ pemphigoid): Autoimmundermatose mit subepidermaler Blasenbildung; Oberbegriff für bullöses Pemphigoid*, vernarbendes Pemphigoid* und Herpes* gestationis
bullöses Pemphigoid (Ⓔ bullous pemphigoid): ***Syn:*** *Alterspemphigus, Parapemphigus*; v.a. im höhren Alter [60–80 Jahre] auftretendes Pemphigoid mit großen prallen Blasen, das durch Autoantikörper gegen Strukturproteine der Hemidesmosomen [**BP-Antigen 1, BP-Antigen 2**] verursacht wird; die Autoantikörper führen zu Aktivierung des Komplementsystems und zu einer Freisetzung von Proteasen und Entzündungsmediatoren aus Leukozyten; damit kommt es zur Störung der dermoepidermalen Haftung und Blasenbildung; **Klinik:** es besteht ein buntes Bild aus konfluierenden Erythemen, urtikariellen Läsionen und [kleinen/großen/prallen/schlaffen/eintrocknenden] Blasen; die Blasen können auf scheinbar normaler oder bereits geröteter Haut entstehen; oft geht dem Ausbruch ein intensiver Juckreiz voraus [**Pruritus sine materia**]; die Blasen finden sich v.a. an den Beugeseiten der Extremitäten und in den großen Hautfalten; die Mundschleimhaut ist nur selten betroffen; es gibt zahlreiche Varianten, wie z.B. **juveniles bullöses Pemphigoid** [selten], **lokalisiertes bullöses Pemphigoid** [die Läsionen erscheinen immer wieder am selben Ort, v.a. Narben, und breiten sich nicht aus], **noduläres bullöses Pemphigoid** [chronisch, stark juckend; ähnelt der Prurigo nodularis], **erythrodermatisches bullöses Pemphigoid** [oft durch UV-Licht ausgelöst; die Erythrodermie ist stärker ausgeprägt als die Blasenbildung], **dyshidrosiformes bullöses Pemphigoid** [lokalisiertes bullöses Pemphigoid* an Handflächen und Fußsohlen] **herpetiformes** oder **vesikulöses bullöses Pemphigoid** [kleinblasige Form]
der **Verlauf** ist schubartig rezidivierend, wobei die Schübe Wochen bis Monate bis Jahre dauern können; die Läsionen entstehen spontan, manchmal kann aber ein externer Auslöser [UV-Licht, Medikamente] gefunden werden; die Läsionen heilen unter Fleckenbildung [postinflammatorische Hyperpigmentierung] ab; wegen dem Alter der Patienten und den oft bestehenden anderen Erkrankungen [v.a. Diabetes mellitus] oder geschwächtem Allgemeinzustand

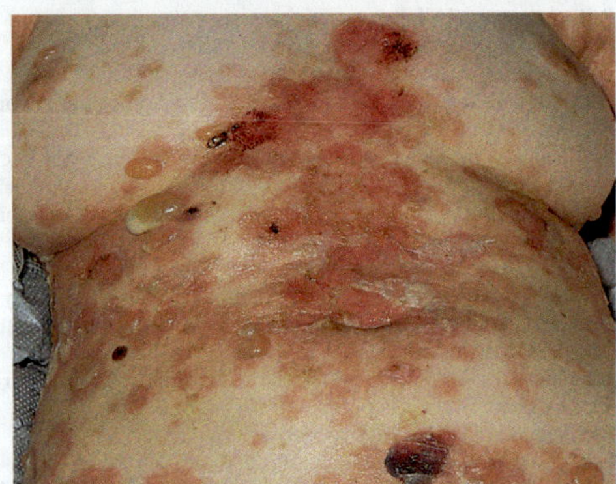

Abb. P31. Bullöses Pemphigoid

P

kann es zu Sekundärinfektion der Blasen [Pyodermie*], aber auch Pneumonie* kommen; **Therapie**: Corticoidstöße können zu jahrelanger Remission führen; bei schwereren Fällen hat sich eine Kombination von Corticosteroid und Azathioprin* bewährt

Pemphigoid der Neugeborenen: → *Pemphigus neonatorum*

okuläres Pemphigoid (Ⓔ cicatricial pemphigoid): ***Syn***: *vernarbendes Pemphigoid, benignes Schleimhautpemphigoid, okulärer Pemphigus, Dermatitis pemphigoides mucocutanea chronica*; chronisches, vernarbendes Pemphigoid* der Haut und Schleimhaut von Mund, Rachen, Speiseröhre, Genitalien und Auge [Konjunktiva]; zeichnet sich meist durch einen wellenförmigen, jahrelangen Verlauf aus, der in ca. 20 % zu Erblindung führt

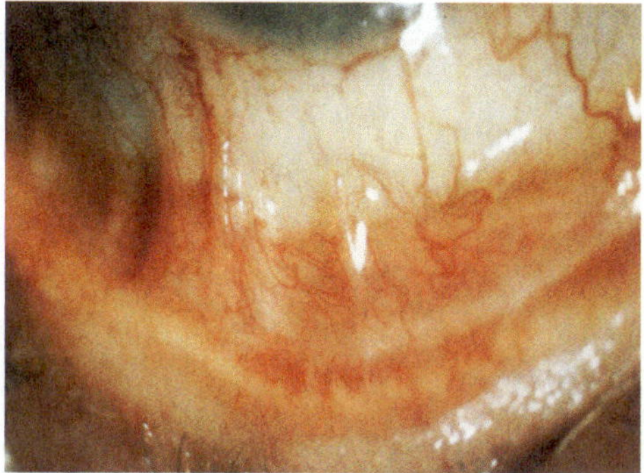

Abb. P32. Okuläres Pemphigoid

Pemphigoid der Säuglinge: → *staphylogenes Lyell-Syndrom*

vernarbendes Pemphigoid: → *okuläres Pemphigoid*

pem|phi|go|id *adj* (Ⓔ pemphigoid): pemphigusartig

Pem|phi|gus *m* (Ⓔ pemphigus): ***Syn***: *Blasensucht*; chronische Autoimmunerkrankung der Haut mit intraepithelialer Blasenbildung

Pemphigus chronicus: → *Hailey-Hailey-Syndrom*

Pemphigus chronicus benignus familiaris (Hailey-Hailey): → *Hailey-Hailey-Syndrom*

Pemphigus erythematosus: → *Senear-Usher-Syndrom*

familiärer gutartiger Pemphigus: → *Hailey-Hailey-Syndrom*

Pemphigus foliaceus (Ⓔ pemphigus foliaceus): schwere Variante des Pemphigus* vulgaris mit subkornealer Akantholyse*, schlaffen, leicht platzenden Blasen und blätterteigartigen Schuppenkrusten; tritt weltweit als **Pemphigus foliaceus Typ Cazenave** auf; daneben gibt es noch den in Brasilien endemischen **Pemphigus braziliensis** sowie den Pemphigus* erythematosus; beginnt meist im Gesichts-Halsbereich und breitet sich langsam über Kopf, Rumpf und Akren aus; **Therapie**: systemische Corticosteroide, evtl. Immunsuppression mit Azathioprin*; **Prognose**: unbehandelt beträgt die Letalität 40–50 %; mit Corticosteroiden und Azathioprin können 80–90 % der Fälle geheilt oder unterdrückt werden und Todesfälle sind selten

Pemphigus Gougerot-Hailey-Hailey: → *Hailey-Hailey-Syndrom*

Pemphigus gravidarum: → *Herpes gestationis*

kongenitaler nicht-syphilitischer Pemphigus: → *Herlitz-Syndrom*

Pemphigus neonatorum (Ⓔ pemphigus neonatorum): ***Syn***: *Schälblasenausschlag, Impetigo bullosa, Pemphigoid der Neugeborenen*; durch Eitererreger [v.a. Staphylococcus* aureus] verursachte Pyodermie* mit geröteten Blasen; kann in ein Pemphigoid der Säuglinge [Dermatitis exfoliativa neonatorum] übergehen

okulärer Pemphigus: → *okuläres Pemphigoid*

Pemphigus palmoplantaris syphiliticus (Ⓔ syphilitic palmoplantar pemphigus): *s.u. Essay Syphilis S. 2077*

Pemphigus seborrhoicus: → *Senear-Usher-Syndrom*

Pemphigus vegetans (Ⓔ Neumann's disease): Mund und Naseneingang betreffende, schmerzhafte Entzündung mit Eiterbläschen und Geschwürsbildung; seltene Variante des Pemphigus* vulgaris; beim **Typ Neumann** finden sich denudierte und verkrustete Areale, beim **Typ Hallopeau** stehen mehr die Pusteln im Vordergrund; **Therapie**: systemische oder lokale Corticoide, je nach Ausprägung

Pemphigus vulgaris (Ⓔ pemphigus vulgaris): chronische Erkrankung der Haut und Schleimhaut mit Blasenbildung; häufigste Pemphigusform, die unbehandelt tödlich verläuft; charakteristisch sind schlaffe, leicht platzende Haut- und Schleimhautblasen; die Erkrankung tritt meist im 40. bis. 60 Lebensjahr auf und befällt bestimmte Volksgruppen [z.B. Juden] besonders häufig; es gibt auch eine Korrelation mit verschiedenen HLA-Typen [A10, A13, DR4, Drw4, Drw6]; **Klinik**: beginnt bei 70 % mit umschriebenen Läsionen der Mundschleimhaut, die unspezifisch sind und nur selten als Pemphigus erkannt werden; später kommt es zu ebenfalls unspezifischen Läsionen, z.B. der Körperfalten oder genitoanalen Schleimhaut; nach ca. 1 Jahr kommt es dann zu Generalisation und ausgedehntem Befall; initial fällt eine leichte Zerreißlichkeit der Epidermis auf; schon bei milder Reibung löst sich die Epidermis „wie die Haut eines reifen Pfirsichs" ab, reißt dabei ein und legt eine nässende Erosion frei; die abgeschobene Epidermis liegt fein gefältelt am Rand der Erosion [**direktes Nikolski*-Zeichen**]; Blasen entstehen erst bei Generalisation; sie sind schlaff, nicht-ent-

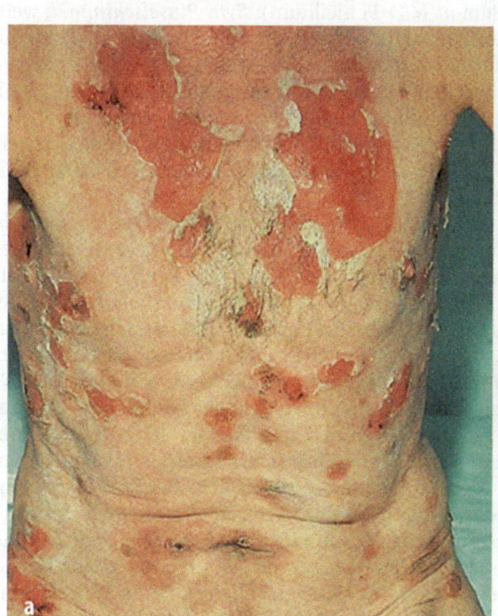

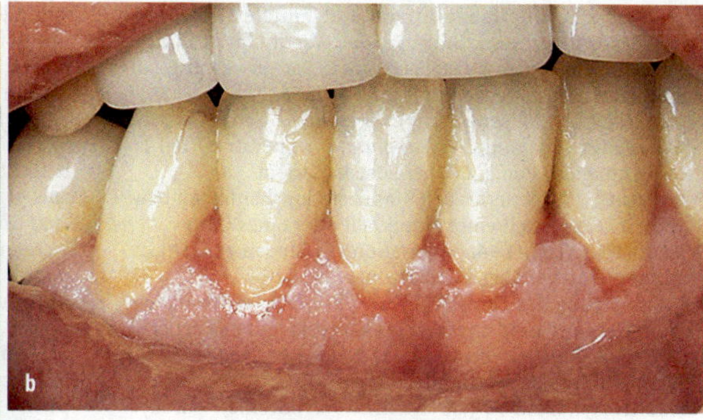

Abb. P33. Pemphigus vulgaris. **a** disseminierte Erosionen, **b** Erosionen der Gingiva

zündlich und mit klarer Flüssigkeit gefüllt; nach ein paar Tagen trüben sie ein und platzen leicht; beim Vollbild des Pemphigus vulgaris konfluieren die Blasen und hinterlassen nach dem Platzen ausgedehnte hellrote, nässende Erosionen, die leicht bluten und von entzündlichen Höfen umgeben werden; UV-Bestrahlung kann das Aufplatzen der Blasen beschleunigen [**Köbner-Phänomen**]; die Abheilung erfolgt mit und ohne Therapie langsam über Wochen mit postinflammatorischer Hyperpigmentierung, aber ohne Narbenbildung; die abgeheilten Herde neigen zu Rezidiven; **Diagnose**: Anamnese, körperlicher Befund, Biopsie, Tzanck*-Test; **Therapie**: systemische Corticosteroide und Immunsuppression mit Azathioprin*; **Prognose**: 80–90 % der Fälle können geheilt oder unterdrückt werden; Todesfälle sind selten; unbehandelt kommt es zu einem progredienten Verlauf und tödlichen Ausgang innerhalb weniger Jahre

Pen *m* (Ⓔ pen): ***Syn:*** *Insulininjektor*; *s.u. Essay Diabetes mellitus S. 481*

Pen|a|xa|zan *nt* (Ⓔ fendiline): ***Syn:*** *Fendilin*; Calciumantagonist*, Koronartherapeutikum*; **Anw.**: Nachbehandlung des Herzinfarktes

Pen|bu|to|lol *nt* (Ⓔ penbutolol): β-Blocker*

Pen|del|blut *nt* (Ⓔ backflow): das bei einer Klappeninsuffizienz während der Systole bzw. Diastole zurück in den Vorhof bzw. Ventrikel fließende Blut

Pen|del|blut|vo|lu|men *nt* (Ⓔ backflow volume): ***Syn:*** *Regurgitationsvolumen*; die bei einer Klappeninsuffizienz während der Systole bzw. Diastole zurück in den Vorhof bzw. Ventrikel fließende Blutmenge

Pen|del|ho|den *m* (Ⓔ retractile testis): ***Syn:*** *Wanderhoden, Pseudokryptorchismus*; Hoden mit normaler Position im Skrotum, der bei Kremasteranspannung in den Leistenkanal hochgezogen wird

Pen|del|luft *f* (Ⓔ pendelluft): Bezeichnung für den Anteil der Atemluft, der zwischen den beiden Lungenflügeln hin und her strömt und die Totraumbelüftung erhöht; findet sich v.a. bei offenem Pneumothorax*, obstruktiver Ventilationsstörung und Thoraxinstabilität bei Rippenserienfraktur*

Pen|del|nys|tag|mus *m* (Ⓔ pendular nystagmus): *s.u. Nystagmus*

Pen|del|os|te|o|to|mie *f* (Ⓔ pendular osteotomy): Korrekturosteotomie* der Tibia bei Genu* valgum oder varum; ein Knochenkeil wird entfernt, die Stellung korrigiert und mit einem Gipsverband ruhiggestellt

Pen-Dosimeter *nt* (Ⓔ pencil dosimeter): ***Syn:*** *Füllhalterdosimeter*; Dosimeter* in Form eines Füllhalters, der eine kleine Ionisationskammer enthält, die durch die einfallende Strahlung dosisabhängig ihre Ladung verliert

Pendred: Vaughan Pendred; 1869–1946; englischer Arzt (London)

Pendred-Syndrom *nt* (Ⓔ Pendred's syndrome): autosomal-rezessive Kombination von kongenitaler Innenohrschwerhörigkeit und Störung der Vestibularisfunkiton durch eine Labyrinthdysplasie sowie Iodverwertungsstörung mit Hypothyreose* und meist Struma*

Pe|nek|to|mie *f* (Ⓔ penectomy): ***Syn:*** *Phallektomie, Exphallatio, Penisentfernung, Penisamputation*; operative (Teil-) Entfernung des Penis, z.B. bei Peniskarzinom

Pe|ne|tranz *f* (Ⓔ penetrance): Manifestationshäufigkeit bzw. -wahrscheinlichkeit einer Krankheit oder eines Gens

Pe|ne|tra|ti|on *f* (Ⓔ **1.–4.** penetration): **1.** Eindringen, Durchdringen; Durchstoßen, Durchstechen; *s.a. Essay Viren S. 2273* **2.** Einführung des Penis **3.** (*Tumor*) Einwachsen, Durchbrechen **4.** aktives Eindringen eines Erregers in den Körper

Penfield: Wilder G. Penfield; kanadischer Neurochirurg (Montreal) im 20. Jahrhundert

Penfield-Syndrom *nt* (Ⓔ Penfield's syndrome): paroxysmale Hypertonie* bei Hirntumoren, v.a. im Thalamusbereich

PENG *Abk.*: → *Photoelektronystagmographie*

Pen|gi|to|xin *nt* (Ⓔ pengitoxin): ***Syn:*** *Gitoxinpentaacetat, Pentaacetylgitoxin*; Digitalisglykosid*

-penia *suf.*: → *-penie*

Pe|ni|cil|la|min *nt* (Ⓔ penicillamine): ***Syn:*** *Penizillamin, D-β,β-Dimethylcystein*; zur Behandlung von Metallvergiftungen [Blei, Kupfer, Gold, Quecksilber, Cobalt, Kadmium, Zink] verwendeter Chelatbildner; Spaltprodukt des Penicillins

Pe|ni|cil|la|se *f*: → *Penicillinase*

Pe|ni|cil|li *pl* (Ⓔ penicilli of spleen): *s.u. Milz*

Pe|ni|cil|lin *nt* (Ⓔ penicillin): ***Syn:*** *Penizillin*; 1928 von Alexander Flemming* entdecktes Antibiotikum von Penicillium* notatum; der Begriff wird heute für alle natürlichen oder synthetischen Antibiotika verwendet, die sich vom Penicillin ableiten; allen gemeinsam ist ein Grundgerüst [**6-Aminopenicillansäure**], das einen β-Lactamring enthält; die bakteriostatische Wirkung von Penicillin beruht auf einer Hemmung der Mureinsynthese der Bakterienwand durch eine irreversible Komplexbildung mit der Glykopeptid-Transpeptidase; *s.a. Penicillinase*

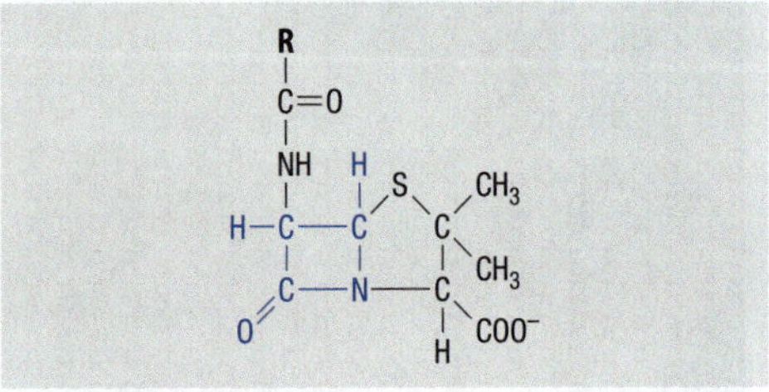

Abb. P34. Penicillin

Penicillin G (Ⓔ penicillin G): ***Syn:*** *Benzylpenicillin*; penicillinaselabiles Penicillin*; **Anw.**: grampositive und gramnegative Erreger [Strepto-, Pneumo-, Gono-, Meningokokken, Treponemen, Leptospiren, Spirochäten]

Penicillin V (Ⓔ penicillin V): ***Syn:*** *Phenoxymethylpenicillin*; säurefestes Oralpenicillin; wirkt stärker gegen grampositive als gramnegative Keime und besonders gegen β-hämolysierende A-Streptokokken

Pe|ni|cil|lin|al|ler|gie *f* (Ⓔ penicillin allergy): Allergie vom Sofort- oder Spättyp gegen Penicilline oder ihre Abbauprodukte

Pe|ni|cil|li|na|se *f* (Ⓔ penicillinase): ***Syn:*** *Penicillase, Penizillinase, Penicillin-Beta-Lactamase*; von Bakterien gebildetes Enzym, das den Betalactamring spaltet und damit Penicillin unwirksam macht

Penicillin-Beta-Lactamase *f*: → *Penicillinase*

pe|ni|cil|lin|re|sis|tent *adj* (Ⓔ penicillin-resistant): nicht auf Penicillin ansprechend

Pe|ni|cil|lin|säu|re *f* (Ⓔ penicillic acid): von verschiedenen Penicillium*-Species gebildetes Mykotoxin*, das eine karzinogene Potenz besitzt

Pe|ni|cil|li|um *nt* (Ⓔ Penicillium): ***Syn:*** *Pinselschimmel*; weitverbreite Fungi* imperfecti, die Penicilline* [z.B. Penicillium notatum, Penicillium chrysogenum] und Mykotoxine* bilden; werden z.T. zur Herstellung von Käsesorten [Penicillium candidum, Penicillium roquefort] verwendet

-penie *suf.*: Wortelement mit der Bedeutung „Armut/Mangel"

pe|nil *adj* (Ⓔ penile): ***Syn:*** *phallisch*; männliches Glied/Penis betreffend

Pe|nis *m* (Ⓔ penis): ***Syn:*** *Membrum virile, Phallus, männliches Glied*; am Penis können drei Abschnitte unterschieden werden: Wurzel, Schaft und Eichel; die **Peniswurzel** [Radix penis] liegt am unteren Rand der Schambeinäste; sie besteht aus rechtem und linkem **Schwellkörperschenkel** [Crus penis], die an der Knochenhaut [Periost*] der unteren Schambeinäste angeheftet sind und vom Musculus* ischiocavernosus umhüllt werden; der **Penisschaft** [Corpus penis] besteht aus **Penisschwellkörper** [Corpus cavernosum penis] und **Harnröhrenschwellkörper** [Corpus spongiosum penis], die von der **tiefen Penisfaszie** [Fascia penis profunda] umfasst werden; Arteria* dorsalis penis, Vena* dorsalis profunda penis und Nervus* dorsalis penis verlaufen am **Penisrücken** [Dorsum penis] unter der tiefen Faszie; zwischen ihr und der **oberflächlichen Penisfaszie** [Fascia penis superficialis] liegen die Venae* dorsales superficiales penis; die Haut des Schaftes ist dünn und gut verschieblich, was eine Anpassung an die wechselnde Größe des Gliedes erlaubt

rechter und linker **Schwellkörper** [Corpus cavernosum penis] werden durch das **Penisseptum** [Septum penis] nur unvollständig getrennt; ihr proximales Ende [Crus penis] befestigt das Glied am Schambein [siehe oben]; umhüllt werden die beiden Schwellkörper von der derben **Tunica albuginea corporum cavernosorum**, von der auch die **Schwellkörpertrabekel** [Trabeculae corporum cavernosorum] ausgehen; das Innere der Schwellkörper besteht aus endothelausgekleideten Blutkavernen [**Cavernae corporum cavernosorum**], die von Muskelbalken umgeben sind; in ihrer Mitte verläuft die Arteria* profunda penis, aus der die sog. **Rankenarterien** [Arteriae helicinae penis] entspringen; sie füllen die Schwellkörperkavernen bei der Erektion mit Blut; die mit Blut gefüllten Kavernen pressen sich gegen die derbe Tunica albiginea und komprimieren dadurch die mit Klappen versehenen Abflussvenen [Venae* cavernosae]; der Blutabfluss nimmt also ab, wodurch sich der Penis versteift

in der Rinne zwischen den beiden Penisschwellkörpern an der Unterseite des Penis liegt der **Harnröhrenschwellkörper** [Corpus spongiosum penis], der an der Penisspitze die Eichel bildet; sein aufgetriebener Anfangsteil ist am Diaphragma* urogenitale befestigt und wird als **Bulbus penis** bezeichnet; er enthält ebenfalls Kavernen [**Cavernae corporis spongiosi**], die während der Erektion mit Blut gefüllt werden; im Gegensatz zu den Penisschwellkörpern bleibt der Harnröhrenschwellkörper während der Erektion aber kompressibel, d.h., die Passage durch die Harnröhre bleibt offen

die **Eichel** [Glans penis] ist das vordere Ende des Harnröhrenschwellkörpers, in dessen Mitte die Öffnung der Harnsamenröhre [Ostium* urethrae externum] liegt; sie besitzt einen vorspringenden **Randwulst** [Corona glandis], der die Grenze zur **Ringfurche** [Collum glandis] bildet; hier bildet die Penishaut eine Reservefalte, die **Vorhaut** [Preputium penis]; an ihrer Unterseite ist ein Hautbändchen [**Frenulum penis**], das ein zu starkes Zurückweichen der Vorhaut verhindert

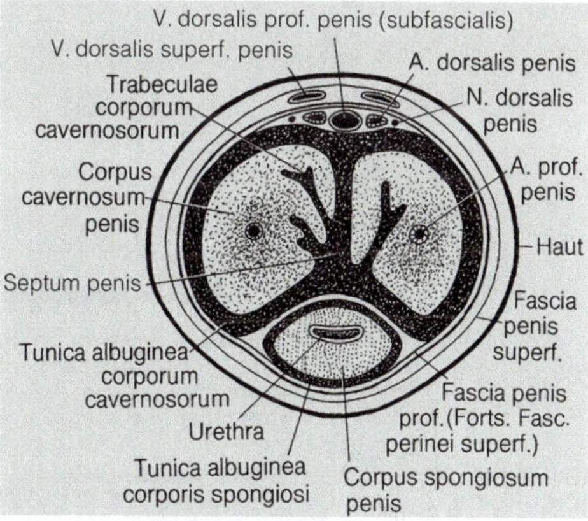

Abb. P35. Frontalschnitt duch den Penisschaft

Pe|nis|am|pu|ta|ti|on *f*: → *Penektomie*

Pe|nis|ar|te|rie, tie|fe *f*: → *Arteria profunda penis*

Pe|nis|bruch *m*: → *Penisfraktur*

-penisch *suf.*: in Adjektiven verwendetes Wortelement mit der Bedeutung „arm an/mangelnd“

Pe|nis|de|vi|a|ti|on, kon|ge|ni|ta|le *f* (Ⓔ congenital penis deviation): *s.u. Peyronie-Krankheit*

Pe|nis|ent|fer|nung *f*: → *Penektomie*

Pe|nis|ent|zün|dung *f* (Ⓔ penitis): Penitis*

Pe|nis|e|ry|thro|pla|sie *f*: → *Queyrat-Syndrom*

Pe|nis|fas|zie *f* (Ⓔ fascia of penis): ***Syn:*** *Fascia penis*; unter der Haut des Penis* liegende Bindegewebsschicht, die in eine **oberflächliche Penisfaszie** [Fascia penis superficialis] und eine **tiefe Penisfaszie** [Fascia penis profunda] unterteilt wird; zwischen den beiden Faszien verlaufen die Venae* dorsales superficiales penis

Pe|nis|fi|bro|ma|to|se *f*: → *Peyronie-Krankheit*

Pe|nis|frak|tur *f* (Ⓔ penis fracture): ***Syn:*** *Penisbruch, Korporafraktur*; durch gewaltsame Abknickung des errigierten Penis [z.B. während des Koitus] entstandener Einriss der Schwellkörper und u.U. der Harnröhre; durch die Einblutung kann es zur Deformierung [**Saxophonpenis**] oder zur Blutung aus der Harnröhre kommen; die **Therapie** besteht in der operativen Hämatomdrainage und anatomischen Rekonstruktion

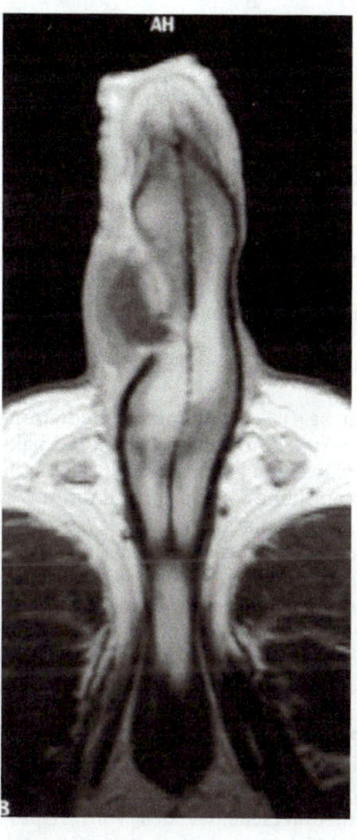

Abb. P36. Penisfraktur

Pe|nis|im|plan|tat *nt*: → *Schwellkörperprothese*

Pe|nis|ko|ro|na *f* (Ⓔ corona of glans penis): ***Syn:*** *Corona glandis penis*; Randwulst der Eichel*, der die Grenze zum Collum* glandis penis bildet

Pe|nis|naht *f*: → *Penisraphe*

Pe|nis|plas|tik *f* (Ⓔ phalloplasty): ***Syn:*** *Phalloplastik*; plastische Operation zur Korrektur von Fehlbildungen [Hypospadie*] oder Verletzungen des Penis; auch auf die operative Penisvergrößerung angewandt

Pe|nis|ra|phe *f* (Ⓔ raphe of penis): ***Syn:*** *Penisnaht, Raphe penis*; pigmentierter Hautstreifen an der Penisunterseite; Fortsetzung der Raphe* scroti

Pe|nis|rü|cken|ve|ne *f* (Ⓔ dorsal vein of penis): ***Syn:*** *Vena dorsalis profunda penis*; Vene unter der **tiefen Penisfaszie** [Fascia penis profunda]; mündet in den Plexus* venosus prostaticus

Pe|nis|rü|cken|ve|nen, o|ber|fläch|li|che *pl* (Ⓔ superficial dorsal veins of penis): ***Syn:*** *Venae dorsales superficiales penis*; oberflächliche Venen auf dem Penisrücken; münden in die Venae* pudendae externae

Pe|nis|schaft *m* (Ⓔ shaft of penis): Corpus penis; *s.u. Penis*

Pe|nis|schmerz *m* (Ⓔ phallodynia): Phallodynie*

Pe|nis|schwell|kör|per *m* (Ⓔ cavernous body of penis): Corpus cavernosum penis; *s.u. Penis*

Pe|nis|sep|tum *nt* (Ⓔ septum of penis): ***Syn:*** *Penistrennwand, Septum penis*; mediane Scheidewand der Penisschwellkörper [Corpus cavernosum penis]; *s.u. Penis*

Pe|nis|trenn|wand *m*: → *Penisseptum*

P

Pe|nis|ve|nen, tie|fe *pl* ((E) deep veins of penis): ***Syn:*** *Venae profundae penis*; Venen am **Penisrücken** [Dorsum penis] unter der tiefen Faszie; münden in die Vena* pudenda interna

Pe|nis|wur|zel *f* ((E) root of penis): Radix penis; *s.u. Penis*

Pe|ni|tis *f, pl* **-ti|den** ((E) penitis): ***Syn:*** *Phallitis, Penisentzündung*; eine Penisentzündung manifestiert sich meist als Entzündung der Schwellkörper [Kavernitis*]

pe|ni|tisch *adj* ((E) penitic): Penisentzündung/Penitis betreffend, von ihr betroffen oder gekennzeichnet

Pe|ni|zil|la|min *nt*: →*Penicillamin*

Pe|ni|zil|lin *nt*: →*Penicillin*

Pe|ni|zil|li|na|se *f*: →*Penicillinase*

pe|no|skro|tal *adj* ((E) penoscrotal): Penis und Hodensack/Skrotum betreffend

Pen|si|o|närs|krank|heit *f* ((E) retirement depression): *s.u. Entlastungsdepression*

Pen|ta|a|ce|tyl|gi|to|xin *nt*: →*Pengitoxin*

pen|ta|dak|tyl *adj* ((E) pentadactyl): fünffingrig, fünfzehig

Pen|ta|e|ri|thri|tyl|te|tra|ni|trat *nt* ((E) pentaerythrityl tetranitrate): ***Syn:*** *Nitropenthrit, Pentrit*; organisches Nitrat; wurde früher zur Therapie der Angina* pectoris verwendet; heute durch Isosorbiddinitrat* oder Isosorbidmononitrat ersetzt

Pen|ta|gas|trin *nt* ((E) pentagastrin): Gewebshormon, das die Magensaftproduktion anregt; **Anw.:** Magenfunktionsdiagnostikum

Pen|ta|lo|gie *f* ((E) pentalogy): Krankheitsbild mit fünf Hauptsymptomen

Pen|ta|mer *nt* ((E) pentamer): Verbindung aus fünf Molekülen [Monomeren]

Pen|ta|me|thy|len|di|a|min *nt* ((E) pentamethylenediamine): ***Syn:*** *Kadaverin, Cadaverin, 1,5-Diaminopentan*; bei bakterieller Zersetzung von Eiweißen entstehendes Leichengift

Pen|ta|mi|din *nt* ((E) pentamidine): Antiprotozoikum*; wirkt gegen Trypanosoma, Leishmania und Pneumocystis carinii

Pen|tan *nt* ((E) pentane): gesättigter Kohlenwasserstoff [Alkan] mit fünf Kohlenstoffatomen

Pen|tan|di|al *nt*: →*Glutaral*

Pen|ta|pep|tid *nt* ((E) pentapeptide): Peptid* aus fünf Aminosäuren*

Pen|ta|sac|cha|rid *nt* ((E) pentasaccharide): Saccharid* aus fünf Monosacchariden*

Pen|ta|so|mie *f* ((E) **1.–2.** pentasomy): **1.** Chromosomenaberration* mit fünf Kopien eines Chromosomen **2.** ***Syn:*** *Penta-X-Syndrom, 5-X-Syndrom*; Chromosomenaberration* mit fünf X-Chromosomen; unterscheidet sich vom Triplo-X-Syndrom* durch eine stärkere Ausprägung der mentalen Retardierung

Pen|ta|sto|mi|a|sis *f, pl* **-ses** ((E) pentastomiasis): ***Syn:*** *Zungenwurmbefall*; durch Zungenwürmer [Pentastomida] hervorgerufene Infektionskrankheit, die nur selten auf den Menschen übertragen wird

Pen|ta|sto|mi|da *pl* ((E) Pentastomida): ***Syn:*** *Zungenwürmer, Pentastomiden, Linguatulida*; wurmähnliche Endoparasiten von Mensch und Wirbeltieren

Pen|ta|sto|mi|den *pl*: →*Pentastomida*

Pen|ta|sto|mum den|ti|cu|la|tum *nt* ((E) Pentastoma denticulatum): ***Syn:*** *Pentastomum taenioides*; Endlarve des Nasenwurms [Linguatula* serrata]

Pen|ta|sto|mum tae|ni|o|i|des *nt*: →*Pentastomum denticulatum*

pen|ta|va|lent *adj* ((E) pentavalent): fünfwertig

Penta-X-Syndrom *nt*: →*Pentasomie 2.*

Pen|ta|zo|cin *nt* ((E) pentazocine): Opioid; stark analgetisch, aber nur geringe Atemdepression

Pen|to|s|ä|mie *f* ((E) pentosemia): Vorkommen von Pentosen im Blut

Pen|to|se *f* ((E) pentose): ***Syn:*** *C_5-Zucker*; Monosaccharid* mit 5 Kohlenstoffatomen

Pen|to|se|phos|phat *nt* ((E) pentose phosphate): am Kohlenstoffatom 1 oder 5 mit Phosphorsäure veresterte Pentose*; Zwischenprodukt des Pentosephosphatzyklus*

Pen|to|se|phos|phat|zy|klus *m* ((E) pentose phosphate pathway): ***Syn:*** *Hexosemonophosphatzyklus, Hexosemonophosphatweg, Phosphogluconatweg, Warburg-Dickens-Horecker-Zyklus*; im Zytosol ablaufende direkte Oxidation von Glucose-6-phosphat* zu Pentose-5-phosphat [Ribulose-5-phosphat] unter Bildung von NADPH; im zweiten Schritt erfolgt

Tab. P37. Wichtige Pentosen

Name	Vorkommen und biologische Bedeutung
D-Ribose	Vorkommen in Nucleinsäuren; Biosynthese aus Glucose; Strukturelement von Coenzymen und RNA
D-Desoxyribose	Vorkommen in Nucleinsäuren; Biosynthese aus Glucose; Strukturelement der DNA
D-Ribulose	Stoffwechselzwischenprodukt im Glucoseabbau über Pentosephospatweg
D-Arabinose, D-Xylose	Vorkommen in Glykoproteinen und Proteoglykanen

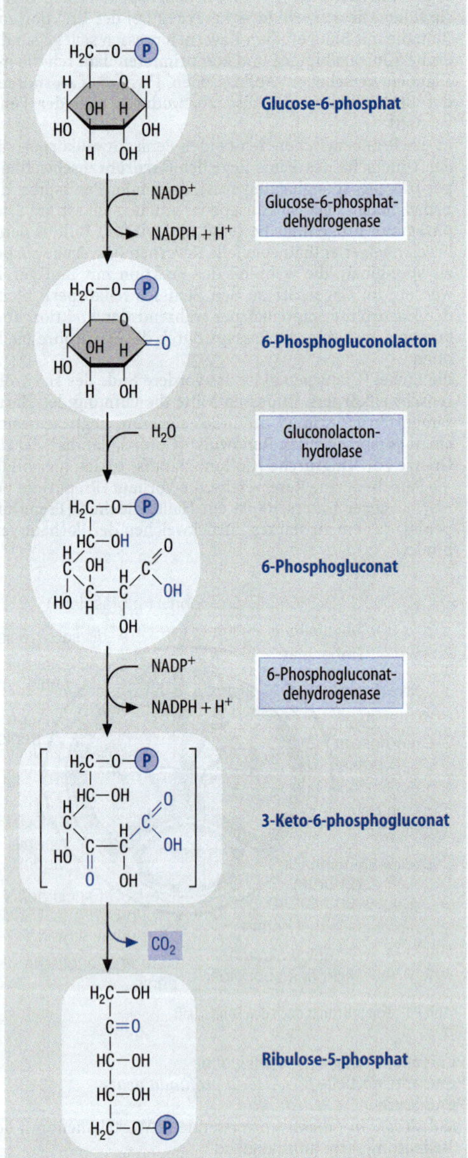

Abb. P38. Umwandlung von Glucose-6-phosphat in Ribulose-5-phosphat

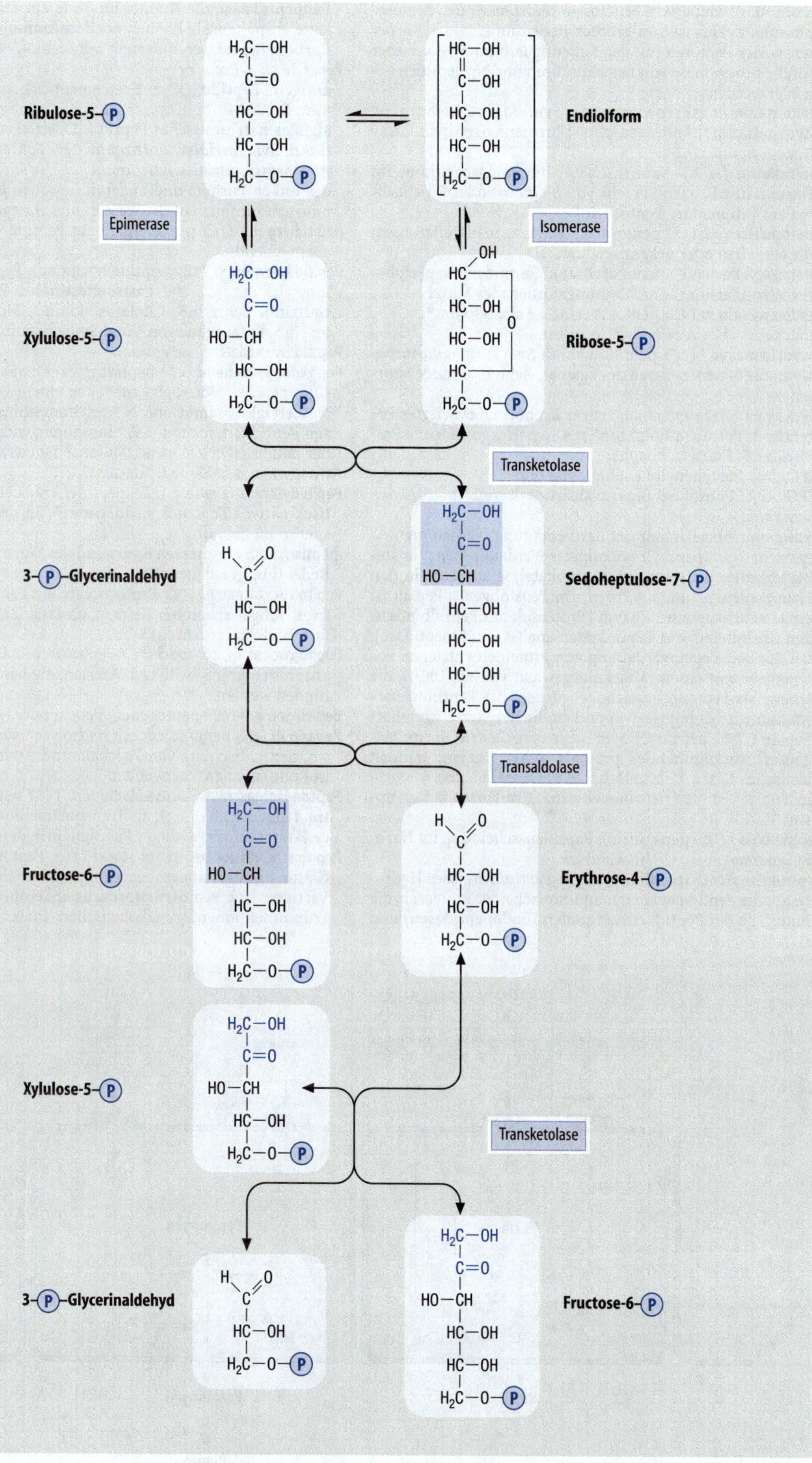

Abb. P39. Bildung von Fructose-6-phosphat und 3-Phosphoglycerinaldehyd

dann die Bildung von Fructose-6-phosphat*; der Pentosephosphatzyklus ist von größter Bedeutung, da der Körper nur wenig Pentosen mit der Nahrung aufnimmt, diese aber für die Biosynthese von Nucleinsäuren und Nucleotiden benötigt werden

Pen|to|sta|tin *nt* (Ⓔ pentostatin): ***Syn:*** *2-Desoxycoformycin*; Zytostatikum*, Antimetabolit* [Purinanalogon]; *s.a. Essay Chemotherapie S. 349*

Pen|to|su|rie *f* (Ⓔ pentosuria): Pentoseausscheidung im Harn; tritt z.B. nach Verzehr von Steinobst oder Fruchtsäften auf [**alimentäre Pentosurie**]

pen|to|su|risch *adj* (Ⓔ pentosuric): Pentosurie betreffend, von ihr betroffen oder gekennzeichnet

Pen|to|xi|fyl|lin *nt* (Ⓔ pentoxifylline): Xantinderivat; peripherer Vasodilatator*, durchblutungsförderndes Mittel

Pen|to|xy|ve|rin *nt* (Ⓔ pentoxyverine): Antitussivum*

Pen|trit *nt*: *→ Pentaerithrityltetranitrat*

Pe|o|til|lo|ma|nie *f* (Ⓔ peotillomania): ***Syn:*** *Pseudomasturbation*; ständiges Berühren des eigenen Genitals ohne Masturbation

PEP *Abk.*: **1.** *→ Phosphoenolpyruvat* **2.** photisch evoziertes Potential **3.** Polyestradiolphosphat **4.** *→ postexpositionelle Prophylaxe* **5.** Präejektionsphase

PEPC *Abk.*: Polyphenylphosphatidylcholin

PEPCK *Abk.*: Phosphoenolpyruvatcarboxykinase

-pepsia *suf.*: *→ -pepsie*

-pepsie *suf.*: Wortelement mit der Bedeutung „Verdauung"

Pep|sin *nt* (Ⓔ pepsin): wichtigstes Verdauungsenzym des Magensaftes; entsteht durch Autokatalyse aus dem in den Hauptzellen gebildeten Proenzym Pepsinogen*; Pepsin ist ein eiweißspaltendes Enzym [Protease], das Peptidbindungen im Inneren von Peptidketten spaltet [Endopeptidase]; bei der sog. **Pepsinverdauung** von Proteinen entstehen Polypeptide mit einem Molekulargewicht von 60–100 D, die früher als Peptone bezeichnet wurden; die Pepsinogensekretion wird durch Gastrin und cholinerge Reize stimuliert
Pepsin C (Ⓔ pepsin C): ***Syn:*** *Gastricsin, Gastricisin*; im Magensaft vorkommendes proteolytisches Enzym; wandelt lösliches Casein* in unlösliches Paracasein* um

Pep|si|no|gen *nt* (Ⓔ pepsinogen): inaktive Vorstufe des Pepsins*

Pep|si|nu|rie *f* (Ⓔ pepsinuria): Pepsinausscheidung im Harn

PEP-Syndrom *nt*: *→ POEMS-Komplex*

Pep|ti|da|se *f* (Ⓔ peptidase): ***Syn:*** *Peptidhydrolase*; Hydrolase*, die Peptide spaltet; man unterscheidet Proteasen, die innerhalb der Peptidkette angreifen [**Endopeptidasen**] und **Exopeptidasen**, die Aminosäurereste am Ende der Peptidkette abspalten; sie können noch in **Aminopeptidasen** und **Carboxypeptidasen** unterteilt werden; *s.a. Protease*

Pep|ti|de *pl*: *→ Proteine*
antigene Peptide (Ⓔ antigenic peptids): *s.u. Essay Immunität S. 1009*
atriales natriuretisches Peptid (Ⓔ atrial natriuretic peptide): ***Syn:*** *atrialer natriuretischer Faktor, Atriopeptin, Atriopeptid, atriales natriuretisches Hormon*; in Myozyten des linken Vorhofs und anderen Geweben gebildetes Hormon mit Einfluss auf die Wasser- und Natriumdiurese

pep|tid|erg *adj* (Ⓔ peptidergic): auf Peptide als Transmitter ansprechend

Pep|tid|hor|mon *nt* (Ⓔ peptide hormone): Peptid* mit Hormonwirkung, v.a. die **gastrointestinalen Peptidhormone** Gastrin*, Sekretin*, Cholezystokinin*, Motilin*, Neurotensin*, Enteroglucagon* und Somatostatin*

Pep|tid|hy|dro|la|se *f*: *→ Peptidase*

Pep|ti|do|gly|ka|ne *pl* (Ⓔ peptidoglycans): ***Syn:*** *Mukopeptide, Glykopeptide*; Heteroglykane*, aus einem Disaccharid aus N-Acetylglucosamin und N-Acetylmuraminsäure und kurzen Peptidketten aus 4–5 Aminosäuren; wichtige Bausteine der bakteriellen Zellwand; Murein* ist das wichtigste Peptidoglykan; *s.a. Essay Bakterien S. 217*

Pep|ti|dyl|trans|fe|ra|se *f* (Ⓔ peptidyl transferase): enzymatisch aktives Zentrum im Ribosom*, an dem die Proteinsynthese* abläuft

-peptisch *suf.*: in Adjektiven verwendetes Wortelement mit der Bedeutung „verdauend"

Pep|to|coc|ca|ceae *pl* (Ⓔ Peptococcaceae): Familie grampositiver, obligat anaerober Kokken; umfasst u.a. Peptococcus* und Peptostreptococcus*

Pep|to|coc|cus *m, pl* **-coc|ci** (Ⓔ Peptococcus): Gattung obligat anaerober, grampositiver Bakterien, die häufig in Eiter gefunden werden

pep|to|gen *adj* (Ⓔ peptogenic): Pepsin oder Peptone bildend

Pep|ton *nt* (Ⓔ peptone): durch Hydrolyse* von Proteinen gewonnene Mischung von Peptiden und Aminosäuren; wird in Kulturmedien* verwendet

Pepton-Hefeextrakt-Glucose-Medium *nt* (Ⓔ peptone-yeast extract-glucose medium): als Transportmedium* für anaerobe Bakterien verwendeter Flüssignährboden

Pep|to|strep|to|coc|cus *m, pl* **-coc|ci** (Ⓔ Peptostreptococcus): Gattung obligat anaerober, grampositiver Bakterien, deren Vertreter [v.a. **Peptostreptococcus anaerobius**] bei eitrigen Wundinfektionen, gynäkologischen Infektionen, Lungen-

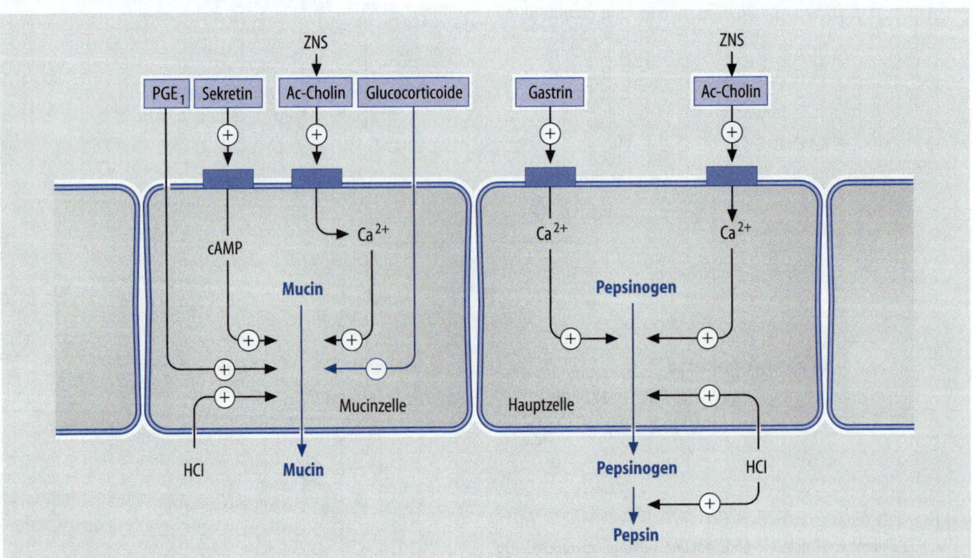

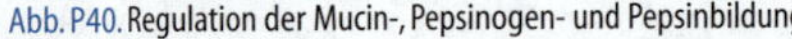
Abb. P40. Regulation der Mucin-, Pepsinogen- und Pepsinbildung

und Hirnabszessen gefunden werden

Per *Abk.*: →*Perchloräthylen*

Per-, per- *präf.*: Wortelement mit der Bedeutung „durch/hindurch/völlig"

per|a|kut *adj* (Ⓔ peracute): (*Verlauf, Reaktion*) extrem akut, hyperakut

Per|a|zin *nt* (Ⓔ perazine): Phenothiazinderivat; Neuroleptikum* mit stark sedierender Wirkung

Per|chlor|ä|thy|len *nt* (Ⓔ perchloroethylene): ***Syn:*** *Tetrachloräthylen, Tetrachlorethylen, Äthylentetrachlorid, Ethylentetrachlorid*; halogenierter Kohlenwasserstoff; weit verbreitetes Lösungsmittel mit geringer Toxizität

Per|chlor|ben|zol *nt* (Ⓔ hexachlorobenzene): ***Syn:*** *Hexachlorbenzol*; früher als Fungizid* verwendetes Biozid, das biologisch praktisch nicht abgebaut wird und sich damit in der Nahrungskette anreichert; führt zu Störungen des Porphyrinstoffwechsels

Per|chlor|naph|tha|lin|krank|heit *f*: →*Perna-Akne*

pe|ren|ni|al *adj* (Ⓔ perennial): (alljährlich) wiederkehrend, unaufhörlich, ständig, immerwährend; das ganze Jahr über (andauernd)

Per|fo|rans|ast *m*: →*Ramus perforans*

Per|fo|rans|in|suf|fi|zi|enz *f* (Ⓔ insufficiency of perforating veins): *s.u. Varize*

Per|fo|rans|ve|nen *pl* (Ⓔ perforating veins): ***Syn:*** *Venae perforantes*; Verbindungsvenen zwischen tiefen und oberflächlichen Venen der Extremitäten; Insuffizienz führt zur Bildung von Krampfadern [Varizen*]

Per|fo|ra|ti|on *f* (Ⓔ perforation): Durchbruch, z.B. der Magenwand bei Magengeschwür oder bei iatrogener oder traumatischer Schädigung

Per|fo|ra|ti|ons|pe|ri|to|ni|tis *f, pl* **-ti|den** (Ⓔ perforation peritonitis): Bauchfellentzündung durch Erregereinschleppung nach einer Bauchdecken- oder Organperforation

Per|fu|si|on *f* (Ⓔ **1.–2.** perfusion): **1.** ***Syn:*** *Durchblutung*; Blutfluss durch ein Organ oder Gewebe **2.** Durchströmung eines Organs oder eines Gewebes mit Flüssigkeit; *s.a. Hämoperfusion*

Per|fu|si|ons|szin|ti|gra|phie *f* (Ⓔ perfusion scan): ***Syn:*** *Perfusionsszintigrafie*; Szintigraphie* zur Untersuchung der Organdurchblutung

Per|go|lid *nt* (Ⓔ pergolide): Dopaminagonist, Ergotaminabkömmling; **Anw.:** Parkinson-Krankheit

Per|hy|dro|cy|clo|pen|ta|no|phen|an|thren *nt* (Ⓔ cyclopentanoperhydrophenanthrene): *s.u. Steroide*

Peri-, peri- *präf.*: Wortelement mit der Bedeutung „umher/um...herum/über...hinaus"

Pe|ri|a|de|ni|tis *f, pl* **-ti|den** (Ⓔ periadenitis): Entzündung des Gewebes um eine Drüse

Periadenitis mucosa necrotica recurrens: →*Mikulicz-Aphthen*

pe|ri|a|de|ni|tisch *adj* (Ⓔ periadenitic): Periadenitis betreffend, von ihr betroffen oder gekennzeichnet

pe|ri|ad|ven|ti|ti|al *adj* (Ⓔ periadventitial): um die Adventitia herum

pe|ri|am|pul|lär *adj* (Ⓔ periampullary): um eine Ampulle herum

pe|ri|a|nal *adj* (Ⓔ perianal): ***Syn:*** *zirkumanal*; in der Umgebung des Afters/Anus (liegend), um den After herum

Pe|ri|a|nal|fis|tel *f* (Ⓔ perianal fistula): ***Syn:*** *perianale Fistel*; in der Umgebung des Anus mündende äußere Fistel; *s.a. Analfistel*

pe|ri|a|nas|to|mo|tisch *adj* (Ⓔ perianastomotic): um eine Anastomose herum (liegend oder entstehend)

Pe|ri|an|gi|i|tis *f, pl* **-ti|den:** →*Periangitis*

pe|ri|an|gi|i|tisch *adj*: →*periangitisch*

Pe|ri|an|gi|tis *f, pl* **-ti|den** (Ⓔ periangitis): ***Syn:*** *Periangiitis, Perivaskulitis, Perivasculitis*; Entzündung des Gewebes um (Blut-, Lymph-)Gefäße

pe|ri|an|gi|tisch *adj* (Ⓔ periangitic): ***Syn:*** *periangiitisch, perivaskulitisch*; Periangitis betreffend, von ihr betroffen oder gekennzeichnet

pe|ri|a|or|tal *adj* (Ⓔ periaortic): um die Aorta herum (liegend)

Pe|ri|a|or|ti|tis *f, pl* **-ti|ti|den** (Ⓔ periaortitis): Entzündung des periaortalen Gewebes

pe|ri|a|or|ti|tisch *adj* (Ⓔ periaortitic): Periaortitis betreffend, von ihr betroffen oder gekennzeichnet

pe|ri|a|pi|kal *adj* (Ⓔ periapical): in der Umgebung einer (Organ-)Spitze/eines Apex (liegend), insbesondere der Zahnwurzelspitze

pe|ri|ap|pen|di|kal *adj* (Ⓔ periappendiceal): ***Syn:*** *periappendizeal*; um die Appendix vermiformis herum (liegend)

pe|ri|ap|pen|di|ze|al *adj*: →*periappendikal*

Pe|ri|ap|pen|di|zi|tis *f, pl* **-ti|den** (Ⓔ periappendicitis): ***Syn:*** *Paraappendizitis; Perityphlitis*; Entzündung der periappendizealen Gewebe; *s.a. Appendizitis*

pe|ri|ap|pen|di|zi|tisch *adj* (Ⓔ periappendicitic): ***Syn:*** *paraappendizitisch*; Periappendizitis betreffend, von ihr betroffen oder gekennzeichnet

pe|ri|a|quä|duk|tal *adj* (Ⓔ periaqueductal): um einen Aquädukt herum (liegend)

pe|ri|a|re|o|lar *adj* (Ⓔ periareolar): um den Warzenvorhof herum (liegend)

pe|ri|ar|te|ri|ell *adj* (Ⓔ periarterial): um eine Arterie herum (liegend), eine Arterie umgebend

Pe|ri|ar|te|ri|i|tis *f, pl* **-ti|den** (Ⓔ periarteritis): Entzündung der Arterienadventitia und der umgebenden Gewebe

Periarteriitis nodosa: →*Panarteriitis nodosa*

Periarteriitis nodosa cutanea benigna (Ⓔ benign cutaneous polyarteritis nodosa): auf die Haut beschränkte Sonderform der Periarteriitis* nodosa; typisch sind bis zu pflaumengroße, druckdolente, rötlich-livide Knoten, die ulzerieren und unter Narbenbildung abheilen; sind v.a. an den Streckseiten der Beine lokalisiert; **Therapie:** Glucocorticoide intern oder extern; in schweren Fällen Immunsuppression mit Azathioprin*, Methotrexat* oder Cyclophosphamid*

pe|ri|ar|te|ri|i|tisch *adj* (Ⓔ periarteritic): Periarteriitis betreffend, von ihr betroffen oder gekennzeichnet

Pe|ri|ar|thri|tis *f, pl* **-ti|den** (Ⓔ periarthritis): Entzündung des periartikulären Gewebes

Periarthritis humeroscapularis: →*Periarthropathia humeroscapularis*

peri|ar|thri|tisch *adj* (Ⓔ periarthritic): Periarthritis betreffend, von ihr betroffen oder gekennzeichnet

Pe|ri|ar|thro|pa|thia hu|me|ro|sca|pu|la|ris *f* (Ⓔ periarthritis of shoulder): ***Syn:*** *schmerzhafte Schultersteife, Periarthrosis humeroscapularis, Periarthritis humeroscapularis, Duplay-Schultersteife, Subakromialsyndrom*; Oberbegriff für entzündlich-degenerative Erkrankungen des Schultergelenks unklarer Ätiologie, die zu Einschränkung der Bewegungsfreiheit [**frozen shoulder**] führen; **Klinik:** typisch sind Schulterschmerzen, die bei bestimmten Bewegungen auftreten und z.T. in den ganzen Arm ausstrahlen; es treten keine Parästhesien auf und nächtliche Schmerzen gibt es nur beim Liegen auf der Schulter; initial ist die Einschränkung der Bewegungsfreiheit schmerzbedingt, später kommt es aber zu Adhäsionen und Fibrosierung, und die funktionelle Schultersteife [**Periarthropathia humeroscapularis simplex**] wird zu einer strukturellen Schultersteife [**Periarthropathia humeroscapularis deformans**]
nach der Lokalistaion und den klinischen Symptomen unterscheidet man zwischen Periarthropathia humeroscapularis, die primär die Rotatorensehnen betrifft [Rotatorensehnensyndrom] und Periarthropathia humeroscapularis der Bizepssehne [Bizepssehnensyndrom]; das **Rotatorensehnensyndrom** betrifft v.a. Bursa subacromialis sowie Sehnenansatz und Sehnengleitgewebe des Musculus* supraspinatus, d.h., initial besteht eine Periarthropathia humeroscapularis simplex mit **Bursitis subacromialis, Peritendinitis supraspinata** und **Insertionstendopathia supraspinata**; es besteht ein subakromialer Druck- und Spontanschmerz und bei einer Abduktion des Oberarms kommt es innerhalb eines bestimmten Winkelbereiches [**painful arc**, meist 60–130°] zu mechanischer Irritation und Schmerzen; bei einer länger bestehenden Periarthropathia humeroscapularis simplex kann es zu Kalkablagerung [Hydroxylapatitkristalle] in der Umgebung der Sehnenansätze oberhalb des Tuberculum majus kommen; z.T. brechen die Kalkde-

pots in die Bursa subacromialis ein und verursachen eine akut schmerzhafte **Bursitis calcarea**; die Kalkdepots können sich spontan wieder auflösen oder verbleiben und zu einer strukturellen Schultersteife führen [**Periarthropathia humeroscapularis calcificans**, Subakromialsyndrom mit Kalkdepot]; die Auflösung ist oft von heftigen und sehr schmerzhaften Entzündungsreaktionen begleitet
wiederholte Reizzustände können zu einer Proliferation von Bindegewebe führen und es kommt zu Verklebungen im subakromialen Raum, die zu einer **Periarthropathia humeroscapularis adhaesiva** [adhäsives Subakromialsyndrom] führen; sie ist durch einen Hochstand des Humeruskopfes und eine Einschränkung von Abduktion und Rotation gekennzeichnet; manchen Autoren legen Wert auf eine Abgrenzung von der Schultersteife bei adhäsiver Kapsulitis und Kapselschrumpfung und reservieren den Begriff frozen shoulder für diese Entität
beim **Bizepssehnensyndrom** liegt eine Reizung der langen Bizepssehne vor; sie gehört nicht zur eigentlichen Rotatorenmanschette, zieht aber durch das Gelenk zum Muskelbauch und ist mit der Rotatorenmanschette verflochten; im Stadium der Periarthropathia humeroscapularis simplex findet man einen umschriebenen Druckschmerz an der Vorderseite des Schultergelenkes sowie Bizepssehnenschmerz bei Beugung und Supination des Unterarms gegen Widerstand und bei Abduktion in Außenrotation [**Palm-up-Test**]; bei länger bestehendem Bizepssehnensyndrom kommt es relativ häufig zu einen Riss der Bizepssehne [**Periarthropathia humeroscapularis destructiva**], der spontan oder bei plötzlicher Belastung auftritt; meist verschwinden damit die Schmerzen, weil die Irritation im Sulkuskanal wegfällt; der Funktionsverlust ist gering, weil der kurze Bizepskopf den größten Teil der Funktion übernehmen kann; **Therapie**: in der akuten Schmerzphase symptomatische Behandlung [Analgetika, Antiphlogistika, Kältepackungen, Schonung der Schulter, aber keine Ruhigstellung im Verband, weil es sonst zur Einsteifung kommt]; Krankengymnastik zur Erhaltung bzw. Wiedererlangung der Beweglichkeit; physikalische Therapie [Elektro-, Thermo- Ultraschalltherapie]; chirurgische Intervention zur Linderung der Beschwerden oder Rekonstruktion der Rotatorenmanschette oder der Bizepssehne hängt vom Alter und der Aktivität der Patienten ab

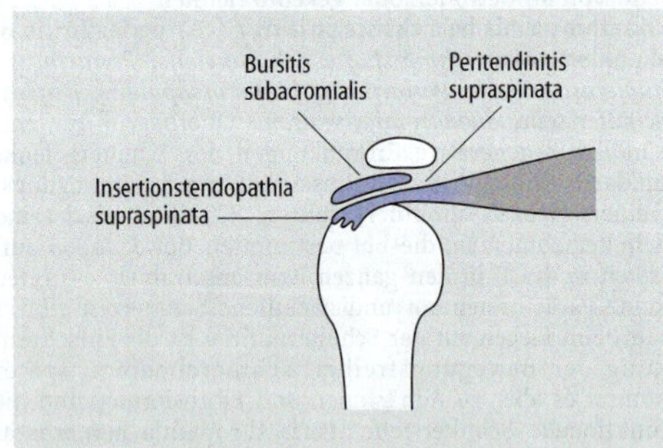

Abb. P41. Periarthropathia humeroscapularis simplex

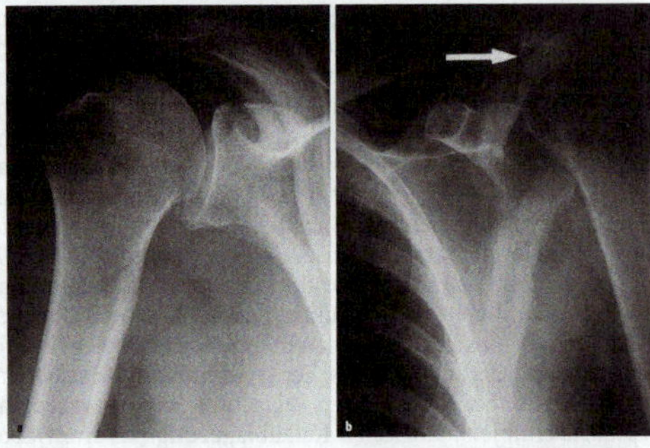

Abb. P42. Periarthropathia humeroscapularis. Deutliche Hochstellung des Humeruskopfes [**rechts**] im Vergleich zur Normalstellung [**links**]

Periarthropathia humeroscapularis destructiva (Ⓔ destructive periarthritis): Riss der Rotatorenmanschette oder der Bizepssehne im Rahmen eine chronischen Periarthropathia humeroscapularis; kann spontan oder bei plötzlicher Belastung auftreten; v.a. beim Abriss größerer Teil der Rotatorenmanschette kommt es zu einer akuten Bewegungseinschränkung, die als **Periarthropathia humeroscapularis pseudoparalytica** bezeichnet wird; **Therapie**: operative Rekonstruktion der Rotatorenmanschette; der Funktionsverlust nach einem Bizepssehnenriss ist gering, weil der kurze Bizepskopf den größten Teil der Funktion übernehmen kann; eine operative Versorgung mit Befestigung des peripheren Sehnenstumpfes im Sulcus intertubercularis wird deshalb nur bei jungen Patienten durchgeführt

Pe|ri|ar|thro|sis hu|me|ro|sca|pu|la|ris *f*: *→Periarthropathia humeroscapularis*

pe|ri|ar|ti|ku|lär *adj* (Ⓔ periarticular): ***Syn:*** *zirkumartikulär*; um ein Gelenk herum (liegend), in der Umgebung eines Gelenkes

pe|ri|a|tri|al *adj* (Ⓔ periatrial): ***Syn:*** *periaurikulär*; (*Herz*) um den Kammervorhof/das Atrium herum (liegend)

pe|ri|au|ri|ku|lär *adj* (Ⓔ **1.** periauricular **2.** periatrial): **1.** um die Ohrmuschel/Auricula herum (liegend) **2.** *→periatrial*

pe|ri|a|xi|al *adj* (Ⓔ periaxial): um eine Achse herum (liegend)

pe|ri|a|xil|lär *adj* (Ⓔ periaxillary): ***Syn:*** *zirkumaxillär*; in der Umgebung der Achselhöhle/Axilla (liegend oder ablaufend)

pe|ri|a|zi|när *adj* (Ⓔ periacinal): ***Syn:*** *periazinös*; um einen Azinus herum (liegend)

pe|ri|a|zi|nös *adj*: *→periazinär*

pe|ri|bron|chi|al *adj* (Ⓔ peribronchial): in der Umgebung eines Bronchus (liegend)

pe|ri|bron|chi|o|lar *adj* (Ⓔ peribronchiolar): ***Syn:*** *peribronchiolär*; um die Bronchiolen herum (liegend)

pe|ri|bron|chi|o|lär *adj*: *→peribronchiolar*

Pe|ri|bron|chi|o|li|tis *f, pl* **-ti|den** (Ⓔ peribronchiolitis): Entzündung des Bindegewebes um die Bronchiolen

pe|ri|bron|chi|o|li|tisch *adj* (Ⓔ peribronchiolitic): Peribronchiolitis betreffend, von ihr betroffen oder gekennzeichnet

Pe|ri|bron|chi|tis *f, pl* **-ti|den** (Ⓔ peribronchitis): Entzündung des Bindegewebes um die Bronchien; oft nicht von einer Bronchopneumonie* unterscheidbar

pe|ri|bron|chi|tisch *adj* (Ⓔ peribronchitic): Peribronchitis betreffend, von ihr betroffen oder gekennzeichnet

Pe|ri|bron|chi|um *nt* (Ⓔ peribronchial tissue): das die Bronchien umgebende Gewebe

pe|ri|bul|bär *adj* (Ⓔ peribulbar): ***Syn:*** *zirkumbulbär*; um einen Bulbus herum (liegend), insbesondere den Augapfel/Bulbus oculi

Pe|ri|car|di|o|cen|te|se *f*: *→Perikardpunktion*

Pe|ri|car|di|tis *f, pl* **-ti|den:** *→Perikarditis*

Pericarditis adhaesiva (Ⓔ adhesive pericarditis): ***Syn:*** *adhäsive Perikarditis, verklebende Perikarditis*; zu Verklebungen und Verwachsungen führende Herzbeutelentzündung; *s.a. Pericarditis constrictiva*

Pericarditis calcarea (Ⓔ armored heart): ***Syn:*** *Panzerherz*; konstriktive Herzbeutelentzündung mit Verkalkung des Perikards

Pericarditis constrictiva (Ⓔ constrictive pericarditis): ***Syn:*** *konstriktive Perikarditis*; Herzbeutelentzündung mit narbiger Konstriktion und Verwachsung der beiden Blätter des Perikards [Concretio pericardii]; führt zu einer Beeinträchtigung der diastolischen Kammerfüllung, die sich nicht mehr Belastungen anpassen kann, sondern mehr oder minder konstant bleibt; damit kann die Herzleistung nur über eine Steigerung der Herzfrequenz angepasst werden und es kommt im Spätstadium schon in Ruhe zu kompensatorischer Tachykardie*; ansonsten finden sich die typischen Zeichen einer Rechtsherzinsuffizienz [periphere Ödeme, Aszites] und einer Stauungsleber; **Therapie:** (Teil-) Resektion des Perikards

Pericarditis epistenocardica (Ⓔ postinfarction pericardi-

Tab. P43. Häufige Ursachen der Pericarditis constrictiva

Idiopathisch
Tuberkulös
Urämisch
Rheumatoide Arthritis und Lupus erythematodes
Neoplastische Infiltration des Perikards
Nach mediastinaler Bestrahlung
Nach Hämoperikard
Nach bakterieller und mykotischer Perikarditis

tis): Perikarditis bei transmuralem Myokardinfarkt; wird durch die Nekrose und die Entzündungsreaktion ausgelöst; verläuft meist als fibrinöse oder hämorrhagische Perikarditis*

Pericarditis exsudativa (Ⓔ serous pericarditis): ***Syn:*** *seröse Perikarditis, exsudative Perikarditis*; Herzbeutelentzündung mit Perikarderguss*

Pericarditis externa: *→Pleuroperikarditis*

Pericarditis fibrinosa: *→fibrinöse Perikarditis*

Pericarditis haemorrhagica: *→hämorrhagische Perikarditis*

Pericarditis obliterans (Ⓔ obliterating pericarditis): ***Syn:*** *obliterierende Perikarditis*; zu Obliteration des Herzbeutels führende Pericarditis adhaesiva

Pericarditis purulenta: *→eitrige Perikarditis*

Pericarditis rheumatica (Ⓔ rheumatic pericarditis): ***Syn:*** *rheumatische Perikarditis*; im Rahmen eines rheumatischen Fiebers* auftretende Mitbeteiligung des Herzbeutels; meist als Pankarditis*

Pericarditis serofibrinosa (Ⓔ serofibrinous pericarditis): ***Syn:*** *serofibrinöse Perikarditis*; exsudative Pericarditis mit serofibrinösem Erguss

Pericarditis sicca (Ⓔ dry pericarditis): ***Syn:*** *trockene Perikarditis*; *s.u. fibrinöse Perikarditis*

Pericarditis tuberculosa (Ⓔ tuberculous pericarditis): ***Syn:*** *tuberkulöse Perikarditis*; heute eher seltene Pericarditisform, die durch ein serös-hämorrhagisches Exsudat gekennzeichnet ist

Pericarditis uraemica (Ⓔ uremic pericarditis): ***Syn:*** *urämische Perikarditis*; als fibrinöse Pericarditis imponierende Mitbeteiligung des Herzbeutels im Rahmen eines akuten oder chronischen Nierenversagens mit Urämie*

Pe|ri|car|di|um *nt* (Ⓔ pericardium): ***Syn:*** *Herzbeutel, Perikard*; der Herzbeutel besteht aus dem äußeren **fibrösen Perikard** [Pericardium fibrosum] und dem inneren **serösen Perikard** [Pericardium serosum]; das **Pericardium fibrosum** enthält sowohl derbe Kollagenfaserzüge, die scherengitterförmig angeordnet sind, als auch elastische Fasernetze, die eine Ausdehnung um 30 % erlauben; das fibröse Perikard ist mit den anliegenden Teilen der Pleura* verbunden und sendet die Ligamenta* sternopericardiaca zum Brustbein und die **Membrana bronchopericardiaca** zur Tracheabifurkation das **seröse Perikard** besteht aus zwei Blättern, **Lamina visceralis** und **Lamina parietalis**; die **Lamina visceralis** liegt dem Myokard* direkt auf [deshalb auch **Epikard**], d.h., sie bildet die äußerste Schicht der Herzwand; die **Lamina parietales** liegt dem Pericardium fibrosum fest auf; zwischen ihr und der Lamina visceralis befindet sich die mit seröser Flüssigkeit [**Liquor pericardii**] gefüllte **Herzbeutelhöhle** [Cavitas pericardiaca]

Pe|ri|car|pi|um *nt* (Ⓔ pericarp): in der Pharmazie heute hinter den Pflanzennamen gestellte Bezeichnung für die Fruchtwand oder Fruchtschale

Pericarpium Aurantii: Aurantii pericarpium [Pomeranzenschale*]

Pericarpium Phaseoli: Phaseoli pericarpium; *s.u. Gartenbohne*

pe|ri|chol|an|gi|o|lär *adj* (Ⓔ pericholangiolar): um Gallengänge herum (liegend)

Pe|ri|chol|an|gi|tis *f, pl* **-ti|den** (Ⓔ pericholangitis): Entzündung des die Gallengänge umgebenden Lebergewebes; auf das Lebergewebe übergreifende Cholangitis*

pe|ri|chol|an|gi|tisch *adj* (Ⓔ pericholangitic): Pericholangitis betreffend, von ihr betroffen oder gekennzeichnet

pe|ri|cho|le|zys|tisch *adj* (Ⓔ pericholecystic): ***Syn:*** *pericholezystitisch*; um die Gallenblase/Vesica fellea herum (liegend)

Pe|ri|cho|le|zys|ti|tis *f, pl* **-ti|ti|den** (Ⓔ pericholecystitis): Entzündung der Gewebe um die Gallenblase; auf das Lebergewebe übergreifende Cholezystitis*

pe|ri|cho|le|zys|ti|tisch *adj* (Ⓔ pericholecystitic): Pericholezystitis betreffend, von ihr betroffen oder gekennzeichnet

pe|ri|chond|ral *adj* (Ⓔ **1.–2.** perichondral): **1.** Knorpelhaut/Perichondrium betreffend **2.** in Knorpelnähe (liegend)

Pe|ri|chond|ri|tis *f, pl* **-ti|den** (Ⓔ perichondritis): ***Syn:*** *Perichondriumentzündung*; Entzündung der Knorpelhaut [Perichondrium]; am häufigsten als **Perichondritis der Ohrmuschel** nach Trauma, Operation oder Infektion eines Othämatoms*; kann zu Abszessbildung, Knorpelnekrose und Schrumpfen der Ohmuschel führen; *s.a. Polychondritis*

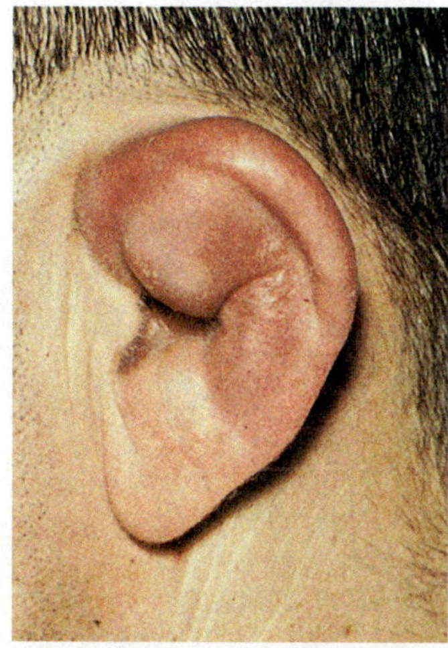

Abb. P44. Perichondritis

pe|ri|chond|ri|tisch *adj* (Ⓔ perichondritic): Perichondriumentzündung/Perichondritis betreffend, von ihr betroffen oder gekennzeichnet

Pe|ri|chond|ri|um *nt* (Ⓔ perichondrium): ***Syn:*** *Knorpelhaut*; Knorpel umgebendes Bindegewebe, das aus einer knorpelnahen zellreichen Schicht [**Stratum cellulare**] und einer knorpelfernen faserreichen Schicht [**Stratum fibrosum**] besteht; vom Perichondrium geht die Neubildung von Knorpel aus; Gelenkknorpel hat keine Knorpelhaut und kann deshalb nicht neu gebildet werden

Pe|ri|chond|ri|um|ent|zün|dung *f*: *→Perichondritis*

pe|ri|cho|ri|o|i|dal *adj* (Ⓔ perichorioidal): ***Syn:*** *perichoroidal*; (*Auge*) um die Aderhaut/Chor(i)oidea herum (liegend)

pe|ri|cho|roi|dal *adj*: *→perichorioidal*

Pe|ri|ci|a|zin *nt* (Ⓔ pericyazine): Phenothiazinderivat; Neuroleptikum*

pe|ri|con|chal *adj* (Ⓔ periconchal): um die Ohrmuschel herum (liegend)

Pe|ri|co|xi|tis *f, pl* **-ti|den** (Ⓔ pericoxitis): ***Syn:*** *Perikoxitis*; Entzündung des Bindegewebes um das Hüftgelenk

Pe|ri|cra|ni|um *nt* (Ⓔ pericranium): ***Syn:*** *Perikranium, Periosteum externum cranii*; Periost* der Schädelaußenfläche

Pe|ri|de|fe|ren|ti|tis *f, pl* **-ti|ti|den** (Ⓔ perideferentitis): Entzündung der Gewebe um den Samenleiter

pe|ri|de|fe|ren|ti|tisch *adj* (Ⓔ perideferentitic): Perideferentitis betreffend, von ihr betroffen oder gekennzeichnet

Pe|ri|dek|to|mie *f* (Ⓔ peridectomy): ***Syn:*** *Periektomie, Peritomie, Peritektomie*; kreisförmige Bindehautexzision am Hornhautlimbus

pe|ri|den|tal *adj* (Ⓔ peridental): um einen Zahn herum (liegend)

pe|ri|der|mal *adj* (Ⓔ peridermal): das Periderm/Epitrichium

P

betreffend

Pe|ri|di|dy|mi|tis *f, pl* **-ti|den** (Ⓔ peridiymitis): ***Syn:*** *Perididymisentzündung, Vaginitis testis, Vaginalitis; Hodenhüllenentzündung, Hodenscheidenentzündung*; Entzündung der Perididymis/Tunica vaginalis testis; oft gleichgesetzt mit Periorchitis*

pe|ri|di|dy|mi|tisch *adj* (Ⓔ perididymitic): Perididymisentzündung/Perididymitis betreffend, von ihr betroffen oder gekennzeichnet

Pe|ri|di|ver|ti|ku|li|tis *f, pl* **-ti|den** (Ⓔ peridiverticulitis): Entzündung des Gewebes um ein Divertikel

pe|ri|di|ver|ti|ku|li|tisch *adj* (Ⓔ peridiverticulitic): Peridivertikulitis betreffend, von ihr betroffen oder gekennzeichnet

pe|ri|duk|tal *adj* (Ⓔ periductal): um einen Gang/Ductus herum (liegend)

Pe|ri|du|o|de|ni|tis *f, pl* **-ti|den** (Ⓔ periduodenitis): Entzündung der Duodenalserosa

pe|ri|du|o|de|ni|tisch *adj* (Ⓔ periduodenitic): Periduodenitis betreffend, von ihr betroffen oder gekennzeichnet

pe|ri|du|ral *adj* (Ⓔ peridural): ***Syn:*** *extradural*; in der Nähe der Dura mater, außerhalb der Dura mater (liegend)

Pe|ri|du|ral|an|äs|the|sie *f* (Ⓔ peridural anesthesia): ***Syn:*** *Epiduralanästhesie, Epidurale, Peridurale*; Anästhesie* durch Injektion von Anästhetikum in den Periduralraum; man unterscheidet **single-shot-Periduralanästhesie**, bei der das Anästhetikum nach Punktion eingespritzt wird, und **Katheterperiduralanästhesie**, bei der das Anästhetikum über einen liegenden Katheter eingeleitet wird

lumbale Periduralanästhesie (Ⓔ lumbar peridural anesthesia): ***Syn:*** *lumbale Epiduralanästhesie*; Punktion unterhalb von L_{2-3} bei Eingriffen im Unterbauch, Becken oder den unteren Extremitäten

thorakale Periduralanästhesie (Ⓔ thoracic peridural anesthesia): ***Syn:*** *thorakale Epiduralanästhesie*; Punktion oberhalb von L_{2-3} bei Eingriffen am Oberbauch oder Thorax

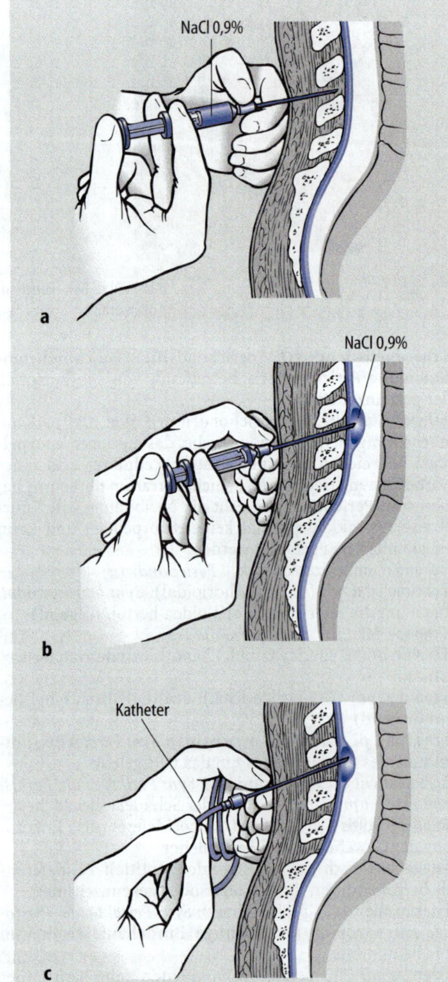

Abb. P45. Periduralanästhesie

Pe|ri|du|ra|le *f*: → *Periduralanästhesie*

Pe|ri|du|ral|raum *m* (Ⓔ peridural space): ***Syn:*** *Spatium peridurale*; Raum zwischen dem äußeren und dem inneren Blatt der Dura* mater des Rückenmarks; zervikaler, thorakaler und lumbaler Teil des Epiduralraumes

Pe|ri|ek|to|mie *f*: → *Peridektomie*

Pe|ri|en|ce|pha|li|tis *f, pl* **-ti|den**: → *Perienzephalitis*

pe|ri|en|te|ral *adj*: → *periintestinal*

Pe|ri|en|te|ri|tis *f, pl* **-ti|den** (Ⓔ perienteritis): ***Syn:*** *Peritonitis visceralis*; Entzündung der Darmserosa; *s.a. Peritonitis*

pe|ri|en|te|ri|tisch *adj* (Ⓔ perienteritic): Perienteritis betreffend, von ihr betroffen oder gekennzeichnet

Pe|ri|en|ze|pha|li|tis *f, pl* **-ti|den** (Ⓔ periencephalitis): ***Syn:*** *Periencephalitis*; oft mit Meningoencephalitis* gleichgesetzte Bezeichnung für eine Entzündung der das Gehirn umgebenden Gewebe

pe|ri|en|ze|pha|li|tisch *adj* (Ⓔ periencephalitic): Perienzephalitis betreffend, von ihr betroffen oder gekennzeichnet

pe|ri|ep|en|dy|mal *adj* (Ⓔ periependymal): um das Ependym herum (liegend)

pe|ri|fas|zi|ku|lär *adj* (Ⓔ perifascicular): um ein Faserbündel/einen Faszikel herum (liegend)

pe|ri|fo|cal *adj* (Ⓔ perifocal): ***Syn:*** *perifokal*; in der Umgebung eines Krankheitsherdes/Fokus (liegend)

pe|ri|fo|kal *adj*: → *perifocal*

Pe|ri|fol|li|cu|li|tis *f, pl* **-ti|den** (Ⓔ perifolliculitis): ***Syn:*** *Perifollikulitis*; Entzündung des Gewebes um den Haarfolikel

Perifolliculitis capitis abscedens et suffodiens (Ⓔ perifolliculitis capitis abscedens et suffodiens): ***Syn:*** *profunde dekalvitierende Follikulitis*; zu Abszess- und Fistelbildung neigende Haarbalgentzündung; *s.a. Folliculitis decalvans*

pe|ri|fol|li|ku|lär *adj* (Ⓔ perifollicular): um einen Follikel herum (liegend), insbesondere den Haarfollikel/Folliculus pili

Pe|ri|fol|li|ku|li|tis *f, pl* **-ti|den** (Ⓔ perifolliculitis): ***Syn:*** *Perifolliculitis*; Entzündung des Gewebes um den Haarfolikel

pe|ri|fol|li|ku|li|tisch *adj* (Ⓔ perifolliculitic): Perifollikulitis betreffend, von ihr betroffen oder gekennzeichnet

pe|ri|gan|gli|o|när *adj* (Ⓔ periganglionic): um ein Ganglion herum (liegend)

pe|ri|gas|tral *adj* (Ⓔ perigastric): ***Syn:*** *perigastrisch, periventral*; um den Magen/Gaster herum (liegend)

pe|ri|gas|trisch *adj*: → *perigastral*

Pe|ri|gas|tri|tis *f, pl* **-ti|den** (Ⓔ perigastritis): Entzündung der Magenserosa; i.d.R. durch eine Entzündung von Gallenblase oder Pankreas verursacht

pe|ri|gas|tri|tisch *adj* (Ⓔ perigastritic): Perigastritis betreffend, von ihr betroffen oder gekennzeichnet

pe|ri|gem|mal *adj* (Ⓔ perigemmal): ***Syn:*** *zirkumgemmal*; in der Umgebung einer Knospe (liegend), insbesondere einer Geschmacksknospe/Gemma gustatoria

pe|ri|glan|du|lär *adj* (Ⓔ periglandular): in der Umgebung einer Drüse/Glandula (liegend)

Pe|ri|glan|du|li|tis *f, pl* **-ti|den** (Ⓔ periglandulitis): Entzündung des periglandulären Gewebes

pe|ri|glan|du|li|tisch *adj* (Ⓔ periglandulitic): Periglandulitis betreffend, von ihr betroffen oder gekennzeichnet

pe|ri|gli|al *adj* (Ⓔ periglial): die Neurogliazellen umgebend

pe|ri|glo|me|ru|lär *adj* (Ⓔ periglomerular): um das Glomerulum herum (liegend)

Pe|ri|glot|tis *f*: → *Zungenschleimhaut*

pe|ri|glot|tisch *adj* (Ⓔ periglottic): ***Syn:*** *perilingual*; um die Zunge herum (liegend)

pe|ri|he|pa|tisch *adj* (Ⓔ perihepatic): um die Leber herum (liegend)

Pe|ri|he|pa|ti|tis *f, pl* **-ti|ti|den** (Ⓔ perihepatitis): Entzündung der Leberkapsel bzw. des Bauchfellüberzuges der Leber
Perihepatitis acuta gonorrhoica (Ⓔ Fitz-Hugh and Curtis syndrome): ***Syn:*** *Fitz-Hugh-Curtis-Syndrom*; seltene, im Rahmen einer Gonorrhoe* auftretende Entzündung der Leberkapsel
Perihepatitis chronica hyperplastica (Ⓔ frosted liver): ***Syn:*** *Zuckergussleber*; zu typischen Veränderungen der Leberkapsel führende Entzündung; ist i.d.R. Folge einer chronischen Leberstauung bei Rechtsherzinsuffizienz

pe|ri|he|pa|ti|tisch *adj* (Ⓔ perihepatitic): Perihepatitis betreffend, von ihr betroffen oder gekennzeichnet

pe|ri|her|ni|al *adj* (Ⓔ perihernial): um eine Hernie herum (liegend)

pe|ri|hi|lär *adj* (Ⓔ perihilar): um einen Hilus herum (liegend)

pe|ri|in|su|lar *adj*: → *periinsulär*

pe|ri|in|su|lär *adj* (Ⓔ 1.–2. peri-insular): **1.** ***Syn:*** *periinsular*; *(Pankreas)* um die Langerhans*-Inseln herum (liegend) **2.** ***Syn:*** *periinsular*; *(ZNS)* in der Umgebung der Inselrinde

pe|ri|in|tes|ti|nal *adj* (Ⓔ perienteric): ***Syn:*** *perienteral, zirkumintestinal*; um den Darm/das Intestinum herum (liegend)

Pe|ri|je|ju|ni|tis *f, pl* **-ti|den** (Ⓔ perijejunitis): Entzündung der Jejunalserosa; *s.a. Peritonitis*

pe|ri|je|ju|ni|tisch *adj* (Ⓔ perijejunitic): Perijejunitis betreffend, von ihr betroffen oder gekennzeichnet

pe|ri|ka|na|li|ku|lär *adj* (Ⓔ pericanalicular): um ein Kanälchen/einen Canaliculus herum (liegend)

pe|ri|ka|pil|lär *adj* (Ⓔ pericapillary): um eine Kapillare herum (liegend)

pe|ri|kap|su|lär *adj* (Ⓔ pericapsular): um eine Kapsel herum (liegend)

Pe|ri|kard *nt*: → *Pericardium*
parietales Perikard (Ⓔ parietal pericardium): ***Syn:*** *Lamina parietalis pericardii*; parietales Blatt des Perikards, das dem Pericardium* fibrosum fest anliegt; liegt dem viszeralen Blatt [Lamina* visceralis pericardii] gegenüber; zwischen ihnen befindet sich die mit seröser Flüssigkeit [**Liquor pericardii**] gefüllte Herzbeutelhöhle [Cavitas pericardiaca]
viszerales Perikard (Ⓔ visceral pericardium): ***Syn:*** *Lamina visceralis pericardii, Epicardium, Epikard*; äußerste Herzwandschicht; innerhalb des Herzbeutels* bildet das Epikard die innere Schicht des Perikards*, die das Myokard* bedeckt; im subepikardialen Fettgewebe verlaufen die Herzgefäße

Pe|ri|kar|dek|to|mie *f* (Ⓔ pericardectomy): ***Syn:*** *Herzbeutelentfernung, Herzbeutelresektion, Perikardresektion*; teilweise oder vollständige Abtragung des Perikards, z.B. bei konstriktiver Perikarditis*

Pe|ri|kard|ent|zün|dung *f*: → *Perikarditis*

Pe|ri|kard|er|guss *m* (Ⓔ pericardial effusion): Flüssigkeitsansammlung im Herzbeutel als fakultative Begleiterscheinung bei Perikarditis*; bei idiopathischer, viraler und autoimmun-reaktiver Perikarditis ist der Erguss serös oder serofibrinös, bei bakterieller Perikarditis zellreich und purulent, und bei Tuberkulose und Tumoren meist hämorrhagisch; starker Erguss bei akuter Perikarditis kann zu Perikardtamponade* führen; bei chronischer Perikarditis kommt es zu einer Dehnung des Perikards und in Extremfällen können bis zu 2 l Erguss vorhanden sein, ohne dass es zu Zeichen einer Perikardtamponade kommt; **Diagnose:** die Echokardiographie kann selbst kleine Ergüsse von 5 ml [sog. **feuchtes Perikard**] erfassen [*s.a. Abb. P46*]; im Röntgenbild zeigt sich bei stärkerem Erguss eine typische Bocksbeutelform; Perkardpunktion und mikrobiologische/serologische/laborchemische/zytologische/immunologische Untersuchung des Punktates hilft bei der Suche nach der Ursache; **Therapie:** *s.u. Perikarditis*

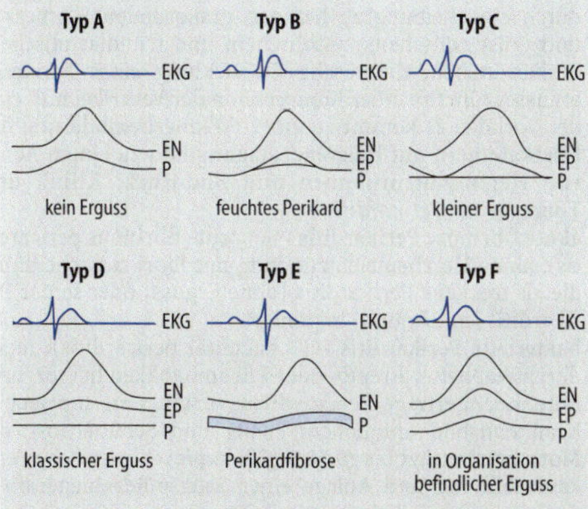

Abb. P46. Formen des Perikardergusses. Bewegungsformen von Perikard und Epikard im Echokardiogramm; **EN** = Endokard, **P** = Perikard, **EP** = Epikard

Pe|ri|kard|er|öff|nung *f*: → *Perikardiotomie*

Pe|ri|kard|fens|te|rung *f*: → *Perikardiostomie*

Pe|ri|kard|höh|le *f* (Ⓔ pericardial cavity): ***Syn:*** *Herzbeutelhöhle, Cavitas pericardiaca/pericardialis*; mit seröser Flüssigkeit [**Liquor pericardii**] gefüllter Spaltraum zwischen Epikard* und Perikard*

pe|ri|kar|di|al *adj* (Ⓔ **1.** pericardial **2.** near the cardia): **1.** Herzbeutel [Perikard] betreffend, in der Umgebung des Herzens (liegend) **2.** in der Umgebung des Magenmundes/der Kardia (liegend)

Pe|ri|kar|di|o|ly|se *f* (Ⓔ pericardiolysis): operative Lösung des verklebten Herzbeutels vom Herzen

Pe|ri|kar|di|o|me|di|as|ti|ni|tis *f, pl* **-ti|den** (Ⓔ pericardiomediastinitis): ***Syn:*** *Mediastinoperikarditis*; Entzündung des Herzbeutels und des angrenzenden Bindegewebes des Mediastinalraums

pe|ri|kar|di|o|pleu|ral *adj* (Ⓔ pericardiopleural): Herzbeutel und Brustfell/Pleura betreffend oder verbindend

Pe|ri|kar|di|or|rha|phie *f* (Ⓔ pericardiorrhaphy): Herzbeutelnaht, Perikardnaht

Pe|ri|kar|di|o|sto|mie *f* (Ⓔ pericardiostomy): ***Syn:*** *Herzbeutelfensterung, Perikardfensterung*; operative Fensterung des Perikards, z.B. zur Ergussableitung

Pe|ri|kar|di|o|to|mie *f* (Ⓔ pericardiotomy): ***Syn:*** *Herzbeuteleröffnung, Perikarderöffnung*; operative Eröffnung des Herzbeutels [Perikard]

Pe|ri|kar|di|o|zen|te|se *f*: → *Perikardpunktion*

Pe|ri|kar|di|tis *f, pl* **-ti|den** (Ⓔ pericarditis): ***Syn:*** *Perikardentzündung, Herzbeutelentzündung, Pericarditis*; infektiöse oder sterile Entzündung des Herzbeutels, die oft zu einer Mitbeteiligung der epikardnahen Moykardschichten und immer zu Ergussbildung führt [*s.u. Perikarderguss*]; bei mindestens der Hälfte aller Herzbeutelentzündungen ist keine Ursache auffindbar [idiopathische Perikarditis*], der Rest verteilt sich auf infektiöse Perikarditis* sowie Perikarditiden als Begleiterkrankung bei Erkankung benachbarter Organe [z.B. Myokardinfarkt, Myokarditis], bei Stoffwechselerkrankungen [v.a. Urämie], Tumoren usw. [*s.a. Tab. P47*] vom klinischen Verlauf her kann man zwischen akuter Perikarditis, chronischer Perikarditis und Pericarditis* constrictiva unterscheiden, wobei jede akute Perikarditis, unabhängig von der Genese, in eine akut- oder chronisch-rezidivierende Perikarditis übergehen kann; bei den Rezidiven handelt es sich i.d.R. um sterile, postinfektiöse Autoimmunerkrankungen; **klinische Zeichen** einer Perikarditis bzw. des Perikardergusses sind Perikardreiben*, leise Herztöne, Halsvenenstauung, periphere Ödeme, Aszites*, arterielle Hypotonie* und Pulsus* paradoxus; im **EKG** finden sich meist eine Elevation der ST-Strecke, eine periphere und zentrale Niedervoltage und evtl. ein elektrischer Alternans; das **Röntgenbild** zeigt bei stärkerem Erguss eine typische **Bocksbeutelform; Echokardiographie** *s.u. Perikarderguss*; **Perkardpunktion** und mikrobiologische/serologische/laborchemische/zytologische/immunologische Untersuchung des Punktates hilft bei der Suche nach der Ursache; die **Therapie** hängt stark von Ätiologie und Genese ab; im Vordergrund steht die Behandlung des Perikardergusses bzw. der durch ihn bedingten Perikardtamponade; die wei-

Tab. P47. Perikarditis. Ätiologie, Häufigkeit und Pathogenese

Ätiologie	Häufigkeit [%]	Pathogenese
Idiopathisch	> 50% aller Perikarditiden	Sterile, seröse oder fibrinöse, manchmal hämorrhagische Entzündung mit fraglich viraler, autoimmuner und postinfektiöser sekundärer Immunpathogenese
Infektiöse Perikarditis		
Viren	30–50	Durch Vermehrung der Erreger und ggf. Bildung von Toxinen im Perikardgewebe verursachte seröse, fibrinöse, z.T. hämorrhagische Entzündung (Bakterien, Viren, Tuberkulose, Pilze) oder purulente Entzündung (Bakterien)
Bakterien	5–10	
Tuberkulose	3–20	
Lues	Selten	
Pilze	Selten	
Parasiten	Selten	
Perikarditis und Perikarderguss bei Erkrankungen benachbarter Organe		
Myokardinfarkt (Pericarditis epistenocardica)	30	Bei Myokarditis und Pneumonie als infektiöse (Viren, Bakterien) oder als para- und postinfektiös steril auftretende Entzündung; bei Aortenaneurysma blutiger Erguss
Myokarditis	30	
Aortenaneurysma	?	
Lungeninfarkt	Selten	
Pneumonie	?	
Ösophaguserkrankungen	Selten	
Infektiöse Endokarditis		Pathognomonisch für Klappenringabszess
Perikarditis bei Stoffwechselerkrankungen		
Niereninsuffizienz (Urämie)	Häufig	Virale, toxische und/oder autoimmunologische fibrinöse Entzündung bei Niereninsuffizienz; seröser, cholesterinreicher Erguss bei Myxödem
Myxödem	30	
Addison-Krise	Selten	
Diabetische Ketoazidose		
Andere Formen		
Cholesterinperikarditis		Transsudation von Cholesterin nach Perikardverletzung, das eine sterile, serofibröse Entzündung verursacht
hypertrophe Kardiomyopathie	ca. 10 %	Meist kleine Ergüsse unklarer Genese
Schwangerschaft	Selten	Meist kleine Ergüsse unklarer Genese
Perikarderguss bei Tumoren		
Primäre Herztumoren	Selten	Seröse oder fibrinöse, häufig hämorrhagische Begleitperikarditis durch die Infiltration maligner Zellen
Sekundäre metastasierende Tumoren	Häufig	

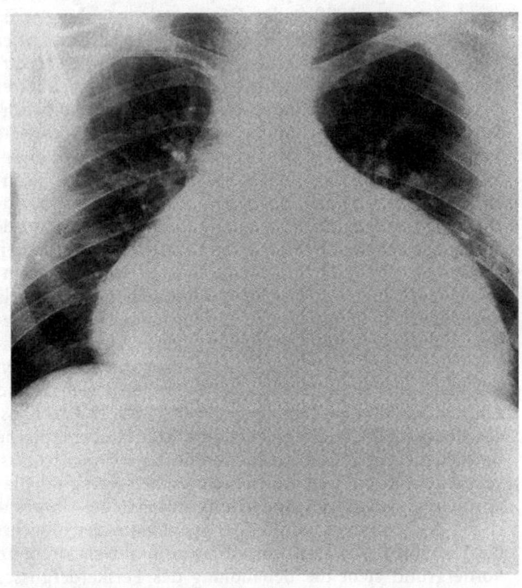

Abb. P48. Bocksbeutelherz bei Perikarderguss

tere Therapie richtet sich dann nach der Ursache [*s.a. Abb. P49*]

adhäsive Perikarditis: → *Pericarditis adhaesiva*

akute Perikarditis (Ⓔ acute pericarditis): bei den meisten akuten Formen kommt es zur Bildung fibrinöser Beläge, die durch eine Reibung zu heftigen präkordialen Schmerzen und präsystolischem, systolischem und frühdiastolischem Perikardreiben; die rasche Entwicklung eines Perikardergusses führt zu einer Kompression der Ventrikel und evtl. der Vorhöfe; es kommt zu einer Füllungsbehinderung der Herzkammern mit Halsvenenstauung und zu einem Abfall von Herzminutenvolumen und Blutdruck; **Klinik** und **Therapie** *s.u. Perikarditis*

akute fibrinöse Perikarditis (Ⓔ acute fibrinous pericarditis): akute Herzbeutelentzündung mit Fibrinausscheidung, die als trockene Perikarditis [ohne Erguss] oder seröse Perikarditis [mit Erguss] imponiert

bakterielle Perikarditis (Ⓔ bacterial pericarditis): meist durch Staphylo-, Strepto- oder Pneumokokken hervorgerufene, i.d.R. eitrige Perikarditis; verläuft als septisches Krankheitsbild mit hohem Fieber und Schüttelfrost; die Mortalität beträgt bis zu 50 %; **Therapie:** chirurgische Perikarderöffnung und Anlage einer Saugspüldrainage; hoch dosierte Antibiotika; *s.a. tuberkulöse Perikarditis*

chronische Perikarditis (Ⓔ chronic pericarditis): Herzbeutelentzündung, die mehr als drei Monate andauert; ver-

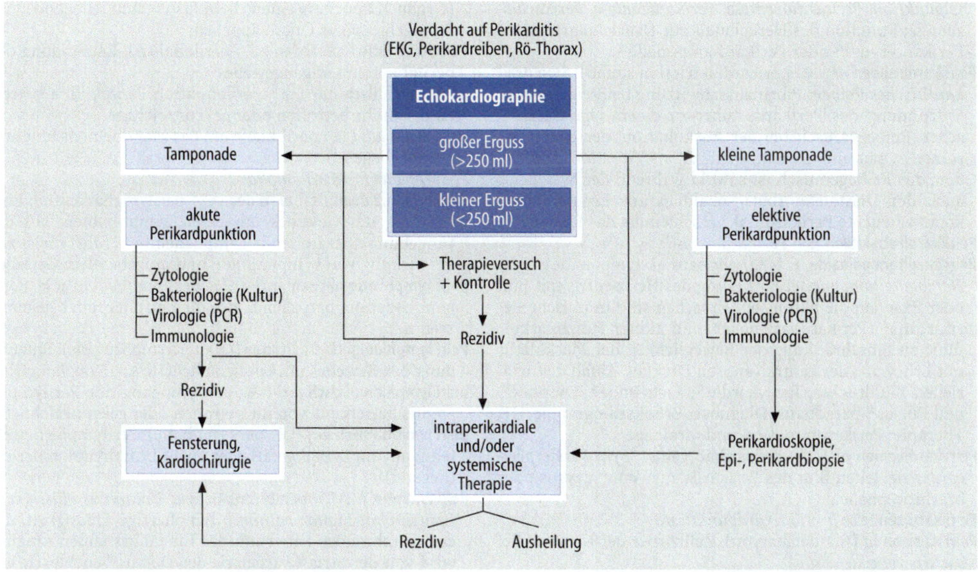

Abb. P49. Diagnose und Therapie bei Perikarditis mit Perikarderguss

läuft entweder als **chronisch nichtkonstriktive Perikarditis** oder **chronisch konstriktive Perikarditis**; da sich der Erguss i.d.R. langsam entwickelt, kommt es zu einer Dehnung des Perikards und in Extremfällen können bis zu 2 l Erguss vorhanden sein, ohne dass es zu Zeichen einer Perikardtamponade kommt; sowohl bei den primär chronischen als auch den aus einer akuten Perikarditis hervorgehenden chronischen Perikarditiden handelt es sich um autoimmunreaktive Entzündungen; die **Therapie** besteht deshalb i.d.R. aus Antiphlogistika* sowie in schweren oder refraktären Fällen Corticoiden und Azathioprin*; *s.a. Pericarditis constrictiva*

eitrige Perikarditis (Ⓔ purulent pericarditis): ***Syn:*** *purulente Perikarditis, Pericarditis purulenta, Pyoperikarditis*; akute eitrige Herzbeutelentzündung durch Bakterien oder seltener auch Pilze; *s.a. bakterielle Perikarditis, infektiöse Perikarditis*

exsudative Perikarditis (Ⓔ serous pericarditis): ***Syn:*** *seröse Perikarditis, Pericarditis exsudativa*; Herzbeutelentzündung mit Perikarderguss*

fibrinöse Perikarditis (Ⓔ fibrinous pericarditis): ***Syn:*** *Pericarditis fibrinosa*; erste Phase der akuten Perikarditis mit Fibrinausscheidung und dadurch bedingten heftigen präkordialen Schmerzen und präsystolischem, systolischem und frühdiastolischem Perikardreiben; solange noch kein Erguss besteht, spricht man auch von **trockener Perikarditis**

hämorrhagische Perikarditis (Ⓔ hemorrhagic pericarditis): ***Syn:*** *Pericarditis haemorrhagica*; Perikarditis mit blutigem Perikarderguss; tritt meist bei viraler oder tuberkulöser Perikarditis auf, seltener bei idiopathischer Perikarditis

idiopathische Perikarditis (Ⓔ idiopathic pericarditis): ***Syn:*** *primäre Perikarditis, isolierte Perikarditis*; häufigste Form [> 50 %] der Perikarditis; wird durch primäre und sekundäre [postinfektiöse] Autoimmunprozesse ausgelöst; verläuft als sterile, seröse oder fibrinöse, seltener auch hämorrhagische Entzündung; hat eine große Rezidivneigung bzw. geht leicht in eine chronische Perikarditis über; **Therapie:** Antiphlogistika*; in schweren oder refraktären Fällen Corticoide und Azathioprin*

infektiöse Perikarditis (Ⓔ infectious pericarditis): wird zum größten Teil durch Viren [Coxsackie-, Echo-, Masern-, Mumps-, Röteln- Zytomegalievirus] verursacht [30–50 %]; Bakterien [Staphylo-, Strepto- oder Pneumokokken] und Pilze [v.a. bei abwehrgeschwächten Patienten] verursachen i.d.R. eine eitrige Perikarditis*, während Virusperikarditiden als seröse, fibrinöse oder hämorrhagische Entzündung verlaufen; Perikarditis durch Protozoen [Amöben, Toxoplasma] findet man praktisch nur bei Patienten mit stark geschwächtem Immunsystem [v.a. HIV-Infektion]; *s.a. bakterielle Perikarditis, tuberkulöse Perikarditis*

isolierte Perikarditis: *→ idiopathische Perikarditis*

konstriktive Perikarditis: *→ Pericarditis constrictiva*

obliterierende Perikarditis (Ⓔ obliterating pericarditis): ***Syn:*** *Pericarditis obliterans*; zu Obliteration des Herzbeutels führende Pericarditis* adhaesiva

primäre Perikarditis: *→ idiopathische Perikarditis*

purulente Perikarditis: *→ eitrige Perikarditis*

rheumatische Perikarditis (Ⓔ rheumatic pericarditis): ***Syn:*** *Pericarditis rheumatica*; im Rahmen eines rheumatischen Fiebers* auftretende Mitbeteiligung des Herzbeutel; meist als Pankarditis*

serofibrinöse Perikarditis (Ⓔ serofibrinous pericarditis): ***Syn:*** *Pericarditis serofibrinosa*; exsudative Perikarditis mit serofibrinösem Erguss

seröse Perikarditis (Ⓔ hydropericarditis): ***Syn:*** *exsudative Perikarditis, Pericarditis exsudativa*; Herzbeutelentzündung mit Perikarderguss*

trockene Perikarditis (Ⓔ dry pericarditis): ***Syn:*** *Pericarditis sicca*; *s.u. fibrinöse Perikarditis*

tuberkulöse Perikarditis (Ⓔ tuberculous pericarditis): ***Syn:*** *Pericarditis tuberculosa*; heute eher seltene Perikarditisform, die durch ein serös-hämorrhagisches Exsudat gekennzeichnet ist

urämische Perikarditis (Ⓔ uremic pericarditis): ***Syn:*** *Pericarditis uraemica*; als fibrinöse Perikarditis imponierende Mitbeteiligung des Herzbeutels im Rahmen eines akuten oder chronischen Nierenversagens mit Urämie*

verklebende Perikarditis: *→ Pericarditis adhaesiva*

pe|ri|kar|di|tisch *adj* (Ⓔ pericarditic): Herzbeutelentzündung/Perikarditis betreffend, von ihr betroffen oder gekennzeichnet

Pe|ri|kard|kar|zi|no|se *f* (Ⓔ pericardial carcinomatosis): ***Syn:*** *Herzbeutelkarzinose*; zu (hämorrhagischem) Erguss und evtl. Herzbeuteltamponade führende Karzinose* des Herzbeutels

Pe|ri|kard|pleu|ra *f* (Ⓔ pericardial pleura): ***Syn:*** *Pleura pericardiaca*; dem Perikard* anliegender Teil der Pleura*

Pe|ri|kard|punk|ti|on *f* (Ⓔ pericardiocentesis): ***Syn:*** *Herzbeu-*

P

telpunktion, Pericardiocentese, Perikardzentese, Perikardiozentese; Punktion des Herzbeutels zur Druckentlastung bei Perikarderguss* oder Perikardtamponade*

Pe|ri|kard|rei|ben *nt* (Ⓔ pericardial friction sound): ***Syn:*** *perikarditisches Reiben*; Fibrinausschwitzung bei Reizung oder Entzündung des Perikards führt zu einem charakteristischen Reibegeräusch bei der Auskultation; der Klangcharakter ist rau und ohrnah, wird z.T. als Vibration empfunden; das Reibegeräusch ist sowohl während der Systole als auch der Diastole hörbar; sobald es zur Ergussbildung kommt [feuchte Perikarditis], verschwindet das Reiben

Pe|ri|kard|re|sek|ti|on *f*: *→Perikardektomie*

Pe|ri|kard|tam|po|na|de *f* (Ⓔ pericardial tamponade): ***Syn:*** *Herzbeuteltamponade*; Auffüllung des Herzbeutels mit Blut oder Exsudat; die häufigsten Ursachen sind urämische Perikarditis*, Perikardkarzinose* und akuter Herzinfarkt*; führt zu Einschränkung der Beweglichkeit der Muskulatur mit Erhöhung des zentralvenösen Druckes, Abfall des arteriellen Blutdruckes, Tachykardie*, Tachypnoe*, Dyspnoe* und Pulsus* paradoxus; **Diagnose:** Echokardiographie, CT; **Therapie:** Perikardpunktion und -drainage

Pe|ri|kard|ve|nen *pl* (Ⓔ pericardiac veins): ***Syn:*** *Venae pericardiacae*; leiten Blut des Perikards zur Vena* azygos oder brachiocephalica

Pe|ri|kard|zen|te|se *f*: *→Perikardpunktion*

Pe|ri|ka|ry|on *nt* (Ⓔ perikaryon): Zellkörper der Nervenzelle; *s.a. Nervenzelle*

pe|ri|ko|lisch *adj* (Ⓔ pericolic): um den Dickdarm/das Kolon herum (liegend)

Pe|ri|ko|li|tis *f, pl* **-ti|den** (Ⓔ pericolitis): Entzündung der Dickdarmserosa; *s.a. Peritonitis*

pe|ri|ko|li|tisch *adj* (Ⓔ pericolitic): Perikolitis betreffend, von ihr betroffen oder gekennzeichnet

Pe|ri|kol|pi|tis *f, pl* **-ti|den** (Ⓔ pericolpitis): ***Syn:*** *Perivaginitis*; Entzündung der perivaginalen Gewebe

pe|ri|kol|pi|tisch *adj* (Ⓔ pericolpitic): Perikolpitis betreffend, von ihr betroffen oder gekennzeichnet

pe|ri|kor|ne|al *adj* (Ⓔ pericorneal): ***Syn:*** *zirkumkorneal*; (*Auge*) um die Hornhaut/Kornea herum (liegend)

pe|ri|ko|ro|nal *adj* (Ⓔ pericoronal): um die Zahnkrone/Corona dentis herum (liegend)

Pe|ri|ko|xi|tis *f, pl* **-ti|den** (Ⓔ pericoxitis): ***Syn:*** *Pericoxitis*; Entzündung des Bindegewebes um das Hüftgelenk

pe|ri|ko|xi|tisch *adj* (Ⓔ pericoxitic): Perikoxitis betreffend, von ihr betroffen oder gekennzeichnet

pe|ri|kra|ni|al *adj* (Ⓔ pericranial): Perikranium betreffend

Pe|ri|kra|ni|tis *f, pl* **-ti|den** (Ⓔ pericranitis): Entzündung des Pericraniums

pe|ri|kra|ni|tisch *adj* (Ⓔ pericranitic): Perikranitis betreffend, von ihr betroffen oder gekennzeichnet

Pe|ri|kra|ni|um *nt*: *→Pericranium*

Pe|ri|la|by|rin|thi|tis *f, pl* **-ti|den** (Ⓔ perilabyrinthitis): Entzündung der das Innenohrlabyrinth umgebenden Gewebe

pe|ri|la|by|rin|thi|tisch *adj* (Ⓔ perilabyrinthitic): Perilabyrinthitis betreffend, von ihr betroffen oder gekennzeichnet

pe|ri|la|ryn|ge|al *adj* (Ⓔ perilaryngeal): um den Kehlkopf/Larynx herum (liegend)

Pe|ri|la|ryn|gi|tis *f, pl* **-ti|den** (Ⓔ perilaryngitis): Entzündung der perilaryngealen Gewebe

pe|ri|la|ryn|gi|tisch *adj* (Ⓔ perilaryngitic): Perilaryngitis betreffend, von ihr betroffen oder gekennzeichnet

pe|ri|len|tal *adj* (Ⓔ perilenticular): ***Syn:*** *perilentikulär, zirkumlental, zirkumlentikulär*; um die (Augen-)Linse herum (liegend)

pe|ri|len|ti|ku|lär *adj*: *→perilental*

pe|ri|li|e|nal *adj*: *→perisplenisch*

pe|ri|li|ga|men|tär *adj* (Ⓔ periligamentous): um ein Band/Ligament herum (liegend)

pe|ri|lin|gu|al *adj*: *→periglottisch*

pe|ri|lo|bar *adj*: *→perilobär*

pe|ri|lo|bär *adj* (Ⓔ perilobar): ***Syn:*** *perilobar*; um einen (Organ-)Lappen/Lobus herum (liegend), im Randgebiet eines Organlappens

pe|ri|lo|bu|lar *adj*: *→perilobulär*

pe|ri|lo|bu|lär *adj* (Ⓔ perilobular): ***Syn:*** *perilobular*; um ein (Organ-)Läppchen/einen Lobulus herum (liegend), im Randgebiet eines Organläppchens

Pe|ri|lo|bu|li|tis *f, pl* **-ti|den** (Ⓔ perilobulitis): Entzündung des perilobulären Lungengewebes

pe|ri|lo|bu|li|tisch *adj* (Ⓔ perilobulitic): Perilobulitis betreffend, von ihr betroffen oder gekennzeichnet

pe|ri|lu|när *adj* (Ⓔ perilunar): um das Mondbein/Os lunatum herum (liegend)

Pe|ri|lym|pha *f*: *→Perilymphe*

Pe|ri|lymph|a|de|ni|tis *f, pl* **-ti|den** (Ⓔ perilymphadenitis): Entzündung des Gewebes um einen Lymphknoten; auf die Umgebung übergreifende Lymphadenitis*; führt meist zur Verbackung von Lymphknoten und umgebendem Gewebe

pe|ri|lymph|a|de|ni|tisch *adj* (Ⓔ perilymphadenitic): Perilymphadenitis betreffend, von ihr betroffen oder gekennzeichnet

Pe|ri|lymph|an|gi|tis *f, pl* **-ti|den** (Ⓔ perilymphangitis): Entzündung des Gewebes um ein Lymphgefäß; *s.a. Lymphangitis*

pe|ri|lymph|an|gi|tisch *adj* (Ⓔ perilymphangitic): Perilymphangitis betreffend, von ihr betroffen oder gekennzeichnet

pe|ri|lym|pha|tisch *adj* (Ⓔ perilymphatic): Perilymphe betreffend; um ein Lymphgefäß oder einen Lymphknoten herum (liegend)

Pe|ri|lym|phe *f* (Ⓔ perilymph): ***Syn:*** *Cotunnius-Flüssigkeit, Perilympha, Liquor cotunnii*; lymphartige Flüssigkeit, die das membranöse Labyrinth des Innenohrs außen umgibt; wird von der Stria* vascularis des Ductus* cochlearis gebildet und im Saccus* endolymphaticus rückresorbiert

Pe|ri|mas|ti|tis *f, pl* **-ti|ti|den** (Ⓔ perimastitis): Entzündung des perimammären Gewebes

pe|ri|mas|ti|tisch *adj* (Ⓔ perimastitic): Perimastitis betreffend, von ihr betroffen oder gekennzeichnet

pe|ri|me|dul|lär *adj* (Ⓔ perimedullary): um das Mark herum (liegend)

pe|ri|me|tral *adj* (Ⓔ **1.** periuterine **2.** perimetric): **1.** in der Umgebung der Gebärmutter/des Uterus (liegend) **2.** das Perimetrium betreffend

Pe|ri|me|trie *f* (Ⓔ perimetry): Gesichtsfeldbestimmung, d.h. des Bezirkes, der bei ruhiggestelltem Auge wahrgenommen werden kann; *s.a. Essay Glaukom S. 797*

kinetische Perimetrie (Ⓔ kinetic perimetry): ***Syn:*** *Isopterenperimetrie*; Methode, bei der die Lichtquelle radiär von der Peripherie zum Zentrum hin bewegt wird; der Patient gibt an, wann die Lichtpunkte im Gesichtsfeld sichtbar werden

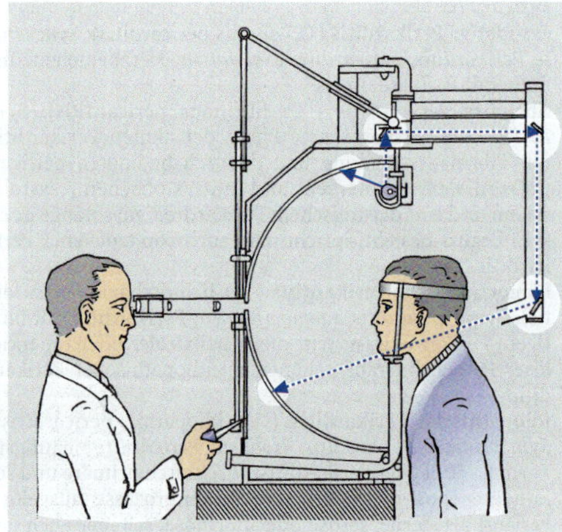

Abb. P50. Schema der kinetischen Perimetrie nach Goldmann

statische Perimetrie (Ⓔ static perimetry): Perimetrie, bei der unbewegte, kleine Lichtquellen im Gesichtsfeld kurz aufleuchten

pe|ri|me|trisch *adj* (Ⓔ perimetric): Perimeter/Perimetrie betreffend, den Umfang des Gesichtsfeldes betreffend

Pe|ri|me|tri|tis *f, pl* **-ti|den** (Ⓔ perimetritis): ***Syn:*** *Perimetriumentzündung*; Entzündung des Perimetriums

pe|ri|me|tri|tisch *adj* (Ⓔ perimetritic): Perimetriumentzündung/Perimetritis betreffend, von ihr betroffen oder gekennzeichnet

Pe|ri|me|tri|um *nt* (Ⓔ perimetrium): ***Syn:*** *Tunica serosa uteri*; das die Gebärmutter [Uterus*] bedeckende Bauchfell [Peritoneum*]

Pe|ri|me|tro|sal|pin|gi|tis *f, pl* **-ti|den** (Ⓔ perimetrosalpingitis): meist vom Eileiter ausgehende Entzündung von Perimetrium und Eileiter [Salpinx]; *s.a. Adnexitis*

pe|ri|me|tro|sal|pin|gi|tisch *adj* (Ⓔ perimetrosalpingitic): Perimetrosalpingitis betreffend, von ihr betroffen oder gekennzeichnet

Pe|ri|my|o|kar|di|tis *f, pl* **-ti|den** (Ⓔ perimyocarditis): Entzündung von Perikard* und Myokard*; *s.a. Myokarditis, Perikarditis*

pe|ri|my|o|kar|di|tisch *adj* (Ⓔ perimyocarditic): ***Syn:*** *myoperikarditisch*; Perimyokarditis betreffend, von ihr betroffen oder gekennzeichnet

Pe|ri|my|o|si|tis *f, pl* **-ti|den** (Ⓔ perimyositis): Entzündung des perimuskulären Gewebes

pe|ri|my|o|si|tisch *adj* (Ⓔ perimyositic): Perimyositis betreffend, von ihr betroffen oder gekennzeichnet

pe|ri|my|si|al *adj* (Ⓔ perimysial): Muskelhüllgewebe/Perimysium betreffend; um einen Muskel herum (liegend)

Pe|ri|my|si|i|tis *f, pl* **-ti|den:** *→Perimysitis*

pe|ri|my|si|i|tisch *adj*: *→perimysitisch*

Pe|ri|my|si|tis *f, pl* **-ti|den** (Ⓔ perimysitis): ***Syn:*** *Perimysiumentzündung, Perimysiitis*; Entzündung des Perimysiums

pe|ri|my|si|tisch *adj* (Ⓔ perimysitic): ***Syn:*** *perimysiitisch*; Perimysiumentzündung/Perimysitis betreffend, von ihr betroffen oder gekennzeichnet

Pe|ri|my|si|um *nt* (Ⓔ perimysium): Muskelhüllgewebe, bindegewebige Muskelhülle; *s.u. Muskel*

pe|ri|na|sal *adj* (Ⓔ perirhinal): um die Nase oder Nasenhöhle herum (liegend)

pe|ri|na|tal *adj* (Ⓔ perinatal): Perinatalperiode betreffend, um die Zeit der Geburt herum

Pe|ri|na|tal|me|di|zin *f* (Ⓔ perinatal medicine): Teilgebiet der Medizin, das sich mit Diagnose und Therapie von Erkrankungen von Mutter und Kind während der Perinatalperiode* beschäftigt

Pe|ri|na|tal|pe|ri|o|de *f* (Ⓔ perinatal period): Zeitraum vom Beginn der 29. Schwangerschaftswoche bis zum 7. Tag nach der Geburt

Pe|ri|na|to|lo|ge *m* (Ⓔ perinatologist): Arzt für Perinatologie*

Pe|ri|na|to|lo|gie *f* (Ⓔ perinatology): Teilgebiet der Medizin, das sich mit der normalen und pathologischen Entwicklung während der Perinatalperiode* befasst

Pe|ri|na|to|lo|gin *f* (Ⓔ perinatologist): Ärztin für Perinatologie*

Pe|rin|do|pril *nt* (Ⓔ perindopril): ACE-Hemmer*, Antihypertensivum*

pe|ri|ne|al *adj* (Ⓔ perineal): Damm/Perineum betreffend

Pe|ri|ne|al|fle|xur des Rektums *f* (Ⓔ perineal flexure of rectum): ***Syn:*** *Flexura perinealis, Flexura anorectalis*; nach vorne gerichtete Krümmung des Analkanals [Canalis* analis] beim Durchtritt durch das Diaphragma* pelvis

Pe|ri|ne|al|naht *f*: *→Perinealraphe*

Pe|ri|ne|al|ra|phe *f* (Ⓔ raphe of perineum): ***Syn:*** *Perinealnaht, Raphe perinei*; pigmentierter Hautstreifen am Damm; beim Mann eine Fortsetzung der Raphe* scroti

Pe|ri|ne|o|plas|tik *f* (Ⓔ perineoplasty): ***Syn:*** *Dammplastik*; plastische Versorgung eines Dammrisses

Pe|ri|ne|or|rha|phie *f* (Ⓔ perineorrhaphy): ***Syn:*** *Dammnaht*; Vernähung eines Dammrisses oder eines Dammschnitts

pe|ri|ne|o|sa|kral *adj* (Ⓔ sacroperineal): ***Syn:*** *sakroperineal*; Damm und Kreuzbein/Os sacrum betreffend oder verbindend

pe|ri|ne|o|skro|tal *adj* (Ⓔ perineoscrotal): Damm und Hodensack/Skrotum betreffend oder verbindend

Pe|ri|ne|o|to|mie *f* (Ⓔ perineotomy): Inzision des Damms

pe|ri|ne|o|va|gi|nal *adj* (Ⓔ perineovaginal): ***Syn:*** *vaginoperineal*; Damm und Scheide/Vagina betreffend oder verbindend

pe|ri|ne|o|va|gi|no|rek|tal *adj* (Ⓔ perineovaginorectal): Damm, Scheide/Vagina und Mastdarm/Rektum betreffend

pe|ri|ne|o|vul|var *adj* (Ⓔ perineovulvar): ***Syn:*** *perineovulvär*; Damm und Vulva betreffend oder verbindend

pe|ri|ne|o|vul|vär *adj*: *→perineovulvar*

Pe|ri|ne|o|zel|e *f* (Ⓔ perineocele): ***Syn:*** *Dammbruch, Hernia perinealis/ischiorectalis*; angeborener oder erworbener Bruch von Baucheingeweide durch den Damm; der Bruchsack liegt in der Fossa* ischiorectalis

pe|ri|ne|phri|al *adj* (Ⓔ perinephrial): Perinephrium betreffend

Pe|ri|ne|phri|tis *f, pl* **-ti|den** (Ⓔ perinephritis): ***Syn:*** *Nierenkapselentzündung*; Entzündung der Nierenkapsel und des angrenzenden Nierengewebes; entsteht i.d.R. hämatogen; kommt es zu Ansammlung von seröser Flüssigkeit unter der Kapsel, spricht man von **Perinephritis serosa**, bei Einblutung in das Nierenmark von **Perinephritis haemorrhagica** und bei Ausbildung von Granulationsgewebe zwischen Kapsel und Parenchym von **Perinephritis granularis**; eine chronische Perinephritis kann zu Fibrosierung [**Perinephritis fibrosa**] oder Sklerosierung [**Perinephritis sclerotians**] führen; im Endzustand findet sich dann eine **Schwarten-** oder **Panzerniere** mit Mangeldurchblutung und Schrumpfung

pe|ri|ne|phri|tisch *adj* (Ⓔ perinephritic): Nierenkapselentzündung/Perinephritis betreffend, von ihr betroffen oder gekennzeichnet

Pe|ri|ne|um *nt* (Ⓔ perineum): ***Syn:*** *Damm*; Körperregion zwischen Steißbein und äußeren Genitalien; wird unterteilt in **Vorderdamm** [zwischen äußerem Genitale und After] und **Hinterdamm** [zwischen After und Steißbein]; die Terminologia anatomica verwendet Perineum als Oberbegriff für die Dammregion [Regio perinealis], die äußeren weiblichen und männlichen Geschlechtsorgane [Organa genitalia feminina und masculina externa] und die Strukturen in der Tiefe unter der Regio* analis und Regio* urogenitalis

pe|ri|neu|ral *adj* (Ⓔ **1.–2.** perineural): **1.** um einen Nerv herum (liegend) **2.** *→perineurial*

pe|ri|neu|ri|al *adj* (Ⓔ perineurial): ***Syn:*** *perineural*; das Perineurium betreffend

Pe|ri|neu|ri|tis *f, pl* **-ti|den** (Ⓔ perineuritis): ***Syn:*** *Perineumentzündung*; Entzündung des Perineuriums

pe|ri|neu|ri|tisch *adj* (Ⓔ perineuritic): Perineumentzündung/Perineuritis betreffend, von ihr betroffen oder gekennzeichnet

Pe|ri|neu|ri|um *nt* (Ⓔ perineurium): die einzelnen Nervenfasern umgebendes Bindegewebe, das mehrere Nervenfasern zu Faszikeln bündelt, die bis zu 100 Nervenfasern enthalten können

pe|ri|nu|kle|är *adj* (Ⓔ perinuclear): ***Syn:*** *zirkumnukleär*; um einen Kern/Nukleus herum (liegend), insbesondere den Zellkern

Pe|ri|o|de *f* (Ⓔ **1.–2.** period): **1.** Zyklus; Zeitspanne, Zeitraum **2.** Monatsblutung, Regelblutung, Menstruation, Menses

Pe|ri|o|den|sys|tem der Elemente *nt* (Ⓔ periodic system): von Mendelejew und Meyer unabhängig voneinander entwickelte, tabellarische Anordnung der Elemente und Unterteilung in acht Hauptgruppen [die senkrechten Reihen des Periodensystems]; die Zuordnung der Elemente zu diesen Hauptgruppen erfolgt auf der Basis der Zahl der Protonen im Kern; innerhalb einer Hauptgruppe nimmt der Metallcharakter von oben nach unten zu und von Hauptgruppe I zu Hauptgruppe VIII ab; *s.a. Element* und *Abb. P51*

periodic movements during sleep *pl*: *s.u. Essay Schlaf und Schlafstörungen S. 1915*

Pe|ri|o|dik *f* (Ⓔ periodicity): regelmäßige Wiederkehr, Periodizität

pe|ri|o|disch *adj* (Ⓔ periodic): ***Syn:*** *zyklisch, intermittierend*; regelmäßig (wiederkehrend), phasenhaft (ablaufend); in Schüben verlaufend

Pe|ri|o|di|zi|tät *f* (Ⓔ periodicity): regelmäßige Wiederkehr, Periodik

pe|ri|o|don|tal *adj* (Ⓔ **1.** periodontal **2.** peridental): **1.** Wurzelhaut [Periodontium] betreffend **2.** *→peridental*

Periodensystem der Elemente

Aggregatzustand bei Raumtemperatur 20°C

Na fest
H gasförmig
Hg flüssig

Metalle
Halbmetalle (Übergangselemente)
Nichtmetalle
Edelgase

Ordnungszahl 25 — Atommasse[1] 54,94 — Symbol Mn — Name Mangan

[1] Eingeklammerte Werte sind die Massenzahlen des stabilsten oder am besten untersuchten Isotops

	Gruppe Ia	IIa	IIIb	IVb	Vb	VI b	VIIb	VIIIb	VIIIb	VIIIb	Ib	IIb	IIIa	IVa	Va	VIa	VIIa	VIIIa
K	1 1,008 *H* Wasserstoff																	2 4,003 *He* Helium
L	3 6,939 Li Lithium	4 9,012 Be Berylium											5 10,811 B Bor	6 12,011 C Kohlenstoff	7 14,007 *N* Stickstoff	8 15,999 *O* Sauerstoff	9 18,998 *F* Fluor	10 20,183 *Ne* Neon
M	11 22,990 Na Natrium	12 24,312 Mg Magnesium											13 26,982 Al Aluminium	14 28,086 Si Silicium	15 30,974 P Phosphor	16 32,064 S Schwefel	17 35,453 *Cl* Chlor	18 39,948 *Ar* Argon
N	19 39,10 K Kalium	20 40,08 Ca Calcium	21 44,96 Sc Scandium	22 47,90 Ti Titan	23 50,84 V Vanadium	24 52,00 Cr Chrom	25 54,96 Mn Mangan	26 55,84 Fe Eisen	27 58,93 Co Kobalt	28 58,71 Ni Nickel	29 63,54 Cu Kupfer	30 65,38 Zn Zink	31 69,72 Ga Gallium	32 72,59 Ge Germanium	33 74,92 As Arsen	34 78,96 Se Selen	35 79,91 **Br** Brom	36 83,80 *Kr* Krypton
O	37 85,47 Rb Rubidium	38 87,62 Sr Strontium	39 88,91 Y Yttrium	40 91,22 Zr Zirkon	41 92,91 Nb Niob	42 95,94 Mo Molybdän	43 (98) Tc Technetium	44 101,07 Ru Ruthenium	45 102,91 Rh Rhodium	46 106,4 Pd Palladium	47 107,87 Ag Silber	48 112,40 Cd Cadmium	49 114,82 In Indium	50 118,82 Sn Zinn	51 121,75 Sb Antimon	52 127,60 Te Tellur	53 126,90 I Jod	54 131,30 *Xe* Xenon
P	55 132,91 Cs Cäsium	56 137,34 Ba Barium	57 138,91 La Lanthan	72 178,49 Hf Hafnium	73 180,95 Ta Tantal	74 183,85 W Wolfram	75 186,2 Re Rhenium	76 190,2 Os Osmium	77 192,2 Ir Iridium	78 195,1 Pt Platin	79 196,97 Ag Gold	80 200,59 **Hg** Quecksilber	81 204,37 Tl Thallium	82 207,2 Pb Blei	83 208,98 Bi Bismut	84 (210) Po Polonium	85 (210) At Astat	86 (222) *Rn* Radon
Q	87 (223) Fr Francium	88 (226) Ra Radium	89 (227) Ac Actinium	104 (261) Ku/Rf *	105 (262) Ha	106	107 Nb Nielsborium	108 Hs Hassium	109 Mt Meitnerium	110	111	112						
	1	2	3	4	5	6	7	8	9	10	11	12	13	14	15	16	17	18

58 140,12 Ce Cer	59 140,91 Pr Praseodym	60 144,24 Nd Neodym	61 (147) Pm Promethium	62 150,35 Sm Samarium	63 151,96 Eu Europium	64 157,25 Gd Gadolinium	65 158,93 Tb Terbium	66 162,50 Dy Dysprosium	67 164,93 HO Holmium	68 167,26 Er Erbium	69 168,93 Tm Thulium	70 173,04 Yb Ytterbium	71 174,97 Lu Lutetium
90 232,04 Th Thorium	91 (231) Pa Protaktinium	92 238,03 U Uran	93 (237) Np Neptunium	94 (239) Pu Plutonium	95 (243) Am Americium	96 (247) Cm Curium	97 (249) Bk Berkelium	98 (252) Cf Californium	99 (254) Es Einsteinium	100 (257) Fm Fermium	101 (258) Md Mendelevium	102 (255) No Nobelium	103 (257) Lr Lawrencium

* Kurtschatovium oder Rutherfordium

Abb. P51. Periodensystem der Elemente

Pe|ri|o|don|ti|tis *f, pl* **-ti|ti|den** (Ⓔ periodontitis): *Syn:* *Wurzelhautentzündung; Parodontitis apicalis*; Entzündung der Zahnwurzelhaut; *s.a. Parodontitis*
HIV-assoziierte Periodontitis (Ⓔ HIV-associated periodontitis): bei 50 % aller HIV-Patienten kommt es zu Entzündungen der Wurzelhaut und/oder des Zahnfleisches [**HIV-assoziierte Gingivitis**]; *s.a. Essay AIDS S. 31*
pe|ri|o|don|ti|tisch *adj* (Ⓔ periodontitic): Wurzelhautentzündung/Periodontitis betreffend, von ihr betroffen oder gekennzeichnet
Pe|ri|o|don|ti|um *nt* (Ⓔ **1.** periodontium **2.** →*Desmodontium*): **1.** *Syn:* *Parodontium, Zahnbett, Zahnhalteapparat*; der den Zahn in der Alveole befestigende Apparat; besteht aus Zahnfleisch [Gingiva*], Periodontium* insertionis und Periodontium* protectoris **2.** veraltet für →*Desmodontium*
Periodontium insertionis (Ⓔ inserting periodontium): Fasersystem, das das Zahnfleich [Gingiva*] am Zahn befestigt; dazu gehört auch das Desmodontium*
Periodontium protectoris (Ⓔ gingiva): äußere Schicht des Periodontiums, die oft mit zum Zahnfleisch gerechnet wird
pe|ri|o|ku|lar *adj* (Ⓔ periocular): *Syn:* *periokulär, zirkumokulär, periophthalmisch*; um das Auge/den Oculus herum (liegend)
pe|ri|o|ku|lär *adj:* →*periokular*
Pe|ri|o|ny|chi|um *nt* (Ⓔ perionychium): Nagelhaut; *s.u. Nagel*
Pe|ri|o|nyx *f* (Ⓔ perionychium): Nagelhaut; *s.u. Nagel*
Pe|ri|o|o|pho|ri|tis *f, pl* **-ti|den** (Ⓔ perioophoritis): Entzündung der Gewebe um den Eierstock
pe|ri|o|o|pho|ri|tisch *adj* (Ⓔ perioophoritic): Perioophoritis betreffend, von ihr betroffen oder gekennzeichnet
Pe|ri|o|o|pho|ro|sal|pin|gi|tis *f, pl* **-ti|den** (Ⓔ perioophorosalpingitis): *Syn:* *Perisalpingoovaritis*; Entzündung der Gewebe um Eierstock und Eileiter; *s.a. Adnexitis*
pe|ri|o|pe|ra|tiv *adj* (Ⓔ perioperative): um die Zeit einer Operation herum
pe|ri|oph|thal|misch *adj:* →*periokular*
Pe|ri|oph|thal|mi|tis *f, pl* **-ti|den** (Ⓔ periophthalmia): Entzündung der periokulären Gewebe
pe|ri|oph|thal|mi|tisch *adj* (Ⓔ periophthalmitic): Periophthalmitis betreffend, von ihr betroffen oder gekennzeichnet
pe|ri|o|ral *adj* (Ⓔ perioral): *Syn:* *zirkumoral*; um den Mund herum (liegend), in der Umgebung der Mundöffnung
Pe|ri|or|bi|ta *f* (Ⓔ periorbit): *Syn:* *Orbitaperiost*; Periost* der Augenhöhle [Orbita]
pe|ri|or|bi|tal *adj* (Ⓔ **1.–2.** periorbital): **1.** *Syn:* *zirkumorbital*; um die Augenhöhle [Orbita*] herum (liegend) **2.** Augenhöhlenperiost [Periorbita*] betreffend
Pe|ri|or|bi|ti|tis *f, pl* **-ti|ti|den** (Ⓔ periorbititis): Entzündung der Periobita
pe|ri|or|bi|ti|tisch *adj* (Ⓔ periorbititic): Periorbititis betreffend, von ihr betroffen oder gekennzeichnet
Pe|ri|or|chi|tis *f, pl* **-ti|den** (Ⓔ periorchitis): *Syn:* *Hodenhüllenentzündung, Hodenscheidenentzündung; Vaginalitis*; Entzündung der parietalen Hodenhülle als Begleitentzündung bei Orchitis* oder Epididymitis*
pseudofibromatöse Periorchitis (Ⓔ pseudofibromatous periorchitis): *Syn:* *fibröser Pseudotumor*; idiopathische Fibrosierung der Hodenhüllen, die v.a. zwischen dem 30. und 60. Lebensjahr auftritt; führt zur Bildung solitärer oder multipler Knoten der Hodenhülle, seltener des Hodens oder Nebenhodens
pe|ri|or|chi|tisch *adj* (Ⓔ periorchitic): Hodenhüllenentzündung/Periorchitis betreffend, von ihr betroffen oder gekennzeichnet
Pe|ri|or|chi|um *nt:* veraltet für →*Lamina parietalis tunicae vaginalis testis*
pe|ri|ö|so|pha|ge|al *adj* (Ⓔ periesophageal): um die Speiseröhre/den Ösophagus herum (liegend)
Pe|ri|ö|so|pha|gi|tis *f, pl* **-ti|den** (Ⓔ periesophagitis): Entzündung des Bindegewebes um die Speiseröhre
pe|ri|ö|so|pha|gi|tisch *adj* (Ⓔ periesophagitic): Periösophagitis betreffend, von ihr betroffen oder gekennzeichnet
Pe|ri|ost *nt* (Ⓔ periosteum): *Syn:* *Knochenhaut, Beinhaut, Periosteum*; dem Knochen außen aufliegende Bindegewebshaut, die Gefäße und Nerven enthält und für Knochenernährung, -wachstum und -neubildung von Bedeutung ist
pe|ri|os|tal *adj* (Ⓔ periosteal): Knochenhaut/Periost betreffend, von der Knochenhaut ausgehend
Pe|ri|ost|ent|zün|dung *f:* →*Periostitis*
Pe|ri|os|te|o|mye|li|tis *f, pl* **-ti|den** (Ⓔ periosteomyelitis): Entzündung von Knochenhaut und Knochenmark; oft gleichgesetzt mit Panostitis*
pe|ri|os|te|o|mye|li|tisch *adj* (Ⓔ periosteomyelitic): Periosteomyelitis betreffend, von ihr betroffen oder gekennzeichnet
Pe|ri|os|te|o|to|mie *f* (Ⓔ periosteotomy): Durchtrennung der Knochenhaut
Pe|ri|os|te|um *nt:* →*Periost*
Periosteum externum cranii (Ⓔ pericranium): *Syn:* *Perikranium, Pericranium*; Periost der Schädelaußenfläche
Pe|ri|os|ti|tis *f, pl* **-ti|ti|den** (Ⓔ periostitis): *Syn:* *Knochenhautentzündung, Periostentzündung*; akute oder chronische Entzündung der Knochenhaut; entsteht meist hämatogen oder nach Verletzung/Operation; kann zu vermehrter Knochenbildung [Periostitis* ossificans] oder Knochennekrose und Sequesterbildung führen
eitrige Periostitis (Ⓔ bone abscess): zu subperiostalem Abszess, Osteonekrose* und Sequesterbildung führende, i.d.R. hämatogene Periostitis
Periostitis gummosa (Ⓔ gummous periostitis): luetische Periostitis mit Gummenbildung im Tertiärstadium der Syphilis*
luetische Periostitis (Ⓔ luetic periostitis): *Syn:* *syphilitische Periostitis, Periostitis syphilitica*; spezifische Periostitis im Sekundärstadium der Syphilis; *s.u. Essay Syphilis S. 2077*
orbitale Periostitis (Ⓔ orbital periostitis): Entzündung des Augenhöhlenperiosts; Periorbititis*
Periostitis ossificans (Ⓔ ossifying periostitis): zu vermehrter Knochenbildung führende Entzündung meist hautnaher Knochen [Tibia, Schädel]
proliferative Periostitis (Ⓔ pachyperiostitis): *Syn:* *Pachyperiostitis*; zu Verdickung der Knochenhaut führende Knochenhautentzündung langer Röhrenknochen
Periostitis syphilitica: →*luetische Periostitis*
syphilitische Periostitis: →*luetische Periostitis*
pe|ri|os|ti|tisch *adj* (Ⓔ periostitic): Knochenhautentzündung/Periostitis betreffend, von ihr betroffen oder gekennzeichnet
Pe|ri|os|to|pa|thie *f* (Ⓔ periosteopathy): Erkrankung der Knochenhaut, Periosterkrankung
Pe|ri|os|to|se *f* (Ⓔ periostosis): reaktive Periostverdickung, z.B. nach Fraktur, wiederholtem Trauma [Schienbein bei Fußballspielern] oder chronischer Perostitis; i.d.R. reversibel
pe|ri|o|vu|lär *adj* (Ⓔ periovular): um eine Eizelle/ein Ovum herum (liegend)
pe|ri|pan|kre|a|tisch *adj* (Ⓔ peripancreatic): um die Bauchspeicheldrüse/das Pankreas herum (liegend)
Pe|ri|pan|kre|a|ti|tis *f, pl* **-ti|ti|den** (Ⓔ peripancreatitis): Entzündung der Pankreasserosa
pe|ri|pan|kre|a|ti|tisch *adj* (Ⓔ peripancreatitic): Peripankreatitis betreffend, von ihr betroffen oder gekennzeichnet
pe|ri|pa|pil|lär *adj* (Ⓔ peripapillary): um eine Papille herum (liegend)
pe|ri|par|tal *adj* (Ⓔ peripartal): um die Zeit der Geburt herum (auftretend)
pe|ri|pa|tel|lär *adj* (Ⓔ peripatellar): um die Kniescheibe/Patella herum (liegend)
Pe|ri|pha|ki|tis *f, pl* **-ti|den** (Ⓔ periphakitis): Entzündung der Gewebe um die Linsenkapsel; *s.a. Endophthalmitis*
pe|ri|pha|ki|tisch *adj* (Ⓔ periphakitic): Periphakitis betreffend, von ihr betroffen oder gekennzeichnet
pe|ri|pha|ryn|ge|al *adj* (Ⓔ peripharyngeal): um den Rachen/Pharynx herum (liegend)
pe|ri|pher *adj* (Ⓔ peripheral): *Syn:* *peripherisch*; am Rand/an der Peripherie (liegend); im äußeren (Körper-)Bereich (liegend), zur Körperoberfläche hin
pe|ri|phe|risch *adj:* →*peripher*
Pe|ri|phle|bi|tis *f, pl* **-ti|den** (Ⓔ periphlebitis): Entzündung der Venenadventitia und umgebender Gewebe
Periphlebitis retinae (Ⓔ Eales' disease): *Syn:* *Eales-Er-*

P

krankung, Eales-Krankheit, Angiopathia retinae juvenilis; ätiologisch ungeklärte, vorwiegend jüngere Männer betreffende rezidivierende Blutungen in Netzhaut [Retina] und Glaskörper

pe|ri|phle|bi|tisch *adj* (Ⓔ periphlebitic): Periphlebitis betreffend, von ihr betroffen oder gekennzeichnet

Pe|ri|phre|ni|tis *f, pl* **-ti|den** (Ⓔ periphrenitis): Entzündung von Zwerchfellpleura und -peritoneum

pe|ri|phre|ni|tisch *adj* (Ⓔ periphrenitic): Periphrenitis betreffend, von ihr betroffen oder gekennzeichnet

pe|ri|pleu|ral *adj* (Ⓔ peripleural): um das Brustfell/die Pleura herum (liegend)

Pe|ri|pleu|ri|tis *f, pl* **-ti|den** (Ⓔ peripleuritis): Entzündung der zwischen Pleura und Thoraxwand liegenden Gewebe

pe|ri|pleu|ri|tisch *adj* (Ⓔ peripleuritic): Peripleuritis betreffend, von ihr betroffen oder gekennzeichnet

Pe|ri|po|ri|tis sup|pu|ra|ti|va *f* (Ⓔ periporitis): v.a. bei dystrophen Säuglingen und Kleinkindern auftretende multiple Schweißdrüsenabszesse durch Staphylococcus* aureus; beginnt mit einer oberflächlichen Pustel und kann in eine tiefe, furunkelartige Entzündung übergehen; bei Kindern sind v.a. Hinterkopf, Schultern und Gesäß betroffen, bei Erwachsenen finden sich analoge Läsionen in der Axilla; **Therapie:** Austrocknen, lokale Antiseptika, evtl. Eröffnung der Pusteln

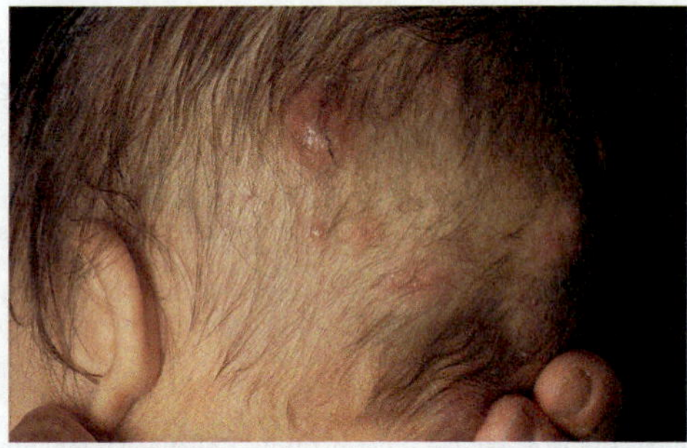

Abb. P52. Periporitis suppurativa

pe|ri|por|tal *adj* (Ⓔ **1.–2.** periportal): **1.** im Bereich der Leberpforte (liegend) **2.** um die Pfortader [Vena portae hepatis] herum (liegend)

Pe|ri|por|tal|feld *nt* (Ⓔ periportal field): ***Syn:*** *periportales Feld*; von Bindegewebe ausgefüllter Raum zwischen mehreren Leberläppchen [Lobuli hepatis]; jedes periportale Feld enthält **Interlobularvenen** [Venae interlobulares hepatis], **Interlobulararterien** [Arteriae interlobulares hepatis] und **ableitende Gallengänge** [Ductus biliferi interlobulares]; zusammen werden die Gefäße als **Glisson-Trias** bezeichnet; *s.a. Leber*

Pe|ri|prok|ti|tis *f, pl* **-ti|ti|den** (Ⓔ periproctitis): Entzündung der periproktischen Gewebe; findet sich v.a. bei Hämorrhoiden*, Colitis* ulcerosa und Morbus* Crohn; hat eine Tendenz zur Abszedierung [periproktitischer Abszess] und Fistelbildung; oft gleichgesetzt mit Paraproktitis*

pe|ri|prok|ti|tisch *adj* (Ⓔ periproctitic): Periproktitis betreffend, von ihr betroffen oder gekennzeichnet

pe|ri|pro|sta|tisch *adj* (Ⓔ periprostatic): um die Vorsteherdrüse/Prostata herum (liegend)

Pe|ri|pro|sta|ti|tis *f, pl* **-ti|ti|den** (Ⓔ periprostatitis): Entzündung der periprostatischen Gewebe

pe|ri|pro|sta|ti|tisch *adj* (Ⓔ periprostatitic): Periprostatitis betreffend, von ihr betroffen oder gekennzeichnet

Pe|ri|py|le|phle|bi|tis *f, pl* **-ti|den** (Ⓔ peripylephlebitis): Entzündung der Gewebe um die Pfortader

pe|ri|py|le|phle|bi|tisch *adj* (Ⓔ peripylephlebitic): Peripylephlebitis betreffend, von ihr betroffen oder gekennzeichnet

pe|ri|py|lo|risch *adj* (Ⓔ peripyloric): um den Magenpförtner/Pylorus herum (liegend)

pe|ri|ra|di|ku|lär *adj* (Ⓔ periradicular): um eine Wurzel/Radix herum (liegend)

pe|ri|rek|tal *adj* (Ⓔ perirectal): in der Umgebung des Mastdarms/Rektum (liegend)

Pe|ri|rek|tal|abs|zess *m* (Ⓔ perirectal abscess): ***Syn:*** *perirektaler Abszess*; Abszess in unmittelbarer Nähe des Rektums; *s.a. anorektaler Abszess*

pe|ri|re|nal *adj* (Ⓔ perirenal): ***Syn:*** *zirkumrenal*; um die Niere/Ren herum (liegend)

Pe|ri|sal|pin|gi|tis *f, pl* **-ti|den** (Ⓔ perisalpingitis): Entzündung der Gewebe um die Eileiter bzw. der Eileiterserosa; *s.a. Adnexitis*

pe|ri|sal|pin|gi|tisch *adj* (Ⓔ perisalpingitic): Perisalpingitis betreffend, von ihr betroffen oder gekennzeichnet

Pe|ri|sal|pin|go|o|va|ri|tis *f, pl* **-ti|den** (Ⓔ perisalpingo-ovaritis): ***Syn:*** *Perioophorosalpingitis*; Entzündung der Gewebe um Eierstock und Eileiter; *s.a. Adnexitis*

Pe|ri|sal|pinx *f* (Ⓔ perisalpinx): ***Syn:*** *Tunica serosa tubae uterina*; Bauchfellüberzug [Peritoneum* viscerale] der Eileiter*

Pe|ri|sig|mo|i|di|tis *f, pl* **-ti|den** (Ⓔ perisigmoiditis): Entzündung der Gewebe um das Sigma

pe|ri|sig|mo|i|di|tisch *adj* (Ⓔ perisigmoiditic): Perisigmoiditis betreffend, von ihr betroffen oder gekennzeichnet

pe|ri|si|nös *adj*: *→perisinuös*

pe|ri|si|nu|ös *adj* (Ⓔ perisinuous): ***Syn:*** *perisinös, perisinusoidal*; in der Umgebung eines Sinus (liegend)

Pe|ri|si|nu|si|tis *f, pl* **-ti|den** (Ⓔ perisinusitis): Entzündung des Gewebes um einen Sinus

pe|ri|si|nu|si|tisch *adj* (Ⓔ perisinusitic): Perisinusitis betreffend, von ihr betroffen oder gekennzeichnet

pe|ri|si|nu|so|i|dal *adj*: *→perisinuös*

Pe|ri|sper|ma|ti|tis *f, pl* **-ti|ti|den** (Ⓔ perispermatitis): Entzündung der Gewebe um den Samenstrang

pe|ri|sper|ma|ti|tisch *adj* (Ⓔ perispermatitic): Perispermatitis betreffend, von ihr betroffen oder gekennzeichnet

Pe|ri|splanch|ni|tis *f, pl* **-ti|den** (Ⓔ perisplanchnitis): Entzündung der Gewebe um ein Organ

pe|ri|splanch|ni|tisch *adj* (Ⓔ perisplanchnitic): Perisplanchnitis betreffend, von ihr betroffen oder gekennzeichnet

pe|ri|sple|nisch *adj* (Ⓔ perisplenic): ***Syn:*** *perilienal*; um die Milz/Splen herum (liegend)

Pe|ri|sple|ni|tis *f, pl* **-ti|den** (Ⓔ perisplenitis): ***Syn:*** *Milzkapselentzündung, Episplenitis*; Entzündung der Milzkapsel; als **akute Perisplenitis** v.a. bei Septikopyämie und umschrieben über Milzinfarkten

Perisplenitis cartilaginea (Ⓔ cartilaginous perisplenitis): ***Syn:*** *Perisplenitis pseudocartilaginea*; zu knorpelartiger Verdickung der Kapsel [**Zuckergussmilz**] führende chronische Perisplenitis, z.B. bei chronischer Splenomegalie*, Polyserositis* oder Asbestose*

Perisplenitis pseudocartilaginea: *→Perisplenitis cartilaginea*

pe|ri|sple|ni|tisch *adj* (Ⓔ perisplenitic): Milzkapselentzündung/Perisplenitis betreffend, von ihr betroffen oder gekennzeichnet

Pe|ri|spon|dy|li|tis *f, pl* **-ti|den** (Ⓔ perispondylitis): Entzündung des Gewebes um einen Wirbel

pe|ri|spon|dy|li|tisch *adj* (Ⓔ perispondylitic): Perispondylitis betreffend, von ihr betroffen oder gekennzeichnet

Pe|ris|tal|tik *f* (Ⓔ peristalsis): periodische Kontraktion der Muskulatur eines Hohlorgans [z.B. Darm], durch die der Inhalt vorwärtsbewegt und durchmischt wird; bei Einhaltung der normalen Transportrichtung spricht man von **orthograder Peristaltik**, bei Umkehrung der Transportrichtung [z.B. chirurgisch zur Verlangsamung der Durchlaufzeit] von **retrograder Peristaltik**

pe|ris|tal|tisch *adj* (Ⓔ peristaltic): Peristaltik betreffend, in der Art einer Peristaltik

Pe|ris|ta|phy|li|tis *f, pl* **-ti|den** (Ⓔ peristaphylitis): Entzündung des Gewebes um das Gaumenzäpfchen

pe|ris|ta|phy|li|tisch *adj* (Ⓔ peristaphylitic): Peristaphylitis betreffend, von ihr betroffen oder gekennzeichnet

Pe|ri|sta|se *f* (Ⓔ peristasis): ***Syn:*** *Peristasis*; Gesamtheit, der auf einen Genotyp einwirkenden Umwelteinflüsse

Pe|ri|sta|sis *f*: *→Peristase*

Pe|ris|to|le *f* (Ⓔ peristole): allseitige Kontraktion eines Hohlorgans

pe|ris|to|lisch *adj* (Ⓔ peristolic): Peristole betreffend
pe|ris|to|mal *adj* (Ⓔ peristomal): um eine künstliche Öffnung/ein Stoma herum (liegend)
pe|ri|stru|mal *adj* (Ⓔ peristrumous): um einen Kropf/Struma herum (liegend)
pe|ri|syn|o|vi|al *adj* (Ⓔ perisynovial): um eine Synovialis herum (liegend)
Pe|ri|sy|rin|gi|tis *f, pl* **-ti|den** (Ⓔ perisyringitis): Entzündung des Gewebes um eine Schweißdrüse
pe|ri|sy|rin|gi|tisch *adj* (Ⓔ perisyringitic): Perisyringitis betreffend, von ihr betroffen oder gekennzeichnet
Pe|ri|tek|to|mie *f*: *→Peridektomie*
Pe|ri|ten|di|ne|um *nt* (Ⓔ peritendineum): ***Syn:*** *Peritenonium, Sehnengleitgewebe*; Hüllgewebe der Sehne bzw. der Sehnenfasern; *s.a. Sehne*
Pe|ri|ten|di|ni|tis *f, pl* **-ti|den** (Ⓔ peritendinitis): Entzündung des Sehnengleitgewebes
Peritendinitis supraspinata (Ⓔ supraspinous peritenonitis): *s.u. Periarthropathia humeroscapularis*
pe|ri|ten|di|nös *adj* (Ⓔ peritendinous): um eine Sehne/Tendo herum (liegend)
Pe|ri|te|no|ni|um *nt*: *→Peritendineum*
Pe|ri|the|li|om *nt* (Ⓔ perithelioma): vom Perithelium* ausgehender gutartiger Tumor
Pe|ri|the|li|um *nt* (Ⓔ perithelium): Zellscheide kleiner Nerven oder Gefäße
pe|ri|tho|ra|kal *adj* (Ⓔ perithoracic): um den Brustkorb/Thorax herum (liegend)
Pe|ri|thy|re|o|i|di|tis *f, pl* **-ti|den** (Ⓔ perithyroiditis): ***Syn:*** *Perithyroiditis*; Entzündung der Schilddrüsenkapsel
pe|ri|thy|re|o|i|di|tisch *adj* (Ⓔ perithyreoiditic): ***Syn:*** *perithyroiditisch*; Perithyreoiditis betreffend, von ihr betroffen oder gekennzeichnet
Pe|ri|thy|ro|i|di|tis *f, pl* **-ti|den**: *→Perithyreoiditis*
pe|ri|thy|ro|i|di|tisch *adj*: *→perithyreoiditisch*
Pe|ri|to|mie *f*: *→Peridektomie*
Peritone-, peritone- *präf.*: *→Peritoneo-*
pe|ri|to|ne|al *adj* (Ⓔ peritoneal): Bauchfell/Peritoneum betreffend, aus Peritoneum bestehend
Pe|ri|to|ne|al|abs|zess *m* (Ⓔ peritoneal abscess): ***Syn:*** *Bauchfellabszess*; verkapselte Peritonitis* mit Abszessbildung
Pe|ri|to|ne|al|di|a|ly|se *f* (Ⓔ peritoneal dialysis): intrakorporale Hämodialysetechnik, bei der Dialysierflüssigkeit über einen Katheter in die Bauchhöhle eingebracht, dort 1–12 Stunden belassen und dann wieder abgelassen wird; während dieser Zeit kommt es zu einem Stoffaustausch durch Diffusion entlang eines Konzentrationsgradienten; der Peritonealdialysekatheter wird i.d.R. durch eine Inzision neben dem Nabel eingeführt, verläuft 10–15 cm subkutan oder intramuskulär und wird dann durch das Peritoneum in den Douglas*-Raum vorgeschoben; die häufigsten Verfahren der Peritonealdialyse sind: **kontinuierliche ambulante, kontinuierliche zyklische, nächtliche intermittierende** und **intermittierende Peritonealdialyse** [*s.a. Tab. P53*], z.T. werden sog. **Zykler** verwendet, die die Dialysatmenge kontrollieren und Ein- und Auslauf regulieren

Tab. P53. Häufigste Verfahren der Peritonealdialyse

CAPD (kontinuierliche ambulante PD): 4 Beutelwechsel mit 8 l Dialysat/24h
CCPD (kontinuierliche zyklische PD): Nächtliche Zykler-PD mit 6–8 l Dialysat/8 h und 2 l Dialysat tagsüber
NIPD (nächtliche intermittierende PD): Nächtliche Zykler-PD mit 12–18 l Dialysat/8–10 h
IPD (intermittierende PD): 3mal wöchentliche Zykler-PD mit jeweils 12–50 l Dialysat

allen Verfahren ist gemeinsam, dass sie nach einer Schulung von 2–14 Tagen von den Patienten selbst durchgeführt werden können; das gibt den Patienten eine gewisse Unabhängigkeit vom Krankenhaus bzw. Dialysearzt; die wichtigsten **Komplikationen** sind Peritonitis*, Infektion an der Katheteraustrittsstelle bzw. im Kathetertunnel, Leisten- oder Nabelhernie durch den erhöhten intraabdominalen Druck, metabolische Komplikationen [v.a. Hypertriglyzeridämie*]; v.a. für jüngere, aktive Patienten ist die Peritonealdialyse wesentlich besser geeignet als die Hämodialyse; sie wird auch bei Patienten mit schwerer Herzinsuffizienz bevorzugt, da der kontinuierliche Flüssigkeitsentzug bei kontinuierlicher ambulanter Peritonealdialyse besser vertragen wird, als der intermittierende Entzug durch Hämodialyse* oder Hämofiltration*

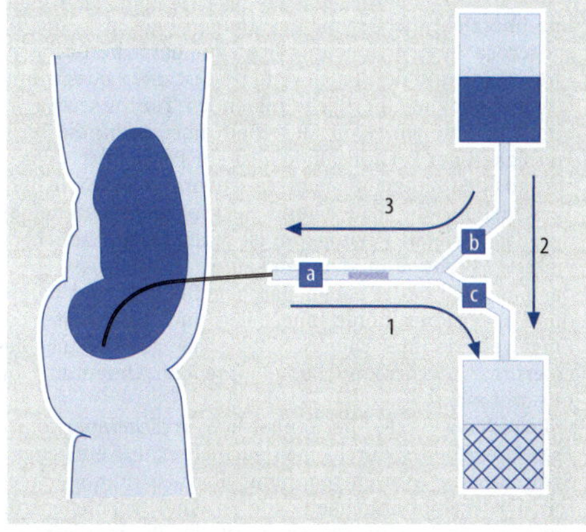

Abb. P54. Kontinuierliche ambulante Peritonealdialyse mit Doppelbeutel

Pe|ri|to|ne|al|höh|le *f* (Ⓔ peritoneal cavity): ***Syn:*** *Bauchfellhöhle, Cavitas peritonealis*; vom Bauchfell* umschlossener Teil der Bauchhöhle [Cavitas* abdominalis]; enthält mit Ausnahme des Rektums den gesamten Magen-Darm-Kanal, Milz u.ä.
Pe|ri|to|ne|al|kar|zi|no|se *f* (Ⓔ peritoneal carcinosis): ***Syn:*** *Peritonitis carcinomatosa*; bei diffuser Bauchfellmetastasierung [Magenkarzinom, Ovarialkarzinom] auftretende reaktive Peritonitis*
Pe|ri|to|ne|al|la|va|ge *f* (Ⓔ peritoneal lavage): ***Syn:*** *Peritonealspülung*; Spülung der Bauchhöhle zum Nachweis von Blutung oder Darmverletzung; auch zur Säuberung der Bauchhöhle nach einer Verletzung
Pe|ri|to|ne|al|me|tas|ta|se *f* (Ⓔ peritoneal metastasis): Tumorabsiedlung ins Bauchfell
Pe|ri|to|ne|al|spü|lung *f*: *→Peritoneallavage*
Pe|ri|to|ne|al|tu|ber|ku|lo|se *f* (Ⓔ peritoneal tuberculosis): ***Syn:*** *Bauchfelltuberkulose, Peritonitis tuberculosa*; meist hämatogen entstehende, chronische Peritonitis* mit Ergussbildung
Peritoneo-, peritoneo- *präf.*: Wortelement mit Bezug auf „Bauchfell/Peritoneum"
Pe|ri|to|ne|o|pa|thie *f* (Ⓔ peritoneopathy): Erkrankung des Bauchfells, Bauchfellerkrankung
pe|ri|to|ne|o|pe|ri|kar|di|al *adj* (Ⓔ peritoneopericardial): Bauchfell und Herzbeutel/Perikard betreffend
Pe|ri|to|ne|o|pe|xie *f* (Ⓔ peritoneopexy): operative Anheftung eines Organs [z.B. Gebärmutter] an das Bauchfell
Pe|ri|to|ne|o|plas|tik *f* (Ⓔ peritoneoplasty): ***Syn:*** *Bauchfellplastik*; operative Deckung von Darm- oder Organdefekten mit Bauchfell
Pe|ri|to|ne|o|skop *nt* (Ⓔ peritoneoscope): starres Endoskop* für die Peritoneoskopie*
Pe|ri|to|ne|o|sko|pie *f* (Ⓔ peritoneoscopy): endoskopische Untersuchung der Peritonealhöhle ohne Luftfüllung des Bauchraums
Pe|ri|to|ne|o|to|mie *f* (Ⓔ peritoneotomy): ***Syn:*** *Bauchfelldurchtrennung*; operative Eröffnung/Durchtrennung des Bauchfells [Peritoneum*]
pe|ri|to|ne|o|ve|nös *adj* (Ⓔ peritoneovenous): Bauchfell/Peritoneum und Vene verbindend

P

Pe|ri|to|ne|o|zen|te|se *f* (Ⓔ peritoneocentesis): Punktion der Peritonealhöhle

Pe|ri|to|ne|um *nt* (Ⓔ peritoneum): ***Syn:*** *Bauchfell*; die Bauch- und Beckenhöhle [Cavitas* abdominis et pelvis] wird von einer serösen Haut [Serosa*] ausgekleidet, deren Innenraum als **Peritonealhöhle** [Cavitas peritonealis] bezeichnet wird; intraperitoneale Strukturen liegen innerhalb der Peritonealhöhle, extraperitoneale Struktur dahinter [retroperitoneal] oder davor [retropubisch, retroinguinal]; das die Baucheingeweide überziehende Peritoneum wird als **Peritoneum viscerale** bezeichnet, das Peritoneum der Bauchwand als **Peritoneum parietale**; das **Peritoneum urogenitale** überzieht die Organe des kleinen Beckens*; die **Tela subserosa** des Peritoneums liegt auf der Oberfläche der Eingeweide und der Bauchwand und ist mehr oder minder fest mit der die Oberfläche bildenden **Tunica serosa** verbunden; diese wird von Mesothel* überzogen; die seröse Flüssigkeit der Peritonealhöhle ist ein Transsudat*, das direkt aus den Blutgefäßen abfiltriert wird; es ermöglicht die Verschiebung der Bauch- und Beckenorgane gegeneinander; das **parietale Peritoneum** ist schmerzempfindlich, das **viszerale Peritoneum** dagegen kaum

das Bauchfell bildet Falten, Taschen, Buchten und Bänder, die die Peritonealhöhle unterteilen und dabei helfen, die Eingeweide in ihrer Lage zu halten; dazu gehören u.a. Mesenterium*, Mesocolon*, Bursa* omentalis, Omentum* minus und majus

Pe|ri|to|nis|mus *f* (Ⓔ peritonism): ***Syn:*** *Scheinperitonitis, Pseudoperitonitis*; durch eine Bauchfellreizung entstehende Symptomatik [Abwehrspannung, Bauchspannung, Brechreiz, Druckempfindlichkeit], die an eine Bauchfellentzündung erinnert; häufigste Form ist die **Pseudoperitonitis diabetica**

Pe|ri|to|ni|tis *f, pl* **-ti|den** (Ⓔ peritonitis): ***Syn:*** *Bauchfellentzündung*; Entzündung des parietalen und/oder viszeralen Bauchfells; nach der Pathogenese unterscheidet man **primäre Peritonitis** [hämatogen bei z.B. Tuberkulose, Typhus, Leberzirrhose] und **sekundäre Peritonitis** [traumatisch, postoperativ, Durchwanderungperitonitis bei Ileus]; nach dem Agens kann man **infektiöse Peritonitis** [meist bakterielle Peritonitis*] und **aseptische Peritonitis** [durch chemisch-physikalische Noxen, z.B. Galle, Harn] abgrenzen; wichtig für Therapie und Prognose ist aber v.a. die Unterscheidung von **lokaler Peritonitis** [Peritonitis* circumscripta] und **generalisierter Peritonitis** [Peritonitis* diffusa oder libera]

adhäsive Peritonitis (Ⓔ adhesive peritonitis): ***Syn:*** *verklebende Peritonitis*; zu Verklebungen und Verwachsungen führende fibrinöse Peritonitis; kann Ursache eines Ileus* sein

Peritonitis arenosa (Ⓔ peritonitis arenosa): chronische Peritonitis mit Bildung sandkornartiger Verkalkungen

asymptomatische Peritonitis (Ⓔ asymptomatic peritonitis): klinisch stumm verlaufende, meist chronisch spezifische Bauchfellentzündung; *s.a. Peritonitis tuberculosa*

bakterielle Peritonitis (Ⓔ bacterial peritonitis): meist sekundäre Peritonitis nach Trauma, OP, Anastomoseninsuffizienz, Darmperforation etc.; **Klinik:** akut auftretende Bauchschmerzen, Fieber, bretthartes Abdomen, Abwehrspannung, Akutes* Abdomen, Schocksymptomatik, Exsikkose; **Therapie:** *s.u. Peritonitis circumscripta, Peritonitis diffusa*

Peritonitis carcinomatosa (Ⓔ peritoneal carcinomatosis): ***Syn:*** *Peritonealkarzinose*; bei diffuser Bauchfellmetastasierung [Magenkarzinom, Ovarialkarzinom] auftretende reaktive Peritonitis

Peritonitis circumscripta (Ⓔ circumscribed peritonitis): ***Syn:*** *lokale Peritonitis*; eine lokalisierte Peritonitis [z.B. bei Cholezystitis oder Appendizitis] ist prognostisch wesentlich günstiger als die Peritonitis* diffusa; **Therapie:** einzeitige Herdsanierung [z.B. Cholezystektomie, Appendektomie] unter Antibiotikaabdeckung; evtl. perkutane Abszessdrainage

Peritonitis diffusa (Ⓔ diffuse peritonitis): ***Syn:*** *generalisierte Peritonitis, Peritonitis libera*; die generalisierte Peritonitis verläuft wesentlich schwerer als die lokale Peritonitis und erfordert eine aggressive **Therapie:** Elimination der primären Infektionsquelle durch eine chirurgische Herdsanierung, evtl. mit Debridement, (offener oder geschlossener) Spülung und Drainage; Antibiotikatherapie und intensivmedizinische Behandlung der Schocksymptome

eitrige Peritonitis: →*Peritonitis purulenta*

fäkulente Peritonitis (Ⓔ fecal peritonitis): ***Syn:*** *kotige Peritonitis*; durch Kot hervorgerufene Bauchfellentzündung nach Bauchdecken- oder Organperforation [Perforationsperitonitis*] oder Nahtinsuffizienz einer Darmanastomose

fibrinöse Peritonitis (Ⓔ fibrinous peritonitis): durch Fibrinausscheidung gekennzeichnete Peritonitis; kann zu einer adhäsiven Peritonitis* führen

gallige Peritonitis (Ⓔ bile peritonitis): ***Syn:*** *Choleperitonitis*; durch Gallenaustritt in die Bauchhöhle hervorgerufene Bauchfellentzündung

generalisierte Peritonitis: →*Peritonitis diffusa*

hämorrhagische Peritonitis (Ⓔ hemorrhagic peritonitis): Bauchfellentzündung mit blutigem Erguss

kotige Peritonitis: →*fäkulente Peritonitis*

Peritonitis libera: →*Peritonitis diffusa*

lokale Peritonitis: →*Peritonitis circumscripta*

Peritonitis productiva (Ⓔ productive peritonitis): zu Verdickung und evtl. auch Verwachsung des Bauchfells führende Entzündung

proliferative Peritonitis (Ⓔ pachyperitonitis): ***Syn:*** *Pachyperitonitis*; zu Verdickung des Bauchfells führende Peritonitis

Peritonitis purulenta (Ⓔ purulent peritonitis): ***Syn:*** *Pyoperitonitis, eitrige Peritonitis*; i.d.R. durch Bakterien hervorgerufene akute Peritonitis mit eitrigem Erguss; *s.a. bakterielle Peritonitis*

seröse Peritonitis (Ⓔ serous peritonitis): Peritonitis mit Ergussbildung

spontane bakterielle Peritonitis (Ⓔ spontaneous bacterial peritonitis): bei 5–20 % aller Patienten mit Leberzirrhose kommt es zu einer bakteriellen Peritonitis durch Darmbakterien [v.a. Escherichia* coli, Klebsiellen, grampositive Erreger], ohne dass ein intraabdominaler Herd gefunden werden könnte; wahrscheinlich gelangen die Erreger über die Lymphe in das Blut und dann hämatogen ins Peritoneum; der Verlauf ist i.d.R. subakut mit Fieber, diffusen Bauchschmerzen und Subileus; **Therapie:** Antibiotika [Amoxicillin* und Clavulansäure*; Cefotaxim*; Ceftriaxon*, Ciprofloxacin*, Ofloxacin*]

traumatische Peritonitis (Ⓔ traumatic peritonitis): akute Peritonitis nach Keimeinschleppung durch Bauchdecken- oder Organperforation [Perforationsperitonitis*]

Peritonitis tuberculosa (Ⓔ peritoneal tuberculosis): ***Syn:*** *Bauchfelltuberkulose, Peritonealtuberkulose*; meist hämatogen entstehende, chronische Peritonitis* mit Ergussbildung

verklebende Peritonitis: →*adhäsive Peritonitis*

Peritonitis visceralis (Ⓔ perienteritis): ***Syn:*** *Perienteritis*; Entzündung des viszeralen Bauchfells

pe|ri|to|ni|tisch *adj* (Ⓔ peritonitic): Bauchfellentzündung/Peritonitis betreffend, von ihr betroffen oder gekennzeichnet

Pe|ri|ton|sil|lar|abs|zess *m* (Ⓔ peritonsillar abscess): eitrige Peritonsillitis* mit Abszessbildung

Pe|ri|ton|sil|li|tis *f, pl* **-ti|den** (Ⓔ peritonsillitis): Entzündung des peritonsillären Gewebes; oft mit Eiterbildung und Peritonsillarabszess*

pe|ri|ton|sil|li|tisch *adj* (Ⓔ peritonsillitic): Peritonsillitis betreffend, von ihr betroffen oder gekennzeichnet

pe|ri|tra|che|al *adj* (Ⓔ peritracheal): um die Luftröhre/Trachea herum (liegend)

pe|ri|trich *adj* (Ⓔ peritrichous): (*biolog.*) völlig begeißelt

pe|ri|tro|chan|tär *adj* (Ⓔ peritrochanteric): um einen Trochanter herum (liegend)

pe|ri|tu|bar *adj* (Ⓔ **1.–2.** peritubal): **1.** in der Umgebung des Eileiters [Tuba uterina] (liegend) **2.** in der Umgebung der Ohrtrompete [Tuba auditiva] (liegend)

pe|ri|tu|mo|ral *adj* (Ⓔ peritumorous): in der Umgebung eines Tumors/einer Geschwulst (liegend)

Pe|ri|ty|phli|tis *f, pl* **-ti|den** (Ⓔ perityphlitis): Entzündung der

Blinddarmserosa; oft gleichgesetzt mit Periappendizitis*

pe|ri|ty|phli|tisch *adj* (Ⓔ perityphlitic): Perityphlitis betreffend, von ihr betroffen oder gekennzeichnet

pe|ri|um|bi|li|kal *adj* (Ⓔ periumbilical): um den Nabel/Umbilikus herum (liegend)

pe|ri|un|gu|al *adj* (Ⓔ periungual): um einen Nagel/Unguis herum (liegend)

pe|ri|u|re|te|ral *adj* (Ⓔ periureteral): um einen Harnleiter/Ureter herum (liegend)

Pe|ri|u|re|te|ri|tis *f, pl* **-ti|den** (Ⓔ periureteritis): Entzündung des periureteralen Bindegewebes

pe|ri|u|re|te|ri|tisch *adj* (Ⓔ periureteritic): Periureteritis betreffend, von ihr betroffen oder gekennzeichnet

pe|ri|u|re|thral *adj* (Ⓔ periurethral): um die Harnröhre/Urethra herum (liegend)

Pe|ri|u|re|thral|abs|zess *m* (Ⓔ periurethral abscess): ***Syn:*** *periurethraler Abszess*; Abszess in unmittelbarer Nähe der Harnröhre, Abszess im Harnröhrenbereich; häufigste Ursache ist die Harnröhrenverletzung bei unsachgemäßer Katheterisierung!

Pe|ri|u|re|thri|tis *f, pl* **-ti|den** (Ⓔ periurethritis): Entzündung des periurethralen Bindegewebes; meist nach traumatischer oder iatrogener [Katheter!] Verletzung; führt i.d.R. auch zu Entzündung der Schwellkörper [Kavernitis*]

pe|ri|u|re|thri|tisch *adj* (Ⓔ periurethritic): Periurethritis betreffend, von ihr betroffen oder gekennzeichnet

pe|ri|u|te|rin *adj* (Ⓔ periuterine): in der Umgebung der Gebärmutter/des Uterus

pe|ri|u|vu|lär *adj* (Ⓔ periuvular): um die Uvula herum (liegend)

pe|ri|va|gi|nal *adj* (Ⓔ perivaginal): um die Scheide/Vagina herum (liegend)

Pe|ri|va|gi|ni|tis *f, pl* **-ti|den** (Ⓔ perivaginitis): ***Syn:*** *Perikolpitis*; Entzündung der perivaginalen Gewebe

pe|ri|va|gi|ni|tisch *adj* (Ⓔ perivaginitic): ***Syn:*** *perikolpitisch*; Perivaginitis betreffend, von ihr betroffen oder gekennzeichnet

pe|ri|va|sal *adj*: →*perivaskulär*

Pe|ri|vas|cu|li|tis *f, pl* **-ti|den**: →*Perivaskulitis*

pe|ri|vas|ku|lär *adj* (Ⓔ perivascular): ***Syn:*** *perivasal, zirkumvaskulär*; um ein Gefäß herum (liegend)

Pe|ri|vas|ku|lär|raum *m* (Ⓔ perivascular space): der Raum um die Blutgefäße

Pe|ri|vas|ku|li|tis *f, pl* **-ti|den** (Ⓔ perivasculitis): ***Syn:*** *Periangitis, Periangiitis, Perivasculitis*; Entzündung des Gewebes um (Blut-, Lymph-)Gefäße

pe|ri|vas|ku|li|tisch *adj* (Ⓔ perivasculitic): ***Syn:*** *periangiitisch*; Perivaskulitis betreffend, von ihr betroffen oder gekennzeichnet

pe|ri|ve|nös *adj* (Ⓔ perivenous): um eine Vene herum (liegend), in Umgebung einer Vene

pe|ri|vent|ral *adj*: →*perigastral*

pe|ri|vent|ri|ku|lär *adj* (Ⓔ periventricular): ***Syn:*** *paraventrikulär*; um einen Ventrikel herum (liegend)

pe|ri|ver|te|bral *adj* (Ⓔ perivertebral): um einen Wirbel/Vertebra herum (liegend)

pe|ri|ve|si|kal *adj* (Ⓔ perivesical): ***Syn:*** *perizystisch*; in der Umgebung einer Blase (liegend), insbesondere um die Harnblase/Vesica urinaria herum (liegend)

pe|ri|ve|si|ku|lär *adj* (Ⓔ perivesicular): um die Bläschendrüse/Samenblase herum (liegend)

Pe|ri|ve|si|ku|li|tis *f, pl* **-ti|den** (Ⓔ perivesiculitis): Entzündung der die Samenblase umgebenden Gewebe

pe|ri|ve|si|ku|li|tisch *adj* (Ⓔ perivesiculitic): Perivesikulitis betreffend, von ihr betroffen oder gekennzeichnet

pe|ri|vis|ze|ral *adj* (Ⓔ perivisceral): die Eingeweide/Viszera umgebend, in der Umgebung der Eingeweide (liegend)

pe|ri|vi|tel|lin *adj* (Ⓔ perivitelline): den Dotter/Vitellus umgebend

pe|ri|zä|kal *adj* (Ⓔ pericecal): ***Syn:*** *perizökal*; um den Blinddarm/das Zäkum herum (liegend)

pe|ri|zel|lu|lär *adj* (Ⓔ pericellular): um eine Zelle herum (liegend), in Umgebung einer Zelle

pe|ri|zen|tral *adj* (Ⓔ pericentral): um ein Zentrum herum (liegend)

pe|ri|zer|vi|kal *adj* (Ⓔ pericervical): um den Gebärmutterhals/ die Zervix herum (liegend)

pe|ri|zö|kal *adj*: →*perizäkal*

pe|ri|zys|tisch *adj* (Ⓔ **1.** pericystic **2.** perivesical): **1.** um eine Zyste herum (liegend) **2.** in der Umgebung einer Blase, v.a. der Harnblase [Vesica urinaria]

Pe|ri|zys|ti|tis *f, pl* **-ti|ti|den** (Ⓔ pericystitis): Entzündung der Harnblasenserosa; oft gleichgesetzt mit Parazystitis*

pe|ri|zys|ti|tisch *adj* (Ⓔ pericystitic): Perizystitis betreffend, von ihr betroffen oder gekennzeichnet

Pe|ri|zy|ten *pl* (Ⓔ pericytes): kontraktile Zellen des Kapillarendothels

per|kon|dy|lär *adj* (Ⓔ percondylar): durch eine Kondyle hindurch

Per|kus|si|on *f* (Ⓔ percussion): ***Syn:*** *Perkutieren*; Beklopfen/Abklopfen der Körperoberfläche; dadurch werden die Gewebe von außen in Schwingungen gesetzt; der entstehende Klopfschall hängt im Wesentlichen vom Luftgehalt der Gewebe oder Organe ab; damit gelingt es z.B. lufthaltige Gewebe [z.B. Lunge] von nicht lufthaltigen Geweben [z.B. Leber, Herz] abzugrenzen; bei der **direkten** oder **unmittelbaren Perkussion** klopft man mit den [zusammengelegten] Fingern einer Hand direkt auf die Bauch-, Thoraxwand etc.;

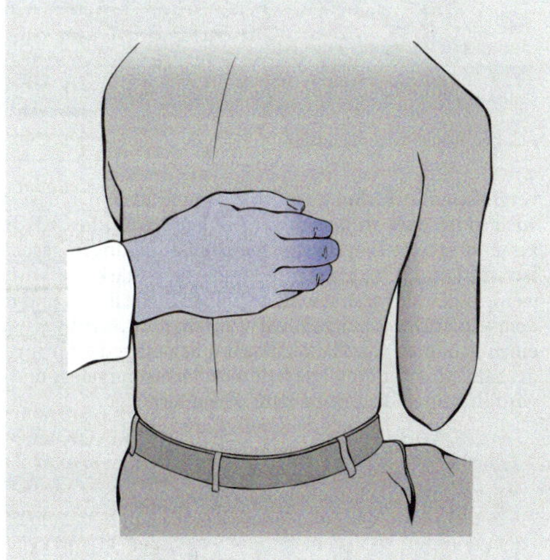

Abb. P55. Unmittelbare Perkussion

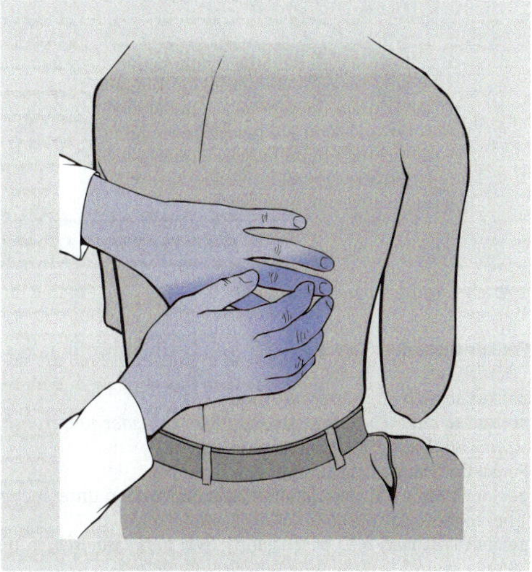

Abb. P56. Mittelbare Perkussion [Finger-Finger-Methode]

P

der Schall ist relativ leise; bei der **indirekten** oder **mittelbaren Perkussion** legt man einen Finger oder ein Plessimeter* auf die Haut und klopft auf dieses Hilfsmittel; der Klopfschall ist wesentlich lauter als bei der direkten Methode

abgrenzende Perkussion (Ⓔ threshold percussion): damit man die Grenze eines Objektes möglichst genau bestimmen kann, darf man nur kleine Bezirke zum Schwingen bringen; deshalb liegt nur das Endglied des Plessimeterfingers auf und der Perkussionsschlag ist kurz und weich

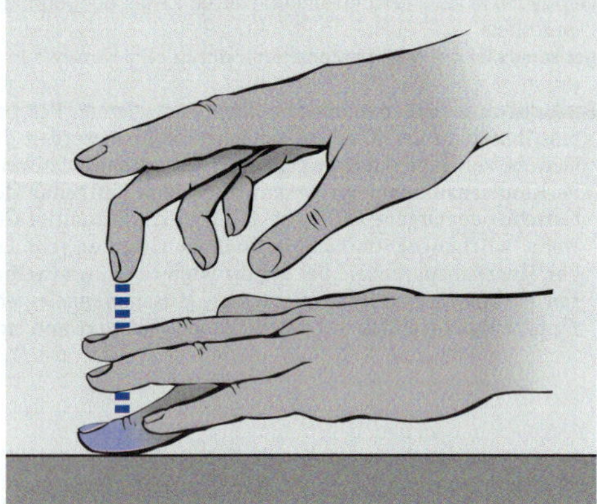

Abb. P57. Abgrenzende Perkussion

vergleichende Perkussion (Ⓔ comparative percussion): wichtig ist, dass an den zu vergleichenden Stellen, z.B. linkes und rechtes Nierenlager, gleiche Bedingungen geschaffen werden, d.h., es muss mit der gleichen Stärke perkutiert werden, der Finger muss auf derselben Stelle liegen und mit demselben Druck angedrückt werden; i.d.R. wird versucht einen größeren Gewebebezirk zum Schwingen zu bringen, deshalb wird der Plessimeterfinger flächig aufgelegt und es wird kräftig und nicht zu kurz perkutiert

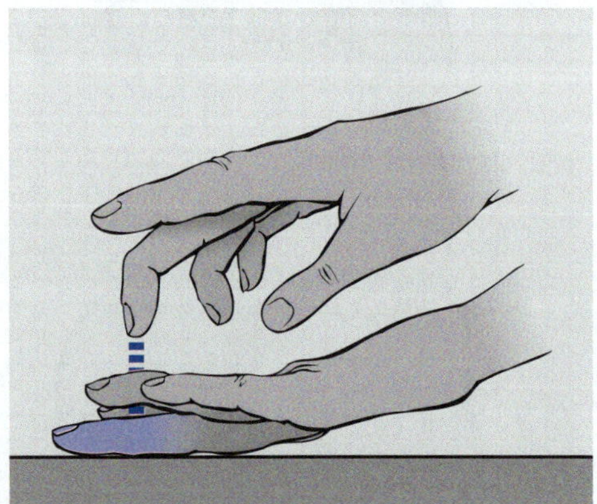

Abb. P58. Vergleichende Perkussion

Per|kus|si|ons|my|o|to|nie *f* (Ⓔ percussion myotonia): *s.u. Myotonie*

per|kus|so|risch *adj*: *→perkutorisch*

per|ku|tan *adj* (Ⓔ percutaneous): ***Syn:*** *transdermal, transkutan*; durch die Haut hindurch (wirkend)

Per|ku|tie|ren *nt*: *→Perkussion*

per|ku|tie|ren *v* (Ⓔ percuss): mittels Perkussion untersuchen, beklopfen, abklopfen

per|ku|to|risch *adj* (Ⓔ percussion): ***Syn:*** *perkussorisch*; mittels Perkussion

Per|lèche *f* (Ⓔ perlèche): ***Syn:*** *Mundwinkelcheilitis, Mundwinkelrhagaden, Faulecken, Angulus infectiosus oris/candidamycetica, Cheilitis/Stomatitis angularis*; schmerzhaftes, akutes oder chronisches Ekzem* des Mundwinkels; tritt meist im Rahmen einer Candida-Mykose auf; bei älteren Patienten häufig durch ein Einreißen der Mundwinkelschleimhaut beim Einführen von Zahnprothesen bedingt

syphilitische Perlèche (Ⓔ syphilitic perlèche): *s.u. Essay Syphilis S. 2077*

Perl|ge|schwulst *nt*: *→Cholesteatom*

per|lin|gu|al *adj* (Ⓔ perlingual): durch die Zungenschleimhaut hindurch

per|ma|nent *adj* (Ⓔ permanent): (fort-)dauernd, anhaltend, dauerhaft, (be-)ständig, bleibend

Per|ma|nenz *f* (Ⓔ permanence): Dauerhaftigkeit, Beständigkeit

Per|man|ga|nat *nt* (Ⓔ permanganate): Salz der Permangansäure, z.B. Kaliumpermanganat*

per|me|a|bel *adj* (Ⓔ permeable): durchlässig, durchdringbar

Per|me|a|bi|li|tät *f* (Ⓔ permeability): Durchlässigkeit, Durchdringlichkeit, z.B. von Membranen

Per|me|thrin *nt* (Ⓔ permethrin): synthetisches Insektizid

Perna-Akne *f* (Ⓔ perna acne): ***Syn:*** *Perna-Krankheit, Perchlornaphthalinkrankheit*; durch Perchlornaphthalin ausgelöste Sonderform der Chlorakne*

Perna-Krankheit *f*: *→Perna-Akne*

per|na|sal *adj* (Ⓔ pernasal): durch die Nase

Per|ni|ci|o|sa *f*: *→perniziöse Anämie*

Per|nio *f, pl* **-ni|o|nes, -ni|o|nen** (Ⓔ pernio): ***Syn:*** *Frostbeulen, Pernionen, Perniones, Perniosis*; reversible Hautveränderungen bei längerer mäßiger Kälteeinwirkung

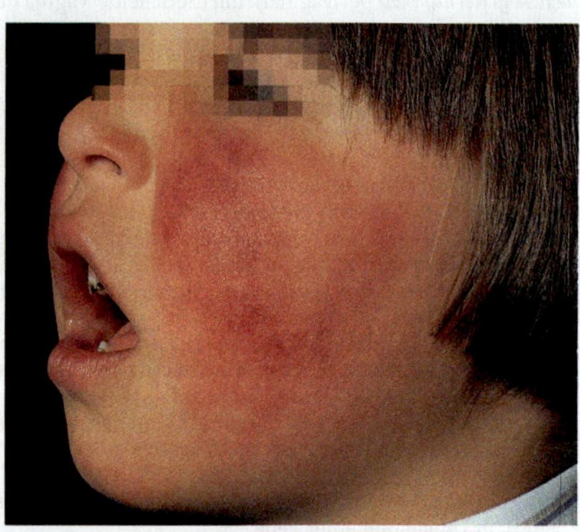

Abb. P59. Pernio.Chronischer Kälteschaden

Per|ni|o|nen *pl*: *→Pernio*

Per|ni|o|nes *pl*: *→Pernio*

Per|ni|o|sis *f, pl* **-ses**: *→Pernio*

Per|ni|zi|o|sa *f*: *→perniziöse Anämie*

Pero-, pero- *präf.*: Wortelement mit der Bedeutung „verstümmelt"

Pe|ro|bra|chi|us *m* (Ⓔ perobrachius): Fetus mit fehlgebildeten Armen

Pe|ro|ce|phal|us *m*: *→Perozephalus*

Pe|ro|chei|rus *m* (Ⓔ perochirus): ***Syn:*** *Perochirus*; Fetus mit fehlgebildeten Händen

Pe|ro|chi|rus *m*: *→Perocheirus*

Pe|ro|dak|ty|lie *f* (Ⓔ perodactyly): ***Syn:*** *Stummelfingrigkeit; Stummelzehigkeit*; angeborene, stummelartige Verkürzung von Fingern oder Zehen

Pe|ro|ke|phal|us *m*: *→Perozephalus*

pe|ro|mel *adj* (Ⓔ peromelic): Peromelie betreffend, von ihr betroffen oder gekennzeichnet, stummelgliedrig

Pe|ro|me|lie *f* (Ⓔ peromelia): ***Syn:*** *Stummelgliedrigkeit*; angeborene Gliedmaßenfehlbildung mit stummelartiger Verkürzung

Pe|ro|me|lus *m* (Ⓔ peromelus): Fetus mit Peromelie*

pe|ro|nä|al *adj* (Ⓔ peroneal): ***Syn:*** *peroneal, fibular*; Wadenbein/Fibula oder Peronäusnerv betreffend

Pe|ro|nä|us|läh|mung *f* (Ⓔ peroneal paralysis): ***Syn:*** *Fibularislähmung*; Lähmung des Nervus* peroneus profundus; führt zu Atrophie der prätibialen Muskeln; es besteht ein **Spitzfuß** und der Fuß kann nicht angehoben werden; beim Gehen zeigt sich ein **Steppergang** [auch **Hahnentritt**]: der Fuß hängt herab und das Bein muss verstärkt im Knie gebeugt werden um den Ausfall der Fußheber auszugleichen; der Achillessehenreflex ist normal

Pe|ro|nä|us|lo|ge *f* (Ⓔ peroneal compartment): ***Syn:*** *Compartimentum cruris fibularium/peroneorum/laterale*; Muskelloge auf der Außenseite des Unterschenkels für Musculus* peroneus longus und Musculus* peroneus brevis

pe|ro|ne|al *adj:* → *peronäal*

pe|ro|ne|o|ti|bi|al *adj* (Ⓔ peroneotibial): ***Syn:*** *fibulotibial, tibiofibular*; Wadenbein und Schienbein/Tibia betreffend oder verbindend

Pe|ro|ne|us|grup|pe *f* (Ⓔ peroneal muscles): ***Syn:*** *Fibularisgruppe, Musculi peronei*; seitlich an der Wade liegende Muskelgruppe [Musculus peroneus brevis und longus], die den Fuß plantarflektieren und pronieren

Pe|ro|pus *m* (Ⓔ peropus): Fetus mit fehlgebildeten Beinen und Füßen

per|o|ral *adj* (Ⓔ peroral): ***Syn:*** *per os, oral*; durch den Mund, durch die Mundhöhle

per os: → *peroral*

Pe|ro|so|mus *m* (Ⓔ perosomus): Fetus mit fehlgebildetem Stamm

Per|o|xid *nt* (Ⓔ peroxide): Verbindung mit der allgemeinen Formel R_1-O-O-R_2

Per|o|xi|da|se *f* (Ⓔ peroxidase): Oxidoreduktase*, die Peroxid-Radikale zu Wasser reduziert; findet sich z.B. in Granula der Makrophagen/Monozyten und Granulozyten sowie Sperma und Milch

Per|o|xi|so|men *pl* (Ⓔ peroxisomes): ***Syn:*** *Microbodies*; Zellorganellen, die Oxidasen, Katalasen und andere Enzyme enthalten; ähneln den Lysosomen*

Pe|ro|ze|pha|lus *m* (Ⓔ perocephalus): ***Syn:*** *Perokephalus, Perocephalus*; Fetus mit fehlgebildetem Schädel

per|pen|di|ku|lar *adj* (Ⓔ perpendicular): ***Syn:*** *perpendikulär*; lotrecht, senkrecht, vertikal

per|pe|tu|ell *adj* (Ⓔ perpetual): fortwährend, immerwährend, unaufhörlich, andauernd, beständig, ständig

Per|phen|a|zin *nt* (Ⓔ perphenazine): ***Syn:*** *Chlorpiprazin*; Phenothiazinderivat; Neuroleptikum*

Per|se|ve|ra|ti|on *f* (Ⓔ perseveration): krankhaftes Hängenbleiben an Vorstellungen oder Themen; typisch für organische Psychosen

per|sis|tent *adj* (Ⓔ persistent): anhaltend, andauernd, fortbestehend

Per|sis|tenz *f* (Ⓔ persistency): Anhalten, Fortdauern, Fortbestehen

intrazelluläre Persistenz (Ⓔ intercellular persistency): *s.u. Essay Infektion S. 1027*

per|sis|tie|rend *adj* (Ⓔ persistent): beharrlich, hartnäckig, ausdauernd

Per|so|nen|do|si|me|ter *nt* (Ⓔ personal dosimeter): ***Syn:*** *Individualdosimeter*; gesetzlich vorgeschriebenes Dosimeter* zur Kontrolle der Strahlenbelastung von Personen, die beruflich strahlenexponiert sind; meist werden Filmdosimeter oder Füllhalterdosimeter verwendet

Per|sön|lich|keit *f* (Ⓔ personality): individuelle psychophysische Struktur als Gesamtheit der Eigenschaften, die jeder Person ihre charakteristische Unverwechselbarkeit gibt

Per|sön|lich|keits|stö|run|gen *pl* (Ⓔ personality disorders): Bezeichnung für besonders stark ausgeprägte Persönlichkeitszüge oder eine dauernde Veränderung der Persönlichkeit, die zu besonders starker Ausprägung bestimmter Persönlichkeitsmerkmale führt; ist nur pathologisch, wenn die Merkmalakzentuierung zu subjektiven Beschwerden und/oder Problemen mit dem sozialen Umfeld oder zu einer Beeinträchtigung der Leistungsfähigkeit führt; die Abgrenzung von noch normal und schon pathologisch ist oft extrem schwer; die Störung beruht auf Vererbung, Umwelteinflüssen und evtl. frühkindlichen Hirnschäden; sie treten als Neurosen* [Charakterneurose*], Psychosen* [depressive Persönlichkeit] und als hirnorganische Erkrankung bei perinataler Schädigung auf; klinisch kann man **paranoide, schizoide, dissoziale, emotional instabile, histrionische, anankastische, ängstliche** oder **vermeidende, asthenische, hyperthyme** und **depressive Persönlichkeitsstörung** unterscheiden

Pers|pi|ra|tio *f, pl* **-ti|o|nes:** → *Perspiration*

Perspiratio insensibilis (Ⓔ insensible perspiration): ***Syn:*** *extraglanduläre Wasserabgabe*; unmerklicher Wasserverlust durch die Haut und Schleimhaut

Perspiratio sensibilis (Ⓔ sensible perspiration): ***Syn:*** *glanduläre Wasserabgabe*; Wasserverlust durch Schwitzen

Pers|pi|ra|ti|on *f* (Ⓔ perspiration): ***Syn:*** *Perspiratio*; Hautatmung, Stoffabgabe oder -austausch durch die Haut

pers|pi|ra|to|risch *adj* (Ⓔ perspiratory): Perspiration betreffend, mittels Perspiration

Per|suf|fla|ti|on *f:* → *Pertubation*

Perthes: Georg Clemens Perthes; 1869–1927; deutscher Chirurg (Tübingen)

Perthes-Calvé-Legg-Krankheit *f:* → *Morbus Perthes*

Perthes-Jüngling-Krankheit *f* (Ⓔ Jüngling's disease): ***Syn:*** *Jüngling-Krankheit, Ostitis multiplex cystoides*; multiple pseudozystische Knochenveränderungen mit Weichteilschwellung, i.d.R. als Begleiterkrankung bei Sarkoidose*; verläuft klinisch i.d.R. unauffällig

Perthes-Krankheit *f:* → *Morbus Perthes*

Perthes-Legg-Calvé-Krankheit *f:* → *Morbus Perthes*

Perthes-Test *m* (Ⓔ Perthes' test): Überprüfung der Klappensuffizienz der Vena* saphena magna bei Krampfadern; **Prinzip**: beim stehenden Patienten wird ein Tourniquet angelegt, das den Rückstrom von venösem Blut in die Varizen verhindert; der Patient läuft dann herum und die Muskelpumpe leert die Krampfadern; solange das Tourniquet liegt, werden sie nicht wieder aufgefüllt; wird der Stauschlauch entfernt, erfolgt von oben her eine pralle Auffüllung

per|tro|chan|tär *adj* (Ⓔ pertrochanteric): durch einen Trochanter hindurchgehend

Per|tu|ba|ti|on *f* (Ⓔ pertubation): ***Syn:*** *Persufflation, Tubenperflation, Insufflation*; Durchblasen der Eileiter zur Überprüfung der Durchgängigkeit bei Sterilität

Per|tus|sis *f* (Ⓔ pertussis): ***Syn:*** *Keuchhusten, Stickhusten, Tussis convulsiva*; durch Bordetella* pertussis hervorgerufene Infektionskrankheit, deren klinisches Erscheinungsbild von andauernden Hustenanfällen geprägt ist; die Übertragung erfolgt durch Tröpfcheninfektion bei engem Kontakt [nicht mehr als 2 m]; nach einer Inkubationszeit von 7–14 Tagen beginnt das **Stadium catarrhale** mit Schnupfen, leicht erhöhter Temperatur und Abgeschlagenheit; nach 1–2 Wochen kommt es zum **Stadium convulsivum**, das durch die typischen Hustenattacken gekennzeichnet ist; der Husten steigert sich im Anfall [**Stakkatohusten**] bis zu einem apnoischen Intervall; am Ende des Anfalls kommt es zu einer jähen, hörbaren Inspiration, auf die nach einigen Sekunden ein weiterer Hustenanfall folgt [**Reprise**]; während oder am Ende des Anfalls kommt es zu starkem Speichel- und Schleimfluss, evtl. Erbrechen; äußere Reize oder Berührung des Rachens kann Hustenattacken auslösen; das Stadium kann 4–6 Wochen anhalten und zeigt 40–50 Anfälle pro Tag; im folgenden **Stadium decrementi** [4–6 Wochen] nimmt die Häufigkeit und Schwere der Hustenanfälle langsam ab

die wichtigsten **Komplikationen** sind Pneumonie [10–15 %], Otitis* media, subkonjunktivale Blutungen und hypoxische Enzephalopathie mit Krämpfen; **Diagnose**: Anamnese, klinisches Bild, Erregernachweis nach Anzüchtung im Stadium catarrhale; **Therapie**: Erythromycin*, Clarithromycin*, Azithromycin* oder Cotrimoxazol* für 2 Wochen; da Keuchhusten keine langandauernde Immunität hinterlässt, sind wiederholte Infektionen möglich, die aber jeweils schwächer verlaufen; *s.a. Pertussisimpfung*

Per|tus|sis|imp|fung *f* (Ⓔ pertussis vaccination): ***Syn:*** *Keuchhustenimpfung*; die Schutzimpfung gegen Keuchhusten erfolgt entweder mit einer Vakzine aus abgetöteten Bakterien

[**Ganzkeimvakzine, P-Vakzine**] oder mit einer sog. **azellulären Vakzine** [**aP-Vakzine**], die inaktiviertes oder genetisch verändertes Pertussistoxin* [PT], filamentöses Hämagglutinin [FHA] und evtl. Pertaktin und Fimbrien enthält; die aP-Vakzine hat weniger Nebenwirkungen und weist eine höhere Effektivität auf; die Impfung erfolgt in der Regel als Dreifachimpfung [Diphterie, Pertussis, Tetanus, DPT] im 3., 4. und 5. Monat, mit einer 4. Dosis im 2. Lebensjahr; eine 5. Dosis wird für das 11.–18. Lebensjahr empfohlen; *s.a. Impfplan*

Per|tus|sis|to|xin *nt* (Ⓔ pertussis toxin): Exotoxin von Bordetella* pertussis; ähnelt dem Diphtherie- und Choleratoxin; der Mechanismus der tussigenen Wirkung ist noch ungeklärt

per|tus|so|id *adj* (Ⓔ pertussoid): keuchhustenartig, pertussisartig

Pe|ru|bal|sam *nt* (Ⓔ Peruvian balsam): ***Syn:*** *Peruanischer Balsam, Indischer Balsam, Wundbalsam, Chinaöl, Rindenbalsam, Balsamum peruvianum, Balsamum peruvianum nigrum, Balsamum indicum nigrum*; Reizprodukt von **Myroxylon balsamum** mit antiseptischer, schwach anästhesierender und die Granulationsbildung fördernder Wirkung; **Anw.**: äußerlich als Wundheilmittel, Hämorrhoidenmittel, Antiskabiosum*; **NW:** Kontaktallergie

Pe|ru|ol *nt* (Ⓔ peruol): wirksamer Bestandteil des Perubalsams*; Antiskabiosum*

Pe|ru|war|ze *f* (Ⓔ Peruvian wart): ***Syn:*** *Verruga peruana, Verruca peruana*; warzenähnliche Hauteffloreszenz bei Bartonellose*

Per|ver|si|on *f* (Ⓔ perversion): abartiges sexuelles Verhalten; die Definition unterliegt starken kulturellen Schwankungen und wurde im Laufe der Zeit mehr und mehr zur Defamierung politischer, religiöser etc. Opponenten verwendet; man spricht heute deshalb eher von abweichendem Sexualverhalten und versteht darunter Exhibitionismus, Skopophilie, Sadismus, Masochismus, Pädophilie, Fetischismus und Nekrophilie; die Tatsache, dass Homosexualität und Analverkehr von vielen Autoren weiterhin als von der Norm abweichendes Sexualverhalten betrachtet werden zeigt, wie sehr der Begriff ideologischen Einflüssen unterliegt

Per|vi|gi|li|um *nt*: *→Schlaflosigkeit*

Per|zen|til *nt*: *→Perzentile*

Per|zen|ti|le *f* (Ⓔ percentile): ***Syn:*** *Perzentil*; *(statist.)* Hunderstelwert

P

per|zep|ti|bel *adj* (Ⓔ perceptible): wahrnehmbar, spürbar, fühlbar, merklich, deutlich

Per|zep|ti|bi|li|tät *f* (Ⓔ perceptibility): ***Syn:*** *Perzeptivität*; Wahrnehmbarkeit; Wahrnehmungsvermögen, Auffassungsgabe

Per|zep|ti|on *f* (Ⓔ perception): (Reiz-)Wahrnehmung, Empfindung

per|zep|tiv *adj* (Ⓔ perceptive): ***Syn:*** *perzeptorisch*; Perzeption betreffend, auf ihr beruhend, durch sie bewirkt, wahrnehmend

Per|zep|ti|vi|tät *f*: *→Perzeptibilität*

per|zep|to|risch *adj*: *→perzeptiv*

PES *Abk.*: **1.** Peressigsäure **2.** Photoelektronenspektroskopie **3.** programmierte Elektrostimulation

Pes *m* (Ⓔ pes): Fuß; fußähnliche Struktur

Pes adductus (Ⓔ pes adductus): ***Syn:*** *Sichelfuß*; Fußfehlstellung mit Adduktion des Vorfußes; die Ferse steht normal oder in Valgusstellung; **Therapie**: manuelle Redression und Fixierung im Gipsverband; später Schienen und Schuheinlagen; bei Versagen dieser Therapie Korrekturosteotomie*

Pes anserinus (Ⓔ pes anserinus): ***Syn:*** *Gänsefuß*; durch eine Vereinigung der Endsehnen von Musculus* sartorius, semitendinosus und gracilis entstehende fächerförmige Sehnenplatte am Condylus* medialis tibiae

Pes calcaneus: *→Hackenfuß*

Pes calcaneus excavatus (Ⓔ talipes calcaneocavus): ***Syn:*** *Hackenhohlfuß*; Fußfehlstellung mit Abknickung des Vorfußes und Steilstellung des Fersenbeins

Pes cavus: *→Hohlfuß*

Pes equinovarus (excavatus et adductus): *→Klumpfuß*

Pes equinus (Ⓔ pes equinus): ***Syn:*** *Spitzfuß*; angeborene [*s.a. Klumpfuß*] oder erworbene Fußfehlstellung mit Beugung im oberen Sprunggelenk

Pes excavatus: *→Hohlfuß*

Pes hippocampi (Ⓔ pes hippocampi): *s.u. Hippocampus*

Pes planovalgus (Ⓔ talipes planovalgus): ***Syn:*** *Knickplattfuß*; Knickfuß mit Abflachung des Fußquergewölbes

Pes planus (Ⓔ pes planus): ***Syn:*** *Plattfuß*; erworbene Fußdeformität mit Abflachung von Längs- und Quergewölbe

Pes planus congenitus (Ⓔ congenital pes planus): ***Syn:*** *angeborener Plattfuß, Schaukelfuß, Tintenlöscherfuß*; das Längsgewölbe ist bei der Geburt bereits nach unten durchgebogen, die Fußsohle ist konvex und der Fußrücken konkav geformt; im Röntgenbild wird die Steilstellung des Talus [**Talus verticalis**] sichtbar; **Therapie**: initial Redressement, später operative Korrektur und Nachbehandlung mit Nachtschienen und Einlagen

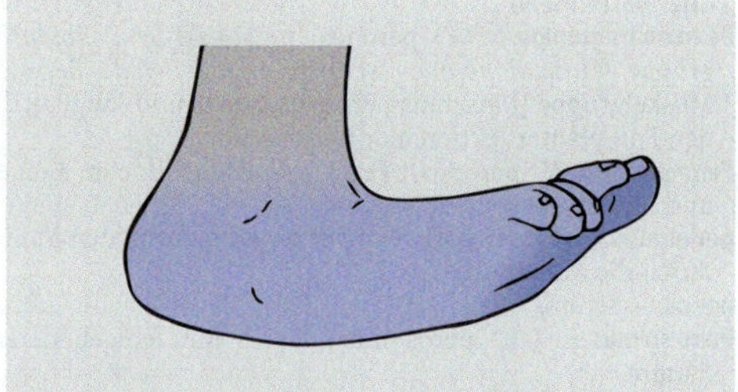

Abb. P60. Pes planus congenitus

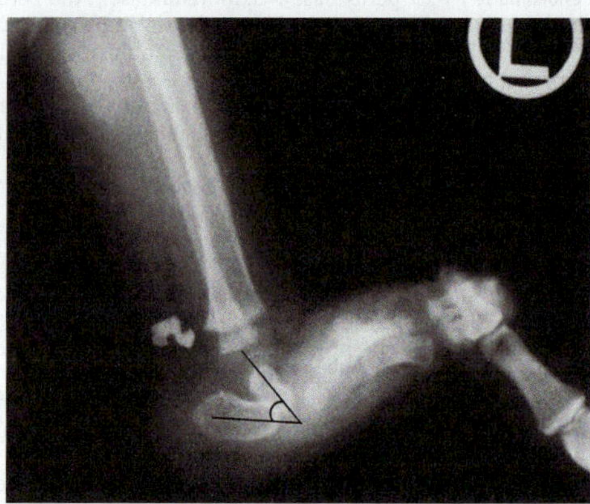

Abb. P61. Pes planus congenitus. Vertikaler Talus, vergrößerter Talus-Kalkaneus-Winkel [mehr als 30°]

Pes transversoplanus (Ⓔ pes transversoplanus): ***Syn:*** *Platt-Spreizfuß*; erworbene Fußdeformität mit Abflachung und Verbreiterung von Längs- und Quergewölbe

Pes transversus: *→Spreizfuß*

Pes valgus (Ⓔ talipes valgus): ***Syn:*** *Knickfuß*; angeborene Abknickung der Ferse nach außen

PESP *Abk.*: postextrasystolische Potenzierung

Pes|sar *nt* (Ⓔ diaphragm pessary): ring- oder schalenförmiger Körper aus Gummi oder Metall zur symptomatischen Behandlung von Scheidenverlagerungen oder zur Konzeptionsverhütung; *s.a. Diaphragmapessar*

Pest *f* (Ⓔ plague): ***Syn:*** *Pestis*; hochkontagiöse Infektionskrankheit durch Yersinia* pestis, die durch den Pestfloh* von Nagetieren auf Menschen übertragen wird; in vielen Gebieten Asiens und Amerikas endemisch vorhanden; auch wenn es schon lange her ist, dass die Pest als Pandemie Angst und Schrecken verbreitete, besteht aber weiterhin die Gefahr einer Epidemie, wie sie zuletzt 1994 in Indien auftrat der Erreger wird durch den Biss infizierter Rattenflöhe und selten auch aerogen von Mensch zu Mensch übertragen; an der Bissstelle entwickelt sich ein Bläschen [Primäraffekt], in dem sich die Pestbakterien vermehren; sie gelangen dann über die Lymphbahnen zu den Lymphknoten in Leiste oder Axilla und verursachen hier die sog. Beulenpest*; sobald die Filterkapazität der Lymphknoten erschöpft ist, kommt es zu hämatogener Aussaat und Befall von z.B. Lunge [Pestpneumonie*], Gehirn [Pestmeningitis*] oder Haut; oft kommt es zu Pestsepsis* und tödlichem Verlauf; **Therapie**: Streptomycin*, Tetracycline*, Chloramphenicol*; **Prognose**: unbehandelt liegt die Letalität der Beulenpest bei 30–60 % und die der Pestpneumonie bei 100 %; Antibiotikatherapie senkt die Letalität unter 10 %

septikämische/septische Pest: → *Pestsepsis*

Pest|bak|te|ri|um *nt, pl* **-ri|en**: → *Yersinia pestis*

Pest|floh *m* (Ⓔ Pulex cheopsis): ***Syn***: *Rattenfloh, Xenopsylla cheopis, Pulex cheopsis*; Ektoparasit bei Ratten; Überträger des Pestbakteriums Yersinia* pestis; *s.a. Pest*

Pes|tis *f*: → *Pest*

Pestis bubonica (Ⓔ bubonic plague): ***Syn***: *Bubonenpest, Pestis fulminans/major*; häufigste Form der Pest bei Aufnahme des Erregers durch die Haut; kennzeichnend sind die abszedierende Schwellung regionaler Lymphknoten und präfinale ausgedehnte Hautblutungen

Pestis fulminans/major: → *Pestis bubonica*

Pes|ti|zid *nt* (Ⓔ pesticide): ***Syn***: *Schädingsbekämpfungsmittel*; Sammelbegriff für chemische Substanzen zur Schädlingsbekämpfung

pes|ti|zid *adj* (Ⓔ pesticidal): schädlingsbekämpfend, Schädlinge abtötend

Pest|me|nin|gi|tis *f, pl* **-ti|den** (Ⓔ meningeal plague): seltene, durch hämatogene Streuung entstehende Hirnhautentzündung bei Beulenpest* oder Pestsepsis*

Pest|pneu|mo|nie *f* (Ⓔ plague pneumonia): ***Syn***: *Lungenpest*; Pneumonie* durch Einatmung von Pesterregern [**primäre Pestpneumonie**] oder Streuung aus Herden im Körper [**sekundäre Pestpneumonie**]; die primäre Pestpneumonie hat eine Inkubationszeit von 2 Tagen; sie verläuft fulminant und führt unbehandelt innerhalb von 2 Tagen zum Tod

Pest|sep|sis *f* (Ⓔ plague septicemia): ***Syn***: *Pestseptikämie, septische/septikämische Pest*; perakute Verlaufsform der Pest* bei Eindringen der Erreger in die Blutbahn

Pest|sep|ti|kä|mie *f*: → *Pestsepsis*

Pest|wurz *f* (Ⓔ butterbur): Bezeichnung für **Petasites hybridus** und andere Petasites-Arten, Pflanzen aus der Familie der Korbblütler [Asteraceae]; verwendet werden die Laubblätter [**Petasitidis folium**] und die im Herbst ausgegrabenen Wurzelstöcke [**Petasitidis rhizoma**]; sie enthalten Flavonoide*, Gerbstoffe*, Ester von Sesquiterpenalkoholen [Petasin] und Pyrrolizidinalkaloide; **Anw.**: traditionell bei Kopfschmerzen, nervösen Magen-Darm-Krämpfen und Atemwegserkrankungen; die Blätter äußerlich zur Behandlung von Wunden und Hauterkrankungen [v.a. Ekzem*], der Wurzelstock als Expektorans* und Diaphoretikum*; in der Homöopathie bei Kopf- und Halsschmerzen sowie Harnröhrenentzündung

PET *Abk.*: **1.** Plasma-Eisen-Turnover **2.** → *Positronemissionstomographie* **3.** Positronenemissionstomographie **4.** proteolytischer Enzymtest **5.** psycholinguistischer Entwicklungstest

Pe|ta|si|tes hy|bri|dus *m*: → *Pestwurz*

Pe|ta|si|ti|dis fo|li|um *nt* (Ⓔ butterbur leaf): Laubblätter der Pestwurz*

Pe|ta|si|ti|dis rhi|zo|ma *f* (Ⓔ butterbur root): Wurzelstock der Pestwurz*

pe|te|chi|al *adj* (Ⓔ petechial): *(Blutung)* punktförmig, fleckförmig, petechienartig

Pe|te|chie *f* (Ⓔ petechia): Punktblutung, punktförmige Blutung

Peters: Albert Peters; 1862–1938; deutscher Augenarzt (Bonn)

Peters-Anomalie *f* (Ⓔ Peters' anomaly): ***Syn***: *Peters-Syndrom, Peters-Seefelder-Syndrom*; autosomal-rezessive Augenfehlbildung mit Anheftung der Iris und evtl. der Linse an die Rückfläche der Hornhaut; evtl. Defekt der Descemet*-Membran sowie häufig zentrale Hornhauttrübung; führt zu Sekundärglaukom*

Peters-Seefelder-Syndrom *nt*: → *Peters-Anomalie*

Pe|ter|si|lie *f* (Ⓔ parsley): ***Syn***: *Petroselinum crispum/sativum/hortense*; zu den Doldengewächsen [Umbelliferae] gehörende Gemüsepflanze; kommt in zwei Formen vor [**Knollenpetersilie, Blattpetersilie**], die beide ätherische Öle [Apiol, Myristicin] enthalten; **Anw.**: Stomachikum*, Diuretikum*, Milz- und Leberleiden, Menstruationsbeschwerden, Karminativum*, Aphrodisiakum*; in der Homöopathie werden Zubereitungen aus frischen Pflanzen bei Reizblase, Urethritis und Leberleiden verwendet

Pe|ter|si|li|en|kamp|fer *m* (Ⓔ parsley camphor): Apiol; *s.u. Petersilie*

Pe|thi|din *nt* (Ⓔ pethidine): ***Syn***: *Isonipecain, Meperidin*; starkes Opioid; **Anw.**: sehr starke Schmerzen; in der Geburtshilfe zur Erleichterung und Beschleunigung der Geburt

Pe|ti|o|lus *m, pl* **-li** (Ⓔ petiole): Stiel

Petiolus epiglottidis (Ⓔ epiglottic petiole): Kehldeckelstiel; *s.u. Epiglottis*

Petit: Jean Louis Petit; 1674–1750; französischer Chirurg und Anatom (Paris)

Petit-Dreieck *nt* (Ⓔ Petit's triangle): ***Syn***: *Lumbaldreieck, Trigonum lumbale inferius*; vom Darmbeinkamm [Crista* iliaca] und Musculus* obliquus externus abdominis und latissimus dorsi begrenztes Dreieck; da die Bauchwand in diesem Bereich nur muskelschwach ist, kann es zur Hernienbildung [Petit*-Hernie] oder zum Durchbruch von Abszessen nach außen kommen

Petit-Hernie *f* (Ⓔ Petit's hernia): Hernie* mit Bruchpforte im Trigonum* lumbale

Petit-Kanal *m* (Ⓔ Petit's canal): ***Syn***: *Spatia zonularia*; mit Kammerwasser gefüllte Räume zwischen den Fasern [Fibrae zonulares] der Zonula* ciliaris

Petit-mal *nt* (Ⓔ petit mal): ***Syn***: *Petit-mal-Epilepsie*; kleiner epileptischer Anfall; *s.a. Essay Epilepsie S. 617*

Petit-mal-Anfall *m* (Ⓔ petit mal seizure): ***Syn***: *kleiner epileptischer Anfall*; *s.u. Essay Epilepsie S. 617*

PETN *Abk.*: **1.** Pentaerythrityltetranitrat **2.** Polyethylenterephthalat

PETR *Abk.*: Plasma-Eisen-Turnover-Rate

Pe|tri|fi|ka|ti|on *f* (Ⓔ petrifaction): Versteinerung von Geweben durch Kalkablagerung

Pe|tro|a|pi|ci|tis *f, pl* **-ti|den** (Ⓔ petroapicitis): *s.u. Petrositis*

pe|tro|mas|to|id *adj* (Ⓔ petromastoid): Felsenbein und Warzenfortsatz/Processus mastoideus betreffend oder verbindend

pe|tro|ok|zi|pi|tal *adj* (Ⓔ petro-occipital): Felsenbein und Hinterhauptsbein/Os occipitale betreffend oder verbindend

Pe|tro|se|li|num cris|pum *nt*: → *Petersilie*

Petroselinum crispum ssp. crispum (Ⓔ Italian parsley): Knollenpetersilie; *s.u. Petersilie*

Petroselinum crispum ssp. tuberosum (Ⓔ curly leaf parsley): Blattpetersilie; *s.u. Petersilie*

Pe|tro|se|li|num hor|ten|se *nt*: → *Petersilie*

Pe|tro|se|li|num sa|ti|vum *nt*: → *Petersilie*

Pe|tro|si|tis *f, pl* **-ti|den** (Ⓔ petrositis): ***Syn***: *Felsenbeinentzündung*; meist eitrige, otogene Entzündung des Felsenbeins [Pars petrosa des Schläfenbeins]; ist primär die Felsenbeinspitze betroffen, spricht man von **Petroapicitis**

pe|tro|si|tisch *adj* (Ⓔ petrositic): Felsenbeinentzündung/Petrositis betreffend, von ihr betroffen oder gekennzeichnet

pe|tro|sphe|no|i|dal *adj* (Ⓔ petrosphenoid): Felsenbein und Keilbein/Os sphenoidale betreffend oder verbindend

Petrussa: **Petrussa-Index** *m* (Ⓔ Petrussa's index): Index zur Abschätzung des Gestationsalters nach der 30 Schwangerschaftswoche durch Beurteilung von Haut, Brust, Ohr, Fußsohle und Genitale; der Gesamtindex errechnet sich aus den erzielten Punkten plus 30 [*Tab. P62*]

PETT *Abk.*: Positronenemissionstransaxialtomographie

Petz: Aladár de Petz; ungarischer Chirurg im 20. Jahrhundert

Petz-Nähapparat *m* (Ⓔ Petz stapler): linearer Klammerapparat für einreihige Nähte im Magen-Darm-Bereich

PEU *Abk.*: Plasma-Eisen-Umsatz

Peu|mus bol|dus *f*: → *Boldo*

Peutz: Johannes L. A. Peutz; 1886–1957; holländischer Internist (Rotterdam)

Peutz-Jeghers-Syndrom *nt* (Ⓔ Peutz-Jeghers syndrome):

P

Tab. P62. Petrussa-Index

	0 Punkte	1 Punkt	2 Punkte
Haut	Hellrot, durchscheinend, ödemig	Rosig, fester, gering ödemig	Fest, sichtbare Fältelung, Hautabschilferung
Mamillen	Kaum Drüsengewebe	Tastbares Drüsengewebe, Mamillenvorhof erkennbar	Brustdrüsen über dem Hautniveau, Drüsenkörper und -vorhof palpabel
Ohr	Kaum Profil, weich, kaum Knorpelgewebe	Knorpel in Tragus und Antitragus	Ausgebildeter Helixknorpel, sofortiger Faltenausgleich
Fußsohle	Glatt, Fältelung im vorderen Drittel	Fältelung im vorderen und mittleren Drittel	Fältelung über der gesamten Fußsohle
Genitale	Testes noch inguinal, Labia majora kleiner als Labia minora	Testes evtl. noch inguinal, Labia minora gleich Labia majora	Testes im Skrotum, Labia mjora größer als Labia minora

Schwangerschaftsdauer in Wochen: erzielte Punkte plus 30

Syn: *Hutchinson-Weber-Peutz-Syndrom, Polyposis intestini Peutz-Jeghers, Jeghers-Syndrom, Pigmentfleckenpolypose, Lentigopolypose*; autosomal-dominantes Syndrom mit inkompletter Dominanz; ist durch typische peri- und intraorale Pigmentflecken [Lentigo*] und Polypen von Dünndarm [v.a. Jejunum und distales Ileum], Magen oder Dickdarm charakterisiert; es besteht ein erhöhtes Risiko für maligne Tumoren innerhalb und außerhalb des Gastrointestinaltraktes; beginnt in der Kindheit oder im Jugendalter mit rezidivierenden gastrointestinalen Beschwerden [Passagestörung, Invagination, Blutung], evtl. sogar Ileussymptomatik; **Diagnose**: Gastroduodenoskopie, Koloskopie, Kontrastmittelröntgen; **Therapie**: endoskopische Polypektomie, evtl. Teilentfernung der betroffenen Darmteile

PEV *Abk.*: pulmonales extravasales Volumen

-pexie *suf.*: Wortelement mit der Bedeutung „Befestigen/Fixierung"

Peyer: Johann Conrad Peyer; 1653–1712; schweizer Anatom (Schaffhausen)

Peyer-Plaques *pl* (Ⓔ Peyer's plaques): *Syn:* *Noduli lymphoidei aggregati intestini tenuis*; zum Immunsystem gehörende Lymphknötchen des Dünndarms, die aus bis zu 400 Lymphfollikeln bestehen können und dann eine Länge von bis zu 12 cm und eine Breite von 1 cm erreichen

Peyronie: François de la Peyronie; 1678–1747; französischer Chirurg

Peyronie-Krankheit *f* (Ⓔ Peyronie's disease): *Syn:* *Penisfibromatose, Sclerosis fibrosa penis, Induratio penis plastica*; meist nach dem 40. Lebensjahr auftretende ätiologisch ungeklärte Verhärtung und Schwielenbildung der Tunica albuginea mit schmerzhafter Abknickung des Penis bei Erektion, die zur kompletten Erektionsunfähigkeit und damit erektilen Dysfunktion* führen kann; die Inzidenz liegt bei ca. 22:100.000 Männern; als Ursache werden von den meisten Autoren wiederholte Minitraumen beim Geschlechtsverkehr vermutet, die bei genetischer Disposition zur Ausbildung der Fibromatose führen; wichtig ist die Abgrenzung von **kongenitaler Penisdeviation**, die auf einer ungleichen Länge der Schwellkörper beruht, die nicht zu einer Beeinträchtigung der Erektionsfähigkeit führt
Therapie: lokale Injektion von Hyaluronidase*, Cortison*, Interferon*, Kollagenase* oder Calciumantagonisten* in und um die Herde; bei ausgeprägter Verkrümmung Abtragung der Herde und Deckung des Defektes mit Haut- oder Venenpatch; da die Operation zu Erektionsstörungen oder Penisverkürzung führen kann, ist eine ausführliche präoperative Aufklärung angebracht

PF *Abk.*: **1.** partielle Füllung **2.** Permeabilitätsfaktor **3.** Phenolformaldehyd **4.** *→Plantarflexion* **5.** *→Plättchenfaktor* **6.** potenzierender Faktor **7.** Probe-Frühstück **8.** Proflavin **9.** Pulmonalfaktor **10.** *→Pulsfrequenz* **11.** *→Purkinje-Fasern*

PF_1 *Abk.*: Plättchenfaktor 1

PF_2 *Abk.*: Plättchenfaktor 2

PF_3 *Abk.*: *→Plättchenfaktor 3*

PF_4 *Abk.*: *→Plättchenfaktor 4*

PFA *Abk.*: **1.** p-Fluorphenylalanin **2.** 1-Phosphorfruktaldolase

Pfan|nen|band *nt* (Ⓔ spring ligament): Ligamentum calcaneonaviculare plantare; *s.u. Talokalkaneonavikulargelenk*

Pfan|nen|dach|plas|tik *f* (Ⓔ acetabuloplasty): *s.u. Pfannenplastik*

Pfan|nen|dys|pla|sie *f*: *→Hüftdysplasie*

Pfan|nen|lip|pe *f* (Ⓔ acetabular labrum): *Syn:* *Labrum acetabuli*; Gelenklippe am Rand der Hüftpfanne [Acetabulum*]

Pfan|nen|plas|tik *f* (Ⓔ acetabuloplasty): *Syn:* *Azetabuloplastik, Azetabulumplastik*; plastische Operation der Hüftgelenkspfanne, meist als **Pfannendachplastik**; die häufigste Indikation ist die angeborene Hüftdysplasie*

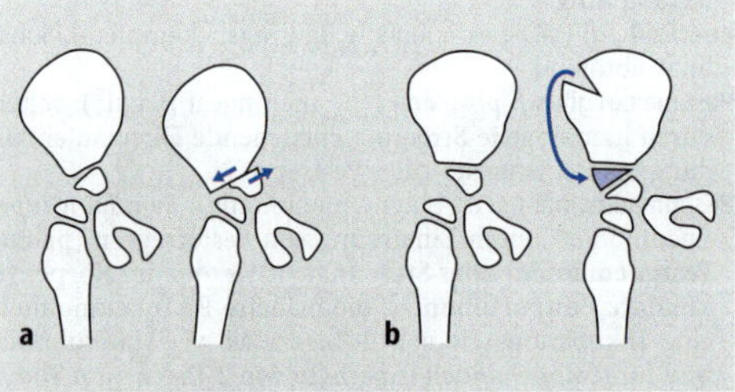

Abb. P63. Pfannenplastik. **a** Chiari-Operation, **b** Salter-Operation

Pfan|nen|rand *m* (Ⓔ acetabular edge): *Syn:* *Azetabulumrand, Margo acetabuli, Limbus acetabuli*; Knochenwulst, der den Rand der Hüftgelenkspfanne [Acetabulum*] bildet

Pfan|nen|rand|lip|pe *f*: *→Pfannenlippe*

Pfannenstiel: Hermann Johannes Pfannenstiel; 1862–1909; deutscher Gynäkologe (Breslau)

Pfannenstiel-Querschnitt *m* (Ⓔ Pfannenstiel's incision): *Syn:* *Pfannenstiel-Schnitt*; querverlaufender Bauchdeckenschnitt am Oberrand des Mons* pubis

Pfaundler: Meinhard von Pfaundler; 1872–1947; deutscher Kinderarzt (München)

Pfaundler-Hurler-Syndrom *nt* (Ⓔ Pfaundler-Hurler syndrome): *Syn:* *Hurler-Krankheit, Hurler-Syndrom, Lipochondrodystrophie, von Pfaundler-Hurler-Krankheit, Pfaundler-Hurler-Krankheit, von Pfaundler-Hurler-Syndrom, Mukopolysaccharidose I-H, α-L-Iduronidase-Mangel, Dysostosis multiplex*; autosomal-rezessiv vererbte Speicherkrankheit durch einen Mangel an α-L-Iduronidase; typisch sind Knochenwachstumsstörungen [disproportionierter Zwergwuchs*, Lendenkyphose], Deformität des Gesichtsschädels [Wasserspeiergesicht*], Hepatosplenomegalie* sowie Hornhauttrübungen und evtl. eine geistige Retardierung

PFB *Abk.*: posteriorer Faszikelblock

PFC *Abk.*: plaque forming cell

PFC-Syndrom *nt*: *→persistierende pulmonale Hypertension des Neugeborenen*

Pfef|fer|min|ze *f* (Ⓔ peppermint): *Syn:* *Mentha piperita*; Pflanze aus der Familie der Lippenblütler [Lamiaceae]; verwendet werden die Blätter [**Menthae piperitae folium**] und das aus den Zweigspitzen gewonnene Pfefferminzöl*; die Blätter enthalten ätherisches Öl [v.a. Menthol*], Gerbstoffe* [z.B. Rosmarinsäure*] und Flavonoide*; sie besitzen eine krampflösende, karminative und die Gallensekretion fördernde Wirkung; **Anw.**: Krämpfe im Magen-Darm-Trakt und in den Gallenwegen; traditionell bei Übelkeit und Er-

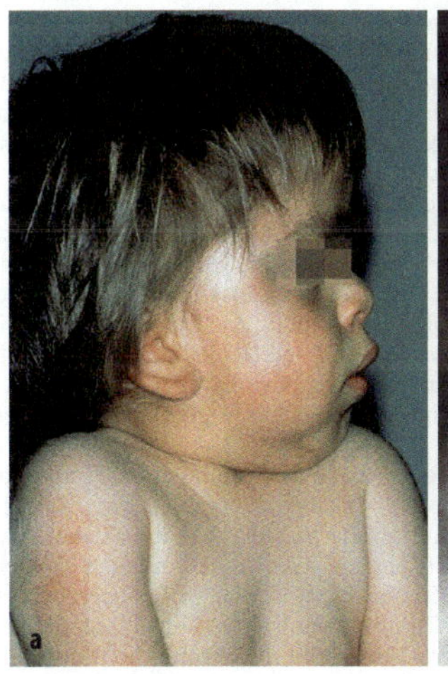

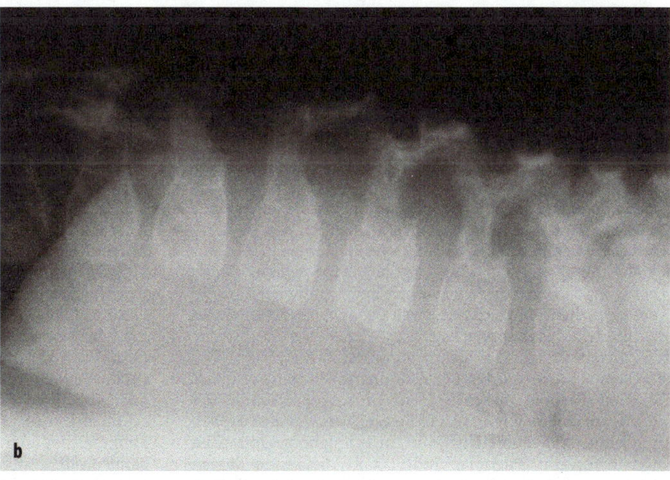

Abb. P64. Pfaundler-Hurler-Syndrom. **a** 2½-jähriger Junge, **b** ausgeprägte Fischwirbelbildung im Röntgenbild

brechen; in der Homöopathie bei Erkältungskrankheiten

Pfef|fer|minz|öl *nt* (Ⓔ peppermint oil): ***Syn:*** *Menthae piperitae aetheroleum*; ätherisches Öl aus den Zweigspitzen der Pfefferminze*, das u.a. Menthol*, Menthon und Menthylacetat enthält; besitzt eine kühlende, krampflösende, karminative und die Gallensekretion fördernde Wirkung; wirkt auch antibakteriell; **Anw.**: äußerlich bei Juckreiz, Muskel-, Nerven- und Kopfschmerzen; innerlich bei Krämpfen im Magen-Darm-Trakt und in den Gallenwegen sowie bei Entzündungen der Mundschleimhaut und der oberen Atemwege

japanisches Pfefferminzöl (Ⓔ Japanese peppermint oil): ***Syn:*** *Minzöl, Menthae arvensis aetheroleum*; ätherisches Öl der **Ackerminze** [Mentha arvensis var. piperscens]; **Anw.**: äußerlich bei Juckreiz, Muskel-, Nerven- und Kopfschmerzen; innerlich bei Krämpfen im Magen-Darm-Trakt und in den Gallenwegen sowie bei Entzündungen der Mundschleimhaut und der oberen Atemwege

Pfeifer: Victor Pfeifer; 1846–1921; deutscher Arzt

Pfeifer-Weber-Christian-Syndrom *nt* (Ⓔ Weber-Christian panniculitis): ***Syn:*** *Weber-Christian-Syndrom, rezidivierende fieberhafte nicht-eitrige Pannikulitis, Panniculitis nodularis nonsuppurativa febrilis et recidivans*; seltene, idiopathische, herdförmige, nicht-eitrige Entzündung des subkutanen Fettgewebes, die durch die Ausbildung subkutaner Knoten gekennzeichnet ist; der Verlauf ist chronisch schubartig mit Fieber, Arthralgien und symmetrischen, schmerzhaften Knoten, die sich spontan nach einigen Monaten zurückbilden; selten kommt es zu Exulzeration und Fistelbildung; **Therapie**: keine allgemein anerkannte Behandlung; systemische Corticosteroide, Chloroquin und Dapson zeigen oft gute Wirkung; der **Verlauf** ist i.d.R. rezidivierend mit Sistieren der Symptomatik nach einigen Jahren; in seltenen Fällen Systembeteiligung mit tödlichem Ausgang

Pfeiffer: **1.** Emil Pfeiffer; 1846–1921; deutscher Internist (Wiesbaden) **2.** Richard Friedrich Pfeiffer; 1858–1945; deutscher Bakteriologe (Königsberg, Breslau)

Pfeiffer-Bazillus *m*: *→Pfeiffer-Influenzabazillus*

Pfeiffer-Drüsenfieber *nt*: *→infektiöse Mononukleose*

Pfeiffer-Drüsenfieber-Zellen *pl* (Ⓔ Downey's cells): ***Syn:*** *monozytoide Zellen, Hodgkin-like-Zellen, Downey-Zellen, McKinley-Zellen*; beim Pfeiffer-Drüsenfieber im Blut auftretende mononukleäre, lymphomonozytäre Blutzellen

Pfeiffer-Influenzabazillus *m* (Ⓔ Pfeiffer's bacillus): ***Syn:*** *Pfeiffer-Bazillus, Haemophilus influenzae*; Erreger von eitriger Laryngitis*, Konjunktivitis*, Endokarditis*, Meningitis* und atypischer Pneumonie* [v.a. als Sekundärinfektion bei Grippe*]; manche Stämme tragen Polysaccharidkapseln und lassen sich in Serotypen A-F einteilen; davon ist **Haemophilus influenzae B** [HiB] ein gefährlicher Erreger von Meningitis* oder Sepsis; bis zur Einführung der Schutzimpfung gegen HiB war die Meningitis durch HiB die häufigste eitrige Meningitis; Haemophilus influenzae ist empfindlich gegenüber Aminopenicillinen, Ureidopenicillinen, Cephalosporinen und Chloramphenicol

Pfeiffer-Syndrom *nt* (Ⓔ Pfeiffer's syndrome): ***Syn:*** *Akrozephalosyndaktylie V*; autosomal-dominante Akrozephalosyndaktylie mit Syndaktylie II, III und IV sowie Akrozephalie*

Pfei|ler|re|sek|tion *f* (Ⓔ costoversion thoracoplasty): Form der Thorakoplastik*, bei der die 1.–8. Rippe paravertebral und die Rippenknorpel parasternal durchtrennt werden

Pfei|ler|zel|len *pl* (Ⓔ pillar cells): die inneren und äußeren Pfeilerzellen des Corti*-Organs

Pfei|ler|zel|len, äu|ße|re *pl* (Ⓔ outer phalangeal cells): *s.u. Organum spirale*

Pfei|ler|zel|len, in|ne|re *pl* (Ⓔ inner phalangeal cells): *s.u. Organum spirale*

Pfeil|naht *f* (Ⓔ sagittal suture): ***Syn:*** *Scheitelnaht, Sutura sagittalis*; Naht zwischen den beiden Scheitelbeinen [Os* parietale]

Pfer|de|brem|se, a|me|ri|ka|ni|sche *f* (Ⓔ Chrysops discalis): ***Syn:*** *Chrysops discalis*; Überträger von Francisella* tularensis

Pfer|de|en|ze|pha|li|tis *f, pl* **-ti|den** (Ⓔ equine encephalitis): ***Syn:*** *Encephalitis equina, Encephalomyelitis equina*; in Nord- und Südamerika auftretende Arbovirus-Enzephalitis*, die in seltenen Fällen auf Menschen übertragen wird; Oberbegriff für östliche, westliche und venezuelanische Pferdeenzephalitis

östliche Pferdeenzephalitis (Ⓔ Eastern equine encephalitis): ***Syn:*** *Eastern-Equine-Enzephalitis, Eastern-Equine-Enzephalomyelitis*; in Nord- und Mittelamerika auftretende

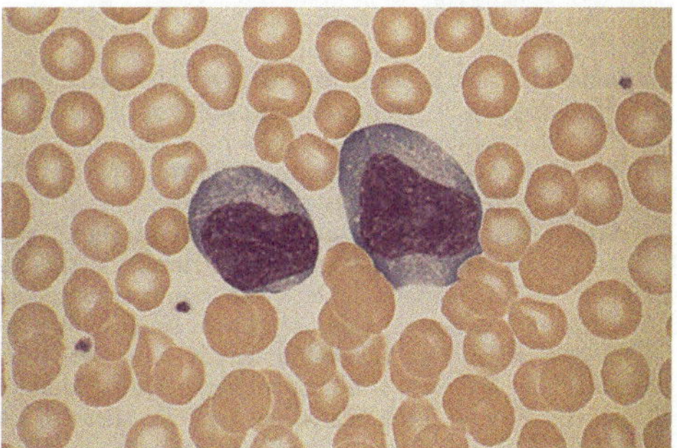

Abb. P65. Pfeiffer-Drüsenfieber-Zellen

schwer verlaufende Enzephalitis* durch das **Eastern-Equine-Enzephalomyelitis-Virus**

venezuelanische Pferdeenzephalitis (Ⓔ Venezuelan equine encephalitis): ***Syn:*** *Venezuelan-Equine-Enzephalitis, Venezuelan-Equine-Enzephalomyelitis*; in Mittel- und Südamerika auftretende leicht verlaufende Enzephalomyelitis* durch das **Venezuelan-Equine-Enzephalitis-Virus**

westliche Pferdeenzephalitis (Ⓔ Western equine encephalitis): ***Syn:*** *Western-Equine-Enzephalitis, Western-Equine-Enzephalomyelitis*; in den USA und Canada auftretende leicht verlaufende Enzephalomyelitis* durch das **Western-Equine-Enzephalitis-Virus**

Pfer|de|schweif *m* (Ⓔ cauda equina): ***Syn:*** *Kauda, Cauda equina*; aus den Wurzeln der unteren Lendennerven und der Kreuzbein- und Sakralnerven gebildetes Nervenbündel am Ende des Rückenmarks*

PFGE *Abk.*: Puls-Feld-Gel-Elektrophorese

Pfingst|ro|se *f* (Ⓔ peony): Bezeichnung für **Paeonia officinalis** und **Paeonia mascula**, Pflanzen aus der Familie der Pfingstrosengewächse [Paeoniaceae]; verwendet werden die Blüten [**Paeoniae flos**], die im Frühjahr gesammelten Nebenwurzeln [**Paeoniae radix**] und die reifen Samen [**Paeoniae semen**]; die Blüten enthalten Anthocyanidine* [z.B. Paeonin, Cyanin] und Gerbstoffe*, die Nebenwurzeln Peregrinin, Paeonin, Glucopaeonol und die Samen Peregrinin, Paeoniafluorescin und fettes Öl; **Anw.**: die Blüten traditionell bei Haut- und Schleimhauterkrankungen, Atemwegserkrankungen, Gicht* und rheumatischen Beschwerden; die Wurzeln und Samen bei Krämpfen und Epilepsie*

PFK *Abk.*: *→Phosphofructokinase*

PFL *Abk.*: Cisplatin (*engl.* platinol), 5-Fluorouracil, Leucovorin

Pflan|zen|der|ma|ti|tis *f, pl* **-ti|ti|den:** *→Gräserdermatitis*

Pflan|zen|in|di|kan *nt* (Ⓔ indican): ***Syn:*** *Indikan*; in Indigofera-Arten vorkommendes Glucosid, aus dem Indigo hergestellt werden kann

Pflan|zen|to|xin *nt* (Ⓔ plant toxin): Phytotoxin*

Pflas|ter|stein|nä|vus *m* (Ⓔ lumbosacral connective tissue nevus): ***Syn:*** *lumbosakraler Bindegewebsnävus, Lumbosakralnävus, Naevus collagenicus lumbosacralis*; Bindegewebsnävus* im Lumbosakralbereich; kommt isoliert oder als Teilsymptom des Pringle*-Bourneville-Syndroms vor

Pflau|men|bauch|syn|drom *nt* (Ⓔ prune-belly syndrome): ***Syn:*** *ventrales Defektsyndrom, kongenitaler Bauchwanddefekt, Bauchdeckenaplasie-Syndrom, Bauchdeckenaplasie, prune-belly syndrome*; Syndrom mit angeborenem Fehlen oder Unterentwicklung der Bauchwandmuskulatur; oft kombiniert mit anderen Fehlbildungen [gastrointestinale Malrotation, dilative Uropathie, Lungenhypoplasie, Herzfehler]

Pflaumer: Eduard Pflaumer; 1872–1957; deutscher Urologe (Erlangen)

Pflaumer-Katheter *m* (Ⓔ Pflaumer's catheter): Ureterverweilkatheter* aus Weichgummi, der unter Sicht [Zytoskop] mit einem Katheterspanner eingeführt wird

Pflug|schar *m*: *→Pflugscharbein*

Pflug|schar|bein *nt* (Ⓔ vomer): ***Syn:*** *Pflugschar, Vomer*; Schädelknochen, der den größten Teil der unteren Nasenscheidewand bildet

PFM *Abk.*: **1.** Cisplatin (*engl.* platinol), 5-Fluorouracil, Methotrexat **2.** Pulsfrequenzmodulation

PFN *Abk.*: *→proximaler Femurnagel*

PFO *Abk.*: persistierendes Foramen ovale

Pfort|a|der *f* (Ⓔ portal vein): ***Syn:*** *Vena portae hepatis*; durch Vereinigung von Vena* lienalis und Vena* mesenterica superior entstehender Venenstamm, der das Blut von Magen, Darm, Milz und Pankreas zur Leber führt; teilt sich in der Leberpforte in zwei Hauptäste für den rechten und linken Teil der Leber; der **Ramus dexter** führt mit seinen beiden Ästen [**Ramus anterior, posterior**] Blut zum rechten Leberlappen [Lobus* hepatis dexter]; der **Ramus sinister** zieht zum linken Leberlappen [Lobus* hepatis sinister] und zum Lobus* quadratus und caudatus hepatis; seine **Pars transversa** sendet Äste zum Lobus quadratus hepatis [**Rami lobi caudati**]; die **Pars umbilicalis** hat Äste zur lateralen und medialen Seite der linken Leber [**Rami laterales, mediales**] und gibt die Vena* umbilicalis ab

Pfort|a|der|ent|zün|dung *f*: *→Pylephlebitis*

Pfort|a|der|hoch|druck *m* (Ⓔ portal hypertension): ***Syn:*** *portale Hypertonie, portale Hypertension*; Erhöhung des Pfortaderdrucks auf Werte, die 10 mm Hg über dem Druck im rechten Vorhof liegen; wird durch eine Erhöhung des Ausflusswiderstandes durch eine posthepatische [Lebervenenthrombose], intrahepatische [Leberzirrhose] oder prähepatische [Pfortaderthrombose] Blockade verursacht; führt zu Ösophagusvarizen*, intestinalen Blutungen, Aszites* oder Enzephalopathie*; **Diagnose**: Endoskopie, Sonographie, Angiographie, Duplexsonographie; Ziel der **Therapie** ist eine langfristige Drucksenkung und Herstellung eines Shuntkreislaufs durch Anlage eines portokavalen Shunts* oder **transjugulären intrahepatischen portosystemischen Shunts** [TIPS]

Pfort|a|der|throm|bo|se *f* (Ⓔ pylethrombosis): ***Syn:*** *Pylothrombose*; Thrombose* des Pfortadergebiets mit prähepatischem Block und Pfortaderhochdruck*; die **akute Pfortaderthrombose** entsteht meist bei Entzündungen [Nabelschnurinfektion, Pylephlebitis, Cholangitis, Leberabszess, Pankreatitis] oder Tumoren von Leber, Gallenblase, Gallengängen oder Pankreas, während die **chronische Pfortaderthrombose** fast immer mit einer Leberzirrhose assoziiert ist; die akute Pfortaderthrombose kann zu Milzinfarkt und evtl. hämorrhagischem Dünndarminfarkt führen; bei der chronischen Form stehen aber der Pfortaderhochdruck und seine Folgen im Vordergrund

Pfort|a|der|typ *m* (Ⓔ portal vein type): *s.u. hämatogene Metastasierung*

Pfört|ner|ka|nal *m*: *→Pyloruskanal*

Pföt|chen|stel|lung *f* (Ⓔ accoucheur's hand): *s.u. Karpopedalspasmen*

PFP *Abk.*: plättchenfreies Plasma

Pfropf|ges|to|se *f* (Ⓔ superimposed gestosis): ***Syn:*** *Aufpfropfgestose*; Gestose*, die sich auf eine vorbestehende Erkrankung [Diabetes* mellitus, Hypertonie*] aufpfropft; tritt in 10–50 % der Fälle auf; *s.a. Pfropfpräeklampsie*

Pfropf|prä|ek|lamp|sie *f* (Ⓔ superimposed preeclampsia): treten bei einer Schwangeren mit vorbestehender Hypertonie Blutdrucksteigerungen von > 30 mm Hg systolisch oder > 15 mm Hg diastolisch auf oder steigt der mittlere Blutdruck um > 20 mm Hg bei gleichzeitiger Proteinurie, besteht eine Pfropfpräeklampsie

PFU *Abk.*: plaque forming unit

Pfund|na|se *f*: *→Rhinophym*

Pfüt|zen|kei|me *pl* (Ⓔ water bacteria): ***Syn:*** *Nasskeime*; Bezeichnung für Erreger, die v.a. im feuchten Milieu [Waschbecken, Luftbefeuchter, Waschlappen, Blumenvasen etc.] gedeihen, z.B. Pseudomonas*, Acinetobacter; häufig Erreger von Nosokomialinfektionen

PG *Abk.*: **1.** *→Peptidoglykan* **2.** *→Phlebographie* **3.** Phosphoglycerat **4.** *→Pneumographie* **5.** Pregnandiolglucuronid **6.** *→Progesteron* **7.** Propylgallat **8.** *→Prostaglandin* **9.** *→Proteoglykan* **10.** pyogenes Granulom

pg *Abk.*: Picogramm

6-PG *Abk.*: 6-Phosphogluconat

PGA *Abk.*: **1.** *→patientengesteuerte Analgesie* **2.** 3-Phospho-

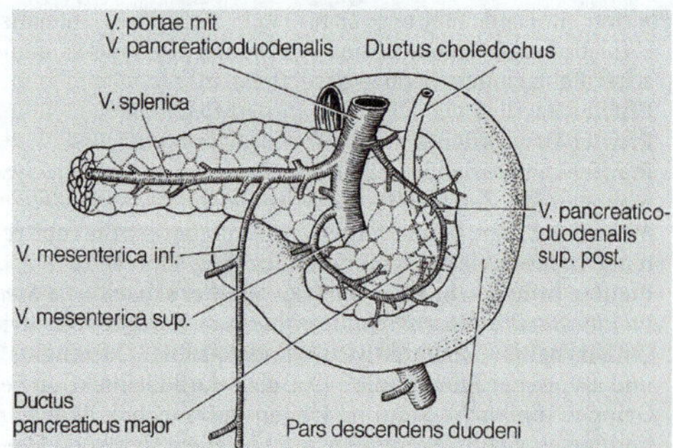

Abb. P66. Entstehung der Pfortader auf der Hinterseite des Caput pancreatis

glycerinaldehyd **3.** Prostaglandin A
PGAD *Abk.*: Phosphoglycerinaldehyddehydrogenase
PGADH *Abk.*: Phosphoglycerinaldehyddehydrogenase
PGA-Syndrom *nt* (Ⓔ polyendocrine autoimmune disease): ***Syn:*** *polyglanduläres Autoimmunsyndrom*; wahrscheinlich autosomal-dominant vererbte Kombination von Hypothyreose*, Nebenniereninsuffizienz*, Diabetes* mellitus Typ I und Alopezie*
PGB *Abk.*: Prostaglandin B
PGD *Abk.*: 6-Phosphogluconatdehydrogenase
PGD$_2$ *Abk.*: Prostaglandin D_2
6-PGD *Abk.*: 6-Phosphogluconatdehydrogenase
PGDH *Abk.*: Prostaglandindehydrogenase
6-PGDH *Abk.*: 6-Phosphogluconatdehydrogenase
PGE$_1$ *Abk.*: *→Prostaglandin E_1*
PGE$_2$ *Abk.*: *→Prostaglandin E_2*
PGF *Abk.*: Prostaglandin F
PGF$_{2\alpha}$ *Abk.*: *→Prostaglandin $F_{2\alpha}$*
PGFM *Abk.*: Prostaglandin-F-Metabolit
PGG *Abk.*: **1.** Pferde-Gammaglobulin **2.** Prostaglandin G **3.** Protonen-Gleichgewichtsgleichung
PGH *Abk.*: Prostaglandin H
PGH$_2$ *Abk.*: Prostaglandin H_2
PGI *Abk.*: **1.** *→Phosphoglucoseisomerase* **2.** Prostaglandin I
PGI$_2$ *Abk.*: *→Prostaglandin I_2*
PGK *Abk.*: *→Phosphoglyceratkinase*
PGL *Abk.*: **1.** persistente generalisierte Lymphadenopathie **2.** progressive generalisierte Lymphadenopathie
PGLUM *Abk.*: **1.** *→Phosphoglucomutase* **2.** *→Phosphoglukomutase*
PGM *Abk.*: **1.** *→Phosphoglucomutase* **2.** *→Phosphoglukomutase* **3.** Phosphoglyceratmutase **4.** Phosphoglyceromutase
PGN *Abk.*: primär-chronische Glomerulonephritis
PGP *Abk.*: **1.** Paralysis generalisata progressiva **2.** Phosphoglyceratphosphat **3.** Phosphoglykolatphosphatase **4.** Polyglycerophosphatid
PGR *Abk.*: psychogalvanischer Reflex
PGS *Abk.*: **1.** Phosphoglukonsäure **2.** Phosphoglycerinsäure
PGSI *Abk.*: Prostaglandinsynthetase-Inhibitor
PGTT *Abk.*: Prednison-Glukosetoleranztest
PGU *Abk.*: *→postgonorrhoische Urethritis*
PGUT *Abk.*: Phosphogalaktoseuridyltransferase
PGV *Abk.*: **1.** proximale gastrale Vagotomie **2.** *→proximal gastrische Vagotomie* **3.** Pulsgipfelverspätungszeit
PGW *Abk.*: pulmonaler Gefäßwiderstand
PGX *Abk.*: *→Prostazyklin*
pH *Abk.*: pondus Hydogenii
PH *Abk.*: **1.** *→passive Hämagglutination* **2.** Phenylalaninhydroxylase **3.** *→portale Hypertension* **4.** Prolactinhormon
Ph[1]-C *Abk.*: *→Philadelphia-Chromosom*
Ph$_1$ *Abk.*: *→Philadelphia-Chromosom*
pH *m* (Ⓔ pH): ***Syn:*** *pH-Wert*; Maß für die Konzentration von Wasserstoffionen in wässriger Lösung [pondus Hydrogenii]; definiert als negativer dekadischer Logarithmus der Wasserstoffionenkonzentration; saure Lösungen haben einen niedrigen pH-Wert [< 7] und eine hohe Wasserstoffionenkonzentration, basische Lösungen einen hohen pH-Wert [> 7] und eine niedrige Wasserstoffionenkonzentration; *s.a. Azidose, Alkalose*
PH$_3$ *Abk.*: *→Phosphorwasserstoff*
PHA *Abk.*: **1.** *→passive Hämagglutination* **2.** *→Phenylalanin* **3.** *→Phythämagglutinine* **4.** primärer habitueller Abort
PHa *Abk.*: arterieller pH-Wert
Phac-, phac- *präf.*: Wortelement mit der Bedeutung „Linse"
Pha|ci|tis *f, pl* **-tiden**: *→Phakitis*
Phae|o|hy|pho|my|ze|ten *pl* (Ⓔ phaeohyphomycetes): ***Syn:*** *Schwärzepilze, Dematiazeen*; Fadenpilze*, deren Zellwände Melanin* enthalten und die daher in mikroskopischen Kulturpräparaten oder histologischen Gewebeschnitten braun bis schwarz gefärbt sind; *s.u. Essay Pilze S. 1697*
Phag-, phag- *präf.*: *→Phago-*
-phag *suf.*: in Adjektiven verwendetes Wortelement mit der Bedeutung „fressend/essend/vertilgend"
Pha|ge *m* (Ⓔ phage): ***Syn:*** *Bakteriophage, bakterienpathogenes Virus*; Virus, das ausschließlich Bakterien befällt; meist

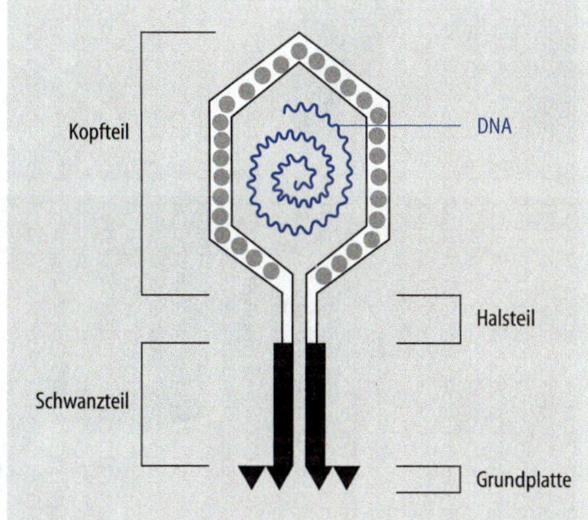

Abb. P67. T-Phage

handelt es sich um DNA-Phagen, es gibt aber auch RNA-Phagen; ihre Wirtsspezifität ist meist extrem eng, d.h., sie sind nur für eine Subspecies infektiös; *s.u. Essay Viren S. 2273*
-phage *suf.*: Wortelement mit Bezug auf „Fressorganismus/Fresser"
Pha|ge|dae|na *f* (Ⓔ phagedena): langsam fortschreitendes Geschwür [Ulcus*], v.a. bei [tropischen] Hauterkrankungen, wie z.B. Leishmaniosen* oder Treponematosen*
pha|ge|dä|nisch *adj* (Ⓔ phagedenic): fortschreitend, sich ausbreitend
Pha|gen|typ *m*: *→Phagovar*
Pha|gen|ty|pi|sie|rung *f* (Ⓔ phage typing): ***Syn:*** *Lysotypie*; Typendifferenzierung von Baktieren durch die von Phagen verursachte Auflösung; **Prinzip**: ein Bakterienstamm wird netzartig auf eine Agarplatte aufgestrichen und mit unterschiedlichen Phagen beimpft; der spezifische Phage führt zur Infektion und Lyse des Stammes, die durch eine Aussparung im Bakterienrasen sichtbar wird
-phagia *suf.*: *→-phagie*
-phagie *suf.*: Wortelement mit der Bedeutung „Essen/Fressen/Vertilgen/Verzehren"
-phagisch *suf.*: *→-phag*
Phago-, phago- *präf.*: Wortelement mit der Bedeutung „essen/fressen"
Pha|go|ly|se *f*: *→Phagozytolyse*
Pha|go|ly|so|som *nt* (Ⓔ phagolysosome): ***Syn:*** *sekundäres Lysosom, Heterophagolysosom*; *s.u. Phagozytose*
pha|go|ly|tisch *adj*: *→phagozytolytisch*
pha|go|phob *adj* (Ⓔ phagophobic): Schluckangst/Phagophobie betreffend, durch sie gekennzeichnet
Pha|go|pho|bie *f* (Ⓔ phagophobia): ***Syn:*** *Schluckangst*; krankhafte Angst vor dem Essen oder Schlucken
Pha|go|som *nt* (Ⓔ phagosome): *s.u. Phagozytose*
Pha|go|var *m* (Ⓔ phagovar): ***Syn:*** *Lysotyp, Phagentyp*; durch Lysotypie* bestimmter Bakterienstamm
Pha|go|zyt *m* (Ⓔ phagocyte): ***Syn:*** *Fresszelle*; Zelle, die belebte oder unbelebte Partikel aufnehmen und abbauen kann, z.B. Monozyten*, Granulozyten*, Histiozyten*; auch Bezeichnung für Osteoklasten* oder Makrophagen*
mononukleäre Phagozyten: *→Monozyten*
pha|go|zy|tär *adj* (Ⓔ phagocytic): ***Syn:*** *phagozytisch*; Phagozyt oder Phagozytose betreffend
pha|go|zy|tier|bar *adj* (Ⓔ phagocytable): durch Phagozytose aufnehmbar oder abbaubar
pha|go|zy|tie|ren *v* (Ⓔ phagocytize): durch Phagozytose abbauen, durch/mittels Phagozytose aufnehmen
pha|go|zy|tisch *adj*: *→phagozytär*
Pha|go|zy|to|ly|se *f* (Ⓔ phagocytolysis): ***Syn:*** *Phagolyse*; Auflösung aufgenommener Zellteile in der Zelle; *s.a. Phagozytose*
pha|go|zy|to|ly|tisch *adj* (Ⓔ phagocytolytic): ***Syn:*** *phagolytisch*; Phagozytolyse betreffend, durch sie bedingt

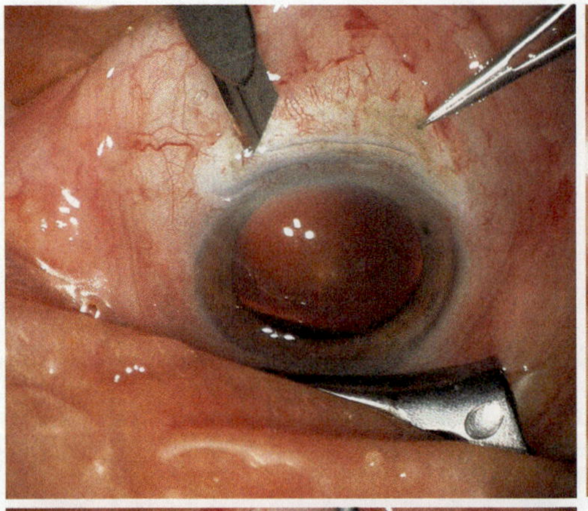
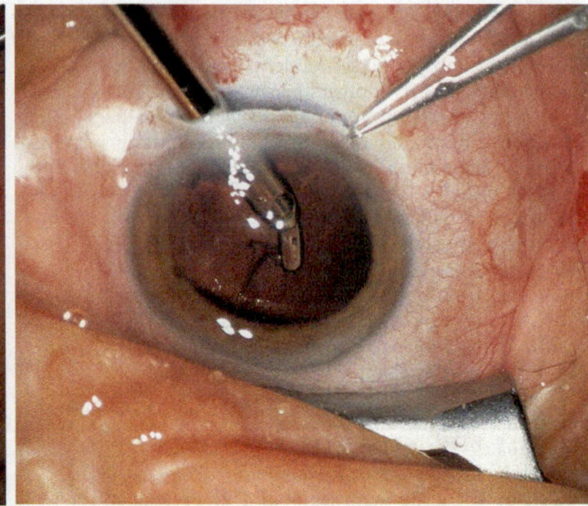
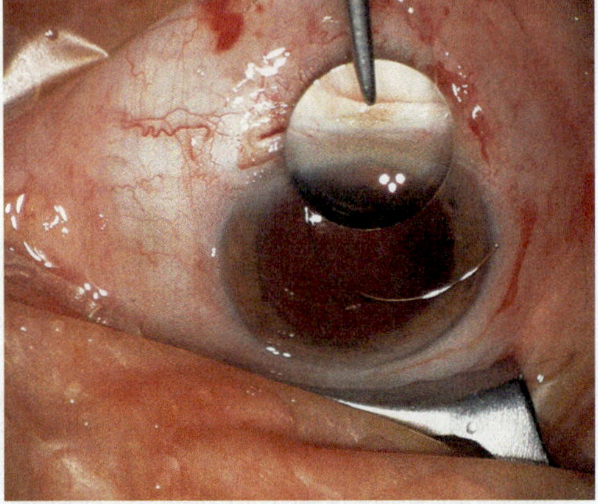

Abb. P68. Phakektomie. Eröffnung der vorderen Augenkammer, Entfernung der Linse und Einsetzen einer Kunstlinse

Pha|go|zy|to|se *f* (Ⓔ phagocytosis): aktive Aufnahme von belebten oder unbelebten Strukturen in die Zelle; wichtiger Teil der unspezifischen Infektionsabwehr; die aufgenommenen Partikel werden in speziellen Membranbläschen [**Phagosomen**] verpackt; meist vereinigen sie sich mit Lysosomen* zu so genannten **Phagolysosomen**, in denen der Fremdkörper abgebaut wird; kann das Fremdmaterial nur unvollständig abgebaut werden, kommt es zur Bildung von **Residualkörperchen**, die lebenslang in der Zelle verbleiben

Phak-, phak- *präf.*: →*Phako-*

Phak|ek|to|mie *f* (Ⓔ phacectomy): ***Syn***: *Lentektomie, Linsenextraktion, Linsenexstirpation, Linsenentfernung, Phakoeresis*; operative Entfernung der Augenlinse; bei der **extrakapsulären Phakektomie** bleibt die Kapsel erhalten, in der dann eine Kunstlinse verankert wird; der Linsenkern wird entweder herausgedrückt [**Expression**] oder mit einem Ultraschallgerät verflüssigt [emulsifiziert] und abgesaugt [**Phakoemulsifikation**]; wird die Linse mitsamt der Kapsel entfernt, spricht man von **intrakapsulärer Phakektomie**

Pha|ki|tis *f, pl* **-ti|den** (Ⓔ phakitis): ***Syn***: *Linsenentzündung, Phacitis, Lentitis*; Entzündung der Augenlinse

pha|ki|tisch *adj* (Ⓔ phakitic): ***Syn***: *lentitisch*; Linsenentzündung/Phakitis betreffend, von ihr betroffen oder gekennzeichnet

Phako-, phako- *präf.*: Wortelement mit der Bedeutung „Linse"

Pha|ko|de|ne|sis *f* (Ⓔ phacodonesis): ***Syn***: *Linsenschlottern*; abnorme Beweglichkeit der Augenlinse, z.B. bei Marfan*-Syndrom; kann zu Subluxation führen

Pha|ko|e|mul|si|fi|ka|ti|on *f* (Ⓔ phacoemulsification): Ultraschallzertrümmerung und Absaugung der Linse; der Zugang erfolgt über einen sog. **Tunnelschnitt** am Übergang von Hornhaut und Sklera, der sich später ohne Naht ventilartig verschließt; die Phakoemulsifikationssonde trägt die Linse ab und saugt die Bruchstücke gleichzeitig ab; am Ende der Operation wird eine Kunstlinse implantiert

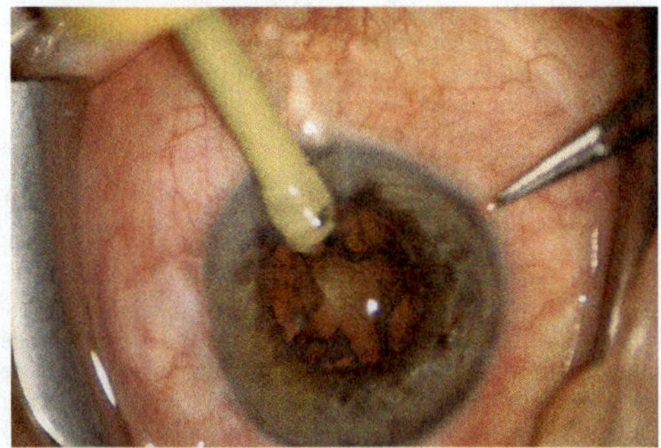

Abb. P69. Phakoemulsifikation

Pha|ko|e|re|sis *f*: →*Phakektomie*

pha|ko|id *adj* (Ⓔ phacoid): linsenförmig

Pha|ko|ly|se *f* (Ⓔ phacolysis): therapeutische Linsenauflösung; *s.a. Phakoemulsifikation*

pha|ko|ly|tisch *adj* (Ⓔ phacolytic): Phakolyse betreffend

Pha|ko|ma|la|zie *f* (Ⓔ phacomalacia): ***Syn***: *Linsenerweichung*; Erweichung der Linse durch partielle Verflüssigung bei Altersstar [Cataracta senilis] im hohen Alter [Cataracta* hypermatura]

Pha|ko|ma|to|se *f* (Ⓔ phakomatosis): ***Syn***: *neurokutanes Syndrom*; Oberbegriff für Syndrome mit Hautveränderungen und Missbildungen verschiedener Organe [u.a. ZNS, Auge]; umfasst z.B. Neurofibromatosis generalisata, Hippel-Lindau-Syndrom, Sturge-Weber-Krabbe-Syndrom, Peutz-Jeghers-Syndrom

pha|ko|to|xisch *adj* (Ⓔ phacotoxic): die Augenlinse schädigend

Pha|ko|ze|le *f* (Ⓔ phacocele): ***Syn:*** *Linsenvorfall, Lentozele, Hernia lentis*; Vorfall der Linse durch einen Defekt von Hornhaut oder Sklera

Pha|ko|zys|tek|to|mie *f* (Ⓔ phacocystectomy): ***Syn:*** *Linsenkapselresektion*; operative Entfernung der Linsenkapsel [Capsula lentis]

Pha|ko|zys|ti|tis *f, pl* **-ti|ti|den** (Ⓔ phacocystitis): ***Syn:*** *Linsenkapselentzündung, Kapsitis*; Entzündung der Linsenkapsel

pha|ko|zys|ti|tisch *adj* (Ⓔ phacocystitic): Linsenkapselentzündung/Phakozystitis betreffend, von ihr betroffen oder gekennzeichnet

pHakt *Abk.*: aktueller pH-Wert

Phalang-, phalang- *präf.*: Wortelement mit der Bedeutung „Glied/Phalanx"

pha|lan|ge|al *adj* (Ⓔ phalangeal): Fingerglied bzw. Zehenglied/Phalanx betreffend

Pha|lan|gek|to|mie *f* (Ⓔ phalangectomy): Amputation eines Finger- oder Zehenglieds

Pha|lan|gen|a|pla|sie *f* (Ⓔ aphalangia): angeborenes Fehlen einzelner Finger- oder Zehenglieder

Pha|lan|gen|frak|tur *f* (Ⓔ phalangeal fracture): Fraktur* eines Finger- oder Zehenglieds

Pha|lan|gen|zel|len, äu|ße|re *pl* (Ⓔ outer phalangeal cells): *s.u. Corti-Organ*

Pha|lan|gen|zel|len, in|ne|re *pl* (Ⓔ inner phalangeal cells): *s.u. Corti-Organ*

Pha|lan|gi|tis *f, pl* **-ti|den** (Ⓔ phalangitis): ***Syn:*** *Phalangenentzündung*; Entzündung eines Finger- oder Zehenglieds

pha|lan|gi|tisch *adj* (Ⓔ phalangitic): Phalangenentzündung/Phalangitis betreffend, von ihr betroffen oder gekennzeichnet

Pha|lanx *f, pl* **-lan|ges, -lan|gen** (Ⓔ phalanx): Finger- oder Zehenglied; *s.u. Ossa digitorum manus, Ossa digitorum pedis*

Phalanx distalis (Ⓔ distal phalanx): ***Syn:*** *Endglied, Endphalanx, Nagelglied*; distales Glied von Fingern oder Zehen; *s.u. Ossa digitorum manus, Ossa digitorum pedis*

Phalanx media (Ⓔ middle phalanx): ***Syn:*** *Mittelglied, Mittelphalanx*; mittleres Glied von Fingern oder Zehen; *s.u. Ossa digitorum manus, Ossa digitorum pedis*

Phalanx proximalis (Ⓔ proximal phalanx): ***Syn:*** *Grundglied, Grundphalanx*; proximales Glied von Fingern oder Zehen; *s.u. Ossa digitorum manus, Ossa digitorum pedis*

Phall-, phall- *präf.*: *→Phallo-*

Phal|lek|to|mie *f*: *→Penektomie*

phal|lisch *adj* (Ⓔ **1.** phallic **2.** *→phalloid*): **1.** ***Syn:*** *penil*; männliches Glied/Phallus betreffend **2.** *→phalloid*

Phal|li|tis *f, pl* **-ti|den:** *→Penitis*

Phallo-, phallo- *präf.*: Wortelement mit der Bedeutung „männliches Glied/Phallus/Penis"

Phal|lo|dy|nie *f* (Ⓔ phallodynia): ***Syn:*** *Penisschmerz*; Schmerzen im Penis

Phal|lo|gramm *nt* (Ⓔ phallogram): bei der Phallographie* erhaltene grafische Darstellung

Phal|lo|gra|phie *f* (Ⓔ phallography): ***Syn:*** *Phallografie*; u.a. in der Schlafforschung eingesetztes Verfahren, bei dem die Erektionshäufigkeit während des Schlafes gemessen wird

phal|lo|id *adj* (Ⓔ phalloid): ***Syn:*** *phallisch*; einem Phallus ähnlich, phallusähnlich, phallusartig, phallusförmig

Phal|lo|i|din *nt* (Ⓔ phalloidin): im Knollenblätterpilz [Amanita phalloides] vorkommendes Mykotoxin*

Phal|lo|plas|tik *f* (Ⓔ phalloplasty): ***Syn:*** *Penisplastik*; plastische Operation zur Korrektur von Fehlbildungen [Hypospadie*] oder Verletzungen des Penis; auch auf die operative Penisvergrößerung angewandt

Phal|los *m*: *→Phallus*

Phal|lo|to|mie *f* (Ⓔ phallotomy): Inzision des Penis

Phal|lo|to|xi|ne *pl* (Ⓔ phallotoxins): im Knollenblätterpilz [Amanita phalloides] vorkommende Gifte, z.B. Phalloidin, Amanitin

Phal|lus *m* (Ⓔ phallus): ***Syn:*** *Phallos*; erigiertes männliches Glied; *s.u. Penis*

phal|lus|ar|tig *adj*: *→phalloid*

phal|lus|för|mig *adj*: *→phalloid*

Pha|ne|ro|se *f* (Ⓔ phanerosis): ***Syn:*** *Phanerosis*; Bezeichnung für das Sichtbarwerden einer primär nicht sichtbaren Substanz oder Struktur, z.B. Fettphanerose*

Pha|ne|ro|sis *f, pl* **-ses**: *→Phanerose*

Phäno-, phäno- *präf.*: Wortelement mit der Bedeutung „erscheinen/sichtbar werden"

Phä|no|ko|pie *f* (Ⓔ phenocopy): Nachahmung eines genetischen Erscheinungsbildes durch äußere Ursachen

Phä|no|men *nt* (Ⓔ phenomenon): Erscheinung, Zeichen, (objektives) Symptom

Phänomen des blutigen Taus (Ⓔ Auspitz' phenomenon): ***Syn:*** *Auspitz-Phänomen*; charakteristische, punktförmige Blutung nach Entfernen des letzten Häutchens bei Psoriasis* vulgaris

Phänomen des letzten Häutchens (Ⓔ last cuticle phenomenon): nach Entfernung der Schuppe bei Psoriasis* vulgaris [Kerzenfleckphänomen*] sieht man ein blattartiges, feuchtes Häutchen; wird es entfernt, kommt es zur punktförmigen Blutung [Phänomen des blutigen Taus]

Phä|no|me|no|lo|gie *f* (Ⓔ phenomenology): Lehre von den Krankheitszeichen

Phä|no|typ *m* (Ⓔ phenotype): ***Syn:*** *Phänotypus*; durch Genotyp* und Umwelteinflüsse geformtes (äußeres) Erscheinungsbild

Phan|tas|ma *nt* (Ⓔ phantasm): Wahnbild, Trugbild, Hirngespinst, Sinnestäuschung

Phan|tas|ti|kum *nt, pl* **-ka** (Ⓔ hallucinogen): ***Syn:*** *Halluzinogen, Psychomimetikum, Psychotomimetikum, Eidetikum, Psychotoxikum, Psychodysleptikum*; Substanz, die bei gesunden Personen abnorme Erlebniszustände [Halluzinationen] auslöst

Phan|tom|emp|fin|den *nt* (Ⓔ autosomatognosis): Projektion von Empfindungen in ein nicht mehr vorhandenes Körperteil, z.B. **Phantomschmerz** in einem amputierten Bein

Phan|tom|schmerz *m* (Ⓔ phantom pain): *s.u. Phantomempfinden*

phä|o|chrom *adj* (Ⓔ pheochrome): ***Syn:*** *chromaffin, chromaphil*; leicht mit Chromsalzen färbbar

Phä|o|chro|mo|blast *m* (Ⓔ pheochromoblast): unreife, phäochrome Zellen des Phäochromoblastoms*

Phä|o|chro|mo|blas|tom *nt* (Ⓔ pheochromoblastoma): ***Syn:*** *malignes Phäochromozytom*; unreifzellige, maligne Form des Phäochromozytoms*

Phä|o|chro|mo|zyt *m* (Ⓔ pheochromocyte): chromaffine Zelle

Phä|o|chro|mo|zy|tom *nt* (Ⓔ pheochromocytoma): von den chromaffinen Zellen des sympathischen Nervensystems ausgehender Tumor, der meist Adrenalin und Noradrenalin produziert

malignes Phäochromozytom: *→Phäochromoblastom*

Phä|o|me|la|nin *nt* (Ⓔ pheomelanin): *s.u. Melanin*

PHAR *Abk.*: Phytohämagglutinationsreaktion

Pharmako-, pharmako- *präf.*: Wortelement mit der Bedeutung „Arzneimittel/Heilmittel"

Phar|ma|ko|dy|na|mik *f* (Ⓔ pharmacodynamics): Analyse der Wirkung von Pharmaka im Organismus

phar|ma|ko|dy|na|misch *adj* (Ⓔ pharmacodynamic): Pharmakodynamik betreffend

Phar|ma|ko|gno|sie *f* (Ⓔ pharmacognosy): ***Syn:*** *Drogenkunde, Pharmakognosis*; Wissenschaft von den Drogen und ihren Inhaltsstoffen; theoretische und angewandte Drogenkunde, die sich als **pharmazeutische Biologie** mit natürlichen, d.h aus Tieren oder Pflanzen gewonnenen Arzneimitteln oder Giften befasst

Phar|ma|ko|gno|sis *f*: *→Pharmakognosie*

Phar|ma|ko|ki|ne|tik *f* (Ⓔ pharmacokinetics): Einfluss des Organismus auf Pharmaka; umfasst Resorption, Verteilung, Biotransformation und Ausscheidung

phar|ma|ko|ki|ne|tisch *adj* (Ⓔ pharmacokinetic): Pharmakokinetik betreffend

Phar|ma|ko|lo|gie *f* (Ⓔ pharmacology): ***Syn:*** *Arzneimittellehre, Arzneimittelforschung*; Wissenschaft von den Arzneimitteln und ihrer Wechselwirkung mit dem Körper

phar|ma|ko|lo|gisch *adj* (Ⓔ pharmacologic): Pharmakologie betreffend

Phar|ma|ko|ma|nie *f* (Ⓔ pharmacomania): Arzneimittelab-

P

hängigkeit, Arzneimittelsucht; *s.a. Abhängigkeit*

Phar|ma|kon *nt* (Ⓔ **1.** drug **2.** pharmacon): **1.** *→Arzneimittel* **2.** oft Bezeichnung für alle körperfremdem oder körpereigenen Stoffe, die nach Aufnahme in den Körper oder Applikation auf die Körperoberfläche eine gewünschte oder unerwünschte Wirkung hervorrufen

phar|ma|ko|phob *adj* (Ⓔ pharmacophobic): Pharmakophobie betreffend, durch sie gekennzeichnet

Phar|ma|ko|pho|bie *f* (Ⓔ pharmacophobia): krankhafte Angst vor (der Einnahme von) Medikamenten

Phar|ma|ko|pöe *f* (Ⓔ pharmacopoeia): ***Syn:*** *Arzneibuch*; Verzeichnis der offizinellen Arzneimittel mit Vorschriften für ihre Beschaffenheit, Zubereitung, Aufbewahrung und Prüfung, z.B. Deutsches Arzneibuch

Phar|ma|ko|psy|cho|se *f* (Ⓔ pharmacopsychosis): exogene Psychose* durch chemische Substanzen [Alkohol, Drogen] oder Pharmaka

Phar|ma|ko|ra|di|o|an|gi|o|gra|phie *f* (Ⓔ pharmacoradioangiography): ***Syn:*** *Pharmakoradioangiografie*; Röntgenkontrastdarstellung* von Gefäßen bei gleichzeitiger Gabe von Pharmaka [z.B. Vasokonstriktoren]

Phar|ma|ko|ra|di|o|gra|phie *f* (Ⓔ pharmacoradiography): ***Syn:*** *Pharmakoradiografie*; Röntgenkontrastdarstellung* bei gleichzeitiger Gabe von Pharmaka

Phar|ma|ko|the|ra|pie *f* (Ⓔ pharmacotherapy): Behandlung mit Arzneimitteln

Phar|ma|zeu|tik *f* (Ⓔ pharmaceutics): ***Syn:*** *Arzneilehre, Arzneikunde, Pharmazie*; Lehre von der Zubereitung und Anwendung von Arzneimitteln

phar|ma|zeu|tisch *adj* (Ⓔ pharmaceutic): ***Syn:*** *arzneikundlich*; Pharmazeutik betreffend, auf ihr beruhend

Phar|ma|zie *f*: *→Pharmazeutik*

Pharyng-, pharyng- *präf.*: *→Pharyngo-*

Pha|ryn|gal|gie *f*: *→Halsschmerzen*

pha|ryn|ge|al *adj* (Ⓔ pharyngeal): Rachen/Pharynx betreffend

Pha|ryn|gek|to|mie *f* (Ⓔ pharyngectomy): operative (Teil-) Entfernung der Rachenwand

Pha|ryn|gi|al|bö|gen *pl*: *→Branchialbögen*

Pha|ryn|gis|mus *m* (Ⓔ pharyngism): ***Syn:*** *Schlundkrampf, Glossopharyngeuskrampf, Pharyngospasmus*; Krampf der vom Nervus* glossopharyngeus versorgten Schlundmuskulatur, z.B. bei Tetanus*, Tollwut* oder Reizung durch einen Fremdkörper

P

Pha|ryn|gi|tis *f, pl* **-ti|den** (Ⓔ pharyngitis): ***Syn:*** *Rachenschleimhautentzündung, Rachenkatarrh, Rachenkatarr*; Entzündung der Rachenschleimhaut

akute Pharyngitis (Ⓔ acute pharyngitis): ***Syn:*** *akuter Rachenkatarrh*; meist durch Viren oder sekundär durch Bakterien hervorgerufene Entzündung; tritt oft zusammen mit einer Angina* oder Seitenstrangangina* auf; **Klinik:** Kratzen und Brennen im Hals, Schluckbeschwerden, Trockenheitsgefühl; **Befund:** gerötete Schleimhaut der Rachenhinterwand, meist mit Schleimabsonderung, die lymphatischen Gewebe sind verdickt und hochrot; **Therapie:** warme Halswickel, heiße Milch evtl. mit Honig, Lutschtabletten mit Dexpanthenol oder Cetylpyridiniumchlorid; systemische Antibiotika [Penicillin-G] bei bakterieller Infektion

akute febrile Pharyngitis (Ⓔ febrile pharyngitis): vor allem bei (Klein-)Kindern auftretende, fieberhafte, akute Pharyngitis

Pharyngitis chronica: *→chronische Pharyngitis*

Pharyngitis chronica atrophicans (Ⓔ atrophic pharyngitis): ***Syn:*** *Pharyngitis chronica sicca*; durch Austrocknung der Schleimhaut und zähen Schleim [**Tischlerleim**] gekennzeichnete, häufiger ältere Menschen betreffende Entzündung

Pharyngitis chronica granulosa: *→Pharyngitis chronica hyperplastica*

Pharyngitis chronica hyperplastica (Ⓔ chronic hyperplastic pharyngitis): ***Syn:*** *granuläre Pharyngitis, Pharyngitis chronica granulosa*; zu Verdickung der Rachenschleimhaut führende granulierende Entzündung

Pharyngitis chronica sicca: *→Pharyngitis chronica atrophicans*

chronische Pharyngitis (Ⓔ chronic pharyngitis): ***Syn:*** *Pharyngitis chronica*; länger als drei Monate anhaltende Pharyngitis; als Ursache kommen v.a. Nicotin- und Alkoholabusus, trockene Luft, chemische Reize oder Staubeinwirkung am Arbeitsplatz, Mundatmung bei erschwerter Nasenatmung und Hormonumstellung im Klimakterium vor; **Klinik:** Trockenheitsgefühl, Räusperzwang, Globusgefühl, zäher Schleim, Reizhusten, Durstgefühl; histologisch kann man die häufigere Pharyngitis* chronica atrophicans und die seltenere Pharyngitis* chronica hyperplastica unterscheiden; **Therapie:** Elimination der auslösenden Noxe, Erhöhung der Luftfeuchtigkeit, Inhalieren oder Gurgeln mit Salzlösung, Lutschtabletten

granuläre Pharyngitis: *→Pharyngitis chronica hyperplastica*

Pharyngitis herpetica: *→Angina herpetica*

kruppöse Pharyngitis: *→pseudomembranöse Pharyngitis*

Pharyngitis lateralis (Ⓔ lateral pharyngitis): ***Syn:*** *Seitenstrangangina*; mit Schwellung, Rötung und Schluckbeschwerden einhergehende Entzündung der Seitenstränge, v.a. nach Tonsillektomie*; *s.a. Angina lacunaris*

pseudomembranöse Pharyngitis (Ⓔ membranous pharyngitis): ***Syn:*** *kruppöse Pharyngitis*; durch die Ausbildung von Pseudomembranen gekennzeichnete Pharyngitis; tritt meist zusammen mit einer Angina* ulceromembranacea auf

pha|ryn|gi|tisch *adj* (Ⓔ pharyngitic): Rachenschleimhautentzündung/Pharyngitis betreffend, von ihr betroffen oder gekennzeichnet

Pharyngo-, pharyngo- *präf.*: Wortelement mit der Bedeutung „Rachen/Schlund/Pharynx"

Pha|ryn|go|bran|chi|al|bo|gen *m* (Ⓔ pharyngobranchial arch): 3. Branchialbogen; *s.u. Branchialbögen*

Pha|ryn|go|dy|nie *f*: *→Halsschmerzen*

pha|ryn|go|e|pi|glot|tisch *adj* (Ⓔ pharyngoepiglottic): Rachen und Kehldeckel/Epiglottis betreffend oder verbindend

Pha|ryn|go|kon|junk|ti|val|fie|ber *nt*: *→Pharyngokonjunktivitis*

Pha|ryn|go|kon|junk|ti|vi|tis *f, pl* **-ti|den** (Ⓔ pharyngoconjunctivitis): ***Syn:*** *Pharyngokonjunktivalfieber*; durch Adenoviren* hervorgerufene akute Entzündung von Rachenschleimhaut und Augenbindehaut; evtl. mit Kopf-, Gelenk- und Muskelschmerzen kombiniert

pha|ryn|go|kon|junk|ti|vi|tisch *adj* (Ⓔ pharyngoconjunctivitic): Pharyngokonjunktivitis betreffend, von ihr betroffen oder gekennzeichnet

pha|ryn|go|la|ryn|ge|al *adj* (Ⓔ pharyngolaryngeal): ***Syn:*** *laryngopharyngeal*; Rachen und Kehlkopf/Larynx betreffend oder verbindend

Pha|ryn|go|la|ryn|gi|tis *f, pl* **-ti|den** (Ⓔ pharyngolaryngitis): Entzündung von Rachen- und Kehlkopfschleimhaut; *s.a. Pharyngitis, Laryngitis*

pha|ryn|go|la|ryn|gi|tisch *adj* (Ⓔ pharyngolaryngitic): Pharyngolaryngitis betreffend, von ihr betroffen oder gekennzeichnet

pha|ryn|go|ma|xil|lär *adj* (Ⓔ pharyngomaxillary): ***Syn:*** *pharyngomaxillar, maxillopharyngeal*; Rachen und Oberkiefer/Maxilla betreffend oder verbindend

Pha|ryn|go|my|ko|se *f* (Ⓔ pharyngomycosis): ***Syn:*** *Rachenmykose, Pharynxmykose*; Pilzinfektion des Rachens; *s.a. Mundsoor*

pha|ryn|go|na|sal *adj* (Ⓔ pharyngonasal): ***Syn:*** *epipharyngeal, nasopharyngeal, rhinopharyngeal*; Rachen und Nase/Nasus betreffend oder verbindend; Rhinopharynx betreffend

pharyngo-oral *adj* (Ⓔ pharyngo-oral): ***Syn:*** *oropharyngeal, mesopharyngeal*; Rachen und Mund/Os betreffend oder verbindend, Oropharynx betreffend

pha|ryn|go|ö|so|pha|ge|al *adj* (Ⓔ pharyngoesophageal): ***Syn:*** *ösophagopharyngeal*; Rachen und Speiseröhre/Oesophagus betreffend oder verbindend

Pha|ryn|go|ö|so|pha|gi|tis *f, pl* **-ti|den** (Ⓔ pharyngoesophagitis): chronische Entzündung von Rachen- und Speiseröhrenschleimhaut; Teilaspekt des Plummer*-Vinson-Syndroms

pha|ryn|go|ö|so|pha|gi|tisch *adj* (Ⓔ pharyngoesophagitic): Pharyngoösophagitis betreffend, von ihr betroffen oder gekennzeichnet

pha|ryn|go|pa|la|ti|nal *adj* (Ⓔ pharyngopalatine): **Syn:** *palatopharyngeal*; Rachen und Gaumen/Palatum betreffend oder verbindend
Pha|ryn|go|pa|thie *f* (Ⓔ pharyngopathy): Rachenerkrankung, Pharynxerkrankung
Pha|ryn|go|plas|tik *f* (Ⓔ pharyngoplasty): **Syn:** *Rachenplastik, Pharynxplastik*; plastische Chirurgie des Rachens [Pharynx], z.B. zur Korrektur von angeborenen Fehlbildungen
Pha|ryn|go|ple|gie *f* (Ⓔ pharyngoplegia): **Syn:** *Schlundmuskellähmung*; zu Schlucklähmung* führende Paralyse der Schlundmuskulatur
Pha|ryn|go|rhi|ni|tis *f, pl* **-ti|den** (Ⓔ pharyngorhinitis): Entzündung von Rachen- und Nasenschleimhaut; *s.a. Pharyngitis, Rhinitis*
pha|ryn|go|rhi|ni|tisch *adj* (Ⓔ pharyngorhinitic): Pharyngorhinitis betreffend, von ihr betroffen oder gekennzeichnet
Pha|ryn|go|rhi|no|sko|pie *f* (Ⓔ pharyngorhinoscopy): direkte Untersuchung von Nasenpharynx und hinterer Nasenöffnung
Pha|ryn|gor|rha|gie *f* (Ⓔ pharyngorrhagia): **Syn:** *Rachenblutung, Pharynxblutung*; wegen der anatomischen Beziehung zur Nasenhöhle ist es oft schwierig, zwischen Blutungsquellen in Rachen und Nasenhöhle zu unterscheiden
Pha|ryn|gor|rhoe *f, pl* **-rho|en** (Ⓔ pharyngorrhea): Schleimabsonderung aus dem Rachen
Pha|ryn|go|sal|pin|gi|tis *f, pl* **-ti|den** (Ⓔ pharyngosalpingitis): Entzündung von Rachen- und Tubenschleimhaut; *s.a. Pharyngitis*
pha|ryn|go|sal|pin|gi|tisch *adj* (Ⓔ pharyngosalpingitic): Pharyngosalpingitis betreffend, von ihr betroffen oder gekennzeichnet
Pha|ryn|go|sko|pie *f* (Ⓔ pharyngoscopy): direkte Betrachtung des Rachens
Pha|ryn|go|spas|mus *m*: *→Pharyngismus*
Pha|ryn|go|ste|no|se *f* (Ⓔ pharyngostenosis): **Syn:** *Rachenstenose, Pharynxstenose*; Einengung der Rachenenge mit Schluckbeschwerden
Pha|ryn|go|sto|mie *f* (Ⓔ pharyngostomy): **Syn:** *Pharynxfistel, Rachenfistel*; Anlegen einer künstlichen Öffnung in den Pharynx
Pha|ryn|go|to|mie *f* (Ⓔ pharyngotomy): Inzision der Rachenwand
Pha|ryn|go|ton|sil|li|tis *f, pl* **-ti|den** (Ⓔ pharyngotonsillitis): Entzündung von Rachenschleimhaut und Rachenmandel
pha|ryn|go|ton|sil|li|tisch *adj* (Ⓔ pharyngotonsillitic): Pharyngotonsillitis betreffend, von ihr betroffen oder gekennzeichnet
pha|ryn|go|tra|che|al *adj* (Ⓔ tracheopharyngeal): **Syn:** *tracheopharyngeal*; Rachen und Luftröhre/Trachea betreffend oder verbindend
Pha|rynx *m, pl* **-ryn|ges** (Ⓔ pharynx): **Syn:** *Rachen*; der 12–15 cm lange Rachen ist sowohl Teil der Atemwege als auch des Verdauungstraktes; er leitet die Luft von der Nasenhöhle oder dem Mund zum Kehlkopf und führt Speisen oder Getränke von der Mundhöhle zur Speiseröhre; der Luftweg ist normalerweise offen, die Speiseröhre verschlossen; beim Schlucken ändert sich das; der Kehlkopf wird nach vorne und oben gezogen und durch den Kehldeckel verschlossen, die Speiseröhre öffnet sich für ca. 1 Sekunde und lässt den Speisebrei durch
man unter scheidet den Innenraum, der als **Rachenhöhle** [Cavitas pharyngis] bezeichnet wird, von der sie umgebenden Muskelschicht der Rachenwand [**Tunica muscularis pharyngis, Musculi pharyngis**], die aus Musculus* constrictor pharyngis superior, medius und inferior, Musculus* stylopharyngeus, Musculus* salpingopharyngeus und Musculus* palatopharyngeus besteht; die **Rachenhöhle** wird in Nasopharynx* [oben, hinter der Nasenhöhle], Oropharynx* [hinter der Mundhöhle] und Laryngopharynx* [unten, hinter dem Kehlkopf] unterteilt
Pha|rynx|blu|tung *f*: *→Pharyngorrhagie*
Pha|rynx|fis|tel *f*: *→Pharyngostomie*
Pha|rynx|ke|ra|to|se *f* (Ⓔ pharyngokeratosis): Verhornung der Rachenschleimhaut
Pha|rynx|kri|se *f* (Ⓔ pharyngeal crisis): *s.u. tabische Krise*
Pha|rynx|kup|pel *f* (Ⓔ fornix of pharynx): **Syn:** *Fornix pharyngis*; oberer Teil des Nasenrachens [Pars* nasalis pharyngis], in dem die Rachenmandel [Tonsilla* pharyngealis] liegt
Pha|rynx|my|ko|se *f* (Ⓔ pharyngomycosis): **Syn:** *Rachenmykose, Pharyngomykose*; Pilzinfektion des Rachens; *s.a. Mundsoor*
Pha|rynx|plas|tik *f* (Ⓔ pharyngoplasty): Pharyngoplastik*
Pha|rynx|schmerz *m*: *→Halsschmerzen*
Pha|rynx|ste|no|se *f* (Ⓔ pharyngostenosis): **Syn:** *Rachenstenose, Pharyngostenose*; Einengung der Rachenenge mit Schluckbeschwerden
Pha|rynx|ton|sil|le *f*: *→Rachenmandel*
Pha|rynx|ve|nen *pl* (Ⓔ pharyngeal veins): **Syn:** *Rachenvenen, Venae pharyngeae*; kurze Venen aus dem Plexus* pharyngeus zur Vena* jugularis interna
Pha|se *f* (Ⓔ **1.–2.** phase): **1.** Abschnitt; (Entwicklungs-)Stufe, Stadium; *s.a. Phasenmodell der Psychoanalyse* **2.** (*physik.*) Zustandsform eines Stoffes
Phase des Absterbens (Ⓔ phase of decline): *s.u. Essay Bakterien S. 217*
anabole Phase (Ⓔ anabolic phase): *s.u. Postaggressionsstoffwechsel*
anale Phase (Ⓔ anal stage): *s.u. Phasenmodell der Psychoanalyse*
disperse Phase (Ⓔ disperse phase): **Syn:** *Dispersum, innere Phase*; *s.u. Dispersion*
diuretische Phase (Ⓔ diuretic phase): **Syn:** *polyurische Phase*; *s.u. akutes Nierenversagen*
erste anale Phase (Ⓔ first anal stage): *s.u. Phasenmodell der Psychoanalyse*
exponentielle Phase (Ⓔ exponential phase): **Syn:** *logarithmische Phase, log-Phase*; *s.u. Essay Bakterien S. 217*
frühe exsudative Phase (Ⓔ early exudative stage): *s.u. sekundäre Wundheilung*
gastrale Phase (Ⓔ gastric stage): **Syn:** *peptische Verdauung, Magenverdauung*; erste Phase der Verdauung, bei der die Nahrung durch Pepsin u.a. Enzyme des Magens angedaut wird; dauert je nach Zusammensetzung der Nahrung 1-4 Stunden; Flüssigkeiten passieren den Magen schneller als feste Nahrungsbestandteile, kleine Partikel schneller als große
genitale Phase (Ⓔ genital stage): *s.u. Phasenmodell der Psychoanalyse*
gestagene Phase (Ⓔ gestagenic phase): **Syn:** *Lutealphase, Gelbkörperphase, Transformationsphase, Sekretionsphase*; zweite Phase des Menstruationszyklus; die Zeit vom Eisprung bis zur Monatsblutung [15.–28. Tag]; *s.u. Endometri-*

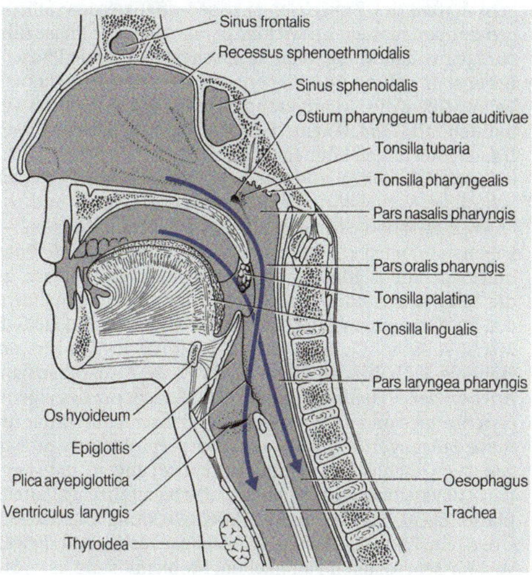

Abb. P70. Schnitt durch den Pharynx. Blau = Kreuzung von Luft- und Speiseweg

P

um
innere Phase: *→disperse Phase*
ischämische Phase (Ⓔ ischemic phase): ***Syn:*** *Ischämiephase*; Phase der akuten Ischämie* des Stratum* functionale der Gebärmutterschleimhaut unmittelbar vor dem Beginn der Monatsblutung; *s.a. Endometrium*
Phasen der klinischen Prüfung (Ⓔ stages of clinical trials): die klinische Prüfung eines neuen Medikamentes unterteilt sich in vier Phasen: **Phase I:** erstmalige Anwendung an wenigen, ausgewählten und gesunden Probanden **Phase II:** Behandlung einer größeren Zahl ausgewählter Probanden, die an der zu behandelnden Erkrankung leiden **Phase III:** Behandlung einer möglichst großen Probandengruppe, i.d.R. als Blind- oder Doppelblindstudie **Phase IV:** nach der Zulassung werden weiterhin Daten über Nebenwirkungen oder Kontraindikationen gesammelt
logarithmische Phase (Ⓔ logarithmic phase): ***Syn:*** *exponentielle Phase, log-Phase*; *s.u. Essay Bakterien S. 217*
ödipale Phase (Ⓔ oedipal stage): ***Syn:*** *phallische Phase*; *s.u. Phasenmodell der Psychoanalyse*
orale Phase (Ⓔ oral stage): *s.u. Phasenmodell der Psychoanalyse*
östrogene Phase: *→proliferative Phase*
phallische Phase (Ⓔ phallic stage): ***Syn:*** *ödipale Phase*; *s.u. Phasenmodell der Psychoanalyse*
polyurische Phase (Ⓔ polyuric phase): ***Syn:*** *diuretische Phase*; *s.u. akutes Nierenversagen*
proliferative Phase (Ⓔ **1.–2.** proliferative phase): **1.** ***Syn:*** *östrogene/proliferative Phase, Proliferationsphase, Follikelreifungsphase*; Phase des Menstrualzyklus [5.–14. Tag], während der die Gebärmutterschleimhaut unter dem Einfluss von Östrogen* proliferiert; *s.a. Endometrium* **2.** *s.u. sekundäre Wundheilung*
reparative Phase (Ⓔ reparative stage): *s.u. sekundäre Wundheilung*
stationäre Phase (Ⓔ stationary phase): *s.u. Essay Bakterien S. 217*
zweite anale Phase (Ⓔ second anal stage): *s.u. Phasenmodell der Psychoanalyse*

Phalsenlkonltrastlmilkrolskop *nt* (Ⓔ phase-contrast microscope): Mikroskop für die Phasenkontrastmikroskopie*

Phalsenlkonltrastlmilkrolskolpie *f* (Ⓔ phase-constrast microscopy): mikroskopisches Verfahren, das die Phasenunterschiede von im Objekt gebrochenem Licht und ungebrochenem Licht sichtbar macht

P

Phalsenlmoldell der Psychoanalyse *nt* (Ⓔ psychoanalytic theory): ***Syn:*** *psychoanalytisches Phasenmodell*; von Sigmund Freud* aufgestelltes Modell, das die (früh-)kindliche Entwicklung in Phasen unterteilt, denen gewisse Charaktereigenschaften des Erwachsenen zugeordnet werden; Störungen der psychischen Entwicklung während einer Phase führt zur Neurosenbildung; man unterscheidet: **1. orale Phase:** 1. Lebensjahr; Mund und Lippen sind durch den Saugkontakt beim Stillen die dominierenden erogenen Zonen; ist verbunden mit Nähe, Wärme, Geborgenheit, Sicherheit, Urvertrauen; Störungen können zu Unsicherheit und Vertrauensmangel, Nähe-Distanz-Problemen, Identitätsstörungen, Ich-Schwäche, Sexualstörungen, Depressionen, Sucht und psychosomatischen Störungen führen **2. anale Phase:** 2.–3. Lebensjahr; wird z.T. noch in **erste** und **zweite anale Phase** unterteilt; die libidinöse Erfahrung fokusiert sich v.a. auf die Stuhlausscheidung oder -retention; Störungen führen u.a. zu Zwangscharakter oder -neurose, Sparsamkeit/Geiz, Machtwünsche, Querulanz und Rigidität in Denken und Handeln **3. phallische** oder **ödipale Phase:** 4.–6. Lebensjahr; Erleben der sexuellen Unterschiede; Akzeptanz des eigenen Geschlechtes und der geschlechtsspezifischen Identität und Rolle; Störungen können u.a. zu Partnerproblemen, Störungen der Geschlechtsidentität, Sexualstörungen und -ängsten, Konversionssymptomen und Phobien führen **4. Latenzphase:** 6.–10. Lebensjahr; Weiterentwicklung von Ich und Über-Ich; Zurücktreten der Triebansprüche und Erwerb von Wissen, sozialen Fähigkeiten, Problemlösung usw.; Störungen können sich in Verhaltensstörungen, Enuresis, Autoaggression, Schulängsten, -verweigerung, Leistungsschwäche äußern **5. genitale Phase** oder **Pubertät:** 11.–16. Lebensjahr; verstärktes Erleben des eigenen Selbst, der Triebwünsche, Geschlechtsidentität; Autonomiebedürfnis vs. Abhängigkeit von den Eltern; vermehrte Austestung der eigenen Grenzen oder der Grenzen der Gesellschaft; typische Störungen sind: Selbstwertprobleme, Schuld-/Schamgefühle bei Sexualkontakt oder Masturbation, Isolierungstendenzen, Regression, Sucht, Selbstmordgefährdung

Phalsenlmoldell, psylcholalnallyltilsches *nt*: *→Phasenmodell der Psychoanalyse*

1-Phalsenlprälpalralte *pl* (Ⓔ one-stage oral contraceptives): Einphasenpräparate; *s.u. Ovulationshemmer*

2-Phalsenlprälpalralte *pl* (Ⓔ two-stage oral contraceptives): Sequenzpräparate; *s.u. Ovulationshemmer*

Phalselolli frucltus silne selmilne *m* (Ⓔ bean pods without seeds): *s.u. Gartenbohne*

Phalselolli pelrilcarlpilum *nt* (Ⓔ bean pericarp): *s.u. Gartenbohne*

Phalselolli selmen *nt* (Ⓔ bean): *s.u. Gartenbohne*

Phalselolloltolxin A *nt* (Ⓔ phaseolotoxin A): in schwarzen Bohnen vorkommendes hämagglutinierendes Toxin

Phalselollus vullgalris *m*: *→Gartenbohne*

Phalsin *nt* (Ⓔ phasin): thermolabiles Gift der Gartenbohne [Phaseolus vulgaris]; wirkt als Hämagglutinin

PHB *Abk.*: **1.** *→Phenobarbital* **2.** p-Hydroxybenzoesäure **3.** *→Polyhydroxybuttersäure*

PHC *Abk.*: Pheneticillin

PHD *Abk.*: Post-Heparin-Diaminoxidase

Phe *Abk.*: **1.** *→Phenylalanin* **2.** Phoxinus-Einheit **3.** Post-Heparin-Esterase

Phenlalceltin *nt* (Ⓔ phenacetin): nicht mehr zugelassene Substanz mit analgetischer und antipyretischer Wirkung

Phenlalceltinlnelphrolpalthie *f* (Ⓔ phenacetin kidney): ***Syn:*** *Analgetikanephropathie, Analgetikaniere, Phenacetinniere*; durch chronische Einnahme des Schmerzmittels Phenacetin* hervorgerufene chronische interstitielle Nephritis* mit Ausbildung einer Niereninsuffizienz; spielt heute in den industrialisierten Ländern kaum noch eine Rolle; in der Dritten Welt werden aber weiterhin Phenacetin-haltige Präparate [billig] verkauft und die Analgetikanephropathie ist dort weiterhin eine zu häufige Erscheinung

Phenlalceltinlnielre *f*: *→Phenacetinnephropathie*

Phenlalzon *nt* (Ⓔ phenazone): ***Syn:*** *Dimethyloxychinizin*; Analgetikum*, Antipyretikum*

Phenlflurlalmin *nt*: *→Fenfluramin*

Phelnillon *nt* (Ⓔ pemoline): ***Syn:*** *Pemolin*; Psychotonikum*

Phelnilralmin *nt* (Ⓔ pheniramine): H_1-Antihistaminikum*, Antiemetikum*

Phenlmeltralzin *nt* (Ⓔ phenmetrazine): ***Syn:*** *Dexphenmetrazinum*; kurz wirksames Weckamin* [7–10 h]; **Anw.:** Appetitzügler, zentrales Stimulans in der Rokonvaleszenz

Phelnolbarlbiltal *nt* (Ⓔ phenobarbital): ***Syn:*** *Phenylethylbarbitursäure*; Barbiturat mit langer Wirkungsdauer; **Anw.:** Sedativum*, Antiepileptikum*

Phelnol *nt* (Ⓔ phenol): ***Syn:*** *Karbolsäure, Hydroxybenzol, Monohydroxybenzol, Acidum carbolicum*; aus Kohle gewonnenes Benzolderivat mit antiseptischer Wirkung

Phelnollälmie *f* (Ⓔ phenolemia): Vorkommen von Phenolen im Blut

Phelnollcarlbonlsäulren *pl* (Ⓔ phenylic carboxylic acids): ***Syn:*** *Phenolsäuren*; Oberbegriff für Hydroxybenzoe- und Hydroxyzimtsäuren, die vorwiegend in Pflanzen vorkommen

phelnollisch *adj* (Ⓔ phenolic): Phenol betreffend oder enthaltend

Phelnollolxildalsen *pl* (Ⓔ phenol oxidases): Enzyme, die Phenole oxidieren

Phelnollphthallelin *nt* (Ⓔ phenolphthalein): als Abführmittel und Indikator [alkalisch rot, sauer farblos] verwendete Substanz

Phelnollrot *nt*: *→Phenolsulfophthalein*

Phelnollsäulren *pl*: *→Phenolcarbonsäuren*

Phelnollsullfonlphthallelin *nt*: *→Phenolsulfophthalein*

Phelnollsullfolphthallelin *nt* (Ⓔ phenolsulfonephthalein): ***Syn:*** *Phenolsulfonphthalein, Phenolrot*; als Indikator [alkalisch rot, sauer gelb] verwendete Substanz

Phe|nol|u|rie *f* (Ⓔ phenoluria): **Syn:** *Karbolurie*; Ausscheidung N-haltiger Phenole im Harn

Phe|no|thi|a|zin *nt* (Ⓔ phenothiazine): **Syn:** *Phenthiazin, Thiodiphenylamin*; Grundkörper für Thiazinfarbstoff und **Phenothiazinderivate**, die als Neuroleptika* oder Antihistaminika* verwendet werden

Phe|no|thi|a|zin|de|ri|va|te *pl* (Ⓔ phenothiazines): *s.u. Phenothiazin*

Phenothiobarbital-Natrium *nt*: *→ Thiopental-Natrium*

Phen|o|xy|benz|a|min *nt* (Ⓔ phenoxybenzamine): unspezifischer Rezeptorenblocker [Histamin-, Serotoninrezeptoren]; **Anw.**: periphere Durchblutungsstörungen, Phäochromozytom, neurogene Blasenentleerungsstörungen

Phen|o|xy|me|thyl|pe|ni|cil|lin *nt* (Ⓔ phenoxymethylpenicillin): **Syn:** *Penicillin V*; säurefestes Oralpenicillin; wirkt stärker gegen grampositive als gramnegative Keime und besonders gegen β-hämolysierende A-Streptokokken

α-Phen|o|xy|pro|pyl|pe|ni|cil|lin *nt* (Ⓔ propicillin): **Syn:** *Propicillin*; säurestabiles Oralpenicillin; wirkt v.a. gegen grampositive Keime

Phen|thi|a|zin *nt*: *→ Phenothiazin*

Phen|tol|a|min *nt* (Ⓔ phentolamine): α-Blocker*; **Anw.**: schwere akute Herzinsuffizienz mit Lungenödem

Phe|nyl|a|la|nin *nt* (Ⓔ phenylalanine): essentielle, proteinogene Aminosäure* mit apolarer Seitenkette; Ausgangssubstanz der Katecholaminsynthese; der tägliche Bedarf beträgt 90 mg/kg Körpergewicht für Kinder und 14 mg/kg Körpergewicht für Erwachsene

Phe|nyl|a|la|nin|ä|mie *f* (Ⓔ phenylalaninemia): **Syn:** *Hyperphenylalaninämie*; erhöhter Phenylalaningehalt des Blutes [> 55 µmol/l]; *s.a. Phenylketonurie*

Phe|nyl|a|min *nt* (Ⓔ aminobenzene): **Syn:** *Anilin, Aminobenzol*; einfachstes aromatisches Amin; Grundsubstanz für Farbstoffe und Medikamente

Phe|nyl|brenz|trau|ben|säu|re *f* (Ⓔ phenylpyruvic acid): Abbauprodukt von Phenylalanin*

Phenylbrenztraubensäure-Oligophrenie *f*: *→ Phenylketonurie*

Phe|nyl|bu|ta|zon *nt* (Ⓔ phenylbutazone): Antirheumatikum*, Gichtmittel; nur schwache analgetische oder antipyretische Wirkung

Phe|nyl|car|bi|nol *m*: *→ Benzylalkohol*

Phe|nyl|eph|rin *nt* (Ⓔ phenylephrine): **Syn:** *Neosynephrin*; α-Sympathomimetikum*, Mydriatikum*, lokaler Vasokonstriktor*, **Anw.**: in Nasentropfen zur Schleimhautabschwellung; in Augentropfen zur Pupillenweitstellung

Phe|nyl|e|thyl|bar|bi|tur|säu|re *f*: *→ Phenobarbital*

Phe|nyl|hy|dra|zin *nt* (Ⓔ phenylhydrazine): in der Chemie als Nachweisreagens für Ketone, Aldehyde und Zucker verwendet; stark myelotoxische Wirkung

Phe|nyl|ke|ton|u|rie *f* (Ⓔ phenylketonuria): **Syn:** *Fölling-Krankheit, Morbus Fölling, Brenztraubensäureschwachsinn, Phenylbrenztraubensäure-Oligophrenie, Oligophrenia phenylpyruvica*; autosomal-rezessive Enzymopathie*, die zu einem Mangel an Phenylalaninhydroxylase führt; häufigste Störung des Aminosäurestoffwechsels in Deutschland [ca. 1 : 6600 Lebendgeborene]; **Pathogenese**: der Mangel an Phenylalaninhydroxylase führt zu einem erhöhten Phenylalaninspiegel; der Abbau über alternative Stoffwechselwege generiert eine Reihe von Substanzen, die beim Gesunden normalerweise nicht vorkommen [z.B. Phenylessigsäure, gibt dem Harn den typischen **Mäuseuringeruch**]
Klinik: bei unbehandelten Patienten führt die Hyperphenylalaninämie zu geistiger Behinderung und Störung der körperlichen Entwicklung; häufig sind Epilepsien [1/3 der betroffenen Kinder], psychotische Störungen [Episoden von Erregung oder Depression, Selbstverstümmelung], ekzematoide juckende Dermatitiden, Haarausfall und Pyramidenbahnschädigung bei Erwachsenen; **Diagnostik**: der wichtigste diagnostische Schritt ist das **Neugeborenenscreening** auf Phenylketonurie am 4.–6. Tag mittels Guthrie*-Test oder Bestimmung der Phenylalanin- und Tyrosinkonzentration im Plasma; wichtig ist, dass die Phenylketonurie verschiedene Schweregrade mit unterschiedlich hohem Phenylalaninspiegel haben kann; **differentialdiagnostisch** müssen **sekundäre Phenylketonurie** und **atypische Phenylketonurie** ausgeschlossen werden
Therapie: phenylalaninarme Diät unter Überwachung des Blutspiegels [0,7–4 mg % bis zum 10. Lebensjahr; 0,7–15 mg % zwischen 10. und 16. Lebensjahr und danach 0,7–20 mg %]; **Prognose**: Frühdiagnose und phenylalaninarme Diät führen zu (fast) normaler Entwicklung; die Patienten zeigen eine leichte Verzögerung der geistigen Entwicklung

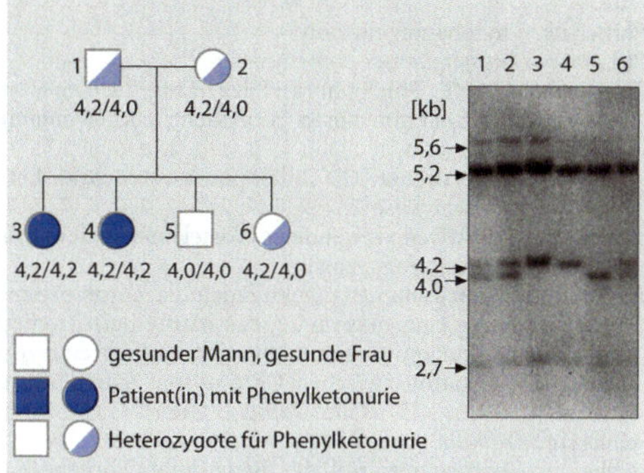

Abb. P71. Stammbaum einer Familie mit Phenylketonurie

Tab. P72. Differentialdiagnose der Hyperphenylalaninämien

Genetische Defekte der Umwandlung von Phenylalanin zu Tyrosin
Genetische Defekte der Phenylalaninhydroxylase
Klassische PKU (Plasmaphenylalanin > 1200 µmol/l)
Milde PKU (Plasmaphenylalanin < 1200 µmol/l)
Milde Hyperphenylalaninämie (Plasmaphenylalanin < 600 µmol/l)
Genetische Defekte der Tetrahydrobiopterinbildung (BH_4-Kofaktor)
Sekundäre Phenylalaninerhöhungen
Tyrosinämien
Frühgeburtlichkeit
Leber- oder Nierenversagen
Einnahme von Trimethoprim
Zytostatikatherapie

atypische Phenylketonurie (Ⓔ atypical phenylketonuria): Hyperphenylalaninämie* durch einen genetisch bedingten Tetrahydrobiopterin-Mangel; die Symptomatik wird durch den Mangel an Neurotransmittern bestimmt
maternale Phenylketonurie (Ⓔ maternal phenylketonuria): Bezeichnung für die Schädigung eines Embryos oder Fetus durch eine Hyperphenalalaninämie der Mutter bei unbehandelter Phenylketonurie; führt u.a. zu Fehl- und Totgeburten, geistiger Behinderung, Katarakt, Gaumenspalten, Syndaktylien

Phe|nyl|me|tha|nol *m*: *→ Benzylalkohol*

Phe|nyl|pro|pa|nol|a|min *nt* (Ⓔ phenylpropanolamine): **Syn:** *DL-Norephedrin*; Appetitzügler*, Vasodilatator*, Sympathomimetikum*

Phe|nyl|tol|ox|a|min *nt* (Ⓔ phenyltoloxamine): **Syn:** *Bristamin*; H_1-Antihistaminikum*, Antitussivum*

Phe|ny|to|in *nt* (Ⓔ phenytoin): **Syn:** *Diphenylhydantoin*; membranstabilisierendes Antiepileptikum* mit antikonvulsiver Wirkung; Antiarrhythmikum*; Halbwertzeit 22 h [7–42 h]; **Anw.**: fokale Epilepsien, Grand mal-Epilepsie, Trigeminusneuralgie, digitalisbedingte ventrikuläre und supraventrikuläre Arrhythmie; **NW**: Nystagmus, akute zerebelläre Ataxie, Müdigkeit, Verschwommensehen, Zahnfleischhyperplasie, extrapyramidale Hyperkinesien, Enzephalopathie, Polyneuropathie, Herzrhythmusstörungen, Bradykardie; **Kontraind.**: AV-Block, Leukopenie

Pher-, pher- *präf.*: *→ Phero-*

Phe|re|se *f* (Ⓔ pheresis): **Syn:** *Apherese*; Entfernung von einzelnen Blutbestandteilen

Phero-, phero- *präf.*: Wortelement mit der Bedeutung „tragen“

Phe|ro|gramm *nt* (Ⓔ electropherogram): ***Syn:*** *Elektropherogramm*; bei der Elektrophorese erhaltenes Diagramm

Phe|ro|mo|ne *pl* (Ⓔ pheromones): *s.u. Essay Riechen/Geruchssinn S. 1863*

Ph.Eur. *Abk.*: Pharmacopoeia Europaea

PHG *Abk.*: Pertussis-Hyperimmunglobulin

Phgly *Abk.*: Phenylglycin

PHH *Abk.*: progressive hypergamma-globulinämische Hepatitis

PhHA *Abk.*: Phytohämagglutinin

PHI *Abk.*: → *Phosphohexoseisomerase*

Phi|a|lo|pho|ra *nt* (Ⓔ Phialophora): Pilzgattung, die tiefe Hautmykosen und Systemmykosen verursacht; *s.a. Chromomykose*

Phialophora verrucosa (Ⓔ Phialophora verrucosa): Erreger der Chromomykose*

-phil *suf.*: in Adjektiven verwendetes Wortelement mit der Bedeutung „zugeneigt/angezogen"

Philadelphia-Chromosom *nt* (Ⓔ Philadelphia chromosome): abnorm kleines Chromosom 22, das häufig bei chronisch myeloischer Leukämie* gefunden wird; es liegt eine reziproke Translokation zwischen Chromosom 9 und 22 vor [t(9;22)]; *s.a. Essay Virus und Tumor S. 2185*

-philia *suf.*: → *-philie*

-philie *suf.*: Wortelement mit der Bedeutung „Vorliebe/Neigung/Zuneigung"

Phil|trum *nt* (Ⓔ philtrum): ***Syn:*** *Oberlippenrinne*; Rinne in der Mitte der Oberlippe; bildet sich am Verschmelzungsort der embryonalen medialen Nasenwülste

Phi|mo|se *f* (Ⓔ phimosis): ***Syn:*** *Capistratio*; meist erworbene [Trauma, Entzündung] Verlängerung und Verengung der Vorhaut, die nicht über die Eichel zurückgeschoben werden kann; damit kann es u.a. zu Smegaretention, Balanoposthitis* oder Harnwegsobstruktion kommen; **Therapie**: Beschneidung

pH-Indikator *m* (Ⓔ pH indicator): *s.u. Indikator*

PHL *Abk.*: Post-Heparin-Lipase

PHLA *Abk.*: post-Heparin-lipolytische Aktivität

Phleb-, phleb- *präf.*: → *Phlebo-*

Phleb|al|gie *f* (Ⓔ phlebalgia): ***Syn:*** *Venenschmerz, Varizenschmerz; phlebogener Schmerz*; Schmerzen in oder entlang einer Vene oder Krampfader, z.B. bei Thrombophlebitis*

Phleb|ec|ta|sia *f*: → *Phlebektasie*

Phleb|ek|ta|sie *f* (Ⓔ phlebectasia): ***Syn:*** *Venektasie, Phlebectasia, Venenerweiterung*; gleichmäßige Erweiterung oder Weitstellung einer Vene; im Gegensatz zu Varizen* ist die Wand unverändert, und es fehlt die typische Schlängelung

Phleb|ek|to|mie *f* (Ⓔ phlebectomy): ***Syn:*** *Venektomie, Venenresektion*; operative (Teil-)Entfernung einer Vene, z.B. bei Krampfadern

Phleb|ex|ai|re|se *f*: → *Phlebexhairese*

Phleb|ex|hai|re|se *f* (Ⓔ phlebexairesis): ***Syn:*** *Phlebexairese, Venenexhärese, Venenexairese Venenexhairese*; Exhairese* von varikös veränderten Venen; *s.a. Varikektomie*

Phle|bi|tis *f, pl* **-ti|den** (Ⓔ phlebitis): ***Syn:*** *Venenentzündung*; Entzündung der Venenwand; kann Teile oder die gesamte Wand betreffen [Panphlebitis]; *s.a. Thrombophlebitis*

Phlebitis migrans: → *Phlebitis saltans*

Phlebitis nodularis (Ⓔ nodular vasculitis): ***Syn:*** *noduläre Vaskulitis, Vasculitis nodularis, Hypodermitis nodularis subacuta saltans (O'Leary)*; bei Hypertonikern auftretende an den Beugeseiten der Unterschenkel lokalisierte schmerzhafte Knoten

Phlebitis retinae (Ⓔ retinal phlebitis): Entzündung von und Blutung aus Netzhautvenen beim Eales*-Syndrom

Phlebitis saltans (Ⓔ migrating phlebitis): ***Syn:*** *Phlebitis migrans*; rekurrente, multifokale Entzündung kleiner und mittlerer [subkutaner] Venen, z.B. bei Thrombangiitis* obliterans, Behçet*-Krankheit oder systemischem Lupus* erythematodes; kommt es zu rezidivierenden oberflächlichen und tiefen Thrombosen mit Embolien im Zusammenhang mit einem Malignom [meist Mesotheliom] handelt es sich um ein **Trousseau-Syndrom** [Thrombophlebitis migrans]

phle|bi|tisch *adj* (Ⓔ phlebitic): Venenentzündung/Phlebitis betreffend, von ihr betroffen oder gekennzeichnet

Phlebo-, phlebo- *präf.*: Wortelement mit der Bedeutung „Blutader/Vene"

Phle|bo|dy|na|mo|me|trie *f* (Ⓔ phlebodynamometry): Venendruckmessung in Ruhe und unter Belastung

Phle|bo|fi|bro|se *f* (Ⓔ phlebofibrosis): bindegewebige Fibrosierung der Venenwand

phle|bo|gen *adj* (Ⓔ phlebogenous): aus einer Vene stammend, von einer Vene ausgehend

Phle|bo|gramm *nt* (Ⓔ phlebogram): Röntgenkontrastaufnahme von Venen

Phle|bo|graph *m* (Ⓔ phlebograph): ***Syn:*** *Phlebograf*; Gerät zur Phlebographie

Phle|bo|gra|phie *f* (Ⓔ phlebography): ***Syn:*** *Venographie, Venografie, Phlebografie*; Röntgenkontrastdarstellung* von Venen nach direkter [i.v.-Injektion, Venenkatheter] oder indirekter [Injektion in eine vorgeschaltete Arterie] Kontrastmittelapplikation; der Haupteinsatzbereich liegt in der Diagnose von Thrombosen, Embolien, postthrombotischem Syndrom und Veneninsuffizienz

Phle|bo|lith *m* (Ⓔ phlebolith): ***Syn:*** *Venenstein*; durch Verkalkung eines Thrombus* entstandenes Konkrement; meist Zufallsbefund ohne klinische Bedeutung

Phle|bo|li|thi|a|sis *f, pl* **-ses** (Ⓔ phlebolithiasis): asymptomatisches Vorkommen von Venensteinen

Phle|bo|lo|gie *f* (Ⓔ phlebology): Lehre von den Venen und ihren Erkrankungen

Phle|bo|me|tri|tis *f, pl* **-ti|den** (Ⓔ phlebometritis): ***Syn:*** *Metrophlebitis*; Entzündung der Uterusvenen

phle|bo|me|tri|tisch *adj* (Ⓔ phlebometritic): Phlebometritis betreffend, von ihr betroffen oder gekennzeichnet

Phle|bo|phle|bo|sto|mie *f* (Ⓔ phlebophlebostomy): ***Syn:*** *Venen-Venen-Anastomose, Venovenostomie*; operative Verbindung von zwei Venen oder von zwei Abschnitten einer Vene

Phle|bo|plas|tik *f* (Ⓔ phleboplasty): ***Syn:*** *Venenplastik*; plastische Chirurgie an Venen, z.B. Palma*-Operation

Phle|bor|rha|phie *f* (Ⓔ phleborrhaphy): ***Syn:*** *Venennaht*; Naht einer Vene nach traumatischer oder operativer Durchtrennung oder Inzision

Phle|bor|rhe|xis *f* (Ⓔ phleborrhexis): ***Syn:*** *Venenruptur*; Einriss oder Zerreißung einer Venenwand

Phle|bo|skle|ro|se *f* (Ⓔ phlebosclerosis): Verdickung und Verhärtung der Venenwand; i.d.R. kombiniert mit Phlebektasie*; therapeutisch nach Verödung von Varizen

Phle|bo|sko|pie *f* (Ⓔ phleboscopy): Phlebographie* unter Durchleuchtungskontrolle

Phle|bo|throm|bo|se *f* (Ⓔ phlebothrombosis): ***Syn:*** *Venenthrombose*; die tiefen Venen betreffende, nicht-entzündliche Thrombose* mit Verschluss des Lumens; die Thrombose oberflächlicher Venen wird als Thrombophlebitis* bezeichnet; *s.a. tiefe Beinvenenthrombose*

Phle|bo|to|mie *f* (Ⓔ **1.–2.** phlebotomy): **1.** ***Syn:*** *Veneneröffnung, Venae sectio*; operative Freilegung und Eröffnung einer Vene **2.** ***Syn:*** *Venenschnitt, Venae sectio*; Inzision einer Vene

Phle|bo|to|mi|nae *pl* (Ⓔ Phlebotominae): ***Syn:*** *Sandfliegen, Sandmücken*; weltweit verbreitete Mückenfamilie; in den Tropen und Subtropen Krankheitsüberträger

Phle|bo|to|mus *m* (Ⓔ Phlebotomus): Mückengattung, die in den Tropen das Phlebotomusfieber* überträgt

Phlebotomus papatasi (Ⓔ Phlebotomus papatasi): Überträger von Viren und Leishmanien; *s.a. Phlebotomusfieber*

Phle|bo|to|mus|fie|ber *nt* (Ⓔ phlebotomus fever): ***Syn:*** *Pappatacifieber, Moskitofieber, Dreitagefieber*; durch Phlebotomus* papatasi übertragene hoch fieberhafte, akut einsetzende Arbovirusinfektion mit Kopf- und Augenschmerzen, Konjunktivitis und heißer, geröteter Haut; seltener kommt es zu Haut- und Schleimhautblutungen oder Exanthemen [morbilliform, roseolär, skarlatiniform, urtikariell]; **Prognose**: die Abheilung beginnt nach 2–4 Tagen

Phleg|ma *nt* (Ⓔ **1.** phlegm **2.** sluggishness): **1.** Schleim **2.** Trägkeit, Schwerfälligkeit; langsames, aber zähes Temperament

Phleg|ma|sia *f* (Ⓔ phlegmasia): ***Syn:*** *Phlegmasie*; Entzündung*, Fieber*

Phlegmasia alba dolens (Ⓔ leukophlegmasia): ***Syn:*** *Milchbein*; meist im Wochenbett auftretende schmerzhafte, weiße Schwellung des Oberschenkels durch eine tiefe Bein- und Beckenvenenthrombose; ein reflektorischer arterieller Spasmus führt zu einer kühlen, blassen Extremität mit vermindertem Puls; **Therapie:** *s.u. tiefe Beinvenenthrombose*

Phlegmasia coerulea dolens ((E) blue phlebitis): massive tiefe Bein- und Beckenvenenthrombose mit starken Schmerzen und bläulich-zyanotischer Verfärbung des Oberschenkels; **Therapie:** *s.u. tiefe Beinvenenthrombose*

Phleg|ma|sie *f*: *→Phlegmasia*

phleg|ma|tisch *adj* ((E) phlegmatic): träge, schwerfällig

Phleg|mo|ne *f* ((E) phlegmon): sich diffus ausbreitende eitrige Entzündung des interstitiellen Bindegewebes; die Ausbreitung erfolgt oft entlang anatomischer Strukturen [z.B. Sehnenscheiden] und wird durch Hyaluronidase* und ähnliche, von den Erregern [v.a. Staphylokokken, Streptokokken] gebildete Substanzen gefördert

phleg|mo|nös *adj* ((E) phlegmonous): Phlegmone betreffend, in der Art einer Phlegmone

Phlog-, phlog- *präf.*: Wortelement mit Bezug auf „Entzündung"

Phlo|gis|ti|kum *nt, pl* **-ka** ((E) phlogistic): entzündungserregende Substanz

phlo|gis|tisch *adj* ((E) phlogistic): Entzündung betreffend, entzündlich

Phlogo-, phlogo- *präf.*: *→Phlog-*

phlo|go|gen *adj* ((E) phlogogenic): eine Entzündung verursachend oder hervorrufend

Phlo|ri|zin *nt* ((E) phlorhizin): ***Syn:*** *Phlorrhidzin, Phlorrhizin*; in der Rinde von Obstbäumen [Apfel, Kirschen, Pflaumen] vorkommendes Glykosid; hemmt die Glucoserückresorption in der Niere und verursacht eine **Phlorizinglukosurie** bei normalen Blutzuckerwerten [**Phlorizindiabetes**]

Phlo|ri|zin|di|a|be|tes *m* ((E) phlorizin diabetes): *s.u. Phlorizin*

Phlo|ri|zin|glu|kos|u|rie *f* ((E) phlorizin glucosuria): *s.u. Phlorizin*

Phlor|rhid|zin *nt*: *→Phlorizin*

Phlor|rhi|zin *nt*: *→Phlorizin*

Phlyk|tae|na *f*: *→Phlyktäne*

Phlyk|tä|ne *f* ((E) phlyctena): ***Syn:*** *Phlyktaena*; entzündliches Knötchen in Bindehaut [**konjunktivale Phlyktäne**] oder Hornhaut [**korneale Phlyktäne**], z.B. bei Keratoconjunctivitis phlyctaenulosa

PHM *Abk.*: pulmonale hyaline Membranen

PHN *Abk.*: postherpetische Neuralgie

PHNO *Abk.*: 4-Propyl-9-hydroxynaphthoxazin

-phob *suf.*: in Adjektiven verwendetes Wortelement mit der Bedeutung „abgeneigt/abgestoßen"

Pho|bia *f*: *→Phobie*

-phobia *suf.*: *→-phobie*

Pho|bie *f* ((E) phobia): ***Syn:*** *phobische/krankhafte/pathologische Angst, krankhafte Furcht, phobische Störung*; krankhafte, sich gegen besseres Wissen und Vernunft aufdrängende Angst* vor Personen, Tieren, Gegenständen, Situationen usw.

-phobie *suf.*: Wortelement mit der Bedeutung „Angst/Furcht"

pho|bisch *adj* ((E) phobic): Phobie betreffend, durch sie gekennzeichnet, in der Art einer Phobie; ängstlich

-phobisch *suf.*: *→-phob*

pho|bo|phob *adj* ((E) phobophobic): Angsterwartung/Phobophobie betreffend, durch sie gekennzeichnet

Pho|bo|pho|bie *f* ((E) phobophobia): ***Syn:*** *Angsterwartung*; krankhafte Angst vor (der Entwicklung) einer Phobie

pho|ko|mel *adj* ((E) phocomelic): Phokomelie betreffend, von ihr betroffen oder gekennzeichnet, durch sie bedingt, robbengliedrig

Pho|ko|me|lie *f* ((E) phocomelia): ***Syn:*** *Robbengliedrigkeit*; Fehlbildung der langen Röhrenknochen mit flossenartigem Sitz der Hände an der Schulter bzw. der Füße an der Hüfte, z.B. beim Contergan-Syndrom*

Phol|co|din *nt* ((E) pholcodine): ***Syn:*** *Morpholinylethylmorphin*; Antitussivum*

Phol|e|drin *nt* ((E) pholedrine): Sympathomimetikum*, Mydriatikum*, lokaler Vasokonstriktor*

Phon-, phon- *präf.*: *→Phono-*

Phon|as|the|nie *f* ((E) phonasthenia): ***Syn:*** *Hypophonesie, Hypophonie*; anlagebedingte Stimmschwäche; *s.a. Dysphonie*

Pho|na|ti|on *f* ((E) phonation): Lautbildung, Stimmbildung

Pho|nem *nt* ((E) **1.–2.** phoneme): **1.** Sprachlaut, kleinste phonologische Einheit **2.** ***Syn:*** *Stimmenhören*; akustische Halluzination mit Hören von Stimmen; findet sich bei einer Reihe von Psychosen, v.a. bei Schizophrenie

Pho|ne|ma|tik *f*: *→Phonologie*

Pho|ne|mik *f*: *→Phonologie*

Phon|en|do|skop *nt* ((E) phonendoscope): ***Syn:*** *Nasenhörrohr, Hörschlauch*; spezielles Hörrohr zur Auskultation von Nasengeräuschen

Pho|ne|tik *f* ((E) phonetics): Lautbildungslehre, Lautlehre

Phoni-, phoni- *präf.*: *→Phono-*

-phonia *suf.*: *→-phonie*

Pho|ni|a|trie *f* ((E) phoniatrics): ***Syn:*** *Stimm- und Sprachheilkunde*; Lehre von Physiologie und Pathologie von Stimme und Sprache

-phonie *suf.*: Wortelement mit der Bedeutung „Klang/Klingen/Stimme"

pho|nisch *adj* ((E) phonic): Stimme betreffend

Phono-, phono- *präf.*: Wortelement mit der Bedeutung „Schall/Laut/Ton"

Pho|no|an|gi|o|gra|phie *f* ((E) phonoangiography): ***Syn:*** *Phonoangiografie, Fonoangiografie*; Aufzeichnung von Schallphänomenen über Gefäßen

Pho|no|gramm *nt* ((E) phonogram): bei der Phonographie erhaltene graphische Darstellung

Pho|no|gra|phie *f* ((E) phonography): ***Syn:*** *Phonografie, Fonografie*; Aufzeichnung von Schallphänomenen über Organen, Körperhöhlen, Gefäßen u.ä.

Pho|no|kar|di|o|gramm *nt* ((E) phonocardiogram): bei der Phonokardiographie erhaltene graphische Darstellung

Pho|no|kar|di|o|graph *m* ((E) phonocardiograph): ***Syn:*** *Phonokardiograf*; Gerät zur Phonokardiographie

Pho|no|kar|di|o|gra|phie *f* ((E) phonocardiography): ***Syn:*** *Phonokardiografie, Fonokardiografie*; Aufzeichnung von Schallphänomenen über dem Herzen

pho|no|kar|di|o|gra|phisch *adj* ((E) phonocardiographic): ***Syn:*** *phonokardiografisch*; Phonokardiographie betreffend, mittels Phonokardiographie

Pho|no|lo|gie *f* ((E) phonology): ***Syn:*** *Lautlehre, Phonematik, Phonemik*; Lehre von den Lauten und Lautgruppen und ihrer Bedeutung in der Sprache

Pho|no|me|ter *nt* ((E) phonometer): ***Syn:*** *Fonometer*; Gerät zur Messung der Lautstärke von Flüstersprache bei der Hörprüfung

Pho|no|my|o|gramm *nt* ((E) phonomyogram): bei der Phonomyographie erhaltene graphische Darstellung

Pho|no|my|o|gra|phie *f* ((E) phonomyography): ***Syn:*** *Phonomyografie, Fonomyografie*; Aufzeichnung von Schallphänomenen über Muskeln

pho|no|phob *adj* ((E) phonophobic): Phonophobie betreffend, durch sie gekennzeichnet

Pho|no|pho|bie *f* ((E) phonophobia): krankhafte Angst vor lauten Geräuschen oder lautem Sprechen

Pho|no|skop *nt* ((E) phonoscope): ***Syn:*** *Fonoskop*; Stethoskop* mit eingebautem Mikrophon

Pho|no|sko|pie *f* ((E) phonoscopy): ***Syn:*** *Fonoskopie*; Auskultation mit einem Phonoskop*

-phor *suf.*: Wortelement mit der Bedeutung **1.** „Träger" **2.** „tragend"

-phorese *suf.*: Wortelement mit der Bedeutung „Tragen/ Transport"

-phorisch *suf.*: Wortelement mit der Bedeutung „tragend"

Phos|gen *nt* ((E) phosgene): extrem giftiges Dichlorid der Kohlensäure*

Phos|pha|gen *nt* ((E) **1.–2.** phosphagen): **1.** energiereiche, organische Phosphatverbindung **2.** selten verwendete Bezeichnung für *→Creatinphosphat*

Phos|phat *nt* ((E) phosphate): Salz der Phosphorsäure; je nach der Anzahl der ersetzten Wasserstoffatome unterscheidet man **primäres** [1 Wasserstoffatom; $H_2PO_4^-$], **sekundäres** [2 Wasserstoffatome; HPO_4^{2-}], und **tertiäres Phosphat** [3 Wasserstoffatome; PO_4^{3-}]; **anorganische Phosphate** sind ein Hauptbestandteil des Knochengewebes, **organische Phosphate** sind z.B. Bestandteil der Nucleinsäuren und als sog.

energiereiche Phosphate [z.B. Adenosintriphosphat] wichtige Energiespeicher und Energieüberträger des Stoffwechsels; Phosphat ist für den Körper essentiell, der tägliche Bedarf liegt bei 25–30 mmol [800–900 mg]; die besten Nahrungsquellen sind Milchprodukte, Getreide und Fleisch; ca. 85 % des Körperphosphates befindet sich in Knochen und Zähnen, der Rest in Muskelzellen [6 %] sowie anderen Zellen und im Blut [*s.a. Phosphatpuffer*]; Phosphat- und Calciumstoffwechsel sind eng miteinander verbunden, trotzdem weist die Plasmaphosphatkonzentration wesentlich stärkere Schwankungen auf als die anderer Elektrolyte und zeigt einen ausgeprägten Tag-Nacht-Rhythmus
die Resorption von Phosphat im Jejunum wird durch Parathormon und Vitamin D gefördert; im Blut liegt es zu 90 % frei als Hydrogenphosphat oder Dihydrogenphosphat vor, 10 % sind nicht-kovalent an Proteine gebunden; die Ausscheidung erfolgt v.a. über den Harn, in kleineren Mengen auch in Schweiß und Stuhl; Phosphat wird in den Glomeruli filtriert und in den Tubuli zu 85–95 % resorbiert; die renale Ausscheidung wird durch Parathormon, Calcium, Östrogene, Thyroxin und Azidose gefördert und durch Wachstumshormon, Insulin und Kortisol vermindert

Phos|phat|ä|mie *f* (Ⓔ phosphatemia): erhöhter Phosphatgehalt des Blutes

Phos|pha|ta|se *f* (Ⓔ phosphatase): Hydrolase*, die Phosphoester spaltet

alkalische Phosphatase (Ⓔ alkaline phosphatase): im alkalischen Bereich [ph 8,7] wirksame Phosphatase, die in Leber, Dünndarm, Knochen und Niere vorkommt; erhöhte Blutspiegel finden sich bei Osteomalazie*, Osteosarkom* und Knochenmetastasen [v.a. Brust-, Prostata- und Schilddrüsenkarzinom]

saure Phosphatase (Ⓔ acid phosphatase): im sauren Bereich [ph 5–6] wirksame Phosphatase, die in Erythrozyten, Thrombozyten, Knochen und Prostata vorkommt; erhöhte Blutspiegel finden sich bei Morbus* Paget und Prostatakarzinom*

Phos|phat|di|a|be|tes *m* (Ⓔ phosphate diabetes): ***Syn:*** *genuine Vitamin D-resistente Rachitis, familiäre hypophosphatämische Rachitis*; X-chromosomal-dominante Störung der Phosphatresorption in der Niere, die zur Ausbildung einer Rachitis* führt; häufigste angeborene Rachitisform [1:25.000 Neugeborene]; das Gen [**PEX**, phosphate regulating with homologies to endopeptidases, on the **X**-chromosome] beeinflusst wahrscheinlich ein Hormon, das die renale Phosphatsekretion steuert; **Klinik:** Kleinwuchs [unterhalb der 3er Perzentile], verminderte Wachstumsgeschwindigkeit, O-Beine, Knochenschmerzen, Spontanfrakturen, verspäteter Zahndurchbruch und Zahnwechsel, Zahnschmelzstörungen und Zahnwurzelabszesse; **Therapie:** orale Zufuhr von elementarem Phosphor in 5–6 Einzeldosen pro Tag bis ins Erwachsenenalter; danach nur noch bei Knochenschmerzen

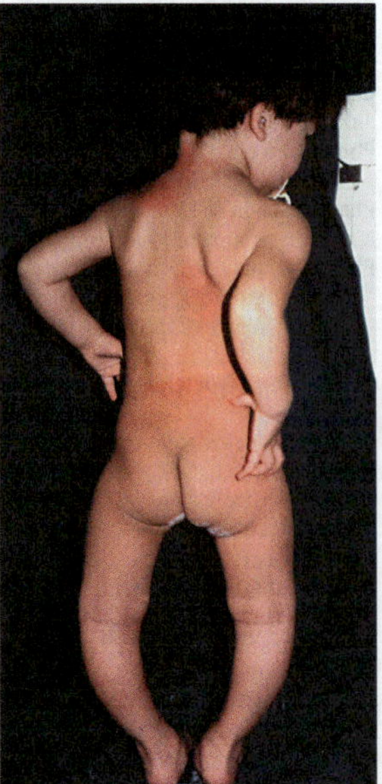

Abb. P73. Phosphatdiabetes. 2½-jähriges Mädchen mit ausgeprägten O-Beinen

Phos|pha|ti|da|sen *pl* (Ⓔ phosphatidases): Hydrolasen*, die Phosphatide spalten

Phos|pha|ti|de *pl* (Ⓔ phosphatides): ***Syn:*** *Phospholipide*; komplexe Lipide*, die Phosphorsäure enthalten, z.B. Sphingolipide* und Sphingomyeline*

Phos|pha|ti|do|se *f* (Ⓔ phosphatidosis): ***Syn:*** *Phosphatidspeicherkrankheit*; Speicherkrankheit mit Einlagerung von Phosphatiden/Phospholipiden in verschiedene Organe

Phos|pha|ti|d|säu|ren *pl* (Ⓔ phosphatidic acids): Glycerinester, die am C_3-Atom mit Phosphorsäure verestert sind

Phos|pha|ti|dyl|ä|tha|nol|a|min *nt:* *→Phosphatidylethanolamin*

Phos|pha|ti|dyl|cho|lin *nt* (Ⓔ phosphatidylcholine): ***Syn:*** *Cholinphosphoglycerid, Lecithin, Lezithin*; aus Cholin, Glycerin, Phosphorsäure und Fettsäuren bestehender Grundbaustein der Zellmembran

Phos|pha|ti|dyl|e|tha|nol|a|min *nt* (Ⓔ phosphatidylethanolamine): ***Syn:*** *Phosphatidyläthanolamin*; aus Ethanolamin, Glycerin, Phosphorsäure und Fettsäuren bestehendes Phosphoglycerid; u.a. Bestandteil des Surfactantfaktors* der Lunge

Phos|pha|ti|dyl|gly|ce|rin *nt:* *→Phosphatidylglycerol*

Phos|pha|ti|dyl|gly|ce|rol *nt* (Ⓔ phosphatidylglycerol): ***Syn:*** *Phosphatidylglycerin*; Phospholipid*; u.a. Bestandteil des Surfactantfaktors* der Lunge

Phos|pha|ti|dyl|i|no|si|tol *nt* (Ⓔ phosphatidylinositol): wichtiger Bestandteil der Zellmembran; bildet auf der Außenseite der Membran sog. **GPI-Anker**, an denen z.B. Acetylcholinesterase oder alkalische Phosphatase verankert sind

Phos|pha|ti|dyl|se|rin *nt* (Ⓔ phosphatidylserine): aus Serin, Glycerin, Phosphorsäure und Fettsäuren bestehendes Phosphoglycerid; u.a. Bestandteil des Surfactantfaktors* der Lunge

phos|pha|tisch *adj* (Ⓔ phosphated): phosphathaltig

Phos|phat|man|gel|ra|chi|tis *f, pl* **-tiden:** *→Hypophosphatasie*

Phos|phat|puf|fer *m* (Ⓔ phosphate buffer): ***Syn:*** *Phosphatpuffersystem*; wässrige Lösung von primärem und sekundärem Phosphat, wobei das primäre Phosphat [$H_2PO_4^-$] als Säure und das sekundäre Phosphat [HPO_4^{2-}] als Base wirkt; puffert im Bereich von pH 6–8; die Konzentration im Blut ist so gering, dass die Pufferwirkung nur klein ist

Phos|phat|puf|fer|sys|tem *nt:* *→Phosphatpuffer*

Phos|phat|u|rie *f* (Ⓔ phosphaturia): Phosphatausscheidung im Harn; meist gleichgesetzt mit Hyperphosphaturie*

Phos|phen *nt* (Ⓔ phosphene): Lichterscheinung ohne adäquaten Reiz, z.B. bei Druck aufs Auge

Phos|phin *nt:* *→Phosphorwasserstoff*

Phos|pho|di|es|ter *m* (Ⓔ phosphodiester): ***Syn:*** *Phosphorsäurediester*; Verbindung, in der Phosphorsäure mit zwei Alkoholen verestert ist

Phos|pho|di|es|te|ra|se|hem|mer *m* (Ⓔ phosphodiesterase inhibitor): ***Syn:*** *PDE-Hemmer*; Substanz, die den enzymatischen Abbau von Cyclo-AMP zu Adenosinmonophosphat hemmt und damit die intrazelluläre Cyclo-AMP-Konzentration erhöht; führt u.a. zu Steigerung von Lipolyse* und Glykolyse*, Gefäßdilatation und Verminderung der Thrombozytenaggregation

Phos|pho|di|es|te|ra|sen *pl* (Ⓔ phosphodiesterases): Hydrolasen*, die Phosphodiesterbindungen spalten; wenn sie die Bindung zwischen Nucleotiden spalten, bezeichnet man sie als Nucleasen*

Phos|pho|di|hy|dro|xy|a|ce|ton *nt* (Ⓔ dihydroxyacetone phosphate): ***Syn:*** *Dihydroxyacetonphosphat*; Zwischenprodukt der Gluconeogenese* und der Glykolyse*

Phos|pho|e|nol|py|ru|vat *nt* (Ⓔ phosphoenolpyruvate): wichtiges Zwischenprodukt bei Glykolyse* und Gluconeogenese*

Phos|pho|fruc|to|ki|na|se *f* (Ⓔ phosphofructokinase): ***Syn:*** *Phosphofruktokinase*; Kinase*, die Fructose-6-phosphat zu Fructose-1,6-diphosphat phosphoryliert

Phos|pho|fruk|to|ki|na|se *f*: → *Phosphofructokinase*

Phos|pho|glu|co|mu|ta|se *f* (Ⓔ phosphoglucomutase): ***Syn:*** *Phosphoglukomutase*; intrazelluläres Enzym, das im ersten Schritt der Glykogenese Glucose-6-phosphat in Glucose-1-phosphat umwandelt

Phos|pho|glu|co|nat|weg *m*: → *Pentosephosphatzyklus*

Phos|pho|glu|co|se|i|so|me|ra|se *f*: → *Phosphohexoseisomerase*

Phos|pho|glu|ko|mu|ta|se *f*: → *Phosphoglucomutase*

Phos|pho|gly|ce|rat|ki|na|se *f* (Ⓔ phosphoglycerate kinase): ***Syn:*** *Phosphoglyzeratkinase*; Kinase*, die einen Phosphatrest von 1,3-Diphosphoglycerat auf ADP überträgt, wodurch ATP entsteht; **Phosphoglyceratkinasemangel** führt zu hämolytischer Anämie*

Phos|pho|gly|ce|rat|ki|na|se|man|gel *m* (Ⓔ phosphoglycerate kinase deficiency): ***Syn:*** *Phosphoglyzeratkinasemangel*; *s.u.* *Phosphoglyceratkinase*

Phos|pho|gly|ce|rid *nt* (Ⓔ phosphoglyceride): ***Syn:*** *Glyzerinphosphatid, Glycerophosphatid, Glycerinphosphatid, Phosphoglyzerid*; amphiphiles Lipid*, das Glycerophosphorsäure enthält; zur Gruppe gehören u.a Phosphatidylcholin*, Phosphatidylserin*, Phosphatidylethanolamin*, Phosphatidylinositol*, Cardiolipin*, Lysophosphatidylcholin* und die Plasmalogene

3-Phosphoglyceroyl-phosphat *nt* (Ⓔ 3-phosphoglyceroyl phosphate): ***Syn:*** *Negelein-Ester, 1,3-Bisphosphoglycerat, 1,3-Diphosphoglycerat*; energiereiches Zwischenprodukt der Glykolyse*

Phos|pho|gly|ze|rat|ki|na|se *f*: → *Phosphoglyceratkinase*

Phos|pho|gly|ze|rat|ki|na|se|man|gel *m* (Ⓔ phosphoglycerate kinase deficiency): ***Syn:*** *Phosphoglyceratkinasemangel*; *s.u.* *Phosphoglyceratkinase*

Phos|pho|gly|ze|rid *nt*: → *Phosphoglycerid*

Phos|pho|he|xo|se|i|so|me|ra|se *f* (Ⓔ phosphohexose isomerase): ***Syn:*** *Glukosephosphatisomerase, Glucosephosphatisomerase, Phosphoglucoseisomerase*; Isomerase*, die die reversible Konversion von Glucose-6-phosphat und Fructose-6-phosphat katalysiert; *s.a.* *Glucosephosphatisomerase-Mangel*

Phos|pho|kre|a|tin *nt*: → *Creatinphosphat*

Phos|pho|li|pa|sen *pl* (Ⓔ phospholipases): ***Syn:*** *Lezithinasen, Lecithinasen*; Gruppe von Enzymen [Phospholipase A_1, A_2, C, Cβ, Cγ, D] die Phospholipide hydrolysieren

Phospholipase B (Ⓔ phospholipase B): Gemisch von Phospholipase A_1 und A_2

Phos|pho|li|pi|de *pl* (Ⓔ phospholipids): komplexe Lipide*, die Phosphorsäure enthalten, z.B. Sphingolipide* und Sphingomyeline*

4'-Phos|pho|pan|te|the|in *nt* (Ⓔ 4'-phosphopantetheine): schwefelhaltige, prosthetische Gruppe von Acyl-Carrier-Protein* und Coenzym* A

Phos|phor *m* (Ⓔ phosphorus): zur Stickstoffgruppe gehörendes Element, das in verschiedenen Formen [**weißer/gelber Phosphor, roter Phosphor, schwarzer Phosphor**] vorkommt; biochemische Bedeutung und Stoffwechsel *s.u.* *Phosphat*

Phos|pho|res|zenz *f* (Ⓔ phosphorescence): Form der Lumineszenz*, bei der das ausgestrahlte Licht langwelliger ist als das eingestrahlte Licht

phos|pho|res|zie|rend *adj* (Ⓔ phosphorescent): Phosphoreszenz betreffend oder zeigend

Phos|pho|ri|bo|i|so|me|ra|se *f* (Ⓔ phosphoriboisomerase): ***Syn:*** *Ribosephosphatisomerase*; wichtiges Enzym des Pentosephosphatzyklus*; katalysiert die Konversion von Ribulose-5-phosphat und Ribose-5-phosphat

Phos|pho|ri|bo|syl|py|ro|phos|phat|syn|the|ta|se *f* (Ⓔ phosphoribosylpyrophosphate synthetase): ***Syn:*** *Ribosephosphatpyrophosphokinase, PRPP-Synthetase*; Enzym der Purin- und Pyrimidinnucleotidsynthese; erhöhte Enzymaktivität verursacht primäre Gicht*

Phos|phor|ne|kro|se *f* (Ⓔ **1.–2.** phosphonecrosis): **1.** durch (gelben) Phosphor hervorgerufene Hautverbrennung mit Nekrose **2.** seltene Berufskrankheit durch chronische Phosphoraufnahme mit Osteomyelitis* und Periostitis*

Phos|pho|ro|ly|se *f* (Ⓔ phosphorolysis): Spaltung einer Verbindung mit gleichzeitigem Einbau von Phosphorsäure

phos|pho|ro|ly|tisch *adj* (Ⓔ phosphorolytic): Phosphorolyse betreffend, mittels Phosphorolyse

Phos|phor|säu|re *f* (Ⓔ phosphoric acid): ***Syn:*** *Orthophosphorsäure, Acidum phosphoricum*; dreiwertige, anorganische Säure; *s.a.* *Phosphat*

Phos|phor|säu|re|di|es|ter *m*: → *Phosphodiester*

Phos|phor|was|ser|stoff *m* (Ⓔ phosphine): ***Syn:*** *Phosphin*; farbloses, giftiges Gas, das nach Knoblauch riecht; akute **Phosphorwasserstoffvergiftung** führt zu Übelkeit, Erbrechen, Atemnot, Zyanose, Lungenödem und Kreislaufversagen; bei chronischer Vergiftung kommt es v.a. zu Leber- und Nierenschäden

Phos|phor|was|ser|stoff|ver|gif|tung *f* (Ⓔ phosphine poisoning): *s.u.* *Phosphorwasserstoff*

Phos|pho|ry|la|se *f* (Ⓔ phosphorylase): v.a. in der Leber vorkommendes Enzym, das Glucose-1-phosphat aus Glykogen abspaltet

Phosphorylase-b-Kinase-Insuffizienz *f* (Ⓔ hepatic phosphorylase kinase deficiency): ***Syn:*** *hepatische Glykogenose, Glykogenose Typ VIII*; mild verlaufender, X-chromosomal-rezessiver Mangel an Phosphorylase-b-Kinase in der Leber; durch

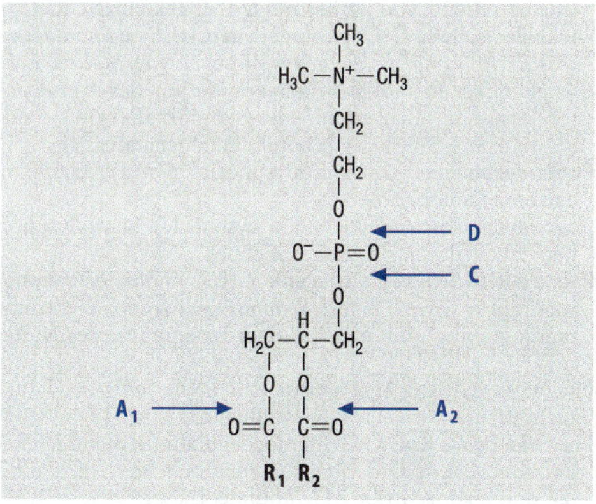

Abb. P74. Angriffspunkte der Phospholipasen an Phosphatidylcholin

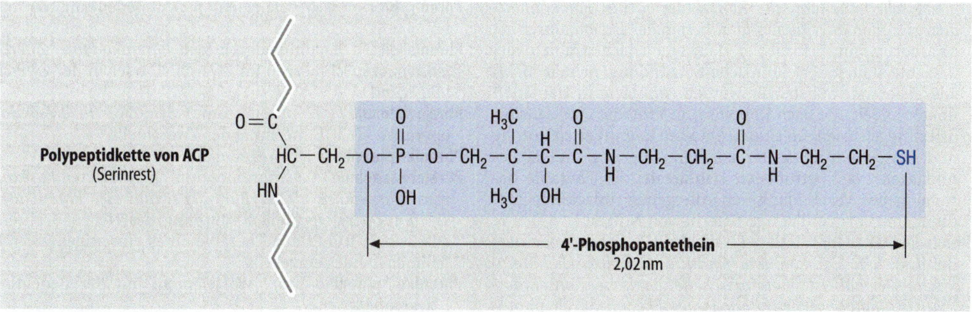

Abb. P75. 4'-Phosphopantethein

die Einlagerung von normalem Glykogen in die Leber kommt es zu Hepatomegalie* und Hypoglykämie*; wird z.T. als Unterform von Glykogenose Typ VI angesehen

Phos|pho|ry|lie|rung *f* (Ⓔ phosphorylation): Anlagerung von Phosphorsäureresten an organische Verbindungen; die Bildung energiereicher Phosphate in der Atmungskette* wird als **oxidative Phosphorylierung** bezeichnet

Phos|pho|se|rin *nt* (Ⓔ phosphoserine): Zwischenprodukt bei der Serinsynthese aus 3-Phosphoglycerat

Phos|pho|ti|on *nt* (Ⓔ malathion): ***Syn:*** *Malathion*; Insektizid*

Phos|phu|re|se *f* (Ⓔ phosphuresis): Phosphorausscheidung im Harn

Phot-, phot- *präf.*: →*Photo-*

Phot|äs|the|sin *f* (Ⓔ photesthesin): Farbstoff im Außensegment der Sehstäbchen der Netzhaut [Retina*]

phot|äs|the|tisch *adj* (Ⓔ photoesthetic): ***Syn:*** *photoästhetisch*; lichtempfindlich

Photo-, photo- *präf.*: Wortelement mit der Bedeutung „Licht"

Pho|to|ab|la|ti|on *f* (Ⓔ photoablation): ***Syn:*** *Fotoablation*; Gewebeabtragung mittels Lichtstrahl [Laser]

Pho|to|al|ler|gie *f* (Ⓔ photoallergy): ***Syn:*** *Lichtallergie, Fotoallergie*; Überempfindlichkeit der Haut gegen verschiedene Lichtarten; *s.a. Photokontaktallergie*

pho|to|al|ler|gisch *adj* (Ⓔ photoallergic): Photoallergie betreffend, von ihr betroffen oder gekennzeichnet

pho|to|äs|the|tisch *adj* (Ⓔ photoesthetic): ***Syn:*** *photästhetisch*; lichtempfindlich

Pho|to|che|mo|the|ra|pie *f* (Ⓔ photochemotherapy): ***Syn:*** *Fotochemotherapie*; kombinierte Foto- und Chemotherapie*, z.B. Psoralen* plus UVA [PUVA]; als **lokale Photochemotherapie** zur Behandlung umschriebener Läsionen [z.B. bei Psoriasis*], als **orale Photochemotherapie** zur Behandlung ausgedehnter Läsionen

pho|to|chro|mo|gen *adj* (Ⓔ photochromogenic): (*Bakterien*) auf Lichtreize mit Pigmentbildung reagierend

Pho|to|der|ma|ti|tis *f, pl* **-ti|ti|den**: →*Photodermatose*

Photodermatitis phytogenica: →*Gräserdermatitis*

pho|to|der|ma|ti|tisch *adj* (Ⓔ photodermatitic): Photodermatitis betreffend, von ihr betroffen oder gekennzeichnet

Pho|to|der|ma|to|se *f* (Ⓔ photodermatosis): ***Syn:*** *Photodermatitis, Lichtdermatitis, Fotodermatose, Fotodermatitis, Lichtdermatose*; entzündliche Hautveränderung durch eine photoallergische Reaktion [Photokontaktallergie*] oder phototoxische Wirkung [Photokontaktdermatitis*]

Pho|to|dys|pho|rie *f* (Ⓔ photodysphoria): ***Syn:*** *Fotodysphorie*; extreme Photophobie*

pho|to|dys|pho|risch *adj* (Ⓔ photodysphoric): Photodysphorie betreffend, durch sie gekennzeichnet

Pho|to|e|lek|tro|nys|tag|mo|gra|phie *f* (Ⓔ photoelectronystagmography): ***Syn:*** *Photoelektronystagmografie*; Elektronystagmographie* mit gleichzeitiger Fotographie des Nystagmus*

pho|to|gen *adj* (Ⓔ **1.–2.** photogenic): ***Syn:*** *fotogen*; **1.** durch Licht verursacht **2.** Licht ausstrahlend

Pho|to|ko|a|gu|la|ti|on *f* (Ⓔ photocoagulation): ***Syn:*** *Lichtkoagulation, Fotokoagulation*; Koagulation* von Netzhautteilen durch konzentrierte Lichtbündel [Laser*]

Pho|to|kon|takt|al|ler|gie *f* (Ⓔ photoallergic contact dermatitis): ***Syn:*** *photoallergische/fotoallergische Dermatitis, photoallergische/fotoallergische Kontaktdermatitis, Fotokontaktallergie, photoallergisches/fotoallergisches Ekzem*; durch eine Überempfindlichkeit der Haut gegen Lichtstrahlen verursachte akute oder chronische Entzündung; primär nichtallergisierende Substanzen werden vom Licht in Haptene* umgewandelt, die nach Kopplung an Proteine eine Sensibilisierung auslösen; im akuten Stadium kommt es zu Rötung und Blasenbildung, später zu Pigmentierung und Lichenifikation* der betroffenen Hautareale; die **Therapie** besteht in der Vermeidung von Allergenen; im akuten Stadium sind corticoidhaltige Externa von Nutzen

Pho|to|kon|takt|der|ma|ti|tis *f, pl* **-ti|ti|den** (Ⓔ phototoxic dermatitis): ***Syn:*** *Fotokontaktdermatitis, phototoxische/fototoxische Dermatitis, phototoxische/fototoxische Kontaktdermatitis, phototoxisches/fototoxisches Ekzem*; durch photochemische Reaktionen ausgelöste nicht-allergische Kontaktdermatitis*; die phototoxische Substanz kann von außen kommen [Medikamente, ätherische Öle, Farbstoffe] oder im Körper gebildet werden [Porphyrine*]; das **klinische Bild** gleicht dem der Photokontaktallergie; **Therapie**: Meidung bzw. Entfernung der auslösenden Substanz oder Behandlung des Grundleidens

Pho|to|me|ter *m* (Ⓔ photometer): ***Syn:*** *Fotometer*; Gerät zur Photometrie*

Pho|to|me|trie *f* (Ⓔ photometry): ***Syn:*** *Fotometrie*; Messung der Lichtdurchlässigkeit oder -absorption von Lösungen zur Konzentrationsbestimmung von Stoffen

pho|to|me|trisch *adj* (Ⓔ photometric): ***Syn:*** *fotometrisch*; Photometrie betreffend, mittels Photometrie

Pho|ton *nt* (Ⓔ photon): ***Syn:*** *Lichtquant, Strahlungsquant, Quant*; Elementarteilchen der Lichtwellen

Pho|to|o|ny|cho|ly|se *f* (Ⓔ photo-onycholysis): Ablösung der Nagelplatte bei einer phototoxischen Reaktion, z.B. bei Porphyrie*, Photochemotherapie oder Behandlung mit Tetracyclinen

Pho|to|patch|test *m* (Ⓔ UVA patch test): ***Syn:*** *belichteter Epikutantest*; *s.u. Epikutantest*

Pho|to|pa|thie *f* (Ⓔ photopathy): ***Syn:*** *Fotopathie*; durch Lichteinwirkung hervorgerufene Erkrankung; *s.a. photoallergische Kontaktdermatitis*

pho|to|phob *adj* (Ⓔ photophobic): ***Syn:*** *lichtscheu, heliophob*; Lichtscheu/Photophobie betreffend, durch sie gekennzeichnet

Pho|to|pho|bie *f* (Ⓔ photophobia): ***Syn:*** *Lichtscheu*; krankhafte Angst vor (Sonnen-)Licht

Phot|op|sie *f* (Ⓔ photopsia): Wahrnehmung subjektiver Lichterscheinungen, z.B. bei Migräne*

pho|to|re|zep|tiv *adj* (Ⓔ photoreceptive): Lichtreize aufnehmend

Pho|to|scan|ner *m* (Ⓔ photoscanner): *s.u. Photoszintigraphie*

pho|to|sen|si|bel *adj* (Ⓔ photosensory): verstärkt auf Lichtreize ansprechend, lichtsensibel; lichtempfindlich

Pho|to|sen|si|bi|li|sie|rung *f* (Ⓔ photosensitization): ***Syn:*** *Fotosensibilisierung*; Herabsetzung der Lichtreizschwelle der Haut

Pho|to|sen|si|bi|li|tät *f* (Ⓔ photosensitivity): ***Syn:*** *Fotosensibilität*; Lichtempfindlichkeit

Pho|to|sti|mu|la|ti|on *f* (Ⓔ photostimulation): ***Syn:*** *Fotostimulation*; *s.u. Essay Elektroenzephalogramm S. 563*

Pho|to|sub|trak|ti|on *f* (Ⓔ photographic subtraction): Fotosubtraktion; *s.u. Subtraktionsverfahren*

Pho|to|szin|ti|gra|phie *f* (Ⓔ photoscan): ***Syn:*** *Photoszintigrafie, Fotoszintigrafie*; fotographische Darstellung der radioaktiven Impulsdichte mit einem **Photoscanner**

Pho|to|the|ra|pie *f* (Ⓔ phototherapy): ***Syn:*** *Lichttherapie, Fototherapie, Lichtbehandlung*; Behandlung mit natürlichem oder künstlichem Licht [v.a. UVA]

pho|to|to|xisch *adj* (Ⓔ phototoxic): durch schädliche Lichteinwirkung hervorgerufen

Pho|to|to|xi|zi|tät *f* (Ⓔ phototoxicity): ***Syn:*** *Fototoxizität*; schädliche Wirkung von Lichtstrahlen

Pho|to|tro|phie *f* (Ⓔ phototrophy): *s.u. Essay Bakterien S. 217*

PHP *Abk.*: **1.** Post-Heparin-Phospholipase **2.** Pseudohypoparathyreoidismus

pHPT *Abk.*: →*primärer Hyperparathyreoidismus*

Phren-, phren- *präf.*: Wortelement mit der Bedeutung „Zwerchfell"

Phren|al|gie *f* (Ⓔ phrenalgia): ***Syn:*** *Phrenikodynie, Zwerchfellschmerz*; Schmerzen im Zwerchfell oder in der Zwerchfellgegend

Phre|nek|to|mie *f* (Ⓔ phrenectomy): ***Syn:*** *Zwerchfellresektion*; operative (Teil-)Entfernung des Zwerchfells

Phrenik-, phrenik- *präf.*: →*Phreniko-*

Phre|ni|kek|to|mie *f* (Ⓔ phrenicectomy): ***Syn:*** *Phrenikusexhärese, Phrenikusexairese, Phrenikusexhairese, Phrenikusresektion*; operative (Teil-)Entfernung des Nervus* phrenicus; wurde früher zur Therapie eines einseitigen Zwerchfellhochstandes eingesetzt

Phreniko-, phreniko- *präf.*: Wortelement mit der Bedeutung „Zwerchfell"

Phre|ni|ko|dy|nie *f*: →*Phrenalgie*

P

phre|ni|ko|gas|tral *adj* (Ⓔ phrenicogastric): ***Syn:*** *gastrodiaphragmal, gastrophrenisch*; Zwerchfell und Magen/Gaster betreffend oder verbindend

phre|ni|ko|glot|tisch *adj* (Ⓔ phrenoglottic): Zwerchfell und Glottis betreffend

phre|ni|ko|he|pa|tisch *adj* (Ⓔ phrenohepatic): ***Syn:*** *hepatodiaphragmal*; Zwerchfell und Leber/Hepar betreffend oder verbindend

phre|ni|ko|kar|di|al *adj* (Ⓔ cardiodiaphragmatic): ***Syn:*** *phrenokardial*; Zwerchfell und Herz betreffend oder verbindend

Phre|ni|ko|kar|die *f* (Ⓔ phrenocardia): ***Syn:*** *DaCosta-Syndrom, neurozirkulatorische Asthenie, Soldatenherz, Effort-Syndrom*; meist bei jüngeren Männern auftretende belastungsunabhängige Symptomatik mit Hyperventilation*, Tachykardie*, Herzschmerzen und Engegefühl; neben einer psychosomatischen Komponente wird auch eine Übererregbarkeit des Atemzentrums als Ursache diskutiert

phre|ni|ko|ko|lisch *adj* (Ⓔ phrenicocolic): Zwerchfell und Kolon betreffend oder verbindend

phre|ni|ko|kos|tal *adj* (Ⓔ phrenicocostal): ***Syn:*** *kostodiaphragmal, kostophrenisch*; Zwerchfell und Rippen/Costae betreffend oder verbindend

phre|ni|ko|li|e|nal *adj* (Ⓔ phrenicolienal): Zwerchfell und Milz/Lien betreffend oder verbindend

phre|ni|ko|me|di|as|ti|nal *adj* (Ⓔ phrenicomediastinal): Zwerchfell und Mittelfellraum/Mediastinum betreffend oder verbindend

Phre|ni|ko|me|di|as|ti|nal|si|nus *m*: →*Phrenikomediastinalspalte*

Phre|ni|ko|me|di|as|ti|nal|spal|te *f* (Ⓔ phrenicomediastinal sinus): ***Syn:*** *Phrenikomediastinalsinus, Recessus phrenicomediastinalis*; Spaltraum zwischen Pleura* diaphragmatica und Pleura* mediastinalis; gehört zu den sog. Reserveräumen [Recessus* pleurales]

phre|ni|ko|ö|so|pha|ge|al *adj* (Ⓔ phrenicoesophageal): Zwerchfell und Speiseröhre/Ösophagus betreffend oder verbindend

phre|ni|ko|pleu|ral *adj* (Ⓔ phrenicopleural): Zwerchfell und Brustfell/Pleura betreffend oder verbindend

Phre|ni|ko|to|mie *f* (Ⓔ phrenicotomy): ***Syn:*** *Phrenikusdurchtrennung*; Durchtrennung des Nervus* phrenicus

Phre|ni|ko|trip|sie *f* (Ⓔ phrenicotripsy): ***Syn:*** *Phrenikusquetschung*; Quetschung des Nervus* phrenicus über dem Musculus* scalenus anterior zur temporären Ausschaltung des Zwerchfells bei anhaltendem Schluckauf oder [einseitig] zur Ruhigstellung einer Lunge bei Tuberkulose [heute obsolet]

Phre|ni|kus *m*: →*Nervus phrenicus*

Phre|ni|kus|blo|cka|de *f* (Ⓔ phrenic block): ein- oder beidseitige Ausschaltung des Nervus* phrenicus; *s.a. Phrenikotripsie*

Phre|ni|kus|durch|tren|nung *f*: →*Phrenikotomie*

Phre|ni|kus|ex|ai|re|se *f*: →*Phrenikektomie*

Phre|ni|kus|ex|hä|re|se *f*: →*Phrenikektomie*

Phre|ni|kus|kern *m* (Ⓔ nucleus of phrenic nerve): ***Syn:*** *Nucleus nervi phrenici*; in der Vordersäule des Halsmarks [C_{3-7}] liegende motorische Zellen, die das Zwerchfell innervieren

Phre|ni|kus|läh|mung *f* (Ⓔ phrenic paralysis): Lähmung des Nervus* phrenicus führt zu Zwerchfellhochstand oder -lähmung; *s.a. Zwerchfelllähmung*

Phre|ni|kus|neur|al|gie *f* (Ⓔ phrenic neuralgia): Neuralgie* des Nervus* phrenicus; ist durch atemabhängige Schmerzen, die in Hals, Schulter oder Arm ausstrahlen, gekennzeichnet; die Ursache liegt in einer Reizung oder Schädigung des Nervens

Phre|ni|kus|punkt *m* (Ⓔ phrenic-pressure point): Milzpunkt; *s.u. Saegesser-Zeichen*

Phre|ni|kus|quet|schung *f*: →*Phrenikotripsie*

Phre|ni|kus|re|sek|ti|on *f*: →*Phrenikektomie*

Phreno-, phreno- *präf.*: Wortelement mit der Bedeutung „Zwerchfell“

Phre|no|graph *m* (Ⓔ phrenograph): ***Syn:*** *Phrenograf*; Gerät zur Aufzeichnung der Zwerchfellbewegung

phre|no|kar|di|al *adj*: →*phrenikokardial*

Phre|no|pe|ri|kar|di|tis *f, pl* **-ti|den** (Ⓔ phrenopericarditis): Perikarditis* mit Übergreifen auf das anliegende Zwerchfell; kann zu Verklebung von Herzspitze und Zwerchfell führen

phre|no|pe|ri|kar|di|tisch *adj* (Ⓔ phrenopericarditic): Phrenoperikarditis betreffend, von ihr betroffen oder gekennzeichnet

Phre|no|sin *nt* (Ⓔ phrenosin): ***Syn:*** *Cerebron*; Cerebrosid* mit Cerebronsäure

Phry|no|derm *nt* (Ⓔ phrynoderma): ***Syn:*** *Krötenhaut, Hyperkeratosis follicularis (metabolica), Hyperkeratose bei Avitaminose A, Phrynodermie*; durch Vitamin A-Mangel* hervorgerufene follikuläre Hyperkeratose mit trockener, aschgrauer Haut

Phry|no|der|mie *f*: →*Phrynoderm*

PHS *Abk.*: **1.** →*Periarthritis humeroscapularis* **2.** →*Periarthropathia humeroscapularis* **3.** primäres Hypoventilationssyndrom

PHT *Abk.*: →*Phenytoin*

Phthi|ri|a|se *f*: →*Pediculosis pubis*

Phthi|ri|a|sis *f, pl* **-ses**: →*Pediculosis pubis*

phthi|ri|o|phob *adj*: →*pedikulophob*

Phthi|ri|o|pho|bie *f*: →*Pedikulophobie*

Phthi|rus pu|bis *m* (Ⓔ Phthirus pubis): ***Syn:*** *Filzlaus, Schamlaus, Pediculus pubis*; v.a. die Schamhaare, aber auch Bart und u.U. Kopfhaare befallender Blutsauger, der durch direkten Körperkontakt [sexuell übertragene Krankheit*], aber auch Gewebe [Handtücher, Bettwäsche] übertragenen wird; ca. 2 mm groß, plump und relativ unbeweglich; halten sich mit ihren Hinterbeinen an den Haaren fest und sind nur schwer abzulösen

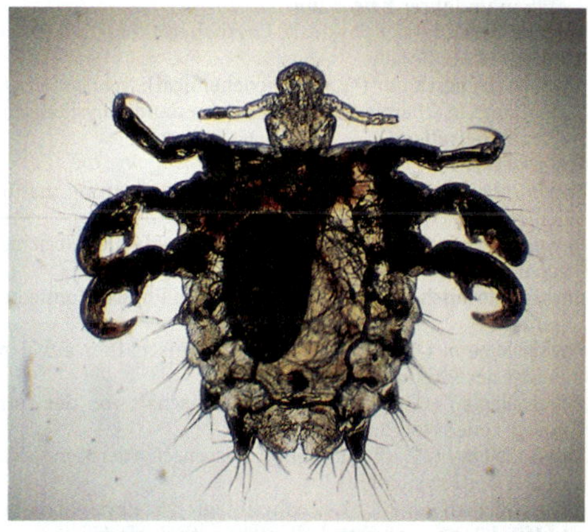

Abb. P76. Phthirus pubis

Phthi|se *f*: →*Phthisis*

Phthi|sis *f* (Ⓔ phthisis): ***Syn:*** *Phthise*; (Parenchym-)Schwund, Schrumpfung

Phthisis bulbi (Ⓔ ophthalmophthisis): ***Syn:*** *Ophthalmophthisis, Augapfelschwund*; Verkleinerung eines oder beider Augäpfel, z.B. bei sympathischer Ophthalmie* oder Endophthalmitis*

Phthisis pulmonum (Ⓔ pulmonary phthisis): ***Syn:*** *Lungenschwindsucht, Lungenphthise*; Lungentuberkulose* mit ausgeprägter Kachexie*

pH-Wert *m*: →*pH*

PhWS *Abk.*: Phosphorwolframsäure

Phy|co|my|ce|tes *pl* (Ⓔ Phycomycetes): ***Syn:*** *Algenpilze, niedere Pilze, Phykomyzeten*; zu den echten Pilzen gehörende Erreger von Mukormykose* und Phykomykose*

Phy|ko|my|ko|se *f* (Ⓔ phycomycosis): ***Syn:*** *Phykomyzetose*; Infektion durch früher als Algenpilze [Phycomycetes*] bezeichnete Pilzarten; meist tiefe Mykosen in tropischen oder subtropischen Gebieten; *s.a. Mukormykose*

Phy|ko|my|ze|ten *pl*: →*Phycomycetes*

Phy|ko|my|ze|to|se *f*: →*Phykomykose*

phy|lak|tisch *adj* (Ⓔ phylactic): vor Infekten schützend

Phyl|lo|chi|no|ne *pl*: →*Vitamin K*

Phyl|lo|des|tu|mor *m*: →*Phylloidestumor*

Phyl|lo|i|des|tu|mor *m* (Ⓔ cystosarcoma phylloides): ***Syn:***

P

Phyllodestumor, Cystosarcoma phyllodes/phylloides; langsam wachsendes Sarkom* der Brustdrüse, das extrem groß werden kann; kommt typischerweise im mittleren Lebensalter vor; ist entweder maligne oder semimaligne; **Therapie**: vollständige Entfernung im Gesunden

Phyl|lo|to|xi|ne *pl* (Ⓔ phyllotoxins): *s.u. Essay Chemotherapie S. 349*

Phy|lo|ge|ne|se *f* (Ⓔ phylogenesis): ***Syn:*** *Stammesgeschichte, Phylogenie*; Entwicklungsgeschichte vom frühesten Vorfahr bis heute

Phy|lo|ge|nie *f*: *→Phylogenese*

Phy|ma *f* (Ⓔ phyma): (knollenförmige) Geschwulst, z.B. Rhinophym*

Phy|sa|lo|pte|ra *f* (Ⓔ Physaloptera): *s.u. Physalopteriasis*

Physaloptera-Infektion *f*: *→Physalopteriasis*

Phy|sa|lo|pte|ri|a|sis *f, pl* **-ses** (Ⓔ physalopteriasis): ***Syn:*** *Physaloptera-Infektion*; in Europa seltene Wurminfektion durch Darmfadenwürmer [**Physaloptera**]

Physi-, physi- *präf.*: *→Physio-*

Phy|si|a|trie *f* (Ⓔ physiatrics): ***Syn:*** *Naturheilkunde*; Lehre von der Verwendung natürlicher Heilmittel [Licht, Wasser, Wärme, Heilpflanzen] zur Vorbeugung gegen und Behandlung von Krankheiten; wird heute oft zu den alternativen Heilverfahren gerechnet, obwohl die Schulmedizin Teile der Naturheilkunde [z.B. als Bäderheilkunde] schon länger anerkannt und integriert hat

Phy|sik *f* (Ⓔ physics): Lehre von der unbelebten Natur, ihrem Aufbau und ihrer Bewegung

phy|si|ka|lisch *adj* (Ⓔ physical): Physik betreffend, mit physikalischen Methoden

phy|si|ko|che|misch *adj* (Ⓔ physicochemical): ***Syn:*** *chemisch-physikalisch*; Chemie und Physik betreffend, physikalische Chemie betreffend

Phy|si|ko|the|ra|pie *f*: *→Physiotherapie*

Physio-, physio- *präf.*: Wortelement mit der Bedeutung „natürlich/Natur"

Phy|si|o|gno|mie *f* (Ⓔ physiognomy): individueller Gesichtsausdruck

phy|si|o|gno|misch *adj* (Ⓔ physiognomic): Physiognomie betreffend

Phy|si|o|lo|ge *m* (Ⓔ physiologist): Wissenschaftler auf dem Gebiet der Physiologie*

Phy|si|o|lo|gie *f* (Ⓔ physiology): Wissenschaft von den normalen Lebensvorgängen im Körper

Phy|si|o|lo|gin *f* (Ⓔ physiologist): Wissenschaftlerin auf dem Gebiet der Physiologie*

phy|si|o|lo|gisch *adj* (Ⓔ **1.–2.** physiologic): **1.** Physiologie betreffend **2.** normal, natürlich, nicht-pathologisch

Phy|si|o|the|ra|pie *f* (Ⓔ physicotherapy): ***Syn:*** *Physikotherapie*; Oberbegriff für Bewegungstherapie* und physikalische Therapie*; umfasst die aktive oder passive Behandlung mit natürlichen physikalischen Mitteln [z.B. Wasser, Licht] zur Heilung oder Vorbeugung von Erkrankungen

phy|sisch *adj* (Ⓔ physical): ***Syn:*** *körperlich*; den Körper/die Physis betreffend

Physo-, physo- *präf.*: Wortelement mit der Bedeutung „Luft/Gas"

Phy|so|hä|ma|to|me|tra *f* (Ⓔ physohematometra): Gas- und Blutansammlung in der Gebärmutter

Phy|so|hy|dro|me|tra *f* (Ⓔ physohydrometra): Gas- und Flüssigkeitsansammlung in der Gebärmutter

Phy|so|me|tra *f* (Ⓔ physometra): ***Syn:*** *Uterustympanie, Tympania uteri*; Gasansammlung in der Gebärmutter

Phy|so|py|o|sal|pinx *f* (Ⓔ physopyosalpinx): Gas- und Eiteransammlung im Eileiter

Phy|so|stig|ma ve|ne|no|sum *nt* (Ⓔ Physostigma venenosum): *s.u. Kalabarbohne*

Phy|so|stig|min *nt* (Ⓔ physostigmine): ***Syn:*** *Eserin*; in der Calabarbohne [**Physostigma venenosum**] vorkommendes Alkaloid; zentral wirksamer Cholinesterasehemmer; Ursache der Physostigminvergiftung*; **Anw.**: Intoxikation mit zyklischen Antidepressiva, Neuroleptika, Antihistaminika, Atropin

Phy|so|stig|mi|nis|mus *m*: *→Physostigminvergiftung*

Phy|so|stig|min|ver|gif|tung *f* (Ⓔ physostigminism): ***Syn:*** *Physostigminismus*; Vergiftung mit Physostigmin* führt zu Miosis*, Speichelfluss, Schweißausbrüchen, Durchfall, Erbrechen, Koliken, Fieber und u.U. Atemlähmung; **Antidot**: Atropin i.v.

Phyt-, phyt- *präf.*: *→Phyto-*

-phyt *suf.*: Wortelement mit der Bedeutung „Pflanze"

Phyt|ag|glu|ti|ni|ne *pl*: *→Phythämagglutinine*

Phy|tan|säu|re *f* (Ⓔ phytanic acid): verzweigtkettige, gesättigte Fettsäure

Phyt|häm|ag|glu|ti|ni|ne *pl* (Ⓔ phytohemagglutinins): ***Syn:*** *Phytohämagglutinine, Phytagglutinine, Phytoagglutinine*; aus Pflanzen gewonnene, lektinhaltige Substanzen, die Erythrozyten agglutinieren; werden zur Blutgruppenbestimmung verwendet

-phytisch *suf.*: in Adjektiven verwendetes Wortelement mit der Bedeutung „pflanzlich"

Phyto-, phyto- *präf.*: Wortelement mit der Bedeutung „Pflanze"

Phy|to|ag|glu|ti|ni|ne *pl*: *→Phythämagglutinine*

Phy|to|bal|ne|o|lo|gie *f* (Ⓔ phytobalneology): Teilgebiet der Balneologie*, das sich mit der Anwendung von Kräuterbädern befasst

Phy|to|be|zo|ar *m* (Ⓔ phytobezoar): aus unverdauten Pflanzenresten bestehender Magen- oder Darmstein

Phy|to|häm|ag|glu|ti|ni|ne *pl*: *→Phythämagglutinine*

Phy|to|hor|mon *nt* (Ⓔ phytohormone): Pflanzenhormon, von Pflanzen gebildetes Hormon

phy|to|id *adj* (Ⓔ phytoid): pflanzenähnlich, pflanzenartig

Phy|to|me|na|di|on *nt* (Ⓔ phytomenadione): Vitamin K_1; *s.u. Vitamin K*

Phy|to|na|di|on *nt* (Ⓔ phytonadione): Vitamin K_1; *s.u. Vitamin K*

Phy|to|no|se *f* (Ⓔ phytonosis): durch Pflanzen, Pflanzenteile oder pflanzliche Stoffe ausgelöste Erkrankung

Phy|ton|zi|de *pl* (Ⓔ phytoncides): antibiotisch wirksame Substanzen höherer Pflanzen

Phy|to|pa|ra|sit *m* (Ⓔ phytoparasite): pflanzlicher Parasit; *s.u. Parasit*

Phyto-Photodermatitis *f*: *→Gräserdermatitis*

Phy|to|ste|rin *nt* (Ⓔ phytosterol): in Pflanzen vorkommendes Sterin*, z.B. Stigmasterin, Sitosterin*

Phy|to|ste|ri|ne *pl* (Ⓔ phytosterols): ***Syn:*** *Phytosterole*; aus höheren Pflanzen gewonnene Sterine, die z.T. in der Phytotherapie* verwendet werden

Phy|to|ste|rol *nt*: *→Phytosterin*

Phy|to|ste|ro|le *pl*: *→Phytosterine*

Phy|to|the|ra|pie *f* (Ⓔ phytotherapy): Lehre von der heilenden Wirkung von Pflanzen; Behandlung mit Pflanzen oder Pflanzenteilen [Drogen*]

Phy|to|to|xin *nt* (Ⓔ phytotoxin): ***Syn:*** *Pflanzentoxin*; in Pflanzen vorkommendes Toxin, pflanzliches Toxin

Phy|to|tri|cho|be|zo|ar *m* (Ⓔ phytotrichobezoar): aus unverdauten Pflanzenresten und Haaren bestehender Magen- oder Darmstein

PHZ *Abk.*: posthepatitische Zirrhose

PI *Abk.*: **1.** *→Pankreasinsuffizienz* **2.** Parodontopathie-Index **3.** *→Pearl-Index* **4.** Penetrationsindex **5.** Perfusionsindex **6.** *→Phosphatidylinositol* **7.** Praescriptio Internationalis **8.** Primärinfektion **9.** proaktive Inhibition **10.** Prognoseindex **11.** Progressionsindex **12.** *→Prostazyklin* **13.** Protamininsulin **14.** *→Proteaseinhibitoren* **15.** Protektionsindex **16.** *→Pulmonalinsuffizienz* **17.** Pulsatilitätsindex

pI *Abk.*: pH des isoelektrischen Punktes

p.i. *Abk.*: **1.** post infusionem **2.** post injectionem

PIA *Abk.*: **1.** Cisplatin (*engl.* platinol), Ifosfamid, Adriamycin **2.** N^6-Phenylisopropyladenosin **3.** parainfektiöse Arthritis **4.** photoelektronische intravenöse Angiographie **5.** postinfektiöse Arthritis

Pia *f*: *→Pia mater*

Pia mater (Ⓔ pia mater): ***Syn:*** *Pia*; dem Gehirn und Rückenmark direkt aufliegende Bindegewebsschicht; bildet zusammen mit der Arachnoidea* mater die weiche Hirn- und Rückenmarkshaut [Leptomeninx]

Pia mater cranialis (Ⓔ cranial pia mater): ***Syn:*** *Pia mater encephali*; die Pia mater des Gehirns liegt der Oberfläche des Gehirns direkt auf und begleitet Arterien und Arteriolen ins Gehirn hinein; in den Hirnventrikeln dient sie dem Plexus* choroideus als Grundlage

Pia mater encephali: → *Pia mater cranialis*

Pia mater spinalis (Ⓔ spinal pia mater): die Pia mater des Rückenmarks bedeckt die Außenseite des Rückenmarks und bildet das **Ligamentum denticulatum**, eine zarte Verbindung zur Dura* mater des Rückenmarks, die als Aufhängevorrichtung des Rückenmarks im Wirbelkanal dient

pilal *adj* (Ⓔ pial): Pia mater betreffend

Pilan *f*: → *Frambösie*

Pian bois *f* (Ⓔ pian bois): *s.u. südamerikanische Hautleishmaniose*

PIB *Abk.*: Polyisobutylen

PIBI *Abk.*: Polyisobutylenisopren

PIC *Abk.*: Protease-Inhibitor-Komplex

Pica-Syndrom *nt*: → *Parorexie*

Pilcela albies *f* (Ⓔ Picea abies): ***Syn:*** *Picea excelsa*; *s.u. Fichte*

Pilcelae aelthelrollelum *nt* (Ⓔ spruce oil): ***Syn:*** *Fichtenöl*; ätherisches Öl der Fichte*

Pilcelae follilum *nt* (Ⓔ spruce needles): ***Syn:*** *Fichtennadeln*; *s.u. Fichte*

Pilcelae tulrilolnes relcenltes *pl* (Ⓔ fresh fir shoots): *s.u. Fichte*

Pilcela exlcellsa *f* (Ⓔ Picea excelsa): ***Syn:*** *Picea abies*; *s.u. Fichte*

Pick: 1. Arnold Pick; 1851–1924; tschechischer Psychiater und Neurologe (Prag) **2.** Alois Pick; 1859–1945; tschechischer Internist (Prag) **3.** Ludwig Pick; 1868–1935; deutscher Internist

Pick-Herxheimer-Krankheit *f*: → *Acrodermatitis chronica atrophicans*

Pick-Hirnatrophie *f* (Ⓔ Pick's disease): ***Syn:*** *Pick-Atrophie, Pick-Krankheit, Pick-Syndrom*; sehr seltene, langsam fortschreitende, umschriebene Atrophie des Gehirns; führt zu zunehmendem Persönlichkeitsverfall und präseniler Demenz; beginnt meist zwischen dem 50. und 60. Lebensjahr und führt innerhalb von 7–10 [1–15] Jahren zum Tod; die Ätiologie ist noch unbekannt

Pick-Krankheit *f*: → *Pick-Hirnatrophie*

Pick-Zirrhose *f* (Ⓔ Pick's cirrhosis): ***Syn:*** *perikarditische Pseudoleberzirrhose*; durch eine chronische Leberstauung hervorgerufene Veränderung der Leberoberfläche ohne zirrhotische Veränderung der Läppchen

Pickwickier-Syndrom *nt*: → *Pickwick-Syndrom*

Pickwick-Syndrom *nt* (Ⓔ pickwickian syndrome): ***Syn:*** *Pickwickier-Syndrom, kardiopulmonales Syndrom der Adipösen*; Kombination von Fettleibigkeit und Schlafsuchtsanfällen mit Muskelzucken und Herz-Kreislauf-Störungen; bessert sich zunehmend bei Gewichtsabnahme

PICO *Abk.*: inspiratorischer CO-Druck

Pico-, pico- *präf.*: Wortelement mit der Bedeutung „sehr klein/ein Billionstel"

Pilcorlnalvilren *pl*: → *Picornaviridae*

Pilcorlnalvilrildae *pl* (Ⓔ Picornaviridae): ***Syn:*** *Picornaviren*; kleinste RNA-Viren; Erreger von Infektionen der Atemwege und des Magen-Darm-Traktes; wird in vier Genera unterteilt: Enteroviren, Rhinoviren, Hepatoviren und Parechoviren

Pilcraslma exlcellsa *f* (Ⓔ Jamaican quassia): ***Syn:*** *Jamaika-Bitterholz*; *s.u. Quassia*

Pilcroltin *nt* (Ⓔ picrotin): *s.u. Picrotoxin*

Pilcroltolxin *nt* (Ⓔ picrotoxin): aus dem Samen von Anamirta cocculus gewonnene Mischung von **Picrotin** und **Picrotoxinin**, die als GABA-Antagonist wirkt

Pilcroltolxilnin *nt* (Ⓔ picrotoxinin): *s.u. Picrotoxin*

PID *Abk.*: **1.** Phosphatidylinositoldiphosphat **2.** Photoionisationsdetektor

PIE *Abk.*: **1.** positiv-inotroper Effekt **2.** pulmonale Infiltration mit Eosinophilie

PIEA *Abk.*: positiv-inotroper Aktivierungseffekt

Pilelbalddislmus *m*: → *Albinismus circumscriptus*

Piecemeal-Nekrose *f* (Ⓔ piecemeal necrosis): ***Syn:*** *Mottenfraßnekrose*; Bezeichnung für die Nekroseherde bei chronisch-aggressiver Hepatitis*

Pileldra *f* (Ⓔ piedra): ***Syn:*** *Haarknötchenkrankheit, Trichosporie*; Pilzinfektion des Haarschaftes mit zahlreichen Knoten

Piedra alba (Ⓔ white piedra): ***Syn:*** *weiße Piedra, Beigel-Krankheit, Trichomycosis nodosa*; meist die Barthaare betreffende Pilzinfektion [Trichosporon* beigelii] der Haarbälge mit Knötchenbildung; **Klinik:** typische, weiße Haarknötchen; wenige Millimeter groß; perlschnurartig aufgereit; **Therapie:** Abschneiden bzw. Rasur der Haare

Piedra nigra (Ⓔ black piedra): ***Syn:*** *schwarze Haarknötchenkrankheit, schwarze Piedra*; durch **Piedraia hortae** verursachte Haarerkrankung mit zahlreichen bräunlich-schwarzen Knoten

schwarze Piedra: → *Piedra nigra*

weiße Piedra: → *Piedra alba*

Pileldralia horltai *f* (Ⓔ Piedraia hortai): ***Syn:*** *Microsporon hortai, Trichosporon hortai*; Erreger der Piedra* nigra

Pierre Marie: *s.u. Marie*

Pierre-Robin: Pierre Robin; 1867–1950; französischer Zahnarzt (Paris)

Pierre-Robin-Syndrom *nt* (Ⓔ Pierre Robin anomalad): ***Syn:*** *Robin-Syndrom*; Fehlbildungssyndrom mit Mikrogenie*, Glossoptose* und Gaumenspalte*

Pilelzolellekltrilziltät *f* (Ⓔ piezoelectricity): *s.u. Effekt, piezoelektrischer*

PIF *Abk.*: **1.** peak inspiratory flow **2.** → *Prolactin-inhibiting-Faktor*

Piglment *nt* (Ⓔ pigment): Farbe, Farbstoff, Farbkörper, farbgebende Substanz

endogenes Pigment (Ⓔ endogenous pigment): im Körper gebildetes Pigment, z.B. Melanin

exogenes Pigment (Ⓔ exogenous pigment): von außen zugeführtes Pigment, z.B. Kohle bei Anthrakose

Piglmentlalnolmallie *f*: → *Pigmentdermatose*

piglmenltär *adj* (Ⓔ pigmentary): Pigment betreffend

Piglmenltaltio *f, pl* **-tilolnes:** → *Pigmentation*

Pigmentatio aurosa (Ⓔ auriasis): ***Syn:*** *Goldausschlag, Chrysoderma, Chrysiasis, Chrysosis, Auriasis*; meist durch therapeutische Goldapplikation hervorgerufene irreversible Einlagerung von Goldpartikeln in die Haut und Schleimhaut, aber auch Lederhaut und Bindehaut des Auges [**Chrysosis corneae**]

Piglmenltaltilon *f* (Ⓔ pigmentation): ***Syn:*** *Pigmentierung, Pigmentatio*; Färbung von Geweben durch Pigment; v.a. die Färbung von Haut, Haaren und Augen durch Melanin; *s.a. Hypopigmentierung, Hyperpigmentierung*

Piglmentlbildlner *pl* (Ⓔ chromogenic bacteria): ***Syn:*** *Farbstoffbildner*; pigment- oder farbstoffbildende Bakterien, z.B. Pseudomonas* aeruginosa

Piglmentlderlmaltolse *f* (Ⓔ chromatodermatosis): ***Syn:*** *Chromatodermatose, Chromatodermatosis, Chromatose, Pigmentanomalie*; durch eine Vermehrung oder Verminderung der Pigmentierung gekennzeichnete Hauterkrankung

Pigmentdermatose Siemens-Bloch: → *Incontinentia pigmenti Typ Bloch-Sulzberger*

Piglmentldislperlsilonslglaulkom *nt* (Ⓔ pigmentary glaucoma): ***Syn:*** *Pigmentglaukom*; *s.u. Essay Glaukom S. 797*

Piglmentldyslstrolphie, konlgelniltalle *f* (Ⓔ congenital pigment dystrophy): ***Syn:*** *Leschke-Syndrom, Dystrophia pigmentosa*; Variante der Neurofibromatosis* generalisata mit makulöser Hautpigmentierung aber ohne Hauttumoren

Piglmentlflelckenlpollylpolse *f*: → *Peutz-Jeghers-Syndrom*

Piglmentlglaulkom *nt* (Ⓔ pigmentary glaucoma): ***Syn:*** *Pigmentdispersionsglaukom*; *s.u. Essay Glaukom S. 797*

Piglmenltielrung *f*: → *Pigmentation*

Piglmentlinldulraltilon *f* (Ⓔ brown induration): Gewebeverhärtung mit massiver Pigmenteinlagerung

Piglmentlkalklstein *m* (Ⓔ pigment calculus): Pigmentstein; *s.u. Gallenstein*

Piglmentlnälvus *m, pl* **-vi** (Ⓔ pigmented nevus): ***Syn:*** *Naevus pigmentosis*; pigmentierter Nävuszellnävus*

Piglmenltollylse *f* (Ⓔ pigmentolysis): Pigmentauflösung, Pigmentzerstörung

Piglmenltolphalge *m* (Ⓔ pigmentophage): ***Syn:*** *Chromophage*; mit Pigment beladener Phagozyt*, z.B. Monozyten mit Malariapigmenteinschlüssen

P

Pig|ment|pur|pu|ra, pro|gres|si|ve *f*: *→Schamberg-Krankheit*
Pig|ment|sar|kom, idiopathisches multiples Kaposi *nt*: *→Kaposi-Sarkom*
Pig|ment|stein *m* (Ⓔ pigment calculus): ***Syn:*** *Pigmentkalkstein*; *s.u. Gallenstein*
Pig|ment|zel|len *pl* (Ⓔ pigmentary cells): pigmentbildende Zellen
Pig|ment|zell|mal *nt*: *→Nävuszellnävus*
Pig|ment|zir|rho|se *f* (Ⓔ pigment cirrhosis): ***Syn:*** *Cirrhosis pigmentosa*; durch Einlagerung von Hämosiderin* hervorgerufene Leberzirrhose* bei Hämochromatose*
Pigtail-Katheter *m* (Ⓔ pigtail catheter): röntgendichter Kunststoffkatheter, bei dem ein oder beide Enden schweineschwanzartig gebogen sind; wird v.a. zur Drainage von intraabdominellen Abszessen, zur perkutanen Fremdkörperextraktion und Angiographie* verwendet
PIH *Abk.*: **1.** Phenylisopropylhydrazin **2.** präoperative isovolämische Hämodilution **3.** *→Prolactin-inhibiting-Hormon*
PIK *Abk.*: Protease-Inhibitor-Komplex
Pi|ka|zis|mus *m*: *→Parorexie*
Piko-, piko- *präf.*: Wortelement mit der Bedeutung „sehr klein/ein Billionstel"
Pil. *Abk.*: *→pilula*
Pil-, pil- *präf.*: *→Pilo-*
pillar *adj*: *→pilär*
pi|lär *adj* (Ⓔ pilar): ***Syn:*** *pilar*; das Haar/Pilus betreffend, haarig
Pi|li *pl* (Ⓔ **1.** hair(s) **2.** pili): **1.** Haare; *s.u. Haar* **2.** *s.u. Essay Bakterien S. 217*
Pili anulati: *→Ringelhaare*
Pili canaliculi (Ⓔ uncombable hair syndrome): ***Syn:*** *Glaswollhaare, Syndrom der unkämmbaren Haare, Pili trianguli et canaliculi*; sporadisch oder familiär gehäuft [evtl. autosomal-dominant] auftretende Haaranomalie, die i.d.R. schon im Säuglingsalter auffällt; die Haare sind rau, hart und gekräuselt; sie lassen sich weder Kämmen noch Bürsten; bessert sich meist im Laufe der Jahre
Pili incarnati (Ⓔ ingrown hairs; pseudofolliculitis): ***Syn:*** *Pili recurvati, Pseudofolliculitis barbae*; reaktive Entzündung durch Einwachsen von (Bart-)Haaren
Pili recurvati: *→Pili incarnati*
Pili torti (Ⓔ twisted hairs): ***Syn:*** *Trichokinesis, Trichotortosis*; v.a. Mädchen betreffende, familiär gehäuft auftretende Verdrehung der Haare um die Längsachse
Pili torti mit Kupfermangel: *→Menkes-Syndrom*
Pili trianguli et canaliculi: *→Pili canaliculi*
Pi|lin *nt* (Ⓔ pilin): *s.u. Essay Bakterien S. 217*
Pil|le *f* (Ⓔ **1.** pill **2.** birth-control pill): **1.** ***Syn:*** *Pilula*; kugelförmige Arzneizubereitung **2.** Antibabypille*
Pilo-, pilo- *präf.*: Wortelement mit der Bedeutung „Haar/Pilus"
Pi|lo|ar|rek|ti|on *f* (Ⓔ piloerection): ***Syn:*** *Piloarrektion, Piloerektion, Pilomotorenreaktion*; Aufrichten der Haare, z.B. bei Gänsehaut
Pi|lo|car|pin *nt* (Ⓔ pilocarpine): aus den Blättern von **Pilocarpus**-Species gewonnenes Alkaloid; direktes Parasympathomimetikum*; **Anw.:** Miotikum*, Glaukombehandlung
Pi|lo|e|rek|ti|on *f*: *→Piloarrektion*
Pi|lo|mat|ri|kom *nt*: *→Pilomatrixom*
Pi|lo|mat|ri|xom *nt* (Ⓔ pilomatricoma): ***Syn:*** *Pilomatrikom, verkalkendes Epitheliom Malherbe, Epithelioma calcificans Malherbe*; von der Haarmatrix ausgehender, verkalkender Tumor; imponiert als harter, mit der Haut verbackener Tumor; befällt v.a. die Haut von Gesicht und Armen bei Kindern

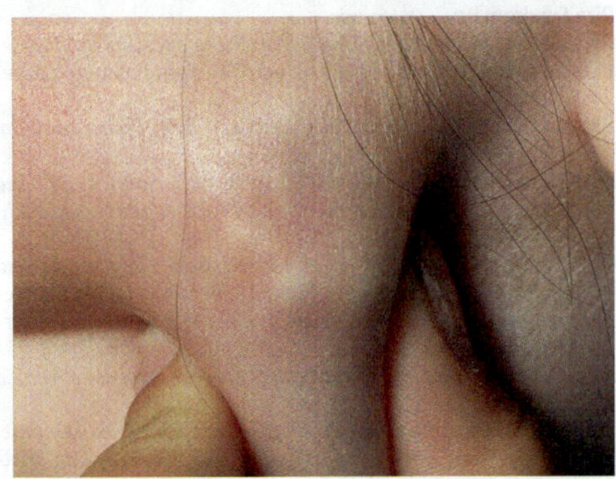

Abb. P77. Pilomatrixom

malignes Pilomatrixom (Ⓔ malignant pilomatricoma): ***Syn:*** *Haarfollikelkarzinom, Matrixkarzinom*; sehr seltener, bösartiger Tumor des Haarfollikels
Pi|lo|mo|to|ren|re|ak|ti|on *f*: *→Piloarrektion*
Pi|lon|frak|tur *f* (Ⓔ pillion fracture): ***Syn:*** *pilon tibiale-Fraktur*; intraartikuläre Fraktur der distalen Tibia* [und meist auch Fibula*] mit keilförmigem Spongiosadefekt; häufig bei Skiverletzungen
Pi|lo|ni|dal|fis|tel *f* (Ⓔ pilonidal fistula): ***Syn:*** *Steißbeinfistel, Steißbeinzyste, pilonidaler Abszess, Sinus pilonidalis, Kokzygealfistel, Haarnestfistel, Haarnestgrübchen, Pilonidalzyste, Pilonidalsinus, Sakraldermoid, Fistula coccygealis, Fistula pilonidalis*; epithelausgekleideter Fistelgang in der medianen

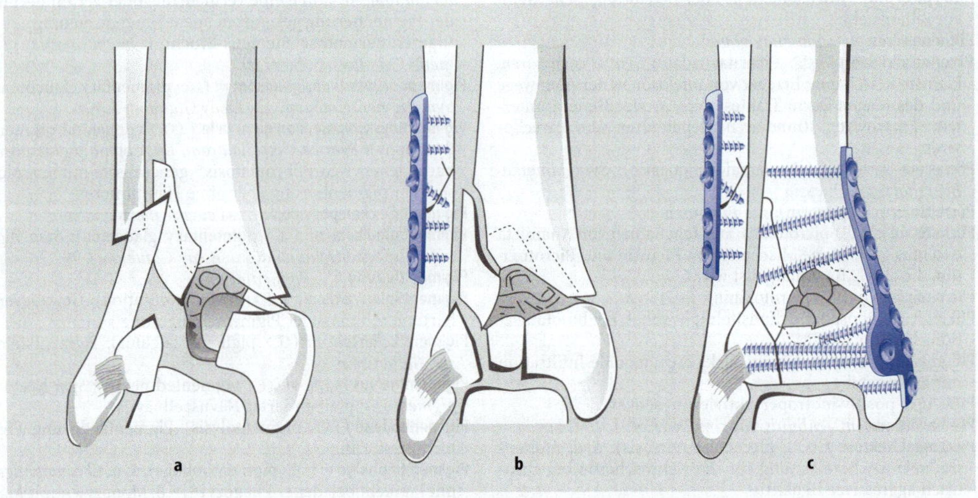

Abb. P78. Pilonfraktur

P

Tab. P79. Pilzinfektionen des ZNS

Klasse		Art	Symptome	Antimykotikum
Zygomyzeten	Mucor	Meningitis	Akut	Amphotericin B
	Rhizopus	Meningoenzephalitis	Akut	Amphotericin B
	Absidia	Abszess, Infarkt	Akut, subakut	Amphotericin B
Askomyzeten	Histoplasma	Meningitis, Granulome, Hydrozephalus	Chronisch	Amphotericin B i.v., i.th.
	Candida	Meningitis, Vaskulitis	Akut	Fluconazol oral, Amphotericin B plus
		Enzephalitis, Abszess	Subakut	Flucytosin evtl. Amphotericin B i.th.
	Bei Immunsuppression:			
	Blastomyces	Meningitis		Amphotericin B ggf. plus Fluconazol
Basidiomyzeten	Cryptococcus neoformans	Meningitis	Chronisch	Amphotericin B plus Flucytosin
Deuteromyzeten	Aspergillus	Meningitis, Abszes Sinusthromose, Vaskulitis	Akut-chronisch	Amphotericin B i.v., i.th. plus Flucytosin ggf. plus Rifampicin

Steißbeingegend/Analfalte; durch einen persistierenden embryonalen Neuroporus oder [häufiger] durch Eindringen von Haaren und Oberflächenepithel in die Haut bedingt; betrifft meist jüngere, stark behaarte Männer, die vorwiegend sitzende Tätigkeiten ausüben [Taxi-, LKW-Fahrer]; **differentialdiagnostisch** kommen v.a. Analfistel* und ein periproktitischer Abszess* infrage; die **Therapie** besteht in Ausschneidung und Sekundärheilung*

Pilloinildalisilnus *m*: → *Pilonidalfistel*

Pilloinildalizysite *f*: → *Pilonidalfistel*

pilon tibiale-Fraktur *f*: → *Pilonfraktur*

Pillulla *f* (Ⓔ pill): *Syn*: *Pille*; kugelförmige Arzneizubereitung

Pillum *nt, pl* **-li**: → *Haar*

Pillus *m, pl* **-li** (Ⓔ hair): *s.u. Pili*

Pilzlarlbeilterllunlge *f* (Ⓔ mushroom worker's lung): exogen-allergische Alveolitis* durch Pilzsporen [Thermoaktinomyzeten*, Austernpilz]

Pilzlasthlma *nt* (Ⓔ fungal asthma): Asthma* bronchiale durch Pilzantigene

Pillze *pl* (Ⓔ fungi): *Syn*: *Fungi, Myzeten*; die mehr als 100.000 Arten umfassenden echten Pilze, die sexuelle Sporen bilden; Erreger von Mykosen bei Tieren und Menschen; *s.u. Essay Pilze S. 1697*

Pilzlenldolkarldiltis *f, pl* **-tilden** (Ⓔ fungal endocarditis): *Syn*: *Endocarditis mycotica*; durch Pilzbefall [Candida*-Species] hervorgerufene infektiöse Endokarditis

Pilzlfalden *m*: → *Hyphe*

Pilzlgelflecht *nt* (Ⓔ mycelium): Hyphengeflecht der Pilze; *s.a. Essay Pilze S. 1697*

Pilzlgrind *m*: → *Favus*

Pilzlkelraltiltis *f, pl* **-tiltilden**: → *Hornhautmykose*

Pilzlkunlde *f*: → *Mykologie*

Pilzlmelninlgiltis *f, pl* **-tilden** (Ⓔ fungal meningitis): durch Pilze hervorgerufene Entzündung der Hirn- oder Rückenmarkshaut (Meninx*), die v.a. abwehrgeschwächte Patienten [HIV-Infektion, Chemotherapie, Steroide] betrifft; in Mitteleuropa sind Candida* albicans, Cryptococcus* neoformans und Aspergillus* fumigatus die häufigsten Erreger; klinisch ist die Abgrenzung gegen eine tuberkulöse Meningitis* oft schwierig, obwohl Pilzinfektionen oft Granulome oder Abszesse bilden; **Diagnose**: Liquoruntersuchung; Candida [Gramfärbung] und Cryptococcus [Tuschepräparat] können direkt im Liquor nachgewiesen werden; **Therapie**: *siehe Tab. P79*

Pilzlnährlbölden *pl* (Ⓔ fungal culture media): spezielle Nährböden zur Kultivierung von Pilzen; *s.a. Kulturmedien*

Pilzlpalpilllen *pl* (Ⓔ fungiform papillae): *Syn*: *pilzförmige Zungenpapillen, Papillae fungiformes*; *s.u. Zungenpapillen*

Pilzlseplsis *f* (Ⓔ fungemia): *Syn*: *Mykämie, Myzetämie, Myzethämie, Fungämie*; Vorkommen von Pilzen im Blut

Pilzlverlgifltung *f* (Ⓔ mushroom poisoning): Myzetismus*

PIM *Abk.*: → *Pimaricin*

Pilmalrilcin *nt* (Ⓔ pimaricin): *Syn*: *Natamycin*; von **Streptomyces natalensis** gebildetes Polyenantibiotikum* mit fungizider Wirkung; **Anw.**: lokale Behandlung von Candida-Infektionen

Pimel-, pimel- *präf.*: → *Pimelo-*

Pilmelliltis *f, pl* **-tilden** (Ⓔ pimelitis): Fettgewebsentzündung; meist gleichgesetzt mit Panniculitis*

pilmelliltisch *adj* (Ⓔ pimelitic): Pimelitis betreffend, von ihr betroffen oder gekennzeichnet

Pimelo-, pimelo- *präf.*: Wortelement mit der Bedeutung „Fett"

Pilmolzid *nt* (Ⓔ pimozide): orales Neuroleptikum*

Pimlpilnellla alnilsum *f*: → *Anis*

Pimlpilnelllae herlba *f* (Ⓔ Pimpinella herb): oberirdische Teile der Bibernelle*

Pimlpilnelllae raldix *f* (Ⓔ Pimpinella root): Wurzelstock und Wurzel der Bibernelle*

Pimlpilnellla maljor *f* (Ⓔ Pimpinella major): *Syn*: *große Bibernelle*; *s.u. Bibernelle*

Pimlpilnellla salxilfralga *f* (Ⓔ Pimpinella saxifraga): *Syn*: *kleine Bibernelle*; *s.u. Bibernelle*

Pilmusltin *nt* (Ⓔ nimustine): *Syn*: *Nimustin*; alkylierendes Zytostatikum*

PIND *Abk.*: Prämunitätsinducer

Pinldollol *nt* (Ⓔ pindolol): β_1- und β_2-Blocker, Antihypertensivum*; **Anw.**: Sinustachykardie, supraventrikuläre Tachykardie, Vorhofflimmern, essentieller Tremor

Pilnea *f*: → *Glandula pinealis*

Pilnelaldrüse *f*: → *Glandula pinealis*

Pilnelallekltolmie *f* (Ⓔ pinealectomy): operative Entfernung der Epiphyse*

Pilnelallolblasltom *nt*: → *Pineoblastom*

Pilnelallom *nt* (Ⓔ pinealoma): *Syn*: *Pinealozytom*; gutartiger Tumor der Epiphyse [Glandula* pinealis]

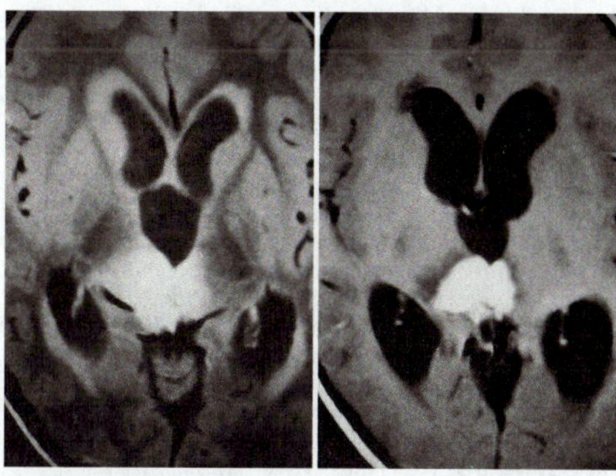

Abb. P80. Pinealom im MRT

Pilnelallolpalthie *f* (Ⓔ pinealopathy): Erkrankung der Epiphyse [Glandula* pinealis]

Pilnelallolzyt *m*: → *Pineozyt*

Pilnelallolzyltom *nt*: → *Pinealom*

Pilnelallzellle *f*: → *Pineozyt*

Pi|nen *nt* (Ⓔ pinene): in vielen ätherischen Ölen vorkommendes zyklisches Hepten; **α-Pinen** enthält 3 Methylgruppen, **β-Pinen** nur zwei
Pi|ne|o|blas|tom *nt* (Ⓔ pinealoblastoma): ***Syn:*** *Pinealoblastom*; bösartiger Tumor [Medulloblastom*] der Epiphyse [Glandula* pinealis]
Pi|ne|o|zyt *m* (Ⓔ pinealocyte): ***Syn:*** *Pinealozyt, Pinealzelle*; polygonale, epitheloide, melatoninbildende Zelle der Epiphyse [Glandula* pinealis]
Pingpong-Infektion *f* (Ⓔ retroinfection): ***Syn:*** *Retroinfektion*; gegenseitige Reinfektion von Partnern, z.B. bei Geschlechtskrankheiten
Pin|gue|cu|la *m* (Ⓔ pinguecula): ***Syn:*** *Lidspaltenfleck*; harmlose, gelbliche Verdickung der Bindehaut in der Lidspalte bei 3 und 9 Uhr; findet sich v.a. bei Seeleuten, Landwirten und anderen Personen, die sich viel im Freien aufhalten
Pi|ni ae|the|ro|le|um *nt* (Ⓔ pine needle oil): ***Syn:*** *Pinienöl*; ätherisches Öl der Kiefer*
Pi|ni|en|öl *nt* (Ⓔ pine needle oil): ***Syn:*** *Pini aetheroleum*; ätherisches Öl der Kiefer*
Pi|ni pu|mi|li|o|nis ae|the|ro|le|um *nt* (Ⓔ dwarf pine needle oil): ***Syn:*** *Latschenkieferöl*; ätherisches Öl aus Nadeln und kleinen Zweigen der Latschenkiefer*
Pi|ni tu|ri|o|nes *pl* (Ⓔ pine shoots): Triebe der Kiefer*
pink Fallot *m* (Ⓔ pink Fallot): *s.u. Fallot-Tetralogie*
pink puffer *m* (Ⓔ pink puffer): ***Syn:*** *PP-Typ*; Lungenemphysematiker mit schwerer Dyspnoe*, aber nur leichter Hypoxämie* und normalem Hämatokrit*; *s.a. Lungenemphysem*
Pinkus: Herman Pinkus; amerikanischer Hautarzt (Detroit) im 20. Jahrhundert
Pinkus Alopezie *f*: *→Mucinosis follicularis*
Pinkus-Krankheit *f* (Ⓔ lichen nitidus): ***Syn:*** *Lichen nitidus, Granuloma nitidum*; ätiologisch unklare, benigne Dermatose mit lichenoiden Papeln und lymphohistiozytären Infiltraten der Epidermis; eine **Therapie** ist selten nötig, da der Lichen selbst nach Jahren noch abheilen kann; bei Leidensdruck Retinoide oder Corticoide extern
Pinkus-Tumor *m* (Ⓔ Pinkus tumor): ***Syn:*** *prämalignes Fibroepitheliom, fibroepithelialer Tumor (Pinkus), Fibroepithelioma Pinkus*; semimaligner Hauttumor; nicht-invasive Form des oberflächlichen Basalioms*
Pi|no|zyt *m* (Ⓔ pinocyte): zur Pinozytose* befähigte Zelle
pi|no|zy|tär *adj* (Ⓔ pinocytic): Pinozyt oder Pinozytose betreffend
Pi|no|zy|to|se *f* (Ⓔ pinocytosis): Aufnahme von Flüssigkeit in die Zelle durch Plasmaeinstülpung und Abschnürung von Transportvakuolen; entspricht im Prinzip der Phagozytose*
Pi|no|zy|to|se|bläs|chen *nt* (Ⓔ pinocytotic vesicle): Transportvakuole der Pinozytose*
pi|no|zy|to|tisch *adj* (Ⓔ pinocytotic): Pinozytose betreffend, auf ihr beruhend, mittels Pinozytose
Pins: Emil Pins; 1845–1913; österreichischer Internist (Wien)
Pins-Zeichen *nt* (Ⓔ Pins' sign): ***Syn:*** *Ewart-Zeichen*; Bronchialatmen oder aufgehobenes Atemgeräusch sowie Klopfschalldämpfung am unteren linken Schulterblattwinkel bei massivem Perikarderguss
Pin|sel|ar|te|ri|en *pl* (Ⓔ penicillar arteries): *s.u. Milz*
Pin|sel|haa|re *pl*: *→Trichostasis spinulosa*
Pin|sel|schim|mel *m*: *→Penicillium*
Pin|sel|war|zen *pl* (Ⓔ filiform warts): ***Syn:*** *filiforme Warzen, Verrucae filiformes*; fadenförmige Verrucae* vulgares
Pin|ta *f* (Ⓔ pinta): ***Syn:*** *Carate, Mal del Pinto*; durch Treponema* carateum verursachte chronische Hauterkrankung in Süd- und Mittelamerika; im Gegensatz zur Syphilis* gibt es keine Knochenläsionen und keinen Befall von Zentralnervensystem oder Herz-Kreislaufsystem
Pi|nus mugo ssp. pu|mi|li|o *f*: *→Latschenkiefer*
Pi|nus syl|ves|tris *f* (Ⓔ Pinus sylvestris): *s.u. Kiefer*
Pin|zet|ten|band *nt* (Ⓔ bifurcate ligament): ***Syn:*** *Ligamentum bifurcatum*; aus zwei Teilen **Ligamentum calcaneocuboideum** und **Ligamentum calcaneonaviculare** bestehendes V-förmiges Band, das dorsolateral Fersenbein [Calcaneus*] mit Kahnbein [Os* naviculare] und Würfelbein [Os* cuboideum] verbindet
PIP *Abk.*: **1.** Phosphatidylinositoldiphosphat **2.** *→proximales Interphalangealgelenk*
PIP_2 *Abk.*: Phosphatidylinosindiphosphat
Pi|pam|pe|ron *nt* (Ⓔ pipamperone): Butyrophenonderivat; Neuroleptikum*; **Anw.**: Störungen des Schlaf-Wach-Rhythmus, Schlafstörungen, Verwirrtheit, psychomotorische Erregung, Stimmungslabilität
Pip|a|ze|tat *nt* (Ⓔ pipazethate): Antitussivum*
Pi|pe|mid|säu|re *f* (Ⓔ pipemidic acid): ***Syn:*** *Acidum pipemidicum*; Gyrasehemmer*, Antibiotikum*; wirkt v.a. gegen gramnegative Keime; *s.a. Nalidixinsäure*
Pi|pe|ra|cil|lin *nt* (Ⓔ piperacillin): Acylaminopenicillin* mit breitem Wirkungsspektrum gegen grampositive und gramnegative Erreger; zur Zeit eines der stärksten Antibiotika
Pi|pe|ris me|thys|ti|ci rhi|zo|ma *f*: *→Kava-Kava*
Pi|per me|thys|ti|cum *nt* (Ⓔ Piper methysticum): ***Syn:*** *Rauschpfeffer*; *s.u. Kava-Kava*
Pi|pe|ro|nyl|bu|to|xid *nt* (Ⓔ piperonyl butoxide): Antiparasitikum*; wirkt v.a. gegen Läuse
PIP-Gelenk *nt* (Ⓔ PIP joint): ***Syn:*** *proximales Interphalangealgelenk, Articulatio interphalangealis proximalis*; Mittelgelenk von Finger oder Zehe
Pip|ra|zi|din *nt*: *→Piribedil*
Pip|rin|hy|dri|nat *nt* (Ⓔ piprinhydrinate): Antihistaminikum*
Pir|a|ce|tam *nt* (Ⓔ piracetam): Nootropikum* mit nicht eindeutig nachgewiesener Verbesserung der Sauerstoffversorgung des Gehirns; **Anw.**: organisch bedingte Hirnleistungsstörungen im Alter, Nachbehandlung nach Schlaganfall, hirnorganisches Psychosyndrom
Pir|bu|te|rol *nt* (Ⓔ pirbuterol): β_2-Sympathomimetikum; Bronchospasmolytikum*; **Anw.**: Asthma* bronchiale
Pir|en|ze|pin *nt* (Ⓔ pirenzepine): Parasympatholytikum*; **Anw.**: Ulcus ventriculi oder duodeni, Stressulkus, Gastritis
Pi|re|ta|nid *nt* (Ⓔ piretanide): Schleifendiuretikum*
Pi|ri|be|dil *nt* (Ⓔ piribedil): ***Syn:*** *Piprazidin*; zu Behandlung arteriosklerotischer Durchblutungsstörungen verwendete Substanz mit vasodilatatorischer Wirkung
pi|ri|form *adj* (Ⓔ piriform): birnenförmig
Pi|ri|for|mis *m*: *→Musculus piriformis*
Piringer-Kuchinka: Alexandra Piringer-Kuchinka; gb. 1912; österreichische Pathologin (Wien)
Piringer-Kuchinka-Syndrom *nt* (Ⓔ Piringer's lymphadenitis): ***Syn:*** *Lymphadenitis nuchalis et cervicalis, zervikonuchale Lymphadenitis*; subakute, epitheloidzellige Lymphadenitis des Halsbereichs unklarer Ätiologie; tritt z.B. nach rezidivierenden Anginen und bei rheumatoider Arthritis auf
Pi|ri|tra|mid *nt* (Ⓔ piritramide): stark wirksames Opioid
Pirogoff: Nikolai Iwanowitsch Pirogoff; 1810–1881; russischer Chirurg (Dorpat, St. Petersburg)
Pirogoff-Operation *f* (Ⓔ Pirogoff operation): ***Syn:*** *Pirogoff-Amputation*; Form der tiefen Unterschenkelamputation; der Tuber* calcanei wird abgetrennt, nach oben geklappt und deckt das Tibiaende
Pi|ro|plas|mo|se *f* (Ⓔ piroplasmosis): ***Syn:*** *Babesiose, Babesiasis*; selten auf den Menschen übertragene Zoonose* durch verschiedene Babesia*-Species
bovine Piroplasmose (Ⓔ bovine theileriasis): ***Syn:*** *East-Coast-Fieber, bovine Theileriose*; in Ostafrika vorkommende, selten auf den Menschen übertragene Piroplasmose
Pir|o|xi|cam *nt* (Ⓔ piroxicam): nicht-steroidales Antiphlogistikum*, Prostaglandinsynthesehemmer; Antirheumatikum*, Urikosurikum*
Pirquet: Clemens Peter Johann von Pirquet; 1874–1929; österreichischer Kinderarzt (Wien)
Pirquet-Reaktion *f* (Ⓔ Pirquet's test): ***Syn:*** *Pirquet-Tuberkulinprobe*; intrakutane Tuberkulinprobe unter Verwendung eines Impfbohrers
PIS *Abk.*: pulmonales Immunsystem
pi|si|form *adj* (Ⓔ pisiform): erbsenförmig
Piskacek: **Piskacek-Ausladung** *f* (Ⓔ Piskacek's sign): Schwangerschaftszeichen*; Vorwölbung der Tubenecke der Gebärmutter, in der das Ei sitzt; beruht auf einer hormonal bedingten Hyperämie des Eileiters
Pi-System *nt* (Ⓔ PI system): ***Syn:*** *Protease-Inhibitor-System*; beruht auf dem autosomal-kodominant vererbten Polymor-

Pilze

Syn.: Myzeten, Fungi

E. Engelmann

Definition

Pilze sind weit verbreitete Eukaryonten*, die auf oder in organischem Material leben und sich asexuell und sexuell fortpflanzen können. In der Botanik bilden die Pilze ein eigenes Reich [Eumycota].

Bedeutung

Von den über 100.000 bekannten Pilzarten sind bisher nur 200–300 als Krankheitserreger beim Menschen beschrieben worden. Von diesen verursachen wiederum nur ca. 20 Arten 90 % aller Pilzinfektionen [Mykosen*]. Viele der im Zusammenhang mit Infektionen beim Menschen beschriebenen Arten sind Opportunisten, d.h. als fakultativ pathogene Erreger lösen sie Krankheiten beim Wirt nur unter bestimmten Bedingungen, i.d.R. bei einer Störung des Immunsystems, aus. Die Häufigkeit von z.T. schweren opportunistischen Mykosen ist durch die Zunahme immunsuppressiver Therapien im Zusammenhang mit Transplantationen oder Tumorerkrankungen aber auch durch die HIV-Infektion in den letzten Jahrzehnten deutlich gestiegen. Es gibt jedoch auch einige obligat pathogene Pilzarten, die allerdings nicht in Europa vorkommen, sodass Infektionen durch diese Pilzarten immer importiert sind. [*s.a. Essay Mykosen S. 1427*]

Biologisch-mykologische Einteilung

Pilze durchlaufen charakteristische Lebenszyklen, wobei der gesamte [holomorphe] Lebenszyklus aus einem asexuellen [anamorphen] und einem sexuellen [teleomorphen] Abschnitt besteht. Der Wechsel zwischen beiden Vermehrungsformen innerhalb einer Art ist für Pilze typisch und wird als **Pleomorphismus** bezeichnet. Da sich beide Formen morphologisch z.T. erheblich unterscheiden, trägt die sexuelle Form eines Pilzes i.d.R. einen anderen Namen als die asexuelle Form. So ist z.B. Pseudallescheria boydii die anamorphe Form von Scedosporium apiospermum [teleomorphe Form].

Tab. 1. Derzeitige biologische Einteilung der Eumycota

Abteilungen (-mycota)	Klassen (-mycetes)	Ordnung (-ales)	Anzahl der Familien (Beispiel) (-aceae)
Chytridiomycota		Chytridiales	
Zygomycota	Zygomycetes	Entomophthorales	2 (Basidiobolaceae)
		Mortierellales	1: Mortierellaceae
		Mucorales	5 (Mucoraceae)
Ascomycota	Archiascomycetes	Pneumocystidales	1: Pneumocystidaceae
	Hemiascomycetes	Saccharomycetales	6 (Saccharomycetaceae)
	Euascomycetes	Chaetothyriales	1: Herpotrichiellaceae
		Clavicipitales	–
		Dothideales	6 (Dothioraceae)
		Eurotiales	5 (Trichocomaceae)
		Hypocreales	1: Hypocreaceae
		Leotiales	1: Leotiaceae
		Microascales	1: Microascaceae
		Onygenales	3 (Onygenaceae)
		Ophiostomatales	1: Ophiostomataceae
		Pezizales	1: Ascodesmiaceae
		Phyllachorales	1: Phyllacoraceae
		Pleosporales	2 (Pleosporaceae)
		Polystigmatales	2 (Polystigmataceae)
		Sordariales	5 (Sordariaceae)
Basidiomycota	Hymenomycetes	Agaricales	1: Coprinaceae
		Stereales	3 (Corticiaceae)
		Tremellales	1: Filobasidiaceae
	Urediniomycetes	Sporidiales	1: Sporidiobolaceae
	Ustilaginomycetes	Microstomatales	–
		Tilletiales	–
		Ustilaginales	–

Die biologische [botanische] Nomenklatur der Pilze gründet sich ausschließlich auf morphologische Charakteristika der sexuellen Fortpflanzung. Danach lassen sich die Pilze in vier verschiedene Abteilungen aufteilen, innerhalb derer wiederum *Klassen, Ordnungen* und *Familien* hierarchisch voneinander abgegrenzt werden. Jeder Rang innerhalb dieser Hierarchie ist durch eine spezielle Namensendung charakterisiert [Tab.1]. Innerhalb jeder *Familie* gibt es verschiedene *Gattungen*, die sich wiederum in verschiedene *Spezies* untergliedern. Letztere werden wie in der Bakteriologie und Parasitologie mit dem Gattungsnamen als Substantiv und dem Speziesnamen als Attribut bezeichnet. In der Mykologie ist es außerdem z.T. üblich, den Namen des Autors anzufügen, der den Speziesnamen eingeführt hat. Beispiel: Candida albicans Berkhout [*Gattung*: Candida; *Spezies*: albicans; *Autor*: Berkhout]

Der Erreger **Pneumocystis carinii**, der insbesondere bei HIV-Patienten eine Pneumonie verursacht, besitzt einige der Eigenschaften von Protozoen, sodass er früher zu dieser Erregergruppe gerechnet wurde. Aufgrund von molekularbiologischen Analysen wird er heute jedoch zu den Pilzen gerechnet. Im Reich der Pilze steht er vermutlich zwischen den Askomyzeten und den Basidiomyzeten und wurde kürzlich in der Abteilung Ascomycota eingeordnet. Die bisher in Anlehnung an die Parasitologie als „*Trophozoiten*" bezeichneten vegetativen Formen sind vermutlich die asexuelle Vermehrungsform, während die als „*Sporozoiten*" bezeichneten Entwicklungsformen, aus denen die achtkernigen „*Zysten*" entstehen, vermutlich die sexuelle Vermehrungsform darstellen. Die „*Zysten*" ähneln morphologisch den Askosporen [sexuelle Sporen der Askomyzeten].

Medizinisch-mykologische Einteilung

Bei den meisten in der Humanmedizin bedeutsamen Pilzen ist aus klinischem Untersuchungsmaterial in der Regel nur die asexuelle Form auf künstlichen Medien anzüchtbar, da die sexuelle Form im menschlichen Organismus nicht ausgebildet wird. Sie ist darüber hinaus vielfach noch unbekannt oder gar nicht vorhanden, sodass die biologische Einteilung hier wenig hilfreich ist. Im medizinisch-mykologischen Bereich sind daher artifizielle Einteilungen üblich, die andere morphologische oder auch klinische Kriterien berücksichtigen.

Morphologisch lassen sich die asexuellen Formen zunächst in **Sprosspilze** [**Blastomyzeten**] und **Fadenpilze** [**Hyphomyzeten**] unterteilen. Einige Pilzarten kommen in Abhängigkeit von den äußeren Bedingungen sowohl als Spross- als auch als Fadenpilz vor. Diese Eigenschaft eines Pilzes bezeichnet man als **Dimorphismus.** Einige Pilzarten zeigen immer einen temperaturabhängigen Dimorphismus, der ein charakteristisches Differenzierungskriterium darstellt. Sie können daher als Gruppe der **dimorphen Pilze** (i.e.S.) zusammengefasst werden.

Im englischen Sprachgebrauch werden alle Pilze, die sich durch Sprossung vermehren können, als „*Yeasts*" [**Hefen**] bezeichnet. Im engeren Sinn versteht man dagegen unter einer **Hefe** einen **Sprosspilz**, der zur alkoholischen Gärung* [Fermentation] fähig ist, wie z.B. Saccharomyces cerevisiae, die Bäcker-, Bier- oder Weinhefe.

Die Gruppe der Sprosspilze umfasst Pilze aus zwei biologisch verschiedenen Gruppen, den **Askomyzeten** [**askomyzetische Sprosspilze**] und den **Basidiomyzeten** [**basidiomyzetische Sprosspilze**]. Eine Unterscheidung ist anhand des Harnstofftests möglich: basidiomyzetische Sprosspilze besitzen das Enzym Urease*, während askomyzetische Sprosspilze Urease-negativ sind.

Die Gruppe der **Fadenpilze** [**Hyphomyzeten**] wird im deutschen Sprachgebrauch **auch** als **Schimmelpilze** bezeichnet. Sie kann anhand des Vorkommens von Melanin* in den Zellwänden in Phaeohyphomyzeten und Hyalohyphomyzeten unterteilt werden. Die Gruppe der **Phaeohyphomyzeten** [phaios, *gr.* grau, schwärzlich] umfasst alle Fadenpilze, deren Zellwände Melanin* enthalten, und die daher in mikroskopischen Kulturpräparaten oder histologischen Gewebeschnitten braun bis schwarz gefärbt sind. Dementsprechend wird diese Gruppe von Pilzen auch als **Schwärzepilze** oder **Dematiazeen** bezeichnet. Inner-

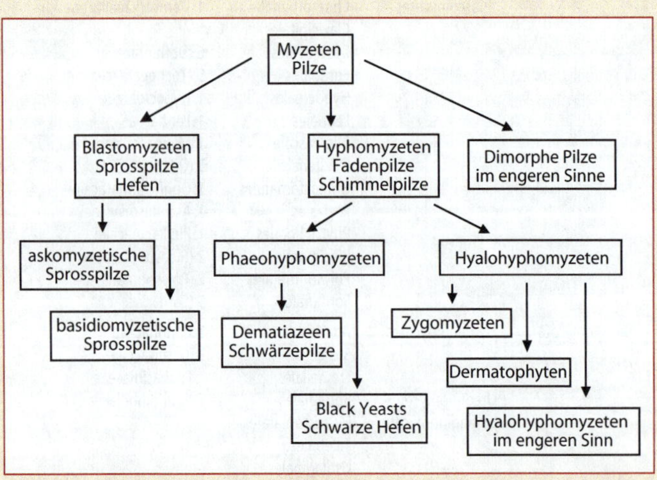

Abb. 1. Medizinisch-mykologische Einteilung der Pilze

halb dieser Gruppe gibt es Pilze, die in jedem Stadium ihres Lebenszyklus auch zur Bildung von Sprosszellen in der Lage sind, sodass man sie als **schwarze Hefen** („*black yeasts*") bezeichnet.

Zur Gruppe der **Hyalohyphomyzeten** [hyalos, *gr.* Glas] gehören dagegen alle Fadenpilze, deren Zellwände kein Melanin* enthalten und daher ungefärbt sind. Innerhalb dieser Gruppe werden Pilze, die eine Affinität zu Keratin besitzen und daher Haut, Haare und Nägel befallen, als **Dermatophyten** abgegrenzt. Eine weitere eigene Gruppe bilden die **Zygomyzeten**, die sich durch ein unseptiertes Myzel auszeichnen und daher **auch** als **niedere** oder **imperfekte Pilze** bezeichnet werden.

Aufbau und Stoffwechsel

Pilze besitzen als Eukaryonten* einen echten Zellkern mit Kernmembran*, Nucleolus* und Chromatin*, das während der Teilung zu Chromosomen* kondensiert. Die äußere Zellwand der Pilze besteht aus Chitin, Glukanen und Zellulose. Die Zytoplasmamembran enthält Ergosterol. Im Gegensatz zu den Pflanzen enthalten Pilze kein Chlorophyll, sind somit nicht zur Photosynthese fähig und können daher auch unter Lichtabschluss leben. Pilze sind i.d.R. heterotroph, d.h. sie ernähren sich von organischem Material durch Abgabe von Enzymen in die Umgebung und anschließende Aufnahme der Zersetzungsprodukte in Form von organischen Kohlenstoffquellen. Hierbei ist der Abbau von organischen Substanzen sowohl in Gegenwart von Sauerstoff [Assimilation] als auch in Abwesenheit von Sauerstoff [Fermentation] möglich.

Stoffwechselprodukte

Einige Pilze synthetisieren Substanzen, die für den Menschen schädlich sein können [**Mykotoxine**]. Hierzu gehören beispielsweise die Amatoxine* des giftigen Knollenblätterpilzes, die durch Hemmung der Nucleinsäuresynthese im Zellkern eine Schädigung parenchymatöser Organe bewirken, was sich besonders an der Leber und Niere manifestiert. Die vom Schimmelpilz Aspergillus* flavus gebildeten Aflatoxine* stehen mit dem Auftreten eines hepatozellulären Karzinoms* in Zusammenhang und gelangen über verschimmelte Lebensmittel, vor allem Nüsse oder Brot, in den Menschen.

Eine nützliche Eigenschaft mancher Pilze besteht dagegen in der Fähigkeit zur Produktion von Antibiotika*. A. Fleming entdeckte 1928 in Penicillium-notatum-Kulturen das Penicillin*. Auch andere Penicillium-Arten sind zur Penicillin-Synthese fähig. Weitere Penicillium-Arten, wie beispielsweise Penicillium camembertii, werden zur Käseherstellung verwendet.

Fortpflanzung

Während des asexuellen Vermehrungszyklus entstehen im Rahmen einer Mitose des Ausgangszellkernes asexuelle Sporen, die **Konidien.** Sie sind mit ihren Eltern erbgleich. Je nach Pilzart können einzellige **Mikrokonidien** von größeren, mehrzelligen, septierten **Makrokonidien, Arthrosporen** und **Sporangiosporen** unterschieden werden. Die von der Mutterzelle abgeschnürten Tochterzellen bei Sprosspilzen bezeichnet man als **Blastokonidien** oder **Blastosporen.**

Während des sexuellen Zyklus entstehen sexuelle Sporen [je nach Pilzart **Askosporen, Basidiosporen, Zygosporen**] durch Verschmelzung des genetischen Materials zweier Zellkerne [Karyogamie] und anschließende Meiose zur Herstellung des haploiden Chromosomensatzes. Hierbei lassen sich **homothallische** und **heterothallische Pilze** unterscheiden. Bei homothallischen Pilzen verschmelzen Zellkerne desselben Thallus* [s.u. Morphologie] miteinander, d.h. das kombinierte Erbmaterial ist identisch. Bei den heterothallischen Pilzen vereinigen sich hingegen Zellkerne verschiedener Thalli, sodass es wie bei höheren Lebensformen zu einer Neukombination des genetischen Materials kommt.

In bestimmten Stadien des Lebenszyklus eines Pilzes, häufig beim Übergang zu Phasen der sexuellen oder asexuellen Vermehrung, bildet das Myzel gewebeartige Verbände, sog. **Plektenchyme.** Diese Plektenchyme sind das, was in der Umgangssprache unter einem „Pilz", z.B. einem Speisepilz, verstanden wird.

Morphologie

Fadenpilze [z.B. Aspergillus* fumigatus] bestehen aus fadenartigen Zellen, den so genannten **Hyphen.** Die einzelnen Hyphen können Querwände [Septen] aufweisen oder auch unseptiert sein. Pilzarten, die aus weitgehend unseptierten Hyphen bestehen [**niedere/imperfekte Pilze, Deuteromyzeten** oder **Fungi imperfecti**], sind entwicklungsgeschichtlich älter als Pilze, die stets septierte Hyphen haben [**echte/höhere/perfekte Pilze, Eumyzeten** oder **Fungi perfecti**]. Die Septen erlauben den Austausch von Nährstoffen und besitzen bei manchen Pilzarten eine zentrale Pore, die den Durchtritt von Zytoplasma und Kernen gestattet. Die Hyphen der Fadenpilze wachsen vorwiegend eindimensional an ihrer Spitze, während kaum ein Breitenwachstum stattfindet. Außerdem werden zahlreiche Seitenverzweigungen gebildet, wodurch ein Geflecht von Hyphen, das **Myzel** entsteht, das in der Kultur bis zu einer sichtbaren runden Kolonie heranwächst. In einer Fadenpilzkolonie finden sich die aktiven, weiter wachsenden Hyphenspitzen am Rand, wo noch Nährstoffe vorhanden sind. Das ältere Myzel befindet sich im Ruhestadium im Zentrum der Kolonie. Im Gegensatz zu den Bakterien unterliegen Fadenpilze bestimmten Wachstumsrhythmen, die sich innerhalb der Kolonie in Form von konzentrischen Ringen darstellen.

Je nach Funktion lassen sich verschiedene Formen von Myzelien unterscheiden. Das in den Nährboden vordringende Myzel ist das **vegetative Myzel** oder **Substratmyzel.** Das **Reproduktions-** oder **Luftmyzel** dehnt sich vom Substrat weg in den freien Raum [die Luft] aus. Innerhalb des Luftmyzels werden spezielle Reproduktions- bzw. Fruktifikationsorgane ausgebildet [vgl. Abb. 3], in denen Fortpflanzungselemente [Sporen] entstehen. Ein Myzel, dessen sämtliche Hyphen von einer einzigen Zelle abstammen, ist der **Thallus** [**Vegetationskörper**]. Jeder Teil des Myzels ist potentiell wachstumsfähig, sodass die Überimpfung eines kleinen Myzelstückes ausreicht, um eine neue Kolonie entstehen zu lassen. Die Ausbreitung und Vermehrung eines Pilzes erfolgt im Wesentlichen durch die sexuellen oder asexuellen Sporen, von denen die Bildung eines neuen Thallus ausgeht, wenn sie sich auf organischem Material ansiedeln und geeignete Wachstumsbedingungen vorfinden [Feuchtigkeit, Temperatur].

Sprosspilze [z.B. Candida* albicans] bestehen aus einzelnen ovalen Zellen, die sich durch Sprossung, d.h. Abschnürung einer Tochterzelle von der Mutterzelle, vermehren. Die Sprosspilzzellen werden auch als **Blastosporen** oder **Blastokonidien** bezeichnet. Die einzelnen Sprosspilzzellen können eine längliche Form annehmen, sodass ein **Pseudomyzel** entsteht. Morphologisch unterscheidet sich ein Pseudomyzel von einem echten Myzel durch eine Einschnürung an der Kontaktstelle zweier Zellen. Gelegentlich werden auch bei Sprosspilzen echte Myzelien gebildet [**Dimorphismus**].

Dimorphe Pilze [z.B. Histoplasma* capsulatum] haben die Eigenschaft, in Abhängigkeit von den Milieubedingungen, wie z.B. der Temperatur oder dem Kohlendioxidgehalt in der Umgebung, entweder die Spross- oder die Fadenpilzform auszuprägen. In der parasitären, im Körper bei 37 °C vorkommenden Phase liegt der Pilz als Sprosspilz vor. In der Umwelt bzw. unter Kultivierungsbedingungen bei niedrigeren Temperaturen geht der Pilz in seine saprophytäre Phase über; er liegt dann in Fadenpilzform vor. Diese saprophytäre Phase des Pilzes ist durch die Ausbildung inhalierbarer Sporen besonders infektiös. Alle Pilze, die einen solchen temperaturabhängigen Dimorphismus zeigen, müssen deshalb im Labor der Sicherheitsstufe 3 [biosafety level 3 = BSL 3-Labor] bearbeitet werden.

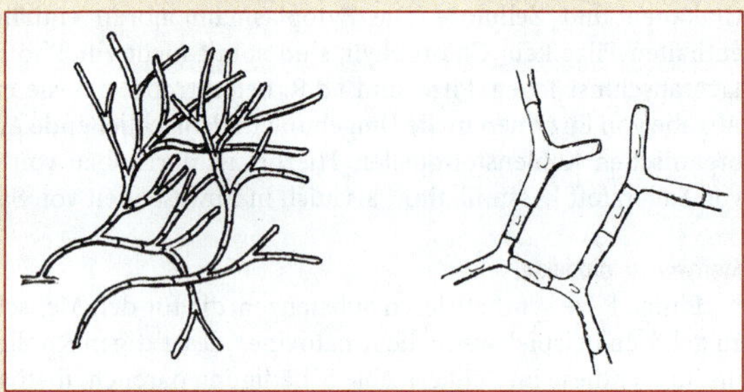
Abb. 2. Septiertes Pilzmyzel, rechts: vergrößerte Darstellung

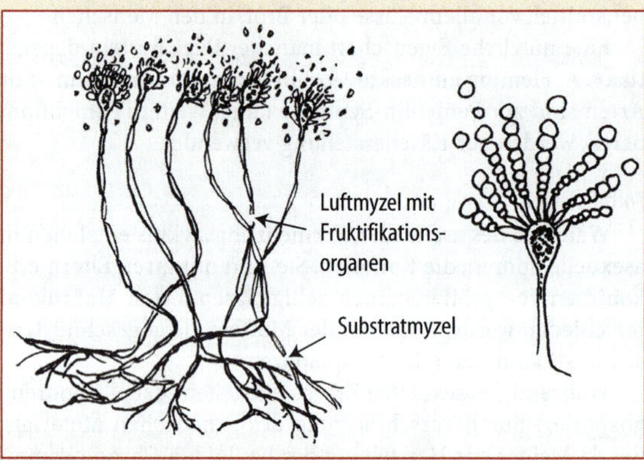

Abb. 3. Fadenpilzwachstum: in den Nährboden wachsendes, vegetatives Substratmyzel und in den freien Raum wachsendes Luftmyzel mit Fruktifikationsorganen, rechts: vergrößerte Darstellung eines Fruktifikationsorgans mit einzelnen Sporen

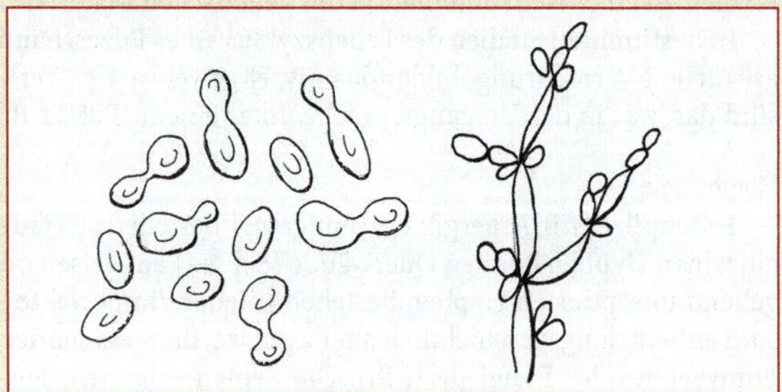
Abb. 4. Sprosspilzwachstum: Abschnürung der Tochterzellen von der Mutterzelle, rechts: Pseudomyzel

Quellenhinweise

Tab. 1: Nach de Hoog GS, Guarro J, Gené J, Figueras MJ (2001) Atlas of Clinical Fungi, 2. ed. American Society for Microbiology
Zeichnung Abb. 1: C. Puhlmann, Friedrichshafen
Zeichnung Abb. 2–4: Timo Ulrichs, Berlin

phismus von α_1-Antitrypsin*; wird z.B. für Vaterschaftsgutachten verwendet

PIT *Abk.*: **1.** Pacing-induzierte Tachykardie **2.** Persönlichkeits- und Interessentest

PITC *Abk.*: Phenylisothiocyanat

Pittsburgh-Pneumonie *f* (Ⓔ Pittsburgh pneumonia): atypische Pneumonie durch Legionella micdadei [Pittsburg pneumonia agent]; tritt v.a. als nosokomialer Infekt auf; **Therapie**: Makrolidantibiotika [Erythromycin*]

Pittsburg pneumonia agent *nt*: ***Syn*:** *Legionella micdadei*; zu den Legionellen* gehörender Erreger einer atypischen Pneumonie [Pittsburgh-Pneumonie*] und des Pontiac-Fiebers*

Pi|tu|i|ta *f* (Ⓔ pituita): wässrig-fadenziehender Schleim

pi|tu|i|tär *adj* (Ⓔ pituitary): ***Syn*:** *hypophysär*; Hirnanhangdrüse/Hypophyse betreffend, aus der Hypophyse stammend

Pi|tu|i|ta|ria *f*: →*Hypophyse*

pi|tu|i|tös *adj* (Ⓔ pituitous): Pituita/Schleim betreffend, schleimig

Pi|tu|i|zy|ten *pl* (Ⓔ pituicytes): spezifische Gliazellen des Hypophysenhinterlappens*

Pi|ty|ri|a|sis *f, pl* **-ses** (Ⓔ pityriasis): ***Syn*:** *Kleieflechte*; Oberbegriff für Dermatosen* mit kleieförmiger Schuppung

Pityriasis alba (Ⓔ pityriasis alba): Minimalvariante des endogenen Ekzems* mit nummulären, verwaschenen hypopigmentierten, zart schuppenden Herden v.a. im Gesicht und an den Armen; tritt in der Pubertät auf und wird oft nicht mit dem endogenen Ekzem in Verbindung gebracht

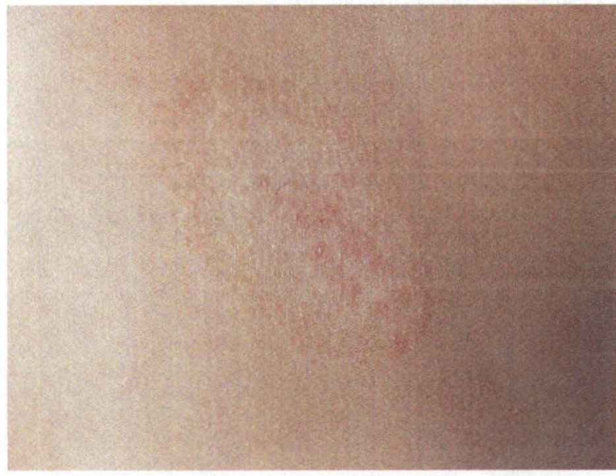

Abb. P81. Pityriasis alba

Pityriasis amiantacea (Ⓔ asbestos-like tinea): ***Syn*:** *Asbestgrind, Tinea amiantacea (Alibert), Tinea asbestina, Keratosis follicularis amiantacea, Impetigo scabida*; meist im Rahmen anderer Erkrankungen [Seborrhoe*, endogenes Ekzem*] auftretende asbestartige, weiß-schimmernde Schuppen der Kopfhaut

Pityriasis cachecticorum (Ⓔ pityriasis cachecticorum): Sonderform der Pityriasis* senilis mit Schwund des subkutanen Fettpolsters

Pityriasis capitis: →*Pityriasis simplex capitis*

Pityriasis folliculorum (Ⓔ demodicosis): ***Syn*:** *Demodikose, Demodicidose, Akne rosacea demodes*; durch Haarbalgmilben [Demodex*] hervorgerufene Entzündung der Talgdrüsenfollikel mit Erythembildung und Schuppung der Wangenhaut

Pityriasis lichenoides (Ⓔ guttate parapsoriasis): ***Syn*:** *Parapsoriasis guttata*; seltene Dermatose mit rötlich-schuppenden Herden; man unterscheidet Pityriasis* lichenoides chronica und Pityriasis* lichenoides et varioliformis acuta (Mucha-Habermann)

Pityriasis lichenoides acuta: →*Mucha-Habermann-Syndrom*

Pityriasis lichenoides chronica (Ⓔ chronic lichenoid pityriasis): meist Kinder oder Jugendliche betreffende Variante mit kleinen, feinschuppenden Papeln; kann aus einer Pityriasis* lichenoides et varioliformis acuta (Mucha-Habermann) hervorgehen; die Läsionen sind grau-braun, kaum entzündlich und mehr schuppend; typisch ist das **Sargdeckelphänomen**: beim leichten Ankratzen kann die Schuppe über einer Läsion abgehoben werden; **Therapie**: Breitbandantibiotika [Tetracycline*] intern; extern Photochemotherapie*, Corticoide*

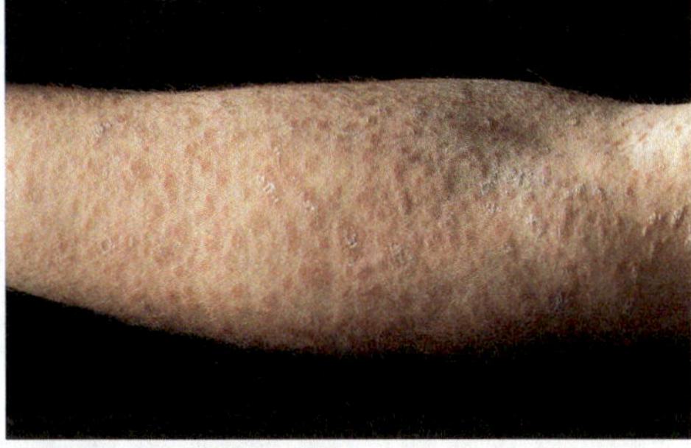

Abb. P82. Pityriasis lichenoides chronica

Pityriasis lichenoides et varioliformis acuta (Mucha-Habermann): →*Mucha-Habermann-Syndrom*

Pityriasis maculata circinata: →*Pityriasis rosea*

Pityriasis nigra (Ⓔ pityriasis nigra): ***Syn*:** *Tinea nigra, Cladosporiosis epidemica*; in Europa seltene oberflächliche Mykose durch **Cladosporium werneckii**, die zu scharf begrenzten, schuppenden, braunschwarzen Herden führt; **Therapie**: Keratolytika

Pityriasis rosea (Ⓔ pityriasis rosea): ***Syn*:** *Röschenflechte, Gibert-Krankheit, Schuppenröschen, Pityriasis maculata circinata, Roseola anulata, Erythema anulatum, Lichen anulatus*; ätiologisch ungeklärte, akut entzündliche Dermatose mit biphasischem Verlauf und Selbstlimitierung; am Anfang steht immer eine **Primärplaque** [meist ein kreisrunder, scharf begrenzter, lachsroter Herd am oberen Rumpf]; nach 1–2 Wochen kommt es zur schubweisen Ausbreitung des leicht juckenden Exanthems entlang der Hautspaltlinien; bei komplikationslosem Verlauf Ausheilung innerhalb von 1–3 Monaten; **Therapie**: blande Pflege, Vermeidung von Irritationen; evtl. Corticoide lokal

Pityriasis rosea irritans (Ⓔ pityriasis rosea irritans): Pityriasis* rosea mit heftigem Juckreiz, Quaddelbildung, Nässen und Ekzematisation bei Irritation durch Schwitzen, heiße Bäder usw.

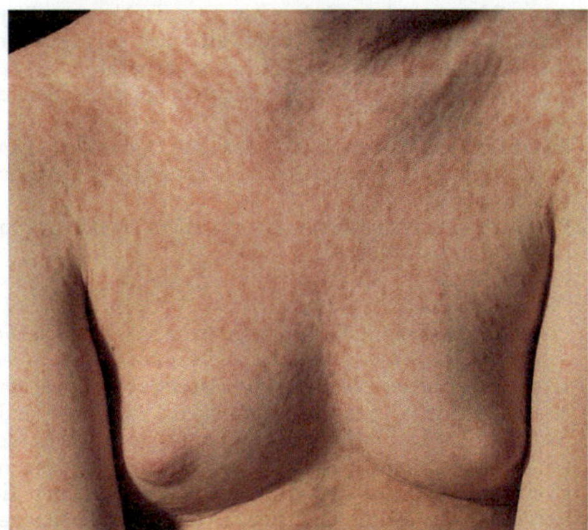

Abb. P83. Pityriasis rosea irritans

Pityriasis rubra Hebra: →*Pityriasis rubra Hebra-Jadassohn*

Pityriasis rubra Hebra-Jadassohn (Ⓔ Wilson's disease):

Syn: *Wilson-Krankheit, Dermatitis exfoliativa, Pityriasis rubra Hebra*; im Rahmen innerer Erkrankungen auftretende Rötung der Haut [Erythrodermie*] mit Schuppung

Pityriasis rubra pilaris (Ⓔ pityriasis rubra pilaris): *Syn*: *Stachelflechte, Besnier-Flechte, Besnier-Krankheit, Devegier-Krankheit*; seltene chronisch-entzündliche Dermatose* mit follikulären Keratosen* und schuppendem Erythem*; früher unterschied man zwischen einer angeborenen und einer erworbenen Form, wobei die erworbene Form im Erwachsenenalter auftrat und Spontanheilungen zeigte; heute wird diese Unterteilung oft angezweifelt; **Klinik**: initial kleine, orangerote, dicht stehende, follikuläre, hyperkeratotische Papeln; anfangs meist auf der Kopfhaut und den Streckseiten der Extremitäten, später auch an Rumpf und Gesicht; im weiteren Verlauf Ausbildung flächenhafter, pityriasiformer, lichenifizierter Erytheme, die in eine Erythrodermie* übergehen können; diffuse pergamentartige Verdickung der Haut von Handtellern und Fußsohlen; **DD**: Psoriasis* vulgaris, seborrhoisches Ekzem*, Lichen* ruber follicularis; **Therapie**: Acitretin* intern führt zur langsamen Ausheilung

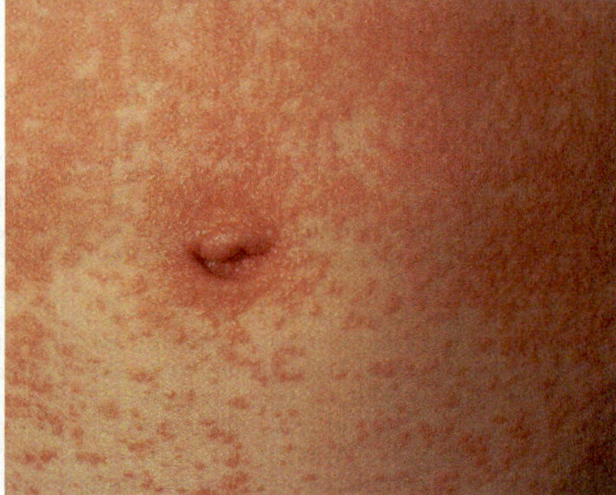
Abb. P84. Pityriasis rubra pilaris

P

Pityriasis senilis (Ⓔ pityriasis senilis): *Syn*: *Ichthyosis senilis*; kleinlamellär schuppende, trockene Haut älterer Menschen; Ichthyosis* simplex älterer Menschen

Pityriasis sicca: →*Pityriasis simplex*

Pityriasis simplex (Ⓔ pityriasis simplex): *Syn*: *Pityriasis sicca*; spröde, trockene Haut mit Juckreiz und Schuppung; konstitutionell bedingt oder durch stark entfettende Seifen verursacht; nach der Lokalisation unterscheidet man **Pityriasis simplex capitis** [Kopfhaut], **Pityriasis simplex faciei** [Gesichtshaut] und **Pityriasis simplex corporis** [Befall des gesamten Körpers]; **Therapie**: Verwendung rückfettender Seifen, Hautpflege

Pityriasis simplex capitis (Ⓔ dandruff): *Syn*: *Kopfschuppen, Pityriasis capitis*; trockene Schuppung der Kopfhaut ohne Krankheitswert

Pityriasis simplex corporis (Ⓔ pityriasis simplex corporis): *s.u. Pityriasis simplex*

Pityriasis simplex faciei (Ⓔ pityriasis simplex faciei): *s.u. Pityriasis simplex*

Pityriasis versicolor (Ⓔ pityriasis versicolor): *Syn*: *Kleienpilzflechte, Eichstedt-Krankheit, Willan-Krankheit, Tinea versicolor*; häufige, oberflächliche Hautmykose durch **Malassezia furfur** mit variablem Krankheitsbild; **Klinik**: multiple, runde, scharf begrenzte, kleieartig schuppende Herde, v.a. am Nacken und oberen Rumpf, die eine Tendenz zu großflächiger Konfluenz haben; im Winter erscheinen die Herde dunkler als die umgebende Haut, nach Sonnenbestrahlung färben sie sich weiß [**Pityriasis versicolor alba**]; **DD**: Vitiligo*, Erythrasma*, Café-au-lait-Flecken; **Therapie**: Ketoconazol- oder Mikonazolshampoo; **Prognose**: meist chronisch-rezidivierender Verlauf

Pi|ty|ro|spo|rum o|va|le *nt* (Ⓔ Pityrosporum ovale): *Syn*: *Malassezia furfur*; Hefepilz; Erreger der Pityriasis* versicolor

PIV *Abk.*: →*Parainfluenzavirus*

Pi|vam|pi|cil|lin *nt* (Ⓔ pivampicillin): halbsynthetisches Penicillin* mit breitem Wirkungsspektrum

Pivot-Shift-Test *m* (Ⓔ pivot-shift test): *Syn*: *Dreh-Rutsch-Test*; bei vorderem Kreuzbandriss rutscht das äußere Tibiaplateau deutlich sichtbar und für den liegenden Patienten schmerzhaft nach hinten, wenn bei 30° Beugung und Innenrotation kniewärts gedrückt wird; *s.a. Lachman-Test, Schubladenphänomen*

Pix *f, pl* **Pi|ces** (Ⓔ pitch): Teer, Pech

Pi|zo|ti|fen *nt* (Ⓔ pizotifen): Serotoninantagonist; **Anw.**: Migräneprophylaxe

PJS *Abk.*: →*Peutz-Jeghers-Syndrom*

pK *Abk.*: **1.** negativer dekadischer Logarithmus der Dissoziationskonstante **2.** partielle Koloskopie **3.** Permeabilitätskoeffizient **4.** Psychokinese **5.** →*Pyruvatkinase*

PKA *Abk.*: **1.** Aziditätskonstante **2.** passive kutane Anaphylaxie **3.** →*portokavale Anastomose*

pkat *Abk.*: Picokatal

PKB *Abk.*: Basizitätskonstante

PKD *Abk.*: Pulmonalkapillardruck

PKE *Abk.*: Pyrokohlensäureethylester

PKG *Abk.*: **1.** →*Phonokardiogramm* **2.** →*Phonokardiographie*

PKI *Abk.*: Pyruvatkinase-Isoenzym

PKM *Abk.*: Protein-Kalorien-Mangelernährung

PKP *Abk.*: Produktionskoagulopathie

PKQ *Abk.*: Protein/Kreatinin-Quotient

PKR *Abk.*: **1.** →*Phosphokreatin* **2.** Prausnitz-Küstner-Reaktion

PKS *Abk.*: Pyrrolidincarbonsäure

PKU *Abk.*: →*Phenylketonurie*

PKV *Abk.*: private Krankenversicherung

PKZ *Abk.*: präisovolumetrische Kontraktionszeit

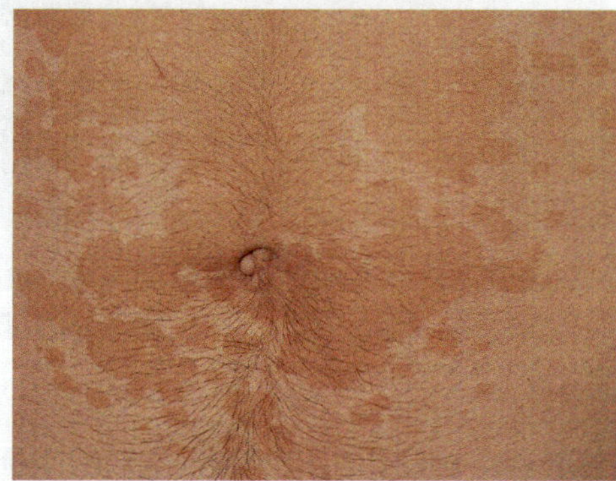
Abb. P85. Pityriasis versicolor

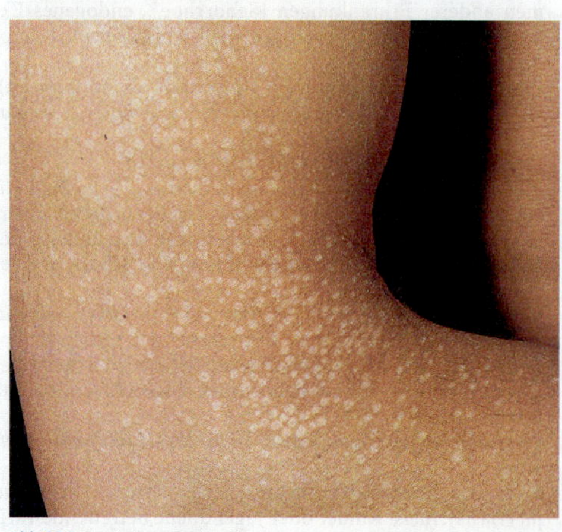
Abb. P86. Pityriasis versicolor alba

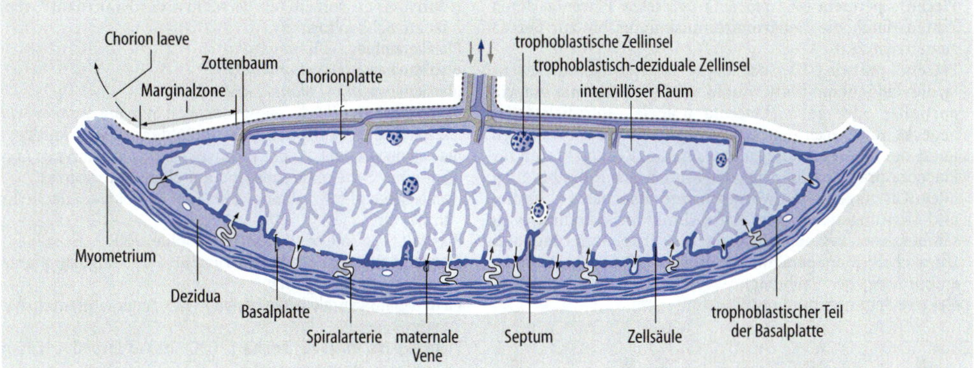

Abb. P87. Schematischer Aufbau der Placenta

PL *Abk.*: **1.** *→Phospholipide* **2.** Plazentalaktogen **3.** *→Probelaparotomie*

pl *Abk.*: Pikoliter

PLA *Abk.*: **1.** passive Latexagglutination **2.** Phospholipase A

Pla|ce|bo *nt* (Ⓔ placebo): ***Syn:*** *Plazebo, Scheinmedikament*; unwirksame Substanz, die rein äußerlich einem echten Medikament [**Verum**] gleicht; wird als Vergleichssubstanz bei der klinischen Testung von Medikamenten oder zur Behandlung von Hypochondern oder Patienten mit starkem Behandlungswunsch ohne Behandlungsindikation verwendet

Pla|cen|ta *f, pl* **-tae** (Ⓔ placenta): ***Syn:*** *Mutterkuchen, Plazenta*; aus einem mütterlichen [**Pars materna/uterina**] und einem kindlichen Teil [**Pars fetalis**] bestehender sog. Mutterkuchen, der bis zur Geburt die Ernährung und Sauerstoffversorgung der Frucht übernimmt; die Plazenta ist i.d.R. scheibenförmig [diskoidal], hat einen Durchmesser von 15–25 cm, eine Dicke von ca. 3 cm und wiegt etwa 500 g; bei der intakten Plazenta haben mütterliches und kindliches Blut keinen direkten Kontakt miteinander; da die Chorionzotten des kindlichen Teiles vom mütterlichen Blut umflossen werden, spricht man von **Placenta haemochorialis** bei der ausgereiften Plazenta kann man makroskopisch drei Schichten unterscheiden: die dem Uterus zugewandte **Basalplatte** und die ihr gegenüberliegende **Chorionplatte** sowie die zwischen den beiden Platten liegenden **Chorionzotten**; histologisch kann man die Chorionplatte in fünf Schichten [Amnionepithel, Amnionbindegewebe, Zwischenschicht, Chorionbindegewebe, Trophoblast] und die Basalplatte in sieben Schichten [Synzytiotrophoblast, Bindegewebsschicht, Rohr-Fibrinoid, X-Zell-Streifen, Nitabuch-Fibrinoid, Dezidua, Lösungszone] unterteilen
die Plazenta ist sowohl ein passiver Filter, durch den Substanzen entlang eines Konzentrationsgefälles diffundieren können, als auch ein endokrin aktives Organ mit hohem Stoffwechselumsatz und aktiven Transportmechanismen; insgesamt können Substanzen via Diffusion, erleichterter Diffusion, aktivem Transport, Pinozytose* und Diapedese* durch die sog. Plazentaschranke hindurch von der Mutter zum Feten gelangen und umgekehrt

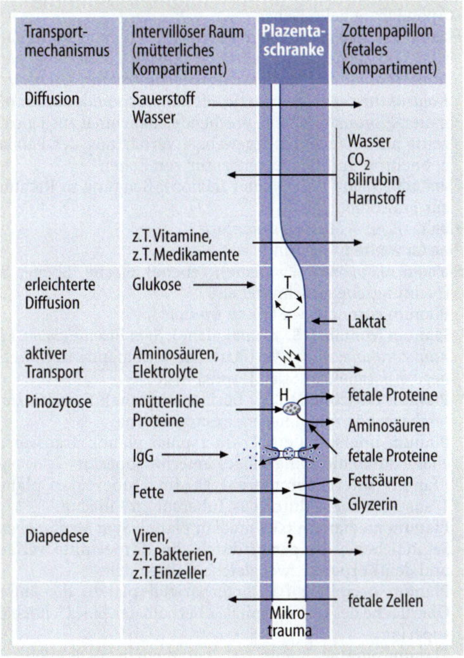

Transportmechanismus	Intervillöser Raum (mütterliches Kompartiment)	Plazentaschranke	Zottenpapillon (fetales Kompartiment)
Diffusion	Sauerstoff Wasser →		→
	←		Wasser CO_2 Bilirubin Harnstoff
	z.T. Vitamine, z.T. Medikamente →		→
erleichterte Diffusion	Glukose →	T T	← Laktat
aktiver Transport	Aminosäuren, Elektrolyte →		→
Pinozytose	mütterliche Proteine →	H	fetale Proteine, Aminosäuren
	IgG →		fetale Proteine
	Fette →		Fettsäuren, Glyzerin
Diapedese	Viren, z.T. Bakterien, z.T. Einzeller →	?	→
	←	Mikrotrauma	fetale Zellen

Abb. P88. Transportmechanismen zur Überwindung der Plazentabarriere

Placenta accreta (Ⓔ placenta accreta): fest mit dem Myometrium* verwachsene Plazenta bei Mangelentwicklung der Dezidua*

Placenta adhaerens (Ⓔ adherent placenta): Plazenta, die sich aufgrund ihres Aufbaus [z.B. Placenta* membranacea] oder ihres Sitzes [z.B. im Tubenwinkel] nach der Entbindung nicht löst und zu einer Plazentaretention* führt

Placenta anularis (Ⓔ anular placenta): ***Syn:*** *Ringplazenta, Gürtelplazenta, Placenta anularis*; ring- oder gürtelförmige Plazenta; tritt bei weniger als 0,1 % aller Schwangerschaften auf

Placenta biloba/bilobata/bipartita (Ⓔ bilobate placenta): *s.u. Placenta multilobata*

Placenta diffusa: *→Placenta membranacea*

Placenta discoidalis (Ⓔ discoid placenta): ***Syn:*** *diskoidale Plazenta*; scheibenförmige Plazenta; findet man bei 90 % aller Schwangerschaften

Placenta extrachorialis (Ⓔ extrachorial placenta): Plazentafehlbildung, bei der ein Teil der Zotten als sog. Zottenwulst außerhalb der Eihäute sitzt; neigt zu rezidivierenden Blutungen während der Schwangerschaft sowie zu subpartaler Blutung

Placenta fenestrata (Ⓔ fenestrated placenta): gefensterte Plazenta

Placenta incarcerata (Ⓔ incarcerated placenta): eingeklemmte Plazenta bei postpartalem Gebärmutterkrampf

Placenta increta (Ⓔ placenta increta): Plazenta, deren Zotten fest in die Gebärmuttermuskulatur eingewachsen sind

Placenta membranacea (Ⓔ placenta increta): ***Syn:*** *Placenta diffusa*; flache, dünne Plazenta, deren Zotten in lockerer Anordnung über das gesamte Chorion verteilt sind

Placenta multilobata (Ⓔ multilobate placenta): ***Syn:*** *Lappenplazenta*; aus zwei [**Placenta biloba**] oder mehreren Lappen aufgebaute Plazenta; ca. 8–10 % aller Plazenten

Placenta percreta (Ⓔ placenta percreta): Plazenta, deren Zotten durch die Gebärmuttermuskulatur bis zur Serosa gewachsen sind

Placenta praevia (Ⓔ placenta previa): tiefsitzende Plazenta, die den inneren Muttermund teilweise [**Placenta praevia partialis**] oder ganz [**Placenta praevia centralis/totalis**] bedeckt; die **Placenta praevia marginalis** reicht bis an den Rand des inneren Muttermundes heran; Risikofaktoren für Placenta praevia sind Alter der Mutter, Schnittentbindung oder Kürettage in der Vorgeschichte, Rauchen [> 20/die] und Mehrlingsschwangerschaft; **Klinik**: meist kommt es zu schmerzloser, vaginaler Blutung im 3. Trimenon; **Diagnose**: Ultraschall; **Management**: jenseits der 37. Woche Schnittentbindung; bei Frühdiagnose stationäre Betreuung und elektive Schnittenbindung

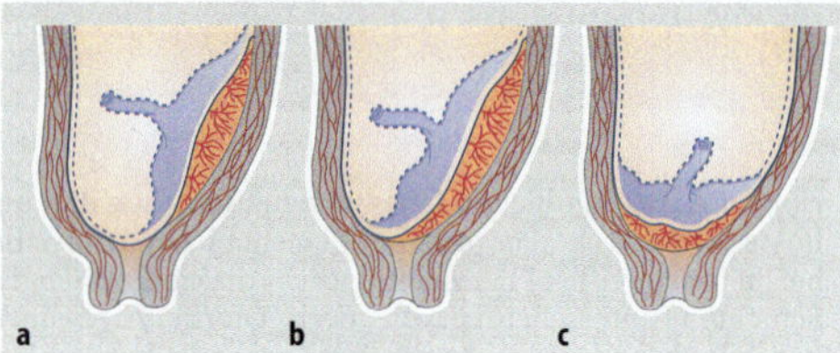

Abb. P89. Varianten der Placenta praevia: **a** Placenta praevia marginalis, **b** Placenta praevia partialis, **c** Placenta praevia totalis

Placenta succenturiata (Ⓔ succenturiate placenta): ***Syn:*** *Nebenplazenta*; Plazentavariante mit getrennt von der Hauptplazenta sitzenden Kotyledonen; ca. 0,1 % aller Plazenten

Placenta trilobata (Ⓔ trilobate placenta): dreilappige Placenta* multilobata

Placenta zonaria: *→Placenta anularis*

Pla|cen|ti|tis *f, pl* **-ti|ti|den**: *→Plazentitis*

Placido: Antonio Placido da Costa; 1848–1916, portugiesischer Augenarzt

Placido-Scheibe *f* (Ⓔ Placido's disk): ***Syn:*** *Keratoskop*; runde Scheibe mit konzentrischen schwarzen Ringen und zentralem Loch für die Keratoskopie*

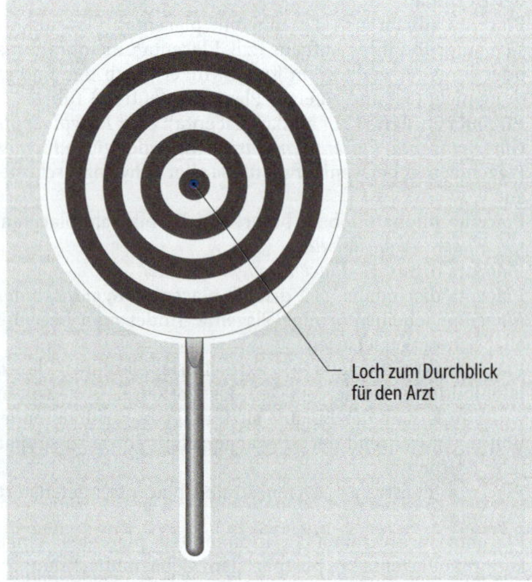

Abb. P90. Placido-Scheibe

Pla|cob|del|la of|fi|ci|na|lis *f* (Ⓔ Haementeria officinalis): in Mexiko vorkommender Blutegel

Plagio-, plagio- *präf.*: Wortelement mit der Bedeutung „schief/schräg/quer"

Pla|gi|o|ze|pha|lie *f* (Ⓔ plagiocephaly): ***Syn:*** *Schiefköpfigkeit*; durch einen vorzeitigen Verschluss der Kranznaht* verursachte Schädelform

Pla|ni|gra|phie *f*: *→Tomographie*

plan|kon|kav *adj*: *→planokonkav*

plan|kon|vex *adj*: *→planokonvex*

pla|no|kon|kav *adj* (Ⓔ planoconcave): ***Syn:*** *plankonkav*; (*Linse*) auf einer Seite plan/eben und auf einer Seite konkav

pla|no|kon|vex *adj* (Ⓔ planoconvex): ***Syn:*** *plankonvex*; (*Linse*) auf einer Seite plan/eben und auf einer Seite konvex

Pla|no|zy|ten *pl* (Ⓔ planocytes): ***Syn:*** *Leptozyten*; flache Erythrozyten*

Plan|ta *f* (Ⓔ sole of the foot): Fußsohle, Sohle

Plan|ta|gi|nis la|nce|o|la|tae fo|li|um *nt* (Ⓔ English plantain leaf): *s.u. Spitzwegerich*

Plan|ta|gi|nis la|nce|o|la|tae her|ba *f* (Ⓔ English plantain): *s.u. Spitzwegerich*

Plan|ta|gi|nis ma|jo|ris her|ba *f* (Ⓔ broad-leaved plantain): Kraut des Breitwegerichs*

Plan|ta|gi|nis o|va|tae se|men *nt* (Ⓔ Indian fleawort seed): *s.u. indische Flohsamen*

Plan|ta|gi|nis o|va|tae tes|tae *pl* (Ⓔ Indian fleawort seed coats): *s.u. indische Flohsamen*

Plan|ta|go a|fra *f* (Ⓔ fleawort): ***Syn:*** *Plantago psyllium*; *s.u. Flohsamen*

Plan|ta|go a|re|na|ri|a *f* (Ⓔ Indian fleawort): ***Syn:*** *Plantago indica*; *s.u. Flohsamen*

Plan|ta|go in|di|ca *f* (Ⓔ Indian fleawort): ***Syn:*** *Plantago arenaria*; *s.u. Flohsamen*

Plan|ta|go is|pa|ghu|la *f*: *→indische Flohsamen*

Plan|ta|go lan|ce|o|la|ta *f*: *→Spitzwegerich*

Plan|ta|go o|va|ta *f*: *→indische Flohsamen*

Plan|ta|go psyl|li|um *f* (Ⓔ fleawort): ***Syn:*** *Plantago afra*; *s.u. Flohsamen*

Plant|al|gie *f* (Ⓔ plantalgia): ***Syn:*** *Fußsohlenschmerz, Sohlenschmerz*; Schmerzen in der Fußsohle

plan|tar *adj* (Ⓔ plantar): Fußsohle betreffend

Plan|tar|a|po|neu|ro|se *f* (Ⓔ plantar aponeurosis): ***Syn:*** *Fußsohlenaponeurose, Aponeurosis plantaris*; unter der Subkutis der Fußsohle liegende derbe Bindegewebsplatte zur Verstärkung der Fascia pedis plantaris; wird durch längs- und querverlaufende Faserzüge [Fasciculi longitudinales, transversales] gespannt; in das Korium einstrahlende Retinacula* cutis verhindern eine Verschiebung von Haut und Aponeurose beim Gehen

Plan|tar|a|po|neu|ro|sen|kon|trak|tur *f* (Ⓔ plantar fibromatosis): ***Syn:*** *Ledderhose-Syndrom I, Morbus Ledderhose, plantare Fibromatose, Fußsohlenfaszienkontraktur, Dupuytren-Kontraktur der Plantarfaszie, Fibromatosis plantae*; der palmaren Fibromatose* entsprechende, manchmal auch gleichzeitig auftretende, bindegewebige Verhärtung der Palmaraponeurose mit Beugekontraktur von Zehen

Plan|tar|fle|xi|on *f* (Ⓔ plantar flexion): Beugung in Richtung zur Fußsohle

Plan|ta|ris *m*: *→Musculus plantaris*

Plan|tar|war|ze *f*: *→Dornwarze*

Pla|num *nt, pl* **-na** (Ⓔ plane): (ebene) Fläche, Ebene; Betrachtungsebene, Schnittebene

Planum coronale: *→Planum frontale*

Planum frontale (Ⓔ frontal plane): ***Syn:*** *Frontalebene, Planum coronale*; in der Vertikalachse verlaufende Körperebene, die parallel zur Stirn [Frons] liegt

Planum horizontale (Ⓔ horizontal plane): ***Syn:*** *Horizontalebene*; horizontal liegende Schnittebene

Planum interspinale (Ⓔ interspinal plane): Transversalebene durch die Spina* iliaca anterior superior

Planum intertuberculare (Ⓔ intertubercular plane): Transversalebene durch das Tuberculum* iliacum

Planum medianum (Ⓔ median plane): ***Syn:*** *Medianebene*; Sagittalebene, die genau durch die Körpermitte verläuft und den Körper in zwei gleiche Hälften teilt

Planum occipitale (Ⓔ interparietal plane): die äußere Oberfläche des Os* occipitale oberhalb der Linea* nuchalis superior

Planum paramedianum (Ⓔ paramedian plane): ***Syn:*** *Paramedianebene*; Sagittalebene, die den Körper in zwei ungleiche Hälften teilt, da sie parallel zur Medianebene verläuft

Planum sagittale (Ⓔ sagittal plane): ***Syn:*** *Sagittalebene*; in der Sagittalachse [d.h. von vorne nach hinten] verlaufende Körperebene

Planum subcostale (Ⓔ subcostal plane): Transversalebene, die am Unterrand des Rippenknorpels der 10. Rippe verläuft

Planum supracristale (Ⓔ supracrestal plane): Transversalebene, die auf der Crista* iliaca verläuft und durch den Processus* spinosus vertebrae des 4. Lendenwirbels

Planum temporale (Ⓔ temporal plane): kleine Vertiefung auf der Schädelaußenseite unterhalb der Linea temporalis inferior

Planum transpyloricum (Ⓔ transpyloric plane): Transversalebene durch die Mitte zwischen Oberrand von Manubrium* sterni und Symphysis* pubica

Planum transversale (Ⓔ transverse plane): ***Syn:*** *Transversalebene*; anatomische Bezeichnung für horizontal liegende Schnittebenen

PLAP *Abk.*: →*Pyridoxalphosphat*

Plaque *f* (Ⓔ **1.–4.** plaque): **1.** Fleck **2.** →*dentale Plaque* **3.** plattenartige Erhabenheit der Haut oder Schleimhaut, z.B. als psoriatische oder ekzematische Plaque **4.** Loch in einem Bakterienrasen; *s.u. Plaquetechnik*

atherosklerotische Plaque (Ⓔ atheromatous degeneration): ***Syn:*** *Atherom*; in der Gefäßwand auftretende beetförmige atherosklerotische Veränderungen; *s.a. Atherosklerose*

dentale Plaque (Ⓔ dental plaque): ***Syn:*** *Zahnbelag, Plaque*; eiweiß-, kohlenhydrat- und bakterienhaltiger, weicher Belag auf der Zahnoberfläche; meist hell- bis dunkelgelb und deshalb in dünner Schicht nur schwer erkennbar; die Plaquebildung wird durch zuckerhaltige Nahrung [v.a. Süßigkeiten und gesüßte Getränke] gefördert; bildet einen idealen Nährboden für Aerobier und Anaerobier und ist damit die Ursache der Karies

mineralisierte Plaques (Ⓔ mineralized plaques): *s.u. Zahnstein*

Plaques muqueuses (Ⓔ mucous plaques): *s.u. Essay Syphilis S. 2077*

verkalkte Plaques (Ⓔ calcified plaques): *s.u. Essay Myokardinfarkt S. 1427*

Plaque|e|ro|si|on *f* (Ⓔ plaque erosion): *s.u. Essay Myokardinfarkt S. 1427*

Plaque|rup|tur *f* (Ⓔ plaques rupture): *s.u. Essay Myokardinfarkt S. 1427*

Plaque|sta|di|um *nt* (Ⓔ plaques stage): *s.u. Mycosis fungoides*

Plaque|tech|nik *f* (Ⓔ **1.** Jerne technique **2.** hemolytic plaque assay): **1.** ***Syn:*** *Jerne-Technik, Plaquetest*; virologische Methode, die den zytopathischen Effekt* ausnutzt; virusinfizierte Zellen werden durch das Virus zerstört und bilden im Agargel Plaques **2.** ***Syn:*** *Jerne-Technik, Hämolyseplaquetechnik, Plaquetest*; Nachweis antikörperbildender Zellen unter Verwendung von Schaferythrozyten

Plaque|test *m*: →*Plaquetechnik*

-plasia *suf.*: →*-plasie*

-plasie *suf.*: Wortelement mit der Bedeutung „Bildung/Formung“

Plasm-, plasm- *präf.*: →*Plasmo-*

Plas|ma *nt* (Ⓔ **1.–3.** plasma): **1.** →*Blutplasma* **2.** →*Zytoplasma* **3.** (*physik.*) v.a. bei hohen Temperaturen auftretender gasförmiger Zustand von Stoffen mit einer hohen Konzentration von Ionen oder anderen Ladungsträgern, die die physikalischen Eigenschaften verändern; wird oft als **4. Aggregatzustand** bezeichnet

-plasma *suf.*: Wortelement mit der Bedeutung „Plasma“

Plas|ma|ak|ze|le|ra|tor|glo|bu|lin *nt* (Ⓔ accelerator globulin): ***Syn:*** *Proakzelerin, Proaccelerin, Acceleratorglobulin, Akzeleratorglobulin, labiler Faktor, Faktor V*; thermolabiler Blutgerinnungsfaktor; ist an der Umwandlung von Prothrombin zu Thrombin* beteiligt; *s.a. Blutgerinnung*

Plas|ma|al|bu|min *nt* (Ⓔ plasma albumin): *s.u. Plasmaprotein*

Plas|ma|aus|tausch *nt* (Ⓔ plasma exchange): Ersatz des durch Plasmapherese* abgetrennten Plasmas durch Fremdplasma

Plas|ma|ei|weiß *nt*: →*Plasmaprotein*

Plas|ma|e|lek|tro|pho|re|se *f* (Ⓔ plasma electrophoresis): Elektrophorese* des Plasmas zur Auftrennung der Plasmaproteine*

Plas|ma|er|satz|stof|fe *pl* (Ⓔ plasma substitutes): kolloidale Präparate, die zur Auffüllung des Blutvolumens verwendet werden

Plas|ma|ex|pan|der *pl* (Ⓔ plasma expander): Plasmaersatzstoffe*, deren kolloidosmotischer Druck höher ist als der von Plasma; dadurch kommt es zur Flüssigkeitsverschiebung in den Blutkreislauf

Plas|ma|fluss, an|te|ro|gra|der *m* (Ⓔ anterograde plasma flow): *s.u. Nervenzelle*

Plas|ma|fluss, re|tro|gra|der *m* (Ⓔ retrograde plasma flow): *s.u. Nervenzelle*

Plas|ma|glo|bu|li|ne *pl* (Ⓔ plasma globulins): *s.u. Plasmaprotein*

Plas|ma|kal|li|krein *nt* (Ⓔ plasma kallikrein): *s.u. Kallikrein*

Plas|ma|kon|ser|ve *f* (Ⓔ plasma): *s.u. Blutkonserve*

Plas|ma|lemm *nt* (Ⓔ plasmalemma): ***Syn:*** *Zellmembran, Zytomembran, Zellwand, Plasmamembran, Plasmalemma*; jede Zelle im Körper umfassende, lichtmikroskopisch nicht sichtbare [ca. 8 nm dicke] Membran, die aus Lipiden und Eiweißen aufgebaut ist; sie besteht aus einer Lipiddoppelschicht aus Phospholipiden* und Phosphoglyceriden*, in der Proteine „schwimmen“; der Anteil der Proteine schwankt von Zellart zu Zellart und zwischen verschiedenen Regionen einer Zelle zwischen 20 und 40 % der Masse; Membranproteine, die durch die ganze Membran reichen, werden als **integrale Membranproteine** bezeichnet, dazu gehören z.B. Porine* und Ionenkanalproteine*; **periphere Membranproteine** stecken in der Membran; viele integrale und periphere Membranproteine auf der Außenseite der Membran tragen verzweigte Kohlenhydratketten; diese Glykoproteine* und Glykolipide* bilden in ihrer Gesamtheit die Glycokalix* der Zelloberfläche; bei Körpertemperatur sind die Lipide der Zellmembran flüssig und erlauben damit einen ständigen Umbau und Formwandel und die Lateralverschiebung der Membranproteine; man spricht deshalb auch von **Fluid-Mosaic-Modell**

die Zellmembran grenzt das innere Zellmilieu vom Extrazellularraum ab und ermöglicht den Aufbau starker Konzentrationsunterschiede zwischen Intrazellular- und Extrazellularraum; da die Zelle aber einen permanenten Stoffaustausch mit der Umgebung zur Aufrechterhaltung ihrer Funktion braucht, enthält die Zellmembran eine Reihe von Transportsystemen [z.B. Uniport*, Symport*, Antiport*], die einen aktiven oder passiven Transport in oder aus der Zelle ermöglicht

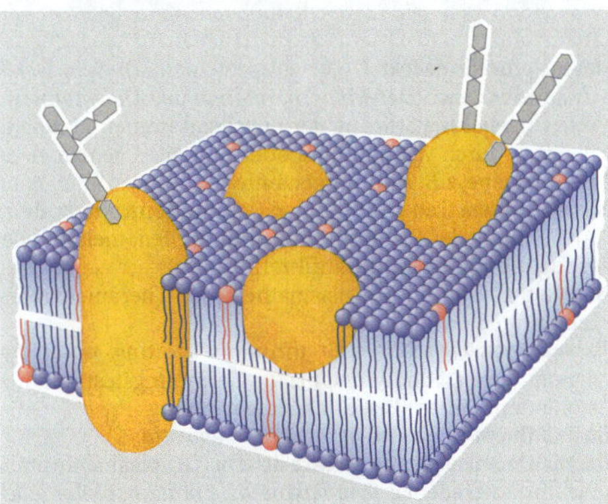

Abb. P91. Membranmodell nach Singer und Nicolson

Plas|ma|lem|ma *nt*: →*Plasmalemm*

Plas|ma|mem|bran *f*: →*Plasmalemm*

Plas|ma|phe|re|se *f* (Ⓔ plasmapheresis): Abtrennung des Blutplasmas von den Blutzellen; das Plasma kann gereinigt und dann wieder zusammen mit den Zellen infundiert werden oder die Zellen können zusammen mit Fremdplasma, Plasmaersatz etc. reinfundiert werden; wird z.B. zur Förderung der Durchblutung bei arteriellen Durchblutungsstörungen, rapid progressiver Glomerulonephritis*, hämolytisch urämischem Syndrom* oder Autoimmunerkrankungen eingesetzt

Plas|ma|pro|te|in *nt* (Ⓔ plasma protein): ***Syn:*** *Plasmaeiweiß*; der größte Teil der mehr als 100 Plasmaproteine wird in der Leber und den Lymphgeweben synthetisiert; die meisten Verbindungen sind keine reinen Eiweiße, sondern enthalten Zucker- oder Lipidanteile [Glykoprotein*, Lipoprotein*]; der Gesamtproteingehalt des Plasmas liegt zwischen 60 und 80 g/l; zusammen mit den Proteinen des Extrazellularraums, die mit den Blutplasmaproteinen in einem dynamischen Gleichgewicht stehen, beträgt die Gesamtproteinmenge von intra- und extravasalem Raum ca. 400 g

da viele externe und interne Faktoren, angeborene und erworbene Krankheiten sowie diagnostische und therapeutische Maßnahmen die quantitative und qualitative Zusammensetzung der Plasmaeiweiße beeinflussen, spielen quantitative Eiweißbestimmungen und die Auftrennung der Plasmaproteine in Einzelfraktionen eine bedeutende Rolle; bei der allgemein üblichen Auftrennung mittels Elektrophorese* enthält man fünf Fraktionen, von denen die Albumine* mit 55–70 % die größte Fraktion bilden; da sie primär in der Leber gebildet werden, gilt ihre Konzentration als ein Maß für die Leberfunktion; die Globuline sind eine heterogene Gruppe, die sich von den Albuminen durch ihre Form und schlechtere Wasserlöslichkeit unterscheiden; sie werden je nach ihrer Laufgeschwindigkeit in α_1-, α_2-, β- und γ-Globuline* unterteilt; die Hauptaufgaben der Plasmaproteine sind Aufrechterhaltung eines konstanten Blutvolumens und pH-Wertes, Funktion als Transportmittel für wasserunlösliche Substanzen [Bilirubin, Cholesterin], Metalle [Eisen], Hormone [Cortisol] und Vitamine [Vitamin B_{12}], Mitwirkung bei Blutgerinnung und Hämolyse, Abwehr von pathogenen Erregern und Schadstoffen sowie Beteiligung bei der Akuten-Phase-Reaktion von Entzündungen

Tab. P92. Normalwerte der Plasmaproteinfraktionen

Proteinfraktion	Relativprozent	g/dl bei 7 g Protein/dl Serum
Albumine	55–70 (60)	3,85–4,90
α_1-Globuline	2–5 (4)	0,14–0,35
α_2-Globuline	5–10 (8)	0,35–0,7
β-Globuline	10–15 (12)	0,7–1,05
γ-Globuline	12–20 (16)	0,84–1,4

Plas|ma|pro|te|in|de|fekt *f* (Ⓔ dysproteinemia): ***Syn:*** *Defektdysproteinämie, Defektpathoproteinämie, Defektproteinämie*; angeborene Störung der Eiweißzusammensetzung des Plasmas durch vollständiges oder teilweises Fehlen einzelner Proteine, z.B. Afibrinogenämie*

Plas|ma|se|pa|ra|ti|on *f* (Ⓔ plasma separation): Methode zur Abtrennung des Plasmas von den Blutzellen; meist als Zentrifugation oder Membranfiltration

Plas|ma|the|ra|pie *f* (Ⓔ plasmatherapy): Therapie/Behandlung mit (Blut-)Plasma

Plas|ma|throm|bin|zeit *f* (Ⓔ thrombin clotting time): ***Syn:*** *Thrombinzeit, Antithrombinzeit*; Gerinnungstest zur Kontrolle der zweiten Phase der Blutgerinnung

Plas|ma|throm|bo|plas|tin *nt*: *→ Thromboplastin*

Plas|ma|throm|bo|plas|tin|an|te|ce|dent *m* (Ⓔ plasma thromboplastin antecedent): ***Syn:*** *Faktor XI, antihämophiler Faktor C, Rosenthal-Faktor*; zum intrinsischen System gehörender Faktor der Blutgerinnungskaskade; ein angeborener Mangel führt zu Hämophilie* C

-plasmatisch *suf.*: in Adjektiven verwendetes Wortelement mit der Bedeutung „Plasma"

Plas|ma|zel|le *f* (Ⓔ plasma cell): ***Syn:*** *Plasmozyt*; aus B-Lymphozyten* hervorgehende Immunglobulin-bildende Zelle [*Abb. P94*]

Plas|ma|zel|len|leu|kä|mie *f* (Ⓔ plasma cell leukemia): ***Syn:*** *Plasmazellleukämie*; seltene Leukämie* mit Proliferation von Plasmazellen im Knochenmark und im peripheren Blut; kann alleine oder im Rahmen eines multiplen Myeloms* auftreten; die mittlere Überlebensdauer beträgt ca. 3 Monate

Plas|ma|zell|leu|kä|mie *f*: *→ Plasmazellenleukämie*

Plas|ma|zell|mas|ti|tis *f, pl* **-ti|ti|den** (Ⓔ plasma cell mastitis): ***Syn:*** *Komedomastitis*; fibröse Mastopathie* mit Komedoartigen Zysten

Plas|ma|zell|my|el|om *nt* (Ⓔ plasma cell myeloma): *s.u. Essay Non-Hodgkin-Lymphome S. 1517*

Plas|ma|zell|pneu|mo|nie, in|ter|sti|ti|el|le *f*: *→ Pneumocystis-Pneumonie*

plas|ma|zel|lu|lär *adj* (Ⓔ plasmacellular): ***Syn:*** *plasmozytisch*; Plasmazelle(n) betreffend, aus Plasmazellen bestehend

Plas|mid *nt* (Ⓔ plasmid): *s.u. Essay Bakterien S. 217*

Plas|min *nt* (Ⓔ plasmin): ***Syn:*** *Fibrinolysin*; Seropeptidase, die aus Fibrin lösliche Peptide abspaltet [Fibrinspaltprodukte*] und außerdem Fibrinogen*, Prothrombin* und die Gerinnungsfaktoren V, VIII, IX, XI und XII spaltet; damit wirkt Plasmin nicht nur fibrinolytisch, sondern hemmt auch die Blutgerinnung; *s.a. Fibrinolyse, Blutgerinnung*

Plas|mi|no|gen *nt* (Ⓔ plasminogen): ***Syn:*** *Profibrinolysin*; in der Leber gebildete inaktive Vorstufe von Plasmin*; *s.a. Fibrinolyse*

Plas|mi|no|gen|ak|ti|va|to|ren *nt* (Ⓔ plasminogen activators): proteolytische Enzyme, die Plasminogen* in Plasmin* umwandeln

Plasmo-, plasmo- *präf.*: Wortelement mit der Bedeutung „Plasma"

Plas|mo|di|en *pl*: *→ Plasmodium*

Plas|mo|di|um *nt, pl* **-di|en** (Ⓔ Plasmodium): ***Syn:*** *Malariaerreger, Malariaplasmodium*; durch weibliche Anophelesmücken übertragene Protozoengattung, die die verschiedenen Malariaarten verursacht; Vermehrungszyklus *s.u. Malaria* [*Abb. P95*]

Plasmodium falciparum (Ⓔ Plasmodium falciparum): Erreger der Malaria* tropica, der schwersten Form der Malaria

Plasmodium malariae (Ⓔ Plasmodium malariae): Erreger der Malaria* quartana

Plasmodium ovale (Ⓔ Plasmodium ovale): Erreger der Malaria* tertiana; kann in der Leber persistierende Hypnozoiten bilden, die noch nach Jahren Rezidive verursachen können; *s.a. Malaria*

Plasmodium vivax (Ⓔ Plasmodium vivax): Erreger der Malaria* tertiana; kann in der Leber persistierende Hypnozoiten bilden, die noch nach Jahren Rezidive verursachen können; *s.a. Malaria* [*Abb. P96*]

Plas|mo|di|zid *nt* (Ⓔ plasmodicide): Plasmodien/Malariakeime abtötendes Mittel

plas|mo|di|zid *adj* (Ⓔ plasmodicidal): plasmodienabtötend

Plas|mo|ga|mie *f* (Ⓔ plasmogamy): Plasmaverschmelzung bei der Befruchtung

Plas|mo|zyt *m*: *→ Plasmazelle*

plas|mo|zy|tisch *adj*: *→ plasmazellulär*

Plas|mo|zy|tom *nt*: *→ multiples Myelom*

Plas|mo|zy|tom|ne|phro|se *f*: *→ Plasmozytomniere*

Plas|mo|zy|tom|nie|re *f* (Ⓔ myeloma kidney): ***Syn:*** *Plasmozytomnephrose*; Nierenbeteiligung und -schädigung bei einem Plasmozytom [multiples Myelom*]

Plas|mo|zy|to|se *f* (Ⓔ plasmacytosis): Plasmazellvermehrung im Blut, Gewebe oder Knochenmark; die Vermehrung kann so stark sein, dass ein Plasmozytom* vorgetäuscht wird [*Tab. P97, Abb. P98*]

-plast *suf.*: Wortelement mit Bezug auf „Bildner/Keimzelle"

Plastic-bell-Methode *f* (Ⓔ plastibell circumcision): Methode zur operativen Beseitigung einer Phimose* v.a. im Kleinkindalter; in Narkose wird eine Plastikglocke [*engl.* plastic bell] unter der gespreizten Vorhaut über die Glans penis geschoben; dann wird die Vorhaut am Glockenring mit einer Ligatur abgebunden; die Vorhaut nekrotisiert und fällt nach 7–10 Tagen ab

Plas|tik *f* (Ⓔ plastic surgery): ***Syn:*** *plastische Operation*; Be-

Tab. P93. Plasmaproteine

Proteine	Molekulargewicht (kD)	Proteinanteil [%]	Normalbereich im Serum des Erwachsenen [g/l]	Funktion	Pathobiochemie
Albumine					
Präalbumin	61	99	0,1–0,4	Thyroxinbildung	↓ bei schweren Leberleiden
Albumin	69	100	35–55	Transportfunktion, kolloidosmotischer Druck	↓ bei Leberzirrhose, Nephrose
α_1-Globuline					
Saures α_1-Glykoprotein (Orosomucoid)	44	62	0,55–1,40	Unklar	↑ bei entzündlichen Prozessen, die mit Gewebezerfall einhergehen (Akute-Phase-Reaktion)
α_1-Antitrypsin (α_1-Antiprotease)	54	86	2–4	Proteaseinhibitor (Trypsin, Chemotrypsin, Plasmin, Elastase)	↑ bei entzündlichen Prozessen (Akute-Phase-Reaktion); genetisch bedingter Mangel führt zum Lungenemphysem
α_1-Lipoprotein (high density lipoprotein)	200	45	2,90–7,70	Transport von Lipiden, Hormonen	↓ bei Lebererkrankungen
Prothrombin (Gerinnungsfaktor II)	60		0,05–0,1 (Plasma)	Proenzym des Thrombins (Gerinnung)	↓ bei Lebererkrankungen, Antikoagulantentherapie
Transcortin	45	86		Cortisolbindung	
Thyroxin-bindendes Globulin	45			Thyroxinbindung	
α_1-Antichymotrypsin	68	73	0,2–0,6	Chymotrypsininhibitor	↑ bei entzündlichen Prozessen (Akute-Phase-Reaktion)
α_1-Fetoprotein	68		$< 15 \times 10^{-6}$		Nur bei Feten und Neugeborenen nachweisbar; bei Erwachsenen mit Leberkarzinom oder Hodentumoren
Gc-Globulin (group-specific component)	50	96	0,1–0,55	Vitamin D-Bindung	↓ bei schweren Leberleiden
α_2-Globuline					
α_2-Caeruloplasmin (Ferrioxidase I)	160	89	0,2–0,6	Enzymatische Eisenoxidation	↑ bei Schwangerschaft ↓ bei Morbus Wilson
α_2-Antithrombin III	65	85	0,17–0,3	Thrombininhibitor	↓genetisch bedingter Mangel, Verbrauchskoagulopathie
α_2-Haptoglobin	100	81	0,8–3,0	Hämoglobinbindung	↓ Leberleiden und hämolytische Anämien ↑bei Entzündungen (Akute-Phase-Reaktion)
α_2-Makroglobulin	820	92		Plasmininhibitor	
Serumcholinesterase (Pseudocholinesterase)	348	76 E/l	3000–8000		↓ bei schweren Leberleiden (z.B. Leberzirrhose)
Plasminogen (Profibrinolysin)	143	91	0,06–0,25	Proenzym des Plasmins (Fibrinolysins)	↑ bei entzündlichen Prozessen (Akute-Phase-Reaktion)
β-Globuline					
β-Lipoprotein (low density lipoprotein)	3200	19	2,5–8	Transport von Lipiden	↑ Nephrose
β_1C-Globulin (C'3-Komponente)	185	97	0,8–1,4	Komplementfaktor	
Hämopexin (β_1B-Globulin)	80	77	0,5–1,15	Haminbindung	↓ bei hämolytischen Anämien
Transferrin (Siderophilin)	90	95	2–4	Bindung und Transport von Eisen	↑ in der Schwangerschaft und bei Einnahme von Ovulationshemmern ↓ Anämien, Lebererkrankungen, Infekte
Fibrinogen (Gerinnungsfaktor I)	340	97	2–4,5 (Plasma)	Blutgerinnung	↑ bei Leberparenchymschäden, Hyperfibrinolyse, bei Entzündungen (Akute-Phase-Reaktion)
C-reaktives Protein	140	100	< 0,012	Phagozytoseförderung	↑ bei akut entzündlichen Prozessen (Akute-Phase-Reaktion)
γ-Globuline					
IgG (γG, γ_2, 7S-γ-Globulin)	150	97	8–18	Antikörper	↑ bei Leberleiden, chronischen Infekten ↓ bei Antikörpermangelsyndrom
IgA (γA, γ_1A, β_2A-Globulin)	160 sowie Aggregate	92	0,9-4,5	Antikörper (bes. in Sekreten)	Wie oben
IgM (γM, β_2M, 19S-γ-Globulin)	900 sowie Aggregate	89	0,6-2,5	Antikörper (Isoagglutinine u.a.)	Wie oben ↑Makroglobulinämie Waldenström
IgD (γD-Globuline)	170	88	< 0,15	Antikörper ?	↑ bei Plasmozytom
IgE (γE-Globulin)	190	89	$< 6 \times 10^{-4}$	Antikörper (Reagine)	↑ bei PLasmozytom und Allergien
Lysozym (Muraminidase)	15	100	$5\text{-}15 \times 10^{-3}$	Bakterienauflösung	↑ bei Zerfall leukämischer Varianten von Monozyten/Granulozyten

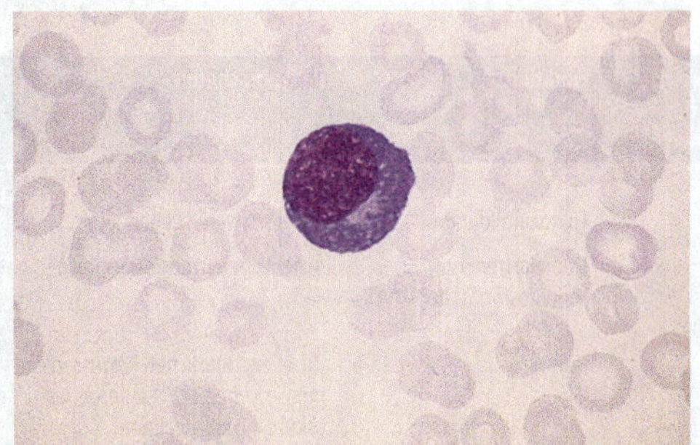
Abb. P94. Plasmazelle

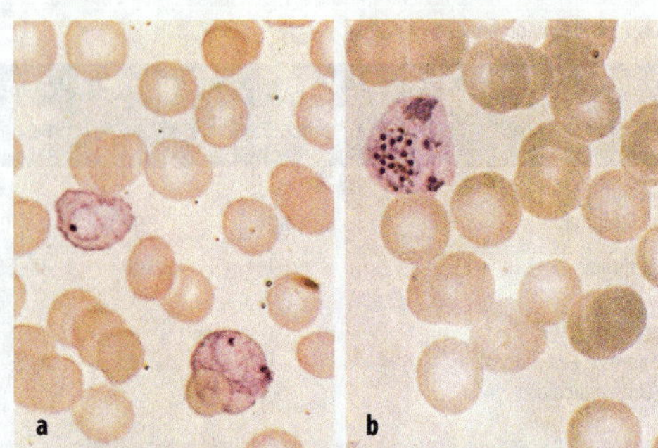

Abb. P96. Plasmodium vivax

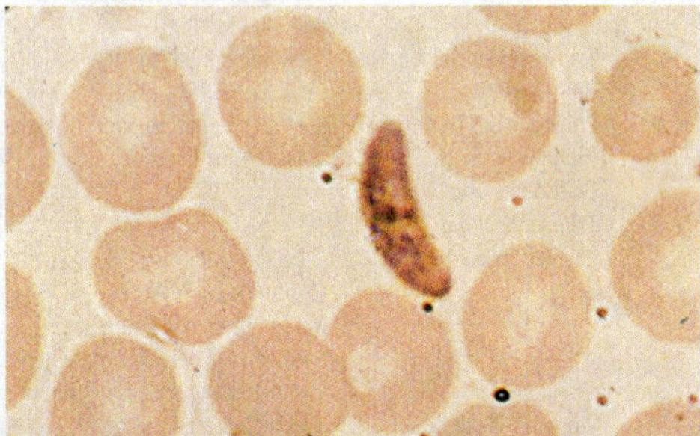
Abb. P95. Plasmodium. Gametozyt

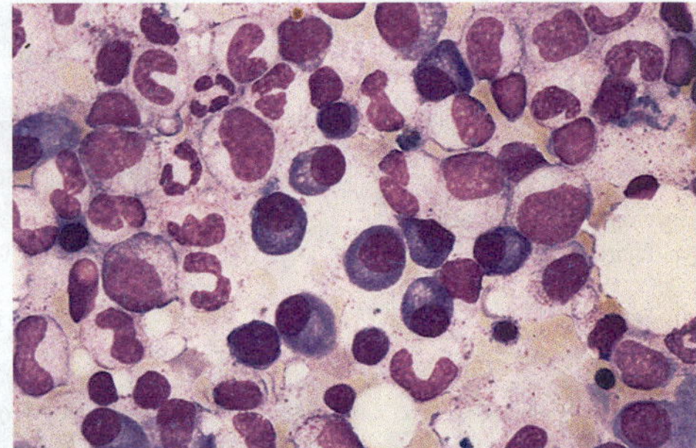
Abb. P98. Plasmozytose bei HIV-Infektion

Tab. P97. Differentialdiagnose der Plasmozytose

	Zahl	Morphologie	Besonderheiten
Normales Knochenmark	< 5%	Fast ausschließlich kleine reife Plasmazellen	
Reaktiv verändertes Knochenmark (infekt.-tox. bzw. Tumorprozess)	5–10%	Überwiegend kleine reife Plasmazellen	Besonders starke Vermehrung nach HIV-Infektion, bei chron. entzündlichen Prozessen der Leber, Gallenwege etc., oft Knochenmarkeosinophilie
Plasmozytom	> 10%	Erhebliche Polymorphie der Plasmazellen („unreife Formen", atypische Nukleolen)	Starke Aktivität der sauren Phosphatase in den Plasmozytomzellen
Lymphoplasmozytoides Immunozytom (Morbus Waldenström, Makroglobulinämie Waldenström)	> 10%	Erhebliche Polymorphie	Deutliche lymphatische Infiltration, Gewebsbasophilie
Monoklonale Gammopathie unklarer Signifikanz (MGUS)	> 10%	Geringe Polymorphie	Übergang in Plasmozytom möglich
Begleitparaproteinämie	> 10%	Geringe Polymorphie	Bes. bei lymphoretikulären Systemerkrankungen, Karzinomen

zeichnung für jeden operativen Eingriff zur Wiederherstellung oder Verbesserung von Form oder Funktion eines Organs oder Körperteils; kann Transplantation*, Implantation*, Amputation* und/oder Resektion* beinhalten; in der Klinik wird der Begriff oft auf plastische Operationen zur Verbesserung des ästhetischen Eindrucks angewandt

-plastik *suf.*: Wortelement mit der Bedeutung „Bildung/Formung"

Plas|ti|zi|tät *f* (Ⓔ plasticity): (Ver-)Formbarkeit

Plat-, plat- *präf.*: → *Platy-*

Pla|teau|phä|no|men *nt* (Ⓔ plateau phenomenon): *s.u. Chorea*

Plat|hel|min|thes *pl* (Ⓔ Platyhelminthes): ***Syn:*** *Plattwürmer*; Würmerstamm mit abgeplattetem, gegliedertem Körper; enthält die medizinisch bedeutsamen Parasiten Cestoda* und Trematoda*

Pla|tin *nt* (Ⓔ platinum): Edelmetall; in der Zahnmedizin für Füllungen verwendet; Platinverbindungen [z.B. Cisplatin] spielen eine Rolle als Zytostatika*

Pla|ti|nek|to|mie *f* (Ⓔ platinum stapedectomy): *s.u. Stapesplastik*

Plat|o|ny|chie *f* (Ⓔ platyonychia): flache Nägel

Plätt|chen *pl*: → *Thrombozyten*

Plätt|chen|ak|to|my|o|sin *nt*: → *Thrombasthenin*

Plätt|chen|au|to|ag|glu|ti|nin *nt* (Ⓔ platelet autoagglutinin): ***Syn:*** *Autothromboagglutinin*; Autoagglutinin gegen Blutplättchen

Plätt|chen|fak|to|ren *pl* (Ⓔ platelet factors): ***Syn:*** *Thrombozytenfaktoren*; bei der Thrombozytenaggregation freigesetzte, gerinnungsaktive Substanzen

Plättchenfaktor 3 (Ⓔ platelet factor 3): Phospholipoproteinkomplex der äußeren Thrombozytenmembran; bildet im intrinsischen System der Blutgerinnung* zusammen mit Faktor IXa, Faktor VIIIa und Calcium-Ionen einen Enzymkomplex, der Faktor X aktiviert

Plättchenfaktor 4 (Ⓔ platelet factor 4): ***Syn:*** *Antiheparin*; in den Blutplättchen [Thrombozyten] enthaltene Substanz, die die Wirkung von Heparin* hemmt

Plätt|chen|man|gel *m*: → *Thrombozytopenie*

Plätt|chen|throm|bus *m, pl* **-ben** (Ⓔ blood platelet thrombus): ***Syn:*** *Thrombozytenthrombus*; aus Thrombozyten bestehender heller Thrombus*

Plat|ten|di|a|ly|sa|tor *m* (Ⓔ plate hemodialyzer): *s.u. Dialysa-*

tor

Plat|ten|e|lek|tro|de *f* (Ⓔ plate electrode): *s.u. Elektrode*

Plat|ten|e|pi|thel *nt* (Ⓔ squamous epithelium): ***Syn:*** *Schuppenepithel, Epithelium squamosum*; aus flachen Zellen bestehendes Epithel* der äußeren Haut und Schleimhaut; kann ein- oder mehrschichtig, verhornt oder unverhornt sein

Plat|ten|e|pi|thel|kar|zi|nom *nt* (Ⓔ squamous cell carcinoma): ***Syn:*** *Carcinoma planocellulare, Carcinoma platycellulare, Stachelzellenkrebs, Stachelzellkarzinom, Stachelzellkrebs*; verhornender oder unverhornender maligner Tumor des Plattenepithels von Haut oder Schleimhaut; Plattenepithelkarzinome haben eine Tendenz zu frühzeitiger Metastasierung

Plat|ten|e|pi|thel|me|ta|pla|sie *f* (Ⓔ squamous metaplasia): Umwandlung von z.B. Zylinderepithel in Plattenepithel bei chronischer Reizung [Entzündung, chemische Substanzen]

Plat|ten|kul|tur *f* (Ⓔ plate culture): Züchtung von Bakterien oder Pilzen auf einer Gussplatte; *s.a. Kulturmedien*

Plat|ten|os|te|o|syn|the|se *f* (Ⓔ plating): Osteosynthese* unter Verwendung von Metallplatten; die Platten liegen in verschiedenen Größen, Dicken und Formen vor, d.h., es gibt praktisch für jede Fraktur eine passende Platte; nach der Funktion unterscheidet man **Neutralisationsplatten** [Erhöhen die Stabilität einer fixierten Fraktur], **Druckplatten** [pressen die Fragmente zusammen], **Abstützplatten** [verhindern das Absinken der Fraktur] und **Überbrückungsplatten** [zur Überbrückung größerer Trümmerzonen]

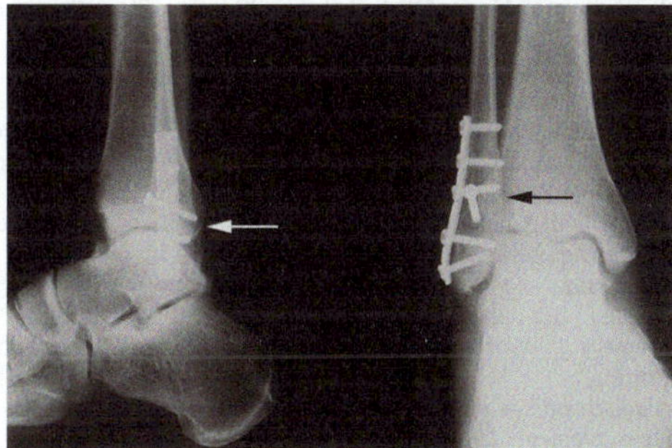

Abb. P99. Plattenosteosynthese eine Knöchelfraktur Typ Weber B

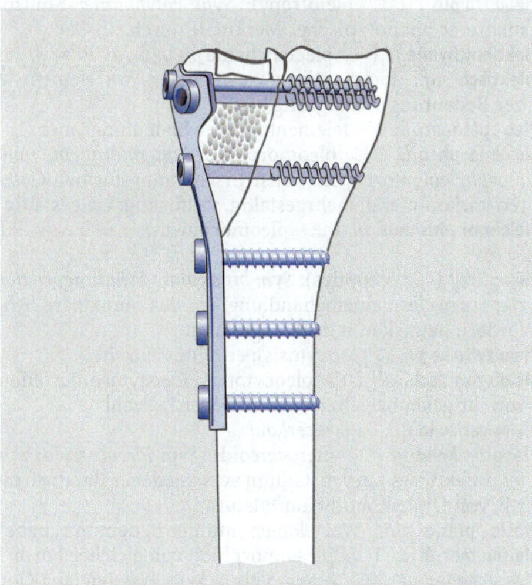

Abb. P100. Plattenosteosynthese. Abstützplatte bei medialer Tibiakopffraktur

Plat|ten|ther|mo|gra|phie *f* (Ⓔ plate thermography): ***Syn:*** *Plattenthermografie, Kontaktthermographie, Kontaktthermografie*; Thermographie*, bei der mit Flüssigkristallen gefüllte Platten oder Folien direkt auf den Körper aufgelegt werden; die gewonnenen Wärmebilder werden zur Dokumentation abfotografiert

Platt|fuß *m* (Ⓔ flat-foot): ***Syn:*** *Pes planus*; erworbene Fußdeformität mit Abflachung von Längs- und Quergewölbe

angeborener Plattfuß: → *Pes planus congenitus*

Platt|köp|fig|keit *f*: → *Platyzephalie*

Platt-Spreizfuß *m* (Ⓔ pes transversoplanus): ***Syn:*** *Pes transversoplanus*; erworbene Fußdeformität mit Abflachung und Verbreiterung von Längs- und Quergewölbe

Platt|wür|mer *pl*: → *Plathelminthes*

Platy-, platy- *präf.*: Wortelement mit der Bedeutung „platt/flach/breit"

Pla|ty|ba|sie *f* (Ⓔ platybasia): angeborene oder erworbene Abflachung der Schädelbasis

pla|ty|glos|sal *adj* (Ⓔ platyglossal): mit breiter und platter Zunge

pla|ty|ke|phal *adj*: → *platyzephal*

Pla|ty|ke|pha|lie *f*: → *Platyzephalie*

Pla|ty|kne|mie *f* (Ⓔ platycnemia): breites, abgeplattetes Schienbein; harmlose Formvariante

pla|ty|kra|ni|al *adj*: → *platyzephal*

Pla|ty|kra|nie *f*: → *Platyzephalie*

Pla|ty|mor|phie *f* (Ⓔ platymorphia): Verkürzung der Augenlängsachse; führt zu Weitsichtigkeit [Hypermetropie*]

Pla|tys|ma *nt* (Ⓔ platysma): Hautmuskel des Halses, der auf der Lamina superficialis der Fascia* cervicalis liegt; entspringt von der Basis* mandibulae und der Fascia* parotidea und strahlt in die Fascia* pectoralis ein

Pla|ty|spon|dy|lie *f* (Ⓔ platyspondylia): ***Syn:*** *Flachwirbel, Vertebra plana*; angeborene oder erworbene Abflachung eines oder mehrerer Wirbel; die häufigste Ursache ist Osteoporose*

pla|ty|ze|phal *adj* (Ⓔ platycephalic): ***Syn:*** *platykephal, platykranial*; mit flachem, niedrigem Schädel, flachköpfig

Pla|ty|ze|pha|lie *f* (Ⓔ platycephaly): ***Syn:*** *Plattköpfigkeit, Breitköpfigkeit, Platykephalie, Platykranie*; durch eine vorzeitige Verknöcherung der Kranznaht entstehende platte Schädelform

Platz|angst *f* (Ⓔ agoraphobia): ***Syn:*** *Agoraphobie*; krankhafte Angst vor öffentlichen Plätzen; die betroffenen Patienten weigern sich oft, alleine die Wohnung zu verlassen, sind aber in Begleitung einer beschützenden Person [Eltern, Partner] in der Lage auszugehen; oft gleichgesetzt mit Klaustrophobie*

Platz|bauch *m* (Ⓔ abdominal incision dehiscence): Auseinanderklaffen der Operationswunde nach einem Baucheingriff; tritt v.a. nach Überbeanspruchung [Husten, Niesen, Erbrechen, Verstopfung] oder Störungen der normalen Wundheilung [Hämatom, Serom, Diabetes] auf; selten auch durch falsche Nahtwahl oder -technik bedingt; **Therapie**: Revision der Wunde, Auffrischung des Wundrandes und Verschluss; bei Wundinfektion sekundäre Wundheilung

Plaut: Hugo Carl Plaut; 1858–1928; deutscher Bakteriologe (Hamburg)

Plaut-Vincent-Angina *f* (Ⓔ Vincent's angina): ***Syn:*** *Vincent-Angina, ulzeromembranöse Angina, Angina ulcerosa/ulceromembranacea, Angina Plaut-Vincent, Fusospirillose*; Fusoborreliose* durch Fusobacterium* fusiforme und Borrelia* vincentii; meist einseitige ulzeröse Mandelentzündung mit Schluckbeschwerden und evtl. Zahnfleischbefall; i.d.R. kein Fieber und nur leichtes Krankheitsgefühl; **Therapie**: Penicillin* G, Erythromycin; auswischen des Ulkus mit Chromsäure [5 %] oder Antibiotikalösung

Pla|ze|bo *m*: → *Placebo*

Pla|zen|ta *f, pl* **-ten**: → *Placenta*

diskoidale Plazenta (Ⓔ discoid placenta): ***Syn:*** *Placenta discoidalis*; scheibenförmige Plazenta; findet man bei 90 % aller Schwangerschaften

hämochoriale Plazenta (Ⓔ hemochorial placenta): ***Syn:*** *Placenta haemochorialis*; *s.u. Placenta*

Plazenta-Echographie *f* (Ⓔ placenta ultrasonography): ***Syn:*** *Plazenta-Echografie*; Ultraschalluntersuchung [Sonographie*] der Plazenta

Pla|zen|ta|ent|zün|dung *f*: → *Plazentitis*

P

Pla|zen|ta|hor|mo|ne *pl* (Ⓔ placental hormones): während der Schwangerschaft in der Plazenta gebildete Hormone [Östrogene*, humanes Plazentalaktogen*, Choriongonadotropin*]

Pla|zen|ta|in|suf|fi|zi|enz *f* (Ⓔ placental insufficiency): ***Syn:*** *plazentare/uteroplazentare Insuffizienz*; Funktionsschwäche der Plazenta, d.h., Unvermögen der Plazenta, den Feten ausreichend mit Sauerstoff und Nährstoffen zu versorgen; führt zu Unterentwicklung oder zum Absterben der Frucht; die normale Stoffaustauschfläche der Plazenta am Geburtstermin wird auf 11–15 m^2 geschätzt; Verminderung dieser Fläche führt zu Plazentainsuffizienz, bei weniger als 5 m^2 stirbt der Fetus ab; als Ursache kommen Infarzierung ausgedehnter Plazentaareale, Avaskularität von Chorionzotten, Fibrinablagerung im intervillösen Raum etc. vor; es ist weiterhin unklar, welche Bedeutung vorbestehende mütterliche Erkrankungen haben, die potentiell einen Einfluss auf die Plazentadurchblutung haben können [z.B. Glomerulonephritis]

pla|zen|tal *adj*: *→plazentar*

Pla|zen|ta|lak|to|gen, hu|ma|nes *nt* (Ⓔ human placental lactogen): ***Syn:*** *humanes Chorionsomatotropin, Chorionsomatomammotropin*; in den Chorionzellen der Plazenta gebildetes Hormon, dessen Spiegel im Verlauf der Schwangerschaft stetig zunimmt; stimuliert die Entwicklung der Brust und bereitet sie für die Laktation vor; es hat scheinbar auch eine dem Wachstumshormon vergleichbare Wirkung und wirkt wachstumsfördernd auf den Embryo

Pla|zen|ta|lö|sung *f* (Ⓔ detachment of the placenta): physiologische Lösung der Plazenta nach der Geburt des Kindes; bleibt die Lösung aus, wird eine **manuelle Plazentalösung** durchgeführt; *s.a. Plazentaretention*

vorzeitige Plazentalösung (Ⓔ premature detachment of the placenta): ***Syn:*** *Ablatio placentae, Abruptio placentae*; eine vorzeitige Lösung der Plazenta kann die gesamte Plazenta [**Ablatio placentae totalis**] oder nur Teile betreffen [**Ablatio placentae partialis**]; meist erfolgt die Lösung vor der Geburt [am häufigsten nach der 32. SSW], in seltenen Fällen aber auch unter der Geburt; die Ätiologie ist unklar, wahrscheinlich wird sie durch degenerative Veränderungen kleiner Arterien und Einblutungen mit Entwicklung eines retroplazentaren Hämatoms gefördert; das Wiederholungsrisiko liegt bei 5–15 %; für den Feten stellt die vorzeitige Plazentalösung eine Notfallsituation dar, weil die Sauerstoffversorgung akut unterbrochen werden kann; für die Mutter besteht v.a. die Gefahr eines massiven Blutverlustes; die **Klinik** ist meist nur schwach ausgeprägt und unspezifisch; oft kommt es aber zu progredienter Steigerung der Schmerzen, deren Intensität die eines Vernichtungsschmerzes erreichen kann; durch die Reduktion der Plazentadurchblutung und des Sauerstofftransfers finden sich im CTG* Zeichen eines fetalen Stresszustandes [Bradykardie]; **Therapie**: Schnittentbindung

pla|zen|tar *adj* (Ⓔ placental): ***Syn:*** *plazental*; Mutterkuchen/Plazenta betreffend, zur Plazenta gehörend

Pla|zen|ta|rand|blu|tung *f* (Ⓔ marginal bleeding): bei tiefsitzender Plazenta [z.B. Placenta praevia marginalis] können Senkwehen oder Wehen vor dem Platzen der Fruchtblase zur Abscherung der Randbezirke und damit zu meist leichten Blutung führen

Pla|zen|ta|re|ten|ti|on *f* (Ⓔ retained placenta): ***Syn:*** *Retentio placentae*; verzögerte Ausstoßung der Plazenta nach der Geburt; i.d.R. erfolgt die Plazentalösung innerhalb von 30 Minuten und der Blutverlust beträgt nicht mehr als 300 ml; je länger aber die Plazentalösung dauert, desto größer ist meist der Blutverlust; die Plazentalösung kann durch den Credé-Handgriff unterstützt werden; eine Hand umfasst den Fundus uteri und exprimiert in mit der nächsten Wehe vorsichtig in kaudaler Richtung; mit der anderen Hand kann vorsichtig an der Nabelschnur gezogen werden; ist die Plazenta nach einer Stunde noch nicht gelöst, ist eine spontane Plazentalösung unwahrscheinlich und eine manuelle oder instrumentelle Lösung [unter Narkose] indiziert

Pla|zen|ta|schran|ke *f* (Ⓔ placental barrier): natürliche Barriere zwischen mütterlichem und kindlichem Blut in der Plazenta [*s.a. Placenta*]

Pla|zen|ta|szin|ti|gra|phie *f* (Ⓔ placentascan): ***Syn:*** *Plazentaszintigrafie*; Szintigraphie* der Plazenta

Pla|zen|ta|ti|on *f* (Ⓔ placentation): ***Syn:*** *Plazentabildung*; die Plazenta wächst und entwickelt sich während der gesamten Schwangerschaft bis zur Geburt; die Phase der eigentlichen Plazentabildung umfasst aber die ersten 19 Wochen und kann in zwei Abschnitte unterteilt werden: **1. frühe Phase** [bis 4. Woche]: Bildung des Synzytiotrophoblasten und Reifung der Chorionzotten von Primärzotten zu Tertiärzotten **2. fortgeschrittene Phase** [4.–18. Woche]: Entstehung aller bleibenden Plazentastrukturen [*s.u. Placenta*]; in der Phase nach der 19. Woche [**späte Phase**] kommt es zu einem weiteren Wachstum als Anpassung an die ständig steigenden Bedürfnisse des Feten

Pla|zen|ta|zot|ten *pl* (Ⓔ placental villi): *s.u. Placenta*

Pla|zen|ti|tis *f, pl* **-ti|ti|den** (Ⓔ placentitis): ***Syn:*** *Plazentaentzündung, Placentitis*; zum Amnioninfektionssyndrom* gehörige Entzündung des Mutterkuchens; tritt meist im letzten Schwangerschaftsdrittel auf und führt zu Frühgeburt

pla|zen|ti|tisch *adj* (Ⓔ placentitic): Plazentaentzündung/Plazentitis betreffend, von ihr betroffen oder gekennzeichnet

Pla|zen|to|gramm *nt* (Ⓔ placentogram): Röntgenkontrastaufnahme der Plazenta

Pla|zen|to|gra|phie *f* (Ⓔ placentography): ***Syn:*** *Plazentografie*; Röntgenkontrastdarstellung* der Plazenta

Pla|zen|to|pa|thie *f* (Ⓔ placentopathy): Plazentaerkrankung

PLB *Abk.*: perkutane Leberbiopsie

PLD *Abk.*: **1.** Phospholipase D **2.** polymorphe Lichtdermatose

Plec|tri|di|um te|ta|ni *nt* (Ⓔ Plectridium tetani): selten verwendete Bezeichnung für Clostridium tetani

-pleg *suf.*: in Adjektiven verwendetes Wortelement mit der Bedeutung „gelähmt/lähmend“

-plegia *suf.*: *→-plegie*

Ple|gie *f* (Ⓔ palsy): ***Syn:*** *Paralyse*; (vollständige) Lähmung*

-plegie *suf.*: Wortelement mit der Bedeutung „Schlag/Lähmung“

-plegisch *suf.*: *→-pleg*

Pleio-, pleio- *präf.*: *→Pleo-*

plei|o|trop *adj* (Ⓔ pleiotropic): ***Syn:*** *polyphän*; Pleiotropie betreffend, auf ihr beruhend

Plei|o|tro|pie *f* (Ⓔ pleiotropy): ***Syn:*** *Polyphänie*; Kontrolle mehrerer phänotypischer Merkmale durch ein Gen

Plekt|en|chy|me *pl* (Ⓔ plectenchyma): *s.u. Essay Pilze S. 1697*

-plektisch *suf.*: in Adjektiven verwendetes Wortelement mit der Bedeutung „schlagartig“

Pleo-, pleo- *präf.*: Wortelement mit der Bedeutung „mehr“

ple|o|morph *adj* (Ⓔ pleomorphic): ***Syn:*** *multiform, multimorph, polymorph*; in vielen Erscheinungsformen/Gestalten vorkommend, mehrgestaltig, vielförmig, vielgestaltig

Ple|o|mor|phis|mus *m* (Ⓔ pleomorphism): *s.u. Essay Pilze S. 1697*

Ple|op|tik *f* (Ⓔ pleoptics): ***Syn:*** *binokulare Schulung, Orthoptik*; Form der Schielbehandlung, die das binokuläre Sehen fördert; heute kaum noch angewandt

Ple|o|zy|to|se *f* (Ⓔ pleocytosis): erhöhte Zellzahl

ple|o|zy|to|tisch *adj* (Ⓔ pleocytotic): Pleozytose betreffend, von ihr gekennzeichnet, mit erhöhter Zellzahl

Ple|ro|cer|co|id *nt*: *→Plerozerkoid*

Ple|ro|zer|ko|id *nt* (Ⓔ plerocercoid): ***Syn:*** *Plerocercoid*; zweites, infektiöses Larvenstadium verschiedener Bandwürmer, z.B. von Diphyllobothrium* latum

Plesio-, plesio- *präf.*: Wortelement mit der Bedeutung „nahe“

ple|si|o|morph *adj* (Ⓔ plesiomorphic): von gleicher Form

Ples|si|me|ter *nt* (Ⓔ plessimeter): ***Syn:*** *Plessimeter*; Klopfblättchen zur Perkussion

ples|si|me|trisch *adj* (Ⓔ plessimetric): Plessimeter betreffend, mittels Plessimeter

Ple|tho|ra *f* (Ⓔ plethora): (Blut-)Überfüllung, d.h. Erhöhung des Blutvolumens durch vermehrtes Plasma [**Plethora serosa**], Erhöhung der Zellzahl [**Plethora polycythaemica**] oder Erhöhung beider Komponenten [**Plethora vera** oder **sanguis**]

Ple|thys|mo|gramm *nt* (Ⓔ plethysmogram): bei der Plethysmographie erhaltene graphische Darstellung

P

Ple|thys|mo|graph *m* (Ⓔ plethysmograph): ***Syn:*** *Plethysmograf;* Gerät zur Plethysmographie

Ple|thys|mo|gra|phie *f* (Ⓔ plethysmography): ***Syn:*** *Plethysmografie;* Aufzeichnung der Volumenänderung eines Organs oder Körperteils

Pleur-, pleur- *präf.*: *→Pleuro-*

Pleu|ra *f, pl* **-rae, -ren** (Ⓔ pleura): ***Syn:*** *Brustfell;* glänzende, glatt seröse Haut, die die Brusthöhle [**Pleura parietalis**] auskleidet und die Lunge [Pleura pulmonalis] überzieht; der kapilläre Spaltraum zwischen Pleura parietalis und Pleura pulmonalis bildet den **Pleuraspalt** [Cavitas pleuralis]; an den Übergangsstellen der verschiedenen Pleuraabschnitte befinden sich sog. Reserveräume [Recessus* pleurales], die sich bei tiefer Einatmung entfalten können und den Pleuraspalt vergrößern

die **Tela subserosa** der Pleura liegt auf der Oberfläche der Brustwand und der Lunge; das Mesothel* der **Lamina epithelialis** verändert seine Gestalt in Abhängigkeit von der Atemlage; während der Einatmung ist es flach, beim Ausatmen wird es kubisch

die **Pleuragrenzen** weichen nur im Bereich der Recessus* pleurales von den Lungengrenzen ab; sie verschieben sich bei Einatmung nach unten und bei Ausatmung nach oben

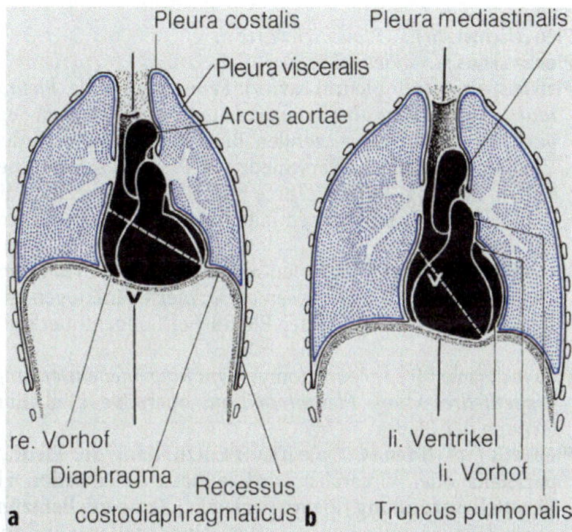

Abb. P101. Pleura und Pleurahöhlen. **a** bei maximaler Exspiration, **b** bei maximaler Inspiration

Pleura costalis (Ⓔ costal pleura): ***Syn:*** *Rippenfell, Pars costalis pleurae parietalis;* über den Rippen liegender Abschnitt der Pleura* parietalis

Pleura diaphragmatica (Ⓔ diaphragmatic pleura): ***Syn:*** *Zwerchfellpleura, Pars diaphragmatica pleurae parietalis;* über dem Zwerchfell* [Diaphragma] liegender Abschnitt der Pleura* parietalis

Pleura mediastinalis (Ⓔ mediastinal pleura): ***Syn:*** *Mediastinalpleura, Pars mediastinalis pleurae parietalis;* an das Mediastinum* angrenzender Teil der Pleura* parietalis

Pleura parietalis (Ⓔ parietal pleura): ***Syn:*** *Parietalpleura;* parietales Blatt der Pleura, das die Brusthöhle [Cavitas* thoracis] auskleidet; wird über den Rippen als Pleura costalis, über dem Zwerchfell als Pleura diaphragmatica und über dem Mediastinum als Pleura mediastinalis bezeichnet

Pleura pericardiaca (Ⓔ pericardial pleura): ***Syn:*** *Perikardpleura;* dem Perikard* anliegender Teil der Pleura

Pleura pulmonalis (Ⓔ pulmonary pleura): ***Syn:*** *Lungenfell, Viszeralpleura, Pleura visceralis;* die Lunge außen [Ausnahme: Lungenhilum] überziehende Pleura, die zwischen den Lappen bis zur Lungenwurzel [Radix pulmonis] zieht

Pleura visceralis: *→Pleura pulmonalis*

Pleu|ra|buch|ten *pl* (Ⓔ pleural recesses): ***Syn:*** *Pleurasinus, Reserveräume, Komplementärräume, Recessus pleurales;* an den Übergangsstellen der verschiedenen Abschnitte der Pleura* pulmonalis befinden sich Spalträume, die sich bei tiefer Einatmung entfalten und damit den Pleuraspalt vergrößern; *s.a. Pleura*

Pleu|ra|drai|na|ge *f*: *→Bülau-Drainage*

Pleu|ra|druck *m* (Ⓔ intrapleural pressure): ***Syn:*** *intrapleuraler Druck;* der physiologisch negative Druck im Pleuraspalt

Pleu|ra|em|py|em *nt* (Ⓔ pleural empyema): ***Syn:*** *Pyothorax, Thoraxempyem;* Eiteransammlung in der Pleurahöhle; entsteht meist infektiös [lymphogen oder hämatogen], im Rahmen einer Pneumonie [metapneumonisch], posttraumatisch oder postoperativ iatrogen; unbehandelt kommt es zu einem dreiphasigen Verlauf: **exsudative Phase** [serös-eitriges Infiltrat], **fibrinös-purulente Phase** [reichlich eingedickter Eiter] und **Vernarbung/Verschwielung** [beginnt nach ca. 4–8 Wochen; kann zu ausgedehnter Verschwielung und Behinderung der Lungenbeweglichkeit führen]; **Klinik:** die primäre Infektion [Pneumonie*, Mediastinitis*, Lungenabszess*] überdeckt meist die relativ milde Klinik; **Dia-**

P

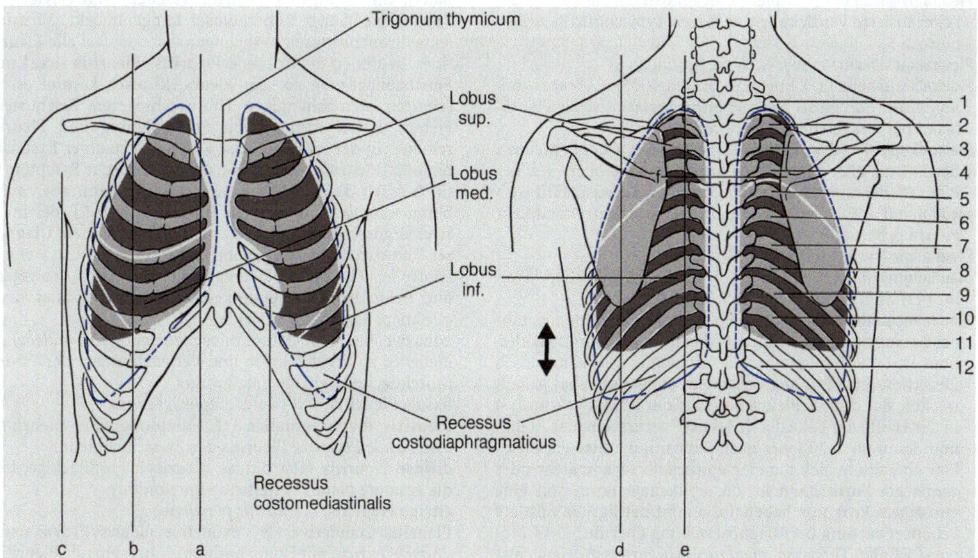

Abb. P102. Lungen- und Pleuragrenzen. von vorne [links] und hinten [rechts]; *a* = Sternallinie, *b* = Medioklavikularlinie, *c* = Axillarlinie, *d* = Skapularlinie, *e* = Paravertebrallinie

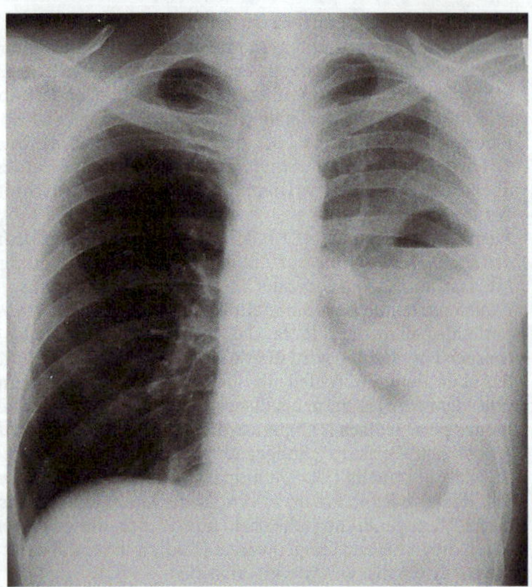

Abb. P103. Pleuraempyem. Typische Spiegelbildung im Interlobärspalt

gnose: Thoraxröntgen, CT, Probepunktion unter Ultraschallkontrolle; **Therapie**: weitlumige Spüldrainage mit pleuraler Spülung über ca. 10 Tage; Antibiotika; im Stadium der Verschwielung offene Thorakotomie und Abpräparieren der Schwielen

Pleu|ra|er|guss *f* (Ⓔ pleural effusion): ***Syn:*** *Pleurorrhoe*; Flüssigkeitsansammlung in der Pleurahöhle; tritt v.a. bei Pleuritis*, Herzinsuffizienz*, Perikarditis*, Lungeninfark*t, Pneumonie*, Lungentuberkulose*, Hypalbuminämie* [nephrotisches Syndrom*, Malabsorption*, Leberzirrhose*] und primären und sekundären Pleuratumoren auf; **Diagnose**: Thoraxröntgten, CT, Ultraschall, Probepunktion; **Therapie**: abhängig von der Ursache; bei Einmalerguss [z.B. Lungeninfarkt oder -entzündung] Punktion und Aspiration; bei chronischen Ergüssen Dauerdrainage und evtl. Pleurodese*

Pleu|ra|fi|brom *nt* (Ⓔ pleural fibroma): ***Syn:*** *fibröses Pleuramesotheliom*; *s.u. Pleuramesotheliom*

P

Pleu|ra|gren|zen *pl* (Ⓔ pleural margins): *s.u. Pleura*

Pleu|ra|höh|le *f*: *→ Pleuraspalt*

Pleu|ra|hy|a|li|no|se *f* (Ⓔ pleural hyalinosis): lokalisierte oder generalisierte Verdickung der Pleura; typisch für Pleuraasbestose

Pleu|ra|kar|zi|no|ma|to|se *f*: *→ Pleurakarzinose*

Pleu|ra|kar|zi|no|se *f* (Ⓔ pleural carcinosis): ***Syn:*** *Pleurakarzinomatose, Carcinosis pleurae*; diffus metastatischer Pleurabefall bei verschiedenen Tumoren

Pleu|ra|kup|pel *f* (Ⓔ cupula of pleura): ***Syn:*** *Cupula pleurae*; der 2–3 cm über die 1. Rippe hinausragende obere Teil der Pleura*, der vollständig von Lungengewebe ausgefüllt ist

pleu|ral *adj* (Ⓔ pleural): Brustfell/Pleura betreffend, zur Pleura gehörend

Pleur|al|gie *f*: *→ Pleurodynie*

pleur|al|gisch *adj* (Ⓔ pleuralgic): Pleuralgie betreffend, von ihr betroffen oder gekennzeichnet

Pleu|ra|me|so|the|li|om *nt* (Ⓔ pleural mesothelioma): Tumor der Mesothelzellen der Pleura; das **fibröse Pleuramesotheliom** ist i.d.R. benigne oder semimaligne und kann durch Resektion [evtl. mit angrenzendem Lungengewebe] geheilt werden; das **diffuse Pleuramesotheliom** ist maligne und ist in der Hälfte der Fälle durch Asbest* verursacht; das Malignom kann noch 20 Jahre nach Exposition auftreten; histologisch kann es sich um eine epitheliale, sarkomatöse oder gemischte Form handeln; die epitheliale Form soll eine günstigere Prognose haben, insgesamt beträgt die mittlere Lebenserwartung bei Diagnosestellung aber nur 7–14 Monate; **Klinik**: Thoraxschmerzen, Pleuraerguss*, Gewichtsabnahme, Husten, Atemnot; wegen der unspezifischen und wenig akuten Symptomatik, gehen die Patienten meist erst spät zum Arzt; **Diagnose**: Thoraxröntgen, CT, Pleurabiopsie; **Therapie**: bei einseitigem Befall operative Entfernung des Lungenflügels samt Pleura* [**Pleuropneumonektomie**], evtl. Teilen des Perikards [**Pleuropneumoperikardektomie**] und des Zwerchfells [**Pleuropneumoperikardio-Diaphragmektomie**]; bei ausgedehnterer Tumorinfiltration palliative parietale und viszerale Pleurektomie*, z.T. wird auch eine intrapleurale Chemotherapie oder Radiotherapie versucht, bisher sind die Ergebnisse aber wenig positiv

Pleu|ra|punk|ti|on *f* (Ⓔ pleurocentesis): ***Syn:*** *Thorakozentese*; Punktion der Pleurahöhle*

Pleu|ra|raum *m*: *→ Pleuraspalt*

Pleu|ra|rei|ben *nt* (Ⓔ pleural rub): Reibegeräusch der Pleura bei trockener Pleuritis* oder Tumorbefall; kann oft auch gefühlt werden; tritt am Anfang einer Pleuritis auf und verschwindet bei Ergussbildung; wird der Erguss resorbiert, kann das Reiben wieder gehört werden und ist dann Zeichen einer Besserung

Pleu|ra|re|sek|ti|on *f*: *→ Pleurektomie*

Pleu|ra|schmerz *m*: *→ Pleurodynie*

Pleu|ra|schwar|te *f* (Ⓔ pleural peel): ***Syn:*** *Pleuraschwiele*; Pleuranarbe nach Verletzung oder Entzündung; *s.a. Pleuraempyem*

Pleu|ra|schwie|le *f*: *→ Pleuraschwarte*

Pleu|ra|si|nus *pl*: *→ Pleurabuchten*

Pleu|ra|spalt *m* (Ⓔ pleural cavity): ***Syn:*** *Pleurahöhle, Pleuraraum, Cavitas pleuralis*; kapillärer Spaltraum zwischen dem parietalen und dem viszeralen Blatt der Pleura*; an den Übergangsstellen der verschiedenen Pleuraabschnitte befinden sich sog. Reserveräume [Recessus* pleurales], die sich bei tiefer Einatmung entfalten können und die Pleurahöhle vergrößern

Pleu|ra|tu|ber|ku|lo|se *f* (Ⓔ pleural tuberculosis): ***Syn:*** *tuberkulöse Pleuritis, Pleuritis tuberculosa*; meist hämatogen entstandene Mitbeteiligung der Pleura bei Lungentuberkulose*

Pleu|rek|to|mie *f* (Ⓔ pleurectomy): ***Syn:*** *Rippenfellentfernung, Rippenfellresektion, Pleuraresektion*; operative (Teil-)Entfernung der Pleura

Pleu|ri|tis *f, pl* **-ti|den** (Ⓔ pleurisy): Entzündung der Pleura* parietalis oder visceralis; wird je nach Lokalisation als **Brustfellentzündung** [Pleura parietalis], **Lungenfellentzündung** [Pleura pulmonalis] oder **Rippenfellentzündung** [Pleura costalis] bezeichnet; daneben gibt es noch die Zwerchfellpleura [**Pleuritis diaphragmatica**] oder die mediastinale Pleura betreffende Formen [**Pleuritis mediastinalis**]; die häufigsten Pleuritisursachen sind bakterielle Pneumonie, Lungentuberkulose, Lungeninfarkt, Virusinfekte, Bronchiektasen und Lungenabszesse; fast alle Pleuritiden beginnen als trockene Pleuritis [Pleuritis sicca] mit Fibrinauflagerung auf der Pleura; **klinisch** kommt es zu scharfen, atemabhängigen Thoraxschmerzen, Reizhusten, Fieber, flacher Atmung mit Schonhaltung und Pleurareiben*; in der zweiten Phase kommt es zu einer Exsudatbildung [Pleuritis exsudativa], die die klinische Symptomatik bessert; das Exsudat ist meist serös, kann aber auch blutig-serös oder eitrig sein [Pleuraempyem*]; bei massiver Ergussbildung kann es zu Atemnot kommen; **Diagnose**: Thoraxröntgen, CT, Probepunktion unter Ultraschallkontrolle; **Therapie**: bei aseptischer Pleuritis Analgetika und Behandlung der Grunderkrankung; der Erguss kann punktiert und aspiriert werden

adhäsive Pleuritis (Ⓔ adhesive pleurisy): ***Syn:*** *verklebende Pleuritis*; zu Verklebungen und Verwachsungen der Pleura führende, i.d.R. eitrige Entzündung

basale Pleuritis: *→ Pleuritis diaphragmatica*

Pleuritis diaphragmatica (Ⓔ diaphragmatic pleurisy): ***Syn:*** *basale Pleuritis*; Pleuritis der Zwerchfellpleura

diffuse Pleuritis (Ⓔ diffuse pleurisy): großflächige, fast die gesamte Pleura betreffende Entzündung

eitrige Pleuritis: *→ Pleuritis purulenta*

Pleuritis exsudativa (Ⓔ exudative pleurisy): ***Syn:*** *exsudative Pleuritis*; mit Ergussbildung einhergehende Pleuritis; klinisch auffällig ist die von der Größe des Ergusses abhängige Atemnot; *s.a. Pleuraerguss*

exsudative Pleuritis: → *Pleuritis exsudativa*
Pleuritis fibrinosa (Ⓔ fibrinous pleurisy): ***Syn:*** *fibrinöse Pleuritis*; durch die Ausscheidung von Fibrin gekennzeichnete, primär trockene Pleuritis
fibrinöse Pleuritis: → *Pleuritis fibrinosa*
Pleuritis fibroplastica (Ⓔ pachypleuritis): meist nach exsudativer Pleuritis auftretende, entzündliche Verdickung und Bildung von Pleuraschwarten*
Pleuritis haemorrhagica (Ⓔ hemorrhagic pleurisy): ***Syn:*** *hämorrhagische Pleuritis*; Pleuritis mit blutigem oder blutig-serösem Exsudat; findet sich i.d.R. bei primärem oder sekundärem Pleuratumor; evtl. Ausbildung eines Hämothorax*
hämorrhagische Pleuritis: → *Pleuritis haemorrhagica*
Pleuritis interlobaris (Ⓔ interlobular pleurisy): ***Syn:*** *Interlobärpleuritis*; auf einen oder mehrere Interlobärspalten begrenzte Lungenfellentzündung
Pleuritis mediastinalis (Ⓔ mediastinal pleurisy): Entzündung der mediastinalen Pleura
metapneumonische Pleuritis (Ⓔ metapneumonic pleurisy): ***Syn:*** *postpneumonische Pleuritis*; im Anschluss an eine Lungenentzündung auftretende Pleuritis
parapneumonische Pleuritis (Ⓔ parapneumonic pleurisy): gleichzeitig mit einer Lungenentzündung auftretende oder durch eine Lungenentzündung hervorgerufene Pleuritis
postpneumonische Pleuritis: → *metapneumonische Pleuritis*
Pleuritis purulenta (Ⓔ purulent pleurisy): ***Syn:*** *eitrige Pleuritis*; eitrige Brustfellentzündung, die zur Ausbildung eines Pleuraempyems* führen kann
Pleuritis saccata (Ⓔ sacculated pleurisy): exsudative Pleuritis mit abgekapseltem Erguss
serofibrinöse Pleuritis (Ⓔ serofibrinous pleurisy): Pleuritis mit serofibrinösem Erguss; führt häufig zu adhäsiver Pleuritis
Pleuritis serosa (Ⓔ serous pleurisy): ***Syn:*** *seröse Pleuritis*; Brustfellentzündung mit serösem Erguss; evtl. Ausbildung eines Serothorax*
seröse Pleuritis: → *Pleuritis serosa*
Pleuritis tuberculosa: → *tuberkulöse Pleuritis*
tuberkulöse Pleuritis (Ⓔ tuberculous pleurisy): ***Syn:*** *Pleuritis tuberculosa, Pleuratuberkulose*; meist hämatogen entstandene Mitbeteiligung der Pleura bei Lungentuberkulose*
verklebende Pleuritis: → *adhäsive Pleuritis*

pleu|ri|tisch *adj* (Ⓔ pleuritic): Pleuritis betreffend, von ihr betroffen oder gekennzeichnet

Pleuro-, pleuro- *präf.*: Wortelement mit der Bedeutung **1.** „Pleura/Brustfell/Rippenfell" **2.** „Rippe"

Pleu|ro|bron|chi|tis *f, pl* **-ti|den** (Ⓔ pleurobronchitis): Entzündung von Pleura und Bronchien; *s.a. Pleuritis, Bronchitis*

pleu|ro|bron|chi|tisch *adj* (Ⓔ pleurobronchitic): Pleurobronchitis betreffend, von ihr betroffen oder gekennzeichnet

Pleu|ro|de|se *f* (Ⓔ pleurodesis): therapeutische Verklebung der beiden Pleurablätter zur Verödung der Pleurahöhle, z.B. mit Talkumpuder [**Poudrage, Talkumpleurodese**] bei Pleurakarzinose*

pleu|ro|di|a|phrag|mal *adj* (Ⓔ phrenicopleural): Brustfell und Zwerchfell/Diaphragma betreffend oder verbindend

Pleu|ro|dy|nia *f*: → *Pleurodynie*
Pleurodynia epidemica (Ⓔ epidemic pleurodynia): ***Syn:*** *epidemische Pleurodynie, Bornholmer Krankheit, Myalgia epidemica*; durch Coxsackieviren* [meist Typ B] verursachte schmerzhafte Muskelentzündung, v.a. der Brustmuskeln; tritt v.a. im Sommer und Herbst auf; der Verlauf ist benigne, wird aber häufig durch eine begleitende Pleuritis* sicca, Pericarditis* oder Peritonitis* kompliziert

Pleu|ro|dy|nie *f* (Ⓔ pleurodynia): ***Syn:*** *Pleuralgie, Pleuraschmerz, Pleurodynia*; Schmerzen im Lungenfell, z.B. bei Pleuritis* sicca
epidemische Pleurodynie: → *Pleurodynia epidemica*

pleu|ro|gen *adj* (Ⓔ pleurogenic): von der Pleura stammend

Pleu|ro|gra|phie *f* (Ⓔ pleurography): ***Syn:*** *Pleurografie*; Röntgenkontrastdarstellung* der Pleurahöhle; heute meist durch Computertomographie* ersetzt

Pleu|ro|he|pa|ti|tis *f, pl* **-ti|ti|den** (Ⓔ pleurohepatitis): Hepatitis* mit Beteiligung der mediastinalen Pleura

pleu|ro|he|pa|ti|tisch *adj* (Ⓔ pleurohepatitic): Pleurohepatitis betreffend, von ihr betroffen oder gekennzeichnet

Pleu|ro|ly|se *f* (Ⓔ pleurolysis): ***Syn:*** *Pneumolyse*; operative Pleuralösung, operative Lösung von Lungen-Pleura-Verwachsungen

Pleu|ro|pa|ri|e|to|pe|xie *f* (Ⓔ pleuroparietopexy): operative Anheftung der Lunge an das Rippenfell [Pleura* parietalis]

pleu|ro|pe|ri|kar|di|al *adj* (Ⓔ pleuropericardial): Pleura und Herzbeutel/Perikard betreffend oder verbindend

Pleu|ro|pe|ri|kar|di|tis *f, pl* **-ti|den** (Ⓔ pleuropericarditis): ***Syn:*** *Pericarditis externa*; Entzündung von Herzbeutel [Perikarditis*] und aufliegendem Brustfell [Pleuritis*]; die Entzündung kann primär vom Herzbeutel ausgehen und dann auf die Pleura übergreifen oder umgekehrt

pleu|ro|pe|ri|kar|di|tisch *adj* (Ⓔ pleuropericarditic): Pleuropericarditis betreffend, von ihr betroffen oder gekennzeichnet

pleu|ro|pe|ri|to|ne|al *adj* (Ⓔ pleuroperitoneal): Pleura und Bauchfell/Peritoneum betreffend oder verbindend

Pleu|ro|pe|ri|to|ne|al|fis|tel *f* (Ⓔ pleuroperitoneal fistula): Pleurahöhle und Bauchhöhle verbindende Fistel

Pleu|ro|pneu|mek|to|mie *f* (Ⓔ pleuropneumonectomy): operative Entfernung eines Lungenflügels samt Pleura*

Pleu|ro|pneu|mo|nie *f* (Ⓔ pleuropneumonia): ***Syn:*** *Pneumopleuritis*; Pneumonie* mit begleitender Brustfellentzündung [**Begleitpleuritis**]

Pleu|ro|pneu|mo|no|ly|se *f* (Ⓔ pleuropneumonolysis): operative Lösung von Verklebungen von Lunge und Rippenfell

Pleu|ro|pneu|mo|pe|ri|kard|ek|to|mie *f* (Ⓔ pleuropneumopericardectomy): *s.u. Pleuramesotheliom*

Pleuropneumoperikardio-Diaphragmektomie *f* (Ⓔ pleuropneumopericardio-phrenectomy): *s.u. Pleuramesotheliom*

pleu|ro|pul|mo|nal *adj* (Ⓔ pleuropulmonary): Pleura und Lunge(n)/Pulmo betreffend oder verbindend

Pleu|ror|rhoe *f, pl* **-rhoen:** → *Pleuraerguss*

Pleu|ro|sko|pie *f* (Ⓔ pleuroscopy): endoskopische Untersuchung des Pleuraraums

Pleu|ro|to|mie *f* (Ⓔ pleurotomy): Durchtrennung der Pleura* und Eröffnung der Pleurahöhle

pleu|ro|vis|ze|ral *adj* (Ⓔ pleurovisceral): ***Syn:*** *viszeropleural*; Pleura und Eingeweide/Viszera betreffend oder verbindend

Plex|ek|to|mie *f* (Ⓔ plexectomy): ***Syn:*** *Plexusresektion*; operative Entfernung eines Nervenplexus

-plexie *suf.*: Wortelement mit der Bedeutung „Schlag"

ple|xi|form *adj* (Ⓔ plexiform): ***Syn:*** *plexusartig*; geflechtartig

Ple|xo|pa|thie *f* (Ⓔ plexopathy): Plexuserkrankung

Ple|xus *m, pl* **-xus** (Ⓔ plexus): (Nerven-, Gefäß-) Geflecht
Plexus aorticus (Ⓔ aortic plexus): vegetativer Plexus der Aorta; besteht aus Plexus* aorticus thoracicus und Plexus* aorticus abdominalis
Plexus aorticus abdominalis (Ⓔ abdominal aortic plexus): ***Syn:*** *Plexus nervosus aorticus abdominalis*; vegetativer Plexus entlang der Bauchaorta [Aorta* abdominalis]
Plexus aorticus thoracicus (Ⓔ thoracic aortic plexus): ***Syn:*** *Plexus nervosus aorticus thoracicus*; vegetativer Plexus entlang der Brustaorta [Aorta* thoracica]
Plexus areolaris (Ⓔ areolar plexus): ***Syn:*** *Plexus venosus areolaris*; Venenplexus des Warzenvorhofs der Brustwarze
autonome Plexus: → *Plexus viscerales*
Plexus autonomici: → *Plexus viscerales*
Plexus autonomicus brachialis (Ⓔ autonomic brachial plexus): vegetatives Geflecht entlang der Arteria* brachialis
Plexus basilaris (Ⓔ basilar plexus): ***Syn:*** *Plexus venosus basilaris*; Venenplexus auf dem Clivus*, der Verbindungen zu Sinus* cavernosus und Sinus* petrosus inferior und superior hat
Plexus brachialis (Ⓔ brachial plexus): ***Syn:*** *Armgeflecht, Armplexus*; von den vorderen Ästen der Spinalnerven [Nervi* spinales] C_5-Th_1 gebildeter Plexus, dessen Äste Arm, Schulter und Brustwand versorgen; im ersten Schritt bilden die als **Plexuswurzeln** [Radices plexus brachialis] bezeichneten Äste oberhalb der Clavicula* drei Stämme: **Truncus superior** [C_{5-6}], **Truncus medius** [C_7] und **Truncus inferior** [C_8-Th_1]; über der ersten Rippe teilt sich jeder Stamm in

P

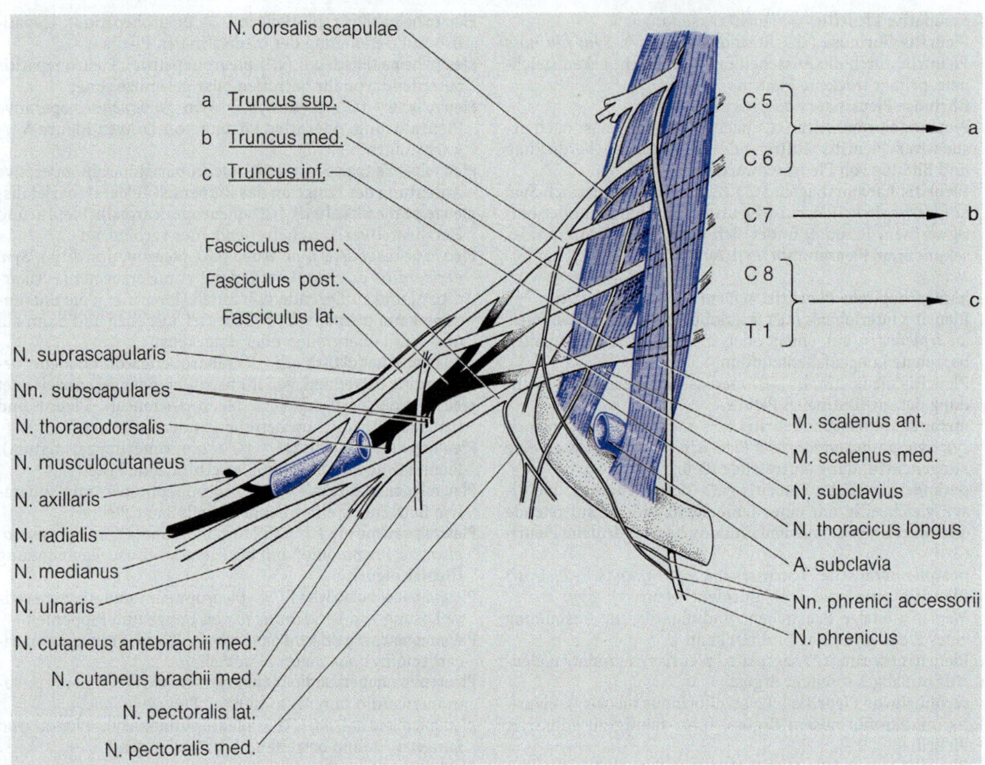

Abb. P104. Plexus brachialis

einen vorderen Abschnitt [**Divisio anterior**] für die Vorderseite von Schulter und Arm, und einen hinteren Abschnitt [**Divisio posterior**] für die Rückseite von Schulter und Arm; im nächsten Schritt verteilen sich die Fasern der drei Stämme auf 3 Faszikel: **Fasciculus lateralis** [Fasern der Divisio anterior des Truncus superior und medius], **Fasciculus medialis** [Fasern der Divisio anterior des Truncus inferior] und **Fasciculus posterior** [Fasern aus der Divisio posterior aller drei Trunci]
der Teil des Plexus brachialis zwischen Wirbelsäule bis zum Unterrand der Clavicula* wird als **Pars supraclavicularis** bezeichnet; von ihm gehen ab: Nervus* dorsalis scapulae, Nervus* thoracicus longus, Nervus* subclavius, Nervus* suprascapularis, Nervi* subscapulares, Nervus* thoracodorsalis, Nervus* pectoralis medialis und lateralis; der wesentlich größere Abschnitt unterhalb der Clavicula* heißt **Pars infraclavicularis** und gibt folgende Äste ab: Nervus* musculocutaneus, Nervus* cutaneus brachii medialis, Nervus* cutaneus antebrachii medialis, Nervus* medianus, Nervus* ulnaris, Nervus* radialis und Nervus* axillaris

Plexus cardiacus (Ⓔ cardiac plexus): ***Syn:*** *Herzplexus, Plexus nervosus cardiacus*; zwischen Aorta* und Truncus* pulmonalis liegendes vegetatives Herzgeflecht, dessen Fasern zur Arbeitsmuskulatur, vor allem aber zu Sinusknoten* und AV-Knoten* ziehen

Plexus cardiacus profundus (Ⓔ deep cardiac plexus): ***Syn:*** *Plexus nervosus cardiacus profundus*; hinterer größerer Abschnitt des Herzplexus

Plexus cardiacus superficialis (Ⓔ superficial cardiac plexus): ***Syn:*** *Plexus nervosus cardiacus superficialis*; vorderer kleinerer Abschnitt des Herzplexus

Plexus caroticus communis (Ⓔ common carotid plexus): ***Syn:*** *Plexus nervosus caroticus communis*; vegetatives Geflecht entlang der Arteria* carotis communis

Plexus caroticus externus (Ⓔ external carotid plexus): ***Syn:*** *Plexus nervosus caroticus externus*; vegetatives Geflecht entlang der Arteria* carotis externa

Plexus caroticus internus (Ⓔ internal carotid plexus): ***Syn:*** *Plexus nervosus caroticus internus*; vegetatives Geflecht entlang der Arteria* carotis interna; sendet sympathische Äste zum Ganglion* ciliare [**Radix sympathica ganglii ciliaris**], Ganglion* pterygopalatinum [**Radix sympathica ganglii pterygopalatini**], Ganglion* submandibulare [**Radix sympathica ganglii submandibularis**], Ganglion* sublinguale [**Radix sympathica ganglii sublingualis**] und Ganglion* oticum [**Radix sympathica ganglii otici**]

Plexus cavernosi concharum (Ⓔ cavernous plexuses of concha): Venenplexus der Nasenmuscheln

Plexus cavernosus (Ⓔ cavernous plexus): ***Syn:*** *Plexus nervosus cavernosus*; vegetativer Plexus im Sinus* cavernosus

Plexus cervicalis (Ⓔ cervical plexus): ***Syn:*** *Halsgeflecht, Halsplexus, Halsnervengeflecht*; von den vorderen Ästen der Zervikalnerven C_{1-4} gebildeter Plexus im seitlichen Halsdreieck; seine **Radix sensoria** bildet in der Mitte des Hinterrandes des Musculus* sternocleidomastoideus einen **Punctum nervosum** [Erb-Punkt], von dem aus vier Äste [Nervus* occipitalis minor, Nervus* auricularis magnus, Nervus* transversus colli, Nervi* supraclaviculares] für die Haut von Kopf- und Halsbereich abgehen; aus der **Radix motoria** entspringen Ansa* cervicalis, Nervus* phrenicus und verschiedene Muskeläste

Plexus cervicobrachialis (Ⓔ cervicobrachial plexus): zusammenfassende Bezeichnung für Plexus* cervicalis und Plexus* brachialis

Plexus choroideus (Ⓔ choroid plexus): auf der Pia* mater der Ventrikel sitzendes Adergeflecht; ist von einem speziellen Ependym* überzogen, das den Liquor* cerebrospinalis bildet

Plexus choroideus ventriculi lateralis (Ⓔ choroid plexus of lateral ventricle): Plexus choroideus des Seitenventrikels

Plexus choroideus ventriculi quarti (Ⓔ choroid plexus of fourth ventricle): Plexus choroideus des IV. Ventrikels

Plexus choroideus ventriculi tertii (Ⓔ choroid plexus of

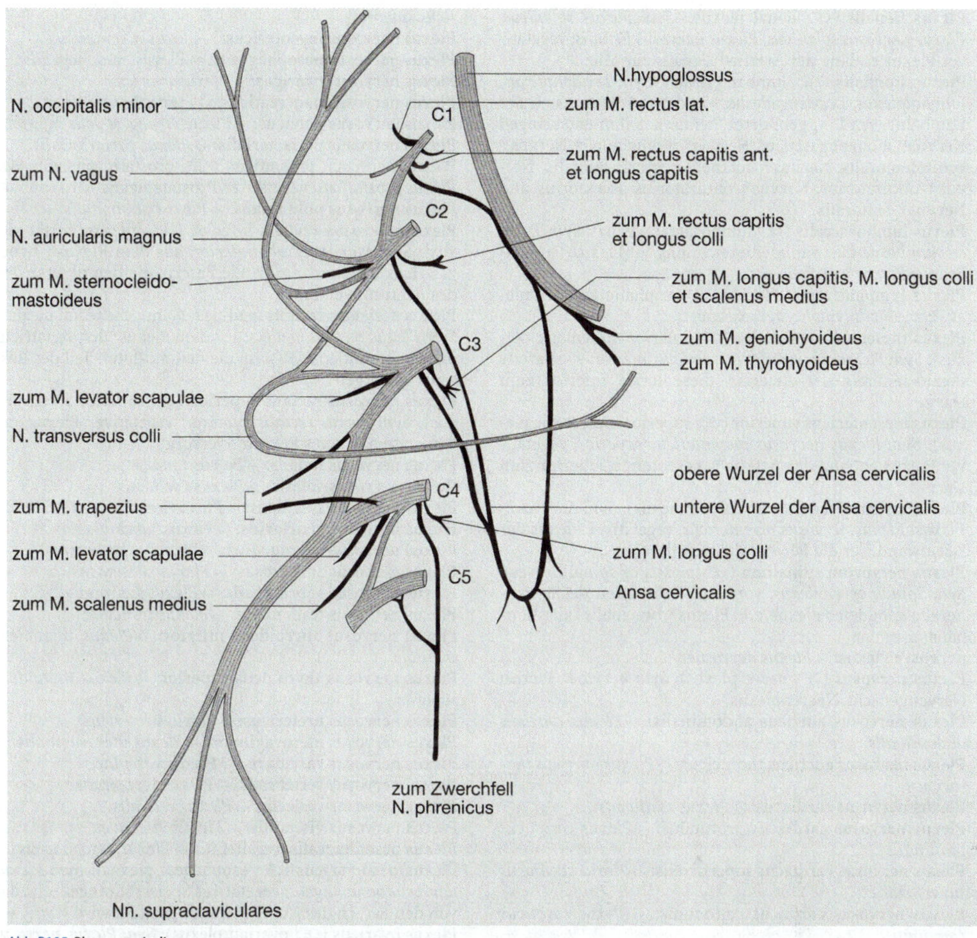

Abb. P105. Plexus cervicalis

third ventricle): Plexus choroideus des III. Ventrikels
Plexus coccygeus (Ⓔ coccygeal plexus): aus den vorderen Ästen der Spinalnerven S_{4-5} gebildeter Plexus
Plexus coeliacus (Ⓔ celiac plexus): ***Syn:*** *Sonnengeflecht, Plexus solaris, Plexus nervosus coeliacus, Plexus nervosus solaris Bauchhirn, Bauchhöhlengeflecht*; um den Truncus* coeliacus herum liegendes größtes vegetatives Geflecht; von ihm ziehen vegetative Fasern entlang der Äste des Truncus zu den Oberbauchorganen [Leber, Magen, Milz, Pankreas] und entlang der Nierenarterie zur Niere
Plexus deferentialis (Ⓔ deferential plexus): ***Syn:*** *Plexus nervosus deferentialis*; vegetatives Geflecht entlang des Ductus* deferens
Plexus dentalis inferior (Ⓔ inferior dental plexus): ***Syn:*** *Plexus nervosus dentalis inferior*; Plexus des Nervus* alveolaris inferior im Unterkiefer mit Ästen [**Rami dentales inferiores**], Zahnfleisch und Zahnwurzelhaut [**Rami gingivales inferiores**]
Plexus dentalis superior (Ⓔ superior dental plexus): ***Syn:*** *Plexus nervosus dentalis superior*; Nervengeflecht der Nervi* alveolares superiores im Oberkiefer mit Ästen für Zähne [**Rami dentales superiores**], Zahnfleisch und Zahnwurzelhaut [**Rami gingivales superiores**]
Plexus entericus (Ⓔ enteric plexus): ***Syn:*** *enterischer Plexus, Plexus nervosus entericus*; Oberbegriff für vegetative Plexus in der Wand des Magen-Darm-Kanals; umfasst Plexus* subserosus, Plexus* myentericus und Plexus* submucosus
enterischer Plexus: *→Plexus entericus*
Plexus femoralis (Ⓔ femoral plexus): ***Syn:*** *Plexus nervosus femoralis*; vegetativer Plexus entlang der Arteria* femoralis
Plexus gastrici (Ⓔ gastric plexuses): ***Syn:*** *Plexus nervosus gastrici*; sympathische Magenplexus entlang der großen und kleinen Magenkurvatur, die ihre Fasern aus dem Plexus* coeliacus erhalten
Plexus hemorrhoidalis: *→Plexus venosus rectalis*
Plexus hepaticus (Ⓔ hepatic plexus): ***Syn:*** *Plexus nervosus hepaticus*; vegetativer Plexus entlang Arteria* hepatica propria
Plexus hypogastricus inferior (Ⓔ inferior hypogastric plexus): ***Syn:*** *Beckengeflecht, Beckenplexus, Plexus pelvicus, Plexus nervosus pelvicus, Plexus nervosus hypogastricus inferior*; vegetativer Plexus im kleinen Becken, der die Beckenorgane versorgt
Plexus hypogastricus superior (Ⓔ superior hypogastric plexus): ***Syn:*** *Nervus presacralis, Plexus nervosus hypogastricus superior*; mediale Fortsetzung des Plexus* aorticus abdominalis in das kleine Becken; bildet den paarigen Nervus* hypogastricus, der ihn mit dem Plexus* hypogastricus inferior verbindet
Plexus iliacus (Ⓔ iliac plexus): ***Syn:*** *Plexus nervosus iliacus*; vegetativer Plexus entlang der Arteriae iliacae
Plexus intermesentericus (Ⓔ intermesenteric plexus): ***Syn:*** *Plexus nervosus intermesentericus*; vegetativer Plexus zwischen den Abgängen der Arteria* mesenterica superior und inferior
Plexus intraparotideus (Ⓔ parotid plexus of facial nerve): ***Syn:*** *Plexus nervosus intraparotideus*; *s.u. Nervus facialis*

Plexus lienalis (Ⓔ lienal plexus): ***Syn:*** *Plexus splenicus, Plexus nervosus splenicus, Plexus nervosus lienalis*; vegetativer Plexus entlang der Arteria* lienalis zur Milz
Plexus lumbalis (Ⓔ lumbar plexus): ***Syn:*** *Lendenplexus, Lumbalplexus, Lendengeflecht*; von den vorderen Ästen der Lumbalnerven L_{1-4} gebildeter Plexus; aus ihm entspringen Nervus* iliohypogastricus, Nervus* ilioinguinalis, Nervus* genitofemoralis, Nervus* cutaneus femoris lateralis, Nervus* obturatorius, Nervus* obturatorius accessorius und Nervus* femoralis
Plexus lumbosacralis (Ⓔ lumbosacral plexus): ***Syn:*** *Truncus lumbosacralis*; Sammelbezeichnung für Plexus* lumbalis und Plexus* sacralis
Plexus lymphaticus axillaris (Ⓔ lymphatic axillary plexus): *s.u. Nodi lymphoidei axillares*
Plexus mesentericus inferior (Ⓔ inferior mesenteric plexus): ***Syn:*** *Plexus nervosus mesentericus inferior*; vegetativer Plexus entlang der Arteria* mesenterica inferior zum Darm
Plexus mesentericus superior (Ⓔ superior mesenteric plexus): ***Syn:*** *Plexus nervosus mesentericus superior*; vegetativer Plexus entlang der Arteria* mesenterica superior zum Darm
Plexus myentericus (Ⓔ myenteric plexus): ***Syn:*** *Auerbach-Plexus, Plexus nervosus myentericus*; vegetativer Plexus der Darmwand, der die Peristaltik* reguliert
Plexus nervorum spinalium (Ⓔ plexus of spinal nerves): ***Syn:*** *Spinalnervenplexus*; von den Vorderästen der Spinalnerven gebildeter Plexus, z.B. Plexus* brachialis oder lumbalis
nervöser Plexus: →*Plexus nervosus*
Plexus nervosus (Ⓔ nerve plexus): ***Syn:*** *nervöser Plexus*; Nervengeflecht, Nervenplexus
Plexus nervosus aorticus abdominalis: →*Plexus aorticus abdominalis*
Plexus nervosus aorticus thoracicus: →*Plexus aorticus thoracicus*
Plexus nervosus cardiacus: →*Plexus cardiacus*
Plexus nervosus cardiacus profundus: →*Plexus cardiacus profundus*
Plexus nervosus cardiacus superficialis: →*Plexus cardiacus superficialis*
Plexus nervosus caroticus communis: →*Plexus caroticus communis*
Plexus nervosus caroticus externus: →*Plexus caroticus externus*
Plexus nervosus caroticus internus: →*Plexus caroticus internus*
Plexus nervosus cavernosus: →*Plexus cavernosus*
Plexus nervosus coeliacus: →*Plexus coeliacus*
Plexus nervosus deferentialis: →*Plexus deferentialis*
Plexus nervosus dentalis inferior: →*Plexus dentalis inferior*
Plexus nervosus dentalis superior: →*Plexus dentalis superior*
Plexus nervosus entericus: →*Plexus entericus*
Plexus nervosus femoralis: →*Plexus femoralis*
Plexus nervosus gastrici: →*Plexus gastrici*
Plexus nervosus hemorrhoidalis medius: →*Plexus nervosus rectalis medius*
Plexus nervosus hemorrhoidalis superior: →*Plexus nervosus rectalis superior*
Plexus nervosus hepaticus: →*Plexus hepaticus*
Plexus nervosus hypogastricus inferior: →*Plexus hypogastricus inferior*
Plexus nervosus hypogastricus superior: →*Plexus hypogastricus superior*
Plexus nervosus iliacus: →*Plexus iliacus*
Plexus nervosus intermesentericus: →*Plexus intermesentericus*
Plexus nervosus intraparotideus (Ⓔ parotid plexus of facial nerve): Plexus intraparotideus; *s.u. Nervus facialis*
Plexus nervosus lienalis: →*Plexus lienalis*
Plexus nervosus mesentericus inferior: →*Plexus mesentericus inferior*
Plexus nervosus mesentericus superior: →*Plexus mesentericus superior*
Plexus nervosus myentericus: →*Plexus myentericus*
Plexus nervosus oesophageeus: →*Plexus oesophagealis*
Plexus nervosus ovaricus: →*Plexus ovaricus*
Plexus nervosus pancreaticus: →*Plexus pancreaticus*
Plexus nervosus pelvicus: →*Plexus hypogastricus inferior*
Plexus nervosus periarterialis: →*Plexus periarterialis*
Plexus nervosus prostaticus (Ⓔ prostatic plexus): ***Syn:*** *Plexus prostaticus*; vegetativer Prostataplexus
Plexus nervosus pulmonalis: →*Plexus pulmonalis*
Plexus nervosus rectalis inferior (Ⓔ inferior rectal plexus): ***Syn:*** *Plexus rectalis inferior*; aus dem Plexus* hypogastricus inferior stammende Fasern, die den unteren Teil des Rektums versorgen
Plexus nervosus rectalis medius (Ⓔ middle rectal plexus): ***Syn:*** *Plexus rectalis medius*; aus dem Plexus* hypogastricus inferior stammende Fasern, die den mittleren Teil des Rektums versorgen
Plexus nervosus rectalis superior (Ⓔ superior rectal plexus): ***Syn:*** *Plexus rectalis superior*; vegetativer Plexus, der den oberen Teil des Rektums versorgt
Plexus nervosus renalis: →*Plexus renalis*
Plexus nervosus solaris: →*Plexus coeliacus*
Plexus nervosus splenicus: →*Plexus lienalis*
Plexus nervosus subclavius: →*Plexus subclavius*
Plexus nervosus submucosus: →*Plexus submucosus*
Plexus nervosus subserosus: →*Plexus subserosus*
Plexus nervosus suprarenalis: →*Plexus suprarenalis*
Plexus nervosus testicularis: →*Plexus testicularis*
Plexus nervosus thyroideus inferior: →*Plexus thyroideus inferior*
Plexus nervosus thyroideus superior: →*Plexus thyroideus superior*
Plexus nervosus uretericus: →*Plexus uretericus*
Plexus nervosus uterovaginalis: →*Plexus uterovaginalis*
Plexus nervosus vascularis: →*Plexus vascularis*
Plexus nervosus vertebralis: →*Plexus vertebralis*
Plexus nervosus vesicalis: →*Plexus vesicalis*
Plexus nervosus visceralis: →*Plexus viscerales*
Plexus oesophagealis: veraltet für →*Plexus oesophageus*
Plexus oesophageus (Ⓔ esophageal plexus): ***Syn:*** *Plexus nervosus oesophageus*; vegetatives Speiseröhrengeflecht, das von den Fasern des Nervus* vagus gebildet wird
Plexus ovaricus (Ⓔ ovarian plexus): ***Syn:*** *Plexus nervosus ovaricus*; vegetativer Plexus entlang der Arteria* ovarica zu Eierstock und Eileiter
Plexus pampiniformis (Ⓔ pampiniform plexus): ***Syn:*** *Plexus venosus pampiniformis*; Venengeflecht des Samenstranges [Funiculus* spermaticus]; führt Blut aus Hiden und Nebenhoden zur Vena* testicularis dextra
Plexus pancreaticus (Ⓔ pancreatic plexus): ***Syn:*** *Plexus nervosus pancreaticus*; vegetativer Pankreasplexus; erhält seine Fasern aus dem Plexus* coeliacus
Plexus pelvicus: →*Plexus hypogastricus inferior*
Plexus periarterialis (Ⓔ periarterial plexus): vegetatives Geflecht, das Arterien umgibt
Plexus pharyngeus (Ⓔ pharyngeal plexus): ***Syn:*** *Plexus venosus pharyngeus*; Venengeflecht des Rachens/Pharynx, der das Blut zu den Venae* pharyngeae leitet
Plexus prostaticus (Ⓔ **1.–2.** prostatic plexus): **1.** ***Syn:*** *Plexus nervosus prostaticus*; vegetativer Prostataplexus **2.** ***Syn:*** *Plexus venosus prostaticus*; venöser Prostataplexus
Plexus pterygoideus (Ⓔ pterygoid plexus): ***Syn:*** *Plexus venosus pterygoideus*; Venengeflecht in der Fossa* infratemporalis unter den Musculi pterygoidei; erhält Zuflüsse aus Venae* meningeae mediae, Venae* temporales profundae, Vena* canalis pterygoidei, Venae* auriculares anteriores, Venae* parotideae, Venae* articulares, Venae* tympanicae und Vena* stylomastoidea; hat Abflüsse zur Vena* facialis und Vena* retromandibularis
Plexus pulmonalis (Ⓔ pulmonary plexus): ***Syn:*** *Plexus nervosus pulmonalis, Lungengeflecht*; im Lungenhilum liegender vegetativer Plexus, der Äste entlang der Bronchien und Arterien ins Lungengewebe schickt [**Rami pulmonales plexus pulmonalis**]

Plexus pulmonalis anterior (Ⓔ anterior pulmonary plexus): vorderer Teil des Lungengeflechts [Plexus pulmonalis]
Plexus pulmonalis posterior (Ⓔ posterior pulmonary plexus): hinterer Teil des Lungengeflechts [Plexus pulmonalis]
Plexus rectalis: →*Plexus venosus rectalis*
Plexus rectalis inferior: →*Plexus nervosus rectalis inferior*
Plexus rectalis medius: →*Plexus nervosus rectalis medius*
Plexus rectalis superior: →*Plexus nervosus rectalis superior*
Plexus renalis (Ⓔ renal plexus): ***Syn:*** *Plexus nervosus renalis*; vegetativer Nervenplexus, der entlang der Arteria* renalis zur Niere zieht
Plexus sacralis (Ⓔ sacral plexus): ***Syn:*** *Kreuzbeinplexus, Sakralplexus*; aus den vorderen Ästen der Spinalnerven L_4-S_4 gebildeter Plexus; aus ihm entspringen Nervus* musculi obturatorii interni, Nervus* musculi piriformis, Nervus* musculi quadrati femoris, Nervus* gluteus inferior und superior, Nervus* cutaneus femoris posterior, Nervus* cutaneus perforans, Nervus* pudendus, Nervus* coccygeus und Nervus* anococcygeus
Plexus solaris: →*Plexus coeliacus*
Plexus splenicus: →*Plexus lienalis*
Plexus subclavius (Ⓔ subclavian plexus): ***Syn:*** *Plexus nervosus subclavius*; vegetatives Geflecht entlang der Arteria* subclavia
Plexus submucosus (Ⓔ submucous plexus): ***Syn:*** *Meissner-Plexus, Plexus nervosus submucosus*; vegetativer Plexus in der Submukosa des Magen-Darm-Traktes
Plexus subserosus (Ⓔ subserous plexus): ***Syn:*** *Plexus nervosus subserosus*; vegetativer Plexus unter der Tunica* serosa des viszeralen Peritoneums*
Plexus suprarenalis (Ⓔ suprarenal plexus): ***Syn:*** *Plexus nervosus suprarenalis*; vegetativer Nebennierenplexus; erhält seine Fasern aus dem Plexus* coeliacus
Plexus testicularis (Ⓔ testicular plexus): ***Syn:*** *Plexus nervosus testicularis*; vegetativer Plexus, der entlang der Arteria* testicularis zum Hoden zieht
Plexus thyroideus impar (Ⓔ unpaired thyroid plexus): ***Syn:*** *Plexus venosus thyroideus impar*; Venengeflecht vor dem unteren Teil der Schilddrüse; fließt in die Vena* thyroidea inferior ab
Plexus thyroideus inferior (Ⓔ inferior thyroid plexus): ***Syn:*** *Plexus nervosus thyroideus inferior*; vegetativer Plexus der Arteria* thyroidea inferior
Plexus thyroideus superior (Ⓔ superior thyroid plexus): ***Syn:*** *Plexus nervosus thyroideus superior*; vegetativer Plexus der Arteria* thyroidea superior
Plexus tympanicus (Ⓔ tympanic plexus): vom Nervus* tympanicus gebildeter Plexus unter der Schleimhaut der Paries* labyrinthicus der Paukenhöhle; sendet einen Ast zur Schleimhaut der Ohrtrompete [**Ramus tubarius**] und nimmt die Nervi* caroticotympanici auf
Plexus uretericus (Ⓔ ureteric plexus): ***Syn:*** *Plexus nervosus uretericus*; vegetativer Harnleiterplexus, dessen Fasern aus den Plexus* coeliacus stammen
Plexus uterovaginalis (Ⓔ uterovaginal plexus): ***Syn:*** *Frankenhäuser-Plexus, Frankenhäuser-Geflecht, Plexus nervosus uterovaginalis*; vegetativer Plexus neben Gebärmutter und Scheide
Plexus vascularis (Ⓔ vascular plexus): vegetativer Gefäßplexus; meist als Plexus* periarterialis
Plexus vasculosus (Ⓔ vascular plexus): ***Syn:*** *Gefäßgeflecht, Gefäßplexus*; aus Blut- oder Lymphgefäßen aufgebautes Netzwerk
vegetative Plexus: →*Plexus viscerales*
venöser Plexus: →*Plexus venosus*
Plexus venosus (Ⓔ venous plexus): ***Syn:*** *venöser Plexus, Venengeflecht*; aus Venen aufgebautes Netzwerk
Plexus venosus areolaris: →*Plexus areolaris*
Plexus venosus basilaris: →*Plexus basilaris*
Plexus venosus canalis hypoglossi (Ⓔ venous plexus of hypoglossal canal): Venengeflecht im Hypoglossuskanal [Canalis* hypoglossi]
Plexus venosus caroticus internus (Ⓔ internal carotid venous plexus): Venenplexus im Karotiskanal [Canalis* caroticus]
Plexus venosus foraminis ovalis (Ⓔ venous plexus of foramen ovale): Venengeflecht im Foramen* ovale
Plexus venosus hemorrhoidalis: →*Plexus venosus rectalis*
Plexus venosus pampiniformis: →*Plexus pampiniformis*
Plexus venosus pharyngeus: →*Plexus pharyngeus*
Plexus venosus prostaticus (Ⓔ venous prostatic plexus): ***Syn:*** *Plexus prostaticus*; venöser Prostataplexus
Plexus venosus pterygoideus: →*Plexus pterygoideus*
Plexus venosus rectalis (Ⓔ rectal venous plexus): ***Syn:*** *Plexus hemorrhoidalis*; Venengeflecht des unteren Mastdarms [Rektum*]
Plexus venosus sacralis (Ⓔ sacral venous plexus): Venengeflecht auf der vorderen Kreuzbeinfläche
Plexus venosus suboccipitalis (Ⓔ suboccipital venous plexus): ausgedehntes Venengeflecht in der Subokzipitalregion, das in die Vena* brachiocephalica abfließt
Plexus venosus thyroideus impar: →*Plexus thyroideus impar*
Plexus venosus uterinus (Ⓔ uterine venous plexus): Venengeflecht an der Seite der Gebärmutter; fließt über die Venae* uterinae zur Vena* iliaca interna
Plexus venosus vaginalis (Ⓔ vaginal venous plexus): Venengeflecht um die Scheide; fließt über die Venae* uterinae zur Vena* iliaca interna
Plexus venosus vertebralis externus anterior (Ⓔ anterior external vertebral venous plexus): vorderes äußeres Venengeflecht der Wirbelsäule; *s.u. Venae columnae vertebralis*
Plexus venosus vertebralis externus posterior (Ⓔ posterior external vertebral venous plexus): hinteres äußeres Venengeflecht der Wirbelsäule; *s.u. Venae columnae vertebralis*
Plexus venosus vertebralis internus anterior (Ⓔ anterior internal vertebral venous plexus): vorderes inneres Venengeflecht der Wirbelsäule; *s.u. Venae columnae vertebralis*
Plexus venosus vertebralis internus posterior (Ⓔ posterior internal vertebral venous plexus): hinteres inneres Venengeflecht der Wirbelsäule; *s.u. Venae columnae vertebralis*
Plexus venosus vesicalis (Ⓔ vesical venous plexus): Venengeflecht am Blasengrund
Plexus vertebralis (Ⓔ vertebral plexus): ***Syn:*** *Plexus nervosus vertebralis*; vegetatives Geflecht entlang der Arteria* vertebralis
Plexus vesicalis (Ⓔ vesical plexus): ***Syn:*** *Plexus nervosus vesicalis*; vegetativer Harnblasenplexus; erhält seine Fasern vom Plexus* hypogastricus inferior
Plexus viscerales (Ⓔ autonomic plexuses): ***Syn:*** *vegetative/autonome Plexus, Plexus autonomici*; Sympathikus* und Parasympathikus* bilden im Hals-, Brust-, Bauch- und Beckenbereich eine Reihe von gemischten Nervenplexus, die die Aorta* und ihre Äste umgeben und z.T. mit ihren Ästen zu den Eingeweiden ziehen

Ple|xus|an|äs|the|sie *f* (Ⓔ plexus anesthesia): ***Syn:*** *Plexusblockade*; Lokalanästhesie* durch Injektion eines Anästhetikums in die Umgebung eines Nervenplexus

Ple|xus|blo|cka|de *f*: →*Plexusanästhesie*
axilläre Plexusblockade (Ⓔ axillary plexus anesthesia): ***Syn:*** *Axillaranästhesie, Axillarisblock*; Block des Nervus* axillaris [*Abb. P106*]

Plexus brachialis-Blockade *f* (Ⓔ brachial anesthesia): ***Syn:*** *Brachialisblockade, Brachialisblock*; Lokalanästhesie* des Plexus* brachialis

Ple|xus|läh|mung *f* (Ⓔ plexus paralysis): Lähmung durch einen teilweisen oder vollständigen Funktionsausfall eines Nervenplexus; *s.a. Armplexuslähmung*

Ple|xus|neur|al|gie *f* (Ⓔ plexus neuralgia): Neuralgie* durch eine Plexusreizung

Ple|xus|pa|pil|lom *nt* (Ⓔ plexus papilloma): ***Syn:*** *Choroidpapillom, Chorioidpapillom, Chorioidepitheliom, Choroidepitheliom*; vom Plexus* choroideus ausgehender gutartiger Tumor; findet sich bei Kindern v.a. im Seitenventrikel, bei Erwachsenen im 4. Ventrikel; langfristig kommt es zu intermittierendem Hydrocephalus* occlusus, der z.B. durch plötzliche Kopfbewegungen ausgelöst werden kann; Papillome am Boden des 4. Ventrikels führen auch zu Hirnnervenlähmungen, Myoklonie und Ataxie; **Therapie:** operative Abtragung in toto über einen okzipitalen Zugang

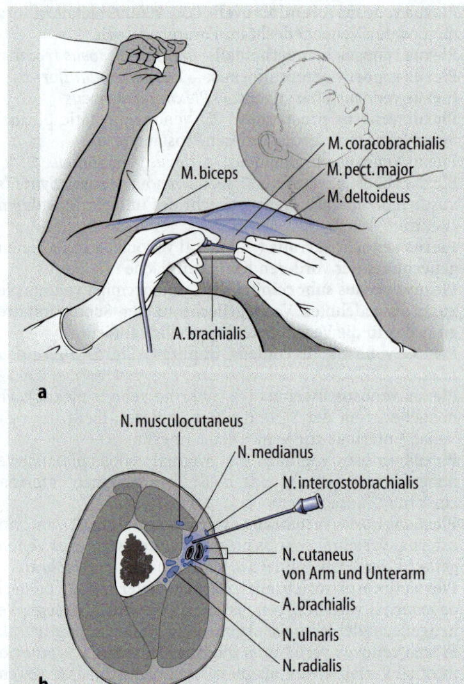

Abb. P106. Axilläre Plexusblockade

Ple|xus|re|sek|ti|on *f*: *→Plexektomie*
Ple|xus|wur|zeln *pl* (Ⓔ roots of brachial plexus): ***Syn:*** *Radices plexus brachialis*; *s.u. Plexus brachialis*
PLGV *Abk.*: Psittakose-Lymphogranuloma venereum
PLH *Abk.*: pulmonale lymphoide Hyperplasie
PLI *Abk.*: **1.** posterolateraler Infarkt **2.** *→Posterolateralinfarkt*
Pli|ca *f, pl* **-cae** (Ⓔ plica): Falte; Schleimhautfalte
Plicae alares (Ⓔ alar plicae): ***Syn:*** ***Flügelfalten***; Hautfalten vom Hoffa-Fettkörper [Corpus adiposum infrapatellare] zur Kniescheibe [Patella*]
Plica anterior faucium: *→Arcus palatoglossus*
Plica aryepiglottica (Ⓔ aryepiglottic fold): ***Syn:*** *aryepiglottische Falte*; Falte von der Epiglottis* zum Aryknorpel [Cartilago* arytenoidea]; bildet den seitlichen Rand des Aditus* laryngis
Plica axillaris anterior (Ⓔ anterior axillary fold): *s.u. Achselhöhle*
Plica axillaris posterior (Ⓔ posterior axillary fold): *s.u. Achselhöhle*
Plicae caecales (Ⓔ cecal folds): zäkale Peritonealfalten, die den Recessus* retrocaecalis begrenzen
Plica caecalis vascularis (Ⓔ vascular cecal fold): Peritonealfalte an der Einmündung des Ileums in das Zäkum, in der ein Ast der Arteria ileocaecalis verläuft; hinter ihr liegt der Recessus* ileocaecalis superior
Plica chordae tympani (Ⓔ fold of chorda tympani): ***Syn:*** *Chordafalte*; durch die Chorda* tympani hervorgerufene Schleimhautfalte der seitlichen Paukenhöhlenwand
Plicae ciliares (Ⓔ ciliary folds): *s.u. Ziliarkörper*
Plicae circulares: *→Kerckring-Falten*
Plica duodenalis inferior: *→Plica duodenomesocolica*
Plica duodenalis superior: *→Plica duodenojejunalis*
Plica duodenojejunalis (Ⓔ duodenojejunal fold): ***Syn:*** *Duodenojejunalfalte, Plica duodenalis superior*; Bauchfellfalte am Übergang von Duodenum* und Jejunum*; bildet den Recessus* duodenalis superior
Plica duodenomesocolica (Ⓔ duodenomesocolic fold): ***Syn:*** *Plica duodenalis inferior*; Bauchfellfalte, die den Recessus* duodenalis inferior begrenzt
Plica epigastrica: *→Plica umbilicalis lateralis*
Plica fimbriata (Ⓔ fimbriated fold): Schleimhautfalte an der Unterseite der Zunge
Plicae gastricae (Ⓔ gastric plicae): ***Syn:*** *Magenschleimhautfalten*; Falten der Magenschleimhaut, die im Bereich der kleinen Magenkurvatur in Längsrichtung verlaufen [**Magenstraße**], sonst aber regellos angeordnet sind; zwischen ihnen liegen die Areae* gastricae, mit denen sie zusammen das Schleimhautrelief des Magens* bilden
Plica gastropancreatica (Ⓔ gastropancreatic fold): in der Bursa* omentalis verlaufende Bauchfellfalte von der Bauchspeicheldrüse [Pankreas*] zur kleinen Magenkurvatur
Plica glossoepiglottica lateralis (Ⓔ lateral glossoepiglottic fold): seitliche Schleimhautfalte vom Zungengrund zur Epiglottis*; begrenzt die Vallecula* epiglottica
Plica glossoepiglottica mediana (Ⓔ median glossoepiglottic fold): mediane Schleimhautfalte vom Zungengrund zur Epiglottis*; unterteilt die Vallecula* epiglottica
Plica hepatopancreatica (Ⓔ hepatopancreatic fold): Bauchfellfalte von der Leber zur Bauchspeicheldrüse [Pankreas*]; Teil der Bursa* omentalis
Plica ileocaecalis (Ⓔ ileocecal fold): Bauchfellfalte an der Einmündung des Ileums in das Zäkum; begrenzt den Recessus* ileocaecalis inferior
Plica incudalis: veraltet für *→Plica incudialis*
Plica incudialis (Ⓔ incudal fold): ***Syn:*** *Ambossfalte*; Schleimhautfalte zwischen Ambosskörper und Paukenhöhlenwand
Plica interarytenoidea (Ⓔ interarytenoid fold): Schleimhautfalte zwischen den beiden Aryknorpeln; *s.a. Rima glottidis*
Plica interureterica (Ⓔ interureteric ridge): Schleimhautfalte zwischen den Einmündungen der Harnleiter [Ureter*] in die Blase; bildet die Basis des Blasendreiecks [Trigonum* vesicae]
Plicae iridis (Ⓔ iridial folds): ***Syn:*** *Irisfalten*; radiale Fältelung des Epithels der Rückseite des Pupillenrandes [Margo pupillaris] der Iris*
Plica lacrimalis (Ⓔ lacrimal fold): ***Syn:*** *Hasner-Klappe, Hasner-Falte*; Schleimhautfalte an der Mündung des Tränennasengangs [Ductus nasolacrimalis] in den unteren Nasengang
Plica longitudinalis duodeni (Ⓔ longitudinal duodenal fold): Schleimhautfalte des Duodenums*, auf der die Papilla* duodeni major sitzt
Plica mallearis anterior (Ⓔ anterior mallear fold): ***Syn:*** *vordere Hammerfalte*; durch den Hammerstiel [Manubrium mallei] hervorgerufene Schleimhautfalte auf der Rückseite des Trommelfells*
Plica mallearis posterior (Ⓔ posterior mallear fold): ***Syn:*** *hintere Hammerfalte*; durch den Hammerstiel [Manubrium mallei] hervorgerufene Schleimhautfalte auf der Rückseite des Trommelfells*
Plica mediopatellaris (Ⓔ mediopatellar plica): *s.u. Plikasyndrom*
Plicae mucosae vesicae biliaris (Ⓔ mucosal folds of gallbladder): Schleimhautfalten der Gallenblase
Plica nervi laryngei superioris (Ⓔ fold of superior laryngeal nerve): kleine Schleimhautfalte an der ventralen Wand des Recessus* piriformis, unter der der Ramus internus des Nervus* laryngeus superior verläuft
Plicae palatinae transversae (Ⓔ transverse palatine folds): ***Syn:*** *Rugae palatinae*; Querfalten der Schleimhaut des vorderen Gaumens [Palatum* durum]
Plicae palmatae (Ⓔ palmate folds): Schleimhautfalten im Zervikalkanal [Canalis* cervicis uteri]
Plica palpebronasalis (Ⓔ palpebronasal fold): ***Syn:*** *Nasen-Lid-Falte*; Hautfalte, die den inneren Lidwinkel verdeckt
Plica paraduodenalis (Ⓔ paraduodenal fold): ***Syn:*** *Paraduodenalfalte*; inkonstante, sichelförmige Bauchfellfalte von der Flexura* duodenojejunalis zur linken Niere
Plica polonica: ***Syn:*** *Weichselzopf*; *s.u. Pediculosis capitis*
Plica posterior faucium: *→Arcus palatopharyngeus*
Plica presplenica (Ⓔ presplenic fold): Peritonealfalte, die

Teil des Omentum* majus ist; zieht fächerförmig vom Ligamentum* gastrosplenicum zum Ligamentum* phrenicocolicum

Plica rectouterina (Ⓔ rectouterine fold): Bauchfellfalte zwischen Uterus* und Rektum, die den Douglas*-Raum seitlich begrenzt

Plica salpingopalatina (Ⓔ salpingopalatine fold): Schleimhautfalte vom Torus* tubarius zum seitlichen Gaumen

Plica salpingopharyngea (Ⓔ salpingopharyngeal fold): Schleimhautfalte vom Torus* tubarius nach unten zum Rachen

Plicae semilunares coli (Ⓔ semilunar folds of colon): halbmondförmige Kontraktionsfalten der Kolonschleimhaut

Plica semilunaris conjunctivae (Ⓔ semilunar fold of conjunctiva): Bindehautfalte im inneren Augenwinkel

Plica semilunaris faucium (Ⓔ semilunar fold of fauces): bogenförmige Schleimhautfalte zwischen den Gaumenbögen

Plica spiralis (Ⓔ spiral fold): *s.u. Ductus cysticus*

Plica stapedialis (Ⓔ stapedial fold): ***Syn:*** *Steigbügelfalte*; Schleimhautfalte zwischen Steigbügel und Paukenhöhlenwand

Plica sublingualis (Ⓔ sublingual fold): durch die Unterzungendrüse [Glandula* sublingualis] hervorgerufener Schleimhautwulst des Mundbodens

Plicae synoviales (Ⓔ synovial plicae): *s.u. echtes Gelenk*

Plica synovialis infrapatellaris (Ⓔ infrapatellar synovial fold): vom Hoffa*-Fettkörper [Corpus adiposum infrapatellare] ausgehende Synovialfalte des Kniegelenkes

Plicae transversae recti (Ⓔ transverse rectal folds): quere Schleimhautfalten des Rektums, die von der linken Seite der Ampulla* recti in das Lumen vorspringen; die größte von ihnen wird als **Kohlrausch-Falte** bezeichnet; sie liegt ca. 6 cm vom Anus entfernt; *s.a. Rektum*

Plica triangularis (Ⓔ triangular fold): vom vorderen Gaumenbogen [Arcus* palatoglossus] ausgehende dreieckige Schleimhautfalte

Plicae tubariae (Ⓔ folds of uterine tube): ***Syn:*** *Tubenfalten*; Schleimhautfalten des Eileiters [Tuba* uterina]

Plica umbilicalis lateralis (Ⓔ lateral umbilical fold): ***Syn:*** *Plica epigastrica, epigastrische Falte*; Bauchfellfalte an der Innenseite der Bauchwand; enthält Arteria* und Vena* epigastrica inferior

Plica umbilicalis medialis (Ⓔ medial umbilical fold): Bauchfellfalte an der vorderen Bauchwand zwischen Plica* umbilicalis lateralis und mediana; unter ihr verläuft das Ligamentum* umbilicale mediale

Plica umbilicalis mediana (Ⓔ median umbilical fold): ***Syn:*** *Urachusfalte*; Bauchfellfalte von der Blasenspitze zum Nabel; enthält das Ligamentum* umbilicale medianum

Plica venae cavae sinistrae (Ⓔ fold of left vena cava): ***Syn:*** *Marshall-Falte*; Perikardfalte über dem linken Vorhof

Plica ventricularis: *→Plica vestibularis*

Plica vesicalis transversa (Ⓔ transverse vesical fold): quere Bauchfellfalte am Übergang von hinterer und oberer Blasenfläche bei leerer Blase; verstreicht, wenn die Blase gefüllt wird

Plica vestibularis (Ⓔ vestibular fold): ***Syn:*** *Taschenfalte, Plica ventricularis*; durch das Taschenband [Ligamentum* vestibulare] hervorgerufene Falte oberhalb der Stimmlippe [Plica* vocalis], die die Rima* vestibuli begrenzt

Plicae villosae gastricae (Ⓔ villous folds of stomach): zottenartige Mündungen der Magendrüsen [Glandulae* gastricae], die das Mikrorelief der Magenschleimhaut bilden

Plica vocalis (Ⓔ vocal fold): ***Syn:*** *Stimmlippe, Stimmfalte*; das Stimmband [Ligamentum* vocale] enthaltende Längsfalte zwischen Schildknorpel und Aryknorpel; begrenzt auf beiden Seiten die Stimmritze [Rima glottidis]

Pli|ca|my|cin *nt* (Ⓔ plicamycin): ***Syn:*** *Mitramycin, Mithramycin, Aureolsäure*; von verschiedenen **Streptomyces**-Species gebildetes zytostatisches Antibiotikum*; **Anw.:** Hodentumoren, fortgeschrittene Malignome mit Hyperkalzämie und Hyperkalzurie

Pli|ka|syn|drom *nt* (Ⓔ plica syndrome): durch eine vergrößerte Synovialfalte [**Plica mediopatellaris**] verursachte Schmerzen an der medialen Knieseite; **Therapie**: arthroskopische Abtragung

PLL *Abk.*: *→Prolymphozytenleukämie*

PLMI *Abk.*: posterolateraler Myokardinfarkt

-ploid *suf.*: in Adjektiven verwendetes Wortelement mit der Bedeutung „-fach"

Plom|be *f* (Ⓔ filling): Zahnfüllung

PLP *Abk.*: *→Pyridoxalphosphat*

PLP-A$_2$ *Abk.*: Phospholipase A$_2$

PLS *Abk.*: persistierendes Lymphadenopathie-Syndrom

PLT *Abk.*: **1.** Pankreolauryltest **2.** Primed-lymphocyte-Typing

PLT-Gruppe *f.*: *→Chlamydia*

Plum|bum *nt* (Ⓔ plumbum): Blei*

Plummer: Henry Stanley Plummer; 1874–1936; amerikanischer Internist (Rochester)

Plummer-Vinson-Syndrom *nt* (Ⓔ Plummer-Vinson syndrome): ***Syn:*** *sideropenische Dysphagie, Paterson-Brown-Syndrom, Kelly-Paterson-Syndrom, Paterson-Kelly-Syndrom, Dysphagia sideropenica*; durch Vitamin- und Eisenmangel hervorgerufenes Syndrom mit Schluckbeschwerden, Zungenbrennen, Speiseröhrenkrämpfen und hypochromer Anämie*; **Therapie**: Vitamin- und Eisenpräparate

Pluri-, pluri- *präf.*: Wortelement mit der Bedeutung „mehrfach/viel"

plu|ri|glan|du|lär *adj* (Ⓔ pluriglandular): ***Syn:*** *multiglandulär, polyglandulär*; mehrere Drüsen/Glandulae betreffend

Plu|ri|gra|vi|da *f* (Ⓔ plurigravida): ***Syn:*** *Multigravida*; Frau, die mehrfach schwanger war

plu|ri|kau|sal *adj* (Ⓔ pluricausal): zwei oder mehr Ursachen habend

plu|ri|par *adj* (Ⓔ pluriparous): Mehrgebärende/Pluripara betreffend

Plu|ri|pa|ra *f* (Ⓔ pluripara): ***Syn:*** *Multipara, Mehrgebärende*; Frau, die zwei oder mehr Schwangerschaften ausgetragen hat

plu|ri|pol|ar *adj* (Ⓔ pluripolar): ***Syn:*** *multipolar*; (*Nervenzelle*) mit mehreren Fortsätzen

plu|ri|po|tent *adj* (Ⓔ pluripotent): (*Zelle, Gewebe*) über mehrere Entwicklungsmöglichkeiten verfügend

Plus|glas *nt* (Ⓔ plus lens): Sammellinse zur Korrektur von Weitsichtigkeit [Hypermetropie*]

Plus|symp|to|me *pl* (Ⓔ positive symptoms): Bezeichnung für die bei verschiedenen Psychosen auftretenden psychischen Neuerscheinungen, wie z.B. Wahn* oder Halluzinationen*

Plu|to|ni|um *nt* (Ⓔ plutonium): künstliches, radioaktives Metall

PLV *Abk.*: Phenylalanin, Lysin, Vasopressin

Plv. *Abk.*: *→Pulvis*

pLVED *Abk.*: enddiastolischer Druck im linken Ventrikel

pLVS *Abk.*: systolischer Druck im linken Ventrikel

PM *Abk.*: **1.** *→Panmyelopathie* **2.** Papillarmuskel **3.** Pellicula-Membran **4.** *→perinatale Mortalität* **5.** *→Petit mal* **6.** Phasenmodulation **7.** *→Photometer* **8.** Photomultiplier **9.** physikalische Medizin **10.** *→Poliomyelitis* **11.** *→Polymyositis* **12.** *→prämolar* **13.** *→Präventivmedizin* **14.** Prostatamassage **15.** Pulsmodulation

Pm *Abk.*: **1.** mittlerer Blutdruck **2.** prätibiales Myxödem **3.** Promethium

P.m. *Abk.*: **1.** *→Pasteurella multocida* **2.** *→Punctum maximum*

p.m. *Abk.*: **1.** post menstruationem **2.** *→post mortem* **3.** pro mille

PMA *Abk.*: **1.** progressive Muskelatrophie **2.** Pyridylmerkuriacetat

PMAM *Abk.*: Polymethacrylsäuremethylester

PMAOA *Abk.*: Plättchenmonoaminoxidase-Aktivität

PMB *Abk.*: **1.** Cisplatin (*engl.* platinol), Methotrexat, Bleomycin **2.** p-Merkuribenzoat **3.** Polychrom-Methylenblau **4.** postmenopausale Blutung

PMBL *Abk.*: polymorphkernige basophile Leukozyten

PMC *Abk.*: **1.** Phenylmercurichlorid **2.** *→Promyelozyt* **3.** pseudomembranöse Colitis

PMCA *Abk.*: Polymethylchloracrylat

PMD *Abk.*: *→progressive Muskeldystrophie*

PME *Abk.*: **1.** Phosphomonoester **2.** progressive myoklonische Enzephalopathie

P

PMEA *Abk.*: 9-(2-Phosphonylmethoxy-ethyl)-adenin

PMEDAP *Abk.*: 9-(2-Phosphonylmethoxy-ethyl)-2,6-diaminopurin

PMEL *Abk.*: polymorphkernige eosinophile Leukozyten

PMEMAP *Abk.*: 9-(2-Phosphonylmethoxy-ethyl)-2-aminopurin

PMF *Abk.*: **1.** permanente menschliche Fibroblasten **2.** progressive massive Fibrose

PMFAC *Abk.*: Prednison, Methotrexat, 5-Fluorouracil, Adriamycin, Cyclophosphamid

PMG *Abk.*: **1.** Photomotograph **2.** Postmenopausengonadotropin

PMI *Abk.*: **1.** Phosphomannoseisomerase **2.** *→Postmyokardinfarktsyndrom*

P-mitrale *nt* (Ⓔ P mitrale): *s.u. Essay Elektrokardiogramm S. 571*

PMK *Abk.*: posteriores Mitralklappensegel

PML *Abk.*: **1.** *→Pemolin* **2.** polymorphkernige Leukozyten **3.** *→progressive multifokale Leukoenzephalopathie*

PMLE *Abk.*: **1.** polymorphes Lichtexanthem **2.** *→progressive multifokale Leukoenzephalopathie*

PMMA *Abk.*: Polymethylmethacrylat

PMN *Abk.*: polymorphkernige neutrophile Leukozyten

PMNR *Abk.*: *→Periadenitis mucosa necrotica recurrens*

PMO *Abk.*: Phenylmethyloxadiazol

pmol *Abk.*: Picomol

PMP *Abk.*: peripheres Myelinprotein

PMPEA *Abk.*: p-Methoxyphenylethylamin

PMPS *Abk.*: p-Mercuriphenylsulfonsäure

PMR *Abk.*: **1.** Palmomentalreflex **2.** perinatale Mortalitätsrate **3.** *→Polymyalgia rheumatica* **4.** protonenmagnetische Resonanz

^{31}P-MRS *Abk.*: ^{31}P-Magnetresonanzspektroskopie

PMS *Abk.*: **1.** *→periodic movements during sleep* **2.** Phenazinmethosulfat **3.** postmenopausales Syndrom **4.** prämenstruelles Syndrom

PMSF *Abk.*: Phenylmethansulfonylfluorid

PMSG *Abk.*: pregnant mare's serum gonadotrophin

PMSH *Abk.*: Phenazinmethosulfat, reduziert

PMV *Abk.*: partielles Molvolumen

P-MVAC *Abk.*: Cisplatin (*engl.* platinol), Methotrexat, Vinblastin, Adriamycin, Carboplatin

PN *Abk.*: **1.** *→Panarteriitis nodosa* **2.** Peptonnährlösung **3.** *→Periarteriitis nodosa* **4.** *→peripherer Nerv* **5.** plättchenreiches Normalplasma **6.** *→Psychoneurose* **7.** Psychoneurotiker **8.** *→Pyelonephritis*

Pn *Abk.*: *→Pneumonie*

p.n. *Abk.*: *→postnatal*

PNA *Abk.*: **1.** Peanut-Agglutinin **2.** Plasmanoradrenalin **3.** polynukleäre aromatische Kohlenwasserstoffe **4.** Prenylamin

PNBT *Abk.*: p-Nitroblautetrazol

PNC *Abk.*: *→Penicillin*

PND *Abk.*: paroxysmale nächtliche Dyspnoe

PNDMA *Abk.*: p-Nitrosodimethylamin

PNE *Abk.*: **1.** Perinatalerhebung **2.** Protein-Nitrogen-Einheit

PNET *Abk.*: primitiv-neuroektodermale Tumoren

Pneu *m*: *→Pneumothorax*

Pneum-, pneum- *präf.*: *→Pneumo-*

Pneum|ar|thro|gramm *nt* (Ⓔ pneumarthrogram): ***Syn:*** *Pneumoarthrogramm*; Röntgenaufnahme eines Gelenkes mit Luft als Negativkontrastmittel*

Pneum|ar|thro|gra|phie *f* (Ⓔ pneumarthrography): ***Syn:*** *Pneumoarthrographie, Pneumoarthrografie, Pneumarthrografie, Arthropneumographie, Arthropneumografiie*; Röntgendarstellung eines Gelenkes mit Luft als Negativkontrastmittel*

Pneum|ar|throse *f* (Ⓔ pneumarthrosis): ***Syn:*** *Pneumarthrosis*; Gas- oder Luftansammlung in einem Gelenk; meist iatrogen [Pneumarthrographie*] bedingt, selten als Folge einer Infektion mit Gasbildnern

Pneum|ar|thro|sis *f, pl* **-ses**: *→Pneumarthrose*

Pneumat-, pneumat- *präf.*: *→Pneumato-*

Pneu|ma|ti|sa|ti|on *f* (Ⓔ pneumatization): Ausbildung von lufthaltigen Zellen in Knochen; dient v.a. der Gewichtsverminderung; die Pneumatisation der Warzenfortsatzzellen und des Schläfenbeins erfolgt während der ersten 6 Lebensjahre und ist stark von einer normalen Mittelohrbelüftung und damit Tubenfunktion abhängig; anhaltende Tubenventilationsstörungen führen zu einer Störung oder gar Hemmung der Pneumatisation; damit kommt es leicht zu chronischer Otitis* media

pneu|ma|tisch *adj* (Ⓔ pneumatic): Pneumatik betreffend; (Druck-)Luft oder Gas oder Atmung betreffend; lufthaltig

Pneumato-, pneumato- *präf.*: Wortelement mit der Bedeutung **1.** „Luft/Gas" **2.** „Atem/Atmung"

Pneu|ma|to|hä|mie *f*: *→Luftembolie*

Pneu|ma|to|kar|die *f* (Ⓔ pneumatocardia): Vorkommen von freier Luft im Herzen; *s.a. Luftembolie*

Pneu|ma|to|se *f*: *→Pneumatosis*

Pneu|ma|to|sis *f, pl* **-ses** (Ⓔ pneumatosis): ***Syn:*** *Pneumatose*; Gas- oder Luftansammlung in Geweben, Organen oder Körperhöhlen

Pneumatosis cystoides intestini (Ⓔ intestinal pneumatosis): ***Syn:*** *Darmemphysem, Darmwandemphysem, Emphysema intestini*; ätiologisch ungeklärte Emphysembildung der Darmwand, die i.d.R. asymptomatisch verläuft und als Zufallsbefund auf Röntgenbildern entdeckt wird

Pneu|ma|to|zel|le *f* (Ⓔ **1.–2.** pneumatocele): **1.** ***Syn:*** *Pneumozele, Lungenhernie, Hernia pulmonalis*; hernienartiger Vorfall von Lungengewebe durch einen angeborenen Defekt in der Thoraxwand **2.** ***Syn:*** *Pneumozele*; durch eine Staphylokokkenpneumonie* gebildete Pseudozyste der Lunge, v.a. im Kindesalter; **Therapie**: meist Abheilung unter Antibiotikatherapie; persistierende Pneumatozelen müssen chirurgisch entfernt werden; meist wird eine Lobektomie durchgeführt

Pneu|ma|to|ze|phal|us *m*: *→Pneumozephalus*

Pneu|mat|u|rie *f* (Ⓔ pneumaturia): ***Syn:*** *Luftharnen*; Ausscheidung von Luft im Harn, z.B. bei Blaseninfektion mit gasbildenden Bakterien oder Darm-Blasen-Fistel

Pneum|ek|to|mie *f*: *→Pneumonektomie*

Pneum|en|ze|phal|lo|gramm *nt* (Ⓔ pneumoencephalogram): ***Syn:*** *Pneumoenzephalogramm*; Röntgenaufnahme der Liquorräume des Gehirns mit Luft als Negativkontrastmittel*

Pneum|en|ze|phal|lo|gra|phie *f* (Ⓔ pneumencephalography): ***Syn:*** *Pneumoenzephalographie, Pneumenzephalografie, Pneumoenzephalografie*; Röntgendarstellung der Liquorräume des Gehirns mit Luft als Negativkontrastmittel*; wird heute praktisch nicht mehr durchgeführt, weil die Belastung des Patienten durch Kopfschmerzen und Brechreiz zu groß ist; heute meist durch Computertomographie* ersetzt

Pneum|en|ze|phal|lo|my|el|lo|gramm *nt* (Ⓔ pneumoencephalomyelogram): ***Syn:*** *Pneumoenzephalomyelogramm*; Röntgenaufnahme der Liquorräume von Gehirn und Rückenmark mit Luft als Negativkontrastmittel*

Pneum|en|ze|phal|lo|my|el|lo|gra|phie *f* (Ⓔ pneumoencephalomyelography): ***Syn:*** *Pneumoenzephalomyelographie, Pneumoenzephalomyelografie, Pneumenzephalomyelografie*; Röntgendarstellung der Liquorräume von Gehirn und Rückenmark mit Luft als Negativkontrastmittel*; heute meist durch Computertomographie* ersetzt

Pneumo-, pneumo- *präf.*: Wortelement mit der Bedeutung **1.** „Luft/Gas" **2.** „Atem/Atmung" **3.** „Lunge" **4.** „Lungenentzündung/Pneumonie"

Pneu|mo|ar|thro|gramm *nt*: *→Pneumarthrogramm*

Pneu|mo|ar|thro|gra|phie *f*: *→Pneumarthrographie*

Pneu|mo|bi|lie *f* (Ⓔ pneumobilia): ***Syn:*** *Aerobilie*; Vorkommen von Luft/Gas in den Gallenwegen

Pneu|mo|bron|cho|gra|phie *f* (Ⓔ pneumobronchography): ***Syn:*** *Pneumobronchografie*; Röntgendarstellung der Bronchien; die Luft in den Bronchien wirkt als Negativkontrastmittel*

Pneu|mo|coc|cus *m, pl* **-coc|ci**: *→Streptococcus pneumoniae*

Pneu|mo|cys|tis ca|ri|nii *f* (Ⓔ Pneumocystis carinii): ubiquitär vorkommender Parasit, der bei Patienten mit geschwächter Immunlage [Frühgeborene, HIV-Infektion] eine interstitielle Lungenentzündung verursachen kann; wird heute aufgrund seiner Nucleinsäuresequenz als Pilz klassifiziert, verhält sich z.T. aber wie ein Protozoon; Pneumocystis lebt beim Menschen auf der Oberfläche des Alveolarepithels und kann bei Abwehrschwäche oder Epithelschäden in das Interstitium eindringen; *s.a. Pneumocystis-Pneumonie*

Pneumocystis carinii-Pneumonie *f*: *→Pneumocystis-Pneumonie*

Pneumocystis-Pneumonie *f* (Ⓔ Pneumocystis pneumonia): *Syn:* *Pneumocystis carinii-Pneumonie, interstitielle Plasmazellpneumonie, Pneumocystose*; durch Pneumocystis* carinii verursachte interstitielle Lungenentzündung, die v.a. bei HIV-Infektion, angeborener Immunschwäche, Chemotherapie und Frühgeborenen auftritt; **Klinik**: Dyspnoe*, Fieber, trockener Husten, Zyanose; **Diagnose**: Röntgen, Erregernachweis im Biopsiematerial oder der Waschflüssigkeit bei bronchoalveolärer Lavage; **Therapie**: Cotrimoxazol* hochdosiert für 3 Wochen; bei Unverträglichkeit Pentamidin* oder Trimethoprim* und Dapson*

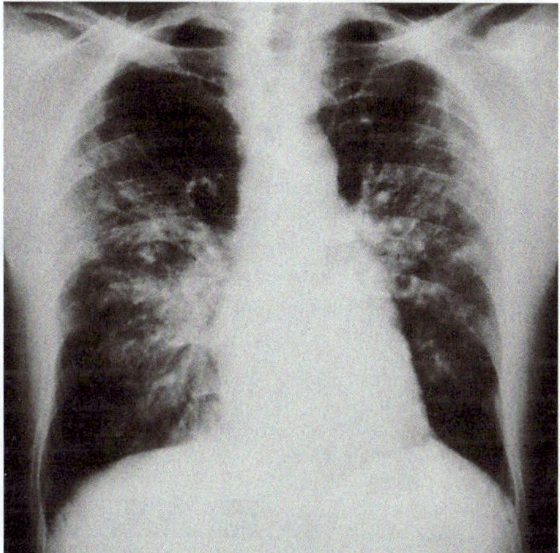

Abb. P107. Pneumocystis-Pneumonie

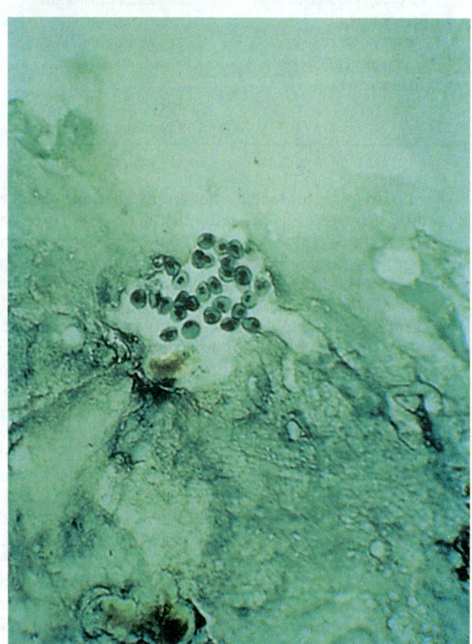

Abb. P108. Pneumocystis carinii

Pneu|mo|cys|to|se *f*: →*Pneumocystis-Pneumonie*

Pneu|mo|en|te|ri|tis *f, pl* **-ti|den** (Ⓔ pneumoenteritis): gleichzeitige Entzündung von Lunge und Darm

pneu|mo|en|te|ri|tisch *adj* (Ⓔ pneumoenteritic): Pneumoenteritis betreffend, von ihr betroffen oder gekennzeichnet

Pneu|mo|en|ze|pha|lo|gramm *nt*: →*Pneumenzephalogramm*

Pneu|mo|en|ze|pha|lo|gra|phie *f*: →*Pneumenzephalographie*

Pneu|mo|en|ze|pha|lo|my|e|lo|gramm *nt*: →*Pneumenzephalomyelogramm*

Pneu|mo|en|ze|pha|lo|my|e|lo|gra|phie *f*: →*Pneumenzephalomyelographie*

pneu|mo|gas|tral *adj* (Ⓔ pneumogastric): *Syn:* *gastropulmonal*; Lunge(n) und Magen/Gaster betreffend

Pneu|mo|gas|tro|gra|phie *f* (Ⓔ pneumogastrography): *Syn:* *Pneumogastrografie*; Röntgendarstellung des Magens mit Luft als Negativkontrastmittel*

Pneu|mo|gra|phie *f*: →*Pneumoradiographie*

Pneu|mo|hä|mie *f*: →*Luftembolie*

Pneu|mo|hä|mo|pe|ri|kard *nt* (Ⓔ pneumohemopericardium): *Syn:* *Hämopneumoperikard*; Luft- und Blutansammlung im Herzbeutel

Pneu|mo|hä|mo|tho|rax *m* (Ⓔ pneumohemothorax): *Syn:* *Hämopneumothorax, Hämatopneumothorax*; Luft- und Blutansammlung im Pleuraraum

Pneu|mo|hy|dro|met|ra *f* (Ⓔ pneumohydrometra): Luft- und Flüssigkeitsansammlung in der Gebärmutter

Pneu|mo|hy|dro|pe|ri|kard *nt* (Ⓔ pneumohydropericardium): *Syn:* *Hydropneumoperikard*; Luft- und Flüssigkeitsansammlung im Herzbeutel

Pneu|mo|hy|dro|pe|ri|to|ne|um *nt* (Ⓔ pneumohydroperitoneum): *Syn:* *Hydropneumoperitoneum*; Luft- und Flüssigkeitsansammlung in der Bauchhöhle

Pneu|mo|hy|dro|tho|rax *m* (Ⓔ pneumohydrothorax): *Syn:* *Hydropneumothorax*; Luft- und Flüssigkeitsansammlung im Pleuraraum

Pneu|mo|kal|zi|no|se *f* (Ⓔ metastatic pulmonary calcinosis): *Syn:* *Tuffsteinlunge, (metastatische) Lungenkalzinose, Bimssteinlunge*; metastatische Verkalkung des Lungengewebes bei Hyperkalzämie*

pneu|mo|kar|di|al *adj* (Ⓔ pneumocardial): *Syn:* *kardiopulmonal*; Lunge(n) und Herz betreffend oder verbindend

Pneu|mo|kok|kä|mie *f* (Ⓔ pneumococcemia): *Syn:* *Pneumokokkensepsis*; Auftreten von Pneumokokken im Blut

Pneu|mo|kok|ken|an|gi|na *f* (Ⓔ pneumococcal angina): *s.u. Angina lacunaris*

Pneu|mo|kok|ken|me|nin|gi|tis *f, pl* **-ti|den** (Ⓔ pneumococcal meningitis): häufigste Form der bakterielle Meningitis*; trotz Antibiotikatherapie beträgt die Mortalität bis zu 30 %

Pneu|mo|kok|ken|sep|sis *f*: →*Pneumokokkämie*

Pneu|mo|kok|ko|se *f* (Ⓔ pneumococcosis): *Syn:* *Pneumokokkeninfektion*; Infektionskrankheit durch Pneumococcus*

Pneu|mo|kok|kos|u|rie *f* (Ⓔ pneumococcosuria): Pneumokokkenausscheidung im Harn

Pneu|mo|kok|kus *m, pl* **-ken**: →*Streptococcus pneumoniae*

Pneu|mo|ko|lon *nt* (Ⓔ pneumocolon): Vorkommen von freier Luft im Kolon

Pneu|mo|ko|ni|o|se *f* (Ⓔ pneumokoniosis): *Syn:* *Staublunge, Staublungenerkrankung*; durch chronische Inhalation von Staubpartikeln hervorgerufene reaktive Veränderung des Lungengewebes mit oder ohne Funktionsstörung; man unterscheidet **benigne Pneumokoniosen** ohne Fibrosebildung und ohne klinische Symptomatik, die oft nach Beendigung der Exposition rückbildungsfähig sind [z.B. Schweißerlunge], und **maligne Pneumokoniosen** mit fortschreitender Fibrosierung und Funktionseinschränkung [z.B. Quarzstaublunge], die zu den entschädigungspflichtigen Berufskrankheiten gehören; Staublungenerkrankung fördern z.T. die Entwicklung anderer Erkrankungen [Lungentuberkulose, Karzinome]; *s.a. exogen-allergische Alveolitis*

Pneu|mo|lith *m* (Ⓔ pulmonary calculus): *Syn:* *Pulmolith, Lungenstein;* Steinbildung im Lungengewebe; meist Residualzustand nach Lungentuberkulose*, Histoplasmose*, Silikose* oder Hämochromatose*

Pneu|mo|li|thi|a|sis *f, pl* **-ses** (Ⓔ pneumolithiasis): Vorkommen multipler Lungensteine [Pneumolithen*]; klinisch bedeutungsloser Zufallsbefund beim Röntgen

Pneu|mo|lo|gie *f*: →*Pneumonologie*

Pneu|mo|ly|se *f*: →*Pleurolyse*

Pneu|mo|ma|la|cia *f*: →*Pneumomalazie*

Pneu|mo|ma|la|zie *f* (Ⓔ pneumomalacia): *Syn:* *Pneumomalacia, Lungenerweichung*; meist nach Aspiration von Mageninhalt auftretende Lungenerweichung im präterminalen Stadium

Pneu|mo|me|di|as|ti|no|gramm *nt* (Ⓔ pneumomediastinogram): Röntgenaufnahme des Mediastinums mit Luft als Negativkontrastmittel

Pneu|mo|me|di|as|ti|no|gra|phie *f* (Ⓔ pneumomediastinography): ***Syn:*** *Pneumomediastinografie*; Röntgendarstellung des Mediastinums mit Luft als Negativkontrastmittel*; heute meist durch Computertomographie* ersetzt

Pneu|mo|me|di|as|ti|num *nt* (Ⓔ pneumomediastinum): ***Syn:*** *Mediastinalemphysem, Emphysema mediastinale*; Emphysem* des Mediastinalraums

Pneu|mo|me|la|no|se *f* (Ⓔ pneumomelanosis): ***Syn:*** *Pneumonomelanose*; Dunkelfärbung des Lungengewebes durch Kohlepartikel bei Lungenanthrakose*

Pneu|mo|my|e|lo|gra|phie *f* (Ⓔ pneumomyelography): ***Syn:*** *Pneumomyelografie*; Röntgendarstellung der Liquorräume des Rückenmarks mit Luft als Negativkontrastmittel*; heute meist durch Computertomographie* ersetzt

Pneu|mo|my|ko|se *f* (Ⓔ pneumomycosis): ***Syn:*** *Pneumonomykose*; meist bei immungeschwächten Patienten [HIV-Infektion, Chemotherapie] auftretende Pilzerkrankung der Lunge

Pneu|mo|nek|to|mie *f* (Ⓔ pneumonectomy): ***Syn:*** *Pneumektomie*; operative Entfernung eines Lungenflügels

Pneu|mo|nia *f*: *→Pneumonie*

Pneumonia alba (Ⓔ white pneumonia): *s.u. Essay Syphilis S. 2077*

Pneu|mo|nie *f* (Ⓔ pneumonia): ***Syn:*** *Lungenentzündung, Pneumonia*; Entzündung des Lungenparenchyms mit Beteiligung der Alveolen [**alveoläre Pneumonie**] und des Interstitiums [**interstitielle Pneumonie**], die durch chemische, physikalische, infektiöse Faktoren oder allergische Reaktionen verursacht werden kann, wobei die infektiöse Pneumonie mit Abstand am häufigsten ist

Pneumonien können u.a. nach anatomisch-histologischen Aspekten [z.B. Herdpneumonie, lobuläre Pneumonie] oder nach dem klinischen Verlauf [akute oder chronische Pneumonie] eingeteilt werden; bei den infektiösen Pneumonien unterscheidet man zwischen **typischen Pneumonien** [d.h. bakteriellen Pneumonien] und **atypischen** oder **nichtbakteriellen Pneumonien**, wobei der Begriff mehr und mehr nur für die Mycoplasma-pneumoniae-Pneumonie* verwendet wird; viele Ärzte bevorzugen heute aber eine Unterscheidung von **nosokomialen Pneumonien** und **ambulant erworbenen Pneumonien**, da sie sich stark in ihrem Erregerspektrum und der Therapie unterscheiden

abakterielle Pneumonie: *→atypische Pneumonie*

akute Pneumonie (Ⓔ acute pneumonia): i.d.R. infektiöse Pneumonie; die durch Bakterien verursachte typische Pneumonie* verläuft akuter und klinisch schwerer als die atypische Pneumonie* durch Viren, Pilze, Legionellen etc.

ambulant erworbene Pneumonie (Ⓔ non-nosocomial pneumonia): die typische ambulant erworbene Pneumonie tritt im Herbst/Winter im Anschluss an einen viralen Infekt der Luftwege auf; die Patienten klagen über Schüttelfrost, Fieber und Husten; das klinische Bild erlaubt eine Unterteilung in typische und atypische Pneumonien*, wichtiger ist aber der Erregernachweis, der bei bakteriellen Pneumonien meist mikroskopisch und bei den anderen infektiösen Pneumonien serologisch erfolgt; die häufigsten Erreger sind weiterhin Pneumokokken, gefolgt von Legionellen*, Staphylokokken [v.a. Staphylococcus* aureus], Haemophilus* influenzae, Enterobakterien*, Chlamydien*,

Tab. P110. Einteilung der ambulant erworbenen Pneumonien

Pneumoniepatienten außerhalb des Krankenhauses ohne Grunderkrankung und mit einem Lebensalter unter 60 Jahren
Patienten außerhalb des Krankenhauses mit Grunderkrankungen und/oder einem Lebensalter von 60 Jahren und älter
Hospitalisierte Patienten mit milder bis mäßig schwerer ambulant erworbener Pneumonie
Hospitalisierte Patienten mit schwerer ambulant erworbener Pneumonie

Tab. P109. Erreger der akute Pneumonie

Bakteriell	Viral
Häufig	Häufig
Streptococcus pneumoniae	Influenza A Virus
Staphylococcus aureus	Influenza B Virus
Hemophilus influenzae	Adenovirus Typ 4 und 7
Gemischte anaerobe Bakterienflora	Selten
Bacteroides sp.	Rhinovirus
Fusobacterium sp.	Adenovirus Typ 1, 2, 3, 5
Peptostreptococcus sp.	Enteroviren
Ppetococcus sp.	Echovirus
Enterobacteriaceae	Coxsackievirus
Escherichia coli	Poliovirus
Klebsiella pneumoniae	Epstein-Barr-Virus
Enterobacter sp.	Cytomegalovirus
Serratia sp.	Respiratory syncytial Virus
Pseudomonas aeruginosa	Varicella
Legionella sp.	Parainfluenzae Virus
Selten	**Bakterienähnliche Erreger**
Acinetobacter var. Anitratus	Mycoplasma pneumoniae
Actinomyces und Arachnia sp.	Chamydia sp.
Aeromonas hydrophilia	C. psittaci
Bacillus sp.	C. trachomatic
Moraxella catarrhalis	C. pneumoniae
Campylobacter fetus	Mykobakterien
Eikenella corrodens	Mycobacterium tuberculosis
Francisella tularensis	MOTT
Neisseria meningitides	**Parasiten**
Norcardia sp.	Ascaris lumbricoides
Pasteurella multocida	Ancylostoma duodenale
Peptococcus sp.	Echinococcus granulosus
Proteus sp.	Pneumocystis carinii
Pseudomonas pseudomallei	Strongyloides stercoralis
Salmonella sp.	Toxoplasma gondii
Streptococcus faecalis	Trichinella spiralis
Streptococcus pyogenes	Toxacara sp.
Yersinia pestis	Paragonismus westermani

Mycoplasma* pneumoniae und Viren; **Therapie**: bei bekanntem Erreger gezielte Antibiotikatherapie; solange der Erreger nicht bekannt ist, wird eine auf Erfahrung beruhende ungezielte Antibiotikatherapie durchgeführt; **Allgemeintherapie**: körperliche Schonung, Luftanfeuchtung, reichlich Flüssigkeit, leichte Kost, atemphysikalische Behandlung [Lagerungsdrainage, Vibration, Klopfmassage, Trachealabsaugung], Sauerstoff; symptomatische Behandlung von Herzinsuffizienz, Kreislaufversagen oder Schock; *s.a. nosokomiale Pneumonie*

atypische Pneumonie (Ⓔ atypical pneumonia): ***Syn:*** *primär-atypische/abakterielle/nichtbakterielle Pneumonie*; nicht von Bakterien verursachte Pneumonie; der Begriff wird mehr und mehr nur noch für die Mycoplasma-pneumoniae-Pneumonie* verwendet; heute spricht man i.d.R. von ambulant erworbenen Pneumonien, die von der Klinik her mehr atypisch imponieren [*s.a. Tab. P111*]; als Erreger finden sich meist Mycoplasma* pneumonia, Chlamydien*, Rickettsien* [Q-Fieber] und Legionellen*; Viruspneumonien sind beim Erwachsenen außerhalb von Epidemien [z.B. Grippepneumonie] selten; **Therapie**: *siehe Tab. P112*; *s.a. typische Pneumonie, ambulant erworbene Pneumonie*

desquamative interstitielle Pneumonie (Ⓔ desquamative interstitial pneumonia): *s.u. idiopathische Lungenfibrose*

interstitielle Pneumonie: *→Pneumonitis*

interstitielle Pneumonie mit Bronchiolitis obliterans (Ⓔ interstitial pneumonia with obliterating bronchitis): *s.u. idiopathische Lungenfibrose*

käsige Pneumonie (Ⓔ cheesy pneumonia): ***Syn:*** *verkäsende Pneumonie*; exsudative Phase der Lungentuberkulo-

Tab. P111. Differentialdiagnose der Pneumonien

	Typische Pneumonie	Atypische Pneumonie
Beginn	Perakut	Langsam
Schüttelfrost	+++	+
Respiratorische Prodromi	++	++
Husten	+++	+
Sputum	+++	(+)
Fieber	> 39 °C	≤ 39 °C
Tachypnoe	+++	+
Tachykardie	+++	+
Auskulatorische Infiltrate	+++	0
Röntgenbild des Thorax	Segmentale oder lobäre Infiltrate	Diffuse, interstitielle Infiltrate
Leukozytose	+++	+

0 = nie, (+) = sehr selten, + = selten, ++ = häufig, +++ = sehr häufig

Tab. P112. Therapie atypischer Pneumonien

Erreger	Mittel der Wahl	Alternative
Mykoplasmen	Tetracycline	Makrolid 4-Chinolon
Chlamydien	Tetracycline	Makrolid 4-Chinolon
Legionellen	Makrolid	4-Chinolon Rifampicin
Viren	–	–
Ausnahme:		
Influenza A	Amantadin	
Varic./Herpes	Acyclovir	Ara A

se* mit Verkäsung des Gewebes

lobuläre Pneumonie (Ⓔ lobular pneumonia): ***Syn:*** *Bronchopneumonie, Herdpneumonie*; sich nicht an anatomische Grenzen haltende, herdförmige Lungenentzündung, die meist als **endobronchiale Bronchopneumonie** oder **peribronchiale Bronchopneumonie** aus einer Bronchitis* oder Tracheobronchitis* hervorgeht

lymphoide interstitielle Pneumonie (Ⓔ lymphoid interstitial pneumonia): *s.u. idiopathische Lungenfibrose*

murale interstitielle Pneumonie (Ⓔ mural interstitial pneumonia): *s.u. idiopathische Lungenfibrose*

nichtbakterielle Pneumonie: *→ atypische Pneumonie*

nosokomiale Pneumonie (Ⓔ nosocomial pneumonia): wird durch vorbestehende Erkrankungen [Diabetes mellitus, Alkoholismus, chronische Bronchitis, Abwehrschwäche, Tumoren], aber auch intensivmedizinische, zytostatische und antibiotische Therapie gefördert; das Erregerspektrum besteht v.a. aus Problemkeimen [*s.a. Tab. P113*]; die **Therapie** ist oft schwierig, da viele Keime eine hohe Resistenz besitzen; aus diesem Grund, und wegen der geschwächten Ausgangslage der Patienten, liegt die Letalität weiterhin im Bereich von 20–60 %

Tab. P113. Erreger der nosokomialen Pneumonie

Häufig	Weniger häufig
Klebsiella spcc.	Andere Enterobakterien
Staphylococcus aureus	Haemophilus influenzae
Pseudomonas aeruginosa	Pneumokokken
Legionella spcc.	Anaerobe orale Flora
Escherichia coli	Aspergillus spcc.

primär-atypische Pneumonie: *→ atypische Pneumonie*

typische Pneumonie (Ⓔ typical pneumonia): heute immer seltener verwendete Bezeichnung für akute bakterielle Pneumonie; verläuft mit Fieber [> 39 °C], Husten, Auswurf und Schüttelfrost; bei der Untersuchung findet man Tachypnoe*, Tachykardie* und Infiltrate, die sich im Röntgenbild als segmentale oder lobuläre Infiltrate darstellen; **Diagnose** und **Therapie** *s.u. ambulant erworbene Pneumonie*; *s.a. atypische Pneumonie*

verkäsende Pneumonie: *→ käsige Pneumonie*

pneu|mo|nisch *adj* (Ⓔ pneumonic): Lungenentzündung/Pneumonie betreffend, durch eine Pneumonie bedingt

Pneu|mo|ni|tis *f, pl* **-ti|den** (Ⓔ pneumonitis): ***Syn:*** *interstitielle Lungenentzündung, interstitielle Pneumonie*; primär auf das interstitielle Bindegewebe beschränkte Lungenentzündung; wird durch Viren, chemische oder physikalische Noxen und Immunreaktionen verursacht; auch die atypischen Pneumonien* verlaufen primär als interstitielle Pneumonie; *s.a. ambulant erworbene Pneumonie*

chronisch interstitielle Pneumonitis (Ⓔ chronic fibrous pneumonia): ***Syn:*** *interstitielle Lungenfibrose*; zu Fibrosierung des interstitiellen Lungengewebes führende Lungenerkrankung; führt zur Entwicklung einer restriktiven Ventilationsstörung*

pneu|mo|ni|tisch *adj* (Ⓔ pneumonitic): Pneumonitis betreffend, von ihr betroffen oder gekennzeichnet

Pneumono-, pneumono- *präf.*: *→ Pneumo-*

Pneu|mo|no|lo|gie *f* (Ⓔ pneumology): ***Syn:*** *Pneumologie, Pulmonologie, Pulmologie*; Teilgebiet der inneren Medizin, das sich mit Diagnose und Therapie von Erkrankungen der Lunge und Bronchien befasst

Pneu|mo|no|me|la|no|se *f*: *→ Pneumomelanose*

Pneu|mo|no|my|ko|se *f*: *→ Pneumomykose*

Pneu|mo|no|pe|xie *f* (Ⓔ pneumopexy): ***Syn:*** *Pneumopexie*; operative Fixierung der Lunge an der Brustwand

Pneu|mo|no|se *f* (Ⓔ pneumonosis): ***Syn:*** *Pneumonosis*; allgemeine Bezeichnung für entzündliche oder nicht-entzündliche Lungenerkrankungen

Pneu|mo|no|sis *f, pl* **-ses:** *→ Pneumonose*

Pneu|mo|pa|thie *f* (Ⓔ pneumopathy): Lungenerkrankung, Lungenleiden

Pneu|mo|pe|ri|kard *nt* (Ⓔ pneumopericardium): Luftansammlung im Herzbeutel [Perikard*]

pneu|mo|pe|ri|to|ne|al *adj* (Ⓔ pulmonoperitoneal): Lunge und Bauchfell verbindend

Pneu|mo|pe|ri|to|ne|um *nt* (Ⓔ pneumoperitoneum): Luftansammlung in der Bauchhöhle; **pathologisch** nach Perforation im Magen-Darm-Trakt oder penetrierendem Bauchtrauma, **diagnostisch** im Rahmen einer Laparoskopie* oder Pneumoradiographie*

Pneu|mo|pe|ri|to|ni|tis *f, pl* **-ti|den** (Ⓔ pneumoperitonitis): gasbildende Peritonitis* mit Ausbildung eines Pneumoperitoneums*

pneu|mo|pe|ri|to|ni|tisch *adj* (Ⓔ pneumoperitonitic): Pneumoperitonitis betreffend, von ihr betroffen oder gekennzeichnet

Pneu|mo|pe|xie *f*: *→ Pneumonopexie*

Pneu|mo|pleu|ri|tis *f, pl* **-ti|den** (Ⓔ pneumopleuritis): ***Syn:*** *Pleuropneumonie*; Pneumonie* mit begleitender Brustfellentzündung [**Begleitpleuritis**]

pneu|mo|pleu|ri|tisch *adj* (Ⓔ pneumopleuritic): Pneumopleuritis betreffend, von ihr betroffen oder gekennzeichnet

Pneu|mo|py|e|lo|gra|phie *f* (Ⓔ pneumopyelography): ***Syn:*** *Pneumopyelografie*; Röntgendarstellung des Nierenbeckens mit Luft als Negativkontrastmittel*; heute meist durch Computertomographie* oder Sonographie* ersetzt

Pneu|mo|py|o|pe|ri|kard *nt* (Ⓔ pneumopyopericardium): Luft- und Eiteransammlung im Herzbeutel [Perikard*]

Pneu|mo|py|o|tho|rax *m* (Ⓔ pneumopyothorax): Luft- und Eiteransammlung im Pleuraraum

Pneu|mo|ra|di|o|gra|phie *f* (Ⓔ pneumoradiography): ***Syn:*** *Pneumographie, Pneumoröntgengraphie, Pneumografie, Pneumoröntgengrafie, Pneumoradiografie*; Röntgendarstellung mit Luft als Negativkontrastmittel*

Pneu|mo|re|tro|pe|ri|to|ne|um *nt* (Ⓔ pneumoretroperitoneum): *Syn:* *Retropneumoperitoneum*; Luftansammlung im Retroperitonealraum; **pathologisch** bei Trauma oder Infektion mit Gasbildnern, **diagnostisch** im Rahmen einer Pneumoradiographie*

Pneu|mo|rönt|gen|gra|phie *f*: *→Pneumoradiographie*

Pneu|mor|rha|chis *f* (Ⓔ pneumorrhachis): Luftansammlung im Spinalkanal

Pneu|mor|rha|gie *f* (Ⓔ pneumorrhagia): *Syn:* *Lungenblutung*; schwere Form der Hämoptyse*

Pneu|mor|rha|phie *f* (Ⓔ pneumonorrhaphy): *Syn:* *Lungennaht*; Naht der Lunge nach operativer oder traumatischer Eröffnung oder Inzision

Pneu|mo|se|ro|tho|rax *m* (Ⓔ pneumoserothorax): Luft- und Serumansammlung im Pleuraraum

Pneu|mo|si|nus di|la|tans *m* (Ⓔ pneumosinus dilatans): übermäßige Erweiterung einer Nasennebenhöhle; betrifft meist die Stirnhöhle, seltener die Kieferhöhle; durch einen Ventilmechanismus kommt es zu einem Luftstau und zu einer reaktiven Auftreibung der Höhle mit Ausdünnung der knöchernen Wand; kann äußerlich als Vorwölbung sichtbar werden; **Therapie:** osteoplastische Korrektur

Pneu|mo|ta|cho|gramm *nt* (Ⓔ pneumotachogram): bei der Pneumotachographie erhaltene graphische Darstellung

Pneu|mo|ta|cho|graph *m* (Ⓔ pneumotachograph): *Syn:* *Pneumotachograf*; Gerät zur Messung der Atemstromgeschwindigkeit

Pneu|mo|ta|cho|gra|phie *f* (Ⓔ pneumotachography): *Syn:* *Pneumotachografie*; kontinuierliche Aufzeichnung der Atemstromgeschwindigkeit

Pneu|mo|tho|rax *m* (Ⓔ pneumothorax): *Syn:* *Gasbrust, Pneu*; Luftansammlung im Pleuraraum mit teilweisem oder vollständigem Lungenkollaps; beim **offenen Pneumothorax** besteht eine Verbindung zu den Luftwegen der Lunge oder nach außen; fehlt die Verbindung mit der Außenluft, liegt ein **geschlossener Pneumothorax** vor; wird akut lebensbedrohlich, wenn durch Ventilwirkung oder Überdruckbeatmung ein deutlich positiver Druck entsteht; dieser sog. **Spannungspneumothorax** führt zu Verdrängung von Herz und Mediastinum zur Gegenseite und zur Behinderung des venösen Rückstroms der Vena cava inferior und superior; es kommt zu Hypotension*, Tachykardie* und Dyspnoe*; als **Notfalltherapie** muss eine Drainage im 4. Interkostalraum in der vorderen Axillarlinie angelegt werden

therapeutischer Pneumothorax (Ⓔ therapeutic pneumothorax): *Syn:* *künstlicher Pneumothorax*; künstlich angelegter Pneumothorax zur vorübergehenden Ruhigstellung eines Lungenflügels, z.B. bei der Behandlung der Lungentuberkulose; heute nur noch selten durchgeführt

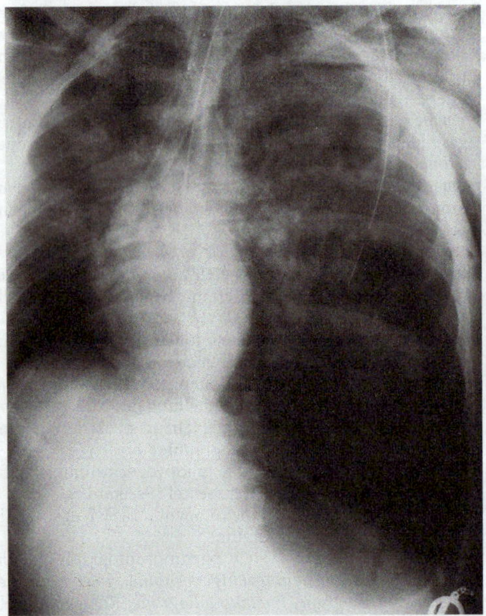

Abb. P114. Basaler Spannungspneumothorax links

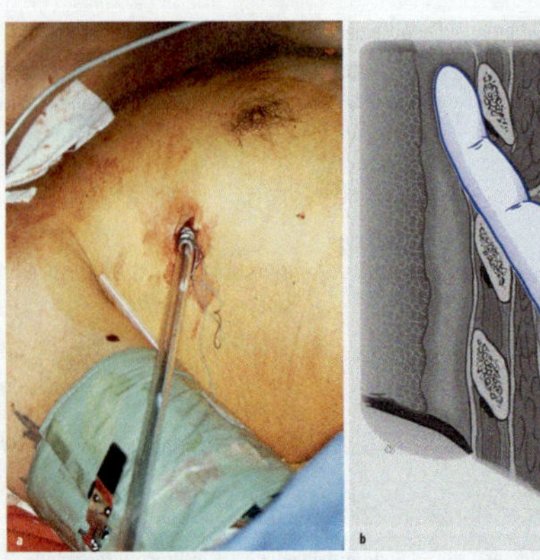

Abb. P115. Pneumothorax. Notfalldrainage mit Inzision im 4. Interkostalraum in der vorderen Axillarlinie

Pneu|mo|to|mie *f* (Ⓔ pneumotomy): *Syn:* *Lungenschnitt, Lungeninzision*; Inzision von Lungengewebe

pneu|mo|trop *adj* (Ⓔ pneumotropic): auf die Lunge einwirkend, mit besonderer Affinität zur Lunge

Pneu|mo|tym|pa|num *nt* (Ⓔ pneumotympanum): freie Luft im Mittelohr

Pneu|mo|u|re|thro|sko|pie *f* (Ⓔ aerourethroscopy): Urethroskopie* nach Auffüllung mit Luft

Pneu|mo|ventri|kel *m* (Ⓔ pneumoventricle): Luftansammlung in einem Hirnventrikel, z.B. nach Schädelbasisfraktur

Pneu|mo|ventri|ku|lo|gra|phie *f* (Ⓔ pneumoventriculography): *Syn:* *Pneumoventrikulografie*; Röntgendarstellung der Hirnventrikel mit Luft als Negativkontrastmittel*; heute meist durch Computertomographie* ersetzt

Pneu|mo|ze|le *f*: *→Pneumatozele*

Pneu|mo|zen|te|se *f* (Ⓔ pneumocentesis): *Syn:* *Lungenpunktion*; Punktion des Lungengewebes, z.B. zur Probengewinnung oder Kavernendrainage

Pneu|mo|ze|phalus *m* (Ⓔ pneumocephalus): *Syn:* *Pneumatozephalus*; Luftansammlung im Schädel z.B. nach Schädelbasisfraktur

Pneu|mo|zis|ter|no|gra|phie *f* (Ⓔ pneumocisternography): *Syn:* *Pneumozisternografie*; Röntgendarstellung der Hirnzisternen mit Luft als Negativkontrastmittel*; heute meist durch Computertomographie* ersetzt

Pneu|mo|zys|to|gra|phie *f* (Ⓔ pneumocystography): *Syn:* *Pneumozystografie*; Röntgendarstellung der Blase mit Luft als Negativkontrastmittel* zum Nachweis von Blasensteinen, Fremdkörpern, Blasendivertikeln oder Tumoren

Pneu|mo|zys|to|sko|pie *f* (Ⓔ aerocystoscopy): Zystoskopie* nach Auffüllung mit Luft

Pneu|mo|zy|ten *pl*: *→Alveolarepithelzellen*

Pneumozyten Typ I (Ⓔ menmbranous pneumonocyte): *Syn:* *kleine Alveolarepithelzellen, Deckzellen, Alveolarepithelzellen Typ I*; flache, ausgezogene Zellen, die eine kontinuierliche Lage bilden, die die Alveole auskleidet

Pneumozyten Typ II (Ⓔ granular pneumonocytes): *Syn:* *große Alveolarepithelzellen, Alveolarepithelzellen Typ II, Nischenzellen*; sezernierende Zellen, die oft solitär liegen; produzieren Surfactant*, ohne den die Alveole kollabiert

PNG *Abk.*: polymorphkerniger neutrophiler Granulozyt

PNH *Abk.*: **1.** *→paroxysmale nächtliche Hämoglobinurie* **2.** Porphyria non-hereditaria

PNI *Abk.*: postnatale Infektion

PNL *Abk.*: perkutane Nephrolithotripsie

PNMT *Abk.*: Phenylethanolamin-N-methyltransferase

-pnoe *suf.*: Wortelement mit der Bedeutung „Atmen/Atmung"

-pnoisch *suf.*: in Adjektiven verwendetes Wortelement mit der Bedeutung „atmend"

P

PNP *Abk.*: **1.** p-Nitrophenol **2.** *→Polyneuropathie*
PnP *Abk.*: *→Pneumoperitoneum*
PNPase *Abk.*: Polynucleotidphosphorylase
PNPB *Abk.*: positive-negative pressure breathing
PNPG *Abk.*: p-Nitrophenylglycerin
PNPP *Abk.*: p-Nitrophenylphosphat
PNPS *Abk.*: p-Nitrophenylsulfat
PNPV *Abk.*: positive-negative pressure ventilation
PNS *Abk.*: **1.** *→paraneoplastisches Syndrom* **2.** *→parasympathisches Nervensystem* **3.** Pentosenucleinsäure **4.** *→peripheres Nervensystem*
PNV *Abk.*: periphere Niedervoltage
Pnx *Abk.*: *→Pneumothorax*
Po *Abk.*: Polonium
p.o. *Abk.*: **1.** *→per os* **2.** post operationem
pO_2 *Abk.*: **1.** O_2-Partialdruck **2.** *→Sauerstoffpartialdruck*
POA *Abk.*: **1.** pankreatisches onkofetales Antigen **2.** Paraosteoarthropathie **3.** primäre Optikusatrophie
POB *Abk.*: *→Phenoxybenzamin*
POC *Abk.*: Procarbazin, Vincristin (*engl.* oncovin), CCNU
POCA *Abk.*: Prednison, Vincristin (*engl.* oncovin), Cytarabin, Adriamycin
POCC *Abk.*: Procarbazin, Vincristin (*engl.* oncovin), Cyclophosphamid, CCNU
Polcken *pl* (Ⓔ smallpox): ***Syn:*** *Variola major, Variola vera, Blattern*; durch das Pockenvirus **Orthopoxvirus variola** verursachte Infektionskrankheit, die seit 1977 ausgerottet ist; bis Ende des 19. Jahrhunderts waren die Pocken als endemische Erkrankung eine der gefürchtetsten Krankheiten; sie waren mitverantwortlich für das Aussterben oder beinahe Aussterben vieler Ureinwohner Amerikas und des pazifischen Raumes, die vor dem Kontakt mit europäischen Entdeckern und Eroberern noch nie mit dem Virus in Kontakt gekommen waren; in Europa war die Mortalität durch Pocken einer der Hauptgründe dafür, dass die Bevölkerungszahl trotz der hohen Geburtenraten nach dem Ende des dreißigjährigen Krieges nur langsam wieder anstieg Virusstämme werden heute nur noch in speziellen Labors gehalten, es gibt aber Befürchtungen, dass das Pockenvirus im Rahmen eines Bioterroranschlags eingesetzt werden könnte; v.a. seit dem Anthraxanschlag in Amerika im September/Oktober 2001 werden deshalb in den meisten Ländern Vakzinen produziert und gelagert und es wird verstärkt nach Chemotherapeutika gesucht
weiße Pocken (Ⓔ alastrim): ***Syn:*** *Alastrim, Variola minor*; heute nicht mehr auftretende, meldepflichtige Pockenkrankheit durch das **Alastrimvirus**; der Verlauf ist mild und ohne Narbenbildung
Polckenlflecklfielber *nt* (Ⓔ vesicular rickettsiosis): ***Syn:*** *Rickettsienpocken*; pockenartige Erkrankung durch Rickettsia* akari
Polckenlvilren *pl*: *→Poxviridae*
Pocklholz *m* (Ⓔ guaiac wood): ***Syn:*** *Guajakholz, Guaiaci lignum; s.u. Guajak*
POD *Abk.*: *→Peroxidase*
Pod-, pod- *präf.*: *→Podo-*
Podlaglra *nt/f* (Ⓔ podagra): akute Gicht des Großzehengrundgelenks; *s.u. Gicht*
poldaglrisch *adj* (Ⓔ podagral): Podagra betreffend, durch sie bedingt, an Podagra leidend
Podlallgie *f* (Ⓔ podalgia): ***Syn:*** *Pododynie, Fußschmerz(en)*; Schmerzen im Fuß
Podlarlthriltis *f, pl* **-tilden** (Ⓔ podarthritis): ***Syn:*** *Fußgelenkentzündung*; Entzündung der Fußgelenke
poldarlthriltisch *adj* (Ⓔ podarthritic): Podarthritis betreffend, von ihr betroffen oder gekennzeichnet
Podo-, podo- *präf.*: Wortelement mit der Bedeutung „Fuß"
Poldoldylnie *f*: *→Podalgie*
Poldolgramm *nt* (Ⓔ podogram): Fußabdruck
Poldolphyllin *nt* (Ⓔ podophyllin): ***Syn:*** *Podophyllinum, Resina Podophylli, Podophyllumharz*; Harz aus dem Wurzelstock von **Podophyllum peltatum**; enthält u.a. **Podophyllotoxin** und **Peltatine**; **Anw.:** Lokalbehandlung von Feigwarzen*
Poldolphyllilnum *nt*: *→Podophyllin*
Poldolphyllloltolxin *nt* (Ⓔ podophyllotoxin): *s.u. Podophyllin*
Poldolphylllumlharz *nt*: *→Podophyllin*
Poldolphylllum pelltaltum *nt* (Ⓔ Podophyllum peltatum): *s.u. Podophyllin*
Poldolspaslmus *m* (Ⓔ podospasm): Fußkrampf, Fußmuskelkrampf
Poldolzyt *m* (Ⓔ podocyte): ***Syn:*** *Deckzelle, Füßchenzelle*; Zelle des inneren Blattes der Bowman*-Kapsel, die außen den Kapillarschlingen des Glomerulus* aufliegt
Poelchen: Poelchen-Methode *f* (Ⓔ Poelchen's method): funktionelle Behandlung der subkapitalen Humerusfraktur*; nach Anlegen einer Oberarmgipsschale und eines Gewichtes werden vom Patienten Pendelübungen durchgeführt
POEMS-Komplex *m* (Ⓔ POEMS syndrome): ***Syn:*** *Crow-Fukase-Syndrom, PEP-Syndrom, Schimpo-Syndrom, Takatsuti-Syndrom*; i.d.R. paraneoplastischer Symptomenkomplex aus Polyneuropathie mit Muskelschwäche, Organomegalie [v.a. Hepato- und Splenomegalie], Endokrinopathie [Hirsutismus], Dysglobulinämie mit M-Gradient und Hautveränderungen [*engl.* skin changes] wie z.B. Hypopigmentierung, Sklerodaktylie oder Nagelveränderungen
-poese *suf.*: Wortelement mit der Bedeutung „Bildung"
-poetisch *suf.*: in Adjektiven verwendetes Wortelement mit der Bedeutung „bildend"
POF *Abk.*: Pyruvatoxidationsfaktor
-poiese *suf.*: *→-poese*
Poikilo-, poikilo- *präf.*: Wortelement mit der Bedeutung „bunt"
Poilkilolderlmia *f*: *→Poikilodermie*
Poikilodermia reticularis Civatte: *→Riehl-Melanose*
Poilkilolderlmie *f* (Ⓔ poikiloderma): ***Syn:*** *Poikilodermia*; Dermatose* mit diffuser Atrophie, fleckiger Hypo- und Hyperpigmentierung*, Teleangiektasien* und Erythem*; tritt als kongenitale Form auf, häufiger aber als sekundäre oder symptomatische Form im Rahmen anderer Erkrankungen [Dermatomyositis*, progressive systemische Sklerodermie*]

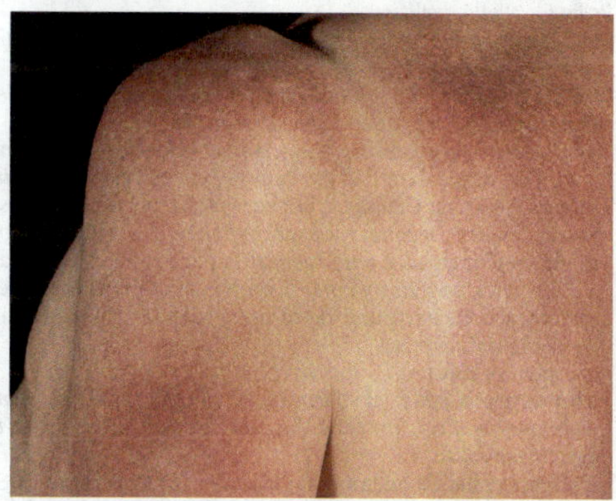
Abb. P116. Poikilodermie bei Dermatomyositis

Poilkilosmolse *f* (Ⓔ poikilosmosis): (*biolog.*) Anpassung der Osmolarität von Zellen und Geweben an die Umweltbedingungen
poilkilosmoltisch *adj* (Ⓔ poikilosmotic): Poikilosmose betreffend, mittels Poikilosmose
poilkiloltherm *adj* (Ⓔ poikilothermic): ***Syn:*** *allotherm, heterotherm*; (*biolog.*) wechselwarm
Poilkilolzyt *m* (Ⓔ poikilocyte): *s.u. Poikilozytose*
Poilkilolzytlhälmie *f*: *→Poikilozytose*
poilkilolzytlhälmisch *adj*: *→poikilozytotisch*
Poilkilolzyltolse *f* (Ⓔ poikilocytosis): Vorkommen verschiedener geformter Erythrozyten [**Poikilozyten**] im peripheren Blut, z.B. Tränen- oder Birnenform bei schweren Anämien oder Osteomyelosklerose* [*Abb. P117*]
poilkilolzyltoltisch *adj* (Ⓔ poikilocytotic): ***Syn:*** *poikilozythämisch*; Poikilozytose betreffend, von ihr gekennzeichnet
pol *Abk.*: Polymerase

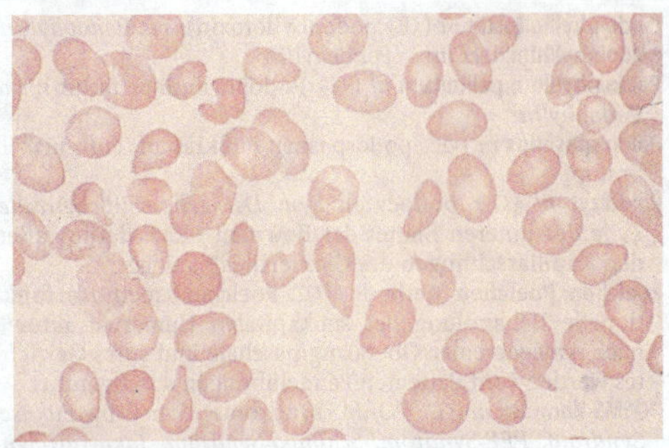

Abb. P117. Poikilozytose

Poland: Alfred Poland; 1820–1872; englischer Chirurg (London)

Poland-Symptomenkomplex *m* (Ⓔ Poland's syndrome): seltenes, komplexes Fehlbildungssyndrom mit einseitiger Brachydaktylie* und Syndaktylie*, Hypo- oder Aplasie des Musculus* pectoralis major, umschriebenem Fehlen der Achselhaare und evtl. Hypo- oder Aplasie der Brust

polar *adj* (Ⓔ polar): die Pole betreffend, zu den Polen gehörend

Pollalrilmelter *nt* (Ⓔ polarimeter): Gerät zur Polarimetrie*

Pollalrilmeltrie *f* (Ⓔ polarimetry): Messung der Drehung des Lichts durch optisch aktive Substanzen

pollalrilmeltrisch *adj* (Ⓔ polarimetric): Polarimetrie oder Polarimeter betreffend, mittels Polarimetrie oder Polarimeter

Pollalrilsaltilonslmilkrolskop *nt* (Ⓔ polarizing microscope): Mikroskop* mit Polarisator zur Untersuchung von doppelbrechenden Objekten

Pollierlnälgel *pl* (Ⓔ polished nails): *Syn: Glanznägel*; Folge von chronischem Kratzen bei Dermatosen mit heftigem Juckreiz, v.a. endogenem Ekzem*

Pollio *f*: *→Poliomyelitis*

Polio-, polio- *präf.*: Wortelement mit Bezug auf „graue Substanz"

Pollilöldysltrolphia *f* (Ⓔ poliodystrophy): *Syn: Poliodystrophie*; Dystrophie* der grauen Hirnsubstanz

Poliodystrophia cerebri progressiva infantilis (Ⓔ progressive cerebral poliodystrophy): *Syn: Alpers-Krankheit, Alpers-Syndrom*; Gruppe erblicher [meist autosomal-rezessiver], akuter Degenerationskrankheiten der grauen Substanz; beginnen i.d.R. im Kindesalter nach zunächst normaler Entwicklung mit akuter Enzephalopathie, therapieresistenten Epilepsien und rasch progredienter Hirnatrophie sowie Hepatopathie*

Pollilöldysltrolphie *f*: *→Poliodystrophia*

Pollilölenlcelphallilitis *f, pl* **-tilden** (Ⓔ polioencephalitis): *Syn: Polioenzephalitis*; Entzündung der grauen Hirnsubstanz; *s.a. Enzephalitis*

Polioencephalitis haemorrhagica superior (Wernicke) (Ⓔ superior hemorrhagic polioencephalitis): *Syn: Wernicke-Enzephalopathie, Encephalopathia haemorrhagica superior (Wernicke)*; Oberbegriff für akute Enzephalopathien mit den Leitsymptomen Augenmuskel- und Blickparese, (Rumpf-, Gang-, Stand-)Ataxie, Nystagmus und psychischen Störungen [Halluzinationen, Erregungszustände oder Apathie, Antriebsstörungen, evtl. Korsakow*-Psychose]; als Ursache findet sich i.d.R. ein Vitamin B_1-Mangel bei chronischem Alkoholismus [Wernicke-Syndrom]; kommt aber auch bei Magenkarzinom oder chronischem Magengeschwür, Leberzirrhose, Dysenterie, chronischer Mangelernährung, schweren Infektionskrankheiten, Hyperemesis* gravidarum und perniziöser Anämie vor; der Verlauf ist akut und führt unbehandelt innerhalb von wenigen Tagen zum Tode; bei rechtzeitiger parenteraler Behandlung mit Vitamin B_1 sinkt die Letalität auf 10–20 %

Pollilölenlcelphallolpalthia *f*: *→Polioenzephalopathie*

Pollilölenlzelphallilitis *f, pl* **-tilden** (Ⓔ polioencephalitis): *Syn: Polioencephalitis*; Entzündung der grauen Hirnsubstanz; *s.a. Enzephalitis*

pollilölenlzelphallilitisch *adj* (Ⓔ polioencephalitic): Polioenzephalitis betreffend, von ihr betroffen oder gekennzeichnet

Pollilölenlzelphallolmelninlgolmylellilitis *f, pl* **-tilden** (Ⓔ polioencephalomeningomyelitis): Entzündung der grauen Hirn- und Rückenmarkssubstanz unter Mitbeteiligung der Hirn- und Rückenmarkshäute

Pollilölenlzelphallolmylellilitis *f, pl* **-tilden** (Ⓔ polioencephalomyelitis): *Syn: Poliomyeloenzephalitis*; Entzündung der grauen Substanz von Hirn und Rückenmark

pollilölenlzelphallolmylellilitisch *adj* (Ⓔ polioencephalomyelitic): *Syn: poliomyeloenzephalitisch*; Polioenzephalomyelitis betreffend, von ihr betroffen oder gekennzeichnet

Pollilölenlzelphallolpalthie *f* (Ⓔ polioencephalopathy): *Syn: Polioencephalopathia*; Erkrankung der grauen Hirnsubstanz; *s.a. Enzephalopathie*

Pollilolimplfung *f* (Ⓔ polio vaccination): es gibt zwei Arten von Poliovakzine: die **orale Poliovakzine** oder **Sabin-Vakzine** besteht aus attenuierten Poliomyelitis-Viren; sie wird als Schluckimpfung in 2 Dosen im 1. Lebensjahr und einer 3. Dosis im 2. Lebensjahr verabreicht; eine erneute Dosis nach 10 Jahren wird empfohlen; die **inaktivierte Poliovakzine** oder **Salk-Vakzine** besteht aus abgetöteten Poliomyelitis-Viren; sie wird in drei Dosen im 1. Lebensjahr und einer 4. Dosis im 2. Lebensjahr verabreicht

beide Impfstoffe führen zu einer Immunisierung durch Bildung von Serumantikörpern; da die orale Poliovakzine auch zur Bildung von Schleimhautantikörpern führt, verdrängt sie das Wildvirus aus seinem natürlichen Reservoir; allerdings können die attenuierten Impfviren durch Rückmutation an Virulenz gewinnen und eine sog. **vakzineassoziierte paralytische Poliomyelitis** verursachen; die Inzidenz ist gering [1:5 Millionen Impflinge oder 1:15 Millionen Kontaktpersonen], trotzdem wird aus diesem Grund seit 1998 fast nur noch mit der inaktivierten Vakzine geimpft

Pollilolmylellilitis *f, pl* **-tilden** (Ⓔ poliomyelitis): *Syn: Polio*; Entzündung der grauen Rückenmarkssubstanz; meist gleichgesetzt mit Poliomyelitis* anterior acuta

Poliomyelitis anterior acuta (Ⓔ acute anterior poliomyelitis): *Syn: (epidemische/spinale) Kinderlähmung, Heine-Medin-Krankheit, Poliomyelitis epidemica anterior acuta, Heine-Medin-Krankheit, epidemische Poliomyelitis*; durch das Poliomyelitis-Virus* hervorgerufene Viruskrankheit, die durch die Entwicklung schlaffer Lähmungen, v.a. der Beine, gekennzeichnet ist; die gegenwärtige Impfkampagne der Weltgesundheitsorganisation hat es sich zum Ziel gesetzt, die spinale Kinderlähmung bis zum Jahr 2005 auszurotten

die Übertragung der Viren erfolgt fäkal-oral als Schmierinfektion, z.T auch als Tröpfcheninfektion; die Inkubationszeit beträgt 5–10 Tage; 99 % aller Infektionen verlaufen inapparent, der Rest führt zu katarrhalischen Symptomen, die meist als grippaler Infekt angesehen werden; bei etwa 0,1 % kommt es zu aseptischer Meningitis* ohne Lähmungen und bei einem noch kleineren Teil zur klassischen Kinderlähmung mit schlaffen Lähmungen, v.a. der Extremitätenmuskulatur, seltener auch der Atemmuskeln; die Lähmungen bilden sich oft vollständig oder zum größten Teil zurück

die letzte große Epidemie in Europa und Nordamerika trat 1959/60 auf; durch die Einführung von Impfprogrammen mit einem attenuierten Lebendimpfstoff [Sabin*-Vakzine] 1961 konnte das Wildvirus fast vollständig verdrängt werden; gab es 1992 weltweit noch ca. 150.000 Neuerkrankungen, sank diese Zahl bis 1999 auf weniger als 7.000 ab; *s.a. Postpoliosyndrom*

aparalytische Poliomyelitis (Ⓔ nonparalytic poliomyelitis): ohne Lähmungserscheinungen verlaufende abortive Form der Poliomyelitis* anterior acuta

endemische Poliomyelitis (Ⓔ endemic poliomyelitis): meist im Sommer/Herbst auftretende, endemische Form der Poliomyelitis* anterior acuta

Poliomyelitis epidemica anterior acuta: *→Poliomyelitis anterior acuta*

epidemische Poliomyelitis: *→Poliomyelitis anterior acuta*

vakzineassoziierte paralytische Poliomyelitis (Ⓔ postvaccinal poliomyelitis): *s.u. Poliovakzine*

po|li|o|my|e|li|tisch *adj* (Ⓔ poliomyelitic): Poliomyelitis betreffend, von ihr betroffen oder gekennzeichnet

Poliomyelitis-Virus *nt* (Ⓔ poliomyelitis virus): ***Syn:*** *Polio-Virus*; Picornavirus*, das in drei Typen **Brunhilde** [Typ I, häufigster Erreger von Poliomyelitis-Epidemien und der paralytischen Form der Kinderlähmung], **Lansing** [Typ II] und **Leon** [Typ III] vorkommt; alle drei Stämme werden fäkal-oral durch verunreinigte Hände, Wasser und Fliegen (!) übertragen; daneben kann auch Speichel als Vehikel einer Schmier- oder Tröpfcheninfektion dienen; sowohl bei apparenter als auch inapparenter Infektion wird das Virus i.d.R. für 6–8 Wochen mit dem Stuhl ausgeschieden; *s.a. Polioimpfung*

Po|li|o|my|e|lo|en|ze|pha|li|tis *f, pl* **-ti|den** (Ⓔ poliomyeloencephalitis): ***Syn:*** *Polioenzephalomyelitis*; Entzündung der grauen Substanz von Hirn und Rückenmark; *s.a. Poliomyelitis*

po|li|o|my|e|lo|en|ze|pha|li|tisch *adj* (Ⓔ poliomyeloencephalitic): ***Syn:*** *polioenzephalomyelitisch*; Poliomyeloenzephalitis betreffend, von ihr betroffen oder gekennzeichnet

Po|li|o|my|e|lo|pa|thie *f* (Ⓔ poliomyelopathy): Erkrankung der grauen Rückenmarkssubstanz

Po|li|o|se *f*: *→Poliosis*

Po|li|o|sis *f, pl* **-ses** (Ⓔ **1.** poliosis **2.** *→Canities*): **1.** ***Syn:*** *Canities, Poliose*; isolierte Strähnen von weißen oder grauen Haaren, z.B. bei Piebaldismus* **2.** *→Canities*

Po|li|o|vak|zi|ne *f* (Ⓔ poliomyelitis vaccine): Impfstoff zur Polioimpfung*

Polio-Virus *nt*: *→Poliomyelitis-Virus*

Politano: Antirefluxplastik nach Politano-Leadbetter *f* (Ⓔ Politano-Leadbetter operation): ***Syn:*** *Politano-Leadbetter-Operation*; bei vesikoureteralem Reflux* angewandte Technik; der Harnleiter wird am Ureterostium ausgeschnitten und mobilisiert und in einen neuen, längeren Tunnel zwischen Schleimhaut und Muskularis eingenäht

Politzer: Adam Politzer; 1835–1920; ungarischer Ohrenarzt (Wien)

Politzer-Verfahren *nt* (Ⓔ Politzer's method): ***Syn:*** *Luftdusche*; Tubenfunktionsprüfung; **Prinzip:** ein Gummiballon wird luftdicht an einem Nasenloch aufgesetzt, das andere wird zugehalten; der Patient sagt einen K-Laut [Kuckuck, Coca cola] während der Arzt kräftig auf den Ballon drückt; bei offener Tube strömt Luft ins Mittelohr und erzeugt ein Durchblasgeräusch, das der Untersucher durch einen Hörschlach beurteilen kann [*Abb. P119*]

Pol|la|kis|u|rie *f* (Ⓔ pollakisuria): ***Syn:*** *Pollakiurie*; häufige Blasenentleerung; typisches Symptom bei Blasenentzündung oder Störung der Blasenentleerung mit Restharnbildung [benigne Prostatahyperplasie*]

Pol|la|ki|u|rie *f*: *→Pollakisurie*

Pol|len *m* (Ⓔ pollen): Blütenstaub von Pflanzen; *s.a. Pollinose*

Pol|len|al|ler|gie *f*: *→Pollinose*

Pol|len|der|ma|ti|tis *f, pl* **-ti|ti|den** (Ⓔ pollen dermatitis): durch eine Pollenallergie verursachtes endogenes Ekzem* oder allergisches Kontaktekzem*

Pol|len|schnup|fen *m*: *→saisonale Rhinitis*

Pol|lex *m, pl* **-li|ces** (Ⓔ pollex): ***Syn:*** *Digitus primus manus*; Daumen

Pol|li|no|se *f* (Ⓔ pollinosis): ***Syn:*** *Pollinosis, Pollenallergie*; Bezeichnung für durch eine Allergie auf Blütenstaub hervorgerufene Erkrankungen; meist gleichgesetzt mit Heuschnupfen*

Pol|li|no|sis *f, pl* **-ses**: *→Pollinose*

Pol|li|zi|sa|ti|on *f* (Ⓔ pollicization): plastischer Daumenersatz

Pol|lu|ti|on *f* (Ⓔ nocturnal emission): unwillkürlicher Samenerguss im Schlaf

Po|lo|xa|mer *nt* (Ⓔ poloxamer): nichtionisches Copolymer

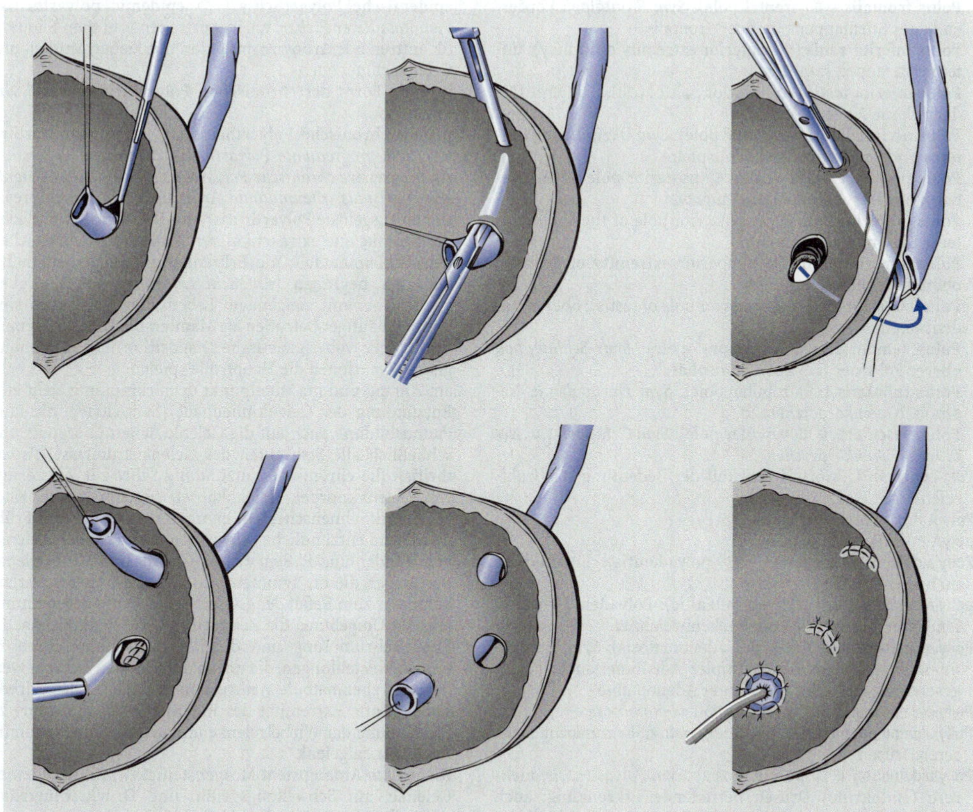

Abb. P118. Antirefluxplastik nach Politano-Leadbetter

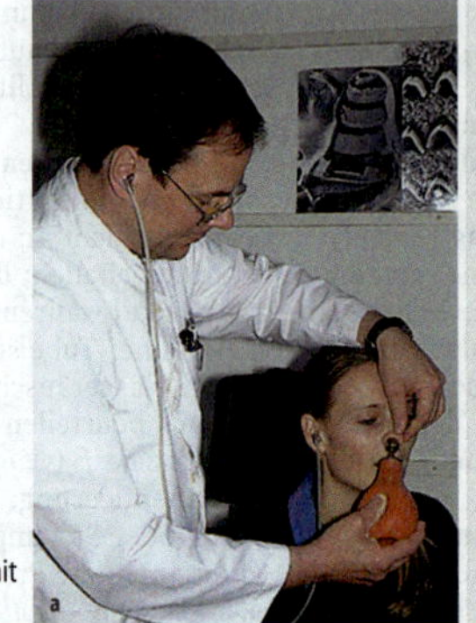
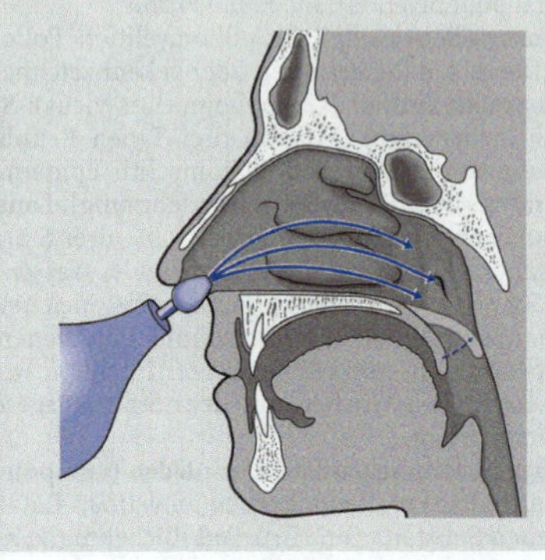

Abb. P119. Politzer-Verfahren. **a** Durchführung mit Politzer-Ballon und Hörschlauch **b** Schema

von Polyoxyethylen und Polyoxypropylen; **Anw.**: Laxans*, Tensid*

Pollstar *m* (Ⓔ polar cataract): *Syn*: *Cataracta polaris*; Katarakt* am vorderen oder hinteren Linsenpol

Polltern *nt* (Ⓔ tachyphemia): *Syn*: *Battarismus, Tachyphemie*; hastiges, verwischtes Sprechen mit Auslassung, Umstellung oder Wiederholung von Lauten und Silben; bessert sich bei Konzentration des Patienten [Gegensatz zu Stottern]; findet sich v.a. bei Erregungszuständen, nach Schädel-Hirn-Trauma und in Verbindung mit Stottern* und Paraphrasie*

Pollus *m, pl* **-li** (Ⓔ pole): Pol; vorderes oder hinteres Ende

Polus anterior bulbi oculi (Ⓔ anterior pole of the eyeball): vorderer Augenpol; *s.u. Augapfel*

Polus anterior lentis (Ⓔ anterior pole of the lens): vorderer Linsenpol; *s.a. Linse*

Polus frontalis (Ⓔ frontal pole): *Syn*: *Frontalpol*; Vorderende des Stirnlappens [Lobus* frontalis]

Polus inferior renis (Ⓔ inferior extremity of kidney): unterer Nierenpol; *s.a. Niere*

Polus inferior testis (Ⓔ inferior pole of testis): unterer Hodenpol; *s.u. Hoden*

Polus occipitalis (Ⓔ occipital pole): *Syn*: *Okzipitalpol*; hinteres Ende einer Großhirnhemisphäre

Polus posterior bulbi oculi (Ⓔ posterior pole of the eyeball): hinterer Augenpol; *s.u. Augapfel*

Polus posterior lentis (Ⓔ posterior pole of the lens): hinterer Linsenpol; *s.a. Linse*

Polus superior renis (Ⓔ superior extremity of kidney): oberer Nierenpol; *s.a. Niere*

Polus superior testis (Ⓔ inferior pole of testis): oberer Hodenpol; *s.u. Hoden*

Polus temporalis (Ⓔ temporal pole): *Syn*: *Schläfenpol*; oberer Pol einer Großhirnhemisphäre

Polus tubularis (Ⓔ tubular pole): *Syn*: *Harnpol*; *s.u. Nephron, Nierenkörperchen*

Polus vascularis (Ⓔ vascular pole): *Syn*: *Gefäßpol*; *s.u. Nephron, Nierenkörperchen*

Poly-, poly- *präf.*: Wortelement mit der Bedeutung „viel/zahlreich"

Poly-A *Abk.*: Polyadenylsäure

polyA *Abk.*: Polyadenylat

Polly|a|de|ni|tis *f, pl* **-ti|den** (Ⓔ polyadenitis): Entzündung mehrerer Drüsen

polly|a|de|ni|tisch *adj* (Ⓔ polyadenitic): Polyadenitis betreffend, von ihr betroffen oder gekennzeichnet

Polly|a|de|no|ma|to|se *f* (Ⓔ polyadenomatosis): *Syn*: *Polyadenomatosis*; Vorkommen multipler Adenome; auch gleichgesetzt mit multipler endokriner Adenopathie*

Polly|a|de|no|ma|to|sis *f, pl* **-ses**: *→Polyadenomatose*

Polly|a|de|no|pa|thie *f* (Ⓔ polyadenopathy): Erkrankung mehrerer Drüsen

Polly|a|de|no|se *f* (Ⓔ polyadenosis): *Syn*: *Polyadenosis*; mehrere (endokrine) Drüsen betreffende Erkrankung; auch gleichgesetzt mit multipler endokriner Adenopathie*

Polly|a|de|no|sis *f, pl* **-ses**: *→Polyadenose*

Polly|a|mi|de *nt* (Ⓔ polyamides): linear aufgebaute Kunststoffe mit wiederkehrenden Säureamidgruppen; werden z.B. für nicht-resorbierbare Nahtmaterialien verwendet

Polly|an|gi|i|tis *f, pl* **-ti|den** (Ⓔ polyangiitis): *Syn*: *Polyvaskulitis*; Entzündung mehrerer Blut- oder Lymphgefäße

polly|an|gi|i|tisch *adj* (Ⓔ polyangiitic): *Syn*: *polyvaskulitisch*; Polyangiitis betreffend, von ihr betroffen oder gekennzeichnet

Polly|ar|te|ri|i|tis *f, pl* **-ti|den** (Ⓔ polyarteritis): mehrere Arterien betreffende Entzündung

Polyarteriitis nodosa: *→Panarteriitis nodosa*

polly|ar|te|ri|i|tisch *adj* (Ⓔ polyarteritic): Polyarteriitis betreffend, von ihr betroffen oder gekennzeichnet

Polly|ar|thri|tis *f, pl* **-ti|den** (Ⓔ polyarthritis): Entzündung mehrerer Gelenke

chronische Polyarthritis: *→primär chronische Polyarthritis*

epidemische Polyarthritis (Ⓔ epidemic polyarthritis): *Syn*: *Ross-River-Fieber*; v.a. in Australien und dem Südpazifik auftretende Arbovirusinfektion mit Fieber, Muskel- und Gelenkschmerzen

juvenile Form der chronischen Polyarthritis: *→Still-Syndrom*

primär chronische Polyarthritis (Ⓔ rheumatoid arthritis): *Syn*: *progrediente Polyarthritis, chronische Polyarthritis, progressive chronische Polyarthritis, chronischer Gelenkrheumatismus, rheumatoide Arthritis*; durch Immunreaktionen ausgelöste Polyarthritis* mit Befall großer und kleiner Gelenke und extraartikulärer Strukturen [Sehnenscheiden, Schleimbeutel]; die Erkrankung kann in jedem Lebensalter beginnen [*s.a. Still-Syndrom*], die Häufigkeit nimmt aber mit steigendem Lebensalter zu; Frauen sind dreimal häufiger betroffen als Männer; die Ursache ist multifaktoriell, wobei genetische Disposition und immunologische Reaktionen die Hauptrolle spielen

am Anfang und im Mittelpunkt der Erkrankung steht eine Entzündung der Gelenkinnenhaut [Synovitis*], die über Pannusbildung auch auf die Gelenkflächen übergreift und schließlich alle Strukturen des Gelenkes umfasst [Panarthritis]; die chronische Entzündung führt zur Zerstörung von Gelenkknorpel, Gelenkkapsel, subchondralem Knochen und Sehnenscheiden; charakteristisch für die Frühphase sind entzündliche Schwellungen der kleinen Gelenke von Händen und Füßen, v.a. der Grund- und Mittelgelenke der Finger, die oft symmetrisch sind; im weiteren Verlauf kommt es zum Befall der großen Gelenke und deren unmittelbare Umgebung; die Zerstörung der Gelenkflächen, die Kapselschrumpfung und die Muskelatrophie führen zu Gelenkfehlstelllungen, die v.a. an den Händen sichtbar werden; die rheumatoide Arthritis befällt häufig die Wirbelsäule [fünfte Extremität des Rheumatikers] und führt zu Entzündung der Wirbelgelenke und u.U. zu Subluxation im Atalantoaxialgelenk

Klinik: am Anfang steht Morgensteifigkeit, v.a. der kleinen Gelenke, mit Schwellungsgefühl und Druckschmerzhaftigkeit [z.B. beim Händedruck]; später kommt es dann zu Schwellungen, akuten Gelenkentzündungen mit Überwärmung und schließlich zur Zerstörung der anatomischen Struktur mit Subluxation oder Luxation; die Beteiligung der Sehnenscheiden führt zu schmerzbedingter Bewegungseinschränkung und Kontrakturen; oft kommt es auch zu Sehnenruptur mit z.B. Knopfloch- oder Schwanenhalsdeformität der Finger; **Diagnose**: Anamnese und körperlicher Befund, Labor [Rheumafaktoren, erhöhte BSG, erniedrigtes Serumeisen, Anämie, Leukozytose], Röntgen; **Therapie**: eine kausale Behandlung ist weiterhin nicht möglich; im akuten Schub Analgetika und nicht-steroidale Antirheumatika; die Rolle der sog. **Basistherapeutika** [Goldsalze, Chloroquin*, Penicillamin* und (in Ausnahmefällen) Immunsuppressiva] ist noch nicht ausdiskutiert; wegen der vielfältigen Nebenwirkungen [Niere, Leber, Blutbild], sollten sie mit Vorsicht angewendet werden; Krankengymnastik und Physiotherapie [aktive und passive Bewegungsübungen, kalte oder warme Umschläge, Fango, Bewegungsbad] spielen sowohl im akuten als auch im chronischen Stadium eine wichtige Rolle, weil sie der Einschränkung der Bewegungsfähigkeit der Gelenke vorbeugen; der Nutzen der sog. **Frühsynovektomie** ist ebenfalls umstritten; im Stadium der Gelenkzerstörung können Arthrodesen oder Gelenkersatz zur Schmerzlinderung und Verbesserung der Mobilität eingesetzt werden

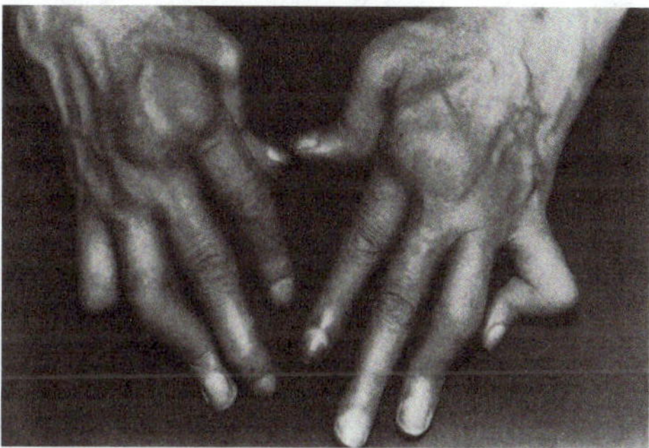

Abb. P120. Primär chronische Polyarthritis

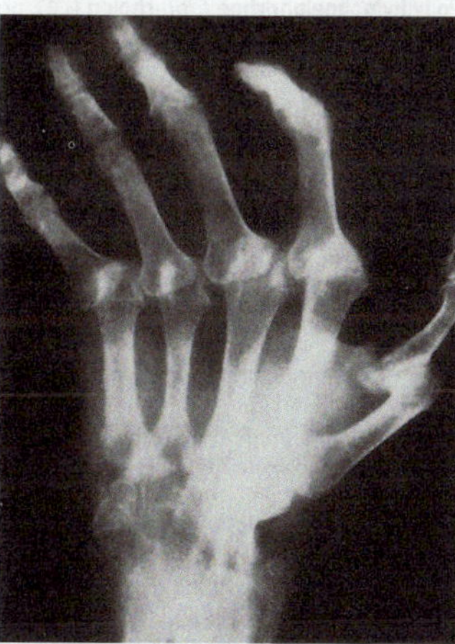

Abb. P121. Primär chronische Polyarthritis

Tab. P122. Diagnose der primär chronischen Polyarthritis

Wenigstens drei der folgenden Symptome müssen vorhanden sein:
Morgensteifigkeit mindestens eine Stunde mehr als 6 Wochen
Gelenkschwellung mindestens drei Gelenke mehr als 6 Wochen
Symmetrische Fingergrund- und -mittelgelenkschwellung mehr als 6 Wochen
Rheumaknoten
Rheumafaktoren
Gelenknahe Osteoporose und Erosionen

progrediente Polyarthritis: →*primär chronische Polyarthritis*

progressive chronische Polyarthritis: →*primär chronische Polyarthritis*

Polyarthritis rheumatica acuta: →*rheumatisches Fieber*

polylarlthriltisch *adj* (Ⓔ holarthritic): Polyarthritis betreffend, von ihr betroffen oder gekennzeichnet

Pollylarlthrolse *f* (Ⓔ polyarthropathy): Arthrose* mehrerer Gelenke

pollylarltilkullär *adj* (Ⓔ polyarticular): ***Syn:*** *multiartikulär*; mehrere/viele Gelenke betreffend

Pollylalvitlalmilnolse *f* (Ⓔ polyavitaminosis): durch Mangel an mehreren Vitaminen hervorgerufene Erkrankung; *s.a. Hypovitaminose, Avitaminose*

Pollylcheilrie *f* (Ⓔ polycheiria): ***Syn:*** *Polychirie*; Fehlbildung mit mehr als zwei Händen

Pollylchelmolthelralpie *f* (Ⓔ polychemotherapy): Chemotherapie mit mehreren Substanzen; *s.a. Essay Chemotherapie S. 349*

Pollylchilrie *f*: →*Polycheirie*

Pollylchondlriltis *f, pl* **-tilden** (Ⓔ polychondritis): Entzündung mehrerer Knorpel oder knorpeliger Strukturen

Polychondritis chronica atrophicans: →*Polychondritis recidivans et atrophicans*

Polychondritis recidivans et atrophicans (Ⓔ relapsing polychondritis): ***Syn:*** *rezidivierende Polychondritis, Polychondritis chronica atrophicans, von Meyenburg-Altherr-Uehlinger-Syndrom, Meyenburg-Altherr-Uehlinger-Syndrom, systematisierte Chondromalazie*; ätiologisch ungeklärte, seltene Entzündung von knorpeligen Teilen der Nase [Sattelnase*], des Ohrs [Blumenkohlohr], der oberen Luftwege und der Augen

rezidivierende Polychondritis: →*Polychondritis recidivans et atrophicans*

pollylchondlriltisch *adj* (Ⓔ polychondritic): Polychondritis betreffend, von ihr betroffen oder gekennzeichnet

Pollylchrest *nt* (Ⓔ polychrest): in der Homöopathie Bezeichnung für ein Arzneimittel mit einer großen Anzahl von Symptomen im Arzneimittelbild*; kann deshalb bei einer Vielzahl von Erkrankungen verordnet werden

pollylchrom *adj* (Ⓔ polychromic): ***Syn:*** *polychromatisch*; vielfarbig, bunt

Pollylchrolmalsie *f* (Ⓔ **1.** chromatopsia **2.** polychromasia): **1.** normales Farbensehen* **2.** ***Syn:*** *Polychromatophilie*; Anfärbbarkeit mit mehreren Farbstoffen

pollylchrolmaltisch *adj*: →*polychrom*

Pollylchrolmaltolphillie *f* (Ⓔ polychromasia): ***Syn:*** *Polychromasie*; Anfärbbarkeit mit mehreren Farbstoffen

Pollylcytlhaelmia *f* (Ⓔ polycythemia): ***Syn:*** *Polyzythämie*; Vermehrung der roten Blutkörperchen im Blut; oft synonym mit Polyglobulie* verwendet

Polycythaemia hypertonica: →*Polycythaemia rubra hypertonica*

Polycythaemia rubra hypertonica (Ⓔ benign polycythemia): ***Syn:*** *Gaisböck-Syndrom, Polycythaemia hypertonica*; Polycythaemia kombiniert mit Hypertonie*

Polycythaemia rubra vera: →*Polycythaemia vera*

Polycythaemia vera (Ⓔ primary polycythemia): ***Syn:*** *Osler-Krankheit, Osler-Vaquez-Krankheit, Vaquez-Osler-Syndrom, Morbus Vaquez-Osler, Erythrämie, Polycythaemia rubra vera*; myeloproliferative Erkrankung mit Vermehrung der roten Blutkörperchen [Erythrozyten] im peripheren Blut; ist begleitet von Milzvergrößerung, Erhöhung der Thrombozyten [> 400.000/µl], Leukozyten [> 12.000/µl] und der alkalischen Leukozytenphosphatase in den neutrophilen Granulozyten*; **Klinik**: die meist älteren Patienten klagen über Müdigkeit, Schwäche, Kurzatmigkeit, Kopfschmerzen, Schwindel und Sehstörungen; die Haut und Schleimhäute sind rot oder zyanotisch; dazu kommen Ekzeme*, Ekchymosen* und manchmal knotenförmige, schmerzhafte, blau-rote Infiltrate; **Therapie** und **Prognose**: in der Anfangsphase ist oft ein regelmäßiger Aderlass ausreichend, führt aber schnell zur Entwicklung eines Eisenmangel; aus diesem Grund wird versucht, die Zahl der roten

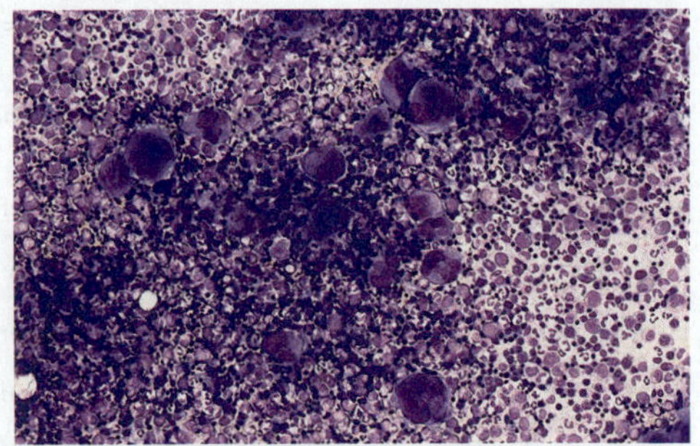

Abb. P123. Polycythaemia vera

Zellen mittels Zytostatika [Busulfan*] oder Radiophosphor* zu senken; die mittlere Überlebenszeit beträgt 9–12 Jahre

polyldakltyl *adj* (Ⓔ polydactylous): Polydaktylie betreffend, mehrfingrig

Polyldakltyllie *f* (Ⓔ polydactyly): ***Syn:*** *Hyperdaktylie*; angeborene Überzahl von Fingern oder Zehen

Polyldeslolxylrilbolnuclleloltidlsynlthalse (ATP) *f*: *→Polynucleotidligase*

Polyldilmelthyllsillolxan *nt*: *→Dimeticon*

Polyldiplsie *f* (Ⓔ polydipsia): krankhaft gesteigerter Durst, Vieltrinken; v.a. bei Diabetes* insipidus, dekompensiertem Diabetes* mellitus oder anderen Formen der Polyurie*; kommt auch als **psychogene Polydipsie** [auch psychogener Pseudodiabetes insipidus] vor, die in Extremfällen zum Tode führen kann

Polyldyslplalsia *f*: *→Polydysplasie*

Polydysplasia ectodermica Typ Cole-Rauschkolb-Toomey: *→Dyskeratosis congenita*

Polyldyslplalsie *f* (Ⓔ polydysplasia): ***Syn:*** *Polydysplasia*; Dysplasie* mehrerer Organe oder Organsysteme

Polyldysltrolphia *f*: *→Polydystrophie*

Polyldysltrolphie *f* (Ⓔ polydystrophy): ***Syn:*** *Polydystrophia*; Dystrophie* mehrerer Organe oder Strukturen

polyldysltrolphisch *adj* (Ⓔ polydystrophic): Polydystrophie betreffend, von ihr betroffen oder gekennzeichnet, durch sie bedingt

polyleldrisch *adj* (Ⓔ polyhedral): Polyeder betreffend, in der Form eines Polyeders

Polylemlbrylolnie *f* (Ⓔ polyembryony): Entstehung mehrerer Embryonen aus einem Ei; führt zu eineiiger Mehrlingsschwangerschaft

Polylen *nt* (Ⓔ polyene): organische Verbindung mit mehreren Doppelbindungen

Polylenlanltilbiloltilkum *nt, pl* **-ka** (Ⓔ polyene antibiotic): Gruppe von Substanzen mit vorwiegend antimykotischer Wirkung, wie z.B. Nystatin* und Natamycin*

polylenldolkrin *adj* (Ⓔ polyendocrine): mehrere endokrine Drüsen betreffend

Polylenldolkrilnolpalthie *f* (Ⓔ polyendocrinopathy): Erkrankung mehrerer endokriner Drüsen; *s.a. multiple endokrine Adenopathie*

Polylenlfettlsäulre *f*: *→Polyensäure*

Polylenlsäulre *f* (Ⓔ polyenoic fatty acid): ***Syn:*** *Polyenfettsäure*; mehrfach ungesättigte Fettsäure*

Polylfrucltolse *f* (Ⓔ polyfructose): ***Syn:*** *Fruktosan, Fructosan, Levulan, Laevulan, Polyfruktose*; aus Fructose*-Einheiten aufgebautes Polysaccharid*

Polylfrukltolse *f*: *→Polyfructose*

Polylgallae raldix *f* (Ⓔ senega root): *s.u. Senega*

Polylgalaktie *f* (Ⓔ polygalactia): ***Syn:*** *Hypergalaktie*; übermäßige Milchsekretion

Polylgalla selnelga *f*: *→Senega*

polylganlglilolnär *adj* (Ⓔ polyganglionic): mehrere Ganglien betreffend

Polylgelmilnie *f* (Ⓔ polygeminy): Herzrhythmusstörung mit variabler Zahl von Extrasystolen

polylgen *adj* (Ⓔ polygenic): ***Syn:*** *polygenisch*; Polygenie betreffend

Polylgelnie *f* (Ⓔ polygenia): Beteiligung mehrerer Gene an der Ausbildung eines Phänotyps

polylgelnisch *adj*: *→polygen*

polylglanldullär *adj* (Ⓔ polyglandular): ***Syn:*** *multiglandulär, pluriglandulär*; mehrere Drüsen/Glandulae betreffend

Polylglolbullie *f* (Ⓔ hyperglobulia): ***Syn:*** *Hyperglobulie*; Vermehrung der roten Blutkörperchen im peripheren Blut

Polylgolni alvilcullalris herlba *f* (Ⓔ knotgrass herb): Kraut des Vogelknöterichs*

Polylgolnum alvilcullalre *nt*: *→Vogelknöterich*

Polylgramm *nt* (Ⓔ polygram): bei der Polygraphie erhaltene graphische Darstellung

Polylgraph *m* (Ⓔ polygraph): ***Syn:*** *Polygraf*; Gerät zur Polygraphie

Polylgralphie *f* (Ⓔ polygraphy): ***Syn:*** *Polygrafie*; simultane Aufzeichnung mehrerer biophysiologischer Parameter; in den USA als Lügendetektor weit verbreitet; wird in Europa mehr in der Forschung [Schlafforschung] eingesetzt; *s.a. Essay Elektroenzephalogramm S. 563, Essay Schlaf und Schlafstörungen S. 1915*

Polylgylrie *f* (Ⓔ polygyria): ***Syn:*** *Polymikrogyrie*; Entwicklungsanomalie des Gehirns mit Ausbildung zahlreicher kleiner Hirnwindungen

Polylhelxolse *f* (Ⓔ polyhexose): aus Hexose*-Einheiten aufgebautes Polysaccharid*, z.B. Glykogen

Polylhidlrolse *f*: *→Hyperhidrose*

Polylhildrolsis *f, pl* **-ses**: *→Hyperhidrose*

polylhidlroltisch *adj* (Ⓔ polyhidrotic): ***Syn:*** *hyperhidrotisch*; Polyhidrose betreffend, von ihr betroffen oder gekennzeichnet

Polylhyldramlnie *f*: *→Hydramnion*

Polylhyldramlnilon *nt*: *→Hydramnion*

Polylhyldrolxylbutlterlsäulre *f* (Ⓔ polyhydroxybutyric acid): *s.u. Essay Bakterien S. 217*

Polylhylperlmelnorlrhoe *f, pl* **-rholen** (Ⓔ polyhypermenorrhea): ***Syn:*** *Hyperpolymenorrhoe*; zu häufige und verstärkte Regelblutung, d.h., der Zyklus ist kürzer als 21 Tage; ist behandlungsbedürftig, wenn die häufigen Blutungen zu einer Eisenmangelanämie führen

Polylhylpolmelnorlrhoe *f, pl* **-rholen** (Ⓔ polyhypomenorrhea): zu häufige und zu schwache Menstruationsblutung

Polylildrolsis *f, pl* **-ses**: *→Hyperhidrose*

Polylilne *pl* (Ⓔ polyines): *s.u. Alkin*

Polylkalrylolzyt *m* (Ⓔ polykaryocyte): vielkernige Riesenzelle*

polylklolnal *adj* (Ⓔ polyclonal): aus vielen Klonen (bestehend)

Polylkolrie *f* (Ⓔ polycoria): Vorkommen überzähliger Pupillen; i.d.R. als Lochbildung in der Iris bei Atrophie; führt zu monokularer Diplopie*

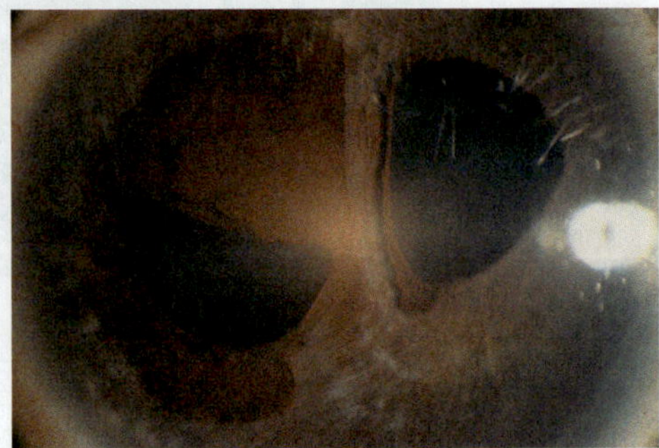

Abb. P124. Polykorie

polylkrot *adj* (Ⓔ polycrotic): Polykrotie betreffend; mehrgipfelig

Polylmasltie *f* (Ⓔ polymastia): ***Syn:*** *Mamma accessoria, akzessorische Mamma*; Vorkommen zusätzlicher Brustanlagen im Verlauf der Milchleiste*; häufiger ist aber die Polythelie*, bei der nur die Brustwarze angelegt ist

Po|ly|me|lie *f* (Ⓔ polymelia): Vorkommen überzähliger Gliedmaßen

Po|ly|me|nor|rhoe *f, pl* **-rho|en** (Ⓔ polymenorrhea): ***Syn:*** *Epimenorrhoe*; zu häufige Regelblutung, d.h., der Zyklus ist kürzer als 21 Tage; ist behandlungsbedürftig, wenn die häufigen Blutungen verstärkt sind [**Hyperpolymenorrhoe**] und zu einer Eisenmangelanämie führen

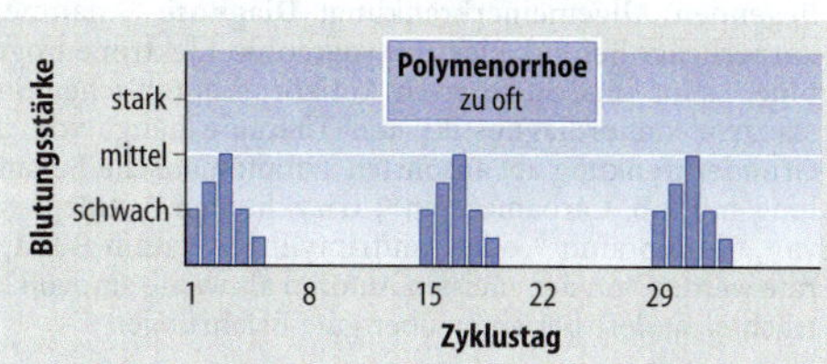

Abb. P125. Polymenorrhoe

Po|ly|mer *nt* (Ⓔ polymer): aus Einzelmolekülen [Monomere] zusammengesetztes Makromolekül

po|ly|mer *adj* (Ⓔ polymeric): durch Polymerisation entstanden, auf Polymerisation beruhend, die Eigenschaften eines Polymers habend

Po|ly|me|ra|se|ket|ten|re|ak|ti|on *f* (Ⓔ polymerase chain reaction): ***Syn:*** *PCR-Methode*; Verfahren der Gentechnologie, bei der bereits synthetisierte DNA-Abschnitte als Matrize dienen [*s.a. Abb. P126*]; bei der **reversen Transkription-Polymerasekettenreaktion** kann RNA als Ausgangsmaterial verwendet werden; mit Hilfe der Polymerasekettenreaktion können DNA- oder RNA-Sequenzen analysiert, Gene identifiziert, Krankheitserreger und Verwandtschaftsgrade zwischen Species bestimmt werden usw.

Po|ly|me|rie *f* (Ⓔ polymeria): Vorkommen überzähliger Organe oder Körperteile

Po|ly|me|ri|sa|ti|on *f* (Ⓔ polymerization): Bildung eines Polymers aus Monomeren

Po|ly|mi|kro|gy|rie *f*: → *Polygyrie*

Po|ly|mor|bi|di|tät *f* (Ⓔ polymorbidity): ***Syn:*** *Mehrfacherkrankung, Polypathie, Multimorbidität*; Vorkommen mehrerer Erkrankungen bei einem Patienten

po|ly|morph *adj* (Ⓔ polymorphic): ***Syn:*** *multiform, multimorph, pleomorph*; in vielen Erscheinungsformen/Gestalten vorkommend, mehrgestaltig, vielförmig, vielgestaltig

Po|ly|mor|phie *f*: → *Polymorphismus*

Po|ly|mor|phis|mus *m* (Ⓔ polymorphism): ***Syn:*** *Polymorphie*; Vielförmigkeit, Vielgestaltigkeit von Zellen oder Chromosomen

chromosomaler Polymorphismus (Ⓔ chromosomal polymorphism): Vorkommen von zwei oder mehreren Strukturvarianten eines Chromosoms

genetischer Polymorphismus (Ⓔ genetic polymorphism): Vorkommen von mindestens zwei Phänotypen eines monogen vererbten Merkmals, die auf mindestens zwei Genotypen zurückzuführen sind, die nicht selten sind, d.h. eine Häufigkeit von mindestens 1–2 % haben; trifft z.B. auf die meisten Blutgruppenantigene zu

po|ly|morph|ker|nig *adj* (Ⓔ polymorphonuclear): mit vielgestaltigem Kern

po|ly|morph|zel|lig *adj* (Ⓔ polymorphocellular): aus unterschiedlichen Zellen bestehend

Po|ly|my|al|gia *f*: → *Polymyalgie*

Polymyalgia rheumatica (Ⓔ polymyalgia rheumatica): ätiologisch ungeklärte Muskelerkrankung, die vorwiegend ältere Patienten befällt; es besteht eine enge Beziehung zur Arteriitis* cranialis, die ebenfalls vorwiegend Patienten im Alter über 50 Jahren befällt; aus diesem Grund werden die beiden Erkrankungen oft zusammen als **Arteriitis-cranialis-Polymyalgie-Syndrom** bezeichnet; der Verlauf ist von nächtlichen und morgendlichen Muskelschmerzen und Muskelsteifigkeit gekennzeichnet; bei der Muskelbiopsie finden sich eine Riesenzellarteriitis*; **Therapie**: Langzeit-

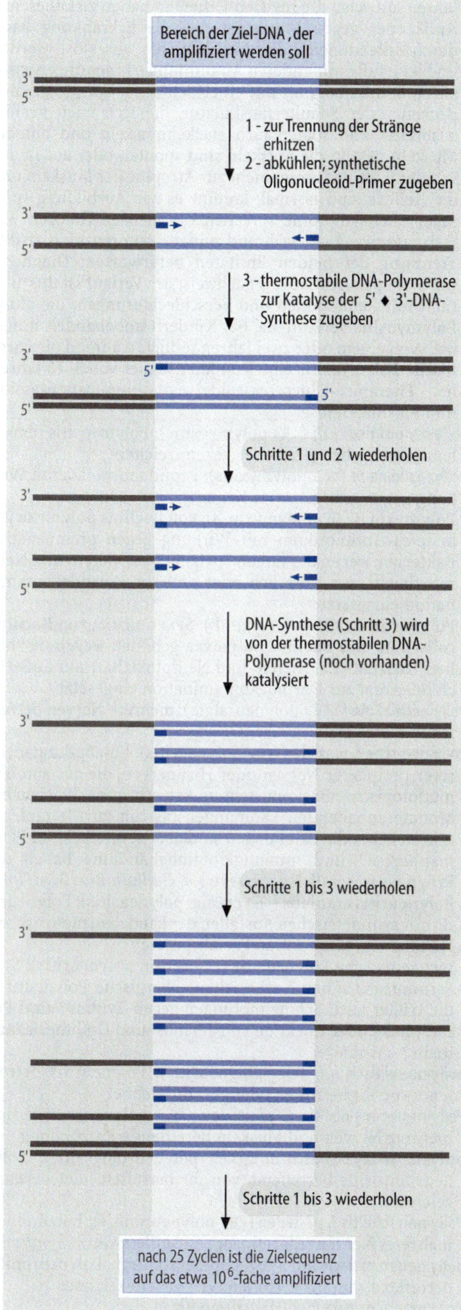

Abb. P126. Polymerasekettenreaktion

behandlung mit Glucocorticosteroiden [z.B. Methylprednisolon*]

Po|ly|my|al|gie *f* (Ⓔ polymyalgia): ***Syn:*** *Polymyalgia*; Schmerzen in mehreren Muskeln

Po|ly|my|o|pa|thie *f* (Ⓔ polymyopathy): Erkrankung mehrerer Muskeln

Po|ly|my|o|si|tis *f, pl* **-ti|den** (Ⓔ **1.–2.** polymyositis): **1.** Entzündung mehrerer Muskeln oder Muskelgruppen **2.** Autoimmunerkrankung, die Frauen doppelt so häufig befällt als Männer und einen Erkrankungsgipfel zwischen 40 und 60

P

Jahren aufweist; die meisten Patienten haben zirkulierende Antikörper gegen Muskelgewebe; die Erkrankung kann durch Infektionen oder Medikamente ausgelöst werden und ist häufig mit anderen Autoimmunerkrankungen assoziiert; **Klinik:** beginnt mit einer Schwäche der proximalen Becken- oder Schultermuskulatur, die sich nach kranial ausbreitet und später auch Nackenmuskeln und bulbäre Muskeln befällt; die Muskeln sind spontan oder auf Druck schmerzhaft; es kommt nicht zur Atrophie der Muskeln und die Reflexe sind normal; kommt es zur Ausbildung typischer Hautsymptome sprechen die meisten Autoren von Dermatomyositis*, während andere Autoren eine strikte Trennung der beiden Entitäten befürworten; **Diagnose:** EMG, Biopsie, Antikörpernachweis; der **Verlauf** ist fluktuierend mit Remissionen und Verschlechterungen; die **akute Polymyositis** verläuft v.a. bei Kindern unbehandelt innerhalb von einem oder zwei Jahren tödlich, während die **chronische Polymyositis** eine Krankheitsdauer von 5–10 Jahren hat; **Therapie:** Glucocorticoide; evtl. Immunsuppression und Plasmapherese

polly|my|o|si|tisch *adj* (Ⓔ polymyositic): Polymyositis betreffend, von ihr betroffen oder gekennzeichnet

Polly|my|xi|ne *pl* (Ⓔ polymyxins): Peptidantibiotika mit Wirkung gegen gramnegative Keime

Polymyxin B (Ⓔ polymyxin B): von **Bacillus polymyxa** gebildetes Antibiotikum mit Wirkung gegen gramnegative Bakterien; wegen der hohen Toxizität [v.a. Nieren- und Neurotoxizität] nur äußerlich oder oral zur Darmdekontamination eingesetzt

Polymyxin E (Ⓔ polymyxin E): ***Syn:*** *Colistin*; von **Bacillus colistinus** und **Bacillus polymyxa** gebildet; wegen der hohen Toxizität [v.a. Nieren- und Neurotoxizität] nur äußerlich oder oral zur Darmdekontamination eingesetzt

Polly|neur|al|gie *f* (Ⓔ polyneuralgia): mehrere Nerven betreffende Neuralgie*

Polly|neu|ri|tis *f, pl* **-ti|den** (Ⓔ polyneuritis): Entzündung mehrerer peripherer Nerven oder Hirnnerven, die auf autoimmunologischer Basis entsteht und zu schweren, Wochen bis Monate anhaltenden Lähmungen bis hin zur Tetraplegie führen kann; die Lähmungen sind aber reversibel und Plasmapherese* und Immunglobulinbehandlung haben die Prognose wesentlich gebessert; *s.a. Guillain-Barré-Syndrom*

Polyneuritis cranialis (Ⓔ cranial polyneuritis): Polyneuritis mit symmetrischen Ausfällen der kaudalen, motorischen Hirnnerven; führt z.B. zu Fazialisparese*

serogenetische Polyneuritis (Ⓔ serum polyneuritis): ***Syn:*** *Serumneuritis*; heute sehr seltene allergische Polyneuritis, die früher nach Schutzimpfungen gegen Typhus* und Paratyphus* oder Injektion von Tetanus- und Diphtherieantitoxin* auftrat

polly|neu|ri|tisch *adj* (Ⓔ polyneuritic): Polyneuritis betreffend, von ihr betroffen oder gekennzeichnet

Polly|neu|ro|my|o|si|tis *f, pl* **-ti|den** (Ⓔ polyneuromyositis): mehrere Nerven und Muskeln betreffende Entzündung

polly|neu|ro|my|o|si|tisch *adj* (Ⓔ polyneuromyositic): Polyneuromyositis betreffend, von ihr betroffen oder gekennzeichnet

Polly|neu|ro|ni|tis *f, pl* **-ti|den** (Ⓔ polyneuronitis): Entzündung mehrerer Nervenzellgruppen; *s.a. Guillain-Barré-Syndrom*

polly|neu|ro|ni|tisch *adj* (Ⓔ polyneuronitic): Polyneuronitis betreffend, von ihr betroffen oder gekennzeichnet

Polly|neu|ro|pa|thia *f*: *→Polyneuropathie*

Polyneuropathia diabetica: *→diabetische Polyneuropathie*

Polly|neu|ro|pa|thie *f* (Ⓔ polyneuropathy): ***Syn:*** *Polyneuropathia*; Erkrankung mehrerer Nerven; systemische Erkrankung peripherer Nerven [mit oder ohne Hirnnervenbeteiligung], die motorische, sensible und vegetative Fasern befällt; Polyneuropathien führen entweder primär zu axonaler Degeneration [**axonale Polyneuropathie**] oder zu segmentaler Markscheidenschädigung [**Markscheidenpolyneuropathie**]; man kann die Polyneuropathien auch nach der Ätiologie einteilen [*s.a. Tab. P127*], wobei Alkoholabusus und Diabetes* mellitus weitaus am häufigsten sind, oder nach dem klinischen Verlauf [akut/subakut/chronisch], Befallsmuster [proximal/distal/symmetrisch/multiplex, sensibel/motorisch/sensomotorisch] etc. **Klinik:** meist schlaffe Lähmung(en) distal an den Extremitäten, die sich nicht auf das Versorgungsgebiet einzelner Nerven oder Nervenwurzeln beschränken; Ausfall oder Abschwächung der Eigenreflexe; strumpf- und handschuhförmige Störungen der Sensibilität; Störung der vegetativen Innervation mit distaler Zyanose, umschriebener Hyper- oder Hypohidrose, trophischen Hautstörungen etc.; dazu kommen noch die spezifischen Symptome der zu Grunde liegenden Allgemeinerkrankung; **Diagnose:** Anamnese, körperlicher Befund, Elektromyographie, Elektroneurographie, Labor [u.a. Suche nach Antikörpern, toxischen Substanzen, Liquordiagnostik]; die **Therapie** hängt von der Grunderkrankung ab; ansonsten symptomatische Behandlung mit z.B. Carbamazepin*, trizyklischen Antidepressiva*, Clomipramin* oder Amitriptylin*; Vitamin B-Präparate werden von den meisten Autoren als wenig sinnvoll betrachtet, andere berichten über gute Erfahrungen

Tab. P127. Ätiologie der Polyneuropathien

PNP bei Stoffwechselstörungen
Diabetes mellitus
Urämie
Leberzirrhose
Hypothyreose
PNP bei exogen-toxischen Störungen
Alkohol
Medikamente
Lösungsmittel
Schwermetalle
Genetisch bedingte PNP
Hereditäre motorische und sensible Neuropathien
PNP bei primärer Amyloidose
Neuropathie mit Neigung zu Druckparesen
PNP bei Porphyrie
PNP bei Dys- und Paraproteinämie
Gammopathien
Morbus Waldenström
PNP bei Mangel- und Fehlernährung
Vitamin-Resorptionsstörungen
Mangelernährung
Sprue
PNP bei Kollagenosen
Panarteriitis nodosa
Andere Kollagenosen
Entzündliche PNP
Guillain-Barré-Syndrom
Lepra
HIV-Infektion
Botulismus
Borreliose

demyelinisierende Polyneuropathie (Ⓔ demyelinating polyneuropathy): *s.u. Essay AIDS S. 31*

diabetische Polyneuropathie (Ⓔ diabetic polyneuropathy): ***Syn:*** *Polyneuropathia diabetica*; häufigste Form der metabolischen Polyneuropathie; tritt v.a. jenseits des 50. Lebensjahres auf und macht insgesamt ca. 30 % aller Fälle von Polyneuropathie aus; führt v.a. zu distaler sensomotorischer Polyneuropathie, kann aber auch zu Hirnnervenlähmungen [Nervus oculomotorius, facialis, abducens], diabetischer Radikulopathie und vegetativer Neuropathie, mit z.B. Schmerzunempfindlichkeit des Herzens [**stummer Herzinfarkt**] führen

entzündliche Polyneuropathie (Ⓔ inflammatory polyneuropathy): klassisch bei Lepra*, aber auch Lyme-Disease [Bannwarth*-Syndrom]; *s.a. Polyneuritis, Guillain-Barré-Syndrom*

hereditäre Polyneuropathie (Ⓔ hereditary polyneuropathy): *s.u. hereditäre motorische und sensible Neuropathie,*

P

hereditäre sensible Neuropathie
metabolische Polyneuropathie (Ⓔ metabolic polyneuropathy): Polyneuropathie bei Stoffwechselstörungen, z.B. Diabetes mellitus [diabetische Polyneuropathie*], Urämie, Hypothyreose
toxische Polyneuropathie (Ⓔ toxic polyneuropathy): Polyneuropathie durch exogene Noxen; am häufigsten durch Alkohol [häufigste Polyneuropathie überhaupt; beruht auf einer komplexen Fehl- bzw. Mangelernährung], Medikamente [*s.a. Tab. P128*], Schwermetalle [Bleineuropathie*] oder Lösungsmittel

Tab. P128. Medikamentöse Polyneuropathien

Zytostatika	
Vincristin	Distale, sensomotorische PNP
Cisplatin	Distale, sensomotorische PNP
Antibiotika und Chemotherapeutika	
Penicillin und Abkömmlinge	Mononeuritis multiplex, selten sensomotorische PNP
Streptomycin	Hirnnerven-Neuropathie
Amphotericin	Schwerpunkt-PNP, vorwiegend motorisch
Chloramphenicol	Sensible Neuropathie
Nitrofurantoin	Distale, sensible PNP
Sulfonamide	Motorische Neuropathie
Tuberkulostatika	Distale, sensomotorische PNP
Antirheumatika	
Indometacin	Sensomotorische, distale PNP
Colchicin	Sensomotorische, distale PNP
Antiepileptika und Antidepressiva	
Diphenylhydantoin	Distale Polyneuropathie, Kleinhirnschädigung
Trizyklische Antidepressiva	Distale, sensomotorische PNP (selten)
Herz-Kreislaufmittel	
Hydralazin	Sensible Neuropathie
Antikoagulanzien	Schwerpunkt-PNP (selten)
Propranolol	Sensible Reizerscheinungen, sensible PNP
Ergotamin	Distale, sensomotorische Polyneuropathie

Polylneulrolraldilkullilits *f, pl* **-tilden** (Ⓔ polyneuroradiculitis): mehrere Spinalnerven und Spinalnervenwurzeln betreffende Entzündung; oft gleichsetzt mit Polyradikuloneuritis [Guillain*-Barré-Syndrom]; *s.a. Polyneuritis*
Polylnulcleloltid *nt* (Ⓔ polynucleotide): aus Nucleotiden bestehendes Polymer; Nucleinsäure*
Polylnulcleloltidllilgalse *f* (Ⓔ polynucleotide ligase): ***Syn:*** *DNS-Ligase, DNA-Ligase, Polydesoxyribonukleotidsynthase (ATP), Polynukleotidligase*; Enzym, das die Bildung der Phosphodiesterbindung bei der DNA-Synthese katalysiert
polylnulklelär *adj* (Ⓔ polynuclear): ***Syn:*** *multinukleär, multinuklear*; viele Kerne/Nuklei enthaltend, vielkernig, mehrkernig
Polylnulklelоltid *nt*: *→Polynucleotid*
Polylnulklelоltidllilgalse *f*: *→Polynucleotidligase*
Polyole *Abk.*: polyhydrierte Alkohole
Pollylolmalvilrus *nt, pl* **-ren** (Ⓔ polyomavirus): ***Syn:*** *Miopapovavirus*; Gattung onkogener DNA-Viren, die bei Wirbeltieren und Menschen Tumoren verursachen können
Pollylolnylchie *f* (Ⓔ polyonychia): Vorkommen überzähliger Finger- oder Zehennägel
Pollylolpie *f*: *→Polyopsie*
Pollyloplsie *f* (Ⓔ polyopsia): ***Syn:*** *Polyopie*; Mehrfachsehen, z.B. Doppelsehen [Diplopie*] oder Dreifachsehen [Triplopie]
Pollylorlchildie *f* (Ⓔ polyorchidism): ***Syn:*** *Polyorchie*; Vorkommen überzähliger Hoden
Pollylorlchie *f*: *→Polyorchidie*
pollylosltoltisch *adj* (Ⓔ polyostotic): mehrere Knochen betreffend
Pollyloltie *f* (Ⓔ polyotia): Vorkommen überzähliger Ohrmuscheln
pollylolvullär *adj* (Ⓔ polyovular): mehr als ein Ei/Ovum enthaltend, aus mehr als einem Ei entstanden
Pollylolvullaltilon *f* (Ⓔ polyovulation): gleichzeitige Ovulation* mehrerer Eier; kann zu mehreiiger Mehrlingsschwangerschaft führen; tritt besonders häufig bei medikamentöser Ovulationsinduktion [Clomifen*, Gonadotropine*] bei ovarieller Sterilität auf; *s.a. Essay Infertilität und Sterilität S. 1041*
Pollyp *m* (Ⓔ polyp): ***Syn:*** *Polypus*; gutartiger, gestielter Schleimhauttumor; man kann **neoplastische Polypen**, z.B. tubuläre oder villöse Adenome*, und die wesentlich häufigeren **nicht-neoplastischen Polypen**, v.a. **entzündliche Polypen** und **hyperplastische Polypen**, unterscheiden; für einen Teil der neoplastischen Polypen, z.B. kolorektale Polypen, gibt es ein dokumentiertes Entartungsrisiko [**polyp-cancer sequence**]; *s.a. Polypose*
Pollylpalpilllolma trolpilcum *nt*: *→Frambösie*
Pollylpalthie *f* (Ⓔ polypathia): ***Syn:*** *Mehrfachleiden, Mehrfacherkrankung, Polymorbidität, Multimorbidität*; gleichzeitiges Vorkommen mehrerer Erkrankungen bei einem Patienten
aphthoide Polypathie (Ⓔ aphthoid): ***Syn:*** *Aphthoid Pospischill-Feyrter, vagantes Aphthoid*; schwere Verlaufsform der Gingivostomatitis* herpetica bei abwehrgeschwächten Kindern
polyp-cancer sequence *f* (Ⓔ polyp-cancer sequence): *s.u. Polyp*
Pollylpekltolmie *f* (Ⓔ polypectomy): ***Syn:*** *Polypenabtragung, Polypenentfernung*; operative Entfernung/Abtragung von Polypen; im Magen-Darm-Kanal meist als **endoskopische Polypektomie**
Pollylpenlabltralgung *f*: *→Polypektomie*
Pollylpenlentlferlnung *f*: *→Polypektomie*
pollylpenlförlmig *adj* (Ⓔ polypiform): polypös*
Pollylpepltid *nt* (Ⓔ polypeptide): Peptid* aus mehr als 10 Aminosäuren*
Pollylpepltidlälmie *f* (Ⓔ polypeptidemia): ***Syn:*** *Hyperpolypeptidämie*; erhöhter Polypeptidgehalt des Blutes
Pollylpepltidlhorlmon *nt* (Ⓔ polypeptide hormone): ***Syn:*** *Proteohormon*; aus Aminosäuren aufgebautes Hormon*, z.B. Insulin*
Pollylpelrilosltiltis *f, pl* **-tiltilden** (Ⓔ polyperiostitis): Entzündung der Knochenhaut mehrerer Knochen
pollylpelrilosltiltisch *adj* (Ⓔ polyperiostitic): Polyperiostitis betreffend, von ihr betroffen oder gekennzeichnet
Pollylphalgie *f* (Ⓔ polyphagia): krankhafte Gefräßigkeit; wird i.d.R. durch ein Fehlen des Sättigungsgefühls hervorgerufen
Pollylphallanlgie *f* (Ⓔ polyphalangia): ***Syn:*** *Vielgliedrigkeit, Hyperphalangie*; Vorkommen überzähliger Finger- oder Zehenglieder
pollylphän *adj* (Ⓔ polyphenic): ***Syn:*** *pleiotrop*; Polyphänie betreffend, auf ihr beruhend
Pollylphälnie *f* (Ⓔ pleiotropy): ***Syn:*** *Pleiotropie*; Kontrolle mehrerer phänotypischer Merkmale durch ein Gen
pollylphob *adj* (Ⓔ polyphobic): Polyphobie betreffend, durch sie gekennzeichnet
Pollylpholbie *f* (Ⓔ polyphobia): krankhafte Angst vor mehreren Gegenständen, Situationen usw.
Pollylphralsie *f* (Ⓔ polyphrasia): ***Syn:*** *Redesucht, Zungendelirium, Logorrhö*; bei verschiedenen Psychosen* auftretender ungehemmter Redefluss
Pollylplelgie *f* (Ⓔ polyplegia): Lähmung mehrerer Muskeln
pollylploid *adj* (Ⓔ polyploid): Polyploidie betreffend, mehr als zwei Chromosomensätze besitzend
Pollylploildie *f* (Ⓔ polyploidy): Vorhandensein von mehr als zwei vollständigen Chromosomensätzen
Pollylpoldie *f* (Ⓔ polypodia): Fehlbildung mit mehr als zwei Füßen
pollylpolid *adj*: *→polypös*
pollylpös *adj* (Ⓔ polypous): ***Syn:*** *polypoid*; Polyp(en) betreffend, in Polypenform, polypenartig, polypenähnlich, polypenförmig
Pollylpolse *f* (Ⓔ polyposis): ***Syn:*** *Polyposis*; Vorkommen mul-

tipler Polypen
entzündliche Polypose (Ⓔ pseudopolyposis): ***Syn:*** *Pseudopolyposis*; durch eine entzündliche Schleimhautwucherung vorgetäuschtes Vorkommen multipler Polypen
familiäre Polypose: →*familiäre adenomatöse Polypose*
familiäre adenomatöse Polypose (Ⓔ familial polyposis): ***Syn:*** *familiäre Polypose, Polyposis familiaris, Adenomatosis coli, Dickdarmpolypose, adenomatöse Polyposis coli*; autosomal-dominant vererbte Erkrankung des Dickdarms mit Ausbildung multipler Adenome; obligate Präkanzerose, die spätestens nach dem 30. Lebensjahr zum Auftreten von Kolonkarzinomen führt; **Therapie:** Entfernung von Kolon und Rektum mit Anlage einer ileoanalen Pouchanastomose; *s.a. Essay Mechanismen der Entstehung genetisch bedingter Krebsformen S. 1561, Essay Virus und Tumor S. 2185*

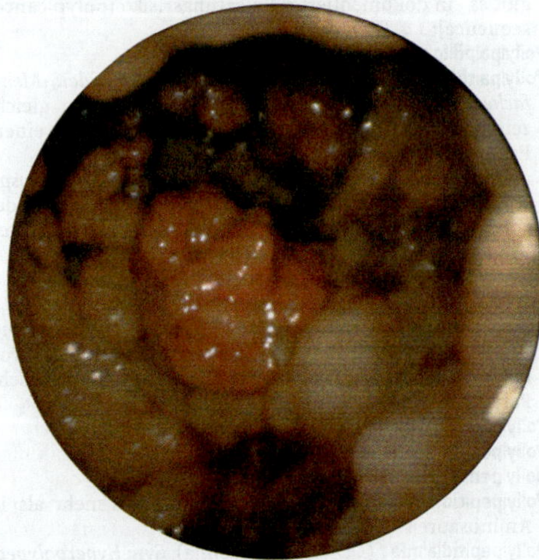

Abb. P129. Familiäre adenomatöse Polypose. Endoskopisches Bild bei Polypose und Kolonkarzinom

gastrointestinale Polypose: →*Polyposis intestinalis*
metaplastische Polypose (Ⓔ hyperplastic polyposis): Polyposis* intestinalis mit mehr als 50 hyperplastischen Polypen
Polly|po|sis *f, pl* **-ses:** →*Polypose*
adenomatöse Polyposis coli: →*familiäre adenomatöse Polypose*
Polyposis corporis uteri (Ⓔ multiple endometrial polyps): *s.u. Korpuspolyp*
Polyposis familiaris: →*familiäre adenomatöse Polypose*
Polyposis gastrici: →*Polyposis ventriculi*
Polyposis intestinalis (Ⓔ intestinal polyposis): ***Syn:*** *gastrointestinale Polypose*; i.d.R. erbliche Polypose des Gastrointestinaltrakts mit multiplen Schleimhautpolypen; meist gleichgesetzt mit Peutz*-Jeghers-Syndrom; *s.a. familiäre adenomatöse Polypose*
Polyposis intestini Peutz-Jeghers: →*Peutz-Jeghers-Syndrom*
Polyposis nasi (Ⓔ nasal polyposis): ***Syn:*** *Woakes-Syndrom*; *s.u. chronische Sinusitis*
Polyposis ventriculi (Ⓔ gastric polyposis): ***Syn:*** *Magenpolypose, Polyposis gastrici*; Vorkommen multipler Magenpolypen, v.a. bei Peutz*-Jeghers-Syndrom und Cronkhite*-Canada-Syndrom
Polly|prag|ma|sie *f* (Ⓔ polypragmasy): gleichzeitige Verabreichung mehrerer Arzneimittel oder Heilmaßnahmen
Polly|pus *m:* →*Polyp*
Polly|ra|di|ku|li|tis *f, pl* **-ti|den** (Ⓔ polyradiculitis): Entzündung mehrerer Spinalnervenwurzeln; *s.a. Guillain-Barré-Syndrom, Polyneuritis*
polly|ra|di|ku|li|tisch *adj* (Ⓔ polyradiculitic): Polyradikulitis betreffend, von ihr betroffen oder gekennzeichnet
Polly|ra|di|ku|lo|neu|ri|tis *f, pl* **-ti|den:** →*Guillain-Barré-Syndrom*

Polly|ri|bo|som *nt* (Ⓔ polyribosome): ***Syn:*** *Polysom, Ergosom*; aus mehreren Ribosomen und einem Molekül Messenger-RNA* bestehender aktiver Eiweißsynthesekomplex der Zelle; als **freie Ergosomen** im Plasma produzieren sie zelleigene Proteine; angelagert an die Membran des endoplasmatischen Retikulums [raues endoplasmatisches Retikulum*] bilden sie Proteine, die aus der Zelle ausgeschleust werden
Polly|rrhoe *f, pl* **-rhoen** (Ⓔ polyrrhea): übermäßige Flüssigkeitsausscheidung
Polly|sac|cha|rid *nt* (Ⓔ polysaccharide): hochmolekulares Kohlenhydrat*, d.h. Kohlenhydrat aus mehr als 10 Monosacchariden; man unterscheidet zwischen **Homoglykanen,** die nur aus einem Monosaccharid aufgebaut sind [z.B. Glykogen*], und **Heteroglykanen,** die aus mehreren Monosacchariden und evtl. auch Aminozuckern, Uronsäuren, Lipiden und Proteinen bestehen
Polly|se|mie *f* (Ⓔ polyspermia): ***Syn:*** *Polyspermie*; erhöhte Ejakulatmenge
Polly|se|ri|tis *f, pl* **-ti|den:** →*Polyserositis*
polly|se|ri|tisch *adj:* →*polyserositisch*
Polly|se|ro|si|tis *f, pl* **-ti|den** (Ⓔ polyserositis): ***Syn:*** *Polyseritis*; Entzündung mehrerer seröser Häute, z.B. Peritonitis* und Perikarditis*; findet sich v.a. bei rheumatischen und anderen autoimmunologischen Erkrankungen
familiäre rekurrente Polyserositis (Ⓔ familial recurrent polyserositis): ***Syn:*** *familiäres Mittelmeerfieber*; ätiologisch ungeklärte, rezidivierende Entzündung seröser Häute [Pleura*, Peritoneum*], die zu sekundärer Amyloidose* und oft terminaler Niereninsuffizienz führt; **Therapie:** symptomatisch; Antiphlogistika*, Analgetika*
polly|se|ro|si|tisch *adj* (Ⓔ polyserositic): ***Syn:*** *polyseritisch*; Polyserositis betreffend, von ihr betroffen oder gekennzeichnet
Polly|si|a|lie *f* (Ⓔ polysialia): ***Syn:*** *Ptyalismus*; vermehrter Speichelfluss
Polly|si|nu|si|tis *f, pl* **-ti|den** (Ⓔ polysinusitis): Entzündung mehrerer Nasennebenhöhlen; *s.a. Sinusitis*
polly|si|nu|si|tisch *adj* (Ⓔ polysinusitic): Polysinusitis betreffend, von ihr betroffen oder gekennzeichnet
Polly|skle|ra|de|ni|tis *f, pl* **-ti|den** (Ⓔ polyscleradenitis): zu Verhärtung führende Entzündung mehrerer Lymphknoten, z.B. bei tertiärer Syphilis
polly|skle|ra|de|ni|tisch *adj* (Ⓔ polyscleradenitic): Polyskleradenitis betreffend, von ihr betroffen oder gekennzeichnet
Polly|skle|ro|se *f:* →*multiple Sklerose*
Polly|som *nt:* →*Polyribosom*
polly|som *adj* (Ⓔ polysomic): Polysomie betreffend, von ihr betroffen oder gekennzeichnet
Polly|so|mie *f* (Ⓔ polysomy): Vorkommen überzähliger Chromosomen im Genom, v.a. als Trisomie*
Polly|sper|mie *f* (Ⓔ spermatorrhea): ***Syn:*** *Samenfluss, Spermatorrhoe*; Samenausfluss aus der Harnröhre ohne Ejakulation
Polly|sple|nie *f* (Ⓔ polysplenia): angeborenes Vorkommen von zwei oder mehreren Milzen; *s.a. Splen accessorius*
posttraumatische Polysplenie (Ⓔ splenosis): ***Syn:*** *Splenose*; klinisch meist asymptomatisch verlaufende Versprengung von Milzgewebe im Bauchraum und/oder Thorax; entsteht durch traumatische Milzruptur oder als Folge von chirurgischen Eingriffen
Polly|sti|chi|a|sis *f, pl* **-ses** (Ⓔ polystichia): angeborene Fehlbildung der Wimpern mit mehreren Wimpernreihen, z.B. Distichiasis*
polly|sy|nap|tisch *adj* (Ⓔ polysynaptic): ***Syn:*** *multisynaptisch*; mehrere Synapsen umfassend
Polly|syn|dak|ty|lie *f* (Ⓔ polysyndactyly): Polydaktylie* mit Verwachsung der Finger oder Zehen
Polly|syn|o|vi|tis *f, pl* **-ti|den** (Ⓔ polysynovitis): mehrere Gelenke betreffende Synovitis; findet sich v.a. bei rheumatischen Erkrankungen; *s.a. Synovitis*
polly|syn|o|vi|tisch *adj* (Ⓔ polysynovitic): Polysynovitis betreffend, von ihr betroffen oder gekennzeichnet
Polly|ten|di|ni|tis *f, pl* **-ti|den** (Ⓔ polytendinitis): mehrere Sehnen betreffende Entzündung; findet sich v.a. bei rheumati-

schen Erkrankungen; *s.a. Tendinitis*

polly|ten|di|ni|tisch *adj* (Ⓔ polytendinitic): Polytendinitis betreffend, von ihr betroffen oder gekennzeichnet

Polly|ten|di|no|bur|si|tis *f, pl* **-tiden**: *→Polytenosynovitis*

Polly|te|no|syn|o|vi|tis *f, pl* **-tiden** (Ⓔ polytenosynovitis): ***Syn:*** *Polytendinobursitis*; mehrere Sehnen und Schleimbeutel betreffende Entzündung; findet sich v.a. bei rheumatischen Erkrankungen; *s.a. Tendosynovitis*

polly|te|no|syn|o|vi|tisch *adj* (Ⓔ polytenosynovitic): Polytenosynovitis betreffend, von ihr betroffen oder gekennzeichnet

Polly|the|lie *f* (Ⓔ polythelia): Vorkommen überzähliger Brustwarzen; relativ häufig bei beiden Geschlechtern; wichtig ist die Abgrenzung von der Polymastie*

Polly|thi|a|zid *nt* (Ⓔ polythiazide): Thiaziddiuretikum; **Anw.**: Saluretikum*, Antihypertensivum*

polly|to|mo|gra|fisch *adj*: *→polytomographisch*

Polly|to|mo|gramm *nt* (Ⓔ polytomogram): bei der Polytomographie erhaltene Aufnahme

Polly|to|mo|gra|phie *f* (Ⓔ polytomography): ***Syn:*** *Polytomografie*; Tomographie* in mehreren Ebenen

polly|to|mo|gra|phisch *adj* (Ⓔ polytomographic): ***Syn:*** *polytomografisch*; Polytomographie betreffend, mittels Polytomographie

polly|top *adj* (Ⓔ polytopic): an mehreren Stellen vorkommend

Polly|to|xi|ko|ma|nie *f* (Ⓔ multiple drug dependence): gleichzeitige Abhängigkeit von mehreren Suchtmitteln

Polly|trau|ma *nt* (Ⓔ multiple traumas): Mehrfachverletzung, bei der eine Verletzung oder eine Kombination mehrere Verletzungen lebensbedrohlich ist; die **Behandlung** des Polytraumas kann in vier Phasen unterteilt werden: **1. Akutphase** oder **Reanimationsphase** [1.–3. Stunde]: Reanimation und Stabilisierung des Patienten am Unfallort [*stay and play*] oder während des Transportes ins Krankenhaus [*load and go*], präklinische und klinische Diagnostik, Vorbereitung zur Operation **2. Primärphase** [3.–72. Stunde]: operative Versorgung von Blutungen, Verletzungen von Hohlorganen und Gefäßen sowie Frakturen; intensivmedizinische Behandlung, evtl. Hämodialyse usw. **3. Sekundärphase**: [3.–10. Tag] weitere Stabilisierung und Erholung durch intensivmedizinische und chirurgische Behandlung [u.a. Wunddébridement, Verbrennungsbehandlung] **4. Tertiärphase**: [ab 10. Tag]; Beginn der Rekonvaleszenz mit z.B. definitiver operativer Versorgung von Frakturen [z.B. rekonstruktive Gelenkplastik], Weichteilverletzungen [z.B. Hautlappenplastik] usw.

Polly|tri|chie *f* (Ⓔ polytrichia): ***Syn:*** *Hypertrichie, Hypertrichose*; übermäßige Behaarung

Poly-U *Abk.*: Polyuridylsäure

Polly|u|rie *f* (Ⓔ polyuria): übermäßige Harnausscheidung [mehr als 4 l/24 h]; die häufigsten Ursachen sind Diabetes* insipidus, Diabetes* mellitus und (psychogene) Polydipsie*

polly|u|risch *adj* (Ⓔ polyuric): Polyurie betreffend, von ihr betroffen oder gekennzeichnet, durch sie bedingt

polly|va|lent *adj* (Ⓔ polyvalent): ***Syn:*** *multivalent*; mit mehreren Valenzen, mehrwertig

Polly|va|lenz *f* (Ⓔ polyvalence): Mehrwertigkeit, Vielwertigkeit

Polly|vas|ku|li|tis *f, pl* **-tiden** (Ⓔ polyangiitis): ***Syn:*** *Polyangiitis*; Entzündung mehrerer Blut- oder Lymphgefäße

polly|vas|ku|li|tisch *adj* (Ⓔ polyangitic): ***Syn:*** *polyangiitisch*; Polyvaskulitis betreffend, von ihr betroffen oder gekennzeichnet

Polyvidon-Iod *nt* (Ⓔ povidone-iodine): ***Syn:*** *Povidon-Iod, Polyvinylpyrrolidon-Iod*; Iod- und Iodid-haltiges Desinfiziens* und Antiseptikum* mit bakterizider, fungizider, viruzider und sporozider Wirkung; **Anw.**: Desinfektion von Haut- und Schleimhaut

Polyvinylpyrrolidon-Iod *nt*: *→Polyvidon-Iod*

polly|zel|lu|lär *adj* (Ⓔ polycellular): ***Syn:*** *multizellulär*; aus vielen Zellen bestehend, vielzellig

polly|zen|trisch *adj* (Ⓔ polycentric): mehrere Zentren besitzend

Polly|zo|o|sper|mie *f* (Ⓔ polyspermia): ***Syn:*** *Polyspermie*; Erhöhung der Samenzellzahl im Sperma

polly|zys|tisch *adj* (Ⓔ polycystic): aus mehreren Zysten bestehend

Polly|zyt|hä|mie *f*: *→Polycythaemia*

POM *Abk.*: *→Polymyxine*

POMB *Abk.*: *→Polymyxin B*

POMC *Abk.*: *→Proopiomelanocortin*

POMC-Zellen *pl*: *→Proopiomelanocortinzellen*

POME *Abk.*: *→Polymyxin E*

Po|me|ran|zen|schal|le *f* (Ⓔ bitter orange peel): ***Syn:*** *Aurantii pericarpium*; Schale der **Bitterorange** [Citrus aurantium ssp. aurantium] aus der Familie der Rautengewächse [Rutaceae]; enthält ätherisches Öl mit Limonen und bitterschmeckende Flavonoide* [z.B. Naringin, Neohesperidin]; **Anw.**: bei Appetitlosigkeit und Verdauungsbeschwerden

POMP *Abk.*: **1.** Prednison, Oncovin, Methotrexat, Purinethol **2.** Prednison, Vincristin (*engl.* oncovin), Methotrexat, Puri-Nethol

Pompe: Johann Casanius Pompe; 1901–1945; holländischer Pathologe (Amsterdam)

Pompe-Krankheit *f* (Ⓔ Pompe's disease): ***Syn:*** *Glykogenose Typ II, generalisierte maligne Glykogenose*; autosomal-rezessiv vererbter Mangel an lysosomaler α-1,4-Glucosidase mit Glykogeneinlagerung in Muskeln, Leber, Herz, Milz, Lunge und ZNS; klinisch gibt es drei Verlaufsformen, **frühinfantile**, **spätinfantile** und **adulte Form**, die alle tödlich verlaufen

Pom|pho|lyx *f* (Ⓔ pompholyx): ***Syn:*** *dyshidrosiformes Ekzem, dyshidrotisches Ekzem, Ekzema dyhidroticum, Dysidrose, Dyshidrosis, Dysidrosis, Dyshidrose, Dyshidrose-Syndrom*; mit klaren, intraepidermalen Bläschen an Händen und Fußsohlen einhergehende Dermatose* unterschiedlicher Ätiologie [u.a. endogenes Ekzem*, Kontaktekzem*]

Pons *m* (Ⓔ pons): ***Syn:*** *Brücke*; zum Stammhirn [Truncus encephali] gehörender Teil des Gehirns, der zusammen mit dem Kleinhirn [Cerebellum*] das **Nachhirn** [Metencephalon] bildet; die Brücke liegt auf der Unterseite des Hirnstammes oberhalb der Medulla* oblongata; oben hinten liegt der IV. Ventrikel [Ventriculus* quartus] mit der Fossa* rhomboidea; der Nervus* abducens verlässt den Hirnstamm am unteren Ende der Brücke, der Nervus* trochlearis am oberen Ende; im Winkel zwischen Brücke und Kleinhirn [Angulus pontocerebellaris] liegt die Austrittsstelle von Nervus* facialis und Nervus* vestibulocochlearis; sowohl der anteriore Teil der Brücke [**Pars basilaris pontis**] als auch der posteriore Teil [**Tegmentum pontis**] enthalten graue und weiße Substanz; die **Substantia alba** besteht aus aufsteigenden und absteigenden Bahnen, die von der Hirnrinde zum Rückenmark und Kleinhirn und umgekehrt ziehen; die **Substantia grisea** wird in der Pars basilaris von den Nuclei* pontis gebildet, im Tegmentum pontis liegen z.B. die Ursprungskerne von Nervus* facialis, Nervus* abducens und Nervus* trigeminus sowie die Nuclei* reticulares in tegmento pontis, Nuclei* vestibulares und Nuclei* cochleares

Pontiac-Fieber *nt* (Ⓔ Pontiac fever): durch Legionella*-Species verursachte fieberhafte Erkrankung der Atemwege mit Husten, Schnupfen, Halskratzen, Schwindel, Photophobie der Muskelschmerzen; dauert 2–5 Tage; **Therapie**: Makrolidantibiotika [Erythromycin*]

pon|tin *adj* (Ⓔ pontine): Brücke/Pons cerebri betreffend

Ponto-, ponto- *präf.*: Wortelement mit der Bedeutung „Brücke/Pons"

pon|to|bul|bär *adj*: *→pontomedullär*

Pon|to|ce|re|bel|lum *nt* (Ⓔ pontocerebellum): ***Syn:*** *Pontozerebellum*; Bezeichnung für die Teile des Kleinhirns [Cerebellum*], die vorwiegend Verbindung zu den Brückenkerne [Nuclei* pontis] haben; entspricht im Prinzip dem Neocerebellum*

pon|to|me|dul|lär *adj* (Ⓔ pontomedullary): ***Syn:*** *pontobulbär*; Brücke und Markhirn/Medulla oblongata betreffend oder verbindend

pon|to|me|sen|ze|phal *adj* (Ⓔ pontomesencephalic): Brücke und Mittelhirn/Mesenzephalon betreffend oder verbindend

pon|to|ze|re|bel|lar *adj* (Ⓔ pontocerebellar): ***Syn:*** *pontozerebellär*; Brücke und Kleinhirn/Zerebellum betreffend oder

P

verbindend

Pon|to|ze|re|bel|lum *nt*: *→Pontocerebellum*

Pool|plas|ma *nt* (Ⓔ pool plasma): *Syn*: *Mischplasma*; Plasma von verschiedenen Spendern

Pool|se|rum *nt* (Ⓔ pool serum): *Syn*: *Mischserum*; Serum von verschiedenen Spendern

POP *Abk.*: Phenyloxazolphenyl

p.op. *Abk.*: post operationem

Pop|les *m, pl* **Pop|li|tes** (Ⓔ poples): Kniekehle, Kniebeuge

Pop|li|tea *f*: *→Arteria poplitea*

pop|li|te|al *adj* (Ⓔ popliteal): Kniekehle/Fossa poplitea betreffend

Pop|li|te|al|zys|te *f* (Ⓔ popliteal bursitis): *Syn*: *Baker-Zyste*; Ausstülpung der Kniegelenkssynovialis in die Kniekehle, die mit dem Kniegelenk durch einen langen Stiel verbunden ist; enthält eine gallertige Masse; häufig Begleiterscheinung bei Rheuma oder Arthrose; die chirurgische Abtragung muss bis zum Stiel erfolgen, da sonst eine Rezidivgefahr besteht

Pop|li|te|us *m*: *→Musculus popliteus*

Po|pu|la|ti|on *f* (Ⓔ population): Bevölkerung; Bevölkerungszahl, Einwohnerzahl

Po|pu|li cor|tex *m* (Ⓔ poplar bark): *s.u. Pappel*

Po|pu|li fo|li|um *nt* (Ⓔ poplar leaf): *s.u. Pappel*

Po|pu|li gem|mae *pl* (Ⓔ poplar buds): *s.u. Pappel*

Po|pu|lus *m*: *→Pappel*

Por|a|de|ni|tis *f, pl* **-ti|den** (Ⓔ poradenitis): Entzündung der Leistenlymphknoten

Poradenitis inguinalis: *→Lymphogranuloma inguinale*

por|a|de|ni|tisch *adj* (Ⓔ poradenitic): Poradenitis betreffend, von ihr betroffen oder gekennzeichnet

Po|re *f* (Ⓔ pore): Öffnung der Schweißdrüsenausführungsgänge auf der Haut, Hautpore

Po|ren|ze|pha|lie *f* (Ⓔ porencephaly): angeborene oder erworbene Einschmelzung von Hirngewebe mit Höhlenbildung; u.U. Entwicklung eines **Blasenhirns**

Po|ren|ze|pha|li|tis *f, pl* **-ti|den** (Ⓔ porencephalitis): zu Porenzephalie* führende Entzündung des Großhirns

po|ren|ze|pha|li|tisch *adj* (Ⓔ porencephalitic): Porenzephalitis betreffend, von ihr betroffen oder gekennzeichnet

Po|rin *nt* (Ⓔ porin): *Syn*: *porenbildendes Protein*; Bezeichnung für Eiweißmoleküle der Membran, die ähnlich wie Membrankanäle die Diffusion von Substanzen entlang eines Konzentrationsgefälles erlauben

Po|ri|o|ma|nie *f* (Ⓔ poriomania): *Syn*: *Dromomanie, Automatismus ambulatorius*; krankhafter Lauf- oder Wandertrieb

Po|ro|ke|ra|to|se *f* (Ⓔ porokeratosis): *Syn*: *Porokeratosis*; klinische Bezeichnung für Dermatosen mit zentraler Atrophie und zentrifugaler Hyperkeratose*; am häufigsten ist die

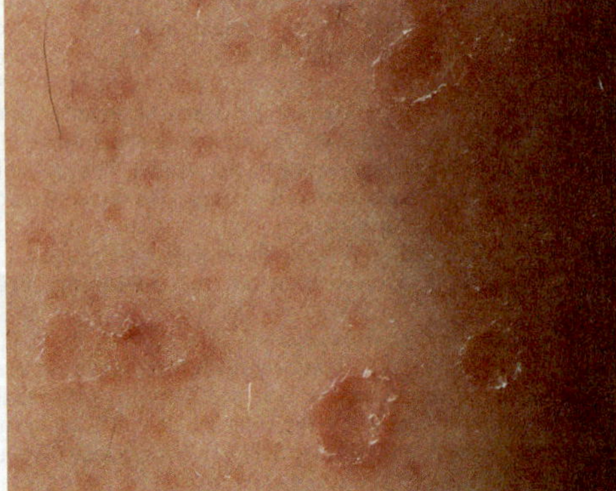

Abb. P130. Porokeratose

disseminierte aktinische Porokeratose*; **Therapie**: chirurgische Entfernung [Exzision, Kryotherapie] oder lokale Chemotherapie mit Fluoruracil*

disseminierte aktinische Porokeratose (Ⓔ disseminated porokeratosis): *Syn*: *Porokeratosis disseminata actinica superficialis, Porokeratosis superficialis disseminata actinica*; autosomal-dominante Porokeratose, die im Erwachsenenalter einsetzt und auf die Haut lichtexponierter Areale begrenzt ist

Po|ro|ke|ra|to|sis *f, pl* **-ses**: *→Porokeratose*

Porokeratosis disseminata actinica superficialis: *→disseminierte aktinische Porokeratose*

Porokeratosis Mibelli (Ⓔ porokeratosis of Mibelli): *Syn*: *Mibelli-Krankheit, Parakeratosis Mibelli, Parakeratosis centrifuga atrophicans, Keratoatrophodermie, Hyperkeratosis concentrica, Hyperkeratosis figurata centrifugata atrophicans, Keratodermia excentrica*; autosomal-dominant vererbte Erkrankung mit Hyperkeratose und Porokeratose* der Haut von Extremitäten und Gesicht; tritt vorwiegend im Kindes- und Jugendalter auf; meist handelt es sich um solitäre oder nur wenige, rasch wachsende Herde; **Therapie**: Vitamin-A-Säure; Kryochirurgie und Laserentfernung

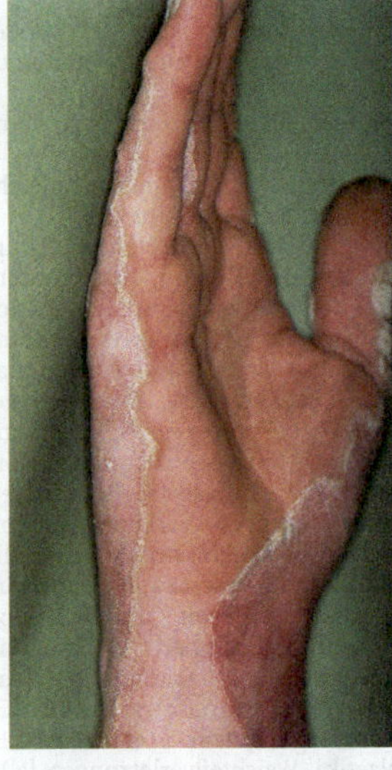

Abb. P131. Porokeratosis Mibelli

Porokeratosis superficialis disseminata actinica: *→disseminierte aktinische Porokeratose*

po|ro|ke|ra|to|tisch *adj* (Ⓔ porokeratotic): Porokeratose betreffend, von ihr betroffen oder gekennzeichnet, durch sie bedingt

Po|rom *nt* (Ⓔ **1.–2.** poroma): **1.** Verhornung, Hornschwiele **2.** *Syn*: *ekkrines Porom*; seltener, benigner Tumor des Ausführungsgangs ekkriner Schweißdrüsen, v.a. an den Akren der unteren Extremitäten; tritt i.d.R. solitär auf, seltener auch multipel

ekkrines Porom: *→Porom 2.*

follikuläres Porom (Ⓔ inverted follicular keratosis): *Syn*: *Akrotrichom, invertierte follikuläre Keratose, Keratosis follicularis inversa*; gehäuft ältere Männer betreffende Keratose* mit nach innen wachsenden, gutartigen, follikulären Tumoren

Po|ro|se *f* (Ⓔ **1.–2.** porosis): **1.** *Syn*: *Porosis*; entzündliche Gewebeverhärtung, Kallusbildung **2.** *Syn*: *Porosis*; Höhlen- oder Kavernenbildung

Po|ro|sis *f, pl* **-ses**: *→Porose*

Po|ro|sper|mo|sis cu|ta|nea *f*: *→Morbus Darier*

Po|ro|sper|mo|sis fol|li|cu|la|ris ve|ge|tans *f*: *→Morbus Darier*

Po|ro|ze|pha|lo|se *f* (Ⓔ porocephalosis): in Europa nicht vorkommender Befall durch Zungenwürmer

PORP *Abk.*: Partial Ossicular chain Reconstructive Prosthesis; *s.u. Tympanoplastik*

Por|phin *nt* (Ⓔ porphin): aus vier Pyrrolringen bestehender Grundkörper der Porphyrine*

Por|pho|bi|li|no|gen *nt* (Ⓔ porphobilinogen): Zwischenstufe bei der Porphyrinsynthese

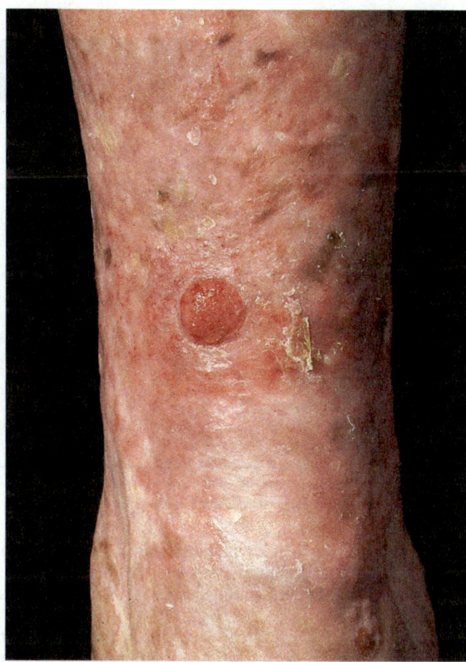

Abb. P132. Ekkrines Porom

Por|pho|bi|li|no|gen|u|rie *f* (Ⓔ porphobilinogenuria): Porphobilinogenausscheidung im Harn, z.B. bei Porphyrie* oder Bleivergiftung

Por|phy|ria *f*: →*Porphyrie*

Porphyria acuta intermittens (Ⓔ acute intermittent porphyria): ***Syn:*** *akute intermittierende Porphyrie, schwedischer Typ der Porphyrie, Porphyria hepatica acuta*; meist erst nach der Pubertät auftretende, autosomal-dominante hepatische Porphyrie; ist durch massive gastrointestinale und neurologische Symptome gekennzeichnet, die lebensbedrohlich werden können und eine intensivmedizinische Betreuung erfordern

Porphyria congenita Günther: →*kongenitale erythropoetische Porphyrie*

Porphyria cutanea tarda (Ⓔ hepatic-cutaneous porphyria): ***Syn:*** *chronische hepatische Porphyrie, symptomatische Porphyrie, akquirierte hepatische Porphyrie, Porphyria hepatica chronica*; angeborene oder erworbene häufigste Form der Porphyrie, die meist erst im Alter als Lichtdermatose in Erscheinung tritt; kann durch verschiedene externe Faktoren ausgelöst werden [Chloroquin*, Alkohol, Eisen]; bei Frauen wird v.a. ein Zusammenhang mit der Einnahme von Östrogen [Antibabypille] berichtet; **Klinik:** auffällig sind die oft ausgeprägten Hautveränderungen mit erheblicher Hyperpigmentierung lichtexponierter Areale; z.T. werden sogar bereits ergraute Haare wieder dunkler; dazu kommen Hyperkeratosen, krustige Läsionen und Blasenbildung; assoziierte Symptome sind **weinroter** oder **bierbrauner Harn** und Lebererkrankungen [Fettleber, Zirrhose, chronische Hepatitis, Karzinom]; **labor.:** Eisenüberladung und massive Porphyrinausscheidung im Harn; **DD:** Hämochromatose*, Morbus* Addison **Therapie:** Behandlung der Eisenüberladung [Aderlass], Chloroquin*

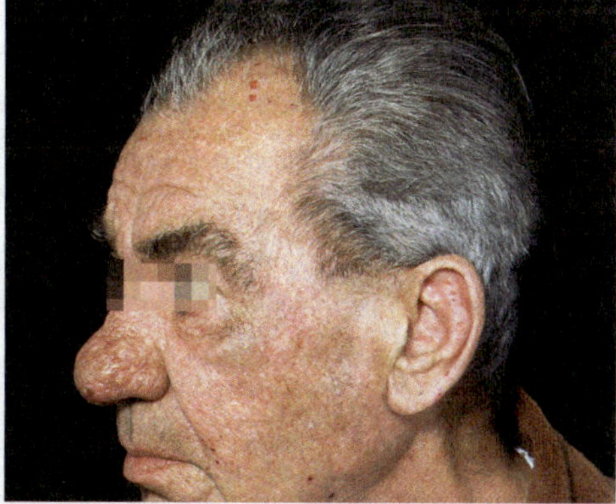

Abb. P133. Porphyria cutanea tarda

Porphyria erythrohepatica: →*erythrohepatische Porphyrie*

Porphyria erythropoietica congenita: →*kongenitale erythropoetische Porphyrie*

Porphyria hepatica: →*hepatische Porphyrie*

Porphyria hepatica acuta: →*Porphyria acuta intermittens*

Porphyria hepatica chronica: →*Porphyria cutanea tarda*

Porphyria variegata (Ⓔ variegate porphyria): ***Syn:*** *gemischte hepatische Porphyrie, gemischte Porphyrie, südafrikanische genetische Porphyrie, (hereditäre) Protokoproporphyrie*; autosomal-dominante Porphyrie, bei der es zur Ausscheidung von Koproporphyrin in Stuhl und Harn kommt; die Hautsymptome entsprechen denen der Porphyria* cutanea tarda, während die internistischen Symptome an die Porphyria* acuta intermittens erinnern

Por|phy|rie *f* (Ⓔ porphyria): ***Syn:*** *Porphyria*; angeborene oder erworbene Störung der Porphyrinsynthese, die zu Enzymdefekten der Hämbiosynthese führt; damit kommt es zur Anreicherung und vermehrten Ausscheidung von Porphyrinen und ihrer Vorstufen; oft bedarf es noch eines Auslösers [UV-Strahlung, Alkohol, Medikamente], bevor ein Krankheitsbild entsteht; die Porphyrien sind weltweit verbreitet, ihre Prävalenz wird auf 20–50/100.000 Einwohner geschätzt; in Südafrika und Südamerika sind die erworbenen Formen häufiger, in den USA die kongenitalen

je nach dem vorwiegenden Bildungsort der akkumulierten Porphyrine unterscheidet man zwischen **erythropoetischer Porphyrie** [im Knochenmark] und **hepatischer Porphyrie**; die pathogene Wirkung der Porphyrine beruht primär auf ihrer Hepatotoxizität und photosensibilisierenden Wirkung, die zu ausgedehnten Hautschäden führt; durch UV-Licht aktiviertes Porphyrin induziert die Bildung von Sauerstoffradikalen, die für assoziierte Schäden [z.B. Anämie, Splenomegalie, Kollagenose] verantwortlich sind [Tab. P134]

akquirierte hepatische Porphyrie: →*Porphyria cutanea tarda*

akute intermittierende Porphyrie: →*Porphyria acuta intermittens*

chronische hepatische Porphyrie: →*Porphyria cutanea tarda*

erythrohepatische Porphyrie (Ⓔ erythrohepatic protoporphyria): ***Syn:*** *Porphyria erythrohepatica*; autosomal-dominante Porphyrie mit ausgeprägter Lichtdermatose und milder hämolytischer Anämie

erythropoetische Porphyrie (Ⓔ erythropoietic porphyria): Porphyrie, bei der die akkumulierten Porphyrine vorwiegend im Knochenmark gebildet werden; *s.a. kongenitale erythropoetische Porphyrie*

gemischte Porphyrie: →*Porphyria variegata*

gemischte hepatische Porphyrie: →*Porphyria variegata*

hepatische Porphyrie (Ⓔ hepatic porphyria): ***Syn:*** *Porphyria hepatica*; Porphyrie mit angeborener oder erworbener Störung der Hämsynthese in der Leber

kongenitale erythropoetische Porphyrie (Ⓔ congenital erythropoietic porphyria): ***Syn:*** *Günther-Krankheit, Morbus Günther, Porphyria erythropoietica congenita, Porphyria congenita Günther*; sehr seltene, schwerste, autosomal-rezessive Form der angeborenen Porphyrie mit u.a. Rotfärbung der Zähne, hämolytischer Anämie*, rotem Urin und Splenomegalie*; **DD:** Xeroderma pigmentosum, Epidermolysis bullosa hereditaria, Hydroa vacciniformia; **Therapie:** bis jetzt keine kausale Therapie möglich; Sonnenschutz, Vermeidung von Sekundärinfektionen; evtl. Umkehrung des Tag-Nacht-Rhythmus

Tab. P134. Differentialdiagnose der Porphyrie

	Erythropoietische Porphyrien			Hepatische Porphyrien						Andere	
	EP	EPP	EK	PCT	HEP	AIP	VP	HKP	ALA	PP	SBA
Photosensibilität	↑	↑	↑	↑	↑	–	↑	(↑)	–	↑	↑
Urin											
Porphobilinogen	–	–	–	–	–	↑	↑	(↑)	–	–	–
Uroporphyrin	↑	–	–	↑	↑	↑	↑	(↑)	↑	–	↑
δ-Aminolävulinsäure	–	–	–	–	–	↑	↑	↑	↑	–	–
Fäzes											
Protoporphyrin	(↑)	↑	–	–	↑	–	↑	(↑)	↑	–	↑
Koproporphyrin	↑	↑	–	↑	↑	(↑)	↑	↑	↑	–	–
Erythrozcyten											
Uroporphyrin	↑	–	–	↑	–	–	–	–	–	–	–
Koproporphyrin	↑	(↑)	↑	↑	–	–	–	–	↑	–	–
Protoporphyrin	(↑)	↑	↑	–	↑	–	(↑)	–	↑	–	↑

EP: Erythropoietische Porphyrie, **EPP**: Erythropoietische Protophorphyrie, **EK**: Erythropoietische Koproporphyrie, **PCT**: Porphyria cutanea tarda, **HEP**: Hepatoerythropoietische Porphyrie, **AIP**: Akute intermittierende Porphyrie, **VP**: Porphyria variegata, **HKP**: Hereditäre Koproporphyrie, **ALA–D**: ALA–Defizienz, **PP**: Pseudoporphyrie, **SBA**: Sideroblatische Anämie

schwedischer Typ der Porphyrie: →*Porphyria acuta intermittens*

südafrikanische genetische Porphyrie: →*Porphyria variegata*

symptomatische Porphyrie: →*Porphyria cutanea tarda*

Por|phy|rin|ä|mie *f* (Ⓔ porphyrinemia): Auftreten von Porphyrin im Blut; *s.a. Porphyrie*

Por|phy|ri|ne *pl* (Ⓔ porphyrins): vom Porphyrin abgeleitete Farbstoffe und ihre Vorstufen; beim Menschen spielen sie z.B. als Eisenporphyrine [Hämoglobin*, Myoglobin*] und als Bestandteil der mitochondrialen Zytochrome eine bedeutende Rolle; vollständiges Fehlen eines Syntheseenzyms der Porphyrine ist nicht mit dem Leben vereinbar, partielle Defekte von Enzymen führen zur Entwicklung von Porphyrie*

Por|phy|ri|no|pa|thie *f* (Ⓔ porphyrinopathy): Störung des Porphyrinstoffwechsels; *s.a. Porphyrie*

Por|phy|rin|u|rie *f* (Ⓔ porphyrinuria): erhöhte Porphyrinausscheidung im Harn; als **primäre Porphyrinurie** bei hepatischer Porphyrie* und als **sekundäre Porphyrinurie** bei Lebererkrankungen, Eisenstoffwechselstörungen, Bleivergiftung, Nebenwirkung von Östrogenen, Sulfonamiden usw.

Por|phy|ro|blas|ten *pl* (Ⓔ fluorescent erythrocytes): bei Porphyrie vermehrt auftretende Erythrozyten mit erhöhtem Porphyringehalt

Por|phy|rop|sin *nt* (Ⓔ porphyropsin): Farbstoff in den Stäbchenzellen der Retina*

Por|phy|ro|zyt *m* (Ⓔ fluorescent erythrocyte): Erythrozyt* mit erhöhtem Porphyringehalt; fluoresziert im UV-Licht

Porst *m*: →*Sumpfporst*

Por|ta *f* (Ⓔ **1.** portal **2.** portal vein): **1.** Pforte, Ein- oder Austrittsstelle für Nerven und Gefäße **2.** →*Pfortader*

Porta hepatis (Ⓔ hepatic portal): ***Syn:*** *Leberhilus, Leberpforte, Leberhilum*; Ein- und Austrittsstelle der Lebergefäße und -nerven auf der Unterseite der Leber zwischen Lobus* quadratus hepatis und Lobus* caudatus hepatis; *s.a. Leber*

por|tal *adj* (Ⓔ **1.–3.** portal): **1.** Pforte/Porta betreffend **2.** Pfortader/Vena portae hepatis betreffend **3.** Leberpforte/Porta hepatis betreffend

Por|tal|sys|tem der Hypophyse *nt* (Ⓔ portal veins of hypophysis): *s.u. Hypothalamus*

Por|tio *f, pl* **-ti|o|nes** (Ⓔ **1.** portion **2.** →*Portio vaginalis cervicis*): **1.** Teil, Anteil, Abschnitt **2.** →*Portio vaginalis cervicis*

Portio major nervi mandibularis (Ⓔ major part of mandibular nerve): *s.u. Nervus mandibularis*

Portio minor nervi mandibularis (Ⓔ minor part of mandibular nerve): *s.u. Nervus mandibularis*

Portio supravaginalis cervicis (Ⓔ supravaginal part of cervix uteri): oberhalb der Scheide liegender Abschnitt der Cervix* uteri

Portio vaginalis cervicis (Ⓔ vaginal part of cervix uteri): ***Syn:*** *Portio*; in die Scheide hineinragender Teil des Gebärmutterhalses [Cervix* uteri] mit dem **Muttermund** [Ostium uteri], der äußeren Öffnung des Zervikalkanals [Canalis cervicis uteri]

Por|ti|o|ek|to|pie *f* (Ⓔ cervical ectropion): ***Syn:*** *Ektropium, Ektopia portionis, Erosio falsa*; Ausstülpung der Zervixschleimhaut, die das Bild einer Pseudoerosion hervorruft; häufiger Befund in der Schwangerschaft und bei Einnahme von Ovulationshemmern; z.T. kommt es zur Ausheilung, z.T. zur Überwachsung der Ektopie mit Plattenepithel; überwuchert das Plattenepithel die Ausführungsgänge der Zervixdrüsen, kommt es zur Bildung von Retentionszysten [Ovula* Nabothi]; diese Transformationszone* [früher Umwandlungszone] zeigt eine erhöhte Empfindlichkeit gegenüber Papillomaviren und hat ein erhöhtes Karzinomrisiko; bei älteren Patientinnen kommt es oft zur Bildung entzündlicher Erosionen [**Erosio vera**], aus denen es bluten kann

Por|ti|o|e|ro|si|on *f* (Ⓔ exocervical erosion): ***Syn:*** *Erosio vera, Erosio simplex, Erosio portionis*; oberflächlicher Epitheldefekt des Muttermundes; *s.a. Portioektopie*

Por|ti|o|kap|pe *f* (Ⓔ cup pessary): ***Syn:*** *Okklusivpessar*; Pessar*, das über die Portio gestülpt wird

Por|ti|o|kar|zi|nom *nt* (Ⓔ exocervical carcinoma): von der Portio ausgehendes Zervixkarzinom*

Por|ti|o|ko|ni|sa|ti|on *f* (Ⓔ conization): ***Syn:*** *Konisation, Zervixkonisation*; konusförmige Gewebeausschneidung aus der Portio* vaginalis cervicis zur Biopsieentnahme [**Konusbiopsie**] oder Therapie

Por|to|gramm *nt* (Ⓔ portogram): Röntgenkontrastaufnahme der Pfortader

Por|to|gra|phie *f* (Ⓔ portography): ***Syn:*** *Portografie*; Röntgenkontrastdarstellung* der Pfortader und ihres Stromgebietes in der Leber [deshalb auch als **Portohepatographie** bezeichnet]; die Kontrastmittelgabe erfolgt über die Vena* jugularis interna [**transjuguläre Portographie**] oder die Vena* umbilicalis [**transumbilikale Portographie**] nach operativer Freilegung; häufig erfolgt auch eine direkte Kontrastmittelinjektion nach perkutaner Leberpunktion [**perkutane transhepatische Portographie**]

Por|to|he|pa|to|gra|phie *f* (Ⓔ portohepatography): ***Syn:*** *Portohepatografie*; *s.u. Portographie*

por|to|ka|val *adj* (Ⓔ portocaval): Pfortader und Hohlvene/Vena cava betreffend oder verbindend

Port|wein|fleck *m*: →*Naevus flammeus*

Po|rus *m, pl* **-ri** (Ⓔ pore): ***Syn:*** *Porus gustatorius*; kleine Öffnung, Pore

Porus acusticus externus (Ⓔ external acoustic pore): äußere Ohröffnung; *s.u. Meatus acusticus externus*

Porus acusticus internus (Ⓔ internal acoustic pore): Eingang des inneren Gehörgangs [Meatus* acusticus internus]

auf der Rückseite des Felsenbeins [Pars* petrosa ossis temporalis]

Porus gustatorius (Ⓔ taste pore): ***Syn:*** *Geschmackspore;* Öffnung der Geschmacksknospen [Caliculus* gustatorius] zur Zungenoberfläche hin

Porus sudoriferus (Ⓔ sudoriferous pore): ***Syn:*** *Schweißdrüsenpore;* Mündung von Ausführungsgängen der Schweißdrüsen [Glandula* sudorifera] auf der Haut

Por|zel|lan|er|de *f* (Ⓔ China clay): ***Syn:*** *Kaolin, Argilla alba, weißer Ton, Bolus alba;* Aluminiumsilikat, das als Adsorbens, Wund- und Hautpuder, Badezusatz und Pillenmasse verwendet wird

Por|zel|lan|gal|len|bla|se *f* (Ⓔ porcelain gallbladder): Gallenblase mit verdickter und verkalkter Wand, z.B bei chronischer Cholezystitis*

POS *Abk.:* *→psycho-organisches Syndrom*

pos. *Abk.:* positiv

Posadas: Alejandro Posadas; 1870–1920; argentinischer Pathologe

Posadas-Mykose *f* (Ⓔ Posadas' mycosis): ***Syn:*** *Wüstenfieber, Wüstenrheumatismus, Talfieber, kokzidioidales Granulom, Coccidioidomycose, Coccidioides-Mykose, Kokzidioidomykose, Granuloma coccidioides;* in den USA, Mittel- und Südamerika vorkommende, akut oder chronisch verlaufende, systemische Mykose* durch Coccidioides* immitis; imponiert meist als grippeähnliche Erkrankung mit Fieber, Husten, Gelenkschmerzen und Erythema* nodosum oder multiforme; führt in ca. 1 % zu Lungenbefall und hämatogener Streuung in verschiedene Organe; verläuft v.a. bei abwehrgeschwächten Patienten fulminant mit schlechter Prognose; **Diagnose:** Intrakutantest mit Coccidioidin*; Pilzkultur; Serologie [KBR*, präzipitierende Antikörper]; **Therapie:** leichte Fälle erfordern keine Therapie; bei schweren Fällen Amphotericin* B systemisch

Po|si|tio *f, pl* **-ti|o|nes** (Ⓔ position): Lage, Stellung, Haltung, Position

Positio uteri (Ⓔ position of the uterus): Lage der Gebärmutter im kleinen Becken

positive end-expiratory pressure *nt:* *→positiver endexspiratorischer Druck*

Po|si|tiv|kon|trast|mit|tel *nt* (Ⓔ positive contrast medium): ***Syn:*** *positives Kontrastmittel;* *s.u. Kontrastmittel*

Po|si|tiv|symp|to|ma|tik *f* (Ⓔ positive symptoms): *s.u. Schizophrenie*

Po|si|ti|vum *nt, pl* **-va** (Ⓔ positive): positive Eigenschaft, positiver Sachverhalt, positiver Faktor

Po|si|tron *nt* (Ⓔ positron): ***Syn:*** *Antielektron;* positives Elektron*

Po|si|tron|e|mis|si|ons|to|mo|gra|phie *f* (Ⓔ positron-emission tomography): ***Syn:*** *Positronemissionstomografie;* der Computertomographie ähnliches Verfahren, bei dem die von Positronenstrahlern abgegebenen Photonen registriert werden; dient der Diagnostik von Durchblutungs- und Stoffwechselstörungen des Gehirns oder des Herzens

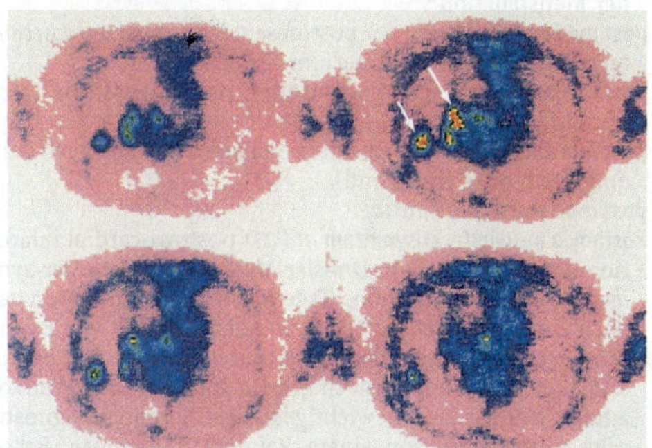

Abb. P135. Positronemissionstomographie. Bronchialkarzinom im rechten Oberlappen

post. *Abk.:* *→posterior*

Post-, post- *präf.:* Wortelement mit der Bedeutung „nach/später/hinter"

Post|a|do|les|zenz *f* (Ⓔ postadolescence): der Zeitraum unmittelbar nach der Pubertät*

Post|ag|gres|si|ons|stoff|wech|sel *m* (Ⓔ postaggression metabolism): ***Syn:*** *Postaggressionssyndrom, Stressstoffwechsel;* gesteigerter Stoffwechsel in der Phase nach einer starken Belastung [Verletzung, Operation], der durch eine Mobilisierung körpereigener Energiereserven [**Katabolie**] und Verschiebungen im Wasser-, Elektrolyt- und Säure-Basenhaushalt [**Transmineralisation**] gekennzeichnet ist; Ausmaß und Dauer hängen sowohl vom Trauma als auch der Behandlung ab; es findet sich aber immer ein Ablauf in vier Phasen: **Verletzungsphase, Wendephase, anabole Phase** und **Rekonvaleszenzphase** [*s.a. Tab. P136*]; nach geringgradigem Trauma oder mittelgroßen Eingriffen kann die anabole Phase bereits nach 1–2 Tagen beginnen, während es bei massiven Verletzungen oder Sepsis Wochen dauern kann

Tab. P136. Klassischer Phasenablauf des Postaggressionsstoffwechsels

Verletzungsphase	Schmerz, geringes Interesse an der Umwelt, depressive Stimmungslage, Durst: 2–3 Tage
Wendephase	Besserung mit Normalisierung der vegetativen Symptome Tachykardie, Tachypnoe, Temperatur und Hunger sowie beginnender intestinaler Peristaltik: 2–3 Tage
Anabole Phase	Normalisierung der Stimmungslage bei erhöhtem Schlafbedürfnis, Eiweißaufbau mit positiver Stickstoffbilanz: 2–3 Wochen
Rekonvaleszensphase	Gewichtzunahme und Normalisierung der körperlichen Leistungsfähigkeit

Post|ag|gres|si|ons|syn|drom *nt:* *→Postaggressionsstoffwechsel*

post|a|kut *adj* (Ⓔ post-acute): nach dem akuten Stadium einer Krankheit (auftretend)

post|a|li|men|tär *adj* (Ⓔ postprandial): ***Syn:*** *postprandial, postzenal, postzönal;* nach dem Essen (auftretend)

post|an|äs|the|tisch *adj* (Ⓔ postanesthetic): nach einer Narkose/Anästhesie (auftretend)

post|a|po|plek|tisch *adj* (Ⓔ postapoplectic): nach einem apoplektischen Anfall (auftretend)

post|au|ral *adj* (Ⓔ opisthotic): hinter dem Ohr (liegend)

post|au|ri|ku|lär *adj* (Ⓔ postauricular): hinter der Ohrmuschel/Concha auricularis (liegend)

post|a|xi|al *adj* (Ⓔ postaxial): hinter einer Achse (liegend)

post|bra|chi|al *adj* (Ⓔ postbrachial): auf der Rückseite des Oberarms (liegend)

Postcholezystektomie-Syndrom *nt* (Ⓔ postcholecystectomy syndrome): Bezeichnung für die nach einer Gallenblasenentfernung [Cholezystektomie*] noch bestehenden Restsymptome, wie z.B. Choledocholithiasis* oder Papillenstenose*

post|di|a|sto|lisch *adj* (Ⓔ postdiastolic): nach der Diastole (auftretend)

post|diph|the|risch *adj* (Ⓔ postdiphtheric): nach einer Diphtherie auftretend, im Anschluss an eine Diphtherie

Post|dis|ko|to|mie|syn|drom *nt* (Ⓔ post-diskectomy syndrome): ***Syn:*** *Postnukleotomiesyndrom;* Bezeichnung für die nach einer Bandscheibenoperation* z.T. erneut auftretenden Beschwerden, wie z.B. Kreuz- und Beinschmerzen oder Parästhesien; beruhen z.B. auf Narbenbildung mit Verwachsungen, Diszitis*, Rezidivprolaps oder Bandscheibenvorfall in einem benachbarten Segment

post|em|bry|o|nal *adj* (Ⓔ postembryonic): nach dem Embryonalstadium (auftretend)

post|ent|zünd|lich *adj* (Ⓔ postinflammatory): nach einer Entzündung (auftretend)

post|en|ze|pha|li|tisch *adj* (Ⓔ postencephalitic): nach einer Gehirnentzündung/Enzephalitis (auftretend)

post|e|pi|lep|tisch *adj* (Ⓔ postepileptic): ***Syn:*** *postiktal;* nach einem epileptischen Anfall (auftretend)

P

pos|te|ri|or *adj* (Ⓔ posterior): *Syn: dorsal*; hinten (liegend), dorsal (liegend), hintere(r, s)

posterior-anterior *adj* (Ⓔ posteroanterior): *Syn: posteroanterior*; von hinten nach vorne (verlaufend)

posterior-inferior *adj* (Ⓔ posteroinferior): *Syn: posteroinferior*; hinten und unten (liegend)

posterior-lateral *adj* (Ⓔ posterolateral): *Syn: posterolateral*; hinten und außen oder seitlich (liegend)

posterior-medial *adj* (Ⓔ posteromedial): *Syn: posteromedial*; hinten und in der Mitte (liegend)

posterior-median *adj* (Ⓔ posteromedian): *Syn: posteromedian*; hinten und in der Mittellinie (liegend)

posterior-superior *adj* (Ⓔ posterosuperior): *Syn: posterosuperior*; hinten und oben (liegend)

Postero-, postero- *präf.*: Wortelement mit der Bedeutung „hintere/posterior"

pos|te|ro|an|te|ri|or *adj*: *→posterior-anterior*

pos|te|ro|in|fe|ri|or *adj*: *→posterior-inferior*

pos|te|ro|la|te|ral *adj*: *→posterior-lateral*

Pos|te|ro|la|te|ral|in|farkt *m* (Ⓔ posterolateral myocardial infarction): Myokardinfarkt* der Hinter- und Seitenwand

pos|te|ro|me|di|al *adj*: *→posterior-medial*

pos|te|ro|me|di|an *adj*: *→posterior-median*

pos|te|ro|su|pe|ri|or *adj*: *→posterior-superior*

post|ex|tra|sys|to|lisch *adj* (Ⓔ postextrasystolic): nach einer Extrasystole auftretend, im Anschluss an eine Extrasystole

post|gan|gli|o|när *adj* (Ⓔ postganglionic): distal eines Ganglions (liegend)

Post|gas|trek|to|mie|syn|drom *nt* (Ⓔ postgastrectomy syndrome): Oberbegriff für Symptomenkomplexe nach einer Magenentfernung, z.B. Dumpingsyndrom*

post|glo|me|ru|lär *adj* (Ⓔ postglomerular): distal eines Nierenglomerulus (auftretend oder liegend)

post|go|nor|rho|isch *adj* (Ⓔ postgonococcal): nach einer Gonorrhoe auftretend, im Anschluss an eine Gonorrhoe

post|häm|or|rha|gisch *adj* (Ⓔ posthemorrhagic): nach einer Blutung (auftretend)

post|he|mi|ple|gisch *adj* (Ⓔ posthemiplegic): nach einer Halbseitenlähmung/Hemiplegie (auftretend)

post|he|pa|tisch *adj* (Ⓔ posthepatic): nach/hinter der Leber (auftretend oder liegend)

post|he|pa|ti|tisch *adj* (Ⓔ posthepatitic): nach einer Leberentzündung/Hepatitis (auftretend)

Pos|thi|tis *f, pl* **-ti|den** (Ⓔ posthitis): *Syn: Vorhautentzündung*; Entzündung des inneren Vorhautblatts; meist zusammen mit einer Entzündung der Eichel [Balanoposthitis*]

pos|thi|tisch *adj* (Ⓔ posthitic): Vorhautentzündung/Posthitis betreffend, von ihr betroffen oder gekennzeichnet

post|hum *adj* (Ⓔ posthumous): nach dem Tod erfolgend; nach dem Tod des Vaters geboren

post|hyp|no|tisch *adj* (Ⓔ posthypnotic): nach der Hypnose (auftretend)

Pos|ti|cus *m*: *→Musculus cricoarytenoideus posterior*

post|ik|tal *adj* (Ⓔ postepileptic): *Syn: postepileptisch*; nach einem (epileptischen) Anfall (auftretend)

post|ik|te|risch *adj* (Ⓔ posticteric): nach einem Ikterus (auftretend)

Pos|ti|kus *m*: *→Musculus cricoarytenoideus posterior*

Post|in|farkt|syn|drom *nt*: *→Postmyokardinfarktsyndrom*

post|in|fek|ti|ös *adj* (Ⓔ postinfectious): nach einer Infektion(skrankheit) (auftretend)

Post-Integrations-Latenz *f* (Ⓔ post-integration latency): *s.u. Essay AIDS S. 31*

post|is|chä|misch *adj* (Ⓔ postischemic): nach einer Ischämie (auftretend)

Post-Kala-Azar-Dermatose *f* (Ⓔ post-kala-azar dermal leishmaniasis): *Syn: Post-Kala-Azar-Hautleishmanid, Post-Kala-Azar-Hautleishmanoid, Post-Kala-Azar dermale Leishmaniose, Post-Kala-Azar dermale Leishmanoide*; Monate bis Jahre nach Abheilung einer viszeralen Leishmaniose* auftretende hypopigmentierte, kleinknotige oder verruköse, Leishmanien-haltige Herde; **Therapie**: Antimon-V-Präparate, bei Resistenz Diamidine [Pentamidin*] oder Amphotericin B*

Post-Kala-Azar-Hautleishmanid *nt*: *→Post-Kala-Azar-Dermatose*

Post-Kala-Azar-Hautleishmanoid *nt*: *→Post-Kala-Azar-Dermatose*

Postkardiotomie-Syndrom *nt*: *→Postperikardiotomie-Syndrom*

post|ko|i|tal *adj* (Ⓔ postcoital): nach dem Geschlechtsverkehr (auftretend)

Post|ko|i|tal|test *m* (Ⓔ postcoital test): *Syn: Sims-Huhner-Test, Huhner-Test, postkoitaler Spermakompatibilitätstest*; Untersuchung von Zervixschleim nach dem Beischlaf zur Abklärung von Fertilitätsstörungen; der Zervixschleim wird ca. 6 h nach dem Beischlaf entnommen; reichlich vorhandene, bewegliche Spermien sprechen für fertiles Sperma [positiver Test]; mehrfach negative Tests in der präovulatorischen Phase deuten auf eine zervikale Fertilitätsstörung hin

post|kom|mis|su|ral *adj* (Ⓔ postcommissural): hinter einer Kommissur (liegend)

post|kom|mo|ti|o|nell *adj* (Ⓔ postconcussional): nach einer Gehirnerschütterung/Commotio cerebri (auftretend)

post|kon|zep|ti|o|nell *adj* (Ⓔ postconceptional): nach der Befruchtung/Konzeption (auftretend)

Postmastektomie-Lymphangiosarkom *nt* (Ⓔ postmastectomy lymphangiosarcomatosis): *Syn: Lymphangiosarkom, Stewart-Treves-Syndrom*; seltene Komplikation nach Mastektomie*; 5–20 Jahre nach Operation kommt es durch die chronische Lymphstauung zur Ausbildung eines malignen Tumors, der von den Endothelzellen der Lymphgefäße ausgeht; imponiert als derbe, makulopapulöse Knoten mit früher Metastasierungstendenz; die **Prognose** ist auch bei früher Therapie mit Zytostatika* oder radikaler Tumorresektion schlecht

post|ma|tur *adj* (Ⓔ postmature): (*Säugling*) viel später als zum errechneten Termin geboren, übertragen

post|mei|o|tisch *adj* (Ⓔ postmeiotic): nach der Meiose (auftretend)

post|me|nin|gi|tisch *adj* (Ⓔ postmeningitic): nach einer Hirnhautentzündung/Meningitis (auftretend)

post|me|no|pau|sal *adj* (Ⓔ postmenopausal): nach der Menopause (auftretend)

Post|me|no|pau|se *f* (Ⓔ postmenopause): der Zeitraum nach der Menopause*; *s.a. Klimakterium*

Post|me|no|pau|sen|a|tro|phie *f* (Ⓔ postmenopausal atrophy): *Syn: postmenopausale Atrophie*; durch das Fehlen von Hormonen [v.a. Östrogen] verursachte Atrophie der Haut und anderer Organe nach der Menopause*; auch wenn der Begriff primär auf Frauen angewendet wird, finden sich ähnliche Veränderungen auch bei Männern

post|mens|tru|al *adj* (Ⓔ postmenstrual): *Syn: postmenstruell*; nach der Monatsblutung/Menstruation

Post|mens|tru|al|pha|se *f*: *→Postmenstruum*

Post|mens|tru|al|sta|di|um *nt*: *→Postmenstruum*

post|mens|tru|ell *adj*: *→postmenstrual*

Post|mens|tru|um *nt* (Ⓔ postmenstruum): *Syn: Postmenstrualphase, Postmenstrualstadium*; die Zeit unmittelbar nach der Menstruation*

post|me|sen|te|ri|al *adj* (Ⓔ postmesenteric): *Syn: retromesenterial*; hinter dem Mesenterium (liegend)

post|mi|to|tisch *adj* (Ⓔ postmitotic): nach der Mitose (auftretend)

post|mor|tal *adj* (Ⓔ postmortal): *Syn: post mortem*; nach dem Tode (auf- oder eintretend)

post mortem: *→postmortal*

Post|my|o|kard|in|farkt|syn|drom *nt* (Ⓔ postmyocardial infarction syndrome): *Syn: Dressler-Myokarditis, Dressler-Syndrom, Postinfarktsyndrom*; Tage bis Wochen [u.U. Monate] nach einem Herzinfarkt* auftretender Komplex von Brustschmerzen, Fieber, Perikarditis* und Pleuritis*; tritt bei ca. 4 % aller Patienten, v.a. nach großen Infarkten und Antikoagulantientherapie auf; wichtig ist die differentialdiagnostische Abgrenzung von einem Reinfarkt; **Diagnose**: Echokardiographie, EKG, Labor; **Therapie**: Analgetika*, nichtsteroidale Antiphlogistika*, meist kommt es zu Spontanheilung

post|na|sal *adj* (Ⓔ postnasal): hinter der Nase (liegend)

post|na|tal *adj* (Ⓔ postnatal): *Syn: postpartal*; nach der Geburt (eintretend), nachgeburtlich

Post|na|tal|pe|ri|o|de *f* (Ⓔ postnatal life): die Zeit unmittelbar nach der Geburt

post|ne|kro|tisch *adj* (Ⓔ postnecrotic): nach der Nekrose (auftretend)

post|ne|o|na|tal *adj* (Ⓔ postneonatal): nach der Neugeborenenperiode (auftretend)

Post|nu|kle|o|to|mie|syn|drom *nt*: →*Postdiskotomiesyndrom*

post|o|pe|ra|tiv *adj* (Ⓔ postoperative): nach einer Operation (eintretend oder auftretend)

post|par|tal *adj* (Ⓔ postpartal): ***Syn:*** *post partum, postpartual, postnatal*; nach der Geburt (eintretend oder auftretend)

post|par|tu|al *adj*: →*postpartal*

post partum: →*postpartal*

Postperikardiotomie-Syndrom *nt* (Ⓔ postpericardiotomy syndrome): ***Syn:*** *Postperikardiotomie, Postkardiotomie-Syndrom*; nach Herzoperationen auftretendes Syndrom mit Perikarditis*, Perikarderguss*, Herzrhythmusstörungen, Fieber u.ä.

post|pneu|mo|nisch *adj* (Ⓔ postpneumonic): ***Syn:*** *metapneumonisch*; nach einer Lungenentzündung/Pneumonie (auftretend)

Postpoliomyelitis-Syndrom *nt*: →*Postpoliosyndrom*

Post|po|li|o|syn|drom *nt* (Ⓔ post-polio syndrome): ***Syn:*** *Postpoliomyelitis-Syndrom*; ca. 1/3 aller Poliopatienten entwickeln 20–40 Jahre nach der Polio eine zunehmende Muskelschwäche, die auch früher nicht von Polio befallene Muskeln betreffen kann; z.T. kann es auch zu Atrophie und Faszikulationen kommen; von manchen Autoren wird dies als ein Übergangsstadium zu amyotropher Lateralsklerose* angesehen

post|po|nie|rend *adj* (Ⓔ postponed): (*Krankheitssymptom*) verspätet eintretend

post|pran|di|al *adj* (Ⓔ postprandial): ***Syn:*** *postalimentär, postzenal, postzönal*; nach der Mahlzeit/Nahrungsaufnahme

post|pu|be|ral *adj*: →*postpubertär*

post|pu|ber|tal *adj*: →*postpubertär*

post|pu|ber|tär *adj* (Ⓔ postpubertal): ***Syn:*** *postpuberal, postpubertal*; nach der Pubertät (auftretend)

Post|pu|ber|tät *f* (Ⓔ postpuberty): der Zeitraum unmittelbar nach der Pubertät*

post|py|lo|risch *adj* (Ⓔ postpyloric): hinter dem Magenpförtner/Pylorus (liegend)

post|re|nal *adj* (Ⓔ postrenal): hinter der Niere (liegend); nach Passieren der Niere (auftretend)

Post|rhi|nos|ko|pie *f* (Ⓔ posterior rhinoscopy): ***Syn:*** *Epipharyngoskopie, Rhinoscopia posterior*; Nasenhöhlenspiegelung vom Nasenrachen aus

Post-Splenektomiesepsis *f* (Ⓔ overwhelming post-splenectomy sepsis): ***Syn:*** *Post-Splenektomiesepsissyndrom, overwhelming post-splenectomy sepsis syndrome, overwhelming post-splenectomy infection, OPSI-Syndrom*; durch eine Beeinträchtigung der Immunabwehr nach einer Milzentfernung auftretende, akute Sepsis*, z.B. durch Pneumokokken*, Meningokokken*, Haemophilus* influenzae; die Häufigkeit wird mit 0,3–4,2 % angegeben, Kinder unter 6 Jahren haben ein doppelt so hohes Risiko wie Erwachsene; tritt i.d.R. innerhalb von 2 Jahren nach der Operation auf und hat eine Mortalität von 20–50 %; der beste Schutz ist eine Impfung gegen Pneumokokken und [bei Kindern] Haemophilus influenzae

Post-Splenektomiesepsissyndrom *f*: →*Post-Splenektomiesepsis*

post|sple|nisch *adj* (Ⓔ postsplenic): hinter der Milz/Splen (liegend)

post|ste|no|tisch *adj* (Ⓔ poststenotic): hinter einer Stenose (liegend)

Post|strep|to|kok|ken|er|kran|kun|gen *pl* (Ⓔ poststreptococcal diseases): im Anschluss an Infektionen mit Streptokokken* der Gruppe A kann es durch Ablagerung von Antigen-Antikörper-Komplexen zu Aktivierung des Komplementsystems und damit lokaler Gewebeschädigung kommen; ein klassisches Beispiel dafür ist die akute Glomerulonephritis*; die Pathogenese des rheumatischen Fiebers* ist dagegen weiterhin nicht vollständig aufgeklärt

Post|strep|to|kok|ken|glo|me|ru|lo|ne|phri|tis *f, pl* **-ti|den**: →*Poststreptokokkennephritis*

Post|strep|to|kok|ken|ne|phri|tis *f, pl* **-ti|den** (Ⓔ poststreptococcal glomerulonephritis): ***Syn:*** *akute/akute diffuse/exsudative/exsudativ-proliferative/postinfektiöse/endokapilläre Glomerulonephritis*; meist im Anschluss an eine Streptokokkeninfektion auftretende Sekundärkrankheit durch Immunkomplexbildung; tritt auch nach Pneumokokken-, Staphylokokken-, Meningokokkeninfektionen und viralen Infekten [Mumps, Zytomegalievirus, Epstein-Barr-Virus] auf; **Therapie**: Antibiotika zur Eliminierung des Antigens; Immunsuppression hat keine Erfolge gezeigt; **Prognose**: Ausheilung bei 90 % der Kinder und 50–70 % der Erwachsenen; chronische Formen imponieren als membranoproliferative Glomerulonephritis*

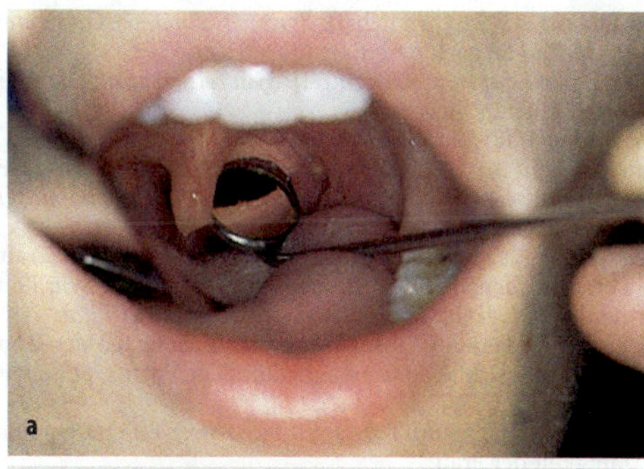

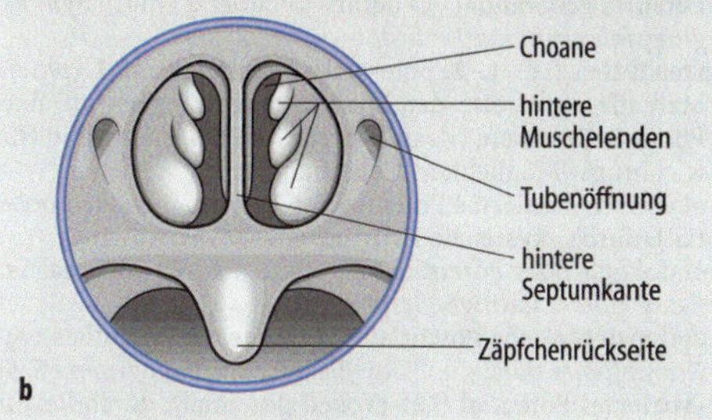

Abb. P137. Postrhinoskopie

post|sy|nap|tisch *adj* (Ⓔ postsynaptic): hinter einer Synapse (liegend)

Post|ta|chy|kar|die|syn|drom *nt* (Ⓔ posttachycardia syndrome): im Anschluss an eine tagelang anhaltende ventrikuläre oder [seltener] supraventrikuläre Tachykardie kommt es vereinzelt zu reversiblen EKG-Veränderungen, die durch kleine subendokardiale Myokardschäden bedingt sind; heilt i.d.R. folgenlos ab

post|throm|bo|tisch *adj* (Ⓔ post-thrombotic): nach einer Thrombose (auftretend)

post|trans|fu|si|o|nell *adj* (Ⓔ posttransfusional): nach einer (Blut-)Transfusion (auftretend)

Post|trans|fu|si|ons|he|pa|ti|tis *f, pl* **-ti|ti|den** (Ⓔ post-transfusion hepatitis): ***Syn:*** *Transfusionshepatitis*; klinische Bezeichnung für eine im Anschluss an eine Transfusion auftretende, akute Hepatitis* durch das Hepatitis-B-Virus oder Hepatitis-C-Virus; früher auch als Synonym für Hepatitis B verwendet

post|trau|ma|tisch *adj* (Ⓔ post-traumatic): ***Syn:*** *traumatisch*; nach einem Unfall (auftretend), durch eine Verletzung hervorgerufen, als Folge eines Unfalls

pos|tu|ral *adj* (Ⓔ postural): (Körper-)Haltung oder Lage betreffend

Post|va|go|to|mie|syn|drom *nt* (Ⓔ postvagotomy diarrhea): nach einer Vagotomie* auftretende Verdauungsstörungen, wie z.B. Magenretention, Dumping, Diarrhoe oder Rezidivgeschwüre

post|vak|zi|nal *adj* (Ⓔ postvaccinal): nach einer Impfung (auftretend), als Folge einer Impfung

post|val|vu|lär *adj* (Ⓔ postvalvular): hinter einer Klappe/Valva (liegend)

post|ze|nal *adj* (Ⓔ postcibal): ***Syn:*** *postzönal, postalimentär, postprandial*; nach dem Essen (auftretend)
post|zen|tral *adj* (Ⓔ postcentral): ***Syn:*** *retrozentral*; hinter einem Zentrum (liegend)
post|zö|nal *adj*: *→postzenal*
po|tent *adj* (Ⓔ **1.–2.** potent): **1.** Potenz besitzend, zum Geschlechtsverkehr fähig; zeugungsfähig **2.** (*Arzneimittel*) wirksam, leistungsfähig, stark
Po|ten|tia *f* (Ⓔ potence): Potenz; Wirksamkeit, Stärke, Kraft
Potentia coencipiendi (Ⓔ ability to conceive): ***Syn:*** *Konzeptionsfähigkeit, Empfängnisfähigkeit*; *s.u. Fertilität*
Potentia coeundi (Ⓔ sexual potency): Fähigkeit des Mannes, den Beischlaf auszuüben; männliche Potenz, Beischlaffähigkeit
Potentia concipiendi (Ⓔ ability to conceive): Empfängnisfähigkeit der Frau
Potentia generandi (Ⓔ ability to father a child): ***Syn:*** *Zeugungsfähigkeit*; *s.u. Fertilität*
Po|ten|ti|al *nt* (Ⓔ **1.–2.** potential): ***Syn:*** *Potenzial*; **1.** (*physik.*) Maß für die Größe der Energie eines Körpers an einem Punkt **2.** Reserven, (Kraft-)Vorrat; Leistungsfähigkeit; (Entwicklungs-)Möglichkeit, Potentialität
akustisch evoziertes Potential (Ⓔ auditory evoked potential): durch akustische Reize ausgelöstes Potential
endokochleäres Potential (Ⓔ endocochlear potential): *s.u. Essay Hören/auditives System S. 939*
epilepsietypische Potentiale (Ⓔ epileptic potentials): ***Syn:*** *Krampfpotentiale*; *s.u. Essay Elektroenzephalogramm S. 563*
evoziertes Potential (Ⓔ evoked potential): durch Reizung von Rezeptoren oder Sensoren ausgelöste Potentialänderung, die über spezifischen Hirnrindenarealen abgeleitet werden kann; das **primär evozierte Potential** findet sich nur über dem kortikalen Projektionsfeld des Rezeptors oder Sensors, das **sekundär evozierte Potential** dagegen wird über einem ausgedehnten Rindengebiet um das primäre Projektionsfeld herum gefunden; evozierte Potentiale werden z.B. zur Objektivierung und Verlaufskontrolle von Schwerhörigkeit oder multipler Sklerose eingesetzt

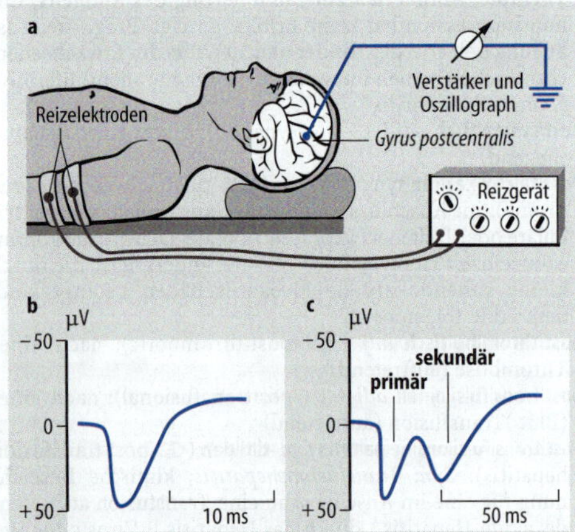

Abb. P138. Auslösung evozierter Potentiale

somatisch evoziertes Potential (Ⓔ somatic evoked potential): ***Syn:*** *somatosensorisch evoziertes Potential*; nach Stimulation sensibler oder gemischter Nerven auftretendes Potential
somatosensorisch evoziertes Potential: *→somatisch evoziertes Potential*
visuell evoziertes Potential (Ⓔ visual evoked potential): nach optischer Reizung messbares evoziertes Potential
Po|ten|til|la an|se|ri|na *f*: *→Gänsefingerkraut*
Po|ten|til|lae an|se|ri|nae her|ba *f* (Ⓔ silverweed): Blätter und Blüten von Gänsefingerkraut*
Po|ten|til|la e|rec|ta *f*: *→Tormentilla*

Po|tenz *f* (Ⓔ potence): ***Syn:*** *Potentia*; Stärke, Macht, Kraft; sexuelle Potenz
Po|tenz|holz *nt* (Ⓔ potent wood): Bezeichnung für **Ptychopetalum olacoides, Ptychopetalum uncinatum** und **Muira puama**, Bäume aus der Familie der Olacaceae; verwendet werden Holz und Wurzeln [**Ptychopetali lignum**]; **Anw.**: traditionell zur Vorbeugung und Behandlung sexueller Funktionsstörungen, als Aphrodisiakum* und Antirheumatikum*
Po|ten|zi|al *nt*: *→Potential*
Po|ten|zie|rung *f* (Ⓔ potentiation): ***Syn:*** *Dynamisierung*; von S. Hahnemann* vorgeschriebene Technik zur Herstellung von homöopathischen Arzneimitteln, bei der die Ausgangssubstanz mit einer Trägersubstanz in einem definierten Verhältnis vermischt [feste Stoffe mit Milchzucker, flüssige oder lösliche Substanzen mit einem Alkoholgemisch] und damit verdünnt wird; er stellte fest, dass die so hergestellten Mittel an Wirkung zunahmen, je stärker sie verdünnt wurden [deshalb auch das Synonym Dynamisierung]
man unterscheidet drei Formen der Potenzierung: **1. Dezimalpotenz** [D-Potenz]: 1 Teil Ausgangssubstanz wird mit 9 Teilen Trägersubstanz vermischt; man erhält damit die Dezimalpotenz 1 [D1]; von ihr wird wiederum 1 Teil mit 9 Teilen Trägersubstanz vermischt und man erhält die Dezimalpotenz 2 [D2]; der Vorgang kann prinzipiell unendlich oft wiederholt werden **2. Centesimalpotenz** [C-Potenz]: 1 Teil Ausgangssubstanz wird mit 99 Teilen Trägersubstanz vermischt; man erhält die Centesimalpotenz 1 [C1]; von ihr wird 1 Teil mit 99 Teilen Trägersubstanz vermischt und man erhält die Centesimalpotenz 2 [C2]; auch dieser Vorgang kann prinzipiell unendlich oft wiederholt werden **3. Quinquagesimillesimapotenz** [Q-Potenz, LM-Potenz]; wird für feste Substanzen verwendet; die ersten drei Potenzierungsschritte werden wie Centesimalpotenzen als Verreibungen mit Milchzucker hergestellt; die weitere Potenzierung erfolgt dann mit getränkten Globuli im Mischungsverhältnis 1:50.000
Po|tenz|rin|de *f* (Ⓔ yohimbé bark): *s.u. Yohimbe*
Po|to|ma|nie *f* (Ⓔ potomania): Trunksucht
Pott: Percival Pott; 1713–1788; englischer Chirurg (London)
Pott-Buckel *m* (Ⓔ Pott's curvature): *s.u. Gibbus*
Pott-Lähmung *f* (Ⓔ Pott's paraplegia): ***Syn:*** *Pott-Paraplegie*; Querschnittslähmung* durch Rückenmarkkompression bei Wirbeltuberkulose
Potter: **1.** Irving W. Potter; 1868–1956; amerikanischer Gynäkologe **2.** Edith Louise Potter; amerikanische Internistin (Chicago) im 20. Jahrhundert **3.** Harry Potter; zeitgenössischer britischer Zauberlehrling
Potter-Sequenz *f* (Ⓔ Potter syndrome): ***Syn:*** *Oligohydramnion-Syndrom*; Fehlbildungskomplex mit beidseitiger fetaler Nierenfunktionsstörung, An- oder Oligohydramnion bei Lungenhypoplasie, Skelettdysplasie [v.a. Klumpfüße] und Gesichtsdystrophie [**Potter-Facies** mit Hypertelorismus, Epikanthus, Ohrmuscheldysplasie, fliehendes Kinn]; die Prognose ist infaust; die Häufigkeit beträgt ca. 1:10.000 Lebendgeborene; das Wiederholungsrisiko für folgende Schwangerschaften hängt v.a. vom Vorhandensein von Nierenzysten bei den Eltern ab
Pou|drage *f* (Ⓔ poudrage): ***Syn:*** *Talkumpleurodese*; *s.u. Pleurodese*
Poupart: François Poupart; 1616–1708; französischer Anatom und Chirurg (Paris)
Poupart-Band *nt* (Ⓔ Poupart's ligament): ***Syn:*** *Leistenband, Ligamentum inguinale, Arcus inguinalis*; Bindegewebsstrang zwischen Spina* iliaca anterior superior und Tuberculum* pubicum, der wesentlich am Aufbau von Leistenkanal* und Schenkelkanal* beteiligt ist; der Samenstrang zieht über den oberen Rand des Leistenbandes; unter dem Leistenband liegen die Lacuna* musculorum und vasorum retroinguinalis
POV *Abk.*: *→Pentoxyverin*
POVT *Abk.*: puerperale Ovarialvenenthrombose
Pox|vi|ri|dae *pl* (Ⓔ Poxviridae): ***Syn:*** *Pockenviren*; Familie der größten DNA-Viren; enthält u.a. Parapoxvirus* und Orthopoxvirus*

POZ *Abk.*: Peroxidzahl
PP *Abk.*: **1.** pankreatisches Polypeptid **2.** Pellagra-Präventionsfaktor **3.** →*Pigmentflecken-Polypose* **4.** Plazentaprotein **5.** →*Pluripara* **6.** →*Polypeptid* **7.** Polypropylen **8.** →*Primipara* **9.** Privatpatient **10.** Privatpraxis **11.** Proaktivatorplasminogen **12.** →*progressive Paralyse* **13.** Protoporphyrie **14.** →*punctum proximum* **15.** →*Pyrophosphat*
p.P. *Abk.*: **1.** partielle Prothese **2.** →*postprandial*
p.p. *Abk.*: **1.** per primam intentionem **2.** per primam intentionem sanationis **3.** →*post partum*
PPa *Abk.*: **1.** anorganisches Pyrophosphat **2.** Phenoxypropylamid **3.** Phenylpropanolaminhydrochlorid **4.** Pittsburgh pneumonia agent **5.** Präphasen-Akzelerator
pPA *Abk.*: Pulmonalarteriendruck
PPase *Abk.*: →*Pyrophosphatase*
ppb *Abk.*: parts per billion
PPC *Abk.*: **1.** →*Pentosephosphatzyklus* **2.** pulmonalkapillärer Druck
PPD *Abk.*: **1.** p-Phenyldiamin **2.** p-Phenylendiaminoxidase **3.** →*purified protein derivates*
PPE *Abk.*: Pentosanpolysulfoester
PPF *Abk.*: pasteurisierte Plasmaproteinfraktion
PPG *Abk.*: Photoplethysmographie
PPH *Abk.*: **1.** Phenylpropylhydrazin **2.** präkapilläre pulmonale Hypertension **3.** primäre pulmonale Hypertension
PPHN *Abk.*: →*persistierende pulmonale Hypertension des Neugeborenen*
PPHP *Abk.*: →*Pseudo-Pseudohypoparathyreoidismus*
PPhW *Abk.*: Pentosephosphat-Weg
PPKV *Abk.*: psychopathologisches Kurzverfahren
PPL *Abk.*: **1.** pasteurisierte Plasmapräparate **2.** pasteurisiertes Plasma **3.** Penicilloyl-Polylysin **4.** Plasmaproteinlösung
PPLS *Abk.*: Postperfusions-Lungensyndrom
ppm *Abk.*: **1.** parts per million **2.** Pulse pro Minute
PPMA *Abk.*: progressive Post-Poliomyelitis-Muskelatrophie
PPNG *Abk.*: Penicillinase-produzierende Neisseria gonorrhoeae
PPNO *Abk.*: Polyvinylpyrrolidin-N-oxid
PPO *Abk.*: **1.** 2,5-Diphenyloxazol **2.** Polyphenyloxid
PPP *Abk.*: Paroxypropion
3-PPP *Abk.*: Propyl-3-(3-hydroxyphenyl)-piperidin
PPR *Abk.*: Price-Präzipitationsreaktion
PPRF *Abk.*: paramediane pontine retikuläre Formation
PPS *Abk.*: **1.** phosphatgepufferte Kochsalzlösung **2.** Phosphoribosyl-1-pyrophosphatsynthetase **3.** postpartale Sterilisation **4.** Postperfusionssyndrom **5.** →*Postpoliomyelitis-Syndrom* **6.** →*Proteinpolysaccharid*
PPSB *Abk.*: Prothrombin, Prokonvertin, Stuart-Prower-Faktor, antihämophiles Globulin B
PPT *Abk.*: **1.** Prednison-Provokationstest **2.** Pyrexin-Provokationstest
PPTL *Abk.*: postpartale Tubenligatur
PP-Typ *m* (Ⓔ pink puffer): ***Syn:*** *pink puffer*; Lungenemphysematiker mit schwerer Dyspnoe*, aber nur leichter Hypoxämie* und normalem Hämatokrit*; *s.a. Lungenemphysem*
PPU *Abk.*: persistierende Proteinurie
P-pulmonale *nt* (Ⓔ P pulmonale): ***Syn:*** *P-dextrocardiale*; *s.u. Essay Elektrokardiogramm S. 571*
PPUM *Abk.*: potentiell pathogene Umweltmykobakterien
PPV *Abk.*: Pulmonalvenendruck
PPX *Abk.*: Pipekolylxylidin
PP-Zellen *pl* (Ⓔ PP cells): ***Syn:*** *F-Zellen*; Zellen der Langerhans*-Inseln, in denen das pankreatische Polypeptid* gebildet wird
PQ *Abk.*: Permeabilitätsquotient
PQ-Intervall *nt* (Ⓔ P-Q interval): *s.u. Essay Elektrokardiogramm S. 571*
PR *Abk.*: **1.** Pallida-Reaktion **2.** paramagnetische Resonanz **3.** →*partielle Remission* **4.** Perzentilenrang **5.** →*Phenolrot* **6.** →*Pityriasis rosea* **7.** Polyarthritis rheumatica **8.** →*Pressorezeptor* **9.** Produktionsrate **10.** Prothrombin-Ratio **11.** Pulsrate
Pr *Abk.*: **1.** Praseodym **2.** →*Presbyopie* **3.** →*Prisma* **4.** →*Prolactin* **5.** →*Propan* **6.** →*Punctum remotum*
PR+ *Abk.*: positive Progesteronrezeptoren
p.r. *Abk.*: per rectum
PRA *Abk.*: **1.** Phosphoribosylamin **2.** Plasmareninaktivität

Prä-, prä- *präf.*: Wortelement mit der Bedeutung „vor/davor/voraus/vorzeitig"
prälaldollesIzent *adj* (Ⓔ preadolescent): vor der späten Kindheit/Präadoleszenz (auftretend)
PrälaldollesIzenz *f* (Ⓔ preadolescence): späte Kindheit
Prälallbulmin *nt* (Ⓔ prealbumin): Transportprotein für Thyroxin*, das in der Elektrophorese vor der Albuminfraktion läuft
prälalorltal *adj* (Ⓔ preaortic): vor der Aorta (liegend)
Prälarlthrolse *f* (Ⓔ prearthritic lesions): Bezeichnung für Gelenkveränderungen [präarthrotische Deformitäten], die einer Arthrose* vorausgehen
prälarlthroltisch *adj* (Ⓔ prearthritic): Präarthrose betreffend, von ihr betroffen
prälaulrilkullär *adj* (Ⓔ preauricular): vor der Ohrmuschel/Aurikel (liegend)
prälalxilal *adj* (Ⓔ preaxial): vor einer Achse (liegend)
Prälbeltallilpolproltelin *nt* (Ⓔ prebeta-lipoprotein): ***Syn:*** *Lipoprotein mit sehr geringer Dichte, very low-density lipoprotein, prä-β-Lipoprotein*; v.a. in der Leber gebildetes Lipoprotein* mit hohem Triglyzeridanteil
Prälcallcilfelrolle *pl* (Ⓔ pre-calciferols): Vitamin D-Vorstufen; *s.a. Vitamin D*
prälchilaslmal *adj* (Ⓔ prechiasmatic): ***Syn:*** *prächiasmatisch, präoptisch*; vor der Sehnervenkreuzung/dem Chiasma opticum (liegend)
prälchilaslmaltisch *adj*: →*prächiasmal*
Prälculnelus *m*: →*Precuneus*
PRAD 1 *Abk.*: Parathyreoid-Adenom-Gen
Prädellir *nt* (Ⓔ predelirium): Anfangsstadium des Delirs*
Prädenltin *nt* (Ⓔ predentin): ***Syn:*** *Dentinoid, Odontoid, dentinogene Substanz*; von den Odontoblasten gebildete unverkalkte Dentinmatrix, die hauptsächlich aus Proteoglykanen, Glykoproteinen und Kollagen besteht
Prader: Andrea Prader; schweizer Endokrinloge und Kinderarzt (Zürich) im 20. Jahrhundert
Prader-Labhart-Willi-Syndrom *nt*: →*Prader-Willi-Syndrom*
Prader-Willi-Syndrom *nt* (Ⓔ Prader-Willi syndrome): ***Syn:*** *Prader-Labhart-Willi-Syndrom*; durch eine Mikrodeletion [15q11-13] oder uniparentale Disomie* verursachtes Syndrom mit ausgeprägter Muskelhypotonie, Entwicklungsverzögerung, Minderwuchs, kleinen Händen und Füßen, Hypogonadismus*, Hypopigmentierung* und Adipositas*

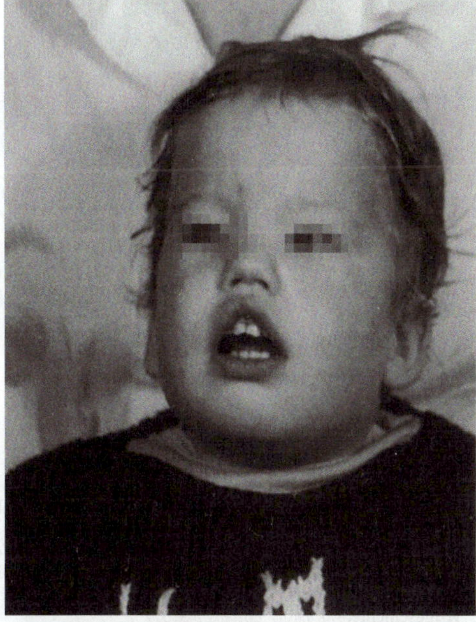

Abb. P139. Prader-Willi-Syndrom

Prä|de|zi|du|al|zel|len *pl* (Ⓔ predecidual cells): *s.u. Endometrium*
Prä|di|a|be|tes *m* (Ⓔ prediabetes): das Stadium vor Ausbruch eines klinisch manifesten Diabetes* mellitus; kann nur retrospektiv bestimmt werden
Prä|di|a|sto|le *f* (Ⓔ prediastole): die Phase unmittelbar vor der Diastole*
prä|di|a|sto|lisch *adj* (Ⓔ prediastolic): vor der Diastole (auftretend)
Prä|dis|po|si|ti|on *f* (Ⓔ predisposition): Veranlagung, Neigung, Empfänglichkeit, Anfälligkeit
prä|duk|tal *adj* (Ⓔ preductal): vor der Mündung des Ductus Botalli (liegend)
Prae-, prae- *präf.*: →*Prä-*
Prae|co|ma *nt, pl* **-malta**: →*Präkoma*
Prä|ek|lamp|sie *f* (Ⓔ preeclampsia): im letzten Schwangerschaftsdrittel auftretende Gestose* mit Ödemen (engl. Edemas), Proteinurie [mehr als 1 g/24] und Hypertonie [140/90 oder höher]; die früher verwendeten Begriffe EPH-Gestose, Spätgestose und Schwangerschaftsvergiftung sind heute obsolet
die Pathogenese ist weiterhin nicht vollständig geklärt; es liegt aber ein genereller Vasospasmus und eine erhöhte Sensibilität für vasoaktive Substanzen vor, die zusammen zu einer Störung des Prostacyclin-Thromboxan-Gleichgewichts und damit zu Störungen im mütterlichen und im uteroplazentaren Kreislauf führen [*s.a. Abb. P140*]; **klinisch** finden sich bei schwerer Form Hypertonie, Proteinurie, Oligurie, epigastrische Beschwerden, zerebrale Störungen, Sehstörungen, Lungenödem, Zyanose, Leberfunktionsstörungen und Thrombozytopenie; im weiteren Verlauf kann es zu disseminierter intravasaler Gerinnung, HELLP-Syndrom* oder massivem Lungenödem kommen; **Therapie:** im 2. Trimenon Blutdruckeinstellung und stationäre Überwachung; näher am Geburtstermin oder bei Therapieversagen Einleitung der Geburt

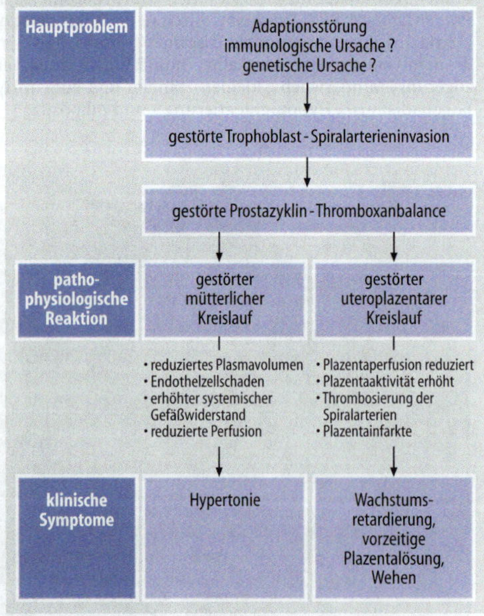

Abb. P140. Pathophysiologie der Präeklampsie

prä|e|pi|glot|tisch *adj* (Ⓔ preepiglotic): vor dem Kehldeckel/der Epiglottis (liegend)
Prä|e|pi|lep|sie *f* (Ⓔ latent epilepsy): ***Syn:*** *larvierte Epilepsie, bioelektrische Epilepsie, latente Epilepsie*; Zustand mit Epilepsie-typischen EEG-Veränderungen ohne Anfall in der Vorgeschichte; *s.a. Essay Epilepsie S. 617*
prä|e|rup|tiv *adj* (Ⓔ preeruptive): vor dem Ausbruch einer Krankheit
Prae|sen|ta|tio (fe|tus) *f* (Ⓔ presentation): Fruchteinstellung, Einstellung
prä|exis|tent *adj* (Ⓔ preexisting): vorbestehend, schon vorhanden
Prä|ex|zi|ta|ti|on *f* (Ⓔ preexcitation): vorzeitige Erregung von Teilen der Herzkammermuskulatur; *s.a. Präexzitationssyndrom*
Prä|ex|zi|ta|ti|ons|syn|drom *nt* (Ⓔ preexcitation syndrome): ***Syn:*** *WPW-Syndrom, Wolff-Parkinson-White-Syndrom*; durch ein akzessorisches Bündel [Kent-Bündel, Mahaim-Bündel] verursachte vorzeitige Erregung von Teilen der Herzkammermuskulatur; tritt bei ca. 0,2–0,3 % der Bevölkerung auf und verläuft bei dem größten Teil asymptomatisch oder ist Teilsymptom eines Krankheitsbildes [z.B. Mitralklappenprolaps, Ebstein-Anomalie]; in seltenen Fällen kommt es zu paroxysmalen orthodromen oder antidromen Tachykardien oder Vorhofflattern bzw. -flimmern; tritt die antegrade Überleitung nur sporadisch auf, spricht man von **intermittierendem Präexzitationssyndrom**; beim **verborgenen Präexzitationssyndrom** werden nur retrograde Impulse von der Kammer zum Vorhof geleitet

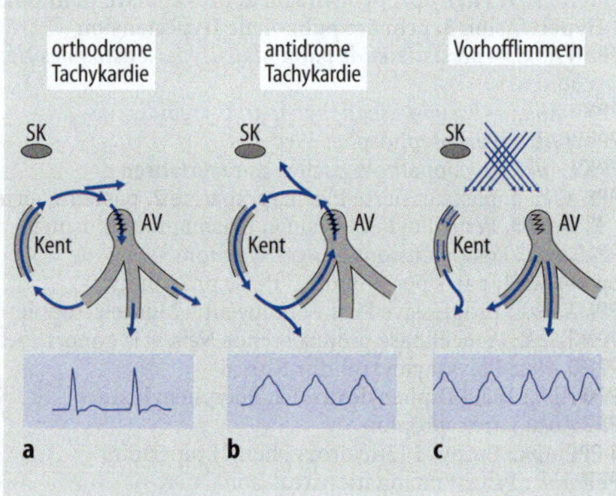

Abb. P141. Präexzitationssyndrom. **a** orthodrome Tachykardie, **b** antidrome Tachykardie, **c** Vorhofflimmern bei schneller Überleitung über akzessorische Fasern

prä|fi|nal *adj* (Ⓔ premortal): ***Syn:*** *prämortal, präterminal*; vor dem Tod, dem Tod vorausgehend
prä|for|miert *adj* (Ⓔ preformed): im Keim angelegt, vorgebildet
prä|fron|tal *adj* (Ⓔ prefrontal): im vorderen Stirnlappenbereich (liegend)
prä|gan|gli|o|när *adj* (Ⓔ preganglionic): vor einem Ganglion (liegend)
Prag|mat|a|gno|sie *f* (Ⓔ pragmatagnosia): Unfähigkeit, Gegenstände wiederzuerkennen
prä|he|pa|tisch *adj* (Ⓔ prehepatic): ***Syn:*** *antehepatisch*; vor der Leber/Hepar (liegend)
Prä|im|mu|ni|tät *f*: →*Prämunität*
Prä|im|plan|ta|ti|ons|di|a|gnos|tik *f* (Ⓔ preimplantation diagnostics): *s.u. Essay Infertilität und Sterilität S. 1041*
Prä|in|farkt *m*: →*Präinfarktsyndrom*
Prä|in|farkt|syn|drom *nt* (Ⓔ preinfarction syndrome): ***Syn:*** *Präinfarkt*; die vor einem Infarkt auftretenden Symptome, v.a. anfallsartige Schmerzen in der Herzgegend mit charakteristischem Beengungsgefühl
Prä-Integrations-Latenz *f* (Ⓔ pre-integration latency): *s.u. Essay AIDS S. 31*
Praj|ma|li|um|bi|tar|trat *nt* (Ⓔ prajmalium bitartrate): membranstabilisierendes Antiarrhythmikum*; **Anw.:** ventrikuläre Extrasystolen
Prä|kal|li|krein *nt* (Ⓔ prekallikrein): ***Syn:*** *Kallikreinogen, Fletcher-Faktor*; inaktive Vorstufe von Kallikrein*; *s.a. Kallikrein-Kinin-System*
prä|kan|ze|rös *adj* (Ⓔ **1.–2.** precancerous): **1.** ***Syn:*** *präkarzino-*

matös, prämaligne; Präkanzerose betreffend, zu kanzeröser Entartung neigend **2.** ***Syn:*** *prämaligne, präneoplastisch*; vor einem Karzinom auftretend, einem Karzinom vorausgehend

Prä|kan|ze|ro|se *f* (Ⓔ precancerosis): ***Syn:*** *prämaligne Läsion, Präneoplasie*; Gewebeveränderung oder Erkrankung, die zur Entwicklung eines malignen Tumors führen kann; bei **fakultativen Präkanzerosen** ist eine Entartung möglich, aber selten, während es bei **obligaten Präkanzerose** (fast) immer zu Entartung kommt; *s.a. Essay Virus und Tumor S. 2185*

Tab. P142. Präkanzerosen

Obligate	Fakultative
Aktinische Keratosen	Chronische Entzündungen
Aktinische Cheilitis	Pyodermien
Arsenkeratosen	Osteomyelitis
Röntgenkeratosen	Akne conglobata
Verruköse Leukoplakie	Lupus vulgaris
Morbus Bowen	Fisteln
Bowenoide Papulose	Chronische Ulzera
Erythroplasie	Venöse Ulcera cruris
	Gummen
	Lichen sclerosus
	CDLE (?)
	Lichen ruber mucosae

melanotische Präkanzerose: →*Lentigo maligna*

prä|ka|pil|lär *adj* (Ⓔ precapillary): ***Syn:*** *präkapillar*; vor einer Kapillare (liegend)

prä|kar|di|al *adj* (Ⓔ precardiac): ***Syn:*** *präkordial*; vor dem Herzen (liegend)

prä|kar|ti|la|gi|när *adj* (Ⓔ precartilaginous): aus Vorknorpel bestehend

prä|kar|zi|no|ma|tös *adj*: →*präkanzerös*

prä|ka|val *adj* (Ⓔ precaval): vor der Vena* cava inferior liegend

prä|kli|mak|te|risch *adj* (Ⓔ premenopausal): ***Syn:*** *prämenopausal*; vor der Menopause

Prä|kli|mak|te|ri|um *nt*: obsoletes Synonym für →*Prämenopause*

prä|kli|nisch *adj* (Ⓔ preclinical): vor dem Ausbruch einer Krankheit oder dem Auftreten von Symptomen

Prä|kog|ni|ti|on *f* (Ⓔ precognition): Hellsehen

Prä|ko|ma *nt, pl* **-ma|ta** (Ⓔ precoma): ***Syn:*** *Praecoma*; drohendes Koma bzw. die sich langsam steigernde Bewusstseinseintrübung, die dann in eine Bewusstlosigkeit übergeht

prä|ko|ma|tös *adj* (Ⓔ precomatose): Präkoma betreffend, im Präkoma

prä|kon|zep|ti|o|nell *adj* (Ⓔ preconceptional): vor der Befruchtung/Konzeption (vorhanden)

prä|kor|di|al *adj* (Ⓔ precordial): ***Syn:*** *präkardial*; vor dem Herzen (liegend)

Prä|kor|di|al|angst *f* (Ⓔ precordial pressure): Druck- und Beklemmungsgefühl in der Herzgegend, das mit unbestimmter Angst verbunden ist

Prä|kor|di|al|schmerz *m* (Ⓔ precordialgia): Schmerz in der Herzgegend; *s.a. Präinfarktsyndrom, Angina pectoris*

prä|kos|tal *adj* (Ⓔ precostal): vor den Rippen/Costae (liegend)

Prä|kur|sor *m* (Ⓔ precursor): Vorläufer(zelle), Vorstufe

prä|la|ryn|ge|al *adj* (Ⓔ prelaryngeal): vor dem Kehlkopf/Larynx (liegend)

Prä|leu|kä|mie *f* (Ⓔ preleukemia): ***Syn:*** *präleukämisches Syndrom*; Begriff für Störungen der Blutbildung, die ein erhöhtes Leukämierisiko haben

prä|leu|kä|misch *adj* (Ⓔ preleukemic): Präleukämie betreffend, von Präleukämie betroffen

prä|li|mi|nar *adj* (Ⓔ preliminary): einleitend, vorausgehend

prä-β-Lipoprotein *nt* (Ⓔ prebeta-lipoprotein): ***Syn:*** *Lipoprotein mit sehr geringer Dichte, very low-density lipoprotein, Präbetalipoprotein*; v.a. in der Leber gebildetes Lipoprotein* mit hohem Triglyzeridanteil

prä|ma|li|gne *adj* (Ⓔ premalignant): ***Syn:*** *präkanzerös, präneoplastisch*; vor einem Malignom auftretend, einem Malignom vorausgehend; (*Geschwulst*) noch nicht bösartig/ maligne

prä|ma|tur *adj* (Ⓔ premature): nicht ausgereift, verfrüht (auftretend), vorzeitig, frühzeitig

Prä|ma|xil|la *f*: →*Premaxilla*

prä|ma|xil|lär *adj* (Ⓔ premaxillary): vor dem Oberkiefer/der Maxilla (liegend)

Prä|me|di|ka|ti|on *f* (Ⓔ premedication): Medikamentengabe zur Vorbereitung des Patienten auf eine Narkose*; im Vordergrund steht die Applikation von Pharmaka, die eine sedativ-hypnotische und anxiolytische Wirkung haben; bei bestehenden Schmerzen ist ein Analgetikum Teil der Prämedikation [Analgosedierung]

prä|mei|o|tisch *adj* (Ⓔ premeiotic): vor der Meiose

prä|me|no|pau|sal *adj* (Ⓔ premenopausal): ***Syn:*** *präklimakterisch*; vor der Menopause

Prä|me|no|pau|se *f* (Ⓔ premenopause): Zeitraum vom Beginn der Pubertät bis zur ersten Regelblutung; oft wird darunter aber der Zeitraum unmittelbar vor der Menopause* verstanden; *s.a. Klimakterium*

prä|mens|tru|al *adj* (Ⓔ premenstrual): ***Syn:*** *prämenstruell*; vor der Monatsblutung/Menstruation

Prä|mens|tru|al|pha|se *f*: →*Prämenstruum*

Prä|mens|tru|al|sta|di|um *nt*: →*Prämenstruum*

prä|mens|tru|ell *adj*: →*prämenstrual*

Prä|mens|tru|um *nt* (Ⓔ premenstruum): ***Syn:*** *Prämenstrualstadium, Prämenstrualphase*; die Zeit unmittelbar vor der Menstruation*

Pra|mi|pe|xol *nt* (Ⓔ pramipexole): Dopaminagonist, Nonergot-Derivat; **Anw.:** Parkinson-Krankheit

prä|mi|to|tisch *adj* (Ⓔ premitotic): vor der Mitose

Prä|mo|lar *m* (Ⓔ premolar): ***Syn:*** *kleiner Backenzahn, Dens premolaris*; die vor den Molaren sitzenden vorderen Backenzähne, die ca. im 10.–12. Lebensjahr durchbrechen; sie haben entweder 2 [zweihöckriger Typ] oder 3 Zahnhöcker [dreihöckriger Typ]

Prä|mo|lar|zahn *m*: →*Prämolar*

prä|mo|ni|to|risch *adj* (Ⓔ premonitory): (vor-)warnend, ankündigend

prä|mor|bid *adj* (Ⓔ premorbid): vor Krankheitsausbruch (auftretend)

prä|mor|tal *adj* (Ⓔ premortal): ***Syn:*** *präfinal, präterminal*; vor dem Tod (eintretend), dem Tod vorausgehend

Prä|mu|ni|tät *f* (Ⓔ premunition): ***Syn:*** *Präimmunität, Prämunition, begleitende Immunität*; Immunität*, die nur während der Infektion vorhanden ist und nach Verschwinden des Erregers erlischt

Prä|mu|ni|ti|on *f*: →*Prämunität*

Prä|nar|ko|se *f* (Ⓔ **1.–2.** prenarcosis): **1.** durch die Prämedikation* ausgelöste allgemeine Bewusstseinsdämpfung **2.** das Anfangsstadium einer Allgemeinnarkose*

prä|nar|ko|tisch *adj* (Ⓔ prenarcotic): vor einer Narkose/Anästhesie, Pränarkose betreffend

prä|na|tal *adj* (Ⓔ prenatal): ***Syn:*** *antenatal*; vor der Geburt oder während der Schwangerschaft (auftretend oder entstehend)

Prä|na|tal|di|a|gnos|tik *f* (Ⓔ prenatal diagnosis): Untersuchungen zur Entdeckung genetischer Erkrankungen oder Fehlbildungen vor der Geburt; umfasst z.B. Chorionzottenbiopsie, Amniozentese und Fruchtwasserdiagnostik; *s.a. Neuralrohrdefekte, Triple-Test*

Prä|na|tal|pe|ri|o|de *f* (Ⓔ prenatal life): der Zeitraum vor der Geburt

pran|di|al *adj* (Ⓔ prandial): Essen oder Mahlzeit betreffend; während des Essens (auftretend)

Prä|ne|o|pla|sie *f*: →*Präkanzerose*

prä|ne|o|plas|tisch *adj* (Ⓔ preneoplastic): ***Syn:*** *prämaligne, präkanzerös*; vor einem Neoplasma auftretend, einem Neoplasma vorausgehend

Prä|ö|dem *nt* (Ⓔ pre-edematous swelling): vermehrte Wassereinlagerung, die aber noch nicht als Ödem imponiert

prä|ope|ra|tiv *adj* (Ⓔ preoperative): vor einer Operation
prä|op|tisch *adj* (Ⓔ preoptic): *Syn:* *prächiasmal, prächiasmatisch*; vor der Sehnervenkreuzung/dem Chiasma opticum (liegend)
prä|ovu|la|to|risch *adj* (Ⓔ preovulatory): vor dem Eisprung/der Ovulation
Prä|oxi|ge|nie|rung *f* (Ⓔ preoxygenation): *s.u. Essay Verfahren zur Sicherung der Atemwege S. 1533*
prä|pa|ra|ly|tisch *adj* (Ⓔ preparalytic): vor der Lähmung/Paralyse
prä|par|tal *adj* (Ⓔ prepartal): *Syn:* *antepartal*; unmittelbar vor der Entbindung/Geburt (auftretend oder entstehend), vorgeburtlich
prä|pa|tel|lar *adj* (Ⓔ prepatellar): vor der Kniescheibe/Patella (liegend)
Prä|pa|tent|pe|ri|o|de *f*: →*Präpatenz*
Prä|pa|tenz *f* (Ⓔ prepatent period): *Syn:* *Präpatentperiode*; Zeitraum von der Infektion mit einem Parasiten bis zum Auftreten von Geschlechtsprodukten in den Körperausscheidungen des Wirtes
prä|pe|ri|to|ne|al *adj* (Ⓔ preperitoneal): zwischen dem parietalem Peritoneum und der Bauchwand (liegend); vor dem Bauchfell/Peritoneum (liegend)
prä|pran|di|al *adj* (Ⓔ preprandial): vor der Mahlzeit/Nahrungsaufnahme
Prä|pro|in|su|lin *nt* (Ⓔ preproinsulin): Vorstufe von Insulin*
prä|pu|be|ral *adj*: →*präpubertär*
prä|pu|ber|tal *adj*: →*präpubertär*
prä|pu|ber|tär *adj* (Ⓔ prepubertal): *Syn:* *präpuberal, präpubertal*; vor der Pubertät (auftretend)
Prä|pu|ber|tät *f* (Ⓔ prepuberty): der Zeitraum unmittelbar vor der Pubertät
prä|pu|ti|al *adj* (Ⓔ preputial): Vorhaut/Präputium betreffend
Prä|pu|ti|al|drü|sen *pl* (Ⓔ preputial glands): *Syn:* *Vorhautdrüsen, Tyson-Drüsen, präputiale Drüsen, Glandulae preputiales*; talgproduzierende Drüsen der Penisvorhaut
Prä|pu|ti|um *nt*: →*Preputium*
prä|py|lo|risch *adj* (Ⓔ prepyloric): vor dem Magenpförtner/Pylorus (liegend)
prä|re|nal *adj* (Ⓔ prerenal): vor der Niere/Ren (liegend)
PRAS *Abk.*: prärеduziert, anaerob sterilisiert
prä|sa|kral *adj* (Ⓔ presacral): vor dem Kreuzbein/Sakrum (liegend)
prä|se|kre|to|risch *adj* (Ⓔ presecretory): vor der Sekretion/Abgabe
prä|se|nil *adj* (Ⓔ presenile): vor dem Greisenalter/Senium (auftretend), im Präsenium
Prä|se|ni|li|tät *f* (Ⓔ presenility): vorzeitige Alterung
Prä|ser|va|tiv *nt* (Ⓔ condom): *Syn:* *Kondom*; meist aus Latex bestehendes, über den Penis zu streifendes, mechanisches Kontrazeptivum*
Prä|skle|ro|se *f* (Ⓔ Huchard's disease): Vorstadium der Arteriosklerose* mit nur minimalen Veränderungen oder Symptomen; *s.a. Atherosklerose*
prä|skle|ro|tisch *adj* (Ⓔ presclerotic): Präsklerose betreffend, vor der Sklerose (auftretend)
Prä|sta|se *f* (Ⓔ prestasis): verlangsamte Blutströmung als Vorstufe der Stase*
Pra|ste|ron *nt*: →*Dehydroepiandrosteron*
Prä|sum|ti|on *f* (Ⓔ presumption): Vermutung, Annahme
prä|sum|tiv *adj* (Ⓔ presumptive): wahrscheinlich, voraussichtlich, vermutlich, erwartungsgemäß
prä|sy|nap|tisch *adj* (Ⓔ presynaptic): vor einer Synapse (liegend)
prä|syn|the|tisch *adj* (Ⓔ presynthetic): vor der Synthese
Prä|sys|to|le *f* (Ⓔ presystole): die Phase unmittelbar vor der Systole*
prä|sys|to|lisch *adj* (Ⓔ presystolic): Präsystole betreffend, in der Präsystole; vor der Systole (auftretend)
prä|ter|mi|nal *adj* (Ⓔ premortal): *Syn:* *präfinal, prämortal*; vor dem Tod, vor dem Ende
prä|the|ra|peu|tisch *adj* (Ⓔ pretherapeutic): vor der Behandlung/Therapie
prä|thy|re|o|i|dal *adj*: →*präthyroidal*
prä|thy|ro|i|dal *adj* (Ⓔ prethyroid): *Syn:* *präthyreoidal*; vor der Schilddrüse/Glandula thyroidea oder dem Schildknorpel/Cartilago thyroidea (liegend)
prä|ti|bi|al *adj* (Ⓔ pretibial): vor dem Schienbein/der Tibia (liegend)
prä|tra|che|al *adj* (Ⓔ pretracheal): vor der Luftröhre/Trachea (liegend)
Pratt: Gerald Hillary Pratt; amerikanischer Chirurg (New York) im 20. Jahrhundert
Pratt-Test *m* (Ⓔ Pratt's test): Venenfunktionsprüfung bei Krampfadern; Ausstreichen des Beins am liegenden Patienten mit einer elastischen Binde und Anlegen eines subinguinalen Stauschlauchs; dann Aufstehen und Abwickeln der elastischen Binde von kranial nach kaudal; Füllung der oberflächlichen Venen zeigt die Lage der insuffizienten Perforansvenen an
Prä|u|rä|mie *f* (Ⓔ pre-uremia): *Syn:* *dekompensierte Retention, präterminale Niereninsuffizienz*; Stadium 3 der Niereninsuffizienz*
prä|u|rä|misch *adj* (Ⓔ preuremic): einer Harnvergiftung/Urämie vorangehend
prä|vak|zi|nal *adj* (Ⓔ prevaccinal): vor einer Impfung (auftretend)
Prä|va|lenz *f* (Ⓔ prevalence): Häufigkeit einer Erkrankung in einer bestimmten Population zu einem bestimmten Zeitpunkt
Pra|va|sta|tin *nt* (Ⓔ pravastatin): HMG-CoA-Reduktasehemmer*, Lipidsenker* [senkt Cholesterin um 15–30 %, Triglyceride um 10–20 %, LDL um 20–40 %]; **Anw.**: essentielle Hypercholesterinämie mit und ohne Hypertriglyceridämie
Prä|ven|ti|on *f* (Ⓔ prevention): Verhinderung/Verhütung von Erkrankungen oder Gesundheitsschäden; oft gleichgesetzt mit Präventivbehandlung
primäre Prävention (Ⓔ primary prevention): Ausschaltung von Faktoren, bevor sie wirksam werden können
sekundäre Prävention (Ⓔ secondary prevention): Frühdiagnostik [z.B. durch Krebsvorsorgeuntersuchung, Neugeborenenscreening] und Behandlung möglichst bevor manifeste oder schwere Schäden auftreten
tertiäre Prävention (Ⓔ tertiary prevention): Begrenzung der Schädigung auf eine Minimum und möglichst weitgehende Restitution und Rehabilitation
prä|ven|tiv *adj* (Ⓔ preventive): verhütend, vorbeugend
Prä|ven|tiv|be|hand|lung *f* (Ⓔ preventive treatment): *Syn:* *Prophylaxe*; Vorbeugung einer Krankheit, vorbeugende Behandlung
Prä|ven|tiv|me|di|zin *f* (Ⓔ preventive medicine): *Syn:* *Vorsorgemedizin, prophylaktische Medizin*; Teilgebiet der Medizin, das sich mit der Verhütung von Krankheiten befasst
prä|ver|te|bral *adj* (Ⓔ prevertebral): vor der Wirbelsäule/Columna vertebralis oder einem Wirbelkörper (liegend)
prä|ve|si|kal *adj* (Ⓔ prevesical): vor der Harnblase/Vesica urinaria (liegend)
PRAVT *Abk.*: Pre-entry-AV-Tachykardie
prä|zä|kal *adj* (Ⓔ prececal): vor dem Zäkum* (liegend)
prä|zen|tral *adj* (Ⓔ precentral): vor dem Zentrum (liegend), insbesondere dem Sulcus centralis cerebri
Prä|zent|ral|ve|ne *f* (Ⓔ precentral vein): *Syn:* *Vena precentralis cerebelli*; Vene von der Fissura precentralis cerebelli zur Vena* magna cerebri
Pra|ze|pam *nt* (Ⓔ prazepam): Benzodiazepin*, Tranquilizer*
Prä|zi|pi|tat *nt* (Ⓔ 1.–2. precipitate): **1.** Niederschlag, Kondensat **2.** Eiweißablagerung auf der Rückfläche der Hornhaut bei Iridozyklitis*; oft der Schwere nach angeordnet, wobei die großen Präzipitate unten liegen
Prä|zi|pi|ta|ti|on *f* (Ⓔ precipitation): (Aus-)Fällung, Ausflockung
prä|zi|pi|tier|bar *adj* (Ⓔ precipitable): niederschlagbar, (aus-)fällbar, abscheidbar
Prä|zi|pi|tin *nt* (Ⓔ precipitin): Antikörper, der mit einem Antigen ein Präzipitat bildet
Prä|zi|pi|ti|no|gen *nt* (Ⓔ precipitinogen): Antigen*, das mit einem Antikörper* ein Präzipitat bildet
Pra|zi|quan|tel *nt* (Ⓔ praziquantel): Anthelmintikum*; **Anw.**: Trematoden- und Cestodeninfektionen
Prä|zi|si|on *f* (Ⓔ precision): Genauigkeit, Exaktheit

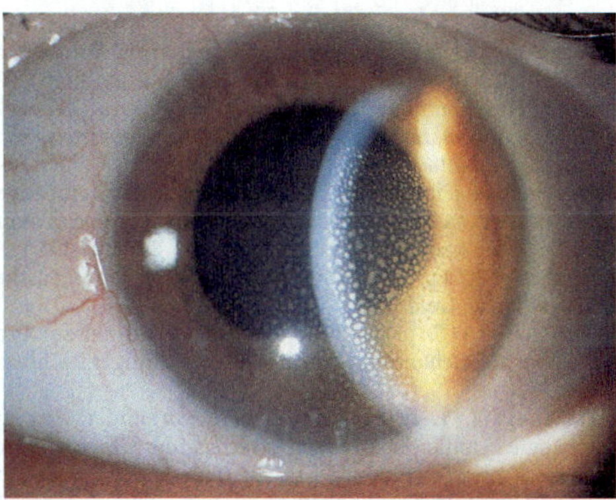
Abb. P143. Weiß-graue Präzipitate der Hirnhautrückfläche bei Iritis

Pra|zo|sin *nt* (Ⓔ prazosin): selektiver α_1-Blocker, Antihypertensivum*; **Anw.**: arterielle Hypertonie, Herzinsuffizienz, Morbus Raynaud
prä|zy|got *adj* (Ⓔ prezygotic): vor der Befruchtung
PRC *Abk.*: Plasmarenikonzentration
prdpt *Abk.*: Prismendioptrie
Pre-, pre- *präf.*: → *Prä-*
Pre|cu|ne|us *m* (Ⓔ precuneus): ***Syn:*** *Präcuneus*; auf der Medialseite des Scheitellappens [Lobus* parietalis] liegender viereckiger Rindenbezirk, der hinten an den Sulcus* parietooccipitalis stößt
Pred|ni|car|bat *nt* (Ⓔ prednicarbate): nicht-halogeniertes Glucocorticoid*; **Anw.**: lokaler Entzündungshemmer, v.a. bei Dermatosen
Pred|ni|len *nt*: → *Methylprednisolon*
Pred|ni|so|lon *nt* (Ⓔ prednisolone): ***Syn:*** *Deltacortisol, 1,2-Dehydrocortisol*; synthetisches Glucocorticoid*; **Anw.**: Antiphlogistikum*, Antiallergikum*; *s.a. Essay Non-Hodgkin-Lymphome S. 1517*
Pred|ni|son *nt* (Ⓔ prednisone): ***Syn:*** *Deltacortison, 1,2-Dehydrocortison*; synthetisches, biologisch unwirksames Glucocorticoid*, das in der Leber in Prednisolon* umgewandelt wird; **Anw.** *s.u. Prednisolon*
Pred|ny|li|den *nt* (Ⓔ prednylidene): ***Syn:*** *16-Methylenprednisolon*; nicht-halogeniertes Glucocorticoid*; **Anw.**: Antiphlogistikum*, Antiallergikum*
Preg|nan|di|ol *nt* (Ⓔ pregnanediol): Stoffwechsel- und Ausscheidungsprodukt des Progesterons*
Pre|gne|no|lon *nt* (Ⓔ pregnenolone): Zwischenprodukt bei der Synthese aller Steroidhormone
Prehn: D. T. Prehn; amerikanischer Arzt im 20. Jahrhundert
Prehn-Zeichen *nt* (Ⓔ Prehn's sign): *s.u. Hodentorsion*
Preisz: Hugo von Preisz; 1860–1940; ungarischer Bakteriologe
Preisz-Nocard-Bazillus *m* (Ⓔ Preisz-Nocard bacillus): ***Syn:*** *Corynebacterium pseudotuberculosis*; selten auf den Menschen übertragenes Bakterium; befällt meist Schafe, Ziegen oder Pferde
pre|kär *adj* (Ⓔ precarious): unsicher, bedenklich
Pre|load *nt* (Ⓔ preload): ***Syn:*** *Vorlast*; durch die Dehnung während der Füllung hervorgerufene Vorbelastung des Herzmuskel vor der Kontraktion
Pre|ma|xil|la *f* (Ⓔ premaxilla): ***Syn:*** *Zwischenkieferknochen, Intermaxillarknochen, Goethe-Knochen, Prämaxilla, Os incisivum*; unpaariger Knochen, der beim Säugling vorhanden ist, später aber mit dem Gaumenfortsatz des Oberkiefers [Processus palatinus maxillae] verschmilzt
Pre|pu|ti|um *nt*: **1.** → *Preputium clitoridis* **2.** → *Preputium penis*
Preputium clitoridis (Ⓔ prepuce of clitoris): ***Syn:*** *Vorhaut, Präputium*; die Vorhaut des Kitzlers [Clitoris*] ist eine Schleimhautfalte, die die Glans* clitoridis bedeckt
Preputium penis (Ⓔ prepuce of penis): ***Syn:*** *Vorhaut, Präputium*; Reservefalte der Penishaut, die an der Grenze zur **Ringfurche** [Collum glandis] ansetzt; sie umschließt weitgehend die Eichel [Glans* penis], wird bei Erektion aber nach hinten geschoben; wenn die Vorhaut zu eng ist [Phimose*] kann sie nicht über die Eichel zurückgeschoben werden; im Extremfall kann es zu Einklemmung und Abschnürung der Eichel kommen [Paraphimose*]; das **Frenulum penis** ist ein Hautbändchen an der Unterseite des Penis*, das Eichel* und Vorhaut* verbindet und ein zu starkes Zurückweichen der Vorhaut verhindert; die Vorhaut hat talgproduzierende Drüsen [**Glandulae preputiales**]; ihr Talg wird als **Vorhauttalg** oder **Smegma** bezeichnet
Presby-, presby- *präf.*: Wortelement mit der Bedeutung „alt"
Pres|by|a|ku|sis *f*: → *Altersschwerhörigkeit*
Pres|by|a|trie *f* (Ⓔ presbyatrics): ***Syn:*** *Geriatrie, Altersheilkunde, Greisenheilkunde*; interdisziplinäres Gebiet der Medizin, das sich mit der Erkennung und Behandlung von Erkrankungen des Alters beschäftigt
Pres|by|kar|die *f* (Ⓔ presbycardia): ***Syn:*** *Altersherz*; Herzkrankheit durch die physiologische Abnahme der Leistungsfähigkeit des Herzens im Alter
pres|by|op *adj* (Ⓔ presbyopic): ***Syn:*** *presbyopisch*; Presbyopie betreffend, von ihr betroffen oder durch sie bedingt
Pres|by|o|phre|nie *f* (Ⓔ presbyophrenia): ***Syn:*** *senile Demenz, Altersdemenz*; Abnahme der geistigen Leistungsfähigkeit im Alter
Pres|by|o|pie *f* (Ⓔ presbyopia): ***Syn:*** *Alterssichtigkeit, Altersweitsichtigkeit*; durch eine Alterung des Linsenapparates hervorgerufene physiologische Einschränkung der Akkommodationsbreite und damit Weitsichtigkeit; *s.a. Akkommodation*
pres|by|o|pisch *adj*: → *presbyop*
Pres|by|ö|so|pha|gus *m* (Ⓔ presbyesophagus): ***Syn:*** *Altersspeiseröhre*; senile Abnahme von Tonus und Kontraktion der Speiseröhre
Press|druck|ver|such *m*: → *Valsalva-Versuch 1.*
Presso-, presso- *präf.*: Wortelement mit der Bedeutung „Druck"
pres|so|re|zep|tiv *adj* (Ⓔ pressoreceptive): ***Syn:*** *pressozeptiv, pressosensorisch*; auf Druckänderung ansprechend
Pres|so|re|zep|tor *m* (Ⓔ pressoreceptor): ***Syn:*** *Pressozeptor, Pressosensor*; auf Druck- und Volumenänderung ansprechender Rezeptor der Gefäßwand; die **arteriellen Pressorezeptoren** sitzen an der Grenze zwischen Media und Adventitia der großen thorakalen und zervikalen Arterien; sie sind wichtige Glieder im Regelkreislaufs des arteriellen Blutdrucks; steigt der arterielle Druck an, senden die Pressorezeptoren hemmende Impulse zu den kreislaufsteuernden Neuronen der Medulla oblongata; es kommt zu einer reflektorischen Verminderung des Herzzeitvolumens und des totalen peripheren Widerstandes und damit des arteriellen Blutdruckes

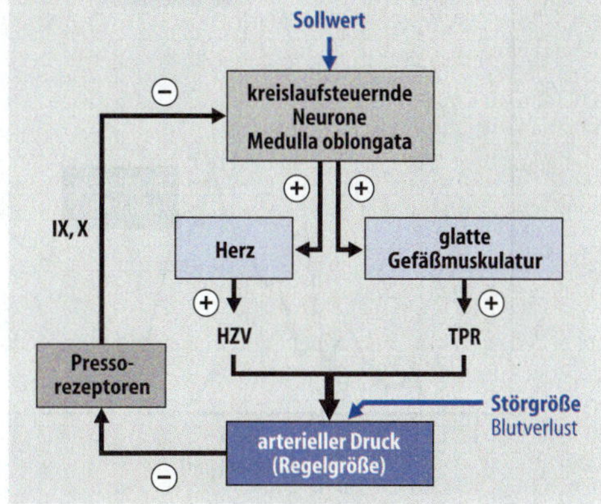

Abb. P144. Blutdruckregelung durch arterielle Pressorezeptoren

Pres|so|sen|sor *m*: → *Pressorezeptor*
pres|so|sen|so|risch *adj*: → *pressorezeptiv*
pres|so|zep|tiv *adj*: → *pressorezeptiv*
Pres|so|zep|tor *m*: → *Pressorezeptor*
Press|pha|se *f* (Ⓔ push-out period): *s.u. Geburt*

P

Press|we|hen *pl* (Ⓔ pushing): Wehen während der Austreibung des Kindes; *s.a. Geburt, Essay Kardiotokographie S. 1089*

Pres|tin *nt* (Ⓔ prestin): *s.u. Essay Hören/auditives System S. 939*

PRF *Abk.*: *→Prolactin-releasing-Faktor*

PRH *Abk.*: *→Prolactin-releasing-Hormon*

Pri|a|pis|mus *m* (Ⓔ priapism): i.d.R. schmerzhafte Dauererektion des Penis ohne sexuelle Erregung; tritt in 60 % idiopathisch auf, beim Rest finden sich z.B. Sichelzellenanämie, Gerinnungsstörungen, Verletzungen oder neurologische Schäden [Querschnittslähmung, multiple Sklerose]; bei sog. **Low-flow-Priapismus** [90 %] liegt eine Abflussbehinderung aus den Schwellkörpern vor, bei **High-flow-Priapismus** findet man einen verstärkten arteriellen Zufluss; beim Low-flow-Typ ist der Penis von derber Konsistenz und meist schmerzhaft, beim High-flow-Typ prall-elastisch und i.d.R. nicht schmerzhaft; beide Typen müssen innerhalb von 12 h behandelt werden, da es sonst zu einer erektilen Dysfunktion* kommen kann; **Therapie**: Punktion der Schwellkörper an der Peniswurzel; beim High-flow-Priapismus evtl. Embolisation nach supraselektiver Angiographie; bei Low-flow-Priapismus wird danach i.d.R. eine Shuntoperation, z.B. nach Quackels, Grayhack oder Ebbehoy-Winter, durchgeführt

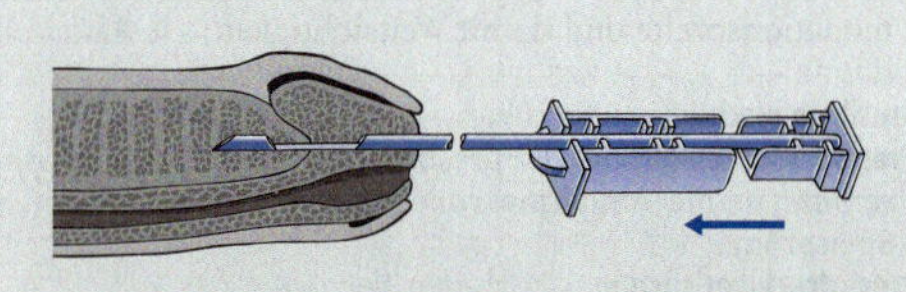

Abb. P145. Anlage eines Ebbehoy-Winter-Shunts

Price-Jones: Cecil Price-Jones; 1863–1943; englischer Pathologe (London)

Price-Jones-Kurve *f* (Ⓔ Price-Jones curve): ***Syn:*** *Erythrozytenverteilungskurve*; grafische Darstellung der Größenverteilung von Erythrozyten; im Normalfall eine Glockenkurve; bei verschiedenen Anämien kommt es zur Links- oder Rechtsverschiebung oder Abflachung der Kurve

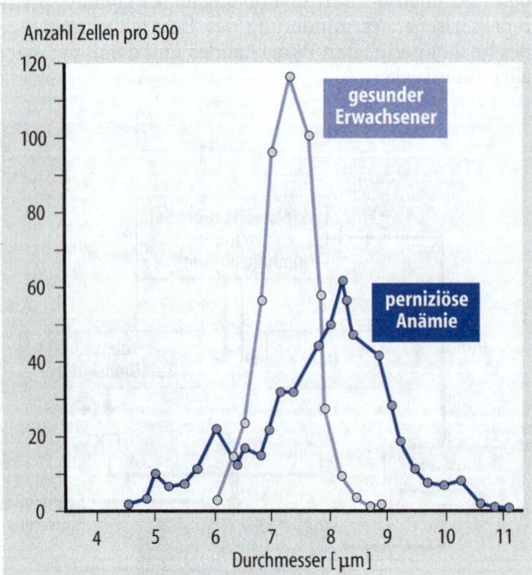

Abb. P146. Price-Jones-Kurve

Prick|test *m* (Ⓔ prick test): Test bei Verdacht auf eine Allergie* vom Soforttyp; die Allergentestlösung wird auf die Haut aufgebracht und mit einer Lanzette oder Pricknadel in die Haut eingeritzt; nach 20 Minuten wird die urtikarielle Reaktion abgelesen und Größe von Erythem oder Quaddel beurteilt

Pri|di|nol *nt* (Ⓔ pridinol): Anticholinergikum*, Antiparkinsonmittel, zentrales Muskelrelaxans*, Spasmolytikum*

Priesel: Priesel-Tumor *m* (Ⓔ Priesel tumor): ***Syn:*** *Thekazelltumor, Thekom, Loeffler-Priesel-Tumor, Fibroma thecacellulare xanthomatodes*; von den Thekazellen* des Eierstocks ausgehendes Fibrom mit lipidhaltigen Zellen; gutartiger Tumor, der meist perimenopausal auftritt und Hormone produzieren kann

Pril|o|ca|in *nt* (Ⓔ prilocaine): ***Syn:*** *Propitocain*; Lokalanästhetikum* vom Amidtyp

Pri|ma|quin *nt* (Ⓔ primaquine): Antimalariamittel zur Prophylaxe und Behandlung [nach Vorbehandlung mit Chloroquin*]

pri|mär *adj* (Ⓔ **1.–2.** primary): **1.** zuerst vorhanden, erst, ursprünglich, anfänglich **2.** ***Syn:*** *essentiell, idiopathisch, protopathisch*; ohne erkennbare Ursache (entstanden), unabhängig von anderen Krankheiten

Pri|mär|af|fekt *m* (Ⓔ primary lesion): erste sichtbare Manifestation einer Krankheit; *s.a. Tuberkulose, Syphilis*

syphilitischer Primäraffekt (Ⓔ syphilitic ulcer): ***Syn:*** *harter Schanker, Hunter-Schanker, Ulcus durum*; primäres Hautgeschwür bei Syphilis*; *s.a. Essay Syphilis S. 2077*

Pri|mär|ant|wort *f* (Ⓔ primary response): ***Syn:*** *Primärreaktion*; die auf einen ersten Kontakt mit einem Antigen [**Primärkontakt**] folgende Immunreaktion; *s.a. Essay Immunität S. 1009*

Pri|mär|bron|chus *m* (Ⓔ primary bronchus): ***Syn:*** *Stammbronchus, Hauptbronchus, Bronchus principalis*; noch außerhalb der Lunge entstehender rechter und linker Hauptast der Luftröhre, der die rechte bzw. linke Lunge mit Luft versorgt

Pri|mär|bün|del *nt* (Ⓔ primary bundle): *s.u. Sehne; Muskel*

Pri|mär|den|tin *nt* (Ⓔ primary dentin): *s.u. Dentin*

Pri|mär|ef|flo|res|zenz *f* (Ⓔ primary efflorescence): ***Syn:*** *primäre Effloreszenz*; direkt durch eine Hauterkrankung hervorgerufene Veränderung der gesunden Haut; man unterscheidet Fleck [**Macula**], Knötchen [**Papula**], Bläschen [**Vesicula**], Blase [**Bulla**], Quaddel [**Urtica**] und Pustel [**Pustula**]

Pri|mär|er|kran|kung *f* (Ⓔ primary disease): Grundleiden, das von einer Sekundärerkrankung überdeckt wird

Pri|mär|fol|li|kel *pl* (Ⓔ **1.–2.** primary follicle): **1.** *s.u. Follikelreifung* **2.** *s.u. Lymphfollikel*

Pri|mär|harn *m* (Ⓔ glomerular ultrafiltrate): *s.u. Glomerulusfiltrat*

Pri|mär|hei|lung *f*: *→primäre Wundheilung*

Pri|mär|kom|plex *m* (Ⓔ primary complex): *s.u. Lungentuberkulose*

tuberkulöser Primärkomplex der Haut (Ⓔ primary cutaneous tuberculosis): primäre Hauttuberkulose; *s.u. Hauttuberkulose*

Pri|mär|kon|takt *m* (Ⓔ primary contact): *s.u. Primärantwort*

Pri|mär|krüm|mung *f* (Ⓔ primary curvature): *s.u. Skoliose*

Pri|mär|pa|pil|len *pl* (Ⓔ primary papillae): *s.u. Zungenpapillen*

Pri|mär|re|ak|ti|on *f*: *→Primärantwort*

Pri|mär|sta|di|um *f* (Ⓔ primary stage): ***Syn:*** *Syphilis I*; ca. 3 Wochen nach Infektion beginnendes Stadium mit Bildung eines syphilitischen Primäraffekts an der Eintrittspforte; *s.a. Essay Syphilis S. 2077*

Primärstandard-Dosimeter *nt* (Ⓔ primary standard dosimeter): *s.u. Dosimeter*

Pri|mär|struk|tur *f* (Ⓔ primary structure): *s.u. Proteinstruktur*

Pri|mär|tu|ber|ku|lo|se *f* (Ⓔ primary tuberculosis): zur Ausbildung eines Primärkomplexes führende Erstinfektion mit Tuberkulosebakterien; *s.a. Essay Tuberkulose S. 2171*

Pri|mär|tu|mor *m* (Ⓔ primary tumor): ursprünglicher Tumor, von dem Metastasen ihren Ausgang nehmen

Pri|ma|ten|lü|cke *f* (Ⓔ true distema): ***Syn:*** *Affenlücke*; physiologische Lücke zwischen oberem Schneidezahn und Eckzahn im Milchgebiss

Pri|mel *f* (Ⓔ primrose): ***Syn:*** *Schlüsselblume*; Bezeichnung für **Frühlingsschlüsselblume** [Primula veris] und **hohe Schlüsselblume** [Primula elatior], Pflanzen aus der Familie der Primelgewächse [Primulaceae]; verwendet werden die Blüten [**Primulae flos**] und Wurzeln [**Primulae radix**]; beide enthalten Triterpensaponine* [Primulasäure A] und besitzen eine expektorierende und sekretolytische Wirkung; **Anw.**: traditionell als Expektorans [v.a. bei Keuchhusten*, Asthma* bronchiale], Diuretikum* sowie bei Gicht* und Rheuma; in der Homöopathie bei Urtikaria* und Ekzem*

Pri|mel|der|ma|ti|tis *f, pl* **-ti|ti|den** (Ⓔ primrose dermatitis): durch Kontakt mit verschiedenen Primelarten [Becherprimel, chinesische Primel; Alpenveilchen, Schlüsselblume] verursachtes allergisches Kontaktekzem*

PRIMI *Abk.*: Pro-Urokinase in Myorardial Infarction

Pri|mi|don *nt* (Ⓔ primidone): Antiepileptikum*; Hauptmetabolit ist Phenobarbital*; **Anw.**: fokale und komplex-fokale Anfälle, Grand mal

Pri|mi|gra|vi|da *f* (Ⓔ primigravida): erstmals Schwangere

pri|mi|par *adj* (Ⓔ primiparous): erstgebärend

Pri|mi|pa|ra *f* (Ⓔ primipara): Erstgebärende

pri|mor|di|al *adj* (Ⓔ primordial): von Anfang an, ursprünglich; im Ansatz vorhanden, im Keim angelegt

Pri|mor|di|al|fol|li|kel *pl* (Ⓔ primordial follicle): *s.u. Follikelreifung*

Pri|mor|di|al|kra|ni|um *nt*: *→Chondrokranium*

Pri|mor|di|um *nt* (Ⓔ primordium): Embryonalanlage

Pri|mu|lae flos *m* (Ⓔ primrose flower): *s.u. Primel*

Pri|mu|la e|la|ti|or *f* (Ⓔ Primula elatior): ***Syn:*** *hohe Schlüsselblume; s.u. Primel*

Pri|mu|lae ra|dix *f* (Ⓔ primrose root): *s.u. Primel*

Pri|mu|la ve|ris *f* (Ⓔ true primrose): ***Syn:*** *Frühlingsschlüsselblume; s.u. Primel*

Pringle: John James Pringle; 1855–1922; englischer Hautarzt (London)

Pringle-Bourneville-Phakomatose *f* (Ⓔ Pringle-Bourneville syndrome): ***Syn:*** *Bourneville-Pringle-Syndrom, Pringle-Bourneville-Syndrom*; autosomal-dominantes Syndrom mit Adenoma* sebaceum, tuberöser Hirnsklerose*, Epilepsie* und geistiger Retardierung

PRINS *Abk.*: partiell reversible ischämische neurologische Symptome

Prinzmetal: Myron Prinzmetal; 1908–1994; amerikanischer Kardiologe

Prinzmetal-Angina *f* (Ⓔ Prinzmetal's angina): ***Syn:*** *Variant-Angina, vasospastische Angina; s.u. Angina pectoris*

Pri|o|nen *pl* (Ⓔ prions): nur aus Aminosäuren bestehende Partikel [*engl.* proteinaceous infectious particles], die wahrscheinlich verschiedene Erkrankungen auslösen, die früher als Slow-virus-Erkrankungen angesehen wurden [z.B. Creutzfeldt-Jakob-Erkrankung*, Rinderwahnsinn*]; Prionproteine werden physiologisch im Körper gebildet; durch Mutation oder Wechselwirkung mit bereits veränderten Prionen kommt es zu einer Veränderung der räumlichen Struktur der Prionproteine, die zu einer Schädigung der Neuronen und damit schweren Gehirnfunktionsstörungen führt; *s.a. Essay Viren S. 2273*

Pris|ma *nt* (Ⓔ prism): dreikantiger, durchsichtiger Glaskörper, der das einfallende Licht in ein Spektrum zerlegt

pris|ma|tisch *adj* (Ⓔ prismatic): durch ein Prisma verursacht, prismenförmig, prismatisch

pris|mo|id *adj* (Ⓔ prismoid): prismaähnlich, prismenförmig

Pri|vat|an|ti|ge|ne *pl* (Ⓔ private antigens): ***Syn:*** *familiäre/seltene/private Antigene, Familienantigene*; Antigene, die nur bei wenigen Menschen oder nur innerhalb einer Familie auftreten

PRK *Abk.*: *→photorefraktive Keratektomie*

PRL *Abk.*: *→Prolactin*

PRM *Abk.*: **1.** *→Paromomycin* **2.** *→Primidon*

Pro *Abk.*: *→Prolin*

Pro-, pro- *präf.*: Wortelement mit der Bedeutung **1.** „vor/vorn/vorher" **2.** „für/zugunsten"

Pro|ac|cel|e|rin *nt*: *→Proakzelerin*

Pro|ak|zel|e|rin *nt* (Ⓔ proaccelerin): ***Syn:*** *Proaccelerin, Acceleratorglobulin, Akzeleratorglobulin, labiler Faktor, Faktor V, Plasmaakzeleratorglobulin*; thermolabiler Blutgerinnungsfaktor; ist an der Umwandlung von Prothrombin zu Thrombin* beteiligt; *s.a. Blutgerinnung*

Pro|band *m* (Ⓔ proband): Versuchsperson

pro|ba|to|risch *adj* (Ⓔ probatory): probeweise

Pro|be|ex|zi|si|on *f* (Ⓔ excisional biopsy): operative Probenentnahme durch Ausschneidung einer Gewebeprobe, z.B. zur Diagnostik und zum Staging* von Tumoren

Pro|be|la|pa|ro|to|mie *f* (Ⓔ explorative laparotomy): ***Syn:*** *explorative Laparotomie, Explorativlaparotomie*; Eröffnung der Bauchhöhle zur Abklärung eines unklaren Zustandes oder zum Tumorstaging*

Pro|be|ne|cid *nt* (Ⓔ probenecide): hemmt die tubuläre Sekretion verschiedener Arzneimittel [z. B. Penicillin*] und die tubuläre Reabsorption von Harnsäure; **Anw.**: Urikosurikum*

Pro|be|tho|ra|ko|to|mie *f* (Ⓔ exploratory thoracotomy): ***Syn:*** *explorative Thorakotomie*; Brustkorberöffnung zur Diagnostik von Erkrankungen

Pro|bi|o|se *f* (Ⓔ probiosis): Form des Zusammenlebens zweier oder mehrerer Organismen, die von Nutzen für alle Partner ist; auch Bezeichnung für die therapeutische Verwendung von Mikroorganismen, z.B. von Bakterien bei chronisch entzündlichen Darmerkankungen

Pro|bi|o|ti|kum *nt, pl* **-ka** (Ⓔ probiotic): zur Probiose* verwendeter Organismus, z.B. Escherichia coli Nissle bei Colitis* ulcerosa

pro|bi|o|tisch *nt* (Ⓔ probiotic): Probiose betreffend

Pro|blem|in|fek|ti|on *f* (Ⓔ persistent tolerant infection): v.a. in Krankenhäusern, Pflegeheimen etc. auftretende Infektionen mit therapieresistenten Keimen [**Problemkeime**]

Pro|bu|col *nt* (Ⓔ probucol): Lipidsenker*; **Anw.**: Hypercholesterinämie*

Proc. *Abk.*: *→Processus*

Pro|ca|in *nt* (Ⓔ procaine): ***Syn:*** *4-Aminobenzoesäure-β-dimethylaminoethylester*; Lokalanästhetikum* für die Infiltrations- und Leitungsanästhesie

Pro|ca|in|a|mid *nt* (Ⓔ procainamide): Lokalanästhetikum* vom Amidtyp [schwächer wirksam als Procain]; Antiarrhythmikum*

Pro|car|ba|zin *nt* (Ⓔ procarbazine): Alkylanz*; wirkt nach Aktivierung durch mikrosomale Enzyme über die Freisetzung von Carboniumionen alkylierend; *s.a. Essay Chemotherapie S. 349*

Pro|ca|te|rol *nt* (Ⓔ procaterol): β_2-Sympathomimetikum*; **Anw.**: Bronchospasmolytikum

Pro|ces|sus *m, pl* **-sus** (Ⓔ process): Fortsatz, Vorsprung

Processus accessorius (Ⓔ accessory process): dem Querfortsatz der Brust- und Halswirbel [Processus* transversus vertebrae] entsprechender seitlicher Fortsatz der Lendenwirbel [Vertebrae* lumbales]

Processus alveolaris maxillae (Ⓔ alveolar process of maxilla): Alveolarfortsatz des Oberkiefers; *s.u. Maxilla*

Processus anterior mallei (Ⓔ anterior process of malleus): *s.u. Hammer*

Processus articularis inferior vertebrae (Ⓔ inferior articular process): ***Syn:*** *Zygapophysis inferior*; unterer Gelenkfortsatz des Wirbels [Vertebra*]; trägt eine Gelenkfläche [Facies articularis inferior], die mit der Gelenkfläche des nächst unteren Wirbels in den Intervertebralgelenken [Articulationes* zygapophysiales] artikuliert

Processus articularis superior vertebrae (Ⓔ superior articular process): ***Syn:*** *Zygapophysis superior*; oberer Gelenkfortsatz des Wirbels [Vertebra*]; trägt eine Gelenkfläche [Facies articularis superior], die mit der Gelenkfläche des nächst oberen Wirbels in den Intervertebralgelenken [Articulationes* zygapophysiales] artikuliert

Processus axillaris (Ⓔ axillary process of mammary gland): ***Syn:*** *Processus lateralis mammae*; Achselfortsatz der Brustdrüse*

Processus calcaneus ossis cuboidei (Ⓔ calcaneal process of cuboid): Vorsprung am hinteren plantaren Ende des Os* cuboideum, der das Fersenbein [Calcaneus*] stützt

Processus caudatus lobi caudati hepatis (Ⓔ caudate process): schmales Gewebeband, das Lobus* caudatus und rechten Leberlappen verbindet; *s.a. Leber*

Processus ciliares (Ⓔ ciliary processes): ***Syn:*** *Ziliarfortsätze*; 70–80 Fortsätze des Ziliarkörpers [Corpus* ciliare], die die Corona* ciliare bilden

Processus clinoideus anterior, medius, posterior (Ⓔ clinoid processes): gekrümmte Fortsätze des Keilbeins, die die Fossa* hypophysialis umgeben [Processus clinoideus anterior, posterior] und der Dura* mater und dem Tentorium* cerebelli als Ansatz dienen

Processus cochleariformis (Ⓔ cochleariform process): löffelförmiger Vorsprung der Paukenhöhlenwand über dem Fenestra* cochleae, über die die Sehne des Musculus* tensor tympani verläuft

Processus condylaris mandibulae (Ⓔ condylar process): ***Syn:*** *Unterkieferköpfchen*; Gelenkfortsatz des Unterkiefers; *s.u. Mandibula*

Processus coracoideus (Ⓔ coracoid process): ***Syn:*** *Rabenschnabelfortsatz*; nach vorne gerichteter, hakenförmiger Vorsprung des Schulterblattes [Scapula*] über dem Schultergelenk; an ihm setzen der Musculus* coracobrachialis, der kurze Kopf des Musculus* biceps brachii und der Musculus* pectoralis minor an

Processus coronoideus mandibulae (Ⓔ coronoid process of mandible): Kronenfortsatz des Unterkiefers; *s.u. Mandibula*

Processus coronoideus ulnae (Ⓔ coronoid process of ulna): spitzer Fortsatz am vorderen Ende der Incisura* trochlearis der Elle [Ulna*] am Ellenbogengelenk

Processus costalis (Ⓔ costal process): ***Syn:*** *Processus costiformis*; seitlicher Fortsatz der Lendenwirbel [Vertebrae* lumbales], der als Rippenrudiment anzusehen ist

Processus costiformis: *→Processus costalis*

Processus ethmoidalis conchae nasalis inferioris (Ⓔ ethmoidal process): Fortsatz der unteren Nasenmuschel [Concha nasalis inferior], der mit dem Processus uncinatus des Os* ethmoidale artikuliert

Processus falciformis (Ⓔ falciform process): knöcherne Fortsetzung des Ligamentum sacrotuberale auf der Innenfläche des Sitzbeinastes [Ramus ossis ischii]

Processus frontalis maxillae (Ⓔ frontal process of maxilla): Stirnfortsatz des Oberkiefers; *s.u. Maxilla*

Processus frontalis ossis zygomatici (Ⓔ frontal process of zygomatic bone): Stirnfortsatz des Jochbeins, der sich mit dem Processus zygomaticus des Os frontale verbindet

Processus intrajugularis (Ⓔ intrajugular process of temporal bone): vom Os* occipitale [**Processus intrajugularis ossis occipitalis**] und dem Os* temporale [**Processus intrajugularis ossis temporalis**] ausgehender Knochenvorsprung, der das Foramen* jugulare in zwei Abschnitte unterteilt

Processus intrajugularis ossis occipitalis (Ⓔ intrajugular process of occipital bone): *s.u. Processus intrajugularis*

Processus intrajugularis ossis temporalis (Ⓔ intrajugular process of temporal bone): *s.u. Processus intrajugularis*

Processus jugularis (Ⓔ jugular process): Knochenvorsprung des Hinterhauptsbeins [Os* occipitale], der den Hinterrand des Foramen* jugulare bildet

Processus lacrimalis conchae nasalis inferioris (Ⓔ lacrimal process of inferior nasal concha): nach oben ziehender Fortsatz der unteren Nasenmuschel [Concha nasalis inferior], die sich mit dem Tränenbein [Os* lacrimale] verbindet

Processus lateralis mallei (Ⓔ lateral process of malleus): *s.u. Hammer*

Processus lateralis mammae: *→Processus axillaris*

Processus lateralis tali (Ⓔ lateral process of talus): Knochenfortsatz des Sprungbeinkörpers [Corpus* tali] unterhalb der Facies malleolaris lateralis

Processus lateralis tuberis calcanei (Ⓔ lateral process of calcaneal tuberosity): lateral gelegener Vorsprung des Tuber* calcanei, an der Stelle, an der er auf dem Boden aufsitzt

Processus lenticularis incudis (Ⓔ lenticular process of incus): *s.u. Incus, Caput stapedis*

Processus mamillaris: *→Processus mammillaris*

Processus mammillaris (Ⓔ mamillary tubercle): ***Syn:*** *Processus mamillaris*; warzenförmiger Fortsatz, der den Processus* articularis superior der Lendenwirbel [Vertebrae* lumbales] verstärkt

Processus mastoideus (Ⓔ mastoid process): ***Syn:*** *Warzenfortsatz, Mastoid*; Teil des Felsenbeins [Pars* petrosa ossis temporalis] hinter dem äußeren Gehörgang; enthält zahlreiche schleimhautausgekleidete, lufthaltige Zellen [**Cellulae mastoideae**], die über das Antrum* mastoideum mit der Paukenhöhle* verbunden sind

Processus maxillaris conchae nasalis inferioris (Ⓔ maxillary process of inferior nasal concha): Knochenvorsprung der unteren Nasenmuschel [Concha nasalis inferior], der die Kieferhöhle [Sinus maxillaris] einengt

Processus medialis tuberis calcanei (Ⓔ medial process of calcaneal tuberosity): medial gelegener Vorsprung des Tuber* calcanei, an der Stelle, an der er auf dem Boden aufsitzt

Processus muscularis cartilaginis arytenoideae (Ⓔ muscular process of arytenoid cartilage): *s.u. Cartilago arytenoidea*

Processus orbitalis ossis palatini (Ⓔ orbital process of palatine bone): *s.u. Os palatinum*

Processus palatinus maxillae (Ⓔ palatine process of maxilla): Gaumenfortsatz des Oberkiefers; *s.u. Maxilla*

Processus papillaris lobi caudati hepatis (Ⓔ papillary process of liver): linke vordere Spitze des Lobus* caudatus hepatis; *s.a. Leber*

Processus paramastoideus (Ⓔ paramastoid process): inkonstanter Knochenvorsprung, der vom Processus jugularis des Os* occipitale nach innen zieht

Processus posterior tali (Ⓔ posterior process of talus): hinterer Knochenvorsprung des Corpus* tali, der eine Furche für die Sehne des Musculus* flexor hallucis longus [**Sulcus tendinis musculi flexoris hallucis longi**] aufweist

Processus pterygoideus (Ⓔ pterygoid process): von der Unterfläche des Keilbeinkörpers [Corpus* ossis sphenoidalis] nach unten abgehender Fortsatz, der aus einer seitlichen und einer medialen Knochenplatte [**Lamina lateralis** und **medialis**] besteht, zwischen denen die **Fossa pterygoidea** [Urspungsort des Musculus* pterygoideus medialis] liegt; die **Fossa scaphoidea** ist eine längliche Mulde an der Wurzel der Lamina medialis, von der der Musculus* tensor veli palatini entspringt; an der Wurzel des Processus pterygoideus liegt der **Canalis pterygoideus** für Nervus* petrosus major und minor

Processus pterygospinosus (Ⓔ pterygospinous process): spitzer Vorsprung an der Hinterkante der Lamina lateralis des Processus* pterygoideus

Processus pyramidalis ossis palatini (Ⓔ pyramidal process of palatine bone): Fortsatz am unteren hinteren Rand der Lamina perpendicularis des Os* palatinum

Processus sphenoidalis ossis palatini (Ⓔ sphenoid process of palatine bone): *s.u. Os palatinum*

Processus spinosus vertebrae (Ⓔ spinous process): ***Syn:*** *Dornfortsatz*; dornförmiger Fortsatz, der am Ende des Wirbelbogens auf der Lamina* arcus vertebrae sitzt; die Dornfortsätze der 2.–6. Halswirbel sind relativ kurz, gegabelt und nach unten gerichtet; der Dornfortsatz des 7. Halswirbels ist nicht gespalten und länger als die anderen Dornfortsätze; da er leicht zu tasten ist, wird der 7. Halswirbel als **Vertebra prominens** bezeichnet; die Dornfortsätze der Brustwirbelsäule sind lang und nach hinten unten gerichtet, die der Lendenwirbelsäule kurz und fast horizontal

Processus styloideus ossis metacarpalis tertii (Ⓔ styloid process of third metacarpal bone): Griffelfortsatz an der Basis des 3. Mittelhandknochens

Processus styloideus ossis temporalis (Ⓔ styloid process of temporal bone): ***Syn:*** *Griffelfortsatz des Schläfenbeins*; stiftförmiger Fortsatz an der Unterseite des Schläfenbeins [Os* temporale]; Ursprungsstelle für Ligamentum* stylomandibulare, Ligamentum* stylohyoideum, Musculus* stylohyoideus, Musculus* styloglossus und Musculus* stylopharyngeus

Processus styloideus radii (Ⓔ styloid process of radius): Griffelfortsatz des Radius; *s.u. Radius*

Processus styloideus ulnae (Ⓔ styloid process of ulna): Griffelfortsatz der Elle; *s.u. Caput ulnae*

Processus supracondylaris (Ⓔ supracondylar process): inkonstanter Vorsprung an der anteromedialen Seite des Humerus* ca. 5 cm oberhalb der medialen Epikondyle

Processus temporalis ossis zygomatici (Ⓔ temporal process of zygomatic bone): Fortsatz des Os* zygomaticum, der sich mit dem Processus zygomaticus ossis temporalis verbindet

Processus transversus vertebrae (Ⓔ transverse process): *Syn:* *Querfortsatz*; seitlich vom Wirbelbogen [Arcus* vertebrae] abgehender Fortsatz der Hals- und Brustwirbel

Processus uncinatus ossis ethmoidalis (Ⓔ uncinate process of ethmoid bone): nach unten gerichteter Hakenfortsatz des Siebbeins [Os* ethmoidale]

Processus uncinatus pancreatis (Ⓔ uncinate process of pancreas): *s.u. Caput pancreatis*

Processus uncinatus vertebrae cervicales (Ⓔ uncinate process of cervical vertebra): *Syn:* *Uncus corporis vertebrae cervicales*; wulstförmige Erhöhung des lateralen Oberrandes der Halswirbelkörper

Processus uncinatus vertebrae thoracicae primae (Ⓔ uncinate process of first thoracic vertebrae): *Syn:* *Uncus corporis vertebrae thoracicae primae*; wulstförmige Erhöhung des lateralen Oberrandes des 1. Brustwirbels

Processus vaginalis ossis sphenoidalis (Ⓔ vaginal process of sphenoid bone): dünne Knochenplatte auf der Medialseite der Lamina medialis des Processus pterygoideus, auf der die Sulcus* palatovaginalis und vomerovaginalis liegen

Processus vaginalis peritonei (Ⓔ vaginal process of peritoneum): während der Embryonalperiode eine fingerförmige Ausstülpung des parietalen Bauchfells, die durch den Leistenkanal zieht; obliteriert bis auf einen kleinen Teil, der die Tunica vaginalis testis bildet

Processus vocalis cartilaginis arytenoideae (Ⓔ vocal process of arytenoid cartilage): *s.u. Cartilago arytenoidea*

Processus xiphoideus (Ⓔ xiphoid process): *Syn:* *Schwertfortsatz*; unteres Ende des Brustbeins [Sternum*]

Processus zygomaticus maxillae (Ⓔ zygomatic process of maxilla): Jochfortsatz des Oberkiefers; *s.u. Maxilla*

Processus zygomaticus ossis frontalis (Ⓔ zygomatic process of frontal bone): Jochfortsatz des Stirnbeins, der sich mit dem Jochbein [Os* zygomaticum] verbindet

Processus zygomaticus ossis temporalis (Ⓔ zygomatic process of temporal bone): Jochfortsatz des Schläfenbeins; *s.u. Os temporale*

Pro|con|ver|tin *nt*: *→Prokonvertin*

Proc|tal|gia *f*: *→Proktalgie*

Proctalgia fugax (Ⓔ anorectal spasm): anfallsweise Schmerzen im unteren Mastdarm oder Anus, die Minuten oder Stunden anhalten können; da sie meist bei ängstlichen oder überarbeiteten Patienten auftreten, scheint die Ursache im psychischen Bereich zu liegen; **Therapie**: Spasmolytika*, heiße Sitzbäder, Psychotherapie

Proc|ti|tis *f, pl* **-ti|ti|den**: *→Proktitis*

Proctitis herpetica (Ⓔ herpetic proctitis): *Syn:* *herpetische Proktitis*; *s.u. Herpes sexualis*

Pro|cy|a|ni|din|gerb|stof|fe *pl* (Ⓔ procaynidine tannins): Catechingerbstoffe*, die in Anthocyanidine* umgewandelt werden können

Pro|cy|cli|din *nt* (Ⓔ procyclidine): Parasympatholytikum*, Antiparkinsonmittel

pro die (Ⓔ per day): pro Tag, täglich

Pro|di|gi|o|sin *nt* (Ⓔ prodigiosin): *s.u. Serratia*

Pro|drom *nt* (Ⓔ prodrome): *Syn:* *Prodromalerscheinung*; Vorzeichen, Frühsymptom

pro|dro|mal *adj* (Ⓔ prodromal): Prodrom betreffend, ankündigend, vorangehend

Pro|dro|mal|er|schei|nung *f*: *→Prodrom*

Pro|dro|mal|sta|di|um *nt* (Ⓔ prodromal period): Vorläuferstadium, in dem die ersten Frühsymptome auftreten

Pro|drug *nt/f* (Ⓔ prodrug): Vorstufe eines Arzneimittels, die erst im Körper in die aktive Form umgewandelt wird; so werden z.B. Aciclovir* und Ganciclovir* durch das viruskodierte Enzym Thymidinkinase* [TK] phosphoryliert und in das aktive Agens [Aciclovirtriphosphat bzw. Ganclovirtriphosphat] verwandelt, das über eine Hemmung der DNA-Polymerase* zum Zelltod führt; *s.a. Essay Gentransfer und Gentherapie S. 761*

Pro|duk|ti|ons|ik|te|rus *m* (Ⓔ production jaundice): prähepatischer Ikterus* durch einen vermehrten Bilirubinanfall, z.B. bei hämolytischer Anämie*

Pro|e|las|ta|se *f* (Ⓔ proelastase): in der Bauchspeicheldrüse gebildete inaktive Vorstufe der Elastase*

Pro|e|las|tin *nt* (Ⓔ proelastin): intrazelluläre Vorstufe von Elastin*

Pro|en|zym *nt* (Ⓔ proenzyme): *Syn:* *Zymogen*; Enzymvorstufe, aus der das aktive Enzym freigesetzt wird

Pro|e|ry|thro|blast *m* (Ⓔ proerythroblast): *Syn:* *Pronormoblast*; unreifste Zelle der Erythropoese*

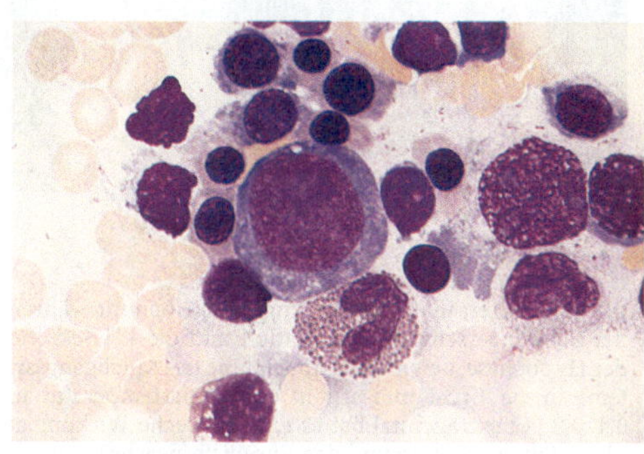

Abb. P147. Proerythroblast

Pro|e|ry|thro|zyt *m*: *→Retikulozyt*

prof. *Abk.*: profundus

Pro|fi|bri|no|ly|sin *nt*: *→Plasminogen*

Profichet: Georges Charles Profichet; französischer Arzt im 20. Jahrhundert

Profichet-Krankheit *f* (Ⓔ Profichet's syndrome): *Syn:* *Profichet-Syndrom, Kalkgicht, Hautsteine, Calcinosis circumscripta*; durch subkutane Ablagerung von Calciumphosphatsteinen gekennzeichnete Erkrankung unbekannter Genese

Pro|fun|da fe|mo|ris *f*: *→Arteria profunda femoris*

Pro|fun|da pe|nis *f*: *→Arteria profunda penis*

pro|fus *adj* (Ⓔ profuse): (*Blutung*) reichlich, stark

Pro|gas|trin *nt* (Ⓔ progastrin): inaktive Vorstufe von Gastrin*

Pro|ge|ne|se *f* (Ⓔ progenesis): *Syn:* *Vorentwicklung*; Entwicklung der Keimzellen und Befruchtung

Pro|ge|nie *f* (Ⓔ progenia): Vorstehen des Unterkiefers mit einem umgekehrten Frontzahnüberbiss

Pro|ge|ni|tor|zel|len, mul|ti|po|ten|te a|dul|te *pl* (Ⓔ multipotent adult progenitor cells): *Syn:* *MAP-Zellen*; *s.u. Essay Stammzellen – therapeutisches Klonieren S. 2021*

Pro|ge|ni|tur *f* (Ⓔ progeny): Nachkommen, Abkömmlinge, Kinder

Pro|ge|ria *f*: *→Progerie*

Progeria adultorum: *→Werner-Syndrom*

Progeria Hutchinson-Gilford: *→Progerie*

Progeria infantilis: *→Progerie*

Pro|ge|rie *f* (Ⓔ progeria): *Syn:* *Hutchinson-Gilford-Syndrom, Gilford-Syndrom, greisenhafter Zwergwuchs, Progeria Hutchinson-Gilford, Progeria infantilis, Pädogerie, Progeria*; extrem seltene, wahrscheinlich autosomal-rezessive Entwicklungsstörung mit Minderwuchs, hochgradiger Vergreisung, Knochen-, Gelenk- und Zahnfehlbildungen; die Patienten versterben meist im 2. Lebensjahrzehnt an den Folgen einer frühzeitigen Arteriosklerose [Myokardinfarkt, apoplektischer Insult]; *s.a. Werner-Syndrom* [*Abb. P148*]

Pro|ges|ta|gen *nt* (Ⓔ progestagen): *Syn:* *Progestogen*; Substanz mit progesteronartiger Wirkung

Pro|ges|te|ro|id *nt* (Ⓔ progesteroid): progesteron-ähnliche Substanz

Pro|ges|te|ron *nt* (Ⓔ progesterone): *Syn:* *Gelbkörperhormon, Corpus-luteum-Hormon, Luteohormon*; vom Gelbkörper des Eierstocks während des Genitalzyklus und der Plazenta während der Schwangerschaft gebildetes Hormon, das u.a. die Uterusschleimhaut für die Einnistung vorbereitet und

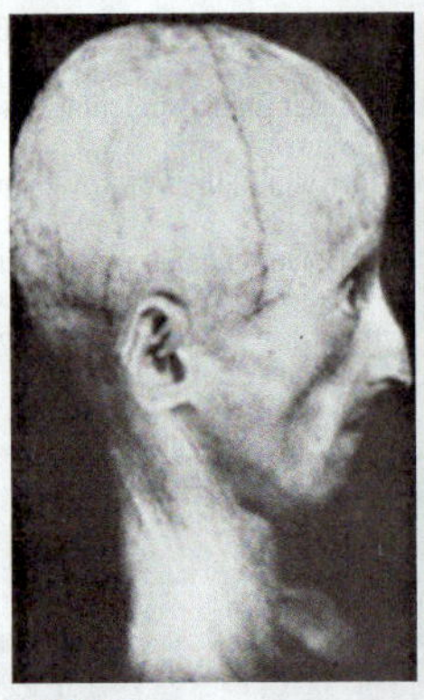
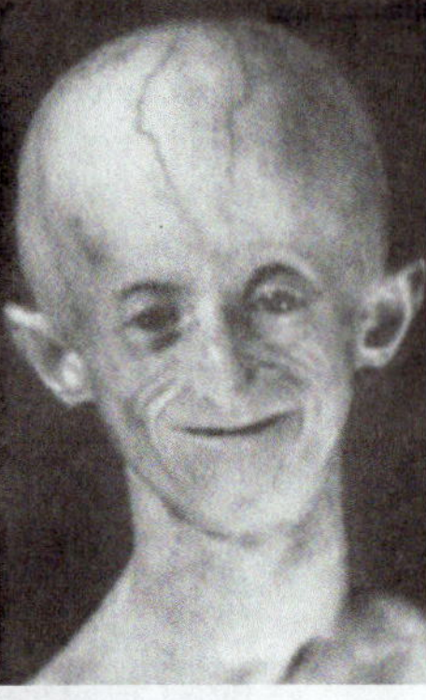

Abb. P148. Progerie

die Schwangerschaft erhält; Progesteron hemmt während der Schwangerschaft die Ovulation und die LH-Sekretion der Hypophyse, bewirkt die Ausbildung des Milchgangssystems in der Brust und erhöht die Körpertemperatur um 0,4–0,8 °C; extragenital hat es eine schwache Wirkung auf die Natriumretention und den Eiweißstoffwechsel

Progesteronrezeptor-Antagonisten *pl* (Ⓔ gestagen inhibitors): ***Syn:*** *Antiprogesterone, Antigestagene*; Substanzen, die mit Progesteron* am Rezeptor konkurrieren

Pro|ges|to|gen *nt*: *→Progestagen*

Pro|glot|ti|den *pl* (Ⓔ proglottids): Bandwurmglieder; *s.a. Echinococcus*

Pro|glu|me|ta|cin *nt* (Ⓔ proglumetacin): Antiphlogistikum*, Antirheumatikum*

Pro|glu|mid *nt* (Ⓔ proglumide): Gastrininhibitor; hemmt die Magensäuresekretion; **Anw.**: Magen-Darm-Geschwüre

pro|gnath *adj* (Ⓔ prognathic): Prognathie betreffend, von ihr betroffen oder gekennzeichnet

Pro|gna|thie *f* (Ⓔ prognathism): Vorstehen des Oberkiefers

Pro|gno|se *f* (Ⓔ prognosis): Vorhersage des möglichen Verlaufs und Ausgangs einer Erkrankung

Pro|gnos|tik *f* (Ⓔ prognostics): Lehre von den Prognosen

Pro|gnos|ti|kon *nt*: *→Prognostikum*

P

Pro|gnos|ti|kum *nt, pl* **-ka** (Ⓔ prognostic): ***Syn:*** *Prognostikon*; Vorzeichen, Krankheitszeichen mit Bedeutung für die Prognose

pro|gnos|tisch *adj* (Ⓔ prognostic): Prognose betreffen, vorhersagend

pro|gre|di|ent *adj* (Ⓔ progressive): fortschreitend, zunehmend, sich weiterentwickelnd

Pro|gres|si|on *f* (Ⓔ progression): Fortschreiten, Weiterentwicklung

pro|gres|siv *adj* (Ⓔ progressive): fortschreitend, zunehmend, sich weiterentwickelnd, sich verschlimmernd

Pro|gua|nil *nt* (Ⓔ proguanil): Antimalariamittel zur Prophylaxe und Behandlung

Pro|hor|mon *nt* (Ⓔ prohormone): ***Syn:*** *Hormonogen, Hormogen*; Hormonvorläufer, aus dem das Hormon* freigesetzt wird

Pro|in|su|lin *nt* (Ⓔ proinsulin): einkettige Insulinvorstufe, aus der durch Abspaltung der C-Kette [connecting peptide], das aus zwei Ketten [A-Kette, B-Kette] bestehende aktive Insulin* entsteht

Pro|jek|ti|on *f* (Ⓔ **1.–2.** projection): **1.** Fortleitung eines Nervenimpulses in den Projektionsfasern* **2.** psychologischer Abwehrmechanismus, bei dem eigene Wünsche, Gefühle und Vorstellungen auf andere übertragen werden

Pro|jek|tions|bah|nen *pl* (Ⓔ projection tracts): aus Projektionsfasern* aufgebaute Leitungsbahnen des ZNS

Pro|jek|tions|fa|ser *f* (Ⓔ projection fiber): ***Syn:*** *Fibra projectionis*; Großhirnrinde und Hirnstamm [**kurze Projektionsfaser**] oder Rückenmark [**lange Projektionsfaser**] verbindende Nervenfaser

Pro|ka|ry|ont *m* (Ⓔ prokaryote): ***Syn:*** *Prokaryot*; Einzeller, ohne abgegrenzten Zellkern, wie z.B. Bakterien, Viren

Pro|ka|ry|ot *m*: *→Prokaryont*

Pro|kar|zi|no|ge|ne *pl* (Ⓔ procarcinogens): Substanzen, aus denen im Körper Karzinogene* entstehen; *s.a. Essay Virus und Tumor S. 2185*

Pro|kol|la|gen *nt* (Ⓔ procollagen): von Fibroblasten, Chondroblasten usw. gebildete Kollagenvorstufe; *s.u. Kollagenbildung*

Pro|kon|ver|tin *nt* (Ⓔ proconvertin): ***Syn:*** *Proconvertin, Faktor VII, Autothrombin I, Serum-Prothrombin-Conversion-Accelerator, stabiler Faktor*; in der Leber gebildeter Faktor der Blutgerinnung*; Mangel führt zu Hypoprokonvertinämie*

Prokt-, prokt- *präf.*: *→Prokto-*

Prok|tal|gie *f* (Ⓔ proctalgia): ***Syn:*** *Proctalgia, Proktodynie, Anusschmerz*; Schmerzen im unteren Mastdarm [Rektum] oder Anus

Prok|tek|to|mie *f*: *→Rektumresektion*

Prok|ti|tis *f, pl* **-ti|ti|den** (Ⓔ proctitis): ***Syn:*** *Rektumentzündung, Mastdarmentzündung, Proctitis, Rektitis*; Entzündung der Mastdarmschleimhaut oder Mastdarmwand; meist im Rahmen einer chronisch entzündlichen Darmerkrankung [Morbus* Crohn, Colitis ulcerosa] oder als anorektale Entzündung durch Schmierinfektion [v.a. bei Frauen] oder Analverkehr [Herpes simplex, Zytomegalie, Condylomata acuminata, Syphilis, Gonorrhoe, Ulcus molle, Chlamydien, Donovanosis]; sowohl bei akuten als auch chronischen Entzündungen kann es zu analer Kryptitis* und Bildung anorektaler Abszesse* und Fisteln* kommen

aktinische Proktitis (Ⓔ radiation proctitis): ***Syn:*** *Strahlenproktitis*; meist im Rahmen einer Strahlentherapie auftretende Mastdarmentzündung; die **akute Strahlenproktitis** tritt ca. 5 Tage nach Bestrahlungsbeginn auf und ist v.a. durch Diarrhoe, evtl. blutige Stühle und krampfartige Schmerzen gekennzeichnet; die **chronische Strahlenproktitis** kann Monate bis Jahre nach der Bestrahlung auftreten; klinisch und radiologisch imponiert sie als chronisch entzündliche Darmerkrankung; die Therapie ist schwierig und oft erfolglos

herpetische Proktitis (Ⓔ herpetic proctitis): Proctitis herpetica; *s.u. Herpes sexualis*

prok|ti|tisch *adj* (Ⓔ proctitic): ***Syn:*** *rektitisch*; Mastdarmentzündung/Proktitis betreffend, von ihr betroffen oder gekennzeichnet

Prokto-, prokto- *präf.*: Wortelement mit der Bedeutung „Mastdarm/Enddarm/Rektum"

Prok|to|dy|nie *f*: *→Proktalgie*

Prok|to|kok|zy|go|pe|xie *f* (Ⓔ proctococcypexy): Rektumanheftung an das Steißbein

Prok|to|kol|ek|to|mie *f* (Ⓔ proctocolectomy): ***Syn:*** *Koloproktektomie, Dickdarmentfernung, Dickdarmexstirpation*; operative Entfernung von Kolon* und Rektum*

Prok|to|ko|li|tis *f, pl* **-ti|den** (Ⓔ proctocolitis): ***Syn:*** *Koloproktitis, Rektokolitis*; Entzündung von Kolon und Mastdarm [Rektum], z.B. als Proktosigmoiditis* bei Colitis* ulcerosa

prok|to|ko|li|tisch *adj* (Ⓔ proctocolitic): ***Syn:*** *koloproktitisch, rektokolitisch*; Proktokolitis betreffend, von ihr betroffen oder gekennzeichnet

Prok|to|ko|lo|sko|pie *f* (Ⓔ proctocolonoscopy): endoskopische Untersuchung von Mastdarm und Kolon

Prok|to|lo|gie *f* (Ⓔ proctology): Lehre von den Erkrankungen des Enddarms

Prok|to|pe|xie *f* (Ⓔ proctopexy): ***Syn:*** *Mastdarmanheftung, Rektumanheftung, Rektopexie*; operative Anheftung/Fixierung des Rektums, z.B. am Steißbein [Proktokokzygopexie]

Prok|to|plas|tik *f* (Ⓔ proctoplasty): ***Syn:*** *Mastdarmplastik, Rektumplastik*; plastische Operation am Rektum, z.B. bei Tumor oder Rektumprolaps*

Prok|to|rek|to|sig|mo|i|do|sko|pie *f* (Ⓔ proctosigmoidoscopy): endoskopische Untersuchung von Mastdarm, Rektum und Sigmoid

Prok|to|sig|mo|i|dek|to|mie *f* (Ⓔ proctosigmoidectomy): operative Entfernung von Rektum* und Sigma*

Prok|to|sig|mo|i|de|o|skop *nt*: *→Proktosigmoidoskop*

Prok|to|sig|mo|i|de|o|sko|pie *f*: *→Proktosigmoidoskopie*

Prok|to|sig|mo|i|di|tis *f, pl* **-ti|den** (Ⓔ proctosigmoiditis): Entzündung von Rektum und Sigmoid; *s.a. Proktitis*

prok|to|sig|mo|i|di|tisch *adj* (Ⓔ proctosigmoiditic): Proktosigmoiditis betreffend, von ihr betroffen oder gekennzeichnet

Prok|to|sig|mo|i|do|skop *nt* (Ⓔ proctosigmoidoscope): ***Syn:*** *Proktosigmoideoskop, Rektosigmoidoskop, Rektosigmoideoskop*; flexibles Endoskop* für die Proktosigmoidoskopie*

Prok|to|sig|mo|i|do|sko|pie *f* (Ⓔ proctosigmoidoscopy): ***Syn:*** *Proktosigmoideoskopie, Rektosigmoidoskopie, Rektosigmoideoskopie*; endoskopische Untersuchung von Mastdarm und Sigmoid

Prok|to|skop *nt* (Ⓔ proctoscope): ***Syn:*** *Rektoskop*; starres Endoskop* für die Proktoskopie*

Prok|to|sko|pie *f* (Ⓔ proctoscopy): ***Syn:*** *Mastdarmspiegelung, Rektoskopie*; endoskopische Untersuchung des Mastdarms/Rektums

Prok|to|spas|mus *m* (Ⓔ proctospasm): schmerzhafter Krampf des Afterschließmuskels

Prok|to|ste|no|se *f* (Ⓔ proctostenosis): ***Syn:*** *Ausstenose, Rektumstenose, Mastdarmstenose*; angeborene [Analatresie*] oder erworbene Einengung des Afters; führt zu chronischer Verstopfung; kann konservativ behandelt werden [*s.u. Obstipation*], oft wird aber eine operative Aufdehnung oder Korrektur nötig

Prok|to|sto|mie *f* (Ⓔ proctostomy): ***Syn:*** *Rektostomie*; Anlegen einer äußeren Rektumfistel

Prok|to|to|mie *f* (Ⓔ proctotomy): ***Syn:*** *Rektotomie, Rektuminzision, Rektumschnitt*; operative Eröffnung des Rektums*

Prok|to|zel|le *f*: → *Rektozele*

pro|la|biert *adj* (Ⓔ prolapsed): Vorfall/Prolaps betreffend, vorgefallen

Pro|lac|tin *nt* (Ⓔ prolactin): ***Syn:*** *Prolaktin, laktogenes Hormon, Milchhormon, Mammotropin, Laktationshormon*; im Hypophysenvorderlappen gebildetes Polypeptidhormon, das die Entwicklung der Brustdrüse und die Milchsekretion reguliert; beim Mann wirkt Prolactin synergistisch mit Progesteron* und verstärkt die Wirkung von LH* auf die Leydig*-Zellen des Hodens

Pro|lac|tin|hem|mer *m* (Ⓔ prolactin inhibitor): Substanz, die die Freisetzung oder Bildung von Prolactin hemmt; i.d.R. werden Dopaminantagonisten, wie z.B. Bromocriptin*, Lisurid* oder Metergolin*, verwendet; **Anw.**: Galaktorrhoe, hyperprolactinämische Amenorrhoe und Fertilitätsstörungen, Prolactinom, Akromegalie

Prolactin-inhibiting-Faktor *m* (Ⓔ prolactin inhibiting factor): ***Syn:*** *Prolactin-inhibiting-Hormon, Prolaktin-inhibiting-Faktor, Prolaktin-inhibiting-Hormon, Prolaktin-release-inhibiting-Hormon, Prolaktostatin, Prolactostatin*; im Hypothalamus* gebildetes Proteohormon, das die Freisetzung von Prolactin* aus der Hypophyse* hemmt

Prolactin-inhibiting-Hormon *nt*: → *Prolactin-inhibiting-Faktor*

Pro|lac|ti|nom *nt*: → *Prolaktinom*

Prolactin-releasing-Faktor *m* (Ⓔ prolactin releasing hormone): ***Syn:*** *Prolactin-releasing-Hormon, Prolaktin-releasing-Faktor, Prolaktin-releasing-Hormon, Prolaktoliberin, Prolactoliberin*; im Hypothalamus* gebildetes Proteohormon, das die Freisetzung von Prolactin* aus der Hypophyse* anregt; konnte bisher nicht nachgewiesen werden

Prolactin-releasing-Hormon *nt*: → *Prolactin-releasing-Faktor*

Prolactin-Zelle *f* (Ⓔ prolactin cell): azidophile Zelle der Adenohypophyse*, in der Prolactin* gebildet wird

Pro|lac|to|li|be|rin *nt*: → *Prolactin-releasing-Faktor*

Pro|lac|to|sta|tin *nt*: → *Prolactin-inhibiting-Faktor*

Pro|lak|tin *nt*: → *Prolactin*

Prolaktin-inhibiting-Faktor *m*: → *Prolactin-inhibiting-Faktor*

Prolaktin-inhibiting-Hormon *nt*: → *Prolactin-inhibiting-Faktor*

Pro|lak|ti|nom *nt* (Ⓔ prolactinoma): ***Syn:*** *Prolactinom*; prolactinsezernierendes Adenom* des Hypophysenvorderlappens*; führt zu Hyperprolaktinämie*, Amenorrhoe*, Ovarialinsuffizienz*, Galaktorrhoe*; **Therapie**: chirurgische Entfernung; ist keine kausale Therapie möglich, Gabe von Dopaminantagonisten [Bromocriptin*, Cabergolin*, Metergolin*, Quinagolid*]

Pro|lak|tin|re|flex *m* (Ⓔ prolactin reflex): *s.u. Laktation*

Prolaktin-release-inhibiting-Hormon *nt*: → *Prolactin-inhibiting-Faktor*

Prolaktin-releasing-Faktor *m*: → *Prolactin-releasing-Faktor*

Prolaktin-releasing-Hormon *nt*: → *Prolactin-releasing-Faktor*

Pro|lak|to|li|be|rin *nt*: → *Prolactin-releasing-Faktor*

Pro|lak|to|sta|tin *nt*: → *Prolactin-inhibiting-Faktor*

Pro|la|min *nt* (Ⓔ prolamin): in Ethanol lösliches Getreideprotein mit hohem Gehalt an Glutaminsäure

Pro|laps *m* (Ⓔ prolapse): ***Syn:*** *Prolapsus*; Vorfall eines Organs oder Gewebes durch eine natürliche Körperöffnung

Pro|lap|sus *m, pl* **-sus**: → *Prolaps*

Prolapsus ani (Ⓔ anal prolaps): ***Syn:*** *Analprolaps*; Vorfall der Analschleimhaut [**inkompletter Analprolaps, Mukosaprolaps**] oder aller Wandschichten [**kompletter Analprolaps, Rektumprolaps**]; **Therapie**: zunächst konservativ [Bettruhe, feuchte Kochsalzumschläge] zur Abschwellung der Schleimhaut; danach Mukosektomie bei Mukosaprolaps bzw. Rektopexie* oder partielle Rektumresektion bei Rektumprolaps

Prolapsus iridis: → *Iridoptose*

Prolapsus recti (Ⓔ rectal prolapse): ***Syn:*** *Mastdarmprolaps, Mastdarmvorfall, Rektumprolaps, Rektumvorfall, Exanie*; meist bei Frauen auftretender Vorfall der Mastdarmwand durch den After; oft auch als kompletter Analprolaps bezeichnet; **Therapie**: zunächst konservativ [Bettruhe, feuchte Kochsalzumschläge] zur Abschwellung der Schleimhaut; danach Rektopexie* oder partielle Rektumresektion

Prolapsus uteri: → *Uterusprolaps*

Prolapsus vaginae: → *Scheidenvorfall*

Pro|li|da|se *f* (Ⓔ proline dipetidase): ***Syn:*** *Prolindipeptidase*; Peptidase*, die prolinhaltige Dipeptide spaltet

Pro|li|fe|ra|ti|on *f* (Ⓔ proliferation): Wucherung; Gewebevermehrung, z.B. bei Entzündung, Wundheilung etc.

Pro|li|fe|ra|ti|ons|hy|per|ke|ra|to|se *f* (Ⓔ proliferative hyperkeratosis): *s.u. Hyperkeratose*

Pro|li|fe|ra|ti|ons|pha|se *f* (Ⓔ **1.–2.** proliferative phase): **1.** ***Syn:*** *östrogene/proliferative Phase, Follikelreifungsphase*; Phase des Menstrualzyklus [5.–14. Tag], während der dic Gebärmutterschleimhaut unter dem Einfluss von Östrogen* proliferiert; *s.a. Endometrium* **2.** *s.u. Entzündung*

Pro|li|fe|ra|ti|ons|zo|ne *f* (Ⓔ proliferation zone): *s.u. Wachstumsfuge*

pro|li|fe|ra|tiv *adj* (Ⓔ proliferative): proliferierend, wuchernd

Pro|lin *nt* (Ⓔ proline): im Körper gebildete proteinogene Aminosäure*, die v.a. in Kollagen* und Elastin* vorkommt; wird nach dem Einbau zum großen Teil in Hydroxyprolin* umgewandelt

Pro|li|na|se *f* (Ⓔ prolinase): ***Syn:*** *Prolyldipeptidase*; Peptidase*, die Dipeptide spaltet, die Prolin oder Hydroxyprolin als N-terminale Aminosäure enthalten

Pro|lin|di|pep|ti|da|se *f*: → *Prolidase*

Pro|lyl|di|pep|ti|da|se *f*: → *Prolinase*

Pro|lym|pho|zyt *m* (Ⓔ prolymphocyte): unreife Vorstufe der Lymphozyten*

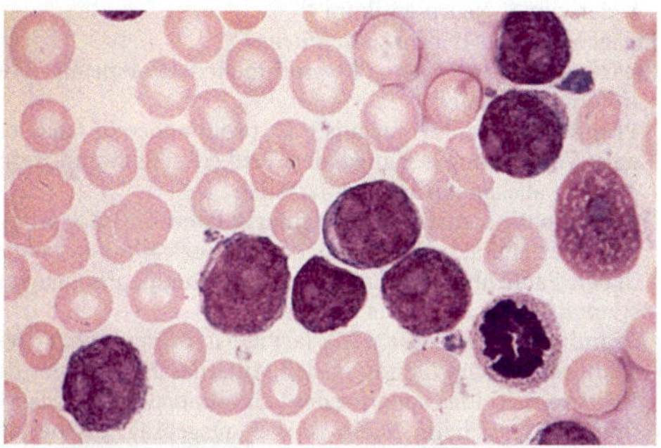

Abb. P149. Prolymphozyten

Pro|lym|pho|zy|ten|leu|kä|mie *f* (Ⓔ prolymphocytic leukemia): zu den Non-Hodgkin-Lymphomen* gehörende chronische Leukämie*, die als **B-Prolymphozytenleukämie** oder **T-Prolymphozytenleukämie** vorkommt; manchmal gibt es

P

auch Übergangsformen zwischen chronisch lymphatischer Leukämie und Prolymphozytenleukämie

ProMACE *Abk.*: Prednison, Methotrexat, Adriamycin, Cyclophosphamid, Etoposid

Pro|ma|zin *nt* (Ⓔ promazine): Neuroleptikum*; HWZ 4–29 h; **Anw.**: psychomotorische Unruhe, Erregungszustände, Schmerzzustände, Schlafstörungen, Psychosen, Delir

Pro|me|ga|ka|ry|o|zyt *m* (Ⓔ promegakaryocyte): unreife Vorstufe der Megakaryozyten*

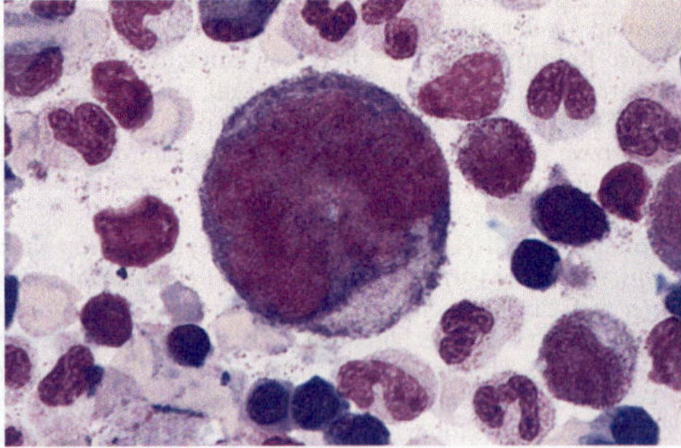

Abb. P150. Promegakaryozyt

Pro|me|ga|lo|blast *m* (Ⓔ promegaloblast): unreife Vorstufe der Megaloblasten*

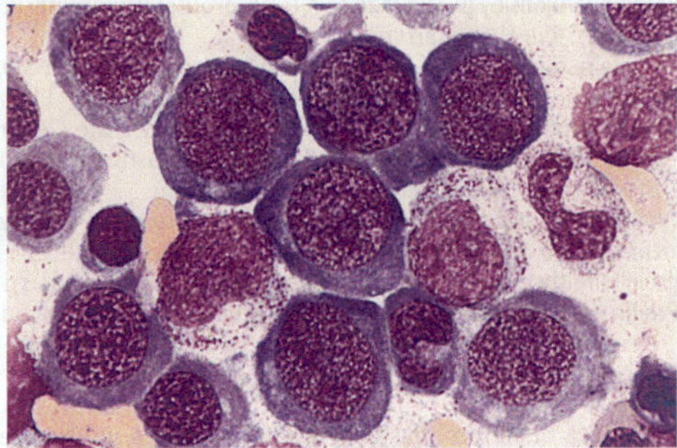

Abb. P151. Promegaloblasten

Pro|me|ta|pha|se *f* (Ⓔ prometaphase): Ende der Prophase*; *s.u. Mitose*

Pro|me|tha|zin *nt* (Ⓔ promethazine): H_1-Antihistaminikum* mit zentral sedierender Wirkung, Antiallergikum*; **Anw.**: Sedativum*, Neuroleptikum*

Pro|mi|nens *m*: *→ Vertebra prominens*

Pro|mi|nen|tia *f, pl* **-ti|ae** (Ⓔ prominence): Vorsprung, Vorwölbung, Wölbung

Prominentia canalis facialis (Ⓔ prominence of facial canal): Vorwölbung der medialen Paukenhöhlenwand durch den Fazialiskanal [Canalis* facialis]

Prominentia canalis semicircularis lateralis (Ⓔ prominence of lateral semicircular canal): Vorwölbung der medialen Paukenhöhlenwand durch den lateralen Bogengang [Canalis* semicircularis lateralis]

Prominentia laryngea (Ⓔ laryngeal prominence): ***Syn:*** *Adamsapfel*; Vorwölbung in der Mitte des Halses über der Incisura thyroidea superior des Schildknorpels [Cartilago* thyroidea]; ist beim Mann stärker ausgeprägt als bei der Frau

Prominentia mallearis (Ⓔ mallear prominence of tympanic membrane): *s.u. Hammer*

Prominentia spiralis ductus cochlearis (Ⓔ spiral prominence): spiraliger Wulst der Stria vascularis des Ductus* cochlearis

Prominentia styloidea (Ⓔ styloid prominence): Vorwölbung der unteren Paukenhöhlenwand durch den Griffelfortsatz des Schläfenbeins [Processus* styloideus ossis temporalis]

PROMIS *Abk.*: problemorientiertes medizinisches Informationssystem

Pro|mis|kui|tät *f* (Ⓔ promiscuity): Sexualverkehr mit häufig wechselnden Partnern; der Begriff unterliegt naturgemäß starken kulturellen, politischen, religiösen usw. Einflüssen und wird deshalb von vielen Autoren nur selten oder nie verwendet

pro|mis|kui|tiv *adj* (Ⓔ promiscuous): ***Syn:*** *promiskuos, promiskuös*; Promiskuität betreffend, häufig den Sexualpartner wechselnd

pro|mis|kuös *adj*: *→ promiskuitiv*

PROMM *Abk.*: proximale myotone Myopathie

Pro|mo|no|zyt *m* (Ⓔ promonocyte): unreife Vorstufe der Monozyten*

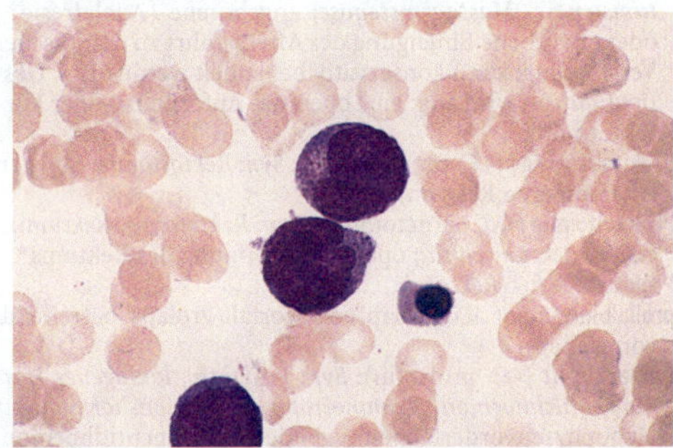

Abb. P152. Promonozyten

Pro|mon|to|ri|um *nt* (Ⓔ promontory): Vorsprung

Promontorium ossis sacri (Ⓔ promontory of sacral bone): ins Becken vorspringender Vorsprung, der vom Vorderrand des 1. Kreuzbeinwirbels gebildet ist; begrenzt zusammen mit dem Pecten* ossis pubis und der Linea* arcuata ossis ilii die Beckeneingangsebene, die großes und kleines Becken trennt; wichtiger Messpunkt in der Gynäkologie und Geburtshilfe

Promontorium tympani (Ⓔ tympanic promontory): Vorwölbung der medialen Paukenhöhlenwand durch die basale Schneckenwindung

Pro|mo|tor *m* (Ⓔ promoter): ***Syn:*** *Aktivator*; (*chem.*) Stoff, der die Katalysatorwirkung verstärkt, ohne selbst als Katalysator zu wirken

therapie-induzierbare Promotoren (Ⓔ inducible promotors): *s.u. Essay Gentransfer und Gentherapie S. 761*

Pro|my|e|lo|zyt *m* (Ⓔ promyelocyte): unreife Myelozytenvorstufe; größte Zelle der Granulopoese*

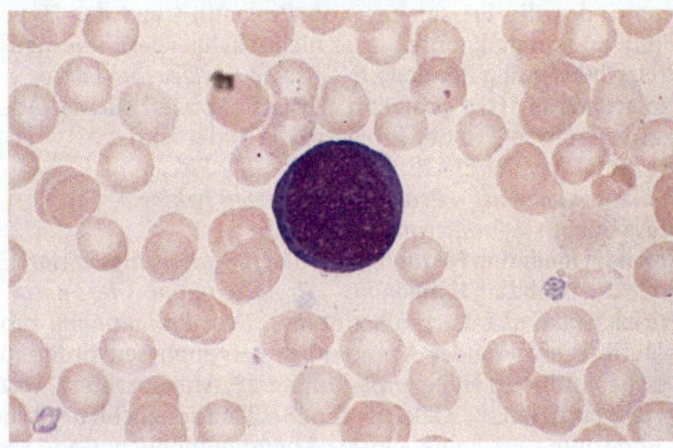

Abb. P153. Promyelozyt

pro|my|e|lo|zy|tär *adj* (Ⓔ promyelocytic): Promyelozyt(en) betreffend

Pro|my|e|lo|zy|ten|leuk|ä|mie *f* (Ⓔ promyelocytic leukemia):

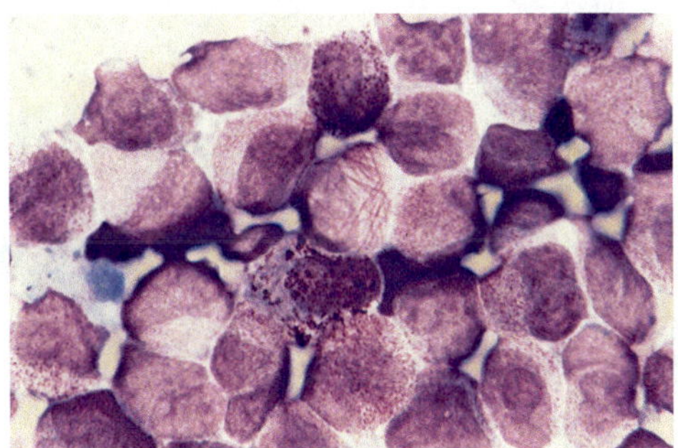
Abb. P154. Promyelozytenleukämie [Knochenmarksbefund]

Syn: *(akute) promyelozytäre Leukämie*; Unterform [M3] der akuten myeloischen Leukämie*

Pro|na|se *f* (Ⓔ pronase): aus **Streptomyces griseus** gewonnenes Proteasengemisch

Pro|na|tio *f, pl* **-ti|o|nes**: *→Pronation*

Pronatio dolorosa (Ⓔ pulled elbow): *Syn*: *Chassaignac-Lähmung, Subluxatio radii peranularis*; durch eine Subluxation des Radiusköpfchens* hervorgerufene schmerzhafte Scheinlähmung; meist durch plötzliches Hochreißen von Kleinkindern bedingt; **Therapie**: manuelle Reposition

Pro|na|ti|on *f* (Ⓔ pronation): *Syn*: *Pronatio*; Einwärtsdrehung um die Längsachse

Pro|na|ti|ons|frak|tur *f* (Ⓔ pronation fracture): Frakturmechanismus bei der Knöchelfraktur* Typ Weber B

Pro|na|ti|ons|kon|trak|tur *f* (Ⓔ pronation contracture): Kontraktur* in Pronationsstellung

Pro|na|tor *m*: *→Musculus pronator*

Pronator quadratus: *→Musculus pronator quadratus*

Pronator teres: *→Musculus pronator teres*

pro|ne|phro|gen *adj* (Ⓔ pronephric): Vorniere/Pronephros betreffend

Pro|ne|phros *nt* (Ⓔ pronephros): *Syn*: *Vorniere*; *s.u. Nierenanomalie*

pro|niert *adj* (Ⓔ **1.–2.** prone): **1.** auf dem Bauch liegend, mit dem Gesicht nach unten liegend; (flach) hingestreckt liegend **2.** mit nach unten gedrehter Handfläche

Pro|nor|mo|blast *m*: *→Proerythroblast*

Pro|nu|cle|us *m, pl* **-clei**: *→Pronukleus*

Pro|nu|kle|us *m, pl* **-klei** (Ⓔ pronucleus): *Syn*: *Pronucleus*; haploider Vorkern von Eizelle und Spermium; *s.a. Befruchtung*

Pro|o|pi|o|me|la|no|cor|tin *nt* (Ⓔ proopiomelanocortin): v.a. in der Hypophyse* gebildetes Vorläuferprotein, aus dem ACTH*, Endorphine*, Lipotropin* und melanozytenstimulierendes Hormon* abgespalten werden

Pro|o|pi|o|me|la|no|cor|tin|zel|len *pl* (Ⓔ proopiomelanocortin cells): *Syn*: *POMC-Zellen*; Proopiomelanocortin-bildende Zellen in der Adenohypophyse und dem Magen-Darm-Trakt

Pro|pa|fe|non *nt* (Ⓔ propafenone): Antiarrhythmikum* der Klasse IC; **Anw.**: ventrikuläre Extrasystolen und Tachykardien, therapierefraktäre Vorhoftachykardie

Pro|pa|ga|ti|on *f* (Ⓔ **1.–2.** propagation): **1.** (*Licht, Schall*) Fortleitung, Weiterleitung; (*Seuche*) Übertragung, Verbreitung **2.** Vermehrung, Fortpflanzung

Pro|pan *nt* (Ⓔ propane): gesättigter Kohlenwasserstoff [Alkan] mit drei Kohlenstoffatomen

Pro|pa|non *nt*: *→Aceton*

Pro|pan|säu|re *f*: *→Propionsäure*

Propan-1,2,3-triol *nt*: *→Glycerin*

Pro|pen|a|mid *nt*: *→Acrylamid*

Pro|pen|säu|re *f* (Ⓔ acrylic acid): *Syn*: *Akrylsäure, Acrylsäure, Vinylkarbonsäure*; ungesättigte Monocarbonsäure; Ausgangsstoff von Kunststoffen [Acrylharze]

4-Pro|pe|nyl|a|ni|sol *nt*: *→Anethol*

Pro|per|din *nt* (Ⓔ properdin): im Plasma vorkommendes β-Globulin*, das das Komplementsystem aktivieren kann [Properdin-System*]

Properdin-System *nt* (Ⓔ properdin system): *s.u. Komplement*

Pro|pha|ge *m* (Ⓔ prophage): die in das Bakterienchromosom integrierte Phagen-DNA

Pro|pha|se *f* (Ⓔ prophase): erste Phase der Kernteilung, während der die Chromosomen sichtbar werden; *s.a. Mitose, Meiose*

pro|phy|lak|tisch *adj* (Ⓔ prophylactic): vorbeugend

Pro|phy|la|xe *f* (Ⓔ prophylaxis): *Syn*: *Präventivbehandlung*; Vorbeugung einer Krankheit, vorbeugende Behandlung

postexpositionelle Prophylaxe (Ⓔ post-exposure prophylaxis): *s.u. Essay AIDS S. 31*

Pro|pi|cil|lin *nt* (Ⓔ propicillin): *Syn*: *α-Phenoxypropylpenicillin*; säurefestes Oralpenicillin; wirkt stärker gegen grampositive als gramnegative Keime und besonders gegen β-hämolysierende A-Streptokokken

Pro|pi|on|a|zid|ä|mie *f* (Ⓔ propionic acidemia): erhöhter Propionsäuregehalt des Blutes durch einen Mangel an Propionyl-CoA-Carboxylase, die Propionyl-CoA im Methionins-, Threonin- und Valinstoffwechsel abbaut

Pro|pi|o|ni|bac|te|ri|um *nt* (Ⓔ Propionibacterium): Gattung gramnegativer, unbeweglicher Stäbchenbakterien, die den größten Teil der Hautflora bilden; treten als Erreger von Akne*, Endokarditis* und SAPHO-Syndrom* in Erscheinung

Propionibacterium acnes (Ⓔ Propionibacterium acnes): *Syn*: *Corynebacterium acnes*; häufig in Aknepusteln gefundenes Bakterium

Pro|pi|on|säu|re *f* (Ⓔ propionic acid): *Syn*: *Propansäure*; gesättigte Monocarbonsäure, die als Zwischenprodukt des Fettsäurestoffwechsels auftritt; *s.a. Propionazidämie*

Pro|pi|to|ca|in *nt* (Ⓔ prilocaine): *Syn*: *Prilocain*; Lokalanästhetikum* vom Amidtyp

Pro|po|fol *nt* (Ⓔ propofol): *Syn*: *Diisopropylphenol*; Injektionsnarkotikum*; **Anw.**: Narkoseeinleitung und -aufrechterhaltung; **NW**: Hypotonie, Bradykardie

Pro|po|lis *nt* (Ⓔ propolis): *Syn*: *Bienenharz*; von Honigbienen* produzierte harzartige Masse, die Wachs, Benzencarbon- und Phenylacrylsäuren, Benzyl- und Phenylalkohole und Flavonoide* enthält; besitzt eine antibakterielle, antimykotische und entzündungshemmende Wirkung; fördert die Wundheilung; **Anw.**: äußerlich bei Geschwüren, Wunden und Ekzemen; innerlich bei Magengeschwür und Entzündungen des Magen-Darm-Traktes

Pro|pra|no|lol *nt* (Ⓔ propranolol): nicht-selektiver β-Blocker; **Anw.**: arterielle Hypertonie, Vorhoftachykardie, Tachykardie bei absoluter Arrhythmie, Angina pectoris, koronare Herzkrankheit, Migräneprophylaxe, essentieller Tremor

Pro|pri|o|re|zep|ti|on *f*: *→Propriozeption*

pro|pri|o|re|zep|tiv *adj* (Ⓔ proprioreceptive): *Syn*: *propriozeptiv*; die körpereigenen Empfindungen aufnehmend, Proprio(re)zeption betreffend

Pro|pri|o|re|zep|to|ren *pl* (Ⓔ proprioceptors): *Syn*: *Propriozeptoren*; Mechanorezeptoren, die Informationen über die aktuelle Lage des Körpers im Raum aufnehmen

pro|pri|o|spi|nal *adj* (Ⓔ propriospinal): ausschließlich das Rückenmark/die Medulla spinalis betreffend

Pro|pri|o|zep|ti|on *f* (Ⓔ proprioception): *Syn*: *propriozeptive/propriorezeptive/kinästhetische Sensibilität, Tiefensensibilität, Propriorezeption*; Wahrnehmung von Stellung und Bewegung des Körpers; besteht aus Stellungs-, Bewegungs- und Kraftsinn; die Information wird über Mechanorezeptoren [Propriorezeptoren*] in u.a. Muskeln, Gelenken, Sehnen und Haut und Sensoren des Vestibularapparates gesammelt und im Zentralnervensystem verarbeitet

pro|pri|o|zep|tiv *adj*: *→propriorezeptiv*

Pro|pri|o|zep|to|ren *pl*: *→Propriorezeptoren*

Pro|pro|te|in *nt* (Ⓔ proprotein): Vorstufe eines Protein, Proteinvorläufer

Pro|pul|si|on *f* (Ⓔ propulsion): überschießende Vorwärtsbewegung, z.B. bei Parkinson*-Krankheit

pro|pul|siv *adj* (Ⓔ propulsive): vorantreibend, vorwärtsdrängend, vorwärtstreibend

Propulsiv-petit-mal *nt*: *→West-Syndrom*

Pro|pyl|thi|o|u|ra|cil *nt* (Ⓔ propylthiouracil): Thyreostatikum* der Thioharnstoffgruppe; **Anw.**: thyreotoxische Krise, Morbus Basedow

P

Pro|py|phen|a|zon *nt* (Ⓔ propyphenazone): *Syn:* *Isopropylphenazon, Isopropylantipyrin*; Analgetikum*, Antipyretikum*, Antiphlogistikum*

Pro|ren|nin *nt* (Ⓔ prorennin): Vorstufe von Rennin*

Pros-, pros- *präf.:* → *Proso-*

Pro|scil|la|ri|din *nt* (Ⓔ proscillaridin): Herzglykosid*; wird meist nur bei Digitalisunverträglichkeit eingesetzt

Pro|sen|ce|pha|lon *nt, pl* **-la** (Ⓔ prosencephalon): *Syn:* *Prosenzephalon, Vorderhirn*; Oberbegriff für die oberhalb des Mittelhirns [Mesencephalon*] liegenden Teile des Gehirns, Dienzephalon* und Telenzephalon*

Pro|sen|ze|pha|lon *nt, pl* **-la:** → *Prosencephalon*

Proso-, proso- *präf.:* Wortelement mit der Bedeutung „vorn/nach vorne/vorwärts/weiter"

Prosop-, prosop- *präf.:* → *Prosopo-*

Pros|op|a|gno|sie *f* (Ⓔ prosopagnosia): Unfähigkeit zur Wiedererkennung von Gesichtern

Pros|op|al|gie *f* (Ⓔ prosopalgia): *Syn:* *Gesichtsneuralgie, Gesichtsschmerz*; neuralgischer Schmerz im Gesichtsbereich; meist handelt es sich um typische Neuralgien [z.B. Trigeminusneuralgie*, Genikulatumneuralgie*]; v.a. bei Frauen treten aber auch atypische Formen auf, die sich nicht an anatomische Grenzen halten und wahrscheinlich psychogen bedingt sind

Pro|so|pla|sie *f* (Ⓔ prosoplasia): höhere Differenzierung eines Gewebes

Prosopo-, prosopo- *präf.:* Wortelement mit der Bedeutung „Gesicht"

Pros|opo|di|ple|gie *f* (Ⓔ prosopodiplegia): beidseitige Gesichtslähmung/Fazialislähmung; *s.a. Fazialisparese*

Pros|opo|ple|gie *f:* → *Fazialisparese*

Pros|opo|schi|sis *f* (Ⓔ prosoposchisis): *Syn:* *Gesichtsspalte, Fissura facialis*; angeborene Spaltbildung im Gesicht; **quere Gesichtsspalten** führen zur Spaltbildung im Mundbereich [Stomatoschisis*], **schräge Gesichtsspalten** im Wangenbereich [Meloschisis*]; *s.a. Lippen-Kiefer-Gaumen-Spalte*

Pros|ta|cy|clin *nt:* → *Prostazyklin*

Pros|ta|glan|di|ne *pl* (Ⓔ prostaglandins): aus Arachidonsäure gebildete Gewebehormone, die u.a. als Mediatoren der Entzündungsreaktion, Neurotransmitter und bei der Schmerzempfindung von Bedeutung sind

Prostaglandin E_1 (Ⓔ prostaglandin E_1): *Syn:* *Alprostadil*; Prostaglandin mit gefäßerweiternder Wirkung; **Anw.:** Vasodilatator, durchblutungsförderndes Mittel

Prostaglandin E_2 (Ⓔ prostaglandin E_2): *Syn:* *Dinoproston*; verursacht Bronchodilatation, Vasodilatation, Hemmung der Chloridsekretion im Magen, hemmt die Lipolyse im Fettgewebe und verstärkt Uteruskontraktionen; **Anw.:** Wehenmittel

Prostaglandin $F_{2}\alpha$ (Ⓔ prostaglandin $F_{2}\alpha$): *Syn:* *Dinoprost*; verursacht Bronchokonstriktion und verstärkt Uteruskontraktionen; **Anw.:** Wehenmittel

Prostaglandin I_2: → *Prostazyklin*

Pros|ta|glan|din|syn|the|se|hem|mer *m* (Ⓔ prostaglandin synthesis inhibitor): Substanz, die die Bildung der Prostaglandine hemmt; dazu gehören Substanzen mit antiphlogistischer und antirheumatischer Wirkung, wie z.B. Acetylsalicylsäure* und die sog. nicht-steroidalen Antiphlogistika*

Pro|sta|ta *f, pl* **-tae** (Ⓔ prostate): *Syn:* *Vorsteherdrüse, Prostatadrüse*; kastaniengroßes Organ, das beim Mann den Anfangsteil der Harnröhre [Pars prostatica] nach dem Austritt aus der Harnblase umgibt; bildet ein alkalisches Sekret, das reich an Enzymen ist [saure Phosphatase*] und die Beweglichkeit der Samenzellen stimuliert; sie liegt mit der **Basis prostatae** an der Harnblase an; die Spitze [**Apex prostatae**] liegt im Levatorspalt*; der Ausführungsgang der Samenblase [Ductus* ejaculatorius] zieht durch die Prostata und mündet auf dem Samenhügel [Colliculus seminalis], beiderseits des Utriculus* prostaticus, in die Harnröhre die Vorderfläche [**Facies anterior**] und die Seitenfläche [**Facies inferolateralis**] sind rund, die Rückfläche [**Facies posterior**] ist abgeplattet; sie ist dem Rektum zugewandt und kann daher bei der digitalen Untersuchung getastet werden, was zur (Früh-)Diagnose von Veränderungen wichtig ist die **Prostatakapsel** [Capsula prostatica] ist eine derbe Kap-

P

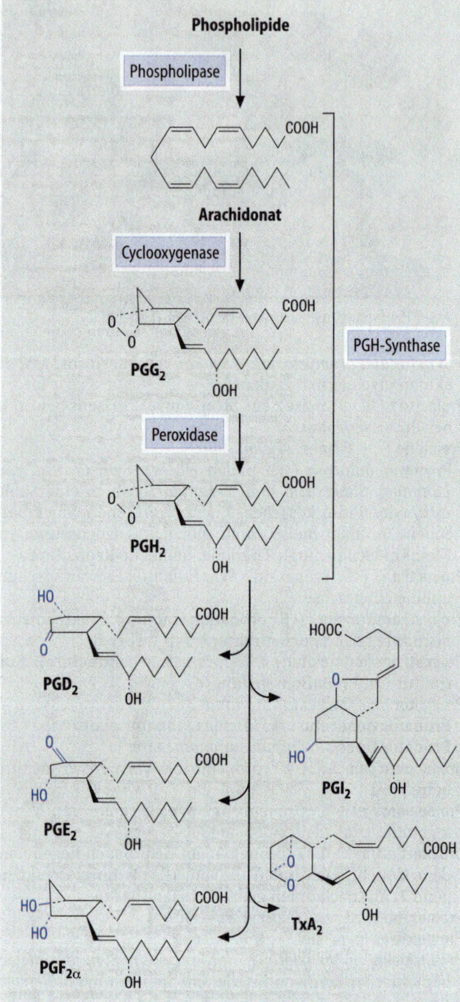

Abb. P155. Biosynthese von Prostaglandinen und Thromboxanen

Tab. P156. Biologische Effekte von Prostaglandinen und Thromboxan

Verbindung	An der Synthese beteiligtes Enzym	Wichtigste biologische Aktivität
Prostaglandin E_2	Zyklooxigenase, PGE-Synthase	Bronchodilatation, Vasodilatation Hemmung der Cl^--Sekretion im Magen, Antilipolyse im Fettgewebe
Prostaglandin D_2	Zyklooxigenase, PGE-Synthase	Bronchokonstriktion
Prostaglandin $F_{2\alpha}$	Zyklooxigenase, PGE-Synthase	Bronchokonstriktion, Vasokonstriktion, Konstriktion der glatten Muskulatur
Thromboxan A_2	Zyklooxigenase, Thromboxan A_2-Synthase	Bronchokonstriktion, Vasokonstriktion, Plättchenaggregation
Prostaglandin I_2 (Prostacyclin)	Zyklooxigenase, PG I-Synthase	Vasodilatation, Zunahme der Gefäßpermeabilität, Hemmung der Plättchenaggregation

sel, die Muskelzellen enthält; sie umschließt einen **rechten** und **linken Prostatalappen** [Lobus prostatae dexter und sinister], die vorne durch den **Prostataisthmus** [Isthmus prostatae] verbunden sind; manchmal kommt noch ein zwischen den beiden Seitenlappen liegender **Mittellappen** [Lobus medius prostatae] vor; die beiden Seitenlappen bestehen jeweils aus vier Läppchen [**Lobulus inferoposterior, inferolateralis, superomedialis, anteromedialis**]; aufgrund der Entwicklungsgeschichte unterscheidet man: **1.** die testosteronabhängige **Außenzone** [Pars distalis] umfasst ca. 75 % der Prostata; sie besteht aus 30–50 tubuloalveolären Drüsen **2.** die **Innenzone** [Pars proximalis] umschließt den Ductus* ejaculatorius; sie ist östrogenabhängig und besteht aus verzweigten Drüsen, die von dichtem Stroma, das Muskelzellen [**Substantia muscularis**] enthält, umgeben werden **3.** die **periurethrale Mantelzone** [Zona glandularum periurethralium] enthält hauptsächlich Schleimhautdrüsen

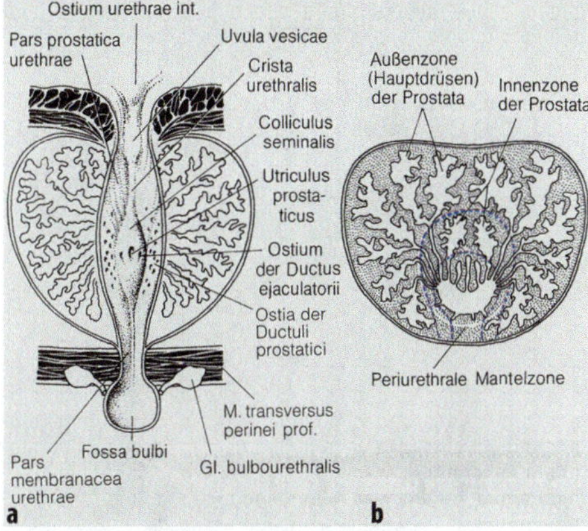

Abb. P157. Prostata. **a** Frontalschnitt, **b** Transversalschnitt

Pros|ta|ta|abs|zess *m* (Ⓔ prostatic abscess): eitrige Gewebeeinschmelzung bei Entzündung [Prostatitis*] oder Tumorzerfall; kann Ursache einer Urosepsis* sein

Pro|sta|ta|ade|nom *nt*: *→Prostatahypertrophie*

Pro|sta|ta|ade|nom|ek|to|mie *f* (Ⓔ prostatectomy): operative Entfernung vergrößerter Prostatateile; wird heute i.d.R. als transurethrale Prostataresektion* durchgeführt; die **offene Prostataadenomektomie** wird v.a. bei sehr großen Adenomen durchgeführt; je nach Zugang unterscheidet man **vesikale** [durch die Blase] und **extravesikale Techniken**, wobei der Zugang suprabubisch oder perineal liegen kann; *s.a. Prostatektomie*

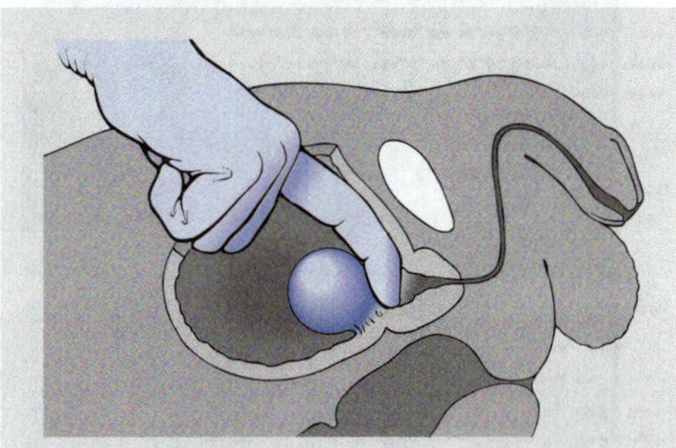

Abb. P158. Schema der suprapubischen transvesikalen Prostataadenomektomie

Pros|ta|ta|ba|sis *f* (Ⓔ base of prostate): ***Syn:*** *Basis prostatae*; oberer Teil der Prostata*, mit der sie der Harnblase anliegt

Pros|ta|ta|blind|sack *m* (Ⓔ prostatic utricle): ***Syn:*** *Utriculus prostaticus, Utrikulus*; kurzer, blinder Schlauch zwischen den Einmündungen der Ductus* ejaculatorii in der Pars prostatica der männlichen Harnröhre [Urethra* masculina]

Pros|ta|ta|drü|se *f*: *→Prostata*

Pros|ta|ta|ent|fer|nung *f*: *→Prostatektomie*

Pros|ta|ta|he|ber *m*: *→Musculus levator prostatae*

Pros|ta|ta|hy|per|pla|sie, be|nig|ne *f*: *→Prostatahypertrophie*

Pro|sta|ta|hy|per|tro|phie *f* (Ⓔ adenomatous prostatic hypertrophy): ***Syn:*** *Blasenhalsadenom, benigne Prostatahypertrophie, benigne Prostatahyperplasie, Prostataadenom, Blasenhalskropf, Adenomyomatose der Prostata*; gutartige Vergrößerung der Prostata durch eine Vermehrung von Drüsengewebe; führt zu Einengung der Harnröhre und Miktionsbeschwerden; typische Erkrankung älterer Männer [30 % aller Männer über 50 Jahre leiden an Miktionsstörungen], deren Ätiologie weiterhin umstritten ist; in den letzten Jahren hat sich z.T. der Terminus **lower urinary tract symptoms** [**LUTS**] eingebürgert, andere Autoren bevorzugen den Begriff **benignes Prostatasyndrom** [**BPS**]
unabhängig von der Terminologie ist die **Klinik** durch obstruktive Miktionsbeschwerden gekennzeichnet, die zu einem erheblichen Leidensdruck führen, aber auch fast asymptomatisch verlaufen können; langfristig kommt es zu chronischen Schäden am Harntrakt, rezidivierenden Infektionen und evtl. terminaler Niereninsuffizienz*; die **Diagnose** basiert auf Anamnese, klinischem Befund [rektale digitale Prostatabeurteilung], Uroflowmetrie, transrektalem Ultraschall der Prostata und evtl. retrograder Urethrozystographie*; Goldstandard der **Therapie** ist die transurethrale Resektion* der Prostata [TUR-P]; als Alternativverfahren werden v.a. die transurethrale Mikrowellenthermotherapie und Laserverfahren gewählt; bei sehr großen Adenomen wird eine offene Prostatektomie* durchgeführt, am häufigsten als suprapubische transvesikale Prostataadenomektomie*; eine konservative Behandlung wird i.d.R. nur gewählt, wenn eine Operation nicht möglich ist oder vom Patienten abgelehnt wird; neben Antiandrogenen oder Antiöstrogenen werden in Deutschland oft Phytopharmaka in der ambulanten Behandlung von Patienten mit leichtgradigen Symptomen verwendet

Pros|ta|ta|in|zi|si|on *m*: *→Prostatotomie*

Pro|sta|ta|isth|mus *m* (Ⓔ isthmus of prostate): ***Syn:*** *Commissura prostatae, Isthmus prostatae*; die beiden Seitenlappen [Lobi* prostatae dexter et sinister] verbindender Mittelteil der Vorsteherdrüse [Prostata*]

Pros|ta|ta|kap|sel *f* (Ⓔ capsule of prostate): ***Syn:*** *Capsula prostatica*; Muskelzellen enthaltende derbe Kapsel, die die Prostata* umschließt

Pro|sta|ta|kar|zi|nom *nt* (Ⓔ prostatic carcinoma): ***Syn:*** *Prostatakrebs*; häufigster bösartiger Tumor des Urogenitaltraktes des Mannes, der v.a. im höheren Alter diagnostiziert wird; pro Jahr werden in Deutschland ca. 40.000 neue Fälle diagnostiziert und ca. 12.000 Männer versterben an einem Prostatakarzinom; damit ist es bei Männern die zweithäufigste Todesursache nach dem Bronchialkarzinom; da viele Patienten vor der Diagnosestellung an anderen Erkrankungen versterben, ist das Prostatakarzinom ein häufiger Zufallsbefund bei Autopsien; [früher als **latentes Prostatakarzinom** bezeichnet]; über die Ätiologie ist wenig bekannt; genetische, hormonelle, diätetische Faktoren und Infektionen sollen eine Rolle bei der Krebsentstehung spielen
das Prostatakarzinom wächst langsam [geschätzte Verdopplungszeit 2–4 Jahre]; 98 % der Tumoren gehen von Drüsengewebe aus [Adenokarzinome], der Rest verteilt sich auf Übergangszellkarzinome, Plattenepithelkarzinome oder Sarkome; 90 % aller Karzinome sitzen auf der Rückseite der Drüse und können daher bei der digitalen Untersuchung getastet werden; der Rest entsteht meist in der Übergangszone um die proximale Harnröhre, die auch Entwicklungsort der benignen Prostatahyperplasie* ist; aus diesem Grund findet man im Biopsiematerial nach transurethraler Prostataresektion oft **inzidente Prostatakarzinome**; sie müssen nur behandelt werden, wenn das Volumen mehr als 0,5 cm^3 beträgt

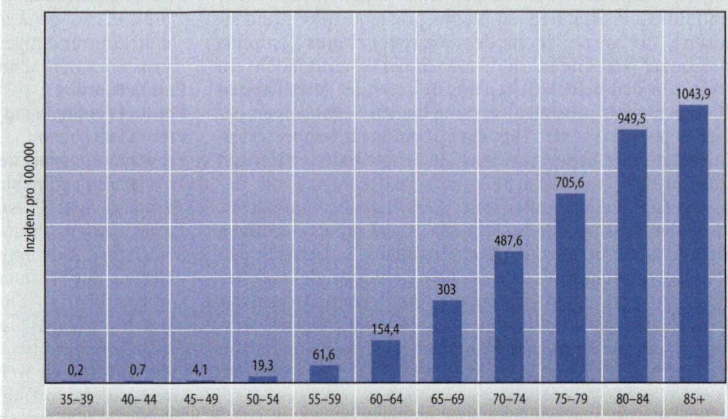

Abb. P159. Zunahme der Inzidenz des Prostatakarzinoms im Alter

die Metastasierung erfolgt im Allgemeinen zuerst lymphogen in die Lymphknoten der Fossa obturatoria, dann in die präsakralen und inguinalen Lymphknoten, die Lymphknoten entlang der Iliakalgefäße und die paraaortalen Lymphknoten; die hämatogene Streuung führt v.a. zu osteoblastischen Metastasen in Lendenwirbelkörpern, proximalem Femur, Becken, Brustwirbelkörpern, Rippen, Sternum, Schädel und Humerus
klinisch verläuft das Prostatakarzinom i.d.R. unauffällig, Hämaturie* ist ein seltenes Leitsymptom; im fortgeschrittenen Stadium kann es zu einer Harnabflussstörung kommen, oft sind aber Symptome der Knochenmetastasen, v.a. Knochenschmerzen, Ursache eines Arztbesuches; **Diagnose**: rektale Untersuchung in Knie-Ellenbogen-Lage, transrektale Sonographie* mit Stanzbiopsie, transrektale Stanz- oder Saugbiopsie, perineale Stanzbiopsie; das prostataspezifische Antigen [PSA] ist ein spezifischer Tumormarker* mit Bedeutung für die (Früh-)Diagnose und Verlaufskontrolle; Knochenszintigraphie; **Therapie**: bei Stadium 1a jährliche Kontrolle [PSA-Spiegel], bei jüngeren Patienten evtl. radikale Prostatektomie; bei Stadium 1b-3, d.h. auf die Prostata beschränktes Karzinom, radikale Prostatektomie, evtl. Strahlenbehandlung oder Afterloading-Verfahren; bei fortgeschrittenem Karzinom antiandrogene Therapie durch Orchiektomie, LH-RH-Agonisten, Östrogene oder Antiandrogene, wie z.B. Cyproteronacetat oder Flutamid; **Prognose**: bei radikaler Prostatektomie liegt die durchschnittliche Lebenserwartung bei 8,32 Jahren; allerdings versterben mehr als 50 % aller Patienten an anderen Ursachen; bei antiandrogener Therapie beträgt die 5-Jahresüberlebensrate maximal 50 %; 20 % sprechen aber nicht auf antiandrogene Therapie an und versterben innerhalb von 1–2 Jahren

Pro|sta|ta|krebs *m*: *→ Prostatakarzinom*

Pros|ta|ta|lap|pen *m* (Ⓔ lobe of prostate): Lobus prostatae dexter et sinister; *s.u. Prostata*

Pros|ta|ta|re|sek|ti|on *f*: *→ Prostatektomie*
transurethrale Prostataresektion (Ⓔ transuethral prostatectomy): Standardmethode zur Therapie der benignen Prostatahyperplasie; ein starres Zystoskop* wird durch die Harnröhre vorgeschoben und das adenomatöse Gewebe abgetragen; zu den **Komplikationen** gehören Harninkontinenz, Harnröhrenstriktur und chronischer Harnwegsinfekt; das früher gefürchtete **TUR-Syndrom** [Einschwemmung größerer Flüssigkeitsmengen in das venöse System] ist durch die Einführung von Niederdrucktechniken selten geworden [*Abb. P162*]

Pros|ta|ta|rin|ne *f* (Ⓔ prostatic sinus): ***Syn:*** *Prostatasinus, Sinus prostaticus*; Rinne zu beiden Seiten des Samenhügels [Colliculus* seminalis] der Pars prostatica der Harnröhre [Urethra*]; Mündungsort der Ductuli prostatici

Pros|ta|ta|schmerz *m* (Ⓔ pain in the prostate): Prostatodynie*

Pros|ta|ta|schnitt *m*: *→ Prostatotomie*

Pros|ta|ta|si|nus *m*: *→ Prostatarinne*

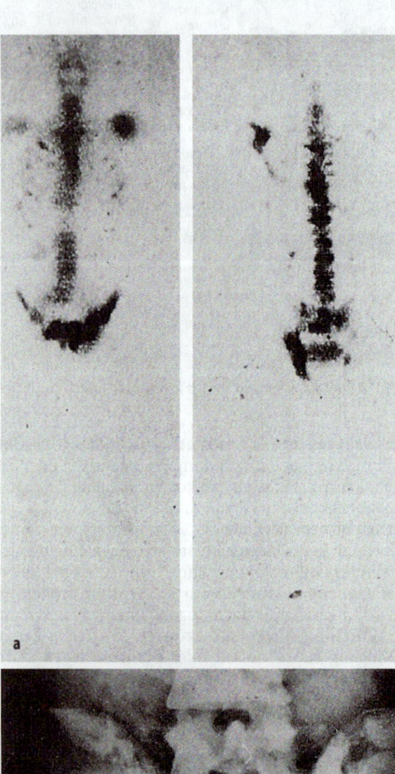

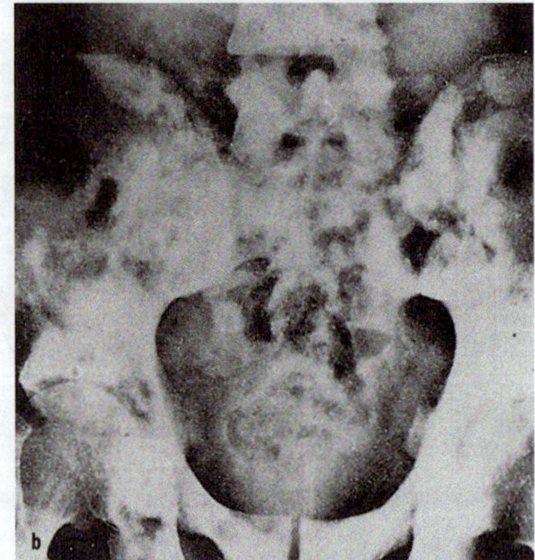

Abb. P160. Prostatakarzinom. **a** Knochenscan, **b** osteoblastische Metastasen im Becken

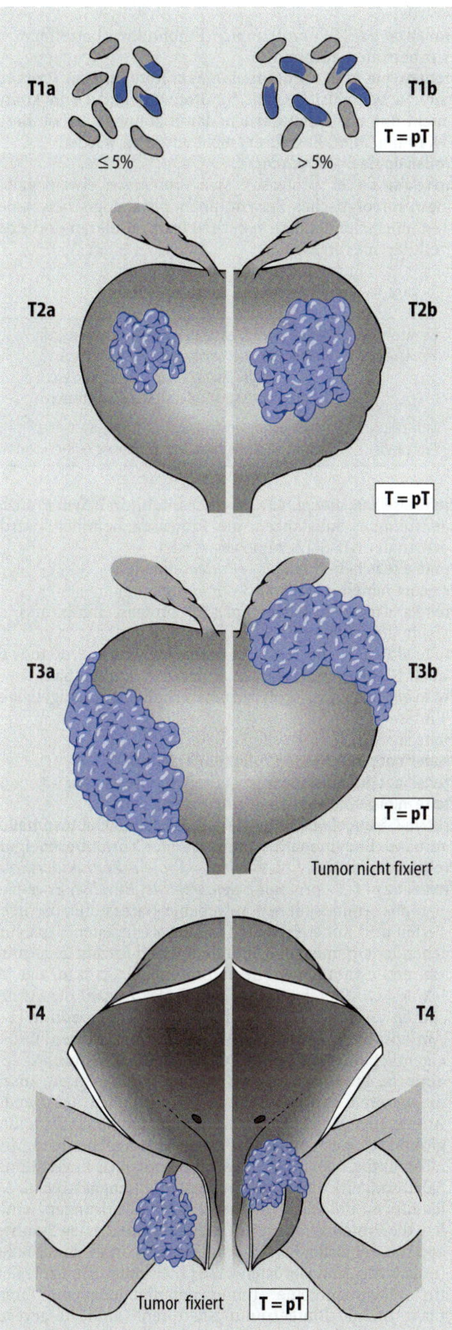

Abb. P161. Tumorstadien des Prostatakarzinoms

Pros|ta|ta|syn|drom, be|nig|nes *nt*: *s.u. Prostatahypertrophie*

Pro|sta|ta|tu|ber|kullo|se *f* (Ⓔ prostate tuberculosis): *Syn*: *Prostatitis tuberculosa*; klinisch stumm verlaufende tuberkulöse Prostataentzündung; *s.a. Urogenitaltuberkulose*

Pros|ta|ta|zy|to|lo|gie *f* (Ⓔ prostatic cytology): zytologische Untersuchung von Zellen, die mittels Prostatabiopsie gewonnen wurden

Pro|sta|tek|to|mie *f* (Ⓔ prostatectomy): *Syn*: *Prostataentfernung, Prostataresektion*; operative Entfernung der Prostata oder vergrößerter Prostatateile

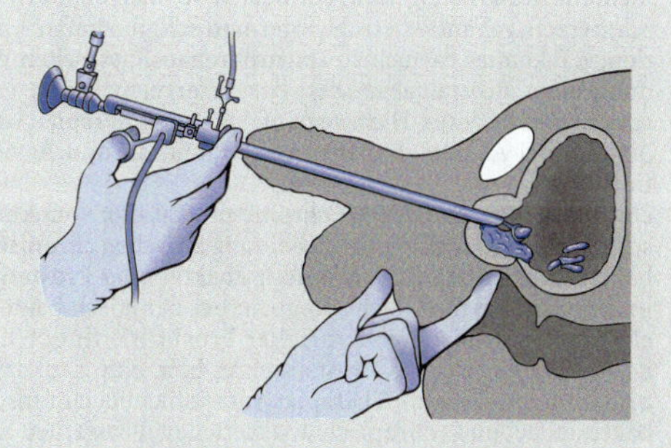

Abb. P162. Schema der transurethralen Prostataresektion

partielle Prostatektomie (Ⓔ partial prostatectomy): entspricht der Prostataadenomektomie*

radikale Prostatektomie (Ⓔ radical prostatectomy): bei der Radikalentfernung werden die gesamte Prostata, die Samenbläschen* und die umgebende Faszie abgetragen; der Harnröhrenstumpf wird mit der Blase anastomosiert; der Zugang kann retropubisch oder perineal erfolgen; die Operation führt zu erektiler Dysfunktion [die Nervi* erigentes werden fast vollständig reseziert], Harninkontinenz [5 %] oder Urethrastriktur [5 %]

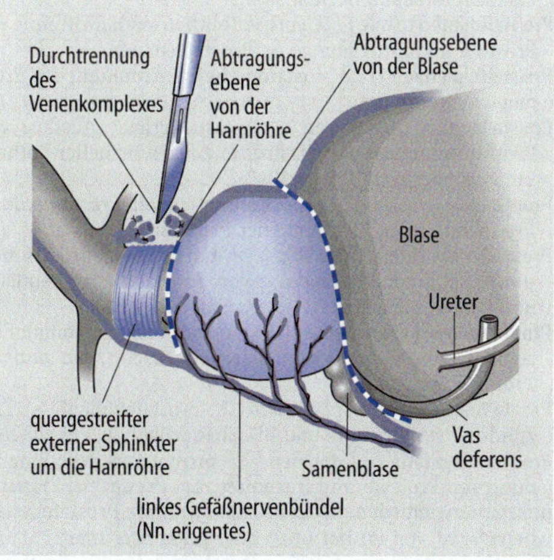

Abb. P163. Schema der radikalen Prostatektomie

pro|sta|tisch *adj* (Ⓔ prostatic): Vorsteherdrüse/Prostata betreffend, von der Prostata ausgehend

Pro|sta|ti|tis *f, pl* **-ti|ti|den** (Ⓔ prostatitis): *Syn*: *Prostataentzündung*; Entzündungen der Prostata können in **akute bakterielle Prostatitis, chronisch-bakterielle Prostatitis** und **abakterielle** oder **nicht-bakterielle Prostatitis** unterteilt werden; oft besteht auch eine gleichzeitige Entzündung der Bläschendrüse [**Prostatovesikulitis**] und eine Beteiligung der hinteren Harnröhre [**Prostatourethrovesikulitis**]; sowohl die akute als auch die chronische bakterielle Prostatitis sind selten; meist handelt es sich um eine abakterielle Prostatitis oder Prostatodynie*

abakterielle Prostatitis (Ⓔ abacterial prostatitis): *Syn*: *nicht-bakterielle Prostatitis*; nicht durch Bakterien verursachte Prostatitis; der Begriff wird auch für Prostatitiden durch Chlamydia und Ureaplasma verwendet; *s.a. chronische Prostatitis*

akute bakterielle Prostatitis (Ⓔ acute bacterial prostatitis): bietet ein typisches klinisches Bild von Fieber, allge-

P

meinem Krankheitsgefühl, perinealen Schmerzen, Rückenschmerzen, gehäufter, erschwerter und schmerzhafter Miktion; z.T. kommt es auch zu Harnröhrenausfluss; selten Bildung eines Prostataabszesses; das Erregerspektrum entspricht den anderen Harnwegsinfektionen; **Therapie**: Antibiotika; bei Abszess transperineale Punktion und Aspiration

chronische Prostatitis (Ⓔ chronic prostatitis): vom klinischen Bild her, ist eine Unterscheidung zwischen **chronisch-bakterieller Prostatitis, chronisch-abakterieller Prostatitis** und **Prostatodynie*** nicht möglich; bei chronisch-bakterieller und chronisch-abakterieller Prostatitis findet sich i.d.R. aber ein eitriges Prostatasekret bzw. eine Leukozyturie im Exprimaturin; **Therapie**: Antibiotika bei chronisch-bakterieller und chronisch-abakterieller Prostatitis mit Erregernachweis [Chlamydia, Ureaplasma]; ansonsten wie bei Prostatodynie

nicht-bakterielle Prostatitis: *→abakterielle Prostatitis*

Prostatitis tuberculosa: *→Prostatatuberkulose*

pro|sta|ti|tisch *adj* (Ⓔ prostatitic): Prostatitis betreffend, von ihr betroffen oder gekennzeichnet

Prostatitis-Syndrom *nt* (Ⓔ prostatism): Oberbegriff für Prostatitis* und Prostatodynie*

Pro|sta|to|dy|nie *f* (Ⓔ prostatodynia): ***Syn:*** *Prostataschmerz*; Schmerzen in der Prostata oder Prostatagegend; findet sich bei 50 % aller Patienten mit Prostatitis-Syndrom* und ist klinisch nur schwer von chronischer Prostatitis* abzugrenzen; die Therapie ist oft schwierig und langwierig; versucht werden Sitzbäder, Antiphlogistika, Tranquilizer, Anticholinergika und α-Blocker; es muss auch abgeklärt werden, ob eine psychosomatische Komponente [Sexualprobleme, Partnerprobleme] besteht

Pro|sta|to|li|tho|to|mie *f* (Ⓔ prostatolithotomy): Eröffnung der Prostata und Entfernung von Prostatasteinen

Pro|sta|to|pa|thie *f* (Ⓔ prostatopathy): Erkrankung der Prostata

Pro|sta|tor|rhoe *f, pl* **-rho|en** (Ⓔ prostatorrhea): Ausfluss von Prostatasekret aus der Harnröhre, z.B. bei sexueller Enthaltsamkeit oder nach Prostatitis*

Pro|sta|to|to|mie *f* (Ⓔ prostatotomy): ***Syn:*** *Prostataschnitt, Prostatainzision*; Eröffnung der Prostata

Pros|ta|to|u|re|thro|ve|si|ku|li|tis *f, pl* **-ti|ti|den** (Ⓔ prostatourethrovesiculitis): Entzündung von Prostata, Bläschendrüse und hinterer Harnröhre; *s.u. Prostatitis*

Pro|sta|to|ve|si|ku|lek|to|mie *f* (Ⓔ prostatovesiculectomy): Entfernung von Prostata und Bläschendrüsen*; *s.a. radikale Prostatektomie*

Pros|ta|to|ve|si|ku|li|tis *f, pl* **-ti|ti|den** (Ⓔ prostatovesiculitis): Entzündung von Prostata und Bläschendrüse; *s.u. Prostatitis*

Pro|sta|to|zys|ti|tis *f, pl* **-ti|ti|den** (Ⓔ prostatocystitis): Entzündung von Prostata und Harnblase; *s.a. Prostatitis, Zystitis*

pro|sta|to|zys|ti|tisch *adj* (Ⓔ prostatocystitic): Prostatozystitis betreffend, von ihr betroffen oder gekennzeichnet

Pro|sta|to|zys|to|to|mie *f* (Ⓔ prostatocystotomy): Eröffnung von Prostata und Harnblase

Pros|ta|zy|klin *nt* (Ⓔ prostacyclin): ***Syn:*** *Prostacyclin, Prostaglandin I_2*; in den Wänden von Arterien und Venen gebildetes Prostaglandin*, das die Aggregation der Blutplättchen hemmt, die Gefäßpermeabilität erhöht und Gefäße erweitert

Pros|tra|ti|on *f* (Ⓔ prostration): extreme Erschöpfung, extreme Kraftlosigkeit

Prot-, prot- *präf.*: *→Proto-*

Pro|ta|mi|ne *nt* (Ⓔ protamines): in der Natur weit verbreitete, stark basische Proteine, die zu 80–90 % aus Arginin bestehen

Pro|ta|min|sul|fat *nt* (Ⓔ protamine sulfate): stark basisches Protein, das fast vollständig aus Diaminosäuren [v.a. Arginin] aufgebaut ist; Heparinantagonist; **Anw.**: Blutung bei Heparintherapie

prot|a|no|mal *adj* (Ⓔ protanomalous): Rotschwäche betreffend, von ihr betroffen

Prot|a|no|ma|lie *f* (Ⓔ protanomaly): ***Syn:*** *Rotschwäche*; Farbsehschwäche für Rot; Rot und Grün können bei schlechten Lichtverhältnissen nicht oder nur schwer unterschieden werden

prot|an|op *adj* (Ⓔ protanopic): Rotblindheit betreffend, von ihr betroffen, rotblind

Prot|an|o|pie *f* (Ⓔ protanopia): ***Syn:*** *Rotblindheit, Protanopsie*; Farbenfehlsichtigkeit für Rot; Rot und Grün können nicht unterschieden werden; damit können gewisse Berufe [Kapitän, Pilot, Busfahrer] nicht ausgeübt werden

Prot|an|op|sie *f*: *→Protanopie*

Pro|te|a|se *f* (Ⓔ protease): ***Syn:*** *Proteinase*; eiweißspaltendes/proteolytisches Enzym; unter physiologischen Aspekten unterscheidet man zwischen **intrazellulären** und **extrazellulären Proteasen**

Tab. P164. Proteasen

Extrazelluläre Proteasen	Verdauungsproteasen, z.B. Trypsin, Chymotrypsin, Aminopeptidase, Carboxypeptidase, Pepsin u.a.; Proteinasen der Blutgerinnung, der Fibrinolyse, des Komplementsystems; Matrix-Metalloproteasen
Intrazelluläre Proteasen	Signalpeptidasen; Cathepsin B, D der Lysosomen; Multikatalytische zytosolische Protease (Proteasom)

Pro|te|a|se|hem|mer *pl* (Ⓔ protease inhibitors): ***Syn:*** *Proteaseinhibitoren*; Substanzen, die Proteasen hemmen; werden z.B. in der AIDS-Therapie verwendet

Pro|te|a|se|in|hi|bi|to|ren *pl*: *→Proteasehemmer*

Protease-Inhibitor-System *nt*: *→Pi-System*

Pro|te|a|so|men|in|hi|bi|to|ren *pl* (Ⓔ protease inhibitors): *s.u. Essay Chemotherapie S. 349*

Pro|te|id *nt* (Ⓔ proteid): zusammengesetztes Protein*, das auch Nichtproteine [Lipide, Kohlenhydrate] enthält

Pro|te|in|ä|mie *f* (Ⓔ proteinemia): erhöhter Proteingehalt des Blutes

Pro|te|i|na|se *f*: *→Protease*

Pro|te|i|nat|puf|fer *m*: *→Proteinpuffersystem*

Pro|te|i|nat|puf|fer|sys|tem *nt*: *→Proteinpuffersystem*

Pro|te|in|bi|o|syn|the|se *f*: *→Proteinsynthese*

Protein-C-Mangel *m* (Ⓔ protein C deficiency): autosomal-dominante Enzymopathie* mit erhöhter Thromboseneigung

Pro|te|in|der|ma|ti|tis *f, pl* **-ti|ti|den:** *→Protein-Kontaktdermatitis*

Pro|te|i|ne *pl* (Ⓔ proteins): ***Syn:*** *Peptide, Eiweiße, Eiweißkörper*; aus Aminosäuren* aufgebaute Naturstoffe, die neben Fetten und Kohlenhydraten zu den wichtigsten Bausteinen lebender Organismen gehören; Art und Anzahl der Aminosäuren bestimmen Größe und räumliche Struktur der Moleküle [*s.u. Proteinstruktur*]; nach der Anzahl der Aminosäuren im Molekül unterscheidet man **Oligopeptide** [2–10 Aminosäuren], **Polypeptide** [10–100 Aminosäuren] und die eigentlichen **Proteine** [mehr als 100 Aminosäuren]

einfache Proteine bestehen nur aus Aminosäuren, **zusammengesetzte Proteine** [Proteide*] enthalten auch andere Atome oder Moleküle; nach der Form kann man Eiweiße in **globuläre** oder **sphärische Proteine** [kugelähnliche Molekülstruktur, meist wasserlöslich oder löslich in verdünnten Salzlösungen] und **fibrilläre Proteine** [langgestreckte Molekülform, unlöslich in Wasser oder Salzlösungen] einteilen; die Proteinsynthese* erfolgt am ribosomalen Syntheseapparat der Zelle; Proteine spielen im Körper u.a. eine Rolle als Stütz- und Gerüsteiweiße [Kollagen*, Elastin*, Keratin*], Plasmaproteine*, Immunglobuline*, Enzyme*, Transportproteine, Blutgerinnungsfaktoren* und Reservesubstanzen für die Energiegewinnung

Protein C (Ⓔ protein C): Vitamin K-abhängiger Inhibitor der Blutgerinnung*; wird als inaktives Proenzym in der Leber gebildet, das an der Endotheloberfläche unter Vermittlung von Thrombomodulin aktiviert wird

C-reaktives Protein (Ⓔ C-reactive protein): Akute-Phase-Protein*, das mit der C-Substanz von Pneumokokken* reagiert

eosinophiles cationisches Protein (Ⓔ eosinophil cationic protein): *s.u. Essay Allergie S. 69*

globuläres Protein: *→Globulin*

penicillinbindende Proteine (Ⓔ penicillin-binding protein): *s.u. Essay Bakterien S. 217*

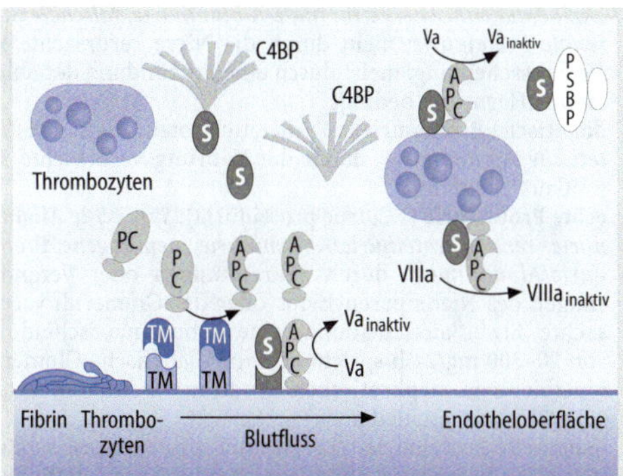

Abb. P165. Stoffwechsel von Protein C. **TM** = Thrombomodulin, **PC** = Protein C, **S** = Protein S, **C4BP** = C4-Bindungsprotein, **PSPB** = Protein S-Bindungsprotein, **APC** = aktiviertes Protein C

porenbildendes Protein: → *Porin*
Protein S (Ⓔ protein S): Vitamin K-abhängig in der Leber gebildeter Kofaktor von Protein* C
eosinophiles Protein X (Ⓔ eosinophil protein X): *s.u. Essay Allergie S. 69*
Pro|te|in|ki|na|sen *pl* (Ⓔ protein kinases): Enzyme, die Phosphatreste auf Proteine übertragen
Protein-Kontaktdermatitis *f* (Ⓔ protein contact dermatitis): ***Syn:*** *Proteindermatitis*; allergisches Kontaktekzem* durch Proteine, z.B. in Mehl oder Fleisch
Pro|te|in|man|gel *m* (Ⓔ protein deficiency): ***Syn:*** *Eiweißmangel*; ein Eiweißmangel kann vielfältige Ursachen haben; in Entwicklungsländern handelt es sich i.d.R. um eine quantitativ und/oder qualitativ ungenügende Eiweißaufnahme mit der Nahrung; in den Industrieländern sind andere Ursachen, wie z.B. Resorptionsstörungen [Sprue*, Zöliakie*, Enzymmangel], Eiweißverlust [exsudative Enteropathie*, Eiterungen, Blutungen], erhöhter Verbrauch [Tumoren, chronische Infekte, Hyperthyreose*] oder Einschränkung der Eiweißsynthese [Leberinsuffizienz], wesentlich häufiger; in der Frühphase gleicht der Körper den Mangel durch Mobilisation von Organprotein aus, im weiteren Verlauf bildet sich aber ein Proteinmangelsyndrom* aus
Pro|te|in|man|gel|an|ä|mie *f* (Ⓔ protein deficiency anemia): ***Syn:*** *Eiweißmangelanämie*; Anämie* bei schwerem Eiweißmangel und dadurch verursachter Störung der Hämoglobinbildung; da es sich meist um einen kombinierten Mangelzustand handelt, bei dem auch andere Substanzen [Vitamine, Eisen] fehlen, gibt es keinen typischen Blutbildbefund
Pro|te|in|man|gel|dys|tro|phie *f* (Ⓔ protein-calorie malnutrition): ***Syn:*** *Eiweißmangeldystrophie*; Entwicklungsstörung von Säuglingen und Kindern bei Proteinmangel*; durch den Mangel kommt es zu Hypoproteinämie*, Müdigkeit, Apathie, Gewichtsverlust, Muskelschwund, Wassereinlagerung [**Eiweißmangelödem**], Leberschwellung [Fettleber], Wachstumsstörungen und erhöhter Infektanfälligkeit
Pro|te|in|man|gel|er|kran|kung *f* (Ⓔ hypoproteinosis): ***Syn:*** *Hypoproteinose*; durch eine Hypoproteinämie* hervorgerufene Mangelerkrankung, z.B. Kwashiorkor*
Pro|te|in|man|gel|syn|drom *nt* (Ⓔ protein deficiency syndrome): ***Syn:*** *Eiweißmangelsyndrom*; durch einen länger bestehenden Eiweißmangel ausgelöstes Mangelsyndrom des Erwachsenen; **klinisch** auffällig sind Leistungsverlust, erhöhte Infektanfälligkeit, Haarausfall, Lebervergrößerung [Fettleber], Gewichtsabnahme und Ödembildung [**Eiweißmangelödem**]; bei den Laborwerten fällt die Verminderung des Plasmaproteinspiegels als Ausdruck der Hypoproteinämie* auf
Pro|te|in|me|ta|bo|lis|mus *m:* → *Proteinstoffwechsel*
pro|te|i|no|gen *adj* (Ⓔ proteinogenous): von Proteinen abstammend, aus Proteinen gebildet
Pro|te|i|no|se *f* (Ⓔ proteinosis): übermäßige Eiweißablagerung im Gewebe; oft gleichgesetzt mit Alveolarproteinose*
pulmonale alveoläre Proteinose (Ⓔ pulmonary alveolar proteinosis): ***Syn:*** *Alveolarproteinose Lungenproteinose*; seltene, chronisch-verlaufende Lungenerkrankung durch eine übermäßige Produktion von Surfactant-Faktor*; in schweren Fällen kommt es zu Dyspnoe; **Therapie:** Heparininhalation, Bronchiallavage
Pro|te|in|po|ly|sac|cha|rid *nt* (Ⓔ protein-polysaccharide): Proteid* aus Eiweiß und Polysaccharid*
Pro|te|in|puf|fer *m:* → *Proteinpuffersystem*
Pro|te|in|puf|fer|sys|tem *nt* (Ⓔ proteinate buffer system): ***Syn:*** *Proteinpuffer, Proteinatpuffer, Proteinatpuffersystem*; Teil des Puffersystems zur Konstanthaltung des pH-Wertes des Blutes; besteht aus den Plasmaproteinen [Pufferkapazität: 5 mmol/l/pH] und Hämoglobin [Pufferkapazität: 16 mmol/l/pH], das wegen seiner hohen Konzentration den Hauptteil der Pufferwirkung beiträgt
Protein-S-Mangel *m* (Ⓔ proein S deficiency): autosomal-dominante Enzymopathie* mit erhöhter Thromboseneigung
Pro|te|in|spal|tung *f:* → *Proteolyse*
Pro|te|in|stoff|wech|sel *m* (Ⓔ protein metabolism): ***Syn:*** *Eiweißstoffwechsel, Proteinmetabolismus*; Gesamtheit von Resorption, Verdauung und Synthese von Proteinen im Körper; Proteine werden im Darm bzw. der Darmschleimhaut abgebaut [Eiweißabbau*] und in Form ihrer Bausteine als freie Aminosäuren* in den Körper aufgenommen; die resorbierten Aminosäuren werden in Körperzellen im Rahmen der Proteinsynthese* in körpereigene Eiweiße umgewandelt oder nach Modifikation [Transaminierung*, Decarboxylierung*, Desaminierung*] in den Kohlenhydrat- und Fettstoffwechsel eingeschleust; Proteine können in den Zellen zur Energiegewinnung oxidiert werden, der physiologische Brennwert* beträgt 17,2 kJ [4,1 kcal] pro Gramm
Pro|te|in|struk|tur *f* (Ⓔ protein structure): ***Syn:*** *Eiweißstruktur*; die Struktur von Eiweißen wird durch die Art und Reihenfolge der Aminosäuren, aus denen sie aufgebaut sind, bestimmt; dabei unterscheidet man: **1. Primärstruktur**: Reihenfolge der Aminosäuren eines Eiweißkörpers; auch als **Aminosäuresequenz** bezeichnet **2. Sekundärstruktur**: durch eine Interaktion der verschiedenen Aminosäuren des Moleküls entsteht eine räumliche Anordnung, z.B. Alphahelix, Faltblattstruktur **3. Tertiärstruktur**: dreidimensionale Anordnung der Eiweißkette, die durch Bindungen [Wasserstoffbrückenbindung, Disulfidbindung*, Ionenbindung] stabilisiert wird **4. Quartärstruktur**: Eiweiße, die aus mehreren Untereinheiten bestehen [oligomere Proteine*], haben eine spezifische räumliche Struktur, die ihnen z.B. ihre Funktion ermöglicht
Pro|te|in|syn|the|se *f* (Ⓔ protein synthesis): ***Syn:*** *Eiweißsynthese, Proteinbiosynthese*; die Eiweißsynthese der Zelle ist ein komplexer Prozess, der in mehreren Schritten abläuft; im 1. Schritt wird im Kern die in der DNA vorliegende Syntheseinformation auf eine Boten-RNA überschrieben

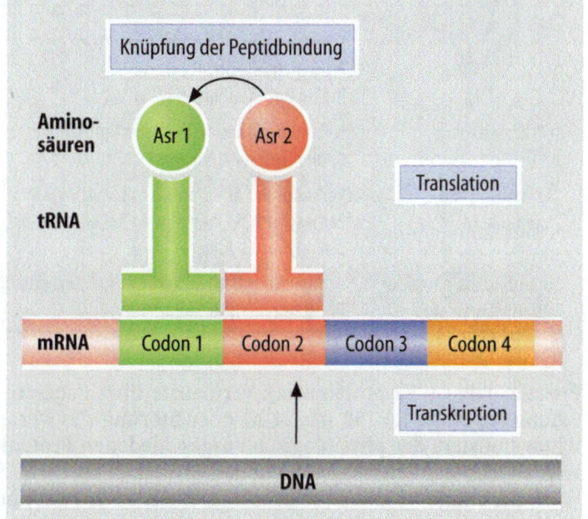

Abb. P166. Prinzip der Proteinsynthese

P

[Transkription]; sie gelangt in das Zytosol und bildet zusammen mit der großen und kleinen Untereinheit des Ribosoms das aktive Ribosom, an dem die Eiweißsynthese stattfindet; dabei werden akitivierte Aminosäuren [Aminoacyl-tRNA] miteinander verbunden; dieser Vorgang der Übersetzung des genetischen Codes in eine Aminosäurekette wird als Translation bezeichnet
die eigentliche Synthese am Ribosom besteht aus drei Phasen: **Initiationsphase** [Bildung des aktiven Ribosoms und Beginn der Synthese], **Elongationsphase** [kontinuierliche Verlängerung der Kette] und **Terminationsphase** [Abbruch der Kette, sobald ein Stopcodon erreicht wird]; alle drei Phasen werden durch entsprechende **Initiationsfaktoren, Elongationsfaktoren** bzw. **Terminationsfaktoren** [auch Release-Faktoren] gesteuert; die neusynthetisierten Proteine müssen aber oft noch verändert werden, bevor sie aktiv sind; die Veränderung kann bereits während der Translation beginnen [**cotranslationale Modifikation**] oder danach ablaufen [**posttranslationale Modifikation**]

Tab. P167. Proteinsynthese. Eukaryote Initiations-, Elongations- und Terminationsfaktoren

Faktor	Funktion
Initiationsfaktoren	
eIF-1	Bindung der mRNA an das Ribosom
eIF-2	Transfer von Starter-Aminoacyl-tRNA auf die kleine ribosomale Untereinheit
eIF-2B	Guaninnucleotid-Exchange-Protein für eIF-2
eIF-3	Bindung der kleinen ribosomalen Untereinheit an eIF-2-Aminoacyl-$tRNA_i^{Met}$
eIF-4	Bindung der Kopfgruppe der mRNA
eIF-5	Assemblierung des vollständigen Ribosoms während der Initiation
Elongationsfaktoren	
eEF-1α	Transfer von AMinoacyl-tRNA auf die Aminoacylstelle des Ribosoms
eEF-1β	Guaninnucleotid-Exchange-Protein für die eEF-1a
eEF-2	Translokation der Peptidyl-tRNA mit der mRNA auf die Peptidylstelle des Ribosoms
Terminationsfaktoren	
eRF	Freisetzungsfaktor (Release Factor)

Tab. P168. Proteinsynthese. Posttranslationale Modifikation

Modifikation	Mechanismus
Proteolyse	Entfernung von C- bzw. N-terminalen Aminosäuren Entfernung von Signalpeptidketten Proteolytische Spaltung von Präkursorproteinen
Glykosylierung	N- bzw. O-glykosidische Verknüpfung mit Kohlenhydratseitenketten
Anheftung von Lipidankern	Verknüpfung des Proteins mit Myristoyl- oder Farnesylresten, Übertragung auf einen Phosphatidylinosit-Anker
Modifikation einzelner Aminosäurereste	Acetylierung, Carboxylierung, Hydroxylierung, Phosphorylierung, Sulfatierung

Pro|te|in|u|rie *f* (Ⓔ proteinuria): vermehrte Eiweißausscheidung im Harn [> 150 mg/24 h] oder Störung des Verteilungsmusters der physiologisch ausgeschiedenen Proteine; da es sich bei den ausgeschiedenen Proteinen zu ca. 60 % um Albumine* handelt, spricht man meist auch von Albuminurie
akzidentelle Proteinurie (Ⓔ accidental proteinuria): ***Syn:*** *akzidentelle/falsche/extrarenale Albuminurie, falsche/extrarenale Proteinurie*; nicht durch die Niere verursachte Eiweißausscheidung; meist durch eine Entzündung der ableitenden Harnwege bedingt
diätetische Proteinurie (Ⓔ dietetic proteinuria): ***Syn:*** *diätetische Albuminurie*; durch die Nahrung verursachte Eiweißausscheidung
echte Proteinurie (Ⓔ true proteinuria): ***Syn:*** *echte Albuminurie, renale Proteinurie/Albuminurie, nephrogene Proteinurie/Albuminurie*; durch Erkrankungen oder Veränderungen des Nierenparenchyms oder der Glomeruli verursachte Eiweißausscheidung; eine Albuminausscheidung von 20–300 mg/24 h spricht für eine diabetische Glomerulopathie; beim nephrotischen Syndrom* werden mehr als 3,5 g/24 h ausgeschieden
essentielle Proteinurie (Ⓔ essential proteinuria): ***Syn:*** *essentielle Albuminurie*; Eiweißausscheidung ohne pathologische Ursache, z.B. orthostatische Proteinurie
extrarenale Proteinurie: →*akzidentelle Proteinurie*
falsche Proteinurie: →*akzidentelle Proteinurie*
febrile Proteinurie (Ⓔ febrile proteinuria): ***Syn:*** *Fieberalbuminurie, Fieberproteinurie, febrile Albuminurie*; Eiweißausscheidung bei fieberhaften Erkrankungen
funktionelle Proteinurie (Ⓔ functional proteinuria): ***Syn:*** *funktionelle Albuminurie, physiologische Proteinurie/Albuminurie, intermittierende Proteinurie/Albuminurie*; vorübergehende, nicht-pathologische Eiweißausscheidung unterschiedlicher Genese [z.B. in der Schwangerschaft]
intermittierende Proteinurie: →*funktionelle Proteinurie*
kardial-bedingte Proteinurie (Ⓔ cardiac proteinuria): ***Syn:*** *kardial-bedingte Albuminurie*; prärenale Proteinurie bei kreislaufbedingter Nierenstauung
lordotische Proteinurie: →*orthostatische Proteinurie*
nephrogene Proteinurie: →*echte Proteinurie*
orthostatische Proteinurie (Ⓔ orthostatic proteinuria): ***Syn:*** *orthostatische Albuminurie, lordotische Albuminurie/Proteinurie*; funktionelle Albuminurie, die bei Jugendlichen im Stehen auftritt und im Liegen wieder verschwindet
palpatorische Proteinurie (Ⓔ palpatory proteinuria): ***Syn:*** *palpatorische Albuminurie*; durch eine manuelle Untersuchung [Palpation] der Niere ausgelöste Proteinurie
paroxysmale Proteinurie (Ⓔ paroxysmal proteinuria): ***Syn:*** *paroxysmale/transiente Albuminurie, transiente Proteinurie*; vorübergehende Proteinurie
physiologische Proteinurie: →*funktionelle Proteinurie*
postrenale Proteinurie (Ⓔ postrenal proteinuria): ***Syn:*** *postrenale Albuminurie*; durch eine (physiologisch) hinter der Niere, d.h. in den ableitenden Harnwegen liegende Ursache ausgelöste Proteinurie, z.B. bei Blasenentzündung
prärenale Proteinurie (Ⓔ prerenal proteinuria): ***Syn:*** *prärenale Albuminurie*; durch eine (physiologisch) vor der Niere liegende Ursache ausgelöste Proteinurie, z.B. bei Herzinsuffizienz
renale Proteinurie: →*echte Proteinurie*
transiente Proteinurie: →*paroxysmale Proteinurie*
zyklische Proteinurie (Ⓔ recurrent albuminuria): ***Syn:*** *zyklische/intermittierende Albuminurie, intermittierende Proteinurie*; wiederholt auftretende Proteinurie

pro|te|in|u|risch *adj* (Ⓔ proteinuric): ***Syn:*** *albuminurisch*; Proteinurie betreffend, von ihr betroffen oder gekennzeichnet

Proteo-, proteo- *präf.*: Wortelement mit der Bedeutung „Eiweiß/Protein"

Pro|te|o|gly|kan *nt* (Ⓔ proteoglycan): Proteid* aus Eiweiß und Glykosaminoglykan*

Pro|te|o|hor|mon *nt* (Ⓔ proteohormone): ***Syn:*** *Polypeptidhormon*; aus Aminosäuren aufgebautes Hormon, z.B. Insulin*

pro|te|o|klas|tisch *adj* (Ⓔ proteoclastic): eiweißspaltend

Pro|te|o|ly|se *f* (Ⓔ proteolysis): ***Syn:*** *Eiweißabbau, Eiweißspaltung, Proteinspaltung*; die mit der Nahrung aufgenommenen Eiweiße werden im Verdauungstrakt durch Enzyme abgebaut und als freie Aminosäuren* durch die Schleimhaut resorbiert; der Abbau beginnt mit der Denaturierung der Eiweiße durch Salzsäure im Magen und der Einwirkung von Pepsin*; im Dünndarm erfolgt die weitere Spaltung durch von der Bauchspeicheldrüse gebildete Proteasen* [Trypsin*, Chymotrypsin*, Carboxypeptidase*, Elastase*]

pro|te|o|ly|tisch *adj* (Ⓔ proteolytic): ***Syn:*** *eiweißspaltend, eiweißabbauend*; Proteolyse betreffend

Pro|te|o|my|ces *f*: → *Trichosporon*

pro|te|o|pep|tisch *adj* (Ⓔ proteopeptic): ***Syn:*** *eiweißverdauend*; Eiweißverdauung betreffend

Pro|te|us *m* (Ⓔ Proteus): zur Familie Enterobacteriaceae* zählende Gattung gramnegativer, peritrich begeißelter Stäbchenbakterien

Proteus mirabilis (Ⓔ Proteus mirabilis): häufigste Proteus-Species; Erreger von Harnwegs- und Mittelohrinfekten

Proteus vulgaris (Ⓔ Proteus vulgarius): häufig bei Wund- und Harnwegsinfekten gefundene Species

Proteus-Syndrom *nt* (Ⓔ Proteus syndrome): seltenes, wahrscheinlich durch eine Punktmutation verursachtes Fehlbildungssyndrom mit Hemihypertrophie*, partiellem Riesenwuchs von Händen und Füßen, Schädelasymmetrie, Lipomen*, Lymphangiomen*, Hämangiomen* und Weichteilhypertrophie

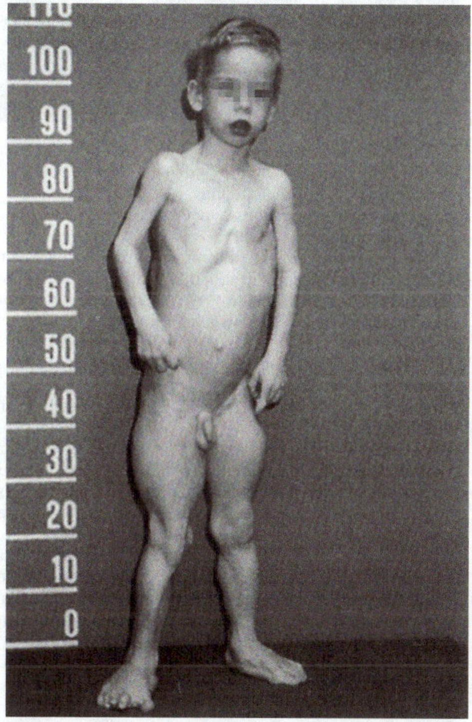

Abb. P169. Proteus-Syndrom

Pro|the|se *f* (Ⓔ prosthesis): ***Syn:*** *Gliedersatz, Kunstglied*; aus körperfremdem Material gefertigter Ersatz für fehlende oder amputierte Gliedmaßen oder andere Körperteile; manche Prothesen erfüllen nur eine ästhetische Funktion [z.B. Schmuckarme], während andere Prothesen gezielt für bestimmte Aufgaben kreiert werden [z.B. Arbeitsarme mit Haken oder Spitzzange]; durch die Entwicklung von Mikrochips hat die Konstruktion von Prothesen einen vorher nicht gekannten Aufschwung genommen; **myoelektrische Prothesen** nehmen die Impulse noch vorhandener Muskeln oder Nerven auf und setzen sie über Elektromotoren in feinabgestimmte Bewegungen der Prothese um

Pro|the|sen|en|do|kar|di|tis *f*, *pl* **-ti|den** (Ⓔ prosthetic valve endocarditis): *s.u. infektiöse Endokarditis*

Pro|the|tik *f* (Ⓔ prosthetics): Gliederersatzkunde

zahnärztliche Prothetik (Ⓔ dental prosthetics): Zahnersatzkunde, Zahntechnik

pro|the|tisch *adj* (Ⓔ prosthetic): Prothese oder Prothetik betreffend

Pro|thi|o|na|mid *nt*: → *Protionamid*

Pro|thi|pen|dyl *nt* (Ⓔ prothipendyl): Antihistaminikum*; Neuroleptikum*

Pro|throm|bin *nt* (Ⓔ prothrombin): ***Syn:*** *Faktor II*; in der Leber gebildeter, Vitamin K-abhängiger Blutgerinnungsfaktor; inaktive Vorstufe des Thrombins; gehört auch zu den Akute-Phase-Proteinen*; *s.a. Blutgerinnung*

Pro|throm|bin|ak|ti|va|tor *m*: → *Thromboplastin*

Pro|throm|bi|na|se *f*: → *Thromboplastin*

Pro|throm|bin|kom|plex *m* (Ⓔ prothrombin complex): Bezeichnung für die Vitamin K-abhängig in der Leber gebildeten Gerinnungsfaktoren II, VII, IX und X

Pro|throm|bin|kon|sump|tions|test *m* (Ⓔ prothrombin-consumption test): Gerinnungstest, der den Prothrombinverbrauch bei Spontangerinnung misst

Pro|throm|bin|zeit *f* (Ⓔ prothrombin time): ***Syn:*** *Thromboplastinzeit, Quickwert, Quickzeit, Quick*; Gerinnungstest zur Diagnose von Störungen der Faktoren II, V, VII und X; misst die Thrombinbildung nach Aktivierung mit Gewebethromboplastin; der Normalbereich liegt bei 70–100 %

Pro|ti|on|a|mid *nt* (Ⓔ protionamide): ***Syn:*** *Prothionamid*; Tuberkulostatikum*; **Anw.**: Kombinationstherapie der Tuberkulose, v.a. bei Resistenz gegen Isoniazid*

Pro|ti|re|lin *nt* (Ⓔ protirelin): ***Syn:*** *Lopremon*; synthetisches Thyrotropin-releasing Hormon*

Pro|tis|ta *pl* (Ⓔ Protista): ***Syn:*** *Protisten*; Einzeller

Pro|tis|ten *pl* (Ⓔ Protista): ***Syn:*** *Protista*; Einzeller

Proto-, proto- *präf.*: Wortelement mit der Bedeutung „erster/wichtigster"

pro|to|di|a|sto|lisch *adj* (Ⓔ protodiastolic): ***Syn:*** *frühdiastolisch*; am Anfang der Diastole

Pro|to|fi|bril|le *f* (Ⓔ protofibril): *s.u. Kollagenbildung*

Pro|to|kol|la|gen *nt* (Ⓔ protocollagen): Kollagenvorstufe; *s.a. Kollagenbildung*

Pro|to|ko|pro|por|phy|rie *f*: → *Porphyria variegata*

hereditäre Protokoproporphyrie: → *Porphyria variegata*

Pro|to|nen *pl* (Ⓔ protons): positiv geladene Kernteilchen, Wasserstoffkerne

Pro|to|nen|pum|pe *f* (Ⓔ proton pump): Enzym der Belegzellen [H^+/K^+-ATPase], das Kaliumionen im Austausch gegen Wasserstoffionen in die Zelle pumpt; *s.a. Protonenpumpenhemmer*

Pro|to|nen|pum|pen|blo|cker *pl*: → *Protonenpumpenhemmer*

Pro|to|nen|pum|pen|hem|mer *pl* (Ⓔ proton pump inhibitors): ***Syn:*** *Protonenpumpenblocker*; Substanzen, die die Salzsäurebildung in den Belegzellen der Magenschleimhaut durch Hemmung der H^+/K^+-ATPase herabsetzen [*Abb. P170*]

Pro|to|on|ko|gen *nt* (Ⓔ proto-oncogene): *s.u. Essay Mechanismen der Entstehung genetisch bedingter Krebsformen S. 1561, Essay Virus und Tumor S. 2185*

pro|to|pa|thisch *adj* (Ⓔ **1.–2.** protopathic): **1.** ***Syn:*** *idiopathisch, selbstständig, essentiell, primär, genuin*; ohne erkennbare Ursache (entstanden), unabhängig von anderen Krankheiten **2.** gestört, entdifferenziert, desintegriert

Pro|to|plas|ma *nt* (Ⓔ protoplasm): Grundplasma der Zelle; besteht aus Wasser, Eiweißen, Fetten, Kohlenhydraten und Elektrolyten

pro|to|plas|ma|tisch *adj* (Ⓔ protoplasmic): Protoplasma betreffend oder enthaltend, aus Protoplasma bestehend

Pro|to|plast *m* (Ⓔ protoplast): *s.u. Essay Bakterien S. 217*

Pro|to|por|phy|ria ery|thro|po|e|ti|ca *f* (Ⓔ erythropoietic protoporphyria): ***Syn:*** *erythrohepatische Protoporphyrie, erythropoetische Protoporphyrie, protoporphyrinämische Lichtdermatose*; schon in der Kindheit beginnende Variante der erythrohepatischen Porphyrie*; die klinische Symptomatik hängt vom jeweiligen Subtyp [Dermatitis-, Pruritus-, Urtikaria-, Hydro-vacciniformia-Typ] ab; **Therapie**: Vermeidung von UV-Exposition, UVA-Blocker; Gentherapie in Erprobung [*Abb. P171*]

Pro|to|por|phy|rie, e|ry|thro|he|pa|ti|sche/e|ry|thro|po|e|ti|sche *f*: → *Protoporphyria erythropoetica*

Pro|to|por|phy|rin *nt* (Ⓔ protoporphyrin): Derivat des Porphyrins; *s.a. Protoporphyria erythropoetica, Porphyrie*

P

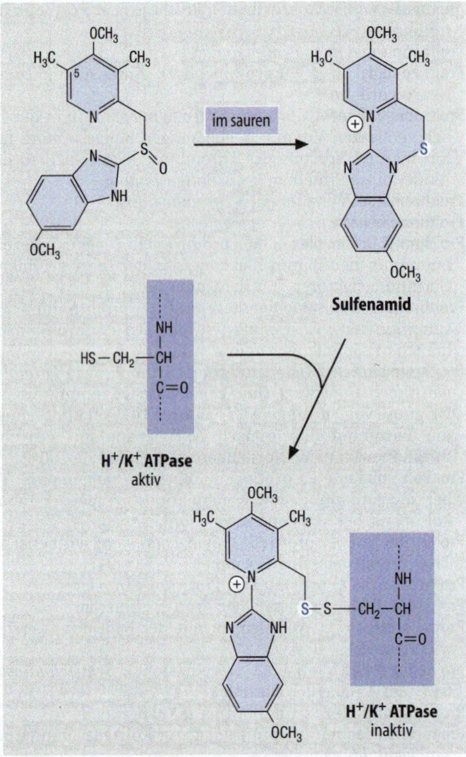

Abb. P170. Protonenpumpenhemmer. Struktur und Wirkungsmechanismus von Omeprazol

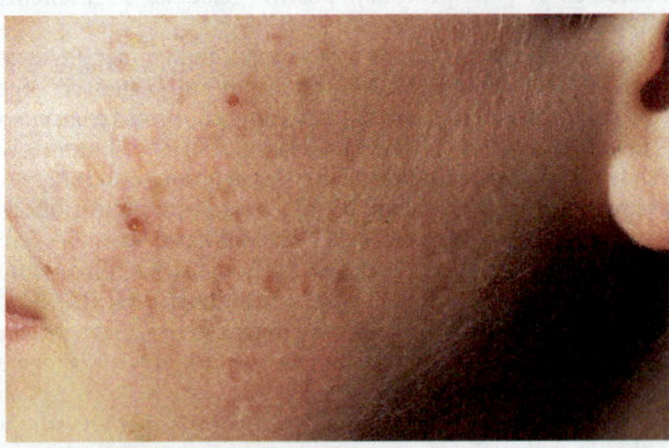

Abb. P171. Protoporphyria erythropoetica

Pro|to|por|phy|rin|u|rie *f* (Ⓔ protoporphyrinuria): Protoporphyrinausscheidung im Harn

Pro|top|sis bul|bi *f*: *→Exophthalmus*

Pro|to|zoa *pl* (Ⓔ Protozoa): ***Syn:*** *Protozoen*; Urtierchen, tierische Einzeller

Pro|to|zo|en *pl*: *→Protozoa*

Pro|to|zo|en|in|fek|ti|on *f*: *→Protozoonose*

Pro|to|zo|o|no|se *f* (Ⓔ protozoiasis): ***Syn:*** *Protozoeninfektion*; Einzeller [Protozoen] können zu einer Reihe von Infektionen des Menschen führen; am häufigsten als Befall von Blut/Gewebe [z.B. durch Trypanosoma*, Leishmania*, Plasmodium*] oder des Darmtraktes [z.B. durch Giardia*, Entamoeba*, Balantidium*]

pro|tra|hie|ren *v* (Ⓔ protract): über einen längeren Zeitraum strecken, verlängern, verzögern, aufschieben, verschleppen

pro|tra|hiert *adj* (Ⓔ protracted): über einen längeren Zeitraum (wirkend oder anhaltend), verzögert, verlängert, aufgeschoben

Pro|tra|hie|rung *f*: *→Protraktion*

Pro|trak|ti|on *f* (Ⓔ protraction): Hinausschieben, Hinausziehen, Hinauszögern, Verschleppen, Verzögern, Verzögerung, Protrahierung

Pro|tru|sio *f* (Ⓔ protrusion): ***Syn:*** *Protrusion*; Vorstehen, Vortreten, Herausragen

Protrusio acetabuli (Ⓔ intrapelvic protrusion): Vorwölbung des Pfannenbodens in das kleine Becken; sowohl als **idiopathische Protrusio acetabuli** als auch als **erworbene Protrusio acetabuli** nach Einstauchungsfrakturen des Pfannenbodens, bei Morbus* Bechterew und chronischer Polyarthritis; **Therapie**: Totalendoprothese

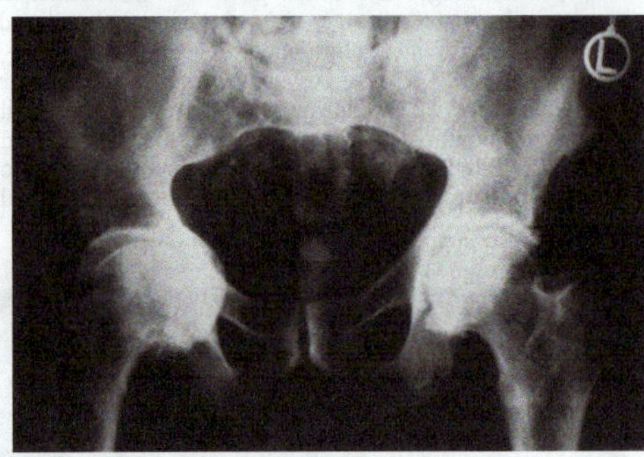

Abb. P172. Protrusio acetabuli

Protrusio bulbi: *→Exophthalmus*

Pro|tru|si|on *f* (Ⓔ protrusion): ***Syn:*** *Protrusio*; Vorstehen, Vortreten, Herausragen

Pro|tru|si|ons|be|cken *nt* (Ⓔ intrapelvic protrusion): ***Syn:*** *Otto-Chrobak-Becken*; durch eine Protrusio* acetabuli verursachte Beckenanomalie

Pro|tru|si|ons|schie|ne *f* (Ⓔ protrusion splint): *s.u. Essay Schlaf und Schlafstörungen S. 1915*

Pro|tu|be|ran|tia *f, pl* **-tiae** (Ⓔ protuberance): ***Syn:*** *Protuberanz*; höckerartiger Vorsprung

Protuberantia mentalis (Ⓔ mental protuberance): Kinn, Kinnvorsprung

Protuberantia occipitalis externa (Ⓔ external occipital protuberance): tastbarer Knochenvorsprung auf der Außenseite der Hinterhauptsschuppe [Squama occipitalis ossis occipitalis]; liegt am Treffpunkt von rechter und linker Linea nuchalis suprema; *s.a. Os occipitale*

Protuberantia occipitalis interna (Ⓔ internal occipital protuberance): Knochenvorsprung auf der Innenseite der Hinterhauptsschuppe [Squama occipitalis ossis occipitalis]; liegt der Protuberantia* occipitalis externa genau gegenüber

Pro|tu|be|ranz *f* (Ⓔ protuberance): ***Syn:*** *Protuberantia*; höckerartiger Vorsprung

Proust: T. Proust; französischer Arzt im 19. Jahrhundert

Proust-Raum *m* (Ⓔ Proust's space): ***Syn:*** *Excavatio rectovesicalis*; Bauchfelltasche zwischen Blase und Rektum*; beim Mann tiefste Stelle der Peritonealhöhle*

Pro|ve|ni|enz *f* (Ⓔ provenience): Herkunft, Ursprung

Pro|vi|den|cia *f* (Ⓔ Providencia): Gattung gramnegativer, peritrich begeißelter Stäbchenbakterien; selten Erreger von Harnwegsinfekten oder Durchfallerkrankungen

Pro|vi|rus *nt, pl* **-ren** (Ⓔ provirus): in das Genom der Wirtszelle integrierte Virus-DNA, aus der Viren entstehen können; *s.a. Essay Viren S. 2273, Essay Virus und Tumor S. 2185*

Pro|vit|a|min *nt* (Ⓔ provitamin): unwirksame Vitaminvorstufe, aus der im Körper das aktive Vitamin entsteht

Provitamin A (Ⓔ provitamin A): ***Syn:*** *β-Karotin, β-Carotin, Betacarotin, Betacaroten*; in der Natur weit verbreitetes Carotin; das Carotingemisch der Karotten besteht zu 85 % aus β-Carotin; **Anw.**: Vitamin A-Therapie; Dermatikum bei Vitiligo*, Lichtdermatose*, erythropoetischer Protoporphyrie*; *s.a. Vitamin A*

Provitamin D_2 (Ⓔ ergosterol): ***Syn:*** *Ergosterin*; Vorstufe von Ergocalciferol*

Provitamin D_3 (Ⓔ provitamin D_3): *Syn:* *7-Dehydrocholesterin*; im Körper aus Cholesterin* gebildetes Provitamin; wird in der Haut von UV-Strahlen in Cholecalciferol [Vitamin D_3] umgewandelt, aus dem in Niere und Leber 1,25-Dihydroxycholecalciferol* entsteht; *s.a. Vitamin D_2*

Pro|vo|ka|ti|on *f* (Ⓔ provocative test): *Syn:* *Provokationstest, Provokationsprobe*; Auslösung von Krankheitssymptomen durch kontrollierte Reize, z.B. bei der Allergietestung; wird als **konjunktivale Provokation** [Rötung, Juckreiz, Schwellung], **nasale Provokation** [Juckreiz, Niesen, Rhinitis], **pulmonale Provokation** [Veränderung von Lungenvolumina] oder **orale Provokation** [gastrointestinale Beschwerden] durchgeführt

Doppelblind-Plazebo-kontrollierte Provokation (Ⓔ double-blind placebo-controlled provocative test): *s.u. Essay Allergie S. 69*

Pro|vo|ka|ti|ons|nys|tag|mus *m* (Ⓔ provoked nystagmus): *s.u. vestibulärer Nystagmus*

Pro|vo|ka|ti|ons|pro|be *f*: *→Provokation*

Pro|vo|ka|ti|ons|test *m*: *→Provokation*

pro|vo|ka|tor *nt* (Ⓔ provokator): *s.u. Kalziphylaxie*

Prowazek: Stanislaus von Prowazek; 1875–1915; deutscher Bakteriologe (Hamburg)

Prowazek-Einschlusskörperchen *pl* (Ⓔ Prowazek bodies): *Syn:* *Halberstädter-Prowazek-Körperchen, Prowazek-Körperchen, Halberstädter-Prowazek-Einschlusskörperchen*; Einschlusskörperchen der Bindehautzellen bei Trachom*

prox. *Abk.*: proximalis

pro|xi|mal *adj* (Ⓔ proximal): rumpfwärts (liegend), zur Körpermitte hin (liegend)

Pro|xy|me|ta|ca|in *nt* (Ⓔ proxymetacaine): Lokalanästhetikum*

Pro|zer|ko|id *nt* (Ⓔ procercoid): *Syn:* *Vorfinne*; erste Finnenstufe, z.B. von Diphyllobothrium*

Pro|ze|rus *m*: *→Musculus procerus*

PRP *Abk.*: **1.** plättchenreiches Plasma **2.** *→progressive Rötelnpanenzephalitis* **3.** psychotisches Reaktionsprofil

PRPP *Abk.*: Phosphoribosylpyrophosphat

PRPP-AT *Abk.*: Phosphoribosylpyrophosphat-amidotransferase

PRPP-Synthetase *f*: *→Phosphoribosylpyrophosphatsynthetase*

PrR *Abk.*: Pronatorreflex

PRS *Abk.*: **1.** *→Pierre-Robin-Syndrom* **2.** *→Proktorektosigmoidoskopie*

PRT *Abk.*: **1.** Pacemaker-Reentry-Tachykardie **2.** Phosphoribosyltransferase

prt *Abk.*: *→Protease*

prune-belly syndrome *nt*: *→Pflaumenbauchsyndrom*

Pru|ni spi|no|sae flos *m* (Ⓔ blackthorn leaf): getrocknete Blütenblätter der Schlehe*

Pru|ni spi|no|sae fructus *m* (Ⓔ sloe): reife Früchte der Schlehe*

Pru|nus spi|no|sa *f*: *→Schlehe*

pru|ri|gi|nös *adj* (Ⓔ pruriginous): Prurigo betreffend, von ihr betroffen oder gekennzeichnet, durch sie bedingt; juckend, mit Jucken einhergehend

Pru|ri|go *f* (Ⓔ prurigo): *Syn:* *Juckblattersucht*; Oberbegriff für stark juckende Hautkrankheiten mit Knötchen- oder Knotenbildung

Prurigo aestivalis (Ⓔ summer prurigo): *Syn:* *polymorphe Lichtdermatose (Haxthausen), Lichtekzem, polymorpher Lichtausschlag, Sommerprurigo, Lupus erythematodes-artige Lichtdermatose, Dermatopathia photoelectrica, Ekzema solare*; ätiologisch ungeklärte, durch Sonnenlicht hervorgerufene Lichtdermatose*; die Art der Hautveränderungen ist extrem variabel [ekzemartig, plaqueartig, urtikariell, erythematös] und wechselt oft von Mal zu Mal

aktinische Prurigo (Ⓔ actinic prurigo): Sonderform der polymorphen Lichtdermatose* nach Sonnenexposition mit juckendem, papulösem Ausschlag an Gesicht, Rumpf und Schulter

Prurigo Besnier: *→endogenes Ekzem*

Prurigo gestationis (Ⓔ prurigo gestationis): meist im 2. Trimenon auftretende Prurigo mit kleinen, stark juckenden Papeln am Stamm und den Extremitätenstreckseiten; die Neugeborenen sind gesund; die Läsionen heilen nach der Geburt schnell ab, hinterlassen aber hyperpigmentierte Flecken

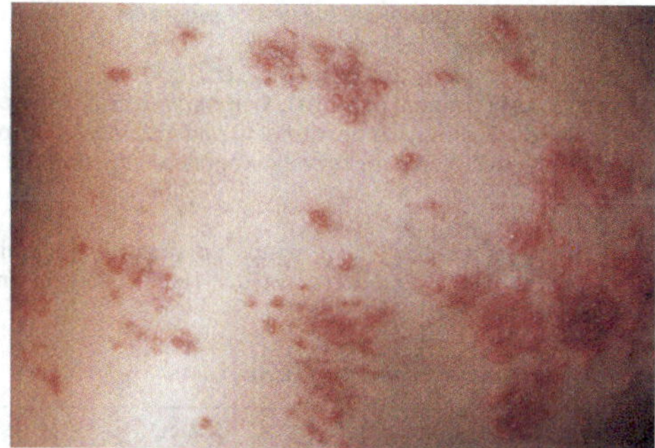

Abb. P173. Prurigo gestationis

Prurigo gravidarum (Ⓔ prurigo of pregnancy): meist im 3. Trimenon auftretende Prurigo bei benigner intrahepatischer Cholestase; tritt bei ca. 1 % aller Schwangeren auf; der Ikterus wird i.d.R. 4 Wochen später sichtbar; die Neugeborenen sind gesund; oft kommt es aber zu Frühgeburt und niedrigem Geburtsgewicht

Prurigo nodularis Hyde (Ⓔ nodular prurigo): *Syn:* *nodulöse Prurigo, Hyde-Krankheit*; v.a. Frauen im mittleren oder höheren Alter befallende chronische Prurigo* simplex mit großen, heftig juckenden Knoten der Extremitätenstreckseiten; die Kratzeffekte sind oft tief und die Abheilung erfolgt mit auffälligen hypo- oder hyperpigmentierten, atrophen, seltener auch hypertrophen Narben

nodulöse Prurigo: *→Prurigo nodularis Hyde*

Prurigo simplex acuta (Ⓔ acute papular urticaria): *Syn:* *Strophulus infantum*; bei Kindern auftretende akute Form der Prurigo* simplex subacuta

Prurigo simplex acuta et subacuta adultorum: *→Prurigo simplex subacuta*

Prurigo simplex chronica (Ⓔ prurigo simplex chronica): chronische Verlaufsform der Prurigo* simplex subacuta

Prurigo simplex subacuta (Ⓔ subacute papular urticaria): *Syn:* *Urticaria papulosa chronica, Prurigo simplex acuta et subacuta adultorum, Strophulus adultorum, Lichen urticatus*; subakut oder chronisch verlaufende papulöse Dermatitis* mit heftigem Juckreiz; oft ist nicht klar, ob die Dermatose durch einen exogenen Faktor ausgelöst wurde oder ob das Kratzen als Ursache angesehen werden muss; **Klinik:** linsengroße, intensiv juckende Papeln, mit frischen und älteren Kratzeffekten; nur die Regionen, die mit den Händen erreichbar sind, tragen auch Läsionen, weshalb der Rücken meist frei ist; die Papeln heilen unter Hinterlassung atropher Narben, die von einem hyperpigmentierten Hof umgeben werden, ab; **Therapie:** Antihistaminika, Corticoide extern

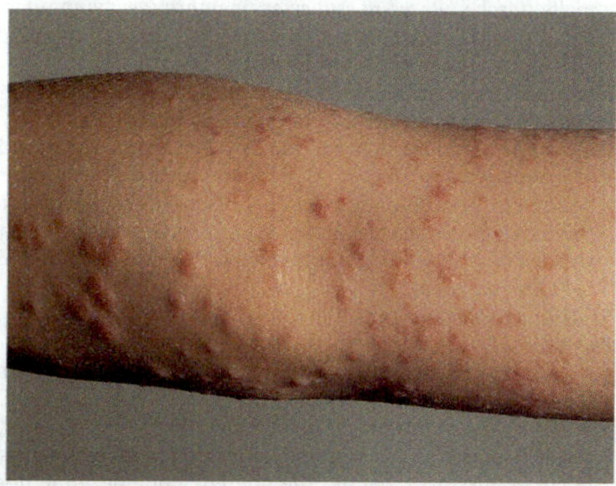

Abb. P174. Prurigo simplex subacuta

pruritic urticarial papules and plaques of pregnancy *nt*: *→polymorphe Schwangerschaftsdermatose*

Pru|ri|tus *m* (Ⓔ pruritus): (Haut-)Jucken, Juckreiz

Pruritus ani (Ⓔ anal pruritus): ***Syn:*** *Analpruritus, Afterjucken*; wird z.B. durch Hämorrhoiden, Analekzeme, Analprolaps, Pilz- oder Wurminfektionen, Kontaktallergien [Toilettenpapier, Waschmittel] ausgelöst; häufig aber auch psychogen bedingt

Pruritus cum materia (Ⓔ pruritus cum materia): Juckreiz mit erkennbaren Veränderungen der Haut; Teilsymptom vieler Dermatosen

Tab. P175. Dermatosen mit heftigem Juckreiz

Insektenstiche	Exsikkose
Skabies	Dermatitis herpetiformis
Urtikaria	„Seborrhoische Papel"
Prurigoknoten	Candidavulvitis
Lichen ruber	Kraurosis vulvae
Ekzeme	
Neurodermitis	
Seborrhoisches Kopfekzem	
Chronisches allergisches Kontaktekzem	

Pruritus gravidarum (Ⓔ pruritus gravidarum): im letzten Schwangerschaftsdrittel auftretender generalisierter Juckreiz; entweder eine Prurigo* gravidarum oder Teil einer polymorpher Schwangerschaftsdermatose*

Pruritus sine materia (Ⓔ pruritus sine materia): Juckreiz ohne erkennbare Ursache oder Veränderungen der Haut; findet sich oft bei Stoffwechselstörungen

Tab. P176. Juckreiz ohne sichtbare Ursache

Exsikkose der Haut
Cholestase, Zirrhose
Niereninsuffizienz
Lymphome (Morbus Hodgkin)
Polycythaemia vera
Okkulte Neoplasmen
Hyperthyreose
Menopause
Medikamente (Opiate, Phenothiazin, HAES, u.a.)
Darmparasiten
Hypereosinophiles Syndrom
Parasitophobie
Dermatitis herpetiformis (Frühstadium)

Prussak: Alexander Prussak; 1839–1897; russischer HNO-Arzt (St. Petersburg)

Prussak-Raum *m* (Ⓔ Prussak's space): ***Syn:*** *obere Trommelfelltasche, Recessus superior membranae tympanicae*; Fortsetzung des Recessus* posterior membranae tympanicae nach oben; liegt hinter der Pars* flaccida

pRV *Abk.*: Druck im rechten Ventrikel

PRVED *Abk.*: rechtsventrikulärer enddiastolischer Druck

PS *Abk.*: **1.** paradoxe Schlafphase **2.** *→Parkinson-Syndrom* **3.** *→pathologisches Staging* **4.** Patientenserum **5.** Penicillin-Sulfonamid-Kombination **6.** Phenolsteroid **7.** *→Phosphatidylserin* **8.** physischer Status **9.** *→Polysaccharid* **10.** Polystyrol **11.** *→portale Stauungsmilz* **12.** Pregnenolonsulfat **13.** *→Pulmonalstenose*

Ps *Abk.*: systolischer Druck

Ps. *Abk.*: *→Pseudomonas*

p.s. *Abk.*: **1.** per secundam intentionem **2.** per secundam intentionem sanationis

PSA *Abk.*: *→prostataspezifisches Antigen*

Psal|li|do|don|tie *f* (Ⓔ scissors-bite): ***Syn:*** *Scherenbiss, Überbiss*; normale Bissform, bei der die oberen Schneidezähne über die unteren ragen

Psamm-, psamm- *präf.*: Wortelement mit der Bedeutung „Sand"

Psam|mo|kar|zi|nom *nt* (Ⓔ psammocarcinoma): Karzinom* mit feinkörniger Verkalkung

Psam|mom *nt* (Ⓔ psammoma): ***Syn:*** *Sandgeschwulst*; sandartige Verkalkung innerhalb einer Hirnhautgeschwulst [Meningeom*]

Psam|mom|kör|ner *pl* (Ⓔ psammoma bodies): ***Syn:*** *Sandkörner, Hirnsand, Acervulus, Corpora arenacea*; vor allem in der Zirbeldrüse und anderen Geweben im Zentralnervensystem vorkommende weißliche, sandartige Konkremente unbekannter Bedeutung

PSAN *Abk.*: **1.** Polystyrolacrylnitril **2.** *→Psychoanalyse* **3.** *→Psychoanalytiker*

PSB *Abk.*: Parasympathikusblockade

PSC *Abk.*: **1.** Porter-Silber-Chromogene **2.** *→primär sklerosierende Cholangitis* **3.** *→Proscillaridin*

PSE *Abk.*: portal-systemische Enzephalopathie

P-Selektine *pl* (Ⓔ P-selectins): *s.u. Selektine*

Psel|lis|mus *m*: **1.** *→Stammeln* **2.** *→Stottern*

Pseud-, pseud- *präf.*: *→Pseudo-*

Pseud|al|les|che|ria boy|dii *f* (Ⓔ Pseudallescheria boydii): saprophytischer Fadenpilz, der Hautinfektionen, aber auch eine schwer verlaufende **Pseudallescheria boydii-Pneumonie** nach Aspiration von kontaminiertem Wasser verursachen kann; **Therapie**: Ketoconazol*, Itraconazol* oder Miconazol*

Pseudallescheria boydii-Pneumonie *f* (Ⓔ Pseudallescheria boydii pneumonia): *s.u. Pseudallescheria boydii*

Pseud|al|les|che|ri|o|se *f* (Ⓔ pseudallescheriasis): ***Syn:*** *Allescheriasis, Allescheriose*; durch Pseudallescheria* boydii hervorgerufene Hautpilzerkrankung

Pseud|an|ky|lo|se *f* (Ⓔ pseudankylosis): ***Syn:*** *Pseudoankylose*; scheinbare Gelenkversteifung durch Fibrose der Gelenkkapsel

Pseud|ar|thro|se *f* (Ⓔ pseudarthrosis): ***Syn:*** *Falschgelenk, Scheingelenk, Pseudogelenk, Pseudoarthrose*; eine Pseudarthrose liegt vor, wenn die Fraktur oder Osteotomie* sechs Monate nach der Fraktur oder Knochendurchtrennung noch nicht verheilt ist; als **Ursache** kommen v.a. mangelnde Blutversorgung, unzureichender Kontakt der Fragmente, mechanische Unruhe, Infekte und systemische Faktoren [Diabetes, Steroidtherapie] infrage; da es bei fehlender Ausheilung zur Entstehung eines echtes Gelenkes [Nearthrose*] oder bindegewebig-fibröse Knochenverbindung kommt, muss interveniert werden

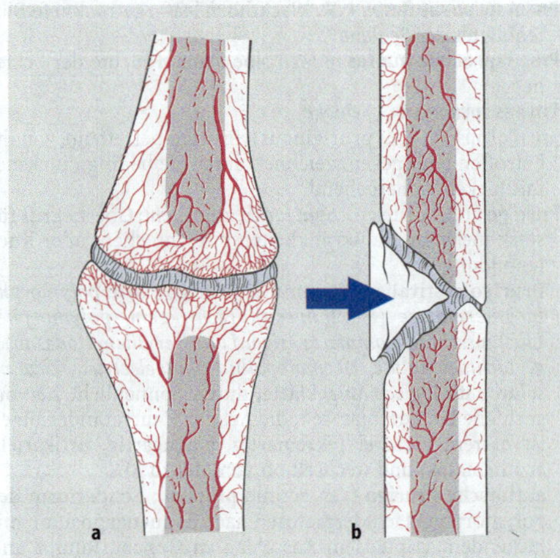

Abb. P177. Pseudarthrose. **a** vital, **b** devital

avitale Pseudarthrose (Ⓔ avascular pseudarthrosis): zeigt neben Instabilität auch eine ungenügende Durchblutung und oft infizierte Areale oder Sequester; **Therapie**: operative Entfernung infizierter oder nekrotischer Knochenteile; stabile Osteosynthese; evtl. Spongiosaplastik oder Knochentransplantation

vitale Pseudarthrose (Ⓔ vascular pseudarthrosis): weist eine gute Vaskularisierung auf; meist ist das Problem eine Instabilität der Fraktur; unbehandelt kommt es zur Nearthrosenbildung; **Therapie**: Stabilisierung durch z.B. Marknagelung, Plattenosteosynthese

Pseud|äs|the|sie *f* (Ⓔ pseudesthesia): ***Syn:*** *Scheinempfindung*; Empfindung ohne entsprechenden Reiz

Pseudo-, pseudo- *präf.*: Wortelement mit der Bedeutung „falsch/ scheinbar"

Pseu|do|a|can|tho|sis *f, pl* **-ses**: →*Pseudoakanthose*

Pseu|do|a|chon|dro|pla|sie *f* (Ⓔ pseudoachondroplasia): ***Syn:*** *Pseudoachondroplasie-Syndrom*; autosomal-dominante Entwicklungsstörung von Knorpel und Knochen mit Minderwuchs*

Pseudoachondroplasie-Syndrom *nt*: →*Pseudoachondroplasie*

Pseu|do|ag|glu|ti|na|ti|on *f*: →*Pseudohämagglutination*

Pseu|do|a|kan|tho|se *f* (Ⓔ pseudoacanthosis): ***Syn:*** *Pseudoakanthose, Pseudoacanthosis*; an eine Akanthose* erinnernde Dermatose*, z.B. **Pseudoacanthosis nigricans** bei Adipösen

Pseu|do|al|ler|gie *f* (Ⓔ pseudoallergic reaction): ***Syn:*** *pseudoallergische Reaktion*; Unverträglichkeitsreaktion, die nicht auf einer Immunreaktion beruht, z.B. toxisches Kontaktekzem*

pseu|do|al|ler|gisch *adj* (Ⓔ pseudoallergic): scheinbar auf einer allergischen Reaktion beruhend

Pseu|do|an|ky|lo|se *f*: →*Pseudankylose*

Pseu|do|a|or|ten|in|suf|fi|zi|enz *f* (Ⓔ funtional aortic regurgitation): funktionelle Aortenklappeninsuffizienz*

Pseu|do|ap|pen|di|zi|tis *f, pl* **-ti|den** (Ⓔ pseudoappendicitis): ***Syn:*** *Brennemann-Syndrom*; klinische Bezeichnung für eine pseudoappendizitische Symptomatik durch eine Entzündung und Schwellung mesenterialer Lymphknoten

pseu|do|ap|pen|di|zi|tisch *adj* (Ⓔ pseudoappendicitic): Pseudoappendizitis betreffend, von ihr betroffen oder gekennzeichnet

Pseudo-Argyll Robertson-Syndrom *nt*: →*pupillotonische Pseudotabes*

Pseu|do|ar|thro|se *f*: →*Pseudarthrose*

Pseudo-Bartter-Syndrom *nt* (Ⓔ pseudo-Bartter syndrome): durch einen Laxanzien- oder Diuretikaabusus [i.d.R. bei psychogenen Essstörungen*] verursachter Hyperaldosteronismus*; *s.a. Bartter-Syndrom*

Pseu|do|bil|har|zia *f* (Ⓔ Pseudobilharzia): ***Syn:*** *Trichobilharzia*; v.a. Wasservögel befallende Trematoden*; ihre Larven können Ursache einer Zerkariendermatitis* sein

Pseu|do|bul|bär|pa|ra|ly|se *f* (Ⓔ pseudobulbar palsy): Schwäche von Lippen-, Zungen-, Gaumen- und Kehlkopfmuskeln ohne Ausfall der Hirnnervenkerne; *s.a. progressive Bulbärparalyse*

Pseu|do|chol|e|zys|ti|tis *f, pl* **-ti|ti|den** (Ⓔ pseudocholecystitis): durch eine Nahrungsmittelallergie* hervorgerufene Symptome einer Gallenblasenentzündung

pseu|do|chol|e|zys|ti|tisch *adj* (Ⓔ pseudocholecystitic): Pseudocholezystitis betreffend, von ihr betroffen oder gekennzeichnet

Pseu|do|cho|lin|es|te|ra|se *f* (Ⓔ pseudocholinesterase): ***Syn:*** *unspezifische/unechte Cholinesterase, β-Cholinesterase, Butyrylcholinesterase, Typ II-Cholinesterase*; in Serum, Darmschleimhaut und Pankreas vorkommendes Enzym, das außer Acetylcholin auch andere Cholinester spaltet

Pseu|do|chrom|hid|ro|se *f* (Ⓔ pseudochromhidrosis): ***Syn:*** *falsche Chromhidrose, Pseudochromidrose*; durch Farbstoffe hervorgerufene Färbung des Schweißes

Pseu|do|chrom|i|dro|se *f*: →*Pseudochromhidrose*

pseu|do|chy|lös *adj* (Ⓔ pseudochylous): dem Milchsaft/Chylus ähnelnd

Pseu|do|croup *m*: **1.** →*Kruppsyndrom* **2.** →*spastischer Krupp* **3.** →*akuter infektiöser Krupp*

Pseu|do|de|menz *f* (Ⓔ pseudodementia): ***Syn:*** *Scheinblödsinn, Zweckpsychose, pseudodementes Syndrom, Ganser-Syndrom*; schwer von Simulation zu unterscheidendes Vorkommen von Vorbeireden, Vorbeihandeln und Nichtwissenwollen; wurde ursprünglich bei Häftlingen beschrieben [**Gefängnispsychose**], die als geisteskrank entlassen werden wollten, kann aber auch organische Ursachen haben

Pseu|do|di|a|be|tes in|si|pi|dus, psy|cho|ge|ner *m* (Ⓔ psychogenic polydipsia): ***Syn:*** *psychogene Polydipsie*; *s.u. Polydipsie*

Pseu|do|di|ar|rhoe *f* (Ⓔ pseudodiarrhea): ***Syn:*** *uneigentlicher Durchfall, Verstopfungsdurchfall, Diarrhoea stercoralis, Diarrhoea paradoxa*; Entleerung von festem und dünnflüssigem Stuhl

Pseu|do|diph|the|rie *f* (Ⓔ diphtheroid): ***Syn:*** *Diphtheroid*; diphtherieähnlich Erkrankung

Pseu|do|diph|the|rie|bak|te|ri|en *pl*: →*Corynebacterium pseudodiphtheriticum*

Pseu|do|di|ver|ti|kel *nt* (Ⓔ pseudodiverticulum): falsches Divertikel; *s.u. Divertikel*

Pseu|do|dys|tro|phia a|di|po|so|ge|ni|ta|lis *f*: →*Pseudo-Fröhlich-Syndrom*

Pseu|do|en|do|kri|no|pa|thie *f* (Ⓔ pseudoendocrinopathy): durch fehlende Ansprechbarkeit des oder der Erfolgsorgane vorgetäuschte Endokrinopathie*, z.B. Diabetes* insipidus renalis

Pseu|do|e|phe|drin *nt* (Ⓔ pseudoephedrine): Sympathomimetikum*, Vasokonstriktor*; **Anw.**: Husten, Rhinitis, Heuschnupfen, Asthma bronchiale; Appetitzügler

Pseu|do|e|ry|si|pel *nt*: →*Erysipeloid*

Pseu|do|ex|fo|li|a|ti|ons|glau|kom *nt* (Ⓔ pseudoexfoliative capsular glaucoma): *s.u. Essay Glaukom S. 797*

Pseu|do|fol|li|cu|li|tis bar|bae *f* (Ⓔ pseudofolliculitis): ***Syn:*** *Pili incarnati, Pili recurvati*; reaktive Entzündung durch Einwachsen von (Bart-)Haaren

Pseu|do|frak|tur *f* (Ⓔ pseudofracture): ***Syn:*** *Scheinfraktur*; feine Aufhellungslinie im Röntgenbild, die eine Fraktur vortäuscht

Pseudo-Fröhlich-Syndrom *nt* (Ⓔ puberal adiposity): ***Syn:*** *Pseudodystrophia adiposogenitalis*; durch eine Pubertätsfettsucht* vorgetäuschtes Babinski*-Fröhlich-Syndrom

Pseu|do|gelb|sucht *f* (Ⓔ pseudojaundice): ***Syn:*** *Pseudoikterus*; Gelbfärbung der Haut durch Farbstoffe [z.B. Carotin]

Pseu|do|ge|lenk *nt*: →*Pseudarthrose*

Pseu|do|gicht *f*: →*Chondrokalzinose*

Pseu|do|glo|bu|lie *f*: →*Pseudopolyglobulie*

Pseu|do|gra|vi|di|tät *f*: →*Pseudokyesis*

Pseu|do|gy|nä|ko|mas|tie *f* (Ⓔ pseudogynecomastia): ***Syn:*** *falsche Gynäkomastie*; *s.u. Gynäkomastie*

Pseu|do|häm|ag|glu|ti|na|ti|on *f* (Ⓔ pseudohemagglutination): ***Syn:*** *Pseudoagglutination, Rouleau-Bildung, Geldrollenbildung*; Aggregation von Erythrozyten* in Form geldrollenförmiger Ketten bei Änderung der Plasmaproteinzusammensetzung

Pseu|do|hä|mat|u|rie *f* (Ⓔ pseudohematuria): durch rote Farbstoffe vorgetäuschte Hämaturie*

Pseu|do|hä|mo|phi|lie, he|re|di|tä|re/vas|ku|lä|re *f*: →*von Willebrand-Jürgens-Syndrom*

Pseu|do|herm|a|phro|dis|mus *m*: →*Pseudohermaphroditismus*

Pseu|do|herm|a|phro|di|tis|mus *m* (Ⓔ pseudohermaphroditism): ***Syn:*** *Pseudohermaphrodismus, Scheinzwittertum, falscher Hermaphroditismus, Hermaphroditismus spurius*; Form der Intersexualität, bei der eine Differenz zwischen chromosomalem und gonadalem Geschlecht sowie äußeren Genitalen und sekundären Geschlechtsmerkmalen vorliegt; häufig kommt es nicht zur vollständigen Ausprägung der Genitalien, sondern es liegt eine Übergangsform vor [*Abb. P178*]

Pseudohermaphroditismus femininus (Ⓔ female pseudohermaphroditism): ***Syn:*** *Gynandrismus, Gynandrie*; Patientin mit chromosomal weiblichem Geschlecht [46,XX] und männlichen oder gemischten Geschlechtsmerkmalen; die häufigste Ursache ist das adrenogenitale Syndrom*

Pseudohermaphroditismus masculinus (Ⓔ male pseudohermaphroditism): ***Syn:*** *Androgynie*; chromosomal (XY) männliche Patienten mit äußeren weiblichen Geschlechtsorganen; *s.a. Androgenresistenz*

Pseu|do|her|nie *f* (Ⓔ pseudohernia): ***Syn:*** *Scheinbruch, Hernia spuria*; kompletter oder teilweiser Eingeweidevorfall ohne

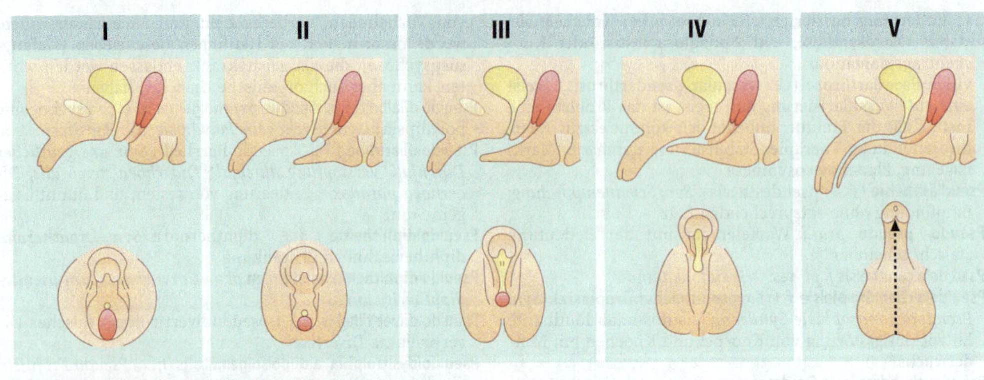

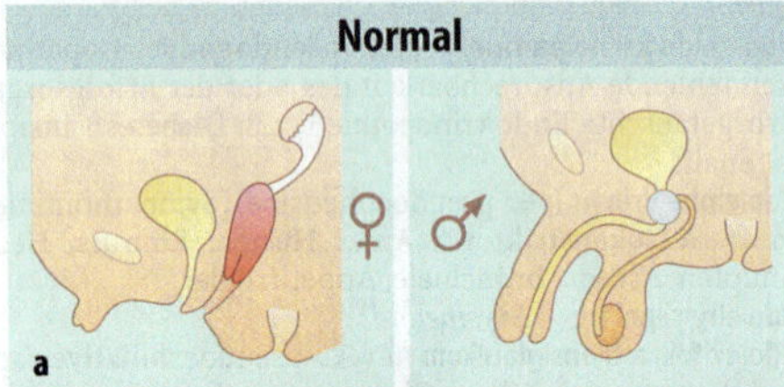

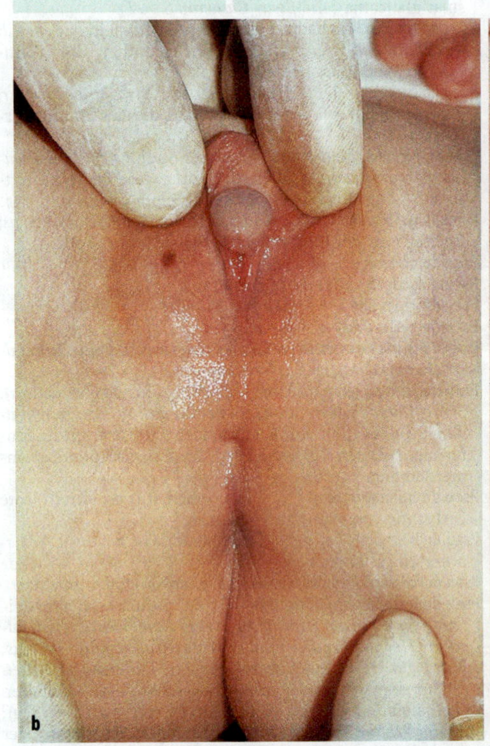

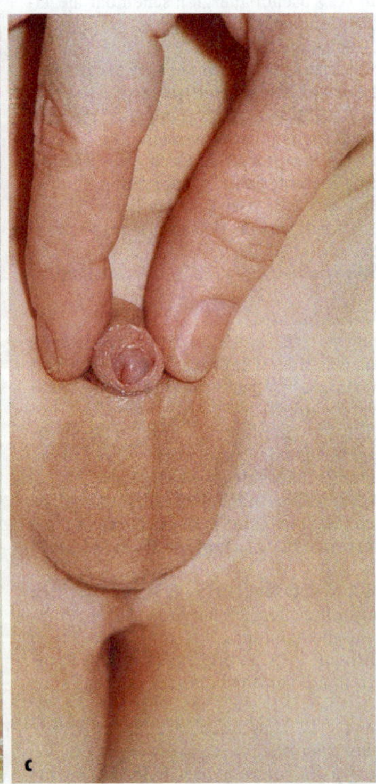

Abb. P178. Pseudohermaphroditismus. **a** Stadien des intersexuellen Genitale, **b** und **c** männliche Patienten mit 21-Hydroxylasedefekt

Bruchsack; *s.a. Hernie*

Pseudo-Hurler-Dystrophie *f* (Ⓔ pseudo-Hurler polydystrophy): ***Syn:*** *Mukolipidose III, Pseudo-Hurler-Krankheit*; leichtere Verlaufsform der Mukolipidose II mit Hepatomegalie, Wachstumsstörungen, eingeschränkter Beweglichkeit der großen Gelenke und dysproportioniertem Kleinwuchs; die geistige Entwicklung ist weitgehend normal

Pseudo-Hurler-Krankheit *f*: *→Pseudo-Hurler-Dystrophie*

Pseu|do|hy|dro|ne|phro|se *f* (Ⓔ pseudohydronephrosis): ***Syn:*** *pararenale Zyste*; durch eine Zyste* vorgetäuschte Wassersackniere [Hydronephrose*]

Pseu|do|hy|per|pa|ra|thy|re|o|i|dis|mus *m* (Ⓔ pseudohyperparathyroidism): ***Syn:*** *paraneoplastischer Hyperparathyreoidismus*; durch hormonbildende Tumoren verursachter primärer Hyperparathyreoidismus*

pseu|do|hy|per|troph *adj*: *→pseudohypertrophisch*

Pseu|do|hy|per|tro|phie *f* (Ⓔ pseudohypertrophy): Vergrößerung durch Fettgewebs- und Bindegewebshypertrophie bei gleichzeitigem Schwund des Organgewebes, z.B. bei spinaler Muskelatrophie*

pseu|do|hy|per|tro|phisch *adj* (Ⓔ pseudohypertrophic): ***Syn:*** *pseudohypertroph*; Pseudohypertrophie betreffend, von ihr

betroffen oder gekennzeichnet, durch sie bedingt
Pseudohypokaliämie-Syndrom *nt*: →*Romano-Ward-Syndrom*
Pseudohypopyon-Stadium *nt* (Ⓔ pseudohypopyon stage): *s.u. vitelliforme Makuladegeneration*
Pseu|do|ik|te|rus *m* (Ⓔ pseudoicterus): ***Syn:*** *Pseudogelbsucht*; Gelbfärbung der Haut durch Farbstoffe [z.B. Carotin]
pseu|do|i|so|chro|ma|tisch *adj* (Ⓔ pseudoisochromatic): scheinbar von derselben Farbe
Pseudo-Kaposi-Sarkom *nt*: →*Pseudo-Kaposi-Syndrom*
Pseudo-Kaposi-Syndrom *nt* (Ⓔ pseudo-Kaposi sarcoma): ***Syn:*** *Pseudosarcoma Kaposi, Pseudo-Kaposi-Sarkom*; Oberbegriff für vaskuläre Schädigungen, die klinisch an ein Kaposi*-Sarkom erinnern; *s.a. Akroangiodermatitis*
Pseu|do|ko|ma *nt, pl* **-ma|ta** (Ⓔ electrolyte coma): ***Syn:*** *falsches Koma, Elektrolytkoma*; komatöser Zustand bei Störungen des Elektrolythaushaltes*
Pseu|do|krupp *m*: **1.** →*Kruppsyndrom* **2.** →*spastischer Krupp* **3.** →*akuter infektiöser Krupp*
Pseu|do|krypt|or|chis|mus *m* (Ⓔ retractile testis): ***Syn:*** *Wanderhoden, Pendelhoden*; Hoden mit normaler Position im Skrotum, der bei Kremasteranspannung in den Leistenkanal hochgezogen wird
Pseu|do|ky|e|sis *f* (Ⓔ pseudopregnancy): ***Syn:*** *Scheinschwangerschaft, Pseudogravidität*; eingebildete Schwangerschaft bei starkem Kinderwunsch
Pseu|do|le|ber|zir|rho|se *f* (Ⓔ pseudocirrhosis): ***Syn:*** *Pseudozirrhose*; an eine Zirrhose erinnernde Veränderungen der Leber bei chronischer Leberstauung
perikarditische Pseudoleberzirrhose (Ⓔ pericardial pseudocirrhosis): ***Syn:*** *Pick-Zirrhose*; durch eine chronische Leberstauung hervorgerufene Veränderung der Leberoberfläche ohne zirrhotische Veränderung der Läppchen
Pseudo-LE-Syndrom *nt*: →*Pseudo-Lupus-erythematodes-Syndrom*
Pseu|do|leu|co|der|ma *nt* (Ⓔ pseudoleukoderma): Hypopigmentierung der Haut, die nicht durch einen verminderten Melaningehalt bedingt ist; tritt z.B. bei Gefäßspasmen [**Pseudoleucoderma angiospasticum**], endogenem Ekzem* [**Pseudoleucoderma atopicum**] und bei Cignolinbehandlung der Psoriasis* vulgaris [**Pseudoleucoderma psoriaticum**] auf
Pseu|do|leuk|ä|mie *f* (Ⓔ pseudoleukemia): ***Syn:*** *Hyperleukozytose, leukämoide Reaktion, leukämische Reaktion*; extreme Leukozytose* mit einer Erhöhung der Leukozytenzahl auf Werte über 20.000/µl und starker Linksverschiebung*
Pseu|do|leu|ko|derm *nt*: →*Pseudoleucoderma*
Pseudo-Lupus-erythematodes-Syndrom *nt* (Ⓔ drug-induced lupus): ***Syn:*** *Pseudo-LE-Syndrom, Lupus-erythematodes-ähnliches Syndrom*; durch verschiedene Arzneimittel [Hydralazin, Hydantoinie, Sulfonamide] verursachte lupusartige Erkrankung, die nach Absetzen des Medikamentes verschwindet
Pseu|do|lym|phom *nt* (Ⓔ pseudolymphoma): gutartige Schwellung des lymphatischen Gewebes, die nach Wegfall des auslösenden Reizes wieder verschwindet; man unterscheidet **T-Zell-Pseudolymphome** [z.B. lymphomatoide Papulose] und **B-Zell-Pseudolymphome**, die als **follikuläre B-Zell-Pseudolymphome** [z.B. Lymphozytom] und **nicht-follikuläre B-Zell-Pseudolymphome** [v.a. persistierende Insektenstichreaktion] auftreten können
Pseu|do|lys|sa *f*: →*Pseudowut*
Pseu|do|mal|le|us *m*: →*Pseudorotz*
Pseu|do|man|gel|ra|chi|tis *f, pl* **-ti|den** (Ⓔ pseudodeficiency ricketts): ***Syn:*** *familiäre Hypophosphatämie, Vitamin D-resistente Rachitis, Vitamin D-refraktäre Rachitis, refraktäre Rachitis*; autosomal-dominante Rachitis* mit Vitamin D-refraktärer Hypokalzämie* und nur geringer Hypophosphatämie*
Pseu|do|mas|to|i|di|tis *f, pl* **-ti|den** (Ⓔ pseudomastoiditis): meist durch eine schwere Otitis* externa hervorgerufene Schwellung der retroaurikulären Lymphknoten
pseu|do|mas|to|i|di|tisch *adj* (Ⓔ pseudomastoiditic): Pseudomastoiditis betreffend, von ihr betroffen oder gekennzeichnet
Pseu|do|mas|tur|ba|ti|on *f* (Ⓔ pseudomasturbation): ***Syn:*** *Peotillomanie*; ständiges Berühren des eigenen Genitals ohne Masturbation
Pseu|do|me|ko|ni|um|i|le|us *m* (Ⓔ pseudomeconium ileus): Mekoniumileus*, der nicht durch eine Mukoviszidose* verursacht wurde
Pseu|do|me|la|no|se *f* (Ⓔ pseudomelanosis): postmortale Schwarzfärbung von Darmschleimhaut, Leber- und Milzunterfläche
Pseu|do|mem|bran *f* (Ⓔ pseudomembrane): bei fibrinösen Entzündungen entstehender Film aus Fibrin, Blut- und Gewebezellen, z.B. bei Diphtherie* und pseudomembranöser Kolitis*
pseu|do|mem|bra|nös *adj* (Ⓔ pseudomembranous): eine Pseudomembran bildend, entzündlich-fibrinös
Pseu|do|me|nin|gi|tis *f, pl* **-ti|den** (Ⓔ pseudomeningitis): ***Syn:*** *Meningismus, meningeales Syndrom*; durch eine Reizung der Hirnhäute entstehender Symptomenkomplex [Kopfschmerz, Nackensteife], der eine Hirnhautentzündung vortäuschen kann
pseu|do|me|nin|gi|tisch *adj* (Ⓔ pseudomeningitic): Pseudomeningitis betreffend, von ihr betroffen oder gekennzeichnet
Pseu|do|mens|tru|a|ti|on *f* (Ⓔ pseudomenstruation): Gebärmutterblutung um die Zeit der Menstruation*
Pseu|do|me|ta|pla|sie *f* (Ⓔ pseudometaplasia): histologische Anpassung
Pseu|do|mi|li|um col|lo|i|da|le *nt* (Ⓔ colloid nodule): ***Syn:*** *Kolloidknoten, Kolloidmilium*; gallerthaltige Knötchen im Gesicht, am Hals und der Brust
Pseu|do|mne|sie *f* (Ⓔ pseudomnesia): positive Erinnerungstäuschung, bei der nicht stattgefundene Ereignisse erinnert werden
Pseu|do|mo|nas *f* (Ⓔ Pseudomonas): Gattung gramnegativer, lophotrich begeißelter Stäbchenbakterien; sie zeichnen sich durch ihre Anspruchslosigkeit und hohe Umweltresistenz aus; da sie v.a. im feuchten Milieu [Waschbecken, Luftbefeuchter, Waschlappen, Blumenvasen etc.] gedeihen, werden sie auch als **Nasskeime** oder **Pfützenkeime** bezeichnet; v.a. Pseudomonas* aeruginosa ist als Erreger von Nosokomialinfektionen gefürchtet
Pseudomonas aeruginosa (Ⓔ Pseudomonas aeruginosa): ***Syn:*** *Pyozyaneus, Pseudomonas pyocyanea, Bacterium pyocyaneum*; ubiquitär verbreiteter Eitererreger, der z.T. leuchtende Farbstoffe [Pyoverdin, Pyozyanin] bildet; häufiger Krankenhauskeim, der Infektionen der Harn- und Atemwege, Hirnhäute und von Brandwunden verursacht; typisch ist ein blaugrüner Eiter und ein charakteristischer Geruch; **Therapie**: Aminoglykosidantibiotika [Gentamicin*, Tobramycin*, Netilmicin*, Amikacin*]
Pseudomonas mallei (Ⓔ Pseudomonas mallei): ***Syn:*** *Burkholderia mallei, Actinobacillus mallei*; Erreger des Maliasmus*
Pseudomonas pseudomallei (Ⓔ Pseudomonas pseudomallei): ***Syn:*** *Burkholderia/Actinobacillus pseudomallei*; Erreger der Malleoidose*
Pseudomonas pyocyanea: →*Pseudomonas aeruginosa*
Pseu|do|mo|nin|säu|re A *f*: →*Mupirocin*
Pseu|do|mu|cin *nt*: →*Pseudomuzin*
Pseu|do|mu|zin *nt* (Ⓔ pseudomucin): ***Syn:*** *Pseudomucin, Metalbumin, Paralbumin*; in Eierstockzysten vorhandenes Glykoproteid
pseu|do|mu|zi|nös *adj* (Ⓔ pseudomucinous): Pseudomuzin betreffend
Pseu|do|my|i|a|sis *f, pl* **-ses** (Ⓔ pseudomyiasis): durch apathogene Larven vorgetäuschte Larveninfektion
Pseu|do|my|ko|se *f* (Ⓔ pseudomycosis): an eine Pilzinfektion erinnernde Infektionskrankheit durch andere Erreger [z.B. Aktinomykose*, Nokardiose*]
Pseu|do|my|o|pie *f* (Ⓔ pseudomyopia): durch verstärkte Akkommodation [Akkommodationskrampf, zu starke Brillengläser] vorgetäuschte Kurzsichtigkeit [Myopie*]
Pseu|do|my|xo|ma pe|ri|to|nei *nt* (Ⓔ peritoneal pseudomyxoma): ***Syn:*** *Gallertbauch, Hydrops spurius*; Ansammlung gallertartiger Massen in der Bauchhöhle bei Ruptur von gallertartigen Kystomen* von Eierstock oder Appendix

Pseu|do|my|zel *nt* (Ⓔ pseudomycelium): von Hefen* gebildetes Scheinmyzel; *s.a. Essay Pilze S. 1697*

Pseu|do|neu|ri|tis *f* (Ⓔ pseudoneuritis): ***Syn:*** *Scheinneuritis, Pseudoneuritis optica*; angeborene Anomalie der Sehnervenpapille ohne pathologischen Wert

Pseudoneuritis hypermetropica (Ⓔ hypermetropic pseudoneuritis): *s.u. Hypermetropie*

Pseudoneuritis optica: *→Pseudoneuritis*

pseu|do|neu|ri|tisch *adj* (Ⓔ pseudoneuritic): Pseudoneuritis betreffend, von ihr betroffen oder gekennzeichnet

Pseu|do|neu|ro|se *f* (Ⓔ pseudoneurosis): durch organische Ursachen hervorgerufenes Krankheitsbild, das klinisch die Symptome einer Neurose* zeigt

pseu|do|neu|ro|tisch *adj* (Ⓔ pseudoneurotic): Pseudoneurose betreffend, von ihr betroffen oder gekennzeichnet, durch sie bedingt

Pseu|do|ob|struk|ti|on *f*: *→Ogilvie-Syndrom*

pseu|do|pa|pil|li|tisch *adj* (Ⓔ pseudopapillitic): Pseudopapillitis betreffend, von ihr betroffen oder gekennzeichnet

Pseu|do|pa|pil|li|tis vas|cu|la|ris *f* (Ⓔ pseudopapilledema): ***Syn:*** *Pseudostauungspapille*; angeborene Anomalie der Sehnervenpapille ohne pathologischen Wert

Pseu|do|pa|ra|ly|se *f* (Ⓔ pseudoparalysis): ***Syn:*** *Scheinlähmung, Pseudoparalysis, Pseudoparese*; Schwäche oder Bewegungseinschränkung von Muskeln oder Extremitäten, z.B. als Muskelschwäche bei Rachitis*

Pseu|do|pa|ra|ly|sis *f, pl* **-ses:** *→Pseudoparalyse*

Pseu|do|pa|ra|ple|gie *f* (Ⓔ pseudoparaplegia): Scheinlähmung der Beine bei Muskelschwäche

Pseu|do|pa|re|se *f*: *→Pseudoparalyse*

Pseu|do|pe|la|de *f*: *→Pseudopelade Brocq*

Pseudopelade Brocq *f* (Ⓔ pseudopelade): ***Syn:*** *Alopecia areata atrophicans, Alopecia atrophicans, Pseudopelade*; erworbene, vernarbende Alopezie mit kleinen, scharf begrenzten Herden; Teilsymptom von z.B. systemischer oder zirkumskripter Sklerodermie*, vernarbendem Pemphigoid*, Lichen* ruber usw.

Pseudo-Pelger-Anomalie *f* (Ⓔ pseudo-Pelger's anomaly): *s.u. Pelger-Huët-Kernanomalie*

Pseu|do|pe|ri|to|ni|tis *f, pl* **-tiden** (Ⓔ pseudoperitonitis): ***Syn:*** *Scheinperitonitis, Peritonismus*; durch eine Bauchfellreizung entstehende Symptomatik [Abwehrspannung, Bauchspannung, Brechreiz, Druckempfindlichkeit], die an eine Bauchfellentzündung erinnert; häufigste Form ist die **Pseudoperitonitis diabetica**

Pseudoperitonitis diabetica (Ⓔ diabetic pseudoperitonitis): Pseudoperitonitis bei diabetischer Stoffwechselentgleisung

pseu|do|pe|ri|to|ni|tisch *adj* (Ⓔ pseudoperitonitic): Pseudoperitonitis betreffend, von ihr betroffen oder gekennzeichnet

Pseu|do|po|di|en *pl* (Ⓔ pseudopodia): Scheinfüßchen der Amöben*

Pseu|do|po|ly|glo|bu|lie *f* (Ⓔ pseudopolycythemia): ***Syn:*** *Pseudoglobulie*; relative Polyglobulie durch Verminderung des Plasmavolumens

Pseu|do|po|ly|po|sis *f, pl* **-ses** (Ⓔ pseudopolyposis): ***Syn:*** *entzündliche Polypose*; durch entzündliche Schleimhautwucherung vorgetäuschtes Vorkommen multipler Polypen, v.a. bei Colitis* ulcerosa oder Morbus* Crohn

Pseudo-Pseudohypoparathyreoidismus *m* (Ⓔ pseudopseudohypoparathyroidism): imponiert klinisch als Pseudohypoparathyreoidismus*, die Blutspiegel von Parathormon*, Calcium* und Phosphat* sind aber normal; wird autosomal-dominant vererbt

Pseu|do|pte|ry|gi|um *nt* (Ⓔ pseudopterygium): ***Syn:*** *Narbenpterygium*; nach Verätzungen, Verbrennungen oder Verletzungen der Hornhaut entstehende narbige Veränderung; ist im Gegensatz zum echten Pterygium* fest verwachsen und nur selten progredient

Pseu|do|pto|se *f* (Ⓔ pseudoptosis): scheinbare Lidsenkung, z.B. bei Fehlen des Augapfels

Pseu|do|pu|ber|tas prae|cox *f* (Ⓔ precocious pseudopuberty): vorzeitiges Auftreten der Pubertät ohne Reifung der Keimdrüsen, z.B. bei adrenogenitalem Syndrom*

Pseu|do|ra|bies *f*: *→Pseudowut*

Pseu|do|rheu|ma|tis|mus *m* (Ⓔ pseudorheumatism): bei langdauernder Steroidtherapie auftretende rheumaartige Symptomatik; v.a. bei plötzlichem Absetzen der Steroidtherapie

Pseudo-Robertson-Syndrom *nt*: *→pupillotonische Pseudotabes*

Pseu|do|rotz *m* (Ⓔ pseudoglanders): ***Syn:*** *Whitmore-Krankheit, Pseudomalleus, Malleoidose, Melioidose, Melioidosis, Malleoidose*; in Asien und Australien auftretende, durch Pseudomonas* pseudomallei hervorgerufene Infektionskrankheit von Ratten, Schweinen und Katzen, die selten auf den Menschen übertragen wird; beim Menschen kommt es zu granulomatösen oder abszessartigen Läsionen in Haut, Weichteilen, Knochen, Leber, Milz, Lunge und Lymphknoten; kann symptomarm oder asymptomatisch verlaufen, selten aber auch als fulminante Sepsis mit hoher Letalität [90 %]; **Diagnose**: Erregernachweis im Präparat; **Therapie**: Kombination von Ceftazidim* und Cotrimoxazol für 2 Wochen

Pseu|do|ru|bel|la *f* (Ⓔ pseudorubella): ***Syn:*** *sechste Krankheit, Exanthema subitum, Erythema subitum, Roseola infantum, Dreitagefieber*; durch humane Herpesviren [6, 7] verursachte Kleinkinderkrankheit [4 Monate – 2 Jahre], die durch ein plötzlich einsetzendes hohes Fieber [40°] gekennzeichnet ist; nach drei Tagen kommt es zu Entfieberung und Auftreten eines flüchtigen hellroten Ausschlags [Exanthem*]

Pseu|do|sar|co|ma *nt, pl* **-ma|ta:** *→Pseudosarkom*

Pseudosarcoma Kaposi: *→Pseudo-Kaposi-Syndrom*

Pseu|do|sar|kom *nt* (Ⓔ pseudosarcoma): ***Syn:*** *Pseudosarcoma*; benigner Bindegewebstumor der Haut, der histologisch an ein Sarkom* erinnert

pseu|do|sar|ko|ma|tös *adj* (Ⓔ pseudosarcomatous): Pseudosarkom betreffend, in der Art eines Pseudosarkoms

Pseu|do|sar|ko|ma|to|se *f* (Ⓔ pseudosarcomatosis): durch multiple Pseudosarkome charakterisierte Erkrankung

Pseu|do|skle|ro|der|mie *f* (Ⓔ pseudoscleroderma): sklerodermieartige Erkrankung, die zu Hautatrophie und -sklerose führt, z.B. bei Lyme-Disease*, chronisch venöser Insuffizienz*, Amyloidose*

Tab. P179. Pseudosklerodermie und assoziierte Krankheiten bzw. Noxen

Chronisch-venöse Insuffizienz
Porphyria cutanea tarda
Amyloidose
Hyalinosis cutis et mucosae
Skleroedema adultorum
Skleromyxödem
(Chron. Graft-vs.-host-Reaktion)
Werner-Syndrom
Lipodystrophie
Atrophia cutis idiopathica
Chemikalien
Vinylchlorid-Monomere
Benzol, Toluol, Trichloräthylen
Epoxyharze
Anilin-vergälltes Rapsöl
Silikone (?)
Medikamente
L-Tryptophan
Bleomycin
Pentazocin
Physikalisches Trauma
Chron. Vibrationstrauma (z.B. Presslufthammer)
Röntgenstrahlen (?)

Pseu|do|skle|ro|se *f* (Ⓔ **1.** pseudosclerosis **2.** *→Pseudosklerose Westphal-Strümpell* **3.** *→Creutzfeldt-Jakob-Erkrankung*): **1.** ***Syn:*** *Pseudosklerosierung*; an multiple Sklerose erinnernde Erkrankung, ohne pathohistologisches Korrelat **2.** *→Pseudosklerose Westphal-Strümpell* **3.** *→Creutzfeldt-Jakob-Erkrankung*

Pseudosklerose Westphal-Strümpell (Ⓔ Westphal-Strümpell pseudosclerosis): ***Syn:*** *Westphal-Strümpell-Pseudosklerose, Westphal-Strümpell-Syndrom*; Spätform der hepatolentikulären Degeneration* mit Manifestation im Erwachsenenalter und langsam progredienten Verlauf

Pseu|do|skle|ro|sie|rung *f* (Ⓔ pseudosclerosis): ***Syn:*** *Pseudosklerose*; an multiple Sklerose erinnernde Erkrankung ohne pathohistologisches Korrelat

Pseud|os|mie *f* (Ⓔ pseudosmia): ***Syn:*** *Geruchshalluzination, olfaktorische Halluzination*; tritt v.a. bei Schizophrenie und als Aura* bei Epilepsien auf; häufig kombiniert mit gustatorischer Halluzination; die Patienten klagen über Gasgeruch oder darüber, dass die Nahrung nach Kot, Urin oder Leichen rieche

Pseu|do|stau|ungs|pa|pil|le *f* (Ⓔ pseudopapilledema): ***Syn:*** *Pseudopapillitis vascularis*; angeborene Anomalie der Sehnervenpapille ohne pathologischen Wert

Pseu|do|stra|bis|mus *m*: →*Scheinschielen*

Pseu|do|ta|bes *f* (Ⓔ pseudotabes): tabesartige Symptomatik bei neurologischen Erkrankungen

Pseudotabes pupillotonica: →*pupillotonische Pseudotabes*

pupillotonische Pseudotabes (Ⓔ pupillotonic pseudotabes): ***Syn:*** *Adie-Syndrom, Adie-Pupillotonie, Pseudo-Robertson-Syndrom, Pseudo-Argyll Robertson-Syndrom, Pseudotabes pupillotonica*; meist einseitige Pupillotonie* mit Hypo- oder Areflexie*

Pseu|do|tha|li|do|mid|syn|drom *nt* (Ⓔ Roberts syndrome): ***Syn:*** *Roberts-Syndrom, SC-Pseudothalidomidsyndrom*; autosomal-rezessiv vererbtes Fehlbildungssyndrom, das auf einer Chromosomeninstabilität beruht; die Häufigkeit beträgt 1:100.000 Lebendgeborene; ist durch Gliedmaßenfehlbildungen [Tetraphokomelie*], Lippen-Kiefer-Gaumen-Spalte* und mentale Retardierung gekennzeichnet

Pseu|do|trun|cus a|or|ta|lis *m* (Ⓔ pseudotruncus arteriosus): ***Syn:*** *Pulmonalatresie ohne Ventrikelseptumdefekt*; *s.u. Pulmonalatresie*

Pseu|do|tu|ber|kel *nt* (Ⓔ pseudotubercle): an Tuberkulose* erinnernde Lymphknotenveränderung

Pseu|do|tu|ber|ku|lo|se *f* (Ⓔ pseudotuberculosis): selten auf den Menschen übertragene **Nagertuberkulose** durch **Yersinia pseudotuberculosis**

Pseu|do|tu|mor *m* (Ⓔ pseudotumor): ***Syn:*** *Scheingeschwulst, falsche Geschwulst*; durch eine entzündliche Schwellung vorgetäuschte Tumorbildung

fibröser Pseudotumor (Ⓔ fibrous pseudotumor): ***Syn:*** *pseudofibromatöse Periorchitis*; idiopathische Fibrosierung der Hodenhüllen, die v.a. zwischen dem 30. und 60. Lebensjahr auftritt; führt zur Bildung solitärer oder multipler Knoten der Hodenhülle, seltener des Hodens oder Nebenhodens

Pseudotumor orbitae (Ⓔ orbital pseudotumor): ***Syn:*** *Collier-Syndrom*; einseitiger, schmerzhafter Exophthalmus* bei raumfordernden Prozessen der Augenhöhle

pseu|do|u|ni|po|lar *adj* (Ⓔ pseudounipolar): (*Neuron*) mit scheinbar nur einem Fortsatz

Pseu|do|u|ri|din *nt* (Ⓔ pseudouridine): Uridinabkömmling mit Uracil* in der Fünferstellung

Pseu|do|wut *f* (Ⓔ pseudorabies): ***Syn:*** *Pseudolyssa, Pseudorabies, Aujeszky-Krankheit*; selten auf den Menschen übertragene [Laborinfektion] Enzephalomyelitis* von Haustieren durch das Pseudowutvirus **Herpesvirus suis**

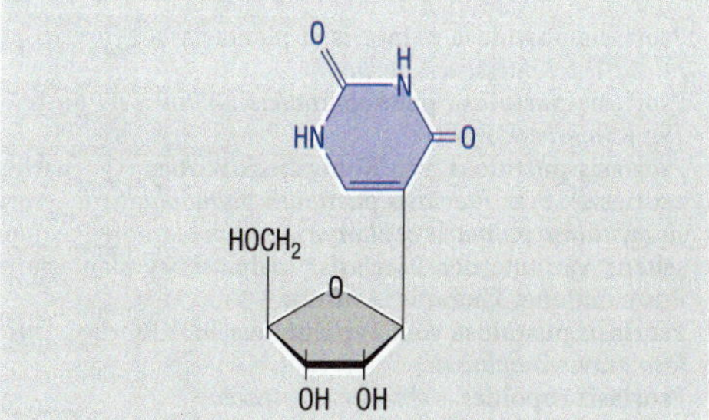

Abb. P180. Pseudouridin

Pseu|do|wut|vi|rus *nt, pl* **-ren** (Ⓔ pseudorabies virus): ***Syn:*** *Herpesvirus suis*; *s.u. Pseudowut*

Pseu|do|xan|tho|ma e|las|ti|cum *nt*: →*systemische Elastorrhexis*

Pseudozellweger-Syndrom *nt* (Ⓔ pseudo-Zellweger syndrome): *s.u. Zellweger-Syndrom*

Pseu|do|zir|rho|se *f* (Ⓔ pseudocirrhosis): ***Syn:*** *Pseudoleberzirrhose*; an eine Zirrhose* erinnernde Veränderungen der Leber bei chronischer Leberstauung

Pseu|do|zy|a|no|se *f* (Ⓔ false cyanosis): ***Syn:*** *falsche Zyanose*; bläuliche Hautverfärbung durch Pigmenteinlagerung; auch Bezeichnung für die dunkelrote Haut- und Schleimhautfärbung bei Polycythaemia* vera

Pseu|do|zy|lin|der *m* (Ⓔ pseudocast): ***Syn:*** *Zylindroid*; Schleimzylinder oder zylinderartige Leukozytenanhäufung im Harn, die einen echten Harnzylinder vortäuscht

Pseu|do|zys|te *f* (Ⓔ pseudocyst): ***Syn:*** *falsche Zyste*; nicht mit Epithel ausgekleidete Zyste*, z.B. Erweichungszyste* oder parasitäre Zyste*

pseu|do|zys|tisch *adj* (Ⓔ pseudocystic): Pseudozyste(n) betreffend, aus Pseudozysten bestehend

PSF *Abk.*: Pleuritis serofibrinosa

PSG *Abk.*: Prednisolonstearoylglykolat

PSGN *Abk.*: →*Poststreptokokken-Glomerulonephritis*

PSH *Abk.*: **1.** Poststimulations-Histogramm **2.** →*präsynaptische Hemmung*

PSI *Abk.*: **1.** Pockenschutzimpfung **2.** Polio-Schluckimpfstoff **3.** posteriorer Sagittalindex

Psi|lo|cin *nt* (Ⓔ psilocin): *s.u. Psilocybin*

Psi|lo|cy|bin *nt* (Ⓔ psilocybin): in verschiedenen Pilzgattungen vorkommendes Alkaloid, das, genau wie sein Derivat **Psilocin**, bei gesunden Menschen psychoseähnliche Zustände hervorruft

Psi|lo|sis *f, pl* **-ses** (Ⓔ **1.** psilosis **2.** →*Psilosis linguae*): **1.** Haarlosigkeit, Kahlheit, Alopezie* **2.** →*Psilosis linguae*

Psilosis linguae (Ⓔ psilosis of the tongue): ***Syn:*** *tropische Aphthen*; glatte rote Zunge mit Aphthenbildung bei Sprue*

Psit|ta|ko|se *f* (Ⓔ psittacosis): ***Syn:*** *Ornithose, Papageienkrankheit*; von Vögeln auf den Menschen übertragene meldepflichtige Infektionskrankheit durch **Chlamydia psittaci**; i.d.R. hoch fieberhafter, grippeähnlicher Verlauf mit atypischer Pneumonie*; **Diagnose**: Antikörpernachweis [KBR]; **Therapie**: Doxycyclin*

PSK *Abk.*: Polysulfid-Kautschuk

PSKV *Abk.*: private Studentenkrankenversicherung

PSL *Abk.*: **1.** →*Prednisolon* **2.** Puffer-Substrat-Leerwert

PSM *Abk.*: Pflanzenschutzmitel

PSMA *Abk.*: →*progressive spinale Muskelatrophie*

PSMF *Abk.*: proteinsubstituiertes modifiziertes Fasten

PsN *Abk.*: Pseudoneurasthenie

Pso|as|ab|szess *m* (Ⓔ psoas abscess): meist symptomarmer Senkungsabszess* [z.B. bei Wirbelsäulentuberkulose] auf dem Musculus* iliopsoas

Pso|as|ar|ka|de *f* (Ⓔ medial arcuate ligament): ***Syn:*** *Ligamentum arcuatum mediale*; den Musculus* psoas major überspannender Sehnenbogen am 1. Lendenwirbel

Pso|as ma|jor *m*: →*Musculus psoas major*

Pso|as mi|nor *m*: →*Musculus psoas major*

Pso|as|rand|zei|chen *nt* (Ⓔ psoas margin sign): ***Syn:*** *Hutter-Zeichen, Psoasrandphänomen, Psoaszeichen*; bei infektiös-toxischer Nierenparenchymschädigung findet man im Röntgenbild eine geradlinige Begrenzung des Nierenbeckens durch eine mediale Anlagerung des Musculus psoas major

Pso|as|zei|chen *nt* (Ⓔ **1.–2.** psoas sign): **1.** →*Psoasrandzeichen* **2.** verbreiterter unscharfer Psoasschatten im Röntgenbild bei Psoasabszess

Pso|i|tis *f, pl* **-ti|den** (Ⓔ psoitis): Entzündung von Musculus* psoas major oder minor; *s.a. Psoasabszess*

pso|i|tisch *adj* (Ⓔ psoitic): Psoitis betreffend, von ihr betroffen oder gekennzeichnet

Pso|ra|le|ne *pl* (Ⓔ psoralens): in verschiedenen Pflanzen vorkommende Stoffe, die UV-Licht absorbieren und z.T. phototoxisch wirken; *s.a. Photochemotherapie*

P

pso|ri|a|si|form *adj* (Ⓔ psoriasiform): ***Syn:*** *psoriatisch*; psoriasisartig, psoriasisähnlich

Pso|ri|a|sis *f, pl* **-ses** (Ⓔ psoriasis): ***Syn:*** *Schuppenflechte*; häufige, chronische Hautkrankheit mit rötlicher Schuppung und evtl. entzündlicher Gelenkbeteiligung; neben einer genetischen Disposition spielen Triggerfaktoren eine Rolle bei der Auslösung; die meisten Formen sind auf die Haut beschränkt, daneben gibt es aber auch Varianten mit schweren extrakutanen Symptomen; am weitaus häufigsten ist die Psoriasis* vulgaris; *s.a. Essay AIDS S. 31*

Psoriasis anularis (Ⓔ annular psoriasis): Psoriasis* vulgaris mit runden Herden

Psoriasis arthropathica: *→Psoriasisarthritis*

Psoriasis capillitii (Ⓔ psoriasis of the scalp): schwer zu therapierende Psoriasis* vulgaris der Kopfhaut; kann isoliert auftreten

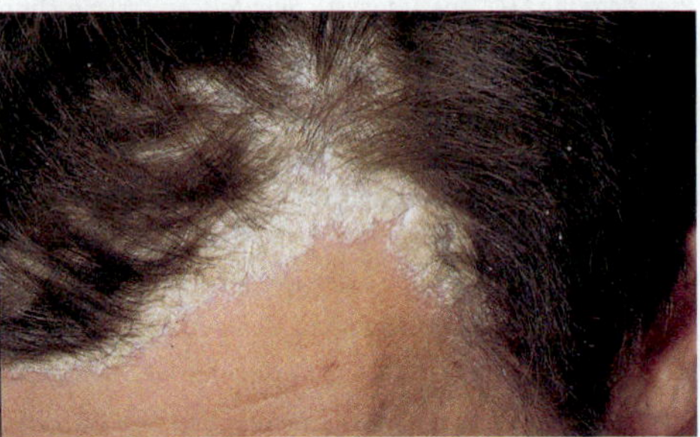

Abb. P181. Psoriasis capillitii

Psoriasis cum pustulatione (Ⓔ pustular psoriasis): ***Syn:*** *Psoriasis pustulosa*; Pustelbildung bei Psoriasis* vulgaris; die Pusteln verschwinden meist von alleine nach Stunden bis Tagen

Psoriasis discoidea (Ⓔ discoid psoriasis): Psoriasis* vulgaris mit scheibenförmigen Herden

early-onset Psoriasis (Ⓔ eraly-onset psoriasis): *s.u. Psoriasis vulgaris*

Psoriasis erythrodermica (Ⓔ erythrodermic psoriasis): ***Syn:*** *psoriatische Erythrodermie, Erythrodermia psoriatica*; Erythrodermie* bei ausgedehnter Psoriasis vulgaris

Psoriasis generalisata (Ⓔ generalized psoriasis): ***Syn:*** *Psoriasis universalis*; die gesamte Haut betreffende Psoriasis* vulgaris

Psoriasis geographica (Ⓔ psoriasis geographica): Psoriasis* vulgaris mit großen, landkartenartigen Plaques

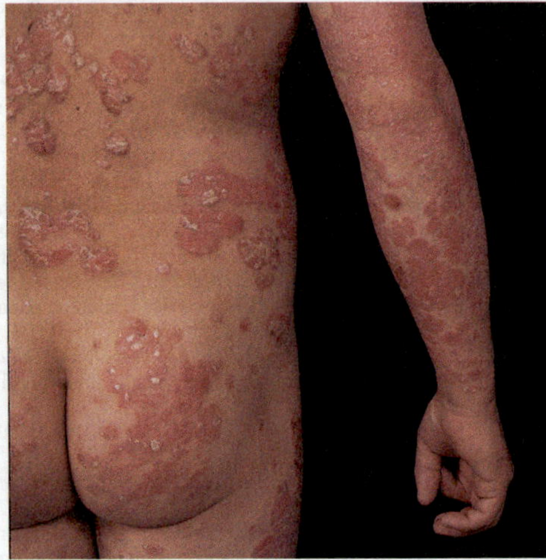

Abb. P182. Psoriasis geographica

Psoriasis guttata (Ⓔ guttate psoriasis): Psoriasis* vulgaris mit tropfenförmigen Herden

Psoriasis gyrata (Ⓔ gyrate psoriasis): Psoriasis* vulgaris mit bogenförmigen, gyrierten Herden

Psoriasis intertriginosa (Ⓔ intertriginous psoriasis): Psoriasis* inversa der Körperfalten

Psoriasis inversa (Ⓔ inverse psoriasis): Psoriasis* vulgaris mit Befall der Beugeseiten und der intertriginösen Räume

late-onset Psoriasis (Ⓔ late-onset psoriasis): *s.u. Psoriasis vulgaris*

Psoriasis nummularis (Ⓔ nummular psoriasis): Psoriasis* vulgaris mit münzenförmigen Herden

Psoriasis ostracea (Ⓔ ostraceous psoriasis): ***Syn:*** *Psoriasis rupoides*; Psoriasis* vulgaris mit aufgetürmten Schuppen

Psoriasis palmaris et plantaris (Ⓔ palmoplantar psoriasis): ***Syn:*** *Psoriasis palmoplantaris*; Psoriasis* vulgaris mit Befall der Handflächen und Fußsohlen

Psoriasis palmoplantaris: *→Psoriasis palmaris et plantaris*

Psoriasis punctata (Ⓔ punctate psoriasis): Psoriasis* vulgaris mit punktförmigen Herden

Psoriasis pustulosa (Ⓔ **1.–2.** pustular psoriasis): **1. *Syn:*** *Psoriasis cum pustulatione*; Pustelbildung bei Psoriasis* vulgaris; die Pusteln verschwinden meist von alleine nach Stunden bis Tagen **2.** lokalisierte oder generalisierte Form der Psoriasis mit sterilen Pusteln; man unterscheidet Psoriasis* pustulosa gravis Zumbusch und Psoriasis* pustulosa Typ Königsbeck-Barber

Psoriasis pustulosa generalisata: *→Psoriasis pustulosa gravis Zumbusch*

Psoriasis pustulosa gravis Zumbusch (Ⓔ von Zumbusch's psoriasis): ***Syn:*** *Psoriasis pustulosa vom Typ Zumbusch, Psoriasis pustulosa generalisata*; seltene, schwer verlaufende Form mit sterilen Pusteln, disseminierten Erythemen und Beeinträchtigung des Allgemeinbefindens; unbehandelt können die rezidivierenden Schübe zu Entkräftung, Gewichtsverlust, Hypoalbuminämie*, Hypokalzämie*, tetanischen Krämpfen und Herzstillstand führen; **Therapie:** Acitretin*

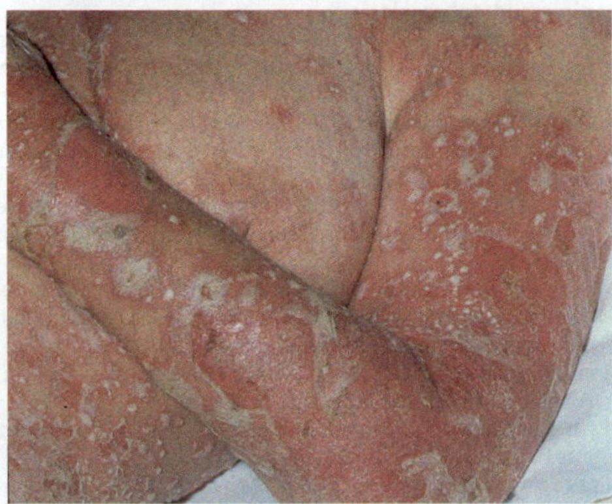

Abb. P183. Psoriasis pustulosa gravis Zumbusch

Psoriasis pustulosa palmaris et plantaris: *→Psoriasis pustulosa Typ Königsbeck-Barber*

Psoriasis pustulosa palmoplantaris: *→Psoriasis pustulosa Typ Königsbeck-Barber*

Psoriasis pustulosa Typ Königsbeck-Barber (Ⓔ Barber's psoriasis): ***Syn:*** *Psoriasis pustulosa palmoplantaris, Psoriasis pustulosa palmaris et plantaris, palmoplantare Pustulose*; seltene Variante der Psoriasis* palmaris et plantaris mit Pustelbildung; **Therapie:** Acitretin*

Psoriasis pustulosa vom Typ Zumbusch: *→Psoriasis pustulosa gravis Zumbusch*

Psoriasis rupoides: *→Psoriasis ostracea*

Typ-I-Psoriasis (Ⓔ type I psoriasis): *s.u. Psoriasis vulgaris*

Typ-II-Psoriasis (Ⓔ type II psoriasis): *s.u. Psoriasis vul-*

garis

Psoriasis universalis: → *Psoriasis generalisata*

Psoriasis vulgaris (Ⓔ psoriasis): *Syn:* *Schuppenflechte*; häufigste Psoriasisform mit charakteristischen scharf begrenzten, erythematösen Plaques und silbrigen Schuppen; sie ist weltweit verbreitet, tritt aber bei Weißen wesentlich häufiger auf; ihre Prävalenz beträgt ca. 5 % jenseits des 50. Lebensjahres; Personen mit HLA-Cw6 haben ein zehnfach erhöhtes Erkrankungsrisiko; bei HLA-B27 besteht eine Disposition für Psoriasisarthritis*
die Erkrankung kann in jedem Lebensalter beginnen; früher Krankheitsbeginn [**early-onset Psoriasis, Typ-I-Psoriasis**] ist mit schwererem Verlauf und schlechterem Ansprechen auf Therapie assoziiert als später Krankheitsbeginn [**late-onset Psoriasis, Typ-II-Psoriasis**]
der **klinische Verlauf** ist individuell verschieden und kaum voraussagbar; die Bereitschaft zur Ausbildung psoriatischer Herde ist nicht immer gleich und wird von äußeren und inneren Faktoren beeinflusst; ist die Bereitschaft hoch, lösen exogene Reize das Auftreten psoriatischer Herde aus [**Köbner-Phänomen**]; die psoriatische Läsion ist ein kreisrunder, scharf begrenzter, ziegelroter Herd mit groblamellöser Schuppung, der meist an den Extremitätenstreckseiten, Ellenbogen, Knie, Lendenbereich oder der behaarten Kopfhaut sitzt; typisch sind Kerzenfleckphänomen*, Auspitz*-Phänomen und Phänomen* des letzten Häutchens; die Herde vergrößern sich durch peripheres Wachstum und können sich später entweder spontan rückbilden oder in eine chronisch-stabile Plaqueform übergehen; die klinische Einteilung beruht auf der Form und Größe der Herde
in ca. 50 % der Fälle finden sich typische, meist beidseitige Veränderungen der Nägel [Tüpfelnägel*, Ölfleckphänomen*, subunguale Hyperkeratosen*], die unter dem Begriff **Nagelpsoriasis** zusammengefasst werden; man findet sie besonders stark ausgeprägt bei gleichzeitiger Psoriasisarthritis*; **DD:** *siehe Tab. P186*; **Therapie:** bisher ist keine kausale Therapie möglich; man unterscheidet Allgemeinmaßnahmen [Ölbäder, Pflegesalben, Keratolytika, Klimatherapie am Toten Meer], lokale Therapie [Dithranol*, Vitamin-D_3-Präparate, Teerpräparate, Corticosteroide] und systemische Therapie [PUVA*, Acitretin*, Methotrexat*, Ciclosporin* A], die je nach klinischem Bild und Leidensdruck des Patienten angewandt werden

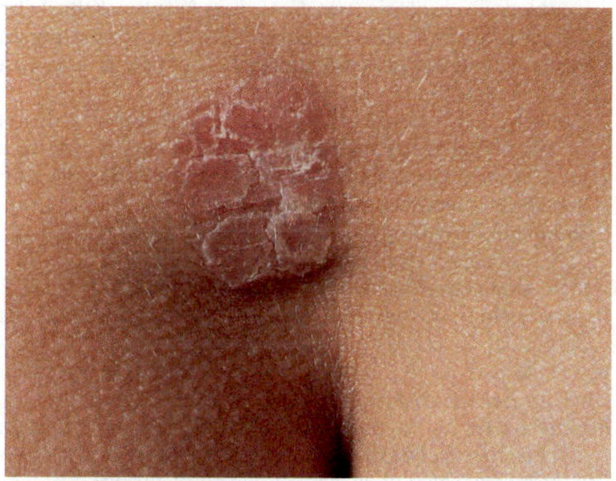

Abb. P184. Psoriasis vulgaris

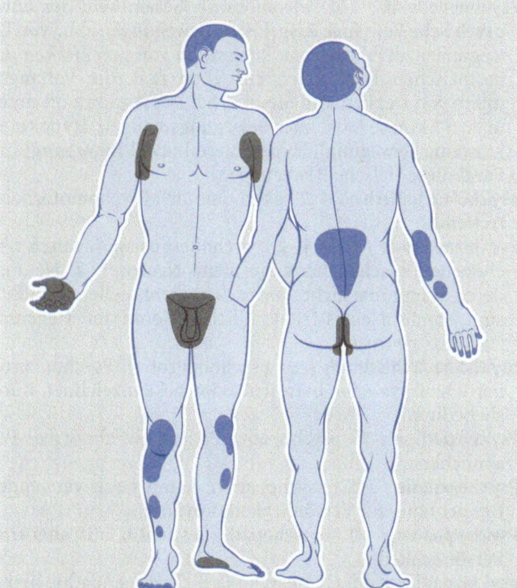

Abb. P185. Prädilektionsstellen der Psoriasis vulgaris. Blau: typische Psoriasis, Grau: Psoriasis inversa

Tab. P186. Differentialdiagnose der Psoriasis vulgaris

Einzelherd	Ekzemplaque, Epidermomykose, CDLE, Morbus Bowen, oberflächliches Basaliom, extramammärer Morbus Paget, pagetoide Retikulose
P. guttata	Seborrhoisches Ekzem, Pityriasis rosea, Pityriasis lichenoides, Lichen ruber, subakut-kutaner Lupus erythematodes, Lues II
Plaque-Typ P.	Nummuläres Ekzem, Parapsoriasis en plaques, Mycosis fungoides, subakut-kutaner Lupus erythematodes
Erythrodermatische P.	Ekzematische Erythrodermie, Pityriasis rubra pilaris, kongenitale ichthyosiforme Erythrodermie, Sézary-Syndrom, erythrodermatische Mycosis fungoides
P. capillitii	Seborrhoisches Kopfekzem, Tinea amiantacea, Mikrosporie
Intertriginöse P.	Intertrigenöses Ekzem, Candidamykose
Palmoplantare P.	Chronisches Hand-, Fußekzem, palmoplantare Mykose, Sézary-Syndrom
Genitale P.	Morbus Reiter, Erythroplasie, Lues II

Pso|ri|a|sis|ar|thri|tis *f, pl* **-ti|den** (Ⓔ psoriatic arthritis): *Syn:* *Arthritis psoriatica, Psoriasis-Arthropathie, Psoriasis arthropathica, Osteoarthropathia psoriatica*; chronische Gelenkerkrankung mit Knochenbeteiligung im Rahmen einer Psoriasis*; kann sowohl vor als auch nach den Hauterscheinungen auftreten; gleicht klinisch der rheumatischen Arthritis*, allerdings kann es primär zum Befall großer Gelenke kommen; bei Befall der Finger sind entweder nur die distalen Interphalangealgelenke [**Transversaltyp**] oder alle Fingergelenke betroffen [**Axialtyp**], was zu Ausbildung der sog. **Wurstfinger** führt; **Therapie:** symptomatisch

Psoriasis-Arthropathie *f:* → *Psoriasisarthritis*

pso|ri|a|tisch *adj* (Ⓔ psoriatic): *Syn:* *psoriasiform*; Schuppenflechte/Psoriasis betreffend, von Psoriasis betroffen

PSP *Abk.:* **1.** Pankreasstein-Protein **2.** → *Phenolsulfonphthalein* **3.** → *Phenolsulfophthalein* **4.** Poststimulations-Potenzierung **5.** postsynaptisches Potential **6.** prostatasaure Phosphatase

PSPP *Abk.:* Präsqualenpyrophosphat

P/S-Quotient *m* (Ⓔ P/S ratio): Quotient aus mehrfach ungesättigten [**poly**unsaturated] und gesättigten [**saturated**] Fettsäuren in der Nahrung

PSR *Abk.:* **1.** → *Patellarsehnenreflex* **2.** Porter-Silber-Reaktion

PSS *Abk.:* **1.** Persönlichkeitsskalen-System **2.** progressive systemische Sklerose

PST *Abk.:* **1.** paroxysmale supraventrikuläre Tachykardie **2.** Penicillin, Streptomycin, Tetracyclin **3.** → *Pulmonalstenose*

PSTH *Abk.:* Poststimulus-Time-Histogramm

PSV *Abk.:* proximale selektive Vagotomie

PSVT *Abk.:* paroxysmale supraventrikuläre Tachykardie

Psych-, psych- *präf.:* → *Psycho-*

Psych|al|gie *f* (Ⓔ psychalgia): psychogener Schmerz; meist psychogener Kopfschmerz

Psych|as|the|nie *f* (Ⓔ psychasthenia): durch psychische Faktoren bedingte Energielosigkeit und Antriebsschwäche; heute kaum noch verwendeter Begriff

Psych|as|the|ni|ker *m* (Ⓔ asthenic): ***Syn:*** *Astheniker*; nach der Typenlehre von E. Kretschmer* ein Mensch mit ausgeprägt leptosomem Körperbau; z.T. auch mit einem extrem negativen Stigma belastet; Asthenikern wird eine allgemeine Schwäche, leichte Erschöpfbarkeit und eine Tendenz zu Nervenzusammenbrüchen nachgesagt

Psy|che *f* (Ⓔ **1.–2.** psyche): ***Syn:*** *Seele*; **1.** die Seele, als Gegensatz zum Soma [Leib] **2.** Gesamtheit der bewussten und unbewussten seelischen Vorgänge

psy|che|de|lisch *adj* (Ⓔ psychedelic): ***Syn:*** *psychodelisch*; das Bewusstsein erweiternd oder verändernd; durch Halluzinogene erzeugt, rauschartig

Psy|chi|a|ter *m* (Ⓔ psychiatrist): Arzt für Psychiatrie*

Psy|chi|a|trie *f* (Ⓔ psychiatry): ***Syn:*** *Seelenheilkunde*; Teilgebiet der Medizin, das sich mit der Diagnose und Behandlung von psychischen Störungen befasst

psy|chi|a|trisch *adj* (Ⓔ psychiatric): Psychiatrie betreffend

PSYCHIS *Abk.*: Psychiatrisches Informationssystem

psy|chisch *adj* (Ⓔ psychic): ***Syn:*** *seelisch, geistig; mental, psychogen*; Psyche betreffend

Psycho-, psycho- *präf.*: Wortelement mit der Bedeutung „Seele/Gemüt“

Psy|cho|a|na|lep|ti|kum *nt, pl* **-ka**: *→Psychostimulans*

psy|cho|a|na|lep|tisch *adj* (Ⓔ psychoanaleptic): die psychische Aktivität erhöhend/steigernde

Psy|cho|a|na|ly|se *f* (Ⓔ psychoanalysis): auf der Lehre von Sigmund Freud aufbauende Methode zur Diagnose und Behandlung psychischer Störungen; dient primär der Aufhellung von unbewussten seelischen Vorgängen und Handlungen sowie der Diagnose [und Behandlung] neurotischer Störungen, die durch ins Unterbewusstsein verdrängte Erlebnisse und Konflikte bedingt sind; die **klassische** oder **orthodoxe Psychoanalyse** arbeitet mit freien Assoziationen, Traumdeutung und Analyse von Fehlhandlungen mit dem Ziel, unbewusste Konflikte und Motivationen aufzudecken und dem Patienten zu einer Einsicht in seine Gefühlslage zu verhelfen; im Gegensatz dazu versuchen andere Verfahren [z.B. **aktive Analyse, direkte Analyse, gezielte Analyse**] den Patienten in eine bestimmte Richtung zu leiten und den Heilverlauf durch Ratschläge oder Interpretation zu beeinflussen

P

psy|cho|a|na|ly|sie|ren *v* (Ⓔ psychoanalyze): eine Psychoanalyse durchführen, psychoanalytisch untersuchen oder behandeln

Psy|cho|a|na|ly|ti|ker *m* (Ⓔ psychoanalyst): Psychologe* auf dem Gebiet der Psychoanalyse*

Psy|cho|a|na|ly|ti|ke|rin *f* (Ⓔ psychoanalyst): Psychologe* auf dem Gebiet der Psychoanalyse*

psy|cho|a|na|ly|tisch *adj* (Ⓔ psychoanalytic): Psychoanalyse betreffend, mittels Psychoanalyse

psy|cho|de|lisch *adj*: *→psychedelisch*

Psy|cho|di|a|gnos|tik *f* (Ⓔ psychodiagnosis): Diagnose psychischer Störungen mit psychologischen Methoden

Psy|cho|dra|ma *nt* (Ⓔ psychodrama): Gruppentherapie, bei der Probleme schauspielerisch dargestellt werden

Psy|cho|dy|na|mik *f* (Ⓔ **1.–2.** psychodynamics): **1.** Gesamtheit der intrapersonellen Energie **2.** in der Psychoanalyse der Versuch, Verhalten durch die intrapersonelle Dynamik von z.B. Bewusstem und Unbewusstem zu erklären

Psy|cho|dys|lep|ti|kum *nt, pl* **-ka** (Ⓔ psychodysleptic): ***Syn:*** *Halluzinogen, Psychomimetikum, Psychotomimetikum, Eidetikum, Phantastikum, Psychotoxikum*; Substanz, die bei gesunden Personen abnorme Erlebniszustände [Halluzinationen] auslöst

psy|cho|dys|lep|tisch *adj* (Ⓔ psychodysleptic): seelisch enthemmend, halluzinogen

Psy|cho|e|ner|ge|ti|kum *nt, pl* **-ka**: *→Psychostimulans*

psy|cho|gen *adj* (Ⓔ psychogenic): ***Syn:*** *psychogenetisch*; psychisch/seelisch bedingt, in der Psyche begründet; oft gleichgesetzt mit hysterisch

psy|cho|ge|ne|tisch *adj* (Ⓔ **1.** psychic **2.** psychogenic): **1.** die geistige Entwicklung oder Psychogenie betreffend **2.** ***Syn:*** *psychogen*; psychisch/seelisch bedingt, in der Psyche begründet; oft gleichgesetzt mit hysterisch

Psy|cho|ge|ri|a|trie *f* (Ⓔ psychogeriatrics): ***Syn:*** *Alterspsychiatrie*; Behandlung psychischer Probleme älterer Patienten

Psy|cho|in|fan|ti|lis|mus *m* (Ⓔ infantilism): ***Syn:*** *psychischer Infantilismus, Infantilismus*; Stehenbleiben der geistigen oder psychischen Entwicklung auf einer kindlichen Ebene; ist durch mangelhafte Selbstständigkeit oder erhöhte Anschmiegsamkeit gekennzeichnet

Psy|cho|lep|ti|kum *nt, pl* **-ka** (Ⓔ major tranquilizer): ***Syn:*** *Neuroleptikum, Antipsychotikum, major tranquilizer*; Substanz mit angstlösender, beruhigender und sedierender Wirkung; gehört zu den Psychopharmaka* und wird v.a. zur Behandlung von Schizophrenie*, Manie*, organischer Psychosen*, Alkoholdelir und Angst- und Erregungszuständen verwendet; umfasst **Phenothiazinderivate** [Chlorpromazin], **Thioxanthenderivate** [Chlorprothixen], **Aminobutyrophenone** [Droperidol], **Diphenylbutylpiperidine** [Fluspirilen] und **Indolderivate** [Reserpin]

Psy|cho|lo|ge *m* (Ⓔ psychologist): Wissenschaftler auf dem Gebiet der Psychologie*

Psy|cho|lo|gie *f* (Ⓔ psychology): ***Syn:*** *Seelenkunde*; Wissenschaft von den seelischen Vorgängen, d.h. vom Erleben und Verhalten des Menschen in Bezug auf sich selbst oder die Umwelt

analytische Psychologie (Ⓔ analytical psychology): ***Syn:*** *komplexe Psychologie*; von C. G. Jung* entwickelte Lehre, die davon ausgeht, dass Neurosen* durch Verdrängung und Vernachlässigung angeborener religiöser Funktionen der Psyche entstehen

klinische Psychologie (Ⓔ clinical psychology): Teilgebiet der Psychologie, das sich der Diagnose und Behandlung psychischer Störungen widmet; dazu gehört auch die Hilfeleistung bei seelischen Krisen

komplexe Psychologie: *→analytische Psychologie*

pathologische Psychologie: *→Psychopathologie*

physiologische Psychologie: *→Psychophysiologie*

Psy|cho|lo|gin *f* (Ⓔ psychologist): Wissenschaftlerin auf dem Gebiet der Psychologie*

psy|cho|lo|gisch *adj* (Ⓔ psychologic): Psychologie betreffend, auf ihr beruhend, mit den Methoden der Psychologie

Psy|cho|me|trie *f* (Ⓔ psychometry): objektive Messung von psychischen Funktionen und Verhaltensweisen

Psy|cho|mi|me|ti|kum *nt, pl* **-ka**: *→Psychodysleptikum*

psy|cho|mi|me|tisch *adj* (Ⓔ psychotomimetic): die Psyche anregend; oft gleichgesetzt mit halluzinogen

Psy|cho|mo|to|rik *f* (Ⓔ ideomotion): Gesamtheit, der durch psychische Vorgänge ausgelösten Bewegungen, d.h., von Bewegungen, die durch eine Integration von psychischen und motorischen Funktionen entstehen [z.B. die Verlangsamung von Denken und Motorik bei Depression]; oft unterteilt in Akinese [absoluter Bewegungsmangel], Hypokinese [zuwenig Bewegung], Hyperkinese [zuviel Bewegung] und Parakinese [falsche Bewegungen]

psy|cho|mo|to|risch *adj* (Ⓔ psychomotor): Psychomotorik betreffend

Psy|cho|neu|ro|se *f* (Ⓔ **1.–2.** psychoneurosis): **1.** durch psychogene Ursachen hervorgerufene Neurose* **2.** Neurose, deren Symptome nicht Ausdruck eines aktuellen Konfliktes sind, sondern eines frühkindlichen Konfliktes; Gegensatz zu Aktualneurose*

psy|cho|neu|ro|tisch *adj* (Ⓔ psychoneurotic): Psychoneurose betreffend, von ihr betroffen oder gekennzeichnet, durch sie bedingt

Psy|cho|path *m* (Ⓔ psychopath): Patient mit abnormer Persönlichkeit

Psy|cho|pa|thie *f* (Ⓔ psychopathy): kaum noch verwendete Bezeichnung für Persönlichkeitsstörung

Psy|cho|pa|thin *f* (Ⓔ psychopath): Patientin mit abnormer Persönlichkeit

psy|cho|pa|thisch *adj* (Ⓔ psychopathic): Psychopathie betreffend, an Psychopathie leidend, seelisch-charakterlich gestört

Psy|cho|pa|tho|lo|gie *f* (Ⓔ psychopathology): ***Syn:*** *pathologi-*

sche Psychologie; Lehre von den krankhaften seelischen Vorgängen und Geisteskrankheiten

Psy|cho|phar|ma|ka *pl* (Ⓔ psychoactive drugs): ***Syn:*** *psychotrope Substanzen*; Arzneimittel, die auf das ZNS einwirken und damit psychische Vorgänge beeinflussen; man unterscheidet: **Neuroleptika** [Mittel mit angstlösender, beruhigender und sedierender Wirkung], **Antidepressiva** [Mittel gegen Depressionen], **Ataraktika** [Mittel mit vorwiegend dämpfender Wirkung auf die Psyche; heben Spannungs-, Erregungs- und Angstzustände auf und wirken auch auf dadurch bedingte Begleitsymptome], **Psychodysleptika** [lösen bei gesunden Personen abnorme Erlebniszustände aus] und **Psychostimulanzien** [erhöhen die Aktivität des Zentralnervensystems]

Psy|cho|phar|ma|ko|lo|gie *f* (Ⓔ psychopharmacology): interdisziplinäre Lehre von den Wirkungen von Pharmaka auf das Erleben, Befinden und Verhalten

Psy|cho|phy|si|o|lo|gie *f* (Ⓔ psychophysiology): ***Syn:*** *physiologische Psychologie*; Untersuchung der Verbindung von psychischen und physiologischen Prozessen

psy|cho|phy|si|o|lo|gisch *adj* (Ⓔ psychophysiologic): Psychophysiologie betreffend

psy|cho|phy|sisch *adj* (Ⓔ psychophysical): ***Syn:*** *seelisch-leiblich, seelisch-körperlich psychosomatisch*; Psychophysik betreffend; Geist/Psyche und Körper betreffend

Psy|cho|ple|gi|kum *nt, pl* **-ka** (Ⓔ psychoplegic): die geistige Aktivität dämpfende Substanz

Psy|cho|se *f* (Ⓔ psychosis): allgemeine Bezeichnung für psychische Krankheiten, die durch aktuelle oder vermutete Organ- oder Gehirnerkrankungen hervorgerufen werden; die Abgrenzung zu Neurosen* ist nicht immer einfach und z.T. auch umstritten; *s.a. Essay Psychosen S. 1777*

affektive Psychosen (Ⓔ affective disorders): ***Syn:*** *Affektpsychosen, Zyklothymien, affektive Störungen, manisch-depressive Krankheiten*; Oberbegriff für Psychosen mit Störungen der Affektivität; können sich vorwiegend durch Manie oder Depression äußern; der Verlauf ist i.d.R. phasenhaft mit vollständiger Remission und gesunden Intervallen; Residualzustände sind selten; vom Verlauf her unterscheidet man **monopolare Psychosen** [nur depressive oder manische Phasen] von **bipolaren Psychosen** [abwechselnd depressive und manische Phasen], und **monophasische Psychosen** [einmalige Manie oder Depression] von **polyphasischen Psychosen** [mehrmalige Manien oder/und Depressionen]; am häufigsten sind **polyphasisch-monopolare** und **monophasisch-monopolare Depressionen**, z.B. als postpartale Depressionen; bei nur ca. 1/3 der Patienten ist der Verlauf typisch bipolar; insgesamt sind depressive Phasen 3-mal häufiger als manische Phasen und mit einer Phasendauer von 4–6 [-12] Monaten auch kürzer; *s.a. Depression, Manie*

atypische endogene Psychosen: *→schizoaffektive Psychosen*

bipolare Psychosen (Ⓔ bipolar disorders): *s.u. affektive Psychosen*

endogene Psychose (Ⓔ endogenous psychosis): ohne erkennbare Ursache entstehende Psychose; Oberbegriff für Schizophrenie*, affektive Psychosen*, zykloide Psychosen* und epileptische Psychose*

epileptische Psychose (Ⓔ epileptic psychosis): zu den endogenen Psychosen gehörende akute oder chronische Psychose bei Epilepsie*; der Begriff ist nur unscharf definiert

exogene Psychose (Ⓔ exogenous psychosis): ***Syn:*** *körperlich begründbare Psychose, akutes organisches Psychosyndrom*; akute oder chronische Psychose, die durch nachweisbare körperliche Erkrankungen verursacht wird; der Begriff ist nicht eindeutig definiert und umfasst entweder alle nicht-endogenen Psychosen oder nur die akuten Formen durch eine schwere körperliche Schädigung, die direkt oder indirekt das Gehirn betrifft [z.B. Tumoren, Abszesse, Verletzungen, Morbus Cushing, Morbus Addison, Meningoenzephalitis, Typhus abdominalis]; zu den klinischen Syndromen gehören z.B. Delir* und Halluzinosen*; die **Klinik** hängt von der Ursache ab, typisch ist aber ein Nebeneinander von Plussymptomen [z.B. Wahn, Halluzinationen] und Minussymptomen [z.B. Bewusstseinsstörungen, Gedächtnisstörungen, Orientierungsstörungen, Antriebsstörungen, Störungen der Affektivität]; der **Verlauf** ist meist nur kurz; die Symptome sind voll reversibel und meist ohne Residualzustände; bei manchen Erkrankungen kann es aber auch zu Übergang in ein diffuses organisches Psychosyndrom* kommen

klimakterische Psychose (Ⓔ climacteric melancholia): ***Syn:*** *Rückbildungspsychose, Involutionspsychose*; im 50.–60. Lebensjahr auftretende paranoide oder depressive Psychose*

körperlich begründbare Psychose: *→exogene Psychose*

manisch-depressive Psychose (Ⓔ manic-depressive psychosis): affektive Psychose* mit bipolarem Verlauf

monophasische Psychosen (Ⓔ monophasic disorders): *s.u. affektive Psychosen*

monopolare Psychosen (Ⓔ monopolar disorders): *s.u. affektive Psychosen*

organische Psychose (Ⓔ organic psychosis): durch Erkrankungen des Gehirns hervorgerufene Psychose; *s.a. diffuses organisches Psychosyndrom*

paranoide Psychose (Ⓔ paranoid disorder): Psychose, die durch Wahnvorstellungen gekennzeichnet ist

polyphasische Psychosen (Ⓔ polyphasic disorders): *s.u. affektive Psychosen*

postoperative Psychose (Ⓔ postoperative psychosis): bis zu 15 Tage nach einer Operation auftretende symptomatische Psychose

posttraumatische Psychose (Ⓔ post-traumatic psychosis): durch ein Hirntrauma verursachte akute oder chronische Psychose; *s.a. diffuses organisches Psychosyndrom*

schizoaffektive Psychosen (Ⓔ schizoaffective disorders): ***Syn:*** *Mischpsychosen, atypische endogene Psychosen*; affektive Störungen, die nicht eindeutig zugeordnet werden können; es handelt sich um endogene Psychosen mit Symptomen aus dem Bereich der Schizophrenie* und der affektive Psychosen oder Sonderformen der Schizophrenie*, bei denen Anfangs affektive Störungen im Vordergrund stehen; **klinisch** finden sich schizophrene Symptome [z.B. Ich-Störungen, Halluzinationen] und manische Stimmung [z.B. Erregung, Gereiztheit, Antriebssteigerung] oder depressive Verstimmtheit [z.B. Schlafstörungen, Konzentrationsstörungen, Verlangsamung]; der Verlauf ist phasenhaft mit vollständiger Remission und gesunden Intervallen; Residualzustände sind selten

schizophrene Psychose: *→Schizophrenie*

senile Psychose (Ⓔ senile psychosis): nach dem 60. Lebensjahr beginnende Psychose

symbiotische Psychose (Ⓔ symbiotic psychosis): schon im Kindesalter einsetzende Psychose mit ausgeprägt starker Angst, v.a. wenn das Kind von der Mutter getrennt wird oder getrennt werden soll

symptomatische Psychose (Ⓔ symptomatic psychosis): Psychose als Begleiterscheinung [Symptom] einer körperlichen Erkrankung, die nicht das Gehirn betrifft, z.B. Sepsis*; wird z.T. gleichgesetzt mit exogener Psychose

toxische Psychose (Ⓔ toxic psychosis): ***Syn:*** *Intoxikationspsychose*; durch verschiedene Giftstoffe [Arsen, Thallium, Pilzgifte], Medikamente, Alkohol oder Nicotin hervorgerufenes psychotisches Zustandsbild, das v.a. von Halluzinationen geprägt ist; chronische Intoxikationspsychosen können zur Entwicklung einer Demenz* führen

zykloide Psychosen (Ⓔ cycloid disorders): ***Syn:*** *Emotionspsychosen*; endogene Psychosen, die eine bipolare Verlaufsform haben und die durch einen typischen raschen Wechsel der Phasen gekennzeichnet sind; zwischen den Phasen können jahrelange, symptomfreie Intervalle liegen; dazu gehören **Angst-Glück-Psychose, erregt-gehemmte Verwirrtheitspsychose** und **hyperkinetisch-akinetische Motilitätspsychose**

psy|cho|se|da|tiv *adj* (Ⓔ psychosedative): mit beruhigender Wirkung auf das Zentralnervensystem

Psy|cho|se|da|ti|vum *nt, pl* **-va** (Ⓔ psychosedative): ***Syn:*** *Beruhigungsmittel, Ataraktikum, Ataraxikum, Tranquilizer, Sedativum, minor tranquilizer*; Mittel mit vorwiegend dämpfender Wirkung auf die Psyche; heben Spannungs-, Erre-

P

gungs- und Angstzustände auf und wirken auch auf dadurch bedingte Begleitsymptome [Schlaflosigkeit]; die wichtigste Gruppe sind die **Benzodiazepine**; oft werden nur am Tag wirkende Beruhigungsmittel als Psychosedativa bezeichnet

psy|cho|se|xu|ell *adj* (Ⓔ psychosexual): die geistigen oder emotionalen Aspekte der Sexualität betreffend

Psy|cho|so|ma|tik *f* (Ⓔ psychophysiology): die Wechselwirkung von Körper und Seele/Psyche

psy|cho|so|ma|tisch *adj* (Ⓔ psychosomatic): ***Syn:*** *seelisch-leiblich, seelisch-körperlich, psychophysisch*; Psychosomatik betreffend; Geist/Psyche und Körper/Soma betreffend, seelisch-körperliche Wechselwirkungen betreffend

Psy|cho|sti|mu|lans *nt, pl* **-lan|zi|en, -lan|ti|en** (Ⓔ psychostimulant): ***Syn:*** *Psychoanaleptikum, psychoanaleptisches Mittel, Psychotonikum, Psychoenergetikum*; die Aktivität des Zentralnervensystems erhöhende Substanz, die die psychische und physische Leistungsfähigkeit steigern soll [z.B. Koffein*, Weckamine*]; werden z.T. auch als Appetitzügler verwendet; regelmäßige Einnahme führt zu Gewöhnung und Abhängigkeit

Psy|cho|syn|drom *nt* (Ⓔ neuropsychologic disorder): unspezifische Bezeichnung für psychische Störungen auf organischer Basis

akutes organisches Psychosyndrom (Ⓔ acute organic mental syndrome): akute Psychose durch eine schwere körperliche Schädigung, die direkt oder indirekt das Gehirn betrifft [z.B. Hirntumoren, -abszesse, -verletzungen, Morbus Cushing, Morbus Addison, Meningoenzephalitis, Typhus abdominalis]; zu den klinischen Syndromen gehören z.B. Delir* und Halluzinosen*; die **Klinik** hängt von der Ursache ab, typisch ist aber ein Nebeneinander von Plussymptomen [z.B. Wahn, Halluzinationen] und Minussymptomen [z.B. Bewusstseinsstörungen, Gedächtnisstörungen, Orientierungsstörungen, Antriebsstörungen, Störungen der Affektivität]; der **Verlauf** ist meist nur kurz; die Symptome sind voll reversibel und meist ohne Residualzustände; bei manchen Erkrankungen kann es aber auch zu Übergang in ein diffuses organisches Psychosyndrom* kommen

amnestisches Psychosyndrom (Ⓔ **1.** amnestic syndrome **2.** Korsakoff's psychosis): **1.** →*diffuses organisches Psychosyndrom* **2.** →*Korsakow-Psychose*

diffuses organisches Psychosyndrom (Ⓔ organic mental syndrome): ***Syn:*** *hirnorganisches/amnestisches/hirndiffuses/organisches Psychosyndrom, psychoorganisches Syndrom*; durch eine organische Schädigung des Gehirns verursachte psychische Störung, die v.a. durch Minussymptome [Hirnleistungsschwäche bis hin zu Demenz, Bewusstseinsstörungen, Gedächtnisstörungen, Orientierungsstörungen, Antriebsstörungen, Störungen der Affektivität] gekennzeichnet ist; akute Formen [akutes organisches Psychosyndrom*] sind i.d.R. reversibel, während chronische Formen [Alzheimer-Krankheit, Multiinfarktdemenz, posttraumatisches Psychosyndrom] irreversibel verlaufen; *s.a. Korsakow-Syndrom*

hirndiffuses Psychosyndrom: →*diffuses organisches Psychosyndrom*

hirnlokales Psychosyndrom (Ⓔ organic mental disorder): Psychosyndrom ohne Bewusstseinsstörungen oder produktive psychotische Syndrome; dafür stehen Störungen des Antriebs und der Affektiviät im Vordergrund; findet sich z.B. bei Hirntumoren, Pick*-Hirnatrophie, Enzephalitis* und der Frühphase von Chorea* Huntington

hirnorganisches Psychosyndrom: →*diffuses organisches Psychosyndrom*

organisches Psychosyndrom: →*diffuses organisches Psychosyndrom*

posttraumatisches Psychosyndrom (Ⓔ post-traumatic mental disorder): chronisches, diffuses, organisches Psychosyndrom* nach Trauma, insbesondere wiederholten Gehirnerschütterungen

psy|cho|the|ra|peu|tisch *adj* (Ⓔ psychotherapeutic): Psychotherapeutik oder Psychotherapie betreffend

Psy|cho|the|ra|pie *f* (Ⓔ psychotherapy): Behandlung von psychischen oder psychosomatischen Störungen mit psychologischen Methoden, d.h. unter Ausnutzung der Arzt-Patient-Beziehung; Oberbegriff für **verbale Therapieverfahren** [Psychoanalyse, Gesprächspsychotherapie], **handlungsbezogene Therapieverfahren** [Verhaltenstherapie], **Entspannungsverfahren** [autogenes Training, progressive Muskelentspannung, Hypnose] und **körperorientierte Therapieverfahren** [konzentrative Bewegungstherapie, funktionelle Entspannung]

psy|cho|tisch *adj* (Ⓔ psychotic): Psychose betreffend, an einer Psychose leidend, von ihr betroffen oder gekennzeichnet, durch sie bedingt, mit den Symptomen einer Psychose

Psy|cho|to|mi|me|ti|kum *nt, pl* **-ka:** →*Psychodysleptikum*

Psy|cho|to|ni|kum *nt, pl* **-ka:** →*Psychostimulans*

psy|cho|to|nisch *adj* (Ⓔ psychostimulant): die Psyche anregend

Psy|cho|to|xi|kum *nt, pl* **-ka:** →*Psychodysleptikum*

Psychro-, psychro- *präf.*: Wortelement mit der Bedeutung „Kälte/Frost"

Psy|chro|al|gie *f* (Ⓔ psychroalgia): ***Syn:*** *Psychrohyperästhesie*; schmerzhafte Kälteempfindung

Psy|chro|bak|te|ri|en *pl* (Ⓔ psychrophilic bacteria): kälteliebende/psychrophile Bakterien

Psy|chro|hy|per|äs|the|sie *f* (Ⓔ psychroalgia): ***Syn:*** *Psychroalgie*; schmerzhafte Kälteempfindung

psy|chro|phil *adj* (Ⓔ psychrophilic): kälteliebend, z.B. kälteliebender/psychrophiler Mikroorganismus

Psyl|li|i se|men *nt* (Ⓔ fleawort seed): *s.u. Flohsamen*

Psyl|li|i tes|tae *pl* (Ⓔ fleawort seed coat): ***Syn:*** *Flohsamenschalen*; *s.u. Flohsamen*

6-P-Symptomatik *f* (Ⓔ 6 ps): Bezeichnung für die klinischen Symptome bei akutem Verschluss peripherer Arterien; umfasst Schmerz [Pain], Blässe [Paleness], Pulslosigkeit, Parästhesien, Lähmung [Paralysis] der betroffenen Extremität und Schocksymptome [Prostration]

5p-Syndrom *nt* (Ⓔ 5p-syndrome): Katzenschreisyndrom*; *s.a. Mikrodeletionssyndrome*

Psyst *Abk.*: systolischer Blutdnuck

PT *Abk.*: **1.** →*Parathyreoidea* **2.** →*paroxysmale Tachykardie* **3.** →*Pertussistoxin* **4.** →*Phototoxizität* **5.** →*physikalische Therapie* **6.** Plasmolyse-Test **7.** →*Pneumotachograph* **8.** Präzipitationstest **9.** →*Primärtumor* **10.** →*Psychotherapie* **11.** pulmonale Tuberkulose **12.** Pulmonalton

Pt *Abk.*: →*Platin*

p.t. *Abk.*: post transfusionem

PTA *Abk.*: **1.** →*Peritonsillarabszess* **2.** perkutane transluminale Angioplastie **3.** Phosphotransacetylase **4.** →*Plasmathromboplastinantecedent* **5.** posttraumatische Amnesie **6.** primär-tubuläre Azidose **9.** →*Prothionamid*

PTA-Mangel *m* (Ⓔ PTA deficiency): ***Syn:*** *Faktor XI-Mangel, PTA-Mangelsyndrom, Rosenthal-Krankheit, Hämophilie C*; autosomal-rezessiv vererbter Mangel an Faktor XI mit erblicher Blutungsneigung; *s.a. Hämophilie*

PTA-Mangelsyndrom *nt*: →*PTA-Mangel*

Ptar|mus *m* (Ⓔ ptarmus): Nieskrampf

Ptase *Abk.*: →*Phosphatase*

PTB *Abk.*: **1.** Physikalisch-Technische Bundesanstalt **2.** →*Prothrombin* **3.** pulmonale Tuberkulose

PTC *Abk.*: **1.** →*perkutane transhepatische Cholangiographie* **2.** Phenylthiocarbamid **3.** Plasma-Thromboplastin-Komponente **4.** positiver Temperaturkoeffizient **5.** posttraumatische Kephalalgie **6.** primäres traumatisches Koma

PTCA *Abk.*: **1.** →*perkutane transluminale Koronarangioplastie* **2.** →*perkutane transluminale koronare Angioplastie*

PTCD *Abk.*: perkutane transhepatische Cholangiodrainage

PTCL *Abk.*: perkutane transhepatische Cholelithotripsie

PTCR *Abk.*: perkutane transluminale koronare Rekanalisation

PTD *Abk.*: **1.** perkutane transhepatische Drainage **2.** prozentuale Tiefendosis

PTE *Abk.*: Parathyreoidea-Extrakt

PTEN *Abk.*: Pentaerythrityltetranitrat

Pte|ri|din *nt* (Ⓔ pteridine): bizyklische Verbindung; Bestandteil der Pteroylglutaminsäure*

Pte|ro|car|pus san|ta|li|nus *m*: →*Sandelbaum, roter*

Pte|ro|yl|glu|ta|min|säu|re *f*: →*Folsäure*

Pte|ry|gi|um *nt* (Ⓔ **1.** pterygium **2.** →*Pterygium conjunctivae*

P

Psychosen

G. Schumann, P. Reuter

Definition

Oberbegriff für verschiedene psychiatrische Erkrankungen, die

- einen phasen- bzw. schubweisen oder chronisch fortschreitender Verlauf haben und die
- zu schweren Störungen psychischer Funktionen bzw. des Verhaltens führen.

Durch diese markanten Störungen kommt es zu erheblichen Konflikten mit dem Umfeld, da die Betroffenen häufig sozialen Normen nicht mehr entsprechen. Eine Abgrenzung zu schweren neurotischen Störungen bzw. Persönlichkeitsstörungen* kann im Einzelfall schwierig sein. Der nicht selten angewandte Begriff der **Borderline-Störung** [borderline *engl.* Grenzlinie] bezieht sich auf diese Grenze zwischen Psychose und Neurose [*s.a. Essay Neurosen S. 1501*].

Einteilung der Psychosen

Wie andere Erkrankungen aus dem Gebiet der Neurologie und Psychiatrie auch befindet sich die Einteilung der Psychosen zur Zeit in einem Übergangsstadium. Eine der Hauptschwierigkeiten liegt darin, dass in der gegenwärtig für Ärzte verbindlichen Codierung der Krankheiten der Weltgesundheitsorganisation in der 10. Revision [ICD 10] der Terminus der „*Psychose*" nicht mehr als zusammengefasste Einheit, sondern nur in verschiedenen Untergruppen existiert. So findet sich die Schizophrenie unter F20 und die bipolare affektive Störung [auch als manisch-depressive Erkrankung, MDE, bezeichnet] unter F30. Die schizoaffektiven Störungen, die eine Mittelstellung zwischen den beiden genannten einnehmen und Symptome von beiden zeigen, werden unter F25 erfasst.

Am verbreitetsten ist aber unverändert die **klassische Einteilung in endogene und exogene Psychosen**, wie sie über Jahrzehnte im deutschsprachigen Raum üblich war. Die Bezeichnungen der einzelnen Erkrankungen finden sich auch in der ICD 10 wieder, sodass die folgenden Beschreibungen der Störungen auch für die gegenwärtige ICD-Einteilung zutreffen.

Endogene Psychosen

Die Bezeichnung *endogen* bezeichnete ursprünglich die Ursache im Sinne von *im Körper entstanden*. Man benutzte diesen Begriff für alle Störungen, für die man im Gegensatz zu den exogenen Psychosen keine Ursachen im Gehirn bzw. keinen externen Auslöser finden konnte.

Allerdings ist dieser Ansatz mehr historisch zu sehen. Mithilfe moderner Methoden [z. B. radiologischen, laborchemischen, biochemischen, genetischen Verfahren] gelang es in den letzen Jahrzehnten zunehmend, Ursachen zu finden. Von einer spontanen Erkrankung ohne Ursache kann damit nicht mehr gesprochen werden. Besonders die Erkenntnise der Pathobiochemie der endogenen Psychosen hat sich für die Patienten segensreich erwiesen, weil sie die Entwicklung von Medikamenten ermöglichten, die die Therapiemöglichkeiten entscheidend verbessert haben.

Man unterscheidet im Wesentlichen drei Hauptgruppen der endogenen Psychosen:

I. Schizophrene Psychosen oder Schizophrenien

Der Terminus der Schizophrenie geht auf den Züricher Psychiater Eugen Bleuler [1857–1939] zurück, der den Begriff 1911 einführte, und der mit der deutschen Bezeichnung des „*Spaltungsirresein*" auf die bei dieser Krankheit typische „*Persönlichkeitsspaltung*" hinweisen wollte.

Bereits vorher hatte der deutsche Psychiater Emil Kraepelin [1856–1926] den Begriff der „*Dementia praecox*" [„*vorzeitige Verblödung*"] geprägt. Diese Bezeichnung wird der facettenreichen Erkrankung aber nicht gerecht und ist deshalb zu Recht von dem Bleuler'schen Begriff ersetzt worden.

Epidemiologie: Die Häufigkeit der schizophrenen Störungen wird im Allgemeinen mit 0,5 bis 1 % der Bevölkerung angegeben, wobei Männer und Frauen gleich häufig betroffen sind. Männer erkranken im Durchschnitt um das 20. Lebensjahr [Häufigkeitsgipfel 15–24 Jahre], bei Frauen soll das erste Auftreten der Symptome einige Jahre später liegen [Häufigkeitsgipfel 25–34 Jahre]. Ca. 2 % treten bereits in der Kindheit auf. Nach dem 40. Lebensjahr auftretende Fälle werden als **Spätschizophrenie** bezeichnet.

Ätiologie: Wie so oft in der Medizin nimmt man auch hier beim Fehlen einer bisher eindeutig nachweisbaren Ursache ein multifaktorielles Geschehen an. Gegenwärtig geht man von veränderten biochemischen

Verhältnissen in bestimmten Hirngebieten als Hauptursache aus. Diese Annahme wird durch die Tatsache gestützt, dass Psychopharmaka* mit einem eindeutig definierten Angriffspunkt an bestimmten Verbindungsstellen [Rezeptoren] der Nervenzellen eine heilende und psychisch stabilisierende Funktion haben.

Dazu kommen offenbar erbliche Einflüsse, d.h., es finden sich Häufungen dieser Erkrankung in bestimmten Familien. Psychosoziale Faktoren werden ebenfalls verantwortlich gemacht. Besonders in den USA gab es große Bestrebungen, diese Krankheit in Zusammenhang mit bestimmten Lebensereignissen [*life events*, z. B. Todesfälle, Verlustsituationen] zu sehen. Eine Zeitlang wurde in der Psychiatrie auch das Konzept der „*schizophrenen Mutter*" [gefühlskalt, zurückweisend, überfürsorglich und rigide in ihren Sexualansichten] heftig diskutiert. Bisher gelang aber kein eindeutiger wissenschaftlicher Nachweis dieser oder anderer Theorien.

Diagnostik: Die Diagnosestellung der schizophrenen Psychosen bereitete aufgrund ihrer recht vielfältigen Symptome immer wieder Schwierigkeiten. Bereits der Schöpfer des Krankheitsbegriffes [Bleuler] unterschied deshalb **Grundsymptome** [formale Denkstörungen, Störungen der Affektivität, Ich-Störungen], die er mit zusätzlichen **akzessorischen Symptomen** [Wahn, Halluzinationen, katatone Symptome] kombinierte.

Der deutsche Psychiater Kurt Schneider schlug 1967 mit der Einteilung der Symptome in Symptome 1. und 2. Ranges ein neues Diagnostiksystem vor, das bis heute in den deutschsprachigen Ländern zu den am meisten angewandten gehört. Zu den **Symptomen 1. Ranges** werden danach **akustische Halluzinationen** [Stimmen im Dialog, kommentierende Stimmen und Gedankenlautwerden] und **Leibhalluzinationen** im Sinne von leiblichen Beeinflussungserlebnissen [Kontroll- und Beeinflussungswahn, Gefühl des Gemachten] gezählt. Des Weiteren gehören Ich-Störungen [Gedankeneingebungen, Gedankenentzug, Gedankenausbreitung und Willensbeeinflussung] und eine Wahnwahrnehmung dazu. Der eindeutige Nachweis eines dieser Symptome ohne Nachweis einer körperlichen Grundkrankheit spricht nach Schneider sehr für die Diagnose.

Tab. 1. Symptome 1. und 2. Ranges nach Schneider

Abnorme Erlebnisweisen	Symptome 1. Ranges	Symptome 2. Ranges
Akustische Halluzinationen	Stimmen im Dialog, kommentierende Stimmen [imperative Stimmen], Gedankenlautwerden	Sonstige akustische Halluzinationen
Leibhalluzinationen	Leibliche Beeinflussungserlebnisse [Kontroll- und Beeinflussungswahn, Gefühl des Gemachten]	Zönästhesien im engeren Sinne
Andere Halluzinationen	–	Optische, olfaktorische, gustatorische Halluzinationen
Ich-Störungen	Gedankeneingebungen, Gedankenentzug, Gedankenausbreitung und Willensbeeinflussung	–
Wahn	Wahnwahrnehmung	Einfache Eigenbeziehung, Wahneinfall

P

Die Guppe der **Symptome 2. Ranges** umfasst akustische [außer Stimmenhören], optische, olfaktorische und gustatorische Halluzinationen, Wahneinfälle, Gedankenabreißen, Zerfahrenheit, Danebenreden, Neologismen*, katatone Symptome sowie negative Symptome [z. B. Apathie, verflachte oder inadäquate Affekte, Sprachverarmung]. Ein gehäuftes Auftreten dieser Symptome erlaubt ebenfalls die Diagnose.

Die **Einteilung der schizophrenen Psychosen** unterliegt ebenfalls einem ständigen Wandel, wobei sich aber bestimmte Grundeinteilungen durch alle Klassifikationen ziehen:

- **paranoid-halluzinatorische Schizophrenie**: Häufigste Form, die auf 70–80 % aller Patienten entfallen. Wie dem Namen zu entnehmen ist, stehen Wahnerlebnisse oder paranoide Erlebnisse [z. B. Beziehungs-, Verfolgungs-, Abstammungs-, Größenwahn] und Halluzinationen im Vordergrund. Außerdem finden sich fast immer Störungen des Ich-Erlebens sowie Störungen von Gefühl [Affekt], Antrieb und des Verhaltens.
- **hebephrene Schizophrenie** oder **Hebephrenie**: Meist schon in der Jugend [15–25 Jahre] auftretende Form, die durch einen mehr chronisch-fortschreitenden oder [seltener] schubweisen Verlauf zu schweren Störungen der Persönlichkeit führt und die sich leider häufig durch eine Therapieresistenz auszeichnet. Die Symptome bestehen im Wesentlichen in Affektveränderungen im Sinne einer Abflachung oder auch in inadäquatem Verhalten [Kichern, manierierten-bizarren Bewegungen u.Ä.]. Wahnstörungen lassen sich seltener nachweisen.
- **katatone Schizophrenie** oder **Katatonie**: Hier stehen Störungen der Willkürmotorik im Vordergrund. Entweder besteht ein **katatoner Erregungszustand** mit extremer psychomotorischer Unruhe, wildem Umsichschlagen etc. bis zur totalen Erschöpfung oder es kommt zu einem **katatonen Stupor**, bei dem die Patienten wie Schaufensterpuppen in einer einmal eingenommenen Haltung verharren. Die Patienten wechseln häufig zwischen diesen beiden Zuständen. Noch mehr als bei den anderen Schizophrenieformen muss bei dieser Form eine Gehirnschädigung ausgeschlossen werden.

Eine seltene, wegen der bestehenden Lebensgefahr aber sofortige psychiatrische Intervention erfordernde Form ist die so genannte **perniziöse** oder **akute tödliche Katatonie**. Bei ihr kommt es zu einem katatonen Erregungszustand, Akrozyanose*, Blutdruckabfall, Fieber [40 °C], aber kalter, klammer Haut. Bei diesen Fällen hat sich die in Deutschland umstrittene Elektroheilkrampftherapie* [EKT] als segensreich erwiesen. Sie stellt häufig die einzige lebensrettende Maßnahme dar.

Von den weiteren – und selteneren – Formen der Schizophrenie sind auch noch die **undifferenzierte Schizophrenie** [gekennzeichnet durch ein unsystematisches Auftreten der oben genannten Symptome], die **zönästhetische Schizophrenie** [im Vordergrund stehen abnorme Leibgefühlsstörungen, z. B. Gefühl der Organschrumpfung, und Körperhalluzinationen, z. B. Schlangen in der Haut, die als von außen gemacht empfunden werden] und die **Schizophrenia simplex** erwähnenswert. Letztere ist durch das Fehlen von Symptomen ersten Ranges und durch einen langsamen, chronisch fortschreitenden Verlauf gekennzeichnet, der in einem ausgeprägten Defektsyndrom der Persönlichkeit [Gefühlsverflachung, Antriebsminderung und Denkverarmung] endet.

Verlauf und Prognose: Der Verlauf der Schizophrenien ist so unterschiedlich wie es die Symptome dieser Erkrankungen sind. Als zwei Hauptgruppen unterscheidet man den **schubförmigen Verlauf** und den **chronisch fortschreitenden Verlauf**. Bei der ersten Form kommt es zu mehr oder weniger plötzlich auftretenden Schüben von akuten Krankheitssymptomen. Es wird deshalb von Schub gesprochen, weil *„die Persönlichkeit in Richtung Defekt geschoben wird"*, d.h., bei der Mehrzahl der Patienten findet man nach einem Schub eine deutliche Persönlichkeitsveränderung.

Alternativ dazu wird der chronisch fortschreitende Verlauf beschrieben. Es kommt hier i.d.R. nicht zu akut auftretenden Symptomen, sondern die Krankheit nimmt einen schleichenden Verlauf, wodurch es insbesondere am Beginn zu großen diagnostischen Schwierigkeiten kommen kann. Die Patienten imponieren initial häufig als Sonderlinge oder als Einzelgänger, im weiteren Verlauf kommt es dann meistens zu so auffälligen Verhaltensweisen, dass ärztliche Hilfe gesucht wird.

Zwischen diesen beiden Extremformen gibt es alle möglichen Spielarten. Ein anfangs schubweiser Verlauf kann in einen chronisch progredienten Verlauf übergehen; auch die umgekehrte Variante wurde, allerdings seltener, beobachtet.

Insgesamt gilt folgende **Prognose**: ein Drittel heilt folgenlos aus, ein Drittel zeigt Restzustände oder Rückfälle, ein Drittel erleidet schwere Dauerdefekte. Als prognostisch günstig gelten akuter Beginn und Nachweis eines auslösenden Ereignisses. Langsam schleichender Beginn und Fehlen eines sichtbaren Auslösers sind dagegen prognostisch ungünstig.

II. Affektive Psychosen oder manisch-depressive Erkrankungen

Oberbegriff für Erkrankungen, die mit Veränderungen des Antriebes und der Stimmung [des Affektes] einhergehen. Für das Verständnis dieser Erkrankungen sollte man sich die normale ausgeglichene Stimmungslage vorstellen. Von dieser Ausgangsposition aus gibt es nun die Möglichkeit einer Abweichung nach unten, d.h. depressiv, oder nach oben, d.h. manisch. Stimmungsschwankungen dieser Art gehören zur Alltagserfahrung jedes Menschen. Bei den affektiven Psychosen sind diese physiologischen Schwankungen der Stimmungslage aber ins Groteske überzeichnet und erreichen Krankheitswert. Werden die beiden Endpunkte [depressiv bzw. manisch] als entgegengesetzte Pole betrachtet, wird der traditionelle Begriff der bipolaren [zweipoligen] Erkrankung verständlich.

Vom **Verlauf** her unterscheidet man **monopolare Psychosen** [nur depressive oder manische Phasen] von **bipolaren Psychosen** [abwechselnd depressive und manische Phasen]. Im Gegensatz zur Schizophrenie wird bei dieser Krankheitsgruppe der Begriff der Phasen benutzt. Dieser Begriff ergibt sich aus der Tatsache, dass es bei dieser Gruppe nach Abklingen der akuten Erkrankung normalerweise nicht zu Persönlichkeitsveränderungen kommt, d.h., der Verlauf ist i.d.R. phasenhaft mit vollständiger Remission und gesunden Intervallen. Man kann daher **monophasische Psychosen** [einmalige Manie oder Depression] von **polyphasischen Psychosen** [mehrmalige Manien oder/und Depressionen] unterscheiden, wobei polyphasisch-monopolare Depressionen und monophasisch-monopolare Depressionen, z. B. als postpartale Depressionen, am häufigsten sind.

Depressives Syndrom

Bei der **Einteilung** ist wieder ein ständiger Wechsel im Laufe der Psychiatriegeschichte zu verzeichnen. Während man früher primär zwischen endogenen, d.h. inneren, von selbst auftretenden, und exogenen Depressionen, die von außen ausgelöst wurden [z. B. Tod eines Angehörigen], unterschied, teilt man sie heute nach der ICD 10 der WHO in **depressive Episoden** [F32] bzw. **rezidivierende depressive Störungen** [F33] ein.

Eine weit verbreitete Depressionsform, die so genannte **neurotische Depression**, eine chronische, in ihrer Symptomatik nie schwer erscheinende und im Wesentlichen auf lebensgeschichtlichen Ereignissen basierende Form, ist jetzt unter der Bezeichnung **Dysthymia** [F34.1] erfasst.

Im Vordergrund der **klinischen Symptomatik** steht eine Deprimiertheit im Sinne von Traurigkeit, Gefühllosigkeit und Leere. Die Patienten sind in ihrem Denken verlangsamt bzw. gehemmt, dasselbe betrifft Antrieb und Sexualtrieb. Sie haben häufig ein so genanntes **Morgentief**, d.h., die Depression ist morgens am schlimmsten, was dazu führt, dass die Patienten einfach nicht aus dem Bett kommen. Oft finden sich nicht nachvollziehbare Schuldgefühle, es kommt zu einer hypochondrischen Körperbeobachtung und zum Verneinen jeglicher Zukunftsperspektive. Schlafstörungen sind immer Teil eines depressiven Syndroms. Häufig werden aufgrund einer gestörten Schmerzwahrnehmung diffuse Schmerzen angegeben und nicht selten finden sich auch Todesgedanken. Sonderformen sind z. B. die **saisonale Depression** [tritt in bestimmten Jahreszeiten auf, am häufigsten im Frühjahr und Herbst], die **Depression mit Somatisierungssyndrom** [hier stehen Schmerzen oder andere körperliche Beschwerden im Vordergrund] oder auch die **ängstliche Depression**, bei der Angstzustände und Unsicherheit dominieren.

Manische Episoden oder **manisches Syndrom**

Die Einteilung unterlag in der Vergangenheit weniger großen Schwankungen als die anderen Erkrankungen. Neben **Manien mit psychotischen Symptomen** [F30.2] und **Manien ohne psychotische Symptome** [F30.1] wird als wesentlichste Untergruppe noch das **hypomanische Syndrom** oder die **Hypomanie** [F30.0] unterschieden. Dabei handelt es um eine abgeschwächte Variante, die nicht sicher krankhaft ist, sich aber doch vom „normalen Verhalten" in Richtung Manie abhebt. Die Patienten fallen durch eine anhaltende, leicht gehobene Stimmung auf. Ihr Antrieb sowie die körperliche und geistige Leistungsfähigkeit sind ebenso erhöht.

Klinisch sind die Patienten euphorisch und in ihrem Antrieb gesteigert. Sie sind ideenflüchtig und haben ständig neue Ideen und Ziele, auch findet sich fast immer ein ständiger Rededrang. Es kommt auch hier zu Schlafstörungen, d.h., die Patienten schlafen sehr wenig. Größenideen oder Größenwahn sowie eine völlige Fehleinschätzung der finanziellen Möglichkeiten mit oftmals erheblicher Schuldenaufnahme werden ebenfalls beobachtet. Bei manchen Patienten kommt es zu Gereiztheitszuständen, auch das sexuelle Interesse ist häufig enorm gesteigert.

Die manische Epidode stellt im Vergleich zum depressiven Bild eine Besonderheit dar, weil sie sich dadurch auszeichnet, dass sich der Patient aufgrund der oben beschriebenen Symptomatik nicht krank fühlt. Ein depressiver Patient sucht wegen der ihn doch sehr belastenden Symptomatik einen Arzt auf. Bei Manikern ist das aber praktisch nie der Fall, weil sie sich so gesund und wohl fühlen wie sonst nie in ihrem Leben. Es stellt deshalb eine große Herausforderung an die Angehörigen und die behandelnden Ärzte dar, ihnen das Krankhafte ihrer Situation klar zu machen. Eine Therapie ist aber notwendig, weil es als Folge der Erkrankung regelmäßig zu erheblichen Fehlhandlungen kommt, z. B. unkontrollierte Einkäufe mit z.T. extremer Verschuldung, unkontrollierten sexuellen Kontakten u.Ä. Im Extremfall ist der Kranke in seiner Aktivität so gesteigert, dass er nicht mehr schläft und letztendlich Gefahr läuft, an Erschöpfung zu sterben.

P

III. Schizoaffektive Psychosen

Wie dem Namen zu entnehmen ist, werden hier Mischbilder aus den beiden oben genannten Gruppen der Schizophrenie und der affektiven Psychosen zusammengefasst. Die Patienten haben z. B. neben ihrer Depression noch Verfolgungsideen bzw. sind in ihrer schizophrenen Psychose manisch. Aus diesem Grund spricht man auch von **Mischpsychosen** oder **atypischen endogenen Psychosen**.

Die **Symptomatik** ist so vielfältig, wie es sich von Mischbildern erwarten lässt. Man kann schizophrene Symptome [z. B. Ich-Störungen, Halluzinationen] und manische Stimmung [z. B. Erregung, Gereiztheit, Antriebssteigerung] oder depressive Verstimmtheit [z. B. Schlafstörungen, Konzentrationsstörungen, Verlangsamung] finden. Es ist deshalb verständlich, dass die diagnostische Zuordnung bei einzelnen Patienten schwierig ist.

Zum **Verlauf** der schizoaffektiven Störungen ist noch zu erwähnen, dass sie nach allgemeiner Auffassung günstiger als die schizophrenen Psychosen, aber ungünstiger als die manisch-depressiven Phasen verlaufen. Der Verlauf ist i.d.R. phasenhaft mit vollständiger Remission und gesunden Intervallen, Residualzustände sind selten.

Therapie der endogenen Psychosen

Die Therapie der Psychosen gehörte lange Zeit zu einem der unerfreulichsten Kapitel der Psychiatrie. Im Vordergrund standen repressive Maßnahmen wie Festbinden, kalte Güsse [zur Beruhigung erregter Patienten], völlige Isolierung und Ähnliches. Letztendlich waren diese Therapiemaßnahmen Ausdruck der Hilflosigkeit, mit der man diesen Symptomen noch Mitte des 20. Jahrhunderts gegenüberstand.

Mit der Einführung der **Psychopharmaka** kam es dann zu einer menschenwürdigen Behandlung. Für die Schizophrenien haben sich hier die so genannten **Neuroleptika** bewährt, während bei den Depressionen die **Antidepressiva** angewendet werden.

Das Zeitalter der **Neuroleptika** begann 1952 mit Chlorpromazin*, das erstmals eine medikamentöse Behandlung der Schizophrenie möglich machte. Im weiteren Verlauf folgten weitere Medikamente, wobei jahrzehntelang Haloperidol* als Goldstandard galt.

Die Ära der **Antidepressiva** begann 1957 mit der Entwicklung von Imipramin* und Amitriptylin*. Insbesondere Amitriptylin hat sich über Jahrzehnte bewährt und entsprach in der Depressionsbehandlung dem, was Haloperidol* in der Neuroleptikabehandlung darstellte. Auch hier ist es in den letzten Jahren zu einer massiven Weiterentwicklung der Präparate gekommen. Die Zahl der Antidepressiva auf dem Markt ist groß, allerdings sind die Wirkungsunterschiede z.T. kaum oder nur schwer zu erkennen.

Eine Hauptschwierigkeit bei der medikamentösen Behandlung der Psychosen bzw. Depressionen stellt die Compliance [Therapietreue] dar. Es gibt immer wieder gesellschaftliche Strömungen, die die Wirksamkeit der Medikamente infrage stellen und die vorhandenen Nebenwirkungen überbetonen. Die dadurch entstehende Verunsicherung der Patienten kann dazu führen, dass die Medikation nicht genommen und dadurch die Heilung verzögert bzw. im Extremfall verhindert wird.

Bei Patienten, die sich im Grenzbereich zwischen Neurosen und Psychosen bewegen und die keine medikamentöse Behandlung benötigen, kann eine **Psychotherapie** ausreichend sein. Neben den medikamentösen Therapiemöglichkeiten spielen **soziotherapeutische Maßnahmen** eine wesentliche Rolle. Man muss aber verstehen, dass erst durch die medikamentöse Behandlung ein Zugang zur Soziotherapie geschaffen wird. Ein massiv halluzinierender Patient, der völlig im Banne seiner Halluzinationen steht, ist soziotherapeutischen Maßnahmen nicht zugänglich. Erst das Beseitigen der Halluzinationen führt dazu, dass eine Öffnung für Betreuungsmaßnahmen erfolgt.

Eine Sonderform der Behandlung stellt die so genannte **Elektrokrampftherapie** dar. Bei dieser zum Teil heftig umstrittenen Behandlungsmethode wird durch Anlegen einer Wechselstromspannung ein generalisierter epileptischer Anfall* ausgelöst. Auch wenn die Fortschritte in der Entwicklung neuer Psychopharmaka die Methode in den Augen vieler Psychiater heute obsolet gemacht haben, ist sie doch bei bestimmten Depressions- und Schizophrenieformen die einzige erfolgversprechende bzw. lebenserhaltende Therapiemaßnahme.

Exogene Psychosen

Wie der Name bereits sagt, handelt es sich dabei um Psychosen, die von außen, also exogen, entstehen. Man versteht darunter psychotische Symptome, die aufgrund einer anderen körperlichen Erkrankung auftreten [deshalb auch als **körperlich begründbare Psychosen** bezeichnet]. Der Begriff ist nicht eindeutig definiert und umfasst entweder alle nicht-endogenen Psychosen oder nur die akuten Formen durch eine schwere körperliche Schädigung, die direkt oder indirekt das Gehirn betrifft, d.h., die körperliche Erkrankung kann eine Gehirnerkrankung, eine Hirnverletzung, eine körperliche Erkrankung oder auch der Einfluss von bestimmten Substanzen [z. B. Suchtgiften] sein.

Es kann fast jede unter den endogenen Psychosen erwähnte Krankheit vorgetäuscht werden. Eine intensive differentialdiagnostische Untersuchung auf exogene Ursachen ist deshalb beim Erstauftreten von schizophrenen bzw. schizoaffektiven Symptomen unbedingt notwendig.

Einteilung: Der früher als Oberbegriff verwendete Terminus exogene Psychose ist nach der neuen ICD 10 in verschiedene Untergruppen unterteilt. So findet man z. B. unter F05 den Begriff der deliranten Krankheitsbilder, unter F00 bis F03 die dementiellen Erkrankungen und die „sonstigen psychischen Störungen aufgrund einer Schädigung oder Funktionsstörung des Gehirns oder einer körperlichen Krankheit" unter F06 und den dortigen Untergruppen.

Klinische Symptomatik: Wie bereits erwähnt können die Symptome vollkommen denen ähneln, die bei den endogenen Psychosen beschrieben wurden. Allerdings gibt es psychopathologische Symptome, die gehäuft bei exogenen Psychosen auftreten. Typisch ist ein Nebeneinander von **Plussymptomen** [z. B. Wahn, Halluzinationen] und **Minussymptomen** [z. B. Bewusstseinsstörungen, Gedächtnisstörungen, Orientierungsstörungen, Antriebsstörungen, Störungen der Affektivität].

Die oben im Bereich F06 erwähnten Störungen zeigen Symptome, wie sie im Wesentlichen bei der Darstellung der schizophrenen bzw. schizoaffektiven Erkrankungen dargestellt wurden.

Der **Verlauf** ist meist nur kurz, die Symptome sind voll reversibel und Residualzustände sind selten. Bei manchen Erkrankungen kann es aber auch zum Übergang in ein diffuses organisches Psychosyndrom* kommen.

Aufgrund ihrer großen Bedeutung seien im Folgenden die deliranten Syndrome und die dementiellen Krankheitsbilder näher dargestellt:

Bei den **deliranten Syndromen** handelt es sich um Störungen von Bewusstsein, Auffassung, Denken und Wahrnehmung, auch sind das Gedächtnis und der Affekt deutlich beeinträchtigt. Traditionell wird dieser Begriff am häufigsten auf das **Alkoholdelir*** angewendet. Ein Delir kann aber bei vielen anderen Erkrankungen entstehen und erfordert schon deshalb eine exakte Anamneseerhebung und Untersuchung zur Klärung der Ursache. Als weitere Ursachen sollen Vergiftungen, Stoffwechselerkrankungen, Herzrhythmusstörungen und neurologische Erkrankungen, wie z. B. ein Schädelhirntrauma, erwähnt werden.

Klinisch steht eine Desorientiertheit im Vordergrund; sie betrifft Situationen sowie Zeit, Ort und die eigene Person. Es kommt außerdem zu massiven Störungen der Merkfähigkeit und der Konzentration. Häufig sind die Patienten motorisch unruhig, es kommt zu Personenverkennungen bzw. Halluzinationen, von denen im Volksmund das Sehen von weißen Mäusen beim Alkoholentzugsdelir am bekanntesten ist. Die oben erwähnten Störungen des Affektes äußern sich in Depressionen bzw. in manischen Zustandsbildern; sehr häufig werden auch Angstzustände beobachtet. Zu erwähnen sind auch vegetative Störungen; Blutdruckanstieg, Schweißausbrüche und Pulsrasen gehören als obligate Symptome dazu.

Ein Delir kann sich aus völligem Wohlbefinden heraus über Stunden und Tage entwickeln und wirkt besonders auf die Angehörigen erschreckend und Furcht erregend.

Therapeutisch steht die Beseitigung der auslösenden Ursache im Vordergrund, daneben muss eine Therapie mit Neuroleptika* erfolgen, da es insbesondere durch die erwähnten vegetativen Störungen zu lebensbedrohlichen Zuständen mit Zusammenbruch des Herz-Kreislauf-Systems kommen kann. Nicht selten bleiben als Folge eines Delirs Gedächtnisstörungen und andere zerebrale Ausfälle zurück. Vor Einführung der intensivmedizinischen Behandlung lag die Mortalität bei ca. 20 %.

Bei den **dementiellen Syndromen** stehen zunehmende Gedächtnis- und Denkstörungen im Vordergrund, die schließlich zu einer massiven Beeinträchtigung im Alltagsverhalten führen. Mit steigendem Alter steigt die Zahl der Demenzerkrankten an; da die Lebenserwartung ansteigt, ist damit auch eine höhere Zahl von Demenzerkrankten zu erwarten.

Von manchen Autoren wird eine Einteilung in kortikale und subkortikale Demenz vorgenommen. Die **kortikale Demenz** betrifft die Hirnrindenareale und die sie verbindenden Assoziations- und Kommissurenfasern. Dazu gehören z. B. die Demenz vom Alzheimer-Typ und die vaskuläre Demenz bei multiplen kortikalen Infarkten. Die **subkortikale Demenz** ist durch Antriebsstörungen, Apathie*, Depressionen, Reizbarkeit und Verlangsamung kognitiver Prozesse gekennzeichnet.

Demenz vom Alzheimer Typ: Hirnatrophischer Prozess, der zu massiven Störungen der Konzentration und der Merkfähigkeit führt. Diese Störungen wirken sich zunehmend verheerend auf die soziale Situation des Betroffenen aus, was am Schluss des Krankheitsprozesses dazu führt, dass die Patienten in Pflegeheimen versorgt werden müssen. Eine häusliche Pflege ist dann nur noch in Ausnahmefällen möglich.

In der Regel verläuft der Prozess langsam, die Angehörigen können nur selten ein exaktes Startdatum angeben. Typisch für die Demenz vom Alzheimer Typ ist die Tatsache, dass in den üblichen neuroradiologischen Verfahren [Computertomographie, Kernspintomographie] Normalbefunde bzw. nur leichte Atrophien gefunden werden. Die endgültige Diagnose kann gegenwärtig nur neuropathologisch gestellt werden.

Vaskuläre Demenz: Demenzform, die auf Gefäßebene entsteht und die sich im Computertomogramm als Befund im Sinne von vielen kleinen Durchblutungsstörungen [„Narben"] dokumentiert. Klinisch unterscheidet sie sich vom Alzheimer Typ dadurch, dass sie häufig einen akuteren Verlauf nimmt. Es lassen sich in der Anamnese oft einzelne Ereignisse nachweisen, die zeitlich genau angegeben werden können und die als akut auftretende Durchblutungsstörungen interpretiert werden müssen.

Klinisch kann das Krankheitsbild allerdings häufig nicht von dem einer Demenz vom Alzheimer Typ unterschieden werden. Erst die neuroradiologische Abklärung bringt hier die Diagnose.

Die therapeutischen Möglichkeiten sind bei beiden Demenzformen gegenwärtig noch als ungenügend anzusehen. Die im Moment zur Verfügung stehenden Medikamente bewirken eine Verzögerung des Ablaufs, führen aber letztendlich ebenfalls zu dem oben beschriebenen Endzustand.

Quellenhinweise

Tab. 1: Dilling H, Reimer C, Arolt V (2001) Basiswissen Psychiatrie und Psychotherapie, 4. Aufl. Springer-Verlag, Berlin Heidelberg New York

3. →*Pterygium unguis*): **1.** *Syn*: *Flügelfell*; flughautartige Haut- oder Schleimhautfalte **2.** →*Pterygium conjunctivae* **3.** →*Pterygium unguis*

Pterygium colli (Ⓔ cervical pterygium): Flügelfellbildung am Hals, z.B. bei Ullrich*-Turner-Syndrom

Pterygium conjunctivae (Ⓔ scar pterygium): *Syn*: *Flügelfell, Pterygium*; angeborene oder [häufiger] erworbene, i.d.R. dreieckige Bindehautwucherung, die von nasal auf die Hornhaut vorwächst; muss operativ entfernt werden, wenn sie in Richtung Hornhautzentrum fortschreitet oder ein stärkerer Astigmatismus* entsteht; z.T. Neigung zu Rezidiven

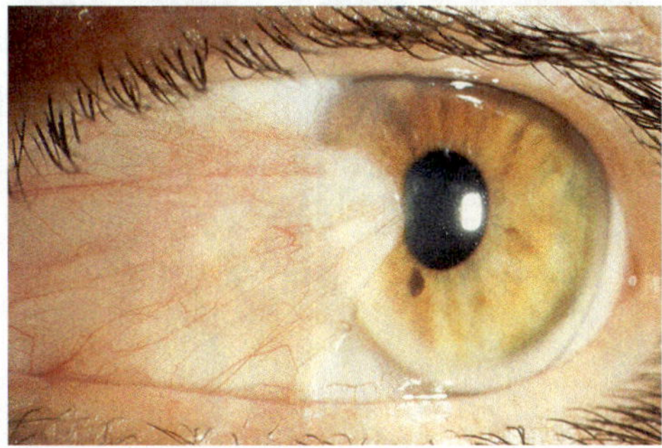

Abb. P187. Pterygium conjunctivae

Pterygium unguis (Ⓔ eponychium): *Syn*: *Nagelpterygium, Pterygium*; bei schwerer Schädigung der Nagelmatrix kommt es zur Ablösung des Nagels und Überwachsen der Matrix durch die umgebende Haut

Pterygium-Syndrom *nt* (Ⓔ pterygium colli syndrome): *Syn*: *Bonnevie-Ullrich-Syndrom*; Flügelfellbildung an Hals und Gelenken, z.B. bei Ullrich*-Turner-Syndrom und Noonan*-Syndrom

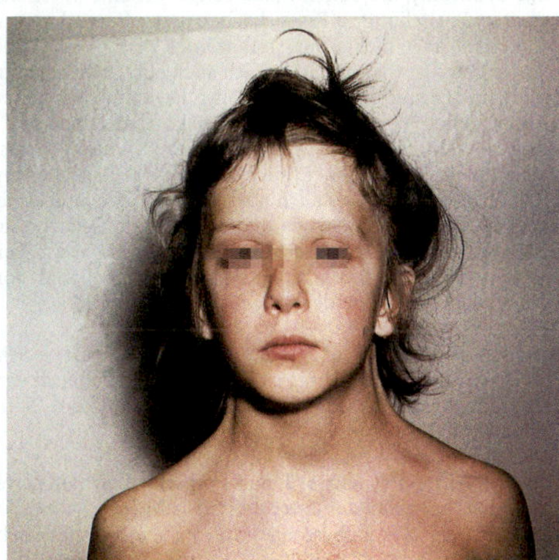

Abb. P188. Pterygium-Syndrom

Ptelrylgilumlsynldrom, poplliltelalles *nt* (Ⓔ popliteal pterygium syndrome): *Syn*: *Fèvre-Languepin-Syndrom, Kniepterygium-Syndrom*; autosomal-dominantes Fehlbildungssyndrom mit Pterygien* der Kniekehlen, Unterlippenfisteln, Lippen-Kiefer-Gaumenspalte*, Syndaktylie* der Zehen und Hypogenitalismus*

Ptelrylgolildelus laltelrallis *m*: →*Musculus pterygoideus lateralis*

Ptelrylgolildelus meldilallis *m*: →*Musculus pterygoideus medialis*

Ptelrylgolpallaltilnumlsynldrom *nt*: →*Sluder-Neuralgie*

PTF *Abk.*: **1.** Plasma-Thromboplastin-Faktor **2.** proximaler tubulärer Flow

PTFE *Abk.*: Polytetrafluorethylen

PTH *Abk.*: **1.** →*Parathormon* **2.** →*Parathyreoidea* **3.** Phenylthiohydantoin **4.** →*Posttransfusionshepatitis* **5.** →*Prothionamid* **6.** prozentuale Tiefendosis in der Haut

Ptillolsis *f, pl* **-ses** (Ⓔ ptilosis): Verlust der Wimpern

PTJC *Abk.*: →*perkutane transjugulare Cholangiographie*

PTJV *Abk.*: perkutane transtracheale Jet-Ventilation

PTK *Abk.*: **1.** perkutane transluminale Katheterdilatation **2.** →*phototherapeutische Keratektomie*

PTM *Abk.*: **1.** Phenyltrimethylammonium **2.** Posttransfusionsmononukleose

PtM *Abk.*: pterygomaxilläre Fissur

pTNM-Klassifikation *f* (Ⓔ pTNM classification): *s.u. TNM-System*

PTO *Abk.*: Perlsucht-Tuberkulin-Original

-ptoe *suf.*: →*-ptyse*

Ptolmalin *nt* (Ⓔ ptomaine): *Syn*: *Leichengift, Leichenalkaloid*; bei der Zersetzung von totem Gewebe entstehendes Alkaloid

Ptolse *f* (Ⓔ **1.–2.** ptosis): **1.** *Syn*: *Ptosis*; (Organ-)Senkung **2.** →*Ptosis palpebrae*

-ptose *suf.*: Wortelement mit der Bedeutung „Senkung/Vorfall"

Ptolsis *f, pl* **-ses** (Ⓔ **1.–2.** ptosis): **1.** *Syn*: *Ptose*; (Organ-)Senkung **2.** →*Ptosis palpebrae*

Ptosis palpebrae (Ⓔ ptosis): *Syn*: *Oberlidptose, Lidptose, Ptose, Ptosis, Blepharoptose*; Herabhängen des Oberlids; bei der seltenen angeborenen Form [**Ptosis congenita**] liegt eine Aplasie des Okulomotoriuskerns mit meist beidseitiger Lähmung und Hypoplasie des Musculus* levator palpebrae superioris vor; wesentlich häufiger sind aber erworbene Formen bei Okulomotoriuslähmung [**Ptosis paralytica**], Sympathikuslähmung [**Ptosis sympathica**; *s.a. Horner-Trias*], Atrophie des Levatoransatzes im Alter [**senile Ptosis**] und die **myogene Ptosis** [v.a. bei Myasthenie*]

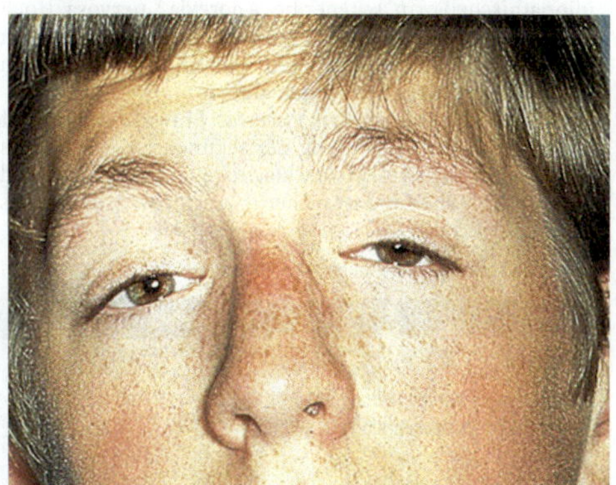

Abb. P189. Angeborene Ptosis palpebrae

-ptosis *suf.*: →*-ptose*

ptoltisch *adj* (Ⓔ ptosed): Ptose betreffend, von Ptose betroffen, herabhängend; nach unten verlagert

-ptotisch *suf.*: in Adjektiven verwendetes Wortelement mit der Bedeutung „gesenkt/herabhängend/vorfallend"

PTP *Abk.*: posttetanische Potenzierung

PTR *Abk.*: **1.** perkutane transluminale Rekanalisation **2.** Perlsucht-Tuberkulin-Rest **3.** photometrische Takata-Reaktion **4.** Plasmatransfusionsreaktion

PTS *Abk.*: **1.** Phosphotransferasesystem **2.** →*postthrombotisches Syndrom*

PTT *Abk.*: partielle Thromboplastinzeit

PTU *Abk.*: →*Propylthiouracil*

PTX *Abk.*: **1.** →*Pengitoxin* **2.** Pentoxyphyllin

PTx *Abk.*: →*Parathyreoidektomie*

Ptyal-, ptyal- *präf.*: Wortelement mit der Bedeutung „Speichel"

Pty|a|lin *nt* (Ⓔ ptyalin): ***Syn:*** *α-Amylase, Alphaamylase, Endoamylase, Speicheldiastase*; von Ohr- und Bauchspeicheldrüse gebildete Amylase*, die Stärke, Glykogen und andere Polysaccharide innerhalb des Moleküls spaltet

Pty|a|lis|mus *m* (Ⓔ ptyalism): ***Syn:*** *Hypersalivation, Speichelfluss, Sialorrhoe*; übermäßige Speichelsekretion

Pty|a|lo|li|thi|a|sis *f, pl* **-ses**: *→Sialolithiasis*

Pty|cho|pe|ta|li lig|num *nt* (Ⓔ potent wood): Holz und Wurzeln von Potenzholz*

Pty|cho|pe|ta|lum o|la|co|i|des *nt* (Ⓔ Ptychopetalum olacoides): *s.u. Potenzholz*

Pty|cho|pe|ta|lum un|ci|na|tum *nt* (Ⓔ Ptychopetalum uncinatum): *s.u. Potenzholz*

-ptyse *suf.*: Wortelement mit der Bedeutung „Spucken"

-ptysis *suf.*: *→-ptyse*

PTZ *Abk.*: **1.** partielle Thromboplastinzeit **2.** Pentylentetrazol **3.** *→Plasmathrombinzeit* **4.** *→Prothrombinzeit*

PU *Abk.*: *→peptisches Ulkus*

Pu *Abk.*: *→Plutonium*

Pub|ar|che *f* (Ⓔ pubarche): Beginn des Wachstums der Schamhaare in der Pubertät

Pu|be|o|plas|tik *f* (Ⓔ pubioplasty): ***Syn:*** *Pubioplastik, Schambeinplastik*; plastische Operation am Schambein

Pu|be|o|to|mie *f*: *→Pubiotomie*

pu|be|ral *adj*: *→pubertär*

pu|ber|tär *adj* (Ⓔ puberal): ***Syn:*** *pubertierend, puberal*; Geschlechtsreife/Pubertät betreffend, während der Pubertät auftretend

Pu|ber|tas *f*: *→Pubertät*

Pubertas praecox (Ⓔ precocious puberty): ***Syn:*** *vorzeitige Pubertät*; vorzeitige Pubertät; bei Mädchen vor dem 8. Lebensjahr, bei Jungen vor dem 10. Lebensjahr; als idiopathische Form, bei hirnorganischen Erkrankungen [v.a. Tumoren], spät behandeltem adrenogenitalem Syndrom* oder primärer Hypothyreose*

Pubertas tarda (Ⓔ delayed puberty): ***Syn:*** *verspätete Pubertät*; verspätete Pubertät; bei Mädchen nach dem 14. Lebensjahr, bei Jungen nach dem 16. Lebensjahr; meist als idiopathische Form, seltener bei Anorexia* nervosa, Hochleistungssportlern oder chronischen Erkrankungen [entzündlichen Darmerkrankungen, Niereninsuffizienz*, Mukoviszidose*, Asthma* bronchiale]

Pu|ber|tät *f* (Ⓔ puberty): ***Syn:*** *Pubertas*; Entwicklungsperiode vom Beginn der Ausbildung der sekundären Geschlechtsmerkmale bis zur vollen Geschlechtsreife; beginnt bei Mädchen etwas früher und ist früher abgeschlossen; der Wachstumsschub in der Pubertät beginnt bei Mädchen ca. 2 Jahre früher als bei Jungen [12 Jahre bzw. 14 Jahre] und die maximale Wachstumsgeschwindigkeit ist geringer [7 cm/Jahr zu 9 cm/Jahr]; *s.a. Akzeleration, Thelarche*

Tab. P190. Ablauf der Pubertät bei Mädchen und Jungen

Parameter	Mittelwert	MW ± 2 SD
Mädchen		
Beginnende Schambehaarung (PH 2)	10,4	8,0–12,8
Beginnende Brustentwicklung (B 2)	10,9	8,5–13,3
Menarche	13,4	11,2–15,6
Volle Schambehaarung (PH 5)	14,0	11,4–16,6
Volle Brustentwicklung (B 5)	14,0	11,6–16,4
Dauer B 2-Menarche	2,2	0–4,4
Jungen		
Beginnende Genitalentwicklung (G 2)	11,2	8,2–14,2
Beginnende Schambehaarung (PH 2)	12,2	9,2–15,2
Volle Schambehaarung (PH 5)	14,9	12,9–16,9
Mature Genitalentwicklung (G 5)	14,7	12,5–16,9
Testesvolumen > 3 ml	11,8	10,0–13,6
Abgeschlossenes Hodenwachstum	15,3	12,9–17,7
Dauer G 2-G 5	3,5	1,3–5,7

verspätete Pubertät: *→Pubertas tarda*

vorzeitige Pubertät: *→Pubertas praecox*

Pu|ber|täts|al|bu|min|u|rie *f* (Ⓔ adolescent albuminuria): ***Syn:*** *Adoleszentenalbuminurie, Adoleszentenproteinurie, Pubertätsproteinurie*; Eiweißausscheidung im Harn während der Pubertät; ohne pathologischen Wert

Pu|ber|täts|fett|sucht *f* (Ⓔ puberal adiposity): übermäßige Gewichtszunahme während der Pubertät

Pu|ber|täts|gy|nä|ko|mas|tie *f* (Ⓔ puberal gynecomastia): physiologische Gynäkomastie*, die meist schon in der frühen Pubertät auftritt; verschwindet i.d.R. innerhalb von 2 Jahren spontan

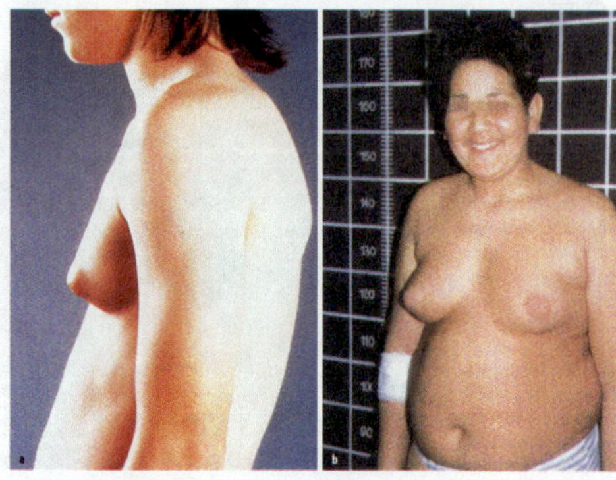

Abb. P191. Pubertätsgynäkomastie

Pu|ber|täts|kri|se *f* (Ⓔ adolescent crisis): psychische Labilität während der Pubertät

Pu|ber|täts|ma|ger|sucht *f* (Ⓔ anorexia nervosa): ***Syn:*** *Magersucht, Anorexia mentalis, Anorexia nervosa*; fast ausschließlich Mädchen im Alter von 12–21 Jahren betreffende, psychisch bedingte Essstörung mit extremer Abmagerung und Zeichen allgemeiner Körperschwäche und Fehlernährung; oft kombiniert mit periodischer Bulimie* [**Anorexie-Bulimie-Syndrom**]; die Patientinnen zeigen oft eine scheinbar positive Einstellung zu Essen, kochen gerne für andere [essen selbst aber nichts oder nur wenige Bissen] und sind körperlich aktiv; häufig findet sich auch ein Laxanzienabusus*; auf Grund der Mangelernährung kommt es u.a. zu Amenorrhoe*, niedrigem Blutdruck, Hypoglykämie*, Elektrolytstörungen, Bradykardie*; die extreme Gewichtsabnahme [z.T. unter 30 kg] führt in ca. 10 % der Fälle zum Exitus; daneben gibt es auch noch eine erhöhte Suizidrate; **Therapie**: Zwangsernährung und erzwungene Gewichtszunahme sind von sehr zweifelhaftem Wert; die Wertigkeit verschiedener psychotherapeutischer Ansätze hängt von den Patientinnen bzw. dem Therapeuten ab

Pu|ber|täts|pro|te|in|u|rie *f*: *→Pubertätsalbuminurie*

Pu|ber|täts|strei|fen *pl* (Ⓔ striae distensae of puberty): ***Syn:*** *Striae adolescentium, Striae pubertalis*; in der Pubertät entstehende Striae* distensae, v.a. lumbosakral und am Oberschenkel

pu|ber|tie|rend *adj*: *→pubertär*

Pu|bes *f* (Ⓔ **1.** pubic hair(s) **2.** pubic region): **1.** Schamhaare; *s.a. Haar, Terminalhaar* **2.** veraltet für *→Hypogastrium*

pu|bes|zent *adj* (Ⓔ pubescent): in der Pubertät befindlich, heranwachsend

Pu|bi|o|plas|tik *f*: *→Pubeoplastik*

Pu|bi|o|to|mie *f* (Ⓔ pubiotomy): ***Syn:*** *Pubeotomie, Hebetomie, Hebotomie, Beckenringosteotomie*; Durchtrennung des Beckenrings, z.B. zur Geburtserleichterung

Pu|bis *f*: *→Os pubis*

pu|bisch *adj* (Ⓔ pubic): Schambein/Os pubis oder Schamgegend betreffend

Pu|bo|a|na|lis *m*: *→Musculus puboanalis*

pu|bo|fe|mo|ral *adj* (Ⓔ pubofemoral): Schambein und Oberschenkel/Femur betreffend oder verbindend

Pu|bo|kok|zy|ge|us *m*: *→Musculus pubococcygeus*

Pu|bo|pros|ta|ti|cus *m*: *→Musculus puboprostaticus*

pu|bo|pros|ta|tisch *adj* (Ⓔ puboprostatic): Schambein und

Vorsteherdrüse/Prostata betreffend oder verbindend

pu|bo|rek|tal *adj* (Ⓔ puborectal): Schambein und Mastdarm/ Rektum betreffend oder verbindend

Pu|bo|rek|ta|lis *m*: → *Musculus puborectalis*

pu|bo|va|gi|nal *adj* (Ⓔ pubovaginal): Schambein und Scheide/ Vagina betreffend oder verbindend

Pu|bo|va|gi|na|lis *m*: → *Musculus pubovaginalis*

Pu|bo|ve|si|ca|lis *m*: → *Musculus pubovesicalis*

pu|bo|ve|si|kal *adj* (Ⓔ pubovesical): Schambein und Harnblase/Vesica urinaria betreffend oder verbindend

Pud. *Abk.*: Puder

Pu|den|da in|ter|na *f*: → *Arteria pudenda interna*

pu|den|dal *adj* (Ⓔ pudendal): Scham(gegend) betreffend, zur Scham(gegend) gehörend

Pu|den|dum *nt* (Ⓔ pudendum): Scham, Schamgegend; äußere Genitalien

Pudendum femininum (Ⓔ female pudendum): ***Syn:*** *weibliche Scham, Scham, Vulva*; umfasst Schamberg [Mons pubis], -spalte [Rima pudendi], große und kleine Schamlippen [Labia minora et majora], Scheidenvorhof [Vestibulum vaginae] und Kitzler [Clitoris*]; die weibliche Harnröhre [Urethra* feminina] wird nicht von allen Autoren dazu gerechnet

Pu|den|dus *m*: → *Nervus pudendus*

Pu|den|dus|an|äs|the|sie *f*: → *Pudendusblock*

Pu|den|dus|block *m* (Ⓔ pudendal block): Leitungsanästhesie des Nervus* pudendus durch Injektion durch die Scheide oder den Damm

Pu|den|dus|neur|al|gie *f* (Ⓔ pudendal neuralgia): Neuralgie* des Nervus* pudendus mit quälenden Schmerzen im Genitalbereich beim Sitzen oder Gehen

Pudenz: Robert H. Pudenz; amerikanischer Neurochirurg (Pasadena) im 20. Jahrhundert

Pudenz-Heyer-Ventil *nt* (Ⓔ Pudenz-Heyer valve): Ventilsystem zur Liquorableitung durch einen ventrikuloatrialen Shunt bei Hydrocephalus*

Pu|der|ae|ro|sol *nt* (Ⓔ powder aerosol): *s.u. Aerosol*

pu|e|ril *adj* (Ⓔ **1.** puerile **2.** childish): **1.** Kind oder Kindheit betreffend, kindlich, im Kindesalter **2.** zurückgeblieben, kindisch, kindhaft

Pu|e|ri|lis|mus *m* (Ⓔ puerilism): ***Syn:*** *Puerilität*; kindliches Verhalten von Erwachsenen, z.B. bei Psychosen*, Altersdemenz* oder organischen Hirnschäden; auch als **hysterischer Puerilismus** bei gesunden Patienten in extremen Stresssituationen [z.B. Gefängnis, Krieg]

Pu|e|ri|li|tät *f*: → *Puerilismus*

Pu|er|pe|ra *f* (Ⓔ puerpera): Wöchnerin

pu|er|pe|ral *adj* (Ⓔ puerperal): Wochenbett/Puerperium betreffend, während des Kindbetts auftretend

Pu|er|pe|ral|fie|ber *nt* (Ⓔ puerperal fever): ***Syn:*** *Wochenbettfieber, Kindbettfieber, Puerperalsepsis, Febris puerperalis*; durch Eindringen von Erregern [Streptokokken, Staphylokokken, Escherichia coli] in die Gebärmutter verursachte hoch fieberhafte Erkrankung mit septischen Symptomen; **DD:** Lochienstau, Wundinfektion [z.B. nach manueller Plazentalösung], Harnwegsinfekt, Thrombophlebitis; **Therapie:** Breitbandantibiotika; später Antibiotika entsprechend dem Erreger

Pu|er|pe|ral|psy|cho|se *f* (Ⓔ puerperal psychosis): ***Syn:*** *Wochenbettpsychose*; innerhalb von 60 Tagen nach der Entbindung auftretende endogene oder symptomatische Psychose; am häufigsten als postpartale Depression*

Pu|er|pe|ral|sep|sis *f*: → *Puerperalfieber*

Pu|er|pe|ri|um *nt* (Ⓔ puerperium): ***Syn:*** *Wochenbett, Kindbett*; Zeitraum von der Geburt bis zum Verschwinden der Schwangerschafts- und Geburtsveränderungen bei der Mutter; endet i.d.R. 6–8 Wochen nach der Geburt; die ersten 7 Tage werden als **Frühwochenbett** bezeichnet; *s.a. Lochien, Laktation*

Puf|fer *m* (Ⓔ buffer): ***Syn:*** *Pufferlösung*; wässrige Lösung einer schwachen Säure und einer korrespondierenden Base [**Pufferpaar**], die als **Puffersystem** den pH-Wert der Lösung bei Zusatz von Säure oder Lauge konstant halten

Puf|fer|ba|sen *pl* (Ⓔ buffer bases): Gesamtheit der im Blut vorhandenen Anionen

Puf|fer|ka|pa|zi|tät *f* (Ⓔ buffer capacity): ***Syn:*** *Puffervermögen*; Maß für das Puffervermögen einer Pufferlösung: je größer die Pufferkapazität, desto mehr H^+- oder OH—Ionen müssen zugeführt werden, bevor es zu einer Änderung des pH-Wertes kommt; die Pufferkapazität ist am größten, wenn der aktuelle pH-Wert dem pK-Wert entspricht

Puf|fer|lö|sung *f*: → *Puffer*

Puf|fer|paar *nt* (Ⓔ buffer pair): *s.u. Puffer*

Puf|fer|sys|tem *nt* (Ⓔ buffer system): *s.u. Puffer*

Puf|fer|ver|mö|gen *nt*: → *Pufferkapazität*

PUK *Abk.*: peptische Ulkuskrankheit

Pu|lex *m, pl* **-li|ces** (Ⓔ Pulex): Flohgattung, deren Species als Krankheitsüberträger von Bedeutung sind

Pulex cheopsis (Ⓔ Pulex cheopsis): ***Syn:*** *Pestfloh, Rattenfloh, Xenopsylla cheopis*; Ektoparasit bei Ratten; Überträger des Pestbakteriums Yersinia* pestis

Pulex irritans (Ⓔ Pulex irritans): 2–4 mm langer, temporärer Ektoparasit des Menschen; potentieller Überträger der Pest*; der Floh lebt in der Kleidung oder in Möbelritzen, dem Teppichboden usw.; die Flohstiche sind heftig juckende, rötlich-urtikarielle Läsionen, die in Dreiergruppen angeordnet sind [„breakfast, lunch, dinner"], da die Flöhe immer erst Probestiche durchführen; zum Teil kommt es auch zu einer lokalen **Purpura pulicosa; Therapie:** Entwesung, Antipruriginosa*

Pu|li|co|sis *f, pl* **-ses**: → *Pulikose*

Pu|li|ko|se *f* (Ⓔ flea infestation): ***Syn:*** *Pulicosis*; Befall mit Flöhen der Gattung Pulex*; *s.a. Pulex irritans*

pulm. *Abk.*: pulmonalis

Pul|mo *m, pl* **-mo|nes**: → *Lunge*

Pulmo dexter: → *rechte Lunge*

Pulmo sinister: → *linke Lunge*

Pulmo-, pulmo- *präf.*: Wortelement mit der Bedeutung „Lunge/ Pulmo"

Pul|mo|lith *m*: → *Pneumolith*

Pul|mo|lo|gie *f*: → *Pneumonologie*

pul|mo|nal *adj* (Ⓔ pulmonary): Lunge/Pulmo betreffend

Pul|mo|nal|an|gi|o|gra|phie *f*: → *Pulmonalarteriographie*

Pul|mo|nal|ar|te|ri|en *pl* (Ⓔ pulmonary arteries): die aus dem Truncus* pulmonalis entspringenden Arterien zur rechten [Arteria pulmonalis dextra] und linken Lunge [Arteria pulmonalis sinistra]

Pul|mo|nal|ar|te|ri|en|ka|the|ter *m*: → *Pulmonaliskatheter*

Pul|mo|nal|ar|te|ri|en|ste|no|se *f*: → *supravalvuläre Pulmonalstenose*

Pul|mo|nal|ar|te|ri|o|gra|phie *f* (Ⓔ pulmonary arteriography): ***Syn:*** *Pulmonalangiographie, Pulmonalangiografie, Pulmonalarteriografie, Pulmonalisangiografie, Pulmonalisangiographie*; Angiographie* der Pulmonalarterien; wird das Kontrastmittel in den Truncus* pulmonalis appliziert, spricht man von **globaler Pulmonalarteriographie**; bei der **selektiven Pulmonalarteriographie** wird Kontrastmittel nur in die rechte oder linke Pulmonalarterie injiziert

Pul|mo|nal|a|tre|sie *f* (Ⓔ pulmonary atresia): angeborenes Fehlen der Pulmonalklappe, d.h., der rechte Ventrikel hat keine Verbindung mit der Pulmonalarterie; man unterscheidet zwischen einer **Pulmonalatresie mit Ventrikelsep-**

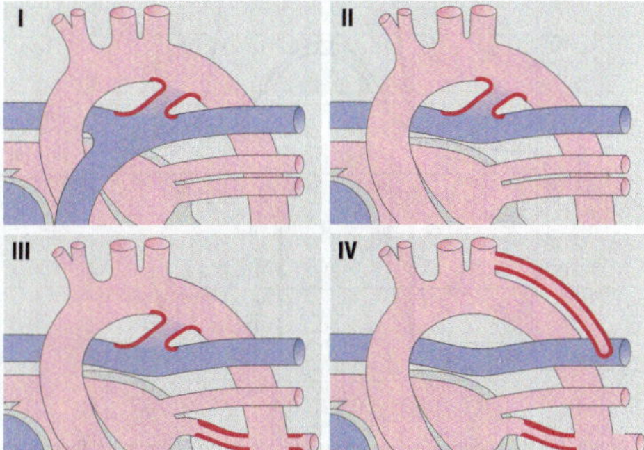

Abb. P192. Lungengefäßversorgung bei Pulmonalatresie

P

tumdefekt und einer **Pulmonalatresie ohne Ventrikelseptumdefekt**; die Pulmonalatresie mit Ventrikelseptumdefekt [2–3 % aller kongenitalen Herzfehler] wird meist als Extremvariante der Fallot*-Tetralogie angesehen und als **Pseudotruncus aortalis** bezeichnet; bei beiden Formen erfolgt Lungendurchblutung entweder über einen offenen Ductus arteriosus oder aortopulmonale Kollateralen

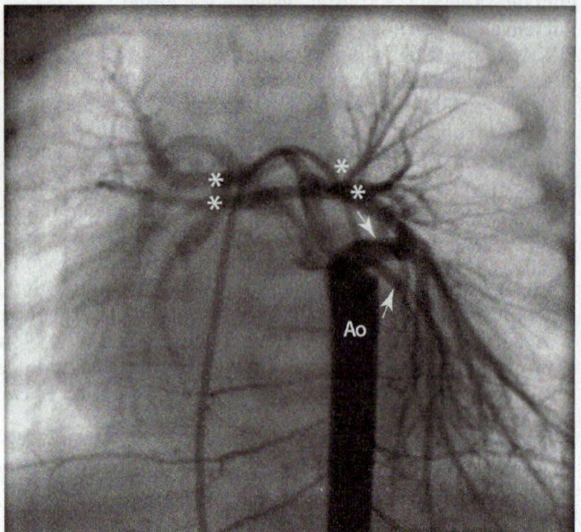

Abb. P193. Pulmonalatresie. Angiographischer Befund; *AO* = Aorta

Pul|mo|nal|in|suf|fi|zi|enz *f* (Ⓔ pulmonary insufficiency): ***Syn:*** *Pulmonalklappeninsuffizienz, Pulmonalisinsuffizienz*; i.d.R. erworbene Schlussunfähigkeit der Pulmonalklappe; findet sich v.a. bei Erwachsenen als **relative Pulmonalinsuffizienz** als Folge einer pulmonalen Hypertonie mit konsekutiver Dehnung des Klappenringes; die zweithäufigste Ursache ist eine bakterielle Endokarditis, v.a. bei i.v.-Drogenabhängigen; isolierte Pulmonalklappeninsuffizienz führt zu einer kombinierten Druck- und Volumenbelastung sowie exzentrischer Hypertrophie des rechten Ventrikels; **Diagnose:** Graham Steell*-Geräusch bei relativer Pulmonalinsuffizienz; sonst leises, niederfrequentes Rückstromgeräusch im 3. und 4. Interkostalraum links parasternal; EKG [Zeichen der Rechtsherzbelastung, Rechtsschenkelblock], Thoraxröntgen, Echokardiographie, Herzkatheter; **Therapie:** medikamentös mit Herzglykosiden und Diuretika; evtl. Klappenersatz

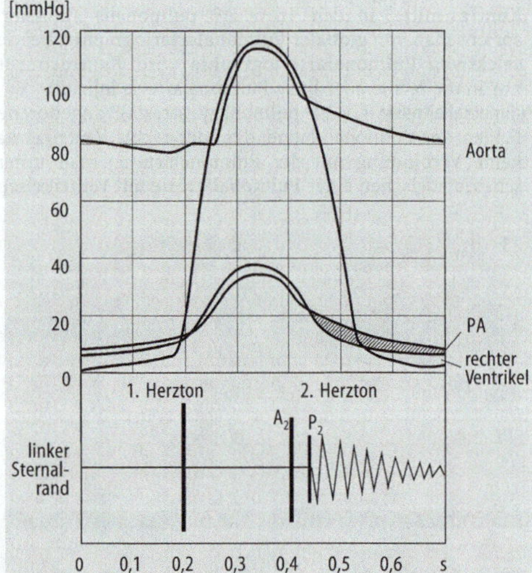

Abb. P194. Hämodynamische und auskultatorische Befunde bei Pulmonalinsuffizienz

Pul|mo|na|lis|an|gi|o|gra|phie *f*: → *Pulmonalarteriographie*
Pul|mo|na|lis dex|tra *f*: → *Arteria pulmonalis dextra*
Pul|mo|na|lis|in|suf|fi|zi|enz *f*: → *Pulmonalinsuffizienz*
Pul|mo|na|lis|ka|the|ter *m* (Ⓔ pulmonary artery catheter): ***Syn:*** *Pulmonalarterienkatheter*; wird über die Venae jugularis und cava superior in den rechten Vorhof vorgeschoben und dann durch den Blutstrom in die rechte oder linke Pulmonalarterie geschwemmt; erlaubt die Messung mehrerer Kreislaufgrößen, wie z.B. Wedge-Pressure*, zentraler Venendruck*, Herzminutenvolumen* sowie die Entnahme von zentralvenösem Blut
Pul|mo|na|lis|klap|pe *f*: → *Pulmonalklappe*
Pul|mo|na|lis si|nis|tra *f*: → *Arteria pulmonalis sinistra*
Pul|mo|na|lis|ste|no|se *f*: → *Pulmonalstenose*
Pul|mo|nal|klap|pe *f* (Ⓔ pulmonary valve): ***Syn:*** *Pulmonalisklappe, Valva trunci pulmonalis*; aus drei Taschenklappen [Valvula* semilunaris] bestehende Herzklappe am Ausgang der linken Kammer in den Truncus* pulmonalis; öffnet sich während der Systole* und schließt sich am Beginn der Diastole*; der Schluss verursacht den auskultatorisch hörbaren 2. Herzton*
Pul|mo|nal|klap|pen|in|suf|fi|zi|enz *f*: → *Pulmonalinsuffizienz*
Pul|mo|nal|klap|pen|ste|no|se *f*: → *Pulmonalstenose*
Pul|mo|nal|skle|ro|se *f* (Ⓔ sclerosis of the pulmonary artery): Arteriosklerose* der Pulmonalarterie und ihrer Äste
primäre Pulmonalsklerose (Ⓔ plexogenic pulmonary arteriopathy): ***Syn:*** *Ayerza-Syndrom, Ayerza-Krankheit*; ätiologisch ungeklärte Arteriosklerose der Pulmonalgefäße mit Dyspnoe, Zyanose, Rechtsherzhypertrophie und Hepatosplenomegalie
Pul|mo|nal|ste|no|se *f* (Ⓔ pulmonary stenosis): ***Syn:*** *Pulmonalisstenose, Pulmonalklappenstenose*; meist angeborene, häufig mit anderen Fehlbildungen [Fallot*-Tetralogie] verbundene Stenose der Pulmonalklappe; je nach der Lage der Stenose unterscheidet man **subvalvuläre, valvuläre und supravalvuläre Pulmonalstenose**
Klinik und **Diagnose:** die meisten Stenosen [abgesehen von schweren angeborenen Stenosen] bleiben lange beschwerdefrei; langfristig führt die rechtsventrikuläre Ausflusstraktobstruktion aber zu Rechtsherzbelastung und Rechtsherzhypertrophie*; zur Ausbildung einer Zyanose* kommt es erst nach Dekompensation; **Auskultation:** typisches systolisches Austreibungsgeräusch mit Punctum maximum im 2.–3. Interkostalraum linksparasternal; der frühdiastolische Pulmonaldehnungston ist ein so genannter „ejection click", der v.a. bei mäßigen Stenosen hörbar ist; der Pulmonalteil des 2. Herztons ist abgeschwächt; **EKG:** Zeichen der Rechtsherzhypertrophie und häufig ein P dextrocardiale; **Echokardiographie** und **Angiokardiographie** verdeutlichen das Ausmaß der Stenose, der Strömungsbehinderung und der Hypertrophie des rechten Ventrikels; **Therapie:** die Ballonvalvuloplastie ist heute die Methode der Wahl; offene Kommissurotomie oder Klappenersatz sind für Sonderfälle reserviert [*Abb. P196, 197*]
infundibuläre Pulmonalstenose: → *subvalvuläre Pulmonalstenose*
subvalvuläre Pulmonalstenose (Ⓔ subvalvular pulmonary stenosis): ***Syn:*** *Konusstenose, infundibuläre Pulmonalstenose, Infundibulumstenose*; angeborene Verengung der Ausflussbahn des rechten Ventrikels durch hypertrophierte Muskelbündel, die die Ausflussbahn [v.a. während der Systole] einengen; tritt häufig zusammen mit Fallot*-Tetralogie auf; **Therapie:** Resektion der hypertrophierten Muskelbündel; evtl. Erweiterung der Ausflussbahn
supravalvuläre Pulmonalstenose (Ⓔ supravalvular pulmonary stenosis): ***Syn:*** *Pulmonalarterienstenose*; Stenose oberhalb der Pulmonalklappe; extrem selten isoliert, sondern meist kombiniert mit Fallot*-Tetralogie oder Vorhofseptumdefekt*; direkt oberhalb der Klappe liegende Stenosen werden als **zentrale Pulmonalstenosen** bezeichnet, jenseits der Birfurkation liegende als **periphere Pulmonalstenosen**
valvuläre Pulmonalstenose (Ⓔ valvular pulmonary steno-

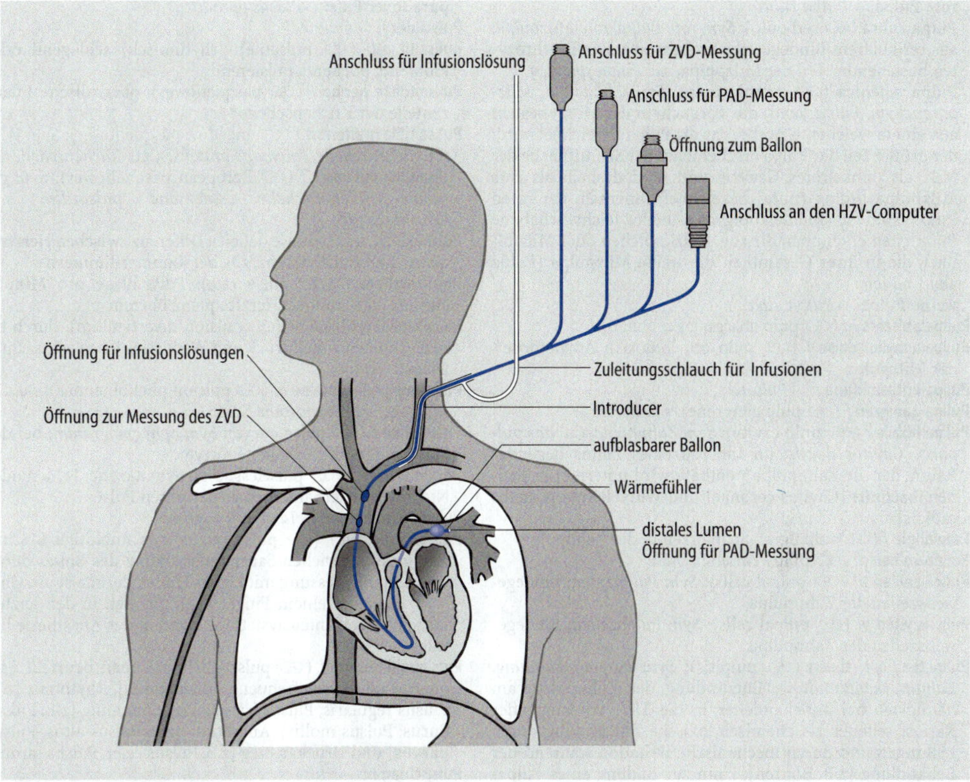

Abb. P195. Pulmonaliskatheter

sis): Stenose im Bereich der Semilunarklappen; häufigste Form der Pulmonalstenose

Pul|mo|nal|ve|nen|trans|po|si|ti|on *f*: *→Lungenvenenfehleinmündung*

Pul|mo|na|ri|ae her|ba *f* (Ⓔ lungwort): oberirdische Pflanzenteile von Lungenkraut*

Pul|mo|na|ri|a ma|cu|lo|sa *f*: *→Lungenkraut*

Pul|mo|na|ri|a of|fi|ci|na|lis *f*: *→Lungenkraut*

Pulmono-, pulmono- *präf.*: Wortelement mit der Bedeutung „Lunge/Pulmo"

Pul|mo|no|lo|gie *f*: *→Pneumonologie*

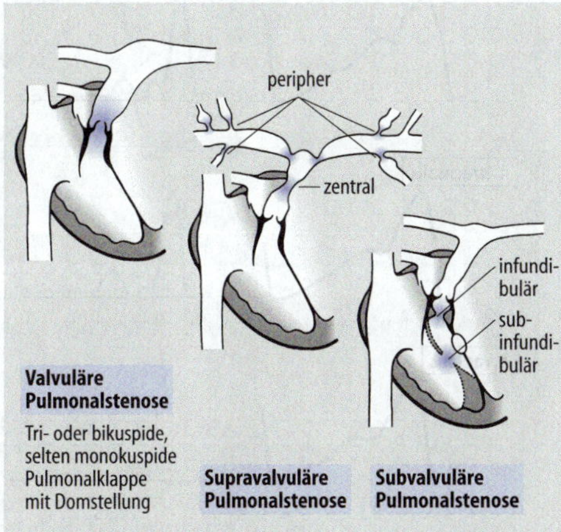

Abb. P196. Formen der Pulmonalstenose

pul|mo|pe|ri|to|ne|al *adj* (Ⓔ pulmonoperitoneal): Lunge(n) und Bauchfell/Peritoneum betreffend oder verbindend

Pul|pa *f, pl* **-pae** (Ⓔ **1.** pulp **2.** *→Pulpa dentis*): **1.** (*Organ*) Mark; Parenchym **2.** *→Pulpa dentis*

Pulpa alba (Ⓔ white pulp): *Syn:* *weiße Pulpa, weiße Milzpulpa*; Gesamtheit der Milzfollikel*; *s.a. Pulpa splenica*

Pulpa coronalis (Ⓔ coronal pulp): *Syn:* *Kronenpulpa*; in der Zahnkrone liegender Teil der Zahnpulpa [Pulpa* dentis]

Pulpa dentis (Ⓔ dental pulp): *Syn:* *Zahnpulpa, Pulpa, Zahnmark*; die Pulpahöhle [Cavitas dentis/pulparis] und den Wurzelkanal [Canalis radicis] des Zahnes ausfüllendes Gewebe; die periphere Schicht wird von Odontoblasten gebildet

Pulpa lienis: *→Pulpa splenica*

Pulpa radicularis (Ⓔ radicular pulp): *Syn:* *Wurzelpulpa*; im Wurzelkanal [Canalis radicis] liegender Teil der Zahnpulpa [Pulpa* dentis]

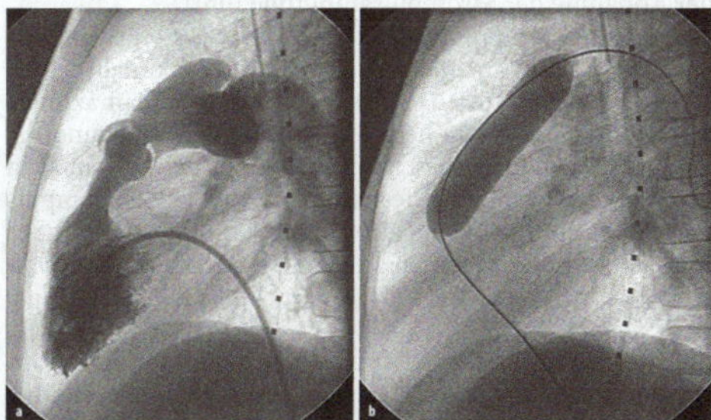

Abb. P197. Angiographie und Ballondilatation einer valvulären Pulmonalstenose

rote Pulpa: →*Pulpa rubra*

Pulpa rubra (Ⓔ red pulp): ***Syn:*** *rote Pulpa, rote Milzpulpa*; aus retikulärem Bindegewebe und extravasalen Erythrozyten bestehender Teil der Milzpulpa; *s.a. Pulpa splenica*

Pulpa splenica (Ⓔ splenic pulp): ***Syn:*** *Milzpulpa, Milzparenchym, Pulpa lienis*; das Parenchym der Milz* besteht aus einem weichen Gewebe, das als Pulpa bezeichnet wird; der größte Teil der Pulpa erscheint auf der Schnittfläche der Milz als dunkelrotes Gewebe und wird deshalb als **rote Milzpulpa** [Pulpa rubra] bezeichnet; innerhalb der roten Pulpa sind stecknadelkopfgroße, helle, leicht erhabene Pünktchen erkennbar, die sog. **Milzknötchen** oder **Milzfollikel**, die in ihrer Gesamtheit die **weiße Milzpulpa** [Pulpa alba] bilden

weiße Pulpa: →*Pulpa alba*

Pul|pa|ab|szess *m* (Ⓔ pulp abscess): *s.u. Pulpitis*

Pul|pa|amy|lo|i|do|se *f* (Ⓔ pulp amyloidosis): Amyloidose* der Milzpulpa

Pul|pa|ent|zün|dung *f*: →*Pulpitis*

Pul|pa|gan|grän *f* (Ⓔ pulp gangrene): *s.u. Karies*

Pul|pa|höh|le *f* (Ⓔ pulp cavity): ***Syn:*** *Zahnhöhle, Cavitas pulparis, Cavitas dentis*; im Inneren eines Zahns liegender Raum, der die Zahnpulpa* enthält; wird unterteilt in **Kronenabschnitt** [Cavitas coronae] und **Wurzelkanal** [Canalis radicis]

Pulp|al|gie *f* (Ⓔ pulpalgia): Schmerzen in der Zahnpulpa

Pul|pa|ve|nen *pl* (Ⓔ pulp veins): *s.u. Milz*

Pul|pa|zel|len *pl* (Ⓔ pulpal cells): ***Syn:*** *Pulpazyten*; Bindegewebszellen der Zahnpulpa

Pul|pa|zy|ten *pl* (Ⓔ pulpal cells): ***Syn:*** *Pulpazellen*; Bindegewebszellen der Zahnpulpa

Pul|pi|tis *f, pl* **-tiden** (Ⓔ pulpitis): ***Syn:*** *Pulpaentzündung, Zahnmarkentzündung*; Entzündung der Zahnpulpa; am häufigsten bei unbehandelter, in die Tiefe vordringender Karies; seltener als chemisch-toxische Entzündung durch Füllungen und durch mechanische Irritation während der Behandlung [z.B. Bohren]; kann zur Bildung eines **Pulpaabszesses** führen

Pulpitis ascendens (Ⓔ ascending pulpitis): ***Syn:*** *retrograde Pulpitis*; von der Wurzelspitze ausgehende Pulpitis

Pulpitis dentium (Ⓔ pulpitis): *s.u. Karies*

retrograde Pulpitis: →*Pulpitis ascendens*

pul|pi|tisch *adj* (Ⓔ pulpitic): Pulpaentzündung/Pulpitis betreffend, von ihr betroffen oder gekennzeichnet

pul|pös *adj* (Ⓔ pulpy): weich, breiig, fleischig, markartig, markig

Puls *m* (Ⓔ pulse): ***Syn:*** *Pulsus, Pulsschlag, Pulswelle*; der rhythmische Blutauswurf aus dem Herzen in die Aorta und die Arteria pulmonalis erzeugt Pulswellen, die sich bis in die Kapillaren fortpflanzen; sie bestehen aus **Druckpuls**, **Strompuls** und **Querschnittspuls** [auch **Volumenpuls**]; solange die Pulswellen nur in einer Richtung laufen, weisen alle drei Pulsformen übereinstimmende Kurvenverläufe auf; an Orten, an denen sich der Wellenwiderstand ändert [z.B. Abzweigungen, Änderungen von Durchmesser, Wanddicke oder Elastizität] kommt es zu einer Reflexion der Pulswelle und zu einer teilweisen Überlagerung von peripherwärts wandernden Pulswellen und reflektierten Wellen, die zu einer Zunahme der Druckpulsamplitude und einer Abnahme der Strompulsamplitude führt

Druckpuls, Strompuls und Querschnittspuls steigen am Anfang der Systole an und erreichen ihren Maximalwert ca. am Ende des ersten Drittels der Systole; die maximale Stromstärke der Aorta liegt jetzt bei 500–600 ml/s und die maximale Strömungsgeschwindigkeit bei ca. 120 cm/s; in der zweiten Systolenhälfte nehmen Druckpuls, Strompuls und Querschnittspuls ab; am Anfang der Systole kommt es in den herznahen Gefäßen zu einem kurzdauernden Rückstrom zum Herzen, der sich im Druckpuls als Inzisur darstellt; *s.a. Blutdruck*

dikroter Puls (Ⓔ dicrotic pulse): ***Syn:*** *Dikrotie, Pulsus dicrotus*; Doppelgipfligkeit der peripheren Pulswelle, z.B. bei Fieber, Tachykardie oder Arteriosklerose; kann manchmal als kleiner Nachschlag zur normalen Pulswelle gefühlt werden

paradoxer Puls: →*Pulsus paradoxus*

Puls|ader *f*: →*Arterie*

pul|sa|til *adj* (Ⓔ pulsatile): (rhythmisch) schlagend oder klopfend, pochend, pulsierend

Pul|sa|til|lae her|ba *f* (Ⓔ pasqueflower): oberirdische Pflanzenteile der Küchenschelle*

Pul|sa|til|la pra|ten|sis *f* (Ⓔ meadow pasqueflower): ***Syn:*** *Wiesenküchenschelle, Anemone pratensis*; *s.u. Küchenschelle*

Pul|sa|til|la vul|ga|ris *f* (Ⓔ European pasqueflower): ***Syn:*** *gemeine Küchenschelle, Anemone pulsatilla*; *s.u. Küchenschelle*

Puls|de|fi|zit *nt* (Ⓔ pulse deficit): Differenz zwischen Herzfrequenz und Pulsfrequenz, z.B. bei Kammerflimmern

Puls|fre|quenz *f* (Ⓔ pulse rate): Pulsschläge pro Minute; stimmt i.d.R. mit der Herzfrequenz überein

Pul|si|ons|di|ver|ti|kel *nt* (Ⓔ pulsion diverticulum): durch einen erhöhten Innendruck und Wandschwäche verursachtes Divertikel*

Pul|si|ons|phä|no|me|ne *pl* (Ⓔ pulsion phenomenons): *s.u. Essay Parkinson-Syndrome S. 1631*

Puls|kur|ve *f* (Ⓔ pulse curve): ***Syn:*** *Sphygmogramm*; bei der Sphygmographie erhaltene Kurve

Puls|lo|sig|keit *f* (Ⓔ pulselessness): ***Syn:*** *Akrotie*; Fehlen oder Nicht-Registrierbarkeit eines periphren Pulses

Pulslos-Krankheit *f*: →*Takayasu-Syndrom*

Puls|o|xy|me|trie *f* (Ⓔ pulse oxymetry): unblutige Bestimmung der arteriellen Sauerstoffsättigung des Blutes durch transkutane Messung mit einem Fühler, der meist am Ohrläppchen oder einem Finger liegt; hat sich in den letzten Jahren v.a. auf Intensivstationen und in der Anästhesie bewährt

Puls|qua|li|tä|ten *pl* (Ⓔ pulse qualities): man beurteilt Frequenz [z.B. Pulsus frequens, Pulsus rarus], Rhythmus [z.B. Pulsus regularis, Pulsus irregularis], Spannung [z.B. Pulsus durus, Pulsus mollis], Amplitude [z.B. Pulsus altus, Pulsus parvus] und Druckanstieg [z.B. Pulsus celer, Pulsus tardus]

Puls|schlag *m*: →*Puls*

Puls|schrei|ber *m* (Ⓔ sphygmograph): ***Syn:*** *Sphygmograph, Sphygmograf*; Gerät zur Sphygmographie*

Puls|schrei|bung *f* (Ⓔ sphygmography): ***Syn:*** *Sphygmographie, Sphygmografie*; Registrierung der Pulskurve

Pul|sus *m*: →*Puls*

Pulsus aequalis (Ⓔ equal pulse): gleichmäßig starker Puls

Pulsus alternans (Ⓔ alternating pulse): abwechselnd starker und schwacher Puls, v.a. bei Herzinsuffizienz

Pulsus altus (Ⓔ strong pulse): hoher Puls mit großer Blut-

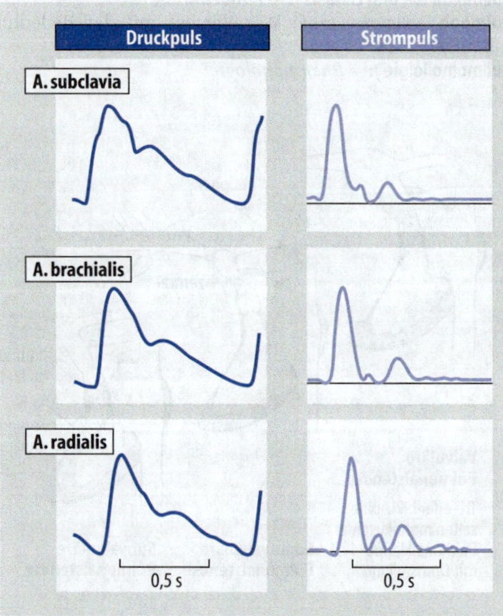

Abb. P198. Druck- und Strompuls in den Armarterien

druckamplitude, z.B. bei Aorteninsuffizienz*
Pulsus bigeminus (Ⓔ bigeminal pulse): *s.u. Bigeminus*
Pulsus celer (Ⓔ short pulse): schnellender Puls durch einen raschen Druckanstieg und einen schnellen Druckabfall, z.B. bei Aorteninsuffizienz*
Pulsus contractus (Ⓔ contracted pulse): kleiner, harter Puls, z.B. bei Arteriosklerose*
Pulsus dicrotus (Ⓔ dicrotic pulse): ***Syn:*** *Dikrotie, dikroter Puls*; Doppelgipfligkeit der peripheren Pulswelle
Pulsus durus (Ⓔ hard pulse): harter, gespannter Puls, v.a. bei arterieller Hypertonie*
Pulsus filiformis (Ⓔ filiform pulse): feiner, fadenförmiger Puls, v.a. bei Kreislaufkollaps oder Schock
Pulsus frequens (Ⓔ frequent pulse): schneller/häufiger Puls, z.B. bei Tachykardie*
Pulsus intermittens (Ⓔ intermittent pulse): aussetzender Puls; Pulsdefizit*
Pulsus irregularis (Ⓔ irregular pulse): unregelmäßiger Puls; physiologisch bei Einatmung/Ausatmung [**Pulsus irregularis respiratorius**], pathologisch bei Rhythmusstörungen
Pulsus irregularis respiratorius (Ⓔ pulsus irregularis respiratorius): *s.u. Pulsus irregularis*
Pulsus magnus (Ⓔ strong pulse): großer Puls mit starker Pulswelle, z.B. bei Aorteninsuffizienz*
Pulsus mollis (Ⓔ soft pulse): weicher, leicht unterdrückbarer Puls, v.a. bei Hypotonie*
Pulsus paradoxus (Ⓔ paradoxical pulse): ***Syn:*** *paradoxer Puls*; Abnahme der Blutdruckamplitude um mehr als 10 mm Hg während der Inspiration [normal weniger als 5 mm]; findet sich v.a. bei konstriktiver Perikarditis* und Accretio* pericardii
Pulsus parvus (Ⓔ weak pulse): kleiner Puls, z.B. bei Aorten- und Mitralstenose
Pulsus rarus (Ⓔ rare pulse): langsamer Puls, z.B. bei Bradykardie*
Pulsus regularis (Ⓔ regular pulse): regelmäßiger Puls
Pulsus tardus (Ⓔ long pulse): schleichender Puls mit langsamem Anstieg, z.B. bei Aortenstenose
Pulsus vibrans (Ⓔ vibrating pulse): Puls mit Schwirren der Arterienwand

Puls|wel|le *f*: *→Puls*

Pulv. *Abk.*: *→Pulvis*

Pul|vi|nar tha|la|mi *nt* (Ⓔ pulvinar): Kerngebiet am hinteren Ende des Thalamus*, das unspezifische Kerngebiete enthält

Pul|vis *m* (Ⓔ powder): Pulver

Punc|tio *f, pl* **-ti|o|nes**: *→Punktion*

Punc|tum *nt, pl* **-ta** (Ⓔ point): Punkt
Punctum fixum (Ⓔ fixed end): *s.u. Muskel*
Punctum lacrimale (Ⓔ lacrimal point): ***Syn:*** *Tränenpünktchen*; grübchenförmiger Anfang des Tränenröhrchens [Canaliculus* lacrimalis] auf der Tränenpapille [Papilla* lacrimalis]; taucht in den Tränensee [Lacus* lacrimalis] und saugt die Tränenflüssigkeit in das Tränenröhrchen
Punctum maximum (Ⓔ auscultation point): Stelle auf der Körperoberfläche, an der ein bestimmtes Herzgeräusch oder ein Herzton am besten zu hören ist
Punctum mobile (Ⓔ mobile end): *s.u. Muskel*
Punctum nervosum (Ⓔ Erb's point): *s.u. Plexus cervicalis*
Punctum proximum (Ⓔ near point): ***Syn:*** *Nahpunkt*; der dem Auge am nächsten gelegene Punkt, der bei maximaler Akkommodation noch scharf gesehen werden kann
Punctum remotum (Ⓔ far point): ***Syn:*** *Fernpunkt*; Punkt, auf den der Sehapparat des Auges bei voller Erschlaffung des Akkommodationsapparates eingestellt ist

Punkt|e|lek|tro|de *f* (Ⓔ point electrode): *s.u. Elektrode*

punk|tie|ren *v* (Ⓔ puncture): eine Punktion vornehmen oder durchführen

Punk|ti|on *f* (Ⓔ puncture): ***Syn:*** *Punktur, Punctio*; Einführen einer Kanüle in einen anatomischen oder pathologischen Hohlraum oder ein Gewebe zur Probenentnahme

Punk|ti|ons|zy|to|lo|gie *f* (Ⓔ puncture cytology): zytologische Untersuchung von Zellen, die mittels Punktion gewonnen wurden

Punkt|mu|ta|ti|on *f* (Ⓔ point mutation): Mutation* eines einzigen Nucleotids; *s.a. Essay Virus und Tumor S. 2185*

Punk|tur *f*: *→Punktion*

Pu|pil|la *f, pl* **-lae**: *→Pupille*

pu|pil|lär *adj* (Ⓔ pupillary): ***Syn:*** *pupillar, okulopupillär*; Pupille betreffend

Pu|pil|lar|block *m* (Ⓔ pupillary block): *s.u. Essay Glaukom S. 797*

Pu|pil|lar|mem|bran *f* (Ⓔ pupillary membrane): ***Syn:*** *Membrana pupillaris*; während der Embryonalperiode die Pupille* bedeckende Membran, die nach der 32. Woche verschwindet; bleibt manchmal erhalten [**Membrana pupillaris persistenz**]; Reste können als pigmentierte Fasern über die Pupille hinwegziehen oder als abgerissene Fäden in die Pupille hineinragen

Pu|pil|lar|re|flex *m*: *→Pupillenreaktion*

Pu|pil|le *f* (Ⓔ pupil): ***Syn:*** *Pupilla, Sehloch*; kreisrunde Öffnung in der Mitte der Regenbogenhaut [Iris*], die wie eine Blende am Fotoapparat den Lichteinfall reguliert; um die Pupille herum liegt der zirkuläre **Musculus sphincter pupillae**, der die Pupille verengt; der Pupillenöffner [**Musculus dilatator pupillae**] liegt in der Nähe der Margo* ciliaris iridis und strahlt mit radiär geordneten Fasern in den Anulus* iridis minor ein, der den Pupillenrand [**Margo pupillaris**] bildet

Pu|pil|len|a|tre|sie *f*: *→Atresia pupillae*

Pu|pil|len|block *m*: *→Irisblock*

Pu|pil|len|dif|fe|renz *f*: *→Anisokorie*

Pu|pil|len|di|la|ta|ti|on *f* (Ⓔ pupil dilation): pathologische Erweiterung der Pupille, z.B. bei Botulismus*, Atropinvergiftung; *s.a. Mydriasis*

Pu|pil|len|ek|to|pie *f* (Ⓔ corectopia): ***Syn:*** *Korektopie, Ektopia pupillae*; angeborene Pupillenverlagerung

Pu|pil|len|eng|stel|lung *f*: *→Miosis*

Pu|pil|len|er|wei|te|rung *f* (Ⓔ pupil dilation): pathologische Erweiterung der Pupille, z.B. bei Botulismus*, Atropinvergiftung; *s.a. Mydriasis*

Pu|pil|len|ex|ka|va|ti|on *f* (Ⓔ optic cup): ***Syn:*** *Excavatio disci, Excavatio pupillae*; Vertiefung der Sehnervenpapille [Discus* nervi optici]; Eintrittsstelle von Arteria* und Vena* centralis retinae

Pu|pil|len|läh|mung *f*: selten verwendete Bezeichnung für *→absolute Pupillenstarre*

Pu|pil|len|mes|ser *m*: *→Pupillometer*

Pu|pil|len|mes|sung *f*: *→Pupillometrie*

Pu|pil|len|re|ak|ti|on *f* (Ⓔ **1.–2.** pupillary reflex): **1.** ***Syn:*** *Lichtreflex, Lichtreaktion, Pupillenreflex, Pupillarreflex, pupillomotorischer Reflex*; reflektorische Pupillenverengung bei Lichteinfall; fällt das Licht nur in ein Auge, kommt es zur Verengung des beleuchteten Auges [**direkte Pupillenreaktion**] und zur Verengung der anderen Pupille [**konsensuelle Pupillenreaktion**] **2.** ***Syn:*** *Pupillenreflex, Pupillarreflex, pupillomotorischer Reflex*; Veränderung der Pupillengröße bei Anpassung an Nah- und Fernsehen oder bei Berührung der Hornhaut

Pu|pil|len|re|flex *m*: *→Pupillenreaktion*

Pu|pil|len|star|re *f* (Ⓔ fixed pupil): Ausfall des Pupillenreflexes; *s.a. Pupillotonie*
absolute Pupillenstarre (Ⓔ absolute fixed pupil): bei Störung der parasympathischen efferenten Fasern zeigt das betroffene Auge weder eine direkte noch eine konsensuelle Pupillenreaktion; die Konvergenzreaktion fällt ebenfalls aus; das gesunde Auge reagiert normal
amaurotische Pupillenstarre (Ⓔ amaurotic fixed pupil): durch die Unterbrechung der sensorischen Nervenfasern führt Belichtung des amaurotischen Auges werder zu direkter noch indirekter Pupillenreaktion*; Belichtung des gesunden Auges löst aber die direkte und konsensuelle Pupillenreaktion aus; die Konvergenzreaktion ist auch erhalten und damit hat die Pupille des amaurotischen Auges immer dieselbe Größe wie die Pupille des gesunden Auges
reflektorische Pupillenstarre (Ⓔ stiff fixed pupil): meist beide Augen betreffende Störung mit Ausfall der direkten und konsensuellen Pupillenreaktion; trat früher v.a. bei Syphilis auf [Argyll Robertson*-Pupille], heute selten bei Diabetes* mellitus, multipler Sklerose* oder Lyme-Disease*

Pu|pil|len|ver|en|gung *f*: → *Miosis*
Pu|pil|len|ver|grö|ße|rung *f*: → *Mydriasis*
Pu|pil|len|weit|stel|lung *f*: → *Mydriasis*
Pu|pil|len|zit|tern *nt* (Ⓔ pupillary athetosis): ***Syn:*** *Irisblinzeln, Hippus (pupillae), Athetosis pupillaris*; durch eine zentralnervöse Schädigung hervorgerufenes Zittern der Pupille
Pupillo-, pupillo- *präf.*: Wortelement mit der Bedeutung „Pupille"
Pu|pil|lo|graph *m* (Ⓔ pupillograph): ***Syn:*** *Pupillograf*; Gerät zur Pupillographie
Pu|pil|lo|gra|phie *f* (Ⓔ pupillography): ***Syn:*** *Pupillografie*; Aufzeichnung der Pupillenreaktion auf Lichtreize
Pu|pil|lo|me|ter *nt* (Ⓔ pupillometer): ***Syn:*** *Pupillenmesser, Koriometer*; Gerät zur Messung der Pupillengröße und -rundung
Pu|pil|lo|me|trie *f* (Ⓔ pupillometry): ***Syn:*** *Pupillenmessung, Koriometrie*; Messung der Pupillengröße und -rundung
pu|pil|lo|mo|to|risch *adj* (Ⓔ pupillomotor): die Pupillenbewegung betreffend
Pu|pil|lo|to|nie *f* (Ⓔ pupillatonia): ***Syn:*** *Adie-Pupille*; fehlende Pupillenreaktion bei Änderung der einfallenden Lichtmenge; harmloses Symptom, das auf einer parasympathischen Innervationsstörung beruht; sind zusätzlich noch Störungen von Achilles- und Patellarsehenreflex vorhanden, spricht man von **Adie-Syndrom**; *s.a. reflektorische Pupillenstarre*
Pup|pen|ge|sicht *nt* (Ⓔ doll's face): ausdrucksloses, puppenartiges Gesicht, z.B. bei Dystrophia* adiposogenitalis
PUPPP *Abk.*: → *pruritic urticarial papules and plaques of pregnancy*
PUR *Abk.*: Polyurethan
pure red cell anemia *nt*: ***Syn:*** *chronische Erythroblastopenie*; schwere Störung der Erythrozytenbildung mit Entwicklung einer aplastischen Anämie*; typisch ist das Fehlen oder die starke Reduzierung von Erythrozytenvorstufen im Knochenmark
pure red cell aplasia *nt*: aplastische Anämie*, bei der es nur zu einer Störung der Erythropoese kommt; wird z.T. auch als Synonym für Blackfan*-Diamond-Anämie oder aplastische Anämie* verwendet
Pur|ga|tiv *nt*: → *Abführmittel*
pur|ga|tiv *adj* (Ⓔ laxative): ***Syn:*** *abführend, entleerend, purgierend, laxativ, laxierend*; den Darm reinigend, den Stuhlgang fördernd
Pur|ga|ti|vum *nt, pl* **-va**: → *Abführmittel*
pur|gie|rend *adj*: → *purgativ*
purified protein derivates *pl*: gereinigtes Tuberkulin; *s.u. Tuberkulin*
pu|ri|form *adj* (Ⓔ puriform): ***Syn:*** *pyoid*; Eiter betreffend, eiterartig, eiterähnlich, eitrig
Pu|rin *nt* (Ⓔ purine): aus zwei Ringen bestehende aromatische Verbindung; Grundkörper wichtiger biochemischer Moleküle [Purinbasen*]

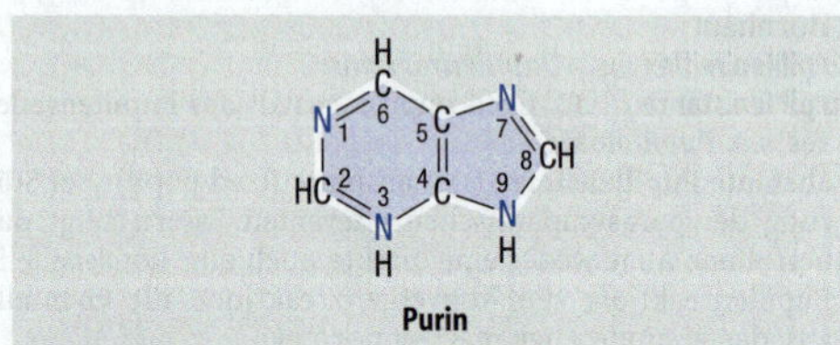

Abb. P199. Purin

Pu|rin|al|ka|lo|i|de *pl* (Ⓔ purine alkaloids): Oberbegriff für Coffein*, Theobromin* und Theophyllin*, die sich alle von Xanthin* ableiten
Pu|rin|ana|lo|ga *pl* (Ⓔ purine analogues): Substanzen, die aufgrund ihrer Ähnlichkeit mit Purinbasen die Purinsynthese hemmen können; werden z.T. als Chemotherapeutika* eingesetzt; *s.a. Essay Chemotherapie S. 349*
Pu|rin|an|ta|go|nis|ten *pl* (Ⓔ purine antagonists): Substanzen, die die Purinsynthese hemmen; dazu gehören Purinanaloga* oder Enzymhemmer, die in die Purinsynthese eingreifen; *s.a. Pyrimidinantagonisten*

Tab. P200. Purin- und Pyridinantagonisten

Substanz	Mechanismus
Azaserin	Hemmt glutaminabhängige Reaktionen wegen Strukturanalogie
Desoxynorleucin	Hemmt glutaminabhängige Reaktionen wegen Strukturanalogie
Hadacidin	Hemmt glutaminabhängige Reaktionen wegen Strukturanalogie
Amethopterin	Hemmt Dihydrofolatreduktase
Sulfonamide	Hemmt Folsäurebiosynthese
6-Azauridin	Hemmt OMP-Decarboxylase
5-Fluoruracil	Hemmt Thymidylatsynthase

Pu|rin|ba|sen *pl* (Ⓔ purine bases): ***Syn:*** *Purinkörper*; die auf dem Puringerüst aufgebauten Basen Adenin*, Guanin*, Xanthin* und Hypoxanthin*, deren Nucleoside* und Nucleotide* wichtige Bestandteile des Metabolismus und am Aufbau der DNA und z.T. [Adenin, Guanin] der RNA beteiligt sind; der größte Teil der beim Abbau von Nucleinsäuren anfallenden Purinbasen wird wieder verwendet, der Rest zu Harnsäure* abgebaut und ausgeschieden

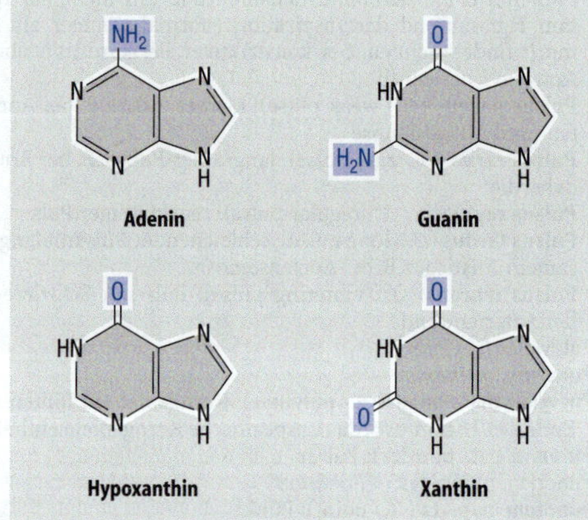

Abb. P201. Purinbasen

Pu|rin|des|a|mi|na|sen *pl* (Ⓔ purine deaminases): Desaminasen*, die spezifisch Purinbasen* desaminieren
Pu|rin|kör|per *pl*: → *Purinbasen*
6-Pu|rin|thi|on *nt*: → *6-Mercaptopurin*
6-Pu|ri|thi|nol *nt*: → *6-Mercaptopurin*
Purkinje: Johannes Evangelista Purkinje; 1787–1869; tschechischer Physiologe (Breslau, Prag)
Purkinje-Fasern *pl* (Ⓔ Purkinje's fibers): Endfasern des Erregungsleitungssystems* des Herzens im Myokard; einzelne Purkinje-Fasern können als sog. **falsche Sehnenfäden** durch den Kammerraum ziehen
Purkinje-Phänomen *nt* (Ⓔ Purkinje's phenomenon): beim Dämmerungssehen verschiebt sich das Helligkeitsmaximum von 560 nm [Gelb] nach 510 nm [Gelbgrün], wodurch rote Farben dunkler erscheinen als blaue
Purkinje-Zelle *f* (Ⓔ Purkinje's cell): multipolare, birnen- oder pyramidenförmige Ganglienzelle der Kleinhirnrinde*
Purkinje-Zellschicht *f* (Ⓔ Purkinje's cell layer): *s.u. Kleinhirnrinde*
Pur|pu|ra *f* (Ⓔ purpura): nicht mit dem Glasspatel ausdrückbare Rötung der Haut und Schleimhaut durch Blutungen, die bei intakter Gefäßwand [z.B. thrombozytopenische Purpura] und bei Schäden der Gefäßwand [z.B. nekrotisierende Vaskulitis] auftreten können; nach der Konfiguration

P

und Tiefe der Blutung kann man u.a. Petechien und Sugillationen [kleinmakulös], Ekchymosen [großmakulös], Suffusionen [flächenhaft], Vibices [streifenförmig] und Hämatome [tief] unterscheiden

Purpura anaphylactoides: → *Purpura rheumatica*

anaphylaktoide Purpura Schoenlein-Henoch: → *Purpura rheumatica*

Purpura anularis teleangiectodes: → *Purpura Majocchi*

Purpura anularis teleangiectodes atrophicans: → *Purpura Majocchi*

athrombopenische Purpura: → *Purpura rheumatica*

autoerythrozytäre Purpura (Ⓔ autoerythrocyte sensitization syndrome): ***Syn***: *Erythrozytenautosensibilisierung, Syndrom der blauen Flecken, schmerzhafte Ekchymosen-Syndrom, painful bruising syndrome*; fast ausschließlich bei Frauen auftretendes Syndrom mit rezidivierenden, schmerzhaften Hautblutungen; neben einer allergischen Genese [Autoantikörper gegen Erythrozyten] wird auch eine psychogene Auslösung [Konversionsneurose*] diskutiert

Purpura cerebri (Ⓔ cerebral purpura): ***Syn***: *Hirnpurpura*; petechiale Blutungen durch Schädigung der Hirnkapillaren, z.B. bei Fettembolie

Purpura fulminans (Ⓔ purpura fulminans): ***Syn***: *Henoch-Syndrom*; akut verlaufende Form der Purpura* Schoenlein-Henoch

Purpura hyperglobulinaemica (Ⓔ hyperglobulinemic purpura): ***Syn***: *Waldenström-Krankheit*; seltene, schubweise Purpura bei polyklonaler Hypergammaglobulinämie*; oft Initialsymptom des Sjögren*-Syndroms

idiopathische thrombozytopenische Purpura (Ⓔ idiopathic thrombocytopenic purpura): ***Syn***: *essentielle/idiopathische Thrombozytopenie, Morbus Werlhof, Werlhof-Krankheit, Autoimmunthrombozytopenie*; chronische oder in akuten Schüben verlaufende Purpura* durch einen vorübergehenden Thrombozytenmangel, bei der in 60–80 % der Fälle Autoantikörper gegen Thrombozyten auftreten; bei der **akuten Form** finden sich Haut- und Schleimhautblutungen, Blutungen aus dem Nasen-, Rachen- und Mundraum, Teerstuhl und Hämaturie; die **chronische Form** imponiert mehr durch Zahnfleischbluten, verlängerte und verstärkte Monatsblutung, Nasenbluten, Petechien an den Unterschenkeln und begrenzte Haut- und Schleimhautblutungen; **Therapie**: *siehe Tab. P202*

Tab. P202. Therapie der idiopathischen thrombozytopenischen Purpura

Standardtherapie	
Prednisolon	1,5–2 mg/kg KG oral tgl. bis Normalisierung der Thrombozytenzahl (ca. 14. Tage) Dann Reduktion über 6 Wochen bis 0 Bei fehlender Remission (80 %) Splenektomie
Therapieoptionen bei weiterer Therapienotwendigkeit	
Immunglobuline	0,4 g/kg KG i.v.: Tag 1–5 oder 1 g/kg KG i.v.: 1 oder 2 Tage oder Rhesus-(D)-IgG-Antikörper: 35–70 µg/kg KG verteilt auf 2–3 Tage
Immunsuppression	Azathioprin 2 mg/kg KG oral täglich oder Cyclophosphamid 1,5–3 mg/kg KG oral täglich oder Dexamethason 40 mg/Tag an 4 aufeinanderfolgenden Tagen alle 4 Wochen oder Cyclosporin A 2,5 mg/kg KG initial Ziel: Blutspiegel 80–150 µg/ml
Vincristin	1 mg/m² (maximal 2 mg) wöchentlich bis zu 4 Wochen; alternativ Vinblastin, 5 mg/m²
Danazol	400–600 mg/Tag bis zur Normalisierung der Thrombozytenzahl; dann Reduktion auf 50–200 mg/Tag
Interferon α-2b	3 Mio. Units dreimal wöchentlich über 4 Wochen

lichenoide Purpura (Ⓔ pigmented purpuric lichenoid dermatosis): ***Syn***: *Blum-Krankheit, Gougerot-Krankheit, Gougerot-Blum-Krankheit, Dermatitis lichenoides purpurica et pigmentosa*; Variante der Purpura pigmentosa progressiva [Schamberg-Krankheit] mit lichenoidem Aspekt

Purpura Majocchi (Ⓔ Majocchi's purpura): ***Syn***: *Majocchi-Krankheit, Purpura anularis teleangiectodes (atrophicans), Teleangiectasia follicularis anulata*; chronisch verlaufende kleinfleckige Purpura* unbekannter Ätiologie, die v.a. Männer betrifft

Purpura Moschcowitz: → *thrombotisch-thrombozytopenische Purpura*

Purpura pigmentosa progressiva: → *Schamberg-Krankheit*

Purpura pulicosa (Ⓔ purpura pulicosa): *s.u. Pulex irritans*

Purpura rheumatica (Ⓔ anaphylactoid purpura): ***Syn***: *Schoenlein-Henoch-Syndrom, rheumatoide/athrombopenische Purpura, Immunkomplexvaskulitis, Immunkomplexpurpura, Purpura anaphylactoides, Henoch-Syndrom, (anaphylaktoide) Purpura Schoenlein-Henoch*; durch Arznei- und Nahrungsmittel sowie Infektionen ausgelöste (autoimmun-)
allergische Gefäßentzündung mit Purpura* der Streckseiten der Extremitäten, Gelenk- und Leibschmerzen, und evtl. Beteiligung innerer Organe; tritt v.a. bei Kindern im Schulalter im Anschluss an eine Streptokokkeninfektion der Atemwege auf; bei Erwachsenen seltener, dafür aber meist mit schwererem Verlauf [gastrointestinale Symptomatik]; **Therapie**: Antibiotika, bei schwerem Verlauf Corticoidstoß; die **Prognose** ist gut, oft kommt es aber zu Rezidiven und Spätschäden der Nieren sind relativ oft beschrieben

rheumatoide Purpura: → *Purpura rheumatica*

Purpura Schamberg: → *Schamberg-Krankheit*

Purpura Schoenlein-Henoch: → *Purpura rheumatica*

Purpura senilis (Ⓔ purpura senilis): Hautblutungen im Alter, die durch die erhöhte Brüchigkeit der Kapillaren bedingt sind

Purpura thrombasthenica (Ⓔ thrombasthenia): ***Syn***: *Thrombasthenie, Glanzmann-Naegeli-Syndrom*; autosomal-rezessiver Defekt des Fibrinogenrezeptors Glykoprotein IIb/IIIA der Thrombozyten; führt zu einer Störung der Thrombozytenadhäsion und -aggregation mit vermehrter Blutungsneigung [petechialen Blutungen von Haut und Schleimhaut]; **Diagnose**: Thrombelastographie, Blutungszeit; **Therapie**: Thrombozytenkonzentrat

Purpura thrombotica: → *thrombotisch-thrombozytopenische Purpura*

Purpura thrombotica thrombocytopenica: → *thrombotisch-thrombozytopenische Purpura*

thrombotisch-thrombozytopenische Purpura (Ⓔ thrombotic thrombocytopenic purpura): ***Syn***: *thrombotische Mikroangiopathie, Moschcowitz-Syndrom, Moschcowitz-Singer-Symmers-Syndrom, Purpura thrombotica, Purpura thrombotica thrombocytopenica, Purpura Moschcowitz*; ätiologisch unklare [evtl. Autoimmunerkrankung, Allergie] Purpura mit multiplen Thrombosen, hämolytischer Anämie* und neurologischen Ausfallserscheinungen

pur|pu|risch *adj* (Ⓔ purpuric): Purpura betreffend, von ihr betroffen oder gekennzeichnet, durch sie bedingt

Pur|pur|son|nen|hut *m*: → *Echinacea purpurea*

Pur|pur|wei|de *f* (Ⓔ basket willow): ***Syn***: *Salix purpurea*; *s.u. Weide*

Purtilo: **Purtilo-Syndrom** *nt* (Ⓔ Purtilo's syndrome): ***Syn***: *X-chromosomales lymphoproliferatives Syndrom, X-gekoppelte lymphoproliferative Erkrankung*; seltene, akut fatale Sonderform der infektiösen Mononukleose*, die auf einer angeborenen Störung der Immunkompetenz gegenüber Epstein*-Barr-Virus beruht

Purtscher: Otmar Purtscher; 1852–1927; österreichischer Augenarzt (Innsbruck, Klagenfurt)

Purtscher-Syndrom *nt* (Ⓔ Purtscher's syndrome): ***Syn***: *Purtscher-Netzhautschädigung, Angiopathia retinae traumatica*; Schädigung der Netzhaut, die nicht durch eine direkte Gewalteinwirkung hervorgerufen wird; typisch sind Netzhaut- und Glaskörperblutungen, Gefäßspasmus und

Netzhautödem; heilt spontan nach wenigen Wochen wieder ab
pu|ru|lent *adj* (Ⓔ purulent): *Syn: suppurativ*; eiterbildend, mit Eiter gefüllt, aus Eiter bestehend, eitrig, eiternd
Pus *m*: →*Eiter*
Push-back-Operation *f* (Ⓔ push-back technique): *Syn: Gaumenrückverlagerung*; Verschluss einer Gaumenspalte durch Bildung und Zurückschiebung zweier Palatinallappen
Pus|tel *f* (Ⓔ pustule): *Syn: Eiterbläschen, Pustula*; zu den Primäreffloreszenzen* gerechneter, mit Eiter gefüllter, intraepidermaler oder subepidermaler Hohlraum; wird meist durch Bakterien verursacht, kann aber auch als **sterile Pustel** vorkommen; beim Zerreißen der Pusteldecke bildet sich aus der Decke eine Schuppe [Squama], der Pustelinhalt wird zur Kruste [Crusta], und der Pustelgrund ergibt eine Erosion
Pus|tel|flech|te *f*: →*Impetigo contagiosa*
Pus|tu|la *f*: →*Pustel*
Pustula maligna (Ⓔ malignant pustule): *s.u. Hautmilzbrand*
pus|tu|lös *adj* (Ⓔ pustular): Pustel/Pustula betreffend, mit Pustelbildung einhergehend
Pus|tu|lo|se *f* (Ⓔ pustulosis): *Syn: Pustulosis*; durch multiple Pustelbildung gekennzeichnete Hauterkrankung
palmoplantare Pustulose: →*Psoriasis pustulosa Typ Königsbeck-Barber*
subkorneale Pustulose: →*Sneddon-Wilkinson-Syndrom*
Pus|tu|lo|sis *f, pl* **-ses**: →*Pustulose*
Pustulosis acuta varicelliformis: →*Ekzema herpeticatum*
Pustulosis acuta varioliformis: →*Ekzema herpeticatum*
Pustulosis subcornealis: →*Sneddon-Wilkinson-Syndrom*
PUT *Abk.*: Phosphaturidyltransferase
Pu|ta|men *nt* (Ⓔ putamen): äußerer Teil des Linsenkerns [Nucleus* lentiformis]; wird außen von der Capsula* externa begrenzt
Pu|tre|fak|ti|on *f* (Ⓔ putrefaction): Fäulnis, Verwesung, Zersetzung
Pu|tres|cin *nt* (Ⓔ putrescine): *Syn: Putreszin, 1,4-Diaminobutan, Tetramethylendiamin*; bei der Eiweißzersetzung entstehendes Leichengift
Pu|tres|zenz *f* (Ⓔ putrescence): Faulen, Fäulnis
Pu|tres|zin *nt*: →*Putrescin*
put|rid *adj* (Ⓔ putrid): faulig, übel riechend
Putti: Vittorio Putti; 1880–1940; italienischer Orthopäde (Bologna)
Putti-Syndrom *nt* (Ⓔ lumbar spine syndrome): *Syn: lumbales Vertebralsyndrom*; Ischialgie* bei Arthrose* oder Arthritis* der Lendenwirbelsäule mit Einengung der Intervertebralforamina
Puumala-Virus *nt* (Ⓔ Puumala virus): *s.u. Hantavirus*
Puusepp: Lyudwig Martinowitsch Puusepp; 1876–1942; estländischer Chirurg (Dorpat)
Puusepp-Reflex *m* (Ⓔ Puusepp's reflex): leichtes Bestreichen des äußeren Fußrandes führt zu langsamer Kleinzehenabduktion bei Pyramidenbahnschädigung
PUVA *Abk.*: Psoralene, Ultraviolett A
PV *Abk.*: **1.** →*paraventrikulär* **2.** →*Patientenverfügung* **3.** →*Pemphigus vulgaris* **4.** Plasmavolumen **5.** →*Polycythaemia vera* **6.** →*Porphyria variegata* **7.** Primärvakzine
p.v. *Abk.*: post vaccinationem
PVA *Abk.*: **1.** Polyvinylacetat **2.** Polyvinylalkohol **3.** Prednison, Vincristin, Asparaginase
PVAC *Abk.*: Polyvinylacetat
P-Vakzine *f* (Ⓔ pertussis vaccine): *Syn: Ganzkeimvakzine*; *s.u. Pertussisimpfung*
PVAL *Abk.*: Polyvinylalkohol
PVB *Abk.*: Cisplatin (*engl.* platinol), Vinblastin, Bleomycin
PVC *Abk.*: **1.** Polyvinylchlorid **2.** Procarbazin, Vincristin, Carbustatin
PVCAC *Abk.*: Polyvinylchloridacetat
PVC-Krankheit *f* (Ⓔ PVC disease): *Syn: Vinylchlorid-Krankheit*; *s.u. Vinylchlorid*
PVDA *Abk.*: Prednison, Vincristin, Daunorubicin, Asparaginase
PVDC *Abk.*: Polyvinylidenchlorid
PVDF *Abk.*: Polyvinylidenfluorid
PVE *Abk.*: postvakzinale Enzephalitis
PVES *Abk.*: polymorphe ventrikuläre Extrasystolen
PVF *Abk.*: **1.** paroxysmales ventrikuläres Flimmern **2.** Polyvinylformol
PVL *Abk.*: Panton-Valentine-Leukozidin
PVM *Abk.*: Pneumonievirus der Maus
p.v.n. *Abk.*: per vias naturales
PVNO *Abk.*: Polyvinylpyridin-N-oxid
PVNS *Abk.*: →*pigmentierte villonoduläre Synovitis*
PVO *Abk.*: Pulmonalvenenobstruktion
PVO$_2$ *Abk.*: →*venöser Sauerstoffpartialdruck*
PVP *Abk.*: **1.** Cisplatin (*engl.* platinol), VP-16 **2.** Polyvinylpyrrolidon
PVPH *Abk.*: primäre vaskuläre pulmonale Hypertension
PVR *Abk.*: **1.** perivaskulärer Raum **2.** →*proliferative Vitreoretinopathie* **3.** pulmonary vascular resistance
PVR-Ablatio *f* (Ⓔ PVR detachment): *s.u. proliferative Vitreoretinopathie*
PVS *Abk.*: psychovegetatives Syndrom
PVT *Abk.*: paroxysmale ventrikuläre Tachykardie
PW *Abk.*: peripherer Widerstand
P-Welle *f* (Ⓔ P wave): *Syn: P-Zacke*; die Vorhoferregung im EKG; *s.a. Essay Elektrokardiogramm S. 571*
PWG *Abk.*: Pulswellengeschwindigkeit
PWM *Abk.*: Pokeweed-Mitogen
PWS *Abk.*: **1.** Phosphorwolframsäure **2.** →*Pickwick-Syndrom*
PWZ *Abk.*: Pulswellenlaufzeit
PX *Abk.*: →*Pyridoxin*
PXDH *Abk.*: pankreatische Xanthindehydrogenase
PXE *Abk.*: →*Pseudoxanthoma elasticum*
Py *Abk.*: **1.** Phosphopyridoxal **2.** →*Polyomavirus* **3.** Pyrimidinnucleosid
Py-, py- *präf.*: →*Pyo-*
PYA *Abk.*: →*Psychoanalyse*
Py|ä|mie *f* (Ⓔ pyemia): *Syn: Pyohämie*; Vorkommen von Eitererregern im Blut; kann zur metastatischen Abszessbildung führen
py|ä|misch *adj* (Ⓔ pyemic): Pyämie betreffend, von ihr betroffen oder gekennzeichnet, durch sie bedingt
Py|ar|thros *m*: →*Arthritis purulenta*
Py|ar|thro|se *f*: →*Arthritis purulenta*
Pyel-, pyel- *präf.*: →*Pyelo-*
Py|e|l|ek|ta|sie *f* (Ⓔ pyelectasis): *Syn: Pyelokaliektasie, Pyelokalikektasie, Nierenbeckenerweiterung*; angeborene oder erworbene, ein- oder zweiseitige Erweiterung des Nierenbeckens; am häufigsten ist die Erweiterung bei Abflussbehinderung im postrenalen Bereich; **Therapie**: Beseitigung der Ursache, evtl. Nierenbeckenplastik*; *s.a. Hydronephrose, Sackniere*
Py|e|li|tis *f, pl* **-tiden** (Ⓔ pyelitis): *Syn: Nierenbeckenentzündung*; Entzündung des Nierenbeckens; meist mit Beteiligung des Nierenparenchyms; *s.a. Pyelonephritis*
py|e|li|tisch *adj* (Ⓔ pyelitic): Nierenbeckenentzündung/Pyelitis betreffend, von ihr betroffen oder gekennzeichnet
Pyelo-, pyelo- *präf.*: Wortelement mit der Bedeutung „Becken"
Py|e|lo|gramm *nt* (Ⓔ pyelogram): Röntgenkontrastaufnahme des Nierenbeckens
Py|e|lo|gra|phie *f* (Ⓔ pyelography): *Syn: Pyelografie*; Röntgenkontrastdarstellung* des Nierenbeckens
antegrade Pyelographie (Ⓔ antegrade pyelography): *Syn: anterograde Pyelographie*; Pyelographie mit direkter Injektion des Kontrastmittels in das Nierenbecken
anterograde Pyelographie: →*antegrade Pyelographie*
intravenöse Pyelographie (Ⓔ intravenous pyelography): *Syn: Ausscheidungspyelographie, Ausscheidungspyelografie, i.v. Pyelografie, i.v. Pyelographie, intravenöse Pyelografie*; Pyelographie mit intravenöser Injektion des Kontrastmittels
i.v. Pyelographie: →*intravenöse Pyelographie*
retrograde Pyelographie (Ⓔ retrograde pyelography): Pyelographie mit Injektion des Kontrastmittels über einen Katheter im Harnleiter
Py|e|lo|ka|li|ek|ta|sie *f*: →*Pyelektasie*
Py|e|lo|ka|li|kek|ta|sie *f*: →*Pyelektasie*
Py|e|lo|li|tho|to|mie *f* (Ⓔ pyelolithotomy): operative Entfernung von Nierenbeckensteinen; erfolgt meist mittels perkutaner Nephrolitholapaxie* oder im Rahmen einer Uretero-

renoskopie*

Py|e|lon *nt*: →*Nierenbecken*

Py|e|lo|ne|o|sto|mie *f* (Ⓔ pyeloneostomy): Neueinpflanzung des Harnleiters in das Nierenbecken

Py|e|lo|ne|phri|tis *f, pl* **-ti|den** (Ⓔ pyelonephritis): Entzündung von Nierenbecken und Nierenparenchym; als Ursache kommen v.a. Reflux, Harnstauung, Harnsteine, Fehlbildungen vor; andere prädisponierende Faktoren sind Diabetes mellitus und Schwangerschaft; Frauen sind wesentlich häufiger betroffen als Männer; meist handelt es sich um aufsteigende, seltener um hämatogene Entzündungen; eine Unterteilung in primäre und sekundäre Pyelonephritiden ist wenig sinnvoll; als Erreger findet man v.a. Escherichia coli, Proteus, Pseudomonas, Klebsiellen, Enterokokken, Staphylokokken

akute Pyelonephritis (Ⓔ acute pyelonephritis): klassische, akute, bakterielle Entzündung mit Flankenschmerz, Fieber, Schüttelfrost und ausgeprägtem Krankheitsgefühl; da oft auch eine Blasenentzündung [Zystitis*] besteht, kommt es auch zu starkem und häufigem Harndrang und Schmerzen beim Wasserlassen; unbehandelt kann es zur Entwicklung einer **abszedierenden Pyelonephritis** mit solitären oder multiplen Nierenabszessen kommen; die intrarenalen Abszesse können konfluieren und sog. **Nierenkarbunkel** bilden; durch Gewebeeinschmelzung können diese in das umgebende Gewebe rupturieren und einen **perirenalen Abszess** bilden; **Therapie**: Antibiotika; bei Abszessbildung Drainage, in schweren Fällen Nephrektomie*; **Prognose**: meist Restitutio ad integrum; bei perirenalem Abszess liegt die Mortalität aber im Bereich von 30–50 %

aszendierende Pyelonephritis (Ⓔ ascending pyelonephritis): meist durch eine Harnabflussstörung [auch in der Schwangerschaft] ausgelöste aufsteigende Entzündung

chronische Pyelonephritis (Ⓔ chronic pyelonephritis): mit Parenchymzerstörung einhergehende, meist in [akuten] Schüben verlaufende Entzündung, die zu Parenchymzerstörung [**pyelonephritische Narben**] und Kelchverplumpung führt; unbehandelt kommt es zur Bildung einer **pyelonephritischen Schrumpfniere** und Niereninsuffizienz; die weitaus häufigste Ursache ist vesikoureterorenaler Reflux [75 %]; besonders gefährdet sind Kinder, die in den ersten 4 Lebensjahren einen Reflux aufweisen und an Harnwegsinfekten leiden; **Therapie**: Beseitigung der Ursache, Antibiotika zur Herdsanierung

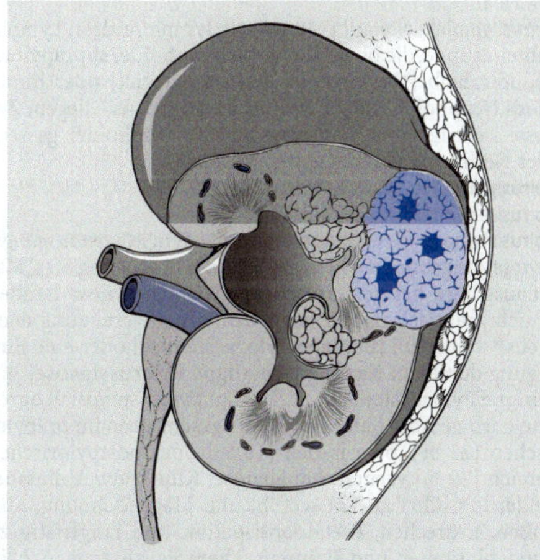

Abb. P203. Nierenkarbunkel und -abszess

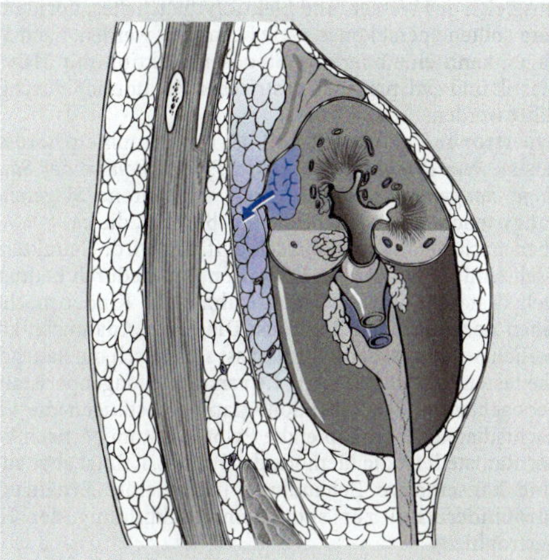

Abb. P204. Perirenaler Abszess

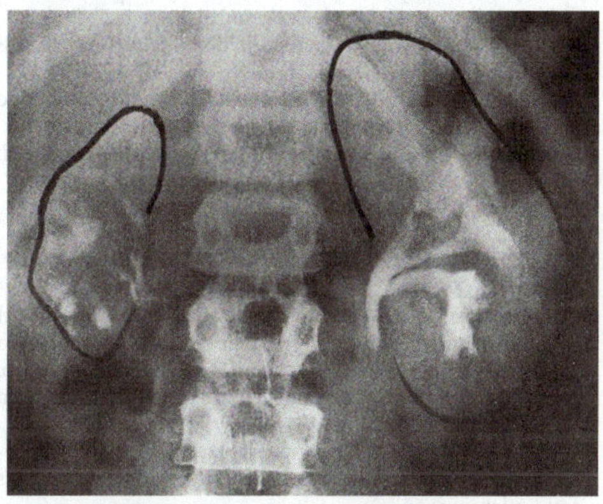

Abb. P205. Kelchverplumpung bei chronischer Pyelonephritis

Pyelonephritis gravidarum (Ⓔ pyelonephritis of pregnancy): *Syn*: *Pyelonephritis der Schwangeren, Schwangerschaftspyelonephritis*; bakterielle [v.a. Escherichia* coli] Pyelonephritis, die durch Abflussstörung bzw. metabolische und hormonelle Änderungen während der Schwangerschaft bedingt ist; führt bei 30 % der Patientinnen zur Ausbildung pyelonephritischer Narben, die Ausgangspunkt einer chronischen Pyelonephritis* sein können; die Schwangerschaftspyelonephritis erhöht das Risiko für Frühgeburten und die perinatale Mortalität der Mütter

Pyelonephritis der Schwangeren: →*Pyelonephritis gravidarum*

xanthogranulomatöse Pyelonephritis (Ⓔ xanthogranulomatous pyelonephritis): *Syn*: *xanthomatöse Pyelonephritis*; durch das Auftreten von Schaumzellen und evtl. von Riesenzellen gekennzeichnete, chronische Pyelonephritis bakterieller Genese [v.a. Proteus*]; tritt v.a. bei Harnstau auf; die Abgrenzung von einem Nierentumor ist oft schwierig und viele Fälle werden aus diesem Grund unnötigerweise nephrektomiert

xanthomatöse Pyelonephritis: →*xanthogranulomatöse Pyelonephritis*

py|e|lo|ne|phri|tisch *adj* (Ⓔ pyelonephritic): Pyelonephritis betreffend, von ihr betroffen oder gekennzeichnet

Py|e|lo|ne|phro|se *f* (Ⓔ pyelonephrosis): nicht-entzündliche Erkrankung von Niere und Nierenbecken

Py|e|lo|pa|thie *f* (Ⓔ pyelopathy): nicht-entzündliche Nierenbeckenerkrankung

py|e|lo|phle|bi|tisch *adj* (Ⓔ pyelophlebitic): Pyelophlebitis betreffend, von ihr betroffen oder durch sie bedingt

Py|e|lo|plas|tik *f* (Ⓔ pyeloplasty): *Syn*: *Nierenbeckenplastik*; plastische Operation zur Korrektur eines veränderten Nierenbeckens, z.B. bei Hydronephrose*

Py|e|lo|sko|pie *f* (Ⓔ pyeloscopy): endoskopische Untersuchung des Nierenbeckens

Py|e|lo|sto|mie *f* (Ⓔ pyelostomy): *Syn*: *Nierenbeckenfistelung*,

Nierenbeckenfistel; Anlegen einer Nierenbeckenfistel
Pylellolthromlbolse *f*: *→Pfortaderthrombose*
Pylellolto|mie *f* (Ⓔ pyelotomy): ***Syn:*** *Nierenbeckeneröffnung*; Eröffnung des Nierenbeckens
Pylellolulreltelrekltalsie *f* (Ⓔ pyeloureterectasis): Erweiterung von Nierenbecken und Harnleiter; *s.a. Hydronephrose, Sackniere*
Pylellolulreltelrollylse *f* (Ⓔ pyeloureterolysis): operative Lösung von Verwachsungen um Nierenbecken und Harnleiter
Pylellolulreltelrolplasltik *f* (Ⓔ pyeloureteroplasty): ***Syn:*** *Nierenbecken-Ureter-Plastik*; plastische Operation am Nierenbecken und Harnleiter, z.B. Nierenbeckenplastik nach Anderson-Hynes
Pylellolzysltiltis *f, pl* **-tiltilden** (Ⓔ pyelocystitis): ***Syn:*** *Zystopyelitis*; Entzündung von Nierenbecken und Harnblase; i.d.R. eine Kombination von Zystitis* und davon ausgehender aszendierender Pyelonephritis*
pylellolzysltiltisch *adj* (Ⓔ pyelocystitic): Pyelozystitis betreffend, von ihr betroffen oder gekennzeichnet
Pygo-, pygo- *präf.*: Wortelement mit der Bedeutung „Gesäß/Steiß"
Pylgoldildylmus *m* (Ⓔ pygodidymus): Fetus mit Verdoppelung von Becken und Hüfte
Pylgolmellus *m* (Ⓔ pygomelus): Fetus mit überzähligem Bein im Gesäßbereich
Pylgolpalgus *m* (Ⓔ pygopagus): Doppelmissbildung mit Verschmelzung am Kreuzbein
PyK *Abk.*: *→Pyruvatkinase*
pyklnisch *adj* (Ⓔ pyknic): untersetzt, stämmig
Pyklnoldyslosltolse *f* (Ⓔ pyknodysostosis): angeborenes Fehlbildungssyndrom mit Minderwuchs, generalisierter Osteosklerose*, brüchigen Nägeln und Zahnungsanomalien; von manchen Autoren auch gleichgesetzt mit Maroteaux*-Lamy-Syndrom
Pyklnolelpilleplsie *f* (Ⓔ pyknoepilepsy): ***Syn:*** *Pyknolepsie*; Form der Petit-mal-Epilepsie* mit reinen Absencen; *s.a. Essay Epilepsie S. 617*
Pyklnolleplsie *f*: *→Pyknoepilepsie*
Pyklnolse *f* (Ⓔ pyknosis): ***Syn:*** *Kernschrumpfung, Kernverdichtung, Kernpyknose, Karyopyknose*; Schrumpfung und Verdichtung des Zellkerns; erster Schritt der Kernveränderung beim Zelltod
pyklnoltisch *adj* (Ⓔ pyknotic): ***Syn:*** *karyopyknotisch*; Pyknose betreffend, von ihr betroffen oder gekennzeichnet
Pyklnolzylten *pl* (Ⓔ pyknocytes): ***Syn:*** *Onkozyten*; veränderte Epithelzellen mit kleinem Kern und eosinophilen Granula
Pyle: Edwin Pyle; 1891–1961; amerikanischer Chirurg (New York)
Pyle-Syndrom *nt* (Ⓔ Pyle's disease): ***Syn:*** *familiäre metaphysäre Dysplasie*; autosomal-rezessive Dysplasie* der Metaphysen langer Knochen
Pyle-, pyle- *präf.*: Wortelement mit der Bedeutung „Pfortader"
Pylle|phle|biltis *f, pl* **-tilden** (Ⓔ pylephlebitis): ***Syn:*** *Pfortaderentzündung*; Entzündung der Pfortader; i.d.R. als bakterielle Infektion bei Appendizitis* oder Omphalitis*; führt häufig zu Pylethrombophlebitis*; *s.a. Pfortaderthrombose*
pyllelphlelbiltisch *adj* (Ⓔ pylephlebitic): Pfortaderentzündung/Pylephlebitis betreffend, von ihr betroffen oder gekennzeichnet
Pyllelthromlbolphlelbiltis *f, pl* **-tilden** (Ⓔ pylethrombophlebitis): Thrombose* und Entzündung der Pfortader
Pyllelthromlbolse *f*: *→Pfortaderthrombose*
Pylor-, pylor- *präf.*: *→Pyloro-*
Pyllolrekltolmie *f* (Ⓔ pylorectomy): ***Syn:*** *Pylorusentfernung, Pylorusresektion*; operative Entfernung des Pylorus*
pyllolrisch *adj* (Ⓔ pyloric): Magenpförtner/Pylorus oder Pars pylorica betreffend
Pyllolriltis *f, pl* **-tilden** (Ⓔ pyloritis): ***Syn:*** *Pylorusentzündung*; Entzündung des Magenpförtners [Pylorus]
pyllolriltisch *adj* (Ⓔ pyloritic): Pylorusentzündung/Pyloritis betreffend, von ihr betroffen oder gekennzeichnet
Pyloro-, pyloro- *präf.*: Wortelement mit der Bedeutung „Pförtner/Magenpförtner/Pylorus"
Pyllolrolduloldelniltis *f, pl* **-tilden** (Ⓔ pyloroduodenitis): Entzündung von Pylorus und Zwölffingerdarm [Duodenum]
pyllolroldulolde|niltisch *adj* (Ⓔ pyloroduodenitic): Pyloroduodenitis betreffend, von ihr betroffen oder gekennzeichnet
Pyllolrolmylolto|mie *f* (Ⓔ pyloromyotomy): ***Syn:*** *Weber-Ramstedt-Operation, Pylorotomie, Ramstedt-Operation*; Längsspaltung der verdickten Pylorusmuskulatur bei Pylorushypertrophie*
Pyllolrolplasltik *f* (Ⓔ pyloroplasty): ***Syn:*** *Pylorusplastik*; plastische Operation zur Erweiterung des Magenausgangs, z.B. bei Pylorusstenose*
Pyllolrolspaslmus *m* (Ⓔ pylorospasm): ***Syn:*** *Magenpförtnerkrampf*; anhaltende Kontraktion des Magenpförtners führt zu Pylorusstenose*; bei Kindern liegt meist eine hypertrophe Pylorusstenose* vor, bei Erwachsenen ein neurogener Krampf oder eine mechanische Ursache [Ulcus]
Pyllolrolstolmie *f* (Ⓔ pylorostomy): Anlegen einer Magenfistel in der Pylorusregion
Pyllolroltolmie *f*: *→Pyloromyotomie*
Pyllolrus *m* (Ⓔ pylorus): ***Syn:*** *Magenpförtner, Magenausgang*; letzter Abschnitt der Pars pylorica des Magens*, der das Ostium pyloricum enthält; setzt sich in die Pars superior des Duodenums* fort
Pyllolrusldrülsen *pl* (Ⓔ pyloric glands): ***Syn:*** *Glandulae pyloricae*; Drüsen der Pylorusregion des Magens; bilden einen neutralen Schleim und in speziellen Zellen [G-Zellen*] das Peptidhormon Gastrin*
Pyllolruslentlferlnung *f*: *→Pylorektomie*
Pyllolruslhylperltrolphie *f*: *→hypertrophe Pylorusstenose*
Pyllolruslkalnal *m* (Ⓔ pyloric canal): ***Syn:*** *Pförtnerkanal, Canalis pyloricus*; Fortsetzung der Magenstraße* in der Pars* pylorica
Pyllolruslymphlknolten *pl* (Ⓔ pyloric lymph nodes): Lymphknotengruppe, die oberhalb [**Nodi lymphoidei suprapylorici**], unterhalb [**Nodi lymphoidei subpylorici**] oder hinter [**Nodi lymphoidei retropylorici**] dem Pylorus* liegen; **Zufluss**: Pylorusregion; **Abfluss**: Nodi* lymphoidei gastrici oder Nodi* lymphoidei gastroomentales
Pyllolruslplasltik *f*: *→Pyloroplastik*
Pyllolruslrelsekltilon *f*: *→Pylorektomie*
Pyllolruslstelnolse *f* (Ⓔ pylorostenosis): ***Syn:*** *Magenausgangsstenose*; angeborene oder erworbene Einengung des Magenausgangs; bei der **erworbenen Pylorusstenose** handelt es sich praktisch immer um eine narbige Verengung nach Ulcus* ventriculi [**benigne Pylorusstenose**] oder eine Einengung durch ein Karzinom [**maligne Pylorusstenose**]
benigne Pylorusstenose (Ⓔ benign pylorostenosis): durch eine narbige Abheilung von Magengeschwüren im präpylorischen [20 %], pylorischen [10 %] oder postpylorischen Bereich [70 %] verursachte Stenose; **Klinik**: die Abflussbehinderung führt zu Völlegefühl und Magendehnung, Aufstoßen, Erbrechen, Pseudoobstipation und langfristig zu Hypochlorämie* und Urämie*; **Therapie**: als erster Schritt sollte eine Magensonde zur Dekompression des Magens gelegt werden; dazu kommen parenterale Ernährung und Ausgleich des Wasser- und Elektrolythaushaltes; floride Ulzera sollten zuerst konservativ behandelt werden; nach 5–7 Tagen kann eine operative Stenosenresektion mit Magenplastik und evtl. proximal gastrischer Vagotomie* durchgeführt werden
hypertrophe Pylorusstenose (Ⓔ hypertrophic pylorostenosis): ***Syn:*** *Pylorushypertrophie, Pylorusstenose der Säuglinge, kongenitale Pylorusstenose*; angeborene Magenausgangsstenose [ca. 1 : 800 Lebendgeborene], die ca. 4–6 Wochen nach der Geburt klinisch auffällig wird; charakteristisch sind schwallartiges Erbrechen und dadurch bedingte Dehydratation und Gewichtsabnahme; die Kinder machen einen unzufriedenen Eindruck; **Diagnose**: Anamnese, körperlicher Befund [der Pylorus lässt sich durch die Bauchdecke tasten; manchmal kann die verstärkte Magenperistaltik beobachtet werden] und Sonographie bestätigen die Verdachtsdiagnose; **Therapie**: die Pyloromyotomie* nach Weber-Ramstedt ist die Methode der Wahl; z.T. führt aber auch eine konservative Behandlung [parenterale Ernährung, Atropinderivate] zur spontanen Rückbildung der Hypertrophie
kongenitale Pylorusstenose: *→hypertrophe Pylorusstenose*
Pylorusstenose der Säuglinge: *→hypertrophe Pylorusstenose*

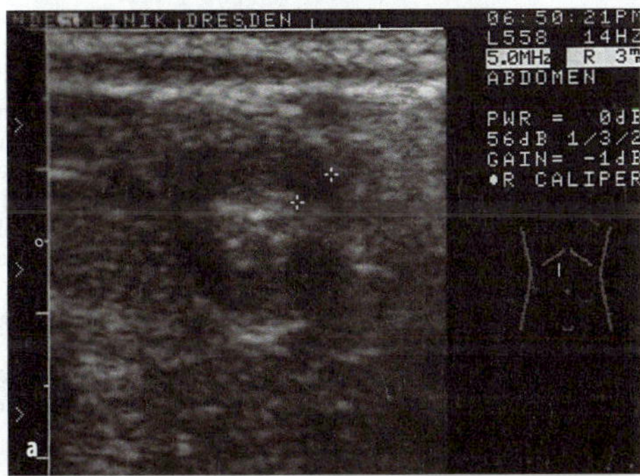

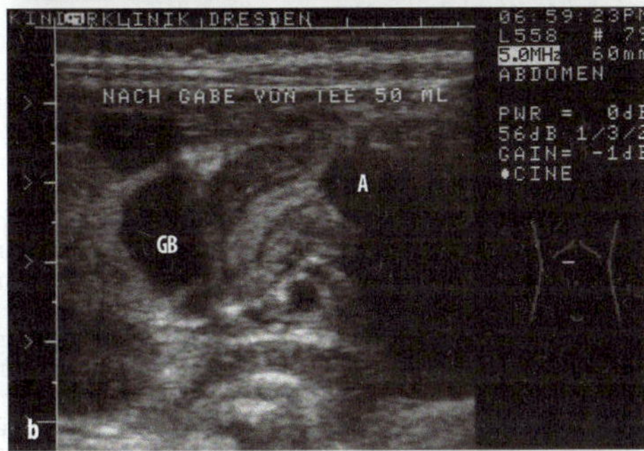

Abb. P206. Hypertrophe Pylorusstenose. Oberbauchsonogramm; verdickter Pylorus [a] und verlängerter Pyloruskanal [b]

Pyllolruslvelne *f* (Ⓔ prepyloric vein): ***Syn:*** *Vena prepylorica*; Vene aus dem Pylorusbereich des Magens zur Vena* gastrica dextra

PYM *Abk.*: psychosomatische Medizin

Pyo-, pyo- *präf.*: Wortelement mit der Bedeutung „Eiter“

Pylolcin *nt* (Ⓔ pyocin): ***Syn:*** *Pyozin*; von Pseudomonas* aeruginosa gebildetes Bacteriocin*

Pylolcylalnin *nt* (Ⓔ pyocyanin): ***Syn:*** *Pyozyanin*; von Pseudomonas* aeruginosa gebildeter blau-grüner Farbstoff

Pylolderlma *nt*: →*Pyodermie*

Pyoderma gangraenosum: →*Meleney-Geschwür*

Pyoderma vegetans (Ⓔ pyoderma vegetans): ***Syn:*** *Hallopeau-Krankheit*; Typ Hallopeau des Pemphigus vegetans; *s.u. Pemphigus vegetans*

Pylolderlmia *f*: →*Pyodermie*

Pyodermia ulcerosa serpiginosa: →*Meleney-Geschwür*

Pyodermia vegetans et ulcerans gangraenosa: →*Meleney-Geschwür*

Pylolderlmie *f* (Ⓔ pyoderma): ***Syn:*** *Grindausschlag, Eiterausschlag, Pyodermitis, Pyodermia, Pyoderma*; durch Eitererreger [Staphylokokken, Streptokokken] verursachte Erkrankung der Haut und Hautanhangsgebilde

Pylolderlmiltis *f, pl* **-tilden:** →*Pyodermie*

pylolderlmiltisch *adj* (Ⓔ pyodermatitic): Pyodermitis betreffend, von ihr betroffen oder gekennzeichnet

pylolgen *adj* (Ⓔ pyogenic): ***Syn:*** *pyogenetisch, suppurativ, purulent*; eiterbildend

Pylolgelnelse *f* (Ⓔ pyogenesis): Eiterbildung

pylolgelneltisch *adj*: →*pyogen*

Pylolhälmie *f*: →*Pyämie*

Pylolhälmoltholrax *m* (Ⓔ pyohemothorax): Eiter- und Blutansammlung im Pleuraraum

Pylolhyldrolnelphrolse *f* (Ⓔ pyohydronephrosis): Eiter- und Wasseransammlung in der Niere und meist auch im Nierenbecken

pylolid *adj* (Ⓔ pyoid): ***Syn:*** *puriform*; Eiter betreffend, eiterartig, eiterähnlich, eitrig

Pylolkoklken *pl* (Ⓔ pyococci): ***Syn:*** *Eiterkokken*; eitererregende Kokken*

Pylolkollpos *m* (Ⓔ pyocolpos): Eiteransammlung in der Scheide

Pylolkollpolzelle *f* (Ⓔ pyocolpocele): eiterhaltiger Scheidentumor

Pylolmellalnin *nt* (Ⓔ pyomelanin): von Pseudomonas* aeruginosa gebildeter bräunlicher Farbstoff

Pylolmetlra *f* (Ⓔ pyometra): Eiteransammlung in der Gebärmutter

Pylolmeltriltis *f, pl* **-tilden** (Ⓔ pyometritis): ***Syn:*** *suppurative Gebärmutterentzündung, eitrige Metritis, suppurative Metritis*; meist bei Puerperalsepsis* auftretende Gebärmutterentzündung mit Eiterbildung

pylolmeltriltisch *adj* (Ⓔ pyometritic): Pyometritis betreffend, von ihr betroffen oder gekennzeichnet

Pylolmylolsiltis *f, pl* **-tilden** (Ⓔ pyomyositis): eitrige Muskelentzündung unterschiedlicher Genese [v.a. Bakterien]

tropische Pyomyositis (Ⓔ tropical pyomyositis): ***Syn:*** *Myositis purulenta tropica*; in tropischen Regionen vorkommende, meist bakterielle [Staphylokokken*] Entzündung der Skelettmuskulatur

pylolmylolsiltisch *adj* (Ⓔ pyomyositic): Pyomyositis betreffend, von ihr betroffen oder gekennzeichnet

Pylolnelphriltis *f, pl* **-tilden** (Ⓔ pyonephritis): eitrige, abszedierende, interstitielle Nierenentzündung; kann zu abszedierender Pyelonephritis*, Nierenabszess* und Urosepsis* führen; entsteht nur, wenn eine Harnstauung bei gleichzeitiger Harnwegsinfektion besteht; **Therapie**: sofortige Entlastung des gestauten Harntraktes [offene oder perkutane Fistelung], evtl. notfallmäßige Nephrektomie, wenn sich der Zustand nach Drainage und unter Antibiotikatherapie nicht innerhalb von 24 Stunden bessert

pylolnelphriltisch *adj* (Ⓔ pyonephritic): Pyonephritis betreffend, von ihr betroffen oder gekennzeichnet

Pylolnelphrollilthilalsis *f, pl* **-ses** (Ⓔ pyonephrolithiasis): Eiteransammlung in der Niere oder dem Nierenbecken bei Nierensteinen; *s.a. Pyonephrose*

Pylolnelphrolse *f* (Ⓔ pyonephrosis): Eiteransammlung in der Niere und meist auch im Nierenbecken; *s.a. Pyonephritis*

pylolnelphroltisch *adj* (Ⓔ pyonephrotic): Pyonephrose betreffend, von ihr betroffen oder gekennzeichnet, durch sie bedingt

Pylololvar *nt* (Ⓔ pyo-ovarium): ***Syn:*** *Pyovar*; Eiteransammlung im Eierstock; Ovarialabszess*

Pylolpelrilkard *nt* (Ⓔ pyopericardium): Eiteransammlung im Herzbeutel

Pylolpelrilkarldiltis *f, pl* **-tilden** (Ⓔ pyopericarditis): ***Syn:*** *eitrige Perikarditis, purulente Perikarditis, Pericarditis purulenta*; akute eitrige Herzbeutelentzündung durch Bakterien oder seltener auch Pilze; *s.a. bakterielle Perikarditis, infektiöse Perikarditis*

pylolpelrilkarldiltisch *adj* (Ⓔ pyopericarditic): Pyoperikarditis betreffend, von ihr betroffen oder gekennzeichnet

Pylolpelriltolnelum *nt* (Ⓔ pyoperitoneum): Eiteransammlung in der Bauchhöhle

Pylolpelriltolniltis *f, pl* **-tilden** (Ⓔ pyoperitonitis): ***Syn:*** *eitrige Peritonitis, Peritonitis purulenta*; i.d.R. durch Bakterien hervorgerufene akute Bauchfellentzündung mit eitrigem Erguss; *s.a. bakterielle Peritonitis*

pylolpelriltolniltisch *adj* (Ⓔ pyoperitonitic): Pyoperitonitis betreffend, von ihr betroffen oder gekennzeichnet

Pylophlthallmie *f* (Ⓔ pyophthalmia): eitrige Augenentzündung, z.B. eitrige Endophthalmitis*

Pylolpneulmolkard *nt*: →*Pyopneumoperikard*

Pylolpneulmolmetlra *f* (Ⓔ pyophysometra): Eiter- und Luftansammlung in der Gebärmutter

Pylolpneulmolpelrilkard *nt* (Ⓔ pyopneumopericardium): ***Syn:*** *Pyopneumokard*; Eiter- und Luftansammlung im Herzbeutel

Pylolpneulmolpelriltolnelum *nt* (Ⓔ pyopneumoperitoneum): Eiter- und Luftansammlung in der Bauchhöhle

Pylolpneulmolpelriltolniltis *f, pl* **-tilden** (Ⓔ pyopneumoperitonitis): eitrige Bauchfellentzündung mit Gasbildung

Pylolpneulmoltholrax *m* (Ⓔ pyopneumothorax): Luft- und Eiteransammlung im Pleuraraum

Pylolpneulmolzyslte *f* (Ⓔ pyopneumocyst): luft- und eiterhaltige Zyste*

Pylolptylse *f* (Ⓔ pyoptysis): Eiterspucken

Pylorlrhö *f, pl* **-rhölen** (Ⓔ pyorrhea): ***Syn:*** *Pyorrhoe, Eiterfluss*; reichliche Eiterabsonderung

Py|or|rhoe *f*: →*Pyorrhö*

Py|o|ru|bin *nt* (Ⓔ pyorubin): von Pseudomonas* aeruginosa gebildeter rötlicher Farbstoff

Py|o|sal|pin|gi|tis *f, pl* **-ti|den**: →*Salpingitis purulenta*

py|o|sal|pin|gi|tisch *adj* (Ⓔ pyosalpingitic): Pyosalpingitis betreffend, von ihr betroffen oder gekennzeichnet

Pyosalpingo-oophoritis *f* (Ⓔ pyosalpingo-oophoritis): eitrige Entzündung von Eileiter und Eierstock; *s.a. Pyosalpingitis*

Py|o|sal|pinx *f* (Ⓔ pyosalpinx): Eiteransammlung im Eileiter; *s.a. Pyosalpingitis*

Py|o|sep|sis *f*: →*Pyoseptikämie*

Py|o|sep|ti|kä|mie *f* (Ⓔ pyosepticemia): ***Syn:*** *Pyosepsis*; kombinierte Pyämie* und Septikämie*

Py|o|sis *f, pl* **-ses** (Ⓔ pyosis): Eiterung

Py|o|sper|mie *f* (Ⓔ pyospermia): eitriges Sperma bzw. Auftreten von Eiter im Sperma, z.B. bei eitriger Prostatitis* oder Vesikulitis*

Py|o|sto|ma|ti|tis *f, pl* **-ti|ti|den** (Ⓔ pyostomatitis): ***Syn:*** *eitrige Stomatitis, Stomatitis purulenta*; eitrige Entzündung der Mundschleimhaut, z.B. als diphtherische Stomatitis

Pyostomatitis vegetans (Ⓔ Neumann type pemphigus vegetans): ***Syn:*** *Neumann-Krankheit, Erythema bullosum vegetans*; Typ Neumann des Pemphigus vegetans; *s.u. Pemphigus vegetans*

py|o|sto|ma|ti|tisch *adj* (Ⓔ pyostomatitic): Pyostomatitis betreffend, von ihr betroffen oder gekennzeichnet

Py|o|tho|rax *m*: →*Pleuraempyem*

Py|o|to|xin|ä|mie *f* (Ⓔ pyotoxinemia): kombinierte Pyämie* und Toxinämie*

Py|o|u|re|ter *m* (Ⓔ pyoureter): Eiteransammlung in der Harnröhre

Py|o|var *nt*: →*Pyoovar*

Py|o|ver|din *nt* (Ⓔ pyoverdin): von Pseudomonas* aeruginosa gebildeter gelbgrüner Farbstoff

Py|o|ze|le *f* (Ⓔ pyocele): eitrige Hydrozele*

Py|o|ze|pha|lus *m* (Ⓔ pyocephalus): Eiteransammlung im Gehirn bzw. dem Ventrikelsystem; bei eitriger Meningitis* oder nach offenem Schädeltrauma

Py|o|zin *nt*: →*Pyocin*

Py|o|zy|a|ne|us *m*: →*Pseudomonas aeruginosa*

Py|o|zy|a|nin *nt*: →*Pyocyanin*

Py|o|zys|te *f* (Ⓔ pyocyst): ***Syn:*** *Eiterzyste*; eiterhaltige Zyste*

PYP *Abk.*: →*Pyrophosphat*

Pyr *Abk.*: →*Pyridin*

Pyr-, pyr- *präf.*: →*Pyro-*

py|ra|mi|dal *adj* (Ⓔ pyramidal): pyramidenartig, pyramidenförmig; eine Pyramide betreffend

Py|ra|mi|de *f*: **1.** →*Pyramis* **2.** →*Pyramis medullae oblongatae*

Py|ra|mi|den|bahn *nt* (Ⓔ pyramidal tract): ***Syn:*** *Tractus pyramidalis, Tractus corticospinalis*; in den motorischen Zellen der Großhirnrinde entspringende Leitungsbahn, deren Fasern in der Pyramidenbahnkreuzung* [Decussatio pyramidum] zum größten Teil zur anderen Seite kreuzen; die Pyramidenbahn koordiniert Großhirnrinde und Kleinhirn bei der Willkürbewegung von Muskeln

direkte Pyramidenbahn: →*vordere Pyramidenbahn*

gekreuzte Pyramidenbahn: →*seitliche Pyramidenbahn*

seitliche Pyramidenbahn (Ⓔ lateral pyramidal tract): ***Syn:*** *gekreuzte Pyramidenbahn, Pyramidenseitenstrangbahn, Tractus corticospinalis lateralis, Tractus pyramidalis lateralis*; gekreuzte Fasern der Pyramidenbahn

vordere Pyramidenbahn (Ⓔ anterior pyramidal tract): ***Syn:*** *direkte Pyramidenbahn, Pyramidenvorderstrangbahn, Tractus corticospinalis anterior, Tractus pyramidalis anterior*; ungekreuzte Fasern der Pyramidenbahn

Py|ra|mi|den|bahn|durch|tren|nung *f*: →*Pyramidotomie*

Py|ra|mi|den|bahn|fa|sern *pl* (Ⓔ corticospinal fibers): ***Syn:*** *kortikospinale Fasern, Fibrae corticospinales*; Nervenfasern der Pyramidenbahn* [Tractus corticospinalis]

Py|ra|mi|den|bahn|kreu|zung *f* (Ⓔ pyramidal decussation): ***Syn:*** *Pyramidenkreuzung, Decussatio motoria, Decussatio pyramidum*; Kreuzung der Pyramidenbahn* in der Medulla* oblongata; die gekreuzten Fasern [ca. 90 %] bilden die Pyramidenseitenstrangbahn*, während die ungekreuzten Fasern direkt als Pyramidenvorderstrangbahn weiter nach unten ziehen

Py|ra|mi|den|bahn|lä|si|on *f*: →*Pyramidenbahnschädigung*

Py|ra|mi|den|bahn|schä|di|gung *f* (Ⓔ pyramidal-tract lesion): ***Syn:*** *Pyramidenbahnläsion*; Schädigung der Pyramidenbahn im Gehirn oder Rückenmark; führt zur Ausbildung eines **Pyramidenbahnsyndroms** mit erhöhtem Muskeltonus [Spastik], Reflexstörungen [Babinski*-Gruppe] und Kloni; die Spastik betrifft v.a. Muskeln, die der Schwerkraft entgegenwirken, d.h., an den Armen bevorzugt die Beuger und an den Beinen v.a. die Strecker

Py|ra|mi|den|bahn|syn|drom *nt* (Ⓔ pyramidal-tract syndrome): *s.u. Pyramidenbahnschädigung*

Py|ra|mi|den|bahn|zei|chen *nt* (Ⓔ pyramidal signs): bei Pyramidenbahnschädigung* auftretende pathologische Reflexe; *s.a. Babinski-Gruppe*

Py|ra|mi|den|kreu|zung *f*: →*Pyramidenbahnkreuzung*

Py|ra|mi|den|mus|kel *m*: →*Musculus pyramidalis*

Py|ra|mi|den|sei|ten|strang|bahn *f*: →*seitliche Pyramidenbahn*

Py|ra|mi|den|vor|der|strang|bahn *f*: →*vordere Pyramidenbahn*

Py|ra|mi|den|zel|len *pl* (Ⓔ pyramidal cells): pyramidenförmige Nervenzellen der Großhirnrinde; *s.a. Isokortex*

Py|ra|mi|den|zell|schicht, äu|ße|re *f* (Ⓔ external pyramidal layer): ***Syn:*** *Lamina pyramidalis externa, Lamina III*; von kleinen und mittleren **Pyramidenzellen** gebildete 3. Schicht des Isocortex*; die Dendriten verlaufen nach oben zur Lamina* molecularis, die Axone der tieferen Pyramidenzellen ziehen als Kommissurenfasern* durch den Balken [Corpus* callosum] zur anderen Großhirnrinde; z.T. ist eine deutliche Lage horizontaler Nervenfaserbündel erkennbar [**Kaes-Bechterew-Streifen**]

Py|ra|mi|den|zell|schicht, in|ne|re *f* (Ⓔ internal pyramidal layer): ***Syn:*** *Lamina V, Lamina pyramidalis interna*; 5. Schicht des Isocortex*, die auffällig große Pyramidenzellen [**Betz-Riesenzellen**] enthält; die Spitzendendriten ziehen nach oben bis zur Lamina* molecularis, die basalen Dendriten bleiben in der Schicht; die Axone bilden Kommissurenfasern* oder Assoziationsfasern*; der **innere Baillarger-Streifen** im oberen Bereich der Schicht besteht aus horizontal verlaufenden Axonen bzw. Axonkollateralen der oberen Schichten

Py|ra|mi|do|to|mie *f* (Ⓔ pyramidotomy): ***Syn:*** *Pyramidenbahndurchtrennung*; operative Durchtrennung der Pyramidenbahn

Py|ra|mis *f* (Ⓔ pyramid): pyramidenförmige Struktur, Pyramide

Pyramis bulbi: →*Pyramis medullae oblongatae*

Pyramis medullae oblongatae (Ⓔ pyramid of medulla oblongata): ***Syn:*** *Pyramide, Pyramis bulbi*; durch die Pyramidenbahn [Tractus* pyramidalis] verursachte Vorwölbung an der Unterseite der Medulla* oblongata

Pyramis ossis temporalis: →*Pars petrosa ossis temporalis*

Pyramides renales (Ⓔ renal pyramids): Nierenpyramiden; *s.u. Nierenmark*

Pyramis vermis (Ⓔ pyramid of vermis): zum Paleocerebellum gehörender Teil der Vermis* cerebelli

Pyramis vestibuli (Ⓔ pyramid of vestibule): oberer, dreieckiger Teil der Crista* vestibuli

Py|ra|no|se *f* (Ⓔ pyranose): Monosaccharid* mit einem aus sechs Kohlenstoffatomem bestehenden Ring, der durch intramolekulare Halbacetalbildung entsteht

Py|ra|zin|a|mid *nt* (Ⓔ pyrazinamide): ***Syn:*** *Pyrazincarboxamid*; bakterizides Antituberkulotikum*; **Anw.:** Tuberkulose, tuberkulöse Meningitis; *s.a. Essay Tuberkulose S. 2171*

Py|ra|zin|car|bo|x|a|mid *nt*: →*Pyrazinamid*

Py|ra|zo|lon|de|ri|va|te *pl* (Ⓔ pyrazolone derivatives): von Pyrazol abgeleitete Substanzen mit analgetischer, antipyretischer und z.T. antiphlogistischer Wirkung

Pyret-, pyret- *präf.*: →*Pyreto-*

Py|re|ti|cum *nt*: →*Pyretikum*

Py|re|ti|kum *nt, pl* **-ka** (Ⓔ pyretic): ***Syn:*** *Pyreticum*; fiebererzeugendes Mittel

py|re|tisch *adj* (Ⓔ pyretic): ***Syn:*** *pyrogen, pyretogen*; fiebererzeugend, fieberverursachend, fieberauslösend

Pyreto-, pyreto- *präf.*: Wortelement mit der Bedeutung „Fieber/Feuer/Hitze"

py|re|to|gen *adj* (Ⓔ pyretogenic): ***Syn:*** *pyrogen, pyretisch*; fiebererzeugend, fieberverursachend, fieberauslösend

Py|re|to|ge|ne|se *f* (Ⓔ pyretogenesis): Fieberauslösung

Py|re|xie *f* (Ⓔ pyrexia): Fieber*, fieberhafte Erkrankung

Py|ri|din *nt* (Ⓔ pyridine): heterozyklischer Aromat mit einem Stickstoffatom; Baustein wichtiger biochemischer Verbindungen [z.B. Nicotin]

Pyridin-4-carbonsäurehydrazid *nt*: *→Isoniazid*

Py|ri|do|stig|min|bro|mid *nt* (Ⓔ pyridostigmine bromide): reversibler Cholinesterasehemmer*; Parasympathomimetikum*; **Anw.**: Myasthenia* gravis pseudoparalytica, Glaukom*, Blasen-, Darmatonie, Meteorismus*, paroxysmale Tachykardie*

Py|ri|do|xal *nt* (Ⓔ pyridoxal): zur Vitamin B_6-Gruppe gehörendes Pyridoxinderivat; *s.u. Vitamin* B_6

Py|ri|do|xal|phos|phat *nt* (Ⓔ pyridoxal phosphate): zur Vitamin B_6-Gruppe gehörendes Pyridoxinderivat; *s.u. Vitamin* B_6

Py|ri|dox|a|min *nt* (Ⓔ pyridoxamine): zur Vitamin B_6-Gruppe gehörendes Pyridoxinderivat; *s.u. Vitamin* B_6

Py|ri|do|xin *nt* (Ⓔ pyridoxine): Grundsubstanz der Vitamin B_6-Gruppe; *s.u. Vitamin* B_6

Py|ri|do|xin|säu|re *f* (Ⓔ pyridoxic acid): zur Vitamin B_6-Gruppe gehörendes Pyridoxinderivat; *s.u. Vitamin* B_6

Py|ri|do|xol *nt* (Ⓔ pyridoxol): zur Vitamin B_6-Gruppe gehörendes Pyridoxinderivat; *s.u. Vitamin* B_6

Py|ri|dyl|car|bi|nol *nt*: *→Pyridylmethanol*

Py|ri|dyl|me|tha|nol *nt* (Ⓔ pyridylmethanol): ***Syn:*** *Pyridylcarbinol, Nicotinylalkohol, Betapyridylcarbinol*; Lipidsenker*; muskulotroper Vasodilatator*

Py|ri|meth|a|min *nt* (Ⓔ pyrimethamine): Antimalariamittel, Antiprotozoikum*; **Anw.**: Malaria, Toxoplasmose

Py|ri|mi|din *nt* (Ⓔ pyrimidine): heterozyklischer Aromat mit zwei Stickstoffatomen im Sechserring; Grundgerüst der Pyrimidinbasen*

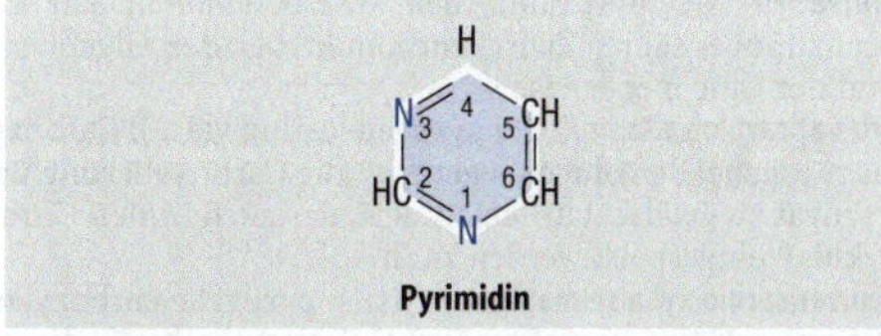

Abb. P207. Pyrimidin

Py|ri|mi|din|a|na|lo|ga *pl* (Ⓔ pyrimidine analogues): Substanzen, die aufgrund ihrer Ähnlichkeit mit Pyrimidinbasen die Pyrimidinsynthese hemmen können; werden z.T. als Chemotherapeutika* eingesetzt; *s.a. Essay Chemotherapie S. 349*

Py|ri|mi|din|an|ta|go|nis|ten *pl* (Ⓔ pyrimidine antagonists): Substanzen, die die Pyrimidinsynthese hemmen; dazu gehören Pyrimidinanaloga* oder Enzymhemmer, die in die Pyrimidinsynthese eingreifen; *s.a. Purinantagonisten*

Py|ri|mi|din|ba|sen *pl* (Ⓔ pyrimidine bases): die vom Pyrimidin* abgeleiteten Basen Thymin*, Cytosin*, 5-Hydroxymethylcytosin und Uracil*, die wichtige Nucleoside* und Nucleotide* bilden und in DNA oder RNA vorkommen; der größte Teil der beim Abbau von Nucleinsäuren anfallenden Purinbasen wird wieder verwendet, der Rest zu β-Alanin oder β-Aminoisobutyrat und letztendlich NH_3, CO_2, Acetat und Propionat abgebaut [*Abb. P209, 210*]

Pyrithion-Zink *nt* (Ⓔ pyrithione zinc): Antiseborrhoikum*

Py|ri|thi|o|xin *nt*: *→Pyritinol*

Py|ri|ti|nol *nt* (Ⓔ pyritinol): ***Syn:*** *Pyritioxin, Pyrithioxin*; Nootropikum*, Geriatrikum*; soll die Glucoseaufnahme ins Gehirn erhöhen und den Hirnstoffwechsel anregen

Py|ri|ti|o|xin *nt*: *→Pyritinol*

Pyro-, pyro- *präf.*: Wortelement mit der Bedeutung „Feuer/Hitze"

Py|ro|ca|te|chol *nt* (Ⓔ pyrocatechol): ***Syn:*** *o-Dihydroxybenzol, Brenzcatechin, Brenzkatechin, Pyrokatechin, Pyrocatechusäure, Catechol*; bildet zusammen mit o-Chinon* ein Redoxsystem, das mit der Atmungskette verbunden ist; Grundsubstanz der Catecholamine*

Py|ro|ca|te|chu|säu|re *f*: *→Pyrocatechol*

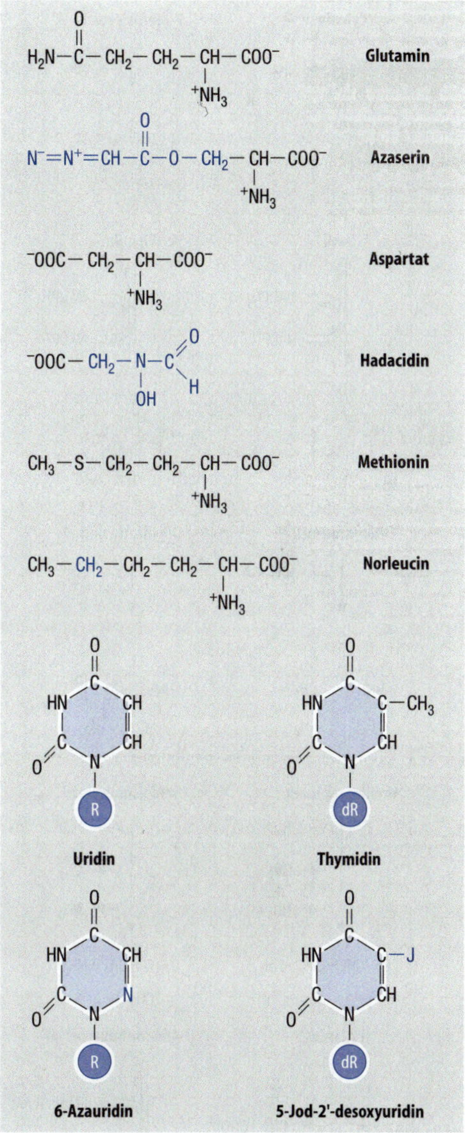

Glutamin

Azaserin

Aspartat

Hadacidin

Methionin

Norleucin

Uridin

Thymidin

6-Azauridin

5-Jod-2'-desoxyuridin

Abb. P208. Hemmstoffe der Purin- und Pyrimidinsynthese

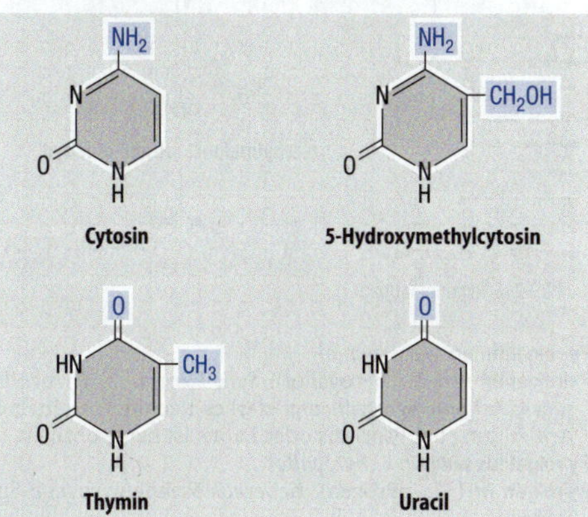

Abb. P209. Pyrimidinbasen

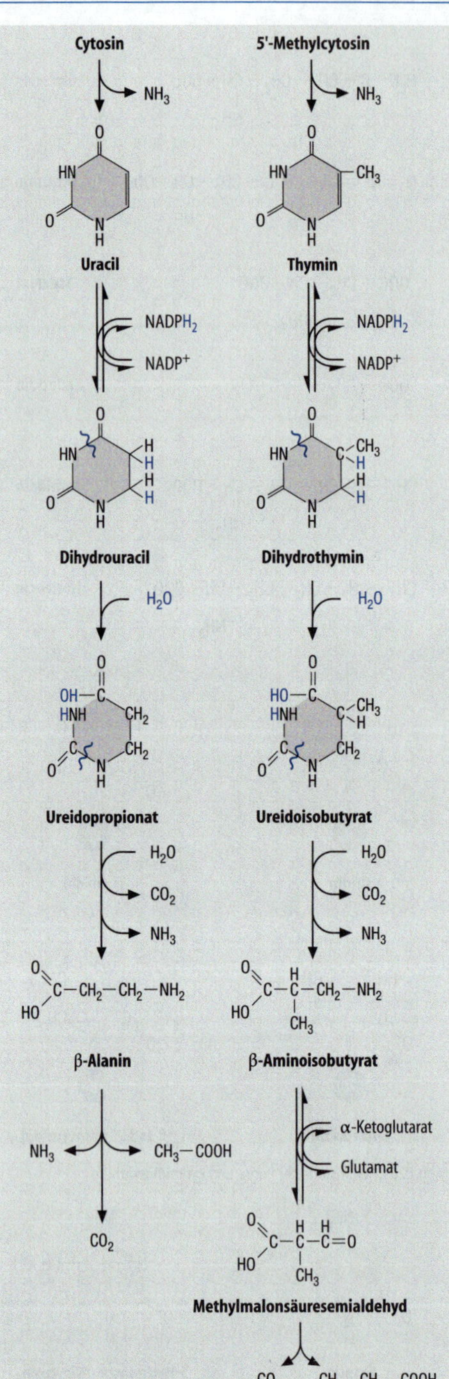

Abb. P210. Pyrimidinabbau

Py|ro|gal|lin *nt*: *→Pyrogallol*

Py|ro|gal|lol *nt* (Ⓔ pyrogallol): ***Syn:*** *Pyrogallin, Pyrogallussäure, Acidum pyrogallicum*; starkes Reduktionsmittel; die Anwendung bei Psoriasis oder Lupus ist heute obsolet

Py|ro|gal|lus|säu|re *f*: *→Pyrogallol*

Py|ro|gen *nt* (Ⓔ pyrogen): fieberauslösende/pyrogene Substanz

py|ro|gen *adj* (Ⓔ pyrogenic): ***Syn:*** *pyretisch, pyretogen*; fieberzeugend, fieberverursachend, fieberauslösend

Py|ro|glo|bu|lin *nt* (Ⓔ pyroglobulin): anormales Immunglobulin*, das bei Erhitzen des Serums ausfällt

Py|ro|ka|te|chin *f*: *→Pyrocatechol*

Py|ro|ma|nie *f* (Ⓔ pyromania): ***Syn:*** *Brandstiftungstrieb*; zwanghafter Trieb, Brände zu legen

Py|ro|me|ter *nt* (Ⓔ pyrometer): Gerät zur kontaktlosen Temperaturmessung; wird meist für hohe Temperaturen eingesetzt

Py|ro|ni|no|phi|lie *f* (Ⓔ pyroninophilia): Anfärbbarkeit mit metachromatischen Xanthenfarbstoffen

py|ro|phob *adj* (Ⓔ pyrophobic): Pyrophobie betreffend, durch sie gekennzeichnet

Py|ro|pho|bie *f* (Ⓔ pyrophobia): krankhafte Angst vor Feuer

Py|ro|phos|phat *nt* (Ⓔ pyrophosphate): Salz der Pyrophosphorsäure

Py|ro|phos|phat|ar|thro|pa|thie *f*: *→Chondrokalzinose*

Py|ro|phos|pha|ta|se *f* (Ⓔ pyrophosphatase): die Pyrophosphatbindung spaltendes Enzym; Pyrophosphatasen spielen eine wichtige Rolle bei der Fettsäureaktivierung im Fettsäureabbau

Py|ro|phos|phor|säu|re *f* (Ⓔ pyrophosphoric acid): durch Wasserspaltung aus zwei Molekülen Phosphorsäure gebildete Diphosphorsäure

Py|ro|sis *f, pl* **-ses** (Ⓔ pyrosis): ***Syn:*** *Sodbrennen*; brennendes Gefühl in der Speiseröhre und der Magengrube durch gastroösophagealen Reflux* von Mageninhalt

6-Pyrovoyl-Tetrahydrobiopterinsynthase-Mangel *m* (Ⓔ 6-pyruvoyl tetrahydrobiopterin synthase deficiency): *s.u. Tetrahydrobiopterin-Mangel*

PyrP *Abk.*: Pyridoxaminphosphat

Pyr|rol *nt* (Ⓔ pyrrole): heterzyklische Verbindung; Baustein vieler Farbstoffe [Hämoglobin*, Bilirubin*, Chlorophyll*]

Pyr|ro|li|din *nt* (Ⓔ pyrrolidine): ***Syn:*** *Tetrahydropyrrol*; Grundkörper von Prolin* und Hydroxyprolin*

Py|ru|vat *nt* (Ⓔ pyruvate): ***Syn:*** *α-Ketopropionat*; Salz der Brenztraubensäure; Zwischenprodukt bei der Glykolyse* und der Gluconeogenese*

Py|ru|vat|car|bo|xy|la|se *f* (Ⓔ pyruvate carboxylase): Carboxylase*, die bei der Gluconeogenese* die Carboxylierung von Pyruvat zu Oxalacetat* katalysiert, das auch in den Citratzyklus* eingespeist werden kann

Py|ru|vat|car|bo|xy|la|se|man|gel *m* (Ⓔ pyruvate carboxylase deficiency): autosomal-rezessive Enzymopathie*, die zu Krampfanfällen und ausgeprägter Azidose* führt

Py|ru|vat|de|hy|dro|ge|na|se *f* (Ⓔ pyruvate dehydrogenase): ***Syn:*** *PDH-Komplex*; Multienzymkomplex, der die Abspaltung von Kohlendioxid aus Pyruvat katalysiert und Citratzyklus* und Glykolyse* miteinander verbindet; die Aktivität der Pyruvatdehydrogenase unterliegt einer hormonellen Kontrolle durch Insulin [überführt die inaktive Form in die aktive Form] und einer metabolischen Kontrolle [Hunger und Insulinmangel hemmen die Aktivität der Pyruvatdehydrogenase]

Py|ru|vat|de|hy|dro|ge|na|se|man|gel *m* (Ⓔ pyruvate dehydrogenase complex deficiency): autosomal-rezessive Enzymopathie* mit Muskelhypotonie, Optikusatrophie und geistiger Retardierung

Py|ru|vat|ki|na|se *f* (Ⓔ pyruvate kinase): Enzym der Glykolyse*, das Pyruvat aus Phosphoenolpyruvat* bildet

Py|ru|vat|ki|na|se|man|gel *m* (Ⓔ pyruvate kinase deficiency): autosomal-rezessive Enzymopathie, die bereits im Kindesalter zu hämolytischer Anämie* und Transfusionsbedürftigkeit führen kann; oft findet sich aber auch ein leichter Verlauf; häufigster Defekt der Glykolyse*

Pyr|vi|ni|um|em|bo|nat *nt* (Ⓔ pyrvimium embonate): Anthelmintikum*; **Anw.:** v.a. bei Enterobiasis

Py|u|re|ter *m* (Ⓔ pyoureter): Eiteransammlung im Harnleiter

Py|u|rie *f* (Ⓔ pyuria): ***Syn:*** *Eiterharn*; Ausscheidung von eitrigem Harn

PZ *Abk.*: **1.** *→Pancreozymin* **2.** *→Pankreozymin* **3.** Passagezeit

PZA *Abk.*: **1.** *→Parazervikalanästhesie* **2.** *→Pyrazinamid*

P-Zacke *f*: *→P-Welle*

PZC *Abk.*: *→Perphenazin*

PZI *Abk.*: Protamin-Zink-Insulin

Q

Q *Abk.*: **1.** Elektrizitätmenge **2.** Qualitätsfaktor **3.** Qualitätsindex **4.** Quantität **5.** →*Quarantäne* **6.** Quartile **7.** Quinacrin **8.** Quotient **9.** Wärmemenge
QAR *Abk.*: quantitative Autoradiographie
q-Arme *pl* (Ⓔ long arms): lange Chromosomenarme*
Q-Bänderung *f* (Ⓔ Q banding): *Syn:* *Q-Banding*; *s.u. Bänderung*
Q-Banding *nt* (Ⓔ Q banding): *Syn:* *Q-Bänderung*; *s.u. Bänderung*
QCT *Abk.*: quantitative Computertomographie
QCThr *Abk.*: quantitative Computertomographie mit hochauflösendem Spezialscanner
QCTwb *Abk.*: quantitative Computertomographie mit Ganzkörper-Scanner
QF *Abk.*: Querfingerbreite
Q-Fieber *nt* (Ⓔ Q fever): *Syn:* *Balkangrippe, Balkanfieber, Krimfieber, Schlachthausfieber*; meldepflichtige, weltweit vorkommende Infektionskrankheit durch Coxiella* burnetii; die Übertragung erfolgt durch kontaminierte Staubpartikel; 50 % der Infektionen verlaufen asymptomatisch oder werden als grippaler Infekt gedeutet; der Rest verläuft als fieberhafte Erkrankung mit oder ohne Lungenentzündung [**Q-Fieber-Pneumonie**]; in Leber und Knochenmark können typische Granulome [**doughnut-Granulome**] gefunden werden; bei Patienten mit vorgeschädigten oder künstlichen Herzklappen kommt es häufig zu einer **Q-Fieber-Endokarditis** mit Vegetationen auf Aorten- und Mitralklappe; in seltenen Fällen tritt eine Meningoenzephalitis* auf; **Diagnose**: Komplementbindungsreaktion, serologischer Antikörpernachweis; **Therapie**: Tetracycline*
Q-Fieber-Endokarditis *f* (Ⓔ Q fever endocarditis): *s.u. Q-Fieber*
Q-Fieber-Pneumonie *f* (Ⓔ Q fever pneumonia): *s.u. Q-Fieber*
q.h. *Abk.*: quaque hora
QHA *Abk.*: Quelle-Haut-Abstand
QHS *Abk.*: quantitative hepatobiliäre Szintigraphie
q.i.d. *Abk.*: quater in die
QIE *Abk.*: quantitative Immunelektrophorese
Qing|ha|o|su *nt*: →*Artemisinin*
QK *Abk.*: Qualitätskontrolle
QKM *Abk.*: quantitative kinetische Mikrofluorometrie
QL *Abk.*: **1.** →*Querlage* **2.** →*Querschnittslähmung*
QMT *Abk.*: quantitativer Muskeltest
QO_2 *Abk.*: Sauerstoff-Quotient
QOA *Abk.*: Quelle-Oberfläche-Abstand
QP *Abk.*: Quanti-Pirquet-Reaktion
Q-Potenz *f* (Ⓔ Q potency): *Syn:* *Quinquagesimillesimapotenz, LM-Potenz*; *s.u. Potenzierung*
QRS-Komplex *m* (Ⓔ QRS complex): Kammerkomplex im EKG; *s.a. Essay Elektrokardiogramm S. 571*
QRZ *Abk.*: Quaddel-Resorptionszeit
QS *Abk.*: **1.** Qualitätssicherung **2.** Quecksilbersäule
QSR *Abk.*: →*Quadrizepssehnenreflex*
QT *Abk.*: **1.** Intervall im EKG **2.** Quick-Test
qt *Abk.*: Quart
QT-Dauer *f* (Ⓔ Q-T interval): *Syn:* *QT-Zeit, QT-Intervall*; *s.u. Essay Elektrokardiogramm S. 571*
QT-Dispersion *f* (Ⓔ Q-T dispersion): *s.u. Essay Elektrokardiogramm S. 571*
QT-Intervall *nt* (Ⓔ Q-T interval): *Syn:* *QT-Dauer, QT-Zeit*; *s.u. Essay Elektrokardiogramm S. 571*
QT-Syndrom *nt* (Ⓔ QT syndrome): *Syn:* *Jervell-Lange-Nielsen-Syndrom*; autosomal-rezessive Verlängerung des QT-Intervalls im EKG mit gleichzeitiger Innenohrtaubheit; führt bereits im Kindesalter zu Synkopen* bei plötzlicher körperlicher oder emotionaler Belastung; **Therapie**: Schrittmacherimplantation
familiäres QT-Syndrom: →*Romano-Ward-Syndrom*
QT-Zeit *f* (Ⓔ Q-T interval): *Syn:* *QT-Dauer, QT-Intervall*; *s.u. Essay Elektrokardiogramm S. 571*
Quackels: Quackels-Shunt *m* (Ⓔ Quackels shunt): *s.u. Priapismus*
Quad|del *f*: →*Urtica*
Qua|dran|ten|an|o|pie *f*: →*Quadrantenanopsie*
Qua|dran|ten|an|op|sie *f* (Ⓔ quadrantanopsia): *Syn:* *Quadrantenhemianopie, Quadrantenanopie, Quadrantenhemianopsie*; quadrantenförmiger, beidseitiger Gesichtsfeldausfall bei Schädigung der zentralen Sehbahn oder der Sehrinde
Qua|dran|ten|he|mi|an|o|pie *f*: →*Quadrantenanopsie*
Qua|dran|ten|he|mi|an|op|sie *f*: →*Quadrantenanopsie*
Qua|dran|ten|re|sek|ti|on *f* (Ⓔ quadrantectomy): *Syn:* *Segmentresektion, Lumpektomie, Tylektomie*; Form der brusterhaltenden Tumorentfernung bei Brustkrebs*, bei der nur der Tumor und angrenzendes Gewebe entfernt werden
Qua|dra|tus *m* (Ⓔ quadrate muscle): *Syn:* *Musculus quadratus*; viereckiger Muskel
Quadratus femoris: →*Musculus quadratus femoris*
Quadratus lumborum: →*Musculus quadratus lumborum*
Quadratus plantae: →*Musculus quadratus plantae*
Qua|dra|tus|ar|ka|de *f* (Ⓔ lateral arcuate ligament): *Syn:* *Ligamentum arcuatum laterale*; Sehnenbogen am 1. Lendenwirbel; Ursprung des lumbalen Teils [Pars lumbalis] des Zwerchfells*
Quadri-, quadri- *präf.*: Wortelement mit der Bedeutung „vier“
Qua|dri|ple|gie *f*: →*hohe Querschnittslähmung*
qua|dri|ple|gisch *adj* (Ⓔ quadriplegic): *Syn:* *tetraplegisch*; Quadriplegie betreffend, von ihr betroffen oder gekennzeichnet, durch sie bedingt
Qua|dri|zeps *m*: →*Musculus quadriceps femoris*
Qua|dri|zeps|seh|nen|re|flex *m* (Ⓔ quadriceps jerk): *Syn:* *Patellarsehnenreflex, Patellarreflex*; Schlag auf die Patellarsehne unterhalb des Kniegelenks führt zur Streckung des Beines
Quant *nt* (Ⓔ quantum): *Syn:* *Lichtquant, Strahlungsquant, Photon*; Elementarteilchen der Lichtwellen
quan|ti|fi|zier|bar *adj* (Ⓔ quantifiable): quantitativ bestimmbar, mengenmäßig erfassbar, messbar
Qua|ran|tä|ne *f* (Ⓔ quarantine): befristete Isolierung von Personen, die ansteckungsverdächtig oder an einer bestimmten Infektionskrankheit erkrankt sind
Quar|tals|sau|fen *nt* (Ⓔ spree-drinking): *Syn:* *Dipsomanie*; periodisch auftretende Trunksucht, die von Wochen oder Monaten absoluter oder relativer Abstinenz unterbrochen werden kann
Quar|ta|na *f*: →*Malaria quartana*
Quar|tär|struk|tur *f* (Ⓔ quaternary structure): *s.u. Eiweißstruktur*
quar|ter|när *adj* (Ⓔ quaternary): vier Elemente oder Gruppen enthaltend
Quarz *nt* (Ⓔ quartz): *Syn:* *Siliziumdioxid, Siliciumdioxid*; hartes, beständiges Mineral; häufigste Verbindung der Erdkruste
Quarz|staub|lun|ge *f*: →*Silikose*
Quarz|staub|lun|gen|er|kran|kung *f*: →*Silikose*
Qua|si|spe|zi|es *f* (Ⓔ quasispecies): *s.u. Essay Viren S. 2273*
Quas|sia *f* (Ⓔ quassia): *Syn:* *Bitterholz*; Bezeichnung für **Surinam-Bitterholz** [Quassia amara] und **Jamaika-Bitterholz** [Picrasma excelsa], Bäume oder Sträucher aus der Familie der Bittereschengewächse [Simaroubaceae]; verwendet werden das getrocknete Holz [**Quassiae lignum**] und die getrocknete Rinde [**Quassiae cortex**], die beide Bitterstoffe enthalten; sie wirken appetitanregend, aber auch emetisch, anthelmintisch und insektizid; **Anw.**: traditionell als Bittermittel, Tonikum*, Anthelmintikum* und Insektizid*; in der Homöopathie Zubereitungen aus dem getrockneten Holz bei Leberleiden und Fieber sowie als Stomachikum* und Anthelmintikum*
Quas|sia a|ma|ra *f* (Ⓔ Quassia amara): *Syn:* *Surinam-Bitterholz*; *s.u. Quassia*
Quas|siae cor|tex *m* (Ⓔ quassia bark): *s.u. Quassia*

Quas|siae lig|num *nt* (Ⓔ bitterwood): *s.u. Quassia*

Quats *Abk.*: quaternäre Ammoniumbasen

Que|cke *f* (Ⓔ couch grass): ***Syn:*** *Agropyron repens*; Kraut aus der Familie der Süßgräser [Poaceae]; verwendet wird der getrocknete Wurzelstock [**Graminis rhizoma, Agropyri repentis rhizoma**], der ätherisches Öl und wasserlösliche Polysaccharide [Triticin] enthält; **Anw.**: traditionell bei Nieren- und Blasenleiden [v.a. Nierensteine], Gicht*, Rheuma und chronischen Hauterkrankungen; als Diätetikum bei Diabetes mellitus; in der Homöopathie bei Entzündungen der ableitenden Harnwege

Queck|sil|ber *nt* (Ⓔ mercury): ***Syn:*** *Hydrargyrum*; silberweißes, flüssiges Element; Quecksilberdämpfe sind toxisch, feste Quecksilberverbindungen [Amalgam] aber ungiftig

Quecksilber-I-Chlorid *nt* (Ⓔ mercurous chloride): ***Syn:*** *Kalomel, Calomel, Hydrargyrum chloratum*; heute obsoletes Laxans* und Diuretikum*

Quecksilber-II-chlorid *nt* (Ⓔ mercury bichloride): ***Syn:*** *Sublimat*; selten als Desinfektionsmittel verwendet

Queck|sil|ber|le|gie|rung *f* (Ⓔ mercury alloy): ***Syn:*** *Amalgam*; Legierung von Quecksilber mit anderen Metallen; in der Zahnmedizin als Füllungsmaterial verwendet

Queck|sil|ber|ther|mo|me|ter *nt* (Ⓔ mercurial thermometer): mit Quecksilber gefülltes Thermometer*; in der Medizin kaum noch verwendet

Queck|sil|ber|ver|gif|tung *f* (Ⓔ mercury poisoning): ***Syn:*** *Merkurialismus, Hydrargyrie, Hydrargyrose*; Quecksilberdämpfe und wasserlösliche Quecksilberverbindungen können eine akute oder chronische Quecksilbervergiftung hervorrufen; die **akute Quecksilbervergiftung** führt zu Übelkeit, Erbrechen, Magen-Darm-Koliken, Diarrhoe, Schleimhautverätzung, Nierenschädigung mit Oligurie oder Anurie; die **chronische Quecksilbervergiftung** verläuft weniger dramatisch; es kommt zu Entzündung und Geschwürsbildung der Mundschleimhaut und des Zahnfleischs, zentralnervösen Schädigungen [Reizbarkeit, Konzentrationsschwäche, Schlaflosigkeit, Sprachstörungen, Tremor mercurialis], Haarausfall, Zahnausfall, Nephropathie, Darmbeschwerden usw. **Therapie**: Penicillamin*, Dimercaprol*

Queens|land|ze|cken|fie|ber *nt* (Ⓔ Queensland tick typhus): ***Syn:*** *Nordqueensland-Zeckenfieber*; durch Rickettsia* australis verursachtes Zeckenbissfieber in Australien

Quel|lungs|ne|kro|se *f* (Ⓔ swelling necrosis): Gewebeuntergang mit Schwellung

Quen|del *m* (Ⓔ wild thyme): ***Syn:*** *Feldthymian, Thymus serpyllum*; Pflanze aus der Familie der Lippenblütler [Lamiaceae]; verwendet werden die während der Blüte gesammelten oberirdischen Pflanzenteile [**Quendelkraut**, Serpylli herba] und das durch Wasserdampfdestillation aus ihnen gewonnene ätherische **Quendelöl** [Serpylli aetheroleum]; das Öl enthält u.a. Thymol*, Carvacrol*, Geraniol, Linalool, Cineol*, Gerbstoffe*, Flavonoidglykoside* und Bitterstoffe; **Anw.**: traditionell als Antitussivum*, Stomachikum*, Diaphoretikum* und Expektorans*; innerlich bei Entzündungen der oberen Atemwege, äußerlich bei Rheuma und Pruritus*

Quen|del|kraut *nt* (Ⓔ wild thyme): ***Syn:*** *Serpylli herba*; *s.u. Quendel*

Quen|del|öl *nt* (Ⓔ wild thyme oil): ***Syn:*** *Serpylli aetheroleum*; *s.u. Quendel*

Quénu: Edouard A. Quénu; 1852–1933; französischer Chirurg (Paris)

Quénu-Miles-Operation, Quénu-Operation *f* (Ⓔ Miles' resection): Miles-Operation; *s.u. Rektumresektion*

Quer|bruch *m* (Ⓔ transverse fracture): ***Syn:*** *Querfraktur*; Fraktur* mit querverlaufender Bruchlinie

Quer|ce|tin *nt* (Ⓔ quercetin): ***Syn:*** *5,7,3',4'-Tetrahydroxyflavonol, 3,5,7,3',4'-Pentahydroxyflavonol*; Flavonoid*

Quer|cus cor|tex *m*: *→Eichenrinde*

Quer|cus pe|trae|a *m* (Ⓔ durmast oak): ***Syn:*** *Traubeneiche*; *s.u. Eichenrinde*

Quer|cus ro|bur *m* (Ⓔ common oak): ***Syn:*** *Stieleiche*; *s.u. Eichenrinde*

Quer|dis|pa|ra|ti|on *f* (Ⓔ horizontal disparity): *s.u. stereoskopisches Sehen*

Quer|fort|satz *m* (Ⓔ transverse process): seitlich vom Wirbelbogen [Arcus* vertebrae] abgehender Fortsatz der Hals- und Brustwirbel

Quer|fort|satz|re|sek|ti|on *f*: *→Transversektomie*

Quer|frak|tur *f*: *→Querbruch*

Quer|ko|lon *nt* (Ⓔ transverse colon): ***Syn:*** *Colon transversum*; mittlerer Abschnitt des Kolons zwischen rechter und linker Kolonflexur*; liegt intraperitoneal und ist durch das Mesocolon* transversum beweglich befestigt; im Extremfall kann das Querkolon bis in das kleine Becken durchhängen

Quer|la|ge *f* (Ⓔ oblique presentation): seltene Kindslage [0,3–0,4 % aller Schwangerschaften], bei der der Fetus quer zur Körperachse der Mutter liegt; ist oft durch eine Placenta* praevia oder Multi- bzw. Pluriparität mit einem schlaffen und weiten Cavum uteri bedingt; nach der Kopflage unterscheidet man **I. Querlage** [Kopf links] und **II. Querlage** [Kopf rechts]; nach der Stellung des Rückens definiert man: **dorsoanteriore Querlage** [Rücken vorn], **dorsosuperiore Querlage** [Rücken oben], **dorsoposteriore Querlage** [Rücken hinten] oder **dorsoinferiore Querlage** [Rücken unten] die Querlage ist gebärunfähig und die Entbindung erfolgt per sectionem, wenn es nicht zu einer Spontanwendung kommt oder eine äußere oder innere Wendung möglich ist

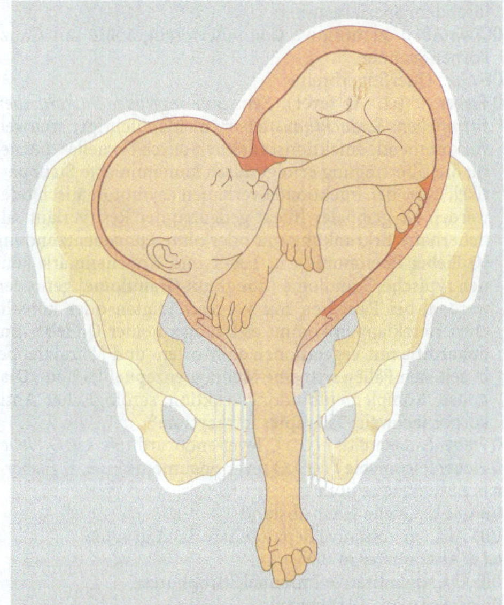

Abb. Q1. Armvorfall bei verschleppter Querlage

Quer|schnitts|bla|se *f* (Ⓔ paraplegic bladder): *s.u. Rückenmarksblase*

Quer|schnitts|läh|mung *f* (Ⓔ paraplegia): ***Syn:*** *Paraplegie, Paraplegia*; vollständige, beidseitige Lähmung von Armen und/oder Beinen; ist bei voll ausgeprägter Lähmung auch mit einer Sensibilitätsstörung für alle Qualitäten und vegetativen Störungen [z.B. Stuhl- und Harnverhaltung] kombiniert; eine isolierte Querschnittslähmung der Arme ist selten, während die Paraplegie der Beine nach Schädigung des Rückenmarks unterhalb von Th_1 als **tiefe Querschnittslähmung** eine häufige neurologische Erkrankung darstellt

hohe Querschnittslähmung (Ⓔ tetraplegia): ***Syn:*** *Tetraplegie, Quadriplegie*; Lähmung von Beinen und Armen bei einer Halsmarkläsion; liegt die Schädigung oberhalb von C_4 sind die Arme bis zur proximalen Schultermuskulatur gelähmt und es besteht eine Phrenikuslähmung mit Zwerchfellhochstand und paradoxer Beweglichkeit des Zwerchfells; wegen der größeren Gefahr sekundärer Komplikationen [z.B. Harnwegsinfekte, Dekubitus, Sepsis, Pneumonie] ist die Langzeitprognose bei Tetraplegie i.d.R. schlechter als bei tiefer Querschnittslähmung

Quer|schnitts|my|e|li|tis *f, pl* **-ti|den** (Ⓔ transverse myelitis): ***Syn:*** *Myelitis transversa*; zu einer vollständigen Querschnittslähmung* führende, akute bis subakute Rückenmarkentzündung unklarer Genese

Quer|schnitts|puls *m* (Ⓔ cross-sectional pulse): ***Syn:*** *Volumenpuls*; *s.u. Puls*

Quer|schnitts|syn|drom *nt* (Ⓔ paraplegic syndrome): Bezeichnung für eine Querschnittslähmung* durch einen intramedullären oder extramedullären spinalen Tumor; kann zu akut einsetzender Symptomatik führen oder sich langsam im Laufe von Wochen bis Monaten bemerkbar machen; bei intramedullären Tumoren kommt es meist zu zentraler Lähmung, die oft als Steifigkeit in den Beinen oder Schwäche in den Armen beginnt; bei extramedullären Tumoren kommt es zu radikulären Symptomen mit segmentalen Schmerzen, die durch Husten, Pressen oder Niesen verstärkt werden; die Schädigung nimmt mit dem Wachstum des Tumors zu und führt schließlich zu einer kompletten Querschnittslähmung

Quervain: Fritz de Quervain; 1868–1940; schweizer Chirurg (Bern)

Quervain-Krankheit *f* (Ⓔ de Quervain's disease): ***Syn:*** *De Quervain-Krankheit, Tendovaginitis sclerosans (de Quervain), Tendovaginitis stenosans (de Quervain)*; chronisch entzündliche Reizung der gemeinsam verlaufenden Sehnen von Musculus* abductor pollicis longus und Musculus* extensor pollicis brevis

Quervain-Luxationsfraktur *f* (Ⓔ de Quervain's fracture): ***Syn:*** *de Quervain-Luxationsfraktur*; Luxation des Mondbeins [Os* lunatum] in Kombination mit Fraktur des Kahnbeins [Os* naviculare]; muss offen reponiert und stabilisiert werden

Que|sen|band|wurm *m* (Ⓔ Multiceps multiceps): Multiceps multiceps; *s.u. Multiceps*

Quetelet: Lambert Adolphe Jacques Quetelet; 1796–1874; belgischer Mathematiker

Quetelet-Index *m*: *→ body mass index*

Quet|schungs|syn|drom *nt*: *→ Crush-Niere*

Queyrat: Louis Auguste Queyrat; 1856–1933; französischer Hautarzt

Queyrat-Syndrom *nt* (Ⓔ erythroplasia of Queyrat): ***Syn:*** *Erythroplasie Queyrat, Peniserythroplasie*; als Präkanzerose* aufgefasste Veränderung der Mund- oder Lippenschleimhaut oder der Haut von Penis und Vulva; Schleimhautvariante des Morbus* Bowen; **Klinik**: scharf begrenzter, sattroter Fleck mit samtartiger Oberfläche; wächst langsam über Jahre ohne subjektive Beschwerden; **Therapie**: Exzision wenn möglich, ansonsten Kryotherapie oder lokale Chemotherapie

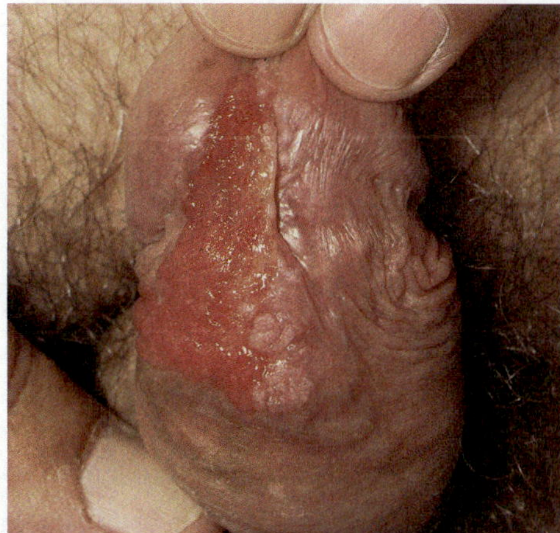

Abb. Q2. Queyrat-Syndrom

QuF *Abk.*: Querfinger

Quick *m*: *→ Quickzeit*

Quick|wert *m*: *→ Quickzeit*

Quick|zeit *f* (Ⓔ Quick's value): ***Syn:*** *Thromboplastinzeit, Quickwert, Prothrombinzeit, Quick*; Gerinnungstest zur Diagnose von Störungen der Faktoren II, V, VII und X; misst die Thrombinbildung nach Aktivierung mit Gewebethromboplastin; der Normalbereich liegt bei 70–100 %

quiet sleep *nt* (Ⓔ quiet sleep): ***Syn:*** *F1-Status*; *s.u. Essay Kardiotokographie S. 1089*

Quil|la|jae cor|tex *m*: *→ Quillajarinde*

Quil|la|ja|rin|de *f* (Ⓔ soapbark): ***Syn:*** *Seifenrinde, Panamarinde, Quillajae cortex*; die von der Borke befreite Rinde von **Quillaja saponaria**, einem immergrünen Baum aus der Familie der Rosengewächse [Rosaceae]; enthält Gerbstoffe*, Saponine* und Triterpenglykoside*; **Anw.**: traditionell zur Herstellung von Haarwaschmitteln, Zahnreinigungsmitteln, Kopf- und Mundwässern; seltener bei Atemwegserkrankungen

Quil|la|ja sa|po|na|ri|a *f* (Ⓔ soapbark tree): *s.u. Quillajarinde*

Quinacrin-Bänderung *f* (Ⓔ quinacrine banding): ***Syn:*** *Q-Bänderung*; *s.u. Bänderung*

Qui|na|go|lid *nt* (Ⓔ quinagolide): Dopaminantagonist; **Anw.**: Hyperprolaktinämie*

Quincke: Heinrich Irenaeus Quincke; 1842–1922; deutscher Internist (Kiel)

Quincke-Kapillarpuls *m* (Ⓔ Quincke's pulse): ***Syn:*** *Quincke-Zeichen, Kapillarpuls*; sichtbares Pulsieren von Kapillaren [z.B. **Nagelpuls**] bei Aorteninsuffizienz* oder anderen Erkrankungen mit erhöhter Blutdruckamplitude

Quincke-Lagerung *f* (Ⓔ Quincke's position): Tieflagerung des Oberkörpers [auf dem Bauch oder der Seite] durch Erhöhung des Fußendes des Bettes zur Erleichterung des Abflusses von Eiter oder Sekret bei Bronchiektasen, Lungenabszess, -gangrän usw.

Quincke-Ödem *nt* (Ⓔ Quincke's edema): ***Syn:*** *angioneurotisches Ödem, Bannister-Krankheit, idiopathisches Quincke-Ödem, sporadisches Quincke-Ödem, Urticaria profunda, Riesenurtikaria Milton*; vorwiegend junge Frauen betreffende allergische Reaktion [Typ I] auf endogene oder exogene Allergene mit Schwellung der Haut und Schleimhaut [v.a. Kehlkopf] durch subkutane Ödembildung; das plötzlich einsetzende Glottisödem kann lebensbedrohlich sein; **Therapie**: Antihistaminika, Steroide; bei massivem Larynxödem Intubation, evtl. sogar Tracheotomie* [*Abb. Q3*]

hereditäres Quincke-Ödem *nt* (Ⓔ hereditary angioneurotic edema): ***Syn:*** *hereditäres angioneurotisches Ödem*; angioneurotisches Ödem bei autosomal-dominantem Defekt des C1-Esterase-Inhibitors*; die Genese der Schwellung ist nicht genau bekannt, beruht aber auf einer erhöhten Gefäßdurchlässigkeit; **Klinik**: die rezidivierenden Anfälle imponieren durch eine plötzliche [innerhalb von wenigen Stunden], prall-elastische, kutane Schwellung, die meist den Gesichtsbereich betrifft und die von der Gefahr eines Larynxödems und Erstickung begleitet ist; das Ödem ist schmerzlos, juckt nicht und ist nicht von einer Urtikaria* begleitet; Erbrechen, Darmkoliken und Diarrhö sind Zeichen des Angiödems der Darmschleimhaut; **Therapie**: C1-INH-Substitution; Antihistaminika und Steroide sind wirkungslos

idiopathisches/sporadisches Quincke-Ödem *nt*: *→ Quincke-Ödem*

Quincke-Zeichen *nt*: *→ Quincke-Kapillarpuls*

Quing|ha|o|su *nt*: *→ Artemisinin*

Qui|ni|di|ne *nt*: *→ Chinidin*

Qui|ni|ne *nt*: *→ Chinin*

Qui|no|lo|ne *pl*: *→ Gyrasehemmer*

Quin|qua|ge|si|mil|le|si|ma|po|tenz *f* (Ⓔ quinquagesimillesima potency): ***Syn:*** *Q-Potenz, LM-Potenz*; *s.u. Potenzierung*

Quinquaud: **Quinquaud-Krankheit** *f* (Ⓔ Quinquaud's disease): ***Syn:*** *Folliculitis decalvans, Folliculitis depilans*; seltene, bei Männern auftretende Folliculitis der Kopfhaare, die zur Zerstörung der Haarbälge und vernarbender Alopezie* führt

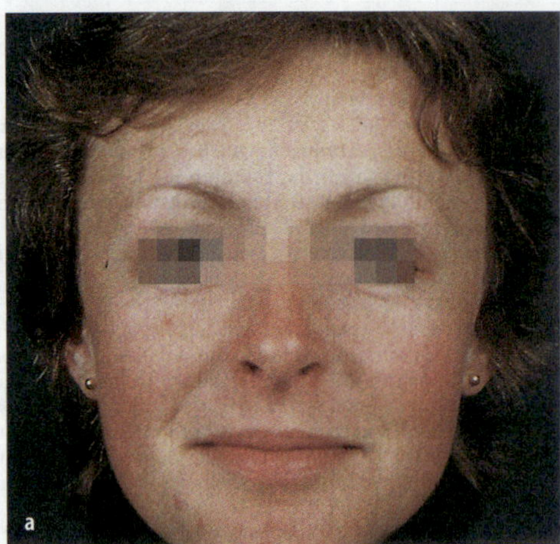

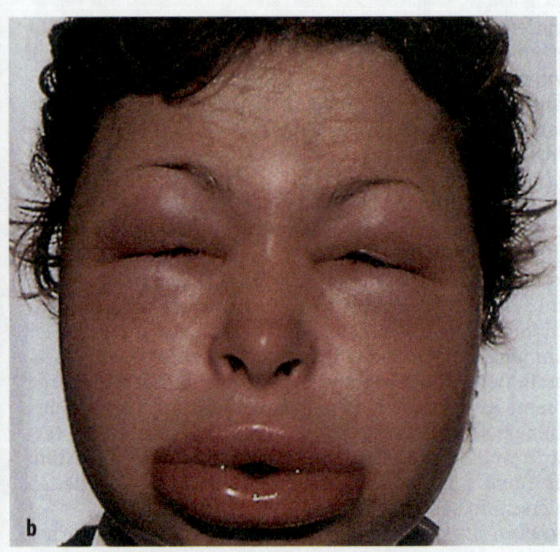

Abb. Q3. Quincke-Ödem. **a** normales Aussehen der Patientin, **b** diffuses Ödem während eines Anfalls

Quin|ta|na *f*: *→Fünftagefieber*

Quinton: Wayne E. Quinton; zeitgenössischer amerikanischer Nephrologe

Quinton-Scribner-Shunt *m* (Ⓔ Quinton and Scribner shunt): *Syn*: *Scribner-Shunt*; U-förmiger Plastikshunt zwischen Arteria* radialis und Vena* cephalica für die Hämodialyse*

QuL *Abk.*: *→Querlage*

Quo|ti|di|a|na *f* (Ⓔ quotidian): *Syn*: *Febris quotidiana*; tägliche Fieberschübe bei Malaria* tropica

Q-Welle *f*: *→Q-Zacke*

Q-Zacke *f* (Ⓔ Q wave): *Syn*: *Q-Welle*; erste negative Welle/Zacke im EKG; Beginn der Kammererregung; *s.a. Essay Elektrokardiogramm S. 571*

Q

R

R *Abk.*: **1.** allgemeine Gaskonstante **2.** Korrelationskoeffizient **3.** →*Radikal* **4.** Reiz **5.** →*Resistenzfaktor* **6.** respiratorischer Quotient **7.** Reynolds-Zahl **8.** →*Ribose* **9.** →*Rickettsia* **10.** Rückkreuzungsgeneration **11.** Rydberg-Konstante

R. *Abk.*: **1.** →*Radix* **2.** →*Ramus* **3.** →*Rickettsia*

r *Abk.*: **1.** →*Radius* **2.** razemisch **3.** rekombinant **4.** Resistenz-Allel **5.** Resistenzrate **6.** Röntgeneinheit **7.** →*Rotation*

ϱ *Abk.*: rho

R_m *Abk.*: **1.** Magnetresistenz **2.** relative Mobilität

R_N *Abk.*: Rezeptoren im Zellkern

R_{Te} *Abk.*: totale exspiratorische Resistance

R_{Ti} *Abk.*: totale inspiratorische Resistance

RA *Abk.*: **1.** →*radioaktiv* **2.** →*Ragozyt* **3.** →*Rhagozyt* **4.** →*rheumatoide Arthritis*

Ra *Abk.*: →*Radium*

RAAA *Abk.*: rupturiertes Aneurysma der abdominalen Aorta

RAAS *Abk.*: →*Renin-Angiotensin-Aldosteron-System*

RAA-System *nt*: →*Renin-Angiotensin-Aldosteron-System*

Ra|ben|schna|bel|fort|satz *m* (Ⓔ coracoid process): ***Syn:*** *Processus coracoideus*; nach vorne gerichteter, hakenförmiger Vorsprung des Schulterblattes [Scapula*] über dem Schultergelenk; an ihm setzen der Musculus* coracobrachialis, der kurze Kopf des Musculus* biceps brachii und der Musculus* pectoralis minor an

Ra|bies *f*: →*Tollwut*

Ra|bies|vi|rus *nt, pl* **-ren** (Ⓔ rabies virus): *s.u. Tollwut*

ra|bi|form *adj* (Ⓔ rabiform): tollwutähnlich, tollwutartig

Ra|ce|mat *nt* (Ⓔ racemate): ***Syn:*** *Razemat*; optisch inaktives Gemisch zweier optisch aktiver Substanzen

Ra|chen *m*: →*Pharynx*

Ra|chen|blu|tung *f* (Ⓔ pharyngorrhagia): ***Syn:*** *Pharynxblutung, Pharyngorrhagie*; wegen der anatomischen Beziehung zur Nasenhöhle ist es oft schwierig, zwischen Blutungsquellen im Rachen und Nasenhöhle zu unterscheiden

Ra|chen|bräu|ne *f*: →*Rachendiphtherie*

Ra|chen|diph|the|rie *f* (Ⓔ pharyngeal diphtheria): ***Syn:*** *Rachenbräune*; häufigste Form der Diphtherie* mit Bildung weißlicher, festhaftender Pseudomembranen

Ra|chen|drü|sen *pl* (Ⓔ pharyngeal glands): ***Syn:*** *Rachenspeicheldrüsen, Glandulae pharyngeales*; Schleimdrüsen der Rachenschleimhaut

Ra|chen|en|ge *f* (Ⓔ isthmus of fauces): ***Syn:*** *Schlundenge, Isthmus faucium*; Engstelle am Übergang von Mund- und Rachenhöhle zwischen den Gaumenbögen

Ra|chen|ent|zün|dung *f*: →*Pharyngitis*

Ra|chen|fis|tel *f*: →*Pharyngostomie*

Ra|chen|höh|le *f* (Ⓔ pharyngeal cavity): ***Syn:*** *Schlundhöhle, Cavitas pharyngis*; zwischen Nase, Mund und Kehlkopf liegende Höhle, die in Nasopharynx*, Oropharynx* und Laryngopharynx* unterteilt wird

Ra|chen|ka|tarrh *m*: →*Pharyngitis*

Ra|chen|man|del *f* (Ⓔ pharyngeal tonsil): ***Syn:*** *Pharynxtonsille, Tonsilla pharyngea, Tonsilla pharyngealis*; von Flimmerepithel überzogene Tonsille am Rachendach [Fornix pharyngis]; die flachen **Mandelkrypten** [Cryptae tonsillaris] münden auf den **Fossulae tonsillares**; das Kryptenepithel enthält zahlreiche Lymphfollikel* [Noduli lymphoidei] mit Primär- und Sekundärfollikeln

Ra|chen|man|del|hy|per|pla|sie *f*: →*Adenoide*

Ra|chen|man|del|kryp|ten *pl* (Ⓔ tonsillar crypts of pharyngeal tonsil): ***Syn:*** *Cryptae tonsillares tonsillae pharyngeae*; Mandelkrypten* der Rachenmandel [Tonsilla* pharyngea]

Ra|chen|my|ko|se *f* (Ⓔ pharyngomycosis): ***Syn:*** *Pharynxmykose, Pharyngomykose*; Pilzinfektion des Rachens; *s.a. Mundsoor*

Ra|chen|plas|tik *f* (Ⓔ pharyngoplasty): Pharyngoplastik*

Ra|chen|re|flex *m* (Ⓔ pharyngeal reflex): durch Berühren der hinteren Rachenwand ausgelöster Würgereflex

Ra|chen|ring, lym|pha|ti|scher *m* (Ⓔ lymphoid ring): ***Syn:*** *Waldeyer-Rachenring, Anulus lymphoideus pharyngis*; Gesamtheit der lymphatischen Gewebe im Bereich der Pars oralis pharyngis; umfasst das lymphoretikuläre Gewebe der Schleimhaut und die Tonsillen [Tonsilla lingualis, palatina, pharyngea, tubaria]

Ra|chen|schleim|haut *f* (Ⓔ pharyngeal mucosa): ***Syn:*** *Tunica mucosa pharyngea*; das Epithel der Rachenschleimhaut wechselt von Abschnitt zu Abschnitt; die **Pars nasalis** trägt ein mehrreihiges Flimmerepithel, das auch die Tonsilla* pharyngealis überzieht; die Schleimhaut im Bereich der Tubenöffnung enthält lymphoretikuläres Gewebe [Tonsilla tubaria]; das Epithel der **Pars oralis** und der **Pars laryngea** ist ein mehrschichtiges, unverhorntes Plattenepithel

Ra|chen|schleim|haut|ent|zün|dung *f*: →*Pharyngitis*

Ra|chen|schmerz *m* (Ⓔ pharyngalgia): ***Syn:*** *Pharynxschmerz*; Schmerzen im Rachen [Pharynx]; meist gleichgesetzt mit Halsschmerzen

Ra|chen|spei|chel|drü|sen *pl*: →*Rachendrüsen*

Ra|chen|ste|no|se *f*: →*Pharyngostenose*

Ra|chen|trip|per *m* (Ⓔ pharyngeal gonorrhea): ***Syn:*** *pharyngeale Gonorrhoe*; *s.u. Gonorrhoe*

Ra|chen|ve|nen *pl* (Ⓔ pharyngeal veins): ***Syn:*** *Pharynxvenen, Venae pharyngeae*; kurze Venen aus dem Plexus* pharyngeus zur Vena* jugularis interna

Rachi-, rachi- *präf.*: →*Rachio-*

Rachio-, rachio- *präf.*: Wortelement mit der Bedeutung „Rücken/Rückgrat/Wirbelsäule“

Ra|chi|pa|gus *m* (Ⓔ rachipagus): ***Syn:*** *Rhachipagus*; Doppelmissbildung mit gemeinsamer Wirbelsäule

Ra|chi|schi|sis *f* (Ⓔ rachischisis): ***Syn:*** *Rhachischisis, Wirbelsäulenspalte*; Spaltbildung der Wirbelsäule, die entweder die Wirbelkörper [**Rachischisis anterior**] oder die Wirbelbögen [**Rachischisis posterior**] betrifft; *s.a. Spina bifida*

Rachischisis totalis (Ⓔ complete rachischisis): ***Syn:*** *Holorachischisis, Holorhachischisis*; den ganzen Wirbel betreffende Spaltbildung

Ra|chi|tis *f, pl* **-tiden** (Ⓔ rickets): Oberbegriff für die typischen, durch eine Störung des Calcium-Phosphat-Haushaltes verursachten Symptome bei Vitamin D-Mangel [Vitamin-D-Mangel-Rachitis*] oder Vitamin D-Resistenz [Vitamin D-resistende Rachitis*] im Kindesalter [im Erwachse-

Tab. R1. Symptome der Rachitis

Skelettstörungen
Auftreibungen der Knorpel-Knochen-Grenze:
→ Gelenke ↔ Marfan-Zeichen
→ Rippen ↔ rachitischer Rosenkranz
Harrison-Furche (Zwerchfellansatz betont)
Glockenthorax
Genua vara (O-Beine)
Genua valga (X-Beine)
Kraniotabes (weicher Schädel)
Offene Fontanelle (insbesondere die kleinere)
Sitzkyphose
Neuromuskuläre Störungen
Krämpfe (Anfallsleiden)
Tetanie
Muskuläre Hypotonie (Sitzen, Stehen und Laufen gestört)
Zahndefekte
Verzögerte Entwicklung
Karies
Immundefekte
Infekthäufung

nenalter spricht man von Osteomalazie*]; **klinisch** kommt es zu Skelettstörungen, Zahndefekten, Muskelhypotonie, Tetanie, Krampfanfällen und gehäuften Infekten; durch die Einführung der **Vitamin-D-Prophylaxe** im 1. Lebensjahr ist die klassische Vitamin-D-Mangel-Rachitis heute eine Seltenheit geworden

familiäre hypophosphatämische Rachitis: →*Phosphatdiabetes*

genuine Vitamin D-resistente Rachitis: →*Phosphatdiabetes*

refraktäre Rachitis: →*Vitamin D-refraktäre Rachitis*

renale Rachitis (Ⓔ renal rickets): *Syn:* *Rachitis renalis*; Form der Vitamin-D-resistenten Rachitis* durch eine Störung der Reabsorption von Calcium und Phosphat in der Niere

Rachitis renalis: →*renale Rachitis*

Vitamin D-refraktäre Rachitis (Ⓔ vitamin D refractory rickets): *Syn:* *Vitamin D-resistente Rachitis, refraktäre Rachitis, familiäre Hypophosphatämie*; nicht auf Vitamin D-Zufuhr ansprechende Rachitisformen unterschiedlicher Genese [Phosphatdiabetes*, Hypophosphatasie*]

Vitamin D-resistente Rachitis: →*Vitamin D-refraktäre Rachitis*

ra|chi|tisch *adj* (Ⓔ rickety): Rachitis betreffend, von ihr betroffen oder gekennzeichnet

ra|chi|to|gen *adj* (Ⓔ rachitogenic): Rachitis verursachend oder auslösend

RAD *Abk.*: Rechtsachsendeviation

Rad *Abk.*: radiation absorbed dose

rad. *Abk.*: radialis

Rad. *Abk.*: →*Radix*

R.a.d. *Abk.*: Ramus atrialis dexter

Rad|fah|rer|läh|mung *f* (Ⓔ biker's palsy): traumatische Ulnarislähmung* innerhalb der Ulnarisloge

Rad|ge|lenk *nt* (Ⓔ rotary joint): *Syn:* *Drehgelenk, Zapfengelenk, Articulatio trochoidea*; sich um eine Längsachse drehendes Gelenk

ra|di|al *adj* (Ⓔ **1.–3.** radial): **1.** Halbmesser/Radius betreffend, in Richtung des Radius **2.** Speiche/Radius betreffend, zur Radialseite hin **3.** *Syn:* *radiär*; strahlenförmig (angeordnet), strahlig

Ra|di|al|ar|te|ri|en *pl*: →*Arteriae interlobulares renis*

Ra|di|a|lis *f/m*: **1.** →*Arteria radialis* **2.** →*Nervus radialis*

Ra|di|a|lis|läh|mung *f* (Ⓔ radial palsy): *Syn:* *Radialisparalyse, Radialisparese*; periphere Lähmung des Nervus* radialis; die Symptomatik hängt von der Höhe der Läsion ab; bei der **unteren Radialislähmung** kann der Daumen nicht in der Handebene abduziert und die Finger können nicht im Grundgelenk gestreckt werden; keine Fallhand; die **mittlere Radialislähmung** zeigt dieselben Symptome plus Fallhand, Schwäche der Extension im Handgelenk und Lähmung des Musculus* brachioradialis; der Radiusreflex* ist abgeschwächt oder erloschen; die **obere Radialislähmung** betrifft auch den Musculus* triceps brachii und der Trizepssehnenreflex* ist abgeschwächt oder erloschen

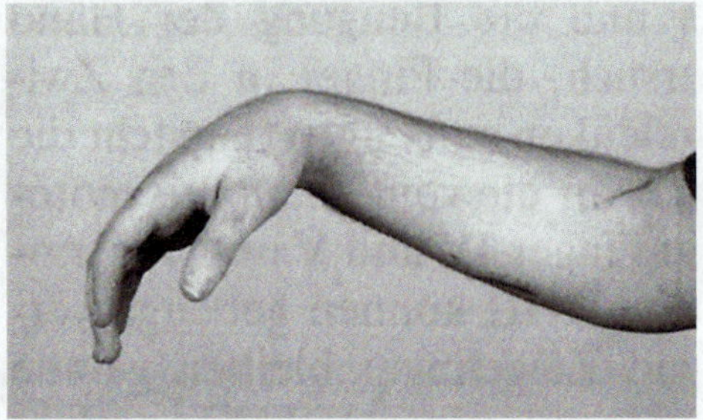

Abb. R2. Fallhand bei Radialislähmung

wird der Nerv beim Durchtritt durch den Musculus* supinator geschädigt, kommt es zum **Supinatorlogensyndrom**; da der Musculus brachioradialis und der Musculus extensor carpi radialis intakt sind, besteht keine Fallhand

Ra|di|a|lis|pa|ra|ly|se *f*: →*Radialislähmung*

Ra|di|a|lis|pa|re|se *f*: →*Radialislähmung*

Ra|di|a|lis|puls *m* (Ⓔ radial pulse): Puls der Arteria* radialis; wird proximal vom Handgelenk lateral von der Sehne des Musculus* flexor carpi radialis getastet

Ra|di|a|lis|rin|ne *f* (Ⓔ groove for radial nerve): Sulcus nervi radialis; *s.u. Humerusschaft*

ra|di|är *adj* (Ⓔ radial): *Syn:* *radial*; strahlenförmig (angeordnet), strahlig

Ra|di|a|tio *f, pl* **-ti|o|nes** (Ⓔ radiation): (*anatom.*) Strahlung

Radiatio acustica (Ⓔ acoustic radiation): *Syn:* *Hörstrahlung, Fibrae geniculotemporales*; vom Corpus* geniculatum mediale zur primären Hörrinde* ziehende Fasern der Hörbahn*

Radiatio anterior thalami (Ⓔ anterior thalamic radiation): zur weißen Substanz des Thalamus* [Substantia alba thalami] gehörende Leitungsbahn

Radiatio centralis thalami (Ⓔ central thalamic radiation): zur weißen Substanz des Thalamus* [Substantia alba thalami] gehörende Leitungsbahn

Radiatio corporis callosi (Ⓔ radiation of corpus callosum): die Kommissurenfasern des Balkens [Corpus* callosum] strahlen auf beiden Seiten in die Großhirnhemisphären ein und bilden Forceps* major, Forceps* minor und Tapetum*

Radiatio inferior thalami (Ⓔ inferior thalamic radiation): zur weißen Substanz des Thalamus* [Substantia alba thalami] gehörende kräftige Leitungsbahn, die vom anterioren Teil des Thalamus ausgeht; zieht z.T. durch die Capsula* interna, z.T. um sie herum

Radiatio optica (Ⓔ optic radiation): *Syn:* *Gratiolet-Sehstrahlung, Fibrae geniculocalcarinae*; vom Corpus* geniculatum laterale zur primären und sekundären Sehrinde* ziehende Fasern

Radiatio posterior thalami (Ⓔ posterior thalamic radiation): zur weißen Substanz des Thalamus* [Substantia alba thalami] gehörende Leitungsbahn

Radiatio thalami anterior (Ⓔ anterior thalamic radiation): aus dem Thalamus* stammendes Faserbündel, das in der Crus anterior der Capsula* interna zwischen Nucleus* caudatus und Nucleus* lentiformis liegt

Radiatio thalamica posterior (Ⓔ posterior thalamic radiation): aus dem Thalamus* stammendes Faserbündel, das in der Pars sublentiformis der Capsula* interna verläuft; liegt oberhalb der Radiatio* acustica und optica

Radiatio thalami centralis (Ⓔ central thalamic radiation): aus dem Thalamus* stammendes Faserbündel, das in der Crus posterior der Capsula* interna zwischen Thalamus und Nucleus* lentiformis liegt

Ra|di|a|ti|on *f* (Ⓔ **1.** radiation **2.** radiotherapy): **1.** (Aus-)Strahlung, (Aus-)Strahlen **2.** →*Radiotherapie*

Ra|di|ces *pl*: →*Radix*

Ra|di|cu|li|tis *f, pl* **-ti|den:** →*Radikulitis*

Radiculitis sacralis (Ⓔ sacral radiculitis): *Syn:* *Elsberg-Syndrom*; Entzündung der sakralen Spinalnervenwurzeln bei Guillain*-Barré-Syndrom oder bei Infektion mit Herpes-simplex-Virus Typ II oder Zytomegalievirus; führt zu Dysästhesien und Parästhesein sowie häufig zu Blasenstörungen

Radik-, radik- *präf.*: Wortelement mit der Bedeutung „Wurzel"

Ra|di|kal *nt* (Ⓔ radical): Atomgruppe oder Molekül mit einem oder mehreren reaktionsfähigen/ungepaarten Elektronen

ra|di|kal *adj* (Ⓔ radical): gründlich, umfassend, vollständig, drastisch, bis auf die Wurzel, rigoros, restlos

Ra|di|kal|o|pe|ra|ti|on *f* (Ⓔ radical operation): vollständige Entfernung eines Organs einschließlich der Nachbarstrukturen

apikale Radikaloperation: →*Wurzelspitzenresektion*

Ra|di|ko|to|mie *f*: →*Radikulotomie*

Radikul-, radikul- *präf.*: →*Radikulo-*

ra|di|ku|lär *adj* (Ⓔ radicular): Wurzel/Radix betreffend, von einer Wurzel ausgehend

Ra|di|ku|lek|to|mie *f* (Ⓔ radiculectomy): *Syn:* *Wurzelresek-*

tion; Resektion einer Nervenwurzel

Ra|di|ku|li|tis *f, pl* **-ti|den** (Ⓔ radiculitis): ***Syn:*** *Radiculitis, Wurzelneuritis, Wurzelentzündung*; Entzündung einer Spinalnervenwurzel; *s.a. Guillain-Barré-Syndrom*

ra|di|ku|li|tisch *adj* (Ⓔ radiculitic): Wurzelneuritis/Radikulitis betreffend, von ihr betroffen oder gekennzeichnet

Radikulo-, radikulo- *präf.*: Wortelement mit der Bedeutung „Wurzel"

Ra|di|ku|lo|gan|gli|o|ni|tis *f, pl* **-ti|den** (Ⓔ radiculoganglionitis): Entzündung von Spinalnervenwurzel und Ganglion

ra|di|ku|lo|gan|gli|o|ni|tisch *adj* (Ⓔ radiculitic): Radikuloganglionitis betreffend, von ihr betroffen oder gekennzeichnet

Ra|di|ku|lo|gra|phie *f* (Ⓔ radiculography): ***Syn:*** *Radikulografie*; Röntgenkontrastdarstellung* der Spinalnervenwurzeln; meist im Rahmen einer Myelographie*

Ra|di|ku|lo|me|nin|go|my|e|li|tis *f, pl* **-ti|den** (Ⓔ radiculomeningomyelitis): ***Syn:*** *Meningomyeloradikulitis*; Entzündung des Rückenmarks, der Rückenmarkshäute und der Spinalnervenwurzeln

Ra|di|ku|lo|my|e|li|tis *f, pl* **-ti|den** (Ⓔ myeloradiculitis): ***Syn:*** *Myeloradikulitis*; Entzündung von Rückenmark und Spinalnervenwurzeln

ra|di|ku|lo|my|e|li|tisch *adj* (Ⓔ myeloradiculitic): ***Syn:*** *myeloradikulitisch*; Radikulomyelitis betreffend, von ihr betroffen oder gekennzeichnet

Ra|di|ku|lo|my|e|lo|pa|thie *f* (Ⓔ radiculomyelopathy): Erkrankung von Rückenmark und Spinalnervenwurzel

Ra|di|ku|lo|neu|ri|tis *f, pl* **-ti|den**: →*Guillain-Barré-Syndrom*

ra|di|ku|lo|neu|ri|tisch *adj* (Ⓔ radiculoneuritic): Radikuloneuritis betreffend, von ihr betroffen oder gekennzeichnet

Ra|di|ku|lo|neu|ro|pa|thie *f* (Ⓔ radiculoneuropathy): Erkrankung von Spinalnervenwurzel und peripherem Nerv

Ra|di|ku|lo|pa|thie *f* (Ⓔ radiculopathy): Erkrankung der Spinalnervenwurzel

Ra|di|ku|lo|to|mie *f* (Ⓔ radiculectomy): ***Syn:*** *Rhizotomie, Rhizotomia, Radikotomie*; Durchtrennung einer Nervenwurzel

Radio-, radio- *präf.*: Wortelement mit der Bedeutung **1.** „Strahl/Strahlungs" **2.** „Speiche/Radius" **3.** „Radium"

ra|di|o|ak|tiv *adj* (Ⓔ radioactive): Radioaktivität betreffend oder aufweisend

Ra|di|o|ak|ti|vi|tät *f* (Ⓔ radioactivity): spontane Aussendung ionisierender Strahlung aus instabilen Atomkernen unter Umwandlung des Atomkerns oder Emission von Röntgenstrahlen nach Einfangen eines Elektrons durch den Kern; unter natürlichen Bedingungen kann es zu Emission von Alpha-, Beta- oder Gammastrahlen* kommen

Radio-Allergen-Sorbent-Test *m* (Ⓔ radioallergosorbent test): semiquantitativer Test zum Nachweis von allergiespezifischem Immunglobulin E; **Prinzip:** Allergene werden an einen Träger gebunden; bei Kontakt mit Serum binden die Allergene spezifische Antikörpers des Serums; die gebundenen Antikörper werden im nächsten Schritt mit radioaktivmarkierten Anti-IgE-Antikörpern nachgewiesen; die Angabe erfolgt in RAST-Klassen [1–6] oder KU/l

Ra|di|o|bi|o|lo|gie *f* (Ⓔ radiobiology): ***Syn:*** *Strahlenbiologie, Strahlungsbiologie, Strahlenforschung*; Teilgebiet der Biologie*, das sich mit der Wirkung von (radioaktiver) Strahlung auf Lebewesen befasst

Ra|di|o|cal|ci|um *nt* (Ⓔ radiocalcium): ***Syn:*** *Radiokalzium*; radioaktives Calciumisotop [^{45}Ca]

Ra|di|o|car|bon *nt* (Ⓔ radiocarbon): ***Syn:*** *Radiokohlenstoff, Radiokarbon*; radioaktives Kohlenstoffisotop [^{14}C]

Ra|di|o|derm *nt*: →*Radiodermatitis chronica*

Ra|di|o|der|ma|ti|tis *f, pl* **-ti|ti|den** (Ⓔ radiodermatitis): ***Syn:*** *Strahlendermatitis, Radiumdermatitis, Röntgendermatitis, Strahlenreaktion*; akute oder chronische, durch Einwirkung ionisierender Strahlung hervorgerufene Dermatitis*, die mit einer erhöhten Gefahr der Karzinomentstehung belastet ist

Radiodermatitis acuta (Ⓔ radiodermatitis): ***Syn:*** *akute Radiodermatitis, akute Strahlenreaktion*; die akute Strahlendermatitis zeigt 3 Grade: **Radiodermatitis 1. Grades:** dosisabhängig entwickelt sich ein **Früherythem**, das nach 2–3 Tagen wieder verschwindet; 1–2 Wochen nach der Bestrahlung erscheint dann das **Strahlenerythem**, das nach ca. 3 Wochen wieder abklingt; gleichzeitig kommt es zu einem reversiblen Haarausfall [ca. 3 Wochen nach der Bestrahlung] **Radiodermatitis 2. Grades:** bullöses Stadium mit Rötung, Ödem, Blasenbildung und Nässen; führt zu Atrophie mit Verlust der Behaarung und der anderen Hautanhangsgebilde **Radiodermatitis 3. Grades:** ulzeröses Stadium mit tiefer Gewebsnekrose und **akutem Röntgenulkus**; langwierige Abheilung mit Narbenbildung

akute Radiodermatitis: →*Radiodermatitis acuta*

Radiodermatitis chronica (Ⓔ chronic radiation dermatitis): ***Syn:*** *chronischer Strahlenschaden, chronische Radiodermatitis, Radioderm, Radiodermie, Röntgenoderm*; im Anschluss an eine Radiodermatitis* acuta 2. Grades oder wiederholte Strahlenbelastung entstehende Atrophie der Haut, des subkutanen Gewebes und evtl. der Muskulatur; die Haut ist glatt und sowohl hyper- als auch hypopigmentiert und zeigt Teleangiektasien [**Röntgenpoikiloderm**]; kann zur Bildung eines **chronischen Röntgenulkus** und von **Röntgenkeratosen** führen, aus denen langfristig Plattenepithelkarzinome hervorgehen können

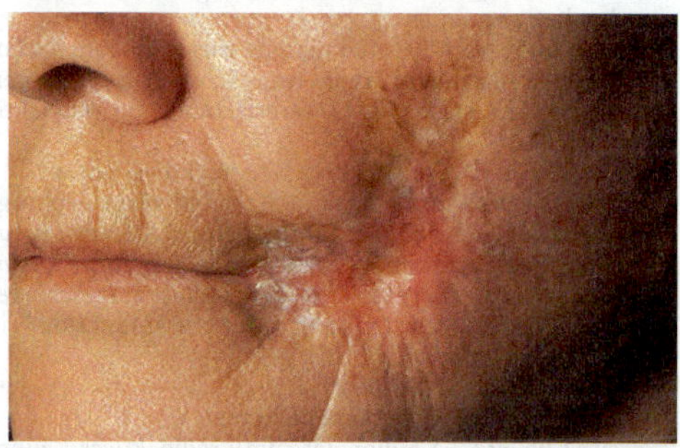

Abb. R3. Radiodermatitis chronica

chronische Radiodermatitis: →*Radiodermatitis chronica*

ra|di|o|der|ma|ti|tisch *adj* (Ⓔ radiodermatitic): Radiodermatitis betreffend, von ihr betroffen oder gekennzeichnet

Ra|di|o|der|mie *f*: →*Radiodermatitis chronica*

ra|di|o|di|gi|tal *adj* (Ⓔ radiodigital): Speiche/Radius und Finger/Digiti betreffend

Ra|di|o|ei|sen *nt* (Ⓔ radioiron): radioaktives Eisen [^{52}Fe oder ^{59}Fe]

Ra|di|o|e|lek|tro|kar|di|o|gra|phie *f* (Ⓔ radioelectrocardiography): ***Syn:*** *telemetrische Elektrokardiographie, Teleelektrokardiografie, Telekardiografie, Radioelektrokardiografie*; drahtlose Elektrokardiographie* mit Übermittlung der Messwerte durch einen Sender

Ra|di|o|en|ze|phal|lo|gra|phie *f* (Ⓔ radioencephalography): ***Syn:*** *Radioenzephalografie*; drahtlose Elektroenzephalographie* mit Übermittlung der Messwerte durch einen Sender

Ra|di|o|gen *nt* (Ⓔ radiogen): radioaktive Substanz

ra|di|o|gen *adj* (Ⓔ radiogenic): von radioaktiver Herkunft

Ra|di|o|gold *nt* (Ⓔ radiogold): radioaktives Gold*

Ra|di|o|gramm *nt* (Ⓔ radiogram): Röntgenbild

Ra|di|o|gra|phie *f* (Ⓔ radiography): ***Syn:*** *Radiografie*; Anfertigung von Röntgenbildern, Röntgen

ra|di|o|gra|phisch *adj* (Ⓔ radiographic): ***Syn:*** *radiografisch*; Radiographie betreffend, mittels Radiographie

ra|di|o|hu|me|ral *adj* (Ⓔ radiohumeral): ***Syn:*** *humeroradial*; Speiche/Radius und Oberarmknochen/Humerus betreffend oder verbindend

Ra|di|o|im|mun|e|lek|tro|pho|re|se *f*: →*Radioimmunoelektrophorese*

Ra|di|o|im|mu|no|as|say *m* (Ⓔ radioimmunoassay): Untersuchungsmethode, die mit Hilfe von Antikörpern und radioaktivmarkierten Antigenen kleinste Substanzmengen erfasst; es handelt sich um einen kompetitiven Immunoassay, bei dem das zu bestimmende Antigen mit einer definierten Menge an radioaktivmarkiertem Antigen um einen spezifischen Antikörper konkurriert; nach einer Inkubationsphase kann die Radioaktivität der freien oder gebundenen

Radioaktivität bestimmt werden

Ra|di|o|im|mu|no|e|lek|tro|pho|re|se *f* (Ⓔ radioimmunoelectrophoresis): ***Syn:*** *Radioimmunelektrophorese*; Immunelektrophorese mit radioaktivmarkierten Antigenen oder Antikörpern; *s.a. Radioimmunoassay, Radio-Allergen-Sorbent-Test*

Ra|di|o|im|mu|no|sor|bent|test *m* (Ⓔ radioimmunosorbent test): Radioimmunoassay* mit auf einer Oberfläche aufgebrachten Antikörpern, die Antigen absorbieren [Sandwichmethode]

Ra|di|o|iod *nt* (Ⓔ radioiodine): ***Syn:*** *Radiojod*; radioaktives Iod [^{131}I, ^{132}I]

Ra|di|o|iod|test *m* (Ⓔ radioiodine uptake test): ***Syn:*** *Radiojodtest*; nuklearmedizinischer Test zur Überprüfung des Iodstoffwechsels der Schilddrüse mit ^{131}I; das oral zugeführte Iod wird normalerweise zu 40–60 % in die Schilddrüse aufgenommen, der Rest wird über die Niere ausgeschieden; Messung der Radioaktivität über der Schilddrüse nach z.B. 4, 24, 48 h zusammen mit Bestimmung von proteingebundenem ^{131}I erlaubt Aussagen über den Aktivitätszustand; wird heute wegen der Strahlenbelastung der Patienten nur noch selten verwendet

Ra|di|o|iod|the|ra|pie *f* (Ⓔ radioiodine therapy): ***Syn:*** *Radiojodtherapie*; Strahlentherapie von Schilddrüsentumoren oder ihrer Metastasen durch Verbreichung von radioaktivem Iod [^{131}I]

Ra|di|o|i|so|top *nt* (Ⓔ radioisotope): radioaktives Isotop*

Ra|di|o|i|so|to|pen|ne|phro|gra|phie *f* (Ⓔ radioisotope nephrography): ***Syn:*** *Nierensequenzszintigraphie, Radionephrographie, Nierensequenzszintigrafie, Radionephrografie, Radioisotopennephrografie*; Messung von im Harn ausgeschiedenen Radioisotopen zur Diagnostik der Nierenfunktion

Ra|di|o|jod *nt*: *→Radioiod*

Ra|di|o|jod|test *m*: *→Radioiodtest*

Ra|di|o|jod|the|ra|pie *f*: *→Radioiodtherapie*

Ra|di|o|ka|li|um *nt* (Ⓔ radiopotassium): radioaktives Kalium [^{40}K]

Ra|di|o|kal|zi|um *nt*: *→Radiocalcium*

Ra|di|o|kar|bon *nt*: *→Radiocarbon*

Ra|di|o|kar|di|o|gramm *nt* (Ⓔ radiocardiogram): bei der Radiokardiographie erhaltene Aufnahme

Ra|di|o|kar|di|o|gra|phie *f* (Ⓔ radiocardiography): ***Syn:*** *Radiokardiografie*; Kardiographie* unter Verwendung von Radionukliden*; ermöglicht Aussagen über wichtige kardiale Parameter [Herzminutenvolumen, Schlagvolumen, Restvolumen, Wandbeweglichkeit, Kreislaufzeit]

ra|di|o|kar|pal *adj* (Ⓔ radiocarpal): Speiche/Radius und Handwurzel/Karpus betreffend oder verbindend

Ra|di|o|kar|pal|ge|lenk *nt* (Ⓔ radiocarpal joint): ***Syn:*** *proximales Handgelenk, Articulatio radiocarpalis*; Gelenk zwischen Speiche/Radius und der proximalen Reihe der Handwurzelknochen [Kahnbein, Mondbein, Dreiecksbein]; Ellipsoidgelenk* mit zwei Freiheitsgraden [Beugung/Streckung und Abduktion/Adduktion]; wird auf der palmaren, dorsalen, radialen und ulnaren Seite durch straffe Bänder [Ligamentum collaterale carpi radiale, Ligamentum radiocarpale dorsale und palmare, Ligamentum ulnocarpale dorsale und palmare, Ligamentum collaterale carpi ulnare] verstärkt

Ra|di|o|koh|len|stoff *nt* (Ⓔ radiocarbon): ***Syn:*** *Radiokarbon, Radiocarbon*; radioaktives Kohlenstoffisotop [^{14}C]

Ra|di|o|lo|ge *m* (Ⓔ radiologist): Arzt für Radiologie*

Ra|di|o|lo|gie *f* (Ⓔ radiology): ***Syn:*** *Strahlenkunde, Strahlenheilkunde*; Teilgebiet der Medizin, das sich mit der diagnostischen und therapeutischen Anwendung ionisierender Strahlung befasst

Ra|di|o|lo|gin *f* (Ⓔ radiologist): Ärztin für Radiologie*

ra|di|o|lo|gisch *adj* (Ⓔ radiologic): Radiologie betreffend

Ra|di|o|me|ter *nt* (Ⓔ radiometer): Strahlungsmesser

Ra|di|o|mi|me|ti|kum *nt, pl* **-ka** (Ⓔ radiomimetic agent): Substanz, die ähnlich wie ionisierende Strahlung, eine mitosehemmende oder -störende Wirkung hat [z.B. Alkylanzien*]

ra|di|o|mus|ku|lär *adj* (Ⓔ radiomuscular): Speiche/Radius und angrenzende Muskeln betreffend

Ra|di|o|na|tri|um *nt* (Ⓔ radiosodium): radioaktives Natrium [^{22}Na, ^{24}Na]

Ra|di|o|ne|kro|se *f* (Ⓔ radionecrosis): ***Syn:*** *Strahlennekrose*; durch Strahleneinwirkung verursachte Nekrose*; *s.a. Radiodermatitis acuta*

Ra|di|o|ne|phro|gra|phie *f*: *→Radioisotopennephrographie*

Ra|di|o|neu|ri|tis *f, pl* **-ti|den** (Ⓔ radioneuritis): ***Syn:*** *Strahlenneuritis*; durch Einwirkung ionisierender Strahlung hervorgerufene Nervenentzündung; *s.a. Strahlenschädigung*

ra|di|o|neu|ri|tisch *adj* (Ⓔ radioneuritic): Radioneuritis betreffend, von ihr betroffen oder gekennzeichnet

Ra|di|o|nu|klid *nt* (Ⓔ radionuclide): radioaktives Nuklid*

Ra|di|o|nu|klid|an|gi|o|gra|phie *f* (Ⓔ radionuclide angiography): ***Syn:*** *Radionuklidangiografie*; Angiographie* unter Verwendung von Radionukliden*

Ra|di|o|nu|klid|ven|tri|ku|lo|gra|phie *f* (Ⓔ radionuclide ventriculography): ***Syn:*** *Radionuklidventrikulografie*; Szintigraphie* der Herzventrikel mit Radionukliden*

Ra|di|o|os|te|o|ne|kro|se *f* (Ⓔ radiation osteonecrosis): ***Syn:*** *Strahlungsosteonekrose, Strahlenosteonekrose, Osteoradionekrose*; nach Strahlentherapie auftretende Knochennekrose

Ra|di|o|phar|ma|ka *pl* (Ⓔ radiopharmaceuticals): ***Syn:*** *Nuklearpharmaka*; mit einem Radionuklid markierte Arzneimittel, die zu Diagnose und Therapie eingesetzt werden

ra|di|o|phob *adj* (Ⓔ radiophobic): Radiophobie betreffend, durch sie gekennzeichnet

Ra|di|o|pho|bie *f* (Ⓔ radiophobia): krankhafte Angst vor Strahlen oder Strahlung

Ra|di|o|phos|phor *nt* (Ⓔ radiophosphorus): radioaktiver Phosphor [^{32}P]

Ra|di|o|re|sek|ti|on *f* (Ⓔ radioablation): Zerstörung eines Karzinoms oder seiner Metastasen durch Radioisotope, z.B. Radioiodtherapie*

Ra|di|o|sko|pie *f* (Ⓔ radioscopy): ***Syn:*** *Röntgenoskopie, Röntgendurchleuchtung, Durchleuchtung*; Durchleuchtung mit Röntgenstrahlen; das Bild kann direkt auf einem Leuchtschirm beurteilt werden; wird heute meist als Fernsehdurchleuchtung mit Bildverstärkern durchgeführt; damit steigt die Bildqualität, während die Strahlenbelastung sinkt

ra|di|o|sko|pisch *adj* (Ⓔ radioscopic): Radioskopie betreffend, mittels Röntgenuntersuchung

Ra|di|o|stron|ti|um *nt* (Ⓔ radiostrontium): radioaktives Strontium [^{90}Sr]

Ra|di|o|the|ra|pie *f* (Ⓔ radiotherapy): Strahlentherapie*, Bestrahlung, Strahlenbehandlung, Radiation

ra|di|o|ul|nar *adj* (Ⓔ radioulnar): ***Syn:*** *ulnoradial*; Speiche/Radius und Elle/Ulna betreffend oder verbindend

Ra|di|o|ul|nar|ge|lenk *nt* (Ⓔ radioulnar joint): Gelenk zwischen Speiche/Radius und Elle/Ulna

distales Radioulnargelenk: *→unteres Radioulnargelenk*

oberes Radioulnargelenk (Ⓔ proximal radioulnar joint): ***Syn:*** *proximales Radioulnargelenk, Articulatio radioulnaris proximalis*; Drehgelenk zwischen oberem Ende von Speiche/Radius und Elle/Ulna; Teil des Ellenbogengelenks; das Radiusköpfchen wird vom **Ligamentum anulare radii** im Speichengrübchen fixiert; zusammen mit dem unteren Radioulnargelenk* ermöglicht es eine Drehbewegung der Speiche um die Elle und damit Pronation* und Supination* von Unterarm und Hand

proximales Radioulnargelenk: *→oberes Radioulnargelenk*

unteres Radioulnargelenk (Ⓔ distal radioulnar joint): ***Syn:*** *distales Radioulnargelenk, Articulatio radioulnaris distalis*; Drehgelenk zwischen unterem Ende von Speiche/ Radius und Elle/Ulna; zwischen dem Griffelfortsatz [Processus* styloideus ulnae] und dem Radius liegt ein dreieckiger Discus articularis, der auch den Spaltraum zwischen Ulna und Dreiecksbein bzw. Mondbein ausfüllt

Ra|di|o|xe|ro|gra|phie *f* (Ⓔ xeroradiography): ***Syn:*** *Xerographie, Xerografie, Xeroradiografie, Xeroradiographie, Radioxerografie*; Verfahren zur Erzeugung von Röntgenbildern unter Verwendung von mit einem Halbleiter [Selen] beschichteten Metallplatten

Ra|di|o|zys|ti|tis *f, pl* **-ti|ti|den** (Ⓔ radiocystitis): ***Syn:*** *Strahlenzystitis, radiogene Zystitis*; meist durch therapeutische Bestrahlung, v.a. gynäkologischer Tumoren, hervorgerufene Harnblasenentzündung [Zystitis*]

ra|di|o|zys|ti|tisch *adj* (Ⓔ radiocystitic): Radiozystitis betreffend, von ihr betroffen oder gekennzeichnet

Ra|di|um *nt* (Ⓔ radium): natürliches, radioaktives Erdalkalimetall; entsteht beim Zerfall von Uran [^{226}Ra], Thorium [^{226}Ra] oder Actinium [^{223}Ra, ^{224}Ra, ^{228}Ra]; wird heute kaum noch verwendet

Ra|di|um|der|ma|ti|tis *f, pl* **-ti|ti|den**: *→Radiodermatitis*

Ra|di|um|e|ma|na|ti|on *f*: *→Radon*

Ra|di|us *m, pl* **Ra|dii, Ra|di|en** (Ⓔ **1.–2.** radius): **1.** ***Syn:*** *Speiche*; Unterarmknochen auf der Daumenseite des Unterarms; wenn die Handfläche nach vorne oder oben zeigt [Supinationsstellung], liegt der Radius parallel zur Ulna*; wird die Hand bei gebeugtem Unterarm nach innen gedreht, sodass die Handfläche nach unten zeigt [Pronationsstellung], überkreuzt der Radius die Ulna; der Radius ist am Ellenbogengelenk [Articulatio* cubiti] und dem proximalen Handgelenk [Articulatio* radiocarpalis] beteiligt
am Radius unterscheidet man Kopf, Hals und Schaft; der walzenförmige **Radiuskopf** [Caput radii] liegt am oberen Ende des Knochens; der äußere Rand [**Circumferentia articularis capitis radii**] ist Teil des oberen Radioulnargelenks*; die **Fovea articularis capitis radii** auf der Oberseite artikuliert mit dem Capitulum* humeri im Humeroradialgelenk*; der auf den Kopf folgende kurze **Radiushals** [Collum radii] geht im Bereich der Tuberositas* radii in den **Radiusschaft** [Corpus radii] über; der Schaft ist im Querschnitt dreieckig, d.h., er hat drei Kanten [**Margo anterior, posterior, interosseus**] und drei Flächen [**Facies anterior, posterior, lateralis**]; von der Margo interosseus zieht die Membrana* interossea antebrachii zur Margo interosseus der Ulna; im Übergangsbereich zwischen Hals und Schaft liegt die **Tuberositas radii**, an der der Musculus* biceps brachii ansetzt; am unteren Ende des Schaftes liegt die Gelenkfläche [**Facies articularis carpi**] für das Radiokarpalgelenk* und auf der medialen Fläche die **Incisura ulnaris radii**, die als Gelenkfläche [Facies articularis carpalis] für das proximale Radioulnargelenk* dient; der **Griffelfortsatz** [Processus styloideus] bildet die laterale Begrenzung der Gelenkfläche; er kann auf der Innenseite des Unterarms, unterhalb der Daumenbasis, getastet werden **2.** Halbmesser

Radii lentium (Ⓔ radii of lens): feine Linien auf der Vorder- und Rückseite der Linse*, die vom oberen und unteren Pol zum Äquator ziehen

Radii medullares (Ⓔ medullary rays): *s.u. Nierenrinde*

Ra|di|us|a|pla|sie *f* (Ⓔ radial aplasia): einseitiges oder beidseitiges, vollständiges oder partielles Fehlen des Radius

Radiusaplasie-Thrombozytopenie-Syndrom *nt* (Ⓔ thrombocytopenia-absent radius syndrome): ***Syn:*** *Thrombozytopenie mit Radiusaplasie, TAR-Syndrom*; autosomal-rezessive Kombination von Thrombozytopenie* und beidseitigem, vollständigem Fehlen der Radii; oft auch mit Herzfehlern, Hüftdysplasie, Fußdeformitäten oder Mikrognathie kombiniert; **Therapie**: Thrombozytensubstitution vor Eingriffen oder bei Blutungsneigung; die Thrombozytopenie bessert sich meist im Laufe des Lebens

Ra|di|us|di|a|phy|se *f*: *→Radiusschaft*

Ra|di|us|fle|xi|ons|frak|tur *f*: *→Smith-Fraktur*

Ra|di|us|frak|tur *f* (Ⓔ radial fracture): ***Syn:*** *Speichenbruch, Speichenfraktur*; man unterscheidet Frakturen des Radiusköpfchens, des Halses, des Schaftes und der distalen Speiche; wegen der engen Beziehung von Radius und Ulna* sind meist beide Knochen verletzt [Unterarmschaftfraktur*], oder es liegt eine Luxationsfraktur [Monteggia-Fraktur*] vor

distale Radiusfraktur (Ⓔ distal radial fracture): häufigste Fraktur des Erwachsenen [25 % aller Brüche]; man unterscheidet typische Radiusfrakturen und Kantenabbrüche [Barton*-Fraktur, reversed Barton*-Fraktur]

typische Radiusfraktur (Ⓔ standard radial fracture): ***Syn:*** *Fractura radii classico, Fractura radii loco typico*; distale Radiusfraktur an typischer Stelle [1–3 cm über dem Handgelenk] durch Überstreckung [Colles*-Fraktur] oder Flexion [Smith*-Fraktur] des Handgelenkes

Ra|di|us|hals *m* (Ⓔ neck of radius): ***Syn:*** *Speichenhals, Collum radii*; auf den Speichenkopf [Caput radii] folgender kurzer Hals des Radius*, der im Bereich der Tuberositas* radii in den Speichenschaft [Corpus radii] übergeht

Ra|di|us|hals|frak|tur *f* (Ⓔ radial nack fracture): *s.u. Radiusköpfchenfraktur*

Ra|di|us|hy|po|pla|sie *f* (Ⓔ radius hypoplasia): angeborene Verkürzung und Verschmälerung der Speiche

Ra|di|us|kopf *m* (Ⓔ head of radius): ***Syn:*** *Speichenkopf, Radiusköpfchen, Caput radii*; oberer, walzenförmiger Kopf des Radius*; der äußere Rand [**Circumferentia articularis radii**] ist Teil des oberen Radioulnargelenks*; die **Fovea articularis capitis radii** auf der Oberseite artikuliert mit dem Capitulum* humeri im Humeroradialgelenk*

Ra|di|us|köpf|chen *nt*: *→Radiuskopf*

Ra|di|us|köpf|chen|frak|tur *f* (Ⓔ radial head fracture): entsteht meist durch Sturz auf die ausgestreckte Hand; je nach der Art der Schädigung spricht man von **Meißelfraktur, Impressionsfraktur** und **Radiushalsfraktur**; die **Therapie** ist meist operativ, da es sonst zur sekundären Arthrose* kommt; kindliche Radiushalsfrakturen können oft geschlossen reponiert werden; Meißelfrakturen des Erwachsenen werden konservativ behandelt, dabei ist aber die

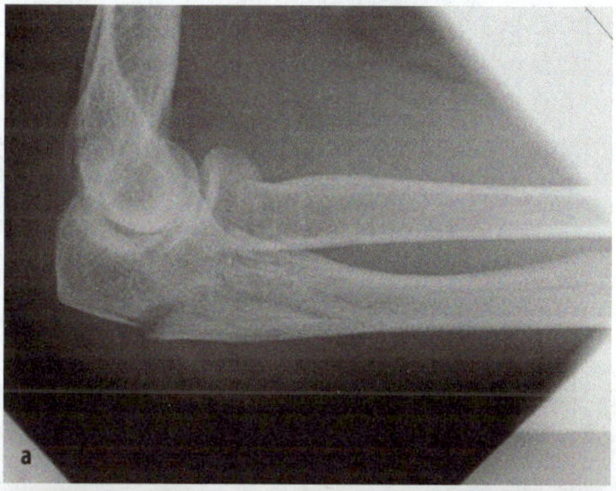

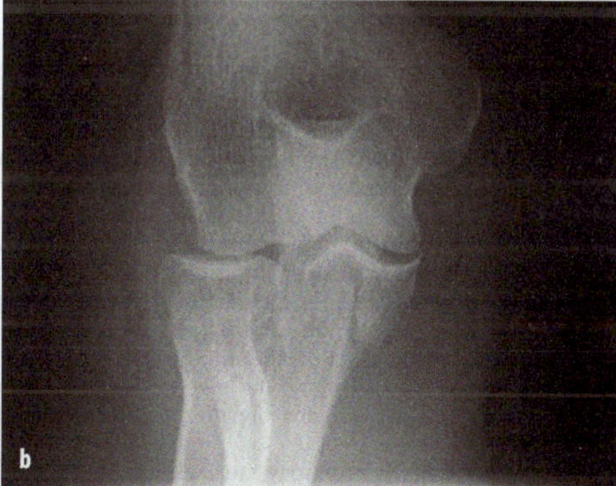

Abb. R4. Radiusköpfchenfraktur und Olekranontrümmerfraktur

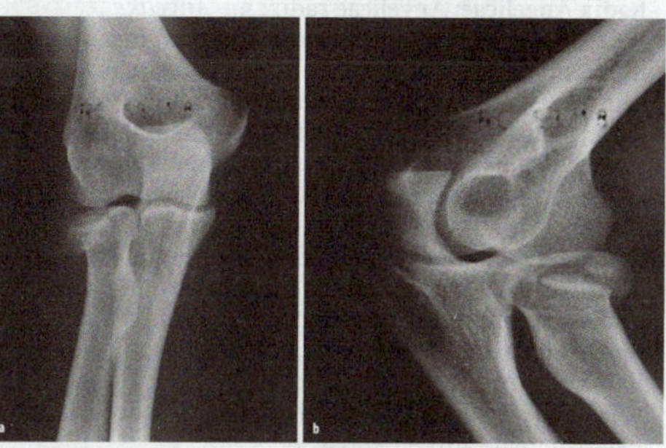

Abb. R5. Radiusköpfchenfraktur. **Links** Meißelfraktur, **rechts** dislozierte Fraktur mit Fragmentinterposition

frühfunktionelle Behandlung von größter Bedeutung für das Resultat

Ra|di|us|pe|ri|ost|re|flex *m*: *→Radiusreflex*

Ra|di|us|re|flex *m* (Ⓔ radial reflex): ***Syn:*** *Radiusperiostreflex*; durch Schlag auf die Seitenkante des unteren Radiusendes hervorgerufene Beugung des Unterarms im Ellenbogengelenk

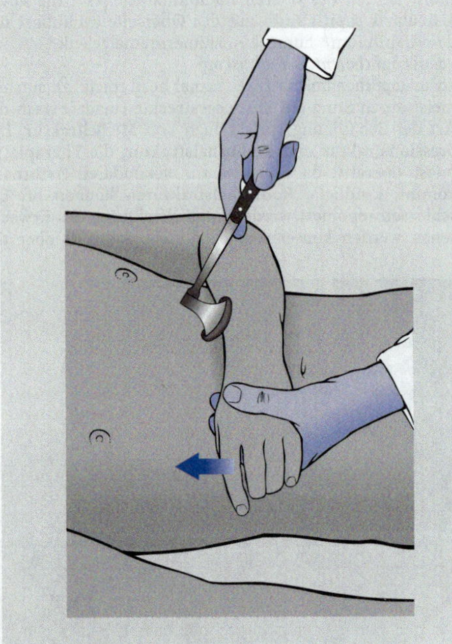

Abb. R6. Auslösen des Radiusreflexes

Ra|di|us|schaft *m* (Ⓔ shaft of radius): ***Syn:*** *Radiusdiaphyse, Speichenschaft, Corpus radii*; im Querschnitt dreieckiger Schaft des Radius*; von der mittleren Kante [**Margo interosseus radii**] zieht die Membrana* interossea antebrachii zur Margo interosseus der Ulna; im Übergangsbereich zwischen Speichenhals [Collum radii] und Speichenschaft liegt die **Tuberositas radii**, an der der Musculus* biceps brachii ansetzt; am unteren Ende des Schafts liegt die Gelenkfläche [**Facies articularis carpi**] für das Radiokarpalgelenk* und auf der medialen Fläche die **Incisura ulnaris radii**, die als Gelenkfläche für das distale Radioulnargelenk* dient

Ra|dix *f, pl* **-di|ces** (Ⓔ **1.–2.** root): **1.** (*anatom.*) Wurzel **2.** (*biolog.*) Wurzel; wird heute in der Pharmazie hinter den Pflanzennamen gestellt

Radix accessoria (Ⓔ accessory root): akzessorische Zahnwurzel; *s.u. Radix dentis*

Radix Althaeae: Althaeae radix; *s.u. Eibisch*

Radix Angelicae: Angelicae radix; *s.u. Angelika*

Radix anterior (Ⓔ anterior root): ***Syn:*** *Vorderwurzel, Radix motoria nervi spinalis*; vordere, motorische Spinalnervenwurzel; vereinigt sich noch im Spinalkanal mit der hinteren, sensiblen Spinalnervenwurzel zum Spinalnervenstamm [Truncus nervi spinalis]; *s.a. Nervi spinales*

Radix Armoraciae: Armoraciae rusticanae radix; *s.u. Meerrettich*

Radix Belladonnae: Belladonnae radix; *s.u. Atropa belladonna*

Radix buccalis (Ⓔ buccal root): *s.u. Radix dentis*

Radix Cichorii: Cichorii radix; *s.u. Wegwarte*

Radix clinica dentis (Ⓔ clinical root): ***Syn:*** *klinische Zahnwurzel*; der von Zahnfleisch [Gingiva*] bedeckte Teil der Zahnwurzel [Radix* dentis]

Radix consolidae: Symphyti radix; *s.u. Beinwell*

Radix cranialis nervi accessorii (Ⓔ cranial root of accessory nerve): ***Syn:*** *Pars vagalis nervi accessorii*; obere Akzessoriuswurzel; *s.u. Nervus accessorius*

Radix dentis (Ⓔ dental root): ***Syn:*** *Zahnwurzel, Wurzel*; der unterhalb des Zahnhalses [Cervix dentis] liegende Teil des Zahnes; enthält innen den **Wurzelkanal** [Canalis radices dentis], der mit dem **Foramen apicis dentis** auf der **Wurzelspitze** [Apex radicis dentis] mündet; Anzahl und Form der Zahnwurzel ist variabel; Schneidezähne, Eckzähne und kleine Backenzähne sind einwurzelig, die unteren großen Backenzähne zweiwurzelig und die oberen großen Backenzähne dreiwurzelig; die Wurzeln werden je nach ihrer topografischen Lage als **Radix buccalis, palatinalis, mesialis, lingualis, distalis, mesiobuccalis** oder **mesiolingualis** bezeichnet; zusätzlich auftretende Wurzeln heißen **Radix accessoria**; *s.a. Zahn*

Radix distalis (Ⓔ distal root): *s.u. Radix dentis*

Radix Echinaceae angustifoliae: Echinaceae angustifoliae radix; *s.u. Echinacea angustifolia*

Radix Echinaceae purpureae: Echinaceae purpureae radix; *s.u. Echinacea purpurea*

Radix Eleutherococci: Eleutherococci radix; *s.u. Eleutherococcus senticosus*

Radix Ginseng: Ginseng radix; *s.u. Ginseng*

Radix Harpagophyti: Harpagophyti radix; *s.u. Teufelskralle, südafrikanische*

Radix inferior ansae cervicalis (Ⓔ inferior root of ansa cervicalis): untere Wurzel der Ansa cervicalis; *s.u. Ansa cervicalis*

Radix intermedia ganglii pterygopalatini: *→Radix parasympathica ganglii pterygopalatini*

Radix Ipecacuanhae (Ⓔ ipecac): ***Syn:*** *Brechwurz, Ipecacuanha, Radix Ipecacuanhae, Ipecacuanhawurzel*; Wurzel von Caphaelis ipecacuanha [**Rio-Ipecacuanha**] oder Caphaelis acuminata [**Cartagena-, Nicaragua-, Panama-Ipecacuanha**]; enthält u.a. Emetin* Cephaelin* und andere Alkaloide; **Anw.**: sekretolytisches und sekretomotorisches Expektorans, Emetikum

Radix lateralis nervi mediani (Ⓔ lateral root of median nerve): *s.u. Nervus medianus*

Radix lateralis tractus optici (Ⓔ lateral root of optic tract): lateraler Ast des Tractus* opticus

Radix Levistici: Levistici radix; *s.u. Liebstöckel*

Radix linguae (Ⓔ root of tongue): Zungenwurzel; *s.u. Zunge*

Radix Liquiritiae: Liquiritiae radix; *s.u. Süßholz*

Radix medialis nervi mediani (Ⓔ medial root of median nerve): *s.u. Nervus medianus*

Radix medialis tractus optici (Ⓔ medial root of optic tract): medialer Ast des Tractus* opticus

Radix mesenterii (Ⓔ root of mesentery): Mesenterialwurzel; *s.u. Gekröse*

Radix mesialis (Ⓔ mesial root): *s.u. Radix dentis*

Radix mesiobuccalis (Ⓔ mesiobuccal root): *s.u. Radix dentis*

Radix mesiolingualis (Ⓔ mesiolingual root): *s.u. Radix dentis*

Radix motoria nervi mandibularis (Ⓔ motor root of mandibular nerve): Portio minor nervi mandibularis; *s.u. Nervus mandibularis*

Radix motoria nervi spinalis: *→Radix anterior*

Radix motoria nervi trigemini (Ⓔ motor root of trigeminal nerve): ***Syn:*** *motorische Trigeminuswurzel*; motorische Wurzel des Nervus* trigeminus, die mit ihren Ästen die Kau- und Mundbodenmuskulatur und den Musculus* tensor tympani versorgt

Radix nasi (Ⓔ nasal root): Nasenwurzel; *s.u. Nase*

Radix nasociliaris ganglii ciliaris (Ⓔ nasociliary root of ciliary ganglion): ***Syn:*** *Radix sensoria ganglii ciliaris, Ramus communicans cum ganglio ciliaris*; sensorische Fasern des Nervus* nasociliaris zum Ganglion* ciliare

Radix oculomotoria ganglii ciliaris (Ⓔ oculomotor root of ciliary ganglion): Ramus ad ganglion; *s.u. Nervus oculomotorius*

Radix Ononidis: Ononidis radix; *s.u. Hauhechel, dornige*

Radix palatinalis (Ⓔ palatine root): *s.u. Radix dentis*

Radix parasympathica ganglii ciliaris (Ⓔ parasympa-

R

thetic root of cilicary ganglion): Ramus ad ganglion; *s.u. Nervus oculomotorius*

Radix parasympathica ganglii otici (Ⓔ parasympathic root of otic ganglion): ***Syn:*** *Nervus petrosus minor*; parasympathische Fasern des Nervus* glossopharyngeus, die durch die Fissura* sphenopetrosa zum Ganglion* oticum ziehen

Radix parasympathica ganglii pterygopalatini (Ⓔ parasympathetic root of pterygopalatine ganglion): ***Syn:*** *Radix intermedia ganglii pterygopalatini, Nervus petrosus major*; parasympathische Fasern des Nervus* intermedius, die durch den Canalis* pterygoideus zum Ganglion* pterygopalatinum verlaufen

Radix parasympathica ganglii sublingualis (Ⓔ parasympathic root of sublingual ganglion): parasympathische Fasern des Ganglion* sublinguale zur Chorda* tympani

Radix parasympathica ganglii submandibularis (Ⓔ parasympathic root of submandibular ganglion): parasympathische Fasern des Ganglion* submandibulare zur Chorda* tympani

Radix parasympathica gangliorum pelvicorum: *→Nervi splanchnici pelvici*

Radix penis (Ⓔ root of penis): Peniswurzel; *s.u. Penis*

Radix pili (Ⓔ hair root): Haarwurzel; *s.u. Haar*

Radix Pimpinellae: Pimpinellae radix; *s.u. Bibernelle*

Radices plexus brachialis (Ⓔ roots of brachial plexus): Plexuswurzeln; *s.u. Plexus brachialis*

Radix posterior (Ⓔ dorsal root): ***Syn:*** *Hinterwurzel, Radix sensoria nervi spinalis*; hintere, sensible Spinalnervenwurzel; vereinigt sich mit der Vorderwurzel [Radix* anterior] zum Spinalnervenstamm [Truncus nervi spinalis]; *s.a. Spinalnerven*

Radix pulmonis (Ⓔ root of lung): Lungenwurzel; *s.u. Lunge*

Radix Raphani: Raphani sativi radix; *s.u. Rettich*

Radix Ratanhiae: Ratanhiae radix [Ratanhiawurzel*]

Radix Rauwolfiae: Rauwolfiae radix; *s.u. Rauwolfia serpentina*

Radix Rhei: Rhei radix; *s.u. Rhabarber*

Radix Saponariae rubrae: Saponariae rubrae radix; *s.u. Seifenkraut, gemeines*

Radix Senegae: Senegae radix; *s.u. Senega*

Radix sensoria ganglii ciliaris: *→Radix nasociliaris ganglii ciliaris*

Radix sensoria ganglii otici (Ⓔ sensory root of otic ganglion): ***Syn:*** *Rami ganglionares ad ganglion oticum*; Äste des Nervus* mandibularis zum Ganglion* oticum

Radix sensoria ganglii pterygopalatini (Ⓔ sensory root of pterygopalatine ganglion): ***Syn:*** *Rami ganglionares nervi maxillaris*; sensorische Fasern des Nervus* maxillaris zum Ganglion* pterygopalatinum

Radix sensoria ganglii sublingualis (Ⓔ sensory root of sublingual ganglion): ***Syn:*** *Rami ganglionares nervi mandibularis*; sensorische Fasern des Nervus* mandibularis zum Ganglion* sublinguale

Radix sensoria ganglii submandibularis (Ⓔ sensory root of submandibular ganglion): ***Syn:*** *Rami ganglionares nervi mandibularis*; sensorische Fasern des Nervus* mandibularis zum Ganglion* submandibulare

Radix sensoria gangliorum pelvicorum (Ⓔ sensory root of pelvic ganglia): sensible Wurzel der Beckenganglien [Ganglia* pelvica]

Radix sensoria nervi mandibularis (Ⓔ sensory root of mandibular nerve): Portio major nervi mandibularis; *s.u. Nervus mandibularis*

Radix sensoria nervi spinalis: *→Radix posterior*

Radix sensoria nervi trigemini (Ⓔ sensory root of trigeminal nerve): ***Syn:*** *sensible Trigeminuswurzel*; die sensible Wurzel des Nervus* trigeminus versorgt die Gesichtshaut sowie die Binde- und Hornhaut des Auges, die Schleimhaut der Mund- und Nasenhöhle und die Zähne

Radix spinalis nervi accessorii (Ⓔ spinal root of accessory nerve): ***Syn:*** *Pars spinalis nervi accessorii*; spinale/untere Akzessoriuswurzel; *s.u. Nervus accessorius*

Radix superior ansae cervicalis (Ⓔ superior root of ansa cervicalis): obere Wurzel der Ansa cervicalis; *s.u. Ansa cervicalis*

Radix sympathica ganglii ciliaris (Ⓔ sympathetic root of ciliary ganglion): *s.u. Plexus caroticus internus*

Radix sympathica ganglii otici (Ⓔ sympathetic root of otic ganglion): *s.u. Plexus caroticus internus*

Radix sympathica ganglii pterygopalatini (Ⓔ sympathetic root of pterygopalatine ganglion): ***Syn:*** *Nervus petrosus profundus*; sympathische Fasern aus dem Plexus* caroticus internus zum Ganglion* pterygopalatinum

Radix sympathica ganglii sublingualis (Ⓔ sympathetic root of sublingual ganglion): *s.u. Plexus caroticus internus*

Radix sympathica ganglii submandibularis (Ⓔ sympathetic root of submandibular ganglion): *s.u. Plexus caroticus internus*

Radix Symphyti: Symphyti radix; *s.u. Beinwell*

Radix Taraxaci: Taraxaci radix; *s.u. Löwenzahn*

Radix unguis (Ⓔ nail root): Nagelwurzel; *s.u. Nagel*

Radix Urticae: Urticae radix; *s.u. Brennessel*

Radix Uzarae: Uzarae radix; *s.u. Uzara*

Radix Valerianae: Valerianae radix; *s.u. Baldrian*

Radix ventralis nervorum spinalium: veraltet für *→Radix anterior*

Ra|don *nt* (Ⓔ radon): ***Syn:*** *Radiumemanation*; beim Uranzerfall entstehendes radioaktives Edelgas

Rad|spei|chen|kern *m* (Ⓔ cartwheel nucleus): ***Syn:*** *Radspeichenstruktur*; kreisrunder Kern mit speichenförmig angeordnetem Chromatin

Rad|spei|chen|struk|tur *f:* *→Radspeichenkern*

RAE *Abk.:* rechtsatriales Elektrogramm

RAEF *Abk.:* rechtsatriale Ejektionsfraktion

RaEm *Abk.:* *→Radiumemanation*

RAER *Abk.:* rechtsatriale Expansionsrate

RAERP *Abk.:* rechtsatriale effektive Refraktärphase

RAESV *Abk.:* rechtsatriales endsystolisches Volumen

RAEV *Abk.:* rechtsatriales Entleerungsvolumen

Raf|fi|no|se *f* (Ⓔ raffinose): ***Syn:*** *Melitose, Melitriose*; aus Glucose, Galaktose und Fructose bestehendes pflanzliches Trisaccharid

Ra|go|zyt *m:* *→Rhagozyt*

RAH *Abk.:* rechtsatriale Hypertrophie

RAHME *nt* (Ⓔ rahme): *s.u. Essay Euthanasie S. 649*

Rain|farn *m* (Ⓔ tansy): ***Syn:*** *Tanacetum vulgare, Chrysanthemum vulgare*; Pflanze aus der Familie der Korbblütler [Asteraceae]; verwendet werden die Blütenstände [**Tanaceti vulgaris flos**] und oberirdischen Pflanzenteile [**Tanaceti vulgaris herba**]; Blüten und Kraut enthalten ätherisches Öl mit Thujon*, Sesquiterpenoxide und Guajanolide; wirken gegen Würmer und besitzen eine krampflösende und karminative Wirkung; **Anw.:** traditionell als Anthelmintikum* [v.a. Madenwurm, Spulwurm] und bei Migräne*, Meteorismus*, Appetitmangel und Rheuma

RAM *Abk.:* rechtsatrialer Mitteldruck

Ra|mi|ko|to|mie *f* (Ⓔ ramicotomy): ***Syn:*** *Ramisektion*; operative Durchtrennung oder Teilentfernung grauer Verbindungsäste [Rami communicantes grisei] des Sympathikus

Ra|mi|pril *nt* (Ⓔ ramipril): ACE-Hemmer*, Antihypertensivum*

Ra|mi|pril|at *nt* (Ⓔ ramiprilat): aktive Form von Ramipril*

Ra|mi|sek|ti|on *f:* *→Ramikotomie*

Ramon: Gaston Leon Ramon; 1886–1963; französischer Bakteriologe

Ramon-Titration *f* (Ⓔ Ramon's flocculation test): semiquantitativer Test auf präzipitierende Antikörper* durch Präzipitation einer konstanten Antigenmenge mit steigenden Mengen des spezifischen Antikörpers; heute kaum noch durchgeführt

Ramsay Hunt: James Ramsay Hunt; 1872–1937; amerikanischer Neurologe (New York)

Ramsay Hunt-Syndrom *nt:* *s.u. Hunt*

Ramstedt: Wilhelm Conrad Ramstedt; 1867–1963; deutscher Chirurg (Münster)

Ramstedt-Operation *f* (Ⓔ Ramstedt's operation): ***Syn:*** *Weber-Ramstedt-Operation, Pylorotomie, Pyloromyotomie*; Längsspaltung der verdickten Pylorusmuskulatur bei Pylorushypertrophie*

Ramus *m* (Ⓔ ramus): Ast, Zweig, Abzweigung

Ramus acetabularis arteriae circumflexae femoris medialis (Ⓔ acetabular branch of medial circumflex femoral artery): Azetabulumast der Arteria* circumflexa femoris medialis

Ramus acetabularis arteriae obturatoriae (Ⓔ acetabular branch of obturator artery): ***Syn:*** *Hüftkopfarterie, Arteria acetabuli*; Azetabulumast der Arteria* obturatoria

Ramus acromialis arteriae subscapularis (Ⓔ acromial branch of subscapular artery): Ast der Arteria* subscapularis zum Akromion*

Ramus acromialis arteriae thoracoacromialis (Ⓔ acromial branch of thoracoacromial artery): Ast der Arteria* thoracoacromialis zum Akromion*

Ramus ad ganglion (Ⓔ branch to ciliary ganglion): *s.u. Nervus oculomotorius*

Rami ad pontem arteriae basilaris (Ⓔ pontine branches of basilar artery): ***Syn:*** *Brückenarterien, Arteriae pontis*; Brückenäste der Arteria* basilaris

Ramus anastomoticus arteriae lacrimalis cum arteria meningea media (Ⓔ anastomotic branch of lacrimal artery with medial meningeal artery): Ast der Arteria* lacrimalis, der mit der Arteria* meningea media anastomosiert

Ramus anastomoticus arteriae meningeae mediae cum arteria lacrimalis (Ⓔ anastomotic branch of medial meningeal artery with lacrimal artery): Ast der Arteria* meningea media, der mit der Arteria* lacrimalis anastomosiert

Ramus anterior (Ⓔ anterior branch): ***Syn:*** *Ramus ventralis*; vorderer/ventraler Ast; Vorderast; Bauchast

Ramus anterior arteriae obturatoriae (Ⓔ anterior branch of obturator artery): vorderer (End-)Ast der Arteria* obturatoria

Ramus anterior arteriae recurrentis ulnaris (Ⓔ anterior branch of recurrent ulnar artery): vorderer Ast der Arteria* recurrens ulnaris

Ramus anterior arteriae renalis (Ⓔ anterior branch of renal artery): vorderer Ast der Nierenarterie [Arteria* renalis]

Ramus anterior arteriae thyroideae superioris (Ⓔ anterior branch of superior thyroid artery): vorderer (Drüsen-) Ast der Arteria* thyroidea superior

Ramus anterior ductus hepatici dextri (Ⓔ anterior branch of right hepatic duct): *s.u. Ductus hepaticus dexter*

Rami anteriores nervorum cervicalium (Ⓔ anterior branches of cervical nerves): *s.u. Nervi cervicales*

Rami anteriores nervorum lumbalium (Ⓔ anterior branches of lumbar nerves): *s.u. Nervi lumbales*

Rami anteriores nervorum sacralium (Ⓔ anterior branches of sacral nerves): *s.u. Nervi sacrales*

Rami anteriores nervorum spinalium (Ⓔ anterior branches of spinal nerves): Bauchäste der Spinalnerven; *s.u. Nervi spinales*

Rami anteriores nervorum thoracicorum (Ⓔ anterior branches of thoracic nerves): ***Syn:*** *Zwischenrippennerven, Nervi intercostales, Interkostalnerven, Rami ventrales nervorum thoracicorum*; gemischte Bauchäste der thorakalen Spinalnerven, die mit ihren Muskelästen [**Rami musculares**] die Interkostalmuskeln und die vorderen Bauchwandmuskeln versorgen; ihre Hautäste [**Ramus cutaneus lateralis pectoralis, Ramus cutaneus lateralis abdominalis, Ramus cutaneus anterior pectoralis, Ramus cutaneus anterior abdominalis**] innervieren die Haut der vorderen und seitlichen Rumpfwand

Ramus anterior nervi coccygei (Ⓔ anterior branch of coccygeal nerve): ***Syn:*** *Ramus ventralis nervi coccygei*; vorderer/ventraler Ast des Nervus* coccygeus

Ramus anterior nervi obturatorii (Ⓔ anterior branch of obturator nerve): *s.u. Nervus obturatorius*

Ramus anterior nervi spinalis (Ⓔ anterior branch of spinal nerves): Bauchast der Spinalnerven; *s.u. Nervi spinales*

Ramus anterior rami dextri venae portae hepatis (Ⓔ anterior branch of right branch of portal vein): *s.u. Ramus dexter venae portae hepatis*

Rami articulares arteriae descendentis genus (Ⓔ articular branches of descending genicular artery): *s.u. Arteria descendens genus*

Ramus articularis (Ⓔ articular branch): Gelenkast eines Nervs oder Blutgefäßes

Ramus articularis nervi obturatorii (Ⓔ articular branch of obturator nerve): *s.u. Nervus obturatorius*

Ramus ascendens (Ⓔ ascending branch): aufsteigender Ast

Ramus ascendens arteriae circumflexae femoris lateralis (Ⓔ ascending branch of lateral circumflex femoral artery): *s.u. Arteria circumflexa femoris lateralis*

Ramus ascendens arteriae circumflexae femoris medialis (Ⓔ ascending branch of medial circumflex femoral artery): *s.u. Arteria circumflexa femoris medialis*

Rami atriales arteriae coronariae dextrae (Ⓔ atrial branches of right coronary artery): *s.u. Arteria coronaria dextra*

Rami atriales arteriae coronariae sinistrae (Ⓔ atrial branches of left coronary artery): *s.u. Arteria coronaria sinistra*

Ramus atrialis anastomoticus arteriae coronariae sinistrae (Ⓔ anastomotic atrial artery): *s.u. Arteria coronaria sinistra*

Ramus atrialis intermedius arteriae coronariae dextrae (Ⓔ intermediate atrial branch of right coronary artery): *s.u. Arteria coronaria dextra*

Ramus atrialis intermedius arteriae coronariae sinistrae (Ⓔ intermediate atrial branch of left coronary artery): *s.u. Arteria coronaria sinistra*

Rami atrioventriculares arteriae coronariae dextrae (Ⓔ atrioventricular branches of right coronary artery): *s.u. Arteria coronaria dextra*

Rami atrioventriculares arteriae coronariae sinistrae (Ⓔ atrioventricular branches of left coronary artery): *s.u. Arteria coronaria sinistra*

Ramus auricularis (Ⓔ auricular branch): Ohrmuschelast

Ramus auricularis arteriae auricularis posterioris (Ⓔ auricular branch of posterior auricular artery): *s.u. Arteria auricularis posterior*

Ramus auricularis arteriae occipitalis (Ⓔ auricular branch of occipital artery): Ohrmuschelast der Arteria* occipitalis

Ramus auricularis nervi auricularis posterioris (Ⓔ auricular branch of posterior auricular nerve): Ohrmuschelast des Nervus* auricularis posterior

Ramus auricularis nervi vagi (Ⓔ auricular branch of vagus nerve): sensibler Ast des Nervus* vagus zu Trommelfell und äußerem Gehörgang

Ramus autonomicus (Ⓔ autonomic branch): Nervenast, der vegetative Fasern führt

Rami bronchiales aortae thoracicae (Ⓔ bronchial branches of thoracic aorta): ***Syn:*** *Bronchialarterien, Arteriae bronchiales*; Bronchialäste der Aorta* thoracica

Rami bronchiales arteriae thoracicae internae (Ⓔ bronchial branches of internal thoracic artery): Bronchialäste der Arteria* thoracica interna

Rami bronchiales nervi vagi (Ⓔ bronchial branches of vagus nerve): sensible, motorische und sekretorische Fasern des Nervus* vagus zu den Bronchien

Rami buccales nervi facialis (Ⓔ buccal branches of facial nerve): Äste des Nervus* facialis zu Musculus* buccinator, Musculus* levator labii superioris und Musculus* orbicularis oris

Rami calcanei arteriae fibularis (Ⓔ calcaneal branches of fibular artery): Außenknöcheläste der Arteria* fibularis

Rami calcanei arteriae tibialis posterioris (Ⓔ calcaneal branches of posterior tibial artery): Außenknöcheläste der Arteria* tibialis posterior

Rami calcanei laterales nervi suralis (Ⓔ lateral calcaneal branches of sural nerve): *s.u. Nervus suralis*

Rami calcanei mediales nervi tibialis (Ⓔ medial calcaneal branches of tibial nerve): *s.u. Nervus tibialis*

Rami capsularis (Ⓔ capsular branches of renal artery): ***Syn:*** *Arteriae perirenales, Arteriae capsulares*; Kapseläste der Nierenarterie

Rami cardiaci cervicales inferiores (Ⓔ inferior cervical cardiac branches of vagus nerve): parasympathische Fasern des Nervus* vagus zum Plexus* cardiacus

Rami cardiaci cervicales superiores (Ⓔ superior cervical cardiac branches of vagus nerve): parasympathische Fasern des Nervus* vagus zum Plexus* cardiacus

Rami cardiaci thoracici nervi vagi (Ⓔ thoracic cardiac branches of vagus nerve): thorakale Herzäste des Nervus* vagus

Ramus carpalis dorsalis arteriae radialis (Ⓔ dorsal carpal branch of radial artery): dorsaler Handwurzelast der Arteria* radialis

Ramus carpalis dorsalis arteriae ulnaris (Ⓔ dorsal carpal branch of ulnar artery): dorsaler Handwurzelast der Arteria* ulnaris

Ramus carpalis palmaris arteriae radialis (Ⓔ palmar carpal branch of radial artery): palmarer Handwurzelast der Arteria* radialis

Ramus carpalis palmaris arteriae ulnaris (Ⓔ palmar carpal branch of ulnar artery): palmarer Handwurzelast der Arteria* ulnaris

Ramus cervicalis nervi facialis (Ⓔ cervical branch of facial nerve): ***Syn:*** *Ramus colli nervi facialis*; Halsast des Nervus* facialis

Ramus chiasmaticus arteriae communicantis posterioris (Ⓔ chiasmatic branch of posterior communicating artery): Ast der Arteria* communicans posterior zum Chiasma* opticum

Rami choroidei ventriculi lateralis (Ⓔ choroidal branches of lateral ventricle): Ast der Arteria* choroidea anterior zum Plexus* choroideus des Seitenventrikels*

Rami choroidei ventriculi tertii (Ⓔ choroidal branches of third ventricle): Ast der Arteria* choroidea anterior zum Plexus* choroideus des III. Ventrikels*

Ramus choroideus ventriculi quarti (Ⓔ choroid branch of fourth ventricle): Ast der Arteria* choroidea anterior zum Plexus* choroideus des IV. Ventrikels*

Ramus circumflexus (Ⓔ circumflex branch of left coronary artery): *s.u. Arteria coronaria dextra*

Ramus circumflexus arteriae coronariae sinistrae (Ⓔ circumflex branch of left coronary artery): *s.u. Arteria coronaria sinistra*

Ramus clavicularis arteriae thoracoacromialis (Ⓔ clavicular branch of thoracoacromial artery): Schlüsselbeinast der Arteria* thoracoacromialis

Ramus clivalis (Ⓔ clivus branch of internal carotid artery): Ast der Arteria* carotis interna zum Clivus*

Ramus cochlearis (Ⓔ cochlear branch of labyrinthine artery): Ast der Arteria* labyrinthi zur Cochlea*

Rami coeliaci trunci vagalis posterioris (Ⓔ celiac branches of posterior vagal trunk): Äste des Truncus vagalis posterior zum Plexus* coeliacus; *s.u. Vagus*

Ramus colicus (Ⓔ colic branch of ileocolic artery): Kolonast der Arteria* ileocolica

Ramus colli nervi facialis (Ⓔ cervical branch of facial nerve): ***Syn:*** *Ramus cervicalis nervi facialis*; Ast des Nervus* facialis, der zusammen mit einem Ast des Nervus* transversus colli das Platysma* innerviert

Ramus communicans (Ⓔ communicating branch): Verbindungsast

Ramus communicans albus (Ⓔ white communicating branch): weißer Verbindungsast zwischen Rückenmark [Medulla* spinalis] und Grenzstrang [Truncus* sympathicus]

Ramus communicans arteriae fibularis (Ⓔ communicating branch of fibular artery): Verbindungsast der Arteria* fibularis

Ramus communicans cum ganglio ciliari: *→Radix nasociliaris ganglii ciliaris*

Ramus communicans cum nervo zygomatico (Ⓔ communicating branch with zygomatic nerve): *s.u. Nervus lacrimalis*

Ramus communicans fibularis (Ⓔ communicating branch of common fibular nerve): *s.u. Nervus cutaneus surae medialis*

Ramus communicans griseus (Ⓔ grey communicating branch): grauer Verbindungsast zwischen Grenzstrang [Truncus* sympathicus] und Spinalnerven [Nervi* spinales]

Ramus communicans nervi intermedii cum nervo vago (Ⓔ communicating branch of intermediate nerve with vagus nerve): Verbindungsast zwischen Nervus* intermedius und Nervus* vagus

Ramus communicans nervi intermedii cum plexu tympanico (Ⓔ communicating branch of intermediate nerve with tympanic plexus): Verbindungsast zwischen Nervus* intermedius und Plexus* tympanicus

Ramus communicans nervi lacrimalis cum nervo zygomatico (Ⓔ communicating branch of lacrimal nerve with zygomatic nerve): Verbindungsast zwischen Nervus* lacrimalis und Nervus* zygomaticus

Ramus communicans nervi laryngealis superioris cum nervo laryngeali recurrenti (Ⓔ communicating branch of superior laryngeal nerve with recurrent laryngeal nerve): Verbindungsast zwischen Nervus* laryngeus superior und Nervus* laryngeus recurrens

Ramus communicans nervi lingualis cum chorda tympani (Ⓔ communicating branch of lingual nerve with chorda tympani): Verbindungsast zwischen Nervus* lingualis und Chorda* tympani

Ramus communicans nervi mediani cum nervo ulnari (Ⓔ communicating branch of median nerve with ulnar nerve): Verbindungsast zwischen Nervus* medianus und Nervus* ulnaris

Ramus communicans nervi nasociliaris cum ganglione ciliari (Ⓔ communicating branch of nasociliary nerve with ciliary ganglion): Verbindungsast zwischen Nervus* nasociliaris und Ganglion* ciliare

Ramus communicans nervi spinalis (Ⓔ communicating branch of spinal nerves): *s.u. Nervi spinales*

Ramus communicans nervi vagi cum nervo glossopharyngeo (Ⓔ communicating branch of vagus nerve with hypoglossal nerve): Verbindungsast zwischen Nervus* vagus und Nervus* glossopharyngeus

Ramus communicans peroneus (Ⓔ communicating branch of common peroneal nerve): *s.u. Nervus cutaneus surae medialis*

Ramus communicans ulnaris nervi radialis (Ⓔ ulnar communicating branch of radial nerve): Verbindungsast zwischen Nervus* radialis und Nervus* ulnaris

Rami communicantes nervi auriculotemporalis cum nervo faciali (Ⓔ communicating branches of auriculotemporal nerve with facial nerve): Verbindungsäste zwischen Nervus* auriculotemporalis und Nervus* facialis

Rami communicantes nervi lingualis cum nervo hypoglosso (Ⓔ communicating branches of lingual nerve with hypoglossal nerve): Verbindungsäste zwischen Nervus* lingualis und Nervus* hypoglossus

Rami communicantes nervorum spinalium (Ⓔ communicating branches of spinal nerves): Verbindungsäste der Spinalnerven zum Grenzstrang

Ramus coni arteriosi arteriae coronariae dextrae (Ⓔ conus branch of right coronary artery): Ast der Arteria* coronaria dextra zum Conus* arteriosus

Ramus coni arteriosi arteriae coronariae sinistrae (Ⓔ conus branch of left coronary artery): Ast der Arteria* coronaria sinistra zum Conus* arteriosus

Rami corporis amygdaloidei (Ⓔ branches of amygdaloid body): Äste der Arteria* choroidea anterior zum Corpus* amygdaloideum

Rami corporis geniculati lateralis (Ⓔ branches of lateral geniculate body): Äste der Arteria* choroidea anterior zum Corpus* geniculatum laterale

Rami cutanei (Ⓔ cutaneous branches): Hautäste

Rami cutanei anteriores nervi femoralis (Ⓔ anterior cutaneous branch of femoral nerve): *s.u. Nervus femoralis*

Rami cutanei cruris mediales nervi sapheni (Ⓔ medial crural cutaneous branch of femoral nerve): *s.u. Nervus femoralis*

Rami cutanei cruris medialis nervi saphenus (Ⓔ medial crural cutaneous branch of saphenous nerve): *s.u. Nervus saphenus*

Ramus cutaneus (Ⓔ cutaneous branch): Hautast

Ramus cutaneus anterior abdominalis (Ⓔ anterior cutaneous branch of intercostal nerves): *s.u. Rami anteriores nervorum thoracicorum*

Ramus cutaneus anterior nervi iliohypogastrici (Ⓔ anterior cutaneous branch of iliohypogastric nerve): *s.u. Nervus iliohypogastricus*

Ramus cutaneus anterior pectoralis (Ⓔ anterior cutaneous branch of intercostal nerves): *s.u. Rami anteriores nervorum thoracicorum*

Ramus cutaneus lateralis abdominalis (Ⓔ lateral cutaneous branch of intercostal nerves): *s.u. Rami anteriores nervorum thoracicorum*

Ramus cutaneus lateralis nervi iliohypogastrici (Ⓔ lateral cutaneous branch of iliohypogastric nerve): *s.u. Nervus iliohypogastricus*

Ramus cutaneus lateralis pectoralis (Ⓔ lateral cutaneous branch of intercostal nerves): *s.u. Rami anteriores nervorum thoracicorum*

Ramus cutaneus nervi obturatorii (Ⓔ cutaneous branch of obturator nerve): *s.u. Nervus obturatorius*

Ramus cutaneus posterior nervi spinalis (Ⓔ posterior cutaneous branch of spinal nerves): *s.u. Nervi spinales*

Ramus cutaneus posterior nervorum lumbalium (Ⓔ posterior cutaneous branch of lumbar nerves): *s.u. Nervi lumbales*

Ramus cutaneus posterior nervorum sacralium (Ⓔ posterior cutaneous branch of sacral nerves): *s.u. Nervi sacrales*

Ramus deltoideus arteriae profundae brachii (Ⓔ deltoid branch of deep brachial artery): Ast der Arteria* profunda brachii zum Musculus* deltoideus

Ramus deltoideus arteriae thoracoacromialis (Ⓔ deltoid branch of thoracoacromial artery): Ast der Arteria* thoracoacromialis zum Musculus* deltoideus

Rami dentales arteriae alveolaris inferioris (Ⓔ dental branches of inferior alveolar artery): Zahnäste der Arteria* alveolaris inferior

Rami dentales arteriae alveolaris superioris posterioris (Ⓔ dental branches of posterior superior alveolar artery): Zahnäste der Arteria* alveolaris superior posterior

Rami dentales arteriarum alveolarium superiorum anteriorum (Ⓔ dental branches of anterior superior alveolar arteries): Zahnäste der Arteriae* alveolares superiores anteriores

Rami dentales inferiores plexus dentalis inferioris (Ⓔ dental branches of inferior dental plexus): *s.u. Plexus dentalis inferior*

Rami dentales superiores plexus dentalis inferioris (Ⓔ dental branches of superior dental plexus): *s.u. Plexus dentalis superior*

Ramus descendens (Ⓔ descending branch): absteigender Ast

Ramus descendens arteriae circumflexae femoris lateralis (Ⓔ descending branch of lateral circumflex femoral artery): *s.u. Arteria circumflexa femoris lateralis*

Ramus descendens arteriae occipitalis (Ⓔ descending branch of occipital artery): absteigender Ast der Arteria* occipitalis

Ramus dexter arteriae hepaticae (Ⓔ right branch of hepatic artery): Ast der Arteria* hepatica zum rechten Leberlappen

Ramus dexter venae portae hepatis (Ⓔ right branch of portal vein): rechter Ast der Pfortader [Vena portae hepatis]; führt mit seinen beiden Ästen **[Ramus anterior, posterior]** Blut zum rechten Leberlappen [Lobus* hepatis dexter]

Ramus digastricus nervi facialis (Ⓔ digastric branch of facial nerve): Ast des Nervus* facialis zum Musculus* digastricus

Rami dorsales linguae arteriae lingualis (Ⓔ dorsal lingual branches of lingual artery): ***Syn:*** *Zungenrückenarterien*; Äste der Arteria* lingualis zum Zungenrücken

Rami dorsales nervorum cervicalium (Ⓔ dorsal branches of cervical nerves): Rami posteriores nervorum cervicalium; *s.u. Nervi cervicales*

Rami dorsales nervorum lumbalium (Ⓔ dorsal branches of lumbar nerves): Rami posteriores nervorum lumbalium; *s.u. Nervi lumbales*

Rami dorsales nervorum sacralium (Ⓔ dorsal branches of sacral nerves): Rami posteriores nervorum sacralium; *s.u. Nervi sacrales*

Rami dorsales nervorum spinalium (Ⓔ dorsal branches of spinal nerves): Rückenäste der Spinalnerven; *s.u. Nervi spinales*

Rami dorsales nervorum thoracicorum (Ⓔ dorsal branches of thoracic nerves): Rami posteriores nervorum thoracicorum; *s.u. Nervi thoracici*

Ramus dorsalis (Ⓔ dorsal branch): ***Syn:*** *Ramus posterior*; hinterer Ast, Rückenast

Ramus dorsalis arteriae lumbalis (Ⓔ dorsal branch of lumbar artery): *s.u. Arteriae lumbales*

Ramus dorsalis nervi coccygei (Ⓔ dorsal branch of coccygeal nerve): ***Syn:*** *Ramus posterior nervi coccygei*; hinterer Ast des Nervus* coccygeus

Ramus dorsalis nervi ulnaris (Ⓔ dorsal branch of ulnar nerve): *s.u. Nervus ulnaris*

Ramus dorsalis nervorum spinalium (Ⓔ dorsal branch of spinal nerves): ***Syn:*** *Ramus posterior nervorum spinalium*; hinterer Ast oder Rückenast der Spinalnerven

Rami duodenales (Ⓔ duodenal branches): Duodenumäste

Rami epididymales arteriae testicularis (Ⓔ epididymal branches of testicular artery): Nebenhodenäste der Arteria* testicularis

Ramus externus nervi accessorii (Ⓔ external branch of accessory nerve): *s.u. Nervus accessorius*

Ramus externus nervi laryngei superioris (Ⓔ external branch of superior laryngeal nerve): *s.u. Nervus laryngeus superior*

Rami fauciales nervi lingualis (Ⓔ branches to isthmus of faucium of lingual nerve): Äste des Nervus* lingualis zum Isthmus* faucium

Ramus femoralis nervi genitofemoralis (Ⓔ femoral branch of genitofemoral nerve): ***Syn:*** *Nervus lumboinguinalis*; Femoralast des Nervus* genitofemoralis; zieht durch die Lacuna* vasorum retroinguinalis und versorgt die Oberschenkelhaut in der Umgebung des Hiatus* saphenus

Ramus frontalis arteriae meningeae mediae (Ⓔ frontal branch of middle meningeal artery): Stirnast/vorderer Endast der Arteria* meningea media

Ramus frontalis arteriae temporalis superficialis (Ⓔ frontal branch of superficial temporal artery): Stirnast der Arteria* temporalis superficialis

Ramus frontalis nervi frontalis (Ⓔ frontal branch of frontal nerve): Stirnast des Nervus* frontalis

Rami ganglionares ad ganglion oticum: *→Radix sensoria ganglii otici*

Rami ganglionares ad ganglion pterygopalatium (Ⓔ ganglionic branches to pterygopalatine ganglion): *s.u. Nervus maxillaris*

Rami ganglionares nervi mandibularis: 1. *→Radix sensoria ganglii submandibularis* **2.** *→Radix sensoria ganglii sublingualis*

Rami ganglionares nervi maxillaris: *→Radix sensoria ganglii pterygopalatini*

Rami gastricae (Ⓔ gastric branches): Magenäste

Rami gastricae arteriae gastroomentalis dextrae (Ⓔ gastric branches of right gastroomental artery): Magenäste der Arteria* gastroomentalis dextra

Rami gastricae arteriae gastroomentalis sinistrae (Ⓔ gastric branches of left gastroomental artery): Magenäste der Arteria* gastroomentalis sinistra

Rami gastrici anteriores (Ⓔ anterior gastric branches): Magenäste des Truncus vagalis anterior; *s.u. Vagus*

Rami gastrici posteriores (Ⓔ posterior gastric branches): Magenäste des Truncus vagalis posterior; *s.u. Vagus*

Ramus genitalis nervi genitofemoralis (Ⓔ genital branch of genitofemoral nerve): *s.u. Nervus genitofemoralis*

Rami gingivales inferiores plexus dentalis inferioris (Ⓔ gingival branches of inferior dental plexus): *s.u. Plexus dentalis inferior*

Rami gingivales nervi mentalis (Ⓔ gingival branches of mental nerve): *s.u. Nervus mentalis*

Rami gingivales superiores plexus dentalis superioris (Ⓔ

gingival branches of superior dental plexus): *s.u. Plexus dentalis superior*

Rami glandulares arteriae facialis (Ⓔ glandular branches of facial artery): Äste der Arteria* facialis zur Glandula* submandibularis

Rami glandulares arteriae thyroideae inferioris (Ⓔ glandular branches of inferior thyroid artery): Äste der Arteria* thyroidea inferior zu Schilddrüse und Nebenschilddrüse

Rami glandulares arteriae thyroideae superioris (Ⓔ glandular branches of superior thyroid artery): Äste der Arteria thyroidea superior zur Schilddrüse

Rami globi pallidi (Ⓔ branches of globus pallidus): Äste der Arteria* choroidea anterior zum Globus* pallidus

Rami helicini arteriae uterinae (Ⓔ helicine branches of uterine artery): aus der Arteria* uterina stammende Rankenarterien der Gebärmuttermuskulatur [Myometrium*]

Rami hepatici trunci vagalis posterioris (Ⓔ hepatic branches of posterior vagal trunk): Leberäste des Truncus vagalis posterior; *s.u. Vagus*

Ramus ilealis arteriae ileocolicae (Ⓔ ileal branch of ileocolic artery): Ileumast der Arteria* ileocolica

Ramus iliacus arteriae iliolumbalis (Ⓔ iliac branch of iliolumbar artery): Beckenkammast der Arteria* iliolumbalis

Ramus inferior arteriae gluteae superioris (Ⓔ inferior branch of superior gluteal artery): unterer Ast der Arteria* glutea superior

Rami inferiores nervi transversus cervicalis (Ⓔ inferior branches of tranverse cervical nerve): *s.u. Nervus transversus cervicalis*

Ramus inferior nervi oculomotorii (Ⓔ inferior branch of oculomotor nerve): *s.u. Nervus oculomotorius*

Ramus inferior ossis pubis (Ⓔ inferior pubic ramus): unterer Schambeinast; *s.u. Os pubis*

Ramus infrapatellaris nervi saphenus (Ⓔ infrapatellar branch of saphenous nerve): *s.u. Nervus saphenus*

Rami inguinales arteriae femoralis (Ⓔ inguinal branches of femoral artery): Arteria femoralis-Äste zur Leistenregion

Rami interganglionares (Ⓔ interganglionic branches): Verbindungsäste der Grenzstrangganglien

Ramus internus nervi accessorii (Ⓔ internal branch of accessory nerve): *s.u. Nervus accessorius*

Ramus internus nervi laryngei superioris (Ⓔ internal branch of superior laryngeal nerve): *s.u. Nervus laryngeus superior*

Rami interventriculares septales arteriae coronariae sinistrae (Ⓔ interventricular septal branches of left coronary artery): *s.u. Arteria coronaria dextra, Arteria coronaria sinistra*

Ramus interventricularis anterior (Ⓔ anterior interventricular branch): *s.u. Arteria coronaria sinistra*

Ramus interventricularis posterior arteriae coronariae dextrae (Ⓔ posterior interventricular branch of right coronary artery): *s.u. Arteria coronaria dextra*

Rami isthmi faucium (Ⓔ branches to isthmus of faucium of lingual nerve): Äste des Nervus* lingualis zum Isthmus* faucium

Rami labiales anteriores arteriae femoralis (Ⓔ anterior labial branches of femoral artery): Schamlippenäste der Arteria* femoralis

Rami labiales nervi mentalis (Ⓔ labial branches of mental nerve): *s.u. Nervus mentalis*

Rami labiales posteriores arteriae pudendae internae (Ⓔ posterior labial branches of internal pudendal artery): Schamlippenäste der Arteria* pudenda interna

Rami labiales superiores nervi infraorbitalis (Ⓔ superior labial branches of infraorbital nerve): *s.u. Nervus infraorbitalis*

Ramus lateralis interventricularis anterior arteriae coronariae sinistrae (Ⓔ lateral branch of anterior interventricular branch of left coronary artery): *s.u. Arteria coronaria sinistra*

Ramus lateralis nervi spinalis (Ⓔ lateral branch of spinal nerves): *s.u. Nervi spinales*

Ramus lateralis nervi supraorbitalis (Ⓔ lateral branch of supraorbital nerve): *s.u. Nervus supraorbitalis*

Ramus lateralis nervorum lumbalium (Ⓔ lateral branch of lumbar nerves): *s.u. Nervi lumbales*

Ramus lateralis nervorum sacralium (Ⓔ lateral branch of sacral nerves): *s.u. Nervi sacrales*

Rami lienales arteriae splenicae (Ⓔ splenic branches of splenic artery): ***Syn:*** *Rami splenici arteriae splenicae*; Milzäste der Milzarterie [Arteria* splenica]

Rami linguales nervi glossopharyngei (Ⓔ lingual branches of glossopharyngeal nerve): Zungenäste des Nervus* glossopharyngeus

Rami linguales nervi hypoglossi (Ⓔ lingual branches of hypoglossal nerve): Zungenäste des Nervus* hypoglossus

Rami linguales nervi lingualis (Ⓔ lingual branches of lingual nerve): Zungenäste des Nervus* lingualis

Ramus lingualis nervi facialis (Ⓔ lingual branch of facial nerve): Zungenast des Nervus* facialis

Rami malleolares laterales arteriae fibularis (Ⓔ lateral malleolar branches of fibular artery): Außenknöcheläste der Arteria* fibularis

Rami malleolares mediales arteriae tibialis posterioris (Ⓔ medial malleolar branches of posterior tibial artery): Innenknöcheläste der Arteria* tibialis posterior

Rami mammarii laterales arteriae thoracicae laterales (Ⓔ lateral mammary branches of lateral thoracic artery): Brust(drüsen)äste der Arteria* thoracica lateralis

Rami mammarii mediales arteriae thoracicae internae (Ⓔ medial mammary branches of internal thoracic artery): Brust(drüsen)äste der Arteria* thoracica interna

Ramus mandibulae: → *Unterkieferast*

Ramus marginalis dexter (Ⓔ right marginal artery): *s.u. Arteria coronaria dextra*

Ramus marginalis mandibularis nervi facialis (Ⓔ marginal mandibular branch of facial nerve): Ast des Nervus* facialis zu Musculus* risorius, Musculus* depressor labii inferioris und Musculus* mentalis

Ramus marginalis sinister (Ⓔ left marginal artery): *s.u. Arteria coronaria sinistra*

Ramus marginalis tentorii (Ⓔ marginal tentorial branch of internal carotid artery): Ast der Arteria* carotis interna zum Tentorium* cerebelli

Rami mastoidei arteriae auricularis posterioris (Ⓔ mastoid branches of posterior auricular artery): Ast der Arteria* auricularis posterior zum Processus* mastoideus

Ramus mastoideus arteriae occipitalis (Ⓔ mastoid branch of occipital artery): Ast der Arteria* occipitalis zum Processus* mastoideus

Ramus medialis nervi spinalis (Ⓔ medial branch of spinal nerves): *s.u. Nervi spinales*

Ramus medialis nervi supraorbitalis (Ⓔ medial branch of supraorbital nerve): *s.u. Nervus supraorbitalis*

Ramus medialis nervorum lumbalium (Ⓔ medial branch of lumbar nerves): *s.u. Nervi lumbales*

Ramus medialis nervorum sacralium (Ⓔ medial branch of sacral nerves): *s.u. Nervi sacrales*

Rami mediastinales arteriae thoracicae internae (Ⓔ mediastinal branches of internal thoracic artery): Mediastinumäste der Arteria* thoracica interna

Rami mediastinales partis thoraciae aortae (Ⓔ mediastinal branches of thoracic aorta): Mediastinumäste der Aorta* thoracica

Rami membranae tympani nervi auriculotemporalis (Ⓔ branches to tympanic membrane of auriculotemporal nerve): Äste des Nervus* auriculotemporalis zum Trommelfell

Rami meningei arteriae vertebralis (Ⓔ meningeal branches of vertebral artery): Hirnhautäste der Arteria vertebralis

Ramus meningeus (Ⓔ meningeal branch): Hirnhautast, Meningealast

Ramus meningeus anterior arteriae ethmoidalis anterioris (Ⓔ anterior meningeal branch of anterior ethmoidal artery): ***Syn:*** *vordere Hirnhautarterie, Meningea anterior, Arteria meningea anterior*; Hirnhautast der Arteria* ethmoidalis anterior; versorgt die Dura* mater der vorderen Schädelgrube

Ramus meningeus arteriae carotidis internae (Ⓔ meningeal branch of internal carotid artery): Hirnhautast der Arteria* carotis interna

Ramus meningeus arteriae occipitalis (Ⓔ meningeal branch of occipital artery): Hirnhautast der Arteria* occipitalis

Ramus meningeus nervi mandibularis (Ⓔ meningeal branch of mandibular nerve): ***Syn:** Nervus spinosus*; Hirnhautast des Nervus* mandibularis

Ramus meningeus nervi maxillaris (Ⓔ middle meningeal branch of maxillary nerve): Hirnhautast des Nervus* maxillaris

Ramus meningeus nervi ophthalmici (Ⓔ tentorial branch of ophthalmic nerve): Hirnhautast des Nervus* ophthalmicus

Ramus meningeus nervi spinalis (Ⓔ meningeal branch of spinal nerve): *s.u. Nervi spinales*

Ramus meningeus nervi vagi (Ⓔ meningeal branch of vagus nerve): Hirnhautast des Nervus* vagus

Ramus meningeus recurrens arteriae lacrimalis (Ⓔ recurrent meningeal branch of lacrimal artery): rückläufiger Ast der Arteria* lacrimalis zur Dura* mater der vorderen Schädelgrube

Rami mentales nervi mentalis (Ⓔ mental branches of mental nerve): *s.u. Nervus mentalis*

Ramus mentalis arteriae alveolaris inferioris: *→Arteria mentalis*

Rami musculares nervi accessorii (Ⓔ muscular branches of accessory nerve): *s.u. Nervus accessorius*

Rami musculares arteriae vertebralis (Ⓔ muscular branches of vertebral artery): Muskeläste der Arteria* vertebralis

Rami musculares nervi axillaris (Ⓔ muscular branches of axillary nerve): Muskeläste des Nervus* axillaris, die Musculus* deltoideus und teres minor innervieren

Rami musculares nervi femoralis (Ⓔ muscular branches of femoral nerve): Muskeläste des Nervus* femoralis; versorgen motorisch Musculus* psoas major und minor, Musculus* iliacus, Musculus* pectineus, Musculus* sartorius und Musculus* quadriceps femoris

Rami musculares nervi fibularis profundi (Ⓔ muscular branches of deep peroneal nerve): ***Syn:** Rami musculares nervi peronei profundi*; *s.u. Nervus peroneus profundus*

Rami musculares nervi fibularis superficialis (Ⓔ muscular branches of superficial peroneal nerve): ***Syn:** Rami musculares nervi peronei superficialis*; *s.u. Nervus peroneus superficialis*

Rami musculares nervi iliohypogastrici (Ⓔ muscular branches of iliohypogastric nerve): Muskeläste des Nervus* iliohypogastricus

Rami musculares nervi intercostalis (Ⓔ muscular branches of intercostal nerve): *s.u. Nervi intercostobrachiales*

Rami musculares nervi ischiadici (Ⓔ muscular branches of sciatic nerve): Muskeläste des Nervus* ischiadicus

Rami musculares nervi mediani (Ⓔ muscular branches of median nerve): Muskeläste des Nervus* medianus

Rami musculares nervi musculocutanei (Ⓔ muscular branches of musculocutaneous nerve): *s.u. Nervus musculocutaneus*

Rami musculares nervi obturatorii (Ⓔ muscular branches of obturator nerve): *s.u. Nervus obturatorius*

Rami musculares nervi peroneus profundus (Ⓔ muscular branches of deep peroneal nerve): *s.u. Nervus peroneus profundus*

Rami musculares nervi peroneus superficialis (Ⓔ muscular branches of superficial peroneal nerve): *s.u. Nervus peroneus superficialis*

Rami musculares nervi radialis (Ⓔ muscular branches of radial nerve): *s.u. Nervus radialis*

Rami musculares nervi ulnaris (Ⓔ muscular branches of ulnar nerve): *s.u. Nervus ulnaris*

Ramus muscularis (Ⓔ muscular branch): Muskelast

Rami musculares nervi tibialis (Ⓔ muscular branches of tibial nerve): *s.u. Nervus tibialis*

Ramus musculi stylopharyngei nervi glossopharyngei (Ⓔ stylopharyngeal branch of glossopharyngeal nerve): Ast des Nervus* glossopharyngeus zum Musculus* stylopharyngeus

Rami nasales externi nervi infraorbitalis (Ⓔ external nasal branches of infraorbital nerve): *s.u. Nervus infraorbitalis*

Rami nasales interni nervi infraorbitalis (Ⓔ internal nasal branches of infraorbital nerve): *s.u. Nervus infraorbitalis*

Rami nasales nervi ethmoidalis anterioris (Ⓔ nasal branches of anterior ethmoidal nerve): sensible Äste des Nervus* ethmoidalis anterior für die Schleimhaut der Nasenhöhle

Ramus nodi atrioventricularis arteriae coronariae dextrae (Ⓔ atrioventricular nodal branch of right coronary artery): Ast der Arteria* coronaria dextra zum Nodus* atrioventricularis

Ramus nodi atrioventricularis arteriae coronariae sinistrae (Ⓔ atrioventricular nodal branch of left coronary artery): Ast der Arteria* coronaria sinistra zum Nodus* atrioventricularis

Ramus nodi sinuatrialis arteriae coronariae dextrae (Ⓔ sinoatrial nodal branch of right coronary artery): Ast der Arteria* coronaria dextra zum Sinusknoten*

Ramus nodi sinuatrialis arteriae coronariae sinistrae (Ⓔ sinoatrial nodal branch of left coronary artery): Ast der Arteria* coronaria sinistra zum Sinusknoten*

Rami nucleorum hypothalami (Ⓔ branches to hypothalamic nuclei): Äste der Arteria* choroidea anterior zu den Hypothalamuskernen

Rami occipitales arteriae occipitalis (Ⓔ occipital branches of occipital artery): Hinterhauptsäste der Arteria* occipitalis

Ramus occipitalis arteriae auricularis posterioris (Ⓔ occipital branch of posterior auricular artery): Hinterhauptsast der Arteria* auricularis posterior

Ramus occipitotemporalis arteriae occipitalis medialis (Ⓔ occipitotemporal branch of medial occipital artery): Ast der Arteria* occipitalis medialis zum oberen und hinteren Teil des Schläfenlappens

Rami oesophageales arteriae gastricae sinistrae (Ⓔ esophageal branches of left gastric artery): Speiseröhrenäste der Arteria* gastrica sinistra

Rami oesophageales arteriae thyroideae inferioris (Ⓔ esophageal branches of inferior thyroid artery): Speiseröhrenäste der Arteria thyroidea inferior

Rami oesophageales nervi laryngei recurrentis (Ⓔ esophageal branches of recurrent laryngeal nerve): Speisenröhrenäste des Nervus* laryngeus recurrens

Rami oesophageales partis thoracicae aortae (Ⓔ esophageal branches of thoracic aorta): Speiseröhrenäste der Brustaorta [Aorta* thoracica]

Rami omentales arteriae gastroomentalis dextrae (Ⓔ omental branches of right gastroomental artery): Netzbeuteläste der Arteria* gastroomentalis dextra

Rami omentales arteriae gastroomentalis sinistrae (Ⓔ omental branches of left gastroomental artery): Netzbeuteläste der Arteria* gastroomentalis sinistra

Ramus orbitalis arteriae meningeae mediae (Ⓔ orbital branch of middle meningeal artery): Orbitaast der Arteria* meningea media

Ramus ossis ischii (Ⓔ ramus of ischium): Sitzbeinast; *s.u. Ischium*

Ramus ovaricus arteriae uterinae (Ⓔ ovarian branch of uterine artery): Eierstockast der Arteria* uterina

Ramus palmaris nervi mediani (Ⓔ palmar branch of median nerve): Hohlhandast des Nervus* medianus

Ramus palmaris nervi ulnaris (Ⓔ palmar branch of ulnar nerve): *s.u. Nervus ulnaris*

Ramus palmaris profundus arteriae ulnaris (Ⓔ deep palmar branch of ulnar artery): tiefer Hohlhandast der Arteria* ulnaris

Ramus palmaris superficialis arteriae radialis (Ⓔ superficial palmar branch of radial artery): oberflächlicher palmarer Handwurzelast der Arteria* radialis

Rami palpebrales inferiores nervi infraorbitalis (Ⓔ inferior palpebral branches of infraorbital nerve): *s.u. Nervus infraorbitalis*

Rami palpebrales nervi infratrochlearis (Ⓔ palpebral

R

branches of infratrochlear nerve): Augenlidäste des Nervus* infratrochlearis

Rami pancreatici arteriae lienalis (Ⓔ pancreatic branches of splenic artery): Pankreasäste der Milzarterie [Arteria* splenica]

Rami pancreatici arteriae pancreaticoduodenalis superioris anterioris (Ⓔ pancreatic branches of anterior superior pancreaticoduodenal artery): Pankreasäste der Arteria* pancreaticoduodenalis superior anterior

Rami pancreatici arteriae pancreaticoduodenalis superioris posterioris (Ⓔ pancreatic branches of posterior superior pancreaticoduodenal artery): Pankreasäste der Arteria* pancreaticoduodenalis superior posterior

Ramus parietalis arteriae meningeae mediae (Ⓔ parietal branch of middle meningeal artery): Ast der Arteria* meningea media zur parietalen Dura* mater und zum Periost des Schädels

Ramus parietalis arteriae occipitalis medialis (Ⓔ parietal branch of medial occipital artery): Scheitellappenast der Arteria* occipitalis medialis

Ramus parietalis arteriae temporalis superficialis (Ⓔ parietal branch of superficial temporal artery): Scheitellappenast der Arteria* temporalis superficialis

Ramus parietooccipitalis arteriae cerebri posterioris (Ⓔ parieto-occipital branch of posterior cerebral artery): Ast der Arteria* cerebri posterior zu Scheitellappen und Okzipitallappen

Ramus parietooccipitalis arteriae occipitalis medialis (Ⓔ parieto-occipital branch of medial occipital artery): Ast der Arteria* occipitalis medialis zu Scheitellappen und Okzipitallappen

Rami parotidei nervi auriculotemporalis (Ⓔ parotid branches of auriculotemporal nerve): Parotisäste des Nervus* auriculotemporalis

Rami parotidei venae facialis (Ⓔ parotid branches of facial vein): Parotisäste zur Vena* facialis

Ramus parotideus arteriae auricularis posterioris (Ⓔ parotid branch of posterior auricular artery): Parotisast der Arteria auricularis posterior

Ramus parotideus arteriae temporalis superficialis (Ⓔ parotid branch of superficial temporal artery): Parotisast der Arteria* temporalis superficialis

Rami pectorales arteriae thoracoacromialis (Ⓔ pectoral branches of thoracoacromial artery): *s.u. Arteria thoracoacromialis*

Ramus perforans (Ⓔ perforating branch): ***Syn:*** *Perforansast*; Arterienast, der durch einen Muskel oder ein Septum von einer Seite zur anderen Seite oder von vorne nach hinten zieht

Ramus perforans arteriae fibularis (Ⓔ perforating branch of fibular artery): Perforansast der Arteria* fibularis

Rami perforantes arteriae thoracicae internae (Ⓔ perforating branches of internal thoracic artery): Perforansäste der Arteria* thoracica interna

Rami perforantes arteriarum metacarpalium palmarium (Ⓔ perforating branches of palmar metacarpal arteries): Perforansäste der palmaren Metakarpalarterien

Rami perforantes arteriarum metatarsalium plantarium (Ⓔ perforating branches of plantar metatarsal arteries): Perforansäste der plantaren Metatarsalarterien

Rami pericardiaci aortae thoracicae (Ⓔ pericardiac branches of thoracic aorta): Herzbeuteläste der Aorta* thoracica

Ramus pericardiacus nervi phrenici (Ⓔ pericardiac branch of phrenic nerve): *s.u. Nervus phrenicus*

Rami peridentales arteriae alveolaris inferioris (Ⓔ peridental branches of inferior alveolar artery): Äste der Arteria* alveolaris inferior zum Zahnfleisch des Unterkiefers

Rami peridentales arteriae alveolaris superioris posterioris (Ⓔ peridental branches of posterior superior alveolar artery): Äste der Arteria* alveolaris superior posterior zum Zahnfleisch des Oberkiefers

Rami peridentales arteriae infraorbitalis (Ⓔ peridental branches of infraorbital artery): Äste der Arteria* infraorbitalis zu den Weichteilen des Oberkiefers

Rami perineales nervi cutanei femoris posterioris (Ⓔ perineal branches of posterior femoral cutaneous nerve): Dammäste des Nervus* cutaneus femoris posterior

Ramus petrosus arteriae meningeae mediae (Ⓔ petrosal branch of middle meningeal artery): Felsenbeinast der Arteria* meningea media

Rami pharyngeales arteriae pharyngeae ascendentis (Ⓔ pharyngeal branches of ascending pharyngeal artery): Äste der Arteria* pharyngea ascendens zur Rachenmuskulatur

Rami pharyngeales arteriae thyroideae inferioris (Ⓔ pharyngeal branches of inferior thyroid artery): Pharynxäste der Arteria* thyroidea inferior

Rami pharyngeales arteriae thyroideae superioris (Ⓔ pharyngeal branches of superior thyroid artery): Pharynxäste der Arteria* thyroidea superior

Rami pharyngeales nervi glossopharyngei (Ⓔ pharyngeal branches of glossopharyngeal nerve): ***Syn:*** *Rami pharyngei nervi glossopharyngei*; Pharynxäste des Nervus* glossopharyngeus

Rami pharyngei nervi glossopharyngei: →*Rami pharyngeales nervi glossopharyngei*

Rami pharyngei nervi laryngei recurrentis (Ⓔ pharyngeal branches of recurrent laryngeal nerve): Rachenäste des Nervus* laryngeus recurrens

Rami pharyngei nervi vagi (Ⓔ pharyngeal branches of vagus nerve): sensible, motorische und sekretorische Fasern des Nervus* vagus zum Rachen, die den Plexus* pharyngeus bilden

Rami phrenicoabdominales nervi phrenici (Ⓔ phrenicoabdominal branches of phrenic nerve): *s.u. Nervus phrenicus*

Ramus posterior (Ⓔ dorsal branch): ***Syn:*** *Ramus dorsalis*; hinterer Ast, Rückenast

Ramus posterior arteriae obturatoriae (Ⓔ posterior branch of obturator artery): hinterer Ast der Arteria* obturatoria

Ramus posterior arteriae renalis (Ⓔ posterior branch of renal artery): hinterer Ast der Nierenarterie [Arteria* renalis]

Rami posteriores nervorum sacralium (Ⓔ posterior branches of sacral nerves): *s.u. Nervi sacrales*

Rami posteriores nervorum cervicalium (Ⓔ posterior branches of cervical nerves): *s.u. Nervi cervicales*

Rami posteriores nervorum lumbalium (Ⓔ posterior branches of lumbar nerves): *s.u. Nervi lumbales*

Rami posteriores nervorum spinalium (Ⓔ posterior branches of spinal nerves): Rückenäste der Spinalnerven; *s.u. Nervi spinales*

Rami posteriores nervorum thoracicorum (Ⓔ posterior branches of thoracic nerves): Rückenäste der Brustnerven; *s.u. Nervi thoracici*

Ramus posterior nervi coccygei (Ⓔ posterior branch of coccygeal nerve): hinterer Ast des Nervus* coccygeus

Ramus posterior nervi obturatorii (Ⓔ posterior branch of obturator nerve): *s.u. Nervus obturatorius*

Ramus posterior nervi spinalis (Ⓔ posterior branch of spinal nerves): Rückenast der Spinalnerven; *s.u. Nervi spinales*

Ramus posterior rami dextri venae portae hepatis (Ⓔ posterior branch of right branch of portal vein): *s.u. Ramus dexter venae portae hepatis*

Ramus profundus (Ⓔ deep branch): tiefer Ast

Ramus profundus arteriae circumflexae femoris medialis (Ⓔ deep branch of medial circumflex femoral artery): *s.u. Arteria circumflexa femoris medialis*

Ramus profundus arteriae gluteae superioris (Ⓔ deep branch of superior gluteal artery): *s.u. Arteria glutea superior*

Ramus profundus arteriae plantaris medialis (Ⓔ deep branch of medial plantar artery): tiefer Ast der Arteria* plantaris medialis

Ramus profundus arteriae transversae cervicis: →*Ramus profundus arteriae transversae colli*

Ramus profundus arteriae transversae colli (Ⓔ deep branch of tranverse artery of neck): ***Syn:*** *Ramus profundus*

R

arteriae transversae cervicis; tiefer Ast der Arteria* transversa colli
Ramus profundus nervi plantaris lateralis (Ⓔ deep branch of lateral plantar nerve): *s.u. Nervus plantaris lateralis*
Ramus profundus nervi radialis (Ⓔ deep branch of radial nerve): *s.u. Nervus radialis*
Ramus profundus nervi ulnaris (Ⓔ deep branch of ulnar nerve): *s.u. Nervus ulnaris*
Rami prostatici arteriae vesicalis inferioris (Ⓔ prostatic branches of inferior vesical artery): Prostataäste der Arteria* vesicalis inferior
Ramus pubicus arteriae epigastricae inferioris (Ⓔ pubic branch of inferior epigastric artery): Schambeinast der Arteria* epigastrica inferior
Ramus pubicus arteriae obturatoriae (Ⓔ pubic branch of obturator artery): Schambeinast der Arteria* obturatoria
Ramus pubicus venae epigastricae inferioris (Ⓔ pubic vein): ***Syn:*** *Vena obturatoria accessoria, Vena pubica*; Ast der Vena* epigastrica inferior, der Blut aus dem Schambereich führt
Rami pulmonales (Ⓔ pulmonary branches of autonomic nervous system): Lungenfasern des autonomen Nervensystems
Rami pulmonales plexus pulmonalis (Ⓔ pulmonary branches of pulmonary plexus): Äste des Plexus* pulmonalis entlang der Bronchien und Arterien ins Lungengewebe
Rami pulmonales thoracici (Ⓔ pulmonary branches of thoracic ganglia): Lungenfasern des Plexus* pulmonalis
Rami radiculares arteriae vertebralis (Ⓔ radicular branches of vertebral artery): Rückenäste der Arteria vertebralis
Ramus recurrens nervi spinalis (Ⓔ recurrent branch of spinal nerves): *s.u. Nervi spinales*
Rami renales nervi vagi (Ⓔ renal branches of vagus nerve): Vagusäste zum Plexus* renalis
Ramus renalis nervi splanchnici minoris (Ⓔ renal branch of minor splanchnic nerve): Nierenast des Nervus* splanchnicus minor
Rami scrotales anteriores arteriae femoralis (Ⓔ anterior scrotal branches of femoral artery): Äste der Arteria* femoralis zum vorderen Skrotumbereich
Rami scrotales posteriores arteriae pudendae internae (Ⓔ posterior scrotal branches of internal pudendal artery): Äste der Arteria* pudenda interna zum hinteren Skrotumbereich
Ramus sinister arteriae hepaticae (Ⓔ left branch of hepatic artery): Ast der Arteria* hepatica propria zum linken Leberlappen
Ramus sinister venae portae hepatis (Ⓔ left branch of portal vein): Ast der Pfortader [Vena portae hepatis] zum linken Leberlappen [Lobus* hepatis sinister] und zum Lobus* quadratus und caudatus hepatis; seine **Pars transversa** sendet Äste zum Lobus quadratus hepatis [**Rami lobi caudati**]; die **Pars umbilicalis** hat Äste zur lateralen und medialen Seite der linken Leber [**Rami laterales, mediales**] und gibt die Vena* umbilicalis ab
Ramus sinus carotici nervi glossopharyngei (Ⓔ carotid sinus branch of glossopharyngeal nerve): ***Syn:*** *Karotissinusnerv, Hering-Blutdruckzügler*; Ast des Nervus* glossopharyngeus zum Sinus* caroticus
Ramus sinus cavernosi (Ⓔ cavernous sinus branch of internal carotid artery): Ast der Arteria* carotis interna zum Sinus cavernosus
Rami spinales arteriae cervicalis ascendentis (Ⓔ spinal branches of ascending cervical artery): Rückenmarksäste der Arteria* cervicalis ascendens
Rami spinales arteriae intercostalis supremae (Ⓔ spinal branches of superior intercostal artery): Rückenmarksäste der Arteria* intercostalis suprema
Rami spinales arteriae vertebralis (Ⓔ spinal branches of vertebral artery): Rückenäste der Arteria* vertebralis
Rami spinales arteriarum sacralium lateralium (Ⓔ spinal branches of lateral sacral arteries): Wirbelkanaläste der Arteriae* sacrales laterales
Ramus spinalis (Ⓔ spinal branch): Rückenmarksast; Rückenast
Ramus spinalis arteriae iliolumbalis (Ⓔ spinal branch of iliolumbar artery): Wirbelkanalast der Arteria* iliolumbalis
Ramus spinalis arteriae subcostalis (Ⓔ spinal branch of subcostal artery): Rückenmarksast der Arteria* subcostalis
Ramus spinalis arteriarum intercostalium posteriorum (Ⓔ spinal branch of posterior intercostal arteries): Rückenmarksast der Arteriae* intercostales posteriores
Ramus spinalis arteriarum lumbalium (Ⓔ spinal branch of lumbar arteries): Rückenmarksast der Arteriae* lumbales
Rami splenici arteriae splenicae (Ⓔ splenic branches of splenic artery): ***Syn:*** *Rami lienales arteriae splenicae*; Milzäste der Milzarterie [Arteria* splenica]
Ramus stapedius arteriae stylomastoideae (Ⓔ stapedial branch of stylomastoid artery): Ast der Arteria* stylomastoidea zum Musculus* stapedius
Rami sternales arteriae thoracicae internae (Ⓔ sternal branches of internal thoracic artery): Äste der Arteria* thoracica interna zum Musculus* transversus thoracis und zur Sternumrückseite
Rami sternocleidomastoidei arteriae occipitalis (Ⓔ sternocleidomastoid branches of occipital artery): Ast der Arteria* occipitalis zum Musculus* sternocleidomastoideus
Ramus sternocleidomastoideus arteriae thyroideae superioris (Ⓔ sternocleidomastoid branch of superior thyroid artery): Ast der Arteria* occipitalis zum Musculus* sternocleidomastoideus
Ramus stylohyoideus nervi facialis (Ⓔ stylohyoid branch of facial nerve): Ast des Nervus* facialis zum Musculus* stylohyoideus
Rami subendocardiales (Ⓔ subendocardial terminal network): *s.u. Erregungsleitungssystem des Herzens*
Rami subscapulares arteriae axillaris (Ⓔ subscapular branches of axillary artery): Äste der Arteria* axillaris zum Musculus* subscapularis
Ramus superficialis (Ⓔ superficial branch): oberflächlicher Ast
Ramus superficialis arteriae gluteae superioris (Ⓔ superficial branch of superior gluteal artery): *s.u. Arteria glutea superior*
Ramus superficialis arteriae plantaris medialis (Ⓔ superficial branch of medial plantar artery): oberflächlicher Ast der Arteria* plantaris medialis
Ramus superficialis arteriae transversa colli (Ⓔ superficial cervical artery): ***Syn:*** *oberflächliche Halsarterie, Arteria cervicalis superficialis*; Ast der Arteria* transversa colli, der den Musculus* trapezius und tiefe Nackenmuskeln versorgt
Ramus superficialis arteriae transversae colli (Ⓔ superficial branch of transverse cervical artery): ***Syn:*** *Arteria cervicalis superficialis*; Ast der Arteria* transversa colli, der den Musculus* trapezius und tiefe Nackenmuskeln versorgt
Ramus superficialis nervi plantaris lateralis (Ⓔ superficial branch of lateral plantar nerve): *s.u. Nervus plantaris lateralis*
Ramus superficialis nervi radialis (Ⓔ superficial branch of radial nerve): *s.u. Nervus radialis*
Ramus superficialis nervi ulnaris (Ⓔ superficial branch of ulnar nerve): *s.u. Nervus ulnaris*
Rami superiores nervi transversi colli (Ⓔ superior branches of transverse cervical nerve): ***Syn:*** *Rami superiores nervi transversus cervicalis*; *s.u. Nervus transversus cervicalis*
Rami superiores nervi transversus cervicalis (Ⓔ superior branches of transvers cervical nerve): *s.u. Nervus transversus cervicalis*
Ramus superior nervi oculomotorii (Ⓔ superior branch of oculomotor nerve): *s.u. Nervus oculomotorius*
Ramus superior ossis pubis (Ⓔ superior pubic ramus): oberer Schambeinast; *s.u. Os pubis*
Rami temporales nervi facialis (Ⓔ temporal branches of facial nerve): Äste des Nervus* facialis zu Musculus* auricularis anterior und superior, Musculus* occipitalis, Musculus* orbicularis oculi und Musculus* corrugator

R

supercilii

Ramus tentorii nervi ophthalmici (Ⓔ tentorial branch of ophthalmic neerve): *s.u. Nervus ophthalmicus*

Rami thalamici arteriae cerebri posterioris (Ⓔ thalamic branches of posterior cerebral artery): Äste der Arteria* cerebri posterior zum Thalamus*

Ramus thalamicus arteriae communicantis posterioris (Ⓔ thalamic branch of posterior communicating artery): Äste der Arteria* communicans posterior zum Thalamus*

Rami thymici arteriae thoracicae internae (Ⓔ thymic branches of internal thoracic artery): Thymusäste der Arteria* thoracica interna

Ramus thyrohyoideus ansae cervicalis (Ⓔ thyrohyoid branch of ansa cervicalis): Ast der Ansa* cervicalis zum Musculus* thyrohyoideus

Rami tonsillares nervi glossopharyngei (Ⓔ tonsillar branches of glossopharyngeal nerve): Tonsillenäste des Nervus* glossopharyngeus

Rami tonsillares nervorum palatini minores (Ⓔ tonsillar branches of minor palatine nerves): Tonsillenäste der Nervi* palatini minores

Ramus tonsillaris arteriae facialis (Ⓔ tonsillar branch of facial artery): Gaumenmandelast der Arteria* facialis

Rami tracheales arteriae thoracicae internae (Ⓔ tracheal branches of internal thoracic artery): Luftröhrenäste der Arteria* thoracica interna

Rami tracheales arteriae thyroideae inferioris (Ⓔ tracheal branches of inferior thyroid artery): Luftröhrenäste der Arteria* thyroidea inferior

Rami tracheales nervi laryngei recurrentis (Ⓔ tracheal branches of recurrent laryngeal nerve): Luftröhrenäste des Nervus* laryngeus recurrens

Ramus transversus arteriae circumflexae femoris lateralis (Ⓔ transverse branch of lateral circumflex femoral artery): *s.u. Arteria circumflexa femoris lateralis*

Ramus transversus arteriae circumflexae femoris medialis (Ⓔ transverse branch of medial circumflex femoral artery): *s.u. Arteria circumflexa femoris medialis*

Rami tubarii arteriae ovaricae (Ⓔ tubal branches of ovarian artery): Eileiteräste der Arteria* ovarica

Ramus tubarius arteriae uterinae (Ⓔ tubal branch of uterine artery): Eileiterast der Arteria* uterina

Ramus tubarius plexus tympanici (Ⓔ tubal branch of tympanic plexus): Ast des Plexus* tympanicus zur Ohrtrompete [Tuba* auditiva]

Rami ureterici arteriae ductus deferentis (Ⓔ ureteric branches of artery of ductus deferens): Harnleiteräste der Arteria* ductus deferentis

Rami ureterici arteriae ovaricae (Ⓔ ureteric branches of ovarian artery): Harnleiteräste der Arteria* ovarica

Rami ureterici arteriae renalis (Ⓔ ureteric branches of renal artery): Harnleiteräste der Arteria* renalis

Rami ureterici arteriae testicularis (Ⓔ ureteric branches of testicular artery): Harnleiteräste der Arteria* testicularis

Rami vaginales arteriae rectalis mediae (Ⓔ vaginal branches of middle rectal artery): Vaginaäste der Arteria* rectalis media

Rami vaginales arteriae uterinae (Ⓔ vaginal branches of uterine artery): Vaginaäste der Arteria* uterina

Rami ventrales nervorum cervicalium (Ⓔ ventral branches of cervical nerves): Rami anteriores nervorum cervicalium; *s.u. Nervi cervicales*

Rami ventrales nervorum lumbalium (Ⓔ ventral branches of lumbar nerves): Rami anteriores nervorum lumbalium; *s.u. Nervi lumbales*

Rami ventrales nervorum sacralium (Ⓔ ventral branches of sacral nerves): Rami anteriores nervorum sacralium; *s.u. Nervi sacrales*

Rami ventrales nervorum spinalium (Ⓔ ventral branches of spinal nerves): Bauchäste der Spinalnerven; *s.u. Nervi spinales*

Rami ventrales nervorum thoracicorum: *→Rami anteriores nervorum thoracicorum*

Ramus ventralis (Ⓔ ventral branch): ***Syn:*** *Ramus anterior*; vorderer/ventraler Ast; Vorderast; Bauchast

Ramus ventralis nervi coccygei (Ⓔ ventral branch of coccygeal nerve): ***Syn:*** *Ramus anterior nervi coccygei*; vorderer/ventraler Ast des Nervus* coccygeus

Ramus ventralis nervorum spinalium (Ⓔ ventral branch of spinal nerves): *s.u. Nervi spinales*

Ramus visceralis (Ⓔ autonomic branch): Eingeweideast

Rami zygomatici nervi facialis (Ⓔ zygomatic branches of facial nerve): Äste des Nervus* facialis zu Musculus* zygomaticus major und minor

Ramus zygomaticofacialis nervi zygomatici (Ⓔ zygomaticofacial branch): *s.u. Nervus zygomaticus*

Ramus zygomaticotemporalis nervi zygomatici (Ⓔ zygomaticotemporal branch): *s.u. Nervus zygomaticus*

Ramus-interventricularis-anterior-Stenose *f* (Ⓔ stenosis of the anterior interventricular branch): ***Syn:*** *RIVA-Stenose*; Stenose* des Ramus interventricularis anterior der linken Koronararterie; häufige Ursache des Vorderwandinfarktes oder Vorderwandspitzeninfarktes; **Therapie:** Angioplastie*, aortokoronarer Bypass*; *s.a. Essay Myokardinfarkt S. 1427*

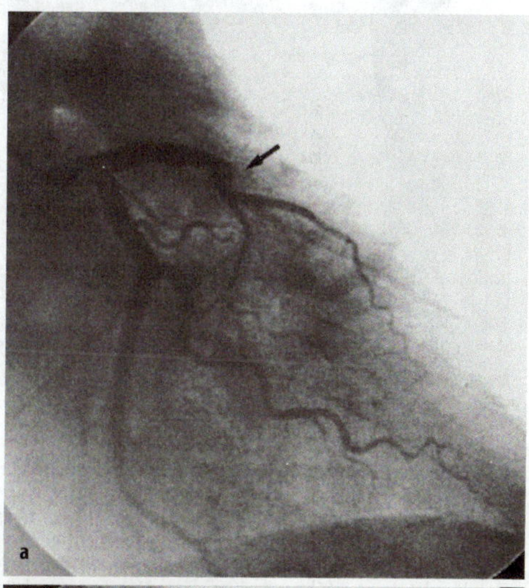

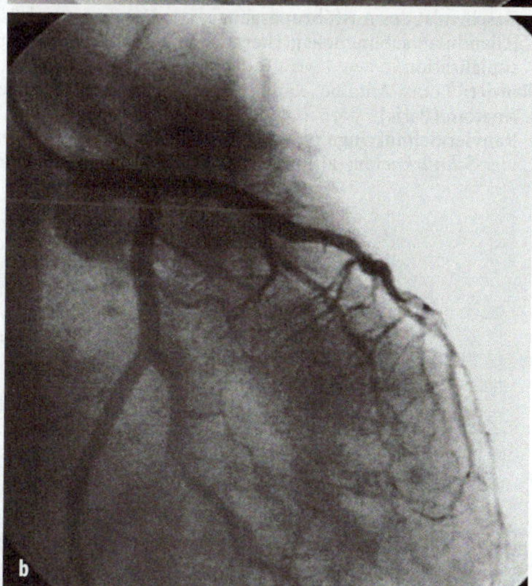

Abb. R7. Ramus-interventricularis-anterior-Stenose. **a** akuter Verschluss, **b** Zustand nach Koronarangioplastie

Rand|ke|ra|ti|tis *f, pl* **-ti|ti|den** (Ⓔ marginal keratitis): ***Syn:*** *Keratitis marginalis*; ätiologisch inhomogene Keratitis* mit Ulzeration der Hornhautränder

R

Randle: Randle-Zyklus *m*: →*Glucose-Fettsäure-Zyklus*
Randlleislten *pl* (Ⓔ marginal ridges): *s.u. Corpus vertebrae*
Ranldolmilsielren *nt*: →*Randomisierung*
Ranldolmilsielrung *f* (Ⓔ randomization): ***Syn:*** *Randomisieren*; Zufallszuteilung von Probanden zu verschiedenen Gruppen, z.B. Behandlungsgruppe, Kontrollgruppe
Randlsilnus *pl* (Ⓔ marginal sinus): *s.u. Lymphknoten*
Ralniltildin *nt* (Ⓔ ranitidine): H_2-Antihistaminikum*; **Anw.**: Ulcus ventriculi oder duodeni, Refluxösophagitis, Gastritis
Ranlkenlanleulrylsma *nt* (Ⓔ serpentine aneurysm): ***Syn:*** *Aneurysma racemosum*; rankenförmiges Aneurysma*
Ranlkenlanlgilom *nt* (Ⓔ racemose angioma): ***Syn:*** *Angioma racemosum, Haemangioma racemosum*; traubenförmiges, subkutanes Hämangiom, das aus verschlungenen Arterien und Venen mit zahlreichen Anastomosen besteht; findet sich v.a. am Kopf und den Extremitäten; **Therapie**: Verödung, Exzision bei kleineren Läsionen

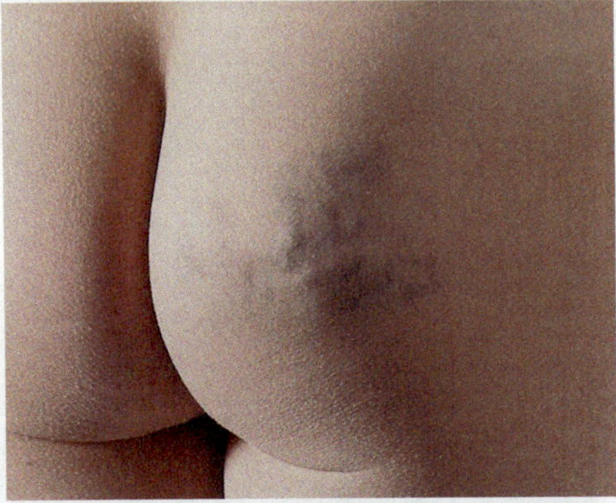
Abb. R8. Rankenangiom

Ranson: Ranson-Index *m* (Ⓔ Ranson index): *s.u. akute Pankreatitis*
R-Antigen *nt* (Ⓔ R antigen): ***Syn:*** *Rauhantigen, Rauantigen*; bei Rauformen von Bakterien vorkommendes Antigen
Ralnulla *f* (Ⓔ ranula): ***Syn:*** *Fröschleingeschwulst*; zystische Geschwulst des Ausführungsganges der Unterzungendrüse [Glandula* sublingualis]; **Therapie**: Exstirpation oder Marsupialisation
Ranvier: Louis Antoine Ranvier; 1835–1922; französischer Anatom (Paris)
Ranvier-Schnürringe *pl* (Ⓔ nodes of Ranvier): ***Syn:*** *Ranvier-Schnürknoten*; zirkuläre Einschnürungen der Markscheide* der Nervenfasern*

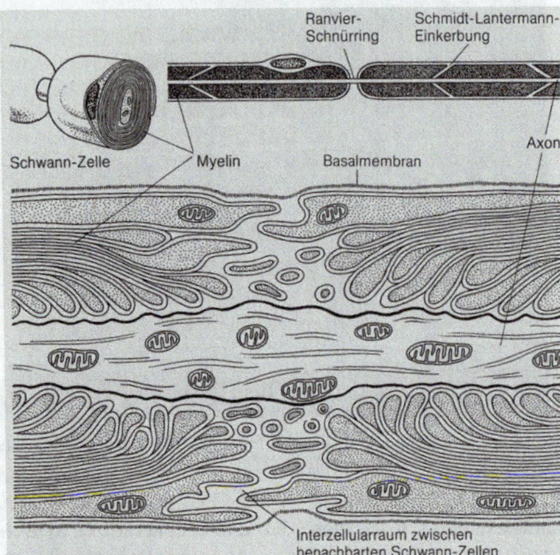

Abb. R9. Ranvier-Schnürring

Ralphalni saltilvi raldix *f* (Ⓔ radish): ***Syn:*** *Rettichwurzel*; *s.u. Rettich*
Ralphalnus saltilvus *m*: →*Rettich*
Ralphe *f* (Ⓔ raphe): ***Syn:*** *Rhaphe*; Naht, Verwachsungsnaht
Raphe medullae oblongatae (Ⓔ raphe of medulla oblongata): nahtartige Mittelzone der Medulla* oblongata, die durch die Überschneidung von Faserbündeln entsteht; enthält die unteren Raphekerne*
Raphe palati (Ⓔ palatine raphe): ***Syn:*** *Gaumenleiste*; mediane, längsverlaufende Schleimhautleiste über der Verwachsungslinie der beiden Gaumenfortsätze
Raphe penis (Ⓔ raphe of penis): ***Syn:*** *Penisnaht, Penisraphe*; pigmentierter Hautstreifen an der Penisunterseite; Fortsetzung der Raphe* scroti
Raphe perinei (Ⓔ perineal raphe): ***Syn:*** *Perinealraphe, Perinealnaht*; pigmentierter Hautstreifen am Damm; beim Mann eine Fortsetzung der Raphe* scroti
Raphe pharyngis (Ⓔ pharyngeal raphe): medianer Sehnenstreifen der Rachenhinterwand, an der die Schlundschnürer [Musculus* constrictor pharyngis superior, medius, inferior] ansetzen
Raphe pontis (Ⓔ raphe of pons): Fortsetzung der Raphe* medullae oblongatae in den dorsalen Teil der Brücke [Pons*]; enthält die oberen Raphekerne*
Raphe pterygomandibularis (Ⓔ pterygomandibular raphe): Bindegewebsnaht vom Hamulus* pterygoideus zum Ramus* mandibulae; Ansatz des Musculus* buccinator und Ursprung des Musculus* constrictor pharyngis superior
Raphe scroti (Ⓔ raphe of scrotum): ***Syn:*** *Skrotalnaht, Skrotalraphe*; pigmentierter Hautstreifen in der Mitte des Skrotums*
Ralphelkerlne *pl* (Ⓔ rapheal nuclei): ***Syn:*** *Nuclei raphes*; im Bereich der Raphe* medullae oblongatae [**untere Raphekerne, Nuclei raphes in medulla oblongata**] und des Tegmentum* pontis [**obere Raphekerne, Nuclei raphes in tegmentum pontis**] liegende Kerne, die Serotonin* bilden; sie haben Verbindungen zum limbischen System*, dem Neocortex* und der Kleinhirnrinde*
Rapid-Plasma-Reagin-Test *m* (Ⓔ rapid plasma reagin test): *s.u. Essay Syphilis S. 2077*
Rapltus *m* (Ⓔ rapture): Entzückung, Verzückung, Begeisterung; Begeisterungstaumel, Ekstase
Ralrelfacltio *f, pl* **-tiolnes**: →*Rarefizierung*
Ralrelfilcaltio *f, pl* **-tiolnes**: →*Rarefizierung*
Ralrelfilzielrung *f* (Ⓔ rarefaction): ***Syn:*** *Rarefactio, Rareficatio*; Ausdünnung, Gewebeschwund, z.B. der Knochensubstanz bei Osteoporose*
RAS *Abk.*: **1.** →*Renin-Angiotensin-System* **2.** retikuläres Aktivierungssystem **3.** Retikuloendothel-aktivierendes Serum
R.a.s. *Abk.*: Ramus atrialis sinister
Rash *nt* (Ⓔ rash): Vorexanthem, flüchtiger Ausschlag
Raslpaltolrilum *nt* (Ⓔ raspatory): Knochenschaber
Raslselgelräulsche *pl* (Ⓔ rales): ***Syn:*** *Rasseln, Rhonchi, Nebengeräusche*; über der Lunge auskultierbare Geräusche, die ihren Ursprung in den großen oder kleinen Bronchien haben
feuchte Rasselgeräusche (Ⓔ moist rales): ***Syn:*** *feuchte Nebengeräusche, Rhonchi humidi*; durch Sekretansammlung in den Bronchien verursachte Rasselgeräusche; je nach der Art unterscheidet man **großblasige, mittelblasige** und **kleinblasige Rasselgeräusche**; nach dem Klangcharakter unterteilt man in **klingende** [ohrnah, hochfrequent] oder **nicht-klingende Rasselgeräusche** [ohrfern, tieffrequent]
in den großen Bronchien entstehende feuchte Rasselgeräusche sind mittel- bis großblasig und tieffrequent [**tiefes Brodeln**]; es sind laute Geräusche, die über der Brustwand und oral abhörbar sind; sie treten v.a. frühinspiratorisch auf, seltener auch kombiniert inspiratorisch-exspiratorisch; typisch für chronisch obstruktive Bronchitis* bei Emphysem oder Asthma* bronchiale, Bronchiektasien* und akute Bronchitis*
feuchte Rasselgeräusche der kleinen Bronchien sind fein- bis mittelblasig und hochfrequent [**feines Knacken**]; leise Geräusche, die nur über der Brustwand abhörbar sind; da

sie durch die plötzliche Entfaltung vorher verschlossener Luftwege bei der Einatmung entstehen, hört man sie nur spätinspiratorisch; typisch für restriktive Lungenerkrankungen [z.B. Fibrose, fibrosierende Alveolitis, Sklerodermie], Pneumonie* und Lungenstauung bei Herzinsuffizienz

trockene Rasselgeräusche (Ⓔ dry rales): ***Syn:*** *trockene Nebengeräusche, Rhonchi sibilantes et sonori*; durch Obstruktion der Luftwege, z.B. durch Bonchospasmen, Schleimhautschwellung, Sekret oder air trapping, entstehende Geräusche, die v.a. bei der Ausatmung hörbar sind; die in den großen Bronchien entstehenden trockenen Rasselgeräusche sind tieffrequent und imponieren als Schnarchen oder Brummen [**Rhonchi sonori**]; laute Geräusche, die über der Brustwand und oral abhörbar sind; typisch für chronisch obstruktive Bronchitis* bei Emphysem oder Asthma bronchiale, Raucherbronchitis und akute Tracheobronchitis; die trockenen Rasselgeräusche der kleinen Bronchien sind hochfrequent und werden als Giemen und Pfeifen [**Rhonchi sibilantes**] bezeichnet; leise Geräusche, die nur über der Brustwand abhörbar sind; meist bei Asthma bronchiale [cave: je schwerer das Asthma, desto weniger Rhonchi sibilantes!]

Ras|seln *nt*: *→Rasselgeräusche*

RAST *Abk.*: *→Radio-Allergen-Sorbent-Test*

Ras|ter|e|lek|tro|nen|mi|kro|skop *nt* (Ⓔ scanning electron microscope): ***Syn:*** *Elektronenrastermikroskop*; Elektronenmikroskop*, bei dem die Probe von oben mit einem Elektronenstrahl abgetastet wird, dadurch entsteht eine große Plastizität der Bilder; die Auflösung liegt bei ca. 10 nm

Ras|ter|ver|schie|bungs|an|gi|o|ky|mo|gra|phie *f* (Ⓔ angiokymography): ***Syn:*** *Angiokymographie, Angiokymografie, Rasterverschiebungsangiokymografie*; kymographische Darstellung der Strömungsverhältnisse in Arterien

Ra|tan|hi|ae ra|dix *f*: *→Ratanhiawurzel*

Ra|tan|hi|a|wur|zel *f* (Ⓔ rhatany): ***Syn:*** *Ratanhiae radix*; Wurzel von **Krameria triandra**, einem Strauch aus der Familie der Krameriaceae; enthält Catechingerbstoffe*, die ihr eine adstringierende Wirkung verleihen; **Anw.**: lokal bei Entzündungen der Mund- und Rachenschleimhaut; Gurgelmittel

Rathbun: J. C. Rathbun; amerikanischer Kinderarzt im 20. Jahrhundert

Rathbun-Syndrom *nt*: *→Hypophosphatasie*

Rathke: Martin Heinrich Rathke; 1793–1860; deutscher Anatom (Königsberg)

Rathke-Tasche *f* (Ⓔ Rathke's pouch): embryonale Hypophysenanlage im Dach der Mundbucht

Ra|ti|o|na|li|sie|rung *f* (Ⓔ rationalization): Abgeben einer logisch-vernünftige Erklärung für unrationale Handlungen oder Emotionen; wird von manchen Autoren als Abwehrmechanismus bezeichnet; andere Autoren weisen aber darauf hin, dass die Befriedigung des Triebwunsches nicht verhindert wird, weshalb Rationalisierung kein Abwehrmechanismus ist

Ratschow: Max Ratschow; 1904–1964; deutscher Internist (Halle, Darmstadt)

Ratschow-Lagerungsprobe *f* (Ⓔ Ratschow's test): Methode zur Beurteilung der Extremitätendurchblutung bei arterieller Verschlusskrankheit*; **Prinzip**: der liegende Patient führt 2 min lang Fußbewegungen bei nach oben gehaltenen Beinen durch; nach dem Aufsitzen werden die Beine dann locker herabhängen lassen; nach 5–10 Sekunden kommt es bei normaler Durchblutung zur Hautrötung mit reaktiver Hyperämie* und nach ca. 15 Sekunden zur Venenfüllung am Fußrücken; bei eingeschränkter Durchblutung treten diese Zeichen verspätet auf und die Hyperämie hält länger an

Rat|ten|band|wurm *m* (Ⓔ rat tapeworm): ***Syn:*** *Mäusebandwurm, Hymenolepis diminuta*; weltweit verbreiteter Dünndarmparasit von Nagetieren und Menschen [End- und Zwischenwirt]

Rat|ten|biss|fie|ber I *nt* (Ⓔ rat-bite fever): ***Syn:*** *Rattenbisskrankheit, Sodoku*; durch Nagerbisse [Ratten, Mäuse] übertragene Infektionskrankheit durch **Spirillum minus**; meist subakuter Verlauf mit Lymphknotenschwellung, Lymphangitis*, Kopfschmerzen, Fieber und Übelkeit; Polyarthritis* oder Myalgien sind selten; die rezidivierenden Fieberschübe dauern 3–4 Tage und wiederholen sich im Abstand von 8–9 Tagen über einen Zeitraum von 1–2 Monaten

Rat|ten|biss|fie|ber II *nt* (Ⓔ rat-bite fever): ***Syn:*** *Rattenbisskrankheit, atypisches Rattenbissfieber, Haverhill-Fieber, Bakterienrattenbissfieber, Streptobazillenrattenbissfieber, Erythema arthriticum epidemicum*; durch Rattenbisse oder verdorbene Lebensmittel übertragene meldepflichtige Infektionskrankheit durch **Streptobacillus moniliformis**; verläuft hoch fieberhaft mit Befall mehrerer Gelenke [Polyarthralgie], Muskelschmerzen [Myalgie], Schüttelfrost und Kopfschmerzen; das Exanthem ist makulopapulös; hinzu kommen Petechien* an den Extremitäten und palmoplantar

Rat|ten|biss|fie|ber, a|ty|pi|sches *nt*: *→Rattenbissfieber II*

Rat|ten|biss|krank|heit *nt*: **1.** *→Rattenbissfieber I* **2.** *→Rattenbissfieber II*

Rat|ten|fleck|fie|ber *nt* (Ⓔ endemic typhus): ***Syn:*** *endemisches/murines Fleckfieber, Flohfleckfieber*; durch Flöhe [Pestfloh, Katzenfloh] übertragenes Fleckfieber durch Rickettsia* typhi; der Verlauf ist milder als beim epidemischen Fleckfieber*; **Therapie**: Tetracycline*, Chloramphenicol*

Rat|ten|floh *m* (Ⓔ rat flea): ***Syn:*** *Nosopsyllus fasciatus*; weltweit verbreiteter Floh; Überträger der Pest* und des Rattenfleckfiebers*

Rat|ten|lun|gen|wurm *m* (Ⓔ rat lungworm): ***Syn:*** *Angiostrongylus cantonensis*; v.a. in Asien und Australien vorkommender Erreger der Angiostrongylose*

Rau|an|ti|gen *nt*: *→R-Antigen*

Rauber: **Rauber-Zeichen** *nt* (Ⓔ Rauber's sign): im Röntgenbild sichtbare Randwulstbildung der Gelenkkante der Tibia bei einem länger bestehenden Innenmeniskusschaden

Raub|wan|zen *pl*: *→Reduviidae*

Rau|cher|bein *nt* (Ⓔ smoker's leg): *s.u. Nicotin*

Rau|cher|leu|ko|ke|ra|to|se *f* (Ⓔ smoker's palate): ***Syn:*** *Leukokeratosis fumosa palati, Leukokeratosis nicotina palati*; chronisch-irritative Leukoplakie des Gaumens durch Inhaltsstoffe im Tabakrauch; eine maligne Entartung soll möglich sein

Rau|form *f*: *→Rauhform*

R-auf-T-Phänomen *nt* (Ⓔ R-on-T phenomenon): Zusammentreffen der R-Zacke einer frühen ventrikulären Extrasystole mit der T-Welle der vorausgegangenen Herzaktion; kann zu Kammertachykardie oder -flimmern führen; findet sich gehäuft im Frühstadium des Myokardinfarktes*

Rauh|an|ti|gen *nt*: *→R-Antigen*

Rauh|form *f* (Ⓔ rough strain): ***Syn:*** *R-Form, R-Stamm, Rauform*; Bakterienstamm, der Kolonien mit rauer Oberfläche bildet

Raum *m* (Ⓔ space): (*anatom.*) Spatium*

extrazellulärer Raum (Ⓔ extracellular space): ***Syn:*** *Extrazellulärraum*; Gesamtheit der die Extrazellulärflüssigkeit enthaltenden Räume des Körpers; macht ca. 25 % des Körpergewichtes aus; besteht aus interstitiellem Raum, **Transzellulärraum** [Körperhöhlen, Liquorraum] und Plasmaraum

infraglottischer Raum (Ⓔ infraglottic space): ***Syn:*** *Cavitas infraglottica*; Bereich unterhalb der Stimmritze [Rima glottidis]; unterster Teil der Cavitas* laryngis

interstitieller Raum (Ⓔ interstitial space): ***Syn:*** *Interstitium, Interstitialraum*; Zwischenraum zwischen Organen, Geweben oder Zellen

intrazellulärer Raum (Ⓔ intracellular space): ***Syn:*** *Intrazellularraum, Intrazellulärraum, Intrazellularvolumen, Intrazellulärvolumen*; Raum innerhalb der Zelle; wird jeweils zur Hälfte vom Zytosol* und den Zellorganellen ausgefüllt; Gesamtheit der intrazellulären Räume oder Gesamtvolumen der Intrazellularflüssigkeit

peripharyngealer Raum (Ⓔ peripharyngeal space): ***Syn:*** *Spatium peripharyngeum*; Bindegewebsraum um den Rachen [Pharynx*]; wird in das paarige Spatium* lateropharyngeum und das unpaare Spatium* retropharyngeum unterteilt

perisinusoidaler Raum (Ⓔ perisinusoidal space): ***Syn:***

R

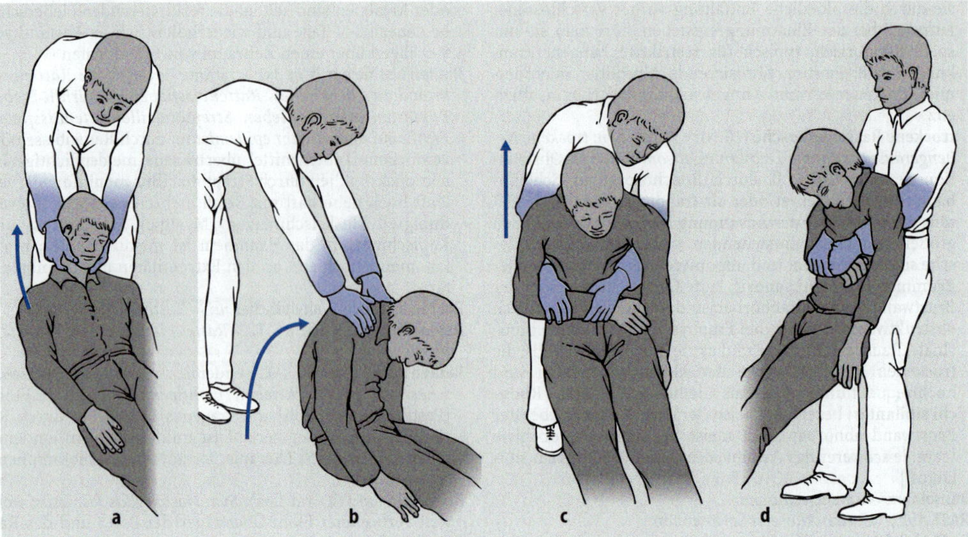

Abb. R10. Rautek-Rettungsgriff

Disse-Raum; Raum zwischen dem Endothel der Lebersinusoide* und den Leberzellen

retropharyngealer Raum (Ⓔ retropharyngeal space): ***Syn:*** *Retropharyngealraum, Spatium retropharyngeum*; der Raum hinter dem Rachen [Pharynx*]; wird vorne von der Fascia* buccopharyngea und hinten von der Lamina prevertebralis der Fascia* cervicalis begrenzt

transzellulärer Raum: *→ Transzellulärraum*

Raum|des|in|fek|ti|on *f* (Ⓔ room disinfection): nur selten nötig, z.B. bei hochkontagiösen Krankheiten wie Ebola*-Fieber, Pest* oder offener Tuberkulose*; ansonsten ist eine Flächendesinfektion* ausreichend

Raum|do|sis *f, pl* **-sen** (Ⓔ integral dose): ***Syn:*** *Integraldosis, Volumendosis*; die gesamte, auf das Volumen des Zielbereichs übertragene Energiedosis* bei einer Bestrahlung; wird in Gy × cm³ angegeben

Raum|i|so|me|rie *f* (Ⓔ stereoisomerism): ***Syn:*** *Stereoisomerie; s.u. Isomerie*

Raum|o|ri|en|tie|rung, au|di|to|ri|sche *f* (Ⓔ auditory spatial orientation): *s.u. Essay Hören/auditives System S. 939*

Rau|pen|der|ma|ti|tis *f, pl* **-ti|ti|den** (Ⓔ caterpillar dermatitis): ***Syn:*** *Raupenhaardermatitis*; durch verschiedene Lepidopteren-Larven hervorgerufene toxische Kontaktdermatitis*

Rau|pen|haar|der|ma|ti|tis *f, pl* **-ti|ti|den:** *→ Raupendermatitis*

Rau|pen|haar|kon|junk|ti|vi|tis *f, pl* **-ti|den** (Ⓔ caterpillar-hair ophthalmia): ***Syn:*** *Raupenkonjunktivitis, Conjunctivitis nodosa, Ophthalmia nodosa*; durch Haare verschiedener Lepidopteren [**Brombeerspinner, Prozessionsspinner**] hervorgerufene toxische Bindehautentzündung mit Knötchenbildung

Rau|pen|kon|junk|ti|vi|tis *f, pl* **-ti|den:** *→ Raupenhaarkonjunktivitis*

Rausch *m* (Ⓔ intoxication): durch Rauschmittel hervorgerufener Zustand mit positiver Veränderung von Erleben und Gefühlen; meist gleichgesetzt mit Alkoholrausch

Rausch|feld|kam|pi|me|trie *f*: *s.u. Essay Glaukom S. 797*

Rausch|gift *nt*: *→ Rauschmittel*

Rausch|mit|tel *nt* (Ⓔ intoxicant): ***Syn:*** *Rauschgift*; natürliche oder künstlich hergestellte Substanz, die einen Rauschzustand hervorrufen kann

Rausch|pfef|fer *m* (Ⓔ kava): ***Syn:*** *Piper methysticum; s.u. Kava-Kava*

Rau|te *f* (Ⓔ rue): ***Syn:*** *Gartenraute, Weinraute, Ruta graveolens ssp. vulgaris*; Staude aus der Familie der Rautengewächse [Rutaceae]; verwendet werden die getrockneten Laubblätter [**Rutae folium**] und oberirdischen Pflanzenteile [**Rutae herba**], die ätherisches Öl, Furanocumarine* [z.B. Bergapten, Isoimperatorin, Psoralen*, Xanthotoxin], Flavonoide* [z.B. Rutin*] und Chinolinalkaloide* enthalten; **Anw.:** traditionell innerlich bei Menstruationsbeschwerden, Verdauungsbeschwerden und Appetitlosigkeit, als Abortivum sowie krampflösendes Mittel; in der Homöopathie bei stumpfen Verletzungen [Quetschung, Verstauchung], Krampfadern und venöser Insuffizienz

Rautek: Rautek-Lagerung *f* (Ⓔ Rautek's position): einfache, d.h. instabile Seitenlagerung bewusstloser Patienten

Rautek-Rettungsgriff *m* (Ⓔ Rautek's maneuver): Handgriff zur Rettung hilfloser Personen aus einem Gefahrenbereich

Rau|ten|gru|be *f* (Ⓔ rhomboid fossa): ***Syn:*** *Fossa rhomboidea*; rautenförmiger Boden des IV. Ventrikels*; hat eine Mittelfurche [**Sulcus medianus ventriculi quarti**] und einen beidseitigen, nur schwach ausgeprägten **Sulcus limitans ventriculi quarti**; an der breitesten Stelle fallen die querverlaufenden **Striae medullares ventriculi quarti** auf, die von markhaltigen Verbindungsfasern von der Olive* zum Kleinhirn* gebildet werden; die Ursprungskerne von Nervus* hypoglossus und Nervus* vagus bilden dreieckige graue Bezirke [**Trigonum nervi hypoglossi, Trigonum nervi vagi**]; das innere Fazialisknie* ruft den Colliculus facialis hervor

Rau|ten|hirn *nt*: *→ Rhombencephalon*

Rau|ten|zun|ge *f* (Ⓔ median rhomboid glossitis): ***Syn:*** *Glossitis mediana rhombica, Glossitis rhombica mediana*; ätiologisch unklare Anomalie mit rautenförmigem, rotem Schleimhautbezirk des Zungenrückens; von manchen Autoren auch als seltene Manifestation des Mundsoors* betrachtet

Rau|vol|fi|a ser|pen|ti|na *f*: *→ Rauwolfia serpentina*

Rau|wol|fi|ae ra|dix *f* (Ⓔ rauwolfia root): ***Syn:*** *Rauwolfiawurzel; s.u. Rauwolfia serpentina*

Rau|wol|fia ser|pen|ti|na *f* (Ⓔ Rauwolfia serpentina): ***Syn:*** *Schlangenholz, Rauvolfia serpentina*; Pflanze aus der Familie der Apocynaceae; verwendet wird die **Rauwolfiawurzel** [Rauwolfiae radix)], die mehr als 50 verschiedene Alkaloide* [u.a. Reserpin*, Ajmalin*] enthält; wirkt zentral dämpfend [sedierend], blutdrucksenkend und verlangsamt die Herzfrequenz; **Anw.:** essentielle Hypertonie*, psychomotorische Unruhe, Angst- und Spannungszustände; in der Homöopathie Verwendung bei Hypertonie*

Rau|wol|fi|a|wur|zel *f* (Ⓔ rauwolfia root): ***Syn:*** *Rauwolfiae radix; s.u. Rauwolfia serpentina*

Rau|wol|fin *nt*: →*Ajmalin*
RAV *Abk.*: Rous-assoziiertes Virus
R.a.v.d. *Abk.*: Ramus atrioventricularis dexter
RAVO *Abk.*: rechtes atrioventrikuläres Ostium
R.a.v.s. *Abk.*: Ramus atrioventricularis sinister
Raymond: Fulgence Raymond; 1844–1910; französischer Neurologe (Paris)
Raymond-Cestan-Syndrom *nt* (Ⓔ Raymond-Cestan syndrome): ***Syn:*** *Cestan-Raymond-Syndrom*; Schädigung des Hirnstammes im Bereich der oralen Brückenhaube führt zu ipsilateraler Blicklähmung und Ataxie* sowie kontralateraler Hemiparese* und Hemihypästhesie*
Raynaud: Maurice Raynaud; 1834–1881; französischer Internist (Paris)
Raynaud-Krankheit *f* (Ⓔ Raynaud's disease): ***Syn:*** *Raynaud-Phänomen, vasospastisches Syndrom*; idiopathische, anfallsweise, arterielle Gefäßkrämpfe und dadurch bedingte Durchblutungsstörungen an Händen und Füßen; wird v.a. durch Kälte ausgelöst und führt zu schmerzhafter Blässe und Kälte eines oder mehrerer Finger oder Zehen, gefolgt von Zyanose und reaktiver Hyperämie*; längeres Bestehen kann zu trophischen Störungen, Nekrose und Gangrän führen; bei der **echten Raynaud-Krankheit** kann keine Ursache gefunden werden, die **sekundäre Raynaud-Krankheit** tritt bei einer Reihe von Erkrankungen [u.a. progressive Sklerodermie*, Kälteagglutininkrankheit*, Pressluft-hammerkrankheit] auf; **Therapie**: Behandlung der Ursache, Kälteprophylaxe, Nicotinkarenz, evtl. systemische Behandlung mit Vasodilatatoren [z.B. Nifedipin*, Prostazyklin*]
essentielle/idiopathische/primäre Raynaud-Krankheit *f* (Ⓔ Raynaud's disease): echte Raynaud-Krankheit*
Raynaud-Phänomen *nt* (Ⓔ Raynaud's phenomenon): sekundäre Raynaud-Krankheit*
Raynaud-Syndrom *nt* (Ⓔ Raynaud's syndrome): sekundäre Raynaud-Krankheit*
RAZ *Abk.*: Reaktionsauslösungszeit
RA-Zelle *f*: →*Rhagozyt*
Ra|ze|mat *nt*: →*Racemat*
RB *Abk.*: →*Rippenbogen*
Rb *Abk.*: **1.** →*Ribosom* **2.** Rubidium
RBA *Abk.*: rezidivierende benigne Aphthen
R-Bänderung *f* (Ⓔ R banding): *s.u. Bänderung*
R-Banding *nt* (Ⓔ R banding): ***Syn:*** *R-Bänderung*; *s.u. Bänderung*
RBD *Abk.*: relative biologische Dosis
RBE *Abk.*: relative biologische Effektivität
RBES *Abk.*: Röntgen-Bilderzeugungssystem
RBF *Abk.*: renaler Blutfluss
RBK-Aggr. *Abk.*: reversible Blutkörperchenaggregation
RBP *Abk.*: Retinol-bindendes Protein
RBS *Abk.*: **1.** Reizbildungssystem **2.** Röntgenbelichtungssystem **3.** Rückbildungsstörung
RBV *Abk.*: **1.** regionales Blutvolumen **2.** Röntgenbildverstärker
RBW *Abk.*: relative biologische Wirksamkeit
RBZ *Abk.*: Reizbildungszentrum
R.c. *Abk.*: →*Ramus circumflexus*
RCA *Abk.*: →*rechte Koronararterie*
R.c.a. *Abk.*: Ramus coni arteriosi
rCBF *Abk.*: regionaler zerebraler Blutfluss
R.c.d. *Abk.*: Ramus circumflexus dexter
RCG *Abk.*: Radiozirkulographie
RCM *Abk.*: restriktive Cardiomyopathie
Rcor *Abk.*: **1.** →*Koronarreserve* **2.** Koronarwiderstand
RCR *Abk.*: **1.** renale Clearance-Rate **2.** →*Retrokardialraum*
RCS *Abk.*: →*Retikulumzellensarkom*
R.c.s. *Abk.*: Ramus circumflexus sinister
RCT *Abk.*: **1.** Race-Coombs-Test **2.** Radionuklid-Computertomographie **3.** Radio- und Chemotherapie
RCX *Abk.*: →*Ramus circumflexus*
RD *Abk.*: **1.** →*Retinopathia diabetica* **2.** Rettungsdienst **3.** Röntgendiagramm **4.** Ruhedurchblutung
Rd *Abk.*: Rutherford
rd *Abk.*: **1.** Rad **2.** Radiant **3.** radiation absorbed dose
RDA *Abk.*: Ramus descendens anterior
RDE *Abk.*: receptor destroying enzymes
RDF *Abk.*: Redistributionsfaktor
RDH *Abk.*: Ribitoldehydrogenase
rDNA *Abk.*: rekombinante DNA
RDS *Abk.*: **1.** →*Respiratory-distress-Syndrom des Neugeborenen* **2.** respiratory distress syndrome
RDT *Abk.*: regelmäßige Dialysetherapie
RE *Abk.*: **1.** Reifungseinheit **2.** relative Einheit **3.** Rentenempfänger **4.** →*Restriktionsenzym* **5.** Retikuloendothel **6.** Ruheenergie
Re *Abk.*: **1.** Reynolds-Zahl **2.** Rhenium
R.E. *Abk.*: Ratteneinheit
re. *Abk.*: rechts
Re-, re- *präf.*: Wortelement mit der Bedeutung „zurück/rückläufig/wieder/wiederholt"
Re|ab|sorp|ti|on *f*: →*Resorption*
Read: **1.** Grantley Dick-Read; 1890–1954; englischer Gynäkologe (London) **2.** Jay Marion Read; amerikanischer Arzt im 20. Jahrhundert
Read-Formel *f* (Ⓔ Read's formula): Formel zur ungefähren Errechnung einer Grundumsatzabweichung [GUA] in % der Norm: GUA = 0,75 × [Pulsfrequenz + (0,74 × Blutdruckamplitude)] – 72
Read-Verfahren *nt* (Ⓔ Read's method): Technik zur Erzielung einer schmerzarmen Geburt durch Verminderung der Angst vor der Geburt durch u.a. Aufklärung über den Geburtsvorgang, Schwangerengymnastik, Entspannungsübungen, Atemtechniken usw.
Re|a|gens *nt, pl* **-gen|zi|en, -gen|ti|en** (Ⓔ reagent): ***Syn:*** *Reagenz*; Stoff, der in einer chemischem Reaktion mit einem anderen Stoff reagiert
Re|a|genz *nt*: →*Reagens*
Re|a|genz|glas|be|fruch|tung *f*: →*In-vitro-Fertilisation*
Re|a|gi|bi|li|tät *f* (Ⓔ responsiveness): Reaktionsfähigkeit
Re|a|gin *nt* (Ⓔ reagin): veraltete Bezeichnung für IgE-Antikörper; *s.u. Immunglobulin E*
REAK *Abk.*: relative Erythrozyten-Aggregationskapazität
Re|ak|ti|on *f* (Ⓔ **1.–5.** reaction): **1.** Rückwirkung, Gegenwirkung **2.** (*chem.*) Umsetzung zweier oder mehrerer Reaktionspartner unter Bildung neuer Endprodukte **3.** (*physiolog.*) Antwort von Zellen, Geweben und Organen auf chemische oder physikalische Reize **4.** Reflex* **5.** →*psychologische Reaktion*
abnorme seelische Reaktion (Ⓔ abnormal situational response): *s.u. psychologische Reaktion*
anamnestische Reaktion (Ⓔ anamnestic response): ***Syn:*** *Sekundärantwort, Booster-Effekt, Erinnerungsreaktion*; beschleunigte und vermehrte Antikörperbildung bei wiederholtem Antigenkontakt
anaphylaktische Reaktion (Ⓔ anaphylaxis): ***Syn:*** *Anaphylaxie*; Sofortallergie* [Überempfindlichkeit vom anaphylaktischen Typ] nach wiederholter Antigeninjektion, die über IgE vermittelt wird; führt zu Ausschüttung von Histamin, Serotonin, Heparin und Prostagandinen aus Mastzellen; kann zur Ausbildung eines **allergischen** oder **anaphylaktischen Schocks** mit akuter Lebensgefahr führen
anaphylaktoide Reaktion (Ⓔ anaphylactoid reaction): mit den Symptomen einer Anaphylaxie* verlaufende Reaktion
anaplerotische Reaktion (Ⓔ anaplerotic reaction): ***Syn:*** *Auffüllungsreaktion*; (*chem.*) Reaktion, deren Endprodukt als Ausgangs- oder Zwischenprodukt in einer anderen Reaktion verbraucht wird
depressive Reaktion (Ⓔ reactive depression): ***Syn:*** *psychogene Depression, psychoreaktive Depression, motivierte Depression, reaktive Depression*; durch äußere Ereignisse ausgelöste Depression, die nach Verschwinden der Ursache wieder abklingt
epileptische Reaktionen (Ⓔ epileptic reactions): ***Syn:*** *Okkasionsanfälle, Gelegenheitsanfälle*; *s.u. Essay Epilepsie S. 617*
hyperkinetische Reaktion im Kindesalter: →*Störung mit Aufmerksamkeitsdefizit bei Hyperaktivität*
hysterische Reaktion: →*Konversionsneurose*
immunologische Reaktion (Ⓔ immune reaction): ***Syn:*** *Immunreaktion, Immunantwort*; Reaktion des Körpers auf ein eingedrungenes Antigen; *s.a. Essay Immunität S. 1009*

R

konditionierte Reaktion (Ⓔ conditioned response): *s.u. Konditionierung*
leukämische Reaktion: *→leukämoide Reaktion*
leukämoide Reaktion (Ⓔ leukemoid reaction): ***Syn:*** *leukämische Reaktion, Pseudoleukämie, Hyperleukozytose*; extreme Leukozytose* mit einer Erhöhung der Leukozytenzahl auf Werte über 20.000/µl und starker Linksverschiebung*
obsessiv-kompulsive Reaktion: *→Zwangsneurose*
paradoxe Reaktionen (Ⓔ paradoxical reactions): ***Syn:*** *inflammatorische Erkrankungen, Immunrekonstitutionserkrankungen*; *s.u. Essay AIDS S. 31*
parallergische Reaktion: *→Parallergie*
prädeziduale Reaktion (Ⓔ predecidual reaction): *s.u. Endometrium*
pseudoallergische Reaktion (Ⓔ pseudoallergic reaction): ***Syn:*** *Pseudoallergie*; Unverträglichkeitsreaktion, die nicht auf einer Immunreaktion beruht, z.B. toxisches Kontaktekzem*
psychologische Reaktion (Ⓔ reaction): Verhalten oder Verhaltensänderung als Reaktion auf einen auslösenden Reiz; die meisten Reaktionen sind „verständlich" oder „normal" [z.B. Trauerreaktion], z.T. kommt es aber in Stresssituationen zu sog. **abnormen seelischen Reaktionen**, die als einmaliges Ereignis zu v.a. Angst, Trauer und Erschöpfung führen, und die innerhalb von kurzer Zeit [Stunden bis Monate] wieder verschwinden

Re|ak|ti|ons|den|tin *nt* (Ⓔ irritation dentin): Tertiärdentin; *s.u. Dentin*

Re|ak|ti|ons|typ, a|na|phy|lak|ti|scher *m*: *→Typ I der Überempfindlichkeitsreaktion*

Re|ak|ti|ons|typ, zy|to|to|xi|scher *m*: *→Typ II der Überempfindlichkeitsreaktion*

re|ak|tiv *adj* (Ⓔ reactive): rückwirkend, gegenwirkend; empfänglich

Re|ak|ti|vie|rung *f* (Ⓔ reactivation): Wiederherstellung einer Funktion oder einer Reaktionsbereitschaft
endogene Reaktivierung (Ⓔ endogenous reactivation): *s.u. Essay Tuberkulose S. 2171*

REAL *Abk.*: *→revidierte europäisch-amerikanische Lymphom-Klassifikation*

Re|al|angst *f* (Ⓔ fear): sich auf real existierende Objekte [z.B. Spinnen] oder Situationen beziehende Angst, die dabei hilft, die Gefahr wahrzunehmen und ihr zu begegnen; kann aber in eine Phobie* übergehen und verliert dann ihre biologische Wirksamkeit

Re|al|li|sa|ti|ons|pha|se *f* (Ⓔ realization period): *s.u. Tumorentstehung*

Real-time-Technik *f* (Ⓔ real-time sonographic examination): ***Syn:*** *Echt-Zeit-Verfahren, Real-time-Verfahren*; bildgebendes Verfahren [z.B. Sonographie*], bei der Vorgänge direkt am Monitor beobachtet werden können

Real-time-Verfahren *nt*: *→Real-time-Technik*

Re|a|nas|to|mo|sie|rung *f* (Ⓔ reanastomosis): operative Wiedervereinigung getrennter Hohlorgane, Gefäße oder Nerven; *s.a. Anastomose*

Re|a|ni|ma|ti|on *f* (Ⓔ resuscitation): ***Syn:*** *Wiederbelebung, Resuszitation*; Gesamtheit aller Maßnahmen zur Wiederherstellung einer ausreichenden Kreislauf- und Atemfunktion nach Herz-Kreislauf- und/oder Atemstillstand
intrauterine Reanimation (Ⓔ intrauterine resuscitation): Maßnahmen zur Verbesserung der uteroplazentaren Durchblutung und damit der Sauerstoffversorgung des Feten; wird v.a. bei Dauerkontraktionen [Wehensturm*] oder zu häufigen Wehen erforderlich; meist gelingt es mit i.v.-Gabe von β-Sympathikomimetika den Wehensturm zu durchbrechen bzw. die Wehenpausen zu verlängern; damit erreicht man i.d.R. eine Verbesserung der fetalen Oxygenierung und eine Normalisierung der fetalen Herzfrequenz; *s.a. Essay Kardiotokographie S. 1089*
kardiale Reanimation (Ⓔ cardiac resuscitation): Wiederbelebung bei Herzstillstand; *s.a. kardiopulmonale Reanimation, Herzmassage*
kardiopulmonale Reanimation (Ⓔ cardiopulmonary resuscitation): ***Syn:*** *kardiorespiratorische Reanimation, Herz-Lungen-Wiederbelebung*; Wiederbelebung bei Herz-Kreislauf-Stillstand*; das Vorgehen hängt von der Situation ab; zuerst werden die Basismaßnahmen [Freimachung der Atemwege, Atemspende, Herzmassage] durchgeführt; sobald sich die Situation verbessert oder eine Betreuung durch einen Notarzt möglich ist, können erweiterte Maßnahmen [Defibrillation, Intubation, medikamentöse Therapie] eingeleitet werden
als erstes muss festgestellt werden, ob der Patient bei Bewusstsein ist und Atmung und Kreislauf müssen überprüft werden; bei Kreislaufstillstand wird eine Herzmassage* vorgenommen, bei Atemstillstand eine Atemspende* [Mund-zu-Mund-, Mund-zu-Nase-Beatmung] durchgeführt; während der Beatmung muss der Kreislauf im Abstand von 1 Minute überprüft werden
liegen ein Atemstillstand und ein Kreislaufstillstand vor, muss sofort ein Notruf veranlasst werden; dann wird mit einer kombinierten Atemspende und Herzmassage begonnen: **Ein-Helfer-Methode:** 15 Kompressionen des Thorax mit einer Frequenz von 80/min, gefolgt von 2 Beatmungen, **Zwei-Helfer-Methode:** abwechselnd 5 Kompressionen des Thorax mit einer Frequenz von 80/min und 1 Beatmung
kardiorespiratorische Reanimation: *→kardiopulmonale Reanimation*
primäre Reanimation: *→Neugeborenenreanimation*
respiratorische Reanimation (Ⓔ respiratory resuscitation): Wiederbelebung bei Atemstillstand; *s.u. kardiopulmonale Reanimation*

Re|a|ni|ma|ti|ons|pha|se *f* (Ⓔ resuscitation phase): *s.u. Polytrauma*

Re|bound|phä|no|men *nt* (Ⓔ **1.–2.** rebound phenomenon): **1.** ***Syn:*** *Holmes-Phänomen, Holmes-Stewart-Phänomen, Rückstossphänomen, Rückschlagphänomen*; bei Kleinhirnerkrankungen auftretende, überschießende Rückbewegung nach plötzlicher Aufhebung eines entgegengerichteten Widerstandes **2.** ***Syn:*** *Absetzphänomen*; plötzliches Absetzen eines Medikamentes nach Dauereinnahme kann zu einer überschießenden, der Wirkung des Medikamentes entgegengesetzten Reaktion führen, z.B. Tachykardie und Blutdruckanstieg nach Absetzen von Betablockern

Rec. *Abk.*: Recipe

Re|ces|sus *m, pl* **-sus** (Ⓔ recess): Ausbuchtung, Höhlung, Vertiefung, Nische
Recessus anterior membranae tympanicae (Ⓔ anterior recess of tympanic membrane): ***Syn:*** *vordere Trommelfelltasche*; vordere Schleimhauttasche des Trommelfells; wird vom Trommelfell und der Plica* mallearis anterior begrenzt
Recessus cochlearis (Ⓔ cochlear recess): Ausbuchtung der Vorhofwand am Eingang in die Schnecke [Cochlea*]
Recessus costodiaphragmaticus (Ⓔ costodiaphragmatic recess): ***Syn:*** *Kostodiaphragmalsinus, Kostodiaphragmalspalte, Sinus phrenicocostalis*; Spaltraum zwischen Pleura* costalis und Pleura* diaphragmatica; gehört zu den sog. Reserveräumen [Recessus* pleurales]
Recessus costomediastinalis (Ⓔ costomediastinal recess): ***Syn:*** *Kostomediastinalsinus, Kostomediastinalspalte*; Spaltraum zwischen Pleura* costalis und Pleura* mediastinalis; gehört zu den sog. Reserveräumen [Recessus* pleurales]
Recessus duodenalis inferior (Ⓔ inferior duodenal recess): untere Bauchfelltasche an der Flexura* duodenojejunalis; wird vorne von der Plica* duodenalis inferior begrenzt
Recessus duodenalis superior (Ⓔ superior duodenal recess): ***Syn:*** *Treitz-Grube*; obere Bauchfelltasche an der Flexura* duodenojejunalis; wird vorne von der Plica* duodenalis superior begrenzt; werden Dünndarmschlingen im Recessus eingeklemmt, kommt es zur Ausbildung einer Treitz*-Hernie
Recessus ellipticus (Ⓔ elliptical recess): ***Syn:*** *Recessus utricularis*; flache Vertiefung der medialen Wand des Innenohrvorhofs [Vestibulum* labyrinthi] für den Utriculus*
Recessus epitympanicus (Ⓔ epitympanic recess): ***Syn:*** *Kuppelraum, Attikus, Epitympanum, Epitympanon*; kuppelartige Ausbuchtung an der Decke der Paukenhöhle*
Recessus hepatorenalis (Ⓔ hepatorenal recess): Bauchfell-

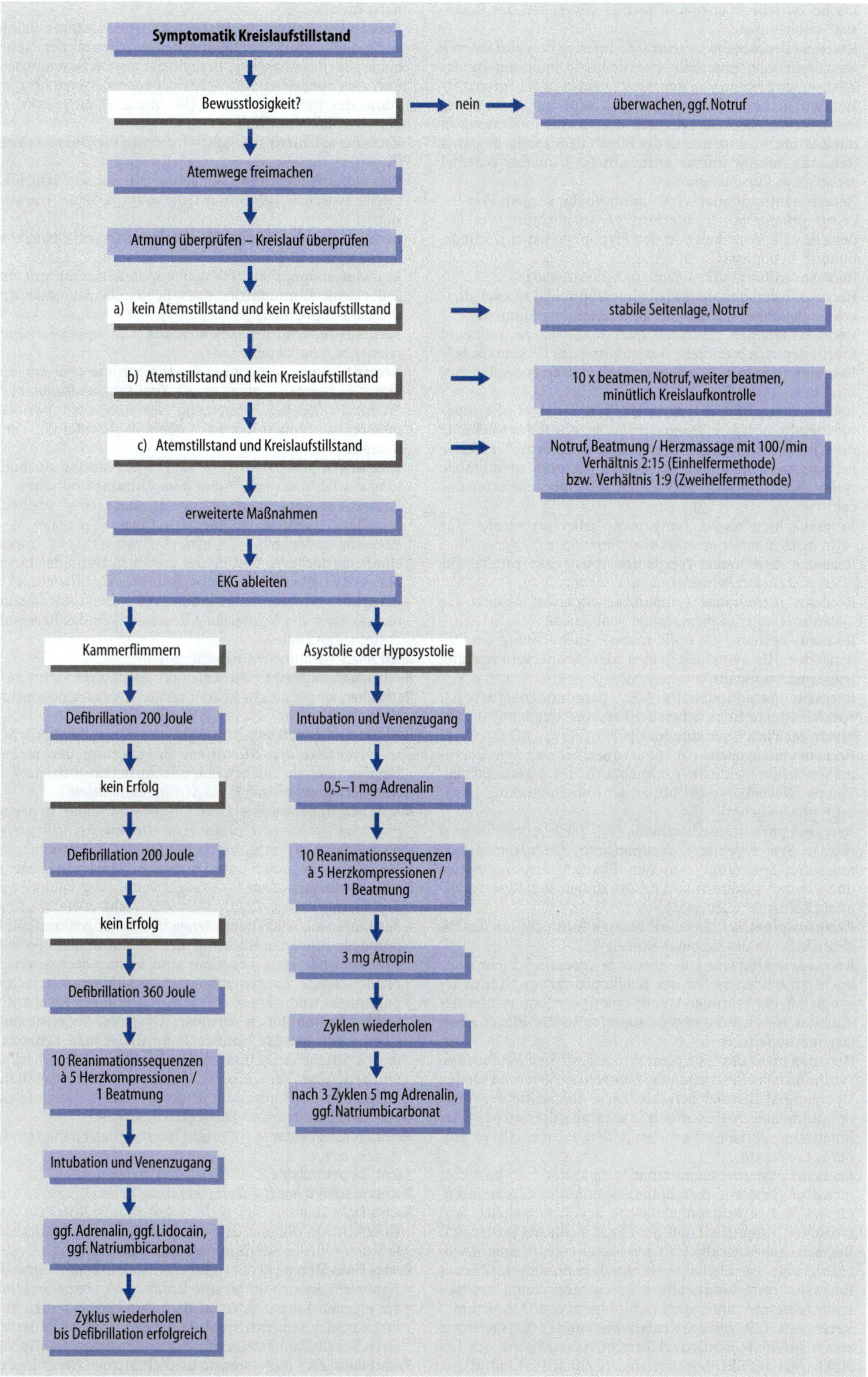

Symptomatik Kreislaufstillstand

↓

Bewusstlosigkeit? → nein → überwachen, ggf. Notruf

↓

Atemwege freimachen

↓

Atmung überprüfen – Kreislauf überprüfen

↓

a) kein Atemstillstand und kein Kreislaufstillstand → stabile Seitenlage, Notruf

↓

b) Atemstillstand und kein Kreislaufstillstand → 10 x beatmen, Notruf, weiter beatmen, minütlich Kreislaufkontrolle

↓

c) Atemstillstand und Kreislaufstillstand → Notruf, Beatmung / Herzmassage mit 100/min Verhältnis 2:15 (Einhelfermethode) bzw. Verhältnis 1:9 (Zweihelfermethode)

↓

erweiterte Maßnahmen

↓

EKG ableiten

Kammerflimmern	Asystolie oder Hyposystolie
↓	↓
Defibrillation 200 Joule	Intubation und Venenzugang
↓	↓
kein Erfolg	0,5–1 mg Adrenalin
↓	↓
Defibrillation 200 Joule	10 Reanimationssequenzen à 5 Herzkompressionen / 1 Beatmung
↓	↓
kein Erfolg	3 mg Atropin
↓	↓
Defibrillation 360 Joule	Zyklen wiederholen
↓	↓
10 Reanimationssequenzen à 5 Herzkompressionen / 1 Beatmung	nach 3 Zyklen 5 mg Adrenalin, ggf. Natriumbicarbonat
↓	
Intubation und Venenzugang	
↓	
ggf. Adrenalin, ggf. Lidocain, ggf. Natriumbicarbonat	
↓	
Zyklus wiederholen bis Defibrillation erfolgreich	

Abb. R11. Flussdiagramm kardiopulmonale Reanimation

tasche zwischen Leber und rechter Niere; Teil des Recessus* subhepaticus

Recessus ileocaecalis inferior (Ⓔ inferior ileocecal recess): Bauchfelltasche unterhalb der Ileumeinmündung in das Zäkum; wird vorne von der Plica* ileocaecalis begrenzt

Recessus ileocaecalis superior (Ⓔ superior ileocecal recess): Bauchfelltasche oberhalb der Ileumeinmündung in das Zäkum; wird vorne von der Plica* ileocaecalis begrenzt

Recessus inferior bursae omentalis (Ⓔ inferior omental recess): *s.u. Bursa omentalis*

Recessus infundibularis (Ⓔ infundibular recess): ***Syn:*** *Recessus infundibuli*; trichterförmige Ausbuchtung des Bodens des III. Ventrikels* in den Hypophysenstiel [Infundibulum* hypophysis]

Recessus infundibuli: *→Recessus infundibularis*

Recessus intersigmoideus (Ⓔ intersigmoidal recess): dreieckige Bauchfelltasche hinter und unter dem Sigmoid*

Recessus lateralis ventriculi quarti (Ⓔ lateral recess of fourth ventricle): seitliche Ausstülpung des IV. Ventrikels*

Recessus lienalis (Ⓔ splenic recess): Recessus splenicus; *s.u. Bursa omentalis*

Recessus membranae tympanicae (Ⓔ recesses of tympanic membrane): ***Syn:*** *Trommelfelltaschen*; auf der Rückseite des Trommelfells liegen drei Taschen: Recessus* anterior membranae tympanicae, Recessus* posterior membranae tympanicae und Recessus* superior membranae tympanicae

Recessus membranae tympanicae anterior: veraltet für *→Recessus anterior membranae tympanicae*

Recessus membranae tympanicae posterior: veraltet für *→Recessus posterior membranae tympanicae*

Recessus membranae tympanicae superior: veraltet für *→Recessus superior membranae tympanicae*

Recessus opticus (Ⓔ optic recess): Ausbuchtung des Bodens des III. Ventrikels* über der Sehnervenkreuzung [Chiasma* opticum]

Recessus paraduodenalis (Ⓔ paraduodenal recess): Bauchfelltasche links neben der Flexura* duodenojejunalis hinter der Plica* paraduodenalis

Recessus pharyngeus (Ⓔ pharyngeal recess): ***Syn:*** *Rosenmüller-Grube*; seitliche Ausbuchtung des Nasen-Rachen-Raums [Nasopharynx*] hinter der Tubenmündung [Ostium* pharyngeum]

Recessus phrenicomediastinalis (Ⓔ phrenicomediastinal recess): ***Syn:*** *Phrenikomediastinalsinus, Phrenikomediastinalspalte*; Spaltraum zwischen Pleura* diaphragmatica und Pleura* mediastinalis; gehört zu den sog. Reserveräumen [Recessus* pleurales]

Recessus pinealis (Ⓔ pineal recess): Ausbuchtung des III. Ventrikels* in das Corpus* pineale

Recessus piriformis (Ⓔ piriform recess): Schleimhautbucht zu beiden Seiten des Kehlkopfeingangs [Aditus laryngis]; in der ventralen Wand verläuft der Ramus intermedius des Nervus* laryngeus superior in der Plica* nervi laryngei superioris

Recessus pleurales (Ⓔ pleural recesses): ***Syn:*** *Pleurasinus, Pleurabuchten, Reserveräume, Komplementärräume*; an den Übergangsstellen der verschiedenen Abschnitte der Pleura* pulmonalis befinden sich Spalträume, die sich bei tiefer Einatmung entfalten und damit den Pleuraspalt vergrößern; *s.a. Pleura*

Recessus posterior membranae tympanicae (Ⓔ posterior recess of tympanic membrane): ***Syn:*** *hintere Trommelfelltasche*; hintere Schleimhauttasche des Trommelfells; liegt zwischen Trommelfell und der Plica* mallearis posterior

Recessus retrocaecalis (Ⓔ retrocecal recess): ***Syn:*** *Retrozäkalgrube*; Bauchfelltasche hinter dem Blinddarm/Zäkum

Recessus retroduodenalis (Ⓔ retroduodenal recess): Bauchfelltasche hinter dem Zwölffingerdarm/Duodenum

Recessus sacciformis articulationis cubiti (Ⓔ sacciform recess of elbow joint): sackförmige Ausbuchtung der Gelenkkapsel des Ellenbogengelenks [Articulatio* cubiti]

Recessus sacciformis articulationis radioulnaris distalis (Ⓔ sacciform recess of distal radioulnar joint): sackförmige Ausbuchtung der Gelenkkapsel der Articulatio* radioulnaris distalis

Recessus sphenoethmoidalis (Ⓔ sphenoethmoidal recess): spaltförmige Vertiefung der Seitenwand der Nasenhöhle [Cavitas* nasalis] oberhalb der oberen Nasenmuschel

Recessus sphericus (Ⓔ spherical recess): Vertiefung der Wand des Innenohrvorhofs [Vestibulum* labyrinthi] für den Sacculus* vestibuli

Recessus splenicus (Ⓔ splenic recess): *s.u. Bursa omentalis*

Recessus subhepaticus (Ⓔ subhepatic recess): Bauchfelltasche zwischen Leber und Querkolon [Colon* transversum]

Recessus subphrenicus (Ⓔ subphrenic recess): Bauchfelltasche zwischen Zwerchfell und Leber

Recessus subpopliteus (Ⓔ subpopliteal recess): mit dem Kniegelenk kommunizierender Schleimbeutel unter dem Musculus* popliteus

Recessus superior bursae omentalis (Ⓔ superior omental recess): *s.u. Bursa omentalis*

Recessus superior membranae tympanicae (Ⓔ superior recess of tympanic membrane): ***Syn:*** *Prussak-Raum, obere Trommelfelltasche*; Fortsetzung des Recessus* posterior membranae tympanicae nach oben; liegt hinter der Pars* flaccida

Recessus supraopticus (Ⓔ supraoptic recess): Ausbuchtung des III. Ventrikels* über dem Chiasma* opticum

Recessus suprapinealis (Ⓔ suprapineal recess): Ausbuchtung des III. Ventrikels* über dem Corpus* pineale

Recessus utricularis (Ⓔ utricular recess): ***Syn:*** *Recessus ellipticus*; flache Vertiefung der medialen Wand des Innenohrvorhofs [Vestibulum* labyrinthi] für den Utriculus*

Recessus vertebromediastinalis (Ⓔ vertebromediastinal recess): über der Wirbelsäule liegender Teil des Recessus* costomediastinalis

RECG *Abk.*: *→Radioelektrokardiographie*

Re|chen|un|fä|hig|keit *f* (Ⓔ acalculia): Akalkulie*

Rechts|herz *nt* (Ⓔ right heart): rechte Herzkammer, rechter Ventrikel

Rechts|herz|di|la|ta|ti|on *f* (Ⓔ right-ventricular dilation): ***Syn:*** *rechtsventrikuläre Dilatation*; Erweiterung der rechten Herzkammer als Zeichen einer Rechtsherzinsuffizienz*

Rechts|herz|er|wei|te|rung *f*: *→Rechtsherzdilatation*

Rechts|herz|hy|per|tro|phie *f* (Ⓔ right-ventricular hypertrophy): ***Syn:*** *rechtsventrikuläre Hypertrophie, Rechtshypertrophie*; Arbeitshypertrophie* der rechten Herzkammer, z.B. bei Pulmonalstenose* oder Trikuspidalklappeninsuffizienz*

Rechts|herz|in|suf|fi|zi|enz *f* (Ⓔ right-ventricular failure): ***Syn:*** *Rechtsinsuffizienz*; Unfähigkeit der rechten Herzkammer das Blut in ausreichender Menge in den Lungenkreislauf zu pumpen; führt zu Rückstau des Blutes in den venösen Kreislauf; häufigste Ursachen sind akute oder chronisch-rezidivierende Lungenembolien*, dekompensiertes Cor* pulmonale und akuter [posterior-inferiorer] Myokardinfarkt; **klinisch** fallen Zyanose, Dyspnoe, Venenstauung, Ödeme auf; bei der Untersuchung findet man Leberstauung, Aszites, Pleura- und Perikarderguss und einen erhöhten zentralen Venendruck; **Therapie**: Nachlastsenkung, Steigerung der Kontraktilität des Myokards, Optimierung von Herzfrequenz und Flüssigkeitshaushalt

Rechts|herz|ka|the|ter *m* (Ⓔ right heart catheter): *s.u. Herzkatheterisierung*

Rechts|hy|per|tro|phie *f*: *→Rechtsherzhypertrophie*

Rechts|in|suf|fi|zi|enz *f*: *→Rechtsherzinsuffizienz*

Rechts-Links-Shunt *m* (Ⓔ right-to-left shunt): ***Syn:*** *RL-Shunt*; Übertritt von Blut aus dem venösen System in das arterielle System, z.B. bei Ostium-secundum-Defekt

Rechts-Links-Störung *f* (Ⓔ right-left disorientation): Form der Agnosie*, die sich durch eine Unfähigkeit, rechts und links am eigenen Körper oder im Raum unterscheiden zu können auszeichnet; entsteht durch Läsion im Bereich der unteren Scheitellappenwindung der dominanten Hemisphäre

Rechts|me|di|zin *f* (Ⓔ forensic medicine): ***Syn:*** *Gerichtsmedizin, forensische Medizin*; Teilgebiet der Medizin, das sich mit allen Rechtsfragen befasst, die die Medizin berühren

Rechts|schen|kel|block *m* (Ⓔ right bundle-branch block): Blo-

R

ckierung oder Verzögerung der Erregungsausbreitung im rechten Tawara*-Schenkel; *s.a. intraventrikulärer Block*

Rechts|typ *m* (Ⓔ right axis deviation): *s.u. Essay Elektrokardiogramm S. 571*

Rechts|ver|schie|bung *f* (Ⓔ deviation to the right): Vermehrung der reifen Zellformen im Blutbild

Recklinghausen: Friedrich Daniel von Recklinghausen; 1833–1910; deutscher Pathologe (Königsberg, Straßburg)

Recklinghausen-Appelbaum-Krankheit *f* (Ⓔ Recklinghausen-Applebaum disease): ***Syn:*** *von Recklinghausen-Appelbaum-Krankheit, idiopathische Hämochromatose*; autosomal-rezessiv vererbte Eisenspeicherkrankheit*, die erst relativ spät in Erscheinung tritt [Männer nach dem 30. Jahr, Frauen nach der Menopause]; *s.a. Hämochromatose*

Recklinghausen-Krankheit *f*: *→Neurofibromatosis generalisata*

Recklinghausen-Krankheit, halbseitige *f*: *→Osteofibrosis deformans juvenilis*

Reclus: Paul Reclus; 1847–1914; französischer Chirurg (Paris)

Reclus-Phlegmone *f* (Ⓔ Reclus' phlegmon): seitliche Halsphlegmone mit schmerzfreier, brettharter Induration der Weichteile [**Holzphlegmone**]; i.d.R. kein Fieber und nur eine geringe Eiterbildung

Re|cruit|ment *nt* (Ⓔ recruitment): ***Syn:*** *Rekrutierung*; *s.u. Essay Hören/auditives System S. 939*

Recto-, recto- *präf.*: Wortelement mit der Bedeutung „Mastdarm/Enddarm/Rektum"

Rec|tum *nt*: *→Rektum*

Red-, red- *präf.*: *→Re-*

Re|de|sucht *f* (Ⓔ logorrhea): ***Syn:*** *Zungendelirium, Logorrhö, Polyphrasie*; bei verschiedenen Psychosen* auftretender ungehemmter Redefluss

Re|dia *f*: *→Redie*

Re|die *f* (Ⓔ redia): ***Syn:*** *Redia, Stablarve*; dritte Larvengeneration von Trematoden

Redlich: Emil Redlich; 1866–1930; österreichischer Psychiater (Wien)

Redlich-Obersteiner-Zone *f* (Ⓔ Redlich-Obersteiner zone): Eintrittstelle der Hinterwurzeln der Spinalnerven* durch die Pia* mater in das Rückenmark*; Grenze zwischen peripherem und zentralem Nervensystem*

Redon: Henri Redon; französischer Kieferchirurg (Paris) im 20. Jahrhundert

Redon-Saugdrainage *f* (Ⓔ redon drain): besteht aus einer Vakuumflasche [heute aus Plastik] und einem nicht komprimierbaren Kunststoffschlauch mit zahlreichen Öffnungen [Augen] im Endteil; wird v.a. zur postoperativen Drainage des Subkutanbereichs eingesetzt

Redox *Abk.*: Reduktion-Oxidation

Re|dox|po|ten|ti|al *nt* (Ⓔ redox potential): ***Syn:*** *Redoxpotenzial*; Maß für das Oxidations- und Reduktionsvermögen eines Redoxsystems; in der Biochemie wird i.d.R. mit dem auf einen pH-Wert von 7 bezogenen **Normalpotential** gearbeitet

Re|dox|po|ten|zi|al *nt*: *→Redoxpotential*

Redox-Reaktion *f* (Ⓔ redox reaction): ***Syn:*** *Oxidation-Reduktion, Reduktions-Oxidations-Reaktion, Oxidations-Reduktions-Reaktion*; chemische Reaktion, bei der eine Substanz oxidiert und eine andere Substanz reduziert wird, d.h., eine Substanz gibt Elektronen ab, die von der anderen Substanz aufgenommen werden

Re|dox|sys|tem *nt* (Ⓔ redox system): aus einem Oxidationsmittel* und einem Reduktionsmittel* bestehendes reversibles Reaktionssystem; *s.a. Redox-Reaktion*

Re|dres|se|ment *nt* (Ⓔ redressement): ***Syn:*** *Redression*; manuelle Korrektur von Gelenk- oder Gliedmaßenfehlstellungen und Fixation durch feste Verbände [Retention]

Re|dres|si|on *f*: *→Redressement*

Re|duk|ta|se *f* (Ⓔ reductase): Enzym, das eine Reduktion katalysiert

5α-Re|duk|ta|se *f* (Ⓔ 5α-reductase): katalysiert die Reduktion von Testosteron* zu 5α-Dihydrotestosteron; kommt in zwei Isoenzymen vor; Typ 1 findet sich in niedriger Konzentration in der Prostata, Typ 2 in hoher Konzentration in der Prostata, aber auch in androgenempflindlichen Geweben [Samenbläschen, Talgdrüsen, Niere, Hoden, Gehirn]; **5α-Reduktase-Hemmer** werden bei der Behandlung der Prostatahypertrophie verwendet

Re|duk|ti|on *f* (Ⓔ **1.–2.** reduction): **1.** chemische Reaktion, bei der Wasserstoff oder Elektronen in eine Verbindung eingeführt oder Sauerstoff entzogen wird **2.** *→Reduktionsplastik*

Re|duk|tions|diät *f* (Ⓔ weight reduction diet): Diät zur Gewichtsabnahme

Re|duk|ti|ons|ge|wicht *nt*: *s.u. Ethanol*

Re|duk|ti|ons|mas|tek|to|mie *f* (Ⓔ reduction mammaplasty): ***Syn:*** *Brustverkleinerung*; operative Verkleinerung einer oder beider Brüste, z.B. bei Mastoptose* oder unterschiedlicher Größe der Brüste

Re|duk|ti|ons|mit|tel *nt* (Ⓔ reductant): Substanz, die bei einer Redox-Reaktion* eine andere Substanz reduziert und dabei selbst oxidiert wird

Reduktions-Oxidations-Reaktion *f*: *→Redox-Reaktion*

Re|duk|tions|plas|tik *f* (Ⓔ reduction plasty): ***Syn:*** *Reduktion*; operative Verkleinerung eines Organs oder eines Körperteils, z.B. der Brust

Re|duk|ti|ons|tei|lung *f* (Ⓔ reduction division): *s.u. Meiose*

Re|dup|li|ka|ti|on *f* (Ⓔ reduplication): Verdopplung, Verdoppelung, Vervielfältigung

identische Reduplikation (Ⓔ identical reduplication): ***Syn:*** *Autoreduplikation*; Selbstvermehrung durch identische Verdoppelung

Tab. R12. Redoxpotentiale wichtiger biochemischer Redoxpaare

System	E_0' [V]
Sauerstoff/Wasser	+0,82
Cytochrom a (Fe^{3+}/Fe^{2+})	+0,29
Cytochrom c (Fe^{3+}/Fe^{2+})	+0,22
Ubichinon (ox/red)	+0,10
Cytochrom b (Fe^{3+}/Fe^{2+})	+0,08
FMN/$FMNH_2$	−0,12
NAD^+/NADH + H^+	−0,32
H^+/H_2	−0,42
Fumarat/Succinat	+0,03
Oxalacetat/Malat	−0,17
Pyruvat/Lactat	−0,19
Acetacetat/β-Hydroxybutyrat	−0,27

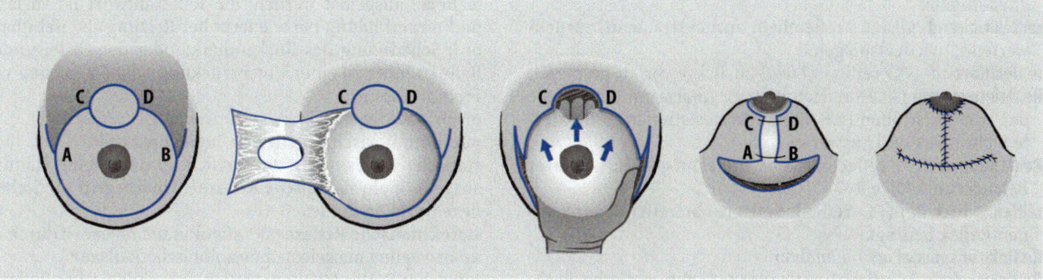

Abb. R13. Reduktionsmastektomie

R

re|dup|li|zie|rend *adj* (Ⓔ reduplicative): verdoppelnd
Re|du|vi|i|dae *pl* (Ⓔ Reduviidae): ***Syn:*** *Schreitwanzen, Raubwanzen, Reduviiden*; in Süd- und Mittelamerika vorkommende geflügelte Wanzen, die z.T. als blutsaugende Parasiten Krankheiten übertragen
Re|du|vi|i|den *pl*: *→Reduviidae*
re|du|zi|bel *adj* (Ⓔ reducible): reduzierbar
Re|en|trance *nt*: *→Reentry*
Re|en|try *nt* (Ⓔ reentry): ***Syn:*** *Reentrance*; Modell zur Erklärung der Entstehung von Extrasystolen* durch kreisende Erregungen; *s.u. Reentrytachykardie*
Re|en|try|ta|chy|kar|die *f* (Ⓔ reentrant tachycardia): bei der Reentrytachykardie liegt entweder eine kreisende Erregung im AV-Knotenareal vor [AV-Knoten-Reentrytachykardie, AV-Knoten-Reentry] oder die Erregung wird über ein akzessorisches Leitungsbündel [z.B. Kent-Bündel] von der Kammer zurück zum Vorhof geleitet und beginnt damit zu kreisen; erfolgt die Überleitung in normaler Leitungsrichtung, spricht man von **orthodromer Tachykardie**, erfolgt sie rückläufig von **antidromer Tachykardie**; *s.a. Wolff-Parkinson-White-Syndrom*

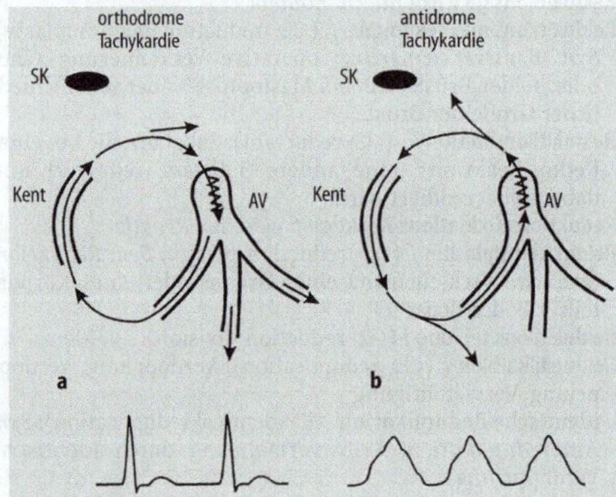

Abb. R14. Reentrytachykardie. **a** orthodrome Tachykardie, **b** antidrome Tachykardie

Reese: Algeron B. Reese; amerikanischer Augenarzt (New York) im 20. Jahrhundert
Reese-Blodi-Krause-Syndrom *nt* (Ⓔ Reese's syndrome): ***Syn:*** *Krause-Reese-Syndrom, Reese-Syndrom*; autosomal-rezessiv oder autosomal-dominant [selten] vererbtes okulozerebrales Syndrom mit Netzhautdysplasie mit Persistenz des primären Glaskörpers, Fehlbildungen innerer Organe [Lungen, Herz, Magen-Darm-Trakt, Urogenitaltrakt] und des Skeletts; häufig assoziiert mit Trisomie* 13
Reese-Syndrom *nt*: *→Reese-Blodi-Krause-Syndrom*
REF *Abk.*: **1.** regionale Ejektionsfraktion **2.** renaler Erythropoesefaktor
Re|fa|trin *nt* (Ⓔ vetrabutin): ***Syn:*** *Vetrabutin*; Spasmolytikum*, Uterusrelaxans
Re|fer|til|li|sa|ti|on *f*: *→Refertilisierung*
Re|fer|til|li|sie|rung *f* (Ⓔ refertilization): ***Syn:*** *Refertilisation*; Wiederherstellung der Zeugungsfähigkeit bzw. Empfängnisfähigkeit
re|flek|tie|rend *adj* (Ⓔ reflective): zurückstrahlend, zurückwerfend, (wieder)spiegelnd
re|flek|tiert *adj* (Ⓔ reflex): (*Licht*) zurückgeworfen, gespiegelt
Re|flek|to|me|trie *f* (Ⓔ reflectometry): Analysenmethode, die das von Teststreifen [z.B. Blutzuckerteststreifen] reflektierte Licht misst und auswertet
Re|flek|tor *m* (Ⓔ reflector): ***Syn:*** *Reflektorspiegel*; konkaver Beleuchtungsspiegel
re|flek|to|risch *adj* (Ⓔ reflex): Reflex(e) betreffend, durch einen Reflex bedingt
Re|flek|tor|spie|gel *m*: *→Reflektor*
Re|flex *m* (Ⓔ **1.** reflex **2.** reflection): **1.** automatische Reaktion des Körpers auf einen Reiz; ursprünglich bezog sich die Definition nur auf durch äußere Reizung ausgelöste motorische Reflexe mit monosynaptischem [Eigenreflex] oder polysynaptischem Reflexbogen [Fremdreflex]; mittlerweile werden aber auch automatische Reaktionen auf innere Reize bzw. Reaktionen, die nicht das motorische System betreffen, als Reflex bezeichnet; *s.a. Reflexbogen, physiologischer Reflex* **2.** *→Reflexion 2.*
angeborener Reflex: *→unbedingter Reflex*
auripalpebraler Reflex (Ⓔ auropalpebral reflex): *s.u. Reflexaudiometrie*
bedingter Reflex (Ⓔ conditioned reflex): ***Syn:*** *erworbener Reflex, erlernter Reflex*; durch Konditionierung* ausgelöster Reflex
diagonaler Reflex: *→gekreuzter Reflex*
direkter Reflex (Ⓔ direct reflex): ***Syn:*** *homonymer Reflex, homolateraler Reflex*; Reflex, bei dem Reizort und Reizantwort auf derselben Körperseite liegen
erlernter/erworbener Reflex: *→bedingter Reflex*
exterorezeptiver Reflex: *→exterozeptiver Reflex*
exterozeptiver Reflex (Ⓔ exteroceptive reflex): ***Syn:*** *exterorezeptiver Reflex*; durch einen äußeren Reiz ausgelöster Reflex
gekreuzter Reflex (Ⓔ indirect reflex): ***Syn:*** *diagonaler Reflex, kontralateraler Reflex*; Reflex, bei dem Reizort und Reizantwort auf entgegengesetzten Körperseiten liegen
gustofazialer Reflex (Ⓔ gustofacial reflex): unwillkürliche, mimische Reaktion auf Geschmacksstoffe
heterozeptiver Reflex: *→polysynaptischer Reflex*
homolateraler/homonymer Reflex: *→direkter Reflex*
interorezeptiver Reflex: *→interozeptiver Reflex*
interozeptiver Reflex (Ⓔ interoceptive reflex): ***Syn:*** *interorezeptiver Reflex*; durch einen inneren Reiz ausgelöster Reflex
kontralateraler Reflex: *→gekreuzter Reflex*
monosynaptischer Reflex (Ⓔ monosynaptic reflex): ***Syn:*** *Muskeleigenreflex, propriozeptiver Reflex, Eigenreflex*; Reflex, bei dem Reizort und Erfolgsorgan identisch sind
nozizeptiver Reflex (Ⓔ nociceptive reflex): durch Schmerzreize ausgelöster motorischer [z.B. Wegziehreflex] oder vegetativer Reflex [z.B. Aktivierung der Schweißdrüsen]
okulokardialer Reflex (Ⓔ oculocardiac reflex): ***Syn:*** *Bulbusdruckreflex, Aschner-Dagnigni-Bulbusreflex, Aschner-Versuch, Aschner-Dagnini-Versuch, Bulbusdruckversuch*; Druck auf den Augapfel führt zu Bradykardie, Hautblässe und Brechreiz; findet sich im Kindesalter und bei 50 % der Erwachsenen; kann therapeutisch bei paroxymaler Tachykardie angewandt werden
pathologischer Reflex (Ⓔ pathologic reflex): durch eine Funktionsstörung verursachter Reflex, z.B. die pathologischen Reflexe bei Pyramidenbahnschädigung
physiologischer Reflex (Ⓔ physiologic reflex): der größte Teil der Reflexe läuft permanent und unbemerkt ab und ist Teil physiologischer Regelkreise, die z.B. Muskeltonus, Herzzeitvolumen, Blutdruck, Kohlendioxidpartialdruck regulieren
polysynaptischer Reflex (Ⓔ polysynaptic reflex): ***Syn:*** *heterozeptiver Reflex, Fremdreflex*; Reflex, bei dem Reizort und Erfolgsorgan nicht identisch sind; es handelt sich um automatische Schutzreaktionen [z.B. Wegziehen der Hand von einer heißen Herdplatte], die meist durch schmerzhafte Reize ausgelöst werden; die Reflexantwort ist variabel und nimmt häufig bei wiederholter Reizung ab [Habituation]; Schädigung des Rückenmarks oder der absteigenden Bahnen führt zu einer Unterdrückung oder Steigerung von Fremdreflexen
propriozeptiver Reflex: *→monosynaptischer Reflex*
pupillomotorischer Reflex: *→Pupillenreaktion*
statische Reflexe (Ⓔ static reflexes): durch eine Haltung ausgelöste physiologische Reflexe*; Oberbegriff für Stehreflexe* und Stellreflexe*
statokinetische Reflexe (Ⓔ statokinetic reflexes): durch eine Bewegung ausgelöste physiologische Reflexe*
tonischer Reflex (Ⓔ tonic reflex): physiologischer Reflex*, der den Muskeltonus steuert

unbedingter Reflex (Ⓔ unconditioned reflex): ***Syn:*** *angeborener Reflex*; natürlicher Reflex, der ohne vorhergehende Konditionierung* auftritt

vegetativer Reflex (Ⓔ autonomic reflex): Reflex der vegetative Funktionen, wie z.B. Blasen- und Darmentleerung, betrifft

vestibulo-okulärer Reflex (Ⓔ vestibulo-ocular reflex): *s.u. Nystagmus*

viszeraler Reflex (Ⓔ visceral reflex): innere Organe betreffender Reflex, z.B. okulokardialer Reflex

Re|flex|au|di|o|me|trie *f* (Ⓔ reflex audiometry): Methode der Hörprüfung im Kindesalter, die bei Kleinkindern bis zum 2. Lebensjahr eingesetzt wird; akustische Reize verursachen einen Lidschlag [**auripalpebraler Reflex**] oder eine Blick- oder Kopfwendung zur Schallquelle

Re|flex|bo|gen *m* (Ⓔ reflex arc): besteht aus einem Rezeptor/Sensor, einem afferenten Schenkel [sensible Fasern, die die Information zum ZNS leiten], einem Reflexzentrum [Interneurone des ZNS], einem efferenten Schenkel [motorische Fasern vom ZNS] und einem Effektor [z.B. Muskel]

Re|flex|e|me|ti|kum *nt* (Ⓔ reflex emetic): *s.u. Emetikum*

Re|flex|e|pi|lep|sie *f* (Ⓔ reflex epilepsy): durch sensible oder sensorische Reize ausgelöste Epilepsie*

Re|flex|in|kon|ti|nenz *f* (Ⓔ reflex incontinence): tritt bei neurologischen Erkrankungen [v.a. komplette Querschnittslähmung oberhalb von S_2] auf; den Patienten fehlt die Sensibilität für die Blasenfüllung, womit es zu einer reflektorischen Blasenentleerung durch auslösende Reize kommt; die Patienten können aber über den Miktionsreflex i.d.R. eine befriedigende Blasenkontrolle erlernen

Re|fle|xi|on *f* (Ⓔ **1.–2.** reflection): **1.** (*Licht, Hitze*) Zurückstrahlen, Zurückwerfen **2.** ***Syn:*** *Reflex, Spiegelung*; von einer spiegelnden Oberfläche zurückgeworfener Lichtschein

Re|flex|krampf, sal|ta|to|ri|scher *m* (Ⓔ saltatory spasm): ***Syn:*** *Bamberger-Krankheit*; bei verschiedenen neurologischen Erkrankungen auftretende hüpfend-tanzende Bewegungen durch Muskelkrämpfe beim Auftreten

Re|flex|lo|sig|keit *f* (Ⓔ areflexia): ***Syn:*** *Areflexie*; Fehlen oder Abwesenheit normaler Reflexe, z.B. bei Radikulitis*

re|fle|xo|gen *adj* (Ⓔ reflexogenic): Reflexe auslösend, eine Reflexaktion verstärkend

Re|flex|syn|ko|pe *f*: *→vasovagale Synkope*

Re|flex|tod *m* (Ⓔ reflexogenic cardiac arrest): durch einen Reflex ausgelöster Tod, z.B. beim Schlag auf den Karotissinus

Re|flux *m* (Ⓔ reflux): Zurückfließen, Rückfluss

duodenogastraler Reflux (Ⓔ duodenogastric reflux): Rückfluss von Dünndarminhalt in den Magen bei ungenügender Pylorusfunktion [v.a. Ulcus] oder unkoordinierter Motilität von Antrum und Duodenum; *s.a. Refluxgastritis*

gastroösophagealer Reflux (Ⓔ gastroesophageal reflux): Rückfluss von Magensaft in die Speiseröhre; *s.a. Refluxösophagitis, gastroösophageale Refluxkrankheit*

vesikorenaler Reflux (Ⓔ vesicorenal reflux): Rückfluss von Harn aus der Harnblase in den Harnleiter und das Nierenbecken; *s.a. vesikoureteraler Reflux*

vesikoureteraler Reflux (Ⓔ vesicoureteral reflux): Rückfluss von Harn aus der Harnblase in den/die Harnleiter; kann schon bei geringer Druckerhöhung in der Blase [**low-pressure reflux**] oder erst bei hohem Blasendruck [z.B. während der Miktion] auftreten [**high-pressure reflux**]; die Ursache liegt darin, dass der Harnleiter nicht ausreichend lange submukös verläuft; je kürzer das submuköse Segment, desto stärker ist der Reflux; bei Neugeboren ist der vesikoureterale Reflux noch häufig [bis zu 60 %], nimmt dann aber schnell ab [weniger als 5 % bei 5-Jährigen]; **klinisch** verläuft der Reflux asymptomatisch; allerdings kommt es meist zu rezidivierenden und aufsteigenden Harnwegsentzündungen [v.a. Pyelonephritis*] sowie zu einer Aufdehnung des Hohlsystems [*s.a. Abb. R15*]; **Diagnose:** Miktionszystourethrographie; **Therapie:** Antibiotikaprophylaxe zur Verhinderung rezidivierender Infekte, Antirefluxplastik* nach Politano-Leadbetter, Cohen oder Lich-Grégoir

Re|flux|gas|tri|tis *f, pl* **-ti|den** (Ⓔ reflux gastritis): chronisch-atrophische Entzündung der Magenschleimhaut bei Rückfluss von Duodenalsaft in den Magen [duodenogastraler Reflux]; *s.a. Gastritis*

Re|flux|krank|heit *f* (Ⓔ reflux esophagitis): durch einen Reflux* ausgelöste Symptomatik, v.a. die gastroösophageale Refluxkrankheit*

gastroösophageale Refluxkrankheit (Ⓔ gastroesophageal reflux disease): durch einen Rückfluss von Magensaft in die Speiseröhre [gastroösophagealer Reflux] ausgelöste Erkrankung, die zu subjektiven ösophagealen Beschwerden und Ösophagitis führt; häufigste gutartige Erkrankung des oberen Gastrointestinaltraktes; bei der **primären Refluxkrankheit** beruht die zu Grunde liegende Insuffizienz des unteren Ösophagussphinkters entweder auf einem mangelnden Sphinkterdruck [der intraabdominale Druck überwindet den Sphinkterdruck und es kommt zum Reflux] oder einer unzeitgemäßen Erschlaffung; bei der **sekundären Refluxkrankheit** handelt es sich um eine Folge einer organischen Erkrankung [z.B. Sklerodermie*] oder Operation; **klinisch** imponiert die Refluxkrankheit v.a. durch Sodbrennen, epigastrische Beschwerden und Refluxösophagitis*; das Sodbrennen wird durch Bücken, Liegen, Nah-

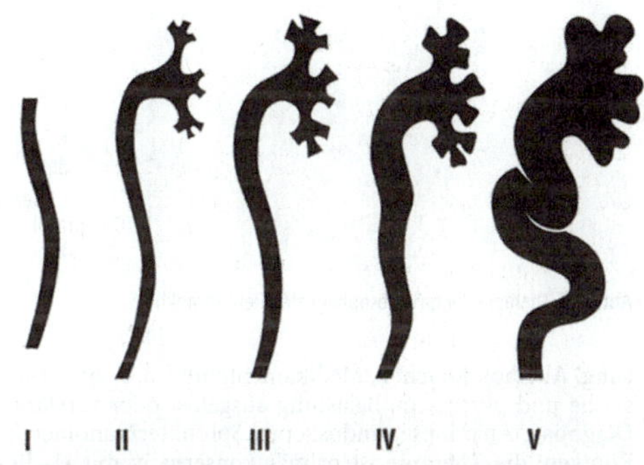

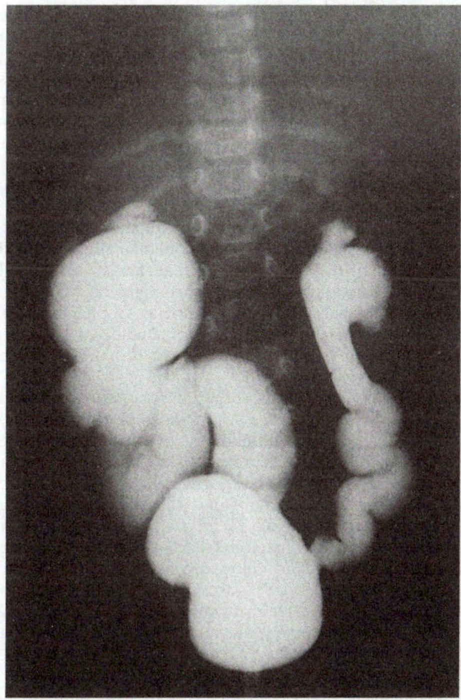

Abb. R15. Vesikoureteraler Reflux. **Oben** Klassifikation nach Heikel und Parkkulainen, **unten** vesikoureteraler Reflux Grad V rechts, Grad IV links

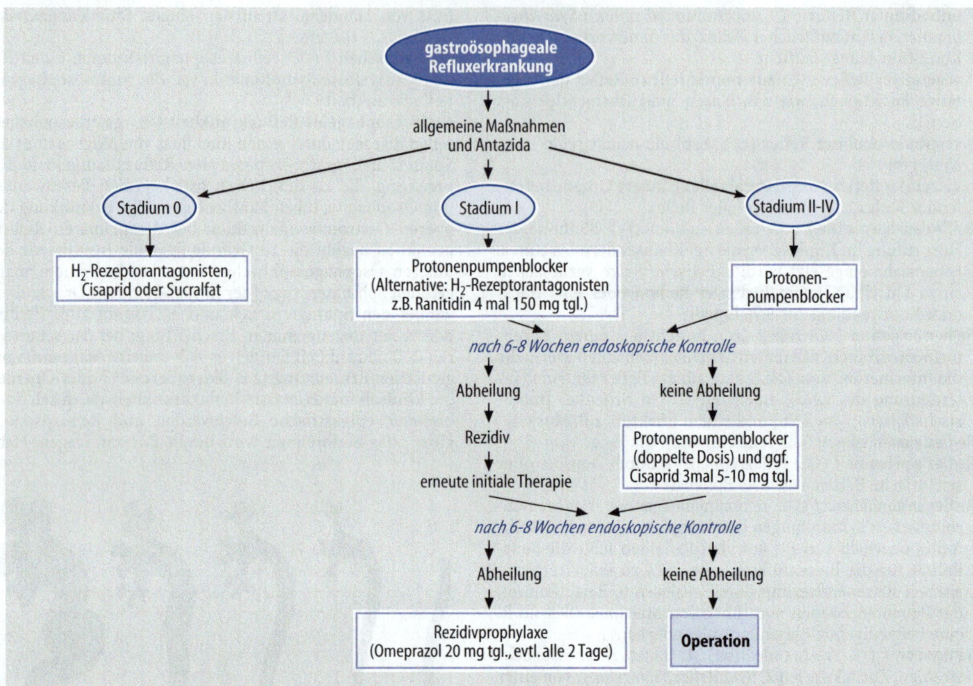

Abb. R16. Therapie der gastroösophagealen Refluxkrankheit

rung, Alkohol, Rauchen, Medikamente und u.U. auch physische und psychische Belastung ausgelöst oder verstärkt; **Diagnose**: Anamnese, Endoskopie, Sphinktermanometrie, Röntgen; die **Therapie** ist primär konservativ mit H_2-Rezeptorantagonisten, wie z.B. Cimetidin*, Ranitidin* oder Famotidin*, Protonenpumpenhemmern*, wie z.B. Omeprazol*, Pantoprazol* oder Lansoprazol*, und Prokinetika, wie z.B. Metoclopramid*, Domperidon* oder Cisaprid* [*s.a. Abb. R16*]; damit erzielt man in 75–95 % der Fälle Ausheilung der Ösophagitis innerhalb von 3–6 Monaten; allerdings kommt es bei bis zu 50 % der Patienten zu Rezidiven; eine Antirefluxoperation ist deshalb indiziert, wenn keine Beschwerdefreiheit erreicht werden kann oder die Refluxösophagitis nicht abheilt oder rezidiviert; i.d.R. wird dann eine Fundoplicatio* durchgeführt

R

Re|flux|ne|phro|pa|thie *f* (Ⓔ reflux nephropathy): Schädigung des Nierenparenchyms bei vesikoureteralem Reflux*; i.d.R. kommt es zu rezidivierender Pyelonephritis* mit Ausbildung einer pyelonephritischen Schrumpfniere

Re|flux|ö|so|pha|gi|tis *f, pl* **-ti|den** (Ⓔ reflux esophagitis): *Syn:* *chronisch peptische Ösophagitis*; Entzündung des distalen Ösophagus durch Reflux* von Magensaft in die Speiseröhre; *s.a. gastroösophageale Refluxkrankheit*

Re|flux|plas|tik *f* (Ⓔ reflux surgery): *Syn:* *Antirefluxanastomose, refluxverhindernde Anastomose, Antirefluxplastik*; Operation zur Refluxverhinderung, z.B. am Magen oder der Blase; bei vesikoureteralem Reflux* handelt es sich um eine submuköse Verlagerung des Harnleiters, die zu einer Kompression bei Druckerhöhung in der Blase [z.B. bei der Blasenentleerung] führt; die wichtigsten Methoden sind die transvesikale Antirefluxplastik nach Politano*-Leadbetter oder nach Cohen und die extravesikale Antirefluxplastik nach Lich-Grégoir

re|frak|tär *adj* (Ⓔ **1.–2.** refractory): **1.** (reiz-)unempfindlich **2.** (*Krankheit*) hartnäckig; widerstandsfähig, nicht auf eine Therapie ansprechend

Re|frak|tär|pe|ri|o|de *f*: *→Refraktärphase*

Re|frak|tär|pha|se *f* (Ⓔ refractory period): *Syn:* *Refraktärstadium, Refraktärperiode*; auf eine Depolarisation folgende Phase, in der ein Gewebe/Nerv nicht [**absolute Refraktärphase**] oder nur schwer [**relative Refraktärphase**] erregbar ist

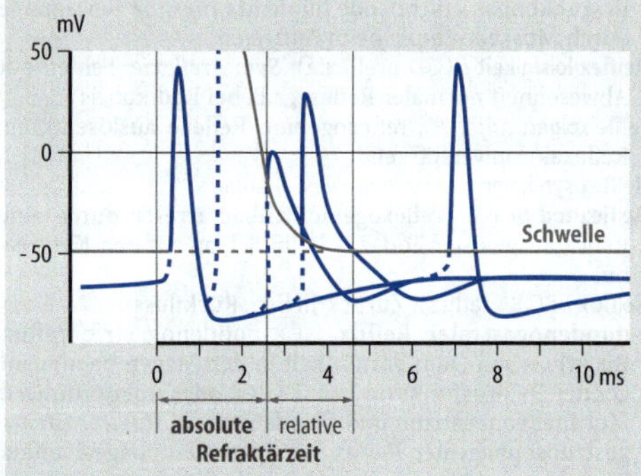

Abb. R17. Refraktärphase

Re|frak|tär|sta|di|um *nt*: *→Refraktärphase*

Re|frak|ti|on *f* (Ⓔ refraction): (*Licht, Wellen*) Brechung; Brechkraft des Auges

Re|frak|tions|a|no|ma|lie *f* (Ⓔ refractive anomaly): *Syn:* *Refraktionsfehler, Brechungsfehler*; Abweichung von der normalen Brechkraft des Auges; normal ist eine Gesamtbrechkraft von 65 dpt [früher wurde der Wert mit 58 dpt angegeben], wobei die Brechkraft der Kornea 43 dpt beträgt und die der Linse ca. 19 dpt; Abweichungen von diesem Normalwert durch Veränderungen der brechenden Medien führen zu Beeinträchtigungen des Sehens; am häufigsten sind Myopie*, Hypermetropie*, Astigmatismus* und Anisometropie*

Re|frak|tions|feh|ler *m*: *→Refraktionsanomalie*

Re|frak|ti|ons|leh|re *f* (Ⓔ dioptrics): *Syn:* *Brechungslehre, Dioptrik*; Lehre von der Lichtbrechung

Re|frak|ti|ons|mes|ser *m* (Ⓔ refractometer): *Syn:* *Optometer, Dioptometer*; Gerät zur Messung der Brechkraft der Augen

Re|frak|ti|ons|mes|sung *f* (Ⓔ refractometry): *Syn:* *Brechkraft-*

messung, Optometrie, Dioptrometrie, Dioptometrie; Bestimmung der Brechkraft der Augen

Re|frak|ti|ons|oph|thal|mo|skop *nt* (Ⓔ refractometer): Ophthalmoskop* zur Bestimmung der Augenrefraktion

re|frak|tiv *adj* (Ⓔ refractive): Refraktion betreffend, brechend

Re|frak|to|me|ter *m* (Ⓔ refractometer): Gerät zur Bestimmung des Brechungsindex oder der Brechkraft

Re|fri|ge|ra|tio *f, pl* **-ti|o|nes** (Ⓔ cold): (Ab-)Kühlung

REFSE *Abk.*: russisch-europäische Frühjahr-Sommer-Enzephalitis

Refsum: Sigvald Refsum; 1907–1991; norwegischer Neurologe (Oslo)

Refsum-Syndrom *nt* (Ⓔ Refsum syndrome): ***Syn:*** *Heredopathia atactica polyneuritiformis, hereditäre motorische und sensible Neuropathie Typ IV*; autosomal-rezessive Lipidstoffwechselstörung, die zu Speicherung von Phytansäure führt; damit kommt es u.a. zu zerebellärer Ataxie*, Knochenanomalien, Schwerhörigkeit und Retinitis* pigmentosa; **Therapie**: Plasmapherese, Restriktion des Phytansäureaufnahme

REG *Abk.*: **1.** Radioenzephalogramm **2.** Rheoenzephalogramm **3.** Rheoenzephalographie

Re|gel *f*: *→Regelblutung*

Re|gel|biss *m* (Ⓔ neutral occlusion): ***Syn:*** *Eugnathie, Neutrogenie, Neutralbiss*; normaler Schlussbiss der Zahnreihen

Re|gel|blu|tung *f* (Ⓔ period): ***Syn:*** *Monatsblutung, Menstrualblutung, Menstruationsblutung, Periode, Regel, Menses, Menstruatio, Menstruation, Menorrhoe*; die normale Regelblutung tritt alle 27–28 Tage [21–35 Tage] auf, dauert 4–5 Tage [3–7 Tage], ist nicht schmerzhaft und der Blutverlust beträgt ca. 50 ml [< 80 ml]; es handelt sich um eine Hormonentzugsblutung*, da am Ende des Zyklus die Progesteron- und Östrogenspiegel absinken; Abweichungen von diesem Normbereich werden als Zyklusstörungen* bezeichnet; *s.a. Menstruationszyklus*

Re|gel|tem|po|stö|run|gen *pl*: *s.u. Zyklusstörungen*

Re|gel|ty|pus|stö|run|gen *pl*: *s.u. Zyklusstörungen*

Re|gen|bo|gen|far|ben|se|hen *nt* (Ⓔ irisopsia): ***Syn:*** *Iridopsie, Regenbogensehen*; für den akuten Glaukomanfall typisches Sehen von Farbringen um Lichtquellen

Re|gen|bo|gen|haut *f*: *→Iris*

Re|gen|bo|gen|haut|ent|zün|dung *f*: *→Iritis*

Re|gen|bo|gen|se|hen *nt*: *→Regenbogenfarbensehen*

Re|ge|ne|ra|tio *f*: *→Regeneration*

Re|ge|ne|ra|ti|on *f* (Ⓔ regeneration): ***Syn:*** *Regeneratio*; Wiederherstellung, Erneuerung, Heilung; Ersatz; vollständige Regeneration führt zu Ausheilung [Restitutio ad integrum], unvollständige Regeneration zu Defektheilung [z.B. Narbenbildung]

Re|ge|ne|ra|ti|ons|schicht *f* (Ⓔ regenerative layer of epidermis): Stratum germinativum epidermidis; *s.u. Epidermis*

re|ge|ne|ra|tiv *adj* (Ⓔ regenerative): Regeneration betreffend, regenerationsfähig, sich regenerierend, sich erneuernd

Re|gio *f, pl* **-gi|o|nes** (Ⓔ region): Region, Körpergegend

Regiones abdominales (Ⓔ abdominal regions): ***Syn:*** *Bauchwandfelder, Bauchwandregionen*; auf der Bauchwandoberfläche kann man drei Hauptregionen mit insgesamt 9 Feldern unterscheiden; der **Oberbauch** [**Regio abdominalis superior**] besteht aus der Regio* epigastrica und der rechten und linken Regio* hypochondriaca; die Regio* umbilicalis bildet zusammen mit den beiden Seitenfeldern [Regio* lateralis] den **Mittelbauch** [**Regio abdominis media**]; der **Unterbauch** [**Regio abdominalis inferior**] besteht aus den beiden Leistenregionen [Regio* inguinalis] und der in der Mitte liegenden Schamregion [Regio* pubica]

Regio analis (Ⓔ anal region): ***Syn:*** *Analgegend, Analregion*; dreieckiger, hinterer Teil der Regio* perinealis; reicht von der Steißbeinspitze bis zu einer Querlinie zwischen den beiden Sitzbeinhöckern; wird oft gleichgesetzt mit Hinterdamm*

Regio antebrachialis (Ⓔ antebrachial region): ***Syn:*** *Unterarmregion, Unterarmfläche*; die Oberfläche des Unterarms zwischen Ellenbogen und Handwurzel; besteht aus einer **vorderen** und **hinteren Unterarmregion** [**Regio antebrachialis anterior** und **posterior**]; die Seitenränder werden als **Margo radialis/lateralis** bzw. **Margo ulnaris/medialis** bezeichnet

Regio antebrachialis radialis: veraltet für *→Margo lateralis antebrachii*

Regio antebrachialis ulnaris: veraltet für *→Margo medialis antebrachii*

Regio auricularis (Ⓔ auricular region): ***Syn:*** *Ohrregion, Ohrgegend*; zu den Kopfregionen [Regiones capitis] gehörender Bezirk, der das äußere Ohr und die umliegende Region umfasst

Regio axillaris (Ⓔ axillary region): ***Syn:*** *Achselgegend, Achselregion*; Region über der Achselhöhle [Fossa* axillaris]

Regio brachialis (Ⓔ brachial region): ***Syn:*** *Oberarmregion, Oberarmfläche*; der Bereich zwischen Regio* deltoidea und dem Ellenbogen [Regio* cubitalis]; unterteilt in eine **vordere Oberarmregion** [Regio brachialis anterior] und eine **hintere Oberarmregion** [Regio brachialis posterior]

Regio brachialis anterior (Ⓔ anterior brachial region): ***Syn:*** *Oberarmvorderfläche, Oberarmvorderseite, vordere Oberarmregion, Regio brachii anterior*; *s.u. Regio brachialis*

Regio brachialis posterior (Ⓔ posterior brachial surface): ***Syn:*** *Oberarmhinterfläche, Oberarmhinterseite, hintere Oberarmregion, Regio brachii posterior*; *s.u. Regio brachialis*

Regio brachii anterior (Ⓔ anterior brachial region): Regio brachialis anterior; *s.u. Regio brachialis*

Regio brachii posterior (Ⓔ posterior brachial surface): Regio brachialis posterior; *s.u. Regio brachialis*

Regio buccalis (Ⓔ buccal region): ***Syn:*** *Wangengegend, Wangenregion*; die Region über dem Musculus* buccinator; Teil der Gesichtsregion [Regio* facialis]

Regio calcanea (Ⓔ calcaneal region): ***Syn:*** *Fersenregion*; die Region über dem Fersenbein [Calcaneus*]

Regiones capitis (Ⓔ head regions): ***Syn:*** *Kopfregionen*; am Kopf unterscheidet man Regionen des Schädels [Regio* frontalis, parietalis, occipitalis, temporalis, auricularis, mastoidea] von der Gesichtsregion [Regio* facialis]

Regio carpalis (Ⓔ carpal region): ***Syn:*** *Handwurzelgegend, Handwurzelregion*; der Bereich über der Handwurzel [Carpus] hat eine Beugeseite [Regio carpalis anterior] und eine Streckseite [Regio carpalis posterior]

Regio carpalis anterior (Ⓔ anterior carpal region): Vorder-/Beugeseite der Handwurzelregion

Regio carpalis posterior (Ⓔ posterior carpal region): Rück-/Streckseite der Handwurzelregion

Regiones cervicales (Ⓔ cervical regions): ***Syn:*** *Halsregionen, Regiones colli*; am Hals unterscheidet man ein **vorderes Halsdreieck** [Regio cervicalis anterior] und ein **hinteres Halsdreieck** [Regio cervicalis lateralis], die von der **Regio sternocleidomastoidea** getrennt werden; die Rückseite wird als **Nacken** [Regio cervicalis posterior] bezeichnet

Regio cervicalis anterior (Ⓔ anterior cervical region): ***Syn:*** *vorderes Halsdreieck, Trigonum cervicale anterius, Trigonum colli anterius*; dreieckiger Bezirk, dessen Spitze auf

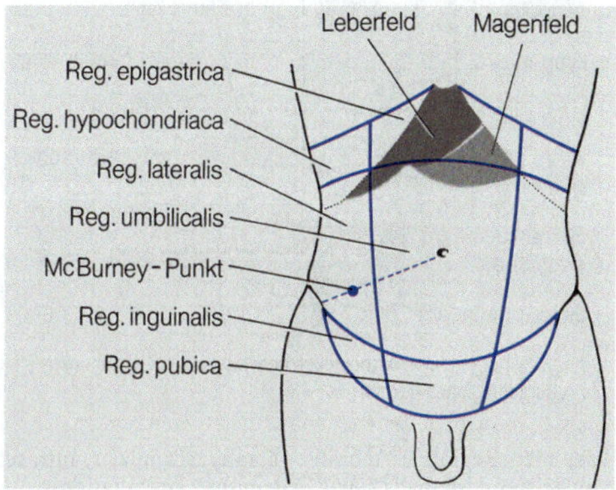

Abb. R18. Regiones abdominales

R

dem Manubrium* sterni steht und dessen Basis vom Unterkiefer [Mandibula*] gebildet wird; der Vorderrand des Musculus* sternocleidomastoideus bildet die Seiten des Dreiecks; wird in vier Teile unterteilt: Trigonum* submandibulare, caroticum, omotracheale und submentale

Regio cervicalis lateralis (Ⓔ lateral cervical region): ***Syn:*** *hinteres Halsdreieck, Trigonum cervicale posterius, Trigonum colli posterius*; dreieckiger Bezirk, der vorne vom Hinterrand des Musculus* sternocleidomastoideus, hinten durch den Musculus* trapezius und unten durch den Venter anterior des Musculus* digastricus begrenzt wird; enthält die Fossa* supraclavicularis major und das Trigonum* omoclaviculare

Regio cervicalis posterior (Ⓔ posterior cervical region): ***Syn:*** *Nackengegend, Nacken, Regio nuchalis, Regio colli posterior*; der Nacken umfasst die Region zwischen Hinterhaupt und Schulter

Regio clavicularis (Ⓔ clavicular region): ***Syn:*** *Schlüsselbeinregion*; Bezirk über dem Schlüsselbein

Regiones colli: →*Regiones cervicales*

Regio colli posterior: →*Regio cervicalis posterior*

Regiones corporis (Ⓔ regions of the body): Körperregionen

Regio coxae (Ⓔ hip region): ***Syn:*** *Hüftregion, Hüftgegend*; Bezirk über dem Hüftbein [Os* coxae]

Regio cruralis: veraltet für →*Regio cruris*

Regio cruris (Ⓔ crural region): ***Syn:*** *Unterschenkelregion*; Beinregion zwischen Knie und Fuß

Regio cruris anterior (Ⓔ anterior crural region): ***Syn:*** *Unterschenkelvorderseite*; Vorderfläche des Unterschenkels

Regio cruris posterior (Ⓔ posterior crural region): ***Syn:*** *Unterschenkelrückseite*; Hinterfläche des Unterschenkels; die Wadenregion [Regio* suralis] bildet einen Teil der Unterschenkelrückseite

Regio cubitalis (Ⓔ cubital region): ***Syn:*** *Ellenbogengegend, Ellenbogenregion*; vorderer [**Regio cubitalis anterior**] und hinterer [**Regio cubitalis posterior**] Übergangsbereich zwischen Oberarm und Unterarm; auf der Vorderseite liegt die Fossa* cubitalis

Regio deltoidea (Ⓔ deltoid region): ***Syn:*** *Deltoidgegend, Deltoidregion*; Bezirk über dem Musculus* deltoideus

Regiones dorsales: →*Regiones dorsi*

Regio dorsalis manus (Ⓔ back of hand): ***Syn:*** *Dorsum manus*; Handrücken

Regio dorsalis pedis (Ⓔ back of foot): ***Syn:*** *Dorsum pedis*; Fußrücken

Regiones dorsi (Ⓔ regions of the back): ***Syn:*** *Rückenfelder, Rückenregionen, Regiones dorsales*; am Rücken unterscheidet man Regio* vertebralis, sacralis, scapularis, infrascapularis und lumbalis sowie Trigonum* auscultationis

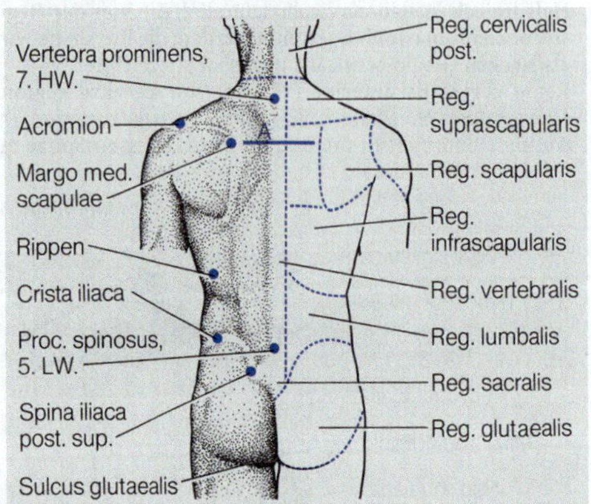

Abb. R19. Rücken. Oberflächenrelief und tastbare Knochenpunkte [links] bzw. Rückenregionen [rechts]

Regio epigastrica (Ⓔ epigastric region): ***Syn:*** *Fossa epigastrica, Epigastrium*; Oberbauch, Oberbauchgegend; *s.a. Regiones abdominales*

Regio facialis (Ⓔ facial region): ***Syn:*** *Gesichtsregion*; die Gesichtsregion wird unterteilt in Regio* orbitalis, infraorbitalis, buccalis, parotideomasseterica, zygomatica, nasalis, oralis und mentalis

Regio femoralis: veraltet für →*Regio femoris*

Regio femoris (Ⓔ femoral region): ***Syn:*** *Oberschenkelregion*; Beinregion, die vorne oben von der Regio* inguinalis, außen oben von der Regio* coxae und hinten oben von der Regio* glutealis begrenzt wird; geht unten in die Regio* genus über

Regio femoris anterior (Ⓔ anterior femoral region): ***Syn:*** *Oberschenkelvorderseite*; Vorderfläche des Oberschenkels; der obere, innere Teil wird als Trigonum* femorale bezeichnet

Regio femoris posterior (Ⓔ posterior femoral region): ***Syn:*** *Oberschenkelrückseite*; Hinterfläche des Oberschenkels

Regio frontalis (Ⓔ frontal region): ***Syn:*** *Stirngegend, Frontalregion*; Bezirk über dem Stirnbein [Os* frontale]

Regio genus (Ⓔ knee region): ***Syn:*** *Kniegegend, Knieregion*; Beinregion zwischen Regio* femoris und Regio* cruris; enthält des Kniegelenk und umliegende Strukturen

Regio genus anterior (Ⓔ anterior knee region): ***Syn:*** *Knievorderseite*; Region über der Vorderseite des Kniegelenks

Regio genus posterior (Ⓔ posterior knee region): ***Syn:*** *Knierückseite*; Region über der Rückseite des Kniegelenks einschließlich der Fossa* poplitea

Regio glutealis (Ⓔ gluteal region): ***Syn:*** *Gesäßgegend, Gesäßregion*; Region über den Gesäßbacken; wird unten vom Sulcus* glutealis von der Regio* femoris posterior getrennt

Regio hypochondriaca (Ⓔ hypochondriac region): ***Syn:*** *Hypochondrium*; unter dem linken und rechten Rippenbogen liegender Teil des Oberbauchs; *s.a. Regiones abdominales*

Regio inframammaria (Ⓔ inframammary region): Brustkorbregion unterhalb der Brust [Mamma*]

Regio infraorbitalis (Ⓔ infraorbital region): ***Syn:*** *Infraorbitalregion*; Gesichtsregion unterhalb der Augenhöhle [Orbita*]

Regio infrascapularis (Ⓔ infrascapular region): ***Syn:*** *Unterschulterblattregion*; Rückenregion unterhalb des Schulterblattes [Scapula*]; wird unten von der Regio* lumbalis begrenzt

Regio inguinalis (Ⓔ inguinal region): ***Syn:*** *Leiste, Leistengegend, Leistenregion, Inguen*; unteres, laterales Feld der Bauchwand, unter der der Leistenkanal [Canalis* inguinalis] liegt; *s.a. Regiones abdominales*

Regio labialis inferior (Ⓔ inferior labial region): ***Syn:*** *Unterlippenregion*; Region über der Unterlippe; Teil der Regio* oralis

Regio labialis superior (Ⓔ superior labial region): ***Syn:*** *Oberlippenregion*; Region über der Oberlippe; Teil der Regio* oralis

Regio lateralis dextra/sinistra (Ⓔ right/left lateral rgion): rechte/linke Seiten-/Lateralregion der Bauchwand; *s.a. Rgiones abdominales*

Regio lumbalis (Ⓔ lumbar region): ***Syn:*** *Lendengegend, Lendenregion*; untere, seitliche Rückenregion über der Lende

Regio mammaria (Ⓔ mammary region): ***Syn:*** *Mammaregion*; Brustregion über der Brust [Mamma*]

Regio manus (Ⓔ hand region): ***Syn:*** *Handregion*; umfasst Hand [Manus] und Handwurzelregion [Regio* carpalis]

Regio mastoidea (Ⓔ mastoid region): ***Syn:*** *Mastoidregion*; Schädelregion über dem Warzenfortsatz [Processus* mastoideus]

Regiones membri inferioris (Ⓔ regions of the inferior limb): Regionen der oberen Extremität [Schulter und Arm]

Regiones membri superioris (Ⓔ regions of the superior limb): Regionen der unteren Extremität [Becken und Bein]

Regio mentalis (Ⓔ mental region): ***Syn:*** *Kinngegend, Kinnregion*; Gesichtsregion über dem Kinn

Regio metacarpalis (Ⓔ metacarpal region): ***Syn:*** *Metakarpalregion*; Handregion über den Mittelhandknochen [Ossa*

metacarpalia]
Regio metatarsalis (Ⓔ metatarsal region): ***Syn:*** *Metatarsalregion*; Fußregion über den Mittelfußknochen [Ossa* metatarsalia]
Regio nasalis (Ⓔ nasal region): ***Syn:*** *Nasengegend, Nasenregion*; Gesichtsregion über der Nase
Regio nuchalis: *→Regio cervicalis posterior*
Regio occipitalis (Ⓔ occipital region): ***Syn:*** *Hinterhauptsgegend, Okzipitalregion*; Schädelregion über dem Hinterhauptsbein [Os* occipitale]
Regio olfactoria: *→Riechschleimhaut*
Regio oralis (Ⓔ oral region): ***Syn:*** *Mundgegend, Mundregion*; Gesichtsregion über der Ober- und Unterlippe
Regio orbitalis (Ⓔ orbital region): ***Syn:*** *Orbitaregion*; Gesichtsregion über der Öffnung der Augenhöhle [Orbita*]
Regio palmaris (Ⓔ palm): ***Syn:*** *Palma, Vola*; Handteller, Hohlhand
Regio palpebralis inferior (Ⓔ inferior palpebral region): ***Syn:*** *Unterlidregion*; Teil der Regio* orbitalis über dem Unterlid
Regio palpebralis superior (Ⓔ superior palpebral region): ***Syn:*** *Oberlidregion*; Teil der Regio* orbitalis über dem Oberlid
Regio parietalis (Ⓔ parietal region): ***Syn:*** *Parietalregion, Scheitelregion*; Schädelregion über dem Scheitelbein [Os* parietale]
Regio parotideomasseterica (Ⓔ parotideomasseteric region): Gesichtsregion über der Ohrspeicheldrüse [Glandula* parotidea] und dem Musculus* masseter
Regio pectoralis (Ⓔ pectoral region): ***Syn:*** *Pektoralisgegend, Pektoralisregion*; Brustkorbregion über dem Musculus* pectoralis major; unterteilt in Regio* pectoralis lateralis, Regio* mammaria und Regio* inframammaria
Regio pectoralis lateralis (Ⓔ lateral pectoral region): Brustkorbregion seitlich der Brustregion [Regio* mammaria]
Regio pedis (Ⓔ foot region): ***Syn:*** *Fußregion*; umfasst den gesamten Fuß mit Ausnahme der Region über dem oberen Sprunggelenk [Regio* talocruralis anterior und posterior]
Regio perinealis (Ⓔ perineal region): ***Syn:*** *Dammregion, Dammgegend*; rautenförmige Körperregion zwischen Steißbein und äußeren Genitalien; wird unterteilt in Regio* analis und Regio* urogenitalis
Regio plantaris (Ⓔ sole): ***Syn:*** *Planta*; Fußsohle
Regio presternalis (Ⓔ presternal region): ***Syn:*** *Brustbeingegend, Brustbeinregion*; Brustkorbregion über dem Brustbein [Sternum*]
Regio pubica (Ⓔ pubic region): ***Syn:*** *Hypogastrium*; Scham, Schambeinregion; *s.a. Regiones abdominales*
Regio respiratoria (Ⓔ respiratory region): ***Syn:*** *Pars respiratoria*; aus Flimmerepithel* bestehender größter Teil der Nasenschleimhaut [Tunica* mucosa nasi]; überzieht die untere und mittlere Nasenmuschel und die entsprechenden Teile des Nasenseptums
Regio retromalleolaris lateralis (Ⓔ lateral retromalleolar region): Region hinter dem Außenknöchel [Malleolus* lateralis]
Regio retromalleolaris medialis (Ⓔ medial retromalleolar region): Region hinter dem Innenknöchel [Malleolus* medialis]
Regio sacralis (Ⓔ sacral region): ***Syn:*** *Kreuzbeinregion, Kreuzbeingegend, Sakralregion*; Rückenregion über dem Kreuzbein [Os* sacrum]
Regio scapularis (Ⓔ scapular region): ***Syn:*** *Schulterblattregion, Schulterblattgegend*; Rückenregion über dem Schulterblatt [Scapula]
Regio sternocleidomastoidea (Ⓔ sternocleidomastoid region): Halsregion über dem Musculus* sternocleidomastoideus; trennt vorderes und hinteres Halsdreieck [Regio* cervicalis anterior und posterior]
Regio surae (Ⓔ sural region): ***Syn:*** *Wadenregion*; Region über den Wadenmuskeln
Regio suralis: veraltet für *→Regio surae*
Regio talocruralis anterior (Ⓔ anterior talocrural region): ***Syn:*** *vordere Knöchelregion*; Region zwischen unterem Ende der Unterschenkelvorderseite und dem Fußrücken; liegt über dem Sprunggelenk
Regio talocruralis posterior (Ⓔ posterior talocrural region): ***Syn:*** *hintere Knöchelregion*; Region zwischen unterem Ende der Unterschenkelrückseite und dem Fersenbein
Regio tarsalis (Ⓔ tarsal region): Region über der Fußwurzel [Tarsus]
Regio temporalis (Ⓔ temporal region): ***Syn:*** *Schläfenregion, Temporalregion*; Schädelregion über dem Schläfenbein [Os* temporale]
Regio umbilicalis (Ⓔ umbilical region): ***Syn:*** *Nabelregion, Nabelgegend*; mittlere Bauchregion, in deren Mitte der Nabel liegt; *s.a. Regiones abdominales*
Regio urogenitalis (Ⓔ genitourinary region): ***Syn:*** *Urogenitalgegend, Urogenitalregion*; vorderer Teil der Regio* perinealis zwischen Beckensymphyse und einer Querlinie durch die beiden Sitzbeinhöcker; enthält die äußeren Geschlechtsorgane
Regio vertebralis (Ⓔ vertebral region): ***Syn:*** *Wirbelsäulengegend, Wirbelsäulenregion, Vertebralregion*; mittlere Rückenregion über der Wirbelsäule; setzt sich nach unten in die Regio* sacralis fort
Regio zygomatica (Ⓔ zygomatic region): ***Syn:*** *Jochbeingegend, Jochbeinregion*; Schädelregion über dem Jochbein [Os* zygomaticum]

Re|gi|on *f* (Ⓔ region): ***Syn:*** *Regio*; Bezirk; (Körper-)Gegend
hypervariable Region (Ⓔ hypervariable region): variable Region der Immunglobuline* mit hoher Mutationsrate, die wahrscheinlich für die Spezifität der Antigenbindungsstelle verantwortlich ist
konstante Region (Ⓔ constant region): ***Syn:*** *C-Region*; *s.u. Immunglobuline*
variable Region (Ⓔ variable region): ***Syn:*** *V-Region*; *s.u. Immunglobuline*

Re|gi|o|nal|an|äs|the|sie *f* (Ⓔ regional anesthesia): ***Syn:*** *Lokalanästhesie, örtliche Betäubung*; lokale Schmerzausschaltung durch eine Blockierung der Schmerzrezeptoren oder der Erregungsleitung in den Nervenfasern
intravenöse Regionalanästhesie (Ⓔ intravenous regional anesthesia): ***Syn:*** *intravenöse Regionalanästhesie nach Bier, Venenanästhesie*; bei Eingriffen in Blutleere an Hand, Arm, Unterschenkel und Fuß angewandte Lokalanästhesie; die Extremität wird mit einer Esmarch*-Binde ausgewickelt und eine Manschette angelegt, die den arteriellen Zufluss unterbindet; das Lokalanästhetikum wird in eine Vene injiziert und diffundiert von hier aus in die Umgebung; die Blutleere darf erst nach 30–45 Minuten geöffnet werden, da sonst kardiovaskuläre oder zerebrale Nebenwirkungen auftreten können [*Abb. R20*]
therapeutische Regionalanästhesie (Ⓔ therapeutic anesthesia): ***Syn:*** *therapeutische Lokalanästhesie, Heilanästhesie*; Lokal- oder Regionalanästhesie zur Behandlung von Schmerzzuständen

Re|gres|si|on *f* (Ⓔ **1.–2.** regress): **1.** Rückbildung, Rückentwicklung, rückläufige Entwicklung **2.** Wiederauftreten von früheren [d.h. infantilen] Verhaltensweisen; findet sich bei Neurosen* und Psychosen*
kaudale Regression (Ⓔ caudal regressin syndrome): ***Syn:*** *Syndrom der kaudalen Regression, Symptom der kaudalen Regression, sakrokokzygeale Agenesie*; Fehlbildungssyndrom mit Unterentwicklung von unterer Wirbelsäule und Becken, kombiniert mit anderen Fehlbildungen [Darm, Herz]

re|gres|siv *adj* (Ⓔ regressive): ***Syn:*** *retrogressiv*; sich zurückbildend, sich zurückentwickelnd

Re|gu|la|ti|on, al|lo|ste|ri|sche *f* (Ⓔ allosteric regulation): *s.u. Allosterie*

Re|gu|la|tor|ge|ne *pl* (Ⓔ regulator genes): *s.u. Essay AIDS S. 31*

Re|gur|gi|ta|ti|on *f* (Ⓔ **1.–2.** regurgitation): **1.** Rückströmen, Rückstau von Blut bei Insuffizienz einer Klappe; *s.a. Herzklappeninsuffizienz* **2.** Reflux/Rückströmen von Speisebrei aus dem Magen in die Mundhöhle; *s.a. gastroösophageale Refluxkrankheit*

Re|gur|gi|ta|ti|ons|vo|lu|men *nt* (Ⓔ regurgitation volume): ***Syn:*** *Pendelblutvolumen*; die bei einer Klappeninsuffizienz wäh-

R

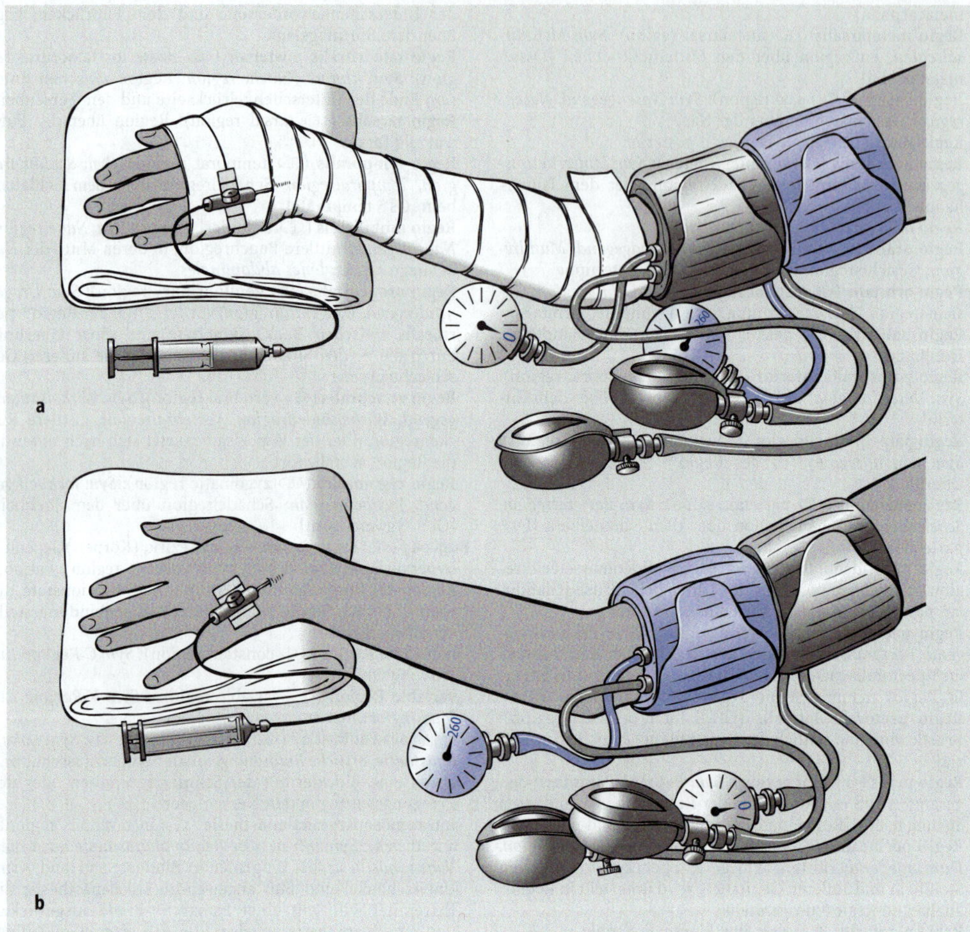

Abb. R20. Intravenöse Regionalanästhesie

rend der Systole bzw. Diastole zurück in den Vorhof bzw. Ventrikel fließende Blutmenge

Re|ha|bi|li|tand *m* (Ⓔ patient in rehabilitation): Person, die in einer Rehabilitation ist

Re|ha|bi|li|ta|ti|on *f* (Ⓔ rehabilitation): Maßnahmen zur Verhinderung, Linderung oder Beseitigung chronischer Leiden oder Behinderungen und zur Wiedereingliederung in Berufs- und Privatleben

Rehbein: Fritz Rehbein; deutscher Chirurg (Göttingen, Bremen) im 20. Jahrhundert

Rehbein-Operation *f* (Ⓔ **1.–2.** Renhbein's operation): **1.** Resektion des aganglionären Kolonabschnitts mit End-zu-End-Anastomose bei Morbus* Hirschsprung **2.** Resektion eines verengten (Dünn-)Darmabschnittes und End-zu-End-Anastomose bei Atresie* oder Stenose*

Rehn: Eduard Rehn; 1880–1972; deutscher Chirurg (Düsseldorf, Freiburg)

Rehn-Plastik *f* (Ⓔ Rehn graft): Kutislappenplastik* zur Deckung von Bauchdeckenlücken

REIA *Abk.*: Radio-Enzymimmunoassay

Rei|be|ge|räusch *nt* (Ⓔ friction sound): *Syn*: *Reiben*; durch das Reiben zweier seröser Häute verursachtes Geräusch, z.B. Pleurareiben*

Rei|ben *nt*: *→ Reibegeräusch*

perikarditisches Reiben: *→ Perikardreiben*

Reichel: Paul Friedrich Reichel; 1858–1934; deutscher Chirurg (Chemnitz)

Reichel-Syndrom *nt* (Ⓔ Henderson-Jones syndrome): *Syn*: *Henderson-Jones-Syndrom, polytope Gelenkchondromatose*; Chondromatose* mit multiplen gestielten Knorpelknoten; führt zu Ergussbildung und Bildung freier Gelenkkörper

Reichert: Karl Bogislaus Reichert; 1811–1883; deutscher Anatom und Physiologe (Dorpat, Berlin)

Reichert-Knorpel *m* (Ⓔ Reichert's cartilage): Knorpel des 2. Branchialbogens; sein dorsaler Teil bildet die Anlage des Steigbügels [Stapes*] und den Knorpelring für das Fenestra* vestibuli

Reifenstein: Eduard Conrad Reifenstein jr.; 1908–1975; amerikanischer Endokrinologe

Reifenstein-Syndrom *nt* (Ⓔ Reifenstein's syndrome): *Syn*: *testikuläre Feminisierung*; Störung der phänotypischen Geschlechtsausprägung durch eine komplette Androgenresistenz durch einen Rezeptordefekt; die betroffenen Kinder haben einen männlichen Chromosomensatz [46,XY] und zwei Hoden, besitzen aber einen kompletten weiblichen Phänotyp; der Rezeptordefekt bedingt auch ein Fehlen der sekundären Körperbehaarung, weshalb die Patienten auch als **hairless women** bezeichnet werden

Rei|fe|tei|lung *f*: *→ Meiose*

Rei|fe|zei|chen des Neugeborenen *pl* (Ⓔ signs of maturity): körperliche Entwicklungsmerkmale des Neugeborenen, die eine Bestimmung des Gestationsalter ermöglichen; beurteilt werden u.a. Körperlänge, Gewicht, Lanugohaare, Fingernägel, Nasen- und Ohrmuschelknorpel

Rei|hen|naht *f* (Ⓔ closure in layers): *s.u. Nahttechniken*

Reil: Johannes Christian Reil; 1759–1813; deutscher Anatom

Tab. R21. Reifezeichen des Neugeborenen

Kräftiger Schrei, ruhige Atmung
Rosige Haut
Gleichmäßig ausgeprägtes subkutanes Fettgewebe
Reste von Vernix caserosa
Reste von Lanugobehaarung im Bereich des Rückens und der Oberarmstreckseite
Kopfhaare 3–7 mm, Stirn frei
Ohrknorpel tastbar ausgebildet
Nägel überragen die Fingerkuppen und erreichen die Zehenkuppen
Fußsohlen durchgehende gefurcht
Geschlechtsorgane: Knaben: Hoden beidseits deszendiert Mädchen: Große Labien bedecken Klitoris und kleine Labien

(Halle, Berlin)

Reil-Furchen *pl*: *→ Beau-Reil-Querfurchen*

Reilly: W. A. Reilly; französischer Arzt im 20. Jahrhundert

Reilly-Granulationsanomalie *f*: *→ Alder-Reilly-Granulationsanomalie*

Re|im|plan|ta|ti|on *f* (Ⓔ reimplantation): ***Syn:*** *Replantation*; Wiedereinpflanzung von Geweben oder Organen, v.a. von Zähnen

rein|er|big *adj* (Ⓔ homozygous): homozygot

Rein|er|big|keit *f*: *→ Homozygotie*

Re|in|farkt *m* (Ⓔ reinfarction): jeder auf den ersten Myokardinfarkt* folgende Infarkt

Re|in|fekt *m* (Ⓔ reinfection): ***Syn:*** *Reinfektion*; erneute Infektion mit einem Erreger nach Abheilung der Erstinfektion

apikaler Reinfekt (Ⓔ apical reinfection): ***Syn:*** *Spitzentuberkulose, Lungenspitzentuberkulose*; Befall der Lungenspitzen im Rahmen einer lokalisierten hämatogenen Streuung einer Lungentuberkulose*

Re|in|fek|ti|on *f*: *→ Reinfekt*

Rein|in|fek|ti|on *f* (Ⓔ monoinfection): ***Syn:*** *Monoinfektion*; Infektion mit nur einem Erreger

Reinke: Friedrich Berthold Reinke; 1862–1919; deutscher Anatom (Rostock)

Reinke-Ödem *nt* (Ⓔ Reinke's edema): *s.u. Laryngitis chronica hyperplastica*

Rein|kul|tur *f* (Ⓔ pure culture): Kultur eines Bakterienstammes; *s.a. Kulturmedien*

Rei|se|di|ar|rhö *f, pl* **-rhö|en** (Ⓔ traveler's diarrhea): ***Syn:*** *Turista, Montezumas Rache*; meist durch kontaminierte Lebensmittel und Wasser übertragene Durchfallerkrankung durch verschiedenste Bakterien [Escherichia* coli, Salmonellen*, Shigellen*], die Reisende in südliche Länder befällt

Rei|se|krank|heit *f* (Ⓔ motion sickness): ***Syn:*** *Bewegungskrankheit, Kinetose*; Oberbegriff für durch Reizung des Vestibularapparates ausgelöste Erkrankungen; typisch sind Schwindel, Schweißausbrüche, Übelkeit, Erbrechen, Hypotonie und Kopfschmerzen

Rei|se|throm|bo|se *f*: *s.u. tiefe Beinvenenthrombose*

Reis|feld|fie|ber *nt* (Ⓔ rice-field fever): ***Syn:*** *Bataviafieber, Reisfeldleptospirose, Leptospirosis bataviae*; akut fieberhafte Leptospirose* mit oder ohne Ikterus durch Leptospira* bataviae; tritt hauptsächlich in Südostasien auf

Reis|feld|lep|to|spi|ro|se *f*: *→ Reisfeldfieber*

Reis|kör|per *pl* (Ⓔ rice bodies): ***Syn:*** *Reiskörperchen, Corpora oryzoidea*; von den Synovialzotten* gebildete Fibrinkörperchen in Gelenken, Schleimbeuteln und Sehnenscheiden

Reis|kör|per|chen *pl*: *→ Reiskörper*

Reiß|na|gel|phä|no|men *nt* (Ⓔ tack phenomenon): ***Syn:*** *Tapeziernagelphänomen*; *s.u. chronisch-diskoider Lupus erythematodes*

Reissner: Ernst Reissner; 1824–1878; deutscher Anatom (Dorpat, Breslau)

Reissner-Membran *f* (Ⓔ Reissner's membrane): ***Syn:*** *Membrana vestibularis, Paries vestibularis ductus cochlearis*; dünne Haut zwischen Schneckengang [Ductus* cochlearis] und Scala* vestibuli

Reiß|zahn *m* (Ⓔ canine tooth): ***Syn:*** *Eckzahn, Dens angularis, Dens caninus*; an der Ecke der vorderen Zahnreihe sitzender Zahn mit nur einer Wurzel; der obere Eckzahn ist länger und größer als der untere Eckzahn; bricht zwischen dem 10. und 12. Lebensjahr durch

Reis|was|ser|stüh|le *pl* (Ⓔ rice-water stools): typische Stühle bei Cholera*

Reiter: Hans Reiter; 1881–1969; deutscher Hygieniker (Berlin)

Reiter-Syndrom *nt* (Ⓔ Reiter's syndrome): ***Syn:*** *Morbus Reiter, Reiter-Krankheit, Fiessinger-Leroy-Reiter-Syndrom, Okulourethrosynovitis, urethro-okulo-synoviales Syndrom, venerische Arthritis*; durch die Trias Arthritis, Urethritis* und Konjunktivitis* gekennzeichnete reaktiv-entzündliche Systemerkrankung, die wahrscheinlich durch Bakterien [Chlamydien] hervorgerufen wird; selten, betrifft hauptsächlich Männer zwischen dem 20. und 40. Lebensjahr; **Therapie**: Entzündungshemmer; bei Iridozyklitis* vorübergehend Steroide

Rei|ter|kno|chen *m*: *→ Reitknochen*

Reit|ho|sen|an|äs|the|sie *f* (Ⓔ saddle anesthesia): durch Läsion der Cauda* equina oder der Rückenmarksegmente S_{3-5} ausgelöster Sensibilitätsausfall im Anogenitalbereich und auf der Innenseite des Oberschenkels

Reit|kno|chen *m* (Ⓔ rider's bone): ***Syn:*** *Reiterknochen*; durch Verkalkung von Hämatomen verursachte Muskelverhärtung im Adduktorenbereich bei Reitern

Reit|the|ra|pie *f*: *→ Hippotherapie*

Reiz|bil|dungs|stö|run|gen *pl* (Ⓔ excitation disturbances): Störung der normalen Reizbildung im Herzmuskelgewebe

Reiz|bla|se *f* (Ⓔ irritable bladder): ***Syn:*** *Blasenschwäche, Urgency-frequency-Syndrom, Urethralsyndrom, overactive bladder*; unspezifische Bezeichnung für einen Reizzustand der Blase, der Symptome einer akuten Entzündung zeigt [v.a. Pollakisurie*], ohne dass entsprechende histologische Veränderungen auffindbar wären; die Diagnose darf erst gestellt werden, wenn alle potentiellen organischen Ursachen [v.a. interstitielle Zystitis*] sowie psychische und sexuelle Traumen ausgeschlossen wurden; die **Therapie** ist schwierig und muss individuell angepasst werden; z.T. erfolgreich sind Anticholinergika, Beckenbodengymnastik, Blasentraining, Biofeedback, Reizstromtherapie, Neuromodulation; bei Versagen Blasenaugmentation oder als ultima ratio Zystektomie mit Harnableitung

Tab. R22. Häufige Erreger der Reisediarrhö

Keime	Asien (in %)	Zentralamerika (in %)	Afrika (in %)
enterotoxische Escherichia coli	20–34	28–72	31–75
Salmonella	11–15	0–16	0
Shigella	4–7	0–30	0–15
Campylobacter	2–11	Wenige	Wenige
Aeromonas hydrophila	1–57	Nicht bestimmt	Nicht bestimmt
Vibrio parahaemolyticus	1–16	Wenige	Wenige
Giardia lamblia	< 5	0–9	Nicht bestimmt
Entamoeba histolytica	< 5	0–9	Nicht bestimmt
Rotavirus	Nicht bestimmt	?–36	–
Diverse	0–10	0–5	0–8
Mehrere Pathogene	9–22	Nicht bestimmt	Nicht bestimmt
Keine Keime	33–53	15–30	15–55
Studienanzahl	8	15	3

Reiz|den|tin *nt* (Ⓔ irritation dentin): Tertiärdentin; *s.u. Dentin*

Reiz|ef|fekt, i|so|mor|pher *m* (Ⓔ isomorphic effect): ***Syn:*** *Köbner-Phänomen*; Auftreten der typischen Hauterscheinungen einer Erkrankung nach mechanischer/chemischer/thermischer Reizung, z.B. bei Psoriasis* vulgaris

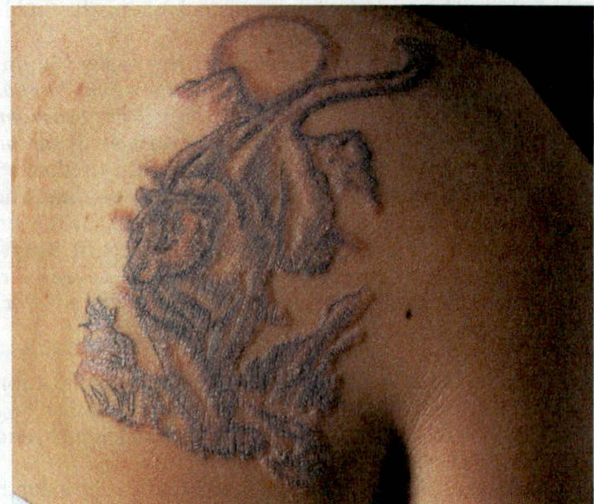

Abb. R23. Isomorpher Reizeffekt bei Psoriasis*

Reiz|e|lek|tro|de *f* (Ⓔ stimulating electrode): ***Syn:*** *differente Elektrode, aktive Elektrode*; bei der Applikation von Reizstrom die Elektrode*, von der der elektrische Strom ausgeht

Reiz|ko|lon *nt* (Ⓔ irritable colon): ***Syn:*** *Kolonneurose, irritables/spastisches Kolon, Colon spasticum, Colon irritabile, irritable bowel syndrome*; durch ein Reihe von Faktoren [postinfektiös, allergisch, psychogen] hervorgerufene Stuhlregulationsstörung; klinisch auffällig sind krampfartige Leibschmerzen, Durchfälle (meist abwechselnd mit Verstopfung), Völlegefühl und Blähungen; das Beschwerdebild ist oft wechselnd, allerdings kann bei angemessener Diagnostik meist keine organische Ursache gefunden werden; die **Therapie** richtet sich nach der vorherrschenden Symptomatik [z.B. ballaststoffreiche Nahrung bei Verstopfung, Loperamid* bei Durchfall]; psychotherapeutische Maßnahmen [u.a. Gruppentherapie, Verhaltenstherapie] sind wirksam, werden aber von den meisten Patienten abgelehnt

Reiz|kör|per|the|ra|pie *f* (Ⓔ irritation therapy): v.a. in der Erfahrungsheilkunde und Naturheilkunde verwendete Therapie, die auf der äußerlichen und innerlichen Applikation von Reizstoffen [z.B. Eigenblut, Crotonöl, Cantharidin] oder Reizen [z.B. Schröpfen] basiert

Reiz|lei|tungs|stö|rung *f* (Ⓔ disturbance in conduction): ***Syn:*** *Leitungsstörung, Erregungsleitungsstörung*; den Herzrhythmus beeinträchtigende Störung des Erregungsleitungssystems des Herzens; *s.a. Herzblock, Block, Rhythmusstörung*

Reiz|lei|tungs|sys|tem *nt* (Ⓔ conduction system): ***Syn:*** *Erregungsleitungssystem des Herzens, kardiales Erregungsleitungssystem, Systema conducente cordis, Complexus stimulans cordis*; autonomes System, das für die Erregungsbildung und -ausbreitung in der Herzmuskulatur zuständig ist; besteht aus **Sinusknoten** [Nodus* sinuatrialis], **Atrioventrikularknoten** [Nodus* atrioventricularis] und dem **His-Bündel** [Fasciculus* atrioventricularis], das sich in einen rechten und linken **Tawara-Schenkel** [Crus* dextrum und sinistrum fasciculi atrioventricularis] aufteilt; die Tawara-Schenkel verlaufen auf beiden Seiten des Kammerseptums* zur Herzspitze; ihre **Rami subendocardiales** dringen in die Arbeitsmuskulatur ein, wo sie als **Purkinje*-Fasern** die Endstrecke des Erregungsleitungssystems bilden; einzelne Purkinje*-Fasern können als sog. **falsche Sehnenfäden** durch den Kammerraum ziehen

Reiz|ma|gen *m* (Ⓔ functional dyspepsia): funktionelle Magenbeschwerden, die die Symptome eines Magengeschwürs zeigen; der Begriff ist heute obsolet und sollte durch funktionelle Dyspepsie* ersetzt werden

Reiz|me|nin|gi|tis *f, pl* **-ti|den** (Ⓔ irritation meningitis): ***Syn:*** *Fremdkörpermeningitis*; Pseudomeningitis* im Anschluss an eine Lumbalpunktion, Kontrastmittelinjektion oder Operation am Zentralnervensystem; tritt 1–3 Wochen nach dem Eingriff auf und klingt nach 2–3 Wochen wieder ab

Reiz|pe|ri|to|ni|tis *f, pl* **-ti|den** (Ⓔ chemical peritonitis): aseptische, durch chemisch-physikalische Schädigung hervorgerufene Peritonitis*

Reiz|po|ly|glo|bu|lie *f* (Ⓔ secondary polycythemia): reaktive Polyglobulie*, z.B. bei Aufenthalt in großer Höhe

Reiz|schwel|le *f* (Ⓔ stimulus threshold): minimale Stärke eines Reizes zur Auslösung einer Reizantwort

Reiz|se|kret *nt*: *s.u. Essay Syphilis S. 2077*

Re|jek|ti|on *f* (Ⓔ **1.–2.** rejection): **1.** *→Abstoßungsreaktion* **2.** Ablehnung, Zurückweisung

Re|kal|zi|fi|ka|ti|on *f*: *→Rekalzifizierung*

Re|kal|zi|fi|zie|rung *f* (Ⓔ recalcification): ***Syn:*** *Rekalzifikation*; Wiederherstellung des normalen Calciumgehaltes eines Gewebes, z.B. des Knochengewebes nach einer Inaktivitätsosteoporose*

Re|kal|zi|fi|zie|rungs|zeit *f* (Ⓔ recalcification time): Gerinnungstest, bei dem die Zeit bis zur Gerinnung nach Zusatz von Calciumionen gemessen wird

Re|ka|na|li|sa|ti|on *f* (Ⓔ recanalization): ***Syn:*** *Rekanalisierung*; Wiederherstellung der Durchgängigkeit eines Gefäßes; als **physiologische Rekanalisation** z.B. die Wiedereröffnung des Gefäßlumens nach Thrombose, und als **therapeutische Rekanalisation** die invasive [Angioplastie] oder chemische [Thrombolyse] Wiederherstellung der Durchgängigkeit

Re|ka|na|li|sie|rung *f*: *→Rekanalisation*

Re|kli|na|ti|on *f* (Ⓔ reclination): Zurückbiegen, Rückwärtsbiegen

Re|kom|bi|na|ti|on *f* (Ⓔ recombination): Umlagerung von Genmaterial während der Meiose*; da sie homologe DNA-Stränge betrifft, spricht man auch von **genetischer** oder **homologer Rekombination**; *s.a. Crossing-over*

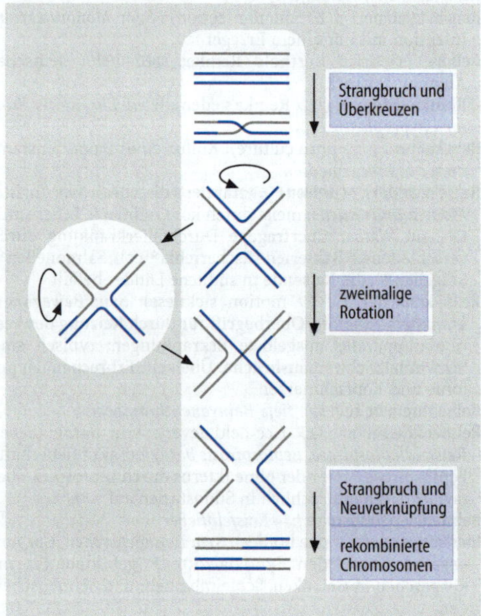

Abb. R24. Homologe Rekombination

re|kon|sti|tu|iert *adj* (Ⓔ reconstituted): wieder hergestellt

Re|kon|sti|tu|ti|on *f* (Ⓔ reconstitution): Wiederherstellung, Neubildung

Re|kon|struk|ti|on *f* (Ⓔ reconstruction): Wiederaufbau, Wiederherstellung; rekonstruktive Chirurgie

re|kon|struk|tiv *adj* (Ⓔ reconstructive): (*Operation*) wiederaufbauend

Re|kon|va|les|zent *m* (Ⓔ convalescent): Genesender

re|kon|va|les|zent *adj* (Ⓔ convalescent): Genesung betreffend, genesend

Re|kon|va|les|zen|ten|se|rum *nt, pl* **-se|ren** (Ⓔ convalescent serum): während der Rekonvaleszenzphase gewonnenes Serum, das wegen des Antikörpergehaltes zur passiven Immunisierung verwendet werden kann

Re|kon|va|les|zenz *f* (Ⓔ convalescence): Genesung (von einer Krankheit/Operation usw.)

Re|kon|va|les|zenz|pha|se *f* (Ⓔ convalescence phase): *s.u. Postaggressionsstoffwechsel*

re|kru|des|zent *adj* (Ⓔ recrudescent): sich wieder verschlimmernd

Re|kru|des|zenz *f* (Ⓔ recrudescence): Wiederverschlimmerung nach einem vorübergehenden Abklingen der Symptome

Re|kru|tie|rung *f* (Ⓔ recruitment): ***Syn:*** *Recruitment*; *s.u. Essay Hören/auditives System S. 939*

Rekt-, rekt- *präf.*: →*Rekto-*

rek|tal *adj* (Ⓔ rectal): Mastdarm/Rektum betreffend, zum Rektum gehörend, im Rektum befindlich, durch den Mastdarm

Rek|tal|a|tre|sie *f*: →*Rektumatresie*

Rek|tal|fis|tel *f* (Ⓔ rectal fistula): ***Syn:*** *Mastdarmfistel, Fistula rectalis*; vom Rektum ausgehende Fistel, die in andere Organe mündet [**innere Rektalfistel**] oder nach außen führt [**äußere Rektalfistel**]

Rek|tal|ner|ven, o|be|re *pl* (Ⓔ superior rectal nerves): ***Syn:*** *obere Analnerven, Nervi anales superiores*; Äste des Plexus* rectalis inferior zum oberen Abschnitt des Anus

Rek|tal|ner|ven, un|te|re *pl* (Ⓔ inferior rectal nerves): ***Syn:*** *untere Analnerven, Nervi rectales inferiores, Nervi anales inferiores*; Äste des Nervus* pudendus; versorgen den Musculus* sphincter ani externus motorisch und sensibel die Haut um den Anus

Rek|tal|tem|pe|ra|tur *f* (Ⓔ rectal temperature): die im Rektum gemessene Körpertemperatur*

Rek|ti|tis *f, pl* **-ti|ti|den**: →*Proktitis*

rek|ti|tisch *adj* (Ⓔ rectitic): ***Syn:*** *proktitisch*; Mastdarmentzündung/Rektitis betreffend, von ihr betroffen oder gekennzeichnet

Rekto-, rekto- *präf.*: Wortelement mit der Bedeutung „Mastdarm/Enddarm/Rektum“

rek|to|ab|do|mi|nal *adj* (Ⓔ rectoabdominal): Rektum und Bauch/Abdomen betreffend

rek|to|kok|zy|ge|al *adj* (Ⓔ rectococcygeal): Rektum und Steißbein/Os coccygis betreffend oder verbindend

Rek|to|kok|zy|ge|us *m*: →*Musculus rectococcygeus*

Rek|to|ko|li|tis *f, pl* **-ti|den** (Ⓔ rectocolitis): ***Syn:*** *Proktokolitis, Koloproktitis*; Entzündung von Kolon und Mastdarm [Rektum], z.B. als Proktosigmoiditis* bei Colitis* ulcerosa

rek|to|ko|li|tisch *adj* (Ⓔ rectocolitic): ***Syn:*** *koloproktitisch, proktokolitisch*; Rektokolitis betreffend, von ihr betroffen oder gekennzeichnet

rek|to|pe|ri|ne|al *adj* (Ⓔ rectoperineal): Rektum und Damm/Perineum betreffend

Rek|to|pe|xie *f* (Ⓔ rectopexy): ***Syn:*** *Mastdarmanheftung, Rektumanheftung, Proktopexie*; operative Anheftung/Fixierung des Rektums, z.B. am Steißbein [Proktokokzygopexie]

rek|to|sig|mo|i|dal *adj* (Ⓔ rectosigmoid): Rektum und Sigma betreffend oder verbindend, Rektosigmoid betreffend

Rek|to|sig|mo|i|dek|to|mie *f* (Ⓔ rectosigmoidectomy): operative Entfernung/Resektion von Rektum* und Sigma

Rek|to|sig|mo|i|de|o|skop *nt*: →*Rektosigmoidoskop*

Rek|to|sig|mo|i|de|o|sko|pie *f*: →*Rektosigmoidoskopie*

Rek|to|sig|mo|i|do|skop *nt* (Ⓔ proctosigmoidoscope): ***Syn:*** *Proktosigmoideoskop, Proktosigmoidoskop, Rektosigmoideoskop*; flexibles Endoskop* für die Rektosigmoidoskopie*

Rek|to|sig|mo|i|do|sko|pie *f* (Ⓔ proctosigmoidoscopy): ***Syn:*** *Proktosigmoideoskopie, Proktosigmoidoskopie, Rektosigmoideoskopie*; endoskopische Untersuchung von Mastdarm und Sigmoid

Rek|to|skop *nt* (Ⓔ rectoscope): ***Syn:*** *Proktoskop*; starres Endoskop* für die Rektoskopie*

Rek|to|sko|pie *f* (Ⓔ rectoscopy): ***Syn:*** *Mastdarmspiegelung, Proktoskopie*; endoskopische Untersuchung des Rektums

Rek|to|sto|mie *f* (Ⓔ rectostomy): ***Syn:*** *Proktostomie, Rektumfistelung*; Anlegen einer äußeren Rektumfistel

Rek|to|to|mie *f* (Ⓔ rectotomy): ***Syn:*** *Rektuminzision, Rektumschnitt, Proktotomie*; operative Eröffnung des Rektums*

rek|to|u|re|thral *adj* (Ⓔ rectourethral): Rektum und Harnröhre/Urethra betreffend oder verbindend

Rek|to|u|re|thral|fis|tel *f* (Ⓔ rectourethral fistula): ***Syn:*** *Mastdarm-Harnröhren-Fistel, Fistula rectourethralis*; innere Mastdarmfistel* mit Mündung in die Harnröhre

rek|to|u|te|rin *adj* (Ⓔ rectouterine): ***Syn:*** *uterorektal*; Rektum und Gebärmutter/Uterus betreffend oder verbindend

Rek|to|u|te|ri|nus *m*: →*Musculus rectouterinus*

rek|to|va|gi|nal *adj* (Ⓔ rectovaginal): Rektum und Scheide/Vagina betreffend oder verbindend

Rek|to|va|gi|nal|fis|tel *f* (Ⓔ rectovaginal fistula): ***Syn:*** *Fistula rectovaginalis, Mastdarm-Scheiden-Fistel*; innere Mastdarmfistel* mit Mündung in die Scheide

rek|to|ve|si|kal *adj* (Ⓔ rectovesical): ***Syn:*** *vesikorektal*; Rektum und Harnblase/Vesica urinaria betreffend oder verbindend

Rek|to|ve|si|kal|fis|tel *f* (Ⓔ rectovesical fistula): ***Syn:*** *Mastdarm-Blasen-Fistel, Fistula rectovesicalis*; innere Mastdarmfistel* mit Mündung in die Blase

Rek|to|ve|si|ka|lis *m*: →*Musculus rectovesicalis*

Rek|to|ves|ti|bu|lär|fis|tel *f* (Ⓔ rectovestibular fistula): ***Syn:*** *Mastdarm-Scheidenvorhof-Fistel, Fistula rectovestibularis*; äußere Mastdarmfistel* mit Mündung in den Scheidenvorhof

rek|to|vul|var *adj*: →*rektovulvär*

rek|to|vul|vär *adj* (Ⓔ rectovulvar): ***Syn:*** *rektovulvar, vulvorektal*; Rektum und Scham/Vulva betreffend oder verbindend

Rek|to|ze|le *f* (Ⓔ **1.–2.** rectocele): **1.** ***Syn:*** *Proktozele*; Vorfall der vorderen Mastdarmwand bei Schwäche des Septum* rectovaginale **2.** ***Syn:*** *Proktozele, Mastdarmbruch, Hernia rectalis*; sich in das Rektum vorwölbender Dammbruch; ist meist durch eine Ruptur der rektovaginalen Faszie unter der Geburt bedingt; **klinisch** manifestiert sie sich i.d.R. durch Stuhlunregelmäßigkeiten, v.a. unvollständige Darmentleerung, Verstopfung; die **Diagnose** erfolgt mittels rektaler digitaler Untersuchung oder Spekulumuntersuchung; die **Therapie** ist primär konservativ [reichliche Flüssigkeitszufuhr, Nahrungsumstellung]; operativ kann eine hintere Kolpoperineorrhaphie durchgeführt werden

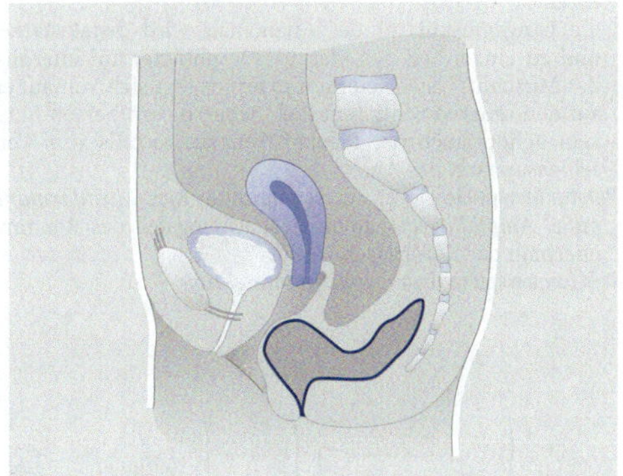

Abb. R25. Rektozele

Rek|tum *nt* (Ⓔ rectum): ***Syn:*** *Enddarm, Mastdarm, Rectum, Intestinum rectum*; im kleinen Becken liegender Endabschnitt des Dickdarms*; besteht aus einem ampullären Anfangsteil [**Ampulla recti**], der an der Kohlrausch*-Falte in den trichterförmigen **Analkanal** [Canalis analis] übergeht, der vom Musculus* sphincter ani internus umschlossen wird und auf dem Damm mündet [**Anus**]; die Terminologia anatomica betrachtet den Analkanal als eigenständige

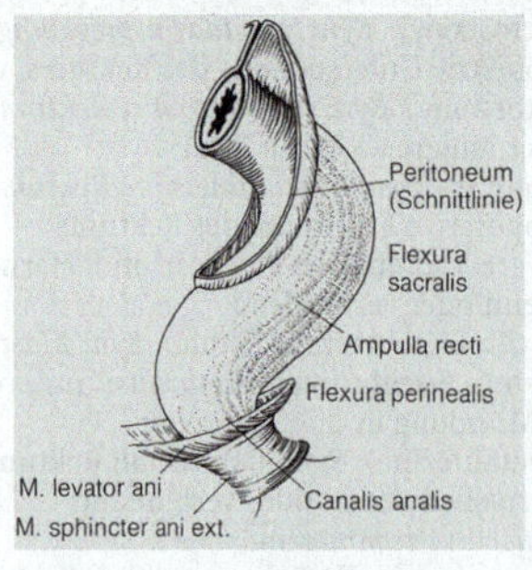

Abb. R26. Peritonealverhältnisse von Rektum und Analkanal

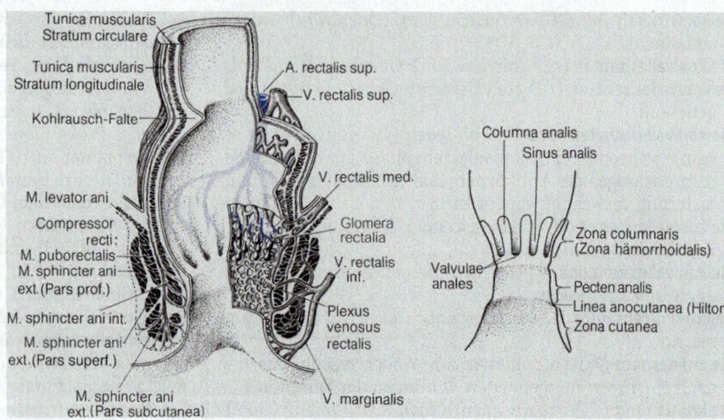

Abb. R27. Schema des Verschlussapparates des Rektums

Struktur; diese Trennung wird aber meist nicht beachtet, da Rektum und Analkanal eine funktionelle Einheit sind
das Rektum ist 15–20 cm lang und verläuft anfangs retroperitoneal, später extraperitoneal; die **Ampulla recti** legt sich dem Kreuzbein an [**Flexura sacralis**] und verläuft dann mit drei leichten Kümmungen [**Flexurae laterales**] nach vorne und unten; die nach vorne gerichtete Krümmung des Analkanals beim Durchtritt durch das Diaphragma* pelvis wird als **Flexura perinealis** bezeichnet; die Schleimhaut des Analkanals zeigt Längsfalten [**Analsäulen, Columnae anales**], die durch Bündel glatter Muskulatur, Venenplexus und Lymphgefäße hervorgerufen werden; die Vertiefungen zwischen den Analsäulen werden als **Analkrypten** [Sinus anales] bezeichnet; an ihrem unteren Ende liegen kleine Querfalten, die sog. **Valvulae anales**; wegen der Analsäulen wird dieser Abschnitt auch als **Zona columnaris** oder **Zona transitionalis analis** bezeichnet; der zweite Name bezieht sich auf den allmählichen Übergang von hochprismatischem Epithel zu Plattenepithel; der nächste Abschnitt ist der **Analkamm** [Pecten analis], der eine Übergangszone von Anusschleimhaut zu äußerer Haut ist; seine untere Grenze wird von der Linea* anocutanea gebildet; die **Zona cutanea** liegt unterhalb der Linea* anocutanea; sie ist von verhorntem Plattenepithel überzogen, das Schweißdrüsen enthält
die Längsmuskulatur des Analkanals wird distal stärker und zu einem Teil des Musculus* sphincter ani internus; der Musculus* sphincter ani externus legt sich von außen auf den inneren Schließmuskel; neben diesen beiden Muskeln gehört auch der Plexus* venosus rectalis zum Verschlussapparat des Anus

Rek|tum|am|pul|le *f* (Ⓔ rectal ampulla): ***Syn:*** *Mastdarmampulle, Ampulla recti*; ampullärer Anfangsteil des Rektums oberhalb der Kohlrausch*-Falte

Rek|tum|am|pu|ta|ti|on *f*: *→Rektumresektion*

abdominoperineale Rektumamputation (Ⓔ abdominoperineal rectal resection): ***Syn:*** *Miles-Operation*; *s.u. Rektumresektion*

Rek|tum|an|hef|tung *f*: *→Rektopexie*

Rek|tum|a|tre|sie *f* (Ⓔ rectal atresia): ***Syn:*** *Rektalatresie, Mastdarmatresie, Atresia recti*; angeborener Mastdarmverschluss mit Fehlen der Verbindung zum After; wegen des engen Zusammenhangs von Anus und Rektum wird heute oft die Bezeichnung **anorektale Agenesie** bevorzugt
prinzipiell unterscheidet man **hohe Rektumatresie** [oberhalb der Levatorschlinge] ohne Fistel oder mit Fistel in die Blase, Harnröhre oder Scheide, **intermediäre Rektumatresie** [innerhalb der Levatorschlinge] ohne Fistel oder mit Fistel in Scheide, Scheidenvorhof oder Harnröhre, und **tiefe Rektumatresie** [unterhalb der Levatorschlinge] ohne Fistel oder mit anokutaner oder anorektaler Fistel; **Therapie**: bei der tiefen Rektumatresie kann i.d.R. die Analmembran eröffnet werden; oft kann eine vollständige Kontinenz erreicht werden; bei der intermediären Rektumatresie kann ein Rektumdurchzug nach Mollard oder Péna durchgeführt werden, der in 85 % der Fälle kontinent ist; die hohe Rektumatresie ist dagegen meist mit neurogenen Fehlbildungen, Anomalien von Kreuzbein und Steißbein sowie der ableitenden Harnwege kombiniert und deshalb operativ schwer zu korrigieren

Rek|tum|bla|se *f* (Ⓔ rectal conduit): künstliche Harnausleitung durch das Rektum; die Stuhlentleerung erfolgt über einen künstlichen Darmausgang; *s.a. Harnableitung*

Rek|tum|blu|tung *f* (Ⓔ rectal hemorrhage): ***Syn:*** *rektale Blutung, Mastdarmblutung*; Blutung aus dem After; oft gleichgesetzt mit Blutabgang per anum [Hämatochezie*]; *s.a. untere Magen-Darm-Blutung*

Rek|tum|ent|zün|dung *f*: *→Proktitis*

Rek|tum|fis|te|lung *f*: *→Rektostomie*

Rek|tum|in|zi|si|on *f*: *→Rektotomie*

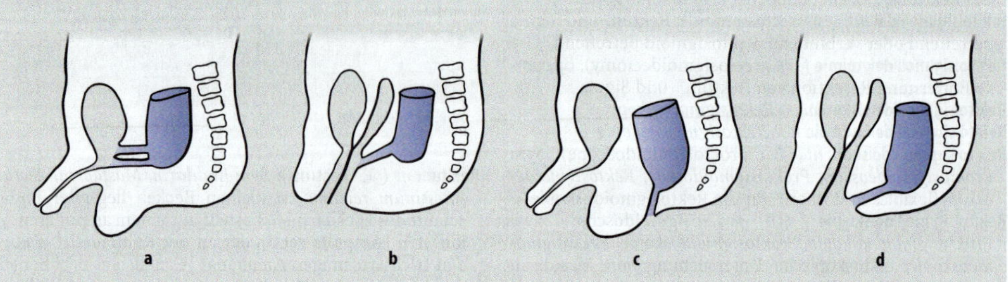

Abb. R28. Rektumatresie. **a** hohe Rektumatresie mit rektovesikaler oder rektourethraler Fistel, **b** hohe Rektumatresie mit rektovaginaler Fistel, **c** tiefe Rektumatresie mit rektoperinealer oder rektoskrotaler Fistel, **d** tiefe Rektumatresie mit rektovestibulärer Fistel

Rek|tum|kar|zi|nom *nt* (Ⓔ rectal carcinoma): ***Syn:*** *Mastdarmkarzinom*; meist im 6. oder 7. Lebensjahrzehnt auftretendes Karzinom; i.d.R. ein Adenokarzinom; genetische Faktoren sowie fettreiche und schlackenarme Ernährung erhöhen das Karzinomrisiko; **Klinik:** die meisten Rektumkarzinome bleiben lange Zeit symptomlos und werden erst spät entdeckt; am häufigsten sind Blutauflagerung auf dem Stuhl, Veränderung der Stuhlgewohnheiten, bei distalen Karzinomen kann es zu Bleistiftstuhl und einem Gefühl der unvollständigen Darmentleerung kommen; **Diagnose:** rektale Untersuchung [erfasst Tumoren bis zu 10 cm oberhalb der Linea anocutanea], Rektoskopie mit Biopsie, endorektale Sonographie zur Beurteilung der Penetrationstiefe und Ausdehnung; **Therapie:** bei Karzinomen des proximalen Rektumdrittels anteriore Rektumresektion und End-zu-End-Anastomose von absteigendem Kolon und Rektumstumpf; Tumoren des mittleren Drittels können durch eine totale Rektumresektion und koloanale Anastomose versorgt werden oder es wird eine abdominoperineale Rektumamputation durchgeführt; die abdominoperineale Rektumamputation ist auch die Methode der Wahl bei Karzinomen im distalen Drittel; eine postoperative Radiochemotherapie senkt die lokoregionäre Rezidivrate, verbessert aber nicht die Prognose; **Prognose:** die 5-Jahresüberlebensrate liegt bei 65–80 % für Tumoren ohne Lymphknotenmetastasen und bei 25–40 % für Tumoren mit Lymphknotenmetastasen

Rek|tum|plas|tik *f* (Ⓔ rectoplasty): ***Syn:*** *Mastdarmplastik, Proktoplastik*; plastische Operation am Rektum, z.B. bei Tumor oder Rektumprolaps*

Rek|tum|po|lyp *m* (Ⓔ proctopolypus): von der Rektumschleimhaut ausgehender Polyp; kann u. U. durch den After nach außen treten; *s.a. familiäre adenomatöse Polypose*

Rek|tum|pro|laps *m* (Ⓔ rectal prolapse): ***Syn:*** *Rektumvorfall, Exanie, Mastdarmvorfall, Mastdarmprolaps, Prolapsus recti*; meist bei Frauen auftretender Vorfall der Mastdarmwand durch den After; oft auch als kompletter Analprolaps bezeichnet; **Therapie:** zunächst konservativ [Bettruhe, feuchte Kochsalzumschläge] zur Abschwellung der Schleimhaut; danach Rektopexie* oder partielle Rektumresektion

Rek|tum|re|sek|ti|on *f* (Ⓔ rectal resection): ***Syn:*** *Rektumamputation, Proktektomie*; operative Entfernung des Rektums*; das Ausmaß der Resektion hängt vom Tumorbefall ab; Ziel ist es, den Schließmuskel zu erhalten; die wichtigsten Techniken sind: **1. anteriore Rektumresektion:** Radikaloperation für Tumoren im rektosigmoidalen Übergangsbereich oder im proximalen Rektumdrittel; Analkanal und Rektumampulle bleiben erhalten **2. abdominoperineale Rektumamputation** [Miles-Operation]: Amputation von Rektum und After über einen abdominellen und perinealen Zugang; das Perineum* wird verschlossen und das Sigma* als endständiges Stoma ausgeleitet **3. parasakrale transsphinktäre Rektumresektion** [Mason-Operation] wird meist zur lokalen oder segmentalen Resektion mit Sphinktererhaltung eingesetzt **4. transanale endoskopische Mikrochirurgie** wird zur Abtragung von Tumoren [v.a. Adenome] im mittleren und proximalen Rektum eingesetzt

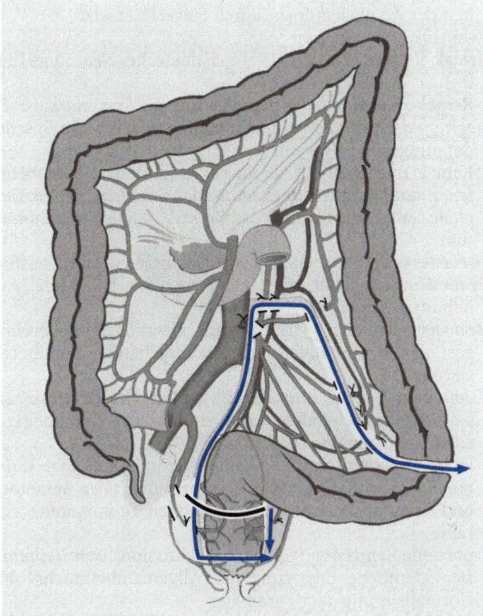

Abb. R29. Resektionsausmaß bei tiefer vorderer Rektumresektion

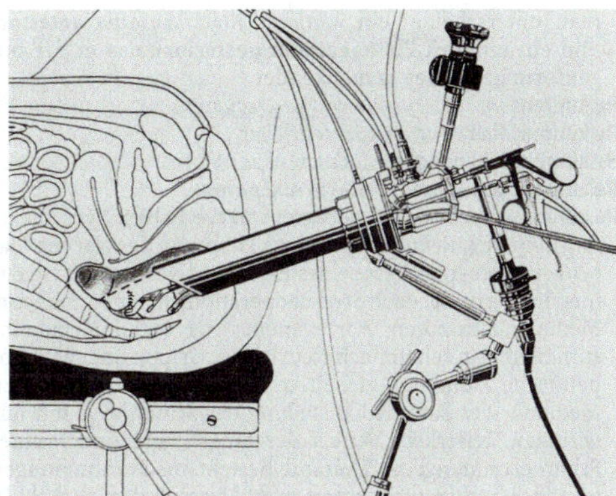

Abb. R30. Transanal endoskopische Rektumresektion

Rek|tum|schleim|haut *f* (Ⓔ mucosa of rectum): ***Syn:*** *Tunica mucosa recti*; die Schleimhaut des Rektums besteht aus hochprismatischem Epithel, das im Analkanal graduell in Plattenepithel übergeht; *s.a. Rektum*

Rek|tum|schnitt *m*: *→Rektotomie*

Rek|tum|ste|no|se *f* (Ⓔ proctostenosis): ***Syn:*** *Mastdarmstenose, Proktostenose, Anusstenose*; angeborene [Analatresie*] oder erworbene Einengung des Afters; führt zu chronischer Verstopfung; kann konservativ behandelt werden [*s.u. Obstipation*], oft wird aber eine operative Aufdehnung oder Korrektur nötig

Rek|tum|ve|nen *pl* (Ⓔ rectal veins): ***Syn:*** *Venae rectales*; Venen vom Plexus* venosus rectalis zur Vena* pudenda interna [**Venae rectales inferiores**]; Vena* iliaca interna [**Venae rectales mediae**] und Vena* mesenterica inferior [**Vena rectalis superior**]; bilden Anastomosen untereinander und verbinden Pfortadersystem und Vena* cava inferior

Rek|tum|vor|fall *m*: *→Rektumprolaps*

Rektum-Vulva-Fistel *f* (Ⓔ rectovulvar fistula): ***Syn:*** *rektovulväre Fistel*; Rektum und Vulva verbindende Fistel

Rek|tus *m* (Ⓔ rectus): ***Syn:*** *Musculus rectus*; gerader Muskel

- **Rektus abdominis:** *→Musculus rectus abdominis*
- **Rektus capitis anterior:** *→Musculus rectus capitis anterior*
- **Rektus capitis lateralis:** *→Musculus rectus capitis lateralis*
- **Rektus capitis posterior major:** *→Musculus rectus capitis posterior major*
- **Rektus capitis posterior minor:** *→Musculus rectus capitis posterior minor*
- **Rektus femoris:** *→Musculus rectus femoris*
- **Rektus inferior:** *→Musculus rectus inferior bulbi*
- **Rektus lateralis:** *→Musculus rectus lateralis bulbi*
- **Rektus medialis:** *→Musculus rectus medialis bulbi*
- **Rektus superior:** *→Musculus rectus superior bulbi*

Rek|tus|di|as|ta|se *f* (Ⓔ diastasis recti): Auseinanderweichen der beiden Musculi* rectus abdominis, z.B. in der Schwangerschaft oder als angeborene Anomalie

Rek|tus|schei|de *f* (Ⓔ rectus sheath): ***Syn:*** *Vagina musculi recti abdominis*; von den Aponeurosen der Bauchmuskeln [Musculus* obliquus externus und internus abdominis, Musculus* transversus abdominis] und der Fascia* transversalis gebildete Scheide des Musculus* rectus abdominis;

man unterscheidet ein vorderes Blatt [**Lamina anterior**] und ein hinteres Blatt [**Lamina posterior**], das in der bogenförmigen **Linea arcuata** endet

Re|kur|rens *m*: *→Nervus laryngeus recurrens*

Re|kur|rens|fie|ber *nt*: *→Rückfallfieber*

Re|kur|rens|läh|mung *f*: *→Rekurrensparese*

Re|kur|rens|pa|ra|ly|se *f*: *→Rekurrensparese*

Re|kur|rens|pa|re|se *f* (Ⓔ recurrent nerve palsy): ***Syn:*** *Rekurrenslähmung, Rekurrensparalyse*; Lähmung des Nervus* laryngeus recurrens bzw. seines Endastes [Nervus* laryngeus inferior]; tritt v.a. nach Strumaoperation, Struma* maligna, Mediastinaltumoren, Aortenaneurysma und Linksherzinsuffizienz auf; selten nach Neuritiden, Grippe oder als idiopathische Lähmung; **einseitige Rekurrensparese** führt zu Median- oder Paramedianstellung der Stimmlippe mit nur geringer Heiserkeit, Verlust der Singstimme und leichter Stimmermüdung; die **Therapie** besteht aus Stimmübungen und Elektrotherapie; kommt es zu Atrophie der Muskeln in der Stimmlippe und Verlagerung des Aryknorpels entsteht das Bild der sog. **Kadaverstellung**; sie erfordert eine operative Rekonstruktion [Thyreoplastik*]

die **doppelseitige Rekurrensparese** führt zu starker Atemnot und erfordert meist eine Tracheotomie* und Einlage einer Sprechkanüle; ist absehbar, dass die Lähmung irreversibel ist, wird eine operative Erweiterung der Stimmritze durch z.B. Laterofixation von außen, einseitige Arytenektomie und Stimmlippenverlagerung oder Laserresektion vorgenommen; dabei muss ein Kompromiss zwischen Atemverbesserung [weite Stimmritze] und Stimmleistung [enge Stimmritze] gefunden werden; *s.a. neurogene Kehlkopflähmung*

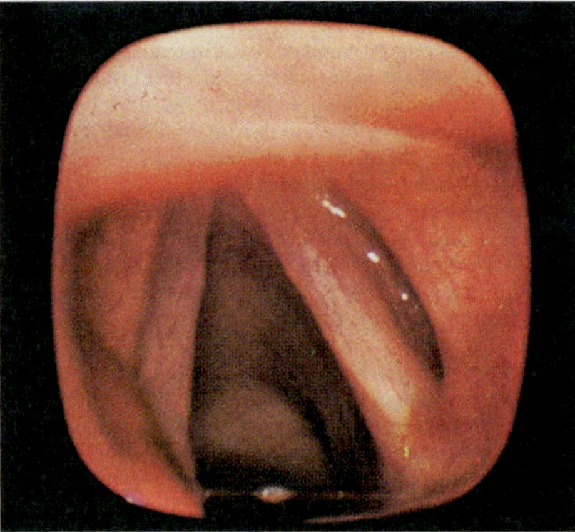

Abb. R31. Paramedianstellung bei rechtsseitiger Rekurrensparese

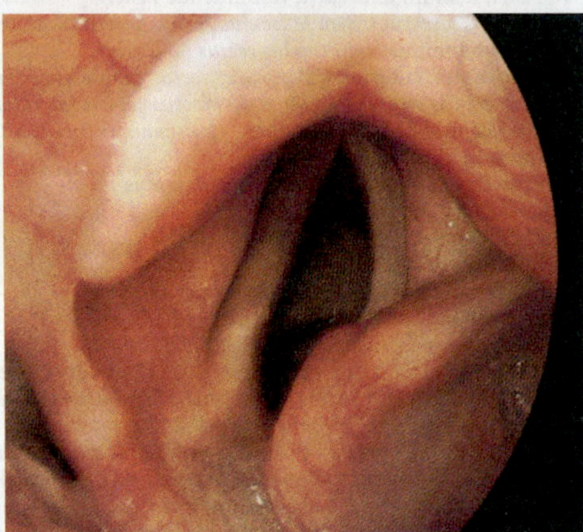

Abb. R32. Kadaverstellung bei linksseitiger Rekurrensparese

re|kur|rent *adj* (Ⓔ recurrent): (regelmäßig oder ständig) wiederkehrend, sich wiederholend

Re|laps *m* (Ⓔ relapse): Rückfall nach scheinbarer oder wirklicher Besserung; *s.a. Rekrudeszenz, Rezidiv*

Re|laps|fie|ber *nt* (Ⓔ relapsing fever): Fieberperioden unterbrochen von fieberfreien Intervallen; Rückfallfieber

Re|la|ti|ons|pa|tho|lo|gie *f* (Ⓔ relation pathology): von Ricker entwickelte Hypothese, dass jedes Krankheitsgeschehen in enger Beziehung zum peripheren Nervensystem steht und zu einer Veränderung der Endstrombahn führt, die abhängig von der Reizstärke ist

Re|la|xans *nt, pl* **-xan|zi|en, -xan|ti|en** (Ⓔ relaxant): entspannungsförderndes Mittel; *s.a. Muskelrelaxanzien*

re|la|xie|rend *adj* (Ⓔ relaxing): entspannend; (*Muskel*) erschlaffend

Re|la|xin *nt* (Ⓔ relaxin): im Schwangerschaftsgelbkörper gebildetes insulin-ähnliches Hormon, das zur Auflockerung des Bindegewebes vor der Geburt führt

Re|la|xo|me|trie *f* (Ⓔ relaxometry): Messung von Muskelaktionspotentialen und -kontraktion zur Objektivierung der Wirkung von Muskelrelaxantien

Release-inhibiting-Faktoren *pl*: *→Release-Inhibiting-Hormone*

Release-Inhibiting-Hormone *pl* (Ⓔ release-inhibiting hormones): ***Syn:*** *Statine, Inhibiting-Faktoren, Release-inhibiting-Faktoren, Inhibiting-Hormone*; im Hypothalamus* gebildete Hormone, die die Bildung und/oder Freisetzung von Hypophysenvorderlappenhormonen* hemmen [Somatostatin*, Melanostatin*, Prolactostatin*]

Re|lea|sing|fak|to|ren *pl*: *→Releasinghormone*

Re|lea|sing|hor|mo|ne *pl* (Ⓔ releasing hormones): ***Syn:*** *Liberine, Releasingfaktoren*; im Hypothalamus* gebildete Hormone, die die Bildung und/oder Freisetzung von Hypophysenvorderlappenhormonen* fördern; dazu gehören Gonadoliberin*, Corticoliberin*, Thyroliberin*, Melanoliberin*, Prolactoliberin* und Somatoliberin*

Re|li|a|bi|li|tät *f* (Ⓔ reliability): Zuverlässigkeit, Verlässlichkeit [z.B. einer Messmethode]; Grad der Genauigkeit, mit der ein Merkmal gemessen wird; *s.a. Validität*

Re|lie|ver *pl* (Ⓔ reliever): ***Syn:*** *Bedarfsmedikamente*; *s.u. Essay Asthma bronchiale S. 173*

rem *Abk.*: Roentgen equivalent man

REM *Abk.*: **1.** rapid eye movements **2.** *→Rasterelektronenmikroskop* **3.** Rasterelektronenmikroskopie

R.E.M. *Abk.*: Raphe-Median-Ebene

Rem *nt* (Ⓔ rem): [roentgen equivalent man] veraltete Einheit der Äquivalentdosis; durch Sievert* ersetzt

Rem. *Abk.*: *→Remedium*

Remak: Robert Remak; 1815–1865; deutscher Neurologe (Berlin)

Remak-Fasern *pl* (Ⓔ Remak's fibers): ***Syn:*** *marklose Fasern, marklose Nervenfasern*; nicht von einer Myelinscheide* umgebene Nervenfasern*

Remak-Haufen *pl* (Ⓔ Remak's ganglia): ***Syn:*** *Bidder-Haufen, Bidder-Remak-Ganglien, Bidder-Ganglien, Remak-Ganglien*; Ganglienzellhaufen des Nervus* vagus im Vorhofseptum

re|ma|nent *adj* (Ⓔ remanent): zurückbleibend, übrig, restlich

Re|me|di|um *nt, pl* **-dia, -di|en** (Ⓔ remedy): (Heil-)Mittel, Arzneimittel, Arznei

Re|mi|ne|ra|li|sa|ti|on *f* (Ⓔ remineralization): Wiedereinlagerung von Mineralien nach vorhergehender Demineralisierung

Re|mis|si|on *f* (Ⓔ remission): vorübergehende Besserung bzw. vorübergehendes Verschwinden von Krankheitszeichen; *s.a. Essay Chemotherapie S. 349*

komplette Remission (Ⓔ complete remission): ***Syn:*** *Vollremission*; vorübergehendes Verschwinden aller Symptome und Krankheitszeichen eines malignen Tumors unter Therapie

partielle Remission (Ⓔ partial remission): ***Syn:*** *Teilremission*; deutliche Besserung des Allgemeinbefindens ohne Normalisierung aller Parameter

re|mit|tie|rend *adj* (Ⓔ remittent): (vorübergehend) nachlassend, abklingend, in Remission gehend

REM-off-Neurone *pl* (Ⓔ REM-off neurons): *s.u. Essay Schlaf und Schlafstörungen S. 1915*

REM-on-Neurone *pl* (Ⓔ REM-on neurons): *s.u. Essay Schlaf und Schlafstörungen S. 1915*

REM-Schlaf *m* (Ⓔ REM sleep): ***Syn:*** *Traumschlaf, paradoxer/desynchronisierter Schlaf*; Schlafphase mit raschen, ruckartigen Augenbewegungen [rapid eye movements]; die genaue Funktion ist noch nicht bekannt, REM-Schlaf hängt aber mit der für das Langzeitgedächtnis wichtigen neuronalen RNA- und DNA-Synthese zusammen; *s.a. Schlaf, Essay Schlaf und Schlafstörungen S. 1915*

REM-Syndrom *nt*: *→retikuläre erythematöse Muzinose*

Ren *m*: *→Niere*

Ren arcuatus: *→Hufeisenniere*

Ren elongatus (Ⓔ long fused kidney): ***Syn:*** *Langniere*; längliche Verschmelzungsniere

Ren informis: *→Klumpenniere*

Ren migrans: *→Ren mobilis*

Ren mobilis (Ⓔ movable kidney): ***Syn:*** *Wanderniere, Ren migrans*; abnorm bewegliche Niere

Ren pelvicus (Ⓔ pelvic kidney): ***Syn:*** *Beckenniere, pelvine Nierendystopie*; angeborener Tiefstand der Niere im Becken; ist fast immer mit einer Malrotation kombiniert

Ren-, ren- *präf.*: *→Reno-*

re|nal *adj* (Ⓔ renal): ***Syn:*** *nephrogen*; Niere/Ren betreffend, von der Niere ausgehend, durch die Nieren bedingt

Re|nal|lis *f*: *→Arteria renalis*

Ren|cul|lus *m, pl* **-li** (Ⓔ renculus): fetales Nierenläppchen

Rendell: Rendell-Baker-Maske *f* (Ⓔ Rendell-Baker mask): spezielle Narkosemaske für Kinder; ist der kindlichen Gesichtsform angepasst und hat einen minimalen Totraum

Rendu: Henri Jules Louis Marie Rendu; 1844–1902; französischer Internist (Paris)

Rendu-Osler-Weber-Syndrom *nt* (Ⓔ Rendu-Osler-Weber syndrome): ***Syn:*** *hereditäre Teleangiektasie, Osler-Rendu-Weber-Krankheit, Osler-Rendu-Weber-Syndrom, Rendu-Osler-Weber-Krankheit, Teleangiectasia hereditaria haemorrhagica, Morbus Osler*; autosomal-dominante Erkrankung mit Bildung von Teleangiektasien in Haut und Schleimhaut, arteriovenösen Aneurysmen sowie rezidivierenden inneren Blutungen; **Therapie**: symptomatisch; Blutungsstillung, Laserkoagulation der Teleangiektasien und Aneurysmen; **Prognose**: 5 % der Patienten versterben an inneren Blutungen

re|ni|form *adj* (Ⓔ reniform): ***Syn:*** *nephroid*; nierenförmig, nierenartig

Re|nin *nt* (Ⓔ renin): von den juxtaglomerulären Zellen der Niere gebildetes Gewebehormon; Teil des Renin-Angiotensin-Aldosteron-Systems*

Renin-Angiotensin-Aldosteron-System *nt* (Ⓔ renin-angiotensin-aldosterone system): ***Syn:*** *RAA-System, Renin-Angiotensin-System*; Regulationssystem zur Konstanthaltung von Blutvolumen, -osmolarität und -druck, das in engem Zusammenhang zum natriuretischen Atriopeptid* steht; Hypovolämie*, Druckabfall im Vas afferens des Glomerulums und Verminderung der Natriumkonzentration im Serum führen zu einer Erhöhung der Reninsekretion, die zu einer erhöhten Bildung von Angiontensin II führt und die Aldosteronsekretion stimuliert [*Abb. R34*]

Renin-Angiotensin-System *nt*: *→Renin-Angiotensin-Aldosteron-System*

Re|nin|sub|strat *nt*: *→Angiotensinogen*

Ren|nin *nt* (Ⓔ rennin): ***Syn:*** *Chymosin, Labferment*; eiweißspaltendes und die Milch gerinnendes Enzym im Labmagen der Wiederkäuer und im Säuglingsmagen

Reno-, reno- *präf.*: Wortelement mit der Bedeutung „Niere/ Ren"

re|no|ab|do|mi|nal *adj* (Ⓔ nephroabdominal): ***Syn:*** *nephroabdominal*; Niere(n) und Bauch(wand)/Abdomen betreffend

re|no|gas|tral *adj* (Ⓔ renogastric): ***Syn:*** *gastrorenal*; Niere(n) und Magen/Gaster betreffend

Re|no|gramm *nt* (Ⓔ renogram): Röntgenkontrastaufnahme des Nierengewebes oder der Nierengefäße

Re|no|gra|phie *f* (Ⓔ renography): ***Syn:*** *Renografie*; Röntgenkontrastdarstellung* des Nierengewebes oder der Nierengefäße

re|no|in|tes|ti|nal *adj* (Ⓔ renointestinal): Niere(n) und Darm/Intestinum betreffend

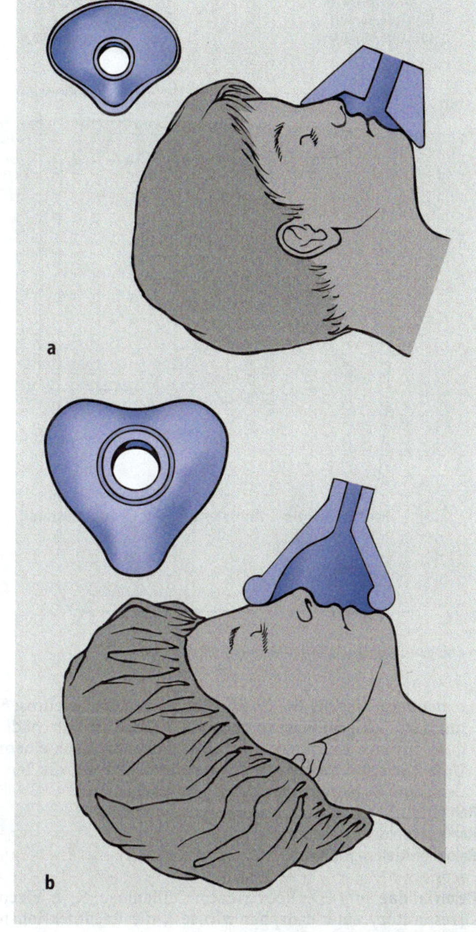

Abb. R33. Rendell-Baker-Maske [a] im Vergleich zu einer Erwachsenenmaske [b]

re|no|kar|di|al *adj* (Ⓔ nephrocardiac): ***Syn:*** *kardiorenal*; Niere(n) und Herz betreffend

re|no|par|en|chy|mal *adj* (Ⓔ renoparenchymal): das Nierenparenchym betreffend, vom Nierenparenchym ausgehend

Re|no|pa|thie *f*: *→Nephropathie*

re|no|priv *adj* (Ⓔ renoprival): durch einen Ausfall der Nieren bedingt

Re|no|szin|ti|gra|phie *f* (Ⓔ kidney scan): ***Syn:*** *Renoszintigrafie*; Szintigraphie* der Niere

re|no|trop *adj* (Ⓔ renotropic): ***Syn:*** *nephrotrop*; mit besonderer Affinität für Nierengewebe/zur Niere, auf die Niere einwirkend

re|no|vas|ku|lär *adj* (Ⓔ renovascular): die Nierengefäße betreffend

Re|no|va|so|gra|phie *f* (Ⓔ renal angiography): ***Syn:*** *Renovasografie*; Röntgenkontrastdarstellung* der Nierengefäße

Renshaw: Birdsey Renshaw; 1911–1948; amerikanischer Physiologe

Renshaw-Zellen *pl* (Ⓔ Renshaw cells): Zwischenneurone im Vorderhorn des Rückenmarks, die durch eine negative Rückkopplung hemmend auf die motorischen Vorderhornzellen wirken [**Renshaw-Hemmung**]

Ren|ten|be|geh|ren *nt*: *→Rentenneurose*

Ren|ten|neu|ro|se *f* (Ⓔ pension neurosis): ***Syn:*** *Unfallneurose, Entschädigungsneurose, Rentenbegehren, Rentensucht, Ren-*

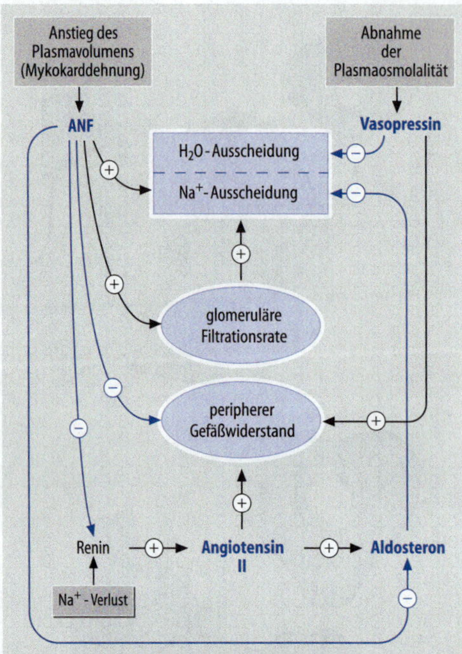

Abb. R34. Renin-Angiotensin-Aldosteron-System

tentendenz, tendenziöse Unfallreaktion; Begehrensneurose* mit hartnäckigem Streben nach einer Rente als Entschädigung für eine Krankheit oder eine Verletzung nach einem Unfall; je schwerer die Verletzung, desto geringer die Tendenz eine Begehrensneurose zu entwickeln

Renltenlsucht *f*: *→Rentenneurose*

Renltenltenldenz *f*: *→Rentenneurose*

Relolrilenltielrungslphalse *f* (Ⓔ re-orientation): *s.u. Essay Epilepsie S. 617*

Relolvilrildae *pl* (Ⓔ Reoviridae): hüllenlose RNA-Viren [respiratory enteric orphan viruses], die v.a. Infektionen der Atemwege und des Magen-Darm-Traktes verursachen

REP *Abk.*: retrogrades Pyelogramm

Repeated Open Application Test *nt/m*: *s.u. Epikutantest*

Relperlfulsilonslsynldrom *nt*: *→Tourniquet-Syndrom*

relpeltiltiv *adj* (Ⓔ repetitive): (sich) wiederholend

Repetitive strain injury *nt* (Ⓔ repetitive strain injury): durch anhaltende (Über-)Belastung von Muskeln und Gelenken verursachte schmerzhafte Bewegungseinschränkung

Relplanltaltilon *f* (Ⓔ replantation): Wiederanpflanzung abgetrennter Körperteile; auch Reimplantation*

replicative intermediates *pl* (Ⓔ replicative intermediates): *s.u. Essay Viren S. 2273*

Repllilkalse *f* (Ⓔ replicase): an der Replikation von Nucleinsäuren beteiligtes Enzym

Repllilkaltilon *f* (Ⓔ replication): ***Syn:*** *Autoduplikation*; identische Verdopplung von DNA- oder RNA-Strängen

repllilkaltiv *adj* (Ⓔ replicative): Replikation betreffend

Relpollalrilsaltilon *f* (Ⓔ repolarization): Normalisierung des Potentials nach Depolarisation; *s.a. Aktionspotential*

Relpollalrilsaltilonslphalse *f* (Ⓔ repolarization phase): *s.u. Aktionspotential*

relpolnilbel *adj* (Ⓔ reducible): ***Syn:*** *reponierbar*; (*Fraktur*) einrenkbar, einrichtbar

relpolnierlbar *adj*: *→reponibel*

Relpolsiltilon *f* (Ⓔ **1.–3.** reduction): **1.** Wiedereinrenkung verschobener Bruchfragmente **2.** Wiedereinrenkung einer Luxation **3.** manuelle Rückverlagerung einer Hernie

Reposition nach Arlt (Ⓔ Arlt's method): *s.u. Schulterluxation*

geschlossene Reposition (Ⓔ closed reduction): Reposition ohne operative Eröffnung; kann mit oder ohne Narkose erfolgen; wesentliche Voraussetzung der konservativen Behandlung von Luxationen und Frakturen

Reposition nach Hippokrates (Ⓔ hippocratic method): *s.u. Schulterluxation*

offene Reposition (Ⓔ open reduction): operative Reposition einer Luxation, Hernie oder Fraktur; bei offener Frakturreposition ist i.d.R. auch eine Fixierung der Fragmente indiziert

Relpreslsilon *f* (Ⓔ **1.–2.** repression): **1.** Unterdrückung, Hemmung eines Enzyms oder Gens **2.** Verdrängung von nichtakzeptablen Impulsen oder Gefühlen als Abwehrmechanismus; glückt der Psyche diese Verdrängung [z.B. durch Sublimation*], ist sie nur schwer erkennbar, während nicht geglückte Verdrängung zu Neurosen* führt

relpreslsiv *adj* (Ⓔ repressive): hemmend, unterdrückend

Relpreslsor *m* (Ⓔ repressor): Substanz, die die Ausprägung eines Gens oder die Aktivität eines Enzyms hemmt

relprilmierlbar *adj* (Ⓔ repressible): hemmbar, unterdrückbar

relprilmiert *adj* (Ⓔ repressed): gehemmt, unterdrückt

Relprilse *f* (Ⓔ crowing): ziehende Einatmung bei Keuchhusten* am Ende eines Hustenanfalls; wird von einer erneuten Hustenattacke abgelöst

Relproldukltilon *f* (Ⓔ **1.–2.** reproduction): **1.** Fortpflanzung, Vermehrung **2.** Wiedererinnerung von bestimmten Situationen

assistierte Reproduktion (Ⓔ assisted reproduction): *s.u. Essay Infertilität und Sterilität S. 1041*

Relproldukltilonslmylzel *nt* (Ⓔ reproduction mycelium): ***Syn:*** *Luftmyzel*; *s.u. Essay Pilze S. 1697*

Relproltelrol *nt* (Ⓔ reproterol): β_2-Sympathomimetikum; Bronchospasmolytikum*; **Anw.:** Asthma* bronchiale, Bronchospasmus*, chronische Bronchitis*

Repltillalse *f* (Ⓔ reptilase): ***Syn:*** *Batroxobin, Hämokoagulase*; von der Giftschlange Bothrops atrox gebildetes Enzym [Protease]; wurde früher als Hämostyptikum* verwendet; heute nur noch zur Bestimmung der Reptilasezeit*

Repltillalselzeit *f* (Ⓔ reptilase clotting time): Gerinnungstest, der die Zeit bis zum Gerinnungseintritt nach Zugabe von Reptilase* zu Citratblut misst; Normalbereich: 17–21 Sekunden; verlängert bei Fibrinogenmangel*, Dysfibrinogenämie*, Hyperfibrinolyse* und Verbrauchskoagulopathie*

RER *Abk.*: *→rauhes endoplasmatisches Retikulum*

RERP *Abk.*: retrograde effektive Refraktärphase

RES *Abk.*: *→retikuloendotheliales System*

Reslcinlnalmin *nt* (Ⓔ rescinnamine): Rauwolfiaalkaloid; Antihypertensivum*

Relsecltio *f*: *→Resektion*

Relsekltilon *f* (Ⓔ resection): ***Syn:*** *Resectio*; operative, partielle oder komplette Entfernung einer Organs oder einer Struktur

kolorektale Resektion (Ⓔ colorectal resection): Resektion von Kolon und Rektum

4/5-Relsekltilon *f* (Ⓔ 4/5 gastrectomy): ***Syn:*** *subtotale Gastrektomie*; *s.u. Gastrektomie*

Relsekltilonslzysltolskop *nt* (Ⓔ resectoscope): ***Syn:*** *Resektoskop*; Operationszystoskop zur transurethralen Elektroresektion

Relsekltolskop *nt*: *→Resektionszystoskop*

Relserlpin *nt* (Ⓔ reserpine): Rauwolfiaalkaloid; hemmt die Dopaminaufnahme und die Rückresorption von Noradrenalin; **Anw.:** Antihypertensivum*, zentral wirkendes Sedativum*

Relserlpinlschnuplfen *m* (Ⓔ reserpine rhinitis): *s.u. Rhinitis medicamentosa*

Relserlvelfett *nt* (Ⓔ depot fat): ***Syn:*** *Depotfett, Speicherfett*; vom Körper angelegte Speicher im Fettgewebe

Relserlvelluft *f* (Ⓔ reserve air): ***Syn:*** *Reservevolumen*; die nach normaler Atmung noch zusätzlich ein- oder ausatembare Luftmenge; *s.a. Lungenvolumina*

Relserlvelräulme *pl* (Ⓔ pleural recesses): ***Syn:*** *Pleurasinus, Pleurabuchten, Komplementärräume, Recessus pleurales*; an den Übergangsstellen der verschiedenen Abschnitte der Pleura* pulmonalis befinden sich Spalträume, die sich bei tiefer Einatmung entfalten und damit den Pleuraspalt ver-

R

größern; *s.a. Pleura*

Re|ser|ve|vo|lu|men *nt* (Ⓔ **1.** reserve volume **2.** residual air): **1.** ***Syn:*** *Restvolumen, Restblut*; das am Ende der Systole noch im Herzen vorhandene Blut **2.** ***Syn:*** *Reserveluft*; die nach normaler Atmung noch zusätzlich ein- oder ausatembare Luftmenge; *s.a. Lungenvolumina*

exspiratorisches Reservevolumen (Ⓔ expiratory reserve volume): Luftmenge, die nach normaler Ausatmung noch zusätzlich ausgeatmet werden kann

inspiratorisches Reservevolumen (Ⓔ inspiratory reserve volume): ***Syn:*** *Komplementärluft*; Luftmenge, die nach normaler Einatmung noch zusätzlich eingeatmet werden kann

Re|ser|ve|zo|ne *f*: *s.u. Wachstumsfuge*

re|se|zier|bar *adj* (Ⓔ resectable): durch Resektion entfernbar

re|se|zie|ren *v* (Ⓔ resect): wegschneiden, ausschneiden, operativ entfernen

re|si|du|al *adj* (Ⓔ residual): übrig, übrig geblieben, restlich

Re|si|du|al|frak|ti|on *f* (Ⓔ residual fraction): Verhältnis von endsystolischem Restvolumen und enddiastolischem Füllungsvolumen des Herzens

Re|si|du|al|harn *m*: →*Restharn*

Re|si|du|al|ka|pa|zi|tät, funk|ti|o|nel|le *f* (Ⓔ functional residual capacity): das nach normaler Ausatmung noch in der Lunge vorhanden Luftvolumen; besteht aus Residualvolumen* und exspiratorischem Reservevolumen*; *s.a. Lungenvolumina*

Re|si|du|al|kör|per|chen *nt* (Ⓔ residual corpuscle): ***Syn:*** *Telolysosom*; *s.u. Phagozytose*

Re|si|du|al|luft *f*: →*Residualvolumen*

Re|si|du|al|vo|lu|men *nt* (Ⓔ residual air): ***Syn:*** *Residualluft*; die nach maximaler Ausatmung noch in der Lunge vorhandene Luft; nimmt im Alter zu und ist v.a. bei Asthma bronchiale [reversibel] und Lungenemphysem [irreversibel] erhöht; *s.a. Lungenvolumina*

Re|si|du|al|wahn *m* (Ⓔ residual delusion): ***Syn:*** *Restwahn*; nach Rückbildung einer Psychose* verbleibende Wahnidee

Re|si|du|al|zys|te *f* (Ⓔ residual cyst): ***Syn:*** *Restzyste*; nach Extraktion eines toten Zahnes verbleibende oder entstehende radikuläre Zyste*

Re|si|du|um *nt, pl* **-dua, -duen** (Ⓔ residue): Rückstand, Rest, Überbleibsel

schizophrenes Residuum (Ⓔ residual schizophrenia): *s.u. Schizophrenie*

Re|si|li|enz *f* (Ⓔ resilience): Spannkraft, Elastizität, Nachgiebigkeit

Re|si|na *f* (Ⓔ resin): Harz

Resina Podophylli: →*Podophyllin*

Resina tolutana: →*Tolubalsam*

Re|si|ne *pl* (Ⓔ resins): Ionenaustauscher*, Ionenaustauscherharze

Re|sis|tan|ce *f* (Ⓔ resistance): ***Syn:*** *Atemwegwiderstand*; Widerstand der Atemwege gegen den Luftstrom, der bei der Atmung überwunden werden muss; wird durch Ganzkörperplethysmographie bestimmt; liegt bei ruhiger Mundatmung bei ca. 2 cm H_2O/l/s [0,2 kPa/l/s]

re|sis|tent *adj* (Ⓔ resistant): widerstandsfähig, nicht anfällig, immun

Re|sis|tenz *f* (Ⓔ resistance): Widerstandskraft, Widerstandsfähigkeit, Abwehr(kraft); *(Erreger)* Widerstandsfähigkeit gegen Antibiotika; *s.a. Antibiotikaresistenz*

erworbene Resistenz (Ⓔ acquired resistance): erworbene Antibiotikaresistenz; *s.u. Antibiotikaresistenz*

natürliche Resistenz (Ⓔ natural resistance): natürliche Antibiotikaresistenz; *s.u. Antibiotikaresistenz*

osmotische Resistenz von Erythrozyten (Ⓔ osmotic resistance): *s.u. Erythrozytenresistenz*

primäre Resistenz (Ⓔ primary resistance): wird durch die Sensitivität der Tumorzellen im Hinblick auf den Angriffspunkt der zytostatisch wirksamen Medikamente bestimmt; *s.u. Essay Chemotherapie S. 349*

sekundäre Resistenz (Ⓔ secondary resistance): unter z.B. Zytostatikatherapie entstehende Resistenz; *s.a. Essay Chemotherapie S. 349*

Re|sis|tenz|be|stim|mung, ge|no|ty|pi|sche *f* (Ⓔ genotypical resistance test): *s.u. Essay AIDS S. 31*

Re|sis|tenz|be|stim|mung, phä|no|ty|pi|sche *f* (Ⓔ phenotypical resistance test): *s.u. Essay AIDS S. 31*

Re|sis|tenz|ent|wick|lung *f* (Ⓔ resistance development): *s.u. Antibiotikaresistenz, Essay Chemotherapie S. 349*

Re|sis|tenz|fak|tor *m* (Ⓔ R factor): Resistenz-Transfer-Faktor; *s.u. Antibiotikaresistenz*

Re|sis|tenz|stu|fen *pl* (Ⓔ grades of resistance): Mikroorganismen haben eine unterschiedliche Resistenz gegen Desinfektions- und Sterilisationsverfahren; man unterscheidet vier Stufen: **Resistenzstufe 1**: Viren, Bakterien, Pilze und Pilzsporen, die mit strömendem Dampf [100°C] innerhalb von 1–2 Minuten abgetötet oder inaktiviert werden **Resistenzstufe 2**: nur wenig widerstandsfähige Sporen, die von strömendem Dampf in 15 Minuten abgetötet oder inaktiviert werden [z.B. Milzbrandsporen] **Resistenzstufe 3**: resistente Sporen, die erst nach Stunden irreversibel geschädigt werden [z.B. Sporen der Clostridien-Species] **Resistenzstufe 4**: thermophile Bakterien, die erst durch gespannten, gesättigten Wasserdampf von mindestens 134°C und einer Einwirkzeit von mindestens 30 Minuten geschädigt werden; spielen in der Medizin keine Rolle; *s.a. Sterilisation*

Resistenz-Transfer-Faktor *m* (Ⓔ resistance-transfer factor): ***Syn:*** *Resistenzfaktor, R-Faktor, R-Plasmid*; *s.u. Antibiotikaresistenz*

Re|so|lu|ti|on *f* (Ⓔ **1.–2.** resolution): **1.** optisches Auflösungsvermögen **2.** (Auf-)Lösung, Rückbildung

Re|sol|vens *nt, pl* **-ven|zi|en, -ven|ti|en** (Ⓔ resolvent): Lösungsmittel; Lösemittel

re|so|nant *adj* (Ⓔ resonant): Resonanz betreffend oder erzeugend, mitschwingend, widerhallend

Re|so|nanz *f* (Ⓔ resonance): Mitschwingen, Nachhall, Widerhall

affektive Resonanz (Ⓔ **1.–2.** affective resonance): **1.** ***Syn:*** *Imitationsphänomen*; unbewusste Nachahmung der Affektäußerungen anderer Personen bei hirnorganischen Erkrankungen **2.** Mitempfinden der Gefühle und Gedanken anderer Personen

Re|so|nanz|lo|sig|keit *f* (Ⓔ lack of affective resonance): Fehlen der affektiven Resonanz; v.a. bei Depressionen oder Schizophrenie

Re|so|nanz|spek|tros|ko|pie, pa|ra|ma|gne|ti|sche *f* (Ⓔ electron paramagnetic resonance spectroscopy): ***Syn:*** *ESR-Spektroskopie, Elektronenspinresonanzspektroskopie*; Spektroskopie*, die künstlich erzeugte paramagnetische Resonanz misst; **Prinzip**: die um den Kern kreisenden Elektronen haben ein magnetisches Feld und ein magnetisches Moment; bei **diamagnetischen Stoffen** heben sich diese Momente nach außen auf [**Spinkompensation**]; bei **paramagnetischen Stoffen** ist ein magnetisches Gesamtmoment messbar; legt man ein elektromagnetisches Feld an, absorbieren Stoffe elektromagnetische Strahlen, wodurch die magnetischen Momente in einen höheren magnetischen Zustand übergehen; dieser Übergang wird bei der Elektronenspinresonanzspektroskopie gemessen und aufgezeichnet

Re|sor|ben|zi|en *pl* (Ⓔ resorbents): Substanzen mit resorptionsfördernder Wirkung

re|sor|bier|bar *adj* (Ⓔ absorbable): durch Resorption aufnehmbar

re|sor|bie|rend *adj* (Ⓔ resorbent): einsaugend, aufsaugend, aufnehmend

Re|sor|cin *nt* (Ⓔ resorcin): ***Syn:*** *Resorcinol, Resorzin, 1,3-Benzoldiol*; Keratolytikum*, Antiseptikum*, Konservierungsmittel

Re|sor|ci|nol *nt*: →*Resorcin*

Re|sor|cin|phthal|e|in *nt*: →*Fluoreszein*

Re|sorp|ti|on *f* (Ⓔ resorption): ***Syn:*** *Reabsorption*; (Flüssigkeits-)Aufnahme, Aufsaugung; Aufnahme von Flüssigkeit oder niedermolekularen Substanzen über die Haut oder Schleimhaut, z.B. die intestinale Resorption von Nahrungsbestandteilen

Re|sorp|ti|ons|a|tel|ek|ta|se *f* (Ⓔ absorption atelectasis): *s.u. Atelektase*

Re|sorp|ti|ons|fie|ber *nt* (Ⓔ aseptic fever): Temperaturerhöhung während der postoperativen/posttraumatischen Re-

R

sorption von Blutergüssen etc.

Re|sorp|ti|ons|ik|te|rus *m* (Ⓔ resorption jaundice): posthepatischer Ikterus* durch Rückresorption ausgeschiedener Gallenfarbstoffe

Re|sorp|ti|ons|zo|ne *f* (Ⓔ resorption zone): *s.u. Wachstumsfuge*

Re|sor|zin *nt*: *→Resorcin*

re|spi|ra|bel *adj* (Ⓔ respirable): zum Einatmen geeignet, atembar

Re|spi|ra|ti|on *f* (Ⓔ respiration): Atmung*; meist gleichgesetzt mit äußerer Atmung

Re|spi|ra|ti|ons|sys|tem *nt*: *→Respirationstrakt*

Re|spi|ra|ti|ons|trakt *m* (Ⓔ respiratory tract): ***Syn:*** *Atmungsorgane, Apparatus respiratorius, Systema respiratorium*; Gesamtheit der luftführenden Organe und Strukturen [Mund, Nase, Pharynx, Kehlkopf, Luftröhre, Lunge]

Re|spi|ra|tor *m* (Ⓔ respirator): Beatmungsgerät, Atemgerät

re|spi|ra|to|risch *adj* (Ⓔ respiratory): ***Syn:*** *atmungsbedingt*; Atmung/Respiration betreffend, mit der Atmung verbunden

Respiratory-distress-Syndrom des Neugeborenen *nt*: *→Atemnotsyndrom des Neugeborenen*

Respiratory-syncitial-Virus *nt*: *→RS-Virus*

Rest|blut *nt* (Ⓔ reserve volume): ***Syn:*** *Restvolumen, Reservevolumen*; das am Ende der Systole* noch im Herzen vorhandene Blut

Re|ste|no|se *f* (Ⓔ restenosis): erneute Stenose einer operativ aufgeweiteten Einengung

Rest|harn *m* (Ⓔ residual urine): ***Syn:*** *Residualharn*; nach Entleerung der Harnblase noch vorhandene Harnmenge; findet sich bei allen Blasenabflussstörungen unabhängig von der Ätiologie; die Bestimmung erfolgt i.d.R. sonographisch oder mittels Katheter

Re|sti|tu|tio *f, pl* **-ti|o|nes** (Ⓔ restitution): Wiederherstellung, Restitution

Restitutio ad integrum (Ⓔ full recovery): vollständige oder komplette Wiederherstellung/Heilung/Erholung

Re|sti|tu|ti|ons|pha|se *f* (Ⓔ restitution phase): *s.u. Mitose*

Restless-legs-Syndrom *nt* (Ⓔ restless legs syndrome): ***Syn:*** *Wittmaack-Ekbom-Syndrom, Syndrom der unruhigen Beine, nächtliche Bewegungsstörungen*; ätiologisch ungeklärte Erkrankung, deren Leitsymptom nächtliche, unangenehme, als ziehend-reißend beschriebene Dysästhesien der Beine sind, die von einem nicht unterdrückbaren Drang, die Beine zu bewegen, begleitet werden; die Bewegung schafft aber nur kurzzeitige Linderung, bevor der Drang erneut einsetzt; tritt autosomal-dominant, essentiell und symptomatisch [Schwangerschaft, Niereninsuffizienz] auf; das gute Ansprechen der meisten Patienten auf L-Dopa vor dem Schlafengehen deutet auf eine Störung im Dopaminstoffwechsel hin; *s.a. Essay Schlaf und Schlafstörungen S. 1915*

Rest-N *m*: *→Reststickstoff*

Reston-Virus *nt* (Ⓔ Reston virus): wahrscheinlich nicht humanpathogenes Virus; gehört zusammen mit Ebola-Virus* und Marburg-Virus* zu den Filoviren

Re|strik|ti|on *f* (Ⓔ **1.–2.** restriction): **1.** Einschränkung, Beschränkung **2.** Verhinderung der Replikation bestimmter DNA-Phagen durch Restriktionsenzyme*

Re|strik|ti|ons|en|do|nu|kle|a|sen *pl*: *→Restriktionsenzyme*

Re|strik|ti|ons|en|zy|me *pl* (Ⓔ restriction enzymes): ***Syn:*** *Restriktionsendonukleasen*; Enzyme, die Doppelstrang-DNA an spezifischen Stellen spalten; werden bei der DNA-Analyse verwendet

Restriktions-Fragment-Längen-Polymorphismus *m* (Ⓔ restriction fragment length polymorphism): Punktmutation eines Gens oder größere Mutationen, wie z.B. Insertion oder Deletion, verändern DNA-Abschnitte und führen bei einem Abbau mit Restriktionsenzymen zur Entstehung von Fragmenten unterschiedlicher Länge; dieser Polymorphismus kann als sog. **RFLP-Analyse** zur Mutationsanalyse z.B. von Morbus* Gaucher verwendet werden

re|strik|tiv *adj* (Ⓔ restrictive): einschränkend, beschränkend, begrenzend

Rest|stick|stoff *m* (Ⓔ rest nitrogen): ***Syn:*** *Rest-N*; nach Entfernung der Proteine noch verbleibender Stickstoff des Blutplasmas; besteht aus Harnstoff-N [blood urea nitrogen, BUN], Aminosäure-N, Harnsäure-N, Ammoniak-N und Creatinin; ist u.a. erhöht bei eiweißreicher Ernährung, gesteigertem Eiweißabbau, Nierenerkrankungen mit Einschränkung der glomerulären Filtrationsrate, Urämie*, Azotämie*; wird mehr und mehr durch Creatinin-, Harnstoff- und Harnsäurebestimmung ersetzt

Rest|vo|lu|men *nt*: *→Restblut*

Rest|wahn *m*: *→Residualwahn*

Rest|zys|te *f*: *→Residualzyste*

Re|sus|zi|ta|ti|on *f*: *→Reanimation*

RET *Abk.*: **1.** rational-emotive Therapie **2.** Raucher-Entwöhnungstherapie

Re|tar|da|ti|on *f* (Ⓔ retardation): ***Syn:*** *Retardierung*; Verlangsamung, (Entwicklungs-)Hemmung, Verzögerung, z.B. der geistigen und/oder körperlichen Entwicklung im Vergleich zu normal entwickelten Kindern oder Jugendlichen

re|tar|diert *adj* (Ⓔ retarded): (geistig oder körperlich) zurückgeblieben, verspätet, verzögert

Re|tar|die|rung *f*: *→Retardation*

Re|tard|prä|pa|ra|te *pl* (Ⓔ retard preparation): Depotpräparate* zur peroralen Applikation

Re|te *nt* (Ⓔ rete): Netz, Netzwerk

Rete acromiale (Ⓔ acromial rete): Arteriennetz des Akromions; wird von Ästen der Arteria* thoracoacromialis gebildet

Rete arteriosum (Ⓔ arterial network): Arteriengeflecht, Arteriennetz

Rete articulare cubiti (Ⓔ articular cubital rete): von der Arteria* ulnaris gespeistes Arteriengeflecht des Ellenbogengelenks

Rete articulare genus (Ⓔ articular rete of knee): von der Arteria* poplitea gespeistes Arteriengeflecht des Kniegelenks

Rete calcaneum (Ⓔ calcaneal rete): von der Arteria* fibularis versorgtes Arteriennetz am Fersenbein/Kalkaneus

Rete carpale dorsale (Ⓔ dorsal carpal rete): vom Ramus carpalis dorsalis der Arteria* radialis ausgehendes Arteriennetz des Handwurzelrückens

Rete lymphocapillare (Ⓔ lymphocapillary rete): Lymphkapillarennetz, Lymphkapillarengeflecht

Rete malleolare laterale (Ⓔ lateral malleolar rete): Arteriengeflecht am Außenknöchel; wird von der Arteria* tibialis anterior gespeist

Rete malleolare mediale (Ⓔ medial malleolar rete): Arteriengeflecht des Innenknöchels; wird von der Arteria* tibialis posterior gespeist

Rete Malpighii (Ⓔ malpighian rete): Bezeichnung für das Netzwerk der Papillarschicht [Stratum papillare] der Unterhaut [Dermis*]

Rete mirabile (Ⓔ rete mirabile): ***Syn:*** *Wundernetz*; aus kleinsten Arterien oder Kapillaren bestehendes Gefäßknäuel

Rete patellare (Ⓔ rete of patella): Arteriengeflecht der Kniescheibe; wird von der Arteria* poplitea gespeist

Rete testis (Ⓔ rete testis): ***Syn:*** *Haller-Netz*; Netz von Hodenkanälchen [Tubuli seminiferi], aus dem im Mediastinum* testis die Ductuli* efferentes testis hervorgehen; kann Ausgangspunkt eines bösartigen Tumors [**Rete-Tumor**] sein; *s.a. Hoden*

Rete vasculosum articulare (Ⓔ articular rete): venöses oder arterielles Gefäßgeflecht eines Gelenkes

Rete venosum (Ⓔ venous rete): ***Syn:*** *Venengeflecht, Venennetz*; Venengeflecht, Venennetz

Rete venosum dorsale manus (Ⓔ dorsal venous rete of hand): Venengeflecht des Handrückens

Rete venosum dorsale pedis (Ⓔ dorsal venous rete of foot): Venengeflecht des Fußrückens

Rete venosum plantare (Ⓔ plantar venous rete): Venengeflecht der Fußsohle

Re|ten|tio *f, pl* **-ti|o|nes**: *→Retention*

Retentio alvi (Ⓔ fecal retention): Stuhlverhaltung, Verstopfung, Obstipation*

Retentio placentae (Ⓔ retained placenta): ***Syn:*** *Plazentaretention*; verzögerte Ausstoßung der Plazenta nach der

Geburt; i.d.R. erfolgt die Plazentalösung innerhalb von 30 Minuten und der Blutverlust beträgt nicht mehr als 300 ml; je länger aber die Plazentalösung dauert, desto größer ist meist der Blutverlust; die Plazentalösung kann durch den Credé-Handgriff unterstützt werden; eine Hand umfasst den Fundus uteri und exprimiert in mit der nächsten Wehe vorsichtig in kaudaler Richtung; mit der anderen Hand kann vorsichtig an der Nabelschnur gezogen werden; ist die Plazenta nach einer Stunde noch nicht gelöst, ist eine spontane Plazentalösung unwahrscheinlich und eine manuelle oder instrumentelle Lösung [unter Narkose] indiziert

Retentio testis: → *Maldescensus testis*

Retentio testis abdominalis (Ⓔ abdominal testis): Bauchhoden bei Maldescensus testis

Retentio testis inguinalis (Ⓔ inguinal testis): Leistenhoden bei Maldescensus testis

Retentio urinae: → *Harnverhaltung*

Re|ten|ti|on *f* (Ⓔ retention): ***Syn:*** *Retentio*; Zurückhaltung, Zurückhalten, Verhaltung

dekompensierte Retention (Ⓔ decompensated retention): ***Syn:*** *Präurämie, präterminale Niereninsuffizienz*; Stadium 3 der Niereninsuffizienz*

kompensierte Retention (Ⓔ compensated retention): Stadium 2 der Niereninsuffizienz*

Re|ten|ti|ons|a|the|rom *nt* (Ⓔ steatoma): ***Syn:*** *falsches Atherom, Ölretentionszyste, Talgretentionszyste, Sebozystom, Steatom, Follikelretentionszyste*; Retentionszyste* einer Talgdrüse durch Verlegung des Ausführungsgangs; bei multiplem Vorkommen spricht man von **Steatocystoma multiplex**; in seltenen Fällen kommt es zur Entzündung und narbigen Abheilung von Zysten, v.a. im Bereich der Rücken- und Brustrinne [**Steatocystoma multiplex conglobatum**]; **Therapie:** Exzision bei kosmetischer Störung; bei Entzündung [Steatocystoma multiplex conglobatum] Eröffnung oder Exzision, Antibiotika lokal oder systemisch

Re|ten|ti|ons|a|zi|do|se *f* (Ⓔ retention acidosis): metabolische Azidose* durch ungenügende Ausscheidung von Sulfat und Phosphat bei Niereninsuffizienz*

Re|ten|ti|ons|a|zot|ä|mie *f* (Ⓔ renal azotemia): ***Syn:*** *renale Azotämie*; Azotämie* bei Nierenfunktionsstörungen

Re|ten|ti|ons|hy|per|ke|ra|to|se *f* (Ⓔ retention hyperkeratosis): *s.u. Hyperkeratose*

Re|ten|ti|ons|to|xi|ko|se *f* (Ⓔ retention toxicosis): durch die vermehrte Zurückhaltung von körpereigenen oder körperfremden Stoffen hervorgerufene Intoxikation [z.B. Urämie*]

Re|ten|ti|ons|zys|te *f* (Ⓔ retention cyst): durch eine Abflussbehinderung entstandene Zyste*; *s.a. Retentionsatherom*

seröse Retentionszyste (Ⓔ hydrocyst): ***Syn:*** *seröse Zyste, Hydrozyste*; durch Flüssigkeitsansammlung entstandene Zyste

Rete-Tumor *m* (Ⓔ rete tumor): *s.u. Rete testis*

Reticul-, reticul- *präf.*: → *Reticulo-*

Re|ti|cu|lin *nt*: → *Retikulin*

Reticulo-, reticulo- *präf.*: Wortelement mit der Bedeutung „kleines Netz/Retikulum"

Re|ti|cu|lo|his|ti|o|cy|to|sis *f, pl* **-ses:** → *Retikulohistiozytose*

Reticulohistiocytosis disseminata: → *multizentrische Retikulohistiozytose*

Re|ti|cu|lum *nt, pl* **-la** (Ⓔ reticulum): kleines Netz

Reticulum trabeculare sclerae (Ⓔ trabecular reticulum of sclera): ***Syn:*** *Hueck-Band, Stenon-Band, iridokorneales Balkenwerk, Ligamentum pectinatum*; bindegewebiges Balkennetz zwischen Sinus* venosus sclerae und vorderer Augenkammer [Camera anterior bulbi]; man unterscheidet eine **Pars corneoscleralis**, die Hornhaut und Sklera anliegt, und eine **Pars uvealis**, die der Uvea aufliegt

Retikul-, retikul- *präf.*: → *Retikulo-*

re|ti|ku|lar *adj*: → *retikulär*

re|ti|ku|lär *adj* (Ⓔ reticular): ***Syn:*** *retikular*; das Retikulum betreffend, zum Retikulum gehörend; netzförmig, netzartig

Re|ti|ku|la|ris|sys|tem, ab|stei|gen|des *nt* (Ⓔ descending reticular system): *s.u. Formatio reticularis*

Re|ti|ku|la|ris|sys|tem, auf|stei|gen|des *nt* (Ⓔ ascending reticular system): *s.u. Formatio reticularis*

Re|ti|ku|lin *nt* (Ⓔ reticulin): ***Syn:*** *Reticulin*; vorwiegend aus Kollagen Typ 3 aufgebaute feine Bindegewebsfasern

Re|ti|ku|lin|fa|sern *pl* (Ⓔ reticular fibers): ***Syn:*** *retikuläre Fasern, Gitterfasern, argyrophile Fasern, Retikulumfasern*; mit Silbersalzen anfärbbare Bindegewebsfasern, die aus Retikulin* bestehen; werden u.a. in Fibroblasten, retikulären Zellen, Schwann-Zellen gebildet und finden sich in der Basallamina, dem Fasergerüst von Milz, Lymphknoten und Knochenmark sowie im Bindegewebe zahlreicher Organe

Retikulo-, retikulo- *präf.*: Wortelement mit der Bedeutung „kleines Netz/Retikulum"

Re|ti|ku|lo|an|gi|o|ma|to|se *f*: → *Kaposi-Sarkom*

re|ti|ku|lo|en|do|the|li|al *adj* (Ⓔ reticuloendothelial): ***Syn:*** *retikulohistiozytär*; retikuloendotheliales Gewebe oder System betreffend

Re|ti|ku|lo|en|do|the|li|om *nt* (Ⓔ reticuloendothelial sarcoma): ***Syn:*** *Retikulumzellensarkom, Retikulumzellsarkom, Retikulosarkom, Retothelsarkom*; sehr seltenes, von den Retothelzellen ausgehendes Non-Hodgkin-Lymphom*

Re|ti|ku|lo|en|do|the|li|o|se *f* (Ⓔ reticuloendotheliosis): ***Syn:*** *Endotheliose*; Oberbegriff für Erkrankungen des retikuloendothelialen Systems; z.T. auch selten verwendete Bezeichnung für Histiozytosis* X

leukämische Retikuloendotheliose: → *Haarzellenleukämie*

re|ti|ku|lo|his|ti|o|zy|tär *adj*: → *retikuloendothelial*

Re|ti|ku|lo|his|ti|o|zy|tom *nt* (Ⓔ reticulohistiocytoma): ***Syn:*** *retikulohistiozytisches Granulom, Riesenzellenhistiozytom*; Histiozytom [Dermatofibrom*] mit Riesenzellen; gutartiger Tumor, der meist solitär an Kopf und Nacken vorkommt

multiple Retikulohistiozytome: → *multizentrische Retikulohistiozytose*

Re|ti|ku|lo|his|ti|o|zy|to|se *f* (Ⓔ reticulohistiocytosis): ***Syn:*** *Reticulohistiocytosis*; Vorkommen multipler Retikulohistiozytome*

maligne Retikulohistiozytose (Ⓔ histiocytic medullary reticulosis): ***Syn:*** *histiozytäre medulläre Retikulose, maligne Histiozytose*; systemische Histiozytenproliferation im Anschluss an einen Virusinfekt [meist Herpes-Viren] oder bei Immundefekten; durch Befall des Knochenmarks kommt es zu Panzytopenie* und einem tödlichen Verlauf in 50 % der Fälle

multizentrische Retikulohistiozytose (Ⓔ multicentric reticulohistiocytosis): ***Syn:*** *multiple Retikulohistiozytome, Lipoiddermatoarthritis, Reticulohistiocytosis disseminata*; multizentrische Histiozytose* mit Polyarthritis* und nodulären Histiozytomen* in Haut und Schleimhaut; tritt v.a. bei Frauen zwischen 40 und 50 Jahren auf; oft assoziiert mit Kollagenosen [Lupus* erythematodes, Dermatomyositis*] oder Malignomen [Karzinome, Lymphome, Sarkome]

Re|ti|ku|lo|id, ak|ti|ni|sches *nt* (Ⓔ actinic reticuloid): ***Syn:*** *aktinische retikuläre Hyperplasie, Aktinoretikulose*; auf dem Boden einer Lichtdermatose* entstehende chronisch ekzematöse Hauterkrankung, die zu den Pseudolymphomen* gerechnet wird; kann leicht mit einer Mycosis* fungoides verwechselt werden

Re|ti|ku|lo|pe|nie *f* (Ⓔ reticulopenia): ***Syn:*** *Retikulozytopenie*; Verminderung der Retikulozytenzahl im peripheren Blut

Re|ti|ku|lo|sar|kom *nt*: → *Retikuloendotheliom*

Re|ti|ku|lo|se *f* (Ⓔ reticulosis): Oberbegriff für Erkrankungen mit Wucherung der Retikulumzellen und/oder Histiozyten

epidermotrope Retikulose: → *pagetoide Retikulose*

histiozytäre medulläre Retikulose: → *maligne Retikulohistiozytose*

lipomelanotische Retikulose (Ⓔ lipomelanic reticulosis): ***Syn:*** *dermatopathische Lymphadenopathie/Lymphadenitis/Lymphopathie, Pautrier-Woringer-Syndrom*; reversible, reaktive Lymphknotenschwellung, besonders der Achsel- und Leistenlymphknoten, als Begleitsymptom bei ausgedehnten Dermatosen [z.B. Mycosis* fungoides, Erythrodermie*]

pagetoide Retikulose (Ⓔ pagetoid reticulosis): ***Syn:*** *Morbus Woringer-Kolopp, epidermotrope Retikulose, Woringer-Kolopp-Krankheit, Woringer-Krankheit*; lokalisiertes oder disseminiertes T-Zell-Lymphom* der Haut; Sonderform der Mycosis* fungoides mit ausgeprägter Hautbeteiligung;

die Durchsetzung der Epidermis mit Tumorzellen gleicht der bei Paget*-Krebs [deshalb „pagetoid"]

Re|ti|ku|lo|zyt *m* (Ⓔ reticulocyte): ***Syn:*** *Proerythozyt*; junger Erythrozyt, der noch anfärbare Kernreste [**Substantia reticulogranulofilamentosa**] enthält

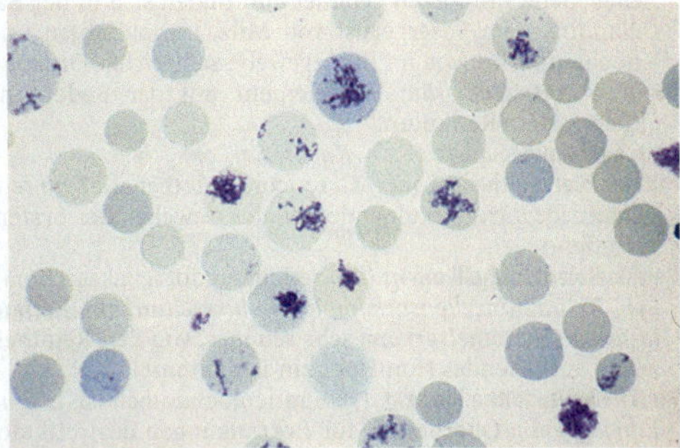

Abb. R35. Retikulozyten

Re|ti|ku|lo|zy|ten|kri|se *f* (Ⓔ reticulocyte crisis): sprunghafte Vermehrung der Retikulozyten im peripheren Blut; Zeichen einer vermehrten Blutbildung im Knochenmark, z.B. nach akuter Blutung oder Hämolyse

Re|ti|ku|lo|zy|to|pe|nie *f*: →*Retikulopenie*

Re|ti|ku|lo|zy|to|se *f* (Ⓔ reticulocytosis): Erhöhung der Retikulozyten im peripheren Blut

Re|ti|ku|lum *nt*, *pl* **-la** (Ⓔ reticulum): ***Syn:*** *endoplasmatisches Retikulum*; retikuläres Hohlraumsystem der Zelle; histologisch und funktionell unterscheidet man **glattes endoplasmatisches Retikulum** und **rauhes endoplasmatisches Retikulum**, die beide in ein und derselben Zelle vorliegen und ineinander übergehen; das endoplasmatische Retikulum steht mit der Kernmembran in Verbindung; es besteht überwiegend aus flachen Membransäcken, kann aber auch in Tubulusform vorliegen

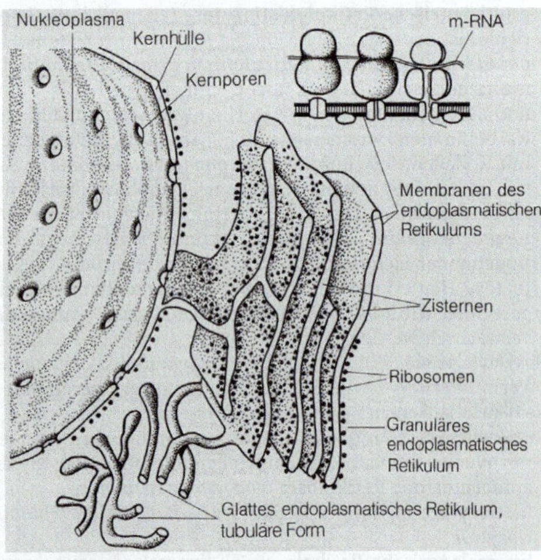

Abb. R36. Endoplasmatisches Retikulum

agranuläres endoplasmatisches Retikulum: →*glattes endoplasmatisches Retikulum*

endoplasmatisches Retikulum: →*Retikulum*

glattes endoplasmatisches Retikulum (Ⓔ smooth endoplasmic reticulum): ***Syn:*** *agranuläres endoplasmatisches Retikulum*; im Zellplasma liegendes Membransystem, das eine Rolle bei der Steroid- und Glykogensynthese spielt; ist besonders zahlreich in der Nebennierenrinde und den Zwischenzellen des Hodens

granuläres endoplasmatisches Retikulum: →*rauhes endoplasmatisches Retikulum*

raues endoplasmatisches Retikulum: →*rauhes endoplasmatisches Retikulum*

rauhes endoplasmatisches Retikulum (Ⓔ rough endoplasmic reticulum): ***Syn:*** *granuläres endoplasmatisches Retikulum, raues endoplasmatisches Retikulum*; mit Ribosomen* besetztes Membransystem des Zellplasmas, an dem Proteine synthetisiert werden

sarkoplasmatisches Retikulum (Ⓔ sarcoplasmic reticulum): glattes endoplasmatisches Retikulum der Muskelzellen

Re|ti|ku|lum|fa|sern *pl*: →*Retikulinfasern*

Re|ti|ku|lum|zel|le *f* (Ⓔ reticular cell): sternförmig verzweigte Zelle des retikulären Bindegewebes von u.a. Milz, Lymphknoten, Tonsillen und Knochenmark

dendritische Retikulumzelle (Ⓔ dendritic reticular cell): ***Syn:*** *dendritische Zelle*; kommt hauptsächlich in den Keimzentren und Primärfollikeln, gelegentlich auch der Follikelaußenzone der Lymphknoten vor; *s.a. Essay Immunität S. 1009*

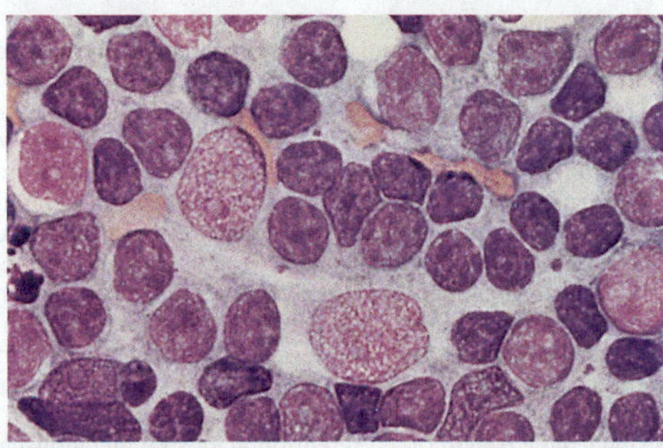

Abb. R37. Dendritische Retikulumzellen

interdigitierende Retikulumzelle (Ⓔ interdigitating reticular cell): spezifische Zelle der thymusabhängigen Region der Lymphknoten

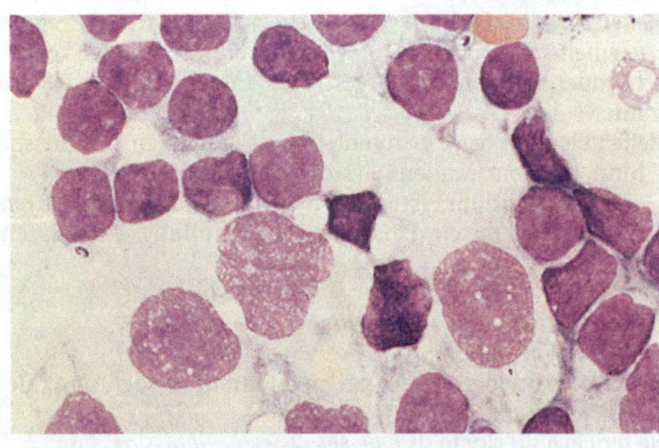

Abb. R38. Interdigitierende Retikulumzellen

Re|ti|ku|lum|zel|len|sar|kom *nt*: →*Retikuloendotheliom*

Re|ti|ku|lum|zell|sar|kom *nt*: →*Retikuloendotheliom*

Retin-, retin- *präf.*: →*Retino-*

Re|ti|na *f* (Ⓔ retina): ***Syn:*** *Netzhaut*; innerste Schicht des Augapfels [Bulbus oculi], die zusammen mit dem Anfangsteil des Nervus* opticus und Blutgefäßen die innere Augenhaut [Tunica interna bulbi] bildet; man unterscheidet den vor der **Ora serrata** liegenden lichtunempfindlichen Teil [**Pars caeca**] von dem hinter ihr liegenden lichtempfindlichen Teil [**Pars optica**], der Sinnes- und Ganglienzellen des Sehnervs enthält

die **Pars caeca retinae** bildet das vordere Drittel der Netzhaut; sie besteht aus **1.** dem **Ziliarabschnitt** [Pars ciliaris retinae], der aus dem pigmentierten Epithel des Strahlenkörpers [Corpus ciliare] besteht und das **Kammerwasser** [Humor aquosus] bildet **2.** dem **Irisabschnitt** [Pars iridicae retinae], der die Rückseite der Regenbogenhaut [Iris*] bildet und das Epithelium pigmentosum iridis enthält

die **Pars optica retinae** bildet die hinteren zwei Drittel der Netzhaut; bei der Augenspiegelung kann der größte Teil der Pars optica direkt betrachtet werden; er wird dann als **Augenhintergrund** oder **Fundus** bezeichnet; auffällig sind dabei **1. Sehnervenpapille** [Discus nervi optici], ein weißlicher Fleck an der Austrittsstelle der Sehnervenfasern aus der Netzhaut; da er keine Rezeptoren enthält, wird er auch als **blinder Fleck** bezeichnet; er besitzt eine zentrale Vertiefung [Excavatio disci], in der die Netzhautgefäße ein- und austreten **2. Macula lutea**, ein neben der Sehnervenpapille liegender gelblicher Netzhautfleck [**gelber Fleck**], in dessen Mitte die Fovea* centralis, die Stelle des schärfsten Sehens, liegt **3. Netzhautgefäße** [Vasa sanguinea retinae]: die Pars intraocularis der Arteria* centralis retinae, die aus dem Circulus vasculosus nervi optici hervorgehenden Makulaarteriolen und die Makulavenolen, die in die Vena* centralis retinae münden

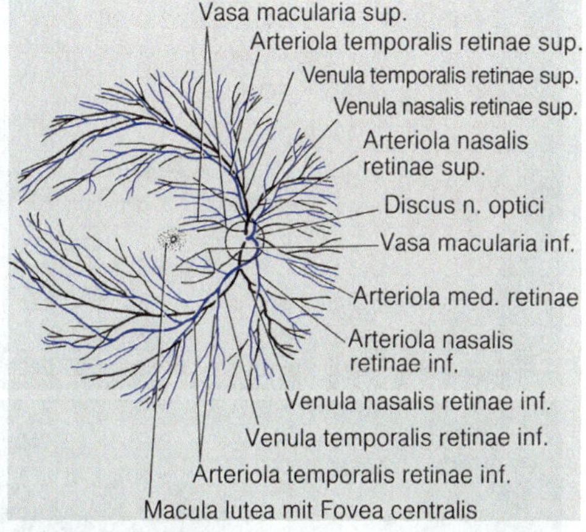

Abb. R39. Netzhautgefäße

histologisch besteht die Pars optica aus zwei Blättern, dem außen liegenden **Stratum pigmentosum** und dem inneren **Stratum nervosum**; die **Pigmentschicht** [Stratum pigmentosum] besteht aus einem einschichtigen, melaninhaltigen Epithel, das über Fortsätze mit den Stäbchen und Zapfen des Stratum neuroepitheliale in Verbindung steht und sie ernährt; die **Sinnesnervenschicht** [Stratum nervosum] besteht aus insgesamt 9 Schichten; die äußerste **Schicht der Stäbchen und Zapfen** [Stratum neuroepitheliale] liegt direkt unter der Pigmentschicht; sie enthält ca. 120 Millionen Stäbchenzellen* und ca. 6–7 Millionen Zapfenzellen*; danach folgen von außen nach innen **Stratum limitans externum** [äußere Grenzschicht], **Stratum nucleare externum** [äußere Körnerschicht], **Stratum plexiforme externum** [äußere plexiforme Schicht], **Stratum nucleare internum** [innere Körnerschicht], **Stratum plexiforme internum** [innere plexiforme Schicht], **Stratum ganglionicum** [Ganglienzellschicht], **Stratum neurofibrarum** [Nervenfaserschicht] und **Stratum limitans internum** [innere Grenzschicht]; das Licht muss also durch alle Schichten des Stratum nervosum hindurchziehen, bis es zu den Sinneszellen gelangt

Re|ti|na|cu|lum *nt, pl* **-la** (Ⓔ retinaculum): *Syn:* *Retinakulum*; Halteband

Retinaculum caudale (Ⓔ caudal retinaculum): bindegewebiger Rest der embryonalen Chorda dorsalis, der von der Haut über dem Steißbein zum Steißbein zieht und das **Steißbeingrübchen** [Foveola coccygea] hervorruft

Retinacula cutis (Ⓔ retinacula of skin): straffe Bindegewebszüge zwischen Lederhaut [Corium*] und Faszien oder Periost

Retinaculum cutis mammae (Ⓔ suspensory retinaculum of breast): *Syn:* *Ligamenta suspensoria mammaria*; Aufhängebänder/Haltebänder der Brust; Faserzüge, die das Bindegewebe der Brustdrüse mit der Fascia* pectoralis verbinden

Retinaculum musculorum extensorum (Ⓔ extensor retinaculum): Strecksehnenband auf der Rückseite der Hand am Übergang von Fascia* antebrachii zur Fascia* dorsalis manus; Faserzüge zu Radius*, Ulna* und den Mittelhandknochen [Ossa* metacarpalia] bilden insgesamt 6 **Sehnenfächer** für die Sehnen von Musculus* abductor pollicis longus und Musculus* extensor pollicis brevis [1. Fach],

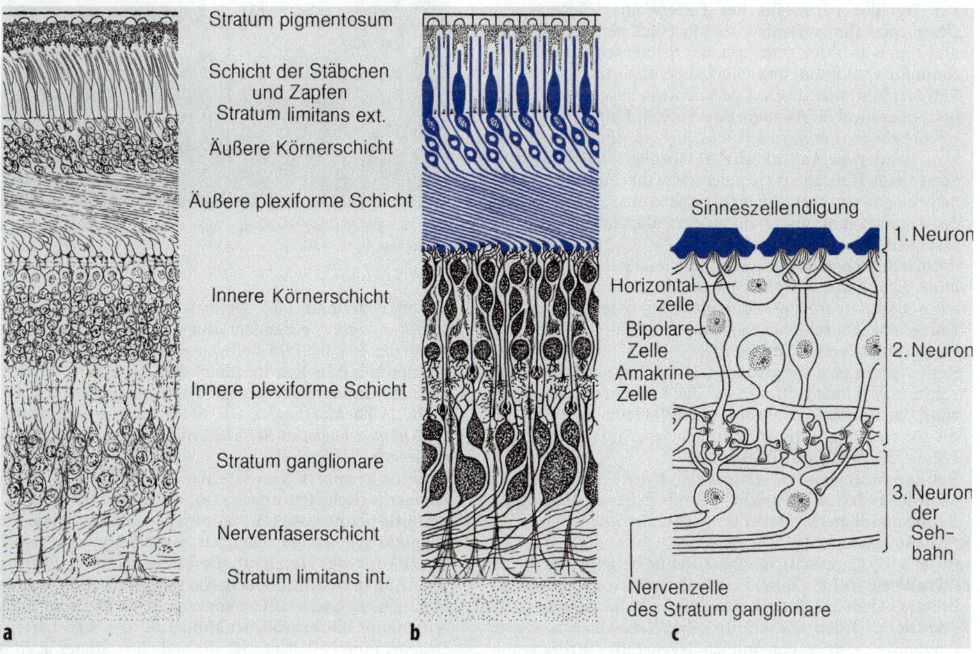

Abb. R40. Retina. **a** Histologie, **b** schematische Darstellung der Zellen und Zellfortsätze, **c** Verschaltung der Zellen

Musculus* extensor carpi radialis longus und brevis [2. Fach], Musculus* extensor pollicis longus [3. Fach], Musculus* extensor digitorum und Musculus* extensor indicis [4. Fach], Musculus* extensor digiti minimi [5. Fach] und Musculus* extensor carpi ulnaris [6. Fach]

Retinaculum musculorum extensorum inferius (Ⓔ inferior extensor retinaculum of foot): ***Syn:*** *Y-Band, unteres Strecksehnenband des Fußes*; unterhalb des Sprunggelenkes liegendes Retinaculum; Faserzüge zum Periost der Fußwurzelknochen bilden 3 **Sehnenfächer** für die Sehnen des Musculus* tibialis anterior [1. Fach], Musculus* extensor hallucis longus [2. Frach] und Musculus* extensor digitorum longus [3. Fach]

Retinaculum musculorum extensorum superius (Ⓔ superior extensor retinaculum of foot): ***Syn:*** *oberes Strecksehnenband des Fußes*; Verstärkung der tiefen Beinfaszie [Fascia* cruris] oberhalb des Sprunggelenkes, unter der die Sehnen der Fußstrecker verlaufen

Retinaculum musculorum fibularium inferius: →*Retinaculum musculorum peroneorum inferius*

Retinaculum musculorum fibularium superius: →*Retinaculum musculorum peroneorum superius*

Retinaculum musculorum flexorum manus (Ⓔ flexor retinaculum of hand): straffes Band, das sich zwischen der Eminentia* carpalis ulnaris und radialis ausspannt und den Sulcus* carpalis zum Karpaltunnel* [Canalis carpi] ergänzt; unter ihm ziehen die Sehnen der Hand- und Fingerbeuger [Musculus* flexor carpi radialis, flexor digitorum superficialis, flexor digitorum profundus, flexor pollicis longus] sowie der Nervus* medianus; *s.a. Karpaltunnelsyndrom*

Retinaculum musculorum flexorum pedis (Ⓔ flexor retinaculum of foot): breites Halteband der Plantarflexoren, das vom Innenknöchel [Malleolus* medialis] schräg nach hinten unten zum Fersenbein [Calcaneus*] zieht; hat 3 **Sehnenfächer** für die Sehnen von Musculus* tibialis posterior [1. Fach], Musculus* flexor digitorum longus [2. Fach] und Musculus* flexor hallucis longus [3. Fach]

Retinaculum musculorum peroneorum inferius (Ⓔ inferior peroneal retinaculum): ***Syn:*** *unteres Halteband der Peronäussehnen, Retinaculum musculorum fibularium inferius*; breites Band, das als Verlängerung des Y-Bandes [Retinaculum* musculorum extensorum inferius] nach außen zur Trochlea peronealis des Fersenbeins [Calcaneus*] zieht; unter ihm verlaufen die Musculi* peroneus longus und brevis in ihrer gemeinsamen Sehnenscheide [Vagina communis tendinum musculorum peroneorum]

Retinaculum musculorum peroneorum superius (Ⓔ superior peroneal retinaculum): ***Syn:*** *oberes Halteband der Peronäussehnen, Retinaculum musculorum fibularium superius*; Band vom Außenköchel [Malleolus* lateralis] zum Fersenbein [Calcaneus*], unter dem die Musculi* peroneus longus und brevis in ihrer gemeinsamen Sehnenscheide [Vagina communis tendinum musculorum peroneorum] verlaufen

Retinaculum patellae laterale (Ⓔ lateral patellar retinaculum): ***Syn:*** *äußeres Halteband der Kniescheibe*; Verlängerung der Aponeurose des Musculus* vastus lateralis, die die Kniegelenkskapsel vorne außen verstärkt; inseriert im Periost der lateralen Tibiakondyle

Retinaculum patellae mediale (Ⓔ medial patellar retinaculum): ***Syn:*** *inneres Halteband der Kniescheibe*; Verlängerung der Aponeurose des Musculus* vastus medialis, die die Kniegelenkskapsel vorne innen verstärkt; inseriert im Periost der medialen Tibiakondyle

Retinacula unguis (Ⓔ retinacula of nail): Bindegewebszüge der Lederhaut [Corium*] zur Befestigung der Nägel

Retinaculum uteri: veraltet für →*Parametrium*

Re|ti|na|ku|lum *nt, pl* **-la**: →*Retinaculum*

re|ti|nal *adj* (Ⓔ retinal): Netzhaut/Retina betreffend

Re|ti|na|ö|dem *nt* (Ⓔ retinal edema): meist traumatisch bedingtes Ödem der Netzhaut; *s.a. Berlin-Netzhautödem*

Re|ti|ni|tis *f, pl* **-ti|den** (Ⓔ retinitis): ***Syn:*** *Netzhautentzündung*; entzündliche oder entzündlich-degenerative Erkrankung der Netzhaut; der Übergang zwischen Retinitis und Retinopathie* ist fließend

aktinische Retinitis (Ⓔ actinic retinitis): ***Syn:*** *aktinische Retinopathie*; Strahlenschaden der Netzhaut

Retinitis arteriosclerotica: →*Retinopathia arteriosclerotica*

azotämische Retinitis (Ⓔ azotemic retinitis): bei Niereninsuffizienz* auftretende Netzhautschädigung

Retinitis centralis serosa (Ⓔ central serous retinopathy): ***Syn:*** *Chorioretinopathia centralis serosa, Retinopathia centralis serosa*; ätiologisch unklare [Stress, Alkoholabusus, Nicotin], oft rezidivierende Netzhautentzündung, die v.a. Männer im 3. oder 4. Lebensjahrzehnt betrifft; **Klinik**: grauer Fleck im Sehzentrum mit Verzerrtsehen [Metamorphopsie] und Mikropsie*; das Sehvermögen ist nur mäßig herabgesetzt; **Therapie**: oft Spontanheilung; sonst Laserkoagulation

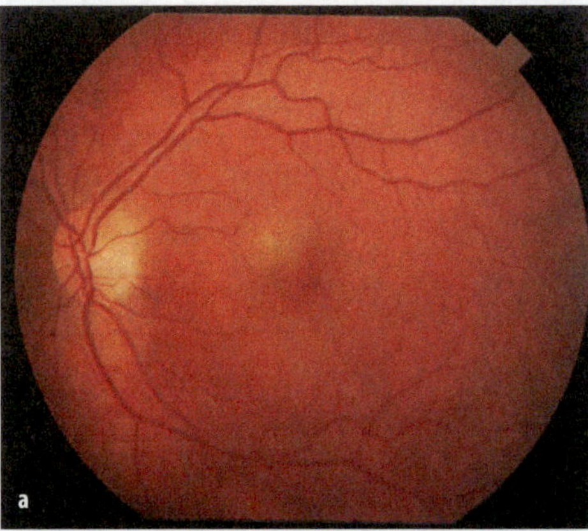

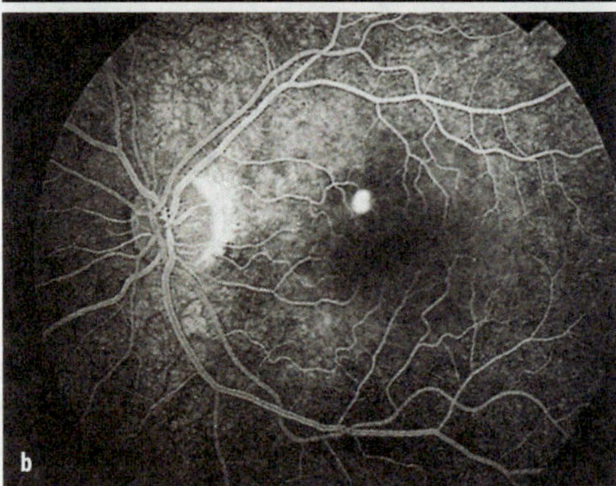

Abb. R41. Retinitis centralis serosa. Fundusbild [a] und Fluoreszeinangiogramm [b]

Retinitis circinata (Ⓔ circinate retinitis): ***Syn:*** *Retinopathia circinata*; girlandenförmige, weiße Degenerationsherde der Netzhaut im Rahmen einer Retinopathia* arteriosclerotica oder Retinopathia* diabetica

Retinitis exsudativa (externa): →*Coats-Syndrom*

Retinitis haemorrhagica (Ⓔ hemorrhagic retinopathy): ***Syn:*** *hämorrhagische Retinitis*; mit Netzhauteinblutungen einhergehende Retinitis

Retinitis haemorrhagica externa: →*Coats-Syndrom*

hämorrhagische Retinitis: →*Retinitis haemorrhagica*

Retinitis pigmentosa (Ⓔ retinitis pigmentosa): ***Syn:*** *Retinopathia pigmentosa*; häufigste angeborene degenerative Erkankung der Netzhaut, die beide Augen befällt und oft schon in der Kindheit zu Nachtblindheit führt; später kommt es zu hochgradiger konzentrischer Gesichtsfeldeinschränkung und erheblicher Minderung der Sehschärfe; die Degeneration befällt primär die Stäbchen, später auch die Zapfen; es kommt zu Degeneration der Netzhautschichten,

der Ganglienzellen und Optikusatrophie; nach dem Vererbungsmodus unterscheidet man: **autosomal-dominante Retinitis pigmentosa** [Mutation des Rhodopsin-Gens auf dem Chromosom 3; meist später Beginn und milder Verlauf; zu Sehbehinderung kommt es erst im höheren Lebensalter], **autosomal-rezessive Retinitis pigmentosa** [häufigste und schwerste Form], **X-chromosomal-rezessive Retinitis pigmentosa** [sehr seltene, aber schwer verlaufende Form; die weiblichen Konduktorinnen können leichte Symptome zeigen] und **sporadische Retinitis pigmentosa** [ca. 1/3]
Klinik: bei Kindern Nachtblindheit, später auch konzentrischer Gesichtsfeldausfall [Ringskotom*], der im Endstadium als Röhrengesichtsfeld* imponiert; **Diagnose**: Anamnese, Augenspiegelung [Pigmentverklumpungen als sog. **Knochenkörperchen** oder Knochenbälkchen], Elektroretinographie; eine kausale **Therapie** ist nicht möglich; z.T. soll Vitamin A helfen

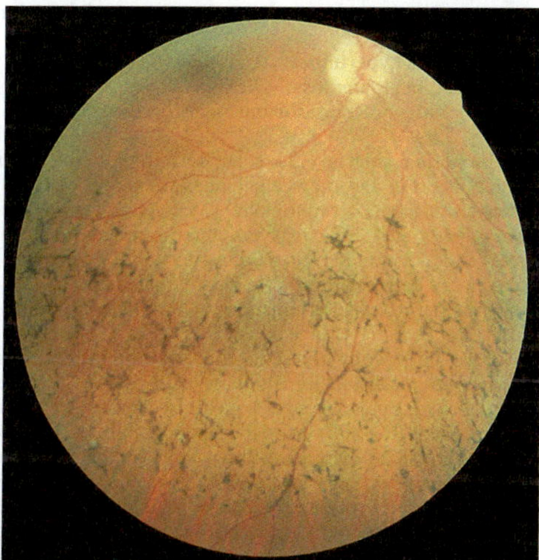

Abb. R42. Retinitis pigmentosa

Retinitis punctata albescens (Ⓔ retinitis punctata albescens): Sonderform der Retinitis pigmentosa mit feinen weißen Pünktchen am hinteren Pol
septische Retinitis (Ⓔ septic retinitis): hämatogene Netzhautentzündung bei Septikämie*
Retinitis serosa (Ⓔ serous retinitis): *Syn: seröse Retinitis*; einfache, unkomplizierte Entzündung der oberflächlichen Netzhautschichten
seröse Retinitis: *→Retinitis serosa*
Retinitis syphilitica (Ⓔ syphilitic retinitis): seltene, von typischen Fundusveränderungen [Pfeffer-und-Salz-Fundus] geprägte Netzhautentzündung bei Syphilis*
urämische Retinitis (Ⓔ uremic retinitis): Netzhautschädigung bei Urämie*

re|ti|ni|tisch *adj* (Ⓔ retinitic): Netzhautentzündung/Retinitis betreffend, von ihr betroffen oder gekennzeichnet

Retino-, retino- *präf.*: Wortelement mit der Bedeutung „Netzhaut/Retina"

Re|ti|no|blas|tom *nt* (Ⓔ retinoblastoma): *Syn: Neuroblastoma retinae*; bösartiger Netzhauttumor, der zur Erblindung führt und durch Infiltration des Gehirns zum Tode führen kann; das Retinoblastom kann angeboren sein oder entsteht in der frühen Kindheit; es ist der häufigste Augentumor des Kindesalters [1:15.000 bis 30.0000]; **Ätiologie:** das Retinoblastom entsteht durch einen Gendefekt [Chromosom 13q] der Retinoblasten oder eine somatischen Mutation der Netzhautzellen; da der Gendefekt autosomal-dominant mit einer Penetranz von 90 % vererbt wird, erkranken ca. 45 % der Nachkommen; **Klinik:** der Tumor fällt i.d.R. erst auf, wenn das Auge anfängt zu schielen oder weißlich leuchtet [**Leukokorie**], weil der Tumor schon den Glaskörperraum ausfüllt; **Diagnostik:** die Augenspiegelung bringt i.d.R. eine eindeutige Diagnose; Ultraschall, Röntgen und CT können die Diagnose stützen und die Ausbreitung des Tumors darstellen; **Therapie:** kleinere Tumoren können bestrahlt werden, bei größeren wird der Augapfel zusammen mit dem größten Teil des Sehnervens entfernt; bei beidseitigen Befall wird das Auge mit dem größeren Tumor entfernt und das andere bestrahlt; **Prognose:** kleinere Tumoren haben eine Überlebensrate von mehr als 90 %; bei beidseitigem Befall oder Mitbeteiligung des Sehnervens fällt sie auf ca. 35 % ab; *s.a. Essay Virus und Tumor S. 2185*

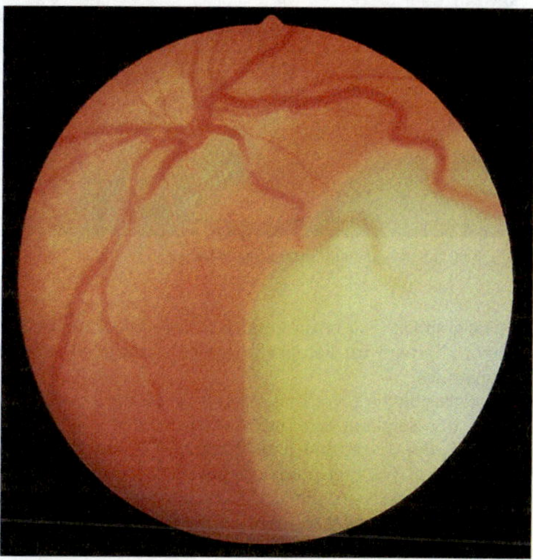

Abb. R43. Retinoblastom

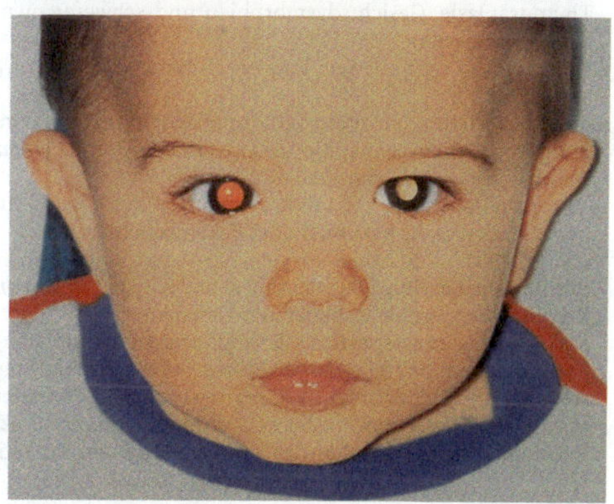

Abb. R44. Leukokorie bei Retinoblastom

Re|ti|no|blas|tom|pro|te|in *nt* (Ⓔ retinoblastoma protein): *s.u. Essay Virus und Tumor S. 2185*

Re|ti|no|cho|ri|o|i|di|tis *f, pl* **-ti|den** (Ⓔ retinochoroiditis): *Syn: Chorioretinitis*; Entzündung von Aderhaut [Choroidea*] und Netzhaut [Retina*]
Retinochorioiditis juxtapapillaris Jensen (Ⓔ Jensen's retinochoroiditis): durch Toxoplasma* gondii hervorgerufene rezidivierende, nekrotisierende Entzündung mit schweifförmigem Gesichtsfeldausfall; die Entzündungsherde sitzen in der Nähe der Papille und erscheinen als weiße, flauschige Herde; **Therapie**: Pyrimethamin plus Folinsäure plus Cortison bei zentralen Herden oder gravierendem Gesichtsfeldausfall [*Abb. R45*]

re|ti|no|cho|ri|o|i|di|tisch *adj* (Ⓔ retinochoroiditic): *Syn: chorioretinitisch*; Retinochorioiditis betreffend, von ihr betroffen oder gekennzeichnet

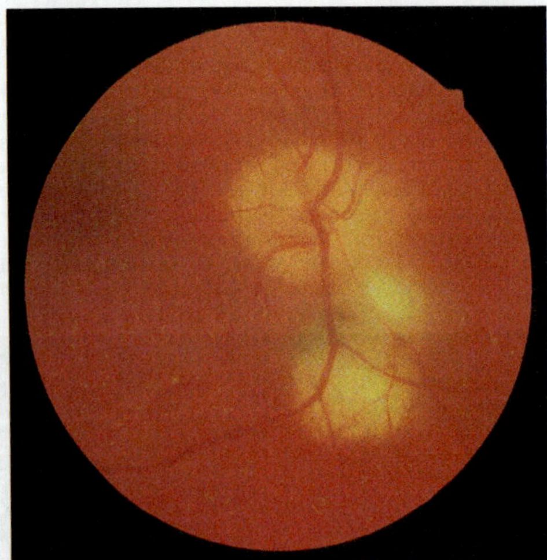

Abb. R45. Retinochorioiditis juxtapapillaris Jensen

Re|ti|no|graph *m* (Ⓔ retinograph): ***Syn:*** *Funduskamera, Retinograf*; Kamera zur Fotografie der Netzhaut/des Augenhintergrundes

Re|ti|no|gra|phie *f* (Ⓔ retinography): ***Syn:*** *Retinografie*; Fotografie der Netzhaut/des Augenhintergrundes

re|ti|no|id *adj* (Ⓔ retinoid): der Netzhaut/Retina ähnlich

Re|ti|no|i|de *pl* (Ⓔ retinoids): synthetische oder natürliche Vitamin A-Derivate, die zur Therapie verschiedener Dermatosen* verwendet werden; *s.a. Isotretinoin, Etretin*

Retinoid-Embryopathie *f* (Ⓔ retinoic acid embryopathy): durch Retinoide* verursachte Embryopathie*; führt u.a. zu Mikrozephalie, Mikrophthalmie, Helixaplasie, Herzfehler, Thymusaplasie, Gesichtsdysmorphien und schwerer mentaler Retardierung

Re|ti|nol *nt* (Ⓔ retinol): ***Syn:*** *Vitamin-A-Alkohol*; Vitamin A_1; *s.u. Vitamin A*

Re|ti|no|pa|pil|li|tis *f, pl* **-ti|den** (Ⓔ retinopapillitis): Entzündung von Sehnervenpapille und Netzhaut [Retina*]; *s.a. Neuritis nervi optici intrabulbaris*

re|ti|no|pa|pil|li|tisch *adj* (Ⓔ retinopapillitic): Retinopapillitis betreffend, von ihr betroffen oder gekennzeichnet

Re|ti|no|pa|thia *f*: *→Retinopathie*

Retinopathia actinica (Ⓔ actinic retinitis): ***Syn:*** *aktinische Retinopathie*; Strahlenschaden der Netzhaut

Retinopathia angiospastica (Ⓔ angiospastic retinopathy): Form der Retinopathia* hypertensiva bei spastischer Engstellung von Gefäßen; tritt v.a. bei jugendlichen Patienten mit renaler Hypertonie* oder Phäochromozytom* auf

Retinopathia arteriosclerotica (Ⓔ arteriosclerotic retinopathy): ***Syn:*** *arteriosklerotische Retinopathie*; Form der Retinopathia* hypertensiva mit Vorherrschen der Gefäßveränderungen; typisch sind sanduhrartige Verengung der Venen an den Kreuzungsstellen mit Arterien [**Gunn-Kreuzungszeichen**] oder bogenförmiges Ausweichen der Venen [**Salus-Zeichen**]; manchmal auch Lipidablagerungen in der Netzhaut

Retinopathia centralis serosa: *→Retinitis centralis serosa*

Retinopathia circinata: *→Retinitis circinata*

Retinopathia diabetica: *→diabetische Retinopathie*

Retinopathia hypertensiva (Ⓔ hypertensive retinopathy): ***Syn:*** *Retinopathia hypertonica*; Retinopathie bei anhaltendem Bluthochdruck, die aus zwei Komponenten besteht: **1.** Sklerose der Netzhautarterien [*s.a. Retinopathia arteriosclerotica*] und **2.** spastischer Engstellung von Gefäßen und Veränderungen des Netzhautparenchyms [*s.a. Retinopathia angiospastica*]; zusammen ergeben sie ein typisches ophthalmoskopisches Bild mit Engstellung der Arterien [**Silberdrahtarterien**], **Cotton-wool-Flecken**, Netzhautblutungen, Lipidexsudaten, **Gunn-Kreuzungszeichen** und **Salus-Zeichen**

Retinopathia hypertonica: *→Retinopathia hypertensiva*

Retinopathia pigmentosa: *→Retinitis pigmentosa*

Retinopathia praematurorum: *→Frühgeborenenretinopathie*

Retinopathia solaris (Ⓔ solar retinitis): Retinopathie durch direkt in das Auge einfallendes Sonnenlicht

Re|ti|no|pa|thie *f* (Ⓔ retinopathy): ***Syn:*** *Retinopathia, Retinose*; (nicht-entzündliche) Netzhauterkrankung; nicht immer eindeutig von Retinitis* abgegrenzt

aktinische Retinopathie: *→Retinopathia actinica*

arteriosklerotische Retinopathie: *→Retinopathia arteriosclerotica*

diabetische Retinopathie (Ⓔ diabetic retinopathy): ***Syn:*** *Retinopathia diabetica*; meist innerhalb von 10–15 Jahren nach Beginn eines Diabetes* mellitus manifest werdende Retinopathie, die auf einer Mikroangiopathie, v.a. der präkapillären Arteriolen, Kapillaren und Venolen, beruht; betrifft ca. 70 % aller Diabetiker; in Europa und Nordamerika häufigste Erblindungsursache zwischen 20 und 65 Jahren; Rauchen und Bluthochdruck verschlechtern den Verlauf zusätzlich; klinisch unterscheidet man: **1. nicht-proliferative diabetische Retinopathie**: leichte, noch reversible Veränderungen der Netzhaut ohne Gefäßproliferation; typisch sind Mikroaneurysmen, intraretinale Punkt- und Fleckblutungen sowie Lipidablagerungen **2. diabetische Makulopathie**: Konzentration der Veränderungen auf das Netzhautzentrum mit Sehverschlechterung; bei der **exsudativen Form** kreisförmig angeordnete Lipidexsudationen [**Circinata-Atoll**]; bei der **ödematösen Form** zystoides Makulaödem und Ausbildung eines Makulaschichtloches mit irreversibler Schädigung des zentralen Sehvermögens **3. proliferative diabetische Retinopathie**: durch die Netzhautischämie kommt es zu Gefäßproliferation und u.a. Cotton-wool-Flecken, intraretinalen mikrovaskulären Anoma-

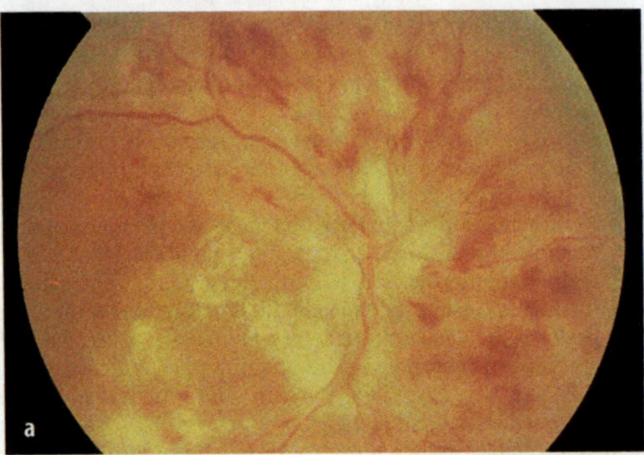

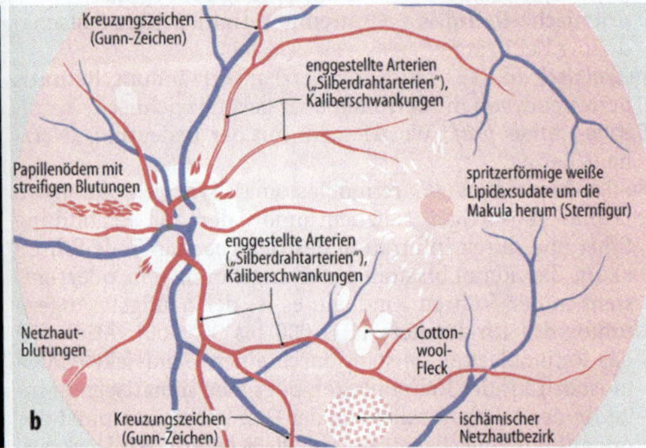

Abb. R46. Retinopathia hypertensiva. **a** Papillenödem, streifige Blutungen, Cotton-wool-Flecken, geschlängelte Arterien und Venen, **b** Schema typischer Veränderungen

lien, Neovaskularisation; oft auch Glaskörperblutung mit schlagartiger Sehverschlechterung; später kommt es zu einer **Traktionsablatio** der Netzhaut und evtl. zu einem sekundären neovaskulären Glaukom*; **Therapie**: Blutzuckereinstellung, Blutdruckkontrolle und Nicotinverzicht verzögern das Auftreten der Retinopathie; Laserkoagulation kann in praktisch allen Stadien das Sehvermögen teilweise erhalten; z.T. kann das Sehvermögen aber nur durch eine Vitrektomie* gerettet werden

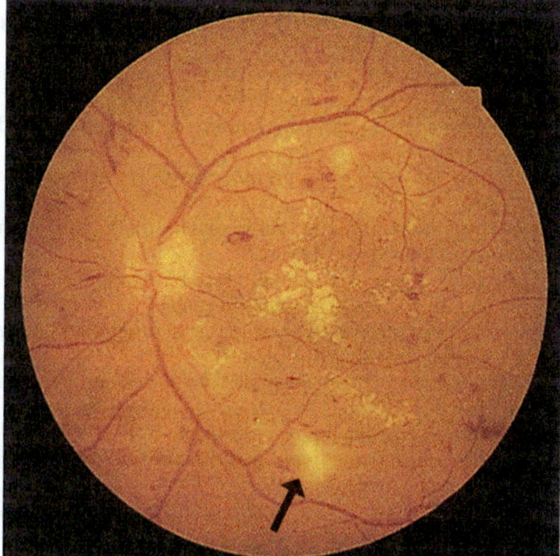

Abb. R47. Nicht-proliferative diabetische Retinopathie. Cotton-wool-Fleck [Pfeil], Lipidexsudate, Blutungen, Netzhautödem

nicht-proliferative diabetische Retinopathie (Ⓔ background type diabetic retinopathy): *s.u. diabetische Retinopathie*

proliferative diabetische Retinopathie (Ⓔ proliferative type diabetic retinopathy): *s.u. diabetische Retinopathie*

Re|ti|no|schi|sis *f* (Ⓔ retinoschisis): ***Syn:*** *Netzhautspalte, Netzhautspaltung*; angeborene oder erworbene Spaltbildung der Netzhaut

juvenile Retinoschisis (Ⓔ juvenile retinoschisis): X-chromosomal rezessive periphere Netzhautspaltung mit radspeichenartiger Makulaveränderungen und Sehschärfeverlust

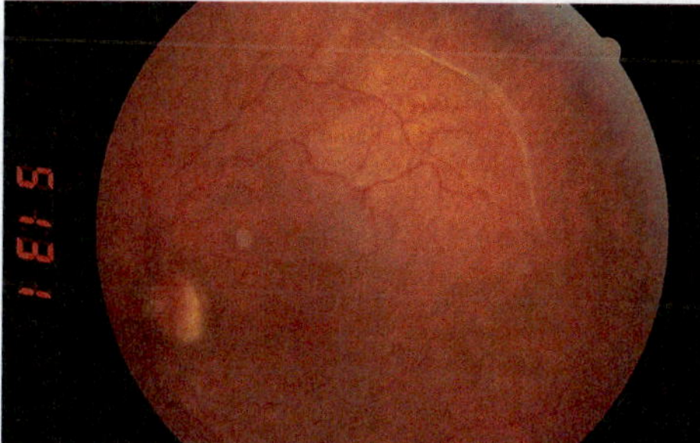

Abb. R48. Juvenile Retinoschisis

senile Retinoschisis (Ⓔ senile retinoschisis): harmlose, meist beidseitige Spaltung der Netzhaut in 2 Blätter im Alter; muss im Gegensatz zur Netzhautablösung*, mit der sie leicht verwechselt werden kann, nicht behandelt werden

Re|ti|no|se *f*: *→Retinopathie*

Re|ti|no|skop *nt* (Ⓔ retinoscope): ***Syn:*** *Skiaskop*; Gerät zur Retinoskopie*

Re|ti|no|sko|pie *f* (Ⓔ retinoscopy): ***Syn:*** *Koroskopie, Skiaskopie, Schattenprobe*; Methode zur objektiven Bestimmung des Fernpunktes des Auges

re|ti|no|to|xisch *adj* (Ⓔ retinotoxic): die Netzhaut/Retina schädigend, netzhautschädlich, netzhautschädigend

Re|tin|säu|re *f* (Ⓔ retinoic acid): ***Syn:*** *Tretinoin, Vitamin A_1-Säure*; zur Therapie der Akne* verwendetes Dermatotherapeutikum

Re|tor|ten|ba|by *nt* (Ⓔ test-tube baby): durch In-vitro-Fertilisation gezeugter Embryo; *s.a. Embryonentransfer, Essay Infertilität und Sterilität S. 1041*

Re|to|thel *nt* (Ⓔ retothelium): Gesamtheit der Retikulumzellen des lymphatischen Gewebes [**Retothelzellen**]

re|to|the|li|al *adj* (Ⓔ retothelial): das Retothel betreffend

Re|to|thel|sar|kom *nt*: *→Retikuloendotheliom*

Re|to|thel|zel|len *pl* (Ⓔ retothelial cells): *s.u. Retothel*

re|trak|til *adj* (Ⓔ retractile): zurückziehbar, einziehbar, retraktionsfähig

Re|trak|ti|o|me|trie *f* (Ⓔ retractometry): hämatologische Methode, die die Schrumpfung [Retraktion] von Blutgerinnseln im Anschluss an die Primärgerinnung misst

Re|trak|ti|on *f* (Ⓔ retraction): Zurückziehen, Zusammenziehen, Einziehen, Einziehung; Schrumpfung, Verkürzung

Re|trak|ti|ons|cho|les|te|a|tom *nt* (Ⓔ retraction cholesteatoma): *s.u. primäres Cholesteatom*

Re|trak|ti|ons|syn|drom *nt*: *→Stilling-Türk-Duane-Syndrom*

Re|trans|fu|si|on *f* (Ⓔ autoreinfusion): intra- oder postoperative Transfusion von patienteneigenem Blut, das vor der Operation entnommen oder während der Operation gesammelt wurde

Re|trans|plan|ta|ti|on *f* (Ⓔ retransplantation): Wiedereinpflanzung eines entnommenen Organs

Retro-, retro- *präf.*: Wortelement mit der Bedeutung „hinten/hinter/rückwärts/zurück"

re|tro|ak|tiv *adj* (Ⓔ retroactive): umgekehrt wirkend

re|tro|au|ri|ku|lär *adj* (Ⓔ retroauricular): hinter der Ohrmuschel/Aurikel (liegend)

re|tro|buk|kal *adj* (Ⓔ retrobuccal): hinter der Wange/Bucca (liegend)

re|tro|bul|bär *adj* (Ⓔ retrobulbar): hinter dem Augapfel/Bulbus oculi (liegend)

Re|tro|bul|bär|neu|ri|tis *f, pl* **-ti|den** (Ⓔ retrobulbar neuritis): ***Syn:*** *Neuritis retrobulbaris, Neuritis nervi optici retrobulbaris, Neuritis optica retrobulbaris*; zu Gesichtsfeldausfällen [Skotom*] führende, akut oder chronisch verlaufende Sehnervenerkrankung; häufigste Ursache ist die multiple Sklerose*; da die Schädigung hinter dem Bulbus liegt, gilt die alte Regel: *der Patient sieht nichts und der Arzt sieht auch nichts*, d.h., bei der Augenspiegelung erkennt man keine Veränderungen; die Pupillenreaktion ist aber pathologisch und nach 6–8 Wochen kommt es zu einer temporalen Atrophie der Papille; die Sehschärfe sinkt ab, trotzdem ist das Sehvermögen oft noch erstaunlich gut und kann sich später evtl. sogar wieder teilweise erholen; **Therapie**: bei Erwachsenen hoch dosierte Corticosteroide, bei Kindern Abwarten

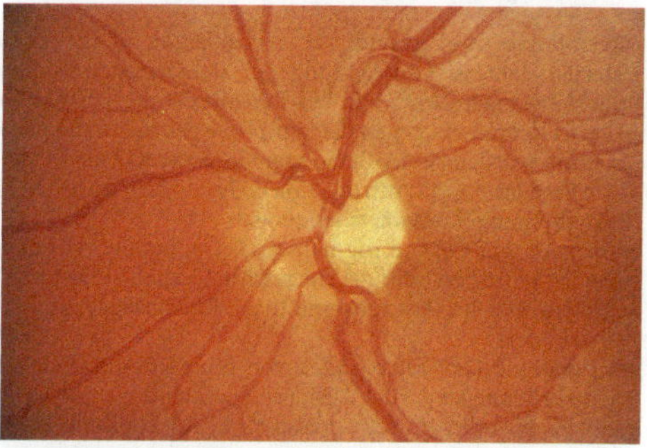

Abb. R49. Retrobulbärneuritis

re|tro|ca|val *adj*: *→retrokaval*

re|tro|du|o|de|nal *adj* (Ⓔ retroduodenal): hinter dem Zwölffingerdarm/Duodenum (liegend)

Re|tro|du|o|de|nal|ar|te|ri|en *pl*: *→Arteriae retroduodenales*

re|tro|flek|tiert *adj* (Ⓔ retroflected): ***Syn:*** *retroflex*; nach hinten abgeknickt oder gebogen, zurückgebogen

re|tro|flex *adj*: *→retroflektiert*

Re|tro|fle|xio *f* (Ⓔ retroflexion): ***Syn:*** *Retroflexion*; Rückwärtsbiegung, Rückwärtsbeugung

Retroflexio uteri (Ⓔ retroflexion of uterus): Retroflexion des Uterus; Normvariante, die i.d.R. keine Beschwerden verursacht, solange die Gebärmutter beweglich ist [**Retroflexio uteri mobilis**]; durch Entzündungen, Endometriose oder Operationen kann es aber zu Verwachsungen und Einschränkungen der Beweglichkeit kommen [**Retroflexio uteri fixata**]; führt u.U. zu Kreuzschmerzen, Obstipation, Dysmenorrhoe und Fehlgeburten; **Therapie**: manuelle Aufrichtung, Smith*-Hodge-Pessar, operative Adhäsiolyse und Mobilisierung

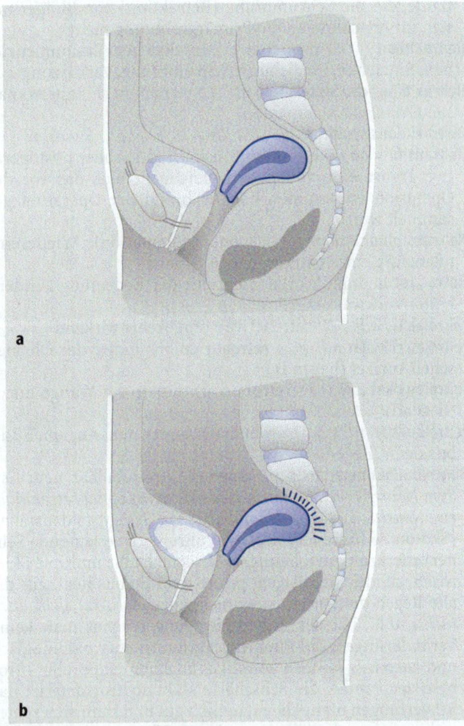

Abb. R50. Retroflexio uteri. Retroflexio uteri mobilis [**a**] und Retroflexio uteri fixata [**b**]

Retroflexio uteri gravidi (Ⓔ retroflexion of the gravid uterus): fehlende Aufrichtung der Gebärmutter während der Schwangerschaft, z.B. bei Retroflexio uteri fixata; der Uterus kann dann gegen die Symphyse gedrückt und eingeklemmt werden [**Retroflexio uteri incarcerata**]

Re|tro|fle|xi|on *f* (Ⓔ retroflexion): ***Syn:*** *Retroflexio*; Rückwärtsbiegung, Rückwärtsbeugung

re|tro|gnath *adj* (Ⓔ retrognathic): Retrognathie betreffend, von ihr betroffen oder gekennzeichnet, durch sie bedingt

Re|tro|gna|thie *f* (Ⓔ retrognathia): Rückverlagerung des Oberkiefers

re|tro|grad *adj* (Ⓔ retrograde): von hinten her, örtlich/zeitlich zurückliegend, rückläufig, rückwirkend

re|tro|gres|siv *adj* (Ⓔ retrogressive): in Rückbildung begriffen

re|tro|i|le|al *adj* (Ⓔ retroileal): hinter dem Ileum (liegend)

Re|tro|in|fek|ti|on *f* (Ⓔ retroinfection): ***Syn:*** *Pingpong-Infektion*; gegenseitige Reinfektion von Partnern, z.B. bei Geschlechtskrankheiten

re|tro|in|gu|i|nal *adj* (Ⓔ retroinguinal): hinter dem Leistenband (liegend)

Re|tro|in|gu|i|nal|raum *m* (Ⓔ retroinguinal space): ***Syn:*** *Bogros-Raum, Spatium retroinguinale*; Spaltraum zwischen Bauchfell [Peritoneum*] und Bauchwand in der Leistenregion [Regio* inguinalis], durch den die Arteria* iliaca externa zieht

re|tro|kar|di|al *adj* (Ⓔ retrocardiac): hinter dem Herzen (liegend)

Re|tro|kar|di|al|raum *m* (Ⓔ retrocardial space): ***Syn:*** *Holzknecht-Raum*; Raum zwischen Herz und Wirbelsäule

re|tro|ka|val *adj* (Ⓔ postcaval): ***Syn:*** *retrocaval*; hinter der Vena* cava inferior (liegend)

re|tro|koch|le|är *adj* (Ⓔ retrocochlear): ***Syn:*** *retrokochlear*; hinter der Gehörgangsschnecke/Kochlea (liegend)

re|tro|ko|lisch *adj* (Ⓔ retrocolic): hinter dem Kolon (liegend)

re|tro|kris|tal|lin *adj*: *→retrolental*

re|tro|kur|siv *adj* (Ⓔ retrocursive): rückwärts gehend oder laufend

re|tro|la|by|rin|thär *adj* (Ⓔ retrolabyrinthine): (*Innenohr*) hinter dem Labyrinth (liegend)

re|tro|len|tal *adj* (Ⓔ retrolental): ***Syn:*** *retrokristallin*; hinter der Augenlinse/Lens cristallina (liegend)

re|tro|len|ti|ku|lär *adj* (Ⓔ retrolenticular): hinter dem Linsenkern/Nucleus lentiformis (liegend)

re|tro|lin|gu|al *adj* (Ⓔ retrolingual): hinter der Zunge/Lingua (liegend); den hinteren Teil der Zunge betreffend

Re|tro|lis|the|sis *f*: *→Retrospondylolisthese*

re|tro|mal|le|o|lär *adj* (Ⓔ retromalleolar): hinter dem Knöchel/Malleolus (liegend)

re|tro|ma|mil|lär *adj* (Ⓔ retromamillary): hinter der Brustwarze/Mamille (liegend)

re|tro|mam|mär *adj* (Ⓔ retromammary): hinter der Brust(drüse)/Mamma (liegend)

re|tro|man|di|bu|lar *adj* (Ⓔ retromandibular): hinter dem Unterkiefer/der Mandibula (liegend)

re|tro|ma|xil|lär *adj* (Ⓔ retromaxillary): hinter dem Oberkiefer/der Maxilla (liegend)

re|tro|me|sen|te|ri|al *adj*: *→postmesenterial*

Re|tro|mo|lar *m* (Ⓔ retromolar): ***Syn:*** *Distomolar*; überzähliger Backenzahn am Ende der Zahnreihe

re|tro|na|sal *adj* (Ⓔ retronasal): hinter der Nase (liegend), im Nasenrachenraum (liegend)

re|tro|ö|so|pha|ge|al *adj* (Ⓔ retroesophageal): hinter der Speiseröhre/dem Ösophagus (liegend)

re|tro|pa|tel|lar *adj* (Ⓔ retropatellar): hinter der Kniescheibe/Patella (liegend)

re|tro|pe|ri|to|ne|al *adj* (Ⓔ retroperitoneal): hinter dem Bauchfell/Peritoneum (liegend), im Retroperitonealraum (liegend)

Re|tro|pe|ri|to|ne|al|fi|bro|se *f*: *→Ormond-Syndrom*

Re|tro|pe|ri|to|ne|al|raum *m* (Ⓔ retroperitoneal space): ***Syn:*** *Spatium retroperitoneale*; Raum zwischen Bauchfell [Peritoneum*] und hinterer Bauchwand; enthält u.a. Nieren, Harnleiter, Nebennieren, Bauchaorta und untere Hohlvene

Re|tro|pe|ri|to|ni|tis *f, pl* **-ti|den** (Ⓔ retroperitonitis): Entzündung des Retroperitonealraums

re|tro|pe|ri|to|ni|tisch *adj* (Ⓔ retroperitonitic): Retroperitonitis betreffend, von ihr betroffen oder gekennzeichnet

re|tro|pha|ryn|ge|al *adj* (Ⓔ retropharyngeal): hinter dem Rachen/Pharynx (liegend)

Re|tro|pha|ryn|ge|al|ab|szess *m* (Ⓔ retropharyngeal abscess): ***Syn:*** *retropharyngealer Abszess*; Abszess zwischen Rachenhinterwand und Halswirbelsäule; entsteht meist bei Abszedierung von retropharyngealen Lymphknoten nach Entzündungen des Nasenrachenraums bei Kleinkindern; kann als Senkungsabszess* nach unten ins Mediastinum* wandern; **klinisch** fällt ein prallelastische Vorwölbung der Schleimhaut der Rachenhinterwand auf; die **Therapie** besteht in einer Inzision und Drainage am liegenden Patienten und der Gabe von Antibiotika

Re|tro|pha|ryn|ge|al|raum *m* (Ⓔ retropharyngeal space): ***Syn:*** *retropharyngealer Raum, Spatium retropharyngeum*; der Raum hinter dem Rachen [Pharynx*]; wird vorne von der Fascia* buccopharyngea und hinten von der Lamina prevertebralis der Fascia* cervicalis begrenzt

Re|tro|pha|ryn|gi|tis *f, pl* **-ti|den** (Ⓔ retropharyngitis): Entzündung im Retropharyngealraum

re|tro|pha|ryn|gi|tisch *adj* (Ⓔ retropharyngitic): Retropharyngitis betreffend, von ihr betroffen oder gekennzeichnet

re|tro|pla|zen|tar *adj* (Ⓔ retroplacental): hinter dem Mutterkuchen/der Plazenta (liegend), zwischen Plazenta und Uteruswand (ablaufend)

Re|tro|pneu|mo|pe|ri|to|ne|um *nt* (Ⓔ pneumoretroperitoneum): Luftansammlung im Retroperitonealraum; **pathologisch** bei Trauma oder Infektion mit Gasbildnern, **diagnostisch** im Rahmen einer Pneumoradiographie*

Re|tro|po|si|tio *f, pl* **-ti|o|nes** (Ⓔ retroposition): *Syn:* *Retroposition*; Rückwärtsverlagerung

Retropositio uteri (Ⓔ retroposition of uterus): Rückwärtsverlagerung der Gebärmutter

Re|tro|po|si|ti|on *f* (Ⓔ retroposition): *Syn:* *Retropositio*; Rückwärtsverlagerung

re|tro|pu|bisch *adj* (Ⓔ retropubic): hinter dem Schambein/Os pubis (liegend)

Re|tro|pul|si|on *f* (Ⓔ retropulsion): Nachhintenfallen beim Rückwärtsgehen, z.B. bei Parkinson*-Krankheit

Retropulsiv-Petit-mal *nt* (Ⓔ retropulsive petit mal): Absence* mit Rumpfüberstreckung

re|tros|pek|tiv *adj* (Ⓔ retrospective): nach rückwärts gerichtet, zurückschauend, zurückblickend

Re|tro|spon|dy|lo|lis|the|se *f* (Ⓔ retrospondylolisthesis): *Syn:* *Retrolisthesis, Spondyloretrolisthese*; Spondylolisthese* mit Abgleiten nach hinten

re|tro|ster|nal *adj* (Ⓔ retrosternal): *Syn:* *substernal*; hinter dem Brustbein/Sternum (liegend)

Re|tro|ster|nal|raum *m* (Ⓔ retrosternal space): Raum zwischen Brustbein und Herzbeutel im Röntgenbild

Re|tro|ster|nal|schmerz *m* (Ⓔ substernal pain): *Syn:* *retrosternaler Schmerz*; v.a. bei Angina* pectoris auftretender Schmerz hinter dem Brustbein

re|tro|ton|sil|lär *adj* (Ⓔ retrotonsillar): hinter der Gaumenmandel/Tonsilla palatina (liegend)

Re|tro|ton|sil|lar|abs|zess *m* (Ⓔ retrotonsillar abscess): *Syn:* *retrotonsillärer Abszess*; durch eine Tonsillitis* ausgelöster Abszess im Retrotonsillargewebe

re|tro|u|re|thral *adj* (Ⓔ retrourethral): hinter der Harnröhre/Urethra (liegend)

re|tro|u|te|rin *adj* (Ⓔ retrouterine): hinter der Gebärmutter/dem Uterus (liegend)

Re|tro|ver|sio *f*: → *Retroversion*

Retroversio uteri (Ⓔ retroversion of uterus): Rückwärtsneigung des Uterus

Re|tro|ver|si|on *f* (Ⓔ retroversion): *Syn:* *Retroversio*; Rückwärtsneigung, Rückwärtsbeugung

re|tro|ver|tiert *adj* (Ⓔ retroverted): nach hinten oder rückwärts geneigt, rückwärtsverlagert

Re|tro|vi|ren *pl* (Ⓔ Retroviridae): *Syn:* *Retroviridae*; RNA-Viren*, bei denen die Virusreplikation mit der Rückwandlung der RNA in DNA durch das Enzym reverse Transkriptase beginnt; das HIV-Virus ist das bekannteste Retrovirus; *s.a. Essay Viren S. 2273, Essay Gentransfer und Gentherapie S. 761, Essay AIDS S. 31*

Re|tro|vi|ri|dae *pl*: → *Retroviren*

re|tro|zä|kal *adj* (Ⓔ retrocecal): *Syn:* *retrozökal*; hinter dem Blinddarm/Zäkum (liegend)

Re|tro|zä|kal|gru|be *f*: → *Recessus retrocaecalis*

re|tro|zen|tral *adj* (Ⓔ postcentral): *Syn:* *postzentral*; hinter einem Zentrum (liegend)

re|tro|zer|vi|kal *adj* (Ⓔ retrocervical): hinter dem Gebärmutterhals/der Zervix (liegend)

Re|tro|zes|si|on *f* (Ⓔ retrocession): Verschiebung der Erstinfektion auf höhere Lebensalter; bei Röteln* lag der Altersgipfel vor Einführung der Schutzimpfung bei 5–9 Jahren, heute liegt er im späten Jugend- oder frühen Erwachsenenalter

re|tro|zö|kal *adj*: → *retrozäkal*

Re|tru|si|on *f* (Ⓔ retrusion): Zurückverlagerung, v.a. von Zähnen

Rett: Andreas Rett; österreichischer Kinderarzt (Wien) im 20. Jahrhundert

Rett-Syndrom *nt* (Ⓔ Rett syndrome): durch eine Mutation im MECP2-Gen auf Xq28 verursachtes Syndrom, das in der klassischen Variante nur Mädchen betrifft; **klinisch** kommt es bereits im Säuglingsalter [6–18 Monate] zu Entwicklungsstillstand und verzögertem Kopfwachstum; später kommt es zu psychomotorischer Retardierung mit Verlust der Sprache und Ataxie; auffällig sind v.a. stereotyp windende Handbewegungen [**Waschbewegungen**]; im mittleren Kindesalter kommt es zu Rumpfataxie, Skoliose, Krampfanfällen, starrer Spastik und Autismus; der Verlauf ist progredient, Remissionen sind selten

Ret|tich *m* (Ⓔ radish): *Syn:* *Raphanus sativus*; Bezeichnung für **schwarzer Rettich** [Raphanus sativus var. niger] und **weißer Rettich** [Raphanus sativus ssp. niger var. albus], Pflanzen aus der Familie der Kreuzblütler [Brassicaceae]; verwendet werden die frischen **Rettichwurzeln** [Raphani sativi radix]; sie enthalten u.a. Glucosinolate und Raphanid; **Anw.**: Cholagogum*, Choleretikum*, krampflösendes Mittel bei Verdauungsbeschwerden, Dyskinesien und Entzündungen der Gallenwege; traditionell bei Bronchitis*, Gallenblasenbeschwerden, Verstopfung und Hämorrhoiden*; in der Homöopathie bei Schlafstörungen, chronischer Diarrhö, Leberleiden und Meteorismus*

Ret|tich|wur|zel *f* (Ⓔ radish): *Syn:* *Raphani sativi radix*; *s.u. Rettich*

Ret|tungs|spray *nt* (Ⓔ emergency spray): *Syn:* *Notfallspray*; *s.u. Essay Asthma bronchiale S. 173*

Retzius: **1.** Anders Adolf Retzius; 1796–1860; schwedischer Anatom (Stockholm) **2.** Magnus Gustav Retzius; 1842–1919; schwedischer Anatom

Retzius-Linien *pl*: → *Retzius-Streifung*

Retzius-Raum *m* (Ⓔ Retzius' space): *Syn:* *Spatium retropubicum*; bindegewebiger Raum zwischen Schambein [Os* pubis] und Harnblase [Vesica* urinaria]; ist mit lockerem Bindegewebe gefüllt, das eine Verschiebung der Harnblase nach oben erlaubt

Retzius-Streifung *f* (Ⓔ Retzius striae): *Syn:* *Retzius-Linien, Anbaulinien, Zuwachslinien, Wachstumslinien*; durch das rhythmische Wachstum und Mineralisation des Zahnes entstehende fast parallele Querstreifung der Zähne, die auf Zahnschliffen sichtbar wird

REV *Abk.*: Retikuloendotheliosevirus

Re|vak|zi|na|ti|on *f* (Ⓔ revaccination): Wiederholungsimpfung, Wiederimpfung

Re|vas|ku|la|ri|sa|ti|on *f* (Ⓔ **1.–2.** revascularization): **1.** *Syn:* *Kapillareinsprossung, Revaskularisierung*; Wiederherstellung der Durchblutung durch Einsprossung von Kapillaren **2.** *Syn:* *Revaskularisierung*; Wiederherstellung der Durchblutung durch Operation, intraluminale Angioplastie oder medikamentöse Beseitigung einer Obstruktion

Re|vas|ku|la|ri|sie|rung *f*: → *Revaskularisation*

Reverdin: **1.** Jaques-Louis Reverdin; 1842–1908; schweizer Chirurg (Genf) **2.** Auguste Reverdin; 1848–1908; schweizer Chirurg (Genf) **3.** Albert Reverdin; 1881–1929; schweizer Chirurg (Genf)

Reverdin-Nadel *f* (Ⓔ Reverdin needle): atraumatische chirurgische Nadel mit spitzennahem Schlitz für den Faden

Reverdin-Transplantation *f* (Ⓔ Reverdin graft): Übertragung kleiner Hautinseln [**Reverdin-Läppchen**] zur Deckung von Hautdefekten; *s.a. Hauttransplantation*

reverse transcription-PCR *nt*: *s.u. Essay AIDS S. 31*

Reverse-Transkriptase-Hemmer, nicht-nukleosidanaloge *pl* (Ⓔ non-nucleoside analogous reverse transcriptase inhibitors): *s.u. Essay AIDS S. 31*

Reverse-Transkriptase-Hemmer, nukleosidanaloge *pl* (Ⓔ nucleoside analogous reverse transcriptase inhibitors): *s.u. Essay AIDS S. 31*

re|ver|si|bel *adj* (Ⓔ reversible): (*Prozess*) umkehrbar; (*Krankheit*) heilbar

Re|ver|si|on *f* (Ⓔ reversion): Umkehrung, Umkehr; Rückmutation

Re|ver|tan|te *f* (Ⓔ revertant): durch Rückmutation entstandener Wildtyp*

Reye: **Reye-Syndrom** *nt* (Ⓔ Reye's syndrome): idiopathische

Enzephalopathie* in Kombination mit Hepatopathie*

Reynier: Reynier-Nager-Syndrom *nt* (Ⓔ Nager's acrofacial dysostosis): ***Syn:*** *Nager-Syndrom, Nager-Reynier-Syndrom, Dysostosis mandibularis*; autosomal vererbtes Syndrom mit Gesichts-, Kiefer- und Ohrmuschelfehlbildungen

Rez. *Abk.*: Rezept

re|zep|tiv *adj* (Ⓔ receptive): Rezeptor(en) oder Rezeption betreffend, aufnahmefähig, empfänglich

Re|zep|ti|vi|tät *f* (Ⓔ receptivity): Aufnahmefähigkeit, Empfänglichkeit

Re|zep|tor *m* (Ⓔ **1.–2.** receptor): **1.** ***Syn:*** *Sensor*; (*physiolog.*) Struktur zur Aufnahme von mechanischen [**Mechanorezeptor**], chemischen [**Chemorezeptor**], thermischen [**Thermorezeptor**] u.a. Reizen **2.** ***Syn:*** *Membranrezeptor*; definierter Bindungsort für Moleküle auf Membranoberflächen

α-Rezeptoren (Ⓔ α receptors): ***Syn:*** *alphaadrenerge Rezeptoren, Alpharezeptoren*; auf Adrenalin*, Noradrenalin* und andere Catecholamine* ansprechende Rezeptoren des sympathischen Nervensystems; man unterscheidet zwei Familien von Alpharezeptoren [**α_1-Rezeptoren, α_2-Rezeptoren**], die jeweils in mehr als 3 Untertypen unterteilt werden können; **α_1-Rezeptoren** finden sich postsynaptisch in den peripheren Zielorganen des Sympathikus; sie werden von Adrenalin und Noradrenalin etwa gleich stark erregt; **α_2-Rezeptoren** finden sich sowohl präsynaptisch als auch peripher postsynaptisch und im Zentralnervensystem; sie sprechen stärker auf Adrenalin als Noradrenalin an; *s.a. Adrenozeptoren*

β-adrenerge Rezeptoren: *→β-Rezeptoren*

alphaadrenerge Rezeptoren: *→α-Rezeptoren*

β-Rezeptoren (Ⓔ β receptors): ***Syn:*** *β-adrenerge Rezeptoren, Betarezeptoren*; Rezeptoren, die auf adrenerge Transmitter [Katecholamine*] im sympathischen System ansprechen; werden unterteilt in **β_1-Rezeptoren** [Herz, Niere] und **β_2-Rezeptoren** [Bronchien, Gefäße, Fettgewebe]

cholinerge Rezeptoren (Ⓔ cholinergic receptors): ***Syn:*** *Cholinorezeptoren, Cholinozeptoren*; Rezeptoren für Acetylcholin* oder Substanzen mit cholinerger Wirkung; man unterscheidet zwischen **muskarinergen Rezeptoren** [**m-Rezeptoren**], die durch Muskarin* stimulierbar sind, und **nicotinergen Rezeptoren** [**n-Rezeptoren**], die auf Nicotin* ansprechen; bisher sind mindestens 4 verschiedene nicotinerge Rezeptoren und mindestens 5 muskarinerge Rezeptoren in verschiedenen Geweben beschrieben worden

mechanosensitiver Rezeptor (Ⓔ mechanosensitive receptor): ***Syn:*** *Mechanorezeptor*; auf mechanische Reize ansprechender Rezeptor

Re|zep|tor|pro|te|in *nt* (Ⓔ receptor protein): als Rezeptor fungierendes Membranprotein; reicht meist durch die gesamte Membran [**Transmembranprotein**]; viele Rezeptorproteine tragen auf der Außenseite Kohlenhydratseitenketten mit terminalen N-Acetyl-Neuraminsäure-Resten

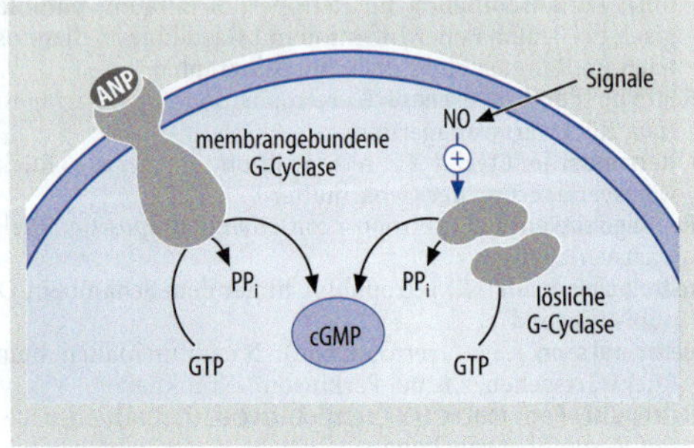

Abb. R52. Membrangebundene Guanylatcyclase. Dient als Rezeptorprotein für natriuretisches Atriopeptid

Rezeptor-Tyrosin-Kinasen *pl* (Ⓔ receptor-tyrosine kinases): *s.u. Essay Virus und Tumor S. 2185*

re|zes|siv *adj* (Ⓔ recessive): (*genet.*) von einem dominanten Gen überdeckt

Re|zi|div *nt* (Ⓔ relapse): ***Syn:*** *Rückfall*; Wiederauftreten einer Krankheit nach völliger Ausheilung; bei Infektionen durch eine Reinfektion mit demselben Erreger, bei Tumoren als histologisch identischer Tumor; **Frührezidive** treten innerhalb von Monaten bis Jahren auf, **Spätrezidive** nach frühestens 5 Jahren

Re|zi|div|e|xan|the|me *pl* (Ⓔ late exanthemas): ***Syn:*** *Spätexantheme*; *s.u. Essay Syphilis S. 2077*

re|zi|di|vie|rend *adj* (Ⓔ recurrent): wiederkehrend, wiederauftretend

RF *Abk.*: **1.** Regenerationsfaktor **2.** Regurgitationsfraktion **3.** Rejektionsfraktion **4.** relative Feuchtigkeit **5.** relative Flowrate **6.** *→Releasingfaktor* **7.** Replikationsform **8.** *→Residual-*

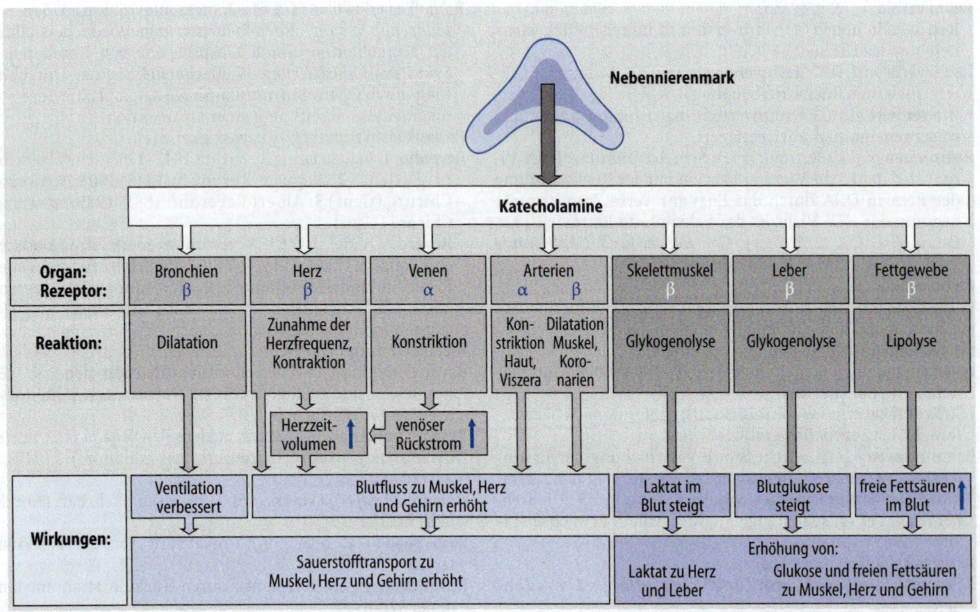

Abb. R51. Wirkung der Catecholamine an verschiedenen Rezeptoren

fraktion **9.** →*Resistenzfaktor* **10.** Rezeptformel **11.** rezeptives Feld **12.** →*Rheumafaktor* **13.** →*rheumatisches Fieber* **14.** →*Riboflavin* **15.** →*Risikofaktor*

RFA *Abk.*: Röntgenfluoreszenzanalyse

R-Faktor *m* (Ⓔ R factor): Resistenz-Transfer-Faktor; *s.u. Antibiotikaresistenz*

RF_{AO} *Abk.*: aortale Regurgitationsfraktion

RFB *Abk.*: respiratorisches Biofeedback

RFF *Abk.*: rasche Füllungsfraktion

RF-FSH *Abk.*: FSH-Releasing Faktor

RFK *Abk.*: **1.** rheumatischer Formenkreis **2.** Röntgen-Fernsehkamera

RF-LH *Abk.*: →*LH-Releasing-Faktor*

RFLP *Abk.*: →*Restriktions-Fragment-Längen-Polymorphismus*

RFLP-Analyse *f* (Ⓔ RFLP analysis): *s.u. Restriktions-Fragment-Längen-Polymorphismus*

R-Form *f*: →*Rauhform*

RFP *Abk.*: →*rasche Füllungsphase*

RFSE-Virus *nt*: →*Frühsommerenzephalitis-Virus, russische*

RFT *Abk.*: Radiofibrinogentest

rFVIII *Abk.*: rekombinanter Faktor VIII

RFW *Abk.*: rasche Füllungswelle

RFZ *Abk.*: Refraktärzeit

RG *Abk.*: **1.** →*Rasselgeräusche* **2.** Reaktionsgeschwindigkeit

RGC *Abk.*: Radio-Gaschromatographie

RGE *Abk.*: relative Gasexpansion

RGG *Abk.*: Rinder-Gammaglobulin

RGPD *Abk.*: Range-gated Pulsed Doppler

RH *Abk.*: **1.** →*reaktive Hyperämie* **2.** →*Rechtshypertrophie* **3.** →*Releasinghormon*

Rh *Abk.*: **1.** Rhesus **2.** →*Rhesus-Blutgruppen* **3.** Rhesus-Faktor **4.** Rhodium

Rh. *Abk.*: →*Rhipicephalus*

RhA *Abk.*: →*rheumatoide Arthritis*

Rha|bar|ber *m* (Ⓔ rhubarb): Bezeichnung für **Medizinalrhabarber** [Rheum officinale], **Rheum palmatum** und andere Rheum-Arten; Stauden aus der Familie der Knöterichgewächse [Polygonaceae]; verwendet werden die unterirdischen Pflanzenteile [**Rhei radix**], die Anthracenderivate, Gerbstoffe*, Flavonoide* und Harze enthalten; **Anw.**: mildes Abführmittel bei habitueller Verstopfung; traditionell auch als Adstringens* und Stomachikum*; in der Homöopathie bei Diarrhö*

Rhabd-, rhabd- *präf.*: →*Rhabdo-*

Rhabdo-, rhabdo- *präf.*: Wortelement mit der Bedeutung „Stab"

Rhab|do|my|o|ly|se *f* (Ⓔ rhabdomyolysis): Auflösung quergestreifter Muskelfasern, z.B. nach traumatischer Schädigung; *s.a. Crush-Niere*

akute toxische Rhabdomyolyse (Ⓔ acute toxic myopathy): ***Syn:*** *akute toxische Myopathie*; durch Medikamente [v.a. Bezafibrat], schwere Alkoholintoxikation oder Heroin ausgelöste massive Auflösung quergestreifter Muskelfasern, die zu akuter Niereninsuffizienz* führen kann

Rhab|do|my|om *nt* (Ⓔ rhabdomyoma): gutartiger Tumor der quergestreiften Muskulatur

Rhab|do|my|o|sar|kom *nt* (Ⓔ rhabdomyosarcoma): ***Syn:*** *Rhabdosarkom*; bösartiger Tumor der quergestreiften Muskulatur; tritt sowohl im Kindes- als auch Erwachsenenalter auf; kann histologisch in **embryonales** [Wilms*-Tumor], **alveoläres** und **pleomorphes Rhabdomyosarkom** unterteilt werden; metastasiert bevorzugt in Lunge und Lymphknoten; **Therapie**: Chirurgie und adjuvante Chemotherapie

embryonales Rhabdomyosarkom: →*Wilms-Tumor*

Rhab|do|sar|kom *nt*: →*Rhabdomyosarkom*

Rhab|do|vi|ren *pl*: →*Rhabdoviridae*

Rhab|do|vi|ri|dae *pl* (Ⓔ Rhabdoviridae): ***Syn:*** *Rhabdoviren*; Virusfamilie mit geschossförmiger Struktur; wichtigster Vertreter ist das Tollwutvirus

Rhachi-, rhachi- *präf.*: →*Rhachio-*

Rha|chi|al|gie *f* (Ⓔ rachialgia): ***Syn:*** *Rhachioalgie, Rhachiodynie, Wirbelsäulenschmerz*; Schmerzen in der Wirbelsäule

Rhachio-, rhachio- *präf.*: Wortelement mit der Bedeutung „Rücken/Rückgrat/Wirbelsäule"

Rha|chi|o|al|gie *f*: →*Rhachialgie*

Rha|chi|o|dy|nie *f*: →*Rhachialgie*

Rha|chi|o|to|mie *f* (Ⓔ rachiotomy): ***Syn:*** *Kolumnotomie, Rhachitomie*; Osteotomie* der Wirbelsäule, z.B. zur Korrektur von Skoliose* oder Kyphose*

Rha|chi|pa|gus *m* (Ⓔ rachipagus): ***Syn:*** *Rachipagus*; Doppelmissbildung mit gemeinsamer Wirbelsäule

Rha|chi|sag|ra *nt* (Ⓔ rachisagra): gichtbedingte Wirbelsäulenschmerzen

Rha|chi|schi|sis *f*: →*Rachischisis*

Rha|chi|to|mie *f*: →*Rhachiotomie*

Rha|ga|den *pl* (Ⓔ fissures): Hautschrunden, Hautfissuren

Rha|go|zyt *m* (Ⓔ ragocyte): ***Syn:*** *Ragozyt, RA-Zelle*; hypersegmentierter Leukozyt im Gelenkerguss bei rheumatischen Entzündungen

Rham|ni ca|thar|ti|ci fruc|tus *m* (Ⓔ purging buckthorn berry): Beeren des Kreuzdorns*

Rham|ni pur|shi|a|nae cor|tex *m*: →*amerikanische Faulbaumrinde*

L-Rham|no|se *f* (Ⓔ isodulcite): ***Syn:*** *Isodulcit, 6-Desoxy-L-mannose*; in verschiedenen Glykosiden* vorkommende Desoxyhexose*

Rham|nus ca|thar|ti|cus *m*: →*Kreuzdorn*

Rham|nus fran|gu|la *m*: →*Faulbaum*

Rh-Antigene *pl*: →*Rhesus-Antigene*

Rha|phe *f*: →*Raphe*

Rh-Blutgruppensystem *nt*: →*Rhesus-Blutgruppen*

Rhe|i ra|dix *f* (Ⓔ rhubarb root): unterirdische Pflanzenteile von Rhabarber*

Rheo-, rheo- *präf.*: Wortelement mit der Bedeutung „Fluss/Fließen"

Rhe|o|ba|se *f* (Ⓔ rheobase): minimale Stromstärke, die noch eine Reizantwort auslöst

Rhe|o|gra|phie *f* (Ⓔ rheography): ***Syn:*** *Rheografie*; Verfahren zur Messung von Durchblutungsstörungen durch Messung des elektrischen Widerstandes

Rhe|o|lo|gie *f* (Ⓔ rheology): ***Syn:*** *Fließlehre*; Lehre vom mechanischen Verhalten flüssiger Körper

rhe|o|tak|tisch *adj* (Ⓔ rheotactic): Rheotaxis betreffend, Rheotaxis zeigend

Rhe|o|ta|xis *f* (Ⓔ rheotaxis): Bewegung in einem Flüssigkeitsstrom

negative Rheotaxis (Ⓔ negative rheotaxis): Bewegung mit einem Flüssigkeitsstrom

positive Rheotaxis (Ⓔ positive rheotaxis): Bewegung gegen einen Flüssigkeitsstrom

Rh-Erythroblastose *f* (Ⓔ Rh erythroblastosis): ***Syn:*** *Rhesus-Erythroblastose*; *s.u. Morbus haemolyticus neonatorum*

Rhesus-Antigene *pl* (Ⓔ Rhesus antigens): ***Syn:*** *Rh-Antigene*; die Partialantigene der Rhesus-Blutgruppen; die wichtigsten Antigene sind C-Antigen, D-Antigen, E-Antigen, c-Antigen und e-Antigen, wobei D-Antigen die größte antigene Wirkung besitzt

Rhesus-Blutgruppen *pl* (Ⓔ Rhesus blood groups): ***Syn:*** *Rhesussystem, Rh-System, Rh-Blutgruppensystem*; Blutgruppensystem, das durch Antikörper gegen die Erythrozyten von Rhesusaffen entdeckt wurde; häufigste Ursache von Transfusionszwischenfällen und der Entwicklung eines Morbus* haemolyticus neonatorum; die Rhesus-Antigene sitzen auf unterschiedlichen Oberflächenbezirken der Erythrozyten; die wichtigsten sind C-Antigen, D-Antigen, E-Antigen, c-Antigen und e-Antigen, wobei D-Antigen die größte antigene Wirkung besitzt; Blut, das Erythrozyten mit D-Antigen enthält, wird als **Rh-positiv** bezeichnet; fehlt das Antigen, spricht man von **rh-negativ**; in Europa und Nordamerika sind 85 % der Bevölkerung Rh-positiv und 15 % rh-negativ; da D dominant über d ist, kann der Phänotyp D den Genotyp DD oder Dd haben, während der Phänotyp d immer den Genotyp dd hat

im Unterschied zum AB0-Blutgruppensystem werden Antikörper gegen Rhesus-Antigene aber erst nach Kontakt [Sensibilisierung] gebildet; deshalb löst z.B. die erste Transfusion von Rh-positivem Blut auf einen rh-negativen Empfänger keine Transfusionsreaktion aus; wichtig ist auch, dass die Antikörper des Rh-System als inkomplette IgG-Antikörper die Plazentaschranke passieren und einen Morbus* haemolyticus neonatorum verursachen können; *s.a.*

R

Blutgruppe, Anti-D-Prophylaxe

Rhesus-Blutgruppenunverträglichkeit *f*: →*Rhesus-Inkompatibilität*

Rhesus-Erythroblastose *f* (Ⓔ Rh erythroblastosis): *Syn*: *Rh-Erythroblastose*; *s.u. Morbus haemolyticus neonatorum*

Rhesus-Inkompatibilität *f* (Ⓔ Rh incompatibility): *Syn*: *Rhesus-Blutgruppenunverträglichkeit, Rh-Inkompatibilität*; Blutgruppenunverträglichkeit im Rhesussystem; v.a. die Rhesus-Inkompatibilität zwischen einer rh-negativen Mutter und einem Rh-positiven Feten; dringen Rh-positive Erythrozyten des Feten in den mütterlichen Kreislauf ein, kommt es zur Bildung von Anti-D-Antikörpern*; als inkomplette IgG-Antikörper können sie die Plazentaschranke passieren und einen Morbus* haemolyticus neonatorum verursachen; *s.a. Anti-D-Prophylaxe*

rhesus-negativ *adj* (Ⓔ rhesus-negative): rh-negativ; *s.u. Rhesus-Blutgruppen*

Rhesus-positiv *adj* (Ⓔ rhesus-positive): Rh-positiv; *s.u. Rhesus-Blutgruppen*

Rhe|sus|sys|tem *nt*: →*Rhesus-Blutgruppen*

Rheu|ma *nt* (Ⓔ rheumatism): *Syn*: *Erkrankung des rheumatischen Formenkreises, Rheumatismus, rheumatische Erkrankung*; Oberbegriff für ätiologisch unterschiedliche Erkrankungen des Bewegungsapparates mit fließenden, ziehenden Schmerzen; dazu gehören z.B. die primär chronische Polyarthritis* und der Weichteilrheumatismus*

Rheu|ma|fak|tor *m* (Ⓔ rheumatoid factor): bei rheumatischen Erkrankungen in ca. 80 % auftretender unspezifischer Autoantikörper; IgM-Antikörper gegen veränderte IgG-Immungloblobuline; der Nachweis erfolgt mit Latextest* oder Waaler*-Rose-Test

Rheu|ma|knöt|chen *nt* (Ⓔ rheumatic nodule): *Syn*: *Aschoff-Knötchen, Aschoff-Geipel-Knötchen, Rheumaknoten, rheumatisches Knötchen, rheumatisches Granulom, Nodulus rheumaticus, Nodus rheumaticus*; bei rheumatischem Fieber* auftretendes knötchenförmiges Granulom*, v.a. im interstitiellen Herzmuskelgewebe

Rheu|ma|mit|tel *nt*: →*Antirheumatikum*

rheu|ma|tisch *adj* (Ⓔ rheumatic): Rheuma betreffend, an Rheuma leidend

Rheu|ma|tis|mus *m*: →*Rheuma*

rheu|ma|to|gen *adj* (Ⓔ rheumatogenic): Rheuma verursachend

Rheu|ma|to|id *nt*: →*Begleitarthritis*

rheu|ma|to|id *adj* (Ⓔ rheumatoid): rheumaähnlich, mit rheumaartigen Symptomen

Rheu|ma|to|lo|ge *m* (Ⓔ rheumatologist): Arzt für Rheumatologie*

Rheu|ma|to|lo|gie *f* (Ⓔ rheumatology): Teilgebiet der inneren Medizin, das sich mit Diagnose und Therapie rheumatischer Erkrankungen befasst

Rheu|ma|to|lo|gin *f* (Ⓔ rheumatologist): Ärztin für Rheumatologie*

Rhe|um of|fi|ci|na|le *m* (Ⓔ medicinal rhubarb): *Syn*: *Medizinalrhabarber*; *s.u. Rhabarber*

Rhe|um pal|ma|tum *m* (Ⓔ garden rhubarb): *s.u. Rhabarber*

Rhe|xis *f* (Ⓔ rhexis): Zerreißen, Zerreißung, Riss

Rhe|xis|blu|tung *f* (Ⓔ hemorrhage per rhexin): *Syn*: *Haemorrhagia per rhexin, Zerreißungsblutung*; Blutung nach Riss der Gefäßwand

rhG-CSF *Abk.*: rekombinanter humaner Granulozyten-koloniestimulierender Faktor

rhGM-CSF *Abk.*: rekombinanter humaner Granuloztyen-Makrophagen-koloniestimulierender Faktor

RHH *Abk.*: →*Rechtsherzhypertrophie*

RHI *Abk.*: →*Rechtsherzinsuffizienz*

RhIG *Abk.*: Rh_0-Immunglobulin

Rhin-, rhin- *präf.*: →*Rhino-*

Rhi|nal|gie *f*: →*Rhinodynie*

Rhin|al|ler|go|se *f*: →*allergische Rhinitis*

Rhi|nen|ce|pha|lon *nt* (Ⓔ rhinencephalon): *Syn*: *Riechhirn, Rhinenzephalon*; dem Geruchssinn dienender Teil des Gehirns, d.h. die olfaktorischen Projektionsfelder des Paläokortex

Rhi|nen|ze|pha|lie *f* (Ⓔ rhinencephalia): *Syn*: *Rhinozephalie*; Schädelfehlbildung mit einer rüsselartigen Nase und teilweiser oder vollständiger Fusion der Augenanlage

Rhi|nen|ze|pha|lon *nt*: →*Rhinencephalon*

Rhi|nen|ze|pha|lus *m* (Ⓔ rhinencephalus): *Syn*: *Rhinozephalus*; Fetus mit Rhinenzephalie*

Rhi|ni|tis *f, pl* **-ti|den** (Ⓔ rhinitis): *Syn*: *Nasenschleimhautentzündung; Schnupfen, Nasenkatarrh, Koryza, Coryza*; Entzündung der Nasenschleimhaut; meist gleichgesetzt mit Rhinitis acuta

Rhinitis acuta (Ⓔ acute rhinitis): *Syn*: *akuter Schnupfen, akute Rhinitis, akuter Nasenkatarrh, Koryza, Coryza*; i.d.R. durch **Schnupfenviren** hervorgerufener **Virusschnupfen** oder als **Begleitschnupfen** [bei z.B. Virusgrippe] auftretender **banaler Schnupfen** mit Ausheilung innerhalb einer Woche; bakterielle Rhinitiden entstehen meist als Sekundärinfektion; bei Säuglingen findet man selten auch **gonorrhoische** oder **syphilitische Rhinitiden; mykotische Rhinitiden** sind fast immer Folge einer Mykose der Nasennebenhöhlen durch Aspergillus*

akute bakterielle Rhinitis (Ⓔ acute bacterial rhinitis): entsteht durch bakterielle Sekundärinfektion einer viralen Rhinitis; meist findet man Streptokokken*, Staphylokokken* oder Pneumokokken*

allergische Rhinitis (Ⓔ allergic rhinitis): *Syn*: *allergische Rhinopathie, allergische Rhinokonjunktivitis, Rhinoconjunctivitis allergica, Rhinopathia vasomotorica allergica, Rhinitis allergica, Rhinallergose*; allergisch-bedingte Entzündung der Nasenschleimhaut durch direkten Kontakt mit dem Allergen oder als Fernreaktion [selten, z.B. bei Milchallergie]; unterschieden werden saisonale Rhinitis* [Heuschnupfen] und perenniale Rhinitis*; **Klinik**: Juckreiz, Niesattacken, erhebliche wässrige Sekretion aus der Nase und Augentränen; die Nasenatmung ist behindert und das Geruchsvermögen eingeschränkt; im Laufe der Jahre kommt es oft zu einem **Etagenwechsel**, d.h., die klinische Symptomatik wird von Husten, spastischer Bronchitis* und Asthma* bronchiale dominiert

Diagnose: Anamnese, Hauttests [Pricktest, Intrakutantest], Provokationstests, IgE-Nachweis [RAST, ELISA]; **Therapie**: Allergenvermeidung, Antihistaminika* als Nasenspray, Cromoglicinsäure* als Pulver oder Spray zur Stabilisierung der Mastzellen; Steroide [z.B. Beclometason*, Fluticason*] zur Hemmung der Entzündungsreaktion; Hypersensibilisierung mit Allergenextrakt

allergische saisongebundende Rhinitis (Ⓔ seasonal allergic rhinitis): meist durch Pollen [Heuschnupfen*] hervorgerufener, allergischer Nasenkatarrh; *s.a. allergische Rhinitis*

Rhinitis atrophicans (Ⓔ atrophic rhinitis): *Syn*: *atrophische Rhinitis*; chronische, zu Schleimhautatrophie führende Entzündung; *s.a. chronische Rhinitis*

Rhinitis atrophicans cum foetore: →*Ozäna*

atrophische Rhinitis: →*Rhinitis atrophicans*

bakterielle Rhinitis (Ⓔ bacterial rhinitis): meist als Superinfektion* auftretende, i.d.R. eitrige Rhinitis durch z.B. Pneumokokken*

chronische Rhinitis (Ⓔ chronic rhinitis): *Syn*: *chronische Rhinopathie*; Oberbegriff für chronische Entzündungszustände der Nasenschleimhaut, die mehr als 3 Monate anhalten; als Ursache findet man eine Rachemandelvergrößerung bei Kindern, chronische Nebenhöhlenentzündung bei Erwachsenen sowie anhaltende chemische oder physikalische Reizung [z.T. auch durch Klimaanlagen]; **Klinik**: eitrige Beläge oder zäher Schleim auf der Schleimhaut, Hyperplasie der Schleimhaut [Rhinitis* hyperplastica], Behinderung der Nasenatmung; bei retronasalem Sekretfluss evtl. Ausbildung einer chronischen Bronchitis; unbehandelt kann die Hyperplasie der Schleimhaut in eine Atrophie mit bleibender Hypo- oder Anosmie* übergehen; **Therapie**: Behandlung der Ursache, evtl. operative Sanierung der Nebenhöhlen, abschwellende Nasentropfen [cave: Rhinitis* medicamentosa!], Mukolytika, Nasenspülung, Antibiotika

chronisch-hyperplastische Rhinitis: →*Rhinitis hyperplastica*

eitrige Rhinitis: →*Rhinitis purulenta*

fibrinöse Rhinitis: *→Rhinitis pseudomembranacea*
gonorrhoische Rhinitis (Ⓔ gonorrheal rhinitis): *s.u. Rhinitis acuta*
Rhinitis hyperplastica (Ⓔ hyperplastic rhinitis): ***Syn:*** *chronische hyperplastische Rhinitis, chronische hyperplastische Rhinopathie, Rhinitis hypertrophicans, Rhinopathia chronica hyperplastica*; zu Hypertrophie* der Nasenschleimhaut (insbesondere der Muschelschleimhaut) führende Entzündung unterschiedlicher Genese [Staub, Tabakrauch, gewerbliche Noxen, endokrine Störungen]; *s.a. chronische Rhinitis*
hyperreflektorische Rhinitis (Ⓔ vasomotor rhinitis): ***Syn:*** *vasomotorische Rhinitis, vasomotorische Rhinopathie, Rhinitis vasomotorica nonallergica*; wie eine perenniale allergische Rhinitis verlaufender, saisonunabhängiger neurovaskulärer Schnupfen; beruht auf einem Überwiegen des Parasympathikus im Bereich der Nasenschleimhaut, v.a. der Muscheln; damit kommt es zur Freisetzung von neurogenen Peptiden und einer sog. **neurogenen Entzündung** durch Stimulation von Epithel, Muskulatur, Gefäßen und Drüsen; als Auslöser wirken Kälte, Rauch, Staub, Alkohol und psychische Faktoren; **Therapie**: Meidung oder Elimination auslösender Faktoren, Nasenspülungen, vorübergehend abschwellende Nasentropfen, evtl. operative Verkleinerung der Nasenmuscheln oder Septumplastik
Rhinitis hypertrophicans: *→Rhinitis hyperplastica*
Rhinitis medicamentosa (Ⓔ drug-induced rhinitis): durch verschiedene Medikamente, v.a. ACE-Hemmer, Antisympathotonika, Atropin, Antihistaminika, Bromocriptin, Psychopharmaka und Rauwolfia-Alkaloide [**Reserpinschnupfen**] verursachte Rhinitis, die einer allergischen oder hyperreflektorischen Rhinitis gleicht; v.a. langfristige Applikation von abschwellenden Nasentropfen kann zu Schleimhautatrophie [Rhinopathia medicamentosa] führen
mykotische Rhinitis (Ⓔ fungal rhinitis): *s.u. Rhinitis acuta*
nicht-saisonale Rhinitis: *→perenniale Rhinitis*
perenniale Rhinitis (Ⓔ perennial rhinitis): ***Syn:*** *perenniale allergische Rhinitis, perenniale allergische Rhinopathie, nicht-saisonale Rhinitis*; allergische Rhinitis* durch unabhängig von den Jahreszeiten auftretende Allergene* [Schimmelpilze, Tierhaare, Hausstaub, Berufsallergene]
perenniale allergische Rhinitis: *→perenniale Rhinitis*
Rhinitis pseudomembranacea (Ⓔ pseudomembranous rhinitis): ***Syn:*** *pseudomembranöse/fibrinöse Rhinitis, Rhinitis pseudomembranacea*; Entzündung der Nasenschleimhaut mit Bildung von Pseudomembranen, z.B. bei Nasendiphtherie
pseudomembranöse Rhinitis: *→Rhinitis pseudomembranacea*
Rhinitis purulenta (Ⓔ purulent rhinitis): ***Syn:*** *eitrige Rhinitis*; bakterielle oder durch Fremdkörper in der Nase [einseitige chronisch-eitrige Rhinitis bei Kleinkindern] hervorgerufene eitrige Entzündung
saisonale Rhinitis (Ⓔ seasonal rhinitis): ***Syn:*** *Heuschnupfen, Pollenschnupfen, saisonale Rhinokonjunktivitis*; durch eine Pollenallergie ausgelöste Entzündung der Nasenschleimhaut, die meist auch die Augenbindehaut betrifft [Rhinokonjunktivitis] und auf die oberen Luftwege übergreifen kann; tritt v.a. während der Baumblüte im Frühjahr und Gräser- und Getreideblüte im Mai und Juni auf; *s.a. allergische Rhinitis*
syphilitische Rhinitis (Ⓔ syphilitic rhinitis): *s.u. Rhinitis acuta*
Rhinitis vasomotorica: *→hyperreflektorische Rhinitis*
Rhinitis vasomotorica nonallergica: *→hyperreflektorische Rhinitis*
vasomotorische Rhinitis: *→hyperreflektorische Rhinitis*

rhi|ni|tisch *adj* (Ⓔ rhinitic): Rhinitis betreffend, von ihr betroffen oder gekennzeichnet

Rh-Inkompatibilität *f*: *→Rhesus-Inkompatibilität*

Rhino-, rhino- *präf.*: Wortelement mit der Bedeutung „Nase"

Rhi|no|blen|nor|rhoe *f, pl* **-rho|en** (Ⓔ rhinoblennorrhea): Eiterabsonderung aus der Nase; eitrige Rhinitis*; meist durch einen Fremdkörper in der Nase bedingt

Rhi|no|con|junc|ti|vi|tis *f, pl* **-ti|den:** *→Rhinokonjunktivitis*
Rhinoconjunctivitis allergica: *→allergische Rhinitis*

Rhi|no|dy|nie *f* (Ⓔ rhinodynia): ***Syn:*** *Nasenschmerz(en)*; Schmerzen in der Nase

Rhi|no|en|do|sko|pie *f* (Ⓔ nasal endoscopy): endoskopische Untersuchung der Nasenhöhle

Rhi|no|en|to|moph|tho|ro|my|ko|se *f* (Ⓔ rhinoentomophthoromycosis): ***Syn:*** *Rhinophykomykose, Conidiobolomykose*; in den Tropen [Zentralafrika, Indonesien] vorkommende Mykose* durch verschiedene Schimmelpilze [Conodiobolus]; i.d.R. Ausbildung nasaler oder pulmonaler Granulome; **Therapie**: Itraconazol*

rhi|no|gen *adj* (Ⓔ rhinogenous): von der Nase ausgehend

Rhi|no|kon|junk|ti|vi|tis *f, pl* **-ti|den** (Ⓔ rhinoconjunctivitis): ***Syn:*** *Rhinoconjunctivitis*; Entzündung der Nasenschleimhaut und der Augenbindehaut [Konjunktiva*]; *s.a. Rhinitis*
allergische Rhinokonjunktivitis: *→allergische Rhinitis*
saisonale Rhinokonjunktivitis: *→saisonale Rhinitis*

Rhi|no|la|lie *f*: *→Rhinophonia*

Rhi|no|la|ryn|gi|tis *f, pl* **-ti|den** (Ⓔ rhinolaryngitis): ***Syn:*** *Nasen-Rachen-Katarrh*; Entzündung von Nasen- und Rachenschleimhaut

rhi|no|la|ryn|gi|tisch *adj* (Ⓔ rhinolaryngitic): Rhinolaryngitis betreffend, von ihr betroffen oder gekennzeichnet

Rhi|no|la|ryn|go|lo|ge *m* (Ⓔ rhinolaryngologist): Arzt für Rhinolaryngologie*

Rhi|no|la|ryn|go|lo|gie *f* (Ⓔ rhinolaryngology): Teilgebiet der Hals-Nasen-Ohrenheilkunde, das sich mit den Erkrankungen von Nase und Kehlkopf befasst

Rhi|no|la|ryn|go|lo|gin *f* (Ⓔ rhinolaryngologist): Ärztin für Rhinolaryngologie*

Rhi|no|lith *m* (Ⓔ rhinolith): ***Syn:*** *Nasenstein*; meist durch Fremdkörper [Erdnüsse!] induzierte Steinbildung, die zu chronischer Reizung und meist einseitigem eitrigen Ausfluss führt

Rhi|no|li|thi|a|sis *f, pl* **-ses** (Ⓔ rhinolithiasis): durch Nasensteine [**Rhinolithen**] verursachte Erkrankung; meist kommt es zu eitrigem Ausfluss

Rhi|no|lo|ge *m* (Ⓔ rhinologist): Arzt für Rhinologie*

Rhi|no|lo|gie *f* (Ⓔ rhinology): ***Syn:*** *Nasenheilkunde*; Teilgebiet der Hals-Nasen-Ohrenheilkunde, das sich mit den Erkrankungen der Nase befasst

Rhi|no|lo|gin *f* (Ⓔ rhinologist): Ärztin für Rhinologie*

Rhi|no|ma|no|me|trie *f* (Ⓔ rhinomanometry): ***Syn:*** *Rhinorheographie*; Bestimmung des Nasenwiderstandes gegen den Luftstrom

Rhi|no|my|ko|se *f* (Ⓔ rhinomycosis): Pilzerkrankung der Nasenschleimhaut

Rhi|no|pa|thia *f* (Ⓔ rhinopathy): ***Syn:*** *Rhinopathie*; (chronische) Nasenerkrankung
Rhinopathia atrophicans (Ⓔ atrophic rhinitis): Atrophie* der Nasenschleimhaut; *s.a. chronische Rhinitis*
Rhinopathia medicamentosa (Ⓔ drug-induced rhinitis): durch Medikamente [v.a. abschwellende Nasentropfen] verursachte Atrophie* der Nasenschleimhaut; *s.a. Rhinitis medicamentosa*
Rhinopathia vasomotorica allergica: *→allergische Rhinitis*

Rhi|no|pa|thie *f* (Ⓔ rhinopathy): ***Syn:*** *Rhinopathia*; (chronische) Nasenerkrankung
allergische Rhinopathie: *→allergische Rhinitis*
chronische Rhinopathie: *→chronische Rhinitis*
perenniale allergische Rhinopathie: *→perenniale Rhinitis*
vasomotorische Rhinopathie: *→hyperreflektorische Rhinitis*

rhi|no|pha|ryn|ge|al *adj* (Ⓔ nasopharyngeal): ***Syn:*** *epipharyngeal, nasopharyngeal, pharyngonasal*; Nase und Rachen/Pharynx betreffend oder verbindend; Nasenrachen/Rhinopharynx betreffend

Rhi|no|pha|ryn|gi|tis *f, pl* **-ti|den** (Ⓔ rhinopharyngitis): ***Syn:*** *Nasopharynxentzündung, Epipharynxentzündung, Rhinopharynxentzündung, Epipharyngitis, Nasopharyngitis*; Entzündung des Nasenrachens [Epipharynx]; meist als Entzündung der Rachenmandel [**Angina retronasalis**]
Rhinopharyngitis mutilans (Ⓔ gangosa): ***Syn:*** *Gangosa*; im Verlauf der Frambösie* auftretende Zerstörung von

Knochen- und Knorpelgewebe mit Mutilation von Nase und Oberlippe

rhi|no|pha|ryn|gi|tisch *adj* (Ⓔ rhinopharyngitic): Rhinopharyngitis betreffend, von ihr betroffen oder gekennzeichnet

Rhi|no|pha|ryn|go|ze|le *f* (Ⓔ rhinopharyngocele): Luftzyste* des Nasenrachenraums

Rhi|no|pha|rynx *m* (Ⓔ rhinopharynx): ***Syn:*** *Nasenrachenraum, Nasopharynx, Epipharynx, Pars nasalis pharyngis*; oberer Teil der Rachenhöhle [Cavitas* pharyngis] hinter der Nasenhöhle [Cavitas* nasi]; enthält u.a. die Rachenmandel [Tonsilla* pharyngealis] und die Rachenmündung der Ohrtrompete [Tuba* auditiva]

Rhi|no|pha|rynx|ent|zün|dung *f*: →*Rhinopharyngitis*

Rhi|no|pha|sie *f*: →*Rhinophonia aperta*

Rhi|no|pho|nia *f* (Ⓔ rhinophonia): ***Syn:*** *Rhinophonie, Rhinolalia, Rhinolalie*; näselnde Sprache, Näseln; man unterscheidet offenes Näseln [Rhinophonia* aperta], geschlossenes Näseln [Rhinophonia* clausa] und gemischtes Näseln [Rhinophonia* mixta]

Rhinophonia aperta (Ⓔ rinolalia aperta): ***Syn:*** *Rhinophasie, Rhinophasia, Rhinolalia aperta*; offenes Näseln, z.B. bei Gaumenspalte, Gaumensegellähmung

Rhinophonia clausa (Ⓔ rinolalia clausa): ***Syn:*** *Hyporhinolalie, Rhinolalia clausa*; geschlossenes Näseln, z.B. bei Schnupfen, Polypen, vergrößerter Rachenmandel

Rhinophonia mixta (Ⓔ rinolalia mixta): ***Syn:*** *Rhinolalia mixta*; gemischtes Näseln bei Kombination von Verlegung des Nasenwege und Gaumensegelschwäche

Rhi|no|pho|nie *f*: →*Rhinophonia*

Rhi|no|phy|ko|my|ko|se *f*: →*Rhinoentomophthoromykose*

Rhi|no|phym *nt* (Ⓔ rhinophyma): ***Syn:*** *Säufernase, Pfundnase, Knollennase, Kartoffelnase, Rhinophyma*; v.a. ältere Männer betreffende, allmählich zunehmende, unförmige Auftreibung der Nase durch eine Hyperplasie der Talgdrüsen; meist Teilsyndrom der Rosacea*; als zusätzliche Faktoren findet man Alkohol [Säufernase], chronische Hitze- oder Kältebelastung, intestinale und metabolische Störungen; **Therapie**: Dermabrasio* oder Abschälen mit einem CO_2-Laser oder flachen Messer

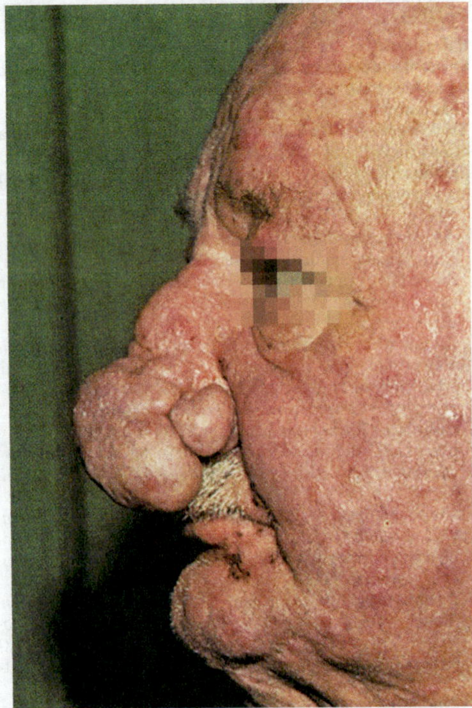

Abb. R53. Rhinophym

Rhi|no|phy|ma *nt, pl* **-ma|ta**: →*Rhinophym*

Rhi|no|plas|tik *f* (Ⓔ rhinoplasty): ***Syn:*** *Nasenplastik*; plastische Chirurgie zur Wiederherstellung der äußeren Nasenform [**korrektive Rhinoplastik**] oder zur Verbesserung oder Wiederherstellung der Funktion [**funktionelle Rhinoplastik**]

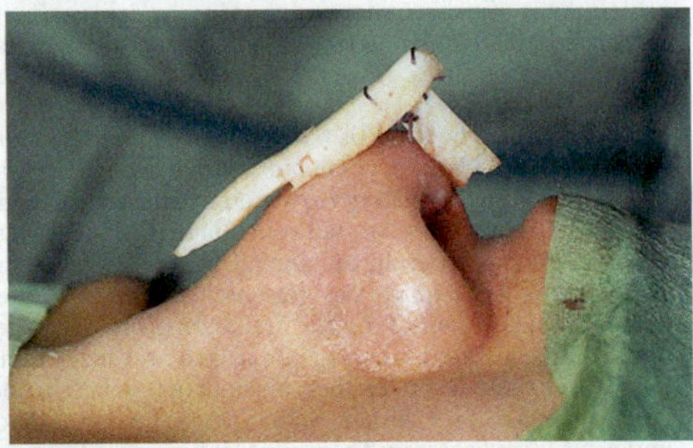

Abb. R54. Rhinoplastik

rhi|no|plas|tisch *adj* (Ⓔ rhinoplastic): Rhinoplastik betreffend

Rhi|no|rheo|gra|phie *f*: →*Rhinomanometrie*

Rhi|nor|rha|gie *f* (Ⓔ rhinorrhagia): ***Syn:*** *Epistaxis, Nasenbluten*; Nasenbluten kann traumatisch [Nasenbeinfraktur, Nasenhöhlenverletzung] bedingt sein oder als Symptom einer anderen Krankheit [fieberhafte Infekte, Hypertonie, Nierenerkrankungen, hämorrhagische Diathese, Morbus Rendu-Osler] auftreten; wesentlich häufiger liegt die Ursache aber in einer Ruptur kleiner Nasengefäße des Locus* Kiesselbachi am vorderen Ende des Septums; andere Ursachen sind Septumpolypen und Tumoren

Rhi|nor|rhoe *f, pl* **-rho|en** (Ⓔ rhinorrhea): ***Syn:*** *Nasenausfluss, Nasenfluss*; starke Absonderung von Sekret oder Schleim aus der Nase; z.T. auch auf die nasale Liquorrhoe* angewandt

Rhi|no|sal|pin|gi|tis *f, pl* **-ti|den** (Ⓔ rhinosalpingitis): Entzündung der Schleimhaut von Nase und Ohrtrompete

rhi|no|sal|pin|gi|tisch *adj* (Ⓔ rhinosalpingitic): Rhinosalpingitis betreffend, von ihr betroffen oder gekennzeichnet

Rhi|no|sco|pia *f* (Ⓔ rhinoscopy): ***Syn:*** *Nasenspiegelung, Nasenhöhlenspiegelung, Rhinoskopie*; direkte Untersuchung der Nasenhöhle mit einem Nasenspiegel oder Endoskop*

Rhinoscopia anterior (Ⓔ anterior rhinoscopy): ***Syn:*** *vordere Rhinoskopie*; Untersuchung der vorderen Nasenhöhle

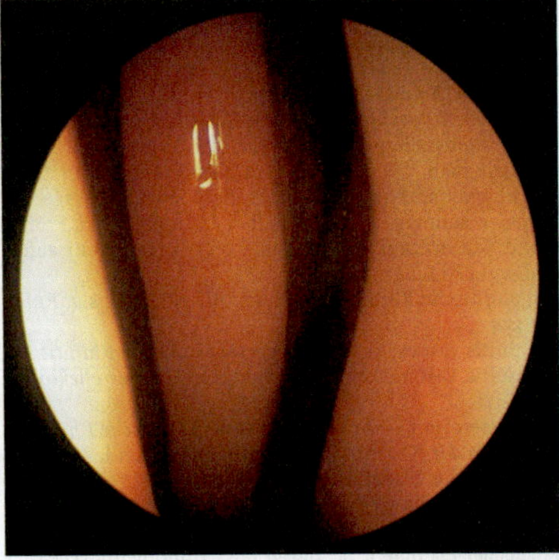

Abb. R55. Rhinoscopia anterior. Blick auf mittlere Nasenmuschel und mittleren Nasengang

mit einem Nasenspiegel

Rhinoscopia media (Ⓔ median rhinoscopy): ***Syn:*** *mittlere Rhinoskopie*; direkte Untersuchung der Nasenhöhle mit einem Nasenspiegel, bei der die mittlere Nasenmuschel vorsichtig abgespreizt wird

Rhinoscopia posterior (Ⓔ posterior rhinoscopy): ***Syn:*** *Epipharyngoskopie, Postrhinoskopie, hintere Rhinoskopie*; Nasenhöhlenspiegelung vom Nasenrachen aus

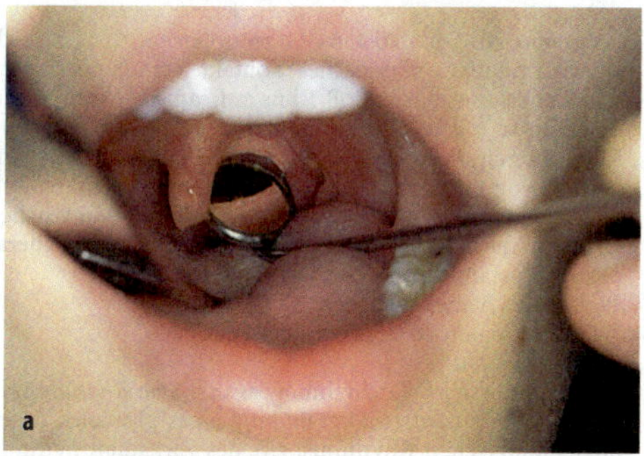

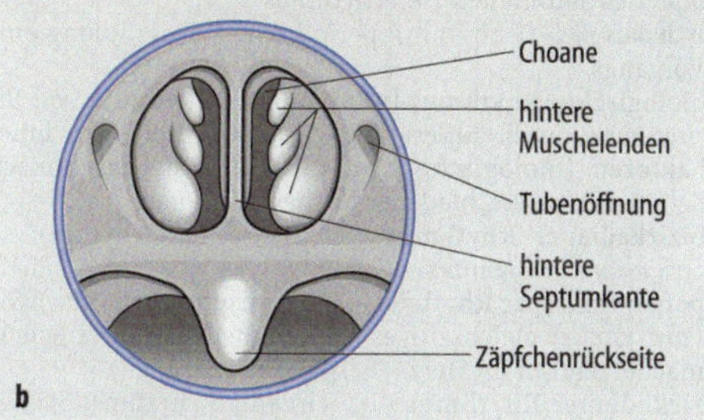

Abb. R56. Rhinoscopia posterior

Rhi|no|skle|rom *nt* (Ⓔ rhinoscleroma): granulomatöse Entzündung der Nasenschleimhaut durch Klebsiella pneumoniae rhinoscleromatis mit Bildung knotiger Verdickungen; tritt praktisch nur in Südost- und Osteuropa, Indonesien und Südamerika auf; kann auf die Schleimhaut von Rachen und Luftröhre übergreifen; unbehandelt kommt es zu ausdehnter Narbenbildung und evtl. Kehlkopf- oder Trachealstenose; **Therapie**: Streptomycin*, Ciprofloxacin*

Rhinosklerom-Bakterium *nt* (Ⓔ Klebsiella pneumoniae rhinoscleromatis): ***Syn:*** *Klebsiella pneumoniae rhinoscleromatis, Klebsiella rhinoscleromatis*; Erreger des Rhinoskleroms*

Rhi|no|skop *nt* (Ⓔ rhinoscope): ***Syn:*** *Nasenspiegel, Nasenspekulum*; Gerät zu Nasenspiegelung [Rhinoscopia*]

Rhi|no|sko|pie *f* (Ⓔ rhinoscopy): ***Syn:*** *Nasenspiegelung, Nasenhöhlenspiegelung, Rhinoscopia*; direkte Untersuchung der Nasenhöhle mit einem Nasenspiegel oder Endoskop*

hintere Rhinoskopie: →*Rhinoscopia posterior*

mittlere Rhinoskopie: →*Rhinoscopia media*

vordere Rhinoskopie: →*Rhinoscopia anterior*

rhi|no|sko|pisch *adj* (Ⓔ rhinoscopic): Rhinoskopie betreffend, mittels Rhinoskopie

Rhi|no|spo|ri|di|o|se *f* (Ⓔ rhinosporidiosis): ***Syn:*** *Rhinosporidium-Mykose*; Pilzinfektion der Schleimhaut der Atemwege durch Rhinosporidium* seeberi; führt meist zu nasaler Polyposis mit Behinderung der Nasenatmung oder polypösen Veränderungen der Augenbindehaut; **Therapie**: chirurgische Abtragung; **Prognose**: 10 % Rezidivrate

Rhinosporidium-Mykose *f*: →*Rhinosporidiose*

Rhi|no|spo|ri|di|um see|be|ri *nt* (Ⓔ Rhinosporidium seeberi): humanpathogener Pilz, der nicht in der Kultur gezüchtet werden kann; Erreger der Rhinosporidiose*

Rhi|no|ste|no|se *f* (Ⓔ rhinostenosis): Einengung oder Verlegung der Nasenwege

Rhi|no|to|mie *f* (Ⓔ rhinotomy): ***Syn:*** *Naseninzision*; Einschnitt/Inzision der Nasenwand

Rhi|no|tra|che|i|tis *f, pl* **-ti|den** (Ⓔ rhinotracheitis): Entzündung der Schleimhaut von Nase und Luftröhre [Trachea]

rhi|no|tra|che|i|tisch *adj* (Ⓔ rhinotracheitic): Rhinotracheitis betreffend, von ihr betroffen oder gekennzeichnet

Rhi|no|vi|ren *pl* (Ⓔ rhinoviruses): ***Syn:*** *Schnupfenviren, CC-Viren, Common-cold-Viren*; Schnupfen-verursachende RNA-Viren*; enthält mehr als 100 Typen, die ganzjährig durch Schmierinfektion und seltener auch Tröpfcheninfektion übertragen werden können; da nur eine kurzdauernde Immunität mit IgA-Antikörpern entsteht, können pro Jahr 4–6 Infektionen durchgemacht werden

Rhi|no|ze|pha|lie *f*: →*Rhinenzephalie*

Rhi|no|ze|pha|lus *m* (Ⓔ rhinocephalus): ***Syn:*** *Rhinenzephalus*; Fetus mit Rhinenzephalie*

Rhi|pi|ce|pha|lus *m* (Ⓔ Rhipicephalus): Schildzeckengattung, die u.a. Boutonneusefieber* und Q-Fieber* überträgt

Rhiz. *Abk.*: Rhizobium

Rhiz-, rhiz- *präf.*: →*Rhizo-*

Rhiz|ar|thro|se *f* (Ⓔ rhizarthritis): ***Syn:*** *Daumensattelgelenkarthrose*; Arthrose* des Daumengrundgelenkes; entsteht nach Traumen oder bei dauernder mechanischer Überbelastung; führt zu schmerzbedingter Bewegungseinschränkung; langfristig ist eine operative Behandlung [Versteifung oder Gelenkersatz] unvermeidlich

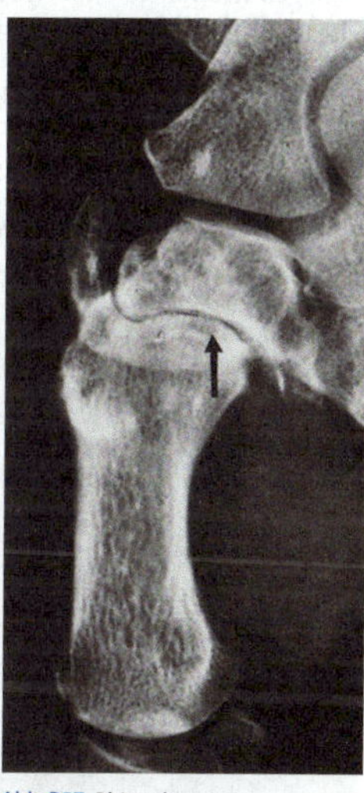

Abb. R57. Rhizarthrose

Rhizo-, rhizo- *präf.*: Wortelement mit der Bedeutung „Wurzel"

rhi|zo|id *adj* (Ⓔ rhizoid): wurzelähnlich

Rhi|zo|ly|se *f* (Ⓔ rhizolysis): indirekte Durchtrennung/Zerstörung von Spinalnervenwurzeln, v.a. von sensiblen Fasern zur Schmerztherapie

Rhi|zo|ma *nt* (Ⓔ rhizome): ***Syn:*** *Rhizom*; Wurzelstock einer Pflanze mit Speicherfunktion; wird heute in der Pharmazie hinter den Pflanzennamen gestellt

Rhizoma Asparagi: Asparagi rhizoma; *s.u. Spargel*

Rhizoma Calami: Calami rhizoma; *s.u. Kalmus*

Rhizoma Cimicifugae: Cimicifugae racemosae rhizoma; *s.u. Traubensilberkerze*

Rhizoma Curcumae domesticae: Curcumae domesticae rhizoma; *s.u. Gelbwurz*

Rhizoma Curcumae xanthorrhizae: Curcumae xanthorrhizae rhizoma; *s.u. javanische Gelbwurz*

Rhizoma Galangae: Galangae rhizoma; *s.u. Galgant*

Rhizoma Gelsemii (Ⓔ yellow jasmine root): Gelsemii rhizoma; *s.u. Gelsemium sempervirens*

Rhizoma Graminis: Graminis rhizoma; *s.u. Quecke*

Rhizoma Helenii (Ⓔ elecampane root): ***Syn:*** *Helenkrautwurzel*; *s.u. Helenin*

Rhizoma Piperis methystici: Piperis methystici rhizoma [Kava-Kava*]

Rhizoma Rusci aculeati: Rusci aculeati rhizoma; *s.u. Mäusedorn*

Rhizoma Scopoliae carniolicae: Scopoliae carniolicae rhizoma; *s.u. Glockenbilsenkraut*

Rhizoma Tormentillae: Tormentillae rhizoma; *s.u. Tormentilla*

Rhizoma Zingiberis: Zingiberis rhizoma; *s.u. Ingwer*

Rhi|zo|po|da *pl* (Ⓔ Rhizopoda): ***Syn:*** *Wurzelfüßler, Rhizopoden*; Unterklasse der Protozoen, zu der u.a. die Amöben gehören

Rhi|zo|po|den *pl*: →*Rhizopoda*

Rhi|zo|pus *m* (Ⓔ Rhizopus): ***Syn:*** *Wurzelkopfschimmel*; zu

R

den Zygomyceten gehörende Pilzgattung; Erreger von Mukormykosen*

Rhi|zo|to|mia *f.*: →*Rhizotomie*

Rhizotomia posterior (Ⓔ posterior rhizotomy): *Syn:* *Foerster-Operation*; Durchtrennung der hinteren Rückenmarkswurzel zur Therapie starker Schmerzzustände

Rhi|zo|to|mie *f* (Ⓔ rhizotomy): *Syn:* *Rhizotomia, Radikulotomie, Radikotomie*; Durchtrennung einer Nervenwurzel

RHK *Abk.*: rheumatische Herzkrankheit

RhLA *Abk.*: Rhesus-Leukozytenantigen

rh-negativ *adj* (Ⓔ rhesus-negative): *Syn:* *rhesus-negativ*; *s.u. Rhesus-Blutgruppen*

Rhod-, rhod- *präf.*: →*Rhodo-*

Rhod|a|min *nt* (Ⓔ rhodamine): Gruppe fluoreszierender Farbstoffe [rot-violett]

Rhod|ni|us *m* (Ⓔ Rhodnius): Raubwanzengattung

Rhodnius prolixus (Ⓔ Rhodnius prolixus): *Syn:* *venezolanische Schreitwanze*; Raubwanze, die in Südamerika die Chagas-Krankheit* überträgt

Rhodo-, rhodo- *präf.*: Wortelement mit der Bedeutung „rosenfarben/rot"

Rho|do|den|dri fer|ru|gi|nei fo|li|um *nt* (Ⓔ Rusty-leaved Rhododendron leaves): Laubblätter der Alpenrose*

Rho|do|den|dron fer|ru|gi|ne|um *nt*: →*Alpenrose*

Rho|dop|sin *nt* (Ⓔ rhodopsin): *Syn:* *Sehpurpur, Erythropsin*; für das Dämmerungssehen wichtige Substanz der Netzhautstäbchen

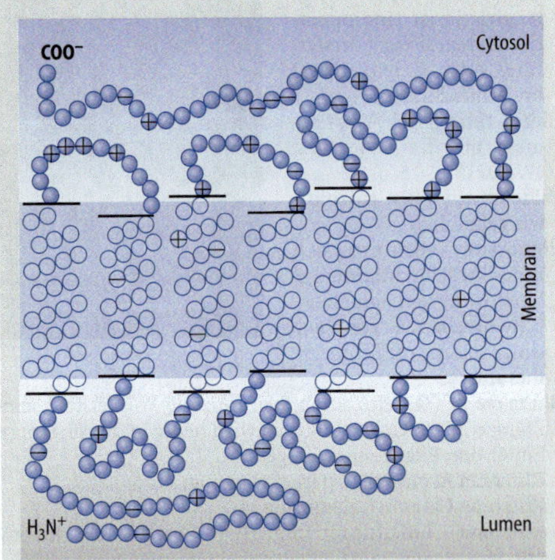

Abb. R58. Rhodopsin. Anordnung in der photosensiblen Membran der Stäbchen

Rho|e|a|dos flos *m* (Ⓔ corn poppy petal): getrocknete Kronblätter von Klatschmohn*

Rhomb|en|ce|phal|on *nt, pl* **-la** (Ⓔ rhombencephalon): *Syn:* *Rautenhirn, Rhombenzephalon*; aus Hinterhirn [Metencephalon*] und Nachhirn [Myelencephalon*] bestehender Teil des Gehirns

Rhomb|en|ze|phal|on *nt, pl* **-la**: →*Rhombencephalon*

Rhom|bo|i|de|us ma|jor *m*: →*Musculus rhomboideus major*

Rhom|bo|i|de|us mi|nor *m*: →*Musculus rhomboideus minor*

Rhon|chi *pl*: →*Rasselgeräusche*

Rhonchi humidi: →*feuchte Rasselgeräusche*

Rhonchi sibilantes (Ⓔ sibilant rales): *s.u. trockene Rasselgeräusche*

Rhonchi sibilantes et sonori: →*trockene Rasselgeräusche*

Rhonchi sonori (Ⓔ sonorous rales): *s.u. trockene Rasselgeräusche*

Rh-positiv *adj* (Ⓔ rhesus-positive): *Syn:* *Rhesus-positiv*; *s.u. Rhesus-Blutgruppen*

RHS *Abk.*: →*retikulohistiozytäres System*

Rh-System *nt*: →*Rhesus-Blutgruppen*

RHT *Abk.*: regionale Tiefenhyperthermie

rHuEPO *Abk.*: rekombinantes humanes Erythropoetin

Rhus *f* (Ⓔ Rhus): **Rhus diversiloba** (Ⓔ Rhus diversiloba): *Syn:* *Gifteiche*; *s.u. Rhusdermatitis*

Rhus quercifolium (Ⓔ Rhus quercifolium): *s.u. Rhusdermatitis*

Rhus radicans (Ⓔ Rhus radicans): *Syn:* *Giftefeu*; *s.u. Rhusdermatitis*

Rhus vernix (Ⓔ Rhus vernix): *Syn:* *Giftsumach*; *s.u. Rhusdermatitis*

Rhus|der|ma|ti|tis *f, pl* **-ti|ti|den** (Ⓔ rhus dermatitis): in Nordamerika häufiges allergisches Kontaktekzem* durch verschiedene Sumacharten, z.B. **Rhus radicans** [Giftefeu], **Rhus diversiloba** [Gifteiche], **Rhus vernix** [Giftsumach] und **Rhus quercifolium**; das akute Ekzem beginnt meist innerhalb von Stunden mit Juckreiz, Rötung, Papeln, Blasenbildung und Nässen; heilt i.d.R. innerhalb von 2–6 Wochen ab, kann aber in eine chronische Form übergehen; **Therapie**: Antihistaminika intern, Corticoide extern

RHV *Abk.*: Rechtsherzversagen

RHWB *Abk.*: regionale Herzwandbewegung

Rhy|pia *f.*: →*Rupia*

Rhyth|mo|ge|ne|se *f* (Ⓔ rhythmogenesis): *Syn:* *Rhythmusbildung, Rhythmusentstehung*; Bildung eines physiologischen oder biologischen Rhythmus, z.B. des Zirkadianrhythmus oder des autonomen Herzrhythmus

Rhyth|mus *m* (Ⓔ rhythm): periodische Wiederholung eines Vorgangs

biologischer Rhythmus (Ⓔ biological rhythm): *Syn:* *Biorhythmus*; durch äußere [Tag-Nacht-Wechsel] oder innere Faktoren [biologische Uhr*] beeinflusste rhythmische Schwankung verschiedener Körperfunktionen

bizirkadianer Rhythmus (Ⓔ bicircadian rhythm): *s.u. zirkadianer Rhythmus*

parasystolischer Rhythmus (Ⓔ parasystolic rhythm): *Syn:* *Parasystolie*; gleichzeitiges Vorkommen von zwei Schrittmacherzentren im Herz

zirkadianer Rhythmus (Ⓔ circadian rhythm): *Syn:* *24-Stunden-Rhythmus, Tagesrhythmus*; endogen gesteuerte Schwankung des Körperstoffwechsels und der Reaktionsbereitschaft des Körpers, die etwa einem 24-Stunden-Zyklus entspricht; in selten Fällen handelt es sich auch um einen 48-Stunden-Zyklus [**bizirkadianer Rhythmus**]

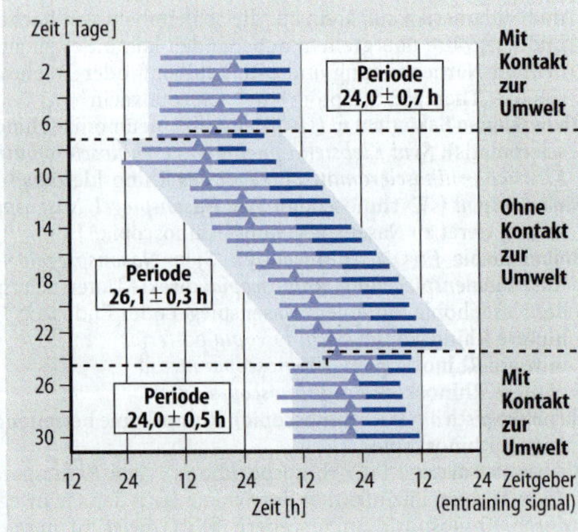

Abb. R59. Zirkadianer Rhythmus. Schlaf-Wachrhythmus mit und ohne Umweltkontakt

α-Rhyth|mus *m* (Ⓔ alpha rhythm): *Syn:* *Alpha-Rhythmus, Berger-Rhythmus*; Bezeichnung für Alpha-Wellen im Elektroenzephalogramm; *s.a. Essay Elektroenzephalogramm S. 563*

Rhyth|mus|bil|dung *f* (Ⓔ rhythmogenesis): Rhythmogenese*

Rhyth|mus|me|tho|de *f* (Ⓔ rhythm method): natürliche Empfängnisverhütung durch Beschränkung des Beischlafs auf die unfruchtbaren Tage des Menstruationszyklus; *s.a. Knaus-Ogino-Methode*

Rhyth|mus|stö|rung *f* (Ⓔ dysrhythmia): Herzrhythmusstörung*

Rhy|ti|dek|to|mie *f* (Ⓔ rhytidectomy): ***Syn:*** *Face-Lifting, face lift*; operative Straffung der Gesichtshaut zur Glättung von Falten, Doppelkinn u.ä.; ästhetisch-plastische Eingriffe umfassen heute mehr als nur eine einfache Hautstraffung; das Lifting kann z.B. mehrschichtig erfolgen [**composite face lift**], spezifische Problemgebiete behandeln [z.B. **Stirnlift**] und mit Laseroberflächenbehandlung [**resurfacing**] kombiniert werden

RHZ *Abk.*: **1.** Rehabilitationszentrum **2.** Rhodanzahl

RI *Abk.*: **1.** Reduktionsindex **2.** Regenerationsindex **3.** Regurgitationsindex **4.** replikatives Intermediärprodukt **5.** *→respiratorische Insuffizienz* **6.** respiratorischer Index **7.** retroaktive Inhibition

RIA *Abk.*: **1.** *→Radioimmunoassay* **2.** reversible ischämische Attacke

R.i.a. *Abk.*: *→Ramus interventricularis anterior*

RIAGT *Abk.*: Radioimmunoantiglobulintest

Rib *Abk.*: **1.** *→Ribose* **2.** *→Ribosom*

RIBA *Abk.*: rekombinanter Immunoblot-Assay

Ri|ba|vi|rin *nt* (Ⓔ ribavirin): Virostatikum*; **Anw.**: Lassavirus-Infektion, RSV-Infektion

Ribbing: Seved Ribbing; schwedischer Radiologe im 20. Jahrhundert

Ribbing-Krankheit *f*: *→Ribbing-Müller-Syndrom*

Ribbing-Müller-Syndrom *nt* (Ⓔ multiple epiphyseal dysplasia): ***Syn:*** *multiple epiphysäre Dysplasie, Ribbing-Krankheit*; autosomal-dominante, generalisierte Störung der enchondralen Ossifikation der Epiphysen langer Röhrenknochen, aber auch platter Knochen [z.B. Wirbel]; beginnt bereits im Vorschulalter und führt zu Minderwuchs mit Knochendeformierung; eine schwere Form wird als **Fairbank-Syndrom** bezeichnet

Ri|bes ni|grum *nt*: *→Johannisbeere, schwarze*

Ri|bes ru|brum *nt*: *→Johannisbeere, rote*

Ri|bis ni|gri fo|li|um *nt* (Ⓔ black currant leaf): getrocknete Blätter der schwarzen Johannisbeere*

Ri|bis ni|gri fruc|tus *m* (Ⓔ black currant): schwarze Johannisbeeren*

Ri|bis ru|bri fruc|tus *m* (Ⓔ red currant): rote Johannisbeeren*

Ri|bit *nt*: *→Ribitol*

Ri|bi|tol *nt* (Ⓔ ribitol): ***Syn:*** *Ribit*; von Ribose* abgeleiteter Zuckeralkohol; Bestandteil des Riboflavins*

Ri|bo|fla|vin *nt* (Ⓔ riboflavin): ***Syn:*** *Laktoflavin, Lactoflavin, Vitamin B_2*; in Milch und Milchprodukten, Leber und Hülsenfrüchten vorkommendes wasserlösliches Vitamin, das ein wichtiger Bestandteil von Enzymen [FMN, FAD] ist; der Tagesbedarf liegt bei ca. 4,8 µmol [1,8 mg]; bei Mangel kommt es langfristig zu Haut-, Hornhaut- und Nervenentzündungen

Ri|bo|fla|vin|man|gel *m* (Ⓔ ariboflavinosis): ***Syn:*** *Vitamin-B_2-Mangel, Ariboflavinosesyndrom, Ariboflavinose*; durch chronische Unterversorgung mit Riboflavin auftretende Avitaminose* mit ekzematösen Hautveränderungen, Mundwinkelrhagaden, Rissigkeit der Lippen und evtl. Sehstörungen

Riboflavin-5'-phosphat *nt* (Ⓔ riboflavin-5'-phosphate): ***Syn:*** *Flavinmononukleotid*; aus Isoalloxazin, Ribitol und Phosphat aufgebaute prosthetische Gruppe vieler Flavinenzyme*

Ri|bo|ke|to|se *f* (Ⓔ ribulose): ***Syn:*** *Ribulose*; in der D-Form vorliegende Ketopentose*; Ketoderivat der Ribose*

Ri|bo|nu|cle|a|se *f* (Ⓔ ribonuclease): ***Syn:*** *Ribonuklease*; RNA-spaltendes Enzym; *s.a. Desoxyribonuclease*

Ribonuclease H (Ⓔ ribonuclease H): *s.u. Essay AIDS S. 31*

Ri|bo|nu|cle|in|säu|re *f* (Ⓔ ribonucleic acid): ***Syn:*** *Ribonukleinsäure*; aus Ribonucleotiden* aufgebautes Makromolekül, das eine zentrale Rolle bei der Eiweißsynthese einnimmt; bei RNA-Viren fungiert sie als Träger des Erbmaterials; nach dem Vorkommen und der Funktion der RNA in der Zelle unterscheidet man sechs Arten: **1. heterogene nucleäre RNA** [hnRNA]: kommt nur als primäres Transkriptionsprodukt bei der Proteinsynthese im Kern vor **2. Boten-RNA** oder **Messenger-RNA** [mRNA]: aus heterogener nucleärer RNA bestehende Einzelstrang-RNA, die bei der Proteinsynthese* als Vorlage dient **3. Transfer-RNA** [tRNA]: niedermolekulare RNA, die als Überträgerprotein für spezifische Aminosäuren bei der Proteinsynthese fungiert **4. ribosomale RNA** [rRNA]: Einzelstrang-RNA, die in verschiedenen Molekulargewichten vorkommt; integrierender Baustein von Ribosomen* **5. small nuclear RNA** [snRNA; **kleine nucleäre RNA**]: Hauptteil der Kern-RNA; besteht aus mindestens 6 Supspecies; bildet zusammen mit Proteinen die sog. **Spleißosome**, an denen Boten-RNA aus heterogener nucleärer RNA gebildet wird **6. small cytoplasmic RNA** [scRNA; **kleine zytoplasmatische RNA**]: ist am intrazellulären Transport von Proteinen beteiligt

interferierende RNA (Ⓔ interfering RNA): *s.u. Essay Gentransfer und Gentherapie S. 761*

Ri|bo|nu|cle|o|pro|te|in *nt* (Ⓔ ribonucleoprotein): ***Syn:*** *Ribonukleoprotein*; aus Protein und Ribonucleinsäure bestehendes Molekül

Ri|bo|nu|cle|o|sid *nt* (Ⓔ ribonucleoside): ***Syn:*** *Ribonukleosid*; Nucleosid* aus Ribose* und einer Purin- oder Pyrimidinbase [Uracil*, Adenin*, Cytosin*, Guanin*]

Ri|bo|nu|cle|o|tid *nt* (Ⓔ ribonucleotide): ***Syn:*** *Ribonukleotid*; Nucleotid* mit Ribose* und Purin- oder Pyrimidinbase [Uracil*, Adenin*, Cytosin*, Guanin*]; Bausteine der Ribonucleinsäure*

Ri|bo|nu|kle|a|se *f*: *→Ribonuclease*

Ri|bo|nu|kle|in|säu|re *f*: *→Ribonucleinsäure*

Ri|bo|nu|kle|o|pro|te|in *nt*: *→Ribonucleoprotein*

Ri|bo|nu|kle|o|sid *nt*: *→Ribonucleosid*

Ri|bo|nu|kle|o|tid *nt*: *→Ribonucleotid*

Ri|bo|se *f* (Ⓔ ribose): in der D-Form vorliegende Aldopentose*; wichtiger Bestandteil von Ribonucleinsäure*, Ribo-

Tab. R60. Klassifikation der Ribonucleinsäure [RNA]

Bezeichnung	Nucleotidreste	Struktur	Funktion
Heterogene nukleäre RNA (hnRNA)	Sehr variabel	Einzelstrang	Primäres Transkriptionsprodukt
Messenger RNA (mRNA; Boten-RNA)	Sehr variabel	Einzelstrang	Entsteht aus heterogener nukleärer RNA (hnRNA) und dient als Matrize bei der Proteinbiosynthese
Transfer RNA (tRNA)	-110	Viele Basenpaarungen innerhalb eines Einzelstrangs	Bindung von Aminosäuren, Positionierung für Proteinbiosynthese
Ribosomale RNA (rRNA)	-5400 als 285, 185, 585 und 55 rRNA	Einzelstrang, viele Basenpaarungen innerhalb des Einzelstrangs	Strukturelement bei der Bildung der großen und der kleinen ribosomalen Untereinheit
small nuclear RNA (snRNA; kleine nukleäre RNA)	-300 als U1-U6-snRNA	Assoziiert an Proteine	Beim Spleißen der hnRNA als Bestandteil des Spleißosoms
small cytoplasmic RNA (scRNA; kleine zytoplasmatische RNA)		Assoziiert an Proteine	Beim intrazellulären Proteintransport als Bestandteil des Signalrecognition particles (SRP)

D-Ribose

Abb. R61. Ribose

nucleotiden und verschiedenen Coenzymen

Ribose-5-phosphat *nt* (Ⓔ ribose-5-phosphate): wichtiges Zwischenprodukt im Pentosephosphatzyklus* und bei der Nucleotidsynthese

Ri|bo|se|phos|phat|i|so|me|ra|se *f* (Ⓔ ribose phosphate isomerase): *Syn: Phosphoriboisomerase*; wichtiges Enzym des Pentosephosphatzyklus*; katalysiert die Konversion von Ribulose-5-phosphat und Ribose-5-phosphat

Ri|bo|se|phos|phat|py|ro|phos|pho|ki|na|se *f* (Ⓔ ribose-phosphate pyrophosphokinase): *Syn: Ribosephosphatpyrophosphokinase, Phosphoribosylpyrophosphatsynthetase*; Enzym der Purin- und Pyrimidinnucleotidsynthese; erhöhte Enzymaktivität verursacht primäre Gicht*

ri|bo|so|mal *adj* (Ⓔ ribosomal): Ribosomen betreffend

Ri|bo|so|men *pl* (Ⓔ ribosomes): *Syn: Palade-Granula*; mikroskopisch kleine Zellpartikel, an denen die Biosynthese von Eiweißen abläuft; bestehen sowohl bei Prokaryonten als auch Eukaryonten aus einer kleinen und einer großen Untereinheit, die als 30S- und 50S- bzw. 40S- und 60S-Einheiten bezeichnet werden [*s.a. Tab. R63*]; während der Initiationsphase der Proteinsynthese* bilden jeweils eine kleine und große Unterheit zusammen mit einer Boten-RNA und einer Starter-tRNA ein funktionelles Ribosom; diese Zusammenlagerung benötigt Guanosintriphosphat als Energielieferant und wird durch verschiedene Initiationsfaktoren gesteuert; unmittelbar nach Ende der Translation zerfallen die Ribosomen wieder in ihre Untereinheiten und müssen für die nächste Synthese erneut zusammengesetzt werden

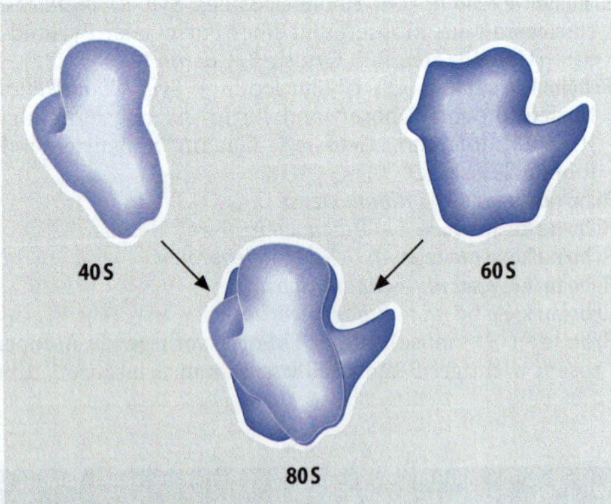

Abb. R62. Eukaryotes Ribosom

Tab. R63. Aufbau pro- und eukaryoter Ribosomen

	Prokaryote Ribosomen	Eukaryote Ribosomen
Sedimentationskonstante	70 S	80 S
Große Untereinheit	50 S	60 S
Kleine Untereinheit	30 S	40 S
Molekulargewicht (kD)	2570	4220
RNAs der großen Untereinheit	23 S; 5 S	28 S; 5,8 S; 5 S
RNAs der kleinen Untereinheit	16 S	18 S
Proteine in der großen Untereinheit	31	49
Proteine in der kleinen Untereinheit	21	33

Ri|bos|u|rie *f* (Ⓔ ribosuria): erhöhte Riboseausscheidung im Harn

Ribu *Abk.*: *→Ribulose*

Ri|bu|lo|se *f* (Ⓔ ribulose): *Syn: Riboketose*; in der D-Form vorliegende Ketopentose*; Ketoderivat der Ribose*

Ribulose-5-phosphat *nt* (Ⓔ ribulose-5-phosphate): im Stoffwechsel aus Glucose-6-phosphat* gebildet; wird durch Ribosephosphatisomerase in Ribose-5-phosphat* umgewandelt

RIC *Abk.*: Rechteck-Impuls-Charakteristik

Richner: Herman Richner; schweizer Augenarzt (Aarau) im 20. Jahrhundert

Richner-Hanhart-Syndrom *nt*: *→Tyrosinaminotransferasemangel*

Richter: August Gottlieb Richter; 1742–1812; deutscher Chirurg (Göttingen)

Richter-Hernie *f*: *→Littré-Hernie*

Richter-Linie *f* (Ⓔ Richter-Monro line): *Syn: Monro-Richter-Linie*; *s.u. Monro-Punkt*

Richter-Littré-Hernie *f*: *→Littré-Hernie*

Ri|cin *nt* (Ⓔ ricin): *Syn: Rizin*; außerordentlich giftiges Lektin in Ricinus communis; *s.a. Rizinusöl*

Ri|ci|nin *nt* (Ⓔ ricinin): *Syn: Rizinin*; giftiges Alkaloid in Ricinus communis; *s.a. Rizinusöl*

Ri|ci|ni o|le|um *nt*: *→Rizinusöl*

Ri|ckett|sia *f* (Ⓔ Rickettsia): nur intrazellulär vorkommende, gramnegative Stäbchen- oder Kugelbakterien; sie leben im Verdauungstrakt von Arthropoden [Zecken, Läuse, Flöhe, Milben] und werden durch Biss oder Stich auf den Menschen übertragen; manche Arten treten geographisch beschränkt auf, die meisten werden aber weltweit gefunden; spielen als Erreger vieler Erkrankungen [z.B. Fleckfieber] eine bedeutende Rolle; *s.a. Rickettsiose*

Rickettsia akari (Ⓔ Rickettsia akari): von Milben von der Maus auf den Menschen übertragener Erreger der Rickettsienpocken*

Rickettsia australis (Ⓔ Rickettsia australis): Erreger des Queenslandzeckenfiebers*; wird von Zecken von Nage- und Beuteltieren auf den Menschen übertragen

Rickettsia conorii (Ⓔ Rickettsia conorii): von Zecken übertragener Erreger des Boutonneusefiebers*

Rickettsia prowazekii (Ⓔ Rickettsia prowazekii): von der Kleiderlaus übertragener Erreger des epidemischen Fleckfiebers*

Rickettsia quintana: veraltet für *→Bartonella quintana*

Rickettsia rickettsii (Ⓔ Rickettsia rickettsii): von Schildzecken [Dermacentor* andersoni] übertragener Erreger des Rocky Mountain spotted fever*

Rickettsia tsutsugamushi (Ⓔ Rickettsia tsutsugamushi): *Syn: Orienta tsutsugamushi*; in Ost- und Südostasien vorkommender Erreger des Tsutsugamushi*-Fiebers

Rickettsia typhi (Ⓔ Rickettsia typhi): Erreger des weltweit [v.a. Tropen und Subtropen] auftretenden endemischen Fleckfiebers*; von Ratten- und Pestfloh übertragen

Ri|ckett|si|a|ceae *pl* (Ⓔ Rickettsiaceae): früher als große Viren bezeichnete Familie intrazellulärer Bakterien; umfasst die Gattungen Coxiella*, Rickettsia* und Rochalimaea*

Ri|ckett|si|en|en|do|kar|di|tis *f*, *pl* **-tiden** (Ⓔ rickettsial endocarditis): relativ seltene Form der Endokarditis* durch Coxiella* burnetii

Ri|ckett|si|en|in|fek|ti|on *f*: *→Rickettsiose*

Ri|ckett|si|en|po|cken *pl* (Ⓔ rickettsialpox): *Syn: Pockenfleckfieber*; pockenartige Erkrankung durch Rickettsia* akari

Ri|ckett|si|o|se *f* (Ⓔ rickettsiosis): *Syn: Rickettsieninfektion*; durch Arthropoden übertragene Infektionskrankheiten durch **Rickettsia**-Species

Ri|ckett|si|o|sta|ti|kum *nt*, *pl* **-ka** (Ⓔ rickettsiostatic): das Rickettsienwachstum hemmendes Mittel

ri|ckett|si|o|sta|tisch *adj* (Ⓔ rickettsiostatic): das Rickettsienwachstum hemmend

ri|ckett|si|zid *adj* (Ⓔ rickettsicidal): rickettsienabtötend

RID *Abk.*: Radioimmunodiffusion

Riech|bahn *f* (Ⓔ olfactory tract): *Syn: Tractus olfactorius*; Fasern zwischen Bulbus* olfactorius und Trigonum* olfactorium; *s.a. Essay Riechen/Geruchssinn S. 1863*

Tab. R64. Wichtigste humane Rickettsiosen

	Erreger	Krankheit	Athropoden-Vektor	Reservoir in Vertebraten	Geographische Verbreitung
Fleckfieber-Gruppe	Rickettsia prowazekii	Epidemisches Fleckfieber (Typhus)	Kleiderlaus	Mensch	Afrika, Südamerika, Asien
	Rickettsia typhi	Murines Fleckfieber (endemisches Fleckfieber)	Rattenfloh	Ratten	Weltweit, vor allem wärmere Länder
Zeckenbissfieber-Gruppe	Rickettsia rickettsii	Rocky-Mountain spotted fever	Hundezecke	Hunde, Nager	Amerika
	Rickettsia sibirica	Nordasiatisches Zeckenbissfieber	Zecke	Nager	Nordasien, Zentralasien
	Rickettsia conorii	Mittelmeerfieber, Boutonneussefieber	Zecke	Nager, Hunde	Mittelmeerländer, Schwarzmeerküste, Afrika, Indien
	Rickettsia australis	Queensland Zeckenbissfieber	Zecke	Nager, Beuteltiere	Australien
	Rickettsia akari	Rickettsienpocken	Milbe	Hausmäuse, Ratten	USA, Europa
Tsutsugamushi-Fieber	Rickettsia tsutsugamushi	Tsutsugamushifieber, Scrubtyphus	Milbenlarven	Nager	Ost- und Südostasien, Nordaustralien
Andere	Rochalimaea quintana	Fünf-Tage-Fieber, Wolhyn-Fieber, Trenchfieber	Kleiderlaus	Mensch	Europa, Amerika
	Coxiella burnetii	Q-Fieber	Inhalation	Rinder, Ziegen, Schafe, Nager, Zecken	Weltweit

Rie|chen *nt* (Ⓔ olfaction): ***Syn:*** *Geruchssinn*; chemischer Sinn, dessen chemosensible Sinneszellen durch Riechstoffmoleküle erregt werden; *s.u. Essay Riechen/Geruchssinn S. 1863*

Riech|e|pi|thel *nt*: *→Riechschleimhaut*

Riech|fä|den *pl* (Ⓔ olfactory fibers): ***Syn:*** *Fila olfactoria*; die Axone der Sinneszellen der Pars* olfactoria der Nasenschleimhaut, die als marklose Nervenfasern zum Bulbus* olfactorius ziehen; bilden zusammen den Riechnerv [Nervus* olfactorius]; *s.a. Essay Riechen/Geruchssinn S. 1863*

Riech|feld *nt*: *→Riechschleimhaut*

Riech|hirn *nt*: *→Rhinencephalon*

Riech|ke|gel *m*: *→Riechkolben*

Riech|kol|ben *m* (Ⓔ olfactory knob): ***Syn:*** *Bulbus olfactorius*; Anschwellung an der vorderen Hirnbasis, in die die Riechfäden [Fila olfactoria] einstrahlen; geht in den Tractus* olfactorius über; *s.a. Essay Riechen/Geruchssinn S. 1863*

Riech|nerv *m*: *→Nervus olfactorius*

Riech|ner|ven *pl*: *→Riechfäden*

Riech|or|gan *nt* (Ⓔ olfactory organ): ***Syn:*** *Organum olfactorium/olfactus*; umfasst die Riechschleimhaut* der Nase [Pars olfactoria tunicae mucosae nasi] und die Bowman*-Spüldrüsen [Glandulae olfactoriae]; meist werden auch die anderen Strukturen des Geruchsinnes [Riechfäden, Riechbahn, Riechzentren] zum Riechorgan gerechnet; *s.a. Essay Riechen/Geruchssinn S. 1863*

Riech|schleim|haut *f* (Ⓔ olfactory mucosa): ***Syn:*** *Riechfeld, Riechzone, Riechepithel, Riechzellen, Regio olfactoria, Pars olfactoria*; gelb-braun pigmentierter Teil der Nasenschleimhaut der oberen Nasenmuschel und des gegenüber liegenden Nasenseptums; enthält Sinneszellen, deren Axone als marklose Nervenfasern [**Fila olfactoria**] zum Bulbus* olfactorius ziehen; zusammen bilden sie den Riechnerv [Nervus* olfactorius]; unter der Riechschleimhaut liegen seröse Drüsen [**Glandulae olfactoriae**]; wahrscheinlich werden erst im Schleim dieser Drüsen gelöste Stoffe von den Sinneszellen wahrgenommen; *s.a. Essay Riechen/Geruchssinn S. 1863*

Riech|sin|nes|zel|len *pl* (Ⓔ olfactory receptor cells): *s.u. Essay Riechen/Geruchssinn S. 1863*

Riech|zel|len *pl*: *→Riechschleimhaut*

Riech|zo|ne *f*: *→Riechschleimhaut*

Riedel: Bernhard M. Riedel; 1846–1916; deutscher Chirurg (Jena)

Riedel-Operation *f* (Ⓔ Riedel frontoethmoidectomy procedure): Radikaloperation zur Verödung der Stirnhöhle durch Resektion von Stirnhöhlenboden und -vorderwand

Riedel-Struma *f* (Ⓔ Riedel's disease): ***Syn:*** *chronische hypertrophische Thyreoiditis, eisenharte Struma Riedel, hypertrophische Thyreoiditis*; sehr seltene, ätiologisch unklare, chronische Schilddrüsenentzündung mit Sklerosierung des Gewebes; betrifft v.a. Frauen; führt erst im Endstadium zu Hypothyreose*; **Therapie**: Glucocorticoide*, Thyroxin* bei Hypothyreose; bei Drucksymptomen partielle Thyreoidektomie*

Rieder: Hermann Rieder; 1858–1932; deutscher Internist und Radiologe (München)

Rieder-Formen *pl* (Ⓔ Rieder's cells): atypische Lymphozyten mit tief eingebuchteten [hufeisenförmigen] und evtl. zweigeteilten Kernen; findet man v.a. bei Sonderformen der chronischen lymphatischen Leukämie*, aber auch bei anderen Erkrankungen

Rieder-Magenform *f* (Ⓔ J-shaped stomach): ***Syn:*** *Angelhakenform*; Bezeichnung für die physiologische Form des Magens im Röntgenbild des stehenden Patienten

Rieger: Herwigh Rieger; 1898–1986; österreichischer Augenarzt (Wien, Prag)

Rieger-Syndrom *nt* (Ⓔ Rieger's syndrome): autosomal-dominantes Fehlbildungssyndrom mit Fehl- oder Unterentwicklung von Hornhaut, Kammerwinkel, Regenbogenhaut und Linse; man findet u.a. Irisatrophie oder -hypoplasie, Entrundung der Pupille, Linsenektopie und angeborene oder sekundäre Katarakt; dazu kommen noch Zahn- und Kieferanomalien [Oligodontie, Mikrogenie mit vorstehender Unterlippe] sowie eine Augenmuskelhypoplasie

Riehl: Gustav Riehl; 1855–1943; österreichischer Hautarzt

Riehl-Melanose *f* (Ⓔ Riehl's melanosis): ***Syn:*** *Riehl-Syndrom, Civatte-Poikilodermie, Civatte-Krankheit, Kriegsmelanose, Melanosis toxica lichenoides, Poikilodermia reticularis Civatte*; chronische, phototoxische Reaktion der Haut auf Teer, Pech, Kohlenwasserstoffe und Kosmetikabestandteile; führt zu grau-brauner, flächenhafter Pigmentierung der Gesichtshaut

RIEP *Abk.*: *→Radioimmunelektrophorese*

Rie|sen|an|gi|om, ka|pil|lä|res *nt* (Ⓔ capillary giant angioma): *s.u. Haemangioma capillare*

R

Rie|sen|darm|e|gel *m* (Ⓔ giant intestinal fluke): ***Syn:*** *großer Darmegel, Fasciolopsis buski*; v.a. in Südostasien vorkommender Erreger der Fasciolopsiasis*

Rie|sen|fal|ten|gas|tri|tis *f, pl* **-ti|den** (Ⓔ giant hypertrophic gastritis): ***Syn:*** *Ménétrier-Syndrom, Morbus Ménétrier, Riesenfaltenmagen, Riesenfaltengastropathie, Gastropathia hypertrophica gigantea*; zu Vergröberung des Faltenreliefs führende, chronische Entzündung der Magenschleimhaut unbekannter Genese; führt zu Oberbauchbeschwerden, Erbrechen, Diarrhö, Eiweißverlust mit Ödemen, Hypo- oder Anazidität; ist eine Präkanzerose, die alle 2–3 Jahre endoskopisch kontrolliert werden sollte; die Riesenfaltengastritis bei chronischer Helicobacter-pylori-Gastritis* bietet endoskopisch dasselbe Bild, bildet sich aber nach Eradikationstherapie wieder zurück

Rie|sen|fal|ten|gas|tro|pa|thie *f*: *→Riesenfaltengastritis*

Rie|sen|fal|ten|ma|gen *m*: *→Riesenfaltengastritis*

Rie|sen|ke|ra|to|a|kan|thom *nt* (Ⓔ giant keratoacanthoma): *s.u. Keratoakanthom*

Rie|sen|kind *nt* (Ⓔ large-for date baby): Neugeborenes mit einem Geburtsgewicht von mehr als 4500 Gramm, z.B. bei Diabetes* mellitus der Mutter

Rie|sen|kon|dy|lo|me *pl*: *→Buschke-Löwenstein-Tumor*

Rie|sen|krat|zer *m* (Ⓔ giant thorny-headed worm): ***Syn:*** *Macracanthorhynchus*; Dünndarmparasit des Schweines; selten auf den Menschen übertragen

Rie|sen|ma|gen|ge|schwür der alten Menschen *nt* (Ⓔ senile gastric ulcer): ***Syn:*** *Altersulkus des Magens*; durch arteriosklerotische Veränderungen von Magengefäßen hervorgerufenes, ausgedehntes Magengeschwür, das relativ symptomarm verläuft

Rie|sen|me|ta|my|e|lo|zy|ten *pl* (Ⓔ giant metamyelocytes): ***Syn:*** *Riesenstabkernige*; v.a. bei perniziöser Anämie* und Folsäuremangelanämie* auftretende Riesenformen, die auf eine Reifestörung der Granulozytopoese hinweisen

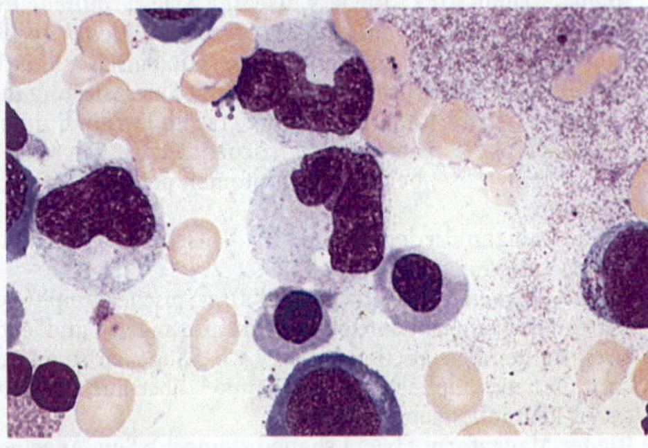

Abb. R65. Riesenmetamyelozyten

Rie|sen|riss|ab|la|ti|on *f* (Ⓔ giant retinal break): *s.u. Netzhautablösung*

Rie|sen|schan|ker *m* (Ⓔ giant chancre): *s.u. Essay Syphilis S. 2077*

Rie|sen|stab|ker|ni|ge *pl*: *→Riesenmetamyelozyten*

Riesenurtikaria Milton *f*: *→Quincke-Ödem*

Rie|sen|wuchs *m* (Ⓔ gigantism): ***Syn:*** *Somatomegalie, Hypersomie, Gigantismus*; durch einen erhöhten Wachstumshormonspiegel verursachter proportionierter Großwuchs

Rie|sen|zell|a|or|ti|tis *f, pl* **-ti|ti|den** (Ⓔ giant cell aortitis): Riesenzellarteriitis* der Aorta

Rie|sen|zell|ar|te|ri|i|tis *f, pl* **-ti|den** (Ⓔ giant-cell arteritis): ***Syn:*** *senile Riesenzellarteriitis, Horton-Riesenzellarteriitis, Horton-Syndrom, Horton-Magath-Brown-Syndrom, Arteriitis cranialis/gigantocellularis/temporalis*; v.a. ältere Patienten befallende subakute granulomatöse Entzündung, die große und mittelgroße Arterien, insbesondere die Kopfschlagadern betrifft; die Ätiologie ist ungeklärt; es findet sich aber eine Häufung nach viralen Infekten oder Immunisierung, was auf eine Autoimmunerkrankung hinweist; etwa die Hälfte der Patienten leidet auch an Polymyalgia* rheumatica; **Klinik:** die Riesenzellarteriitis verläuft in drei Stadien: das **Prodromalstadium** dauert Wochen bis Monate und zeigt nur unspezifische Allgemeinsymptome [leichtes Fieber, Müdigkeit, Gewichtsverlust] und sich langsam steigernde permanente Kopfschmerzen; mit Beginn des **akuten Stadiums** kommt es zur plötzlichen Verstärkung der Kopfschmerzen; die Schläfenarterien [Arteriae temporales superficiales] werden sicht- und tastbar; sie sind schmerzhaft und pulslos; in mehr als 50 % der Fälle sind andere Arterien im Kopfbereich mitbefallen und der Augenbefall kann zu beidseitiger vorübergehender Sehschwäche und sogar dauerhafter Erblindung führen; die Kaumuskulatur zeigt Schmerzhaftigkeit beim Kauen und Schlucken [**Claudicatio masseterica**]; seltener sind Schäden an Hör- und Gleichgewichtsorgan, Zungennekrose, Subarachnoidalblutungen und Psychosen; die meisten Symptome klingen nach Monaten spontan ab und es beginnt das **chronische Stadium** mit schmerz- und pulslosen, drahtharten Temporalarterien; **Diagnose:** Biopsie der Arteria temporalis superficialis; **Therapie:** Corticosteroide; z.T. ist eine lebenslange Therapie notwendig

Rie|sen|zel|len *pl* (Ⓔ giant cells): besonders große Zellen mit einem [**einkernige Riesenzellen**] oder mehreren [**mehrkernige Riesenzellen**] Zellkernen, z.B. Fremdkörperriesenzelle, Langhans-Riesenzelle

plasmazelluläre Riesenzellen (Ⓔ plasmocytic giant cells): *s.u. multiples Myelom*

Rie|sen|zel|len|his|ti|o|zy|tom *nt* (Ⓔ reticulohistiocytoma): ***Syn:*** *retikulohistiozytisches Granulom, Retikulohistiozytom*; Histiozytom [Dermatofibrom*] mit Riesenzellen; gutartiger Tumor, der meist solitär an Kopf und Nacken vorkommt

Rie|sen|zell|he|pa|ti|tis *f, pl* **-ti|ti|den** (Ⓔ giant cell hepatitis): durch das Zytomegalievirus* verursachte Hepatitis* mit Riesenzellbildung

neonatale Riesenzellhepatitis (Ⓔ neonatal giant cell hepatitis): bei α_1-Antitrypsinmangel* vorkommende Leberschädigung mit Riesenzellformation

Rie|sen|zell|my|o|kar|di|tis *f, pl* **-ti|den** (Ⓔ giant cell myocarditis): durch Riesenzellbildung gekennzeichnete Myokarditis*

akute idiopathische Riesenzellmyokarditis (Ⓔ idiopathic myocarditis): ***Syn:*** *Fiedler-Myokarditis, idiopathische Myokarditis*; idiopathische Myokarditis mit zahlreichen mehrkernigen Riesenzellen; führt zu einer schlaffen Dilatation der Ventrikel und Perikarderguss; meist kommt es zu akutem tödlichen Herzversagen zwischen dem 20. und 50. Lebensjahr

granulomatöse Riesenzellmyokarditis (Ⓔ granulomatous myocarditis): ***Syn:*** *granulomatöse Myokarditis*; mit der Bildung von Granulomen einhergehende Riesenzellmyokarditis, mit der sie oft gleichgesetzt wird

Rie|sen|zell|thy|re|o|i|di|tis *f, pl* **-ti|den** (Ⓔ giant cell thyroiditis): ***Syn:*** *de Quervain-Thyreoiditis, granulomatöse Thyreoiditis, Riesenzellthyroiditis, subakute nicht-eitrige Thyreoiditis*; vermutlich durch Viren [Coxsackievirus, Mumpsvirus] verursachte Entzündung der Schilddrüse, die histopathologisch von Riesenzellgranulomen gekennzeichnet ist; führt nur selten zu leichten Funktionsstörungen [Hyperthyreose*]; **Therapie:** meist Spontanheilung; in leichten Fällen Analgetika*, in schwereren Fällen Glucocorticoide*

Rie|sen|zell|thy|ro|i|di|tis *f, pl* **-ti|den**: *→Riesenzellthyreoiditis*

Rie|sen|zell|tu|mor *m* (Ⓔ giant cell tumor): Granulationsgeschwulst mit Riesenzellen; *s.a. Epulis*

aneurysmatischer Riesenzelltumor (Ⓔ aneurysmal giant cell tumor): ***Syn:*** *hämorrhagische/hämangiomatöse/aneurysmatische Knochenzyste, benignes Knochenaneurysma*; in den Metaphysen langer Röhrenknochen auftretende, mehrkammerige, blutgefüllte Zyste; führt zu lokalen Schmerzen und Knochenschwellung; **Therapie:** wegen der Rezidivgefahr ist die En-bloc-Resektion mit Ausgleich des Defektes durch Spongiosa die Methode der Wahl

Riesenzelltumor der Sehnenscheide: *→pigmentierte villonoduläre Synovitis*

Rietti: F. Rietti; italienischer Hämatologe im 20. Jahrhundert

Rietti-Greppi-Micheli-Syndrom *nt*: selten verwendetes Sy-

Riechen/ Geruchssinn

H. Hatt

Definition

Der Geruchssinn wird zu den chemischen Sinnen gerechnet, weil Riechstoffmoleküle, die durch die Luft herantransportiert werden, chemosensible Sinneszellen* in der Nase erregen können.

Evolution

Chemische Sinne sind wahrscheinlich phylogenetisch die ältesten Sinnessysteme. Als alle Lebewesen der Erde sich ausschließlich im Wasser befanden, benutzten die Tiere das sie umgebende wässrige Medium, um chemische Informationen auszutauschen. Ähnlich arbeiten die chemischen Sinnesorgane heute noch. Reizstoffe müssen zuerst in aus Drüsenzellen freigesetzten Sekreten gelöst werden, bevor sie an die Sinneszellen gelangen.

Morphologie

Riechepithel

Es besteht aus drei Zelltypen, den eigentlichen **Riechzellen,** den **Stützzellen** und den **Basalzellen** [Abb. 1]. Der Mensch besitzt ca. 30 Millionen Riechzellen, die eine durchschnittliche Lebensdauer von nur einem Monat haben und danach durch das Ausdifferenzieren von Basalzellen [adulte Stammzellen] erneuert werden. Dies ist eines der seltenen Beispiele für Nervenzellen im adulten Nervensystem, die noch zu regelmäßiger mitotischer Teilung fähig sind.

Riechsinneszellen

Es sind **primäre, bipolare Sinneszellen,** die am apikalen Ende durch zahlreiche, in den Schleim ragende, feine Sinneshaare [**Zilien**] mit der Außenwelt in Kontakt treten und am basalen Ende über ihren langen, dünnen Nervenfortsatz [**Axon**] direkten Zugang zum Gehirn haben. Zu Tausenden gebündelt laufen die Axone der Riechzellen durch die Siebbeinplatte, um zusammen als **Nervus olfactorius** direkt zum **Bulbus olfactorius** [Abb. 1] zu ziehen, der als vorgelagerter Hirnteil zu betrachten ist.

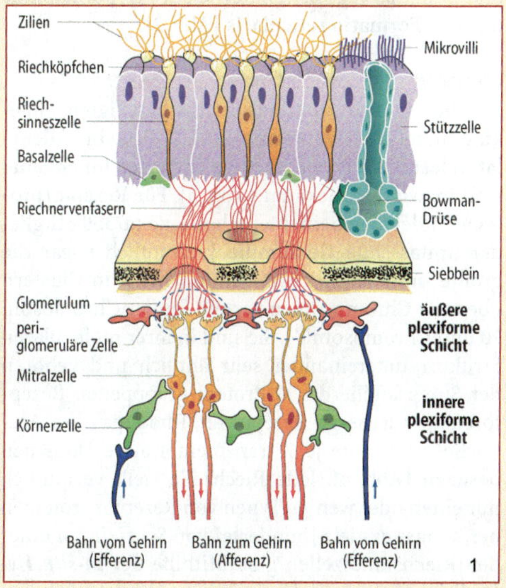

Abb. 1. Schematischer Aufbau der Riechschleimhaut mit Verbindungen zum Bulbus olfactorius

Zentrale Verschaltungen

Bulbus olfactorius

Zwischen den Rezeptorzellen und der Hirnrinde liegt nur eine synaptische Schaltstelle, nämlich an den Dendriten der Mitralzellen in den **Glomeruli** des Bulbus olfactorius. Die Glomeruli stellen das charakteristische Strukturmerkmal des olfaktorischen Bulbus dar; sie bilden die kleinste funktionelle Einheit. Hierbei kommt es zu einer deutlichen Reduktion der Duftinformationskanäle: mehr als 1.000 Axone von Riechzellen projizieren auf eine einzige Mitralzelle [*Konvergenz*]. Der Bulbus olfactorius ist in Schichten angeordnet: Auf die Schicht der Glomeruli folgt die Schicht der **Mitralzellen** und **periglomerulären Zellen** [äußere plexiforme Schicht] und schließlich die Schicht der **Körnerzellen** [innere plexiforme Schicht] [Abb. 1].

Kortikale Projektionen

Die etwa 30.000 Axone der Mitralzellen bilden den einzigen Ausgang für Informationen aus dem Bulbus. Sie formen den **Tractus olfactorius.** Ein Hauptast kreuzt in der vorderen Kommissur zum Bulbus der anderen Hirnseite, die anderen Fasern ziehen zu den olfaktorischen Projektionsfeldern in zahlreichen Gebieten des Paleocortex, die zusammen als **Riechhirn** bezeichnet werden. Die Informationsverarbeitung endet aber nicht hier, sondern die Signale werden zum einen zum **Neokortex** geleitet und erreichen dort eine entwicklungsgeschichtlich sehr alte Hirnregion, den **Cortex praepiriformis.** Zum anderen gehen Bahnen direkt zum

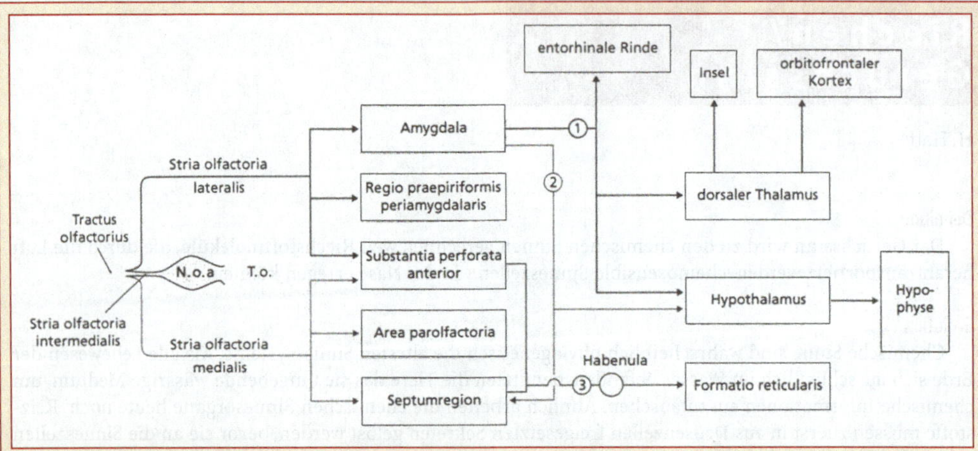

Abb. 2. Zentrale Verschaltung des Riechsystems

limbischen System [Mandelkern*, Hippocampus*] und weiter zu vegetativen Kernen des **Hypothalamus** und der **Formatio reticularis** [Abb. 2].

Wirkung von Duftstoffen auf molekularer Ebene

Alle am Transduktionsprozess beteiligten Moleküle, nämlich **Rezeptormolekül, G-Protein, Adenylatcyclase, cAMP und cAMP-aktivierter Ionenkanal** sind inzwischen bekannt [Abb. 3]. Für Rezeptorproteine findet man beim Menschen eine ca. 350 Mitglieder umfassende **Genfamilie** [vermutlich sogar die größte im menschlichen Genom] meist in Clustern über alle Chromosomen verteilt [außer Chromosom 20 und Chromosom Y]. Sie sind in ihrer molekularen Struktur untereinander sehr ähnlich und gehören der Superfamilie der G-Protein-gekoppelten Rezeptoren [β-adrenerge Rezeptoren, Rhodopsin, m-Acetylcholin] an, die je 7 transmembranäre Domänen besitzen [Abb. 4]. Jede Riechzelle stellt vermutlich nur einen oder wenige Typen von Rezeptorproteinen her, sodass es viele [hunderte] von *Spezialisten* unter den Riechsinneszellen gibt. Mithilfe der *in-situ-Hybridisierungstechnik* konnte eine solche Anordnung spezifischer Rezeptorneurone in vier Expressionszonen – symmetrisch für beide Nasenhälften – nachgewiesen werden. Sie ist Grundlage der **Chemotopie** des olfaktorischen Systems.

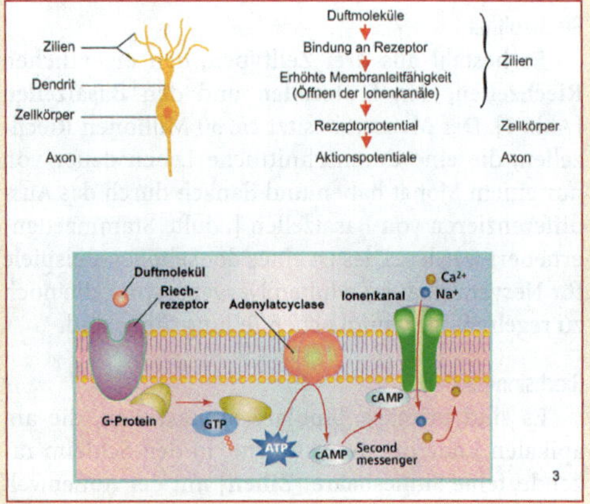

Abb. 3. Signaltransduktion in Riechsinneszellen

Eigenschaften des Geruchssinns und biologische Bedeutung

Geruchsklassen

Düfte können aufgrund verschiedener Kriterien in **Duftklassen** eingeteilt werden; die Unterscheidung von Duftstoffen ist in den meisten Fällen eine zentralnervöse Leistung.

Tab. 1. Klassifikation der Geruchsklassen

Duftklasse	Bekannte, repräsentative Verbindungen	Riecht nach
Blumig	Geraniol	Rosen
Ätherisch	Benzylacetat	Birnen
Moschus-artig	Moschus	Moschus
Campher-artig	Cineol, Campher	Eukalyptus
Faulig	Schwefelwasserstoff	faulen Eiern
Schweißig	Buttersäure	Schweiß
Stechend	Ameisensäure, Essigsäure	Essig

Bis heute hat deshalb ein 1952 von Amoore vorgeschlagenes Schema von **sieben typischen Geruchsklassen** noch Gültigkeit[Tab. 1].

Bei allen natürlich vorkommenden Düften handelt es sich um Duftgemische, in denen es charakteristische „*Leitdüfte*" gibt [z. B. Geraniol für blumig].

R

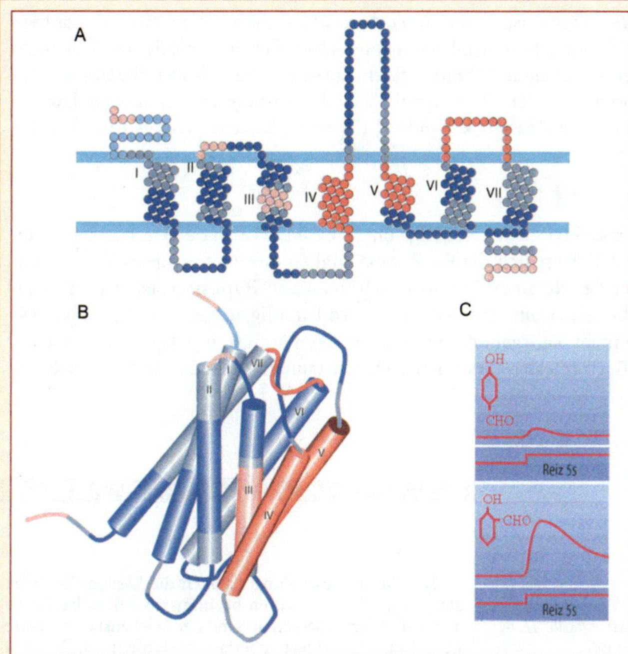

Abb. 4. Molekularer Aufbau eines Riechrezeptorproteins [**A, B**], Elektroolfaktogramm [**C**]

Geruchsschwellen

Bei geringer Duftkonzentration kann gerade eben wahrgenommen werden, dass etwas riecht, aber der Duft nicht identifiziert werden. Erst eine etwa 10-fach höhere Konzentration erlaubt eine Identifizierung; entsprechend unterscheidet man zwischen **Wahrnehmungsschwelle** und **Erkennungsschwelle**. Für manche Stoffe ist die menschliche Nase besonders empfindlich. So liegt z. B. die Erkennungsschwelle für das nach Fäkalien stinkende Skatol* bei 10^7 Moleküle/cm^3 Luft. Dafür müssen nur wenige Duftmoleküle eine Sinneszelle treffen. Daneben gibt die **Unterschiedsschwelle** an, um wie viel sich die Konzentrationen zweier Proben des gleichen Duftstoffes unterscheiden müssen, um in unterschiedlicher Intensität empfunden zu werden. Sie liegt bei ca. 25 %. Dieser Wert ist etwa um den Faktor 100 höher als beim Sehen.

Kreuzadaptation

Sie stellt eine experimentelle Möglichkeit der Klassifizierung dar. Man macht sich dabei zu Nutze, dass der menschliche Geruchssinn ein hohes Maß an Adaptation zeigt, d.h., dass wir nach einer gewissen Zeit einen Duft [z. B. Rosenduft oder Parfüm] im Raum nicht mehr wahrnehmen. Die Adaptation beschränkt sich dabei jeweils auf eine bestimmte Klasse von Düften, die gemeinsame chemische Strukturmerkmale besitzen. Ist man auf Rosenduft adaptiert, kann man Kaffeeduft trotzdem noch wahrnehmen. Durch solche Kreuzadaptionstests gelang es, 10 verschiedene Duftklassen zu unterscheiden. Ob Adaptation peripher [Rezeptorebene] und/oder zentral [Mitralzellen, Cortex] bedingt ist, ist noch unbekannt.

Hedonik

Darunter versteht man die subjektive Bewertung eines Duftes als angenehm oder unangenehm. Die Hedonik für einige Düfte ist genetisch determiniert [vor allem Naturdüfte]. Für die meisten Düfte erfolgt allerdings eine „*Prägung*" durch Erziehung oder durch die Situation, in der wir den Duft erstmals kennen lernen. Sie kann bereits im Mutterleib beginnen, z. B. abhängig von der Nahrungsaufnahme der Mutter.

Biologische Bedeutung des Geruchssinns

Der Geruchssinn hat eine stark emotionale Komponente, spielt eine wichtige Rolle im Bereich der sozialen Beziehungen und trägt zur Steuerung der Fortpflanzung bei. Düfte bestimmen unser Leben von Geburt an. Neugeborene erkennen z. B. die Mutterbrust mithilfe eines Duftes, der von Drüsen um die Brustwarzen abgegeben wird. Jeder hat seinen genetisch determinierten **Eigengeruch**. Er basiert auf der immunologischen Selbst-/Fremderkennung und ist mit dem Haupthistokompatibilitätskomplex* [MHC] gekoppelt. Je näher verwandt, desto ähnlicher der Eigengeruch. Dies ist die Basis für den **Familiengeruch**. MHC-assoziierte Gerüche sind in der Lage, Mutter-Kind-Bindung, Partnerwahl, Inzestschranke oder die Fehlgeburtenrate zu beeinflussen. Ob **Pheromone** [Kommunikationsdüfte innerhalb einer Spezies] beim Menschen Wirkung hervorrufen können, ist noch unklar. Erste Ergebnisse zeigen aber, dass z. B. Androstenon*, ein Duft aus dem Achselschweiß des Mannes, den Zyklus der Frau synchronisieren kann und während der Zeit des Eisprunges signifikant positiver beurteilt wird. Aufregende neue Befunde zeigen, dass außerhalb des Riechepithels auch in Spermien alle molekularen Komponenten der Duft-Signal-Kaskade vorkommen. **Spermien** können mithilfe ihrer Rezeptoren spezifischen Düften [Maiglöckchenduft] folgen und durch positive Chemotaxis* die Eizelle finden.

Pathophysiologie des Riechens

Mithilfe von Summenableitungen der elektrischen Erregung von größeren Arealen der Riechschleimhaut, des sog. Elektroolfaktogramms* [Abb. 4C], lässt sich die Funktionsfähigkeit der Riechsinneszellen objektivieren. Ist der Schwellenwert gegenüber der Norm erhöht, so spricht man von **Hyposmie**, ist er erniedrigt, von **Hyperosmie. Komplette Anosmie** besteht, wenn der Geruchssinn vollständig ausgefallen ist, bei **partieller Anosmie** können bestimmte Düfte nicht wahrgenommen werden. Die häufigsten peripheren Ursachen für Anosmien sind grippale Infekte. Bei zentralen Ursachen stehen traumatisch bedingte Schädel-Hirn-Traumen im Vordergrund.

nonym für → *Thalassaemia minor*

Rieux: Léon Rieux; französischer Chirurg im 19. Jahrhundert

Rieux-Hernie *f* (Ⓔ Rieux's hernia): ***Syn:*** *retrozäkale Hernie*; hinter dem Zäkum liegende innere Hernie*

RIF *Abk.*: **1.** renale interstitielle Flüssigkeit **2.** Resistenz-induzierender Faktor **3.** → *Rifampicin*

RIFA *Abk.*: → *Rifampicin*

Rifalbultin *nt* (Ⓔ rifabutin): halbsynthetisches Rifamycinderivat; Antituberkulotikum*

Riflampilcin *nt* (Ⓔ rifampicin): halbsynthetisches Rifamycinderivat; Antituberkulotikum* der ersten Wahl; *s.a. Essay Tuberkulose S. 2171*

Rift-Tal-Fieber *nt*: → *Rift-Valley-Fieber*

Rift-Valley-Fieber *nt* (Ⓔ Rift Valley fever): ***Syn:*** *Rift-Tal-Fieber*; im südlichen Afrika vorkommende fieberhafte Arbovirose* durch das Rift-Valley-Fieber-Virus*; es kommt zu Fieber, Gelenkschmerzen, Hepatitis*, hämorrhagischer Pneumonie* und Meningoenzephalitis*

Rift-Valley-Fieber-Virus *nt* (Ⓔ Rift Valley fever virus): in Ostafrika vorkommendes Bunyavirus; bei Wiederkäuern Erreger einer meist tödlichen Hepatitis*; durch Aedes*-Species auf den Menschen übertragen

RIG *Abk.*: Rabiesimmunglobulin

Riga: Antonio Riga; 1832–1919; italienischer Arzt (Neapel)

Riga-Geschwür *nt* (Ⓔ Riga-Fede disease): ***Syn:*** *Fede-Riga-Geschwür, Keuchhustengeschwür*; Aphthe* am Zungenbändchen bei Keuchhusten; entsteht durch das Scheuern des Zungenbändchens an den unteren Schneidezähnen

rilgid *adj*: → *rigide*

rilgilde *adj* (Ⓔ rigid): ***Syn:*** *rigid*; starr, steif, unbiegsam; unbeweglich

Rilgilditât *f* (Ⓔ **1.–2.** rigidity): **1.** → *Rigor* **2.** psychische Rigidität, die sowohl positiv [Beharrlichkeit, Stehvermögen, Ausdauer] als auch negativ [Starrheit, mangelnde Flexibilität] gedeutet werden kann

Rigid-spine-Syndrom *nt* (Ⓔ rigid spine syndrome): seltene, kongenitale Myopathie* mit zunehmender Flexionseinschränkung der Wirbelsäule

Rilgor *m* (Ⓔ rigor): ***Syn:*** *Rigidität*; verstärkter Muskeltonus

Rigor mortis (Ⓔ postmortem rigidity): ***Syn:*** *Totenstarre, Leichenstarre*; langsam fortschreitende Muskelstarre, die sich später wieder in derselben Reihenfolge löst; beginnt am Kiefer [nach ca. 2 h] und breitet sich innerhalb von 8–10 h von kranial nach kaudal auf den gesamten Körper auf; wird sie innerhalb der ersten 8 h gelöst, tritt sie wieder auf; die spontane Lösung beginnt nach ca. 2 Tagen und schreitet ebenfalls von kranial nach kaudal fort; die Lösung ist nach 3–4 Tagen abgeschlossenen da sowohl die Ausbildung als auch die Lösung der Totenstarre von vielen Faktoren beeinflusst wird, sollte die Bestimmung der Todeszeit anhand der Leichenstarre erfahrenen Rechtsmedizinern überlassen werden; *s.a. Todeszeichen*

Riley: **1.** Conrad Milton Riley; amerikanischer Kinderarzt im 20. Jahrhundert **2.** Harris Dewey Riley Jr.; amerikanischer Kinderarzt im 20. Jahrhundert

Riley-Day-Syndrom *nt* (Ⓔ Riley-Day syndrome): ***Syn:*** *familiäre Dysautonomie, hereditäre sensible Neuropathie Typ III, Dysautonomie*; autosomal-rezessives Syndrom mit Störung des vegetativen Nervensystems [Fehlen der Tränensekretion, gesteigerte Schweiß- und Speichelsekretion, Hyp- oder Analgesie, Fehlen der fungiformen Papillen]

Rilma *f, pl* **-mae** (Ⓔ cleft): Ritze, Spalt, Spalte, Furche

Rima ani (Ⓔ gluteal cleft): ***Syn:*** *Crena analis, Crena ani, Crena intergluteali*s; Gesäßspalte, Afterfurche

Rima glottidis (Ⓔ fissure of glottis): ***Syn:*** *Stimmritze, Rima vocalis*; Spaltraum zwischen den Stimmlippen [Plica* vocalis]

Rima oris (Ⓔ oral fissure): Mundspalte

Rima palpebrarum (Ⓔ palpebral fissure): ***Syn:*** *Lidspalte*; *s.u. Palpebra*

Rima pudendi (Ⓔ pudendal slit): Schamspalte; *s.u. große Schamlippe*

Rima vestibuli (Ⓔ fissure of vestibule): ***Syn:*** *Vorhofspalte*; Spalt zwischen den Taschenfalten [Plica* vestibularis] des Kehlkopfes

Rima vocalis: → *Rima glottidis*

RIN *Abk.*: → *Radioisotopennephrographie*

RIND *Abk.*: → *reversibles ischämisches neurologisches Defizit*

Rinlde *f* (Ⓔ cortex): Cortex*, Kortex

Rinldenlballsam *nt*: → *Perubalsam*

Rinldenlblindlheit *f* (Ⓔ cortical blindness): Erblindung durch Zerstörung der Sehzentren in der Hirnrinde

Rinldenlelpilleplsie *f* (Ⓔ cortical epilepsy): ***Syn:*** *Epilepsia corticalis*; von einem bestimmten Bezirk der Hirnrinde ausgehende fokale Epilepsie*

Rinldenllabylrinth *nt* (Ⓔ cortical labyrinth): *s.u. Nierenrinde*

Rinldenlrelflex der Pupille *m* (Ⓔ corticopupillary reflex): ***Syn:*** *Haab-Reflex*; Engstellung der Pupille bei Konzentration auf ein Objekt in der Peripherie des Gesichtsfeldes

Rinldenlsilnus *pl* (Ⓔ cortical sinuses): *s.u. Lymphknoten*

Rinldenlstar *m* (Ⓔ cortical cataract): ***Syn:*** *Cataracta corticalis*; Katarakt* der Linsenrinde

Rinlderlbandlwurm *m* (Ⓔ beef tapeworm): ***Syn:*** *Rinderfinnenbandwurm, Taeniarhynchus saginatus, Taenia saginata*; in Europa häufigster Bandwurm des Menschen, der eine Län-

R

ge von bis zu 10 Metern erreichen kann; weltweit schätzt man die Anzahl der Erkrankten auf ca. 50 Millionen; der Kopf [Scolex] ist ca. 1 mm groß und hat 4 Saugnäpfe, aber keinen Hakenkranz; die Glieder [Proglottiden] sind ca. 2 cm lang und 1,2 cm breit; sie enthalten bis zu 30.000 Eier; die Infektion erfolgt über die orale Aufnahme infektiöser Larven [Zystizerkus] in Rindfleisch [Zwischenwirt]; die Finne heftet sich an der Darmwand an und entwickelt sich in 3–4 Monaten zum geschlechtsreifen Wurm; **Klinik**: meist unauffällig, da der Wurm nur als Nahrungsparasit im Darm lebt; langfristig [der Wurm kann bis zu 25 Jahre alt werden] kommt es zu Gewichtsabnahme und in seltenen Fällen zur Entwicklung eines Ileus*; **Diagnose**: Nachweis von Proglottiden oder Eiern im Stuhl; **Therapie**: Praziquantel*, Niclosamid*

Rin|der|bru|cel|lo|se *f* (Ⓔ bovine brucellosis): ***Syn:*** *Bang-Krankheit*; auf den Menschen übertragbare, primär Rinder, Pferde und Schafe betreffende Infektionskrankheit durch **Brucella abortus**-Arten, die zu Fehlgeburten führt; in Deutschland praktisch nicht mehr vorhanden

Rin|der|fin|ne *f* (Ⓔ Cysticercus bovis): ***Syn:*** *Cysticercus bovis*; Finne des Rinderbandwurms (Taenia* saginata)

Rin|der|fin|nen|band|wurm *m*: *→Rinderbandwurm*

Rin|der|in|su|lin *nt* (Ⓔ bovine insulin): weicht in drei Aminosäuren vom Insulin* des Menschen ab und ist deshalb stärker antigen als Schweineinsulin*; wird heute nicht mehr in der Diabetes-Therapie verwendet

Rin|der|tu|ber|kel|bak|te|ri|en *pl*: *→Mycobacterium bovis*

Rin|der|tu|ber|ku|lo|se *f* (Ⓔ bovine tuberculosis): in Europa kaum noch vorkommende Tuberkulose* durch Mycobacterium* bovis, die auf den Menschen übertragen werden kann [bovine Tuberkulose*]; *s.a. Essay Tuberkulose S. 2171*

Rin|der|wahn *m*: *→Rinderwahnsinn*

Rin|der|wahn|sinn *m* (Ⓔ mad cow disease): ***Syn:*** *bovine spongiforme Enzephalopathie, Rinderwahn*; seit 1985 epidemisch auftretende Enzephalopathie von Rindern, die ursprünglich in Großbritannien durch die Verfütterung von mit Scrapie-infizierten Schafskadavern hervorgerufen wurde; durch den Verzehr von Rindfleisch [v.a. Gehirn, Rückenmark, Innereien] wurde die Prionen* auf Menschen übertragen und es kam zur Ausbildung der sog. **CJE-Variante**; *s.a. Creutzfeldt-Jakob-Erkrankung*

Rind|fleisch|zel|len *pl* (Ⓔ Rindfleisch's cells): ***Syn:*** *Typhuszellen*; in Typhomen vorkommende typische Zellen

RING *Abk.*: Radioisotopennephrogramm

Rin|gel|blu|me *f*: *→Calendula (officinalis)*

Ring|e|lek|tro|de *f* (Ⓔ ring electrode): *s.u. Elektrode*

Rin|gel|haa|re *pl* (Ⓔ ringed hairs): ***Syn:*** *Pili anulati*; autosomal-dominante Verhornungsstörung der Haare mit abwechselnd hellen und dunklen Banden

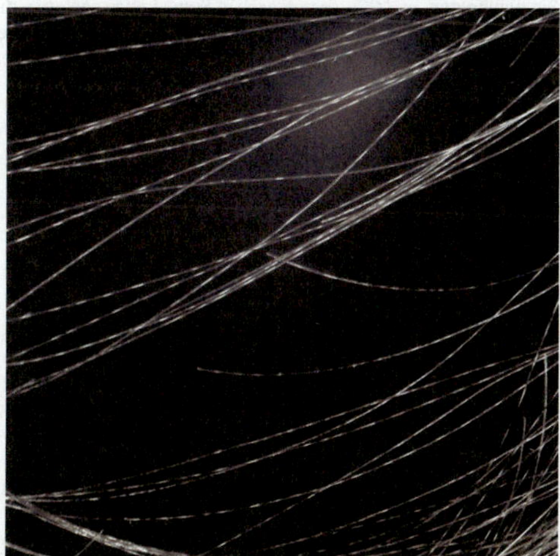

Abb. R66. Ringelhaare

Rin|gel|rö|teln *pl* (Ⓔ fifth disease): ***Syn:*** *fünfte Krankheit, Morbus quintus, Sticker-Krankheit, Megalerythem, Megalerythema epidemicum/infectiosum, Erythema infectiosum*; meist Kinder unter 14 Jahren betreffende Viruskrankheit mit Krankheitsgefühl, Fieber und gitter- oder girlandenförmigen Erythemen der Extremitätenstreckseiten; der Erreger [Parvovirus B19] wird durch Tröpfcheninfektion übertragen; die Inkubationszeit beträgt 4–14 Tage [maximal 18 Tage]; eine Ansteckungsgefahr besteht nur in der Prodromalphase; nur ca. 25 % aller Infektionen werden klinisch apparent; **Klinik**: nach einem Prodromalstadium von 1–4 Tagen [Fieber, Krankheitsgefühl, Gelenkschmerzen] beginnt das Erythem meist auf der Wange [**Ohrfeigengesicht**] und breitet sich dann auf die Streckseiten der Oberarme und Oberschenkel und den Rumpf auf; nach 1–3 Wochen kommt es zum spontanen Abklingen; **Diagnostik**: klinisches Bild; Serologie [RIA, ELISA] zum Nachweis von IgM- oder IgG-Antikörpern; **Therapie**: symptomatisch bei Fieber und Gelenkschmerzen

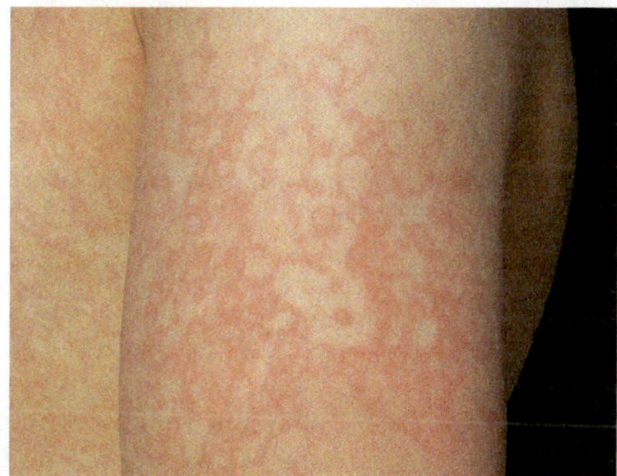

Abb. R67. Ringelröteln

Rin|gel|wür|mer *pl* (Ⓔ Annelida): ***Syn:*** *Gliederwürmer, Anneliden, Annelida*; Würmerstamm, zu dem u.a. die Blutegel gehören

Ringer: Sidney Ringer; 1835–1910; englischer Pharmakologe (London)

Ringer-Glucose *f* (Ⓔ Ringer's glucose): Modifikation der Ringer*-Lösung mit Glucosezusatz [0,1–0,5 %]

Ringer-Lactat *nt* (Ⓔ Ringer's lactate): Modifikation der Ringer*-Lösung mit Natrium-, Kalium-, Magnesium-, Calciumchlorid und Natriumlactat

Ringer-Lösung *f* (Ⓔ Ringer's mixture): physiologische Salzlösung; enthält Natrium-, Kalium-, Calciumchlorid und Natriumbicarbonat

Rin|ger|ohr *nt*: *→Othämatom*

Ring|fi|xa|teur *m* (Ⓔ halo): ringförmiger Fixateur* externe

Ring|knor|pel *m* (Ⓔ cricoid cartilage): ***Syn:*** *Krikoidknorpel, Cartilago cricoidea*; siegelringförmiger Knorpel des Kehlkopfs; der **Ringbogen** [Arcus* cartilaginis cricoideae] liegt vorne unter dem Schildknorpel; die 2–2,5 cm hohe **Ringknorpelplatte** [Lamina cartilaginis cricoideae] liegt auf der Rückseite; auf dem Oberrand der Ringplatte befinden sich die Gelenkflächen [**Facies articularis arytenoidea**] für die Articulatio* cricoarytenoidea; am Übergang von Ringplatte zum Ringbogen liegt die **Facies articularis thyroidea** für die Articulatio* cricothyroidea

Ring|knor|pel|bo|gen *m* (Ⓔ arch of cricoid cartilage): ***Syn:*** *Arcus cartilaginis cricoideae*; vorne liegender Bogen des Ringknorpels* [Cartilago cricoidea]

Ring|knor|pel|ex|zi|si|on *f* (Ⓔ cricoidectomy): ***Syn:*** *Krikoidektomie*; operative (Teil-)Entfernung des Ringknorpels [Cartilago* cricoidea]

Ring|knor|pel|plat|te *f* (Ⓔ lamina of cricoid cartilage): *s.u. Ringknorpel*

Ring|knor|pel|spal|tung *f* (Ⓔ cricotomy): ***Syn:*** *Krikotomie*; operative Spaltung des Ringknorpels [Cartilago* cricoidea]

Ring|mus|kel *m*: *→Musculus orbicularis*

Ring|pla|zen|ta *f* (Ⓔ zonular placenta): ***Syn:*** *Gürtelplazenta, Placenta anularis*; ring- oder gürtelförmige Plazenta*; tritt bei weniger als 0,1 % aller Schwangerschaften auf

Ring|si|de|ro|blast *m* (Ⓔ ringed sideroblast): Sideroblast* mit grobkörniger Eisenablagerung in Ringform; z.B. bei sideroachrestischer Anämie*

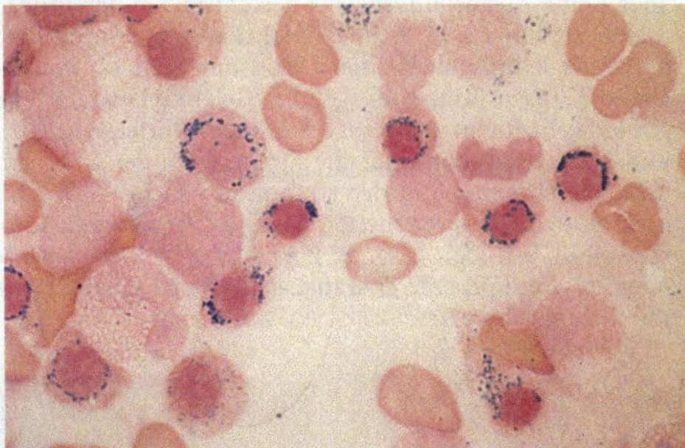

Abb. R68. Ringsideroblasten

Ring|sko|tom *nt* (Ⓔ ring scotoma): ringförmiges Skotom*; typisch bei Retinitis* pigmentosa

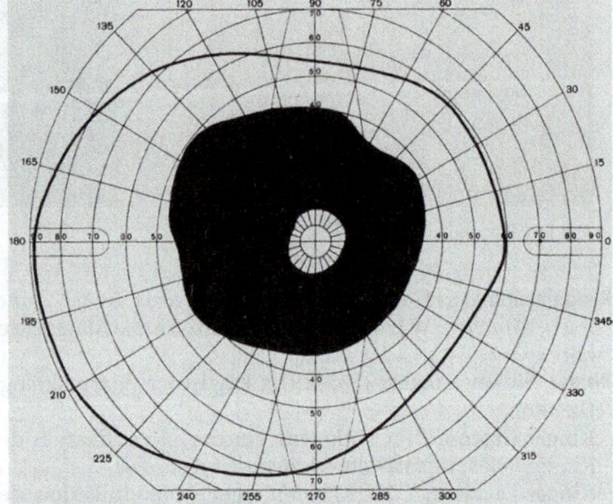

Abb. R69. Ringskotom bei beginnender Retinitis pigmentosa

Ring|strip|per *m* (Ⓔ ring stripper): Gefäßkürette mit einem stumpfen Metallring am Ende; wird v.a. zur halboffenen Embolektomie* oder Thrombektomie* verwendet

Ring|ul|kus *m* (Ⓔ anular ulcer): *s.u. Hornhautgeschwür*

Rinne: Heinrich Adolf Rinne; 1819–1868; deutscher Ohrenarzt (Göttingen, Hildesheim)

Rinne-Versuch *m* (Ⓔ Rinne's test): Hörprüfung mit einer a^1-Stimmgabel [Frequenz: 435 Hz]; Aufsetzen der Stimmgabel auf den Warzenfortsatz prüft die Knochenleitung*, Halten der Stimmgabel vor die Ohrmuschel die Luftleitung*; bei Normalhörigkeit und Schallempfindungsschwerhörigkeit hört der Patient vor dem Ohr lauter und länger [**Rinne-positiv**]; bei Schallleitungsschwerhörigkeit ist die Luftleitung behindert und die Knochenleitung länger als die Luftleitung [**Rinne-negativ**]; *s.a. Weber-Versuch*

Rio-Ipecacuanha *f* (Ⓔ Rio ipecac): *s.u. Ipecacuanha*

Riolan: Jean Riolan; 1580–1657; französischer Anatom (Paris)

Riolan-Anastomose *f* (Ⓔ Riolan's anastomosis): nicht immer vorhandene Verbindung von oberer und unterer Mesenterialarterie [Arteria* mesenterica superior und inferior]

RIP *Abk.*: **1.** Radioimmunpräzipitation **2.** Renin-inhibierendes Peptid **3.** respiratorisch induktive Plethysmographie

R.i.p. *Abk.*: Ramus interventricularis posterior

RIPA *Abk.*: Radioimmunpräzipitations-Assay

Rip|pe *f* (Ⓔ rib): ***Syn:*** *Costa*; jede Rippe besteht aus einem hinteren knöchernen Teil [**Os costale**] und dem vorderen knorpeligen Teil [**Cartilago costalis**]; die zwölf Rippenpaare bilden zusammen mit der Wirbelsäule und dem Brustbein den knöchernen Brustkorb [**Cavea thoracis**]; auf den Anfangsteil der Rippen, den **Rippenkopf** [Caput thoracis], folgt eine kurzer **Rippenhals** [Collum costae], der im Bereich des **Rippenhöckerchens** [Tuberculum costae] in den **Rippenkörper** [Corpus costae] übergeht; die knorpelige Verbindung am Übergang von knöchernem Abschnitt der Rippen zum Rippenknorpel wird als Kostochondralgelenk* bezeichnet

echte Rippen (Ⓔ true ribs): ***Syn:*** *Costae verae*; die direkt mit dem Brustbein verbundene Rippen 1–7

erste Rippe (Ⓔ first rib): ***Syn:*** *Costa prima*; kurze oberste Rippe, an der der Musculus* scalenus anterior ansetzt; auf ihrer Oberseite liegen der Sulcus* arteriae subclaviae und der Sulcus* venae subclaviae, in denen die Arteria* und Vena* subclavia verlaufen

falsche Rippen (Ⓔ false ribs): ***Syn:*** *Costae spuriae*; die 8.–12. Rippe ist entweder nur indirekt über die Articulationes* interchondrales [8.–10. Rippe] mit dem Brustbein verbunden oder hat keine Verbindung mit dem Brustbein [11. und 12. Rippe]

zweite Rippe (Ⓔ second rib): ***Syn:*** *Costa secunda*; hat auf der Oberseite die Tuberositas* musculi serrati anterioris, die dem Musculus* serratus anterior als Ansatzpunkt dient

Rip|pen|a|pla|sie *f* (Ⓔ apleuria): ***Syn:*** *Apleurie*; unvollständige Entwicklung einzelner oder mehrerer Rippen

Rip|pen|bo|gen *m* (Ⓔ costal arch): ***Syn:*** *Arcus costalis*; die knorpeligen Abschnitte der 8.–10. Rippe [Costae* spuriae] gehen jeweils eine Verbindung mit der darüber liegenden

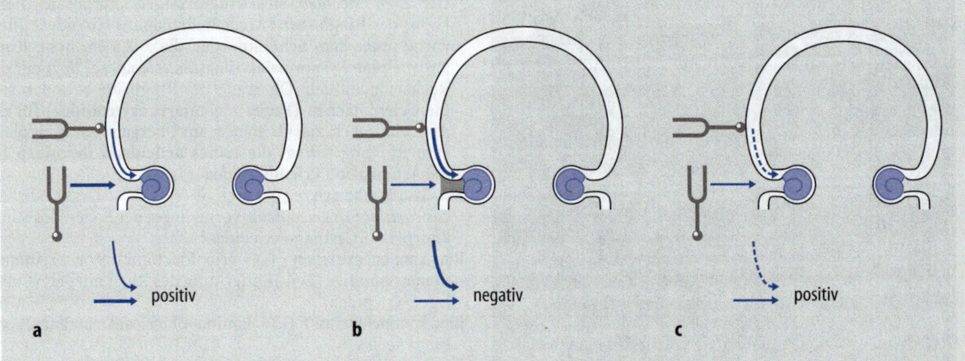

Abb. R70. Rinne-Versuch. **a** normales Gehör, **b** Schallleitungsschwerhörigkeit, **c** Schallempfindungsschwerhörigkeit

Rippe ein; die Gesamtheit dieser Verbindungen bildet einen Bogen, der die Seiten des epigastrischen Winkels bildet

Rip|pen|bo|gen|rand|schnitt *m* (Ⓔ subcostal incision): Bauchdeckenschnitt parallel zum Rippenbogen

Rip|pen|bo|gen|win|kel *m* (Ⓔ infrasternal angle): ***Syn:*** *epigastrischer Winkel, Angulus infrasternalis*; Winkel zwischen rechtem und linkem Rippenbogen

Rip|pen|bruch *m*: *→Rippenfraktur*

Rip|pen|bu|ckel *m* (Ⓔ rib hump): *s.u. Skoliose*

Rip|pen|durch|tren|nung *f*: *→Kostotomie*

Rip|pen|ex|zi|si|on *f*: *→Kostektomie*

Rip|pen|fell *nt* (Ⓔ costal pleura): ***Syn:*** *Pars costalis pleurae parietalis, Pleura costalis*; über den Rippen liegender Abschnitt der Pleura* parietalis

Rip|pen|fell|ent|fer|nung *f*: *→Pleurektomie*

Rip|pen|fell|ent|zün|dung *f* (Ⓔ costal pleurisy): *s.u. Pleuritis*

Rip|pen|fell|re|sek|ti|on *f*: *→Pleurektomie*

Rip|pen|frak|tur *f* (Ⓔ rib fracture): ***Syn:*** *Rippenbruch*; Rippenfrakturen sind meist eine Folge direkter oder indirekter Gewalteinwirkung; bei älteren Patienten mit Osteoporose genügen oft schon minimale Kräfte; nicht dislozierte Frakturen einzelner Rippen sind anfänglich schmerzhaft, heilen aber i.d.R. problemlos ab; *s.a. Rippenserienfraktur*

Rip|pen|fur|che *f* (Ⓔ costal groove): Sulcus costae; *s.u. Rippenkörper*

Rip|pen|hals *m* (Ⓔ neck of rib): ***Syn:*** *Collum costae*; kurzer Rippenabschnitt zwischen Rippenkopf und Rippenkörper; *s.a. Rippe*

Rip|pen|he|ber *pl*: *→Musculi levatores costarum*

Rip|pen|hö|cker *m* (Ⓔ tubercle of rib): *s.u. Rippenkörper*

Rip|pen|knor|pel *m* (Ⓔ rib cartilage): ***Syn:*** *Cartilago costalis*; gebogner hyaliner Knorpel, der den vorderen Teil der Rippen bildet; ist mit dem knöchernen Teil durch die Articulationes* costochondrales verbunden

Rip|pen|knor|pel|ent|zün|dung *f* (Ⓔ costal chondritis): Kostochondritis*; *s.a. Kostochondrose*

Rip|pen|köpf|chen *nt* (Ⓔ head of rib): Caput costae; *s.u. Rippe*

Rip|pen|kopf|ge|lenk *nt* (Ⓔ capitular joint of rib): ***Syn:*** *Articulatio capitis costae*; von den Rippenköpfchen der 2.–10. Rippen gebildetes Gelenk mit der Fovea* costalis superior und der Fovea* costalis inferior des nächst höheren Wirbelkörpers; die Bandscheibe [Discus* intervertebralis] ist Teil dieses Gelenks

Rip|pen|kör|per *m* (Ⓔ body of rib): ***Syn:*** *Corpus costae*; Hauptteil der knöchernen Rippe; beginnt am **Rippenhöcker** [Tuberculum costae] und reicht bis zum Rippenknorpel; der Rippenhöcker trägt eine Gelenkfläche [**Facies articularis tuberculi costae**], die mit dem Querfortsatz der Brustwirbel das Kostotransversalgelenk* bildet; die Oberkante wird als **Crista costae** bezeichnet; auf der Innenseite des unteren Rippenrandes liegt der **Sulcus costae**, in dem, von oben nach unten, Vena, Arteria und Nervus intercostalis liegen

Rip|pen|re|sek|ti|on *f*: *→Kostektomie*

Rip|pen|schmerz *m* (Ⓔ costalgia): Kostalgie*

Rip|pen|se|ri|en|frak|tur *f* (Ⓔ multiple rib fractures): Fraktur* mehrerer Rippen; kann zu Instabilität des Thorax und Störung der Atemmechanik führen; die Therapie besteht meist in sog. innerer Schienung durch einen Beatmungstubus und Schmerzausschaltung

Rippen-Sternum-Plastik *f* (Ⓔ costosternoplasty): ***Syn:*** *Kostosternoplastik*; kombinierte Plastik von Sternum* und Rippe(n)

Rip|pen|win|kel *m* (Ⓔ angle of rib): ***Syn:*** *Angulus costae*; Bereich der stärksten Krümmung einer Rippe

Rip|pen|wir|bel|ge|len|ke *pl* (Ⓔ costovertebral joints): ***Syn:*** *Kostovertebralgelenke, Articulationes costovertebrales*; Gelenke zwischen Rippen und Wirbeln; bestehen aus Rippenkopfgelenk* und Kostotransversalgelenk*

RIPT *Abk.*: Radioimmunpräzipitationstest

RIS *Abk.*: Rechteck-Impuls-Schwelle

RISA *Abk.*: **1.** Radio-Immuno-Sorbent-Assay **2.** Radioiodserumalbumin

Ri|si|ko|fak|to|ren *pl* (Ⓔ risk factors): endogene oder exogene Faktoren, die das Risiko, an einer bestimmten Krankheit zu erkranken erhöhen

Ri|si|ko|ge|burt *nt* (Ⓔ high-risk delivery): Geburt, bei der auf Grund der Vorgeschichte oder des Schwangerschaftsverlaufes mit einem erhöhten Risiko für Mutter und/oder Kind gerechnet werden muss; dazu gehören v.a. Frühgeburt, Placenta* praevia, vorzeitige Plazentalösung* und Missverhältniss von Fetus und Geburtskanal

Ri|si|ko|schwan|ger|schaft *f* (Ⓔ high-risk pregnancy): Schwangerschaft mit vorbestehenden Risikofaktoren bei der Mutter; als **anamnestische Risikofaktoren** gelten v.a. Allgemeinerkrankuingen der Mutter [z.B. Diabetes mellitus, Adipositas], Zustand nach wiederholten Frühgeburten oder Schwangerschaftsabbrüchen, totgeborenes oder geschädigtes Kind, Erstgebärende unter 18 Jahre oder über 35 Jahre, Mehrgebärende über 40 Jahre, Vielgebärende mit mehr als 4 Kindern; **aktuelle Risikofaktoren** sind u.a. Präeklampsie, Anämie unter 10 g/100 ml, Diabetes mellitus, Gebärmutterblutung, Blutgruppeninkompatibilität, Größendifferenz zwischen Kindsgröße und Schwangerschaftsdauer und drohende Frühgeburt

Ri|so|ri|us *m*: *→Musculus risorius*

Ris|pe|ri|don *nt* (Ⓔ risperidone): Serotoninantagonist*; Neuroleptikum*; **Anw.**: chronische schizophrene Psychosen

Riss|blutung *f* (Ⓔ traumatic postpartum hemorrhage): Blutung aus eingerissen Weichteilen [Damm, Zervix] in der Nachgeburtsperiode

Risser: Joseph C. Risser; amerikanischer Chirurg (New York) im 20. Jahrhundert

Risser-Hibbs-Operation *f* (Ⓔ Risser's technique): ***Syn:*** *Skoliosekorrektur nach Hibbs, Hibbs-Operation*; Aufrichtung und Versteifung der Wirbelsäule durch Verödung der Wirbelgelenke und Fusion der Wirbelbögen

RIST *Abk.*: *→Radioimmunosorbenttest*

Ri|sus sar|do|ni|cus *m* (Ⓔ sardonic laugh): ***Syn:*** *sardonisches Lachen*; maskenartiges Grinsen durch eine Kontraktur der mimischen Muskulatur bei Wundstarrkrampf [Tetanus*]

RIT *Abk.*: **1.** *→Radioiodtest* **2.** Radioiodtriolein

RITC *Abk.*: Rhodaminisothiocyanat

Ritgen: Ferdinand August Marie Franz von Ritgen; 1787–1867; deutscher Gynäkologe (Gießen)

Ritgen-Handgriff *m* (Ⓔ Ritgen's maneuver): ***Syn:*** *Hinterdammgriff*; Griff zum gleichzeitigen Dammschutz und zur Beschleunigung des Kopfaustritts durch Druck auf den durchschneidenden Kopf zwischen After und Steißbeinspitze

Ritis: F. de Ritis; italienischer Internist (Neapel) im 20. Jahrhundert

Ritis-Quotient *m* (Ⓔ Ritis ratio): Verhältnis der Serum-

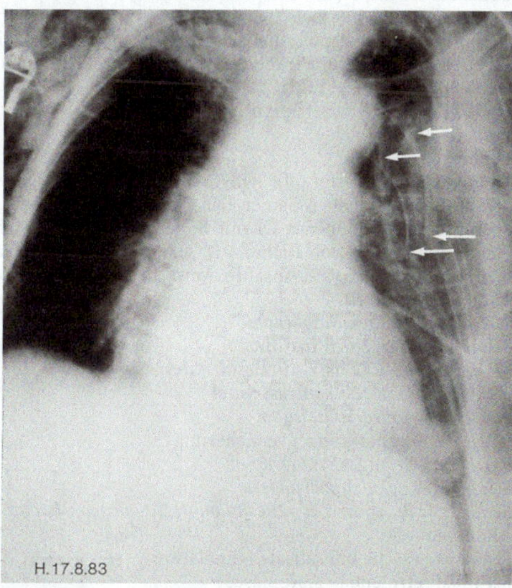

Abb. R71. Rippenserienfraktur links nach stumpfem Thoraxtrauma

Transaminasen AST* [früher GOT] und ALT* [früher GPT]; normal ca. 1,0; erhöht bei Alkoholhepatitis*, erniedrigt bei Virushepatitis*

Ri|to|drin *nt* (Ⓔ ritodrine): β-Sympathomimetikum* mit uterusrelaxierender Wirkung; **Anw.**: drohender Abort oder Frühgeburt

Ri|to|na|vir *nt* (Ⓔ ritonavir): HIV-Proteasehemmer; *s.u. Essay AIDS S. 31*

Ritter: Gottfried Ritter von Rittershain; 1820–1883; deutscher Kinderarzt (Prag)

Ritter-Krankheit *f*: *→staphylogenes Lyell-Syndrom*

Rit|ter|sporn *m* (Ⓔ larkspur): *Syn*: *Delphinium consolida*; Pflanze aus der Familie der Hahnenfußgewächse [Ranunculaceae]; verwendet werden die getrockneten Blüten [**Delphinii flos, Calcatrippae flos**], die Anthocyanglykoside* und Flavonoide* enthalten; **Anw.**: traditionell als Diuretikum*, appetitanregendes Mittel* und Anthelmintikum*

Ri|tu|xi|mab *nt* (Ⓔ rituximab): *s.u. Essay Non-Hodgkin-Lymphome S. 1517, Essay Chemotherapie S. 349*

RIVA *Abk.*: *→Ramus interventricularis anterior*

Riva-Rocci: Scipione Riva-Rocci; 1863–1937; italienischer Internist (Pavia)

Riva-Rocci-Apparat *m* (Ⓔ Riva-Rocci sphygmomanometer): Gerät zur unblutigen Blutdruckmessung; die Messung erfolgt normalerweise am Oberarm des sitzenden Patienten; die Messstelle soll in etwa in Höhe der Herzens liegen; der Arm wird leicht gebeugt, das Stethoskop wird locker über der Arteria* brachialis aufgesetzt und die Manschette [12 cm breit, 30 cm lang] wird rasch aufgepumpt, bis der Druck etwa 30 mm Hg über dem systolischen Druck liegt; der Druck in der Manschette wird langsam abgelassen, bis pulssynchrone Arteriengeräusche [**Korotkoff-Geräusche**] hörbar werden; der Druck auf dem Manometer entspricht dem systolischen Blutdruck; beim weiteren Luftablassen werden die Töne ganz leise oder verschwinden vollständig; dieser Druck entspricht dem diastolischen Blutdruck
bei adipösen Patienten oder Patienten mit extrem kräftigen Oberarmen werden oft zu hohe Werte bestimmt; nach körperlicher oder seelischer Belastung, bei Hyperthyreose*, Anämie* und Aorteninsuffizienz* sind die Geräusche oft bis zum Manschettendruck von Null zu hören und die Bestimmung des diastolischen Wertes ist erschwert; für die Blutdruckmessung am Oberschenkel braucht man eine besonders große Manschette [18 cm breit, 60–80 cm lang]; die Messung erfolgt in Seiten- oder Bauchlage; die Werte liegen 10–30 mm höher als an den Armen

RIVA-Stenose *f*: *→Ramus-interventricularis-anterior-Stenose*

RIVP *Abk.*: *→Ramus interventricularis posterior*

Ri|vus la|cri|ma|lis *m* (Ⓔ Ferrein's canal): *Syn*: *Tränenrinne, Tränenkanal*; Rinne zwischen dem Hinterrand der Augenlider und dem Augapfel, die bei geschlossenen Lidern die Tränenflüssigkeit zum Tränensee [Lacus lacrimalis] im medialen Augenwinkel führt

R

Ri|za|trip|tan *nt* (Ⓔ tizatriptan): *s.u. Triptane*

Ri|zin *nt*: *→Ricin*

Ri|zi|nin *nt*: *→Ricinin*

Ri|zi|nus|öl *nt* (Ⓔ castor oil): *Syn*: *Ricini oleum, Christuspalmöl*; aus den geschälten Samen der Christuspalme [Ricinus communis] gewonnenes Öl mit hoher Viskosität; besteht aus Triglyceriden von Ricinol-, Öl-, Linol-, Palmitin-, Stearin- und Dihydroxystearinsäure; **Anw.**: Laxans

RK *Abk.*: Rotes Kreuz

RKG *Abk.*: *→Radiokardiographie*

RKI *Abk.*: Robert-Koch-Institut

RKI-Liste *f* (Ⓔ RKI list): *s.u. Desinfektion*

RKM *Abk.*: *→Röntgenkontrastmittel*

RKR *Abk.*: *→Retrokardialraum*

RKV *Abk.*: Rentnerkrankenversicherung

RKY *Abk.*: *→Röntgenkymographie*

RKZ *Abk.*: *→Rekalzifizierungszeit*

RL *Abk.*: **1.** Reizlimen **2.** *→Residualluft* **3.** *→Ringer-Lactat* **4.** Röntgenliter

RLAS *Abk.*: rasche linksatriale Stimulation

RLF *Abk.*: retrolentale Fibroplasee

RLM *Abk.*: Rattenleber-Mitochondrien

RLP *Abk.*: Rattenleber-Protein

RLS *Abk.*: **1.** *→Rechts-Links-Shunt* **2.** *→Reizleitungsstörungen* **3.** *→Reizleitungssystem* **4.** *→Restless-Legs-Syndrom*

RLSh *Abk.*: *→Rechts-Links-Shunt*

RL-Shunt *m*: *→Rechts-Links-Shunt*

RLSt *Abk.*: Rettungsleitstelle

RLV *Abk.*: Rauscher-Leukämie-Virus

RM *Abk.*: **1.** *→Rachenmandel* **2.** *→radikale Mastektomie* **3.** reaktive Monozytose **4.** *→Rückenmark*

R.m. *Abk.*: Ramus marginalis

RMCD *Abk.*: Ratten-Mastzellen-Degranulationstest

R.m.d. *Abk.*: *→Ramus marginalis dexter*

RME *Abk.*: Raphe-Median-Ebene

RML *Abk.*: rechter Mittellappen

RMP *Abk.*: **1.** regionale Myokardperfusion **2.** *→Rifampicin* **3.** *→Ruhemembranpotential*

R.m.s. *Abk.*: *→Ramus marginalis sinister*

RMSF *Abk.*: *→Rocky Mountain spotted fever*

rMTR *Abk.*: **1.** relative mittlere Mortalitätsrate **2.** relative Mortalitätsrate

RN *Abk.*: *→Reststickstoff*

Rn *Abk.*: **1.** *→Radiumemanation* **2.** *→Radon*

RNA *Abk.*: **1.** *→Radionuklidangiographie* **2.** ribonucleic acid **3.** *→Ribonucleinsäure*

RNAi *Abk.*: *→interferierende RNA*

RNA-Polymerase *f* (Ⓔ RNA polymerase): *Syn*: *RNS-Polymerase*; Enzym, das die RNA-Synthese katalysiert; alle Formen benötigen Transkriptionsfaktoren, mit denen sie zusammen einen Initiationskomplex bilden, von dem die RNA-Synthese ausgeht

Tab. R72. **Eukaryote RNA-Polymerasen**

Typ	Vorkommen	Produkt	Hemmbarkeit durch α-Amanitin
RNA-Polymerase I	Nucleolus	Ribosomale RNA	–
RNA-Polymerase II	Nucleus	hnRNA, nach Prozessierung mit mRNA	+
RNA-Polymerase III	Nucleus	Transfer-RNA	(+)

DNA-abhängige RNA-Polymerase (Ⓔ DNA-directed RNA polymerase): *Syn*: *DNS-abhängige RNS-Polymerase, Transkriptase*; Enzym, das bei der Transkription die RNA-Synthese katalysiert

RNase *Abk.*: *→Ribonuclease*

RNA-Tumorviren *pl* (Ⓔ RNA tumor viruses): *s.u. Tumorviren*

R.n.a.v. *Abk.*: Ramus nodi atrioventricularis

RNA-Viren *pl* (Ⓔ RNA viruses): Viren, die Einzelstrang- oder Doppelstrang-RNA als Nucleinsäure enthalten; *s.a. Essay Viren S. 2273*

RNCA *Abk.*: Radionuklid-Kineangiogramm

RND *Abk.*: Radionukleotiddakryographie

RNG *Abk.*: *→Radionephrographie*

RNP *Abk.*: **1.** Ribonucleophosphat **2.** Ribonucleoprotein

RNPAg *Abk.*: Ribonucleoproteinantigen

RNS *Abk.*: *→Ribonucleinsäure*

R.n.s. *Abk.*: Ramus nodi sinuatrialis

RNS-Polymerase *f*: *→RNA-Polymerase*

RNU *Abk.*: Ruhenüchternumsatz

RNV *Abk.*: Radionuklidvenographie

Rö. *Abk.*: *→Röntgen*

Rob|ben|glied|rig|keit *f* (Ⓔ phocomelia): *Syn*: *Phokomelie*; Fehlbildung der langen Röhrenknochen mit flossenartigem Sitz der Hände an der Schulter bzw. der Füße an der Hüfte, z.B. beim Contergan-Syndrom

Roberts: **1.** John Bingham Roberts; 1852–1924; amerikanischer Chirurg **2.** Richard J. Roberts; geb. 1944; amerikanischer Biochemiker; Nobelpreisträger für Medizin 1993 für seine Arbeiten zur Struktur der Gene und der Übertragung der genetischen Information

Roberts-Syndrom *nt* (Ⓔ Roberts' syndrome): ***Syn:*** *Pseudothalidomidsyndrom, SC-Pseudothalidomidsyndrom*; autosomal-rezessiv vererbtes Fehlbildungssyndrom, das auf einer Chromosomeninstabilität beruht; die Häufigkeit beträgt 1:100.000 Lebendgeborene; ist durch Gliedmaßenfehlbildungen [Tetraphokomelie*], Lippen-Kiefer-Gaumen-Spalte* und mentale Retardierung gekennzeichnet

Robertson: 1. Douglas Robertson; 1837–1907; schottischer Augenarzt (Edinburgh) **2.** William Egbert Robertson; 1869–1956; amerikanischer Internist (Philadelphia) **3.** *s.u. Argyll Robertson*

Robertson-Translokation *f* (Ⓔ robertsonian translocation): ***Syn:*** *zentrische Fusion*; *s.u. Translokation 1.*

Robertson-Zeichen *nt*: *→Argyll Robertson-Pupille*

Robin: Pierre Robin; 1867–1950; französischer Zahnarzt (Paris)

Robin-Syndrom *nt* (Ⓔ Robin's anomalad): ***Syn:*** *Pierre-Robin-Syndrom*; Fehlbildungssyndrom mit Mikrogenie*, Glossoptose* und Gaumenspalte*

Robinow: Meinhard Robinow; deutsch-amerikanischer Humangenetiker (Hamburg, Dayton) im 20. Jahrhundert

Robinow-Syndrom *nt* (Ⓔ Robinow's syndrome): i.d.R. autosomal-dominant, seltener autosomal-rezessiv vererbtes Fehlbildungssyndrom mit Minderwuchs, kleinem Gesicht bei überproportioniert großem Hirnschädel mit vorspringender Stirn, Hypertelorismus*, weiten Lidspalten, hypoplastischem Mittelgesicht, mesomeler Dysplasie der Arme, Mikropenis und Kryptorchismus bzw. Hypoplasie von Klitoris und kleinen Schamlippen

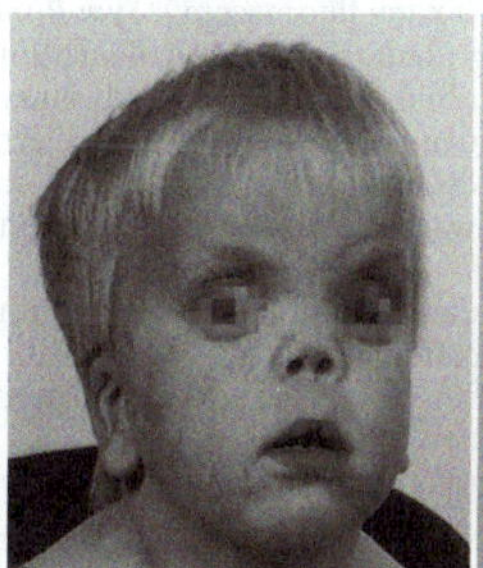
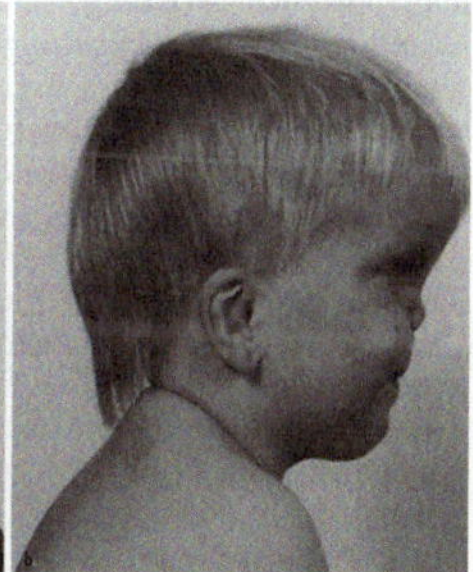

Abb. R73. Robinow-Syndrom

Robinson: Robinson-Reflex *m* (Ⓔ Robinson's reflex): physiologischer palmarer [und plantarer] Greifreflex der Säuglinge

Robison: Robert Robison; 1884–1941; englischer Chemiker

Robison-Ester *m*: *→Glucose-6-phosphat*

Ro|bo|rans *nt, pl* **-ran|zi|en, -ran|ti|en** (Ⓔ roborant): ***Syn:*** *Roborantium*; Stärkungsmittel, Kräftigungsmittel

Ro|bo|ran|ti|um *nt, pl* **-ran|zi|en, -ran|ti|en:** *→Roborans*

Ro|cha|li|maea *f* (Ⓔ Rochalimaea): Gattung intrazellulärer Parasiten, die zur Familie der Rickettsiaceae* gehört

Rochalimaea quintana: veraltet für *→Bartonella quintana*

Rocky-Mountain-Fleckfieber *nt*: *→Rocky Mountain spotted fever*

Rocky Mountain spotted fever *nt*: ***Syn:*** *Felsengebirgsfleckfieber, Felsengebirgsfieber, amerikanisches Zeckenbissfieber, Rocky-Mountain-Fleckfieber*; von Schildzecken [Dermacentor* andersoni] übertragene Infektionskrankheit durch Rickettsia* rickettsii, die v.a. in Nord- und Südamerika vorkommt; **Klinik:** nach einer Inkubationszeit von 2–24 Tagen kommt es zu einem morbilliformen Exanthem, das sich zentripedal ausbreitet; zusätzlich finden sich Nasenbluten, Fieber und Splenohepatomegalie; **Therapie:** Tetracyclin

ROCM *Abk.*: restriktive obliterierende Cardiomyopathie

Ro|cu|ro|ni|um|bro|mid *nt* (Ⓔ rocuronium bromide): nicht-depolarisierendes peripheres Muskelrelaxans*

Ro|den|tia *pl* (Ⓔ Rodentia): Nager, Nagetiere

Ro|den|ti|zid *nt* (Ⓔ rodenticide): Nagetiere abtötendes Mittel

ro|den|ti|zid *adj* (Ⓔ rodenticide): Nagetiere abtötend

Roederer: Johann Georg Roederer; 1727–1763; deutscher Geburtshelfer (Göttingen)

Roederer-Kopfeinstellung *f* (Ⓔ Roederer's position): extreme Beugung als Anpassung der Kopfhaltung an ein allgemein verkleinertes Becken

Roemheld: Ludwig Roemheld; 1871–1938; deutscher Internist (Gundelsheim)

Roemheld-Syndrom *nt* (Ⓔ gastrocardiac syndrome): ***Syn:*** *gastrokardialer Symptomenkomplex*; funktionelle Herzbeschwerden bei Meteorismus von Magen und Darm, Zwerchfellhochstand und Verschiebung des Herzens nach oben; es kommt zu Herzbeschwerden, Brustkorbbeklemmung, evtl. Angina-pectoris-artigen Beschwerden, Extrasystolen, paroxysmaler Dyspnoe, Schweißausbrüchen, Magenschmerzen, Übelkeit, Blutdruckabfall

Roger: Henri Louis Roger; 1809–1891; französischer Internist (Paris)

Roger-Syndrom *nt* (Ⓔ Roger's disease): meist von alleine abheilender, angeborener Ventrikelseptumdefekt*

Röh|ren|ge|sichts|feld *nt* (Ⓔ tubular vision): hochgradige konzentrische Gesichtsfeldeinschränkung, bei der nur noch ein röhrenförmiger zentraler Gesichtsfeldrest besteht; trotz der z.T. noch sehr guten zentralen Sehschärfe sind die Patienten blind, weil sie sich durch die extreme Einschränkung des Gesichtsfeldes nicht orientieren können; typisch für das Endstadium der Retinitis* pigmentosa

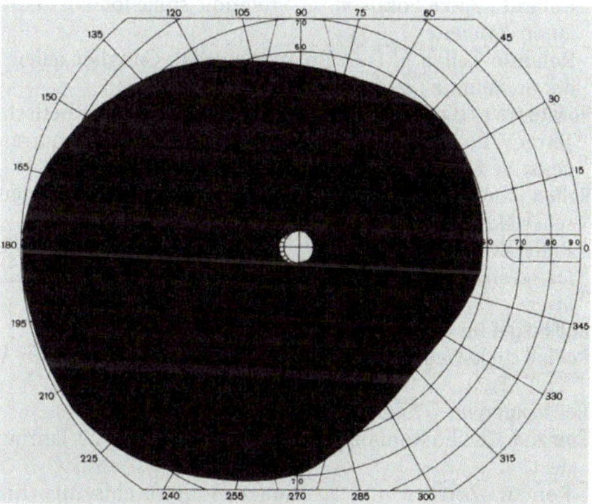

Abb. R74. Röhrengesichtsfeld im Spätstadium der Retinitis pigmentosa

Röh|ren|kno|chen *m* (Ⓔ tubular bone): ***Syn:*** *langer Knochen, Os longum*; der Schaft [Diaphyse*] langer Knochen [z.B. Humerus*, Femur*] besteht aus einer massiven **Substantia compacta**, die die **Markhöhle** [Cavitas medullaris] umschließt; die Markhöhle enthält **Knochenmark** [Medulla osseum] und wird von der **inneren Knochenhaut** [Endosteum] ausgekleidet; die verdickten Endstücke der Röhrenknochen werden als **Epiphyse** bezeichnet; sie haben außen eine dünne Schicht kompakten Knochens [**Substantia corticalis**] und bestehen innen aus **Spongiosabälkchen** [Substantia spongiosa], zwischen denen ebenfalls Knochenmark liegt; als **Metaphyse** wird die kurze Übergangszone zwischen Diaphyse und Epiphyse bezeichnet

Rohr|zu|cker *m*: *→Saccharose*

Rokitansky: Karl Freiherr von Rokitansky; 1804–1878; österreichischer Pathologe (Wien)

Rokitansky-Divertikel *nt* (Ⓔ Rokitansky's diverticulum): Traktionsdivertikel der Speiseröhre; meist in Höhe der Trachealbifurkation [parabronchiales Divertikel*]

Rokitansky-Küster-Hauser-Syndrom *nt*: *→Rokitansky-Küster-Syndrom*

Rokitansky-Küster-Syndrom *nt* (Ⓔ Rokitansky-Küster-Hauser syndrome): ***Syn:*** *MRK-Syndrom, Mayer-Rokitansky-Küster-Hauser-Syndrom, Rokitansky-Küster-Hauser-Syndrom*; familiär autosomale Hemmungsfehlbildung mit Fehlen der Scheide, Unterentwicklung der äußeren Genitale und Gebärmutterfehlbildung; oft assoziiert mit einseitiger Nierenaplasie und Skelettfehlbildungen; durch das Vorhan-

R

densein der Ovarien normale Geschlechtsentwicklung, in der Pubertät kommt es aber zu primärer Amenorrhoe* durch die Vaginalaplasie

Rolando: Luigi Rolando; 1773–1831; italienischer Anatom (Turin)

Rolando-Epilepsie *f* (Ⓔ rolandic epilepsy): i.d.R. erblich bedingte fokale Epilepsie* des Kindesalters [2.–12. Lebensjahr] mit typischem sharp-wave-focus zentro-temporal [**Rolando-Spike-Fokus**] im EEG*; die Anfälle beginnen meist aus dem Schlaf heraus mit einseitigen Missempfindungen in der Mundhöhle und klonischen Zuckungen einer Gesichtshälfte; können sich zu Halbseiten- oder generalisierten Krämpfen ausweiten; die Prognose ist gut, die Anfälle und EEG-Veränderungen verschwinden während der Pubertät

Rolando-Fissur *f* (Ⓔ fissure of Rolando): ***Syn:*** *Rolando-Furche, Sulcus centralis cerebri*; Zentralfurche des Großhirns zwischen Gyrus* precentralis und Gyrus* postcentralis; verläuft schräg von hinten oben nach vorne unten und trennt Stirnlappen [Lobus* frontalis] und Scheitellappen [Lobus* parietalis]

Rolando-Fraktur *f* (Ⓔ Rolando's fracture): T- oder Y-förmige Fraktur der proximalen Gelenkfläche des 1. Mittelhandknochens; muss operativ reponiert und fixiert werden

Rolando-Furche *f*: *→Rolando-Fissur*

Rolando-Spike-Fokus *m* (Ⓔ rolandic spike focus): *s.u. Rolando-Epilepsie*

Rolando-Zellen *pl* (Ⓔ Rolando's cells): Ganglienzellen in der Substantia* gelatinosa centralis

Rollilteltralcylclin *nt* (Ⓔ rolitetracycline): halbsynthetisches Tetracyclin* mit bakteriostatischer Wirkung gegen gramnegative und grampositive Keime

Roller: Christian Friedrich Wilhelm Roller; 1802–1878; deutscher Neurologe

Roller-Kern *m* (Ⓔ Roller's nucleus): ***Syn:*** *unterer Vestibulariskern, Nucleus vestibularis inferior*; *s.u. Nuclei vestibulares*

Rolllhülgel *m*: *→Trochanter*

Rolling-circle-Weg *m* (Ⓔ rolling circle pathway): *s.u. Essay Viren S. 2273*

Rollllaplpen *m*: *→Rundstiellappen*

Romaña: Cecilio Romaña; argentinischer Arzt im 20. Jahrhundert

Romaña-Zeichen *nt* (Ⓔ Romaña's sign): einseitige Konjunktivitis* mit Lidödem als Frühzeichen einer Chagas*-Krankheit

Romano: C. Romano; italienischer Kinderarzt (Genua) im 20. Jahrhundert

Romano-Ward-Syndrom *nt* (Ⓔ Romano-Ward syndrome): ***Syn:*** *familiäres QT-Syndrom, Pseudohypokaliämie-Syndrom*; seltenes, autosomal-dominant vererbtes Syndrom mit deutlicher Verlängerung des QT-Intervalls im EKG; beruht auf einer Veränderung der genetischen Information für die Kalium- und Natriumkanäle auf 11p15.5

Romberg: Moritz Heinrich von Romberg; 1795–1873; deutscher Internist und Pathologe (Berlin)

Romberg-Parry-Trophoneurose *f*: *→Romberg-Syndrom*

Romberg-Phänomen *nt* (Ⓔ Romberg's sign): ***Syn:*** *Romberg-Zeichen*; starkes Schwanken beim Stehen mit geschlossenen Augen [**Romberg-Versuch**]; bei Störungen des Paläozerebellums, v.a. des Kleinhirnvorderlappens, schwankt der Patient vorwärts und rückwärts; schwankt der Patient bereits vor dem Augenschluss, liegt eine Schädigung des Archizerebellums vor

Romberg-Syndrom *nt* (Ⓔ Romberg's syndrome): ***Syn:*** *progressive halbseitige Gesichtsatrophie, Romberg-Trophoneurose, Romberg-Parry-Trophoneurose, Romberg-Parry-Syndrom, Hemiatrophia progressiva faciei, Hemiatrophia progressiva facialis*; ätiologisch ungeklärte, evtl. durch eine Trigeminusschädigung hervorgerufene Verkleinerung einer Gesichtshälfte mit Atrophie von Haut und Muskeln

Romberg-Trophoneurose *f*: *→Romberg-Syndrom*

Romberg-Zeichen *nt*: *→Romberg-Phänomen*

ROMSA *Abk.*: rechtsseitige Otitis media suppurativa acuta

ROMSCh *Abk.*: rechtsseitige Otitis media suppurativa chronica

Röntgen: Wilhelm Carl Röntgen; 1845–1923; deutscher Physiker (Würzburg, München); Nobelpreis für Physik 1901 für die Entdeckung der Röntgenstrahlen*, die er ursprünglich als X-Strahlen bezeichnete

Röntlgen *nt* (Ⓔ roentgen): veraltete Einheit der Ionendosis; heute abgelöst durch C/kg, wobei 1 R = 2,58 × 10^{-4} C/kg ist

Röntlgenlauflnahlme *f* (Ⓔ x-ray): ***Syn:*** *Röntgenbild*; mittels Durchstrahlung mit Röntgenstrahlen hergestellte Aufnahme; durch die unterschiedlichen Absorptions- und Streueigenschaften der Materialien, Gewebe usw., ergibt sich eine unterschiedliche Schwärzung; durch die Verwendung von Röntgenkontrastmitteln* können die Bildkontraste verstärkt werden; bei der klassischen Röntgenaufnahme ergeben die hintereinander im Strahlengang liegenden Objekte ein Überlagerungsbild; dieser Nachteil kann durch Aufnahmen in mehreren Ebenen, Schichtröntgen [Tomographie*] und v.a. Computertomographie* überwunden werden; *s.a. Röntgendurchleuchtung*

Röntlgenlbild *nt*: *→Röntgenaufnahme*

Röntlgenlcomlpulterltolmolgralphie *f*: veraltet für *→Computertomographie*

Röntlgenlderlmaltiltis *f*: *→Radiodermatitis*

Röntlgenldilalgnoslik *f* (Ⓔ x-ray diagnostics): Teilgebiet der medizinischen Radiologie, das sich mit der Diagnostik von Erkrankungen und Verletzungen durch Röntgenaufnahmen oder -durchleuchtung beschäftigt; besteht aus 4 Stufen: **1.** Herstellung des Strahlenbildes **2.** Umwandlung des Strahlenbildes in ein sichtbares Bild **3.** Betrachtung des Bildes [evtl. mit Betrachtungshilfen, Computerprogrammen] **4.** Auswertung und Beurteilung, Diagnosestellung

Röntlgenldurchlleuchltung *f* (Ⓔ x-ray fluoroscopy): ***Syn:*** *Röntgenoskopie, Durchleuchtung, Radioskopie*; Durchleuchtung mit Röntgenstrahlen; das Bild kann direkt auf einem Leuchtschirm beurteilt werden; wird heute meist als Fernsehdurchleuchtung mit Bildverstärkern durchgeführt; damit steigt die Bildqualität, während die Strahlenbelastung sinkt

Röntlgenlelrylthem *nt* (Ⓔ radiation erythema): Hautrötung nach Belastung mit Röntgenstrahlen; *s.a. Radiodermatitis*

Röntlgenlfillme *pl* (Ⓔ x-ray films): Spezialfilme zur Anfertigung von Röntgenaufnahmen

Röntlgenlkarlzilnom *nt* (Ⓔ radiation cancer): ***Syn:*** *Röntgenkrebs*; durch Röntgenstrahlen verursachter bösartiger Tumor

Röntlgenlkaslteraltion *f* (Ⓔ radiation castration): ***Syn:*** *Kastrationsbestrahlung*; Kastration mittels Röntgenbestrahlung

Röntlgenlkalter *m*: *→Strahlenkater*

Röntlgenlkelraltolsen *pl* (Ⓔ roentgen keratosis): durch ionisierende Strahlen hervorgerufene kalkspritzerartige, harte Knötchen der Haut, aus denen langfristig Plattenepithelkarzinome hervorgehen können; *s.a. Radiodermatitis chronica*

Röntlgenlkilnelmaltolgralphie *f*: *→Kineradiographie*

Röntlgenlkonltrastldarlstellung *f* (Ⓔ contrast radiography): Anfertigung von Röntgenbildern unter Verwendung von Röntgenkontrastmitteln*

Röntlgenlkonltrastlmitltel *nt* (Ⓔ contrast medium): ***Syn:*** *Kontrastmittel*; zur Verstärkung der Kontraste von Röntgenaufnahmen eingesetzte Mittel, die Röntgenstrahlen stärker [**positive Röntgenkontrastmittel**] oder schwächer [**negative Röntgenkontrastmittel**] absorbieren als die benachbarten Gewebe; Bariumsulfat* und iodhaltige Verbindungen sind die am häufigsten verwendeten positiven Kontrastmittel, Luft oder Edelgase die häufigsten negativen Kontrastmittel

Röntlgenlkrebs *m*: *→Röntgenkarzinom*

Röntlgenlkylmolgraph *m* (Ⓔ roentgenkymograph): ***Syn:*** *Röntgenkymograf*; Gerät zur Röntgenkymographie

Röntlgenlkylmolgralphie *f* (Ⓔ roentgenkymography): ***Syn:*** *Röntgenkymografie*; Kymographie* mit Aufnahme von Röntgenbildern

Röntlgenlleerlauflnahlme *f* (Ⓔ plain film): ***Syn:*** *Nativaufnahme, Leeraufnahme, Röntgennativaufnahme*; Röntgenaufnahme ohne Kontrastmittel

Röntgen-Lupuskarzinom *nt* (Ⓔ lupus carcinoma): Carcinoma in lupo; *s.u. Lupus vulgaris*

Rönt|gen|na|tiv|auf|nah|me *f*: *→Röntgenleeraufnahme*
Rönt|ge|no|derm *nt*: *→Radiodermatitis chronica*
Rönt|ge|no|gramm *nt* (Ⓔ roentgenogram): *Syn*: *Radiogramm*; Röntgenbild
Rönt|ge|no|gra|phie *f* (Ⓔ roentgenography): *Syn*: *Radiographie, Radiografie, Röntgenografie*; Anfertigung von Röntgenbildern, Röntgen
Rönt|ge|no|lo|gie *f* (Ⓔ roentgenology): Lehre von den Röntgenstrahlen und ihrer diagnostischen und therapeutischen Anwendung; oft gleichgesetzt mit Radiologie*
rönt|ge|no|lo|gisch *adj* (Ⓔ roentgenologic): Röntgenologie betreffend
Rönt|ge|no|sko|pie *f*: *→Radioskopie*
rönt|ge|no|sko|pisch *adj*: *→radioskopisch*
Rönt|gen|poi|ki|lo|derm *nt* (Ⓔ radiation poikiloderma): *s.u. Radiodermatitis chronica*
Rönt|gen|röh|re *f* (Ⓔ x-ray tube): spezielle Vakuumröhre zur Erzeugung von Röntgenstrahlen*; an der Glühkathode treten Elektronen aus; sie werden von der Anodenspannung beschleunigt, treffen am Brennfleck auf die Anode und erzeugen dort die Röntgenstrahlen; je größer die Anodenspannung, desto kurzwelliger oder härter ist die entstehende Röntgenstrahlung
Rönt|gen|ste|re|o|gra|phie *f* (Ⓔ stereoroentgenography): *Syn*: *Röntgenstereografie*; dreidimensionale Röntgenaufnahmetechnik
Rönt|gen|strah|len *pl* (Ⓔ x-rays): *Syn*: *Röntgenstrahlung*; in Röntgenröhren erzeugte, kurzwellige elektromagnetische Strahlen mit einer Wellenlänge von 10^{-1}–10^{-12} m; bestehen zu etwa gleichen Teilen aus einem kontinuierlichen Spektrum von Bremsstrahlen und der sog. **charakteristischen Röntgenstrahlung**, die charakteristisch für das Material am Brennfleck der Röntgenröhre* ist
Rönt|gen|strah|ler *m* (Ⓔ x-ray unit): Gerät zur Erzeugung von Röntgenstrahlen
Rönt|gen|strah|lung *m*: *→Röntgenstrahlen*
Rönt|gen|the|ra|pie *f* (Ⓔ roentgenotherapy): Strahlentherapie* mit Röntgenstrahlen
Rönt|gen|ul|kus, a|ku|tes *nt* (Ⓔ acute radiation ulcer): *s.u. Radiodermatitis acuta*
Rönt|gen|ul|kus, chro|ni|sches *nt* (Ⓔ chronic radiation ulcer): *s.u. Radiodermatitis chronica*
Ro|pi|ri|nol *nt* (Ⓔ ropinorole): Dopaminagonist, Nonergot-Derivat; **Anw.**: Parkinson-Krankheit
Rorschach: Hermann Rorschach; 1884–1922; schweizer Psychiater (Herisau)
Rorschach-Test *m* (Ⓔ Rorschach test): psychologischer Test, bei dem die Probanden 10 ein- oder mehrfarbige, symmetrische Klecksfiguren deuten
Ro|sa|cea *f*: *→Rosazea*
Ro|sae pseu|do|fruc|tus *m* (Ⓔ rose hip peel): Hagebuttenschalen; *s.u. Hagebutte*
Ro|sae pseu|do|fruc|tus cum fruc|ti|bus *m* (Ⓔ rose hip and seed): *Syn*: *Cynosbati fructus, Hagebutten*; Scheinfrüchte der Hagebutte*
Ro|sa|krank|heit *f* (Ⓔ pink disease): *Syn*: *Feer-Krankheit, vegetative Neurose der Kleinkinder, Swift-Syndrom, Selter-Swift-Feer-Krankheit, Feer-Selter-Swift-Krankheit, Acrodynia, Akrodynie*; vermutlich durch eine Quecksilbervergiftung verursachte Schädigung des Stammhirns bei Kleinkindern; führt zu Haut- und Organsymptomen
Ros|a|ni|lin *nt*: *→Fuchsin*
Ro|sa|zea *f* (Ⓔ rosacea): *Syn*: *Kupferfinnen, Rotfinnen, Rosacea, Akne rosacea*; bevorzugt die Haut von Stirn, Wange, Kinn und Nase befallende chronische Dermatose* unklarer Genese mit fleckiger Rötung und kleinlamellärer Schuppung; **Ätiologie**: wahrscheinlich liegt eine angeborene Disposition vor, die in der zweiten Lebenshälfte und bei Vorhandensein auslösender Reize [Stress, Wind, Hitze, Alkohol, Kaffee, Tee] zur Entwicklung der Erkrankung führt; **Klinik**: der Verlauf ist variabel; er kann 3–4 Stadien durchlaufen oder zwischendrin stehenbleiben; initial treten flüchtige Erytheme auf, die meist nicht zum Arztbesuch führen; im **Stadium teleangiektaticum [Rosacea erythematosa]** kommt es zur Ausbildung eines persistierenden Erythems und von Teleangiektasien an Nase und Lippe; das **Stadium papulosum und papulopustulosum [Rosacea papulosa/pustulosa]** ist durch das Auftreten von entzündlichen Knötchen gekennzeichnet, aus denen sich im weiteren Verlauf oberflächliche Pusteln bilden; im letzten Stadium kommt es zur diffusen Hyperplasie v.a. an Wangen, Nase, Stirn, Kinn und Ohren; bei Männern [ganz selten auch bei Frauen] bildet sich ein Rhinophym*; **DD**: Akne* vulgaris, systemischer Lupus* erythematodes, akneiforme Exantheme; **Therapie**: Metronidazol lokal oder systemisch ist heute Mittel der Wahl; die auftretenden Rezidive sprechen wieder auf Metronidazol an; bei Versagen Tetracycline intern; bei Rhinophym Isotretinoin intern oder operative Behandlung

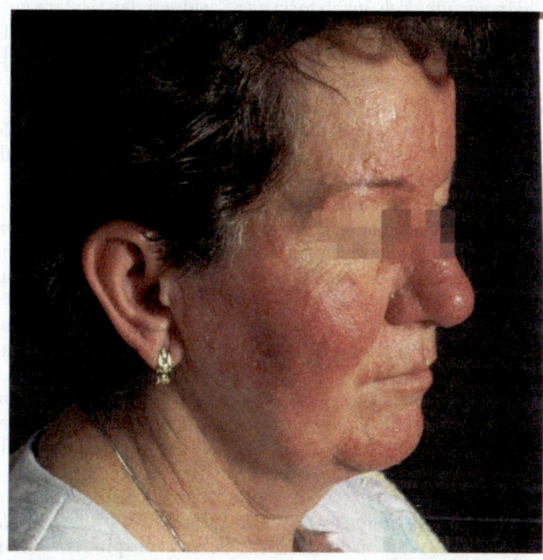

Abb. R75. Rosazea

periorale Rosazea: *→Dermatitis perioralis*
Rosazea-Keratitis *f* (Ⓔ rosacea keratitis): *Syn*: *Akne-rosacea-Keratitis, Acne-rosacea-Keratitis*; Hornhautentzündung [Keratitis*] im Rahmen der Rosazea*
Rosazea-Konjunktivitis *f* (Ⓔ rosacea conjunctivitis): *Syn*: *Akne-rosacea-Konjunktivitis, Acne-rosacea-Konjunktivitis*; Bindehautentzündung [Konjunktivitis*] im Rahmen der Rosazea*
Rös|chen|flech|te *f* (Ⓔ pityriasis rosea): *Syn*: *Gibert-Krankheit, Schuppenröschen, Pityriasis maculata circinata, Roseola anulata, Erythema anulatum, Lichen anulatus, Pityriasis rosea*; ätiologisch ungeklärte, akut entzündliche Dermatose mit biphasischem Verlauf und Selbstlimitierung; am Anfang steht immer eine **Primärplaque** [meist ein kreisrunder, scharf begrenzter, lachsroter Herd am oberen Rumpf]; nach 1–2 Wochen kommt es zur schubweisen Ausbreitung des leicht juckenden Exanthems entlang der Hautspaltlinien; bei komplikationslosem Verlauf Ausheilung innerhalb von 1–3 Monaten; **Therapie**: blande Pflege, Vermeidung von Irritationen; evtl. Corticoide lokal
Rose: Harry M. Rose; zeitgenössischer amerikanischer Bakteriologe (New York)
Rose-Waaler-Test *m* (Ⓔ Rose-Waaler test): *Syn*: *Waaler-Rose-Test*; indirekter Hämagglutinationshemmtest* zum Nachweis von Rheumafaktoren*; dabei werden mit Kaninchenantikörpern beladene Schafserythrozyten durch Rheumafaktoren agglutiniert
Ro|se *f*: *→Erysipel*
falsche Rose: *→Erysipeloid*
Rosenbach: Ottomar Rosenbach; 1851–1907; deutscher Internist (Berlin)
Rosenbach-Krankheit *f*: *→Erysipeloid*
Rosenfeld: Eugene D. Rosenfeld; amerikanischer Arzt (New York) im 20. Jahrhundert
Rosenfeld-Syndrom *nt* (Ⓔ Rosenfeld's syndrome): para-

R

neoplastische, paroxysmale Hypoglykämie* bei Pseudomyxoma* peritonei

Rosenmüller: Johann Christian Rosenmüller; 1771–1820; deutscher Anatom und Chirurg (Leipzig)

Rosenmüller-Cloquet-Drüse *f*: →*Rosenmüller-Drüse*

Rosenmüller-Drüse *f* (Ⓔ Rosenmüller's node): ***Syn:*** *Rosenmüller-Cloquet-Drüse, Cloquet-Drüse*; zu den tiefen Leistenlymphknoten* gehöriger kleiner Lymphknoten unter dem Leistenband in der Lacuna* vasorum retroinguinalis

Rosenmüller-Grube *f* (Ⓔ Rosenmüller's fossa): ***Syn:*** *Recessus pharyngeus*; seitliche Ausbuchtung des Nasenrachenraums [Nasopharynx*] hinter der Tubenmündung [Ostium* pharyngeum]

Rosenmüller-Organ *nt* (Ⓔ Rosenmüller's organ): ***Syn:*** *Parovarium, Nebeneierstock*; aus Residuen der Urniere entstehender so genannter **Nebeneierstock** zwischen den Blättern des Ligamentum* latum uteri; der obere Teil wird als Epoophoron* bezeichnet, der untere als Paroophoron*

Rosenthal: **1.** Friedrich Christian Rosenthal; 1779–1829; deutscher Anatom (Greifswald) **2.** Isidor Rosenthal; 1836–1915; deutscher Physiologe (Erlangen) **3.** Robert Louis Rosenthal; geb. 1923; amerikanischer Hämatologe

Rosenthal-Faktor *m* (Ⓔ factor XI): ***Syn:*** *Plasmathromboplastinantecedent, antihämophiler Faktor C, Faktor XI*; zum intrinsischen System gehörender Faktor der Blutgerinnungskaskade; ein angeborener Mangel führt zu Hämophilie* C

Rosenthal-Fasern *pl* (Ⓔ Rosenthal fibers): bei Spongioblastom* gefundene, keulenförmig aufgetriebene Gliafasern

Rosenthal-Ferré-Ganglion *nt* (Ⓔ Scarpa's ganglion): ***Syn:*** *Scarpa-Ganglion, Ganglion vestibulare*; im Boden des inneren Gehörgangs liegendes Ganglion* des vestibulären Teils des VIII. Hirnnerven [Nervus* vestibulocochlearis]

Rosenthal-Kanal *m* (Ⓔ Rosenthal's canal): ***Syn:*** *Schneckenspindelkanal, Canalis ganglionaris, Canalis spiralis modioli*; spiraliger Gang im Inneren der Schneckenspindel; enthält das Ganglion* spirale cochleae

Rosenthal-Krankheit *f* (Ⓔ Rosenthal syndrome): ***Syn:*** *Faktor XI-Mangel, PTA-Mangel, PTA-Mangelsyndrom, Hämophilie C, Rosenthal-Syndrom*; autosomal-rezessiv vererbter Mangel an Faktor XI mit erblicher Blutungsneigung; *s.a. Hämophilie*

Rosenthal-Syndrom *nt* (Ⓔ **1.** Melkersson-Rosenthal syndrome **2.** →*Rosenthal-Krankheit*): **1.** ***Syn:*** *Melkersson-Rosenthal-Syndrom*; ätiologisch ungeklärte, granulomatöse Entzündung mit der Trias Cheilitis* granulomatosa, Fazialisparese* und Lingua* plicata **2.** →*Rosenthal-Krankheit*

Rosenthal-Vene *f* (Ⓔ Rosenthal's vein): ***Syn:*** *Vena basalis*; in die Vena* magna cerebri einmündende Vene an der Basalfläche des Gehirns; nimmt Blut aus frontalen und insulären Teilen des Großhirns, dem Temporalpol des Schläfenlappens, dem Hippokampus und von Teilen des Zwischen- und Mittelhirns auf

Ro|se|o|la *f* (Ⓔ roseola): ***Syn:*** *Roseole*; durch eine toxische Gefäßerweiterung entstehende, hellrote, stecknadelkopf- bis pfenniggroße, unscharf begrenzte Hautflecke, die auf Glasspateldruck verschwinden

Roseola anulata: →*Pityriasis rosea*

Roseola infantum (Ⓔ roseola infantum): ***Syn:*** *sechste Krankheit, Exanthema subitum, Erythema subitum, Pseudorubella, Dreitagefieber*; durch humane Herpesviren [6, 7] verursachte Kleinkinderkrankheit [4 Monate – 2 Jahre], die durch ein plötzlich einsetzendes hohes Fieber [40°] gekennzeichnet ist; nach drei Tagen kommt es zu Entfieberung und Auftreten eines flüchtigen hellroten Ausschlages [Exanthem*]

Roseola syphilitica (Ⓔ syphilitic roseola): ***Syn:*** *makulöses Syphilid, Erstlingsexanthem, Kieler Masern*; im Rahmen einer sekundären Syphilis* auftretende Roseola; *s.a. Essay Syphilis S. 2077*

Roseola typhosa (Ⓔ roseola typhosa): bei Typhus* abdominalis auftretendes Exanthem; tritt meist in der 2. Woche auf

Roser: Wilhelm Roser; 1817–1888; deutscher Chirurg (Marburg)

Roser-Nélaton-Linie *f* (Ⓔ Roser's line): ***Syn:*** *Nélaton-Linie*; Verbindungslinie von Spina* iliaca anterior superior und Tuber* ossis ischii

Ro|set|ten|star *m* (Ⓔ rosette cataract): rosettenförmige Linsentrübung; meist nach Linsenkontusion

Ro|set|ten|test *m* (Ⓔ rosette assay): immunologischer In-vitro-Test zur Bestimmung von Rezeptoren durch Bindung von vorbehandelten Erythrozyten an die Lymphozytenoberfläche und Entstehung von **Rosetten**

Ros|ma|rin *m* (Ⓔ rosemary): ***Syn:*** *Rosmarinus officinalis*; in Europa und Nordamerika heimische Pflanze aus der Familie der Lippenblütler [Laminaceae]; enthält ätherische Öle [u.a. Borneol, Kampfer] und Gerbstoffe; **Rosmarinblätter** [Folia Rosmarini, Rosmarini folium] wurden traditionell als Diuretikum*, Antiseptikum* Aromatikum*, bei Störungen des Magen-Darm-Traktes und Nervensystems verwendet; **Rosmarinöl** [Rosmarini aetheroleum] wird aus den Blättern und Stengeln gewonnen; es wird innerlich als Carminativum* und Choleretikum*, äußerlich für schmerzstillende und hautreizende Einreibungen verwendet; wurde früher auch als Potenzmittel angesehen

Ros|ma|rin|blät|ter *pl* (Ⓔ rosemary leaves): ***Syn:*** *Rosmarini folium*; *s.u. Rosmarin*

Ros|ma|ri|ni ae|the|ro|le|um *pl* (Ⓔ rosemary oil): ***Syn:*** *Rosmarinöl*; *s.u. Rosmarin*

Ros|ma|ri|ni fo|li|um *pl* (Ⓔ rosemary leaf): ***Syn:*** *Rosmarinblätter*; *s.u. Rosmarin*

Ros|ma|rin|öl *nt* (Ⓔ rosemary oil): ***Syn:*** *Rosmarini aetheroleum*; *s.u. Rosmarin*

Ros|ma|rin|säu|re *f* (Ⓔ rosmarinic acid): in vielen Lippenblütlern vorkommender Lamiaceengerbstoff* mit antiphlogistischer, adstringierender und antioxidativer Wirkung

Ros|ma|ri|nus of|fi|ci|na|lis *m*: →*Rosmarin*

Ross|kas|ta|nie *f* (Ⓔ horse chestnut): ***Syn:*** *Aesculus hippocastanum*; Baum aus der Familie der Rosskastaniengewächse [Hippocastanaceae]; verwendet werden die Samen [Rosskastanien, **Hippocastani semen**], die u.a. Aescin* enthalten; **Anw.**: innerlich und äußerlich bei krampfartigen Menstruationsbeschwerden, chronischer Veneninsuffizienz*, Ulcus* cruris, Ödemen und Hämorrhoiden*; in der Homöopathie bei chronischer Veneninsuffizienz* und Magen-Darm-Störungen

Rossolimo: Gregorij Iwanowitsch Rossolimo; 1860–1928; russischer Neurologe (Moskau)

Rossolimo-Reflex *m* (Ⓔ Rossolimo's reflex): ***Syn:*** *Zehenbeugereflex*; Schlag mit den Fingerspitzen gegen den Zehenballen führt zu Beugung [Plantarflexion] der Zehen

Ross-River-Fieber *nt* (Ⓔ Ross River fever): ***Syn:*** *epidemische Polyarthritis*; v.a. in Australien und dem Südpazifik auftretende Arbovirusinfektion mit Fieber, Muskel- und Gelenkschmerzen

Ross-River-Virus *nt* (Ⓔ Ross river virus): durch Aedes*-Species übertragenes Arbovirus; Erreger des Ross-River-Fiebers*

ros|tral *adj* (Ⓔ **1.–2.** rostral): **1.** kopfwärts, zum Körperende oder Kopf hin (liegend) **2.** (*ZNS*) das Rostrum betreffend

Ros|trum *nt* (Ⓔ rostrum): schnabelförmige Struktur, Schnabel

Rostrum corporis callosi (Ⓔ rostrum of corpus callosum): Balkenschnabel; *s.u. Balken*

Rostrum sphenoidale (Ⓔ sphenoid rostrum): nach vorne vorspringender Teil des Corpus* ossis sphenoidalis, der mit dem Vomer* artikuliert

Rot|angst *f* (Ⓔ erythrophobia): ***Syn:*** *Erythrophobie*; krankhafte Angst vor roter Farbe

Ro|ta|tio *f* (Ⓔ rotation): (*anatom.*) Drehung, Rotation

Rotatio externa (Ⓔ external rotation): ***Syn:*** *Rotatio lateralis, Exorotatio, Außenrotation*; Drehung um eine Achse nach außen

Rotatio interna (Ⓔ internal rotation): ***Syn:*** *Rotatio medialis, Endorotatio, Innenrotation*; Drehung um eine Achse nach außen

Rotatio lateralis: →*Rotatio externa*

Rotatio medialis: →*Rotatio interna*

Ro|ta|ti|on *f* (Ⓔ rotation): (Um-)Drehung, Drehbewegung

1. Rotation (Ⓔ internal rotation): *Syn:* *innere Drehung*; *s.u. Geburtsmechanismus*
2. Rotation (Ⓔ external rotation): *Syn:* *äußere Drehung*; *s.u. Geburtsmechanismus*
Ro|ta|ti|ons|bruch *m*: →*Rotationsfraktur*
Ro|ta|ti|ons|frak|tur *f* (Ⓔ **1.–2.** torsion fracture): **1.** *Syn:* *Torsionsbruch, Torsionsfraktur, Drehfraktur, Drehbruch, Spiralbruch, Spiralfraktur, Rotationsbruch*; durch Drehkräfte verursachte Fraktur langer Röhrenknochen; wenn die Drehspirale eine volle Umdrehung macht, kommt es zwischen Anfang und Ende zur Bildung eines **Drehkeils 2.** *s.u. Wirbelsäulenfraktur*
Ro|ta|ti|ons|lap|pen *m* (Ⓔ rotation flap): *s.u. Lappenplastik*
Ro|ta|ti|ons|sym|me|trie *f* (Ⓔ rotational symmetry): *s.u. Essay Viren S. 2273*
Ro|ta|tor *m* (Ⓔ rotator): Rotator, Musculus rotator
Ro|ta|to|ren|man|schet|te *f* (Ⓔ rotator cuff): durch die Schulter-Arm-Muskeln [Musculus* supraspinatus, infraspinatus, teres minor, subscapularis] gebildete Muskelmanschette des Oberarms

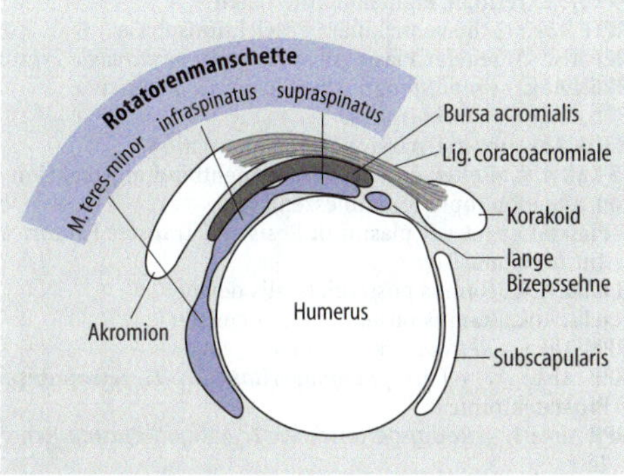

Abb. R76. Rotatorenmanschette im Schnittbild

Ro|ta|to|ren|seh|nen|syn|drom *nt* (Ⓔ rotator tendon syndrome): *s.u. Periarthropathia humeroscapularis*
Ro|ta|vi|rus *nt, pl* **-ren** (Ⓔ Rotavirus): weltweit verbreitete Virusgattung der Familie Reoviridae*; häufiger Erreger von Gastroenteritis* im Säuglings- und Kleinkindalter, die in Entwicklungsländern die häufigste Todesursache ist; Infektionen älteren Patienten verlaufen ebenfalls oft schwer; Rotaviren können Epidemien in Kindergärten, Krankenhäusern oder Altersheimen verursachen
rot|blind *adj* (Ⓔ red-blind): Rotblindheit betreffend, von ihr betroffen
Rot|blind|heit *f* (Ⓔ red blindness): *Syn:* *Protanopie, Protanopsie*; Farbenfehlsichtigkeit für Rot; Rot und Grün können nicht unterschieden werden; damit können gewisse Berufe [Kapitän, Pilot, Busfahrer] nicht ausgeübt werden
Rö|teln *pl* (Ⓔ rubella): *Syn:* *Rubella, Rubeola, Rubeolen*; durch das Rötelnvirus verursachte Infektionskrankheit des Kindesalters, die durch ein masernähnliches Exanthem gekennzeichnet ist; die Übertragung erfolgt durch Tröpfchen oder direkten Kontakt sowie als vertikale Übertragung in der Schwangerschaft; die infizierten Patienten sind bereits 7 Tage vor Ausbruch des Exanthems bis 7 Tage danach infektiös; der Altersgipfel der Ersterkrankung lag vor Einführung der Schutzimpfung bei 5–9 Jahren, heute liegt er im späten Jugend- oder frühen Erwachsenenalter; Infektion hinterlässt eine lebenslange Immunität; in Deutschland besitzen aber 5–10 % aller Frauen keine spezifischen Antikörper
die Inkubationszeit beträgt 14–21 Tage; 25–50 % der Infektionen verlaufen stumm, führen aber zu Immunität [stille Feiung]; **Klinik:** beginnt mit Schwellung der zervikalen und nuchalen Lymphknoten, leichtem Fieber, Kopf- und Gliederschmerzen, Halsschmerzen und Konjunktivitis*; einige Tage später erscheint das zartrosa, kleingefleckte Exanthem, das hinter den Ohren beginnt und sich schnell über den Körper ausbreitet; es gibt aber auch Verläufe ohne Lymphknotenschwellung oder Exanthem; **Komplikationen:** bei ca. 60 % aller Frauen und Mädchen Entwicklung einer transienten Polyarthritis [v.a. Fingergelenke und Kniegelenk], postinfektiöse, thrombozytopenische Purpura [1:3.000], akute Rötelnenzephalitis [1:16.000] und progressive Rötelnpanenzephalitis*; *s.a. Rötelnembryopathie, Rötelnimpfung*
Rö|teln|em|bry|o|pa|thie *f* (Ⓔ rubella embryopathy): *Syn:* *Rubeolaembryopathie, Gregg-Syndrom, Embryopathia rubeolosa*; Schädigung des Embryos durch eine intrauterine Rötelninfektion; die Art der Schädigung hängt vom Zeitpunkt der Infektion ab; bei einer Infektion vor der 12. Schwangerschaftswoche kommt es in 30 % der Fälle zu einer Rötelnembryopathie, die durch die Trias Innenohrschwerhörigkeit, Herzfehler [v.a. persistierender Ductus arteriosus] und Katarakt gekennzeichnet ist; Infektionen nach der 12. Schwangerschaftswoche führen nur in ca. 10 % zur Ausbildung einer **Rötelnfetopathie**, die durch selbstlimitierende und transiente Symptome, wie z.B. Hepatomegalie mit Hepatitis und Transaminasenerhöhung, Splenomegalie, Thrombozytopenie mit Petechien und Purpura, extramedullärer Blutbildung und hämolytischer Anämie auffällt; die Übergänge von Rötelnembryopathie zu -fetopathie sind fließend; **Diagnose:** Anamnese; Virusnachweis in Blut, Urin, Liquor, Stuhl; IgM-Antikörpernachweis; **Prävention:** Rötelnschutzimpfung aller Mädchen vor Eintritt der Pubertät
Rö|teln|fe|to|pa|thie *f* (Ⓔ rubella fetopathy): *s.u. Rötelnembryopathie*
Rö|teln|impf|fung *f* (Ⓔ rubella vaccination): heute immer Teil einer Kombinationsimpfung gegen Masern, Mumps und Röteln [MMR]; es wird mit einem Lebendimpfstoff im Alter von 15 Monaten und im 6. Lebensjahr geimpft; in manchen Ländern wird bei Mädchen noch eine Impfung vor Eintritt der Pubertät zur Vermeidung von Rötelnembryopathien empfohlen
Rö|teln|pan|en|ze|pha|li|tis, pro|gres|si|ve *f* (Ⓔ progressive rubella panencephalitis): im Anschluss an eine intrauterin oder frühkindlich erworbene Rötelninfektion auftretende Slow-Virus-Infektion* mit schlechter Prognose
Rö|teln|vi|rus *nt, pl* **-ren** (Ⓔ rubella virus): *Syn:* *Rubellavirus*; weltweit verbreitetes Virus mit niedriger Kontagiosität; Erreger der Röteln*
Roter Hund *m*: →*Miliaria rubra*
Rot|fin|nen *pl*: →*Rosazea*
Rot|grün|a|no|ma|lie *f*: →*Rot-Grün-Blindheit*
Rot-Grün-Blindheit *f* (Ⓔ red-green blindness): *Syn:* *Daltonismus, Rotgrünanomalie*; X-chromosomal-rezessive Farbensinnstörung, bei der Rot und Grün als Grautöne gesehen werden
Rot-Grün-Dichromasie *f* (Ⓔ green blindness): *Syn:* *Grünblindheit, Deuteranopsie, Deuteranopie*; Farbenfehlsichtigkeit für Grün; Rot und Grün werden verwechselt, da das Farbensehen nur aus zwei Komponenten [Blau und Gelb] besteht [Dichromasie]
Roth: **1.** Moritz von Roth; 1839–1915; schweizer Pathologe (Basel) **2.** Wladimir Karlowitsch Roth; 1844–1916; russischer Pathologe (Moskau)
Roth-Flecke *pl* (Ⓔ Roth's spots): rundliche Netzhautblutungen mit weißem Zentrum; finden sich v.a. bei Septikämie*, Endocarditis* lenta und AIDS-Retinopathie*
Rothmann: **1.** Max Rothmann; 1868–1915; deutscher Pathologe (Berlin) **2.** Magdalene Rothmann; 1933–1998, deutsche Philanthropin
Rothmann-Makai-Syndrom *nt* (Ⓔ Rothmann-Makai syndrome): *Syn:* *Spontanpannikulitis Rothmann-Makai, idiopathische Lipogranulomatose, Lipogranulomatosis subcutanea*; chronisch-idiopathische, herdförmige Entzündung des Unterhautfettgewebes mit bevorzugtem Befall der Unterschenkel; typisch sind multiple, derbe, knotige oder platte Infiltrate, die sich im Laufe der Jahre spontan zurückbilden können; wird als eine seltene Variante des Pfeifer*-Weber-Christian-Syndroms betrachtet
Rothmund: August J. von Rothmund; 1830–1906; deutscher

Augenarzt (München)

Rothmund-Thomson-Syndrom *nt* (Ⓔ Rothmund-Thomson syndrome): autosomal-rezessiv vererbte Poikilodermie* mit beidseitiger juveniler Katarakt* [Cataracta syndermatotica] in den ersten Lebenswochen oder -monaten; die Haut ist atrophisch mit streifen- oder gitterförmigen Erythemen*, Teleangiektasien* und Hypopigmentierung*; als assoziierte Symptome finden sich u.a. Hypo- oder Aplasie der Genitale, kleine Hände oder Füße mit plumpen Fingern oder Zehen, Hypo- oder Aplasie der Schweiß- und Duftdrüsen; es besteht eine erhöhte Neigung zu Tumoren der Haut und des Skeletts

Rot|lauf *m*: →*Erysipeloid*

Rot|öl *nt* (Ⓔ red oil): ***Syn:*** *Johanniskrautöl*; *s.u. Johanniskraut*

Rotor: Arturo B. Rotor; zeitgenössischer philippinischer Arzt (Manila)

Rotor-Syndrom *nt* (Ⓔ Rotor's syndrome): autosomal-rezessive Störung des Bilirubinstoffwechsels mit chronischer konjugierter Hyperbilirubinämie* und Ikterus*

Rot|schwäche *f* (Ⓔ protanomaly): ***Syn:*** *Protanomalie*; Farbsehschwäche für Rot; Rot und Grün können bei schlechten Lichtverhältnissen nicht oder nur schwer unterschieden werden

Rot|se|hen *nt* (Ⓔ red vision): ***Syn:*** *Erythropie, Erythropsie*; Form der Chromatopsie*, bei der alle Gegenstände rot erscheinen

Rotz *m* (Ⓔ glanders): ***Syn:*** *Malleus, Maliasmus*; auf den Menschen übertragbare, chronische Erkrankung von Pferden und Eseln durch Pseudomonas* mallei

Rouget: Charles Marie Benjamin Rouget; 1824–1904; französischer Anatom (Montpellier)

Rouget-Zellen *pl* (Ⓔ Rouget's cells): Adventitiazellen der Blutkapillaren

Rouleau-Bildung *f* (Ⓔ rouleaux formation): ***Syn:*** *Pseudohämagglutination, Pseudoagglutination, Geldrollenbildung*; Aggregation von Erythrozyten* in Form geldrollenförmiger Ketten bei Änderung der Plasmaproteinzusammensetzung

Rous: Francis Peyton Rous; 1879–1970; amerikanischer Pathologe (New York); Nobelpreis für Medizin 1966 für die Entdeckung onkogener Viren

Rous-Lösung *f* (Ⓔ Rous' solution): wässrige Lösung von Natriumcitrat und Glucose zur Konservierung von Erythrozyten*

Rous-Sarkom *nt* (Ⓔ Rous sarcoma): durch Viren [**Rous-Sarkom-Virus**] verursachtes Sarkom beim Huhn, das auf andere Hühner übertragen werden kann

Roussy: Gustave Roussy; 1874–1948; französischer Pathologe (Paris)

Roussy-Levy-Syndrom *nt* (Ⓔ Roussy-Lévy syndrome): autosomal-dominante Form der hereditären motorisch-sensiblen Neuropathie* mit areflektorischer Dysstasie; es kommt zu Atrophie der Extremitätenmuskulatur mit Gangstörung, Hohlfuß und Tremor

Roux: **1.** Philibert J. Roux; 1780–1854; französischer Chirurg (Pairs) **2.** César Roux; 1857–1934; schweizer Chirurg (Lausanne)

Roux-Bauchdeckenhaken *m* (Ⓔ Roux retractor): breiter, an beiden Enden gebogener, stumpfer Bauchdeckenhaken

Roux-Operation *f*: →*Roux-Y-Gastroenterostomie*

Roux-Y-Anastomose *f* (Ⓔ Roux-en-Y anastomosis): ***Syn:*** *Roux-Y-Schlinge, Y-Schlinge, Y-Anastomose, Y-Roux-Schlinge, Y-Roux-Anastomose*; Y-förmige Anastomose eines Organs mit einer stillgelegten Jejunumschlinge; die abführende Schlinge wird nach oben gezogen und mit dem abzuleitenden Organ [Magen, Pankreas] vereinigt; die vom Magen kommende zuführende Schlinge wird End-zu-Seit in die abführende Schlinge implantiert

Roux-Y-Gastroenterostomie *f* (Ⓔ Roux-en-Y gastroenterostomy): ***Syn:*** *Roux-Operation*; Gastrektomie* mit Roux*-Y-Anastomose

Roux-Y-Schlinge *f*: →*Roux-Y-Anastomose*

ROV *Abk.*: Respiratory-Orphan-Viren

RöV *Abk.*: Röntgenverordnung

Roviralta: Emilio Roviralta; spanischer Kinderarzt (Barcelona) im 20. Jahrhundert

Roviralta-Syndrom *nt* (Ⓔ Roviralta syndrome): Kombination von Hiatushernie* und Pylorusstenose* beim Säugling

Rovsing: Nils Thorkild Rovsing; 1862–1927; dänischer Chirurg (Kopenhagen)

Rovsing-Zeichen *nt* (Ⓔ Rovsing's sign): Schmerzen im rechten Unterbauch bei Druck auf das absteigende Kolon bei Appendizitis*

ROX *Abk.*: Roxythromycin

Ro|xa|ti|din *nt* (Ⓔ roxatidine): H_2-Antihistamin*; **Anw.**: Ulcus ventriculi oder duodeni, Refluxösophagitis, Gastritis

Ro|xi|thro|my|cin *nt* (Ⓔ roxithromycin): Erythromycinderivat mit erhöhter Säurestabilität; *s.a. Erythromycin*

RP *Abk.*: **1.** →*Radialispuls* **2.** Radiophotographie **3.** →*Refraktärphase* **4.** Reiter-Protein **5.** →*Rektumprolaps* **6.** →*Retinitis pigmentosa* **7.** retrogrades Pyelogramm **8.** →*Rhinopharyngitis*

Rp. *Abk.*: Recipe

R-1-P *Abk.*: Ribose-1-phosphat

R-5-P *Abk.*: →*Ribose-5-phosphat*

RPA *Abk.*: rechte Pulmonalarterie

RPE *Abk.*: retinale Pigmentepithelzellen

RPEP *Abk.*: rechtsventrikuläre Präejektionsphase

RPF *Abk.*: **1.** renaler Plasmafluss **2.** →*retroperitoneale Fibrose*

RPGN *Abk.*: →*rapid-progressive Glomerulonephritis*

RPh *Abk.*: →*Refraktärphase*

RPHA *Abk.*: reverse passive Hämagglutination

RPKBR *Abk.*: Reiter-Protein-Komplementbindungsreaktion

RPL *Abk.*: Radiophotolumineszenz

R-Plasmid *nt* (Ⓔ R plasmid): Resistenz-Transfer-Faktor; *s.u. Antibiotikaresistenz*

R.p.l.d. *Abk.*: Ramus posterolateralis dexter

R.p.l.s. *Abk.*: Ramus posterolateralis sinister

RPM *Abk.*: →*Retropulsiv-Petit-mal*

RPP *Abk.*: **1.** →*Retropneumoperitoneum* **2.** retropubische Prostatektomie

RPR *Abk.*: **1.** →*Radiusperiostreflex* **2.** →*Rapid-Plasma-Reagin-Test*

RPS *Abk.*: **1.** renale Pressorsubstanz **2.** repetitive Pulssequenz **3.** Rockland-Pollin-Skala

RPZ *Abk.*: reife Plasmazelle

RQ *Abk.*: respiratorischer Quotient

RR *Abk.*: **1.** relatives Risiko **2.** Riva-Rocci

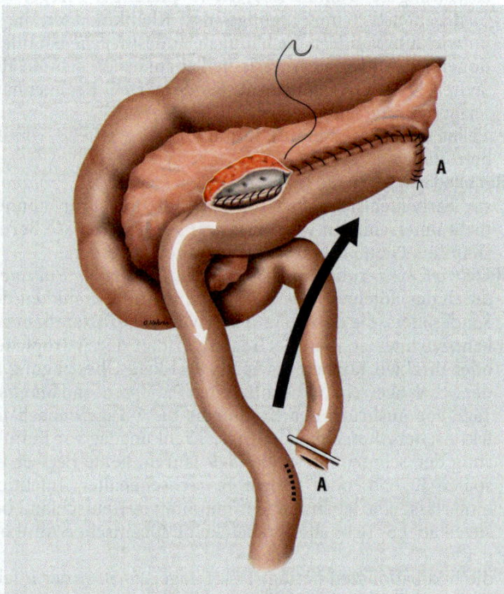

Abb. R77. Roux-Y-Anastomose zur Pankreasdrainage. Der Dünndarm wird bei **A** durchtrennt; der aborale Teil wird hochgezogen, distal verschlossen und mit dem Pamkreas anastomosiert; der orale Teil wird seitlich in die hochgezogene aborale Schlinge implantiert

RRA *Abk.*: Radiorezeptor-Assay
RRF *Abk.*: Radionuklid-Regurgitationsfraktion
-rrhagia *suf.*: →*-rrhagie*
-rrhagie *suf.*: Wortelement mit der Bedeutung „Blutung"
-rrhagisch *suf.*: in Adjektiven verwendetes Wortelement mit der Bedeutung „blutend"
-rrhaphia *suf.*: →*-rrhaphie*
-rrhaphie *suf.*: Wortelement mit der Bedeutung „Naht"
-rrhexis *suf.*: Wortelement mit der Bedeutung „Reißen/Riss/Ruptur"
-rrhö *suf.*: Wortelement mit der Bedeutung „Fließen/Fluss"
-rrhoe *suf.*: →*-rrhö*
-rrhöe *suf.*: →*-rrhö*
-rrhoea *suf.*: →*-rrhö*
-rrhoisch *suf.*: in Adjektiven verwendetes Wortelement mit der Bedeutung „fließend"
RRM *Abk.*: Rhinorheomanometrie
rRNA *Abk.*: **1.** →*ribosomale Ribonucleinsäure* **2.** Ribosomen-RNA
RRP *Abk.*: relative Refraktärphase
RRU *Abk.*: Röntgen-Reihenuntersuchung
RRZ *Abk.*: relative Refraktärzeit
RS *Abk.*: **1.** →*Rauwolfia serpentina* **2.** rechte Septumbegrenzung **3.** Resorzinschwefel **4.** respiratorisches System **5.** →*Reststickstoff* **6.** →*Reye-Syndrom* **7.** →*Rhythmusstörung*
R/S *Abk.*: Reaktion/Stimulus
RSA *Abk.*: **1.** relative spezifische Radioaktivität **2.** Rinderserum-Albumin
R.s.a. *Abk.*: Ramus septalis anterior
RSAI *Abk.*: rechtsventrikulärer Schlagarbeitsindex
RSB *Abk.*: →*Rechtsschenkelblock*
RSC *Abk.*: Reed-Sternberg-Zellen
RSI *Abk.*: →*Repetitive strain injury*
RSKEZ *Abk.*: relative Sinusknoten-Erholungszeit
RSMT *Abk.*: Radioselen-Methionin-Test
RSO *Abk.*: Reizschwellenpotential
RSP *Abk.*: rezeptorspezifisches Protein
R.s.p. *Abk.*: Ramus septalis posterior
RSR *Abk.*: **1.** regulärer Sinusrhythmus **2.** →*Retrosternalraum*
RSS *Abk.*: relative Score-Summen
RSSE-Virus *nt*: →*Frühsommerenzephalitis-Virus, russische*
RST *Abk.*: retikulospinaler Trakt
R-Stamm *m*: →*Rauhform*
RSV *Abk.*: **1.** relatives Schlagvolumen **2.** →*Rous-Sarkom-Virus*
RSVI *Abk.*: Regurgitations-Schlagvolumen-Index
RS-Virus *nt* (Ⓔ RS virus): ***Syn:*** *Respiratory-syncitial-Virus*; RNA-Virus, das in Kultur die Bildung von Riesenzellen induziert; Haupterreger von Erkältungskrankheiten im Kindesalter, die bei Säuglingen und Kleinkindern schwer [Pseudokrupp, Bronchitis, Bronchiolitis, Pneumonie] verlaufen können und eine Disposition zur Entwicklung von Asthma hinterlassen; bei älteren Patienten liegt die Mortalität bei Infekten überdurchschnittlich hoch; das Virus breitet sich praktisch in jedem Winter epidemisch aus und am Ende des 2. Lebensjahres haben alle Kinder Antikörper, die aber keinen absoluten Schutz verleihen; die häufigen Zweitinfektionen verlaufen wesentlich milder als die Erstinfektion
RSVT *Abk.*: repetitive supraventrikuläre Tachykardie
RT *Abk.*: **1.** Radioisotopen-Technik **2.** →*Radiotherapie* **3.** Radiumtherapie **4.** →*Reduktionsteilung* **5.** Reihentest **6.** →*Rektaltemperatur* **7.** Resistenz-Transfer **8.** →*Retransfusion* **9.** →*reverse Transkriptase*
rT_3 *Abk.*: →*reverses Triiodthyronin*
RT_3U *Abk.*: Radio-T3-uptake
RTA *Abk.*: **1.** Reintonaudiometrie **2.** →*renal-tubuläre Azidose*
RTB *Abk.*: Radioiod-markiertes Toluidinblau
RTBS *Abk.*: Real-time-B-Scan
RTF *Abk.*: →*Resistenz-Transfer-Faktor*
RTH *Abk.*: Rettungshubschrauber
RTI *Abk.*: Relaxationszeitindex
RTL *Abk.*: Radiothermolumineszenz
RTM *Abk.*: Raster-Tunnel-Mikroskop
rTPA *Abk.*: recombinant tissue plasminogen activator
RT-PCR *Abk.*: **1.** →*reverse transcription-PCR* **2.** →*reverse Transkription-Polymerasekettenreaktion*
RTS *Abk.*: **1.** Radiotelemetrie-System **2.** rechter Tawara-Schenkel
RTW *Abk.*: **1.** Rettungstransportwagen **2.** Rettungswagen
RU *Abk.*: Reihenuntersuchung
Ru *Abk.*: Ruthenium
Ru|be|fa|ci|ens *nt, pl* **-en|zi|en, -en|ti|en** (Ⓔ rubefacient): ***Syn:*** *Hyperämikum, Rubefazienz*; hautrötendes/hautreizendes Mittel, hyperämisierendes Mittel
Ru|be|fa|zi|enz *nt, pl* **-en|tia**: →*Rubefaciens*
Ru|bel|la *f*: →*Röteln*
Ru|bel|la|vi|rus *nt, pl* **-ren**: →*Rötelnvirus*
Rü|ben|zu|cker *m*: →*Saccharose*
Ru|be|o|la *f*: →*Röteln*
Ru|be|o|la|em|bry|o|pa|thie *f*: →*Rötelnembryopathie*
Ru|be|o|len *pl*: →*Röteln*
Ru|be|o|se *f* (Ⓔ rubeosis): ***Syn:*** *Rubeosis*; Hautrötung, Rötung
Ru|be|o|sis *f, pl* **-ses**: →*Rubeose*

Rubeosis diabetica (Ⓔ rubeosis diabetica): bei Diabetes* mellitus vorkommendes symmetrisches Erythem an Händen, Brust, Wangen und Iris [Rubeosis* iridis]

Rubeosis faciei (Ⓔ facial redness): ***Syn:*** *Erythema faciale perstans, Typus rusticanus, Erythema perstans faciei*; Schmetterlingserythem des Gesichts als Ausdruck einer Dauerirritation oder als Symptom bei z.B. Lupus erythematodes oder Rosazea

Rubeosis iridis (Ⓔ rubeosis iridis): Rötung der Iris durch Neovaskularisation bei chronischem Sauerstoffmangel bei Zentralvenenverschluss oder bei Diabetes* mellitus; kann zu Vorderkammerblutung und Sekundärglaukom führen; *s.a. Essay Glaukom S. 797*

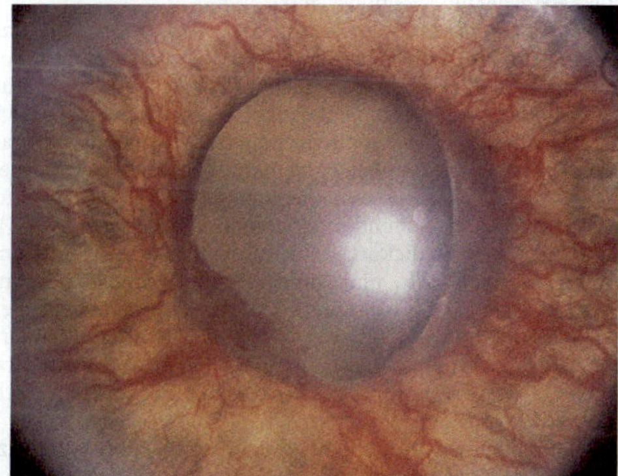

Abb. R78. Rubeosis iridis

Ruber-Syndrom, oberes *nt* (Ⓔ Nothnagel's syndrome): ***Syn:*** *Nothnagel-Syndrom, oberes Nucleus ruber-Syndrom*; homolaterale Okulomotoriusparese* mit kontralateraler Hemiparese*, Hemiathetose*, Hemichorea*, Intentions- und Haltungstremor bei Schädigung des oberen Nucleus* ruber
Ruber-Syndrom, unteres *nt* (Ⓔ Benedikt's syndrome): ***Syn:*** *Benedikt-Syndrom, unteres Nucleus ruber-Syndrom, Hirnschenkelhaubensyndrom*; homolaterale Okulomotoriusparese* mit kontralateralen Hyperkinesen [Hemiathetose*, Hemiataxie*, Hemichorea*] bei Schädigung des unteren Nucleus* ruber
Ru|bi|ae tinc|to|rum ra|dix *f* (Ⓔ madder root): Wurzel von Krapp*
Ru|bi|a tinc|to|rum *f*: →*Krapp*
Ru|bi|do|my|cin *nt*: →*Daunorubicin*
Ru|bi fru|ti|co|si fo|li|um *nt* (Ⓔ blackberry leaf): Blätter der Brombeere*
Ru|bi fru|ti|co|si fruc|tus *m* (Ⓔ blackberry): *s.u. Brombeere*
Ru|bi fru|ti|co|si ra|dix *f* (Ⓔ blackberry root): *s.u. Brombeere*
ru|bi|gi|nös *adj* (Ⓔ rubiginose): *(Sputum)* rostfarben
Ru|bi i|dae|i fo|li|um *nt* (Ⓔ raspberry leaf): *s.u. Himbeere*
Ru|bi i|dae|i fruc|tus *m* (Ⓔ raspberry): ***Syn:*** *Himbeeren*; *s.u.*

R

Himbeere

Ru|bi i|dae|i suc|cus *m* (Ⓔ raspberry juice): *s.u. Himbeere*

Ru|bin|ik|te|rus *m* (Ⓔ ruby-colored jaundice): Ikterus* mit intensiver gelb-roter Hautfärbung

Rubinstein: Jack Herbert Rubinstein; geb. 1925; amerikanischer Kinderarzt (Cincinnati)

Rubinstein-Taybi-Syndrom *nt* (Ⓔ Rubinstein-Taybi syndrome): seltenes Mikrodeletionssyndrom* [16p13.3] mit breitem Daumen und Großzehe, typischer Gesichtsdysmorphie, Minderwuchs und mentaler Retardierung

Ru|bor *m* (Ⓔ redness): Rötung; klassisches Entzündungszeichen

Ru|bus fru|ti|co|sus *m*: →*Brombeere*

Ru|bus i|dae|us *m*: →*Himbeere*

Rück|bil|dungs|psy|cho|se *f* (Ⓔ involutional psychosis): ***Syn:*** *Involutionspsychose, klimakterische Psychose*; im 50.–60. Lebensjahr auftretende paranoide oder depressive Psychose*

Rück|biss *m* (Ⓔ distoclusion): ***Syn:*** *Distalbiss, Distalokklusion*; durch eine Rückverlagerung des Unterkiefers verursachte Okklusionsanomalie

Rü|cken *m* (Ⓔ back): Dorsum*

Rü|cken|ast *m*: →*Ramus dorsalis*

Rü|cken|fas|zie *f* (Ⓔ thoracolumbar fascia): ***Syn:*** *Fascia thoracolumbalis*; aus drei Blättern [tiefes, mittleres und oberflächliches Blatt] bestehende Faszie, die die autochthone Rückenmuskulatur* umscheidet; das **tiefe Blatt** [Lamina profunda fasciae thoracolumbalis] und das **mittlere Blatt** [Lamina media fasciae thoracolumbalis] umgeben den Musculus* quadratus lumborum; das **oberflächliche Blatt** [Lamina superficialis fasciae thoracolumbalis] liegt außen dem Musculus* erector spinae auf

Rü|cken|fel|der *pl*: →*Regiones dorsi*

Rü|cken|mark *nt* (Ⓔ spinal cord): ***Syn:*** *Medulla spinalis*; das Rückenmark ist die Fortsetzung der Medulla* oblongata im Wirbelkanal; es ist ca. 45 cm lang und besteht aus 31–33 Rückenmarkssegmenten: **8 Zervikalsegmenten** [Segmenta* cervicalia, C_{1-8}], **12 Thorakalsegmenten** [Segmenta* thoracica, Th_{1-12}], **5 Lumbalsegmenten** [Segmenta* lumbalia, L_{1-5}], **5 Sakralsegmenten** [Segmenta* sacralia, S_{1-5}] und **1-3 Kokzygealsegment(en)** [Segmenta* coccygea, Co_{1-3}]; es hat zwei Verdickungen: **Intumescentia cervicalis** im Bereich von C_5-Th_1 und **Intumescentia lumbosacralis** im Bereich von L_2-S_2; das untere Ende des Rückenmarks, der **Conus medullaris,** liegt etwa in Höhe des 1.–2. Lendenwirbels; ist locker im Wirbelkanal aufgehängt und kann sich bei starker Krümmung der Wirbelsäule bis zu 2 cm nach oben verschieben

das Rückenmark besteht aus grauer und weißer Substanz; die **graue Rückenmarkssubstanz** [Substantia grisea] liegt in der Mitte um den **Zentralkanal** [Canalis centralis] und erscheint auf Querschnitten H-förmig; sie besteht aus drei Säulen: **Vordersäule** [Columna anterior], **Seitensäule** [Columna intermedia] und **Hintersäule** [Columna posterior]; zytoarchitektonisch werden 10 Laminae* spinales unterschieden; die **weiße Rückenmarkssubstanz** [Substantia alba] umgibt außen die graue Substanz; sie besteht aus markhaltigen und marklosen Nervenfasern, die von Glia* umgeben werden; die Faserstränge der weißen Substanz werden in **Hinterstrang** [Funiculus posterior], **Seitenstrang** [Funiculus lateralis] und **Vorderstrang** [Funiculus anterior] unterteilt

die Unterteilung in Segmente [siehe oben] basiert auf anatomischen und funktionellen Überlegungen, da umschriebene periphere Gebiete über Nervenfasern mit bestimmten Rückenmarksbezirken verbunden sind; so ist die Haut des Körpers in 30 Dermatome* eingeteilt, die von jeweils einem Rückenmarksegment sensorisch versorgt werden [das 1. Zervikalsegment hat kein Dermatom]; auf Segmentebene werden die Säulen der grauen Substanz als Hörner bezeichnet, die Vordersäule wird zum **Vorderhorn** [Cornu anterior], die Seitensäule zum **Seitenhorn** [Cornu laterale] und die Hintersäule dementsprechend zum **Hinterhorn** [Cornu posterior]; die aus dem Vorderhorn austretenden und in das Hinterhorn eintretenden Nervenfasern werden als

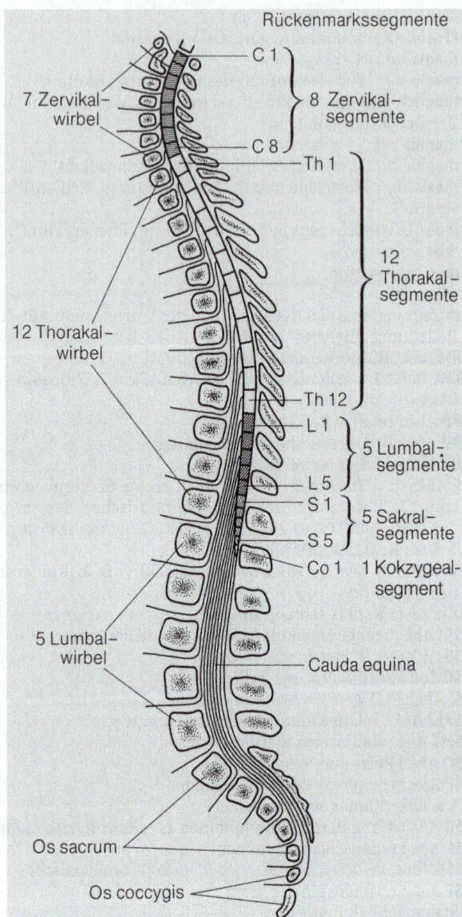

Abb. R79. Topographie der Rückenmarkssegmente

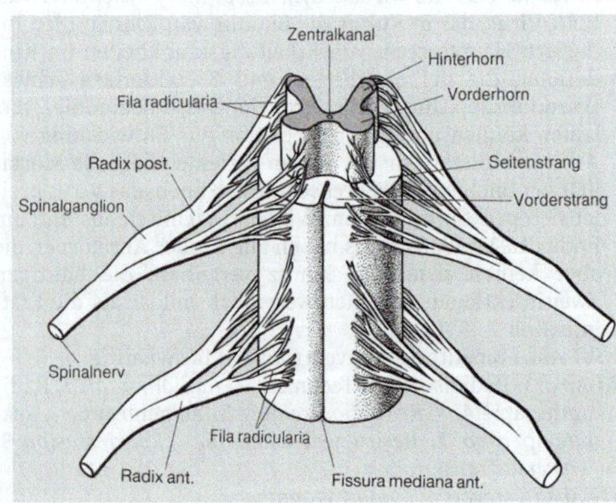

Abb. R80. Rückenmark und Spinalnervenwurzeln

Wurzelfasern [Fila radicularia] bezeichnet; sie bilden die **vordere** und **hintere Wurzel** [Radix anterior und posterior] der Spinalnerven*

Rü|cken|mark|a|po|ple|xie *f* (Ⓔ spinal apoplexy): ***Syn:*** *Apoplexia spinalis, Hämatorrhachis, spinale Meningealapoplexie*; Rückenmarkeinblutung, die u.U. zu Querschnittslähmung führt

Rü|cken|mark|dar|re *f*: →*Tabes dorsalis*

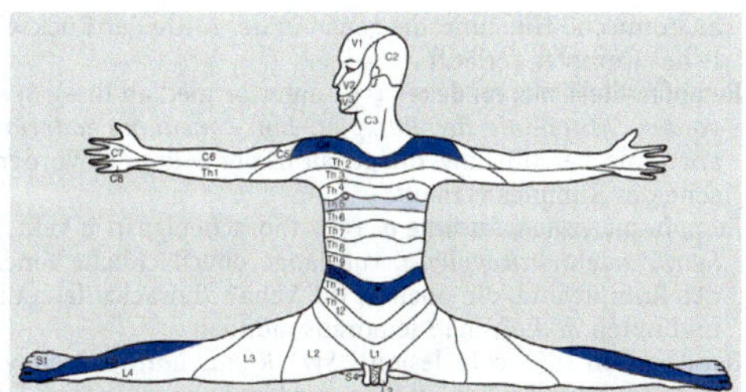

Abb. R81. Rückenmark. Dermatome der ventralen Oberfläche

Rü|cken|mark|durch|tren|nung *f* (Ⓔ myelotomy): Myelotomie*
Rü|cken|mark|ent|zün|dung *f*: *→Myelitis 2.*
Rü|cken|mark|er|wei|chung *f*: *→Myelomalazie*
Rü|cken|mark|haut|bruch *m* (Ⓔ spinal meningocele): ***Syn:*** *spinale Meningozele*; Meningozele* der Rückenmarkshaut durch einen Wirbelsäulendefekt
Rü|cken|mark|ner|ven *pl*: *→Nervi spinales*
Rü|cken|mark|prel|lung *f* (Ⓔ contusion of the spinal cord): ***Syn:*** *Rückenmarkquetschung, Contusio medullae spinalis, Contusio spinalis*; Zerstörung von Rückenmarkgewebe durch direkte oder indirekte Gewalteinwirkung; am Anfang besteht oft ein **spinaler Schock** mit Erlöschen aller Rückenmarksfunktionen; im Laufe der nächsten Tage bis Wochen bildet sich dann oft eine partielle oder vollständige Querschnittslähmung* heraus, deren Lokalisation die Schwere der neurologischen Symptome bedingt; z. T. kommt es aber nur zu dem Bild einer unvollständigen Restitution mit schlaffen oder spastischen Lähmungen, Sensibilitätsausfällen, Blasen- und Darmstörungen
Rü|cken|mark|quet|schung *f*: *→Rückenmarkprellung*
Rü|cken|marks|a|pla|sie *f* (Ⓔ amyelia): ***Syn:*** *Amyelie*; angeborenes Fehlen des Rückenmarks
Rü|cken|marks|ast *m*: *→Ramus spinalis*
Rü|cken|marks|bla|se *f* (Ⓔ reflex neurogenic bladder): ***Syn:*** *Blasenautomatie*; sich unwillkürlich entleerende Blase bei Störung der willkürlichen Entleerungsfunktion, z.B. bei Querschnittslähmung [**Querschnittsblase**]
Rü|cken|mark|schnitt *m* (Ⓔ myelotomy): Myelotomie*
Rü|cken|mark|schwind|sucht *f*: *→Tabes dorsalis*
Rü|cken|marks|er|schüt|te|rung *f* (Ⓔ spinal concussion): ***Syn:*** *Commotio medullae spinalis, Commotio spinalis*; vorübergehende komplette oder inkomplette Querschnittssymptomatik bei stumpfer Gewalteinwirkung auf das Rückenmark
Rü|cken|marks|fis|sur, vor|de|re *f* (Ⓔ anterior median fissure of spinal cord): ***Syn:*** *Fissura mediana anterior medullae spinalis*; Einschnitt an der Vorderseite des Rückenmarks, der die beiden Vorderstränge [Funiculus* anterior] trennt und fast bis zur grauen Rückenmarkssubstanz* reicht
Rü|cken|marks|fur|che, hin|te|re *f* (Ⓔ posterior median sulcus of spinal cord): ***Syn:*** *Sulcus medianus posterior medullae spinalis*; tiefe Furche in der Mitte der Rückseite des Rückenmarks [Medulla* spinalis] zwischen den beiden Hintersträngen der weißen Substanz
Rü|cken|marks|haut|ent|zün|dung *f*: *→Meningitis*
Rü|cken|marks|haut, har|te *f*: *→Dura mater spinalis*
Rü|cken|marks|seg|men|te *pl* (Ⓔ segments of spinal cord): ***Syn:*** *Segmenta medullae spinalis; s.u. Rückenmark*
Rü|cken|marks|sep|tum, hin|te|res *nt* (Ⓔ posterior median septum): ***Syn:*** *Septum medianum posterius*; dünnes Septum am Boden des Sulcus* medianus posterior des Rückenmarks
Rü|cken|marks|sub|stanz, graue *f*: *→Substantia grisea medullae spinalis*
Rü|cken|marks|sub|stanz, wei|ße *f*: *→Substantia alba medullae spinalis*
Rü|cken|marks|ve|nen *pl* (Ⓔ spinal veins): ***Syn:*** *Venae medullae spinalis*; Venen aus dem Rückenmark zum Plexus* venosus vertebralis internus anterior
Rü|cken|marks|ve|nen, hin|te|re *pl* (Ⓔ posterior spinal veins): ***Syn:*** *Venae spinales posteriores*; Venen auf der Rückseite des Rückenmarks, die zum Plexus* venosus vertebralis internus posterior ziehen
Rü|cken|marks|ve|nen, vor|de|re *pl* (Ⓔ anterior spinal veins): ***Syn:*** *Venae spinales anteriores*; Venen auf der Vorderseite des Rückenmarks, die zum Plexus* venosus vertebralis internus anterior ziehen
Rü|cken|mus|keln *pl*: *→Rückenmuskulatur*
Rü|cken|mus|ku|la|tur *f* (Ⓔ back muscles): ***Syn:*** *Rückenmuskeln, Musculi dorsi*; die Rückenmuskulatur besteht aus sog. autochthonen Muskeln, die sich primär am Rücken entwickelt haben [**Musculi dorsi proprii**], und sekundären Muskeln, die im Laufe der Entwicklung auf den Rücken gewandert sind; zur ersten Gruppe gehören Musculus* erector spinae, Musculi* spinotransversales, Musculi* transversospinales, Musculi* interspinales und Musculi* intertransversarii; zur zweiten Gruppe gehören u.a. Musculus* trapezius, Musculus* latissimus dorsi und Musculus* rhomboideus major und minor
Rü|cken|re|gi|o|nen *pl*: *→Regiones dorsi*
Rü|cken|sai|te *f* (Ⓔ notochord): ***Syn:*** *Notochorda, Chorda dorsalis*; axiales Stützorgan während der Embryonalentwicklung; induziert beim Menschen die Bildung des Neuralrohrs*; Nucleus* pulposus und Ligamentum* apicis dentis werden als Chordareste betrachtet
Rück|fall *m*: *→Rezidiv*
Rück|fall|fie|ber *nt* (Ⓔ relapsing fever): ***Syn:*** *Rekurrensfieber, Febris recurrens*; Fieber mit regelmäßigen Fieberanfällen und fieberfreien Intervallen
endemisches Rückfallfieber (Ⓔ endemic relapsing fever): ***Syn:*** *Zeckenrückfallfieber*; in Zentral- und Südafrika vorkommendes Rückfallfieber durch Borrelia* duttoniii; entspricht vom klinischen Bild dem epidemischen Rückfallfieber*
epidemisches Rückfallfieber: *→Läuserückfallfieber*
epidemisches europäisches Rückfallfieber: *→Läuserückfallfieber*
Rück|grat *f*: *→Wirbelsäule*
Rück|kopp|lung, in|hi|bi|to|ri|sche *f* (Ⓔ inhibitory feedback): *s.u. Interneuron*
Rück|kopp|lungs|hem|mung *f* (Ⓔ feedback inhibition): ***Syn:*** *Endprodukthemmung, Feedback-Hemmung*; Hemmung einer biochemischen Reaktion(skette) durch das Endprodukt
Rück|mu|ta|ti|on *f* (Ⓔ reversion): Mutation, bei der es zur Bildung der ursprünglichen Wildform kommt
Ruck|nys|tag|mus *m* (Ⓔ jerk nystagmus): *s.u. Nystagmus*
Ruck|sack|läh|mung *f* (Ⓔ rucksack paralysis): Lähmung des oberen Teils des Armplexus* durch eine chronische Druckbelastung
Rück|schlag|phä|no|men *nt*: *→Reboundphänomen 1.*
Rück|stoß|phä|no|men *nt*: *→Reboundphänomen 1.*
Rück|wärts|hem|mung *f* (Ⓔ retroactive inhibition): *s.u. Interneuron*
Ruc|ta|tio *f, pl* **-ti|o|nes** (Ⓔ ructus): ***Syn:*** *Ruktation, Ruktus, Ructus, Eruktation*; Aufstoßen, Rülpsen
Ruc|tus *m*: *→Ructatio*
Rud: Einar Rud; holländischer Arzt im 20. Jahrhundert
Rud-Syndrom *nt* (Ⓔ Rud's syndrome): X-chromosomal-rezessive oder autosomal-rezessive neuroektodermale Dysplasie, deren Eigenständigkeit noch umstritten ist; imponiert klinisch als Ichthyosis* vulgaris mit Acanthosis* nigricans, Zwergwuchs, Polyneuritis, Epilepsie*, Hypogonadismus* und leichter mentaler Retardierung
ru|di|men|tär *adj* (Ⓔ rudimentary): zurückgebildet, verkümmert
RUE *Abk.*: rechte untere Extremität
Ruffini: Angelo Ruffini; 1864–1929; italienischer Anatom (Bologna, Siena)
Ruffini-Körperchen *pl* (Ⓔ Ruffini's corpuscle): Dehnungsrezeptoren im Stratum reticulare der unbehaarten Haut und an Haaren; sind ca. 0,5–2 mm lang und von einer nach oben offenen perineuralen Kapsel umgeben
Ru|ga *f, pl* **-gae** (Ⓔ ruga): Runzel, Falte
Rugae palatinae (Ⓔ palatine folds): ***Syn:*** *Plicae palatinae transversae*; Querfalten der Schleimhaut des vorderen Gaumens [Palatum* durum]

R

Rugae vaginales (Ⓔ rugae of vagina): Querfalten der Scheidenschleimhaut
Rugl|ek|to|mie *f* (Ⓔ rugectomy): operative Entfernung einer Haut- oder Weichteilfalte; Teilaspekt der Rhytidektomie*
Ru|he|in|suf|fi|zi|enz *f* (Ⓔ heart failure at rest): *s.u. Herzinsuffizienz*
Ru|he|mem|bran|po|ten|ti|al *nt* (Ⓔ resting potential): ***Syn:*** *Ruhepotential, Ruhemembranpotenzial, Ruhepotenzial*; die im Ruhezustand bestehende Potentialdifferenz zwischen Innen- und Außenfläche einer Membran; liegt je nach Zelle bei -120 mV bis -40 mV; beruht auf dem Unterschied in der intra- und extrazellulären Konzentration für Natrium-, Kalium- und Chloridionen, wobei das K^+-Gleichgewicht die größte Bedeutung hat; damit ist die Aktivität der Na^+/K^+-ATPase in der Zellmembran von größter Bedeutung für die Stabilität des Membranpotentials; fällt sie aus, nähert sich das Ruhemembranpotential dem Nullwert, weil die intrazelluläre Na^+-Konzentration steigt und die K^+-Konzentration fällt
Ru|he|mem|bran|po|ten|zi|al *nt*: *→Ruhemembranpotential*
Ru|he|pha|se, post|mi|to|ti|sche *f* (Ⓔ postmitotic resting phase): *s.u. Zellzyklus*
Ru|he|pha|se, prä|mi|to|ti|sche *f* (Ⓔ premitotic resting phase): *s.u. Zellzyklus*
Ru|he|po|ten|ti|al *nt*: *→Ruhemembranpotential*
Ru|he|stoff|wech|sel *m* (Ⓔ basal metabolism): ***Syn:*** *Ruheumsatz*; Energieumsatz des Körpers in körperlicher und geistiger Ruhe; *s.a. Grundumsatz*
Ru|he|tre|mor *m* (Ⓔ rest tremor): Tremor* im Ruhezustand, der bei Aktivität verschwindet oder bessert wird; typisch für Parkinson*-Krankheit
Ru|he|um|satz *m*: *→Ruhestoffwechsel*
Ruhr *f* (Ⓔ dysentery): durch Bakterien **[bakterielle Ruhr]** oder Amöben **[Amöbenruhr]** verursachte Entzündung der Darmschleimhaut mit massiven Durchfällen
bakterielle Ruhr: *→Shigellenruhr*
Ruhr|a|mö|be *f*: *→Entamoeba histolytica*
Rühr|ei *nt*: *s.u. vitelliforme Makuladegeneration*
Ruhr|kraut *nt*: *→Strohblume*
Ruiter: Ruiter-Pompen-Weyers-Syndrom *nt* (Ⓔ Fabry's disease): ***Syn:*** *Fabry-Syndrom, Morbus Fabry, hereditäre Thesaurismose Ruiter-Pompen-Weyers, Thesaurismosis hereditaria lipoidica, Angiokeratoma universale, Angiokeratoma corporis diffusum*; X-chromosomal vererbte Sphingolipidose* [Mangel an α-Galaktosidase] mit multiplen Angiokeratomen und Befall innerer Organe [Nieren, Herz-Kreislaufsystem], der Augen [Katarakt] und des Zentralnervensystems [Schmerzzustände, epileptische Anfälle, psychotische Episoden]; der Befall der Niere führt meist zu terminaler Niereninsuffizienz; **Therapie:** Dauersubstitution der α-Galaktosidase; **Prognose:** selbst bei Enzymsubstitution meist tödlicher Verlauf zwischen dem 30. und 50. Lebensjahr
Ruk|ta|ti|on *f*: *→Ructatio*
Ruk|tus *m*: *→Ructatio*
Ruk|tus|spra|che *f* (Ⓔ alaryngeal speech): Ösophagusersatzstimme; *s.u. Laryngektomie*
RUL *Abk.*: Röntgenuntersuchung der Lungen
Rülps|spra|che *f* (Ⓔ alaryngeal speech): Ösophagusersatzstimme; *s.u. Laryngektomie*
Ru|mi|na|ti|on *f* (Ⓔ rumination): ***Syn:*** *Ruminieren*; wiederholtes Hochwürgen und Kauen der Nahrung; wird v.a. bei psychisch vernachlässigten Kindern beobachtet
Ru|mi|nie|ren *nt*: *→Rumination*
Ru|mor *m* (Ⓔ sound): Geräusch
Rumor venosus: *→Nonnensausen*
Rumpel: Theodor Rumpel; 1862–1923; deutscher Chirurg (Hamburg)
Rumpel-Leede-Test *m* (Ⓔ Rumpel-Leede test): Erzeugung einer Blutstauung im Oberarm durch eine Blutdruckmanschette; bei Störungen der Kapillarresistenz kommt es zu petechialen Hautblutungen **[Rumpel-Leede-Phänomen]**
Rumpf|a|ta|xie *f* (Ⓔ truncal ataxia): *s.u. zerebelläre Ataxie*
Rumpf|haut|ba|sa|li|om *nt*: *→oberflächliches Basaliom*
Rumpf|mit|tel|li|nie, hin|te|re *f* (Ⓔ posterior median line): ***Syn:*** *hintere Mittellinie des Rumpfes, Linea mediana posterior*; anatomische Hilfslinie, die genau in der Mitte der Rückseite des Rumpfes verläuft
Rumpf|mit|tel|li|nie, vor|de|re *f* (Ⓔ anterior median line): ***Syn:*** *vordere Mittellinie des Rumpfes, Linea mediana anterior*; anatomische Hilfslinie, die genau in der Mitte der Vorderseite des Rumpfes verläuft
Rumpfwand|ve|nen, seitliche *pl* (Ⓔ thoracoepigastric veins): ***Syn:*** *Venae thoracoepigastricae*; lange, oberflächliche Venen der Rumpfwand, die oben in die Vena* thoracica lateralis und unten in die Vena* femoralis münden
Rund|herd *m* (Ⓔ coin lesion): ***Syn:*** *Rundschatten, Lungenrundherd*; runder Verdichtungsherd im Lungenröntgenbild, z.B. bei Tuberkulose, Karzinom, Metastase, Zyste oder Pneumonie **[Rundinfiltrat]**
Rund|in|fil|trat *nt* (Ⓔ coin lesion): *s.u. Rundherd*
rund|köp|fig *adj* (Ⓔ brachycephalic): ***Syn:*** *kurzköpfig, breitköpfig, brachykephal, brachyzephal*; Rundköpfigkeit/Brachyzephalie betreffend, von ihr betroffen oder gekennzeichnet
Rund|köp|fig|keit *f* (Ⓔ brachycephaly): ***Syn:*** *Breitköpfigkeit, Kurzköpfigkeit, Brachyzephalie, Brachykephalie*; runde Kopfform mit Abflachung des Hinterkopfs, z.B. bei Down-Syndrom
Rund|rü|cken *m* (Ⓔ round back): verstärkte Kyphosierung der Brustwirbelsäule, z.B. bei Fehlhaltung, Morbus* Scheuermann
Rund|schat|ten *m*: *→Rundherd*
Rund|stiel|lap|pen *m* (Ⓔ rope flap): ***Syn:*** *Rolllappen*; beidseitig gestielter Hautlappen, der durch Vernähen der Ränder geschlossen wurde
Rund|wür|mer *pl* (Ⓔ **1.–2.** roundworms): **1.** ***Syn:*** *Schlauchwürmer, Nemathelminthes, Aschelminthes*; zu den Fadenwürmern zählende Parasiten; werden in Rundwürmer* [Nematoden] und Plattwürmer* [Plathelminten] unterteilt, die wiederum in Saugwürmer* [Trematoden] und Bandwürmer* [Cestoden] untergliedert werden **2.** ***Syn:*** *Nematoda, Nematodes, Nematoden, Fadenwürmer*; fadenförmige, runde Würmer, die sich i.d.R. durch Eier vermehren, z.T. auch lebendgebärend; im Gegensatz zu den Bandwürmern* besitzen sie einen vollständigen Verdauungstrakt mit subterminalem Anus; ein Atmungs- und Kreislaufsystem fehlt aber; wichtige Gattungen sind Ankylostoma*, Ascaris*, Dracunculus*, Trichinella*, Onchocerca*
Rund|zel|len|sar|kom *nt* (Ⓔ round cell sarcoma): ***Syn:*** *rundzelliges Sarkom*; extrem bösartiges Sarkom aus kleinen, runden Zellen, z.B. Ewing*-Knochensarkom
Rund|zel|le|ry|thro|ma|to|se *f*: *→retikuläre erythematöse Muzinose*
Runge: Hans Runge; 1892–1964; deutscher Gynäkologe (Heidelberg)
Runge-Syndrom *nt*: *→Dysmaturitätssyndrom*
Runge-Zeichen *pl* (Ⓔ Runge's signs): Bezeichnung für die objektiven Zeichen bei Übertragung [reduziertes Fettpolster, Fehlen der Käseschmiere, Grünfärbung der Haut]
Runyon: Ernest H. Runyon; amerikanischer Mikrobiologe im 20. Jahrhundert
Runyon-Gruppen *pl* (Ⓔ Runyon groups): *s.u. atypische Mykobakterien*
RUO *Abk.*: rechtes Ureterostium
Ru-1,5-P_2 *Abk.*: Ribulose-1,5-diphosphat
Ru-5-P *Abk.*: *→Ribulose-5-phosphat*
Ru|pia *f* (Ⓔ rupia): ***Syn:*** *Rhypia*; dicke, borkenartige Hauteffloreszenz
Rupia syphilitica (Ⓔ rupia): *s.u. Essay Syphilis S. 2077*
Rup|tur *f* (Ⓔ rupture): Bruch, Riss; Brechen, Zerplatzen, Zerreißen
RUQ *Abk.*: rechter unterer Quadrant
Rus|ci a|cu|le|a|ti rhi|zo|ma *nt* (Ⓔ butcher's-broom rhizome): Wurzelstock von Mäusedorn*
Rus|cus a|cu|le|a|tus *m*: *→Mäusedorn*
Russell: **1.** William Russell; 1852–1940; englischer Kinderarzt (London) **2.** Alexander Russell; englischer Kinderarzt (London) im 20. Jahrhundert
Russell-Körperchen *pl* (Ⓔ Russell's bodies): gut anfärbbare Immunglobulineinschlüsse in Plasmazellen*

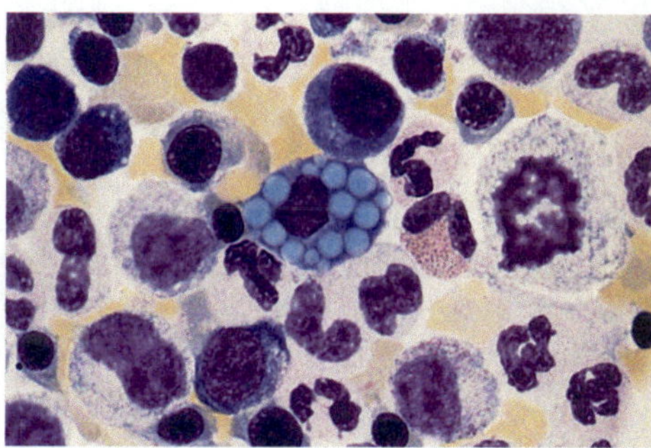

Abb. R82. Plasmazelle mit Russell-Körperchen

Russell-Syndrom *nt*: →*Silver-Russell-Syndrom*
Ruß|flo|cken *pl*: *s.u. Netzhautablösung*
Ruß|zel|le *f* (Ⓔ dust cell): ***Syn:*** *Alveolarmakrophag, Alveolarphagozyt, Staubzelle, Körnchenzelle*; in den Septen der Lungenalveolen sitzende Monozyten, die Kohle- und Staubpartikel aufnehmen und Zellen phagozytieren
Ru|tae fo|li|um *nt* (Ⓔ rue leaf): getrocknete Laubblätter der Raute*
Ru|tae her|ba *f* (Ⓔ rue): getrocknete oberirdische Pflanzenteile der Raute*
Ru|ta gra|ve|o|lens *f*: →*Raute*
Ru|ti|lis|mus *m* (Ⓔ erythrism): Rothaarigkeit
Ru|tin *nt* (Ⓔ rutin): ***Syn:*** *Rutosid*; in zahlreichen Pflanzen [Buchweizen, Tomate, Stiefmütterchen] vorkommendes Flavonoid; soll eine venentonisierende Wirkung besitzen
Ru|to|sid *nt*: →*Rutin*
RV *Abk.*: **1.** Rattenvirus **2.** →*rechter Ventrikel* **3.** rechtsventrikulär **4.** →*Regurgitationsvolumen* **5.** →*Reservevolumen* **6.** →*Residualvolumen* **7.** →*Restvolumen* **8.** Rötelnvakzine
RVA *Abk.*: Reichsversicherungsanstalt
RVAE *Abk.*: rechtsventrikuläres Apex-Elektrokardiogramm
RVD *Abk.*: **1.** rechtsventrikuläre Dysplasie **2.** rechtsventrikulärer Durchmesser **3.** Ruhevenendruck
R.v.d. *Abk.*: Ramus ventricularis dexter
RVEDD *Abk.*: rechtsventrikulärer enddiastolischer Durchmesser
RVEDL *Abk.*: rechtsventrikuläre enddiastolische Faserlänge
RVEDV *Abk.*: rechtsventrikuläres enddiastolisches Volumen
RVEF *Abk.*: rechtsventrikuläre Ejektionsfraktion
RVERP *Abk.*: rechtsventrikuläre effektive Refraktärphase
RVESL *Abk.*: rechtsventrikuläre endsystolische Faserlänge
RVESV *Abk.*: rechtsventrikuläres endsystolisches Volumen
RVF *Abk.*: →*Rift-Valley-Fieber*
RVG *Abk.*: **1.** →*Radionuklidventrikulographie* **2.** Reichsversorgungsgesetz **3.** →*Renovasographie*
RVH *Abk.*: **1.** →*rechtsventrikuläre Hypertrophie* **2.** renovaskuläre Hypertonie
RVI *Abk.*: rechtsventrikulärer Infarkt
RVMAP *Abk.*: rechtsventrikuläres monophasisches Aktionspotential
RVMI *Abk.*: rechtsventrikulärer Myokardinfarkt
RVO *Abk.*: Reichsversicherungsordnung
RVPEP *Abk.*: rechtsventrikuläre Präejektionsphase
RVRA *Abk.*: renale venose Reninaktivität
RVSV *Abk.*: **1.** rechtsventrikuläres Schlagvolumen **2.** rechtsventrikuläres systolisches Volumen
RVV *Abk.*: rechtsventrikuläres Volumen
RVVW *Abk.*: rechtsventrikuläre Vorderwand
RWA *Abk.*: respiratorischer Wärmeaustausch
RWS *Abk.*: →*Romano-Ward-Syndrom*
RXR *Abk.*: Retinoat-X-Rezeptor
RZ *Abk.*: **1.** Reaktionszeit **2.** Rechenzentrum **3.** Reduktionszeit **4.** Reifungszahl **5.** Reinheitszahl **6.** →*Rekalzifizierungszeit* **7.** →*Renshaw-Zellen* **8.** →*Reptilasezeit* **9.** Restzahl **10.** Rezirkulationszeit **11.** Rundzelle
R-Zacke *f* (Ⓔ R wave): positive Zacke im QRS-Komplex*; *s.a. Essay Elektrokardiogramm S. 571*
RZT *Abk.*: →*Riesenzelltumor*
RZV *Abk.*: rotes Zellvolumen

S

S *Abk.*: **1.** Entropie **2.** Sakralsegment **3.** Sättigungsgrad **4.** Schwärzung **5.** →*Schwefel* **6.** →*Sehschärfe* **7.** →*Septum* **8.** →*Serum* **9.** →*Siemens* **10.** →*Sinus* **11.** Skala **12.** Standardabweichung **13.** →*Substrat* **14.** →*Sulfur* **15.** Summe **16.** →*Sutura* **17.** →*Svedberg-Einheit* **18.** →*Syndrom* **19.** →*Synthese* **20.** →*Systole*

s *Abk.*: **1.** Halbwertsschichtdicke **2.** Sedimentationskoeffizient **3.** Sedimentationskonstante **4.** Sekunde **5.** Selektionskoeffizient

σ *Abk.*: **1.** Flächenladungsdichte **2.** sigma

s. *Abk.*: sive

S_n *Abk.*: sakrales spinales Segment

SA *Abk.*: **1.** →*Salicylamid* **2.** →*Sarkom* **3.** Schlagarbeit **4.** Serumalbumin **5.** →*sinuatrial* **6.** →*sinuaurikulär* **7.** →*Sinusarrhythmie* **8.** spezifische Aktivität **9.** Sulfanilamid

Sa *Abk.*: →*Sarcoma*

Sa. *Abk.*: →*Sarkom*

SAA *Abk.*: **1.** schwere aplastische Anämie **2.** sinuatriale Arrhythmien

SAAT *Abk.*: Serum-Aspartataminotransferase

SAB *Abk.*: →*Subarachnoidalblutung*

Salbal fruc|tus *m* (Ⓔ sabal palm berry): ***Syn:*** *Sägepalmenfrüchte*; *s.u. Sabal serrulata*

Salbal ser|rul|lalta *f* (Ⓔ saw palmetto): ***Syn:*** *Zwergsägepalme, Serenoa repens*; Pflanze aus der Familie der Palmengewächse [Arecaceae]; verwendet werden die **Sägepalmenfrüchte** [Sabal fructus]; **Anw.:** Miktionsbeschwerden bei benigner Prostatahyperplasie*

Sälbel|schei|den|ti|bia *f* (Ⓔ saber shin): Verbiegung des Schienbeins mit Konvexität nach vorne, z.B. bei Rachitis* oder Syphilis*

Sälbel|schei|den|tra|chea *f* (Ⓔ scabbard trachea): durch Druck von außen [Struma*] plattgedrückte Luftröhre

Sabin: Albert Bruce Sabin; 1906–1993; amerikanischer Virologe (New York)

Sabin-Feldman-Test *m* (Ⓔ Sabin-Feldman dye test): Serofarbtest zum Nachweis von Toxoplasma* gondii

Sabin-Impfung *f* (Ⓔ Sabin's vaccination): Polioschluckimpfung mit Sabin-Vakzine; *s.a. Polioimpfung*

Sabin-Vakzine *f* (Ⓔ Sabin vaccine): ***Syn:*** *orale Poliovakzine, Sabin-Impfstoff*; *s.u. Polioimpfung*

SA-Block *m* (Ⓔ S-A block): ***Syn:*** *sinuaurikulärer Block, sinuatrialer Block*; Unterbrechung der Erregungsleitung vom Sinusknoten* zum Vorhof; *s.u. kardialer Block*

Sabouraud: Raymond Jacques Sabouraud; 1864–1938; französischer Hautarzt (Paris)

Sabouraud-Glucose-Pepton-Agar *m/nt* (Ⓔ Sabouraud dextrose and brain heart infusion agar): ***Syn:*** *Sabouraud-Agar, Sabouraud-Glucose-Agar*; als Pilznährboden verwendetes Kulturmedium*

Sacchar-, sacchar- *präf.*: →*Saccharo-*

Sac|cha|ra|se *f* (Ⓔ saccharase): von der Dünndarmschleimhaut gebildetes Enzym, das Saccharose* in Glucose* und Fructose* spaltet

Saccharase-Isomaltase-Mangel *m*: →*Saccharoseintoleranz*

Sac|cha|ri|de *pl* (Ⓔ saccharides): ***Syn:*** *Kohlenhydrate, Zucker*; aus Wasserstoff, Kohlenstoff und Sauerstoff zusammengesetzte, organische Verbindungen mit der allgemeinen Summenformel $C_n(H_2O)_n$; je nach der Molekülgröße unterscheidet man **Monosaccharide, Disaccharide, Oligosaccharide** und **Polysaccharide**; Oligo- und Polysaccharide dienen als Struktur- und Speicherstoffe, während Monosaccharide [v.a. Hexosen* und Pentosen*] den größten Teil des Energiebedarfs des Körpers decken; *s.a. Ernährung, Glucose*

Sac|cha|rin *nt* (Ⓔ saccharin): ***Syn:*** *o-Benzoesäuresulfimid, Glusidum, o-Sulfobenzoesäureimid*; als Süßstoff verwendetes schwefelhaltiges Toluolderivat, das 550-mal süßer schmeckt als Rohrzucker; wird vom Körper unverändert ausgeschieden

Saccharo-, saccharo- *präf.*: Wortelement mit der Bedeutung „Zucker/Saccharum"

Sac|cha|ro|gen|a|myl|a|se *f* (Ⓔ saccharogen amylase): ***Syn:*** *Betaamylase, β-Amylase, Glykogenase, Exoamylase*; in Pflanzen und Mikroorganismen vorkommende Amylase*, die schrittweise Maltose abspaltet

sac|cha|ro|ly|tisch *adj* (Ⓔ saccharolytic): zuckerspaltend

Sac|cha|ro|my|ces *m* (Ⓔ Saccharomyces): Gattung einzelliger Pilze, zu der u.a. **Saccharomyces cerevisiae** [Backhefe, Bierhefe] und andere Hefen gehören

Sac|cha|ro|pin *nt* (Ⓔ saccharopine): Zwischenprodukt beim Lysinabbau

Sac|cha|ros|ä|mie *f* (Ⓔ sucrosemia): Vorkommen von Rohrzucker [Saccharose*] im Blut

Sac|cha|ro|se *f* (Ⓔ sucrose): ***Syn:*** *Rübenzucker, Rohrzucker, Kochzucker, Saccharum album*; aus Glucose* und Fructose* bestehendes Disaccharid*; kommt v.a. in Zuckerrohr, Zuckerrüben und Früchten vor; häufigstes Saccharid* der Nahrung

Saccharose-α-glucosidase *f* (Ⓔ sucrose α-glucosidase): ***Syn:*** *Sucrase*; Hydrolase* der Darmschleimhaut, die Saccharose* und Maltose* spaltet; Mangel oder Inaktivität führt zu Saccharoseintoleranz*

Sac|cha|ro|se|in|to|le|ranz *f* (Ⓔ sucrase-isomaltase deficiency): ***Syn:*** *Saccharose-Isomaltose-Intoleranz, Saccharase-Isomaltase-Mangel*; autosomal-rezessive Enzymopathie, bei der es zu Malabsorption von Disacchariden und osmotischen Durchfällen kommt

Saccharose-Isomaltose-Intoleranz *m*: →*Saccharoseintoleranz*

Sac|cha|ros|u|rie *f* (Ⓔ saccharosuria): ***Syn:*** *Sucrosuria*; (vermehrte) Ausscheidung von Saccharose [Rübenzucker] im Harn

Sac|cha|rum *nt* (Ⓔ saccharum): Zucker

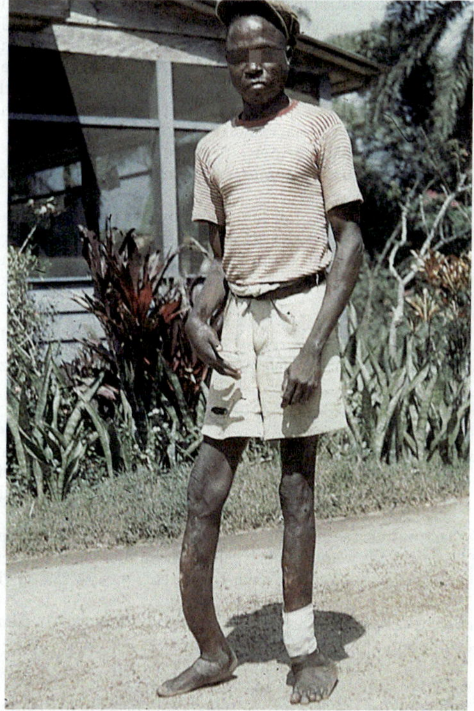

Abb. S1. Säbelscheidentibia

Saccharum album: →*Saccharose*
Saccharum lactis: →*Milchzucker*
Sac|co|to|mie *f* (Ⓔ sacculotomy): operative Eröffnung und Drainage des Saccus* endolymphaticus
Sac|cu|la|tio *f, pl* **-ti|o|nes** (Ⓔ sacculation): Aussackung, Cacculation
Sacculationes coli (Ⓔ sacculations of colon): ***Syn:*** *Dickdarmhaustren, Kolonhaustren, Haustra coli*; halbkugelige Ausbuchtungen der Dickdarmwand; *s.a. Kolon*
sac|cu|lo|koch|le|ar *adj* (Ⓔ sacculocochlear): Sacculus und Cochlea betreffend
Sac|cu|lus *m, pl* **-li** (Ⓔ saccule): kleine Aussackung, Säckchen
Sacculi alveolares (Ⓔ alveolar saccules): ***Syn:*** *Alveolarsäckchen, Alveolensäckchen*; blinde Enden der Alveolargänge [Ductus alveolares], von denen die Lungenbläschen [Alveoli* pulmonis] ausgehen
Sacculus laryngis (Ⓔ laryngeal sacculus): ***Syn:*** *Kehlkopfblindsack, Appendix ventriculi laryngis*; kleiner, nach oben gerichteter Blindsack des Morgagni*-Ventrikels
Sacculi mitochondriales (Ⓔ mitochondrial saccules): *s.u. Mitochondrie*
Sacculus vestibuli (Ⓔ saccule of the vestibule): ***Syn:*** *Sakkulus*; mit Endolymphe* gefülltes, rundes Bläschen im Innenohrvorhof [Vestibulum* labyrinthi], das über den Ductus* utriculosaccularis mit dem Utriculus* vestibularis und über den Ductus* reuniens mit dem Ductus* cochlearis in Verbindung steht; sein Sinnesfeld [Macula* sacculi] bildet zusammen mit dem Sinnesfeld des Utriculus und den Bogengängen das Gleichgewichtsorgan*
Sac|cu|lus|typ *m* (Ⓔ sacculus type): Mitochondrien von Sacculustyp; *s.u. Mitochondrie*
Sac|cus *m, pl* **-ci** (Ⓔ sac): Sack, Aussackung, Beutel
Saccus conjunctivalis (Ⓔ conjunctival sac): ***Syn:*** *Bindehautsack*; der Spaltraum zwischen der Bindhaut des Augapfels [Tunica conjunctiva bulbi] und der Bindehaut der Augenlider [Tunica conjunctiva palpebrarum] im Bereich der oberen und unteren Umschlagsfalte [Fornix conjunctivae inferior/superior]
Saccus endolymphaticus (Ⓔ endolymphatic sac): Blindsack des Ductus* endolymphaticus unter der Dura* mater
Saccus lacrimalis (Ⓔ lacrimal sac): ***Syn:*** *Tränensack*; kleines Säckchen in der Fossa* sacci lacrimalis, in die die Tränenkanälchen [Canaliculus* lacrimalis] von Ober- und Unterlid münden; die dünne Wand ist mit dem Periost der Orbita [Periorbita] und der Maxilla* verwachsen, wodurch sein Lumen ständig offen ist; mündet in den Tränennasengang [Ductus* nasolacrimalis]
Saccus profundus perinei: →*Spatium profundum perinei*
Sachse: Sachse-Urethrotomie *f* (Ⓔ Sachse urethrotomy): *s.u. Urethrotomie*
Sack|lun|ge *f* (Ⓔ saccular lung): angeborene oder erworbene Hohlraumbildung in der Lunge; *s.a. Wabenlunge, Zystenlunge*
Sack|nie|re *f* (Ⓔ sacciform kidney): Bezeichnung für eine Niere mit ausgedehntem Hohlsystem, v.a. die Wassersackniere*

S

Sacr-, sacr- *präf.*: →*Sacro-*
Sac|ra|lia *pl*: →*Sakralmark*
Sacro-, sacro- *präf.*: Wortelement mit der Bedeutung „Kreuzbein/Sacrum"
Sa|cro|co|xi|tis *f, pl* **-ti|den:** →*Sakrokoxitis*
Sa|crum *nt*: →*Kreuzbein*
Sac|to|sal|pinx *f* (Ⓔ sactosalpinx): ***Syn:*** *Saktosalpinx*; sackartige Auftreibung des Eileiters, die mit seröser Flüssigkeit [Hydrosalpinx], Blut [Hämatosalpinx] oder Eiter [Pyosalpinx] gefüllt sein kann
Sactosalpinx serosa (Ⓔ salpingian dropsy): ***Syn:*** *Hydrops tubae, Hydrosalpinx*; Flüssigkeitsansammlung im Eileiter, z.B durch Adhäsionen nach Eileiterentzündung [Salpingitis*]
SAD *Abk.*: **1.** saisonal abhängige Depression **2.** Seitenarteriendruck
SADA *Abk.*: Serum-Adenosindesaminase
SADC *Abk.*: Sukzinylaminododezylcellulose
Sa|dis|mus *m* (Ⓔ sadism): Sexualverhalten, bei dem die physische und psychische Demütigung des Partners im Mittelpunkt steht
sa|dis|tisch *adj* (Ⓔ sadistic): Sadismus betreffend, durch Sadismus oder sadistische Handlungen gekennzeichnet
Sa|do|ma|so|chis|mus *m* (Ⓔ sadomasochism): Kombination von Sadismus* und Masochismus*
sa|do|ma|so|chis|tisch *adj* (Ⓔ sadomasochistic): Sadomasochismus betreffend
SAE *Abk.*: →*subkortikale arteriosklerotische Enzephalopathie*
Saegesser: Max Saegesser; schweizer Chirurg (Bern) im 20. Jahrhundert
Saegesser-Zeichen *nt* (Ⓔ Saegesser's sign): Schmerzen bei Druck auf den **Milzpunkt** [zwischen linkem Musculus* sternocleidomastoideus und Musculus* scalenus anterior] bei Milzruptur*
Saethre: Haakon Saethre; norwegischer Psychiater (Oslo) im 20. Jahrhundert
Saethre-Chotzen-Syndrom *nt* (Ⓔ Saethre-Chotzen syndrome): ***Syn:*** *Chotzen-Syndrom, Chotzen-Saethre-Syndrom, Akrozephalosyndaktylie III*; autosomal-dominante Form der Akrozephalosyndaktylie* mit Fehlbildungen von Schädel, Gesicht und Fingern
SAF *Abk.*: Scrapie-assoziierte Fibrillen
Safar: Peter Safar; 1924–2003; amerikanischer Anästhesist (Pittsburgh)
Safar-Tubus *m* (Ⓔ Safar tube): ***Syn:*** *Doppelmundtubus*; S-förmiger Pharyngealtubus für die Mund-zu-Mund-Beatmung
safer sex *m*: *s.u. Essay AIDS S. 31*
Sa|fran *m* (Ⓔ saffron): ***Syn:*** *Krokus, Crocus sativus*; Pflanze aus der Familie der Schwertliliengewächse [Iridaceae]; verwendet werden die Narbenschenkel [**Croci stigma**], die ätherisches Öl, Bitterstoffe und gelbe Farbstoffe [Crocetin, Crocin] enthalten; **Anw.**: traditionell bei Krämpfen, Asthma* bronchiale, als Stomachikum* und Gewürz; in der Homöopathie bei Menstruationsbeschwerden und Hysterie
Saf|ran|le|ber *f* (Ⓔ saffron liver): ***Syn:*** *Hepar crocatum*; Gelbfärbung und Verfettung der Leber bei Ikterus*
S-Ag *Abk.*: lösliches Antigen
Sä|ge|blatt|struk|tur *f*: *s.u. Endometrium*
Sä|ge|pal|men|früch|te *pl* (Ⓔ sabal): ***Syn:*** *Sabal fructus*; *s.u. Sabal serrulata*
sa|git|tal *adj* (Ⓔ sagittal): in Pfeilrichtung; die Sagittalebene betreffend
Sa|git|ta|le|be|ne *f* (Ⓔ sagittal plane): ***Syn:*** *Planum sagittale*; in der Sagittalachse [d.h. von vorne nach hinten] verlaufende Körperebene
Sa|git|tal|naht|syn|os|to|se *f* (Ⓔ synostosis of the sagittal suture): *s.u. Kraniostenose*
Sa|git|tal|typ *m* (Ⓔ sagittal heart): *s.u. Essay Elektrokardiogramm S. 571*
SAH *Abk.*: S-Adenosyl-L-homocystein
SAHC *Abk.*: Sukzinylaminohexylcellulose
SAI *Abk.*: **1.** spirographischer Anstrengungsindex **2.** Sulfanilaminoimidazol
SAIB *Abk.*: Sukroseacetatisobutyrat
SAICAR *Abk.*: Sukzino-5-amino-4-imidazolcarboxamidribotid
Saint: Charles Frederick Morris Saint; südafrikanischer Radiologe (Kapstadt) im 20. Jahrhundert
Saint-Trias *f* (Ⓔ Saint's triad): Kombination von gleitender Hiatushernie*, Cholelithiasis* und Dickdarmdivertikulose*; der ätiologische Zusammenhang ist noch unklar
SAK *Abk.*: Sarkolemm-Antikörper
Sak|ka|de *f* (Ⓔ saccade): ruckartige Augenbewegung
sak|ka|diert *adj*: →*sakkadisch*
sak|ka|disch *adj* (Ⓔ saccadic): ***Syn:*** *sakkadiert*; ruckartig, stoßartig, ruckartig unterbrochen
Sak|ku|lus *m* (Ⓔ saccule of the vestibule): ***Syn:*** *Sacculus vestibuli*; mit Endolymphe* gefülltes, rundes Bläschen im Innenohrvorhof [Vestibulum* labyrinthi], das über den Ductus* utriculosaccularis mit dem Utriculus* vestibularis und über den Ductus* reuniens mit dem Ductus* cochlearis in Verbindung steht; sein Sinnesfeld [Macula* sacculi] bildet zusammen mit dem Sinnesfeld des Utriculus und den Bogengängen das Gleichgewichtsorgan*
SA-Knoten *m*: →*Sinusknoten*

Sakr-, sakr- *präf.*: →*Sakro-*

sa|kral *adj* (Ⓔ sacral): Kreuzbein/Sakrum oder die Kreuzbeinregion betreffend

Sak|ral|ab|schnitt des Rückenmarks *m*: →*Sakralmark*

Sa|kral|an|äs|the|sie *f* (Ⓔ sacral block): ***Syn:*** *Kaudalanästhesie, Hiatusanästhesie*; spezielle Form der Periduralanästhesie* mit Injektion des Lokalanästhetikums durch den Hiatus* sacralis in den Sakralkanal

Sa|kral|der|mo|id *nt* (Ⓔ sacral dermoid): ***Syn:*** *Steißbeinfistel, Steißbeinzyste, pilonidaler Abszess, Sinus pilonidalis, Pilonidalfistel, Kokzygealfistel, Haarnestfistel, Haarnestgrübchen, Pilonidalzyste, Fistula coccygealis, Fistula pilonidalis*; epithelausgekleideter Fistelgang in der medianen Steißbeingegend/Analfalte; durch einen persistierenden embryonalen Neuroporus oder [häufiger] durch Eindringen von Haaren und Oberflächenepithel in die Haut bedingt; betrifft meist jüngere, stark behaarte Männer, die vorwiegend sitzende Tätigkeiten ausüben [Taxi-, LKW-Fahrer]; **differentialdiagnostisch** kommen v.a. Analfistel* und ein periproktitischer Abszess* infrage; die **Therapie** besteht in Ausschneidung und Sekundärheilung*

Sa|kral|fle|xur des Rektums *f* (Ⓔ sacral flexure of rectum): ***Syn:*** *Flexura sacralis recti*; nach vorne gerichtete Krümmung der Ampulla* recti oberhalb des Diaphragma* pelvis

Sa|kral|gan|gli|en des Grenzstranges *pl* (Ⓔ sacral ganglia): *s.u. Grenzstrang*

Sa|kral|ge|flecht *nt*: →*Plexus sacralis*

Sa|kral|gie *f*: →*Sakrodynie*

Sa|kra|li|sa|ti|on *f* (Ⓔ sacralization): Verschmelzung des fünften Lendenwirbels mit dem Kreuzbein

Sa|kral|ka|nal *m* (Ⓔ sacral canal): ***Syn:*** *Kreuzbeinkanal, Canalis sacralis*; Kreuzbeinabschnitt des Wirbelkanals, dessen untere Öffnung als Hiatus* sacralis bezeichnet wird; die sakralen Spinalnerven verlassen den Sakralkanal durch Foramina* intervertebralia

Sa|kral|ky|pho|se *f* (Ⓔ sacral kyphosis): *s.u. Wirbelsäule*

Sak|ral|mark *nt* (Ⓔ sacral cord): ***Syn:*** *Kreuzbeinsegmente, Sakralsegmente, Sacralia, Segmenta sacralia, Pars sacralis medullae spinalis*; Sakralabschnitt des Rückenmarks; die von den fünf Segmenten [S_{1-5}] ausgehenden Spinalnerven werden als **Sakralnerven** [Nervi sacrales] bezeichnet; ihre vorderen Äste [**Rami anteriores**] beteiligen sich am Plexus* lumbosacralis; die Rückenäste [**Rami posteriores**] teilen sich jeweils in einen medialen und lateralen Ast [**Ramus medialis** und **lateralis**] und einen Hautast [**Ramus cutaneus posterior**] auf; die **Rami laterales I-III** bilden die Nervi* clunium medii

Sa|kral|ner|ven *pl*: *s.u. Sakralmark*

Sak|ral|ple|xus *m*: →*Plexus sacralis*

Sa|kral|re|gi|on *f* (Ⓔ sacral region): ***Syn:*** *Kreuzbeinregion, Kreuzbeingegend, Regio sacralis*; Rückenregion über dem Kreuzbein [Os* sacrum]

Sa|kral|seg|men|te *pl*: →*Sakralmark*

Sa|kral|wir|bel *pl* (Ⓔ sacral vertebrae): Vertebrae sacrales; *s.u. Os sacrum*

Sa|krek|to|mie *f* (Ⓔ sacrectomy): ***Syn:*** *Kreuzbeinentfernung, Kreuzbeinresektion*; operative Entfernung/Resektion des Kreuzbeins [Sakrum]

Sakro-, sakro- *präf.*: Wortelement mit der Bedeutung „Kreuzbein/Sakrum"

Sa|kro|dy|nie *f* (Ⓔ sacrodynia): ***Syn:*** *Sakralgie, Kreuzbeinschmerz*; Schmerzen im Kreuzbein oder in der Kreuzbeingegend

sa|kro|i|li|a|kal *adj* (Ⓔ sacroiliac): ***Syn:*** *iliosakral*; Kreuzbein und Darmbein/Ilium betreffend oder verbindend

Sa|kro|i|li|a|kal|ge|lenk *nt* (Ⓔ sacroiliac joint): ***Syn:*** *Kreuzbein-Darmbein-Gelenk, Iliosakralgelenk, Articulatio sacroiliaca*; Gelenk zwischen Kreuzbein und Darmbein; Amphiarthrose* mit nur geringer Beweglichkeit; das Gelenk wird durch kräftige Bänder verstärkt [**Ligamentum sacroiliacum anterius, interosseum und posterius, Ligamentum sacrotuberale, Ligamentum sacrospinale, Ligamentum iliolumbale**], die eine Abscherung bei Drehbewegungen des Beckens oder durch das Gewicht des Körpers verhindern

sa|kro|kok|zy|ge|al *adj* (Ⓔ sacrococcygeal): Kreuzbein und Steißbein/Os coccygis betreffend oder verbindend

Sa|kro|kok|zy|ge|al|ge|lenk *nt* (Ⓔ sacrococcygeal joint): ***Syn:*** *Kreuzbein-Steißbein-Gelenk, Articulatio sacrococcygea*; Gelenk zwischen Kreuzbein und Steißbein; wird durch straffe Bänder dorsal [Ligamentum sacrococcygeum posterius superficiale und profundum], ventral [Ligamentum sacrococcygeum anterius] und lateral [Ligamentum sacrococcygeum laterale] verstärkt

Sa|kro|ko|xal|gie *f* (Ⓔ sacrocoxalgia): Schmerzen im Iliosakralgelenk; meist durch Entzünden [Tuberkulose] bedingt

Sa|kro|ko|xi|tis *f, pl* **-tiden** (Ⓔ sacrocoxitis): ***Syn:*** *Sakrocoxitis*; Entzündung des Iliosakralgelenks; kommt v.a. bei Morbus* Bechterew vor

sa|kro|ko|xi|tisch *adj* (Ⓔ sacrocoxitic): Sakrokoxitis betreffend, von ihr betroffen oder gekennzeichnet

sa|kro|lum|bal *adj* (Ⓔ sacrolumbar): ***Syn:*** *lumbosakral*; Kreuzbein/Os sacrum und Lendenregion oder Lendenwirbel betreffend

sa|kro|pe|ri|ne|al *adj* (Ⓔ sacroperineal): ***Syn:*** *perineosakral*; Kreuzbein und Damm/Perineum betreffend oder verbindend

sa|kro|spi|nal *adj* (Ⓔ sacrospinal): ***Syn:*** *spinosakral*; Kreuzbein und Wirbelsäule/Columna vertebralis betreffend oder verbindend

Sak|ro|spi|na|lis *m*: veraltet für →*Musculus erector spinae*

Sa|kro|to|mie *f* (Ⓔ sacrotomy): ***Syn:*** *Kreuzbeinspaltung*; Spaltung/Durchtrennung des Kreuzbeins [Sakrum]

sa|kro|tu|be|ral *adj* (Ⓔ sacrotuberal): ***Syn:*** *tuberosakral*; Kreuzbein und Tuber ischiadicum betreffend

sa|kro|u|te|rin *adj* (Ⓔ sacrouterine): ***Syn:*** *uterosakral*; Kreuzbein und Gebärmutter/Uterus betreffend

sa|kro|ver|te|bral *adj* (Ⓔ sacrovertebral): ***Syn:*** *vertebrosakral*; Kreuzbein und Wirbel/Vertebra betreffend oder verbindend

Sa|krum *nt*: →*Kreuzbein*

Sak|to|sal|pinx *f*: →*Sactosalpinx*

SAL *Abk.*: Serum-Antilymphozyten

Sal *nt* (Ⓔ sal): Salz

Salaam-Krämpfe *pl*: →*Blitz-Nick-Salaam-Krämpfe*

Sal|a|cet|a|mid *nt* (Ⓔ salacetamide): ***Syn:*** *N-Acetylsalicylamid*; schwaches Analgetikum*, Antiphlogistikum*, Antipyretikum*

S-ALAT *Abk.*: Serum-Alaninaminotransferase

Sa|la|zo|sul|fa|py|ri|din *nt* (Ⓔ salazosulfapyridine): ***Syn:*** *Sulfasalazin, Salicylsulfapyridin*; wird im unteren Dünndarm in Sulfapyridin und 5-Aminosalicylsäure gespalten; hat eine lokal antiinflammatorische Wirkung; **Anw.**: entzündliche Darmerkrankungen [Morbus* Crohn, Colitis* ulcerosa, Strahlenkolitis*], rheumatoide Arthritis*

Sal|be *f* (Ⓔ ointment): ***Syn:*** *Unguentum*; halbfeste, homogene Arzneizubereitung für topische Anwendungen

hydrophile Salben (Ⓔ hydrophilic ointments): enthalten eine mit Wasser mischbare Salbengrundlage, wie z.B. Stärke, Polyacrylsäure, Polyethylenglykol

hydrophobe Salben (Ⓔ hydrophobic ointments): ***Syn:*** *lipophile Salben*; als Salbengrundlage werden v.a. flüssiges Paraffin, Hartparaffin, Vaseline, pflanzliche Öle, tierische Fette, Wachse und synthetische Glyceride verwendet

lipophile Salben: →*hydrophobe Salben*

wasseraufnehmende Salben (Ⓔ water-absorbing ointments): hydrophobe Salben* mit zugesetztem Emulgator [z.B. Wollwachs, Fettalkohole, Monoglyceride]; können größere Mengen an Wasser unter Emulsionsbildung aufnehmen

Sal|bei *m* (Ⓔ sage): ***Syn:*** *echter dalmatinischer Salbei, Salvia officinalis*; Pflanze aus der Familie der Lippenblütler [Lamiaceae]; verwendet werden die Laubblätter [**Salviae folium**] und das aus ihnen gewonnene ätherische Öl [**Salviae aetheroleum**]; das Öl enthält u.a. Thujon*, Cineol* und Campfer*, die Blätter auch noch Gerbstoffe*, Bitterstoffe, Flavonoide* und Triterpene*; sie besitzen eine schweißhemmende, sekretionsfördernde und adstringierende Wirkung; **Anw.**: Entzündungen der Mund- und Rachenschleimhaut, Verdauungsbeschwerden, Hyperhidrose*; in der Homöopathie bei starkem Nachtschweiß

dreilappiger griechischer Salbei (Ⓔ Greek sage): ***Syn:*** *Salvia triloba*; Pflanze aus der Familie der Lippenblütler [Lamiaceae]; verwendet werden die Laubblätter [**Salviae trilobae folium**]; sie enthalten Gerbstoffe*, Bitterstoffe, Flavonoide*, Triterpene* und ätherisches Öl mit Cineol*; **Anw.**: Entzündungen der Mund- und Rachenschleimhaut

echter dalmatinischer Salbei: *→Salbei*

Sallbenlgelsicht *nt* (Ⓔ seborrheic facies): glänzende Gesichtshaut bei vermehrter Talgabsonderung [Seborrhoe*] oder Parkinson*-Krankheit

Sallbenlstuhl *m* (Ⓔ fatty stool): weicher, salbenartiger Stuhl bei Steatorrhoe*

Sallilcin *nt* (Ⓔ salicin): in Weiden und Pappeln vorkommendes Glykosid* mit analgetischer und antipyretischer Wirkung

Sallilcis corltex *m* (Ⓔ willow bark): ***Syn:*** *Weidenrinde*; *s.u. Weide*

Sallilcyllalmid *nt* (Ⓔ salicylamide): ***Syn:*** *Salizylamid, Salicylsäureamid, o-Hydroxybenzamid*; Derivat der Salicylsäure*; Analgetikum*, Antipyretikum*, Antirheumatikum*

Sallilcyllälmie *f* (Ⓔ salicylemia): ***Syn:*** *Salizylämie*; Vorkommen von Salicylat im Blut

Sallilcyllislmus *m* (Ⓔ salicylism): Salicylsäurevergiftung führt zu Ohrensausen und Schwerhörigkeit, Schweißausbrüchen, Blutungsneigung, Störung des Säure-Basen-Haushaltes, Delir und Bewusstlosigkeit

o-Salicyloylsalicylsäure *f*: *→Salsalat*

Sallilcyllsäulre *f* (Ⓔ salicylic acid): ***Syn:*** *Salizylsäure, o-Hydroxybenzoesäure, Acidum salicylicum*; farblose Substanz mit antipyretischer, antiphlogistischer, analgetischer und keratolytischer Wirkung

Sallilcyllsäulrelalmid *nt*: *→Salicylamid*

Sallilcyllsäulrelverlgifltung *f*: *→Salicylismus*

Sallilcyllsullfalpylrildin *nt*: *→Salazosulfapyridin*

Sallildilulrelse *f*: *→Salurese*

Saling: Erich Saling; geb. 1925; deutscher Gynäkologe (Berlin)

Saling-Schema *nt* (Ⓔ Saling score): Punkteschema für die Zustandsdiagnostik des Neugeborenen; Modifikation des Apgar*-Index, die sich nicht durchgesetzt hat

sallilnisch *adj* (Ⓔ saline): salzig, salzhaltig, salzartig

Sallilvaltilon *f* (Ⓔ salivation): Speichelbildung, Speichelabsonderung

Sallix *f*: *→Weide*

Sallilzyllalmid *nt*: *→Salicylamid*

Sallilzyllälmie *f*: *→Salicylämie*

Sallilzyllsäulre *f*: *→Salicylsäure*

Salk: Jonas Edward Salk; 1914–2001; amerikanischer Arzt und Virologe (Pittsburgh)

Salk-Impfung *f* (Ⓔ Salks vaccination): Schutzimpfung gegen Poliomyelitis mit Formaldehyd-inaktivierten Polioviren [**Salk-Vakzine**]; *s.a. Polioimpfung*

Salk-Vakzine *f* (Ⓔ Salk vaccine): ***Syn:*** *inaktivierte Poliovakzine*; *s.u. Polioimpfung*

S

Salla: **Salla-Krankheit** *f* (Ⓔ Salla disease): ***Syn:*** *Neuraminsäurespeicherkrankheit, Sialinsäurespeicherkrankheit*; seltene, autosomal-rezessive lysosomale Transportstörung für Sialinsäure mit bisher unbekanntem Enzymdefekt; beginnt im Kindesalter mit verzögerter psychomotorischer Sprachentwicklung, Ataxie*, Nystagmus*, Rigidität und Spastik, seltener auch Krampfanfällen; die Gesichtszüge sind vergröbert; die Patienten versterben im Erwachsenenalter

Salm. *Abk.*: *→Salmonella*

Sallmeltelrol *nt* (Ⓔ salmeterol): ***Syn:*** *1-(4-Hydroxy-3-hydroxymethylphenyl)-2-[6-(4-phenylbutoxy)hexylamino]ethanol*; langwirkendes β_2-Sympathomimetikum; **Anw.**: Asthma* bronchiale

Sallmilak *nt* (Ⓔ salmiac): ***Syn:*** *Ammoniumchlorid, Ammonium chloratum*; Expektorans*; *s.a. Ammonium*

Sallmilaklgeist *m* (Ⓔ ammonia solution): wässrige Ammoniumhydroxidlösung; *s.a. Ammonium*

Sallmolnella *f* (Ⓔ Salmonella): ***Syn:*** *Salmonelle, Typhus-Paratyphus-Enteritisbakterien, TPE-Bakterien*; Gattung gramnegativer, beweglicher, endotoxinbildender Stäbchenbakterien der Familie Enterobacteriaceae*; enthält mehr als 2400 Serovarianten, die nach dem **Kauffman-White-Schema** eingeteilt werden

Salmonella bongori (Ⓔ Salmonella bongori): *s.u. Enteritis-Salmonellen*

Salmonella enterica (Ⓔ Salmonella enterica): *s.u. Enteritis-Salmonellen*

Salmonella enteritidis (Ⓔ Salmonella enteritidis): ***Syn:*** *Gärtner-Bazillus*; Erreger einer akuten Gastroenteritis*

Salmonella paratyphi (Ⓔ Salmonella paratyphi): in drei Subspecies, **Salmonella paratyphi A, B** und **C**, vorkommender Erreger des Paratyphus*

Salmonella typhi (Ⓔ Salmonella typhi): ***Syn:*** *Typhusbazillus*; durch Wasser, Lebensmittel und Schmierinfektion übertragener Erreger des Typhus* abdominalis; meist empfindlich für Ampicillin*, Mezlocillin*, Ceftriaxon*, Chloramphenicol*, Cotrimoxazol*, Ciprofloxacin*

Salmonella typhimurium (Ⓔ Salmonella typhimurium): Erreger von Salmonellenenteritis* und einer schwerverlaufenden Darminfektion von Säuglingen

Sallmolnelle *f*: *→Salmonella*

Sallmolnelllenlenltelriltis *f, pl* **-tilden** (Ⓔ paratyphoid): ***Syn:*** *enterische Salmonellose*; durch verschiedene **Salmonella**-Arten [Enteritis-Salmonellen*] verursachte akute, meldepflichtige Lebensmittelvergiftung; Salmonellenenteritiden treten weltweit auf; die Erreger werden mit der Nahrung oder Getränken aufgenommen [„Salmonellen isst und trinkt man"]; nach 5–72 Stunden kommt es zu Schüttelfrost, Übelkeit, Erbrechen und Durchfall; **Diagnose**: Erregernachweis aus dem Stuhl; Serotypisierung [Kauffmann*-White-Schema]; **Therapie**: Flüssigkeits- und Elektrolytersatz, bei extraintestinaler Manifestation oder Patienten mit geschwächter Immunabwehr Antibiotika [Ampicillin*, Cotrimoxazol*]

Sallmolnelllenlinlfekltilon *f*: *→Salmonellose*

Sallmolnellolse *f* (Ⓔ salmonellosis): ***Syn:*** *Salmonelleninfektion*; allgemeine Bezeichnung für durch Salmonella*-Species hervorgerufene Infektionskrankheiten, z.B. Typhus*, Paratyphus* und Salmonellenenteritis*; alle Salmonellenerkrankungen sind meldepflichtig

enterische Salmonellose: *→Salmonellenenteritis*

Salping-, salping- *präf.*: *→Salpingo-*

Sallpinlgekltolmie *f* (Ⓔ salpingectomy): ***Syn:*** *Eileiterentfernung, Eileiterresektion*; operative Entfernung eines oder beider Eileiter

transabdominelle Salpingektomie (Ⓔ abdominal salpingectomy): ***Syn:*** *Zöliosalpingektomie, Laparosalpingektomie*; transabdominelle Entfernung eines oder beider Eileiter

Sallpinlgiltis *f, pl* **-tilden** (Ⓔ **1.** syringitis **2.** salpingitis): **1.** *→Syringitis* **2.** ***Syn:*** *Eileiterentzündung, Tubenentzündung*; Entzündung der Eileiterschleimhaut; meist eine aufsteigende Entzündung, die sich auf die anderen Adnexen ausdehnt [Adnexitis*]; als Erreger kommen v.a. Gonokokken* und Chlamydia*-Species vor [zusammen 60 %]; **Klinik**: die Entzündung kann symptomarm verlaufen oder zu einem Akuten* Abdomen führen; **Diagnose**: Ultraschall, Pelvioskopie; **DD**: *s.u. Akutes Abdomen*; **Therapie**: Antibiotika

chronisch interstitielle Salpingitis (Ⓔ chronic interstitial salpingitis): zu Verdickung und Hypomobilität der Eileiter führende Entzündung der Eileiterwand

eitrige Salpingitis: *→Salpingitis purulenta*

Salpingitis follicularis (Ⓔ follicular salpingitis): ***Syn:*** *follikuläre Salpingitis*; herdförmig begrenzte Eileiterentzündung

Salpingitis isthmica nodosa (Ⓔ salpingitis isthmica nodosa): ***Syn:*** *Tubenwandendometriose*; Sonderform der Endometriose* mit Knotenbildung am Tubenabgang; findet sich gehäuft nach Fehlgeburten oder Schwangerschaftsabbrüchen

Salpingitis purulenta (Ⓔ purulent salpingitis): ***Syn:*** *eitrige Salpingitis, Pyosalpingitis*; eitrige Eileiterentzündung mit Ausbildung einer Pyosalpinx*; *s.a. Adnexitis*

Salpingitis tuberculosa (Ⓔ tuberculous salpingitis): ***Syn:*** *tuberkulöse Salpingitis*; tuberkulöse Eileiterentzündung im Rahmen einer Genitaltuberkulose*

sallpinlgiltisch *adj* (Ⓔ salpingitic): Salpingitis betreffend, von ihr betroffen oder gekennzeichnet

Salpingo-, salpingo- *präf.*: Wortelement mit der Bedeutung **1.**

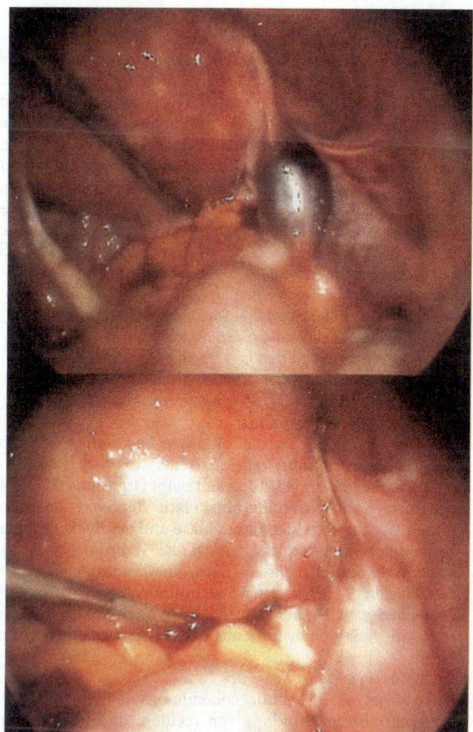

Abb. S2. Salpingektomie. Laparoskopische Salpingektomie bei Tubenschwangerschaft

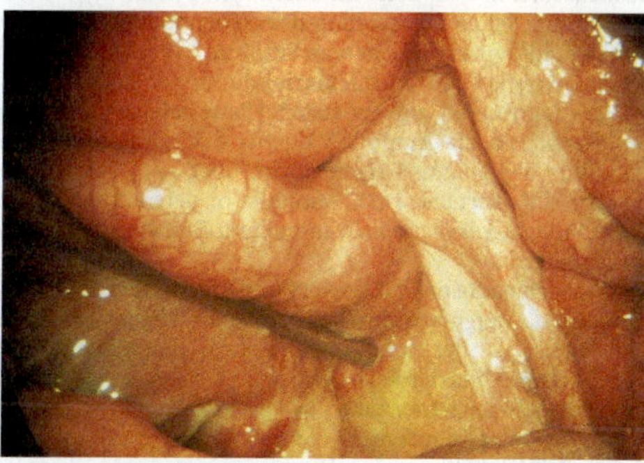

Abb. S3. Salpingitis purulenta

„Ohrtrompete/Salpinx" **2.** „Eileiter/Salpinx"

Sal|pin|go|gra|phie *f* (Ⓔ salpingography): ***Syn:*** *Salpingografie*; Röntgenkontrastdarstellung* der Eileiter

Sal|pin|go|li|thi|a|sis *f, pl* **-ses** (Ⓔ salpingolithiasis): Vorkommen verkalkter Konkremente in der Eileiterwand

Sal|pin|go|ly|se *f* (Ⓔ salpingolysis): ***Syn:*** *Salpingolysis*; operative Eileiterlösung bei Verwachsungen

Sal|pin|go|ly|sis *f, pl* **-ses:** *→Salpingolyse*

Sal|pin|go|ne|o|sto|mie *f* (Ⓔ salpingostomatoplasty): Neueinpflanzung des Eileiters in die Gebärmutter nach Resektion eines verschlossenen proximalen Tubenabschnitts

Salpingo-Oophorektomie *f* (Ⓔ salpingo-oophorectomy): ***Syn:*** *Salpingo-Ovariektomie, Salpingoophorektomie*; operative Entfernung von Eileiter und Eierstock

Salpingo-Oophoritis *f* (Ⓔ salpingo-oophoritis): ***Syn:*** *Ovariosalpingitis, Oophorosalpingitis*; Entzündung von Eierstock und Eileiter; *s.a. Oophoritis, Salpingitis*

Salpingo-Oophorozele *f* (Ⓔ salpingo-oophorocele): Hernie* mit Eileiter und Eierstock im Bruchsack

Sal|pin|go|o|pho|rek|to|mie *f*: *→Salpingo-Oophorektomie*

Salpingo-Ovariektomie *f*: *→Salpingo-Oophorektomie*

Sal|pin|go|pe|ri|to|ni|tis *f, pl* **-tiden** (Ⓔ salpingoperitonitis): auf das angrenzende Bauchfell [Peritoneum*] übergreifende Eileiterentzündung [Salpingitis*]

sal|pin|go|pe|ri|to|ni|tisch *adj* (Ⓔ salpingoperitonitic): Salpingoperitonitis betreffend, von ihr betroffen oder gekennzeichnet

Sal|pin|go|pe|xie *f* (Ⓔ salpingopexy): ***Syn:*** *Eileiteranheftung*; operative Anheftung/Fixierung eines Eileiters

Sal|pin|go|pha|ryn|ge|us *m*: *→Musculus salpingopharyngeus*

Sal|pin|go|plas|tik *f* (Ⓔ salpingoplasty): ***Syn:*** *Eileiterplastik, Tubenplastik*; plastische Operation des Eileiters, z.B. zur Wiederherstellung der Durchgängigkeit

Sal|pin|gor|rha|gie *f* (Ⓔ salpingorrhagia): ***Syn:*** *Eileiterblutung*; Blutung aus dem Eileiter ist meist ein Zeichen für Tubarabort* oder Tubarruptur* bei Eileiterschwangerschaft*

Sal|pin|gor|rha|phie *f* (Ⓔ salpingorrhaphy): ***Syn:*** *Eileiternaht, Tubennaht*; Naht eines oder beider Eileiter nach traumatischer oder operativer Durchtrennung oder Inzision

Sal|pin|go|sko|pie *f* (Ⓔ **1.–2.** salpingoscopy): **1.** ***Syn:*** *Tuboskopie*; endoskopische Untersuchung der Eileiter **2.** endoskopische Untersuchung der Ohrtrompete

sal|pin|go|sko|pisch *adj* (Ⓔ salpingoscopic): Salpingoskopie betreffend, mittels Salpingoskopie

Sal|pin|go|sto|ma|to|mie *f* (Ⓔ salpingostomatomy): ***Syn:*** *Salpingostomie, Salpingostomatotomie, Salpingostomatoplastik*; operative Entfernung von Tubenfimbrien und Tubentrichter und Bildung eines neuen Tubentrichters

Sal|pin|go|sto|ma|to|plas|tik *f*: *→Salpingostomatomie*

Sal|pin|go|sto|ma|to|to|mie *f*: *→Salpingostomatomie*

Sal|pin|go|sto|mie *f*: *→Salpingostomatomie*

Sal|pin|go|to|mie *f* (Ⓔ salpingotomy): ***Syn:*** *Eileitereröffnung, Eileiterschnitt*; operative Eröffnung eines Eileiters

Sal|pin|go|zel|le *f* (Ⓔ salpingocele): Hernie* mit Eileiter im Bruchsack

Sal|pinx *f, pl* **-pin|ges, -pin|gen: 1.** *→Eileiter* **2.** veraltet für *→Tuba auditiva*

Sal|sal|lat *nt* (Ⓔ salsalate): ***Syn:*** *o-Salicyloylsalicylsäure, Disalicylsäure*; Ester aus zwei Molekülen Salicylsäure*; **Anw.:** nicht-steroidales Antiphlogistikum*, Antirheumatikum*

sal|ta|to|risch *adj* (Ⓔ saltatory): sprunghaft, (über-)springend, hüpfend

Salter: Robert Salter; zeitgenössischer kanadischer Orthopäde

Beckenosteotomie nach Salter *f*: *→Salter-Operation*

Salter-Harris-Klassifikation *f* (Ⓔ Salter-Harris classification): *s.u. Epiphysenfraktur*

Salter-Operation *f* (Ⓔ Salter osteotomy): ***Syn:*** *Beckenosteotomie nach Salter*; bei der angeborenen Hüftdysplasie* durchgeführte Pfannendachrekonstruktion; ein Knochenkeil wird aus dem Beckenkamm entnommen und oberhalb der Gelenkpfanne eingesetzt

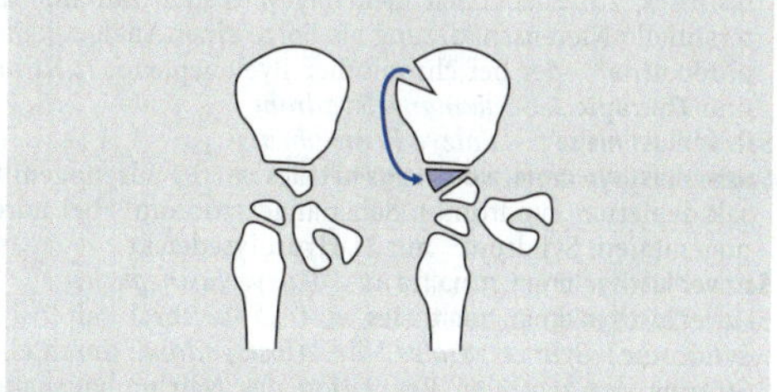

Abb. S4. Salter-Operation

sa|lu|ber *adj* (Ⓔ salubrious): gesund, bekömmlich, heilsam

Sa|lu|re|se *f* (Ⓔ saluresis): ***Syn:*** *Salidiurese*; (erhöhte) Elektrolytausscheidung im Harn

Sa|lu|re|ti|kum *nt, pl* **-ka** (Ⓔ saluretic): Diuretikum*, das die Elektrolytausscheidung im Harn fördert; *s.a. Diuretikum*

sa|lu|re|tisch *adj* (Ⓔ saluretic): Salurese betreffend oder fördernd

Salus: Robert Salus; tschechischer Augenarzt (Prag) im 20. Jahrhundert

Salus-Zeichen *nt* (Ⓔ Salus' arch): *s.u. Retinopathia arteriosclerotica*

Sal|vi|ae ae|the|ro|le|um *nt* (Ⓔ sage oil): ätherisches Öl des Salbeis*

Sal|vi|ae fo|li|um *nt* (Ⓔ sage leaf): Laubblätter von Salbei*

Sal|vi|ae tri|lo|bae fo|li|um *nt* (Ⓔ Greek sage leaf): Blätter von dreilappigem griechischem Salbei*

Sal|vi|a of|fi|ci|na|lis *f*: *→Salbei*

Sal|vi|a tri|lo|ba *f*: *→dreilappiger griechischer Salbei*

SALZ *Abk.*: sinuaurikuläre Leitungszeit

Salz|bild|ner *pl* (Ⓔ halogens): ***Syn:*** *Halogene*; Bezeichnung für die Elemente der VII. Hauptgruppe des Periodensystems* [Fluor*, Chlor*, Brom*, Iod*, Astat*]

Salz|ent|zug *m* (Ⓔ desalination): ***Syn:*** *Dechlorination, Dechloridation*; Choridentzug aus dem Organismus durch eine kochsalzarme Diät

Salz|fie|ber *nt* (Ⓔ salt fever): ***Syn:*** *Kochsalzhyperthermie, Durstfieber*; meist Säuglinge betreffende Hyperthermie* bei Wasserverlust oder Salzüberschuss im Körper; **Therapie**: Flüssigkeitszufuhr

Salz|man|gel|syn|drom *nt* (Ⓔ salt-depletion syndrome): durch Natriumchloridverlust bedingte Störung des Elektrolythaushaltes mit Hyponatriämie* und Hypochloridämie*; am häufigsten als Salzverlustnephritis*, aber auch bei chronischer Niereninsuffizienz, Polyurie bei akutem Nierenversagen, Nebennierenrindeninsuffizienz*, osmotischer Diurese, Diabetes* mellitus, Diuretikaabusus, Verbrennungen oder gastrointestinalen Verlusten; **Klinik**: Kopfschmerzen, trockene Haut und Schleimhäute, verminderter Hautturgor, Schwäche, Lethargie, Konfusion; **Therapie**: in leichten Fällen vermehrte Kochsalzaufnahme mit der Nahrung [5–10 g/Tag]; bei euvolämischer Hyponatriämie Infusion von hypertoner NaCl-Lösung [3 %], bei hypovolämischer Hyponatriämie isotone NaCl-Lösung und bei hypertoner Hyponatriämie Wasserrestriktion und Schleifendiuretika

Salz|säu|re *f* (Ⓔ hydrochloric acid): wässrige Lösung von Chlorwasserstoff; stark ätzende Säure

Salz|spei|cher|syn|drom, zen|tra|les *nt* (Ⓔ cerebral salt-retention syndrome): ***Syn:*** *zerebrales Salzspeichersyndrom, Natriumspeichersyndrom*; durch eine Störung der zentralen Regulation des Natriumhaushaltes und der Osmoregulation* kommt es zu Hypernatriämie*, hypertoner Hyperhydratation* und interstitiellen Ödemen; findet sich z.B. bei Schädel-Hirn-Trauma, Hirnblutung, -tumoren, Enzephalitis*

Salz|spei|cher|syn|drom, ze|re|bra|les *nt*: *→Salzspeichersyndrom, zentrales*

salz|ver|lie|rend *adj* (Ⓔ salt-losing): Bezeichnung für Mittel, die zu einer erhöhten Ausscheidung von Elektrolyten im Harn führen

Salz|ver|lust|ne|phri|tis *f, pl* **-ti|den** (Ⓔ salt-losing nephritis): ***Syn:*** *Thorn-Syndrom, renales Salzverlustsyndrom, Salzverlustniere*; zu erheblichen Elektrolytverlusten führende interstitielle Nierenschädigung als Folge einer Analgetikanephropathie* oder bei chronischer Pyelonephritis*; **Klinik** und **Therapie** *s.u. Salzmangelsyndrom*

S

Salz|ver|lust|nie|re *f*: *→Salzverlustnephritis*

Salz|ver|lust|syn|drom, a|dre|no|ge|ni|ta|les *nt* (Ⓔ adrenogenital salt-depletion syndrome): Salzmangelsyndrom* bei adrenogenitalem Syndrom* mit 21-Hydrolysedefekt

Salz|ver|lust|syn|drom, re|na|les *nt*: *→Salzverlustnephritis*

Salz|ver|lust|syn|drom, zen|tra|les *nt* (Ⓔ cerebral salt-losing syndrome): ***Syn:*** *zerebrales Salzverlustsyndrom*; durch eine Störung der zentralen Regulation des Natriumhaushaltes und der Osmoregulation* kommt es zu Hyponatriämie* und hypotoner Dehydratation*; findet sich z.B. bei Schädel-Hirn-Trauma, Hirnblutung, -tumoren, Enzephalitis*

Salz|ver|lust|syn|drom, ze|re|bra|les *nt*: *→Salzverlustsyndrom, zentrales*

SAM *Abk.*: *→S-Adenosylmethionin*

Sam|bu|ci flos *m* (Ⓔ elderflower): Blüten des schwarzen Holunders*

Sam|bu|cus ni|gra *f*: *→Holunder, schwarzer*

Sa|men *m* (Ⓔ semen): Sperma*

Sa|men|bil|dung *f*: *→Spermiogenese*

Sa|men|bläs|chen *nt* (Ⓔ seminal vesicle): ***Syn:*** *Bläschendrüse, Samenblase, Gonezystis, Spermatozystis, Vesicula seminalis, Glandula seminalis, Glandula vesiculosa*; 4–5 cm lange paarige Drüse, die lateral der Ampulla* ductus deferentis dem Blasenfundus anliegt, mit dem sie auch verwachsen ist; das Drüsenepithel bildet ein alkalisches Sekret, das einen wesentlichen Teil des Ejakulats bildet; es ist reich an Fructose*, die von großer Bedeutung für die Energiegewinnung der Spermatozoen* ist; die kräftige Muskelschicht der Wand presst das Sekret durch den Ausführungsgang [**Ductus excretorius**] in den Ductus* ejaculatorius, wo es sich mit dem Sperma mischt

Sa|men|bla|se *f*: *→Samenbläschen*

Sa|men|bla|sen|ent|fer|nung *f*: *→Spermatozystektomie*

Sa|men|bla|sen|ent|zün|dung *f*: *→Spermatozystitis*

Sa|men|bla|sen|ex|stir|pa|tion *f*: *→Spermatozystektomie*

Sa|men|bla|sen|re|sek|ti|on *f*: *→Spermatozystektomie*

Sa|men|bla|sen|schnitt *m*: *→Spermatozystotomie*

Sa|men|bruch *m*: *→Spermatozele*

Sa|men|er|guss *m* (Ⓔ ejaculation): ***Syn:*** *Ejakulation, Ejaculatio, Effluvium seminis*; reflektorischer Ausstoß [Ejakulationsreflex*] von Samenflüssigkeit beim Orgasmus des Mannes durch Kontraktion der Muskulatur der Samenleiterampullen, der Prostata, der Samenblase und des Beckenbodens

verspäteter Samenerguss: *→Ejaculatio retardata*

vorzeitiger Samenerguss: *→Ejaculatio praecox*

Sa|men|fa|den *m* (Ⓔ sperm): Spermium*

Sa|men|fluss *m* (Ⓔ spermatorrhea): ***Syn:*** *Polyspermie, Spermatorrhoe*; Samenausfluss aus der Harnröhre ohne Ejakulation

Sa|men|flüs|sig|keit *f*: *→Sperma*

Sa|men|hü|gel *m* (Ⓔ seminal colliculus): ***Syn:*** *Colliculus seminalis*; durch die Mündung von rechtem und linkem Ductus* ejaculatorius in den Prostataabschnitt der Harnröhre verursachte Vorwölbung

Sa|men|hü|gel|ent|zün|dung *f*: *→Kollikulitis*

Sa|men|lei|ter *m* (Ⓔ deferent duct): ***Syn:*** *Ductus deferens*; ca. 45–60 cm lange Fortsetzung des Nebenhodengangs [Ductus* epididymidis]; zieht vom Skrotum* [**Pars scrotalis**] im Samenstrang* [**Pars funicularis**] durch den Leistenkanal* [**Pars inguinalis**] zur Prostata* [**Pars pelvica**], wo er am Blasengrund die Ampulla* ductus deferentis bildet; geht dann in den Ductus* ejaculatorius über

Sa|men|lei|ter|am|pul|le *f* (Ⓔ ampulla of deferent duct): ***Syn:*** *Ampulla ductus deferentis*; ampullärer Endabschnitt des Samenleiters

Sa|men|lei|ter|ar|te|rie *f* (Ⓔ artery of deferent duct): ***Syn:*** *Arteria ductus deferentis*; im Samenstrang verlaufende Arterie, die meist aus der Arteria* umbilicalis [Pars patens] oder der Arteria* iliaca interna entspringt

Sa|men|lei|ter|durch|tren|nung *f*: *→Vasotomie*

Sa|men|lei|ter|ent|zün|dung *f*: *→Spermatitis*

Sa|men|lei|ter|er|öff|nung *f*: *→Vasotomie*

Sa|men|lei|ter|naht *f* (Ⓔ vasorrhaphy): Vasorrhaphie*

Sa|men|lei|ter|schnitt *m*: *→Vasotomie*

Sa|men|mut|ter|zel|le *f*: *→Spermatozyt*

Sa|men|strang *m* (Ⓔ spermatic cord): ***Syn:*** *Funiculus spermaticus*; aus Samenleiter [Ductus* deferens], Arteria* und Vena* testicularis, Arteria* ductus deferentis, Plexus* pampiniformis und Nervenfasern bestehender Strang, der von der Fascia* spermatica externa umhüllt wird; zieht vom Nebenhodenschwanz [Cauda* epididymidis] bis zum inneren Leistenring*

Sa|men|strang|fas|zie, äu|ße|re *f* (Ⓔ external spermatic fascia): ***Syn:*** *Fascia spermatica externa*; aus Fasern der Fascia* abdominis entstehender äußerer Überzug des Samenstrangs* [Funiculus spermaticus]

Sa|men|strang|fas|zie, in|ne|re *f* (Ⓔ internal spermatic fascia): ***Syn:*** *Fascia spermatica interna*; aus der Fascia* transversalis hervorgehende innere Faszie des Samenstrangs* [Funiculus spermaticus]

Sa|men|strang|neur|al|gie *f*: *→Spermatikusneuralgie*

Sa|men|zell|bil|dung *f*: *→Spermiogenese*

SAMI *Abk.*: Serumagar-Messintegrator

Sam|mel|glas *nt*: *→Sammellinse*

Sam|mel|lin|se *f* (Ⓔ collecting lens): ***Syn:*** *konvexe Linse, Konvexlinse, Sammelglas*; Linse, die Licht nach innen beugt und in einem Brennpunkt vereinigt

Sam|mel|roh|re *pl* (Ⓔ collecting tubules): *s.u. Nephron*

Sanarelli: Guiseppe Sanarelli; 1864–1940; italienischer Serologe (Rom)

Sanarelli-Shwartzman-Phänomen *nt* (Ⓔ Sanarelli-Shwartzman phenomenon): ***Syn:*** *Sanarelli-Shwartzman-Reaktion, Shwartzman-Sanarelli-Phänomen*; lokale oder generalisierte Reaktion nach wiederholter Endotoxininjektion; wahrscheinlich die Ursache von u.a. Waterhouse*-Friderichsen-Syndrom, Purpura* rheumatica und thrombotischer Mikroangiopathie*

San|da|len|lü|cke *f* (Ⓔ sandal foot): verbreiterte Zwischenzehenlücke zwischen 2. und 3. Zehe; z.B. bei Trisomie* 21

San|del|baum, ro|ter *m* (Ⓔ red sandalwood): ***Syn:*** *Pterocarpus santalinus*; Baum aus der Familie der Schmetterlingsblütler [Fabaceae]; verwendet wird das Kernholz [**Santali lignum rubrum**], das ätherisches Öl [Pterocarpol, Cedrol], Isoflavonoide, Stilben-Derivate und rote Farbstoffe [z.B. Santalin A und B] enthält; **Anw.**: traditionell als Schmerzmittel bei Kopfschmerzen und Magen-Darm-Beschwerden, Diuretikum* und Adstringens*

San|del|baum, wei|ßer *m* (Ⓔ white sandalwood): ***Syn:*** *Santalum album*; Baum aus der Familie der Santalaceae; verwendet werden das Kernholz [**Santali albi lignum**] sowie das durch Wasserdampfdestillation aus ihm gewonnene ätherische Öl [**Santali albi aetheroleum**], das Sesquiterpene* enthält; **Anw.**: krampflösendes Antiseptikum* [v.a. bei Harnwegsinfekten], Stomachikum*

Sand|flie|gen *pl*: *→Phlebotominae*

Sand|floh *m* (Ⓔ sand flea): ***Syn:*** *Tunga penetrans, Dermatophilus penetrans*; weltweit verbreiteter Floh; Befall verursacht Tungiasis*

Sand|floh|be|fall *m*: *→Tungiasis*

Sand|ge|schwulst *f* (Ⓔ sand tumor): ***Syn:*** *Psammom*; sandartige Verkalkung innerhalb einer Hirnhautgeschwulst [Meningeom*]

Sandhoff: Konrad Sandhoff; geb. 1939; deutscher Biochemiker (München)

Sandhoff-Jatzekewitz-Syndrom *nt*: *→Sandhoff-Krankheit*

Sandhoff-Krankheit *f* (Ⓔ Sandhoff disease): ***Syn:*** *Sandhoff-Jatzekewitz-Syndrom, Sandhoff-Jatzekewitz-Variante, GM_2-Gangliosidose Typ II*; kombinierter Hexosaminidase A und B-Mangel; klinischer Verlauf wie GM_2-Gangliosidose* Typ I; zusätzlich noch Kardiomyopathie*

Sand|kör|ner *pl* (Ⓔ sand bodies): ***Syn:*** *Psammomkörner, Sandkörperchen, Hirnsand, Acervulus, Corpora arenacea*; vor allem in der Zirbeldrüse und anderen Geweben im Zentralnervensystem vorkommende weißliche, sandartige Konkremente unbekannter Bedeutung

Sand|kör|per|chen *pl*: *→Sandkörner*

Sand|mü|cken *pl*: *→Phlebotominae*

San|do|sta|tin *nt* (Ⓔ sandostatin): *s.u. Essay Chemotherapie S. 349*

Sand|ried|gras *nt* (Ⓔ sand sedge): ***Syn:*** *Carex arenaria*; Pflanze aus der Familie der Riedgräser [Cyperaceae]; verwendet wird der im Frühjahr gesammelte und getrocknete Wurzelstock [**Caricis rhizoma**]; enthält ätherisches Öl, Flavonoide*, Gerbstoffe* und Saponine*; **Anw.**: traditionell bei Gicht*, Rheuma, Arthritis* und Hauterkrankungen sowie als schweiß- und harntreibendes Mittel

Sand|uhr|ma|gen *m* (Ⓔ hourglass stomach): durch Geschwüre, Tumoren etc. verursachte ringförmige Mageneinschnürung, die im Röntgenbild als Sanduhrform imponiert

Sandwich-Methode *f* (Ⓔ sandwich technique): Bezeichnung für Immunoassays bei denen das zu bestimmende Antigen im ersten und im zweiten Schritt jeweils mit einem Antikörper reagiert; damit entsteht ein „Sandwich" aus Antikörper-Antigen-Antikörper; bei umgekehrtem Vorgehen erhält man einen Antigen-Antikörper-Antigen-Komplex; *s.a. Enzyme-linked-immunosorbent-Assay*

Sanfilippo: Sylvester J. Sanfilippo; zeitgenössischer amerikanischer Kinderarzt

Sanfilippo-Syndrom *nt* (Ⓔ Sanfilippo's syndrome): ***Syn:*** *Morbus Sanfilippo, polydystrophische Oligophrenie, Mukopolysaccharidose III*; durch Enzymdefekte [Heparansulfatsulfatase A-D] verursachtes, autosomal-rezessives Syndrom mit Hepatomegalie, Knochendysplasie, Wachstumsstörungen, Krampfanfällen, Verhaltensstörungen und rasch progredientem geistigen Verfall; die Unterscheidung in Morbus Sanfilippo A-D hat keine klinische Relevanz; die Patienten versterben meist schon im Kindesalter

Sän|ger|knöt|chen *pl* (Ⓔ singer's nodes): ***Syn:*** *Stimmbandknötchen, Schreiknötchen, Noduli vocales*; bei Überbelastung der Stimmbänder auftretende Wucherungen, die bei Ruhe wieder abheilen; nur in Extremfällen [professionelle Sänger/innen] ist eine Exzision nötig

Sangui-, sangui- *präf.*: Wortelement mit der Bedeutung „Blut"

san|gu|i|no|lent *adj* (Ⓔ sanguinolent): Blut enthaltend, mit Blut vermischt, blutig

San|gu|is *m*: *→Blut*

Sa|ni|cu|lae her|ba *f* (Ⓔ sanicle herb): oberirdische Pflanzenteile von Sanikel*

Sa|ni|cu|la eu|ro|pae|a *f*: *→Sanikel*

Sa|ni|kel *f* (Ⓔ sanicle): ***Syn:*** *Sanicula europaea*; Pflanze aus der Familie der Doldengewächse [Apiaceae]; verwendet werden die während der Blüte gesammelten oberirdischen Pflanzenteile [**Saniculae herba**]; sie enthalten u.a. Saponine*, Chlorogen*- und Rosmarinsäure*; **Anw.**: traditionell bei Atemwegsentzündungen [v.a. Bronchitis*], Hauterkrankungen und Magengeschwür*

Sankra *Abk.*: Sanitätskraftwagen

San|ta|li al|bi ae|the|ro|le|um *nt* (Ⓔ sandalwood oil): ätherisches Öl aus dem Kernholz des weißen Sandelbaums*

San|ta|li al|bi lig|num *nt* (Ⓔ sandalwood heartwood): Kernholz des weißen Sandelbaums*

San|ta|li lig|num ru|brum *nt* (Ⓔ red sandalwood heartwood): Kernholz des roten Sandelbaums*

San|ta|lum al|bum *nt*: *→Sandelbaum, weißer*

Santorini: Giovanni Domenico Santorini; 1681–1737; italienischer Anatom (Venedig)

Santorini-Band *nt* (Ⓔ Santorini's ligament): ***Syn:*** *Ligamentum cricopharyngeum*; bindegewebiges Band zwischen Ringknorpelplatte [Cartilago* cricoidea] und Rachenhinterwand

Santorini-Gang *m* (Ⓔ Santorini's duct): ***Syn:*** *akzessorischer Pankreasgang, Ductus pancreaticus accessorius*; manchmal vorhandener zusätzlicher Ausführungsgang der Bauchspeicheldrüse [Pankreas*]; mündet auf der Papilla* duodeni minor in den Zwölffingerdarm

Santorini-Knorpel *m* (Ⓔ Santorini's cartilage): ***Syn:*** *Cartilago corniculata*; elastische Knorpelstücke auf der Spitze der Aryknorpel*

SaO *Abk.*: arterielle Sauerstoffsättigung

SAP *Abk.*: *→stabile Angina pectoris*

Sa|phe|na ma|gna *f*: *→Vena saphena magna*

Sa|phe|na par|va *f*: *→Vena saphena parva*

Saphena-Varikosis *pl* (Ⓔ saphenous varicosis): ***Syn:*** *Stammvarizen*; *s.u. Varize*

Sa|phe|nek|to|mie *f* (Ⓔ saphenectomy): operative Entfernung der Vena* saphena magna oder parva; meist als Venenstripping*

SAPHO-Syndrom *nt* (Ⓔ SAPHO syndrome): meist durch Propionibacterium*-Species verursachtes Syndrom aus Synovitis, Akne, Pustulose, Hyperostose und Osteomyelitis

Sa|po *m* (Ⓔ soap): Seife

Sa|po|na|ri|ae ru|brae ra|dix *f* (Ⓔ red soapwort root): ***Syn:*** *rote Seifenwurzel*; *s.u. Seifenkraut, gemeines*

Sa|po|na|ri|a of|fi|ci|na|lis *f*: *→Seifenkraut, gemeines*

Sa|po|ni|fi|ka|ti|on *f* (Ⓔ saponification): Verseifung von Körperfetten nach dem Tode

Sa|po|ni|ne *pl* (Ⓔ saponins): in Pflanzen enthaltene oberflächenaktive Alkaloide

Sappey: Marie Philibert Constant Sappey; 1810–1896; französischer Anatom (Paris)

Sappey-Venen *pl* (Ⓔ veins of Sappey): ***Syn:*** *Venae paraumbilicales*; kleine Bauchwandvenen um den Nabel; münden in die Vena* epigastrica inferior oder superior und haben

Verbindungen zur Pfortader [Vena* portae hepatis]

Sap|phis|mus *m* (Ⓔ sapphism): ***Syn:*** *lesbische Liebe, Lesbianismus, Tribadie, weibliche Homosexualität*; sexuelle Beziehungen zwischen zwei oder mehreren Frauen

Sapr-, sapr- *präf.*: *→Sapro-*

Sapr|ä|mie *f* (Ⓔ sapremia): Septikämie* durch Fäulnisbakterien

Sapro-, sapro- *präf.*: Wortelement mit der Bedeutung „faul/verfault"

Sa|pro|bie *f*: *→Saprobiont*

Sa|pro|bi|ont *m* (Ⓔ saprobiont): ***Syn:*** *Saprobie*; Fäulnisbewohner

sa|pro|bisch *adj* (Ⓔ saprobic): Saprobiont(en) betreffend

sa|pro|gen *adj* (Ⓔ saprogenic): fäulniserregend

Sa|pro|no|se *f* (Ⓔ sapronosis): durch Umweltorganismen verursachte Erkrankung

sa|pro|phil *adj* (Ⓔ saprophile): *(biolog.)* fäulnisliebend

SAQLI *Abk.*: *→sleep apnea questionnaire quality of life index*

Sa|qui|na|vir *nt* (Ⓔ saquinavir): Proteasehemmer*; **Anw.:** Kombinationstherapie von HIV-Infektionen; **NW:** Übelkeit, Diarrhoe, selten Exanthem; *s.a. Essay AIDS S. 31*

SAR *Abk.*: **1.** Search and rescue **2.** spezifische Absorptionsrate **3.** *→Subarachnoidalraum* **4.** Subordinations-Autoritäts-Relation **5.** Sulfarsenobenzol **6.** Sulfarsphenamin

Sarc-, sarc- *präf.*: *→Sarco-*

Sarco-, sarco- *präf.*: Wortelement mit der Bedeutung „Fleisch"

Sar|co|cys|tis *f* (Ⓔ Sarcocystis): zu den Kokzidien* gehörende Gattung parasitischer Einzeller; selten Erreger von Durchfallerkrankung [Sarcocystosis*]

Sarcocystis hominis (Ⓔ Sarcocystis hominis): *s.u. Sarcocystosis*

Sarcocystis suihominis (Ⓔ Sarcocystis suihominis): *s.u. Sarcocystosis*

Sarcocystis-Infektion *f*: *→Sarcocystosis*

Sar|co|cys|to|sis *f, pl* **-ses** (Ⓔ sarcocystosis): ***Syn:*** *Sarcocystis-Infektion, Sarkozystose, Sarkosporidiose*; durch Sarcocystis*-Arten [**Sarcocystis hominis** oder **suihominis**] hervorgerufene seltene Infektionskrankheit, die meist als Durchfallerkrankung verläuft

Sar|co|lem|ma *nt* (Ⓔ sarcolemma): ***Syn:*** *Sarkolemm, Myolemm*; Plasmalemm* der Muskelfaser

Sar|co|ma *nt, pl* **-ma|ta**: *→Sarkom*

Sarcoma fusicellulare: *→spindelzelliges Sarkom*

Sarcoma idiopathicum multiplex haemorrhagicum: *→Kaposi-Sarkom*

Sar|co|ma|to|sis *f, pl* **-ses:** *→Sarkomatose*

Sar|co|pha|ga *f* (Ⓔ Sarcophaga): ***Syn:*** *Fleischfliege*; Fliegengattung, deren Larven Erreger der Myiasis* sind

Sar|cop|tes *f* (Ⓔ Sarcoptes): ***Syn:*** *Grabmilbe*; Milbengattung, zu der u.a. der Krätzeerreger gehört

Sarcoptes scabiei: *→Skabiesmilbe*

Sarg|de|ckel|kris|tal|le *pl* (Ⓔ coffin lid crystals): aus Tripelphosphat bestehende Kristallformen im Harn

Sarg|de|ckel|phä|no|men *nt* (Ⓔ coffin-lid phenomenon): *s.u. Pityriasis lichenoides chronica*

Sark-, sark- *präf.*: *→Sarko-*

Sarko-, sarko- *präf.*: Wortelement mit der Bedeutung „Fleisch"

Sar|ko|hy|dro|zel|e *f* (Ⓔ sarcohydrocele): kombinierte Sarkozele* und Hydrozele*

Sar|koid *nt* (Ⓔ sarcoid): an ein Sarkom erinnernde Neubildung

multiples Sarkoid: *→Bäfverstedt-Syndrom*

Sar|ko|i|do|se *f* (Ⓔ sarcoidosis): ***Syn:*** *Boeck-Sarkoid, Morbus Boeck, Boeck-Krankheit, Morbus Besnier-Boeck-Schaumann, Besnier-Boeck-Schaumann-Krankheit, benignes Miliarlupoid, benigne Lymphogranulomatose, Lymphogranulomatosa benigna*; ätiologisch ungeklärte, familiär gehäuft auftretende Systemerkrankung mit Granulomen der Haut, innerer Organe [Milz, Leber, Lunge] sowie mediastinaler und peripherer Lymphknoten; man geht heute davon aus, dass es sich um eine übersteigerte Immunreaktion gegen ein noch unbekanntes Antigen handelt, das wahrscheinlich über die Atemwege aufgenommen wird; es wird auch vermutet, dass eine genetisch bedingte Disposition vorhanden sein muss der Befall der Lungen und der hilären Lymphknoten [**intrathorakale** oder **pulmonale Sarkoidose**] bestimmt das klinische Bild und i.d.R. auch die Prognose; man unterscheidet vier Stadien [manche Autoren fassen Stadium 3 und 4 zusammen]; **klinisch** unterscheidet man zwei Verläufe mit unterschiedlicher Therapie und Prognose: die **akute Sarkoidose** [auch **Löfgren-Syndrom**] ist durch die Trias bihiläre Lymphome, Polyarthritis und Erythema nodosum gekennzeichnet; sie macht 25 % aller Fälle aus und betrifft v.a. junge Frauen; die **Prognose** ist gut, da 80–90 % innerhalb von 1–2 Jahren spontan abheilen; der Rest spricht gut auf Corticosteroide an

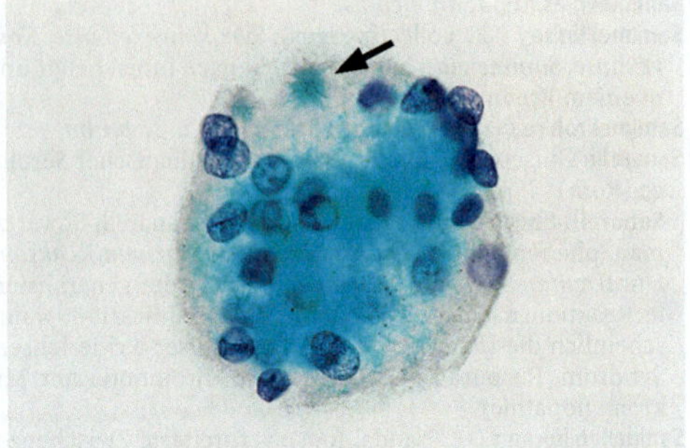

Abb. S5. Langhans-Riesenzellen bei Sarkoidose mit Asteroidkörperchen [Pfeil]

Tab. S6. Stadieneinteilung der Sarkoidose

Stadium I	Meist asymptomatisch
Bihiläre Lymphadenopathie	Spontane Remission in ~ 75 % innerhalb von 2 Jahren; ~ 15 % → chronisch progredienter Verlauf
Stadium II	**Meist symptomatisch**
Bihiläre Lymphadenopathie, beginnender diffuser Lungenbefall	(Dyspnoe, Husten, restriktive Lungenfunktionsstörung, Vitalkapazität ↓) Remission in 50 % innerhalb 2 Jahren
Stadium III	**Symptomatisch**
Diffuser Lungenbefall ohne bihiläre Lymphadenopathie	Remission in 1/3 nach 2 Jahren; 2/3 Progression zu Lungenfibrose
Stadium IV	
Endstadium (Lungenfibrose)	

die **chronische Sarkoidose** verläuft meist schleichend und symptomarm, und wird oft nur als Zufallsbefund bei Röntgenuntersuchungen der Lunge entdeckt; am häufigsten sind Klagen über Husten, Atemnot oder Druckgefühl in der Brust; seltener sind Allgemeinsymptome, wie z.B. Müdigkeit, Abgeschlagenheit und Appetitlosigkeit; ca. 15 % der Patienten kommen wegen extrathorakaler Sarkoidose [Auge, Haut, Herz, Leber, Niere] in ärztliche Behandlung; die **Therapie** besteht in systemischer Corticosteroidapplikation, wobei Dosierung und Dauer von Art und Intensität der Krankheit abhängen; ein beträchtlicher Teil der Patienten geht aber spontan ohne Therapie in Remission; die **Prognose** ist insgesamt gut; nur 4–6 % der Patienten versterben; allerdings kann es zu wiederholten Rezidiven kommen extrathorakaler Organbefall ist häufig das erste Symptom und muss lokal oder systemisch mit Corticoiden behandelt werden; am häufigsten sind **Haut-, Augen-, Myokard-, Neuro-** und **Nierensarkoidose;** v.a. die **Myokardsarkoidose** kann eine lebensbedrohliche Komplikation darstellen, weil es zu Herzrhythmusstörungen und therapierefraktärer Herzinsuffizienz kommen kann

Sar|ko|lemm *nt* (Ⓔ sarcolemma): ***Syn:*** *Myolemm, Sarcolemma*; Plasmalemm* der Muskelfaser

sar|kol|lem|mal *adj* (Ⓔ sarcolemmal): Sarkolemm betreffend

Sar|kom *nt* (Ⓔ sarcoma): ***Syn:*** *Sarcoma*; von mesenchymalem Gewebe [v.a. Bindegewebe] ausgehender bösartiger Tumor
rundzelliges Sarkom (Ⓔ round cell sarcoma): ***Syn:*** *Rundzellensarkom*; extrem bösartiges Sarkom aus kleinen, runden Zellen, z.B. Ewing*-Knochensarkom
spindelzelliges Sarkom (Ⓔ spindle cell sarcoma): ***Syn:*** *Spindelzellsarkom, Sarcoma fusicellulare*; aus spindelförmigen Zellen bestehendes Sarkom

sar|ko|ma|tös *adj* (Ⓔ sarcomatous): Sarkom betreffend, in der Art eines Sarkoms

Sar|ko|ma|to|se *f* (Ⓔ sarcomatosis): ***Syn:*** *Sarcomatosis*; lokal ausgebreitete oder generalisierte Sarkombildung; auch Metastasierung eines Sarkoms

Sar|ko|plas|ma *nt* (Ⓔ sarcoplasm): Protoplasma* der Muskelzelle

sar|ko|plas|ma|tisch *adj* (Ⓔ sarcoplasmic): Sarkoplasma betreffend, im Sarkoplasma (liegend)

Sar|ko|sin *nt* (Ⓔ sarcosine): ***Syn:*** *Methylglycin, Methylglykokoll*; im Muskelgewebe vorkommende Aminosäure*

Sar|ko|sin|ä|mie *f* (Ⓔ sarcosinemia): ***Syn:*** *Hypersarkosinämie*; erhöhter Sarkosingehalt des Blutes; z.T. als angeborene Enzymopathie zusammen mit **Sarkosinurie**

Sar|ko|sin|u|rie *f* (Ⓔ sarcosinuria): *s.u. Sarkosinämie*

Sar|ko|so|men *pl* (Ⓔ sarcosomes): Mitochondrien* der Muskelzelle

Sar|ko|spo|ri|di|o|se *f*: *→Sarcocystosis*

Sar|ko|zel|le *f* (Ⓔ sarcocele): ***Syn:*** *Hernia carnosa*; entzündliche oder neoplastische Hodenschwellung

Sar|ko|zys|to|se *f*: *→Sarcocystosis*

Sa|ro|tham|nus sco|pa|ri|us *m*: *→Besenginster*

SARS *Abk.*: **1.** *→schweres akutes respiratorisches Syndrom* **2.** *→severe acute respiratory syndrome*

Sar|sa|pa|ril|lae ra|dix *f* (Ⓔ sarsaparilla root): *s.u. Sarsaparille*

Sar|sa|pa|ril|le *f* (Ⓔ sarsaparilla): ***Syn:*** *Smilax*; Bezeichnung für **Smilax aristolochiaefolii, Smilax regelii, Smilax febrifuga, Smilax utilis** und andere Smilax-Arten aus der Familie der Smilacaceae; verwendet werden die getrockneten Wurzeln [**Sarsaparillae radix**], die ätherisches Öl, Saponine*, Harze und Zucker enthalten; **Anw.**: traditionell bei Syphilis*, chronischen Hautleiden [Psoriasis*] sowie als Diuretikum* und Diaphoretikum*; in der Homöopathie bei Exanthemen mit Juckreiz, Nierenerkrankungen, Muskel- und Gelenkrheumatismus

Sar|to|ri|us *m*: *→Musculus sartorius*

SAS *Abk.*: **1.** saisonale affektive Störungen **2.** *→Schlafapnoesyndrom* **3.** *→Subaortenstenose* **4.** Sukzinaldehydsäure **5.** *→Sulfasalazin*

S-ASAT *Abk.*: Serum-Aspartataminotransferase

SASP *Abk.*: *→Salazosulfapyridin*

Sas|sa|fras (al|bi|dum) *nt* (Ⓔ sassafras): Baum aus der Familie der Lorbeergewächse [Lauraceae]; verwendet werden das Wurzelholz [**Sassafras lignum**] und die getrocknete Wurzelrinde [**Sassafrasrinde, Sassafras radicis cortex**], die beide ätherisches Öl [Safrol, α-Pinen, Phellandren, Campfer*], Lignane, Gerbstoffe* und Alkaloide* enthalten; **Anw.**: traditionell als Diuretikum* und zur Blutreinigung; bei Hautleiden, rheumatischen Erkrankungen und Gicht

Sas|sa|fras lig|num *nt* (Ⓔ sassafras wood): Wurzelholz von Sassafras* (albidum)

Sas|sa|fras ra|di|cis cor|tex *m* (Ⓔ sassafras bark): ***Syn:*** *Sassafrasrinde*; *s.u. Sassafras (albidum)*

Sas|sa|fras|rin|de *f* (Ⓔ sassafras bark): ***Syn:*** *Sassafras radicis cortex*; *s.u. Sassafras (albidum)*

SAST *Abk.*: *→Subaortenstenose*

Sa|tel|li|ten *pl* (Ⓔ **1.** satellite cells **2.** satellites): **1.** Satellitenzellen* **2.** durch eine Einschnürung abgetrennte Chromosomenanhängsel

Sa|tel|li|ten|chro|mo|so|men *pl* (Ⓔ satellite chromosomes): ***Syn:*** *Trabantenchromosomen*; Chromosomen mit abgetrennten Anhängseln [Satelliten]

Sa|tel|li|ten|phä|no|men *nt*: *→Ammenphänomen*

Sa|tel|li|ten|vi|rus *nt, pl* **-ren** (Ⓔ satellite virus): defektes Virus, das nur in Gegenwart eines Helfervirus* replizieren kann

Sa|tel|li|ten|wachs|tum *nt*: *→Ammenphänomen*

Sa|tel|li|ten|zel|le *f* (Ⓔ satellite cell): ***Syn:*** *Mantelzelle, Hüllzelle, Lemnozyt, Amphizyt*; zur Neuroglia* gehörende Zelle des peripheren Nervensystems, die z.B. den Zellleib der Nervenzellen in den Spinalganglien umgibt

Sa|tel|li|to|se *f* (Ⓔ satellitosis): nach einer Schädigung auftretende Akkumulation von Neurogliazellen um ein Neuron herum

Sat|tel|block *m* (Ⓔ saddle block): *s.u. Spinalanästhesie*

Sat|tel|ge|lenk *nt* (Ⓔ saddle joint): ***Syn:*** *Articulatio sellaris*; Gelenk mit zwei sattelförmigen Gelenkflächen; erlaubt Kreisbewegungen [Zirkumduktion]; das Karpometakarpalgelenk des Daumens ist ein Sattelgelenk

Sat|tel|kopf *m* (Ⓔ saddle head): ***Syn:*** *Klinozephalie, Klinokephalie*; Fehlentwicklung des Schädels mit Ausbildung einer Sattelform

Sat|tel|na|se *f* (Ⓔ saddle nose): angeborene oder erworbene Einsenkung der Nasenwurzel, wobei der Sattel im knorpeligen Teil [v.a. nach Septumresektion] oder im knöchernen Teil [z.B. bei Syphilis] liegen kann

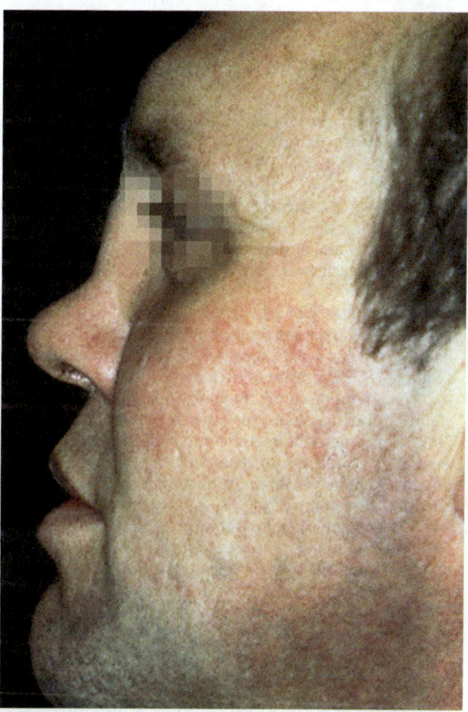

Abb. S7. Sattelnase

syphilitische Sattelnase (Ⓔ syphilitic saddle nose): *s.u. Essay Syphilis S. 2077*

Sät|ti|gungs|a|na|ly|se *f* (Ⓔ saturation analysis): nuklearmedizinisches Verfahren zur Bestimmung der Konzentration einer Substanz [z.B. Hormone], die im Körper an einen Träger gebunden ist; von außen zugeführte markierte Substanzen besetzen freie Bindungsstellen am Träger, d.h., je mehr markierte Substanz zugegeben werden muss, desto geringer ist die Konzentration der zu bestimmenden Substanz

Sät|ti|gungs|do|sis *f, pl* **-sen** (Ⓔ saturation dosage): Summe der Einzeldosen bis zum Erreichen des Vollwirkspiegels

Sa|tur|ni|a|lis|mus *m*: *→Saturnismus*

Sa|tur|nis|mus *m* (Ⓔ saturnism): ***Syn:*** *Saturnialismus*; (chronische) Bleivergiftung*

Sa|ty|ri|a|sis *f* (Ⓔ satyriasis): ***Syn:*** *Satyrismus, Satyromanie, Satyriomanie*; krankhaft gesteigerter heterosexueller Geschlechtstrieb des Mannes; entspricht der Nymphomanie* bei Frauen

Sa|ty|ri|o|ma|nie *f*: *→Satyriasis*

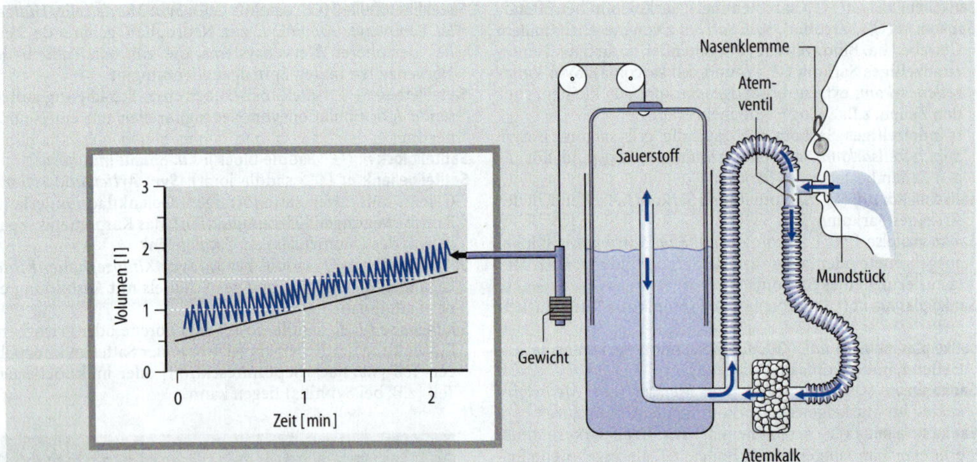

Abb. S8. Spirometrische Bestimmung der Sauerstoffaufnahme

Sa|ty|ris|mus *m*: *→Satyriasis*

Sa|ty|ro|ma|nie *f*: *→Satyriasis*

Säu|er|ling *m*: (Mineral-)Wasser mit mehr als 1 g Kohlendioxid/kg

Sau|er|stoff *m* (Ⓔ oxygen): ***Syn:*** *Oxygenium*; farb-, geruch- und geschmackloses gasförmiges Element, das in der Atmosphäre als **molekularer Sauerstoff** [O_2] vorliegt

Sau|er|stoff|an|ge|bot *nt* (Ⓔ oxygen supply): *s.u. Essay Schock S. 1937*

Sau|er|stoff|auf|nah|me *f* (Ⓔ oxygen uptake): die pro Zeiteinheit in den Körper aufgenommene Sauerstoffmenge; kann kontinuierlich oder diskontinuierlich mit offenen oder geschlossenen Respirationssystemen bestimmt werden; hängt u.a. von Atemtiefe und -frequenz, Belastung, Trainingszustand, Muskelmasse ab; für einen erwachsenen Mann mit 70 kg Körpergewicht liegt die **maximale Sauerstoffaufnahme** bei ca. 3,0 l/min; Ausdauerleistungssportler haben z.T. doppelt so hohe Werte; *s.a. Sauerstoffausnutzung*

Sau|er|stoff|aus|nut|zung *f* (Ⓔ **1.–2.** oxygen utilization): **1.** die aus 1 l Luft vom Körper entnommene Sauerstoffmenge [ca. 30–45 ml in Ruhe] **2.** *→Sauerstoffutilisation*

Sau|er|stoff|aus|schöp|fung *f*: *→Sauerstoffutilisation*

Sau|er|stoff|be|darf *m* (Ⓔ oxygen demand): der Sauerstoffbedarf eines Gewebe hängt von der Art des Gewebes, dem Funktionszustand, der Umgebungstemperatur usw. ab

Tab. S9. Durchblutung und Sauerstoffverbrauch verschiedener Organe

Organ	Durchblutung Q [ml × g⁻¹ × min⁻¹]	O_2-Verbrauch VO_2 [ml × g⁻¹ × min⁻¹]
Gehirn (ges.)	0,4–0,6	3×10^{-2}–4×10^{-2}
Rinde	0,6–1,0	5×10^{-2}–10×10^{-2}
Mark	0,2–0,3	1×10^{-2}–2×10^{-2}
Herzmuskel		
körperl. Ruhe	0,8–0,9	7×10^{-2}–10×10^{-2}
starke Belastung	bis ca. 4,0	bis ca. 40×10^{-2}
Niere (ges.)	4,0	6×10^{-2}
Rinde	4,0–5,0	9×10^{-2}
äußeres Mark	1,2	6×10^{-2}
inneres Mark	0,25	$0,4 \times 10^{-2}$
Skelettmuskel		
in Ruhe	0,03	$0,3 \times 10^{-2}$–$0,5 \times 10^{-2}$
starke Belastung	0,5–1,3	0,1–0,2

Sau|er|stoff|bin|dungs|ka|pa|zi|tät *f* (Ⓔ **1.–2.** oxygen capacity): ***Syn:*** *O_2-Bindungskapazität*; **1.** das **maximale Sauerstoffbindungsvermögen** von Hämoglobin beträgt 1,39 ml O_2/g Hämoglobin bei 15 °C und einem Sauerstoffpartialdruck von 200 mm Hg **2.** die **maximale Sauerstoffbindungskapazität** des Blutes ist 0,21 l O_2/l Blut bei 15 °C und einem Sauerstoffpartialdruck von 200 mm Hg

Sau|er|stoff|bin|dungs|kur|ve *f*: *→Sauerstoffdissoziationskurve*

Sau|er|stoff|bin|dungs|ver|mö|gen, ma|xi|ma|les *nt* (Ⓔ maximum oxygen capacity): *s.u. Sauerstoffbindungskapazität*

Sau|er|stoff|con|tent *nt* (Ⓔ oxygen content): ***Syn:*** *Sauerstoffgehalt*; *s.u. Essay Schock S. 1937*

Sau|er|stoff|de|fi|zit *nt* (Ⓔ oxygen deficit): ***Syn:*** *Sauerstoffschuld*; die Differenz zwischen Sauerstoffbedarf bei Belastung und dem Sauerstoffangebot; wird nach dem Ende der Belastung durch eine vorübergehende Mehraufnahme ausgeglichen

Sau|er|stoff|dis|so|zi|a|ti|ons|kur|ve *f* (Ⓔ oxygen dissociation curve): ***Syn:*** *Sauerstoffbindungskurve*; graphische Darstellung der Beziehung zwischen Sauerstoffpartialdruck im Blut und dem Anteil von Oxyhämoglobin am Gesamthämoglobin; wird u.a. vom pH-Wert, dem CO_2-Partialdruck und der Temperatur beeinflusst; *s.a. Bohr-Effekt*

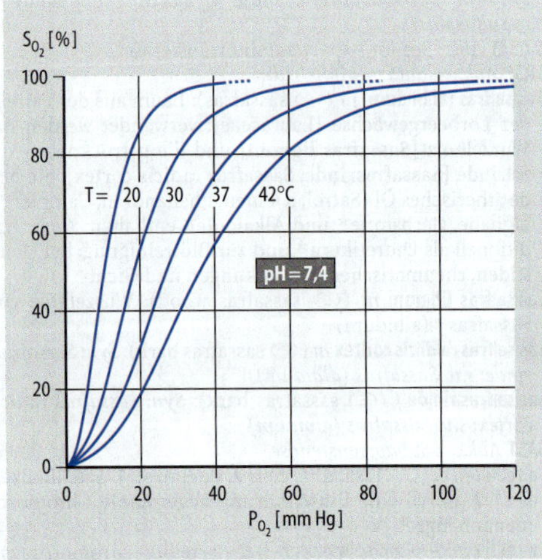

Abb. S10. Sauerstoffdissoziationskurve. Abhängigkeit von der Temperatur

Sau|er|stoff|ge|halt *m* (Ⓔ oxygen content): ***Syn:*** *Sauerstoffcontent*; *s.u. Essay Schock S. 1937*

Sau|er|stoff|ka|pa|zi|tät *f* (Ⓔ oxygen capacity): Bindungskapa-

SARS

Syn. Schweres akutes respiratorisches Syndrom, severe acute respiratory syndrome

S.H.E. Kaufmann

Definition

SARS ist eine neu aufgetretene, durch Coronaviren [**SARS-like virus**] hervorgerufene Infektionskrankheit mit hoher Ausbreitungs- und Todesrate, die durch strenge Quarantänemaßnahmen unter Kontrolle gebracht wurde.

Übersicht

SARS ist sowohl eine Geschichte des Schreckens als auch des Erfolgs. Anfang 2003 erkannte die Weltgesundheitsbehörde die Gefahr einer weltweiten Ausbreitung von SARS, das erstmals Ende 2002 in China aufgetreten war. Bereits Anfang Juli 2003 waren mehr als 8.000 Menschen erkrankt und mehr als 800 verstorben [Tab.1].

Zu diesem Zeitpunkt konnte Entwarnung gegeben werden, da die Krankheit unter Kontrolle gebracht worden war. Effektive Therapeutika und ein Impfstoff standen nicht zur Verfügung, sodass der Erfolg auf klassische epidemiologische Maßnahmen, insbesondere ein globales Frühwarnsystem und sofortige Quarantäne, zurückzuführen ist.

Ausgang nahm die Erkrankung im Süden Chinas in der Provinz Quandong, wo der Erreger wahrscheinlich von infizierten Schlachttieren auf den Mensch übersprang. Es ist heute bekannt, dass besonders Zibetkatzen mit SARS infiziert sind. Ob diese Tiere jedoch Ausgangspunkt sind oder sekundär von Menschen angesteckt wurden, bleibt zu klären. In Hongkong wurden in verschiedenen Tierarten **SARS-ähnliche Coronaviren** nachgewiesen, besonders in Zibetkatzen. Andererseits wurden in Südchina, wo die SARS-Epidemie ihren Ausgang nahm, weder in Wildtieren noch in Haustieren SARS-ähnliche Coronaviren gefunden. Auf jeden Fall zeigt der Nachweis des SARS-Erregers in Tieren, dass für die Infektion ein Reservoir besteht, das die Ausrottung der Krankheit deutlich erschwert. Die Gefahr bleibt daher, dass die Erkrankung bei günstigen Bedingungen für den Erreger wieder ausbricht.

Tab. 1. Anzahl gemeldeter SARS-Fälle in ausgewählten Ländern bis 26. September 2003 [Quelle WHO]

Land	Gesamtzahl gemeldeter Fälle	Anzahl verstorbener Patienten	Letzter gemeldeter Fall
Australien	5	0	12. Mai 2003
China außer Hongkong	5327	348	25. Juni 2003
Hongkong	1755	298	11. Juni 2003
Taiwan	671	84	19. Juni 2003
Singapur	206	32	18. Mai 2003
Vietnam	63	5	14. April 2003
Frankreich	7	1	9. Mai 2003
Deutschland	10	0	4. Juni 2003
Großbritannien	4	0	29. April 2003
USA	75	0	23. Juni 2003
Canada	250	38	9. Juli 2003
weltweit	**8437**	**813**	

Krankheitsbild

SARS ist eine akute Erkrankung der oberen Atemwege, die von Fieber und allgemeinem Unwohlsein, insbesondere Schüttelfrost, Muskel- und Kopfschmerzen sowie Appetitverlust begleitet ist. Hinzu kommen trockener Husten und Atemprobleme. Die Mortalität ist mit durchschnittlich 10–20 % außergewöhnlich hoch und deutlich altersabhängig. Ob der Tod bei SARS hauptsächlich durch direkte Gewebezerstörung durch das Virus oder durch eine Überreaktion des Immunsystems [Ausschüttung proinflammatorischer Zytokine*] verursacht wird, bleibt zu klären.

Übertragung

Sie erfolgt von Mensch zu Mensch bei engem Zusammenleben und häufigem Kontakt. Übertragung nach auskurierter Erkrankung wurde bislang nicht beschrieben. Die Übertragung erfolgt durch Aerosole, d. h. über kleine Tröpfchen, sowie über Schmierinfektionen. Obwohl die Übertragung von Coronaviren seltener vorzukommen scheint als ursprünglich angenommen, scheinen so genannte „*Superspreader*“-Patienten das Virus mit hoher Erfolgsrate zu übertragen. In Singapur wurden über 100 Menschen von 5 „*Superspreader*“-Patienten angesteckt.

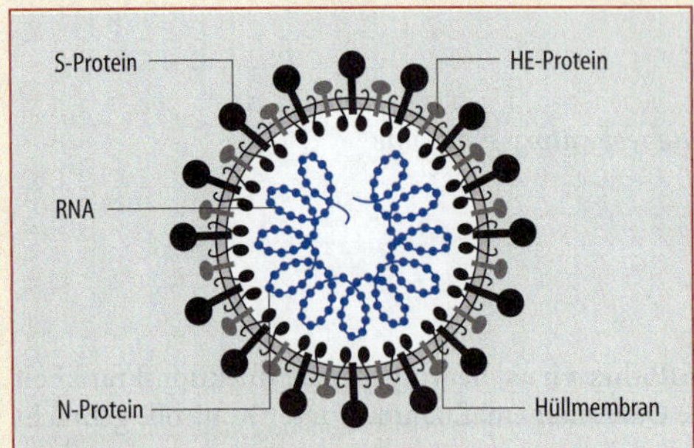

Abb. 1. Schema eines Coronavirus

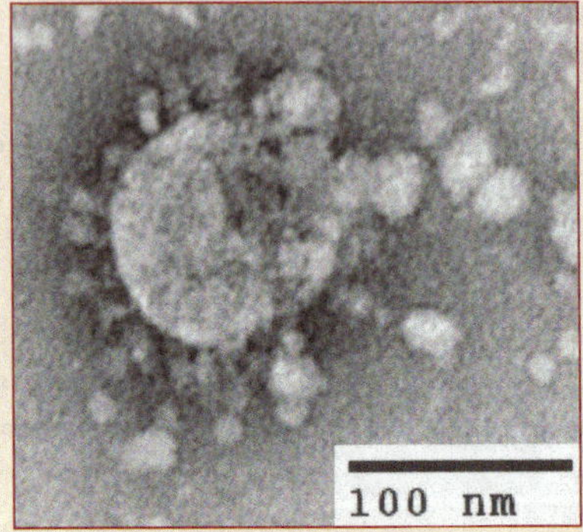

Abb. 2. Der SARS-Erreger

Quarantäne

Die Unterbringung erfolgt auf der Isolierstation bis zum vollständigen Abklingen der klinischen Symptome gefolgt von 14-tägiger Bettruhe eventuell zu Hause. Danach wurde bislang keine Übertragung beobachtet. Übertragung durch asymptomatisch Infizierte kann zwar nicht vollständig ausgeschlossen werden, scheint aber unwahrscheinlich.

Erreger

Anfangs wurden unterschiedliche Erreger für SARS verantwortlich gemacht. Die ursprünglich verdächtigten **Geflügel-Grippeviren** wurden bald ausgeschlossen. **Metapneumoviren** wurden in mehreren, aber nicht allen SARS-Patienten, nachgewiesen und **Chlamydia-ähnliche Partikel** in zahlreichen Patienten aus Quandong, aber nicht in SARS-Patienten außerhalb Chinas. Mit dem generellen Nachweis von **Corona-ähnlichen Viren** in SARS-Patienten sind diese als Verursacher anerkannt.

Coronaviren [Abb. 1] sind Einzelstrang-RNA-Viren mit einer zackenbesetzten Hülle, die entfernt an eine Krone erinnert. Sie haben das größte Genom aller RNA-Viren*. Seit langem ist bekannt, dass bestimmte Coronaviren beim Menschen Schnupfen sowie Infektionen des oberen Respirationstrakts und wahrscheinlich Pneumonien hervorrufen, alle jedoch mit mildem Verlauf. Im Tierreich sind Coronaviren weit verbreitet und als Erreger schwerwiegender Bronchitiden und Gastroenteritiden bei Vögeln und Säugern bekannt.

Evolution des Erregers

Im April 2003 wurde das vollständige Genom des SARS-Erregers [Abb. 2] entschlüsselt und damit belegt, dass es sich hierbei um ein eigenständiges Coronavirus handelt, das sich von allen bislang bekannten Coronaviren unterscheidet. Die Sequenzdaten legen nahe, dass es ein tierisches Coronavirus ist, das vor kurzem die Fähigkeit zum Speziessprung erlangte und somit für den Menschen infektiös wurde. Punktmutation in einem bekannten Coronavirus und Rekombination zwischen bekannten Coronaviren konnten als Ursache ausgeschlossen werden. Coronaviren haben zwar Mechanismen entwickelt, die die häufig auftretenden Mutationen durch DNA-Replikationsfehler verhindern; die Deletion ganzer Genomabschnitte kommt jedoch vor. Eine derartige Deletion könnte auch den Sprung des SARS-Erregers vom Tier zum Menschen ermöglicht haben. Verglichen mit bekannten Coronaviren, die in Tieren Krankheiten hervorrufen, fehlt dem SARS-Erreger ein Gen, das für ein Protein mit bislang unbekannter Funktion kodiert. SARS-Isolate unterschiedlicher Patienten zeigen dagegen kaum Abweichungen, sodass der Erreger derzeit als stabil angesehen werden kann. Dies könnte sich unter dem Druck durch antivirale Therapie und Immunabwehr ändern.

Therapie und Prävention

Eine Kombination aus **Ribavirin** und **Corticosteroiden** wurde am häufigsten verabreicht. Ribavirin wirkt gegen verschiedene RNA-Viren*, zeigte aber in Zellkultur gegen SARS-Erreger keine Wirkung. Die Corticoidsteroid-Behandlung dient zur Immunsuppression*, da die Lungenschäden zumindest teilweise auf der übermäßigen Freisetzung proinflammatorischer Zytokine* beruht. Dabei besteht jedoch die Gefahr der Virus-Exazerbation aufgrund der Immunsuppression*, und die Ribavirin-Behandlung bleibt umstritten, da in einigen Fällen die Erkrankung unter Behandlung bösartiger verlief.

Derzeit wird in groß angelegten Screening-Versuchen nach wirksamen Substanzen gesucht. Neuere Untersuchungen zeigen eine Wirkung des AIDS-Medikaments **Lopinavir**, gegebenenfalls in Kombination mit Ribavirin. Eine viel versprechende Substanz ist **Glycyrrhizin** aus Süßholzwurzeln, das in Zellkultur gegen SARS-Viren wirkt. Obwohl ein **Impfstoff** gegen den SARS-Erreger noch nicht verfügbar ist, deutet die Verfügbarkeit zahlreicher Impfstoffe gegen Coronaviren im Veterinärbereich die Möglichkeit an, dass ein Impfstoff in einem realistischen Zeitraum entwickelt werden kann.

Quellenhinweise
Abb. 2: Center of Disease Control, USA
Zeichnung Abb. 1: O. Nehren, Mannheim

zität von Hämoglobin für Sauerstoff

Sau|er|stoff|man|gel *m*: → *Hypoxie*

Sau|er|stoff|man|gel|a|tro|phie *f* (Ⓔ cyanotic atrophy): ***Syn:*** *zyanotische Atrophie*; durch einen chronischen Sauerstoffmangel verursachte Atrophie*

Sau|er|stoff|not *f*: → *Hypoxie*

Sau|er|stoff|par|ti|al|druck *m* (Ⓔ oxygen partial pressure): ***Syn:*** *O_2-Partialdruck*; Anteil des Sauerstoffs am Gesamtdruck der Gase im Blut oder Alveolargas; auf Meereshöhe beträgt der **inspiratorische Sauerstoffpartialdruck** 150 mm Hg und der **Sauerstoffpartialdruck der Alveolarluft** 100 mm Hg; der **arterielle Sauerstoffpartialdruck** liegt beim Jugendlichen bei 90 mm Hg, bei 40-Jährigen bei 80 mm Hg und bei 70-Jährigen bei 70 mm Hg; die Abnahme beruht wahrscheinlich auf den zunehmenden Verteilungsunregelmäßigkeiten in der Lunge; der **venöse Sauerstoffpartialdruck** ist dagegen mehr oder minder konstant und liegt bei 40 mm Hg

Sau|er|stoff|schuld *f*: → *Sauerstoffdefizit*

Sau|er|stoff|the|ra|pie *f* (Ⓔ oxygen therapy): Inhalation von Sauerstoff bei akutem oder chronischem Sauerstoffmangel durch äußere oder innere Ursachen
hyperbare Sauerstofftherapie: → *Sauerstoffüberdrucktherapie*

Sau|er|stoff|trans|fe|ra|se *f* (Ⓔ oxygen transferase): ***Syn:*** *Dioxygenase*; Enzym, das beide Sauerstoffatome von O_2 überträgt

Sau|er|stoff|ü|ber|druck|the|ra|pie *f* (Ⓔ hyperbaric oxygen therapy): ***Syn:*** *Sauerstoffüberdrucktherapie, hyperbare Sauerstofftherapie, hyperbare Oxygenation*; Sauerstofftherapie durch Einatmung von Sauerstoff in einer Überdruckkammer, z.B. bei Kohlenmonoxidvergiftung

Sau|er|stoff|u|ti|li|sa|ti|on *f* (Ⓔ oxygen utilization): ***Syn:*** *Sauerstoffausnutzung, Sauerstoffausschöpfung*; der Sauerstoffverbauch spezifischer Organe oder Gewebe; ergibt sich aus Durchblutung und arteriovenöser Differenz des Sauerstoffpartialdrucks; *s.a. Sauerstoffbedarf*

Säu|fer|na|se *f*: → *Rhinophym*

Saug|bi|op|sie *f* (Ⓔ aspiration biopsy): ***Syn:*** *Aspirationsbiopsie*; Biopsie* mit Aspiration von Flüssigkeit oder Gewebe, z.B. als **transrektale Saugbiopsie**

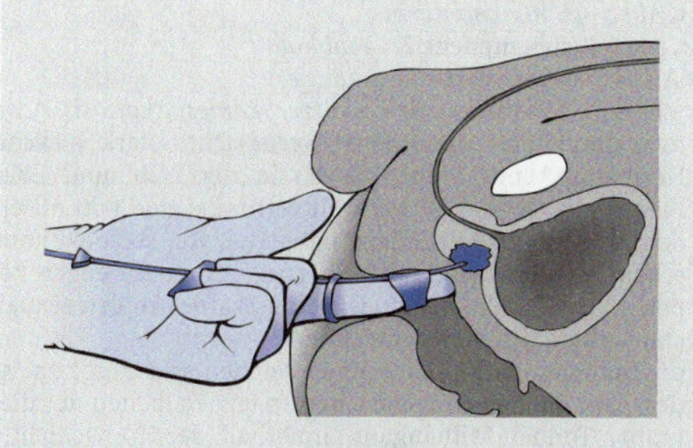

Abb. S11. Transrektale Saugbiopsie der Prostata

Saug|glo|cke *f* (Ⓔ suction cup): *s.u. Vakuumextraktion*

Saug|kü|ret|ta|ge *f* (Ⓔ suction curettage): ***Syn:*** *Vakuumkürettage*; Gebärmutterausschabung mit Absaugung

Säug|ling *m* (Ⓔ newborn): Kleinkind von der Geburt bis zur Vollendung des ersten Lebensjahres
zyanotischer Säugling (Ⓔ blue baby): ***Syn:*** *blue baby*; Bezeichnung für Säuglinge mit Blaufärbung bei angeborenen Herzfehlern mit Rechts-Links-Shunt* oder bei Methämoglobinämie*

Säug|lings|an|ä|mie, pseu|do|per|ni|zi|ö|se *f* (Ⓔ megaloblastic anemia of childhood): ***Syn:*** *reversible Megaloblastenanämie des Kindesalters, reversible megaloblastäre Anämie, Gerbasi-Anämie*; seltene, alimentäre, megaloblastäre Anämie* bei untergewichtigen oder unterernährten Säuglingen oder Kleinkindern

Säug|lings|de|pres|si|on *f* (Ⓔ anaclitic depression): ***Syn:*** *Anlehnungsdepression, Affektentzugssyndrom, anaklitische Depression*; durch die Trennung von Bezugspersonen verursachtes Depressionssyndrom bei Kindern; v.a. Kinder, die ein gutes emotionales Verhältnis zur Bezugsperson hatten, neigen zur Entwicklung; ist reversibel, wenn der Kontakt innerhalb von 3 Monaten wieder hergestellt wird

Säug|lings|dys|pep|sie *f* (Ⓔ infantile): ***Syn:*** *Säuglingsenteritis*; akute, von Diarrhö gekennzeichnete Ernährungsstörung von Säuglingen unterschiedlicher Genese [Infektion, Malabsorption, Nahrungsmittelallergie]
infektiöse Säuglingsdyspepsie (Ⓔ neonatal diarrhea): ***Syn:*** *infektiöse Säuglingsenteritis*; meist durch Rotaviren*, seltener auch durch Bakterien verursachte Enteritis* mit der Gefahr einer Säuglingstoxikose*

Säug|lings|dys|tro|phie *f* (Ⓔ marantic atrophy): ***Syn:*** *Atrepsie*; chronische Gedeihstörung von Säuglingen, z.B. durch Fehlernährung oder chronische Infekte; Extremformen sind Marasmus* [überwiegend Energiemangel] und **Kwashiorkor** [Eiweißmangel]

Säug|lings|ek|zem *nt* (Ⓔ infantile seborrheic dermatitis): ***Syn:*** *seborrhoisches Ekzem des Säuglings, Dermatitis seborrhoides infantum*; *s.u. seborrhoisches Ekzem*
konstitutionelles Säuglingsekzem: → *Milchschorf*

Säug|lings|en|te|ri|tis *f, pl* **-tiden**: → *Säuglingsdyspepsie*

Säug|lings|glat|ze *f* (Ⓔ infantile pressure alopecia): ***Syn:*** *Dekubitalopezie, Alopecia decubitalis*; durch Liegen auf dem Rücken hervorgerufener mechanischer Haarausfall

Säug|lings|häm|an|gi|om *nt*: → *Blutschwamm*

Säug|lings|ko|xi|tis *f, pl* **-ti|den** (Ⓔ infantile coxitis): ***Syn:*** *Neugeborenenkoxitis*; hämatogene oder iatrogene [Punktion!] eitrige Hüftgelenksentzündung mit meist schwerer Schädigung des Gelenks; **Therapie**: Ruhigstellung, Antibiotika; bei Fistelbildung operative Ausräumung

Säug|lings|re|ti|ku|lo|se, al|ku|te *f*: → *Säuglingsretikulose, maligne*

Säug|lings|re|ti|ku|lo|se, ma|lig|ne *f* (Ⓔ acute histiocytosis of the newborn): ***Syn:*** *Abt-Letterer-Siwe-Krankheit, Morbus Letterer-Siwe, Letterer-Siwe-Krankheit, akute Säuglingsretikulose, maligne generalisierte Histiozytose*; bevorzugt Kleinkinder betreffende generalisierte Variante der Histiozytosis* X mit Granulomen in Haut, Milz, Lymphknoten, Leber, Lunge und Knochen; akuter Verlauf mit hoher Sterberate [90 %]; **Therapie**: Zytostatikatherapie und hoch dosierte Corticoide; Antibiotikaabdeckung und Bluttransfusionen

Säug|lings|schäl|flech|te *f* (Ⓔ Leiner's disease): ***Syn:*** *Leiner-Dermatitis, Leiner-Erythrodermie, Erythrodermia desquamativa Leiner*; Säuglinge und Kleinkinder betreffende schwerste Form des seborrhoischen Ekzems*

Säug|lings|sko|li|o|se *f* (Ⓔ infantile scoliosis): schon bei Säuglingen sichtbare Skoliose*

Säug|lings|skor|but, ra|chi|ti|scher *m* (Ⓔ infantile scurvy): ***Syn:*** *Moeller-Barlow-Krankheit*; Vitamin C-Mangel* bei Kindern, der zu rachitisartigen Symptomen führt; heute extrem selten

Säug|lings|sterb|lich|keit *f* (Ⓔ infant mortality): Sterblichkeit von Kindern im ersten Lebensjahr; wird unterteilt in **Frühsterblichkeit** [bis zum 7. Tag nach der Geburt], **Spätsterblichkeit** [zwischen dem 8. und 28. Lebenstag] und **Nachsterblichkeit** [zwischen dem 29. Lebenstag und dem Ende des 1. Lebensjahres]; *s.a. perinatale Mortalität*

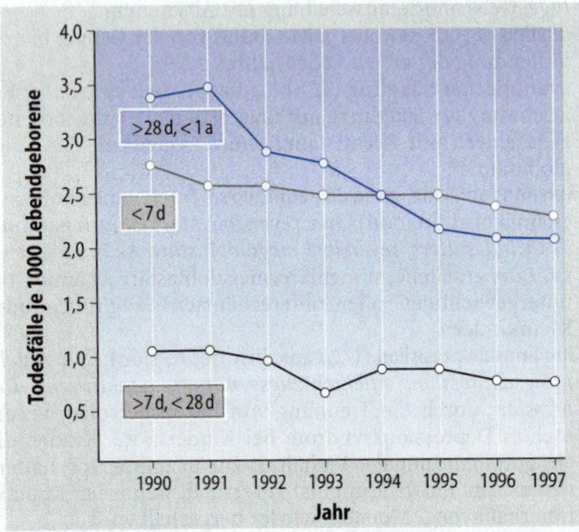

Abb. S12. Säuglingssterblichkeit. Früh-, Spät- und Nachsterblichkeit bei Neugeborenen in Deutschland [d = Tage, a = Jahre]

Säug|lings|tod, plötz|li|cher *m*: *→Kindstod, plötzlicher*

Säug|lings|to|xi|ko|se *f* (Ⓔ infantile gastroenteritis): ***Syn:*** *Enzephaloenteritis, Encephaloenteritis acuta*; schwere, durch toxische Symptome gekennzeichnete Form der Säuglingsdyspepsie*; bei unzureichender Behandlung der Dyspepsie kommt es zu schwerer Dehydratation, metabolischer Azidose, Elektrolytverschiebung, hypovolämischem Schock und Koma

Saug|re|flex *m* (Ⓔ sucking reflex): physiologischer Reflex bei Säuglingen, der durch Berührung der Lippen oder der Mundumgebung ausgelöst wird

Saug|reiz *m* (Ⓔ suction stimulus): *s.u. Laktation*

Saug|wür|mer *pl* (Ⓔ Trematoda): ***Syn:*** *Trematoden, Trematoda, Trematodes*; mit zwei Saugnäpfen versehene Plattwürmer*, die als Darm-, Leber- und Lungenegel* des Menschen von Bedeutung sind

Säu|len|chro|ma|to|gra|phie *f* (Ⓔ column chromatography): ***Syn:*** *Säulenchromatografie*; Chromatographie*, bei der die stationäre Phase in senkrecht stehende Säulen eingebracht wird und die Analysensubstanz in der mobilen Phase durch die Säule fließt

Säu|len|knor|pel *m* (Ⓔ columnar cartilage): *s.u. Wachstumsfuge*

Saum|zel|len *pl* (Ⓔ enterocytes): Epithelzellen der Dünndarmschleimhaut, deren Oberfläche durch kleinste Zytoplasmausstülpungen [Mikrovilli] auf ein Mehrfaches vergrößert ist

Säure-Basen-Haushalt *m* (Ⓔ acid-base balance): Gesamtheit der Mechanismen zur Konstanthaltung eines optimalen pH-Wertes im Körper; basiert auf einer Zusammenarbeit von Lunge, Niere und Leber; Lunge und Niere beeinflussen den pH-Wert durch Abatmung von CO_2 [Lunge] bzw. Ausscheidung von H^+ oder HCO_3^- [Niere]; die Ausscheidung von H^+ über die Niere geschieht in Form von NH_4^+; dafür benötigt die Niere Glutamin und hängt damit vom Glutaminstoffwechsel der Leber ab; *s.a. Alkalose, Azidose*

Säure-Basen-Status *m* (Ⓔ acid-base status): Bezeichnung für die bei der Astrup*-Methode bestimmten Parameter pH-Wert, CO_2-Partialdruck, Standardbicarbonat und Basenüberschuss

Säu|ren *pl* (Ⓔ acids): Substanzen, die in wässriger Lösung Wasserstoffionen freisetzen

Säu|re|schutz|man|tel *m* (Ⓔ protective acid mantle): der pH-Wert des Milieus der Hautoberfläche liegt physiologisch im sauren Bereich [4–7]; der saure pH-Wert entsteht v.a. durch freie Fettsäuren, die durch die Spaltung von Triglyceriden durch bakterielle Enzyme entstehen

Säu|re|se|kre|tion, ba|sa|le *f* (Ⓔ basal acid output): ***Syn:*** *basal acid output, Basalsekretion*; die pro Stunde sezernierte Menge an Magensäure bei Ausschaltung aller Reize [Nüchternsekretion]

Sau|ri|a|sis *f, pl* **-ses** (Ⓔ sauriasis): ***Syn:*** *Saurierhaut, Ichthyosis hystrix, Hyperkeratosis monstruosa*; Oberbegriff für alle Hyperkeratosen* mit schwarz-braunen, krokodilartigen Schuppen

Sau|ri|er|haut *f*: *→Sauriasis*

SAW *Abk.*: *→Subsepsis allergica Wissler*

Sa|xi|to|xin *nt* (Ⓔ saxitoxin): von Dinoflagellaten gebildetes Neurotoxin; selten Ursache einer Muschelvergiftung

Sa|xo|phon|pe|nis *m* (Ⓔ saxophone penis): *s.u. Penisfraktur*

Sayk: Johannes Sayk; geb. 1923; deutscher Neurologe (Rostock)

Sayk-Verfahren *nt* (Ⓔ Sayk's method): Zählung von Zellen im Liquor* cerebrospinalis nach Sedimentation in einer speziellen Kammer

SB *Abk.*: **1.** Serumbilirubin **2.** *→Sinusbradykardie* **3.** *→Standardbicarbonat*

Sb *Abk.*: **1.** *→Antimon* **2.** *→Stibium*

SBA *Abk.*: Sojabohnen-Agglutinin

SBAS *Abk.*: *→schlafbezogene Atemstörungen*

SBB *Abk.*: Säure-Basen-Bilanz

SBD *Abk.*: systolischer Blutdruck

SBE *Abk.*: subakute bakterielle Endokarditis

SBG *Abk.*: Selenit-Brillantgrün

SBH *Abk.*: *→Säure-Basen-Haushalt*

SBI *Abk.*: **1.** Sojabohnen-Inhibitor **2.** Sterin-Biosynthese-Inhibition **3.** Sulkus-Blutungs-Index

SBP *Abk.*: **1.** *→spontane bakterielle Peritonitis* **2.** steroidbindendes Plasmaprotein **3.** suprapubische Blasenpunktion

SBPG *Abk.*: serielle Beckenphlebographie

SBPR *Abk.*: systolische Blutdruckreaktion

SBPS *Abk.*: sinubronchopulmonales Syndrom

SBR *Abk.*: **1.** Schafblutkörperchen-Agglutinationsreaktion **2.** strenge Bettruhe

SBS *Abk.*: **1.** *→Säure-Basen-Status* **2.** Sick-building-Syndrom

sbt *Abk.*: subtilis

SBTI *Abk.*: Sojabohnen-Trypsin-Inhibitor

SBV *Abk.*: Säurebindungsvermögen

SC *Abk.*: **1.** *→Säulenchromatographie* **2.** *→Sectio caesarea* **3.** Serumcalcium **4.** *→Sexchromatin* **5.** Subclavia

Sc *Abk.*: **1.** Scandium **2.** *→Scanner* **3.** Scianna-Blutgruppen

S.c. *Abk.*: *→Sinus coronarius*

s.c. *Abk.*: **1.** subcutaneus **2.** *→subkutan*

SCA *Abk.*: *→spinozerebelläre Ataxie*

Sca|bi|es *f* (Ⓔ scabies): ***Syn:*** *Krätze, Skabies; Akariasis, Acariasis*; durch die Krätzmilbe* verursachte stark juckende Dermatose* mit Milbengängen in der Haut und Exanthem*; die Skabies ist weltweit verbreitet und tritt oft epidemisch auf; ihre Prävalenz hängt v.a. von sozioökonomischen Faktoren ab; da die Übertragung durch engen körperlichen Kontakt erfolgt, wird die Skabies zu den sexually transmitted diseases* gerechnet

die Inkubationszeit beträgt 3–6 Wochen und hängt v.a. von der Zahl der übertragenen begatteten Weibchen ab; diese graben Tunnel [**Milbengang**] innerhalb der Hornschicht, in die sie Eier legen; die Weibchen sitzen am Ende der Hauttunnel [oft als dunkles Pünktchen erkennbar, die als **Mil-**

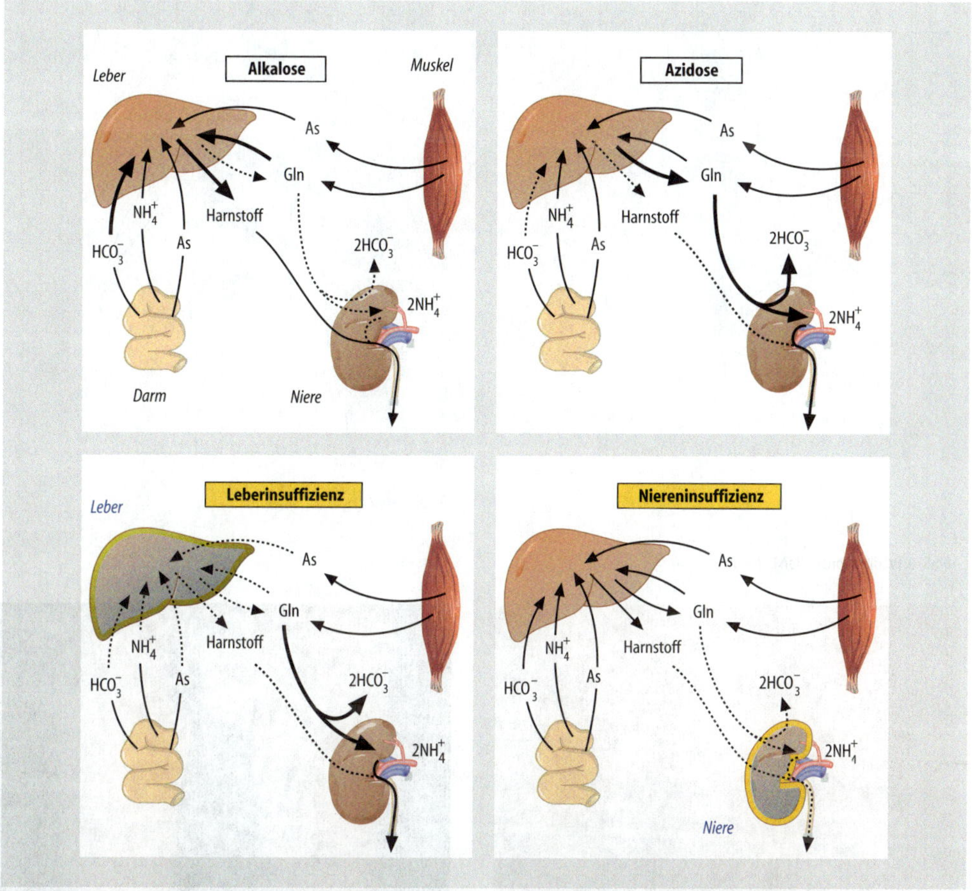

Abb. S13. Säure-Basen-Haushalt. Kooperation von Leber und Niere bei Alkalose und Azidose, Folgen von Leber- und Niereninsuffizienz

benhügel bezeichnet werden] und schwärmen nur nachts auf die Hautoberfläche, wo sie sich mit den Männchen, die immer auf der Haut leben, paaren; aus den Eiern schlüpfen nach 3–5 Tagen Larven, die sich innerhalb von 3 Wochen in geschlechtsreife Milben umwandeln
Klinik: die Krätze imponiert als generalisiertes Ekzem*, das fast alle Körperteile, mit Ausnahme von Kopf und Nacken, betreffen kann; der starke Juckreiz führt zu typischen Kratzeffekten mit Ekzematisation und Impetiginisation; unbehandelt kam es früher zu Sekundärinfektion, Erysipel, Phlegmone und evtl. sogar Sepsis; **Therapie**: das Mittel der Wahl ist heute Permethrin* als 5 %ige Creme, die bei einer Eintagetherapie eine Wirksamkeit von mehr als 95 % hat;

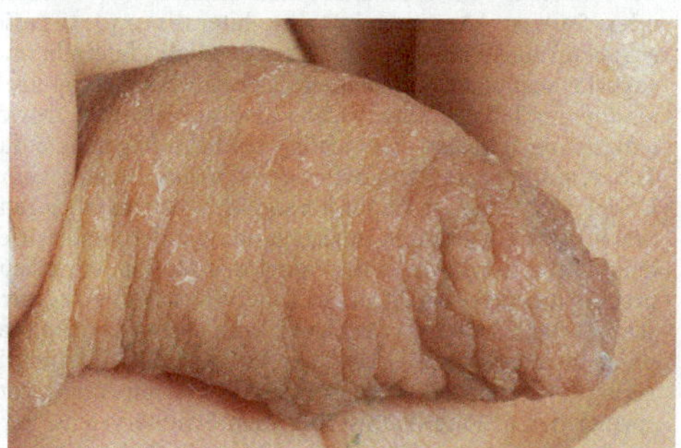

Abb. S14. Scabies

Mittel der zweiten Wahl sind Malathion*, Benzylbenzoat* und Monosulfiram; wichtig ist die Mitbehandlung der gesamten Familie bzw. Umgebung oder Wohngemeinschaft [*Abb. S14, S15*]

Scabies crustosa: *→Scabies norvegica*

Scabies granulomatosa (Ⓔ granulomatous scabies): ***Syn:*** *granulomatöse Skabies*; v.a. bei Kindern auftretende Scabies mit Granulombildung [**Scabiesgranulom**] bei bakterieller Sekundärinfektion; oft therapieresistent [*Abb. S16*]

Scabies larvata (Ⓔ larvate scabies): ***Syn:*** *gepflegte Skabies*; schwer zu erkennende Skabiesform bei Patienten mit gepflegter Haut; oft imponiert ein scheinbar grundloser Juckreiz

Scabies norvegica (Ⓔ norwegian scabies): ***Syn:*** *Borkenkrätze, norwegische Skabies, Scabies crustosa*; v.a. Patienten mit geschwächter Immunabwehr [AIDS, Zytostatikatherapie] befallende, seltene Form der Skabies mit massivem Milbenbefall [*Abb. S17*]

Sca|bi|es|gra|nu|lom *nt* (Ⓔ scabies granuloma): ***Syn:*** *Skabiesgranulom*; *s.u. Scabies granulomatosa*

Sca|la *f, pl* **-lae** (Ⓔ scala): Treppe, Stufe

Scala tympani (Ⓔ tympanic scala): ***Syn:*** *Paukentreppe*; Gang der Innenohrschnecke [Cochlea*] unterhalb der Lamina* spiralis ossea

Scala vestibuli (Ⓔ vestibular scala): ***Syn:*** *Vorhoftreppe*; Gang der Innenohrschnecke [Cochlea*] oberhalb der Lamina* spiralis ossea

Scan|ner *m* (Ⓔ scanner): Abtastgerät, Abtaster

Scan|ning *nt*: *→Szintigraphie*

Scanzoni: Friedrich Wilhelm Scanzoni; 1821–1891; deutscher

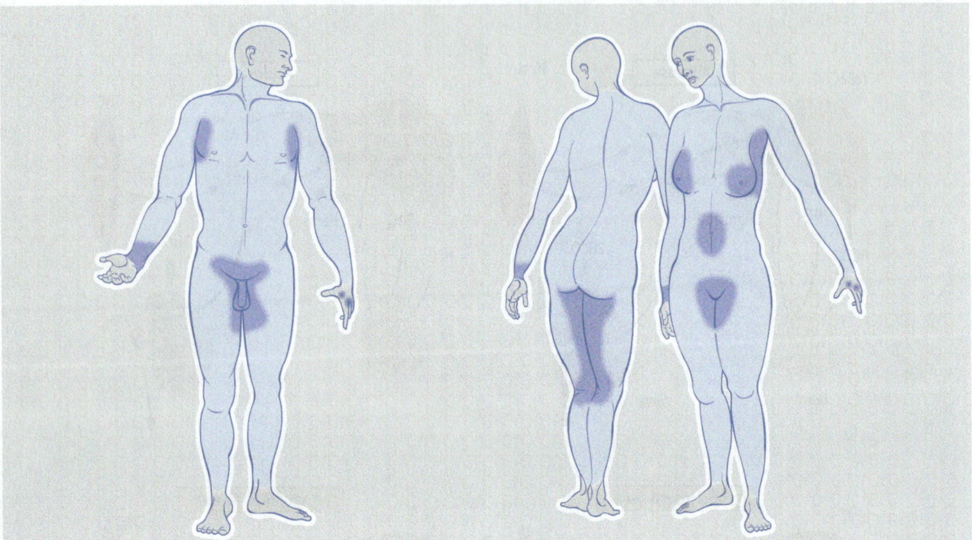

Abb. S15. Prädilektionsstellen bei Scabies

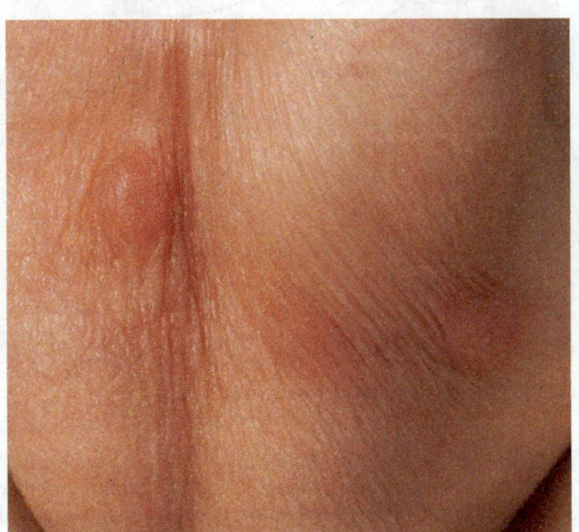

Abb. S16. Scabies granulomatosa

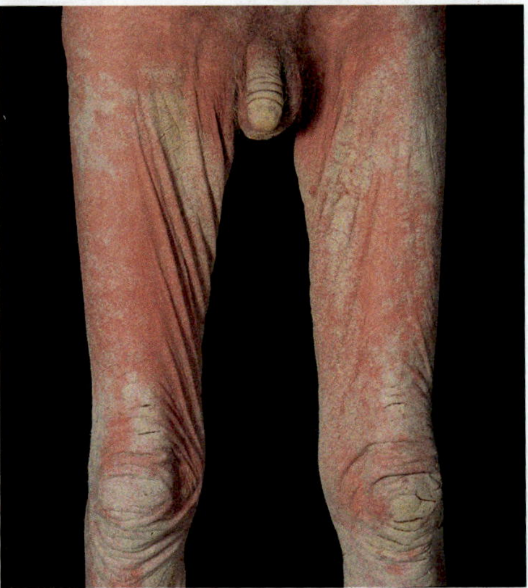

Abb. S17. Scabies norvegica

Gynäkologe (Würzburg)

Scanzoni-Manöver *nt* (Ⓔ Scanzoni's maneuver): Methode zur Zangenextraktion bei hinterer Hinterhauptslage; die Zange wird zweimal schräg angelegt und der Kopf um 90° gedreht

Scaph-, scaph- *präf.*: →*Scapho-*

Scalpha *f* (Ⓔ scapha): Längsfurche der Ohrmuschel [Auricula*] zwischen Helix und Antihelix

Scapho-, scapho- *präf.*: Wortelement mit der Bedeutung „Kahn/Wanne"

Scalpulla *f, pl* **-lae** (Ⓔ scapula): *Syn*: *Schulterblatt, Skapula*; dreieckiger Knochen, der zusammen mit dem Schlüsselbein [Clavicula*] den Schultergürtel [Cingulum pectorale] bildet; das Schulterblatt ist durch das Akromioklavikulargelenk [Articulatio* acromioclavicularis] mit dem Schlüsselbein verbunden und trägt die Gelenkfläche [Cavitas glenoidalis] für das Schultergelenk [Articulatio glenohumeralis]; die Vorderfläche [**Facies costalis**], mit der das Schulterblatt auf den Rippen gleitet, ist bis auf die seichte **Fossa subscapularis** [Ursprung des Musculus* subscapularis] eben; die Rückseite [**Facies posterior**] trägt im oberen Teil die **Schulterblattgräte** [Spina scapulae], die außen in das **Akromion** ausläuft; oberhalb der Spina scapulae liegt die **Fossa supraspinata** [Ursprungsort des Musculus* supraspinatus], darunter die **Fossa infraspinata** [Ursprungsort des Musculus* infraspinatus]; man unterscheidet 3 Ecken oder Spitzen [**Angulus inferior, lateralis** und **superio scapulae**] und drei Kanten [**Margo medialis, lateralis** und **superior scapulae**]; der **Schulterblatthals** [Collum scapulae], als äußerer Teil des Angulus lateralis scapulae, trägt die Gelenkpfanne [Cavitas glenoidalis] des Schultergelenks; das **Tuberculum supraglenoidale** oberhalb der Gelenkpfanne ist der Ursprung des Caput longum des Musculus* biceps brachii, das **Tuberculum infraglenoidale** unterhalb der Gelenkpfanne für den Caput longum des Musculus* triceps brachii; am Oberrand [Margo superior] fällt die **Incisura scapulae** auf; sie wird vom Ligamentum* transversum scapulae überbrückt, unter dem der Nervus* suprascapularis verläuft; der nach vorne gerichtete, hakenförmige Vorsprung des Schulterblattes über dem Schultergelenk wird als **Processus coracoideus** bezeichnet; an ihm setzen der Musculus* coracobrachialis, der kurze Kopf des Musculus*

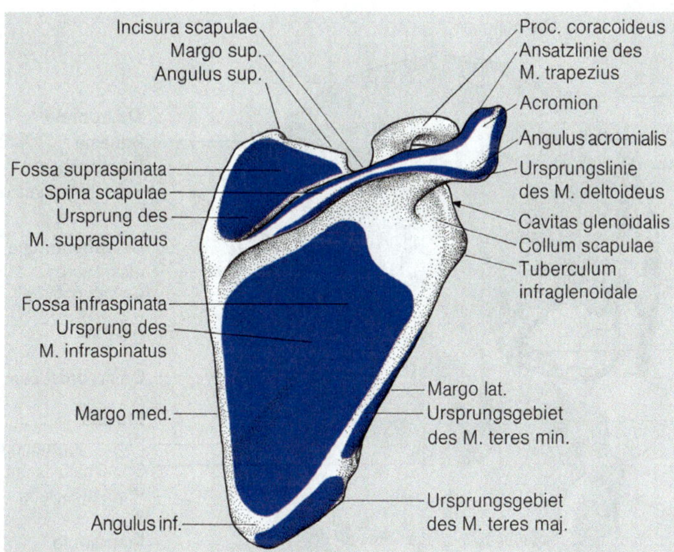

Abb. S18. Rechte Scapula von dorsal. Blau = Ursprünge und Ansätze von Muskeln

biceps brachii und der Musculus* pectoralis minor an

Scapulae alatae (Ⓔ winged scapulae): flügelförmig abstehende Schulterblätter bei Lähmung des Musculus* serratus anterior

Sca|pus *m, pl* **-pi** (Ⓔ stem): Schaft, Stiel

Scapus pili (Ⓔ hair shaft): Haarschaft; *s.u. Haar*

Scarff: John E. Scarff; 1898–1978; amerikanischer Neurochirurg

Scarff-Drainage *f* (Ⓔ Scarff's drainage): Ventrikulozisternostomie* mit Ableitung des III. Ventrikels* in die Cisterna* chiasmatica

Scar|la|ti|na *f*: *→Scharlach*

Scarlatina fulminans: *→toxischer Scharlach*

Scarlatina septica: *→septischer Scharlach*

Scarpa: Antonio Scarpa; 1752–1832; italienischer Anatom und Chirurg (Modena)

Scarpa-Dreieck *nt* (Ⓔ Scarpa's triangle): ***Syn:*** *Schenkeldreieck, Trigonum femorale*; dreiseitige Grube auf der oberen Innenseite des Oberschenkels; wird vom Leistenband [Ligamentum* inguinale] und den Musculi* sartorius und adductor longus begrenzt

Scarpa-Ganglion *nt* (Ⓔ Scarpa's ganglion): ***Syn:*** *Rosenthal-Ferré-Ganglion, Ganglion vestibulare*; im Boden des inneren Gehörgangs liegendes Ganglion* des vestibulären Teils des VIII. Hirnnerven [Nervus* vestibulocochlearis]

SCCK *Abk.*: Sekretin-Cholezystokinin-Test

SCG *Abk.*: **1.** *→Sternoklavikulargelenk* **2.** Supraklavikulargrube

SCh *Abk.*: **1.** *→Säulenchromatographie* **2.** Succinylcholin

Schacher: Polycarp G. Schacher; 1674–1737; deutscher Arzt

Schacher-Ganglion *nt* (Ⓔ Schacher's ganglion): ***Syn:*** *Ziliarganglion, Ganglion ciliare*; parasympathisches Ganglion hinter dem Augapfel; enthält Fasern für Ziliarmuskel und Pupillensphinkter

Schach|tel|halm *m* (Ⓔ horsetail): ***Syn:*** *Equisetum arvense*; Pflanze aus der Familie der Schachtelhalmgewächse [Equisetaceae]; verwendet werden die getrockneten Sprossen [**Equiseti herba**], die Flavonoide* enthalten; **Anw.**: als Diuretikum bei Ödemen, Erkrankungen der Harnwege und Nierensteinen; traditionell auch bei Haarausfall, rheumatischen Erkrankungen, Gicht* und Geschwüren; in der Homöopathie bei Nieren- und Harnwegserkrankungen

Schä|del *m* (Ⓔ skull): ***Syn:*** *Kranium, Cranium*; der von den Schädelknochen* gebildete knöcherne Schädel; setzt sich aus der **Schädelbasis** [Basis* cranii] und dem **Schädeldach** [Calvaria*] zusammen; die Topographie unterscheidet fünf Betrachtungsebenen [**Schädelnormen**]: **Norma frontalis/facialis** von vorne, **Norma superior/verticalis** von oben, **Norma occipitalis** von hinten, **Norma lateralis** von der Seite, **Norma inferior/basalis** von unten; man unterscheidet den sog. **Hirnschädel** [Neurocranium*], der Gehirn und Hirnstamm enthält, vom **Eingeweideschädel** [Viscerocranium*], der den Anfang der Atem- und Verdauungswege umschließt

unter entwicklungsgeschichtlichen Aspekten unterscheidet man **Chondrocranium** [knorpelig vorgebildete Teile des Schädels, v.a. der Schädelbasis, die später durch Knochen ersetzt werden] und **Desmocranium** [Teil des Schädels, der aus Belegknochen* entsteht]; auffällig am äußeren Schädel sind die Fontanellen [Fonticuli* cranii], die Öffnungen für Auge [Orbita*], Nase [Apertura* piriformis] und Ohr [Meatus* acusticus externus] sowie die Foramina der Schädelbasis für die Gefäße und Nerven [*Abb. S19*]

Schä|del|ba|sis *f* (Ⓔ base of skull): ***Syn:*** *Basis cranii*; unterer Teil des Hirnschädels, auf dem das Schädeldach sitzt; wird von Stirn-, Sieb-, Keil-, Schläfen- und Hinterhauptsbein gebildet

äußere Schädelbasis (Ⓔ external cranial base): ***Syn:*** *Basis cranii externa*; gliedert sich in einen vorderen, mittleren und hinteren Abschnitt; der **vordere Abschnitt** wird vom knöchernen Gaumen gebildet und enthält Fossa* incisiva, Foramen* palatinum majus und die Foramina* palatina minora; der **mittlere Abschnitt** wird vom Schläfenbein und Teilen des Keilbeins gebildet und wird von zahlreichen Kanälen [Canalis* pterygoideus, Canalis* caroticus, Canaliculi* caroticotympanici, Canaliculus* mastoideus, Canaliculus* tympanicus] und Öffnungen [Foramen* ovale, Foramen* spinosum, Foramen* lacerum, Foramen* jugulare, Apertura* canaliculi cochleae, Foramen* stylomastoideum] durchlöchert; der **hintere Abschnitt** wird vom Hinterhauptsbein gebildet und hat drei Öffnungen [Foramen* magnum, Canalis* nervi hypoglossi, Canalis* condylaris] [*Abb. S20*]

innere Schädelbasis (Ⓔ internal cranial base): ***Syn:*** *Basis cranii interna*; die innere Schädelbasis wird in eine **vordere**, **mittlere** und **hintere Schädelgrube** [Fossa cranii anterior, media, posterior] unterteilt; die **vordere Schädelgrube** besteht aus Teilen des Stirnbeins und Keilbeins; die kleinen Keilbeinflügel bilden die Grenze zur mittleren Schädelgrube; in der Mitte der vorderen Schädelgrube liegt die Siebbeinplatte* [Lamina cribrosa], durch die die Riechfäden zur Nase ziehen; sie bildet auch die Basis für den Hahnenkamm [Crista* galli], an der sich die Falx* cerebri befestigt; die paarige **mittlere Schädelgrube** wird vorne von den kleinen Keilbeinflügeln und hinten von der Oberkante der Pars petrosa des Felsenbeins [Margo superior partis petrosae] begrenzt; in der Mitte zwischen den beiden mitt-

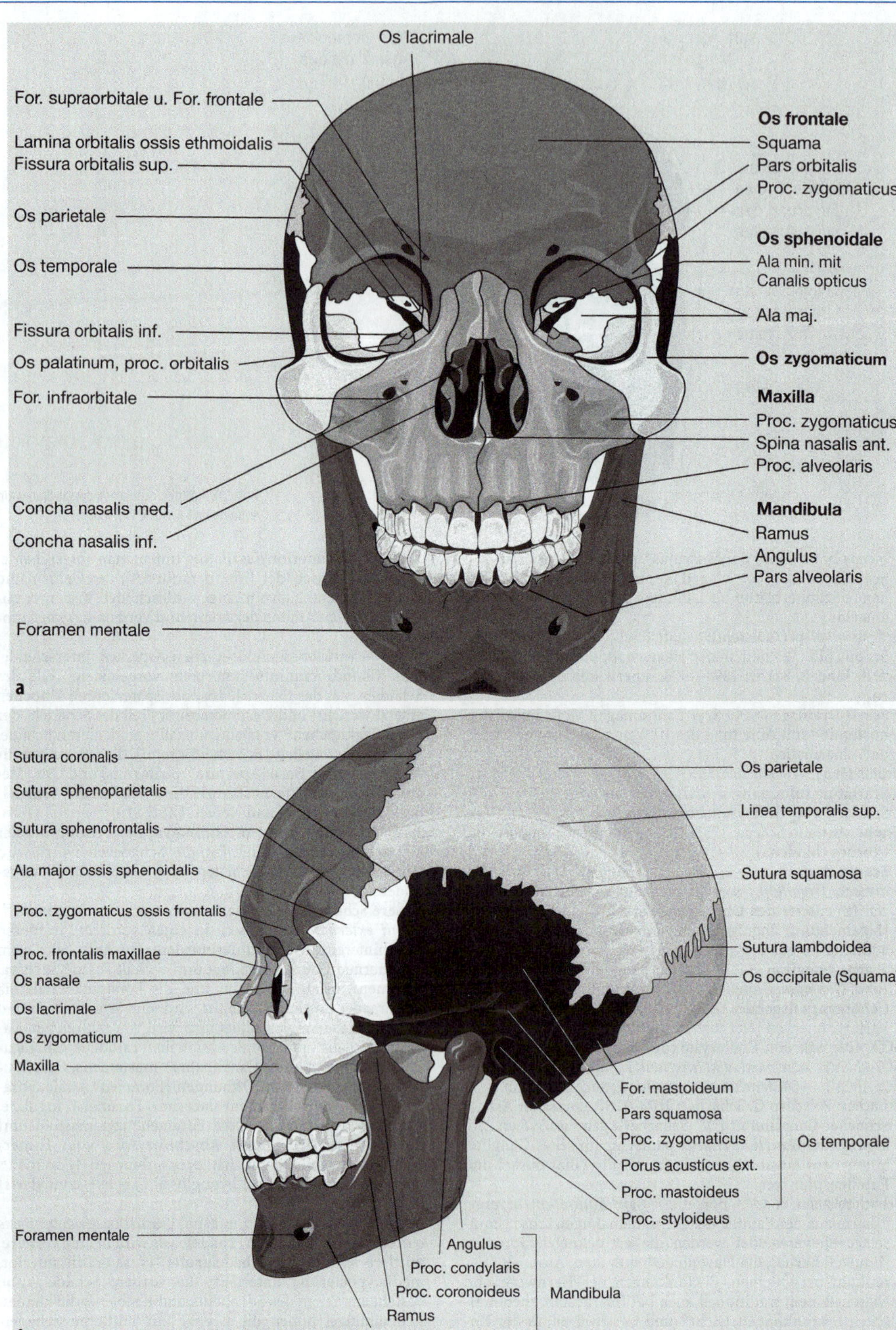

Abb. S19. Knöcherner Schädel. **a** von vorne, **b** von der Seite

leren Schädelgruben liegt der Keilbeinkörper mit dem Türkensattel [Sella* turcica], der in der Fossa* hypophysialis die Hirnanhangdrüse [Hypophyse*] enthält; die Öffnungen der mittleren Schädelgrube sind: Canalis* opticus, Fissura* orbitalis superior, Foramen* rotundum, Foramen* ovale, Foramen* lacerum und Foramen* spinosum; die vom Hinterhauptsbein gebildete **hintere Schädelgrube** hat in ihrem Zentrum das große Hinterhauptsloch [Foramen* magnum],

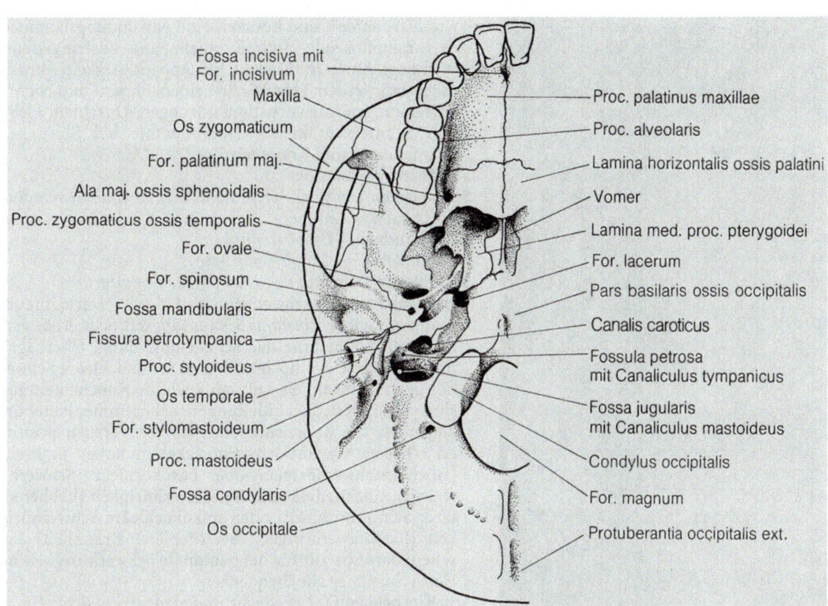

Abb. S20. Schädelbasis von außen

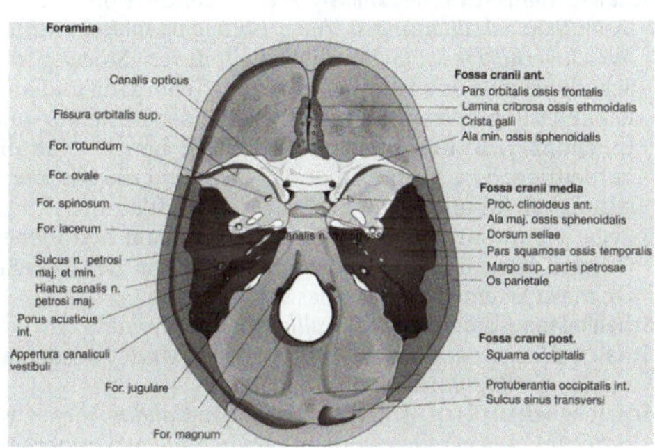

Abb. S21. Schädelbasis von innen

durch das der Hirnstamm zieht; weitere Öffnungen sind: Porus* acusticus internus, Foramen* jugulare, Foramen* mastoideum, Canalis* nervi hypoglossi und Canalis* condylaris

Schä|del|ba|sis|ar|te|rie *f* (Ⓔ basilar artery): ***Syn:*** *Arteria basilaris, Basilaris*; Basisarterie des Hirnstamms; entsteht durch Vereinigung der rechten und linken Arteria* vertebralis am unteren Rand der Brücke [Pons*]

Schä|del|ba|sis|bruch *m*: → *Schädelbasisfraktur*

Schä|del|ba|sis|fi|brom *nt*: → *Angiofibrom 2.*

Schä|del|ba|sis|frak|tur *f* (Ⓔ basal skull fracture): ***Syn:*** *Schädelbasisbruch*; auf die Schädelbasis begrenzte Fraktur oder Fortsetzung einer Schädeldachfraktur auf die Schädelbasis; oft kann die Fraktur im Röntgenbild nicht erkannt werden und erst das klinische Bild [Brillen-, Monokelhämatom, Blut- oder Liquorausfluss aus Nase, Ohr oder Mund] gibt einen Hinweis auf ihr Vorliegen

frontobasale Schädelbasisfraktur (Ⓔ frontobasal skull fracture): ***Syn:*** *frontobasale Fraktur*; Schädelbasisfraktur im vorderen und unteren Bereich, die vorwiegend durch eine direkte Gewalteinwirkung auf Stirn oder Gesichtsschädel entsteht; bei Eröffnung der Dura* mater kommt es zum Liquorausfluss aus der Nase [Rhinoliquorrhoe]

laterobasale Schädelbasisfraktur (Ⓔ laterobasal skull fracture): *s.u. Felsenbeinfraktur*

Schä|del|bruch *m*: → *Schädelfraktur*

Schä|del|dach *nt* (Ⓔ skullcap of cranium): ***Syn:*** *Kalotte, Schädelkalotte, Calvaria*; von den beiden Stirn- [Os* frontale] und Schädelbeinen [Os* parietale] sowie Teilen des Hinterhauptsbeins [Os* occipitale] gebildetes knöchernes Schädeldach; bildet zusammen mit der Schädelbasis*, von der sie nur unscharf abgegrenzt wird, den knöchernen Schädel*

Schä|del|dach|bruch *m*: → *Schädeldachfraktur*

Schä|del|dach|frak|tur *f* (Ⓔ skull fracture): ***Syn:*** *Schädeldachbruch*; Fraktur* des Schädeldaches mit oder ohne Eröffnung der Schädelhöhle [**offene** bzw. **geschlossene Schädeldachfraktur**]; geschlossene Frakturen ohne Verletzung der Dura* mater können konservativ behandelt werden; offene Frakturen oder Schädelimpressionsfrakturen* müssen operativ versorgt werden

Schä|del|er|öff|nung *f*: → *Kraniotomie*

Schä|del|er|wei|chung *f*: → *Kraniomalazie*

Schä|del|frak|tur *f* (Ⓔ skull fracture): ***Syn:*** *Schädelbruch*; Fraktur* eines oder mehrerer Schädelknochen mit oder ohne Eröffnung der Schädelhöhle [**offene** bzw. **geschlossene Schädelfraktur**]; nach der Lage der Fraktur bzw. dem Verlauf der Frakturlinie unterscheidet man Schädeldachfrakturen* und Schädelbasisfrakturen*

Schä|del|gru|be, hin|te|re *f* (Ⓔ posterior cranial fossa): ***Syn:*** *Fossa cranii posterior*; *s.u. innere Schädelbasis*

Schä|del|gru|be, mitt|le|re *f* (Ⓔ middle cranial fossa): ***Syn:*** *Fossa cranii media*; *s.u. innere Schädelbasis*

Schä|del|gru|be, vor|de|re *f* (Ⓔ anterior cranial fossa): ***Syn:*** *Fossa cranii anterior*; *s.u. innere Schädelbasis*

Schä|del|hirn|trau|ma *f* (Ⓔ head injury): offene oder gedeckte Schädelverletzung [*s.a. Schädelfraktur*] mit Schädigung von Gehirngewebe; nach dem Schweregrad der Schädigung kann man zwischen **leichtem** und **schwerem Schädelhirntrauma** unterscheiden; oft wird aber eine Einteilung in **Hirntrauma mit Kommotionssyndrom*** und **Hirntrauma mit Kontusionssyndrom*** bevorzugt; die schwerste Form des Hirntraumas, die primäre **Hirnstammschädigung**, ist i.d.R. von ausgedehnten Groß- und Kleinhirnschäden begleitet und wird nur selten überlebt

Schä|del|höh|le *f* (Ⓔ cranial cavity): ***Syn:*** *Hirnhöhle, Cavitas cranii*; von Schädelbasis und knöchernem Schädeldach umschlossener Hohlraum, der Groß- und Kleinhirn enthält

Schä|del|im|pres|si|ons|frak|tur *f* (Ⓔ depressed skull fracture): Schädelfraktur* mit eingedrückten Bruchfragmenten; muss operativ versorgt werden [*Abb. S22*]

Schä|del|ka|lot|te *f*: → *Schädeldach*

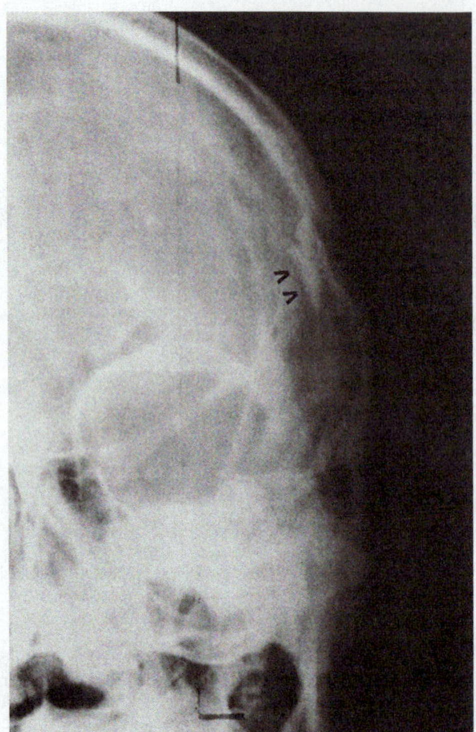

Abb. S22. Schädelimpressionsfraktur in der Röntgenaufnahme

Schä|del|kno|chen *pl* (Ⓔ cranial bones): ***Syn:*** *Cranialia, Ossa cranii*; insgesamt 18 Knochen, die Neurocranium* und Viscerocranium* bilden; dazu gehören Scheitelbein [Os* parietale], Stirnbein [Os* frontale], Hinterhauptsbein [Os* occipitale], Keilbein [Os* sphenoidale], Schläfenbein [Os* temporale], Siebbein [Os* ethmoidale], untere Nasenmuschel [Concha* nasalis inferior], Tränenbein [Os* lacrimale], Nasenbein [Os* nasale], Pflugscharbein [Vomer*], Oberkiefer [Maxilla*], Gaumenbein [Os* palatinum], Jochbein [Os* zygomaticum], Unterkiefer [Mandibula*], Zungenbein [Os* hyoideum] und die Gehörknöchelchen [Ossicula* auditoria]

Schä|del|kno|chen|er|wei|chung *f*: → *Kraniomalazie*

Schä|del|la|ge *f* (Ⓔ head presentation): ***Syn:*** *Kopflage*; Kindslage, bei der der Kopf führt; häufigste Geburtslage [96 % aller Geburten]

Schä|del|mes|ser *m*: → *Kraniometer*

Schä|del|mes|sung *f*: → *Kraniometrie*

Schä|del|näh|te *pl* (Ⓔ cranial sutures): ***Syn:*** *Suturae cranii*; Nähte zwischen den Schädelknochen; sind bei der Geburt noch flexibel und erlauben eine Anpassung der Schädelform an den Geburtskanal; *s.a. Sutura*

Schä|del|nor|men *pl* (Ⓔ aspects of the skull): *s.u. Schädel*

Schä|del|plas|tik *f* (Ⓔ cranioplasty): ***Syn:*** *Kranioplastik*; plastische Operation zur Deckung von Schädeldefekten oder zur Korrektur von Schädelfehlbildungen oder -deformitäten

Schä|del|spal|te *f* (Ⓔ cranioschisis): Kranioschisis*

Schä|del|tre|pa|na|ti|on *f* (Ⓔ trepanation): ***Syn:*** *Trepanation*; Schädeleröffnung mit einem Schädelbohrer [**Trepan**]; wird das Knochenstück wieder eingesetzt, spricht man von **osteoplastischer Schädeltrepanation**, wird es dauerhaft entfernt, von **osteoklastischer Schädeltrepanation**

Schäd|lings|be|kämp|fungs|mit|tel *nt* (Ⓔ pesticide): Pestizid*

Schaf|blat|tern *pl*: → *Windpocken*

Schaf|gar|be *f* (Ⓔ yarrow): ***Syn:*** *Achillea millefolium*; Pflanze aus der Familie der Korbblütler [Asteraceae]; verwendet werden Blütenstand [**Millefolii flos**] und Kraut [**Millefolii herba**]; sie enthalten ätherisches Öl [v.a. Chamazulen] sowie Flavonoide* und besitzen eine entzündungshemmende, krampflösende, antimikrobielle und adstringierende Wirkung; **Anw.**: traditionell bei Appetitlosigkeit, Verdauungsbeschwerden, Leber-Galle-Leiden, Blasen- und Nierenerkrankungen, Menstruationsstörungen, Durchfall, Fieber und Schmerzen; in der Homöopathie bei Blutungen, Krampfadern und Krämpfen

Schaf|haut *f*: → *Amnion*

Schaf|po|cken, a|ty|pi|sche *pl*: → *Stomatitis pustulosa contagiosa*

Schafs|haut *f*: → *Amnion*

Schaft|bruch *m*: → *Diaphysenfraktur*

Schaft|frak|tur *f*: → *Diaphysenfraktur*

Schäl|bla|sen|aus|schlag *m*: → *Pemphigus neonatorum*

Schall|emp|fin|dungs|schwer|hö|rig|keit *f* (Ⓔ sensorineural deafness): ***Syn:*** *sensineurale Schwerhörigkeit*; Schwerhörigkeit durch eine Abnahme der Schallempfindung; Oberbegriff für Innenohrschwerhörigkeit* und retrokochleäre Schwerhörigkeit*; sowohl die Luft- als auch die Knochenleitung* sind vermindert, die Luftleitung* ist aber immer lauter und länger als die Knochenleitung [Rinne*-Versuch positiv]; i.d.R. besteht v.a. eine Schwerhörigkeit im hohen Tonbreich [**Hochtonschwerhörigkeit** oder **basokochleäre Schwerhörigkeit**]; eine **mediokochleäre Schwerhörigkeit** [bei hereditärer Schwerhörigkeit] oder **apikokochleäre Schwerhörigkeit** [Bassschwerhörigkeit bei Ménière*-Krankheit] sind selten; dasselbe gilt für die **pantonale Schwerhörigkeit** mit Hörverlust über alle Frequenzen

Schall|im|pe|danz *f* (Ⓔ acoustic impedance): *s.u. Essay Hören/auditives System S. 939*

Schall|lei|tungs|schwer|hö|rig|keit *f* (Ⓔ conduction hearing loss): ***Syn:*** *Schallleitungsstörung, Mittelohrtaubheit, Mittelohrschwerhörigkeit*; Schwerhörigkeit durch Störung der Schallübermittlung zwischen äußerem Gehörgang und Mittelohr [z.B. bei Trommelfelldefekten] oder Mittelohr und Innenohr [z.B. bei Tympanosklerose*]; betrifft nur die Luftleitung, d.h., beim Rinne*-Versuch wird die Knochenleitung länger und lauter gehört als die Luftleitung [Rinne negativ], und beim Weber*-Versuch wird zum betroffenen Ohr hin lateralisiert; die Therapie hängt von der Ursache ab; meist ist eine Tympanoplastik* indiziert

Schall|lei|tungs|stö|rung *f*: → *Schallleitungsschwerhörigkeit*

Schall|wel|len|wi|der|stand *m* (Ⓔ acoustic wave resistance): *s.u. Essay Hören/auditives System S. 939*

Schalt|kno|chen *pl* (Ⓔ sutural bones): ***Syn:*** *Nahtknochen, Ossa suturalia*; gelegentlich vorkommende Knochen innerhalb der Schädelnähte

Schalt|la|mel|le *f* (Ⓔ interstitial lamella): *s.u. Knochen*

Schalt|neu|ron *nt*: → *Interneuron*

Scham *f* (Ⓔ pudendum): Schamgegend, Pudendum

Scham|bein *nt* (Ⓔ pubic bone): ***Syn:*** *Pubis, Os pubis*; vorderer Teil des Hüftbeins [Os* coxae], das den medialen Teil der Hüftpfanne [Acetabulum*] und des Foramen* obturatum bildet; besteht aus einem **Schambeinkörper** [Corpus ossis pubis] und den beiden **Schambeinästen** [Ramus superior und inferior ossis pubis], die vorne durch die **Schambeinfuge** [Symphysis* pubica] fest miteinander verbunden sind

Scham|bein|ast, o|be|rer *m* (Ⓔ superior pubic ramus): Ramus superior ossis pubis; *s.u. Os pubis*

Scham|bei|nast, un|te|rer *m* (Ⓔ inferior pubic ramus): Ramus inferior ossis pubis; *s.u. Os pubis*

Scham|bein|fu|ge *f*: → *Schamfuge*

Scham|bein|kamm *m* (Ⓔ pectineal line): ***Syn:*** *Pecten ossis pubis*; oberer Rand des Schambeins [Os* pubis]

Scham|bein|kör|per *m* (Ⓔ body of pubic bone): Corpus ossis pubis; *s.u. Schambein*

Scham|bein|plas|tik *f*: → *Pubeoplastik*

Scham|bein|win|kel *m* (Ⓔ subpubic angle): ***Syn:*** *Angulus subpubicus*; Winkel zwischen den beiden Schambeinen

Schamberg: Jay Frank Schamberg; 1870–1934; amerikanischer Hautarzt (Philadelphia)

Schamberg-Krankheit *f* (Ⓔ Schamberg's dermatosis): ***Syn:*** *Schamberg-Syndrom, Morbus Schamberg, progressive Pigmentpurpura, Capillaritis haemorrhagica maculosa, Carbamidpurpura, Karbamidpurpura, Purpura pigmentosa progressiva, Purpura Schamberg, Dermatosis pigmentaria pro-*

S

gressiva, progressive pigmentöse Dermatose; durch eine allergische Reaktion* vom Spättyp ausgelöste Entzündung mit braunroten Herden und Petechien*; primär an den Unterschenkeln und später auch am Stamm; zu den Auslösefaktoren gehören Medikamente [Karbamid*], Nahrungsmittelzusätze und Hausstaub(milben); typisch ist ein Nebeneinander von alten und frischen Läsionen und die Abwesenheit systemischer Symptome; die Erkrankung verschwindet selbst nach jahrelangem Verlauf oft spontan; systemische Corticosteroide bessern die Symptome, nach Absetzen der Therapie kommt es aber schnell zum Rezidiv

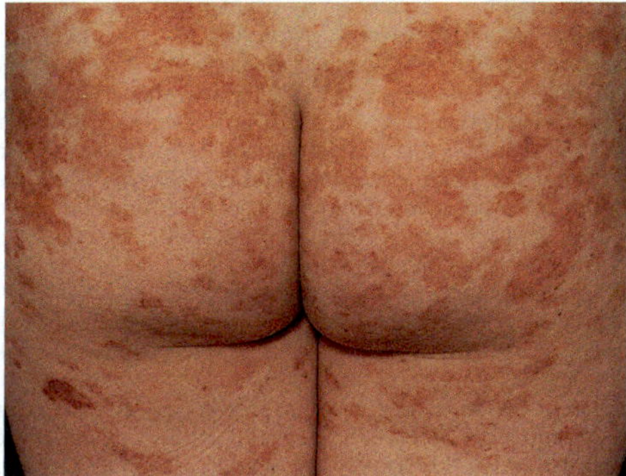

Abb. S23. Schamberg-Krankheit

Scham|berg *m*: → *Schamhügel*
Scham|bo|gen *m* (Ⓔ pubic arch): ***Syn:*** *Arcus pubicus*; von den unteren Schambeinästen und der Symphyse gebildeter Bogen mit einem Winkel von ca. 100° bei Frauen
Scham|bo|gen|frak|tur *f* (Ⓔ fracture of the pubic arch): Form der Beckenringfraktur*
Scham|fu|ge *f* (Ⓔ pubic symphysis): ***Syn:*** *Schambeinfuge, Symphyse, Symphysis pubica*; die Knorpelverbindung der beiden Schambeine [Os* pubis] besteht aus dem **Discus interpubicus**, einer Faserknorpelscheibe, die beim Erwachsenen oft einen mit Synovia* gefüllten Spaltraum enthält, und einem oberen und unteren Verstärkungsband [Ligamentum* pubicum superius und inferius]
Scham|haa|re *pl* (Ⓔ pubic hair): Pubes; *s.a. Terminalhaar, Haar*
Scham|hü|gel *m* (Ⓔ mons pubis): ***Syn:*** *Schamberg, Venushügel, Mons pubis/veneris*; Hautwulst über der Beckensymphyse und dem Schambein bei Frauen, der durch subkutane Fettpolster entsteht
Scham|laus *f*: → *Phthirus pubis*
Scham|lip|pen *pl* (Ⓔ pudendal lips): Hautfalten, die die Schamspalte begrenzen [große Schamlippe] und den Scheidenvorhof umgeben [kleine Schamlippe]
große Schamlippe (Ⓔ greater lip of pudendum): ***Syn:*** *Labium majus pudendi*; die großen Schamlippen sind vorne durch die Commissura* labiorum anterior und hinten durch die Commissura* labiorum posterior verbunden; sie überdecken die **Schamspalte** [Rima pudendi]; die Haut ist pigmentiert und enthält glatte Muskelzellen, Fettpolster und Venenplexus, die wie Schwellkörper wirken können; das Epithel der Innenseite ist haarlos und nur schwach verhornt, das der Außenseite ist behaart und hat apokrine und ekkrine Schweißdrüsen*
kleine Schamlippe (Ⓔ lesser lip of pudendum): ***Syn:*** *Labium minus pudendi*; die kleinen Schamlippen umrahmen den Scheidenvorhof [Vestibulum* vaginae], in den Scheide [Vagina*] und Harnröhre [Urethra*] münden; am vorderen Ende der kleinen Schamlippen liegt der Kitzler [Clitoris], dessen Vorhaut [Preputium clitoridis] rechte und linke Schamlippe verbindet; das Frenulum clitoridis strahlt im vorderen Drittel in die Schamlippen ein; die Glandula* vestibularis major mündet an der Innenseite der kleinen Schamlippen
Scham|lip|pen|ner|ven, hin|te|re *pl* (Ⓔ posterior labial nerves): ***Syn:*** *Nervi labiales posteriores*; sensible Äste der Nervi* perineales zum hinteren Teil der großen Schamlippen
Scham|lip|pen|ner|ven, vor|de|re *pl* (Ⓔ anterior labial nerves): ***Syn:*** *Nervi labiales anteriores*; sensible Äste aus dem Nervus* ilioinguinalis zum Mons* pubis und dem vorderen Teil der großen Schamlippen
Scham|lip|pen|ve|nen, hin|te|re *pl* (Ⓔ posterior labial veins): ***Syn:*** *Venae labiales posteriores*; kleine Venen, die in den Plexus* venosus vesicalis münden
Scham|lip|pen|ve|nen, vor|de|re *pl* (Ⓔ anterior labial veins): ***Syn:*** *Venae labiales anteriores*; sammeln Blut vom vorderen Teil der Schamlippen und münden in die Venae* pudendae externae
Scham|spal|te *f* (Ⓔ vulval cleft): Rima pudendi; *s.u. große Schamlippe*
Scham|ve|ne, in|ne|re *f*: → *Vena pudenda interna*
Scham|ve|nen, äu|ße|re *pl*: → *Venae pudendae externae*
Scham, weib|li|che *f* (Ⓔ female pudendum): ***Syn:*** *Scham, Vulva, Pudendum femininum*; umfasst Schamberg [Mons pubis], -spalte [Rima pudendi], große und kleine Schamlippen [Labia minora et majora], Scheidenvorhof [Vestibulum vaginae] und Kitzler [Clitoris*]; die weibliche Harnröhre [Urethra* feminina] wird nicht von allen Autoren dazu gerechnet
Schan|ker *m* (Ⓔ chancre): primäres Hautgeschwür (v.a. bei Geschlechtskrankheiten)
harter Schanker (Ⓔ hard ulcer): ***Syn:*** *Hunter-Schanker, syphilitischer Primäraffekt, Ulcus durum*; primäres Hautgeschwür bei Syphilis*; *s.u. Essay Syphilis S. 2077*
tuberkulöser Schanker (Ⓔ tuberculous chancre): primäre Hauttuberkulose; *s.u. Hauttuberkulose*
weicher Schanker: → *Ulcus molle*
Schan|ker|im|mu|ni|tät *f*: *s.u. Essay Syphilis S. 2077*
schank|rös *adj* (Ⓔ chancrous): schankerähnlich, schankerförmig
Schanz: Alfred Schanz; 1868–1931; deutscher Orthopäde (Dresden)
Schanz-Krawatte *f*: → *Schanz-Verband*
Schanz-Schraube *f* (Ⓔ Schanz' screw): rostfreie Stahlschraube für die Osteosynthese*, v.a. Fixateur* externe und Fixateur* interne
Schanz-Verband *f* (Ⓔ Schanz' collar brace): ***Syn:*** *Schanz-Krawatte*; zirkulärer Verband aus Watte und Gips oder Schaumstoff zur Ruhigstellung der Halswirbelsäule, z.B. nach Schleudertrauma*
Schar|bock *m*: → *Skorbut*
Schardinger: Franz Schardinger; österreichischer Chemiker im 19. Jahrhundert
Schardinger-Enzym *nt* (Ⓔ Schardinger's enzyme): ***Syn:*** *Xanthinoxidase*; Eisen und Molybdän enthaltendes Enzym, das im Purinabbau Xanthin* und Hypoxanthin* zu Harnsäure* oxidiert
Schar|lach *m* (Ⓔ scarlet fever): ***Syn:*** *Scharlachfieber, Scarlatina*; akute Infektionskrankheit durch β-hämolysierende Streptokokken* der Gruppe A, die **erythrogenes Toxin** bilden; typisch sind ein hoch fieberhafter Verlauf mit Enanthem [**Himbeerzunge**], Halsschmerzen, Unwohlsein, Übelkeit, Erbrechen, **Scharlachexanthem** und schmerzhafter Schwellung der Zervikallymphknoten; das feinfleckige, diffuse Exanthem beginnt am Gesicht, spart aber das Munddreieck aus [**periorale Blässe**], und generalisiert innerhalb von 24 Stunden; es fühlt sich samtartig an und verschwindet unter Druck; nach zwei Tagen kommt es zu gradueller Abblassung und nach einer Woche beginnt vom Gesicht ausgehend eine lämelläre Schuppung der befallenen Haut; **Therapie**: Penicillin* V, bei Penicillinallergie Erythromycin*, Cephalosporine*; **Komplikationen**: toxischer oder septischer Scharlach*, Otitis* media, Peritonsillar- oder Retropharyngealabszess, Sinusitis*, Mastoiditis*, Myokarditis*, akutes rheumatisches Fieber*, akute Glomerulonephritis* [*Abb. S24*]
septischer Scharlach (Ⓔ septic scarlet fever): ***Syn:*** *Scarlatina septica*; Scharlach mit septischer Streuung, nekrotisierender Angina, Sinusitis*, Hirnsinusthrombose und Me-

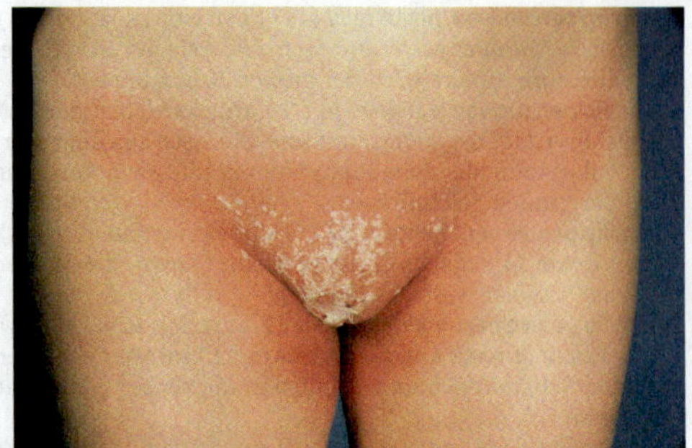

Abb. S24. Scharlach. Flächenhaftes, unscharf begrenztes Erythem im Genitalbereich

ningitis*; verläuft meist tödlich

toxischer Scharlach (Ⓔ toxic scarlet fever): ***Syn:*** *Scarlatina fulminans*; maligne Verlaufsform des Scharlachs mit Hyperpyrexie*, Bewusstseinseintrübung, Purpura*, Krämpfen, Kreislaufkollaps und tödlichem Ausgang

Scharllachlanlgilna *f* (Ⓔ scarlet fever tonsillitis): die Angina* bei Scharlach* ist durch eine tiefrote Färbung der Schleimhaut gekennzeichnet

Scharllachlexlanlthem *nt* (Ⓔ scarlet fever rash): *s.u. Scharlach*

Scharllachlfielber *nt*: *→Scharlach*

Scharllachlmylolkarldiltis *f, pl* **-tilden** (Ⓔ scarlet fever myocarditis): infekt-toxische Myokarditis* als Spätkomplikation eines Scharlachs

Scharllachlnelphriltis *f, pl* **-tilden** (Ⓔ scarlatinal nephritis): infekt-toxische interstitielle Nephritis* als Spätkomplikation eines Scharlachs

Scharllachloltiltis *f, pl* **-tiltilden** (Ⓔ scarlet fever otitis): hämatogen entstehende, nekrotisierende Mittelohrentzündung mit Einschmelzen des Trommelfells, Nekrose der Gehörknöchelchen und Mastoiditis*; wird oft im Anfangsstadium übersehen; **Therapie**: Penicillin* V hoch dosiert

Scharllachltolxin *nt* (Ⓔ erythrogenic toxin): ***Syn:*** *streptococcal pyrogenic exotoxin, erythrogenes Toxin*; werden β-hämolysierende Streptokokken* der Gruppe A von **Prophagen β** lysogeniert, bilden sie ein Toxin, das bei Scharlach* das typische Exanthem und Enanthem hervorruft; es gibt drei antigene Varianten [ET-A, ET-B, ET-C], die z.T. als Superantigen* wirken können

Scharllachlzunlge *f* (Ⓔ strawberry tongue): Himbeerzunge; *s.u. Scharlach*

Scharlnierlgellenk *nt* (Ⓔ hinge joint): ***Syn:*** *Ginglymus*; Gelenk, das nur Bewegungen in einer Ebene erlaubt

Schatltenlprolbe *f*: *→Skiaskopie*

Schatzki: Richard Schatzki; 1901–1992; amerikanischer Radiologe (Boston)

Schatzki-Ring *m* (Ⓔ Schatzki's ring): ***Syn:*** *B-Zone, Mukosaring, unterer Ösophagusring*; ätiologisch ungeklärte, ringförmige Einengung des Lumens der Speiseröhre im Bereich der Übergangszone von Platten- und Zylinderepithel; auffällig ist, dass fast immer eine Hiatushernie* besteht; führt zu intermittierender Dysphagie*, die v.a. bei hastigem Essen [**Steakhaussyndrom**] auftritt und über eine akute Bolusobstruktion zu einer vagalen Reaktion mit Herzstillstand führen kann; **Therapie**: Bougierung oder endoskopische Durchtrennung; neigt zu Rezidiven

Schaulanlfall *m* (Ⓔ oculogyric crisis): ***Syn:*** *Blickkrampf*; Minuten bis Stunden anhaltende Verdrehung der Augen (meist) nach oben, z.B. nach Enzephalitis*

Schaudinn: Fritz Richard Schaudinn; 1871–1906; deutscher Bakteriologe (Hamburg, Berlin)

Schaudinn-Krankheit *f*: *→Syphilis*

Schaulfenslterlkranklheit *f*: *→Claudicatio intermittens*

Schaulkellfuß *m*: *→Pes planus congenitus*

Schaullust *f*: *→Skopophilie*

Schaumlzellen *pl* (Ⓔ foam cells): Xanthomzellen; *s.u. Xanthom*

SChE *Abk.*: Serumcholinesterase

Schecklhaut *f*: *→Vitiligo*

Scheilbenlellekltrolde *f* (Ⓔ disk electrode): *s.u. Elektrode*

Scheilbenlrose *f*: *→Erythema exsudativum multiforme*

Scheilde *f*: *→Vagina*

künstliche Scheide (Ⓔ neovagina): ***Syn:*** *Neovagina*; *s.u. Scheidenplastik*

Scheildenlablstrich *m* (Ⓔ vaginal smear): ***Syn:*** *Vaginalsmear*; Abstrich der weiblichen Scheide zur Materialgewinnung; *s.a. Papanicolaou-Test*

Scheildenlanlhefltung *f* (Ⓔ colpopexy): ***Syn:*** *Vaginopexie, Kolpopexie*; operative Anheftung der Scheide, z.B. bei Scheidenvorfall*

Scheildenlarltelrie *f*: *→Arteria vaginalis*

Scheildenlaltrelsie *f* (Ⓔ vaginal atresia): ***Syn:*** *Vaginalatresie, Atresia vaginalis*; angeborener oder erworbener Verschluss der Scheidenlichtung; führt zu Abflussbehinderung nach der Menarche* mit Ausbildung von Hämatokolpos*, Hämatometra*, Hämatosalpinx* und in schweren Fällen eines Akuten* Abdomens; **Therapie**: operative Aufdehnung der Scheide; postoperative Einlage eines Ballonkatheters oder Tampons zum Offenhalten

Scheildenlauslfluss *m*: *→Fluor vaginalis*

Scheildenlbakltelrilen *pl* (Ⓔ vaginal bacteria): ***Syn:*** *Scheidenflora*; die physiologisch in der Scheide vorkommenden Bakterien, z.B. Döderlein*-Stäbchen; *s.a. Scheidenmilieu*

Scheiden-Blasen-Fistel *f* (Ⓔ vaginovesical fistula): ***Syn:*** *vaginovesikale Fistel*; Scheide und Blase verbindende Fistel

Scheiden-Blasen-Plastik *f* (Ⓔ colpocystoplasty): ***Syn:*** *Kolpozystoplastik*; plastische Operation von Scheide und Blase; am häufigsten bei Blaseninkontinenz oder Blasenkarzinom; *s.a. Kolposuspension*

Scheiden-Blasen-Schnitt *m* (Ⓔ colpocystotomy): ***Syn:*** *transvaginale Zystotomie, Kolpozystotomie*; Eröffnung der Blase durch die Scheide [Vagina*]

Scheildenlblultung *f* (Ⓔ colporrhagia): Kolporrhagie*

Scheildenlbruch *m* (Ⓔ **1.–2.** vaginal hernia): **1.** ***Syn:*** *Kolpozele*; Scheidenprolaps mit Vortreten der Scheide vor die Vulva **2.** ***Syn:*** *Kolpozele, Hernia vaginalis*; Dammbruch in Richtung zur Scheide

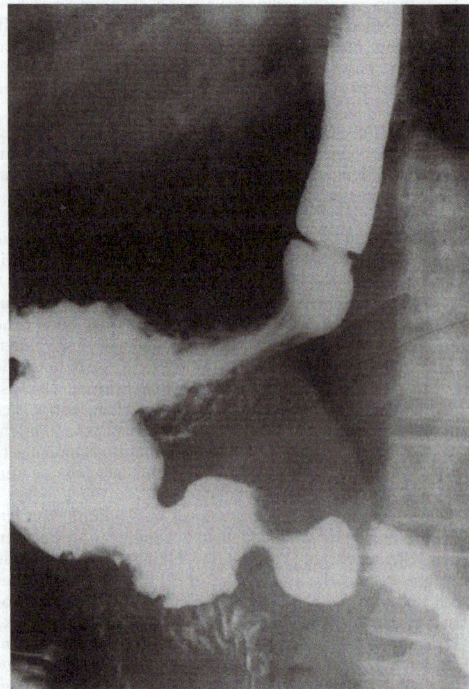

Abb. S25. Schatzki-Ring

Scheiden-Damm-Fistel *f* (Ⓔ perineovaginal fistula): ***Syn:*** *perineovaginale Fistel*; Scheide und Damm verbindende äußere Fistel

Scheilden|damm|naht *f* (Ⓔ colpoperineorrhaphy): ***Syn:*** *Kolpoperineorrhaphie, Vaginoperineorrhaphie*; Naht von Scheide und Damm, z.B. nach Scheidendammriss; *s.a. hintere Kolpoperineorrhaphie*

Scheilden|damm|plas|tik *f* (Ⓔ colpoperineoplasty): ***Syn:*** *Kolpoperineoplastik, Vaginoperineoplastik*; plastische Operation von Scheide und Damm, z.B. nach Scheidendammriss; *s.a. hintere Kolpoperineorrhaphie*

Scheilden|damm|riss *m* (Ⓔ perineal laceration): Einreißen von Damm und vorderem Scheidendrittel unter der Geburt; muss operativ versorgt werden; *s.a. Dammriss*

Scheilden|damm|schnitt *m*: → *Episiotomie*

Scheilden|di|a|phrag|ma *nt*: → *Diaphragmapessar*

Scheilden|ein|gang *m*: → *Scheidenöffnung*

Scheilden|ent|zün|dung *f*: → *Vaginitis*

Scheilden|er|wei|te|rung *f* (Ⓔ colpectasia): Kolpektasie*

Scheilden|fis|tel *f* (Ⓔ vaginal fistula): von der Scheide ausgehende Fistel, die in andere Organe mündet [**innere Scheidenfistel**] oder nach außen führt [**äußere Scheidenfistel**]

Scheilden|flo|ra *f*: → *Scheidenbakterien*

Scheilden|ge|wöl|be *nt* (Ⓔ fornix of vagina): ***Syn:*** *Fornix vaginae*; oberes Ende der Scheide [Vagina*], das über die Einmündung der Cervix* uteri hinaus ins Becken ragt; wird in drei Abschnitte eingeteilt: **Pars anterior** [vorderes Scheidengewölbe], **Pars posterior** [hinteres Scheidengewölbe] und **Pars lateralis** [Seitengewölbe der Scheide]

Scheilden|kar|zi|nom *nt*: → *Vaginalkarzinom*

Scheilden|krampf *m* (Ⓔ vaginal spasm): ***Syn:*** *Vaginismus*; meist psychogen bedingter Krampf der Scheide bei Eindringen des Penis

Scheilden|ku|ti|ku|la *f* (Ⓔ sheath cuticle): *s.u. Haar*

Scheilden|mi|li|eu *nt* (Ⓔ vaginal environment): ***Syn:*** *Vaginalmilieu*; das Scheidenmilieu der geschlechtsreifen Frau ist sauer [pH 3,8–4,5] und die Scheidenflora enthält v.a. Lactobazillen [Döderlein*-Stäbchen]; damit werden viele prinzipiell pathogene aerobe [Escherichia coli, Enterobakterien, Staphylokokken, Streptokokken] und anaerobe Erreger [Peptokokken, Bacteroides, Clostridien] sowie Chlamydien und Mycoplasma an der Ausbreitung gehindert; deshalb sind Scheideninfektionen relativ selten und entstehen meist durch Pilze, da diese im Bereich von pH 3–9 optimal wachsen können; andererseits führen alle Veränderungen des Milieus zu einer Herabsetzung der physiologischen Schutzfunktion und evtl. zu Kolpitis; da das saure Scheidenmilieu v.a. von der Anwesenheit von Östrogenen abhängt, ist es vor der Pubertät und nach der Menopause alkalisch und die Frequenz von bakteriellen Infektionen ist wesentlich höher

Scheilden|my|ko|se *f* (Ⓔ colpomycosis): ***Syn:*** *Vaginalmykose, Vaginomykose, Kolpomykose*; Pilzerkrankung der Scheide; am häufigsten durch Candida* albicans [Vaginalsoor*]

Scheilden|naht *f* (Ⓔ colporrhaphy): ***Syn:*** *Vaginalnaht, Kolporrhaphie*; Naht der Scheide(nwand) nach traumatischer oder operativer Durchtrennung

Scheilden|öff|nung *f* (Ⓔ vaginal introitus): ***Syn:*** *Scheideneingang, Ostium vaginae*; von den kleinen Schamlippen [Labia minora pudendi] umrahmter Eingang in den Scheidenvorhof [Vestibulum* vaginae]; wird vom Jungfernhäutchen [Hymen] verschlossen, das von alleine oder beim ersten Geschlechtsverkehr [Entjungferung] reißen kann; die Reste des Hymens am Scheideneingang werden als **Fleischwärzchen** [Carunculae hymenales] bezeichnet

Scheilden|plas|tik *f* (Ⓔ colpoplasty): ***Syn:*** *Kolpoplastik, Vaginalplastik, Vaginoplastik*; plastische Operation der Scheide, z.B. Kolpoperineorrhaphie; auch Bezeichnung für Schaffung einer künstlichen Scheide [**Neovagina**] bei Fehlbildungen oder Atresie der Vagina

Scheilden|pro|laps *m*: → *Scheidenvorfall*

Scheilden|raf|fung *f* (Ⓔ colporrhaphy): ***Syn:*** *Colporrhaphia, Kolporrhaphie*; Einengung des Scheidenlumens durch Raffung der vorderen oder hinteren Scheidenwand

Scheilden|re|ten|ti|ons|zys|te *f* (Ⓔ hydrocolpos): ***Syn:*** *Hydrokolpos*; Flüssigkeitsansammlung in der Scheide bei Verschluss des Scheideneingangs

Scheilden|riss *m* (Ⓔ vaginal laceration): ***Syn:*** *Kolporrhexis*; Einriss der Scheide unter der Geburt; meist als Scheidendammriss*; *s.a. Dammriss*

Scheilden|schleim|haut *f* (Ⓔ vaginal mucosa): ***Syn:*** *Vaginaschleimhaut, Tunica mucosa vaginae*; die Scheide ist von einem mehrschichtigen, unverhornten Plattenepithel überzogen, das an der Portio* vaginalis cervicis in das Zervixepithel übergeht

Scheilden|schmerz *m* (Ⓔ vaginal pain): ***Syn:*** *Vaginodynie, Kolpalgie*; Schmerzen in der Scheide [Vagina]

Scheilden|schnitt *m*: → *Vaginotomie*

Scheilden|sen|kung *f* (Ⓔ falling of the vagina): ***Syn:*** *Descensus vaginae*; Tiefertreten der Scheide; *s.a. Descensus uteri*

Scheilden|spe|ku|lum *nt* (Ⓔ vaginal speculum): Instrument zur Entfaltung und direkten Betrachtung der Scheide

Scheilden|spie|ge|lung *f*: → *Kolposkopie*

Scheilden|ver|en|ge|rung *f* (Ⓔ colpostenosis): ***Syn:*** *Kolpostenose*; Einengung der Scheidenlichtung, z.B. durch Blasenvorfall

Scheilden|vor|fall *m* (Ⓔ colpoptosis): ***Syn:*** *Vaginalprolaps, Prolapsus vaginae, Scheidenprolaps, Kolpoptose*; schwerste Form der Scheidensenkung*, bei der die Scheidenwand in Form einer Rektozele* oder Zystozele* vor der Vulva* sichtbar wird; oft gleichgesetzt mit Kolpozele*; **Therapie**: Beckenbodengymnastik; Kolpopexie*

Scheilden|vor|hof *m* (Ⓔ vestibule of vagina): ***Syn:*** *Vestibulum vaginae*; von den kleinen Schamlippen [Labia* minora] umrahmter Vorhof, in den Scheide [Vagina*] und Harnröhre [Urethra*] münden

Scheilden|xe|ro|se *f* (Ⓔ colpoxerosis): abnormale Trockenheit der Scheidenschleimhaut

Scheilde|wand|knor|pel *m* (Ⓔ cartilage of nasal septum): ***Syn:*** *Septumknorpel, Cartilago septi nasi*; Knorpel des Nasenseptums

Scheie: Harold Glendon Scheie; 1909–1990; amerikanischer Augenarzt (Pittsburgh)

Scheie-Krankheit *f* (Ⓔ Scheie's type): ***Syn:*** *Scheie-Syndrom, Ullrich-Scheie-Krankheit, Ullrich-Scheie-Syndrom, Mukopolysaccharidose I-S, Mukopolysaccharidose V*; erst im Erwachsenenalter auftretende Mukopolysaccharidose* mit relativ leichten Symptomen [Skelettveränderungen, Herzklappenfehler, Hornhauttrübung], normaler Intelligenz und normaler Lebenserwartung

Schein|a|me|nor|rhoe *f* (Ⓔ false amenorrhea): Amenorrhoe*, die auf einer Abflussbehinderung [z.B. bei Zervixatresie] beruht

Schein|blöd|sinn *m* (Ⓔ pseudopsychosis): ***Syn:*** *Pseudodemenz, Zweckpsychose, pseudodementes Syndrom, Ganser-Syndrom*; schwer von Simulation zu unterscheidendes Vorkommen von Vorbeireden, Vorbeihandeln und Nichtwissenwollen; wurde ursprünglich bei Häftlingen beschrieben [**Gefängnispsychose**], die als geisteskrank entlassen werden wollten, kann aber auch organische Ursachen haben

Schein|bruch *m* (Ⓔ pseudohernia): ***Syn:*** *Pseudohernie, Hernia spuria*; kompletter oder teilweiser Eingeweidevorfall ohne Bruchsack; *s.a. Hernie*

Schein|emp|fin|dung *f* (Ⓔ pseudesthesia): ***Syn:*** *Pseudästhesie*; Empfindung ohne entsprechenden Reiz

Schein|frak|tur *f* (Ⓔ pseudofracture): ***Syn:*** *Pseudofraktur*; feine Aufhellungslinie im Röntgenbild, die eine Fraktur vortäuscht

Schein|ge|lenk *nt*: → *Pseudarthrose*

Schein|ge|schwulst *f* (Ⓔ phantom tumor): ***Syn:*** *falsche Geschwulst, Pseudotumor*; durch eine entzündliche Schwellung vorgetäuschte Tumorbildung

Schein|läh|mung *f* (Ⓔ pseudoparalysis): ***Syn:*** *Pseudoparalysis, Pseudoparese, Pseudoparalyse*; Schwäche oder Bewegungseinschränkung von Muskeln oder Extremitäten, z.B. als Muskelschwäche bei Rachitis*

Schein|me|di|ka|ment *nt* (Ⓔ placebo): Placebo*

Schein|neu|ri|tis *f, pl* **-ti|den** (Ⓔ pseudoneuritis optica): ***Syn:*** *Pseudoneuritis (optica)*; angeborene Anomalie der Sehnervenpapille ohne pathologischen Wert

Schein|pe|ri|to|ni|tis *f, pl* **-ti|den** (Ⓔ pseudoperitonitis): ***Syn:*** *Peritonismus, Pseudoperitonitis*; durch eine Bauchfellreizung entstehende Symptomatik [Abwehrspannung, Bauchspannung, Brechreiz, Druckempfindlichkeit], die an eine Bauchfellentzündung erinnert; häufigste Form ist die **Pseudoperitonitis diabetica**

Schein|schie|len *nt* (Ⓔ pseudostrabismus): ***Syn:*** *Pseudostrabismus*; durch eine Abweichung von optischer und anatomischer Augenachse vorgetäuschtes Schielen; kann bei Säuglingen auch durch einen breiten Nasenrücken vorgetäuscht werden

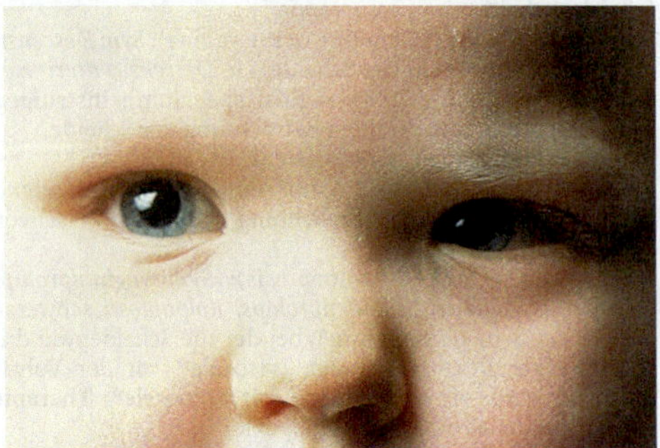

Abb. S26. Scheinschielen bei Epikanthus

Schein|schwan|ger|schaft *f* (Ⓔ phantom pregnancy): ***Syn:*** *Pseudokyesis, Pseudogravidität*; eingebildete Schwangerschaft bei starkem Kinderwunsch

Schein|tod *m* (Ⓔ suspended animation): komatöser Zustand mit kaum oder nicht nachweisbaren Lebenszeichen; findet sich v.a. bei Intoxikationen [meist Schlafmittel] und starker Unterkühlung [Hypothermie*]; *s.a. Hirntod*

Schein|zwit|ter|tum *nt*: *→Pseudohermaphroditismus*

Schei|tel|bein *nt*: *→Os parietale*

Schei|tel|bein|ein|stel|lung *f*: *→Asynklitismus*

Schei|tel|la|ge *f* (Ⓔ vertex presentation): Einstellungsanomalie, bei der die Scheitelgegend führt; *s.a. Asynklitismus*

Schei|tel|lap|pen *m* (Ⓔ parietal lobe): ***Syn:*** *Parietallappen, Lobus parietalis*; Lappen auf der Seite und dem oberen Teil des Großhirns, wird vorne vom Sulcus* centralis cerebri, hinten vom Sulcus* parietooccipitalis und seitlich vom Sulcus* lateralis cerebri begrenzt; der größte Teil des Parietallappens wird von der primären und sekundären somatosensorischen Rinde* beansprucht, die Signale von Mechano-, Schmerz-, Thermo- und Tiefenrezeptoren erhält

Schei|tel|lap|pen|ve|nen *pl* (Ⓔ parietal veins): ***Syn:*** *Venae parietales*; oberflächliche Hirnvenen, die Blut des Lobus* parietalis zu den Venae* superiores cerebri führen

S

Schei|tel|naht *f* (Ⓔ sagittal suture): ***Syn:*** *Pfeilnaht, Sutura sagittalis*; Naht zwischen den beiden Scheitelbeinen [Os* parietale]

Schei|tel|re|gi|on *f* (Ⓔ parietal region): ***Syn:*** *Parietalregion, Regio parietalis*; Schädelregion über dem Scheitelbein [Os* parietale]

Schellong: Fritz Schellong; 1891–1953; deutscher Internist (Heidelberg, Münster)

Schellong-Stehtest *m* (Ⓔ Schellong's test): ***Syn:*** *Schellong-Test*; Kreislauffunktionstest durch Messen von Puls und Blutdruck im Liegen und Stehen; dreimalige Messung von Blutdruck und Puls am liegenden Patienten innerhalb von 5–10 Minuten; danach Messung im Abstand von 1 Minute am frei stehenden Patienten für 7–10 Minuten; danach erneutes Messen im Liegen über 3 Minuten; physiologisch ist ein Absinken des systolischen Wertes um weniger als 10 mm Hg bei gleichbleibendem oder leicht ansteigendem diastolischen Wert; ein Blutdruckabfall um mehr als 20 mm systolisch oder 10 mm diastolisch gilt als eindeutig pathologisch; wichtigster Test bei Verdacht auf orthostatische Hypotonie*

Schen|kel|block *m* (Ⓔ bundle-branch block): Störung der Erregungsleitung im rechten [**Rechtsschenkelblock**] oder linken [**Linksschenkelblock**] Schenkel der Tawara*-Schenkel; *s.a. Block*

Schen|kel|bruch *m*: **1.** *→Schenkelhernie* **2.** *→Oberschenkelfraktur*

Schen|kel|drei|eck *nt* (Ⓔ femoral triangle): ***Syn:*** *Scarpa-Dreieck, Trigonum femorale*; dreiseitige Grube auf der oberen Innenseite des Oberschenkels; wird vom Leistenband [Ligamentum* inguinale] und den Musculi* sartorius und adductor longus begrenzt

Schen|kel|hals *m* (Ⓔ neck of femur): ***Syn:*** *Oberschenkelhals, Femurhals, Collum femoris*; Hals des Oberschenkelknochens, der mit dem Oberschenkelschaft einen stumpfen Winkel [Collum-Corpus-Winkel*] bildet; trägt den Oberschenkelkopf, der mit dem Azetabulum* artikuliert

Schen|kel|hals|bruch *m*: *→Schenkelhalsfraktur*

Schen|kel|hals|frak|tur *f* (Ⓔ femoral neck fracture): ***Syn:*** *Femurhalsfraktur, Schenkelhalsbruch, Oberschenkelhalsfraktur*; intrakapsuläre Femurfraktur* im Bereich des Oberschenkelhalses; je nach Lage unterscheidet man **intertrochantäre, mediale** bzw. **subkapitale** und **laterale Femurhalsfraktur**; wichtiger ist aber die **Klassifikation nach Pauwels**, die auf dem Neigungswinkel der Frakturebene zur Horizontalen beruht; je steiler, d.h. größer, der Frakturwinkel ist, desto größer ist die Gefahr der Abrutschung bei axialer Belastung; **Pauwels I und II** sind (stabile) Abduktionsfrakturen, **Pauwels III** ist eine instabile Adduktionsfraktur; aufgrund der Gefäßversorgung von dorsal und kaudal besteht bei allen Schenkelhalsfrakturen die Gefahr einer Femurkopfnekrose; Abduktionsfrakturen [Pauwels I-II] sind weniger gefährdet als Adduktionsfrakturen
klinisch sind Beinverkürzung, Außenrotation, Stauchungsschmerz und Schmerzen in der Leistengegend typisch; dazu kommt noch die Anamnese und das Alter der Patienten [meist häuslicher Sturz älterer, osteoporotischer Patienten]; die wichtigste **Differentialdiagnose** ist die proximale Femurfraktur*, die etwa genauso häufig ist [35–40 % aller Femurfrakturen] und dieselbe Ätiologie und Symptomatik hat; die **konservative Behandlung** ist nur bei eingestauchten Adduktionsfrakturen und hoher Patientencompliance möglich; bei der operativen Versorgung kommen **kopferhaltende Osteosynthesen** [z.B. dynamische Hüftschraube] oder **Endoprothesen** infrage; ist die Hüftpfanne noch in guter Verfassung, wird eine **Hemiarthroplastik** [Ersatz des Hüftkopfes] durchgeführt, ansonsten ist eine **Totalendoprothese** [Ersatz vom Hüftkopf und -pfanne] indiziert

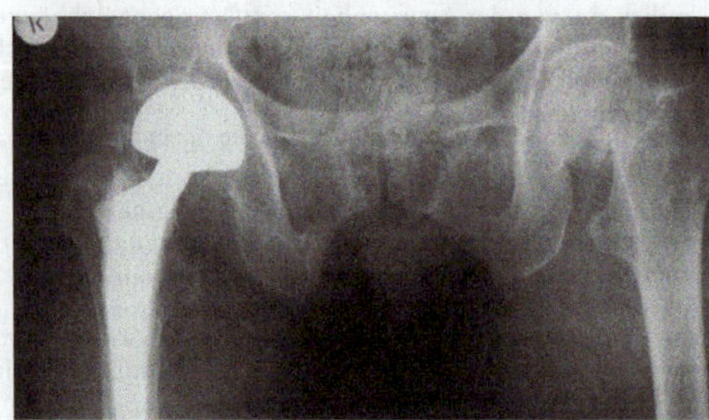

Abb. S27. Mediale Schenkelhalsfraktur links

Schen|kel|hals|schaft|win|kel *m* (Ⓔ collodiaphyseal angle): ***Syn:*** *Schenkelhalswinkel, Collo-Diaphysen-Winkel, Collum-Corpus-Winkel, CD-Winkel*; Kollodiaphysenwinkel; *s.u. Femur*

Schen|kel|hals|win|kel *m* (Ⓔ collodiaphyseal angle): ***Syn:*** *Schenkelhalsschaftwinkel, Collo-Diaphysen-Winkel, Collum-Corpus-Winkel, CD-Winkel*; Kollodiaphysenwinkel; *s.u. Femur*

Schen|kel|her|nie *f* (Ⓔ femoral hernia): ***Syn:*** *Schenkelbruch, Merozele, Hernia cruralis/femoralis, Femoralhernie*; Eingeweidehernie* mit der Lacuna* vasorum retroinguinalis als Bruchpforte; sie ist wesentlich seltener als die Leistenher-

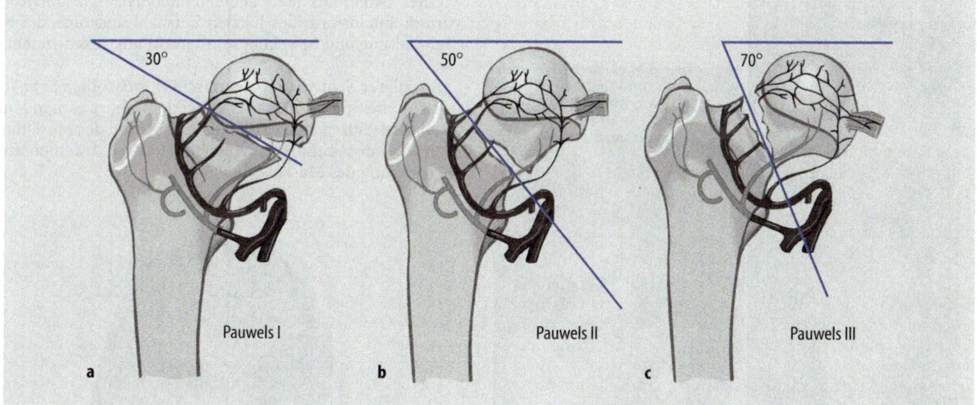

Abb. S28. Klassifikation der Schenkelhalsfrakturen nach Pauwels

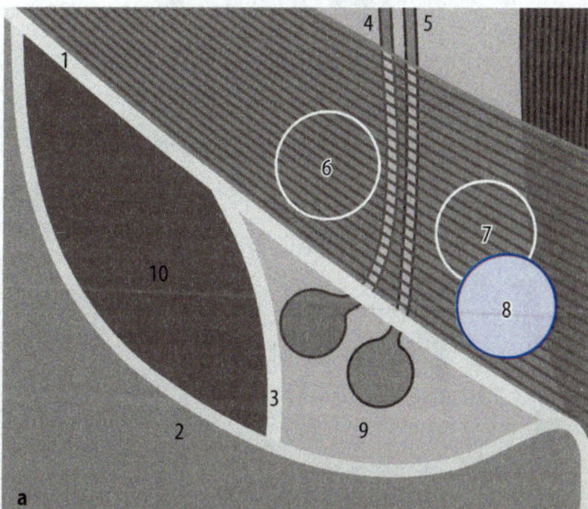

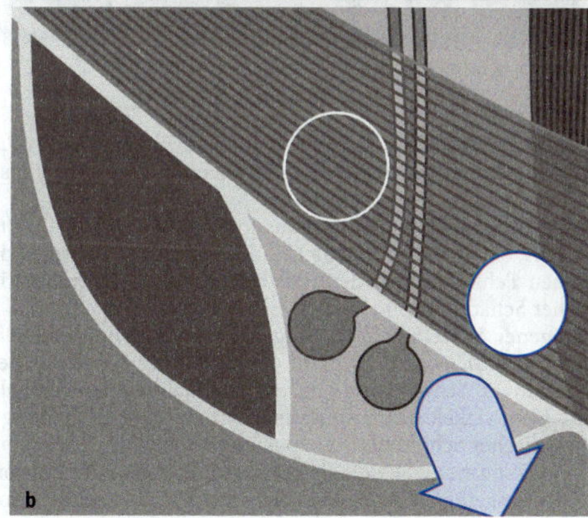

Abb. S29. Anatomie der Bruchpforte bei Schenkelhernie. **a** normale Anatomie, **b** Bruchsackverlauf, Bruchpforte medial der Vena femoralis 1 = Ligamentum inguinale, 2 = Pecte ossis pubis, 3 = Ligamentum iliopectineum, 4 = Arteria epigastrica inferior, 5 = Vena epigastrica inferior, 6 = Fossa inguinalis lateralis, 7 = Fossa inguinalis medialis, 8 = Anulus inguinalis superficialis, 9 = Lacuna vasorum, 10 = Lacuna musculorum

nie* und tritt v.a. bei Frauen auf; wegen der engen Bruchpforte kommt es häufig zur Einklemmung; **Klinik**: die Patienten verspüren anfänglich bei längerem Stehen und Gehen ziehende Schmerzen in der Leistengegend; später kann dort eine Vorwölbung beobachtet oder palpiert werden, die im Liegen abnimmt und bei Bauchpresse [**Valsalva-Versuch**] zunimmt; ein hochgeschlagener Bruchsack kann bei der Untersuchung eine Leistenhernie vortäuschen; die **Therapie** besteht meist in einer Hernienplastik* nach McVay-Lotheissen

Schen|kel|ka|nal *m* (Ⓔ crural canal of Henle): ***Syn:*** *Canalis femoralis*; Kanal zwischen Anulus* femoralis und Hiatus* saphenus; Bruchpforte der Schenkelhernien*

Schen|kel|ring *m* (Ⓔ femoral ring): ***Syn:*** *Anulus femoralis*; vom Ligamentum* lacunare, der Vena* femoralis, dem Leistenband und dem oberen Schambeinast begrenzter Eingang in den Canalis* femoralis in der Lacuna* vasorum retroinguinalis

Schen|kel|schall *m* (Ⓔ dull percussion note): gedämpfter Klopfschall bei der Perkussion*; ist leise, kurz, hoch und nicht-tympanitisch; findet sich z.B. über ausgedehnten Lungeninfiltraten oder großen Pleuraergüssen

Schen|kel|sporn *m* (Ⓔ femoral calcar): ***Syn:*** *Bigelow-Septum, Calcar femorale*; Knochenvorsprung auf der Unterseite des Oberschenkelhalses über dem Trochanter* major

Sche|ren|biss *m* (Ⓔ scissors-bite): ***Syn:*** *Überbiss, Psalidodontie*; normale Bissform, bei der die oberen Schneidezähne über die unteren ragen

Sche|ren|phä|no|men *nt* (Ⓔ scissors phenomenon): *s.u. Epiphyseolysis capitis femoris*

Scheu|er|des|in|fek|ti|on *f* (Ⓔ scrub disinfection): Flächendesinfektion*, bei der die Oberflächen manuell gescheuert werden

Scheuermann: Holger Scheuermann; 1877–1960; dänischer Radiologe (Kopenhagen)

Scheuermann-Krankheit *f* (Ⓔ Scheuermann's disease): ***Syn:*** *Morbus Scheuermann, Adoleszentenkyphose, Osteochondrosis deformans juvenilis, Osteochondritis deformans juvenilis*; sich in der Adoleszenz [11.–18. Lebensjahr] manifestierende, zur Ausbildung eines Rundrückens führende Erkrankung der Wirbelsäule unklarer Ätiologie; die Wirbel wachsen vorne langsamer als hinten, d.h., es kommt zur Ausbildung von typischen Keilwirbeln; im Röntgenbild zeigen sich Einbrüche der Deckplatten in die Spongiosa, die als **Schmorl-Knötchen** bezeichnet werden; **Therapie**: Krankengymnastik, evtl. entlastendes Korsett [vorübergehend], in schweren Fällen operative Aufrichtung und Fusion; **Prognose**: die Erkrankung kommt mit dem Abschluss des Wachstums zum Stillstand; die residuelle fixierte Kyphose* stellt nur selten eine Behinderung dar [*Abb. S30*]

Scheuermann-Trias *f* (Ⓔ Scheuermann's trias): Keilwirbel, Schmorl-Knötchen und fixierte Kyphose bei Scheuermann*-Krankheit

Scheuthauer: Gustav Scheuthauer; 1832–1894; deutscher Chirurg

Scheuthauer-Marie-Sainton-Syndrom *nt* (Ⓔ cleidocranial dysostosis): ***Syn:*** *kleidokraniale Dysplasie, Dysplasia cleidocranialis, Dysostosis cleidocranialis, Scheuthauer-Marie-*

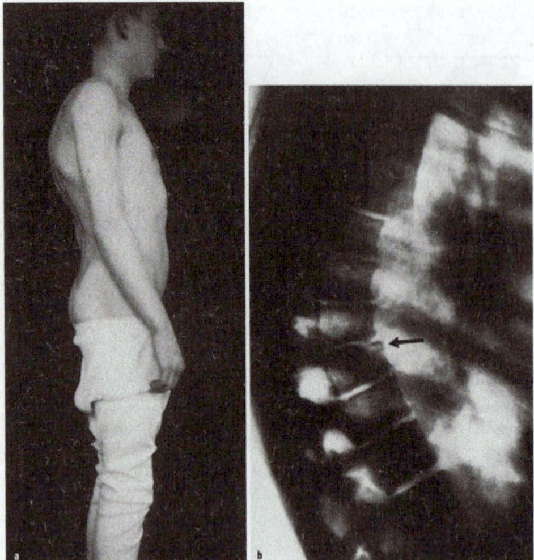

Abb. S30. Scheuermann-Krankheit. **a** Hohlrundrücken, **b** Keilwirbel und Unregelmäßigkeiten der Deckplatten

Syndrom; seltenes, autosomal-dominant vererbtes Syndrom mit Fehlbildung des Schlüsselbeins [Hypoplasie* oder Aplasie*] und des Schädels [vorspringender Stirnhöcker, Sattelnase, kleiner Unterkiefer], kombiniert mit sonstigen Skelettfehlbildungen [Hypoplasie* von Beckenschaufel, Sitzbein und Schambein]

Schicht|auf|nah|me|ver|fah|ren *f*: *→ Tomographie*

Schicht|bild *nt*: *→ Tomogramm*

Schich|ten|naht *f* (Ⓔ closure in layers): *s.u. Nahttechniken*

Schicht, mul|ti|for|me *f* (Ⓔ multiform layer): **Syn:** *Lamina VI, Lamina multiformis*; innerste Schicht des Isocortex*, die v.a. spindelförmige Nervenzellen, aber auch andere Zellarten enthält; die Axone ziehen als Projektionsfasern* in die weiße Substanz [Substantia* alba]

Schicht|rönt|gen *nt*: *→ Tomographie*

Schicht|star *m* (Ⓔ zonular cataract): **Syn:** *Cataracta zonularis*; Trübung der tiefen Linsenrinde; *s.a. Katarakt*

Schicht|szin|ti|gra|phie *f* (Ⓔ emission computed tomography): **Syn:** *Emissionscomputertomographie, Emissionscomputertomografie, Schichtszintigrafie*; computergesteuerte Szintigraphie* zur Gewinnung von Schichtaufnahmen; je nach der Art der verwendeten Radionuklide* unterscheidet man Positronemissionstomographie* und Single-Photon-Emissionscomputertomographie*; die axialen Schnittbilder sind mit der Computertomographie vergleichbar

Schick: Béla Schick; 1877–1967; ungarischer Kinderarzt (Wien, New York)

Schick-Test *m* (Ⓔ Schick's test): Intrakutantest mit **Schick-Testtoxin** zum Nachweis von Antikörpern gegen Diphtherietoxin

Schief|hals *m* (Ⓔ torticollis): **Syn:** *Caput obstipum, Torticollis*; angeborene oder erworbene Schräghaltung des Kopfes mit Drehung zur Gegenseite; je nach Ursache und Verlauf unterscheidet man schnell entstehende und langsam entstehende Formen; die Therapie hängt jeweils von der Ursache ab

Tab. S31. Schiefhalsformen

Schnell entstehend	Langsam entstehend
Torticollis acutus	Torticollis muscularis
Torticollis rheumaticus	Torticollis osseus
Torticollis infectiosus	Torticollis cutaneus
Torticollis spasticus	Torticollis mentalis
	Torticollis opticus
	Torticollis acusticus

akuter Schiefhals (Ⓔ acute torticollis): **Syn:** *Torticollis acuta*; Sonderform des lokalen Zervikalsyndroms, die von Fehlhaltung und Bewegungseinschränkung gekennzeichnet ist

muskulärer Schiefhals (Ⓔ muscular torticollis): **Syn:** *Torticollis muscularis*; meist schon bei der Geburt vorhandener Schiefhals durch eine einseitige Verkürzung des Musculus* sternocleidomastoideus; selten auch nach traumatischer Schädigung des Muskels

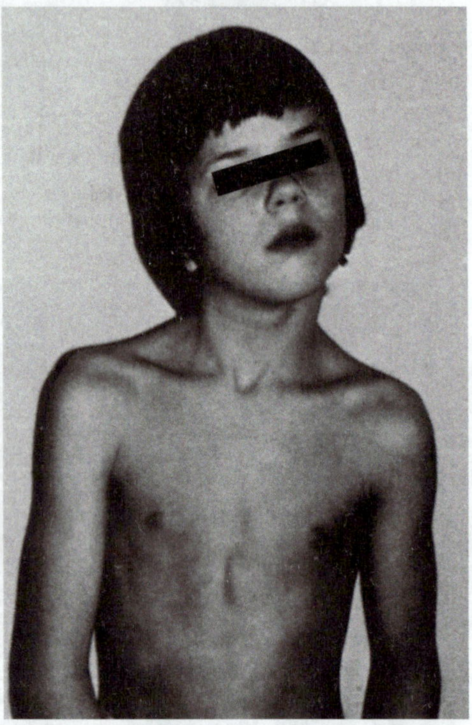

Abb. S32. Muskulärer Schiefhals

okulärer Schiefhals (Ⓔ ocular torticollis): **Syn:** *Torticollis opticus*; Schiefhals bei Kompensation einer Parese des Musculus* obliquus superior bulbi

ossärer Schiefhals (Ⓔ osseous torticollis): **Syn:** *Torticollis osseus*; sich langsam entwickelnder Schiefhals bei angeborenen Fehlbildungen der Halswirbel oder nach traumatischer Schädigung

otogener Schiefhals (Ⓔ otogenic torticollis): **Syn:** *Torticollis acusticus*; sich langsam entwickelnder Schiefhals bei einseitiger Schwerhörigkeit; aus der habituellen Fehlhaltung entwickelt sich langfristig eine fixierte Schiefhaltung

spastischer Schiefhals (Ⓔ spasmodic torticollis): **Syn:** *Torticollis spasticus*; Schiefhals bei spastischer Verkürzung von Halsmuskeln, insbesondere des Musculus* sternocleidomastoideus

Schief|köp|fig|keit *f* (Ⓔ plagiocephaly): **Syn:** *Plagiozephalie*; durch einen vorzeitigen Verschluss der Kranznaht verursachte Schädelform

Schiel|am|bly|o|pie *f* (Ⓔ squint amblyopia): **Syn:** *Schielschwachsichtigkeit*; *s.u. Begleitschielen*

Schie|len *nt*: *→ Strabismus*

latentes Schielen: *→ Heterophorie*

Schiel|mes|ser *m* (Ⓔ deviometer): **Syn:** *Deviometer*; Gerät zur Bestimmung des Schielwinkels*

Schiel|o|pe|ra|ti|on *f* (Ⓔ strabotomy): **Syn:** *Strabotomie, Strabismotomie*; Durchtrennung der Augenmuskelsehnen zur Schielbehandlung; bei der **kombinierten Schieloperation** wird ein Muskel gelockert und der andere gestrafft

Schiel|schwach|sich|tig|keit *f* (Ⓔ squint amblyopia): ***Syn:*** *Schielamblyopie*; *s.u. Begleitschielen*

Schiel|syn|drom, früh|kind|li|ches *nt* (Ⓔ congenital esotropia): *s.u. Strabismus convergens*

Schiel|win|kel *m* (Ⓔ squint angle): ***Syn:*** *Deviationswinkel*; Winkel zwischen den Sehlinien von gesundem und schielendem Auge bei Fernblick; im Normalfall wird mit dem gesunden Auge fixiert und der Winkel wird als **primärer Schielwinkel** bezeichnet; wird aber mit dem erkrankten Auge fixiert [z.B. bei Lähmung des gesunden Auges], spricht man von **sekundärem Schielwinkel**; *s.a. Begleitschielen*

Schien|bein *nt*: *→Tibia*

Schien|bein|bruch *m*: *→Tibiafraktur*

Schien|bein|frak|tur *f*: *→Tibiafraktur*

Schien|bein|kopf|frak|tur *f*: *→Tibiakopffraktur*

Schien|bein|schaft *m*: *→Tibiaschaft*

Schien|bein|schaft|frak|tur *f*: *→Tibiaschaftfraktur*

Schien|bein|schlag|a|der, hin|te|re *f*: *→Arteria tibialis posterior*

Schien|bein|schlag|a|der, vor|de|re *f*: *→Arteria tibialis anterior*

Schien|bein|ve|nen, hin|te|re *pl* (Ⓔ posterior tibial veins): ***Syn:*** *Venae tibiales posteriores*; Begleitvenen der Arteria* tibialis posterior; vereinigen sich mit den Venae* tibiales anteriores zur Vena* poplitea

Schien|bein|ve|nen, vor|de|re *pl* (Ⓔ anterior tibial veins): ***Syn:*** *Venae tibiales anteriores*; Begleitvenen der Arteria* tibialis anterior; vereinigen sich mit den Venae* tibiales posteriores zur Vena* poplitea

Schienbein-Wadenbein-Gelenk *nt*: *→oberes Tibiofibulargelenk*

Schie|nung, in|ne|re *f* (Ⓔ internal stent): *s.u. Rippenserienfraktur*

Schieß|schei|ben|zel|len *pl*: *→Targetzellen*

Schif|fer|kno|ten *m* (Ⓔ square knot): *s.u. chirurgischer Knoten*

Schild|drü|se *f* (Ⓔ thyroid): ***Syn:*** *Thyroidea, Thyreoidea, Glandula thyroidea*; U-förmige, aus zwei Seitenlappen [**Lobus glandulae thyroideae**] und einem verbindenden **Isthmus glandulae thyroideae** bestehende endokrine Drüse, die unterhalb des Kehlkopfes auf der Luftröhre liegt; der inkonstant vorhandene **Lobus pyramidalis** ist ein Rudiment des embryonalen Ductus* thyroglossalis; zwischen der **äußeren** [Capsula fibrosa] und der **inneren Schilddrüsenkapsel** liegt lockeres Bindegewebe, das auch die Epithelkörperchen [Glandula* parathyroidea] umhüllt; charakteristisch für den Feinbau der Schilddrüse sind die Speicherfollikel [**Folliculi glandulae thyroideae**], die von einschichtigem Epithel umgeben sind; das in ihnen gespeicherte eosinophile oder basophile Kolloid besteht aus Thyreoglobulin*, an das die Schilddrüsenhormone Thyroxin* und Triiodthyronin* in inaktiver Form gebunden sind; zwischen den Follikelepithelzellen und zwischen den Follikeln kommen sog. **C-Zellen** vor, die zu den APUD*-Zellen gehören; sie bilden Calcitonin*, das die Calciumfreisetzung aus Knochen hemmt

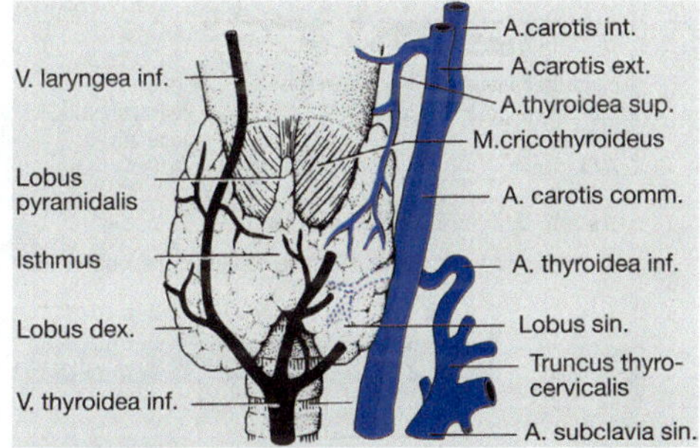

Abb. S33. Schilddrüse mit Blutgefäßen von vorne

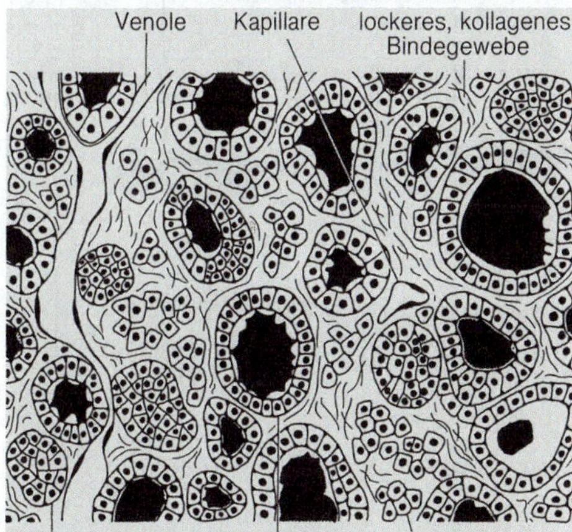

Abb. S34. Histologie der Schilddrüse

akzessorische Schilddrüsen (Ⓔ accessory thyroid glands): ***Syn:*** *Glandulae thyroideae accessoriae*; selten vorkommendes versprengtes Schilddrüsengewebe; am häufigsten am Zungengrund hinter den Foramen* caecum linguae

Schild|drü|sen|a|de|nom *nt* (Ⓔ thyroid adenoma): von der Schilddrüse ausgehender i.d.R. gutartiger Tumor; kann solitär oder multipel auftreten; histologisch kann man **trabekuläre, tubuläre, mikrofollikuläre, makrofollikuläre** und **normofollikuläre Schilddrüsenadenome** unterscheiden; das Schilddrüsengewebe außerhalb des Adenoms ist unverändert; endokrin aktive Adenome können ein autonomes Schilddrüsenadenom* bilden; die Abgrenzung von Schilddrüsenkarzinomen ist oft schwierig, v.a. beim mikrofollikulären Schilddrüsenadenom, das deshalb auch als **metastasierendes Adenom** bezeichnet wird; das **papilläre Schilddrüsenadenom** wird klinisch ebenfalls als maligne betrachtet und entsprechend therapiert; *s.a. Schilddrüsenkarzinom*

autonomes Schilddrüsenadenom (Ⓔ autonomous adenoma): ***Syn:*** *autonomes Adenom, unifokale Autonomie*; endokrin aktives, solitäres Schilddrüsenadenom; besteht eine euthyreote Stoffwechsellage spricht man von **kompensiertem autonomen Adenom**, bei Hyperthyreose* von **dekompensiertem autonomen Adenom**; **Therapie**: kompensierte Adenome können abwartend behandelt werden; Operation nur bei kosmetischer oder mechanischer Beeinträchtigung; beim dekompensierten Adenom wird der Tumor entfernt [Thyreoidektomie*] oder durch Radioiodtherapie* zerstört

oxyphiles Schilddrüsenadenom (Ⓔ oxyphil cell tumor): ***Syn:*** *Hürthle-Tumor, Hürthle-Struma, Hürthle-Zelladenom*; von den **Hürthle-Zellen** ausgehender Schilddrüsentumor, der nur selten maligne entartet

Schild|drü|sen|a|ge|ne|sie *f*: *→Athyreose*

Schild|drü|sen|an|ti|kör|per *m* (Ⓔ antithyroid antibody): ***Syn:*** *Antischilddrüsenantikörper*; Antikörper* gegen Schilddrüsengewebe; führen z.B. zu Immunthyreoiditis*

Schild|drü|sen|a|pla|sie *f*: *→Athyreose*

Schild|drü|sen|ar|te|rie, o|be|re *f*: *→Arteria thyroidea superior*

Schild|drü|sen|ar|te|rie, un|te|re *f*: *→Arteria thyroidea inferior*

Schild|drü|sen|ar|te|rie, un|ters|te *f*: *→Arteria thyroidea ima*

Schild|drü|sen|au|to|no|mie *f*: *→thyreoidale Autonomie*

Schild|drüs|en|ent|fer|nung *f*: *→Thyreoidektomie*

Schild|drü|sen|ent|zün|dung *f*: *→Thyreoiditis*

Schild|drü|sen|fol|li|kel *pl* (Ⓔ thyroid follicles): ***Syn:*** *Folliculi glandulae thyroideae*; Speicherfollikel der Schilddrüse*, die von einschichtigem Epithel umgeben sind; das in ihnen gespeicherte eosinophile oder basophile Kolloid besteht aus Thyreoglobulin*, an das die Schilddrüsenhormone Thyroxin* und Triiodthyronin* in inaktiver Form gebunden sind

Schild|drü|sen|he|ber *m* (Ⓔ levator muscle of thyroid gland): ***Syn:*** *Musculus levator glandulae thyroideae*; zur infrahyoidalen Muskulatur* gehörender Heber der Schilddrüse; **Ursprung**: Corpus ossis hyoidei; **Ansatz**: Isthmus glandulae thyroidea; **Innervation**: Plexus cervicalis oder Nervus vagus

Schild|drü|sen|hor|mo|ne *pl* (Ⓔ thyroid hormones): Oberbegriff für Thyroxin*, Triiodthyronin* und Calcitonin*; *s.a. Hypothyreose, Hyperthyreose*

S

Schild|drü|sen|hy|per|pla|sie *f* (Ⓔ thyroid hyperplasia): Vermehrung von Schilddrüsenzellen mit lokaler [Schilddrüsenadenom*] oder genereller Vergrößerung [Struma*] der Schilddrüse

Schild|drü|sen|isth|mus *m* (Ⓔ isthmus of thyroid): ***Syn:*** *Isthmus glandulae thyroideae*; die beiden Schilddrüsenlappen verbindende Gewebsbrücke vor der Luftröhre

Schild|drü|sen|kap|sel *f* (Ⓔ fibrous capsule of thyroid): ***Syn:*** *Capsula fibrosa glandulae thyroideae*; fibröse Kapsel um die Schilddrüse

Schild|drü|sen|kar|zi|nom *nt* (Ⓔ thyroid carcinoma): ***Syn:*** *Struma maligna*; die malignen Schilddrüsentumoren gehen entweder von den Thyreozyten, den parafollikuläre C-Zellen oder dem Epithel aus; die **Thyreozytenkarzinome** machen 90–95 % der Tumoren aus; sie können in differenzierte und entdifferenzierte Karzinome unterteilt werden, wobei die differenzierten Karzinome [**follikuläres Schilddrüsenkarzinom, papilläres Schilddrüsenkarzinom**] jeweils 35–40 % ausmachen und die entdifferenzierten Karzinome [**anaplastisches Schilddrüsenkarzinom**] ca. 10–15 %; das medulläre Schilddrüsenkarzinom hat einen Anteil von 5–7 %, der Rest entfällt auf seltenere Formen; **Diagnose:** Anamnese, Hormonbestimmung, Szintigraphie, CT, Biopsie; **Therapie:** totale Thyreoidektomie*, Radioiodtherapie, Strahlentherapie, evtl. Zytostatika

Tab. S35. Einteilung der Schilddrüsenkarzinome

Differente Karzinome der Thyreozyten
follikulär
papillär
Entdifferenzierte anaplastische Karzinome
C-Zell-Karzinome
Maligne Lymphome
Metastasen anderer Organtumoren (Bronchialkarzinom, Hypernephrom, Melanom etc.)

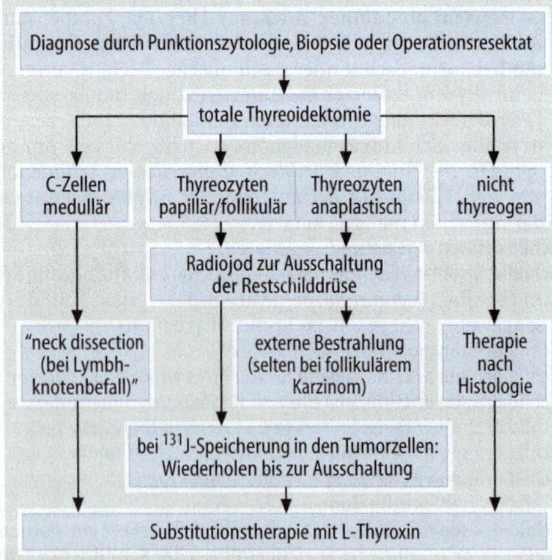

Abb. S36. Therapieplan bei Schilddrüsentumoren

medulläres Schilddrüsenkarzinom (Ⓔ medullary thyroid carcinoma): ***Syn:*** *C-Zellen-Karzinom*; von den parafollikulären C-Zellen* der Schilddrüse ausgehender bösartiger Tumor, der sporadisch und familiär gehäuft [v.a. Sipple*-Syndrom] auftritt; die **Therapie** ist schwierig, weil das Karzinom nicht auf Radioiodtherapie anspricht und auch weitgehend unempfindlich ist gegen Zytostatika; deshalb ist die totale Thyreoidektomie* die einzige erfolgversprechende Therapie

Schild|drü|sen|kno|ten *m* (Ⓔ thyroid nodule): sicht- oder tastbare knotige Veränderung der Schilddrüse, die sich im Schilddrüsenszintigramm als kalter oder heißer Knoten darstellt

heißer Schilddrüsenknoten (Ⓔ hot thyroid nodule): ***Syn:*** *heißer Knoten*; Struktur, die im Schilddrüsenszintigramm* vermehrt Radioaktivität speichert, z.B. autonomes Schilddrüsenadenom*

kalter Schilddrüsenknoten (Ⓔ cold thyroid nodule): ***Syn:*** *kalter Knoten*; Struktur, die im Schilddrüsenszintigramm* keine Radioaktivität speichert, z.B. Zysten, inaktives Adenom, Karzinom, Metastase

Schild|drü|sen|kri|se *f*: → *thyreotoxische Krise*

Schild|drü|sen|läpp|chen *pl* (Ⓔ lobules of thyroid): ***Syn:*** *Lobuli glandulae thyroideae*; auf der Oberfläche der Schilddrüse sichtbare Läppchen; entstehen durch eine Unterteilung des Stromas durch von der Kapsel nach innen ziehende Bindegewebssepten; *s.a. Schilddrüse*

Schild|drü|sen|lap|pen *m* (Ⓔ lobe of thyroid): Lobus glandulae thyroideae; *s.u. Schilddrüse*

Schild|drü|sen|lymph|kno|ten *pl* (Ⓔ thyroid lymph nodes): ***Syn:*** *Nodi lymphoidei thyroidei*; tiefe vordere Halslymphknoten*, die die Schilddrüse umringen

Schild|drü|sen|re|sek|ti|on *f*: → *Thyreoidektomie*

Schild|drü|sen|stro|ma *nt* (Ⓔ stroma of thyroid): ***Syn:*** *Stroma glandulae thyroideae*; aus lockerem Bindegewebe bestehendes Grundgerüst der Schilddrüse [Glandula* thyroidea], in dem die parafollikulären C-Zellen liegen

Schild|drü|sen|szin|ti|gramm *nt* (Ⓔ thyroid scan): bei der Schilddrüsenszintigraphie erhaltene Aufnahme

Schild|drü|sen|szin|ti|gra|phie *f* (Ⓔ thyroid scan): ***Syn:*** *Schilddrüsenszintigrafie*; Szintigraphie* der Schilddrüse nach Injektion von ^{123}I oder ^{99m}Tc

Schild|drü|sen|tu|ber|ku|lo|se *f* (Ⓔ thyroid tuberculosis): meist im Rahmen einer Miliartuberkulose* vorkommender Befall der Schilddrüse; führt in der Anfangsphase zu einer Hy-

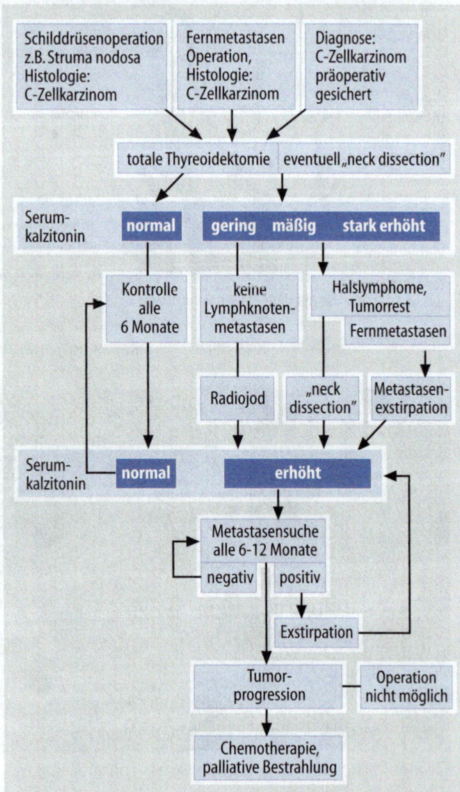

Abb. S37. Therapie des medullären Schilddrüsenkarzinoms

perthyreose* [**vegetativ-endokrines Starlinger-Syndrom**]

Schild|drü|sen|über|funk|ti|on *f*: *→Hyperthyreose*

Schild|drü|sen|un|ter|funk|ti|on *f*: *→Hypothyreose*

Schild|drü|sen|ve|nen, mitt|le|re *pl* (Ⓔ middle thyroid veins): ***Syn:*** *Venae thyroideae mediae*; führen Blut aus dem mittleren Teil der Schilddrüse zur Vena* jugularis interna

Schild|drü|sen|ve|ne, o|be|re *f* (Ⓔ superior thyroid vein): ***Syn:*** *Vena thyroidea superior*; führt Blut aus dem oberen Teil der Schilddrüse zur Vena* jugularis interna

Schild|drü|sen|ve|ne, un|te|re *f* (Ⓔ inferior thyroid vein): ***Syn:*** *Vena thyroidea inferior*; führt Blut aus dem unteren Teil der Schilddrüse zur Vena* brachiocephalica

Schild|drü|sen|ver|grö|ße|rung *f* (Ⓔ thyroid enlargement): Thyrozele*

Schilder: Paul Ferdinand Schilder; 1886–1940; österreichischer Neurologe und Psychiater (Wien, New York)

Schilder-Krankheit *f* (Ⓔ Schilder's disease): ***Syn:*** *diffuse Zerebralsklerose Schilder, Encephalitis periaxialis diffusa*; im Kindes- oder Jugendalter auftretende chronisch-progrediente Enzephalitis mit Demyelinisation* und Sklerose*

Schild|knor|pel *m* (Ⓔ thyroid cartilage): ***Syn:*** *Cartilago thyroidea*; aus zwei Platten [**Lamina dextra/sinistra**] bestehender größter Kehlkopfknorpel; zwischen den beiden Platten besteht oben und unten jeweils ein Einschnitt [**Incisura thyroidea superior** und **inferior**], der oben bis zum Adamsapfel* reicht; am hinteren Rand der beiden Platten befindet sich jeweils ein oberes und unteres Horn [**Cornu superius** und **inferius cartilaginis thyroideae**]

Schild|knor|pel|hö|cker, o|be|rer *m* (Ⓔ superior thyroid tubercle): ***Syn:*** *Tuberculum thyroideum superius*; Höckerchen im oberen Teil der Linea* obliqua cartilaginis thyroideae

Schild|knor|pel|höc|ker, un|te|rer *m* (Ⓔ inferior thyroid tubercle): ***Syn:*** *Tuberculum thyroideum inferius*; Höckerchen im unteren Teil der Linea* obliqua cartilaginis thyroideae

Schild|knor|pel|spal|tung *f*: *→Thyreochondrotomie*

Schild|krö|ten|ver|band *m*: *→Testudo*

Schild|ze|cken *pl* (Ⓔ hard-bodied ticks): ***Syn:*** *Haftzecken, Ixodidae*; blutsaugende Zecken von Vögeln, Säugetieren und Menschen, deren Körper mit chitinhaltigen Schilden bedeckt ist; spielen eine bedeutende Rolle als Krankheitsüberträger [Vektoren]

Schiller: Walter Schiller; 1887–1960; österreichischer Pathologe und Gynäkologe (Wien, Chicago)

Schiller-Addison-Syndrom *nt*: *→Adrenoleukodystrophie*

Schiller-Iodprobe *f* (Ⓔ Schiller's test): Betupfen verdächtiger Epithelbezirke im Bereich der Portio* vaginalis mit 3–5 %iger Lugol-Lösung; normales glykogenhaltiges Plattenepithel ist iodpositiv und färbt sich braun, während verändertes oder nicht ausgereiftes Epithel iodnegativ ist und sich daher hellbraun bis ockerfarben färbt; obligater Bestandteil einer vollständigen Kolposkopie*

Schilling: **1.** Viktor Schilling; 1883–1960; deutscher Hämatologe (Berlin, Rostock) **2.** Robert F. Schilling; amerikanischer Hämatologe (Madison) im 20. Jahrhundert

Schilling-Halbmond *m* (Ⓔ achromocyte): ***Syn:*** *Halbmondkörper, Achromozyt, Achromoretikulozyt*; bei Anämien vorkommender, halbmondförmiger Zellschatten

Schilling-Index *m* (Ⓔ Schilling index): ***Syn:*** *Kernverschiebungsindex*; Verhältniss von nicht segmentierten Granulozyten [Metamyelo-, Myelozyten] zu segmentierten Granulozyten* im peripheren Blut; normal ca. 1:6

Schilling-Test *m* (Ⓔ Schilling test): ***Syn:*** *Vitamin B_{12}-Resorptionstest, Urinexkretionstest, UET-Test*; **Prinzip**: der Patient nimmt radioaktiv markiertes Vitamin B_{12} [^{57}Co- oder ^{58}Co-Vitamin B_{12}] oral auf; die Ausscheidung im 24 h-Sammelurin gibt Hinweis auf eine normale oder gestörte Absorption; bei verminderter Absorption wird der Test unter Zugabe von Intrinsic-Faktor* wiederholt; ist die Resorption weiterhin vermindert, liegt eine intestinale Vitamin B_{12}-Malabsorption vor

Schilling-Zählkammer *f* (Ⓔ Schilling's counting chamber): Zählkammer für rote und weiße Blutkörperchen

Schimmelbusch: Curt Schimmelbusch; 1860–1895; deutscher Chirurg (Berlin)

Schimmelbusch-Krankheit *f*: *→sklerosierende Adenose*

Schimmelpenning: G. W. Schimmelpenning; deutscher Neurologe

Schimmelpenning-Feuerstein-Mims-Syndrom *nt* (Ⓔ Feuerstein-Mims syndrome): ***Syn:*** *Schimmelpenning-Syndrom, epidermales Nävussyndrom, Haut-Auge-Hirn-Herz-Syndrom, HAHH-Syndrom*; neuroektodermales Syndrom mit Erkrankungen von Haut [Naevus* sebaceus (Jadassohn)], Auge [Kolobom, Hornhauttrübungen], Hirn [zerebrale Krampfanfälle] und Herz

Schimmelpenning-Syndrom *nt*: *→Schimmelpenning-Feuerstein-Mims-Syndrom*

Schim|mel|pil|ze *pl* (Ⓔ mold fungi): *s.u. Essay Pilze S. 1697*

Schimpo: **Schimpo-Syndrom** *nt*: *→POEMS-Komplex*

Schin|dy|le|sis *f* (Ⓔ schindylesis): *s.u. Sutura*

Schin|ken|milz *f* (Ⓔ bacon spleen): Bezeichnung für eine durch Amyloidablagerung veränderte Milz

Schiötz: Hjalmar Schiötz; 1850–1927; norwegischer Augenarzt (Oslo)

Schiötz-Tonometer *nt* (Ⓔ Schiötz tonometer): Instrument zur Messung des Augeninnendrucks durch Aufsetzen auf die Hornhaut [**Impressionstonometer**]; wird heute nur noch selten verwendet

Schip|per|frak|tur *f*: *→Schipperkrankheit*

Schip|per|krank|heit *f* (Ⓔ clay-shoveller's fracture): ***Syn:*** *Schipperfraktur*; Ermüdungsbruch von Dornfortsätzen [v.a. 7. Hals- und 1. Brustwirbel] bei chronischer Überbelastung

Schirmer: Otto Wilhelm August Schirmer; 1864–1917; deutscher Augenarzt (Greifswald, New York)

Schirmer-Test *m* (Ⓔ Schirmer's test): Prüfung der Tränensekretion durch Einlegen eines Filterpapierstreifens hinter die Unterlidkante; nach 5 Minuten sollten mindestens 15 mm befeuchtet sein; bei weniger als 5 mm liegt ein Tränenmangel vor

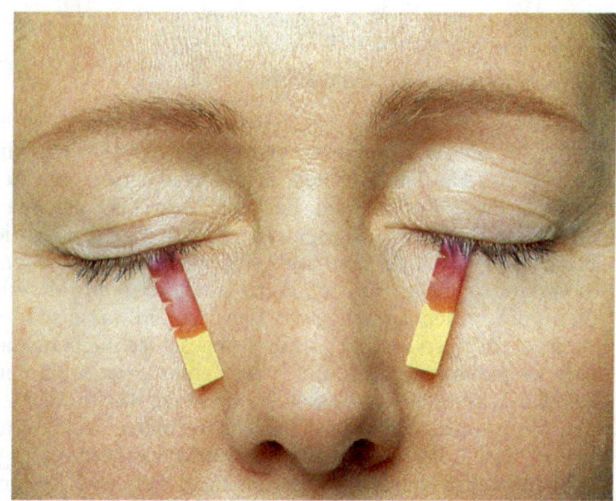

Abb. S38. Schirmer-Test

-schisis *suf.*: Wortelement mit der Bedeutung „Spalte/Spaltung"

Schist-, schist- *präf.*: *→Schisto-*

Schisto-, schisto- *präf.*: Wortelement mit der Bedeutung „gespalten/Spaltung"

Schis|to|coe|lia *f*: *→Bauchspalte*

Schis|to|cys|tis *f*: *→Blasenspalte*

Schis|to|glos|sia *f*: *→Zungenspalte*

Schis|to|kor|mie *f* (Ⓔ schistocormia): ***Syn:*** *Schistosomie*; angeborene Rumpfspalte

Schis|to|me|lie *f* (Ⓔ schistomelia): ***Syn:*** *Schistomelia*; angeborene Gliedmaßenspalte

Schis|to|pro|so|pie *f*: *→Gesichtsspalte*

Schis|to|so|ma *nt, pl* **-ma|ta** (Ⓔ schistosome): ***Syn:*** *Pärchenegel, Bilharzia*; in den Tropen und Subtropen vorkommende Gattung von Saugwürmern; Erreger der Bilharziose* bzw. Schistosomiasis*; die Männchen [6–22 mm lang] sind blattförmig; ihre äußeren Ränder sind nach innen gerollt [Bauchfalten] und bilden einen Kanal, in der das Weibchen liegt [deshalb auch als Pärchenegel bezeichnet]; die ge-

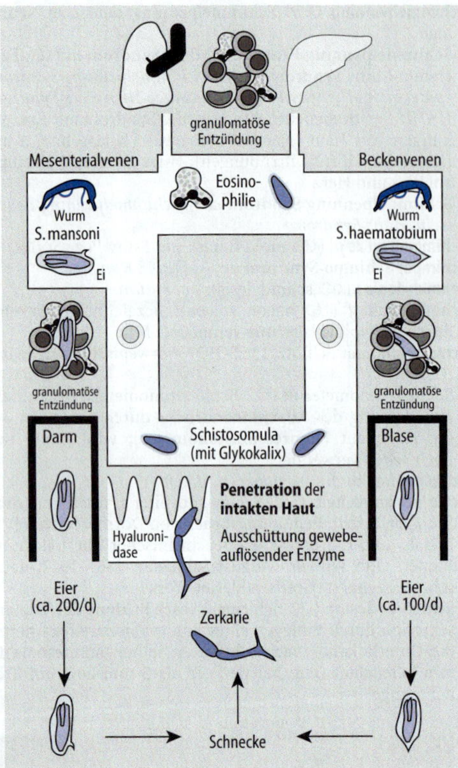

Abb. S39. Pathogenese der Schistosomiasis

schlechtsreifen Würmer leben beim Menschen [Endwirt] in den Darm-, Mesenterialvenen, der Pfortader oder den Venengeflechten des kleinen Beckens; ihre Eier gelangen durch die Darm- bzw. Blasenwand in den Darm oder die Blase und werden mit dem Stuhl oder Harn ausgeschieden; in Wasser schlüpfen aus den Eiern **Wimperlarven** [Mirazidien], die in den Zwischenwirt [gewisse Süßwasserschnecken] eindringen und sich in ihm ungeschlechtlich zu **Gabelschwanzlarven** [Zerkarien] vermehren; sie schlüpfen aus den Schnecken ins Wasser, wo sie bis zu 48 Stunden lebensfähig sind; sie bohren sich durch die menschliche Haut [sie verlieren dabei ihren Schwanz] und wandern als sog. **Schistosomula** über die Lunge, das linke Herz und den arteriellen Kreislauf zu den Zielorganen
Schistosomen, oder besser die Zerkarien, können bei der Penetration der Haut eine lokale Entzündungsreaktion [Juckreiz mit Exanthem oder Erythem] hervorrufen, z.T. kommt es auch zur Ausbildung einer Zerkariendermatitis*; toxische oder allergisierende Substanzen der geschlechtsreifen Würmer können in seltenen Fällen eine fieberhafte Erkrankung [**Katayama-Syndrom**] verursachen; der wichtigste pathogenetische Faktor sind aber die von den Würmern ausgeschiedenen Eier, die in verschiedene Organe gelangen und dort granulomatöse Entzündungen und Wucherungen auslösen; die Eier leben ca. 3 Wochen bevor sie absterben; die Granulome hinterlassen fibröse Narben, die u.a. zu portaler und pulmonaler Hypertonie* führen können

Schistosoma haematobium (Ⓔ Schistosoma haematobium): ***Syn:*** *Blasenpärchenegel*; Erreger der urogenitalen Schistosomiasis* [Blasenbilharziose]; tritt vorwiegend in Afrika und Südwestasien auf; die Eier werden im Harn ausgeschieden

Schistosoma intercalatum (Ⓔ Schistosoma intercalatum): ***Syn:*** *Darmpärchenegel*; Erreger einer Darm- und Leberschistosomiasis in Afrika

Schistosoma japonicum (Ⓔ Schistosoma japonicum): ***Syn:*** *japanischer Pärchenegel*; Erreger der Schistosomiasis* japonica; die Eier werden mit dem Stuhl ausgeschieden

Schistosoma mansoni (Ⓔ Schistosoma mansoni): Erreger der Schistosomiasis* mansoni in Afrika, dem Nahen Osten und Südamerika; die Eier werden mit dem Stuhl ausgeschieden

Schis|to|so|men|der|ma|ti|tis *f, pl* **-ti|ti|den** (Ⓔ schistosome dermatitis): ***Syn:*** *Badekrätze, Badedermatitis, Schwimmbadkrätze, Weiherhippel, Zerkariendermatitis*; durch Zerkarien* hervorgerufene Dermatitis* mit Juckreiz und Quaddelbildung, die nach ein paar Tagen von alleine wieder verschwindet; **Therapie**: topisch mit Antipruriginosa

Schis|to|so|mi|a|sis *f, pl* **-ses** (Ⓔ schistosomiasis): ***Syn:*** *Bilharziose*; tropische Infektionskrankheit durch Pärchenegel [Schistosoma*]; je nach dem Sitz und der Art des Parasiten unterscheidet man hepatolienale Schistosomiasis*, Schistosomiasis* japonica, Schistosomiasis* mansoni, Schistosomiasis* pulmonalis und urogenitale Schistosomiasis*; Pathogenese der Schistosomiasis *s.u. Schistosoma*; **Diagnose**: Klinik, Eiernachweis im Stuhl oder Harnsediment; Antikörpernachweis im Serum [IF, EIA] gelingt in 95 % aller Fälle; **Therapie**: Praziquantel einmal oral

hepatolienale Schistosomiasis (Ⓔ hepatic schistosomiasis): chronische Form der Schistosomiasis* japonica und Schistosomiasis* mansoni mit Leberbeteiligung; führt zu Pfortaderfibrose, portaler Hypertension*, Leber- und Milzfibrose, Zirrhose, Aszites; die Patienten werden kachektisch und versterben an Sekundärinfektionen oder Leberversagen; **Diagnose**: Eiernachweis im Stuhl; Antikörpernachweis im Serum [EIA, IF, HA]; **Therapie**: Praziquantel* einmal oral

Schistosomiasis intestinalis: →*Schistosomiasis mansoni*

Schistosomiasis japonica (Ⓔ Japanese schistosomiasis): ***Syn:*** *japanische Schistosomiasis, japanische Bilharziose*; vorwiegend Lunge, Leber, Darm, Milz oder Gehirn befallende Erkrankung durch Schistosoma* japonicum

Schistosomiasis mansoni (Ⓔ Manson's schistosomiasis): ***Syn:*** *Manson-Krankheit, Manson-Bilharziose*; durch Schistosoma* mansoni hervorgerufene Schistosomiasis mit Leber- und Milzvergrößerung sowie Aszites; **Diagnose**: Eiernachweis im Stuhl; Antikörpernachweis im Serum [EIA, IF, HA]; **Therapie**: einmalige Gabe von Praziquantel* oral

Schistosomiasis pulmonalis (Ⓔ pulmonary schistosomiasis): ***Syn:*** *Lungenbilharziose*; seltene, mit unspezifischen Symptomen verlaufende Infektion durch Schistosoma* mansoni; in Ausnahmefällen kommt es zu Nekrose* und Zeichen einer pulmonalen Hypertension*

urogenitale Schistosomiasis (Ⓔ genitourinary schistosomiasis): ***Syn:*** *Blasenbilharziose, Harnblasenbilharziose, Urogenitalschistosomiasis, Urogenitalbilharziose, ägypti-*

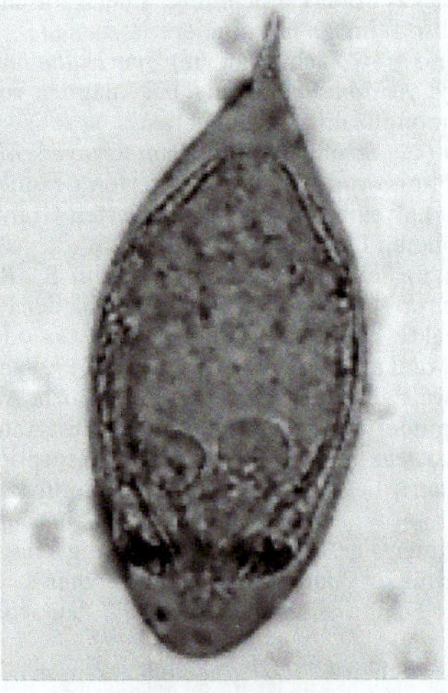

Abb. S40. Schistosoma haematobium. Ei im Urin

sche Hämaturie, ägyptische Bilharziose, Schistosomiasis urogenitalis; durch Blasenpärchenegel [Schistosoma* haematobium] hervorgerufene chronische Infektion der Blase und anderer Beckenorgane; die chronische Reizung der Blasenschleimhaut führt oft zu Blasenkrebs; typisch ist auch eine Hämaturie, die in Endemiegebieten schon bei Kindern auftritt; **Diagnose**: Eiernachweis im Harnsediment; Antikörpernachweis im Serum [EIA, IF, HA]; **Therapie**: einmalige Gabe von Praziquantel* oral

viszerale Schistosomiasis (Ⓔ visceral schistosomiasis): ***Syn***: *Schistosomiasis visceralis*; Organbefall mit Schistosoma* japonicum oder Schistosoma* mansoni; *s.a. hepatolienale Schistosomiasis, Schistosomiasis pulmonalis*

Schis|to|so|mie *f*: *→Schistokormie*

Schis|to|so|mi|zid *nt* (Ⓔ schistosomicide): schistosomenabtötendes Mittel, Schistosomenmittel

schis|to|so|mi|zid *adj* (Ⓔ schistosomicidal): schistosomenabtötend

Schis|to|so|mu|la *pl* (Ⓔ Schistosomula): *s.u. Schistosoma*

Schis|to|ster|nia *f*: *→Schizosternia*

Schis|to|tho|rax *m*: *→Fissura thoracica*

Schis|to|ze|pha|lus *m* (Ⓔ schistocephalus): ***Syn***: *Schizozephalus*; Fetus mit angeborenem Spaltschädel

Schis|to|zys|tis *f*: *→Blasenspalte*

Schis|to|zyt *m*: *→Fragmentozyt*

Schis|to|zy|to|se *f* (Ⓔ schistocytosis): ***Syn***: *Schizozytose*; Vorkommen von Schistozyten* im Blut; v.a. bei mechanischer Schädigung [künstliche Herzklappen], Anämie und Hämolyse

Schiz-, schiz- *präf.*: *→Schizo-*

Schiz|en|ze|pha|lie *f* (Ⓔ schizencephaly): Porenzephalie* mit Spaltenbildung

Schizo-, schizo- *präf.*: Wortelement mit der Bedeutung „gespalten/Spaltung“

Schi|zo|go|nie *f* (Ⓔ schizogony): (*biolog.*) Zerfallsteilung; *s.u. Malaria*

Schi|zo|gy|rie *f* (Ⓔ schizogyria): Gehirnfehlbildung mit Spaltenbildung der Gehirnwindungen

schi|zo|id *adj* (Ⓔ schizoid): schizophrenieähnlich

Schi|zo|my|ce|tes *pl*: *→Spaltpilze*

Schi|zo|my|ze|ten *pl*: *→Spaltpilze*

Schi|zont *m* (Ⓔ schizont): *s.u. Malaria*

Schi|zo|o|ny|chie *f* (Ⓔ schizonychia): Aufsplitterung der Nagelenden

schi|zo|phren *adj* (Ⓔ schizophrenic): Schizophrenie betreffend, von ihr betroffen oder gekennzeichnet, durch sie bedingt

Schi|zo|phre|nia *f*: *→Schizophrenie*

Schizophrenia simplex (Ⓔ simple schizophrenia): seltene Schizophrenieform ohne auffällige produktive Symptome; im Vordergrund stehen Negativsymptome [verminderte Aktivität, Affektverflachung, Antriebslosigkeit]; die Prognose ist ungünstig

Schi|zo|phre|nie *f* (Ⓔ schizophrenia): ***Syn***: *Schizophrenia, Spaltungsirresein, schizophrene Psychose*; Oberbegriff für endogene Psychosen, die durch ein Nebeneinander von gesunden und veränderten Verhaltensweisen sowie Auffälligkeit des Denkens, der Wahrnehmung und der Affektivität gekennzeichnet sind; sie betreffen die gesamte Persönlichkeit und können in sehr unterschiedlichen Erscheinungsformen auftreten; die Erkrankung wird bereits im Altertum in der Literatur beschrieben, der Terminus Schizophrenie wurde aber erst von Bleuler (1911) eingeführt; die Inzidenz liegt bei 0,03–0,06 % der Bevölkerung; Frauen erkranken etwas häufiger und später [Häufigkeitsgipfel 25–34 Jahre] als Männer [Häufigkeitsgipfel 15–24 Jahre]; ca. 2 % treten bereits in der Kindheit auf; nach dem 40. Jahr auftretende Fälle werden als **Spätschizophrenie** bezeichnet; die Ätiologie ist weiterhin nicht geklärt; genetische Disposition [10–15 % der Kinder schizophrener Patienten erkranken an Schizophrenie], organische Hirnveränderungen, Störungen des Gleichgewichtes der Neurotransmitter, Störungen der Ich-Entwicklung und der familiären Kommunikation und externe Auslöser [*life events*, z.B. Todesfälle, Verlustsituationen] spielen alle eine mehr oder minder große Rolle bei der Entstehung

Diagnose: Bleuler unterschied zwischen **Grundsymptomen** [formale Denkstörungen, Störungen der Affektivität, Ich-Störungen] und **akzessorischen Symptomen** [Wahn, Halluzinationen, katatone Symptome]; Kurt Schneider schlug 1967 eine Unterteilung in **Symptome 1. Ranges** und **Symptome 2. Ranges** vor [*s.a. Tab. S41*]; für die Diagnose Schizophrenie muss zumindest ein eindeutiges Symptom 1. Ranges oder mindestens zwei Symptome 2. Ranges für mindestens einen Monat bestanden haben; unter klinischen Aspekten kann man eine Reihe von Unterformen unterscheiden, die aber oft ineinander übergehen bzw. die Patienten zeigen im Krankheitsverlauf mehrere Unterformen; die wichtigsten Unterformen sind: hebephrene Schizophrenie, katatone Schizophrenie, paranoid-halluzinatorische Schizophrenie, Schizophrenia simplex und zönästhetische Schizophrenie

der Beginn ist akut oder schleichend, der **Verlauf** kontinuierlich oder episodisch [schub- oder wellenförmig]; es kann zu kompletter Remission nach einer Episode kommen oder zu kompletter Remission zwischen den verschiedenen Episoden; z.T. aber auch Ausbildung eines stabilen oder zunehmenden Restzustandes [**schizophrenes Residuum**] mit **Negativsymptomatik** [verminderte Aktivität, Affektverflachung, Antriebslosigkeit, sozialer Rückzug, mangelnde Körperpflege], **Positivsymptomatik** [Wahn, Halluzinationen] und **desorganisierten Symptomen** [formale Denkstörungen, Einfallsverarmung, Verständnisbeeinträchtigung]; **Prognose**: 1/3 heilt folgenlos aus, 1/3 zeigt Restzustände oder Rückfälle, 1/3 erleidet schwere Dauerdefekte; prognostisch günstig sind akuter Beginn und Nachweis eines auslösenden Ereignisses; langsam schleichender Beginn und Fehlen eines sichtbaren Auslösers sind prognostisch ungünstig; **Therapie**: Neuroleptika*, Elektrokrampftherapie*, Psychotherapie* [u.a. Psychoedukation, Verhaltenstherapie, Musiktherapie, Familientherapie], Sozialtherapie; *s.a. Essay Psychosen S. 1777*

hebephrene Schizophrenie (Ⓔ hebephrenic schizophrenia): ***Syn***: *Hebephrenie*; meist schon im Jugendalter beginnende, zu hochgradiger Persönlichkeitszerstörung führende Schizophrenieform

katatone Schizophrenie: *→Katatonie*

koenästhetische Schizophrenie: *→zönästhetische Schizophrenie*

latente Schizophrenie (Ⓔ latent schizophrenia): ***Syn***: *Bor-*

Tab. S41. Schizophrenie. Symptome 1. und 2. Ranges nach Schneider

Abnorme Erlebnisweisen	Symptome 1. Ranges	Symptome 2. Ranges
Akustische Halluzinationen	Dialogische Stimmen, kommentierende Stimmen (imperative Stimmen), Gedankenlautwerden	Sonstige akustische Halluzinationen
Leibhalluzinationen	Leibliche Beeinflussungserlebnisse	Koenästhesien im engeren Sinne
Halluzinationen auf anderen Sinnesgebieten	–	Optische, olfaktorische, gustatorische Halluzinationen
Schizophrene Ich-Störungen	Gedankeneingebung, Gedankenentzug, Gedankenausbreitung, Willensbeeinflussung	–
Wahn	Wahnwahrnehmung	Einfache Eigenbeziehung, Wahneinfall

S

derline-Schizophrenie, Borderline-Psychose; nicht eindeutig definierte Schizophrenieform mit sowohl psychotischer als auch neurotischer Symptomatik; meist handelt es sich um eine milde, unvollständige, beginnende oder abklingende oder atypische Schizophrenieform
leibhypochondrische Schizophrenie: *→zönästhetische Schizophrenie*
paranoid-halluzinatorische Schizophrenie (Ⓔ paranoid schizophrenia): häufigste Form der Schizophrenie mit Wahnbildung [Beziehungs-, Vefolgungs-, Abstammungs-, Größenwahn], akustischen [v.a. imperativen Stimmen] und anderen Halluzinationen und Ich-Störungen
pseudoneurotische Schizophrenie: *→Schizose*
traumatische Schizophrenie (Ⓔ post-traumatic schizophrenia): im Anschluss an ein Hirntrauma entstehende schizophrene Symptomatik; die Frage, ob echte Schizophrenien eine Folge von Hirntraumen sein können, ist umstritten
undifferenzierte Schizophrenie (Ⓔ undifferentiated schizophrenia): *s.u. Essay Psychosen S. 1777*
zönästhetische Schizophrenie (Ⓔ cenesthesic schizophrenia): ***Syn:*** *koenästhetische Schizophrenie, leibhypochondrische Schizophrenie, zönästhetisches Syndrom*; im Vordergrund stehen abnorme Leibgefühlsstörungen [z.B. Gefühl der Organschrumpfung, Fremdheitsgefühle] und Körperhalluzinationen [z.B. Verbrennungs-, Taubheitsgefühle] die als von außen gemacht [durch andere Menschen, Außerirdische, fremde Mächte] empfunden werden

Schilzolproslolpie *f*: *→Gesichtsspalte*

Schilzolse *f* (Ⓔ pseudoneurotic schizophrenia): ***Syn:*** *pseudoneurotische Schizophrenie*; psychotische Erkrankung mit einer Mischung von neurotischen und psychotischen Symptomen; entwickelt sich nicht zu einer Schizophrenie*

Schilzolsterlnia *f* (Ⓔ schistosternia): ***Syn:*** *Schistosternia*; angeborene Brustbeinspalte

Schilzoltholrax *m*: *→Fissura thoracica*

Schilzoltrilchie *f* (Ⓔ schizotrichia): ***Syn:*** *Schizotrichia*; Aufspaltung/Aufsplitterung der Haare

Schilzoltrylpalnum crulzi *nt*: *→Trypanosoma cruzi*

Schilzolzelphallus *m*: *→Schistozephalus*

Schilzolzyt *m*: *→Fragmentozyt*

Schilzolzyltolse *f*: *→Schistozytose*

Schlachlterltulberlkullolse *f*: *→Tuberculosis cutis verrucosa*

Schlachtlhauslfielber *nt*: *→Q-Fieber*

Schlalckenlkost *f* (Ⓔ high-fiber diet): Bezeichnung für eine ballaststoffreiche Kost; enthält v.a. Vollkornprodukte, Obst und Gemüse; wird v.a. bei habitueller Verstopfung, Übergewicht, Divertikulose* und Diabetes* mellitus empfohlen

Schlaf *m* (Ⓔ sleep): mit Hilfes des EEGs lassen sich verschiedene Schlafphasen unterscheiden, die unter physiologischen Bedingungen immer in derselben Reihenfolge durchlaufen werden; **Schlafstadium 1** ist ein Übergangszustand zwischen Wachen und Schlafen, der noch leicht durch kurze Wachphasen unterbrochen werden kann; deshalb wird das **Schlafstadium 2** erst als der eigentliche Schlafbeginn betrachtet; im EEG finden sich jetzt typische Schlafspindeln und K-Komplexe; der Zeitraum zwischen Zubettgehen und dem Beginn von Stadium 2 wird als **Schlaflatenz** bezeichnet; beim gesunden Erwachsenen beträgt sie ca. 10–15 Minuten; der Schlaf vertieft sich sukzessive und **Schlafstadium 3** und 4 werden deshalb als **Tiefschlaf** bzw. nach dem EEG-Bild als **Langsame-Wellen-Schlaf** oder **Slow-wave-sleep** bezeichnet; die Weckschwelle im Tiefschlaf erreicht ihren höchsten Wert ca. 1 Stunde nach dem Zubettgehen; Weckschwelle und Schlaftiefe nehmen dann langsam wieder ab und der Tiefschlaf geht in den 1. REM-Schlaf [paradoxer Schlaf*] über; diese 1. Rem-Phase dauert ca. 5–10 Minuten; damit ist der 1. **Schlafzyklus** aus **Nicht-REM-Schlaf** und **REM-Schlaf** abgeschlossen; die rhythmische Abfolge von Nicht-REM-Schlaf und REM-Schlaf wird als **Basic-Rest-Activity-Cycle** [BRAC] bezeichnet; pro Nacht werden 4–5 Schlafzyklen von jeweils ca. 1,5 Stunden durchlaufen, wobei die Dauer der REM-Phasen im Laufe der Nacht auf 20–30 Minuten zunimmt
der Anteil der Schlafphasen am Gesamtschlaf ändert sich im Laufe des Lebens; der REM-Schlaf nimmt im Kindes- und Jugendalter kontinuierlich ab, bleibt während des restlichen Lebens dann aber konstant; im Alter vermindert sich der Anteil von Schlafstadium 3 und 4 und Schlafstadium 2 nimmt den größten Teil der Schlafzeit ein; *s.a. Essay Schlaf und Schlafstörungen S. 1915*

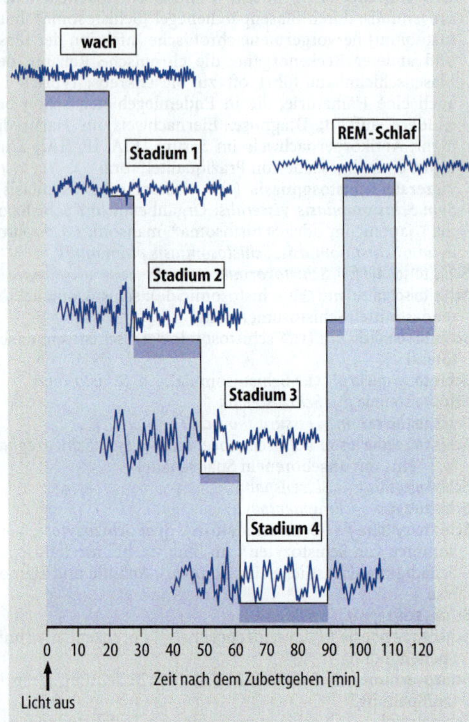

Abb. S42. Schema der Schlaftiefen

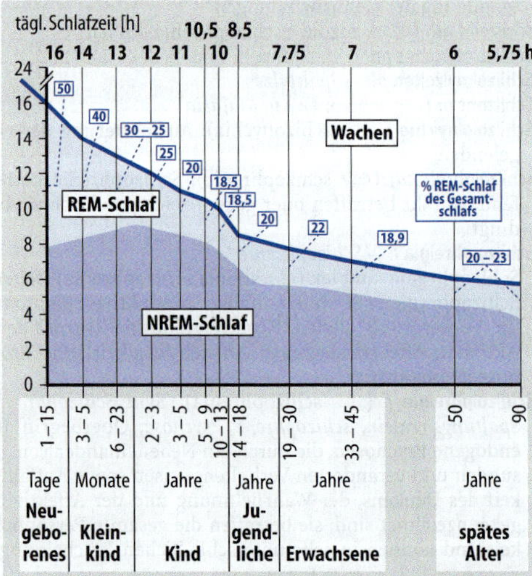

Abb. S43. Wach- und Schlafzeiten und der Anteil von REM- und NREM-Schlaf im Verlauf des Lebens

desynchronisierter Schlaf: *→paradoxer Schlaf*
paradoxer Schlaf (Ⓔ paradoxical sleep): ***Syn:*** *Traumschlaf, desynchronisierter Schlaf, REM-Schlaf*; Schlafphase mit raschen, ruckartigen Augenbewegungen [rapid eye movements]; die genaue Funktion ist noch nicht bekannt, REM-

Schlaf und Schlafstörungen

K.-H. Rühle

Definition und Bedeutung des Schlafes

Am offensichtlichsten zeigt sich der Eintritt zum Schlaf in einer Änderung des Bewusstseinszustandes. Er geht mit einer zunehmenden Reduktion der Wahrnehmung, der Reaktionsbereitschaft und der Körpermotorik einher. Der schlafende Mensch ist aber nicht reaktionslos, sondern er bewegt sich besonders beim Übergang in die verschiedenen Schlafstadien und ist weckbar bei bestimmten akustischen oder taktilen Reizen. Lange hat man angenommen, dass die Gehirnfunktionen durch den Schlaf abgestellt oder reduziert werden. Heute weiß man, dass bestimmte Areale hochaktiv sind.

Es konnte gezeigt werden, dass während aller Schlafphasen geträumt wird. Werden Personen nach einem **REM-Schlaf** geweckt, berichten sie über Träume mit bizarren Erlebnissen, die sich nicht selten mit Erinnerungen aus der Kindheit beschäftigen. Wenn sie dagegen aus einem **Non-REM-Schlaf** [= Tiefschlaf] geweckt werden, erinnern sie sich seltener an Träume. Diese enthalten häufig Ideen und Gedanken, aber keine Handlungen. Man geht davon aus, dass im und durch den Schlaf Gedächtnisinhalte konsolidiert werden. Das so genannte **deklarative Gedächtnis** [bewusste Erinnerungen] wird vor allem im Tiefschlaf, das **nicht-deklarative Gedächtnis** [z. B. das Erlernen von motorischen Fähigkeiten] im REM-Schlaf aktiviert und verstärkt. Die Lernleistung nach einer Lernphase hängt in in hohem Maße von der Dauer des Tiefschlafs im ersten Schlafviertel und der REM-Schlafdauer im letzten Schlafviertel ab.

Bei erwachsenen Menschen lösen sich Phasen unterschiedlicher Wachheit mit Schlafphasen ab [zirkadiane Rhythmik].

Schlafregulationszentren und Neurotransmitter

Die Suche nach einem **Schlafregulationszentrum** erfolgte mit Ausschaltungsexperimenten am Tier, durch Elektrostimulation am offenen Hirn, durch Einsatz pharmakologischer Substanzen und, noch aktueller, mit bildgebenden Verfahren. Zusammengefasst und vereinfacht sind für den Non-REM-Schlaf die Raphekerne* zuständig, die zwischen Medulla* oblongata und Mittelhirn* liegen. Bei Zerstörung der Raphekerne oder bei einer Serotonin-Blockade kann kein Non-REM-Schlaf ausgelöst werden. Die neuronalen Zentren für die Auslösung des REM-Schlafs liegen im Locus* coeruleus in der Brücke [Pons*]. Wachheit, Non-REM-Schlaf und REM-Schlaf werden durch das Zusammenspiel verschiedener **Neurotransmitter*** vermittelt. Substanzen, die den Wachzustand fördern bzw. erhöhen, sind vor allem die Katecholamine* wie Adrenalin*, Noradrenalin* und Dopamin* sowie Acetylcholin* und Glutamin*.

Zwischen Medulla* oblongata und Mittelhirn liegt die **Formatio reticularis**, die auch als **aufsteigendes retikuläres aktivierendes System** [**ARAS**] bezeichnet wird, und die bei Stimulation und durch eigene Aktivität die Wachheit erhöht oder aufrechterhält. Neurotransmitter des ARAS ist das Glutamin*. Das ARAS stimuliert Kerne des Thalamus* und des Hypothalamus*, die wiederum Verbindungen zum Kortex* besitzen und diesen aktivieren.

Weitere die Wachheit stimulierende Neurone liegen in der Pons*. Diese verwenden Acetylcholin* als Transmitter. Locus coeruleus-Neurone verwenden Noradrenalin*, Neurone des hinteren Thalamus Histamin*, Neurone des lateralen Hypothalamus Orexin. Serotonin*, Adenosin* und Gamma-Aminobuttersäure* [GABA] sind mit dem Tiefschlaf assoziiert. Schlafinduktion ist durch ein Überwiegen des Parasympathikus* möglich. Die Hemmung des ARAS erfolgt durch Neurone der Kerne des Tractus* solitarius im vorderen Hypothalamus* und des Nucleus* supraopticus. Mittels der Gamma-Aminobuttersäure werden Hirnstamm*, Hypothalamus* und das basale Vorderhirn vom thalamokortikalen System abgekoppelt. Im Elektroenzephalogramm* [EEG] finden sich damit immer häufiger Deltawellen*.

Während des Beginns einer Non-REM-Schlafphase ist die Aktivität des aminergen Systems besonders ausgeprägt. Die Zellen der Brückenhaube werden in dieser Phase besonders stark gehemmt. Je länger die Non-REM-Schlafphase dauert, desto mehr nimmt die Aktivität der cholinergen **REM-on-Neurone** zu. Schließlich überwiegt das cholinerge System und es setzt REM-Schlaf ein. Dies führt wiederum zu einer Zunahme der Aktivität von aminergen **REM-off-Neuronen** [Neurone, die den REM-Schlaf beenden], die schließlich den REM-Schlaf beendet.

Messung des Schlafes

1929 wurden zum ersten Mal Gehirnströme durch Hans Berger vom Kopf abgeleitet [*s.a. Essay Elektroenzephalogramm S. 563*]. Die klassische Beschreibung von **Schlafstadien** erfolgt seit 1968 anhand der **Klassifizierung von Rechtschaffen und Kales**, die auch noch heute Gültigkeit besitzt [Tab. 1]. Dazu werden diverse Elektroden am Kopf befestigt und die Gehirn- bzw. Muskelströme abgeleitet. Für die Ableitung des Elektroenzephalogramms benötigt man zumindest eine Gold- oder Silberelektrode über der zentralen Hirnregion und eine Referenzelektrode am gegenüberliegenden Ohr. Die Registrierung von Augenbewegungen [Elektrookulogramm*, EOG] ist mittels zweier Elektroden im Bereich beider äußeren Augenwinkel möglich. Schließlich werden die Muskelströme mit zwei Elektroden unterhalb des Kinns für eine vollständige Auswertung des Schlafprofils erfasst.

Die Auswertung der Schlafstadien kann bis heute noch nicht mit Computerprogrammen durchgeführt werden, da die Beurteilungskriterien und die aufgezeichneten Kurven nicht immer optimal für eine automatische Auswertung geeignet sind. Der gesunde Schlaf läuft in 3 bis 4 Schlafzyklen ab. Jeder Zyklus enthält die Schlafstadien 1, 2, 3 und 4 sowie den REM-Schlaf. Ein Schlafzyklus dauert etwa 90–100 Minuten. Der erste Schlafzyklus ist am kürzesten und enthält den höchsten Tiefschlafanteil. In den Schlafzyklen in den frühen Morgenstunden findet man eine Zunahme des REM-Schlafes und nur noch wenig Tiefschlafanteile.

Tab. 1. Schlafstadien nach Rechtschaffen und Kales

Wachstadium	Bei geöffneten Augen werden Betawellen und bei geschlossenen Augen Alphawellen registriert; die Muskelspannung [Muskeltonus] ist ausgeprägt
Schlafstadium 1	Oberflächliches Schlafstadium; Verringerung der Alphawellen; Zunahme von Thetawellen, Vertexwellen, die als Reaktion auf Außenreize angesehen werden; die Muskelspannung nimmt ab; mit zunehmender Schlaftiefe nimmt diese immer weiter ab
Schlafstadium 2	Besonders charakteristisch sind K-Komplexe; Schlafspindeln sind häufig assoziiert, die mit einer Frequenz von 12-14 Hz auftreten
Schlafstadium 3 und 4	In diesen Stadien dominieren Deltawellen mit sehr geringer Frequenz [< 4 Hz] und hoher Amplitude
Schlafstadium REM	Bei sehr geringem Muskeltonus beobachtet man schnelle Augenbewegungen [rapid eye movement]

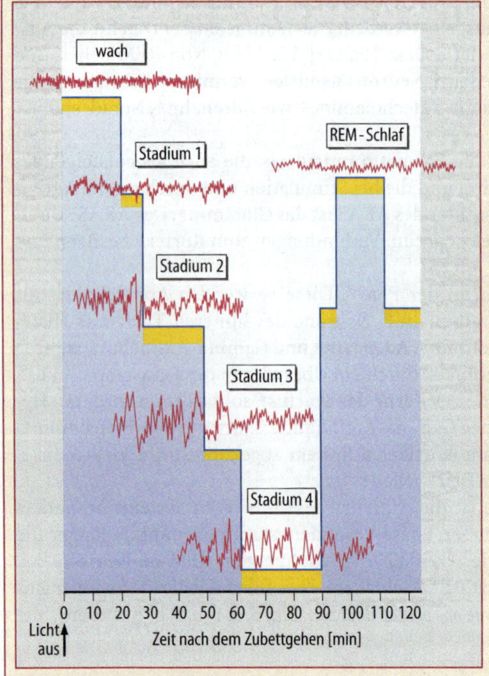

Abb. 1. Schema der Schlaftiefen

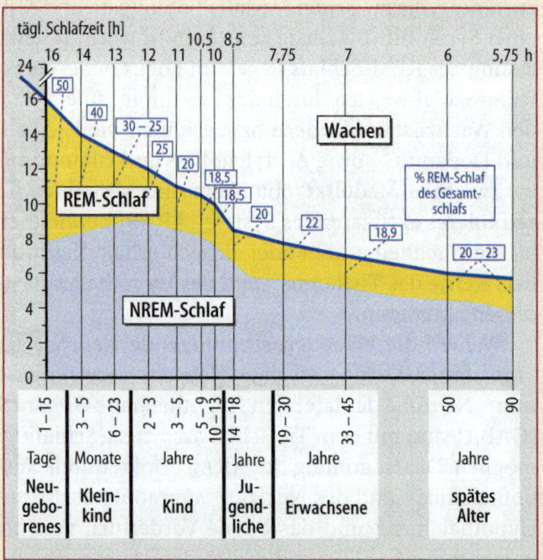

Abb. 2. Wach- und Schlafzeiten und der Anteil von REM- und NREM-Schlaf im Verlauf des Lebens

Der Schlaf kann anhand von Normwerten beurteilt werden:

- Die Gesamtschlafdauer liegt abhängig vom Alter bei etwa 360 bis 420 Minuten.
- **Jüngere Menschen schlafen** 1–2 **Stunden länger als ältere Menschen.**
- **Schlafstadium 1** dauert etwa **5–10 % der Gesamtschlafzeit [total sleep time, TST].**
- **Schlafstadium 2** sollte **50–60 % der** TST betragen und ist damit das am häufigsten auftretende Stadium.
- Die **Tiefschlafstadien 3 und 4** sowie der **REM-Schlaf** liegen bei **20 % der TST.**

Zur Beurteilung der **Schlafqualität** werden verschiedene Messgrößen herangezogen, u.a. die **Schlafeffizienz,** d.h. die Gesamtschlafzeit in Prozent der vorgegebenen Schlafzeit nach „Licht aus". Da die **Einschlaflatenz** 15–20 min beträgt und auch kurze Wachzeiten normal sind, liegt die **durchschnittliche Schlafeffizienz** bei **gesunden Probanden** im Bereich von **90 %.**

Man nimmt an, dass eine gute Schlafqualität zu einer „Entmüdung" des Menschen führt und die normale Leistungsfähigkeit am Tage wiederherstellt. Schläfrigkeit am Tage kann häufig auf schlechten Schlaf zurückgeführt werden. Allerdings korrelieren die heute verwandten Messgrößen des Schlafes in relativ geringem Maße mit den Testergebnissen für Wachheit bzw. Schläfrigkeit am Tage. Bei gesunden Probanden korreliert die Morgenbefindlichkeit, d.h. das Gefühl, erfrischt ausgeruht und leistungsfähig zu sein, u.a. negativ mit der Anzahl der Wachphasen, und positiv mit der Dauer der Schlafphase 2 sowie der Anzahl und Dauer der REM-Phasen.

Neben der Erfassung des Schlafs im Schlaflabor erfolgt zusätzlich die Registrierung bestimmter Körperfunktionen wie Herzrhythmus, Atmung und Körperbewegung. Mit Fernsehkameras, die auf Infrarotlicht reagieren, können die Bewegungen des schlafenden Patienten beobachtet werden. Ein Mikrofon erfasst die Geräusche, u.a. das Schnarchen oder das Sprechen während des Schlafes.

Da Störungen der Atmung den Schlaf beeinträchtigen, wird die Atmungsaktivität mehrfach überwacht. Während des Schlafes atmet man nicht nur durch die Nase, sondern auch zu etwa 20 % der Schlafzeit durch den Mund. Deshalb werden wärmeempfindliche Elemente [Thermistoren] an beide Nasenöffnungen und den Mund geklebt, um die Luftbewegung zu erfassen. Da die Atmung im Nasen-Rachenbereich während des Schlafes blockiert sein kann [eine Vorstufe dieser Blockade ist das schwere Schnarchen], kommt es vor, dass sich nur noch das Zwerchfell bewegt. Diese Bewegungen können anhand von Brust- und Bauchdehnung erkannt werden. Mittels Dehnungsmessfühlern, die jede Bewegung, d.h. jede Ausdehnung des Brustkorbes und des Bauchumfanges erfassen, ist man in der Lage, unterschiedliche Störungen [**zentrale und obstruktive Apnoephasen**] zu erkennen. Zentrale Apnoen treten häufig in Kombination mit **periodischer Atmung** [**Cheyne-Stokes-Respiration, CSR**] auf. Bei längeren Atemstillständen fällt die Sauerstoffspannung im Blut ab und der Herzschlag wird verlangsamt. Setzt die Atmung wieder ein, normalisiert sich die Sauerstoffspannung im Blut nach wenigen Atemzügen und der Herzschlag wird kurzfristig um 10–20 Schläge beschleunigt. Diese Veränderungen können mit einem speziellen Messgerät, dem so genannten Pulsoxymeter, überwacht werden. Schließlich werden zwei Elektroden verwandt, um nächtliche langsame Beinbewegungen zu registrieren. Diese zeitweise auftretenden nächtlichen Beinbewegungen treten im höheren Lebensalter gehäuft auf und können den Schlaf unterbrechen. Manche Patienten entwickeln dadurch erhebliche Tagesschläfrigkeit.

Autonomes Nervensystem und Schlaf

Herzfrequenz: Während des Schlafes fällt die Herzfrequenz um etwa 10 % des Ausgangswertes ab. Dieses Phänomen ist auf einen Rückgang der Sympathikusaktivität und ein Überwiegen der parasympathischen Aktivität zurückzuführen. Die Herzfrequenz erreicht ihren tiefsten Wert in den frühen Morgenstunden, ähnlich wie der arterielle Blutdruck. Während des REM-Schlafes steigt die Herzfrequenz etwas an und wird insgesamt instabiler, vor allem während des phasischen REM-Schlafes.

Blutdruck: Während des Schlafes sinkt der arterielle Blutdruck bis auf 70 % des Ausgangswertes. Fehlendes Absenken des Blutdruckes wird u.a. bei Patienten mit arterieller Hypertonie*, aber auch bei Schlafapnoe* beobachtet. In diesem Fall sollte die Ursache genauer geklärt werden.

Atmung: Zu Beginn des Schlafes wird der Atemantrieb abgesenkt, sodass bei mehrfachem Wach-Schlafübergang zentrale Apnoen auftreten können. Generell wird die Atemfrequenz im Schlaf abgesenkt. Die stabilste Atmung wird im Tiefschlaf erreicht. Bei gleichzeitiger Verringerung des Atemzeitvolumens sinkt die alveoläre Ventilation, sodass der arterielle CO_2-Partialdruck* [pCO_2] um 2–3 mmHg ansteigt und der O_2-Partialdruck* [pO_2] etwas abfällt. Infolge des geringeren Muskeltonus auch im Bereich der oberen Luftwege steigt der Atemwegswiderstand an und erreicht Werte, die das Doppelte des Wachzustandes betragen.

Körperkerntemperatur: Die im Körperkern gemessene Temperatur sinkt bis zu den frühen Morgenstunden regelhaft um wenige Zehntel Grad Celsius ab.

Penile/klitorale Tumeszenz: Im REM-Schlaf kommt es beim Mann und bei der Frau zu Erektionen. Beim Mann kann das so genannte Phallogramm* zur Differentialdiagnose bei der Frage einer psychischen oder organischen Impotenz verwandt werden.

Schlaf und Hormone

Wachstumshormon: Zu Beginn des Schlafes wird vermehrt Wachstumshormon [**human growth hormon, HGH**] ausgeschüttet. HGH besitzt eine Hauptrolle bei der Regulierung des Schlafes. Neben dieser Funktion greift es in den Muskel- und Fettstoffwechsel, die Immunregulation und den Alterungsprozess ein. Vor allem im ersten Drittel der Nacht, d.h. in der Phase mit den längsten Tiefschlafphasen, wird das meiste HGH im Blut nachgewiesen. Es findet sich eine deutliche Assoziation zwischen Tiefschlafphasen und erhöhten HGH-Spiegeln.

HGH wird über die Stimulation der Hypophyse* durch das GH-releasing-Hormon, das im Hypothalamus* gebildet wird, in die Blutbahn abgegeben. Neuere Untersuchungen zeigen, dass GH die Gedächtnisleistung, vor allem das explizite, semantische Gedächtnis, verbessert.

Prolactin: Das ebenfalls in der Hypophyse* gebildete Prolactin wird zu Beginn des Schlafes ausgeschüttet und liegt bei etwa dem Doppelten des Minimums am Mittag. Man findet es in höherer Konzentration bei Menschen vor allem unter Stress, bei Hunger und nach Operationen. Einer der Gegenspieler ist Dopamin*, dessen Konzentration während des Schlafes sinkt. Während der Mittagszeit ist der Dopaminspiegel erhöht und der Prolactinspiegel tief. Der Tiefschlaf ist vermehrt, wenn der Prolactinspiegel erhöht ist. Schlafentzug senkt den Prolactinspiegel.

Cortisol: Das in der Nebennierenrinde produzierte Hormon wird abhängig vom zirkadianen Rhythmus und nicht so sehr durch den Schlaf oder die Schlafphasen beeinflusst. Das Maximum liegt zwischen 5.00 und 8.00 Uhr, sein Minimum etwa um 24.00 Uhr. Allerdings gibt es auch die Beobachtung, dass Schlaf während des Tages zu einer kurz dauernden Verminderung des Cortisolspiegels führt und nach dem Aufwecken eine kurze Cortisolspitze auftritt.

TSH [Thyreotropin] und periphere Schilddrüsenhormone [T_3 und T_4]: Thyreotropin, das die Schilddrüse stimuliert, erreicht bereits vor Schlafbeginn seinen höchsten Wert, fällt während des Schlafes ab und liegt während der Mittagszeit am niedrigsten. Schlafentzug führt zu erheblichem Ansteigen der TSH-Spiegel. Die Schilddrüsenhormone Thyroxin [T_4] und Trijodthyronin [T_3] steigen kurz vor Schlafende an und sinken schon vor Schlafbeginn wieder ab. Schlafentzug führt zu einem Anstieg der Schilddrüsenhormone.

Follikelstimulierendes Hormon [FSH], luteinisierendes Hormon [LH] und Östrogene [Östradiol]: Sie werden im Wachzustand vermehrt ausgeschüttet, sinken aber vor dem Schlafbeginn und im Schlaf deutlich ab.

Renin: Fällt zu Beginn jeder REM-Schlafperiode ab. Ein Anstieg des Blutspiegels korreliert mit der Zunahme der Deltawellen*. Die den Wasser- und Elektrolythaushalt regulierenden Hormone weisen tagsüber einen im Vergleich zur Nacht höheren Blutspiegel auf.

Erfassung der Schläfrigkeit/Wachheit

Die **Epworth-Schläfrigkeits-Skala** [ESS] und die **Stanford-Schläfrigkeits-Skala** [SSS] beschreiben zwar die Schläfrigkeit in verschiedenen Dimensionen, nicht aber, ob und wie Patienten durch die Schläfrigkeit in ihrer Tagesaktivität eingeschränkt sind. Der **functional outcome of sleep questionnaire** [FOSQ] wird deshalb zusätzlich eingesetzt, um die funktionellen Auswirkungen der Erkrankungen mit exzessiver Tagesschläfrigkeit [**disorders of excessive sleepiness, DOES**] zu beschreiben. Mit dem FOSQ wird deshalb die Leistungsfähigkeit bei den täglichen Routineaufgaben [daily routine] registriert.

Instrumente zur Erfassung der allgemeinen Lebensqualität [**sickness impact profile, SIP** oder **SF 36**] erfassen einen breiten Bereich von Funktionen und sind deshalb besonders für die Einschätzung verschiedener Erkrankungen [wie z. B. Herzerkrankungen im Vergleich zu Lungenerkrankungen] geeignet. Dadurch, dass der FOSQ konkret den Bereich Schläfrigkeit anspricht, werden bessere Daten für spezielle Krankheitsbilder wie das **obstruktive Schlafapnoe-Syndrom** [OSAS] erhoben und damit auch bessere Graduierungen möglich.

FOSQ ist ein Papier- und Bleistift-Test, enthält 30 Fragen und dauert etwa 15 Minuten. Fünf Faktoren wurden identifiziert:

- Aktivitätsniveau,
- Vigilanz,
- Intimität und sexuelle Beziehungen,
- allgemeine Leistungsfähigkeit sowie
- soziale Auswirkungen.

Der Vergleich der FOSQ- mit SF36- und SIP-Daten, die an OSAS-Patienten erhoben wurden, ergab eine mittelgradige Korrelation. Zusätzlich zu den genannten Fragebögen wie ESS und SSS werden noch zusätzliche Störungen durch den FOSQ erfasst. Er ist damit ein wichtiges zusätzliches Werkzeug zur Beschreibung von Erkrankungen mit exzessiver Tagesschläfrigkeit.

Vor Beantwortung des Fragebogens wird der Patient auf die Differenzierung zwischen Schläfrigkeit und Müdigkeit nach körperlicher Belastung hingewiesen. Bei jeder Frage soll der Patient zwischen 4 Schweregraden differenzieren: keine, etwas, ziemliche und extreme Probleme in der jeweiligen Situation. Die Auswertung erfolgt durch Bildung eines globalen Summenscores aus allen 5 Faktoren. Wenn eine oder mehrere Fragen nicht beantwortet werden, wird der Mittelwert aus der entsprechend verminderten Anzahl der Fragen gebildet.

Zusammenfassend wird durch den FOSQ das Instrumentarium zur Beschreibung der Einschränkung, aber auch zur Verbesserung der Leistungsfähigkeit am Tage durch die Therapie, qualitativ erweitert. Immer mehr rückt die Befindlichkeit, aber auch der subjektive Profit durch verschiedene Therapiemodalitäten in den Vordergrund des Interesses. Es werden sowohl allgemeine Fragebögen [wie z. B. der SF 36 zur Beschreibung der Lebensqualität] als auch schlafstörungsspezifische Fragebögen eingesetzt, da diese graduiert die Auswirkung auf die Tagesaktivitäten erfassen. Noch exakter beschreibt der **sleep apnea questionnaire quality of life index** [**SAQLI**] die Symptome speziell bei Patienten mit OSAS oder Schnarchen, da die Fragen genau auf diese Patientengruppe zugeschnitten sind. Dieser berücksichtigt im Unterschied zu den anderen Instrumenten auch Nebenwirkungen der Therapie, sodass der Nettoprofit unter Therapie noch klarer dokumentiert werden kann.

Beim **Wachheitstest** [**maintenance of wakefulness test, MWT**] handelt es sich um einen Test zur Erfassung der Fähigkeit, wach zu bleiben. Jeder Test dauert 40 Minuten. Nach einer Polysomnografie werden 4 Tests im Abstand von 2 Stunden über 40 Minuten durchgeführt. Abgeleitet werden EEG, EOG und EMG [Elektromyogramm*]. Die Patienten liegen in Kleidern auf einer Liege in einem abgedunkelten, ruhigen Raum. Sie werden gebeten, möglichst wach zu bleiben, sollten aber keine außerordentlichen Aktionen unternehmen, um wach zu bleiben [z. B. kein Singen, Grimassieren]. Ausgewertet wird die Schlaflatenz ab dem Zeitpunkt, zu dem das Licht ausgeschaltet wurde, bis zum Auftreten der ersten 3 Epochen mit Stadium 1 oder bis zur ersten Epoche von Schlafstadium 2, 3, 4 oder REM.

Patienten mit obstruktivem Schlafapnoesyndrom schlafen im Tagesschnitt nach 18 ± 12 Minuten ein, nach CPAP-Therapie verlängert sich die Schlaflatenz auf 32 ± 10 Minuten. Die Fahrtüchtigkeit dürfte bei einem Wert unter 15 Minuten deutlich eingeschränkt sein.

Der **Multiple-Schlaflatenz-Test** [**MSLT**] dauert 20 Minuten und wird im Abstand von 2 Stunden am Tag mindestens viermal durchgeführt. Abgeleitet werden EEG, EOG und EMG, und es wird jeweils die Schlaflatenz bestimmt. Der Patient wird im Gegensatz zum MWT aufgefordert, nach dem Ausschalten des Lichts einzuschlafen. Eine pathologische Einschlafneigung wird angenommen, wenn der Patient innerhalb von 5 Minuten einschläft. Ab 10 Minuten liegt ein Normalbefund vor.

Schlafstörungen

Klagen über Störungen des Schlafes sind mit einer Prävalenz von etwa 25 % häufig zu hören. Die Hauptbeschwerden betreffen die Schlaflosigkeit. Es handelt sich häufig um chronische Störungen, da etwa 80 % länger als ein Jahr an der Erkrankung leiden. Vor allem ältere Menschen sind besonders häufig betroffen. 40 % der Patienten sind über 50 Jahre alt, wobei Frauen noch mehr als Männer an Schlafproblemen leiden. Die Ursachen sind überwiegend psychosozial angesiedelt [u.a. Tagesereignisse, Umweltlärm, Arbeitsplatzprobleme, persönliche Probleme].

Tab. 2. International Classification of Sleep Disorders [ICSD] [vereinfacht]

Dyssomnien [intrinsisch, extrinsisch, zirkadianer Rhythmus]
Parasomnien
Schlafstörungen bei psychiatrischen, neurologischen und anderen körperlichen Erkrankungen
A Psychiatrische Störungen
B Neurologische Erkrankungen
C Schlafstörungen bei anderen körperlichen Erkrankungen
1. Schlafkrankheit
2. Nächtliche kardiale Ischämie
3. Chronisch obstruktive Lungenerkrankung
4. Schlafbezogenes Asthma
5. Gastroösophagealer Reflux

Tab. 3. ICD-10-Klassifikation der Schlafstörungen

Nicht-organische Schlafstörungen
Insomnien
Hypersomnien
Störungen des Schlaf-Wach-Rhythmus
Parasomnien
Organische Schlafstörungen
Ein- und Durchschlafstörungen
Krankhaft gesteigertes Schlafbedürfnis
Schlafapnoe-Syndrom
Narkolepsie
Periodische Beinbewegungen

Schlafstörungen werden nach verschiedenen Klassifikationssystemen eingeteilt. Am häufigsten verwendet werden die International Classification of Sleep Disorders [Tab. 2] und die ICD-10-Klassifikation [Tab. 3], die relativ übersichtlich und gut verständlich ist. Deshalb wird im Folgenden auf dieses Schema Bezug genommen.

Die 3 ersten Gruppen [Insomnien, Hypersomnien Störungen des Schlaf-Wach-Rhythmus] gehören zu den **Dyssomnien,** d.h. Zustandsbilder mit Störungen von Dauer, Qualität oder Zeitpunkt des Schlafes.

Die genannten Schlafstörungen gehören zu den häufigsten Beschwerden im mittleren und höheren Lebensalter mit einer Vielzahl von körperlichen und psychischen Ursachen, die zu Ein- und Durchschlafstörungen führen können. Da viele Patienten infolge des schlechten oder zu geringen Schlafes tagsüber leistungsgemindert sind, entsteht ein hoher Leidensdruck. In manchen Fällen genügt es, einfache Regeln zu befolgen, die dann zu einem guten und erholsamen Schlaf führen. Es empfiehlt sich deshalb, Patienten primär folgenden Rat zu erteilen:

- Gehen Sie möglichst regelmäßig zu einem bestimmten Zeitpunkt ins Bett, und stehen Sie zu definierten Zeitpunkten auf.
- Achten Sie auf ein abgedunkeltes Schlafzimmer.
- Die Temperatur im Schlafzimmer sollte etwa 15 °C betragen.
- Verkehrslärm und sonstige störende Geräusche sollten vermieden werden.
- Die letzte größere Mahlzeit sollte 3–4 Sunden vor dem Schlafengehen eingenommen werden. Gehen Sie jedoch nicht hungrig ins Bett.
- Vermeiden Sie schwarzen Tee, Kaffee und größere Mengen Alkohol, wenn Sie dadurch nicht einschlafen können.
- Vermeiden Sie Zigaretten rauchen, da Nikotin ähnlich wie Koffein wirkt.
- Vermeiden Sie dauernde Schlafmitteleinnahme.
- Seien Sie mindestens 30 Minuten am Tage sportlich aktiv.
- Versuchen Sie nicht krampfhaft einzuschlafen. Bei Einschlafschwierigkeiten stehen Sie bitte auf und versuchen, erst bei aufkommender Müdigkeit erneut einzuschlafen.

Sollte sich keine Besserung einstellen, wird eine weitere ambulante Diagnostik durchgeführt oder, wenn es sinnvoll ist, eine Untersuchung im Schlaflabor empfohlen.

Nicht-organische Schlafstörungen und ihre Behandlung

Insomnien

Die Patienten klagen häufig über Ein- und Durchschlafstörungen, der Schlaf sei schlecht. Die Auswirkung des schlechten Schlafes führen zu verminderter Leistungsfähigkeit im Alltag und Beruf. Um von Insomnie sprechen zu können, sollte die Dauer der Störung mindestens 4 Wochen bestehen und wenigstens dreimal pro Woche auftreten.

Primäre Insomnie: Als Ursache kann häufig ein traumatisierendes Erlebnis für diese Schlafstörung verantwortlich gemacht werden. Die Störung kann persistieren, da die negativen Assoziationen in der Ruhephase vor dem Einschlafen den Schlaf verhindern. Durch Schlafhygiene, Entspannungstechniken und kurze medikamentöse Therapie kann diese sich selbst verstärkende Störung durchbrochen werden.

Insomnien bei psychiatrischen Erkrankungen: Erkrankungen mit generalisierten Angststörungen, Panikstörungen mit rezidivierenden Angstattacken, posttraumatische Störungen mit protrahierten Verhaltensmodifikationen und psychosomatische Störungen sind häufig mit Insomnien assoziiert. Gesamtschlafzeit und das Schlafstadium 2 sind verkürzt, Einschlafzeit und nächtliche Wachphasen sind verlängert.

Insomnien bei affektiven Störungen: Patienten mit depressiven Episoden oder anhaltenden Störungen der Affektivität [Stimmungslage] weisen Schlafstörungen mit verringerter Schlafeffizienz [verminderter Schlafanteil an der Zeit im Bett] auf, die REM-Phasen sind vorverlagert.

Psychische Störungen durch Alkohol und Medikamente: Alkohohol induziert bei akuter Einnahme eine Reduktion der Einschlafphase und eine Zunahme des Tiefschlafs in der ersten Nachthälfte. In der zweiten Hälfte aber ist der Schlaf fragmentiert und Angstträume stellen sich ein. Patienten mit chronischem Alkoholabusus erfahren eine Abnahme von Tiefschlaf und eine Zunahme des REM-Schlafes. Sie leiden häufig auch noch bis zu 2 Jahre nach Beginn von Alkoholkarenz unter Schlafstörungen. Viele psychotrope Substanzen wie Opiate und Cannabinoide sind bei Missbrauch und Entzug Ursache von erheblichen Schlafstörungen.

Insomnien bei Schizophrenie: Der Schlaf dieser Patienten ist durch eine Störung des Non-REM-Schlafes charakterisiert, wobei die REM-Schlafdauer und -Zyklen kaum verändert sind.

Hypersomnien

Hypersomnien sind durch eine krankhafte Schläfrigkeit oder intermittierenden Schlafzwang während des Tages gekennzeichnet. Organische Ursachen wie internistische Erkrankungen [Schlafapnoe-Syndrome] sowie neurologische Erkrankungen [Narkolepsie* oder periodische Beinbewegungen] sollten ausgeschlossen werden.

Primäre Hypersomnie: Diese beginnt häufig im späten Jugendalter und kann mittels multiplem Schlaflatenz-Test genauer diagnostiziert werden. Man hat in etwa der Hälfte der Fälle eine familiäre Häufung beobachtet.

Psychische Ursachen

Störungen, die den Schlaf beeinträchtigen und Insomnie auslösen, können durch die fehlende Entmüdungsfunktion des Schlafes zusätzlich zu erheblicher Tagesschläfrigkeit führen. Die Behandlung beinhaltet psychologische Verfahren, körperliches Training und mit aller Vorsicht Psychostimulanzien.

Störungen des Schlaf-Wach-Rhythmus

Wird der körpereigene Schlaf-Wach-Rhythmus durch äußere Faktoren [z. B. Flugreisen in andere Zeitzonen] desynchronisiert, entwickelt sich schnell Schlaflosigkeit und Tagesschläfrigkeit, die innere Uhr geht vor oder nach. Man spricht vom so genannten **Jetlag**. Durch Aktivität während des Tages und möglichst langer Licht- und Sonnenexposition kann man sich am besten an den neuen vorgegebenen Tag-Nacht-Rhythmus adaptieren. Auch wird die Gabe von Melatonin* etwa eine Stunde in der neuen Zeitzone vor dem Schlafengehen empfohlen.

Schichtarbeit mit häufigem Schichtwechsel löst Schlafstörungen mit Schlafverkürzung und verminderter Schlafqualität aus, da Schlaf am Tage in die Aktivität der Umgebung fällt. Die Auswirkungen sind vielfältig. So klagen Schichtarbeiter über Konzentrationsstörungen, Leistungsreduktion und erhöhte Reizbarkeit. Schichtwechsel mit kleineren Zeitintervallen im Uhrzeigersinn können die Nachteile der Schichtarbeit etwas abmildern.

Parasomnien

Beim Pavor* nocturnus wachen die Patienten aus dem Tiefschlaf mit lautem Schreien, Zittern und Angstgefühlen auf. Häufig schlafen sie schnell wieder ein und können sich am nächsten Tag an das Ereignis nicht mehr erinnern. Die Erkrankung findet sich öfters im Kindes- und Jugendalter und verschwindet meistens nach der Pubertät. Bei Erwachsenen kann eine psychotherapeutische Behandlung erforderlich werden. Bei Albträumen wachen die Patienten meistens im letzten Nachtdrittel aus einem REM-Schlaf auf und erinnern sich dann an Träume mit erschreckendem Inhalt. Das Aufwachen und die Erinnerung wird als sehr traumatisierend empfunden und die Patienten leiden sehr wegen dieser Episoden.

Bruxismus

Knirschen mit den Zähnen während des Schlafes kann aus dem Elektromyogramm* der Kinnmuskulatur diagnostiziert werden. Durch den Vorgang wird der Schlaf häufig unterbrochen und die Schlafqualität verschlechtert sich. Durch das häufige Zähnereiben werden die Zähne abgenutzt, die Patienten klagen über Schmerzen in den Kiefergelenken und der Kaumuskulatur. Bei stärkeren Beschwerden wird eine Aufbissschiene durch den Zahnarzt angefertigt, die zumindest den weiteren Abrieb des Zahnschmelzes verhindert. Mit dem Alter nimmt die Häufigkeit von Bruxismus ab.

Organische Schlafstörungen und ihre Behandlung

Viele internistische und neurologische Erkrankungen können durch Aktivierung des Zentralnervensystems infolge verschiedener Reize [Schmerzen durch nächtliche Angina* pectoris, Fibromyalgie*, d.h. Muskel- und Gelenkschmerzen, Atemnot bei chronischer Bronchitis* mit Emphysem*, Sodbrennen bei nächtlichem Reflux von Magensäure, erhöhte sympathische Aktivität bei Überfunktion der Schilddrüse] zu Weckreaktionen mit ausgeprägter Frakturierung des Schlafprozesses führen. Sie sind durch mangelnden Schlaf bedingt und abhängig vom Schweregrad mit gesteigertem Schlafbedürfnis verknüpft.

Auch Medikamente wie Theophyllin* und β_2-Sympathomimetika* verschlechtern die Schlafqualität durch Zunahme der oberflächlichen Schlafphasen und Reduktion des Tiefschlafes. Antibiotika*, besonders die Gyrasehemmer*, lösen bei etwa 5 % der behandelten Patienten erhebliche Schlafstörungen aus.

Neurologische Erkrankungen wirken sich negativ auf die Schlafqualität aus. Schlafbezogene Epilepsien* ereignen sich bevorzugt im Non-REM-Schlaf, der die Anfallsbereitschaft eher fördert. Die Häufigkeit der Schlafstadienwechsel ist erhöht.

Das Parkinson-Syndrom* geht mit Bewegungsarmut, Zittern und Steifigkeit der Extremitäten einher. Neben insomnischen Beschwerden tritt auch Tagesschläfrigkeit durch Schlafunterbrechungen auf infolge nächtlicher Atemstörungen und Beinbewegungen. Die REM-Phasen sind durch fehlende Muskelatonie gekennzeichnet.

Schlafapnoe-Syndrom

Häufigste Ursache von exzessiver Tagesschläfrigkeit mit Konzentrationsschwierigkeit und Vergesslichkeit sind nächtliche Atemstillstände [Apnoe]. Die Gefährdung dieser Patienten resultiert u.a. aus dem Sauerstoffmangel, aber auch aus Blutdruckschwankungen. Manche Patienten wachen an ihrem Schnarchen bzw. an den Atemstillständen auf und bemerken ein deutliches Herzrasen. Bei 40–50 % aller Patienten mit Schlafapnoe-Syndrom kann auch während des Tages ein höherer Blutdruck gemessen werden. Auffallend ist vor allem die fehlende Absenkung des Blutdruckes in den frühen Morgenstunden. Man nimmt heute an, dass in vielen Fällen die häufigen Blutdruckerhöhungen während der Nacht zu einer dauernden Druckerhöhung auch während des Tages führen. Durch eine Behandlung mit CPAP-Druckatmung wird das Gefäßrisiko der Patienten deutlich reduziert. Der Blutdruck sinkt unter der CPAP-Behandlung häufig ab oder kann durch Blutdruck senkende Medikamente wesentlich besser beeinflusst werden.

Therapie

Um die Engstellung des Rachenbereiches, der einen Muskelschlauch mit mindestens 28 Muskelpaaren darstellt, zu verhindern, gibt es eine Vielzahl von Behandlungsansätzen. Allerdings haben sich nur wenige als wirksam herausgestellt.

- **Gewichtsreduktion**: Ein Teil der betroffenen Patienten ist übergewichtig. Es sollte deshalb immer versucht werden, Normalgewicht zu erreichen. Allerdings wird eine sofortige Behandlung mit der nCPAP-Therapie und parallel dazu eine Reduktionsdiät empfohlen.
- **Beatmungs-Therapie bei OSAS**: Die Beatmungstherapie mit **nCPAP**, d.h. mit **nasalem, kontinuierlichem, positivem Atemwegsdruck** ist die effektivste Therapie bei obstruktiven Apnoen. nCPAP bedeutet, dass Druck über eine Nasenmaske aufgebaut wird. Die Maske besteht aus einem weichen Silikonmaterial und kann am Kopf mit elastischen Bändern oder mit einer weichen Kappe befestigt werden. Mit einem Gebläse, ähnlich einem Ventilator, wird Luft über einen Schlauch in die Maske transportiert. Der durch die beschriebene Methode erzielte Überdruck hält die Atemwege während des Schlafes offen.
  Zusammenfassend stellt das Schlafapnoe-Syndrom mit seinen gehäuften Atemstillständen eine Gefährdung vor allem für Herz und Kreislauf dar. Durch die Möglichkeit der CPAP-Therapie kann dieses Risiko in vielen Fällen vollständig vermieden werden. Es wird deshalb empfohlen, bei allen Patienten mit Bluthochdruck und lautem und gehäuftem Schnarchen eine ambulante Überprüfung der Atmung und der Herzfrequenz im Schlaf durchzuführen.
  Neben der Vermeidung des Risikos durch die CPAP-Therapie werden die Patienten aktiver, die Tagesmüdigkeit und Einschlafneigung verschwinden oftmals vollständig. Die Teilnahmslosigkeit der Patienten wird in vielen Fällen gebessert. Bei einem Vergleich von CPAP mit nicht wirksamem Beatmungsdruck in einer Gruppe von Patienten mit mittel- bis schwergradigem OSAS wurden Fragebögen zur Überprüfung des Therapieeffektes eingesetzt. Vigilanz und generelle Leitungsfähigkeit nahmen signifikant zu. Damit konnte gezeigt werden, dass neben der Verringerung der Symptome auch die Auswirkungen des schlechten Schlafes auf die Leistungsfähigkeit am Tage durch CPAP verbessert werden.
- **Alternativen zu CPAP**: Da der Rachenraum bei Schlafapnoe-Syndrom oftmals eingeengt ist, kann versucht werden, durch Bissschienen den Unterkiefer um mehrere Millimeter nach vorne zu verlagern. Es gibt eine Vielzahl von Synonymen für Bissschienen sowohl im englischen als auch im deutschen Sprachraum [Intraorale Schlafapnoe-Therapie IST-Schiene, Esmarch-Prothese usw]. Zu den verschiedenen eventuell verwirrenden Bezeichnungen kommt hinzu, dass die **Protrusionsschienen** – von den verschiedensten Herstellern offeriert – unterschiedliche Materialien und Formen, Beweglichkeit und Grad der Protrusion aufweisen. Bei dem Vergleich einer Protrusionsschiene mit CPAP bei einer Gruppe von Patienten mit leichtem bis mittelgradigem OSAS wurde durch CPAP bei allen der Apnoe-Hypopnoe-Index [AHI] unter 10 reduziert. Es war aber nur bei 62 % ein Therapieerfolg zu erreichen, da die restlichen Probanden die Therapie ablehnten. Unter der Protrusionsschiene konnte bei 28 % der AHI nicht unter 10 gesenkt werden, und 24 % akzeptierten die Therapie nicht.
  Man kann deshalb vereinfacht feststellen: CPAP funktioniert praktisch immer, aber die Therapie wird nicht immer durchgeführt. Eine Protrusionsschiene wird von den Patienten häufig bevorzugt, ist aber nicht immer erfolgreich. Es wird deshalb empfohlen, dass eine Protrusionsschiene eingesetzt wird bei einfachem Schnarchen und leichtem OSAS sowie bei mittelgradigem und schwerem OSAS, wenn CPAP nicht akzeptiert wird und chirurgische Maßnahmen nicht adäquat eingesetzt werden können. Generell sollte natürlich gelten, dass eine Protrusionsschiene nur dann empfohlen werden kann, wenn tatsächlich auch ein Therapieerfolg in Form einer relevanten Reduktion der Atemaussetzer resultiert.

Narkolepsie

Die Erkrankung ist gekennzeichnet durch extreme Tagesschläfrigkeit mit imperativem Schlafzwang. Weiteres typisches Symptom ist ein plötzlicher Tonusverlust der Muskulatur [Kataplexie*]. Dieser tritt vor allem bei Gefühlsregungen wie Ärger und Freude auf. Die Beine werden schwach oder die Kaffeetasse kann nicht mehr gehalten werden. Die Schwäche dauert aber nur wenige Sekunden. Die Patienten berichten weiterhin über Trugwahrnehmungen beim Einschlafen oder Aufwachen [**hypnagoge Halluzinationen**]. Sie sehen in dieser Phase Personen oder Tiere im Zimmer und hören Geräusche und Stimmen. Besonders unangenehm sind **Schlafparalysen** beim Einschlafen oder Aufwachen. Die Patienten sind trotz des Wunsches, sich zu bewegen, wie gelähmt. Erst nach einigen Minuten wird dieser Zustand wieder aufgehoben. Die Erkrankung ist relativ selten, die Häufigkeit dürfte etwa bei 0,05 % liegen. Es handelt sich um einen vererbbaren Defekt, wobei die meisten Patienten einem bestimmten HLA-Typ [Gewebeantigen-Typ] zuzuordnen sind [HLA DQB 1-0602].

Nächtliche Bewegungsstörungen

Die Störungen [auch **Restless-Legs-Syndrom, RLS**] sind durch verschiedene Symptome definiert: Die Patienten klagen über Missempfindungen in den Beinen und einem übermächtigen Bewegungsdrang. Unter Ruhebedingungen verstärken sich die Beschwerden, bessern sich aber bei Bewegung. In der Einschlafphase und in der Nacht verschlechtert sich das Krankheitsbild. Bei etwa 80–90 % aller Patienten mit RLS treten **periodische Bewegungen im Schlaf** [**periodic movements during sleep, PMS**] der Beine und/oder Arme auf. Bei Aufzeichnungen des Elektromyogramms des Musculus* tibialis anterior werden Muskelkontraktionen von etwa 1 bis 5 Sekunden Dauer registriert. Die Bewegungen der Extremitäten treten im Abstand von 20–40 Sekunden auf und lösen meistens Mikroweckreaktionen aus. Bei entsprechend schwergradiger Beeinträchtigung der Schlafstruktur kommt es zu ausgeprägter Tagesmüdigkeit. Man geht heute von einer Häufigkeit der PMS von etwa 15 % der über 60-Jährigen aus, aber nicht alle leiden unter Tagesschläfrigkeit. Die Ursache der Störung dürfte in einer Fehlregulation des Dopaminsystems liegen.

Quellenhinweise

Abb. 1–2: Schmidt RF, Thews G, Lang F (Hrsg.) (2000) Physiologie des Menschen, 28. Aufl. Springer-Verlag, Berlin Heidelberg New York
Zeichnung Abb. 1–2: O. Nehren, Mannheim

Schlaf hängt aber mit der für das Langzeitgedächtnis wichtigen neuronalen RNA- und DNA-Synthese zusammen

Schlaf|ap|noe *f, pl* **-o|en**: *→Schlafapnoesyndrom*

zentrale Schlafapnoe (Ⓔ central sleep apnea): *s.u. Schlafapnoesyndrom*

Schlaf|ap|noe|syn|drom *nt* (Ⓔ sleep apnea syndrome): ***Syn:*** *Schlafapnoe, schlafbezogene Atemstörungen*; anfallsweises Auftreten von verlängerten Atempausen im Schlaf [**apnoische Schlafphase**] wird dann als pathologisch betrachtet, wenn die Schlafapnoephasen mindestens 10 Sekunden dauern und pro Schlafstunde mehr als 10 Apnoephasen auftreten; dadurch kommt es zu Schlafstörungen und sekundären Folgeerkrankungen [Pickwick-Syndrom, Hypoxie, Hyperkapnie, kompensatorische Polyglobulie, Cor pulmonale, Enzephalopathie mit psychoorganischen Veränderungen]; die Häufigkeit wird mit 1–2 % für Frauen und 2–4 % für Männer angegeben; die genaue Ätiologie ist noch ungeklärt, wahrscheinlich liegt aber eine Störung der Koordination von Schlaf-Wach-Rhythmus und Atmung vor [**zentrale Schlafapnoe**]; z.T. liegt aber auch eine Obstruktion der oberen Atemwege vor oder es kommt zum oropharyngealen Kollaps [**obstruktives Schlafapnoesyndrom**]; **Therapie**: Gewichtsverlust, Vermeidung von Alkohol und β-Blockern; Behandlung der Symptome; beim obstruktiven Schlafapnoesyndrom operative Korrektur; *s.a. Essay Schlaf und Schlafstörungen S. 1915*

Schlaf|ef|fi|zi|enz *f* (Ⓔ sleep efficiency): *s.u. Essay Schlaf und Schlafstörungen S. 1915*

Schlä|fen|bein *nt*: *→Os temporale*

Schlä|fen|bein|os|te|o|my|e|li|tis *f, pl* **-ti|den**: *→Otitis externa maligna*

Schlä|fen|bein|schup|pe *f* (Ⓔ temporal squama): ***Syn:*** *Pars squamosa ossis temporalis*; trägt den **Jochfortsatz** [Processus zygomaticus], der an der Bildung des Jochbogens [Arcus zygomaticus] beteiligt ist; unterhalb des Processus zygomaticus liegt die **Fossa mandibularis**, die die Gelenkfläche [**Facies articularis fossa mandibularis**] für das Kiefergelenk [Articulatio* temporomandibularis] bildet; an der Grenze von Pars petrosa und squamosa liegen die Fissura* petrosquamosa und petrotympanica

Schlä|fen|gru|be *f* (Ⓔ temporal fossa): ***Syn:*** *Fossa temporalis*; den Boden der Regio* temporalis bildende Vertiefung, die vom Musculus* temporalis ausgefüllt wird; die Arteria* temporalis superficialis verläuft oberflächlich auf dem Muskel; die Vena* temporalis media verläuft in der Fascia* temporalis und überkreuzt den Ramus* zygomaticotemporalis

Schlä|fen|lap|pen *m* (Ⓔ temporal lobe): ***Syn:*** *Temporallappen, Lobus temporalis*; in der mittleren Schädelgrube [Fossa* cranii media] liegender seitlicher Hirnlappen, der durch den Sulcus* lateralis cerebri vom Frontallappen [Lobus* frontalis] und dem unteren Teil des Scheitellappens [Lobus* parietalis] getrennt wird; enthält primäre und sekundäre Hörrinde* und das sensorische Sprachzentrum [Wernicke*-Zentrum]

Schlä|fen|lap|pen|abs|zess *m* (Ⓔ temporal lobe abscess): Hirnabszess* im Schläfenlappen

Schlä|fen|lap|pen|ar|te|rie, vor|de|re *f*: *→Arteria temporalis anterior*

Schlä|fen|lap|pen|e|pi|lep|sie *f* (Ⓔ temporal lobe epilepsy): ***Syn:*** *Temporallappenepilepsie*; partielle Epilepsie* mit Herd im Temporallappen; *s.a. Essay Epilepsie S. 617*

Schlä|fen|mus|kel *m*: *→Musculus temporalis*

Schlä|fen|pol *m* (Ⓔ temporal pole): ***Syn:*** *Polus temporalis*; oberer Pol einer Großhirnhemisphäre

Schlä|fen|re|gi|on *f* (Ⓔ temporal region): ***Syn:*** *Temporalregi-*

on, Regio temporalis; Schädelregion über dem Schläfenbein [Os* temporale]

Schläfen|schlag|ader, hin|te|re tie|fe *f*: *→Arteria temporalis profunda posterior*

Schläfen|schlag|ader, mitt|le|re *f*: *→Arteria temporalis media*

Schläfen|schlag|ader, o|ber|fläch|li|che *f*: *→Arteria temporalis superficialis*

Schläfen|schlag|ader, vor|de|re tie|fe *f*: *→Arteria temporalis profunda anterior*

Schläfen|ve|ne, mitt|le|re *f* (Ⓔ middle temporal vein): ***Syn:*** *Vena temporalis media*; führt Blut vom Musculus* temporalis zur den Venae temporales superficiales

Schläfen|ve|nen, o|ber|fläch|li|che *pl* (Ⓔ superficial temporal vein): ***Syn:*** *Venae temporales superficiales*; führen Blut aus dem vorderen Teil der Kopfhaut; vereinigen sich mit den Venae* maxillares zur Vena* retromandibularis

Schläfen|ve|nen, tie|fe *pl* (Ⓔ deep temporal veins): ***Syn:*** *Venae temporales profundae*; führen Blut aus dem tiefen Teil des Musculus* temporalis zum Plexus* pterygoideus

Schlaf|e|pi|lep|sie *f* (Ⓔ sleep epilepsy): ***Syn:*** *Epilepsia nocturna*; nur im Schlaf auftretende Epilepsieform; *s.a. Essay Epilepsie S. 617*

Schlaff|haut *f*: *→Cutis-laxa-Syndrom*

Schlaf|hä|mo|glo|bin|u|rie *f* (Ⓔ paroxysmal nocturnal hemoglobinuria): ***Syn:*** *Marchiafava-Micheli-Anämie, paroxysmale nächtliche Hämoglobinurie*; chronisch hämolytische Anämie* mit nächtlicher Hämoglobinurie*, Gelbsucht und Milzvergrößerung

Schlaf|krank|heit *f* (Ⓔ sleeping sickness): durch Trypanosoma*-Species verursachte Infektionskrankheit

afrikanische Schlafkrankheit: *→afrikanische Trypanosomiasis*

europäische Schlafkrankheit (Ⓔ Vienna encephalitis): ***Syn:*** *von Economo-Krankheit, Economo-Krankheit, von Economo-Enzephalitis, Economo-Enzephalitis, Encephalitis epidemica/lethargica*; epidemische Enzephalitis* vermutlich viraler Genese, die primär zwischen 1915 und 1925 in Europa auftrat

ostafrikanische Schlafkrankheit (Ⓔ East African sleeping sickness): ***Syn:*** *ostafrikanische Trypanosomiasis*; *s.u. afrikanische Trypanosomiasis*

westafrikanische Schlafkrankheit (Ⓔ West African sleeping sickness): ***Syn:*** *westafrikanische Trypanosomiasis*; *s.u. afrikanische Trypanosomiasis*

Schlaf|la|tenz *f* (Ⓔ sleep latency): *s.u. Schlaf*

Schlaf|lo|sig|keit *f* (Ⓔ sleeplessness): ***Syn:*** *Asomnia, Asomnie, Agrypnie, Pervigilium; Insomnie, Insomnia*; pathologische Wachheit oder Schlafstörung*, die organische, psychische oder psychogenen Ursachen haben kann

Schlaf|mit|tel *nt* (Ⓔ sleeping medicine): ***Syn:*** *Hypnagogum, Hypnoticum, Hypnotikum, Somniferum*; Mittel mit zentraldämpfender Wirkung, das Müdigkeit und Schlaf hervorruft; man unterscheidet **Einschlafmittel**, die schnell, aber nur kurz wirken, und **Durchschlafmittel** mit mittelstarker und länger anhaltender Wirkung; am besten geeignet sind Stoffe, die oral eingenommen werden können, eine gute Einschlafwirkung haben und eine ausreichende Schlaftiefe erzielen; alle in der Praxis eingesetzten Stoffklassen [meist Barbiturate*, Benzodiazepine*] sind mit einer Suchtgefahr verbunden

Schlaf|mohn *m*: *→Mohn*

Schlaf|pa|ra|ly|se *f* (Ⓔ sleep paralysis): *s.u. Essay Schlaf und Schlafstörungen S. 1915*

Schlaf|qua|li|tät *f* (Ⓔ quality of sleep): *s.u. Essay Schlaf und Schlafstörungen S. 1915*

Schlaf|re|gu|la|ti|ons|zen|trum *nt* (Ⓔ sleep center): *s.u. Essay Schlaf und Schlafstörungen S. 1915*

Schlaf|schmerz *m* (Ⓔ dream pain): ***Syn:*** *Hypnalgie*; im Schlaf auftretende Schmerzen

Schlaf|spin|deln *pl* (Ⓔ sleep spindles): *s.u. Essay Elektroenzephalogramm S. 563*

Schlaf|sta|di|en *pl* (Ⓔ sleep stages): *s.u. Schlaf, Essay Schlaf und Schlafstörungen S. 1915*

Schlaf|stö|rung *f* (Ⓔ sleep disorder): ***Syn:*** *Insomnie, Insomnia, Dyssomnie*; bei den Schlafstörungen kann man zwischen Störungen des Schlaf-Wach-Rhythmus, Störungen mit vermehrter Schlafneigung [**Hypersomnie**] und Störungen des Einschlafens oder Durchschlafens [**Insomnie**] unterscheiden; **Einschlafstörungen** beruhen auf einer Störung des Schlafzentrums [**primäre Einschlafstörung**] oder sind durch externe Ursachen [Medikamente, Umwelteinflüsse] bedingt; sie können in jedem Alter auftreten, während **Durchschlafstörungen** mit steigendem Alter zunehmen; man findet sie aber auch bei fiebrigen Erkrankungen und Psychosen [v.a. Depressionen]; *s.a. Essay Schlaf und Schlafstörungen S. 1915*

Schlaf|sucht *f* (Ⓔ hypersomnia): ***Syn:*** *Hypnomanie, Hypersomnie*; pathologisches Schlafbedürfnis, das neurotisch oder organisch [Intoxikation, Hirnschädigung] bedingt sein kann

Schlaf-Wach-Rhythmus *m* (Ⓔ sleeping-waking rhythm): *s.u. Schlaf, Essay Schlaf und Schlafstörungen S. 1915*

Schlaf|wan|deln *nt*: *→Somnambulismus*

Schlaf|zy|klus *m* (Ⓔ sleep cycle): *s.u. Schlaf*

Schlag|ader *f*: *→Arterie*

Schlag|an|fall *m*: *→apoplektischer Insult*

Schlag|vo|lu|men *nt* (Ⓔ stroke volume): ***Syn:*** *Herzschlagvolumen*; das pro Herzschlag ausgestoßene Blutvolumen; beträgt ca. 70 ml

Schlamm|fie|ber *nt* (Ⓔ mud fever): ***Syn:*** *Feldfieber, Erntefieber, Sumpffieber, Erbsenpflückerkrankheit, Leptospirosis grippotyphosa*; epidemisch auftretende, anikterische Leptospirose*; verläuft meist als hoch fieberhafte grippeähnliche Erkrankung; am häufigsten ist die durch Leptospira* grippotyphosa hervorgerufene Form; **Therapie**: Penicillin G i.v.

Schlange: Hans Schlange; 1856–1922; deutscher Chirurg (Hannover)

Schlange-Zeichen *f* (Ⓔ Schlange's sign): verstärkte Peristaltikgeräusche oberhalb einer Passagebehinderung als Frühsymptom eines beginnenden mechanischen Ileus*

Schlan|gen|holz *nt*: *→Rauwolfia serpentina*

Schlatter: Carl Schlatter; 1864–1934; schweizer Chirurg (Zürich)

Schlatter-Operation *f* (Ⓔ Schlatter's operation): totale Magenresektion [Gastrektomie*] mit Ösophagojejunostomie*

Schlatter-Osgood-Krankheit *f* (Ⓔ Schlatter-Osgood disease): ***Syn:*** *Schlatter-Osgood-Syndrom, Osgood-Schlatter-Syndrom, Apophysitis tibialis adolescentium*; ein- oder beidseitige aseptische Nekrose der Tibiaapophyse im Wachstumsalter [Jungen 7–14 Jahre]; **Therapie:** Schonung

Schlauch|pil|ze *pl* (Ⓔ sac fungi): ***Syn:*** *Ascomycetes, Askomyzeten, Ascomycotina, Ascomycota*; zu den echten Pilzen* gehörende größte Klasse der Pilze; vermehrt sich sexuell [Askosporen*] und asexuell [Konidiosporen*]; medizinisch ohne Bedeutung

Schlauch|wür|mer *pl* (Ⓔ Nemathelminthes): ***Syn:*** *Nemathelminthes, Aschelminthen, Aschelminthes*; zu den Fadenwürmern zählende Parasiten; werden in Rundwürmer* [Nematoden] und Plattwürmer* [Plathelminten] unterteilt, die wiederum in Saugwürmer* [Trematoden] und Bandwürmer* [Cestoden] untergliedert werden

Schleh|dorn *m*: *→Schlehe*

Schle|he *f* (Ⓔ blackthorn): ***Syn:*** *Schlehdorn*; Strauch aus der Familie der Rosengewächse [Rosaceae]; verwendet werden die getrockneten Blütenblätter [**Pruni spinosae flos**] und die reifen Früchte [**Pruni spinosae fructus**]; die Blütenblätter enthalten u.a. Glykoside* [Amygdalin*], die Früchte Gerbstoffe* und Pektin*; **Anw.:** die Blütenblätter traditionell als Abführmittel und bei Magen-Darm-Beschwerden, Nieren- und Blasenleiden, Erkältungskrankheiten sowie äußerlich bei Exanthemen; der Fruchtsaft als Gurgelmittel bei Mund-, Rachen- und Zahnfleischentzündungen oder als Schlehensirup oder -wein als Diuretikum*; in der Homöopathie bei leichter Herzinsuffizienz und Ödemen

Schlei|fe *f* (Ⓔ loop): (*anatom.*) Ansa*, Lemniscus*

laterale Schleife (Ⓔ lateral lemniscus): ***Syn:*** *Lemniscus lateralis*; zur Hörbahn* gehörende Fasern, die z.T. in der Brücke [Pons*] kreuzen und im Colliculus* inferior enden

mediale Schleife (Ⓔ medial lemniscus): ***Syn:*** *Lemniscus medialis*; sensible Fasern des Tractus* bulbothalamicus, die in der **Decussatio lemnisci medialis** der Medulla* oblongata zur anderen Seite kreuzen und zum Thalamus* ziehen

Schlei|fen|di|u|re|ti|kum *nt, pl* **-ka** (Ⓔ loop diuretic): stark wirksames Diuretikum*, das die Rückresorption von Natrium- und Chlorid-Ionen im aufsteigenden Teil der Henle*-Schleife hemmt; wird v.a. bei Ödemen und akutem Nierenversagen eingesetzt; führt u.U. zu Hypokaliämie* und Thromboseneigung durch Hämokonzentration

Schlei|fen|kreu|zung, me|di|a|le *f* (Ⓔ decussation of medial lemnisci): ***Syn:*** *Decussatio lemnisci medialis*; Kreuzung des Lemniscus* medialis in der Medulla* oblongata

Schleim *m* (Ⓔ phlegm): ***Syn:*** *Mucus*; von den Schleimdrüsen gebildetes zähflüssiges Sekret

Schleim|beu|tel *m*: → *Bursa synovialis*

subfaszialer Schleimbeutel (Ⓔ subfascial bursa): ***Syn:*** *Bursa subfascialis*; unter einer Faszie liegender Schleimbeutel

submuskulärer Schleimbeutel (Ⓔ submuscular bursa): ***Syn:*** *Bursa submuscularis*; unter einem Muskel liegender Schleimbeutel

subtendinöser Schleimbeutel (Ⓔ subtendinous bursa): ***Syn:*** *Bursa subtendinea*; unter einer Sehne liegender Schleimbeutel

Schleim|beu|tel|ent|fer|nung *f*: → *Bursektomie*

Schleim|beu|tel|ent|zün|dung *f*: → *Bursitis*

Schleim|beu|tel|er|öff|nung *f*: → *Bursotomie*

Schleim|beu|tel|re|sek|ti|on *f*: → *Bursektomie*

Schleim|drü|se *f* (Ⓔ mucous gland): ***Syn:*** *Glandula mucosa*; schleimbildende/muköse/muzinöse Drüse

Schleim|drü|sen|ent|zün|dung *f*: → *Myxadenitis*

Schleim|drü|sen|zys|te, trau|ma|ti|sche *f*: → *Schleimgranulom*

Schleim|fluss *m* (Ⓔ myxorrhea): ***Syn:*** *Myxorrhea, Myxorrhoe*; übermäßige Schleimabsonderung

Schleim|gra|nu|lom *nt* (Ⓔ mucous granuloma): ***Syn:*** *Schleim-Speichel-Granulom, traumatische Schleimzyste/Schleimdrüsenzyste/Schleimretentionszyste, Schleimhautgranulom*; v.a. in der Lippenschleimhaut [**Lippenzyste**] und der Wangenschleimhaut [**Wangenzyste**] vorkommende Pseudozyste* nach Ruptur eines Speicheldrüsenausführungsganges; wird meist durch Bissverletzung verursacht; eine Therapie ist i.d.R. nicht nötig

Schleim|haut *f* (Ⓔ mucous membrane): ***Syn:*** *Mukosa, Tunica mucosa*; Auskleidung der Hohlorgane und des Magen-Darm-Traktes, die durch Becherzellen* und/oder muköse oder seromuköse Drüsen* feucht gehalten wird; die Schleimhaut der verschiedenen Organe zeigt spezifische Details; ungeachtet dieser Unterschiede findet man aber jeweils eine oberflächliche **Lamina epithelialis**, die das i.d.R. unverhornte Epithel trägt, und eine bindegewebige **Lamina propria mucosae**, unter der die variabel ausgebildete Muskelschicht der Schleimhaut [**Lamina muscularis mucosae**] liegt

Schleim|haut|an|äs|the|sie *f* (Ⓔ mucosal anesthesia): Lokalanästhesie* der Schleimhaut

Schleim|haut|aus|schlag *m*: → *Enanthem*

Schleim|haut|ei|te|rung, chro|ni|sche *f* (Ⓔ chronic otitis media): ***Syn:*** *chronisch mesotympanale Otitis media*; *s.u. Otitis media chronica*

Schleim|haut|ent|zün|dung *f*: → *Mukositis*

Schleim|haut|ge|schwüre, tu|ber|ku|löse *pl*: → *Schleimhauttuberkulose, ulzeröse*

Schleim|haut|gra|nu|lom *nt*: → *Schleimgranulom*

Schleim|haut|kan|di|do|se *f* (Ⓔ mucosal candidosis): Pilzinfektion der Schleimhaut durch **Candida**-Arten; *s.a. Soor*

Schleim|haut|nä|vus, wei|ßer *m*: → *Naevus spongiosus albus mucosae*

Schleim|haut|pem|phi|go|id, be|nig|nes *nt*: → *okuläres Pemphigoid*

Schleim|haut|tu|ber|ku|lo|se, ul|ze|rö|se *f* (Ⓔ orificial tuberculosis): ***Syn:*** *tuberkulöse Schleimhautgeschwüre, Tuberculosis cutis orificialis, Tuberculosis miliaris ulcerosa mucosae et cutis*; v.a. Mundhöhle und Lippen, aber auch Anus und Harnröhrenöffnung betreffende schmerzhafte Schleimhautgeschwüre bei autogener Reinfektion; *s.a. Tuberkulose*

Schleim|kar|zi|nom *nt*: → *Schleimkrebs*

Schleim|ko|lik *f* (Ⓔ mucous colitis): Dickdarmkolik mit Schleimabgang, z.B. bei Colica* mucosa, Reizkolon*

Schleim|kör|per|chen *pl* (Ⓔ mucous corpuscles): aus Epithelzellen und Leukozyten bestehende Körperchen im schleimigen Sekret bei Bronchitis*

Schleim|krebs *m* (Ⓔ mucinous cancer): ***Syn:*** *Gallertkrebs, Gallertkarzinom, Kolloidkrebs, Kolloidkarzinom, Schleimkarzinom, Carcinoma colloides/gelatinosum/mucoides/mucosum*; schleimproduzierendes Adenokarzinom*, meist mit Siegelringzellen

Schleim|pil|ze *pl*: → *Myxomyzeten*

Schleim|re|ten|ti|ons|zys|te *f* (Ⓔ mucous retention cyst): Retentionszyste* einer Schleimdrüse

traumatische Schleimretentionszyste: → *Schleimgranulom*

Schleim-Speichel-Granulom *nt*: → *Schleimgranulom*

Schleim|stau|ung *f* (Ⓔ mucostasis): ***Syn:*** *Mukostase*; (Rück-) Stau von Schleim, z.B. von Bronchialschleim bei erhöhter Viskosität

Schleim|zel|le *f* (Ⓔ myxocyte): ***Syn:*** *Myxozyt*; schleimbildende Zelle, z.B. Becherzelle

Schleim|zys|te *f* (Ⓔ mucous cyst): ***Syn:*** *Mukozele*; schleimgefüllte Zyste*; auch Schleimansammlung in einem Hohlraum oder -organ [z.B. Appendix* vermiformis]

traumatische Schleimzyste: → *Schleimgranulom*

Schlemm: Friedrich S. Schlemm; 1795–1858; deutscher Anatom (Berlin)

Schlemm-Kanal *m* (Ⓔ Schlemm's canal): ***Syn:*** *Sinus venosus sclerae*; ringförmiger venöser Sinus an der Kornea-Sklera-Grenze; nimmt das Kammerwasser auf und leitet es zu den Venae* ciliares; bei Abflussstörungen kommt es zur Erhöhung des Augeninnendrucks und evtl. zur Entwicklung eines Glaukoms*

Schlesinger: Bernard Schlesinger; englischer Kinderarzt (London) im 20. Jahrhundert

Schlesinger-Syndrom *nt*: → *Fanconi-Schlesinger-Syndrom*

Schleu|der|trau|ma *nt*: → *HWS-Schleudertrauma*

Schlin|gen|ex|trak|ti|on *f* (Ⓔ loop extraction): ***Syn:*** *Schlingenoperation*; Steinextraktion mit Hilfe einer Schlinge

Schlin|gen|o|pe|ra|ti|on *f* (Ⓔ **1.** sling operation **2.** → *Schlingenextraktion*): **1.** Kolposuspension* unter Verwendung einer Schlinge aus Faszie, Dura oder Plastik **2.** → *Schlingenextraktion*

Schling|strauch *m* (Ⓔ Indian cockle): ***Syn:*** *Anamirta cocculus*; *s.u. Kokkelskörner*

Schlitz|mem|bran *f* (Ⓔ slits membrane): *s.u. Nephron*

Schloffer: Hermann Schloffer; 1868–1937; österreichischer Chirurg (Prag, Innsbruck)

Schloffer-Operation *f* (Ⓔ Schloffer's operation): dreizeitige Kolonresektion bei akutem Kolonverschluss

Schloffer-Tumor *m* (Ⓔ Schloffer's tumor): Tumor [Granulationsgeschwulst] der Bauchdecke als Reaktion auf einen Fremdkörperreiz [Talkum-, Fadengranulom]

Schlot|ter|ge|lenk *nt* (Ⓔ flail joint): Gelenkinstabilität mit abnormer Beweglichkeit; findet sich v.a. bei rheumatoider Arthritis*

Schluck|angst *f*: → *Phagophobie*

Schluck|auf *m* (Ⓔ hiccup): Singultus*

Schluck|imp|fung *f* (Ⓔ oral vaccination): aktive Immunisierung* durch orale Aufnahme von Impfstoff

Schluck|läh|mung *f* (Ⓔ swallowing paralysis): ***Syn:*** *Schlundlähmung, Isthmoplegie*; vollständige oder partielle Lähmung der Muskeln von Zunge, Rachen und Kehlkopf; findet sich z.B. bei Bulbärparalyse*, Syringobulbie*; führt zu Schluckbeschwerden oder Lähmung mit Verschlucken und Aspiration in die Atemwege

Schlund *m*: → *Fauces*

Schlund|bö|gen *pl*: → *Branchialbögen*

Schlund|en|ge *f* (Ⓔ isthmus of fauces): ***Syn:*** *Rachenenge, Isthmus faucium*; Engstelle am Übergang von Mund- und Rachenhöhle zwischen den Gaumenbögen

Schlund|höh|le *f* (Ⓔ faucial cavity): ***Syn:*** *Rachenhöhle, Cavitas pharyngis*; zwischen Nase, Mund und Kehlkopf liegende Höhle, die in Nasopharynx*, Oropharynx* und Laryngopharynx* unterteilt wird

Schlund|krampf *m* (Ⓔ pharyngospasm): ***Syn:*** *Glossopharyngeuskrampf, Pharyngismus*; Krampf der vom Nervus* glossopharyngeus versorgten Schlundmuskulatur, z.B. bei Tetanus*, Tollwut* oder Reizung durch einen Fremdkörper

Schlund|läh|mung *f*: → *Schlucklähmung*

Schlund|mus|kel|läh|mung *f* (Ⓔ faucial paralysis): ***Syn:*** *Pharyngoplegie*; zu Schlucklähmung* führende Paralyse der Schlundmuskulatur

Schlund|schnü|rer, mitt|le|rer *m:* →*Musculus constrictor pharyngis medius*

Schlund|schnü|rer, o|be|rer *m:* →*Musculus constrictor pharyngis superior*

Schlund|schnü|rer, un|te|rer *m:* →*Musculus constrictor pharyngis inferior*

Schlund|ta|schen *pl* (Ⓔ pharnygeal pouches): ***Syn:*** *Kiemengänge, Viszeralspalten, Branchialspalten, Kiemenspalten*; während der Embryonalentwicklung auftretende seitliche Ausbuchtungen am Vorderdarm des Embryos; *s.a. Branchialbögen*

Schlund|ta|schen|syn|drom *nt:* →*DiGeorge-Syndrom*

Schlupf|war|ze *f* (Ⓔ inverted nipple): ***Syn:*** *Hohlwarze*; eingezogene Brustwarze; ausgeprägte Schlupfwarzen machen das Stillen unmöglich

Schluss|biss *m* (Ⓔ terminal occlusion): ***Syn:*** *Biss*; Zusammentreffen und Ineinandergreifen der Zahnreihen bei Okklusion*; oft auch gleichgesetzt mit Bisslage*

Schluss|des|in|fek|ti|on *f* (Ⓔ terminal disinfection): nach dem Bundesseuchengesetz erforderliche Desinfektion, z.B. eines Krankenzimmers oder einer Wohnung, wenn der Patient/Bewohner an einer hochkontagiösen und gefährlichen Krankheit [z.B. Ebola*-Fieber, Pest* oder offener Tuberkulose*] erkrankt war

Schlüs|sel|bein *nt* (Ⓔ collar bone): ***Syn:*** *Klavikel, Klavikula, Clavicula*; S-förmiger Knochen, der Schulterblatt und Brustbein verbindet; am äußeren Ende [**Extremitas acromialis**] liegt die Gelenkfläche [**Facies articularis acromialis**] für das Akromioklavikulargelenk*; am inneren Ende [**Extremitas sternalis**] befindet sich die **Facies articularis sternalis** für das Sternoklavikulargelenk*

Schlüs|sel|bein|a|pla|sie *f* (Ⓔ clavicle aplasia): meist beidseitiges, angeborenes Fehlen des Schlüsselbeins; *s.a. Dysostosis cleidocranialis*

Schlüs|sel|bein|bruch *m:* →*Klavikulafraktur*

Schlüs|sel|bein|durch|tren|nung *f* (Ⓔ clavicotomy): Clavikotomie*, Kleidotomie

Schlüs|sel|bein|frak|tur *f:* →*Klavikulafraktur*

Schlüs|sel|bein|ge|lenk, äu|ße|res *nt* (Ⓔ acromioclavicular joint): ***Syn:*** *Akromioklavikulargelenk, Schultereckgelenk, Articulatio acromioclavicularis*; Gelenk zwischen Acromion* und Schlüsselbein

Schlüs|sel|bein|ge|lenk, in|ne|res/me|di|a|les *nt:* →*Sternoklavikulargelenk*

Schlüs|sel|bein|gru|be, gro|ße *f* (Ⓔ greater supraclavicular fossa): ***Syn:*** *Fossa supraclavicularis major*; oberhalb des Schlüsselbeins [Clavicula*] liegende seichte Grube, die vom Trigonum* omoclaviculare umgrenzt wird

Schlüs|sel|bein|gru|be, klei|ne *f* (Ⓔ lesser supraclavicular fossa): ***Syn:*** *Fossa supraclavicularis minor*; kleine Grube zwischen den beiden Ursprüngen des Musculus* sternocleidomastoideus am inneren Teil des Schlüsselbeins [Clavicula*]

Schlüs|sel|bein|hy|po|pla|sie *f* (Ⓔ clavicle hypoplasia): angeborene Unterentwicklung des Schlüsselbeins; *s.a. Dysostosis cleidocranialis*

Schlüs|sel|bein|re|gi|on *f* (Ⓔ clavicular region): ***Syn:*** *Regio clavicularis*; Bezirk über dem Schlüsselbein

Schlüs|sel|blu|me *f:* →*Primel*

Schma|rot|zer *m:* →*Parasit 1.*

Schma|rot|zer|kun|de *f* (Ⓔ parasitology): ***Syn:*** *Parasitologie*; Lehre von den pflanzlichen und tierischen Parasiten

Schme|cken *nt* (Ⓔ gustation): ***Syn:*** *Geschmackssinn*; chemischer Sinn, dessen Rezeptoren vier Grundqualitäten [süß, sauer, bitter und salzig] erkennen können; *s.a. Essay Schmecken/Geschmackssinn S. 1927*

Schmeck|zel|len *pl* (Ⓔ taste cells): ***Syn:*** *Geschmackssinneszellen, Geschmackszellen*; modifizierte Epithelzellen der Zungenschleimhaut, die zusammen mit Stützzellen die Geschmacksknospen bilden; sekundäre Sinneszellen, die über chemische Synapsen innerviert werden; ihre afferente Fasern bilden die Geschmacksfasern, die sich im Tractus* solitarius sammeln; *s.a. Essay Schmecken/Geschmackssinn S. 1927*

Schmeiß|flie|gen *pl* (Ⓔ Calliphoridae): ***Syn:*** *Goldfliegen, Calliphoridae*; metallisch glänzende große Fliegen, die als Myiasiserreger und Vektoren medizinische Bedeutung haben

Schmelz *m* (Ⓔ enamel): ***Syn:*** *Adamantin, Zahnschmelz, Enamelum, Substantia adamantina*; emailleartige, transparente äußere Zahnschicht; härteste Substanz des menschlichen Körpers; die Anordnung der primär aus Apatitkristallen bestehenden **Schmelzprismen** ist für die mikroskopisch sichtbare Retzius*-Streifung und die Schreger*-Hunter-Linien verantwortlich

Schmelz|bild|ner *m:* →*Adamantoblast*

Schmelz|bil|dung *f* (Ⓔ amelogenesis): Amelogenese*

Schmelz|fle|cken|krank|heit *f* (Ⓔ dental fluorosis): ***Syn:*** *Dentalfluorose, Zahnfluorose*; durch eine langfristig erhöhte Fluorzufuhr hervorgerufene fleckige Störung der Zahnschmelzbildung; ist nur während der Zahnentwicklung in den ersten 8–10 Jahren möglich

Schmelz|hy|po|pla|sie *f* (Ⓔ enamel hypoplasia): Unterentwicklung des Zahnschmelzes; früher häufig bei Rachitis*; *s.a. Amelogenesis imperfecta*

Schmelz|o|ber|häut|chen *nt* (Ⓔ dental cuticle): auf dem Zahnschmelz liegende dünne Haut

Schmer|fluss *m:* →*Seborrhoe*

Schmerz *m* (Ⓔ pain): Dolor*; klassisches Entzündungszeichen; es gibt keine genaue Definition des Begriffes, es wird aber allgemein anerkannt, dass Schmerz ein als unangenehm empfundes Sinnes- und Gefühlserlebnis ist, dass mit und ohne potentieller oder aktueller Gewebeschädigung auftreten kann; klinisch kann Schmerz nach der Art der Schmerzen in akute, chronische, stechende, brennende, dumpfe, pochende Schmerzen usw. unterteilt werden; **akute Schmerzen** haben in der Regel eine Signal- oder Warnfunktion und sind deshalb meist auf die Region der Schädigung begrenzt; es besteht oft eine Korrelation von Ausmaß der Schädigung und Schmerzintensität, und die Schmerzen klingen nach Wegfall der Ursache schnell wieder ab; **chronische Schmerzen** [d.h. Schmerzen, die mehr als 6 Monaten andauern] können auf einer dauerhaften Organschädigung beruhen oder ohne greifbare Ursache auftreten [z.B. bei Migraine*]; z.T. kommt es zu einer Loslösung der Schmerzen von der ursprünglichen Ursache und der Schmerz nimmt den Wert eines eigenständigen, behandlungsbedürftigen Syndroms an; die Abgrenzung von **psychogenem Schmerzen** ist dann evtl. sehr schwierig oder unmöglich
physiologisch unterscheidet man **somatischen Schmerz** und **viszeralen Schmerz**; somatischer Schmerz kann von der Haut kommen [**Oberflächenschmerz**] oder aus den Muskeln, Knochen, Gelenken, Sehnen, Bindegeweben usw. [**Tiefenschmerz**]; der Oberflächenschmerz besteht oft aus einem **1. Schmerz**, der durch die Reizung [z.B. Nadelstich] ausgelöst wird, und einem dumpfen oder brennenden **2. Schmerz**, der 0,5–1 Sekunde später folgt und nur schwer lokalisierbar ist; der **viszerale Schmerz** stammt von den inneren Organen [**Eingeweideschmerz**]

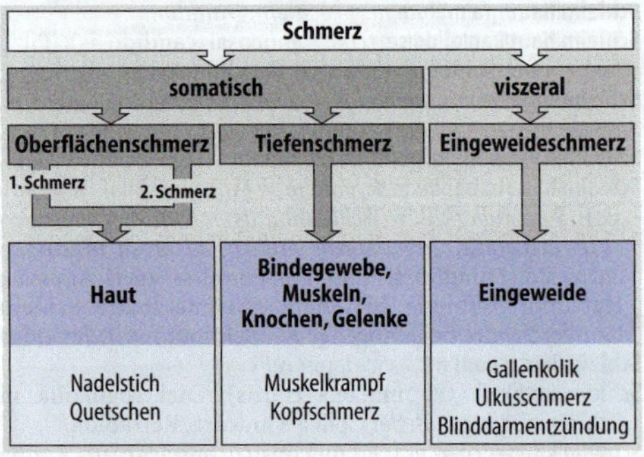

Abb. S44. Schmerzarten

Schmecken/ Geschmackssinn

H. Hatt

Definition

Bei allen landlebenden Wirbeltieren ist der Geschmackssinn in einheitlicher Weise lokalisiert und aufgebaut. Beim Menschen befinden sich die für die Erkennung chemischer Geschmacksstoffe relevanten Sinneszellen auf der Zunge. Der Geschmackssinn lässt sich auf die vier Grundqualitäten süß, sauer, bitter und salzig reduzieren. Dies macht ihn zu einem recht groben Sinnesinstrument.

Entwicklung

Der Geschmackssinn gehört neben dem Riechen zu den embryonal am frühesten ausgebildeten funktionalen Sinnesorganen. Dabei ist auch die Bewertung der verschiedenen Geschmacksqualitäten als angenehm oder unangenehm genetisch fixiert.

Aufbau der Geschmacksorgane

Auf der Zunge findet man die charakteristischen Trägerstrukturen [Geschmackspapillen und Geschmacksknospen] für die Sinneszellen, in deren Membranen sich die Rezeptorproteine befinden.

Geschmackspapillen

Morphologisch lassen sich drei Typen von Papillen unterscheiden [Abb. 1]:

- **Pilzpapillen [Papillae fungiformes]**, die über die ganze Oberfläche verstreut sind und mit 200–400 die zahlenmäßig größte Gruppe darstellen,
- 15–20 **Blätterpapillen [Papillae foliatae]** finden sich als dicht hintereinander liegende Falten am hinteren Seitenrand der Zunge und
- große **Wallpapillen [Papillae vallatae]**, von denen der Mensch nur 7–12, v.a. an der Grenze zum Zungengrund besitzt.

Die kleinen **Fadenpapillen [Papillae filiformes]**, die die übrige Zungenfläche bedecken, haben nur taktile Funktionen.

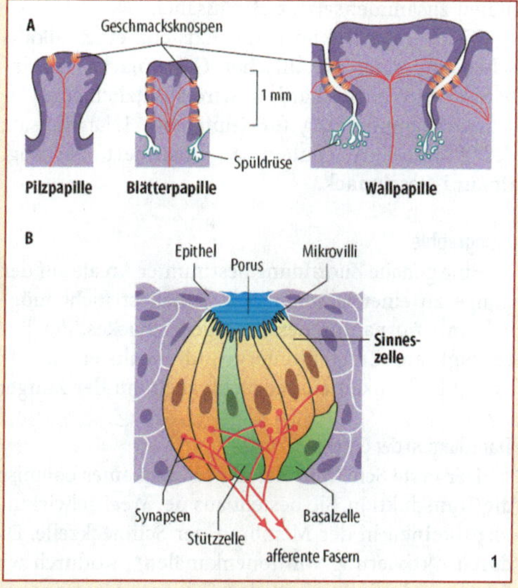

Abb. 1. Aufbau und Innervation von Geschmacksknospen

Geschmacksknospen

Sie liegen in den Wänden und Gräben der Papillen und sind beim Menschen 30–70 µm hoch und 25–40 µm im Durchmesser [Abb. 1]. Ihre Gesamtzahl wird beim Erwachsenen mit 2.000–4.000 angegeben, wobei die Wallpapillen oft mehr als 100 enthalten, die Blätterpapillen ca. 50, die Pilzpapillen dagegen nur 3–4. Mit zunehmenden Alter reduziert sich ihre Zahl geringfügig. Neben Stütz- und Basalzellen enthält jede Geschmacksknospe 10–50 Sinneszellen, die wie Orangenschnitze angeordnet sind. Darüber entsteht etwas unterhalb der Epitheloberfläche ein flüssigkeitsgefüllter Trichter [Porus].

Geschmackssinneszellen

Es sind modifizierte Epithelzellen. Ihr langer, schlanker Zellkörper trägt am apikalen Ende feine Fortsätze, die **Mikrovilli,** die zur Oberflächenvergrößerung dienen. Der basolaterale Teil ist durch *tight junctions* mit den Nachbarzellen elektrisch vom apikalen Teil getrennt. In der Membran der Mikrovilli befinden sich die für die Reizaufnahme verantwortlichen **Geschmacksrezeptoren,** chemisch gesehen Proteine.

Zentrale Verschaltung

Die Geschmackssinneszellen sind sekundäre Sinneszellen ohne Nervenfortsatz. Sie werden durch afferente [zuführende] A- und C-Fasern von Hirnnerven über chemische Synapsen versorgt. An der Innervation sind der Nervus* lingualis [Ast des Nervus* trigeminus, V. Hirnnerv], der Nervus glossopharyngeus* [IX. Hirnnerv] sowie Äste des Nervus* facialis [VII. Hirnnerv] und Nervus* vagus [X. Hirnnerv] beteiligt [Abb. 2]. Jede Faser kann durch Verzweigungen viele Sinneszellen in einer Geschmacksknospe versorgen, sodass häufig einzelne Sinneszellen von mehreren Nervenfasern innerviert werden. Dieses Verschaltungsmuster bleibt auch nach der wöchentlichen Zellerneuerung gewahrt. Mit einer Halbwertszeit von ca. 10 Tagen sterben nämlich die Sinneszellen im Zentrum einer Geschmacksknospe ab und werden durch lebenslang teilungsfähige Basalzellen ersetzt.

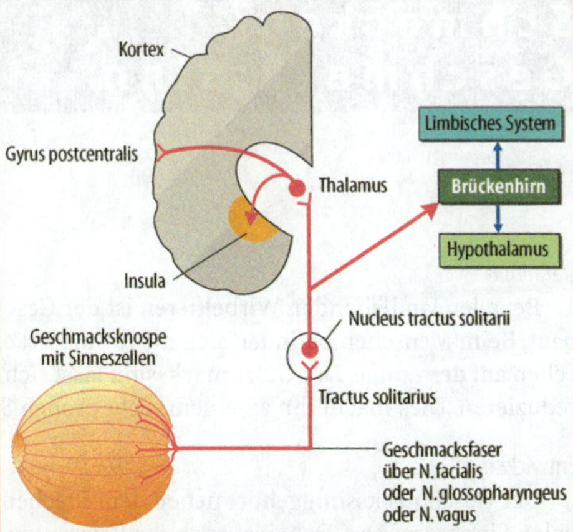

Abb. 2. Zentrale Verschaltungen des Geschmackssystems

Tab. 1. Einteilung und Schwellenkonzentration charakteristischer Geschmacksstoffe

Qualität	Substanz	Schwelle [mol/l]
Bitter	Chininsulfat	0,000008
	Nicotin	0,000016
Sauer	Salzsäure	0,0009
	Citronensäure	0,0023
Süß	Saccharose	0,01
	Glucose	0,08
	Saccharin	0,000023
Salzig	NaCl	0,01
	$CaCl_2$	0,01

Geschmacksqualitäten

Es lassen sich **vier Grundqualitäten** des Geschmacks unterscheiden, für die sich nur schwer topographische Verteilungsmuster auf der Zungenoberfläche erkennen lassen. Beim Menschen gibt es vier primäre Geschmacksempfindungen: **süß, sauer, salzig und bitter** [Tab. 1]. Viele Geschmacksreize haben Mischqualität, die sich aus mehreren Grundqualitäten zusammensetzt, z. B. süßsauer.

Diskutiert wird noch die Existenz eines **alkalischen** und eines **metallischen Geschmacks.** Von japanischen Wissenschaftlern wird zusätzlich eine Geschmacksempfindung für Glutamat* [Natriumsalz der Aminosäure Glutamin*] postuliert, der sog. **Umami-Geschmack.**

Topographie

Eine genaue Zuordnung bestimmter Areale auf der Zunge zu einer Geschmacksqualität ist nicht möglich, mit Ausnahme des Bittergeschmackes, der bevorzugt am Zungenhintergrund lokalisiert ist. Damit ist jedoch nur eine Wahrscheinlichkeit, keine Ausschließlichkeit ausgedrückt; auch mit der Zungenspitze kann man bitter schmecken.

Transduktion der Geschmacksreize

Der erste Schritt in der Umsetzung eines chemischen Reizes in eine elektrische Antwort der Sinneszelle, die Transduktion. Sie besteht aus der Wechselwirkung zwischen Geschmacksstoffmolekülen und den **Rezeptorproteinen** in der Membran der Schmeckzelle. Dies bewirkt eine Permeabilitätsänderung der Membran durch Aktivierung von Ionenkanälen*, wodurch wiederum eine Transmitterfreisetzung und dadurch eine Erregung der innervierenden Gehirnnervenfaser [Aktionspotenziale] hervorgerufen wird [Abb. 3].

Sauergeschmack. In der Chemie ist die Säure als eine Substanz definiert, die Wasserstoffionen [H^+-Ionen, Protonen] freisetzt oder erzeugt, und diese Ionen sind es auch, durch die der Sauergeschmack ausgelöst wird [> pH 3,5]; **seine Intensität nimmt mit der H^+-Ionenkonzentration zu.**

Bisher wurden zwei Gruppen von Ionenkanälen gefunden [Abb. 3]. Die erste umfasst einen für Protonen permeablen Kanal [**Amilorid-sensitiv**], die andere Protonen blockierte oder aktivierte Kanäle [Kalium bzw. unspezifisch durchlässig für Kationen] und einen **hyperpolarisationsaktivierten Kanal, HCN.**

Salzig. Alle Stoffe mit salzigem Geschmack sind kristalline, wasserlösliche Salze, die in Lösungen in Kationen und Anionen dissoziieren [z. B. Kochsalz in Na^+ und Cl^-]. Sowohl Kationen als auch Anionen tragen zur Geschmacksintensität bei. Es lässt sich eine Rangordnung für den **Grad der „Salzigkeit"** aufstellen:

- *Kationen:* $NH_4 > K > Ca > Na > Li > Mg$
- *Anionen:* $SO_4 > Cl > Br > I > HCO_3 > NO_3$

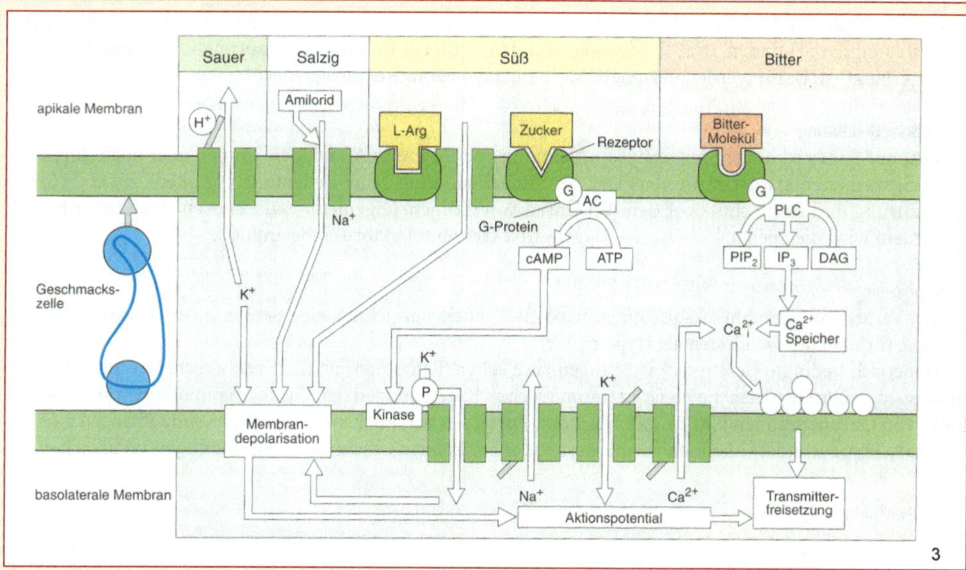

Abb. 3. Signaltransduktion in Geschmackssinneszellen

Salzig schmeckende Stoffe können häufig zusätzlich Empfindungen für andere Qualitäten auslösen. So hat z. B. Natriumbicarbonat einen *salzig-süßen*, Magnesiumsulfat einen *salzig-bitteren* Geschmack. Selbst reines Kochsalz schmeckt in niederen Konzentrationen schwach süß. Die absolute Schwelle, die zur Auslösung der Empfindung *salzig* nötig ist, liegt für Kochsalz bei einigen Gramm/Liter.

Beim Salzgeschmack ist der Transduktionsweg relativ einfach. Kationen [vor allem Na^+] können durch einen Amilorid-sensitiven Ionenkanal in die Zelle permeieren. Die Wirkung der Anionen kommt indirekt durch spezielle Transportsysteme an benachbarten Stützzellen zu Stande. Dadurch verändert sich deren Membranpotenzial. Dies wirkt sich auch auf die Sinneszellen aus, da Sinneszellen und Stützzellen über *gap junctions* miteinander gekoppelt sind.

Süß. Die oberflächlich größte Variabilität findet man in der Struktur der süß schmeckenden Moleküle. Aber auch hier lassen sich einige strukturelle Gemeinsamkeiten erkennen. Für den Süßgeschmack sind inzwischen drei Gene identifiziert, die für ein spezifisches 7TM-Rezeptorprotein codieren. Durch unterschiedliche Kombination der dimeren Rezeptorproteine wird die Breite der Süßstoffe abgedeckt. Kommt es zur Wechselwirkung eines Süß-Moleküls [natürliche Zucker] mit dem Rezeptor, wird über ein G-Protein [Gustducin] das Enzym Adenylatzyklase aktiviert, wodurch die cAMP-Konzentration in der Zelle erhöht wird [Abb. 3]. Cyclo-AMP-Moleküle können dann direkt oder indirekt [Phosphorylierung] Ionenkanäle, die für K^+ durchlässig sind, blockieren. Dies verringert den Ausstrom von Kaliumionen, die Zelle wird depolarisiert.

Bitter. Substanzen, die einen Bittergeschmack hervorrufen, zeigen eine Variabilität ihrer molekularen Struktur, die gemeinsame Grundstrukturen nur schwer erkennen lässt. Bittersubstanzen haben die geringste Schwelle von allen Geschmacksqualitäten. Eine biologisch sinnvolle Entwicklung, denn typische pflanzliche Bitterstoffe, wie Strychnin*, Chinin* oder Nicotin* sind oft von hoher Toxizität. Es reicht bereits 0,005 g Chininsulfat in einem Liter Wasser aus, um bitter zu schmecken.

Für den Bittergeschmack gibt es ca. 30 verschiedene spezifische Rezeptorproteine. Dieser Kontakt setzt – G-Protein vermittelt – eine intrazelluläre Signalverstärkungskaskade in Gang, an deren Ende der Anstieg von Ca^{2+} in der Zelle steht. Ca^{2+}-Ionen können dann direkt oder indirekt [durch Öffnen von Kationenkanälen] eine Transmitterfreisetzung bewirken [Abb. 3]. Bitterstoffe wie Coffein* und Theophyllin* können die Zellmembran passieren und direkt z. B. hemmend auf Enzyme [PDE] wirken.

Spezifische Eigenschaften und biologische Bedeutung des Geschmackssinns

Adaptation

Damit bezeichnet man eine Abnahme der Geschmacksintensität während kontinuierlicher Gegenwart einer konstanten Reizkonzentration. In diesem Zustand ist auch die Schwelle erhöht. Dies ist bei einer 5 %-

igen Kochsalzlösung bereits nach 8 s, bei einer 0,15 molaren Lösung nach ca. 50 s messbar. Anschließend dauert es einige Sekunden [NaCl] oder gar Stunden [Bitterstoffe], bis die ursprüngliche Empfindlichkeit wiedererlangt ist. Dafür werden periphere Mechanismen verantwortlich gemacht.

Biologische Bedeutung

Lust auf Süßes ist angeboren, ebenso Ablehnung von Bitterem; Aversionen können aber auch durch Ernährungsverhalten erworben werden. Der Geschmackssinn hat seine Bedeutung vor allem in der Prüfung der Nahrung und zum Schutz vor dem Verzehren von giftigen, ungenießbaren Pflanzen [meist sehr bitter]. Außerdem wird die Speichel- sowie die Magensaftsekretion reflektorisch beeinflusst.

Pathophysiologie

Ein Verlust von Geschmacksqualitäten wird als **Ageusie** bezeichnet, eine Senkung der Geschmacksempfindung für eine der Qualitäten als **Hypogeusie**.

Genetisch bedingte Geschmacksstörungen sind selten. Pathophysiologisch veränderte Geschmacksempfindungen haben ihre Ursache meist in traumatischen Schädigungen der **Chorda tympani** oder kommen als Folge von Ohroperationen bzw. raumfordernden Prozessen vor. Auch systemisch wirkende Pharmaka [Antibiotika*, Thyreostatika*] können verminderte oder veränderte Geschmacksempfindungen verursachen.

die eigentliche Schmerzempfindung wird u.a. durch sensorische, affektive, vegetative und motorische Komponenten bestimmt; Schmerzschwelle, -intensität, -toleranzschwelle und -adaptation sind individuell verschieden und unterliegen äußeren und inneren Einflüssen

phlebogener Schmerz (Ⓔ phlebalgia): ***Syn:*** *Venenschmerz, Varizenschmerz, Phlebalgie;* Schmerzen in oder entlang einer Vene oder Krampfader, z.B. bei Thrombophlebitis*

psychogener Schmerz (Ⓔ psychogenic pain): chronischer Schmerz, für den keine organische Ursache gefunden werden kann und der von eindeutigen psychiatrischen Symptomen begleitet wird

retrosternaler Schmerz (Ⓔ substernal pain): ***Syn:*** *Retrosternalschmerz;* v.a. bei Angina* pectoris auftretender Schmerz hinter dem Brustbein

Schmerz|aus|schal|tung *f*: *→Analgesie*

Schmerz|fehl|hal|tung *f* (Ⓔ scoliotic deformity): ***Syn:*** *skoliotische Fehlhaltung, ischiatische Fehlhaltung;* *s.u. Skoliose*

Schmerz|kon|trak|tur *f* (Ⓔ pain-induced contracture): dologene Kontraktur; *s.u. Kontraktur*

Schmerz|lo|sig|keit *f* (Ⓔ analgesia): Analgie*; Analgesie*

Schmerz|lust *f* (Ⓔ algehedonia): ***Syn:*** *Algehedonie;* lustvolles Erleben von Schmerzreizen; Teilaspekt des Masochismus*

Schmerz|mit|tel *nt*: *→Analgetikum*

Schmerz|re|zep|ti|on *f* (Ⓔ pain sensation): Nozirezeption, Noziperzeption; *s.a. Schmerzrezeptor*

Schmerz|re|zep|tor *m* (Ⓔ pain receptor): ***Syn:*** *Nozizeptor, Nozirezeptor;* die Haut des Menschen enthält neunmal so viele Schmerzrezeptoren wie Druckrezeptoren; histologisch handelt es sich um freie Nervenendigungen, die auf mechanische, thermische oder chemische Reize ansprechen oder als polymodale Rezeptoren auf zwei oder mehr Qualitäten; daneben findet man Schmerzrezeptoren auch in Muskeln, Gelenken, Sehnen, der Wand von Gefäßen und Hohlorganen usw.; ihre Impulse werden über das Rückenmark und den Hirnstamm zum Thalamus* geleitet; die Verarbeitung der Schmerzreize im Zentralnervensystem ist ein komplexer Vorgang, an dem zahlreiche Transmitter und Modulatoren beteiligt sind und die einer bewussten und unbewussten Kontrolle durch das Großhirn unterliegt

Schmerz|sinn *m* (Ⓔ pain sense): Nozirezeption, Noziperzeption; *s.a. Schmerzrezeptor, Schmerz*

schmerz|stil|lend *adj* (Ⓔ pain-relieving): analgetisch*

Schmerz|syn|ko|pe *f* (Ⓔ pain syncope): *s.u. vasovagale Synkope*

Schmerz|un|emp|find|lich|keit *f*: *→Analgesie*

Schmerz|wol|lust *f* (Ⓔ algolagnia): ***Syn:*** *Algolagnie;* sexuelle Lust am Zufügen oder Erleiden von Schmerzen oder Demütigungen; Oberbegriff für Sadismus* [**aktive Algolagnie**] und Masochismus* [**passive Algolagnie**]

Schmet|ter|lings|der|ma|ti|tis *f, pl* **-ti|ti|den** (Ⓔ moth dermatitis): durch Brennhaare von Schmetterlingen verursachtes toxisches Kontaktekzem*; *s.a. Raupenhaardermatitis*

Schmet|ter|lings|e|ry|them *nt* (Ⓔ butterfly rash): schmetterlingsförmige Rötung von Nase und Wangen, z.B. bei Lupus* erythematodes

Schmet|ter|lings|flech|te *f*: *→Lupus erythematodes*

Schmet|ter|lings|wir|bel *m* (Ⓔ butterfly-shaped vertebra): angeborene Wirbelfehlbildung mit sagittaler Spaltbildung; führen i.d.R. zu Verkrümmung der Wirbelsäule und Skoliose*

Schmidt: 1. Henry D. Schmidt; 1823–1888; amerikanischer Anatom (New Orleans) **2.** Martin Benno Schmidt; 1863–1949; deutscher Pathologe (Göttingen) **3.** Adolf Schmidt; 1865–1918; deutscher Internist (Bonn, Dresden, Halle)

Schmidt-Lanterman-Ein-

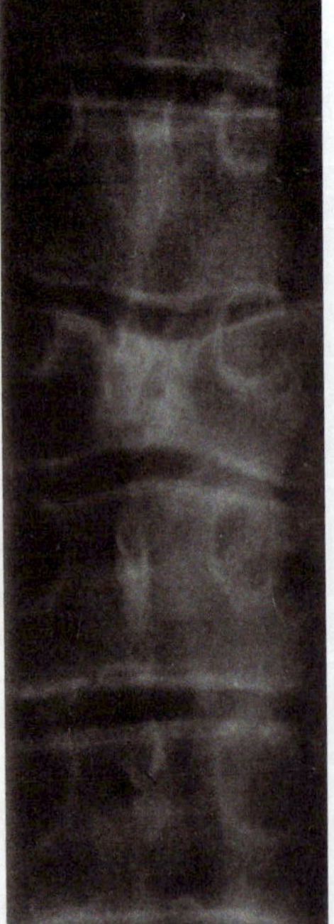

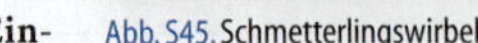
Abb. S45. Schmetterlingswirbel

kerbungen *pl* (Ⓔ Schmidt-Lanterman clefts): ***Syn:*** *Schmidt-Lanterman-Inzisuren*; regelmäßige Einkerbungen der Markscheide* peripherer Nerven; *s.a. Ranvier-Schnürringe*

Schmidt-Syndrom *nt* (Ⓔ Schmidt's syndrome): polyglanduläres Autoimmunsyndrom mit Nebenniereninsuffizienz*, Hypothyreose*, Diabetes* mellitus Typ I und Alopezie*

Schmie|de|star *m* (Ⓔ furnacemen's cataract): ***Syn:*** *Feuerstar, Glasbläserstar, Infrarotkatarakt, Infrarotstar, Wärmestar, Cataracta calorica*; durch Infrarotstrahlen hervorgerufene Linsentrübung; heute nur noch selten; *s.a. Katarakt*

Schmier|blu|tung *f* (Ⓔ spotting): ***Syn:*** *Spotting*; schwache genitale Blutung; v.a. als Zusatzblutung vor oder nach der Regelblutung; *s.a. Vorblutung, Nachblutung*

Schmier|in|fek|ti|on *f* (Ⓔ indirect infection): Kontaktinfektion* durch keimhaltiges Material, z.B. Blut, Stuhl, Eiter

Schmincke: Alexander Schmincke; 1877–1953; deutscher Pathologe (Heidelberg)

Schmincke-Tumor *m* (Ⓔ Schmincke tumor): ***Syn:*** *Lymphoepitheliom, nasopharyngeales Karzinom, lymphoepitheliales Karzinom*; in Afrika und Asien auftretendes Karzinom des Nasenrachens durch das Epstein-Barr*-Virus; *s.a. Essay Virus und Tumor S. 2185*

Schmorl: Christian G. Schmorl; 1861–1932; deutscher Pathologe (Dresden)

Schmorl-Knorpelknötchen *pl* (Ⓔ Schmorl's nodes): bei der Scheuermann*-Krankheit vorkommende Einbrüche der Wirbeldeckplatte, die knorpelig umgewandelt sind

Schmuck|arm *m* (Ⓔ cosmetic arm prosthesis): *s.u. Prothese*

Schmutz|gin|gi|vi|tis *f, pl* **-ti|den** (Ⓔ catarrhal gingivitis): ***Syn:*** *unspezifische Gingivitis, Gingivitis simplex*; unspezifische Zahnfleischentzündung mit Schwellung, Rötung und evtl. Blutungsneigung der Gingiva

Schnapp|at|mung *f* (Ⓔ gasping): krampfhaftes, tiefes Nach-Luft-Schnappen; v.a. als **agonale Schnappatmung**

Schne|cke *f* (Ⓔ cochlea): ***Syn:*** *Gehörgangsschnecke, Kochlea, Innenohrschnecke, Cochlea*; die aus **Schneckenspindel** [Modiolus] und **Schneckengang** [Canalis spiralis cochleae] bestehende Innenohrschnecke; der sich korkenzieherartig gegen den Uhrzeigersinn am Modiolus nach oben windende Schneckengang wird durch die Lamina* spiralis ossea in die obere Scala* vestibuli und die untere Scala* tympani unterteilt; an der **Schneckenspitze** [Helicotrema] stehen Scala tympani und Scala vestibuli in Verbindung; am Boden der Scala vestibuli liegt der durch die Reißner*-Membran abgetrennte Ductus* cochlearis, in dem das Corti*-Organ, der Rezeptor für akustische Signale, liegt

Schne|cken|ach|se *f*: *→Schneckenspindel*

Schne|cken|ba|sis *f* (Ⓔ base of cochlea): ***Syn:*** *Basis cochleae*; Basis der Schnecke*

Schne|cken|fens|ter *nt* (Ⓔ cochlear window): ***Syn:*** *rundes Fenster, Fenestra cochleae*; durch die Membrana* tympanica secundaria verschlossene Öffnung in der Seitenwand der Paukenhöhle [Cavitas* tympani]; an ihr endet die Scala* tympani

Schne|cken|gang *m* (Ⓔ cochlear canal): ***Syn:*** *Schneckenkanal, Canalis spiralis cochleae*; korkenzieherartig verlaufender Kanal, der sich gegen den Uhrzeigersinn am Modiolus* nach oben windet; wird durch die Lamina* spiralis ossea in die obere Scala* vestibuli und die untere Scala* tympani unterteilt

Schne|cken|ka|nal *m*: *→Schneckengang*

Schne|cken|ka|näl|chen *nt* (Ⓔ cochlear canaliculus): ***Syn:*** *Canaliculus cochleae*; Kanälchen zwischen Scala* tympani und Spatium* subarachnoideum

Schne|cken|la|by|rinth *nt* (Ⓔ cochlear labyrinth): ***Syn:*** *Labyrinthus cochlearis*; der in der Innenohrschnecke [Cochlea] liegende Teil des Hör- und Gleichgewichtsorgans, der als Schallaufnahmeapparat dient; sein Kernstück ist der **Schneckengang** [Ductus cochlearis], ein mit Endolymphe* gefüllter häutiger Gang am Boden der Scala* vestibuli, von der er durch die Reißner*-Membran abgetrennt wird; enthält das Corti*-Organ [Organum spirale], das der Rezeptor für die akustischen Signale ist; *s.a. Essay Gleichgewichtssinn S. 817, Essay Hören/auditives System S. 939*

Schne|cken|loch *nt* (Ⓔ helicotrema): ***Syn:*** *Breschet-Hiatus, Helicotrema*; Verbindung von Scala* tympani und Scala* vestibuli an der Schneckenspitze; *s.a. Schnecke*

Schne|cken|spin|del *f* (Ⓔ modiolus): ***Syn:*** *Modiolus cochleae, Schneckenachse*; knöcherne Achse der Innenohrschnecke; *s.a. Schnecke*

Schne|cken|spin|del|ka|nal *m* (Ⓔ spiral canal of modiolus): ***Syn:*** *Rosenthal-Kanal, Canalis ganglionaris, Canalis spiralis modioli*; spiraliger Gang im Inneren der Schneckenspindel; enthält das Ganglion* spirale cochleae

Schne|cken|spit|ze *f* (Ⓔ cupula of cochlea): ***Syn:*** *Cupula cochleae*; stumpfe Spitze am Ende der Schnecke* [Cochlea]

Schnee|ball, a|me|ri|ka|ni|scher *m* (Ⓔ American snowball): ***Syn:*** *Viburnum prunifolium*; Strauch aus der Familie der Geißblattgewächse [Caprifoliaceae]; verwendet wird die getrocknete Rinde von Stamm und Zweigen [**Viburni prunifolii cortex**], die Triterpene* und Cumarine* enthält; **Anw.**: traditionell bei Menstruationsbeschwerden [Dys-, Amenorrhoe*] und klimakterischen Beschwerden; auch als Kontrazeptivum*

Schnee|ball, ge|mei|ner *m* (Ⓔ snowball): ***Syn:*** *Viburnum opulus*; Strauch aus der Familie der Geißblattgewächse [Caprifoliaceae]; verwendet wird die getrocknete Rinde von Stamm und Zweigen [**Viburni opuli cortex**], die Bitterstoffe [Viburnin] und Baldriansäure enthält; **Anw.**: traditionell bei Abdominal- und Menstruationsbeschwerden; in der Homöopathie bei Menstruationsbeschwerden

Schnee|blind|heit *f* (Ⓔ snow blindness): ***Syn:*** *Schneeophthalmie, Conjunctivitis nivalis*; Conjunctivitis* photoelectrica durch von Schnee reflektierte UV-Strahlung

Schnee|ge|stö|ber *nt*: *→Spintherismus*

Schnee|oph|thal|mie *f*: *→Schneeblindheit*

Schnei|de|e|lek|tro|de *f* (Ⓔ electric scalpel): ***Syn:*** *differente Elektrode, aktive Elektrode*; in der Elektrochirurgie die kleinere Elektrode* mit höherer Stromdichte, die das Gewebe durchschneidet, koaguliert usw.

Schnei|der|mus|kel *m*: *→Musculus sartorius*

Schnei|de|zahn *m* (Ⓔ incisor): ***Syn:*** *Incisivus, Dens incisivus*; die beiden mittleren Zähne der vorderen Zahnreihe, deren Krone meißel- oder schaufelförmig ist; die oberen Schneidezähne sind größer als die unteren; der mittlere untere Schneidezahn [der kleinste Zahn im menschlichen Gebiss] bricht meist im 6. Lebensjahr durch, die restlichen Schneidezähne folgen im 7.–8. Lebensjahr

Schnitt|ent|bin|dung *f*: *→Sectio caesarea*

Schnitt|kan|te *f* (Ⓔ cutting edge of nail): ***Syn:*** *Abnutzungskante, Margo liber unguis*; vorderer/freier Nagelrand; *s.u. Nagel*

Schnitzler: **Schnitzler-Syndrom** *nt* (Ⓔ Schnitzler syndrome): ätiologisch ungeklärte polynukleäre Vaskulitis* mit monoklonaler IgM-Gammopathie*, Lymphadenopathie, Knochenschmerzen, schubweisen Fieberanfällen und chronischer Urtikaria*

Schnüf|fel|sucht *f* (Ⓔ sniffing): Substanzabhängigkeit, bei der Lösungsmittel durch die Nase eingeatmet werden

Schnup|fen *m* (Ⓔ common cold): *s.u. Rhinitis*

Schnup|fen|vi|ren *pl*: *→Rhinoviren*

Schober: Paul Schober; 1865–1943; deutscher Arzt (Wildbad)

Schober-Zeichen *nt* (Ⓔ Schober's sign): ***Syn:*** *Schober-Distanz*; Maß für die Beweglichkeit der Lendenwirbelsäule; bei maximaler Vorwärtsneigung vergrößert sich der Abstand zwischen dem Dornfortsatz von S1 und einem Punkt 10 cm weiter kranial normalerweise um 3–4 cm; bei Versteifung der Lendenwirbelsäule [z.B. bei Morbus* Bechterew] verringert sich diese Streckung; *s.a. Ott-Zeichen*

Schock *m* (Ⓔ shock): akutes Kreislaufversagen durch ein Missverhältnis von Durchblutung und Durchblutungsbedarf, das durch Blutdruckabfall, Tachykardie und Störungen der Mikrozirkulation gekennzeichnet ist; ätiologisch kommen drei Ursachen in Frage: **1. Verminderung des Blutvolumens** [hypovolämischer Schock*] **2. Verminderung der Herzleistung** [kardiogener Schock*] **3. Störung der Gefäßregulation** bei Sepsis* [septischer Schock*] oder Anaphylaxie* [anaphylaktischer Schock*]

Tab. S46. Kreislaufparameter bei verschiedenen Schockformen

	HF	art. BD	ZVD	CO	PCWP	SVR	PVR
Hypovolämischer Schock		↑	↑	↑	↑		↑
Kardiogener Schock		↑		↑			
Septischer Schock		↑	↑		↑	↑↑	↑
Anaphylaktischer Schock		↑	↑	↑	↑	↑	↑

HF = Herzfrequenz, **art. BD** = arterieller Blutdruck, **CO** = cardiac output, **PCWP** = pulmonal-kapillärer Wedgedruck, **SVR** = systemischer Widerstand, **PVR** = pulmonal-arterieller Widerstand

alle Schockformen führen zu einem Abfall des arteriellen Blutdrucks und damit einer Störung der peripheren Mikrozirkulation und einer Minderversorgung von Zellen und Geweben mit Sauerstoff und Substraten; der Blutdruckabfall stimuliert Sympathikus und Nebennierenmark und es kommt zu einer Vasokonstriktion von Arterien und Venen, die zu einer weiteren Verschlechterung von Blutzufuhr zum Gewebe und einer Drosselung des Blutabflusses aus den Geweben führt; zusammen mit einer metabolischen Schädigung der Kapillarwand [**kapillares Leck**] kommt es zu Flüssigkeitsverlusten ins Interstitium; die Verlangsamung der Zirkulation begünstigt Thrombozyten- und Erythrozytenaggregation, die zusammen mit Zellzerfallsprodukten und Endotoxin die Entstehung einer Verbrauchskoagulopathie fördern

die Sympathikusaktivierung bewirkt eine Zentralisation des Kreislaufs, die die Durchblutung der lebenswichtigen Organe [Herz, Lunge, Gehirn] sicherstellt; solange das gelingt, spricht man von **kompensiertem Schock**; der Sauerstoffmangel im Gewebe führt zu anaerober Glykolyse* und es kommt zur Ausbildung einer metabolischen Azidose, die u.a. die Wirksamkeit der Katecholamine vermindert; damit lässt die Vasokonstriktion nach und die Kreislaufzentralisation nimmt ab, d.h. es kommt zum **dekompensierten Schock**

das **klinische Bild** besteht unabhängig von der Art des Schocks aus feuchter, kühler, blasser und marmorierter Haut, Dyspnoe*, Hyperventilation*, Unruhe und Bewusstseinsstörungen; bei der Untersuchung findet man Tachykardie*, Blutdruckabfall und eine Temperaturdifferenz zwischen Körperkern und Peripherie; dazu kommen noch typische Symptome der jeweiligen Schockform; **Diagnose**: Anamnese, körperliche Untersuchung, hämodynamische Parameter [Puls, Blutdruck, zentralvenöser Druck], Thoraxröntgen, Bauchsonogram, Urinvolumen, Labor: Blutbild, Gerinnung, Lactat, Blutgasanalyse, Elektrolyte, Creatinin, Harnstoff; **Therapie**: erstes Ziel ist es, die Sauerstoffversorgung des Gewebes wiederherzustellen und ein adäquates Herzzeitvolumen zu erreichen; Sauerstoff kann über eine nasale Sauerstoffsonde [4–6 l O_2/min] oder nach Intubation über kontrollierte Beatmung zugeführt werden; das Herzzeitvolumen wird beim hypovolämischen Schock durch Volumensubstitution, beim kardiogenen Schock durch Entlastung [Verminderung von Vor- und Nachlast] und Unterstützung [Katecholamine, Digitalis], beim septischen und anaphylaktischen Schock durch Gefäßregulation [Volumensubstitution, Katecholamine, Corticoide] normalisiert; danach symptomatische Therapie und Behandlung/Beseitigung der Ursache; *s.a. Essay Schock S. 1937*

allergischer Schock: *→anaphylaktischer Schock*

anaphylaktischer Schock (Ⓔ anaphylactic shock): ***Syn***: *allergischer Schock*; Schockzustand bei einer anaphylaktischen Reaktion*; die Histaminausschüttung bewirkt eine Weitstellung der Gefäße und eine Erhöhung der Membranpermeabilität; damit kommt es zu einem Pooling von Flüssigkeit im Niederdrucksystem [**relativer intravasaler Volumenmangel**], Wasseraustritt ins Gewebe und perivaskulärem Ödem [**absoluter Volumenmangel**]; bei der Therapie stehen deshalb die Normalisierung der Gefäßregulation und die Volumensubstitution im Vordergrund

elektrischer Schock (Ⓔ electric shock): Schock durch einen Elektrounfall

endokriner Schock (Ⓔ endocrinopathic shock): Schock durch eine extreme Stoffwechselentgleisung bei einer hormonalen Störung, z.B. hypoglykämischer Schock

hämorrhagischer Schock (Ⓔ hemorrhagic shock): ***Syn***: *Blutungsschock*; durch einen massiven Blutverlust ausgelöste Form des hypovolämischen Schocks*; meist durch Verletzung oder gastrointestinale Blutung bedingt; durch die Abnahme des intravasalen Volumens kommt es zur Abnahme des Herzzeitvolumens und zur Ausschüttung von Katecholaminen; diese führt zu Vasokonstriktion, Anstieg der Herzfrequenz und Zentralisation des Kreislaufs; überschreitet der Blutverlust 20–25 %, erweisen sich diese Mechanismen als nicht ausreichend und es kommt zur Ausbildung eines Schockzustandes

Tab. S47. Blutverlust bei inneren Verletzungen

Verletzung	In der ersten Stunde	Nach 24 Stunden
Oberarmfraktur	400 ml	bis 800 ml
Unterarmfraktur	200 ml	bis 400 ml
Beckenfraktur	2000 ml	bis 5000 ml
Oberschenkelfraktur	1000 ml	bis 2000 ml
Unterschenkelfraktur	500 ml	bis 1000 ml
Stumpfes Bauchtrauma	2500 ml	bis 4000 ml
Hämothorax	1000 ml	bis 3000 ml
Retroperitoneum	500 ml	bis 2000 ml

hyperdynamischer Schock (Ⓔ hyperdynamic shock): selten verwendetes Synonym für septischer Schock*

hypoglykämischer Schock (Ⓔ hypoglycemic shock): ***Syn***: *hypoglykämisches Koma, Coma hypoglycaemicum*; komatöser Zustand bei Hypoglykämie*; entwickelt sich meist plötzlich; die Patienten sind auffällig unruhig und oft kommt es zu generalisierten Krampfanfällen; **Therapie**: 50 ml Glucose 40 % i.v.

hypovolämischer Schock (Ⓔ hypovolemic shock): ***Syn***: *Volumenmangelschock*; Schock bei Blutverlust nach außen oder innen [hämorrhagischer Schock*], Plasmaverlust [v.a. Verbrennungen, ausgedehnte intraabdominelle Wunden] oder Wasser- und Elektrolytverlusten [z.B. Ileus*, Erbrechen, Aszites*, Enteritis* mit Diarrhoe, Diabetes* mellitus oder insipidus]

kardialer Schock: *→kardiogener Schock*

kardiogener Schock (Ⓔ cardiogenic shock): ***Syn***: *kardialer Schock*; Schockzustand bei Herzmuskelschädigung [akuter Myokardinfarkt, Myokarditis, toxische Kardiomyopathie], Störung der Reizbildung und Erregungsleitung [Tachykardie*, Bradykardie*, Block] oder Behinderung der Kammerfüllung oder -entleerung [Lungenembolie, Perikarderguss, Perikardtamponade, Spannungspneumothorax]

neurogener Schock (Ⓔ neurogenic shock): ***Syn***: *spinaler Schock*; bei plötzlicher Querschnittslähmung [Unfall, akute Mangeldurchblutung des Rückenmarks] kommt es zu kompletter schlaffer Lähmung und die Eigenreflexe sind erloschen; der Puls ist normal oder verlangsamt [bei Läsion oberhalb von Th_4], der periphere Widerstand ist erniedrigt, d.h., die Extremitäten werden gut durchblutet, und die Haut ist warm und trocken

osmotischer Schock (Ⓔ osmotic shock): Zellzerfall durch Schwellung in einem hypotonen Medium

septischer Schock (Ⓔ septic shock): Sepsis* mit Hypoto-

S

nus [systolischer Wert < 90 mm Hg], Mikroperfusionsstörungen, Laktatazidose, Oligurie* und Bewusstseinsstörung
spinaler Schock: 1. *→Distichiasis* **2.** *→neurogener Schock*
toxischer Schock (Ⓔ toxic shock): durch Bakterientoxine ausgelöster Schock; *s.a. septischer Schock*
traumatischer Schock (Ⓔ traumatic shock): sich im Anschluss an eine Verletzung entwickelnder Schock; meist handelt es sich um einen hypovolämischen Schock, die Ursache kann aber auch in einer neuroendokrinen Dysregulation, Störungen der Mikrozirkulation, Verbrauchskoagulopathie oder Sepsis liegen
uroseptischer Schock (Ⓔ urosepsis): ***Syn:*** *Harnsepsis, septisches Harnfieber, Urosepsis*; von den Harnwegen ausgehende Sepsis* bzw. septischer Schock, der v.a. von Escherichia* coli, Proteus* mirabilis, Klebsiella* und Pseudomonas* aeruginosa verursacht wird; tritt gehäuft nach Operationen sowie bei Urolithiasis* mit Harnstauung auf; besonders gefährdet sind ältere oder abwehrgeschwächte Patienten sowie Patienten mit Diabetes* mellitus oder Leberinsuffizienz; **Klinik**: in der Frühphase Fieber mit septischen Temperaturen, Schüttelfrost, Ruhelosigkeit der Patienten, Blutdruckabfall und Tachykardie; später kommt es zu Bewusstseinseintrübung und metabolischer Azidose; **Therapie**: Beseitigung des Sepsisherdes; intensivmedizinische Betreuung, Breitbandantibiotika i.v.; **Prognose**: ca. 15 % der Patienten versterben am septischen Schock

Schock|an|u|rie *f* (Ⓔ anuria with acute kidney failure): durch ein akutes Nierenversagen* verursachte Anurie*; *s.a. Schockniere*

Schock|in|dex *m* (Ⓔ shock index): Quotient von Pulsfrequenz und systolischem Blutdruck; hat sich als grobe Orientierungshilfe in der Notfallmedizin bewährt

Tab. S48. Schockindex

Zustand	Pulsfrequenz/systolischer Blutdruck	Schockindex (SI)
Norm	60/120	0,5
Signifikante Hypovolämie	100/100	1,0
Schwere Hypovolämie	120/80	1,5

Schock|lun|ge *f*: *→adult respiratory distress syndrome*

Schock|nie|re *f* (Ⓔ shock kidney): akute Niereninsuffizienz* durch die Minderdurchblutung im Schock; der Blutdruckabfall führt zu einer Reninfreisetzung, die über den Renin-Angiotensin-Aldosteron-Mechanismus zu einer weiteren Verminderung der Glomerulumfiltration führt; damit kommt es zu Oligo- oder Anurie*, metabolischer Azidose*, Hyperkaliämie* und Retention harnpflichtiger Substanzen; später kommt es zu einer Verlegung von Gefäßen, Tubuli und Glomeruli durch Zelldetritus und Mikrothromben und evtl. irreversibler Schädigung; **Therapie**: Dialyse, spontane kontinuierliche arteriovenöse Hämofiltration; *s.a. Essay Schock S. 1937*

Schock|syn|drom, to|xi|sches *nt* (Ⓔ toxic shock syndrome): ***Syn:*** *Syndrom des toxischen Schocks, Toxinschocksyndrom*; durch Staphylokokkentoxine [**toxisches Schocksyndrom-Toxin-1**] verursachtes akutes Schocksyndrom, das nach Tamponanwendung auftrat

Schoenlein: Johann Lukas Schoenlein; 1793–1864; deutscher Internist (Würzburg, Zürich, Berlin)
Schoenlein-Henoch-Syndrom *nt* (Ⓔ Schönlein-Henoch disease): ***Syn:*** *rheumatoide/athrombopenische Purpura, Immunkomplexvaskulitis, Immunkomplexpurpura, Purpura anaphylactoides, Purpura rheumatica, (anaphylaktoide) Purpura Schoenlein-Henoch*; durch Arznei- und Nahrungsmittel sowie Infektionen ausgelöste (autoimmun-)allergische Gefäßentzündung mit Purpura* der Streckseiten der Extremitäten, Gelenk- und Leibschmerzen, und evtl. Beteiligung innerer Organe; tritt v.a. bei Kindern im Schulalter im Anschluss an eine Streptokokkeninfektion der Atemwege auf; bei Erwachsenen seltener, dafür aber meist mit schwererem Verlauf [gastrointestinale Symptomatik]; **Therapie**: Antibiotika, bei schwerem Verlauf Corticoidstoß; die **Prognose** ist gut, oft kommt es aber zu Rezidiven; Spätschäden der Nieren sind relativ oft beschrieben

Scho|ko|la|den|zys|te *f* (Ⓔ chocolate cyst): ***Syn:*** *Teerzyste*; Eierstockzyste* mit eingedicktem Blut

Scholander: Scholander-Apparat *m* (Ⓔ Scholander apparatus): Apparat zur volumetrischen Bestimmung der Sauerstoff- und Kohlendioxidkonzentration in Gasgemischen

Schol|len|mus|kel *m*: *→Musculus soleus*

Schöll|kraut *nt* (Ⓔ celandine): ***Syn:*** *Chelidonium majus*; Pflanze aus der Familie der Mohngewächse [Papaveraceae]; verwendet werden die oberirdischen Pflanzenteile [**Chelidonii herba**], die Alkaloide* [z.B. Chelidonin, Sanguinarin, Chelerythrin] enthalten; **Anw.**: innerlich bei Krämpfen der Gallenwege und des oberen Magen-Darm-Traktes, Gicht* und Rheuma; in der Homöopathie bei Leber- und Gallenleiden

Scholte: Scholte-Syndrom *nt* (Ⓔ carcinoid syndrome): Karzinoidsyndrom; *s.u. Karzinoid*

Scholz: Willibald Oscar Scholz; 1889–1971; deutscher Neurologe (Tübingen, Leipzig, München)
Scholz-Bielschowsky-Henneberg-Sklerosetyp *m*: *→Scholz-Syndrom*
Scholz-Syndrom *nt* (Ⓔ Scholz's disease): ***Syn:*** *metachromatische Leukodystrophie Typ Scholz, Scholz-Bielschowsky-Henneberg-Sklerosetyp*; tödlich verlaufende autosomal-rezessiv vererbte Form der metachromatischen Leukodystrophie* mit geistiger Retardierung, progredienter spastischer Tetraparese*, Schluckstörungen und epileptiformen Anfällen

Schön|heits|chi|rur|gie *f* (Ⓔ esthetic surgery): ***Syn:*** *kosmetische Chirurgie*; operativer Eingriff zur Verbesserung der äußeren Erscheinung

Schon|re|flex *m* (Ⓔ Bezold-Jarisch reflex): *s.u. Bezold-Jarisch-Reflex*

Schorf *m* (Ⓔ scab): feste Kruste auf Haut- oder Schleimhautdefekten

Schorn|stein|fe|ger|krebs *m* (Ⓔ chimney sweeper's cancer): früher häufiger Skrotalkrebs bei Schornsteinfegern

Schräg|lage *f* (Ⓔ oblique lie): Variante der Querlage*, bei der die Kopfachse die Körperachse der Mutter im spitzen Winkel schneidet

Schrau|ben|os|te|o|syn|the|se *f* (Ⓔ screw fixation): Osteosynthese* unter Verwendung von Schrauben zur Fixierung der Fragmente; wird v.a. bei epiphysären oder metaphysären Frakturen oder bei kleinen Knochen eingesetzt; da die Schrauben die Fragmente zusammenpressen, werden sie als **Zugschrauben** oder **Kompressionsschrauben** bezeichnet; je nach Gewinde unterscheidet man zwischen **Spongiosaschrauben** und **Kortikalisschrauben**

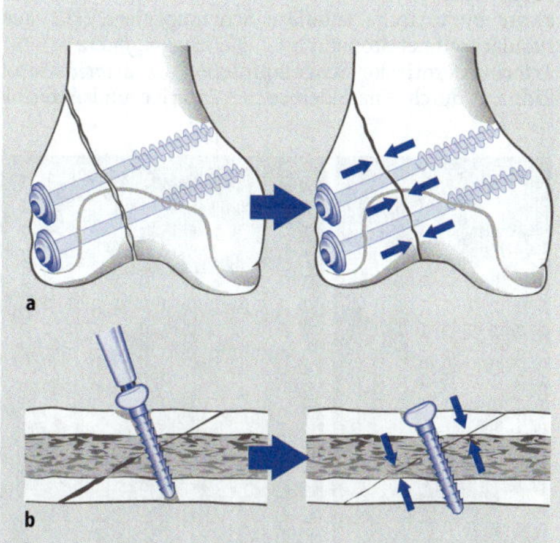

Abb. S49. Schraubenosteosynthese. **a** Spongiosaschraube, **b** Kortikalisschraube

Schreck|läh|mung *f*: *→Kataplexie*
Schreger: Christian Heinrich Theodor Schreger; 1768–1833; deutscher Anatom (Halle)
Schreger-Hunter-Linien *pl* (Ⓔ Hunter-Schreger's lines): ***Syn:*** *Hunter-Schreger-Linien*; abwechselnd helle und dunkel Streifen, die durch den wellenförmigen Verlauf der Schmelzprismen entstehen; beginnen an der Schmelz-Dentin-Grenze und reichen bis zum äußeren Schmelzdrittel
Schreib|krampf *m* (Ⓔ writer's cramp): ***Syn:*** *Mogigraphie, Graphospasmus*; Krampf durch Überbelastung der Handmuskeln beim Schreiben
Schreib-Leseschwäche *f* (Ⓔ dyslexia): ***Syn:*** *Lese-Schreibschwäche*; *s.u. Legasthenie, Schreibschwäche*
Schreib|schwä|che *f* (Ⓔ inability to write): Schwierigkeiten beim Schreibenlernen bei normaler oder nur leicht unterdurchschnittlicher Intelligenz; betrifft ca. 7 % aller Kinder, wobei Jungen doppelt so häufig betroffen sind wie Mädchen; kommt meist zusammen mit einer Leseschwäche [Legasthenie*] vor
Schreib|un|fä|hig|keit *f*: *→Agraphie*
Schrei|gesicht, schie|fes *nt* (Ⓔ crying face syndrome): ***Syn:*** *Crying-face-Syndrom*; angeborene Hypoplasie* oder Aplasie* des Musculus* depressor anguli oris
Schrei|knöt|chen *pl*: *→Sängerknötchen*
Schreit|wan|zen *pl*: *→Reduviidae*
brasilianische Schreitwanze (Ⓔ barbeiro): ***Syn:*** *Triatoma megista, Panstrongylus megistus*; blutsaugende Raubwanze; Überträger von Trypanosoma* cruzi, dem Erreger der Chagas*-Krankheit
venezolanische Schreitwanze: *→Rhodnius prolixus*
Schritt|ma|cher *m*: *→Herzschrittmacher*
Schröder: Karl L. Schröder; 1838–1887; deutscher Gynäkologe (Berlin)
Schröder-Zeichen *nt* (Ⓔ Schroeder's sign): Ansteigen des Gebärmutterfundus als Plazentalösungszeichen nach der Geburt; der Uterus steigt über den Nabel hoch, kantet nach rechts und wird hart
Schroetter: Leopold Ritter von Schroetter-Kristelli; 1837–1908; österreichischer Arzt (Wien)
Schroetter-Syndrom *nt*: *→Paget-Schroetter-Syndrom*
Schrumpf|bla|se *f* (Ⓔ contracted bladder): Verkleinerung der Harnblase bei chronischer Entzündung, v.a. bei interstitieller Zystitis*
Schrumpf|gal|len|bla|se *f* (Ⓔ contracted gallbladder): Verkleinerung der Gallenblase bei chronischer Cholezystitis*
Schrumpf|ma|gen, ent|zünd|li|cher *m*: *→Magenszirrhus*
Schrumpf|ne|kro|se *f* (Ⓔ shrinkage necrosis): mit Schrumpfung des Gewebes oder Organs einhergehende Nekrose*
Schrumpf|nie|re *f* (Ⓔ shrunken kidney): durch eine auffällige Verkleinerung gekennzeichnetes Endstadium chronischer Nierenerkrankungen mit Zirrhose* oder Untergang des Parenchyms
akute bleitoxische tubuläre Schrumpfniere (Ⓔ acute tubular lead nephropathy): *s.u. Bleischrumpfniere*
arteriosklerotische Schrumpfniere (Ⓔ arteriosclerotic kidney): durch eine Sklerose der Arterien und Arteriolen hervorgerufene häufigste Form der Schrumpfniere
narbige Schrumpfniere (Ⓔ cicatricial kidney): ***Syn:*** *Narbenniere*; durch Vernarbung von Infarktgebieten entstandene Schrumpfniere
pyelonephritische Schrumpfniere (Ⓔ pyelonephritic kidney): funktionslose Narbenniere als Endzustand einer chronischen Pyelonephritis*
Schub|la|den|phä|no|men *nt* (Ⓔ drawer phenomenon): ***Syn:*** *Schubladenzeichen*; abnorme Beweglichkeit des Schienbeins bei Riss des vorderen [**vordere Schublade**] oder hinteren [**hintere Schublade**] Kreuzbandes des Kniegelenks

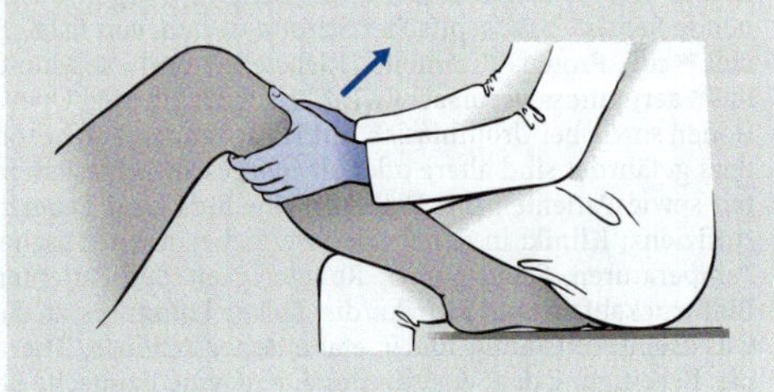

Abb. S51. Prüfung des Schubladenphänomens

Schub|la|den|zei|chen *nt*: *→Schubladenphänomen*
Schüffner: Wilhelm Schüffner; 1867–1949; holländischer Tropenarzt (Sumatra, Amsterdam)
Schüffner-Tüpfelung *f* (Ⓔ Schüffner's dots): feine Granulierung von Erythrozyten bei Malaria* tertiana
Schuh|form *f*: *→Aortenherz*
Schul|angst *f* (Ⓔ school phobia): nicht rational begründbare Angst eines Kindes vor dem Schulbesuch
Schüller: Arthur Schüller; 1874–1958; österreichischer Neurologe (Wien)
Schüller-Hand-Christian-Krankheit *f* (Ⓔ Schüller-Christian disease): ***Syn:*** *Schüller-Krankheit, Hand-Schüller-Christian-Krankheit, Schüller-Christian-Hand-Krankheit*; im Kindesalter auftretende Form der Histiozytosis* X als Retikulohistiozytose mit Speicherung von Cholesterinkristallen; die Granulome führen zu Wucherungen an Skelett, Schädel, Orbita [Exophthalmus] und im Hypophysenbereich [kann zu Diabetes* insipidus führen]; **Therapie**: Zytostatika kombiniert mit Corticosteroiden; Bestrahlung bei Hypophysenbefall; Adiuretin* bei Diabetes insipidus
Schüller-Krankheit *f*: *→Schüller-Hand-Christian-Krankheit*
Schüller-Schläfenbeinaufnahme *f* (Ⓔ Schüller's view): seitliche Röntgenaufnahme des Schädels im Liegen zur Darstellung von Warzenfortsatz, Antrum mastoideum, innerem und äußerem Gehörgang und Kiefergelenk; erlaubt Aussagen über Pneumatisation, Entzündungen, Einschmelzung, Knochendestruktionen und Frakturen; weitgehend durch CT ersetzt
Schul|me|di|zin *f* (Ⓔ school medicine): Bezeichnung für die allgemein anerkannte Medizin, so wie sie in den medizinischen Hochschulen gelehrt und in Kliniken und Praxen in Diagnose und Therapie angewandt wird; der Begriff wird v.a. als Gegenbegriff zu alternativen Heilverfahren verwendet und wird in diesem Zusammenhang oft diskriminierend eingesetzt
Schul|my|o|pie *f* (Ⓔ simple myopia): ***Syn:*** *Myopia simplex*; meist im 10.–12. Lebensjahr beginnende Myopie, die nach dem 25. Lebensjahr nicht mehr zunimmt und i.d.R. maximal 5 dpt beträgt; liegt sie im Bereich von 3 dpt wird im Alter keine Lesebrille nötig, weil mit dem Fernpunkt des Auges [ca. 33 cm] gelesen wird
Schulter-Arm-Syndrom *nt*: *→Zervikobrachialsyndrom*
Schul|ter|blatt *nt*: *→Scapula*
Schul|ter|blatt|ent|fer|nung *f*: *→Skapulektomie*
Schul|ter|blatt|frak|tur *f*: *→Skapulafraktur*
Schul|ter|blatt|ge|gend *f* (Ⓔ scapular region): ***Syn:*** *Schulterblattregion, Regio scapularis*; Rückenregion über dem Schulterblatt [Scapula]

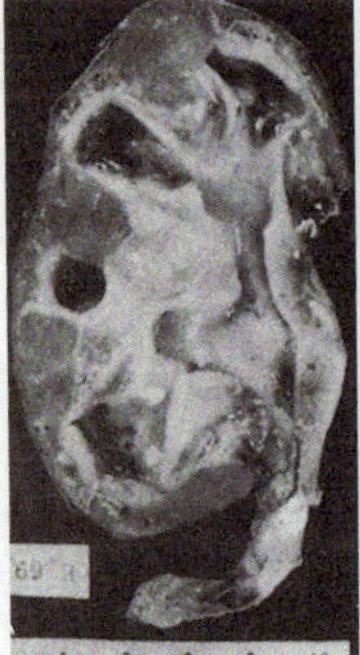
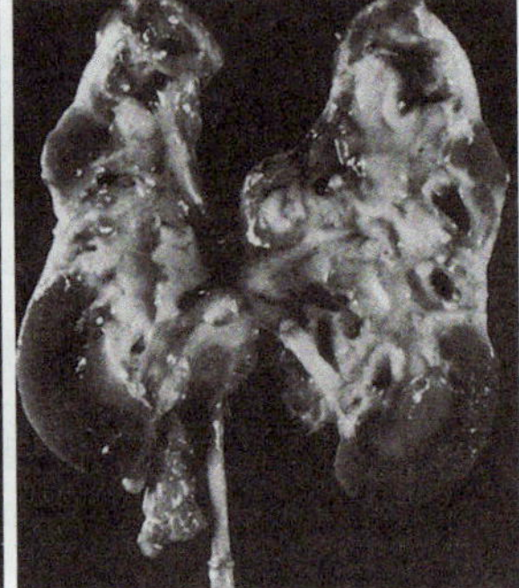

Abb. S50. Pyelonephritische Schrumpfniere

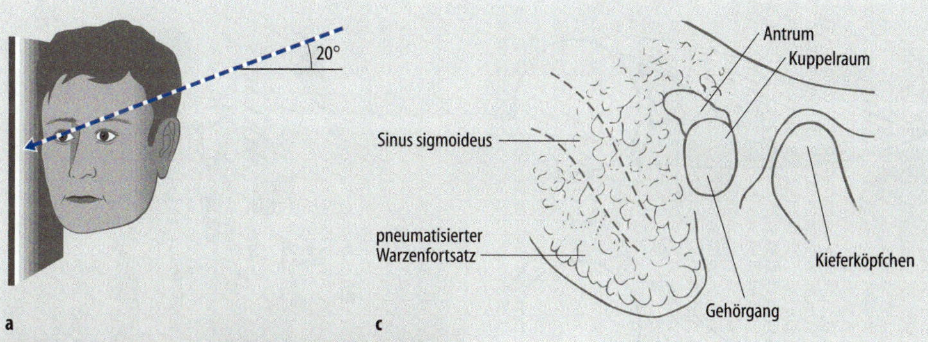

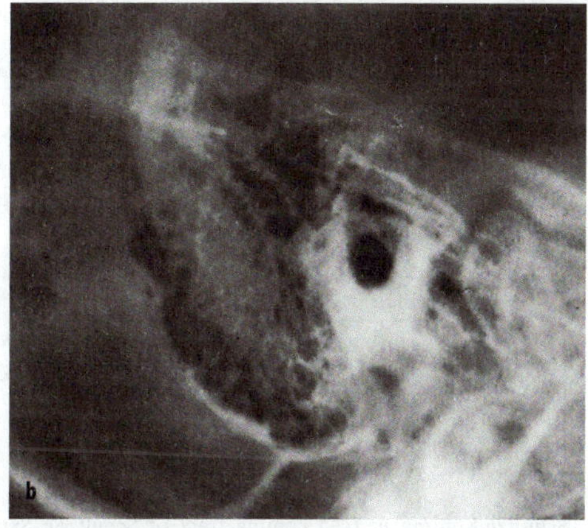

Abb. S52. Schüller-Schläfenbeinaufnahme. **a** Einstellung **b** Röntgenbild **c** Erläuterung

Schul|ter|blatt|grä|te *f* (Ⓔ spine of scapula): ***Syn:*** *Spina scapulae*; Knochenkamm auf der Hinterfläche des Schulterblattes [Scapula*], der außen in das **Akromion** ausläuft

Schul|ter|blatt|hals *m* (Ⓔ neck of scapula): ***Syn:*** *Collum scapulae*; äußerer Teil des Angulus* lateralis scapulae, der die Gelenkpfanne [Cavitas* glenoidalis] des Schultergelenks trägt

Schul|ter|blatt|he|ber *m* (Ⓔ levator muscle of scapula): ***Syn:*** *Musculus levator scapulae*; zur Schultergürtelmuskulatur gehörender Muskel, der das Schulterblatt nach medial-oben zieht; **Ursprung**: Tuberculum posterior der Querfortsätze der Halswirbel 1–4; **Ansatz:** Angulus superior scapulae, Margo medialis scapulae; **Innervation**: Nervus dorsalis scapulae und Plexus cervicalis

Schul|ter|blatt|re|gi|on *f*: *→Schulterblattgegend*

Schul|ter|eck|ge|lenk *nt* (Ⓔ acromioclavicular joint): ***Syn:*** *Akromioklavikulargelenk, äußeres Schlüsselbeingelenk, Articulatio acromioclavicularis*; Gelenk zwischen Acromion* und Schlüsselbein

Schul|ter|ent|zün|dung *f*: *→Omarthritis*

Schul|ter|ge|lenk *nt* (Ⓔ shoulder joint): ***Syn:*** *Articulatio glenohumeralis, Articulatio humeri*; Gelenk zwischen Oberarmknochen/Humerus und Cavitas* glenoidalis des Schulterblattes; da die Gelenkfläche das Humeruskopfes vierfach größer ist als die Gelenkfläche der Pfanne, hat das Schulterglenk eine große Beweglichkeit [Abduktion 180°, Adduktion 40°, Anteversion 180°, Retroversion 40°, Außenrotation 90°, Innenrotation 90°]; damit der Kopf aber nicht einfach aus der Pfanne rutscht [Dislokation] wird das Gelenk durch an Humerus und Schulterblatt ansetzende Muskeln stabilisiert [Rotatorenmanschette*]; es wird deshalb als **Gelenk mit Muskelführung** bezeichnet

Schul|ter|ge|lenk|ent|zün|dung *f*: *→Omarthritis*

Schul|ter|ge|lenk|lu|xa|ti|on *f*: *→Schulterluxation*

Schul|ter|gür|tel *m* (Ⓔ shoulder girdle): ***Syn:*** *Cingulum membri superioris, Cingulum pectorale*; besteht aus den beiden Schulterblättern* und den Schlüsselbeinen*

Schul|ter|gür|tel|typ *m* (Ⓔ shoulder girdle type of arterial occlusive disease): *s.u. chronische arterielle Verschlusskrankheit*

Schulter-Hand-Syndrom *nt*: *→Zervikobrachialsyndrom*

Schul|ter|höh|he *f* (Ⓔ acromion): ***Syn:*** *Acromion, Akromion*; äußeres Ende der Spina scapulae

Schul|ter|la|ge *f* (Ⓔ shoulder presentation): Form der Querlage*, bei der die Schulter führt

Schul|ter|lu|xa|ti|on *f* (Ⓔ shoulder dislocation): ***Syn:*** *Schulterverrenkung, Schultergelenkluxation, Luxatio humeri*; meist nach unten [**Luxatio axillaris**] oder vorne [**Luxatio subcoracoidea**] erfolgende Luxation des Schultergelenks; i.d.R. handelt es sich um eine traumatische Luxation mit Verreißen des Armes in Abduktion/Außenrotation nach hinten; bei der vorderen Luxation reißt meist das Labrum* glenoidale scapulae vom vorderen unteren Pfannenrand ab [**Bankart-Läsion**], gelegentlich auch zusammen mit einem Teil des knöchernen Pfannenrandes [**knöcherne Bankart-Läsion**]; heilt der Ausriss nur mangelhaft wieder an, kommt es zu **post-traumatisch rezidivierenden Schulterluxationen**; daneben kann es auch zu Verletzung der Rotatorenmanschette, Abrissfraktur des Tuberculum* majus humeri und Impressionsfraktur* des Humeruskopfes [**Hill-Sachs-Läsion**] kommen

Diagnose: Anamnese, Befund [das Schulterrelief ist verändert, der Kopf kann meist vorn unterhalb der Pfanne getastet werden, die Pfanne ist leer, der Arm ist in Adduktionsstellung fixiert], Röntgenbild; **Therapie**: Reposition z.B. nach Arlt oder Hippokrates; Ruhigstellung in Adduktionsstellung für 2–3 Wochen, Krankengymnastik; habituelle Schulterluxationen müssen operativ versorgt werden [*Abb. S53–S55*]

Schul|ter|schmerz *m* (Ⓔ omalgia): Omalgie*

Schul|ter|stei|fe *f* (Ⓔ shoulder stiffness): schmerz- oder strukturell-bedingte Einschränkung der Bewegungsfreiheit der Schulter; *s.u. Periarthropathia humeroscapularis*

Schul|ter|ver|ren|kung *f*: *→Schulterluxation*

Schultz: Werner Schultz; 1878–1947; deutscher Hämatologe

S

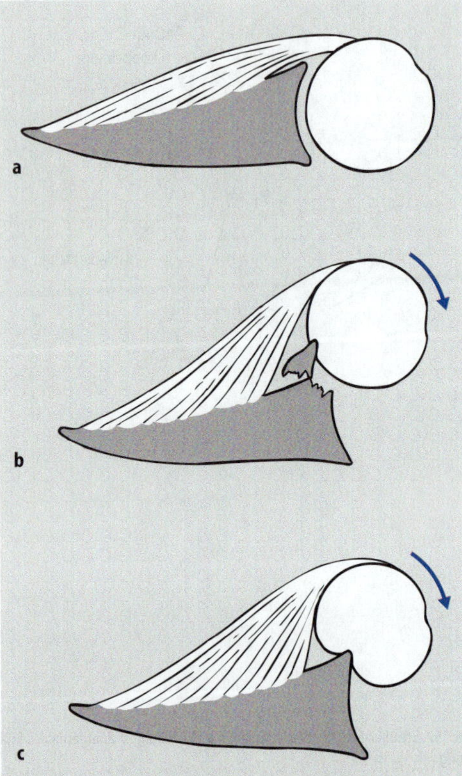

Abb. S53. Vordere Schulterluxation. **a** normal, **b** vordere Schulterluxation [Bankart-Läsion], **c** Impressionsfraktur des Humeruskopfes [Hill-Sachs-Läsion]

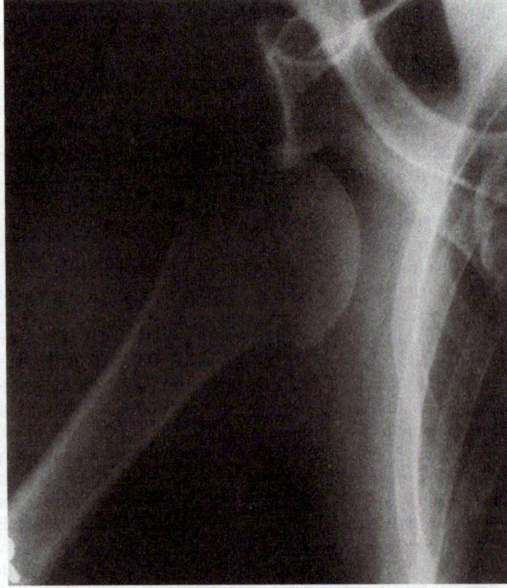

Abb. S54. Vordere Schulterluxation

(Berlin)
Schultz-Angina *f*: *→Angina agranulocytotica*
Schultze: **1.** Max Johann Sigismund Schultze; 1825–1874; deutscher Arzt (Berlin) **2.** Bernhard Sigismund Schultze; 1827–1919; deutscher Gynäkologe (Jena)

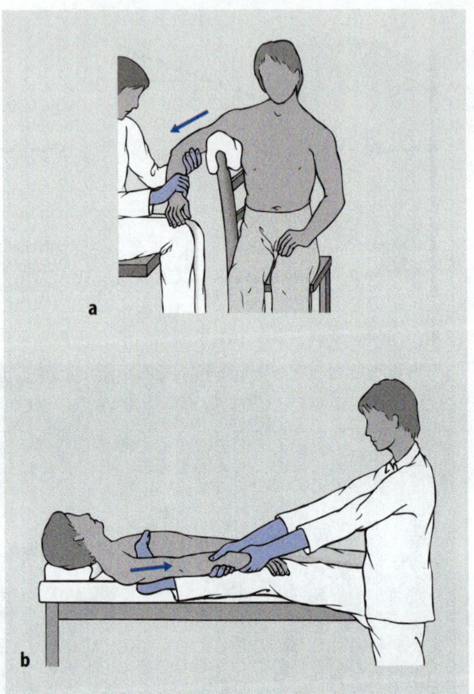

Abb. S55. Schulterluxation. Reposition nach Arlt [**a**] und Hippokrates [**b**]

Schultze-Komma *nt* (Ⓔ comma tract of Schultze): ***Syn:*** *Fasciculus semilunaris, Fasciculus interfascicularis*; kommaförmiges Faserbündel zwischen den langen Bahnen des Hinterstrangs [Funiculus* posterior] des Rückenmarks
Schultze-Modus *m* (Ⓔ Schultze's mechanism): häufigster Modus der postpartalen Plazentalösung [80 %]; beginnt in der Mitte der Plazenta und führt zur Bildung eines retroplazentaren Hämatoms, das durch sein Wachstum eine Ablösung von zentral nach lateral bewirkt; damit erscheint bei der Ausstoßung der Plazenta die Mitte der fetalen Oberfläche zuerst in der Vulvaebene
Schullung, binlolkullalre *f* (Ⓔ pleoptics): ***Syn:*** *Orthoptik, Pleoptik*; Form der Schielbehandlung, die das binokuläre Sehen fördert; heute kaum noch angewandt
Schuplpenlelpilthel *nt*: *→Plattenepithel*
Schuplpenlflechlte *f*: **1.** *→Psoriasis* **2.** *→Psoriasis vulgaris*
Schuplpenlnaht *f* (Ⓔ squamous suture): ***Syn:*** *Sutura squamosa*; Knochennaht, bei der sich die Nahtränder schuppenartig überlappen; *s.u. Sutura*
Schuplpenlröslchen *nt*: *→Pityriasis rosea*
Schuslterlbrust *f* (Ⓔ cobbler's chest): erworbene Eindellung des Brustbeins [Sternums] bei Schustern
Schütltellfrost *m* (Ⓔ chills): unwillkürliches, starkes Zittern des ganzen Körpers mit Zähneklappern und meist auch Kältegefühl und Gänsehaut; bewirkt eine rasche Wärmebildung und damit eine Temperaturerhöhung des Körpers
Schütltellkranklheit *f*: *→Kuru*
Schütltellmixltur *f* (Ⓔ lotion): ***Syn:*** *Mixtura agitanda*; Lotion* mit hohem Feststoffanteil
Schütz: Huge Schütz; deutscher Neurologe im 20. Jahrhundert
Schütz-Bündel *nt* (Ⓔ Schütz' bundle): ***Syn:*** *Schütz-Längsbündel, dorsales Längsbündel, Fasciculus longitudinalis posterior, Fasciculus longitudinalis dorsalis*; vom Zwischenhirn [Diencephalon*] bis in die Medulla* oblongata reichendes Bündel markarmer Fasern, die Hypothalamuszentren mit Hirnstammzentren verbinden
Schütlzenlgralbenlfielber *nt*: *→Fünftagefieber*
Schutzlimplfung *f* (Ⓔ vaccination): *s.u. Impfung*
Schutzlkeilme *pl* (Ⓔ protective flora): Bezeichnung für phy-

Schock

F.-J. Kretz

Definition

Unter Schock werden Kreislaufstörungen verstanden, die durch Blutdruckabfall [Hypotonie*], Tachykardie* und Mikrozirkulationsstörungen gekennzeichnet sind. Durch die Mikrozirkulationsstörungen kommt es zu einem verringerten Sauerstoffangebot [DO_2] an die Zellen. Folge davon sind Zellfunktionsstörungen bis zum Zelluntergang.

Ätiologie

Der Kreislauf des Menschen konstituiert sich aus drei verschiedenen Komponenten:

- Blutvolumen,
- Herzleistung,
- Gefäßregulation.

Eine Schocksymptomatik entsteht dann, wenn mindestens eine dieser drei Komponenten ausfällt oder gestört ist.

Verminderung des intravasalen Volumens: Das Blutvolumen ist vermindert bei

- Blutverlusten,
- Plasmaverlusten,
- Wasser- und Elektrolytverlusten.

Blutverluste treten auf bei Blutungen traumatischer Genese oder bei spontanen Blutungen in Hohlorgane oder ins Weichteilgewebe.

- Traumatische Blutungen nach außen: offene Frakturen, Gefäßverletzungen, Weichteilverletzungen
- Traumatische Blutungen nach innen:
  - intrathorakal: Hämatothorax, Lungenkontusion
  - intraabdominell: Milzruptur, Leberruptur
  - retroperitoneal: Beckenfraktur, Nierenruptur
- Geschlossene Frakturen [z. B. geschlossene Unterschenkelfraktur ca. 500 ml Blutverlust, geschlossene Oberschenkelfraktur 1000 ml Blutverlust]
- Spontane Blutungen in Hohlorgane und ins Weichteilgewebe: Ösophagusvarizenblutung, Magenblutung, Aortenruptur.

Zu **Plasmaverlusten** kommt es bei exsudativen und transsudativen Erkrankungen, wie z. B. bei Verbrennungen*, ausgedehnten intraabdominellen Wundflächen, Aszites*, Pleuraergüssen*.

Wasser- und Elektrolytverluste treten z. B. auf bei Ileus*, Pankreatitis*, Erbrechen, Aszites*, Enteritiden* mit Diarrhoe sowie Diabetes* insipidus und mellitus.

Verminderung der Herzleistung

Die Herzleistung kann vermindert sein durch:

- Störung der Reizbildung und der Erregungsleitung [Bradykardie*, Tachykardie*, AV-Überleitungsstörungen],
- Schädigung des Arbeitsmyokards [Myokardinfarkt* mit Herzmuskelnekrose in einer Ausdehnung von über 40 %, Myokarditis* oder toxische Myokardschädigung],
- Behinderung der Kammerfüllung [Lungenembolie*, Perikarderguss*, Herzbeuteltamponade*, Spannungspneumothorax*].

Störung der Gefäßregulation

Eine Störung der Gefäßregulation ist die Ursache der Schocksymptomatik bei

- Sepsis und
- anaphylaktischen Reaktionen.

Eine strenge Trennung dieser Arten von Schock ist jedoch nicht immer möglich. So ist bei der Sepsis* neben der Störung der Gefäßregulation auch noch meist eine starke Minderung des intravasalen Volumens wie auch eine Minderung der Inotropie zu diagnostizieren. Beim anaphylaktischen Schock liegt aufgrund der gestörten Gefäßregulation auch ein relativer intravasaler Volumenmangel vor.

Ursachen einer Sepsis können unter anderem sein: Peritonitis*, Pyelitis*, Endokarditis*, Meningitis*, Verbrennung*, Leukämie*, infizierte Katheter. Als **Ursachen anaphylaktischer Reaktionen** findet sich z. B. Röntgenkontrastmittel*, Plasmaersatzmittel, Antibiotika*, Latex.

Der **septische Schock** muss begrifflich von anderen Fachausdrücken wie **Sepsis**, **Bakteriämie** oder **systemic inflammatory response Syndrom** [SIRS] abgegrenzt werden. Grundlage der begrifflichen Klärung sind die Richtlinien des American College of Chest Physicians und der Society of Critical Care Medicine [SCCM]. Werden in einem ansonsten sterilen Gewebe Bakterien ohne umgebende Entzündungsreaktion gefunden, so wird von einer **Kolonisation** gesprochen. Beim Nachweis lebender Bakterien in der Blutbahn liegt eine **Bakteriämie** vor. Kommt es in einem ansonsten sterilen Gewebe zu einem Bakterienwachstum und einer lokalen Entzündungsreaktion, so spricht man von einer **Infektion**. Eine **Sepsis** ist als eine **bakterielle Entzündung mit systemischer Entzündungsreaktion** definiert. Die **schwere Sepsis** geht definitionsgemäß mit Organfunktionsstörungen [MODS, Eintrübung, Laktazidose, Oligurie] einher. Von **septischem Schock** spricht man, wenn es beim Normotoniker zu einem **Blutdruckabfall unter 90 mm Hg** systolisch bzw. zu einem **Abfall des arteriellen Mitteldruckes von 30–40 mm Hg** gegenüber dem Ausgangsdruck kommt. Der septische Schock mündet unbehandelt immer, z.T. aber auch trotz größter therapeutischer Bemühungen in ein **multiples Organversagen** [MOV].

Von einem **SIRS** ist definitionsgemäß dann die Rede, wenn zwei der folgenden Symptome vorliegen:

- Temperatur über 38 °C oder unter 36 °C
- Herzfrequenz über 90/min
- Atemfrequenz über 20/min
- Leukozytose* über 12.000/mm^3
- Leukopenie* unter 3.000/mm^3
- Linksverschiebung* über 10 % unreife Granulozyten*.

Pathophysiologie

Die Pathophysiologie des Schocks ist durch ein **vermindertes Sauerstoffangebot** [DO_2] an die Zelle gekennzeichnet. DO_2 ist eine Funktion von **Sauerstoffgehalt** [**Sauerstoffcontent**; C_aO_2] und **Herzminutenvolumen** [**HMV**]:

$$DO_2 = C_aO_2 \times HMV$$

Ursache der Abnahme des HMV beim **hypovolämischen Schock** ist der intravasale Volumenmangel, beim **kardiogenen Schock** die Abnahme der Myokardkontraktilität. Bei diesen Schockformen ist eine Sauerstoffversorgung der Gewebe auch unter Schockbedingungen noch durch Steigerung der Sauerstoffextraktion möglich. Dieser Kompensationsmechanismus ist jedoch auf Organe begrenzt, bei denen noch eine Steigerung der Sauerstoffextraktion erreichbar ist. Dies ist bei Herz und Gehirn, die bereits unter physiologischen Bedingungen eine hohe Sauerstoffextraktion aufweisen, nicht mehr möglich. Deshalb muss der Patient im Schock über seine Stressmechanismen, vor allem über die Kreislaufzentralisation, versuchen, diese beiden Organe zu perfundieren.

S

Beim **septischen Schock** ist anfänglich in der hyperdynamen Phase [high flow] das Sauerstoffangebot normal oder gesteigert, kann jedoch aufgrund der sepsisbedingten Mikrozirkulationsstörungen nicht mehr adäquat genutzt werden. Insofern ist beim septischen Schock mit einer gemischt-venösen Sauerstoffsättigung zu rechnen, die noch über dem Normalwert liegt.

Die **Mikrozirkulationsstörung** entzieht sich einer direkten Quantifizierung, deshalb muss man sich zur Beurteilung des Schockzustandes an hämodynamischen Globalparametern wie Herzfrequenz, Blutdruck, zentralvenöser Druck [ZVD] und an die mithilfe des Pulmonalarterienkatheters ermittelten Werte wie pulmonalkapillärer Wedge-Druck [PCWP], cardiac output [CO], peripherer Widerstand [SVR], pulmonalvaskulärer Widerstand [PVR] und Schlagvolumen [SV] orientieren.

Die für den Schock charakteristischen Mikrozirkulationsstörungen führen nicht nur zu einer Minderversorgung der Zelle mit Sauerstoff, sondern auch zu Viskositätsveränderungen und zu einer Strömungsverlangsamung. Dies führt zu Erythrozyten- und Thrombozytenaggregationen sowie zu einer erhöhten Leukozytenadhäsivität. All dies, insbesondere auch die Aktivierung des plättchenaktivierenden Faktors [PAF], fördert die Bildung von Mikrothromben und die Aktivierung des plasmatischen Gerinnungssystems. Unbehandelt führt jeder Schock in eine disseminierte intravasale Gerinnung* [DIC]. Gefördert wird die primäre Hyperkoagulabilität* des Blutes auch durch eine schockbedingte Abnahme der Clearancefunktion des retikuloendothelialen Systems* [RES], das normalerweise an der Elimination von gerinnungsaktiven Faktoren beteiligt ist. Der Verbrauch der Gerinnungsfaktoren durch die disseminierte intravasale Gerinnung führt sekundär zu einer hämorrhagischen Diathese [Verbrauchskoagulopathie].

Jeden **Blutdruckabfall** registriert der Körper mithilfe seiner in der Aorta* und im Karotissinus* lokalisierten Barorezeptoren* und reagiert mit einer Stimulation des Sympathikus* und des Nebennierenmarks*. Die reduzierte Nierenperfusion führt zu einer Stimulation des Renin-Angiotensin-Aldosteron-Systems*. Unter dem Einfluss des Sympathikus kommt es zu einer Vasokonstriktion von Arteriolen und Venolen, die Blutzufuhr zum Gewebe wird dadurch gedrosselt. Durch hypoxiebedingte Kapillarwandveränderungen [capillary leak] wird der Wasserausstrom ins Gewebe gefördert, sodass der intravasale Volumenverlust zunimmt. Dadurch kommt es zu einer weiteren Verminderung des venösen Rückflusses zum Herzen und damit auch zu einer Verminderung der Vorlast des Herzens.

Die sympathikusinduzierte Arteriolenkonstriktion bewirkt eine Minderdurchblutung der Kapillaren. Von dieser Minderdurchblutung sind die Kreislaufsysteme der wichtigen Organe Herz, Lunge und Gehirn ausgeschlossen. Durch diese Kreislaufzentralisation wird ein hinreichender Perfusionsdruck in diesen Teilkreisläufen gesichert. Solange die Kreislaufzentralisation und damit die Perfusion lebenswichtiger Organe aufrechterhalten werden kann, spricht man von einem **kompensierten Schock.**

Der Sauerstoffmangel im schlecht durchbluteten Gewebe zwingt die Zellen dazu, ihre Energie durch anaerobe Glykolyse* zu gewinnen. Mit dieser unökonomischen Art der Energiegewinnung kann die Zelle kurzfristig ihren Energiestoffwechsel aufrechterhalten. Doch kommt es bald

- zu einer Störung der zellulären Proteinbildung,
- zum Zerfall von Zellorganellen und
- zu einer Freisetzung von Lysosomen in der Zelle und daraus folglich
- zu einer Zerstörung der Zellstruktur und zur Zellnekrose.

Stellt die Zelle ihre Energieproduktion auf anaerobe Glykolyse um, so häufen sich saure Metabolite an, [Pyruvat*, vor allem aber Lactat*]. Charakteristisch ist auch ein hoher Anfall von Adenosin*, das aus dem Abbau von ATP entsteht. Adenosin wird zu Inosin* und Hypoxanthin* abgebaut. Darüber hinaus entstehen bei diesem Abbau auch noch in hohem Umfang toxische Radikale, die den Zelluntergang beschleunigen können. Durch den hohen Lactatspiegel entsteht eine metabolische Azidose*. Fällt der pH-Wert im Blut ab, so werden die Katecholamine* in ihrer Wirksamkeit vermindert. Die katecholamininduzierte arterielle Konstriktion nimmt ab, das Blut dringt über die dilatierten Arteriolensphincter in die Kapillaren ein und steht dem zentralisierten Kreislauf nicht mehr zur Verfügung. Dies nennt man **dekompensierter Schock.**

Mit der adäquaten Therapie eines Schockzustandes ist jedoch die Gefährdungssituation des Patienten noch nicht vorbei. Vielmehr werden in der Reperfusionsphase die Arteriolen wieder geöffnet; dies führt einerseits wieder zu einem adäquaten O_2-Angebot der Zellen, aber auch zu einer Ausschwemmung toxischer Metabolite wie Sauerstoffradikalen, zyklischem AMP, Membranlipiden, Ca^{2+}etc. Dies hat dann in Abhängigkeit vom Ausmaß des Gewebeschadens ein **systemisches inflammatorisches Response-Syndrom** zur Folge [SIRS].

Es gibt jedoch auch nach adäquater Therapie eines Schockzustandes noch Gewebeareale, die sich in der Reperfusionsphase aufgrund von Leukozytenadhäsion in den Kapillaren, Schwellung des Kapillarendothels oder einer Kompression von außen durch extravaskuläres Wasser nicht mehr öffnen. Dies nennt man ein **„No-Reflow-Phänomen"**, das zu einer weiteren Störung der Zellfunktion bis zum Absterben der Zellen führen kann.

Sind Mikrozirkulationsstörungen mit ihren rheologischen, metabolischen und hämostaseologischen Folgen typisch für alle Schockformen, so differieren die Schockformen jedoch in den von ihnen ausgelösten makrozirkulatorischen Veränderungen. Um diese Unterschiede ermitteln zu können, ist oft zusätzlich zum routinemäßigen Kreislaufmonitoring [Puls, arterieller Druck, zentralvenöser Druck] ein erweitertes Monitoring [Pulmonalarterienkatheter] notwendig.

Hämodynamische Charakteristika der Schockformen

Hypovolämischer Schock: Verständlicherweise sinken hypovolämiebedingt der arterielle Blutdruck und der zentrale Venendruck ab. Die Stressantwort erklärt die hohe Pulsfrequenz und die katecholaminbedingte Widerstandserhöhung im kleinen und großen Kreislauf. Aufgrund des unzureichenden Rückstromes ist nur eine ungenügende rechts- und linksventrikuläre Vorlast gegeben.

Kardiogener Schock: Der kardiogene Schock ist charakterisiert durch einen Blutdruck unter 90 mm Hg, einen Herzindex unter 2,2 l/min sowie einen pulmonalkapillären Wedgedruck über 15 mm Hg. Ursache des kardiogenen Schocks ist meistens ein Myokardinfarkt*, bei dem mehr als 40 % des Arbeitsmyokards zerstört wurde, oder eine Myokarditis*, die die Pumpfunktion beeinträchtigt. Bei 5–10 % aller Myokardinfarkte ist mit einem thrombotischen Verschluss der Koronararterien zu rechnen, der dann zu einer weitgehenden Zerstörung des Arbeitsmyokards führt. Aufgrund der geschwächten Pumpfunktion können die peripheren Organe nicht mehr hinreichend mit Sauerstoff versorgt werden. Durch die mangelhafte Auswurfleistung entsteht ein erhöhter enddiastolischer Druck im linken Ventrikel [LVEDP] und als Folge des Blutrückstaus in den kleinen Kreislauf ein erhöhter Pulmonalarteriendruck. Der Rückstau des Blutes hat eine Sequestration von Wasser ins interstitielle Lungengewebe [Lungenödem*] und eine Verlängerung der Diffusionsstrecke zur Folge, was den Gasaustausch erschwert. Das hypoxisch geschädigte Herz verträgt aber eine weitere Hypoxämie* nur schlecht, der ischämiebedingte Myokardschaden wird größer. Dies mündet in einen Circulus vitiosus, der letztendlich für die schlechte Prognose des kardiogenen Schocks verantwortlich ist. Die erhöhte Herzfrequenz schadet dem ischämisch geschädigten Herz zusätzlich, da die Tachykardie* die Diastole* und damit die Durchblutungszeit des Herzens verkürzt.

Als extrakardiale Ursachen eines kardiogenen Schocks finden sich z. B. Verlegung der Ausflussbahn des rechten Ventrikels durch eine Lungenembolie*, Luftembolie*, Pneumothorax* mit Verlagerung des Mediastinums und Einflussstauung [Spannungspneumothorax*], Herzbeuteltamponade* nach Einblutung oder Erguss. Kennzeichnend für den dramatischen Verlauf dieser Krankheitsbilder sind ein massiver Blutdruckabfall, eine kompensatorische Tachykardie und ein rapider Abfall des Herzminutenvolumens.

Septischer Schock: Er ist durch eine Hypotonie* bedingt, ausgelöst durch eine extreme Vasodilatation. Ursache der Vasodilatation ist die Freisetzung unphysiologisch hoher NO-Mengen. Die Sauerstoffextraktion ist durch die beeinträchtigte Mikrozirkulation und Störung der regionalen Autoregulationsmechanismen vermindert. Der intravasale Volumenmangel ist Folge des venösen Poolings [relativer Volumenmangel] und der Verluste über die Kapillarendothelien [**Capillary-leak-Syndrom**; absoluter Volumenmangel].

Klinisch zeigt der Patient eine offene Peripherie [warme Haut]. Der periphere Widerstand ist vermindert, das Herzminutenvolumen* ist zunächst erhöht. Dies hat dem septischen Schock auch die Bezeichnung **hyperdynamischer Schock** eingebracht. Dieses anfänglich anzutreffende hyperdyname Schockstadium nennt man auch **High-flow-Phase**. Der Patient neigt im septischen Schock zur Hyperventilation* mit konsekutiver respiratorischer Alkalose*. Die Notwendigkeit zur Hyperventilation ergibt sich aus dem niedrigen arteriellen pO_2 [Ursache: pulmonale Shunts].

Typisch ist beim septischen Schock eine endotoxininduzierte Hyperkoagulabilität*, die oft rasch zu einer disseminierten intravasalen Gerinnung* und zu einer Verbrauchskoagulopathie* führt. Der septische Schock ist meist Folge einer Endotoxinämie gramnegativer Bakterien, seltener sind grampositive Bakterientoxine die Ursache einer Sepsis.

Auf die High-flow-Phase folgt die **Low-flow-Phase**. Das Herzminutenvolumen ist vermindert, der Patient zentralisiert. Grund dafür ist eine endotoxininduzierte Myokardinsuffizienz.

Die Ursachen der hämodynamischen Funktionsstörungen liegen in der endotoxinbedingten Triggerung von Mediatorkaskaden. Es entstehen die **proinflammatorischen Zytokine** TNF-α, IL-1, IL-6 und IL-8. Neben diesen so genannten **Alarmzytokinen** entstehen noch **antiinflammatorische Zytokine** wie IL-4 und IL-10. Das Gleichgewicht zwischen diesen pro- und antiinflammatorischen Zytokinen ist jedoch eindeutig auf die Seite der proinflammatorischen Zytokine verlagert. Die Stimulation der Stickstoffmonoxydsynthetase mündet in die Bildung von Stickstoffmonoxyd [NO], einem starken vasogenen Dilatator*, sowie Endothelin-1. NO stört die endotheliale Funktion und hat Mikrozirkulationsstörungen mit konsekutiven Gewebeschäden zur Folge. Besonders im Gastrointestinaltrakt kommt es zu einer Störung der intestinalen Permeabilität mit der Folge eines Bakterien- und Endotoxintransfers in das Blut. So entsteht ein Circulus vitiosus, der nur schwer zu durchbrechen ist.

In den letzten Jahren hat in diesem Bereich eine intensive Forschung zahlreiche faszinierende Erkenntnisse gebracht. Neue therapeutische Ansätze, die bereits klinisch relevant sind, waren bislang jedoch nicht daraus abzuleiten.

Anaphylaktischer Schock: Nach Kontakt mit einem Antigen* kann der Mensch Antikörper* gegen dieses Antigen bilden. Nach dieser Sensibilisierung führt ein weiterer Kontakt zu einer Antikörper-Antigen-Reaktion, was eine Freisetzung von Histamin* aus den Mastzellen* und ortsständigen Histiozyten* zur Folge hat. Histamin bewirkt eine Gefäßweitstellung und eine Membranpermeabilitätsstörung, die einen Wasseraustritt und ein perivaskuläres Ödem zur Folge haben. So entsteht zusätzlich zur Vasodilatation [relativer intravasaler Volumenmangel] ein absoluter intravasaler Volumenmangel [absoluter Volumenmangelschock].

Organveränderung im Schock

Lunge

Schockbedingte Lungenfunktionsstörungen [adult respiratory distress syndrome, ARDS] haben eigene Gesetzmäßigkeiten und bieten auch heute noch dem Therapeuten erhebliche Probleme. Die Frühphase des Schocks ist gekennzeichnet durch hypoxiebedingte Membranschäden, die in der Lunge zu ausgeprägten Permeabilitätsstörungen der Alveolen und zu einem massiven Ödem im Interstitium führen. Durch Einstrom von Plasmaproteinen und Natriumionen ins Interstitium wird der lokale kolloidosmotische Druck verändert, sodass sich das Ödem verstärkt. Diese interstitiellen Ödeme verlängern die Diffusionsstrecke und erschweren den Gasaustausch der besonders hypoxieempfindlichen Zellen an den Gasaustauschflächen.

Um die einzelnen nekrotischen Zellen sammeln sich Granulozyten*. Diese haben einen hohen Gehalt an Lysosomen*, deren Enzyme während des Phagozytosevorganges freigesetzt werden und zur Destruktion von Zellen und Basalmembranen führen können.

Diese Veränderungen sind noch reversibel. Kann die Schockursache nicht beherrscht werden, dann kann dieser Zustand irreversibel werden. Dieses Stadium der Irreversibilität, auch **chronisch-progressives Lungenversagen** genannt, ist gekennzeichnet durch pulmonale hyaline Membranen*, die aus Fibrinmonomeren bestehen und die über die geschädigten Alveolarmembranen in das Alveolarlumen austreten. Sie sind in allen Lungenabschnitten nachweisbar. In diesem Endzustand ist kein Gasaustausch mehr möglich. Funktionell führen diese Veränderungen zu folgender Pathophysiologie:

- reduzierte Compliance: die Dehnbarkeit der Lunge wird durch das Ödem in der Frühphase und hyaline Membranen in der Spätphase herabgesetzt,
- vermehrter Rechts-Links-Shunt: da zahlreiche Alveolen zerstört sind, tritt Blut, das diese Alveolen umspült, in den großen Kreislauf über, ohne am Gasaustausch teilgenommen zu haben,
- erhöhte Totraumventilation: die zerstörten Alveolen stellen einen pathologischen Totraum dar.

Niere

Der schockbedingte Blutdruckabfall vermindert die Durchblutung der Niere, da diese nicht zu den im Schockzustand noch perfundierten Organen zählt. Die Niere registriert diesen Blutdruckabfall und reagiert mit einer Freisetzung von Renin*, was letztendlich über das Renin-Angiotensin-Aldosteron-System* zu einer weiteren Abnahme des Glomerulumfiltrats führt. Als funktionelle Veränderungen sind Oligurie*, Anurie*, metabolische Azidose*, Hyperkaliämie* und Retention harnpflichtiger Substanzen zu registrieren. Diese Symptome der **Schockniere** sind in der Frühphase unter adäquater Therapie meist reversibel. Wenn die Nierengefäße, Glomerula und Tubuli durch Mikrothromben und Zelldetritus verlegt werden, so ist dieser Zustand dann häufig irreversibel [**terminale dialysepflichtige Niereninsuffizienz**].

Leber

Im Rahmen der schockbedingten, intestinalen Vasokonstriktion ist der Blutfluss im Pfortadersystem und die arterielle Leberdurchblutung vermindert. Folge ist eine Minderdurchblutung der Leber. Dies macht sich an einer Abnahme der Leberfunktionen Entgiftung, Phagozytose* und Bildung der Gerinnungsfaktoren* bemerkbar.

Morphologische Veränderungen der Leber im Schock sind

- Mikrothromben in den Sinusoiden und Zentralvenen,
- perizentrale Parenchymnekrosen und
- Verminderung des Glykogengehaltes.

Magen und Dünndarm

Der Magen-Darm-Trakt hat eine ausgeprägte α-adrenerge Innervation und wird deshalb im Schock nicht mehr durchblutet. Zellhypoxie und lokale Azidose sind die Folge – es kommt zu Zellnekrosen. Die Minderdurchblutung reduziert besonders im Magen die Schutzfunktion des Epithels gegenüber der Magensäure; Stressulzera können die Folge sein.

Auch der Dünndarm ist ein Organ, das im Schock nur noch mangelhaft durchblutet wird. In der Schleimhaut des Dünndarms liegen nicht nur sezernierende Schleimhautepithelzellen, sondern auch endokrin aktive Zellen, die biogene Amine* und Peptidhormone* produzieren können. Diese Peptidhormone sind Mediatoren, die, in den Kreislauf eingeschleust, einen Schockzustand unterhalten können. Gleichzeitig können aber auch über eine erhöhte Darmwandpermeabilität toxische Substanzen aus dem Darm in den Kreislauf gelangen, die zu einem **Endotoxinschock** führen können. Ob eine selektive Darmdekontamination mit Antibiotika* eine Endotoxineinschwemmung verhindern kann, ist nicht nachgewiesen. Das Risiko einer Erregerselektion [z. B. Zunahme resistenter Bakterien] ist groß.

Diagnostik

Allgemeine Symptome

- Haut
  - feucht [Ursache: Stimulation der sympathischen Nervenfasern, die die Schweißdrüsen der Haut versorgen]
  - kühl [Ursache: Minderdurchblutung]

- blass [Ursache: Vasokonstriktion]
- marmoriert [Ursache: periphere Stase]
- Nagelbett an Fingern und Zehen nicht durchblutet, Wiederfüllung verzögert [> 3 sec]
- Tachykardie
- Blutdruckabfall RR sys. < 90 mm Hg, Abfall des MAD um 30–40 mm Hg gegenüber dem Ausgangsdruck
- Dyspnoe und Hyperventilation
- Unruhe und Bewusstseinsstörungen
- Differenz zwischen rektaler und peripherer Temperatur.

Spezielle Symptome:

- **Hypovolämischer Schock**
  - Zeichen von Volumenverlusten: Blutung, Erbrechen, Diarrhoen
  - schlechte Venenfüllung
  - externe Jugularvenen füllen sich in flacher Rückenlage nicht
- **Kardiogener Schock**
  - Klinische Zeichen eines Infarktes, einer Lungenembolie oder eines Spannungspneumothorax mit Mediastinalverlagerung [Todesangst, stärkste Schmerzen im Brustkorb z. B. mit Ausstrahlung in den linken Arm beim Herzinfarkt]
  - Halsvenen füllen sich sogar in Rückenhochlage, ausgestrichene periphere Venen füllen sich schnell von retrograd [Rückstau vor dem Herzen!]
  - Bewusstsein zum Teil noch vorhanden, meist aber getrübt
- **Septischer Schock**
  - Zeichen einer Sepsis: Fieber, petechiale Blutungen
  - Haut warm und trocken [Ursachen: erhöhtes Herzzeitvolumen, geöffnete arteriovenöse periphere Shunts]
- **Anaphylaktischer Schock**
  - Anamnese! Kontakt mit Allergenen!
  - Quaddeln [Ursache: histaminbedingte Gefäßpermeabilitätsstörungen]
  - Erytheme [Ursache: histaminbedingte Gefäßdilatation], Urtikaria
  - Bronchospasmus [Ursache: Histamin führt zu einer Konstriktion der Bronchialmuskulatur].

Hämodynamische Parameter

- Routinemäßiges Monitoring: Puls, Blutdruck, zentralvenöser Druck
- Erweitertes Monitoring: Swan-Ganz-Katheter, transoesophageale Echokardiographie [TEE].

Apparative Diagnostik

- **Röntgen-Thorax** [bei Patienten im kardiogenen Schock, bei Patienten mit Polytrauma und bei Patienten mit stumpfem Bauchtrauma]. Je nach Schädigungsmuster zusätzlich Röntgendiagnostik der Extremitäten, der Wirbelsäule, des Beckens, des Schädels, kranielles Computertomogramm
- **Spiral-CT** oder **Sonographie des Abdomens**
- **Urin**: Menge, spezifisches Gewicht
- **Echokardiographie**: kommt beim Erwachsenen überwiegend als transoesophageale, bei Kindern als transthorakale Echokardiographie zum Einsatz und erlaubt vor allem eine Aussage über die Myokardkontraktilität, die Ventrikelweite und die Funktionsfähigkeit der Klappen, Cardiac output etc.
- **Gastrale Tonometrie**: Über das Messen des Magen-pHs ist eine Aussage über die Durchblutung des Magen-Darm-Traktes und damit über das Ausmaß des Schockzustandes möglich. Diese Methode hat jedoch noch nicht als Routinemethode in die Klinik Eingang gefunden.

Laborparameter

- **Hb, Hämatokrit.** Beide Werte liegen bei Blutverlusten zunächst im Normbereich und fallen erst nach isovolämischer Volumensubstitution mit Plasmaersatzmitteln ab. Dann erst sind Hb und Hämatokrit Parameter für das Ausmaß des Blutverlustes. Bei vorwiegenden Plasma- oder Wasserverlusten steigt der Hämatokrit zunächst an und kehrt erst nach adäquater Volumensubstitution in den Normbereich zurück.
- **Blutgerinnung:** Die schockbedingte intravasale Gerinnung kann zu einem Thrombozytensturz und zu einem Verbrauch von Gerinnungsfaktoren führen. Die Zahl der Thrombozyten* nimmt ab, der Quickwert* ist vermindert, PTT ist verlängert. Die Fibrinmonomere* sind erst in einem späteren Stadium der Gerinnungsstörungen erhöht.
- **Lactat:** Das bei der anaeroben Glykolyse* als Endprodukt entstehende Lactat ist bei Schockzuständen exzessiv erhöht und ist deshalb ein guter Parameter zur Beurteilung des Schockverlaufes.

- **Creatinkinase [CK], herzspezifische Creatinkinase [CK-MB]**: Beide Enzyme sind beim Myokardinfarkt* erhöht, die CK-MB ist jedoch herzspezifischer als die CK, die auch bei Muskeltraumen ansteigt.
- **Troponin I** ist ein in den dünnen Aktin/Myosinfilamenten des Muskels enthaltenes Protein, das die Calciumempfindlichkeit der Muskelproteine reguliert. Troponin I ist herzspezifisch und bei Herzinfarkt stark erhöht.
- Arterielle **Blutgasanalysen** sind unabdingbar notwendig, um das Ausmaß der respiratorischen Insuffizienz und der metabolischen Veränderungen im Schockgeschehen abschätzen zu können.
- Die **Elektrolytbestimmung** erlaubt Aussagen über den Wasser- und Elektrolythaushalt und gibt die Möglichkeit zu einem gezielten Ausgleich der Störungen.
- **Creatinin, Harnstoff**: Auch wenn die Nierenretentionswerte meist erst nach Tagen ansteigen, so sind Creatinin- und Harnstoffbestimmungen dennoch sinnvoll, um Vorerkrankungen der Niere auszuschließen und den Verlauf einer Schockniere beurteilen zu können.
- **Albumin, Gesamteiweiß**
- **Blutkulturen, Infektionsparameter** [CRP, IL-6, IL-8, Präcalcitonin]
- **Allergiediagnostik.**

Therapie

Ziel der Therapie ist es, die Sauerstoffversorgung des Gewebes wiederherzustellen. Zu den ersten Maßnahmen zählt deshalb die gesicherte Sauerstoffzufuhr.

Folgende Maßnahmen sind angezeigt in Abhängigkeit von der Schwere des klinischen Befundes:

- Nasale Sauerstoffsonde,
- Intubation und zunächst kontrollierte Beatmung mit differenzierten Beatmungsmustern; später im Rahmen der Entwöhnung SIMV; CPAP.

Ein ausreichender arterieller Sauerstoffpartialdruck genügt jedoch nicht allein, um die Sauerstoffversorgung der Zellen und Organe zu sichern. Notwendig ist auch ein adäquates Herzzeitvolumen. Dies erreicht man beim

- **hypovolämischen Schock** durch Volumensubstitution [z. B. Plasmaersatzmittel, Proteinlösungen, FFP, Blut]; die Indikation zur Transfusion ist kritisch abzuwägen. Mit der Gabe von Blut wird immer auch Zelldetritus trotz Filterung transfundiert, der die periphere Blutbahn verlegen kann. Insofern sollten möglichst frische Konserven transfundiert werden. Nur bei alten Patienten mit kardialen Vorerkrankungen ist ein Hb-Wert über 12 g/dl anzustreben. Bei jungen Patienten reicht ein Hb-Wert von 8–10 g/dl, um eine adäquate Sauerstoffversorgung zu gewährleisten, was besonders auch durch die bessere Rheologie gefördert wird.
- **kardiogenen Schock**, indem das Herz einerseits entlastet [z. B. organische Nitrate*], andererseits unterstützt [z. B. Katecholamine*] und die Herzinfarkttherapie [*s.a. Essay Myokardinfarkt S. 1441*] durchführt wird.
- **septischen und anaphylaktischen Schock**, indem man die Gefäßregulation normalisiert.

Hypovolämischer Schock

Volumensubstitution: Wird ein hypovolämischer Schock diagnostiziert, so muss über dicklumige periphervenöse Zugänge mit Volumenersatz begonnen werden. Je nach Verlust [Blut, Plasma, extrazelluläre Flüssigkeit] müssen Blut, Plasma, Plasmaersatzmittel oder kristalline Lösungen substituiert werden.

Kardiogener Schock

Kardial entlastende Therapie

- Verminderung des Preloads: Nitrate, Diuretika
- Verminderung des Afterloads: Nitroprussid-Natrium, Nitrate, Antihypertensiva.

Kardial stützende Therapie

- Positiv inotrop wirken Katecholamine* und Digitalis*: Auch wenn sie die Herzarbeit unterstützen und ökonomisieren, so muss doch bedacht werden, dass die Katecholamine über die Herzfrequenz- und/oder Kontraktilitätssteigerungen den Sauerstoffbedarf erhöhen. Als Katecholamine kommen Dobutamin*, Dopamin*, Noradrenalin* oder Adrenalin* infrage. Bei schwerer Herzinsuffizienz ist auch der Einsatz von Phosphodiesterasehemmern* wie Enoximon indiziert. Digitalispräparate sind nicht indiziert.
- Liegt dem kardiogenen Schock eine Störung des Herzrhythmus zu Grunde, so sind je nach Art der Störung Antiarrhythmika* oder aber eine elektrische Therapie [Schrittmacher, Defibrillation] indiziert.
- Sind die medikamentösen Maßnahmen ausgeschöpft, so kann der Patient möglicherweise noch durch eine mechanische Unterstützung der Zirkulation gerettet werden. In Einzelfällen hat sich die intraaortale

Ballonpulsation* bewährt. EKG-gesteuert wird ein Ballon, der in die Aorta* ascendens unterhalb des Aortenbogens eingeführt wird, während der Diastole aufgepumpt. In der Systole entleert sich der Ballon wieder und ermöglicht eine systolische Zirkulation. Dieses Prinzip vermindert die Herzarbeit, erniedrigt den enddiastolischen Ventrikeldruck und steigert die koronare Durchblutung.

- Darüber hinaus ist es heute möglich, über den Herzkatheter auch in der akuten Herzinfarktsituation Stents in die Koronararterien einzubringen, eine lokale Lyse durchzuführen oder notfallmäßig Bypässe zu legen, um das Myokard zu revaskularisieren.

Septischer und anaphylaktischer Schock

Ziel ist eine Normalisierung der Gefäßregulation.

Septischer Schock:

- wenn immer möglich, Unterbindung der Endotoxinproduktion durch chirurgische Intervention und Sanierung des Infektionsherdes
- Antibiotika
- Kühlung, antipyretische Medikation
- Volumensubstitution; im septischen Schock liegt meist eine massive Hypovolämie vor; deshalb Volumensubstitution anhand der gemessenen hämodynamischen Parameter und anhand der Laborwerte [z. B. mit FFP, Blut, Plasmaersatzmittel]
- Noradrenalin [Arterenol] zur Normalisierung des peripheren Gefäßwiderstandes; Überwachung der Therapie mit Pulmonalarterienkatheter
- Neuere Therapieansätze: AT III-Substitution, aktiviertes Protein C, Kortisonsubstitution.

Anaphylaktischer Schock:

- Unterbrechung der Zufuhr des Allergens
- Mittel der Wahl: Adrenalin. Grund: sofortiger Wirkungseintritt. Neben der Stimulation der α- und β-Rezeptoren auch Hemmung der Histaminfreisetzung aus den Mastzellen [kausale Therapie!].
- Volumensubstitution [relativer und absoluter Volumenmangel]
- Kortikoide: Methylprednisolon; Wirkungseintritt verzögert [erst nach 15 Minuten]; Wirkungsprinzip: Stabilisieren der Zellmembran; Dosierung: 1 bis 2 g
- Theophyllin; Indikation: Bronchospasmus.

Therapie der Schocklunge

Ziel der **Beatmungstherapie** ist die Sicherstellung eines adäquaten Sauerstoffangebotes, einer ausreichenden CO_2-Elimination, die Minderung von Atemnot und die Vermeidung von Lungenschäden. Um eine adäquate Oxygenierung zu gewährleisten, ist eine erhöhte **inspiratorische Sauerstofffraktion** [F_iO_2], die Beatmung mit einem **positiven endexspiratorischen Druck** [PEEP] und die Beatmung mit veränderten Atemzeitverhältnissen erforderlich. Um die Lungenschäden [Pneumothorax etc.] zu vermeiden, ist es häufig unumgänglich, den Beatmungsdruck zu vermindern [unter 30 cm H_2O] und die F_iO_2 zu erhöhen. Unter einer F_iO_2 von 0,65 sind keine sauerstoffbedingten Schädigungen der Lungenfunktion zu erwarten. Die Akzeptanz hoher arterieller Kohlendioxidpartialdrucke trägt zur Minimierung der Atemwegsdrücke bei.

S

Eine Verbesserung des Gasaustausches ist auch von einer **Bauchlagerung** zu erwarten. Über diese Maßnahmen werden basale Alveolen, die atelektatisch sind, für den Gasaustausch rekrutiert.

Pharmakologische Ansätze wie Surfactantapplikation, inhalative Vasodilatatoren und Kortikoidtherapie sind in ihrer Wirksamkeit nicht bewiesen. **Pharmakologische Begleitmaßnahmen** wie Analgosedierung und restriktive Flüssigkeitstherapie sind essentielle Komponenten der Therapie.

Therapie der Schockniere

- Hämodialyse*
- Spontane arterio-venöse oder veno-venöse Hämofiltration*.

Therapie der Azidose

Die im Schock aufgetretene metabolische Azidose* erfordert eine Korrektur durch Pufferung [z. B. Natriumbicarbonat, Trispuffer]. Ist das intravasale Volumen aufgefüllt, muss die schockbedingte Vasokonstriktion wieder durchbrochen werden. Die dadurch herbeigeführte Vasodilatation führt zu einer verbesserten Gewebeperfusion und sorgt für eine verbesserte Versorgung des Gewebes mit Sauerstoff und Substraten. Allerdings ist in dieser Reperfusionsphase auch mit einer Ausschwemmung toxischer Metabolite zu rechnen [siehe oben].

Prognose

Trotz aller therapeutischen Bemühungen muss beim kardiogenen und septischen Schock wegen der geschilderten pathophysiologischen Mechanismen auch heute noch mit einer hohen Letalität gerechnet werden [kardiogener Schock: 60–80 %; septischer Schock: 50–70 %]. Der anaphylaktische Schock ist jedoch besser zu beherrschen [Letalität unter 1 %]. Die Frage nach der Letalität ist beim hypovolämischen Schock nicht einfach zu beantworten. Die Prognose wird hier im Wesentlichen durch das Ausmaß und die Ursache bestimmt.

siologisch vorkommende Keime, die den Körper direkt oder indirekt vor pathogenen Keimen schützen, z.B. die Döderlein*-Stäbchen der Scheide

Schwach|sich|tig *adj*: *→amblyop*

Schwach|sich|tig|keit *f*: *→Amblyopie*

Schwach|sinn *m* (Ⓔ mental retardation): nicht mehr gebräuchliche Bezeichnung für Intelligenzminderung

Schwalbe: Gustav Albert Schwalbe; 1844–1917; deutscher Anatom (Leipzig, Jena)

Schwalbe-Kern *m* (Ⓔ Schwalbe's nucleus): ***Syn:*** *medialer Vestibulariskern, Nucleus vestibularis medialis*; *s.u. Nuclei vestibulares*

Schwalbe-Linie *f* (Ⓔ Schwalbe's ring): gonioskopisch sichtbare Verdickung von Endothel und Descemet*-Membran am Übergang zum Kammerwinkel*; *s.a. Essay Glaukom S. 797*

Schwamm|gur|ke *f* (Ⓔ sponge gourd): ***Syn:*** *Schwammkürbis, Luffa, Luffa aegyptiaca, Luffa cylindrica, Momordica cylindrica*; Kletterpflanze aus der Familie der Kürbisgewächse [Cucurbitaceae]; werden die gurkenartigen Früchte getrocknet, erhält man den sog. **Luffaschwamm**, der v.a. zur Hautreinigung und als Badeschwamm verwendet wird

Schwamm|kür|bis *m*: *→Schwammgurke*

Schwamm|nie|re *f*: *→Markschwammniere*

Schwan|ge|ren|lis|te|ri|o|se *f* (Ⓔ listeriosis of pregnancy): häufigste Form der Listeriose*; verläuft als grippaler Infekt und wird oft als Bagatellinfekt abgetan; kann aber durch eine Entzündung der Plazenta oder des Endometriums zum Abort führen; bei diaplazentarer Infektion entwickelt sich eine Neugeborenenlisteriose*; außerdem besteht die Gefahr einer Infektion bei vorzeitigem Blasensprung oder unter der Geburt; **Diagnose:** Erregernachweis nach Anzucht auf z.B. Blutagar oder Tryptikase-Soja-Bouillon; **Therapie:** Ampicillin* oder andere Aminopenicilline*, Ureidopenicilline*

Schwan|ger|schaft *f* (Ⓔ pregnancy): ***Syn:*** *Gravidität, Graviditas*; Zeitraum von der Befruchtung* bis zur Geburt*; beträgt im Durchschnitt 280 Tage; oft wird der Begriff aber für den „Zustand" der Schwangeren und die physiologischen Veränderungen des Körpers als Anpassung an die Schwangerschaft verwendet; dazu gehören u.a. Steigerung von Ventilation und Herzminutenvolumen, Zunahme von Gesamtkörperwasser, Plasmavolumen und renalem Blutfluss, Abnahme der Osmolalität und des Gesamtgefäßwiderstandes, Vorbereitung der Brust auf die Laktation

abdominale Schwangerschaft (Ⓔ abdominal pregnancy): ***Syn:*** *Bauchhöhlenschwangerschaft, Abdominalgravidität, Abdominalschwangerschaft, Graviditas abdominalis*; ektopische Schwangerschaft mit Einnistung der Frucht in der Bauchhöhle; relativ selten; meist im Anschluss an eine Adnexitis* mit Verklebung der Tube; die meisten Bauchhöhlenschwangerschaften sterben früh ab und bleiben klinisch unerkannt; implantiert sich der Keim aber im Bereich eines Gefäßbettes und gewinnt Anschluss an die mütterliche Blutzufuhr, kann sich eine intakte Schwangerschaft entwickeln, die unerkannt eine Letalität von bis zu 20 % hat; **Diagnose:** Ultraschall, Probelaparotomie; **Therapie:** Laparotomie und chirurgische Entfernung; bei ungünstigem Sitz der Plazenta wird sie in situ belassen und mit hoch dosierter Methotrexat-Therapie zur Regression gebracht

ektopische Schwangerschaft (Ⓔ ectopic pregnancy): ***Syn:*** *Extrauteringravidität, Graviditas extrauterina, Parakyese, Extrauterinschwangerschaft*; Einnistung der Frucht außerhalb der Gebärmutter; die mit Abstand häufigste Form ist die Eileiterschwangerschaft [95–98 %], gefolgt von Eierstockschwangerschaft und Bauchhöhlenschwangerschaft; Zervikalgravidität [Einnistung im Zervikalkanal], intramurale Gravidität [Einnistung in der Tiefe des Myometriums] und heterotope Schwangerschaft [Zwillingsschwangerschaft mit gleichzeitiger intra- und extrauteriner Einnistung] sind sehr selten; **Klinik:** der Verlauf ist variabel; die meisten Extrauterinschwangerschaften gehen frühzeitig zu Grunde und bleiben klinisch stumm, es kann aber auch zur Ausbildung eines Akuten* Abdomens kommen; **Diagnostik:** Anamnese [Ausbleiben der Monatsblutung; Schmierblutungen in der 2.–4. Woche], Schwangerschaftstest, Ultraschalluntersuchung, Laparoskopie*, Douglas*-Punktion; **Therapie:** die Therapie hängt vom Entwicklungsstadium und der Art der ektopischen Schwangerschaft ab; in der Frühphase kann die Frucht laparoskopisch abgesaugt oder zusammen mit Teilen des Eileiters entfernt werden [Eileiterschwangerschaft]; bei fortgeschrittener Eileiterschwangerschaft und Bauchhöhlenschwangerschaft ist meist eine Eröffnung der Bauchhöhle [Laparotomie*] indiziert

eutopische Schwangerschaft (Ⓔ intrauterine pregnancy): ***Syn:*** *intrauterine Schwangerschaft*; Schwangerschaft mit Einnistung der Frucht in der Gebärmutter; der Begriff wird i.d.R. nur zur Abgrenzung von ektopischer Schwangerschaft* verwendet

heterotope Schwangerschaft (Ⓔ heterotopic pregnancy): Zwillingsschwangerschaft mit gleichzeitiger intra- und extrauteriner Einnistung

interstitielle Schwangerschaft: *→intramurale Schwangerschaft*

intramurale Schwangerschaft (Ⓔ intramural pregnancy): ***Syn:*** *intramurale Gravidität, interstitielle Schwangerschaft*; ektopische Schwangerschaft* mit Einnistung in der Tiefe des Myometriums

intrauterine Schwangerschaft: *→eutopische Schwangerschaft*

Schwan|ger|schafts|ab|bruch *m* (Ⓔ induced abortion): ***Syn:*** *induzierter/artifizieller Abort, Abortus artificialis, Abtreibung, Interruptio graviditatis*; künstlich herbeigeführte Fehlgeburt; die gesetzliche Regelung [§ 218 und 219 des Strafgesetzbuches] erlaubt die Durchführung eines Schwangerschaftsabbruchs innerhalb von 12 Wochen nach der Empfängnis und nach einer Beratung; nach dieser Frist darf die Schwangerschaft nur bei Vorliegen medizinischer Indikationen [z.B. schwere gesundheitliche Gefährdung der Schwangeren] terminiert werden; vor der 12. SSW wird der Schwangerschaftsabbruch meist operativ vorgenommen [Zervixdilatation mit Prostaglandin, Absaugkürettage]; danach wird i.d.R. eine Kombination aus hoch dosierter Prostaglandinapplikation [führt zum Absterben der Frucht und zur Ausstoßung] und instrumenteller Ausräumung gewählt

Schwan|ger|schafts|a|me|nor|rhoe *f, pl* **-rhoen** (Ⓔ amenorrhea of pregnancy): physiologische Amenorrhoe* der Schwangeren

Schwan|ger|schafts|an|ä|mie *f* (Ⓔ anemia of pregnancy): makrozytäre Anämie* durch Folsäuremangel oder Vitamin B_{12}-Mangel in der Schwangerschaft; **Therapie**: orale Gabe von Eisen, Folsäure und Vitamin B_{12}

Schwan|ger|schafts|cho|les|ta|se *f* (Ⓔ jaundice of pregnancy): ***Syn***: *Schwangerschaftsgelbsucht, Schwangerschaftsikterus, Icterus gravidarum, Hepatopathia gravidarum*; von Juckreiz und [seltener] Gelbsucht [Ikterus*] geprägte Leberschädigung während der Schwangerschaft; meist kommt es zwischen der 28. und 34. SSW zu starkem Juckreiz und evtl. leichtem Ikterus durch eine intrahepatische Cholestase*; oft fällt auch eine Dunkelfärbung des Urins und Hellfärbung des Stuhls auf; Bilirubin*, alkalische Phosphatase* und die Transaminasen sind im Serum erhöht; tritt in Mitteleuropa selten auf [1–2:1000 Schwangerschaften], ist aber häufig in Chile, Polen und Skandinavien

Schwan|ger|schafts|cho|rea *f* (Ⓔ chorea in pregnancy): ***Syn***: *Chorea gravidarum*; in der Schwangerschaft auftretende Chorea*; gleicht der Chorea* minor, die sich auch bei der Hälfte der Patienten in der Anamnese findet; ist heute nur noch eine Rarität

Schwan|ger|schafts|de|pres|si|on *f* (Ⓔ depression of pregnancy): während einer Schwangerschaft auftretende Depression, die nach der Entbindung wieder abklingt; *s.a. Wochenbettdepression*

Schwan|ger|schafts|der|ma|to|sen *pl* (Ⓔ dermatoses of pregnancy): während der Schwangerschaft auftretende Dermatosen*, z.B. Chloasma*, Schwangerschaftsstreifen*

papulöse Schwangerschaftsdermatose (Ⓔ papular dermatosis of pregnancy): ***Syn***: *papulöse Dermatitis in der Schwangerschaft*; mit juckenden Papeln einhergehende Dermatitis der Schwangeren

polymorphe Schwangerschaftsdermatose (Ⓔ pruritic urticarial papules and plaques of pregnancy): ***Syn***: *pruritic urticarial papules and plaques of pregnancy*; ätiologisch ungeklärte, häufigste Schwangerschaftsdermatose, die vorwiegend bei Erstgebärenden im letzten Schwangerschaftsdrittel auftritt; es entstehen heftig juckende, gerötete, ödematöse Papeln und Plaques innerhalb der Schwangerschaftsstreifen*; **Therapie**: Corticoide extern; bei schweren Fällen Corticoide intern; **Prognose**: gut; Rückbildung innerhalb von Tagen nach der Entbindung; kein Rezidiv bei weiteren Schwangerschaften

Schwan|ger|schafts|di|a|be|tes *m*: *→Gestationsdiabetes*

Schwan|ger|schafts|en|do|me|tri|um *nt* (Ⓔ decidua): ***Syn***: *dezidualisiertes Endometrium, Decidua, Dezidua, Caduca, Decidua membrana, Membrana deciduae, Decidua graviditatis*; kommt es zur Befruchtung und Einnistung der Frucht, wandelt sich die Funktionalis [Lamina* functionalis], die schon während der Proliferationsphase* an Dicke zunahm, in das sog. Schwangerschaftsendometrium um; es kommt v.a. zur Vergrößerung der Stromazellen [**Deziduazellen**], die Fett und Glykogen einlagern; vereinzelt kommt es zur Ausbildung eines Arias*-Stella-Phänomens

Schwan|ger|schafts|er|bre|chen *nt* (Ⓔ vomiting of pregnancy): ***Syn***: *Emesis gravidarum, Vomitus gravidarum*; meist frühmorgens auftretendes Erbrechen in der Frühphase der Schwangerschaft; tritt bei ca. 80 % aller Schwangeren auf; beginnt in der 4.–8. SSW und endet in der 16. SSW; *s.a. Hyperemesis gravidarum*

Schwan|ger|schafts|gelb|kör|per *m* (Ⓔ yellow body of pregnancy): *s.u. Corpus luteum*

Schwan|ger|schafts|gelb|sucht *f*: *→Schwangerschaftscholestase*

Schwan|ger|schafts|gin|gi|vi|tis *f, pl* **-tiden** (Ⓔ pregnancy gingivitis): ***Syn***: *Gingivitis gravidarum*; durch die verbesserte Durchblutung begünstigte Zahnfleischentzündung

Schwan|ger|schafts|glu|kos|u|rie *f* (Ⓔ glycosuria of pregnancy): durch eine vorübergehende Veränderung der Nierenschwelle bedingte Zuckerausscheidung im Harn

Schwan|ger|schafts|ik|te|rus *m*: *→Schwangerschaftscholestase*

Schwan|ger|schafts|ne|phri|tis *f, pl* **-tiden** (Ⓔ nephritis of pregnancy): ***Syn***: *Schwangerschaftsnephropathie, Nephropathia gravidarum, Nephritis gravidarum*; mit Hypertonie* und Proteinurie* einhergehende, durch die Erweiterung der Harnleiter und Nierenkelche [Pyelonephritis* gravidarum] geförderte Entzündung; kann zu Präeklampsie* oder Eklampsie* führen

Schwan|ger|schafts|ne|phro|pa|thie *f*: *→Schwangerschaftsnephritis*

Schwan|ger|schafts|pro|te|i|ne *pl* (Ⓔ gestational proteins): schwangerschaftsspezifische Proteine im Serum der Mutter

Schwan|ger|schafts|pro|te|in|u|rie *pl* (Ⓔ gestational proteinuria): durch eine vorübergehende Veränderung der Nierenschwelle bedingte Eiweißausscheidung im Harn

Schwan|ger|schafts|psy|cho|se *f* (Ⓔ gestational psychosis): in der Schwangerschaft auftretende endogene oder symptomatische Psychose*; *s.a. Wochenbettpsychose*

Schwan|ger|schafts|py|e|li|tis *f, pl* **-ti|den** (Ⓔ encyopyelitis): selten isoliert auftretende Nierenbeckenentzündung der Schwangeren; meist als Schwangerschaftspyelonephritis*

Schwan|ger|schafts|py|e|lo|ne|phri|tis *f, pl* **-ti|den** (Ⓔ pyelonephritis of pregnancy): ***Syn***: *Pyelonephritis der Schwangeren, Pyelonephritis gravidarum*; bakterielle [v.a. Escherichia* coli] Pyelonephritis, die durch Abflussstörung bzw. metabolische und hormonelle Änderungen während der Schwangerschaft bedingt ist; führt bei 30 % der Patientinnen zur Ausbildung pyelonephritischer Narben, die Ausgangspunkt einer chronischen Pyelonephritis* sein können; erhöht das Risiko für Frühgeburten und die perinatale Mortalität der Mütter

Schwan|ger|schafts|strei|fen *pl* (Ⓔ stretch marks): ***Syn***: *Striae gravidarum*; durch eine Schwangerschaft verursachte Striae* distensae, vor allem an der seitlichen Bauchwand, der Brust, den Hüften und Oberschenkeln

Schwan|ger|schafts|to|xi|ko|se *f* (Ⓔ gestational toxicosis): ***Syn***: *Gestationstoxikose, Gestose*; Oberbegriff für Erkrankungen, die nur im Zusammenhang mit einer Schwangerschaft auftreten; je nach dem Zeitpunkt des Auftretens unterscheidet man Frühgestose* und Spätgestose*; oft werden Gestose und Spätgestose gleichgesetzt

Schwan|ger|schafts|ver|gif|tung *f* (Ⓔ preeclampsia): veraltet für *→Präeklampsie*

Schwan|ger|schafts|we|hen *pl* (Ⓔ painless contractions): es gibt vier Arten von Schwangerschaftswehen: **1. Alvarez-Wellen** sind unkoordinierte lokale Kontraktionen ab der 20. Schwangerschaftswoche; sie haben eine niedrige Amplitude und eine hohe Frequenz; werden von der Schwangeren nicht gespürt **2. Braxton-Hicks-Kontraktionen** treten zwischen der 20. und 30. Schwangerschaftswoche auf; haben eine Frequenz von maximal 3 Kontraktionen/Stunde; vermehrt bei Gehen oder Stehen zur Verhinderung einer orthostatischen Dysregulation **3. Vorwehen** i.d.R. schmerzlose Wehen am Ende der Schwangerschaft [ab der 38. SSW], die den Muttermund nicht eröffnen; sie tragen aber zur Verkürzung und Auflockerung der Zervix bei; bei Mehrgebärenden stärker ausgeprägt als bei Erstgebärenden **4. Senkwehen** sind leichte Wehen, die das Kind in den Beckeneingang einstellen; sie gehen fließend in die Geburtswehen* über

Schwank|schwin|del *m* (Ⓔ systematic vertigo): Schwindel mit dem Gefühl, dass die Umgebung schwankt

Schwann: Friedrich Theodor Schwann; 1810–1882; deutscher Physiologe und Anatom (Berlin, Lüttich)

Schwann-Scheide *f* (Ⓔ Schwann's sheath): ***Syn***: *Neurilemma, Neurilemm, Neurolemm*; äußere Schicht der Markscheide

Schwann-Zelle *f* (Ⓔ Schwann cell): ***Syn***: *Neurolemnozyt*; Gliazelle* des peripheren Nervensystems, die die Markscheide* bildet

Schwan|nom *nt* (Ⓔ schwannoma): ***Syn***: *Neurilemom, Neurilemmom, Neurinom*; von der Schwann-Scheide* ausgehender gutartiger Tumor der Nervenscheide

Schwanz|lar|ve *f* (Ⓔ cercaria): ***Syn***: *Gabelschwanzlarve, Cercaria, Zerkarie*; infektiöses Entwicklungsstadium [1. Larvenstadium] von Trematoden, z.B. Schistosoma*

Schwanz|throm|bus *m, pl* **-ben** (Ⓔ coagulation thrombus): ***Syn***: *Gerinnungsthrombus, roter Thrombus*; durch rasche Blutgerinnung entstehender Thrombus*, der durch Ery-

S

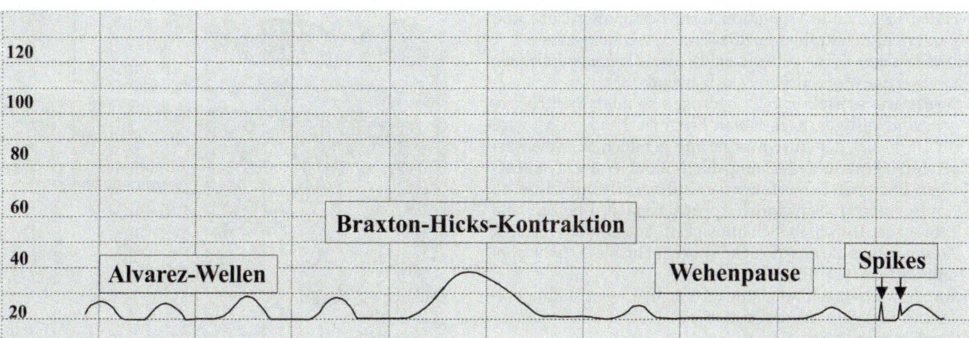

Abb. S56. Schwangerschaftswehen

throzyten rotgefärbt ist

Schwarm von schwarzen Mücken *m*: *s.u. Netzhautablösung*

Schwar|ten|nie|re *f* (Ⓔ mortar kidney): ***Syn:*** *Panzerniere*; *s.u. Perinephritis*

Schwartz: 1. William B. Schwartz; amerikanischer Kardiologe (Boston) im 20. Jahrhundert **2.** Oscar Schwartz; amerikanischer Kinderarzt im 20. Jahrhundert

Schwartz-Bartter-Syndrom *nt*: *→Syndrom der inadäquaten ADH-Sekretion*

Schwartz-Jampel-Syndrom *nt* (Ⓔ Schwartz-Jampel syndrome): ***Syn:*** *Chondrodystrophia myotonica*; seltene, autosomal-rezessive Osteodysplasie langer Röhrenknochen mit Myopathie [Verarmung der Mimik, Schluckstörungen, Blepharophimose, ataktischer Gang]; später kommt es häufig zu sekundärer Katarakt und starker Myopie

Schwär|ze|pil|ze *pl* (Ⓔ dematiaceous fungi): ***Syn:*** *Dematiazeen, Phaeohyphomyzeten*; Fadenpilze*, deren Zellwände Melanin* enthalten und die daher in mikroskopischen Kulturpräparaten oder histologischen Gewebeschnitten braun bis schwarz gefärbt sind; *s.u. Essay Pilze S. 1697*

Schwarz|was|ser|fie|ber *nt* (Ⓔ blackwater fever): ***Syn:*** *Febris biliosa et haemoglobinurica*; bei Malaria* tropica auftretendes Fieber mit massiver Hämolyse* und dunkelbraunem Harn

Schwarz|wu|cher|haut *f*: *→Acanthosis nigricans*

SchwbG *Abk.*: Schwerbehindertengesetz

Schwe|fel *m* (Ⓔ sulfur): ***Syn:*** *Sulfur*; gelbes, in elementarer Form vorkommendes Element*; Bioelement*, das u.a. in Proteinen, Cerebrosiden, Mucopolysacchariden vorkommt; Sulfat* wird im Rahmen der Entgiftung in der Leber mit u.a. Steroiden, Phenolen und Indoxyl konjugiert; die im Harn ausgeschiedenen Konjugationsprodukte werden als **Etherschwefel** bezeichnet; die anderen organischen schwefelhaltigen Verbindungen im Urin [v.a. Cystein, Taurin] bilden den sog. **Neutralschwefel**, während Sulfat* als **anorganischer Schwefel** bezeichnet wird

Schwe|fel|di|o|xid *nt* (Ⓔ sulfur dioxide): farbloses, stechend riechendes Gas; löst sich in Wasser unter Bildung von schwefeliger Säure; wird als Desinfektionsmittel, Entwesungsmittel und Insektizid verwendet

Schwe|fel|harn|stoff *m*: *→Thioharnstoff*

Schwe|fel|körn|chen *pl* (Ⓔ sulfur granules): ***Syn:*** *Drusen*; aus

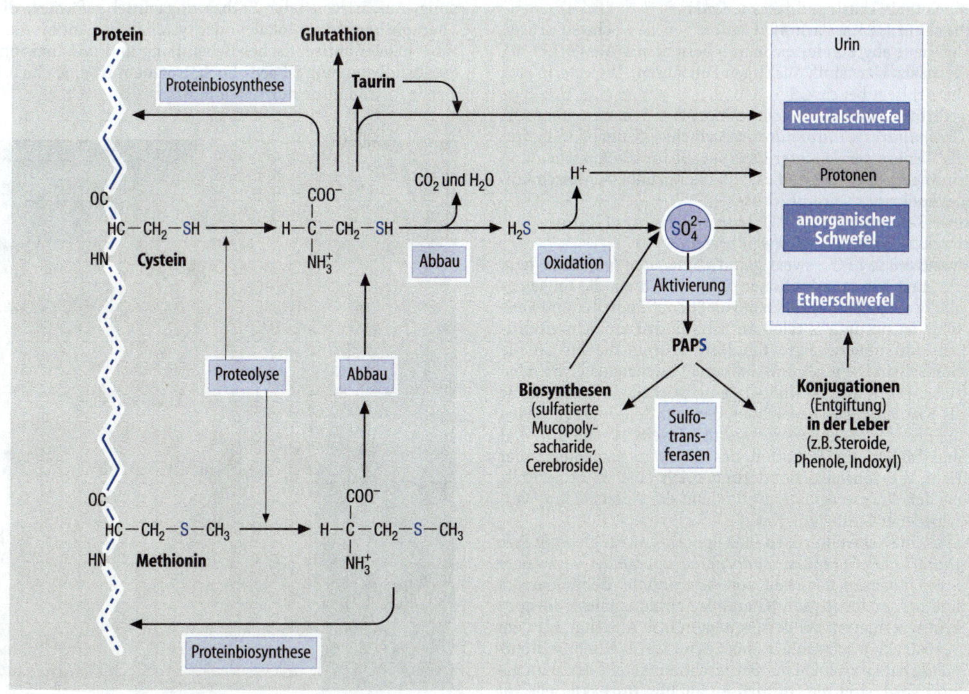

Abb. S57. Stoffwechsel des Schwefels

Fäden bestehende Vegetationsform bestimmter Pilze und Bakterien, z.B. Strahlenpilzdrusen; *s.a. Aktinomykose*

Schwe|fel|säu|re *f* (Ⓔ sulfuric acid): ***Syn:*** *Acidum sulfuricum*; zweiwertige Mineralsäure; stark ätzend

Schwe|fel|was|ser|stoff *m* (Ⓔ hydrogen sulfide): ***Syn:*** *Hydrogensulfid*; giftiges, nach faulen Eiern riechendes Gas; wird im Darm bei der Eiweißvergärung gebildet; Schwefelwasserstoff lähmt die Zellatmung durch Blockierung metallhaltiger Enzyme; **Schwefelwasserstoffvergiftung** führt zu Kopfschmerzen, Schwindel, Appetitlosigkeit, Übelkeit und Erbrechen, Durchfall, Schlaflosigkeit, Schleimhautreizung, Atemnot und Bewusstlosigkeit; bei mehr als > 1000 ppm unmittelbare Atemlähmung und Tod

Schwe|fel|was|ser|stoff|ver|gif|tung *f* (Ⓔ hydrogen sulfide poisoning): *s.u. Schwefelwasserstoff*

Schweif|kern *m*: *→Nucleus caudatus*

Schweigger: Schweigger-Seidel-Hülsen *pl* (Ⓔ Schweigger-Seidel sheaths): *s.u. Milz*

Schwei|ne|band|wurm *m*: *→Taenia solium*

Schwei|ne|bru|cel|lo|se *f* (Ⓔ swine brucellosis): selten auf den Menschen übertragene Anthropozoonose* durch Brucella* suis

Schwei|ne|fin|ne *f* (Ⓔ Cysticercus cellulosae): ***Syn:*** *Cysticercus cellulosae*; Finne des Schweinebandwurms (Taenia* solium)

Schwei|ne|fin|nen|band|wurm *m*: *→Taenia solium*

Schwei|ne|hü|ter|krank|heit *f* (Ⓔ swineherd's disease): ***Syn:*** *Bouchet-Gsell-Krankheit, Leptospirosis pomona*; weltweit auftretende, akute Infektionskrankheit durch Leptospira* pomona; der Verlauf ist klinisch durch Kopf- und Muskelschmerzen, Meningismus* (evtl. sogar Meningitis*) und Leberbeteiligung [Ikterus*] gekennzeichnet; **Therapie**: leichte Formen Doxycyclin* oral, schwere Formen Penicillin* G i.v.

Schwei|ne|in|su|lin *nt* (Ⓔ porcine insulin): weicht in nur einer Aminosäure vom Insulin* des Menschen ab und ist daher nur schwach antigen; wurde früher in der Therapie des Diabetes* mellitus verwendet; wird heute allerdings technisch in Humaninsulin umgewandelt

Schwei|ne|rot|lauf *m*: *→Erysipeloid*

Schweinerotlauf-Bakterium *nt* (Ⓔ swine rotlauf bacillus): Erysipelothrix rhusiopathiae; *s.u. Rotlauf*

Schweiß *m* (Ⓔ sweat): ***Syn:*** *Sudor*; von den Schweißdrüsen der Haut abgesondertes Sekret; besteht aus Wasser [99 %], Kochsalz, Harnstoff, flüchtigen Fettsäuren, Cholesterin etc.; der pH liegt bei ca. 4,5

gefärbter Schweiß (Ⓔ chromhidrosis): ***Syn:*** *Chromhidrose, Chromhidrosis, Chromidrosis, Farbschweiß*; unabhängig von der Genese verwendeter Oberbegriff für die Ausscheidung eines gefärbten Schweißes, z.B. blau-grüner Achselschweiß bei **apokriner Chromhidrose**

Schweiß|ab|son|de|rung *f* (Ⓔ hidrosis): Hidrose, Hidrosis

Schweiß|bläs|chen *pl*: *→Schweißfrieseln*

Schweiß|drü|se *f* (Ⓔ sweat gland): ***Syn:*** *Glandula sudorifera*; die Haut hat ca. 2 Millionen Schweißdrüsen, die ungleichmäßig verteilt sind; die Haut von Stirn, Handteller und Fußsohle ist besonders reich an Schweißdrüsen; Schweißdrüsen sind unverzweigte tubulöse Drüsen, die bis an die Grenze von Dermis* und Subkutis* reichen; da ihre Enden zu ca. 4 mm großen Knäueln aufgewickelt sind, werden sie als **Knäueldrüsen** bezeichnet; der von den dunklen Zellen der Endstücke ekkrin sezernierte Schweiß ist sauer [pH 4,5] und bildet den Hauptteil des Säureschutzmantels* der Haut; die Schweißabsonderung spielt eine wichtige Rolle bei der Wärmeregulation und dient der Ausscheidung verschiedener Stoffe [z.B. NaCl]

apokrine Schweißdrüsen (Ⓔ apocrine sweat glands): ***Syn:*** *Duftdrüsen, Glandulae sudoriferae apocrinae*; verzweigte Schweißdrüsen der Haut von Achselhöhle, Genitalbereich und perianaler Region [Glandulae circumanales], die apokrin sezernieren; bei der Frau kann ihre Aktivität mit dem Sexualzyklus schwanken; das Sekret ist alkalisch und fetthaltig; da damit lokal der Säureschutzmantel* der Haut gestört wird, sind die Duftdrüsen anfällig für bakterielle Infektionen [Schweißdrüsenabszess*]

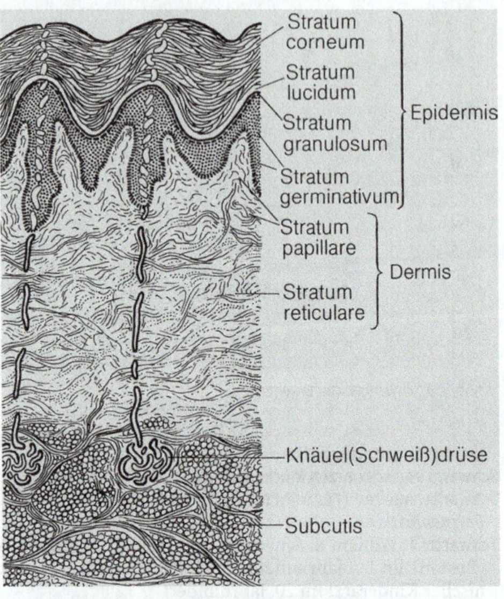

Abb. S58. Schweißdrüse. Schnitt durch Haut und Unterhaut

ekkrine Schweißdrüsen (Ⓔ eccrine sweat glands): ***Syn:*** *Glandulae sudoriferae eccrinae*; histologische Bezeichnung für die Schweißdrüsen [Glandula sudorifera], deren Endstücke ekkrin sezernieren; dient v.a. der Abgrenzung von apokrinen Schweißdrüsen* [Glandulae sudoriferae apocrinae]

Schweiß|drü|sen|abs|zess *m* (Ⓔ sweat gland abscess): ***Syn:*** *apokriner Achselhöhlenabszess, Achseldrüsenabszess, Hidradenitis suppurativa, Hidrosadenitis*; i.d.R. chronisch rezidivierende, eitrige Schweißdrüsenentzündung, die meist durch Staphylokokken verursacht wird; am häufigsten findet man sie in der Achselhöhle, Leiste oder der oberen Analfalte; die Entwicklung wird durch scheuernde Kleidung, Ausrasieren oder Enthaarungsmittel gefördert; die **Therapie** besteht aus lokaler oder systemischer Antibiotikagabe, lokaler antiseptischer Behandlung und u.U. Inzision; die Rezidivneigung ist sehr hoch, trotzdem ist eine chirurgische Ausräumung nur selten indiziert

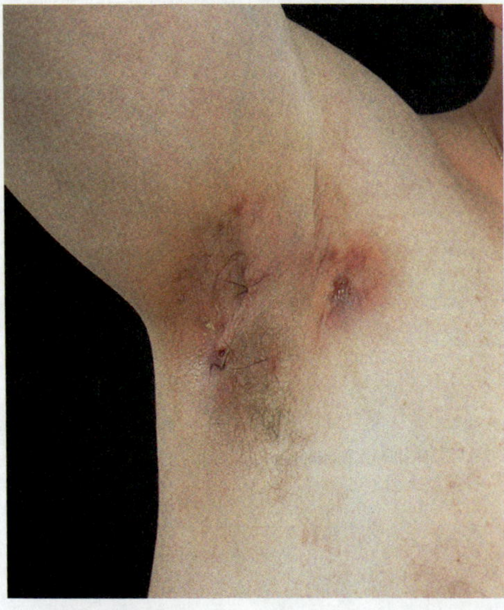

Abb. S59. Schweißdrüsenabszess

Schweiß|drü|sen|a|de|nom *nt*: *→ Hidradenom*
Schweiß|drü|sen|aus|füh|rungs|gang *m* (Ⓔ sweat duct): ***Syn:*** *Ductus sudoriferus*; Ausführungsgang einer Schweißdrüse [Glandula* sudorifera]; mündet frei auf der Haut oder in einen Haarbalg
Schweiß|drü|sen|ent|zün|dung *f*: *→ Hidradenitis*
Schweiß|drü|sen|frie|seln *pl*: *→ Schweißfrieseln*
Schweiß|drü|sen|kör|per *m* (Ⓔ body of sweat gland): *s.u. Schweißdrüse*
Schweiß|drü|sen|po|re *f* (Ⓔ sweat pore): Mündung von Ausführungsgängen der Schweißdrüsen [Glandula* sudorifera] auf der Haut
Schweiß|drü|sen|re|ten|ti|ons|zys|te *f* (Ⓔ sweat retention cyst): ***Syn:*** *Schweißretentionszyste, ekkrines Hidrozystom*; solitär oder multipel auftretende Schweißdrüsenzysten bei Obstruktion des Ausführungsganges; tritt meist auf den Lidern oder Wangen auf
Schweiß|drü|sen|zys|te *f* (Ⓔ hidrocystoma): ***Syn:*** *Hidrokystom, Hidrozystom*; bläschenförmige Auftreibung des Ausführungsganges einer Schweißdrüse
Schwei|ßer|lun|ge *f* (Ⓔ arcwelder lung): ***Syn:*** *Eisenstaublunge, Eisenlunge, Lungensiderose, Eisenoxidstaublunge, Siderosis pulmonum*; benigne, rückbildungsfähige Pneumokoniose* durch Ablagerung von Eisenstaub
Schweiß|frie|seln *pl* (Ⓔ heat rash): ***Syn:*** *Hitzepickel, Hitzeblattern, Schweißbläschen, Schwitzbläschen, Miliaria, Schweißdrüsenfrieseln, Sudamina*; meist juckender Hautausschlag bei starkem Schwitzen
Schweiß|re|ten|ti|ons|zys|te *f*: *→ Schweißdrüsenretentionszyste*
Schweiß|test *m* (Ⓔ sweat test): *s.u. zystische Fibrose*
Schweizer Käse-Defekt *m* (Ⓔ Swiss cheese defect): *s.u. Ventrikelseptumdefekt*
Schweizer-Käse-Muster *nt* (Ⓔ Swiss cheese form): *s.u. Blasenmole*
Schweizer-Typ der Agammaglobulinämie *m* (Ⓔ Swiss type agammaglobulinemia): ***Syn:*** *schwerer kombinierter Immundefekt*; autosomal-rezessiv vererbter schwerer Immundefekt mit Fehlen der Immunglobuline und hochgradiger Hypoplasie der lymphatischen Gewebe; ohne Knochenmarkstransplantation meist tödlicher Verlauf im 1. Lebensjahr
Schwel|len|do|sis *f, pl* **-sen** (Ⓔ threshold dose): ***Syn:*** *Grenzdosis*; zur Erzielung eines Effektes notwendige minimale Strahlendosis
Schwell|kör|per *pl* (Ⓔ cavernous body of penis): Oberbegriff für die schwellfähigen Gewebe von Penis* [Corpus* cavernosum penis] und Klitoris* [Corpus* cavernosum clitoridis]
Schwell|kör|per|au|to|in|jek|ti|ons|the|ra|pie *f* (Ⓔ intracavernous injection): *s.u. erektile Dysfunktion*
Schwell|kör|per|ent|zün|dung *f* (Ⓔ cavernitis): Entzündung der Penisschwellkörper; früher relativ häufig bei **Schwellkörperautoinjektionstherapie** bei erektiler Dysfunktion*
Schwell|kör|per|im|plan|ta|ti|ons|pro|the|se *f*: *→ Schwellkörperprothese*
Schwell|kör|per|in|jek|ti|ons|the|ra|pie *f* (Ⓔ intracavernous autoinjection): *s.u. erektile Dysfunktion*
Schwell|kör|per|ka|ver|nen *pl* (Ⓔ caverns of cavernous bodies): ***Syn:*** *Cavernae corporum cavernosorum*; von Endothel* ausgekleidete Hohlräume des Penisschwellkörpers, die bei der Erektion durch Blut aus den **Rankenarterien** [Arteriae helicinae] gefüllt werden
Schwell|kör|per|pro|the|se *f* (Ⓔ penile prosthesis): ***Syn:*** *Penisimplantat, Schwellkörperimplantationsprothese*; man unterscheidet **rigide, semirigide** und **hydraulische Penisimplantate**, von den die hydraulischen Modelle kosmetisch am ansprechendsten sind; dabei werden zwei Zylinder in die Schwellkörper implantiert und das Flüssigkeitsreservoir mit hydraulischer Pumpe in das Skrotum; rigide und semirigide Implantate sind billiger, einfach einzusetzen und zu handhaben, werden aber von den Patienten weniger gern akzeptiert; insgesamt berichten mehr als 85 % der Patienten über eine positive Resonanz ihrer Partnerinnen
Schwell|kör|per|schen|kel *m* (Ⓔ crus of penis): ***Syn:*** *Crus penis*; hinteres Ende der Schwellkörper, die an der Knochenhaut [Periost*] der unteren Schambeinäste angeheftet sind; werden vom Musculus* ischiocavernosus umhüllt; *s.a. Penis*
Schwell|kör|per|tra|be|kel *pl* (Ⓔ trabeculae of cavernous bodies): ***Syn:*** *Trabeculae corporum cavernosum*; Bindegewebstrabekel der Penisschwellkörper; *s.a. Penis*
Schwell|strom|be|hand|lung *f* (Ⓔ electrogymnastics): ***Syn:*** *Elektrogymnastik*; Anregung gelähmter oder atrophischer Muskeln mit elektrischem Strom
Schwenk|lap|pen *m* (Ⓔ interpolated flap): *s.u. Lappenplastik*
Schwer|ben|zin *nt* (Ⓔ heavy benzin): *s.u. Benzin*
Schwe|re|ket|ten|krank|heit *f*: *→ Schwerkettenkrankheit*
Schwer|har|nen *nt* (Ⓔ dysuria): ***Syn:*** *Fehlharnen, Dysurie, Dysuria*; schmerzhafte und erschwerte Miktion, schmerzhaftes und erschwertes Wasserlassen
Schwer|hö|rig|keit *f* (Ⓔ deafness): Verminderung des Hörvermögens durch Abnahme der Schallleitung [Schallleitungsschwerhörigkeit*] oder der Schallempfindung [Schallempfindungsschwerhörigkeit*]; kann ererbt oder erworben sein; bei der **hereditären Schwerhörigkeit** unterscheidet man zwischen syndromaler und nicht-syndromaler Schwerhörigkeit; die **syndromale Schwerhörigkeit** ist Teil von z.B. Alström*-Hallgren-Syndrom und Refsum*-Syndrom; die **nicht-syndromale Schwerhörigkeit** kommt in 4 Varianten vor: **1. sporadische** oder **rezessive Schwerhörigkeit**: Entwicklungsstörung im Bereich von Schnecke, Hörnerv und zentralen Bahnen; kann schon bei der Geburt vorhanden sein **2. dominante** oder **progressive Schwerhörigkeit**: nach der Kindheit beginnender progredienter Verlauf; beruht auf Entwicklungsstörungen der Schnecke **3. mitochondriale Schwerhörigkeit**: i.d.R. chronisch-progredient; beruht auf fehlerhafter genetischer Information der Mitochondrien **4. X-chromosomale Schwerhörigkeit**: chronisch-progredient
altersbegleitende Schwerhörigkeit: *→ Altersschwerhörigkeit*
apikokochleäre Schwerhörigkeit (Ⓔ apicocochlear deafness): *s.u. Schallempfindungsschwerhörigkeit*
basokochleäre Schwerhörigkeit (Ⓔ basocochlear deafness): ***Syn:*** *Hochtonschwerhörigkeit*; *s.u. Schallempfindungsschwerhörigkeit*
kochleäre Schwerhörigkeit: *→ Innenohrschwerhörigkeit*
mediokochleäre Schwerhörigkeit (Ⓔ mediocochlear deafness): *s.u. Schallempfindungsschwerhörigkeit*
neurale Schwerhörigkeit: *→ retrokochleäre Schwerhörigkeit*
pantonale Schwerhörigkeit (Ⓔ pantonal deafness): *s.u. Schallempfindungsschwerhörigkeit*
retrokochleäre Schwerhörigkeit (Ⓔ retrocochlear deafness): ***Syn:*** *neurale Schwerhörigkeit, Nervenschwerhörigkeit*; die Schädigung der Nervenleitung liegt physiologisch hinter dem Innenohr; findet sich z.B. bei Akustikusneurinom* oder multipler Sklerose*
sensineurale Schwerhörigkeit: *→ Schallempfindungsschwerhörigkeit*
sensorische Schwerhörigkeit: *→ Innenohrschwerhörigkeit*
Schwer|ket|ten|krank|heit *f* (Ⓔ heavy-chain disease): ***Syn:*** *Franklin-Syndrom, H-Krankheit, Schwerekettenkrankheit*; monoklonale Paraproteinämie* mit Bildung schwerer Ketten der Immunglobuline G [**Gamma-Ketten-Krankheit**], M [**M-Ketten-Krankheit**] oder A [**Alpha-Ketten-Krankheit**] alle Formen verlaufen klinisch unauffällig und werden oft erst nach jahrelangem Verlauf diagnostiziert; aufgrund der geringen Paraproteinkonzentration ist die Elektrophorese oft normal und die Diagnosestellung gelingt erst mittels Immunelektrophorese*
α-Schwerkettenkrankheit: *→ Alpha-Ketten-Krankheit*
γ-Schwerkettenkrankheit: *→ Gamma-Ketten-Krankheit*
μ-Schwerkettenkrankheit: *→ M-Ketten-Krankheit*
Schwer|me|tal|le *pl* (Ⓔ heavy metals): Bezeichnung für Metalle mit einem spezifischen Gewicht von > 5
Schwer|spat|staub|lun|ge *f* (Ⓔ baritosis): ***Syn:*** *Barytstaublunge, Barytose, Bariumstaublunge*; durch chronisches Einatmen von Bariumsulfatstaub entstehende gutartige, nicht zu Einschränkungen der Lungenfunktion führende Staublunge*
Schwert|fort|satz *m* (Ⓔ xiphoid process): ***Syn:*** *Processus xiphoideus*; unteres Ende des Brustbeins [Sternum*]
Schwert|griff *m* (Ⓔ manubrium of sternum): Manubrium sterni; *s.u. Sternum*

Schwert|li|lie *f* (Ⓔ iris): Bezeichnung für **Iris germanica, Iris pallida** und **Iris florentina**, Stauden aus der Familie der Schwertliliengewächse [Iridaceae]; verwendet wird der geschälte und getrocknete Wurzelstock, der als **Iriswurzel** [Schwertlilienwurzelstock, Veilchenwurzel, Iridis rhizoma] bezeichnet wird; sie enthält ätherisches Öl [v.a. α-, β-, γ-Iron], Isoflavone* und Triterpene*; **Anw.**: traditionell als Expektorans* und Mucilaginosum* bei Erkältungskrankheiten, Bronchitis*, Asthma* bronchiale sowie zur Anregung der Nierentätigkeit

Schwert|li|li|en|wur|zel|stock *m* (Ⓔ iris root): ***Syn:*** *Iridis rhizoma, Veilchenwurzel, Iriswurzel; s.u. Schwertlilie*

Schwie|len|abs|zess *m* (Ⓔ callous abscess): sich unter einer Hautschwiele ausbreitender Abszess*; **Therapie**: Inzision, Drainage, lokale Antibiotika

Schwie|len|ek|zem *nt* (Ⓔ tylotic eczema): ***Syn:*** *tylotisches Ekzem, Ekzema tyloticum/callosum/keratoticum*; chronisches Ekzem der Hände und Füße mit Hyperkeratose* und Schwielenbildung

Schwimm|bad|a|mö|bi|a|sis *f* (Ⓔ swimming pool amebiasis): Amöbiasis* durch Naegleria-Species; führt selten zu Meningitis* oder Enzephalitis*

Schwimm|bad|kon|junk|ti|vi|tis *f, pl* **-ti|den** (Ⓔ swimming pool conjunctivitis): ***Syn:*** *Paratrachom, Einschlussblennorrhoe, Einschlusskörperchenkonjunktivitis, Einschlusskonjunktivitis*; durch Chlamydia*-Species hervorgerufene Bindehautentzündung mit trachomartigen Einschlusskörperchen; bei Neugeborenen erfolgt die Infektion beim Durchtritt durch den Geburtskanal, Erwachsene stecken sich in Schwimmbädern und beim Geschlechtsverkehr an; die Inkubationszeit beträgt 5–10 Tage; im Unterschied zur Conjunctivitis* trachomatosa gibt es keinen Pannus*, keine Hornhautbeteiligung oder Narbenbildung

Schwimm|bad|krät|ze *f* (Ⓔ swimmer's itch): ***Syn:*** *Badekrätze, Badedermatitis, Weiherhippel, Schistosomendermatitis, Zerkariendermatitis*; durch Zerkarien* hervorgerufene Dermatitis* mit Juckreiz und Quaddelbildung, die nach ein paar Tagen von alleine wieder verschwindet; **Therapie**: topisch mit Antipruriginosa

Schwimm|haut|bil|dung *f* (Ⓔ webbing): leichte Form der Syndaktylie*, bei der die Haut zwischen den Grundgliedern vergrößert ist

Schwimm|ho|sen|nä|vus *m, pl* **-vi**: *→Badehosennävus*

Schwin|del *m* (Ⓔ vertigo): ***Syn:*** *Vertigo*; subjektive Gleichgewichtsstörung; wird i.d.R. von Übelkeit, Schweißausbruch und anderen vegetativen Symptomen begleitet

arteriosklerotischer Schwindel (Ⓔ arteriosclerotic vertigo): durch eine arteriosklerotische Veränderung der Hirngefäße und die dadurch bedingte Minderdurchblutung hervorgerufene Schwindelneigung

zervikaler Schwindel (Ⓔ cervical vertigo): *s.u. Zervikalsyndrom*

Schwind|sucht *f* (Ⓔ phthisis): veraltete Bezeichnung für Lungentuberkulose* mit Auszehrung

Schwitz|bläs|chen *pl*: *→Schweißfrieseln*

Schwit|zen *m* (Ⓔ sweating): normales Schwitzen ist Teil der Wärmeregelung des Körpers [**thermoregulatorisches Schwitzen**] und wird durch cholinerge sympathische Nervenfasern gesteuert; Temperaturerhöhung stimuliert das Schwitzen, während Abkühlung hemmend wirkt; Schwitzen wird durch Atropin* gehemmt und durch Parasympathikomimetika [z.B. Acetylcholin] stimuliert; *s.a. Anhidrose, Hypohidrose, Hyperhidrose*

emotionales Schwitzen (Ⓔ emotional sweating): bei psychischer Anspannung auftretendes paradoxes Schwitzen, das i.d.R. von einer stärkeren Schweißabsonderung durch apokrine Schweißdrüsen [z.B. der Achselhöhle] begleitet ist

gustatorisches Schwitzen (Ⓔ gustatory sweating): lokale Hyperhidrose* mit Hautrötung des Wangenbereichs durch gustatorische und mastikatorische Reize bei aurikulotemporalem Syndrom*

übermäßiges Schwitzen: *→Hyperhidrose*

Schwitz|näs|chen *nt* (Ⓔ granulosis rubra nasi): ***Syn:*** *Jadassohn-Krankheit, Granulosis rubra nasi*; seltene, unregelmäßig dominant vererbte Hyperhidrose* der Nasenspitze mit Erythem* und evtl. kleinen Blasen; tritt nur bei Kindern auf und verschwindet spontan während der Pubertät

Schwitz|ur|ti|ka|ria *f*: *→generalisierte Wärmeurtikaria*

Schwur|hand *f* (Ⓔ benediction hand): Fingerstellung bei Lähmung des Nervus* medianus

SCID *Abk.*: severe combined immunodeficiency

Scil|lae bul|bus *m* (Ⓔ squill): Zwiebel der Meerzwiebel*

Scil|la ma|ri|ti|ma *f*: *→Meerzwiebel*

Scimitar-Syndrom *nt* (Ⓔ scimitar syndrome): Kombination von Lungenvenenfehlmündung in die Vena* cava inferior [erscheint im Röntgenbild als türkensäbelartiger Schatten], Lungenhypoplasie, Bronchiektasie* und Lungensequestrierung; die Prognose ist schlecht, wenn die Patienten schon in der Kindheit eine pulmonale Hypertonie* entwickeln

Scir|rhus *m* (Ⓔ scirrhous cancer): ***Syn:*** *szirrhöses Karzinom, Faserkrebs, Szirrhus, Skirrhus, Carcinoma scirrhosum*; Karzinom* mit harter Konsistenz durch ein Überwiegen von Stromaanteilen

SCK *Abk.*: Serum-Creatinkinase

SCKT *Abk.*: Sekretin-Cholezystokinin-Test

SCLE *Abk.*: subacute cutaneous lupus erythematosus

Scler-, scler- *präf.*: *→Sclero-*

Scle|ra *f, pl* **-rae** (Ⓔ sclera): ***Syn:*** *Sklera, Lederhaut des Auges, harte Augenhaut, weiße Augenhaut*; hinterer, nicht-durchsichtiger Teil der äußeren Augenhaut [Tunica fibrosa bulbi], der den größten Teil des Augapfels überzieht; der **Sulcus sclerae** markiert den Übergang von Sclera und Cornea* [Hornhaut] auf der Außenseite; die Lederhaut ist hinten in der Nähe des Sehnervenaustritts am dicksten [1–1,5 mm] und im Bereich des Augapfeläquators am dünnsten [0,4 mm]; im vorderen Bereich ist sie von Bindehaut [Tunica* conjunctiva] überzogen

die **Substantia propria sclerae** besteht aus dicht gepackten Kollagenfaserlamellen, die sich am **Limbus corneae** kontinuierlich in die Substantia propria der Cornea fortsetzen; die **Lamina fusca sclerae** ist eine bräunliche Innenschicht, die verstärkt Melanozyten enthält; außen wird die Sclera von der gefäßreichen **Lamina episcleralis** überzogen

Scle|re|ma *nt* (Ⓔ sclerema): an eine Sklerodermie* erinnernde Dermatose*

Sclerema adiposum neonatorum (Ⓔ Underwood's disease): ***Syn:*** *Underwood-Krankheit, Sklerem, Fettdarre, Fettsklerem (der Neugeborenen), Sclerema neonatorum*; heute

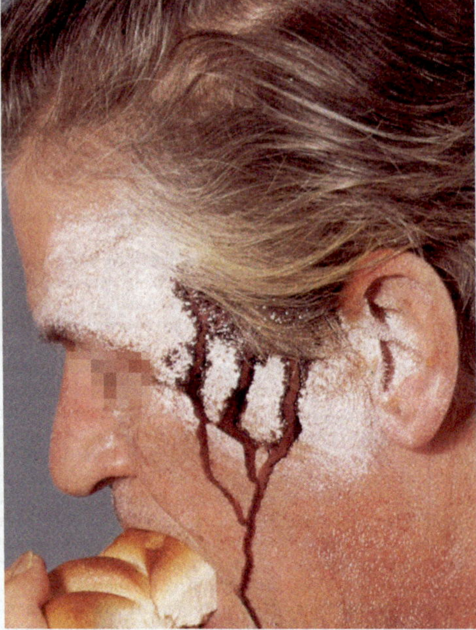

Abb. S60. Gustatorisches Schwitzen

S

extrem seltene, teigig-ödematöse Verhärtung der Haut bei Früh- und Neugeborenen; war früher mit Unterkühlung und schweren Erkrankungen [Sepsis, Dehydratation] assoziiert; es kommt zu generalisierter subkutaner Fettgewebsnekrose mit Stupor, Schock und einer Mortalität von 50–70 %

Sclerema neonatorum: →*Sclerema adiposum neonatorum*

Sclerlenlcelphallia *f*: →*Hirnsklerose*

Sclelrilalsis *f, pl* **-ses** (Ⓔ scleriasis): ***Syn:*** *Skleriasis*; Augenlidverhärtung

Sclelriltis *f, pl* **-tilden:** →*Skleritis*

Sclero-, sclero- *präf.*: Wortelement mit der Bedeutung **1.** „verhärtet/hart/trocken" **2.** „Lederhaut/Sklera"

Sclelrolderlmia *f*: →*Sklerodermie*

Sclerodermia circumscripta: →*zirkumskripte Sklerodermie*

Sclerodermia diffusa: →*systemische Sklerodermie*

Sclerodermia malabsorptiva (Ⓔ scleroderma malabsorptiva): *s.u. systemische Sklerodermie*

Sclerodermia progressiva: →*systemische Sklerodermie*

Sclelroleldelma *nt*: →*Sklerödem*

Scleroedema adultorum Buschke (Ⓔ Buschke's scleredema): seltene, ätiologisch ungeklärte Dermatose mit teigiger Induration der Haut; betrifft v.a. Frauen mittleren Alters; die Rückbildung erfolgt i.d.R. spontan im Laufe von Monaten; bei Diabetikerinnen kann die Veränderung aber auch bestehen bleiben

Sclelrolma *nt, pl* **-malta:** →*Sklerom*

Sclelrolmallalcia *f*: →*Skleromalazie*

Scleromalacia perforans (Ⓔ scleromalacia): Einschmelzung und Perforation der Sklera bei Skleritis*; führt zur Bildung eines Sklerastaphyloms*

Sclelrolnylchia *f*: →*Skleronychie*

Sclelrolsis *f, pl* **-ses:** →*Sklerose*

Sclerosis cerebralis: →*Hirnsklerose*

Sclerosis fibrosa penis (Ⓔ fibrous cavernitis): ***Syn:*** *Peyronie-Krankheit, Penisfibromatose, Induratio penis plastica*; meist nach dem 40. Lebensjahr auftretende, ätiologisch ungeklärte Verhärtung und Schwielenbildung der Tunica albuginea mit schmerzhafter Abknickung des Penis bei Erektion, die zur kompletten Erektionsunfähigkeit und damit erektilen Dysfunktion* führen kann; die Inzidenz liegt bei ca. 22:100.000 Männern; als Ursache werden von den meisten Autoren wiederholte Minitraumen beim Geschlechtsverkehr vermutet, die bei genetischer Disposition zur Ausbildung der Fibromatose führen; wichtig ist die Abgrenzung von **kongenitaler Penisdeviation,** die auf einer ungleichen Länge der Schwellkörper beruht, die nicht zu einer Beeinträchtigung der Erektionsfähigkeit führt; **Therapie:** lokale Injektion von Hyaluronidase*, Cortison*, Interferon*, Kollagenase* oder Calciumantagonisten* in und um die Herde; bei ausgeprägter Verkrümmung Abtragung der Herde und Deckung des Defektes mit Haut- oder Venenpatch; da die Operation zu Erektionsstörungen oder Penisverkürzung führen kann, ist eine ausführliche präoperative Aufklärung angebracht

Sclerosis multiplex: →*multiple Sklerose*

Scollelcilalsis *f, pl* **-ses** (Ⓔ scoleciasis): durch Motten- oder Schmetterlingslarven verursachte Erkrankung

Scollex *m, pl* **-lilces** (Ⓔ scolex): Bandwurmkopf; *s.u. Bandwürmer, Echinococcus*

Scolio-, scolio- *präf.*: Wortelement mit der Bedeutung „gebogen/krumm"

Scollilolsis *f, pl* **-ses:** →*Skoliose*

Scop. *Abk.*: →*Scopolamin*

Scolpollalmin *nt* (Ⓔ scopolamine): ***Syn:*** *Hyoscin*; in verschiedenen Nachtschattengewächsen vorkommendes Alkaloid mit parasympatholytischer Wirkung; **Anw.:** Antiemetikum* [als Patch], zentraldämpfendes Parasympatholytikum*

Scolpollila carlnilollilca *f*: →*Glockenbilsenkraut*

Scolpollilae carlnilollilcae follilum *nt* (Ⓔ scopolia leaf): getrocknete Blätter von Glockenbilsenkraut*

Scolpollilae carlnilollilcae rhilzolma *nt* (Ⓔ scopolia rhizome): Wurzelstock von Glockenbilsenkraut*

Scolpullalrilopisildolsis *f, pl* **-ses** (Ⓔ scopulariopsosis): ***Syn:*** *Scopulariopsosis*; Infektion durch Fadenpilze der Gattung **Scopulariopsis**; meist als oberflächliche Hautmykose oder Onychomykose*

Scolpullalrilopisis brelvilcaullis *f* (Ⓔ Scopulariopsis brevicaulis): *s.u. Kladiose*

Scolpullalrilopisolsis *f, pl* **-ses:** →*Scopulariopsidosis*

Scorlbut *m*: →*Skorbut*

Scot. *Abk.*: →*Skotom*

Scot-, scot- *präf.*: →*Scoto-*

Scoto-, scoto- *präf.*: Wortelement mit der Bedeutung „dunkel/Dunkelheit"

Scoltolma *nt, pl* **-malta:** →*Skotom*

SCP *Abk.*: sekundär-chronische Polyarthritis

S-CPPV *Abk.*: synchronized continuous positive pressure ventilation

SC-Pseudothalidomidsyndrom *nt*: →*Roberts-Syndrom*

SCR *Abk.*: Sauerstoffkardiorespirogramm

Scralpie *f* (Ⓔ scrapie): ***Syn:*** *Traberkrankheit*; kontagiöse, spongiforme Enzephalopathie* von Schafen

Scratchltest *m* (Ⓔ scratch test): ***Syn:*** *Kratztest, Skarifikationstest*; Hauttest*, bei dem das Allergen in die Haut eingekratzt wird

Screelningltest *m* (Ⓔ screening test): ***Syn:*** *Vortest, Suchtest, Siebtest*; grober Test, der symptomlose Träger einer Erkrankung oder potentielle Träger/Überträger identifiziert

Scribner: Belding H. Scribner; zeitgenössischer amerikanischer Nephrologe

Scribner-Shunt *m* (Ⓔ Scribner shunt): ***Syn:*** *Quinton-Scribner-Shunt*; U-förmiger Plastikshunt zwischen Arteria* radialis und Vena* cephalica für die Hämodialyse*

scRNA *Abk.*: small cytoplasmic RNA

Scrolphullolderlma *nt*: →*Tuberculosis cutis colliquativa*

Scroltiltis *f, pl* **-tiltilden** (Ⓔ scrotitis): ***Syn:*** *Hodensackentzündung, Skrotumentzündung, Skrotitis*; Entzündung des Hodensacks

Scroltum *nt* (Ⓔ scrotum): ***Syn:*** *Skrotum, Hodensack*; von einer dunkel pigmentierten Haut überzogene Hülle für Hoden und Nebenhoden; die unter der Haut liegende **Tunica dartos** enthält Muskelfasernetze, die in ihrer Gesamtheit als **Musculus dartos** bezeichnet werden

Scrub-Typhus *m* (Ⓔ scrub typhus): ***Syn:*** *japanisches Fleckfieber, Tsutsugamushi-Fieber, Milbenfleckfieber, Buschfleckfieber*; von **Kadanimilben** übertragene hoch fieberhafte Infektionskrankheit durch Rickettsia* tsutsugamushi; die Mortalität beträgt bis zu 30 %

SCT *Abk.*: **1.** Serien-Computertomographie **2.** Staphylokokken-Clumping-Test

SCTZ *Abk.*: 5-(2-Chloräthyl)-4-methylthiazol

Scultullum *nt, pl* **-la** (Ⓔ scutulum): ***Syn:*** *Skutulum, Favusskutulum, Favusschildchen*; bei Favus* vorkommende schildartige Effloreszenzen aus Pilzgeflecht und Hautdetritus

Scylballum *nt, pl* **-la** (Ⓔ scybalum): ***Syn:*** *Skybalum*; harter Kotballen

SD *Abk.*: **1.** →*Schilddrüse* **2.** →*senile Demenz* **3.** →*Septumdefekt* **4.** serologische Determinante **5.** →*Sklerodermie* **6.** Sphinkterdehnung **7.** →*Streptodornase* **8.** →*Streptokokken-Desoxyribonuclease* **9.** subklinischer Diabetes **10.** systematische Desensibilisierung **11.** Systolendauer

SDA *Abk.*: **1.** serologisch definierte Antigene **2.** Succinatdehydrogenase-Aktivität

SDAT *Abk.*: senile Demenz vom Alzheimer-Typ

SDC *Abk.*: Succinyldicholin

SDD *Abk.*: selektive Darm-Dekontamination

SDE *Abk.*: spezifisch-dynamischer Effekt

SDG *Abk.*: Sanitätsdienstgrad

SDH *Abk.*: **1.** L-Serindehydratase **2.** Schilddrüsenhormon **3.** →*subdurales Hämatom*

SDI *Abk.*: →*senescence derived inhibitor*

SDP *Abk.*: Seduheptulosediphosphat

Sdp. *Abk.*: Siedepunkt

SDS-PAGE *Abk.*: Sodiumdodecylsulfat-Polyacrylamidgel-Elektrophorese

SDW *Abk.*: spezifisch-dynamische Wirkung

SDZ *Abk.*: →*Sulfadiazin*

SE *Abk.*: **1.** Schaf-Erythrozyten **2.** Schutzeinheit **3.** serienelastisches Element **4.** Serumeisen **5.** Staphylokokken-Extrakt **6.** systemischer Erythematodes

Se *Abk.*: **1.** Sekretorsystem **2.** *→Selen*

SEA *Abk.*: **1.** Schaf-Erythrozyten-Agglutination **2.** spontane elektrische Aktivität

SEAS *Abk.*: sympathisch-ergotrop-adrenerges System

Seb-, seb- *präf.*: *→Sebo-*

se|bi|par *adj* (Ⓔ sebiparous): Fett oder fettige Substanzen bildend

Sebo-, sebo- *präf.*: Wortelement mit der Bedeutung „Talg/Sebum"

Se|bo|cys|to|ma|to|sis Günther *f* (Ⓔ steatocystoma multiplex): ***Syn:*** *Steatocystoma multiplex*; *s.u. Steatom*

Se|bor|rhi|a|sis *f, pl* **-ses** (Ⓔ seborrhiasis): Erkrankung mit Symptomen von Psoriasis* vulgaris und seborrhoischem Ekzem*

Se|bor|rhö *f, pl* **-rhö|en**: *→Seborrhoe*

Se|bor|rhoe *f, pl* **-rho|en** (Ⓔ seborrhea): ***Syn:*** *Seborrhö, Seborrhoea, Talgfluss, Schmerfluss, Status seborrhoicus*; vermehrte Talgabsonderung der Haut; kann auf einer angeborenen Disposition beruhen, durch erhöhte Hormonspiegel oder emotionale Belastung ausgelöst werden; findet sich als sog. Salbengesicht bei Morbus* Parkinson; **Therapie**: Abreibung mit alkoholischen Lösungen; in schweren Fällen Isotretinoin*; bei Frauen Gabe von östrogenbetonten Kontrazeptiva

Se|bor|rhoea *f, pl* **-rhoe|ae**: *→Seborrhoe*

se|bor|rho|isch *adj* (Ⓔ seborrheic): Seborrhoe betreffend, von ihr betroffen oder gekennzeichnet

Se|bo|sta|se *f* (Ⓔ sebostasis): verminderte Talgproduktion; führt zu trockener, schuppender Haut und glanzlosen Haaren; häufig im Alter oder durch häufiges Duschen mit entfettenden Seifen verursacht; **Therapie**: Einfetten der Haut, rückfettende Badezusätze

Se|bo|zys|tom *nt* (Ⓔ steatoma): ***Syn:*** *falsches Atherom, Ölretentionszyste, Talgretentionszyste, Steatom, Retentionsatherom, Follikelretentionszyste*; Retentionszyste* einer Talgdrüse durch Verlegung des Ausführungsgangs; bei multiplem Vorkommen spricht man von **Steatocystoma multiplex**; in seltenen Fällen kommt es zur Entzündung und narbigen Abheilung von Zysten, v.a. im Bereich der Rücken- und Brustrinne [**Steatocystoma multiplex conglobatum**]; **Therapie**: Exzision bei kosmetischer Störung; bei Entzündung [Steatocystoma multiplex conglobatum] Eröffnung oder Exzision, Antibiotika lokal oder systemisch

Se|bo|zys|to|ma|to|se *f* (Ⓔ steatomatosis): ***Syn:*** *Steatomatosis*; Vorkommen multipler Steatome

Se|bo|zy|ten *pl* (Ⓔ sebocytes): *s.u. Talgdrüse*

Se|bum *nt, pl* **Se|ba** (Ⓔ sebum): ***Syn:*** *Talg, Hauttalg*; das Sekret der in der Haut liegenden Talgdrüsen*; macht Haut und Haare geschmeidig und ist am Aufbau des Säureschutzmantels* der Haut beteiligt

sec *Abk.*: Sekunde

Se|ca|le|al|ka|lo|i|de *pl* (Ⓔ ergot alkaloids): ***Syn:*** *Ergotalkaloide, Mutterkornalkaloide*; aus Mutterkorn [Secale cornutum] gewonnene Alkaloide, die sich chemisch von der Lysergsäure* ableiten; die therapeutisch eingesetzten Alkaloide [z.B. Ergotamin, Ergotoxin] haben eine kontrahierende Wirkung auf die glatte Muskulatur der Gebärmutter und Gefäße; sie werden u.a. als Gebärmuttertonikum und in der Migränebehandlung verwendet

Se|ca|le cor|nu|tum *nt* (Ⓔ Secale cornutum): ***Syn:*** *Mutterkorn*; *s.u. Mutterkornpilz, Secalealkaloide*

Sechs|jahr|molar *m* (Ⓔ sixth-year molar): *s.u. Molar*

Seckel: Helmut Paul George Seckel; 1900–1960; amerikanischer Kinderarzt

Seckel-Syndrom *nt* (Ⓔ Seckel's syndrome): ***Syn:*** *Seckel-Vogelkopf-Zwerg*; seltenes, autosomal-rezessives Fehlbildungssyndrom mit Fehlentwicklung des Gesichtsschädels [sog. **Vogelkopf**, Mikrozephalie], proportioniertem Zwergwuchs, Hypodontie, Anomalien von Skelett und Urogenitaltrakt sowie mentaler Retardierung

Seckel-Vogelkopf-Zwerg *m*: *→Seckel-Syndrom*

Se|clu|sio pu|pil|lae *f* (Ⓔ seclusion of pupil): Verwachsung der Iris* mit der Linsenkapsel bei länger anhaltender Iridozyklitis*; führt zur Napfkucheniris*

Second-gas-Effekt *m* (Ⓔ second gas effect): *s.u. Lachgas*

Second-look-Operation *f* (Ⓔ second-look operation): Zweitoperation nach einer Karzinomentfernung zur Kontrolle eines Rezidivs

Se|cre|tin *nt* (Ⓔ secretin): ***Syn:*** *Sekretin*; im Zwölffingerdarm gebildetes Gewebshormon, das die Magensäureproduktion hemmt und die Bicarbonatbildung in der Bauchspeicheldrüse anregt

Secretin-Pancreozymin-Test *m* (Ⓔ pancreocymin-secretin test): ***Syn:*** *Pancreozymin-Secretin-Test*; Test zur Prüfung der exokrinen Pankreasfunktion durch Stimulation der Sekretion mit Pancreozymin und Secretin; gemessen werden Volumen sowie Bicarbonat- und Enzymgehalt des Sekretes

Se|cre|tum *nt, pl* **-ta** (Ⓔ secretion): Absonderung, Sekret

Sec|tio *f, pl* **-ti|o|nes** (Ⓔ section): Einschnitt, Schnitt

Sectio caesarea (Ⓔ cesarean section): ***Syn:*** *Schnittentbindung, Sectio, Kaiserschnitt, Sektion*; operative Entbindung mit Eröffnung von Bauchraum und Gebärmutter; die **primäre** oder **elektive Sectio caesarea** wird vor oder unmittelbar nach dem Einsetzen der Wehen durchgeführt, die **sekundäre Sectio caesarea** während der ablaufenden Geburt; die Häufigkeit der primären Sectio hat in den letzten Jahrzehnten ständig zugenommen und in den USA werden heute mehr als 25 % alle Entbindung als Kaiserschnitt vorgenommen; für Deutschland schätzt man den Anteil auf 15–17 %; die Gründe für diese Zunahme sind vielfältig, u.a. spielen der Anstieg der Risikoschwangerschaften [v.a. Nullipara zwischen 30 und 45 Jahren] und veränderte soziale Einstellungen eine Rolle; trotz aller Verbesserungen hat die Sectio weiterhin eine 4- bis 6-fach höhere Letalität und Morbidität als die vaginale Entbindung; zu den häufigsten Komplikationen gehören Thromboembolien, Blutungen, Wundheilungsstörungen, Sepsis, Darmatonie und Verletzungen benachbarter Organe

elektive Sectio caesarea: *→primäre Sectio caesarea*

primäre Sectio caesarea (Ⓔ elective cesarean section): ***Syn:*** *elektive Sectio caesarea*; Sectio vor oder unmittelbar nach dem Einsetzen der Wehen; i.d.R. bei folgenden Indikationen: Risikoschwangerschaften [v.a. ältere Nullipara, Diabetes mellitus, Herzinsuffizienz, Präeklampsie], Beckenendlage*, Mehrlingsschwangerschaft, Missverhältnis von kindlichem Kopf und mütterlichem Becken, fetale Fehlbildungen [Herzfehler, Omphalozele], Placenta* praevia, Zustand nach Sectio oder Hysterotomie

sekundäre Sectio caesarea (Ⓔ secondary cesarean section): Sectio während einer bereits ablaufenden Geburt; häufig indiziert bei fetal distress*, vorzeitiger Plazentalösung*, protrahierter Entbindung, Geburtsstillstand oder Missverhältnis von kindlichem Kopf und mütterlichem Becken

SED *Abk.*: Schutz-Einheitsdosis

Se|da|tiv *nt*: *→Sedativum*

se|da|tiv *adj* (Ⓔ sedative): beruhigend, sedierend

Se|da|ti|vum *nt, pl* **-va** (Ⓔ sedative): ***Syn:*** *Beruhigungsmittel, Ataraktikum, Ataraxikum, Tranquilizer, Psychosedativum, minor tranquilizer*; Mittel mit vorwiegend dämpfender Wirkung auf die Psyche; heben Spannungs-, Erregungs- und Angstzustände auf und wirken auch auf dadurch be-

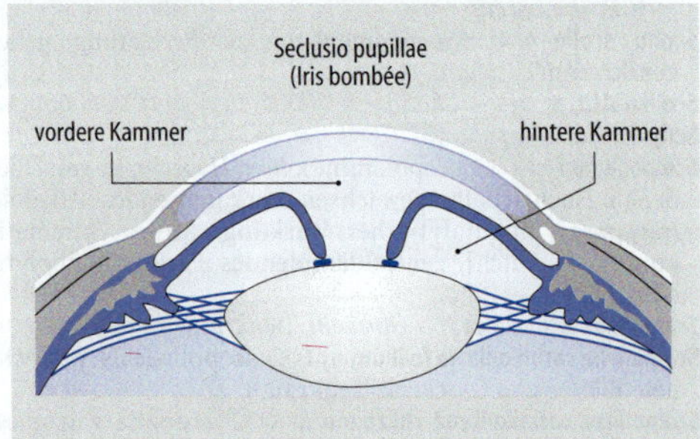

Abb. S61. Seclusio pupillae

dingte Begleitsymptome [Schlaflosigkeit]; die wichtigste Gruppe sind die **Benzodiazepine**; oft werden nur am Tag wirkende Beruhigungsmittel als Sedativum bezeichnet

Seldilment *nt* (Ⓔ sediment): Niederschlag, Bodensatz, Satz

Seldilmenltaltilonslalnallylse *f* (Ⓔ sedimentation analysis): mikroskopische Untersuchung des Harnsediments*

Seldolhepltullolse *f* (Ⓔ sedoheptulose): Ketozucker* mit sieben Kohlenstoffatomen; ihr Derivat **Sedoheptulose-7-phosphat** ist ein Zwischenprodukt des Pentosephosphatzyklus*

SEEG *Abk.*: Stereoelektroenzephalogramm

Seelkranklheit *f* (Ⓔ seasickness): ***Syn:*** *Naupathie, Naupathia, Nausea marina*; Form der Reisekrankheit* bei Aufenthalt auf dem Wasser

Seelle *f*: *→Psyche*

Seellenlblindlheit *f* (Ⓔ optical agnosia): ***Syn:*** *optische Agnosie, visuelle Agnosie, visuelle Amnesie*; Nichterkennen von optisch wahrgenommenen Objekten

Seellenlheillkunlde *f* (Ⓔ psychiatry): Psychiatrie*

Seellenlkunlde *f*: *→Psychologie*

Seellenltaublheit *f* (Ⓔ acoustic agnosia): ***Syn:*** *auditive/akustische Agnosie, Worttaubheit, Aphasia auditoria/acustica*; Nichterkennen von gehörten Tönen oder Geräuschen

seelisch-körperlich *adj*: *→seelisch-leiblich*

seelisch-leiblich *adj* (Ⓔ psychosomatic): ***Syn:*** *seelisch-körperlich*; Seele und Körper betreffend, psychosomatisch, psychophysisch

Seelmannslhaut *f* (Ⓔ sailor's skin): ***Syn:*** *Farmerhaut, Landmannshaut*; durch Wettereinflüsse hervorgerufene Hautalterung, die z.T. als Präkanzerose betrachtet wird

SEF *Abk.*: Staphylokokkenenterotoxin F

SEG *Abk.*: Sonoenzephalogramm

Selgellklaplpe *f* (Ⓔ atrioventricular valve): ***Syn:*** *Atrioventrikularklappe, Vorhof-Kammerklappe, Valva atrioventricularis*; Herzklappe zwischen rechtem Vorhof und rechter Kammer [Valva* atrioventricularis dextra] oder linkem Vorhof und linker Kammer [Valva* atrioventricularis dextra]

Segm. *Abk.*: segmentkernige Leukozyten

Seglment *nt* (Ⓔ segment): ***Syn:*** *Segmentum*; Teil, Abschnitt

apikoposteriores Segment: *→Segmentum apicoposterius pulmonis sinistri*

bronchoplumonale Segmente: *→Lungensegmente*

interanuläres Segment: *→internodales Segment*

internodales Segment (Ⓔ internodal segment): ***Syn:*** *interanuläres Segment, Internodium*; Nervenabschnitt zwischen zwei Ranvier*-Schnürringen

seglmenltal *adj*: *→segmentär*

seglmenltär *adj* (Ⓔ segmental): ***Syn:*** *segmental, segmentar*; Segment oder Segmentation betreffend

Seglmenltaltilon *f* (Ⓔ segmentation): Unterteilung oder Gliederung in Segmente

Seglmentlbronlchus *m* (Ⓔ segment bronchus): ***Syn:*** *Bronchus segmentalis*; aus einem Lappenbronchus [Bronchus lobaris] hervorgehender kleinerer Bronchus, der ein bestimmtes Lungensegment* versorgt

Seglmentlkerlnilger *m*: *→segmentkerniger Granulozyt*

Seglmentlrelsekltilon *f* (Ⓔ **1.–2.** segmentectomy): **1.** ***Syn:*** *Lumpektomie, Quadrantenresektion, Tylektomie*; Form der brusterhaltenden Tumorentfernung bei Brustkrebs*, bei der nur der Tumor und angrenzendes Gewebe entfernt werden **2.** *s.u. Hepatektomie*

Seglmenltum *nt, pl* **-ta** (Ⓔ segment): ***Syn:*** *Segment*; Teil, Abschnitt

Segmentum A1 (Ⓔ segment A1): selten verwendete Bezeichnung für die Pars precommunicalis der Arteria* cerebri anterior

Segmentum A2 (Ⓔ segment A2): selten verwendete Bezeichnung für die Pars postcommunicalis der Arteria* cerebri anterior

Segmentum anterius bulbi oculi (Ⓔ anterior segment of eyeball): der vordere Teil des Augapfels; umfasst Hornhaut [Cornea*], Regenbogenhaut [Iris*], Linse* und die beiden Augenkammern [Camerae* bulbi]

Segmentum anterius inferius renis (Ⓔ inferior anterior segment of kidney): *s.u. Segmenta renalia*

Segmentum anterius pulmonis (Ⓔ anterior segment of lung): ***Syn:*** *Vordersegment*; vorderes Segment des Oberlappens der rechten [**Segmentum anterius pulmonis dextri**] oder linken [**Segmentum anterius pulmonis sinistri**] Lunge; *s.a. Lungensegmente*

Segmentum anterius superius renis (Ⓔ superior anterior segment of kidney): *s.u. Segmenta renalia*

Segmentum apicale pulmonis dextri (Ⓔ apical segment of lung): ***Syn:*** *Spitzensegment, Apikalsegment*; oberstes Segment des Oberlappens der rechten Lunge; *s.a. Lungensegmente*

Segmentum apicoposterius pulmonis sinistri (Ⓔ apicoposterior segment of lung): ***Syn:*** *apikoposteriores Segment*; durch Vereinigung von oberem und hinterem Segment entstandenes Spitzen- und Hintersegment des Oberlappens der linken Lunge; *s.a. Lungensegmente*

Segmentum basale anterius pulmonis (Ⓔ anterior basal segment of lung): ***Syn:*** *vorderes Basalsegment*; vorderes, basales Segment des Unterlappens der rechten [**Segmentum basale anterius pulmonis dextri**] oder linken [**Segmentum basale anterius pulmonis sinistri**] Lunge; *s.a. Lungensegmente*

Segmentum basale laterale pulmonis (Ⓔ lateral basal segment of lung): ***Syn:*** *seitliches Basalsegment*; seitliches Segment der Basis des Unterlappens der rechten [**Segmentum basale laterale pulmonis dextri**] oder linken [**Segmentum basale laterale pulmonis sinistri**] Lunge; *s.a. Lungensegmente*

Segmentum basale mediale pulmonis (Ⓔ medial basal segment of lung): ***Syn:*** *mediales Basalsegment, Segmentum cardiacum pulmonis*; mediales Segment der Basis des Unterlappens der rechten [**Segmentum basale mediale pulmonis dextri**] oder linken [**Segmentum basale mediale pulmonis sinistri**] Lunge; *s.a. Lungensegmente*

Segmentum basale posterius pulmonis (Ⓔ posterior basal segment of lung): ***Syn:*** *hinteres Basalsegment*; hinteres Segment der Basis des Unterlappens der rechten [**Segmentum basale posterius pulmonis dextri**] oder linken [**Segmentum basale posterius pulmonis sinistri**] Lunge; *s.a. Lungensegmente*

Segmentum basale pulmonis (Ⓔ basal segment of lung): ***Syn:*** *Basalsegment*; Lungensegment* der Basis der rechten oder linken Lunge*; *s.a. Lungensegmente*

Segmenta bronchopulmonalia: *→Lungensegmente*

Segmentum cardiacum pulmonis: *→Segmentum basale mediale pulmonis*

Segmenta cervicalia (Ⓔ cervical segments of spinal cord): ***Syn:*** *Halssegmente, Zervikalsegmente, Zervikalmark, Halsmark, Cervicalia, Pars cervicalis medullae spinalis*; der Halsabschnitt des Rückenmarks besteht aus acht Zervikalsegmenten [C_{1-8}]; aus ihnen gehen die acht Spinalnerven des Halsmarks [Nervi cervicales] hervor; jeder Zervikalnerv hat einen vorderen [**Ramus anterior**] und einen hinteren Ast [**Ramus posterior**]; die vorderen Äste bilden den Plexus* cervicalis und Teile des Plexus* brachialis; die hinteren Äste teilen sich jeweils in einen medialen Ast [**Ramus medialis**] und einen lateralen Ast [**Ramus lateralis**] auf, die motorisch die Muskeln des Nackens versorgen; der Hautast [**Ramus cutaneus posterior**] entspringt aus dem Ramus lateralis

Segmenta coccygea (Ⓔ coccygeal segments of spinal cord): ***Syn:*** *Steißbeinsegmente, Kokzygealsegmente, Coccygea, Pars coccygea medullae spinalis*; Steißbeinabschnitt des Rückenmarks [Medulla* spinalis]; besteht aus 1–3 Segmenten [Co_{1-3}], von denen der letzte Spinalnerv [Nervus coccygeus] abgeht, der die Haut über dem Steißbein versorgt

Segmenta hepatis (Ⓔ hepatic segments): ***Syn:*** *Lebersegmente*; die äußerlich sichtbare Aufteilung der Leber in Leberlappen* entspricht nicht dem inneren Organaufbau; aus anatomischen und chirurgischen Erwägungen ist eine Aufteilung in keilförmige Segmente, die jeweils von Ästen der Arteria* hepatica propria und der Vena* portae hepatis versorgt werden, sinnvoll; jeder Leberteil [**Pars hepatis dextra** und **sinistra**] besteht aus einem lateralen [**Divisio lateralis dextra/sinistra**] und einem medialen Abschnitt [**Divisio medialis dextra/sinistra**]; die **Divisio lateralis**

S

dextra, Divisio medialis dextra und Divisio lateralis sinistra haben jeweils ein vorderes und ein hinteres Segment [Segmentum anterius, Segmentum posterius]; die Divisio medialis sinistra besteht nur aus einem Segment [Segmentum mediale], das zweite Segment [Segmentum posterius] bildet den Lobus* caudatus

Segmentum inferius renis (Ⓔ inferior segment of kidney): *s.u. Segmenta renalia*

Segmentum laterale pulmonis dextri (Ⓔ lateral segment of lung): *Syn: Lateralsegment*; äußeres Segment des Mittellappens der rechten Lunge; *s.a. Lungensegmente*

Segmentum lingulare inferius pulmonis (Ⓔ inferior lingular segment of lung): *Syn: unteres Lingularsegment*; unteres Segment der Lingula* pulmonis sinistri des Oberlappens der linken Lunge; *s.a. Lungensegmente*

Segmentum lingulare superius pulmonis (Ⓔ superior lingular segment of lung): *Syn: oberes Lingularsegment*; oberes Segment der Lingula* pulmonis sinistri des Oberlappens der linken Lunge; *s.a. Lungensegmente*

Segmenta lumbalia (Ⓔ lumbar segments of spinal cord): *Syn: Lendensegmente, Lumbalsegmente, Lendenmark, Lumbaria, Pars lumbalis medullae spinalis*; aus fünf Segmenten [L_{1-5}] bestehender Lendenabschnitt des Rückenmarks; von ihm gehen fünf Spinalnerven [Nervi lumbales] aus; ihre Bauchäste [**Rami anteriores**] beteiligen sich an der Bildung des Plexus* lumbosacralis; die Rückenäste [**Rami posteriores**] teilen sich jeweils in einen medialen und lateralen Ast [**Ramus medialis** und **lateralis**] zur Versorgung der Rückenmuskulatur und in einen Hautast [**Ramus cutaneus posterior**]; die **Rami laterales I-III** bilden die Nervi* clunium superiores

Segmentum M1 (Ⓔ segment M1): selten verwendete Bezeichnung für die Pars sphenoidalis der Arteria* cerebri media

Segmentum M2 (Ⓔ segment M2): selten verwendete Bezeichnung für die Pars insularis der Arteria* cerebri media

Segmentum mediale pulmonis (Ⓔ medial segment of right lung): *Syn: Medialsegment*; mediales Segment des Mittellappens der rechten Lunge*; *s.a. Lungensegmente*

Segmenta medullae spinalis (Ⓔ segments of spinal cord): *Syn: Rückenmarkssegmente*; das Rückenmark ist aus insgesamt 31–33 Segmenten aufgebaut: 8 Halssegmenten [Segmenta* cervicalia], 12 Thorakalsegmenten [Segmenta* thoracica], 5 Lumbalsegmenten [Segmenta* lumbalia], 5 Sakralsegmenten [Segmenta* sacralia] und 1–3 Kokzygealsegmenten [Segmenta* coccygea]

Segmentum P1 (Ⓔ segment P1): selten verwendete Bezeichnung für die Pars precommunicalis der Arteria* cerebri posterior

Segmentum P2 (Ⓔ segment P2): selten verwendete Bezeichnung für die Pars postcommunicalis der Arteria* cerebri posterior

Segmentum P3 (Ⓔ segment P3): selten verwendete Bezeichnung für die Arteria* occipitalis lateralis

Segmentum P4 (Ⓔ segment P4): selten verwendete Bezeichnung für die Arteria* occipitalis medialis

Segmentum posterius bulbi oculi (Ⓔ posterior segment of eyeball): der hintere Teil des Augapfels; umfasst alle Strukturen hinter der hinteren Augenkammer [Camera posterior], d.h. Glaskörper [Corpus vitreum], Netzhaut [Retina*] und den Anfang des Sehnervens [Nervus* opticus]

Segmentum posterius renis (Ⓔ posterior segment of kidney): *s.u. Segmenta renalia*

Segmenta renalia (Ⓔ renal segments): *Syn: Nierensegmente*; das Nierenparenchym kann in keilförmige Segmente eingeteilt werden, die von Endästen der Arteria* renalis versorgt werden; man unterscheidet 5 Segmente: **Segmentum superius, anterius superius, anterius inferius, inferius** und **posterius**

Segmenta sacralia (Ⓔ sacral segments of spinal cord): *Syn: Sakralmark, Kreuzbeinsegmente, Sakralsegmente, Sacralia, Pars sacralis medullae spinalis*; Sakralabschnitt des Rückenmarks; die von den fünf Segmenten [S_{1-5}] ausgehenden Spinalnerven werden als **Sakralnerven** [Nervi sacrales] bezeichnet; ihre vorderen Äste [**Rami anteriores**] beteiligen sich am Plexus* lumbosacralis; die Rückenäste [**Rami posteriores**] teilen sich jeweils in einen medialen und lateralen Ast [**Ramus medialis** und **lateralis**] und einen Hautast [**Ramus cutaneus posterior**] auf; die **Rami laterales I-III** bilden die Nervi* clunium medii

Segmentum superius pulmonis (Ⓔ superior segment of lung): oberes Segment des Unterlappens der rechten [**Segmentum superius pulmonis dextri**] oder linken [**Segmentum superius pulmonis sinistri**] Lunge; *s.a. Lungensegmente*

Segmentum superius renis (Ⓔ superior segment of kidney): *s.u. Segmenta renalia*

Segmenta thoracica (Ⓔ thoracic segments of spinal cord): *Syn: Brustsegmente, Thorakalsegmente, Brustmark, Thoracica, Pars thoracica medullae spinalis*; der Brustabschnitt des Rückenmarks besteht aus 12 Segmenten [Th_{1-12}]; die von ihnen ausgehenden Spinalnerven [**Nervi thoracici**] versorgen mit ihren Bauchästen [**Rami anteriores**] als Interkostalnerven [Nervi* intercostales] die Haut und Muskeln der seitlichen und vorderen Thoraxwand; die **Rückenäste** [Rami posteriores] innervieren mit ihrem **Ramus lateralis** und **Ramus medius** die autochthone Rückenmuskulatur und mit dem **Ramus cutaneus posterior** die zugehörigen Hautbezirke

Seh|ach|se *f* (Ⓔ optic axis): *Syn: optische Augenachse, Axis opticus*; Linie durch den Mittelpunkt der Hornhaut zur Fovea* centralis der Netzhaut

Seh|bahn *f* (Ⓔ optic tract): Gesamtheit der Leitungsbahnen von den Ganglienzellen der Netzhaut bis zur Sehrinde; besteht aus Nervus* opticus, Tractus* opticus und Gratiolet*-Sehstrahlung; die Leitungsbahnen der temporalen Netzhauthälfte ziehen zur Sehrinde derselben Hirnseite, die Fasern der medialen Hälfte kreuzen im Chiasma* opticum zu anderen Seite; damit erhält die linke Sehrinde nur Signale aus dem rechten Teil des Sehfeldes und die rechte Sehrinde nur vom linken Teil; Schädigung der Sehbahn führt zu typischen Gesichtsfeldausfällen, wie z.B. bitemporaler Hemianopie*

Se|hen *nt* (Ⓔ sight): Wahrnehmung von Objekten mit dem Gesichtssinn

binokulares Sehen (Ⓔ binocular vision): *Syn: Binokularsehen*; beidäugiges Einfachsehen; das Gehirn konstruiert aus den Signalen des binokularen und monokularen Sehens das stereoskopische Tiefensehen

photopisches Sehen (Ⓔ photopic vision): *Syn: Zapfensehen*; durch Absorption von Rot, Grün und Violett erzeugtes Farbensehen durch photosensible Substanzen der Zapfenzellen der Netzhaut

räumliches Sehen: *→stereoskopisches Sehen*

skotopes Sehen: *→skotopisches Sehen*

skotopisches Sehen (Ⓔ scotopic vision): *Syn: Nachtsehen, Dämmerungssehen, skotopes/skotopisches Sehen, Skotopie, Skotopsie*; durch die Stäbchenzellen der Netzhaut ermöglichtes Sehen bei niedriger Lichtintensität; beim skotopischen Sehen werden Helligkeitsunterschiede erkannt, aber keine Farben; Störungen des Dämmerungssehens führen zu Nachtblindheit*

stereoskopisches Sehen (Ⓔ stereoscopic vision): *Syn: räumliches Sehen, Stereopsis, Tiefensehen*; das normale räumliche Sehen ist ein **binokulares stereoskopisches Sehen**; da sich die Augen an verschiedenen Stellen des Kopfes befinden, bilden sich Objekte in endlicher Entfernung unterschiedlich auf den beiden Netzhäuten ab [**Querdisparation**]; der Unterschied ist um so größer, je näher und größer ein Objekt ist; in der Sehrinde wird diese unterschiedliche Information zu einem räumlichen Bild integiert [Konstruktion eines Zyklopenauges]; **monokulares stereoskopisches Sehen** ist ebenfalls möglich; hier wird v.a. die parallaktische Verschiebung von Objekten relativ zueinander bei Kopfbewegung verarbeitet

Seh|feld *nt*: *→Gesichtsfeld*

Seh|grüb|chen *nt* (Ⓔ foveola): *Syn: Foveola*; kleines Grübchen in der Mitte der Fovea* centralis der Netzhaut [Retina*]

Seh|gru|be *f* (Ⓔ central fovea of retina): *Syn: Fovea centralis*; zentrale Grube im gelben Fleck [Macula* lutea] der Netzhaut [Retina*]; Stelle des schärfsten Sehens

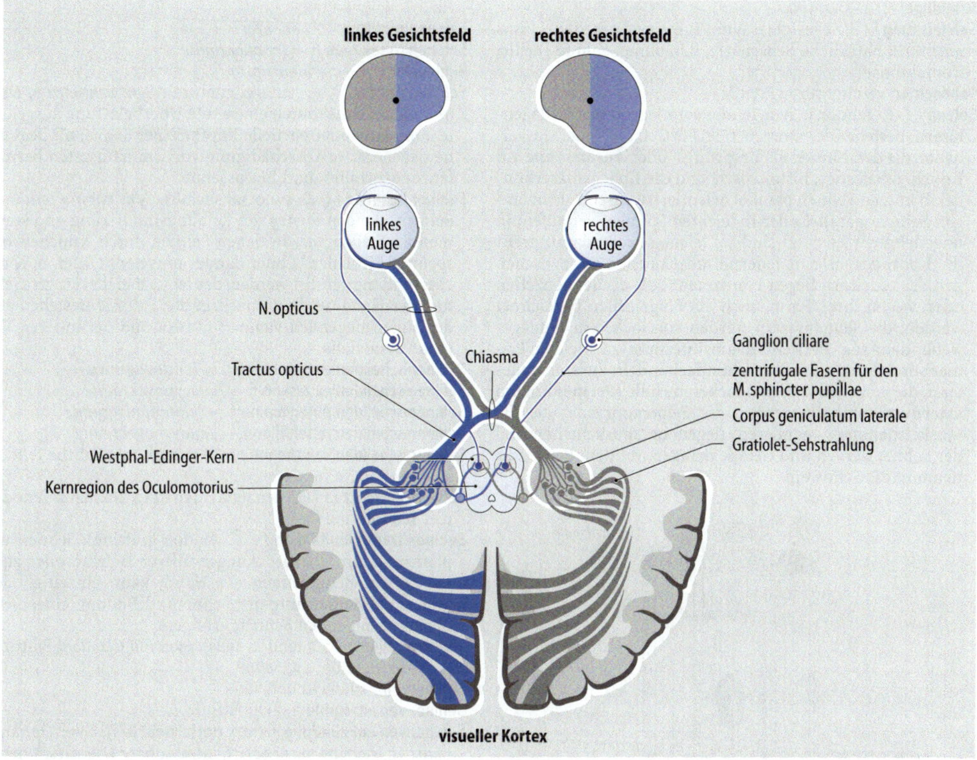

linkes Gesichtsfeld
rechtes Gesichtsfeld
linkes Auge
rechtes Auge
N. opticus
Chiasma
Tractus opticus
Westphal-Edinger-Kern
Kernregion des Oculomotorius
Ganglion ciliare
zentrifugale Fasern für den M. sphincter pupillae
Corpus geniculatum laterale
Gratiolet-Sehstrahlung
visueller Kortex

Abb. S62. Sehbahn, schematische Darstellung

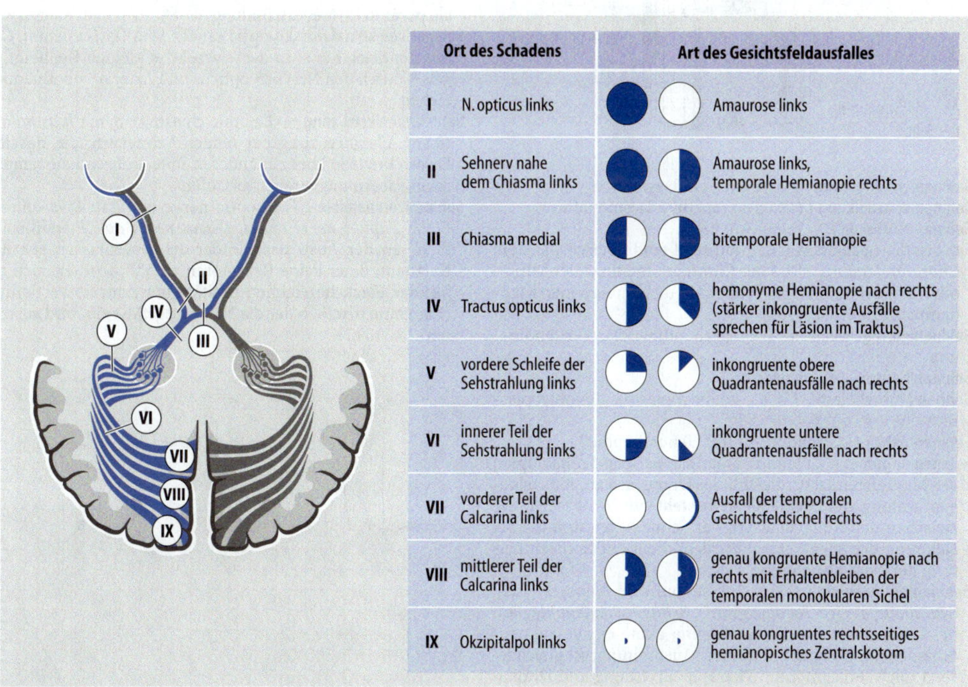

	Ort des Schadens	Art des Gesichtsfeldausfalles
I	N. opticus links	Amaurose links
II	Sehnerv nahe dem Chiasma links	Amaurose links, temporale Hemianopie rechts
III	Chiasma medial	bitemporale Hemianopie
IV	Tractus opticus links	homonyme Hemianopie nach rechts (stärker inkongruente Ausfälle sprechen für Läsion im Traktus)
V	vordere Schleife der Sehstrahlung links	inkongruente obere Quadrantenausfälle nach rechts
VI	innerer Teil der Sehstrahlung links	inkongruente untere Quadrantenausfälle nach rechts
VII	vorderer Teil der Calcarina links	Ausfall der temporalen Gesichtsfeldsichel rechts
VIII	mittlerer Teil der Calcarina links	genau kongruente Hemianopie nach rechts mit Erhaltenbleiben der temporalen monokularen Sichel
IX	Okzipitalpol links	genau kongruentes rechtsseitiges hemianopisches Zentralskotom

Abb. S63. Gesichtsfeldausfälle bei Störungen der Sehbahn

S

Seh|hü|gel *m*: → *Thalamus*

Seh|leis|tung *f* (Ⓔ eyesight): ***Syn:*** *Visus sine correctione, Visus naturalis*; natürliche Sehschärfe, d.h. ohne Sehhilfe [Brille, Kontaktlinse]

Seh|loch *nt*: veraltet für → *Pupille*

Seh|ne *f* (Ⓔ tendon): ***Syn:*** *Tendo*; vorwiegend aus Kollagenfasern bestehende, strangartige Fortsetzung der Muskelhäute, die den Muskel als **Ursprungs-** oder **Ansatzsehne** am Knochen befestigt; histologisch sind die Kollagenfaserbündel in kurzen Sehnen parallel orientiert, während sie in langen Sehnen parallel oder in leichten Spiralen verlaufen; in ungedehntem Zustand sind sie leicht gewellt, damit greift die Kontraktionskraft federnd am Knochen an; zwischen den Sehnenfasern liegen Fibrozyten*, die als **Sehnenzellen** oder, wegen ihrer Form, auch als **Flügelzellen** bezeichnet werden; die Sehnenfasern werden von lockerem Bindegewebe, dem sog. **Peritendineum internum** zu kleinen **Primärbündeln** und großen **Sekundärbündeln** zusammengefasst, die von einer äußeren lockeren Hülle [**Peritendineum externum**] umhüllt werden; die Sehnenorgane*, die die Muskelspannung regulieren, liegen im muskelnahen Teil der Sehne; Nerven und Gefäße dringen mit dem Peritendineum in die Sehne ein

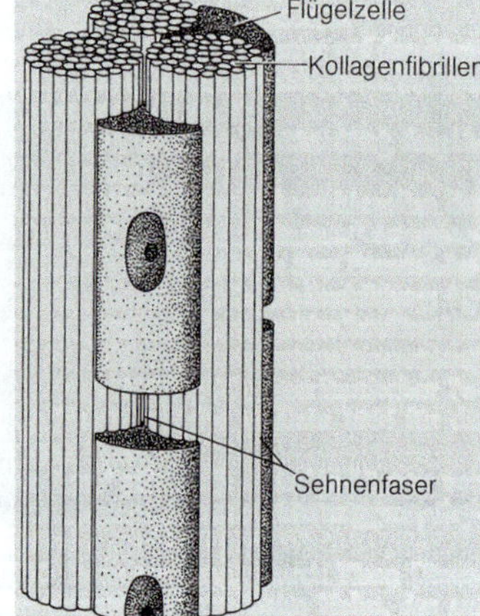

Abb. S64. Struktur einer Sehne

Seh|nen|ent|zün|dung *f* (Ⓔ desmitis): Desmitis*

Seh|nen|er|kran|kung *f* (Ⓔ desmopathy): Desmopathie*

Seh|nen|ex|zi|si|on *f*: → *Tenonektomie*

Seh|nen|fä|den|ab|riss *m* (Ⓔ rupture of tendinous cords): ***Syn:*** *Chordafadenabriss*; Riss der Chordae* tendinae der Mitral- oder Tripuspidalklappe; führt zur Ausbildung einer Klappeninsuffizienz

Seh|nen|gleit|ge|we|be *nt* (Ⓔ peritendineum): Peritendineum; *s.u. Sehne*

Seh|nen|haut *f*: → *Aponeurosis*

Sehnen-Muskel-Plastik *f* (Ⓔ tenomyoplasty): Tenomyoplastik*

Seh|nen|naht *f* (Ⓔ tendon suture): Tenorrhaphie*

Seh|nen|or|gan *nt* (Ⓔ tendon organ): ***Syn:*** *Golgi-Sehnenorgan*; der Muskelspindel vergleichbares Organ, das am muskelnahen Anfang der Sehne liegt; besteht aus Aα-Fasern, die zwischen den Kollagenfasern der Sehne liegen und die bei Dehnung der Sehne erregt werden; dient der Konstanthaltung der Muskelspannung

Seh|nen|phleg|mo|ne *f* (Ⓔ acute suppurative tenosynovitis): ***Syn:*** *akute eitrige Tendovaginitis, Sehnenscheidenphlegmone, Tendosynovitis acuta purulenta*; akute eitrige Sehnenscheidenentzündung mit diffuser Ausbreitung; oft gleichgesetzt mit V-Phlegmone*; **Therapie**: Eröffnung und Drainage vom distalen und proximalen Ende her; Spülung mit Kochsalzlösung; frühzeitige postoperative Mobilisierung zur Verhinderung von Verwachsungen

Seh|nen|plas|tik *f* (Ⓔ tendon graft): Tendoplastik*, Tenoplastik

Seh|nen|plat|te *f*: → *Aponeurosis*

Seh|nen|re|sek|ti|on *f*: → *Tenonektomie*

Seh|nen|riss *m*: → *Sehnenruptur*

Seh|nen|rup|tur *f* (Ⓔ tendon rupture): ***Syn:*** *Sehnenriss, Desmorrhexis*; meist durch eine akute Überbelastung ausgelöste komplette oder partielle Ruptur einer Sehne; oft liegt eine degenerative Vorschädigung vor; am häufigsten betroffen sind Achilles- und Bizepssehne

Seh|nen|schei|de *f* (Ⓔ synovial sheath): ***Syn:*** *Vagina tendinis*; Sehnenscheiden dienen der Reibungsminderung und kommen an Stellen vor, an denen Sehnen durch Knochenvorsprünge [Trochlea*] oder Bänder umgelenkt oder an Knochen entlang geführt werden; das ist v.a. bei den langen Sehnen der Hand- und Fußmuskeln der Fall; sie bestehen aus der außen liegenden Vagina* fibrosa und der inneren Vagina* synovialis

Seh|nen|schei|den|ent|zün|dung *f*: → *Tendovaginitis*

Seh|nen|schei|den|ex|zi|si|on *f*: → *Tenosynovektomie*

Seh|nen|schei|den|phleg|mo|ne *f*: → *Sehnenphlegmone*

Seh|nen|schei|den|re|sek|ti|on *f*: → *Tenosynovektomie*

Seh|nen|schei|den|xan|tho|me *pl* (Ⓔ xanthomas of the tendon sheath): *s.u. Xanthom*

Seh|nen|schmerz *m* (Ⓔ tenalgia): Tenalgie, Tenalgia, Tenodynie, Tendodynie*

Seh|nen|trans|plan|ta|ti|on *f* (Ⓔ tendon grafting): Sehnenverpflanzung zur Überbrückung größerer Defekte oder zum Ersatz von Beugesehnen der Hand; kann einzeitig oder zweizeitig [Entfernung der Sehne und Bildung eines Sehnenlagers im ersten Schritt] erfolgen

Seh|nen|zel|len *f* (Ⓔ tendon cells): ***Syn:*** *Flügelzellen*; Fibrozyten* der Sehnen; *s.u. Sehne*

Seh|nerv *m*: → *Nervus opticus*

Seh|ner|ven|a|tro|phie *f*: → *Optikusatrophie*

Seh|ner|ven|ent|zündung *f* (Ⓔ optic neuritis): ***Syn:*** *Optikusneuritis, Neuritis nervi optici*; intrabulbäre [Neuritis* nervi optici intrabulbaris] oder retrobulbäre [Neuritis* retrobulbaris] Entzündung des Sehnervs; bei Erwachsenen häufig Teilsymptom einer multiplen Sklerose*, bei Kindern meist als parainfektiöse Entzündung

Seh|ner|ven|ka|nal *m* (Ⓔ optic canal): ***Syn:*** *Optikuskanal, Canalis opticus*; Kanal in der Wurzel des kleinen Keilbeinflügels*, durch den Nervus* opticus und Arteria* ophthalmica ziehen

Seh|ner|ven|kreu|zung *f* (Ⓔ optic chiasma): ***Syn:*** *Chiasma opticum*; Überkreuzung der beiden Sehnerven; die nasalen Fasern kreuzen über zur anderen Seite, während die temporalen Fasern ungekreuzt verlaufen

Seh|ner|ven|pa|pil|le *f* (Ⓔ optic nerve papilla): ***Syn:*** *blinder Fleck, Papilla nervi optici, Discus nervi optici*; weißlicher Fleck an der Austrittsstelle der Sehnervenfasern aus der Netzhaut; da er keine Rezeptoren enthält, wird er auch als **blinder Fleck** bezeichnet; besitzt eine zentrale Vertiefung [Excavatio disci], in der die Netzhautgefäße ein- und austreten

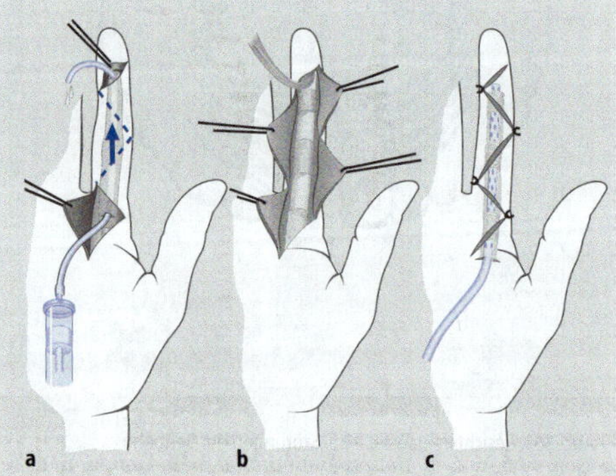

Abb. S65. Spülbehandlung einer Sehnenphlegmone

Seh|pur|pur *nt*: →*Rhodopsin*

Seh|rin|de *f* (Ⓔ visual cortex): ***Syn:*** *visueller Kortex*; die **primäre Sehrinde** [V1] befindet sich in der Area striata des Okzipitallappens; sie ist, ebenso wie die Sehbahn, retinotop gegliedert, d.h., jedem Punkt auf der Retina entspricht ein Areal auf der Sehrinde; allerdings ist diese Projektion nicht linear, das Gebiet der Macula* lutea [Gebiet des schärfsten Sehens] ist auf ein wesentlich größeres Areal projiziert als die Netzhautperipherie; durch die partielle Kreuzung von Sehbahnfasern im Chiasma* opticum erhält die linke Sehrinde nur Signale aus dem rechten Teil des Sehfeldes und die rechte Sehrinde nur vom linken Teil; der untere Teil des Sehfeldes wird durch die oberen Retinarezeptoren erfasst und projiziert sich auf die Rinde oberhalb des Sulcus* calcarinus; die Signale aus der oberen Gesichtsfeldhälfte projizieren sich dementsprechend auf die Rinde unterhalb des Sulcus* calcarinus

in der primären Sehrinde werden die visuellen Signale in sog. **rezeptiven Feldern, Augendominanzsäulen, Farbflecken** und **Orientierungssäulen** nach Farbe, Kontrast, Konturen und Bewegung der Reizmuster verarbeitet; die weitere Verarbeitung erfolgt dann in der **sekundären Sehrinde** [V2], die die primäre Sehrinde hufeisenförmig umgibt, und in anderen sekundären visuellen Rindengebieten [V3, V4]; zur normalen Wahrnehmung eines Objektes ist die koordinierte Aktivität aller visuellen Areale notwendig

Seh|schär|fe *f*: →*Visus*

Seh|stö|rung, psy|cho|ge|ne *f* (Ⓔ psychogenic visual disturbance): *s.u. Akkommodationskrampf*

Seh|weiß *nt* (Ⓔ visual white): ***Syn:*** *Leukopsin*; während des Sehzyklus anfallende farblose Substanz

Seh|zei|chen *pl* (Ⓔ optotype): ***Syn:*** *Optotypen*; Zeichen [Zahlen, Buchstaben] zur Bestimmung der Sehschärfe; die verwendeten Tafel werden als **Sehprobentafeln** oder **Lesetafeln** bezeichnet

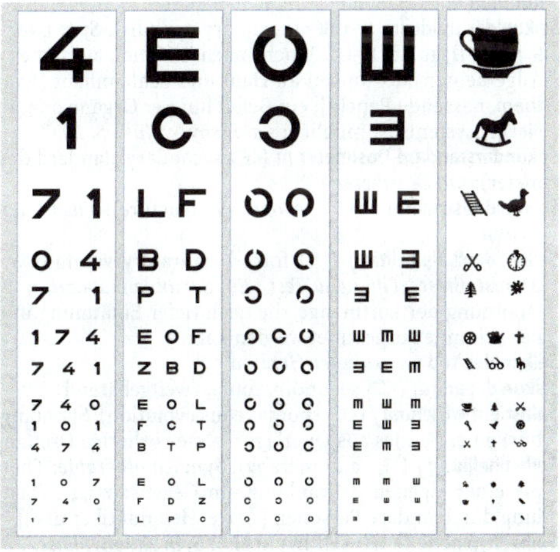

Abb. S66. Sehzeichen. Von links nach rechts: Zahlen, Buchstaben, Landolt-Ringe, Snellen-Haken und Bilder

Sei|del|bast *m* (Ⓔ mezereum): *s.u. Daphnismus*

Sei|fen *pl* (Ⓔ soaps): Alkalisalze von Fettsäuren

Sei|fen|a|bort *m* (Ⓔ soap abortion): Abort durch Einspritzen von Seifenlösung in die Gebärmutter; kaum noch durchgeführt

Sei|fen|kraut, ge|mei|nes *nt* (Ⓔ soapwort): ***Syn:*** *Saponaria officinalis*; Pflanze aus der Familie der Nelkengewächse [Caryophyllaceae]; verwendet wird die **rote Seifenwurzel** [Saponariae rubrae radix], die aus Wurzel, Wurzelstock und Ausläufern besteht; sie enthält Triterpensaponine* mit expektorierender Wirkung; **Anw.:** traditionell als Expektorans*, bei chronischen Hautkrankheiten und Rheuma

Sei|fen|rin|de *f*: →*Quillajarinde*

Sei|fen|stuhl *m* (Ⓔ putty stool): ***Syn:*** *Kalkseifenstuhl*; grauweißer, faulig riechender Stuhl mit Kalkseifen; typisch bei Säuglingen mit überwiegender Kuhmilchernährung [eiweißreich, kohlenhydrat- und ballaststoffarm]

Sei|fen|wur|zel, ro|te *f* (Ⓔ red soaproot): ***Syn:*** *Saponariae rubrae radix*; *s.u. Seifenkraut, gemeines*

Sei|fen|wur|zel, wei|ße *f* (Ⓔ white soaproot): ***Syn:*** *Gypsophilae radix*; *s.u. Gipskraut*

Sei|ten|ast|va|ri|zen *pl* (Ⓔ varicoses of smaller leg veins): ***Syn:*** *Nebenastvarizen*; *s.u. Varize*

Sei|ten|band *nt* (Ⓔ collateral ligament): ***Syn:*** *Kollateralband, Ligamentum collaterale*; auf der Außen- oder Innenseite eines Gelenkes verlaufendes Band

Sei|ten|band|rup|tur *f* (Ⓔ rupture of collateral ligament): Rupturen der Seitenbänder des Kniegelenkes gehören zu den häufigsten Sportverletzungen; der Übergang von Dehnung zu Zerrung zu kompletter Ruptur ist fließend und klinisch nicht immer einfach zu diagnostizieren; **Therapie:** meist konservativ, außer es liegt eine hohe Gelenkinstabilität vor oder es handelt sich um eine komplexe Ruptur mit Begleitverletzungen [Meniskus, Kreuzband]

laterale Seitenbandruptur (Ⓔ rupture of lateral ligament): ***Syn:*** *Außenbandruptur*; reine Rupturen des lateralen Seitenbandes sind selten; meist sind der Tractus* iliotibialis, die Popliteussehne und das hintere Kreuzband mit betroffen

mediale Seitenbandruptur (Ⓔ rupture of medial ligament): ***Syn:*** *Innenbandruptur*; durch eine Valgusbelastung verursachte Ruptur des medialen Seitenbandes des Kniegelenkes; häufig begleitet von knöchernen Bandausrissen, Riss des vorderen Kreuzbandes und des Innenmeniskus [**unhappy triad**]

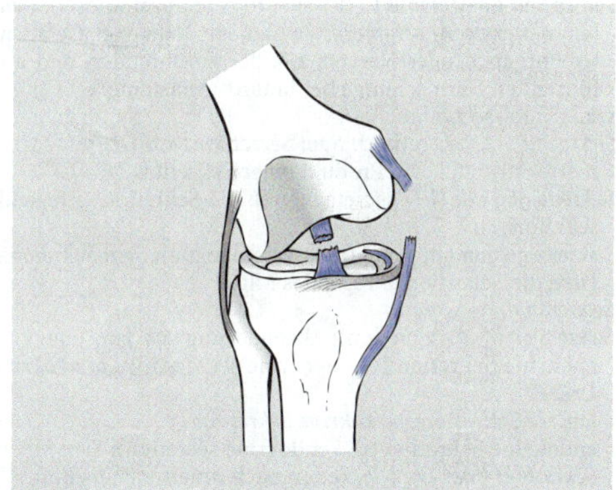

Abb. S67. Unhappy Triad. Innenbandruptur, Innenmeniskusriss und Riss des vorderen Kreuzbandes

Sei|ten|fon|ta|nel|le, hin|te|re *f* (Ⓔ posterolateral fontanelle): ***Syn:*** *Warzenfontanelle, Fonticulus posterolateralis/mastoideus*; Fontanelle hinter dem Warzenfortsatz, die von Scheitel-, Schläfen- und Hinterhauptsbein begrenzt wird

Sei|ten|fon|ta|nel|le, vor|de|re *f* (Ⓔ anterolateral fontanelle): ***Syn:*** *Keilbeinfontanelle, Fonticulus anterolateralis/sphenoidalis*; zwischen Stirn-, Scheitel-, Schläfen- und Keilbein liegende Fontanelle

Sei|ten|ge|wöll|be *nt* (Ⓔ lateral part of vaginal fornix): ***Syn:*** *Pars lateralis fornicis vaginae*; *s.u. Scheidengewölbe*

Sei|ten|horn des Rückenmarks *m* (Ⓔ lateral horn of spinal cord): ***Syn:*** *Cornu laterale medullae spinalis*; von der **Lamina spinalis VII** gebildetes seitliches Horn der grauen Rückenmarkssubstanz [Substantia* grisea medullae spinalis] im Bereich von C_7-L_2; enthält u.a. den Nucleus* thoracicus posterior

Sei|ten|in|farkt *m*: →*Seitenwandinfarkt*

Sei|ten|la|ge|rung, sta|bi|le *f* (Ⓔ side position): ***Syn:*** *NATO-Lagerung*; Lagerung bewusstloser Patienten auf der Seite zur Aspirationsprophylaxe

Sei|ten|plat|ten *pl* (Ⓔ lateral plates): das am weitesten lateral liegende Mesoderm* bildet die sog. Seitenplatten; aus dem Seitenplattenmesoderm entstehen später parietales und viszerales Mesoderm*

Sei|ten|plat|ten|me|so|derm *nt* (Ⓔ lateral plate mesoderm): *s.u. Seitenplatten*

Sei|ten|säu|le *f* (Ⓔ lateral column of spinal cord): ***Syn:*** *Columna intermedia*; von C_8–L_{1-2} reichendes kleines Horn der grauen Rückenmarkssubstanz [Substantia* grisea]; enthält vorwiegend vegetative Kerngebiete

Sei|ten|strang *m* (Ⓔ lateral adenoids): *s.u. Tubenmandel*

Seitenstrang des Markhirns (Ⓔ lateral funiculus of medulla oblongata): ***Syn:*** *Funiculus lateralis medullae oblongatae*; Fortsetzung des Seitenstrang (des Rückenmarks) [Funiculus* lateralis medullae spinalis] in der Medulla* oblongata

Seitenstrang des Rückenmarks (Ⓔ lateral funiculus of spinal cord): ***Syn:*** *Funiculus lateralis medullae spinalis*; Teil der weißen Rückenmarkssubstanz [Substantia* alba medullae spinalis] zwischen vorderer und hinterer Spinalnervenwurzel; wird meist mit dem Vorderstrang zusammen als **Vorderseitenstrang** bezeichnet; enthält u.a. Tractus* corticospinalis lateralis, Tractus* spinocerebellaris anterior und posterior, Tractus* spinoreticularis

Sei|ten|strang|an|gi|na *f* (Ⓔ lateral pharyngitis): ***Syn:*** *Pharyngitis lateralis*; mit Schwellung, Rötung und Schluckbeschwerden einhergehende Entzündung der Seitenstränge, v.a. nach Tonsillektomie*; *s.a. Angina lacunaris*

Sei|ten|ven|tri|kel *m*: *→ Ventriculus lateralis*

Sei|ten|wand|in|farkt *m* (Ⓔ lateral myocardial infarction): ***Syn:*** *Lateralinfarkt, Seiteninfarkt*; Myokardinfarkt* an der Grenze von Vorder- und Hinterwand; *s.a. Essay Myokardinfarkt S. 1427*

Seit-zu-Seit-Anastomose *f* (Ⓔ side-to-side anastomosis): ***Syn:*** *laterolaterale Anastomose*; Seit-zu-Seit-Naht von Gefäßen, Hohlorganen oder Nerven, z.B. der zuführenden und abführenden Darmschlinge bei Braun*-Anastomose

sek. *Abk.*: *→ sekundär*

Se|kret *nt* (Ⓔ secretion): ***Syn:*** *Secretum*; von Drüsen sezernierte Substanz bzw. Produkt einer Sekretion

se|kre|ta|gog *adj* (Ⓔ secretagogue): die Sekretion anregend, sekretorisch

Se|kre|ta|go|gum *nt, pl* **-ga** (Ⓔ secretagogue): ***Syn:*** *Sekretogogum*; die Sekretion anregendes Mittel

Se|kre|tin *nt*: *→ Secretin*

Se|kre|ti|on *f* (Ⓔ secretion): Absonderung aus der Zelle

apokrine Sekretion (Ⓔ apocrine secretion): *s.u. apokrine Drüse*

äußere Sekretion: *→ exokrine Sekretion*

endokrine Sekretion (Ⓔ endocrine secretion): ***Syn:*** *innere Sekretion, Inkretion*; Sekretion nach innen, z.B. ins Blut

exokrine Sekretion (Ⓔ exocrine secretion): ***Syn:*** *äußere Sekretion*; Sekretion nach außen, z.B. auf die Haut

innere Sekretion: *→ endokrine Sekretion*

S

Se|kre|ti|ons|pha|se *f* (Ⓔ secretory phase): ***Syn:*** *gestagene Phase, Lutealphase, Gelbkörperphase, Transformationsphase*; zweite Phase des Menstruationszyklus; die Zeit vom Eisprung bis zur Monatsblutung [15.–28. Tag]; *s.u. Endometrium*

Se|kre|to|go|gum *nt, pl* **-ga**: *→ Sekretagogum*

Se|kre|to|ly|ti|kum *nt, pl* **-ka** (Ⓔ expectorant): Substanz, die Sekret verflüssigt und damit die Ausscheidung fördert

se|kre|to|mo|to|risch *adj* (Ⓔ secretomotor): die Sekretion stimulierend

Se|kre|tor *m* (Ⓔ secretor): ***Syn:*** *Ausscheider*; Person, die Blutgruppenantigene, z.B. der ABNull-Blutgruppen*, auch als Glykolipide in Speichel, Urin und Schweiß ausscheidet

se|kre|to|risch *adj* (Ⓔ secretory): Sekret oder Sekretion betreffend, auf Sekretion beruhend

Sek|ti|on *f* (Ⓔ **1.** postmortem **2.** incision **3.** section **4.** cesarean section): **1.** Leicheneröffnung, Obduktion **2.** Schnitt, Inzision **3.** Teil; Abschnitt, Ausschnitt **4.** *→ Sectio caesarea*

Sek|ti|o|syn|drom *nt* (Ⓔ cesarean section syndrome): Bezeichnung für Störungen oder Erkrankungen, die auffällig oft bei Neugeborenen nach einer Schnittentbindung auftreten, wie z.B. Atemnotsyndrom* des Neugeborenen

Sek|tor|i|ri|dek|to|mie *f* (Ⓔ sector iridectomy): periphere Iridektomie* mit Entfernung eines sektorförmigen Bereichs

se|kun|där *adj* (Ⓔ **1.–3.** secondary): **1.** nachfolgend, nachträglich hinzukommend **2.** zweitrangig, zweitklassig, untergeordnet, nebensächlich, an zweiter Stelle; im zweiten Stadium **3.** erworben [v.a. als Gegensatz zu primär oder idiopathisch]

Se|kun|där|ant|wort *f* (Ⓔ secondary response): ***Syn:*** *Erinnerungsreaktion, anamnestische Reaktion, Booster-Effekt*; beschleunigte und vermehrte Antikörperbildung bei wiederholtem Antigenkontakt; *s.a. Essay Immunität S. 1009*

Se|kun|där|bün|del *nt* (Ⓔ secondary bundle): *s.u. Sehne; Muskel*

Se|kun|där|den|tin *nt* (Ⓔ secondary dentin): *s.u. Dentin*

Se|kun|där|ef|flo|res|zenz *f* (Ⓔ secondary efflorescence): ***Syn:*** *sekundäre Effloreszenz*; Hautveränderung, die sich aus einer Primäreffloreszenz* entwickelt oder durch eine externe Schädigung verursacht wird; man unterscheidet Schuppe [**Squama**], Kruste [**Crusta**], Erosion [**Erosio**], **Rhagade**, Schrunde [**Fissura**], Geschwür [**Ulcus**], Abschürfung [**Excoriatio**], Narbe [**Cicatrix**] und Hautschwund [**Atrophie**]

Se|kun|där|er|kran|kung *f*: *→ Sekundärkrankheit*

Se|kun|där|fol|li|kel *m* (Ⓔ **1.–2.** secondary follicle): **1.** *s.u. Follikelreifung* **2.** *s.u. Lymphfollikel*

Se|kun|där|glau|kom *nt* (Ⓔ secondary glaucoma): ***Syn:*** *sekundäres Glaukom*; *s.u. Essay Glaukom S. 797*

Se|kun|där|hei|lung *f*: *→ sekundäre Wundheilung*

Se|kun|där|in|fekt *m*: *→ Sekundärinfektion*

Se|kun|där|in|fek|ti|on *f* (Ⓔ secondary infection): ***Syn:*** *Sekundärinfekt*; Infektion eines bereits infizierten Organismus mit einem zweiten Erreger

Se|kun|där|ka|ri|es *f* (Ⓔ secondary caries): *s.u. Karies*

Se|kun|där|krank|heit *f* (Ⓔ secondary disease): ***Syn:*** *Sekundärerkrankung, Zweiterkrankung, Zweitkrankheit*; zu einer bestehenden Krankheit hinzukommende Erkrankung

Se|kun|där|pa|pil|len *pl* (Ⓔ secondary papillae): *s.u. Zungenpapillen*

Se|kun|där|sta|di|um *nt* (Ⓔ secondary syphilis): ***Syn:*** *Lues II, Syphilis II*; ab der 8.–12. Woche nach Infektion kommt es zu Allgemeinerscheinungen an Haut und Schleimhaut [Exanthem, nässende Papeln]; ein Befall innerer Organe oder des Nervensystems ist möglich; *s.a. Essay Syphilis S. 2077*

Sekundärstandard-Dosimeter *nt* (Ⓔ secondary standard dosimeter): *s.u. Dosimeter*

Se|kun|där|struk|tur *f* (Ⓔ secondary structure): *s.u. Proteinstruktur*

Se|kun|den|ka|pa|zi|tät *f* (Ⓔ forced expiratory volume): ***Syn:*** *Atemstoßtest, Tiffeneau-Test, Ein-Sekundenkapazität*; Bestimmung der Luftmenge, die nach tiefer Einatmung in einer Sekunde ausgeatmet werden kann

Se|kun|den|tod *m*: *→ akuter Herztod*

se|kun|di|par *adj* (Ⓔ secundiparous): zweitgebärend

Selbst|ent|wick|lung *f* (Ⓔ spontaneous evolution): Spontangeburt eines Kindes aus Querlage* ohne vorherige Drehung

Selbst|hei|lung *f* (Ⓔ autotherapy): ***Syn:*** *Autotherapie*; Therapie einer eigenen Erkrankung, im Gegensatz zu Behandlung durch andere Personen [Ärzte, Heilpraktiker usw.]

Selbst|hyp|no|se *f* (Ⓔ self-hypnosis): ***Syn:*** *Autohypnose, Idiohypnose*; durch Autosuggestion* erzeugte Hypnose*

Selbst|mord *m* (Ⓔ suicide): Suizid, Freitod, Selbsttötung

Selbst|tö|tung *f* (Ⓔ suicide): Selbstmord, Freitod, Suizid

Selbst|ver|gif|tung *f* (Ⓔ self-poisoning): ***Syn:*** *Autointoxikation, Autotoxikose, Endointoxikation, endogene Intoxikation*; durch körpereigene Stoffwechselprodukte oder Autotoxine entstandene Selbstvergiftung, z.B. bei verminderter Ausscheidung [Leberinsuffizienz*, Niereninsuffizienz*]

Selbst|wen|dung *f* (Ⓔ spontaneous version): ***Syn:*** *Versio spontanea*; spontane Umwandlung einer Querlage* in eine Längslage*

Seldinger: Swen Ivar Seldinger; geb. 1921; schwedischer Radiologe

Seldinger-Judkins-Technik *f* (Ⓔ Judkins technique): ***Syn:*** *Judkins-Technik*; Seldinger-Technik, bei der der Katheter über die Arteria* femoralis eingeführt wird

Seldinger-Sones-Technik *f* (Ⓔ Sones technique): ***Syn:***

Sones-Technik; Seldinger-Technik, bei der der Katheter über die Arteria* brachialis eingeführt wird

Seldinger-Technik *f* (Ⓔ Seldinger technique): Technik zur retrograden Katheterisierung von großen Blutgefäßen, z.B. zur Angiographie* oder Plazierung eines zentralen Venenkatheters; **Prinzip**: im ersten Schritt Punktion einer Vene [z.B. Vena* jugularis interna, subclavia] mit einer Kanüle; Entfernung des Mandrins und Einführung eines Führungsdrahtes durch die Kanüle; Entfernung der Kanüle; Einführen des Katheters über den liegenden Draht

Se|lec|ti|ne *pl*: *→Selektine*

Se|le|gi|lin *nt* (Ⓔ selegiline): MAO-Hemmer*; **Anw.**: Morbus Parkinson [in Kombination mit Levodopa]

Se|lek|ti|ne *pl* (Ⓔ selectins): ***Syn:*** *Selectine*; in der Membran von Leukozyten [**L-Selektine**], Plättchen [**P-Selektine**] und im Endothel der Gefäße [**E-Selektine**] sitzende Adhäsionsmoleküle; transmembranöse Glykoproteine, die z.B. die Bindung von Lymphozyten oder Granulozyten an Endothelien im Rahmen der Entzündungsreaktion vermitteln

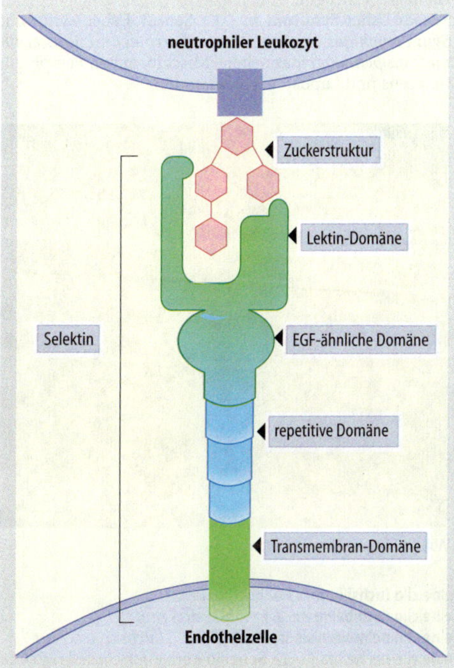

Abb. S68. Funktion der Selektine bei der Bindung von Leukozyten an Endothelzellen

Se|lek|ti|on *f* (Ⓔ selection): Auslese, Auswahl

genetische/kontinuierlichen Selektion: *s.u. Essay Chronisch entzündliche Darmerkrankungen S. 403*

se|lek|tiv *adj* (Ⓔ selective): auswählend, abgetrennt

Se|lek|tiv|kul|tur|me|di|en *pl* (Ⓔ selective culture media): *s.u. Kulturmedien*

Se|len *nt* (Ⓔ selenium): Halbmetall; essentielles Spurenelement*, das u.a. in der Glutathionperoxidase enthalten ist

Se|le|ni|ce|re|i gran|di|flo|ri flos *m* (Ⓔ queen of the night flower): *s.u. Königin der Nacht*

Se|le|ni|ce|re|i gran|di|flo|ri her|ba *f* (Ⓔ queen of the night): *s.u. Königin der Nacht*

Se|le|ni|ce|re|us gran|di|flo|rus *m*: *→Königin der Nacht*

Se|le|no|se *f* (Ⓔ selenosis): ***Syn:*** *Selenvergiftung, Selenosis*; meist chronische Vergiftung durch Staubinhalation oder orale Aufnahme von Selen

Sel|la *f*: *→Sella turcica*

Sella turcica (Ⓔ sella turcica): ***Syn:*** *Türkensattel*; sattelförmige Grube auf dem Keilbeinkörper [Corpus* ossis sphenoidalis], in der die Hypophyse* liegt

Sel|le|rie *m* (Ⓔ celery): ***Syn:*** *Apium graveolens*; Pflanze aus der Familie der Doldengewächse [Apiaceae]; verwendet werden der frische Presssaft, Wurzeln [**Apii radix**], oberirdische Pflanzenteile [**Apii herba**], Früchte [**Apii fructus**] und ätherisches Öl [**Sellerieöl, Apii aetheroleum**]; das Sellerieöl enthält u.a. Limone, Seline, Phthalide, Furanocumarine* und Flavonoide*; **Anw.**: traditionell als Diuretikum* und zur Blutreinigung; auch bei Gicht, Rheuma, nervöser Unruhe, Appetitlosigkeit und Erschöpfung

Sel|le|rie|öl *nt* (Ⓔ celery oil): *s.u. Sellerie*

Selter: Paul Selter; 1866–1941; deutscher Kinderarzt

Selter-Swift-Feer-Krankheit *f* (Ⓔ Swift-Feer disease): ***Syn:*** *Feer-Krankheit, Rosakrankheit, vegetative Neurose der Kleinkinder, Swift-Syndrom, Feer-Selter-Swift-Krankheit, Acrodynia, Akrodynie*; vermutlich durch eine Quecksilbervergiftung verursachte Schädigung des Stammhirns bei Kleinkindern; führt zu Haut- und Organsymptomen

Selye: Hans Hugo Selye; 1907–1982; österreichischer Physiologe (Montreal)

Selye-Syndrom *nt*: *→Adaptationssyndrom*

Se|man|tik *f* (Ⓔ semantics): ***Syn:*** *Bedeutungslehre, Semasiologie*; Lehre von der Bedeutung von Wörtern

Se|ma|si|o|lo|gie *f*: *→Semantik*

Se|men *nt* (Ⓔ **1.** semen **2.** *→Sperma*): **1.** Samen; in der Pharmazie heute hinter den Pflanzennamen gestellt **2.** *→Sperma*

Semen arecae: *→Betelnuss*

Semen Coffeae: Coffeae semen; *s.u. Kaffee*

Semen Colae: Colae semen; *s.u. Kola*

Semen Cucurbitae: Cucurbitae peponis semen; *s.u. Kürbissamen*

Semen Foenugraeci: Foenugraeci semen; *s.u. Bockshornklee*

Semen Hippocastani: Hippocastani semen; *s.u. Rosskastanie*

Semen Lini: Lini semen; *s.u. Leinsamen*

Semen Plantaginis ovatae: Plantaginis ovatae semen; *s.u. indische Flohsamen*

Semen Psyllii: Psyllii semen; *s.u. Flohsamen*

Semen Sinapis albae: Sinapis albae semen; *s.u. Senfsamen, weiße*

Semen Sinapis nigrae: Sinapis nigrae semen; *s.u. Senfmehl*

SEMI *Abk.*: subendokardialer Myokardinfarkt

Semi-, semi- *präf.*: Wortelement mit der Bedeutung „halb/teilweise"

Se|mi|ca|na|lis mus|cu|li ten|so|ris *m* (Ⓔ canal for tensor tympani muscle): *s.u. Canalis musculotubarius*

Semicanalis tubae auditivae/auditoriae (Ⓔ semicanal of auditory tube): *s.u. Canalis musculotubarius*

Se|mi|carb|a|zid *nt* (Ⓔ semicarbazide): ***Syn:*** *Aminoharnstoff, Carbaminsäurehydrazid*; Hydrazinderivat der Kohlensäure; wird als Reagens auf Aldehyde* und Ketone* eingesetzt, mit denen sie **Semicarbazone** bildet

Se|mi|ho|ri|zon|tal|typ *m* (Ⓔ semihorizontal heart): *s.u. Essay Elektrokardiogramm S. 571*

se|mi|kar|ti|la|gi|när *adj* (Ⓔ semicartilaginous): teilweise aus Knorpel bestehend

Se|mi|kas|tra|ti|on *f* (Ⓔ hemicastration): einseitige Gonadenentfernung; *s.a. Kastration*

se|mi|kon|ser|va|tiv *adj* (Ⓔ semiconservative): auf eine DNA-Replikation bezüglich, bei der nur ein Strang neugebildet wird

se|mi|la|te|ral *adj* (Ⓔ hemilateral): ***Syn:*** *hemilateral*; nur eine Körperhälfte betreffend, halbseitig, einseitig

se|mi|lu|nar *adj* (Ⓔ semilunar): ***Syn:*** *lunular*; halbmondförmig, mondsichelförmig

Se|mi|lu|nar|klap|pe *f* (Ⓔ semilunar cusp): ***Syn:*** *Taschenklappe, Valvula semilunaris*; Bezeichnung für die halbmondförmigen Klappen, die zusammen die Aortenklappe [Valva* aortae] und Pulmonalklappe [Valva* trunci pulmonalis] bilden; die Klappen sind reich an kollagenen Fasern und werden auf der Ober- und Unterseite von Endothel überzogen; sie sitzen wie Schwalbennester an der Wand mit ihrem freien Rand nach oben; am Oberrand verlaufen halbmondförmige Verstärkungsstreifen [**Lunulae valvularum semilunarium**], die aus sichelförmig eingelagerten Kollagenfasern

S

und knötchenförmigen Verdickungen in der Mitte [**Noduli valvularum semilunarium**] bestehen; während der Systole* legen sie sich flach an die Wand und lassen das Blut aus den Kammern ausströmen; am Anfang der Diastole* werden sie vom zurückströmenden Blut aufgespannt und verschließen die Öffnung

se|mi|ma|li|gne *adj* (Ⓔ semimalignant): noch gutartig, aber zur Bösartigkeit neigend

se|mi|mem|bra|nös *adj* (Ⓔ semimembranous): teilweise aus Faszie oder Membran bestehend

Se|mi|mem|bra|no|sus *m*: *→Musculus semimembranosus*

Se|mi|me|tal|le *pl* (Ⓔ metalloids): ***Syn:*** *Halbmetalle, Metalloide; s.u. Element*

se|mi|nal *adj* (Ⓔ seminal): ***Syn:*** *spermatisch*; Samen/Sperma oder Samenflüssigkeit betreffend

se|mi|ni|fer *adj* (Ⓔ seminiferous): Samen produzierend oder ableitend, samenführend

Se|mi|nom *nt* (Ⓔ seminoma): ***Syn:*** *germinaler Hodentumor*; vom Keimgewebe ausgehender häufigster bösartiger Hodentumor; betrifft v.a. weiße Männer im Alter zwischen 20 und 40 Jahren; als Risikofaktoren gelten insbesondere Maldescensus* testis und Zustand nach Hodentumor; wahrscheinlich gibt es auch eine familiäre Form; germinale Hodentumoren metastasieren spät; primär kommt es zu einer lymphatischen Metastasierung entlang der ipsilateralen retroperitonealen Lymphknoten; später kommt es auch zu hämatogener Metastasierung, v.a. in die Lunge; **Klinik:** schmerzlose Hodenschwellung mit tastbarer Knotenbildung; häufig führen erst die Symptome der Metastasierung [Rückenschmerzen, Dyspnoe, Hämoptoe] zum Arztbesuch; bei 2–5 % kommt es zur Bildung von β-HCG und Gynäkomastie; **Therapie:** inguinale Hodenentfernung plus retroperitoneale und iliakale Bestrahlung; bei Fernmetastasen Hodenentfernung und induktive Chemotherapie; **Prognose:** außergewöhnlich gut; selbst bei Fernmetastasen beträgt die 5-Jahresüberlebensrate noch bis zu 80 %, insgesamt liegt sie bei ca. 95 %

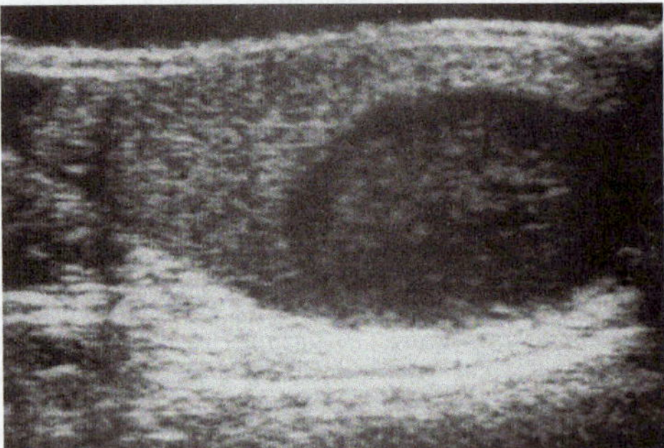

Abb. S69. Seminom

Seminom des Ovars (Ⓔ ovarian seminoma): ***Syn:*** *Dysgerminom*; niedrig maligner Keimzelltumor des Eierstocks; 90 % der Patientinnen sind jünger als 30 Jahre; die Tumoren können extrem groß sein und treten in ca. 20 % beidseitig auf; **Therapie:** Resektion, Chemotherapie; die 10-Jahresüberlebensrate liegt bei 75–90 %

Se|min|u|rie *f* (Ⓔ seminuria): ***Syn:*** *Spermaturie*; Spermaausscheidung im Harn; meist durch retrograde Ejakulation in die Harnblase bei Insuffizienz des Blasenschließmuskels

Se|mi|o|lo|gie *f* (Ⓔ semiology): ***Syn:*** *Symptomatologie, Semiotik*; Lehre von der Bedeutung einzelner Symptome

Se|mi|o|tik *f*: *→Semiologie*

se|mi|per|me|a|bel *adj* (Ⓔ semipermeable): halbdurchlässig

se|mi|so|lid *adj* (Ⓔ semisolid): halbfest

se|mi|so|li|de *adj* (Ⓔ semisolid): halbfest

Se|mi|spi|na|lis *m* (Ⓔ semispinalis muscle): ***Syn:*** *Musculus semispinalis*; von den Querfortsätzen der Wirbel zu den Dornfortsätzen ziehende Muskeln; oberflächlichste Schicht des transversospinalen Systems, deren Fasern 4–7 Wirbel überspringen

Semispinalis capitis: *→Musculus semispinalis capitis*

Semispinalis cervicis: *→Musculus semispinalis cervicis*

Semispinalis thoracis: *→Musculus semispinalis thoracis*

se|mi|ten|di|nös *adj* (Ⓔ semitendinous): zur Hälfte aus Sehne bestehend

Se|mi|ten|di|no|sus *m*: *→Musculus semitendinosus*

se|mi|zir|ku|lär *adj* (Ⓔ semicircular): halbbogenförmig, halbkreisförmig

Semmelweis: Ignaz Philipp Semmelweis; 1818–1865; österreichischer Gynäkologe (Wien); wurde als *Retter der Mütter* bezeichnet, weil er als Erster den Zusammenhang zwischen Infektion und Kindbettfieber* erkannte; führte die Desinfektion von Händen und Instrumenten mit wässriger Chlorkalklösung ein [**Semmelweis-Verfahren**], wodurch die Müttersterblichkeit dramatisch gesenkt wurde

Sem|per|vi|rin *nt* (Ⓔ sempervirine): *s.u. Gelsemium sempervirens*

Sendlinger Beiß *m*: *→Trombidiose*

Senear: Francis Eugene Senear; 1889–1958; amerikanischer Hautarzt (Chicago)

Senear-Usher-Syndrom *nt* (Ⓔ Senear Usher syndrome): ***Syn:*** *Pemphigus erythematosus/seborrhoicus, Lupus erythematosus pemphigoides*; seltene Mischform von Pemphigus* foliaceus und Lupus* erythematodes

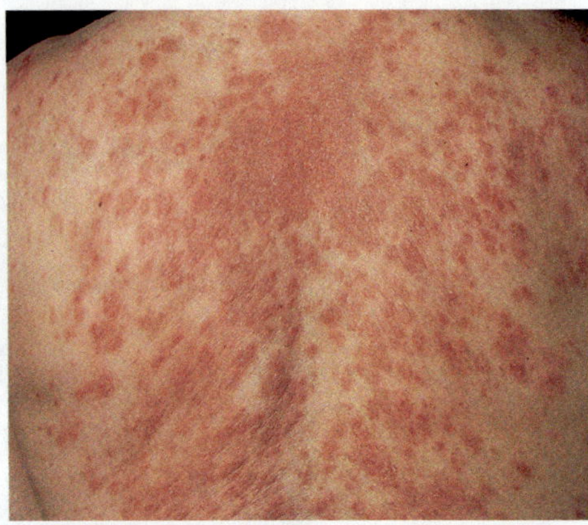

Abb. S70. Senear-Usher-Syndrom

Se|ne|ci|o fuch|si|i *m*: *→Fuchskreuzkraut*

Se|ne|ci|o ja|co|bae|a *m*: *→Jakobskreuzkraut*

Se|ne|ci|o ne|mo|ren|sis ssp. fuchsii *m*: *→Fuchskreuzkraut*

Se|ne|ci|o|nis her|ba *f* (Ⓔ Senecio herb): *s.u. Fuchskreuzkraut*

Se|ne|ci|o|nis ja|co|bae|ae her|ba *f* (Ⓔ tansy ragwort): *s.u. Jakobskreuzkraut*

Se|ne|ci|o|nis vul|ga|ris her|ba *f* (Ⓔ groundsel): *s.u. Kreuzkraut*

Se|ne|ci|o o|va|tus *m*: *→Fuchskreuzkraut*

Se|ne|ci|o vul|ga|ris *m*: *→Kreuzkraut*

Se|ne|ga *f* (Ⓔ senega): ***Syn:*** *Polygala senega*; Pflanze aus der Familie der Kreuzblumengewächse [Polygalaceae]; verwendet werden die getrockneten Wurzeln mit Wurzelkopf [**Polygalae radix, Senegae radix**], die Saponine* enthalten; **Anw.:** traditionell bei Entzündungen der oberen Atemwege, v.a. chronischer Bronchitis mit zähem Auswurf; in der Homöopathie bei Entzündungen der oberen Atemwege, chronischer Bronchitis*, Reizhusten und Asthma* bronchiale

Se|ne|gae ra|dix *f* (Ⓔ senega root): *s.u. Senega*

senescence derived inhibitor *nt*: *s.u. Essay Virus und Tumor S. 2185*

Se|nes|zenz, re|pli|ka|ti|ve *f* (Ⓔ replicative senescence): *s.u. Essay AIDS S. 31*

Senf|mehl *nt* (Ⓔ mustard flour): wird durch Mahlen von entölten **schwarzen Senfsamen** [Sinapis nigrae semen] von schwarzem Senf [Brassica nigra], einer Pflanze aus der Familie der Kreuzblütler [Brassicaceae] hergestellt; enthält v.a. Senföl, Sinigrin und Eiweiß; **Anw.:** als starkes Hautreizmittel [Senfwickel, Senfbad]

Senf|sa|men, schwar|ze *pl* (Ⓔ black mustard seed): ***Syn:*** *Sinapis nigrae semen*; *s.u. Senfmehl*

Senf|sa|men, wei|ße *pl* (Ⓔ white mustard seed): ***Syn:*** *Sinapis albae semen*; die Samen von weißem Senf [Sinapis alba] einer Pflanze aus der Familie der Kreuzblütler [Brassicaceae]; enthalten Sinalbin, Senföl, fettes Öl und Eiweiß; **Anw.**: traditionell äußerlich [Breiumschläge, Senfwickel] bei Erkrankungen der Atemwege und Rheuma; innerlich bei Verdauungsstörungen; Gewürz; in der Homöopathie bei Verdauungsstörungen

Sengstaken: Robert William Sengstaken; amerikanischer Neurochirurg (Garden City)

Sengstaken-Blakemore-Sonde *f* (Ⓔ Sengstaken-Blakemore tube): *s.u. Ösophagusvarizen*

se|nil *adj* (Ⓔ **1.–2.** senile): **1.** ***Syn:*** *altersschwach, greisenhaft*; im Greisenalter/Senium auftretend; vergreist **2.** ***Syn:*** *altersbedingt*; Senilität betreffend, durch Senilität bedingt

Se|ni|lis|mus *m* (Ⓔ senilism): vorzeitige Alterung, Vergreisung

Se|ni|li|tas *f*: **1.** →*Senium* **2.** →*Senilität*

Senilitas praecox (Ⓔ precocious senility): vorzeitige Vergreißung, z.B. bei Progerie*

Se|ni|li|tät *f* (Ⓔ senility): ***Syn:*** *Senilitas*; Altern, Älterwerden, Vergreisung, Altersschwäche

Se|ni|um *nt* (Ⓔ senium): ***Syn:*** *Senilitas*; (Greisen-)Alter

Senk|fuß *m* (Ⓔ flat foot): leichter Plattfuß*

Senk|nie|re *f*: →*Nephroptose*

Sen|kungs|abs|zess *m* (Ⓔ gravity abscess): Abszess, der vom Bildungsort ausbricht und nach unten absinkt, z.B. Bezold*-Abszess, Iliakalabszess

Sen|kungs|blut|fül|le *f* (Ⓔ hypostasis): ***Syn:*** *Hypostase, Hypostasis, Senkungshyperämie*; passive Blutfülle durch Absinken des Blutes in untere Körperpartien bei Herz-Kreislauf-Insuffizienz

Sen|kungs|hy|per|ä|mie *f*: →*Senkungsblutfülle*

Senk|waa|ge *f* (Ⓔ areometer): ***Syn:*** *Aräometer, Tauchwaage, Flüssigkeitswaage*; Messgerät zur Bestimmung der Flüssigkeitsdichte durch Messung der Eintauchtiefe

Senk|we|hen *pl* (Ⓔ false labor): leichte Wehen, die das Kind in den Beckeneingang einstellen; gehen fließend in die Geburtswehen* über

Sen|nae fo|li|um *nt*: →*Sennesblätter*

Sen|nes|blät|ter *pl* (Ⓔ senna): ***Syn:*** *Sennae folium*; die getrockneten Fiederblättchen verschiedener Cassia-Arten, wie z.B. **Cassia senna** [Alexandriner-Senna, Khartum-Senna] oder **Cassia angustifolia** [Tinnevelly-Senna]; Pflanzen aus der Familie der Caesalpiniaceae; enthalten 1,8-Dihydroxyanthracenderivate [Sennoside]; sie werden im Kolon* zu Anthronen umgewandelt, die die aktive Sekretion von Elektrolyten und Wasser in das Darmlumen induzieren und die Resorption von Elektrolyten und Wasser durch Blockade der Na^+-K^+-ATPase hemmen; die dadurch bedingte Volumenzunahme erhöht den Füllungsdruck und regt die Peristaltik* an; **Anw.**: bei habitueller Verstopfung oder zur Erleichterung des Stuhlgangs bei z.B. Analfissuren oder Hämorrhoiden; **NW:** Elektrolytverlust, bei chronischem Gebrauch reversible Braunfärbung des Kolons

Sennetsu-Ehrlichiose *f* (Ⓔ Ehrlichia sennetsu infection): *s.u. Ehrlichiose*

Se|no|lo|gie *f* (Ⓔ senology): Lehre von Aufbau und Funktion der weiblichen Brustdrüse

sen|si|bel *adj* (Ⓔ sensory): Sensibilität betreffend, empfänglich, (reiz-)empfindlich

Sen|si|bi|li|sie|rung *f* (Ⓔ sensitization): Schaffung einer Empfindlichkeit für einen Reiz, ein Antigen usw.

Sen|si|bi|li|tät *f* (Ⓔ sensibility): Fähigkeit, Reize wahrzunehmen; Empfindung(svermögen), Empfindungsfähigkeit, Empfindlichkeit

kinästhetische/propriorezeptive/propriozeptive Sensibilität: →*Tiefensensibilität*

protopathische Sensibilität (Ⓔ protopathic sensibility): Sensibilität für Schmerz- und Temperaturreize

sen|si|tiv *adj* (Ⓔ sensitive): (über-)empfindlich

Sen|si|ti|vi|tät *f* (Ⓔ **1.–2.** sensitivity): **1.** Empfindlichkeit (für einen Reiz); z.T. gleichgesetzt mit Überempfindlichkeit **2.** →*diagnostische Sensitivität*

diagnostische Sensitivität (Ⓔ sensitivity): Fähigkeit einer diagnostischen Methode, die tatsächlich Erkrankten zu identifizieren, d.h., Verhältnis der positiven Tests zur Anzahl richtig positiver und falsch negativer Tests

sen|si|ti|zer *nt* (Ⓔ sensitizer): *s.u. Kalziphylaxie*

sen|so|mo|to|risch *adj* (Ⓔ sensomotor): ***Syn:*** *sensorisch-motorisch*; sowohl sensorisch als auch motorisch

Sen|sor *m*: →*Rezeptor 1.*

osmorezeptive Sensoren: →*Osmorezeptoren*

sen|so|ri|ell *adj*: →*sensorisch*

sen|so|risch *adj* (Ⓔ sensory): ***Syn:*** *sensoriell*; Sensorium betreffend, mit den Sinnesorganen/Sinnen wahrnehmend

sensorisch-motorisch *adj*: →*sensomotorisch*

Sen|so|ri|um *nt* (Ⓔ **1.** consciousness **2.** sensorium): **1.** Bewusstsein **2.** ***Syn:*** *sensorisches System*; Gesamtheit der nervalen Strukturen zur Aufnahme und Verarbeitung von Sinnesreizen; traditionell unterscheidet man **5 Sinne**: Sehen, Gehör, Gefühl [Tastsinn], Schmecken und Riechen; dazu kommen aber noch andere Sinne, wie z.B. Schmerz-, Gleichgewichts- und Temperatursinn

sen|su|al *adj* (Ⓔ **1.** sensory **2.** sensual): ***Syn:*** *sensual*; **1.** die Sinne betreffend, mit den Sinnen, sinnlich **2.** sinnlich, wollüstig

sen|su|ell *adj* (Ⓔ **1.** sensory **2.** sensual): ***Syn:*** *sensuell*; **1.** die Sinne betreffend, mit den Sinnen, sinnlich **2.** sinnlich, wollüstig

SEP *Abk.*: **1.** saure Erythrozytenphosphatase **2.** →*somatisch evoziertes Potential* **3.** somatosensibel evozierte Potentiale **4.** somatosensorisch evozierte Potentiale **5.** systolische Ejektionsphase

se|pa|ra|bel *adj* (Ⓔ separable): trennbar

Se|pa|ra|bi|li|tät *f* (Ⓔ separability): Trennbarkeit

Sep|sis *f* (Ⓔ sepsis): ***Syn:*** *Blutvergiftung, Hämatosepsis*; durch das Eindringen von Erregern in die Blutbahn [Septikämie*] verursachte Generalisierung einer Erkrankung; die häufigste Form ist die **bakterielle Sepsis**; Viren, Parasiten und Pilze können aber auch Erreger der grundlegenden Infektion sein; **Klinik**: Hyper- oder Hypothermie, intermittierendes Fieber, Schüttelfrost, Tachykardie*, Hypotonus*, Tachypnoe*, Schweißausbrüche, Nausea*, Erbrechen, beeinträchtigtes Allgemeinbefinden, weiche Leber- und Milzschwellung und Zeichen toxischer Organschädigungen; **Diagnostik**: (Fremd-)Anamnese, klinisches Bild, Abnahme mehrerer Blutkulturen [aerob, anaerob], v.a. bei Fieberanstieg oder Schüttelfrost; zusätzliche Kulturen [Stuhl, Urin, Sputum, Abszesspunktat, Wundabstrich]; Schnelltests auf bakterielle Antigene; **Therapie**: ungezielte Initialtherapie mit Breitspektrumantibiotika oder mehr gezielte Antibiotikagabe aufgrund der vermuteten Sepsisform und dem wahrscheinlichen Erreger; gezielte Antibiotikatherapie nach Vorliegen der Kulturergebnisse; Sanierung von Sepsisherden; *s.a. Essay Schock S. 1937* [*Tab. S71, S72*]

katheterassoziierte Sepsis (Ⓔ catheter sepsis): *s.u. Endoplastitis*

tonsillogene Sepsis (Ⓔ tonsillogenic septicemia): von einer Angina* lacunaris ausgehende Sepsis; die Erreger können hämatogen, lymphogen oder über einen Abszess/eine Phlegmone des Parapharyngealraumes in die Blutbahn gelangen [*Abb. S73*]

Sepsis tuberculosa acutissima (Ⓔ fulminating tuberculous sepsis): ***Syn:*** *Landouzy-Sepsis, Tuberkulosesepsis, Landouzy-Typhobazillose*; meist tödlich verlaufende akut generalisierte Tuberkulose* bei Abwehrschwäche des Organismus; wird gelegentlich bei AIDS-Patienten beobachtet

Sept-, sept- *präf.*: →*Septo-*

sep|tal *adj* (Ⓔ septal): Scheidewand/Septum betreffend

Sep|ta|no|se *f* (Ⓔ septanose): ringförmiges Monosaccharid* mit sieben Kohlenstoffatomen

Sep|tek|to|mie *f* (Ⓔ septectomy): ***Syn:*** *Septumexzision, Septumresektion*; operative Entfernung eines Septums, z.B. des Nasenseptums

sep|tiert *adj* (Ⓔ septate): durch ein Septum abgetrennt

Sep|ti|kä|mie *f* (Ⓔ septicemia): ***Syn:*** *Hämatosepsis, Septikhä-*

Tab. S71. Sepsisformen. Erreger und Therapie

Sepsisform	Häufigster Erreger	Initialtherapie (Vorschlag)	Alternativen
Urosepsis spontan	E. coli, Enterobakterien, Pseudomonas	Cephalosporin[a] (+ Aminoglykosid)	Mezlocillin[c], Ciprofloxacin
Nach Eingriff	Pseudomonas, Proteus, Enterobacter, Serratia	Cephalosporin[a] + Aminoglykosid	Imipenem
Postoperative Sepsis			
Darm/gynäkol. OP	Enterobakterien, Anaerobier	Cephalosporin[a] + Nitroimidazol	Ciprofloxacin + Clindamycin
Wundinfektion	Resist. S. aureus, Enterobakterien	Cephalosporin[a] + Aminoglykosid	Imipenem
Fremdkörpersepsis	Resist. Staphylokokken, Enterobakterien	Cephalosporin[a] (+ Piperacillin[c]) + Aminoglykosid	
Beatmungssepsis	Pseudomonas, E. coli, Klebsiellen, Serratia	Cephalosporin[a] (+ Aminoglykosid)	
Sepsis bei Knochenmarkinsuffizienz	Pseudomonas, E. coli, Enterobakterien, Staphylokokken	Cephalosporin[a] (+ Azlocillin[c] + Aminoglykosid)	Imipenem (+ Aminoglykosid)
Cholangiosepsis	E. coli, Enterobakterien, Anaerobier (post-OP)	Mezlocillin[c] (+ Nitroimidazol)	Ciprofloxacin
Sepsis nach Hautverletzung	Staphylokokken, Streptokokken	Cephalosporin[b]	Clindamycin
Sepsis bei Verbrennungen und exfoliativer Dermatitis	Staphylokokken, Pseudomonas, Enterobakterien	Imipenem (+ Aminoglykosid)	Cephalosporin[a] + Aminoglykosid
Dentogene/tonsillogene Sepsis	Streptokokken, Staphylokokken, Anaerobier (schwerer Verlauf, post-OP)	Penicillin G (+ Flucloxacin) (Cephalosporin[a] + Clindamycin)	Clindamycin (Imipenem)

[a] Breitspektrumcephalosporin (Cefotaxim, Ceftriaxon, Ceftazidim u.a.)
[b] Mit guter Staphylokokkenwirksamkeit (Cefazolin, Cefazedon, Cefamandol, Cefotiam u.a)
[c] oder anderes Breitspektrumpenicillin; bevorzugt in Kombination mit β-Lactamase-Hemmern (z.B. Clavulansäure, Sulbactam, Tazobactam)

Tab. S72. Sepsis unklarer Ätiologie. Erreger und Therapie in Abhängigkeit vom Alter

Alter	Häufigster Erreger	Initialtherapie (Vorschlag)	Alternativen
Neugeborene Frühform (in der ersten Woche)	B-Streptokokken, E. coli, S. aureus, Klebsiellen, Enterobacter, Listerien, Anaerobier	Ampicillin + Cefotaxim (+ Aminoglykosid)	Ampicillin + Aminoglykosid
Neugeborene Spätform (nach der ersten Woche)	Wie Frühform + H. influenza + Hospitalkeime, (S. aureus, koagulase-neg. Staphylokokken, Enterobakterien, Pseudomonas)	Wie Frühfrom, bei hoher MRSA[b]-Prävalenz zusätzlich Vancomycin	Wie Frühfrom, bei hoher MRSA[b]-Prävalenz zusätzlich Vancomycin
Kinder (ohne Immundefizienz)	H. influenzae[a], Pneumokokken, Meningokokken, S. aureus	Cefotaxim oder Ceftriaxon	Cefuroxim + penicillinase-festes Penicillin
Erwachsene (ohne Immundefizienz)	Staphylokokken, Streptokokken, E. coli, Klebsiellen, Enterobacter, Proteus, Pseudomonas, Anaerobier	Breitspektrumpenicillin/β-Lactasehemmer oder Carbapenem	Cefotaxim oder Ceftriaxon (+ Aminoglykosid) (+ Clindamycin oder Metronidazol)
Bei hoher MRSA[b]-Prävalenz:		Zusätzlich Vancomycin	Zusätzlich Vancomycin

[a] Unwahrscheinlich bei Kindern mit kompletter Immunisierung durch H. influenzae-Typ-b-Impfstoff
[b] MRSA = methicillin-resistente Staphylococcus aureus

mie, Blutvergiftung, septikämisches Syndrom; generalisierte Erkrankung mit dem Auftreten von Krankheitserregern [Bakterien, Viren, Pilzen] oder ihren Toxinen im Blut; meist gleichgesetzt mit Sepsis*

sep|ti|kä|misch *adj* (Ⓔ septicemic): Septikämie betreffend, von ihr betroffen oder gekennzeichnet, durch sie bedingt

Sep|tik|hä|mie *f*: *→Septikämie*

Sep|ti|ko|py|ä|mie *f* (Ⓔ septicopyemia): Sepsis* durch Eitererreger

sep|ti|ko|py|ä|misch *adj* (Ⓔ septicopyemic): Septikopyämie betreffend, von ihr betroffen oder gekennzeichnet, durch sie bedingt

Sep|ti|me|tri|tis *f, pl* **-ti|den** (Ⓔ septimetritis): *Syn*: *septische Metritis*; septische Gebärmutterentzündung; *s.a. Puerperalsepsis*

sep|tisch *adj* (Ⓔ **1.** septic **2.** infected): **1.** Sepsis betreffend, von ihr betroffen oder gekennzeichnet, durch sie bedingt, eine Sepsis verursachend **2.** nicht-keimfrei; infiziert; verschmutzt

Septo-, septo- *präf.*: Wortelement mit der Bedeutung „Scheidewand/Septum"

Sep|to|rhi|no|plas|tik *f* (Ⓔ septorhinoplasty): plastische Operation zur Korrektur einer Schiefnase, bei der sowohl das Septum als auch das Nasenskelett korrigiert werden

Sep|to|sto|mie *f* (Ⓔ septostomy): *Syn*: *Septumfensterung*; operative Fensterung eines Septums, z.B. des Nasenseptums

Sep|to|to|mie *f* (Ⓔ septotomy): Durchtrennung eines Septums, z.B. des Nasenseptums

Sep|tu|lum *nt, pl* **-la** (Ⓔ septulum): kleines Septum
Septula testis (Ⓔ testicular septa): Hodenscheidewände, Hodensepten; *s.u. Hoden*

Sep|tum *nt, pl* **-ta, -ten** (Ⓔ septum): Trennwand, Scheidewand, Wand
Septum atrioventriculare (Ⓔ atrioventricular septum): *Syn*: *Vorhofkammerseptum*; muskelfreier Teil des Kammerseptums [Septum* interventriculare] zwischen rechtem Vorhof [Atrium* cordis dextrum] und linker Kammer [Ventriculus* sinister]
Septum canalis musculotubarii (Ⓔ septum of musculotubal canal): längsverlaufendes Septum, das den Canalis* musculotubarius in zwei Teile, **Semicanalis musculi tensoris tympani** und **Semicanalis tubae auditivae/auditoriae**,

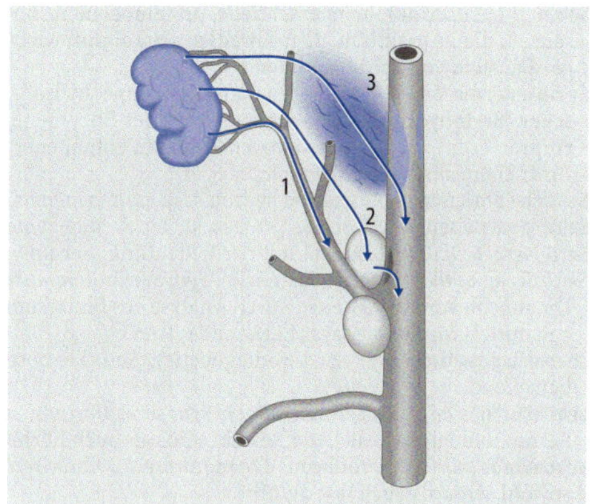

Abb. S73. Tonsillogene Sepsis. Erregereinbruch in die Blutbahn über die kleinen Mandelvenen [1], die Lymphbahn [2] oder die Kieferwinkellymphknoten [3]

unterteilt

Septum cervicale intermedium (Ⓔ intermediate cervical septum): von der Pia* mater spinalis ausgehendes dünnes Septum zwischen Fasciculus* gracilis und Fasciculus* cuneatus im Halsbereich

Septum corporum cavernosorum (Ⓔ septum of cavernous body of clitoris): bindegewebige Scheidewand des Klitorisschwellkörpers [Corpus cavernosum clitoridis]; *s.u. Klitoris*

Septum femorale (Ⓔ femoral septum): ***Syn:*** *Cloquet-Septum*; bindegewebiger Verschluss des Anulus* femoralis

Septum glandis penis (Ⓔ septum of glans penis): bindegewebige Scheidewand der Eichel; reicht von der Tunica albuginea bis zur Harnröhre [Urethra*]

Septa interalveolaria (Ⓔ interalveolar septa): ***Syn:*** *Interalveolarsepten*; Trennwände zwischen benachbarten Zahnalveolen des Unterkiefers [**Septa interalveolaria mandibulae**] und des Oberkiefers [**Septa interalveolaria maxillae**]

Septum interatriale (Ⓔ interatrial septum): ***Syn:*** *Vorhofseptum*; Scheidewand zwischen rechtem und linkem Herzvorhof [Atrium* cordis dextrum und sinistrum]

Septa interlobularia (Ⓔ interlobular septa): Läppchengrenzmembranen der Lunge

Septum intermusculare (Ⓔ intermuscular septum): bindegewebige Scheidewand zwischen Muskelgruppen

Septum intermusculare brachii laterale (Ⓔ lateral intermuscular ligament of arm): von der lateralen Humeruskante [Margo* lateralis humeri] zur Oberarmfaszie [Fascia* brachii] ziehendes Septum, das die Beuger/Flexoren [vorne] von den Streckern/Extensoren [hinten] trennt; verursacht eine äußerlich sichtbare Einsenkung der Oberarmhaut [**Sulcus bicipitalis lateralis**]

Septum intermusculare brachii mediale (Ⓔ medial intermuscular septum of arm): von der medialen Humeruskante [Margo* medialis humeri] zur Oberarmfaszie [Fascia* brachii] ziehendes Septum, das die Beuger/Flexoren [vorne] von den Streckern/Extensoren [hinten] trennt; verursacht eine äußerlich sichtbare Einsenkung der Oberarmhaut [**Sulcus bicipitalis medialis**]

Septum intermusculare cruris posterius (Ⓔ posterior intermuscular septum of lower leg): von der Unterschenkelfaszie [Fascia* cruris] zum Periost der Tibia* ziehendes Septum, das die Flexorenloge [Compartimentum* cruris flexorum] von der Peronäusloge [Compartimentum* cruris peroneorum] trennt

Septum intermusculare curis anterius (Ⓔ anterior intermuscular septum of lower leg): von der Unterschenkelfaszie [Fascia* cruris] zum Periost der Tibia* ziehendes Septum, das die Extensorenloge [Compartimentum* cruris extensorum] von der Peronäusloge [Compartimentum* cruris peroneorum] trennt

Septum intermusculare femoris laterale (Ⓔ lateral intermuscular ligament of thigh): laterales Septum von der Fascia* lata zur Linea* aspera des Femurs

Septum intermusculare femoris mediale (Ⓔ medial intermuscular septum of thigh): mediales Septum von der Fascia* lata zur Linea* aspera des Femurs

Septum intermusculare vastoadductorium (Ⓔ anteromedial intermuscular septum of thigh): Septum von der Fascia* lata zum Femur*, das die Adduktorengruppe von den Musculi* vastus trennt

Septa interradicularia (Ⓔ interradicular septa): Scheidewände zwischen den einzelnen Wurzeln eines mehrwurzeligen Zahnes

Septum interventriculare (Ⓔ interventricular septum): ***Syn:*** *Kammerseptum, Interventrikularseptum, Ventrikelseptum*; Scheidewand zwischen rechter und linker Herzkammer [Ventriculus dexter und sinister]; der untere Teil ist muskulös [**Pars muscularis**], der obere membranös [**Pars membranacea**]

Septum linguae (Ⓔ lingual septum): Zungenseptum; *s.u. Zunge*

Septum linguale: veraltet für *→Septum linguae*

Septum lucidum: *→Septum pellucidum*

Septum medianum posterius (Ⓔ posterior median septum): ***Syn:*** *hinteres Rückenmarksseptum*; dünnes Septum am Boden des Sulcus* medianus posterior des Rückenmarks

Septum nasi (Ⓔ nasal septum): ***Syn:*** *Nasenscheidewand, Nasenseptum*; das Nasenseptum besteht aus einem hinteren knöchernen Teil [**Pars ossea**], einem knorpeligen Mittelteil [**Pars cartilaginea**] und einem kleinen membranösen Spitzenabschnitt [**Pars membranacea**]

Septum nasi osseum (Ⓔ osseous nasal septum): ***Syn:*** *knöchernes Nasenseptum*; der knöcherne Teil des Nasenseptums besteht aus dem Vomer*, der Lamina perpendicularis des Os* ethmoidale und der Crista nasalis der Maxilla* und des Gaumenbeins [Os* palatinum]

Septum orbitale (Ⓔ orbital septum): ***Syn:*** *Orbitaseptum*; von der Periorbita* ausgehendes dünnes Septum, das in die Tarsalplatte von Ober- und Unterlid einstrahlt

Septum pellucidum (Ⓔ pellucid septum): ***Syn:*** *Septum lucidum*; Scheidewand zwischen den Vorderhörnern der Sei-

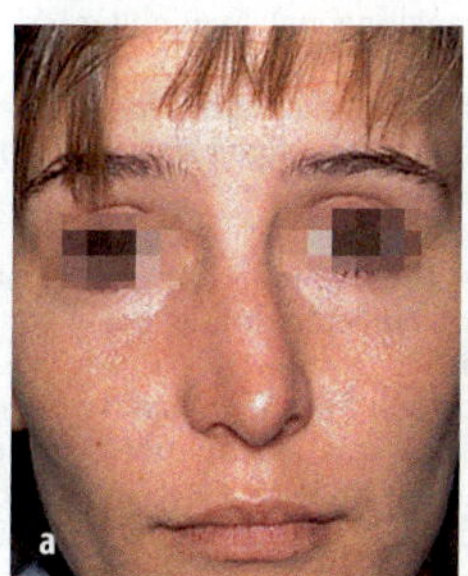

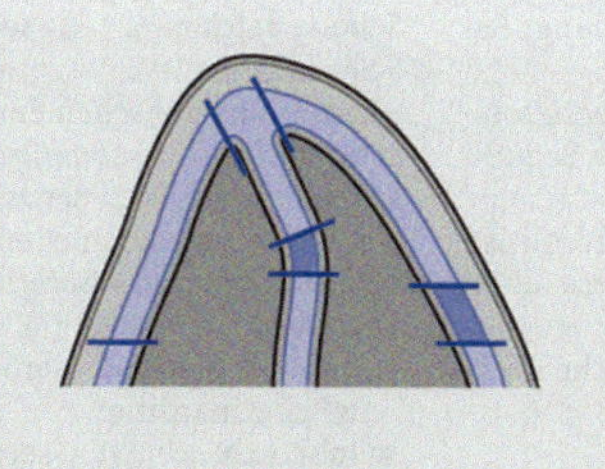

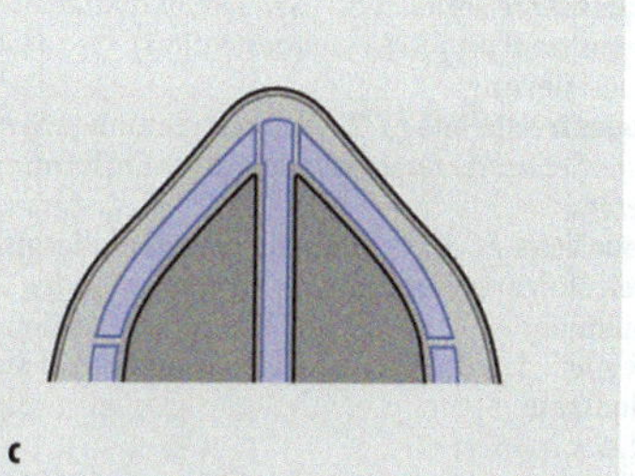

Abb. S74. Septorhinoplastik. **a** Aufnahme von vorne, **b** Prinzip der Osteotomie und Knorpelresektion, **c** reponiertes Nasengerüst

S

tenventrikel [Ventriculus* lateralis]; ist zwischen den Crura* fornicis und der Unterseite des Balkens [Corpus* callosum] ausgespannt

Septum penis (Ⓔ septum of penis): *Syn:* *Penisseptum*; mediane Scheidewand der Penisschwellkörper [Corpus cavernosum penis]; *s.u. Penis*

Septum rectovaginale (Ⓔ rectovaginal septum): *Syn:* *Fascia rectovaginalis*; Teil der Fascia* pelvis visceralis zwischen Rektum* und Vagina*

Septum rectovesicale (Ⓔ rectovesical septum): *Syn:* *Fascia rectoprostatica*; Teil der Fascia* pelvis visceralis zwischen Rektum* und Prostata

Septum scroti (Ⓔ septum of scrotum): *Syn:* *Skrotalseptum*; von der Tunica dartos ausgehendes, unvollständiges Medianseptum des Skrotums*

Septum sinuum frontalium (Ⓔ septum of frontal sinuses): Scheidewand der Stirnhöhle [Sinus frontalis]; *s.a. Os frontale*

Septum sinuum sphenoidalium (Ⓔ septum of sphenoidal sinuses): Trennwand der Keilbeinhöhlen [Sinus sphenoidalis]

Sep|tum|de|fekt *m* (Ⓔ septal defect): Defekt des Septums zwischen den Herzvorhöfen [Vorhofseptumdefekt*] oder den Herzkammern [Ventrikelseptumdefekt*]

Sep|tum|de|vi|a|ti|on *f* (Ⓔ septal deviation): Abweichen des Nasenseptums zu einer Seite bzw. Formveränderung des Nasenseptums; kann zu Behinderung der Nasenatmung, Beeinträchtigung des Riechvermögens, Schnarchen, Kopfschmerzen, chronischem Schnupfen und Entzündung der Nasennebenhöhlen führen; **Therapie**: Septumplastik*, subperichondrale Septumresektion*

Sep|tum|ex|zi|si|on *f*: *→Septektomie*

Sep|tum|fens|te|rung *f*: *→Septostomie*

Sep|tum|knor|pel *m* (Ⓔ cartilage of nasal septum): *Syn:* *Scheidewandknorpel, Cartilago septi nasi*; Knorpel des Nasenseptums

Septum-pellucidum-Zyste *f* (Ⓔ cyst of pellucid septum): zystische Auftreibung des Cavum* septi pellucidi; meist Zufallsbefund bei Schädel-CT ohne Krankheitswert

Sep|tum|per|fo|ra|ti|on *f* (Ⓔ septal perforation): Perforation der Nasenscheidewand durch Verletzung, Entzündung oder Tumor; **Therapie**: Septumplastik

Sep|tum|plas|tik *f* (Ⓔ septoplasty): plastische Operation des Nasenseptums, z.B. zur Korrektur einer Septumdeviation*

Sep|tum|re|sek|ti|on *f*: *→Septektomie*

subperichondrale Septumresektion: *→Killian-Septumresektion*

Sep|tum|rup|tur *f* (Ⓔ septum rupture): *s.u. Essay Myokardinfarkt S. 1427*

Se|quen|ti|al|prä|pa|ra|te *pl*: *→Sequenzpräparate*

Se|quenz *f* (Ⓔ sequence): Reihe, Folge, Aufeinanderfolge, Reihenfolge

Se|quenz|a|na|ly|se *f* (Ⓔ sequence analysis): Bestimmung der Aminosäuresequenz in Eiweißen oder der Basensequenz in DNA* oder RNA*

Se|quenz|prä|pa|ra|te *pl* (Ⓔ sequential oral contraceptives): *Syn:* *2-Phasenpräparate, Zweiphasenpräparate, Sequentialpräparate*; *s.u. Ovulationshemmer*

Se|ques|ter *m* (Ⓔ sequestrum): abgestorbener Gewebe- oder Organteil, der vom restlichen Gewebe/Organ abgetrennt/demarkiert ist, z.B. Knochensequester bei Osteomyelitis*

Se|ques|te|ro|to|mie *f*: *→Sequestrektomie*

Se|ques|ter|re|sek|ti|on *f*: *→Sequestrektomie*

Se|ques|tra|ti|on *f* (Ⓔ sequestration): Sequesterbildung, Sequestrierung

Se|ques|trek|to|mie *f* (Ⓔ sequestrectomy): *Syn:* *Sequesterotomie, Sequesterresektion*; operative Entfernung eines Sequesters*

Se|quo|i|o|se *f* (Ⓔ sequoiosis): exogen-allergische Alveolitis* bei Holzarbeitern durch Graphium oder Aureobasidium pullulans

SER *Abk.*: **1.** subendokardiale Resektion **2.** systolische Ejektionsrate

Ser *Abk.*: *→Serin*

S-ER *Abk.*: *→glattes endoplasmatisches Retikulum*

Se|re|no|a re|pens *f*: *→Sabal serrulata*

Se|rin *nt* (Ⓔ serine): nicht-essentielle, proteinogene Aminosäure*, die in praktisch allen Eiweißen vorkommt; wichtiger Baustein von Sphingolipiden

Se|rin|en|zy|me *pl* (Ⓔ serine enzymes): Gruppe hydrolytischer [**Serinhydrolasen**] oder proteolytischer Enzyme [**Serinproteasen**], die Serin im aktiven Zentrum enthalten; *s.a. Essay Gentransfer und Gentherapie S. 761*

Se|rin|hy|dro|la|sen *pl* (Ⓔ serine hydrolases): *s.u. Serinenzyme*

Se|rin|pro|te|a|sen *pl* (Ⓔ serine proteases): *s.u. Serinenzyme*

Sero-, sero- *präf.*: Wortelement mit der Bedeutung „Serum"

Se|ro|di|a|gnos|tik *f* (Ⓔ serodiagnosis): *Syn:* *Serumdiagnostik*; Diagnostik von Krankheiten durch Analyse des Blutserums, z.B. mittels Immunoassays [ELISA, RIA, RAST]

se|ro|di|a|gnos|tisch *adj* (Ⓔ serodiagnostic): Serodiagnostik betreffend

se|ro|fi|bri|nös *adj* (Ⓔ serofibrinous): *Syn:* *serös-fibrinös*; aus Serum und Fibrin bestehend, sowohl serös als auch fibrinös

se|ro|fi|brös *adj* (Ⓔ serofibrous): *Syn:* *fibroserös, fibrös-serös*; sowohl serös als auch faserig/fibrös

Se|ro|kon|ver|si|on *f* (Ⓔ seroconversion): Übergang des Antikörperstatus von seropositiv zu seronegativ im Laufe einer Erkrankung oder Therapie

Se|ro|lo|gie *f* (Ⓔ serology): *Syn:* *Serumkunde*; Lehre von den Immuneigenschaften des Serums

se|ro|lo|gisch *adj* (Ⓔ serologic): Serologie betreffend

Se|rom *nt* (Ⓔ **1.–2.** seroma): **1.** Serum- oder Lymphansammlung im Gewebe **2.** Sekretstau im Bereich einer geschlossenen Wunde, v.a. postoperativ

se|ro|mem|bra|nös *adj* (Ⓔ seromembranous): *Syn:* *serös-membranös*; eine seröse Haut/Serosa betreffend; sowohl serös als auch membranös

se|ro|mu|kös *adj* (Ⓔ seromucous): *Syn:* *mukoserös, mukös-serös*; aus Serum und Schleim/Mukus bestehend, gemischt serös und mukös

Se|ro|mu|ko|tym|pa|non *nt*: *→chronische seromuköse Otitis media*

se|ro|ne|ga|tiv *adj* (Ⓔ seronegative): mit negativer Seroreaktion, nicht reaktiv

Se|ro|pa|pel *f* (Ⓔ seropapule): kleine Papel mit zentralem Bläschen

Se|ro|pneu|mo|tho|rax *m* (Ⓔ seropneumothorax): Ansammlung von Flüssigkeit und Luft im Pleuraspalt; *s.a. Pneumothorax*

se|ro|po|si|tiv *adj* (Ⓔ seropositive): mit positiver Seroreaktion, reaktiv

se|ro|pu|ru|lent *adj* (Ⓔ seropurulent): *Syn:* *eitrig-serös, serös-eitrig*; sowohl serös als auch eitrig

se|rös *adj* (Ⓔ serous): Serum betreffend, aus Serum bestehend; serumartige Flüssigkeit enthaltend oder produzierend oder absondernd; serumhaltig, serumartig

Se|ro|sa *f* (Ⓔ serosa): *Syn:* *Tunica serosa*; spiegelglatte, seröse Haut, die die Oberfläche der Bauch- und Brustorgane überzieht; sie bildet eine seröse Flüssigkeit, die ein reibungsloses Gleiten der Organe ermöglicht; besteht aus zwei Schichten, der **Lamina epithelialis**, die ein einschichtiges Epithel [Mesothel*] trägt, und der **Lamina propria**, die die Gefäße und Nerven enthält, und die sich von der Lamina epithelialis durch eine Basalmembran abgrenzt; sie ist oft mit der **Tela subserosa** verbunden

Se|ro|sa|ent|zün|dung *f*: *→Serositis*

se|ro|san|gui|nös *adj* (Ⓔ serosanguineous): *Syn:* *blutig-serös*; sowohl serös als auch blutig

Se|ro|sa|patch *m/nt* (Ⓔ serosal patch): *s.u. Patch-Plastik*

Se|ro|sa|zys|te *f* (Ⓔ serosal cyst): zystenartige Flüssigkeitsansammlung zwischen Serosablättern

serös-eitrig *adj*: *→seropurulent*

se|ro|se|rös *adj* (Ⓔ seroserous): Bezeichnung für eine Naht, die zwei Serosaschichten miteinander verbindet

serös-fibrinös *adj*: *→serofibrinös*

Se|ro|si|tis *f, pl* **-ti|den** (Ⓔ serositis): *Syn:* *Serosaentzündung*; Entzündung einer serösen Haut, z.B. Peritonitis*, Pleuritis*, Perikarditis*

se|ro|si|tisch *adj* (Ⓔ serositic): Serosaentzündung/Serositis betreffend, von ihr betroffen oder gekennzeichnet

serös-membranös *adj*: *→seromembranös*

S

se|ro|syn|o|vi|al *adj* (Ⓔ serosynovial): Serum und Gelenkschmiere/Synovia betreffend

Se|ro|the|ra|pie *f* (Ⓔ **1.–2.** serotherapy): ***Syn:*** *Serumtherapie*; **1.** passive Immunisierung* durch Gabe von antikörperhaltigem Serum **2.** unspezifische Reiztherapie durch Injektion von allogenem Serum; wird z.B. bei Infektanfälligkeit und rheumatischen Erkrankungen versucht

Se|ro|tho|rax *m* (Ⓔ serothorax): ***Syn:*** *Hydrothorax*; Ansammlung von Flüssigkeit im Pleuraspalt

se|ro|ton|erg *adj*: *→serotoninerg*

Se|ro|to|nin *nt* (Ⓔ serotonin): ***Syn:*** *5-Hydroxytryptamin*; aus Tryptophan* entstehendes biogenes Amin, das eine Vorstufe von Melatonin* ist; Neurotransmitter* in Hypothalamus*, Epiphysis* cerebri und Nucleus* caudatus; es gibt mindestens 4 **Serotoninrezeptoren** [5HT1-4-Rezeptoren] mit unterschiedlicher Wirkung; 5HT1-Rezeptoren relaxieren die glatte Muskulatur von Gefäßen und Magen-Darm-

L-Tryptophan

L-Tryptophanhydroxylase

5-Hydroxytryptophan

5-Hydroxytryptophan-decarboxylase

CO_2

5-Hydroxytryptamin (Serotonin)

Monoaminoxidase

NH_3

5-Hydroxyindolacetaldehyd

Aldehyddehydrogenase

5-Hydroxyindolacetat

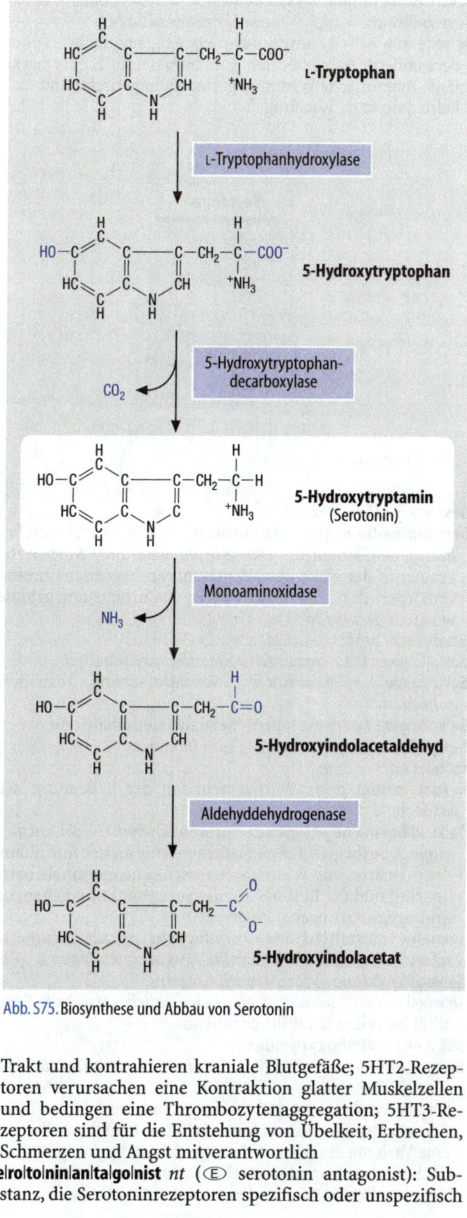

Abb. S75. Biosynthese und Abbau von Serotonin

Trakt und kontrahieren kraniale Blutgefäße; 5HT2-Rezeptoren verursachen eine Kontraktion glatter Muskelzellen und bedingen eine Thrombozytenaggregation; 5HT3-Rezeptoren sind für die Entstehung von Übelkeit, Erbrechen, Schmerzen und Angst mitverantwortlich

Se|ro|to|nin|an|ta|go|nist *nt* (Ⓔ serotonin antagonist): Substanz, die Serotoninrezeptoren spezifisch oder unspezifisch blockiert; **Anw.**: Migraine*, Karzinoidsyndrom*, Dumping-Syndrom*

Se|ro|to|nin|auf|nah|me|hem|mer *m* (Ⓔ serotonin reoptake inhibitor): ***Syn:*** *Serotonin-uptake-Hemmer, Serotonin-Reuptake-Hemmer, Serotoninwiederaufnahmehemmer*; Substanz, die die Wiederaufnahme von Serotonin aus dem Synapsenspalt in die Nervenendigung hemmt; damit kommt es zu einer Erhöhung der Serotininkonzentration bzw. einer verängerten Wirkung durch eine Verringerung des Abbaus; Serotoninaufnahmehemmer haben eine antidepressive, stimmungsaufhellende Wirkung

se|ro|to|nin|erg *adj* (Ⓔ serotoninergic): ***Syn:*** *serotonerg*; auf Serotonin als Transmitter ansprechend

Serotonin-Reuptake-Hemmer *m*: *→Serotoninaufnahmehemmer*

Se|ro|to|nin|re|zep|to|ren *pl* (Ⓔ serotonin receptors): *s.u. Serotonin*

Serotonin-uptake-Hemmer *m*: *→Serotoninaufnahmehemmer*

Se|ro|to|nin|wie|der|auf|nah|me|hem|mer *m*: *→Serotoninaufnahmehemmer*

Se|ro|typ *m*: *→Serovar*

Se|ro|vak|zi|na|ti|on *f* (Ⓔ serovaccination): ***Syn:*** *Simultanimpfung*; gleichzeitige Impfung mit Impfstoff [aktive Immunisierung*] und Serum [passive Immunisierung*]

Se|ro|var *m* (Ⓔ serovar): ***Syn:*** *Serotyp; Subspecies*; durch Antikörper unterscheidbare Unterform eines Bakteriums

Se|ro|zel|e *f* (Ⓔ serocele): abgekapselter, seröser Erguss

ser|pi|gi|nös *adj* (Ⓔ serpiginous): girlandenförmig, schlangenförmig

Ser|pyl|li ae|the|ro|le|um *nt* (Ⓔ wild thyme oil): ***Syn:*** *Quendelöl*; ätherisches Öl von Quendel*

Ser|pyl|li her|ba *f* (Ⓔ wild thyme): Quendelkraut; *s.u. Quendel*

Ser|ra|pep|ta|se *f* (Ⓔ serrapeptase): ***Syn:*** *Serratiopeptidase*; proteolytisches Enzym aus Serratia*-Species; **Anw.**: Antiphlogistikum

Ser|ra|tia *f* (Ⓔ Serratia): zu den Enterobacteriaceae* gehörende Gattung gramnegativer, beweglicher Stäbchenbakterien; v.a. **Serratia liquefaciens** und **Serratia marcescens** treten als Erreger von Nosokomialinfektionen auf

Serratia marcescens und **Serratia rubidaea** bilden unter Lichtabschluss ein rotes Pigment [**Prodigiosin**], das zur rötlichen Verfärbung von Lebensmitteln führen kann, die schon von Pythagoras im 6. Jahrhundert vor Christus beschrieben wurde; bei Wachstum auf Hostien sprach man später von **Blutstropfen Jesu** oder **Hostienphänomen**

Ser|ra|ti|o|pep|ti|da|se *f*: *→Serrapeptase*

Ser|ra|tus an|te|ri|or *m*: *→Musculus serratus anterior*

Ser|ra|tus pos|te|ri|or in|fe|ri|or *m*: *→Musculus serratus posterior inferior*

Ser|ra|tus pos|te|ri|or su|pe|ri|or *m*: *→Musculus serratus posterior superior*

Ser|to|co|na|zol *nt* (Ⓔ sertoconazole): lokales Antimykotikum* mit breitem Wirkungsspektrum

Sertoli: Enrico Sertoli; 1842–1910; italienischer Histologe und Physiologe (Mailand)

Sertoli-cell-only-Syndrom *nt*: *→Sertoli-Zell-Syndrom*

Sertoli-Leydig-Zelltumor *m* (Ⓔ Sertoli-Leydig cell tumor): ***Syn:*** *Arrhenoblastom*; Androblastom* des Eierstocks; seltener, meist junge Frauen betreffender Tumor, der durch eine Testosteronbildung zu Hirsutismus*, Amenorrhoe* und Klitorishypertrophie führen kann

Sertoli-Zellen *pl* (Ⓔ Sertoli's cells): ***Syn:*** *Stützzellen, Fußzellen, Ammenzellen*; pyramidenförmige Zellen des Hodens, die für die Ernährung der Samenzellen von Bedeutung sind; sie kleiden die Samenkanälchen aus, ernähren die zwischen ihnen reifenden Spermien, produzieren das Spermaplasma, in dem die Spermien transportiert werden, und bilden Hormone und hormonähnliche Substanzen

Sertoli-Zell-Syndrom *nt* (Ⓔ Sertoli-cell-only syndrome): ***Syn:*** *germinale Aplasie, del Castillo-Syndrom, Castillo-Syndrom, Sertoli-cell-only-Syndrom, Germinalaplasie, Germinalzellaplasie*; Aspermie* durch ein angeborenes Fehlen des Keimepithels der Hodenkanälchen; manchmal geht das Keimepithel aber prä-, peri- oder postnatal zu Grunde oder bildet sich aufgrund einer Störung der Funktion der Sertoli-Zellen zurück

Sertoli-Zelltumor *m* (Ⓔ Sertoli cell tumor): seltener, von den Sertoli-Zellen* des Hodens ausgehender bösartiger Tumor

Se|rum *nt, pl* **Se|ra, Se|ren** (Ⓔ **1.–2.** serum): **1.** *Syn:* *Blutserum*; fibrinfreies und damit nicht-gerinnbares Blutplasma **2.** *Syn:* *Immunserum, Antiserum*; Antikörper enthaltendes Serum, das zur passiven Immunisierung* und in der Serodiagnostik verwendet wird

heterologes Serum (Ⓔ heterologous serum): *Syn:* *Heteroserum*; Serum einer anderen Tierart [z.B. Pferdeserum] oder ein Serum mit heterologen Antikörpern*

monovalentes Serum (Ⓔ monovalent serum): *Syn:* *spezifisches Serum*; Serum, das nur Antikörper gegen ein Antigen enthält

polyvalentes Serum (Ⓔ polyvalent serum): Serum, das Antikörper gegen mehrere Antigene enthält

spezifisches Serum: *→monovalentes Serum*

se|rum|ar|tig *adj:* *→serös*

Se|rum|cho|les|te|rin|es|ter|man|gel, fa|mi|li|ä|rer *m:* *→Lecithin-Cholesterin-Acyltransferase-Mangel, primärer*

Se|rum|di|ag|nos|tik *f:* *→Serodiagnostik*

Serum-Glutamatoxalacetattransaminase *f:* veraltet für *→Aspartataminotransferase*

Serum-Glutamatpyruvattransaminase *f:* veraltet für *→Alaninaminotransferase*

se|rum|hal|tig *adj:* *→serös*

Se|rum|he|pa|ti|tis *f, pl* **-ti|ti|den:** *→Hepatitis B*

Se|rum|krank|heit *f* (Ⓔ serum sickness): verzögert oder akut [Serumschock] auftretende Unverträglichkeitsreaktion gegen artfremdes Serum; beruht auf der Bildung von Antigen-Antikörper-Komplexen, die u.a. zu generalisierter Lymphknotenschwellung, Fieber, Polyarthritis*, Ödemen, Myalgie*, Immunkomplexvaskulitis* oder -nephritis* [Serumnephritis*] führen können; **Therapie**: Glucocorticoide, nicht-steroidale Anitphlogistika; bei Serumschock wie bei anaphylaktischem Schock*

Se|rum|kun|de *f:* *→Serologie*

Se|rum|nähr|bö|den *pl* (Ⓔ serocultures): Nährböden mit Serumzusatz; *s.a. Kulturmedien*

Se|rum|ne|phri|tis *f, pl* **-ti|den** (Ⓔ serum nephritis): durch Ablagerung zirkulierender Immunkomplexe* entstehende Immunkomplexnephritis*; gehört zum Komplex der Serumkrankheit*

Se|rum|neu|ri|tis *f, pl* **-ti|den** (Ⓔ serum neuritis): *Syn:* *serogenetische Polyneuritis*; heute sehr seltene allergische Polyneuritis*, die früher nach Schutzimpfungen gegen Typhus* und Paratyphus* oder Injektion von Tetanus- und Diphtherieantitoxin* auftrat

Se|rum|pro|phy|la|xe *f* (Ⓔ serum prophylaxis): Infektionsprophylaxe durch passive Immunisierung* mit spezifischem Antiserum

Serum-Prothrombin-Conversion-Accelerator *m:* *→Prokonvertin*

Se|rum|re|sis|tenz *f* (Ⓔ serum resistance): *s.u. Essay Bakterien S. 217*

Se|rum|schock *m* (Ⓔ serum shock): *s.u. Serumkrankheit*

Se|rum|the|ra|pie *f:* *→Serotherapie*

SES *Abk.:* *→supraventrikuläre Extrasystole*

Se|sam|bei|ne *pl* (Ⓔ sesamoid bones): *Syn:* *Sesamknochen, Ossa sesamoidea*; kleine, in Muskelsehnen eingelagerte Knochen

Se|sam|kno|chen *pl:* *→Sesambeine*

Ses|qui|ter|pe|ne *pl* (Ⓔ sesquiterpenes): aus 3 Isopreneinheiten bestehende aliphatische mono-, di- oder trizyklische Terpene, die in vielen ätherischen Ölen vorkommen; dazu gehören z.B. Pheromone, Phytohormone, Antibiotika und Bitterstoffe

Ses|qui|ter|pen|lac|to|ne *pl* (Ⓔ sesquiterpene lactones): Sesquiterpen-Derivate mit z.T. antimikrobieller, antineoplastischer, antiarthritischer, antiphlogistischer oder kardiotoner Wirkung

ses|sil *adj* (Ⓔ sessile): (*Polyp*) festsitzend, breit aufsitzend

Se|ta|ria di|gi|ta|ta *f* (Ⓔ Setaria digitata): *s.u. Setariose*

Se|ta|ri|o|se *f* (Ⓔ setariasis): seltene Enzephalomyelitis* durch den Fadenwurm **Setaria digitata**; tritt nur in Ostasien auf

SETD *Abk.:* **1.** Sulfaethidolum **2.** Sulfaethylthiadiazol

SETS *Abk.:* staphylogenes epidermolytisches Toxin-Syndrom

Seu|che *f* (Ⓔ plague): historischer Begriff für die Massenausbreitung einer Infektionskrankheit; heute kaum noch verwendet

Seu|chen|ket|te *f:* *→Infektkette*

Seuf|zer|at|mung *f* (Ⓔ periodic deep inspiration): flache Atmung mit intermittierenden, tiefen Atemzügen; i.d.R. physiologisch [Belüftung schlecht ventilierter Lungenbezirke zur Atelektasenprophylaxe] oder nervös bedingt; auch präterminal in der Agonie

SEV *Abk.:* Sekundärelektronenvervielfacher

Sever: James Warren Sever; 1878–1964; amerikanischer Orthopäde (Boston)

Sever-Krankheit *f* (Ⓔ Sever's disease): *Syn:* *Haglund-Syndrom, Apophyseose calcanei, Apophysitis calcanei*; Entzündung der Fersenbeinapophyse; tritt v.a. im Wachstumsalter auf

severe acute respiratory syndrome *nt:* *s.u. Essay SARS S. 1893*

Seveso-Gift *nt:* *→2,3,7,8-Tetrachlordibenzdioxin*

Se|vo|flu|ran *nt* (Ⓔ sevofluran): als Allgemeinanästhetikum verwendeter halogenierter Kohlenwasserstoff; gute narkotisch-hypnotische Wirkung, geringe analgetische und muskelrelaxierende Wirkung

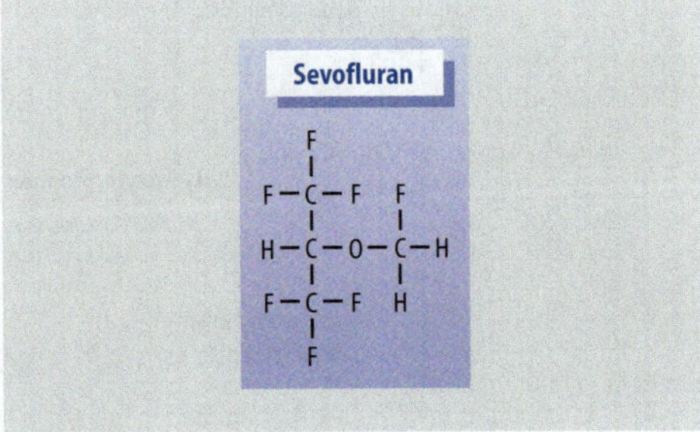

Abb. S76. Sevofluran

Sex-, sex- *präf.:* *→Sexual-*

Sex|chro|ma|tin *nt* (Ⓔ sex chromatin): *Syn:* *Geschlechtschromatin, X-Chromatin, Barr-Körperchen, Barr-Körper*; bei Frauen in der Nähe der Kernmembran liegender Chromatinkörper, der vom inaktivierten X-Chromosom gebildet wird; *s.a. Drumstick*

Sexo-, sexo- *präf.:* *→Sexual-*

Se|xo|lo|ge *m* (Ⓔ sexologist): Sexualwissenschaftler

Se|xo|lo|gie *f* (Ⓔ sexology): Sexualforschung, Sexualwissenschaft

Se|xo|lo|gin *f* (Ⓔ sexologist): Sexualwissenschaftlerin

Sex|pi|li *pl* (Ⓔ sex pili): *s.u. Essay Bakterien S. 217*

se|xu|al *adj:* *→sexuell*

Sexual-, sexual- *präf.:* Wortelement mit der Bedeutung „Geschlecht"

Se|xu|al|hor|mo|ne *pl* (Ⓔ sex hormones): *Syn:* *Geschlechtshormone*; Oberbegriff für alle Hormone, die an der Ausbildung der primären und sekundären Geschlechtsmerkmale beteiligt sind und die Einfluss auf die Sexualfunktion haben; *s.a. Androgene, Östrogene, Progesteron*

sexually transmitted diseases/infections *pl:* *s.u. Essay Geschlechtskrankheiten – Genitale Kontaktinfektionen S. 781*

Se|xu|al|zy|klus *m:* *→Menstruationszyklus*

se|xu|ell *adj* (Ⓔ sexual): *Syn:* *geschlechtlich, sexual*; die Sexualität betreffend, auf ihr beruhend

SEZ *Abk.:* Sulfethoxypyridazin

Sézary: Albert Sézary; 1880–1956; französischer Dermatologe (Paris)

Sézary-Syndrom *nt* (Ⓔ Sézary syndrome): *Syn:* *T-Zell-Erythrodermie*; seltenes, kutanes T-Zell-Lymphom, das evtl. eine Variante der Mycosis* fungoides ist; beginnt mit großflächigen, uncharakteristischen, schuppenden und juckenden Erythemen*, aus denen schon bald eine Erythrodermie* mit Hyperpigmentierung [Melanoerythrodermie] und Hyperkeratose* hervorgeht; auffällig sind auch eine diffuse Alopezie*, Onychodystrophie* und generalisierte Lymphknotenschwellung; der Verlauf ist chronisch progredient mit einer mittleren Überlebensdauer von 3–5 Jahren

Sézary-Zellen *pl* (Ⓔ Sézary cells): ***Syn:** Lutzner-Zellen*; atypische T-Lymphozyten*, die v.a. beim Sézary*-Syndrom im peripheren Blut auftreten

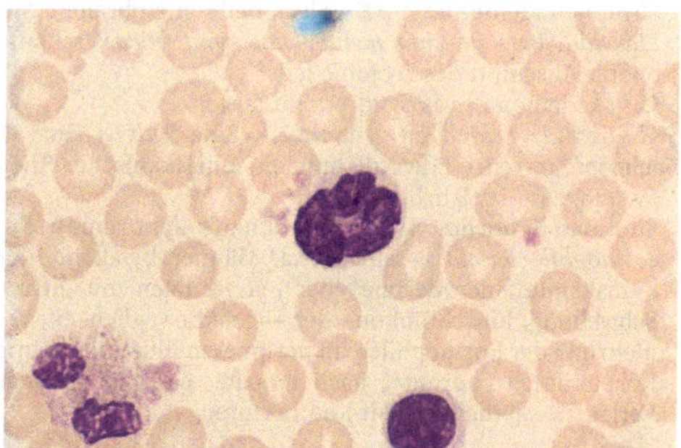

Abb. S77. Sézary-Zelle

se|zer|nie|ren *v* (Ⓔ secrete): (*Sekret*) ausscheiden, absondern

se|zie|ren *v* (Ⓔ dissect): ***Syn:** anatomieren*; einen (toten) Körper zerlegen

SF *Abk.*: **1.** exspiratorischer Spitzenfluss **2.** →*Samenflüssigkeit* **3.** Schädigungsfaktor **4.** Serumfibrinogen **5.** Spitzenfluss **6.** →*Streptococcus faecalis* **7.** Stressformel **8.** Sulcus Fluid **9.** Sulfationsfaktor **10.** Summenformel **11.** Svedberg-Flotationseinheit

SFH *Abk.*: stromafreies Hämolysat

SFI *Abk.*: Synovialflüssigkeit

SFL *Abk.*: Scheitel-Fersen-Länge

SFO *Abk.*: →*Subfornikalorgan*

S-Form *f* (Ⓔ smooth strain): ***Syn:** S-Stamm, Glattform*; Bakterienstamm, der Kolonien mit glatter Oberfläche bildet; *s.a. Essay Bakterien S. 217*

SFR *Abk.*: Sediment-Farbreaktion

SFS *Abk.*: **1.** subkortikale Funktionsstörung **2.** synchrone Fluoreszenzspektrophotometrie

SFT *Abk.*: →*Sabin-Feldman-Test*

SFU *Abk.*: Sozialfürsorge-Unterstützung

SFV *Abk.*: Semliki-Forest-Virus

SG *Abk.*: **1.** räumlicher Ventrikelgradient **2.** sekretorische Granula **3.** Serumglykosid **4.** →*Sonogramm* **5.** Sozialgericht **6.** spezifisches Gewicht **7.** →*Sphygmogramm* **8.** Strukturgen **9.** Sulfaguanidin

SGB *Abk.*: Sozialgesetzbuch

SGG *Abk.*: Sozialgerichtsgesetz

SGL *Abk.*: Salbengrundlage

SGN *Abk.*: sekundär-chronische Glomerulonephritis

SGOT *Abk.*: →*Serum-Glutamatoxalacetattransaminase*

SGP *Abk.*: saures Glykoprotein

SGPT *Abk.*: →*Serum-Glutamatpyruvattransaminase*

SGR *Abk.*: Sachs-Georgi-Reaktion

SGS *Abk.*: Säuregrundsekretion

SGTT *Abk.*: Steroid-Glukosetoleranztest

SGV *Abk.*: **1.** seitengetrennte Ventilation **2.** →*selektiv gastrale Vagotomie*

SH *Abk.*: **1.** →*Serumhepatitis* **2.** →*somatotropes Hormon* **3.** Sulfonylharnstoff

Sh. *Abk.*: →*Shigella*

SHA *Abk.*: sinusoidale harmonische Akzeleration

SH-Ag *Abk.*: **1.** Serumhepatitis-Antigen **2.** SH-Antigen

Shaldon: **Shaldon-Katheter** *m* (Ⓔ Shaldon's catheter): Doppellumenkatheter aus Plastik, der meist mittels Seldinger*-Technik über die Vena* jugularis interna, subclavia oder femoralis eingeführt wird; wird zu Hämofiltration* oder Hämodialyse* bei akutem Nierenversagen* verwendet

Sharp: G. C. Sharp; zeitgenössischer amerikanischer Internist

Sharp-Syndrom *nt* (Ⓔ mixed connective tissue disease): ***Syn:** Mischkollagenose, gemischte Bindegewebserkrankung, mixed connective tissue disease*; meist Frauen [80 %] im 4. Lebensjahrzent betreffendes Syndrom mit Symptomen von systemischem Lupus* erythematodes, Dermatomyositis* und progressiver systemischer Sklerodermie*; auffällig oft werden Antikörper gegen **extrahierbare nukleäre Antigene** [ENA] gefunden; nach mehrjährigem Verlauf entsteht entweder eine progressive systemische Sklerodermie oder ein systemischer Lupus* erythematodes [jeweils 50 %]; **Therapie**: spricht gut auf Corticosteroide an

sharp-and-slow-waves-Komplexe *pl* (Ⓔ sharp and slow waves): *s.u. Essay Elektroenzephalogramm S. 563*

Sharpey: William Sharpey; 1802–1880; schottischer Anatom und Physiologe (London)

Sharpey-Fasern *pl* (Ⓔ Sharpey's fibers): vom Periost* in den Knochen oder Zahn einstrahlende kollagene Fasern

sharp waves *pl*: *s.u. Essay Elektroenzephalogramm S. 563*

Shaver: Cecil Gordon Shaver; kanadischer Arzt im 20. Jahrhundert

Shaver-Syndrom *nt* (Ⓔ Shaver's disease): ***Syn:** Korundlunge, Korundschmelzerlunge*; durch Einatmen von Korunddämpfen verursachte Lungenfibrose*, die nicht von einer Aluminiumlunge* zu unterscheiden ist

SHB *Abk.*: Supra-His-Block

SHBD *Abk.*: Serum-Hydroxybutyratdehydrogenase

SHBE *Abk.*: Oberflächen-His-Bündel-Elektrogramm

SHBG *Abk.*: Sexualhormon-bindendes Globulin

SHD *Abk.*: Sorbitdehydrogenase

Sheehan: Harold Leeming Sheehan; englischer Pathologe im 20. Jahrhundert

Sheehan-Syndrom *nt* (Ⓔ Sheehan syndrome): ***Syn:** postpartale Hypophysenvorderlappeninsuffizienz*; postpartale Nekrose des Hypophysenvorderlappens durch einen intrapartalen oder früh postpartalen Blutverlust und eine dadurch bedingte hypovolämische Ischämie der Hypophyse; beim Vollbild kommt es zum Fehlen aller Hypophysenvorderlappenhormone*; **Klinik**: Ausbleiben der Laktation* [Prolactinmangel], Hypogonadismus* mit Amenorrhoe*, Hypotrophie der Brust, Rarefizierung der Schambehaarung, Libidoverlust [FSH- und LH-Mangel] sowie sekundärer Hypothyreose* [TSH-Mangel] und adrenokortikaler Insuffizienz; **Therapie**: lebenslange Hormonsubstitution

Sheffield: **Sheffield-Typ** *m* (Ⓔ Sheffield type): *s.u. Chondrodysplasia-punctata-Syndrome*

SH-Enzyme *pl* (Ⓔ sulfhydryl enzymes): Bezeichnung für Enzyme* oder Enzymkomplexe, die eine Sulfhydryl-Gruppe enthalten, deren Intaktheit für ihre Aktivität notwendig ist

Sherren: James Sherren; 1872–1945; englischer Chirurg

Sherren-Dreieck *nt* (Ⓔ Sherren's triangle): Dreieck mit den Eckpunkten Nabel, Symphyse und rechte Spina* iliaca anterior superior; in ihm liegen Druckschmerzpunkte bei Appendizitis*

SHG *Abk.*: **1.** Scatter-Histogramm **2.** Selbsthilfegruppe

SH-IF *Abk.*: →*Somatotropin-inhibiting-Faktor*

Shig. *Abk.*: →*Shigella*

Shiga: Kiyoshi Shiga; 1870–1957; japanischer Bakteriologe (Tokio)

Shiga-Kruse-Ruhrbakterium *nt*: →*Shigella dysenteriae Typ 1*

Shiga-Toxin *nt* (Ⓔ Shiga toxin): von Shigella* dysenteriae Typ 1 gebildetes Neurotoxin, das ein hämolytisch-urämisches Syndrom* verursachen kann

Shi|ga|to|xin *nt* (Ⓔ Shiga toxin): von Shigella* dysenteriae Typ 1 gebildetes Neurotoxin

Shi|gel|la *f* (Ⓔ Shigella): zu den Enterobacteriaceae* gehörende Gattung gramnegativer, unbeweglicher Stäbchenbakterien, die Escherichia* coli nahe verwandt sind; sie wurden nach dem japanischen Bakteriologen Kiyoshi Shiga benannt, der 1898 Shigella* dysenteriae entdeckte; man unterscheidet vier Gruppen: Shigella dysenteriae [Gruppe A], Shigella flexneri [Gruppe B], Shigella boydii [Gruppe C] und Shigella sonnei [Gruppe D], die alle obligat pathogen sind und die alle Virulenzplasmide [invasion plasmid antigens, intercellular spread proteins] und Enterotoxine bilden; Shigella* dysenteriae Typ I bildet zusätzlich ein Neurotoxin [**Shiga-Toxin**], das mit dem Shiga-Toxin 1 der enterohämorrhagischen Escherichia* coli identisch ist die Übertragung der Shigellen erfolgt durch Schmierinfektionen [4 F: Finger, Futter, Fliegen, Faeces]; auch wenn die Shigellen heute vorwiegend eine Rolle in Entwicklungsländern spielen, muss bei entsprechender Symptomatik auch in Mitteleuropa an Shigella* flexneri oder sonnei gedacht werden; 1995 wurden 1859 Fälle gemeldet, von denen 70 % auf Auslandsreisen erworben wurden

Shigella ambigua: →*Shigella dysenteriae Typ 2*

Shigella boydii (Ⓔ Shigella boydii): aus ca. 15 Serovarianten bestehende Gruppe C der Shigellen; Erreger einer bakteriellen Ruhr*, die weltweit in tropischen und subtropischen Regionen auftritt; *s.a. Shigellenruhr*

Shigella dysenteriae (Ⓔ Shigella dysenteriae): Gruppe A der Shigellen; enthält 10 Serovarianten; *s.a. Shigellenruhr*

Shigella dysenteriae Typ 1 (Ⓔ Shigella dysenteriae type 1): ***Syn:*** *Shiga-Kruse-Ruhrbakterium*; bildet ein Neurotoxin [**Shiga-Toxin**], das mit dem Shiga-Toxin 1 der enterohämorrhagischen Escherichia* coli identisch ist und das ein hämolytisch-urämisches Syndrom* verursachen kann; *s.a. Shigellenruhr*

Shigella dysenteriae Typ 2 (Ⓔ Shigella dysenteriae type 2): ***Syn:*** *Shigella schmitzii, Shigella ambigua*; exotoxinbildender Serovar, der aber nur eine milde Bakterienruhr verursacht

Shigella flexneri (Ⓔ Shigella flexneri): weltweit verbreitete und in Mitteleuropa endemische Gruppe B der Shigellen; die Infektionen verlaufen relativ leicht, da keine Enterotoxine gebildet werden

Shigella schmitzii: →*Shigella dysenteriae Typ 2*

Shigella sonnei (Ⓔ Shigella sonnei): ***Syn:*** *Kruse-Sonne-Ruhrbakterium, Kruse-Sonne-Bakterium, E-Ruhrbakterium*; nicht-toxinbildender Erreger der Sommercholera*; in Mitteleuropa endemische Gruppe D der Shigellen

Shi|gel|la|in|fek|ti|on *f*: →*Shigellose*

Shi|gel|len|ruhr *f* (Ⓔ bacillary dysentery): ***Syn:*** *bakterielle Ruhr, Dysenterie, Bazillenruhr, Bakterienruhr*; das klinische Krankheitsbild beginnt ca. 1–4 Tage nach Aufnahme der Shigellen*, die sich während der Darmpassage vermehren [10^7–10^9 Keime/ml Darminhalt!] und zu leichter klinischer Symptomatik [Bauchschmerzen, Durchfälle, leichtes Fieber, Erbrechen] führen; innerhalb der nächsten Tage kommt es zum Befall der Dickdarmschleimhaut mit schweren kolikartigen Unterbauchschmerzen, schleimig-blutigen Stühlen und Fieber; in der Kolonschleimhaut findet man Mikroabszesse, Nekroseherde, und bald bilden sich im gesamten Kolon geschwürig-eitrige, zu Blutungen neigende Läsionen die Infektion bleibt praktisch immer auf den Darm beschränkt; die wichtigsten Komplikationen sind Darmperforation mit akut lebensbedrohlicher Peritonitis* oder hämolytisch-urämisches Syndrom* bei Shigella* dysenteriae Typ 1 sowie Infektarthritis; **Prognose:** unbehandelt dauert die Krankheit zwischen 1 Tag und 1 Monat, mit einem Durchschnitt von ca. 7 Tagen; die in Mitteleuropa endemischen Erreger [Shigella* flexneri und sonnei] verursachen meist nur ein leichtes Krankheitsbild; **Diagnose:** kultureller und biochemischer Erregernachweis aus Stuhlproben; **Therapie:** Antibiotika je nach Antibiogramm; wichtig ist die Prävention der weiteren Ausbreitung durch Isolierung der Patienten und die Identifizierung und Behandlung von Ausscheidern; Beachtung der Meldepflicht

Shi|gel|lo|se *f* (Ⓔ shigellosis): ***Syn:*** *Shigellainfektion*; durch Shigella*-Arten verursachte bakterielle Infektionskrankheit; meist gleichgesetzt mit Shigellenruhr*

SHML *Abk.*: Sinushistiozytose mit massiver Lymphadenopathie

Shoemaker: Jan Shoemaker; 1871–1940; holländischer Chirurg (Den Haag)

Shoemaker-Linie *f* (Ⓔ Shoemaker's line): Verbindungslinie von Spina* iliaca anterior superior und Trochanter* major beim Liegenden; die Verlängerung verläuft normalerweise oberhalb des Nabels, bei Trochanterhochstand aber unterhalb

Short-bowel-Syndrom *nt* (Ⓔ short-bowel syndrome): ***Syn:*** *Kurzdarmsyndrom*; Bezeichnung für die klinischen Symptome [v.a. Malabsorptionssymptome] bei extrem kleinem Restdarm [20–30 cm] nach Dünndarmresektion oder bei interner Fistelbildung mit Kurzschluss

Shouldice: Hernienplastik nach Shouldice *f* (Ⓔ Shouldice hernia repair): ***Syn:*** *Shouldice-Operation*; *s.u. Hernienplastik*

sHPT *Abk.*: →*sekundärer Hyperparathyreoidismus*

Shrapnell: Henry Jones Shrapnell; 1761–1841; englischer Anatom und Chirurg (London)

Shrapnell-Membran *f* (Ⓔ Shrapnell's membrane): ***Syn:*** *Flaccida, Pars flaccida membranae tympanicae*; schlaffer oberer Abschnitt des Trommelfells*

SHS *Abk.*: hypotensives Syndrom im Liegen

SHT *Abk.*: **1.** →*Schädelhirntrauma* **2.** →*Sims-Huhner-Test*

Shulman: Lawrence Edward Shulman; amerikanischer Rheumatologe im 20. Jahrhundert

Shulman-Syndrom *nt* (Ⓔ Shulman's syndrome): ***Syn:*** *eosinophile Fasciitis*; seltene, v.a. Männer befallende zirkumskripte Sklerodermie* der Extremitäten mit diffuser Schwellung, Einschränkung der Gelenkbeweglichkeit, Vermehrung der Eosinophilen im peripheren Blut und [häufig] Karpaltunnelsyndrom*; nach monate- oder jahrelangem Verlauf Defektheilung mit Kontrakturen

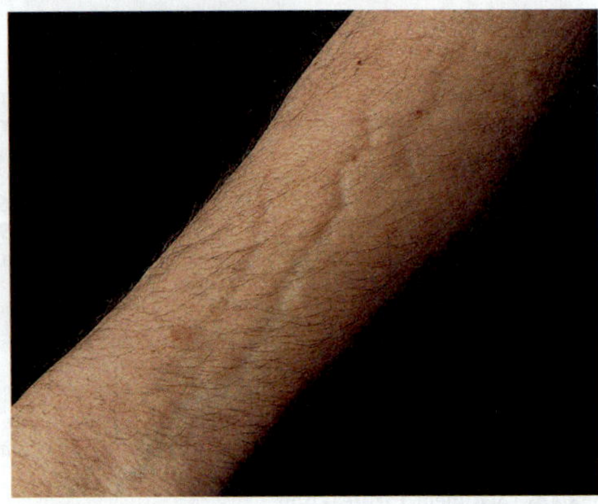

Abb. S78. Shulman-Syndrom

Shunt *m* (Ⓔ **1.–2.** shunt): **1.** funktioneller oder anatomischer Kurzschluss zwischen Gefäßen oder Hohlorganen; z.B. arteriovenöser Shunt **2.** ***Syn:*** *Nebenschluss; Bypass*; operativ angelegte Verbindung zwischen Gefäßen oder Hohlorganen

arteriovenöser Shunt (Ⓔ arteriovenous shunt): ***Syn:*** *arteriovenöser Bypass, arteriovenöse Fistel*; operative Verbindung einer Arterie und einer Vene

biliodigestiver Shunt (Ⓔ biliodigestive anastomosis): ***Syn:*** *biliodigestive Fistel, biliodigestiver Bypass, biliodigestive Anastomose, biliointestinaler Shunt*; operative Verbindung von Gallengang oder Gallenblase und Verdauungskanal

biliointestinaler Shunt: →*biliodigestiver Shunt*

distaler splenorenaler Shunt (Ⓔ distal splenorenal shunt): ***Syn:*** *distale splenorenale Anastomose, Warren-Shunt*; *s.u. portokavaler Shunt*

mesoatrialer Shunt (Ⓔ mesoatrial shunt): ***Syn:*** *mesoatriale Anastomose*; operative Verbindung von Vena* mesenterica superior und rechtem Herzvorhof

mesokavaler Shunt (Ⓔ mesocaval shunt): ***Syn:*** *mesokavale Anastomose*; operative Verbindung von Vena* mesenterica superior und Vena* cava inferior; *s.a. portokavaler Shunt*

portokavaler Shunt (Ⓔ portacaval shunt): ***Syn:*** *portosystemischer Shunt, portokavale Anastomose*; Oberbegriff für Techniken zur Anastomosierung des Einzugsgebietes der Pfortader [Vena* portae hepatis] mit der Vena* cava inferior zur Behandlung der portalen Hypertonie*; man unterscheidet 4 Grundmethoden: **1. portokavaler Shunt:** die Pfortader wird durchtrennt und der proximale Stumpf vernäht; der zuführende Stumpf wird End-zu-Seit in die Vena cava inferior implantiert **2. proximaler splenorenaler**

Shunt: die Milz wird exstirpiert und die Vena* lienalis mit der Vena renalis anastomosiert **3. mesokavaler H-Shunt** Variante der mesokavalen Anastomose* **4. distaler splenorenaler Shunt**: die Vena* lienalis wird vor der Vereinigung mit der Vena* mesenterica superior durchtrennt und End-zu-Seit in die Vena* renalis implantiert

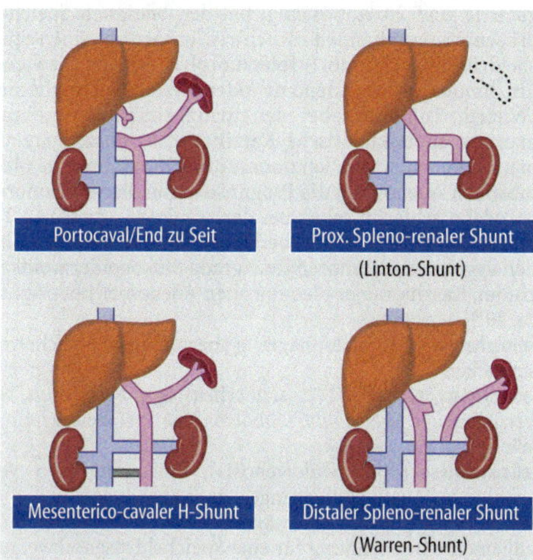

Abb. S79. Portokavale Shunts

portosystemischer Shunt: *→portokavaler Shunt*
proximaler splenorenaler Shunt (Ⓔ proximal splenorenal shunt): ***Syn:*** *Linton-Shunt, proximale splenorenale Anastomose*; *s.u. portokavaler Shunt*
splenorenaler Shunt (Ⓔ splenorenal shunt): ***Syn:*** *splenorenale Anastomose*; operative Verbindung von Milzvene [Vena* lienalis/splenica] und Nierenvene [Vena* renalis]; *s.a. portokavaler Shunt*
transjugulärer intrahepatischer portosystemischer Shunt (Ⓔ transjugular intrahepatic portosystemic shunt): *s.u. portale Hypertonie*
ventrikuloatrialer Shunt (Ⓔ ventriculoatrial shunt): *s.u. Hydrocephalus*
ventrikuloperitonealer Shunt (Ⓔ ventriculoperitoneal shunt): *s.u. Hydrocephalus*
ventrikulovenöser Shunt (Ⓔ ventriculovenous shunt): ***Syn:*** *Ventrikulovenostomie*; operative Verbindung von Seitenventrikel* und Vena* jugularis interna zur Liquorableitung bei Hydrocephalus*

Shunt-Bilirubin *nt* (Ⓔ shunt bilirubin): Bezeichnung für unkonjugiertes Bilirubin* bei Shunt-Hyperbilirubinämie*

Shunt-Hyperbilirubinämie *f* (Ⓔ shunt hyperbilirubinemia): angeborene dyserythropoetische Anämie* mit Untergang von Erythrozytenvorstufen im Knochenmark; führt zu makrozytärer Anämie und rezidivierender, unkonjugierter Hyperbilirubinämie*

Shunt-Umkehr *f* (Ⓔ shunt reversal): Umkehrung der Strömungsrichtung innerhalb eines Shunts* durch Änderung der Druckverhältnisse; *s.a. Eisenmenger-Reaktion*

Shunt-Zyanose *f* (Ⓔ shunt cyanosis): durch einen Rechts-Links-Shunt* hervorgerufene Zyanose*

Shute: **Shute-Zange** *f* (Ⓔ Shute forceps): ***Syn:*** *Parallelzange*; Form der Geburtszange*; die Blätter sind nicht gekreuzt und passen sich damit gut an die Kopfform an; übt nur einen relativ geringen biparietalen Druck aus

Shwachman: Harry Shwachman; 1910–1986; amerikanischer Kinderarzt (Boston)
Shwachman-Diamond-Syndrom *nt* (Ⓔ Shwachman-Diamond syndrome): ***Syn:*** *Shwachman-Syndrom*; seltenes, autosomal-rezessives Syndrom mit exogener Pankreasinsuffizienz*, Knochenmarkhypoplasie [Neutropenie*, Thrombozytopenie*, Anämie*] und Skelettanomalien mit Minderwuchs; oft kommt es auch zu chronischen Durchfällen und Gedeihstörungen
Shwachman-Syndrom *nt*: *→Shwachman-Diamond-Syndrom*

Shwartzman: Gregory Shwartzman; 1896–1965; amerikanischer Bakteriologe (New York)
Shwartzman-Sanarelli-Phänomen *nt*: *→Sanarelli-Shwartzman-Phänomen*

SHWB *Abk.*: segmentale Herzwandbewegung

Shy: George Milton Shy; 1919–1967; amerikanischer Neurologe (London, Montreal)
Shy-Drager-Syndrom *nt* (Ⓔ Shy-Drager syndrome): ***Syn:*** *primäre orthostatische Hypotension*; ätiologisch ungeklärte Multisystemkrankheit mit Nervenzellschwund in Substantia* nigra, Rückenmark* und Nucleus dorsalis des Nervus* vagus; beginnt meist zwischen 35–70 Jahren und betrifft Männer häufiger als Frauen; es kommt schon beim Aufrichten in die 45°-Position zu einer bedrohlichen Hypotonie* ohne kompensatorischen Anstieg von Herzfrequenz oder Schlagvolumen; später kommt es auch zu Störungen der Schweißsekretion, Potenz, Stuhl- und Harnausscheidung; in der Spätphase liegt ein akinetisches Parkinson*-Syndrom vor; die mittlere Überlebensdauer beträgt 7–8 Jahre

SI *Abk.*: **1.** *→sakroiliakal* **2.** Sättigungsindex **3.** Schneidezahnindex **4.** *→Schockindex* **5.** Selektivitätsindex **6.** Sicherheitsindex **7.** subendokardiale Ischämie

Si *Abk.*: *→Silicium*

SIA *Abk.*: Synalbumin-Insulin-Antagonismus

SIADH *Abk.*: *→Syndrom der inadäquaten ADH-Sekretion*

Sial-, sial- *präf.*: *→Sialo-*

Si|al|a|de|nek|to|mie *f* (Ⓔ sialadenectomy): ***Syn:*** *Sialoadenektomie, Speicheldrüsenexzision*; operative Entfernung einer Speicheldrüse

Si|al|a|de|ni|tis *f, pl* **-ti|den** (Ⓔ sialadenitis): ***Syn:*** *Speicheldrüsenentzündung, Sialoadenitis*; Entzündung einer Speicheldrüse; *s.a. Parotitis*
akute eitrige Sialadenitis (Ⓔ acute purulent sialadenitis): v.a. bei Abflussbehinderung [Sialolithen*], Immunschwäche oder vermindertem Speichelfluss vorkommende bakterielle Speicheldrüsenentzündung, die i.d.R. die Ohrspeicheldrüse [Parotitis*] oder die Glandula* submandibularis betrifft; **Klinik**: Schwellung und Schmerzhaftigkeit der Drüse, Fieber, Schwellung des Ausführungsganges, evtl. Rötung der Papille und Eiterentleerung auf Druck; **Therapie**: Antibiotika, Antiphlogistika, Antipyretika; Anregung des Speichelflusses [Kaugummi, Zitronen], Ausmassieren der Drüse; bei beginnender Einschmelzung Wärmeapplikation, nach Einschmelzung Inzision von außen und Drainage
epitheloidzellige Sialadenitis: *→Heerfordt-Syndrom*
myoepitheliale Sialadenitis: *→Sjögren-Syndrom*

si|al|a|de|ni|tisch *adj* (Ⓔ sialadenitic): ***Syn:*** *sialoadenitisch*; Speicheldrüsenentzündung/Sialadenitis betreffend, von ihr betroffen oder gekennzeichnet

Si|al|a|de|no|gra|phie *f*: *→Sialographie*

Si|al|a|de|no|se *f* (Ⓔ **1.** chronic nonspecfic sialadenitis **2.** sialadenopathy): ***Syn:*** *Sialose*; **1.** nicht-entzündliche Speicheldrüsenerkrankung; auch gleichgesetzt mit Sialadenitis **2.** rezidivierende, nicht-entzündliche Speicheldrüsenerkrankung mit Schwellung der Drüsen [v.a. der Parotis], die langfristig meist zu verminderter Speichelbildung und Xerostomie* führt; nach der Ursache unterscheidet man u.a. **endokrine Sialadenose** [bei Diabetes* mellitus, hormonellen Störungen], **neurogene Sialadenose** [bei Dysfunktion des vegetativen Nervensystems], **medikamentöse Sialadenose** [u.a. durch Antihypertensiva*, Psychopharmaka*] und **dystrophisch-metabolische Sialadenose** [bei Vitamin- oder Eiweißmangel, Leberzirrhose, Essstörungen]

Si|al|a|de|no|to|mie *f* (Ⓔ sialadenotomy): ***Syn:*** *Sialoadenotomie*; operative Eröffnung einer Speicheldrüse

si|al|a|gog *adj* (Ⓔ sialagogue): den Speichelfluss anregend

Si|al|a|go|gum *nt, pl* **-ga** (Ⓔ sialagogue): den Speichelfluss anregendes Mittel

Si|al|an|gi|ek|ta|sie *f*: *→Sialoangiektasie*

Si|al|an|gi|o|gra|phie *f* (Ⓔ sialoangiography): ***Syn:*** *Sialoangiographie, Sialoangiografie, Sialangiografie*; Röntgenkontrastdarstellung* der Ausführungsgänge der Speicheldrüsen

Si|al|an|gi|tis *f, pl* **-ti|den** (Ⓔ sialoangitis): ***Syn:*** *Sialoangitis, Sialdochitis, Sialductitis, Sialodochitis, Sialoductitis*; Entzündung des Ausführungsganges einer Speicheldrüse

si|al|an|gi|tisch *adj* (Ⓔ sialoangiitic): ***Syn:*** *sialdochitisch, sialductitisch, sialoangitisch, sialodochitisch, sialoductitisch*; Sialangitis betreffend, von ihr betroffen oder gekennzeichnet

Si|al|do|chi|tis *f, pl* **-ti|den:** *→Sialangitis*

si|al|do|chi|tisch *adj*: *→sialangitisch*

Si|al|duc|ti|tis *f, pl* **-ti|ti|den:** *→Sialangitis*

si|al|duc|ti|tisch *adj*: *→sialangitisch*

Si|al|ek|ta|sie *f*: *→Sialoangiektasie*

Si|al|e|me|sis *f* (Ⓔ sialemesis): Speichelerbrechen

Si|a|li|da|se *f*: *→Neuraminidase*

Si|a|lin|säu|ren *pl* (Ⓔ sialic acids): in Glykolipiden* und Glykoproteinen* vorkommende Derivate der Neuraminsäure*

Si|a|lin|säu|re|spei|cher|krank|heit *f*: *→Salla-Krankheit*

Sialo-, sialo- *präf.*: Wortelement mit der Bedeutung „Speichel"

Si|a|lo|a|de|nek|to|mie *f*: *→Sialadenektomie*

Si|a|lo|a|de|ni|tis *f, pl* **-ti|den:** *→Sialadenitis*

si|a|lo|a|de|ni|tisch *adj*: *→sialadenitisch*

Si|a|lo|a|de|no|gra|phie *f*: *→Sialographie*

Si|a|lo|a|de|no|to|mie *f*: *→Sialadenotomie*

Si|a|lo|a|e|ro|pha|gie *f* (Ⓔ sialoaerophagia): Verschlucken von Luft und Speichel

Si|a|lo|an|gi|ek|ta|sie *f* (Ⓔ sialoangiectasis): ***Syn:*** *Sialangiektasie, Sialektasie*; Erweiterung eines Speicheldrüsenausführungsganges; die häufigste Ursache ist Steinbildung [Sialolithiasis*]

Si|a|lo|an|gi|o|gra|phie *f*: *→Sialangiographie*

Si|a|lo|an|gi|tis *f, pl* **-ti|den:** *→Sialangitis*

si|a|lo|an|gi|tisch *adj*: *→sialangitisch*

Si|a|lo|do|chi|tis *f, pl* **-ti|den:** *→Sialangitis*

si|a|lo|do|chi|tisch *adj*: *→sialangitisch*

Si|a|lo|duc|ti|tis *f, pl* **-ti|ti|den:** *→Sialangitis*

si|a|lo|duc|ti|tisch *adj*: *→sialangitisch*

si|a|lo|gen *adj* (Ⓔ sialogenous): speichelbildend

Si|a|lo|gramm *nt* (Ⓔ sialogram): Röntgenkontrastaufnahme der Speicheldrüsen

Si|a|lo|gra|phie *f* (Ⓔ sialography): ***Syn:*** *Sialadenographie, Sialoadenographie, Sialadenografie, Sialoadenografie, Sialografie*; Röntgenkontrastdarstellung* der Speicheldrüsen

Si|a|lo|lith *m* (Ⓔ sialolith): ***Syn:*** *Speichelstein, Calculus salivalis*; Konkrement in einer Speicheldrüse; *s.a. Sialolithiasis*

Si|a|lo|li|thi|a|sis *f, pl* **-ses** (Ⓔ sialolithiasis): ***Syn:*** *Ptyalolithiasis*; meist asymptomatisches Vorkommen von Speichelsteinen; am häufigsten in der Glandula* submandibularis; kann zu Ausflussstauung und schmerzhafter Drüsenschwellung führen; **Therapie:** Dilatation oder Schlitzung des Ausführungsganges und Spontanabgang oder operative Entfernung; Ultraschalllithotripsie [selten]

Si|a|lo|li|tho|to|mie *f* (Ⓔ sialolithotomy): operative Entfernung von Speichelsteinen*

Si|a|lom *nt* (Ⓔ sialoma): ***Syn:*** *Speicheldrüsengeschwulst, Speicheldrüsentumor*; die Mehrzahl der Speicheldrüsentumoren betrifft die Ohrspeicheldrüse [Parotis*]; davon sind 80 % gutartig und 20 % bösartig; bei den benignen Speicheldrüsentumoren handelt es sich fast immer um einen Speicheldrüsenmischtumor* [pleomorphes Adenom], seltener um monomorphe Adenome oder Zystadenolymphome* [Whartin-Tumoren]; bei den malignen Tumoren findet man v.a. adenoidzystische Karzinome, Azinuszellkarzinome, Mukoepidermoidkarzinome und Karzinome in pleomorphen Adenomen; die Prognose der malignen Tumoren ist relativ schlecht; selbst bei den weniger aggressiven Tumoren liegt die 5-Jahresüberlebensrate nur bei 50 %, bei den aggressiven Tumoren [low-grade Mukoepidermoidkarzinom, Karzinome in pleomorphen Adenomen] beträgt sie ca. 20 %

Si|a|lo|pha|gie *f* (Ⓔ sialophagia): (übermäßiges) Speichelverschlucken

Si|a|lor|rhoe *f, pl* **-rho|en** (Ⓔ sialorrhea): ***Syn:*** *Ptyalismus, Hypersalivation, Speichelfluss*; übermäßige Speichelsekretion

Si|a|lo|se *f*: *→Sialadenose*

Si|a|lo|ste|no|se *f* (Ⓔ sialostenosis): Einengung oder Verschluss des Ausführungsganges einer Speicheldrüse

Si|a|lo|ze|le *f* (Ⓔ sialocele): ***Syn:*** *Speicheldrüsenschwellung*; allgemeine Bezeichnung für eine Speicheldrüsenschwellung unabhängig von der Genese

SIAS *Abk.*: schwere intraabdominale Sepsis

sicc. *Abk.*: siccus

Sicca-Syndrom *nt*: *→Sjögren-Syndrom*

Si|chel|fuß *m* (Ⓔ pes adductus): ***Syn:*** *Pes adductus*; Fußfehlstellung mit Adduktion des Vorfußes; die Ferse steht normal oder in Valgusstellung; **Therapie:** manuelle Redression und Fixierung im Gipsverband; später Schienen und Schuheinlagen; bei Versagen dieser Therapie Korrekturosteotomie*

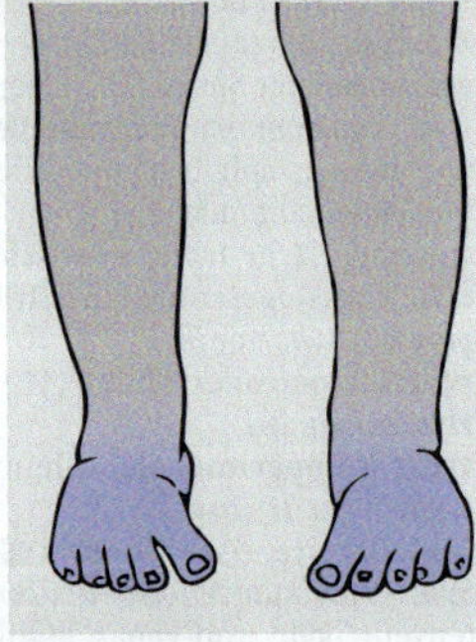

Abb. S81. Sichelfuß

Si|chel|keim *m* (Ⓔ sickle form): Sporozoit von Plasmodium*

Si|chel|re|ti|no|pa|thie *f*: *→Si-*

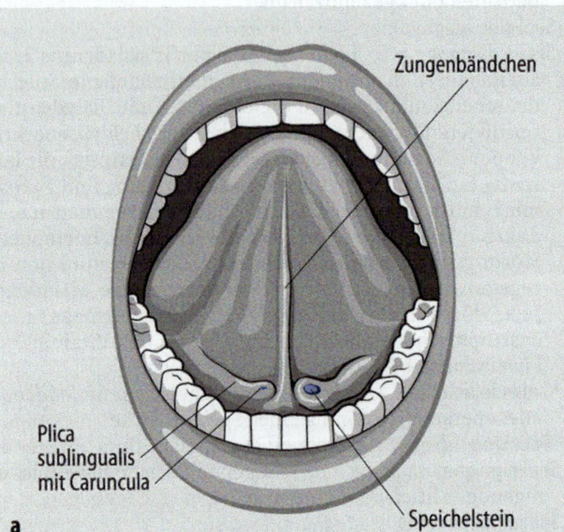

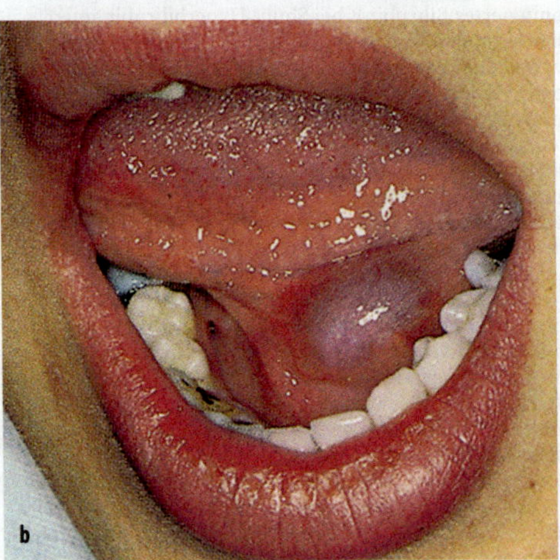

Abb. S80. Sialolithiasis. Speichelstein in der Karunkel [a] und dadurch bedingte Ausflussstauung und schmerzhafte Drüsenschwellung [b]

chelzellenretinopathie

Si|chel|zell|an|ä|mie *f*: *→Sichelzellenanämie*

Si|chel|zell|dak|ty|li|tis *f, pl* **-ti|den** (Ⓔ sickle cell dactylitis): *Syn*: *Hand-Fuß-Syndrom*; bei Sichelzellanämie* auftretende, schmerzhafte Schwellung von Händen und Füßen

Si|chel|zel|len *pl* (Ⓔ sickle cells): *s.u. Sichelzellenanämie*

Si|chel|zel|len|an|ä|mie *f* (Ⓔ sickle cell anemia): *Syn*: *Sichelzellanämie, Herrick-Syndrom, Drepanozytose*; autosomal-rezessiv vererbte Hämoglobinopathie* mit schwerer hämolytischer Anämie*; das abnorm geformte **Sichelzellenhämoglobin** führt bei sinkender Sauerstoffsättigung zur sichelförmigen Verformung von Erythrozyten [**Sichelzellen**]; die meist schwarzafrikanischen und afroamerikanischen heterozygoten Träger besitzen eine erhöhte Malariaresistenz; **Klinik**: der Verlauf ist durch hämolytische Krisen und durch Gefäßverschlüsse verursachte Krisen [Hand-Fuß-Syndrom*, Abdominalkrisen, ZNS-Krisen usw.] gekennzeichnet; **Therapie**: bisher ist keine kausale Therapie bekannt, in Zukunft könnte aber eine Gentherapie möglich sein; zur Zeit werden Erythrozytentransfusion und Teilaustauschtransfusion zu Überwindung von Krisen eingesetzt; dazu kommen noch Dextranlösungen, Antibiotika*, Analgetika* und Folsäure*

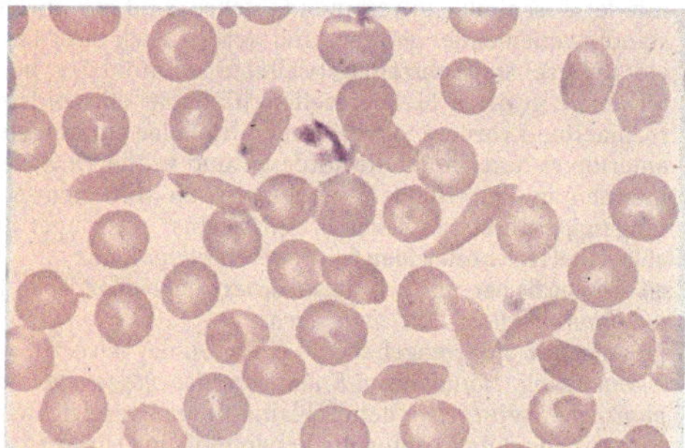

Abb. S82. Sichelzellenanämie

Si|chel|zel|len|hä|mo|glo|bin *nt*: *→Sichelzellhämoglobin*

Si|chel|zel|len|re|ti|no|pa|thie *f* (Ⓔ sickle cell retinopathy): *Syn*: *Sichelretinopathie*; Netzhautschädigung durch Störung der Mikrozirkulation bei Sichelzellenanämie*; führt zu proliferativer Retinopathie*, Glaskörperblutungen und Traktionsablatio

Si|chel|zel|len|thal|ass|ä|mie *f* (Ⓔ sickle-cell thalassemia): *Syn*: *Sichelzellthalassämie, Mikrodrepanozytenkrankheit, HbS-Thalassämie, Hämoglobin-S-Thalassämie*; kombinierte Heterozygotie für Hämoglobin* S und Thalassämie*; imponiert klinisch als Sichelzellenanämie* mit Symptomen der Thalassämie*

Si|chel|zell|hä|mo|glo|bin *nt* (Ⓔ sickle-cell hemoglobin): *Syn*: *Hämoglobin S, Sichelzellenhämoglobin*; anomales Hämoglobin*, bei dem Valinsäure anstatt von Glutaminsäure in Position 6 der β-Kette eingebaut wird; der Austausch einer hydrophilen Aminosäure durch eine hydrophobe verändert die elektrophoretische Mobilität des Hämoglobins, stört aber nicht die Sauerstoffanlagerung; sauerstoffarmes [desoxygeniertes] Hämoglobin S polymerisiert und führt zur Sichelbildung der Erythrozyten in der Peripherie; homozygote Träger entwickeln eine Sichelzellanämie, während der heterozygote Zustand [sickle cell trait] den Trägern Immunität gegen Malaria verleiht; dieser Selektionsvorteil von Heterozygoten in Malariagebieten erklärt, warum die Sichelzellämie so häufig in Afrika, Mittel- und Südamerika auftritt

Si|chel|zell|thal|ass|ä|mie *f*: *→Sichelzellenthalassämie*

Si|cher|heits|na|del|form *f* (Ⓔ safety pin shape): *s.u. Essay Bakterien S. 217*

Si|cker|kis|sen *pl*: *s.u. Essay Glaukom S. 797*

sickness impact profile *nt*: *s.u. Essay Schlaf und Schlafstörungen S. 1915*

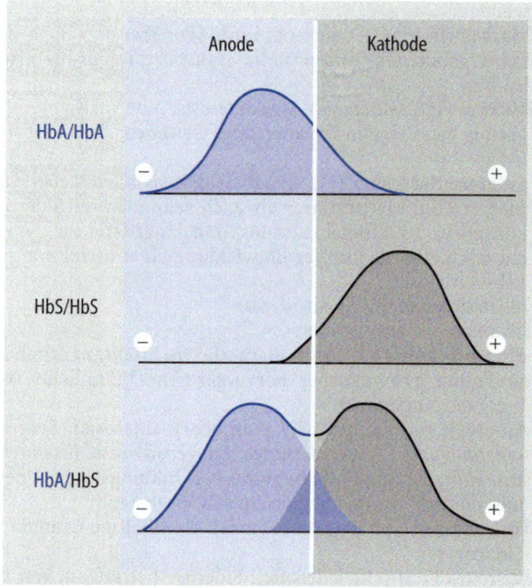

Abb. S83. Sichelzellhämoglobin. Elektropherogramm von Hämoglobin. **HbA/HbA** = normales Hämoglobin, **HbA/HbS** = heterozygote Sichelzellanämie, **HbS/HbS** = homozygote Sichelzellanämie

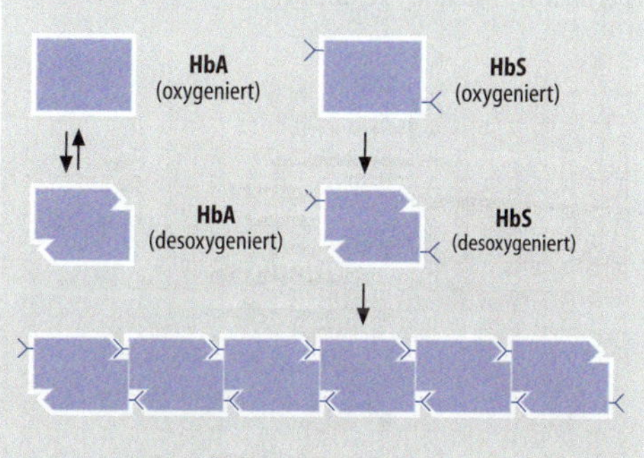

Abb. S84. Polymerisierung von Sichelzellhämoglobin im desoxygenierten Zustand

Sick-Sinus-Syndrom *nt*: *→Sinusknotensyndrom*

Sidero-, sidero- *präf.*: Wortelement mit der Bedeutung „Eisen"

Si|de|ro|blas|ten *pl* (Ⓔ sideroblasts): siderinhaltige Erythroblasten*

si|de|ro|dro|mo|phob *adj* (Ⓔ siderodromophobic): Siderodromophobie betreffend, durch sie gekennzeichnet

Si|de|ro|dro|mo|pho|bie *f* (Ⓔ siderodromophobia): krankhafte Angst vor Eisenbahnfahrten

Si|de|ro|fi|bro|se *f* (Ⓔ siderofibrosis): Organfibrose mit Einlagerung von Eisen; oft verwendet als Bezeichnung für Lungensiderose [Siderosis* pulmonum]

Si|de|ro|pe|nie *f*: *→Eisenmangel*

si|de|ro|pe|nisch *adj* (Ⓔ sideropenic): Eisenmangel/Sideropenie betreffend, von ihm betroffen oder durch ihn bedingt

Si|de|ro|pha|gen *pl* (Ⓔ siderophages): *Syn*: *Herzfehlerzellen*; bei herzbedingter Lungenstauung im Sputum auftretende, mit Hämosiderin beladene Alveolarmakrophagen*

si|de|ro|phil *adj* (Ⓔ siderophil): mit Affinität für Eisen, mit eisenhaltigen Farbstoffen färbend, eisenliebend

Si|de|ro|phi|lie *f* (Ⓔ hemochromatosis): *Syn*: *Hämochromatose, Bronzediabetes, Eisenspeicherkrankheit*; chronische Speicherkrankheit* mit erhöhter Eisenresorption und Hämosiderinablagerung in verschiedenen Organen [Leber, Bauchspeicheldrüse]; **klinisch** auffällig sind Leberzirrhose*, Diabetes* mellitus und eine blau-braun-bronzefarbene Hautpigmentierung; auch als Synonym für Siderose* verwendet

Si|de|ro|phi|lin *nt* (Ⓔ siderophilin): ***Syn:*** *Transferrin*; in der Leber gebildetes Glykoprotein; Transportprotein für Eisen im Blut

Si|de|ro|se *f* (Ⓔ siderosis): ***Syn:*** *Siderosis*; (übermäßige) Ablagerung von Eisen in Organen oder Geweben; *s.a. Siderophilie*

Siderose der Leber (Ⓔ hepatic siderosis): ***Syn:*** *Lebersiderose*; sowohl bei primärer als auch sekundärerer Siderose kommt es zu Eisenablagerung und langfristig zu Parenchymschädigung mit der Entwicklung einer kleinknotigen Leberzirrhose*

Si|de|ro|si|li|ko|se *f*: *→Silikosiderose*

Si|de|ro|sis *f, pl* **-ses**: *→Siderose*

Siderosis lentis (Ⓔ iron cataract): ***Syn:*** *Eisenstar*; durch eisenhaltige Fremdkörper hervorgerufene bräunliche Trübung der Augenlinse

Siderosis pulmonum (Ⓔ pulmonary siderosis): ***Syn:*** *Eisenstaublunge, Schweißerlunge, Lungensiderose, Eisenoxidstaublunge, Eisenlunge*; benigne, rückbildungsfähige Pneumokoniose* durch Ablagerung von Eisenstaub

Si|de|ro|so|men *pl* (Ⓔ siderosomes): eisenhaltige Granula in Siderozyten*

si|de|ro|tisch *adj* (Ⓔ siderotic): Siderose betreffend, von ihr betroffen oder gekennzeichnet, durch sie bedingt

Si|de|ro|zyt *m* (Ⓔ siderocyte): ***Syn:*** *Ferrozyt*; Erythrozyt* oder Retikulozyt* mit nachweisbaren Eisengranula; v.a. bei schweren hämolytischen Anämien*, Bleivergiftung* und perniziöser Anämie* gefunden

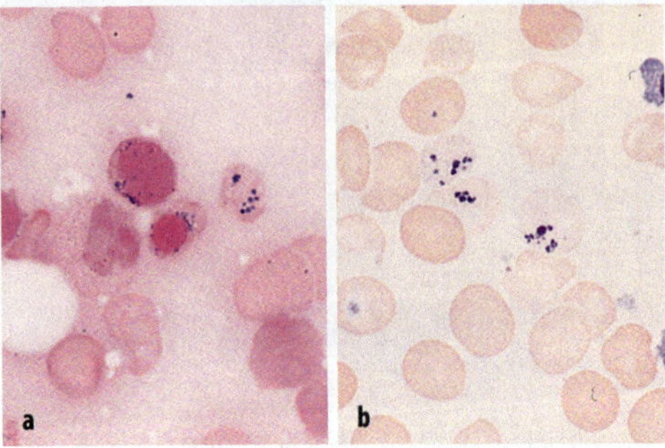

Abb. S85. Siderozyten und Sideroblasten

SIDES *Abk.*: symptomatic idiopathic diffuse esophageal spasm

SIDS *Abk.*: *→sudden infant death syndrome*

Sieb|bein *nt* (Ⓔ ethmoid bone): ***Syn:*** *Ethmoid, Os ethmoidale*; zwischen den beiden Augenhöhlen liegender, unpaarer Schädelbasisknochen, der an Augenhöhle [Orbita*], Nasenhöhle [Cavitas* nasi] und vordere Schädelgrube [Fossa* cranii anterior] grenzt; besteht im Prinzip aus drei Teilen: **Lamina cribrosa [Siebbeinplatte], Lamina perpendicularis** und **Labyrinthus ethmoidalis [Siebbeinlabyrinth]**; die **Siebbeinplatte** ist eine schmale, horizontale Knochenplatte, die einen Teil des Nasendaches bildet; die Riechfäden [Fila* olfactoria] ziehen durch ihre Foramina* cribrosa von der Nasenhöhle zur vorderen Schädelgrube; in der Mitte der Lamina cribrosa ragt die Crista* galli, an der die Hirnsichel [Falx* cerebri] ansetzt, nach oben in die vordere Schädelgrube

die **Lamina perpendicularis** ist eine dünne Knochenlamelle, die am Aufbau des knöchernen Nasenseptums* beteiligt ist; als **Siebbeinlabyrinth** wird der zwischen Augen- und Nasenhöhle liegende Teil des Siebbeins bezeichnet, der die **Siebbeinzellen** [Cellulae* ethmoidales, Bulla* ethmoidalis] enthält und die knöchernen Nasenmuscheln [Concha* nasalis media, superior und suprema] bildet

Sieb|bein|aus|räu|mung *f* (Ⓔ ethmoidectomy): ***Syn:*** *Ethmoidektomie*; der gewählte Zugangsweg ist von der Lage des zu entfernenden Prozesses abhängig; bei der **Siebbeinausräumung von außen** wird ein Hautschnitt von der Augenbraue bogenfömig zur seitlichen Nase durchgeführt und Teile des Tränenbeins und des Nasenbeins entfernt; die **endonasale Siebbeinoperation** erlaubt eine Ausräumung der vorderen Siebbeinzellen; bei der **transmaxillären** oder **permaxillären Siebbeinausräumung** erfolgt der Zugang durch die Kieferhöhle

Sieb|bein|ent|zün|dung *f* (Ⓔ ethmoiditis): Ethmoiditis*

Sieb|bein|la|by|rinth *nt* (Ⓔ ethmoidal labyrinth): ***Syn:*** *Labyrinthus ethmoidalis*; zwischen Augen- und Nasenhöhle liegender Teil des Siebbeins [Os* ethmoidale], der die Siebbeinzellen [Cellulae* ethmoidales, Bulla* ethmoidalis] enthält, und der die knöchernen Nasenmuscheln [Concha* nasalis media, superior und suprema] bildet

Sieb|bein|plat|te *f* (Ⓔ cribriform plate of ethmoid bone): ***Syn:*** *Lamina cribrosa ossis ethmoidalis*; schmale Knochenplatte zu beiden Seiten der Crista* galli in der vorderen Schädelgrube [Fossa* cranii anterior], durch die die Riechfäden* ziehen

Sieb|bein|ve|nen *pl* (Ⓔ ethmoidal veins): ***Syn:*** *Ethmoidalvenen, Venae ethmoidales*; Begleitvenen der Arteriae* ethmoidales anteriores und posteriores; münden in die Vena* ophthalmica superior

Sieb|bein|zel|len *pl* (Ⓔ ethmoidal cells): ***Syn:*** *Cellulae ethmoidales*; lufthaltige Zellen des Siebbeins [Os ethmoidale], die mit der Nasenhöhle in Verbindung stehen; sind nur unvollständig voneinander getrennt und werden nach ihrer Lage als **hintere Siebbeinzellen** [Cellulae ethmoidales posteriores], **mittlere Siebbeinzellen** [Cellulae ethmoidales mediae] und **vordere Siebbeinzellen** [Cellulae ethmoidales anteriores] bezeichnet; die vorderen und mittleren Zellen münden in den Hiatus* semilunaris im mittleren Nasengang, die hinteren Zellen in den Meatus* nasi superior

Sie|b|bein|zel|len|ent|zün|dung *f*: *→Sinusitis ethmoidalis*

Sie|ben|ta|ge|fie|ber *nt*: **1.** *→japanisches Siebentagefieber* **2.** *→Schlammfieber* **3.** *→Dengue-Fieber*

japanisches Siebentagefieber (Ⓔ seven-day fever): ***Syn:*** *Nanukayami, Nanukayami-Krankheit, Siebentagefieber, japanisches Herbstfieber*; dem Schlammfieber* vergleichbare Erkrankung durch **Leptospira hebdomidis** in Ostasien

Sieb|plat|te der Sclera *f* (Ⓔ cribrous lamina of sclera): ***Syn:*** *Lamina cribrosa sclerae*; Schicht der Sclera*, durch die ca. 1 Million Neuriten des Stratum* nervosum der Netzhaut [Retina*] ziehen und den Sehnerven [Nervus* opticus] bilden

Sieb|test *m* (Ⓔ screening test): ***Syn:*** *Vortest, Suchtest, Screeningtest*; grober Test, der symptomlose Träger einer Erkrankung oder potentielle Träger/Überträger identifiziert

Sie|gel|ring|zel|len *pl* (Ⓔ signet-ring cells): bei malignen Tumoren [**Siegelringzellkarzinom, Siegelringzelllymphom**] auftretende Zellen, mit schleimreichem Plasma und randständigem Kern

Siegle: Emil Siegle; 1833–1900; deutscher Ohrenarzt (Stuttgart)

Siegle-Ohrtrichter *m* (Ⓔ Siegle's otoscope): ***Syn:*** *Siegle-Otoskop, Siegle-Trichter*; pneumatischer Ohrtrichter mit Lupe und Gummiballon zur Beurteilung der Trommelfellbeweglichkeit

SI-Einheiten *pl* (Ⓔ SI units): die Maßeinheiten des internationalen Einheitensystems [Système International d'Unités]; das SI-System definiert **Grundgrößen** [Länge, Zeit, Masse,

Tab. S86. SI-Basiseinheiten

Größe	Einheit	Symbol
Länge	Meter	m
Masse	Kilogramm	kg
Zeit	Sekunde	s
Elektrische Stromstärke	Ampere	A
Thermodynamische Temperatur	Kelvin	K
Substanzmenge	Mol	mol
Lichtstärke	Candela	cd

S

Tab. S87. Abgeleitete SI-Einheiten

Größe	Einheit	Symbol	Definition
Frequenz	Hertz	Hz	s^{-1}
Kraft	Newton	N	$m \times kg \times s^{-2}$
Druck	Pascal	Pa	$m^{-1} \times kg \times s^{-2}$ ($N \times m^{-2}$)
Energie	Joule	J	$m^{2} \times kg \times s^{-2}$ ($N \times m$)
Leistung	Watt	W	$m^{2} \times kg \times s^{-3}$ ($J \times s^{-1}$)
Elektrische Ladung	Coulomb	C	$S \times A$
Elektrische Spannung	Volt	V	$m^{2} \times kg \times s^{-3} \times A^{-1}$ ($W \times A^{-1}$)
Elektrischer Widerstand	Ohm	Ω	$m^{2} \times kg \times s^{-3} \times A^{-2}$ ($V \times A^{-1}$)
Elektrischer Leitwert	Siemens	S	$m^{-2} \times kg^{-1} \times s^{3} \times A^{2}$ (Ω^{-1})
Elektrische Kapazität	Farad	F	$m^{-2} \times kg^{-1} \times s^{4} \times A^{2}$ ($C \times V^{-1}$)
Magnetischer Fluss	Weber	Wb	$m^{2} \times kg \times s^{-2} \times A^{-1}$ ($V \times s$)
Magnetische Flussdichte	Tesla	T	$kg \times s^{-2} \times A^{-1}$ ($Wb \times m^{-2}$)
Induktivität (magnetischer Leitwert)	Henry	H	$m^{2} \times kg \times s^{-2} \times A^{-2}$ ($V \times s \times A^{-1}$)
Lichtstrom	Lumen	lm	$cd \times sr$[a]
Beleuchtungsstärke	Lux	lx	$cd \times sr \times m^{-2}$ ($lm \times m^{-2}$)
Aktivität einer radioaktiven Substanz	Becquerel	Bq	s^{-1}

[a] sr (Steradiant) = SI-Einheit des räumlichen Winkels

Tab. S88. Nicht zum SI-System gehörende Einheiten, die aber noch erlaubt sind

Einheit	Symbol	Wert in SI- Einheiten
Gramm	g	$1\ g = 10^{-3}\ kg$
Liter	l	$1\ l = 1\ dm^{3}$
Minute	min	1 min = 60 s
Stunde	h	1 h = 3,6 ks
Tag	d	1 d = 86,4 ks
Grad Celsius	°C	t °C = T – 273,15 K

elektrische Stromstärke, Temperatur, Stoffmenge und Lichtstärke] und ordnet ihnen **Grundeinheiten** [Meter, Sekunde, Kilogramm, Ampere, Kelvin, Mol und Candela] zu; andere Größen haben abgleitete SI-Einheiten, z.B. Quadratmeter für Fläche oder Kubikmeter für Volumen; einige häufiger gebrauchte abgeleitete Einheiten haben eigene Namen, wie z.B. Newton*, die abgeleitete SI-Einheit der Kraft, oder Pascal*, die abgeleitete SI-Einheit des Druckes

Sie|mens *nt* (Ⓔ siemens): abgeleitete SI-Einheit* des elektrischen Leitwerts; Umkehrung des elektrischen Widerstandes

Siemerling: Ernst Siemerling; 1857–1931; deutscher Neurologe und Psychiater

Siemerling-Creutzfeld-Syndrom *nt*: *→Adrenoleukodystrophie*

Sie|vert *nt* (Ⓔ sievert): abgeleitete SI-Einheit* der Äquivalentdosis*

SIF *Abk.*: **1.** Serum-Inhibitionsfaktor **2.** Somatotropin-Release-Inhibitionsfaktor

SIG *Abk.*: *→Sakroiliakalgelenk*

SIgA *Abk.*: sekretorisch aktives Immunglobulin A

Sig|ma *nt* (Ⓔ sigmoid colon): ***Syn:*** *Sigmoid, Colon sigmoideum*; S-förmiger Endabschnitt des Kolons im linken Unterbauch, der in Höhe des 3. Kreuzbeinwirbels in das Rektum* übergeht

Sig|ma|af|ter *m* (Ⓔ sigmoidostomy): ***Syn:*** *Sigmoidostomie, Sigmaausleitung, Anus praeter sigmoideus*; Anus* praeter nach Entfernung von Rektum und After

Sig|ma|an|hef|tung *f* (Ⓔ sigmoidopexy): Sigmoidopexie*

Sig|ma|ar|te|ri|en *pl*: *→Arteriae sigmoideae*

Sig|ma|aus|lei|tung *f*: *→Sigmaafter*

Sig|ma|bla|se *f*: *→Sigma-Conduit*

Sigma-Blasen-Fistel *f* (Ⓔ sigmoidovesical fistula): ***Syn:*** *sigmoidovesikale Fistel*; innere Sigmafistel* mit Mündung in die Blase

Sigma-Conduit *m* (Ⓔ sigmoid bladder): ***Syn:*** *Sigmablase*; aus dem Sigma gebildete Ersatzblase*; *s.a. Kolon-Conduit*

Sig|ma|ent|fer|nung *f*: *→Sigmoidektomie*

Sig|ma|ent|zün|dung *f*: *→Sigmoiditis*

Sig|ma|fis|tel *f* (Ⓔ sigmoid fistula): vom Sigma ausgehende Fistel, die in andere Organe mündet [**innere Sigmafistel**] oder nach außen führt [**äußere Sigmafistel**]

Sigma-Rektum-Anastomose *f*: *→Sigmoideorektostomie*

Sig|ma|re|sek|ti|on *f*: *→Sigmoidektomie*

Sig|ma|seg|ment|re|sek|ti|on *f* (Ⓔ segmental sigmoidostomy): ***Syn:*** *partielle Sigmoidektomie*; *s.u. Sigmoidektomie*

Sig|ma|tis|mus *m* (Ⓔ sigmatism): ***Syn:*** *Lispeln*; fehlerhafte Bildung und Aussprache der Zischlaute S, Z, X und Sch

Sig|ma|ve|nen *pl* (Ⓔ sigmoid veins): ***Syn:*** *Venae sigmoideae*; führen Blut vom Sigmoid zur Vena* mesenterica inferior

Sig|mo|id *nt* (Ⓔ sigmoid): ***Syn:*** *Sigma, Colon sigmoideum*; S-förmiger Endabschnitt des Kolons im linken Unterbauch, der in Höhe des 3. Kreuzbeinwirbels in das Rektum* übergeht

Sigmoid-, sigmoid- *präf.*: Wortelement mit der Bedeutung „Sigma/Colon sigmoideum"

Sig|mo|i|dek|to|mie *f* (Ⓔ sigmoidectomy): ***Syn:*** *Sigmaentfernung, Sigmaresektion*; operative Entfernung des Sigmas [Colon sigmoideum]; die **partielle Sigmoidektomie** wird auch als **Sigmasegmentresektion** bezeichnet

Sigmoideo-, sigmoideo- *präf.*: *→Sigmoido-*

Sig|mo|i|de|o|prok|to|sto|mie *f*: *→Sigmoideorektostomie*

Sig|mo|i|de|o|rek|to|sto|mie *f* (Ⓔ sigmoidoproctostomy): ***Syn:*** *Sigma-Rektum-Anastomose, Sigmoideoproktostomie, Sigmoidoproktostomie, Sigmoidorektostomie*; operative Verbindung von Sigma und Rektum nach Resektion eines Sigma- oder Rektumsegmentes

Sig|mo|i|de|o|skop *nt*: *→Sigmoidoskop*

Sig|mo|i|de|o|sko|pie *f*: *→Sigmoidoskopie*

Sig|mo|i|de|o|sto|mie *f*: *→Sigmoidostomie*

Sig|mo|i|de|o|to|mie *f*: *→Sigmoidotomie*

sig|mo|i|de|o|ve|si|kal *adj*: *→sigmoidovesikal*

Sig|mo|i|di|tis *f, pl* **-ti|den** (Ⓔ sigmoiditis): ***Syn:*** *Sigmaentzündung*; Entzündung der Schleimhaut des Sigmas [Colon sigmoideum]; *s.a. Colitis*

sig|mo|i|di|tisch *adj* (Ⓔ sigmoiditic): Sigmaentzündung/Sigmoiditis betreffend, von ihr betroffen oder gekennzeichnet

Sigmoido-, sigmoido- *präf.*: Wortelement mit der Bedeutung „Sigma/Colon sigmoideum"

Sig|mo|i|do|pe|xie *f* (Ⓔ sigmoidopexy): ***Syn:*** *Sigmaanheftung*; operative Anheftung/Fixierung des Sigmas

Sig|mo|i|do|prok|to|sto|mie *f*: *→Sigmoideorektostomie*

Sig|mo|i|do|rek|to|sto|mie *f*: *→Sigmoideorektostomie*

Sig|mo|i|do|sig|mo|i|de|o|sto|mie *f* (Ⓔ sigmoidosigmoidostomy): ***Syn:*** *Sigmoidosigmoidostomie*; operative Verbindung von zwei Sigmaabschnitten nach Sigmasegmentresektion*

Sig|mo|i|do|sig|mo|i|do|sto|mie *f*: *→Sigmoidosigmoideostomie*

Sig|mo|i|do|skop *nt* (Ⓔ sigmoidoscope): ***Syn:*** *Sigmoidoskop*; flexibles Endoskop* für die Sigmoidoskopie*

Sig|mo|i|do|sko|pie *f* (Ⓔ sigmoidoscopy): ***Syn:*** *Sigmoidoskopie*; endoskopische Untersuchung des Sigmoids/Colon sigmoideum

Sig|mo|i|do|sto|mie *f* (Ⓔ **1.–2.** sigmoidostomy): **1.** ***Syn:*** *Sigmoideostomie*; Anlegen eines Sigmaafters **2.** *→Sigmaafter*

Sig|mo|i|do|to|mie *f* (Ⓔ sigmoidotomy): ***Syn:*** *Sigmoideotomie*; operative Eröffnung des Sigmas

S

sig|moi|di|do|ve|si|kal *adj* (Ⓔ sigmoidovesical): ***Syn:*** *sigmoideovesikal, vesikosigmoid*; Sigma und Harnblase/Vesica urinaria betreffend oder verbindend

signal-averaged electrocardiography *nt*: *s.u. Essay Elektrokardiogramm S. 571*

Sig|na mor|tis *pl* (Ⓔ death signs): Todeszeichen*

sig|ni|fi|kant *adj* (Ⓔ significant): bedeutsam, wichtig, von Bedeutung

Sig|num *nt* (Ⓔ sign): Zeichen, Symptom

SIH *Abk.*: **1.** schwangerschaftsinduzierte Hypertonie **2.** Somatotropin-Release-Inhibitionshormon

SIHPS *Abk.*: schwangerschaftsinduziertes Hypertonie-Präeklampsie-Syndrom

Sil|ber *nt* (Ⓔ silver): ***Syn:*** *Argentum*; weiches, weißglänzendes Edelmetall der Kupfergruppe

Sil|ber|blick *m*: *→Mikrostrabismus*

Sil|ber|draht|ar|te|ri|en *pl* (Ⓔ silver-wire arterioles): enggestellte, drahtfeine Netzhautarterien bei Retinopathia* hypertensiva

Sil|ber|in|to|xi|ka|ti|on *f* (Ⓔ silver poisoning): ***Syn:*** *Argyrie, Argyrosis, Argyrose*; Vergiftung durch Silber oder Silberverbindungen; äußert sich v.a. als schiefrig-graue Verfärbung der Haut und Schleimhaut oder innerer Organe [Niere] nach oraler oder kutaner Silberapplikation

Sil|ber|ni|trat *nt* (Ⓔ silver nitrate): ***Syn:*** *Silbersalpeter, Höllenstein, Lapis infernalis, Argentum nitricum*; Silberverbindung mit antiseptischer und kaustischer Wirkung

Sil|ber|sal|pe|ter *m*: *→Silbernitrat*

Sil|ber|wei|de *f* (Ⓔ white willow): ***Syn:*** *Salix alba*; *s.u. Weide*

Sil|de|na|fil *nt* (Ⓔ sildenafil): selektiver Hemmer der cGMP-spezifischen Phosphodiesterase Typ 5; führt indirekt zur Erhöhung der NO-Konzentration im Corpus cavernosum des Penis; **Anw.**: erektile Dysfunktion*; **Kontraind.**: gleichzeitige Einnahme organischer Nitrate oder NO-Donatoren

silente-Mutation *f* (Ⓔ silent mutation): ***Syn:*** *stumme Mutation*; Mutation*, die phänotypisch nicht in Escheinung tritt; z.B. eine missense-Mutation

Si|li|bi|nin *nt* (Ⓔ silibinin): ***Syn:*** *Silybin*; in der Mariendistel [Silybum marianum] vorkommendes Flavanonderivat; wird als Lebertherapeutikum verwendet

Si|li|ci|um *nt* (Ⓔ silicon): ***Syn:*** *Silizium*; Halbmetall der Kohlenstoffgruppe; fraglich essentielles Spurenelement*

Si|li|ci|um|di|o|xid *nt* (Ⓔ silicon dioxide): ***Syn:*** *Quarz, Siliziumdioxid*; hartes, beständiges Mineral; häufigste Verbindung der Erdkruste

Si|li|co|sis *f, pl* **-ses**: *→Silikose*

Si|li|cris|tin *nt* (Ⓔ silicristin): ***Syn:*** *Silycristin*; *s.u. Silymarin*

Si|li|di|a|nin *nt* (Ⓔ silidianin): ***Syn:*** *Silydianin*; *s.u. Silymarin*

Si|li|ka|to|se *f* (Ⓔ silicatosis): zu Lungenfibose führende Pneumokoniose* durch Inhalation silikathaltiger Stäube; *s.a. Silikoanthrakose, Silikose*

Si|li|ko|an|thr|a|ko|se *f* (Ⓔ silicoanthracosis): ***Syn:*** *Anthrasilikose, Anthrakosilikose*; zu den Berufskrankheiten* gerechnete Pneumokoniose* durch langjähriges Einatmen kieselsäurehaltigen Kohlenstaubs; *s.a. Anthracosis pulmonum*

Si|li|ko|ar|thri|tis *f, pl* **-tiden**: *→Silikoarthrose*

Si|li|ko|ar|thro|se *f* (Ⓔ silicoarthritis): ***Syn:*** *Caplan-Colinet-Petry-Syndrom, Caplan-Syndrom, Silikoarthritis*; seltenes, zu den Pneumokoniosen* gehörendes, meist bei Bergleuten auftretendes Syndrom von Silikose* und rheumatoider Arthritis*

Si|li|ko|se *f* (Ⓔ silicosis): ***Syn:*** *Kieselstaublunge, Lungensilikose, Quarzstaublunge, Quarzstaublungenerkrankung, Steinstaublunge*; durch Einatmen von quarzhaltigem Staub hervorgerufene Pneumokoniose* mit chronisch progredienter Lungenfibrose*; kann sich noch Jahre nach der Exposition entwickeln; Makrophagen können die Quarzteilchen nicht verdauen, sondern zerfallen und setzen fibroblastenstimulierende Faktoren frei, die zu einer Bindegewebsproliferation und Fibrose führen; damit kommt es im Laufe der Zeit zu obstruktiver und restriktiver Ventilationsstörung; die **Therapie** besteht primär in einer Vermeidung weiterer Exposition; Corticoide werden zur Behandlung bei Akutfällen empfohlen; die Lungensilikose begünstigt die Entwicklung einer Lungentuberkulose

Si|li|ko|si|de|ro|se *f* (Ⓔ silicosiderosis): ***Syn:*** *Siderosilikose*; Pneumokoniose* bei langfristiger Inhalation von quarz- und eisenhaltigem Staub; *s.a. Silikoanthrakose, Silikose*

si|li|ko|tisch *adj* (Ⓔ silicotic): Silikose betreffend, von ihr betroffen oder gekennzeichnet, durch sie bedingt

Si|li|ko|tu|ber|ku|lo|se *f* (Ⓔ silicotuberculosis): ***Syn:*** *Tuberkulosilikose*; gleichzeitiges Auftreten von Silikose* und Lungentuberkulose*

Si|li|zi|um *nt*: *→Silicium*

Si|li|zi|um|di|o|xid *nt*: *→Siliciumdioxid*

Silver: Henry K. Silver; amerikanischer Kinderarzt (Denver) im 20. Jahrhundert

Silver-Russell-Syndrom *nt* (Ⓔ Silver's syndrome): ***Syn:*** *Russell-Syndrom*; seltenes, sporadisches Fehlbildungssyndrom mit intrauterinem Kleinwuchs, dreieckiger Gesichtsform, Extremitätenasymmetrie und Klinobrachydaktylie; bei ca. 10 % liegt eine uniparentale Disomie 7 vor

Silverman: Frederic N. Silverman; amerikanischer Kinderarzt (New York)

Silverman-Syndrom *nt* (Ⓔ Silverman's syndrome): Entwicklungsanomalie des Sternums mit prämaturer Synostose; führt i.d.R. zu sekundärer Hühnerbrust*; meist kombiniert mit kongenitalen Herzfehlern

Silvestrini: R. Silvestrini; italienischer Arzt im 20. Jahrhundert

Silvestrini-Corda-Syndrom *nt* (Ⓔ Silvestrini-Corda syndrome): bei verminderter Inaktivierung von Östrogen* in der Leber [v.a. bei Leberzirrhose*] kommt es bei Männern zu einem eunuchoiden Typ mit Verlust der Körperbehaarung, Impotenz*, Hodenatrophie, Sterilität* und Gynäkomastie*

Si|ly|bin *nt*: *→Silibinin*

Si|ly|bum ma|ri|a|num *nt*: *→Mariendistel*

Si|ly|cris|tin *nt* (Ⓔ silicristin): Silicristin; *s.u. Silymarin*

Si|ly|di|a|nin *nt* (Ⓔ silidianin): Silidianin; *s.u. Silymarin*

Si|ly|ma|rin *nt* (Ⓔ silimarin): aus der Mariendistel [Silybum marianum] gewonnene Mischung verschiedener Flavanonderivate [Silibinin, Silidianin, Silicristin]; wird als Leber- und Gallentherapeutikum verwendet

SIMA *Abk.*: Sekundärionen-Mikroanalyse

Si|me|thi|con *nt* (Ⓔ simethicone): ***Syn:*** *Dimeticon-Siliciumdioxid*; aktiviertes Dimeticon*

Si|mi|le *nt* (Ⓔ simile): homöopathisches Arzneimittel, dessen Arzneimittelbild* dem Zustand des Patienten ähnliche Symptome enthält; *s.a. Simillimum*

Si|mi|li|a si|mi|li|bus cu|ren|tur (Ⓔ like cures like): **Ähnliches werde mit Ähnlichem behandelt**; von Hahnemann formuliertes Grundprinzip der Homöopathie*; *s.a. Contraria contrariis curentur*

Si|mil|li|mum *nt* (Ⓔ simillimum): homöopathisches Arzneimittel, dessen Arzneimittelbild* mehr oder minder exakt dem Krankheitsbild des Patienten entspricht; *s.a. Simile*

Simmonds: Morris Simmonds; 1855–1925; deutscher Pathologe (Hamburg)

Simmonds-Syndrom *nt*: *→Hypophysenvorderlappeninsuffizienz*

Simon: Georg Simon; 1882–1957; deutscher Lungenarzt (Aprath)

Simon-Spitzenherd *m* (Ⓔ Simon's apical focus): ***Syn:*** *Simon-Herd*; durch hämatogene Streuung entstandener Tuberkuloseherd in der Lungenspitze

Simonart: Pierre Joseph Cécilien Simonart; 1817–1847; belgischer Gynäkologe (Brüssel)

Simonart-Bänder *pl* (Ⓔ Simonart's bands): ***Syn:*** *amniotische Stränge, Amnionstränge*; Verwachsungsstränge zwischen Amnion und Fetus; können zu intrauteriner Amputation führen

sim|plex *adj* (Ⓔ simple): einfach; unkompliziert

Sim|plex|glau|kom *nt* (Ⓔ simple glaucoma): ***Syn:*** *Weitwinkelglaukom, Offenwinkelglaukom, Glaucoma simplex*; primäres Glaukom durch Abflussbehinderung im Schlemm*-Kanal ohne Einengung des Kammerwinkels*; *s.a. Essay Glaukom S. 797*

SIMS *Abk.*: Sekundärionen-Massenspektrometrie

Sims: **1.** James Marrio Sims; 1813–1883; amerikanischer Gynäkologe (New York) **2.** Harry M. Sims; amerikanischer Gynäkologe (Boston) im 20. Jahrhundert

Sims-Huhner-Test *m* (Ⓔ Sims' test): ***Syn:*** *Huhner-Test, postkoitaler Spermakompatibilitätstest, Postkoitaltest*; Untersuchung von Zervixschleim nach dem Beischlaf zur Abklärung von Fertilitätsstörungen; der Zervixschleim wird ca. 6 h nach dem Beischlaf entnommen; reichlich vorhandene, bewegliche Spermien sprechen für fertiles Sperma [positiver Test]; mehrfach negative Tests in der präovulatorischen Phase deuten auf eine zervikale Fertilitätsstörung hin

Si|mu|lant *m* (Ⓔ simulator): Patient, der eine Erkrankung vortäuscht

Si|mu|la|ti|on *f* (Ⓔ simulation): bewusste Vorspiegelung oder Vortäuschung einer Erkrankung

si|mu|lie|ren *v* (Ⓔ simulate): eine Erkrankung vortäuschen oder vorspiegeln

Si|mu|li|i|dae *pl* (Ⓔ Simuliidae): ***Syn:*** *Kriebelmücken*; blutsaugende Mücken, die als Krankheitsüberträger von Bedeutung sind

si|mul|tan *adj* (Ⓔ simultaneous): gleichzeitig

Si|mul|tan|impf|ung *f* (Ⓔ mixed vaccination): gemischte aktive-passive Impfung*, bei der Immunglobulin und Antigen zur selben Zeit, aber an verschiedenen Körperstellen appliziert werden; es darf aber kein Lebendimpfstoff verwendet werden und die Anwendung ist auf wenige Spezialfälle [v.a. Tetanus*] begrenzt

Si|mul|tan|in|fek|ti|on *f* (Ⓔ simultaneous infection): gleichzeitige Infektion mit zwei verschiedenen Erregern

SIMV *Abk.*: synchronized intermittent mandatory ventilation

Sim|vas|ta|tin *nt* (Ⓔ simvastatin): ***Syn:*** *Synvinolin*; HMG-CoA-Reduktasehemmer*, Lipidsenker; senkt Cholesterin um 15–30 %, Triglyceride um 10–20 % und LDL um 20–40 %; Anw.: essentielle Hypercholesterinämie mit oder ohne Hypertriglyceridämie

sin. *Abk.*: sinister

Si|na|pis al|ba *f* (Ⓔ white mustard): weißer Senf; *s.u. Senfsamen, weiße*

Si|na|pis al|bae se|men *nt*: *→Senfsamen, weiße*

Si|na|pis ni|grae se|men *nt* (Ⓔ black mustard seed): ***Syn:*** *schwarze Senfsamen*; *s.u. Senfmehl*

Sin|ci|put *nt* (Ⓔ sinciput): Vorderkopf, Vorderhaupt, vordere Kopfhälfte

Sindbis-Fieber *nt* (Ⓔ Sindbis fever): nur kurzdauerndes tropisches Fieber durch das Sindbisvirus*

Sind|bis|virus *nt* (Ⓔ Sindbis virus): durch Mücken [Culex*-Species] übertragenes Arbovirus*

Sinding-Larsen: Christian Magnus Falsen Sinding Larsen; 1866–1930; norwegischer Arzt (Oslo)

Sinding-Larsen-Krankheit *f*: *→Larsen-Johansson-Syndrom*

Single-Photon-Emissionscomputertomographie *f* (Ⓔ single photon emission computed tomography): ***Syn:*** *Single-Photon-Emissionscomputertomografie*; Emissionscomputertomographie* bei der Radionuklide* verwendet werden, die einzelne Gammastrahlen emittieren

Sin|gul|tus *m* (Ⓔ singultus): ***Syn:*** *Schluckauf*; entsteht durch rasche, unwillkürliche Kontraktion des Zwerchfells mit brüsker Einatmung und nachfolgendem geräuschvollem Schluss der Glottis; harmloses, vorübergehendes Phänomen; kann aber auch anhaltend bei Zwerchfellreizung, Erkrankung mediastinaler oder abdominaler Organe oder Schäden des Zentralnervensystems [Enzephalitis*, Schädel-Hirn-Trauma] auftreten; selten auch psychogen bedingt [Spasmolygmus*]

SINH *Abk.*: Streptomycin-Isonicotinsäurehydrazid

Sinistro-, sinistro- *präf.*: Wortelement mit der Bedeutung „links"

Sin|ka|lin *nt* (Ⓔ sinkaline): ***Syn:*** *Cholin, Bilineurin*; über die Nahrung aufgenommener Baustein von Acetylcholin* und Lecithin*

Sin|nes|e|pi|thel *nt* (Ⓔ sensory epithelium): ***Syn:*** *Neuroepithel*; zur Aufnahme von Reizen befähigtes Epithel, z.B. die Sinneszellen* des Auges und des Gehör- und Gleichgewichtsorgans

Sin|nes|haa|re *pl* (Ⓔ sensory hairs): spezielle Oberflächenstrukturen von Sinnerzellen zur Aufnahme von Reizen, z.B. an der Oberfläche der Haarzellen des Corti*-Organs

Sin|nes|zel|le *f* (Ⓔ sensory cell): spezialisierte Nervenzelle, die spezifische Reize [z.B. Vibration, Lichtreiz] aufnehmen und in ein afferentes Signal umwandeln kann [**primäre Sinneszelle**]; **sekundäre Sinneszellen** nehmen die von einem Rezeptor aufgenommenen Reize auf und wandeln sie in ein afferentes Signal um

Sin-Nombre-Virus *nt* (Ⓔ Sin-Nombre virus): *s.u. Hantavirus*

Sino-, sino- *präf.*: Wortelement mit der Bedeutung „Hohlraum/Höhle/Gang/Sinus"

Si|no|bron|chi|tis *f, pl* **-ti|den**: *→Sinubronchitis*

si|no|bron|chi|tisch *adj*: *→sinubronchitisch*

Si|no|gramm *nt* (Ⓔ sinogram): Röntgenkontrastaufnahme der Nasennebenhöhlen

Si|no|gra|phie *f* (Ⓔ sinography): ***Syn:*** *Sinografie*; Röntgenkontrastdarstellung* der Nasennebenhöhlen

Si|no|sko|pie *f*: *→Sinuskopie*

Sinu-, sinu- *präf.*: Wortelement mit der Bedeutung „Hohlraum/Höhle/Gang/Sinus"

si|nu|a|tri|al *adj* (Ⓔ sinuatrial): ***Syn:*** *sinuaurikulär*; Sinusknoten und Vorhof/Atrium betreffend oder verbindend

Si|nu|a|tri|al|kno|ten *m*: *→Sinusknoten*

si|nu|au|ri|ku|lär *adj*: *→sinuatrial*

si|nu|bron|chi|al *adj*: *→sinupulmonal*

Si|nu|bron|chi|tis *f, pl* **-ti|den** (Ⓔ sinobronchitis): ***Syn:*** *Sinobronchitis, sinubronchiales Syndrom, sinupulmonales Syndrom, Bronchosinusitis*; subakute oder chronische Sinusitis* mit folgender Bronchitis* oder Bronchopneumonie*

si|nu|bron|chi|tisch *adj* (Ⓔ sinobronchitic): ***Syn:*** *sinobronchitisch*; Sinubronchitis betreffend, von ihr betroffen oder gekennzeichnet

Si|nu|i|tis *f, pl* **-ti|den**: *→Sinusitis*

si|nu|i|tisch *adj*: *→sinusitisch*

si|nu|pul|mo|nal *adj* (Ⓔ sinopulmonary): ***Syn:*** *sinubronchial*; Nasennebenhöhlen/Sinus paranasales und Lunge(n)/Pulmo betreffend

Si|nus *m, pl* **Si|nus** (Ⓔ sinus): Höhle, Höhlung, Bucht, Tasche

Sinus anales (Ⓔ anal sinuses): ***Syn:*** *Morgagni-Krypten, Analkrypten*; Vertiefungen der Analschleimhaut zwischen den Analsäulen [Columnae* anales]; an ihrem unteren Ende liegen kleine Querfalten, die sog. **Valvulae anales**

Sinus anteriores (Ⓔ anterior sinuses): ***Syn:*** *Cellulae ethmoidales anteriores*; vordere Siebbeinzellen*

Sinus aortae (Ⓔ aortic sinus): ***Syn:*** *Aortensinus, Valsalva-Sinus*; taschenförmige Buchten zwischen den Semilunarklappen und der Aortenwand; Abgangsstelle der Arteria* coronaria dextra [im Sinus aortae dexter] und der Arteria* coronaria sinistra [im Sinus aortae sinister]

Sinus caroticus (Ⓔ carotid sinus): ***Syn:*** *Karotissinus, Carotissinus*; Erweiterung der Arteria* carotis communis an der Karotisgabel [Bifurcatio carotidis]

Sinus cavernosus (Ⓔ cavernous sinus): schwammartiges Venengeflecht zu beiden Seiten der Sella* turcica, das zusammen mit Sinus* intercavernosus anterior und posterior ein ringförmiges Geflecht bildet; erhält Zuflüsse aus der Vena* ophthalmica inferior und superior, Vena* media superficialis cerebri und Sinus* sphenoparietalis; fließt ab in die Sinus* petrosus inferior und superior und den Plexus* basilaris; die Arteria* carotis interna und der Nervus* abducens ziehen durch den Sinus cavernosus, der Nervus* oculomotorius, Nervus* trochlearis und Nervus* ophthalmicus liegen der lateralen Wand an

Sinus coronarius (Ⓔ coronary sinus): Sammelgefäß für die Koronarvenen an der Hinterfläche des Herzens, das das Blut in den rechten Vorhof führt

Sinus durae matris: *→Hirnsinus*

Sinus epididymidis (Ⓔ sinus of epididymis): enger Spaltraum zwischen Hoden [Testis*] und Nebenhodenkörper [Corpus epididymidis]

Sinus ethmoidales: veraltet für *→Cellulae ethmoidales*

Sinus frontalis (Ⓔ frontal sinus): ***Syn:*** *Stirnhöhle*; zu den Nasennebenhöhlen [Sinus* paranasales] gehörender pneumatisierter Hohlraum der Pars orbitalis des Stirnbeins [Os* frontale], der meist nur unvollständig durch das **Septum sinuum frontalium** unterteilt wird; mündet unter

dem Hiatus* semilunaris in den mittleren Nasengang
Sinus Highmori: veraltet für *→Sinus maxillaris*
Sinus intercavernosus (Ⓔ intervavernous sinus): vor [**Sinus intercavernosus anterior**] und hinter [**Sinus intercavernosus posterior**] der Sella* turcica liegende venöse Sinus, die zusammen mit dem Sinus* cavernosi ein Ringsystem bilden
Sinus lactiferi (Ⓔ lactiferous sinuses): ***Syn:*** *Milchsäckchen*; ampullenförmige Auftreibungen der Ausführungsgänge der Brustdrüse, die sich während der Stillzeit von 1–2 mm auf bis zu 8 mm ausdehnen können; sie liegen in Höhe der Brustwarzenbasis und münden mit ihren Ausführungsgängen an der Spitze der Brustwarze
Sinus lienalis (Ⓔ splenic sinus): ***Syn:*** *Sinus splenicus, Milzsinus*; *s.u. Milz*
Sinus marginalis (Ⓔ marginal sinus): venöser Hirnsinus um das Foramen* magnum; verbindet Plexus* basilaris und Sinus* occipitalis; *s.a. Sinus durae matris*
Sinus maxillaris (Ⓔ maxillary sinus): ***Syn:*** *Kieferhöhle, Oberkieferhöhle*; größte Nasennebenhöhle [Sinus* paranasales], die im Körper des rechten und linken Oberkieferknochens [Maxilla*] liegt; wird nur durch eine dünne Knochenmembran von der Orbita* [oben], der Fossa* pterygopalatina [hinten], den Oberkieferzähnen und dem Gaumen [unten] und der Nasenhöhle [medial] getrennt; die Öffnung der Kieferhöhle liegt im oberen Teil unter dem Hiatus* semilunaris des mittleren Nasenganges
Sinus medii: *→Cellulae ethmoidales mediae*
Sinus obliquus pericardii (Ⓔ oblique sinus of pericardium): Ausbuchtung der Perikardhöhle [Cavitas* pericardiaca] zwischen den rechten und linken Lungenvenen [Venae* pulmonales]
Sinus occipitalis (Ⓔ occipital sinus): unpaarer Hirnsinus am Hinterhaupt an der Anheftungsstelle der Falx* cerebelli; verbindet Sinus* marginalis und Confluens* sinuum; *s.a. Sinus durae matris*
Sinus paranasales: *→Nasennebenhöhlen*
Sinus petrosquamosus (Ⓔ petrosquamous sinus): inkonstanter Hirnsinus entlang der Fissura* petrosquamosa; verbindet Sinus* transversus und Vena* retromandibularis; *s.a. Sinus durae matris*
Sinus petrosus inferior (Ⓔ inferior petrosal sinus): Hirnsinus am unteren Rand der Felsenbeinpyramide; verbindet Plexus* basilaris und Vena* jugularis interna; *s.a. Sinus durae matris*
Sinus petrosus superior (Ⓔ superior petrosal sinus): Hirnsinus auf der oberen Kante der Felsenbeinpyramide; verbindet Plexus* basilaris und Vena* jugularis interna; *s.a. Sinus durae matris*
Sinus phrenicocostalis: *→Recessus costodiaphragmaticus*
Sinus pilonidalis (Ⓔ pilonidal sinus): ***Syn:*** *Steißbeinfistel, Steißbeinzyste, pilonidaler Abszess, Pilonidalfistel, Kokzygealfistel, Haarnestfistel, Haarnestgrübchen, Pilonidalzyste, Sakraldermoid, Fistula coccygealis, Fistula pilonidalis*; epithelausgekleideter Fistelgang in der medianen Steißbeingegend/Analfalte; durch einen persistierenden embryonalen Neuroporus oder [häufiger] durch Eindringen von Haaren und Oberflächenepithel in die Haut bedingt; betrifft meist jüngere, stark behaarte Männer, die vorwiegend sitzende Tätigkeiten ausüben [Taxi-, LKW-Fahrer]; **differentialdiagnostisch** kommen v.a. Analfistel* und ein periproktitischer Abszess* infrage; die **Therapie** besteht in Ausschneidung und Sekundärheilung*
Sinus splenicus (Ⓔ sinus of spleen): Milzsinus; *s.u. Milz*
Sinus posterior cavi tympani (Ⓔ posterior sinus of tympanic cavity): seichte Furche der Rückwand der Paukenhöhle [Cavitas tympani]
Sinus posteriores (Ⓔ posterior sinuses): ***Syn:*** *Cellulae ethmoidales posteriores*; hintere Siebbeinzellen*
Sinus prostaticus (Ⓔ prostatic sinus): ***Syn:*** *Prostatasinus, Prostatarinne*; Rinne zu beiden Seiten des Samenhügels [Colliculus* seminalis] der Pars prostatica der Harnröhre [Urethra*]; Mündungsort der Ductuli prostatici
Sinus rectus (Ⓔ straight sinus): gerade verlaufender Hirnsinus an der Anheftungsstelle der Falx* cerebri am Tentorium* cerebelli; liegt zwischen Sinus* sagittalis inferior und Confluens* sinuum; *s.a. Sinus durae matris*
Sinus renalis (Ⓔ renal sinus): ***Syn:*** *Nierensinus*; *s.u. Niere*
Sinus sagittalis inferior (Ⓔ inferior sagittal sinus): Hirnsinus im freien Rand der Großhirnsichel [Falx* cerebri]; zieht von der Crista* galli bis zum Confluens* sinuum; *s.a. Sinus durae matris*
Sinus sagittalis superior (Ⓔ superior sagittal sinus): Hirnsinus an der Basis der Großhirnsichel [Falx* cerebri]; mündet in den Sinus* rectus; *s.a. Sinus durae matris*
Sinus sigmoideus (Ⓔ sigmoid sinus): S-förmige Fortsetzung des Sinus* transversus zur Vena* jugularis interna; *s.a. Sinus durae matris*
Sinus sphenoidalis (Ⓔ sphenoidal sinus): ***Syn:*** *Keilbeinhöhle*; durch das Septum sinuum sphenoidalium in zwei ungleich große Höhlen getrennte Nasennebenhöhle im Keilbeinkörper [Corpus ossis sphenoidalis]; öffnet sich in den Recessus* sphenoethmoidalis
Sinus sphenoparietalis (Ⓔ sphenoparietal sinus): Hirnsinus unter dem kleinen Keilbeinflügel [Ala minor ossis sphenoidalis]; mündet in den Sinus* cavernosus
Sinus tarsi (Ⓔ tarsal sinus): ***Syn:*** *Tarsalkanal*; Spaltraum zwischen Sprungbein [Talus*] und Fersenbein [Calcaneus*]
Sinus transversus (Ⓔ transverse sinus of dura mater): paariger Hirnsinus im Sulcus* sinus transversi des Hinterhauptsbeines; entspringt aus dem Confluens* sinuum und setzt sich in den Sinus* sigmoideus fort; *s.a. Sinus durae matris*
Sinus transversus pericardii (Ⓔ transverse sinus of pericardium): Ausbuchtung der Perikardhöhle [Cavitas* pericardiaca] zwischen Aorta und Lungenvenen [Venae* pulmonales]
Sinus trunci pulmonalis (Ⓔ sinuses of pulmonary trunk): Ausbuchtungen der Truncus pulmonalis-Wand hinter den Pulmonalklappen
Sinus tympani (Ⓔ tympanic sinus): Sinus an der hinteren Paukenhöhlenwand
Sinus unguis (Ⓔ nail sinus): ***Syn:*** *Nageltasche*; *s.u. Nagel*
Sinus urogenitalis (Ⓔ urogenital sinus): embryonaler Sinus, aus dem Harnblase und Harnröhre hervorgehen; bildet bei der Frau auch das Vestibulum* vaginae
Sinus Valsalvae: veraltet für *→Sinus aortae*
Sinus venarum cavarum (Ⓔ sinus of venae cavae): zwischen den Mündungen der beiden Hohlvenen [Ostium venae cavae inferioris und superioris] liegender glatter Wandbereich des rechten Vorhofs, in dem sich das Blut aus den beiden Hohlvenen mischt
Sinus venosi durales: *→Hirnsinus*
Sinus venosus (Ⓔ venous sinus): venöser Sinus
Sinus venosus sclerae (Ⓔ venous sinus of sclera): ***Syn:*** *Schlemm-Kanal*; ringförmiger venöser Sinus an der Kornea-Sklera-Grenze; nimmt das Kammerwasser auf und leitet es zu den Venae* ciliares; bei Abflussstörungen kommt es zur Erhöhung des Augeninnendruckes und evtl. zur Entwicklung eines Glaukoms*
Si|nus|ar|rhyth|mie *f* (Ⓔ sinus arrhythmia): vom Sinusknoten* ausgehende Arrhythmie*; physiologisch als **respiratorische Arrhythmie**, pathologisch bei z.B. Sinusknotensyndrom* oder Mitralklappenprolaps-Syndrom*
Si|nus|bra|dy|kar|die *f* (Ⓔ sinus bradycardia): vom Sinusknoten* ausgehende Bradykardie*; z.B. bei Sinusknotensyndrom*
Sinus-cavernosus-Fistel *f* (Ⓔ cavernous sinus fistula): traumatisch bedingte Fistel zwischen Sinus* cavernosus und Arteria* carotis interna; kann zu einseitigem, pulsierendem Exophthalmus* führen
Sinus-cavernosus-Thrombose *f* (Ⓔ cavernous sinus thrombosis): ***Syn:*** *Kavernosusthrombose*; Thrombose* des Sinus* cavernosus durch entzündliche Prozesse der Nasenhöhle oder Hirnhäute oder durch Weiterleitung aus der Vena* angularis; *s.a. Sinusthrombose*
Sinus-coronarius-Defekt *m* (Ⓔ coronary sinus defect): *s.u. Vorhofseptumdefekt*
Si|nus|his|ti|o|zy|to|se *f* (Ⓔ sinus histiocytosis): ***Syn:*** *Sinuskatarrh, Sinuskatarr, akute unspezifische Lymphadenitis*; His-

S

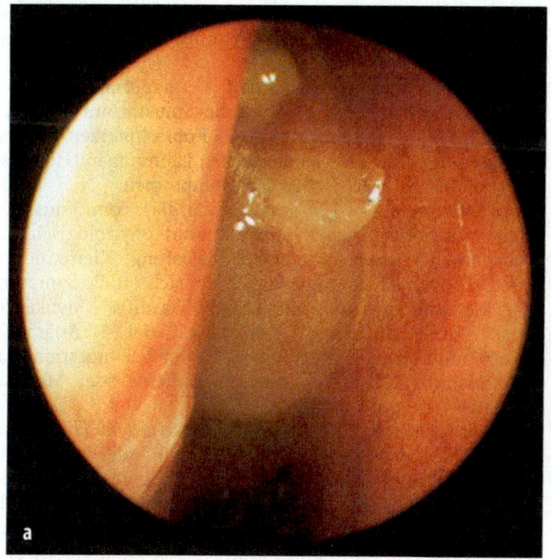

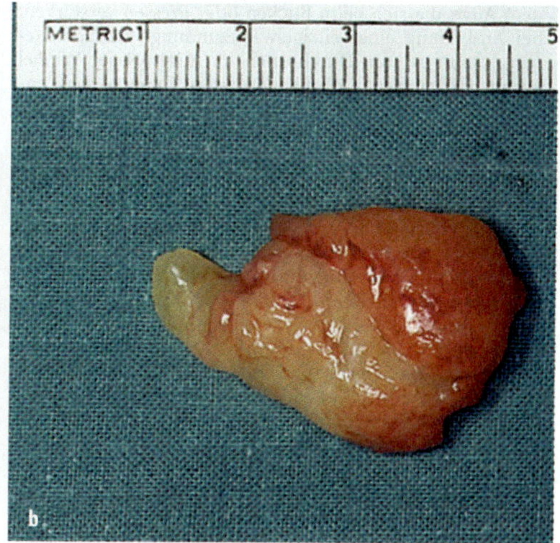

Abb. S89. Chronische Sinusitis. Serös-polypöse Form [Sinusitis polyposa] mit endonasalen Polypen [Polyposis nasi]; **a** endoskopischer Befund, **b** extrahierter Polyp

tiozytenvermehrung im Lymphknotensinus bei akuter oder chronischer unspezifischer Entzündung

Si|nu|si|tis *f, pl* **-ti|den** (Ⓔ **1.–2.** sinusitis): **1.** ***Syn:*** *Sinuitis*; Entzündung eines venösen Hirnsinus **2.** ***Syn:*** *Nasennebenhöhlenentzündung, Nebenhöhlenentzündung, Sinuitis*; Entzündung einer oder mehrerer Nasennebenhöhlen; am häufigsten sind Siebbein [Sinusitis ethmoidalis] oder Kieferhöhle [Sinusitis maxillaris] betroffen, seltener die Stirnhöhle [Sinusitis frontalis]; eine Entzündung der Keilbeinhöhle [Sinusitis sphenoidalis] ist sehr selten

die Entzündung kann isoliert auftreten, ist aber häufiger eine akute oder chronische entzündliche Reaktion als Begleiterscheinung einer Rhinitis*; wie bei der Rhinitis gibt es allergische und nicht-allergische Formen

akute Sinusitis (Ⓔ acute sinusitis): i.d.R. bakterielle Entzündung, die durch Fortleitung einer akuten Rhinitis* entsteht; allergische Formen sind eher selten; die Entstehung wird durch Belüftungsstörungen [v.a. Septumdeviation] begünstigt; als Erreger kommen Pneumokokken, Haemophilus influenzae, Moraxella catarrhalis, Staphylokokken und Streptokokken vor; **Klinik:** anfangs schleimiges, später eitriges Sekret, dumpfe Kopfschmerzen, die sich beim Bücken und Pressen verstärken; als **Komplikationen** findet man Durchbrüche in die Augenhöhle, ins Schädelinnere oder nach außen

allergische Sinusitis (Ⓔ allergic sinusitis): im Rahmen des Heufiebers auftretende **Begleitsinusitis** auf allergischer Basis

chronische Sinusitis (Ⓔ chronic sinusitis): jede länger als drei Monate bestehende Sinusitis; es handelt sich um allergische, nicht-allergische oder aus einer akuten Entzündung hervorgehende entzündliche Reaktionen; chronische Belüftungsstörungen bei Schleimhautschwellung, Polypen oder Septumdeviation fördern die Entstehung; betrifft fast immer Siebbein und Kieferhöhle und nur selten Stirn- oder Keilbeinhöhle; bei der serös-polypösen Form [**Sinusitis polyposa**] besteht eine Hyperplasie der Nebenhöhlenschleimhaut, die zu Polypen in der Nasenhöhle [**Polyposis nasi**] oder gestielten Polypen im Nasenrachenraum [**Choanalpolyp**] führen können; bei der eitrigen Form findet sich eine fibröse Nebenhöhlenschleimhaut, die ein eitriges Sekret absondert; es kann eine mäßige Schleimhauthyperplasie bestehen; **Therapie:** Schleimhaut-abschwellende Mittel, evtl. operative Ausräumung der hyperplastischen Schleimhaut; Antibiotika, Mykolytika und u.U. operative Ausräumung bei chronischer Eiterung

eitrige Sinusitis: → *Sinusitis purulenta*

Sinusitis ethmoidalis (Ⓔ ethmoidal sinusitis): ***Syn:*** *Siebbeinzellenentzündung, Ethmoiditis*; Entzündung der Siebbeinzellen [Cellulae ethmoidales]; neben der Kieferhöhlenentzündung die häufigste Nebenhöhlenentzündung [Sinusitis]; führt zu Kopfschmerzen hinter der Stirnhöhle und

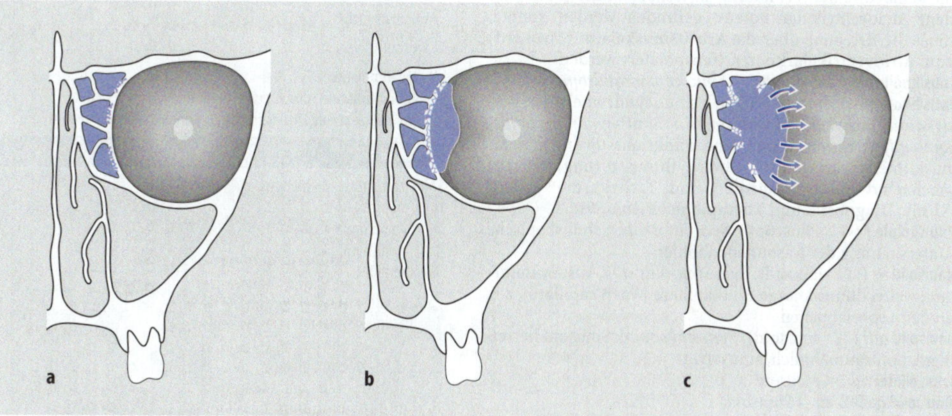

Abb. S90. Komplikationen bei Sinusitis ethmoidalis. **a** Kollateralödem, **b** Subperiostalabszess, **c** Orbitaphlegmone

dem Auge, die sich beim Bücken oder Pressen verstärken; bei Ausbildung einer eitrigen Entzündung [**Siebbeineiterung**] kann es zum Durchbruch im Augen-Nasen-Winkel oder nach unten in die Orbita kommen; **Therapie**: Antibiotika, abschwellende Nasentropfen, feuchte [Kamillendampf] oder trockene Wärme [Rotlicht, Kurzwellen, Mikrowellen]; bei Durchbruch Siebbeineröffnung und Ausräumung; *s.a. chronische Sinusitis*

Sinusitis frontalis (Ⓔ frontal sinusitis): ***Syn:*** *Stirnhöhlenentzündung*; akute oder chronische Entzündung der Stirnhöhle; die akute Entzündung ist i.d.R. eine bakterielle Entzündung mit Eiterbildung [**Stirnhöhleneiterung**; *s.a. akute Sinusitis*]; **Klinik**: dumpfe Kopfschmerzen, die sich beim Bücken und Pressen verstärken; **Therapie**: abschwellende Nasentropfen, Antibiotika, feuchte [Kamillendampf] oder trockene Wärme [Rotlicht, Kurzwellen, Mikrowellen]; die Stirnhöhleneiterung kann nach unten in die Orbita, nach hinten in die Schädelhöhle oder nach oben in das Stirnbein einbrechen [**Stirnbeinosteomyelitis**]

latente Sinusitis (Ⓔ latent sinusitis): ***Syn:*** *okkulte Sinusitis*; klinisch stumm verlaufende chronische Sinusitis*

Sinusitis maxillaris (Ⓔ maxillary sinusitis): ***Syn:*** *Kieferhöhlenentzündung*; die Entzündung der Kieferhöhle ist die häufigste Form der Sinusitis; sie führt zu dumpfen Schmerzen [v.a. in der ersten Tageshälfte], die sich beim Bücken und Pressen verstärken; die akute Kieferhöhlenentzündung wird durch Bakterien verursacht [**Kieferhöhleneiterung**] und führt i.d.R. zu starker Beeinträchtigung des Allgemeinempfindens; **Therapie**: abschwellende Nasentropfen, Antibiotika, feuchte [Kamillendampf] oder trockene Wärme [Rotlicht, Kurzwellen, Mikrowellen]; evtl. Punktion der Kieferhöhle vom unteren Nasengang aus und Spülung; *s.a. chronische Sinusitis*

okkulte Sinusitis: *→latente Sinusitis*

Sinusitis polyposa (Ⓔ polypous sinusitis): *s.u. chronische Sinusitis*

Sinusitis purulenta (Ⓔ purulent sinusitis): ***Syn:*** *eitrige Sinusitis*; Nebenhöhlenentzündung mit Eiterbildung und Nasengeruch

Sinusitis sphenoidalis (Ⓔ sphenoidal sinusitis): ***Syn:*** *Keilbeinhöhlenentzündung, Sphenoiditis*; Entzündung der Keilbeinhöhle; sehr seltenes Krankheitsbild

si|nu|si|tisch *adj* (Ⓔ sinusitic): ***Syn:*** *sinuitisch*; Sinusitis betreffend, von ihr betroffen oder gekennzeichnet

Si|nus|ka|tarr *m*: *→Sinushistiozytose*

Si|nus|ka|tarrh *m*: *→Sinushistiozytose*

Si|nus|klap|pe *f* (Ⓔ coronary valve): ***Syn:*** *Thebesius-Klappe, Thebesius-Sinusklappe*; Falte an der Einmündung des Sinus* coronarius in den rechten Vorhof

Si|nus|kno|ten *m* (Ⓔ sinus node): ***Syn:*** *Sinuatrialknoten, SA-Knoten, Keith-Flack-Knoten, Nodus sinuatrialis*; primäres Erregungszentrum des Herzens in der Wand des rechten Vorhofs; Teil des Erregungsleitungssystems* des Herzens; da keine direkte Verbindung zwischen Sinusknoten und dem Atrioventrikularknoten* gefunden werden konnte, muss die Erregung über die Arbeitsmuskulatur [Myokard] zum Atrioventrikularknoten transportiert werden

Si|nus|kno|ten|dys|funk|ti|on *f*: *→Sinusknotensyndrom*

Si|nus|kno|ten|syn|drom *nt* (Ⓔ sick sinus syndrome): ***Syn:*** *Bradykardie-Tachykardie-Syndrom, Sick-Sinus-Syndrom, Sinusknotendysfunktion*; durch eine Funktionsstörung des Sinusknotens* ausgelöste Herzrhythmusstörung, die abwechselnd zu Bradykardie* und Tachykardie* führt; **Klinik, Diagnostik** und **Therapie** *siehe Abb. S91*

Si|nu|sko|pie *f* (Ⓔ sinoscopy): ***Syn:*** *Sinoskopie*; endoskopische Untersuchung der Nasennebenhöhlen

Si|nu|so|id *nt* (Ⓔ sinusoid): ***Syn:*** *Sinusoidgefäß, Vas sinusoideum*; weite, dünnwandige Blutkapillare [Vas* capillare], z.B. in den Leberläppchen

si|nu|so|id *adj* (Ⓔ sinusoid): ***Syn:*** *sinusoidal*; Sinusoid betreffend, hohlraumähnlich, sinusartig

si|nu|so|i|dal *adj*: *→sinusoid*

Si|nu|so|id|ge|fäß *nt*: *→Sinusoid*

Si|nu|so|to|mie *f* (Ⓔ sinusotomy): operative Eröffnung eines (Hirn-)Sinus

Si|nus|rhyth|mus *m* (Ⓔ sinus rhythm): normaler, vom Sinusknoten* ausgehender Herzrhythmus; *s.a. Erregungsleitungssystem des Herzens*

Sinus-sagittalis-superior-Thrombose *f* (Ⓔ superior sagittal sinus thrombosis): i.d.R. aseptische Sinusthrombose* des Sinus* sagittalis superior; führt zu Kopfschmerzen, fokalen epileptischen Anfällen, motorischen Lähmungen [Hemiparese*] und neurologischen Herdsymptomen

Si|nus|ta|chy|kar|die *f* (Ⓔ sinus tachycardia): vom Sinusknoten ausgehende Tachykardie*; kommt physiologisch bei körperlicher oder emotionaler Belastung, Kleinkindern und erhöhter Temperatur vor; findet sich oft als Symptom bei Entzündungen des Herzens [Perikarditis*, Myokarditis*], Herzinsuffizienz*, Aorteninsuffizienz*, Anämie*, Cor* pulmonale, Hyperthyreose* oder bei Ingestion von Genussmitteln [Alkohol, Nicotin, Koffein] oder Medikamenten [Atropin*, Adrenalin*]

Si|nus|throm|bo|se *f* (Ⓔ sinus thrombosis): ***Syn:*** *Thrombosinusitis, Hirnsinusthrombose*; septische oder aseptische Thrombose* eines Hirnsinus, die auch die intrazerebralen Venen [Hirnvenenthrombose*] mitbetreffen kann; beide Formen sind heute aber eher selten, die Häufigkeit wird auf 5–10 Fälle pro 1 Million Einwohner geschätzt; die Thrombose führt zu einer Obstruktion des venösen Abflusses und damit zu einer [lokalen] Vermehrung des Blutvolumens mit Ödembildung, Verminderung des zerebralen Blutflusses und fokaler Ischämie; damit kommt es zu Hirndruck-

Tab. S91. Sinusknotensyndrom

Rhythmusstörungen beim Sinusknotensyndrom
Sinusbradykardie
Sinuatriale Blockierungen
Sinusknotenstillstand mit Ersatzrhythmus
Supraventrikuläre Tachykardien
Vorhofflimmern
Vorhofflattern
Klinik
Adams-Stokes-Anfall
Embolie
Herzinsuffizienz
Angina pectoris
Schwindel
Palpitationen
Diagnostik
Ruhe-EKG, Langzeit-EKG (Bandspeicher)
Belastungs-EKG
Atropinversuch
Karotisdruckversuch
Vorhofstimulation
Schnelle atriale Stimulation (Sinusknoten-Erholungszeit)
Vorzeitige atriale Einzelstimulation (sinuatriale Leitungszeit)
Therapie
Medikamentöse Maßnahmen
Atropin
Sympatomimetika
Antiarrhythmika
Digitalis (?)
Schrittmacherstimulation
Pacemakerimplantation
Atriale Stimulation
Bifokale Stimulation
Ventrikuläre Stimulation
Atriale Hochfrequenzstimulation
Programmierte Einzel-/Mehrfachstimulation

Tab. S92. Ätiologie der Sinusthrombosen

Septische Sinusthrombosen
Lokale HNO-Infektionen
Lokale, intrakraniale Abszesse oder Empyeme
Meningitis
Sepsis
Posttraumatisch
Postoperativ
Aseptische Sinusthrombosen
Hormonell
Schwangerschaft und Wochenbett
Orale Kontrazeptiva
Gestagentherapie
Maligne Tumoren
Bluterkrankungen
Polyzythämie
Thrombozytopenie
Leukämie
Koagulopathien
AT-III-Mangel
Protein-C-Mangel
Protein-S-Mangel
Disseminierte, intravasale Gerinnung
Heparininduzierte Thrombozytopenie
Behandlung mit Erythropoetin
Dehydratation
Marasmus
Lokale Thrombose der Vena jugularis interna

steigerung mit zunehmenden Kopfschmerzen, fokalen epileptischen Anfällen, neurologischen Allgemeinsymptomen wie Antriebsarmut, Schläfrigkeit und Apathie; bei septischen Thrombosen kommt es meist auch zur Entstehung einer umschriebenen oder generalisierten Meningitis*

Sinus-transversus-Thrombose *f* (Ⓔ transverse sinus thrombosis): Thrombose* des Sinus* transversus; entsteht manchmal retrograd bei Thrombose der Vena jugularis interna; *s.a. Sinusthrombose*

Sinus-venosus-Defekt, inferiorer/unterer *m* (Ⓔ inferior sinus venosus defect): *s.u. Vorhofseptumdefekt*

Sinus-venosus-Defekt, superiorer/oberer *m* (Ⓔ superior sinus venosus defect): *s.u. Vorhofseptumdefekt*

si|nu|ventri|ri|ku|lär *adj* (Ⓔ sinuventricular): Sinusknoten und Herzkammer/Ventrikel betreffend oder verbindend

SiO_2 *Abk.*: *→Siliciumdioxid*

SIP *Abk.*: *→sickness impact profile*

Si|phon ca|ro|ti|cum *m* (Ⓔ carotid siphon): *Syn:* *Karotissiphon*; U-förmige oder Ω-förmige Schleife der Pars petrosa der Arteria* carotis interna

Si|phon|ap|te|ra *pl* (Ⓔ Siphonaptera): *Syn:* *Flöhe, Aphaniptera*; kleine blutsaugende Insekten, die wichtige Krankheitsüberträger sind

Sipple: John H. Sipple; geb. 1930; amerikanischer Arzt (Syracus)

Sipple-Syndrom *nt* (Ⓔ Sippel's syndrome): *Syn:* *multiple endokrine Neoplasie Typ 2 a*; multiple endokrine Neoplasie* mit C-Zell-Hyperplasie der Schilddrüse, Phäochromozytom und Nebenschilddrüsenhyperplasie

S-IPPV *Abk.*: synchronized intermittent positive pressure ventilation

Sir. *Abk.*: Sirup

Si|re|ne *f*: *→Sirenomelie*

Si|re|nen|bil|dung *f*: *→Sirenomelie*

Si|re|no|me|lie *f* (Ⓔ sirenomelia): *Syn:* *Sirenenbildung, Sirenomelus, Sirene, Sympodie*; Fehlbildung mit Verschmelzung der Beine

Si|re|no|me|lus *m*: *→Sirenomelie*

SIRS *Abk.*: *→systemic inflammatory response syndrome*

SIRT *Abk.*: simultane iterative Rekonstruktionstechnik

SIS *Abk.*: **1.** sterile injizierbare Suspension **2.** szintigraphischer Ischämie-Score

S_1-Ischialgie *f* (Ⓔ S_1 sciatica): *s.u. Ischialgie*

Sis|kra|beu|le *f*: *→Hautleishmaniose*

SI-System *nt* (Ⓔ SI system): *s.u. SI-Einheiten*

SIT *Abk.*: **1.** Spermien-Immobilisierungstest **2.** spezifische Immuntherapie

Sitio-, sitio- *präf.*: Wortelement mit der Bedeutung „Nahrung"

Si|ti|o|lo|gie *f* (Ⓔ sitiology): *Syn:* *Sitologie*; Lehre von den Nahrungsmitteln

Si|ti|o|ma|nie *f*: *→Sitomanie*

si|ti|o|phob *adj* (Ⓔ sitophobic): *Syn:* *sitophob, cibophob*; Sitiophobia betreffend, durch sie gekennzeichnet

Si|ti|o|pho|bie *f*: *→Sitophobie*

Sito-, sito- *präf.*: Wortelement mit der Bedeutung „Nahrung"

Si|to|lo|gie *f*: *→Sitiologie*

Si|to|ma|nie *f* (Ⓔ sitiomania): *Syn:* *Heißhunger, Esssucht, Fresssucht, Hyperorexie, Bulimie, Bulimia, Sitiomanie*; übermäßiges Essen, das nicht von einem Hungergefühl ausgelöst wird; kann seelisch bedingt sein oder organische Ursachen [Hirnschädigung] haben

Si|to|pho|bie *f* (Ⓔ sitiophobia): *Syn:* *Cibophobie, Sitiophobie*; krankhafte Abneigung gegen Nahrung oder Nahrungsmittel

β-Si|to|ste|rin *nt* (Ⓔ β-sitosterol): *Syn:* *Sitosterol*; in vielen Pflanzen [Getreidekeime, Sojabohnen] vorkommendes Steroid, das dem Cholesterin verwandt ist; **Anw.**: Lipidsenker; Prostatatherapeutikum bei Prostatahyperplasie

Si|to|ste|rol *nt*: *→β-Sitosterin*

Si|tu|a|ti|ons|angst *f* (Ⓔ topophobia): *Syn:* *Topophobie*; krankhafte Angst vor bestimmten Situationen, wie z.B. Platzangst* oder Menschenscheu*

Si|tu|a|ti|ons|syn|ko|pe *f* (Ⓔ situational syncope): *s.u. vasovagale Synkope*

Si|tus *m* (Ⓔ position): Lage

Situs inversus viscerum (Ⓔ visceral inversion): spiegelbildliche Umkehrung der Eingeweide; kann alle Organe [**Situs inversus totalis**] oder nur einen Teil [**Situs inversus partialis**] der Organe betreffen, z.B. **Situs inversus cordis** [Rechtslage des Herzens]

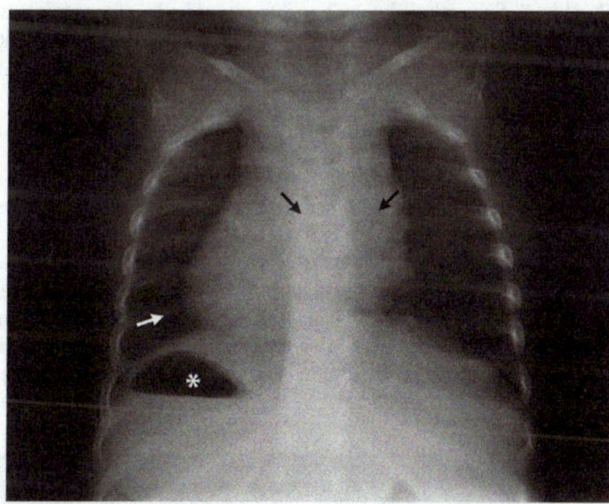

Abb. S93. Situs inversus viscerum

Sitz|bein *nt*: *→Ischium*

Sitz|bein|ast *m* (Ⓔ ramus of ischium): Ramus ossis ischii; *s.u. Ischium*

Sitz|bein|hö|cker *m* (Ⓔ ischial tuberosity): *Syn:* *Tuber ischiadicum*; verdickter, hinterer und unterer Rand des Sitzbeins [Ischium*], von dem die ischiokruralen Muskeln [Musculus* biceps femoris, semitendinosus, semimembranosus] entspringen

Sitz|bein|kör|per *m* (Ⓔ body of ischium): Corpus ossis ischii; *s.u. Ischium*

Sitz|bein|loch, gro|ßes *nt*: *→Foramen ischiadicum majus*

Sitz|bein|loch, klei|nes *nt*: *→Foramen ischiadicum minus*

Sitz|bein|sta|chel *m* (Ⓔ ischial spine): *Syn:* *Spina ischiadica*; *s.u. Ischium*

Sitz|bu|ckel *m*: *→Sitzkyphose*

Sitz|ky|pho|se *f* (Ⓔ rachitic humpback): *Syn:* *Sitzbuckel*; im Sitzen auffällige Kyphose* von Säuglingen und Kleinkindern

SIV *Abk.*: **1.** Schweine-Influenza-Virus **2.** selektive Informationsverbreitung **3.** *→Septum interventriculare*

SIVT *Abk.*: septale idiopathische ventrikuläre Tachykardie

Sjögren: 1. Karl Gustav Torsten Sjögren; schwedischer Arzt (Stockholm) im 20. Jahrhundert **2.** Hendrik Samuel Conrad Sjögren; schwedischer Augenarzt (Jönköpin) im 20. Jahrhundert

Sjögren-Larsson-Syndrom *nt* (Ⓔ Sjögren-Larsson syndrome): *Syn*: *Larsson-Syndrom*; durch einen Enzymfehler bedingte autosomal-rezessive Ichthyose* mit spastischer Di- oder Tetraplegie*, Epilepsie*, atypischer Retinitis* pigmentosa und geistiger Retardierung

Sjögren-Syndrom *nt* (Ⓔ Sjögren's syndrome): *Syn*: *myoepitheliale Sialadenitis, Sicca-Syndrom*; Autoimmunerkrankung mit polyklonaler Hypergammaglobulinämie und antinukleären Antikörpern, die durch eine Zerstörung exokriner Drüsen und kutaner nekrotisierender Vaskulitis gekennzeichnet ist; kann isoliert auftreten [assoziiert mit HLA-DR3 und HLA-DRw52] oder [häufiger] im Rahmen anderer systemischer Autoimmunerkrankungen [systemischer Lupus* erythematodes, systemische Sklerodermie*, rheumatoide Arthritis* usw.]; der **Verlauf** ist i.d.R. schleichend mit Befall und Ausfall der Tränendrüsen [Keratoconjunctivitis* sicca] und Speicheldrüsen [Xerostomie*], Pankreatitis*, biliärer Zirrhose*, Nephropathie, Neuropathie, Nasenbluten, Tracheobronchitis und Pneumonie*; es besteht ein erhöhtes Risiko für B-Zell-Lymphome*; **Therapie**: bei unkomplizierten Fällen künstliche Tränen, Ersatz der Speichelflüssigkeit, Hautpflege; bei schwereren Formen Glucocorticoide, evtl. Dapson* oder Chloroquin

Sjögren-Syndrom II *nt* (Ⓔ Sjögren's syndrome): rezessiv erbliches Syndrom mit angeborener Katarakt*, Mikrophthalmie*, Hydrocephalus* internus, Nystagmus*, Gangstörungen, Muskelhypotonie, Hypomimie, Antriebsminderung und psychosomatischer Retardierung; beruht wahrscheinlich auf einer Störung im Aminosäurestoffwechsel

SK *Abk.*: **1.** Serumkallikrein **2.** *→Sinusknoten* **3.** *→Streptokinase*

SKA *Abk.*: **1.** Sauerstoff-Kalorien-Äquivalent **2.** Serumkrankheitsantigen

Ska|bi|es *f.*: *→Scabies*

gepflegte Skabies: *→Scabies larvata*

granulomatöse Skabies: *→Scabies granulomatosa*

norwegische Skabies: *→Scabies norvegica*

Ska|bi|es|gra|nu|lom *nt* (Ⓔ scabies granuloma): *Syn*: *Scabiesgranulom*; *s.u. Scabies granulomatosa*

Ska|bi|es|mil|be *f* (Ⓔ itch mite): *Syn*: *Krätzmilbe, Acarus scabiei, Sarcoptes scabiei*; bis zu 0,4 mm große Milbe, deren Weibchen die Krätze* verursachen; sie graben Tunnel innerhalb der Hornschicht der Haut, in die sie Eier legen; die Weibchen sitzen am Ende des Hauttunnels und schwärmen nur nachts auf die Hautoberfläche, wo sie sich mit den Männchen, die immer auf der Haut leben, paaren; aus den Eiern schlüpfen nach 3–5 Tagen Larven, die sich innerhalb von 3 Wochen in geschlechtsreife Milben umwandeln

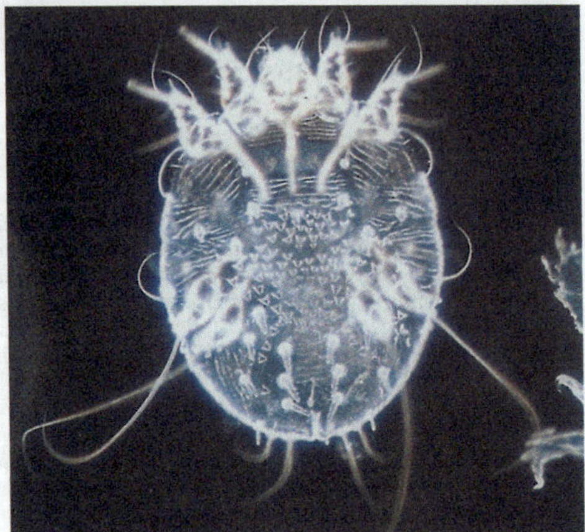

Abb. S94. Skabiesmilbe

ska|bi|ös *adj* (Ⓔ scabious): Krätze/Skabies betreffend, von Skabies betroffen, krätzig

Ska|le|nek|to|mie *f* (Ⓔ scalenectomy): *Syn*: *Skalenusresektion*; operative Entfernung eines Skalenusmuskels

Ska|le|no|to|mie *f* (Ⓔ scalenotomy): *Syn*: *Skalenusdurchtrennung*; operative Durchtrennung eines Skalenusmuskels

Ska|le|nus *m*: **Skalenus anterior:** *→Musculus scalenus anterior*

Skalenus medius: *→Musculus scalenus medius*

Skalenus minimus: *→Musculus scalenus minimus*

Skalenus posterior: *→Musculus scalenus posterior*

Skalenus-anterior-Syndrom *nt* (Ⓔ scalenus anticus syndrome): Form des Thoracic-outlet-Syndroms* durch Kompression von Plexus* brachialis und Arteria* subclavia in der hinteren Skalenuslücke zwischen Musculus* scalenus anterior und medius; je nach dem Ausmaß der Kompression kommt es zu sensiblen und motorischen Ausfällen des Plexus* brachialis und Störungen der Durchblutung mit Pulsabschwächung, Zyanose oder Blasswerden der Finger bei bestimmten Bewegungen [v.a. Abduktion und Retroversion des Armes, Herabziehen der Schulter]

Ska|le|nus|durch|tren|nung *f*: *→Skalenotomie*

Ska|le|nus|re|sek|ti|on *f*: *→Skalenektomie*

Skalp *m* (Ⓔ scalp): *Syn*: *Epikranium, Epicranium*; die aus Haut, Unterhaut und Galea* aponeurotica bestehende Kopfhaut

Skal|pell *nt* (Ⓔ scalpel): chirurgisches Messer; aus Sicherheitsgründen wird heute nur noch mit Einwegskalpellen gearbeitet

elektrisches Skalpell (Ⓔ electrotome): Elektrotom*

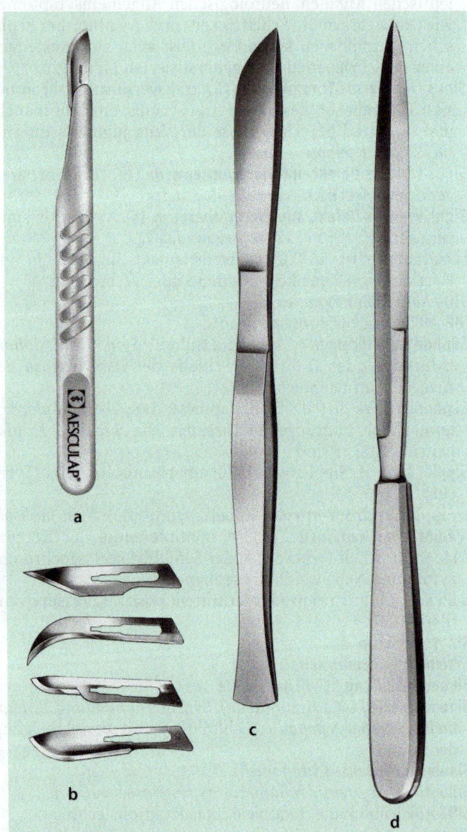

Abb. S95. Skalpell. **a** Skalpell, **b** Skalpellklingen, **c** Seziermesser nach Virchow, **d** Amputationsmesser

Skaph-, skaph- *präf.*: →*Skaph-*
Skapho-, skapho- *präf.*: Wortelement mit der Bedeutung „Kahn/Wanne"
Ska|pho|id|frak|tur *f.*: →*Kahnbeinfraktur*
ska|pho|ke|phal *adj*: →*skaphozephal*
Ska|pho|ke|pha|lie *f.*: →*Skaphozephalie*
ska|pho|ze|phal *adj* (Ⓔ scaphocephalic): ***Syn:*** *skaphokephal*; Skaphozephalie betreffend, von Skaphozephalie gekennzeichnet
Ska|pho|ze|pha|lie *f* (Ⓔ scaphocephaly): ***Syn:*** *Kahnschädel, Leistenschädel, Skaphokephalie, Zymbozephalie*; bei vorzeitigem Verschluss der Schädelnähte [Kraniostenose*] entstehende schmale Kopfform mit kielförmiger Verjüngung des Schädeldaches
Ska|pu|la *f.*: →*Scapula*
Ska|pu|la|frak|tur *f* (Ⓔ fracture of the scapula): ***Syn:*** *Schulterblattfraktur*; Schulterblattfrakturen sind selten, da das Schulterblatt von einem dicken Weichteilmantel geschützt wird; je nach Lage oder Verlauf der Frakturlinie unterscheidet man **Skapulakörperfraktur, Skapulahalsfraktur, Fraktur eines Skapulafortsatzes** [Akromion, Processus coracoideus, Spina scapulae]; **Glenoidfraktur** und **kombinierte Skapula- und Humeruskopffraktur;** die meisten Frakturen müssen operativ reponiert und stabilisiert werden, da die am Schulterblatt ansetzenden Muskeln die Fragmente auseinanderziehen; nur Skapulakörperfrakturen können i.d.R. konservativ behandelt werden

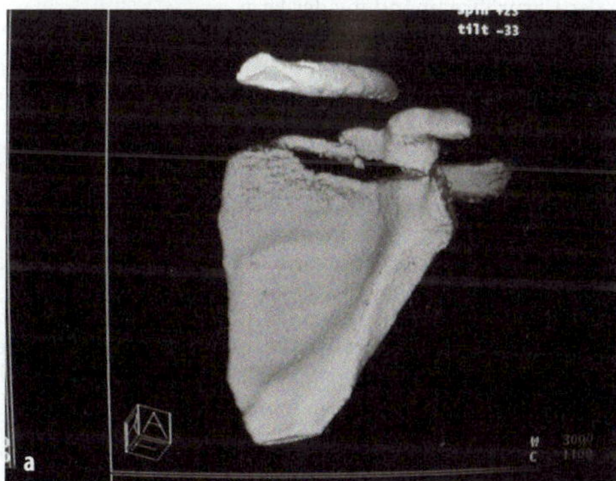

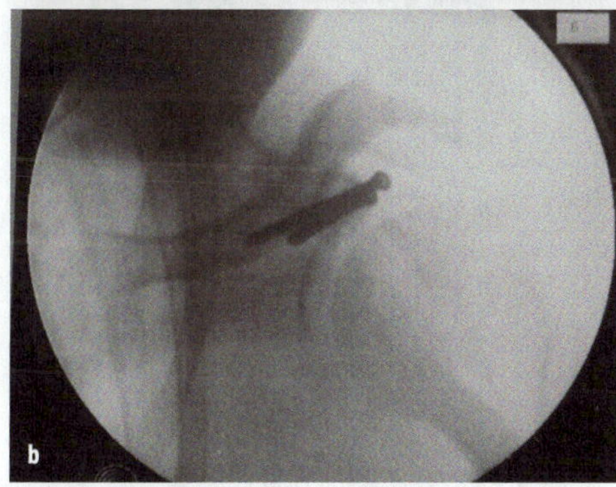

Abb. S96. Glenoidfraktur. **a** 3-D-CT, **b** Röntgenbild nach offener Reposition und Schraubenosteosynthese

Ska|pu|la|hals|frak|tur *f* (Ⓔ fracture of the neck of scapula): *s.u. Skapulafraktur*
Ska|pu|la|kör|per|frak|tur *f* (Ⓔ fracture of the scapular body): *s.u. Skapulafraktur*
Ska|pu|lal|gie *f.*: →*Skapulodynie*
ska|pu|lar *adj* (Ⓔ scapular): Schulter(blatt)/Skapula betreffend
Ska|pu|lar|li|nie *f* (Ⓔ scapular line): ***Syn:*** *Linea scapularis*; senkrechte anatomische Hilfslinie, die durch die untere Schulterblattspitze verläuft

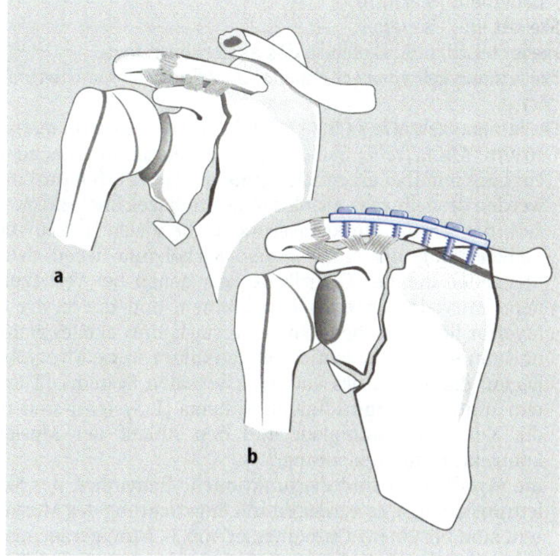

Abb. S97. Instabile Skapulafraktur mit Schlüsselbeinbruch

Ska|pu|lek|to|mie *f* (Ⓔ scapulectomy): ***Syn:*** *Schulterblattentfernung*; operative Entfernung des Schulterblattes [Skapula]
Ska|pu|lo|dy|nie *f* (Ⓔ scapulodynia): ***Syn:*** *Skapulalgie*; Schmerzen im Schulterblatt oder in der Schulterblattgegend
ska|pu|lo|hu|me|ral *adj* (Ⓔ scapulohumeral): ***Syn:*** *humeroskapular*; Schulterblatt und Oberarmknochen/Humerus betreffend oder verbindend
ska|pu|lo|kos|tal *adj* (Ⓔ scapulocostal): ***Syn:*** *kostoskapular*; Schulterblatt und Rippen/Costae betreffend
Ska|pu|lo|pe|xie *f* (Ⓔ scapulopexy): ***Syn:*** *Schulterblattfixierung*; operative Fixierung des Schulterblattes
ska|pu|lo|ster|nal *adj* (Ⓔ sternoscapular): ***Syn:*** *sternoskapular*; Schulterblatt und Brustbein/Sternum betreffend
Ska|ri|fi|ka|ti|on *f* (Ⓔ scarification): Hautritzung zur Einbringung vom Impfstoffen oder Testsubstanzen; *s.a. Skarifikationstest*
Ska|ri|fi|ka|ti|ons|test *m* (Ⓔ scarification test): ***Syn:*** *Scratchtest, Kratztest*; Hauttest*, bei dem das Allergen in die Haut eingekratzt wird
skar|la|ti|ni|form *adj* (Ⓔ scarlatiniform): ***Syn:*** *skarlatinös, skarlatinoid*; dem Scharlach(exanthem) ähnlich
skar|la|ti|no|id *adj*: →*skarlatiniform*
skar|la|ti|nös *adj*: →*skarlatiniform*
SKAT *Abk.*: →*Schwellkörperautoinjektionstherapie*
Skato-, skato- *präf.*: Wortelement mit der Bedeutung „Kot"
Ska|tol *nt* (Ⓔ skatole): ***Syn:*** *β-Methylindol*; bei der Eiweißvergärung im Darm aus Tryptophan* entstehende Substanz, die dem Kot seinen typischen Geruch verleiht
Ska|to|lo|gie *f* (Ⓔ scatology): Lehre von Physiologie und Pathologie des Stuhls
SKD *Abk.*: Schneidekantendistanz
SKE *Abk.*: Sinusknotenerholungszeit
Ske|let *nt*: →*Skeleton*
ske|le|to|gen *adj* (Ⓔ skeletogenous): Skeletogenese betreffend, skelettbildend
Ske|le|to|ge|ne|se *f* (Ⓔ skeletogeny): Skelettentwicklung, Skelettbildung
Ske|le|ton *nt* (Ⓔ skeleton): ***Syn:*** *Skelett, Skelet, Knochengerüst*; das menschliche Skelett besteht aus zwei Teilen, dem mittleren **Achsenskelett** [Skeleton axiale], das aus den Schädelknochen, der Wirbelsäule und dem knöchernen Thorax besteht, und den daran ansetzenden Knochen der oberen und unteren Extremitäten, die zusammen als **Skeleton appendiculare** bezeichnet werden
Skeleton thoracis (Ⓔ thoracic skeleton): ***Syn:*** *Thoraxskelett*; der knöcherne Brustkorb besteht aus den Rippen [Costae], den Brustwirbeln [Vertebrae thoracicae] und dem

S

Brustbein [Sternum]

Skel|lett *nt*: →*Skeleton*

skel|let|tal *adj* (Ⓔ skeletal): das Skelett betreffend

Skel|lett|mus|kel|typ *m* (Ⓔ skeltal muscle type): *s.u. Creatinkinase*

Skel|lett|mus|kel|zel|le *f* (Ⓔ skeletal muscle cell): ***Syn:*** *quergestreifte Muskelzelle*; Skelettmuskelzellen können bis zu 15 cm lang sein [bei einem Durchmesser von 10–100 µm] und werden deshalb auch als Muskelfasern bezeichnet [*s.a. Muskel*]; typisch für Muskelfasern sind die vielen [bis zu 100] Zellkerne, die direkt unter dem Sarkolemm liegen, Satellitenzellen auf der Oberfläche, aus denen bei Verletzung neue Muskelzellen entstehen können, und quergestreifte Myofibrillen, zwischen denen ein stark entwickeltes glattes und raues sarkoplasmatisches Retikulum sowie Myoglobin liegen; die Tubuli des sog. **transversalen Systems** [T-System] und des **longitudinalen Systems** [L-System] sind für die Kontraktionsfähigkeit und den Ablauf der Muskelkontraktion von Bedeutung

die **Myofibrillen** sind die funktionelle Baueinheit der Skelettmuskulatur; sie verlaufen in Längsrichtung des Muskels und sind bei einem Durchmesser von 1–2 µm gerade noch lichtmikroskopisch sichtbar; sie sind miteinander durch ein Protein [Desmin] verknüpft, wodurch häufig ein Felderungsmuster [**Cohnheim-Felderung**] entsteht; die Bauelemente der Myofibrillen sind die **Myofilamente**, die aus dünnen Aktinfilamenten und dicken Myosinfilamenten bestehen; **Aktinfilamente** [ca. 1 µm lang, 5–6 nm breit] bestehen aus **Aktin, Tropomyosin** und **Troponin**, die zusammen zwei verdrillte Stränge bilden; die **Myosinfilamente** bestehen aus **Myosin**, einem Faserprotein von ca. 150 nm Länge; am Myosinmolekül unterscheidet man einen dünnen Schaftteil [**L-Meromyosin**] und einen kugelförmigen Kopf [**H-Meromyosin**]; die reihenförmige Anordnung der Myofilamente verleiht dem Skelettmuskel seine typische Querstreifung und seine Kontraktionsfähigkeit; die dünnen Aktinfilamente sind im **Z-Streifen** durch ein Gitter aus Desmin- und Vimentin-Filamente miteinander verbunden; die Quervernetzung der dicken Myosinfilamente kreiert den sichtbaren dunklen **M-Streifen**, der in der Mitte zwischen zwei Z-Streifen liegt; zu beiden Seiten des M-Streifens befindet sich jeweils eine **H-Zone**, in der nur Myosinfilamente liegen; die folgende **A-Zone** enthält Myosinfilamente, die von jeweils 6 Aktinfilamenten umgeben sind; in der **I-Zone** liegen nur Aktinfilamente

bei der **isotonischen Muskelkontraktion** werden die Aktinfilamente zwischen die Myosinfilamente gezogen und es kommt zu einer Verkürzung das Muskels [I- und H-Zone werden schmäler und können im Extremfall ganz verschwinden]; bei **isometrischer Muskelkontraktion** bleibt die Länge des Muskels und damit auch der histologischen Zonen konstant

aufgrund histochemischer und funktioneller Befunde unterscheidet man **langsame** und **schnelle Muskelfasern**; langsame Muskelfasern [Typ I Muskelfasern] enthalten viele Mitochondrien und viel Myoglobin; sie kontrahieren sich relativ langsam; die Kontraktion kann aber langandauernd und kräftig sein; bei den **schnellen Muskelfasern** [Typ II Muskelfasern] unterscheidet man noch verschiedene Untergruppen; allen gemeinsam ist, dass sie weniger Mitochondrien und Myoglobin, dafür aber mehr Myofibrillen als langsame Muskelfasern enthalten; sie kontrahieren sich schnell, können aber keine andauernde Arbeit verrichten; es gibt auch noch sog. **tonische Muskelfasern** [z.B. äußere Augenmuskeln], die ähnlich wie glatte Muskeln einen Dauertonus halten können, ohne zu ermüden

Skel|lett|mus|ku|la|tur *f* (Ⓔ skeletal muscles): ***Syn:*** *quergestreifte Muskulatur*; aus quergestreiften Muskelzellen aufgebaute Muskeln, die meist am Skelett entspringen [daher der Name], aber auch in verschiedenen Eingeweiden [Zunge, Pharynx, Larynx] vorkommen; *s.a. Skelettmuskelzelle*

Skel|lett|sys|tem *nt* (Ⓔ skeletal system): ***Syn:*** *Ossa, Systema skeletale*; Gesamtheit der Knochen des Körpers

Skel|lett|szin|ti|gra|phie *f* (Ⓔ bone scan): ***Syn:*** *Skelettszintigrafie*; Szintigraphie* des gesamten Knochenskeletts

Skene: Alexander Johnston Chalmers Skene; 1838–1900; amerikanischer Gynäkologe (Brooklyn)

Skene-Gänge *pl* (Ⓔ Skene's ducts): ***Syn:*** *Ductus paraurethrales urethrae femininae*; Ausführungsgänge der Harnröhrendrüsen [Glandulae* urethrales] in der Umgebung der Harnröhrenmündung der Frau

Ske|ne|i|tis *f, pl* **-ti|den:** →*Skenitis*

ske|ne|i|tisch *adj*: →*skenitisch*

Ske|ni|tis *f, pl* **-ti|den** (Ⓔ skenitis): ***Syn:*** *Skeneitis*; Entzündung der Skene*-Gänge

ske|ni|tisch *adj* (Ⓔ skenitic): ***Syn:*** *skeneitisch*; Skenitis betreffend, von ihr betroffen oder gekennzeichnet

SKEZ *Abk.*: Sinusknotenerholungszeit

Skia-, skia- *präf.*: Wortelement mit der Bedeutung „Schatten"

Ski|a|skop *nt* (Ⓔ skiascope): ***Syn:*** *Retinoskop*; Gerät zur Skiaskopie*

Ski|a|sko|pie *f* (Ⓔ skiascopy): ***Syn:*** *Koroskopie, Retinoskopie, Schattenprobe*; Methode zur objektiven Bestimmung des Fernpunktes des Auges

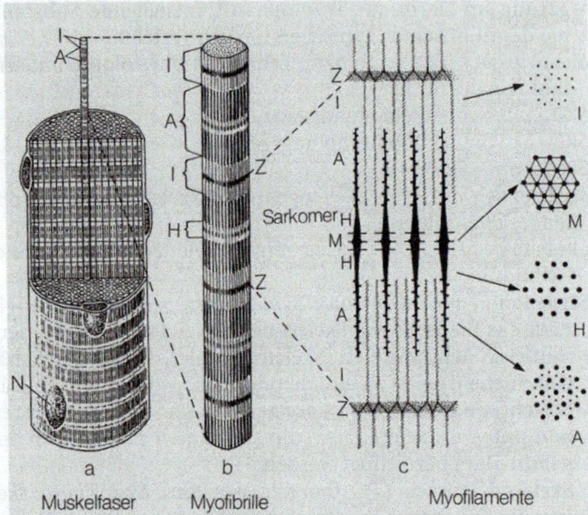

Abb. S98. Skelettmuskelzelle

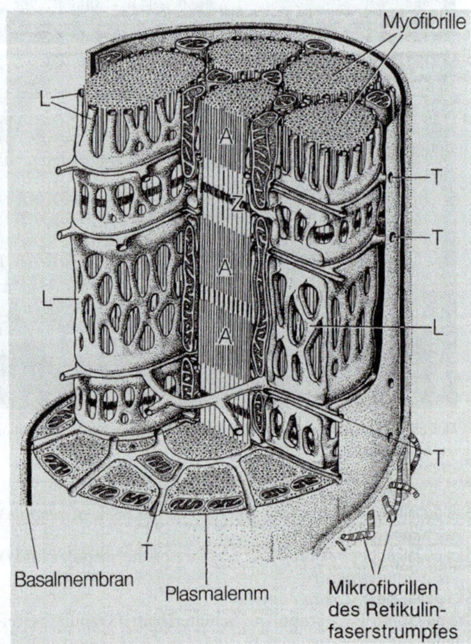

Abb. S99. Skelettmuskelzelle

Ski|dau|men *m* (Ⓔ skier's thumb): Ruptur der Kollateralbänder des Daumengrundgelenkes durch Hängenbleiben des Daumens am Skistock
skin tags *pl* (Ⓔ skin tags): *s.u. Fibroma molle*
Skir|rhus *m*: *→Scirrhus*
SKIT *Abk.*: *→Schwellkörperinjektionstherapie*
Skler-, skler- *präf.*: *→Sklero-*
Skle|ra *f*: *→Sclera*
Skler|a|de|ni|tis *f, pl* **-ti|den** (Ⓔ **1.–2.** scleradenitis): **1.** zu Verhärtung führende Drüsenentzündung **2.** sklerosierende Lymphadenitis*, z.B. als Vergrößerung und Verhärtung regionärer Lymphknoten bei Syphilis*
skler|a|de|ni|tisch *adj* (Ⓔ scleradenitic): Skleradenitis betreffend, von ihr betroffen oder gekennzeichnet
Skle|ra|ent|zün|dung *f*: *→Skleritis*
Skle|ra|fens|te|rung *f*: *→Sklerostomie*
skle|ral *adj* (Ⓔ scleral): Lederhaut/Sklera betreffend
Skle|ral|sporn *m* (Ⓔ scleral spur): *s.u. Essay Glaukom S. 797*
Skle|ra|rup|tur *f* (Ⓔ scleral rupture): meist durch ein stumpfes Trauma [Tennisball, Squashball] verursachte Ruptur; häufig liegt die Ruptur knapp hinter dem Limbus* corneae [**Bulbusruptur**]; selbst bei mikrochirurgischer Versorgung kommt es häufig zu Erblindung durch Einblutung, Netzhautablösung oder Infektion
Skle|ra|sta|phy|lom *nt*: *→Sklerektasie*
Skle|ra|ve|nen *pl* (Ⓔ scleral veins): *Syn: Venae sclerales*; führen Blut der Sclera* zu den Venae* ciliares anteriores
Skler|ek|ta|sie *f* (Ⓔ sclerectasia): *Syn: Sklerastaphylom*; Ausbuchtung der Sklera an ausgedünnten Stellen

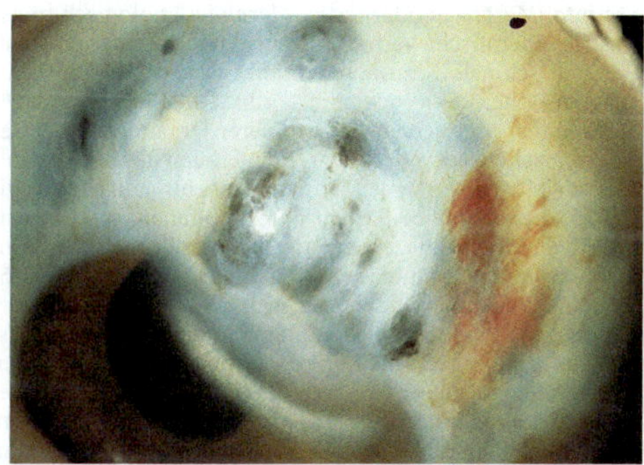
Abb. S100. Sklerektasie

Skler|ek|to|i|ri|dek|to|mie *f* (Ⓔ sclerectoiridectomy): *Syn: Lagrange-Operation*; Teilentfernung von Sklera* und Iris* bei Glaukom*
Skler|ek|to|mie *f* (Ⓔ sclerectomy): Teilentfernung der Sklera*, z.B. bei Glaukom*
tiefe Sklerektomie (Ⓔ deep sclerectomy): *s.u. Essay Glaukom S. 797*
Skle|rem *nt* (Ⓔ sclerema): *Syn: Underwood-Krankheit, Fettdarre, Fettsklerem (der Neugeborenen), Sclerema adiposum neonatorum, Sclerema neonatorum*; heute extrem seltene, teigig-ödematöse Verhärtung der Haut bei Früh- und Neugeborenen; war früher mit Unterkühlung und schweren Erkrankungen [Sepsis, Dehydratation] assoziiert; es kommt zu generalisierter subkutaner Fettgewebsnekrose mit Stupor, Schock und einer Mortalität von 50–70 %
Skle|ren|ik|te|rus *m* (Ⓔ scleral icterus): Gelbfärbung der Sklera bei Ikterus*
Skler|en|ze|phal|lie *f*: *→Hirnsklerose*
Skle|ri|a|sis *f, pl* **-ses** (Ⓔ scleriasis): *Syn: Scleriasis*; Augenlidverhärtung
Skle|ri|ri|to|mie *f* (Ⓔ scleriritomy): Inzision von Sklera* und Iris*
Skle|ri|tis *f, pl* **-ti|den** (Ⓔ scleritis): *Syn: Lederhautentzündung, Skleraentzündung, Scleritis*; Entzündung der Lederhaut des Auges; betrifft sie primär die oberflächlichen Schichten spricht man von Episkleritis*; i.d.R. handelt es sich um eine autoimmunologische Entzündung, die Teilsymptom von z.B. rheumatoider Arthritis*, Polymyositis* oder Morbus* Bechterew sein kann; bakterielle oder virale Skleritiden sind selten; meist sind die vorderen Schichten der Sklera betroffen [**Skleritis anterior**] und es kommt zu einer sichtbaren Rötung und schmerzhafter **diffuser Skleritis**; **Therapie**: Steroidaugentropfen, bei diffuser Skleritis systemische Steroide; in schweren Fällen Ciclosporin* A oder Zytostatika*
Skleritis anularis (Ⓔ anular scleritis): ringförmige, z.T. auf die Hornhaut übergreifende Lederhautentzündung
diffuse Skleritis (Ⓔ diffuse scleritis): diffuse Form der Skleritis

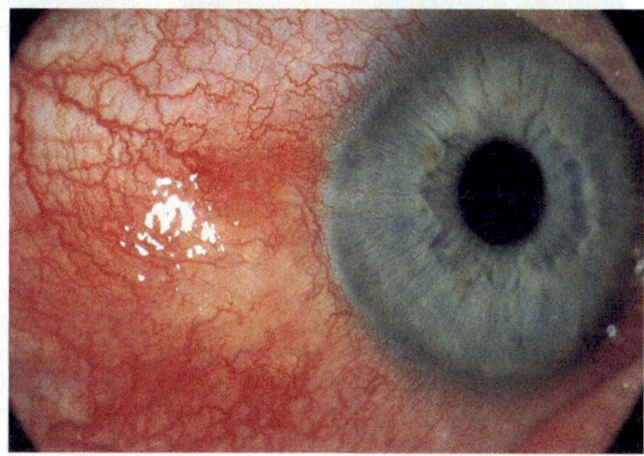
Abb. S101. Diffuse Skleritis

nekrotisierende Skleritis (Ⓔ necrotizing scleritis): nekrotisierende Form der Skleritis; führt zu Gewebeeinschmelzung und Ausbildung einer Sklerektasie*
noduläre Skleritis (Ⓔ nodular scleritis): noduläre Form der Skleritis
Skleritis posterior (Ⓔ posterior scleritis): Entzündung der hinteren Schichten der Sklera; z.T. mit Beteiligung der Aderhaut [Choroidea]
skle|ri|tisch *adj* (Ⓔ scleritic): Lederhautentzündung/Skleritis betreffend, von ihr betroffen oder gekennzeichnet
Sklero-, sklero- *präf.*: Wortelement mit der Bedeutung **1.** „verhärtet/hart/trocken" **2.** „Lederhaut/Sklera"
Skle|ro|cho|ri|o|i|di|tis *f, pl* **-ti|den** (Ⓔ sclerochoroiditis): Entzündung von Lederhaut und Aderhaut [Choroidea]
skle|ro|cho|ri|o|i|di|tisch *adj* (Ⓔ sclerochoroiditic): Sklerochorioiditis betreffend, von ihr betroffen oder gekennzeichnet
Skle|ro|dak|ty|lie *f* (Ⓔ sclerodactyly): Akrosklerose* von Fingern oder Zehen
Skler|ö|dem *nt* (Ⓔ scleredema): *Syn: Scleroedema*; Ödem der Lederhaut und meist auch der Subkutis
Skle|ro|derm *nt*: *→Sklerodermie*
Skle|ro|der|mie *f* (Ⓔ dermatosclerosis): *Syn: Skleroderm, Sclerodermia*; Autoimmunerkrankung* der Haut mit Entzündung und anschließender Verhärtung [Sklerose]; der Befall kann lokal [zirkumskripte Sklerodermie*] oder disseminiert und progredient [systemische Sklerodermie*] sein; davon unterscheiden muss man sklerodermieartige Erkrankungen [**Pseudosklerodermie**], die zu einer Hautatrophie und -sklerose führen, z.B. chronisch venöse Insuffizienz*
diffuse Sklerodermie: *→systemische Sklerodermie*
diffuse systemische Sklerodermie (Ⓔ diffuse systemic scleroderma): *s.u. systemische Sklerodermie*
limitierte systemische Sklerodermie (Ⓔ localized systemic scleroderma): *s.u. systemische Sklerodermie*
lokalisierte Sklerodermie: *→zirkumskripte Sklerodermie*
progressive Sklerodermie: *→systemische Sklerodermie*
progressive systemische Sklerodermie: *→systemische Sklerodermie*
systemische Sklerodermie (Ⓔ systemic scleroderma): *Syn: systemische Sklerose, progressive systemische Sklerodermie, Systemsklerose, progressive/diffuse Sklerodermie, Scleroder-*

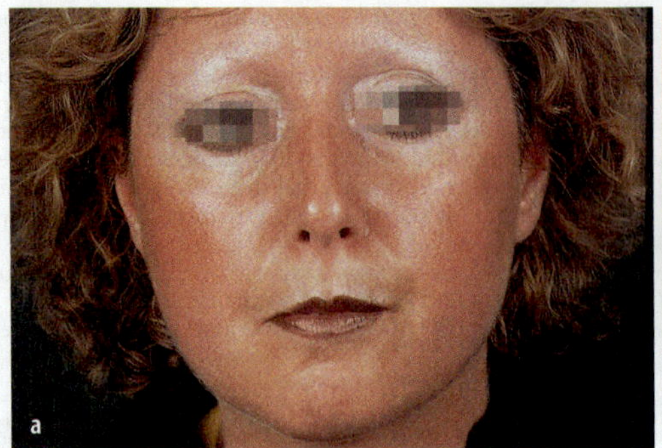
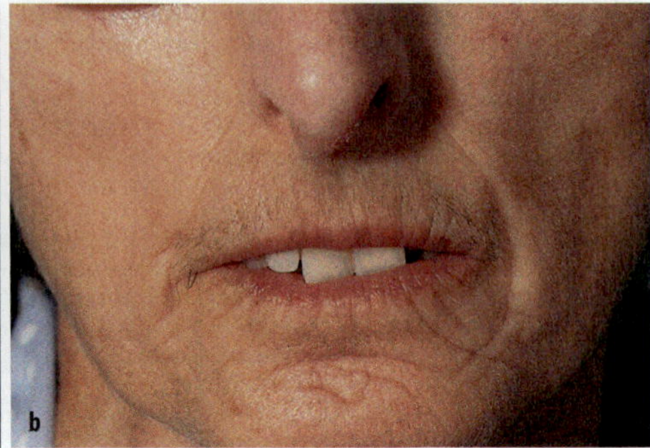

Abb. S102. Systemische Sklerodermie. **a** straffes, faltenloses Gesicht, **b** Tabaksbeutelmund

mia diffusa/progressiva; zu den Autoimmunerkrankungen* gerechnete Kollagenose* mit Verdickung und Verhärtung von Haut und Unterhaut und meist auch Beteiligung innerer Organe [Herz, Niere, Speiseröhre, Dünndarm]; der Verlauf ist chronisch mit progredienter Verschlechterung und Beeinträchtigung der Lebensqualität der Patienten; die 10-Jahresüberlebensrate liegt bei ca. 40–60 %; **Epidemiologie** und **Ätiologie**: Frauen werden häufiger betroffen als Männer [3:1]; der Krankheitsbeginn fällt meist zwischen das 30. und 50. Lebensjahr; eine genetische Disposition scheint vorzuliegen; die Angaben bezüglich einer Assoziation mit bestimmten HLA-Typen [HLA-B 8, HLA-DR 5] sind aber bisher widersprüchlich
Klinik: man unterscheidet zwei Grundtypen: **limitierte systemische Sklerodermie** und **diffuse systemische Sklerodermie**, wobei die limitierte Form in zwei Typen und einer Sonderform [CREST-Syndrom*] auftritt; der **Typ I** der Sklerodermie wird auch als **akraler Typ** bezeichnet, weil nur die Akren bis zum Handgelenk bzw. Sprunggelenk befallen sind; beim **Typ II** kommt es auch zum Befall der Arme und Beine sowie des Gesichtes; die inneren Organe werden erst spät befallen und sind weniger betroffen als bei der diffusen Form, wodurch sich auch eine bessere Langzeitprognose ergibt; der **Typ III** entspricht der **diffusen systemischen Sklerodermie**; bei dieser seltenen Form kommt es zu einer vom Stamm ausgehenden Sklerose der gesamten Haut und einem ausgeprägten Befall der inneren Organe; initial kommt es nur zu unspezifischen Symptomen [Akrozyanose*, Kälteempfindlichkeit der Haut]; bis zu 90 % der Patienten entwickeln dann ein Raynaud-Syndrom
die **Therapie** ist weiterhin schwierig und oft unbefriedigend; sie besteht aus **1.** Allgemeinmaßnahmen wie z.B. Kälteschutz, Nikotinkarenz, physikalische Therapie zur Erhaltung der Gelenkbeweglichkeit, Förderung der Ösophagus- und Darmperistaltik, Prophylaxe von Refluxösophagitis, Antibiotikabehandlung von Lungeninfektionen usw. **2.** vasoaktive Substanzen [Ca-Antagonisten, ACE-Hemmer, Prostacycline] **3.** Entzündungshemmer/Immunsuppressiva [Corticosteroide, Azathioprin, Cyclophosphamid] **4.** antifibrotische Therapie mit Penicillamin, γ-Interferon, Pentoxyphyllin; **Prognose**: meist protrahierter Verlauf über 5–20 Jahre; selten spontaner Stillstand; bei Typ III ist die Prognose am ungünstigsten

zirkumskripte Sklerodermie (Ⓔ circumscribed scleroderma): ***Syn:*** *lokalisierte Sklerodermie, Sclerodermia circumscripta, Morphaea, Morphoea, Morphäa*; ätiologisch ungeklärte, sklerotische Verhärtung des Bindegewebes der Haut, die auf schmale Bezirke beschränkt ist; im Gegensatz zur systemischen Sklerodermie* gibt es kein Raynaud*-Phänomen und keinen Befall innerer Organe; wie bei der systemischen Sklerodermie werden Frauen häufiger betroffen als Männer [3:1]; der Krankheitsbeginn fällt meist zwischen das 20. und 50. Lebensjahr; eine genetische Disposition scheint vorzuliegen; die Angaben bezüglich einer Assoziation mit bestimmten HLA-Typen [HLA-B 8, HLA-DR 5] sind aber ebenfalls widersprüchlich
Klinik: man unterscheidet **1. plaqueförmiger Typ**: häufigste und mildeste Erscheinungsform mit einzelnen, runden bis ovalen Herden am Rumpf **2. linearer** oder **streifiger** oder **bandförmiger Typ**: beginnt vorwiegend schon im Kindesalter; die bandartigen Läsionen finden sich v.a. an den Extremitäten, der Kopfhaut und Stirn; da es auch zum Befall der Faszie und zur Atrophie von subkutanem Bindegewebe und Knochen kommen kann, kommt es zur Ausbildung typischer Atrophieherde, die an Narben nach einem Säbelhieb erinnern [**Coup de sabre-Sklerodermie**] **3.** *→Morphaea guttata* **4.** *→Morphaea generalisata* **5.** *→Morphaea profunda* **6.** *→Shulman-Syndrom*

Tab. S103. Klassifikation der systemischen Sklerodermie

Internationale Klassifikation	Limitierte systemische Sklerodermie		Diffuse systemische Sklerodermie
Klassifikation im deutschsprachigen Raum	Typ I	Typ II	Typ II
Charakteristika			
Hautmanifestation	Sklerosen der Akren, Ausbreitung zentripetal nur bis zum Hand-(Sprung-)gelenk	Sklerosen von Akren und Gesicht, Ausbreitung zentrifugal über Hand-(Sprung-)gelenke hinaus	Sklerose der gesamten Haut Reihenfolge Stamm, Gesicht, Akren oder umgekehrt
Raynaud-Phänomen	Häufig jahrelang vorausgehend, in fast 100 %		Häufig < 1 Jahr bestehend, oft fehlend
Organbeteiligung	Spät und häufig milde; pulmonale Hypertonie > Lungenfibrose		Frühzeitig und meist schwer; Lunge (Alveolitis, Fibrose), Niere, GI-Trakt, Herz
Auto-Antikörper insgesamt bei > 90 % der Patienten	antizentromere Antikörper	antizentromere Antikörper	Nukleolär; DNS-Topoisomerase I Ak (Scl 70) oder RNA-Polymerase I, II, III Antikörper Fehlen von antizentromeren Antikörpern
Prognose	Oft jahrzehntelanger Verlauf		5-Jahre-Überlebenszeit 40–70 %

der oft als charakteristisch bezeichnete **Lilac-Ring** [silberweißer, indurierter Herd mit ringförmigem fliederfarbenem Resterythem] erlaubt eine Unterscheidung von der systemischen Sklerodermie und anderen Sklerosen, findet sich aber meist nur beim plaqueförmigen Typ; **Therapie**: bisher ist keine befriedigende Therapie bekannt; Penicillin* i.v. oder oral zeigt gute Erfolge im Anfangsstadium der plaqueförmigen Morphaea; ansonsten werden Corticoid-, Heparin- und Ichthyolsalben extern angewendet; physikalische Therapie [Bäder, Massagen] ist wichtig zur Erhaltung der Gelenkbeweglichkeit

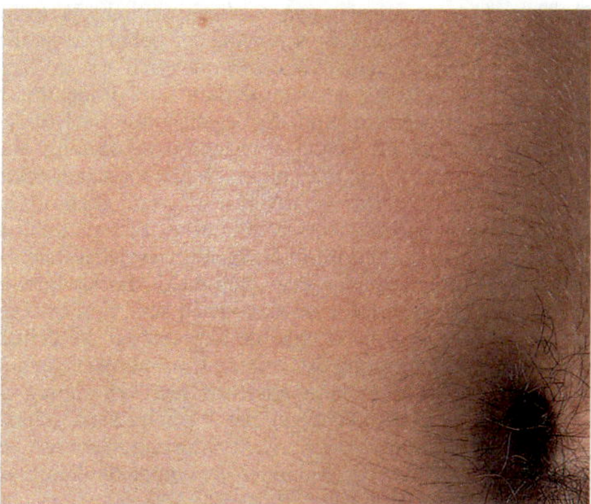

Abb. S104. Zirkumskripte Sklerodermie

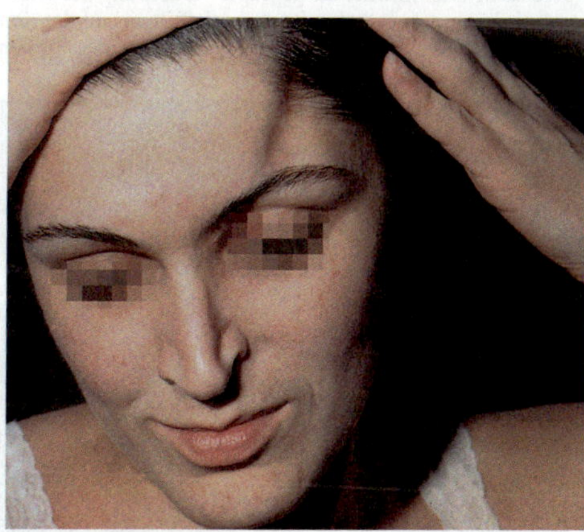

Abb. S105. Coup de sabre-Sklerodermie

skle|ro|gen *adj* (Ⓔ sclerogenous): Sklerose verursachend

Skle|ro|i|ri|tis *f, pl* **-ti|den** (Ⓔ scleroiritis): ***Syn:*** *Iridoskleritis*; Entzündung von Lederhaut und Regenbogenhaut [Iris]; *s.a. Iritis, Iridozyklitis, Skleritis*

skle|ro|i|ri|tisch *adj* (Ⓔ scleroiritic): Skleroiritis betreffend, von ihr betroffen oder gekennzeichnet

Skle|ro|ke|ra|ti|tis *f, pl* **-ti|ti|den** (Ⓔ **1.–2.** sclerokeratitis): **1.** ***Syn:*** *Korneoskleritis*; Entzündung von Lederhaut [Sklera] und Hornhaut [Kornea] **2.** ***Syn:*** *sklerosierende Keratitis*; zu Sklerosierung der Hornhaut führende Erkrankung unklarer Ätiologie

skle|ro|ke|ra|ti|tisch *adj* (Ⓔ sclerokeratitic): Sklerokeratitis betreffend, von ihr betroffen oder gekennzeichnet

Skle|ro|ke|ra|to|i|ri|tis *f, pl* **-ti|den** (Ⓔ sclerokeratoiritis): Entzündung von Lederhaut [Sklera], Hornhaut [Kornea] und Regenbogenhaut [Iris]

skle|ro|kon|junk|ti|val *adj* (Ⓔ scleroconjunctival): Lederhaut/Sklera und Bindehaut/Konjunktiva betreffend

Skle|ro|kon|junk|ti|vi|tis *f, pl* **-ti|den** (Ⓔ scleroconjunctivitis): Entzündung von Lederhaut und Bindehaut [Conjunctiva]

skle|ro|kon|junk|ti|vi|tisch *adj* (Ⓔ scleroconjunctivitic): Sklerokonjunktivitis betreffend, von ihr betroffen oder gekennzeichnet

Skle|ro|kor|nea *f* (Ⓔ sclerocornea): angeborene Gefäßbildung der Hornhaut mit Vernarbung und Verschmelzung mit der Sklera

skle|ro|kor|ne|al *adj* (Ⓔ sclerocorneal): ***Syn:*** *korneoskleral*; Lederhaut/Sklera und Hornhaut/Kornea betreffend

Skle|rom *nt* (Ⓔ scleroma): ***Syn:*** *Scleroma*; granulomatöse Entzündung der Atemwegsschleimhaut mit Bildung knotiger Verdickungen; *s.a. Rhinosklerom*

Skle|ro|ma|la|zie *f* (Ⓔ scleromalacia): ***Syn:*** *Scleromalacia*; Skleraerweichung; *s.a. Scleromalacia perforans*

Skle|ro|myx|ö|dem *nt*: *→Arndt-Gottron-Syndrom*

Skle|ro|ny|chie *f* (Ⓔ scleronychia): ***Syn:*** *Pachyonychie, Pachyonychia, Scleronychia, Onychauxis*; Verdickung der Nagelplatte

Skle|ro|ny|xis *f* (Ⓔ scleronyxis): Sklerapunktion

Skler|oph|thal|mie *f* (Ⓔ sclerophthalmia): sklerosierende Augenerkrankung oder Skleritis*

Skle|ro|pro|te|in *nt* (Ⓔ scleroprotein): ***Syn:*** *Gerüsteiweiß, Strukturprotein, Albuminoid*; wasserunlösliches, fibrilläres Protein*, das primär eine Funktion beim Aufbau von Strukturen hat, z.B. Kollagen*, Keratin*

Skle|ro|se *f* (Ⓔ sclerosis): ***Syn:*** *Sclerosis*; Verhärtung von Geweben oder Organen als Folge chronisch-entzündlicher oder degenerativer Prozesse

konzentrische Sklerose (Ⓔ concentric sclerosis of Baló): ***Syn:*** *Encephalitis periaxialis, Leucoencephalitis periaxialis concentrica, Baló-Krankheit*; sehr seltene Sonderform der multiplen Sklerose* bei Kindern und Jugendlichen; allmählich progrediente Enzephalitis* mit sklerosierender Entmarkung; führt zu spastischer Hemiparese*, später zu Tetraparese* und Exitus letalis

multiple Sklerose (Ⓔ multiple sclerosis): ***Syn:*** *Polysklerose, Sclerosis multiplex, Encephalomyelitis disseminata*; i.d.R. schubweise Entmarkungskrankheit, die die gesamte weiße Substanz des Zentralnervensystems befallen kann; Frauen sind etwas häufiger betroffen als Männer [v.a. bei der schubweisen Verlaufsform]; die meisten Erkrankungen treten zwischen 20 und 40 Jahren auf, oberhalb von 55–60 Jahren gibt es keine Neuerkrankungen mehr; in Mitteleuropa liegt die Inzidenz bei 3–7 pro 100.000 Einwohner, in Australien bei ca. 10 und in Südafrika bei 1–4; interessant ist, dass auf der nördlichen Halbkugel die Häufigkeit oberhalb des 46. Breitengrades größer ist als unterhalb; innerhalb der meisten Länder gibt es zusätzlich noch Regionen mit einer hohen MS-Rate; die **Ätiologie** ist weiterhin ungeklärt; es gibt Hinweise auf eine genetische Disposition und z.T. werden auch Autoimmunprozesse diskutiert, da autoreaktive T-Lymphozyten eine Rolle bei der entzündlichen Schädigung der Markscheiden spielen; diese Schädigung führt zu herdförmigen Plaques unterschiedlicher Größe [Stecknadelkopf bis Markstück], die um oder entlang größerer Venen angeordnet sind, und die [v.a. in der Umgebung der Seitenventrikel] zu größeren Herden konfluieren können; man findet Plaques v.a. in Sehnerv, Balken, Hirnstamm, Kleinhirn und Kleinhirnstielen, Pyramidenbahn, Boden des IV. Ventrikels und den Hintersträngen des Rückenmarks

Klinik: Sehstörungen durch ein- oder beidseitige Optikusneuritis* und Periphlebitis* retinae, Augenmuskelparese*, Trigeminusneuralgie*, Fazialisparese*, zentrale Parese bis hin zur kompletten Hemi-, Para- oder Tetraplegie*, Parästhesien*, Blasenstörungen, Charcot-Trias [Nystagmus, Intentionstremor, skandierende Sprache], psychische Veränderungen [oft als auffällige Euphorie]; der **Verlauf** ist entweder schubweise [90 %] oder chronisch-progredient, wobei ca. 50 % der Patienten mit primär schubweisem Verlauf innerhalb von 10 Jahren in eine chronisch-progrediente Form übergehen; insgesamt ist die **Prognose** relativ gut; die Lebenserwartung der Patienten wird kaum verkürzt, da foudroyante Verläufe mit Tod innerhalb weniger Wochen oder Monate sehr selten sind; 1/3 hat nur leichte und 1/3 hat lange Zeit keine Behinderung; **Therapie**: im akuten Schub

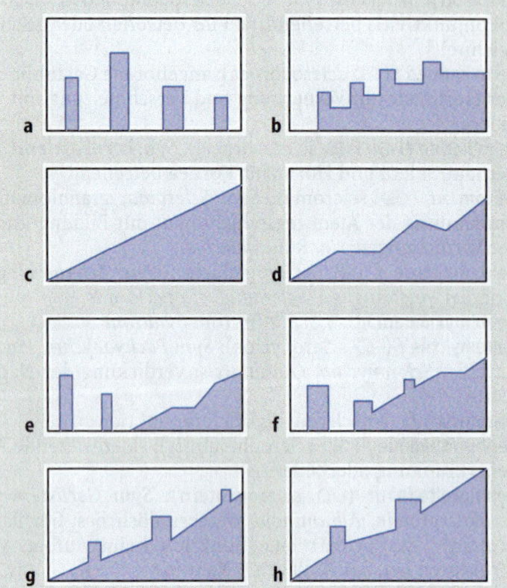

Abb. S106. Schema der wichtigsten Verlaufsformen der multiplen Sklerose

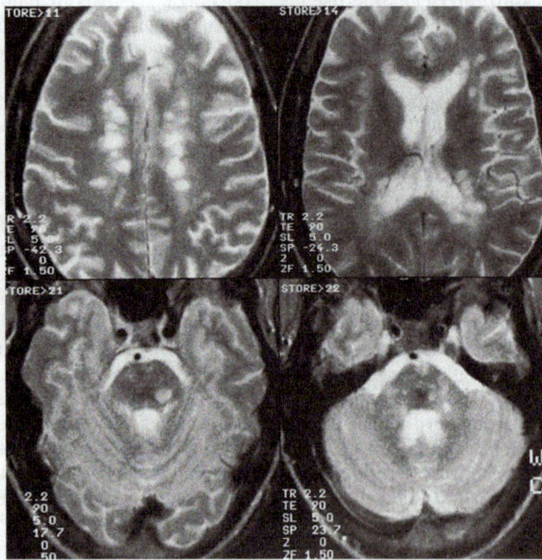

Abb. S107. Multiple Sklerose. Typische Läsionen in Großhirn, Hirnstamm und Rückenmark im MRT

Glucocorticoide, evtl. Cyclophosphamid* oder Mitoxantron*; im Intervall Azathioprin*, Interferon-β*, Immunglobuline oder Glatiramacetat zur Verminderung von Schubfrequenz und -schwere; Krankengymnastik, unterstützende Maßnahmen, symptomatische Behandlung von Blasenstörungen, Spastik usw.

systemische Sklerose: *→ systemische Sklerodermie*

tuberöse Sklerose: *→ Bourneville-Syndrom*

skle|ro|sie|rend *adj* (Ⓔ sclerosing): Sklerose verursachend oder bewirkend; sich verhärtend

Skle|ro|sie|rung *f* (Ⓔ **1.** sclerosis **2.** sclerotherapy): **1.** Verhärtung, Sklerosebildung **2.** *→ Sklerotherapie*

Skle|ro|ste|no|se *f* (Ⓔ sclerostenosis): kombinierte Sklerose* und Stenose*

Skle|ro|sto|mie *f* (Ⓔ sclerostomy): ***Syn:*** *Sklerafensterung*; operative Fensterung der Sklera

Skle|ro|the|ra|pie *f* (Ⓔ sclerotherapy): ***Syn:*** *Sklerosierung, Verödung*; therapeutische Auslösung einer lokalen Sklerose zum Verschluss von Gefäßen; kann durch Injektion von sklerosierenden Mitteln um das Gefäß herum erzielt werden; meist wird heute aber eine **endoskopische Sklerotherapie** durchgeführt; *s.a. Varizenverödung*

skle|ro|tisch *adj* (Ⓔ sclerotic): Sklerose betreffend, von ihr betroffen, durch sie bedingt; verhärtet, hart

Skle|ro|to|mie *f* (Ⓔ sclerotomy): Durchtrennung/Eröffnung der Sklera

Sko|lex *m, pl* **-li|ces** (Ⓔ scolex): ***Syn:*** *Scolex*; Bandwurmkopf; *s.u. Bandwürmer, Echinococcus*

Skolio-, skolio- *präf.*: Wortelement mit der Bedeutung „gebogen/krumm"

Sko|li|o|ky|pho|se *f* (Ⓔ scoliokyphosis): ***Syn:*** *Kyphoskoliose*; gleichzeitiges Bestehen von dorsaler [Kyphose*] und seitlicher [Skoliose*] Krümmung der Wirbelsäule

Sko|li|o|se *f* (Ⓔ scoliosis): ***Syn:*** *Scoliosis*; seitliche Verkrümmung der Wirbelsäule, die schon bei der Geburt vorhanden sein kann [angeborene Skoliose*] oder sich erst im Laufe des Lebens [z.B. als neuromuskuläre oder idiopathische Skoliose*] entwickeln kann; die Begleitsymptome [Rippenbuckel, Lendenwulst, Schultertiefstand usw.] sind bei allen Formen vorhandenen; man unterscheidet zwischen **echten Skoliosen** mit fixierter Seitenverbiegung und **skoliotischer Fehlhaltung** [ischiatische Fehlhaltung, Schmerzfehlhaltung], bei der die Verkrümmung nicht fixiert ist; je nach Lokalisation unterscheidet man **thorakale, thorakolumbale** und **lumbale Skoliosen**; am häufigsten sind Skoliosen mit einer rechtskonvexen thorakalen Krümmung; die **Primär-** oder **Hauptkrümmung** ist immer [Ausnahme C-förmige Skoliose*] mit einer kompensatorischen Krümmung der darüber bzw. darunter liegenden Wirbelsäulenabschnitte verbunden, wodurch die typische **S-förmige Skoliose** entsteht; selten gibt es auch **doppelt S-förmige Skoliosen** mit mehreren Krümmungsabschnitten

Klinik: neben der Seitenverbiegung findet sich auch immer eine mehr oder minder ausgeprägte Verdrehung der Wirbel um die Längsachse; dadurch treten die Rippen auf der Konvexseite stärker hervor, was zur Ausbildung eines **Rippen-**

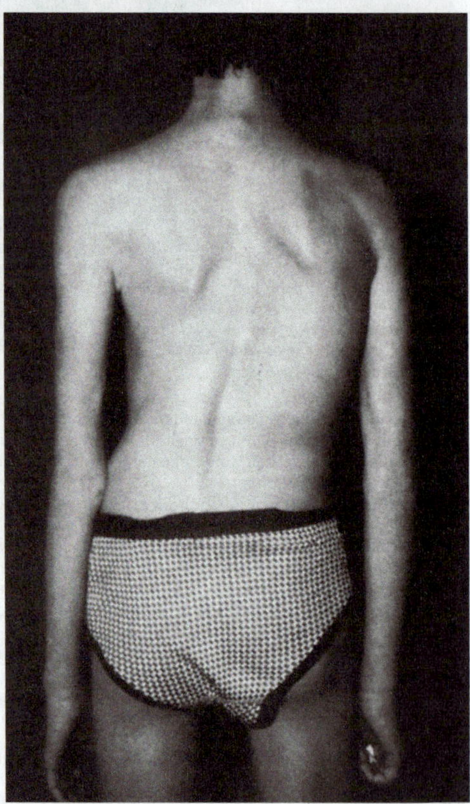

Abb. S108. Thorakal rechts-, lumbal linkskonvexe Skoliose

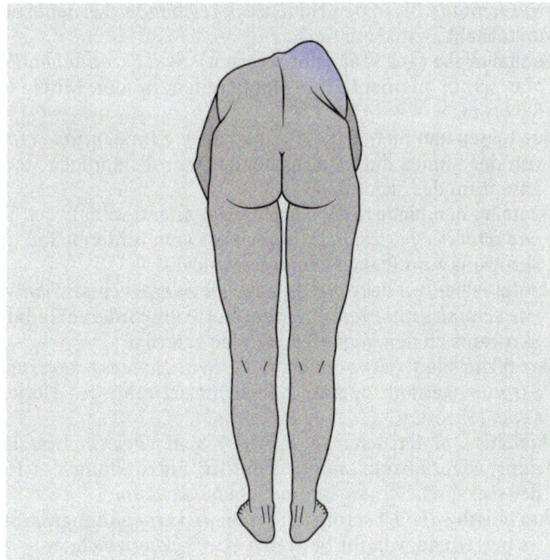

Abb. S109. Rippenbuckel bei Skoliose

buckels führt, der deutlich hervortritt, wenn der Patient sich nach vorne beugt; die Verdrehung führt auch zu einem stärkeren Hervortreten der langen Rückenstrecker, was klinisch als **Lendenwulst** imponiert; die kompensatorische Fehlhaltung führt zu einer Asymmetrie der Schulterblätter mit Schultertiefstand; fällt ein von der Hinterhauptsmitte gefälltes Lot auf die Kreuzbeinmitte, spricht man von **kompensierter Skoliose mit statischem Gleichgewicht**; verläuft es deutlich daneben, liegt eine **nicht-kompensierte Skoliose mit Überhang** vor

die **Therapie** hängt von der Ursache, dem Alter der Patienten und dem **Skoliosewinkel nach Cobb** ab; wichtig ist die möglichst frühe Diagnose [z.B. durch Screening von Klein- oder Schulkindern] und der frühzeitige Behandlungsbeginn noch während der Wachstumsphase; Skoliosen mit einem Winkel unter 20° können krankengymnastisch behandelt werden; bei Krümmungen von mehr als 20° werden meist Korsetts zur Entlastung der konkavseitigen Wachstumszonen verwendet; jenseits von 40° wird fast immer eine Operation zur Aufrichtung und Stabilisierung durchgeführt

Tab. S110. Konservative und operative Therapie der Skoliose

Boston: Rundumkorsett mit Dreipunkt-Korrektursystem für Seitabweichung und Rotation
Chêneau: Rundumkorsett mit individuell eingearbeiteten Druckpolstern (Pelotten) zur Korrektur
Operationsverfahren bei Skoliose
Harrington (H): Distraktion mit einem Stab, der an den Wirbelbögen verankert wird
Cotrel-Dubousset (CD): (H) mit zusätzlicher Dauerstabilisierung
Ventrale Derotations Spondylodese (VDS) nach Zielke: über vertebral in die lumbalen Wirbelkörper eingebrachte Schrauben und Kabelverbindung wird ein derotierender, begradigender Zug auf die Skoliose ausgeübt.

angeborene Skoliose (Ⓔ congenital scoliosis): ***Syn:*** *kongenitale Skoliose*; durch Fehlbildungen der Wirbelsäule [z.B. Keilwirbel*] hervorgerufene Skoliose
C-förmige Skoliose (Ⓔ C-shaped scoliosis): ***Syn:*** *totale Skoliose*; Skoliose mit Krümmung nach einer Seite
idiopathische Skoliose (Ⓔ idiopathic scoliosis): Skoliose unbekannter Ursache, häufigste Form [90 %] der Skoliose
infektiös-bedingte Skoliose (Ⓔ inflammatory scoliosis): durch eine Wirbelentzündung [meist Tuberkulose] verursachte Skoliose
kompensatorische Skoliose (Ⓔ compensatory scoliosis): Skoliose durch Fehlhaltung, z.B. bei Beinlängendifferenz
kongenitale Skoliose: *→ angeborene Skoliose*
myopathische Skoliose (Ⓔ myopathic scoliosis): Skoliose bei Muskelerkrankungen, z.B. Muskeldystrophie
neuromuskuläre Skoliose (Ⓔ neuromuscular scoliosis): ***Syn:*** *neuropathische/paralytische Skoliose*; Skoliose bei Muskellähmung
neuropathische Skoliose: *→ neuromuskuläre Skoliose*
osteopathische Skoliose (Ⓔ osteopathic scoliosis): Skoliose durch Erkrankung der Wirbelsäule
paralytische Skoliose: *→ neuromuskuläre Skoliose*
posttraumatische Skoliose (Ⓔ post-traumatic scoliosis): durch eine Wirbelsäulenverletzung bedingte Skoliose, z.B. bei Wirbelkompressionsfraktur
rachitische Skoliose (Ⓔ rachitic scoliosis): Skoliose bei Rachitis*
S-förmige Skoliose (Ⓔ S-shaped scoliosis): ***Syn:*** *zusammengesetzte Skoliose*; Skoliose mit Krümmung und Gegenkrümmung
statische Skoliose (Ⓔ static scoliosis): durch Beinlängendifferenz oder Veränderung des Beckengürtels hervorgerufene Skoliose
thorakale Skoliose (Ⓔ thoracic scoliosis): ***Syn:*** *Thorakalskoliose*; Skoliose der Brustwirbelsäule
thorakolumbale Skoliose (Ⓔ thoracolumbar scoliosis): Skoliose von Brust- und Lendenwirbelsäule
totale Skoliose: *→ C-förmige Skoliose*
zusammengesetzte Skoliose: *→ S-förmige Skoliose*

Sko|li|o|se|kor|rek|tur nach Harrington *f*: *→ Harrington-Operation*

Sko|li|o|se|kor|rek|tur nach Hibbs *f*: *→ Hibbs-Operation*

Sko|li|o|se|win|kel nach Cobb *m* (Ⓔ Cobb method): radiologische Bestimmung der Krümmung bei Skoliose*; am oberen und unteren Ende der Krümmung liegen sog. **Neutralwirbel**, die keine keilförmige Deformierung aufweisen, d.h. ihre Deck- und Bodenplatten verlaufen parallel; der Skoliosewinkel ist der Komplementärwinkel des Lots dieser Parallelen; zur klinischen Bedeutung siehe Skoliose

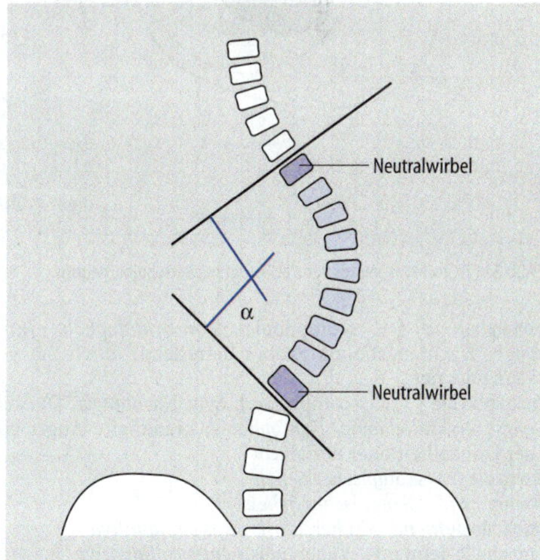

Abb. S111. Skoliosewinkel nach Cobb

sko|li|o|tisch *adj* (Ⓔ scoliotic): Skoliosebetreffend, durch Skoliose gekennzeichnet

-skop *suf.*: Wortelement mit der Bedeutung „Messgerät/Instrument"

-skopie *suf.*: Wortelement mit Bezug auf „Untersuchung/Erforschung"

-skopisch *suf.*: Wortelement mit der Bedeutung „betrachtend/untersuchend"

Sko|po|phi|lie *f* (Ⓔ scopophilia): ***Syn:*** *Skoptophilie, Schaulust, Voyeurismus, Voyeurtum*; sexuelle Lustempfindung durch heimliches oder verbotenes Beobachten, z.B. von Nackten, anderen Paaren

sko|po|phob *adj* (Ⓔ scopophobic): ***Syn:*** *skoptophob*; Skopophobie betreffend, durch sie gekennzeichnet

Sko|po|pho|bie *f* (Ⓔ scopophobia): ***Syn:*** *Skoptophobie*; krankhafte Angst vor dem Gesehenwerden

Skop|to|phi|lie *f:* →*Skopophilie*

skop|to|phob *adj:* →*skopophob*

Skop|to|pho|bie *f:* →*Skopophobie*

Skor|but *m* (Ⓔ scurvy): ***Syn:*** *Scharbock, Scorbut*; durch einen Mangel an Vitamin C ausgelöste Erkrankung; die auffälligsten Symptome sind Müdigkeit, Blutungsneigung, Zahnfleischbluten und Zahnausfall, verzögerte Wundheilung

skor|bu|ti|gen *adj* (Ⓔ scorbutigenic): Skorbut verursachend

skor|bu|tisch *adj* (Ⓔ scorbutic): Skorbut betreffend, von Skorbut gekennzeichnet

Skot-, skot- *präf.:* →*Skoto-*

Skoto-, skoto- *präf.*: Wortelement mit der Bedeutung „dunkel/Dunkelheit"

sko|to|chro|mo|gen *adj* (Ⓔ scotochromogenic): Bezeichnung für Mykobakterien, die auch im Dunkeln Pigment bilden

Sko|tom *nt* (Ⓔ scotoma): ***Syn:*** *Gesichtsfeldausfall, Scotoma*; Ausfall eines Teils des normalen Gesichtsfeldes; je nach Lage und Form kann man z.B. Bogenskotom, Ringskotom, Zentralskotom unterscheiden; *s.a. Hemianopie, Quadrantenanopie*

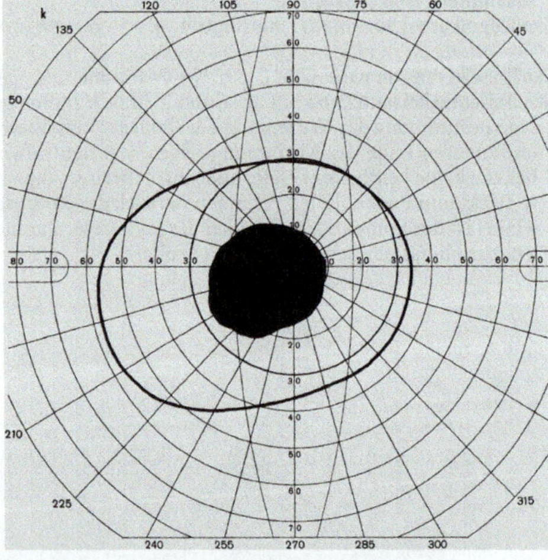

Abb. S112. Großes absolutes Zentralskotom bei Retrobulbärneuritis

sko|to|phob *adj* (Ⓔ scotophobic): ***Syn:*** *nyktalophob, nyktophob*; Nachtangst/Skotophobie betreffend, durch sie gekennzeichnet

Sko|to|pho|bie *f* (Ⓔ scotophobia): ***Syn:*** *Nachtangst, Dunkelangst, Nyktalophobie, Nyktophobie*; krankhafte Angst vor der Dunkelheit oder der Nacht

Sko|to|pie *f:* →*skotopisches Sehen*

Sko|top|sie *f:* →*skotopisches Sehen*

Skro|fu|lo|derm *nt:* →*Tuberculosis cutis colliquativa*

Skro|phu|lo|derm *nt:* →*Tuberculosis cutis colliquativa*

skro|tal *adj* (Ⓔ scrotal): Hodensack/Skrotum betreffend

Skro|tal|e|le|phan|ti|a|sis *f, pl* **-ses** (Ⓔ oschelephantiasis): ***Syn:*** *Elephantiasis scroti, Elephantiasis penis*; mit hochgradiger Schwellung von Skrotum und Penis einhergehende Elephantiasis* des Anogenitalbereiches

Skro|tal|gan|grän *f* (Ⓔ Fournier's gangrene): ***Syn:*** *Fournier-Krankheit, Fournier-Gangrän*; fiebrige, nekrotische Gangrän des Skrotums; Sonderform der nekrotisierenden Fasziitis*; **Therapie:** chirurgische Entfernung der Nekrosen; Antibiotikatherapie [Clindamycin* plus Cefuroxim*]

Skro|tal|her|nie *f* (Ⓔ scrotal hernia): ***Syn:*** *Hodenbruch, Hernia scrotalis*; bis in den Hodensack reichender Leistenbruch

Skro|tal|naht *f:* →*Skrotalraphe*

Skro|tal|ra|phe *f* (Ⓔ raphe of scrotum): ***Syn:*** *Skrotalnaht, Raphe scroti*; pigmentierter Hautstreifen in der Mitte des Skrotums*

Skro|tal|sep|tum *nt* (Ⓔ scrotal septum): ***Syn:*** *Septum scroti*; von der Tunica dartos ausgehendes, unvollständiges Medianseptum des Skrotums*

Skrotal|ve|nen, hin|te|re *pl* (Ⓔ posterior scleral veins): ***Syn:*** *Venae scrotales posteriores*; führen Blut vom hinteren Teil des Skrotums zum Plexus* venosus vesicalis

Skrotal|ve|nen, vor|de|re *pl* (Ⓔ anterior scleral veins): ***Syn:*** *Venae scrotales anteriores*; führen Blut vom vorderen Teil des Skrotums zu den Venae* pudendae externae

Skro|tek|to|mie *f* (Ⓔ scrotectomy): ***Syn:*** *Hodensackexzision, Skrotumexzision*; operative (Teil-)Entfernung des Hodensacks [Skrotum]

Skro|ti|tis *f, pl* **-ti|ti|den** (Ⓔ scrotitis): ***Syn:*** *Hodensackentzündung, Skrotumentzündung, Scrotitis*; Entzündung des Hodensacks; *s.a. Skrotalgangrän, akutes Skrotum*

skro|ti|tisch *adj* (Ⓔ scrotitic): Hodensackentzündung/Skrotitis betreffend, von ihr betroffen oder gekennzeichnet

Skro|tum *nt:* →*Scrotum*

akutes Skrotum (Ⓔ acute scrotum): Bezeichnung für akut schmerzhafte Erkrankungen im Bereich des Skrotums und der Inguinalregion; die mit Abstand häufigste Ursache ist die Hodentorsion*

Skro|tum|ent|zün|dung *f:* →*Skrotitis*

Skro|tum|kar|zi|nom *nt* (Ⓔ carcinoma of scrotum): seltener maligner Tumor des Hodensacks

SKS *Abk.:* →*Sinusknotensyndrom*

SKT *Abk.:* Syndrom-Kurztest

Sku|tu|lum *nt, pl* **-la:** →*Scutulum*

Sky|ba|lum *nt, pl* **-la:** →*Scybalum*

SL *Abk.:* **1.** Sarkolysin **2.** Schlagleistung **3.** Serumleerwert **4.** Sondenlänge des Uterus **5.** Streptolysin **6.** →*Sympathikolytikum*

S/L *Abk.:* Sphingomyelin-Lezithin-Quotient

s.l. *Abk.:* →*sublingual*

SLA *Abk.:* Serumlipaseaktivität

SLD *Abk.:* Serumlactatdehydrogenase

SLDH *Abk.:* Serumlactatdehydrogenase

SLE *Abk.:* **1.** →*St. Louis-Enzephalitis* **2.** →*systemischer Lupus erythematodes*

sleep apnea questionnaire quality of life index *nt: s.u. Essay Schlaf und Schlafstörungen S. 1915*

SLE-Virus *nt:* →*St. Louis-Enzephalitis-Virus*

SIg *Abk.:* **1.** sekretorisches Immunglobulin **2.** Standard-Immunglobulin

SLI *Abk.:* Sulcus labiale inferius

SLO *Abk.:* →*Streptolysin O*

Slow-Virus *nt* (Ⓔ slow virus): Virus mit extrem langer Inkubationszeit [Monate bis Jahre], z.B. HIV-Virus

Slow-Virus-Infektion *f* (Ⓔ slow virus infection): durch ein Slow-Virus* verursachte Erkrankung; z.T. werden diese Infektionen durch Prionen* verursacht; *s.a. Creutzfeldt-Jakob-Erkrankung*

Slow-wave-sleep *nt:* ***Syn:*** *Langsame-Wellen-Schlaf*; *s.u. Schlaf*

SLP *Abk.:* Serumlabilitätsprobe

SLR *Abk.:* Serumlabilitätsreaktion

SLS *Abk.:* **1.** →*Stein-Leventhal-Syndrom* **2.** →*Streptolysin S* **3.** Sulcus labiale superius

SLT *Abk.:* Serumlabilitätstest

Sluder: Grenfield Sluder; 1865–1925; amerikanischer HNO-Arzt (St. Louis)

Sluder-Neuralgie *f* (Ⓔ Sluder's neuralgia): ***Syn:*** *Sluder-Syndrom, Neuralgia sphenopalatina, Sphenopalatinumsyndrom, Pterygopalatinumsyndrom*; Gesichtsneuralgie durch eine Entzündung des Ganglion* pterygopalatinum; führt zu brennenden Schmerzen und Rötung im inneren Augenwinkel, Augapfel, Nase und Unterkiefer

Sludge-Phänomen *nt* (Ⓔ sludging): ***Syn:*** *Sludging*; reversible Aggregation von Erythrozyten bei Veränderung der Fließeigenschaften des Blutes, v.a. bei Hyperviskosität und im Schock*

Tab. S113. Differentialdiagnose des akuten Skrotums

Torsion	Hodentorsion Hydatidentorsion
Entzündungen	Orchitis Epididymitis Funikulitis Abszess Immunvaskulitis Malakoplakie des Hodens
Trauma	Hodenruptur Hodenhämatom Hämatozele
Vaskuläre Erkrankungen	Varikozele* Phlebitis bei Varikozele Plexus-pampiniformis-Thrombose Hodeninfarkt Aseptische Hodennekrose Kavernöses Hodenhämangiom*
Erkrankungen der Hodenhüllen	Hydrozele* Offener Processus vaginalis* Inkarzerierte Skrotalhernie
Raumforderungen	Spermatozele* Samenstranglipom* Nebenhodentumor* Hodentumor* Nebenhodenzyste* Hodenzyste*
Erkrankungen der Skrotalhaut	Erysipel Phlegmone Furunkel, Karbunkel Infizierte Dermoidzyste Fournier-Gangrän Skrotalhämatom Idiopathisches Ödem Skrotalemphysem Insektenstich Skrotalhautirritation
In den Hoden projizierte Schmerzen	Tiefer Harnleiterstein Appendizitis Akute Prostatitis Vesikulitis Funikulitis Neuralgie des Nervus ilioinguinalis und genitofemoralis Projektion spinaler Erkrankungen
Hodenmitbeteiligung	Abdominelle Prozesse Retroperitoneale Prozesse Leukämisches Infiltrat* Malignes Lymphom*

* meist schmerzlos

Sludg|ing *nt*: *→Sludge-Phänomen*

Sly: William S. Sly; geb. 1932; amerikanischer Arzt

Sly-Syndrom *nt* (Ⓔ Sly syndrome): ***Syn:*** *Mukopolysaccharidose VII*; mit milden Symptomen [Skelettfehlbildungen, Hornhauttrübung] verlaufende Mukopolysaccharidose*; beruht auf einem Defekt der β-Glucuronidase; normale Intelligenzentwicklung

SM *Abk.*: **1.** *→Schrittmacher* **2.** Somatomedin **3.** *→Spektrometrie* **4.** *→Stereomikroskop* **5.** *→Streptomycin* **6.** *→Sympathikomimetikum*

Sm *Abk.*: Samarium

s.m. *Abk.*: *→submukös*

SMA *Abk.*: **1.** sequentieller Multikanalautoanalyzer **2.** *→spinale Muskelatrophie*

SMAc *Abk.*: stabilisierte metabolische Azidose

small-for-gestational-age-baby *nt*: *s.u. hypotrophes Neugeborenes*

SMC *Abk.*: **1.** sensomotorischer Cortex **2.** Succinylmonocholin

SMD *Abk.*: Sulfamethyldiazin

SMDH *Abk.*: Serummilchsäuredehydrogenase

SME *Abk.*: Sagittalmedianebene

Smear *nt* (Ⓔ smear): (Zell-)Ausstrich; Abstrich; *s.a. Papanicolaou-Test*

Smeg|ma *nt* (Ⓔ **1.–2.** smegma): **1.** ***Syn:*** *Vorhauttalg, Smegma praeputii*; besteht aus Talg der Vorhautdrüsen gemischt mit Zelldetritus des Eichelepithels und Bakterien **2.** ***Syn:*** *Smegma clitoridis*; besteht aus dem Sekret der Talgdrüsen der kleinen Schamlippen, Zelldetritus des Epithels und Bakterien

Smegma clitoridis: *→Smegma 2.*

Smegma praeputii: *→Smegma 1.*

SMI *Abk.*: *→stummer Myokardinfarkt*

Smi|lax *f*: *→Sarsaparille*

Smith: **1.** Sir Robert William Smith; 1807–1873; irischer Chirurg (Dublin) **2.** David W. Smith; 1926–1981; amerikanischer Kinderarzt (Seattle) **3.** Hamilton Othanel Smith; geb. 1931; amerikanischer Mikrobiologe; Nobelpreisträger für Medizin 1978 für seine Arbeiten über Restriktionsenzyme

Smith-Fraktur *f* (Ⓔ Smith's fracture): ***Syn:*** *Radiusflexionsfraktur*; distale Radiusfraktur* bei Sturz auf die gebeugte Hand; die Frakturlinie liegt ca. 1–3 cm oberhalb des Handgelenks; **Therapie**: geschlossene Reposition und Retention im Gipsverband oder mittels perkutan eingebrachten Kirschner*-Drähten

Smith-Hodge-Pessar *nt* (Ⓔ Smith-Hodge pessary): Pessar* zur Aufrichtung der Gebärmutter bei Retroflexio* uteri

Smith-Lemli-Opitz-Syndrom *nt* (Ⓔ Smith-Lemli-Opitz syndrome): autosomal-rezessives Fehlbildungssyndrom mit intrauteriner Wachstumsbehinderung [Mangelgeburt, Minderwuchs, Muskelhypotonie], Katarakt* bzw. Strabismus*, Extremitätenanomalien und mentaler Retardierung; beruht wahrscheinlich auf einem Defekt der 7-Dehydrocholesterol-δ-Reduktase, der zu einem extrem hohen Spiegel von 7-Dehydrocholesterol bei erniedrigtem Cholesterinspiegel führt

Smith-Magenis-Syndrom *f* (Ⓔ Smith-Magenis syndrome): Mikrodeletionssyndrom* [17p11] mit Hyperaktivität, autoaggressivem Verhalten, flachem Mittelgesicht, Brachyzephalie* und mentaler Retardierung

SMO *Abk.*: *→Sulfamethoxazol*

SMON *Abk.*: subakute myelo-optische Neuropathie

SMOP *Abk.*: *→Sulfamethoxypyrazin*

SMP *Abk.*: **1.** saure Mukopolysaccharide **2.** *→Sulfamethoxypyrazin*

Smp. *Abk.*: Schmelzpunkt

SMR *Abk.*: submuköse Resektion

SMS *Abk.*: **1.** Schrittmacher-Syndrom **2.** Serienmyokardszintigraphie

SMV *Abk.*: Selbstmordversuch

SMX *Abk.*: *→Sulfamethoxazol*

SMZ *Abk.*: *→Sulfamethoxazol*

SN *Abk.*: **1.** Serumneutralisation **2.** *→subnormal* **3.** *→Substantia nigra*

Sn *Abk.*: **1.** Stannum **2.** *→Zinn*

SNE *Abk.*: *→subakute nekrotisierende Enzephalomyelopathie*

Sneddon: Ian Bruce Sneddon; englischer Hautarzt [Sheffield] im 20. Jahrhundert

Sneddon-Syndrom *nt* (Ⓔ Sneddon's syndrome): ätiologisch ungeklärte Livedo* racemosa generalisata mit zerebrovaskulären Insulten, neurologischen und psychiatrischen Auffälligkeiten sowie labiler arterieller Hypertonie*; beruht auf einer okklusiven Arteriopathie kleiner und mittelgroßer Arterien an der Kutis-Subkutis-Grenze; betrifft i.d.R. Frauen zwischen 27 und 45 Jahren; **Therapie**: Antiphlogistika*, Antikoagulatien*, evtl. Immunsuppression mit Prednison*, Cyclophosphamid* oder Azathioprin*

Sneddon-Wilkinson-Syndrom *nt* (Ⓔ Sneddon-Wilkinson disease): ***Syn:*** *subkorneale Pustulose, Pustulosis subcornealis, subkorneale pustulöse Dermatose*; seltene, chronisch rezidivierende Hauterkrankung mit Bildung steriler, subkutaner Eiterbläschen; der Verlauf ist schubartig mit oft lang andauernden Spontanremissionen; betrifft meist Frauen in der 2. Lebenshälfte [*Abb. S114*]

Snellen: Hermann Snellen; 1834–1908; holländischer Augen-

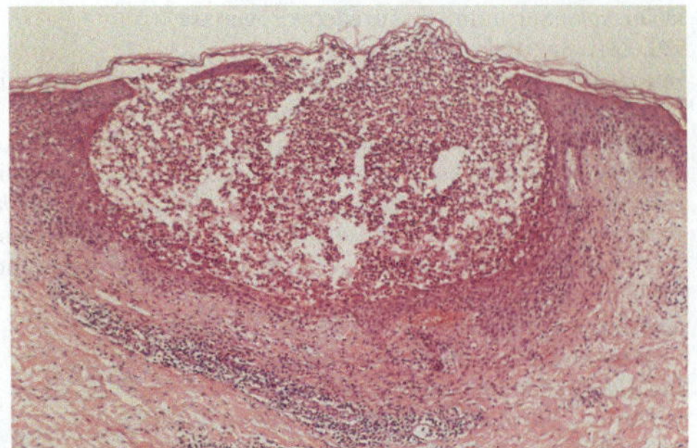

Abb. S114. Sneddon-Wilkinson-Syndrom

arzt (Utrecht)

Snellen-Sehschärfentest *m* (Ⓔ Snellen's test): Prüfung der Sehschärfe* unter Verwendung von **Snellen-Sehprobentafeln** mit speziellen Optotypen [E-Haken mit drei gleich langen Balken], die als **Snellen-Sehproben** oder **Snellen-Haken** bezeichnet werden

SNF *Abk.*: seitengetrennte Nierenfunktionsprüfung

SNIPA *Abk.*: seronegative entzündliche Polyarthritis

SNP *Abk.*: seronegative Polyneuropathie

snRNA *Abk.*: small nuclear RNA

SNS *Abk.*: *→sympathisches Nervensystem*

SO *Abk.*: **1.** *→Salpingo-oophorektomie* **2.** *→sphenookzipital* **3.** supraoptisch

SO_2 *Abk.*: *→Schwefeldioxid*

SOD *Abk.*: *→Superoxiddismutase*

Sod|bren|nen *nt* (Ⓔ heartburn): ***Syn:*** *Pyrosis*; brennendes Gefühl in der Speiseröhre und der Magengrube durch gastroösophagealen Reflux* von Mageninhalt

SODH *Abk.*: Sorbitdehydrogenase

So|do|ku *nt* (Ⓔ sodoku): ***Syn:*** *Rattenbisskrankheit, Rattenbissfieber I*; durch Nagerbisse [Ratten, Mäuse] übertragene Infektionskrankheit durch **Spirillum minus**; meist subakuter Verlauf mit Lymphknotenschwellung, Lymphangitis*, Kopfschmerzen, Fieber und Übelkeit; Polyarthritis* oder Myalgien sind selten; die rezidivierenden Fieberschübe dauern 3–4 Tage und wiederholen sich im Abstand von 8–9 Tagen über einen Zeitraum von 1–2 Monaten

So|do|mie *f* (Ⓔ sodomy): ***Syn:*** *Zooerastie*; sexuelle Handlungen an oder mit Tieren

So|fort|al|ler|gie *f* (Ⓔ immediate allergy): *s.u. Allergie*

So|fort|pro|te|i|ne *pl* (Ⓔ immediate proteins): *s.u. Essay Viren S. 2273*

So|fort|pro|the|se *f* (Ⓔ immediate replacement denture): ***Syn:*** *Immediatprothese*; Zahnprothese, die unmittelbar nach der Zahnextraktion eingesetzt wird

So|fort|re|kons|truk|ti|on *f* (Ⓔ immediate reconstruction): *s.u. Mastektomie*

SOH *Abk.*: *→Schmelzoberhäutchen*

Soh|len|war|ze *f.*: *→Dornwarze*

So|ja *f* (Ⓔ soybean): ***Syn:*** *Glycine max, Soja hispida*; Kraut aus der Familie der Schmetterlingsblütler [Fabaceae]; verwendet wird das aus den **Sojabohnen** gewonnene **Sojalecithin** [Lecithinum ex soja], ein Phospholipidgemisch [Phosphatidylcholin*, Phosphatidylethanolamin*, Phosphatidylinositol*] mit Sojaöl, Kohlenhydraten, Glykolipiden, Phytosterolen* und Tocopherolen*; **Anw.**: Fettstoffwechselstörungen, v.a. Hypercholesterinämie*; traditionell auch bei Konzentrationsmangel, Gehirn- und Nervenerkrankungen, Altersbeschwerden, Leber- und Gallenleiden

So|ja|boh|nen *pl* (Ⓔ soybeans): *s.u. Soja*

So|ja|le|ci|thin *nt* (Ⓔ soybean lecithin): ***Syn:*** *Lecithinum ex soja*; *s.u. Soja*

Sokolow: Sokolow-Index *m*: *→Sokolow-Lyon-Index*

Sokolow-Lyon-Index *m* (Ⓔ Sokolow-Lyon index): ***Syn:*** *Sokolow-Index*; EKG-Kriterium zur Beurteilung von links- und rechtsventrikulärer Hypertrophie; *s.u. Essay Elektrokardiogramm S. 571*

Sol. *Abk.*: *→Solutio*

sol. *Abk.*: solubilis

So|la|na|ceae *pl* (Ⓔ Solanaceae): Nachtschattengewächse; *s.u. Solanin, Solanum*

So|la|nin *nt* (Ⓔ solanine): ***Syn:*** *Solatubin*; in verschiedenen Nachtschattengewächsen [Solanaceae] vorkommendes giftiges Alkaloid

So|la|nis|mus *m* (Ⓔ solanine poisoning): Solaninvergiftung führt zu Krämpfen, Zittern, Temperaturabfall, Dyspnoe und Tod durch Atemlähmung

So|la|num *nt* (Ⓔ Solanum): ***Syn:*** *Nachtschatten*; größte Gattung der Nachtschattengewächse [Solanaceae]; enthält u.a. **Kartoffel** [Solanum tuberosum], **Aubergine** [Solanum melongena] und **Bittersüß*** [Solanum dulcamara]; alle Nachtschatten enthalten sog. **Solanum-Alkaloide**, die z.T. sehr giftig sind [Solanin*]

Solanum-Alkaloide *pl* (Ⓔ solanum alkaloids): *s.u. Solanum*

so|lar *adj* (Ⓔ solar): die Sonne betreffend, durch Sonnenstrahlen hervorgerufen

So|lar|ple|xus *m*: *→Plexus coeliacus*

So|la|tu|bin *nt*: *→Solanin*

Sol|da|ten|herz *nt* (Ⓔ soldier's heart): ***Syn:*** *DaCosta-Syndrom, neurozirkulatorische Asthenie, Phrenikokardie, Effort-Syndrom*; meist bei jüngeren Männern auftretende, belastungsunabhängige Symptomatik mit Hyperventilation*, Tachykardie*, Herzschmerzen und Engegefühl; neben einer psychosomatischen Komponente wird auch eine Übererregbarkeit des Atemzentrums als Ursache diskutiert

So|le *f* (Ⓔ salt water source): natürliche, Natriumchlorid-haltige Quelle

So|le|us *m*: *→Musculus soleus*

So|li|da|gi|nis her|ba *f* (Ⓔ goldenrod): oberirdische Teile verschiedener Solidago-Arten; *s.u. Goldrute*

So|li|da|gi|nis vir|gau|re|ae her|ba *f* (Ⓔ goldenrod): oberirdische Teile von Solidago virgaurea; *s.u. Goldrute*

So|li|da|go gi|gan|te|a *f.*: *→Goldrute*

So|li|da|go se|ro|ti|na *f.*: *→Goldrute*

So|li|da|go vir|gau|re|a *f* (Ⓔ Solidago virgaurea): *s.u. Goldrute*

Solid-Phase-Häm-Adsorptionstest *m* (Ⓔ solid phase hemadsorption test): *s.u. Essay Syphilis S. 2077*

so|li|tär *adj* (Ⓔ solitary): allein, abgesondert, vereinzelt, einzeln

So|li|tär|bün|del *nt* (Ⓔ solitary tract): ***Syn:*** *Tractus solitarius*; zu den Nuclei* tractus solitarius am Boden der Rautengrube [Fossa* rhomboidea] ziehende Geschmacksfasern von Nervus* facialis, glossopharyngeus und vagus

So|li|tär|stein *m* (Ⓔ solitary calculus): *s.u. Gallenstein*

So|li|tär|zys|te des Knochens *f.*: *→Knochenzyste*

so|lu|bel *adj* (Ⓔ soluble): löslich, (auf-)lösbar

So|lu|tio *f, pl* **-ti|o|nes** (Ⓔ **1.–2.** solution): **1.** Lösung, Solution **2.** Lösung, Ablösung

Solutio Castellani: *→Castellani-Lösung*

Solutio Formaldehydii: *→Formalin*

So|lu|ti|on *f* (Ⓔ solution): Lösung, Solutio

Sol|vens *nt, pl* **-ven|zi|en, -ven|ti|en** (Ⓔ solvent): ***Syn:*** *Dissolvens*; Lösungsmittel

SOM *Abk.*: seröse Otitis media

-som *suf.*: in Adjektiven verwendetes Wortelement mit der Bedeutung „-wüchsig"

So|ma *nt, pl* **-ma|ta** (Ⓔ **1.** body **2.** cell body): **1.** Körper [im Gegensatz zur Psyche] **2.** Zellkörper

Somat-, somat- *präf.*: *→Somato-*

So|ma|tal|gie *f* (Ⓔ somatalgia): Körperschmerz, körperlicher Schmerz, somatischer Schmerz

so|ma|tisch *adj* (Ⓔ somatic): ***Syn:*** *körperlich*; den Körper/das Soma betreffend, zum Körper gehörend

Somato-, somato- *präf.*: Wortelement mit der Bedeutung „Körper/Soma"

so|ma|to|gen *adj* (Ⓔ somatogenic): vom Körper verursacht, körperlich bedingt; in der Psychiatrie als Gegensatz zu endogen definiert

So|ma|to|ge|ne|se *f* (Ⓔ somatogenesis): Entwicklung des Körpers aus dem Keimzellen

So|ma|to|gramm *nt* (Ⓔ somatogram): graphische Darstellung quantitativer Messwerte [z.B. Gewicht, Körpergröße] zur

S

Beurteilung der Entwicklung

So|ma|to|kri|nin *nt*: *→Somatoliberin*

So|ma|to|li|be|rin *nt* (Ⓔ somatoliberin): ***Syn:*** *Somatokrinin, Somatotropin-releasing-Faktor, Somatotropin-releasing-Hormon, growth hormone releasing hormone*; im Hypothalamus* gebildetes Hormon, das die Freisetzung von Somatotropin* anregt

So|ma|to|lo|gie *f* (Ⓔ somatology): ***Syn:*** *Körperlehre*; Lehre von den Eigenschaften des menschlichen Körpers

So|ma|to|mam|mo|tro|pin *nt*: *→Chorionsomatomammotropin*

So|ma|to|me|di|ne *pl* (Ⓔ somatomedins): ***Syn:*** *insulin like growth factors*; unter dem Einfluss von Somatotropin* gebildete Proteine, die als Mediatoren von Somatotropin in den Geweben wirken; man unterscheidet **IGF I** und **IGF II**, die über spezifische Rezeptoren auf Knorpel [v.a. die Wachstumszone], Muskel und Fettgewebe wirken

So|ma|to|me|ga|lie *f* (Ⓔ somatomegaly): ***Syn:*** *Gigantismus, Hypersomie, Riesenwuchs*; durch einen erhöhten Wachstumshormonspiegel verursachter proportionierter Großwuchs

So|ma|to|pleu|ra *f* (Ⓔ somatopleure): *s.u. parietales Mesoderm*

so|ma|to|pleu|ral *adj* (Ⓔ somatopleuric): Somatopleura betreffend

So|ma|to|sen|so|rik *f* (Ⓔ somatosensory system): ***Syn:*** *somatosensorisches System*; Reize der propriozeptiven Sensibilität* verarbeitendes System; dazu gehören u.a. die Hinterstrangbahnen des Rückenmarks, Lemniscus* medialis, Thalamus* und somatosensorische Projektionsfelder der Großhirnrinde

so|ma|to|sen|so|risch *adj* (Ⓔ somatosensory): Bezeichnung für aus der Haut und tieferen Strukturen stammende Sinnesreize

So|ma|to|sta|tin *nt* (Ⓔ somatostatin): ***Syn:*** *Somatotropin-release-inhibiting-Faktor, Somatotropin-inhibiting-Faktor, Somatotropin-inhibiting-Hormon, Somatotropin-release-inhibiting-Hormon*; im Hypothalamus* gebildetetes Statin*, das die Ausschüttung von Somatotropin* und TSH* hemmt; kommt auch im Magen-Darm-Trakt vor, wo es sowohl die exokrine Sekretion von Magensäure, Bicarbonat und Enzymen als auch die endokrine Insulin- und Glucagonsekretion unterdrückt; *s.a. Essay Chemotherapie S. 349*

So|ma|to|sta|ti|nom *nt* (Ⓔ somatostatinoma): ***Syn:*** *D-Zellen-Tumor, D-Zell-Tumor*; von den D-Zellen* des Pankreas ausgehender Somatostatin*-bildender Tumor; die Tumore bilden oft auch Kalzitonin*, Cortisol*, vasoaktives intestinales Polypeptid* und Gastrin*; **Therapie:** Resektion, Chemotherapie

so|ma|to|trop *adj* (Ⓔ somatotropic): auf Körperzellen wirkend

So|ma|to|tro|pin *nt* (Ⓔ somatotropin): ***Syn:*** *somatotropes Hormon, Wachstumshormon*; im Hypophysenvorderlappen* gebildetes Hormon, das die DNA- und Eiweißsynthese anregt und die Fettsynthese hemmt; die Ausschüttung von Somatotropin aus der Hypophyse unterliegt einer Regulation durch Somatoliberin* und Somatostatin*; daneben wird die Sekretion auch durch körperliche Anstrengung und Hypoglykämie* angeregt; es gibt auch eine Ausschüttung während des Tiefschlafes sowie eine episodenhafte Sekretion größerer Mengen ohne erkennbare Auslöser

die meisten Wirkungen werden indirekt über die Somatomedine* ausgelöst, andere [v.a. die insulinantagonistische Wirkung am Fettgewebe] dagegen direkt; viele Wirkungen des Wachstumshormons sind weiterhin ungeklärt, sicher ist

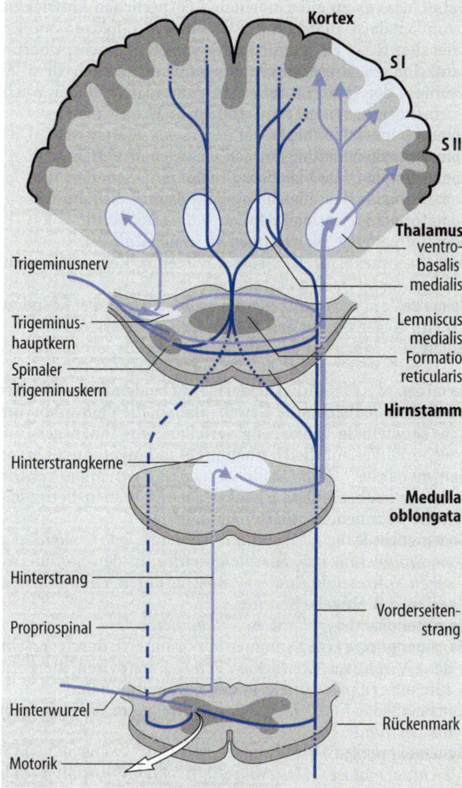

Abb. S115. Übersicht über die Somatosensorik

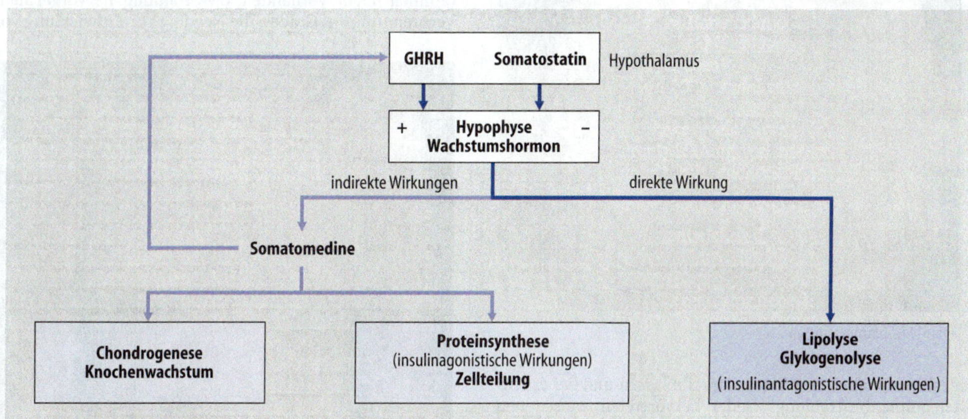

Abb. S116. Regulation der Somatotropinsekretion

aber, dass es zu einer normalen körperlichen Entwicklung von Kindern notwendig ist; Minderproduktion im Kindesalter führt zu proportioniertem Zwergwuchs, Überproduktion zu Riesenwuchs [Gigantismus]; nach dem Abschluss der Pubertät führt ein pathologisch hoher Wachstumshormonspiegel zu Akromegalie*

Somatotropin-inhibiting-Faktor *m*: *→Somatostatin*

Somatotropin-inhibiting-Hormon *nt*: *→Somatostatin*

Somatotropin-release-inhibiting-Faktor *m*: *→Somatostatin*

Somatotropin-release-inhibiting-Hormon *nt*: *→Somatostatin*

Somatotropin-releasing-Faktor *nt*: *→Somatoliberin*

Somatotropin-releasing-Hormon *nt*: *→Somatoliberin*

so|ma|to|vis|ze|ral *adj* (Ⓔ somatovisceral): Körper/Soma und Eingeweide/Viszera betreffend

So|ma|zel|le *f* (Ⓔ body cell): ***Syn:*** *somatische Zelle*; Körperzelle; im Gegensatz zu den Zellen des Nervensystems

-somie *suf.*: Wortelement mit Bezug auf „Körperbau/Beschaffenheit"

So|mi|ten *pl* (Ⓔ somites): paarige, zu beiden Seiten des Neuralrohrs* entstehende Gewebeplatten, die dem Embryo eine segmentale Gliederung verleihen; aus ihnen gehen im weiteren Verlauf die Dermatome* und Myotome* hervor

Som|mer|ak|ne *f* (Ⓔ Mallorca acne): ***Syn:*** *Mallorca-Akne, Frühjahrsakne, Akne aestivalis*; meist Frauen betreffende Akne* sonnenexponierter Hautareale

Som|mer|cho|le|ra *f* (Ⓔ summer cholera): ***Syn:*** *Cholera aestiva, Sommerdiarrhö, Sommerdiarrhoe*; in den Sommermonaten auftretende Cholera* nostras durch Viren oder Bakterien, z.B. Shigella* sonnei

Som|mer|di|ar|rhö *f, pl* **-rhö|en**: *→Sommercholera*

Som|mer|grip|pe *f* (Ⓔ summer minor illness): durch verschiedene Viren [v.a. Coxsackie-, Echo-, Enteroviren] hervorgerufener grippaler Infekt in den Sommermonaten

Som|mer|lin|de *f* (Ⓔ large-leaved lime): ***Syn:*** *Tilia platyphyllos*; *s.u. Linde*

Som|mer|pru|ri|go *f* (Ⓔ summer prurigo): ***Syn:*** *polymorphe Lichtdermatose (Haxthausen), Lichtekzem, polymorpher Lichtausschlag, Lupus erythematodes-artige Lichtdermatose, Dermatopathia photoelectrica, Prurigo aestivalis, Ekzema solare*; ätiologisch ungeklärte, durch Sonnenlicht hervorgerufene Lichtdermatose*; die Art der Hautveränderungen ist extrem variabel [ekzem-artig, plaque-artig, urtikariell, erythematös] und wechselt oft von Mal zu Mal

Som|mer|spros|sen *pl* (Ⓔ freckles): ***Syn:*** *Ephelides, Epheliden, Lentigo aestiva*; Sommersprossen treten v.a. bei hellhäutigen Personen auf; es handelt sich um permanente Pigmentflecken, die aber im Winter stark abblassen und bei erneuter Sonnenbestrahlung wieder hervortreten; in seltenen Fällen sind sie auch Teil eines Fehlbildungssyndroms [Neurofibromatose*, Progerie*, Xeroderma* pigmentosum]

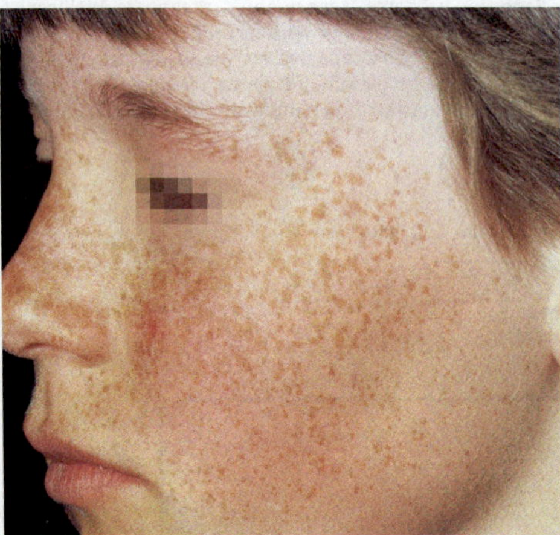

Abb. S117. Sommersprossen

Som|mer|ur|ti|ka|ria *f*: *→Lichturtikaria*

Somn-, somn- *präf.*: Wortelement mit der Bedeutung „Schlaf"

Som|nam|bu|lis|mus *m* (Ⓔ somnambulism): ***Syn:*** *Noktambulismus, Schlafwandeln*; v.a. bei Kindern und Jugendlichen auftretende Handlungen [Aufstehen, Herumlaufen, Reden] aus dem Schlaf heraus, für die später aber eine vollständige Amnesie besteht; soll auch häufig mit Einnässen [Enuresis] assoziiert sein; angeblich soll es auch eine Häufung um den Vollmond herum geben

Somni-, somni- *präf.*: *→Somn-*

Som|ni|fe|rum *nt*: *→Schlafmittel*

Som|ni|lo|quie *f* (Ⓔ somniloquy): Sprechen im Schlaf

Somno-, somno- *präf.*: *→Somn-*

Som|no|ki|ne|ma|to|graph *m* (Ⓔ somnocinematograph): ***Syn:*** *Hypnokinematograph, Somnokinematograf, Hypnokinematograf*; Gerät zur Aufzeichnung der Bewegungen im Schlaf

som|no|lent *adj* (Ⓔ somnolent): schläfrig; bewusstseinseingetrübt, bewusstseinsbeeinträchtigt

Som|no|lenz *f* (Ⓔ somnolence): (krankhafte) Schläfrigkeit, Benommenheit; leichte Form der Bewusstseinsstörung; die Patienten können durch Anrufen oder Beklopfen jederzeit geweckt werden und reagieren auf Anweisungen

Somogyi: Michael Somogyi; 1883–1971; amerikanischer Biochemiker (St. Louis)

Somogyi-Effekt *m* (Ⓔ Somogyi effect): überhöhte Insulingabe [v.a. bei schwer einstellbarem Diabetes* mellitus Typ I] führt zu Hypoglykämie*, die eine erhöhte Sekretion von ACTH*, Adrenalin*, Glucagon* und Wachstumshormon* bewirkt und damit eine reaktive Hyperglykämie* verursacht

Son|de *f* (Ⓔ sound): starres oder biegsames, stab- oder röhrenförmiges Instrument aus Metall oder Plastik zur Einführung in Gefäße, Hohlorgane oder Hohlräume

Son|den|phä|no|men *nt* (Ⓔ sound phenomenon): *s.u. Lupus vulgaris*

Son|den|ver|such *m* (Ⓔ sound test): *s.u. Lupus vulgaris*

Son|die|ren *nt*: *→Sondierung*

Son|die|rung *f* (Ⓔ probing): ***Syn:*** *Sondieren*; Einführung einer Sonde; diagnostische Austastung mit einer Sonde

Sones: Mason F. Sones; zeitgenössischer amerikanischer Kardiologe

Seldinger-Sones-Technik *f*: *→Sones-Technik*

Sones-Technik *f* (Ⓔ Sones technique): ***Syn:*** *Seldinger-Sones-Technik*; Seldinger*-Technik, bei der der Katheter über die Arteria* brachialis eingeführt wird

Son|nen|al|ler|gie *f*: *→Lichturtikaria*

Son|nen|blu|men|ka|ta|rakt *f* (Ⓔ copper cataract): ***Syn:*** *Kupferstar, Sonnenblumenstar, Chalcosis lentis, Chalkosis*; durch Kupferablagerung entstandene Verfärbung der Linse; meist durch Kupfersplitter verursacht

Son|nen|blu|men|star *m*: *→Sonnenblumenkatarakt*

Son|nen|brand *m* (Ⓔ sunburn): ***Syn:*** *Erythema solaris, Dermatitis solaris/photoelectrica, UV-Erythem*; durch die im (Sonnen-)Licht vorhanden UV-Strahlung hervorgerufene Verbrennung* 1. Grades; die Neigung zur Entwicklung von

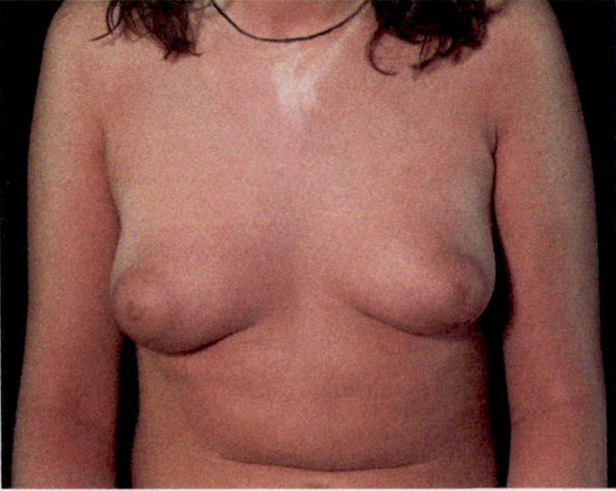

Abb. S118. Sonnenbrand

S

Typ	Phänotyp		Reaktion auf Sonnenbestrahlung		Empfohlener Lichtschutzfaktor (DIN)
			Sonnenbrand	**Bräunung**	
I	Haut: Haare: Augen:	Hell Rötlich bis rotblond Blau, grün	Immer	Nie	12–15
II	Haut: Haare: Augen:	Hell Blond bis hellbraun Blau, grau, braun	Immer	Wenig	8–12
III	Haut: Haare: Augen:	Hellbraun Dunkelblond bis braun Braun	Selten	Gut	6–8
IV	Haut: Haare: Augen:	Hellbraun bis mittelbraun Dunkelbraun Braun	Nie	Immer	4–6

Tab. S119. Sonnenbrand. Photobiologische Hauttypen in Europa

Sonnenbränden hängt vom Hauttyp ab und ist damit genetisch bedingt; insbesondere Personen mit heller Haut, rotblonden Haaren, blauen Augen und Neigung zu Sommersprossen [**keltischer Typ**] sind extrem UV-empfindlich; **Therapie:** kühlende Lokalbehandlung mit Lotionen, Schüttelmixturen oder Eisbeuteln

Son|nen|ge|flecht *nt*: *→Plexus coeliacus*

Son|nen|hut *m*: *→Echinacea*

Son|nen|stich *f* (Ⓔ sunstroke): ***Syn:*** *Heliosis, Insolation*; durch eine übermäßige Sonneneinwirkung auf den ungeschützten Kopf und den Nacken verursachter Hitzestau mit Reizung der Hirnhäute [Meninigismus]; am häufigsten betroffen sind Säuglinge und Kleinkinder; auffällig ist, dass die Körperhaut meist kühl ist, während der Kopf extrem heiß sein kann; dazu kommen Übelkeit, Erbrechen, Nackensteifigkeit, Kopfschmerzen und evtl. Kreislaufbeschwerden; evtl. Übergang in einen Hitzschlag*

Son|nen|tau *m* (Ⓔ sundew): ***Syn:*** *Drosera rotundifolia*; Pflanze aus der Familie der Sonnentaugewächse [Droseraceae]; verwendet werden heute ober- und unterirdische Pflanzenteile [**Droserae herba**] des **afrikanischen Sonnentaus** [Drosera ramentacea]; sie enthalten 1,4-Naphthochinonderivate mit bronchospasmolytischer und antitussiver Wirkung; **Anw.:** traditionell bei Reiz- und Krampfhusten, Keuchhusten*, Asthma* bronchiale und auch bei Tuberkulose*; äußerlich zur Beseitigung von Warzen und Sommersprossen; in der Homöopathie bei Krampfhusten und Heiserkeit

Son|nen|ur|ti|ka|ria *f*: *→Lichturtikaria*

So|no|gramm *nt* (Ⓔ sonogram): ***Syn:*** *Echogramm*; bei der Sonographie erhaltenes Bild

So|no|graph *m* (Ⓔ sonograph): ***Syn:*** *Echograph, Sonograf, Echograf*; Ultraschallgerät

So|no|gra|phie *f* (Ⓔ sonography): ***Syn:*** *Sonografie*; Ultraschalluntersuchung; nicht-invasive Methode, bei der elektrische Energie in Schallwellen mit einer Frequenz von 2–10 Mhz umgesetzt wird; Absorption, Reflexion und Brechung der Ultraschallwellen im Gewebe erzeugen spezifische Bilder, die auf einem Bildschirm dargestellt werden; man unterscheidet **1. Impuls-Echo-Verfahren**, bei denen der Schallkopf als Sender und Empfänger dient; die ausgesandten Schallwellen werden von Strukturen im Ausbreitungsgebiet reflektiert und als Echosignale registriert; im einfachsten Fall werden die Echosignale als Amplituden auf einer Zeitachse dargestellt; im so erzeugten **A-Bild** lässt die Größe der Amplitude auf die Intensität des Echos schließen [je größer, desto intensiver], während der Abstand der Amplituden Hinweise auf die Entfernung vom Schallkopf und damit auf die Lage im Körper gibt; wegen der großen Vorteile der zweidimensionalen Darstellung [B-Bild] wird der A-Mode heute kaum noch verwendet

beim **B-Bild** wird die Amplitudengröße in ortskodierte, punktförmige Helligkeitswerte [**Brigthness** *engl.* Helligkeit] umgesetzt, aus denen auf dem Bildschirm ein zweidimensionales Graubild entsteht; moderen Geräte speichern die Echosignale in digitaler Form und ermöglichen damit Variationen der Bildaufbereitung und quantitativen Auswertung; beim **M-Mode** [**M**otion *engl.* Bewegung] wird der Schallkopf still gehalten, womit sich bewegende Grenzflächen auf dem Monitor als sich bewegende Linien dargestellt werden; der M-Mode wird v.a. in der Kardiologie* zur Untersuchung des Herzens und der Herzklappen eingesetzt; alle drei Verfahren werden als **Echtzeit-Verfahren** bezeichnet, weil die Vorgänge direkt am Monitor beobachtet werden können

2. Doppler-Sonographie registriert die Frequenzänderung von Schallwellen an bewegten Objekten [Doppler*-Effekt]; arbeitet entweder mit kontinuierlichen Schallwellen [**continous-wave-Doppler-Sonographie**] oder mit Schallimpulsen [**Impuls-Doppler-Sonographie**]; Haupteinsatzbereich ist die Untersuchung von Herz und Gefäßen; durch eine Kombination mit B-Bild* erhält man Schnittbilder, die nur blutdurchströmte Gefäße zeigt [**Doppler-Angiographie**]

so|no|gra|phisch *adj* (Ⓔ sonographic): ***Syn:*** *sonografisch*; Sonographie betreffend, mittels Sonographie

so|nor *adj* (Ⓔ sonorous): tönend, resonant, klangvoll

Soor *m* (Ⓔ thrush): ***Syn:*** *Candidose, Kandidamykose, Candidamykose, Soormykose, Candidiasis, Moniliasis, Moniliose, Oidomycosis, Oidose*; lokalisierte oder systemische Mykose* durch Candida*-Species [meist Candida albicans]

vaginaler Soor (Ⓔ vaginal thrush): ***Syn:*** *vulvovaginale Candidose, Candidavulvitis, Candidakolpitis, Soorkolpitis, Vaginalsoor, Vulvovaginitis candidamycetica, Candidavulvovaginitis*; Vulvovaginitis* durch Candida* albicans; betrifft v.a. junge Frauen, Patientinnen mit Diabetes* mellitus und Schwangere im letzten Trimenon; orale Kontrazeptiva begünstigen die Entwicklung; **Klinik:** weißlicher, krümeliger Ausfluss, Brennen, Juckreiz, Schwellung und Rötung der Vulva; **Therapie:** antimykotische Cremes, Lotions oder Ovula

Soor|ba|la|ni|tis *f, pl* **-ti|den** (Ⓔ candidal balanitis): ***Syn:*** *Balanitis candidamycetica, Balanoposthitis candidamycetica, Soorbalanoposthitis, Candidabalanitis*; durch Candida* albicans hervorgerufene Entzündung von Eichel und Vorhaut; **Therapie:** antimykotische Lotion oder Creme [Nystatin*, Amphotericin* B, Clotrimazol* oder Miconazol*]

Soor|ba|la|no|pos|thi|tis *f, pl* **-ti|den**: *→Soorbalanitis*

Soor|gra|nu|lom *nt* (Ⓔ candida granuloma): ***Syn:*** *Candidagranulom*; Granulom* bei Candidose* der Mundschleimhaut

Soor|kol|pi|tis *f, pl* **-ti|den**: *→vaginaler Soor*

Soor|my|ko|se *f*: *→Soor*

Soor|öl|so|pha|gi|tis *f, pl* **-ti|den** (Ⓔ candida esophagitis): Entzündung der Speiseröhrenschleimhaut durch Candida* albicans; *s.a. Ösophagitis*, *Essay AIDS S. 31*

Soor|pilz *m*: *→Candida albicans*

Soor|sto|ma|ti|tis *f*: *→Mundsoor*

Soor-Windeldermatitis *f, pl* **-ti|ti|den** (Ⓔ candidiasis of the diaper area): Candidose* der Säuglingshaut im Windelbereich; *s.a. Windeldermatitis*

SOP *Abk.*: *→Subokzipitalpunktion*

SOPCA *Abk.*: *→sporadische olivopontozerebelläre Atrophie*

So|pho|rin *nt*: *→Zytisin*

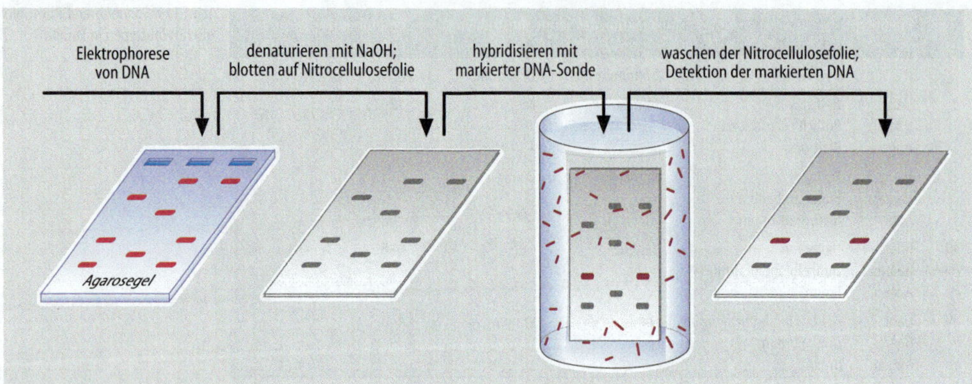

Abb. S120. Southern Blot

Soph|ro|lo|gie *f* (Ⓔ sophrology): Lehre, die die Beeinflussung des Bewusstseins durch konzentrative Selbstentspannungstechniken und Suggestion [Hypnose*] postuliert

So|por *m* (Ⓔ sopor): ***Syn:*** *Topor*; schlafähnliche, schwere Bewusstseinseintrübung; die Patienten können nur durch starke Stimuli [z.B. Schmerzreize] geweckt werden, reagieren dann aber kaum auf Anweisungen

SOPS *Abk.*: somnolent-ophthalmoplegisches Syndrom

SOR *Abk.*: Serum-Opazitätsreaktion

S-O-R *Abk.*: Stimulus-Organismus-Reaktion

SorbD *Abk.*: Sorbitdehydrogenase

Sor|bi au|cu|pa|ri|ale fruc|tus *m* (Ⓔ rowan): Früchte der Eberesche*

Sor|bin|säu|re *f* (Ⓔ sorbic acid): ***Syn:*** *2,4-Hexadiensäure, Acidum sorbicum*; als Konservierungsmittel verwendete ungesättigte Säure

Sor|bit *nt* (Ⓔ sorbite): ***Syn:*** *Sorbitol, Glucitol, Glucit*; als Süßstoff verwendeter sechswertiger Zuckeralkohol; entsteht durch Reduktion am C-Atom 1 der Glucose*

Sor|bi|tol *nt*: →*Sorbit*

Sor|bo|se *f* (Ⓔ sorbose): pflanzliche Aldohexose*

Sor|bus au|cu|pa|ri|a *f*: →*Eberesche*

So|ta|lol *nt* (Ⓔ sotalol): nicht-selektiver β-Blocker; Klasse-III-Antiarrhythmikum*; **Anw.**: ventrikuläre Extrasystolen, Kammertachykardie, WPW-Syndrom, paroxysmale supraventrikuläre Tachykardie

Sotos: Juan Fernandez Sotos; geb. 1927; amerikanischer Kinderarzt

Sotos-Syndrom *nt* (Ⓔ Sotos' syndrome): ***Syn:*** *zerebraler Gigantismus*; i.d.R. sporadisch auftretender, seltener autosomal-rezessiv oder dominant vererbter Riesenwuchs kombiniert mit typischem Gesicht [rundes Gesicht, prominente Stirn, hoher Haaransatz, Hypertelorismus*] und psychomotorischer Retardierung; wesentlich seltener als andere Gigantismus-Formen [z.B. Klinefelter*-, Marfan*-Syndrom]

Southern: Edwin Southern; amerikanischer Biochemiker im 20. Jahrhundert

Southern Blot *m/nt* (Ⓔ Southern blot): Methode zur Auftrennung von spezifischer Einzelstrang-DNA; die DNA wird im ersten Schritt elektrophoretisch getrennt und dann mit Natriumhydroxid denaturiert, wobei sich die Einzelstrang-DNA fest an die Nitrozellulosefolie bindet; im nächsten Schritt wird die gebundene DNA mit einer markierten DNA-Sonde hybridisiert und spezifisch nachgewiesen

so|zi|a|bel *adj* (Ⓔ sociable): gesellig, umgänglich

So|zi|a|bi|li|tät *f* (Ⓔ sociability): soziales Verhalten, Geselligkeit, Umgänglichkeit

so|zi|al *adj* (Ⓔ social): die Gesellschaft betreffend

So|zi|a|li|sa|ti|on *f* (Ⓔ socialization): ***Syn:*** *Sozialisierung*; Eingliederung in die soziale Gemeinschaft bzw. in die bestehende gesellschaftliche Ordnung

So|zi|al|me|di|zin *nt* (Ⓔ social medicine): Teilgebiet der Medizin, das sich mit der Rolle der sozialen Umwelt bei der Krankheitsentstehung befasst

So|zi|al|psy|cho|lo|gie *f* (Ⓔ social psychology): Grenzbereich von Psychologie* und Soziologie*, der sich mit dem Verhältnis von Individuen zu Gruppen befasst

Sozio-, sozio- *präf.*: Wortelement mit der Bedeutung „Gesellschaft/Gemeinschaft"

So|zi|o|ge|ne|se *f* (Ⓔ sociogenesis): Krankheitsverursachung durch soziale Bedingungen, wie z.B. Hunger oder Armut

So|zi|o|lo|ge *m* (Ⓔ sociologist): Wissenschaftler auf dem Gebiet der Soziologie*

So|zi|o|lo|gie *f* (Ⓔ sociology): Lehre vom Zusammenleben von Menschen in einer Gemeinschaft

So|zi|o|lo|gin *f* (Ⓔ sociologist): Wissenschaftlerin auf dem Gebiet der Soziologie*

so|zi|o|lo|gisch *adj* (Ⓔ sociological): Soziologie betreffend

SP *Abk.*: **1.** →*saure Phosphatase* **2.** Schwangerschaftsprotein **3.** Schwellenpotential **4.** Serumphosphor **5.** Spaltprodukte **6.** →*Sphingomyelin* **7.** Subclavia-Punktion **8.** Summationspotential **9.** →*suprapubisch*

Sp. *Abk.*: **1.** Siedepunkt **2.** →*Spina* **3.** →*Spirillum*

sp. *Abk.*: →*spinal*

S-1,7-P *Abk.*: Sedulose-1,7-diphosphat

S-7-P *Abk.*: Sedulose-7-phosphat

SPA *Abk.*: **1.** Serumphenylalanin **2.** →*Spondylitis ankylosans* **3.** suprapubische Aspiration

Spa *Abk.*: →*Spina nasalis anterior*

SpÄB *Abk.*: Sportärztebund

Spalt|bla|se *f*: →*Blasenekstrophie*

Spalt|bruch *m* (Ⓔ incomplete fracture): seltene Bezeichnung für eine unvollständige Fraktur*

Spalt|fuß *m* (Ⓔ cleft foot): angeborene Spaltbildung des Fußes, bei der die Entwicklung des mittleren Strahles unvollständig verläuft; im Extremfall sind nur die Strahlen I und V ausgebildet und der Fuß gleicht einer Hummerschere **[lobster claw]**

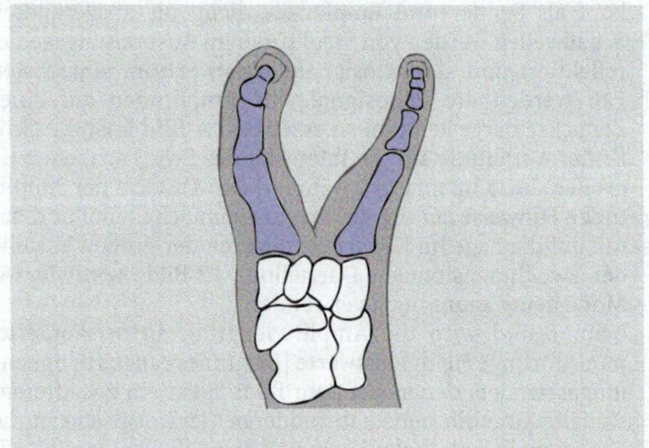

Abb. S121. Spaltfuß

S

Spaltlhand *m* (Ⓔ cleft hand): angeborene Spaltbildung der Hand, bei der die Entwicklung des mittleren Strahles unvollständig verläuft; im Extremfall sind nur die Strahlen I und V ausgebildet und die Hand gleicht einer Hummerschere [**lobster claw**]

Spaltlhaut *f* (Ⓔ split-skin graft): *s.u. Hauttransplantation*

1/2-Spalthaut *f* (Ⓔ 1/2-split skin graft): *s.u. Hauttransplantation*

1/4-Spalthaut *f* (Ⓔ 1/4-split skin graft): *s.u. Hauttransplantation*

3/4-Spalthaut *f* (Ⓔ 3/4-split skin graft): *s.u. Hauttransplantation*

Spaltlhautllaplpen *m* (Ⓔ split thickness flap): ***Syn:*** *Spalthauttransplantat; s.u. Hauttransplantation*

Spaltlhautltranslplanltat *m* (Ⓔ split-skin graft): ***Syn:*** *Spalthautlappen; s.u. Hauttransplantation*

Spaltlimpflstoff *m* (Ⓔ split-protein vaccine): ***Syn:*** *Spaltvakzine*; Impfstoff*, der aus Bestandteilen des Erregers oder Toxins besteht

Spaltllamlpe *f* (Ⓔ slitlamp): Lampe, die ein spaltförmiges Lichtbündel emittiert; *s.a. Spaltlampenmikroskop*

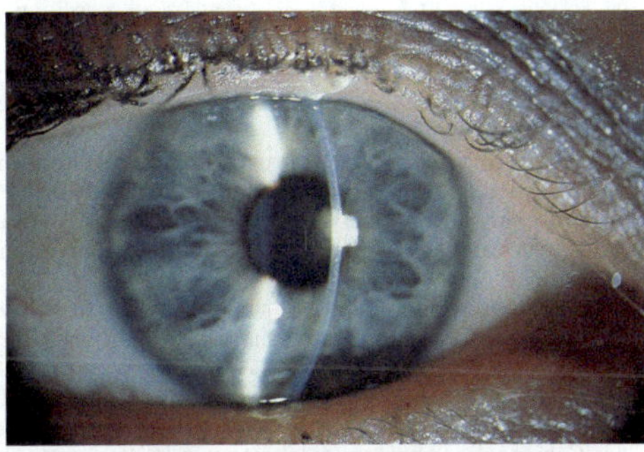

Abb. S122. Spaltlampenuntersuchung des Vorderabschnittes des Auges

Spaltllamlpenlmilkrolskop *nt* (Ⓔ slit lamp microscope): Hornhautmikroskop mit Spaltlampe zur Untersuchung der vorderen Augenabschnitte

Spaltlpillze *pl* (Ⓔ fission fungi): ***Syn:*** *Schizomyzeten, Schizomycetes*; alte Bezeichnung für Mikroorganismen, die sich durch Spaltung vermehren

Spaltlraum, pelrilnuklelälrer *m* (Ⓔ perinuclear cistern): ***Syn:*** *perinukleäre Zisterne, Cisterna caryothecae, Cisterna nucleolemmae*; zwischen der inneren und der äußeren Kernmembran liegender Flüssigkeitsraum um den Zellkern; *s.a. Zelle*

Spaltlschäldel *m* (Ⓔ cranium bifidum): ***Syn:*** *Kranioschisis, Cranium bifidum*; angeborene Schädelspalte

Spalt, synlaplti lscher *m* (Ⓔ synaptic gap): ***Syn:*** *Synapsenspalt; s.u. chemische Synapse*

Spalltungslgelsetz *nt* (Ⓔ law of segregation): ***Syn:*** *2. Mendel-Gesetz; s.u. Mendel-Gesetze*

Spalltungslirlrelsein *nt*: → *Schizophrenie*

Spaltlvaklzilne *f*: → *Spaltimpfstoff*

Spaltlwirlbel *m*: → *Spina bifida*

Spaltlzunlge *f* (Ⓔ bifid tongue): ***Syn:*** *Zungenspalte, Lingua bifida, Glossoschisis*; angeborene Längsspaltung der Zunge

Spalnilscher Kralgen *m*: → *Paraphimose*

Spanlnungslirlrelsein *nt*: → *Katatonie*

Spanlnungslkopflschmerz *m* (Ⓔ tension headache): mittelgradiger Kopfschmerz, der häufig in Form eines dumpfen Druckes bzw. einer ringförmigen Spannung beschrieben wird, und der immer mehr oder weniger unterschwellig vorhanden ist; es kommt dabei immer wieder zu Phasen einer Verstärkung, die sich dann spontan bessern; wird häufig mit Migräne* verwechselt; i.d.R. einer physiotherapeutischen Behandlung zugänglich

Spanlnungslpneulmolthol rax *m* (Ⓔ tension pneumothorax): *s.u. Pneumothorax*

Sparlgel *m* (Ⓔ asparagus): ***Syn:*** *Asparagus officinalis*; Pflanze aus der Familie der Asparagaceae; verwendet werden Wurzelstock [**Asparagi rhizoma**] und oberirdische Pflanzenteile [**Asparagi herba**], die beide Saponine* enthalten; **Anw.**: traditionell als Diuretikum*, bei Entzündungen der ableitenden Harnwege, Ödemen, Arthritis*, Rheuma, Gicht*, Leber- und Milzleiden; in der Homöopathie bei Nierensteinen und Herzinsuffizienz

spaslmisch *adj* (Ⓔ spasmodic): ***Syn:*** *spasmodisch*; krampfartig

Spasmo-, spasmo- *präf.*: Wortelement mit der Bedeutung „Krampf/Verkrampfung/Spasmus"

spaslmoldisch *adj*: → *spasmisch*

spaslmolgen *adj* (Ⓔ spasmogenic): krampfauslösend, krampferzeugend

Spaslmollyglmus *m* (Ⓔ spasmolygmus): krampfartiger Schluckauf; häufig psychogen bedingt

Spaslmollylse *f* (Ⓔ spasmolysis): Krampflösung, z.B. durch Verabreichung eines Spasmolytikums*

Spaslmollyltilkum *nt, pl* **-ka** (Ⓔ spasmolysant): krampflösende Substanz; i.e.S. Mittel, das den Tonus der glatten Muskulatur vermindert; man unterscheidet **1. neurotrope Spasmolytika**, d.h. Parasympatholytika*, die kompetitiv Acetylcholin hemmen **2. muskulotrope** oder **papaverinartige Spasmolytika**, die direkt auf glatte Muskelzellen einwirken **3. neurotrop-muskulotrope Spasmolytika**, die beide Wirkungen besitzen

spaslmollyltisch *adj* (Ⓔ spasmolytic): krampflösend, krampfmildernd

spaslmolphil *adj* (Ⓔ spasmophile): zu Krämpfen neigend

Spaslmolphillie *f* (Ⓔ spasmophilia): ***Syn:*** *spasmophile Diathese*; Neigung zu Krämpfen; z.B. bei Rachitis [rachitogene Tetanie]

Spaslmus *m* (Ⓔ spasm): Krampf, Verkrampfung; Muskelkrampf

Spasmus facialis (Ⓔ facial spasm): ***Syn:*** *Gesichtskrampf*; Krampf der Gesichtsmuskulatur, z.B. bei Tetanus

Spasmus glottidis: → *Stimmritzenkrampf*

infantile Spasmen: → *West-Syndrom*

Spasmus rotatorius (Ⓔ rotatory spasm): ***Syn:*** *Drehkrampf*; unwillkürliche Kopfdrehung mit Krampf der Halsmuskulatur

Spasltik *f* (Ⓔ spasticity): eingeschränkte Muskelbeweglichkeit durch eine Tonuserhöhung; typisch für zentrale Lähmungen*, z.B. bei Apoplexie

spasltisch *adj* (Ⓔ spastic): Spastik oder Spasmen betreffend, krampfend, krampfartig

Spasltilziltät *f* (Ⓔ spasticity): verstärker Widerstand von Muskeln gegen eine passive Bewegung

Spätlalbort *m* (Ⓔ late abortion): Abort* nach der 16. Schwangerschaftswoche

Spätldelzellelraltilon *f*: → *Spättief*

Spätldilasltollilkum *nt, pl* **-ka** (Ⓔ late diastolic murmur): ***Syn:*** *spätdiastolisches Herzgeräusch*; Herzgeräusch in der Spätphase der Diastole*

Spät-Dumping *nt* (Ⓔ late postprandial dumping): ***Syn:*** *postprandiale Hypoglykämie, reaktive Hypoglykämie, postalimentäres Spätsyndrom, Spätdumpingsyndrom*; nach Magenentfernung [Gastrektomie*] auftretendes Syndrom; 2–3 Stunden nach Nahrungsaufnahme kommt es zu einer hypoglykämischen Phase mit Schwitzen, Übelkeit und evtl. Kreislaufkollaps; **Therapie**: Vermeidung zuckerhaltiger Getränke; 6 kleine Mahlzeiten pro Tag; proteinreiche, kohlenhydratarme Nahrung

Spätldumlpinglsynldrom *nt*: → *Spät-Dumping*

Spätldyslkilnelsie *f* (Ⓔ tardive dyskinesia): ***Syn:*** *tardive Dyskinesie, Dyskinesia tarda*; bei Langzeittherapie mit Neuroleptika* auftretendes extrapyramidales Syndrom mit choreatischen und dystonen Hyperkinesien der Mundregion, Extremitäten und [selten] am Rumpf; z.T. Rückbildung nach Absetzen des Medikamentes; ältere Patienten sind häufiger betroffen als junge

Spätlelpillep lsie *f* (Ⓔ tardy epilepsy): ***Syn:*** *Epilepsia tarda, Epilepsia tardiva*; erstmalig nach dem 30. Lebensjahr auftretende Epilepsie

Spätlelxanlthelme *pl* (Ⓔ late exanthemas): ***Syn:*** *Rezidivexantheme; s.u. Essay Syphilis S. 2077*

Spät|ge|burt *f* (Ⓔ late delivery): ***Syn:*** *Partus serotinus*; Geburt, die später als 14 Tagen nach dem errechneten Entbindungstermin erfolgt

Spät|ges|to|se *f* (Ⓔ preeclampsia): veraltet für →*Präeklampsie*

Spa|ti|um *nt, pl* **-tia, -ti|en** (Ⓔ space): Raum; Zwischenraum, Abstand, Lücke, Spalt

Spatia anguli iridocornealis (Ⓔ spaces of iridocorneal angle): ***Syn:*** *Fontana-Räume*; Lücken zwischen den Faserbündeln des Hueck-Bandes [Reticulum* trabeculare sclerae], durch die das Kammerwasser zum Schlemm-Kanal [Sinus* venosus sclerae] geleitet wird

Spatium endolymphaticum (Ⓔ endolymphatic space): der mit Endolymphe* gefüllte Innenraum des membranösen Labyrinths [Labyrinthus* membranaceus]

Spatium epidurale (Ⓔ epidural space): ***Syn:*** *Epiduralraum, Epiduralspalt*; Raum zwischen dem äußeren und dem inneren Blatt der Dura* mater des Rückenmarks oder des Gehirns

Spatium episclerale (Ⓔ episcleral space): ***Syn:*** *Tenon-Raum*; Raum zwischen Sklera* und Augapfelscheide [Vagina* bulbi], der von lockerem Bindegewebe ausgefüllt ist

Spatium extradurale (Ⓔ extradural space): ***Syn:*** *Extraduralraum*; Raum zwischen dem äußeren und dem inneren Blatt der Dura* mater oder des Gehirns; Epiduralraum [Spatium* epidurale] des Schädels

Spatium extraperitoneale (Ⓔ extraperitoneal space): ***Syn:*** *Extraperitonealraum*; Raum außerhalb der Peritonealhöhle [Cavitas* peritonealis]; umfasst **Retroperitonealraum** [Spatium retroperitoneale], **Retroinguinalraum** [Spatium* retroinguinale] und Retzius-Raum [Spatium* retropubicum]

Spatium intercostale: →*Interkostalraum*

Spatia interglobularia (Ⓔ interglobular spaces of Owen): ***Syn:*** *Czermak-Räume, Interglobularräume*; nicht-mineralisierte Räume in Zahndentin

Spatia interossea metacarpi (Ⓔ interosseous spaces of metacarpus): ***Syn:*** *Metakarpalräume*; Räume zwischen den Metakarpalknochen [Ossa* metacarpalia]

Spatia interossea metatarsi (Ⓔ interosseous spaces of metatarsus): ***Syn:*** *Metatarsalräume*; Räume zwischen den Metatarsalknochen [Ossa* metatarsalia]

Spatium intervaginale subarachnoidale nervi optici (Ⓔ subarachnoid space of optic nerve): ***Syn:*** *Spatium leptomeningeum*; Spalt zwischen der inneren und äußeren Hülle des Sehnervens [Nervus* opticus]

Spatium lateropharyngeum (Ⓔ lateropharyngeal space): ***Syn:*** *Lateropharyngealraum, Spatium parapharyngeum, Spatium pharyngeum laterale*; Bindegewebsraum zu beiden Seiten des Rachens [Pharynx*]; enthält u.a. Arteria* carotis interna, Vena* jugularis interna, Nervus* glossopharyngeus, vagus, accessorius und hypoglossus

Spatium leptomeningeum: **1.** →*Spatium intervaginale subarachnoidale nervi optici* **2.** →*Spatium subarachnoideum*

Spatium parapharyngeum: →*Spatium lateropharyngeum*

Spatium perichoroideum (Ⓔ perichoroidal space): Spaltraum zwischen der Lamina suprachoroidea und der Lamina vasculosa der Choroidea*

Spatium peridurale (Ⓔ peridural space): ***Syn:*** *Periduralraum*; Raum zwischen dem äußeren und dem inneren Blatt der Dura* mater des Rückenmarks; zervikaler, thorakaler und lumbaler Teil des Epiduralraumes

Spatium perilymphaticum (Ⓔ perilymphatic space): der mit Perilymphe* gefüllte Raum des knöchernen Innenohrlabyrinths

Spatium perinei profundum: veraltet für →*Spatium profundum perinei*

Spatium perinei superficiale: veraltet für →*Spatium superficiale perinei*

Spatium peripharyngeum (Ⓔ peripharyngeal space): ***Syn:*** *peripharyngealer Raum*; Bindegewebsraum um den Rachen [Pharynx*]; wird in das paarige Spatium* lateropharyngeum und das unpaare Spatium* retropharyngeum unterteilt

Spatium perivasculare: →*Virchow-Robin-Raum*

Spatium pharyngeum laterale: →*Spatium lateropharyngeum*

Spatium prevesicale: veraltet für →*Spatium retropubicum*

Spatium profundum perinei (Ⓔ deep perineal space): ***Syn:*** *Saccus profundus perinei*; Raum zwischen dem Musculus* transversus perinei profundus und der Membrana* perinei; wird von der Harnröhre [Urethra*], der Scheide [Vagina*] und verschiedenen Arterien [Arteria urethralis, bulbi penis/clitoridis, profunda penis/clitoridis, dorsalis penis/clitoridis] durchzogen

Spatium retroinguinale (Ⓔ retroinguinal space): ***Syn:*** *Retroinguinalraum, Bogros-Raum*; Spaltraum zwischen Bauchfell [Peritoneum*] und Bauchwand in der Leistenregion [Regio* inguinalis], durch den die Arteria* iliaca externa zieht

Spatium retroperitoneale (Ⓔ retroperitoneal space): ***Syn:*** *Retroperitonealraum*; Raum zwischen Bauchfell [Peritoneum*] und hinterer Bauchwand; enthält u.a. Nieren, Harnleiter, Nebennieren, Bauchaorta und untere Hohlvene

Spatium retropharyngeum (Ⓔ retropharyngeal space): ***Syn:*** *retropharyngealer Raum, Retropharyngealraum*; der Raum hinter dem Rachen [Pharynx*]; wird vorne von der Fascia* buccopharyngea und hinten von der Lamina prevertebralis der Fascia* cervicalis begrenzt

Spatium retropubicum (Ⓔ retropubic space): ***Syn:*** *Retzius-Raum*; bindegewebiger Raum zwischen Schambein [Os* pubis] und Harnblase [Vesica* urinaria]; ist mit lockerem Bindegewebe gefüllt, das eine Verschiebung der Harnblase nach oben erlaubt

Spatium retrozonulare (Ⓔ retrozonular space): Bezeichnung für den Spaltraum hinter dem Glaskörper [Corpus* vitreum]; enthält Kammerwasser und steht mit der hinteren Augenkammer [Camera posterior bulbi oculi] in Verbindung

Spatium subarachnoideum (Ⓔ subarachnoid space): ***Syn:*** *Subarachnoidalraum, Subarachnoidalspalt, Spatium leptomeningeum*; Spaltraum zwischen Arachnoidea* und Pia* mater von Gehirn und Rückenmark, der mit Liquor* cerebrospinalis gefüllt ist; bildet im Bereich der Gyri und Sulci des Gehirns die Subarachnoidalzisternen [Cisternae* subarachnoideae]

Spatium subdurale (Ⓔ subdural space): ***Syn:*** *Subduralraum, Subduralspalt*; kapillärer Spaltraum zwischen Dura* mater und Arachnoidea* von Gehirn und Rückenmark

Spatium superficiale perinei (Ⓔ superficial perineal space): ***Syn:*** *Compartimentum superficiale perinei*; Raum zwischen Fascia* perinei und Membrana* perinei; enthält u.a. Musculus* ischiocavernosus und bulbospongiosus sowie Nerven [Nervi scrotales, labiales posteriores, perineales] und Gefäße [Vasa scrotalia, labia posteriora]

Spatium suprasternale (Ⓔ suprasternal space): mit Fett gefüllter Raum zwischen der Lamina superficialis und der Lamina pretrachealis der Fascia* cervicalis oberhalb des Brustbeins [Sternum*]

Spatia zonularia (Ⓔ zonular spaces): ***Syn:*** *Petit-Kanal*; mit Kammerwasser gefüllte Räume zwischen den Fasern [Fibrae zonulares] der Zonula* ciliaris

Spät|la|tenz *f* (Ⓔ late latent syphilis): *s.u. Essay Syphilis S. 2077*

Spätpotential-EKG *nt* (Ⓔ late potential electrocardiogram): *s.u. Essay Elektrokardiogramm S. 571*

Spät|pro|te|i|ne *pl* (Ⓔ late proteins): *s.u. Essay Viren S. 2273*

Spät|re|ak|ti|on *f* (Ⓔ late response): ***Syn:*** *T-zellvermittelte Überempfindlichkeitsreaktion, Spät-Typ der Überempfindlichkeitsreaktion, Typ IV der Überempfindlichkeitsreaktion, Tuberkulin-Typ*; zellvermittelte Immunreaktion, die ca. 24 Stunden nach Antigenkontakt auftritt und nach ca. 72 Stunden ihren Höhepunkt erreicht; die bekanntesten Beispiele sind die Tuberkulin-Reaktion und das allergische Kontaktekzem*; *s.a. Epikutantest*

Spät|re|zi|div *nt* (Ⓔ late relapse): frühestens 5 Jahre nach der Ersterkrankung auftretendes Rezidiv*

Spät|schie|len, nor|mo|sen|so|ri|sches *nt*: *s.u. Strabismus convergens*

Spät|schi|zo|phre|nie *f* (Ⓔ late-onset schizophrenia): *s.u. Schizophrenie*

Spät|sterb|lich|keit *f* (Ⓔ late infant mortality): Säuglingssterblichkeit* zwischen dem 8. und 28. Lebenstag; liegt in Deutschland bei ca. 1 pro 1000 Lebendgeborene

Spät|syn|drom, post|al|li|men|tä|res *nt*: *→Spät-Dumping*

Spät|sy|no|vek|to|mie *f* (Ⓔ late synovectomy): Synovektomie* im fortgeschrittenen Stadium der rheumatoiden Arthritis*

Spät|sy|phi|lis *f* (Ⓔ late syphilis): ***Syn:*** *Tertiärstadium, Lues III*; Monate bis Jahre nach der Erstinfektion auftretende Syphilisform mit Bildung von Gummen und Beteiligung multipler Organe; *s.u. Essay Syphilis S. 2077*

Spätsyphilis des Zentralnervenssystems (Ⓔ neurosyphilis): ***Syn:*** *Lues cerebrospinalis, Neurolues, Neurosyphilis*; *s.u. Essay Syphilis S. 2077*

Spät|sys|to|li|kum *nt, pl* **-ka** (Ⓔ late systolic murmur): ***Syn:*** *spätsystolisches Herzgeräusch*; Herzgeräusch in der Spätphase der Systole*

Spät|te|ta|nus *m* (Ⓔ delayed tetanus): Monate bis Jahre nach einer Verletzung auftretender Wundstarrkrampf [Tetanus*]

Spät|tief *nt* (Ⓔ type II dip): ***Syn:*** *späte Dezeleration, Dip II, Typ-II-Dezeleration, Spätdezeleration*; wehenabhängige Dezeleration*, die erst nach dem Beginn der Wehe einsetzt und auch erst nach der Wehe endet; kann Zeichen einer intrauterinen Asphyxie sein; *s.a. Essay Kardiotokographie S. 1089*

Spät|to|xi|ko|se *f*: *→Präeklampsie*

Spät|to|xi|zi|tät *f* (Ⓔ late toxicity): *s.u. Essay Chemotherapie S. 349*

SPC *Abk.*: Serumprolactinkonzentration

SPCA *Abk.*: *→Serum-Prothrombin-Conversion-Accelerator*

SpE *Abk.*: **1.** Spendererythrozyten **2.** *→Spurenelement*

Spec. *Abk.*: *→Species*

Spe|ci|es *f* (Ⓔ species): ***Syn:*** *Spezies*; (*biolog.*) Art

Speck|haut|ge|rinn|sel *nt* (Ⓔ bacon-rind clot): gelblich-weißes, aus Fibrin, Blutplättchen und Leukozyten bestehendes Leichengerinnsel*

Speck|le|ber *f* (Ⓔ waxy liver): speckige Beschaffenheit der Leber bei Amyloidose*

Speck|milz *f* (Ⓔ waxy spleen): speckige Beschaffenheit der Milz bei Amyloidose*

Speck|nie|re *f* (Ⓔ waxy kidney): speckige Beschaffenheit der Niere bei Amyloidose*

Speck|stein *m*: *→Talkum*

SPECT *Abk.*: *→Single-Photon-Emissionscomputertomographie*

Spec|ta|cil|lin *nt*: *→Epicillin*

Spec|ti|no|my|cin *nt* (Ⓔ spectinomycin): ***Syn:*** *Actinospectacin, Aminocyclitol*; von **Streptomyces spectabilis** gebildetes Aminoglykosidantibiotikum; **Anw.**: Gonorrhoe, Penicillinallergie

Spe|cu|lum *nt, pl* **-la**: *→Spekulum*

Spei|che *f*: *→Radius*

Spei|chel *m* (Ⓔ saliva): ***Syn:*** *Saliva*; Sekret der Speicheldrüsen; je nach Art der Drüse mehr serös [Glandula* parotidea] oder mehr schleimig [Glandula* submandibularis, sublingualis]; insgesamt werden pro Tag 0,5–1,5 Liter Speichel gebildet; besteht zu 99 % aus Wasser und hat einen pH-Wert von ca. 7; enthält Elektrolyte [Na^+ 10–25 mmol/l, K^+ 15–40 mmol/l, Cl^- 10–40 mmol/l, Bicarbonat 2–13 mmol/l], Blutgruppenantigene*, Immunglobulin* A, Glykoproteine*, Muzine*, Lysozym* und α-Amylase*; die Regulation der Speichelsekretion erfolgt regulatorisch, v.a. durch Aktivierung des Parasympathikus

Spei|chel|di|a|sta|se *f* (Ⓔ ptyalin): ***Syn:*** *α-Amylase, Alphaamylase, Endoamylase, Ptyalin*; von Ohr- und Bauchspeicheldrüse gebildete Amylase*, die Stärke, Glykogen und andere Polysaccharide innerhalb des Moleküls spaltet

Spei|chel|drü|sen *pl* (Ⓔ salivary glands): ***Syn:*** *Glandulae salivariae*; Oberbegriff für die kleinen [Glandulae salivariae minores] und großen [Glandulae salivariae majores] Drüsen in der Umgebung der Mundhöhle

große Speicheldrüsen (Ⓔ large salivary glands): ***Syn:*** *Glandulae salivariae majores*; die großen Speicheldrüsen [Glandula parotidea, Glandula sublingualis, Glandula submandibularis] haben einen mehr oder minder identischen histologischen Aufbau; die **Endstücke** bestehen aus Drüsenzellen, die das Sekret bilden; sie gehen in die kurzen **Schaltstücke** über, die von einem platten oder kubischen Epithel ausgekleidet sind; die **Streifenstücke** haben einschichtiges iso- bis hochprismatisches Epithel; in ihnen wird die Sekretzusammensetzung verändert [z.B. Reabsorption von Na^+ und Sekretion von HCO_3^-]; der letzte Abschnitt der Drüse ist der **Ausführungsgang** [Ductus excretorius]

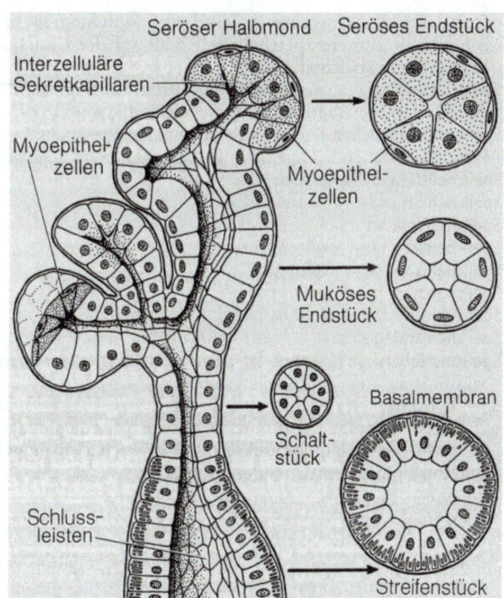

Abb. S123. Seromuköse Speicheldrüse

kleine Speicheldrüsen (Ⓔ small salivary glands): ***Syn:*** *Glandulae salivariae minores*; Oberbegriff für die Speicheldrüsen der Schleimhaut von Lippen [Glandulae labiales], Wange [Glandulae buccales], Gaumen [Glandulae palatinae] und Zunge [Glandulae linguales]

Spei|chel|drü|sen|ent|zün|dung *f*: *→Sialadenitis*

Spei|chel|drü|sen|ex|zi|si|on *f*: *→Sialadenektomie*

Spei|chel|drü|sen|misch|tu|mor *m* (Ⓔ salivary gland mixed tumor): ***Syn:*** *pleomorphes Adenom*; häufigster gutartiger Tumor der Speicheldrüsen; findet sich fast immer in der Ohrspeicheldrüse; große Tumoren können bis ins Spatium pharyngeum reichen; wegen ihrer Form werden sie als **Hanteltumor** oder **Eisbergtumor** bezeichnet; histologisch findet man ein gemischtes Bild mit epithelialen und myoepithelialen Zellen sowie knorpeligen und myxoiden Geweben; pleomorphe Adenome neigen nach chirurgischer Entfernung zu Rezidiven und in ca. 5 % kommt es zur Entwicklung prognostisch ungünstiger Karzinome; *s.a. Sialom*

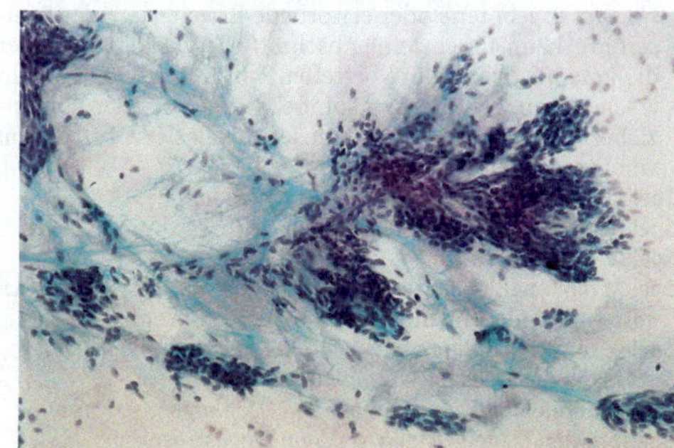

Abb. S124. Speicheldrüsenmischtumor

Spei|chel|drü|sen|schwel|lung *f* (Ⓔ sialadenoncus): Sialozele*

Spei|chel|drü|sen|tu|mor *m*: *→Sialom*

Spei|chel|fis|tel *f* (Ⓔ salivary fistula): von einer Speicheldrüse (meist Parotis) ausgehende Fistel mit Mündung in der Mundhöhle [**innere Speichelfistel**] oder auf der Gesichtshaut [**äußere Speichelfistel**]

Speilchellfluss *m* (Ⓔ sialism): ***Syn:*** *Ptyalismus, Hypersalivation, Sialorrhoe*; übermäßige Speichelsekretion

Speilchellkörlperlchen *pl* (Ⓔ salivatory corpuscles): aus Leukozyten bestehende kugelförmige Körperchen im Speichel

Speilchellstein *m:* *→Sialolith*

Speilchenlbruch *m:* *→Radiusfraktur*

Speilchenlfrakltur *f:* *→Radiusfraktur*

Speilchenlhals *m:* *→Radiushals*

Speilchenlkopf *m:* *→Radiuskopf*

Speilchenlnerv *m:* *→Nervus radialis*

Speilchenlschaft *m:* *→Radiusschaft*

Speilchenlschlaglalder *f:* *→Arteria radialis*

Speilcherlfett *nt* (Ⓔ depot fat): ***Syn:*** *Depotfett, Reservefett*; vom Körper angelegte Speicher im Fettgewebe

Speilcherlkranklheit *f* (Ⓔ storage disease): ***Syn:*** *Thesaurismose, Thesaurismosis, Thesaurose*; Oberbegriff für die Einlagerung von Stoffwechselprodukten bei Stoffwechselstörungen und die dadurch entstehenden Erkrankungen, wie z.B. Glykogenose*, Lipidose*, Mukopolysaccharidose*
lysosomale Speicherkrankheiten (Ⓔ lysosomal storage disorders): relativ häufige [1:7.000] Erkrankungen, die durch Enzymdefekte in der lysosomalen Degradation von Makromolekülen verursacht werden, wie z.B. die Mukopolysaccharidosen*; *s.a. Essay Gentransfer und Gentherapie S. 761*

Speilchelrungslikltelrus *m* (Ⓔ retention jaundice): hepatogener Ikterus* durch eine gestörte Bilirubinsekretion

Speilcherlzellle *f* (Ⓔ storage cell): zu Speicherung von Lipiden, Kohlenhydraten, Proteinen oder Abfallprodukten befähigte Zelle; *s.a. Speicherkrankheit*

Speilselbrei *m* (Ⓔ chyme): ***Syn:*** *Chymus*; der im Magen gebildete, aus vorverdauter Nahrung bestehende Brei

Speilselröhlre *f:* *→Oesophagus*

Speilselröhlrenlalplalsie *f* (Ⓔ esophagus aplasia): ***Syn:*** *Ösophagusaplasie*; angeborenes Fehlen der Speiseröhre; *s.a. Ösophagusatresie*

Speilselröhlrenlaltrelsie *f:* *→Ösophagusatresie*

Speilselröhlrenlbruch *m* (Ⓔ esophagocele): ***Syn:*** *Ösophagozele*; Aussackung der Speiseröhre durch einen Schleimhautdefekt

Speilselröhlrenldehlnung *f:* *→Speiseröhrenektasie*

Speilselröhlrenldilaltaltilon *f:* *→Speiseröhrenektasie*

Speilselröhlrenldilverltilkel *nt:* *→Ösophagusdivertikel*

Speilselröhlrenldrülsen *pl* (Ⓔ esophageal glands): ***Syn:*** *Glandulae oesophageae*; Schleimdrüsen der Speiseröhrenschleimhaut

Speilselröhlrenleinlmünldung *f* (Ⓔ cardiac opening): ***Syn:*** *Ösophagusmündung, Ostium cardiacum*; Einmündung der Speiseröhre im Bereich der Pars* cardiaca des Magens

Speilselröhlrenlekltalsie *f* (Ⓔ dilation of the esophagus): ***Syn:*** *Speiseröhrendehnung, Speiseröhrendilatation, Ösophagusektasie*; angeborene oder erworbene Erweiterung der Speiseröhre; kann auf einzelne Abschnitte beschränkt sein oder die gesamte Speiseröhre betreffen; im Kontraströntgenbild erscheint die Erweiterung spindel-, zylinder- oder korkenzieherförmig; **Ursachen:** Stenose, Achalasie, Obstruktion von innen oder außen

Speilselröhlrenlentlferlnung *f:* *→Ösophagektomie*

Speilselröhlrenlentlzünldung *f:* *→Ösophagitis*

Speilselröhlrenlerlsatz *m:* *→Ösophagusplastik*

Speilselröhlrenlfisltellung *f* (Ⓔ esophagostomy): ***Syn:*** *Ösophagostomie*; Anlegen einer äußeren Speiseröhrenfistel

Speilselröhlrenlkarlzilnom *nt:* *→Ösophaguskarzinom*

Speilselröhlrenlkrebs *m:* *→Ösophaguskarzinom*

Speiseröhren-Magen-Anastomose *f:* *→Ösophagogastrostomie*

Speiseröhren-Magen-Fistel *f:* *→Ösophagogastrostomie*

Speilselröhlrenlmünldung *f:* *→Speiseröhreneinmündung*

Speilselröhlrenlmylkolse *f* (Ⓔ esophagomycosis): ***Syn:*** *Ösophagusmykose*; Pilzerkrankung der Speiseröhre; selten; am häufigsten durch Candida* albicans

Speilselröhlrenlrelsekltilon *f:* *→Ösophagektomie*

Speilselröhlrenlschleimlhaut *f* (Ⓔ esophageal mucosa): ***Syn:*** *Ösophagusschleimhaut, Tunica mucosa oesophageae*; die Speiseröhrenschleimhaut ist von unverhorntem Plattenepithel überzogen; ihre Muskelschicht [**Lamina muscularis mucosae**] passt das Schleimhautrelief beim Schluckakt dem Inhalt der Speiseröhre an; die **Glandulae oesophageae** halten mit ihrem Schleim die Oberfläche der Speiseröhre gleitfähig

Speilselröhlrenlschmerz *m* (Ⓔ esophagodynia): Ösophagusschmerz, Ösophagodynie

Speilselröhlrenlschnitt *m:* *→Ösophagotomie*

Speilselröhlrenlspielgellung *f* (Ⓔ esophagoscopy): ***Syn:*** *Ösophagoskopie*; endoskopische Untersuchung der Speiseröhre

Speilselröhlrenlstelnolse *f* (Ⓔ esophageal stenosis): ***Syn:*** *Ösophagostenose, Ösophagusstenose*; angeborene oder erworbene Speiseröhrenverengerung mit Schluckbeschwerden; häufig Komplikation einer Refluxösophagitis*

Speilselröhlrenlullkus *nt, pl* **-ullzelra:** *→Ösophagusulkus*

Speilselröhlrenlvelnen *pl* (Ⓔ esophageal veins): ***Syn:*** *Ösophagusvenen, Venae oesophageales*; kleine Venen, die in die Vena* azygos oder hemiazygos münden

spekltral *adj* (Ⓔ spectral): Spektrum betreffend

Spekltrallalnallylse *f* (Ⓔ spectral analysis): ***Syn:*** *spektrochemische Analyse*; Messung und Analyse des von einem Stoff abgegeben Lichtspektrums bei Erwärmung oder Bestrahlung mit Kathodenstrahlen oder Infrarotstrahlen

Spekltrallaplpalrat *m* (Ⓔ spectrometer): Gerät zur Zerlegung von einfallenden elektromagnetischen Strahlen in ein Spektrum

Spekltrallfillter *nt* (Ⓔ spectrum filter): Filter, das nur Licht bestimmter Wellenlänge passieren lässt

Spekltrallfoltolmeltrie *f:* *→Spektrophotometrie*

Spekltrallpholtolmelter *nt* (Ⓔ spectrophotometer): ***Syn:*** *Spektralfotometer*; Photometer zur Messung der Intensität von Lichtspektren

Spekltrallpholtolmeltrie *f:* *→Spektrophotometrie*

Spektro-, spektro- *präf.*: Wortelement mit Bezug auf „Bandbreite/Spektrum"

Spekltrolfoltolmelter *nt:* *→Spektrophotometer*

Spekltrolfoltolmeltrie *f:* *→Spektrophotometrie*

Spekltrolgramm *nt* (Ⓔ spectrogram): bei der Spektrographie erhaltenes Bild

Spekltrolgraph *m* (Ⓔ spectrograph): ***Syn:*** *Spektrograf*; Gerät zur Spektrographie

Spekltrolgralphie *f* (Ⓔ spectrography): ***Syn:*** *Spektrografie*; Spektroskopie* mit Fotografie des Spektrums

Spekltrolmelter *nt* (Ⓔ spectrometer): Spektralapparat* zur exakten Messung von Spektren

Spekltrolmeltrie *f:* *→Spektroskopie*

Spekltrolpholtolmelter *nt* (Ⓔ spectrophotometer): ***Syn:*** *Spektrofotometer*; Apparat zur Spektrophotometrie*

Spekltrolpholtolmeltrie *f* (Ⓔ spectrophotometry): ***Syn:*** *Spektrofotometrie, Spektralfotometrie, Spektralphotometrie*; Photometrie, die die Intensität von Lichtspektren misst

Spekltrolskop *nt* (Ⓔ spectroscope): Gerät zur direkten Beobachtung von Spektren

Spekltrolskolpie *f* (Ⓔ spectroscopy): ***Syn:*** *Spektrometrie*; Messung und Auswertung von Spektren

spekltrolskolpisch *adj* (Ⓔ spectroscopic): Spektroskop betreffend, mittels Spektroskop

Spekltrum *nt* (Ⓔ spectrum): Darstellung elektromagnetischer Strahlen nach der Wellenlänge
γ-Spektrum (Ⓔ gamma spectrum): ***Syn:*** *Gammaspektrum*; Spektrum der Energie von γ-Strahlen; je nach der Herkunft der Strahlen ein kontinuierliches Spektrum oder ein Linienspektrum

Spelkullum *nt, pl* **-la** (Ⓔ speculum): ***Syn:*** *Spiegel, Speculum*; trichter-, rinnen- oder röhrenförmiges Instrument zur Betrachtung von Hohlräumen, z.B. Nasen-, Ohren-, Scheidenspekulum

Spellelolskolpie *nt* (Ⓔ celoscopy): ***Syn:*** *Kavernoskopie*; endoskopische Untersuchung einer Lungenkaverne

Spellelolstolmie *f* (Ⓔ speleostomy): ***Syn:*** *Kavernostomie*; operative Eröffnung einer Lungenkaverne mit Schaffung einer äußeren Fistel

Spelleloltolmie *f* (Ⓔ cavernotomy): ***Syn:*** *Kaverneneröffnung,*

S

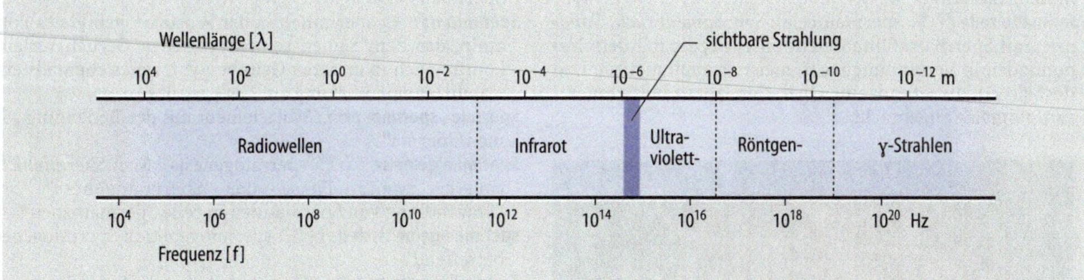

Abb. S125. Spektrum der elektromagnetischen Wellen

Kavernotomie; operative Eröffnung einer Lungenkaverne

Sperm-, sperm- *präf.*: Wortelement mit der Bedeutung „Samen/Sperma"

Sper|ma *nt* (Ⓔ sperm): ***Syn:*** *Samenflüssigkeit, Semen, Ejakulat*; bei der Ejakulation ausgespritzte Flüssigkeit; besteht aus den Sekreten von Nebenhoden*, Samenbläschen* und Prostata*, Spermien* und gelösten Bestandteilen [Fett, Eiweiß, Fructose]; die durchschnittliche Menge beträgt ca. 3–5 ml, der pH liegt im Bereich von 7–8; die Anzahl der Spermien beträgt 20–120 Millionen/ml Ejakulat, mit einem Mittelwert von 60 Millionen/ml

Sper|ma|an|ti|kör|per *pl*: *→Spermienantikörper*

Sper|ma|kom|pa|ti|bi|li|täts|test, post|ko|i|tal|er *m* (Ⓔ Huhner test): ***Syn:*** *Sims-Huhner-Test, Huhner-Test, Postkoitaltest*; Untersuchung von Zervixschleim nach dem Beischlaf zur Abklärung von Fertilitätsstörungen; der Zervixschleim wird ca. 6 h nach dem Beischlaf entnommen; reichlich vorhandene, bewegliche Spermien sprechen für fertiles Sperma [positiver Test]; mehrfach negative Tests in der präovulatorischen Phase deuten auf eine zervikale Fertilitätsstörung hin

Spermati-, spermati- *präf.*: *→Spermato-*

Sper|ma|ti|de *f* (Ⓔ spermatid): ***Syn:*** *Spermide, Spermatidium*; Zwischenstufe der Spermatogenese*

Sper|ma|ti|di|um *nt*: *→Spermatide*

Sper|ma|ti|kus|neur|al|gie *f* (Ⓔ spermatic neuralgia): ***Syn:*** *Neuralgia spermatica, Samenstrangneuralgie*; anfallsartige Schmerzen in Leiste, Skrotum [Männer], großen Schamlippen [Frauen] und Dammbereich bei Schädigung des Nervus* genitofemoralis

sper|ma|tisch *adj* (Ⓔ spermatic): ***Syn:*** *seminal*; Samen/Sperma betreffend

Sper|ma|ti|tis *f, pl* **-ti|ti|den** (Ⓔ **1.** spermatitis **2.** funiculitis): **1.** ***Syn:*** *Samenleiterentzündung, Deferentitis*; Entzündung des Samenleiters/Ductus deferens **2.** ***Syn:*** *Samenstrangentzündung, Funikulitis, Funiculitis, Deferentitis*; Entzündung des Samenstrangs/Funiculus spermaticus

sper|ma|ti|tisch *adj* (Ⓔ spermatitic): Spermatitis betreffend, von ihr betroffen oder gekennzeichnet

Spermato-, spermato- *präf.*: Wortelement mit der Bedeutung „Samen/Sperma"

Sper|ma|to|cys|ti|tis *f, pl* **-ti|ti|den:** *→Spermatozystitis*

sper|ma|to|gen *adj* (Ⓔ spermatogenic): Samen/Sperma oder Spermien produzierend

Sper|ma|to|ge|ne|se *f* (Ⓔ spermatogenesis): ***Syn:*** *Spermatozytogenese, Samenbildung, Samenzellbildung*; die Bildung der männlichen Samenzellen erfolgt im Keimepithel der Samenkanälchen des Hodens, wobei die aufeinander folgenden Entwicklungsstufen langsam in Richtung des Lumens wandern; die **Ursamenzellen** [Spermatogonien] liegen der Basallamina an; aus ihnen entstehen durch mitotische Zellteilung zuerst **Spermatogonien vom Typ A** und dann **Spermatogonien vom Typ B**; diese vergrößern sich und werden jetzt als **Spermatozyten I** oder **primäre Spermatozyten** bezeichnet; sie durchlaufen die 1. meiotische Teilung und werden zu **Spermatozyten II** oder **sekundären Spermatozyten**; das Endprodukt der direkt erfolgenden 2. meiotischen Teilung sind die **Spermatiden**, aus denen im nächsten Schritt, der sog. **Spermienreifung** [Spermiogenese] die reifen Spermatozoen* hervorgehen

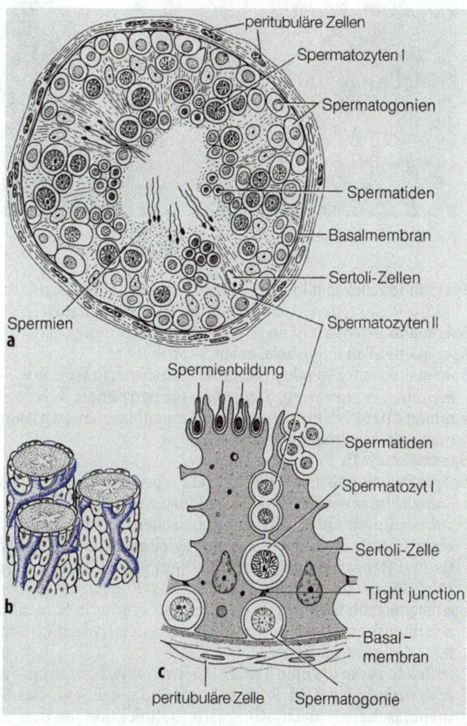

Abb. S126. Spermatogenese. **a** Histologie eines Tubulus seminiferus, **b** schematische Darstellung von Tubuli seminiferi, **c** Schema des Tubulusepithels

Sper|ma|to|go|nie *f* (Ⓔ spermatogonium): ***Syn:*** *Ursamenzelle, Spermatogonium*; *s.u. Spermatogenese*

Sper|ma|to|go|ni|um *nt*: *→Spermatogonie*

Sper|ma|to|gramm *nt*: *→Spermiogramm*

sper|ma|to|id *adj* (Ⓔ spermatoid): samenähnlich, spermaähnlich

Sper|ma|to|lo|gie *f* (Ⓔ spermatology): Lehre von Physiologie* und Pathologie* des Samens

Sper|ma|to|ly|se *f* (Ⓔ spermatolysis): Auflösung von Samenzellen

sper|ma|to|ly|tisch *adj* (Ⓔ spermatolytic): Spermatolyse betreffend oder auslösend, von ihr betroffen oder durch sie bedingt

Sper|ma|to|pa|thie *f* (Ⓔ spermatopathy): pathologische Veränderung des Spermas, z.B. Pyospermie*, Nekrozoospermie*

sper|ma|to|po|e|tisch *adj* (Ⓔ spermatopoietic): ***Syn:*** *spermatopoietisch*; Spermabildung oder Spermasekretion fördernd

Sper|ma|tor|rhoe *f, pl* **-rho|en** (Ⓔ spermatorrhea): ***Syn:*** *Samenfluss, Polyspermie*; Samenausfluss aus der Harnröhre

S

ohne Ejakulation

Sper|ma|to|ze|le *f* (Ⓔ spermatocele): ***Syn:*** *Samenbruch, Gonozele*; mit Sperma gefüllte Retentionszyste, die mit dem Nebenhoden in Verbindung steht; meist asymptomatisch und deshalb Zufallsbefund; eine Operation ist nur bei Schmerzsymptomatik angebracht

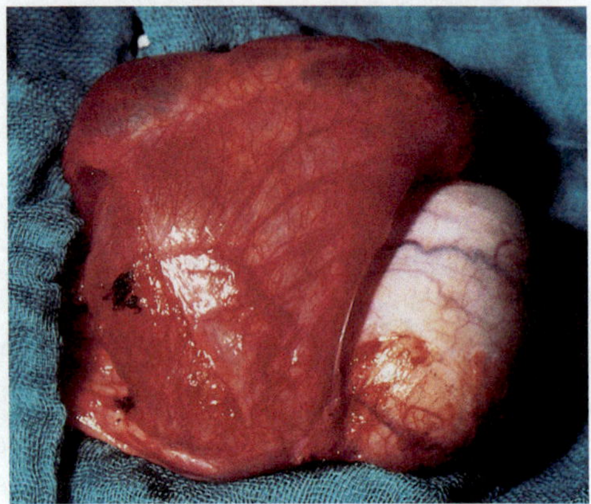

Abb. S127. Spermatozele

Sper|ma|to|ze|lek|to|mie *f* (Ⓔ spermatocelectomy): ***Syn:*** *Spermatozelenexzision*; Ausschneidung einer Spermatozele*

Sper|ma|to|ze|len|ex|zi|si|on *f*: *→ Spermatozelektomie*

Sper|ma|to|zo|on *nt, pl* **-zo|a, -zo|en**: *→ Spermium*

Sper|ma|to|zys|tek|to|mie *f* (Ⓔ spermatocystectomy): ***Syn:*** *Samenblasenentfernung, Samenblasenexstirpation, Vesikulektomie*; operative Entfernung der Samenblase; meist zusammen mit der Prostata*

Sper|ma|to|zys|tis *f*: *→ Samenbläschen*

Sper|ma|to|zys|ti|tis *f, pl* **-ti|ti|den** (Ⓔ spermatocystitis): ***Syn:*** *Samenblasenentzündung, Spermatocystitis, Vesikulitis, Vesiculitis*; Entzündung des Samenbläschens*; ist immer von einer Entzündung der Prostata begleitet [**Prostatovesikulitis**]; i.d.R. besteht auch eine Beteiligung der hinteren Harnröhre [**Prostatourethrovesikulitis**]; *s.a. Prostatitis*

sper|ma|to|zys|ti|tisch *adj* (Ⓔ spermatocystitic): Samenblasenentzündung/Spermatozystitis betreffend, von ihr betroffen oder gekennzeichnet

Sper|ma|to|zys|to|gra|phie *f* (Ⓔ spermatocystography): ***Syn:*** *Spermatozystografie*; Röntgenkontrastdarstellung* des Samenbläschens* nach Kontrastmittelinjektion in den Samenleiter

Sper|ma|to|zys|to|to|mie *f* (Ⓔ spermatocystotomy): ***Syn:*** *Samenblasenschnitt, Vesikulotomie*; Inzision des Samenbläschens*

Sper|ma|to|zyt *m* (Ⓔ spermatocyte): ***Syn:*** *Samenmutterzelle, Spermiozyt*; *s.u. Spermatogenese*

sper|ma|to|zy|tisch *adj* (Ⓔ spermatocytic): Spermatozyt betreffend

Sper|ma|to|zy|to|ge|ne|se *f*: *→ Spermatogenese*

Sper|ma|tu|rie *f*: *→ Seminurie*

Sper|mi|de *f*: *→ Spermatide*

Sper|mi|din *nt* (Ⓔ spermidine): aus Ornithin* bzw. Putrescin entstehendes Polyamid; Vorstufe von Spermin*

Sper|mie *f*: *→ Spermium*

Sper|mi|en *pl*: *→ Spermium*

Sper|mi|en|an|ti|ge|ne *pl* (Ⓔ sperm antigens): auf den Spermien sitzende Antigene

Sper|mi|en|an|ti|kör|per *pl* (Ⓔ sperm antibodies): ***Syn:*** *Spermaantikörper*; Antikörper gegen Spermienantigene*; können Ursache einer Befruchtungshemmung sein; finden sich in ca. 2 % aller unfruchtbaren Paare

Sper|mi|en|in|jek|ti|on, in|tra|zy|to|plas|ma|ti|sche *f* (Ⓔ intracytoplasmatic spermia injection): *s.u. Essay Infertilität und Sterilität S. 1041*

Sper|mi|en|mo|ti|li|tät *f* (Ⓔ sperm motility): Beweglichkeit der Spermien

Sper|min *nt* (Ⓔ spermine): in der Prostata* gebildetes Polyamin, das dem Samen seinen typischen Geruch verleiht; kommt auch in anderen Geweben vor, wo es ebenfalls eine stabilisierende Wirkung auf DNA ausübt

Spermio-, spermio- *präf.*: Wortelement mit der Bedeutung „Samen/Sperma"

Sper|mi|o|ge|ne|se *f* (Ⓔ spermiogenesis): ***Syn:*** *Spermiohistogenese*; zweite Phase der Spermatogenese* mit Umwandlung von Spermatiden in reife Spermatozoen*

sper|mi|o|ge|ne|tisch *adj* (Ⓔ spermiogenetic): Spermiogenese betreffend

Sper|mi|o|gramm *nt* (Ⓔ spermiogram): ***Syn:*** *Spermatogramm*; Auflistung der Ergebnisse der quantitativen Spermaanalyse

Tab. S128. Spermiogramm

Volumen	≥ 2,0 ml
pH	7,2–8,0
Verflüssigung	< 60 min
Konzentration der Spermatozoen	≥ 20 × 10^6/ml
Gesamtzahl der Spermatozoen	≥ 40 × 10^6/Ejakulat
Motilität	≥ 25 %
Morphologie (Normalformen)	≥ 30 %
Vitalität	≥ 75 %
Leukozyten	< 1 × 10^6 /ml
Fructose	≥ 13 mmol/Ejakulat
α-Glucosidase	≥ 20 mU/Ejakulat
Zink	≥ 2,4 mmol/Ejakulat
Zitronensäure	≥ 52 µmol/Ejakulat
Saure Phosphatase	≥ 200 U/Ejakulat

Sper|mi|o|his|to|ge|ne|se *f*: *→ Spermiogenese*

Sper|mi|o|zyt *m*: *→ Spermatozyt*

Sper|mi|um *nt, pl* **-mia, -mi|en** (Ⓔ sperm): ***Syn:*** *Spermium, Spermie, Spermatozoon, männliche Keimzelle, Samenfaden*;

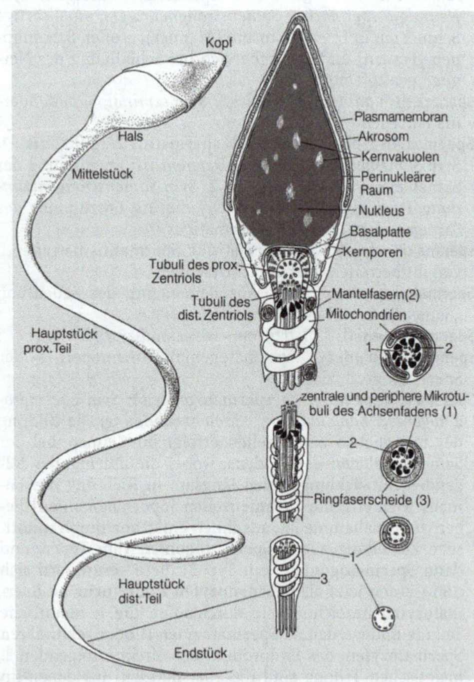

Abb. S129. Struktur der Spermien

die reife Samenzelle ist ca. 60 µm lang und besteht aus Kopf und Schwanz; der **Kopf** [Caput] enthält das männliche Erbmaterial; er ist abgeplattet [4–5 µm lang, 2–3 µm dick] und erscheint von der Seite her keilförmig und von oben oval; die vorderen 2/3 werden von der sog. **Kopfkappe** [Akrosom] bedeckt; sie besteht aus einer Doppelmembran, die am Kopfäquator ineinander übergehen; die dichte **Kernsubstanz** [Nukleus] enthält zahlreiche **Kernvakuolen**
der Rest des Spermiums bildet den **Schwanz** [Cauda, Flagellum], dessen Aufgabe es ist, den Kopf zum gesprungenen Ei zu transportieren; man unterscheidet den 0,3 µm langen **Hals** [Pars conjugens], ein kurzes [5 µm] **Mittelstück** [Pars intermedia], das lange [45 µm] **Hauptstück** [Pars principalis] und ein **Endstück** [Pars terminalis]; zentral im Schwanz liegt der Achsenfaden, der das Spermium vorwärtstreibt

Sper|mi|zid *nt* ((E) spermicide): spermienabtötendes Mittel

sper|mi|zid *adj* ((E) spermicidal): spermienabtötend

SPET *Abk.*: Single-Photon-Emissionstomographie

spez.Gew. *Abk.*: spezifisches Gewicht

Spe|zi|a|li|tät *f*: veraltet für *→Fertigarzneimittel*

Spe|zi|al|la|mel|le *f* ((E) concentric lamella): *s.u. Knochen*

Spe|zi|fi|tät *f* ((E) **1.–2.** specificity): **1.** Selektivität eines Antikörpers* für ein bestimmtes Antigen* **2.** Fähigkeit eines Tests nur Patienten mit dem gesuchten Merkmal zu erkennen, d.h. falsch positive Tests zu vermeiden

SPF *Abk.*: **1.** Spektrophotofluorometer **2.** spezifisch pathogenfrei

SPG *Abk.*: *→Splenoportographie*

sp.G. *Abk.*: spezifisches Gewicht

sph. *Abk.*: sphärisch

SPHA *Abk.*: *→Solid-Phase-Häm-Adsorptionstest*

Spha|cel|lus *m, pl* **-li** ((E) sphacelus): ***Syn:*** *Sphakelus*; feuchter Brand, Gangrän*

Sphaer-, sphaer- *präf.*: *→Sphaero-*

Sphaero-, sphaero- *präf.*: Wortelement mit der Bedeutung „Kugel/Ball"

Sphae|ro|pho|rus fun|di|li|for|mis/ne|cro|pho|rus *m*: *→Fusobacterium necrophorum*

Spha|kel|lus *m, pl* **-li** ((E) sphacelus): ***Syn:*** *Sphacelus*; feuchter Brand, Gangrän*

Sphär-, sphär- *präf.*: *→Sphäro-*

Sphäro-, sphäro- *präf.*: Wortelement mit der Bedeutung „Kugel/Ball"

Sphä|ro|pha|kie *f* ((E) spherophakia): ***Syn:*** *Sphärophakie*; kugelförmig gewölbte Linse; führt zu Myopie*; angeborene Fehlbildung, z.B. bei Weill*-Marchesani-Syndrom

Sphä|ro|plast *m* ((E) spheroplast): *s.u. Essay Bakterien S. 217*

Sphä|ro|pro|te|i|ne *pl* ((E) globular proteins): globuläre Proteine*

Sphä|ro|zy|ten *pl* ((E) spherocytes): ***Syn:*** *Kugelzellen*; bei verschiedenen Anämien* auftretende runde Erythrozyten*; *s.a. Kugelzellanämie*

Sphä|ro|zy|to|se *f* ((E) spherocytosis): Vorkommen von Kugelzellen [Sphärozyten] im peripheren Blut
hereditäre Sphärozytose: *→Kugelzellanämie*

S-Phase *f* ((E) S period): ***Syn:*** *Synthesephase*; Phase des Zellzyklus*, in der die DNA verdoppelt wird

Spheno-, spheno- *präf.*: Wortelement mit der Bedeutung „Keil/keilförmig"

sphe|no|eth|mo|i|dal *adj* ((E) sphenoethmoid): Keilbein und Siebbein/Os ethmoidale betreffend oder verbindend

sphe|no|fron|tal *adj* ((E) sphenofrontal): Keilbein und Stirnbein/Os frontale betreffend oder verbindend

sphe|no|id *adj* ((E) **1.–2.** sphenoid): **1.** keilförmig **2.** Keilbein/Os sphenoidale betreffend

Sphe|no|i|di|tis *f, pl* **-ti|den** ((E) sphenoiditis): ***Syn:*** *Keilbeinhöhlenentzündung, Sinusitis sphenoidalis*; Entzündung der Keilbeinhöhle; sehr seltenes Krankheitsbild; *s.a. Sinusitis*

sphe|no|i|di|tisch *adj* ((E) sphenoiditic): Keilbeinhöhlenentzündung/Sphenoiditis betreffend, von ihr betroffen oder gekennzeichnet

Sphe|no|i|do|sto|mie *f* ((E) sphenoidostomy): Eröffnung der Keilbeinhöhle durch Exzision der Vorderwand

Sphe|no|i|do|to|mie *f* ((E) sphenoidotomy): Eröffnung der Keilbeinhöhle

Sphe|no|ke|pha|lie *f* ((E) sphenocephaly): ***Syn:*** *Sphenozephalie*; keilförmige Schädelfehlbildung

sphe|no|man|di|bu|lar *adj* ((E) sphenomandibular): Keilbein und Unterkiefer/Mandibula betreffend

sphe|no|ma|xil|lär *adj* ((E) sphenomaxillary): Keilbein und Oberkiefer/Maxilla betreffend oder verbindend

sphe|no|ok|zi|pi|tal *adj* ((E) sphenooccipital): Keilbein und Hinterhauptsbein/Os occipitale betreffend

sphe|no|or|bi|tal *adj* ((E) sphenorbital): ***Syn:*** *sphenorbital*; Keilbein und Augenhöhle/Orbita betreffend oder verbindend

Sphe|no|pa|la|ti|na *f*: *→Arteria sphenopalatina*

sphe|no|pa|la|ti|nal *adj* ((E) sphenopalatine): Keilbein und Gaumenbein/Palatum betreffend oder verbindend

Sphe|no|pa|la|ti|num|syn|drom *nt* ((E) sphenopalatine neuralgia): ***Syn:*** *Sluder-Syndrom, Neuralgia sphenopalatina, Sluder-Neuralgie*; Gesichtsneuralgie durch eine Entzündung des Ganglion* pterygopalatinum; führt zu brennenden Schmerzen und Rötung im inneren Augenwinkel, Augapfel, Nase und Unterkiefer

sphe|no|pa|ri|e|tal *adj* ((E) sphenoparietal): ***Syn:*** *parietosphenoidal*; Keilbein und Scheitelbein/Os parietale betreffend

sphe|no|pe|tro|sal *adj* ((E) sphenopetrosal): Keilbein und Felsenbein betreffend

sphen|or|bi|tal *adj*: *→sphenoorbital*

sphe|no|squa|mös *adj* ((E) sphenosquamosal): ***Syn:*** *squamosphenoidal*; Keilbein und Schläfenbeinschuppe betreffend

sphe|no|tem|po|ral *adj* ((E) sphenotemporal): Keilbein und Schläfenbein/Os temporale betreffend oder verbindend

Sphe|no|ze|pha|lie *f*: *→Sphenokephalie*

sphe|no|zy|go|ma|tisch *adj* ((E) sphenozygomatic): Keilbein und Jochbein/Os zygomaticum betreffend

Sphinc|ter *m*: *→Sphinkter*
Sphincter urethrae internus ((E) internal urethral sphincter): quergestreifte Muskelfasern des Stratum circulare der Tunica muscularis der weiblichen Harnröhre [Urethra* feminina]

4-Sphin|ge|nin *nt*: *→Sphingosin*

Sphin|go|gly|ko|li|pi|de *pl* ((E) glycosphingolipids): ***Syn:*** *Glykosphingolipide*; Sphingolipide* mit einem Kohlenhydratanteil, z.B. Cerebrosid*

Sphin|go|li|pi|de *pl* ((E) sphingolipids): komplexe Lipide, die den ungesättigten C_{18}-Alkohol Sphingosin* an Stelle von Glycerin* enthalten

Sphin|go|li|pi|do|se *f* ((E) sphingolipidosis): ***Syn:*** *Sphingolipidspeicherkrankheit*; Oberbegriff für durch Enzymdefekte verursachte intrazelluläre Speicherkrankheiten mit Einlagerung von Sphingolipiden in verschiedenen Organen und dem Zentralnervensystem, wie z.B. Morbus* Fabry, Morbus* Gaucher, Niemann*-Pick-Krankheit, metachromatische Leukodystrophie*

Krankheit	gespeicherte Verbindung	defektes Enzym
Niemann-Pick	CER – PCh Sphingomyelin	Sphingomyelinase
Gaucher	CER – Glc Glucocerebrosid	β-Glucosidase
metachromatische Leukodystrophie	CER – Gal – OSO_3 Sulfatid	Sulfatidase
Angiokeratoma corporis diffusum (Fabry)	CER – Glc – Gal – Gal Ceramidtrihexosid	β-Galaktosidase
Tay-Sachs	CER – Glc – Gal – NAc-Gal, NANA Gangliosid GM_2	Hexosaminidase
generalisierte Gangliosidose	CER – Glc – Gal – NAc-Gal – Gal, NANA Gangliosid GM_1	β-Galaktosidase

Abb. S130. Enzymdefekt der Sphingolipidosen

S

zerebrale **Sphingolipidose** (Ⓔ cerebral sphingolipidosis): *Syn: zerebrale Lipidose*; Speicherkrankheit mit Lipideinlagerung im Gehirn

Sphin|go|li|pid|spei|cher|krank|heit *f*: *→Sphingolipidose*

Sphin|go|my|e|li|ne *pl* (Ⓔ sphingomyelins): Untergruppe der Sphingolipide*, die einen Phosphorylcholinrest enthält; typischer Bestandteil der Myelinscheiden der Nerven

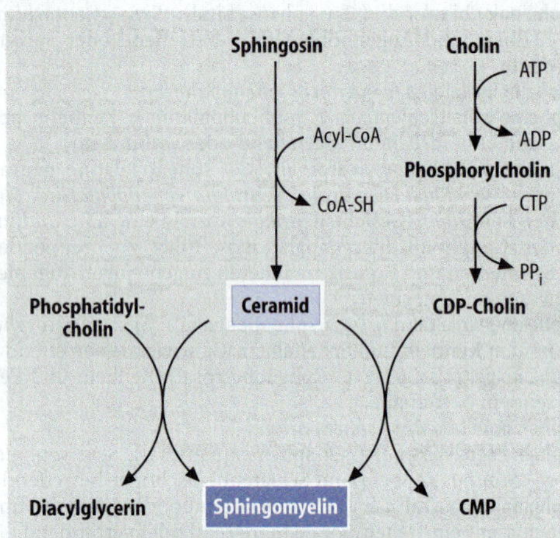

Abb. S131. Biosynthese von Sphingomyelin

Sphin|go|my|e|li|na|se *f* (Ⓔ sphingomyelinase): wichtiges Enzym beim Abbau der Sphingomyeline; spaltet sie in Phosphorylcholin* und Ceramid*

Sphin|go|my|e|lin|li|pi|do|se *f*: *→Niemann-Pick-Krankheit*

Sphin|go|my|e|li|no|se *f*: *→Niemann-Pick-Krankheit*

Sphin|go|phos|pho|li|pi|de *pl* (Ⓔ sphingophospholipids): in den Markscheiden vorkommende Sphingolipide*, die Phosphorylcholin enthalten; *s.a. Sphingomyelin*

Sphin|go|sin *nt* (Ⓔ sphingosine): *Syn: 4-Sphingenin*; Aminoalkohol, der die alkoholische Grundlage der Sphingolipide bildet

Sphink|ter *m* (Ⓔ sphincter): *Syn: Musculus sphincter, Sphincter*; Schließmuskel; z.B. **Sphinkter ani externus** [Musculus sphincter ani externus], **Sphinkter ani internus** [Musculus sphincter ani internus]

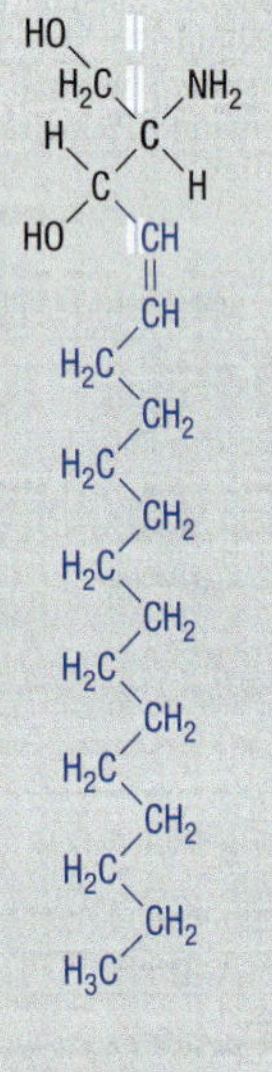

Sphingosin

Abb. S132. Sphingosin

Sphink|ter|al|gie *f* (Ⓔ sphincteralgia): Schmerzen im Afterschließmuskel [Musculus sphincter ani]

Sphink|te|rek|to|mie *f* (Ⓔ sphincterectomy): operative (Teil-) Entfernung eines Schließmuskels/Sphinkters

Sphink|ter|ent|zün|dung *f*: *→Sphinkteritis*

Sphink|ter|fi|bro|se *f*: *→Sphinktersklerose*

Sphink|ter|hy|per|to|nie *f* (Ⓔ hypertonic sphincter): vermehrter Spannungszustand eines Schließmuskels, v.a. des Blasenschließmuskels

Sphink|te|ri|tis *f, pl* **-ti|den** (Ⓔ sphincteritis): *Syn: Sphinkterentzündung*; Entzündung eines Schließmuskels [Musculus sphincter]

sphink|te|ri|tisch *adj* (Ⓔ sphincteritic): Sphinkterentzündung/Sphinkteritis betreffend, von ihr betroffen oder gekennzeichnet

Sphink|te|ro|ly|se *f* (Ⓔ sphincterolysis): operative Ablösung des Pupillenschließmuskels bei vorderer oder hinterer Synechie

Sphink|te|ro|me|trie *f* (Ⓔ urethrometry): Messung des Verschlussdrucks des inneren und äußeren Harnblasensphinkters; wird meist im Anschluss an eine Blasendruckmessung [Zystometrie] durchgeführt

Sphink|te|ro|skop *nt* (Ⓔ sphincteroscope): Spekulum zur Untersuchung des Afterschließmuskels

Sphink|te|ro|sko|pie *f* (Ⓔ sphincteroscopy): endoskopische Untersuchung eines Schließmuskels/Sphinkters

Sphink|te|ro|to|mie *f* (Ⓔ **1.** sphincterotomy **2.** papillosphincterotomy): **1.** operative Durchtrennung/Spaltung eines Sphinkters **2.** *Syn: Papillosphinkterotomie, Papillotomie*; Spaltung einer verengten Vater*-Papille; entweder als **transduodenale Sphinkterotomie** mit operativer Eröffnung des Duodenums* oder als **endoskopische Sphinkterotomie**

Sphink|ter|plas|tik *f* (Ⓔ sphincteroplasty): plastische Operation zur Wiederherstellung der Funktion eines Schließmuskels [Sphinkter]

Sphink|ter|riss *m* (Ⓔ iridorrhexis): *s.u. Iridorrhexis*

Sphink|ter|skle|ro|se *f* (Ⓔ sphincteral sclerosis): *Syn: Sphinkterfibrose, Sklerose des Sphincter Oddi, Papillenstenose*; Einengung der Vater*-Papille; meist sklerotisch bedingt als Folge einer Entzündung oder Steinabgangs; führt zu einer prästenotischen Erweiterung des Ductus* choledochus und zu Rückstau von Galle und Pankreassekret; **Therapie:** endoskopische Papillotomie

Sphink|ter|to|nus *m* (Ⓔ sphincter tone): Spannungszustand eines Schließmuskels

Sphinx|ge|sicht *nt* (Ⓔ myopathic facies): *Syn: Facies myopathica*; typischer, schlaffer und müder Gesichtsausdruck bei Muskeldystrophie*

Sphygmo-, sphygmo- *präf.*: Wortelement mit der Bedeutung „Puls"

Sphyg|mo|gramm *nt* (Ⓔ sphygmogram): *Syn: Pulskurve*; bei der Sphygmographie erhaltene Kurve

Sphyg|mo|graph *m* (Ⓔ sphygmograph): *Syn: Pulsschreiber, Sphygmograf*; Gerät zur Sphygmographie

Sphyg|mo|gra|phie *f* (Ⓔ sphygmography): *Syn: Pulsschreibung, Sphygmografie*; Registrierung der Pulskurve

Sphyg|mo|skop *nt* (Ⓔ sphygmoscope): Gerät zur Aufzeichnung der Pulskurve

Sphyg|mo|sko|pie *f* (Ⓔ sphygmoscopy): Aufzeichnung und Beurteilung der Pulskurve

SPI *Abk.*: strukturiertes psychologisches Interview

Spi|ca *f, pl* **-cae** (Ⓔ spica): *Syn: Kornährenverband*; Bindenverband, bei dem sich die Bindentouren im spitzen Winkel überkreuzen und ein typisches Kornährenmuster bilden; je nach der Lokalisation des Verbandes spricht man von **Spica manus** [Hand], **Spica pedis** [Fuß], **Spica humeri** [Oberarm und Schulter], **Spica coxae** [Hüfte und Oberschenkel] usw.

Spider naevus *nt*: *→Sternnävus*

Spie|gel|bild|iso|me|rie *f* (Ⓔ optical isomerism): *Syn: Diastereomerie, Diastomerie, Diastereoisomerie, optische Isomerie*; Raumisomerie*, bei der die Moleküle sich wie Bild und Spiegelbild unterscheiden

Spie|gel|ei *nt*: *s.u. vitelliforme Makuladegeneration*
Spie|geln im aufrechten Bild *nt* (Ⓔ direct ophthalmoscopy): *s.u. direkte Ophthalmoskopie*
Spie|geln im umgekehrten Bild *nt* (Ⓔ indirect ophthalmoscopy): *s.u. indirekte Ophthalmoskopie*
Spieghel: Adriaan van der Spieghel; 1578–1625; flämischer Anatom (Venedig, Padua)
Spieghel-Hernie *f* (Ⓔ spigelian hernia): ***Syn:*** *seitliche Bauchwandhernie, Hernia ventralis lateralis*; *s.u. Bauchwandhernie*
Spieghel-Leberlappen *m* (Ⓔ Spigelius' lobe): ***Syn:*** *Lobus caudatus hepatis, Pars posterior hepatis*; kleiner Leberlappen an der Unterseite [Facies visceralis] der Leber hinter der Leberpforte; *s.a. Leber*
Spieghel-Linie *f* (Ⓔ Spieghel's line): ***Syn:*** *Linea semilunaris*; bogenförmiger Übergang der Muskelfasern des Musculus* transversus abdominis in die Transversusaponeurose
Spiegler: Eduard Spiegler; 1860–1908; österreichischer Hautarzt und Chemiker (Wien)
Spiegler-Tumor *m* (Ⓔ cylindroma): ***Syn:*** *Zylindrom, Cylindroma, Endothelioma cutis, Naevus epithelioma-cylindromatosus*; familiär gehäuft auftretender benigner Tumor, v.a. der Kopfhaut [**Turbantumor**]

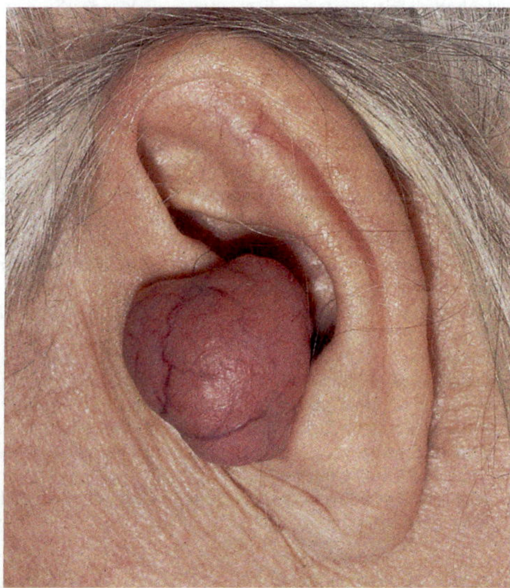

Abb. S133. Spiegler-Tumor

Spiel|au|di|o|me|trie *f* (Ⓔ play audiometry): Verfahren der Gehörprüfung im Kindesalter [Pädaudiologie], bei der die 2–4 Jahre alten Kinder beim Hören eines Tons einen Baustein auf einen anderen legen dürfen u.ä.
Spike *nt* (Ⓔ **1.–2.** spike): **1.** Spitze, Kurvenzacke; *s.a. Essay Elektrokardiogramm S. 571* **2.** Spitzen der äußeren Virushülle; *s.a. Essay Viren S. 2273*
spike-and-wave-Komplexe *pl* (Ⓔ spike and waves): *s.u. Essay Elektroenzephalogramm S. 563*
Spin *m* (Ⓔ spin): Drehimpuls von Elementarteilchen
Spi|na *f, pl* **-nae** (Ⓔ spine): Dorn, Stachel, Fortsatz
Spina bifida (Ⓔ spina bifida): ***Syn:*** *Spaltwirbel*; angeborene Spaltbildung eines oder mehrerer Wirbel, bei der der Wirbelbogen teilweise oder vollständig fehlt; wird der Defekt von den Rückenmarkshäuten abgedeckt und ist deshalb nicht von außen sichtbar, spricht man von **Spina bifida occulta**; sie tritt relativ häufig auf [bis zu 15 % der Bevölkerung] und wird nur zufällig auf Röntgenbildern entdeckt; bei der **Spina bifida aperta** können Hirnhäute [Meningozele*] und das Rückenmark einbezogen werden [Meningomyelozele*]; das **klinische Bild** kann von leichten neurologischen Symptomen bis hin zur kompletten Querschnittslähmung reichen; häufig findet man eine lokale Hypertrichose über dem Ort der Spaltbildung, die bevorzugt im Übergangsbereich der verschiedenen Wirbelsäulenabschnitte auftritt; von den drei Formen [okzipitozervikal, zervikothorakal und lumbosakral] ist die **lumbosakrale Spina bifida** [L_5/S_1] am häufigsten; sie führt i.d.R. zu schlaffen Lähmungen der Beine und des Beckenbodens, Blasen- und Rektuminkontinenz sowie Störungen von Trophik und Sensibilität
Spina geni inferior: → *Spina mentalis inferior*
Spina geni superior: → *Spina mentalis superior*
Spina helicis (Ⓔ spine of helix): ***Syn:*** *Helixhöcker*; kleiner Höcker am Vorderrand der Helix der Ohrmuschel [Auricula]
Spina iliaca anterior inferior (Ⓔ anterior inferior iliac spine): ***Syn:*** *vorderer unterer Darmbeinstachel*; unterer Knochenvorsprung am vorderen Ende des Beckenkamms [Crista* iliaca]; Ansatz von Musculus* rectus femoris und Ligamentum* iliofemorale
Spina iliaca anterior superior (Ⓔ anterior superior iliac spine): ***Syn:*** *vorderer oberer Darmbeinstachel*; oberer Knochenvorsprung am vorderen Ende des Beckenkamms [Crista* iliaca]; Ansatz von Musculus* sartorius, Musculus* tensor fasciae latae und Ligamentum* inguinale
Spina iliaca posterior inferior (Ⓔ posterior inferior iliac spine): ***Syn:*** *hinterer unterer Darmbeinstachel*; Knochenvorsprung unterhalb der Spina* iliaca posterior superior
Spina iliaca posterior superior (Ⓔ posterior superior iliac spine): ***Syn:*** *hinterer oberer Darmbeinstachel*; hinteres Ende des Beckenkamms [Crista* iliaca]
Spina ischiadica (Ⓔ ischial spine): ***Syn:*** *Sitzbeinstachel*; *s.u. Ischium*
Spina mentalis inferior (Ⓔ inferior mental spine): ***Syn:*** *Spina geni inferior*; kleiner Knochenvorsprung auf der Rückseite des Unterkieferkörpers [Corpus mandibulae]; Ansatz des Musculus* geniohyoideus
Spina mentalis superior (Ⓔ superior mental spine): ***Syn:*** *Spina geni superior*; kleiner Knochenvorsprung auf der Rückseite des Unterkieferkörpers [Corpus mandibulae]; Ansatz des Musculus* genioglossus
Spina nasalis anterior (Ⓔ anterior nasal spine): spitze Verlängerung der Incisura* nasalis der Maxilla*, an der die knorpelige Nasenscheidewand ansetzt
Spina nasalis ossis frontalis (Ⓔ nasal spine of frontal bone): nach unten gerichteter Fortsatz der Pars nasalis des Stirnbeins [Os* frontale], der zwischen den beiden Ossa nasales und dem Os ethmoideus liegt
Spina nasalis posterior (Ⓔ posterior nasal spine): spitzes Ende der Crista* nasalis des Gaumenbeins [Os* palatinum]
Spina ossis sphenoidalis (Ⓔ spine of sphenoid bone): kleiner Knochenvorsprung an der Unterseite des großen Keilbeinflügels [Ala* major ossis sphenoidalis] hinter dem Foramen* spinosum; Ansatz von Ligamentum* sphenomandibulare und pterygospinale
Spinae palatinae (Ⓔ palatine spines): Knochenleisten der Lamina horizontalis des Gaumenbeins [Os* palatinum]
Spina scapulae (Ⓔ scapular spine): ***Syn:*** *Schulterblattgräte*; Knochenkamm auf der Hinterfläche des Schulterblattes [Scapula*], der außen in das **Akromion** ausläuft
Spina suprameatalis (Ⓔ suprameatal spine): ***Syn:*** *Spina suprameatica*; inkonstanter, spitzer Knochenvorsprung des Schläfenbeins [Os* temporale] über der Öffnung des äußeren Gehörganges [Meatus* acusticus externus]
Spina suprameatica: → *Spina suprameatalis*
Spina trochlearis (Ⓔ trochlear spine): inkonstanter Knochenvorsprung auf der Pars orbitalis des Stirnbeins [Os* frontale]
Spi|na|ci|ae fo|li|um *nt* (Ⓔ spinach leaf): *s.u. Spinat*
Spi|na|ci|a o|le|ra|ce|a *f*: → *Spinat*
spi|nal *adj* (Ⓔ spinal): Wirbelsäule/Columna vertebralis betreffend; das Rückenmark/die Medulla spinalis betreffend
Spi|nal|an|äs|the|sie *f* (Ⓔ spinal anesthesia): ***Syn:*** *Intraduralanästhesie, Spinalblock*; Leitungsanästhesie* mit Injektion des Anästhetikums in den Spinalkanal; führt zur Betäubung der unteren Rückenmarkteile und der Cauda* equina; die

S

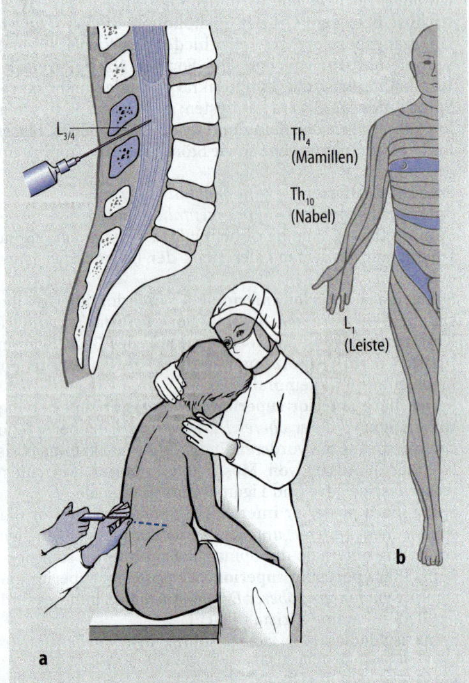

Abb. S134. Spinalanästhesie

Punktion erfolgt unterhalb des unteren Endes des Rückenmarks in Höhe von L_{2-3} oder L_{3-4}; je nach Lage und Anzahl der betäubten Segmente spricht man von **Sattelblock** [$S_{4/5}$ und tiefer], **tiefer Spinalanästhesie** [L_1 und tiefer], **mittlerer Spinalanästhesie** [Th_6 und tiefer] oder **hoher Spinalanästhesie** [Th_5 und tiefer]

kontinuierliche Spinalanästhesie (Ⓔ continuous spinal anesthesia): ***Syn:*** *Dauerspinalanästhesie, Katheterspinalanästhesie*; fortlaufende Spinalanästhesie über einen liegenden Katheter

Spi|nal|block *m*: *→Spinalanästhesie*

Spi|nal|er|kran|kung, fu|ni|ku|lä|re *f* (Ⓔ funicular myelosis): ***Syn:*** *Dana-Lichtheim-Krankheit, Lichtheim-Syndrom, Dana-Syndrom, Dana-Lichtheim-Putman-Syndrom, funikuläre Myelose*; bevorzugt das Hinterstrangsystem und die Pyramidenbahn befallende Entmarkungskrankheit mit neurologischen Ausfällen, Muskelhypotonie, Ataxie*, Depression und evtl. Psychose [Vitamin B_{12}-Mangelpsychose]; tritt meist kombiniert mit perniziöser Anämie* auf, da Vitamin B_{12}-Mangel die häufigste Ursache ist; **Therapie**: parenterale Vitamin B_{12}-Zufuhr stoppt den degenerativen Verfall und bringt ihn oft sogar zur Rückbildung

Spi|nal|gan|gli|on *nt* (Ⓔ spinal ganglion): ***Syn:*** *Ganglion sensorium nervi spinalis*; in den Hinterwurzeln der Spinalnerven* liegende Ganglien*, die pseudounipolare Nervenzellen enthalten, die von sog. Mantelzellen umfasst werden

Spi|na|lis *m* (Ⓔ spinalis muscle): ***Syn:*** *Dornfortsatzmuskel, Musculus spinalis*; benachbarte Dornfortsätze verbindende Muskelfasern; medialer Teil des Musculus* erector spinae; der Musculus spinalis cervicis ist meist mit dem stark ausgeprägten Musculus spinalis thoracis verwachsen; der Musculus spinalis capitis fehlt häufig; *s.a. Musculus spinalis capitis, cervicis, thoracis*

Spi|nal|ka|nal *m* (Ⓔ spinal canal): ***Syn:*** *Wirbelkanal, Wirbelsäulenkanal, Vertebralkanal, Canalis vertebralis*; von den Wirbelkörpern und -bögen gebildeter Kanal, in dem das Rückenmark mit seinen Hüllen und Venenplexus in Fettgewebe eingebettet liegt; beginnt am Foramen* magnum und endet am Hiatus* sacralis

Spi|nal|ner|ven *pl*: *→Nervi spinales*

kokzygealer Spinalnerv: *→Nervus coccygeus*

lumbale Spinalnerven: *→Nervi lumbales*

sakrale Spinalnerven: *→Nervi sacrales*

thorakale Spinalnerven: *→Nervi thoracici*

Spi|nal|ner|ven|ple|xus *m* (Ⓔ plexus of spinal nerves): ***Syn:*** *Plexus nervorum spinalium*; von den Vorderästen der Spinalnerven gebildeter Plexus, z.B. Plexus* brachialis oder lumbalis

Spi|nal|ner|ven|stamm *m* (Ⓔ trunk of spinal nerve): Truncus nervi spinalis; *s.u. Nervi spinales*

Spi|nal|ner|ven|wur|zeln *pl* (Ⓔ spinal nerve roots): die aus den Intervertebralforamina austretenden Nervenwurzeln [eigentlich Spinalnervenstamm, Truncus* nervi spinalis] entstehen noch im Spinalkanal durch Vereinigung der vorderen motorischen Spinalnervenwurzel [Radix anterior] mit der hinteren sensiblen Spinalnervenwurzel [Radix posterior]

Spi|nal|pa|ra|ly|se *f* (Ⓔ spinal paralysis): Lähmung durch Ausfall von Rückenmarksabschnitten

spastische Spinalparalyse (Ⓔ spastic spinal paralysis): ***Syn:*** *Erb-Charcot-Syndrom, Erb-Charcot-Krankheit, Diplegia spastica progressiva*; Systemerkrankung des Rückenmarks mit fortschreitender Degeneration des 1. Motoneurons [Pyramidenzellen des motorischen Kortex und der Pyramidenbahn]; tritt meist familiär, seltener auch sporadisch auf; **Klinik**: beginnt im Kindes- oder Jugendalter mit Steifigkeit in den Beinen, die in eine ausgeprägte Paraspastik und Adduktorenspasmen übergeht; später kommt es auch zu einem Befall der Arme; der Verlauf ist langsam progredient über 20–30 Jahre und führt am Ende zu Bettlägrigkeit

Spi|nat *m* (Ⓔ spinach): ***Syn:*** *Spinacia oleracea*; Pflanze aus der Familie der Gänsefußgewächse [Chenopodiaceae]; verwendet werden die Blätter [**Spinaciae folium**], die Chlorophyll, Oxalsäure*, Carotinoide*, Flavonoide*, Eisen* und die Vitamine* A, B und C enthalten; **Anw.**: traditionell bei Magen-Darm-Beschwerden, Anämie*, Wachstumsstörungen und zur Appetitanregung

Spin|del|ba|sis *f* (Ⓔ base of modiolus): ***Syn:*** *Basis modioli*; Basis der Schneckenspindel [Modiolus*]

Spin|del|gift *nt* (Ⓔ spindle poison): *s.u. Mitosehemmer*

Spin|del|haa|re *pl* (Ⓔ moniliform hair): ***Syn:*** *Monilethrichie, Monilethrix, Monilethrix-Syndrom, Aplasia pilorum intermittens*; autosomal-dominante Störung des Haarwachstums mit unregelmäßiger Verdickung und Verdünnung der Haare; *s.a. Haarschaftanomalien*

Spin|del|zel|le *f* (Ⓔ spindle cell): selten verwendete Bezeichnung für Fibrozyt*

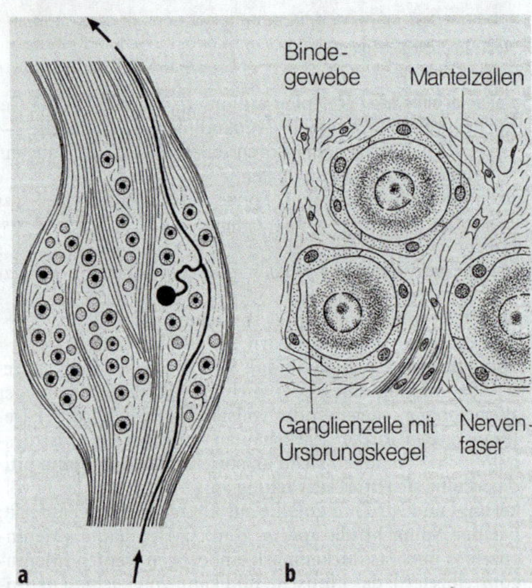

Abb. S135. Spinalganglion. **a** Längsschnitt, **b** Histologie

Spin|del|zell|häm|an|gi|o|en|do|the|li|om *nt* (Ⓔ fusiform hemangioendothelioma): *s.u. Hämangioendotheliom*
Spin|del|zell|nä|vus *m*: → *Spitz-Nävus*
Spin|del|zell|sar|kom *nt* (Ⓔ spindle cell sarcoma): **Syn:** *spindelzelliges Sarkom, Sarcoma fusicellulare*; aus spindelförmigen Zellen bestehendes Sarkom*
spi|ni|fu|gal *adj* (Ⓔ spinifugal): **Syn:** *spinofugal*; vom Rückenmark wegführend
spi|ni|pe|tal *adj* (Ⓔ spinipetal): **Syn:** *spinopetal*; zum Rückenmark hinführend
Spin|kom|pen|sa|ti|on *f* (Ⓔ spin compensation): *s.u. Elektronenspinresonanzspektroskopie*
Spin|nen|an|gi|om *nt*: → *Sternnävus*
Spin|nen|fing|rig|keit *f* (Ⓔ spider fingers): **Syn:** *Arachnodaktylie, Dolichostenomelie*; grazil verlängerte Finger, z.B. beim Marfan*-Syndrom
Spin|nen|ge|we|be|ge|rinn|sel *nt* (Ⓔ spider-web clot): Fibringerinnsel, das sich im Liquor* cerebrospinalis bei z.B. Hirnhauttuberkulose bildet
Spin|nen|ge|webs|haut *f*: → *Spinnwebenhaut*
Spin|nen|nä|vus *m, pl* **-vi**: → *Sternnävus*
Spin|nen|zel|le *f*: → *Astrozyt*
Spinn|we|ben|haut *f* (Ⓔ arachnoid): **Syn:** *Spinnengewebshaut, Arachnoidea*; gefäß- und nervenarmes mittleres Blatt der Hirn- und Rückenmarkshaut, das zusammen mit der Pia* mater die weiche Hirn- und Rückenmarkshaut bildet; der Spaltraum zwischen Arachnoidea und Pia mater [Spatium* subarachnoideum] ist mit einem bindegewebigen Balkenwerk und Liquor* cerebrospinalis gefüllt; zwischen der außen aufliegenden Dura* mater und der Arachnoidea ist ein kapillärer Spaltraum [Spatium* subdurale], der sich bei Einblutung stark vergrößern kann
Spino-, spino- *präf.*: Wortelement mit der Bedeutung **1.** „Dorn/Stachel" **2.** „Rückgrat/Wirbelsäule"
spi|no|bul|bär *adj* (Ⓔ spinobulbar): **Syn:** *bulbospinal*; Rückenmark und Bulbus medullae spinalis betreffend oder verbindend
Spi|no|ce|re|bel|lum *nt* (Ⓔ spinocerebellum): **Syn:** *Spinozerebellum*; entwicklungsgeschichtlich alte Teile des Kleinhirns [Paleocerebellum], die vorwiegend Afferenzen aus dem Rückenmark [Medulla* spinalis] erhalten
spi|no|fu|gal *adj*: → *spinifugal*
spi|no|gle|no|i|dal *adj* (Ⓔ spinoglenoid): Spina scapulae und Cavitas glenoidalis betreffend
spi|no|kos|tal *adj* (Ⓔ costispinal): **Syn:** *kostospinal*; Wirbelsäule und Rippe(n)/Costa(e) betreffend oder verbindend
spi|no|pe|tal *adj*: → *spinipetal*
spi|no|sa|kral *adj* (Ⓔ spinosacral): **Syn:** *sakrospinal*; Wirbelsäule und Kreuzbein/Os sacrum betreffend oder verbindend
Spi|no|trans|ver|sal|sys|tem *nt* (Ⓔ spinotranverse system): Musculi spinotransversales; *s.u. Musculus splenius*
spi|no|ze|re|bel|lar *adj* (Ⓔ spinocerebellar): **Syn:** *spinozerebellär*; Rückenmark/Medulla spinalis und Kleinhirn/Zerebellum betreffend oder verbindend
Spi|no|ze|re|bel|lum *nt*: → *Spinocerebellum*
spi|no|ze|re|bral *adj* (Ⓔ cerebrospinal): **Syn:** *cerebrospinal, zerebrospinal, enzephalospinal*; Rückenmark und Gehirn/Zerebrum betreffend oder verbindend
Spin|the|ris|mus *m* (Ⓔ spintherism): **Syn:** *Spintheropie, Glaskörperglitzern, Schneegestöber*; Vorkommen glitzernder gelblicher Cholesterinkristalle [**Synchisis scintillans**] oder weißer Kalkseifen [**Synchisis nivea**] im Glaskörper; harmloser Befund, der die Patienten nur wenig beeinträchtigt
Spin|the|ro|pie *f*: → *Spintherismus*
Spir. *Abk.*: → *Spiritus*
Spir-, spir- *präf.*: → *Spiro-*
Spir|a|de|nom *nt*: → *Hidradenom*
Spir|ae|ae flos *m* (Ⓔ flower tops of meadowsweet): getrocknete Blüten von Mädesüß*
Spir|ae|ae her|ba *f* (Ⓔ meadowsweet): oberirdische Pflanzenteile von Mädesüß*
Spir|ae|a ul|ma|ri|a *f*: → *Mädesüß*
Spi|ral|ar|te|ri|en *pl* (Ⓔ spiral arteries): *s.u. Endometrium*
Spi|ral|bruch *m*: → *Drehbruch*
Spi|ral|frak|tur *f*: → *Drehbruch*
Spi|ral|fur|che, äu|ße|re *f*: → *Sulcus spiralis externus*
Spi|ral|fur|che, in|ne|re *f*: → *Sulcus spiralis internus*
Spi|ra|my|cin *nt* (Ⓔ spiramycin): **Syn:** *Foromacidin*; Makrolidantibiotikum aus **Streptomyces ambofaciens**; wirkt ähnlich wie Erythromycin*
Spi|ril|len *pl* (Ⓔ spirilla): Spirillum*
Spi|ril|len|krank|heit *f*: → *Spirillose*
Spi|ril|li|zid *nt* (Ⓔ spirillicide): spirillenabtötendes Mittel
spi|ril|li|zid *adj* (Ⓔ spirillicide): spirillenabtötend
Spi|ril|lo|se *f* (Ⓔ spirillosis): **Syn:** *Spirillenkrankheit*; durch Spirillum*-Species hervorgerufene bakterielle Infektionskrankheit; *s.a. Rattenbissfieber I*
Spi|ril|lum *nt* (Ⓔ Spirillum): Gattung gramnegativer, spiralförmiger Bakterien
Spirillum minus (Ⓔ Spirillum minus): **Syn:** *Spirochaeta muris*; Erreger von Rattenbissfieber* I
Spi|ri|tus *m* (Ⓔ spirit): Weingeist; Ethanol*
Spiritus camphoratus (Ⓔ camphor spirit): **Syn:** *Kampferspiritus, Kampfergeist, Campherspiritus, Camphergeist*; alkoholische Campherlösung [1 Teil Campher, 7 Teile Ethanol 90 %, 2 Teile Wasser]; **Anw.**: hyperämisierende Einreibung bei rheumatischen Beschwerden
Spiritus dilutus (Ⓔ rectified spirit): **Syn:** *Spiritus Vini rectificatus*; verdünnter Ethanol*
Spiritus Juniperi (Ⓔ juniper spirit): *s.u. Wacholder*
Spiritus Vini gallici (Ⓔ rubbing alcohol): **Syn:** *Franzbranntwein*; für Einreibungen verwendete Mischung von Branntwein [10 Teile], Ethanol [56 Teile] und Wasser [34 Teile]
Spiritus Vini rectificatissimus (Ⓔ rectified spirit): Ethanol* 96 %
Spiritus Vini rectificatus: → *Spiritus dilutus*
Spiro-, spiro- *präf.*: Wortelement mit der Bedeutung „Windung/Schneckenlinie/Spirale"
Spi|ro|chae|ta *f* (Ⓔ Spirochaeta): Gattung gramnegativer, schraubenförmiger Bakterien; enthält mehrere humanpathogene Arten
Spirochaeta duttoni (Ⓔ Borrelia duttonii): **Syn:** *Borrelia duttonii*; Erreger des endemischen Zeckenrückfallfiebers in Zentral- und Südafrika
Spirochaeta muris (Ⓔ Spirillum minus): **Syn:** *Spirillum minus*; Erreger von Rattenbissfieber* I
Spirochaeta obermeieri (Ⓔ Borrelia recurrentis): **Syn:** *Borrelia recurrentis/obermeieri/berbera*; durch die Menschenlaus* [Pediculus humanus] übertragener Erreger des Läuserückfallfiebers*
Spirochaeta pallida: → *Treponema pallidum*
Spi|ro|chae|ta|ceae *pl* (Ⓔ Spirochaetaceae): Familie spiralig gewundener Bakterien; enthält u.a. die Gattungen Spirochaeta*, Borrelia*, Treponema* und Leptospira*
Spi|ro|chae|ta|les *pl* (Ⓔ Spirochaetales): Ordnung schlanker, biegsamer, spiralförmiger Bakterien; enthält als einzige Familie die Spirochaetaceae*

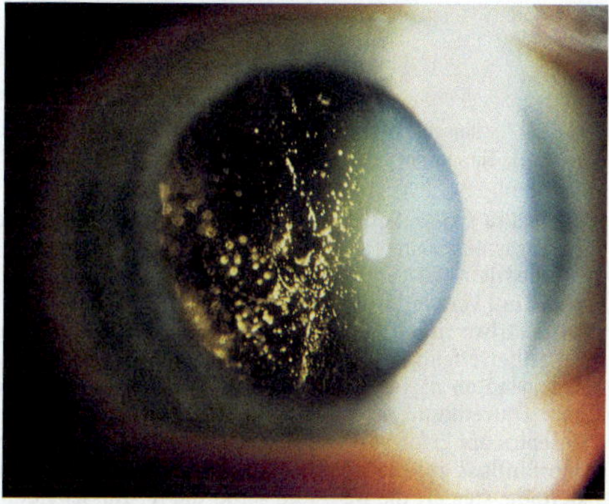

Abb. S136. Spintherismus

Spi|ro|chä|te *f*: *→Spirochaeta*
Spi|ro|chä|ten|in|fek|ti|on *f*: *→Spirochätose*
Spi|ro|chä|ti|zid *nt* (Ⓔ spirocheticide): spirochätenabtötendes Mittel
spi|ro|chä|ti|zid *adj* (Ⓔ spirocheticidal): spirochätenabtötend
Spi|ro|chä|to|se *f* (Ⓔ spirochetosis): durch Spirochaeta*-Species hervorgerufene bakterielle Infektionskrankheit; *s.a. Borreliose, Treponematose, Leptospirosis*
Spi|ro|chät|u|rie *f* (Ⓔ spirocheturia): Spirochätenausscheidung im Harn
Spi|ro|er|go|me|trie *f* (Ⓔ ergospirometry): kombinierte Spirometrie* und Ergometrie*
Spi|ro|gramm *nt* (Ⓔ spirogram): bei der Spirographie erhaltene Kurve
Spi|ro|graph *m* (Ⓔ spirograph): ***Syn:*** *Spirograf*; Gerät zur fortlaufenden Aufzeichnung der Lungenvolumina* und Ventilationsgrößen als Zeit-Volumen-Diagramm
Spi|ro|gra|phie *f* (Ⓔ spirography): ***Syn:*** *Spirografie*; Aufzeichnung der Lungenvolumina* und Ventilationsgrößen mit einem Spirographen
Spi|ro|me|ter *nt* (Ⓔ spirometer): Gerät zur Messung der ein- und ausgeatmeten Gasmengen; meist handelt es sich um **Glockengasometer**, bei der eine zylindrische Glocke in einen Wasserbehälter eintaucht, der den Innenraum der Glocke hermetisch von der Außenwelt abschirmt; ein Schlauch führt vom Mundstück des Probanden zum Innenraum der Glocke; die beim Ein- und Ausatmen auftretenden Volumenänderungen bewegen die Glocke auf und ab; die Bewegungen können mit einem Schreiber aufgezeichnet oder an einer Skala abgelesen werden

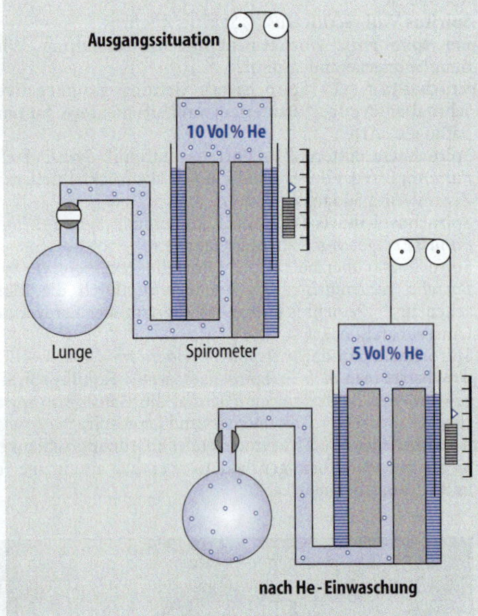

Abb. S137. Spirometrische Bestimmung der funktionellen Residualkapazität mit der He-Einwaschmethode

Spi|ro|me|tra *f* (Ⓔ Spirometra): weltweit verbreitete Bandwurmgattung; selten auf den Menschen übertragen
Spi|ro|me|trie *f* (Ⓔ spirometry): Messung der Lungenvolumina und Ventilationsgrößen mit einem Spirometer*
spi|ro|me|trisch *adj* (Ⓔ spirometric): Spirometrie oder Spirometer betreffend, mittels Spirometrie oder Spirometer
Spi|ro|no|lac|ton *nt* (Ⓔ spironolactone): Aldosteronantagonist; Diuretikum*; verdrängt kompetitiv Aldosteron am Rezeptor am Erfolgsorgan [distaler Nierentubulus]; hat keinen Einfluss auf die normale Sekretion der Nebennierensteroide; steigert die Na^+- und senkt die K^+-Ausscheidung; **Anw.**: primärer und sekundärer Hyperaldosteronismus*, Aszites* bei Leberzirrhose, kardiale, nephrotische und zirrhotische Ödeme; NW: Hyperkaliämie*, hyperchlorämische Azidose*, Gynäkomastie*, Impotenz*, Amenorrhoe*
Spitz: Sophie Spitz; amerikanische Pathologin im 20. Jahrhundert
Spitz-Holter-Drainage *f* (Ⓔ Spitz-Holter VA shunt): Form der Ventrikuloaurikulostomie* mit einem speziellen Ventil [**Holter-Ventil**]
Spitz-Nävus *m* (Ⓔ Spitz nevus): ***Syn:*** *Spindelzellnävus, Spitz-Tumor, Allen-Spitz-Nävus, Nävus Spitz, Epitheloidzellnävus, benignes juveniles Melanom*; v.a. bei Kindern auftretender benigner Nävuszellnävus*, der histologisch an ein malignes Melanom erinnert; die Prognose ist gut und eine Therapie i.d.R. nicht nötig

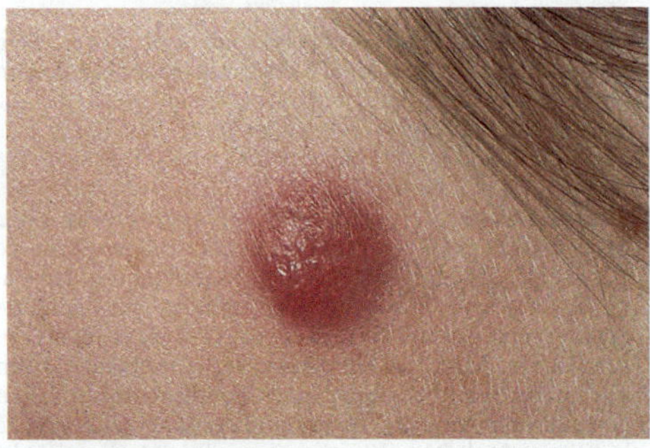

Abb. S138. Spitz-Nävus

Spitz|bu|ckel *m*: *→Gibbus*
Spit|zen|fo|kus *m* (Ⓔ spike focus): *s.u. Essay Elektroenzephalogramm S. 563*
Spit|zen|seg|ment *nt* (Ⓔ apical segment of lung): ***Syn:*** *Apikalsegment, Segmentum apicale pulmonis dextri*; oberstes Segment des Oberlappens der rechten Lunge; *s.a. Lungensegmente*
Spit|zen|stoß *m*: *→Herzspitzenstoß*
Spit|zen|tu|ber|ku|lo|se *f* (Ⓔ apical tuberculosis): ***Syn:*** *Lungenspitzentuberkulose, apikaler Reinfekt*; Befall der Lungenspitzen im Rahmen einer lokalisierten hämatogenen Streuung einer Lungentuberkulose*
Spitz|fuß *m* (Ⓔ pes equinus): ***Syn:*** *Pes equinus*; angeborene [*s.a. Klumpfuß*] oder erworbene Fußfehlstellung mit Beugung im oberen Sprunggelenk
Spitz|po|cken *pl*: *→Windpocken*
Spitz|schä|del *m* (Ⓔ steeple skull): ***Syn:*** *Turmschädel, Akrozephalie, Akrocephalie, Oxyzephalie, Oxycephalie, Hypsizephalie, Hypsicephalie, Turrizephalie, Turricephalie*; anomale Schädelform mit turmartigem Wachstum; meist durch einen vorzeitigen Verschluss der Kranznaht* bedingt
Spitz|we|ge|rich *m* (Ⓔ English plantain): ***Syn:*** *Plantago lanceolata*; Pflanze aus der Familie der Wegerichgewächse [Plantaginaceae]; verwendet werden das während der Blüte gesammelte Kraut [**Plantaginis lanceolatae herba**] und die Blattspreiten [**Plantaginis lanceolatae folium**]; sie enthalten Iridoidglykoside [Aucubin, Catalpol], Gerbstoffe* und Flavonoide*; **Anw.**: traditionell bei Entzündungen der Atemwege und der Mund- und Rachenschleimhaut, Magenkrämpfen, Durchfall und Leberleiden; ebenfalls als Diuretikum* und Hämostyptikum* [frischer Presssaft]; in der Homöopathie bei Hauterkrankungen und Zahn- und Ohrenschmerzen
SPK *Abk.*: Serumpyruvatkinase
SPKT *Abk.*: Syndrom des plötzlichen Kindstodes
SPL *Abk.*: *→Spironolacton*
spl. *Abk.*: *→simplex*
Splanchn-, splanchn- *präf.*: *→Splanchno-*
Splanch|ni|kek|to|mie *f* (Ⓔ splanchnicectomy): ***Syn:*** *Splanchnikusresektion*; operative Teilentfernung des Nervus* splanchnicus major oder minor
Splanch|ni|ko|to|mie *f* (Ⓔ splanchnicotomy): ***Syn:*** *Splanchni-*

S

kusdurchtrennung; Durchtrennung des Nervus* splanchnicus major oder minor

Splanch|ni|kus *m* (Ⓔ splanchnic nerve): kurz für Nervus* splanchnicus major oder minor

Splanch|ni|kus|durch|tren|nung *f*: *→Splanchnikotomie*

Splanch|ni|kus|re|sek|ti|on *f*: *→Splanchnikektomie*

Splanchno-, splanchno- *präf.*: Wortelement mit der Bedeutung „Eingeweide"

Splanch|no|cra|ni|um *nt* (Ⓔ splanchnocranium): ***Syn:*** *Viszerokranium, Viscerocranium, Splanchnokranium, Cranium viscerale*; der sog. **Gesichts- und Eingeweideschädel** besteht aus Oberkiefer [Maxilla*], Gaumenbein [Os* palatinum], Jochbein [Os* zygomaticum], Tränenbein [Os* lacrimale], Nasenbein [Os* nasale], unterer Nasenmuschel [Concha* nasalis inferior], Pflugscharbein [Vomer*], Unterkiefer [Mandibula*] Zungenbein [Os* hyoideum] und den Gehörknöchelchen [Ossicula* auditoria]

Splanch|no|kra|ni|um *nt*: *→Splanchnocranium*

Splanch|no|lo|gie *f* (Ⓔ splanchnology): Lehre von den Eingeweiden

Splanch|no|me|ga|lie *f* (Ⓔ splanchnomegaly): ***Syn:*** *Viszeromegalie*; angeborene oder erworbene Eingeweidevergrößerung, z.B. bei Akromegalie*

Splanch|no|pa|thie *f* (Ⓔ splanchnopathy): Eingeweideerkrankung

Splanch|no|pleu|ra *f* (Ⓔ splanchnopleure): *s.u. viszerales Mesoderm*

Splanch|no|pto|se *f* (Ⓔ splanchnoptosis): ***Syn:*** *Darmsenkung, Enteroptose, Viszeroptose, Eingeweidesenkung*; angeborene oder erworbene Senkung der Baucheingeweide; klinisch auffällig sind eine chronische Obstipation* und Rücken- oder Kreuzschmerzen beim Stehen

Splanch|no|skle|ro|se *f* (Ⓔ splanchnosclerosis): Eingeweidesklerose

splanch|no|so|ma|tisch *adj* (Ⓔ viscerosomatic): ***Syn:*** *viszerosomatisch*; Eingeweide/Viszera und Körper betreffend

splanch|no|trop *adj* (Ⓔ viscerotropic): ***Syn:*** *viszerotrop*; mit besonderer Affinität zu den Eingeweiden/Viszera

Splanch|no|zel|e *f* (Ⓔ splanchnocele): ***Syn:*** *Eingeweidebruch*; Verlagerung von Baucheingeweiden in eine angeborene oder erworbene Ausstülpung des Bauchfells; *s.a. Hernie*

Splen *m*: *→Milz*

Splen accessorius (Ⓔ accessory spleen): ***Syn:*** *Nebenmilz, Lien accessorius*; versprengtes Milzgewebe, das meist als rundliche, haselnussgroße Gebilde in der Nähe der Milz liegt

Splen-, splen- *präf.*: *→Spleno-*

Splen|al|gie *f* (Ⓔ splenalgia): ***Syn:*** *Splenodynie, Milzschmerz(en)*; Schmerzen in der Milz oder Milzgegend

Splen|a|tro|phie *f* (Ⓔ splenatrophy): Milzatrophie

Splen|ek|to|mie *f* (Ⓔ splenectomy): ***Syn:*** *Milzentfernung, Milzexstirpation*; operative Entfernung der Milz; wird meist als **konventionelle Splenektomie** über einen medialen oder subkostalen Zugang durchgeführt; die **laparoskopische Splenektomie** eignet sich nur für bestimmte Indikationen [Morbus* Werlhof, Milzverletzung ohne oder mit nur schwacher Blutung]

der Milzverlust führt zu vorübergehenden Veränderungen des Blutbildes und zu einer erhöhten Infektanfälligkeit, die zu einem OPSI-Syndrom* führen kann; bei einer **elektiven Splenektomie** muss deshalb zwei Wochen vor der Operation eine Pneumokokkenmultivakzine verabreicht werden; da die Milzentfernung zu einer sofortigen Verminderung der Immunantwort führt, darf die Impfung nach einer **Notfall-Splenektomie** erst 2 Wochen nach der Operation erfolgen

splen|ek|to|mie|ren *v* (Ⓔ splenectomize): die Milz entfernen, eine Splenektomie durchführen

sple|ni|form *adj* (Ⓔ spleniform): ***Syn:*** *splenoid*; milzartig, milzförmig

sple|nisch *adj* (Ⓔ splenic): ***Syn:*** *lienal*; Milz/Splen betreffend, von der Milz ausgehend

Sple|ni|tis *f, pl* **-ti|den** (Ⓔ splenitis): ***Syn:*** *Lienitis*; Milzentzündung führt i.d.R. zu Milzvergrößerung und oft auch zu Abszessbildung; chronische Milzentzündung bei z.B. Tuberkulose oder Endocarditis* lenta führt zu Splenomegalie* und Verhärtung

sple|ni|tisch *adj* (Ⓔ splenitic): Milzentzündung/Splenitis betreffend, von ihr betroffen oder gekennzeichnet

Sple|ni|um *nt* (Ⓔ splenium): Wulst, wulstartige Struktur; auch kurz für Splenium corporis callosi

Splenium corporis callosi (Ⓔ splenium of corpus callosum): Balkenwulst; *s.u. Balken*

Sple|ni|us *m* (Ⓔ splenius muscle): ***Syn:*** *Musculus splenius*; von den Dornfortsätzen zu den Querfortsätzen der Halswirbelsäule und dem Hinterhaupt ziehende autochthone Rückenmuskeln, die in ihrer Gesamtheit als **Musculi spinotransversales** oder **spinotransversales System** bezeichnet werden; sie bewirken eine Dorsalflexion der Halswirbelsäule und bei einseitiger Kontraktion eine Drehung zur selben Seite; *s.a. Musculus splenius capitis, cervicis*

Spleno-, spleno- *präf.*: Wortelement mit der Bedeutung „Milz/Lien/Splen"

Sple|no|dy|nie *f*: *→Splenalgie*

sple|no|gen *adj* (Ⓔ splenogenous): durch die Milz bedingt oder verursacht, von der Milz ausgehend, aus der Milz stammend, in der Milz gebildet

Sple|no|gramm *nt* (Ⓔ splenogram): Röntgenkontrastaufnahme der Milz

Sple|no|gra|phie *f* (Ⓔ splenography): ***Syn:*** *Splenografie, Lienographie, Lienografie*; Röntgenkontrastdarstellung* der Milz

Sple|no|he|pa|to|me|ga|lie *f* (Ⓔ splenohepatomegaly): ***Syn:*** *Hepatosplenomegalie*; Vergrößerung/Schwellung von Leber und Milz; unspezifisches Zeichen, z.B. bei Speicherkrankheiten, Lymphomen oder extramedullärer Blutbildung

sple|no|id *adj* (Ⓔ splenoid): ***Syn:*** *spleniform*; milzartig, milzähnlich

sple|no|ko|lisch *adj* (Ⓔ splenocolic): Milz und Kolon betreffend oder verbindend

Sple|nom *nt* (Ⓔ splenoma): gutartiger Milztumor

sple|no|me|dul|lär *adj* (Ⓔ splenomedullary): Milz und Knochenmark/Medulla ossium betreffend

sple|no|me|gal *adj* (Ⓔ splenomegalic): Splenomegalie betreffend, von ihr betroffen oder gekennzeichnet, durch sie bedingt

Sple|no|me|ga|lia *f*: *→Splenomegalie*

Splenomegalia tropica: *→viszerale Leishmaniose*

Sple|no|me|ga|lie *f* (Ⓔ splenomegaly): ***Syn:*** *Splenomegalia, Milzvergrößerung, Milzschwellung, Milztumor*; eine Milzvergrößerung oder Milzschwellung ist ein unspezisches Symptom, das im Rahmen vielen Erkrankungen auftritt; man kann **inflammatorische Splenomegalie** [bei akuten oder chronischen Infekten oder Systemerkankungen, wie z.B. Typhus*, Mononukleose*, Sepsis*, Malaria*, Tuberkulose* Endocarditis* lenta, Leishmaniose*, Sarkoidose*], **Splenomegalie bei Speicherkrankheiten** [v.a. Amyloidose*, Sphingolipidosen*], **kongestive Splenomegalie** [bei Milzvenenthrombose*, Leberzirrhose*, Budd*-Chiari-Syndrom] und **neoplastische Splenomegalie** [bei z.B. Osteomyelofibrose*, Polycythaemia* vera, chronisch lymphatischer Leukämie*, malignen Lymphomen] unterscheiden; klinische Bedeutung erhält die Splenomegalie aber erst, wenn es zur Ausbildung eines sekundären Hypersplenismus* kommt

siderotische Splenomegalie (Ⓔ siderotic splenomegaly): Milzvergrößerung durch Eisenablagerung

Sple|no|ne|phro|pto|se *f* (Ⓔ splenonephroptosis): kombinierte Milz- und Nierensenkung; meist im Rahmen einer allgemeinen Splanchnoptose*

sple|no|pan|kre|a|tisch *adj* (Ⓔ splenopancreatic): ***Syn:*** *lienopankreatisch*; Milz und Bauchspeicheldrüse/Pankreas betreffend

Sple|no|pa|thie *f* (Ⓔ splenopathy): Milzerkrankung

Sple|no|pe|xie *f* (Ⓔ splenopexy): ***Syn:*** *Milzanheftung*; operative Anheftung/Fixierung der Milz, z.B. bei Milzsenkung

sple|no|por|tal *adj* (Ⓔ splenoportal): Milz und Pfortader/Vena portae hepatis betreffend

Sple|no|por|to|gramm *nt* (Ⓔ splenoportogram): ***Syn:*** *Hepatolienogramm, Hepatosplenogramm*; Röntgenkontrastaufnahme von Leber, Pfortader und Milz

Sple|no|por|to|gra|phie *f* (Ⓔ splenoportography): ***Syn:*** *Hepatolienographie, Hepatosplenographie, Hepatolienografie, Hepatosplenografie, Splenoportografie*; Röntgenkontrastdarstellung* von Leber, Pfortader und Milz; die Kontrastmittelinjektion erfolgt i.d.R. über einen Katheter [Seldinger*-Judkins-Technik] in die Milzschlagader [Arteria* splenica]

Sple|no|pto|se *f* (Ⓔ splenoptosis): Milzsenkung; meist im Rahmen einer allgemeinen Splanchnoptose*

sple|no|re|nal *adj* (Ⓔ splenorenal): ***Syn:*** *lienorenal*; Milz und Niere/Ren betreffend

Sple|nor|rha|gie *f* (Ⓔ splenorrhagia): ***Syn:*** *Milzblutung*; meist traumatisch bedingte Blutung; *s.a. Milzruptur*

Sple|nor|rha|phie *f* (Ⓔ splenorrhaphy): ***Syn:*** *Milznaht*; Naht der Milz nach traumatischer oder operativer Eröffnung

Sple|no|se *f* (Ⓔ splenosis): ***Syn:*** *posttraumatische Polysplenie*; klinisch meist asymptomatisch verlaufende Versprengung von Milzgewebe im Bauchraum und/oder Thorax; entsteht durch traumatische Milzruptur oder als Folge von chirurgischen Eingriffen

Sple|no|to|mie *f* (Ⓔ splenotomy): ***Syn:*** *Milzschnitt*; Inzision der Milz

Sple|no|ze|le *f* (Ⓔ splenocele): Hernie* mit Milz im Bruchsack

Split|ter|frak|tur *f* (Ⓔ splintered fracture): Trümmerfraktur* mit kleinen, splitterartigen Fragmenten

SPM *Abk.*: *→Spectinomycin*

spo|do|gen *adj* (Ⓔ spodogenous): durch Abfallprodukte/Zersetzungsprodukte bedingt

Spo|do|gramm *nt* (Ⓔ spodogram): ***Syn:*** *Aschenbild*; nach Veraschung der organischen Substanz sichtbare Verteilung anorganischer Bestandteile in einem Gewebeschnitt

Spo|do|gra|phie *f* (Ⓔ spodography): ***Syn:*** *Spodografie*; Anfertigung eines Aschenbildes [Spodogramm*]

Spondyl-, spondyl- *präf.*: *→Spondylo-*

Spon|dyl|al|gie *f* (Ⓔ spondylalgia): ***Syn:*** *Spondylodynie, Wirbelschmerz, Wirbelsäulenschmerz*; Schmerzen in einem Wirbel oder der Wirbelsäule

Spon|dyl|ar|thri|tis *f, pl* **-ti|den** (Ⓔ spondylarthritis): Entzündung der Wirbelgelenke

Spondylarthritis ankylopoetica/ankylosans: *→Bechterew-Krankheit*

enteropathische Spondylarthritis (Ⓔ enteropathic spondylarthritis): Begleitarthritis der Wirbelgelenke bei chronisch entzündlichen Darmerkrankungen [Morbus* Crohn, Colitis* ulcerosa] und Morbus* Whipple

spon|dyl|ar|thri|tisch *adj* (Ⓔ spondylarthritic): Spondylarthritis betreffend, von ihr betroffen oder gekennzeichnet

Spon|dyl|ar|thro|pa|thie *f* (Ⓔ spondylarthropathy): Erkrankung der Wirbelgelenke

Spon|dyl|ar|thro|se *f* (Ⓔ spondylarthritis): nicht-entzündliche oder degenerative entzündliche Erkrankung der Wirbelgelenke, die zu Deformierung der Wirbelsäule führen kann

Spon|dy|li|tis *f, pl* **-ti|den** (Ⓔ spondylitis): Wirbelentzündung

Spondylitis ankylopoetica/ankylosans: *→Bechterew-Krankheit*

Spondylitis infectiosa (Ⓔ infectious spondylitis): meist hämatogene Wirbelentzündung [Staphylococcus* aureus] oder Mitbeteiligung bei spezifischen Entzündungen [Tuberkulose*, Brucellose*]

Spondylitis tuberculosa (Ⓔ tuberculous spondylitis): ***Syn:*** *Wirbeltuberkulose, Wirbelsäulentuberkulose, Wirbelkaries*; klinisch unauffällig verlaufende häufigste Form der Knochentuberkulose*; durch die Zerstörung der Wirbel kommt es zu vielfältigen Veränderungen [Keilwirbel*, Blockwirbel*, Gibbus*] und zur Bildung kalter Abszesse* [Senkungsabszess*]; *s.a. Tuberkulose*

spon|dy|li|tisch *adj* (Ⓔ spondylitic): Wirbelentzündung/Spondylitis betreffend, von ihr betroffen oder gekennzeichnet

Spondylo-, spondylo- *präf.*: Wortelement mit der Bedeutung „Wirbel/Vertebra"

Spon|dy|lo|de|se *f* (Ⓔ spondylosyndesis): operative Wirbelsäulenversteifung, z.B. als **atlanto-axiale Spondylodese** mit Fusion von C1 und C2

Spon|dy|lo|dis|zi|tis *f, pl* **-ti|den** (Ⓔ spondylodiskitis): Entzündung des Wirbelkörpers und der Bandscheibe; entsteht i.d.R. hämatogen [Endocarditis* lenta]; führt zu starken Schmerzen, Fieber, evtl. Nackensteifigkeit; kann zur Bildung von epiduralen oder intramedullären Abszessen führen

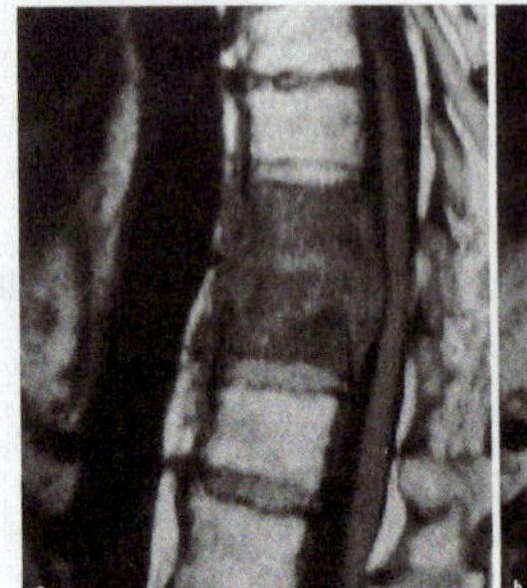

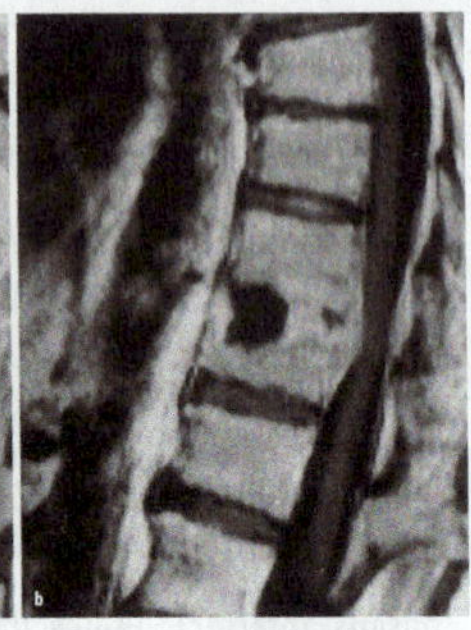

Abb. S139. Spondylodiszitis im MRT

Spon|dy|lo|dy|nie *f*: *→Spondylalgie*

Spon|dy|lo|lis|the|se *f* (Ⓔ spondylolisthesis): ***Syn:*** *Wirbelgleiten, Spondylolisthesis*; Abgleiten eines Wirbelkörpers vom nächsten Wirbel nach vorne bei Spondylolyse*; findet meist zwischen dem 12. und 17. Jahr statt und ist nach Abschluss des Wachstums konstant; **Klinik:** meist unauffällig, da das Gleiten langsam abläuft; Rückenschmerzen und Ischialgie* sind die Hauptsymptome; **Diagnose:** Untersuchung [**Sprungschanzenphänomen** der Lendenwirbelsäule], Röntgen; **Therapie:** Kankengymnastik

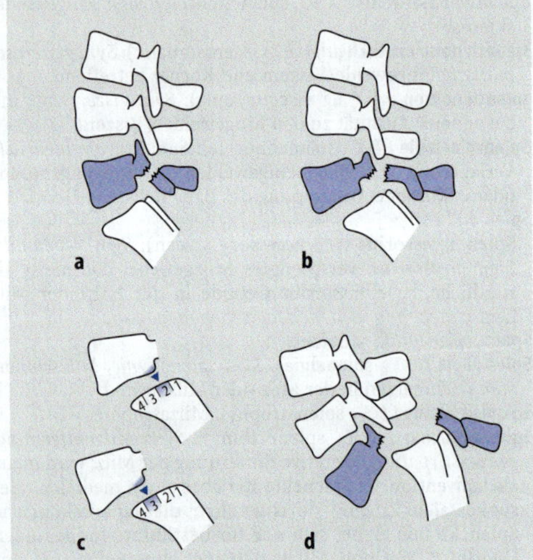

Abb. S140. Spondylolisthese. **a** Spondylolyse, **b** Spondylolisthese, **c** Graduierung des Gleitvorganges, **d** Spondyloptose

Spon|dy|lo|lis|the|se|be|cken *nt* (Ⓔ spondylolisthetic pelvis): ***Syn:*** *Wirbelgleitbecken, spondylolisthetisches Becken*; gerad-verengtes Becken* bei Spondylolisthese*

Spon|dy|lo|lis|the|sis *f*: *→Spondylolisthese*

spon|dy|lo|lis|the|tisch *adj* (Ⓔ spondylolisthetic): Spondylolisthese betreffend, von ihr betroffen oder durch sie bedingt

Spon|dy|lo|ly|se *f* (Ⓔ **1.–2.** spondylolysis): **1.** seitliche Wirbelbogenspalte durch einen Spalt im Gelenkfortsatz; kann zur Ventralverschiebung des Wirbelkörpers führen [Spondylolisthese*] **2.** operative Lösung von verwachsenen Wirbeln

Spon|dy|lo|ma|la|zie *f* (Ⓔ spondylomalacia): Wirbelerweichung

Spon|dy|lo|pa|thia *f*: *→Spondylopathie*

Spondylopathia deformans: *→Spondylose*

Spondylopathia traumatica (Ⓔ traumatic spondylopa-

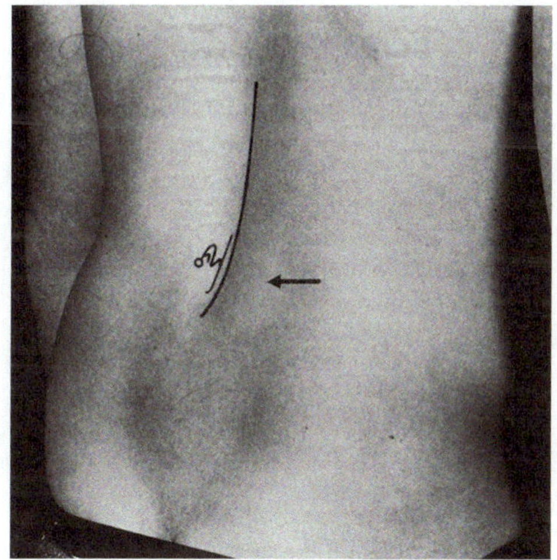

Abb. S141. Sprungschanzenphänomen bei Spondylolisthese

thy): ***Syn:*** *Kümmell-Verneuil-Syndrom, Kümmell-Verneuil-Krankheit, traumatische/posttraumatische Kyphose*; oft erst Monate oder Jahre nach einem geringfügigen Trauma der Wirbelsäule auftretende Buckelbildung [**Kümmell-Buckel**]

Spon|dy|lo|pa|thie *f* (Ⓔ spondylopathy): ***Syn:*** *Spondylopathia*; Wirbelerkrankung

Spon|dy|lo|pto|se *f* (Ⓔ spondyloptosis): schwerste Form des Spondylolisthese* mit i.d.R. völligem Abgleiten des 5. Lendenwirbels vom Kreuzbein

Spon|dy|lo|re|tro|lis|the|sis *f* (Ⓔ retrospondylolisthesis): ***Syn:*** *Retrolisthesis, Retrospondylolisthese*; Spondylolisthese* mit Abgleiten nach hinten

Spon|dy|lo|schi|sis *f* (Ⓔ spondyloschisis): ***Syn:*** *Wirbelbogenspalte, Rachischisis posterior*; *s.u. Rachischisis*

Spon|dy|lo|se *f* (Ⓔ spondylosis): ***Syn:*** *Wirbelsäulenversteifung, Spondylosis, Spondylopathia deformans, Spondylosis deformans*; durch eine Randleistenbildung charakterisierte degenerative Erkrankung der Wirbelsäule, die zu Bewegungseinschränkung oder Versteifung führt; im Prinzip keine eigenständige Erkrankung, sondern ein klinisch-radiologisches Symptom einer abgelaufenen Bandscheibenlockerung

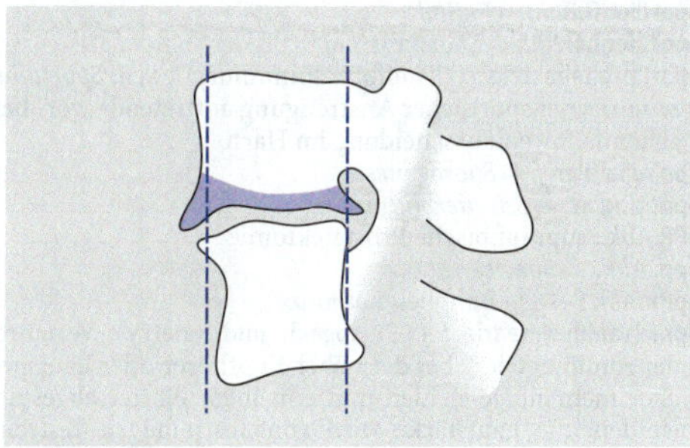

Abb. S142. Spondylose

hyperostotische Spondylose (Ⓔ hyperostotic spondylosis): ***Syn:*** *Forestier-Krankheit, Morbus Forestier, Spondylosis hyperostotica, Hyperostosis vertebralis senilis ankylosans*; meist ältere Patienten betreffende Hyperostose der (Brust-)Wirbelsäule mit ausgeprägter Spangenbildung; vermutlich durch Stoffwechselstörungen [Diabetes* mellitus, Hyperurikämie] ausgelöst

Spon|dy|lo|sis *f, pl* **-ses**: *→Spondylose*

Spondylosis deformans: *→Spondylose*

Spondylosis hyperostotica: *→hyperostotische Spondylose*

Spondylosis intervertebralis (Ⓔ intervertebral spondylosis): ***Syn:*** *Unkovertebralarthrose, Unkarthrose, Spondylosis uncovertebralis*; hauptsächlich die Halswirbelsäule betreffende degenerative Erkrankung mit Einengung der Zwischenwirbellöcher und evtl. Radikuloneuritis*

Spondylosis uncovertebralis: *→Spondylosis intervertebralis*

spon|dy|lo|tisch *adj* (Ⓔ spondylotic): Spondylose betreffend, von ihr betroffen oder gekennzeichnet, durch sie bedingt

Spon|dy|lus *m, pl* **-li** (Ⓔ vertebra): Wirbel, Vertebra*

Spongi-, spongi- *präf.*: *→Spongio-*

spon|gi|form *adj* (Ⓔ spongiform): schwammartig, schwammförmig

Spon|gi|i|tis *f, pl* **-ti|den** (Ⓔ spongiitis): ***Syn:*** *Schwellkörperentzündung, Cavernitis, Kavernitis, Spongitis, Spongiositis*; Entzündung der Penisschwellkörper; früher relativ häufig bei **Schwellkörperautoinjektionstherapie** bei erektiler Dysfunktion*

spon|gi|i|tisch *adj* (Ⓔ spongiitic): ***Syn:*** *spongiositisch, spongitisch*; Schwellkörperentzündung/Spongiitis betreffend, von ihr betroffen oder gekennzeichnet

Spongio-, spongio- *präf.*: Wortelement mit der Bedeutung „Schwamm/schwammig"

Spon|gi|o|blast *m* (Ⓔ spongioblast): ***Syn:*** *Glioblast*; embryonale Zelle, aus der Gliazellen hervorgehen

Spon|gi|o|blas|ten *pl* (Ⓔ spongioblasts): embryonale Gliazellen, aus denen sich das Ependym* entwickelt

Spon|gi|o|blas|tom *nt* (Ⓔ spongioblastoma): langsam wachsendes, bösartiges Gliom*, das v.a. bei Jugendlichen im Bereich des III. und IV. Ventrikels auftritt

spon|gi|ös *adj* (Ⓔ spongiose): schwammartig, schwammförmig

Spon|gi|o|sa *f* (Ⓔ **1.** spongy layer of endometrium **2.** spongy substance of bone): **1. *Syn:*** *Pars spongiosa, Stratum spongiosum, Lamina spongiosa*; schwammige Schicht der Gebärmutterschleimhaut; tiefe Schicht des Stratum* functionale; *s.a. Endometrium* **2. *Syn:*** *Substantia spongiosa*; *s.u. Knochen*

Spon|gi|o|sa|plas|tik *f* (Ⓔ spongiosaplasty): Spongiosaspan; *s.u. Knochenspan*

Spon|gi|o|sa|schrau|be *f* (Ⓔ cancellous screw): *s.u. Schraubenosteosynthese*

Spon|gi|o|sa|span *m* (Ⓔ spongiosa graft): ***Syn:*** *Spongiosaplastik*; *s.u. Knochenspan*

Spon|gi|o|se *f* (Ⓔ spongiosis): ***Syn:*** *Spongiosis*; schwammig-poröse oder wabige Struktur eines Organs

Spon|gi|o|sie|rung *f* (Ⓔ spongiosis): Form der Knochenatrophie, bei der die Kortikalis* spongiös verändert wird

Spon|gi|o|sis *f, pl* **-ses**: *→Spongiose*

Spon|gi|o|si|tis *f, pl* **-ti|den**: *→Spongiitis*

spon|gi|o|si|tisch *adj*: *→spongiitisch*

Spon|gi|o|zyt *m* (Ⓔ **1.–2.** spongiocyte): **1.** selten verwendete Bezeichnung für Gliazelle* **2.** lipidhaltige Zelle der Nebennierenrinde

Spon|gi|tis *f, pl* **-ti|den**: *→Spongiitis*

spon|gi|tisch *adj*: *→spongiitisch*

spon|tan *adj* (Ⓔ spontaneous): von selbst (entstanden), von innen heraus (kommend), selbsttätig, unwillkürlich

Spon|tan|a|bort *f*: *→Abort*

Spon|tan|at|mung *f* (Ⓔ spontaneous breathing): normale, vom Atemzentrum gesteuerte Atmung

Spon|tan|ent|bin|dung *f*: *→Spontangeburt*

Spon|tan|frak|tur *f* (Ⓔ spontaneous fracture): nicht durch eine traumatische Schädigung hervorgerufene Fraktur eines bereits krankhaft veränderten Knochens

Spon|tan|ge|burt *f* (Ⓔ spontaneous delivery): ***Syn:*** *Spontanentbindung*; normale Geburt ohne mechanische oder medikamentöse Einleitung

Spon|tan|hy|po|gly|kä|mie *f* (Ⓔ spontaneous hypoglycemia): Hypoglykämie* bei Glucosemangel, z.B. bei Hunger, Dumpingsyndrom u.ä.

Spon|tan|mu|ta|ti|on *f* (Ⓔ spontaneous mutation): ***Syn:*** *endogene Mutation*; Mutation als Folge eines Fehlers in der DNA-Replikation oder -Reparatur

Spon|tan|nys|tag|mus *m* (Ⓔ spontaneous nystagmus): *s.u. vestibulärer Nystagmus*

Spon|tan|pan|ni|ku|li|tis Rothmann-Makai *f*: *→Rothmann-Makai-*

Syndrom

Spon|tan|pneu *m*: →*Spontanpneumothorax*

Spon|tan|pneu|mo|tho|rax *m* (Ⓔ spontaneous pneumothorax): *Syn*: *Spontanpneu*; spontan, d.h. ohne Verletzung, auftretender Pneumothorax*; entweder ohne erkennbare Ursache [**idiopathischer Spontanpneumothorax**] oder als **symptomatischer Spontanpneumothorax** als Folge einer ablaufenden Erkrankung oder Vorschädigung, v.a. Bronchiektasen

Spor-, spor- *präf.*: →*Sporo-*

spo|ra|disch *adj* (Ⓔ sporadic): vereinzelt, verstreut (vorkommend), unregelmäßig

Spor|an|gi|o|spo|ren *pl* (Ⓔ sporangiospores): *s.u. Essay Pilze S. 1697*

Spo|ran|gi|um *nt* (Ⓔ sporangium): *Syn*: *Sporenbehälter, Fruchtbehälter*; ein- oder mehrzelliger Sporenbehälter von Bakterien und Pilzen

Spo|ren *pl* (Ⓔ **1.–2.** spores): **1.** sexuelle Vermehrungsformen von Pilzen* **2.** beständige Dauerformen von Bakterien*

Spo|ren|be|häl|ter *m*: →*Sporangium*

Spo|ren|bild|ner *pl* (Ⓔ spore-forming bacilli): sporenbildende Mikroorganismen; *s.a. Essay Bakterien S. 217*

Spo|ren|hül|le, äu|ße|re *f* (Ⓔ outer spore wall): *s.u. Essay Bakterien S. 217*

Spo|ren|hül|le, in|ne|re *f* (Ⓔ inner spore wall): *s.u. Essay Bakterien S. 217*

Spo|ren|rin|de *f* (Ⓔ spore cortex): *s.u. Essay Bakterien S. 217*

Spo|ren|schlauch *m* (Ⓔ ascus): *Syn*: *Askus*; zylindrische Zelle im Fruchtkörper von Schlauchpilzen*, in dem die Askosporen gebildet werden

Spo|ren|stän|der *m* (Ⓔ basidium): *Syn*: *Basidie, Basidium*; keulenförmige Hyphenzelle der Ständerpilze, die durch Abschnürung Ständersporen bildet

Spo|ren|tier|chen *pl*: →*Sporozoa*

Spo|ri|zid *nt* (Ⓔ sporicide): sporenabtötendes Mittel

spo|ri|zid *adj* (Ⓔ sporicidal): sporenzerstörend, sporenabtötend

Sporn|fur|che *f*: →*Sulcus calcarinus*

Sporo-, sporo- *präf.*: Wortelement mit der Bedeutung „Spore"

spo|ro|gen *adj* (Ⓔ sporogenic): sporenbildend

Spo|ro|ge|ne|se *f* (Ⓔ sporogenesis): *Syn*: *Sporogenie, Sporulation*; Sporenbildung bei z.B. Bakterien oder Pilzen

Spo|ro|ge|nie *f*: →*Sporogenese*

Sporothrix-Mykose *f*: →*Sporotrichose*

Spo|ro|thrix schen|kii *f* (Ⓔ Sporothrix schenkii): dimorpher Pilz; kommt weltweit, v.a. aber in den tropischen und subtropischen Gebieten Amerikas vor; Erreger der Sporotrichose*

Spo|ro|tri|cho|se *f* (Ⓔ sporotrichosis): *Syn*: *Sporothrix-Mykose, De Beurmann-Gougerot-Krankheit*; subakute oder chronische, durch **Sporothrix schenkii** hervorgerufene Pilzinfektion, die i.d.R. auf Haut und Unterhaut beschränkt bleibt; meist eine sog. **Verletzungsmykose**, d.h., der Erreger wird durch kontaminiertes Material [Dorn, Holzsplitter] in die Haut eingebracht; bei abwehrgeschwächten Personen [HIV*-Infektion, Zytostatikatherapie, Alkoholabhängigkeit, Diabetes* mellitus] kann es zur systemischen Infektion [häufig **pulmonale Sporotrichose**] kommen; **Therapie**: Kaliumiodid lokal bei kutaner Sporotrichose; Amphotericin* B oder Itraconazol* intern bei systemischer Sporotrichose

Spo|ro|zoa *pl* (Ⓔ Sporozoa): *Syn*: *Sporentierchen, Sporozoen*; parasitäre Einzeller, zu denen u.a. Toxoplasma* gondii und Plasmodium* gehören

Spo|ro|zo|en *pl*: →*Sporozoa*

Spo|ro|zo|it *m* (Ⓔ sporozoite): *s.u. Toxoplasma gondii, Malaria*

Spo|ro|zys|te *f* (Ⓔ sporocyst): *s.u. Toxoplasma gondii*

Sport|al|bu|min|u|rie *f*: →*Sportproteinurie*

Sport|hä|mo|glo|bin|u|rie *f* (Ⓔ march hemoglobinuria): Hämoglobinurie* nach längerer sportlicher Anstrengung

Sport|herz *nt* (Ⓔ athletic heart): *Syn*: *Sportlerherz*; vergrößertes Herz von Leistungssportlern, die Dauerleistungen vollbringen [Langstreckenläufer, Radrennfahrer]; die Herzmuskulatur hypertrophiert und das Gewicht kann auf bis

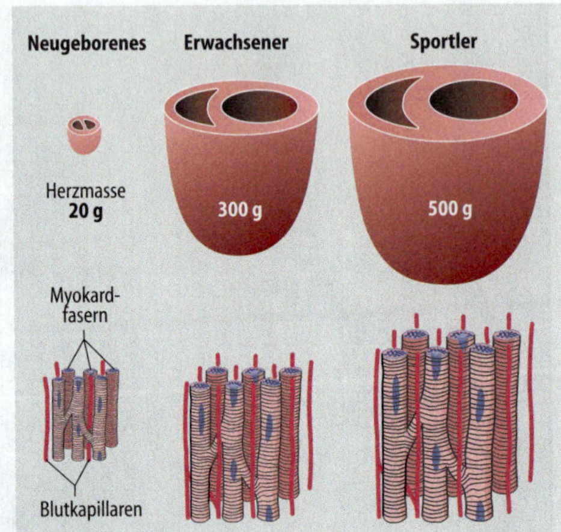

Abb. S143. Sportherz

Tab. S144. Vergleich Nichtsportler und Ausdauersportler. 25jährige Männer, 70 kg Körpergewicht

Messgröße	Nichtsportler	Ausdauersportler
Herzfrequenz in Ruhe, liegend (min^{-1})	80	40
Herzfrequenz, maximal (min^{-1})	180	180
Schlagvolumen in Ruhe (ml)	70	140
Schlagvolumen, maximal (ml)	100	190
Herzzeitvolumen in Ruhe (l/min)	5,6	5,6
Herzzeitvolumen, maximal (l/min)	18	35
Herzvolumen (ml)	700	1400
Herzgewicht (g)	300	500
Atemzeitvolumen, maximal (l/min)	100	200
Sauerstoffaufnahme, maximal (l/min)	2,8	5,2
Blutvolumen (l)	5,6	5,9

zu 500 g [normal 300–350 g] ansteigen; wegen des größeren Schlagvolumens kommt es zu einer Senkung der Pulsfrequenz in Ruhe

Sport|ler|fuß *m*: →*Fußpilz*

Sport|ler|herz *nt*: →*Sportherz*

Sport|pro|te|in|u|rie *f* (Ⓔ effort albuminuria): *Syn*: *Sportalbuminurie*; bei sportlicher Anstrengung auftretende, vorübergehende Eiweißausscheidung im Harn

Spo|ru|la|ti|on *f*: →*Sporogenese*

Spot|ting *nt*: →*Schmierblutung*

SPP *Abk.*: suprapubische Prostatektomie

Spp. *Abk.*: →*Species*

SpPn *Abk.*: →*Spontanpneumothorax*

Sprach|au|di|o|me|trie *f* (Ⓔ speech audiometry): Verfahren der Audiometrie*, bei dem über Kopfhörer oder Lautsprecher mehrsilbige Zahlen und einsilbige Wörter abgespielt werden; die Lautstärke wird von Testreihe zu Testreihe erhöht; ausgewertet wird die Prozentzahl der verstandenen Zahlen bzw. Wörter pro Testreihe

Sprach|läh|mung *f* (Ⓔ laloplegia): *Syn*: *Logoplegie*; Lähmung der Sprachorgane; *s.a. Kehlkopflähmung*

Sprach|stö|rung *f* (Ⓔ speech disorder): *Syn*: *Sprechstörung, Logopathie*; kann eine zentrale Ursache haben oder durch eine fehlerhafte Artikulation bedingt sein; man unterscheidet Stammeln* mit den Unterformen Lispeln*, Gammazismus* und Rhinophonie*, Poltern*, Stottern* sowie zentrale Sprachstörungen [Aphasie*, Dysphasie*] und zentrale Stimmstörungen [Dysarthrie*, Sprechapraxie*, Dysglossie*]

Sprach|ver|sa|gen *nt*: →*Aphasie*

Sportmedizin – Arbeits- und Sportphysiologie

W. Hollmann

Definition

Sportmedizin beinhaltet diejenige theoretische und praktische Medizin, die den Einfluss von Bewegung, Training und Sport sowie den von Bewegungsmangel auf den gesunden und kranken Menschen jeder Altersstufe untersucht, um die Befunde der Prävention, Therapie und Rehabilitation sowie dem Sporttreibenden dienlich zu machen [Hollmann, 1958]. Diese Definition wurde 1977 offiziell vom Weltverband für Sportmedizin übernommen.

Geschichte der Sportmedizin

Mitte des 19. Jahrhunderts begann sich die Medizin näher mit Leibesübungen und Sport zu befassen. Bei den ersten Olympischen Spielen der Neuzeit 1896 fanden ärztliche Untersuchungen statt. 1899 wurde als erste bemerkenswerte Veränderung durch Sport im gesunden menschlichen Organismus das Sportherz entdeckt. 1908 entstand die erste sportmedizinische Promotionsschrift. 1911 wurde in Verbindung mit der ersten Internationalen Hygieneausstellung in Dresden ein sportmedizinisches Labor für Untersuchungen errichtet und 1912 in Oberhof/Thüringen die erste sportärztliche Vereinigung der Welt gegründet. Deshalb ist Deutschland das Mutterland der Sportmedizin.

1913 erfolgte die erste hauptamtliche Anstellung eines Arztes unter der Bezeichnung „Sportarzt" [Grunewald-Stadion, Berlin]. Die 1920 gegründete Deutsche Hochschule für Leibesübungen in Berlin besaß eine eigene sportärztliche Einrichtung. 1924 wurde der Deutsche Ärztebund zur Förderung der Leibesübungen gegründet. 1928 richteten die Universitäten Leipzig und Hamburg erste hauptamtliche Dozenturen für Sportmedizin ein. Im selben Jahr gründete man in St. Moritz/Schweiz den Internationalen Sportärzteverband, den späteren Weltverband für Sportmedizin [FIMS]. 1950 erfolgte die Wiedergründung des Deutschen Sportärztebundes [West-Deutschland], 1956 die der Deutschen Gesellschaft für Sportmedizin der DDR. 1990/91 konnte die Wiedervereinigung der Deutschen Sportarztverbände erreicht werden.

Zur Zeit der Wiedervereinigung bestand der Westdeutsche Ärztebund aus 11.500 Sportärzten, der Sportärztebund der DDR aus 1200. Die Zerschlagung sportmedizinischer Strukturen in der ehemaligen DDR ließ den dortigen Sportärzte-Mitgliederbestand auf unter 400 absinken, um ihn ab dem Jahre 1998 wieder ansteigen zu lassen. Heute verfügt die „Deutsche Gesellschaft für Sportmedizin und Prävention" über 12.000 ärztliche Mitglieder und ist damit die zweitstärkste berufsbezogene Ärzteorganisation in Deutschland.

Während nach dem Zweiten Weltkrieg lediglich ein Sportarzt-Diplom existierte, das vom Deutschen Sportärztebund vergeben wurde, billigte der Deutsche Ärztetag 1970 eine „Zusatzbezeichnung Sportmedizin". Sie wird nach Erfüllung der diesbezüglichen Vorschriften von den Landesärztekammern vergeben.

Ab 1965 entstanden Lehrstühle für Sportmedizin an deutschen Universitäten. Heute gehören den Universitäten ca. 50 Professoren für Sportmedizin an. Alle deutschen Universitäten besitzen sportmedizinische Einrichtungen, allerdings von unterschiedlicher Größenordnung. Die einzige Sport-Universität Deutschlands, die Deutsche Sporthochschule Köln, verfügt über einen eigenen medizinisch-naturwissenschaftlichen Fachbereich [Fakultät].

Sportmedizin und Deutscher Sportbund [DSB]: 1955 schuf der Deutsche Sportbund unter Willi Daume ein „Kuratorium für die sportmedizinische Forschung in Deutschland". Die gesundheitliche und leistungsbezogene Bedeutung von Training und Sport sollte hiermit auf medizinisch-naturwissenschaftlicher Ebene erforscht werden. Diese Institution, an der auch der jeweilige Bundesminister des Innern für die Bundesrepublik Deutschland vertreten war, stellte jährlich Forschungsmittel zur Verfügung. Das durch experimentelle Laborforschung geschaffene Wissen gab dem Deutschen Sportbund die auch juristisch dann zu rechtfertigenden Voraussetzungen für die Einrichtung des so genannten „zweiten Weges" in den Vereinen [1959/60] und 10 Jahre später die Einführung der vielfältigen Facetten der „Trimm-Aktion". Viele Millionen Menschen konnten hierdurch dem Sport und seinen Vereinen zugeführt werden. Die „Trimm-Dich-Bewegung" war in den 70er- und 80er-Jahren die größte Einrichtung dieser Art in der Welt.

Schwerpunkte der Sportmedizin

Nach dem Zweiten Weltkrieg entwickelte sich die Sportmedizin in Forschung, Lehre und Praxis vornehmlich zur **Präventivmedizin.** Hauptursache für diese Entwicklung war die in den 50er-Jahren speziell in Europa sprunghaft zunehmende Motorisierung, Technisierung und Automatisation sowohl im beruflichen als auch im privaten Leben. Zwangsläufig verminderte sich hierdurch die tägliche muskuläre Beanspruchung in zunehmendem Maße. So genannte **Bewegungsmangelkrankheiten** [Hypokinetosen] waren die Folge. Der Mensch ist als das Ergebnis einer Millionen Jahre langen Evolution und Selektion in seiner geistig-körperlichen Einheit darauf ausgerichtet, u.a. Beute machen zu können und gleichzeitig zu vermeiden, selbst zur Beute zu werden. Die hiermit verbundenen hohen Ansprüche an die Skelettmuskulatur prägten den gesamten Körper.

International wird die Sportmedizin durch den **Weltverband für Sportmedizin** [FIMS] repräsentiert. Er setzte sich im Jahre 2002 aus 114 Nationen zusammen. Damit ist er der Nationenzahl nach die größte ärztliche Vereinigung der Welt. Die Bedeutung einer solchen Institution zeigte sich 1994 in einer gemeinsamen Tagung der Weltgesundheitsorganisation [WHO] und der FIMS in Köln. Sie führte zur Verabschiedung der „Kölner Deklaration", in deren Mittelpunkt die gesundheitliche Bedeutung von körperlicher Aktivität steht und die 1995 von der WHO allen Regierungen der Erde in Verbindung mit Vorschlägen für praktische Maßnahmen zugeleitet wurde.

Die technische Revolution speziell im 20. Jahrhundert ließ sowohl im beruflichen als auch im Freizeitleben die muskuläre Beanspruchung immer mehr zurücktreten. Unverändert galt aber die biologische Grundregel:

Gesundheits- und Leistungszustand eines Organismus werden bestimmt vom Erbgut, von der Umwelt sowie von der Qualität und Quantität der muskulären Beanspruchung.

Bleibt letztere unterhalb kritischer Reizschwellen, entstehen Inaktivitätsatrophien [Abbauvorgänge], die nicht nur die Muskulatur, sondern auch die inneren Organe einschließlich Gehirn und Zentralnervensystem sowie die hormonelle Steuerung des Organismus und die Knochenstruktur betreffen. Die Konsequenzen sind so genannte **„Zivilisationsschäden"**. Zu ihnen zählen vornehmlich Herz-Kreislauf-Erkrankungen, Stoffwechselleiden, die Förderung von einigen Krebskrankheiten, Störungen am Halte- und Bewegungsapparat sowie vermeidbare alternsbedingte, körperliche und geistige Leistungseinbußen. Allen diesen Krankheiten und Störungen kann durch körperliche Aktivität vorbeugend wie therapeutisch begegnet werden.

Ein Maßstab für die Größenordnung der durch die Technik ausgelösten Verminderung der körperlichen Alltagsbeanspruchung ist der **tägliche Energieverbrauch**. Er belief sich beim deutschen durchschnittlichen Mann des 40. Lebensjahres im Jahre 1900 auf etwa 3200 kcal pro Tag, um heute auf ca. 2200–2400 kcal abzusinken. Auch die Frau ist von prozentual vergleichbaren Größenordnungen hinsichtlich der Verminderung des täglichen Energieverbrauchs betroffen.

Dementsprechend befassten sich sportmedizinische Forschung und Lehre im vergangenen halben Jahrhundert vornehmlich mit den Einflüssen von Bewegungsmangel einerseits sowie qualitativ und quantitativ unterschiedlicher muskulärer Beanspruchung andererseits auf den gesunden und kranken Menschen vom Kindes- bis zum Greisenalter. Gemäß diesem breiten Personenspektrum profitierten hiervon medizinische Teilbereiche wie die Kinderheilkunde, die Herz-Kreislauf-Lungen-Medizin, die Altersforschung, die Frauenheilkunde, die Chirurgie, die Nervenheilkunde und Psychiatrie, die Arbeits- und Leistungsphysiologie sowie die Biochemie und die Pharmazie.

Beispielhaft drückt sich das Ergebnis sportmedizinischer Forschung, Lehre und Praxis in Verbindung mit dem **Herzinfarktgeschehen** aus. 1954 wurde durch die Sportmedizin die **Fahrradergometrie** in die kardiologische Diagnostik eingeführt. Die Messung des Verhaltens von Herz, Kreislauf, Atmung und Stoffwechsel auf unterschiedlich dosierten Belastungsstufen ließ neue Erkenntnisse zu, z. B. der Existenz einer **Arbeitshypertonie** und – ab Ende der 50er-Jahre – durch gleichzeitige EKG-Registrierung das Vorhandensein von Durchblutungsstörungen in den Herzkranzgefäßen bei körperlicher Arbeit. Hierdurch wurden **Frühdiagnosen von Herz-Kreislauf-Krankheiten** ermöglicht, die den Patienten einer früher einsetzenden Therapie zuführten. Experimentelle Forschungen über den Einfluss von mehrtägiger oder mehrwöchiger absoluter Bettruhe ließen erhebliche gesundheitliche Beeinträchtigungen im Bereich von Herz-Kreislauf, Lungenatmung und Stoffwechsel erkennen.

Bis in die zweite Hälfte der 60er-Jahre bestand die internationale Standardmethode zur Herzinfarktbehandlung in einer mehrwöchigen, absoluten Ruhigstellung im Bett. Weitere sportmedizinische Forschungen ergaben zu der Zeit, dass schon geringe körperliche Aktivitäten in der Lage sind, den gesundheitlich negativen Auswirkungen von Bewegungsmangel vorzubeugen bzw. eingetretene Veränderungen rückgängig zu machen. Auf der Basis dieser Befunde empfahl die Weltgesundheitsorganisation ab den 70er-Jahren, Frühmobilisation, Bewegungstherapie und Rehabilitation anstelle von absoluter Bettruhe einzuführen. Die Konsequenz dieser sportmedizinischen Aktivitäten war u.a. der Bau zahlreicher Rehabilitationskliniken ab 1969 sowie die Verlagerung therapeutischer Schwerpunkte in Kurbädern von passiven zu aktiven Therapiemaßnahmen. Es dürfte sich um die größte therapiebezogene kardiologische Revolution im 20. Jahrhundert handeln.

In der **rehabilitativen Kardiologie** wurde vonseiten der Sportmedizin 1965 mit der Gründung von **ambulanten Herztrainingsgruppen** begonnen. Im Jahre 2002 existierten hiervon in Deutschland ca. 5700. Sie ermöglichen die ambulante Einleitung bzw. Fortsetzung rehabilitativer Maßnahmen in Verbindung mit körperlichem Training. Neben Herzpatienten ist dieser Dienst heute auch auf Personen mit Lungenleiden, Leber- und Nierenerkrankungen, Diabetes mellitus, Osteoporose u.a. ausgedehnt worden.

Leistungsmedizin

Im Sport selbst ist die Sportmedizin mit allen Kategorien des Sports verbunden: Breitensport, Gesundheits- und rehabilitativer Sport, Leistungssport und Hochleistungssport. Hier bestehen die sportmedizinischen Aufgaben in ärztlicher Untersuchung zwecks Beurteilung des Gesundheits- und Leistungszustandes und darauf basierenden Übungs- bzw. Trainingsempfehlungen. Die sportmedizinische Grundlagenforschung erarbeitete in den 50er- und 60er-Jahren die Kenntnisse über die qualitativ und quantitativ unterschiedlichen Anpassungserscheinungen des menschlichen Organismus bei Beanspruchung auf Koordination [Gewandtheit, Geschicklichkeit], Flexibilität [Gelenkigkeit], Kraft, Schnelligkeit und Ausdauer. Verbesserungen von Koordination und Kraft dienen in erster Linie dem Halte- und Bewegungsapparat des Körpers [Muskeln, Sehnen, Bänder, Knochen und Gelenke], während Vergrößerung der Ausdauerleistungsfähigkeit maßgeblich Herz, Kreislauf, Atmung, Stoffwechsel, hormonelle und nervale Steuerung betrifft. Vom Kindesalter bis zum hohen Alter wurden in Bezug auf die unterschiedlichen körperlichen Beanspruchungsformen Trainingsempfehlungen ausgearbeitet. In die vorangehende **Leistungsdiagnostik** wurden neue Verfahren und Messwerte eingeführt, wie z. B. die **Laktatdiagnostik.** In Verbindung hiermit wurde beobachtet, dass ausschließlich aerobe dynamische Arbeiten möglichst großer Muskelgruppen internistisch wertvolle Anpassungserscheinungen erbringen [*aerob* = Belastungsstufen von so geringer Intensität, dass der notwendige Sauerstoffbedarf des Organismus noch voll akut gedeckt werden kann; *dynamisch* = Bewegungsarbeit im Gegensatz zu statisch = *Haltearbeit*]. So entstanden **Trainingsprogramme** für Personen in allen genannten Sportkategorien. Hierdurch profitierte in hohem Maße die Trainingslehre in der Sportwissenschaft, die dominierend auf sportmedizinischen Forschungsergebnissen beruht. Das gilt für aerobes und anaerobes dynamisches Training, für statisches Krafttraining wie für koordinative Verbesserungen. Für diese Zwecke notwendige Geräte wurden von der Sportmedizin entwickelt [verschiedenste Ergometertypen, Laufbänder, statische und isokinetische Mess- und Trainingsapparaturen]. Symptome von unphysiologisch hohen Trainingsbelastungen, z. B. beim Spitzensportler, oder auch von „Übertraining“ konnten biochemisch manifestiert werden. Die Anwendung derartiger Untersuchungs- und Messmethoden gibt neben dem Gesundheits- auch dem Hochleistungssportler einen gesundheitlichen Schutz. Viele der heutigen Weltrekorde wären ohne die Anwendung sportmedizinischer Forschungsergebnisse nicht denkbar.

Eine international üblich gewordene **Trainingsempfehlung zur Verbesserung der Leistungsfähigkeit** von Herz, Kreislauf, Atmung, Stoffwechsel sowie zur hormonellen und nervalen Steuerung beim Nicht-Leistungssportler lautet:

- betriebene Sportart [z. B. schnelleres Gehen, Wandern, Bergwandern, langsamer Dauerlauf, Radfahren, Schwimmen, Skilanglauf u.a.] dreimal wöchentlich, mindestens aber zweimal wöchentlich;
- Belastungsdauer zwischen 30 und 90 Minuten;
- Belastungsintensität entsprechend Pulsfrequenz 180 – Lebensalter in Jahren = optimale Pulszahl im Training. Das gilt aber nur für Pulszahl-Ruheausgangswerte zwischen 60 und 70/min. Andernfalls müssen Korrekturfaktoren eingesetzt werden.

Das entspricht einer Belastungsintensität, die einen Milchsäurespiegel [Laktat] von 2 mmol/l nicht überschreiten lässt.

Heute existieren zahlreiche epidemiologische Studien über die gesundheitliche Bedeutung von Training. So kann beispielsweise die Herzinfarktwahrscheinlichkeit in Größenordnungen um 40 % reduziert werden. Gleichzeitig steigt die mittlere Lebenserwartung an. Arteriosklerotisch veränderte Gefäße können einer Zustandsverbesserung bzw. Normalisierung zugeführt werden, wenn der wöchentliche Belastungsumfang im

Training einem Energiemehrverbrauch von ca. 2000 kcal pro Woche entspricht. Stoffwechselkrankheiten wie Diabetes* mellitus und Osteoporose* werden günstig beeinflusst. Weitere Effekte sind Verminderung von Übergewicht, Senkung des Blutdrucks, Verbesserung der Fließeigenschaften des Blutes, Senkung von physikalischen und chemischen Risikofaktoren für die Herz-Kreislauf- und Stoffwechselgesundheit, Begegnung von alternsbedingten Abbauvorgängen inklusive Gehirn, Stimmungsverbesserung.

Weiterführende Literatur

Hollmann Wildor, Hettinger Theodor (2000) Sportmedizin – Grundlagen für Arbeit, Training und Präventivmedizin. Schattauer-Verlag, Stuttgart New York

Sprach|zen|trum *nt*: **motorisches Sprachzentrum** (Ⓔ motor speech center): *Syn*: *Broca-Zentrum, Broca-Feld*; Zentrum in der unteren Stirnhirnwindung am lateralen Rand des prämotorischen Kortex; kontrolliert die Koordination der Bewegungen von Kehlkopf und Mund beim Sprechen; das Zentrum ist jeweils nur auf einer Hirnseite aktiv, bei 95 % aller Menschen auf der linken Seite [alle Rechtshänder und die Hälfte der Linkshänder]

sensorisches Sprachzentrum: *→Wernicke-Zentrum*

spreading factor *nt*: *→Hyaluronidase*

Sprech|a|pra|xie *f* (Ⓔ speech apraxia): *Syn*: *Stimmapraxie*; zentrale Sprachstörung mit gestörter Programmierung des Stimm- und Sprechablaufes

Sprech|ka|nül|le *f* (Ⓔ speech tracheostomy tube): *s.u. Trachealkanüle*

Sprech|scheu *f* (Ⓔ lalophobia): *Syn*: *Glossophobie, Lalophobie*; krankhafte Angst vor dem Sprechen; tritt v.a. beim Stottern auf

Sprech|stö|rung *f* (Ⓔ **1.** speech disorder **2.** speech impediment): **1.** *→Sprachstörung* **2.** *Syn*: *zentrale Stimmstörung*; Oberbegriff für Dysarthrie* und Sprechapraxie*

Spreiz|fuß *m* (Ⓔ spread foot): *Syn*: *Pes transversus*; erworbene Fußdeformität mit Abflachung und Verbreiterung des Quergewölbes; beim Gehen und längeren Stehen treten Schmerzen im Vorfuß auf; die unphysiologische Belastung der Metatarsalköpfchen 2 und 3 führt zu Kompressionsschmerzen und Schwielenbildung; meist kommt es zur Entwicklung von Hammerzehen* oder Hallux* valgus

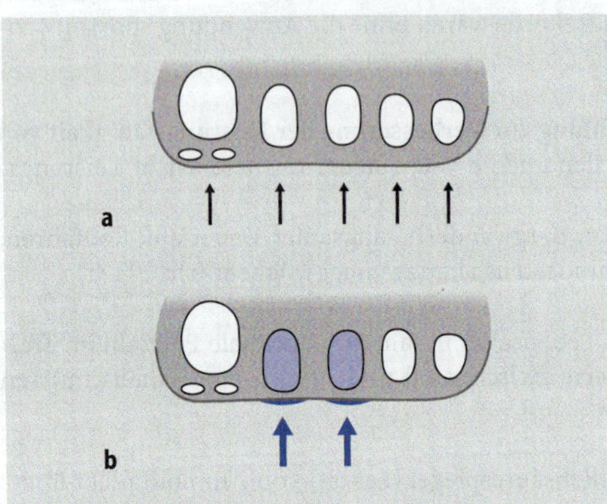

Abb. S145. Spreizfuß. Druckbelastung der Mittelfußköpfchen II und III

Sprengel: Otto Sprengel; 1852–1915; deutscher Chirurg (Braunschweig)

Sprengel-Deformität *f* (Ⓔ Sprengel's deformity): kongenitaler Schulterblatthochstand

Sprengel-Schnitt *m* (Ⓔ McBurney's incision): Wechselschnitt* bei der Appendektomie*

Sprinz: Helmuth Sprinz; deutsch-amerikanischer Pathologe im 20. Jahrhundert

Sprinz-Nelson-Syndrom *nt*: *→Dubin-Johnson-Syndrom*

Sprit|ze *f* (Ⓔ syringe): Instrument zur Injektion von Flüssigkeiten oder Gasen in Gefäße, Gewebe, Körperhöhlen usw. [**Injektionsspritze**] oder zur Aspiration von Flüssigkeiten oder Gasen aus Gefäßen, Geweben, Körperhöhlen usw.; besteht im Prinzip aus einem graduierten Kunststoff- oder Glaszylinder mit Kanülenansatz und einem beweglichen [Metall-, Glas-, Plastik-]Kolben; heute verwendet man aus hygienischen Gründen praktisch nur noch Einmalspritzen

Spritz-Ess-Abstand *m*: *s.u. Essay Diabetes mellitus S. 481*

Spross|ko|ni|die *f* (Ⓔ blastospore): *Syn*: *Blastospore*; asexuell, durch Knospung aus Pilzhyphen entstehende Spore*

Spross|pilze *pl* (Ⓔ yeasts): *Syn*: *hefeartige Pilze, Blastomyzeten*; Pilze, die sich durch Sprossung* vermehren; man unterscheidet **askomyzetische Sprosspilze** [Askomyzeten] und **basidiomyzetische Sprosspilze** [Basidiomyzeten]; die Unterscheidung ist anhand des Harnstofftests möglich: basidiomyzetische Sprosspilze besitzen das Enzym Urease*, während askomyzetische Sprosspilze Urease-negativ sind; *s.a. Essay Pilze S. 1697*

Spros|sung *f* (Ⓔ budding): Vermehrung durch Abschnürung

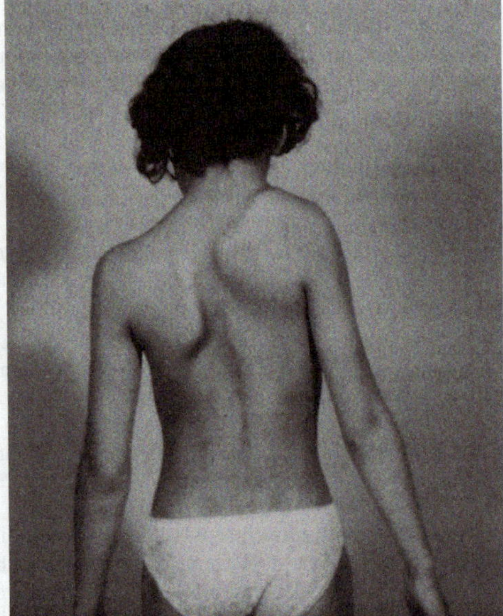

Abb. S146. Sprengel-Deformität

S

von Tochterzellen

Sprue *f* (Ⓔ sprue): ätiologisch unklare Erkrankung mit Fettdurchfall, Anämie* und Abmagerung durch eine Malabsorption von Fett, Glucose, Eiweiß und Vitaminen; histologisch findet sich eine Atrophie der Dünndarmschleimhaut; im Unterschied zur einheimischen Sprue besteht aber keine Gliadinunverträglichkeit

einheimische Sprue (Ⓔ non-tropical sprue): Erwachsenenform der Zöliakie*

tropische Sprue (Ⓔ tropical sprue): in den Tropen vorkommendes, allgemeines Malabsorptionssyndrom unbekannter Genese; durch den Folsäure- und Vitamin-B_{12}-Mangel kommt es zur Entwicklung einer megaloblastären Anämie*; im Unterschied zur einheimischen Sprue besteht keine Gliadinunverträglichkeit

Sprüh|des|in|fek|ti|on *f* (Ⓔ spray disinfection): Flächen- oder Raumdesinfektion* durch Versprühen des Desinfektionsmittels; die Scheuerdesinfektion* ist vorzuziehen

Sprung|bein *nt*: *→ Talus*

Sprung|bein|frak|tur *f* (Ⓔ talus fracture): ***Syn:*** *Talusfraktur*; Sprungbeinfrakturen sind selten [ca. 0,5 % aller Frakturen] und finden sich meist bei Polytraumen oder Kettenfrakturen; da der Talus am oberen und unteren Sprunggelenk beteiligt ist, handelt es sich praktisch immer um Gelenkfrakturen, die operativ reponiert und fixiert werden müssen; nur nicht-dislozierte Frakturen ohne Luxation des Sprunggelenkes können konservativ behandelt werden; zu beachten ist, dass ein großer Teil der Frakturen [bis zu 50 %] zu avaskulärer Talusnekrose und posttraumatischer Arthrose führt

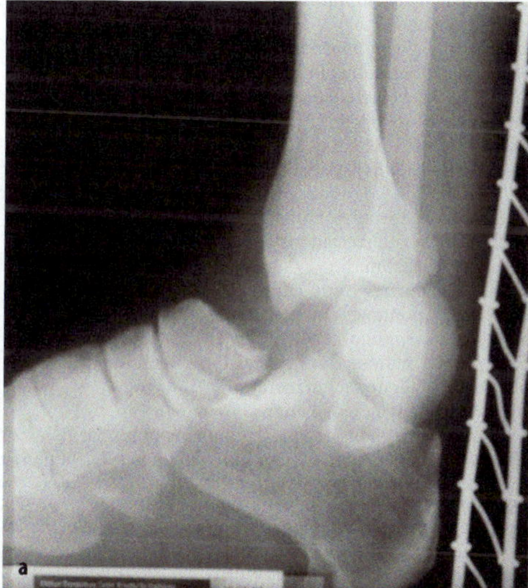

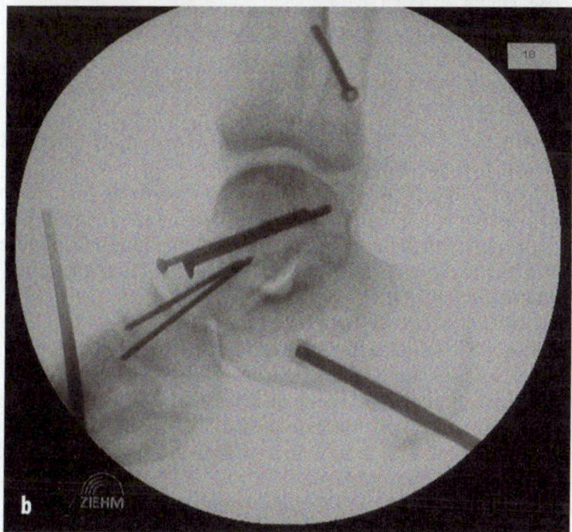

Abb. S147. Sprungbeinfraktur

Sprung|bein|kopf *m*: *→ Taluskopf*

Sprung|ge|lenk *nt* (Ⓔ ankle joint): das Sprunggelenk besteht aus zwei Teilen, dem oberen und unteren Sprunggelenk; das **untere Sprunggelenk** wird durch das Ligamentum talocalcaneum interosseum in eine vordere und hintere Abteilung unterteilt; das **obere Sprunggelenk** ist ein Scharniergelenk in dem der Fuß gebeugt und gestreckt wird; im **unteren Sprunggelenk** kann der Fuß proniert und supiniert werden, wobei Supination mit einer Adduktion des Fußes und Pronation mit einer Abduktion verbunden ist; durch das Zusammenspiel von oberem und unterem Sprunggelenk kann der Fuß eine kreisförmige Bewegung [Zirkumduktion] ausführen

hintere Abteilung des unteren Sprunggelenks (Ⓔ subtalar joint): ***Syn:*** *Subtalargelenk, Articulatio talocalcanea, Articulatio subtalaris*; Gelenk zwischen den hinteren Gelenkflächen von Talus und Fersenbein/Kalkaneus, das durch das Ligamentum talocalcaneum interosseum von der Articulatio* talocalcaneonavicularis abgetrennt wird; die Gelenkkapsel wird durch Bänder [Ligamentum talocalcaneum laterale, mediale und interosseum, Ligamentum calcaneofibulare, Pars tibiocalcanea des Ligamentum deltoideum] verstärkt

oberes Sprunggelenk (Ⓔ ankle joint): ***Syn:*** *Talokruralgelenk, Articulatio talocruralis*; Gelenk zwischen unterem Ende von Schienbein und Wadenbein und dem Sprungbein/Talus; das Gelenk wird durch Kollateralbänder, Ligamentum* collaterale mediale auf der Innenseite und Ligamentum* collaterale laterale auf der Außenseite, verstärkt

vordere Abteilung des unteren Sprunggelenks (Ⓔ talocalcaneonavicular joint): ***Syn:*** *Articulatio talocalcaneonavicularis, Talokalkaneonavikulargelenk*; Gelenk zwischen den Gelenkflächen von Talus, Kalkaneus und Kahnbein; ist funktionell mit der hinteren Abteilung verbunden; zu den Bändern, die das Gelenk verstärken, gehören u.a. das Ligamentum calcaneonaviculare plantare [verhindert, dass der Talus nach medial-unten abgleitet; wichtige Stütze des Fußlängsgewölbes] und das Ligamentum talonavikulare, das die Kapsel dorsal verstärkt

SpS *Abk.*: Spenderserum

SPT *Abk.*: Sekretin-Pankreozymin-Test

spt. *Abk.*: *→ Spiritus*

Spul|wurm *m* (Ⓔ maw worm): ***Syn:*** *Ascaris lumbricoides*; im Dünndarm des Menschen parasitierende Nematode*; *s.u. Askariasis*

Spul|wurm|in|fek|ti|on *f*: *→ Askariasis*

Spu|ma|vi|ri|nae *pl* (Ⓔ Spumavirinae): *s.u. Essay Gentransfer und Gentherapie S. 761*

Spu|ren|e|le|men|te *pl* (Ⓔ trace elements): ***Syn:*** *Mikroelemente*; Elemente, die in kleinsten Mengen im Körper vorhanden sind; man unterscheidet zwischen **essentiellen, möglicherweise essentiellen** und **nicht-essentiellen Spurenelementen**; Spurenelemente sind wichtige Katalysatoren von Reaktionen [Metallenzyme, metallaktivierte Enzyme] und kommen in Hormonen [Schilddrüsenhormone], Vitaminen und im Knochen- und Zahngewebe vor; die Bedeutung einzelner Spurenelemente wird oft erst deutlich, wenn ein Mangel zu klinischen Symptomen führt [*Tab. S148*]

Spu|tum *nt* (Ⓔ sputum): ***Syn:*** *Expektoration*; Auswurf

Sputum coctum (Ⓔ sputum coctum): eitrig-schleimiges Sputum, z.B. bei akuter Bronchitis* oder Bronchopneumonie*

Sputum croceum (Ⓔ sputum croceum): durch Eiter gelb gefärbtes Sputum

Sputum cruentum: *→ Sputum rubrum*

Sputum foetidum (Ⓔ fetid sputum): ***Syn:*** *Sputum putridum*; fötides Sputum, v.a. bei Bronchiektasen*

Sputum pituitosum (Ⓔ serous sputum): seröses, dünnflüssiges Sputum

Sputum putridum: *→ Sputum foetidum*

Sputum rubiginosum (Ⓔ prune juice sputum): rostbraunes Sputum, z.B. bei Lungeninfarkt*, Bronchialkarzinom*

Tab. S148. Spurenelemente

	Gesamtbestand 70 kg schwerer Erwachsener [g]	Plasmaspiegel [µmol/l]
Essentiell		
Eisen (56)	4–5	13–32
Kupfer (64)	0,04–0,08	13–23
Zink (65)	2–4	15–20
Molybdän (96)	–	0,16
Kobalt (59)	0,0011	–
Mangan (55)	0,012–0,020	0,27
Chrom (52)	0,006	2,7
Iod (127)	0,01–0,02	0,006–0,047
Zinn (119)	–	–
Selen (79)	0,030	–
Vanadium (51)	–	–
Möglicherweise essentiell		
Fluor (19)		
Nickel (59)		
Brom (80)		
Arsen (75)		
Cadmium (112)		
Barium (137)		
Strontium (88)		
Silicium (28)		
Aluminium (27)		
Nicht essentiell		
Antimon (122)		
Blei (207)		
Quecksilber (201)		

oder Lobärpneumonie*

Sputum rubrum (Ⓔ rusty sputum): *Syn*: *Sputum cruentum*; Sputum mit leichter Blutbeimengung

Sputum sanguinolentum (Ⓔ bloody sputum): blutiges Sputum; Blutspucken

Spu|tum|zy|to|lo|gie *f* (Ⓔ sputum cytology): zytologische Untersuchung von Sputum

SPV *Abk.*: **1.** Schweinepest-Virus **2.** →*selektiv proximale Vagotomie* **3.** Sulfophosphorvanillin

SPZ *Abk.*: →*Sulfinpyrazon*

SQ *Abk.*: Suspensionsquotient

sq *Abk.*: →*subkutan*

sq. *Abk.*: sufficiens quantitas

S_I/Q_{III}-Typ *m* (Ⓔ S_I/Q_{III} type): S-Zacke in Einthoven-Ableitung I und Q-Zacke in Ableitung III, z.B. bei akutem Cor* pulmonale

Squa|ma *f, pl* **-mae** (Ⓔ squama): Schuppe, schuppenartiger Knochen; Hautschuppe

Squama frontalis (Ⓔ squama of frontal bone): *Syn*: *Stirnbeinschuppe*; *s.u. Os frontale*

Squama occipitalis (Ⓔ occipital squama): *Syn*: *Hinterhauptsschuppe*; *s.u. Os occipitale*

Squama ossis temporalis: veraltet für →*Pars squamosa ossis temporalis*

squa|mo|fron|tal *adj* (Ⓔ squamofrontal): Stirnbeinschuppe/Squama frontalis betreffend

squa|mo|mas|to|id *adj* (Ⓔ squamomastoid): Schläfenbeinschuppe/Squama ossis temporalis und Warzenfortsatz/Mastoid betreffend oder verbindend

squa|mo|ok|zi|pi|tal *adj* (Ⓔ squamo-occipital): die Hinterhauptsschuppe/Squama occipitalis betreffend

squa|mo|pa|ri|e|tal *adj* (Ⓔ squamoparietal): Schläfenbeinschuppe/Squama ossis temporalis und Scheitelbein/Os parietale betreffend oder verbindend

squa|mös *adj* (Ⓔ squamous): schuppig, schuppenförmig, schuppenähnlich; mit Schuppen bedeckt

squa|mo|sphe|no|i|dal *adj* (Ⓔ squamosphenoid): *Syn*: *sphenosquamös*; Schläfenbeinschuppe und Keilbein/Os sphenoidale betreffend

squa|mo|tem|po|ral *adj* (Ⓔ squamotemporal): zur Schläfenbeinschuppe/Squama ossis temporalis gehörend

Squat|ting *nt* (Ⓔ squatting): *Syn*: *Hocken, Hockerstellung*; typische Haltung von Kindern bei Fallot*-Tetralogie; erhöht den Widerstand im Körperkreislauf und steigert dadurch die Lungendurchblutung und Sauerstoffsättigung des Blutes

Squeeze-Technik *f* (Ⓔ squeeze method): bei Ejaculatio* praecox angewandte Technik zur Verhütung des vorzeitigen Ergusses; der Mann oder die Frau presst [squeeze *engl.* pressen, quetschen] die Eichel kurz vor dem Erguss zusammen; damit wird die Ejakulation vorübergehend unterdrückt

SQIUD *Abk.*: supraconducting quantum interference device

SR *Abk.*: **1.** Sanitätsrat **2.** →*sarkoplasmatisches Retikulum* **3.** Schreckreflex **4.** Sekretionsrate **5.** Senkungsreaktion **6.** Sensibilisierungsreaktion **7.** Sigmareaktion **8.** →*Sinusrhythmus* **9.** Substantia reticularis **10.** supraventrikuläre Rhythmusstörung **11.** synaptische Reaktion

Sr *Abk.*: →*Strontium*

SRA *Abk.*: **1.** Serumreninaktivität **2.** →*splenorenale Anastomose*

SRAP *Abk.*: somatosensorisches kortikales Reizantwort-Potential

src *Abk.*: Sarkom-induzierendes Onkogen

SRE *Abk.*: standardisierte Regressionseffekte

SRF *Abk.*: **1.** Salmonellose-Resistenzfaktor **2.** →*Somatotropin-releasing-Faktor*

S-R-Formenwechsel *m* (Ⓔ S-R variation): Übergang von Glattform* zu Rauform*

SRH *Abk.*: **1.** →*Somatotropin-releasing-Hormon* **2.** Sulforizinhydrazid

SR-IF *Abk.*: →*Somatotropin-release-inhibiting-Faktor*

SR-IH *Abk.*: Somatotropin-Release-Inhibitionshormon

SRK *Abk.*: Schweizerisches Rotes Kreuz

SRM *Abk.*: **1.** →*Spiramycin* **2.** Stereoröntgenometrie

SRS-A *Abk.*: slow-reacting substance of anaphylaxis

SS *Abk.*: **1.** →*Salicylsäure* **2.** →*Schwangerschaft* **3.** →*Sézary-Syndrom* **4.** →*Sjögren-Syndrom* **5.** Standard-Score **6.** Steroidsulfatase **7.** Stimulatorsubstanz

SSBH *Abk.*: Sexualsteroid-bindendes Hormon

SSD *Abk.*: Sulfisomidin

ssDNA *Abk.*: Einzelstrang-DNA

SSEH *Abk.*: spontanes spinales Epiduralhämatom

SSEP *Abk.*: →*somatosensorisch evoziertes Potential*

SSER *Abk.*: somatosensorisch evozierte Reaktion

SSG *Abk.*: Sauerstoffschutzgerät

SSL *Abk.*: Scheitel-Steiß-Länge

SSLE *Abk.*: subakute sklerosierende Leukoenzephalitis

SSM *Abk.*: **1.** →*superficial spreading melanoma* **2.** →*superfiziell spreitendes Melanom*

SSN *Abk.*: subakute sensorische Neuropathie

SSP *Abk.*: **1.** →*Salazosulfapyridin* **2.** →*Shwartzman-Sanarelli-Phänomen* **3.** supersensitive Perzeption

sSP *Abk.*: spezifische saure Phosphatase

SSPE *Abk.*: →*subakute sklerosierende Panenzephalitis*

SSPG *Abk.*: Steady-state-Plasmaglucose

SSPI *Abk.*: Steady-state-Plasmainsulin

SSR *Abk.*: Sulfid-Silber-Reaktion

ssRNA *Abk.*: →*Einzelstrang-RNA*

SSS *Abk.*: **1.** →*Sick-Sinus-Syndrom* **2.** →*Stanford-Schläfrigkeits-Skala* **3.** →*Subclavian-steal-Syndrom*

SSSS *Abk.*: staphylococcal scalded skin syndrome

$S_I/S_{II}/S_{III}$-Typ *m* (Ⓔ $S_I/S_{II}/S_{III}$ type): S-Zacke in Einthoven-Ableitung I, II und III, z.B. bei chronischem Cor* pulmonale

SSt *Abk.*: **1.** →*Säuglingssterblichkeit* **2.** →*Somatostatin*

S-Stamm *m*: →*S-Form*

SSV *Abk.*: Strahlenschutzverordnung

SSVO *Abk.*: Strahlenschutzverordnung

SSW *Abk.*: Schwangerschaftswoche

ST *Abk.*: **1.** Standardtemperatur **2.** Standard-Test **3.** Streu-Tomographie **4.** Sulfathiazol

STA *Abk.*: **1.** sekundäre tubuläre Azidose **2.** Serotyp-Antigen **3.** Stearylmethylammonium

Stäb|chen *pl* (Ⓔ **1.** rod-shaped bacteria **2.** retinal rods): **1.** stäbchenförmige Bakterien, Stäbchenbakterien; *s.a. Essay Bakterien S. 217* **2.** →*Stäbchenzellen*

Stäb|chen|zel|len *pl* (Ⓔ retinal rods): *Syn:* *Stäbchen*; aus einem **Außenglied** und einem **Innenglied** bestehende stäbchenförmige Sinneszelle der Netzhaut [Retina*]; das Außenglied enthält Scheibchen, deren Membranen reich an Rhodopsin* sind; Stäbchenzellen dienen überwiegend dem Schwarz-Weiß-Sehen

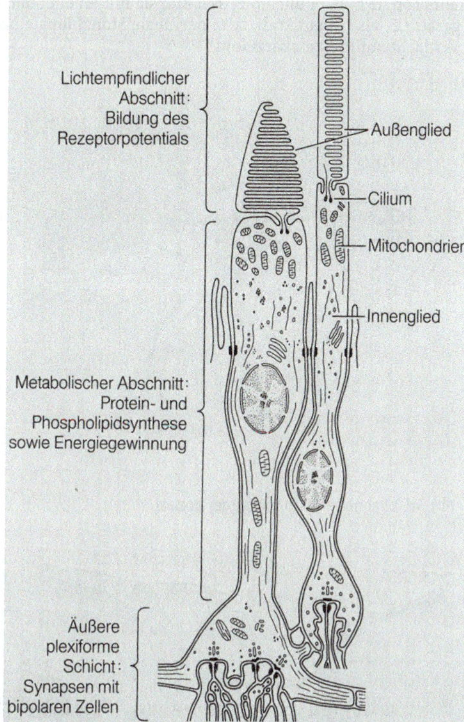

Abb. S149. Zapfen- und Stäbchenzellen. Zapfenzellen links, Stäbchenzellen rechts

sta|bil *adj* (Ⓔ stable): beständig, unveränderlich, konstant, gleichbleibend; dauerhaft, fest; widerstandsfähig

Sta|bi|li|sa|tor *m* (Ⓔ stabilizer): zur Blutkonservierung verwendete gerinnungshemmende Substanz, die die natürlichen Eigenschaften des Blutes nicht verändert, z.B. ACD-Stabilisator*

Stab|ker|ni|ger *m*: →*stabkerniger Granulozyt*

Stab|kranz *m* (Ⓔ corona radiata): *Syn:* *Corona radiata*; fächerförmige Anordnung der Projektionsbahnen zwischen Hirnrinde und Capsula* interna

Stab|lar|ve *f*: →*Redie*

stab|sich|tig *adj*: →*astigmatisch*

Stab|sich|tig|keit *f*: →*Astigmatismus*

Sta|chel|flech|te *f*: →*Pityriasis rubra pilaris*

Sta|chel|zel|len *pl* (Ⓔ prickle cells): stachelförmige Zellen der Oberhaut [Epidermis*]

Sta|chel|zel|len|krebs *m*: →*Plattenepithelkarzinom*

selbstheilender Stachelzellenkrebs: →*Keratoakanthom*

Sta|chel|zell|kar|zi|nom *nt*: →*Plattenepithelkarzinom*

selbstheilendes Stachelzellkarzinom: →*Keratoakanthom*

Sta|chel|zell|schicht *f* (Ⓔ spinous layer of epidermis): Stratum spinosum epidermidis; *s.u. Epidermis*

Stack: **Stack-Schiene** *f* (Ⓔ Stack's splint): kleine Fingerschiene zur konservativen Behandlung des Fingerstrecksehnenabrisses* von der Endphalanx

Stacke: Ludwig Stacke; 1859–1918; deutscher Ohrenarzt (Erfurt)

Stacke-Operation *f* (Ⓔ Stacke's operation): Radikalausräumung des Mittelohrs mit Resektion der seitlichen Kuppelraumwand

Sta|di|um *nt* (Ⓔ stage): Entwicklungsstufe, Abschnitt [im Verlauf einer Krankheit], Phase

Stadium catarrhale (Ⓔ catarrhal stage): *s.u. Pertussis*

Stadium convulsivum (Ⓔ paroxysmal stage): *s.u. Pertussis*

Stadium crustosum (Ⓔ eczema crustosum): Ekzema crustosum; *s.u. akutes Ekzem*

Stadium decrementi (Ⓔ **1.** defervescent stage **2.** convalescent stage): **1.** Stadium des Fieberabfalls **2.** *s.u. Pertussis*

Stadium der Erschöpfung (Ⓔ phase of resistance): *s.u. Adaptationssyndrom*

erythematöses Stadium (Ⓔ erythematous stage): *s.u. Mycosis fungoides*

Stadium erythematosum (Ⓔ eczema erythematosum): Ekzema rubrum/erythematosum; *s.u. akutes Ekzem*

infiltratives Stadium (Ⓔ infiltrated stage): *s.u. Mycosis fungoides*

Stadium madidans (Ⓔ eczema madidans): Ekzema madidans; *s.u. akutes Ekzem*

mykosides Stadium (Ⓔ mycotic stage): *s.u. Mycosis fungoides*

Stadium papulosum (Ⓔ eczema papulosum): Ekzema papulosum; *s.u. akutes Ekzem*

Stadium papulosum und papulopustulosum (Ⓔ papular and papulopustular stage): *Syn:* *Rosacea papulosa/pustulosa*; *s.u. Rosazea*

prämykosides Stadium (Ⓔ premycotic stage): *s.u. Mycosis fungoides*

Stadium der Resistenz (Ⓔ phase of exhaustion): *s.u. Adaptationssyndrom*

Stadium squamosum (Ⓔ eczema squamosum): Ekzema squamosum; *s.u. akutes Ekzem*

Stadium teleangiektaticum (Ⓔ telangiectatic stage): *Syn:* *Rosacea erythematosa*; *s.u. Rosazea*

tumoröses Stadium (Ⓔ tumor stage): *s.u. Mycosis fungoides*

Stadium vesiculosum (Ⓔ eczema vesiculosum): Ekzema vesiculosum; *s.u. akutes Ekzem*

vitelliformes Stadium (Ⓔ vitelliform stage): *s.u. vitelliforme Makuladegeneration*

vitelliruptives Stadium (Ⓔ vitelliruptive stage): *s.u. vitelliforme Makuladegeneration*

Sta|di|um in|cre|men|ti *nt* (Ⓔ pyrogenetic stage): Stadium des Fieberanstiegs

Stadt|gelb|fie|ber *nt* (Ⓔ urban yellow fever): urbanes Gelbfieber; *s.u. Gelbfieber*

Sta|ging *nt* (Ⓔ staging): Stadieneinteilung von Malignomen, die auf der anatomischen Ausbreitung basiert; wichtig für Prognose und Therapieplanung; kann vor Beginn der Therapie erfolgen [**klinisches oder prätherapeutisches Staging**] oder im Anschluss an eine Operation/Exploration [**pathologisches Staging**]; *s.a. TNM-System*

Stag|na|ti|on *nt* (Ⓔ stagnation): Stockung, Stillstand; Stauung, Blutstauung

Stag|na|ti|ons|an|o|xie *f* (Ⓔ stagnant anoxia): *Syn:* *ischämische Anoxie*; durch eine Minderdurchblutung hervorgerufene Anoxie*

Stag|na|ti|ons|hyp|o|xie *f* (Ⓔ stagnant hypoxia): *Syn:* *ischämische Hypoxie*; durch eine Minderdurchblutung hervorgerufene Hypoxie*

Stag|na|ti|ons|throm|bo|se *f* (Ⓔ stagnant thrombosis): Thrombose* bei Stagnation des Blutflusses

stag|nie|rend *adj* (Ⓔ stagnant): stockend, stillstehend

Stainton: C. W. Stainton; amerikanischer Zahnarzt im 19./20. Jahrhundert

Stainton-Syndrom *nt*: →*Dentinogenesis imperfecta hereditaria*

Stamm|bron|chus *m* (Ⓔ stem bronchus): *Syn:* *Primärbronchus, Hauptbronchus, Bronchus principalis*; noch außerhalb der Lunge entstehender rechter und linker Hauptast der Luftröhre, der die rechte bzw. linke Lunge mit Luft versorgt

Stam|meln *nt* (Ⓔ stammer): *Syn:* *Dyslalie, Psellismus*; Unfähigkeit, Vokale und/oder Konsonanten deutlich auszusprechen

Stam|mes|ent|wick|lung *f*: →*Stammesgeschichte*

Stam|mes|ge|schich|te *f* (Ⓔ phylogenesis): *Syn:* *Phylogenese*,

Phylogenie, Stammesentwicklung; Entwicklungsgeschichte vom frühesten Vorfahr bis heute

Stamm|gan|gli|en *pl* (Ⓔ basal ganglia): ***Syn:*** *Basalganglien, Nuclei basales*; zum extrapyramidalmotorischen System* gehörende Endhirn- und Zwischenhirnkerne mit Bedeutung für die Motorik; dazu gehören u.a. Nucleus* caudatus, Nucleus* lentiformis, Corpus* striatum, Nucleus* subthalamicus, Pars compacta und reticularis der Substantia* nigra

Stamm|hirn *nt* (Ⓔ brainstem): ***Syn:*** *Hirnstamm, Truncus encephali, Truncus cerebri*; verlängertes Mark [Medulla* oblongata], Brücke [Pons*] und Mittelhirn [Mesencephalon*] umfassender unterer Teil des Gehirns [Encephalon*]

Stamm|va|ri|zen *pl* (Ⓔ saphenous varicosis): ***Syn:*** *Saphena-Varikosis*; *s.u. Varize*

Stamm|zel|len *pl* (Ⓔ stem cells): pluripotente Zellen, aus denen [meist unter dem Einfluss von spezifischen Wachstumsfaktoren] differenzierte Zellen, z.B. Parenchymzellen, hervorgehen; *s.a. Blutbildung, Essay Stammzellen – therapeutisches Klonieren S. 2021*

adulte Stammzellen (Ⓔ adult stem cells): ***Syn:*** *somatische Stammzellen, AS-Zellen*; *s.u. Essay Stammzellen – therapeutisches Klonieren S. 2021*

determinierte Stammzelle (Ⓔ commited stem cell): *s.u. Blutbildung*

embryonale Stammzellen (Ⓔ embryonic stem cells): ***Syn:*** *ES-Zellen*; *s.u. Essay Stammzellen – therapeutisches Klonieren S. 2021*

erythroid determinierte Stammzelle (Ⓔ erythroid stem cell): *s.u. Erythropoese*

lymphatische Stammzelle (Ⓔ lymphatic stem cell): *s.u. Blutbildung*

myeloische Stammzelle (Ⓔ myeloic stem cell): *s.u. Blutbildung*

pluripotente Stammzelle (Ⓔ pluripotent stem cell): ***Syn:*** *Blutstammzelle*; *s.u. Blutbildung*

somatische Stammzellen (Ⓔ somatic stem cells): ***Syn:*** *adulte Stammzellen, AS-Zellen*; *s.u. Essay Stammzellen – therapeutisches Klonieren S. 2021*

Stamm|zel|len|leuk|ämie *f* (Ⓔ stem cell leukemia): ***Syn:*** *akute undifferenzierte Leukämie*; Leukämie, bei der Stammzellen der Leukozytopoese im peripheren Blut auftreten

Stamm|zell|ge|setz *nt*: *s.u. Essay Stammzellen – therapeutisches Klonieren S. 2021*

Stamm|zell|trans|plan|ta|ti|on *f* (Ⓔ stem cell transplantation): Übertragung [autologe Transplantation, Fremdspendertransplantation] bzw. Reinfusion [allogene Transplantation] von Stammzellen der Blutbildung* zur Behandlung von z.B. myelodysplastischen Syndromen oder multiplem Myelom*; *s.a. Essay Non-Hodgkin-Lymphome S. 1517*

Stan|dard|bi|car|bo|nat *nt* (Ⓔ standard bicarbonate): ***Syn:*** *Standardbikarbonat*; die Bicarbonatkonzentration des Blutplasmas, wenn die Messung bei Standardbedingungen [volle Sauerstoffsättigung des Hämoglobins, 37 °C, CO_2-Partialdruck 40 mm Hg] erfolgt; Normalwert: 24 mmol/l; erhöht bei metabolischer Alkalose*, erniedrigt bei metabolischer Azidose*; *s.a. Astrup-Methode, Säure-Basen-Status*

Stan|dard|ka|lo|rie *f* (Ⓔ standard calorie): *s.u. Kalorie*

Standard-Larynxmaske *f* (Ⓔ standard larynx mask): *s.u. Essay Verfahren zur Sicherung der Atemwege S. 1533*

Stan|dard|ö|so|pha|gek|to|mie *f* (Ⓔ standard esophagectomy): *s.u. Ösophagektomie*

Stand|a|ta|xie *f* (Ⓔ static ataxia): *s.u. zerebelläre Ataxie*

Stän|der|pil|ze *pl* (Ⓔ club fungi): ***Syn:*** *Basidiomycetes, Basidiomyzeten*; zu den Eumycetes* gehörende Unterklasse der Pilze, die essbare und giftige Arten enthält

Stän|der|spo|re *f* (Ⓔ basidiospore): ***Syn:*** *Basidiospore*; auf der Basidie von Ständerpilzen gebildete sexuelle Spore*

Ständige Impf-Kommission am Robert Koch-Institut *f*: *s.u. Essay Tuberkulose S. 2171*

Stanford-Klassifikation *f* (Ⓔ Stanford classification): *s.u. Aortendissektion*

Stanford-Schläfrigkeits-Skala *f* (Ⓔ Stanford sleepiness scale): *s.u. Essay Schlaf und Schlafstörungen S. 1915*

Stan|no|se *f* (Ⓔ stannosis): ***Syn:*** *Zinnoxidpneumokoniose*; seltene Pneumokoniose* durch Inhalation von zinnoxid-haltigem Staub

Stansfeld: Stansfeld-Webb-Verfahren *nt* (Ⓔ Stansfeld-Webb count): Bestimmung der Zellzahl im Mittelstrahlurin durch Auszählung in einer Zählkammer; bei mehr als 5 Erythrozyten pro ml spricht man von Hämaturie*, bei mehr als 5 Leukozyten* pro ml von Leukozyturie*

Stanz|bi|op|sie *f* (Ⓔ punch biopsy): Biopsie mit einem Stanzgerät, z.B. als **transrektale** oder **perineale Stanzbiopsie** bei Verdacht auf Prostatakarzinom*

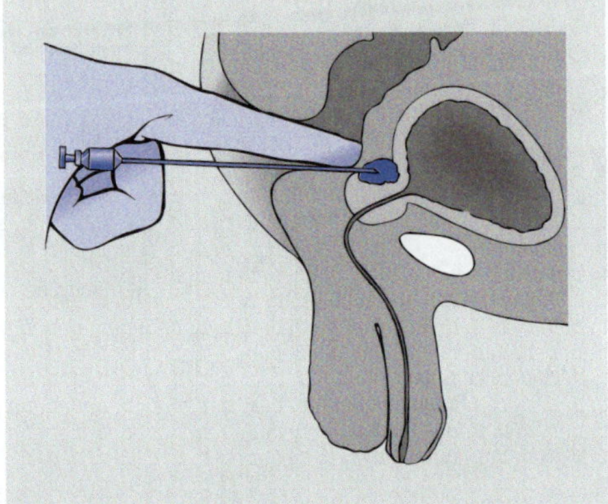

Abb. S150. Transrektale Stanzbiopsie der Prostata

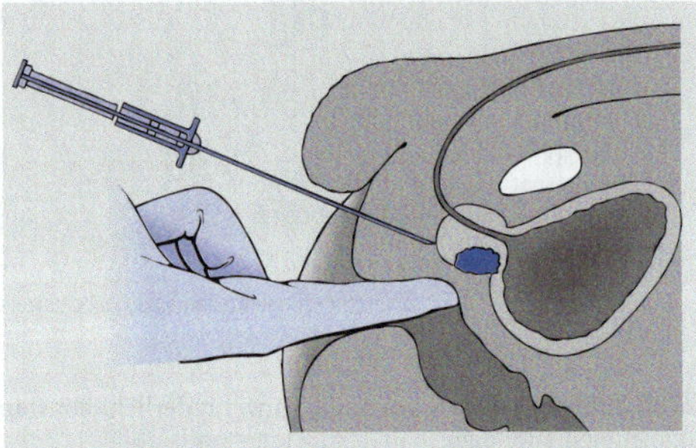

Abb. S151. Perineale Stanzbiopsie der Prostata

Sta|pe|dek|to|mie *f* (Ⓔ stapedectomy): ***Syn:*** *Stapesresektion*; operative Entfernung des Steigbügels [Stapes]; *s.a. Stapesplastik*

Sta|pe|di|o|ly|se *f* (Ⓔ stapediolysis): operative Lösung des Steigbügels [Stapes*], z.B. bei beginnender Stapesankylose*

Sta|pe|di|o|te|no|to|mie *f* (Ⓔ stapediotenotomy): Durchtrennung der Sehne des Musculus* stapedius

sta|pe|di|o|ves|ti|bu|lär *adj* (Ⓔ stapediovestibular): ***Syn:*** *stapediovestibular*; Steigbügel/Stapes und Vestibulum auris betreffend

Sta|pes *m* (Ⓔ stirrup): ***Syn:*** *Steigbügel*; letztes Knöchelchen der Gehörknöchelchenkette im Mittelohr; besteht aus **1. Steigbügelkopf** [Caput stapedis], der mit dem **Processus lenticularis incudis** des Amboss* das Inkudostapedialgelenk* bildet **2. vorderem** und **hinterem Steigbügelschenkel** [Crus anterius und posterius stapedis], die Körper und Basis verbinden **3. Steigbügelplatte** [Basis stapedis], die durch das Ligamentum* anulare stapediale im ovalen Fenster [Fenestra* cochleae] verankert ist

Sta|pes|an|ky|lo|se *f* (Ⓔ stapedial ankylosis): bei Otosklerose* auftretende knöcherne Fixierung des Stapes im ovalen Fenster, die zu Schallleitungsschwerhörigkeit* führt; **Therapie:** Stapesplastik*

Sta|pes|mem|bran *f* (Ⓔ stapedial membrane): ***Syn:*** *Membrana stapedialis*; Membran zwischen den beiden Steigbügel-

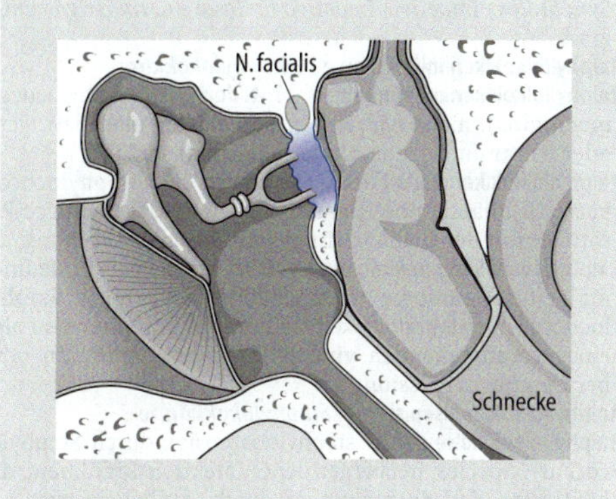

Abb. S152. Stapesankylose bei Otosklerose*

schenkeln; *s.a. Stapes*

Sta|pes|plas|tik *f* (Ⓔ stapedioplasty): Steigbügelplastik nach operativer Steigbügelentfernung mit Einpflanzen einer Stapesprothese; *s.a. Platinektomie*

Sta|pes|pro|the|se *f* (Ⓔ stapes prosthesis): *s.u. Stapesplastik*

Sta|pes|re|sek|ti|on *f*: →*Stapedektomie*

Staph. *Abk.*: →*Staphylococcus*

Staphyl-, staphyl- *präf.*: →*Staphylo-*

Sta|phy|li|tis *f, pl* **-ti|den** (Ⓔ staphylitis): *Syn*: *Zäpfchenentzündung, Gaumenzäpfchenentzündung, Uvulitis, Kionitis, Cionitis*; Entzündung des Gaumenzäpfchens; selten isoliert, meist Teil einer Rachenentzündung [Pharyngitis*]

sta|phy|li|tisch *adj* (Ⓔ staphylitic): Zäpfchenentzündung/Staphylitis betreffend, von ihr betroffen oder gekennzeichnet

Staphylo-, staphylo- *präf.*: Wortelement mit der Bedeutung **1.** „Traube/traubenförmig" **2.** „Gaumenzäpfchen" **3.** „Staphylokokken"

Staphylococcal-Scalded-Skin-Syndrom *nt*: →*staphylogenes Lyell-Syndrom*

Sta|phy|lo|coc|cus *m, pl* **-coc|ci** (Ⓔ Staphylococcus): *Syn*: *Traubenkokkus, Staphylokokkus, Staphylokokke*; Gattung gramnegativer, unbeweglicher Kugelbakterien, die sich traubenförmig zusammenlagern, und die sich sowohl aerob als auch anaerob vermehren; aufgrund der Bildung von freier Koagulase unterscheidet man **koagulasepositive Staphylokokken** [3 Species, von denen aber nur Staphylococcus* aureus von medizinischer Bedeutung ist] und **koagulasenegative Staphylokokken**, die bis Ende der 60er Jahre als Staphylococcus albus bezeichnet wurden; heute gehören dazu 33 Species, von denen ca. 1/3 als Krankheitserreger auftreten können; nach der Empfindlichkeit für oder Resistenz gegen Novobiocin* werden sie in eine **Staphylococcus-saprophyticus-Gruppe** [novobiocinresistente Staphylokokken] und **Staphylococcus-epidermidis-Gruppe** [novobiocinempfindliche Staphylokokken] unterteilt

Tab. S153. Staphylococcus. Species und Krankheiten

Arten	Krankheiten
Koagulasepositiv	
S. aureus	Lokalinfektionen
	oberflächlich-eitrig
	tief-invasiv
	Sepsis, Endokarditis
	toxinbedingte Syndrome
	Staphylococcal-Scalded-Skin-Syndrom (SSSS)
	Toxic-Shock-Syndrom (TSS)
	Nahrungsmittelintoxikation
Koagulasenegativ	
S.-epidermidis-Gruppe	
S. epidermidis	Endoplastitis
	Sepsis
	Peritonitis
S. hominis	
S. haemolyticus	
S. warneri	
S. capitis	
S.-saprophyticus-Gruppe	
S. saprohyticus	Harnwegsinfektionen
S. xylosus	
S. cohnii	

Staphylococcus aureus (Ⓔ Staphylococcus aureus): Erreger u.a. von eitrigen Hauterkrankungen [Staphylodermie*], Wundinfektionen, Lebensmittelvergiftung und staphylogenem Lyell*-Syndrom; Staphylococcus aureus bildet eine Reihe von extrazellulär wirksamen Produkten, die für die Ausbreitung der Infektion [z.B. Koagulase*, Staphylokinase*, DNase*, Hyaluronidase*, Staphylolysine*, Leukozidin*] bzw. für spezifische Krankheitsbilder [Staphylokokkenenterotoxin*, toxisches-Schocksyndrom-Toxin-1*, Exfoliatin*] verantwortlich sind; **Diagnose**: Erregernachweis in der Kultur [Blutagar]; als Untersuchungsmaterial eignen sich Eiter, Sputum, Abstriche, Blut, Liquor, usw.; **Therapie**: empfindlich für alle β-Lactamantibiotika [Penicilline*, Cephalosporine*], Erythromycin* und Aminoglykosidantibiotika*; bis zu 80 % aller Stämme bilden Penicillinasen*, die aber durch Clavulansäure*, Sulbactam* oder Tazobactam* blockiert werden können

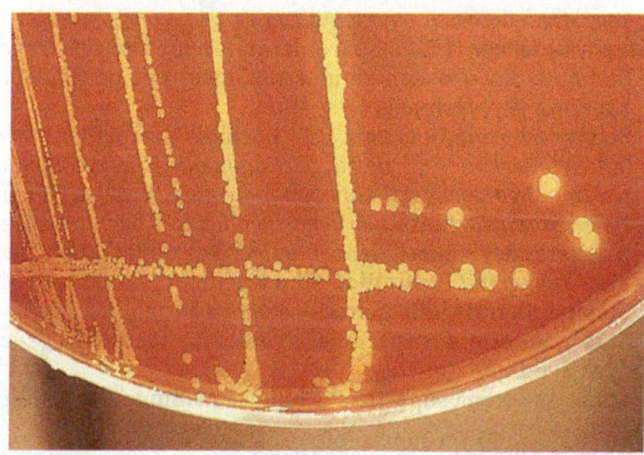

Abb. S154. Staphylococcus aureus auf Blutagar

sStaphylococcus auricularis (Ⓔ Staphylococcus auricularis): *s.u. Staphylococcus-epidermidis-Gruppe*

Staphylococcus capitis (Ⓔ Staphylococcus capitis): *s.u. Staphylococcus-epidermidis-Gruppe*

Staphylococcus cohnii (Ⓔ Staphylococcus cohnii): *s.u. Staphylococcus-saprophyticus-Gruppe*

Staphylococcus delphini (Ⓔ Staphylococcus delphini): *s.u. Staphylococcus-epidermidis-Gruppe*

Staphylococcus epidermidis (Ⓔ Staphylococcus epidermidis): auf Haut und Schleimhaut lebender Staphylokokken-Stamm, der sich klinisch nicht und kulturell kaum von den anderen Mitgliedern der Staphylococcus-epidermidis-Gruppe* unterscheidet; ist ein wichtiger opportunistischer Erreger von Wundinfektion, Endokarditis*, Septikämie* und Endoplastitis*; **Diagnose**: kultureller Erregernachweis in Eiter, Sputum, Abstrich, Blut, Liquor oder auf Plastikmaterial [z.B. Katheterspitzen]; **Therapie**: meist empfindlich gegen Vancomycin*, Teicoplanin*, Rifampicin* und Fosfomycin; 80 % der Krankenhausstämme sind penicillin- und oxacillinresistent

Staphylococcus haemolyticus (Ⓔ Staphylococcus hemolyticus): *s.u. Staphylococcus-epidermidis-Gruppe*

Staphylococcus hominis (Ⓔ Staphylococcus hominis): *s.u. Staphylococcus-epidermidis-Gruppe*

Staphylococcus hyicus (Ⓔ Staphylococcus hyicus): *s.u. Staphylococcus-epidermidis-Gruppe*

Staphylococcus intermedius (Ⓔ Staphylococcus intermedius): *s.u. Staphylococcus-epidermidis-Gruppe*

Staphylococcus lugdunensis (Ⓔ Staphylococcus lugdunensis): *s.u. Staphylococcus-epidermidis-Gruppe*

Staphylococcus saprophyticus (Ⓔ Staphylococcus saprophyticus): gelegentlich Erreger von Harnwegsinfekten bei sexuell aktiven jungen Frauen [**Honeymoon-Zystitis**] und Männern [unspezifische Urethritis*]; **Diagnose**: kultureller Erregernachweis; **Therapie**: empfindlich für fast alle β-Lactamantibiotika [Penicilline*, Cephalosporine*], Erythromycin* und Aminoglykosidantibiotika*

Staphylococcus schleiferi (Ⓔ Staphylococcus schleiferi): *s.u. Staphylococcus-epidermidis-Gruppe*

Staphylococcus simulans (Ⓔ Staphylococcus simulans): *s.u. Staphylococcus-epidermidis-Gruppe*

Staphylococcus warneri (Ⓔ Staphylococcus warneri): *s.u. Staphylococcus-epidermidis-Gruppe*

Staphylococcus xylosus (Ⓔ Staphylococcus xylosus): *s.u. Staphylococcus-saprophyticus-Gruppe*

Staphylococcus-epidermidis-Gruppe *f* (Ⓔ Staphylococcus epidermidis group): ***Syn:*** *novobiocinempfindliche Staphylokokken*; enthält außer Staphylococcus* epidermidis auch noch Staphylococcus haemolyticus, hominis, warneri, capitis, lugdunensis, schleiferi, simulans, auricularis, intermedius, delphini, hyicus u.a., die aber klinisch nur selten eine Rolle spielen; *s.u. koagulasenegative Staphylokokken, Staphylococcus epidermidis*

Staphylococcus-saprophyticus-Gruppe *f* (Ⓔ Staphylococcus saprophyticus group): ***Syn:*** *novobiocinresistente Staphylokokken*; dazu gehören auch noch Staphylococcus xylosus und Staphylococcus cohnii; *s.u. koagulasenegative Staphylokokken, Staphylococcus saprophyticus*

Sta|phyl|lo|der|mia *f* (Ⓔ staphyloderma): ***Syn:*** *Staphylodermie*; durch Staphylokokken verursachte, meist eitrige Hautentzündung [Pyodermie*]

Staphylodermia Bockhart (Ⓔ Bockhart's impetigo): ***Syn:*** *Staphylodermia follicularis, Ostiofollikulitis/Ostiofolliculitis/ Impetigo Bockhart, Impetigo follicularis Bockhart, Folliculitis staphylogenes superficialis, Folliculitis pustulosa*; (rezidivierende) superfizielle Staphylokokkeninfektion der Haarfollikel mit Restitutio* ad integrum

Staphylodermia follicularis: *→ Staphylodermia Bockhart*

Staphylodermia superficialis bullosa: *→ staphylogenes Lyell-Syndrom*

Staphylodermia superficialis bullosa manuum: *→ Bulla repens*

Sta|phyl|lo|der|mie *f:* *→ Staphylodermia*

Sta|phyl|lo|ki|na|se *f* (Ⓔ staphylokinase): Enzym, das die Plasminbildung aus Plasminogen anregt; Plasmin wiederum löst die in der ersten Infektionsphase unter dem Einfluss von Koagulase* gebildete Fibrinkapsel auf und ermöglicht damit die Ausbreitung der Infektion im Gewebe

Sta|phyl|lo|kokk|ä|mie *f* (Ⓔ staphylococcemia): ***Syn:*** *Staphylokokkensepsis*; Auftreten von Staphylokokken im Blut; am häufigsten von Staphylococcus* aureus; **Therapie**: Cephalosporine* [Cefotaxim*, Ceftriaxon*] plus Aminoglykosid*

S

Sta|phyl|lo|kok|ke *f:* *→ Staphylococcus*

koagulasenegative Staphylokokken (Ⓔ koagulase-negative staphylococci): *s.u. Staphylococcus*

koagulasepositive Staphylokokken (Ⓔ koagulase-positive staphylococci): *s.u. Staphylococcus*

novobiocinempfindliche Staphylokokken: *→ Staphylococcus-epidermidis-Gruppe*

novobiocinresistente Staphylokokken: *→ Staphylococcus-saprophyticus-Gruppe*

Sta|phyl|lo|kok|ken|bron|chi|tis *f, pl* **-ti|den** (Ⓔ staphylococcal bronchitis): durch Staphylokokken hervorgerufene eitrige Bronchitis*

Sta|phyl|lo|kok|ken|en|te|ri|tis *f, pl* **-ti|den** (Ⓔ staphylococcal enteritis): Enteritis* durch Enterotoxine verschiedener Staphylokokkenarten; meist als Lebensmittelvergiftung*

Sta|phyl|lo|kok|ken|en|te|ro|to|xin *nt* (Ⓔ staphylococcal enterotoxin): Staphylococcus* aureus bildet insgesamt 11 verschiedene Enterotoxine, die Durchfall und Erbrechen verursachen; **Staphylokokkenenterotoxin A** ist die Ursache der meisten Lebensmittelvergiftungen durch Staphylokokken

Sta|phyl|lo|kok|ken|hä|mo|ly|si|ne *pl:* *→ Staphylolysine*

Sta|phyl|lo|kok|ken|im|pe|ti|go *f* (Ⓔ staphylococcal impetigo): ***Syn:*** *bullöse Impetigo, Impetigo bullosa*; *s.u. Impetigo contagiosa*

Sta|phyl|lo|kok|ken|in|fek|ti|on *f:* *→ Staphylokokkose*

Sta|phyl|lo|kok|ken|me|nin|gi|tis *f, pl* **-ti|den** (Ⓔ staphylococcal meningitis): meist hämatogen ausgelöste, selten iatrogene oder posttraumatische, akute eitrige Meningitis*

Sta|phyl|lo|kok|ken|pa|ro|ti|tis *f, pl* **-ti|ti|den** (Ⓔ staphylococcal parotitis): häufig postoperativ auftretende, akut eitrige Parotitis* mit der Gefahr der phlegmonösen Ausbreitung

Sta|phyl|lo|kok|ken|pneu|mo|nie *f* (Ⓔ staphylococcal pneumonia): eine Pneumonie* durch Staphylokokken [v.a. Staphylococcus aureus] entwickelt sich praktisch immer als Folge einer vorausgehenden viralen Infektion, Aspiration oder bei Immunsuppression

Sta|phyl|lo|kok|ken|sep|sis *f:* *→ Staphylokokkämie*

Sta|phyl|lo|kok|ko|se *f* (Ⓔ staphylococcosis): durch Staphylococcus*-Species hervorgerufene Infektionskrankheit; am häufigsten sind Erkrankungen durch Staphylococcus* aureus

Sta|phyl|lo|kok|kus *m, pl* **-ken:** *→ Staphylococcus*

Sta|phyl|lo|ly|si|ne *pl* (Ⓔ staphylolysins): ***Syn:*** *Staphylokokkenhämolysine*; hämolyse-verursachende Staphylotoxine*; es gibt vier Formen [α-, β-, γ-, δ-Staphylolysine], die alle Erythrozyten und andere Zellen auflösen können

Sta|phyl|lom *nt* (Ⓔ staphyloma): ***Syn:*** *Beerengeschwulst, Staphyloma*; beerenartige Vorwölbung der Augenhornhaut

Sta|phyl|lo|ma *nt, pl* **-ma|ta:** *→ Staphylom*

Staphyloma anterius (Ⓔ anterior staphyloma): ***Syn:*** *Hornhautstaphylom, Konophthalmus*; meist traumatisch bedingte Vorwölbung der Kornea*

Staphyloma posticum (Ⓔ posterior staphyloma): ***Syn:*** *Staphyloma posticum verum*; *s.u. Myopia maligna*

Staphyloma posticum verum (Ⓔ posterior staphyloma): ***Syn:*** *Staphyloma posticum*; *s.u. Myopia maligna*

sta|phyl|lo|ma|tös *adj* (Ⓔ staphylomatous): Staphylom betreffend, von ihr betroffen oder gekennzeichnet, staphylomartig

Sta|phyl|lo|pha|ryn|gor|rha|phie *f* (Ⓔ staphylopharyngorrhaphy): ***Syn:*** *Palatopharyngorrhaphie, Staphylouranorrhaphie*; operativer Verschluss einer Gaumenspalte*

Sta|phyl|lo|plas|tik *f* (Ⓔ staphyloplasty): ***Syn:*** *Zäpfchenplastik*; plastische Operation am Gaumenzäpfchen, z.B. bei Zäpfchenspalte

Sta|phyl|lo|pto|se *f* (Ⓔ staphyloptosis): ***Syn:*** *Zäpfchensenkung, Zäpfchentiefstand, Uvuloptose*; Zäpfchensenkung oder Zäpfchentiefstand, z.B. bei Lähmung des Gaumensegels

Sta|phyl|lor|rha|phie *f* (Ⓔ staphylorrhaphy): ***Syn:*** *Uvulorrhaphie, Zäpfchennaht*; Naht des Gaumenzäpfchens nach traumatischer oder operativer Läsion oder bei angeborenem Defekt

Sta|phyl|lo|schi|sis *f* (Ⓔ staphyloschisis): ***Syn:*** *Zäpfchenspalte*; Gaumenspalte* im Zäpfchenbereich

Sta|phyl|lo|to|mie *f* (Ⓔ **1.–2.** staphylotomy): **1.** ***Syn:*** *Uvulotomie*; Durchtrennung/Inzision des Gaumenzäpfchens **2.** Ausschneidung eines Staphyloms*

Sta|phyl|lo|to|xi|ne *pl* (Ⓔ staphylotoxins): von Staphylokokken gebildete Toxine, z.B. Staphylolysine*, Staphylokokkenenterotoxin*

Sta|phyl|lo|u|ra|nor|rha|phie *f:* *→ Staphylopharyngorrhaphie*

Star *m:* Kurzbezeichnung für grauer Star

grauer Star: *→ Katarakt*

grüner Star: *→ Glaukom*

kompletter Star (Ⓔ complete cataract): *→ vollständiger Star*

komplizierter Star (Ⓔ complicated cataract): ***Syn:*** *Cataracta complicata*; Katarakt* als Folge einer anderen Augenerkrankung

post-traumatischer Star: *→ traumatischer Star*

traumatischer Star (Ⓔ traumatic cataract): ***Syn:*** *post-traumatischer Star, Wundstar, Cataracta traumatica*; Katarakt* im Anschluss an eine Augenverletzung

vollständiger Star (Ⓔ total cataract): ***Syn:*** *kompletter Star, Totalstar, Cataracta totalis*; vollständig ausgeprägte Katarakt* mit Verlust der Sehkraft

Stargardt: Karl Bruno Stargardt; 1875–1927; deutscher Augen-

Stammzellen – therapeutisches Klonieren
Biologische Grundlagen und Rechtslage in Deutschland

F. Oduncu

Einführung

Am 22.1.2001 hat Großbritannien als weltweit erstes Land das so genannte **therapeutische Klonen** legalisiert. Bei diesem Verfahren werden eigens menschliche Embryonen geklont, um sie dann zu **embryonalen Stammzellen** [**ES-Zellen**] für therapeutische Zwecke Dritter weiterzuverarbeiten. ES-Zellen sollen als Rohstoff für die Produktion und den Ersatz von zu Grunde gegangenen Zellen, Geweben und Organen verwendet werden. Individualspezifische ES-Zelltransplantate sollen eines Tages nicht nur den unaufhaltsam zunehmenden Organmangel beseitigen, sondern auch bislang nicht heilbare neurologische Erkrankungen wie Morbus* Parkinson, Alzheimer-Krankheit*, Schlaganfall*, Querschnittslähmung* und multiple Sklerose* behandeln und eventuell heilen.

Allerdings stehen diesen hochrangigen Zielen massive ethische Bendenken gegenüber, weil zur Gewinnung von ES-Zellen menschliche Embryonen *„verbraucht"* werden müssen. Als Alternative zur embryonenverbrauchenden Stammzellforschung gewinnt deshalb die Forschung an sog. **adulten (somatischen) Stammzellen** [**AS-Zellen**] zunehmend an Bedeutung. Hierfür werden keine Embryonen benötigt, die AS-Zellen können direkt dem Patienten selbst entnommen und nach Manipulation wieder zurückgegeben werden [*s.a. Essay Klonierung von Menschen I – Biologische Grundlagen und Rechtslage in Deutschland S. 1135*].

Begriffsdefinition

Der biologische Begriff **Stammzelle** *bezeichnet jede noch nicht vollständig ausdifferenzierte Zelle, die das Potential zur weiteren Teilung und Differenzierung besitzt.* Solche Stammzellen kommen beim Embryo, beim Fetus und bei erwachsenen Menschen vor. Abhängig von ihrem jeweiligen Ort [Embryo, Fetus, Erwachsener] entfalten sie ihr Teilungs-, Entwicklungs- und Differenzierungspotential auf unterschiedliche Weise. Eine Eigenschaft ist aber allen Stammzellen, unabhängig von ihrer Quelle, gemeinsam: sie sind **pluripotent,** d.h., sie können die unterschiedlichsten Zell- und Gewebetypen eines Individuums [ca. 250], jedoch kein vollständiges Individuum mehr ausbilden. Grundsätzlich lassen sich Stammzellen in **adulte Stammzellen** [**AS-Zellen**] und **embryonale Stammzellen** [**ES-Zellen**] unterteilen.

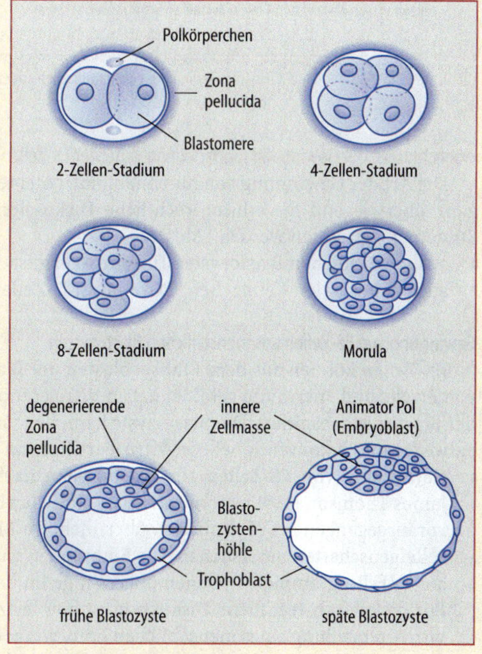

Abb. 1. Embryonale Entwicklung

Die undifferenzierteste aller Zellen stellt die befruchtete Eizelle [Zygote*] dar, die sich in der weiteren Keimesentwicklung fortlaufend teilt [Abb. 1]. Bis etwa zum 8-Zellstadium sind die Embryonalzellen [Blastomeren*] totipotent, d.h. aus jeder einzelnen Blastomere kann ein vollständiger Mensch entstehen [Beier]. In der weiteren Keimentwicklung kommt es zur räumlichen und funktionellen Trennung der Blastomeren in eine **innere Zellmasse** [*engl.* inner cell mass] bzw. den **Embryoblasten** [dem eigentlichen Embryo, aus dem sich das Individuum entwickelt] und den **Trophoblasten** [der den Embryoblasten ernährt und die spätere Plazenta* bildet].

Bei den **ES-Zellen** handelt es sich um sehr frühe Vorläuferzellen, die aus der inneren Zellmasse der Blastozyste jenseits des 8-Zellstadiums gewonnen werden. Nach heutigem Kenntnisstand sind isolierte ES-Zellen nicht mehr totipotent, sondern pluripotent, d.h., sie können isoliert in alle Zell- und Gewebetypen des Körpers ausreifen, aber keinen Embryo bzw. kein vollständiges Individuum mehr ausbilden; dazu sind sie nur in ihrer Gesamtheit in der Lage.

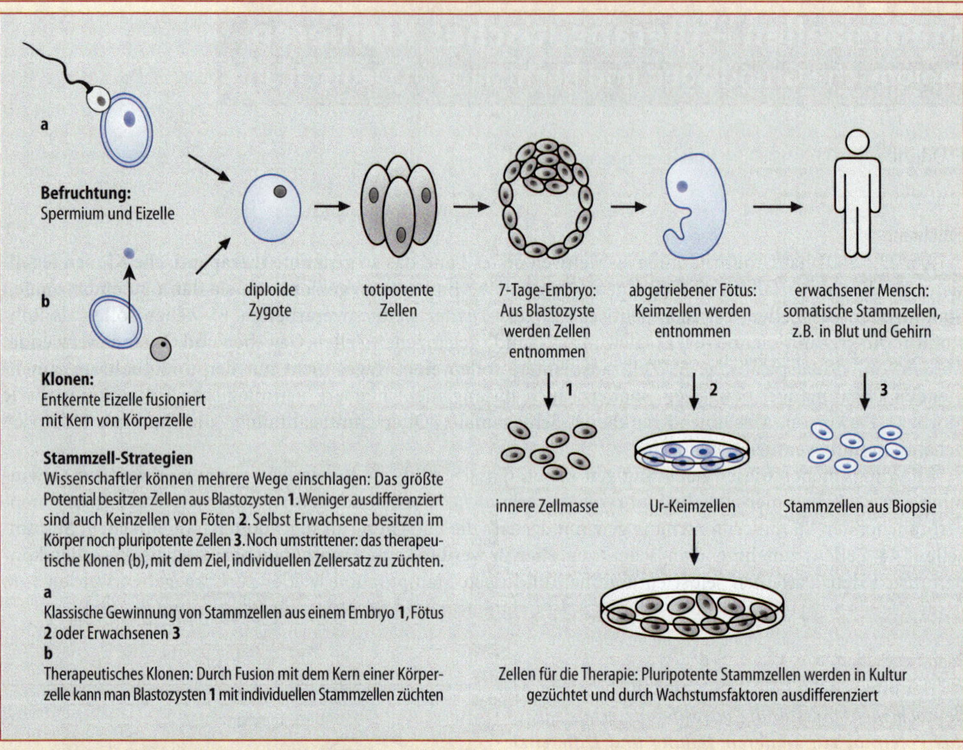

Abb. 2. Stammzell-Strategien. **a** Klassische Gewinnung von Stammzellen aus einem Embryo, Fötus oder Erwachsenen. **b** Therapeutisches Klonen

Möglichkeiten der Gewinnung humaner pluripotenter ES-Zellen

Die Art der Gewinnung von humanen pluripotenten ES-Zellen ist von zentraler Bedeutung und bestimmt ganz überwiegend die ethisch-rechtliche Diskussion. ES-Zellen können derzeit durch zwei verschiedene Strategien gewonnen werden [Abb. 2]:

- aus menschlichen Blastozysten [in-vitro-Fertilisation und Dolly-Methode] oder
- aus primordialen Keimzellen [EG- und EBD-Zellen].

Gewinnung von ES-Zellen aus menschlichen Blastozysten

ES-Zellen können aus dem Embryoblasten der Blastozyste, die sich ca. 4 Tage nach in-vitro-Fertilisation von Eizelle und Spermium gebildet hat, in-vitro entnommen werden, wodurch unvermeidbar die Zerstörung der Blastozyste resultiert. Die Blastozyste kann hierfür auf zwei unterschiedlichen Wegen hergestellt werden: entweder durch konventionelle **in-vitro-Fertilisation** oder durch **Zellkerntransfer**.

- **Gewinnung von ES-Zellen aus Blastozysten nach in-vitro-Fertilisation** [IVF]: Das Forscherteam von James Thomson [1998] konnte erstmals ES-Zellen bzw. ES-Zelllinien aus menschlichen Blastozysten* nach vorausgegangener IVF isolieren, über mehrere Monate in Kultur halten und auf verschiedene Stammzelleigenschaften untersuchen. Die Embryonen wurden nicht eigens dafür hergestellt, sondern stammten aus IVF-Programmen, in denen überzählige Embryonen angefallen waren.
  Für die ethisch-rechtliche Diskussion ist hier festzuhalten, dass ES-Zellen über den Zwischenweg der in-vitro-Herstellung eines menschlichen Embryos gewonnen werden. Anfangs wurden in den USA ES-Zellen aus überzähligen Embryonen gewonnen. Heute dürfen dort wie auch in Israel, Australien und Schweden Embryonen auch gezielt für die Forschung eigens hergestellt werden, um sie zu ES-Zellen weiterzuverarbeiten, wie es in Großbritannien bereits seit 1990 gesetzlich erlaubt ist.
- **Gewinnung von ES-Zellen aus Blastozysten nach Zellkerntransfer**: Humane ES-Zellen können auch mittels **Dolly-Technik** durch Zellkerntransfer [auch **Zellkerntransplantation, Zellkernaustausch**], bei dem ein Zellkern einer ausdifferenzierten, erwachsenen Körperzelle [Spenderzelle] in eine entkernte Eizelle [Empfängerzelle] transplantiert wird, gewonnen werden. Bei dieser Form der ungeschlechtlichen Fortpflanzung werden lediglich eine weibliche Keimzelle und eine beliebige kernhaltige Körperzelle benötigt. Durch bislang nicht verstandene Prozesse, die im Wesentlichen vom Zytoplasma* der Eizelle

ausgehen, kommt es zu einer Reprogrammierung des transferierten Zellkerns und zur Bildung eines Embryos, aus dem sich analog einer befruchteten Eizelle ein vollständiges Individuum entwickeln kann.

Die australische Forschergruppe um Munsie [2000] hat erstmals unter Verwendung der Dolly-Technik inidvidualspezifische ES-Zellen aus Mäuse-Blastozysten isoliert. Die ES-Zellen differenzierten sich in-vitro in alle drei Gewebearten [Endoderm*, Mesoderm* und Ektoderm*]. Eine weitere Differenzierung zu Nerven- und Muskelzellen konnte ebenfalls erfolgreich induziert werden.

Die Ergebnisse konnten durch die amerikanische Forschergruppe um Wakayama [2001] bestätigt werden. Ihr gelang es, 35 murine ES-Zelllinien durch somatischen Zellkerntransfer erwachsener Mäusezellen zu züchten. Die ES-Zellen konnten zu einer Reihe verschiedener Zell- und Gewebearten einschließlich zu dopaminergen und serotonergen Nervenzellen in-vitro sowie zu Keimzellen in-vivo weiterentwickelt werden. Mit diesen beiden Studien haben Munsie und Wakayama nachgewiesen, dass die Idee des therapeutischen Klonens beim Menschen realisierbar ist.

Der große Vorteil dieses Verfahrens gegenüber allen anderen Möglichkeiten zur Gewinnung von ES-Zellen liegt darin, dass auf diese Weise **individual-** bzw. **patientenspezifische ES-Zellen** generiert werden können. Da der Patient zugleich Spender und Empfänger ist, besitzen die späteren Transplantatzellen die gleiche genetische Ausstattung wie die übrigen Körperzellen des Patienten. Dadurch werden keine Abstoßungsreaktionen hervorgerufen.

Gewinnung von EG- und EBD-Zellen aus abortierten Feten

Stammzellen mit gleichen Eigenschaften von humanen ES-Zellen können auch aus so genannten **primordialen Keimzellen** gewonnen werden. Sie stellen Vorläuferzellen von Ei- und Spermazellen dar und werden aus den frühen Gonadenanlagen abortierter Feten präpariert. Die Forschergruppe von John Gearhart [1998] konnte primordiale Keimzellen aus früh abortierten Feten entnehmen und in-vitro in **embryonale Keimzellen** [**embryonic germ cells, EG-Zellen**] verwandeln.

Allerdings ist die Isolierung von primordialen Keimzellen aus logistischen und technischen Gründen schwierig, weil es sich hier um Ausgangsmaterial von toten Feten handelt. Doch mit einem erneuten Durchbruch gelang es dem Team von John Gearhart, erstmals neue Stammzellen im Labor wachsen und sich vermehren zu lassen. Diese neuen Stammzellen, **embryoid body derived cells** oder **EBD-Zellen** genannt, werden aus EG-Zellen gewonnen, die in der Kulturschale zu kleinen Zellaggregaten, den *„embryoid bodies“*, heranwachsen. EBD-Zellen besitzen nicht nur das Potential, alle Gewebetypen des Menschen bilden zu können, sondern eignen sich besser als die von der gleichen Forschergruppe isolierten EG-Zellen für den Einsatz in der Therapie. Die Forscher folgern, dass sie nach einer Transplantation in krankes oder verschlissenes Gewebe die fehlende Funktion der benötigten Zellen aufnehmen könnten. Ein großer Vorteil der EBD-Zellen liegt darin, dass sie sich bis zu 70-mal teilen und dadurch die gewünschten Zellen ohne ersichtliche Abnormalitäten millionenfach produzieren können. Die Züchtung von normalen Stammzellen ist im Labor schwieriger, weil sie sich nur langsam und nicht so oft teilen. Darüber hinaus seien die EBD-Zellen, so die Forscher, sicherer als herkömmliche ES- oder EG-Zellen, weil sie bislang kein unkontrolliertes Wachstum mit Tumorbildung [Teratokarzinome] zeigten. Ethisch nicht unproblematisch bleibt allerdings die Gewinnung von primordialen Keimzellen aus abortierten Feten, die sowohl für EG- als auch für EBD-Zellen den Ausgangspunkt der Gewinnung bilden.

Therapeutische Nutzung von ES-Zellen

ES-Zellen sind praktisch beliebig vermehrbar und in alle Gewebetypen des menschlichen Organismus differenzierbar. Damit besitzen sie ein enormes Potential für die Zell- und Gewebeersatztherapie. Die übertragenen Stammzellen können sich lokalspezifisch inkorporieren, sich nahezu unbegrenzt teilen, selbst erhalten, in das ortsständige Gewebe differenzieren und dadurch die ausgefallenen Funktionen der benötigten Zellen und Gewebe ersetzen. Darüber hinaus kann die Forschung an ES-Zellen neue Erkenntnisse über Zelldifferenzierung, Zell- und Geweberegeneration, Reprogrammierung, Pluri- und Totipotenz liefern. Die Wirkungsmechanismen von neuen Arzneimitteln können an humanen ES-Zellen besser als mit herkömmlichen Tierversuchen erforscht werden. Mittlerweile liegen zahlreiche Tierexperimente vor, die belegen, dass ES-Zelltransplantate zur Behandlung von neurologischen Krankheiten und Verletzungen sowie von Stoffwechselkrankheiten [z. B. Diabetes* mellitus] bereits mit großem Erfolg eingesetzt werden konnten.

Adulte Stammzellen

Definition

Im erwachsenen Menschen existieren neben den pluripotenten ES-Zellen auch pluripotente **adulte Stammzellen** [**somatische Stammzellen, AS-Zellen**]. Sie dienen der Regeneration von Zellen, Gewebe und Organen. AS-Zellen sind nicht ausdifferenzierte somatische Zellen, die aufgrund ihrer vollzogenen Organspezifität in ihrem Differenzierungspotential eingeschränkter als ES-Zellen sind. AS-Zellen sind zwar zu einem bestimmten Gewebetypus hin determiniert, besitzen aber nach neuesten Erkenntnissen noch ein enormes **Transdifferenzierungspotential**. 1999 konnte erstmals gezeigt werden, dass AS-Zellen unter entsprechenden Bedingungen ihre Linienzugehörigkeit überschreiten und dadurch andere Gewebetypen ausbilden können. So lassen sich z. B. in-vitro und in-vivo aus neuronalen murinen und humanen AS-Zellen Skelettmuskelzellen und Blutzellen züchten und hämatopoetische AS-Zellen lassen sich in Leberzellen differenzieren. Darüber hinaus lassen sich weiter differenzierte Gewebezellen unter entsprechenden Bedingungen in frühere Stadien geringerer Differenzierung zurückdifferenzieren.

Gewinnung und Verwendung von AS-Zellen

AS-Zellen kommen in jedem Gewebe vor und werden für die Gewebeerneuerung benötigt [Abb. 2]. In den vergangenen Jahren wurden teilungs- und differenzierungsfähige AS-Zellen vor allem in Geweben auch außerhalb des Knochenmarks gefunden. Allerdings dürfte die Ausbeute und Vermehrbarkeit im Vergleich zu den hämatopoetischen Stammzellen* begrenzt sein. In zahlreichen Tierexperimenten konnte bereits gezeigt werden, dass ein Zellersatz mit gezüchteten AS-Zellen für die Therapie von neurodegenerativen und kardiovaskulären Erkrankungen sowie Stoffwechselkrankheiten erfolgversprechend eingesetzt werden kann. So konnten z. B. in einer Studie aus dem Jahr 2001 künstlich gesetzte Herzinfarkte bei Mäusen durch die Injektion von adulten Knochenmarkstammzellen erfolgreich behandelt werden. Die AS-Zellen hatten sich zu Blutgefäßen und Herzmuskelzellen weiterentwickelt. Nach ca. 9 Tagen waren 68 % des geschädigten Herzgewebes repariert und ein Großteil der Herzfunktion wiederhergestellt.

Vergleich zwischen AS- und ES-Zellen

Derzeit wird weltweit an vielen Zentren sowohl an ES- als auch an AS-Zellen intensiv geforscht. Aus biologischer Sicht lassen sich heute keine abschließenden Aussagen darüber machen, mit welcher Population von Stammzellen sich die angestrebten Ziele einer zukünftigen Gewebeersatztherapie besser verwirklichen lassen werden.

Tötung von Embryonen: AS-Zellen bieten sich besonders gut zu Forschungszwecken an, weil im Gegensatz zur Gewinnung von ES-Zellen aus der Blastozyste [sowohl über IVF als auch über therapeutisches Klonen] die Gewinnung von AS-Zellen ethisch und rechtlich unbedenklich ist; für die AS-Zellen werden keine menschlichen Embryonen benötigt und getötet.

Tumorpotential: Vor einer möglichen Behandlung mit ES-Zellen beim Menschen müssen konkrete Fragen geklärt werden. Ein Kernproblem liegt vor allem in dem Teilungspotential von ES-Zellen: Wie soll ein unkontrolliertes Wachstum eingepflanzter ES-Zellen und ihrer Nachfahren verhindert werden, damit das Transplantat keinen bösartigen Tumor [Teratokarzinom] hervorbringt? Bei AS-Zellen ist eine bösartige Tumorbildung bislang nicht bekannt geworden.

Transplantatabstoßung: Die Verpflanzung von ES-Zellen wird aufgrund fremder Transplantatantigene Abstoßungsreaktionen im Empfängerorganismus auslösen und dadurch den Therapieerfolg erheblich beeinträchtigen. Dagegen handelt es sich bei der Anwendung von AS-Zellen automatisch um individual- bzw. patientenspezifische Zellen, die keine immunologischen Abwehrreaktionen beim Patienten hervorrufen. Die einzige Möglichkeit, Transplantatabstoßungen nach Verpflanzung von ES-Zellen zu vermeiden, besteht darin, patientenspezifische ES-Zellen mithilfe des Verfahrens des therapeutischen Klonens herzustellen. Das aber würde wiederum die gezielte Herstellung und Tötung von menschlichen Embryonen zur Folge haben.

Problem der Eizellspende: Für das therapeutische Klonen werden Eizellen benötigt, die derzeit nur von Frauen zur Verfügung gestellt werden können. Wie soll man aber verhindern, dass Frauen zu Eizell- und damit zu Rohstofflieferantinnen herabgewürdigt werden?

Differenzierungspotential: Ferner wird von Befürworten der ES-Zellforschung das Argument vorgebracht, AS-Zellen ließen sich nicht zu allen Gewebetypen differenzieren. AS-Zellen können wie oben dargelegt aus sehr verschiedenem Gewebe isoliert, gezüchtet und in den gewünschten End-Zell- und End-Gewebetyp weiter differenziert werden. Darüber hinaus können AS-Zellen trotz ihrer Gewebespezifität und -determiniertheit in andere Gewebetypen transformiert bzw. umdifferenziert werden, sodass auch auf diese Weise die gewünschten AS-Zellen generiert werden können. Entwicklungs- und molekularbiologisch stellen AS-Zellen eine hoch interessante Population dar, weil sie u.a. die bis vor kurzem gültige Theorie der Linienspezifität und -grenze durchbrochen haben.

Vermehrbarkeit: In den bisherigen Forschungsergebnissen sieht es danach aus, dass ES-Zellen ein größeres Proliferationspotential als übliche gewebespezifische AS-Zellen besitzen. Das gilt aber nicht für die im Jahr 2002 von der Forschergruppe von Catherine Verfaillie entdeckten Knochenmarkzellen, den so genannten **multipotenten adulten Progenitorzellen** [MAP-Zellen, MAPC]. In Genmarkierungsexperimenten zeigten MAP-Zellen erstmals jenes Differenzierungs- und Proliferationspotential, das man bisher nur bei ES-Zellen kannte.

Rechtliche Beurteilung der Stammzellforschung

Stammzellforschung und Embryonenschutzgesetz [ESchG]

Für die ethische Bewertung der Stammzelltechnologie werden die Kriterien der Unantastbarkeit der Menschenwürde und die Selbstzwecklichkeit menschlicher Individuen zu Grunde gelegt. Diese Kriterien bilden gleichermaßen das Fundament der deutschen Verfassung, in der sie den Grundrechten im Grundgesetz vorangestellt wurden. Aus dem elementaren Grundwert der universellen Achtung der Würde des Menschen [Art. 1 Abs. 1 GG] folgen alle weiteren Grundrechte wie das Recht auf Leben und körperliche Unversehrtheit [Art. 2 Abs. 2 GG] sowie das Recht auf Selbstbestimmung [Art. 2 Abs. 1 GG] und das Gleichheitsprinzip [Art. 3 GG]. Das Bundesverfassungsgericht folgt in seiner Rechtsprechung dem von ihm aufgestellten Satz: „*Wo menschliches Leben existiert, kommt ihm Menschenwürde zu; es ist nicht entscheidend, ob der Träger sich dieser Würde bewusst ist und sie selbst zu wahren weiß. Die von Anfang an im menschlichen Sein angelegten potenziellen Fähigkeiten genügen, um die Menschenwürde zu begründen.*" Daraus ergeben sich das Verbot der Forschung an bzw. die fremdnützige Verwertung von Embryonen sowie das generelle Verbot der Klonierung von Menschen, sei es für reproduktive oder therapeutische Zwecke. Dagegen ist eine Forschung an bereits existierenden ES-Zellen nicht verboten.

Gewinnung von ES-Zellen aus menschlichen Blastozysten

Gewinnung von ES-Zellen nach IVF: Nach dem ESchG beginnt das neue menschliche Leben mit der Befruchtung, die sowohl auf natürlichem als auch auf künstlichem Wege erfolgen kann. Ab diesem Zeitpunkt gilt die befruchtete Eizelle nach § 8 ESchG als Embryo, dem in den weiteren Bestimmungen des ESchG der Lebensschutz zuerkannt wird:

§ 8 Abs. 1 ESchG: „Als Embryo im Sinne dieses Gesetzes gilt bereits die befruchtete, entwicklungsfähige menschliche Eizelle vom Zeitpunkt der Kernverschmelzung an, ferner jede, einem Embryo entnommene totipotente Zelle, die sich bei Vorliegen der dafür erforderlichen weiteren Voraussetzungen zu teilen und zu einem Individuum zu entwickeln vermag."

Die Isolierung von ES-Zellen aus Blastozysten dient therapeutischen Zwecken von Dritten und nicht dem Wohl bzw. der Erhaltung des Embryos. Deshalb wird das Verfahren in den §§ 1 und 2 ESchG eindeutig unter Strafe gestellt, weil die Gewinnung von ES-Zellen aus humanen Blastozysten über den Zwischenweg der in-vitro-Herstellung von Embryonen erfolgt. Für das Gesetz ist es dabei unerheblich, ob der Embryo bzw. die Blastozyste dabei geschädigt wird oder nicht:

§ 1 Abs. 1 Nr. 2: „Mit Freiheitsstrafe bis zu drei Jahren oder mit Geldstrafe wird bestraft, wer es unternimmt, eine Eizelle zu einem anderen Zweck künstlich zu befruchten, als eine Schwangerschaft der Frau herbeizuführen, von der die Eizelle stammt..."

§ 2 Abs. 1: „Wer einen extrakorporal erzeugten oder einer Frau vor Abschluss seiner Einnistung in der Gebärmutter entnommenen menschlichen Embryo veräußert oder zu einem nicht seiner Erhaltung dienenden Zweck abgibt, erwirbt oder verwendet, wird mit Freiheitsstrafe bis zu drei Jahren oder mit Geldstrafe bestraft."

Gewinnung von ES-Zellen durch Klonierung: Das Verfahren des Zellkerntransfers erzeugt Embryonen mit *gleicher Erbinformation* wie der Ausgangsorganismus. Eine Isolierung von ES-Zellen aus der daraus entstehenden Blastozyste erfüllt damit den Tatbestand des Klonens und wird nach § 6 ESchG unter Strafe gestellt [*s.a. Essay Klonieren von Menschen I – Biologische Grundlagen und Rechtslage in Deutschland S. 1135*].

Gewinnung von EG-bzw. EBD-Zellen aus abortierten Feten

Das ESchG erfasst die Entnahme von primordialen Keimzellen aus toten Feten nicht, weil es nur den Zeitraum von der Vereinigung der beiden Vorkerne von Eizelle und Spermium bis zur Implantation der Blastozyste in die Gebärmutter regelt. Die Weiterentwicklung der primordialen Keimzellen zu EG- bzw. EBD-Zellen für eine Zellersatztherapie ist deshalb rechtlich zulässig. Auch das deutsche Transplantationsgesetz vom November 1997 regelt nicht den Umgang mit embryonalen Zellen sowie fetalem Gewebe und Organen. Eine Regelung der Isolierung von primordialen Keimzellen aus toten Feten zu wissenschaftlichen, diagnostischen und therapeutischen Zwecken findet sich in den „*Richtlinien zur Verwendung fetaler Zellen und fetaler Gewebe*" der Bundesärztekammer vom November 1991. Dort wird die Entnahme und Verwendung von fetalen Zellen und fetalem Gewebe unter bestimmten Voraussetzungen genehmigt. Zusammenfassend bedeutet dies, dass eine Entnahme und Verwertung von embryonalen Zellen und fetalem Gewebe und fetalen Organen zu wissenschaftlichen und therapeutischen Zwecken gesetzlich erlaubt ist.

Das neue Stammzellgesetz [StZG] vom 25. April 2002

Das ESchG stellt die Forschung mit und die Verwertung von menschlichen Embryonen lückenlos unter Strafe. Das Gesetz enthält aber keine Aussagen über eine Forschung an bereits vorhandenen ES-Zellen. Da

ES-Zellen keine totipotenten Zellen sind und somit sich aus ihnen auch keine Individuen entwickeln können, werden sie vom Straftatbestand des ESchG nicht erfasst. Diese Strafbarkeitslücke wurde mit dem neuen **„Gesetz zur Sicherstellung des Embryonenschutzes im Zusammenhang mit Einfuhr und Verwendung menschlicher embryonaler Stammzellen“** [Stammzellgesetz – StZG] vom April 2002 geschlossen. Nach den §§ 1 und 4 verbietet das StZG zwar grundsätzlich die Einfuhr und Verwendung von ES-Zellen, lässt aber unter ganz bestimmten Bedingungen Ausnahmen zu.

§ 4 StZG: „Einfuhr und Verwendung embryonaler Stammzellen“

1) Die Einfuhr und die Verwendung embryonaler Stammzellen ist verboten.
2) Abweichend von Absatz 1 ist die Einfuhr und die Verwendung embryonaler Stammzellen zu Forschungszwecken unter den in § 6 genannten Voraussetzungen zulässig, wenn
   1. zur Überzeugung der Genehmigungsbehörde feststeht, dass
      a) die embryonalen Stammzellen (...) vor dem 1. Januar 2002 gewonnen wurden (...),
      b) die Embryonen, aus denen sie gewonnen wurden, im Wege der medizinisch unterstützten extrakorporalen Befruchtung zum Zwecke der Herbeiführung einer Schwangerschaft erzeugt worden sind, sie endgültig nicht mehr für diesen Zweck verwendet wurden (...).

§ 5 StZG: „Forschung an embryonalen Stammzellen“

Forschungsarbeiten an embryonalen Stammzellen dürfen nur durchgeführt werden, wenn wissenschaftlich begründet dargelegt ist, dass

1. sie hochrangigen Forschungszielen für den wissenschaftlichen Erkenntnisgewinn im Rahmen der Grundlagenforschung oder für die Erweiterung medizinischer Kenntnisse bei der Entwicklung diagnostischer, präventiver oder therapeutischer Verfahren zur Anwendung bei Menschen dienen und
2. nach dem anerkannten Stand von Wissenschaft und Technik (...)
   a) der mit dem Forschungsvorhaben angestrebte wissenschaftliche Erkenntnisgewinn sich voraussichtlich nur mit embryonalen Stammzellen erreichen lässt.

Wenn diese formalen und inhaltlichen Voraussetzungen erfüllt sind, muss die deutsche Forschergruppe ihren entsprechenden Forschungsantrag, der nach den Bestimmungen des § 6 StZG zu gestalten ist, laut §§ 8 und 9 bei der *„Zentralen Ethik-Kommission für Stammzellenforschung“* einreichen. Diese prüft und bewertet dann anhand der eingereichten Unterlagen, ob die Voraussetzungen nach § 5 erfüllt sind und das Forschungsvorhaben in diesem Sinne ethisch vertretbar ist. Schließlich muss nach § 7 StZG das Forschungsvorhaben von der zuständigen *„Zentralen Genehmigungsbehörde“*, die im Robert-Koch-Institut [Berlin] angesiedelt ist, genehmigt werden.

Rechtliche und moralische Inkonsistenzen

Das ESchG als auch das neue StZG gewähren dem Embryo in vitro einen sehr weit reichenden Lebensschutz. Forschung an und Tötungen von menschlichen Embryonen in vitro ist unter Strafe gestellt. Dagegen genießt der Embryo in vivo überhaupt keinen Schutz, da etwa im deutschen Strafgesetzbuch [StGB] der Einsatz von Nidationshemmern* [intrauterine Pessare] zur Abtötung von Embryonen erlaubt ist. Auch der Schwangerschaftsabbruch ist trotz weit fortgeschrittener Schwangerschaft noch rechtlich möglich.

Aus ethischer Sicht ist es nicht nachvollziehbar, warum der Gesetzgeber eine derartige Wertung des Lebens und Lebensschutzes zwischen dem Nasciturus in vitro und dem deutlich weiterentwickelten und zunehmend empfindungsfähigen Nasciturus in vivo macht.

Die im StZG angebotene Lösung zur ES-Zellforschung ist das Produkt einer Doppelmoral: Es verbietet die embryonenverbrauchende Herstellung von ES-Zellen im eigenen Land, erlaubt aber die Einfuhr der im Ausland hergestellten ES-Zellen. Man hat also keine Probleme damit, die Früchte der verbotenen Tat zu genießen. Ferner wurde eine willkürliche Stichtagsregelung für den Import von ES-Zellen gewählt: Es dürfen nur ES-Zellen importiert werden, die vor dem 1.1.2002 aus Embryonen gewonnen wurden. Nun hat sich herausgestellt, dass alle ES-Zellen und ES-Zelllinien bis zu diesem Stichtag auf tierischen Nährmedien kultiviert wurden und damit ausnahmslos mit tierischen Genen kontaminiert sind. Erst seit dem 5. August 2002 liegen Nährmedien aus menschlichen Trägerzellen für die Kultivierung von menschlichen ES-Zellen zur Verfügung. Folglich dürfen die bisherigen ES-Zellen wegen des Infektionsrisikos mit tierischem Material nicht zu Heilversuchen herangezogen werden. Folglich können solange keine Heilversuche gemacht werden, bis nicht das StZG geändert wurde.

Das britische Gesetz vom 19.12.2000 zum therapeutischen Klonen

Die Gesetzeslage im internationalen Vergleich ist nicht einheitlich. Am 19. Dezember 2000 hat das britische Parlament durch Änderung des seit 1990 bestehenden „britischen Embryonenschutzgesetzes“ [*Human Fertilisation and Embryology Act*] die Forschung an bzw. die Verwertung von Embryonen bis zum Alter von 14 Tagen zu „therapeutischen Zwecken“ erlaubt. Damit ist England das erste Land, das das Klonen von Menschen nach dem Dolly-Verfahren gesetzlich erlaubt. Das britische Parlament bezeichnet das Verfahren explizit als **therapeutic cloning,** um zum Ausdruck zu bringen, dass das Klonen nur zu Zwecken der Behandlung von Krankheiten erlaubt werde. Die dabei entstehenden Embryonen sollen demnach das Stadium jenseits des 14. Lebenstages nie erleben. Das beschriebene Verfahren wird ganz bewusst vom Verfahren des **reproductive cloning** abgegrenzt, das 1998 verboten wurde.

Irreführend ist an dem Begriff des **therapeutischen Klonens,** dass es hierbei nicht etwa um eine Therapie geht, die den geklonten Embryonen selbst zukommt, wie der Begriff vermeintlich suggeriert. Stattdessen meint der Begriff die Produktion und den Verbrauch von Embryonen für eine mögliche Therapie von anderen Menschen in der Zukunft. Therapeutisches Klonen kann hier nur als Euphemismus eingeführt worden sein, um bewusst den Sachverhalt der gezielten Produktion und Tötung menschlicher Embryonen zu verharmlosen und zu verschleiern.

England galt auch vor dem 19. Dezember 2000 als progressivstes Land in Bezug auf Embryonenforschung. Der *Human Fertilisation and Embryology Act* von 1990 erlaubt die Aufbewahrung, Vernichtung und Verwendung von überzähligen IVF-Embryonen sowie die gezielte Herstellung von Embryonen zu Forschungszwecken. Aus dem Expertenbericht vom August 2000 geht hervor, dass zwischen August 1991 und März 1998 etwa 48.000 menschliche IVF-Embryonen für Forschungszwecke verwendet und 118 IVF-Embryonen eigens zu Forschungszwecken erzeugt wurden. Willkür und Widerspruch prägen das britische Gesetz auch an anderer Stelle: Das Klonen von Embryonen zu reproduktiven Zwecken ist ausdrücklich verboten, weil es gegen die Menschenwürde verstoße, während das gleiche Klonen zur Therapie von Dritten erlaubt wird.

Auf internationaler Bühne besteht lediglich (noch) Konsens darüber, dass die Verfahren des reproduktiven Klonens sowie der Keimbahnmanipulation gesetzlich weiterhin verboten bleiben sollen, weil es ein Verstoß gegen die Menschenwürde darstellt. Ein Verbot des reproduktiven Klonens wird in der UNESCO-Erklärung über das menschliche Genom und Menschenrechte im Artikel 11 ausgesprochen: „*Practices which are contrary to human dignity, such as reproductive cloning of human beings, shall not be permitted.*" Analog wird in der Konvention des Europarats über Menschenrechte und Biomedizin im Artikel 1 [Additional Protocol, 1998] ein generelles Verbot des Klonens von Menschen sowohl für reproduktive als auch für therapeutische Zwecke formuliert: „*Any intervention seeking to create a human being genetically identical to another human being, whether living or dead, is prohibited.*" Darüber hinaus verbietet die Konvention [1997] ausdrücklich die in-vitro-Herstellung von Embryonen zu Forschungszwecken [Artikel 18] sowie Eingriffe in die menschliche Keimbahn [Artikel 13].

Fazit

Der medizinische Fortschritt schreitet rasant voran und stößt an ethisch-moralische Prinzipien. Embryonenverbrauchende Stammzellforschung und therapeutisches Klonen werfen die schwierige Frage auf: Dürfen wir oder sollen wir womöglich alles tun, was wir können? *Regenerative Medizin* heißt das Schlagwort der Zukunft und bedeutet, dass bislang nicht (ausreichend) behandelbare neurodegenerative, kardiovaskuläre und Stoffwechselerkrankungen und ausgefallene Funktionen mit dem Einsatz von Stammzellen „regeneriert" werden. Zur Verfügung stehen embryonale, fetale und adulte Stammzellen, deren unterschiedliche Potentiale für zukünftige Zellersatzverfahren derzeit intensiv in den Labors untersucht wird. Aufgrund der unterschiedlichen Herkunft und der Gewinnung der verschiedenen Stammzellen ergeben sich einerseits unterschiedliche medizinische Anwendungsmöglichkeiten und -beschränkungen und andererseits unterschiedliche ethisch-rechtliche Anwendungsbeschränkungen. ES-, EG- und AS-Zellen unterscheiden sich im Hinblick auf ihre Vermehrbarkeit, Plastizität, Differenzierbarkeit wie auch auf ihre Sicherheit und ihr Funktionieren im Patienten für zelltherapeutische Zwecke. Das bereits sichtbar gewordene therapeutische Potential von Stammzellen lässt es aus medizinisch-naturwissenschaftlicher Perspektive sinnvoll erscheinen, das Entwicklungspotential beider Stammzelltypen, adulter wie embryonaler Stammzellen, weiter zu erforschen.

Aus ethisch-rechtlicher Sicht gilt es sicherzustellen, dass keine menschlichen Embryonen eigens zur Gewinnung von ES-Zellen und zur Forschung – sei es über IVF oder über therapeutisches Klonieren – „hergestellt" werden dürfen. Ein solches Vorgehen verletzt in höchstem Maße das fundamentale Prinzip der Menschenwürde, weil dadurch menschliche Embryonen, also frühe menschliche Wesen, zu reinen Objekten, Materie und Rohstoff instrumentalisiert und reduziert werden [*s.a. Essay Klonierung von Menschen II – Ethische Aspekte, S. 1147*].

Quellenhinweise

Abb. 1: Modifiziert nach Moore/Persaud (1996) Embryologie. Schattauer, Stuttgart, S. 36
Abb. 2: Modifiziert nach Oduncu/Schroth/Vossenkuhl (2003) Transplantation – Organgewinnung und -allokation. Vandenhoeck & Ruprecht, Göttingen, S. 351
Zeichnung Abb. 1–2: O. Nehren, Mannheim

arzt (Marburg)

Stargardt-Krankheit *f* (Ⓔ Stargardt's disease): ***Syn:*** *Morbus Stargardt, juvenile Makuladegeneration, Fundus flavimaculatus*; meist autosomal-rezessiv vererbte Makuladegeneration, die im 1. oder 2. Lebensjahrzehnt beginnt; es bilden sich kleine, oft bizarr geformte gelbe Flecken über dem gesamten Fundus; die Sehschärfe ist stark herabgesetzt, wird aber selten schlechter als 0,05

Stärlke *f* (Ⓔ starch): ***Syn:*** *Amylum*; aus Amylose* und Amylopektin* aufgebautes Polysaccharid; wichtigstes Speicherkohlenhydrat des Pflanzenreichs und wichtigste Kohlenhydratquelle der menschlichen Nahrung; der Stärkeabbau beginnt bereits im Mund durch das im Speichel enthaltene Enzym α-Amylase* und wird in Magen und Darm fortgesetzt

animalische/tierische Stärke: → *Glykogen*

Stärlkelbilldung *f* (Ⓔ amylogenesis): Glykogenese*

Stärlkelgumlmi *nt*: → *Dextrin*

Starling: Ernest Henry Starling; 1866–1927; englischer Physiologe (London)

Starling-Gesetz *nt* (Ⓔ Starling's law of the heart): ***Syn:*** *Frank-Starling-Gesetz*; bei vermehrter diastolischer Füllung nimmt die Auswurfleistung des Herzens zuerst zu, sinkt nach Erreichen eines Maximalwertes dann aber wieder ab

Starlinger: vegetativ-endokrines Starlinger-Syndrom *nt* (Ⓔ Starlinger syndrome): *s.u. Schilddrüsentuberkulose*

Starlolpelraltilon *f* (Ⓔ cataract surgery): ***Syn:*** *Kataraktoperation*; Bezeichnung für die operative (Teil-)Entfernung der Augenlinse bei Katarakt*; *s.a. Phakektomie*

StAR-Protein-Defekt *m* (Ⓔ StAR protein defect): adrenogenitales Syndrom* durch einen Defekt des StAR-Gens auf dem Chromosom 8; das äußere Genitale der Mädchen ist normal, bei Jungen ist es weiblich oder intersexuell; es kommt meist schon in der 2.–3. Lebenswoche zur Entwicklung eines lebensbedrohlichen Salzverlustsyndroms mit Trinkschwäche, Erbrechen, Exsikkose, Hyponatriämie, Hyperkaliämie, metabolischer Azidose, zunehmender Apathie und Elektrolytkoma

Starr: Albert Starr; geb. 1926; amerikanischer Chirurg (Portland)

Starr-Edwards-Klappe *f* (Ⓔ Starr-Edwards prosthesis): Herzklappenprothese in Form einer Kugelklappe

Starrlkrampf *m*: → *Tetanus*

Starlterlglylkolgen *nt* (Ⓔ starter glycogen): *s.u. Glykogenese*

start hesitation *nt*: *s.u. Essay Parkinson-Syndrome S. 1631*

Stalse *f* (Ⓔ stasis): ***Syn:*** *Stasis*; Stauung, Stockung, Stillstand, z.B. des Kreislaufs

-stase *suf.*: Wortelement mit der Bedeutung „Stauung"

-stasie *suf.*: → *-stase*

Stalsis *f*: → *Stase*

-stasis *suf.*: → *-stase*

stat. *Abk.*: statisch

Statham: **Statham-Element** *nt* (Ⓔ Statham element): *s.u. Essay Kardiotokographie S. 1089*

Staltin *nt* (Ⓔ 1.–2. statin): **1.** ***Syn:*** *Mitosehemmer, Chalon*; die Mitose hemmendes Gift; therapeutisch zur Chemotherapie maligner Tumoren verwendet **2.** → *Statine*

Staltilne *pl* (Ⓔ release-inhibiting factors): ***Syn:*** *Inhibiting-Faktoren, Release-inhibiting-Faktoren, Release-Inhibiting-Hormone, Inhibiting-Hormone*; im Hypothalamus* gebildete Hormone, die die Bildung und/oder Freisetzung von Hypophysenvorderlappenhormonen* hemmen [Somatostatin*, Melanostatin*, Prolactostatin*]

-statisch *suf.*: in Adjektiven verwendetes Wortelement mit der Bedeutung „gestaut"

staltolalkuslitisch *adj* (Ⓔ statoacoustic): ***Syn:*** *vestibulokochleär*; Gleichgewichtssinn und Gehör betreffend

Staltolcolnia *pl* (Ⓔ statoconia): Statoconien; *s.u. Maculae staticae*

Staltolcolnilen *pl* (Ⓔ statoconia): *s.u. Maculae staticae*

Staltolkolnilen *pl* (Ⓔ statoconia): Statoconien; *s.u. Maculae staticae*

Staltollilthen *pl* (Ⓔ statoliths): Statoconien; *s.u. Maculae staticae*

staltolmoltolrisch *adj* (Ⓔ statomotoric): Gleichgewichtssinn und Bewegung/Motorik betreffend

Staltus *m* (Ⓔ state): Zustand; Verfassung

Status anginosus (Ⓔ preinfarction angina): anhaltender Angina* pectoris-Anfall

Status asthmaticus (Ⓔ status asthmaticus): anhaltende, dicht aufeinanderfolgende Asthma bronchiale-Anfälle, die u.U. zu einem Daueranfall führen; *s.a. Essay Asthma bronchiale S. 173*

Status epilepticus (Ⓔ epileptic state): ***Syn:*** *epileptischer Status*; aufeinanderfolgende epileptische Anfälle, zwischen denen der Patient nicht zu Bewusstsein kommt; *s.a. Essay Epilepsie S. 617*

epileptischer Status: → *Status epilepticus*

Status idem (Ⓔ status idem): unveränderter Befund

Status lacunaris (Ⓔ status lacunaris): Bezeichnung für multiple, lakunäre Nekrose- und Infarktherde bei Binswanger*-Enzephalopathie

Status migraenosus (Ⓔ status migrainosus): *s.u. Essay Migräne S. 1363*

Status praesens (Ⓔ present status): gegenwärtiger Zustand, aktueller klinischer Befund

Status seborrhoicus: → *Seborrhoe*

Staub: Hans Staub; 1890–1967; schweizer Internist

Staub-Traugott-Versuch *m* (Ⓔ Staub-Traugott test): ***Syn:*** *Glucose-Doppelbelastung*; oraler Glukosetoleranztest* mit zweimaliger Glukosezufuhr im Abstand von 90 Minuten

Staublabllalgelrungslkranklheit *f*: → *Staubkrankheit*

Staublaelrolsol *nt* (Ⓔ powder aerosol): *s.u. Aerosol*

Staublderlmaltolse *f* (Ⓔ dermatoconiosis): ***Syn:*** *Dermatokoniose*; Dermatitis* oder Dermatose* durch Staubexposition

Staublkranklheit *f* (Ⓔ coniosis): ***Syn:*** *Staubablagerungskrankheit, Koniose*; durch eine Staubablagerung im Gewebe hervorgerufene Erkrankung; wichtig sind v.a. die Staublungen

Staubllunlge *f* (Ⓔ pneumokoniosis): ***Syn:*** *Pneumokoniose, Staublungenerkrankung*; durch chronische Inhalation von Staubpartikeln hervorgerufene reaktive Veränderung des Lungengewebes mit oder ohne Funktionsstörung; man unterscheidet **benigne Pneumokoniosen** ohne Fibrosebildung und ohne klinische Symptomatik, die oft nach Beendigung der Exposition rückbildungsfähig sind [z.B. Schweißerlunge], und **maligne Pneumokoniosen** mit fortschreitender Fibrosierung und Funktionseinschränkung [z.B. Quarzstaublunge], die zu den entschädigungspflichtigen Berufskrankheiten gehören; Staublungenerkrankung fördern z.T. die Entwicklung anderer Erkrankungen [Lungentuberkulose, Karzinome]; *s.a. exogen-allergische Alveolitis*

Staubllunlgenlerlkranlkung *f*: → *Staublunge*

Staublzellle *f* (Ⓔ dust cell): ***Syn:*** *Alveolarmakrophag, Alveolarphagozyt, Körnchenzelle, Rußzelle*; in den Septen der Lungenalveolen sitzende Monozyten, die Kohle- und Staubpartikel aufnehmen und Zellen phagozytieren

Staulchungslbruch *m*: → *Stauchungsfraktur*

Staulchungslfrakltur *f* (Ⓔ compression fracture): ***Syn:*** *Kompressionsbruch, Kompressionsfraktur, Stauchungsbruch*; kompletter oder inkompletter Knochenbruch durch Stauchungskräfte; betrifft meist Epi- oder Metaphysen langer Knochen, Wirbelkörper und Hand- oder Fußknochen; *s.a. Wirbelsäulenfraktur*

Stauffer: Maurice Stauffer; amerikanischer Internist (Rochester) im 20. Jahrhundert

Stauffer-Syndrom *nt* (Ⓔ Stauffer's syndrome): ***Syn:*** *hepatische paraneoplastische Dysfunktion*; ätiologisch ungeklärte Störung der Leberfunktion bei Patienten mit Nierenkarzinom*; klinisch findet man eine Hepatomegalie* und Zeichen der Leberinsuffizienz [erhöhte alkalische Phosphatase und γ-Glutamyltransferase, Verlängerung der Prothrombinzeit, Dysproteinämie]; bessert sich nach Tumorentfernung und tritt bei Rezidiven wieder auf

Staulungslaltrolphie *f* (Ⓔ stasis atrophy): Parenchymschwund eines Organs bei chronischer venöser Blutstauung

Staulungslbronlchiltis *f*, *pl* **-tilden** (Ⓔ congestive bronchitis): durch eine Stauungslunge* hervorgerufene chronische Bronchitis* mit Dyspnoe*, Husten und Herzfehlerzellen* im Sputum

Staulungslderlmaltiltis *f*, *pl* **-tiltilden**: → *Stauungsekzem*

S

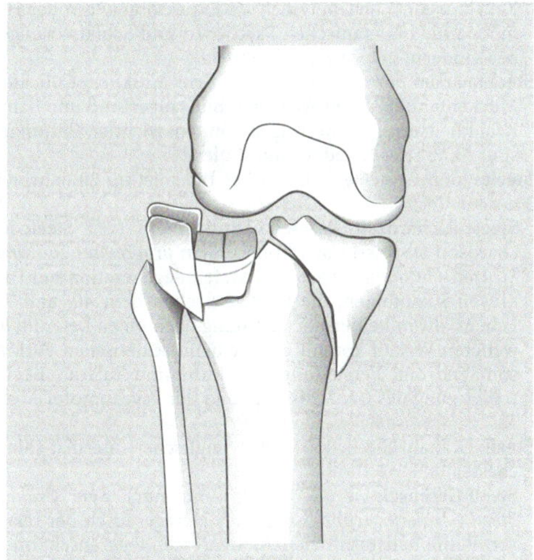

Abb. S155. Stauchungsfraktur des Tibiakopfes

Stau|ungs|der|ma|to|se *f*: *→Stauungsekzem*

Stau|ungs|ek|zem *nt* (Ⓔ stasis eczema): ***Syn*****:** *Stauungsdermatitis, Stauungsdermatose, Dermatitis hypostatica/statica/varicosa/haemostatica, Ekzema varicosum*; ekzematisierte Dermatitis* bei chronisch venöser Insuffizienz*, die v.a. die Haut des distalen Unterschenkels betrifft

Stau|ungs|gal|len|bla|se *f*: *→Gallenblasenhydrops*

Stau|ungs|gas|tri|tis *f, pl* **-ti|den** (Ⓔ congestive gastritis): Magenbeschwerden durch eine passive Hyperämie* der Magenschleimhaut bei Herzinsuffizienz*

Stau|ungs|hy|drops *m* (Ⓔ stasis edema): Hydrops* bei venöser Stauung, z.B. Aszites*

Stau|ungs|hy|per|ä|mie *f* (Ⓔ venous congestion): ***Syn*****:** *venöse Hyperämie, passive Hyperämie*; Hyperämie* durch eine Abflussbehinderung im venösen Schenkel

Stau|ungs|in|du|ra|ti|on *f* (Ⓔ congestive induration): durch eine chronische Blutstauung hervorgerufene Verfestigung des Organgewebes durch Zunahme der kollagenen Fasern; *s.a. Stauungsleber, Stauungslunge*

Stauungsinduration der Leber (Ⓔ congestive cirrhosis): ***Syn*****:** *Cirrhose cardiaque*; durch eine Rechtsherzinsuffizienz* hervorgerufene Leberstauung mit Verbreiterung der Periportalsepten; keine Zirrhose* im pathologisch-anatomischen Sinn

Stau|ungs|le|ber *f* (Ⓔ congested liver): Leberveränderung durch eine Abflussstörung, v.a. bei Rechtsherzinsuffizienz* oder Budd*-Chiari-Syndrom; bei der **akuten Stauungsleber** finden sich läppchenzentrale Hyperämien und Hämorrhagien und evtl. auch Nekrosen; die Leber ist vergrößert und druckdolent; bei **chronischer Stauungsleber** kommt es zu einer Atrophie der Leberbälkchen, zentralen oder zentrozentralen Fibrosen und Kapillarisierung der Sinusoide; langfristig kommt es zu Ausbildung einer Stauungsinduration; das makroskopische Bild wird als **Muskatnussleber** oder bei zusätzlicher Cholestase* als **Herbstlaubleber** beschrieben; es kommt zu portaler Hypertension* und Aszitesbildung

Stau|ungs|lun|ge *f* (Ⓔ congested lung): durch eine Linksherzinsuffizienz [kardiale Stauung] verursacht Blutstauung in der Lunge; die **akute Stauungslunge** ist durch das entstehende Lungenödem* und eine Blutfüllung der Kapillaren [rote Induration] gekennzeichnet; bei der **chronischen Stauungslunge** kommt es zu einer rötlich-braunen Verfärbung [Hämosiderin*] und Verhärtung des Lungengewebes [braune Induration]; meist kommt es zu chronischer Stauungsbronchitis*

Stau|ungs|mas|ti|tis *f, pl* **-ti|ti|den** (Ⓔ stagnation mastitis): durch einen Milchstau* hervorgerufene häufige Form der Mastitis* der (stillenden) Wöchnerinnen

Stau|ungs|milz *f* (Ⓔ congested spleen): Vergrößerung und Verhärtung bei akuter oder chronischer Abflussstauung; als Ursachen kommen chronische Stauung im großen Kreislauf [**kardiale Stauungsmilz**], Abflussbehinderung der Pfortader [**portale Stauungsmilz**], Milzvenenthrombose oder Banti*-Krankheit vor

Stau|ungs|nie|re *f* (Ⓔ **1.** congested kidney **2.** hydronephrosis): **1.** blutgefüllte, dunkelrote Niere bei chronischer Herzinsuffizienz* **2.** Harnstauungsniere, Hydronephrose*

Stau|ungs|pa|pil|le *f* (Ⓔ choked disk): ödematöse Schwellung und Vorwölbung der Sehnervenpapille bei intrakranieller Drucksteigerung; die **akute Stauungspapille** tritt i.d.R. beidseitig auf [im Unterschied zu Papillitis und Papilleninfarkt], und die Sehschärfe ist unverändert; bei **chronischer Stauungspapille** kommt es zu einer Atrophie von Sehnervenfasern und Gesichtsfeldausfällen; die Sehschärfe nimmt aber erst spät ab

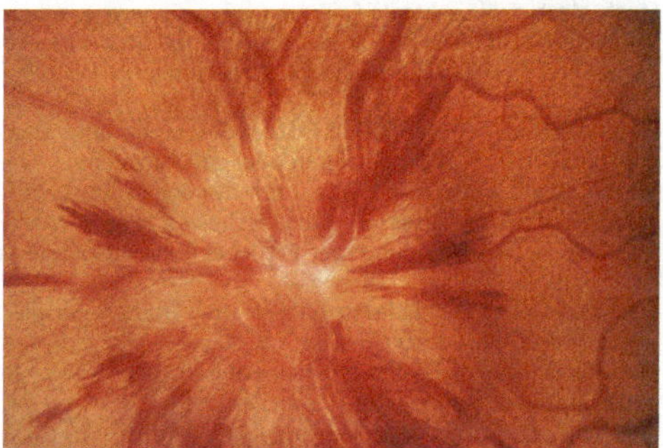

Abb. S156. Akute Stauungspapille

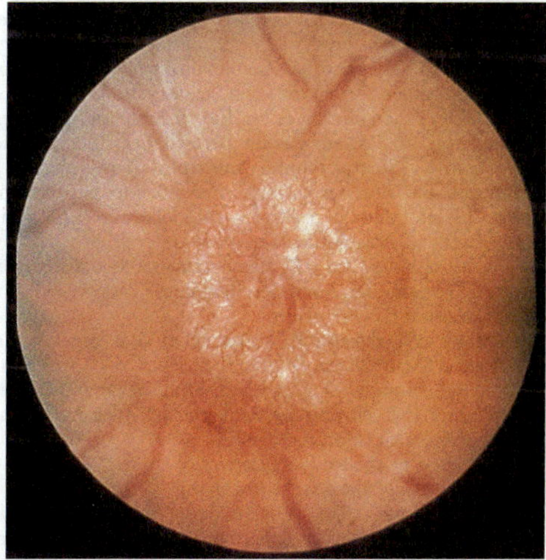

Abb. S157. Chronische Stauungspapille

Stau|ungs|zir|rho|se *f* (Ⓔ congestive cirrhosis): bei chronischer Leberstauung entstehende Verhärtung und Fibrosierung des Lebergewebes; *s.a. Stauungsleber*

Sta|vu|din *nt* (Ⓔ stavudine): ***Syn*****:** *Didehydro-dideoxythymidin*; nukleosidanaloger Reverse-Transkriptase-Hemmer; *s.u. Essay AIDS S. 31*

stay and play *nt*: *s.u. Polytrauma*

STBG *Abk.*: *→Sterkobilinogen*

STD *Abk.*: **1.** *→sexually transmitted diseases* **2.** Standard-Testdosis

STE *Abk.*: Staub-Traugott-Effekt

StE *Abk.*: Sterilisiereinheit

steady state *nt* (Ⓔ steady state): Fließgleichgewicht*

S

Steal-Effekt *m* (Ⓔ steal phenomenon): ***Syn:*** *Anzapfsyndrom, Steal-Syndrom, Steal-Phänomen, Entzugseffekt, Entzugssyndrom, Entzugssyndrom*; durch Umleitung oder Ableitung von Blut hervorgerufene Symptomatik; kann z.B. auf einer Stenose, einem Verschluss, einer Anastomose oder einem Kollateralkreislauf beruhen; *s.a. Subclavian-steal-Syndrom, diastolisches Aortenanzapfsyndrom*

Steal-Phänomen *nt*: *→Steal-Effekt*

Steal-Syndrom *nt*: *→Steal-Effekt*

Stelaplsin *nt* (Ⓔ steapsin): im Pankreas* gebildete Lipase*, die durch Galle aktiviert wird

Stear-, stear- *präf.*: *→Stearo-*

Stelalrin *nt* (Ⓔ stearin): aus Stearin- und Palmitinsäure bestehendes Fett

Stelalrinlsäulre *f* (Ⓔ stearic acid): ***Syn:*** *Octadecansäure*; gesättigte C_{18}-Fettsäure*; Bestandteil tierischer und pflanzlicher Fette

Stearo-, stearo- *präf.*: Wortelement mit der Bedeutung „Fett"

Stelarlrhoe *f, pl* **-rholen:** *→Steatorrhö*

Steat-, steat- *präf.*: *→Steato-*

Stelaltiltis *f, pl* **-tiltilden** (Ⓔ steatitis): ***Syn:*** *Pimelitis*; selten verwendeter Begriff für Fettgewebsentzündung; *s.u. Pannikulitis*

stelaltiltisch *adj* (Ⓔ steatitic): Fettgewebsentzündung/Steatitis betreffend, von ihr betroffen oder gekennzeichnet

Steato-, steato- *präf.*: Wortelement mit der Bedeutung „Fett"

Stelaltolcirlrholsis *f, pl* **-ses** (Ⓔ fatty cirrhosis): ***Syn:*** *Fettzirrhose*; sich auf dem Boden einer Fettleber* entwickelnde Leberzirrhose*

Stelaltolcysltolma multilplex *nt* (Ⓔ steatocystoma multiplex): ***Syn:*** *Sebocystomatosis Günther*; *s.u. Steatom*

Stelaltolcysltolma multilplex conlglolbaltum *nt* (Ⓔ steatocystoma multiplex conglobatum): *s.u. Steatom*

Stelaltollylse *f*: *→Lipolyse*

stelaltollyltisch *adj* (Ⓔ steatolytic): Steatolyse betreffend oder verursachend, fettspaltend

Stelaltom *nt* (Ⓔ steatoma): ***Syn:*** *falsches Atherom, Ölretentionszyste, Talgretentionszyste, Sebozystom, Retentionsatherom, Follikelretentionszyste*; Retentionszyste* einer Talgdrüse durch Verlegung des Ausführungsgangs; bei multiplem Vorkommen spricht man von **Steatocystoma multiplex**; in seltenen Fällen kommt es zur Entzündung und narbigen Abheilung von Zysten, v.a. im Bereich der Rücken- und Brustrinne [**Steatocystoma multiplex conglobatum**]; **Therapie**: Exzision bei kosmetischer Störung; bei Entzündung [Steatocystoma multiplex conglobatum] Eröffnung oder Exzision, Antibiotika lokal oder systemisch

Stelaltolmaltolsis *f, pl* **-ses** (Ⓔ steatomatosis): ***Syn:*** *Sebozystomatose*; Vorkommen multipler Steatome

Stelaltolnelkrolse *f*: *→Fettnekrose*

Stelaltorlrhö *f, pl* **-rhölen** (Ⓔ steatorrhea): ***Syn:*** *Steatorrhoe, Stearrhoe, Steatorrhoea, Fettdiarrhoe, Fettdurchfall*; erhöhte Fettausscheidung [> 7 g/24 h] im Stuhl bei mangelhafter Verdauung [z.B. chronische Pankreatitis] oder Aufnahme durch den Darm [Morbus* Crohn]

Stelaltorlrhoe *f, pl* **-rholen:** *→Steatorrhö*

Stelaltorlrholea *f, pl* **-rholelae:** *→Steatorrhö*

Stelaltolsis *f, pl* **-ses** (Ⓔ steatosis): ***Syn:*** *fettige Degeneration, Degeneratio adiposa*; degenerative Verfettung von Zellen, Geweben oder Organen

Steatosis hepatis: *→Fettleber*

Stelaltolzelle *f* (Ⓔ steatocele): ***Syn:*** *Fettgewebsbruch, Fetthernie*; Vorfall von Fettgewebe oder eines Fetttumors in das Unterhautgewebe

Stechlaplfellform *f*: *→Akanthozyt*

Stechlaplfellverlgifltung *m* (Ⓔ daturism): ***Syn:*** *Daturismus*; Vergiftung durch im weißen Stechapfel* [Datura stramonium] enthaltene Alkaloide, insbesondere Atropin*; *s.a. Atropinvergiftung*

Stechlaplfel, weilßer *m* (Ⓔ jimson weed): ***Syn:*** *Datura stramonium*; Pflanze aus der Familie der Nachtschattengewächse [Solanaceae]; verwendet werden die Blätter [**Stramonii folium**] und Samen [**Stramonii semen**], die Alkaloide* [Hyoscyamin*, Scopolamin*, Atropin*] enthalten; **Anw.**: traditionell als Spasmolytikum*, v.a. bei Asthma* bronchiale und Keuchhusten*, seltener auch als Expektorans*; in der Homöopathie bei manischen Psychosen und Schlafstörungen bei Kindern; *s.a. Stechapfelvergiftung*

Stechlmülcken *pl* (Ⓔ mosquitos): ***Syn:*** *Moskitos, Culicidae*; Mückenfamilie, deren Weibchen Blutsauger sind und damit Krankheitserreger übertragen können; wichtige Gattungen sind Anopheles*, Aedes* und Culex*

Steele: John C. Steele; kanadischer Internist im 20. Jahrhundert

Steele-Richardson-Olszewski-Syndrom *nt* (Ⓔ Steele-Richardson-Olszewski syndrome): ***Syn:*** *progressive supranukleäre Ophthalmoplegie*; Multisystemdegeneration mit Parkinson-Symptomen, die i.d.R. zwischen dem 40. und 70. Lebensjahr mit einer Blicklähmung nach unten beginnt; im weiteren Verlauf kommt es zu einem akinetischen Parkinson-Syndrom, Versteifung der Rumpfmuskulatur, Beeinträchtigung des Gedächtnisses und der Psychomotorik; *s.a. Essay Parkinson-Syndrome S. 1631*

Steell: Graham Steell; 1851–1942; englischer Internist (Manchester)

Steell-Geräusch *nt* (Ⓔ Steell's murmur): ***Syn:*** *Graham Steell-Geräusch*; frühdiastolisches Herzgeräusch bei relativer Pulmonalisinsuffizienz*; Decrescendogeräusch im 3. Interkostalraum parasternal links

Stehlrelflelxe *pl* (Ⓔ postural reflexes): physiologische Reflexe*, die das Verharren in einer bestimmten Position erlauben

Steiglbülgel *m*: *→Stapes*

Steiglbülgellfallte *f* (Ⓔ stapedial fold): ***Syn:*** *Plica stapedialis*; Schleimhautfalte zwischen Steigbügel und Paukenhöhlenwand

Steiglbülgellkopf *m* (Ⓔ head of stapes): ***Syn:*** *Caput stapedis*; Kopf des Steigbügels*, bildet mit dem **Processus lenticularis incudis** des Amboss* das Inkudostapedialgelenk*

Steiglbülgellplatlte *f* (Ⓔ base of stapes): ***Syn:*** *Basis stapedis*; Basalplatte des Steigbügels, die durch das Ligamentum anulare stapediale im ovalen Fenster [Fenestra* cochleae] verankert ist

Steiglbülgellschenlkel, hinltelrer *m* (Ⓔ posterior limb of stapes): ***Syn:*** *Crus posterius stapedis*; hintere Verbindung von Körper und Steigbügelplatte

Steiglbülgellschenlkel, vorldelrer *m* (Ⓔ anterior limb of stapes): ***Syn:*** *Crus anterius stapedis*; vordere Verbindung von Körper und Steigbügelplatte

Steilltyp *m* (Ⓔ vertical heart): *s.u. Essay Elektrokardiogramm S. 571*

Stein: Irving Freiler Stein; amerikanischer Gynäkologe im 20. Jahrhundert

Stein-Leventhal-Syndrom *nt*: *→Syndrom der polyzystischen Ovarien*

Steinlauflölsung *f*: *→Litholyse*

Steinbrinck: W. Steinbrinck; deutscher Arzt im 20. Jahrhundert

Steinbrinck-Chédiak-Higashi-Granulationsanomalie *f* (Ⓔ Chédiak-Steinbrinck-Higashi anomaly): ***Syn:*** *Chédiak-Higashi-Syndrom, Chédiak-Steinbrinck-Higashi-Syndrom, Higashi-Anomalie*; sehr seltene, autosomal-rezessive Stoffwechselanomalie mit Störungen der Hautpigmentierung und der zellulären Immunität; typisch sind Riesengranula in Granulo-, Lympho- und Monozyten; **klinisch** auffällig sind rezidivierende Infektionen, allgemeiner Pigmentmangel [partieller Albinismus], Hepatosplenomegalie*, Lymphadenopathie*, Leukopenie*, Anämie*, Thrombopenie*; **Therapie**: Knochenmarktransplantation; die **Prognose** ist insgesamt schlecht

Steinlklee *m* (Ⓔ melilot): Bezeichnung für **Melilotus officinalis** und **Melilotus altissimus**, Pflanzen aus der Familie der Schmetterlingsblütler [Fabaceae]; verwendet werden die Blätter und blühenden Zweige [**Meliloti herba**], die Cumarin* und Cumarinderivate sowie Flavonoide* enthalten; **Anw.**: innerlich bei chronischer Veneninsuffizienz*, Thrombophlebitis*, postthrombotischem Syndrom* und Hämorrhoiden*; traditionell auch als Antispasmodikum* und Karminativum*; äußerlich bei Prellungen, Verstauchungen, oberflächlichen Hämatomen, Geschwüren und Rheuma; in der Homöopathie bei Migräne*

S

Stein|lei|den *nt* (Ⓔ lithiasis): ***Syn:*** *Calculosis, Lithiasis*; Oberbegriff für Erkrankungen durch eine Stein- oder Konkrementbildung, z.B. Cholelithiasis*

Steinmann: Fritz Steinmann; 1872–1932; schweizer Chirurg (Bern)

Steinmann-Nagelextension *f* (Ⓔ Steinmann's extension): Drahtextension nach Insertion eines **Steinmann-Nagels** [runder Stahlnagel mit scharfer Spitze]

Steinmann-Zeichen *nt* (Ⓔ Steinmann's sign): Test bei Verdacht auf Meniskusschäden; Rotation des gebeugten Unterschenkels nach innen oder außen erzeugt einen Spontanschmerz vorne am medialen Gelenkspalt [**Steinmann I**]; mit zunehmender Beugung im Kniegelenk wandert der Schmerz von vorne nach hinten [**Steinmann II**]

Stein|mol|le *f* (Ⓔ lithokelyphos): *s.u. Blutmole*

Stein|po|cken *pl*: *→Stomatitis pustulosa contagiosa*

Stein|schnitt *m*: *→Lithotomie*

Stein|schnitt|la|ge *f* (Ⓔ lithotomy position): ***Syn:*** *Steinschnittlagerung*; Rückenlage des Patienten, die Beine im Hüft- und Kniegelenk gebeugt und gespreizt

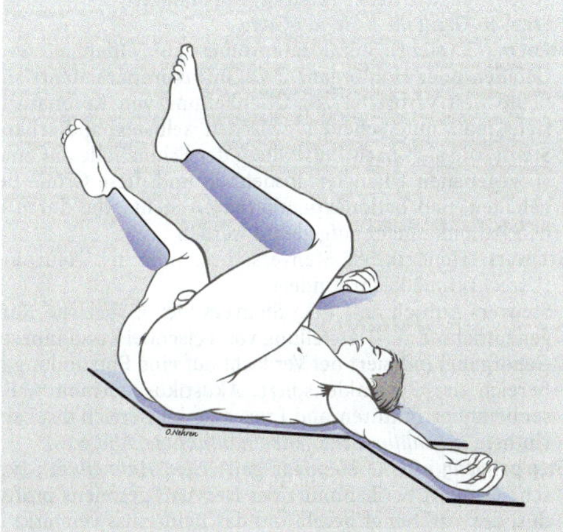

Abb. S158. Steinschnittlage

Stein|schnitt|la|ge|rung *f*: *→Steinschnittlage*

Stein|staub|lun|ge *f*: *→Silikose*

Stein|zer|trüm|me|rung *f*: *→Lithotripsie*

Steiß *m*: *→Steißbein*

Steiß|bein *nt* (Ⓔ tailbone): ***Syn:*** *Os coccygis, Coccyx*; aus 3–5 Wirbeln [**Vertebrae coccygeae**] bestehendes Endstück der Wirbelsäule, das unten an der Kreuzbeinspitze befestigt ist

Steiß|bein|ab|schnitt des Rückenmarks *m*: *→Steißbeinsegmente*

Steiß|bein|fis|tel *f* (Ⓔ coccygeal fistula): ***Syn:*** *Steißbeinzyste, pilonidaler Abszess, Sinus pilonidalis, Pilonidalfistel, Kokzygealfistel, Haarnestfistel, Haarnestgrübchen, Pilonidalzyste, Sakraldermoid, Fistula coccygealis, Fistula pilonidalis*; epithelausgekleideter Fistelgang in der medianen Steißbeingegend/Analfalte; durch einen persistierenden embryonalen Neuroporus oder [häufiger] durch Eindringen von Haaren und Oberflächenepithel in die Haut bedingt; betrifft meist jüngere, stark behaarte Männer, die vorwiegend sitzende Tätigkeiten ausüben [Taxi-, LKW-Fahrer]; **differentialdiagnostisch** kommen v.a. Analfistel* und ein periproktitischer Abszess* infrage; die **Therapie** besteht in Ausschneidung und Sekundärheilung*

Steiß|bein|grüb|chen *nt* (Ⓔ coccygeal dimple): ***Syn:*** *Foveola coccygea*; Hautgrube über der Steißbeinspitze

Steiß|bein|knäu|el *nt*: *→Steißknäuel*

Steiß|bein|mus|kel *m*: *→Musculus coccygeus*

Steiß|bein|schmerz *m* (Ⓔ coccygodynia): ***Syn:*** *Coccygodynie, Kokzygodynie*; Schmerzen im Bereich des Steißbeins und evtl. des Enddarms; findet sich häufiger bei Frauen [Trauma unter der Entbindung]; die häufigsten Ursachen sind Trauma, langes Sitzen [**TV bottom**] und Neuralgien; **Therapie**: Lokalanästhesie, in schweren Fällen Steißbeinresektion

Steiß|bein|seg|men|te *pl* (Ⓔ coccygeal segments of spinal cord): ***Syn:*** *Kokzygealsegmente, Coccygea, Segmenta coccygea, Pars coccygea medullae spinalis*; Steißbeinabschnitt des Rückenmarks [Medulla* spinalis]; besteht aus 1–3 Segmenten [Co_{1-3}], von denen der letzte Spinalnerv [Nervus coccygeus] abgeht, der die Haut über dem Steißbein versorgt

Steiß|bein|wir|bel *pl*: *→Steißwirbel*

Steiß|bein|zys|te *f*: *→Steißbeinfistel*

Steiß-Fuß-Lage *f* (Ⓔ complete breech presentation): Beckenendlage*, bei der der Steiß und ein Fuß [**unvollkommene Steiß-Fuß-Lage**] oder beide Füße [**vollkommene Steiß-Fuß-Lage**] führen

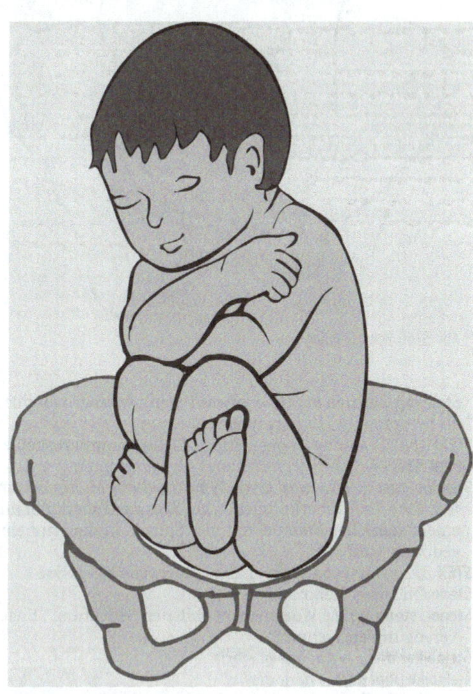

Abb. S159. Vollständige Steiß-Fuß-Lage

Steiß|knäu|el *nt* (Ⓔ coccygeal glomus): ***Syn:*** *Steißbeinknäuel, Glomus coccygeum*; Gefäßknäuel an der Steißbeinspitze

Steiß|knöt|chen *nt* (Ⓔ coccygeal body): ***Syn:*** *Corpus coccygeum*; Endstück der Arteria* sacralis mediana

Steiß|la|ge *f* (Ⓔ breech presentation): Beckenendlage*, bei der der Steiß führt [*Abb. S160*]

Steiß|wir|bel *pl* (Ⓔ coccygeal vertebrae): ***Syn:*** *Steißbeinwirbel, Vertebrae coccygeae*; die 4–5, meist miteinander verschmolzenen Wirbel des Steißbeins* [Os coccygis]

Stel|la|ta|ve|nen *pl* (Ⓔ stellate veins of kidney): ***Syn:*** *Venae stellatae renis*; kleine Venen an der Oberfläche der Nierenrinde; münden in die Interlobularvenen [Venae interlobulares renis]; *s.a. Venae intrarenales*

Stel|la|tum *nt*: Ganglion stellatum; *s.u. Ganglion cervicothoracicum*

Stel|la|tum|blo|cka|de *f* (Ⓔ stellate block): Anästhesie* des Ganglion stellatum; *s.a. Ganglienblocker*

Stel|la|tum|re|sek|ti|on *f*: *→Stellektomie*

Stel|lek|to|mie *f* (Ⓔ stellectomy): ***Syn:*** *Stellatumresektion*; operative Entfernung des Ganglion stellatum

Stell|knor|pel *m*: *→Aryknorpel*

Stell|re|flexe *pl* (Ⓔ righting reflexes): physiologische Reflexe*, die die Rückkehr des Körpers aus einer ungewöhnlichen Lage in eine Normalstellung ermöglichen

Stellwag: Karl Stellwag von Carion; 1823–1904; österreichischer Augenarzt (Wien)

S

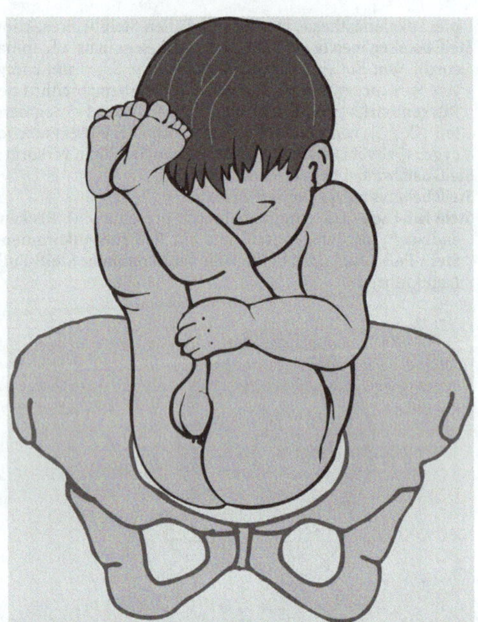
Abb. S160. Reine Steißlage

Stellwag-Zeichen *nt* (Ⓔ Stellwag's sign): seltener Lidschlag als Symptom bei Hyperthyreose*

STEM *Abk.*: Scanning-Transmissions-Elektronenmikroskopie

STEMI *Abk.*: →*ST-Strecken-Hebungs-Myokardinfarkt*

Stem|pel|test *m* (Ⓔ tine test): ***Syn:*** *Nadeltest, Multipunkturtest, Tine-Test*; Tuberkulintest*, bei dem das Tuberkulin mit einem speziellen Stempel mit vier Spitzen in die Haut eingedrückt wird

STEN *Abk.*: staphylogene toxische epidermale Nekrolyse

Steno: Nicolaus Steno; *s.u. Stensen*

Steno-, steno- *präf.*: Wortelement mit der Bedeutung „Enge/Verengung/eng/schmal"

Ste|no|kar|die *f*: →*Angina pectoris*

ste|no|ke|phal *adj*: →*stenozephal*

Ste|no|ke|phal|ie *f*: →*Kraniostenose*

Ste|no|ko|rie *f* (Ⓔ stenocoriasis): Verengung/Engstellung der Pupille; *s.a. Miosis*

Stenon: *s.u. Stensen*

Stenon-Band *nt* (Ⓔ Hueck's ligament): ***Syn:*** *Hueck-Band, iridokorneales Balkenwerk, Reticulum trabeculare, Ligamentum pectinatum*; bindegewebiges Balkennetz zwischen Sinus* venosus sclerae und vorderer Augenkammer [Camera anterior bulbi]; man unterscheidet eine **Pars corneoscleralis**, die Hornhaut und Sklera anliegt, und eine **Pars uvealis**, die der Uvea aufliegt

Stenon-Gang *m* (Ⓔ canal of Stenon): ***Syn:*** *Parotisgang, Stensen-Gang, Ductus parotideus*; Ausführungsgang der Ohrspeicheldrüse; überquert den Musculus* masseter und durchbohrt den Musculus* buccinator, bevor er in Höhe des 2. oberen Molaren auf der **Papilla ductus parotidei** mündet

ste|no|pä|isch *adj* (Ⓔ stenopeic): (*Brille*) mit einem Loch versehen, engsichtig

Ste|no|se *f* (Ⓔ stenosis): ***Syn:*** *Einengung, Verengung, Enge, Stenosis*; angeborene oder erworbene Einengung von Gefäßen, Hohlorganen oder Ausgängen/Mündungen

idiopathische hypertrophische subaortale Stenose (Ⓔ muscular subaortic stenosis): ***Syn:*** *Subaortenstenose*; angeborene Form der subvalvulären Aortenstenose*

narbige Stenose (Ⓔ cicatricial stenosis): durch Narbenbildung und/oder Narbenzug verursachte Einengung

signifikante Stenosen (Ⓔ significant stenoses): *s.u. Essay Myokardinfarkt S. 1427*

Ste|no|se|ge|räusch *nt* (Ⓔ **1.–3.** stenosal murmur): **1.** Gefäßgeräusch über einem verengten Gefäßabschnitt **2.** Herzgeräusch durch Stenose einer Herzklappe **3.** hörbares Atemgeräusch bei Einengung im Kehlkopf- oder Luftröhrenbereich

Ste|no|sen|spal|tung *f*: →*Stenotomie*

ste|no|sie|rend *adj* (Ⓔ stenosing): zur Stenose führend, verengend, einengend

ste|no|siert *adj* (Ⓔ stenosed): von Stenose betroffen, verengt

Ste|no|sis *f*: →*Stenose*

ste|no|therm *adj* (Ⓔ stenothermal): (*biolog.*) nur in ganz bestimmten Temperaturbereichen lebensfähig

ste|no|tisch *adj* (Ⓔ stenotic): Stenose betreffend, durch Stenose gekennzeichnet, durch sie bedingt

Ste|no|to|mie *f* (Ⓔ stenotomy): ***Syn:*** *Stenosenspaltung*; Inzision/Spaltung einer Stenose

ste|no|xen *adj* (Ⓔ stenoxenous): (*Parasit*) auf wenige Wirte beschränkt

ste|no|ze|phal *adj* (Ⓔ stenocephalic): ***Syn:*** *stenokephal*; Stenozephalie betreffend, von ihr gekennzeichnet

Ste|no|ze|pha|lie *f*: →*Kraniostenose*

Stensen: Niels Stensen, auch Nicolaus Steno oder Stenon; 1638–1686; dänischer Anatom (Kopenhagen)

Stensen-Gang *m*: →*Stenon-Gang*

Stent *m* (Ⓔ stent): Spiraldrahtprothese zum Offenhalten von Gefäßen oder Hohlorganen; v.a. **intrakoronare Stents** sind heute weit verbreitet zur Offenhaltung von Koronararterien; man unterscheidet zwischen **selbstexpandierbaren Stents**, die sich nach Entfernung der Schutzhülle auf einen vorgegebenen Diameter ausdehnen und diese Größe beibehalten, und **ballonexpandierbaren Stents**, die durch einen Ballonkatheter aufgedehnt werden

Stenvers: Hendrik W. Stenvers; holländischer Neurologe (Utrecht) im 20. Jahrhundert

Stenvers-Aufnahme *f* (Ⓔ Stenvers view): spezielle Röntgenaufnahme zur Darstellung von Felsenbein und innerem Gehörgang; indiziert bei Verdacht auf eine Entzündung im Bereich der Pyramidenspitze, Akustikusneurinom*, Felsenbeinquerfrakturen und Prozessen im Bereich des Labyrinths; *s.a. Schüller-Schläfenbeinaufnahme, Abb. S161*

Step|per|gang *m* (Ⓔ steppage gait): ***Syn:*** *Hahnentritt*; typische Gangart bei Lähmung des Nervus* peroneus profundus; der Fuß hängt herab und das Bein muss verstärkt im Knie gebeugt werden, um den Ausfall der Fußheber auszugleichen; das Bein wird hoch angehoben und der Fuß setzt erst mit der Spitze und dann mit der Hacke auf

Step-Test *m*: →*Master-Test*

Ster|be|be|glei|tung *f* (Ⓔ terminal care): *s.u. Essay Euthanasie S. 649*

Ster|be|hil|fe *f* (Ⓔ euthanasia): ***Syn:*** *Euthanasie*; in Deutschland unterscheidet man zwischen **aktiver** bzw. **aktiv direkter Sterbehilfe**, bei der der Arzt den Patienten tötet, um Schmerzen und Leiden zu beenden, und **passiver Sterbehilfe**, bei der der Arzt den Patienten sterben lässt; dazu kommen noch die **indirekte** bzw. **aktiv indirekte Sterbehilfe** [d.h. die unbeabsichtigte, nicht-intendierte Inkaufnahme des vorzeitigen Todeseintritts als Nebenwirkung einer sinnvollen Therapiemaßnahme] und die **Beihilfe zum Suizid** [der Arzt ist dem Patienten bei der Verwirklichung von dessen selbständig gefasster Entscheidung, sein Leben zu beenden behilflich]; *s.a. Essay Euthanasie S. 649*

Ster|ben|las|sen *nt* (Ⓔ passive euthanasia): ***Syn:*** *passive Sterbehilfe, Therapieabbruch, Therapieverzicht*; *s.u. Essay Euthanasie S. 649*

Ster|be|ra|te *f*: →*Sterbeziffer*

Ster|be|zif|fer *f* (Ⓔ mortality rate): ***Syn:*** *Sterberate, Mortalitätsziffer, Mortalitätsrate*; Anzahl der Sterbefälle in einem bestimmten Zeitraum pro 10.000 oder 100.000 Einwohner

Sterb|lich|keit *f*: →*Mortalität*

Sterco-, sterco- *präf.*: →*Sterko-*

Ster|co|bi|lin *nt*: →*Sterkobilin*

Ster|co|bi|li|no|gen *nt*: →*Sterkobilinogen*

Ster|co|bi|lin|u|rie *f*: →*Sterkobilinurie*

Ster|cus *nt*: →*Kot*

Stereo-, stereo- *präf.*: Wortelement mit der Bedeutung **1.**

S

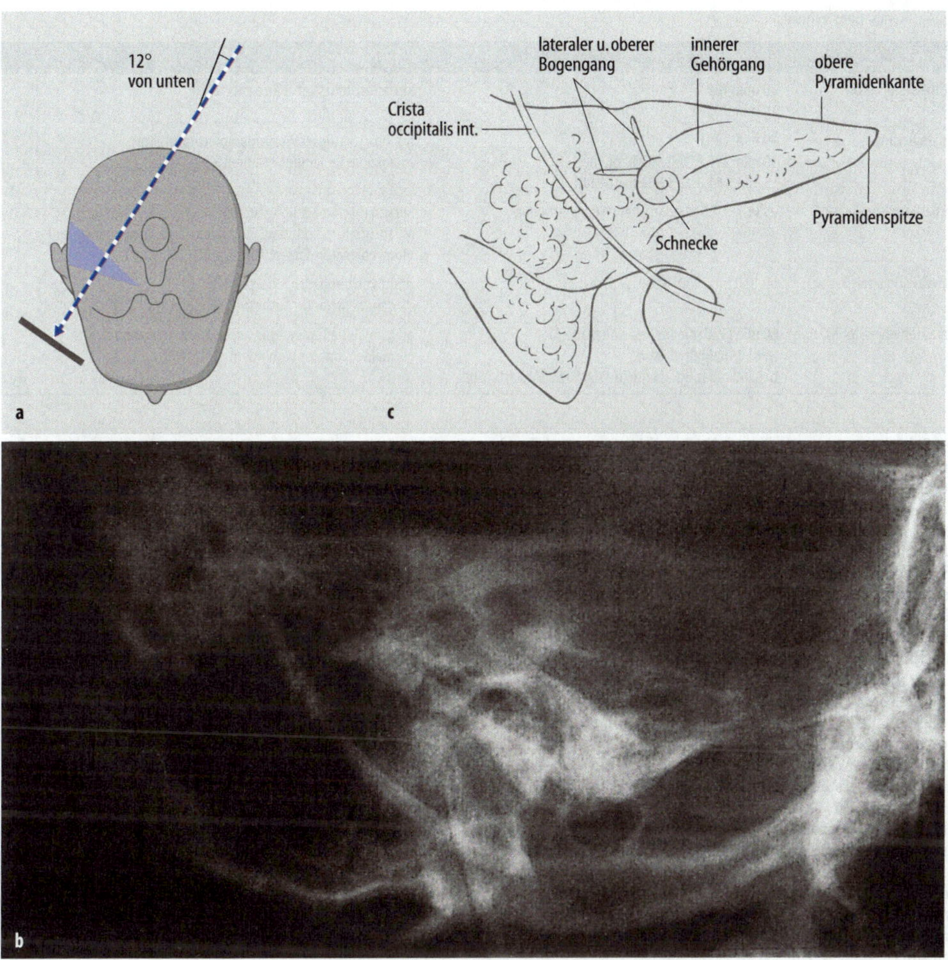

Abb. S161. Stenvers-Aufnahme. **a** Einstellung **b** Röntgenbild **c** Erläuterung

„räumlich/körperlich" **2.** „fest/hart/starr"

Stelrelolalgnolsie *f* (Ⓔ stereoagnosis): *Syn:* *Astereognosie, Tastlähmung, taktile Agnosie, Astereognosis*; Verlust der Fähigkeit, Formen durch Betasten zu Erkennen

stelrelolalgnosltisch *adj* (Ⓔ stereoagnostic): *Syn:* *astereognostisch*; Tastlähmung/Stereoagnosie betreffend, von ihr betroffen oder gekennzeichnet

Stelrelolanläslthelsie *f* (Ⓔ stereoanesthesia): Ausfall der Fähigkeit, Informationen der Oberflächen- und Tiefensensibilität zu kombinieren; führt zu Tastlähmung [Stereoagnosie*]

Stelrelolästhelsie *f* (Ⓔ stereoesthesia): Fähigkeit, Informationen der Oberflächen- und Tiefensensibilität zu kombinieren

Stelrelolcililum *nt*: →*Stereozilie*

Stelrelolellekltrolenlzelphallolgralphie *f* (Ⓔ stereoelectroencephalography): *Syn:* *Stereoelektroenzephalografie*; EEG-Ableitung über in das Gehirngewebe implantierte Elektroden

Stelrelolgnolsie *f* (Ⓔ stereognosis): Fähigkeit, ein Objekt nur durch Betasten zu erkennen

stelrelolgnosltisch *adj* (Ⓔ stereognostic): Stereognosie betreffend

stelrelolilsolmer *adj* (Ⓔ stereoisomeric): Stereoisomerie betreffend, auf ihr beruhend

Stelrelolilsolmelrie *f* (Ⓔ stereoisomerism): *Syn:* *Raumisomerie*; *s.u. Isomerie*

Stelrelolmilkrolskop *nt* (Ⓔ stereoscopic microscope): Mikroskop* mit zwei getrennten optischen Systemen zur Erzeugung eines stereoskopischen Bildes

Stelrelolophlthallmolskop *nt*: →*Stereophthalmoskop*

Stelrelophlthallmolskop *nt* (Ⓔ stereo-ophthalmoscope): *Syn:* *binokuläres Ophthalmoskop, Stereoophthalmoskop*; Ophthalmoskop* zur stereoskopischen Betrachtung des Augenhintergrundes

Stelrelopsis *f*: →*stereoskopisches Sehen*

Stelrelolraldilolgralphie *f* (Ⓔ stereoradiography): *Syn:* *Stereoradiografie*; Anfertigung stereoskopischer Röntgenaufnahmen

Stelrelolskop *nt* (Ⓔ stereoscope): Gerät zur stereoskopischen Betrachtung von Objekten; jedes Auge sieht nur eine Hälfte des Bildes, daraus konstruiert des Gehirn ein räumliches Bild

Stelrelolskolpie *f* (Ⓔ stereoscopy): Betrachtung eines Objektes mit einem Stereoskop*

stelrelolskolpisch *adj* (Ⓔ stereoscopic): Stereoskop oder Stereoskopie betreffend; räumlich wirkend oder sehend

Stelrelolzillie *f* (Ⓔ stereocilium): *Syn:* *Stereocilium*; nicht-beweglicher langer Mikrovillus, z.B. des Nebenhodengangs

stelril *adj* (Ⓔ **1.–2.** sterile): **1.** keimfrei; aseptisch **2.** unfruchtbar, infertil

Stelrillfilltraltilon *f* (Ⓔ pressure filtration): Entfernung von Mikroorganismen aus Lösungen oder Gasen durch Passage durch extem feine Filter; die Filter werden i.d.R. in mehre-

S

Tab. S162. Sterilisationstechniken

Verfahren	Parameter	Bemerkungen
Heißluftsterilisation	30 min, 180 °C 10 min, 200 °C	auch Resistenzstufe 3 erreicht
Autoklavierung	20 min, 120,6 °C, 1,901 bar (1 atü) 10 min, 133,9 °C, 2,943 bar (2 atü) 5 min, 144,0 °C, 3,923 bar (3 atü)	nur bei gesättigter Wasserdampfatmosphäre → Vakuum im Pendelverfahren
Strahlensterilisation	25 kGy = 2,5 Mrad (mittels ^{60}Co: γ-Strahler)	Lücken (höhere Radioresistenz): Micrococcus radiodurans, Clostridium botulinum Typ A Viren: Polioviren, Enzephalitis-Viren
Ethylenoxidgassterilisation	bis 360 min, 400–1200 g EO/m³, 25–55 °C	giftig, kanzerogen, hochexplosiv → genügend lange Auslüftung (Desorption)
Formaldehydgassterilisation	60 min (120 min für Resistenzstufe 3) 2 % Formaldehydlösung bei 200 mbar, 60 °C und 70–100 % Luftfeuchtigkeit	gleichmäßige Temperatur soll eine Kondensation des Formaldehydgases verhindern

ren Schichten angeordnet und die Durchlaufzeit wird durch Druck oder Vakuum verkürzt; *s.a. Sterilisation*

Ste|ri|li|sa|ti|on *f* (Ⓔ **1.–2.** sterilization): **1.** *Syn:* *Sterilisierung*; Herbeiführen von Sterilität von Mann oder Frau **2.** *Syn:* *Entkeimung, Sterilisierung*; Abtötung oder Entfernung aller lebensfähigen Formen von Mikroorganismen; kann durch **physikalische** oder **chemische Sterilisation** erfolgen; bei der physikalischen Sterilisation arbeitet man mit Wärme [**thermische Sterilisation**], ionisierenden Strahlen [**Strahlensterilisation**] oder Filtern [Sterilfiltration*], bei der chemischen Sterilisation mit Gasen oder Flüssigkeiten; *s.a. Resistenzstufen*

Ste|ri|li|sie|rung *f*: *→Sterilisation*

Ste|ri|li|tät *f* (Ⓔ **1.–2.** sterility): **1.** Keimfreiheit; Asepsis **2.** Unfruchtbarkeit; *s.a. Essay Infertilität und Sterilität S. 1041*

Ste|ri|li|täts|o|pe|ra|ti|on *f* (Ⓔ fertility operation): Operation zur Wiederherstellung der Zeugungsfähigkeit bzw. Empfängnisfähigkeit

Ste|ri|ne *pl* (Ⓔ sterols): *Syn:* *Sterole*; bei Pflanzen [**Phytosterine**] und Tieren [**Zoosterine**] vorkommende polyzyklische Verbindungen mit einer OH-Gruppe, z.B. Cholesterin*, Ergosterin*

Sterk-, sterk- *präf.*: *→Sterko-*

Sterko-, sterko- *präf.*: Wortelement mit der Bedeutung „Kot/Schmutz"

Ster|ko|bi|lin *nt* (Ⓔ stercobilin): *Syn:* *Stercobilin*; gelbbrauner Gallenfarbstoff, der im Darm von Bakterien aus Bilirubin* hergestellt wird; verleiht dem Stuhl seine typische Farbe

Ster|ko|bi|li|no|gen *nt* (Ⓔ stercobilinogen): *Syn:* *Stercobilinogen*; aus Bilirubin* entstehender Gallenfarbstoff; Vorstufe von Sterkobilin*

Ster|ko|bi|lin|u|rie *f* (Ⓔ stercobilinuria): *Syn:* *Stercobilinurie*; Ausscheidung von Sterkobilin* im Harn

S

ster|ko|ral *adj* (Ⓔ stercoral): *Syn:* *fäkulent*; Stuhl/Kot betreffend, kotig, kotartig, fäkal; kothaltig

Ster|ko|ral|ap|pen|di|zi|tis *f, pl* **-ti|den** (Ⓔ stercoral appendicitis): *Syn:* *Fäkalappendizitis*; durch Kotsteine hervorgerufene Appendizitis*

Ster|ko|rom *nt* (Ⓔ stercoroma): *Syn:* *Kotgeschwulst, Fäkulom, Koprom*; durch die Bauchdecke tastbare Masse aus verhärtetem Stuhl im Dickdarm

ster|nal *adj* (Ⓔ sternal): das Brustbein/Sternum betreffend

Stern|al|gie *f* (Ⓔ sternalgia): *Syn:* *Sternodynie, Brustbeinschmerz*; Schmerzen im Brustbein oder der Brustbeingegend; oft handelt es sich um einen projizierten Schmerz [z.B. bei Angina* pectoris]

Ster|nal|li|nie *f* (Ⓔ sternal line): *Syn:* *Linea sternalis*; senkrechte anatomische Hilfslinie am Seitenrand des Brustbeins

Ster|nal|punk|ti|on *f* (Ⓔ sternal puncture): *Syn:* *Brustbeinpunktion*; Knochenmarkentnahme aus dem Brustbein

Stern|a|nis *nt* (Ⓔ star anise): *Syn:* *Illicium verum, Illicium stellatum*; Baum aus der Familie der Illiciaceae; verwendet werden die getrockneten Früchte [**Anisi stellati fructus**] und das daraus gewonnene ätherische Öl [**Anisi stellati aetheroleum**; *s.u. Anisöl*]; **Anw.:** traditionell bei Atemwegsentzündungen, Verdauungsbeschwerden und Erkrankungen des Magen-Darm-Traktes

Sternberg: Karl von Sternberg; 1872–1935; österreichischer Pathologe (Wien)

Sternberg-Reed-Riesenzellen *pl* (Ⓔ Sternberg-Reed cells): *Syn:* *Sternberg-Riesenzellen*; mehrkernige Riesenzellen bei Lymphogranulomatose*

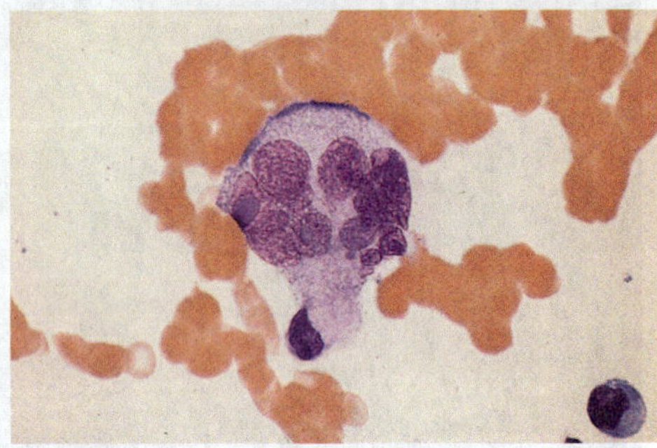

Abb. S163. Sternberg-Reed-Riesenzelle

Sternberg-Riesenzellen *pl*: *→Sternberg-Reed-Riesenzellen*

Stern|chen|an|gi|om *nt*: *→Sternnävus*

Stern|gan|gli|on *nt*: *→Ganglion cervicothoracicum*

Sternheimer: Richard Sternheimer; zeitgenössischer amerikanischer Internist (Chicago)

Sternheimer-Malbin-Zellen *pl* (Ⓔ Sternheimer-Malbin cells): *Syn:* *Malbin-Zellen, Sternheimer-Zellen*; auffallend große, transparente Leukozyten* im Harnsediment, v.a. bei Pyelonephritis*

Sternheimer-Zellen *pl*: *→Sternheimer-Malbin-Zellen*

Stern|him|mel|mus|ter *nt*: *→Heubner-Sternenkarte*

Stern|him|mel|zel|len *pl* (Ⓔ starry sky cells): *Syn:* *Kerntrümmermakrophagen*; in den Keimzentren von Lymphknoten*

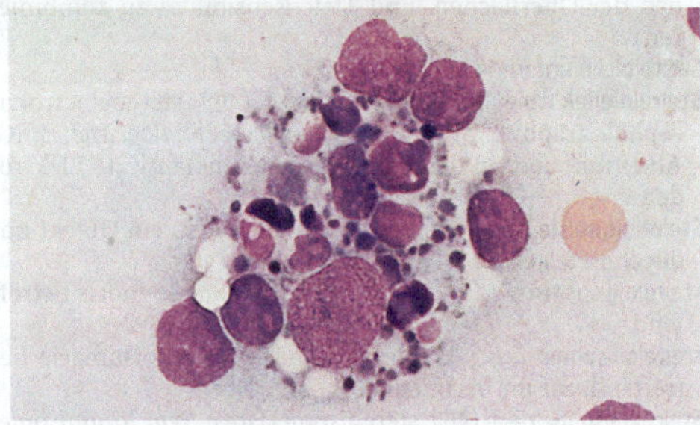

Abb. S164. Sternhimmelzelle

vorkommende Makrophagen mit Zelleinschlüssen; ihre Bedeutung ist unbekannt

Sternlnälvus *m, pl* **-vi** (Ⓔ spider nevus): ***Syn:*** *Gefäßspinne, Spider naevus, Spinnennävus, Sternchenangiom, Spinnenangiom, Angioma stellatum, Naevus araneus*; v.a. im Gesicht auftretende, stecknadelkopfgroße Papel mit radiären feinen Gefäßreisern; findet sich häufig bei Lebererkrankungen

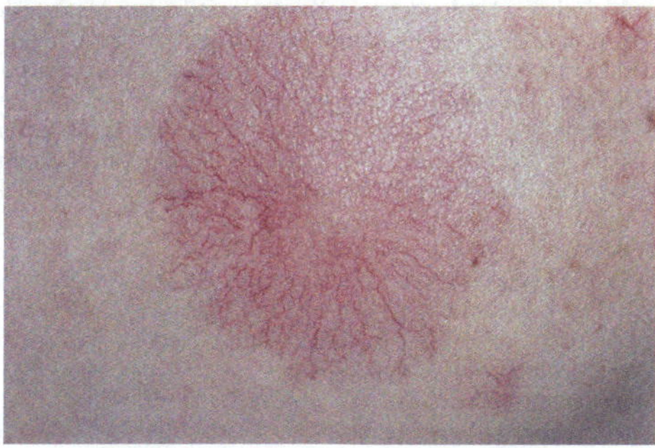

Abb. S165. Sternnävus

Sterno-, sterno- *präf.*: Wortelement mit der Bedeutung „Brustbein/Sternum"

sterlnolchondlral *adj* (Ⓔ chondrosternal): Rippenknorpel einer (echten) Rippe betreffend; Brustbein/Sternum und Rippenknorpel betreffend

Sterlnoldylnie *f*: →*Sternalgie*

sterlnolhylolid *adj* (Ⓔ sternohyoid): Sternum und Zungenbein/Os hyoideum betreffend

Sterlnolhylolildelus *m*: →*Musculus sternohyoideus*

sterlnolid *adj* (Ⓔ sternoid): sternumartig, sternumähnlich

sterlnolklalvilkullär *adj* (Ⓔ sternoclavicular): Sternum und Schlüsselbein/Klavikel betreffend oder verbindend

Sterlnolklalvilkullarlgellenk *nt* (Ⓔ sternoclavicular joint): ***Syn:*** *mediales/inneres Schlüsselbeingelenk, Articulatio sternoclavicularis*; Gelenk zwischen Schlüsselbein und Brustbein; ein Kugelgelenk mit Gelenkzwischenscheibe [Discus articularis], aber eingeschränkter Beweglichkeit; die schlaffe Gelenkkapsel wird vorne und hinten durch Bänder verstärkt [Ligamentum sternoclaviculare anterius und posterius, Ligamentum costoclaviculare, Ligamentum interclaviculare]

Sterlnolkleildolmasltolildelus *m*: →*Musculus sternocleidomastoideus*

sterlnolkosltal *adj* (Ⓔ sternocostal): ***Syn:*** *kostosternal*; Sternum und Rippen/Costae betreffend oder verbindend

Sterlnolkosltallfläche *f* (Ⓔ sternocostal surface of heart): ***Syn:*** *Herzvorderfläche, Facies sternocostalis cordis, Facies anterior cordis*; die dem Brustbein [Sternum*] zugewandte vordere Fläche des Herzens

Sterlnolkosltallgellenke *pl* (Ⓔ sternocostal joints): ***Syn:*** *Brustbein-Rippen-Gelenke, Articulationes sternocostales*; straffe Gelenke zwischen Brustbein und 2.–7. Rippe; werden durch intraartikuläre Bänder [Ligamentum sternocostale intraarticulare], fächerförmige Bänder von den Rippen zum Brustbeinkörper [Ligamenta sternocostalis radiata] bzw. zum Schwertfortsatz [Ligamenta costoxiphoidea] verstärkt

sterlnolpelrilkarldilal *adj* (Ⓔ sternopericardial): Sternum und Herzbeutel/Perikard betreffend oder verbindend

Sterlnolschilsis *f* (Ⓔ sternoschisis): ***Syn:*** *Sternumspalte*; angeborene vollständige oder unvollständige Spaltbildung des Brustbeins [Sternum]

sterlnolskalpullar *adj* (Ⓔ sternoscapular): ***Syn:*** *skapulosternal*; Sternum und Schulterblatt/Skapula betreffend

sterlnolthylrelolid *adj*: →*sternothyroid*

sterlnolthylrolid *adj* (Ⓔ sternothyroid): ***Syn:*** *sternothyreoid*; Sternum und Schilddrüse/Thyroidea oder Schildknorpel/Cartilago thyroidea betreffend

Sterlnolthylrolildelus *m*: →*Musculus sternothyroideus*

Sterlnoltolmie *f* (Ⓔ sternotomy): ***Syn:*** *Brustbeinspaltung, Brustbeindurchtrennung*; operative Durchtrennung/Spaltung des Brustbeins [Sternum]

sterlnoltralchelal *adj* (Ⓔ sternotracheal): Sternum und Luftröhre/Trachea betreffend

sterlnolverltelbral *adj* (Ⓔ sternovertebral): ***Syn:*** *vertebrosternal*; Sternum und Wirbel/Vertebrae betreffend

Sterlnum *nt* (Ⓔ sternum): ***Syn:*** *Brustbein*; platter Knochen in der Mitte des Brustkorbs an dem das Schlüsselbein [Clavicula*] und die echten Rippen [Costae* verae] ansetzen; bildet zusammen mit den Rippen und den Brustwirbeln [Vertebrae* thoracicae] den knöchernen Brustkorb; man unterscheidet drei Teile: **Schwertgriff** [Manubrium sterni], **Brustbeinkörper** [Corpus sterni] und **Schwertfortsatz** [Processus xiphoideus]; die knorpelige Verbindung von Schwertgriff und Brustbeinkörper wird als **Manubriosternalgelenk** oder **Synchondrosis manubriosternalis** bezeichnet; sie ist abgewinkelt und bildet den sicht- und fühlbaren **Angulus sterni**; die **Symphysis xiphosternalis** verbindet Brustbeinkörper und Schwertfortsatz
der verbreiterte Schwertfortsatz hat eine Einkerbung am Seitenrand [**Incisura clavicularis**] für die Verbindung mit dem Schlüsselbein [Clavicula*] und darunter eine Einkerbung [**Incisura costalis I**] für die 1. Rippe; die **Incisura jugularis sterni** ist eine Einbuchtung am oberen Rand des Schwertfortsatzes; der **Brustbeinkörper** zeigt an beiden Rändern Einkerbungen [**Incisurae costalis**], die mit der 3.–7. Rippe Sternokostalgelenke* bilden; die 2. Rippe setzt am Übergang von Manubrium zum Corpus an

Sterlnumlalplalsie *f* (Ⓔ asternia): ***Syn:*** *Asternie*; fehlende Ausbildung des Brustbeins/Sternums

Sterlnumlspallte *f*: →*Sternoschisis*

Sterlnultaltio *f, pl* **-tilolnes** (Ⓔ sternutation): Niesen

Sternlzelle *f*: →*Astrozyt*

Stero-, stero- *präf.*: Wortelement mit der Bedeutung „fest/hart/starr"

Stelrolidldilalbeltes *m* (Ⓔ steroid diabetes): Diabetes* mellitus bei hochdosierter Corticosteroidtherapie

Stelrolilde *pl* (Ⓔ steroids): natürliche oder synthetisch hergestellte Verbindungen, die ein Grundgerüst aus drei Sechserringen und einem Fünferring enthalten [Perhydrocyclopentanophenanthren]; wichtige natürliche Steroide sind z.B. Cholesterin*, Steroidhormone*, Gallensäuren*, Vitamin* D und Herzglykoside* [*Tab. S167*]

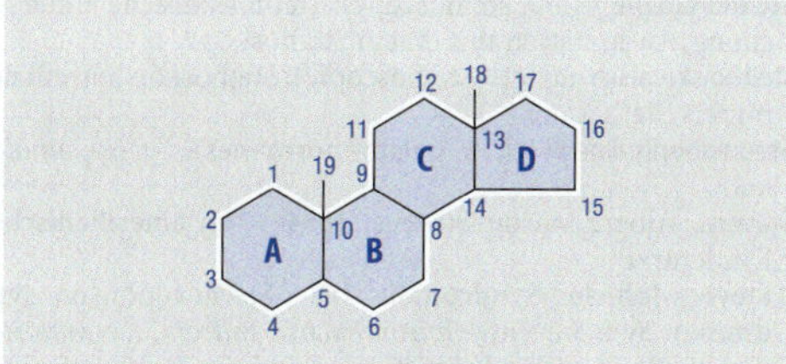

Abb. S166. Perhydrocyclopentanophenanthren-Gerüst der Steroide

Stelrolidlhorlmolne *pl* (Ⓔ steroid hormones): Hormone mit Steroidstruktur, z.B. die Nebennierenrindenhormone*

Stelrolidlkaltalrakt *f*: →*Cortisonstar*

stelrolildolgen *adj* (Ⓔ steroidogenic): Steroide bildend

Stelrolidlosltelolpolrolse *f* (Ⓔ steroid-induced osteoporosis): ***Syn:*** *steroidinduzierte Osteoporose*; endogen [Cushing*-Syndrom] oder exogen [Langzeittherapie mit Corticosteroiden] bedingte sekundäre Osteoporose*

Stelrolidlsalpolnilne *pl* (Ⓔ steroid saponins): Saponine* mit einem Spirostan-Grundgerüst

Stelrolidlullkus *nt* (Ⓔ steroid ulcer): meist im Antrum liegendes Ulcus* ventriculi unter Therapie mit Glucocorticoiden*

Stelrolle *pl*: →*Sterine*

Sterltor *m* (Ⓔ stertor): röchelnde/stertoröse Atmung bei Schleimansammlung in den Atemwegen

sterltolrös *adj* (Ⓔ stertorous): röchelnd

Stetho-, stetho- *präf.*: Wortelement mit der Bedeutung „Brust"

Tab. S167. Nomenklatur der Steroide

Vorsilbe	Endung	Bedeutung
Allo-		trans- (im Gegensatz zu cis-) Konfiguration der Ringe A und B
Epi-		Die Konfiguration unterscheidet sich an einem einzigen C-Atom von der Ausgangssubstanz
	-an	C-Atome gesättigt
	-en	1 Doppelbindung im Ring
Hydroxy- Dihydroxy-	-ol, -diol etc.	Alkohole
Oxo-	-on, -dion	Ketone
Dehydro-		Dehydrierung einer HC-OH- zu einer C=O-Gruppe
Dihydro-		Einführung zweier H-Atome
cis-		Anordnung zweier Gruppen in der gleichen Ebene
trans-		Anordnung zweier Gruppen in entgegengesetzten Ebenen
α-		Eine Gruppe in trans-Position zur Methylgruppe an C_{10}
β-		Eine Gruppe in cis-Position zur Methylgruppe an C_{10}
Nor-		1 C-Atom in einer Seitenkette weniger als die Ausgangssubstanz

Ste|tho|graph *m* (Ⓔ stethograph): ***Syn:*** *Stethograf*; Gerät zur Aufzeichnung der Brustkorbbewegungen

Ste|tho|gra|phie *f* (Ⓔ stethography): ***Syn:*** *Stethografie*; Aufzeichnung der Brustkorbbewegungen

Ste|tho|my|o|si|tis *f, pl* **-tiden** (Ⓔ stethomyositis): Entzündung der Brustwandmuskeln

ste|tho|my|o|si|tisch *adj* (Ⓔ stethomyositic): Stethomyositis betreffend, von ihr betroffen oder gekennzeichnet

Ste|tho|skop *nt* (Ⓔ stethoscope): Instrument zum Abhören [Auskultation] von Funktionsgeräuschen von Organen, Körperhöhlen, Gefäßen u.ä.

Ste|tho|sko|pie *f* (Ⓔ stethoscopy): stethoskopische Untersuchung, Auskultation mit einem Stethoskop*

ste|tho|sko|pisch *adj* (Ⓔ stethoscopic): Stethoskop betreffend, mittels Stethoskop

Steu|er|hor|mo|ne *pl* (Ⓔ regulator hormones): *s.u. Hypothalamus*

Stevens: Albert Mason Stevens; 1884–1945; amerikanischer Kinderarzt

Stevens-Johnson-Syndrom *nt* (Ⓔ Stevens-Johnson syndrome): ***Syn:*** *Stevens-Johnson-Fuchs-Syndrom, Dermatostomatitis Baader, Fiessinger-Rendu-Syndrom, Erythema exsudativum multiforme majus*; akut auftretendes, durch verschiedene Faktoren [Arzneimittel, Infektionen] hervorgerufenes Exanthem mit scheibenförmigen, rötlich-lividen Effloreszenzen* und schwerer Störung des Allgemeinbefindens; die Hauterscheinungen sind wesentlich ausgeprägter als beim Erythema* exsudativum multiforme, der Befall der Schleimhaut ist massiv, und oft finden sich Zeichen eines Systembefalls bzw. einer Mitbeteiligung innerer Organe; die Erytheme sind größer als beim Erythema exsudativum multiforme und neigen zur Konfluenz; sind mehr als 30 % der Körperoberfläche befallen, wird das Syndrom von vielen Autoren als **toxische epidermale Nekrolyse** oder **Lyell-Syndrom** bezeichnet; die Erytheme habe eine Neigung zur Nekrose, und oft bilden sich hämorrhagische Blasen, die leicht platzen und verkrustete Erosionen hinterlassen; **Prognose**: je größer das Ausmaß der befallenen Haut, desto schlechter ist die Prognose; beim Stevens-Johnson-Syndrom überleben mehr als 95 % der Patienten, bei der toxischen epidermalen Nekrolyse zwischen 25 und 85 %

Stewardessen-Krankheit *f*: *→ Dermatitis perioralis*

Stewart: Fred Waldorf Stewart; amerikanischer Arzt im 20. Jahrhundert

Stewart-Treves-Syndrom *nt* (Ⓔ Stewart-Treves syndrome): ***Syn:*** *Lymphangiosarkom, Postmastektomie-Lymphangiosarkom*; seltene Komplikation nach Mastektomie*; 5–20 Jahre nach Operation kommt es durch die chronische Lymphstauung zur Ausbildung eines malignen Tumors, der von den Endothelzellen der Lymphgefäße ausgeht; imponiert als derbe, makulopapulöse Knoten mit früher Metastasierungstendenz; die **Prognose** ist auch bei früher Therapie mit Zytostatika* oder radikaler Tumorresektion schlecht

STH *Abk.*: *→ somatotropes Hormon*

ST-Hebung *f* (Ⓔ ST segment elevation): ***Syn:*** *ST-Strecken-Hebung*; Verlauf der ST-Strecke im Elektrokardiogramm oberhalb der (isoelektrischen) Null-Linie; *s.u. Essay Elektrokardiogramm S. 571, Essay Myokardinfarkt S. 1427*

STH-RF *Abk.*: STH-Releasingfaktor

StHS *Abk.*: stabilisiertes Humanserum

STI *Abk.*: **1.** Serum-Trypsin-Inhibitor **2.** *→ sexually transmitted infections* **3.** Sojabohnen-Trypsin-Inhibitor **4.** *→ strukturierte Therapie-Interruption*

Sti|bi|um *nt* (Ⓔ stibium): ***Syn:*** *Antimon*; zur Stickstoffgruppe gehörendes giftiges Metall; *s.a. Periodensystem der Elemente*

Sticker: Georg Sticker; 1860–1960; deutscher Arzt

Sticker-Krankheit *f*: *→ Ringelröteln*

Stick|hus|ten *m*: *→ Pertussis*

Stickler: Gunnar B. Stickler; geb. 1925; amerikanischer Kinderarzt

Stickler-Syndrom *nt* (Ⓔ Stickler's syndrome): ***Syn:*** *hereditäre progressive Arthro-Ophthalmopathie*; autosomal-dominantes Syndrom mit schweren Augenschäden [Myopie*, Glaskörperverflüssigung, Netzhaut- und Hornhautschäden, Katarakt] und Gelenkveränderungen

Stick|o|xid *nt*: *→ Stickstoffmonoxid*

Stick|oxy|dul *nt*: *→ Lachgas*

Stick|stoff *m* (Ⓔ nitrogen): ***Syn:*** *Nitrogenium*; farb-, geruch- und geschmackloses, reaktionsträges Gas; bildet ca. 78 % der Erdatmosphäre; Bestandteil vieler organischer Verbindungen [z.B. Aminosäuren*, Proteine*]; der Körper nimmt Stickstoff mit der Nahrung auf [**Stickstoffaufnahme**] und verliert es über Harn, Stuhl und Schweiß [**Stickstoffverlust**]; das Gleichgewicht von Stickstoffaufnahme und Stickstoffverlust wird als **Stickstoffbilanz** bezeichnet; zur Aufrechterhaltung des Gleichgewichtes müssen pro Tag ca. 0,45 g Protein/kg Körpergewicht aufgenommen werden; fällt die Aufnahme unter diesen Wert, muss der Körper körpereigenes Eiweiß abbauen [kataboler Stoffwechsel]; wird der Wert überschritten, kann die Eiweißsynthese normal

Tab. S168. Obligatorischer Stickstoffverlust bei proteinfreier Ernährung

Obligatorische Verluste	Täglicher Stickstoffverlust [mg/kg KG]	Entsprechende Proteinmenge [g/kg KG]
Urin (Harnstoff, Kreatinin, Ammoniak)	37 gesamt 49	0,23 gesamt 0,31
Faeces (nichtresorbierte Aminosäuren, in den Darm sezerniertes und nichtresorbiertes Protein, abgeschilferte Mukosazellen, Darmbakterien)	12	0,08
Haut [Sekrete der (Schweiß-)Drüsen (Harnstoff), abgestoßene Epithelzellen, Haare, Nägel]	3	0,02
Untergeordnete Ausscheidungswege	2	0,01
Gesamt (Durchschnittswert)	54	0,34
Gesamt (obere Grenze für den Einzelnen)	70	0,45

ablaufen [kataboler Stoffwechsel]

Stick|stoff|auf|nah|me *f* (Ⓔ nitrogen intake): *s.u. Stickstoff*

Stick|stoff|bi|lanz *f* (Ⓔ nitrogen balance): *s.u. Stickstoff*

Stick|stoff|mon|o|xid *nt* (Ⓔ nitrogen monoxide): ***Syn:*** *Stickoxid*; farbloses Gas; wird im Gefäßendothel gebildet [endothelial derived relaxing factor, EDRF] und führt über Aktivierung der Guanylatcyclase zur Gefäßdilatation

Stick|stoff|ver|lust *m* (Ⓔ nitrogen loss): *s.u. Stickstoff*

Stieda: Alfred Stieda; 1869–1945; deutscher Chirurg (Königsberg)

Stieda-Fraktur *f* (Ⓔ Stieda's fracture): Ausrissfraktur des inneren Seitenbandes von der medialen Femurepikondyle; *s.a. Stieda-Pellegrini-Schatten*

Stieda-Pellegrini-Schatten *m* (Ⓔ Pellegrini-Stieda syndrome): ***Syn:*** *Pellegrini-Schatten*; schalenförmiger Schatten in Höhe der medialen Femurepikondyle im Bereich des Ansatzes des inneren Seitenbandes; tritt posttraumatisch nach Verletzung des medialen Seitenbands oder bei Ausrissfraktur [**Stieda-Fraktur**] auf

Stief|müt|ter|chen *nt* (Ⓔ pansy): ***Syn:*** *Viola tricolor*; Pflanze aus der Familie der Veilchengewächse [Violaceae]; verwendet werden die während der Blüte gesammelten und getrockneten oberirdischen Pflanzenteile [**Violae tricoloris herba**]; sie enthalten Salicylsäurederivate, Flavonoide* [v.a. Quercetin*], Carotinoide* und Phenolcarbonsäuren*; **Anw.**: äußerlich bei seborrhoischen Hauterkrankungen, Ekzem* [auch Milchschorf*], Impetigo*, Akne* und Juckreiz; traditionell auch bei Atemwegsentzündungen, Keuchhusten*, Pharyngitis*, Rheuma, Gicht*, Obstipation und zur Blutreinigung; in der Homöopathie bei Ekzem* und Harnwegsentzündungen

Stiel|ei|che *f* (Ⓔ common oak): ***Syn:*** *Quercus robur*; *s.u. Eichenrinde*

Stiel|knol|len *pl*: *→Granuloma teleangiectaticum*

Stiel|war|ze *f* (Ⓔ skin tag): ***Syn:*** *Akrochordon, Acrochordom, weiches Fibrom, Fibroma molle*; harmloses Fibrom der Haut, v.a. am Hals, in den Achselhöhlen und unter der Brust; tritt meist nach dem 40. Lebensjahr auf; häufig sind **multiple papilläre Fibrome** [**skin tags**] am Hals und Nacken bei Halskettenträgerinnen sowie an den Augenlidern; knotige Fibrome mit schmaler Basis treten meist solitär auf und werden als **Fibroma pendulans** bezeichnet

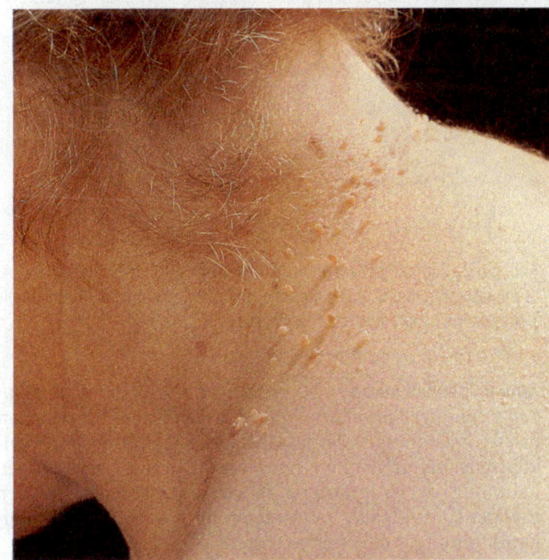

Abb. S169. Stielwarzen

Stiff-man-Syndrom *nt* (Ⓔ stiff-man syndrome): seltene, androtrope Krankheit, die i.d.R. ohne erkennbare Ursache auftritt, seltener auch als paraneoplastisches Syndrom mit Antikörpern gegen zytoplasmatische Proteine; beginnt meist mit Rückenschmerzen, dann entwickeln sich fluktuierende, z.T. brettharte Dauerkontraktionen der Rumpf- und proximalen Extremitätenmuskeln, die von schmerzhaften Muskelspasmen überlagert werden; **Therapie**: Benzodiazepine* in hoher Dosierung und Spasmolytika* bessern die Symptomatik; Plasmapherese* und Immunsuppressiva* sind nicht immer erfolgreich

Stift|gli|om *nt* (Ⓔ malignant peripheral glioma): Bezeichnung für spinale Gliome*, die solide im Hinterstrang des Rückenmarks wachsen und mehrere Segmente umfassen

Stig|ma *nt* (Ⓔ stigma): (typisches) Merkmal, (Kenn-)Zeichen, Symptom

Stigmata der Lues connata (Ⓔ stigmata of congenital syphilis): *s.u. Essay Syphilis S. 2077*

STIKO *Abk.*: *→Ständige Impf-Kommission am Robert Koch-Institut*

Stil|be|ne *pl* (Ⓔ stilbenes): vom trans-α,α'-Diphenylethylen abgeleitete synthetische, nicht-steroidale Östrogene*; z.B. Diethylstilbestrol*

Stil|bös|trol *nt*: *→Diethylstilbestrol*

Still: Sir George Still; 1868–1941; englischer Kinderarzt (London)

Still-Geräusch *nt* (Ⓔ Still's murmur): akzidentelles, niederfrequentes Herzgeräusch präkordial bei Kindern und Jugendlichen

Still-Syndrom *nt* (Ⓔ Still's disease): ***Syn:*** *Chauffard-Ramon-Still-Syndrom, juvenile Form der chronischen Polyarthritis, Morbus Still*; schon im Kindesalter einsetzende Form der chronischen Polyarthritis* ohne Rheumafaktoren; macht ca. 5 % aller juvenilen rheumatoiden Arthritiden aus; beginnt i.d.R. mit extraartikulären Symptomen [intermittierendes Fieber mit raschen Temperatursprüngen, flüchtiges blassrosa Exanthem* v.a. am Stamm, Hepatosplenomegalie, Pleuritis*, Perikarditis*, generalisierte Lymphadenopathie]; der Gelenkbefall konzentriert sich meist auf ein oder mehrere große Gelenke; gelegentlich Befall von Halswirbelsäule und Kiefergelenk; **DD**: akutes rheumatisches Fieber, virale oder tuberkulöse Arthritis, Lyme-Disease, familiäres Mittelmeerfieber; **Therapie**: je jünger die Patienten, desto konservativer, da Spontanremissionen vorkommen und 70 % selbst nach jahrelangem Verlauf ausheilen können; nicht-steroidale Antiphlogistika*, Corticosteroide*, Methotrexat*, Krankengymnastik

Stilling: **1.** Benedict Stilling; 1810–1879; deutscher Anatom und Chirurg (Kassel) **2.** Jakob Stilling; 1842–1915; deutscher Augenarzt (Straßburg)

Stilling-Kern *m* (Ⓔ Stilling's nucleus): ***Syn:*** *Clarke-Säule, Clarke-Stilling-Säule, Nucleus thoracicus posterior, Nucleus dorsalis, Columna thoracica*; Ganglienzellgruppe an der Basis der Hintersäule* des Rückenmarks, die von C_7–L_2 verläuft; nimmt Afferenzen vom Muskeln und Gelenken auf

Stilling-Tafeln *pl* (Ⓔ Stilling's color tables): ***Syn:*** *Stilling-Velhagen-Farbtafeln*; pseudoisochromatische Tafeln zur Untersuchung des Farbensehens; kaum noch verwendet; *s.a. Ishihara-Tafeln*

Stilling-Türk-Duane-Syndrom *nt* (Ⓔ Stilling-Türk-Duane syndrome): ***Syn:*** *Duane-Syndrom*; meist sporadische, selten autosomal-dominante intrauterine Schädigung des Nervus* abducens; damit übernimmt der Nervus* oculomotorius die Innervation des Musculus* rectus lateralis, was zur Folge hat, dass das Auge nicht abduziert, sondern nach hinten gezogen wird [deshalb auch als **Retraktionssyndrom** bezeichnet]

Stilling-Velhagen-Farbtafeln *pl*: *→Stilling-Tafeln*

Still|we|hen *pl* (Ⓔ afterpains): ***Syn:*** *Wochenbettwehen, Nachwehen*; Wehen in den ersten 2–3 Tagen nach der Geburt; durch Stillen verstärkt

Still|zeit *f* (Ⓔ lactation period): ***Syn:*** *Laktationsperiode*; Periode der Milchbildung und Brustfütterung nach der Geburt; Laktation*

Stimm|a|pra|xie *f*: *→Sprechapraxie*

Stimm|band *nt* (Ⓔ vocal ligament): ***Syn:*** *Ligamentum vocale*; in der Stimmlippe [Plica* vocalis] verlaufendes Band zwischen Schildknorpel [Cartilago* thyroidea] und dem Processus* vocalis des Aryknorpels [Cartilago* arytenoidea]

falsches Stimmband (Ⓔ false vocal ligament): ***Syn:*** *Taschenband, Ligamentum vestibulare*; Bindegewebszug zwischen Schildknorpel [Cartilago* thyroidea] und Aryknor-

S

pel [Cartilago* arytenoidea] am unteren Rand der Membrana* quadrangularis; liegt in der Plica* vestibularis oberhalb des Stimmbandes

Stimm|band|aus|schnei|dung *f*: *→Chordektomie*

Stimm|band|ent|zün|dung *f* (Ⓔ chorditis): ***Syn:*** *Chorditis, Chorditis vocalis*; Entzündung eines oder beider Stimmbänder; meist Teil einer akuten Laryngitis*; die Stimmlippen sind gerötet und oft mit Fibrin oder zähem Schleim bedeckt; die Stimme ist rau, es kommt zu Heiserkeit oder Aphonie, Hustenreiz und Schmerzen; **Therapie:** Schonung, warme Getränke, heiße Halsumschläge, Dampfinhalation mit Zusatz von Kamille oder Salbei

Stimm|band|fi|xie|rung *f* (Ⓔ chordopexy): ***Syn:*** *Chordopexie*; operative Fixierung eines oder beider Stimmbänder

Stimm|band|kar|zi|nom *nt*: veraltet für *→Stimmlippenkarzinom*

Stimm|band|knöt|chen *pl*: *→Sängerknötchen*

Stimm|band|mus|kel *m*: *→Musculus vocalis*

Stimm|band|teil|re|sek|ti|on *f*: *→Chordektomie*

Stimm|bil|dungs|stö|rung *f*: *→Dysphonie*

Stimm|bruch *m* (Ⓔ breaking of the voice): ***Syn:*** *Stimmwechsel, Mutatio, Mutation*; durch das Wachstum des Kehlkopfs hervorgerufene Veränderung der Stimme während der Pubertät

Stim|men, di|a|lo|gi|sche *pl* (Ⓔ dialogue): Symptom 1. Ranges; *s.u. Schizophrenie*

Stim|men|hö|ren *nt* (Ⓔ hearing of voices): ***Syn:*** *Phonem*; akustische Halluzination mit Hören von Stimmen; findet sich bei einer Reihe von Psychosen, v.a. bei Schizophrenie

Stim|men, kom|men|tie|ren|de *pl* (Ⓔ comments): Symptom 1. Ranges; *s.u. Schizophrenie*

Stimm|fal|te *f*: *→Stimmlippe*

Stimm|fre|mi|tus *m* (Ⓔ pectoral fremitus): ***Syn:*** *Pektoralfremitus, Fremitus pectoralis*; Übertragung von Stimmlauten auf die Thoraxwand; der Untersucher legt die Hand(kante) leicht an die Thoraxwand und lässt den Untersuchten mit möglichst tiefer und lauter Stimme die Zahl „99" sagen; der Stimmfremitus ist abgeschwächt bei Emphysem, Pleuraschwarten und Pneumothorax, aufgehoben bei Pleuraerguss; Infiltration des Lungengewebes verstärkt den Stimmfremitus, d.h., er wird auch bei höheren Frequenzen fühlbar

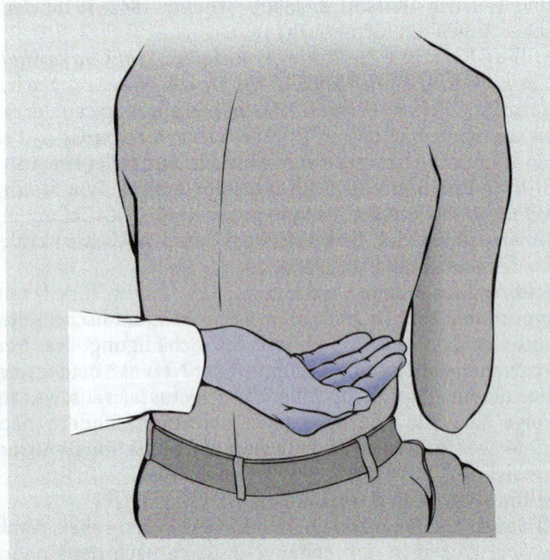

Abb. S170. Prüfung des Stimmfremitus

Stimm|lip|pe *f* (Ⓔ vocal cord): ***Syn:*** *Stimmfalte, Plica vocalis*; das Stimmband* [Ligamentum vocale] enthaltende Längsfalte zwischen Schildknorpel und Aryknorpel; begrenzt auf beiden Seiten die Stimmritze* [Rima glottidis]

Stimm|lip|pen|durch|tren|nung *f* (Ⓔ cordotomy): Chordotomie*

Stimm|lip|pen|kar|zi|nom *nt* (Ⓔ cancer of the vocal cord): häufigstes glottisches Kehlkopfkarzinom*; da es meist früh diagnostiziert wird und nur wenig Lymphgefäße die Stimmlippe versorgen, hat es die beste Prognose unter den Kehlkopfkarzinomen; **Klinik:** Heiserkeit [**bei jeder Heiserkeit, die mehr als 3–4 Wochen andauert, muss ein Stimmlippenkarzinom ausgeschlossen werden**], später Luftnot; **Diagnose:** Laryngoskopie, evtl. Biopsie; **Therapie:** endolaryngeale Laseroperation oder Teilresektion [kombinierte Thyreotomie* und Chordektomie*] bei Befall einer Stimmlippe; evtl. nur Bestrahlungstherapie; Laryngektomie bei ausgedehnten Tumoren; **Prognose:** bei noch beweglicher Stimmlippe 90 % 5-Jahresüberlebensrate; sonst ca. 60 %

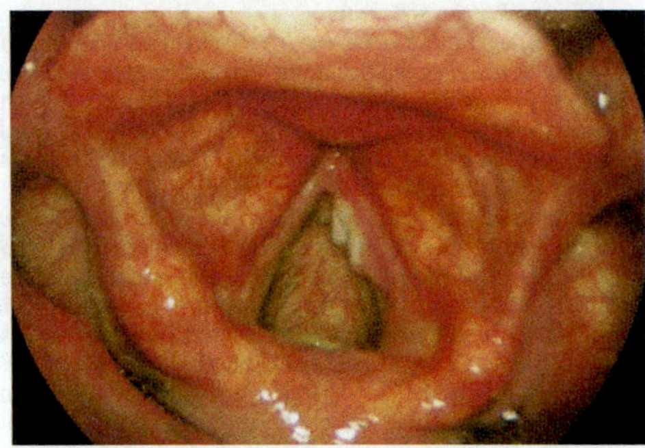

Abb. S171. Stimmlippenkarzinom

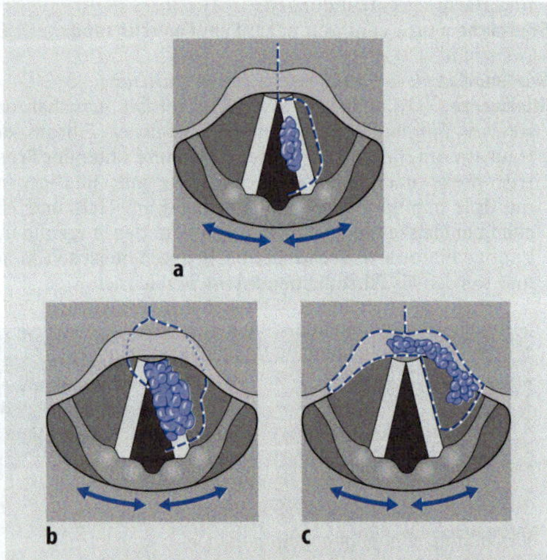

Abb. S172. Stimmlippenkarzinom. Funktionserhaltende Teilresektion bei Stimmlippenkarzinom: **a** Thyreotomie und Chordektomie, **b** frontolaterale Teilresektion, **c** supraglottische Teilresektion

Stimm|lip|pen|läh|mung *f* (Ⓔ vocal cord paralysis): ***Syn:*** *Kehlkopflähmung, Larynxlähmung, Laryngoplegie, Laryngoparalyse*; vollständige oder unvollständige Lähmung der Kehlkopfmuskulatur, die zu einer einseitigen oder beidseitigen Lähmung der Stimmlippe führt; unterschieden werden **myogene, nukleäre, neurogene** und **arthrogene Kehlkopflähmung**; *s.a. Rekurrensparese*

arthrogene Stimmlippenlähmung (Ⓔ arthrogenic vocal cord paralysis): ***Syn:*** *arthrogene Kehlkopflähmung*; Stimmbandlähmung durch Ankylose der Aryknorpel* bei chronischer Polyarthritis*

bulbäre Stimmlippenlähmung (Ⓔ bulbar vocal cord paralysis): *s.u. nukleäre Stimmlippenlähmung*

infranukleäre Stimmlippenlähmung: *→neurogene Kehlkopflähmung*

myogene Stimmlippenlähmung (Ⓔ myogenic vocal cord paralysis): ***Syn:*** *myogene Kehlkopflähmung*; Stimmlippen-

S

lähmung durch direkte Schädigung der Kehlkopfmuskeln, die selten isolierte Muskeln betrifft; als Ursache findet man spezifische Entzündungen, Diphtherie* oder Trichinose*; die **Klinik** hängt von dem/den befallenen Muskel(n) ab; meist kommt es zu Heiserkeit, evtl. auch zu Atemnot; **Therapie**: Stimmübungen, Elektrotherapie

neurogene Stimmlippenlähmung: *→neurogene Kehlkopflähmung*

nukleäre Stimmlippenlähmung (Ⓔ nuclear vocal cord paralysis): ***Syn:*** *nukleäre Kehlkopflähmung, zentrale Stimmlippenlähmung, zentrale Kehlkopflähmung*; Stimmlippenlähmung bei Schädigung von Hirnnervenkernen, des motorischen Kortex oder der zentralen Bahnen; die **bulbäre Stimmlippenlähmung** bei Bulbärparalyse ist von Schluckstörungen [Dysphagie] und Verschlucken begleitet

zentrale Stimmlippenlähmung: *→nukleäre Stimmlippenlähmung*

Stimm|mus|kel|ent|zün|dung *f* (Ⓔ inflammation of the vocal muscle): Entzündung des Musculus* vocalis; imponiert klinisch als eine Entzündung der Stimmlippe

Stimm|pro|the|sen *pl* (Ⓔ voice prostheses): *s.u. Laryngektomie*

Stimm|re|ha|bi|li|ta|ti|on, chi|rur|gi|sche *f* (Ⓔ surgical voice restoration): *s.u. Laryngektomie*

Stimm|re|ha|bi|li|ta|ti|on, kon|ser|va|ti|ve *f* (Ⓔ voice restoration): *s.u. Laryngektomie*

Stimm|rit|ze *f* (Ⓔ fissure of glottis): ***Syn:*** *Rima glottidis, Rima vocalis*; Spaltraum zwischen den Stimmlippen [Plica* vocalis]

Stimm|rit|zen|krampf *m* (Ⓔ glottic spasm): ***Syn:*** *Glottiskrampf, Laryngospasmus, Spasmus glottidis*; krampfartige Verengung mit Stridor*, Atemnot, Zyanose, Angstgefühl und evtl. kurzer Bewusstlosigkeit [**Ictus laryngis**]; findet sich bei Tetanus*, Spasmophilie*, Fremdkörperreiz oder als **inspiratorischer funktioneller Stridor** mit paradoxer Stimmlippenbewegung, d.h., die Stimmlippe schließt sich bei Inspiration

Stimm- und Sprachheilkunde *f* (Ⓔ phoniatrics): ***Syn:*** *Phoniatrie*; Lehre von Physiologie und Pathologie von Stimme und Sprache

Stimm|stö|rung *f*: *→Dysphonie*

zentrale Stimmstörung (Ⓔ central speech disorder): ***Syn:*** *Sprechstörung*; Oberbegriff für Dysarthrie* und Sprechapraxie*

Stimm|wech|sel *m*: *→Stimmbruch*

Sti|mu|lans *nt, pl* **-lan|zi|en, -lan|ti|en** (Ⓔ stimulant): Anregungsmittel, Reizmittel, Aufputschmittel

Sti|mu|la|ti|on *f* (Ⓔ stimulation): Reiz, Reizung

hormonelle Stimulation (Ⓔ hormonal stimulation): *s.u. Essay Infertilität und Sterilität S. 1041*

Sti|mu|la|ti|ons|e|lek|tro|my|o|gra|phie *f*: *→Elektroneuromyographie*

Sti|mu|lus *m, pl* **-li** (Ⓔ stimulus): Reiz

Stink|na|se *f*: *→Ozäna*

Stink|schweiß *m*: *→Bromidrosis*

Stipp|chen|gal|len|bla|se *f* (Ⓔ strawberry gallbladder): ***Syn:*** *Gallenblasencholesteatose, Cholesteatosis vesicularis/vesicae*; Cholesteatose* der Gallenblase mit stippchenförmigen Lipoidflecken; selten Ursache einer alkalkulären Cholezystitis*

Stirn *f* (Ⓔ forehead): (*anatom.*) Frons

Stirn|ar|te|rie, in|ne|re *f*: *→Arteria supratrochlearis*

Stirn|bein *nt* (Ⓔ frontal bone): ***Syn:*** *Os frontale*; das unpaare Stirnbein entsteht durch Vereinigung von zwei embryonalen Knochenanlagen, die durch eine Naht [**Sutura frontalis**] verbunden sind; die Naht verknöchert i.d.R. im zweiten Lebensjahr; bleibt sie erhalten [**Sutura frontalis persistens, Sutura metopica**], spricht man von **Metopismus**; dieser Zustand findet sich häufig bei angeborenem oder frühzeitigem Wasserkopf [Hydrozephalus*]

man kann am Os frontale drei Teile unterscheiden: **Pars orbitalis, Pars nasalis** und **Squama frontalis**; die **Pars orbitalis** bildet mit ihrer **Facies orbitalis** das Dach und den oberen Teil der Rückwand der Augenhöhle [Orbita*]; auf der lateralen Seite der Facies orbitalis liegt eine flache Mulde für die Tränendrüse [**Fossa glandulae lacrimalis**]; die **Stirnhöhle** [Sinus frontalis] ist ein pneumatisierter Hohlraum der Pars orbitalis, der meist nur unvollständig durch das **Septum sinuum frontalium** unterteilt wird; die **Pars nasalis** liegt zwischen rechter und linker Pars orbitalis und artikuliert mit dem **Margo nasalis** mit dem Nasenbein [Os* nasale]; die **Incisura ethmoidalis** ist Teil der **Sutura frontoethmoidalis**, in der zwei Löcher, Foramen* ethmoidale anterius und posterius, liegen

die **Stirnbeinschuppe** [Squama frontalis] hat drei Flächen: **Facies externa, temporalis** und **interna**; an der **Außenfläche** [Facies externa] fallen beidseits **Stirnhöcker** [Tuber frontale] und **Augenbrauenbogen** [Arcus superciliaris] auf; die abgeflachte Fläche zwischen den Augenbrauenbogen wird als **Glabella** oder **Stirnglatze** bezeichnet; der vordere, untere Rand der Stirnbeinschuppe bildet den **Margo supraorbitalis orbitae**, der zwei Einkerbungen bzw. Löcher enthält, **Incisura supraorbitalis/Foramen supraorbitale** und **Incisura orbitalis/Foramen orbitale**; die Squama frontalis bildet das vordere Drittel des Schädeldaches und wird durch die Sutura* coronalis mit den beiden Scheitelbeinen [Os* parietale] verbunden

die **Facies temporalis** besteht aus dem **Jochfortsatz** [Processus zygomaticus], der durch die Sutura* frontozygomatica mit dem Jochbein [Os* zygomaticum] verbunden ist; auf der **Innenfläche** [Facies interna] fällt im oberen Abschnitt der **Sulcus sinus sagittalis superioris** auf; er geht kaudal in die **Crista frontalis** über, die sich in der Crista* galli fortsetzt; am Übergang von Crista galli und Crista frontalis liegt das **Foramen caecum**, das beim Erwachsenen verschlossen ist, beim Kind aber eine Vena* emissaria enthält

Stirn|bein|os|te|o|my|e|li|tis *f, pl* **-ti|den** (Ⓔ osteomyelitis of frontal bone): *s.u. Sinusitis frontalis*

Stirn|bein|schup|pe *f* (Ⓔ frontal squama): ***Syn:*** *Squama frontalis*; *s.u. Stirnbein*

Stirn|fon|ta|nel|le *f* (Ⓔ frontal fontanelle): ***Syn:*** *große/vordere Fontanelle, Fonticulus anterior*; rautenförmige Fontanelle* am vorderen Ende der Pfeilnaht*; wird von den beiden Stirn- und Scheitelbeinen begrenzt; sie schließt sich i.d.R. im 2. Lebensjahr

Stirn|fort|satz des Oberkiefers *m* (Ⓔ frontal process of maxilla): ***Syn:*** *Processus frontalis maxillae*; *s.u. Maxilla*

Stirn|ge|gend *f* (Ⓔ frontal region): ***Syn:*** *Frontalregion, Regio frontalis*; Bezirk über dem Stirnbein [Os* frontale]

Stirn|glat|ze *f* (Ⓔ glabella): ***Syn:*** *Glabella*; *s.u. Stirnbein*

Stirn|hirn|abs|zess *m* (Ⓔ frontal-lobe abscess): im Stirnhirn lokalisierter Hirnabszess*

Stirn|hö|cker *m* (Ⓔ frontal tuber): ***Syn:*** *Tuber frontale, Eminentia frontalis*; Höcker oberhalb des Augenbrauenbogens

Stirn|höh|le *f* (Ⓔ frontal sinus): ***Syn:*** *Sinus frontalis*; zu den Nasennebenhöhlen [Sinus* paranasales] gehörender pneumatisierter Hohlraum der Pars orbitalis des Stirnbeins [Os* frontale], der meist nur unvollständig durch das **Septum sinuum frontalium** unterteilt wird; mündet unter dem Hiatus* semilunaris in den mittleren Nasengang

Stirn|höh|len|ei|te|rung *f* (Ⓔ acute purulent frontal sinusitis): akute bakterielle Stirnhöhlenentzündung mit Eiterbildung; *s.u. Sinusitis frontalis*

Stirn|höh|len|ent|zün|dung *f*: *→Sinusitis frontalis*

Stirn|höh|len|o|pe|ra|ti|on *f* (Ⓔ frontal sinus surgery): für Operationen der Stirnhöhle gibt es zwei Zugangswege, endonasal und osteoplastisch nach Hautschnitt von außen; beim endonasalen Zugang sind nicht alle Buchten der Stirnhöhle zugängig, weshalb bei Radikaloperationen der direkte Zugang bevorzugt wird [*Abb. S173*]

Stirn|la|ge *f* (Ⓔ brow presentation): seltene Deflexionslage, bei der die Stirn während der Geburt führt [*Abb. S174*]

Stirn|lap|pen *m* (Ⓔ frontal lobe): ***Syn:*** *Frontallappen, Lobus frontalis*; in der vorderen Schädelgrube [Fossa* cranii anterior] liegender Hirnlappen, der den vorderen Pol [Polus frontalis] des Gehirns bildet; wird durch den Sulcus* centralis cerebri vom Scheitellappen [Lobus* parietalis] und durch den Sulcus* lateralis cerebri vom Schläfenlappen [Lobus* temporalis] getrennt; die vor dem Sulcus* centralis cerebri liegenden hinteren Abschnitte des Frontallappens [z.B. primär motorischer Kortex*, prämotorischer

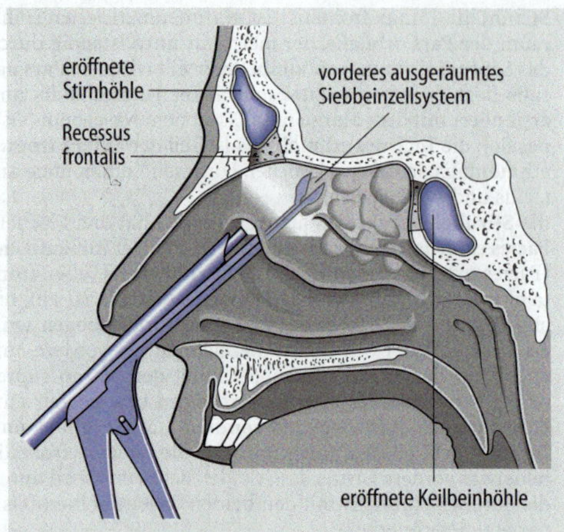

Abb. S173. Endonasale Stirnhöhlenoperation

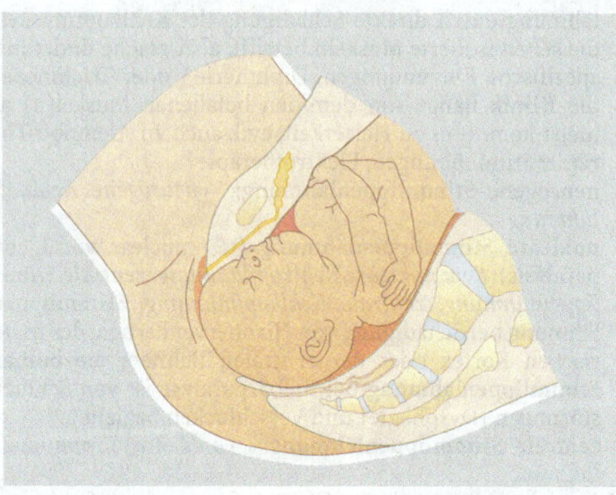

Abb. S174. Stirnlage

Kortex, frontales Augenfeld, Broca*-Zentrum] stehen im Dienste motorischer Vorgänge; die vordere Hälfte des Frontallappens [**präfrontaler Kortex**] steuert komplexe Verhaltensweisen [Antrieb, Motivation]; bei Patienten mit psychischen Auffälligkeiten ist diese Region auffällig häufig beeinträchtigt

Stirn|lap|pen|ve|nen *pl* (Ⓔ frontal veins): ***Syn:*** *Frontallappenvenen, Venae frontales*; führen Blut aus dem oberflächlichen Bereich des Stirnlappens [Lobus* frontalis] zu den Venae* superiores cerebri

Stirn|naht *f* (Ⓔ frontal suture): ***Syn:*** *Sutura frontalis/metopica*; Naht zwischen den beiden Stirnbeinen*

Stirn|pol|ve|nen *pl* (Ⓔ prefrontal veins): ***Syn:*** *Venae prefrontales*; oberflächliche Hirnvenen, die Blut aus dem Stirnhirn zu den Venae* superiores cerebri führen

STK *Abk.*: Serumthymidinkinase

St. Louis-Enzephalitis *f* (Ⓔ St. Louis encephalitis): in weiten Teilen der USA im Sommer/Herbst auftretende Arbovirus-Enzephalitis* durch das **St. Louis-Enzephalitis-Virus**

St. Louis-Enzephalitis-Virus *nt* (Ⓔ St. Louis encephalitis virus): ***Syn:*** *SLE-Virus*; Arbovirus*; Erreger der St. Louis-Enzephalitis*

StMZ *Abk.*: *→Sternheimer-Malbin-Zellen*

STNR *Abk.*: symmetrisch-tonischer Nackenreflex

sto|chas|tisch *adj* (Ⓔ stochastic): dem Zufall unterworfen

Stock: Wolfgang Stock; 1874–1956; deutscher Augenarzt (Jena, Tübingen)

Stock-Vogt-Spielmeyer-Syndrom *nt* (Ⓔ Spielmeyer-Vogt disease): ***Syn:*** *juvenile Form der amaurotischen Idiotie, juvenile Ceroidlipofuscinose/Zeroidlipofuszinose, Batten-Spielmeyer-Vogt-Syndrom*; primär durch eine progrediente Visusabnahme mit Erblindung und der Entwicklung einer Demenz* gekennzeichnete Form der Zeroidlipofuszinose*

Stock|mal|ve *f* (Ⓔ hollyhock): ***Syn:*** *Alcea rosea, Althaea rosea*; Pflanze aus der Familie der Malvengewächse [Malvaceae]; verwendet werden die getrockneten Blüten von Alcea rosea var. nigra [**Alceae flos, Malvae arboreae flos**]; sie enthalten Anthocyane*, Delphinidin- und Malvidinglykoside; **Anw.**: traditionell bei Entzündungen der Atem- und Harnwege und im Magen-Darm-Trakt; auch bei Menstruationsbeschwerden und äußerlich bei Entzündungen und Geschwüren

Stoe|cha|dos flos *m* (Ⓔ strawflower florets): getrocknete Blütenstände der Strohblume*

Stoff|aus|tausch, dif|fu|si|ons|li|mi|tier|ter *m* (Ⓔ diffusion-limited exchange): *s.u. Mikrozirkulation*

Stoff|aus|tausch, durch|blu|tungs|li|mi|tier|ter *m* (Ⓔ perfusion-limited exchange): *s.u. Mikrozirkulation*

Stoff, di|a|mag|ne|ti|scher *m* (Ⓔ diamagnetic substance): *s.u. Elektronenspinresonanzspektroskopie*

Stoff|men|gen|dich|te *f* (Ⓔ substance density): Konzentration eines Stoffes in einem Lösungsmittel; heute wird i.d.R. die Molarität* verwendet

Stoff, pa|ra|mag|ne|ti|scher *m* (Ⓔ paramagnetic substance): *s.u. Elektronenspinresonanzspektroskopie*

Stoff|wech|sel *m* (Ⓔ metabolism): ***Syn:*** *Metabolismus*; Gesamtheit aller biochemischen Reaktionen im Körper; *s.a. Anabolismus, Katabolismus, Eiweißstoffwechsel, Fettstoffwechsel, Glykolyse*

primärer Stoffwechsel (Ⓔ primary metabolism): ***Syn:*** *Zwischenstoffwechsel, Intermediärstoffwechsel*; der Teil des Zellstoffwechsels, in dem Saccharide, Lipide, Aminosäuren und ihre Derivate umgesetzt werden; die wichtigsten Stoffwechselwege des Intermediärstoffwechsels sind Glykolyse*, Citratzyklus*, Lipolyse*, Harnstoffzyklus*

sekundärer Stoffwechsel (Ⓔ secondary metabolism): der Teil des Zellstoffwechsels, in dem komplexe Verbindungen aus Aminosäuren [Proteine*], Sacchariden [Glykogen*], Lipiden [Steroidhormone*], Nucleinsäuren [DNA*, RNA*] usw. synthetisiert werden

Stoff|wech|sel|raum, äu|ße|rer *m* (Ⓔ outer space): *s.u. Mitochondrie*

Stoff|wech|sel|raum, in|ne|rer *m* (Ⓔ inner space): ***Syn:*** *Matrixraum*; *s.u. Mitochondrie*

Stokes: **1.** William Stokes; 1804–1878; irischer Internist (Dublin) **2.** Sir William Stokes; 1839–1900; irischer Chirurg (Dublin)

Stokes-Kragen *m* (Ⓔ collar of Stokes): Vergrößerung des Halsumfangs mit Ödem, Zyanose und sichtbarer Stauung der Hautvenen bei Kompression der Vena* cava superior [obere Einflussstauung]

Stokvis: Barend Joseph E. Stokvis; 1834–1902; holländischer Arzt

Stokvis-Talma-Syndrom *nt* (Ⓔ Stokvis-Talma syndrome): ***Syn:*** *autotoxische Zyanose*; chronische Methämoglobinämie* mit Zyanose*, Durchfall und herabgesetztem Allgemeinbefinden

Sto|ma *nt* (Ⓔ **1.** mouth **2.** stoma): **1.** Mund **2.** ***Syn:*** *Anus praeter(naturalis), Kunstafter, Kotfistel*; künstlicher Darmausgang; wird praktisch immer an der vorderen Bauchwand angelegt; kann vorübergehend oder permanent angelegt werden; von der Technik her unterscheidet man zwischen **endständigem Anus praeter**, bei dem der Darm auf der Oberfläche mündet, und **doppelläufigem Anus praeter** mit einem zuführenden und abführenden Darmschenkel; die Benennung des Kunstafters erfolgt nach dem ausgeführten Darmteil oder der Lage [z.B. Ileostoma, Kolostoma, Anus praeter iliacus, lumbalis, perinealis, sacralis, sigmoideus oder transversus]

Sto|ma|chi|kum *nt, pl* **-ka** (Ⓔ stomachic): ***Syn:*** *Magenmittel*; Mittel gegen Magenbeschwerden; wird meist auf appetit- und verdauungsanregende Mittel angewendet

Sto|ma|chus *m*: *→Magen*

Sto|ma|kake *f*: *→Stomatitis ulcerosa*

Stomat-, stomat- *präf.*: *→Stomato-*

Sto|ma|tal|gie *f* (Ⓔ stomatalgia): ***Syn:*** *Stomatodynie*; Schmerzen im Mund

Sto|ma|ti|tis *f, pl* **-ti|ti|den** (Ⓔ stomatitis): ***Syn:*** *Mundschleimhautentzündung*; Entzündung der Mundschleimhaut; meist zusammen mit einer Entzündung des Zahnfleisches [Gingivostomatitis*]

Stomatitis angularis (Ⓔ angular stomatitis): ***Syn:*** *Mundwinkelcheilitis, Mundwinkelrhagaden, Faulecken, Angulus infectiosus oris/candidamycetica, Cheilitis/Stomatitis angularis, Perlèche*; schmerzhaftes, akutes oder chronisches Ekzem* des Mundwinkels; tritt meist im Rahmen einer Candida-Mykose auf; bei älteren Patienten häufig durch ein Einreißen der Mundwinkelschleimhaut beim Einführen von Zahnprothesen bedingt

Stomatitis aphthosa: →*Gingivostomatitis herpetica*

aphthöse Stomatitis: →*Gingivostomatitis herpetica*

Stomatitis bismutica (Ⓔ bismuth stomatitis): ***Syn:*** *Wismutstomatitis*; Stomatitis mit blau-schwarzem **Wismutsaum** und Ulzerationen

Stomatitis candidamycetica: →*Mundsoor*

Stomatitis catarrhalis (Ⓔ catarrhal stomatitis): ***Syn:*** *katarrhalische Stomatitis*; einfache, nur mit Rötung der Schleimhaut einhergehende katarrhalische Entzündung

eitrige Stomatitis: →*Stomatitis purulenta*

Stomatitis epidemica (Ⓔ epidemic stomatitis): ***Syn:*** *(echte) Maul- und Klauenseuche, Aphthosis epizootica, Febris aphthosa*; relativ selten auf den Menschen übertragene Viruskrankheit von Wiederkäuern und Schweinen; der Erreger [**Maul- und Klauenseuche-Virus**] ist ein Picorna-Virus, das über verseuchtes Futter und Milch oder direkten Kontakt übertragen wird; **Klinik**: nach einer Inkubationszeit von 2–6 Tagen kommt es zu einem Prodromalstadium mit Fieber, Kopfschmerzen und Mattigkeit; an der Eintrittspforte des Erregers bildet sich eine Blase, danach kommt es zur Virämie* mit Rötung der Mundschleimhaut und einem morbilliformen Exanthem; Entwicklung linsengroßer, aphthöser Läsionen an der Schleimhaut von Lippen, Mund, Zunge und Rachen sowie der Haut der Fußsohlen, Handflächen und Fingerspitzen; **DD**: Herpangina*, Stomatitis* aphthosa, Aphthoid Pospischill-Feyrter; **Diagnose**: Gewebekultur, Neutralisationstest, KBR; **Therapie**: symptomatisch; **Prognose**: narbenlose Abheilung innerhalb von 14 Tagen

Stomatitis gangraenosa: →*Noma*

Stomatitis herpetica: →*Gingivostomatitis herpetica*

katarrhalische Stomatitis: →*Stomatitis catarrhalis*

Stomatitis maculo-fibrinosa: →*Gingivostomatitis herpetica*

Stomatitis mercurialis (Ⓔ mercurial stomatitis): Stomatitis bei Quecksilbervergiftung*

Stomatitis mycotica (Ⓔ stomatomycosis): ***Syn:*** *Stomatomykose, Stomatomycosis*; pilzbedingte Stomatitis; meist gleichgesetzt mit Stomatitis* candidamycetica

Stomatitis purulenta (Ⓔ pyostomatitis): ***Syn:*** *eitrige Stomatitis, Pyostomatitis*; eitrige Entzündung der Mundschleimhaut, z.B. als diphtherische Stomatitis

Stomatitis pustulosa contagiosa (Ⓔ contagious pustular dermatitis): ***Syn:*** *Orf, atypische Schafpocken, Steinpocken, Ecthyma contagiosum*; von Schafen oder Ziegen auf den Menschen [v.a. Melker] übertragene Hautkrankheit, die durch rötliche, nässende Knoten charakterisiert ist; der Erreger [Parapoxvirus ovis] wird durch direkten Kontakt mit befallenen Tieren aufgenommen; nach 3–10 Tagen kommt es zur Entwicklung makulopapulöser Effloreszenzen*, die im weiteren Verlauf ulzerieren; die Abheilung beginnt i.d.R. nach 4–6 Wochen

Stomatitis saturnina (Ⓔ lead stomatitis): Entzündung der Mundschleimhaut bei Bleivergiftung*

Stomatitis simplex (Ⓔ catarrhal stomatitis): leicht verlaufende katarrhalische Stomatitis mit Rötung, Schwellung und evtl. Schleimhauterosionen

Stomatitis ulcerosa (Ⓔ ulcerative stomatitis): ***Syn:*** *ulzerative Stomatitis, Stomatitis ulcerosa, Stomakake*; bakterielle [Spirochäten*], ulzerierende Entzündung der Schleimhaut und des Zahnfleischs; durch mangelnde Hygiene und schlecht passende Prothesen begünstigt; **Klinik**: Brennen, Schmerzen, Speichelfluss, Mundgeruch und schlechter Geschmack; bei der Inspektion sieht man Ulzera von Mundschleimhaut und Zahnfleisch; **Therapie**: Auswischen der Geschwüre mit 5 %-iger Chromlösung, 1 %-igem Gentianaviolett oder Penicillinlösung, Mundspülungen, Zahnbehandlung

ulzerative Stomatitis: →*Stomatitis ulcerosa*

sto|ma|ti|tisch *adj* (Ⓔ stomatitic): Mundschleimhautentzündung/Stomatitis betreffend, von ihr betroffen oder gekennzeichnet

Stomato-, stomato- *präf.*: Wortelement mit der Bedeutung „Mund/Mundhöhle"

Sto|ma|to|dy|nie *f*: →*Stomatalgie*

Sto|ma|to|glos|si|tis *f, pl* **-ti|den** (Ⓔ stomatoglossitis): Entzündung von Mundschleimhaut und Zunge [Glossa]; *s.a. Glossitis*

sto|ma|to|glos|si|tisch *adj* (Ⓔ stomatoglossitic): Stomatoglossitis betreffend, von ihr betroffen oder gekennzeichnet

Sto|ma|to|lo|gie *f* (Ⓔ stomatology): Lehre von den Erkrankungen der Mundhöhle

sto|ma|to|lo|gisch *adj* (Ⓔ stomatological): Stomatologie betreffend

Sto|ma|to|mie *f* (Ⓔ **1.–2.** stomatomy): **1.** ***Syn:*** *Stomatotomie*; Inzision einer verengten Mundspalte **2.** ***Syn:*** *Stomatotomie, Muttermundschnitt, Discisio cervicis*; Inzision des Muttermundes

Sto|ma|to|my|co|sis *f, pl* **-ses** (Ⓔ stomatomycosis): ***Syn:*** *Stomatitis mycotica, Stomatomykose*; pilzbedingte Stomatitis*; meist gleichgesetzt mit Stomatitis* candidamycetica

Sto|ma|to|my|ko|se *f*: →*Stomatomycosis*

Sto|ma|to|pa|thie *f* (Ⓔ stomatopathy): Erkrankung des Mundes oder der Mundhöhle, Munderkrankung

Sto|ma|to|plas|tik *f* (Ⓔ stomatoplasty): ***Syn:*** *Mundplastik*; plastische Operation am Mund, z.B. nach Trauma oder zur Korrektur angeborener Fehlbildungen

Sto|ma|tor|rha|gie *f* (Ⓔ stomatorrhagia): Blutung aus dem Mund

Sto|ma|to|schi|sis *f* (Ⓔ stomatoschisis): ***Syn:*** *Mundspalte*; quere Gesichtsspalte*; oft fälschlicherweise gleichgesetzt mit Lippenspalte*

Sto|ma|to|skop *nt* (Ⓔ stomatoscope): Mikroskop* für die direkte Untersuchung der Mundschleimhaut

Sto|ma|to|to|mie *f*: →*Stomatomie*

Sto|ma|to|zy|ten *pl* (Ⓔ stomatocytes): Erythrozyten* mit schlitz- oder mundförmiger Aufhellung im Ausstrich

Sto|ma|to|zy|to|se *f* (Ⓔ stomatocytosis): angeborene hämolytische Anämie* mit Auftreten von Stomatozyten* im Blutbild

-stomia *suf.*: →*-stomie*

-stomie *suf.*: Wortelement mit der Bedeutung „Mund/Mündung"

Stoppa: Hernienplastik nach Stoppa *f* (Ⓔ Stoppa's operation): ***Syn:*** *Stoppa-Operation*; *s.u. Hernienplastik*

Stop-Start-Technik *f* (Ⓔ stop-start technique): Methode zur Behandlung der Ejaculatio* praecox; der Mann unterbricht den Verkehr, wenn er den drohenden Samenerguss spürt und wartet für ca. 1 Minute oder bis die Erregung sich etwas gelegt hat, bevor er wieder mit dem Beischlaf beginnt; wird von den Partnerinnen meist als unbefriedigend beurteilt

Stor|chen|biss *m* (Ⓔ nuchal nevus): ***Syn:*** *Nävus Unna-Politzer, Unna-Politzer-Nackennävus*; angeborener Naevus* flammeus am Nacken; bei ca. 1/3 aller Neugeborenen vorhandenes Muttermal

Stö|rung *f* (Ⓔ disturbance): **affektive Störungen:** →*affektive Psychosen*

Störung mit Aufmerksamkeitsdefizit bei Hyperaktivität (Ⓔ attention deficit hyperactivity disorder): ***Syn:*** *Aufmerksamkeits- und Hyperaktivitätsstörung, hyperkinetische Reaktion im Kindesalter, kindliches Hyperkinesesyndrom*; v.a. in den USA verwendete Bezeichnung für psychoorganische Störungen des Kindesalters, bei denen eine Aufmerksamkeitsschwäche im Vordergrund des klinischen Bildes steht; die betroffenen Kinder [2/3 Jungen, 1/3 Mädchen] fallen durch Konzentrations-, Disziplin- und Lernschwierigkeiten in Kindergarten und Schule auf; auf Grund der Konzentrationsschwäche wird ihre Intelligenz meist zu niedrig eingeschätzt; fast immer besteht auch ein Bewegungsdrang, der ein Ruhigsitzen unmöglich macht; fehlt diese hyperkinetische Komponente, spricht man von **Störung mit Aufmerksamkeitsdefizit ohne Hyperaktivität**; die oft von Eltern und Psychologen befürwortete Behandlung mit Neuroleptika* ist umstritten, weil in den meisten Fällen eine Akzeptanz der Störung und eine Umstellung des Lernmilieus erfolgreich ist

dysrhaphische Störungen: →*Neuralrohrdefekte*

phobische Störung: →*Phobie*

psychosomatische Störung (Ⓔ psychosomatic disorder): *Syn*: *Organneurose*; durch eine Neurose* ausgelöste organische Erkrankung; die Organerkrankung hat keine Symbolbedeutung, sondern hängt von der individuellen Konstitution ab

rezidivierende depressive Störungen (Ⓔ recurring depression): *s.u. Essay Psychosen S. 1777*

subkortikale Störungen (Ⓔ subcortical disturbances): *s.u. Essay Elektroenzephalogramm S. 563*

Stör|zo|nen *pl* (Ⓔ disturbance zones): *s.u. Elektrohauttest*

Stoß|wel|len|li|tho|trip|sie, ex|tra|kor|po|ra|le *f* (Ⓔ extracorporeal shock wave lithotripsy): Zertrümmerung von Nieren- oder Gallensteinen durch Stoßwellen, die von außen in den Körper eindringen und zu einer Zerkleinerung der Konkremente führen, ohne das Körpergewebe zu schädigen; **Prinzip**: der Patient ruht in einem Wasserbad; die im Fokus [F1] erzeugten Stoßwellen werden durch das Wasser auf den Körper übertragen; wenn die Stoßwellen auf eine Grenzfläche mit unterschiedlicher Impedanz treffen [v.a. Steine], wird ein Teil der Stoßwellen reflektiert; damit entsteht eine Druckdifferenz zwischen durchlaufenden und reflektierten Stoßwellen, die genug Energie zur Zerstörung der Steine freisetzt; **NW**: Schmerzen, Petechien, Nierentrauma, Herzrhythmusstörungen; **Kontraind.**: Harnwegsobstruktion distal des Konkrementes, Gerinnungsstörungen, Einnahme von Gerinnungshemmern, Schwangerschaft, aktive Tuberkulose, Harnwegsinfekte

Stot|tern *nt* (Ⓔ stuttering): *Syn*: *Balbuties, Dysphemie, Psellismus*; Störung der Redeflusses, die auf einer gestörten Koordination der Sprechmuskulatur beruht; man unterscheidet **tonisches Stottern** [Mmmmutter] von **klonischem Stottern** [Va Va Va Vater]; typisch ist eine Mitbewegung der Extremitäten; Singen ist meist nicht behindert; die Ursache ist unbekannt, häufig findet sich aber eine familiäre Häufung; der Beginn liegt oft schon im Kindesalter oder in den ersten Schuljahren; die **Therapie** ist meist schwierig und nicht immer erfolgreich; i.d.R. ist eine Zusammenarbeit von Logopäden und Psychologen nötig

STP *Abk*.: **1.** →*Stauungspapille* **2.** →*Sternalpunktion*

STPT *Abk*.: Selbstthromboplastin-Prothrombinzeit

Str. *Abk*.: →*Streptokokken*

Stra|bis|mo|to|mie *f* (Ⓔ strabotomy): *Syn*: *Schieloperation, Strabotomie*; Durchtrennung der Augenmuskelsehnen zur Schielbehandlung

Stra|bis|mus *m* (Ⓔ strabismus): *Syn*: *Schielen*; Abweichung der Augenachsen von der Parallelstellung bei Fernsicht; man unterscheidet zwischen **Strabismus concomitans** [**Begleitschielen**; der Schielwinkel* ist immer gleich] und **Strabismus paralyticus** [**Lähmungsschielen**; der Schielwinkel ist veränderlich]

Strabismus concomitans: →*Begleitschielen*

Strabismus convergens (Ⓔ convergent strabismus): *Syn*: *Einwärtsschielen, Esotropie, Strabismus internus*; häufigste Schielform; im Kindesalter unterscheidet man das **frühkindliche Schielsyndrom** [Einwärtsschielen, fehlendes Binokularsehen und latenter Nystagmus], das **normosensorische Spätschielen** [beginnt meist nach dem 2. bis 3. Lebensjahr; das Binokularsehen ist deshalb normal entwickelt und die Therapie besteht in einer operativen Korrektur] und den **Mikrostrabismus** [Silberblick mit einem Schielwinkel von < 5° und anomaler retinaler Korrespondenz]; im Er-

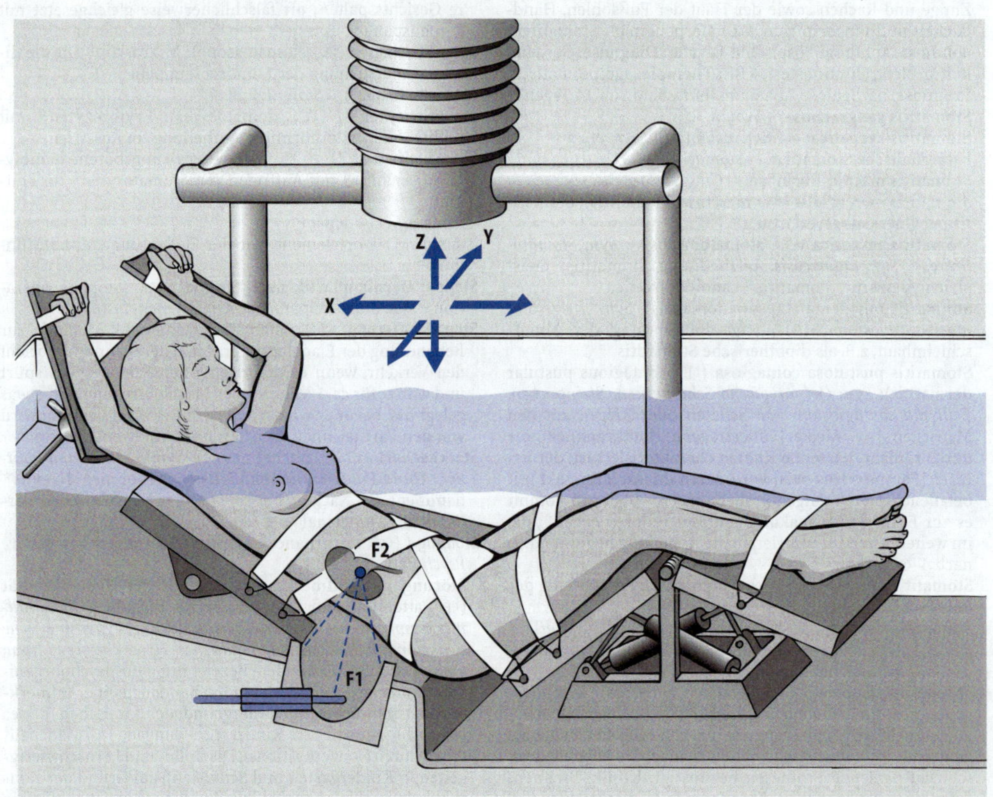

Abb. S175. Schema der extrakorporalen Stoßwellenlithotripsie

Tab. S176. Strabismus. Vergleich von Begleitschielen und Augenmuskellähmung

Begleitschielen	Augenmuskellähmung
Keine Doppelbilder. Statt dessen monokulare Anpassung (Exklusion, als deren Folge Amblyopie; exzentrische Fixation) oder binokulare Anpassung (anomale Korrespondenz)	Doppelbilder. Das Trugbild liegt in der Aktionsrichtung des gelähmten Muskels
Schielwinkel in allen Blickrichtungen gleich (Strabismus concomitans)	Schielwinkel inkonstant, nimmt in Aktionsrichtung des gelähmten Muskels zu
Beginn meist in den ersten Lebensjahren, anfangs oft nur zeitweilig	Beginn plötzlich, jedes Lebensalter möglich
Ursachen: Hypermetropie, Fusionsschwäche, Anisometropie, Muskelanomalien, abnorme zentralnervöse Impulse, erbliche Anlage	Ursachen können alle Gehirnerkrankungen sein (Entzündung, Blutung, Erweichungsherd, Tumor, Trauma). Konnatal: Geburtstrauma, Kernaplasie
Primärer und sekundärer Schielwinkel sind gleich	Der sekundäre Schielwinkel (= Fixation mit dem gelähmten Auge) ist größer als der primäre
Blickfeld nicht eingeschränkt	Blickfeld des gelähmten Auges eingeschränkt
Kein Vorbeigreifen	Vorbeigreifen (Patient weiß nicht, welches der beiden Bilder das Trugbild ist)
Keine abnorme Kopfhaltung	Kompensatorische Kopfhaltung (in Aktionsrichtung des gelähmten Muskels)
Binokularer Sehakt minderwertig (Fusion und räumliches Sehen unterwertig oder fehlend, oft Amblyopie oder anomale Korrespondenz)	Binokulares Sehen (Fusion, räumliches Sehen, Korrespondenz) bei Ausgleich des Winkels intakt

wachsenenalter auftretende Formen beruhen i.d.R. auf einer Schädigung der nervalen Versorgung [Augenmuskellähmung*]

Strabismus convergens latens (Ⓔ esophoria): ***Syn:*** *Esophorie, Endophorie*; latentes Einwärtsschielen [Strabismus convergens]

Strabismus deorsum vergens (Ⓔ hypotropia): ***Syn:*** *Hypotropie*; Höhenschielen*, bei dem das rechte Auge tiefer steht als das linke

Strabismus divergens (Ⓔ divergent strabismus): ***Syn:*** *Exotropie, Auswärtsschielen*; **manifestes Auswärtsschielen** tritt wesentlich seltener auf als Einwärtsschielen* [Verhältnis ca. 1:5]; häufiger ist das latente oder intermittierende Auswärtsschielen, das den Patienten aber selten bewusst wird, da das Binokularsehen nicht gestört ist; oft haben die Patienten sogar ein leicht vergrößertes Sehfeld [**Panoramasehen**], das bei einer operativen Korrektur auf Normalgröße schrumpft, wodurch sich die Patienten manchmal nach der Operation behindert fühlen

Strabismus incomitans: →*Strabismus paralyticus*

Strabismus internus: →*Strabismus convergens*

Strabismus latens: →*Heterophorie*

Strabismus paralyticus (Ⓔ paralytic strabismus): ***Syn:*** *Lähmungsschielen, Strabismus incomitans*; durch Lähmung von Augenmuskeln verursachtes Schielen; im Gegensatz zum Begleitschielen* beginnt das Lähmungsschielen plötzlich, führt zum Sehen von Doppelbildern, zur Einschränkung des Sehfeldes des gelähmten Auges und zu kompensatorischer Kopfhaltung [in Aktionsrichtung des gelähmten Muskels]; der Schielwinkel* ist inkonstant und nimmt in Aktionsrichtung des gelähmten Muskels zu

zur Feststellung, welcher Nerv oder äußere Augenmuskel gelähmt ist, prüft man die Augenbewegungen in den 6 diagnostischen Blickrichtungen; bei **Abduzensparese*** ist der Musculus* rectus lateralis bulbi gelähmt und das Auge steht nach innen [in Konvergenzstellung]; **Trochlearisparese** führt zu Lähmung des Musculus* obliquus superior bulbi und damit sind Adduktion und Senkung des gelähmten Auges behindert; bei **Okulomotoriusparese*** können alle vier versorgten Muskeln [Musculus* rectus superior, inferior, medialis bulbi, Musculus* obliquus inferior bulbi] und der Musculus* levator palpebrae superioris gelähmt sein; das betroffene Auge steht nach außen und ist vom Oberlid überdeckt; die Pupille und die Akkommodation sind gelähmt; **Therapie**: operative Korrektur, allerdings frühestens nach einem Jahr

Strabismus rotatorius (Ⓔ cyclotropia): ***Syn:*** *Zyklotropie*; Schielstellung des Auges mit Verrollung um die Sagittalachse

Strabismus sursoadductorius (Ⓔ strabismus sursoadductorius): beim frühkindlichen Schielsyndrom* häufig auftretendes Höherwandern des adduzierten Auges

Strabismus unilateralis (Ⓔ unilateral strabismus): einseitiges/unilaterales Schielen

Strabismus verticalis (Ⓔ vertical strabismus): ***Syn:*** *Höhenschielen*; Strabismus, bei dem ein Auge nach oben oder unten abwandert; steht das rechte Auge höher als das linke, spricht man von **Hypertropie**, steht es tiefer von **Hypotropie**

Stra|bo|to|mie *f*: →*Strabismotomie*

Strah|len *pl* (Ⓔ rays): Energieausbreitung als Welle oder Teilchen

α-Strahlen (Ⓔ α rays): ***Syn:*** *Alphastrahlen, Alphastrahlung, α-Strahlung*; aus Alphateilchen* bestehende Korpuskularstrahlung; tritt v.a. bei natürlicher, seltener bei künstlicher Radioaktivität auf

γ-Strahlen (Ⓔ γ rays): ***Syn:*** *Gammastrahlen*; beim radioaktiven Zerfall freigesetzte energiereiche [50 keV bis zu MeV] elektromagnetische Strahlen mit einer Wellenlänge von 10^{-9}–10^{-14} cm

Strah|len|an|ä|mie *f* (Ⓔ radiation anemia): durch eine Schädigung des Knochenmarks hervorgerufene Anämie* nach einer Strahlenbehandlung

Strah|len|ap|pa|rat *m* (Ⓔ ciliary apparatus): ***Syn:*** *Strahlenkörper, Ziliarkörper, Ziliarapparat, Corpus ciliare*; Abschnitt der mittleren Augenhaut [Tunica* vasculosa bulbi], der von der Ora* serrata retinae bis zur Irisbasis reicht; man unterscheidet einen irisnahen Teil [Corona* ciliaris] und einen irisfernen Teil [Orbiculus ciliaris, Pars plana], der feine Meridionalfalten [**Plicae ciliares**] enthält; der Strahlenkörper wird außen von Epithel [**Pars ciliaris retinae**] überzogen, das das **Kammerwasser** [Humor aquosus] bildet; Ziliarkörper und Linse werden durch die **Zonularfasern** [Fibrae zonulares] miteinander verbunden; sie entspringen von der Corona ciliaris bzw. der Basalmembran der Pars ciliaris retinae; die Spannung der Zonularfasern wird durch den Musculus* ciliaris reguliert

Strah|len|be|las|tung *f*: →*Strahlenexposition*

Strah|len|bi|o|lo|gie *f* (Ⓔ radiation biology): ***Syn:*** *Strahlungsbiologie, Radiobiologie*; Teilgebiet der Biologie*, das sich mit der Wirkung von (radioaktiver) Strahlung auf Lebewesen befasst

Strah|len|bla|se *f* (Ⓔ radiation bladder): Schrumpfblase* nach Strahlenbehandlung

Strah|len|der|ma|ti|tis *f, pl* **-ti|ti|den:** →*Radiodermatitis*

Strah|len|der|ma|to|se *f* (Ⓔ radiation dermatosis): durch Strahlung ausgelöste Hautschädigung; meist gleichgesetzt mit Strahlendermatitis; *s.a. Radiodermatitis*

Strah|len|des|in|fek|ti|on *f* (Ⓔ radiation disinfection): Desinfektion* mit UV-Strahlen [UV-C]

Strah|len|do|sis *f, pl* **-sen** (Ⓔ radiation dose): die einem Patienten oder Objekt verabreichte Dosis an ionisierender Strahlung

kumulierte Strahlendosis (Ⓔ cumulative dose): ***Syn:*** *kumulierte Dosis*; Bezeichnung für die, durch wiederholte Strahlenbelastung erzielte Gesamtdosis

Strah|len|do|sis|mes|sung *f* (Ⓔ dosimetry): ***Syn:*** *Dosimetrie*; quantitative Messung ionisierender Strahlung in Luft oder in bestrahlten Objekten mit Hilfe von Dosimetern

Strah|len|en|te|ri|tis *f, pl* **-ti|den** (Ⓔ radiation enteritis): Enteritis* als Folge einer Strahlentherapie

Strah|len|ex|po|si|ti|on *f* (Ⓔ radiation load): ***Syn:*** *Strahlenbelastung*; die Gesamtstrahlenbelastung setzt sich aus der **natürlichen Strahlenbelastung** [Umweltstrahlung und Höhenstrahlung] und der **künstlichen Strahlenbelastung** zusammen; die natürliche Strahlenbelastung hängt stark von der Region ab, kann im Durchschnitt aber auf ca. 1,1 mSv pro Jahr geschätzt werden; sie ist damit i.d.R. rund doppelt so hoch wie die künstliche Strahlenbelastung [ca. 0,6 mSv/Jahr], die zum größten Teil aus medizinischer Strahlenbelastung [ca. 0,5 mSv] besteht

Strah|len|fi|bro|se *f* (Ⓔ radiation fibrosis): Organ- oder Gewebefibrose im Anschluss an eine Bestrahlung mit ionisierender Strahlung

Strah|len|for|schung *f*: → *Strahlenbiologie*

Strah|len|früh|schä|den *pl* (Ⓔ early radiation injury): *s.u. Strahlenschädigung*

Strah|len|gas|tri|tis *f, pl* **-ti|den** (Ⓔ radiation gastritis): Entzündung der Magenschleimhaut [Gastritis*] als Folge einer Strahlentherapie

Strah|len|heil|kun|de *f*: → *Radiologie*

Strah|len|ka|ta|rakt *f* (Ⓔ radiation cataract): ***Syn:*** *Strahlenstar*; Katarakt* durch Einwirkung ionisierender Strahlung

Strah|len|ka|ter *m* (Ⓔ radiation sickness): ***Syn:*** *Strahlenkrankheit, Strahlensyndrom*; vorübergehende Kopfschmerzen, Übelkeit, Abgeschlagenheit und Schwindelgefühl nach Bestrahlung

Strah|len|ko|li|tis *f, pl* **-ti|den** (Ⓔ radiation colitis): ***Syn:*** *aktinische Kolitis*; Kolitis* als Folge einer Strahlentherapie*

Strah|len|kör|per *m*: → *Strahlenapparat*

Strah|len|krank|heit *f*: → *Strahlenkater*

Strah|len|kranz des Ziliarkörpers *m* (Ⓔ ciliary crown): ***Syn:*** *Corona ciliaris, Pars plicata*; aus 70–80 Processus ciliares bestehender innerer Ring des Strahlenkörpers [Corpus* ciliare]

Strah|len|krebs *m* (Ⓔ radiation cancer): durch ionisierende Strahlung verursachter bösartiger Tumor; meist gleichgesetzt mit Röntgenkarzinom*

Strah|len|kun|de *f*: → *Radiologie*

Strah|len|my|e|li|tis *f, pl* **-ti|den** (Ⓔ radiation myelitis): ***Syn:*** *Strahlenmyelopathie*; meist im Rahmen einer Strahlentherapie entstehende Schädigung des Rückenmarks, die in schweren Fällen zu Querschnittslähmung* führt

strah|len|my|e|li|tisch *f*: → *Strahlenmyelitis*

Strah|len|my|e|lo|pa|thie *f*: → *Strahlenmyelitis*

Strah|len|ne|kro|se *f* (Ⓔ radiation necrosis): ***Syn:*** *Strahlungsnekrose, Radionekrose*; durch Strahleneinwirkung verursachte Nekrose*; *s.a. Radiodermatitis acuta*

Strah|len|neu|ri|tis *f, pl* **-ti|den** (Ⓔ radiation neuritis): ***Syn:*** *Radioneuritis*; durch Einwirkung ionisierender Strahlung hervorgerufene Nervenentzündung

Strah|len|öl|so|pha|gi|tis *f, pl* **-ti|den** (Ⓔ radiation esophagitis): tritt nach einer Bestrahlung von Lungen-, Mediastinal-, Ösophagus- oder Thymustumoren auf; die Entzündung heilt nach Beendigung der Bestrahlung meist innerhalb von 2–7 Tagen aus; es kann aber zu Sekundärinfektion [i.d.R. Candida* albicans] und Ausbildung einer infektiösen Ösophagitis* kommen

Strah|len|os|te|o|ne|kro|se *f* (Ⓔ radiation osteonecrosis): ***Syn:*** *Strahlungsosteonekrose, Radioosteonekrose, Osteoradionekrose*; nach Strahlentherapie auftretende Knochennekrose

Strah|len|pilz *m*: → *Actinomyces israelii*

Strah|len|pil|ze *pl*: → *Streptomycetaceae*

Strah|len|pilz|krank|heit *f*: → *Aktinomykose*

Strah|len|pneu|mo|nie *f*: → *Strahlenpneumonitis*

Strah|len|pneu|mo|ni|tis *f, pl* **-ti|den** (Ⓔ radiation pneumonitis): ***Syn:*** *Strahlenpneumonie*; nach Bestrahlung auftretende entzündliche Reaktion und Schädigung des interstitiellen Lungengewebes

Strah|len|prok|ti|tis *f, pl* **-ti|ti|den** (Ⓔ radiation proctitis): ***Syn:*** *aktinische Proktitis*; meist im Rahmen einer Strahlentherapie auftretende Mastdarmentzündung; die **akute Strahlenproktitis** tritt ca. 5 Tage nach Bestrahlungsbeginn auf und ist v.a. durch Diarrhoe, evtl. blutige Stühle und krampfartige Schmerzen gekennzeichnet; die **chronische Strahlenproktitis** kann Monate bis Jahre nach der Bestrahlung auftreten; klinisch und radiologisch imponiert sie als chronisch entzündliche Darmerkrankung; die Therapie ist schwierig und oft erfolglos

Strah|len|re|ak|ti|on *f*: → *Radiodermatitis*

Strah|len|scha|den *m*: → *Strahlenschädigung*

chronischer Strahlenschaden: → *Radiodermatitis chronica*

Strah|len|schä|di|gung *f* (Ⓔ radiation injury): ***Syn:*** *Strahlenschaden*; Schädigung durch therapeutisch oder akzidentell aufgenommene ionisierende Strahlung; **Strahlenfrühschäden** manifestieren sich unmittelbar nach der Strahlenexposition [z.B. Radiodermatitis* acuta], während die **Strahlenspätschäden** z.T. erst nach Jahren oder Jahrzehnten auftreten [z.B. Strahlenkrebs, Strahlungsosteonekrose, Leukämie]

Strah|len|schutz|pla|ket|te *f* (Ⓔ film badge): ***Syn:*** *Filmplakette, Filmdosimeter*; Dosimeter*, das einen strahlenempfindlichen Film enthält; die Auswertung erfolgt durch einen Vergleich mit Filmen der gleichen Charge, die mit Standarddosen gleicher Strahlung exponiert wurden; Strahlenschutzplaketten werden als sog. **amtliche Personendosimeter** zur Strahlenschutzkontrolle beruflich strahlenexponierter Personen eingesetzt

Strah|len|spät|schä|den *pl* (Ⓔ late radiation injury): *s.u. Strahlenschädigung*

Strah|len|star *m*: → *Strahlenkatarakt*

Strah|len|ste|ri|li|sa|ti|on *f* (Ⓔ radiation sterilization): *s.u. Sterilisation 2.*

Strah|len|syn|drom *nt*: → *Strahlenkater*

Strah|len|the|ra|pie *f* (Ⓔ radiation therapy): Anwendung ionisierender Strahlen zur Behandlung von Erkrankungen; meist werden Röntgenstrahlen*, γ-Strahlung* oder Elektronenstrahlung verwendet, seltener auch Neutronenstrahlung; erfolgt i.d.R. als **externe** oder **perkutane Strahlentherapie**; für besondere Anwendungen und zur Verringerung der Strahlenbelastung kann auch eine **interne Strahlentherapie** durchgeführt werden; Beispiele dafür sind **interstitielle Strahlentherapie** [z.B. durch Spickung mit Goldseeds*] und **intrakavitäre Strahlentherapie** [z.B. bei Uteruskarzinom]

Strah|len|zys|ti|tis *f, pl* **-ti|ti|den** (Ⓔ radiocystitis): ***Syn:*** *Radiozystitis, radiogene Zystitis*; meist durch therapeutische Bestrahlung, v.a. gynäkologischer Tumoren, hervorgerufene Harnblasenentzündung [Zystitis*]

Strah|lung *f* (Ⓔ radiation): Energieausbreitung als Welle oder Teilchen

α-Strahlung: → *α-Strahlen*

β-Strahlung (Ⓔ β radiation): ***Syn:*** *Betastrahlung*; aus energiereichen Elektronen bestehende Strahlung [**Korpuskularstrahlung**], die beim Betazerfall von Radionukliden abgestrahlt wird; wird in Strahlendiagnostik und -therapie eingesetzt

γ-Strahlung (Ⓔ γ radiation): ***Syn:*** *Gammastrahlung*; beim radioaktiven Zerfall freigesetzte energiereiche [50 keV bis zu MeV] elektromagnetische Strahlen mit einer Wellenlänge von 10^{-9}–10^{-14} cm; wird in Strahlendiagnostik und -therapie eingesetzt

Strah|lungs|bi|o|lo|gie *f*: → *Strahlenbiologie*

Strah|lungs|mes|sung *f* (Ⓔ actinometry): ***Syn:*** *Aktinometrie*; Messung der von Lichtquellen [insbesondere der Sonne] auf eine Fläche eingestrahlte Energie pro Zeiteinheit

Strah|lungs|ne|kro|se *f*: → *Strahlennekrose*

Strah|lungs|os|te|o|ne|kro|se *f*: → *Strahlenosteonekrose*

Strah|lungs|quant *nt* (Ⓔ light quantum): ***Syn:*** *Lichtquant, Quant, Photon*; Elementarteilchen der Lichtwellen

Stra|mo|nii fo|li|um *nt* (Ⓔ jimson weed leaf): Blätter des weißen Stechapfels*

Stra|mo|nii se|men *nt* (Ⓔ jimson weed seed): Samen des weißen Stechapfels*

Strang *m* (Ⓔ cord): **amniotische Stränge** (Ⓔ amniotic bands): ***Syn:*** *Amnionstränge, Simonart-Bänder*; Verwachsungsstränge zwischen Amnion und Fetus; können zu intrauteriner Amputation führen

nephrogener Strang (Ⓔ nephrogenic cord): *s.u. Nierenanomalie*

S

(+)-Strang-RNA-Viren *pl* (Ⓔ negative-sense-RNA viruses): *s.u. Essay Viren S. 2273*
(-)-Strang-RNA-Viren *pl* (Ⓔ positive-sense-RNA viruses): *s.u. Essay Viren S. 2273*
Stran|gu|la|ti|on *f* (Ⓔ **1.–2.** strangulation): **1.** Erdrosselung, Strangulierung **2.** (*chirurg.*) Abschnürung, Abbindung
Stran|gu|la|ti|ons|il|e|us *m* (Ⓔ strangulation ileus): Ileus* durch Abschnürung einer Darmschlinge
Strang|u|rie *f* (Ⓔ stranguria): ***Syn:*** *Harnzwang*; schmerzhafter Harndrang, z.B. bei Blasenentzündung; führt oft nur zur Entleerung weniger Tropfen
Strang|zel|len *pl* (Ⓔ cord cells): Nervenzellen im Hinterhorn des Rückenmarks, deren Axone die Leitungsbahnen des Eigenapparates sowie Assoziations- und Kommissurenfasern des Rückenmarks bilden
Stra|ßen|vi|rus *m* (Ⓔ street virus): *s.u. Tollwutvirus*
Strassmann: Paul F. Strassmann; 1866–1938; deutscher Gynäkologe (Berlin)
Strassmann-Operation *f* (Ⓔ Strassman's metroplasty): nur noch selten durchgeführte Operation zur Korrektur eines Uterus bicornis; die medialen Wände der beiden Hörner werden entfernt und die verbleibenden Teile wiedervereinigt; ca. 65–70 % der Patientinnen können eine Schwangerschaft erfolgreich austragen, die Geburt muss aber als Schnittentbindung erfolgen
Stra|ti|gra|phie *f*: → *Tomographie*
Stra|tum *nt, pl* **-ta** (Ⓔ stratum): Lage, Schicht
Stratum basale (Ⓔ basal layer of epidermis): ***Syn:*** *Basalisschicht, Lamina basalis, Basalis*; Basalschicht der Gebärmutterschleimhaut, die nicht während der Menstruation abgestoßen wird; *s.a. Endometrium*
Stratum basale epidermidis (Ⓔ basal layer of epidermis): Basalzellschicht; *s.u. Epidermis*
Stratum cerebrale: veraltet für → *Stratum nervosum retinae*
Stratum circulare musculi detrusoris vesicae (Ⓔ circular layer): *s.u. Musculus detrusor vesicae*
Stratum circulare tunicae muscularis (Ⓔ circular layer of muscular coat): *s.u. Tunica muscularis*
Stratum circulare tunicae muscularis coli (Ⓔ circular layer of muscular tunic of colon): zirkuläre Muskelschicht der Tunica muscularis des Kolons*
Stratum circulare tunicae muscularis gastricae (Ⓔ circular layer of muscular tunic of stomach): zirkuläre Muskelschicht der Tunica muscularis des Magens*
Stratum circulare tunicae muscularis intestini tenuis (Ⓔ circular layer of muscular tunic of small intestine): zirkuläre Muskelschicht der Tunica muscularis des Dünndarms*
Stratum circulare tunicae muscularis recti (Ⓔ circular layer of muscular tunic of rectum): zirkuläre Muskelschicht der Tunica muscularis des Rektums*
Stratum circulare tunicae muscularis urethrae (Ⓔ circular layer of muscular tunic of female urethra): zirkuläre Muskelschicht der Tunica muscularis der weiblichen Harnröhre [Urethra* feminina]
Stratum circulare tunicae muscularis urethrae prostaticae (Ⓔ circular layer of muscular tunic of male urethra): zirkuläre Muskelschicht der Tunica muscularis der Pars prostatica der männlichen Harnröhre [Urethra* masculina]
Stratum compactum (Ⓔ compact layer): ***Syn:*** *Compacta, Kompakta, Lamina compacta, Pars compacta*; oberflächliche kompakte Schicht des Stratum functionale der Gebärmutterschleimhaut; *s.a. Endometrium*
Stratum corneum epidermidis (Ⓔ horny layer of epidermis): Hornhaut; *s.u. Epidermis*
Stratum corneum unguis (Ⓔ horny layer of nail): verhornter Nagelteil
Stratum cutaneum membranae tympani (Ⓔ cutaneous layer of tympanic membrane): (Platten-)Epithel der Trommelfellaußenseite, Kutisschicht
Stratum externum longitudinale (Ⓔ external longitudinal layer): *s.u. Musculus detrusor vesicae*
Stratum fibrosum (Ⓔ fibrous membrane of articular capsule): Membrana fibrosa; *s.u. echtes Gelenk*
Stratum fibrosum vagina tendinis: → *Vagina fibrosa*
Stratum functionale (Ⓔ functional layer): ***Syn:*** *Lamina functionalis, Pars functionalis, Funktionalis*; oberflächliche Schicht der Gebärmutterschleimhaut, die während der Proliferationsphase an Dicke zunimmt und in der Menstruation abgestoßen wird; in der Schwangerschaft dient sie der Einnistung der Frucht; *s.a. Endometrium*
Stratum ganglionare cerebelli: veraltet für Stratum purkinjense corticis cerebelli; *s.u. Kleinhirnrinde*
Stratum ganglionicum retinae (Ⓔ ganglionic layer of retina): Ganglienzellschicht der Netzhaut; *s.u. Retina*
Stratum germinativum epidermidis (Ⓔ regenerative layer of epidermis): Regenerationsschicht; *s.u. Epidermis*
Stratum germinativum unguis (Ⓔ germinative layer of nail): Wachstumsschicht des Nagels*
Stratum granulosum (Ⓔ granular layer): *s.u. Follikelreifung*
Stratum granulosum corticis cerebelli (Ⓔ granular layer of cerebellum): Körnerzellschicht der Kleinhirnrinde; *s.u. Kleinhirnrinde*
Stratum granulosum epidermidis (Ⓔ granular layer of epidermis): Körnerzellenschicht; *s.u. Epidermis*
Stratum internum longitudinale (Ⓔ internal longitudinal layer): *s.u. Musculus detrusor vesicae*
Stratum limitans externum (Ⓔ outer limiting layer of retina): äußere Grenzschicht der Netzhaut; *s.u. Retina*
Stratum limitans internum (Ⓔ inner limiting layer of retina): innere Grenzschicht der Netzhaut; *s.u. Retina*
Stratum longitudinale tunicae muscularis (Ⓔ longitudinal layer of muscular coat): *s.u. Tunica muscularis*
Stratum longitudinale tunicae muscularis coli (Ⓔ longitudinal layer of muscular tunic of colon): Längsmuskelschicht der Tunica muscularis des Kolons*
Stratum longitudinale tunicae muscularis gastricae (Ⓔ longitudinal layer of muscular tunic of stomach): Längsmuskelschicht der Tunica muscularis des Magens*
Stratum longitudinale tunicae muscularis intestini tenuis (Ⓔ longitudinal layer of muscular tunic of small intestine): Längsmuskelschicht der Tunica muscularis des Dünndarms*
Stratum longitudinale tunicae muscularis recti (Ⓔ longitudinal layer of muscular tunic of rectum): Längsmuskelschicht der Tunica muscularis des Rektums*
Stratum longitudinale tunicae muscularis urethrae (Ⓔ longitudinal layer of muscular tunic of male urethra): Längsmuskelschicht der Tunica muscularis der weiblichen Harnröhre [Urethra* feminina]
Stratum longitudinale tunicae muscularis urethrae prostaticae (Ⓔ longitudinal layer of muscular tunic of female urethra): Längsmuskelschicht der Tunica muscularis der Pars prostatica der männlichen Harnröhre [Urethra* masculina]
Stratum lucidum (Ⓔ translucent layer of epidermis): Glanzschicht; *s.u. Epidermis*
Stratum moleculare corticis cerebelli (Ⓔ molecular layer of cerebellum): Molekularschicht des Kleinhirns; *s.u. Kleinhirnrinde*
Stratum mucosum membranae tympanii (Ⓔ mucous layer of tympanic membrane): (Platten-)Epithel der Trommelfellinnenseite
Stratum nervosum retinae (Ⓔ neural layer of retina): Sinnesnervenschicht der Netzhaut; *s.u. Retina*
Stratum neuroepitheliale retinae (Ⓔ neuroepithelial layer): Schicht der Stäbchen und Zapfen; *s.u. Retina*
Stratum neurofibrarum (Ⓔ layer of nerve fibers): Nervenfaserschicht der Netzhaut; *s.u. Retina*
Stratum nucleare externum (Ⓔ outer nuclear layer of retina): äußere Körnerschicht der Netzhaut; *s.u. Retina*
Stratum nucleare internum (Ⓔ inner nuclear layer of retina): innere Körnerschicht der Netzhaut; *s.u. Retina*
Stratum osteogenicum (Ⓔ cambium layer): ***Syn:*** *Kambiumschicht*; gefäß-, zell- und nervenreiche Innenschicht der Knochenhaut*, von der das Dickenwachstum des Knochens ausgeht
Stratum papillare dermis (Ⓔ papillary layer of dermis): *s.u. Dermis*
Stratum pigmenti corporis ciliaris (Ⓔ pigmented layer of

ciliary body): Pigmentepithel des Ziliarkörpers [Corpus* ciliare]

Stratum pigmenti iridis: veraltet für →*Epithelium pigmentosum iridis*

Stratum pigmentosum retinae (Ⓔ pigmented part of retina): *Syn*: *Pars pigmentosa retinae*; Pigmentschicht der Netzhaut; *s.u. Retina*

Stratum plexiforme corticis cerebelli: →*Stratum moleculare corticis cerebelli*

Stratum plexiforme externum (Ⓔ outer plexiform layer of retina): äußere plexiforme Schicht der Netzhaut; *s.u. Retina*

Stratum plexiforme internum (Ⓔ inner plexiform layer of retina): innere plexiforme Schicht der Netzhaut; *s.u. Retina*

Stratum purkinjense corticis cerebelli (Ⓔ Purkinje's cell layer): *s.u. Kleinhirnrinde*

Stratum radiatum (Ⓔ radiate layer of tympanic membrane): äußere radiäre Trommelfellfasern

Stratum reticulare dermis (Ⓔ reticular layer of dermis): *s.u. Dermis*

Stratum segmentorum externorum et internorum (Ⓔ layer of inner and outer segments): Schicht der Stäbchen und Zapfen; *s.u. Retina*

Stratum spinosum epidermidis (Ⓔ spinous layer of epidermis): Stachelzellschicht; *s.u. Epidermis*

Stratum spongiosum (Ⓔ spongy layer of endometrium): *Syn*: *Spongiosa, Pars spongiosa, Lamina spongiosa*; schwammige Schicht der Gebärmutterschleimhaut; tiefe Schicht des Stratum* functionale; *s.a. Endometrium*

Stratum subvasculare myometrii (Ⓔ subvascular layer of myometrium): subvaskuläre Schicht des Myometriums*

Stratum supravasculare myometrii (Ⓔ supravascular layer of myometrium): supravaskuläre Schicht des Myometriums*

Stratum synoviale (Ⓔ synovial membrane): *Syn*: *Membrana synovialis*; *s.u. echtes Gelenk*

Stratum synoviale vagina tendinis: →*Vagina synovialis*

Stratum vasculare myometrii (Ⓔ vascular layer of myometrium): Vaskulärschicht des Myometriums*

Streak-Gonaden *pl* (Ⓔ streak gonads): Bindegewebsstränge ohne Keimepithel und ohne Hormonproduktion; *s.a. Gonadendysgenesie*

Strebl|lo|dak|ty|lie *f* (Ⓔ streblodactyly): abnorme Beugungsfähigkeit der Finger

Stre|cker *m* (Ⓔ extensor): Musculus* extensor

Streck|kon|trak|tur *f* (Ⓔ extension contracture): Kontraktur* in Streckhaltung

Streck|mus|kel *m* (Ⓔ extensor muscle): Musculus* extensor

Streck|seh|nen|band des Fußes, oberes *nt*: →*Retinaculum musculorum extensorum superius*

Streck|seh|nen|band des Fußes, unteres *nt*: →*Retinaculum musculorum extensorum inferius*

Stre|ckung *f*: →*Extension*

Streck|ver|band *m* (Ⓔ extension bandage): *Syn*: *Extensionsverband*; Verband zur Dauerextension von Extremitäten, z.B. Pflasterzugverband

Strei|fen|hü|gel *m*: →*Streifenkörper*

Strei|fen|kör|per *m* (Ⓔ striate body): *Syn*: *Streifenhügel, Corpus striatum*; Bezeichnung für einen Bezirk der Basalganglien, der u.a. Striatum* und Pallidum* umfasst

Strei|fen|plas|tik *f* (Ⓔ patch angioplasty): Hautplastik* oder Patch-Plastik* unter Verwendung eines streifenförmigen Transplantats oder Implantats

Strept. *Abk.*: →*Streptokokken*

Strept-, strept- *präf.*: →*Strepto-*

Strepto-, strepto- *präf.*: Wortelement mit Bezug auf „Streptokokke"

Strep|to|ba|cil|lus *m, pl* **-li** (Ⓔ Streptobacillus): *Syn*: *Streptobazillus*; Gattung gramnegativer, unbeweglicher Stäbchenbakterien

Streptobacillus moniliformis (Ⓔ Streptobacillus moniliformis): pleomorpher, unbeweglicher Erreger des Streptobazillenrattenbissfiebers*; empfindlich gegen Penicillin* G

Strep|to|ba|zil|len|fie|ber *nt*: →*Streptobazillenrattenbissfieber*

Strep|to|ba|zil|len|rat|ten|biss|fie|ber *nt* (Ⓔ rat-bite fever): *Syn*: *Rattenbisskrankheit, atypisches Rattenbissfieber, Rattenbissfieber II, Haverhill-Fieber, Bakterienrattenbissfieber, Erythema arthriticum epidemicum, Streptobazillenfieber*; durch Rattenbisse oder verdorbene Lebensmittel übertragene meldepflichtige Infektionskrankheit durch **Streptobacillus moniliformis**; verläuft hoch fieberhaft mit Befall mehrerer Gelenke [Polyarthralgie], Muskelschmerzen [Myalgie], Schüttelfrost und Kopfschmerzen; das Exanthem ist makulopapulös; hinzu kommen Petechien* an den Extremitäten und palmoplantar

Strep|to|ba|zil|lus *m, pl* **-li**: →*Streptobacillus*

Streptobazillus des weichen Schankers (Ⓔ Ducrey's bacillus): *Syn*: *Ducrey-Streptobakterium, Haemophilus ducreyi, Coccobacillus ducreyi*; Erreger des Ulcus* molle

streptococcal pyrogenic exotoxin *nt*: →*Scharlachtoxin*

Strep|to|coc|cus *m, pl* **-coc|ci** (Ⓔ Streptococcus): *Syn*: *Streptokokke, Streptokokkus*; in Paaren oder Ketten angeordnete, gramnegative, unbewegliche Kugelbakterien; nach dem Hämolyseverhalten auf bluthaltigen Kulturmedien unterscheidet man α-, β- und γ-hämolysierende Streptokokken; diese Einteilung ist klinisch wichtig, da die **α-hämolysierenden** oder **vergrünenden Streptokokken** mit Ausnahme von Streptococcus* pneumoniae zur normalen Schleimhautflora gehören und nur opportunistische Krankheitserreger sind, während **β-hämolysierende Streptokokken** obligat pathogen sind; **γ-hämolysierende** oder **nicht-hämolysierende Streptokokken** spielen nur eine geringe Rolle in der Humanmedizin

genauso wichtig ist die weitere Unterteilung der β-hämolysierenden Streptokokken an Hand des C-Polysaccharids in sog. **Lancefield-Gruppen**, von denen die Gruppen A, B, C, D, F, G und N von Bedeutung für den Menschen sind

Streptococcus agalactiae (Ⓔ Streptococcus agalactiae): *Syn*: *Streptococcus mastitidis, Streptokokken der Gruppe B, B-Streptokokken*; meist Tiere, seltener auch den Menschen befallende β-hämolysierende Streptokokken der Lancefield-Gruppe B, die Wundinfektionen, Meningitis* [Neugeborene] und Entzündungen des Nasenrachenraums hervorrufen können; **Diagnose**: Kultur [bluthaltiger Columbia-Agar] und serologische Typisierung; **Therapie**: hochempfindlich gegen Penicillin* G und Cephalosporine*

Streptococcus anginosus (Ⓔ Streptococcus anginosus): *Syn*: *Streptokokken der Gruppe G, G-Streptokokken*; β-hämolysierende Streptokokken der Lancefield-Gruppe G treten nur selten als Eitererreger oder Erreger einer atypischen Pneumonie in Erscheinung

Streptococcus equisimilis (Ⓔ Streptococcus equisimilis): *Syn*: *Streptokokken der Gruppe C, C-Streptokokken*; β-hämolysierende Streptokokken; Erreger von Wundinfektionen, Pharyngitis*, Erysipel*, Kindbettfieber*; **Diagnose**: Kultur und serologische Typisierung; **Therapie**: empfindlich gegen Penicillin* G und Cephalosporine*

Streptococcus erysipelatis: →*Streptococcus pyogenes*

Streptococcus faecalis: veraltet für →*Enterococcus faecalis*

Streptococcus haemolyticus: →*Streptococcus pyogenes*

Streptococcus lanceolatus: →*Streptococcus pneumoniae*

Streptococcus mastitidis: →*Streptococcus agalactiae*

Streptococcus minutus (Ⓔ Streptococcus minutus): *Syn*: *Streptokokken der Gruppe F, F-Streptokokken*; β-hämolysierende Streptokokken; treten nur selten als Eitererreger oder Erreger einer atypischen Pneumonie in Erscheinung

Streptococcus pneumoniae (Ⓔ Streptococcus pneumoniae): *Syn*: *Fränkel-Pneumokokkus, Pneumokokkus, Pneumococcus, Diplococcus pneumoniae, Streptococcus lanceolatus, Lanzettkokken*; zu den α-hämolysierenden Streptokokken gehörende, von einer Polysaccharidkapsel umgebene lanzettförmige Diplokokke; klassischer Erreger von Pneumonie*, Meningitis*, Sepsis* und Infektionen des Auges und im Hals-Nasen-Ohren-Bereich

wichtig für die Virulenz der Pneumokokken ist das Vorhandensein und die Dicke der Kapsel; bekapselte Stämme bilden glatte, glänzende Kolonien und werden deshalb auch als **S-Form** [smooth *engl.* glatt] bezeichnet; Kolonien unbekapselter, avirulenter Stämme erscheinen glanzlos und aufgeraut; sie werden deshalb als **R-Form** [rough *engl.* rau] bezeichnet; **Diagnose**: Erregernachweis im Probematerial;

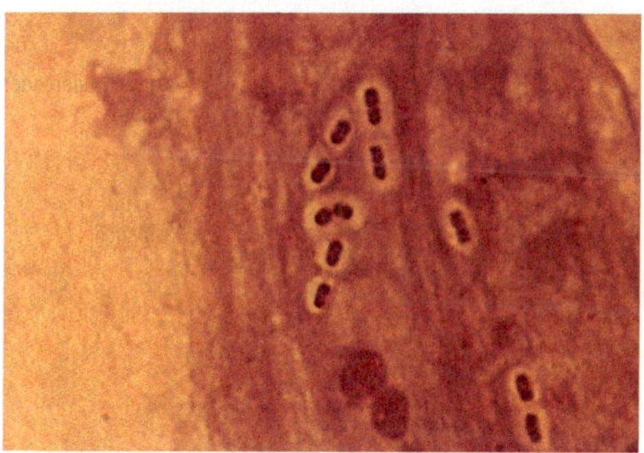

Abb. S177. Streptococcus pneumoniae

Nachweis von Kapselantigen; **Therapie**: meist empfindlich gegen Penicilline*, Cephalosporine*, Makrolidantibiotika* und Clindamycin*

Streptococcus pyogenes (Ⓔ Streptococcus pyogenes): ***Syn:*** *A-Streptokokken, Streptokokken der Gruppe A, Streptococcus haemolyticus/erysipelatis*; β-hämolysierende Streptokokken der Lancefield-Gruppe A sind u.a. Erreger von Lokalinfektionen, Atemwegserkrankungen, Scharlach* und Erysipel*; wichtig sind auch die im Anschluss an die Akuterkrankungen auftretenden Folgeerkrankungen, wie z.B. rheumatisches Fieber* oder Glomerulonephritis*; A-Streptokokken bilden eine Reihe extrazellulär wirksamer Produkte [Streptolysine*, Hyaluronidase*, Streptodornase*, Streptokinase*, erythrogenes Toxin*], die von Bedeutung für die Pathogenese der verschiedenen Erkrankungen sind und die z.T. von therapeutischem Nutzen sind; **Diagnose**: Anzucht aus Untersuchungsmaterial [Blutagar] und serologische Typisierung; **Therapie**: hochempfindlich gegen Penicillin* G und Cephalosporine*

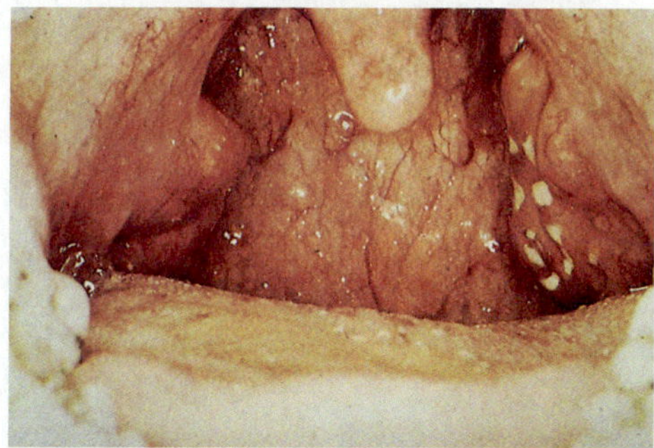

Abb. S178. Angina lacunaris durch Streptococcus pyogenes

Streptococcus viridans: *→α-hämolysierende Streptokokken*

Strep|to|der|mia *f*: *→Streptodermie*

Streptodermia cutanea lymphatica: *→Erysipel*

Streptodermia superficialis bullosa manuum: *→Bulla repens*

Strep|to|der|mie *f* (Ⓔ streptoderma): ***Syn:*** *Streptodermia*; eitrige Hauterkrankung [Pyodermie] durch Streptococcus-Species

Strep|to|dor|na|se *f* (Ⓔ streptodornase): ***Syn:*** *Streptokokken-Desoxyribonuclease*; von A-Streptokokken* gebildetes Enzym, das in 4 Varianten [Desoxyribonuclease A-D] vorkommt; fördert die Ausbreitung der Infektion; wird klinisch als Fibrinolytikum* verwendet

Strep|to|ki|na|se *f* (Ⓔ streptokinase): von β-hämolysierenden Streptokokken gebildetes Globulin, das im Körper zusammen mit Plasminogen einen Aktivatorkomplex der Fibrinolyse bildet; wird klinisch als Fibrinolytikum* [z.B. bei akuten Thrombosen, Koronarinfarkt] verwendet

Strep|to|kokk|ä|mie *f* (Ⓔ streptococcemia): ***Syn:*** *Streptokokkensepsis*; Auftreten von Streptokokken im Blut; meist handelt es sich um B-Streptokokken; **Therapie**: hoch dosiertes Penicillin* G in Kombination mit einem Aminoglykosid* oder Ampicillin* plus Cefotaxim* (plus Aminoglykosid)

Strep|to|kok|ke *f*: *→Streptococcus*

α-hämolysierende Streptokokken (Ⓔ α-hemolytic streptococci): ***Syn:*** *vergrünende Streptokokken, Viridans-Streptokokken, Streptococcus viridans*; Streptokokken-Gruppe, die auf Blutagar mit einer grünlichen Zone wächst [α-Hämolyse]; gehören zur physiologischen Schleimhautflora; fakultativ pathogene Erreger von Zahnerkrankungen [Karies*] und Endokarditiden [v.a. Endocarditis* lenta]; die wichtigsten Arten sind Streptococcus bovis, mutans, sanguis und anginosus; **Diagnose**: Anzucht auf Blutagar und biochemische Differenzierung [Bunte Reihe*]; **Therapie**: meist empfindlich gegen Penicillin* G, Aminopenicilline* und Cephalosporine*

Tab. S179. α-hämolysierende Streptokokken. Species und Krankheiten

Arten	Krankheiten
S.-bovis-Gruppe	Sepsis, Endokarditis
S.-mutans-Gruppe	Endokarditis, Karies
S.-sanguis-Gruppe	Sepsis, Endokarditis
S.-anginosus-Gruppe	Abszesse, Sinusitis, Meningitis

β-hämolysierende Streptokokken (Ⓔ β-hemolytic streptococci): *s.u. Streptococcus*

γ-hämolysierende Streptokokken (Ⓔ γ-hemolytic streptococci): ***Syn:*** *nicht-hämolysierende Streptokokken*; *s.u. Streptococcus*

Streptokokken der Gruppe A: *→Streptococcus pyogenes*

Streptokokken der Gruppe B: *→Streptococcus agalactiae*

Streptokokken der Gruppe C: *→Streptococcus equisimilis*

Streptokokken der Gruppe F: *→Streptococcus minutus*

Streptokokken der Gruppe G: *→Streptococcus anginosus*

nicht-hämolysierende Streptokokken (Ⓔ anhemolytic streptococci): ***Syn:*** *γ-hämolysierende Streptokokken*; *s.u. Streptococcus*

vergrünende Streptokokken: *→α-hämolysierende Streptokokken*

Streptokokken-Desoxyribonuclease *f*: *→Streptodornase*

Strep|to|kok|ken|e|do|kar|di|tis *f, pl* **-ti|den** (Ⓔ streptococcal endocarditis): häufige Form [bis zu 50 %] der infektiösen Endokarditis*; die durch Streptococcus* viridans hervorgerufene Endocarditis* lenta spielt wegen der häufigen Herzklappenschädigung eine wichtige Rolle

Strep|to|kok|ken|gän|grän *f* (Ⓔ streptococcal gangrene): ***Syn:*** *nekrotisierende Fasziitis*; seltene, perakute Faszientzündung mit Nekrose, starken toxischen Systemzeichen und hoher Letalität; wird meist durch Streptokokken [**Killerkokken** der Laienpresse] verursacht; tritt i.d.R. nach Minimaltrauma mit foudroyant verlaufender nekrotisierender Erysipelphlegmone [ähnelt einer Verbrennung III. Grades] auf; es kommt zu rasch in die Tiefe vorschreitender Nekrose, die innerhalb einiger Tage zu Sepsis und toxischem Schock mit Multiorganversagen führt; **Therapie**: hoch dosierte Antibiotika [Clindamycin*, evtl. kombiniert mit Cefuroxim* und Quinolonen], chirurgische Abtragung der nekrotischen Gewebe

Strep|to|kok|ken|im|pe|ti|go *f* (Ⓔ streptococcal impetigo): ***Syn:*** *kleinblasige Impetigo*; *s.u. Impetigo contagiosa*

Strep|to|kok|ken|in|fek|ti|on *f*: *→Streptokokkose*

Strep|to|kok|ken|me|nin|gi|tis *f, pl* **-ti|den** (Ⓔ streptococcal meningitis): eitrige Hirnhautentzündung [oft als Haubenmeningitis*] mit primärer Beschränkung auf die weichen Hirnhäute

Strep|to|kok|ken|sep|sis *f*: *→Streptokokkämie*

Strep|to|kok|ko|se *f* (Ⓔ streptococcosis): ***Syn:*** *Streptokokken-infektion*; bakterielle Infektionskrankheit durch Streptococcus-Species

Strep|to|kok|kus *m, pl* **-ken**: *→Streptococcus*

Strep|to|ly|si|ne *pl* (Ⓔ streptolysins): A-Streptokokken* bilden zwei Hämolysine*, **Streptolysin O** und **Streptolysin S**, die außer Erythrozyten auch Granulozyten zerstören können; Streptolysin O führt zur Antikörperbildung [Antistreptolysin*]

Strep|to|my|ces *m* (Ⓔ Streptomyces): myzelbildende, grampositive Bakteriengattung der Familie Streptomycetaceae*; als Krankheitserreger unbedeutend

Streptomyces-Infektion *f*: → *Streptomykose*

Strep|to|my|ce|ta|ceae *pl* (Ⓔ Streptomycetaceae): ***Syn:*** *Strahlenpilze, Streptomyzeten*; Familie grampositiver, fadenförmiger Bakterien, die als Antibiotikabildner [u.a. Streptomycin*, Erythromycin*, Nystatin*] von Bedeutung sind

Strep|to|my|cin *nt* (Ⓔ streptomycin): von **Streptomyces griseus** gebildetes bakterizides Aminoglykosidantibiotikum, das u.a. gegen Mycobacterium* tuberculosis und gramnegative Keime [Escherichia* coli, Klebsiella*, Neisseria*, Enterobacter*] wirksam ist; *s.a. Tuberkulostatikum*

Strep|to|my|ko|se *f* (Ⓔ streptomycosis): ***Syn:*** *Streptomyces-Infektion*; durch Streptomyces*-Species hervorgerufene bakterielle Infektionskrankheit

Strep|to|my|ze|ten *pl*: → *Streptomycetaceae*

Strep|to|ni|vi|cin *nt*: → *Novobiocin*

Strep|to|tri|cho|se *f* (Ⓔ streptotrichosis): ***Syn:*** *Streptotrichose*; veraltete Bezeichnung für Infektionskrankheiten durch Aktinomyzeten* oder **Streptothrix**-Arten

Stress|bruch *m*: → *Stressfraktur*

Stress|frak|tur *f* (Ⓔ stress fracture): ***Syn:*** *Stressbruch, Ermüdungsbruch, Ermüdungsfraktur*; Knochenbruch durch Langzeitbelastung, z.B. Marschfraktur*

Stress|in|kon|ti|nenz *f* (Ⓔ stress incontinence): ***Syn:*** *Belastungsinkontinenz*; unwillkürlicher Harnabgang bei Erhöhung des intraabdominellen Druckes; die häufigste Ursache ist eine Beckenbodeninsuffizienz [Frauen]; andere Ursachen sind hyperaktiver Detrusormuskel, Störungen des Harnröhrenverschlusses, neurogene, hormonelle und medikamentöse Ursachen; nach **Ingelmann-Sundberg und Stamey** unterscheidet man drei Grade der Stressinkontinenz: **Grad 1:** Harnverlust beim Niesen, Husten, Heben **Grad 2:** Harnverlust beim Gehen, Treppensteigen, Aufstehen **Grad 3:** Harnverlust im Liegen

Therapie: bei der Belastungsinkontinenz durch Beckenbodeninsuffizienz führt eine Beckenbodengymnastik in 50–60 % der Fälle zum Erfolg; vaginale oder rektale Reizstromtherapie mit oder ohne Biofeedback wird ebenfalls günstig beurteilt; bei Östrogenmangel hat sich Hormonsubstitution bewährt; α-Sympathomimetika können bei leichten Formen eingesetzt werden; bei der chirurgischen Behandlung von Frauen werden meist abdominelle Suspensionsplastiken [z.B. Kolposuspension* nach Burch oder Marshall-Marchetti-Krantz] durchgeführt; bei schwerer Inkontinenz kann ein künstlicher Sphinkter [z.B. nach Scott] implantiert werden

Stress|leu|ko|zy|to|se *f* (Ⓔ emotional leukocytosis): durch eine physische oder psychische Belastung ausgelöste Erhöhung der Leukozytenzahl

Stress|stoff|wech|sel *m*: → *Postaggressionsstoffwechsel*

Streu|strah|len|do|sis *f* (Ⓔ scattered radiation dose): die durch die Streuung von Röntgenstrahlen im Objekt erzeugte Strahlendosis an einem bestimmten Punkt

Streu|ung *f* (Ⓔ spread): von einem Herd [Infekt, Tumor] ausgehende Aussaat von Erregern oder Zellen; *s.a. Metastasierung*

Streu|ungs|lin|se *f* (Ⓔ diverging lens): ***Syn:*** *konkave Linse, Konkavlinse, Zerstreuungslinse*; nach innen gewölbte Linse, die Lichtstrahlen streut

Stria *f* (Ⓔ stria): Streifen; Linie, Furche

Striae adolescentium (Ⓔ striae distensae of puberty): ***Syn:*** *Pubertätsstreifen, Striae pubertalis*; in der Pubertät entstehende Striae* distensae, v.a. lumbosakral und am Oberschenkel

Striae cutis atrophicae: → *Striae gravidarum*

Striae cutis distensae: → *Striae gravidarum*

Striae distensae (Ⓔ striae distensae): ***Syn:*** *Striae cutis atrophicae, Striae cutis distensae*; durch Zerreißung elastischer Fasern entstehende typische Hautveränderungen, die vor allem im Anschluss an eine Schwangerschaft oder Steroidtherapie auftreten; die Hauptformen sind **Schwangerschaftsstreifen** [Striae* gravidarum], **Pubertätsstreifen** [Striae* adolescentium] und **Striae obesitatis**; bisher gibt es keine befriedigende **Prophylaxe** oder **Therapie**

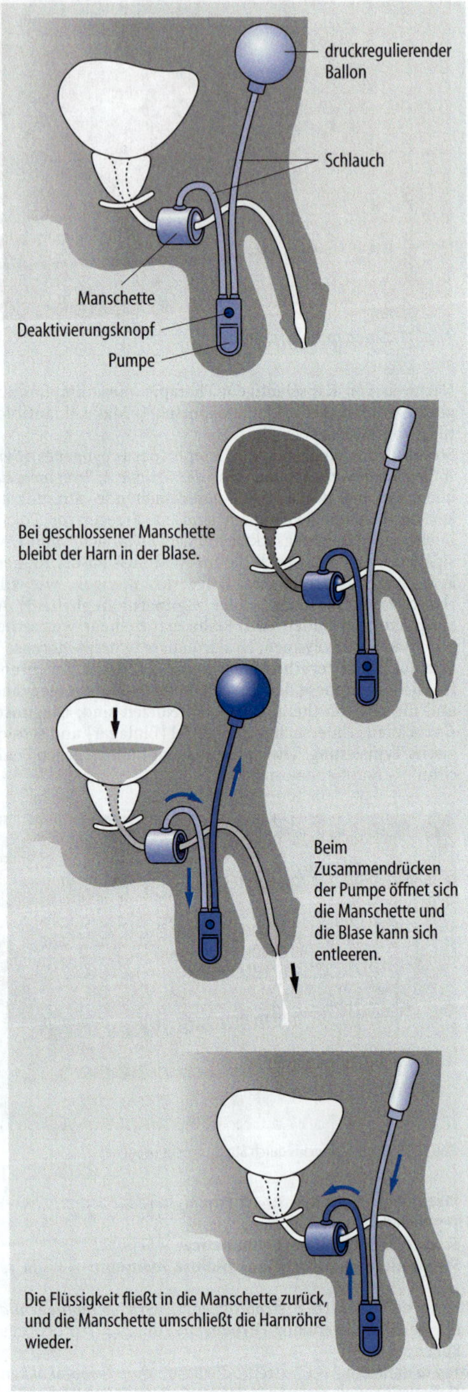

Abb. S180. Künstlicher Sphinkter nach Scott

Stria externa medullae renalis (Ⓔ outer stripe of renal

medulla): *s.u. Nierenmark*

Striae gravidarum (Ⓔ stretch marks): *Syn: Schwangerschaftsstreifen*; durch eine Schwangerschaft verursachte Striae* distensae, vor allem an der seitlichen Bauchwand, der Brust, den Hüften und Oberschenkeln

Stria interna medullae renalis (Ⓔ inner stripe of renal medulla): *s.u. Nierenmark*

Stria laminae granularis externa (Ⓔ stria of external granular layer): Tangentialfaserschicht der äußeren Körnerschicht [Lamina* granularis externa]

Stria laminae granularis interna (Ⓔ stria of internal granular layer): äußerer Baillarger-Streifen; *s.u. Lamina granularis interna*

Stria laminae molecularis (Ⓔ stria of molecular layer): *Syn: Stria laminae plexiformis*; Tangentialfaserschicht der Molekularschicht [Lamina* molecularis]

Stria laminae plexiformis: *→Stria laminae molecularis*

Stria laminae pyramidalis ganglionaris: veraltet für *→Stria laminae pyramidalis internae*

Stria laminae pyramidalis internae (Ⓔ stria of internal pyramidal layer): innerer Baillarger-Streifen; *s.u. Lamina pyramidalis interna*

Stria longitudinalis lateralis (Ⓔ lateral longitudinal stria of corpus callosum): lateraler Längsstreifen des Balkens [Corpus* callosum]

Stria longitudinalis medialis (Ⓔ medial longitudinal stria of corpus callosum): medialer Längsstreifen des Balkens [Corpus* callosum]

Stria mallearis (Ⓔ mallear stria of tympanic membrane): *s.u. Trommelfell*

Striae medullares ventriculi quarti (Ⓔ medullary striae of fourth ventricle): *s.u. Rautengrube*

Stria medullaris thalami (Ⓔ medullary stria of thalamus): aus weißen Faserbündeln bestehender Markstreifen des Thalamus*, der sich in die Habenula* fortsetzt

Striae obesitatis (Ⓔ stretch marks due to obesity): durch eine rasche Gewichtszunahme verursachte Striae* distensae; betrifft meist Bauch, Gesäß, Oberschenkel und Achselfalten

Striae olfactoriae (Ⓔ olfactory striae): aus dem Tractus* olfactorius hervorgehende Faserzüge, die als **Stria olfactoria lateralis** und **Stria olfactoria medialis** das Trigonum* olfactorium umfassen

Stria olfactoria lateralis (Ⓔ lateral olfactory stria): *s.u. Striae olfactoriae*

Stria olfactoria medialis (Ⓔ medial olfactory stria): *s.u. Striae olfactoriae*

Striae pubertalis: *→Striae adolescentium*

Stria terminalis (Ⓔ terminal stria): aus markhaltigen Fasern bestehender Längsstreifen an der Oberfläche des Thalamus* im Seitenventrikel [Ventriculus* lateralis]

Stria vascularis ductus cochlearis (Ⓔ vascular stria of cochlear duct): Blutgefäßschicht unter dem Epithel der Außenwand des Ductus* cochlearis, die die Endolymphe* bildet

stri|är *adj* (Ⓔ striate): gestreift, streifig, streifenförmig

Stri|a|tum *nt* (Ⓔ striatum): entwicklungsgeschichtlich junger Teil des Corpus* striatum [deshalb auch als **Neostriatum** bezeichnet]; wird in einen dorsalen [**Striatum dorsale**] und ventralen Teil [**Striatum ventrale**] unterteilt

Strich|ab|ra|sio *f* (Ⓔ endometrial biopsy): *Syn: Strichkürettage*; Biopsie der Gebärmutterschleimhaut mit einer Kürette

Strich|kul|tur *f* (Ⓔ streak culture): durch strichförmiges Ausstreichen angelegte Bakterienkultur

Strich|kü|ret|ta|ge *f*: *→Strichabrasio*

Stric|tu|ra *f* (Ⓔ stricture): *Syn: Striktur*; (hochgradige) Verengung von Hohlorganen oder Ausgängen/Mündungen

Strictura urethrae: *→Harnröhrenstenose*

Stri|dor *m* (Ⓔ stridor): pfeifendes Atemgeräusch beim Einatmen [**inspiratotischer Stridor**] oder Ausatmen [**exspiratorischer Stridor**]; entsteht durch eine Einengung von oberer Trachea oder Glottis

stri|do|rös *adj* (Ⓔ stridulous): *Syn: stridulös*; in Form eines Stridors

stri|du|lös *adj*: *→stridorös*

Strik|tur *f* (Ⓔ stricture): *Syn: Strictura*; (hochgradige) Verengung von Hohlorganen oder Ausgängen/Mündungen

Strik|tu|ro|to|mie *f* (Ⓔ stricturotomy): Inzision/Spaltung einer Striktur

strin|gent *adj* (Ⓔ stringent): zwingend (vorgeschrieben)

stri|o|ni|gral *adj* (Ⓔ strionigral): Corpus striatum und Substantia nigra betreffend

stri|o|pal|li|där *adj* (Ⓔ striopallidal): *Syn: pallidostriär*; Corpus striatum und Globus pallidus betreffend

stri|o|ze|re|bel|lär *adj* (Ⓔ striocerebellar): Corpus striatum und Kleinhirn/Zerebellum betreffend

Strip|per *m* (Ⓔ stripper): *s.u. Stripping*

Strip|ping *nt* (Ⓔ stripping): *Syn: Venenstripping*; Venenentfernung durch Herausziehen mit einem **Stripper**; *s.a. Babcock-Methode*

StrlSchV *Abk.*: Strahlenschutzverordnung

Stro|bo|skop *nt* (Ⓔ stroboscope): Gerät zur Sichtbarmachung schneller Bewegungen; beruht darauf, dass das Auge den Bewegungsvorgang nur intermittierend sieht [z.B. durch intermittierende Beleuchtung] und damit der Bewegungsablauf in Einzelbilder zerlegt wird; je nach der Bildfrequenz scheint das sich bewegende Objekt [z.B. ein Rad] stillzustehen oder bewegt sich langsam vorwärts oder sogar scheinbar rückwärts

Stro|bo|sko|pie *f* (Ⓔ stroboscopy): Untersuchung mit einem Stroboskop*

stro|bo|skopisch *adj* (Ⓔ stroboscopic): Stroboskop betreffend, mittels Stroboskop

Stroh|blu|me *f* (Ⓔ strawflower): *Syn: gelbes Katzenpfötchen, Ruhrkraut, Helichrysum arenarium*; Pflanze aus der Familie der Korbblütler [Asteraceae]; verwendet werden die getrockneten Blütenstände [**Helichrysi flos, Stoechados flos**], die Pyranonderivate und Flavonoide* [Isosalipurposid, Helichrysin A und B] enthalten; **Anw.**: Verdauungsbeschwerden, Gelbsucht und Gallenblasenleiden, Durchfallerkrankungen, Diuretikum*

Stroke *nt* (Ⓔ stroke syndrome): Schlaganfall*

Stro|ma *nt, pl* **-malta** (Ⓔ stroma): (Stütz-)Gerüst oder Stützgewebe eines Organs; nicht immer klar vom organspezifischen Gewebe [Parenchym*] abgrenzbar

Stroma ganglii (Ⓔ stroma of ganglion): *Syn: Ganglienstroma*; *s.u. Ganglion 2.*

Stroma glandulae thyroideae (Ⓔ stroma of thyroid): *Syn: Schilddrüsenstroma*; aus lockerem Bindegewebe bestehendes Grundgerüst der Schilddrüse [Glandula* thyroidea], in dem die parafollikulären C-Zellen liegen

Stroma iridis (Ⓔ stroma of iris): *Syn: Irisstroma*; aus weichem Bindegewebe aufgebaute Hauptmasse der Regenbogenhaut [Iris*]

Stroma ovarii (Ⓔ stroma of ovary): *Syn: Eierstockstroma, Ovarialstroma*; *s.u. Ovar*

Stroma vitreum (Ⓔ vitreous stroma): Glaskörperstroma; *s.u. Corpus vitreum*

Stro|ma|en|do|me|tri|o|se *f* (Ⓔ stromal endometriosis): *Syn: Stromatose*; potenziell maligne Bildung multipler Gewebsherde mit Endometrium-artiger Struktur in der Gebärmutterwand

stro|mal *adj* (Ⓔ stromal): Stroma betreffend

Stro|ma|sar|kom *nt* (Ⓔ stromal sarcoma): vom Gebärmutterstroma ausgehendes Sarkom*

stro|ma|to|gen *adj* (Ⓔ stromatogenous): vom Stroma abstammend

Stro|ma|to|se *f*: *→Stromaendometriose*

Strom|bahn, ter|mi|na|le *f*: *→Endstrombahn*

Strom, gal|va|ni|scher *m*: *→Gleichstrom*

Strom|mar|ken *pl* (Ⓔ electric burn marks): *s.u. Elektrounfall*

Strom|mes|ser *m* (Ⓔ ammeter): *Syn: Amperemeter*; Gerät zur Messung der elektrischen Stromstärke

Strom|puls *m* (Ⓔ flow pulse): *s.u. Puls*

Strö|mungs|mes|ser *m* (Ⓔ flowmeter): *Syn: Durchflussmesser, Flowmeter*; Gerät zur Messung der Strömungsgeschwindigkeit und/oder des Strömungsvolumens von Gasen oder Flüssigkeiten

Strongyloides-Infektion *f*: *→Strongyloidose*

Stron|gy|lo|i|des ster|co|ra|lis *m* (Ⓔ Strongyloides stercoralis): *Syn*: *Zwergfadenwurm, Kotälchen, Anguillula stercoralis*; häufiger Darmparasit in tropischen und subtropischen Ländern; Erreger der Strongyloidose*

Strongyloides-stercoralis-Infektion *f*: *→Strongyloidose*

Stron|gy|lo|i|di|a|sis *f, pl* **-ses**: *→Strongyloidose*

Stron|gy|lo|i|do|se *f* (Ⓔ strongyloidiasis): *Syn*: *Strongyloides-stercoralis-Infektion, Strongyloidiasis, Strongyloidosis, Strongylosis*; durch den Zwergfadenwurm [Strongyloides* stercoralis] hervorgerufene Wurmerkrankung tropischer und subtropischer Regionen, mit ca. 35–40 Millionen Fällen weltweit; die Wurmlarven dringen in die Haut ein, gelangen über den Blutweg in die Lunge, werden aufgehustet und verschluckt; im Dünndarm entwickeln sich Weibchen, die parthenogenetisch, d.h. ohne Befruchtung durch ein Männchen, Eier ablegen, aus denen sich **rhabditiforme Larven** entwickeln; diese können sich noch im Darm in **filariforme Larven** umwandeln, die durch das Darmepithel dringen [**Endoautoinvasion**] oder am After in die Haut eindringen [**Exoautoinvasion**], oder mit dem Stuhl ausgeschieden werden und sich im Freien weiter entwickeln
Klinik: am Eintrittsort kann sich ein juckendes Erythem mit ekzematösen Läsionen [**Bodenkrätze**] entwickeln; die Wanderung der Larven in der Haut kann als **Larva currens** sichtbar werden; der Darmbefall führt zu Enteritis* mit Bauchschmerzen, Erbrechen und Durchfall; **Diagnose**: Larvennachweis im Stuhl; **Therapie**: Mebendazol*, Thiabendazol*, Albendazol*

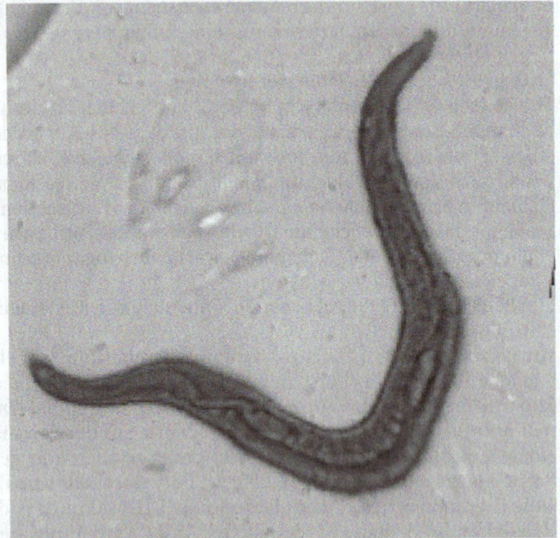

Abb. S181. Strongyloides stercoralis. Larve im Stuhl

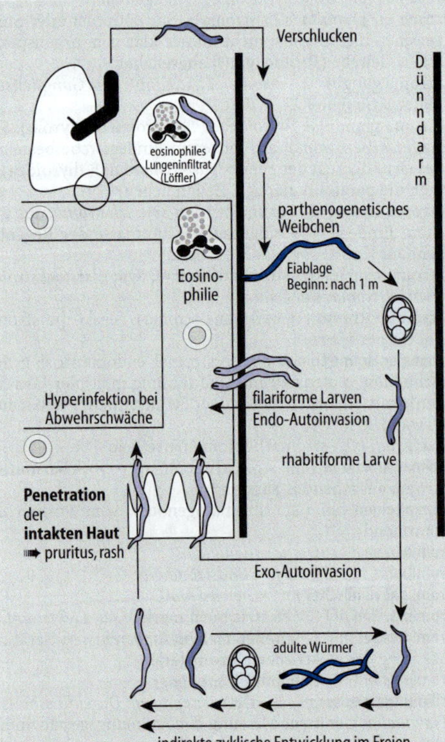

Abb. S182. Pathogenese der Strongyloidose

Stron|gy|lo|i|do|sis *f, pl* **-ses**: *→Strongyloidose*

Stron|gy|lo|sis *f, pl* **-ses**: *→Strongyloidose*

Stron|ti|um *nt* (Ⓔ strontium): Erdalkalimetall*; möglicherweise essentielles Spurenelement*

Stron|ti|u|re|se *f* (Ⓔ strontiuresis): Strontiumausscheidung im Harn

Stro|phan|thin *nt* (Ⓔ strophanthin): aus Strophantus-Arten gewonnenes Herzglykosid*

g-Strophanthin (Ⓔ G-strophantin): *Syn*: *Ouabain*; Herzglykosid* aus **Strophanthus gratus**

Stro|pho|ze|pha|lie *f* (Ⓔ strophocephaly): Schädelfehlbildung mit kombinierter Gesichtsfehlbildung

Stro|phu|lus a|dul|to|rum *m*: *→Prurigo simplex subacuta*

Stro|phu|lus in|fan|tum *m* (Ⓔ acute papular urticaria): *Syn*: *Prurigo simplex acuta*; bei Kindern auftretende akute Form der Prurigo* simplex subacuta

Struc|tu|ra *f, pl* **-rae** (Ⓔ structure): (*anatom.*) Struktur, Gebilde

Structurae oculi accessoriae (Ⓔ accessory visual structures): Anhangsgebilde des Auges; umfasst äußere Augenmuskeln [Musculi* externi bulbi oculi], Augenbraue [Supercilium*], Lider [Palpebrae*], Bindehaut [Tunica* conjunctiva] und Tränenapparat [Apparatus* lacrimalis]

Struk|tur|a|na|lo|ge *nt* (Ⓔ structural analogue): Substanz, deren Struktur der einer anderen Substanz ähnelt; kann die gleiche Wirkung ausüben oder als Antagonist wirken

Struk|tur|a|no|ma|lie *f* (Ⓔ structural chromosome abnormality): strukturelle Chromosomenanomalie*

Struk|tur|fett *nt* (Ⓔ structural fat): *Syn*: *Baufett*; Fett, das am Aufbau von Zellen und Geweben beteiligt ist, z.B. Membranlipid

Struk|tur|i|so|me|rie *f* (Ⓔ structural isomerism): *s.u. Isomerie*

Struk|tur|pro|te|in *nt* (Ⓔ structural protein): *Syn*: *Gerüsteiweiß, Skleroprotein, Albuminoid*; wasserunlösliches, fibrilläres Protein*, das primär eine Funktion beim Aufbau von Strukturen hat, z.B. Kollagen*, Keratin*

Stru|ma *f, pl* **-mae** (Ⓔ goiter): *Syn*: *Kropf*; Vergrößerung der gesamten Schilddrüse oder von Teilen der Schilddrüse; kann mit euthyreoter, hypothyreoter oder hyperthyreoter Stoffwechsellage einhergehen; wichtig ist die diagnostische Abgrenzung vom Schilddrüsenkarzinom*; Ziel der Therapie ist es, eine euthyreote Stoffwechsellage zu erreichen oder wiederherzustellen, die Struma zu verkleinern sowie ein weiteres oder erneutes Wachstum nach Verkleinerung zu vermeiden; die Behandlung kann konservativ-medikamentös [Schilddrüsenhormone, Iodid], durch Operation [Strumektomie*] oder Radioiod* erfolgen; die konservative Behandlung wird v.a. bei blander Struma* und bei diffuser Struma* bevorzugt; bei Knotenstruma [Struma* nodosa] oder Strumen mit Verdrängungserscheinungen sowie autonomen Schilddrüsenadenomen* wird aggressiver therapiert

Struma adolescentium (Ⓔ adolescent goiter): *Syn*: *Juvenilstruma, Adoleszentenstruma, Struma juvenilis*; in der Adoleszenz auftretende euthyreote Struma*; betrifft meist junge Frauen und ist i.d.R. durch einen Iodmangel bedingt; **Therapie**: Iodidsubstitution, selten Hormonsubstitution

Struma basedowiana: *→Basedow-Struma*

Struma basedowificata: *→Basedow-Struma*

blande Struma (Ⓔ simple goiter): nicht-entzündliche Struma ohne Knotenbildung bei euthyreoter Stoffwechsellage
Struma colloides (Ⓔ colloid goiter): *Syn*: *Kolloidstruma, Gallertstruma*; Struma* mit Einlagerung von Kolloid in große [**Struma colloides macrofolliculares**] oder kleine [**Struma colloides microfolliculares**] Follikel
Struma colloides macrofolliculares (Ⓔ macrofollicular colloid goiter): *s.u. Struma colloides*
Struma colloides microfolliculares (Ⓔ microfollicular colloid goiter): *s.u. Struma colloides*
Struma connata (Ⓔ congenital goiter): *Syn*: *Neugeborenenstruma, Struma neonatorum*; angeborene Struma bei Iodmangel während der Schwangerschaft
Struma diffusa: *→diffuse Struma*
diffuse Struma (Ⓔ diffuse goiter): *Syn*: *Struma diffusa*; diffuse Schilddrüsenvergrößerung ohne Knotenbildung; die Behandlung erfolgt konservativ-medikamentös mit Schilddrüsenhormonen oder Iodid oder deren Kombination
eisenharte Struma Riedel: *→Riedel-Struma*
Struma fibrosa (Ⓔ fibrous goiter): derbe Schilddrüsenvergrößerung
Struma juvenilis: *→Struma adolescentium*
Struma lymphomatosa: *→Hashimoto-Thyreoiditis*
Struma maligna: *→Schilddrüsenkarzinom*
Struma neonatorum: *→Struma connata*
Struma nodosa (Ⓔ nodular goiter): *Syn*: *Knotenkropf, Knotenstruma*; euthyreote Struma mit knotigen Hyperplasien; bedarf meist keiner Behandlung; bei mechanischen Problemen, autonomen Arealen oder Malignomverdacht Strumektomie* oder Radioiodtherapie
organoide Struma: *→wuchernde Struma Langhans*
Struma retrosternalis (Ⓔ substernal goiter): hinter dem Brustbein liegende Struma
Struma varicosa (Ⓔ varicose goiter): *s.u. Struma vasculosa*
Struma vasculosa (Ⓔ vascular goiter): meist bei Hyperthyreose auftretende gefäßreiche Struma, evtl. mit varikösen Gefäßen [**Struma varicosa**]
wuchernde Struma Langhans (Ⓔ Langhans' proliferating goiter): *Syn*: *organoide Struma, Langhans-Struma*; semimalignes Schilddrüsenadenom, das hämatogen und lymphogen metastasieren kann, aber keine eindeutigen Malignitätszeichen besitzt; die Schilddrüse ist nicht vergrößert, sondern enthält solitäre oder multiple weiche Knoten aus reifem Parenchym

Strumalentlferlnung *f*: *→Strumektomie*

Strulmalrelseklti|on *f*: *→Strumektomie*

Strulmekltolmie *f* (Ⓔ strumectomy): *Syn*: *Strumaresektion, Kropfentfernung, Strumaentfernung*; operative Entfernung einer Struma*; das Ausmaß der Operation hängt von der Größe und Lage der Struma ab; Ziel ist es, das Strumagewebe vollständig zu entfernen; **solitäre Knoten** können ausgeschält werden [**Enukleation**] oder es kann eine **Segmentresektion** durchgeführt werden; häufig wird ein gesamter Lappen entfernt [**Hemithyroidektomie**]

strulmilgen *adj* (Ⓔ goitrogenic): eine Kropfbildung fördernd oder verursachend

Strulmiltis *f, pl* **-tilden** (Ⓔ strumitis): *Syn*: *Kropfentzündung*; Entzündung einer Struma*; bezieht sich meist auf die Strumaformen mit Thyreoiditis*, wie z.B. die Struma* lymphomatosa

strulmiltisch *adj* (Ⓔ strumitic): Kropfentzündung/Strumitis betreffend, von ihr betroffen oder gekennzeichnet

strulmös *adj* (Ⓔ strumiform): kropfartig, strumaartig, strumaähnlich

Strümpell: Adolf von Strümpell; 1853–1925; deutscher Internist (Wien, Leipzig)
Strümpell-Zeichen *nt* (Ⓔ Strümpell's sign): versucht der Patient das Knie gegen einen Widerstand zu beugen, kommt es bei Pyramidenbahnschädigung* zu einer Hyperextension der großen Zehe oder Supination des Fußes

StrVG *Abk.*: Strahlenschutzvorsorgegesetz

Strychlnin *nt* (Ⓔ strychnine): kaum noch verwendetes giftiges Alkaloid der **Brechnuss** [Strychnos nux-vomica]

Strychlni selmen *nt* (Ⓔ quaker button seed): *Syn*: *Nux vomica*; Samen der Brechnuss*

Strychlnislmus *m* (Ⓔ strychninism): Vergiftung mit Strychnin*

Strychnos nux-vomica *f*: *→Brechnuss*

STS *Abk.*: serologischer Test für Syphilis

StSchVO *Abk.*: Strahlenschutzverordnung

ST-Senkung *f* (Ⓔ ST segment depression): *Syn*: *ST-Strecken-Senkung*; Verlauf der ST-Strecke im Elektrokardiogramm unterhalb der (isoelektrischen) Null-Linie; *s.a. Essay Elektrokardiogramm S. 571, Essay Myokardinfarkt S. 1427*

ST-Strecke *f* (Ⓔ ST segment): *s.u. Essay Elektrokardiogramm S. 571*

ST-Strecken-Hebung *f* (Ⓔ ST segment elevation): *Syn*: *ST-Hebung*; Verlauf der ST-Strecke im Elektrokardiogramm oberhalb der (isoelektrischen) Null-Linie; *s.a. Essay Elektrokardiogramm S. 571, Essay Myokardinfarkt S. 1427*

ST-Strecken-Hebungs-Myokardinfarkt *m* (Ⓔ ST segment elevation infarction): *s.u. Essay Elektrokardiogramm S. 571*

ST-Strecken-Senkung *f*: *→ST-Senkung*

STT *Abk.*: simultaner Tonometrie-Test

Stuart: **Stuart-Prower-Faktor** *m* (Ⓔ Stuart-Prower factor): *Syn*: *Faktor X, Autothrombin III*; in der Leber gebildeter Faktor der Blutgerinnung, der die gemeinsame Endstrecke von intra- und extravaskulärem System darstellt; wurde nach den ersten beiden Patienten benannt; bildet zusammen mit Faktor V, Calcium und Phospholipiden einen Enzymkomplex [**Prothrombinase**], der die Umwandlung von Prothrombin [Faktor II] zu Thrombin katalysiert; Mangel führt zu erhöhter Blutungsneigung; *s.a. Blutgerinnung*
Stuart-Prower-Syndrom *m* (Ⓔ Stuart-Prower syndrome): *Syn*: *Faktor-X-Mangel*; seltener, autosomal-rezessiver Mangel an Faktor X der Blutgerinnung; führt zu einer leichten, hämophilieähnlichen Symptomatik

Stücklfrakltur *f* (Ⓔ segment fracture): *Syn*: *Etagenfraktur*; Trümmerfraktur* langer Knochen [z.B. Stoßstangenfraktur des Schienbeins], bei der zwei oder mehrere Frakturlinien vorliegen und die Hauptfragmente durch einen längeren Knochenzylinder getrennt sind

Stuldenltenlellenlbolgen *m* (Ⓔ students' elbow): *Syn*: *Bursitis olecrani*; *s.u. Bursitis*

stud. med. *Abk.*: Studierende(r) der Medizin

stud. med. dent. *Abk.*: Studierende(r) der Zahnmedizin

Stulfenltest *m*: *→Master-Test*

Stuhl *m* (Ⓔ feces): *Syn*: *Kot, Fäzes, Faeces, Fäkalien*; meist breiige oder feste Masse aus unverdauten Nahrungsresten, Abfallprodukten des Stoffwechsels, Wasser und Mikroorganismen [30–50 %, maximal bis zu 75 %]; die durchschnittliche tägliche Menge beträgt ca. 150–200 Gramm; sie wird, wie die Passagezeit auch, von der Zusammensetzung der Nahrung beeinflusst; ballaststoffreiche Nahrung verkürzt die Passagezeit und kann das Stuhlgewicht auf bis zu 500 g pro Tag erhöhen
blutiger Stuhl (Ⓔ bloody stool): *Syn*: *Blutstuhl, Hämatochezie*; sichtbare Blutbeimengung zum Stuhl; färbt das Blut den Stuhl schwarz, spricht man von **Teerstuhl** [Melaena]; **okkultes Blut** im Stuhl ist nur durch Tests nachweisbar; *s.a. Magen-Darm-Blutung*

Stuhllhylpolchonldrie *f*: *s.u. Hypochondrie*

Stuhllinlkonltilnenz *f* (Ⓔ fecal incontinence): *Syn*: *anale Inkontinenz, Darminkontinenz, Incontinentia alvi*; Verlust der Kontinenz für Gas, flüssigen oder festen Stuhl; die häufigsten Ursachen sind perineale Schäden unter der Geburt, chirurgische Eingriffe [Zustand nach Fistelchirurgie, manueller Dilatation, subkutaner Sphinkterotomie, Hämorrhoidektomie, Fissurausschneidung], Beckenbodensenkung und neurologische Schäden bei Diabetes mellitus, Meningomyelozele, zentraler Diskushernie, multipler Sklerose oder AIDS; als seltene Ursachen finden sich noch Pfählungsverletzungen [auch nach Analverkehr], Megarektum oder idiopathische Beckenbodenneuropathie; **Diagnose**: Anamnese, digitale Untersuchung, Proktoskopie, anale Manometrie; die **Therapie** ist oft schwierig; bei eindeutigem Sphinkterdefekt führt eine **overlapping-Plastik** in 80 %

S

der Fälle zu normaler Kontinenz; ist eine Sphinkterrekonstruktion nicht möglich, wird u.U. die Anlage eines Anus* praeter nötig

Stuhl|kon|ti|nenz *f* (Ⓔ fecal continence): ***Syn:*** *Darmkontinenz*; Fähigkeit, den Stuhl zurückzuhalten

Stuhl|ver|stop|fung *f*: *→Obstipation*

Stuk|ko|ke|ra|to|se *f* (Ⓔ stucco keratosis): ***Syn:*** *Keratoelastoidosis verrucosa, Verrucae dorsi manus et pedis*; Variante der Verruca* seborrhoica mit warzenähnlichen, hyperkeratotischen Papeln an Unterschenkeln und Unterarmen; tritt v.a. im höheren Alter und bevorzugt bei Männern auf; **Therapie:** keratolytische Salben

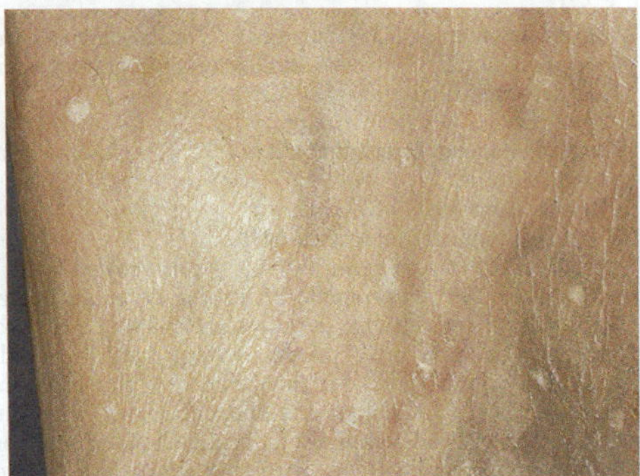

Abb. S183. Stukkokeratose

Stum|mel|fing|rig|keit *f* (Ⓔ stub fingers): Perodaktylie*

Stum|mel|glied|rig|keit *f* (Ⓔ peromely): Peromelie

Stum|mel|ze|hig|keit *f* (Ⓔ stub toes): Perodaktylie*

Stumm|heit *f*: **1.** *→Mutismus* **2.** *→Mutitas*

Stumpf|kar|zi|nom *nt* (Ⓔ stump cancer): im Bereich eines Organstumpfes [Magen-, Gebärmutterstumpf] auftretendes Karzinom*

Stumpf|neur|al|gie *f* (Ⓔ stump neuralgia): ***Syn:*** *Stumpfschmerz*; neuralgische Schmerzen in einem Amputationsstumpf durch Bildung eines Neuroms [**Amputationsneurom, Stumpfneurom**]; werden insbesondere bei Bewegung oder Wetterwechsel empfunden

Stumpf|neu|rom *nt* (Ⓔ stump neuroma): *s.u. Stumpfneuralgie*

Stumpf|schmerz *m*: *→Stumpfneuralgie*

8-Stunden-Regel *f* (Ⓔ Friedrich's rule): *s.u. Friedrich-Wundausschneidung*

24-Stunden-Rhythmus *m*: *→zirkadianer Rhythmus*

Stu|por *m* (Ⓔ stupor): bei verschiedenen psychischen Erkrankungen vorkommender Zustand mit Fehlen jeder geistigen oder körperlichen Aktivität bei erhaltenem Bewusstsein

katatoner Stupor (Ⓔ catatonic stupor): *s.u. Katatonie*

stu|po|rös *adj* (Ⓔ stuporous): Stupor betreffend, von ihm gekennzeichnet

Sturge: William Allen Sturge; 1850–1919; englischer Arzt (London)

Sturge-Weber-Krabbe-Syndrom *nt*: *→Sturge-Weber-Syndrom*

Sturge-Weber-Syndrom *nt* (Ⓔ Sturge-Weber syndrome): ***Syn:*** *Sturge-Weber-Krankheit, Sturge-Weber-Krabbe-Krankheit, Sturge-Weber-Krabbe-Syndrom, enzephalofaziale Angiomatose, Angiomatosis encephalotrigeminalis/encephalofacialis/encephalo-oculo-cutanea, Neuroangiomatosis encephalofacialis*; ätiologisch ungeklärte, kongenitale neurokutane Phakomatose* mit Naevus* flammeus im Trigeminusbereich, Uveahämangiom und verkalkenden Angiomen der Hirnhäute und Hirnrinde; häufigste ZNS-Symptome sind spastische Hemiparese* der kontralateralen Seite, Hemianopsie*, fokale Epilepsie* und geistige Retardierung in mehr als der Hälfte der Fälle; die Vererbung erfolgt wahrscheinlich unregelmäßig autosomal-dominant

Sturmdorf: Arnold Sturmdorf; 1861–1943; deutscher Gynäkologe

Sturmdorf-Bonney-Plastik *f* (Ⓔ Sturmdorf's operation): Methode zur Versorgung der Portio* vaginalis cervicis nach Konisation* oder Exzision; die Wundränder werden eingeschlagen und vernäht [**Sturmdorf-Naht**]

Sturz|ge|burt *f* (Ⓔ **1.–2.** rapid parturition): **1.** ***Syn:*** *rasche Geburt, Partus praecipitatus*; extrem schnelle Geburt, bei der das Kind mit einer Wehe ausgetrieben wird **2.** Geburt, bei der das Kind auf den Boden stürzt

Stuttgarter-Hundeseuche *f* (Ⓔ canicola fever): ***Syn:*** *Kanikolafieber, Canicolafieber, Leptospirosis canicola*; primär Hunde betreffende, selten auf den Menschen übertragene Leptospirose; verläuft milder als die Leptospirosis* icterohaemorrhagica

Stütz|ap|pa|rat *m*: *→Orthese*

Stütz|band *nt* (Ⓔ suspensory ligament): Ligamentum* suspensorium

Stütz|ge|we|be *nt* (Ⓔ supporting tissue): geformtes Bindegewebe* mit fester Struktur [Knorpel, Knochen, Zahnbein, Sehnen, Bänder]

Stütz|zel|len *pl* (Ⓔ Sertoli's cells): ***Syn:*** *Sertoli-Zellen, Fußzellen, Ammenzellen*; pyramidenförmige Zellen des Hodens, die für die Ernährung der Samenzellen von Bedeutung sind; sie kleiden die Samenkanälchen aus, ernähren die zwischen ihnen reifenden Spermien, produzieren das Spermaplasma, in dem die Spermien transportiert werden, und bilden Hormone und hormonähnliche Substanzen

Sty|lo|glos|sus *m*: *→Musculus styloglossus*

sty|lo|hy|o|id *adj* (Ⓔ stylohyoid): Processus styloideus und Zungenbein/Os hyoideum betreffend

Sty|lo|hy|o|i|de|us *m*: *→Musculus stylohyoideus*

sty|lo|id *adj* (Ⓔ styloid): griffelförmig, griffelähnlich

Sty|lo|i|di|tis *f*, *pl* **-ti|den** (Ⓔ styloiditis): Entzündung des Sehnenansatzes [Insertionstendinopathie] am Processus* styloideus radii oder ulnae; bei der **Styloiditis radii** findet sich ein umschriebener Druckschmerz über dem Ansatz des Musculus* brachioradialis sowie ein Bewegungsschmerz; die **Styloiditis ulnae** wird häufig mit einer Sehnenscheidenentzündung verwechselt; **Therapie:** Ruhigstellung, Antiphlogistika*

sty|lo|i|di|tisch *adj* (Ⓔ styloiditic): Styloiditis betreffend, von ihr betroffen oder gekennzeichnet

sty|lo|man|di|bu|lär *adj* (Ⓔ stylomandibular): Processus styloideus und Unterkiefer/Mandibula betreffend

sty|lo|ma|xil|lär *adj* (Ⓔ stylomaxillary): Processus styloideus und Oberkiefer/Maxilla betreffend

Sty|lo|pha|ryn|ge|us *m*: *→Musculus stylopharyngeus*

Styp|sis *f* (Ⓔ stypsis): Blutstillung, Hämostase*

Styp|ti|kum *nt*, *pl* **-ka** (Ⓔ styptic): ***Syn:*** *Adstringens, Hämostyptikum, Blutstillungsmittel*; blutstillendes Mittel, das durch Zusammenziehung der Blutgefäße wirkt

styp|tisch *adj* (Ⓔ styptic): ***Syn:*** *hämostyptisch, adstringierend*; blutstillend

STZ *Abk.*: Sozialtherapeutisches Zentrum

StZG *Abk.*: *→Stammzellgesetz*

SU *Abk.*: Stressulkus

Sub-, sub- *präf.*: Wortelement mit der Bedeutung „unter/unterhalb/nahe"

sub|ab|do|mi|nal *adj* (Ⓔ subabdominal): unterhalb des Bauch(raums)/Abdomens (liegend)

sub|a|kro|mi|al *adj* (Ⓔ subacromial): unter dem Akromion (liegend)

Sub|a|kro|mi|al|syn|drom *nt*: *→Periarthropathia humeroscapularis*

adhäsives Subakromialsyndrom (Ⓔ adhesive periarthritis): ***Syn:*** *Periarthropathia humeroscapularis adhaesiva*; *s.u. Periarthropathia humeroscapularis*

Subakromialsyndrom mit Kalkdepot (Ⓔ calcifying periarthritis): ***Syn:*** *Periarthropathia humeroscapularis calcificans*; *s.u. Periarthropathia humeroscapularis*

sub|a|kut *adj* (Ⓔ subacute): mäßig akut, nicht akut verlaufend

sub|a|nal *adj* (Ⓔ subanal): unterhalb des Afters/Anus (liegend)

Sub|a|or|ten|ste|no|se *f* (Ⓔ muscular subaortic stenosis): ***Syn:***

idiopathische hypertrophische subaortale Stenose; angeborene Form der subvalvulären Aortenstenose*

sub|a|pi|kal *adj* (E subapical): unterhalb eines Apex (liegend)

sub|a|po|neu|ro|tisch *adj* (E subaponeurotic): unterhalb einer Aponeurose (liegend)

sub|a|rach|no|i|dal *adj* (E subarachnoid): unter der Arachnoidea (liegend)

Sub|a|rach|no|i|dal|blu|tung *f* (E subarachnoid hemorrhage): Einblutung in den Subarachnoidalraum*; die häufigste Ursache ist die Ruptur eines intrakraniellen Aneurysmas; **Klinik**: akuter Beginn mit plötzlichen, extrem starken Kopfschmerzen, die sich von Nacken oder Stirn auf den gesamten Kopf und später den gesamten Körper ausbreiten; ca. 1/3 der Patienten verlieren das Bewusstsein innerhalb weniger Minuten, die meisten sind aber initial nur leicht eingetrübt; **Verlauf**: ca. 1/3 verstirbt vor der Einweisung ins Krankenhaus und 1/3 im Krankenhaus; von den Überlebenden erholt sich nur 50 % vollständig, der Rest wird von Nachblutungen, Gefäßspasmen und Entwicklung eines Hydrocephalus* communicans bedroht

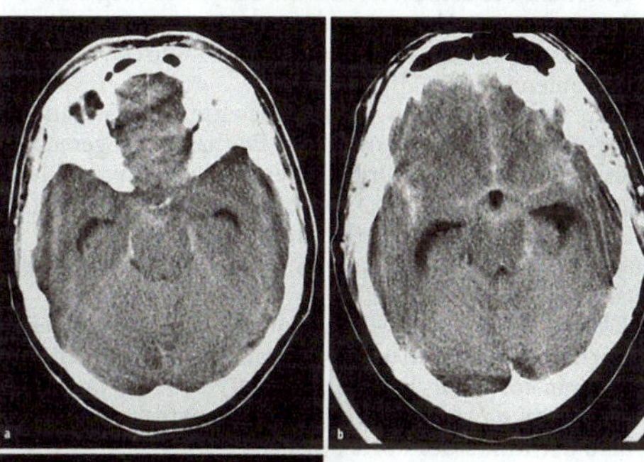

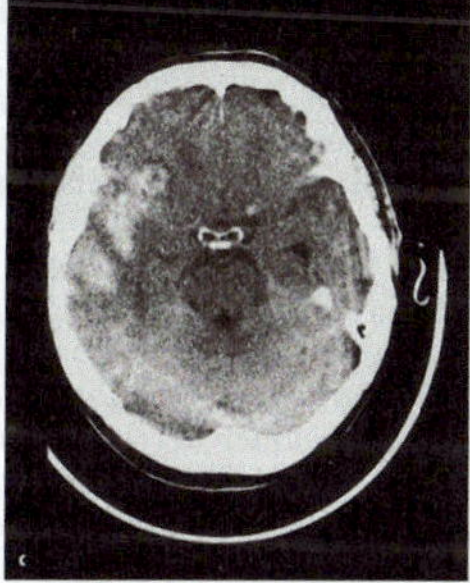

Abb. S184. Subarachnoidalblutung im CT

Tab. S185. Schweregrad der Subarachnoidalblutung nach Hunt und Hess

Grad I Nur geringe Kopfschmerzen und leichte Nackenschmerzen. Auch die Warnblutung ist eine Stadium I
Grad II Mäßige bis schwere Kopfschmerzen, Nackensteife, Hirnnervläsionen
Grad III Leichte Bewusstseinseintrübung, Verwirrtheit oder leichte zerebrale Herdsymptome
Grad IV Tiefe(re) Bewusstseinstrübung, mäßige bis schwere Hemiparese, auch frühe Dezerebrationszeichen, vegetative Störungen
Grad V Tiefes Koma, Enthirnungsstarre

Tab. S186. Komplikationen nach Subarachnoidalblutung

Komplikation	Zeitpunkt	Besonders gefährdet	Häufigkeit
Nachblutung	1. Woche	Alle Patienten	ca. 25 %
Gefäßspasmen	4–14(21) Tage	Massive SAB	ca. 30 %
Hydrozephalus	1–21 Tage	Alle Patienten	ca. 15–20 %
Hyponatriämie	4–14 Tage	Grad III–IV	Unklar
Epileptische Anfälle	0–21 Tage	Alle Patienten	ca. 25 %

Sub|a|rach|no|i|dal|li|quor|räu|me *pl*: →*Subarachnoidalzisternen*

Sub|a|rach|no|i|dal|raum *m* (E subarachnoid cavity): ***Syn***: *Subarachnoidalspalt, Spatium subarachnoideum*; Spaltraum zwischen Arachnoidea* und Pia* mater von Gehirn und Rückenmark, der mit Liquor* cerebrospinalis gefüllt ist; bildet im Bereich der Gyri und Sulci des Gehirns die Subarachnoidalzisternen [Cisternae* subarachnoideae]

Sub|a|rach|no|i|dal|spalt *m*: →*Subarachnoidalraum*

Sub|a|rach|no|i|dal|zis|ter|nen *pl* (E subarachnoid cisterns): ***Syn***: *Hirnzisternen, Cisternae subarachnoideae*; liquorhaltige Erweiterungen des Subarachnoidalraums des Zentralnervensystems und Rückenmarks; sie wirken als Schutzpolster gegen direkte mechanische Belastung

Sub|a|rach|no|i|dal|zys|te *f*: →*Arachnoidalzyste*

sub|a|re|o|lar *adj*: →*subareolär*

sub|a|re|o|lär *adj* (E subareolar): ***Syn***: *subareolar*; unter dem Warzenvorhof/der Areola mammae (liegend)

sub|au|ral *adj* (E subaural): unterhalb des Ohres/der Auris (liegend)

sub|au|ri|ku|lär *adj* (E subauricular): unter der Ohrmuschel/Aurikel (liegend)

sub|a|xi|al *adj* (E subaxial): unterhalb einer Achse (liegend)

sub|a|xil|lär *adj* (E subaxillary): ***Syn***: *infraaxillär, subaxillar*; unterhalb der Achselhöhle/Axilla (liegend)

sub|a|ze|ta|bu|lar *adj*: →*subazetabulär*

sub|a|ze|ta|bu|lär *adj* (E subacetabular): ***Syn***: *subazetabular*; unterhalb der Hüftgelenkspfanne/des Azetabulums (liegend)

sub|a|zid *adj* (E subacid): schwach sauer, vermindert säurehaltig

Sub|a|zi|di|tät *f* (E subacidity): ***Syn***: *Hypoazidität, Hypazidität*; Säuremangel des Magens, z.B. nach Vagotonie* oder bei chronisch-atrophischer Gastritis*

sub|ba|sal *adj* (E subbasal): unterhalb einer Basis (liegend)

sub|chon|dral *adj* (E subchondral): ***Syn***: *subkartilaginär*; unterhalb eines Knorpels (liegend); unter Knorpel (liegend)

sub|chor|dal *adj* (E **1.–2.** subchordal): **1.** unter der Chorda dorsalis (liegend) **2.** unterhalb des Stimmbandes/Ligamentum vocale (liegend)

sub|cho|ri|al *adj*: →*subchorional*

sub|cho|ri|o|nal *adj* (E subchorionic): ***Syn***: *subchorial*; unter dem Chorion (liegend)

sub|chro|nisch *adj* (E subchronic): (*Krankheit*) nicht ausgeprägt chronisch verlaufend

Subclavian-Steal-Syndrom *nt* (E subclavian steal syndrome): ***Syn***: *Subklavia-Anzapfsyndrom*; intermittierende Mangeldurchblutung des Gehirns mit Schwindelgefühl bei proximalem Verschluss der Arteria* subclavia; es kommt zu einer partiellen Strömungsumkehr von der Arteria* vertebralis zum Arm der betroffenen Seite; **Klinik**: Schwindel, Synkopen, Seh-. Hörstörungen bei Belastung [v.a. der betroffenen Seite]; **Diagnose**: Seitendifferenz bei der Blutdruckbestimmung, Stenosegeräusch über der Arteria subclavia, Angiographie, Doppler-Ultraschall; **Therapie**: Angioplastie*, Bypass*

sub|del|to|id *adj* (E subdeltoid): unter dem Deltamuskel/Musculus deltoideus (liegend)

sub|den|tal *adj* (E subdental): unter einem Zahn (liegend); unterhalb der Dens axis (liegend)

sub|der|mal *adj*: →*subkutan*

sub|di|a|phrag|mal *adj* (E subdiaphragmatic): ***Syn***: *subdiaphragmatisch, subphrenisch, hypophrenisch, infradiaphragmal, infradiaphragmatisch*; unterhalb des Zwerchfells/Diaphragma (liegend)

sub|di|a|phrag|ma|tisch *adj*: →*subdiaphragmal*

sub|du|ral *adj* (E subdural): unter der Dura mater (liegend); im Subduralraum (liegend)

Sub|du|ral|hä|ma|tom *nt*: →*subdurales Hämatom*

Sub|du|ral|raum *m* (E subdural cavity): ***Syn***: *Subduralspalt, Spatium subdurale*; kapillärer Spaltraum zwischen Dura* mater und Arachnoidea* von Gehirn und Rückenmark

S

Sub|du|ral|spalt *m*: *→Subduralraum*

sub|en|do|kar|di|al *adj* (Ⓔ subendocardial): unter dem Endokard (liegend)

sub|en|do|the|li|al *adj* (Ⓔ subendothelial): unter dem Endothel (liegend)

sub|e|pen|dy|mal *adj* (Ⓔ subependymal): ***Syn:*** *subependymär*; unter dem Ependym (liegend)

sub|e|pen|dy|mär *adj*: *→subependymal*

sub|e|pi|der|mal *adj* (Ⓔ subepidermal): unter der Oberhaut/Epidermis (liegend)

sub|e|pi|glot|tisch *adj* (Ⓔ subepiglottic): unterhalb des Kehldeckels/der Epiglottis (liegend)

sub|e|pi|kar|di|al *adj* (Ⓔ subepicardial): unter dem Epikard (liegend)

sub|e|pi|the|li|al *adj* (Ⓔ subepithelial): unter dem Deckgewebe/Epithel (liegend)

Su|be|ro|se *f*: *→Suberosis*

Su|be|ro|sis *f, pl* **-ses** (Ⓔ suberosis): ***Syn:*** *Suberose, Korkstaublunge*; in Portugal vorkommende exogen-allergische Alveolitis* durch Inhalation von **Penicillium frequetans**

sub|fas|zi|al *adj* (Ⓔ subfascial): unter einer Faszie (liegend)

sub|feb|ril *adj* (Ⓔ subfebrile): leicht fieberhaft; (*Temperatur*) leicht erhöht

sub|fer|til *adj* (Ⓔ subfertile): vermindert fruchtbar

Sub|fer|ti|li|tät *f* (Ⓔ subfertility): *s.u. Essay Infertilität und Sterilität S. 1041*

Sub|for|ni|kal|or|gan *nt* (Ⓔ subfornical organ): ***Syn:*** *Organum subfornicale*; stecknadelkopfgroßes Organ unterhalb des Fornix, an dem die Plexus* choroideus der Seitenventrikel und des III. Ventrikels angeheftet sind; die genaue Funktion ist unklar

sub|gem|mal *adj* (Ⓔ subgemmal): unter einer Knospe, insbesondere einer Geschmacksknospe/Gemma gustatoria (liegend)

sub|gin|gi|val *adj* (Ⓔ subgingival): unter dem Zahnfleisch/der Gingiva (liegend)

sub|gle|no|i|dal *adj* (Ⓔ subglenoid): ***Syn:*** *infraglenoidal*; unterhalb der Cavitas glenoidalis (liegend)

Sub|glos|si|tis *f, pl* **-tiden** (Ⓔ subglossitis): Entzündung der Zungenunterseite

sub|glos|si|tisch *adj* (Ⓔ subglossitic): Subglossitis betreffend, von ihr betroffen oder gekennzeichnet

sub|glot|tisch *adj* (Ⓔ subglottal): ***Syn:*** *infraglottisch*; unterhalb der Glottis (liegend)

sub|gra|nu|lär *adj* (Ⓔ subgranular): fein granuliert, feinkörnig

Sub|hä|mo|phi|lie *f* (Ⓔ mild form of hemophilia): selten verwendete Bezeichnung für klinisch unauffällige Hämophilie* mit nur vermindertem Faktorspiegel und ohne Blutungsneigung

sub|he|pa|tisch *adj* (Ⓔ subhepatic): unterhalb der Leber (liegend)

sub|hy|o|id *adj*: *→subhyoidal*

sub|hy|o|i|dal *adj* (Ⓔ subhyoid): ***Syn:*** *infrahyoidal, subhyoid*; unterhalb des Zungenbeins/Os hyoideum (liegend)

Su|bi|cu|lum *nt, pl* **Su|bi|cu|la** (Ⓔ subiculum): ***Syn:*** *Subiculum cornu ammonis, Subiculum hippocampi*; Übergangszone des Hippokampus* zwischen Gyrus dentatus und Ammonshorn [Cornu ammonis]

Subiculum cornu ammonis: *→Subiculum*

Subiculum hippocampi: *→Subiculum*

sub|ik|te|risch *adj* (Ⓔ subicteric): leicht gelbsüchtig, leicht ikterisch

Sub|ile|us *m* (Ⓔ incomplete intestinal obstruction): unvollständiger oder beginnender Ileus*

sub|i|li|a|kal *adj* (Ⓔ subiliac): ***Syn:*** *subilisch*; unterhalb des Darmbeins/Iliums (liegend)

sub|i|lisch *adj*: *→subiliakal*

sub|in|ti|mal *adj* (Ⓔ subintimal): unter der Intima (liegend)

Sub|in|vo|lu|tio ute|ri *f* (Ⓔ subinvolution): unvollständige Rückbildung der Gebärmutter nach der Geburt; wird v.a. durch Plazentareste und Infektionen [auch Lochienstau] verursacht

sub|jek|tiv *adj* (Ⓔ subjective): nur für das Subjekt vorhanden, nicht-sachlich, voreingenommen, persönlich

sub|kal|ka|ne|al *adj* (Ⓔ subcalcaneal): unterhalb des Fersenbeins/Kalkaneus (liegend)

sub|ka|pi|tal *adj* (Ⓔ subcapital): unterhalb eines Gelenkkopfes (liegend)

sub|kap|su|lär *adj* (Ⓔ subcapsular): unter einer Kapsel (liegend)

sub|kar|di|al *adj* (Ⓔ infracardiac): ***Syn:*** *infrakardial*; unterhalb des Herzens oder der Herzebene (liegend)

sub|kar|ti|la|gi|när *adj* (Ⓔ subcartilaginous): ***Syn:*** *subchondral*; unterhalb eines Knorpels (liegend); unter Knorpel (liegend)

Sub|kla|via *f*: *→Arteria subclavia*

Subklavia-Anzapfsyndrom *nt*: *→Subclavian-Steal-Syndrom*

Sub|kla|vi|a|schlin|ge *f* (Ⓔ ansa subclavia): ***Syn:*** *Ansa subclavia, Ansa Vieusseni*; Nervenschlinge des Halsgrenzstranges um die Arteria* subclavia

sub|kla|vi|ku|lär *adj* (Ⓔ subclavicular): ***Syn:*** *infraklavikulär*; unterhalb des Schlüsselbeins/der Klavikula (liegend)

Sub|kla|vi|us *m*: *→Musculus subclavius*

sub|kli|nisch *adj* (Ⓔ subclinical): ohne klinische Symptome (verlaufend)

Sub|kom|mis|su|ral|or|gan *nt* (Ⓔ subcommissural organ): ***Syn:*** *Organum subcommissurale*; zum Epithalamus* gerechnetes zirkumventrikuläres Organ*, dessen Bedeutung unklar ist

sub|kon|junk|ti|val *adj* (Ⓔ subconjunctival): unterhalb der Bindehaut/Konjunktiva (liegend)

sub|ko|ra|ko|id *adj* (Ⓔ subcoracoid): unterhalb des Processus coracoideus (liegend)

sub|kor|ne|al *adj* (Ⓔ **1.–2.** subcorneal): **1.** (*Auge*) unter der Hornhaut/Kornea (liegend) **2.** (*Epidermis, Nagel*) unter dem Stratum corneum (liegend)

sub|kor|ti|kal *adj* (Ⓔ subcortical): ***Syn:*** *infrakortikal*; unterhalb der Rinde/des Kortex (liegend)

sub|kos|tal *adj* (Ⓔ subcostal): ***Syn:*** *infrakostal*; unterhalb einer Rippe oder der Rippen (liegend)

Sub|kos|ta|lis *f*: *→Arteria subcostalis*

Sub|kos|tal|mus|keln *pl*: *→Musculi subcostales*

sub|kra|ni|al *adj* (Ⓔ subcranial): unterhalb des Schädels/Kraniums (liegend)

sub|ku|tan *adj* (Ⓔ subcutaneous): ***Syn:*** *hypodermal, subdermal*; unter der Haut (liegend), in der Unterhaut/Subkutis (liegend)

Sub|ku|tis *f* (Ⓔ subcutis): ***Syn:*** *Unterhaut, Unterhautzellgewebe, Hypodermis, Tela subcutanea*; unter der Lederhaut [Dermis*] liegende Schicht aus lockerem Bindegewebe [**Textus connectivus laxus**], das reichlich Fettgewebe [**Panniculus adiposus**] enthält; das Fettgewebe dient sowohl als Depotfett* [z.B. in der Bauchhaut] als auch Strukturfett* [Fußsohle]; Bindegewebsstränge [Retinacula cutis] ziehen von der Haut durch die Unterhaut zu darunter liegenden Strukturen [Faszien, Periost]; in der Subkutis verlaufen Gefäße und Nerven der Haut und die Hautdrüsen und Haarwurzeln

sub|le|thal *adj* (Ⓔ sublethal): nicht tödlich, beinahe tödlich

Sub|leuk|ä|mie *f* (Ⓔ subleukemic leukemia): ***Syn:*** *subleukämische Leukämie*; akute Leukämie* mit nicht oder nur mäßig erhöhter Leukozytenzahl

sub|leuk|ä|misch *adj* (Ⓔ subleukemic): (*Leukämie*) mit nicht oder nur mäßig erhöhter Leukozytenzahl

Sub|li|mat *nt* (Ⓔ sublimate): ***Syn:*** *Quecksilber-II-chlorid*; selten als Desinfektionsmittel verwendet

Sub|li|ma|ti|on *f* (Ⓔ **1.–2.** sublimation): ***Syn:*** *Sublimierung*; **1.** (*chem.*) direkter Übergang vom festen in den gasförmigen Zustand **2.** (*psychiat.*) unbewusste Umwandlung sexueller Energie in kreative Energie; d.h., das sexuelle Ziel wird mit einem anderen, ihm verwandten Ziel vertauscht, das sozial anerkannt ist; im Gegensatz zu Abwehrmechanismen [z.B. Verdrängung] kommt es damit nicht zu einer Hemmung der Aktivität, sondern die Person ist zu äußerer Aktivität und Triebabfuhr fähig

Sub|li|mat|ne|phro|se *f* (Ⓔ sublimate nephrosis): ***Syn:*** *Sublimatniere*; durch chronische Sublimatvergiftung hervorgerufene Nierenschädigung mit nephrotischem Syndrom*

Sub|li|mat|nie|re *f*: *→Sublimatnephrose*

Sub|li|mie|rung *f*: *→Sublimation*

sub|li|mi|nal *adj* (Ⓔ subliminal): unterschwellig
sub|lin|gu|al *adj* (Ⓔ sublingual): unter der Zunge/Lingua (liegend)
Sub|lin|gu|a|lis *f/m*: **1.** →*Arteria sublingualis* **2.** →*Nervus sublingualis*
Sub|lin|gu|al|ta|blet|te *f* (Ⓔ sublingual tablet): Tablette, die unter die Zunge gelegt und deren Wirkstoff(e) über die Schleimhaut resorbiert wird
Sub|lin|gu|al|tem|pe|ra|tur *f* (Ⓔ sublingual temperature): die unter der Zunge gemessene Körpertemperatur*
Sub|lin|gu|i|tis *f, pl* **-ti|den** (Ⓔ sublinguitis): Entzündung der Unterzungendrüse [Glandula* sublingualis]; *s.a. akute eitrige Sialadenitis*
sub|lin|gu|i|tisch *adj* (Ⓔ sublinguitic): Sublinguitis betreffend
Sub|lu|xa|tio *f, pl* **-ti|o|nes**: →*Subluxation*
Subluxatio radii peranularis (Ⓔ nursemaid's elbow): ***Syn:*** *Pronatio dolorosa, Chassaignac-Lähmung*; durch eine Subluxation des Radiusköpfchens* hervorgerufene schmerzhafte Scheinlähmung; meist durch plötzliches Hochreißen von Kleinkindern bedingt; **Therapie**: manuelle Reposition
Sub|lu|xa|ti|on *f* (Ⓔ subluxation): ***Syn:*** *Subluxatio*; unvollständige Verrenkung/Ausrenkung
sub|ma|mil|lär *adj* (Ⓔ inframamillary): ***Syn:*** *inframamillär*; unterhalb der Brustwarze/Mamille (liegend)
sub|mam|mär *adj* (Ⓔ submammary): ***Syn:*** *inframammär*; unterhalb der Brust(drüse)/Mamma (liegend)
sub|man|di|bu|lär *adj* (Ⓔ submandibular): ***Syn:*** *submandibular, inframandibular, inframandibulär*; unterhalb des Unterkiefers/der Mandibula (liegend)
sub|mar|gi|nal *adj* (Ⓔ submarginal): ***Syn:*** *inframarginal*; unterhalb einer Grenze/eines Randes (liegend)
sub|ma|xil|lär *adj* (Ⓔ submaxillary): ***Syn:*** *inframaxillar, inframaxillär, submaxillar*; unterhalb des Oberkiefers/der Maxilla (liegend)
Sub|ma|xil|la|ri|tis *f, pl* **-ti|den** (Ⓔ submaxillaritis): ***Syn:*** *Submaxillitis*; Entzündung der Unterkieferspeicheldrüse [Glandula* submandibularis]; *s.a. akute eitrige Sialadenitis*
sub|ma|xil|la|ri|tisch *adj* (Ⓔ submaxillaritic): ***Syn:*** *submaxillitisch*; Submaxillaritis betreffend, von ihr betroffen oder gekennzeichnet
Sub|ma|xil|li|tis *f, pl* **-ti|den**: →*Submaxillaritis*
sub|ma|xil|li|tisch *adj*: →*submaxillaritisch*
sub|me|di|al *adj* (Ⓔ submedial): ***Syn:*** *submedian*; fast in der Mitte (liegend)
sub|me|di|an *adj*: →*submedial*
sub|men|tal *adj* (Ⓔ submental): unterhalb des Kinns/Mentum (liegend)
Sub|men|ta|lis *f*: →*Arteria submentalis*
Sub|mer|si|on *f* (Ⓔ submersion): Eintauchen, Untertauchen
sub|mi|kro|sko|pisch *adj* (Ⓔ submicroscopic): ***Syn:*** *ultravisibel, ultramikroskopisch*; nicht mit dem (Licht-)Mikroskop sichtbar
sub|mu|kös *adj* (Ⓔ submucous): unter der Schleimhaut/Mukosa (liegend); die Submukosa betreffend, in der Submukosa (liegend)
Sub|mu|ko|sa *f* (Ⓔ submucosa): ***Syn:*** *Tela submucosa*; lockere Bindegewebsschicht unter der Schleimhaut [Tunica* mucosa] des Verdauungstraktes, der Blase und der Bronchien; sie liegt zwischen Tunica* mucosa und Tunica* muscularis und führt Blutgefäße und Nerven
sub|mus|ku|lär *adj* (Ⓔ submuscular): unter einem Muskel (liegend)
sub|nar|ko|tisch *adj* (Ⓔ subnarcotic): leicht narkotisch
sub|na|sal *adj* (Ⓔ subnasal): unterhalb der Nase (liegend)
sub|neu|ral *adj* (Ⓔ subneural): unterhalb eines Nervs (liegend)
sub|nor|mal *adj* (Ⓔ subnormal): unter der Norm, unterdurchschnittlich
Sub|nu|cle|us *nt, pl* **-clei** (Ⓔ subnucleus): ***Syn:*** *Subnukleus*; Unterkern; Kernteil, Kernbezirk
Subnucleus gelatinosus (Ⓔ gelatinous subnucleus): *s.u. Nucleus spinalis nervi trigemini*
Subnucleus magnocellularis (Ⓔ magnocellular subnucleus): *s.u. Nucleus spinalis nervi trigemini*
Subnucleus zonalis (Ⓔ zonal subnucleus): *s.u. Nucleus spinalis nervi trigemini*
sub|nu|kle|är *adj* (Ⓔ infranuclear): ***Syn:*** *subnuklear, infranuklear, infranukleär*; unterhalb eines Kerns/Nukleus (liegend)
Sub|nu|kle|us *nt, pl* **-klei**: →*Subnucleus*
sub|ok|zi|pi|tal *adj* (Ⓔ suboccipital): unter dem Hinterhaupt/Okziput oder dem Hinterhauptbein/Os occipitale (liegend)
Sub|ok|zi|pi|tal|punk|ti|on *f* (Ⓔ suboccipital puncture): ***Syn:*** *Zisternenpunktion, Hirnzisternenpunktion*; Punktion der Cisterna* cerebellomedullaris zur Entnahme von Liquor* cerebrospinalis oder Applikation von Chemotherapeutika
sub|op|ti|mal *adj* (Ⓔ suboptimal): nicht optimal, unteroptimal
sub|or|bi|tal *adj* (Ⓔ suborbital): ***Syn:*** *infraorbital*; unterhalb der Augenhöhle/Orbita (liegend), auf dem Orbitaboden liegend
sub|pa|pil|lär *adj* (Ⓔ subpapillary): unter einer Papille (liegend)
sub|pa|tel|lar *adj* (Ⓔ subpatellar): ***Syn:*** *infrapatellär, infrapatellar*; unterhalb der Kniescheibe/Patella (liegend)
sub|pek|to|ral *adj* (Ⓔ subpectoral): unter(halb) der Pektoralisgegend/Regio pectoralis oder den Pektoralismuskeln
sub|pe|ri|kar|di|al *adj* (Ⓔ subpericardial): unter dem Herzbeutel/Perikard (liegend)
sub|pe|ri|os|tal *adj* (Ⓔ subperiosteal): unter der Knochenhaut/dem Periost (liegend)
sub|pe|ri|to|ne|al *adj* (Ⓔ subperitoneal): unter dem Bauchfell/Peritoneum (liegend)
sub|pha|ryn|ge|al *adj* (Ⓔ subpharyngeal): unterhalb des Rachens/Pharynx (liegend)
sub|phre|nisch *adj*: →*subdiaphragmal*
sub|pi|al *adj* (Ⓔ subpial): unter der Pia mater (liegend)
sub|pla|zen|tar *adj* (Ⓔ subplacental): unter dem Mutterkuchen/der Plazenta (liegend); die Decidua basalis betreffend
sub|pleu|ral *adj* (Ⓔ subpleural): unter der Pleura (liegend)
sub|pu|bisch *adj* (Ⓔ subpubic): unterhalb des Schambeins (liegend)
sub|pul|mo|nal *adj* (Ⓔ subpulmonary): ***Syn:*** *infrapulmonal*; unterhalb der Lunge(n)/Pulmo (liegend)
sub|pul|pal *adj* (Ⓔ subpulpal): unter der Zahnpulpa (liegend)
sub|rek|tal *adj* (Ⓔ subrectal): ***Syn:*** *infrarektal*; unterhalb des Rektums (liegend)
sub|re|ti|nal *adj* (Ⓔ subretinal): unter der Netzhaut/Retina (liegend)
Sub|sep|sis *f* (Ⓔ subacute sepsis): subakut verlaufende Sepsis*
Subsepsis allergica Wissler: →*Wissler-Fanconi-Syndrom*
Subsepsis hyperergica: →*Wissler-Fanconi-Syndrom*
sub|se|rös *adj* (Ⓔ subserous): unter einer serösen Haut/Serosa (liegend)
Sub|se|ro|sa *f* (Ⓔ subserosa): ***Syn:*** *Tela subserosa*; Bindegewebsschicht unter der Serosa* [Tunica serosa], die z.T. fest mit ihr verwachsen, z.T. aber nur locker an sie gebunden ist
sub|ska|pu|lär *adj* (Ⓔ subscapular): ***Syn:*** *subskapular, infraskapular, infraskapulär*; unterhalb des Schulterblattes/der Skapula (liegend)
Sub|ska|pu|la|ris *f/m*: **1.** →*Arteria subscapularis* **2.** →*Musculus subscapularis*
sub|skle|ral *adj* (Ⓔ subscleral): ***Syn:*** *hyposkleral*; unter der Sklera (liegend)
sub|spi|nal *adj* (Ⓔ subspinous): ***Syn:*** *infraspinal*; unter einem Dornfortsatz/Processus spinosus (liegend)
sub|sple|nisch *adj* (Ⓔ infrasplenic): unterhalb der Milz (liegend)
Sub|stan|tia *f, pl* **-ti|ae** (Ⓔ substance): Substanz, Masse
Substantia adamantina (Ⓔ adamantine substance of tooth): ***Syn:*** *Adamantin, Zahnschmelz, Schmelz, Enamelum*; emailleartige, transparente äußere Zahnschicht; härteste Substanz des menschlichen Körpers; die Anordnung der primär aus Apatitkristallen bestehenden **Schmelzprismen** ist für die mikroskopisch sichtbare Retzius*-Streifung und die Schreger*-Hunter-Linien verantwortlich
Substantia alba (Ⓔ white matter): ***Syn:*** *weiße Substanz, Marksubstanz*; aus markhaltigen und marklosen Nervenfasern, Gliazellen und Blutgefäßen aufgebaute weiße Sub-

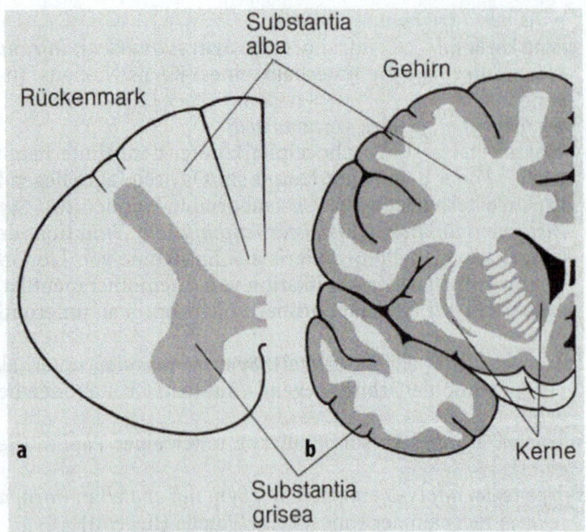

Abb. S187. Substantia. Verteilung von grauer und weißer Substanz im Gehirn und Rückenmark

stanz des Zentralnervensystems [Hirn- und Rückenmark]; im Rückenmark umgibt sie als äußerer Mantel die innen liegende graue Substanz [Substantia* grisea], im Gehirn liegt sie unter der grauen Hirnrinde und umschließt die zentralen Kerngebiete

Substantia alba hypothalami (Ⓔ white matter of hypothalamus): weiße Substanz des Hypothalamus; enthält u.a. Tractus* hypothalamohypophysialis, Fasciculus* mammillotegmentalis und Fasciculus* mammillothalamicus

Substantia alba medullae oblongatae (Ⓔ white matter of medulla oblongata): weiße Substanz der Medulla* oblongata; enthält u.a. Tractus* pyramidalis, Fasciculus* longitudinalis dorsalis, Fasciculus* longitudinalis medialis und Lemniscus* medialis und spinalis

Substantia alba medullae spinalis (Ⓔ white matter of spinal cord): ***Syn:*** *weiße Rückenmarkssubstanz*; aus Nervenfasern und Glia bestehende weiße Substanz des Rückenmarks [Medulla* spinalis], die die graue Rückenmarkssubstanz [Substantia* grisea medullae spinalis] mantelförmig umgibt; ihre Gliazellen bilden an der Oberfläche eine Membrana* limitans gliae superficialis und um Gefäße eine Membrana* limitans gliae perivascularis; man unterscheidet drei säulenartige Stränge: **Vorderstrang** [Funiculus* anterior medullae spinalis], **Seitenstrang** [Funiculus lateralis medullae spinalis] und **Hinterstrang** [Funiculus* posterior medullae spinalis]; *s.a. Substantia grisea medullae spinalis*

Substantia alba tegmenti mesencephali (Ⓔ white matter of mesencephalic tegmentum): weiße Substanz der Mittelhirnhaube; *s.u. Tegmentum mesencephali*

Substantia alba tegmenti pontis (Ⓔ white matter of tegmentum of pons): weiße Substanz der Brückenhaube; *s.u. Tegmentum pontis*

Substantia compacta (Ⓔ compact substance of bone): ***Syn:*** *Kompakta*; *s.u. Knochen*

Substantia corticalis (Ⓔ cortical substance of bone): ***Syn:*** *Kortikalis*; *s.u. Knochen*

Substantia eburna: *→Dentin*

Substantia gelatinosa centralis (Ⓔ central gelatinous substance): vorwiegend aus Gliazellen und -fasern bestehende helle, glasige Schicht um den Zentralkanal des Rückenmarks

Substantia gelatinosa cornu posterioris medullae spinalis (Ⓔ gelatinous substance of dorsal horn of spinal cord): Lamina spinalis II; *s.u. Cornu posterius medullae spinalis*

Substantia grisea (Ⓔ gray matter): ***Syn:*** *graue Substanz*; vorwiegend aus den Körpern von Nervenzellen und ihren Fortsätzen [Axone, Dendriten] aufgebaute graue Substanz des Zentralnervensystems [Gehirn- und Rückenmark]; im Rückenmark liegt sie in der Mitte und wird außen von der weißen Substanz bedeckt, im Gehirn bildet sie die Hirnrinde [Cortex* cerebri] und die in die weiße Substanz eingebetteten Kerngebiete [Nuclei*]; *s.a. Substantia alba*

Substantia grisea centralis (Ⓔ central gray substance): ***Syn:*** *zentrales Höhlengrau*; aus Kerngebieten bestehende graue Substanz um den Aqueductus* cerebri; gehört zu dem mesenzephalen Teil des limbischen Systems* und spielt eine wichtige Rolle bei der Schmerzwahrnehmung

Substantia grisea intermedia centralis: veraltet für *→Substantia intermedia centralis*

Substantia grisea intermedia lateralis: veraltet für *→Substantia intermedia lateralis*

Substantia grisea medullae oblongatae (Ⓔ gray matter of medulla oblongata): die graue Substanz der Medulla* oblongata besteht aus wichtigen Kerngebieten, wie z.B. Nucleus* gracilis, Nucleus* cuneatus; Nucleus* spinalis nervi trigemini, Nuclei* vestibulares, Nuclei* reticulares und Nuclei* raphes

Substantia grisea medullae spinalis (Ⓔ gray matter of spinal cord): ***Syn:*** *graue Rückenmarkssubstanz*; die graue Substanz des Rückenmarks [Medulla* spinalis] bildet den schmetterlingsförmigen Innenteil, der außen von der weißen Rückenmarkssubstanz [Substantia* alba medullae spinalis] mantelförmig umgeben wird; im Querschnitt unterscheidet man **Vorderhorn** [Cornu* anterius medullae spinalis], **Seitenhorn** [Cornu* laterale medullae spinalis] und **Hinterhorn** [Cornu* posterius medullae spinalis]; bei räumlicher Betrachtung werden daraus **Vordersäule** [Columna* anterior], **Seitensäule** [Columna* intermedia] bzw. **Hintersäule** [Columna* posterior]; *s.a. Substantia alba medullae spinalis*

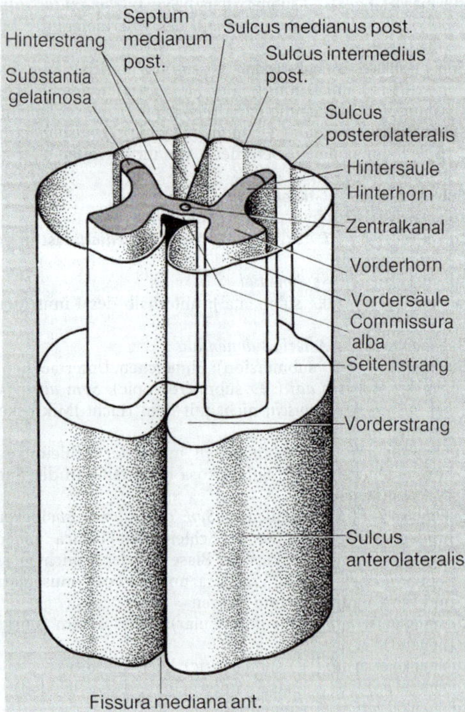

Abb. S188. Oberflächengestaltung, weiße und graue Substanz des Rückenmarks

Substantia grisea partis basilaris pontis (Ⓔ gray matter of basilar part of pons): graue Substanz der Pars basilaris pontis der Brücke [Pons*]; *s.a. Nuclei pontis*

Substantia grisea peri-aqueductalis: veraltet für *→Substantia grisea centralis*

Substantia grisea tegmenti mesencephali (Ⓔ gray matter

of mesencephalic tegmentum): graue Substanz der Mittelhirnhaube; *s.u. Tegmentum mesencephali*

Substantia grisea tegmenti pontis (Ⓔ gray matter of tegmentum of pons): graue Substanz der Brückenhaube; *s.u. Tegmentum pontis*

Substantia grisea thalami (Ⓔ gray matter of thalamus): graue Substanz des Thalamus*; *s.a. Nuclei thalami*

Substantia innominata (Ⓔ substantia innominata): ***Syn:*** *Meynert-Ganglion*; an der medialen Seite des Mandelkörpers [Corpus* amygdaloideum] liegendes klar abgegrenztes Nervengewebe, das Acetylcholin* bildet; Ausfall dieser Sekretion wird mit der Alzheimer-Krankheit in Verbindung gebracht

Substantia intermedia centralis (Ⓔ central intermediate gray matter of spinal cord): die graue Rückenmarkssubstanz [Substantia* grisea medullae spinalis] um den Zentralkanal

Substantia intermedia lateralis (Ⓔ lateral intermediate gray matter of spinal cord): graue Rückenmarkssubstanz [Substantia* grisea medullae spinalis], die Vorder- und Hinterhorn im Bereich des Seitenhorns trennt

Substantia lentis (Ⓔ substance of lens): ***Syn:*** *Linsensubstanz*; Oberbegriff für Linsenepithel [Epithelium lentis] und Linsenfasern [Fibrae lentis], die zusammen die Hauptmasse der Linse bilden; *s.a. Linse*

Substantia muscularis prostatae (Ⓔ muscular substance of prostate): *s.u. Prostata*

Substantia nigra (Ⓔ black substance): grau-schwarzer Mittelhirnkern, der aus vier Teilen besteht: **Pars compacta, lateralis, reticularis** und **retrorubralis**; die **Pars compacta** besteht aus großen melaninhaltigen Neuronen, die Dopamin* bilden; ihre Axone ziehen zum Corpus* striatum und bilden das **nigrostriatale System**, das eine hemmende Wirkung auf das Corpus striatum ausübt; bei der Parkinson*-Krankheit besteht ein Dopaminmangel; dadurch schüttet das Striatum* ungehemmt Acetylcholin* aus, was zu einer typischen Rigidiät der Muskulatur führt

Substantia ossea dentis (Ⓔ tooth cement): ***Syn:*** *Zahnzement, Zement, Wurzelzement, Cementum*; knochenähnliche Substanz des Zahnes, die die Zahnwurzel bedeckt und der Verankerung des Parodontalligaments dient

Substantia perforata anterior (Ⓔ anterior perforated substance): ***Syn:*** *Substantia perforata rostralis*; Bezirk an der Oberfläche der Hirnbasis vor dem Tractus* olfactorius, der von zahlreichen Arterienästen durchbohrt wird

Substantia perforata posterior (Ⓔ posterior perforated substance): *s.u. Fossa interpeduncularis*

Substantia perforata rostralis: *→Substantia perforata anterior*

Substantia propria corneae (Ⓔ proper substance of cornea): *s.u. Kornea*

Substantia propria sclerae (Ⓔ proper substance of sclera): *s.u. Sclera*

Substantia reticulogranulofilamentosa (Ⓔ reticular substance): *s.u. Retikulozyt*

Substantia spongiosa (Ⓔ spongy substance of bone): ***Syn:*** *Spongiosa, Substantia trabecularis*; *s.u. Knochen*

Substantia trabecularis: *→Substantia spongiosa*

Sub|stanz *f* (Ⓔ substance): Stoff, Materie; (*anatom.*) Substantia

antimutagene Substanz (Ⓔ antimutagen): ***Syn:*** *Antimutagen*; Substanz, die die spontane oder induzierte Mutationsrate verringert

dentinogene Substanz: *→Prädentin*

graue Substanz: *→Substantia grisea*

graue Substanz der Medulla oblongata: *→Substantia grisea medullae oblongatae*

antiinflammatorisch wirkende Substanzen: *→nicht-steroidale Antiphlogistika*

Substanz P (Ⓔ substance P): zu den Neurotransmittern* gehörendes Peptid aus 11 Aminosäuren; kommt im gesamten Intestinaltrakt und im Zentralnervensystem vor; bewirkt eine Kontraktion der glatten Muskulatur

psychotrope Substanzen: *→Psychopharmaka*

weiße Substanz: *→Substantia alba*

weiße Substanz des Hypothalamus: *→Substantia alba hypothalami*

weiße Substanz der Medulla oblongata: *→Substantia alba medullae oblongatae*

sub|ster|nal *adj* (Ⓔ **1.** substernal **2.** retrosternal): **1.** ***Syn:*** *infrasternal*; unterhalb des Brustbeins/Sternums (liegend) **2.** ***Syn:*** *retrosternal*; hinter dem Brustbein/Sternum (liegend)

Sub|sti|tu|ti|on *f* (Ⓔ substitution): Ersatz, Austausch

Sub|sti|tu|ti|ons|the|ra|pie *f* (Ⓔ replacement therapy): Zuführung von normalerweise im Körper vorkommenden Substanzen zur Behandlung oder Verhütung von Mangelsymptomen, z.B. als Hormonersatztherapie nach der Menopause

Sub|strat *nt* (Ⓔ substrate): Substanz, die von einem Enzym* umgesetzt wird

Sub|strat|my|zel *nt* (Ⓔ vegetative mycelium): ***Syn:*** *vegetatives Myzel*; *s.u. Essay Pilze S. 1697*

sub|sy|nap|tisch *adj* (Ⓔ subsynaptic): unterhalb einer Synapse (liegend)

sub|syn|o|vi|al *adj* (Ⓔ subsynovial): unter der Membrana* synovialis (liegend)

sub|ta|lar *adj* (Ⓔ subtalar): unterhalb des Sprungbeins/Talus (liegend)

Sub|ta|lar|ge|lenk *nt*: *→Articulatio subtalaris*

sub|tem|po|ral *adj* (Ⓔ subtemporal): unter(halb) der Schläfe (liegend)

sub|ten|di|nös *adj* (Ⓔ subtendinous): unter einer Sehne (liegend)

sub|ten|to|ri|al *adj* (Ⓔ subtentorial): ***Syn:*** *infratentorial*; unterhalb des Tentorium cerebelli (liegend)

sub|tha|la|misch *adj* (Ⓔ subthalamic): unterhalb des Thalamus (liegend)

Sub|tha|la|mus *m* (Ⓔ subthalamus): zum motorischen System gehörender Abschnitt des Zwischenhirns [Diencephalon*] unterhalb des Thalamus*; enthält mehrere Kerngebiete [Nucleus subthalamicus, Kerne der Forel*-Felder, Zona incerata]

Sub|ti|li|sin *nt* (Ⓔ subtilisin): Protease* von Bacillus subtilis; wird u.a. als Zusatz in Waschmitteln verwendet

sub|ton|sil|lär *adj* (Ⓔ infratonsillar): ***Syn:*** *infratonsillär*; unterhalb einer Mandel/Tonsille (liegend)

sub|tra|che|al *adj* (Ⓔ infratracheal): unter der Luftröhre/Trachea (liegend)

Sub|trak|ti|ons|al|ka|lo|se *f* (Ⓔ subtraction alkalosis): durch Wasserstoffionenverluste verursachte Alkalose*

Sub|trak|ti|ons|an|gi|o|gra|phie, di|gi|ta|le *f* (Ⓔ digital subtraction angiography): Röntgenkontrastdarstellung von Herz und/oder Gefäßen mit computergesteuerter Entfernung [Subtraktion] störender Strukturen aus dem Bild; je nach

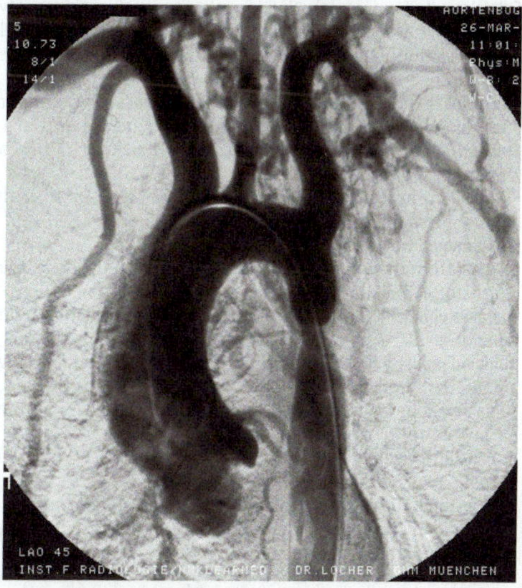

Abb. S189. Digitale Subtraktionsangiographie einer postduktalen Aortenisthmusstenose

der Art der Kontrastmittel unterscheidet man **intraarterielle** und **intravenöse** bzw. **transvenöse digitale Subtraktionsangiographie**; *s.a. Subtraktionsverfahren*

Sub|trak|ti|ons|a|zi|do|se *f* (Ⓔ bicarbonate depletion acidosis): durch Verlust von Bicarbonat verursachte Azidose*

Sub|trak|ti|ons|ver|fah|ren *pl* (Ⓔ subtraction methods): Oberbegriff für radiologische Verfahren, bei denen zwei Aufnahmen miteinander verglichen und störende Strukturen entfernt [subtrahiert] werden; zuerst wird eine Nativaufnahme ohne Kontrastmittel angefertigt, die mit einer darauffolgenden Kontrastmittelaufnahme verglichen wird; die Überlagerung der beiden Bilder führt zur Aufhebung aller in beiden Bildern vorhandenen Strukturen, wodurch nur die kontrastmittelgefüllten Strukturen übrigbleiben, die damit deutlich sichtbar werden; die Subtraktion kann fotographisch [**Fotosubtraktion**] oder mit einem Videogerät [**Videosubtraktion**] erfolgen; am häufigsten sind aber **digitale Subtraktionsverfahren**, die computergestützt arbeiten

sub|tro|chan|tär *adj* (Ⓔ subtrochanteric): unter dem Trochanter (liegend)

sub|um|bi|li|kal *adj* (Ⓔ subumbilical): *Syn: infraumbilikal*; unterhalb des Nabels/Umbilikus (liegend)

sub|un|gu|al *adj* (Ⓔ subungual): *Syn: hyponychial*; unter dem Nagel (liegend)

sub|u|re|thral *adj* (Ⓔ suburethral): unter der Harnröhre/Urethra (liegend)

sub|va|gi|nal *adj* (Ⓔ subvaginal): unter(halb) der Scheide/Vagina (liegend)

sub|val|vu|lar *adj* (Ⓔ subvalvular): unterhalb einer Klappe/Valva (liegend)

Suc-, suc- *präf.*: Wortelement mit der Bedeutung „unter/unterhalb/nahe"

Suc|ci|nat *nt* (Ⓔ succinate): Salz der Bernsteinsäure*; Zwischenprodukt im Citratzyklus*

Suc|ci|nat|de|hy|dro|ge|na|se *f* (Ⓔ succinate dehydrogenase): Enzym des Citratzyklus*, das Succinat zu Fumarat oxidiert

Suc|ci|nyl|cho|lin|chlo|rid *nt*: →*Suxamethoniumchlorid*

Suc|cus *m, pl* **-ci** (Ⓔ juice): *Syn: Sucus*; Saft; Sekret

Succus Liquiritiae: →*Lakritze*

Sucht *f*: umgangssprachliche Bezeichnung für →*Abhängigkeit*

Such|test *m* (Ⓔ screening test): *Syn: Vortest, Siebtest, Screeningtest*; grober Test, der symptomlose Träger einer Erkrankung oder potentielle Träger/Überträger identifiziert

Su|cral|fat *nt* (Ⓔ sucralfate): basisches Aluminiumsalz von Saccharosehydrogensulfat; bildet zusammen mit Magensäure einen gelartigen Überzug, der die Schleimhaut vor der Magensäure schützt; **Anw.**: Ulkusprophylaxe, Gastritis*

Su|cra|se *f* (Ⓔ sucrase): *Syn: Saccharose-α-glucosidase*; Hydrolase* der Darmschleimhaut, die Saccharose* und Maltose* spaltet; Mangel oder Inaktivität führt zu Saccharoseintoleranz*

Su|cros|u|ria *f* (Ⓔ sucrosuria): *Syn: Saccharosurie*; (vermehrte) Ausscheidung von Saccharose [Rübenzucker] im Harn

Su|cus *m, pl* **-ci** (Ⓔ juice): *Syn: Succus*; Saft; Sekret

Sucus gastricus: →*Magensaft*

Sucus prancreaticus (Ⓔ pancreatic juice): Pankreassaft, Pankreasspeichel

Su|da|mi|na *pl*: →*Schweißfrieseln*

Su|dan|farb|stof|fe *pl* (Ⓔ Sudan dyes): wasserunlösliche Azofarbstoffe, die zur Fettfärbung verwendet werden

su|da|no|phil *adj* (Ⓔ sudanophilic): mit Sudanfarbstoffen färbend

Su|da|no|phi|lie *f* (Ⓔ sudanophilia): Anfärbbarkeit mit Sudanfarbstoffen

su|da|no|phob *adj* (Ⓔ sudanophobic): nicht mit Sudan anfärbbar

Sudan-Zaire-Virus *nt* (Ⓔ Ebola virus): *Syn: Ebola-Virus*; *s.u. Ebolaviruskrankheit*

sudden infant death syndrome *nt*: →*Kindstod, plötzlicher*

Sudeck: Paul Hermann Martin Sudeck; 1866–1945; deutscher Chirurg (Hamburg)

Sudeck-Syndrom *nt* (Ⓔ Sudeck's syndrome): *Syn: Sudeck-Dystrophie, Sudeck-Reflexdystrophie, Morbus Sudeck*; meist nach Verletzung oder Entzündung auftretende progressive Dystrophie* von Muskeln und Knochen einer Gliedmaße; verläuft in drei Phasen: **1. Akutphase** [0–3 Monate]: Schwellung, Ödem, Übererwärmung, diffuser Belastungs- und Ruheschmerz, Hyper- und Hypohidrose; diffuse Entmineralisierung im Röntgenbild **2. Intermediärphase** [3–12 Monate]: Glanzhaut* und trockene Haut, anhaltender Schmerz, blasse Zyanose, Muskelatrophie, Einschränkung der Beweglichkeit, Hyperhidrose, zunehmende Entmineralisierung im Röntgenbild **3. Endstadium** [> 1 Jahr]: Knochen- und Muskelatrophie, Kontrakturen, Nachlassen der Schmerzen die **Ätiologie** ist ungeklärt; wahrscheinlich handelt es sich um eine Kombination von Prädisposition und wiederholten Repositionsmanövern; die **Therapie** ist symptomatisch [Schmerzmittel, Förderung der Durchblutung, Entzündungshemmer, Krankengymnastik]

SUDH *Abk.*: →*Succinatdehydrogenase*

Su|dor *m*: →*Schweiß*

Sudor urinosus (Ⓔ urhidrosis): *Syn: Urhidrosis, Uridrosis, urämischer Frost*; Ausscheidung von Harnstoff und Harnsäure im Schweiß bei Urämie*

Sudor-, sudor- *präf.*: Wortelement mit der Bedeutung „Schweiß/Schwitzen"

su|do|ri|fer *adj* (Ⓔ sudorific): schweißtreibend

Su|do|ri|fe|rum *nt* (Ⓔ sudorific): *Syn: Diaphoreticum, Diaphoretikum, Sudorifikum, Hidrotikum*; schweißtreibendes Mittel

Su|do|ri|fi|kum *nt, pl* **-ka**: →*Sudoriferum*

Suf-, suf- *präf.*: Wortelement mit der Bedeutung „unter/unterhalb/nahe"

Suf|en|ta|nil *nt* (Ⓔ sufentanil): starkes Opioid; **Anw.**: Schmerzbehandlung, Narkose, Lumbalanästhesie

suf|fi|zi|ent *adj* (Ⓔ sufficient): ausreichend (funktionsfähig)

Suf|fo|ca|tio *f, pl* **-ti|o|nes**: →*Erstickung*

Suf|fu|si|on *f* (Ⓔ suffusion): größere, flächenhafte Blutung

Sug-, sug- *präf.*: Wortelement mit der Bedeutung „unter/unterhalb/nahe"

sug|ges|ti|bel *adj* (Ⓔ suggestible): beeinflussbar

Sug|ges|ti|on *f* (Ⓔ suggestion): (seelische) Beeinflussung; kann von außen erfolgen [**Fremdsuggestion, Heterosuggestion**] oder durch die Person selbst [**Autosuggestion**]

Su|gil|la|ti|on *f* (Ⓔ suggillation): flächenhafte Hautblutung

Su|i|cid *f*: →*Suizid*

su|i|ci|dal *adj*: →*suizidal*

Su|i|zid *m* (Ⓔ suicide): *Syn: Suicid*; Selbstmord, Freitod, Selbsttötung

erweiterter Suizid (Ⓔ murder-suicide): *Syn: Mitnahmeselbstmord*; Selbstmord nach Tötung anderer, nahe stehender Personen, z.B. der Kinder oder des Ehepartners; tritt häufig bei endogenen Depressionen* oder bei unheilbaren Erkrankungen des Partners/Angehörigen auf

medizinisch assistierter Suizid (Ⓔ physician-assisted suicide): *Syn: Beihilfe zur Selbsttötung, Beihilfe zum Suizid, Beihilfe zum Selbstmord*; *s.u. Essay Euthanasie S. 649*

su|i|zi|dal *adj* (Ⓔ suicidal): *Syn: suicidal*; Selbstmord/Suizid betreffend; selbstmordgefährdet

Su|i|zi|da|li|tät *f* (Ⓔ suicidal tendency): Neigung zum Selbstmord

Suizidgen-Strategie *f* (Ⓔ suicide-gene strategy): *s.u. Essay Gentransfer und Gentherapie S. 761*

Suk-, suk- *präf.*: Wortelement mit der Bedeutung „unter/unterhalb/nahe"

Suk|kor|rhoe *f, pl* **-rho|en** (Ⓔ succorrhea): übermäßige Sekretabsonderung

suk|ze|dan *adj* (Ⓔ succedaneous): nachfolgend

suk|zes|siv *adj* (Ⓔ successive): (aufeinander-)folgend; fortlaufend, stufenweise

Sul|bac|tam *nt* (Ⓔ sulbactam): β-Lactamase-Hemmer; wird zusammen mit Aminopenicillin verwendet

Sul|cus *m, pl* **-ci** (Ⓔ sulcus): Furche, Rinne, Sulkus

Sulcus ampullaris (Ⓔ ampullary sulcus): *s.u. Crista ampullaris*

Sulcus anterolateralis medullae oblongatae (Ⓔ anterolateral sulcus of medulla oblongata): Vorderseitenfurche der Medulla* oblongata vor der Olive*; Austrittsort des Nervus* hypoglossus

S

Sulcus anterolateralis medullae spinalis (Ⓔ anterolateral groove of spinal cord): Vorderseitenfurche des Rückenmarks [Medulla* spinalis] seitlich der Fissura* mediana anterior
Sulcus arteriae meningeae mediae (Ⓔ groove for medial meningeal artery): Furche auf der Innenseite des Scheitelbeins [Os* parietale] für die Arteria* meningea media
Sulcus arteriae occipitalis (Ⓔ groove for occipital artery): Furche auf der Außenseite des Felsenbeins [Pars* petrosa ossis temporalis] für die Arteria* occipitalis
Sulcus arteriae subclaviae (Ⓔ subclavian sulcus): Furche auf der Oberseite der 1. Rippe, in der die Arteria* subclavia verläuft
Sulcus arteriae temporalis mediae (Ⓔ sulcus of middle temporal artery): Furche auf der Außenseite der Pars squamosa des Schläfenbeins [Os* temporale] für die Arteria* temporalis media
Sulcus arteriae vertebralis (Ⓔ sulcus of vertebral artery): *s.u. Arcus posterior atlantis*
Sulci arteriosi (Ⓔ arterial sulci): Schädelwandfurchen für die Meningealarterien
Sulcus basilaris (Ⓔ basilar groove): längsverlaufende Furche an der Unterseite der Brücke [Pons*], in der die Arteria* basilaris verläuft
Sulcus bicipitalis lateralis (Ⓔ lateral bicipital sulcus): ***Syn:*** *radiale Bizepsrinne, Sulcus bicipitalis radialis*; sichtbare Einsenkung der Haut auf der Außenseite der Oberams; wird durch das Septum* intermusculare brachii laterale bedingt
Sulcus bicipitalis medialis (Ⓔ medial bicipital sulcus): ***Syn:*** *ulnare Bizepsrinne, Sulcus bicipitalis ulnaris*; sichtbare Einsenkung der Haut auf der Innenseite der Oberams; wird durch das Septum* intermusculare brachii mediale bedingt
Sulcus bicipitalis radialis: *→Sulcus bicipitalis lateralis*
Sulcus bicipitalis ulnaris: *→Sulcus bicipitalis medialis*
Sulcus bulbopontinus (Ⓔ bulbopontine sulcus): querverlaufende Rinne, die die Brücke [Pons*] von der Medulla* oblongata trennt; in ihr verlaufen Nervus* abducens, facialis und vestibulocochlearis
Sulcus calcanei (Ⓔ calcaneal sulcus): Rinne zwischen der Facies articularis talaris posterior und media des Fersenbeins [Calcaneus*]
Sulcus calcarinus (Ⓔ calcarine sulcus): ***Syn:*** *Spornfurche, Kalkarina, Fissura calcarina*; Furche an der Innenfläche des Hinterhauptslappens [Lobus* occipitalis], die von der primären Sehrinde* umfasst wird
Sulcus caroticus (Ⓔ carotid sulcus): Rinne an der Seite der Sella* turcica, in der die Arteria* carotis interna verläuft
Sulcus carpi (Ⓔ carpal sulcus): Hohlhandrinne der Handwurzel, die durch das Retinaculum* musculorum flexorum manus zum Karpaltunnel* [Canalis carpi] geschlossen wird
Sulcus centralis cerebri (Ⓔ central sulcus of cerebrum): ***Syn:*** *Rolando-Fissur, Rolando-Furche*; Zentralfurche des Großhirns zwischen Gyrus* precentralis und Gyrus* postcentralis; verläuft schräg von hinten oben nach vorne unten und trennt Stirnlappen [Lobus* frontalis] und Scheitellappen [Lobus* parietalis]
Sulcus centralis insulae (Ⓔ central sulcus of insula): Zentralfurche des Lobus* insularis
Sulci cerebri (Ⓔ sulci of cerebrum): ***Syn:*** *Großhirnfurchen*; die zwischen den Hirnwindungen [Gyri* cerebri] liegenden Furchen
Sulcus cinguli (Ⓔ cingulate sulcus): auf der medialen Hirnseite liegende Furche, die den Gyrus* cinguli vom Gyrus* frontalis medialis und dem Lobulus paracentralis trennt
Sulcus circularis insulae (Ⓔ circular sulcus of insula): die Ringfurche der Insula*, die sie vom Operculum* trennt
Sulcus collateralis (Ⓔ collateral sulcus): Furche auf der Unterseite des Großhirns zwischen Gyrus* occipitotemporalis und parahippocampalis
Sulcus coronarius (Ⓔ coronary sulcus of heart): ***Syn:*** *Herzkranzfurche, Kranzfurche*; Furche an der Vorhof-Kammer-Grenze, in der die Herzkranzgefäße [Arteria* coronaria dextra und sinistra] verlaufen
Sulcus costae (Ⓔ costal sulcus): *s.u. Rippenkörper*
Sulcus cruris helicis (Ⓔ sulcus of crus of helix): Furche auf der Rückseite der Ohrmuschel [Auricula*], die dem Crus* helicis der Vorderseite entspricht
Sulci cutis (Ⓔ skin grooves): ***Syn:*** *Hautfurchen*; die Furchen zwischen den Hautleisten [Cristae* cutis]
Sulcus dorsolateralis medullae oblongatae: veraltet für *→Sulcus posterolateralis medullae oblongatae*
Sulcus dorsolateralis medullae spinalis: veraltet für *→Sulcus posterolateralis medullae spinalis*
Sulcus ethmoidalis (Ⓔ ethmoidal groove): Furche auf der posteromedialen Seite des Nasenbeins [Os* nasale], in der der Nervus* ethmoidalis anterior verläuft
Sulcus fimbriodentatus (Ⓔ fimbriodentate sulcus): seichte Rinne zwischen dem Gyrus* dentatus und der Fimbria* hippocampi
Sulcus frontalis inferior (Ⓔ inferior frontal sulcus): Hirnfurche zwischen Gyrus* frontalis medius und inferior
Sulcus frontalis superior (Ⓔ superior frontal sulcus): Hirnfurche zwischen Gyrus* frontalis superior und medius
Sulcus gingivalis (Ⓔ gingival sulcus): Zahnfleischfurche; *s.u. Zahnfleisch*
Sulcus glutealis (Ⓔ gluteal sulcus): ***Syn:*** *Gesäßfurche, Gesäßfalte*; trennt das Gesäß bzw. die Regio* glutealis vom hinteren Oberschenkel [Regio* femoris posterior]
Sulcus hamuli pterygoidei (Ⓔ hamular groove): Furche des Hamulus* pterygoideus, in der die Sehne des Musculus* tensor veli palatini verläuft
Sulcus hippocampalis (Ⓔ hippocampal sulcus): Furche an der Medialseite des Gyrus* parahippocampalis
Sulcus hypothalamicus (Ⓔ hypothalamic sulcus): ***Syn:*** *Hypothalamusrinne*; Furche an der Medialfläche des Mittelhirns zwischen Thalamus* und Hypothalamus*
Sulcus infraorbitalis (Ⓔ infraorbital sulcus of maxilla): Furche in der Facies orbitalis der Maxilla*, die sich in den Canalis* infraorbitalis fortsetzt
Sulcus infrapalpebralis (Ⓔ infrapalpebral sulcus): ***Syn:*** *Unterlidfurche*; Furche unter dem Unterlid
Sulci interlobares cerebri (Ⓔ interlobar sulci of cerebrum): ***Syn:*** *Interlobarfurchen des Großhirns*; Großhirnfurchen, die Hirnlappen voneinander trennen; umfasst Sulcus* centralis cerebri, Sulcus* lateralis und Sulcus* parietooccipitalis
Sulcus intermammarius (Ⓔ intermammary cleft): die Rinne zwischen den beiden Brüsten
Sulcus intermedius posterior (Ⓔ posterior intermediate sulcus of spinal cord): flache Rinne auf der Rückseite des Rückenmarks zwischen Sulcus* medianus posterior und Sulcus* posterolateralis
Sulcus intertubercularis (Ⓔ intertubercular sulcus of humerus): ***Syn:*** *Bizepsrinne des Humerus*; *s.u. Humerus*
Sulcus interventricularis anterior (Ⓔ anterior interventricular sulcus): ***Syn:*** *vordere Interventrikularfurche*; Furche auf der Vorderseite des Herzens, die die Grenze vom rechten und linken Ventrikel markiert; in ihr zieht der Ramus* interventricularis anterior der Arteria* coronaria sinistra zur Herzspitze
Sulcus interventricularis posterior (Ⓔ posterior interventricular sulcus): ***Syn:*** *hintere Interventrikularfurche*; Furche auf der Rückseite des Herzens, die die Grenze vom rechten und linken Ventrikel markiert; in ihr zieht der Ramus* interventricularis posterior der Arteria* coronaria dextra zur Herzspitze
Sulcus intraparietalis (Ⓔ intraparietal sulcus): Hirnfurche auf der konvexen Seite des Scheitellappens [Lobus* parietalis]; trennt Lobulus* parietalis superior und inferior
Sulcus lacrimalis maxillae (Ⓔ lacrimal sulcus of maxilla): Tränenfurche der Maxilla*; bildet zusammen mit dem Sulcus* lacrimalis ossis lacrimalis die Fossa* glandulae lacrimalis
Sulcus lacrimalis ossis lacrimalis (Ⓔ lacrimal sulcus of lacrimal bone): ***Syn:*** *Tränenfurche des Tränenbeins*; Tränenfurche des Tränenbeins; bildet zusammen mit dem Sulcus* lacrimalis maxillae die Fossa* glandulae lacrimalis
Sulcus lateralis cerebri (Ⓔ lateral cerebral sulcus): ***Syn:***

S

Sylvius-Furche; tiefe Großhirnfurche zwischen Schläfen-, Stirn- und Scheitellappen; hat drei Äste: **Ramus posterior, ascendens und anterior**

Sulcus limitans ventriculi quarti (Ⓔ limiting sulcus of rhomboid fossa): *s.u. Rautengrube*

Sulcus lunatus (Ⓔ lunate sulcus): kleine, halbmondförmige Furche auf der Außenseite des Hinterhauptslappens [Lobus* occipitalis]

Sulcus malleolaris fibulae (Ⓔ malleolar sulcus of fibula): *s.u. Malleolus lateralis*

Sulcus malleolaris tibiae (Ⓔ malleolar sulcus of tibia): *s.u. Malleolus lateralis*

Sulcus matricis unguis (Ⓔ sulcus of nail matrix): Nagelfalz; *s.u. Nagel*

Sulcus medianus dorsalis medullae oblongatae: veraltet für *→Sulcus medianus posterior medullae oblongatae*

Sulcus medianus dorsalis medullae spinalis: veraltet für *→Sulcus medianus posterior medullae spinalis*

Sulcus medianus linguae (Ⓔ median sulcus of tongue): seichte Rinne in der Medianlinie des Zungenrückens

Sulcus medianus posterior medullae oblongatae (Ⓔ posterior median sulcus of medulla oblongata): hintere Mittelfurche der Medulla* oblongata; Austrittsstelle von Nervus* glossopharyngeus, vagus und accessorius

Sulcus medianus posterior medullae spinalis (Ⓔ posterior median sulcus of spinal cord): ***Syn:** hintere Rückenmarksfurche*; tiefe Furche in der Mitte der Rückseite des Rückenmarks [Medulla* spinalis] zwischen den beiden Hintersträngen der weißen Substanz

Sulcus medianus ventriculi quarti (Ⓔ median sulcus of rhomboid fossa): *s.u. Rautengrube*

Sulcus mentolabialis (Ⓔ mentolabial sulcus): ***Syn:** Lippenkinnfurche*; Furche zwischen Unterlippe und Kinn

Sulcus musculi subclavii (Ⓔ sulcus for subclavian muscle): Rinne auf der Unterseite des Schlüsselbeinkörpers, in der der Musculus* subclavius ansetzt

Sulcus mylohyoideus (Ⓔ mylohyoid sulcus of mandible): gebogene Rinne auf der Innenseite des Ramus* mandibulae, in der der Nervus* mylohyoideus liegt

Sulcus nasolabialis (Ⓔ nasolabial sulcus): ***Syn:** Nasolabialfurche, Nasolabialfalte*; schräge Furche vom Nasenflügel zum Mundwinkel

Sulcus nervi petrosi majoris (Ⓔ sulcus of greater petrosal nerve): Fortsetzung des Hiatus* canalis nervi petrosi majoris auf der Vorderfläche des Felsenbeins [Pars* petrosa ossis temporalis]

Sulcus nervi petrosi minoris (Ⓔ sulcus of lesser petrosal nerve): Fortsetzung des Hiatus* canalis nervi petrosi minoris auf der Vorderfläche des Felsenbeins [Pars* petrosa ossis temporalis]

Sulcus nervi radialis (Ⓔ groove for radial nerve): *s.u. Humerus*

Sulcus nervi spinalis (Ⓔ spinal nerve sulcus): zwischen Tuberculum anterius und posterius der Halswirbel [Vertebrae* cervicales] liegende Rinne für den jeweiligen Spinalnerven

Sulcus nervi ulnaris (Ⓔ groove of ulnar nerve): Rinne an der Hinterfläche des Epicondylus* medialis humeri für den Nervus* ulnaris; hier liegt er dicht unter der Oberfläche [**Musikantenknochen**]

Sulcus obturatorius (Ⓔ obturator groove): Rinne auf der Unterseite des oberen Schambeinasts [Ramus* superior ossis pubis], in der die Vasa obturatoriae und der Nervus obturatorius verlaufen

Sulcus occipitalis transversus (Ⓔ transverse occipital sulcus): vertikale Furche hinter dem Gyrus* angularis

Sulcus occipitotemporalis (Ⓔ occipitotemporal sulcus): Hirnfurche auf der Unterseite des Lobus* occipitalis

Sulcus olfactorius lobi frontalis (Ⓔ olfactory sulcus of frontal lobe): längsverlaufende Furche auf der Unterseite des Lobus* frontalis, in dem Bulbus* und Tractus* olfactorius liegen

Sulcus olfactorius nasi (Ⓔ olfactory sulcus of nose): seichte Rinne in der Wand der Nasenhöhle

Sulci orbitales (Ⓔ orbital sulci of frontal lobe): Furchen zwischen den Gyri frontales auf der Unterseite des Stirnlappens [Lobus* frontalis]

Sulci palatini (Ⓔ palatine sulci of maxilla): kleine Furchen des Gaumenfortsatzes [Processus palatinus] der Maxilla*

Sulcus palatinus major maxillae (Ⓔ greater palatine sulcus of maxilla): Furche auf der Nasenfläche der Maxilla*, die zusammen mit dem Sulcus* palatinus major ossis palatini den Canalis* palatinus major bildet

Sulcus palatinus major ossis palatini (Ⓔ greater palatine sulcus of palatine bone): Furche auf der Lamina perpendicularis des Gaumenbeins [Os* palatinum], die zusammen mit dem Sulcus* palatinus major maxillae den Canalis* palatinus major bildet

Sulcus palatovaginalis (Ⓔ palatovaginal sulcus): Rinne im Processus vaginalis des Os* sphenoidale; Teil des Canalis* palatovaginalis

Sulcus paracentralis (Ⓔ paracentral sulcus): Hirnfurche zwischen Gyrus frontalis medialis und Lobulus paracentralis

Sulci paracolici (Ⓔ paracolic sulci): ***Syn:** parakolische Bauchfellnischen*; Bauchfellnischen entlang der Lateralseite des absteigenden Kolons [Colon* descendens]

Sulci paraolfactorii (Ⓔ paraolfactory sulci): Furchen der Area paraolfactoria

Sulcus parietooccipitalis (Ⓔ parietooccipital sulcus): Hirnfurche im hinteren Teil des Großhirns; trennt Scheitellappen [Lobus* parietalis] und Hinterhauptslappen [Lobus* occipitalis]

Sulcus popliteus (Ⓔ popliteal sulcus): Rinne auf der Rückseite des Condylus* medialis des Femurs*, in der die Sehne des Musculus* popliteus verläuft

Sulcus postcentralis (Ⓔ postcentral sulcus): Hirnfurche hinter dem Gyrus* postcentralis

Sulcus posterolateralis medullae oblongatae (Ⓔ posterolateral sulcus of medulla oblongata): Hinterseitenfurche der Medulla* oblongata; Austrittsstelle von Nervus* glossopharyngeus, vagus und accessorius

Sulcus posterolateralis medullae spinalis (Ⓔ posterolateral sulcus of spinal cord): Hinterseitenfurche des Rückenmarks [Medulla* spinalis]

Sulcus precentralis (Ⓔ precentral sulcus): Hirnfurche vor dem Gyrus* precentralis

Sulcus prechiasmaticus (Ⓔ prechiasmatic sulcus): ***Syn:** Chiasma opticum-Rinne*; seichte Rinne auf der Rückseite des Keilbeinkörpers [Corpus* ossis sphenoidalis], die links und rechts zum Canalis* opticus führt

Sulcus preolivaris (Ⓔ pre-olivary sulcus): *s.u. Medulla oblongata*

Sulcus promontorii tympani (Ⓔ promontory sulcus of tympanic cavity): Rinne auf dem Promontorium* tympani, in der der Nervus* tympanicus verläuft

Sulcus pulmonalis (Ⓔ pulmonary sulcus): hinterer Teil der Brusthöhle [Cavitas* thoracis] zu beiden Seiten der Wirbelsäule; entstand dadurch, dass die Wirbelsäule im Laufe der Evolution in den Thorax hineinverlagert wurde

Sulcus radialis: *→Sulcus nervi radialis*

Sulcus retroolivaris (Ⓔ retro-olivary sulcus): *s.u. Medulla oblongata*

Sulcus rhinalis (Ⓔ rhinal sulcus): Hirnfurche auf der Unterseite des Lobus* limbicus

Sulcus sclerae (Ⓔ sceral sulcus): Rinne am Übergang von Sclera* und Cornea*

Sulcus sinus marginalis (Ⓔ sulcus of marginal sinus): Rinne um das Foramen* magnum für den Sinus* marginalis

Sulcus sinus occipitalis (Ⓔ sulcus of occipital sinus): Rinne des Os* occipitale für den Sinus* occipitalis

Sulcus sinus petrosi inferioris (Ⓔ sulcus of inferior petrosal sinus): Rinne an der Grenze von Pars basilaris des Os* occipitale [**Sulcus sinus petrosi inferioris ossis occipitalis**] und der Pars petrosa des Os* temporale [**Sulcus sinus petrosi inferioris ossis temporalis**] in der hinteren Schädelgrube [Fossa* cranii posterior], in der der Sinus* petrosus inferior verläuft

Sulcus sinus petrosi superioris (Ⓔ sulcus of superior pe-

trosal sinus): Rinne am Oberrand der Pars petrosa des Os* temporale, in der der Sinus* petrosus superior verläuft
Sulcus sinus sagittalis superioris (Ⓔ sagittal sulcus): Rinne für den Sinus* sagittalis superior, die auf der Innenfläche von Stirn-, Scheitel- und Hinterhauptsbein verläuft
Sulcus sinus sigmoidei (Ⓔ sulcus of sigmoid sinus): S-förmiger Sulkus für den Sinus* sigmoideus; verläuft als Fortsetzung des Sulcus* sinus transversi auf der Innenseite des Os* occipitale [**Sulcus sinus sigmoidei ossis occipitalis**], des Os* parietale [**Sulcus sinus sigmoidei ossis parietalis**] und des Os* temporale [**Sulcus sinus sigmoidei ossis temporalis**]
Sulcus sinus transversi (Ⓔ sulcus of transverse sinus): Rinne auf der Innenseite der Hinterhauptsschuppe [Squama* occipitalis] für den Sinus* transversus
Sulcus spiralis externus (Ⓔ external spiral sulcus): ***Syn:*** *äußere Spiralfurche*; Rinne des Ductus* cochlearis oberhalb der Crista* spiralis ductus cochlearis
Sulcus spiralis internus (Ⓔ internal spiral sulcus): ***Syn:*** *innere Spiralfurche*; *s.u. Organum spirale*
Sulcus subparietalis (Ⓔ subparietal sulcus): Furche auf der Medialseite der Großhirnhälften; trennt Gyrus* cinguli und Precuneus*
Sulcus supraacetabularis (Ⓔ supra-acetabular sulcus): Rinne oberhalb des Azetabulumrandes, in der der Caput reflexum des Musculus* rectus femoris ansetzt
Sulcus tali (Ⓔ talar sulcus): Rinne auf der Unterseite des Talus*; bildet den oberen Teil des Tarsalkanals [Sinus* tarsi]
Sulcus tarsi: veraltet für *→Sulcus tali*
Sulcus temporalis inferior (Ⓔ inferior temporal sulcus): Hirnfurche zwischen Gyrus temporalis medius und inferior
Sulcus temporalis superior (Ⓔ superior temporal sulcus): Hirnfurche zwischen Gyrus temporalis superior und medius
Sulcus temporalis transversus (Ⓔ transverse temporal sulcus): Hirnfurche zwischen Gyrus temporalis transversus anterior und posterior
Sulcus tendinis musculi fibularis longi calcanei: *→Sulcus tendinis musculi peronei longi calcanei*
Sulcus tendinis musculi fibularis longi ossis cuboidei: *→Sulcus tendinis musculi peronei longi ossis cuboidei*
Sulcus tendinis musculi flexoris hallucis longi (Ⓔ groove for tendon of flexor hallucis longus): Furche für die Sehne des Musculus* flexor hallucis longus auf dem Processus* posterior tali
Sulcus tendinis musculi peronei longi calcanei (Ⓔ sulcus of tendon of peroneus longus muscle of calcaneus): ***Syn:*** *Sulcus tendinis musculi fibularis longi calcanei*; Rinne unterhalb der Trochlea peronealis auf der Außenseite des Fersenbeins [Calcaneus*], in der die Sehne des Musculus* peroneus longus verläuft
Sulcus tendinis musculi peronei longi ossis cuboidei (Ⓔ sulcus of tendon of peroneus longus muscle of cuboid bone): ***Syn:*** *Sulcus tendinis musculi fibularis longi ossis cuboidei*; Rinne auf der Unterseite des Würfelbeins [Os* cuboideum], in der die Sehne des Musculus* peroneus longus verläuft
Sulcus terminalis cordis (Ⓔ terminal sulcus of right atrium): Rinne auf der Außenseite des rechten Herzvorhofs [Atrium* cordis dextrum] zwischen Vena* cava inferior und superior
Sulcus terminalis linguae (Ⓔ terminal sulcus of tongue): *s.u. Zunge*
Sulcus tubae auditivae (Ⓔ sulcus of auditory tube): ***Syn:*** *Sulcus tubae auditoriae*; Rinne an der Basis des Sinus ossis sphenoidalis der Ala* major ossis sphenoidalis, in der ein Teil der Ohrtrompete [Tuba* auditiva] liegt
Sulcus tubae auditoriae: *→Sulcus tubae auditivae*
Sulcus tympanicus (Ⓔ tympanic sulcus): schmale Rinne in der Wand des äußeren Gehörgangs [Meatus acusticus internus], in der das Trommelfell [Membrana* tympanica] befestigt ist
Sulcus ulnaris: veraltet für *→Sulcus nervi ulnaris*
Sulcus venae cavae (Ⓔ sulcus of vena cava): Furche auf der Area* nuda der Leber, in der die Vena* cava inferior liegt; trennt rechten Leberlappen [Lobus* hepatis dexter] und Lobus* caudatus
Sulcus venae subclaviae (Ⓔ sulcus of subclavian vein): Furche auf der Oberseite der 1. Rippe für die Vena* subclavia
Sulcus venae umbilicalis (Ⓔ sulcus of umbilical vein): Furche auf der Leberoberfläche des Embryos, in der die Vena* umbilicalis liegt
Sulci venosi (Ⓔ venous sulci): Furchen auf der Innenseite der Schädelknochen für die Venae* meningeae
Sulcus ventrolateralis medullae oblongatae: *→Sulcus anterolateralis medullae oblongatae*
Sulcus ventrolateralis medullae spinalis: *→Sulcus anterolateralis medullae spinalis*
Sulcus vomeris (Ⓔ vomeral sulcus): Rinne im unteren Teil des Vorderrandes des Pflugscharbeines [Vomer], in die sich der Knorpel des Nasenseptums einfügt
Sulcus vomerovaginalis (Ⓔ vomerovaginal sulcus): Furche des Processus* vaginalis ossis sphenoidalis; bildet einen Teil des Canalis* vomerovaginalis
Sulcus-ulnaris-Syndrom *nt* (Ⓔ ulnar nerve entrapment syndrome): *s.u. Ulnarislähmung*
Sulf-, sulf- *präf.*: *→Sulfo-*
Sul|fa|ce|ta|mid *nt* (Ⓔ sulfacetamide): ***Syn:*** *Sulfanilazetamid*; Chemotherapeutikum*; **Anw.:** Harnwegsinfektionen
Sul|fa|di|a|zin *nt* (Ⓔ sulfadiazine): ***Syn:*** *Sulfapyrimidin*; Sulfonamid* mit mittellanger Wirkung
Sul|fa|len *nt* (Ⓔ sulfalene): ***Syn:*** *Sulfamethoxypyrazin, Sulfapyrazin*; Langzeitsulfonamid; **Anw.:** v.a. Malariaprophylaxe* [zusammen mit Pyrimethamin*] bei Chloroquin-Resistenz von Plasmodium falciparum
Sul|fa|meth|o|xa|zol *nt* (Ⓔ sulfamethoxazole): ***Syn:*** *Sulfisomezol*; Sulfonamid*; **Anw.:** in Kombination mit Trimethoprim* [Cotrimoxazol*]
Sul|fa|meth|o|xy|py|ra|zin *nt*: *→Sulfalen*
Sul|fa|mo|xol *nt* (Ⓔ sulfamoxole): ***Syn:*** *Sulfadimethyloxazol*; Sulfonamid* mit mittellanger Wirkung
Sul|fa|nil|a|zet|a|mid *nt*: *→Sulfacetamid*
Sul|fa|nil|säu|re *f* (Ⓔ sulfanilic acid): ***Syn:*** *p-Aminobenzolsulfonsäure, Acidum sulfanilicum*; Grundsubstanz der Sulfonamide*
Sul|fa|py|ra|zin *nt*: *→Sulfalen*
Sul|fa|py|ri|din *nt* (Ⓔ sulfapyridine): kurzwirkendes Sulfonamid*
Sul|fa|py|ri|mi|din *nt*: *→Sulfadiazin*
Sul|fa|sa|la|zin *nt*: *→Salazosulfapyridin*
Sul|fat *nt* (Ⓔ sulfate): Salz der Schwefelsäure*; *s.a. Schwefel*
Sul|fat|ä|mie *f* (Ⓔ sulfatemia): Vorkommen von Sulfaten im Blut
Sul|fa|ti|de *pl* (Ⓔ sulfatides): v.a. in der weißen Marksubstanz vorkommende Schwefelsäureester von Cerebrosiden*
Sul|fa|tid|li|pi|do|se *f* (Ⓔ sulfatide lipidosis): ***Syn:*** *metachromatische Leukoenzephalopathie/Leukodystrophie, Sulfatidose*; autosomal-rezessiv vererbte Speicherkrankheit mit Mangel an Arylsulfatase A und Einlagerung von Sulfatiden ins ZNS, periphere Nerven und Niere; beginnt meist im frühen Kindesalter mit einem auffälligen Stillstand von motorischer und geistiger Entwicklung; das **klinische Bild** ist von der Trias doppelseitige, spastische Lähmungen, doppelseitige Opitkusatrophie mit Erblindung und Demenz gekennzeichnet; der Verlauf ist progredient über Monate oder Jahre; erst im Erwachsenenalter beginnende Formen verlaufen langsamer, sind aber ebenfalls tödlich
Sul|fa|ti|do|se *f*: *→Sulfatidlipidose*
Sulf|hä|mo|glo|bin *nt* (Ⓔ sulfhemoglobin): durch Einwirkung von Schwefelwasserstoff entstehendes Oxidationsprodukt von Hämoglobin*, das keinen Sauerstoff transportiert
Sulf|hä|mo|glo|bin|ä|mie *f* (Ⓔ sulfhemoglobinemia): Vorkommen von Sulfhämoglobin* im Blut
Sul|fid *nt* (Ⓔ sulfide): Salz des Schwefelwasserstoffs
Sul|fin|py|ra|zon *nt* (Ⓔ sulfinpyrazone): Pyrazolderivat; Hemmstoff der Cyclooxigenase; **Anw.:** Thrombozytenaggregationshemmer*; Urikosurikum*
Sul|fi|so|me|zol *nt*: *→Sulfamethoxazol*
Sul|fit *nt* (Ⓔ sulfite): Salz der schwefligen Säure

Sulfo-, sulfo- *präf.*: Wortelement mit der Bedeutung „Schwefel/Sulfur"

o-Sul|fo|ben|zo|e|säu|re|i|mid *nt*: *→Saccharin*

Sul|fo|car|ba|mid *nt*: *→Thioharnstoff*

Sul|fo|ga|ia|col *nt* (Ⓔ sulfoguaiacol): *Syn*: *Kaliumsalz der Guajakolsulfonsäure, Sulfoguajacol*; Phenolderivat; **Anw.**: Expektorans*

Sul|fo|gua|ja|col *nt*: *→Sulfogaiacol*

Sul|fo|harns|toff *m*: *→Thioharnstoff*

Sul|fon|a|mid|an|ti|bi|o|ti|ka *pl* (Ⓔ sulfonamides): *s.u. Sulfonamide*

Sul|fon|a|mi|de *pl* (Ⓔ sulfonamides): Amide aromatischer Sulfonsäuren, die als bakteriostatische Antibiotika*, orale Antidiabetika*, Diuretika* und Carboanhydrasehemmer* eingesetzt werden; bei den **Sulfonamidantibiotika** unterscheidet man zwischen **Kurzzeit-Sulfonamiden** mit einer Halbwertzeit von 2–8 h [z.B. Sulfadimidin, Sulfafurazol], **Mittelzeit-Sulfonamiden**, mit einer Halbwertzeit von 9–12 h [z.B. Sulfamethoxazol, Sulfamoxol], **Langzeit-Sulfonamiden**, mit einer Halbwertzeit von bis zu 60 h [z.B. Sulfadoxin, Sulfamerazin] und **nicht-resorbierbaren Sulfonamiden** [z.B. Sulfaguanol, Sulfaguanidin]

Sul|fo|ne *pl* (Ⓔ sulfones): organische Verbindungen der allgemeinen Formel R_1-SO_2-R_2

4,4-Sul|fo|nyl|di|a|ni|lin *nt*: *→Dapson*

Sul|fur *m*: *→Schwefel*

Sul|kus *m*: *→Sulcus*

Sul|kus|tu|mor, a|pi|ka|ler *m* (Ⓔ superior sulcus tumor): *Syn*: *Pancoast-Tumor*; Bronchialkarzinom* in der Lungenspitze; infiltriert frühzeitig umliegende Strukturen [Rippen, Wirbel, Weichteile, Plexus* brachialis] und wird deshalb als **Ausbrecherkrebs** bezeichnet; kann zu Schulter-Arm-Schmerz, Hypo- oder Parästhesie des Unterarms, oberer Einflussstauung, Rippenschmerzen und Horner*-Trias führen

Sul|ta|mi|cil|lin *nt* (Ⓔ sultamicillin): Mischung von Sulbactam* und Ampicillin*

Su|ma|trip|tan *nt* (Ⓔ sumatriptan): *s.u. Triptane*

Sum|ma|ti|ons|ga|lopp *m* (Ⓔ summation gallop): *s.u. Vorhofton*

Summerskill: Summerskill-Syndrom *nt* (Ⓔ Summerskill syndrome): *Syn*: *Summerskill-Tygstrup-Syndrom, Tygstrup-Syndrom, benigne rekurrierende intrahepatische Cholestase*; sehr seltene, angeborene, intermittierende Cholestase* mit Juckreiz

Sum|mi|ta|tes Thu|jae *pl* (Ⓔ thuja buds): *Syn*: *Lebenskraut, Thujae occidentalis herba, Lebensbaumspitzen*; *s.u. Thuja (occidentalis)*

Sumpf|fie|ber *nt*: **1.** *→Malaria* **2.** *→Erntefieber*

Sumpf|gas *nt* (Ⓔ marsh gas): Methan*

Sumpf|porst *m* (Ⓔ marsh tea): *Syn*: *Porst, Ledum palustre*; immergrüner Strauch aus der Familie der Heidekrautgewächse [Ericaceae]; verwendet wird das blühende Kraut [**Ledi palustri herba**], das ätherisches Öl mit trizyklischen Sesquiterpenen* [v.a. Ledol, Palustrol], Flavonoide* und Catechingerbstoffe* enthält; **Anw.**: traditionell als Diuretikum*, Diaphoretikum*, Expektorans*, Emetikum* und Antitussivum*; in der Homöopathie bei Rheuma, Gicht* und Hexenschuss

SUP *Abk.*: selektive UV-Phototherapie

sup. *Abk.*: *→superior*

Sup-, sup- *präf.*: Wortelement mit der Bedeutung „unter/unterhalb/nahe"

Super-, super- *präf.*: Wortelement mit der Bedeutung „über/oben/darüber"

Su|per|an|ti|ge|ne *pl* (Ⓔ superantigens): Antigene*, die schon in geringer Konzentration zur T-Zell-Stimulation befähigt sind

su|per|a|zid *adj* (Ⓔ superacid): *Syn*: *hyperazid*; übermäßig sauer

Su|per|a|zi|di|tät *f* (Ⓔ gastric hyperacidity): *Syn*: *Hyperazidität*; Übersäuerung des Magensaftes; *s.a. Hyperchlorhydrie*

Su|per|ci|lia *pl* (Ⓔ eyebrows): Augenbrauenhaare; *s.a. Terminalhaar, Haar*

Su|per|ci|li|um *nt, pl* **-cilia** (Ⓔ eyebrow): Augenbraue

Su|per|fe|cun|da|tio *f, pl* **-ti|o|nes** (Ⓔ superfecundation): *Syn*: *Überschwängerung, Superfekundation*; Befruchtung von mehr als einem Ei während desselben Zyklus; führt zu Mehrlingsschwangerschaft

Su|per|fe|kun|da|ti|on *f*: *→Superfecundatio*

Su|per|fe|ma|le *f* (Ⓔ superfemale): *Syn*: *Überweibchen, Superweibchen*; Patientin mit mehr als zwei X-Chromosomen; *s.a. Triplo-X-Syndrom*

Su|per|fe|ta|tio *f, pl* **-ti|o|nes** (Ⓔ superfetation): *Syn*: *Überbefruchtung, Superfetation*; Befruchtung eines Eies, während schon eine Schwangerschaft besteht; kann zu Mehrlingsschwangerschaft führen

Su|per|fe|ta|ti|on *f*: *→Superfetatio*

superficial spreading melanoma *nt*: *→superfiziell spreitendes Melanom*

Su|per|fi|ci|es *f* (Ⓔ surface): Oberfläche

su|per|fi|zi|ell *adj* (Ⓔ superficial): oberflächlich, oben oder außen (liegend), äußerlich, äußere(r, s)

Su|per|in|fek|ti|on *f* (Ⓔ **1.** superinfection **2.** secondary infection): **1.** erneute Infektion mit demselben Erreger, bevor die erste Infektion ausgeheilt ist **2.** häufig wird der Begriff auch gleichgesetzt mit Sekundärinfektion*

su|per|in|fi|ziert *adj* (Ⓔ superinfected): Superinfektion betreffend, von Superinfektion betroffen

Su|per|in|vo|lu|tio *f, pl* **-ti|o|nes**: *→Superinvolution*

Su|per|in|vo|lu|ti|on *f* (Ⓔ superinvolution): *Syn*: *Hyperinvolution, Superinvolutio*; übermäßige Organrückbildung/Involution

su|pe|ri|or *adj* (Ⓔ superior): höhere, obere, höher oder weiter oben liegend, nach oben gerichtet

Su|per|o|xid|dis|mu|ta|se *f* (Ⓔ superoxide dismutase): *Syn*: *Hyperoxiddismutase, Hämocuprein, Erythrocuprein*; in Erythrozyten vorhandenes Enzym, das Superoxid-Radikale* abbaut

Superoxid-Radikale *pl* (Ⓔ superoxide radicals): extrem reaktive Sauerstoffspecies [$O_2^{-\bullet}$], die bei vielen Autooxidationsreaktionen, aber auch unter dem Einfluss von UV-Strahlen, Ultraschall, Röntgen- oder Gammastrahlen gebildet wird

Su|per|weib|chen *nt*: *→Superfemale*

su|per|zi|li|är *adj* (Ⓔ superciliary): Augenbraue/Supercilium betreffend

Su|pi|na|tio *f* (Ⓔ supination): *Syn*: *Supination*; Auswärtsdrehung (um die Längsachse)

Su|pi|na|ti|on *f* (Ⓔ supination): *Syn*: *Supinatio*; Auswärtsdrehung (um die Längsachse)

Su|pi|na|ti|ons|frak|tur *f* (Ⓔ supination fracture): typische Außenknöchelfraktur [Knöchelfraktur* Typ Weber A] durch Supination des oberen Sprunggelenkes

Su|pi|na|tor *m* (Ⓔ supinator): *Syn*: *Musculus supinator*; den Unterarm nach außen drehender Muskel; **Ursprung**: Epicondylus lateralis humeri, Ligamentum collaterale radiale, Ligamentum anulare radii, Crista musculi supinatoris; **Ansatz**: oben an der Vorder- und Seitenfläche des Radius; **Innervation**: Nervus radialis

Su|pi|na|tor|lo|gen|syn|drom *nt* (Ⓔ extensor compartment syndrome): *s.u. Radialislähmung*

su|pi|niert *adj* (Ⓔ supine): nach außen gedreht; auf dem Rücken liegend

Supp. *Abk.*: *→Suppositorium*

Sup|pi|na|ti|ons|kon|trak|tur *f* (Ⓔ suppination contracture): Kontraktur* in Suppinationsstellung

Sup|ple|men|tär|zäh|ne *pl* (Ⓔ supplemental teeth): *Syn*: *Dentes supplementarii*; normal geformte Dentes* supernumerarii

Sup|po|si|to|ri|um *nt* (Ⓔ suppository): (*pharmakol.*) Zäpfchen

Sup|pres|si|on *f* (Ⓔ **1.–2.** suppression): **1.** Unterdrückung, Hemmung **2.** Unterdrückung der Ausprägung einer Mutation durch eine zweite, kompensierende Mutation

Sup|pres|sor|ge|ne *pl* (Ⓔ suppressor genes): Gene, die die phänotypische Ausprägung anderer Gene unterdrücken

Suppressor-Zellen *pl* (Ⓔ suppressor cells): *Syn*: *T-Suppressor-Zellen*; T-Lymphozyten*, die die Immunantwort dämpfen

Sup|pu|rans *nt, pl* **-zi|en** (Ⓔ suppurant): *Syn*: *Suppurantium*; eiterableitendes Mittel

Sup|pu|ran|ti|um *nt, pl* **-tia** (Ⓔ suppurant): *Syn*: *Suppurans*; eiterableitendes Mittel

Sup|pu|ra|ti|on *f* (Ⓔ suppuration): Eiterbildung, Vereiterung, Eiterung; *s.a. Eiter*

sup|pu|ra|tiv *adj* (Ⓔ suppurative): ***Syn:*** *purulent*; eiterbildend, eitrig, eiternd

Supra-, supra- *präf.*: Wortelement mit der Bedeutung „oberhalb/über"

su|pra|a|kro|mi|al *adj* (Ⓔ supra-acromial): über dem Akromion (liegend)

su|pra|a|nal *adj* (Ⓔ supra-anal): über dem After/Anus (liegend)

su|pra|au|ri|ku|lär *adj* (Ⓔ supra-auricular): über dem Ohr (liegend)

su|pra|a|xil|lär *adj* (Ⓔ supra-axillary): oberhalb der Achselhöhle (liegend)

su|pra|a|ze|ta|bu|lär *adj* (Ⓔ supra-acetabular): über/oberhalb der Hüftpfanne/des Azetabulums (liegend)

su|pra|du|ral *adj* (Ⓔ epidural): ***Syn:*** *epidural*; auf der Dura mater (liegend)

su|pra|e|pi|kon|dy|lär *adj* (Ⓔ supraepicondylar): oberhalb einer Epikondyle (liegend)

su|pra|gin|gi|val *adj* (Ⓔ supragingival): oberhalb des Zahnfleischs (liegend)

su|pra|glot|tisch *adj* (Ⓔ supraglottic): oberhalb der Glottis (liegend)

su|pra|he|pa|tisch *adj* (Ⓔ suprahepatic): oberhalb der Leber (liegend)

su|pra|hy|o|i|dal *adj* (Ⓔ suprahyoid): oberhalb des Zungenbeins/Os hyoideum (liegend)

Su|pra|hy|o|i|dal|mus|keln *pl* (Ⓔ suprahyoid muscles): ***Syn:*** *obere Zungenbeinmuskeln, suprahyoidale Muskulatur, suprahyale Muskulatur, Musculi suprahyoidei*; vom Zungenbein nach oben ziehende Muskeln

su|pra|in|gu|i|nal *adj* (Ⓔ suprainguinal): oberhalb der Leiste (liegend)

su|pra|kar|di|al *adj* (Ⓔ supracardiac): oberhalb des Herzens (liegend)

su|pra|kla|vi|ku|lär *adj* (Ⓔ supraclavicular): oberhalb des Schlüsselbeins/der Klavikula (liegend)

su|pra|kon|dy|lär *adj* (Ⓔ supracondylar): oberhalb einer Kondyle (liegend)

su|pra|kos|tal *adj* (Ⓔ supracostal): über oder auf einer Rippe (liegend)

su|pra|kra|ni|al *adj* (Ⓔ supracranial): über dem Schädel/Kranium (liegend)

su|pra|ku|bi|tal *adj* (Ⓔ supra-anconeal): oberhalb des Ell(en-)bogens (liegend)

su|pra|lum|bal *adj* (Ⓔ supralumbar): über der Lende(nregion) (liegend)

su|pra|mal|le|o|lär *adj* (Ⓔ supramalleolar): oberhalb des (Fuß-)Knöchels (liegend)

su|pra|mam|mär *adj* (Ⓔ supramammary): oberhalb der Brustdrüse (liegend)

su|pra|man|di|bu|lär *adj* (Ⓔ supramandibular): über dem Unterkiefer (liegend)

su|pra|na|sal *adj* (Ⓔ supranasal): oberhalb der Nase (liegend)

su|pra|nu|kle|är *adj* (Ⓔ supranuclear): oberhalb eines Kerns/Nukleus (liegend)

su|pra|o|ku|lär *adj* (Ⓔ supraocular): oberhalb des Auges (liegend)

su|pra|op|ti|mal *adj* (Ⓔ supraoptimal): über dem Optimum, über das Optimum hinaus

su|pra|or|bi|tal *adj* (Ⓔ supraorbital): über/oberhalb der Augenhöhle/Orbita (liegend)

Su|pra|or|bi|tal|ar|te|rie *f*: → *Arteria supraorbitalis*

Su|pra|or|bi|ta|lis *f/m*: **1.** → *Arteria supraorbitalis* **2.** → *Nervus supraorbitalis*

Su|pra|or|bi|tal|neur|al|gie *f* (Ⓔ supraorbital neuralgia): Neuralgie* des Versorgungsgebietes des Nervus* supraorbitalis; häufig bei Trigeminusneuralgie*

Su|pra|or|bi|tal|ve|ne *f* (Ⓔ supraorbital vein): ***Syn:*** *Vena supraorbitalis*; Vene von der medialen Stirn zur Vena* angularis

su|pra|pa|tel|lar *adj* (Ⓔ suprapatellar): oberhalb der Kniescheibe/Patella (liegend)

su|pra|pel|vin *adj* (Ⓔ suprapelvic): oberhalb des Beckens (liegend)

su|pra|pu|bisch *adj* (Ⓔ suprapubic): oberhalb des Schambeins (liegend)

su|pra|re|nal *adj* (Ⓔ suprarenal): oberhalb der Niere/Ren (liegend)

su|pra|sep|tal *adj* (Ⓔ supraseptal): oberhalb eines Septums (liegend)

su|pra|ska|pu|lar *adj* (Ⓔ suprascapular): oberhalb der Spina scapulae (liegend)

Su|pra|ska|pu|la|ris *m*: → *Nervus suprascapularis*

su|pra|skle|ral *adj* (Ⓔ suprascleral): auf der Sklera (liegend)

su|pra|spi|nal *adj* (Ⓔ supraspinal): über oder oberhalb der Wirbelsäule (liegend)

Su|pra|spi|na|tus *m*: → *Musculus supraspinatus*

Su|pra|spi|na|tus|seh|nen|syn|drom *nt*: → *Supraspinatussyndrom*

Su|pra|spi|na|tus|syn|drom *nt* (Ⓔ supraspinatus syndrome): ***Syn:*** *Supraspinatussehnensyndrom*; zum Krankheitsbild der Periarthropathia* humeroscapularis gehörender Symptomenkomplex mit Druck- und Bewegungsschmerz am Ansatz der Supraspinatussehne im Bereich des Tuberculum majus humeri; beruht auf einer chronischen Entzündung des Sehnenansatzes [**Peritendinitis supraspinata**]; kommt es zur Ruptur der Sehne, geht die aktive Abduktion des Oberarms verloren, die passive Abduktion ist fast schmerzlos

su|pra|ster|nal *adj* (Ⓔ suprasternal): ***Syn:*** *episternal*; auf oder über dem Brustbein/Sternum (liegend)

su|pra|ten|to|ri|al *adj* (Ⓔ supratentorial): oberhalb des Tentoriums (liegend)

su|pra|tho|ra|kal *adj* (Ⓔ suprathoracic): oberhalb des Brustkorbs/Thorax (liegend)

su|pra|ton|sil|lär *adj* (Ⓔ supratonsillar): oberhalb einer Mandel/Tonsille (liegend)

Su|pra|troch|le|a|ris *f*: → *Arteria supratrochlearis*

su|pra|tym|pa|nal *adj* (Ⓔ supratympanic): ***Syn:*** *supratympanisch*; oberhalb der Paukenhöhle/des Tympanons (liegend)

su|pra|tym|pa|nisch *adj*: → *supratympanal*

su|pra|um|bi|li|kal *adj* (Ⓔ supraumbilical): oberhalb des Nabels (liegend)

su|pra|va|gi|nal *adj* (Ⓔ supravaginal): oberhalb der Scheide/Vagina (liegend)

su|pra|val|vu|lär *adj* (Ⓔ supravalvular): oberhalb einer Klappe/Valva (liegend)

su|pra|vas|ku|lär *adj* (Ⓔ supravascular): über einem Gefäß (liegend)

su|pra|vent|ri|ku|lär *adj* (Ⓔ supraventricular): oberhalb eines Ventrikels (liegend)

su|pra|vi|tal *adj* (Ⓔ supravital): überlebend, über den Tod hinaus

Su|pra|vi|tal|fär|bung *f* (Ⓔ supravital staining): Anfärbung noch lebender Zellen

SUR *Abk.*: serologische Universalreaktion

Sur-, sur- *präf.*: Wortelement mit der Bedeutung „unter/unterhalb/nahe"

Su|ra *f, pl* **-rae** (Ⓔ calf): ***Syn:*** *Wade*; Rückseite des Unterschenkels

su|ral *adj* (Ⓔ sural): Wade betreffend

Su|ra|lis *m*: → *Nervus suralis*

Su|ra|min|na|tri|um *nt* (Ⓔ suramin sodium): Harnstoffderivat; **Anw.:** Mittel der Wahl für das hämolytische Stadium der afrikanischen Schlafkrankheit; *s.a. Trypanosomiasis*

Sur|di|tas *f*: → *Taubheit*

Sur|do|mu|ti|tas *f*: → *Taubstummheit*

Sur|do|mu|ti|tas *f* (Ⓔ surdimutism): Taubstummheit*

Sur|face *nt* (Ⓔ surface): (*engl.*) Oberfläche

Surface-Antigen *nt* (Ⓔ surface antigen): ***Syn:*** *Oberflächenantigen*; auf der Oberfläche sitzendes Antigen, z.B. Hepatitis B-Oberflächenantigen*

Sur|fac|tant *nt/m* (Ⓔ surfactant): ***Syn:*** *Surfactant-Faktor, Antiatelektasefaktor*; in den Lungenalveolen vorhandene oberflächenaktive Substanz, die die Oberflächenspannung herabsetzt, wodurch ein Kollabieren der Alveolenwände am Ende der Ausatmung verhindert wird; wird von den Alveolarmakrophagen Typ II gebildet; besteht zu 80–90 % aus Phospholipiden, hauptsächlich Dipalmitoylphosphatidylcholin, Phosphatidylethanolamin, Phosphatidylserin und

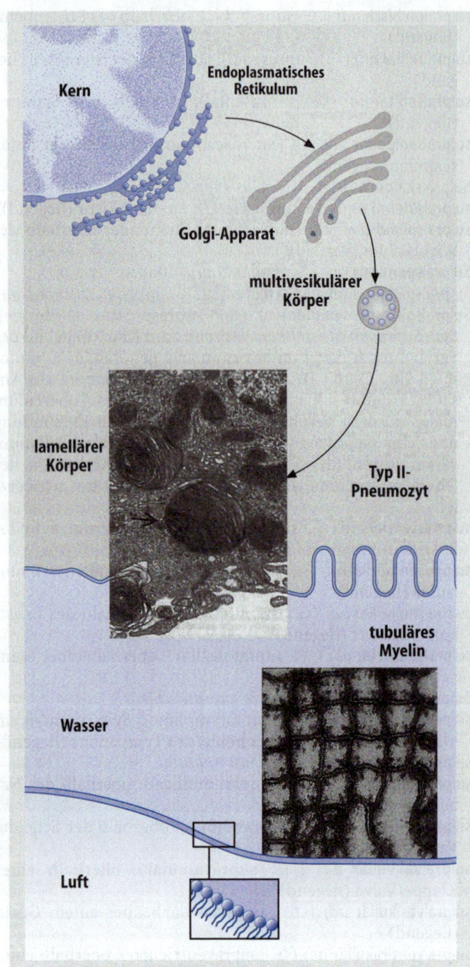

Abb. S190. Surfactant-Bildung in der Lunge

Phosphatidylinositolsphingomyelin; die im Surfactant enthaltenen Proteine werden z.T. nur in der Lunge gefunden [**Surfactantprotein A-D**]; ihre Bedeutung liegt in der Beschleunigung der Bildung eines Oberflächenfilmes an der Luft/Flüssigkeitsoberfläche in der Lunge; eine Störung der Surfactantsynthese ist die Ursache des Atemnotsyndroms* der Neugeborenen

Surfactant-Faktor *m*: *→Surfactant*

Surfactantmangel-Syndrom *nt*: *→Atemnotsyndrom des Neugeborenen*

Surlfacltantlprolteln *nt* (Ⓔ surfactant protein): *s.u. Surfactant*

Surinam-Bitterholz *nt* (Ⓔ Surinam quassia): *Syn: Quassia amara; s.u. Quassia*

Surlrolgat *nt* (Ⓔ surrogate): Ersatz, Ersatzstoff

Surlrolgatlmutlter *f* (Ⓔ surrogate mother): *Syn: Ersatzmutter, Leihmutter*; Frau, die ein künstlich befruchtetes Ei einer anderen Frau austrägt

SUS *Abk.*: suppressorsensitiv

Susp. *Abk.*: *→Suspension*

Suslpenlsilon *f* (Ⓔ **1.–2.** suspension): **1.** Aufschwemmung feiner Teilchen in einer Flüssigkeit **2.** Aufhängen; Aufhängevorrichtung; Aufhängung

Suslpenlsolrilum *nt* (Ⓔ suspensory): Tragvorrichtung, Tragbeutel

Süßlholz *nt* (Ⓔ licorice): *Syn: Glycyrrhiza glabra*; Strauch aus der Familie der Schmetterlingsblütler [Fabaceae]; verwendet werden Wurzel und Ausläufer [**Liquiritiae radix**], die Glycyrrhizin*, Phytosterole*, Cumarine* und Flavonoide* enthalten; sie wirken entzündungshemmend, krampflösend und sekretomotorisch; **Anw.**: als Expektorans und Geschmackskorrigens; bei Magengeschwür*; Herstellung von Lakritze*

Suslten|talcullum *nt* (Ⓔ sustentaculum): Stütze, stützende Struktur

Sustentaculum tali (Ⓔ sustentaculum of talus): *Syn: Talusstütze*; Knochenvorsprung auf der Medialseite des Fersenbeins [Calcaneus*]

suslzepltilbel *adj* (Ⓔ susceptible): empfindlich; anfällig, empfänglich

Suslzepltilbillität *f* (Ⓔ susceptibility): Empfindlichkeit; Anfälligkeit, Empfänglichkeit, Reizbarkeit

Sutton: **1.** Richard Lightburn Sutton; 1878–1952; amerikanischer Hautarzt **2.** Richard Lightburn Sutton Jr.; amerikanischer Hautarzt im 20. Jahrhundert

Sutton-Nävus *m* (Ⓔ Sutton's nevus): *Syn: perinaevische Vitiligo, Leucoderma centrifugum acquisitum, Leucoderma acquisitum centrifugum, Vitiligo circumnaevalis, Halo-Nävus, Nävus Sutton*; Nävuszellnävus* mit hellem Hof; kommt v.a. bei Jugendlichen vor; ist Ausdruck einer zellvermittelten Autoimmunreaktion und häufig mit Vitiligo* oder Melanomen* assoziiert

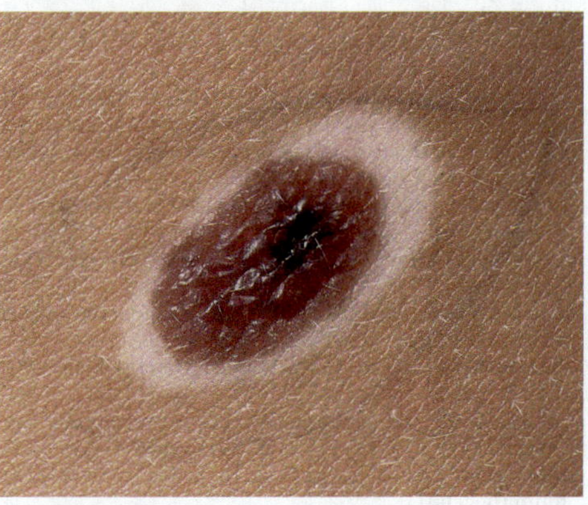

Abb. S191. Sutton-Nävus

Sultulra *f, pl* **-rae** (Ⓔ suture): *Syn: Knochennaht, Naht*; Verwachsungslinie von Knochen, v.a. am Schädel, die im Laufe der Entwicklung verknöchert; man unterscheidet **Sutura plana** [Naht mit glatten Flächen, die aneinander liegen], **Sutura squamosa** [die Knochenränder überlappen sich schuppenförmig], **Sutura limbosa** [Unterform der Sutura* squamosa, bei der die Ränder ineinander verzahnt sind], **Sutura serrata** [die Ränder sind unregelmäßig und ineinander verzahnt], **Sutura denticulata** [die Ränder haben kleine Zacken, die miteinander verzahnt sind] und **Schindylesis** [die gegenüber liegenden Ränder passen wie Nut und Feder ineinander]

Sutura coronalis (Ⓔ coronal suture): *Syn: Kranznaht*; querverlaufende Naht zwischen Stirnbein [Os* frontale] und Scheitelbein [Os* parietale]

Suturae cranii (Ⓔ cranial sutures): *Syn: Schädelnähte*; Nähte zwischen den Schädelknochen; sind bei der Geburt noch flexibel und erlauben eine Anpassung der Schädelform an den Geburtskanal

Sutura ethmoidolacrimalis (Ⓔ ethmoidolacrimal suture): Naht zwischen Tränenbein [Os* lacrimale] und Siebbein [Os* ethmoidale] an der Medialseite der Orbita*

Sutura ethmoidomaxillaris (Ⓔ ethmoidomaxillary suture): Naht zwischen Tränenbein [Os* lacrimale] und Maxilla*

Sutura frontalis (Ⓔ frontal suture): *s.u. Stirnbein*

Sutura frontalis persistens (Ⓔ persistent frontal suture): *Syn: Sutura metopica; s.u. Stirnbein*

Sutura frontoethmoidalis (Ⓔ frontoethmoidal suture):

Naht zwischen Stirnbein [Os* frontale] und Siebbein [Os* ethmoidale] in der vorderen Schädelgrube [Fossa* cranii anterior]

Sutura frontolacrimalis (Ⓔ frontolacrimal suture): Naht zwischen Stirnbein [Os* frontale] und dem Oberrand des Tränenbeins [Os* lacrimale]

Sutura frontomaxillaris (Ⓔ frontomaxillary suture): Naht zwischen Stirnbein [Os* frontale] und dem Processus frontalis der Maxilla*

Sutura frontonasalis (Ⓔ frontonasal suture): Naht zwischen Stirnbein [Os* frontale] und den beiden Nasenbeinen [Os* nasale]

Sutura frontozygomatica (Ⓔ frontozygomatic suture): Naht zwischen dem Processus zygomaticus des Stirnbeins [Os* frontale] und dem Jochbein [Os* zygomaticum]

Sutura incisiva (Ⓔ incisive suture): ***Syn:*** *Zwischenkiefernaht*; beim Kind noch deutlich sichtbare Naht; zieht von den Foramina* incisiva seitlich nach vorne; markiert die Verschmelzungslinie von Maxilla und Prämaxilla

Sutura infraorbitalis (Ⓔ infraorbital suture): inkonstante Naht vom Foramen* infraorbitale zum Sulcus* infraorbitale

Sutura intermaxillaris (Ⓔ intermaxillary suture): Naht zwischen den beiden Oberkieferknochen [Maxilla*]

Sutura internasalis (Ⓔ internasal suture): Naht zwischen den beiden Nasenbeinen [Os* nasale]

Sutura lacrimoconchalis (Ⓔ lacrimoconchal suture): Naht zwischen Tränenbein [Os* lacrimale] und unterer Nasenmuschel [Concha* nasalis inferior]

Sutura lacrimomaxillaris (Ⓔ lacrimomaxillary suture): Naht auf der Medialseite der Orbita* zwischen Tränenbein [Os* lacrimale] und Maxilla*

Sutura lambdoidea (Ⓔ lambdoid suture): ***Syn:*** *Lambdanaht*; λ-förmige Naht zwischen dem Hinterhauptsbein [Os* occipitale] und den Scheitelbeinen [Os* parietale]

Sutura metopica (Ⓔ metopic suture): ***Syn:*** *Sutura frontalis persistens*; *s.u. Os frontale*

Sutura nasomaxillaris (Ⓔ nasomaxillary suture): Naht zwischen der Außenseite des Nasenbeins [Os* nasale] und dem Processus frontalis der Maxilla*

Sutura occipitomastoidea (Ⓔ occipitomastoid suture): Naht zwischen dem Hinterhauptsbein [Os* occipitale] und dem Hinterrand des Warzenfortsatzes [Processus* mastoideus]

Sutura palatina mediana (Ⓔ median palatine suture): ***Syn:*** *mediane Gaumennaht*; in der Mitte des knöchernen Gaumens liegende Verwachsungsnaht der Pars horizontalis der beiden Gaumenbeine [Os* palatinum]

Sutura palatina transversa (Ⓔ transverse palatine suture): ***Syn:*** *quere Gaumennaht*; querverlaufende Verwachsungsnaht zwischen der Pars horizontalis der beiden Gaumenbeine [Os* palatinum] und dem Processus palatinus der Maxilla*

Sutura palatoethmoidalis (Ⓔ palatoethmoidal suture): Naht zwischen dem Processus orbitalis des Gaumenbeins [Os* palatinum] und der Lamina orbitalis des Siebbeins [Os* ethmoidale]

Sutura palatomaxillaris (Ⓔ palatomaxillary suture): Naht am Boden der Orbita* zwischen dem Processus orbitalis des Gaumenbeins [Os* palatinum] und der Pars orbitalis der Maxilla*

Sutura parietomastoidea (Ⓔ parietomastoid suture): Naht zwischen dem Scheitelbein [Os* parietale] und dem Warzenfortsatz [Processus* mastoideus ossis temporalis]

Sutura plana (Ⓔ plane suture): Knochennaht mit ebenen Flächen

Sutura sagittalis (Ⓔ sagittal suture): ***Syn:*** *Pfeilnaht, Scheitelnaht*; Naht zwischen den beiden Scheitelbeinen [Os* parietale]

Sutura serrata (Ⓔ serrate suture): ***Syn:*** *Zackennaht*; Knochennaht mit unregelmäßigen Flächen

Sutura sphenoethmoidalis (Ⓔ sphenoethmoidal suture): Naht zwischen Keilbeinkörper [Corpus* ossis sphenoidalis] und der Lamina orbitalis des Siebbeins [Os* ethmoidale]

Sutura sphenofrontalis (Ⓔ sphenofrontal suture): Naht zwischen dem kleinen Keilbeinflügel [Ala* minor ossis sphenoidalis] und der Pars orbitalis des Stirnbeins [Os* frontale]

Sutura sphenomaxillaris (Ⓔ sphenomaxillary suture): Naht zwischen dem Processus pterygoideus des Keilbeins [Os* sphenoidale] und der Maxilla*

Sutura sphenoparietalis (Ⓔ sphenoparietal suture): Naht zwischen dem großen Keilbeinflügel [Ala* major ossis sphenoidalis] und dem Scheitelbein [Os* parietale]

Sutura sphenosquamosa (Ⓔ sphenosquamosal suture): Naht zwischen dem großen Keilbeinflügel [Ala* major ossis sphenoidalis] und der Pars squamosa des Schläfenbeins [Os* temporale]

Sutura sphenovomeralis (Ⓔ sphenovomerian suture): Verwachsungslinie zwischen Processus vaginalis des Keilbeins [Os* sphenoidale] und der Ala* vomeris

Sutura sphenozygomatica (Ⓔ sphenozygomatic suture): Naht zwischen dem großen Keilbeinflügel [Ala* major ossis sphenoidalis] und Jochbein [Os* zygomaticum]

Sutura squamomastoidea (Ⓔ squamosomastoid suture): Verwachsungslinie zwischen der Pars squamosa und dem Processus mastoideus des Schläfenbeins [Os* temporale]

Sutura squamosa (Ⓔ squamous suture): ***Syn:*** *Schuppennaht*; Knochennaht, bei der sich die Nahtränder schuppenartig überlappen

Sutura temporozygomatica (Ⓔ temporozygomatic suture): Naht zwischen dem Processus zygomaticus des Schläfenbeins [Os* temporale] und dem Processus temporalis des Jochbeins [Os* zygomaticum]

Sutura zygomaticomaxillaris (Ⓔ zygomaticomaxillary suture): Naht zwischen Jochbein [Os* zygomaticum] und Processus zygomaticus der Maxilla*

Su|xa|me|tho|ni|um|chlo|rid *nt* (Ⓔ suxamethonium chloride): ***Syn:*** *Cholinsuccinat, Succinylcholinchlorid*; peripheres depolarisierendes Muskelrelaxans*

SV *Abk.*: **1.** Sarkomvirus **2.** *→Satellitenvirus* **3.** *→Schlagvolumen* **4.** Sedimentvolumen **5.** selektive Vagotomie **6.** Simian-Virus **7.** *→Sinus venosus* **8.** Subvirus

Sv *Abk.*: *→Sievert*

SVA *Abk.*: **1.** selektive viszerale Angiographie **2.** Sinus-Valsalvae-Aneurysma **3.** Sozialversicherungsanstalt **4.** supraventrikuläre Arrhythmie

SVAS *Abk.*: *→supravalvuläre Aortenstenose*

SVE *Abk.*: *→supraventrikuläre Extrasystole*

Svedberg: Theodor Svedberg; 1884–1971; schwedischer Chemiker (Uppsala); Nobelpreisträger für Chemie 1926

Svedberg-Einheit *f* (Ⓔ Svedberg unit): Symbol: S; relative Einheit des Molekulargewichts hochmolekularer Substanzen, die auf dem Sedimentationsverhalten in der Ultrazentrifuge beruht; $1\ S = 1 \times 10^{-13}$ s; Eiweiße haben S-Werte zwischen 1 und 200

SVES *Abk.*: *→supraventrikuläre Extrasystole*

SVI *Abk.*: **1.** Schlagvolumen-Index **2.** *→Slow-Virus-Infektion*

SVR *Abk.*: Serumverdünnungsreaktion

s.v.r. *Abk.*: *→Spiritus Vini rectificatus*

SVRT *Abk.*: supraventrikuläre Reentry-Tachykardie

SVT *Abk.*: **1.** Sinusvenenthrombose **2.** *→supraventrikuläre Tachykardie*

SW *Abk.*: *→Sakralwirbel*

Swan: Harold James Swan; geb. 1922; amerikanischer Kardiologe

Swan-Ganz-Katheter *m* (Ⓔ Swan-Ganz catheter): doppellumiger Balloneinschwemmkatheter, der zur Messung des Pulmonalarteriendrucks und des Drucks im rechten Vorhof verwendet wird

Sweet: Robert Douglas Sweet; zeitgenössischer englischer Hautarzt

Sweet-Syndrom *nt* (Ⓔ Sweet's syndrome): ***Syn:*** *akute febrile neutrophile Dermatose*; durch Neutrophilie*, Fieber, schwere Allgemeinsymptome und schmerzhafte, dunkelrote, plaqueförmige Hautveränderungen gekennzeichnete Erkrankung unbekannter Genese; meist geht ein grippaler Infekt oder eine fokale Entzündung [Tonsillitis] voraus; das volle Krankheitsbild entwickelt sich dann innerhalb von 1–2 Wochen; **Therapie und Prognose:** mittelhoch dosierte

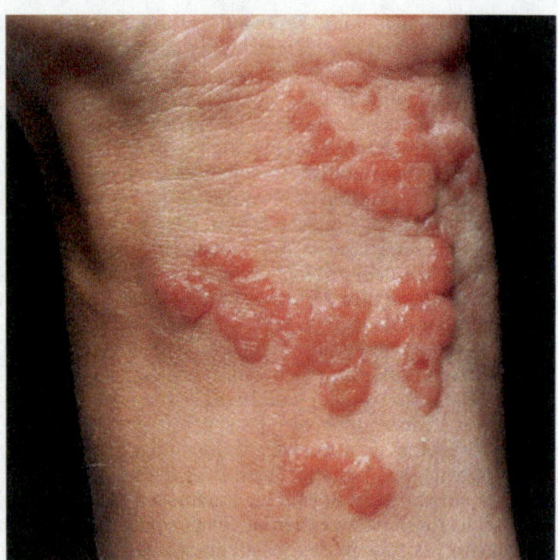
Abb. S192. Sweet-Syndrom

Corticoidinjektionen bessern die Symptome schlagartig; der Verlauf ist meist episodisch, z.T. aber auch chronisch-rezidivierend

Swift: H. Swift; 1858–1937; australischer Arzt

Swift-Syndrom *nt* (Ⓔ Swift's disease): ***Syn:*** *Feer-Krankheit, Rosakrankheit, vegetative Neurose der Kleinkinder, Selter-Swift-Feer-Krankheit, Feer-Selter-Swift-Krankheit, Acrodynia, Akrodynie*; vermutlich durch eine Quecksilbervergiftung verursachte Schädigung des Stammhirns bei Kleinkindern; führt zu Haut- und Organsymptomen

SW-Komplex *m* (Ⓔ SW complex): *s.u. Essay Elektroenzephalogramm S. 563*

SWR *Abk.*: **1.** →*Schlaf-Wach-Rhythmus* **2.** Serum-Wassermann-Reaktion

Swyer: Paul R. Swyer; kanadischer Arzt im 20. Jahrhundert

Swyer-James-Syndrom *nt* (Ⓔ Swyer-James syndrome): ***Syn:*** *McLeod-Syndrom, Syndrom der einseitig hellen Lunge*; erworbenes Emphysem* eines Lungenlappens oder einer Lunge; i.d.R. Folge einer Bronchiolitis* obliterans im Kindesalter; meist asymptomatisch oder nur mit leichter Symptomatik; evtl rezidivierende Infekte der unteren Atemwege

Swyer-Syndrom *nt* (Ⓔ Swyer's syndrome): ***Syn:*** *XY-Gonadendysgenesie*; Form der reinen Gonadendysgenesie* mit Streak-Gonaden*; die karyotypisch männlichen Patienten [46,XY] sind äußerlich weiblich, während der Pubertät fällt dann aber die fehlende Sexualentwicklung [genitaler Infantilismus, primäre Amenorrhoe] auf; **Therapie**: chirurgische Entfernung der Streak-Gonaden und Östrogentherapie

Sy-, sy- *präf.*: Wortelement mit der Bedeutung „zusammen/gleichzeitig/mit"

Sy|co|sis *f, pl* **-ses** (Ⓔ sycosis): ***Syn:*** *Sykose*; selten verwendete Bezeichnung für eine chronische Haarfollikelentzündung

Sycosis barbae: →*Folliculitis simplex barbae*

Sycosis barbae parasitaria: →*Tinea barbae*

Sycosis non-parasitaria: →*Folliculitis simplex barbae*

Sycosis parasitaria: →*Tinea barbae*

Sycosis simplex: →*Folliculitis simplex barbae*

Sycosis vulgaris: →*Folliculitis simplex barbae*

Sydenham: Thomas Sydenham; 1624–1689; englischer Arzt (London)

Sydenham-Chorea *f* (Ⓔ Sydenham's chorea): ***Syn:*** *Chorea minor Sydenham, Chorea juvenilis/rheumatica/infectiosa/simplex/minor*; v.a. Mädchen betreffende Choreaform, die im Anschluss an Streptokokkenerkrankungen zusammen mit rheumatischem Fieber auftritt; spielt in Europa heute kaum noch eine Rolle, ist in den Entwicklungsländern aber noch häufig; die **Klinik** entspricht der Chorea*; **Therapie**: Bettruhe und Abtrennung von der Außenwelt; langfristige Antibiotikatherapie [Penicillin]; Beruhigungsmittel; Neuroleptika* oder Valproat* in schweren Fällen zur Unterdrückung der Hyperkinesen; **Prognose**: heilt folgenlos aus, neigt aber zu Rezidiven

Sy|ko|se *f*: →*Sycosis*

Syl-, syl- *präf.*: Wortelement mit der Bedeutung „zusammen/gleichzeitig/mit"

Sylvius: **1.** Jacobus Sylvius; 1478–1555; französischer Arzt **2.** Franciscus Sylvius; 1614–1672; holländischer Arzt, Anatom und Physiologe

Sylvius-Furche *f* (Ⓔ fissure of Sylvius): ***Syn:*** *Sulcus lateralis cerebri*; tiefe Großhirnfurche zwischen Schläfen-, Stirn- und Scheitellappen; hat drei Äste: **Ramus posterior, ascendens** und **anterior**

Sylvius-Klappe *f* (Ⓔ valve of Sylvius): ***Syn:*** *Eustachio-Klappe, Valvula venae cavae inferioris*; Falte an der Einmündung der unteren Hohlvene [Vena* cava inferior] in den rechten Vorhof

Sym-, sym- *präf.*: Wortelement mit der Bedeutung „zusammen/gleichzeitig/mit"

sym|bi|on|tisch *adj*: →*symbiotisch*

Sym|bi|o|se *f* (Ⓔ symbiosis): ***Syn:*** *Mutualismus*; dauerhaftes Zusammenleben von zwei oder mehreren Organismen zum gegenseitigen Nutzen; *s.a. Essay Infektion S. 1027*

fusospirilläre Symbiose (Ⓔ fusospirillary symbiosis): *s.u. Fusoborreliose*

sym|bi|o|tisch *adj* (Ⓔ symbiotic): ***Syn:*** *symbiontisch*; Symbiose betreffend, in der Art einer Symbiose

Sym|ble|pha|ron *nt* (Ⓔ symblepharon): ***Syn:*** *Blepharosymphysis, Blepharosynechie, Symblepharose, Lidverklebung*; Verwachsung/Verklebung von Lid und Bindehaut; meist Folge von Entzündung oder Verletzungen, insbesondere Verätzung der Hornhaut

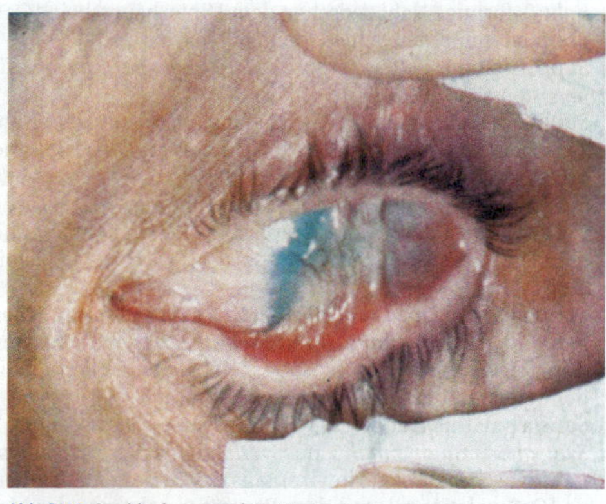
Abb. S193. Symblepharon nach Verätzung

Sym|ble|pha|ro|se *f*: →*Symblepharon*

sym|bo|lo|phob *adj* (Ⓔ symbolophobic): Symbolophobie betreffend, durch sie gekennzeichnet

Sym|bo|lo|pho|bie *f* (Ⓔ symbolophobia): krankhafte Angst vor der symbolischen Bedeutung von Handlungen oder Ereignissen

Sym|bra|chy|dak|ty|lie *f* (Ⓔ symbrachydactyly): angeborene Verwachsung und Verkürzung von Fingern oder Zehen

Sym|me|lie *f* (Ⓔ symmelia): angeborene Verwachsung der Beine

monopodale Symmelie (Ⓔ monopodia): ***Syn:*** *Monopodie*; Missbildung mit nur einem Fuß

Sym|me|trie, ein|fa|che *f* (Ⓔ simple symmetry): *s.u. Essay Viren S. 2273*

Sym|me|trie, kom|ple|xe *f* (Ⓔ complex symmetry): *s.u. Essay Viren S. 2273*

Sympath-, sympath- *präf.*: →*Sympathiko-*

Sym|pa|thek|to|mie *f* (Ⓔ sympathectomy): ***Syn:*** *Grenzstrangresektion, Sympathikotomie*; teilweise oder vollständige Entfernung von Grenzstrangganglien*

lumbale Sympathektomie (Ⓔ lumbar sympathectomy):

Entfernung lumbaler Grenzstrangganglien bei Durchblutungsstörungen im Bereich der unteren Extremität

periarterielle Sympathektomie (Ⓔ periarterial sympathectomy): ***Syn:*** *Leriche-Brüning-Operation*; Entfernung der periarteriellen Sympathikusgeflechte zur Behandlung von Durchblutungsstörungen

thorakale Sympathektomie (Ⓔ thoracic sympathectomy): Entfernung thorakaler Grenzstrangganglien bei Durchblutungsstörungen im Bereich der oberen Extremität

sym|pa|the|tisch *adj* (Ⓔ sympathetic): ***Syn:*** *sympathisch*; auf ein nicht-erkranktes Organ übergreifend, miterkrankend

Sympathiko-, sympathiko- *präf.*: Wortelement mit Bezug auf „Grenzstrang/Sympathikus"

Sym|pa|thi|ko|blast *m*: →*Sympathoblast*

Sym|pa|thi|ko|blas|tom *nt*: →*Sympathoblastom*

Sym|pa|thi|ko|go|ni|om *nt*: →*Sympathoblastom*

Sym|pa|thi|ko|ly|ti|kum *nt, pl* **-ka**: →*Sympatholytikum*

Sym|pa|thi|ko|mi|me|ti|kum *nt, pl* **-ka**: →*Sympathomimetikum*

Sym|pa|thi|ko|pa|thie *f* (Ⓔ sympathicopathy): ***Syn:*** *Sympathopathie*; Erkrankung des sympathischen Nervensystems

Sym|pa|thi|ko|to|mie *f*: →*Sympathektomie*

Sym|pa|thi|ko|to|nie *f* (Ⓔ sympathicotonia): erhöhte Erregbarkeit des sympathischen Nervensystems; führt z.B. zu vermehrtem Schwitzen [Hyperhidrose], Verminderung der Magen-Darm-Peristaltik, Tachykardie*, Mydriasis*

Sym|pa|thi|kus *m* (Ⓔ sympathetic nervous system): ***Syn:*** *sympathisches System, sympathisches Nervensystem, Pars sympathica*; sympathischer Teil des vegetativen Nervensystems [Pars* autonomica systematis nervosi peripherici]; besteht aus dem **Grenzstrang** [Truncus sympathicus], Paraganglien*, prävertebralen Ganglien* und gemischt sympathisch-parasympathischen Nervenplexus; die präganglionären Neurone liegen im Bereich von C_8-$L_{2/3}$; ihre Axone verlaufen über die Vorderwurzel [Radix anterior] und dann im **Ramus communicans albus** zu den Grenzstrangganglien; die meisten Fasern enden hier an postganglionären Neuronen, ein Teil zieht aber weiter zu den prävertebralen Ganglien* und gemischt sympathisch-parasympathischen Nervenplexus; Noradrenalin* ist die Transmittersubstanz der postganglionären sympathischen Neurone

Sym|pa|thi|kus|aus|schal|tung *f*: →*Sympathikusblockade*

Sym|pa|thi|kus|blo|cka|de *f* (Ⓔ sympathetic block): ***Syn:*** *Sympathikusausschaltung*; lokale oder totale Leitungsanästhesie* des Grenzstranges

Sym|pa|thi|kus|gan|gli|on *nt* (Ⓔ sympathetic ganglion): ***Syn:*** *sympathisches Ganglion, Ganglion sympathicum*; die Ganglien des Sympathikus* bilden den Grenzstrang [Truncus* sympathicus] und prävertebrale vegetative Ganglien; sie enthalten die postganglionären Neurone sowie prä- und postganglionäre Nervenfasern

sym|pa|thisch *adj* (Ⓔ **1.–3.** sympathetic): **1. *Syn:*** *orthosympathisch*; sympathisches Nervensystem/Symphatikus betreffend **2.** mitfühlend, teilnehmend, gleichgestimmt **3. *Syn:*** *sympathetisch, miterkrankend*; auf ein nicht-erkranktes Organ übergreifend

Sympatho-, sympatho- *präf.*: →*Sympathiko-*

Sym|pa|tho|blast *m* (Ⓔ sympathoblast): ***Syn:*** *Sympathikoblast*; embryonale Ganglienzellen, aus den die Ganglienzellen des Grenzstranges* und des Nebennierenmarks* hervorgehen

Sym|pa|tho|blas|tom *nt* (Ⓔ sympathoblastoma): ***Syn:*** *Sympathikoblastom, Sympathikogoniom, Sympathogoniom*; vom Grenzstrang oder Nebennierenmark ausgehender bösartiger Tumor des Kindesalters; metastasiert frühzeitig in die Leber [**Typ Pepper**] oder in die Knochen [**Typ Hutchinson**]; hat selbst bei radikaler Entfernung, Chemo- und Strahlentherapie eine ungünstige Prognose

Sym|pa|tho|go|ni|om *nt*: →*Sympathoblastom*

Sym|pa|tho|ly|ti|kum *nt, pl* **-ka** (Ⓔ sympatholytic): ***Syn:*** *Adrenolytikum, Sympathikolytikum, Adrenorezeptorenblocker, Adrenorezeptorantagonist, Antiadrenergikum*; die Wirkung von Adrenalin* aufhebende Substanz; bindet sich an adrenerge Rezeptoren und hemmt damit die Wirkung von Adrenalin und Noradrenalin und von Adrenomimetika* an den Zielorganen

α-Sympatholytikum (Ⓔ alpha-blocker): ***Syn:*** *α-Adrenorezeptorenblocker, α-Blocker, Alphablocker, Alpha-Adrenorezeptorenblocker, Alpharezeptorenblocker*; Mittel, das kompetitiv die α-Rezeptoren an Erfolgsorganen hemmt; klinisch wichtig sind Blocker der α_1- und α_2-Rezeptoren der Gefäßwand, die z.B. bei Durchblutungsstörungen oder Blasenentleerungsstörungen eingesetzt werden

β-Sympatholytikum (Ⓔ beta-blocker): ***Syn:*** *Beta-Rezeptorenblocker, β-Adrenorezeptorenblocker, Beta-Adrenorezeptorenblocker, β-Blocker, Betablocker, Betasympatholytikum*; die β-Rezeptoren* blockierendes Arzneimittel; Blockade der β_1-Rezeptoren reduziert Herzfrequenz, -kontraktilität und Erregungsleitungsgeschwindigkeit und verringert die Reninfreisetzung in der Niere; β_2-Blockade hemmt den Glykogenabbau in der Muskulatur und der Leber; **Anw.**: Betablocker gelten als Mittel der 1. Wahl bei Hypertonie; sie werden auch zur Prophylaxe von Angina* pectoris, Reinfarkt und Migraine eingesetzt; **NW**: Obstruktion der Atemwege, Störung der peripheren Durchblutung, allergische Reaktionen

sym|pa|tho|ly|tisch *adj* (Ⓔ sympatholytic): ***Syn:*** *antiadrenerg, adrenolytisch*; die Wirkung von Adrenalin aufhebend; das sympathische System hemmend

Sym|pa|tho|mi|me|ti|kum *nt, pl* **-ka** (Ⓔ sympathomimetic): ***Syn:*** *Adrenomimetikum, Sympathikomimetikum, Adrenozeptoragonist*; das sympathische System anregende Substanz; **direkte Sympathomimetika** wirken wie Adrenalin* oder Noradrenalin*; **indirekte Sympathomimetika** fördern die Freisetzung von Noradrenalin aus den präsynaptischen Vesikeln adrenerger Neurone

α-Sympathomimetikum (Ⓔ alphamimetic): ***Syn:*** *Alphasympathomimetikum, Alphamimetikum*; Mittel, das α-Rezeptoren* stimuliert; die Stimulation bewirkt eine Kontraktion der glatten Muskulatur von Hautgefäßen, Bronchien und Eingeweiden, des Musculus* dilatator pupillae usw.; nach der Art der Rezeptoren unterscheidet man zwischen **α1- und α2-Sympathomimetikum**

β-Sympathomimetikum (Ⓔ β-sympathomimetic): ***Syn:*** *Betamimetikum, Betasympathomimetikum*; Substanz, die die β-Rezeptoren* anregt; nach der Art der Rezeptoren unterscheidet man zwischen **β1- und β2-Sympathomimetikum**; daneben gibt es noch sowohl β_1- als auch β_2-wirksame Sympathomimetika, wie z.B. Isoprenalin* oder Orciprenalin*

sym|pa|tho|mi|me|tisch *adj* (Ⓔ sympathomimetic): ***Syn:*** *adrenomimetisch*; das sympathische System anregend, mit stimulierender Wirkung auf das sympathische System

Sym|pa|tho|pa|thie *f*: →*Sympathikopathie*

Sym|phy|se *f*: **1.** →*Symphysis* **2.** →*Symphysis pubica*

Sym|phy|sen|naht *f* (Ⓔ symphysiorrhaphy): Symphysiorrhaphie*

Sym|phy|sen|rup|tur *f* (Ⓔ rupture of the symphysis pubis): durch direkte Gewalteinwirkung verursachte, seltener unter der Geburt auftretende Sprengung der Beckensymphyse, die zu rotatorischer Instabilität des Beckenrings führt [Typ B 1 der Beckenringfraktur*]

Sym|phy|sen|spren|gung *f*: →*Symphysiotomie*

Sym|phy|se|o|to|mie *f*: →*Symphysiotomie*

Sym|phy|si|o|ly|se *f* (Ⓔ symphysiolysis): operative Symphysenlösung

Sym|phy|si|or|rha|phie *f* (Ⓔ symphysiorrhaphy): ***Syn:*** *Symphysennaht*; Naht einer Symphyse, insbesondere der Beckensymphyse

Sym|phy|si|o|to|mie *f* (Ⓔ symphysiotomy): ***Syn:*** *Symphysensprengung, Symphyseotomie*; Spaltung des Symphysenknorpels zur Beckenerweiterung

Sym|phy|sis *f, pl* **-ses** (Ⓔ symphysis): ***Syn:*** *Knorpelfuge, Symphyse*; Knochenverbindung durch Faserknorpel

Symphysis intervertebralis (Ⓔ intervertebral symphysis): die Intervertebralsymphyse verbindet benachbarte Wirbel; sie besteht aus einer Bandscheibe [Discus* intervertebralis] und dem vorderen und hinteren Längsband [Ligamentum* longitudinale anterius und posterius]

Symphysis mandibulae (Ⓔ mandibular symphysis): ***Syn:*** *Unterkiefersymphyse, Symphysis mentalis*; inkonstante

S

Symphyse zwischen den beiden Unterkieferhälften
Symphysis manubriosternalis (Ⓔ manubriosternal symphysis): ***Syn:*** *Manubriosternalgelenk, Synchondrosis manubriosternalis*; knorpelige Verbindung von Schwertgriff und Brustbeinkörper; *s.u. Sternum*
Symphysis mentalis: *→Symphysis mandibulae*
Symphysis pubica (Ⓔ pubic symphysis): ***Syn:*** *Schambeinfuge, Schamfuge, Beckensymphyse, Symphyse*; die Knorpelverbindung der beiden Schambeine [Os* pubis] besteht aus dem **Discus interpubicus**, einer Faserknorpelscheibe, die beim Erwachsenen oft einen mit Synovia* gefüllten Spaltraum enthält, und einem oberen und unteren Verstärkungsband [Ligamentum* pubicum superius und inferius]
Symphysis xiphosternalis (Ⓔ xiphostermal symphysis): Symphyse zwischen Brustbeinkörper und Schwertfortsatz; *s.u. Sternum*

Sym|phy|ti fo|li|um *nt* (Ⓔ comfrey leaf): Blätter von Beinwell*

Sym|phy|ti her|ba *f* (Ⓔ comfrey herb): Kraut von Beinwell*

Sym|phy|ti ra|dix *f* (Ⓔ comfrey root): Wurzel von Beinwell*

Sym|phy|tum of|fi|ci|na|le *nt*: *→Beinwell*

Sym|plas|ma *nt* (Ⓔ symplasm): *s.u. Zytokinese*

Sym|po|die *f*: *→Sirenomelie*

Sym|port *m* (Ⓔ symport): ***Syn:*** *gekoppelter Transport, Cotransport*; gleichzeitiger Transport zweier Substanzen durch die Zellmembran, wobei eine Substanz mit und die andere gegen ein Konzentrationsgefälle transportiert wird

Sympt. *Abk.*: **1.** *→Symptom* **2.** *→Symptomatik*

Symp|tom *nt* (Ⓔ symptom): Zeichen, Krankheitszeichen
akzessorische Symptome (Ⓔ accessory symptoms): *s.u. Schizophrenie*
desorganisierte Symptome (Ⓔ disorganized symptom): *s.u. Schizophrenie*
Symptom der kaudalen Regression (Ⓔ caudal regression syndrome): ***Syn:*** *Syndrom der kaudalen Regression, sakrokokzygeale Agenesie, kaudale Regression*; Fehlbildungssyndrom mit Unterentwicklung von unterer Wirbelsäule und Becken, kombiniert mit anderen Fehlbildungen [Darm, Herz]
Symptome 1. Ranges (Ⓔ first-rank symptoms): umfasst Gedankenlautwerden, -eingebung, -entzug, -ausbreitung; leibliche Beeinflussungserlebnisse [Kontroll- und Beeinflussungswahn, Gefühl des Gemachten], Wahnwahrnehmungen und akustische Halluzinationen [dialogische oder kommentierende Stimmen, Stimmen aus einem Körperteil]; *s.a. Schizophrenie*
Symptome 2. Ranges (Ⓔ second-rank symptoms): umfasst akustische [außer Stimmenhören], optische, olfaktorische und gustatorische Halluzinationen; Wahneinfälle; Gedankenabreißen, Zerfahrenheit, Danebenreden, Neologismen; katatone Symptome sowie negative Symptome [z.B. Apathie, verflachte oder inadäquate Affekte, Sprachverarmung]; *s.a. Schizophrenie*
Symptome des Rückwärtsversagens (Ⓔ symptoms of forward failure): *s.u. chronische Herzinsuffizienz*
Symptome des Vorwärtsversagens (Ⓔ symptoms of backward failure): *s.u. chronische Herzinsuffizienz*

Symp|to|ma|tik *f* (Ⓔ symptomatology): ***Syn:*** *Symptomatologie*; Gesamtheit der Krankheitssymptome
partiell reversible ischämische neurologische Symptomatik (Ⓔ partially reversible ischemic neurologic symptoms): *s.u. apoplektischer Insult*
reversible ischämische neurologische Symptomatik (Ⓔ reversible ischemic neurologic symptoms): *s.u. apoplektischer Insult*

symp|to|ma|tisch *adj* (Ⓔ symptomatic): Symptom(e) betreffend, auf Symptomen beruhend, kennzeichnend, bezeichnend

Symp|to|ma|to|lo|gie *f* (Ⓔ **1.** symptomatology **2.** symptoms): **1.** ***Syn:*** *Semiologie*; Lehre von der Bedeutung einzelner Symptome **2.** ***Syn:*** *Symptomatik*; Gesamtheit der Krankheitssymptome

Symp|to|men|kom|plex *m* (Ⓔ symptom complex): aus mehreren abgrenzbaren Symptomen bestehendes Beschwerdebild; Syndrom
gastrokardialer Symptomenkomplex: *→Roemheld-Syndrom*
hypothalamischer Symptomenkomplex: *→hypothalamisches Syndrom*
postthrombotischer Symptomenkomplex: *→postthrombotisches Syndrom*

Syn-, syn- *präf.*: Wortelement mit der Bedeutung „zusammen/gleichzeitig/mit"

Syn|a|del|phus *m* (Ⓔ synadelphus): Doppelmissbildung mit einem Kopf und acht Armen und Beinen

Syn|al|gie *f* (Ⓔ synalgia): Schmerzempfindung fernab vom Krankheitsherd

Syn|ap|se *f* (Ⓔ synapse): Kontaktstelle zur Informationsübertragung von Nervenzellen auf andere Zellen; nach der Lokalisation unterscheidet man u.a. **interneuronale Synapsen, neuromuskuläre Synapsen** [Muskelendplatte*] und **neuroglanduläre Synapsen;** nach dem Mechanismus der Übertragung können Synapsen in **chemische** und **elektrische Synapsen** unterteilt werden, wobei die chemischen Synapsen wesentlich häufiger sind; nach der Funktion unterscheidet man zwischen **erregenden** oder **exzitatorischen Synapsen** und **hemmenden** oder **inhibitorischen Synapsen**
axo-axonale Synapse (Ⓔ axoaxonic synapse): *s.u. interneuronale Synapsen*
axo-dendritische Synapse (Ⓔ axodendritic synapse): *s.u. interneuronale Synapsen*
axo-somatische Synapse (Ⓔ axosomatic synapse): *s.u. interneuronale Synapsen*
chemische Synapse (Ⓔ chemical synapse): häufigste Form der Synapse, bei der das elektrische Signal vom Axon durch einen Botenstoff [Transmitter] auf das Zielorgan übertragen wird; das Axonende bildet einen Endkolben, der synaptische Bläschen mit dem Neurotransmitter* enthält; erreicht ein Aktionspotential den Endkolben, wird der Inhalt der Bläschen durch die sog. **präsynaptische Membran** des Axons in den **Synapsenspalt** zwischen Axon und Zielorgan abgegeben; der Transmitter bindet sich an Rezeptoren der **subsynaptischen Membran** und führt zu einer Änderung der Durchlässigkeit der Membran für Natrium- und Kaliumionen; damit wird das chemische Signal in ein elektrisches Signal umgewandelt; der Transmitter wird enzymatisch abgebaut oder wieder in das Axon aufgenommen

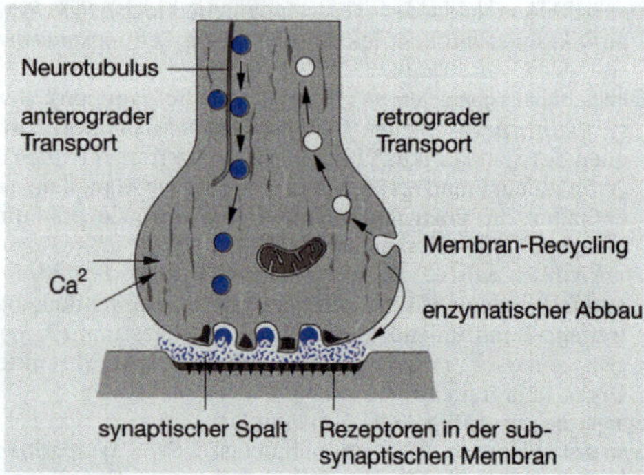

Abb. S194. Chemische Synapse

dendrodendritische Synapse (Ⓔ dendrodendritic synapse): *s.u. interneuronale Synapsen*
elektrische Synapse (Ⓔ electrical synapse): an elektrischen Synapsen fließt der Strom über sog. **gap junctions** direkt von einer Zelle zur nächsten; elektrische Synapsen findet man sowohl im Zentralnervensystem als auch in funktionellen Synzytien, wie z.B. der glatten Muskulatur und der Herzmuskulatur
Synapse en distance (Ⓔ distant synapse): chemische Synapse* mit einem weiten Synapsenspalt [bis zu 500 nm]
interneuronale Synapsen (Ⓔ interneuronal synapse): Synapsen zwischen Nervenfortsätzen; prinzipiell gibt es **axo-axonale Synapsen** [zwischen Axonen], **axo-somatische Synapsen** [zwischen Axon und Zellkörper], **axo-dendritische Synapsen** [zwischen Axon und Dendrit] und **dendroden-**

S

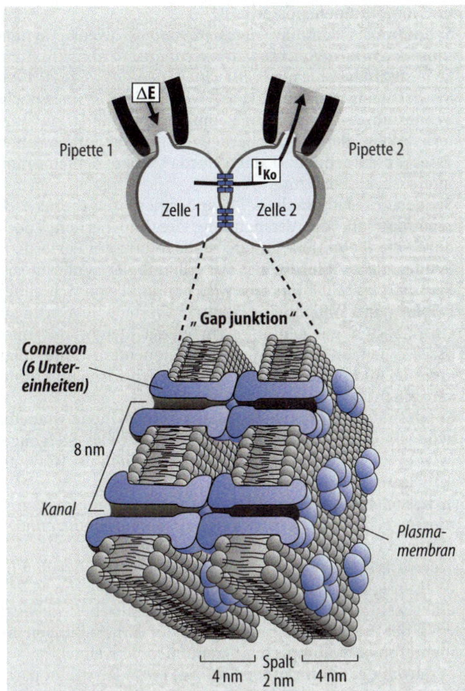

Abb. S195. Elektrische Synapse

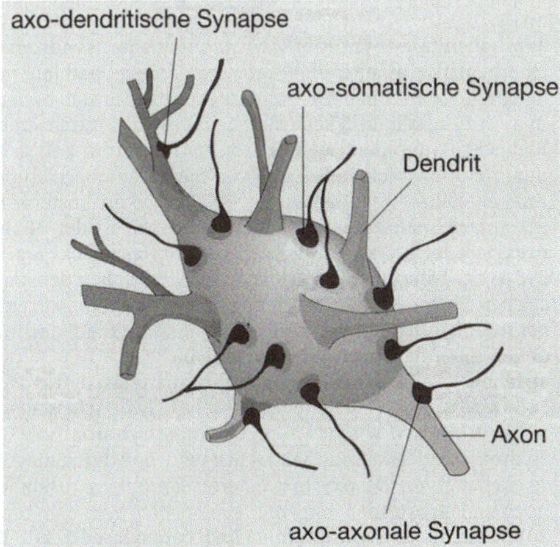

Abb. S196. Interneuronale Synapsen

dritische Synapsen [zwischen Dendriten]
myoneurale Synapse: →*Endplatte, motorische*
neuroglanduläre Synapse (Ⓔ neuroglandular synapse): Synapse zwischen einem Axon und der Plasmamembran von Drüsenzellen
neuromuskuläre Synapse: →*Endplatte, motorische*

Syn|ap|sen|spalt *m* (Ⓔ synaptic gap): ***Syn:*** *synaptischer Spalt*; *s.u. chemische Synapse*

Syn|ap|sis *f* (Ⓔ **1.** synapsis **2.** synapsis): **1.** Chromosomenpaarung während der Zellteilung; *s.u. Meiose* **2.** →*Synapse*

syn|ap|tisch *adj* (Ⓔ synaptic): Synapse betreffend, mittels Synapse

Syn|ar|thro|se *f* (Ⓔ synarthrosis): ***Syn:*** *kontinuierliche Knochenverbindung, Knochenfuge, Synarthrosis*; ununterbrochene, starre Verbindung zweier Knochen; Oberbegriff für Synchondrose*, Syndesmose* und Synostose

Syn|ar|thro|sis *f, pl* **-ses:** →*Synarthrose*

Syn|äs|the|sie *f* (Ⓔ synesthesia): abnorme Mitempfindung, z.B. von Lichtreizen bei Hörempfindung

Syn|bra|chy|dak|ty|lie *f* (Ⓔ symbrachydactyly): angeborene Verkürzung und Verwachsung von Fingern oder Zehen

Syn|ce|phal|us *m*: →*Synkephalus*

Syn|chei|lia *f* (Ⓔ syncheilia): ***Syn:*** *Syncheilie, Synchilia, Synchilie*; angeborene Verwachsung der Lippen

Syn|chei|lie *f*: →*Syncheilia*

Syn|chi|lie *f*: →*Syncheilia*

Syn|chi|sis *f* (Ⓔ synchysis): Verflüssigung
Synchisis corporis vitrei (Ⓔ synchysis): Glaskörperverflüssigung
Synchisis nivea (Ⓔ synchisis nivea): *s.u. Schneegestöber*
Synchisis scintillans (Ⓔ synchisis scintillans): *s.u. Schneegestöber*

Syn|chon|drek|to|mie *f* (Ⓔ synchondrectomy): operative Entfernung einer Synchondrose*

Syn|chon|dro|se *f* (Ⓔ synchondrosis): ***Syn:*** *Knorpelfuge, Knorpelhaft, Synchondrosis*; unbewegliche Verbindung zweier Knochen durch hyalinen Knorpel*
kraniale Synchondrosen (Ⓔ cranial synchondroses): ***Syn:*** *Synchondroses cranii*; Synchondrosen der Schädelknochen

Syn|chon|dro|sis *f, pl* **-ses:** →*Synchondrose*
Synchondroses columnae vertebrales (Ⓔ synchondroses of vertebral column): Synchondrosen der Wirbelsäule
Synchondrosis costae primae (Ⓔ synchondrosis of first rib): Synchondrose der 1. Rippe
Synchondroses cranii (Ⓔ cranial synchondroses): ***Syn:*** *kraniale Synchondrosen*; Synchondrosen der Schädelknochen
Synchondrosis intraoccipitalis (Ⓔ intraoccipital synchondrosis): vordere [**Synchondrosis intraoccipitalis anterior**] oder hintere [**Synchondrosis intraoccipitalis posterior**] Synchondrose der Hinterhauptsbeine [Os* occipitale]
Synchondrosis intraoccipitalis anterior (Ⓔ anterior intraoccipital synchondrosis): *s.u. Synchondrosis intraoccipitalis*
Synchondrosis intraoccipitalis posterior (Ⓔ posterior intraoccipital synchondrosis): *s.u. Synchondrosis intraoccipitalis*
Synchondrosis manubriosternalis: →*Symphysis manubriosternalis*
Synchondrosis petrooccipitalis (Ⓔ petro-occipital synchondrosis): Synchondrose zwischen der Pars petrosa des Schläfenbeins [Os* temporale] und der Pars basilaris des Hinterhauptbeins [Os* occipitale]
Synchondrosis sphenoethmoidalis (Ⓔ sphenoethmoidal synchondrosis): Synchondrose zwischen dem Keilbeinkörper [Corpus* ossis sphenoidalis] und dem Siebbein [Os* ethmoidale]
Synchondrosis sphenooccipitalis (Ⓔ spheno-occipital synchondrosis): Synchondrose zwischen dem Keilbeinkörper [Corpus* ossis sphenoidalis] und der Pars basilaris des Hinterhauptbeins [Os* occipitale]
Synchondrosis sphenopetrosa (Ⓔ sphenopetrosal synchondrosis): Synchondrose zwischen dem großen Keilbeinflügel [Ala* major ossis sphenoidalis] und der Pars petrosa des Schläfenbeins [Os* temporale]
Synchondroses sternales (Ⓔ sternal synchondroses): Oberbegriff für die knöchernen Verbindung der Brustbeinteile; *s.a. Sternum*
Synchondroses thoracis (Ⓔ synchondroses of thorax): die Synchondrosen des Brustkorbs
Synchondrosis xiphosternalis: veraltet für →*Symphysis xiphosternalis*

Syn|chon|dro|to|mie *f* (Ⓔ synchondrotomy): operative Spaltung einer Synchondrose*

syn|chron *adj* (Ⓔ synchronous): gleichzeitig, gleichlaufend

Syn|chron|de|fi|bril|la|ti|on *f* (Ⓔ electroversion): ***Syn:*** *Elektrokonversion, elektrische Kardioversion, Elektrokardioversion, Elektroversion, Elektroreduktion*; der Elektrodefibrillation* verwandtes Verfahren zur Therapie von Vorhofflimmern* und Vorhofflattern*; der Gleichstromstoß wird von der P-Welle des EKGs ausgelöst und stellt den normalen Sinus-

S

rhythmus wieder her; wird meist intraoperativ oder auf der Intensivstation eingesetzt

Syn|chro|nie *f*: →*Synchronismus*

Syn|chro|nis|mus *m* (Ⓔ synchronism): *Syn*: *Synchronie*; Gleichzeitigkeit, zeitliche Übereinstimmung

Syn|cre|tio *f, pl* **-ti|o|nes** (Ⓔ syncretio): Zusammenwachsen, Verwachsen

Syn|cy|ti|um *nt*: →*Synzytium*

syn|dak|tyl *adj* (Ⓔ syndactylous): Syndaktylie betreffend, von ihr betroffen oder gekennzeichnet, durch sie bedingt

Syn|dak|ty|lie *f* (Ⓔ syndactyly): Verwachsung von Fingern oder Zehen

Syndesm-, syndesm- *präf.*: →*Syndesmo-*

Syn|des|mek|to|mie *f* (Ⓔ syndesmectomy): *Syn*: *Bandresektion, Ligamentresektion*; operative Entfernung/Resektion eines Bandes oder Ligaments

Syn|des|mi|tis *f, pl* **-ti|den** (Ⓔ **1.** syndesmitis **2.** conjunctivitis): **1.** *Syn*: *Bandentzündung, Ligamententzündung*; Entzündung eines Bandes oder Ligaments **2.** selten gebrauchte Bezeichnung für →*Conjunctivitis*

syn|des|mi|tisch *adj* (Ⓔ syndesmitic): Syndesmitis betreffend, von ihr betroffen oder gekennzeichnet

Syndesmo-, syndesmo- *präf.*: Wortelement mit der Bedeutung „Band/Ligament"

Syn|des|mo|pe|xie *f* (Ⓔ syndesmopexy): Wiederanheftung eines Bandes/Ligamentes

Syn|des|mo|phy|ten *pl* (Ⓔ syndesmophytes): Bandverknöcherungen, z.B. der Bandscheiben oder des vorderen Längsbandes bei Morbus* Bechterew

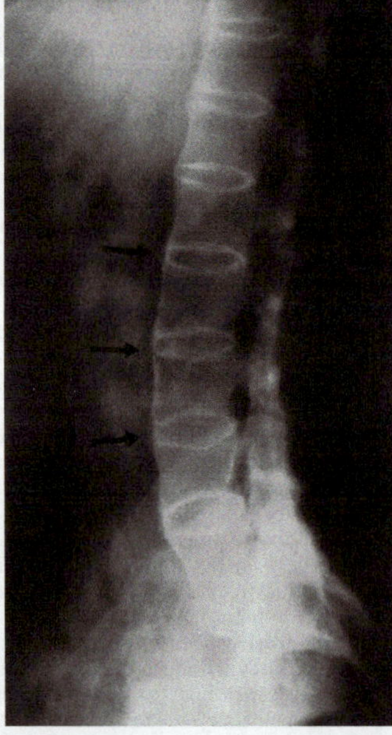

Abb. S197. Syndesmophyten bei Bechterew-Krankheit

Syn|des|mo|plas|tik *f* (Ⓔ syndesmoplasty): *Syn*: *Bänderplastik*; plastische Operation eines Bandes/Ligamentes

Syn|des|mor|rha|phie *f* (Ⓔ syndesmorrhaphy): *Syn*: *Bandnaht, Bändernaht*; Naht eines Bandes/Ligamentes nach traumatischer oder operativer Durchtrennung

Syn|des|mo|se *f*: →*Syndesmosis*

Syn|des|mo|sis *f, pl* **-ses** (Ⓔ syndesmosis): *Syn*: *Bandhaft, Syndesmose*; bandartige, straffe Verbindung zweier Knochen durch kollagenes oder elastisches Bindegewebe; dazu gehört auch die Verbindung durch eine Membrana interossea

Syndesmosis columnae vertebralis (Ⓔ syndesmoses of vertebral column): Bezeichnung für die Verspannung der Wirbelsäule durch ein System von Bändern; dazu gehören die Ligamenta* interspinalia, flava, intertransversaria, transversa, supraspinale, nuchae, longitudinale anterius und longitudinale posterius

Syndesmosis dentolaveolaris (Ⓔ dento-alveolar syndesmosis): *Syn*: *Gomphosis*; Verankerung des Zahns im Zahnfach durch die Sharpey*-Fasern

Syndesmosis radioulnaris (Ⓔ radioulnar syndesmosis): Syndesmose von Speiche [Radius*] und Elle [Ulna*] unterhalb des Ellenbogens; besteht aus der Membrana* interossea antebrachii und der Chorda* obliqua membranae interossei antebrachii

Syndesmoses thoracis (Ⓔ syndesmoses of thorax): Bezeichnung für die Verspannung des knöchernen Thorax durch die Membrana* intercostalis interna und externa

Syndesmosis tibiofibularis (Ⓔ tibiofibular syndesmosis): *Syn*: *unteres Tibiofibulargelenk*; Bandhaft von Schienbein [Tibia*] und Wadenbein [Fibula*] oberhalb des Sprunggelenks; besteht aus dem unteren Teil der Membrana* interossea cruris und zwei Bändern [Ligamentum tibiofibulare anterius und posterius], die die Knochen vorne und hinten verbinden

Syndesmosis tympanostapedialis (Ⓔ tympanostapedial syndesmosis): Verankerung der Fußplatte des Steigbügels [Stapes*] am Vorhoffenster der Paukenhöhle [Cavitas* tympani]

Syn|des|mo|to|mie *f* (Ⓔ syndesmotomy): *Syn*: *Banddurchtrennung, Bänderdurchtrennung, Ligamentdurchtrennung*; Durchtrennung eines Bandes oder Ligaments

Syn|drom *nt* (Ⓔ syndrome): Symptomenkomplex; früher Bezeichnung für eine Gruppe von Krankheitszeichen, die für eine bestimmte Erkrankung charakteristisch sind; heute wird der Begriff mehr und mehr für Erkrankungen mit mehreren oder komplexen Symptomen verwendet

Syndrom der abführenden Schlinge (Ⓔ efferent loop syndrome): Funktionsbehinderung der abführenden Schlinge nach Magenresektion; führt zu postprandialen, krampfartigen Schmerzen und Erbrechen; **Therapie**: operative Korrektur der Stenose oder Neuanlage der Gastrojejunostomie*

adrenogenitales Syndrom (Ⓔ adrenogenital syndrome): Oberbegriff für autosomal-rezessive Enzymopathien mit Störung der Bildung von Steroidhormonen in der Nebennierenrinde; das klinische Bild wird sowohl durch einen Mangel an Steroiden [v.a. Cortison*, Aldosteron*] als auch durch eine vermehrte Bildung von Steroiden oberhalb des Enzymdefektes [z.B. Androgene*, Desoxykortikosteron*] gekennzeichnet; die weitaus häufigste Form ist der **21-Hydroxylasedefekt** [90 %], der **11β-Hydroxylasedefekt** macht 5–8 % der Fälle aus, der Rest ist eher selten; neben den klassischen Formen gibt es noch sog. **nicht-klassische adrenogenitale Syndrome**, die klinisch unauffällig sind und bei denen nur eine Hyperandrogenämie besteht

adrenogenitales Syndrom mit 11β-Hydroxylasedefekt (Ⓔ 11β-hydroxylase deficiency): *Syn*: *11β-Hydroxylasedefekt*; verläuft klinisch wie das adrenogenitale Syndrom mit 21-Hydroxylasedefekt ohne Salzverlustsyndrom; durch die Anreicherung von Desoxycorticosteron kommt es zusätzlich noch zu Hypertonie*

adrenogenitales Syndrom mit 17α-Hydroxylasedefekt (Ⓔ 17α-hydroxylase deficiency): *Syn*: *17α-Hydroxylasedefekt*; das äußere Genitale der Mädchen ist unauffällig, bei Jungen kann bei der Geburt ein Intersex vorliegen; klinisch sind Hypertonie*, Hypernatriämie, Hypokaliämie* und hypokaliämische Alkalose von Bedeutung

adrenogenitales Syndrom mit 21-Hydroxylasedefekt (Ⓔ 21-hydroxylase deficiency): *Syn*: *21-Hydroxylasedefekt*; kommt als unkomplizierter **21-Hydroxylasedefekt ohne Salzverlustsyndrom** [ca. 75 %] und als **21-Hydroxylasedefekt mit Salzverlustsyndrom** vor; die Inzidenz liegt bei ca. 1:10.000 und die Heterozygotenfrequenz bei 1:55; **Klinik**: bei Mädchen besteht schon bei der Geburt eine ausgeprägte Virilisierung des äußeren Genitales, die von einer Klitorishypertrophie [Grad I] bis hin zu penisartiger Fusion der Labioskrotalfalten reichen kann [Grad V]; die Jungen zeigen keine Fehlbildung des Genitales und die Diagnose wird erst gestellt, wenn es zu einer Pubertas* praecox kommt; der 21-Hydroxylasedefekt mit Salzverlustsyndrom führt

Tab. S198. Adrenogenitales Syndrom. Adrenale Enzymdefekte

	Genitale zur Geburt		Salzverlust	Postnatale Virilisierung	Plasmasteroide Erhöht	Plasmasteroide Erniedrigt	Urinsteroide Erhöht
StAR-Protein (Chromosom 8p)	männl. weibl.	Weiblich oder Intersex Normal	Ja	Nein	Nein	Alle	Nein
3β-HSD (Chromosom 1q)	männl. weibl.	Hypospadie, Intersex Klitorishypatrophie	(Ja)	Ja	DHEA Pregnenolon 17-OH-Preg	Aldo, T 15-OHP, F	Pregnentriol DHEA
21-Hydroxylase (Chromosom 6p)							
Mit Salzverlust	männl. weibl.	Normal Virilisierung	Ja	Ja	17-OHP, 4-A, T	Aldo, F	Pregnantriol
Ohne Salzverlust			Nein	Ja	17-OHP, 4-A, T	F	Pregnantriol
11β-Hydroxylase (Chromosom 8q)	männl. weibl.	Normal Virilisierung	Nein	Ja	DOC, S	Aldo, F	TH-DOC, TH-S
17β-Hydroxylase (Chromosom 10)	männl. weibl.	Weiblich oder Intersex Normal	Nein	Nein	DOC, B	F, T	TH-DOC, TH-B

StAR-Protein = Steroidogenic Acute Regulatory Protein; **3β-HSD** = 3β-Hydroxysteroiddehydrogenase; **17-OHP** = 17-Hydroxyprogesteron; **DHEA** = Dehydroepiandrosteron; **4-A** = Androstendion; **T** = Testosteron; **Aldo** = Aldosteron; **F** = Kortisol; **DOC** = 11-Deoxykortikosteron; **S** = 11-Deoxykortisol; **B** = Kortikosteron; **TH-B** = Tetrahydro-B; **TH-DOC** = Tetrahydro-DOC; **TH-S** = Tetrahydro-S

meist schon in der 2.–3. Lebenswoche zur Entwicklung eines lebensbedrohlichen Salzverlustsyndroms mit Trinkschwäche, Erbrechen, Exsikkose, Hyponatriämie, Hyperkaliämie, metabolischer Azidose, zunehmender Apathie und Elektrolytkoma; **Therapie**: lebenslange Glucocorticoidsubstitution, die bei Stresssituationen auf das 3–5-Fache gesteigert werden muss; bei Salzverlustsyndrom lebenslange Mineralocorticoidsubstitution; plastische Korrektur des äußeren Genitales bei Mädchen [wenn möglich um den 1. Geburtstag herum]

adrenogenitales Syndrom mit 3β-Hydroxysteroiddehydrogenase-Defekt (Ⓔ 3β-hydroxylase deficiency): ***Syn***: *3β-Hydroxysteroiddehydrogenase-Defekt*; das äußere Genitale der Mädchen ist mehr oder minder unauffällig, bei Jungen fällt evtl. eine Hypospadie auf; klinisch steht das Salzverlustsyndrom im Vordergrund

nicht-klassische adrenogenitale Syndrome (Ⓔ late-onset adrenogenital syndrome): *s.u. adrenogenitales Syndrom*

akutes retrovirales Syndrom (Ⓔ acute retroviral syndrome): ***Syn***: *akute HIV-Infektion*; *s.u. Essay AIDS S. 31*

amentielles Syndrom (Ⓔ amential syndrome): ***Syn***: *Amenz, Amentia*; leichte Bewusstseinseinschränkung mit Zusammenhangslosigkeit des Denkens, Ratlosigkeit, Desorientiertheit und Halluzinationen

amnestisches Syndrom: *→Korsakow-Psychose*

anankastisches Syndrom: *→Zwangsneurose*

angio-osteo-hypertrophisches Syndrom: *→Klippel-Trénaunay-Weber-Syndrom*

aplastisches Syndrom (Ⓔ aplastic syndrome): ***Syn***: *Panmyelopathie, Panmyelophthise*; Erkrankung des blutbildenden Systems, die alle Zellreihen des Knochenmarks betrifft und von einer Verminderung des blutbildenden Marks gekennzeichnet ist; klinisch imponiert sie als meist schwere aplastische Anämie* mit Granulozytopenie* und Thrombozytopenie*; sind nur zwei Zellreihen betroffen, spricht man von **Bizytopenie**, ansonsten von **Trizytopenie**

aurikulotemporales Syndrom (Ⓔ auriculotemporal syndrome): ***Syn***: *Frey-Syndrom*; nach Operationen an der Ohrspeicheldrüse [v.a. Parotidektomie*] kann es zu einer Fehlregeneration der vegetativen Fasern kommen, d.h., parasympathische Fasern folgen sympathischen Fasern und versorgen die Schweißdrüsen der Haut über der Parotis; beim Essen kommt es dann zu gustatorischem Schwitzen*; **Therapie**: intrakutane Botoxinjektion

ballistisches Syndrom (Ⓔ ballismus): ***Syn***: *Ballismus*; durch blitzartige Schleuderbewegungen charakterisierte extrapyramidale, hyperkinetische Bewegungsstörung; als Ursache findet sich meist ein Infarkt im Bereich des Nucleus* subthalamicus oder seiner Verbindungsfasern zum Pallidum; die meist einseitig [Hemiballismus] auftretenden Bewegungsstörungen sind vorwiegend im Schulter- und Beckengürtel lokalisiert; die Hyperkinesien laufen im Wachzustand kontinuierlich ab und werden durch plötzliche Sinnesreize, seelische Erregung usw. gebahnt; oft finden sich auch Grimassieren sowie pathologisches Weinen oder Lachen; die Behandlung ist konservativ, da sich die Symptome oft wieder zurückbilden

Syndrom der blauen Flecken (Ⓔ painful bruising syndrome): ***Syn***: *Erythrozytenautosensibilisierung, autoerythrozytäre Purpura, painful bruising syndrome, schmerzhafte Ekchymosen-Syndrom, Gardner-Diamond-Syndrom*; fast ausschließlich bei Frauen auftretendes Syndrom mit rezidivierenden, schmerzhaften Hautblutungen; neben einer allergischen Genese [Autoantikörper gegen Erythrozyten] wird auch eine psychogene Auslösung [Konversionsneurose*] diskutiert

Syndrom der blinden Schlinge (Ⓔ blind-loop syndrome): ***Syn***: *Blindsack-Syndrom, Blind-loop-Syndrom, Blindschlingensyndrom*; durch chronische Stauung von Darminhalt in einer nebengeschlossenen Darmschlinge entstehende Beschwerden [u.a. Völlegefühl, Durchfall, Anämie]; **Therapie**: Umwandlung in eine End-zu-End-Anastomose

BRCA1-assoziierte Syndrome (Ⓔ BRCA1-associated syndromes): *s.u. Essay Mechanismen der Entstehung genetisch bedingter Krebsformen S. 1561*

BRCA2-assoziierte Syndrome (Ⓔ BRCA2-associated syndromes): *s.u. Essay Mechanismen der Entstehung genetisch bedingter Krebsformen S. 1561*

Syndrom der brennenden Füße (Ⓔ burning feet syndrome): ***Syn***: *Gopalan-Syndrom, heiße Greisenfüße, Burning-feet-Syndrom*; durch verschiedene Ursachen [Vitamin B_1, B_2, B_6, B_{12}-Mangel, Lebererkrankungen, Diabetes* mellitus] hervorgerufenes, schmerzhaftes Brennen der Füße während der Nacht

delirante Syndrome (Ⓔ delirious syndromes): *s.u. Essay Psychosen S. 1777*

dementielle Syndrome (Ⓔ dementia syndromes): *s.u. Essay Psychosen S. 1777*

depressives Syndrom (Ⓔ depressive syndrome): *s.u. Essay Psychosen S. 1777*

Syndrom der einseitig hellen Lunge: *→Swyer-James-Syndrom*

erethisches Syndrom (Ⓔ hyperkinetic syndrome): ***Syn***: *erethisch-hyperkinetisches Syndrom, Kramer-Pollnow-Syndrom*; Bezeichnung für ein im Kindesalter auftretendes Syndrom mit gesteigerter Erregbarkeit, psychomotorischer Unruhe, evtl. Intelligenzdefizit und epileptischen Anfällen; entsteht i.d.R. als Reaktion auf eine diffuse Hirnschädigung, z.B. bei Enzephalitis*

erethisch-hyperkinetisches Syndrom: *→erethisches Syn-*

drom

expansiv-konfabulatorisches Syndrom (Ⓔ expansion-confabulation disorder): organische Psychose*, die v.a. bei progressiver Paralyse* oder nach Hirnverletzungen oder Entzündungen auftritt; zeichnet sich durch maniformes Verhalten mit Selbstüberschätzung und Konfabulationen aus

fazio-genito-digitales Syndrom (Ⓔ faciodigitogenital syndrome): ***Syn:*** *Aarskog-Syndrom*; Fehlbildungssyndrom mit Kleinwuchs und Fehlbildungen im Gesichts-, Extremitäten- und Genitalbereich

fibromyalgisches Syndrom (Ⓔ soft tissue rheumatism): ***Syn:*** *Weichteilrheumatismus, Muskelrheumatismus, Fibrositis, Fibromyalgie, Fibrositis-Syndrom*; Oberbegriff für chronische, nicht-rheumatische Erkrankungen mit typischen extraartikulären Schmerzen [Muskulatur, Skelettweichteile], Morgensteifigkeit, allgemeiner Abgeschlagenheit [eine Beziehung zum chronischen Erschöpfungssyndrom* wird diskutiert], Schlafstörungen usw.; klinisch besteht kein Unterschied zwischen der primären Form ohne bekannte Ätiologie und der sekundären Form, die zusammen mit anderen Erkrankungen [rheumatische Erkrankungen, Colitis* ulcerosa] vorkommt

Syndrom des fragilen X-Chromosoms: →*Fragiles-X-Syndrom*

Syndrom der geschlagenen Eltern (Ⓔ battered parents syndrome): ***Syn:*** *Battered-parents-Syndrom*; Bezeichnung für die sichtbaren Verletzungszeichen bei körperlicher Misshandlung der Eltern durch ihre Kinder

Syndrom des geschlagenen Kindes (Ⓔ battered child syndrome): ***Syn:*** *Battered-child-Syndrom*; Bezeichnung für die sichtbaren Verletzungszeichen bei körperlicher Kindesmisshandlung

hämolytisch-urämisches Syndrom (Ⓔ hemolytic-uremic syndrome): ***Syn:*** *Gasser-Syndrom*; besonders schwere Verlaufsfom des akuten nephrotischen Syndroms* mit akutem Nierenversagen*, Hämaturie*, Proteinurie*, Hypertonie*, hämolytischer Anämie* und Thrombozytopenie*; man unterscheidet **typisches hämolytisch-urämisches Syndrom,** das fast immer von Diarrhö* begleitet ist, die durch enterohämorrhagische Escherichia* coli oder Shigella* dysenteriae verursacht wird; die **atypischen hämolytisch-urämischen Syndrome** sind eine uneinheitliche Gruppe ohne Darmbeteiligung; **Therapie**: Dialyse; **Prognose**: die Letalität beträgt ca. 5 %; 20–25 % entwickeln eine akute oder chronische Niereninsuffizienz, die eine Nierentransplantation erforderlich macht

Tab. S199. Hämolytisch-urämische Syndrome

Typisches HUS oder D + HUS, d.h. mit Shiga-Toxin
E. coli O_{157}:H_7
Shigella dysenteriae
Atypisches HUS oder D-HUS
Postinfektiöses HUS, z.B. bei Streptococcus pneumoniae
Hereditäres HUS
HUS nach Glomerulonephritis
HUS mit Komplementdefekt (Faktor-H-Mangel)
Medikamenteninduziertes HUS
HUS nach Bestrahlung
HUS nach Nieren- oder Knochenmarkstransplantation
HUS nach Schwangerschaft

hyperkinetisch-hypotonisches Syndrom (Ⓔ hyperkinetic-hypotonic syndrome): Kombination von Hyperkinesen* und Muskelhypotonie; z.B. bei Chorea*

hypomanisches Syndrom: →*Hypomanie*

hypothalamisches Syndrom (Ⓔ adiposogenital dystrophy): ***Syn:*** *Morbus Fröhlich, Dystrophia adiposogenitalis, hypothalamischer Symptomenkomplex, Fröhlich-Syndrom, Babinski-Fröhlich-Syndrom*; bei Kindern auftretende plötzliche Fettsucht in Kombination mit Minderwuchs* und Hypogonadismus*; oft nur schwer von Pubertätsfettsucht* abgrenzbar

Syndrom der immotilen Zilien: →*Kartagener-Syndrom*

Syndrom der inadäquaten ADH-Sekretion (Ⓔ syndrome of inappropriate secretion of antidiuretic hormone): ***Syn:*** *inadäquate ADH-Sekretion, Schwartz-Bartter-Syndrom*; als Ursachen für eine vermehrte ADH-Sekretion oder ein erhöhtes Wirksamwerden von antidiuretischem Hormon [ADH] findet man eine vermehrte Sekretion bei zerebralen Erkrankungen [Enzephalitis*, Meningitis*, Schädel-Hirn-Trauma, Hirnblutung], durch verschiedene Medikamente [trizyklische Antidepressiva*, Carbamazepin*, Vincristin*, Vinblastin*, Cyclophosphamid*] oder bei ektoper Hormonproduktion bei malignen Tumoren [Bronchus, Thymus, Pankreas] oder Lymphomen; weitere Ursachen sind chronische Lungenerkrankungen [Tuberkulose*, Pneumonie*], Erkrankungen mit Natriumretention und Ödembildung [nephrotisches Syndrom*, Herzinsuffizienz*, Leberzirrhose*, Hypothyreose*] und Erkrankungen, die zu Hypovolämie oder Hypotension führen [Nebennierenrindeninsuffizienz, exzessiver Flüssigkeits- und Elektrolytverlust]; **labordiagnostisch** findet man eine Hyponatriämie* und eine markante Verminderung der Serumosmolalität; die Wasserausscheidung ist vermindert, Kreatinin, Harnstoff, Harnsäure und Albuminspiegel sind normal oder erniedrigt; **Therapie**: bei akuter Wasserintoxikation Furosemid* i.v. bis zur Normalisierung der Serumosmolalität; danach Wasserrestriktion [800 ml/24 h] und Behandlung der Ursache

kardiokutanes Syndrom: →*Lentiginosis-Syndrom*

kardiopulmonales Syndrom der Adipösen (Ⓔ pickwickian syndrome): ***Syn:*** *Pickwickier-Syndrom, Pickwick-Syndrom*; Kombination von Fettleibigkeit und Schlafsuchtsanfällen mit Muskelzucken und Herz-Kreislauf-Störungen; bessert sich zunehmend bei Gewichtsabnahme

Syndrom der kaudalen Regression (Ⓔ caudal regression syndrome): ***Syn:*** *sakrokokzygeale Agenesie, Symptom der kaudalen Regression, kaudale Regression*; Fehlbildungssyndrom mit Unterentwicklung von unterer Wirbelsäule und Becken, kombiniert mit anderen Fehlbildungen [Darm, Herz]

Syndrom der langen Wimpern (Ⓔ trichomegaly): ***Syn:*** *Trichomegalie-Syndrom, Oliver-McFarlane-Syndrom*; familiär gehäuft auftretendes Syndrom mit abnorm langen und kräftigen Wimpern, Pigmentmangel der Netzhaut [Retina], proportioniertem Minderwuchs und Wachstumsverzögerung

Lupus-erythematodes-ähnliches Syndrom: →*Pseudo-Lupus-erythematodes-Syndrom*

malignes neuroleptisches Syndrom (Ⓔ neuroleptic malignant syndrome): selten bei Neuroleptika*-Therapie auftretendes Syndrom mit hohem Fieber, Rigor, Stupor, Kreislaufstörungen, Bewusstseinsstörungen bis hin zum Koma; oft tödlicher Verlauf; *s.a. Essay Parkinson-Syndrome S. 1631*

manisches Syndrom (Ⓔ manic episodes): ***Syn:*** *manische Episoden*; *s.u. Essay Psychosen S. 1777*

meningeales Syndrom (Ⓔ pseudomeningitis): ***Syn:*** *Pseudomeningitis, Meningismus*; durch eine Reizung der Hirnhäute entstehender Symptomenkomplex [Kopfschmerz, Nackensteife], der auch ohne eine Hirnhautentzündung auftreten kann

metabolisches Syndrom (Ⓔ syndrome X): *s.u. Essay Diabetes mellitus S. 481*

myeloproliferative Syndrome (Ⓔ myeloproliferative syndromes): ***Syn:*** *myeloproliferative Erkrankungen*; Oberbegriff für chronische myelosische Leukämie*, Polycythaemia* rubra vera, idiopathische Thrombozythämie* und Osteomyelofibrose*; die Übergänge zwischen den einzelnen Erkrankungen sind oft fließend

myorenales Syndrom: →*Crush-Niere*

narkoleptisches Syndrom: →*Narkolepsie*

neonatales pseudohydrozephales Syndrom: →*Wiedemann-Rautenstrauch-Syndrom*

nephritisches Syndrom (Ⓔ nephritic syndrome): dem nephrotischen Syndrom* entsprechendes Syndrom bei akuten Glomerulonephritiden*; im Gegensatz zum nephroti-

schen Syndrom besteht auch eine Erythrozytenausscheidung im Harn
nephrotisches Syndrom (Ⓔ nephrotic syndrome): ***Syn:*** *Nephrose*; durch verschiedene Ursachen [v.a. entzündliche oder degenerative Nierenerkrankungen] ausgelöstes klinisches Syndrom mit Proteinurie*, Hypo- und Dysproteinämie*, Hypoalbuminämie*, Hyperlipidämie* und Hypercholesterinämie* sowie Ödemen; kann spontan ausheilen, aber auch zu chronischer Niereninsuffizienz führen; die **Therapie** hängt von der Grunderkrankung ab; *s.a. Glomerulonephritis*
neurokutanes Syndrom (Ⓔ neurocutaneous syndrome): ***Syn:*** *Phakomatose*; Oberbegriff für Syndrome mit Hautveränderungen und Missbildungen verschiedener Organe [u.a. ZNS, Auge]; umfasst z.B. Neurofibromatosis generalisata, Hippel-Lindau-Syndrom, Sturge-Weber-Krabbe-Syndrom, Peutz-Jeghers-Syndrom
okuloglanduläres Syndrom (Ⓔ Parinaud's oculoglandular syndrome): ***Syn:*** *Parinaud-Konjunktivitis*; Kombination von Konjunktivitis* und Lymphknotenschwellung; findet sich u.a. bei Katzenkratzkrankheit*, Tularämie*, Tuberkulose* und Syphilis*
okulo-zerebro-renales Syndrom (Ⓔ oculocerebrorenal syndrome): ***Syn:*** *Lowe-Syndrom, Lowe-Terrey-MacLachlan-Syndrom*; X-chromosomal-rezessives Fehlbildungssyndrom mit Intelligenzminderung, Katarakt und Nierenfehlbildungen
orofaziodigitales Syndrom (Ⓔ orodigitofacial syndrome): ***Syn:*** *orodigitofaziale Dysostose, OFD-Syndrom, Papillon-Léage-Psaume-Syndrom*; X-chromosomal vererbtes Syndrom mit oralen [Lappenzunge, Gaumenspalte], digitalen [Brachydaktylie*, Syndaktylie*] und fazialen [Lippenspalte, Nasenknorpelhypoplasie] Fehlbildungen; evtl. geistige Retardierung
paraneoplastisches Syndrom (Ⓔ paraneoplastic syndrome): ***Syn:*** *Paraneoplasie*; Bezeichnung für im Rahmen einer Tumorerkrankung auftretende Symptome, die weder vom Primärtumor noch den Metastasen direkt verursacht werden, z.B. pseudomyasthenisches Syndrom*
Syndrom der persistierenden fetalen Zirkulation: *→persistierende pulmonale Hypertension des Neugeborenen*
petrosphenoidales Syndrom: *→Jacod-Syndrom*
Syndrom der polyzystischen Ovarien (Ⓔ polycystic ovary syndrome): ***Syn:*** *Stein-Leventhal-Syndrom, Leventhal-Syndrom, PCO-Syndrom, polyzystisches Ovarsyndrom*; Syndrom mit vergrößerten Eierstöcken mit multiplen Zysten, Hypertrichose*, Fettsucht und Zyklusstörungen bis hin zur Amenorrhoe*; es besteht eine Hyperandrogenämie*, die ihre Ursache in der Nebennierenrinde oder dem Ovar selbst haben kann; damit kommt es zu einer Hemmung der Follikelreifung, Follikelatresie, Zystenbildung, Verdickung der Tunica albuginea und Vergrößerung der Eierstöcke; **Diagnose:** Anamnese, körperliche Untersuchung, Sonographie, CT, Biopsie; **Therapie:** bei übergewichtigen Patientinnen führt eine Gewichtsreduktion oft zu Normalisierung der Androgenspiegel und ovulatorischen Zyklen; Ovulationsinduktion mit Clomifen*, Gonadotropinen*, Gonadoliberin*; *s.a. Essay Infertilität und Sterilität S. 1041*
postthrombotisches Syndrom (Ⓔ post-thrombotic syndrome): ***Syn:*** *postthrombotischer Symptomenkomplex*; meist Unterschenkel und Fuß betreffende Hauterscheinungen nach abgelaufener Phlebothrombose* mit Bildung sekundärer Varizen*, Hautverfärbung und Stauungsödem; die Ursache liegt in einer chronischen Veneninsuffizienz*, die durch die Schäden an den Venenwänden und -klappen bedingt ist
posttraumatisches zervikozephales Syndrom (Ⓔ posttraumatic cervicocephalic syndrome): *s.u. HWS-Schleudertrauma*
präleukämisches Syndrom (Ⓔ preleukemia): ***Syn:*** *Präleukämie*; Begriff für Störungen der Blutbildung, die ein erhöhtes Leukämierisiko haben
pseudodementes Syndrom (Ⓔ syndrome of approximate relevant answers): ***Syn:*** *Pseudodemenz, Scheinblödsinn, Zweckpsychose, Ganser-Syndrom*; schwer von Simulation zu unterscheidendes Vorkommen von Vorbeireden, Vorbeihandeln und Nichtwissenwollen; wurde ursprünglich bei Häftlingen beschrieben [**Gefängnispsychose**], die als geisteskrank entlassen werden wollten, kann aber auch organische Ursachen haben
pseudomyasthenisches Syndrom (Ⓔ myasthenic syndrome): ***Syn:*** *Lambert-Eaton-Rooke-Syndrom*; bei Autoimmunerkrankungen oder kleinzelligem Bronchialkarzinom* [80 % der Fälle] vorkommende vorzeitige Ermüdbarkeit der Beckengürtelmuskulatur, die durch Antikörper gegen Calciumkanäle im präsynaptischen Terminal ausgelöst wird; später kann es auch zu Ptose*, Doppelbildern und Schluckstörung kommen; auffällig ist, dass die Muskelschwäche bei kurzdauernder Belastung besser wird, dann aber wieder abnimmt; als vegetative Symptome finden sich Mundtrockenheit, Potenzprobleme, Hypohidrose*, Verstopfung und Harnverhalt; **Diagnose:** Stimulations-EMG, Tensilontest zur Abgrenzung von Myasthenia* gravis pseudoparalytica, Antikörpernachweis; **Therapie:** Behandlung des Grundleidens; Immunsuppression mit Prednisolon*, Plasmapherese*, Steigerung der neuromuskulären Überleitung mit 3,4-Aminopyridin-Guanidinhydrochlorid
psychoorganisches Syndrom: *→diffuses organisches Psychosyndrom*
renotubuläres Syndrom Fanconi: *→Debré-de Toni-Fanconi-Syndrom*
schweres akutes respiratorisches Syndrom (Ⓔ severe

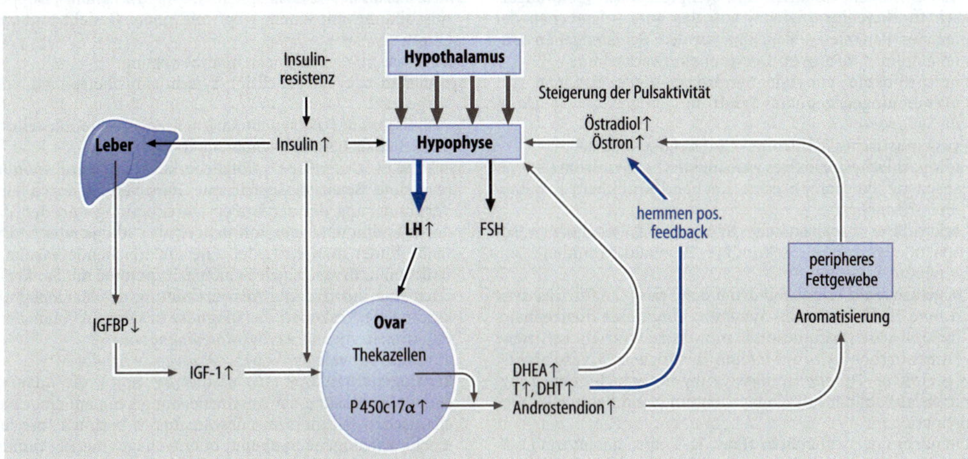

Abb. S200. Pathophysiologie des Syndroms der polyzystischen Ovarien

acute respiratory syndrome): ***Syn:*** *severe acute respiratory syndrome*; *s.u. Essay SARS S. 1893*

septikämisches Syndrom (Ⓔ septicemia): ***Syn:*** *Hämatosepsis, Septikhämie, Septikämie, Blutvergiftung*; generalisierte Erkrankung mit dem Auftreten von Krankheitserregern [Bakterien, Viren, Pilzen] oder ihren Toxinen im Blut; meist gleichgesetzt mit Sepsis*

sinubronchiales Syndrom (Ⓔ sinobronchial syndrome): ***Syn:*** *Sinobronchitis, Sinubronchitis, sinupulmonales Syndrom*; subakute oder chronische Sinusitis* mit folgender Bronchitis* oder Bronchopneumonie*

sinupulmonales Syndrom: *→sinubronchiales Syndrom*

syphilitische Syndrome der Rezidivperiode: *s.u. Essay Syphilis S. 2077*

temporomandibuläres Syndrom (Ⓔ temporomandibular joint syndrome): ***Syn:*** *Costen-Syndrom*; vom Kiefergelenk ausgehende neuralgiforme Beschwerden mit Ohrenschmerzen, Ohrensausen, Schwerhörigkeit durch Tubenverschluss, Schmerzausstrahlung in Zunge und Hinterkopf, Globusgefühl und Parästhesien; Ursache ist eine Dorsalverlagerung des Unterkieferköpfchens bei Bissanomalien, Zahnlosigkeit oder schlecht funktionierenden Prothesen, die zu einer direkten und indirekten Reizung des Nervus* auriculotemporalis und der Chorda* tympani führen

tödliches kutaneointestinales Syndrom: *→Degos-Delort-Tricot-Syndrom*

toxisch-embolisches Syndrom (Ⓔ toxic embolism syndrome): ***Syn:*** *Hoigné-Syndrom, Hoigné-Reaktion*; meist während oder kurz nach intramuskulärer Injektion von Depotpenicillin einsetzende schwere Allgemeinsymptomatik mit Mikroembolien in den Lungen und toxischen Reaktionen im Gehirn; beruht wahrscheinlich auf einer akzidentellen intravenösen Injektion; es kommt zu Angst- und Beklemmungsgefühl, optischen [Schleiersehen] und akustischen Sensationen [Geräuschehören], motorischer Unruhe, Verwirrtheit und Bewusstseinstrübung

Syndrom des toxischen Schocks (Ⓔ toxic shock syndrome): ***Syn:*** *toxisches Schocksyndrom, Toxinschocksyndrom*; durch Staphylokokkentoxine [**toxisches Schocksyndrom-Toxin-1**] verursachtes akutes Schocksyndrom, das nach Tamponanwendung auftrat

tubulovaskuläres Syndrom: *→Crush-Niere*

Syndrom der unkämmbaren Haare: *→Pili canaliculi*

Syndrom der unruhigen Beine (Ⓔ restless legs syndrome): ***Syn:*** *Restless-legs-Syndrom, Wittmaack-Ekbom-Syndrom*; ätiologisch ungeklärte Erkrankung, deren Leitsymptom nächtliche, unangenehme, als ziehend-reißend beschriebene Dysästhesien der Beine sind, die von einem nicht unterdrückbaren Drang, die Beine zu bewegen, begleitet werden; die Bewegung schafft aber nur kurzzeitige Linderung, bevor der Drang erneut einsetzt; tritt autosomal-dominant, essentiell und symptomatisch [Schwangerschaft, Niereninsuffizienz] auf; das gute Ansprechen der meisten Patienten auf L-Dopa vor dem Schlafengehen deutet auf eine Störung im Dopaminstoffwechsel hin

urethro-okulo-synoviales Syndrom: *→Reiter-Syndrom*

uveomeningoenzephales Syndrom: *→Vogt-Koyanagi-Harada-Syndrom*

vasospastisches Syndrom: *→Raynaud-Krankheit*

idiopathisches/primäres vasospastisches Syndrom (Ⓔ vasospastic syndrome): echte Raynaud-Krankheit; *s.u. Raynaud-Krankheit*

sekundäres vasospastisches Syndrom (Ⓔ secondary vasospastic syndrome): sekundäre Raynaud-Krankheit; *s.u. Raynaud-Syndrom*

vegetativ-endokrines Syndrom der Frau (Ⓔ Curtius' syndrome II): ***Syn:*** *Curtius-Syndrom*; durch eine dienzephalo-hypophysäre Dysfunktion kommt es zu Ovarialinsuffizienz [Amenorrhoe*, Corpus luteum-Insuffizienz*], Vasolabilität [periphere Durchblutungsstörungen, Schwindelneigung, Kreislauflabilität mit Kollapsneigung] und habitueller Obstipation*

Syndrom der verbrühten Haut: 1. *→medikamentöses Lyell-Syndrom* **2.** *→staphylogenes Lyell-Syndrom*

Syndrom des verminderten Herzzeitvolumens: *→Low-output-Syndrom*

X-chromosomales lymphoproliferatives Syndrom (Ⓔ X-linked lymphoproliferative syndrome): ***Syn:*** *Purtilo-Syndrom, X-gekoppelte lymphoproliferative Erkrankung*; seltene, akut fatale Sonderform der infektiösen Mononukleose*, die auf einer angeborenen Störung der Immunkompetenz gegenüber Epstein*-Barr-Virus beruht

zerebro-hepato-renales Syndrom: *→Zellweger-Syndrom*

zervikobrachiales Syndrom: *→Zervikobrachialsyndrom*

zervikomedulläres Syndrom (Ⓔ cervicomedullary syndrome): *s.u. Zervikalsyndrom*

zervikozephales Syndrom (Ⓔ cervicocephalic syndrome): *s.u. Zervikalsyndrom*

zönästhetisches Syndrom: *→zönästhetische Schizophrenie*

Syndrom der zuführenden Schlinge (Ⓔ afferent loop syndrome): ***Syn:*** *Afferent-loop-Syndrom*; Beschwerdekomplex durch eine Abflussbehinderung der zuführenden Darmschlinge nach Magenresektion* [Billroth II]; damit kommt es zu Stauung von Pankreas- und Gallenflüssigkeit in der zuführenden Schlinge, die sich explosionsartig in den Magen entleert; **Therapie:** Korrektur durch Resektion der Stenose und Neuanlage der Gastrojejunostomie*

Syn|e|chie *f* (Ⓔ synechia): ***Syn:*** *Synechia*; Verwachsung

hintere Synechie (Ⓔ posterior synechia): ***Syn:*** *Synechia posterior*; Verwachsung der Iris* mit der Linse*

periphere vordere Synechien (Ⓔ peripheral anterior synechias): ***Syn:*** *Goniosynechien*; *s.u. Essay Glaukom S. 797*

vordere Synechie (Ⓔ anterior synechia): ***Syn:*** *Synechia anterior*; Verwachsung der Iris* mit der Hornhauthinterfläche

Syn|e|chi|o|to|mie *f* (Ⓔ synechiotomy): ***Syn:*** *Synechotomie*; Lösung von Synechien des Auges

Syn|e|cho|to|mie *f*: *→Synechiotomie*

Syn|en|ze|phal|us *m* (Ⓔ synencephalus): Doppelmissbildung mit einem Kopf

Syn|eph|rin *nt* (Ⓔ synephrine): ***Syn:*** *Oxedrin*; α-Sympathomimetikum*, Antihypotonikum*

syn|er|ge|tisch *adj* (Ⓔ synergetic): zusammenwirkend

Syn|er|gie *f* (Ⓔ synergy): Zusammenwirken, Zusammenspiel

Syn|er|gis|mus *m* (Ⓔ synergism): gleichsinnige Wirkung zweier Substanzen; kann zu Addition oder Potenzierung der Wirkungen führen

syn|er|gis|tisch *adj* (Ⓔ synergistic): Synergismus betreffend, auf Synergismus beruhend, zusammenwirkend

Syn|ga|mie *f* (Ⓔ syngamy): ***Syn:*** *Gametenverschmelzung*; Verschmelzung von Ei und Spermium; *s.a. Befruchtung*

syn|gen *adj* (Ⓔ syngeneic): ***Syn:*** *isogen, isogenetisch, syngenetisch*; artgleich und genetisch identisch

syn|ge|ne|tisch *adj*: *→syngen*

Syn|kar|zi|no|ge|ne|se *f* (Ⓔ cocarcinogenesis): Zusammenwirkung mehrerer Faktoren bei der Krebsentstehung; *s.a. Karzinogenese, Essay Virus und Tumor S. 2185*

Syn|ke|phal|us *m* (Ⓔ syncephalus): ***Syn:*** *Syncephalus*; Doppelmissbildung mit einem Kopf mit einem Gesicht und vier Ohren

Syn|ki|ne|se *f* (Ⓔ synkinesis): Mitbewegung

syn|kli|tisch *adj* (Ⓔ synclitic): Synklitismus betreffend, achsengerecht

Syn|kli|tis|mus *m* (Ⓔ synclitism): achsengerechte Einstellung des Schädels bei der Geburt; *s.a. Asynklitismus*

Syn|ko|pe *f* (Ⓔ syncope): plötzliche, kurzzeitige und spontan reversible Bewusstlosigkeit mit Tonusverlust durch eine Verminderung der zerebralen Durchblutung und den dadurch bedingten Sauerstoffmangel; als pathogenetische Ursache findet man entweder eine unzureichende Vasokonstriktion [z.B. vasovagale Synkope, Hypotonie mit Synkope] oder eine insuffiziente Auswurfleistung des Herzens [z.B. kardiogene Synkope]; die **Diagnose** basiert auf Anamnese, Funktionstests und Arrhythmiediagnostik

autonom-nervale Synkope: *→vasovagale Synkope*

kardiogene Synkope (Ⓔ cardiac syncope): die unzureichende Anpassung der Auswurfleistung kann auf einer mechanischen Behinderung des Ausflusses beruhen [**mechanische kardiogene Synkope**] oder es liegt eine Rhythmusstörung zu Grunde [**rhythmogene Synkope**]

mechanische kardiogene Synkope (Ⓔ obstructive cardiac

Autonom-nerval vermittelte Synkopen (Reflexsynkopen, vasovagale Synkopen)
Neurokardiogene Synkope
Carotissinussynkope
Viszerale Reflexsynkopen (z.B. Miktionssynkope, postprandiale Synkope, Hustensynkope, Schmerzsynkope)
Zentral induzierte Synkope (Emotionssynkope)
Reflexsynkope bei Aortenstenose
Orthostatische Hypotonie mit Synkope
Kardiogene Synkope
Mechanische Obstruktion (z.B. Aortenstenose, hypertroph-obstruktive Kardiomyopathie, Vorhofmyxom)
Rhythmogene Synkope
Zerebrovaskuläre Synkope
Medikamentös-induzierte Synkope
Ungeklärte Synkopen

Tab. S201. Einteilung der Synkopen

syncope): *s.u. kardiogene Synkope*
konvulsive Synkope (Ⓔ convulsive syncope): *s.u. Essay Epilepsie S. 617*
neurokardiogene Synkope (Ⓔ neurocardiac syncope): *s.u. vasovagale Synkope*
rhythmogene Synkope (Ⓔ rhythmogenic syncope): *s.u. kardiogene Synkope*
vasovagale Synkope (Ⓔ vasovagal syncope): ***Syn:*** *Reflexsynkope, autonom-nervale Synkope*; Oberbegriff für alle Synkopenformen, die durch eine Vaguswirkung ausgelöst werden; dazu gehören u.a. **Karotissinussynkopen** bei Karotissinussyndrom*, **viszerale Reflexsynkopen** [z.B. Husten-, Miktions-, Schmerzsynkope], **zentral induzierte Synkopen** [Situationssynkope, Emotionssynkope] und **neurokardiogene Synkopen**; bei allen Formen ist die Vermeidung der auslösenden Ursache Zentralpunkt der Therapie

zentral induzierte Synkope (Ⓔ central syncope): *s.u. vasovagale Synkope*
syn|ko|pisch *adj* (Ⓔ syncopal): Synkope betreffend
Syn|o|phrys *f* (Ⓔ synophrys): zusammengewachsende Augenbrauen
Syn|oph|thal|mus *m* (Ⓔ synophthalmus): ***Syn:*** *Zyklop, Zyklozephalus*; Patient mit Zyklopie*
Syn|or|chi|die *f* (Ⓔ synorchism): angeborene Hodenverschmelzung
Syn|os|che|os *m* (Ⓔ synoscheos): angeborene Verwachsung von Penis und Skrotum
Syn|os|to|se *f* (Ⓔ synostosis): ***Syn:*** *Synostosis, Junctura ossea*; knöcherne Vereinigung/Verbindung benachbarter Knochen
Syn|os|to|sis *f, pl* **-ses**: *→Synostose*
syn|os|to|tisch *adj* (Ⓔ synostotic): Synostose betreffend, in der Art einer Synostose
Synov-, synov- *präf.*: Wortelement mit Bezug auf „Gelenkschmiere/Synovia"
Syn|ov|ek|to|mie *f* (Ⓔ synovectomy): ***Syn:*** *Synovialektomie, Gelenksynovektomie, Synovialisentfernung, Synovialisexzision, Synovialisresektion*; operative Entfernung der Synovialmembran [Membrana* synovialis] von Gelenken; wird v.a. bei rheumatoider Arthritis [Frühsynovektomie*] oder pigmentierter villonodulärer Synovitis* vorgenommen
Syn|o|via *f* (Ⓔ synovia): Gelenkschmiere; *s.u. echtes Gelenk*
syn|o|vi|al *adj* (Ⓔ synovial): Synovia* oder Membrana* synovialis betreffend
Syn|o|vi|a|lek|to|mie *f*: *→Synovektomie*
Syn|o|vi|al|fal|ten *pl* (Ⓔ synovial folds): Plicae synoviales; *s.u. echtes Gelenk*
Syn|o|vi|al|her|nie *f* (Ⓔ synovial hernia): ***Syn:*** *Hernia synovialis, Birkett-Hernie*; Vorfall der Membrana* synovialis durch eine Lücke in der Gelenkkapsel
Syn|o|vi|a|lis *f* (Ⓔ synovium): ***Syn:*** *Membrana synovialis*; *s.u. echtes Gelenk*
Syn|o|vi|a|lis|ent|fer|nung *f*: *→Synovektomie*
Syn|o|vi|a|lis|ex|zi|si|on *f*: *→Synovektomie*
Syn|o|vi|a|lis|re|sek|ti|on *f*: *→Synovektomie*
Syn|o|vi|a|lis|zel|le *f*: *→Synoviozyt*

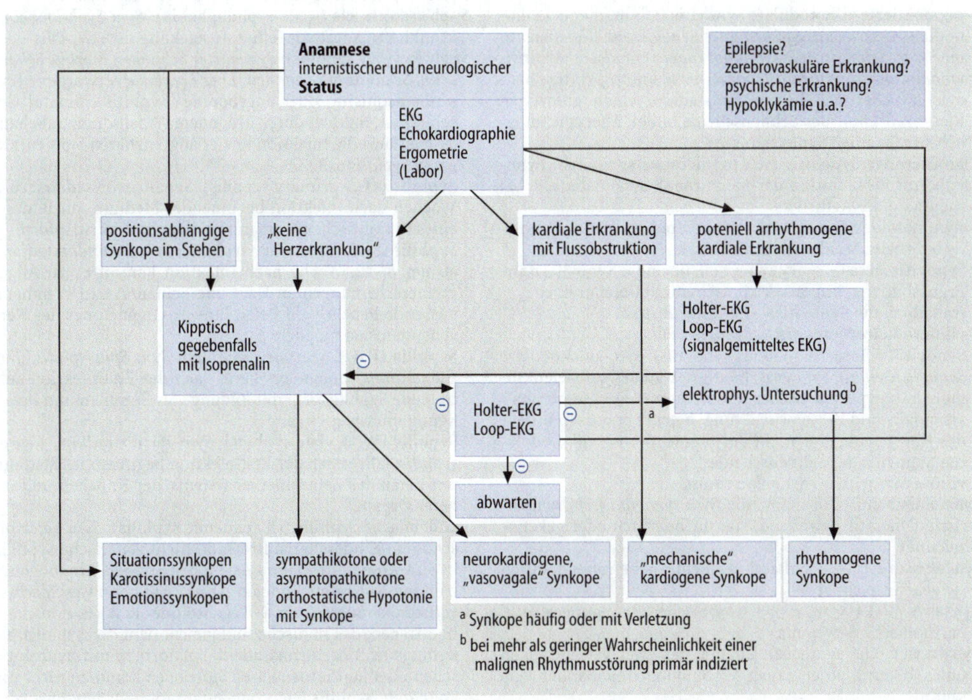

Abb. S202. Diagnoseschema Synkope

Syn|o|vi|a|li|tis *f, pl* **-ti|den:** *→Synovitis*
syn|o|vi|a|li|tisch *adj*: *→synovitisch*
Syn|o|vi|a|lom *nt* (Ⓔ synovialoma): ***Syn:*** *Synoviom*; von der Synovialis* ausgehender Tumor; *s.a. pigmentierte villonoduläre Synovitis*
benignes Synovialom: *→pigmentierte villonoduläre Synovitis*
malignes Synovialom: *→Synovialsarkom*
Syn|o|vi|al|sar|kom *nt* (Ⓔ synoviosarcoma): ***Syn:*** *malignes Synovialom*; bösartiger Tumor der Synovialis*; tritt v.a. in Knie-, Fuß- und Ellenbogengelenk bei Erwachsenen auf; wächst langsam, ist aber meist schmerzhaft und wird damit früh erkannt; **Therapie**: radikale Entfernung
Syn|o|vi|al|zel|le *f*: *→Synoviozyt*
Syn|o|vi|al|zot|ten *pl* (Ⓔ synovial villi): ***Syn:*** *Villi synoviales*; *s.u. echtes Gelenk*
Syn|o|vi|al|zys|te *f* (Ⓔ synovial cyst): ***Syn:*** *Überbein, Ganglion*; mukoide Zystenbildung einer Gelenkkapsel oder des Sehnengleitgewebes; wird v.a. an der Streckseite des Handgelenkes und am Fußrücken gefunden; muss differentialdiagnostisch von bösartigen Tumoren der Gelenkkapsel oder Sehnenscheide abgegrenzt werden; die **Therapie** besteht in chirurgischer Abtragung; allerdings haben Überbeine eine hohe Rezidivrate
Syn|o|vi|i|tis *f, pl* **-ti|den:** *→Synovitis*
syn|o|vi|i|tisch *adj*: *→synovitisch*
Synovio-, synovio- *präf.*: Wortelement mit Bezug auf „Gelenkschmiere/Synovia"
Syn|o|vi|o|blast *m* (Ⓔ synovioblast): Fibroblast* der Membrana* synovialis
Syn|o|vi|om *nt*: *→Synovialom*
Syn|o|vi|or|the|se *f* (Ⓔ synoviorthesis): Therapie der chronischen/rheumatoiden Synovitis durch Zytostatika*, Radioisotope* u.ä.
Syn|o|vi|o|zyt *m* (Ⓔ synoviocyte): ***Syn:*** *Synovialiszelle, Synovialzelle*; Zelle der Synovialmembran [Membrana* synovialis] der Gelenkkapsel und Sehnenscheide, die die Synovia* bildet
Syn|o|vi|tis *f, pl* **-ti|den** (Ⓔ synovitis): ***Syn:*** *Synoviitis, Synovialitis*; Entzündung der Membrana* synovialis; *s.a. Tendovaginitis, Bursitis*
pigmentierte villonoduläre Synovitis (Ⓔ pigmented villonodular synovitis): ***Syn:*** *benignes Synovialom, Riesenzelltumor der Sehnenscheide, Tendosynovitis nodosa, Arthritis villonodularis pigmentosa*; lokalisierte knottig-zottige Synovialiswucherung, die im Endstadium einen gutartigen Riesenzelltumor der Sehnenscheide bildet; **Therapie**: möglichst frühzeitige Synovektomie*
proliferative Synovitis (Ⓔ proliferative synovitis): Synovitis mit Proliferation der Membrana* synovialis, z.B. bei rheumatoider Arthritis*
rheumatoide Synovitis (Ⓔ rheumatoid synovitis): Synovitis bei rheumatoider Arthritis*
Synovitis sicca (Ⓔ dry synovitis): fibrinöse Synovitis ohne Ergussbildung; imponiert klinisch durch Gelenkreiben
transitorische Synovitis: *→Begleitarthritis*
villonoduläre Synovitis: *→Synovitis villosa*
Synovitis villosa (Ⓔ villous synovitis): ***Syn:*** *villonoduläre Synovitis, villöse Synovitis*; häufigster gutartiger Gelenktumor mit hyperplastischer Proliferation der Membrana* synovialis und Zottenwucherung; betrifft praktisch immer das Kniegelenk; entspricht der pigmentierten villonodulären Synovitis der Sehnenscheide
villöse Synovitis: *→Synovitis villosa*
syn|o|vi|tisch *adj* (Ⓔ synovitic): ***Syn:*** *synovialitisch, synoviitisch*; Synovitis betreffend, von ihr betroffen oder gekennzeichnet
syn|tak|tisch *adj* (Ⓔ syntactical): Syntaxis betreffend, durch sie gekennzeichnet
Syn|ta|xis *f* (Ⓔ syntaxis): harmonischer Bewegungsablauf, harmonische Bewegung
Syn|tha|se *f* (Ⓔ synthase): Enzym, das zwei Verbindungen unter Bildung einer neuen Verbindung miteinander verknüpft
Syn|the|se *f* (Ⓔ synthesis): Aufbau einer Struktur oder Verbindung aus Einzelteilen
Syn|the|se|pha|se *f* (Ⓔ synthesis phase): ***Syn:*** *S-Phase*; Phase des Zellzyklus*, in der die DNA* verdoppelt wird
Syn|the|ta|se *f* (Ⓔ synthetase): ***Syn:*** *Ligase*; Enzym, das zwei Moleküle durch Bildung einer C-C-, C-O-, C-S- oder C-N-Bindung verbindet
syn|the|tisch *adj* (Ⓔ synthetic): Synthese betreffend, durch Synthese; synthetisch hergestellt; künstlich, artifiziell
Syn|tho|rax *m* (Ⓔ synthorax): ***Syn:*** *Thorakopagus*; Doppelmissbildung mit Verwachsung am Brustkorb
syn|ton *adj* (Ⓔ syntonic): in gefühlsmäßiger Harmonie mit der Umwelt
syn|trop *adj* (Ⓔ syntropic): ***Syn:*** *syntropisch*; Syntropie betreffend
Syn|tro|pie *f* (Ⓔ syntropy): gehäuftes gleichzeitiges Auftreten von zwei Krankheiten
syn|tro|pisch *adj*: *→syntrop*
Syn|u|lo|sis *f, pl* **-ses** (Ⓔ synulosis): Narbenbildung; *s.a. sekundäre Wundheilung*
Syn|vi|no|lin *nt*: *→Simvastatin*
syn|zy|ti|al *adj* (Ⓔ syncytial): Synzytium betreffend
Syn|zy|ti|o|tro|pho|blast *m* (Ⓔ syncytiotrophoblast): synzytiale Außenschicht der Plazentazotten*, die eine besondere Bedeutung für den Stoffaustausch zwischen Mutter und Kind hat
Syn|zy|ti|um *nt* (Ⓔ syncytium): ***Syn:*** *Syncytium*; durch Verschmelzung entstandener Zellverband ohne klare Zellgrenzen
Syn|zy|ti|um|zel|len *pl* (Ⓔ syncytial cells): durch Verschmelzung mehrerer Einzelzellen entstandene Riesenzellen mit mehreren Kernen; finden sich z.B. in quergestreiften Muskelfasern und in der Plazenta
Sy|phi|lid *nt* (Ⓔ syphilid): Haut- oder Schleimhautausschlag bei Syphilis* II oder III; *s.u. Essay Syphilis S. 2077*
makulöses Syphilid (Ⓔ macular syphilid): ***Syn:*** *Erstlingsexanthem, Kieler Masern, Roseola syphilitica*; im Rahmen einer sekundären Syphilis* auftretende Roseola
Syphilido-, syphilido- *präf.*: Wortelement mit Bezug auf „Syphilis"
sy|phi|li|do|phob *adj* (Ⓔ syphilophobic): ***Syn:*** *syphilophob*; Syphilidophobie betreffend, durch sie gekennzeichnet
Sy|phi|li|do|pho|bie *f* (Ⓔ syphilophobia): ***Syn:*** *Syphilophobie*; krankhafte Angst vor (einer Ansteckung mit) Syphilis
Sy|phi|lis *f* (Ⓔ syphilis): ***Syn:*** *harter Schanker, Morbus Schaudinn, Schaudinn-Krankheit, Lues (venerea)*; erworbene [**Syphilis acquisita**] oder angeborene [**Syphilis connata**] Geschlechtskrankheit durch Treponema* pallidum; unbehandelt verläuft die Infektion in vier abgrenzbaren Stadien; *s.a. Essay Syphilis S. 2077*
Syphilis I (Ⓔ primary syphilis): ***Syn:*** *Primärstadium*; ca. 3 Wochen nach Infektion beginnendes Stadium mit Bildung eines syphilitischen Primäraffekts an der Eintrittspforte
Syphilis II (Ⓔ secondary syphilis): ***Syn:*** *Sekundärstadium*; ab der 8.–12. Woche nach Infektion kommt es zu Allgemeinerscheinungen an Haut und Schleimhaut [Exanthem, nässende Papeln]; ein Befall innerer Organe oder des Nervensystems ist möglich
Syphilis III (Ⓔ tertiary syphilis): ***Syn:*** *Spätsyphilis, Tertiärstadium*; Monate bis Jahre nach der Erstinfektion auftretende Syphilisform mit Bildung von Gummen und Beteiligung multipler Organe
Syphilis IV (Ⓔ late syphilis): ***Syn:*** *Tertiärstadium, Neurosyphilis*; Jahre nach der Erstinfektion beginnendes Stadium mit Befall des Zentralnervensystems, der Knochen und innerer Organe
endemische Syphilis (Ⓔ endemic syphilis): ***Syn:*** *Bejel*; oft schon im Kindesalter auftretende, nicht-venerische Syphilis in Südeuropa, Afrika und Asien; der Erreger [Treponema* pallidum subsp. endemicum] wird nicht beim Geschlechtsverkehr, sondern durch Gegenstände [z.B. Handtücher] übertragen; das klinische Bild gleicht dem der Syphilis, allerdings fehlt der Primäraffekt; Spätformen mit neurologischen oder kardiovaskulären Störungen kommen nicht vor
konnatale Syphilis (Ⓔ congenital syphilis): ***Syn:*** *Lues connata*; *s.u. Essay Syphilis S. 2077*

Syphilis

Syn: Lues venerea

P. Fritsch, R. Zangerle, A. Stary

Definition

Syphilis ist eine potenziell lebensbedrohliche systemische Geschlechtskrankheit, die durch Treponema pallidum hervorgerufen wird und durch einen chronischen, stadienhaften Verlauf gekennzeichnet ist.

Syphilis ist die klassische Geschlechtskrankheit schlechthin und galt seit ihrem plötzlichen erstmaligen epidemischen Auftreten als erschreckend und geheimnisvoll: sie war lebensbedrohend, führte zu verunstaltenden Veränderungen, hatte einen kapriziösen Verlauf mit langen Remissionen und unerklärlichen Rückfällen und manifestierte sich schließlich in unerschöpflicher Variantenvielfalt [„*Syphilis ist der Affe unter den Krankheiten*“]. Zudem war sie bis zur Entdeckung von Salvarsan unheilbar und auch mit diesem nicht stets und nur unter großem Aufwand. Bis zur Penicillinära war die Infektion mit Syphilis eine persönliche Katastrophe, die ins soziale Abseits führte. Bis heute ist die Reputation der Syphilis außer Proportion zu ihrer tatsächlichen Bedeutung.

Historisches

Die Geschichte der Syphilis ist faszinierend und lehrreich. Ihr Erstauftreten in der „zivilisierten“ Welt ist genau dokumentiert, nämlich im Jahr 1495 um Neapel. Ob der plötzliche Charakterwandel eines präexistenten Erregers [*Alte-Welt-Theorie*] oder die Einschleppung eines in Europa nicht vorhandenen Erregers aus Amerika durch die Mannschaften von Kolumbus [*Neue-Welt-Theorie*] verantwortlich war, ist bis heute Gegenstand der Kontroverse. Nach dem Erstauftreten kam es zur rapiden Verbreitung der Syphilis in Europa. Gleichzeitig wurde die Seuche durch portugiesische Seeleute nach Indien, Japan und China verbracht. Sie überraschte eine immunologisch unvorbereitete Bevölkerung und hatte deshalb [und wahrscheinlich wegen höherer Virulenz des Erregers] einen maligneren Verlauf.

Im Lauf der Jahrhunderte wandelte sich die Syphilis in eine chronische, durch lange Latenzphasen ausgezeichnete Krankheit, die zu subtileren kardiovaskulären und zentralnervösen Zuständen und nur mehr selten und langsam zum Tode führt. Gelegentlich, vor allem bei Immundefizienten beobachtete vehemente Krankheitsverläufe [*Lues maligna*] geben eine Vorstellung von der historischen Aggressivität der Krankheit.

Die Erforschung der Syphilis und die Entwicklung adäquater Diagnostik und Behandlung waren ein enorm langsamer Prozess. Obwohl schon im 16. und 17. Jahrhundert der Stadienablauf und die wichtigsten Systemmanifestationen beschrieben wurden, blieb die Abgrenzung zu anderen genitalen Infektionen, insbesondere der Gonorrhoe*, lange strittig.

Die Entdeckung von Treponema pallidum erfolgte wegen seiner schlechten Färbbarkeit erst Jahrzehnte nach der großen mikrobiologischen Entdeckerära mittels der Dunkelfeldmikroskopie [Schaudinn und Hoffmann, 1905]. Ab nun folgten die Fortschritte schnell: 1906 die erste Seroreaktion [Wassermann]; 1907 synthetisierte Ehrlich* Salvarsan und legte damit den Grundstein zur erfolgreichen Chemotherapie. 1917 erhielt Wagner von Jauregg den Nobelpreis für die Malariatherapie der progressiven Paralyse. Die Einführung des Penicillins in die Luestherapie [1943] führte zum [vorübergehenden] dramatischen Rückgang der Syphilis nach dem 2. Weltkrieg.

War die Syphilis durch Jahrhunderte das Exerzierfeld für phänomenologische Beschreibung und Schulung des ärztlichen Blickes [Sir Thomas Osler: „*Kennst du die Syphilis, kennst du die ganze Medizin*“], fungierte sie später als Modellfall der chronisch-spezifischen Entzündung, in deren phasenhaftem Verlauf die Auseinandersetzung zwischen Organismus und Keim studiert werden konnte. Schließlich wirkten die für die Syphilis erdachten Nachweismethoden als Wegbereiter der Serologie und Immunologie.

Der Erreger

Treponema pallidum ist ein ca. 7–15 zu 0,25 µm messender schraubenförmiger, beweglicher Keim mit engen, regelmäßigen Windungen [Abb. 1]. Er besteht aus einem Protoplasmazylinder mit axialen Filamenten und ist von einer dreischichtigen äußeren Hülle umgeben. Für den Therapieansatz wichtig ist die innerste Schicht, das Mureinmakromolekül [Stützskelett]. Penicillin* interferiert mit dessen Synthese und führt dadurch zur Lyse.

T. pallidum hat eine sehr lange Generationszeit von ca. 30 h [bei den häufigsten pathogenen Keimen nur 20–40 min], die Zellteilung erfolgt transversal. T. pallidum ist ein mikroaerophiler Keim, d.h., er benötigt freien Sauerstoff, doch ist eine zu hohe O_2-Spannung toxisch [optimale Konzentration: 1–3 %; dies entspricht etwa den Verhältnissen in der Dermis, wo sich T. pallidum auch am stärksten vermehrt]. Der Keim ist sehr empfindlich gegenüber Eintrocknung, Hitze [hohes Fieber kann schon zur Abtötung der Treponemen führen – Grundlage der früher geübten Malariatherapie] und Kälte [bei 4 °C Verlust der Vitalität innerhalb 24 h] sowie verschiedenen Desinfizienzien, Seife und Detergenzien.

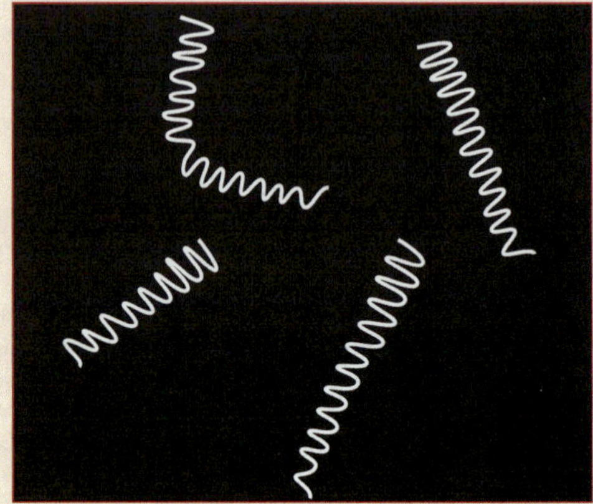

Abb. 1. Treponema pallidum [schematische Darstellung]

Epidemiologie

Syphilis ist weltweit verbreitet [nach Angaben der WHO derzeit jährlich ca. 12 Mill. Neuerkrankungen, vorwiegend in Südostasien und Afrika], tritt gehäuft in Großstädten auf, bevorzugt das junge Erwachsenenalter [25–30 Jahre], das männliche Geschlecht [Verhältnis 2,5:1; bei Männern auch höhere Neigung zu Organschäden in der Spätsyphilis] und betrifft überdurchschnittlich häufig männliche Homosexuelle [in den USA fast die Hälfte aller Fälle von Frühsyphilis].

Die **Inzidenz** stieg in den westlichen Ländern seit der Jahrhundertwende an, erreichte zu Ende des 2. Weltkrieges einen Gipfel und sank nach Einführung des Penicillins fast gänzlich auf Null [1955–1960]. Anschließend kam es wieder zum Anstieg, der seit 1980 deutlich abflacht [Abb. 2]. In den letzten Jahren beträgt die Inzidenz in den westlichen Ländern zwischen 3–8 gemeldeten Fällen/100.000/ Jahr, in den Ballungszentren ist sie bis 4-mal höher, und in manchen Teilen Afrikas beträgt sie sogar 360/100.000. Die Dunkelziffer ist vermutlich hoch.

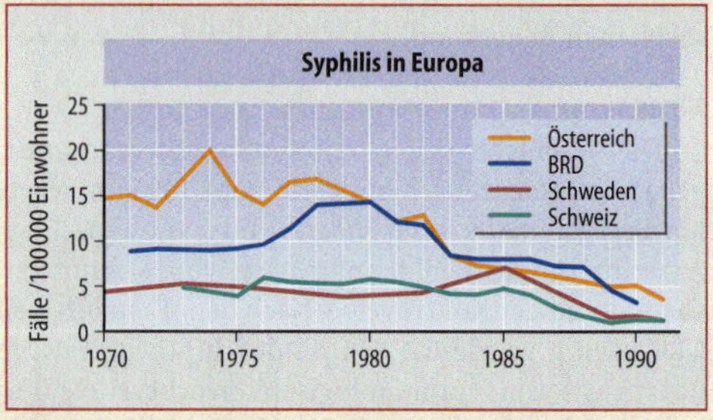

Abb. 2. Seit dem Peak der 70er-Jahre sinkende Inzidenz der Syphilis in (West)Europa

Auffallend und in Diskrepanz mit vielen anderen westlichen Ländern ist der Anstieg der Inzidenz in den USA, der sich auch in einer Zunahme der konnatalen Syphilis manifestiert. Die Ursache liegt wahrscheinlich in der Zunahme des Drogenmissbrauchs [Beschaffungsprostitution]. In vielen ehemaligen „Ostblockländern" kam es in den 90er-Jahren zu einem exzessiven und beispiellosen [bis hundertfachen] Anstieg der Syphilis.

Syphilis kann grundsätzlich durch **Kontaktinfektion** und **hämatogen übertragen** werden. Voraussetzung für eine **Kontaktinfektion** ist auf Seiten des infizierenden Partners das Vorhandensein treponemenhaltiger Schleimhaut- (seltener Haut-)Läsionen. Daher sind nur Läsionen der Frühsyphilis infektiös und in dieser nur Erosionen bzw. Ulzera [Primäraffekt, nässende lokalisierte Papeln].

S

Faustregel: Ein Syphilitiker ist nur während der beiden ersten Krankheitsjahre infektiös.

Untersuchungen an Sexualpartnern von Syphilitikern haben Transmissionsrisiken zwischen 10 und 60 % ergeben [über 30 % bei Syphilis im Primärstadium].

Da der Erreger extrem empfindlich ist, muss das infektiöse Material in feuchtem, körperwarmem Zustand an die Infektionspforte gelangen. Die Infektion erfolgt daher fast nur durch sexuelle Kontakte; **akzidentelle Infektionen** machen nur einen minimalen Prozentsatz aus [z. B. Infektion des Zahnarztes durch Schleimhautläsionen eines syphilitischen Patienten oder Infektionen durch „second hand"-Kaugummi und vorgekaute Babynahrung].

Eine wichtige Form **hämatogener Übertragung** ist die diaplazentare Infektion, die zur Syphilis connata führt. Hämatogene Übertragung als **Transfusionssyphilis** kommt heute in Industrieländern nicht mehr vor: Blutspender werden serologisch voruntersucht; zudem geht T. pallidum in gekühlten Blutkonserven innerhalb von 24 h zu Grunde.

Epidemiologisch bedeutsam ist schließlich, dass bei **Syphilis keine protektive Immunität** entsteht. Während der floriden Infektion ist der Organismus gegen neuerliche Inokulationen weitgehend geschützt [sog. **Schankerimmunität**]. Bei massiver Inokulation entstehen trotz hoher Antikörperspiegel Läsionen, die dann ein stadiengerechtes klinisches Bild annehmen [bei Lues III etwa ein Gumma]. Nach adäquater Therapie schwindet dieser relative Schutz bald, und Neuinfektionen sind möglich.

Krankheitsverlauf

Traditionell werden **drei Stadien** der Syphilis unterschieden, die durch verschiedene Reaktionslagen und klinische Manifestationen gekennzeichnet sind. Die Krankheitsaktivität verläuft zyklisch; aktive Phasen werden von **Latenzphasen** unterbrochen [s. unten]. In den letzten Jahren setzte sich vom amerikanischen Schrifttum aus eine neue Einteilung durch, die nur zwischen [infektiöser] **Früh-** und [nicht-infektiöser] **Spätsyphilis** unterscheidet; die Grenze zwischen beiden wurde etwas künstlich mit 1 Jahr [CDC] bzw. 2 Jahren [WHO] nach Infektion festgesetzt. Eine nicht genau abschätzbare Zahl von Fällen verläuft asymptomatisch; viele dieser Fälle gehen vermutlich auf inkomplette Ausheilung durch Zufallsbehandlung zurück.

Primärstadium [Lues I]. Die Infektion ist schon zu diesem Zeitpunkt eine systemische [Abb. 3]. Nach seinem Eindringen gelangt T. pallidum über die Lymphbahnen schnell in den Organismus. Schon Stunden nach der Inokulation sind Treponemen im Lymphknoten nachweisbar. Erst viel später entwickelt sich an der Eintrittsstelle der Primäraffekt, gefolgt von einer regionären Lymphknotenschwellung. Eine lokale Antibiotikabehandlung kann daher nicht zur Abheilung der Syphilis führen. Der Primäraffekt heilt nach einigen Wochen spontan ab. Noch im Primärstadium, meist ab der 3. Woche, werden die Seroreaktionen positiv.

Sekundärstadium [Lues II]. Ist durch die systemische Auseinandersetzung des Organismus mit dem Erreger gekennzeichnet. Die Symptomatik umfasst Systemzeichen [Fieber, Knochenschmerzen etc.], Exantheme und multiple metastatische Absiedelungen der Treponemen. Die Seroreaktionen sind stets positiv. Das Stadium II klingt oszillierend mit immer schwächeren Rezidiven ab und leitet in die **Spätlatenz** über. Bis zu dieser läuft die Syphilis gesetzmäßig und vorhersagbar ab, danach ist der Verlauf jedoch sehr individuell.

Tertitärstadium [Lues III]. Ist durch selektiven Befall eines oder mehrerer Organe [Haut, Knochen, Herz, ZNS etc.] gekennzeichnet. Verantwortlich ist weniger der Erreger, sondern eine zelluläre Immunreaktion mit Ausbildung von teils produktiven, teils nekrotisierenden Granulomen. Studien ergaben, dass sich – ohne Behandlung – ein Tertiärstadium nur in ca. 1/3 der Fälle einstellt; der Rest mündet in permanente Latenz oder sogar Spontanheilung. Etwa 10 % der Erkrankten gehen an der Syphilis zu Grunde. Die auftretenden Organmanifestationen sind an charakteristische Zeitintervalle gebunden und treten üblicherweise alternativ auf [Abb. 4].

Histologisch findet sich in allen aktiven Läsionen der Syphilis eine obliterierende Endangitis* mit plasmazellreichen perivaskulären Rundzellinfiltraten. Bei völligem Verschluss der Gefäße kommt es zur Nekrose der versorgten Gewebspartien [Primäraffekt, zerebro- und kardiovaskuläre Syphilis]. In den Gummen erscheinen die Nekrosen als „*Verkäsung*" mit umgebendem tuberkuloiden Granulationsgewebe.

Klinik der Frühsyphilis

Die **Frühsyphilis umfasst Primär-** und **Sekundärstadium** sowie die **Frühlatenz** [nach WHO-Definition die ersten beiden Krankheitsjahre nach Infektion].

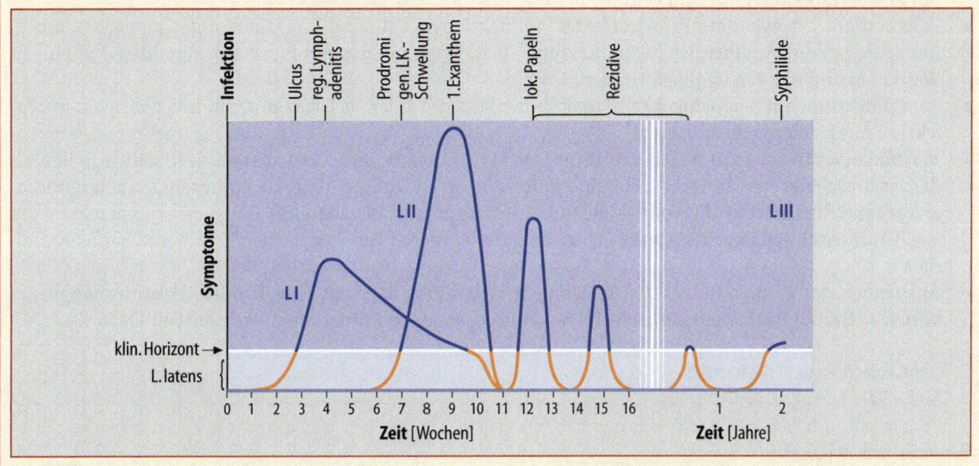

Abb. 3. Zeitlicher Verlauf der Manifestationen der Frühsyphilis

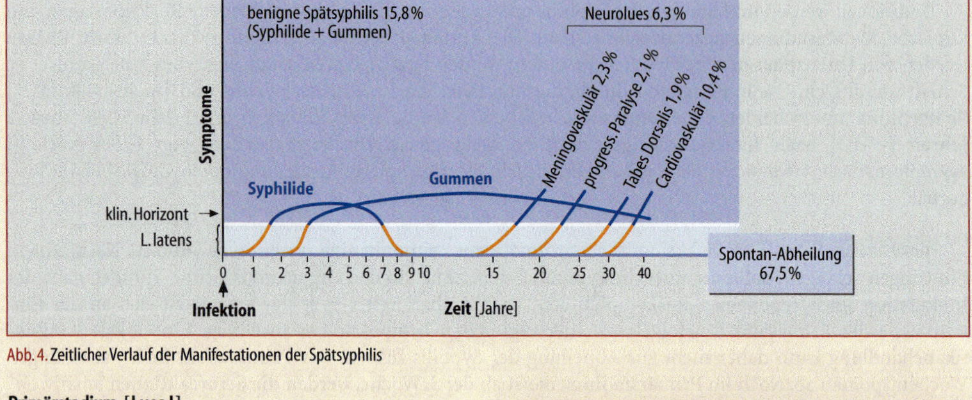

Abb. 4. Zeitlicher Verlauf der Manifestationen der Spätsyphilis

Primärstadium [Lues I]

Der syphylitische **Primäraffekt** [*syn.* **harter Schanker, Ulcus durum, Sklerose**] ist ein fast stets solitäres, derbes, entzündlich infiltriertes, schüsselförmiges, relativ indolentes Ulkus von „schinkenbraunroter" Farbe. Er entwickelt sich nach einer Inkubationszeit von 2–3 Wochen [9–90 Tage] an der Eintrittspforte aus einer derben Papel. Etwa eine Woche später tritt eine meist einseitige, derbe regionäre Lymphadenitis* hinzu [Skleradenitis]; Allgemeinsymptome fehlen. Ohne Behandlung heilt der Primäraffekt je nach Größe nach 3–8 Wochen spontan narbig ab [Abb. 5].

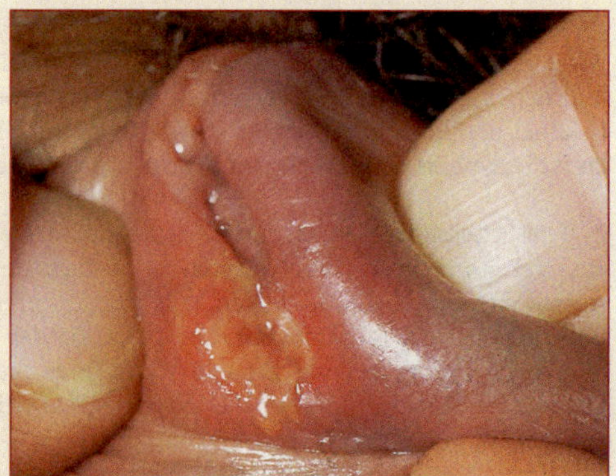

Abb. 5. Syphilitischer Primäraffekt

Primäraffekte sind meist [~90 %] genital lokalisiert. Prädilektionsstellen sind beim Mann das Frenulum preputii und der Sulcus coronarius, weniger häufig Glans, Präputium und Penisschaft; bei der Frau die hintere Kommissur [korrespondierende Stelle zum Frenulum preputii], die kleinen Labien und die Portio uteri, seltener Klitoris, Urethralöffnung und Vaginalwand.

Es gibt zahlreiche **Sonderformen.** Primäraffekte können folgendermaßen von der Norm abweichen:

- Größe: **Riesen-** und **Zwergschanker**
- Zahl: multiple Primäraffekte [typisches Beispiel: die sog. **Abklatsch-Sklerose:** zwei oder mehrere Sklerosen an korrespondierenden Stellen]
- Lokalisation: **extragenitale Primäraffekte.** Prädilektionsstellen sind die **Mundhöhle** [Lippen, Gaumen, Zunge, Tonsillen], **Analbereich** [Anus, Rektum – Inspektion mit dem Proktoskop!], **Mamillen** und **Finger.** Werden häufig mit Verzug diagnostiziert
- Superinfektion: mit Staphylokokken* und Streptokokken* oder als **Ulcus mixtum** [bei gleichzeitiger Infektion mit Haemophilus* ducreyi]
- Morphologie: In seltenen Fällen exulzeriert der Primäraffekt nicht und manifestiert sich lediglich als derbes umschriebenes Infiltrat [„*Oedema indurativum*"]. Häufiger bei Frauen [einseitige radiergummiartige Schwellung der großen oder kleinen Labien, regionale Skleradenitis]. Bei Männern manchmal der sog. **Glockenschwengelpenis** [starke Schwellung der vorderen Penispartie, häufig mit entzündlicher Phimose]
- Ausbleiben des Primäraffektes: Bei erstaunlich vielen Patienten mit Lues II oder III kann man weder klinisch [Narbe] noch anamnestisch einen vorausgegangenen Primäraffekt nachweisen [40–60 %].

Differentialdiagnose des Primäraffekts

Siehe Tab. 1

Sekundärstadium [Lues II]

Der Beginn ist durch das Einsetzen von Systemsymptomen klar gekennzeichnet [7–10 Wochen nach In-

Tab. 1. Wichtigste Differentialdiagnosen luetischer Primäraffekte

genital	
Pyodermie nach Traumen [„Haarriss"]	stark entzündlich, eiternd, Auftreten kurz nach Traumen [Verkehr]
Herpes genitalis	stark entzündlich, schmerzhaft, aus mehreren Bläschen oder Erosionen zusammengesetzt, häufig Anamnese früherer Episoden
chron-rezid. Aphthen [Major-Typ]	pelzige Nekrose, meist multipel, Lymphadenitis fehlt meist, Anamnese früherer Episoden
Ulcus molle	schmerzhaft, weich, unterminierte Ränder, schlitzförmig oder hypertroph, meist multipel, kurze Inkubationszeit
Lichen ruber [anuläre Form]	kein Ulkus, livider Farbton, Infiltration fehlt, schmerzlos, keine Lymphadenitis, andere Herde von Lichen ruber
Karzinome [Penis-, Vulva-, Zervix-]	mittleres bis höheres Alter des Patienten weniger entzündlicher Charakter und besonders derbe Infiltration, unregelmäßig gehöckerter Ulkusgrund
extragenital	
Lippenfurunkel	schmerzhaft, eitrig, nicht so derb infiltriert
chron-rezid. Aphthen [Major-Typ]	s. oben
Herpes simplex	s. oben
Angina-Plaut-Vincentii	ausgedehnte matschig-nekrotisierende Entzündung
akute Paronychie	akut entzündlich, schmerzhaft
entzündliche Haemorrhoidalknoten, Analfissur	akut entzündlich, schmerzhaft
Karzinome [Lippen-, Zungen-, Tonsillen-, Rektum-]	s. oben; Koexistenz von Präkanzerosen

fektion], das Ende hingegen etwas künstlich mit 2 Jahren festgelegt. Dazwischen liegt eine in Art und Intensität außerordentlich wechselnde Symptomvielfalt, denen folgende Merkmale gemeinsam sind:

- Schubhafter Verlauf mit oft langen erscheinungsfreien Intervallen [**Frühlatenz**]. Die Latenzphasen werden immer länger, die Schübe kürzer und milder; nach dem ersten Jahr sind klinische Erscheinungen überhaupt selten bzw. bleiben aus.
- Die Schübe sind meist mild; bei vielen Patienten [70 %] kommt es nur zu einem einzigen Schub, manchmal bleibt die Lues II sogar asymptomatisch.
- Den einzelnen Schüben – am ausgeprägtesten dem ersten – gehen unspezifische **Prodromalsymptome** voraus: grippale Beschwerden mit subfebrilen Temperaturen, Gewichtsverlust, Inappetenz, Kopfschmerzen [„*Meningealkatarrh*"], Heiserkeit, konjunktivale Reizung, Nasenkatarrh, Gelenks- und Knochenschmerzen [**Dolores osteocopi nocturni** – Periostitis!]; Milz und Leber oft vergrößert, Blutsenkung beschleunigt, Leukozytose*, leichte Anämie.

Die **Aktivitätsschübe** sind durch fünf klassische klinische Manifestationen gekennzeichnet:

I. Generalisierte Lymphknotenschwellung: Während der Aktivitätsphasen sind [in mehr als 50 %] alle zugänglichen Lymphknoten derb, vergrößert und indolent.

II. Exantheme: Sind subjektiv symptomlos und zeichnen sich durch (bräunlich)roten Farbton aus; typisch ist ihre Vielgestaltigkeit.

- Das **Erstlingsexanthem** [*syn.* **Frühexanthem, Roseola syphilitica, Kieler Masern**] ist immer makulös, oft sehr zart, blassrosa-bläulich und vorwiegend seitwärts am Stamm lokalisiert [Abb. 6].
- **Rezidivexantheme** [*syn.* **Spätexantheme**] sind anfangs gleichfalls makulös, spätere Exantheme papulös oder squamös [**Rupia syphilitica**], selten vesikulös [**Varicella syphilitica**] oder papulo-pustulös. Bei Fortschreiten der Lues II Tendenz zu spärlicher Aussaat und Gruppierung.

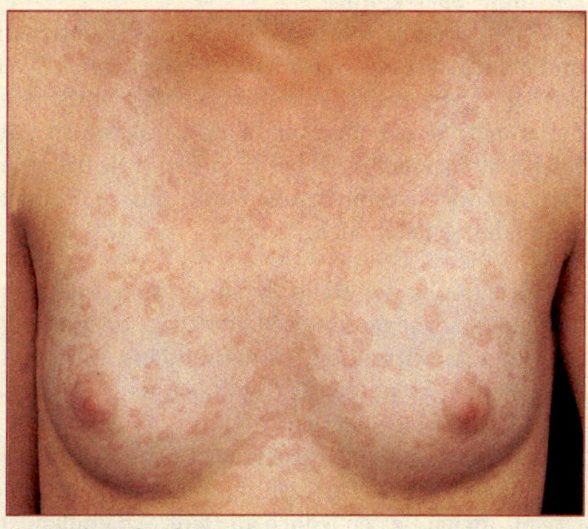
Abb. 6. Frühexanthem bei Lues II

III. Lokalisierte Papeln: Spezifische Infiltrate durch fokale Anreicherung von Treponemen. Es handelt sich um gruppierte, braunrote, flache, indolente Knötchen. Prädilektionsstellen:

- **Genital-perineal-perianal:** flach erhabene düster rotbraune erodierte Papeln; oft großflächig beetartig konfluierend [**Condylomata lata**]
- **Handflächen und Fußsohlen:** livid-braunrote, manchmal schuppende flache Papeln [**Clavi syphilitici**]
- **Große Beugen** und **seborrhoische Areale:** im Gesicht vorwiegend an Augenbrauen und Nasolabialfalten [**seborrhoische Papeln**]. Am Capillitium verdichten sich die Läsionen besonders am Haaransatz [**Corona veneris**].
- **Mundschleimhaut:** bei etwa einem Drittel der Fälle, hoch infektiös. Jeder Bereich einschließlich des Pharynx kann die typischen ovalen, erhabenen, erosiven, fibrinbelegten Läsionen tragen [**Plaques muqueuses**]. Häufig zusätzlich diffuse Entzündung des gesamten Pharynx [**Angina specifica**]. Charakteristisch sind ferner Papeln der Mundwinkel [**syphilitische Perlèche**].

IV. Luetischer Haarverlust:

- **Diffuses luetisches Effluvium:** toxisches Telogeneffluvium im Rahmen der frühen Lues II
- **Alopecia areolaris specifica:** disseminierter kleinfleckiger Haarausfall [„wie von Motten angefressen"] im Bereich lokalisierter Papeln der Kopfhaut bei der späteren Lues II.

Beide Arten von Haarausfall sind reversibel und durch Prädilektion der Parietal- und Okzipitalregionen gekennzeichnet.

V. Luetisches Leukoderm: Postinflammatorische Hypopigmentierung nach luetischen Papeln: konfettigroße, hypopigmentierte Flecken vorwiegend an Nacken und seitlichen Halspartien, meist gemeinsam mit Alopecia areolaris specifica.

Latenzphasen

Innerhalb der klinisch erscheinungsfreien Phasen kann die Syphilis nur serologisch diagnostiziert werden. **Frühlatenz** [innerhalb des Stadium II, bis 2 Jahre nach Infektion] und **Spätlatenz** [zwischen Stadien II und III] können weder klinisch noch serologisch, sondern nur anamnestisch unterschieden werden; im Zweifelsfall sollte immer entsprechend der Diagnose Spätlatenz vorgegangen werden.

Klinik der Spätsyphilis

Syphilis ab Ende des 2. Krankheitsjahres [Definition der WHO] bzw. des 1. Krankheitsjahres [Definition der CDC]; sie **umfasst** das Stadium der **Spätlatenz und die Lues III.**

Tertiärstadium [Lues III]

Dieses ist durch eine zelluläre Abwehrreaktion bei gleichzeitiger Erregerarmut gekennzeichnet und kann durch Zerstörung eines oder mehrerer Organe zum Tod führen. Nur etwa ein Drittel der Patienten entwickelt eine klinisch aktive Spätsyphilis. Man unterscheidet drei Symptomkomplexe, wobei manche Patienten gleichzeitig mehrere dieser Formen entwickeln.

I. Benigne Spätsyphilis

Diese ist durch fokale proliferative oder destruktive Granulome gekennzeichnet, die Haut, Schleimhäute und Knochen [etwa gleich häufig] bevorzugen. Die destruktiven Veränderungen sind oft erheblich, jedoch nur bei ungünstiger Lokalisation lebensgefährlich und weitgehend schmerzlos. Die benigne Spätsyphilis tritt bei etwa 15 % der unbehandelten Lueskranken mit erheblicher zeitlicher Streuung auf [1–40 Jahre nach Infektion; Inzidenzgipfel bei 15 Jahren]. Die früheste Manifestation sind die **Syphilide** [3.–6. Jahr]; **Gummen** der Haut oder innerer Organe werden fast nie vor dem 3. postinfektiösen Jahr gesehen und können sich noch nach Jahrzehnten bilden.

Spätsyphilis der Haut. Syphilide sind flache, braunrote, gruppierte, oft serpiginös konfigurierte und asymmetrisch angeordnete plattenartige oder knotige Läsionen [tuberöse, tubero-serpiginöse Syphilide] mit Neigung zu Ulzeration, Narbenbildung und Mutilation [Nase, Ohren]. Prädilektionsstellen: Rücken, Streckseiten der oberen Extremitäten und Gesicht [Abb. 7]. Histologie: dermale entzündliche Infiltrate mit granulomatösem Charakter.

Gummen sind die „klassische" Läsion der Spätsyphilis. Es handelt sich um Knoten von bis zu mehreren Zentimetern Größe aus zentral verkäsendem tuberkuloidem Granulationsgewebe. Sie können in jedem Organ, am häufigsten jedoch an Haut, Schleimhäuten und Knochen auftreten. Gummen der Haut gehen von der Subkutis bzw. vom Periost aus und erscheinen erst als livid-braunrote, derb elastische, flache Knoten, die

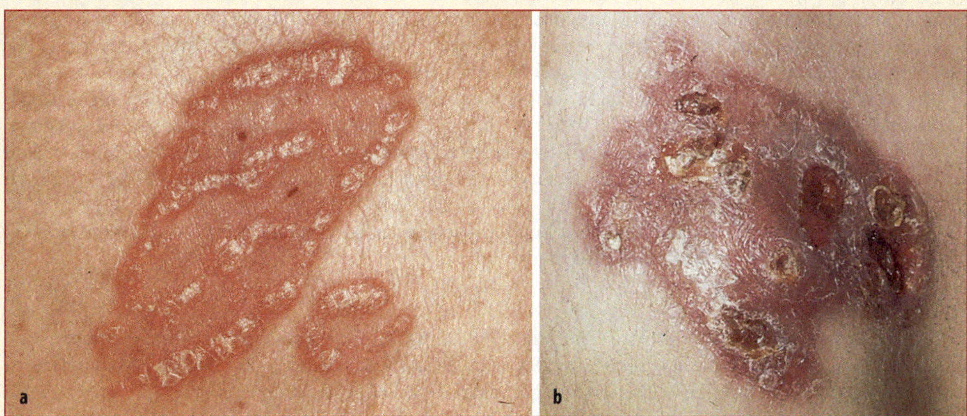

Abb. 7. Syphilide. **a** psoriasiformes **b** ulcero-serpiginöses

später einschmelzen, exulzieren und scharf begrenzte Ulzera bilden. Prädilektionsstellen sind das Kapillitium, die mediale Klavikularregion sowie über den langen Röhrenknochen [Tibia], Gaumen und Nasenseptum.

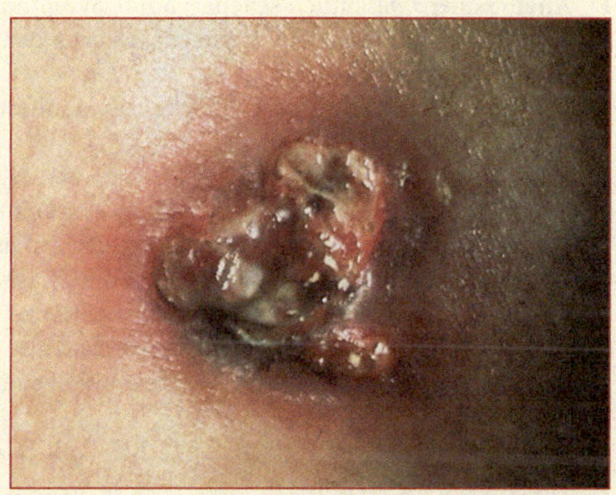

Abb. 8. Gummen der Schienbeinkante

Spätsyphilis der Knochen. Weitaus häufigste Manifestation sind Gummen von Tibia [Abb. 8], Sternum, Klavikula, Wirbeln, Rippen und langen Röhrenknochen. Befall der darüber liegenden Haut oder Schleimhaut ist häufig [s. oben]. Die **luetische Periostitis** führt zu schalenförmigen Knochenauflagerungen und zur Osteolyse; **endostale Spätsyphilis** [selten] bewirkt eine Sklerosierung des Markraumes [*Elfenbeinknochen*].

Weitere betroffene Organe sind Augen [Uveitis, Chorioretinitis, Optikus-Atrophie], Leber, Magen, Lymphknoten, Genitaltrakt und Skelettmuskeln. In den viszeralen Organen sind Gummen die häufigste Manifestation, die klinische Symptomatik sehr unterschiedlich. Am häufigsten ist die Leber betroffen [*Hepar lobatum* – von Gummen durchsetzt oder Zirrhose infolge interstitieller Entzündung].

II. Spätsyphilis des Zentralnervensystems [Lues cerebrospinalis, Neurolues]

Tritt unbehandelt bei ca. 6,5 % nach [je nach Verlaufsform verschieden] langer Latenzzeit auf [7–30 Jahre]; seit Einführung der Penicillintherapie sehr selten. Als Folge „zufälliger" Antibiotika-Exposition überwiegen heute abortive, maskierte, oft monosymptomatische Formen die klassischen Bilder. Die Neurolues beruht auf drei wesentlichen pathologisch-anatomischen Substraten: **spezifische Meningitis** vorwiegend der Hirnbasis und des Rückenmarks, **obliterierende Endarteritis** der meningealen und zerebralen Gefäße mit Thrombosen und **Parenchymdegeneration** mit geringgradiger entzündlicher Komponente.

Klinisch unterscheidet man:

- **Asymptomatische Neurosyphilis:** üblicherweise ein Zufallsbefund. Bei ca. 10–35 % der Betroffenen Übergang in eine symptomatische Form, daher auch als **Paralysis imminens** bezeichnet.
- **Meningovaskuläre Neurosyphilis:** vielgestaltige klinische Symptomatik. Überwiegt die meningitische Komponente, dominieren basale Hirnnervenausfälle [besonders Nerven III, VI, IX] und Optikusatrophie* [Arachnitis* im Bereich des Chiasma* opticum]. Vorwiegend vaskulärer Befall führt zu ischämischen Insulten* [häufig Arteria* cerebri media]. Spinale Manifestationen sind häufig [10–30 %]: radikuläre Syndrome, spastische Spinalparalyse bis zum akuten vaskulären Querschnittsyndrom. Inzidenzgipfel 17 Jahre nach Infektion.
- **Lues parenchymatosa**

  Tabes dorsalis [Entmarkung der Hinterstränge und der Dorsalwurzeln, Zeichen chronischer Leptomeningitis*]: tabische Schmerzen [heftige, krisenartig auftretende, brennende Schmerzen in den Extremitäten

S

oder im Bauch], Pupillen-, Koordinationsstörungen, organisches Psychosyndrom, vestibulokochleäre Symptome, Optikusatrophie, Reflex- und Sensibilitätsverlust, Blasenstörungen, Impotenz, neurotrophische Störungen [Charcot-Gelenke]. Inzidenzgipfel 30 Jahre nach Infektion.

Progressive Paralyse [spezifische, luetische primäre chronische Enzephalitis* mit frontalhirnbetonter Parenchymschädigung und Atrophie; daneben chronische Leptomeningitis*]: organisches Psychosyndrom in verschiedener Ausprägung, begleitet von Sprachstörungen, Pupillen- und Reflexanomalien, epileptischen Anfällen, Koordinationsstörungen, Hirnnervensymptomen u.a. Inzidenzgipfel 22 Jahre nach Infektion.

Argyll-Robertson-Phänomen: klassisches Pupillenzeichen der Lues parenchymatosa: Beeinträchtigung der Licht- bei erhaltener Konvergenzreaktion.

III. Kardiovaskuläre Spätsyphilis

Manifestationsform mit der höchsten Mortalität [70–90 %]; an ihr erkranken 10–15 % der Unbehandelten, Inzidenzgipfel ca. 30 Jahre nach Infektion. Sie manifestiert sich selten als Gumma des Myokards, meist als kardiovaskuläre Lues durch obliterierende granulomatöse Endarteritis der Vasa vasorum [vorwiegend der Aorta ascendens]. Klinische Manifestationen:

- Aorteninsuffizienz [bei ca. 50 %] mit Linksherzhypertrophie und kardialer Insuffizienz
- Aneurysmen: wesentlich seltener; bunte Symptomatik durch Druck auf verschiedene umliegende Strukturen [Trachea, Bronchi, Ösophagus, Nervus recurrens etc.]; Tod durch kardiale Dekompensation oder Ruptur [Sekundenherztod]
- pektanginöse Beschwerden: die seltenste Manifestation.

Konnatale Syphilis [Lues connata]

Das ungeborene Kind einer an Syphilis erkrankten Frau wird nicht stets diaplazentar infiziert. Ob eine Infektion stattfindet und welche Konsequenzen diese hat, hängt von der Menge der in den Föten eingeschwemmten Treponemen und damit von der Phase der Syphilis der Schwangeren ab. Die schwersten Konsequenzen treten bei Infektion der Mutter bei Konzeption bis zum 7. Lunarmonat auf; je länger die Infektion der Konzeption vorausgeht, desto milder sind die Folgen. Auch bei Infektion der Mutter nach dem 7. Lunarmonat verringert sich die Schwere der Folgen für den Feten. Folgende Endausgänge sind für das Kind grundsätzlich möglich:

- Abort [Spätabort, meist nach der 18. SSW mit Häufigkeitsgipfel im 8. Lunarmonat]
- Totgeburt zum Termin
- Lues connata [Frühgeburt oder zum Termin]
- Ausbleiben der Infektion.

Klinik. Die Lues connata [Abb. 9] läuft wie die Syphilis des Erwachsenen in Stadien ab, wobei ein Äquivalent zur Lues I natürlich fehlt. Man unterscheidet:

- Frühmanifestationen [**Lues connata praecox**; Säuglingsalter bis Ende des 2. Lebensjahres],
- Erscheinungen der sog. **Rezidivperiode** [2.–4. Lebensjahr] und
- Spätmanifestationen [**Lues connata tarda**; Schul- und Jugendalter].

Die Erscheinungen der Frühperiode führen [behandelt wie unbehandelt] häufig zu charakteristischen Defektheilungen, die zeitlebens als **Stigmata der Lues connata** erhalten bleiben.

Epidemiologie. In den westlichen Ländern ist die Lues connata als Folge der Schwangerenvorsorge sehr selten geworden.

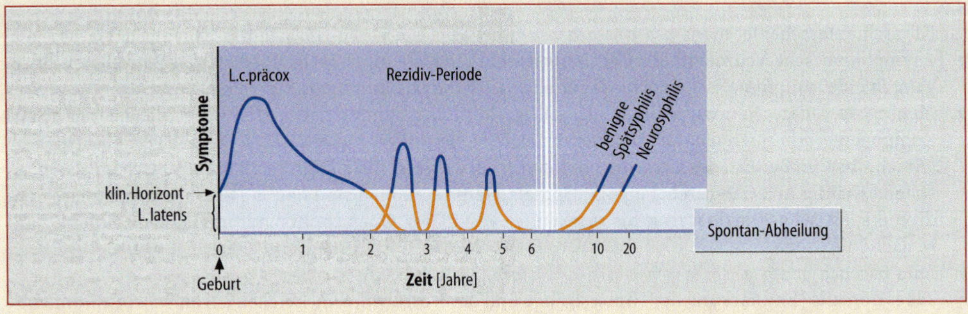

Abb. 9. Zeitlicher Verlauf der Manifestationen des Lues connata

S

Tab. 2. Klinik der Lues connata praecox

Haut und Schleimhaut	Oft große, braunrote nässende Infiltrate an Körperöffnungen [perioral, anogenital - Ausbildung von Fissuren], Handflächen, Fußsohlen und in den Beugen
	Läsionen der Mundwinkel [**Hochsinger-Infiltrate**] - können zu radiären Narben führen [**Parrot-Furchen**]
	Seltener serös-eitrige Blasen an Handflächen und Fußsohlen [**Pemphigus palmoplantaris syphiliticus**]
	Trockene, später seröse oder blutige Rhinitis [**Coryza syphilitica**, Abb. 10]
Knochen	Spätfolge der Coryza syphilitica: Destruktion der Nasenwurzel [**syphilitische Sattelnase**]
	Osteochondritis dissecans Wegener mit Epiphysenlösung und schmerzbedingter Ruhigstellung [**Parrot-Pseudoparalyse**]
	Luetische Periostitis mit schalenförmigen Auflagerungen an Diaphysen und flachen Knochen [**Olympierstirn**]
	Selten Osteomyelitis mit **Elfenbeinknochen**
Systemisch	Hepatosplenomegalie, seltener interstitielle Pneumonie [**Pneumonia alba**] oder interstitielle Hepatitis [**Feuersteinleber**], Iritis, Chorioiditis, Anämie und Thrombopenie
	Stumme oder klinisch aktive Neurolues

Infektiosität. Infektiös sind die entzündlichen Läsionen und das Blut in der Frühperiode, außerdem die syphilitischen Infiltrate an Plazenta und Nabelschnur; die Veränderungen der Lues connata tarda hingegen nicht.

Lues connata praecox

Die Kinder sind meist Frühgeburten bzw. zeigen Zeichen der Unreife, sind untergewichtig, mit gelblich-schlaffer Haut, greisenhaftem Gesicht, wimmern statt kräftig zu schreien und haben ein ungewöhnlich großes Abdomen [Hepatosplenomegalie* – *„kleiner alter Mann mit großem Bauch“*]. Das Erscheinungsbild gleicht dem bei anderen intrauterinen Infektionen [Toxoplasmose*, Zytomegalie* u.a. – STORCH-Syndrom]. Die Plazenta ist vergrößert und zeigt, wie die Nabelschnur, treponemenreiche syphilitische Infiltrate. Die Säuglingssterblichkeit ist erhöht.

Systemische Manifestationen treten in >50 % auf und können schon bei Geburt manifest sein. Hautläsionen stellen sich meist erst in den ersten Lebenswochen ein und entsprechen lokalisierten Papeln der Lues II. Knochenläsionen werden erst mit ca. 4 Monaten manifest.

Die Lues connata praecox bleibt bis zu einem Jahr oder länger aktiv; im 2. Lebensjahr spontane Defektheilung. Zwischen 2. und 4. Lebensjahr können sich Rezidive entwickeln, die sog. **syphilitischen Syndrome der Rezidivperiode**: Condylomata lata und Plaques muqueuses, manchmal schon Syphilide oder Gummen.

Lues connata tarda

Die Hautmanifestationen stellen sich zwischen dem 5. und 20. Lebensjahr ein und entsprechen denen der benignen Spätsyphilis bei Erwachsenen; daneben treten jedoch für die Lues connata tarda hoch charakteristische Zustände auf:

- Häufigstes Symptom [ca. 1/3] ist die **luetische interstitielle Keratitis [Keratitis parenchymatosa]**. Sie führt unbehandelt zur diffusen oder fleckförmigen Trübung der Kornea, Vaskularisierung und schließlich Blindheit. Die Patienten leiden an Schmerzen, Photophobie und herabgesetztem Visus.
- Die **luetische Neurolabyrinthitis** ist eine seltene und späte, aber sehr typische Manifestation und führt zu Innenohrschwerhörigkeit bzw. Taubheit. Sie ist nicht von Liquorveränderungen begleitet. Als **Hutchinson-Trias** bezeichnet man die Kombination von Keratitis parenchymatosa, Innenohrschwerhörigkeit und die Veränderungen der Schneidezähne [s. unten].

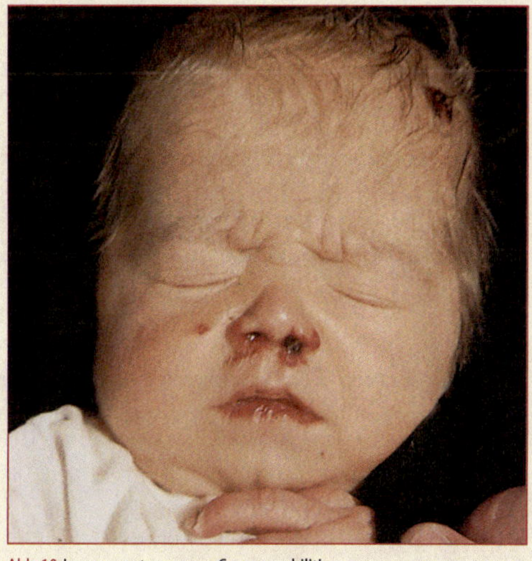

Abb. 10. Lues connata praecox: Coryza syphilitica

S

- Zweithäufigstes Symptom war nach alten Statistiken die **Neurosyphilis**, die sich als Mischung von Tabes und progressiver Paralyse präsentierte und meist gegen Ende des 2. Lebensjahrzehntes auftrat.

Daneben zeigt der Patient zusätzlich die sog. **Stigmata,** d.h. Defektheilungen nach Läsionen der **Lues connata praecox:**

- **Parrot-Furchen:** s. oben [Hochsinger-Infiltrate]
- **Säbelscheidentibia:** Verformung durch ossifizierende Periostitis
- **Caput natiforme** [Quadrat-Schädel, Olympierstirn]: Auflagerungen am Stirnbein nach Periostitis
- **Perforationen** von Nasenseptum und Gaumen, Sattelnase
- **Veränderungen der bleibenden Zähne** [nicht des Milchgebisses]: **Hutchinson-Zähne** [mittlere obere Schneidezähne sind verkleinert, halbmondförmige Ausnehmung an der Schneide, sind an der Krone schmäler als an der Basis, Abb. 11] und **Moon-Zähne** [maulbeerartige Vorwölbungen an der verkleinerten Kaufläche der ersten Molaren].

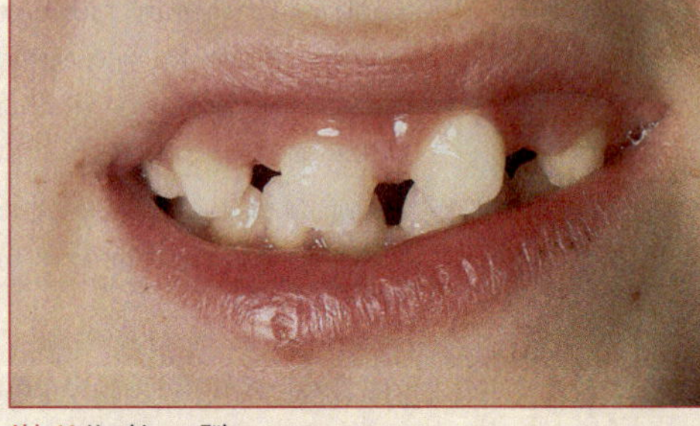

Abb. 11. Hutchinson-Zähne

Syphilis und HIV-Infektion

Zwischen HIV-Infektion und Syphilis gibt es zahlreiche Wechselbeziehungen:

- Genitale Ulzera im Rahmen der Syphilis [und anderer Krankheiten] erhöhen das Transmissionsrisiko von HIV.
- Syphilis verläuft bei HIV-infizierten Personen beschleunigt und aggressiver.
- Die Seroreaktionen können gelegentlich vom Normalverlauf abweichen [polyklonale B-Zell-Aktivierung im HIV-Frühstadium, verzögerte und niedrige Reaktionen im HIV-Spätstadium].
- Mögliche Beeinträchtigung des Ansprechens auf die Standardtherapie [in kontrollierten Studien jedoch nicht nachgewiesen]: Sogar im sonst leicht auf die Therapie ansprechenden Primärstadium wird bei HIV-Positiven nach **adäquater Einzeittherapie** mit Penicillin Therapieversagen beschrieben [z. B. durch Auftreten einer frühen Neuro- und okulären Syphilis -„Neurorezidiv"].

Syphilisdiagnostik

Grundsätzlich stehen der direkte Erregernachweis und serologische bzw. molekularbiologische Reaktionen zur Verfügung. Kulturen sind nicht möglich. Die Wahl des geeignetsten Nachweises hängt vom Stadium ab.

Erregernachweis

T. pallidum kann in gefärbten Ausstrichpräparaten nicht erkannt werden, wohl aber in Nativpräparaten im Dunkelfeld- oder Phasenkontrastmikroskop. Die **Dunkelfelduntersuchung** ist auch heute noch der einfachste und verlässlichste Erregernachweis.

Tab. 3. Syphilisdiagnostik

Stadium	Diagnostik	Anmerkungen
Lues I	direkter Erregernachweis [Dunkelfeld]	serologische Tests erst ab ca. 4. Woche nach Infektion verlässlich positiv
Lues II	Serologie, direkter Erregernachweis	Erregermenge nur in lokalisierten Papeln für Dunkelfelduntersuchung ausreichend
Spätlatenz	Blut- und Liquorserologie	Liquorserologie ist in allen Fällen von Spätsyphilis zu empfehlen, bei Verdacht auf Neurosyphilis notwendig
Benigne Spätsyphilis	Blut- und Liquorserologie	direkter Erregernachweis aus Syphiliden und Gummen erfolglos
Neurolues bzw. Verdacht auf Neurolues	Blut- und Liquorserologie	Verdacht auf Neurolues besteht bei: neurologischen Symptomen in jedem Stadium; verzögertem VDRL-Abfall nach Therapie einer LII/III innerhalb 1 Jahres
Kardiovaskuläre Syphilis	Blut- und Liquorserologie	
Lues connata	Blut- und Liquorserologie	direkter Erregernachweis nur bei florider Lues connata praecox

Technik. Das Ulkus [bzw. die erosive Papel] wird mit Kochsalzlösung gereinigt und seitlich zusammengepresst, um Gewebsflüssigkeit zu exprimieren; gegebenenfalls wird der Ulkusgrund mit einer Nadel vorsichtig skarifiziert. Ein Tropfen des meist klaren **Reizsekrets** wird mit einer Kapillare auf einen Objektträger verbracht, mit einem Deckglas bedeckt und im Dunkelfeldmikroskop untersucht. Material aus der Randzone des Ulkus ist am reichsten an Erregern. T. pallidum wird an seiner typischen Form [s. oben] und seinen charakteristischen Knickbewegungen diagnostiziert. Meist finden sich nur wenige Erreger; zur Diagnose der Syphilis reicht ein einziges T. pallidum aus [obligatorisch pathogener Keim]. Häufigste Ursache eines [wiederholt] negativen Erregernachweises aus suspekten Läsionen ist lokale Vorbehandlung mit Antiseptika oder Antibiotika. In solchen Fällen kann eine Punktion des vergrößerten regionalen Lymphknotens durchgeführt werden.

Neben der Dunkelfelduntersuchung ist ein **direkter Immunfluoreszenz-Nachweis** verfügbar. Als Testserum verwendet man ein FITC-markiertes Konjugat [Antikörper gegen das 37 kD-Oberflächenprotein von T. pallidum]. Dieser Test ist auch in Gewebeschnitten anwendbar; allerdings kommen sowohl falsch positive [Kreuzreaktion mit anderen Treponemen] als auch falsch negative Resultate [zu geringe Diffusion der Antikörper ins Gewebe] vor.

In Gewebsschnitten wird T. pallidum mit **Versilberungsmethoden** [Levaditi] nachgewiesen. Testverfahren auf Basis der **Polymerasekettenreaktion** zum Nachweis treponemaler DNA aus klinischen Proben sind noch nicht routinemäßig verfügbar. Diese Methoden könnten besonders bei klinischem Verdacht auf Syphilis und negativer Serologie [Frühstadium, evtl. bei HIV-Infektion] oder der Differentialdiagnose von Neurolues und anderen neurologischen Manifestationen [z. B. im Rahmen der HIV-Infektion] nützlich sein.

Syphilisserologie

Man unterscheidet **spezifische** und **unspezifische Tests.** Erstere weisen Antikörper gegen Treponemenantigene nach, letztere solche gegen Phospholipide [Cardiolipin] der Mitochondrienmembranen aus Organextrakten, z. B. Rinderherz [Lipoidantikörper, „*Reagine*"].

Spezifische IgM-Antikörper werden ab der zweiten Krankheitswoche gebildet. Ihr Titer steigt bis zur 5./6. Woche an, fällt dann langsam und kann [unbehandelt] nach Jahr(zehnt)en unter die Nachweisbarkeitsgrenze sinken. **Spezifische IgG-Antikörper** erscheinen gegen Ende der 4. Woche, überwiegen die IgM schon bald und sinken [unbehandelt] auch nach Jahrzehnten nur wenig [Abb. 12]. Nach Behandlung sinken die spezifischen IgM-Titer bei der Frühsyphilis innerhalb einiger Wochen [Monate] auf Null, bei der Spätsyphilis nach etwa einem Jahr. Die IgG-Titer sinken dagegen [außer bei sehr frühzeitiger Behandlung] *auch nach erfolgreicher Therapie* nur wenig und bleiben zeitlebens erhalten [„*Seronarbe*"*]*. Spezifische **IgM-Antikörper zeigen** also **eine floride Infektion an,** spezifische **IgG-Antikörper lassen** hingegen nur **den Schluss zu, dass ein Kontakt mit dem Erreger bestanden hat.**

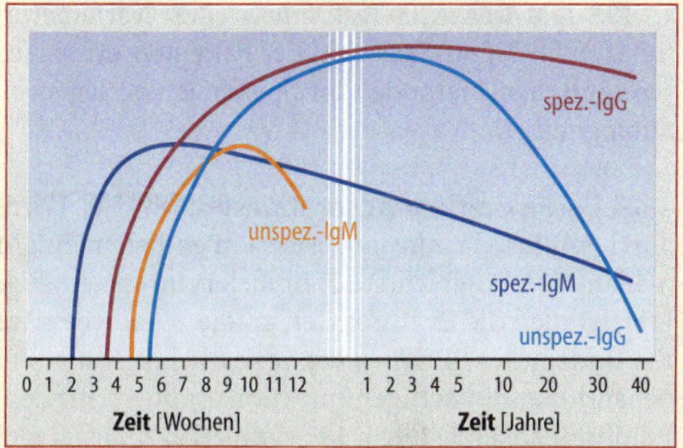

Abb. 12. Titerverlauf unspezifischer und spezifischer Antikörper bei unbehandelter Syphilis

Unspezifische Antikörper waren lange vor den spezifischen Antikörpern bekannt [historisch ältester serologischer Lues-Test: Wassermann*-Reaktion]. Auch sie gehören zunächst der IgM-, später der IgG-Klasse an. Sie steigen in der 5./6. Woche rasch an, erreichen bei Unbehandelten zwischen dem 1. und 5. Krankheitsjahr einen Gipfel und sinken dann wieder langsam ab, manchmal unter die Schwelle der Nachweisbarkeit mit Standardmethoden [VDRL, s. unten]. *Nach Behandlung* sinken die Lipoidantikörper bei Frühsyphilis rasch ab [umso rascher, je kürzer diese bestanden hatte]; bei Krankheitsdauer unter 12 Monaten werden sie negativ, bei länger bestehender Krankheit können sie in niedrigen Titern jahrelang bis zeitlebens reaktiv bleiben. Unspezifische Antikörper sind in aktiven Phasen der Lues regelmäßig nachweisbar; **ihr Titer ist daher ein grobes Maß der Krankheitsaktivität** [insbesondere auch bei Lues III].

Seroreaktionen als Therapiekontrolle. Wichtigster Parameter ist der Abfall der Lipoidantikörper: Das Absinken des **VDRL** um 2 Titerstufen gilt als Beweis einer erfolgreichen Therapie. Hingegen ist ein Ansteigen um mehr als zwei Titerstufen oder das Bestehenbleiben der Reaktivität auf mehr als 1:8 ein Jahr nach Therapieende das Zeichen persistierender Infektion und Indikation einer neuerlichen Behandlung.

Das Absinken der **spezifischen IgM-Titer** wird mit den SPHA- und [19S] IgM-FTA-ABS-Tests beurteilt. Der SPHA sollte bei Frühsyphilis innerhalb von 2–3 Monaten nach Therapie, bei Spätsyphilis innerhalb eines Jahres negativ werden.

Spezifische serologische Testverfahren

Treponema pallidum-Hämagglutinationstest [TPHA]: Mit T. pallidum-Antigen beschichtete Hammelerythrozyten werden mit Patientenserum inkubiert; darin enthaltene spezifische Antikörper führen zur Agglutination. Die Auswertung erfolgt in einer geometrischen Verdünnungsreihe. Es reagieren sowohl IgM- als auch IgG-Antikörper; verlässlich positive Ausfälle sind erst Ende der 4. Erkrankungswoche zu erwarten. Falsch reaktive Befunde sind sehr selten. Die praktische Durchführung ist durch automatisierte Verfahren [**AMHA – automatisierter Mikro-Hämagglutinationstest**] einfach und schnell, der TPHA ist daher der ideale Screening-Test für Syphilis. Interpretation: s. oben.

Fluorescent-T. pallidum-Antikörper Test [FTA]: Auf einem Objektträger fixierte Treponemen werden mit Patientenserum inkubiert und binden hierin enthaltene spezifische Antikörper, die in einem zweiten Schritt mit FITC-markiertem Antihuman-Immunglobulin dargestellt werden. Die Beurteilung erfolgt semiquantitativ im Fluoreszenzmikroskop. Eine Weiterentwicklung ist der wesentlich spezifischere **FTA-Absorptions-Test** [Absorption von Serum-Antikörpern gegen saprophytäre Treponemen der Mund- und Genitalflora mit einem Extrakt aus Reiter-Treponemen]. Der FTA-ABS weist spezifische IgG *und* IgM nach; falsch reaktive Befunde sind selten [7–10 %], z. B. bei Leberzirrhose*, Diabetes*, in der Schwangerschaft und bei Kollagenosen*.

FTA-ABS-IgM bzw. IgG-Tests: Mit diesen kann die Reaktivität beider Immunglobulinklassen isoliert bestimmt werden [durch Verwendung markierter IgM- bzw. IgG-Antihumanglobuline]. Wichtig ist der FTA-ABS-IgM in der serologischen Frühdiagnostik [Reaktivität oft schon in der 2. Woche nach Infektion] und der Diagnostik der Lues connata [ein positiver FTA-ABS-IgM in Serum bzw. Liquor beweist die Infektion des Neugeborenen, während IgG-Antikörper das Resultat passiver diaplazentarer Übertragung sind].

19S-IgM-FTA-ABS-Test: eine weitere Verfeinerung, bei der die mittels HPLC isolierte IgM-Antikörperfraktion [19S-IgM-Fraktion] des Patientenserums für den FTA-ABS-IgM eingesetzt wird. Er ist allen anderen serologischen Methoden an Spezifität überlegen und wird bei besonderer Fragestellung in Speziallabors durchgeführt.

Solid-Phase-Häm-Adsorptionstest [SPHA]. Wird in mit Antihuman-IgM beschichteten Mikrotiterplatten durchgeführt, die *alle* im Testserum enthaltenen IgM binden. In einem zweiten Schritt werden mit Treponemenantigen beschichtete Hammelerythrozyten zugegeben. Enthielt das Testserum T. pallidum-spezifische IgM, werden die Erythrozyten an die Wände der Ausnehmungen adsorbiert, anderenfalls sinken sie auf deren Boden. Der SPHA ist ein verlässlicher Test zum Nachweis spezifischer IgM-Antikörper und damit einer behandlungsbedürftigen Infektion. Er übertrifft den FTA-ABS-IgM durch geringere Fehlerquote und höhere Empfindlichkeit, ist dem 19 S-IgM-FTA-ABS fast gleichwertig und zum Nachweis einer Neurosyphilis sowie zur Beurteilung von Reinfektionen unentbehrlich.

Unspezifische serologische Tests

Der **Rapid-Plasma-Reagin-Test** [RPR] ist ein Flockungstest, bei dem Cardiolipin* suspendiert in Cholin* als Antigen dient. Um bei Zusatz von Serum zur Testlösung eine Ausflockung gut sichtbar zu machen, sind der Präparation Kohleteilchen beigemengt. Die Untersuchung wird auf Wegwerf-Testkarten makroskopisch durchgeführt. Ein brauchbarer Schnelltest, in Spezifität und Empfindlichkeit dem VDRL ähnlich.

Der **Venereal Disease Research Laboratory Test** [VDRL] ist ein Flockungstest, bei dem eine Mischung aus Cardiolipin*, Cholesterin* und Lecithin* als Antigen dient. Die Durchführung erfolgt auf Mikrotiterplatten. Idealer unspezifischer Test zur Therapie- und Aktivitätskontrolle der Lues [Therapieleitreaktion]. Der VDRL wird ab der 5. Woche positiv und bleibt im weiteren Verlauf entsprechend der Krankheitsaktivität positiv; er kann in der Spätlatenz auch ohne Therapie negativ werden. „Biologisch" falsch positive Reaktionen sind häufig, sie finden sich beim Antiphospholipidsyndrom, Kollagenosen, der Schwangerschaft und Infektionskrankheiten. Falsch negative Reaktionen sind selten [z. B. bei hohen Titern, Prozonenphänomen].

Liquorserologie

Unspezifische Tests sind für die Liquordiagnostik bei Neurolues unzureichend. Negativer Ausfall der spezifischen Tests im Liquor [TPHA, FTA-ABS] schließen eine Neurolues aus; geringe Reaktivität ist jedoch kein Beweis für eine solche, da IgG-Antikörper partiell liquorgängig sind und daher aus dem Serum stammen können. Erst der Nachweis der *Produktion* spezifischer Antikörper im ZNS sichert die Diagnose. Hierfür bestehen zwei Möglichkeiten:

- **Nachweis spezifischer IgM-Antikörper mittels des SPHA.** Ein reaktiver Liquor-SPHA [>1:8] ist für Neurosyphilis diagnostisch.

- Errechnung des **TPHA-Index nach Luger:**

TPHA-Index = TPHA-Titer im Liquor/Albuminquotient [= Liquoralbumin [mg/dl] × 10^3/Serumalbumin [mg/dl].

Der Index setzt den Titer der spezifischen Antikörper im Liquor mit der jeweils gegebenen Funktion der Blutliquorschranke [ausgedrückt durch den Albuminquotienten] in Beziehung und schaltet damit mögliche Fehler durch Schrankenstörung weitgehend aus. Werte über 500 sind diagnostisch für eine Neurolues, bei Werten zwischen 100 und 500 ist die Erkrankung wahrscheinlich.

Therapie der Syphilis

Zur Behandlung sind grundsätzlich β-Lactam-Antibiotika*, Tetrazykline* und Makrolidantibiotika* geeignet.

Penicillin ist das Mittel der Wahl; eine Penicillinresistenz wurde bisher noch nicht beobachtet. T. pallidum ist sehr penicillinempfindlich [minimale Hemmkonzentration 0,0025 E/ml]; aus Sicherheitsgründen wird zur Therapie die 10-fache Konzentration angestrebt [ca. 0,03 E/ml]. Diese muss wegen der langen Generationszeit über mindestens 7–10 Tage aufrechterhalten bleiben und darf auch nicht kurzfristig unterschritten werden. Diesen Anforderungen wird am besten das Langzeit-Depot-Präparat Benzathin-Penicillin gerecht. Die Heilungschancen unkomplizierter Syphilis vor der HIV-Ära lagen bei > 95 %. Hingegen führt die Behandlung der Neurolues mit Benzathin-Penicillin zu einer hohen Quote von Therapieversagern [schlechte Liquorgängigkeit].

Eine **Jarisch-Herxheimer-Reaktion** durch Freisetzung von Endotoxinen bei rapider Bakteriolyse ist eine **mögliche Nebenwirkung der Penicillintherapie.** 2–6 h nach Penicillinbehandlung oft vehemente grippeähnliche Symptome, Fieber, Kopf-, Gelenk- und Muskelschmerzen. Granulomatöse Läsionen des Spätstadiums entwickeln einen massiven entzündlichen Schub [z. B. Hirndrucksymptome, Extremfall: Aortenruptur]. Niedrige Anfangsdosierung des Antibiotikums [„Einschleichen"] ist zwecklos [Alles-oder-Nichts-Reaktion].

Bei jungen Patienten ohne Organsyphilis ist die Jarisch-Herxheimer-Reaktion bedeutungslos und durch Antipyretika leicht unterdrückbar. Bei später Lues, Säuglingen und Kleinkindern soll ein Corticoidstoß verabreicht werden [1 mg Prednisolon/kg/Tag für 1–2 Wochen].

Tetrazykline wirken bakteriostatisch; nur bei Patienten mit Penicillinallergie. Vorteil: gute Liquorgängigkeit. Bei Behandlung Gravider und von Kindern bis zum 8. Lebensjahr muss bedacht werden, dass Tetrazykline [außer angeblich Doxycyclin*] im Knochen abgelagert werden und zu einer Gelbbraun-Verfärbung der Zähne führen; ob es auch zur Hemmung des Skelettwachstums und einem Kernikterus kommen kann, wird unterschiedlich beurteilt.

Erythromycin: ebenfalls bakteriostatisch, gut wirksam und arm an Nebenwirkungen. Nachteil: schlechte Plazenta- und Liquorgängigkeit. Bei Neurolues ist Erythromycin kontraindiziert und bei Schwangeren nur bedingt anwendbar, da es im Fötus nur 6–20 % der Serumkonzentration der Mutter erreicht.

Behandlungsschemen

- **Bestandsdauer der Syphilis <1 Jahr:** 2,4 Mio E Benzathin-Penicillin G i.m. als Einmalgabe. *Alternativen bei Penicillinallergie*: Doxycyclin 2× 100 mg/Tag p.o. durch 14 Tage, oder Erythromycin 4× 500 mg p.o. durch 14 Tage.
- **Bestandsdauer der Syphilis >1 Jahr:** 2,4 Mio E Benzathin-Penicillin G i.m., dreimalig in Abständen von je 1 Woche. *Alternativen bei Penicillinallergie*: Doxycyclin oder Erythromycin in Dosen wie oben, aber durch 30 Tage.
- **Neurosyphilis:** Na-Penicillin G 24 Mio E/Tag i.v. [4 Mio E alle 4 Stunden] durch 10–14 Tage, anschließend Benzathin-Penicillin wie bei Syphilis >1 Jahr Bestandsdauer. *Alternative bei Penicillinallergie*: Doxycyclin 2× 100mg/Tag p.o. durch 30 Tage.
- **Syphilis in der Gravidität:** Standardtherapie [s. oben]. *Alternativen bei Penicillinallergie*: Erythromycin wie oben durch 30 Tage, wegen Gefahr der insuffizienten Behandlung des Fötus post-partum-Sicherheitsbehandlung des Neugeborenen [50.000 E Benzathin-Penicillin/kg KG i.m., einmalig]; Doxycyclin wie oben durch 30 Tage [Risiko: Nebenwirkungen auf Föten, s. oben].
- **Lues connata:** *Neugeborene*: Penicillin G 100.000–150.000 E/kg KG/Tag i.v. durch 14 Tage. *Kleinkinder*: analog, jedoch Penicillin G 2-300.000 E, i.v. oder i.m. [mehrere Einzeldosen]. *Kinder und Jugendliche*: wie oben. Bei Ausschluss einer Neurosyphilis Benzathin-Penicillin 2,4 Mio i.m. [einmalig].

- **HIV-Positive:** grundsätzlich wie bei HIV-Negativen, Nachbeobachtung in 3-monatigen, nach 1 Jahr in jährlichen Abständen.

Nachbeobachtung

Zweck: Serologische Kontrollen zur Beurteilung des Therapieerfolges bzw. Erkennen einer Reinfektion.

Nach einer **Frühsyphilis** [bzw. Lues connata im 1. Jahr] wird der Serumtiter 3, 6, 12 und 24 Monate nach Behandlung kontrolliert. Folgende Entwicklungen müssen eintreten:

- **VDRL:** kontinuierlicher Abfall innerhalb eines Jahres zu Negativität oder sehr niedrigen Titern [Abfall mindestens 2 Titerstufen]
- **FTA-ABS-IgM, SPHA:** Erlöschen der Reaktivität nach 3, maximal 6 Monaten
- **TPHA:** Absinken [kann bei sehr früher Behandlung negativ werden]. Die Höhe des verbleibenden Titers erlaubt keine Aussage bezüglich erfolgter Heilung.

Nach **Spätsyphilis** [bzw. Lues connata nach dem 1. Jahr]: Kontrollen nach 3, 6, 12 Monaten und weiter halbjährlich, bis der VDRL negativ wird oder gleichmäßig auf niedrigen Titern bleibt. Kontrolle der Liquorserologie nach 2 Jahren [!].

- **VDRL:** Abfall um mindestens 2 Titerstufen
- **FTA-ABS-IgM, SPHA:** Erlöschen der Reaktivität innerhalb von 12 Monaten
- **TPHA:** sinkt nur wenig und bleibt lebenslang positiv.

Nach **Neurolues** müssen, neben den üblichen serologischen Kontrollen, auch regelmäßige Liquorkontrollen erfolgen: in 3-monatigen Abständen bis zur Normalisierung der Werte, dann halbjährlich bis mindestens 3 Jahre nach Therapiebeginn.

Hinweise auf **Therapieversagen:**

- Bestehenbleiben der Reaktivität von SPHA und FTA-ABS-IgM über mehr als 3 Monate [Frühsyphilis] bzw. mehr als 1 Jahr [Spätsyphilis]
- Persistenz eines hochtitrigen VDRL bzw. fehlender Abfall über 2 Titerstufen.

Hinweise auf **Reinfektion:**

- neuerliches Positivwerden von SPHA und FTA-ABS-IgM
- rasches Ansteigen des VDRL um mehrere [3–4] Stufen nach ursprünglichem Abfall
- Anstieg des TPHA [nicht aussagekräftig].

Eine **neuerliche Behandlung** muss erfolgen, wenn Anzeichen eines Therapieversagens oder einer Reinfektion vorliegen. Meistens handelt es sich um Reinfektionen [*„Ping-Pong-Infektion“*]. In den seltenen Fällen von tatsächlichem Therapieversagen kann eine beschleunigte individuelle Penicillinausscheidung vorliegen; man kann hier die Dosis verdoppeln und die Behandlung um eine Woche verlängern.

Management der Sexualpartner

Das Übertragungsrisiko ist bei Vorhandensein mukokutaner Läsionen am größten und nimmt im Laufe des ersten Jahres ab. Danach ist eine Transmission äußerst selten. Alle Sexualpartner eines an Frühsyphilis Erkrankten müssen serologischen und klinischen Kontrollen unterzogen und positivenfalls behandelt werden. Verlaufen diese negativ, ist eine Sicherheitsbehandlung unter folgenden Umständen angezeigt:

- wenn sexuelle Kontakte innerhalb der letzten 90 Tage stattgefunden hatten [auch bei *negativer* Serologie],
- wenn diese Kontakte zwar länger als 90 Tage zurückliegen, aber weitere serologische und klinische Kontrollen nicht möglich sind.

Quellenhinweise

Abb. 1–12, Tab. 1–3: Fritsch P (2000) Dermatologie und Venerologie, 2. Aufl. Springer-Verlag, Berlin Heidelberg New York

Zeichnung Abb. 2–4, 9, 12: Bitmap, Mannheim

Sy|phi|lis|se|ro|lo|gie *f* (Ⓔ serologic tests for syphilis): ***Syn:*** *Luesserologie*; serologische Diagnostik bei Verdacht auf Syphilis*; *s.u. Essay Syphilis S. 2077*
Sy|phi|lis|spi|ro|chä|te *f*: *→Treponema pallidum*
sy|phi|li|tisch *f* (Ⓔ syphilitic): ***Syn:*** *luetisch*; Syphilis betreffend, von ihr betroffen oder gekennzeichnet, durch sie bedingt
Syphilo-, syphilo- *präf.*: Wortelement mit Bezug auf „Syphilis"
sy|phi|lo|id *adj* (Ⓔ syphiloid): syphilisähnlich, syphilisartig
Sy|phi|lo|id, post|e|ro|si|ves *nt*: *→Windeldermatitis*
Sy|phi|lom *nt* (Ⓔ syphiloma): im Tertiärstadium der Syphilis* auftretende Gumma*; *s.a. Essay Syphilis S. 2077*
sy|phi|lo|phob *adj*: *→syphilidophob*
Sy|phi|lo|pho|bie *f*: *→Syphilidophobie*
Syring-, Syring- *präf.*: *→Syringo-*
Sy|rin|gek|to|mie *f* (Ⓔ syringectomy): ***Syn:*** *Fistulektomie*; komplette operative Entfernung eines Fistelganges; *s.a. Fistel*
Sy|rin|gi|tis *f, pl* **-ti|den** (Ⓔ syringitis): ***Syn:*** *Salpingitis*; Entzündung der Ohrtrompete [Tuba auditiva]; meist als Tubenmittelohrkatarrh*
sy|rin|gi|tisch *adj* (Ⓔ salpingitic): ***Syn:*** *salpingitisch*; Syringitis betreffend, von ihr betroffen oder gekennzeichnet
Syringo-, syringo- *präf.*: Wortelement mit Bezug auf **1.** „Höhle/Hohlraum" **2.** „Fistel" **3.** „Eileiter" **4.** „Ohrtrompete"
Sy|rin|go|bul|bie *f* (Ⓔ syringobulbia): angeborene Höhlenbildung in der Medulla* oblongata; kann zu Lähmungen verschiedener Hirnnerven mit z.B. Lähmung der Kaumuskulatur [V. Hirnnerv], des Gaumensegels [X. Hirnnerv], der Zunge [XII. Hirnnerv] sowie horizontalem Nystagmus* und Abschwächung des Kornealreflexes führen; *s.a. Syringomyelie*
Sy|rin|go|en|ce|pha|lia *f*: *→Syringoenzephalie*
Sy|rin|go|en|ze|pha|lie *f* (Ⓔ syringoencephalia): ***Syn:*** *Syringoencephalia*; Höhlenbildung im Gehirn
Sy|rin|go|en|ze|pha|lo|my|e|lie *f* (Ⓔ syringoencephalomyelia): Höhlenbildung in Gehirn und Rückenmark; *s.a. Syringobulbie*
Sy|rin|gom *nt*: *→Hidradenom*
Sy|rin|go|my|e|lia *f*: *→Syringomyelie*
Sy|rin|go|my|e|lie *f* (Ⓔ syringomyelia): ***Syn:*** *Hydrosyringomyelie, Syringomyelia*; angeborene Höhlenbildung im Rückenmark, die von der vorderen oder hinteren Kommissur ausgeht und von einer dorsalen Gliose umgeben ist; findet sich bei Männern doppelt so häufig wie bei Frauen; wird meist erst zwischen dem 20. und 40. Lebensjahr klinisch auffällig; die **symptomatische Syringomyelie** nach Trauma, Meningitis oder Einblutung verursacht dagegen sofort Symptome; die Läsionen sind meist im Hals- oder Brustmark zu finden, manchmal finden sich auch mehrere Höhlen in mehreren Segmenten; das **klinische Bild** hängt von der Höhe und Größe der Läsion ab; typisch sind trophische Störungen und Verstümmelungen an den Händen, Horner*-Syndrom, segmentale Verminderung der Schmerzempfindung und Reflexdifferenzen zwischen den beiden Seiten; **Diagnose**: MRT, CT; **Therapie**: Syringostomie und Drainage über einen Katheter zwischen der Höhle [Syrinx] und dem Subarachnoidalraum
Sy|rin|go|sto|mie *f* (Ⓔ syringostomy): ***Syn:*** *Fistulostomie*; operative Eröffnung einer Fistel* und Bildung einer äußeren Fistel zur Ableitung
Sy|rin|go|to|mie *f* (Ⓔ syringotomy): ***Syn:*** *Fistulotomie, Fistelspaltung*; operative Eröffnung einer Fistel* und Umwandlung in ein Geschwür
Sys|sar|co|sis *f, pl* **-ses** (Ⓔ syssarcosis): Verbindung zweier Knochen durch einen Muskel
sys|tal|tisch *adj* (Ⓔ systaltic): sich rhythmisch zusammenziehend, rhythmisch pulsierend
Sys|tem *nt* (Ⓔ system): ***Syn:*** *Systema*; Gesamtheit von funktionell und/oder strukturell verbundenen Organen oder Geweben
aufsteigendes retikuläres aktivierendes System (Ⓔ ascending reticular activating system): *s.u. Formatio reticularis*
chromaffines System (Ⓔ chromaffin system): Gesamtheit der chromaffinen Zellen in u.a. Nebennierenmark und Paraganglien; Teil des parasympathischen Nervensystems*
extravaskuläres System der Blutgerinnung (Ⓔ extrinsic pathway of coagulation): ***Syn:*** *extrinsisches System der Blutgerinnung*; *s.u. Blutgerinnung*
extrinsisches System der Blutgerinnung (Ⓔ extrinsic pathway of coagulation): ***Syn:*** *extravaskuläres System der Blutgerinnung*; *s.u. Blutgerinnung*
extrinsisches System der Fibrinolyse (Ⓔ extrinsic pathway): *s.u. Fibrinolyse*
hypothalamisch-neurohypophysäres System: *→Hypothalamus-Hypophysen-System*
hypothalamo-hypophysäres System (Ⓔ hypothalamohypophysial tract): ***Syn:*** *Tractus hypothalamohypophysialis*; marklose Nervenfasern, die Neurosekrete vom Hypothalamus zur Hypophyse transportieren; *s.a. Hypothalamus*
interspinales System: *→Musculi interspinales*
intertransversales System: *→Musculi intertransversarii*
intravaskuläres System der Blutgerinnung (Ⓔ intrinsic pathway of coagulation): ***Syn:*** *intrinsisches System der Blutgerinnung*; *s.u. Blutgerinnung*
intrinsisches System der Blutgerinnung (Ⓔ intrinsic pathway of coagulation): ***Syn:*** *intravaskuläres System der Blutgerinnung*; *s.u. Blutgerinnung*
intrinsisches System der Fibrinolyse (Ⓔ intrinsic pathway): *s.u. Fibrinolyse*
kardiovaskuläres System: *→Systema cardiovasculare*
kolloiddisperses System (Ⓔ colloid): ***Syn:*** *Kolloid*; Lösung, in der ein Stoff [Kolloid] homogen in einem anderen Stoff [**Dispersionsmittel**] gelöst ist; *s.a. Emulsion, Suspension*
longitudinales System (Ⓔ longitudinal system): ***Syn:*** *L-System*; *s.u. Skelettmuskelzelle*
lymphatisches System: *→Systema lymphoideum*
mononukleär-phagozytierendes System: *→retikulohistiozytäres System*
neuroendokrines System (Ⓔ neuroendocrine system): ***Syn:*** *Neuroendokrinium*; Gesamtheit, der an der Bildung und Ausschüttung von Neurohomonen beteiligten Strukturen; *s.a. hypothalamisch-neurohypophysäres System*
parasympathisches System: *→Parasympathikus*
retikuloendotheliales System: *→retikulohistiozytäres System*

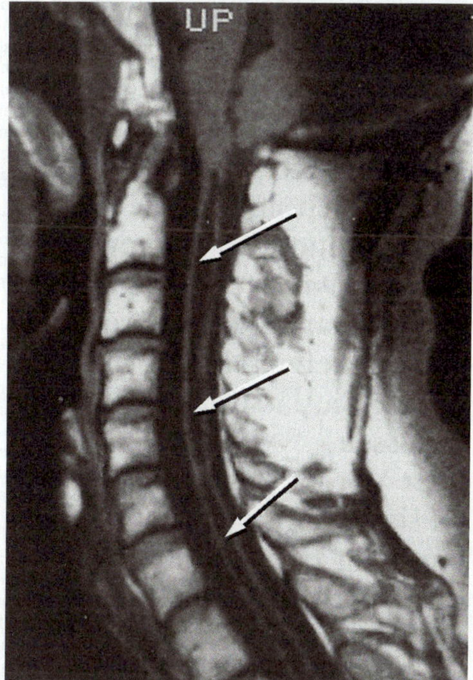

Abb. S203. Syringomyelie im MRT

tem

retikulohistiozytäres System (Ⓔ reticulohistiocytic system): ***Syn:*** *Monozyten-Makrophagen-System, retikuloendotheliales System, mononukleär-phagozytierendes System*; aus Monozyten und Makrophagen bestehendes System, dessen Hauptaufgabe die Beseitigung von Abfall- und Fremdstoffen, einschließlich Erregern, ist

sakrospinales System (Ⓔ sacrospinal system): *s.u. Musculus longissimus*

sensorisches System (Ⓔ sensory system): ***Syn:*** *Sensorium*; Gesamtheit der nervalen Strukturen zur Aufnahme und Verarbeitung von Sinnesreizen

somatosensorisches System: *→Somatosensorik*

spinotransversales System (Ⓔ spinotranverse system): *s.u. Musculus splenius*

sympathisches System: *→Sympathikus*

therapeutische Systeme (Ⓔ therapeutic systems): *s.u. Arzneimittel*

transversales System (Ⓔ transverse system): ***Syn:*** *T-System*; *s.u. Skelettmuskelzelle*

transversospinales System: *→Musculi transversospinales*

tuberinfundibuläres System (Ⓔ tuberoinfundibular tract): ***Syn:*** *Tractus tuberoinfundibularis*; im Hypophysenstiel [Infundibulum*] verlaufende neurosekretorische Fasern aus dem Tuber* cinereum

Sys|te|ma *f*: *→System*

Systema alimentarium: *→Systema digestorium*

Systema conducente cordis: *→Erregungsleitungssystem des Herzens*

Systema digestorium (Ⓔ digestive system): ***Syn:*** *Verdauungsapparat, Digestionssystem, Apparatus digestorius, Systema alimentarium*; aus Mundhöhle, Speiseröhre, Magen, Darm und Anhangsdrüsen bestehender Komplex, der die Nahrung aufnimmt und verdaut

Systema genitale femininum (Ⓔ female genital system): *s.u. Organa genitalia*

Systema genitale masculinum (Ⓔ male genital system): *s.u. Organa genitalia*

Systemata genitalia (Ⓔ genital systems): *s.u. Organa genitalia*

Systema lymphoideum (Ⓔ lymphatic system): ***Syn:*** *lymphatisches System, Lymphsystem*; umfasst primäre [Knochenmark, Thymus] und sekundäre lymphatische Organe [Milz, lymphatischer Rachenring], Lymphfollikel [Noduli lymphoidei] und Lymphknoten [Nodi lymphoidei]; in ihnen werden die meisten Zellen des Immunsystems* gebildet oder gespeichert; sie überwachen die Lymphbahnen [Lymphknoten], die Blutbahn [Milz], den Rachenraum [Waldeyer-Rachenring], den Gastrointestinaltrakt [Lymphfollikel] und die Atemwege [Lymphfollikel] auf Fremdantigene und pathogene Keime; *s.a. Immunsystem*

Systema nervosum (Ⓔ nervous system): ***Syn:*** *Nervensystem*; Gesamtheit der nervösen Strukturen des Körpers; wird unterteilt in **Zentralnervensystem** [Systema* nervosum centrale] und peripheres Nervensystem [Systema* nervosum peripherium]

Systema nervosum autonomicum (Ⓔ autonomic nervous system): ***Syn:*** *autonomes/vegetatives Nervensystem, Divisio autonomica, Pars autonomica systematis nervosi peripherici*; nicht dem Einfluss von Willen und Bewusstsein unterworfener Teil des Nervensystems; besteht aus sympathischem Nervensystem [Pars* sympathica], parasympathischem Nervensystem [Pars* parasympathica], dem Bauchabschnitt des vegetativen Nervensystems [Pars* abdominalis plexus visceralis et ganglia visceralia] und intramuralen Nervenfasern

Systema nervosum centrale (Ⓔ central nervous system): ***Syn:*** *Zentralnervensystem, Gehirn und Rückenmark, Pars centralis systemae nervosi*; der Begriff Zentralnervensystem umfasst Gehirn [Encephalon*], Rückenmark [Medulla spinalis] und die sie bedeckenden Häute [Meninges*]; alle davon ausgehenden Nerven, d.h. auch die Hirnnerven, sind Teil des peripheren Nervensystems [Pars* peripherica]; sowohl Gehirn als auch Rückenmark bestehen aus **grauer Substanz** [Substantia* grisea], die Kerngebiete [Nucleus*] enthält, und **weißer Substanz** [Substantia* alba], die von den Leitungsbahnen [Funiculus, Tractus, Fasciculus] gebildet wird; Gehirn und Rückenmark sind eine untrennbare anatomische und funktionelle Einheit, unabhängig von den Unterschieden in Größe, Lage und Komplexität

Systema nervosum periphericum (Ⓔ peripheral nervous system): ***Syn:*** *peripheres Nervensystem, Pars periphercia*; das periphere Nervensystem besteht aus den 12 paarigen **Hirnnerven** [Nervi craniales] und den 31 vom Rückenmark abgehenden **Spinalnerven** [Nervi spinales]; gemeinsam ist ihnen, dass sie aus Fortsätzen von Neuronen aufgebaut sind, die Signale vom Gehirn oder Rückenmark zu Erfolgsorganen oder -geweben in der Peripherie leiten [**efferente Fasern**] oder Signale aus der Peripherie zum Zentralnervensystem führen [**afferente Fasern**]

Systema respiratorium (Ⓔ respiratory system): ***Syn:*** *Atmungsorgane, Respirationstrakt, Apparatus respiratorius*; Gesamtheit der luftführenden Organe und Strukturen [Mund, Nase, Pharynx, Kehlkopf, Luftröhre, Lunge]

Systema skeletale (Ⓔ skeletal system): ***Syn:*** *Skelettsystem, Ossa*; Gesamtheit der Knochen des Körpers

Systema urogenitale (Ⓔ genitourinary system): ***Syn:*** *Urogenitalsystem, Urogenitaltrakt, Apparatus urogenitalis*; Gesamtheit der Harn- und Geschlechtsorgane

Sys|tem|a|my|lo|i|do|se *f* (Ⓔ systemic amyloidosis): ***Syn:*** *systemische Amyloidose*; primäre oder sekundäre Amyloidose* mit Ablagerung von Amyloid in mehreren Organen oder Organsystemen

idiopathische Systemamyloidose: *→primäre Systemamyloidose*

primäre Systemamyloidose (Ⓔ primary amyloidosis): ***Syn:*** *idiopathische/primäre Amyloidose, idiopathische Systemamyloidose, Paramyloidose, Paraamyloidose*; durch Einlagerung von Amyloid* L hervorgerufene Amyloidose mit Befall multipler Organe [Herz, Niere, Leber, Milz, Muskel, Gefäße]; als Ursache kommen u.a. multiples Myelom, Plasmozytom, Morbus Waldenström vor; daneben gibt es auch idiopathische Formen

Sys|tem|e|ry|the|ma|to|des *m*: *→systemischer Lupus erythematodes*

systemic inflammatory response syndrome *nt*: *→Entzündungssyndrom, systemisches*

sys|te|misch *adj* (Ⓔ systemic): den Gesamtorganismus oder ein Organsystem betreffend, generalisiert

Sys|tem|kan|di|do|se *f* (Ⓔ systemic candidosis): Systemmykose* durch Candida*-Species

Sys|tem|my|ko|se *f* (Ⓔ systemic mycosis): ***Syn:*** *tiefe Mykose, viszerale Mykose, Endomykose*; Pilzerkrankung mit hauptsächlichem Befall innerer Organe; *s.a. Essay Mykosen S. 1427*

Sys|tem|skle|ro|se *f*: *→systemische Sklerodermie*

Sys|to|le *f* (Ⓔ systole): Phase des Herzzyklus*, in der sich die Kammermuskulatur zusammenzieht und das Blut aus dem Herzen in den Körperkreislauf bzw. die Lunge gepumpt wird; man unterscheidet: **1. Anspannungsphase:** mit dem Beginn der Systole führt die Anspannung der Myokardfasern zu einer Umformung der Ventrikel, einem Druckanstieg und sofortigem Verschluss der Atrioventrikularklappen; da sich das Volumen in dieser Phase nicht ändert, spricht man von isovolumetrischer Kontraktion; man kann die Anspannungsphase noch in **Umformungszeit** [Beginn des QRS-Komplexes bis 1. Herzton] und **Druckanstiegszeit** [Beginn 1. Ton bis Beginn der Austreibung] unterteilen **2. Austreibungsphase:** sobald der Druck in den Ventrikeln den diastolischen Druck in der Aorta* bzw. Arteria* pulmonalis übersteigt, öffnen sich die Taschenklappen und das Blut strömt aus den Ventrikeln in die Gefäße; der Ventrikeldruck steigt zuerst noch an und fällt gegen Ende der Systole ab; während dieser Zeit sinkt das Volumen vom **enddiastolischen Volumen** von ca. 140 ml auf das **Restvolumen** von ca. 50 ml ab, d.h., das **Schlagvolumen** beträgt ca. 90 ml und die **Ejektionsfraktion** oder **Auswurffraktion** 0,64; die Austreibungsphase endet mit dem Schluss der Taschenklappen

Sys|to|li|kum *nt, pl* **-ka** (Ⓔ systolic murmur): ***Syn:*** *systolisches Herzgeräusch*; während der Systole* auftretendes Herzgeräusch

sy|sto|lisch *adj* (Ⓔ systolic): Systole betreffend, während der Systole

Sy|zy|gii cu|mi|ni cor|tex *m* (Ⓔ jambool bark): *s.u. Jambulbaum*

Sy|zy|gii cu|mi|ni se|men *m* (Ⓔ jambool seed): *s.u. Jambulbaum*

Sy|zy|gi|um a|ro|ma|ti|cum *nt* (Ⓔ clove tree): ***Syn:*** *Gewürznelkenbaum*; *s.u. Nelkenöl*

Sy|zy|gi|um cu|mi|ni|i *nt*: *→Jambulbaum*

Sy|zy|gi|um jam|bo|la|na *nt*: *→Jambulbaum*

SZ *Abk.*: Säurezahl

S-Zacke *f* (Ⓔ S wave): *s.u. Essay Elektrokardiogramm S. 571*

SZD *Abk.*: Streuzusatzdosis

SZI *Abk.*: *→Szintigraphie*

Szinti-, szinti- *präf.*: Wortelement mit der Bedeutung „funkeln/flackern/aufblitzen"

Szin|ti|gramm *nt* (Ⓔ gammagram): bei der Szintigraphie erhaltenes Bild

Szin|ti|gra|phie *f* (Ⓔ scintilgraphy): ***Syn:*** *Scanning, Szintigrafie*; bildgebendes Verfahren unter Verwendung von Radionukliden* oder mit Radionukliden markierten Pharmaka; die Aktivitätsverteilung der Radionuklide im Körper oder Geweben erlaubt Aussagen über z.B. die Funktion bestimmter Organe oder Organabschnitte oder zeigt Veränderungen im Speicherverhalten [z.B. heiße oder kalte Knoten*]; die Aktivität wird z.B. mit einer Gammakamera* gemessen oder mit mechanischen [Strichszintigramm, Farbszintigramm] oder optischen [Photoszintigramm] Systemen aufgezeichnet; die Impulse können auch digital aufgearbeitet werden [Computerszintigraphie]

szin|ti|gra|phisch *adj* (Ⓔ scintigraphic): ***Syn:*** *szintigrafisch*; Szintigraphie betreffend, mittels Szintigraphie

Szin|til|la|ti|ons|ka|me|ra *f* (Ⓔ gamma camera): ***Syn:*** *Anger-Kamera, Gammakamera*; das Detektorsystem enthält einen sog. **Szintillationskristall**, der beim Eindringen von Gammastrahlen* Lichtblitze erzeugt, die sich im gesamten Kristall ausbreiten und von Photomultiplern registriert und verstärkt werden; die Stromimpulse können grafisch dargestellt oder elektronisch gespeichert werden

szir|rhös *adj* (Ⓔ scirrhous): Szirrhus betreffend, derb, verhärtet

Szir|rhus *m* (Ⓔ scirrhus): ***Syn:*** *szirrhöses Karzinom, Faserkrebs, Skirrhus, Carcinoma scirrhosum*; Karzinom* mit Überwiegen der bindegewebigen Elemente und damit Verhärtung

SZT *Abk.*: Spurenzieh-Test

T

T *Abk.*: **1.** absolute Temperatur **2.** *→Taenia* **3.** *→telozentrisches Chromosom* **4.** tera- **5.** Tesla **6.** *→Testosteron* **7.** *→Tetracyclin* **8.** *→Threonin* **9.** *→Thymidin* **10.** *→Thymin* **11.** *→Torr* **12.** *→Toxizität* **13.** *→Translokation* **14.** *→Transplantation* **15.** transversus **16.** *→Tritium* **17.** Trituration **18.** Tropin **19.** *→Tuberculum* **20.** *→Tubulus* **21.** Tumorgröße **22.** *→Typ* **23.** Zeitkonstante
t *Abk.*: **1.** Temperatur **2.** *→temporal* **3.** Tonne **4.** *→Transfer* **5.** Zeit
T½ *Abk.*: **1.** *→Halbwertszeit* **2.** *→Halbwertzeit*
t½ *Abk.*: **1.** *→Halbwertszeit* **2.** *→Halbwertzeit*
T½$_{biol}$ *Abk.*: *→biologische Halbwertzeit*
T½$_{eff}$ *Abk.*: *→effektive Halbwertzeit*
T½$_{live}$ *Abk.*: *→biologische Halbwertzeit*
T0 *Abk.*: Primärtumor nicht erkennbar
2,4,5-T *Abk.*: *→Trichlorphenoxyessigsäure*
T_3 *Abk.*: *→Triiodthyronin*
T_4 *Abk.*: **1.** *→Tetraiodthyronin* **2.** *→Thyroxin*
T_{fr} *Abk.*: Feedback-Regulator-T-Zellen
T_h *Abk.*: *→T-Helferzelle*
T_M *Abk.*: Membrantransfer
T_{max} *Abk.*: Gipfelzeit
TA *Abk.*: **1.** Tetracyclin-Antibiotika **2.** Thermoanalyse **3.** thermostabiles Antigen **4.** Titrationsazidität **5.** Tosylarginin **6.** Toxin-Antitoxin **7.** *→Transaldolase* **8.** transformierendes Agens **9.** Trikuspidalareal **10.** Trophoblast-Antigen **11.** Tuberkulin A
Ta *Abk.*: Tantal
TAA *Abk.*: **1.** Thioazetamid **2.** *→tumorassoziiertes Antigen*
TAB *Abk.*: **1.** transabdominale Chorionzotten-Biopsie **2.** Triallylcyanurat **3.** Typhus, Paratyphus A, Paratyphus B
Tabak-Alkohol-Amblyopie *f* (Ⓔ tabacco-alcohol amblyopia): *s.u. toxische Neuritis*
Ta|bak|mo|sa|ik|vi|rus *nt* (Ⓔ tobacco mosaic virus): *s.u. Essay Viren S. 2273*
Ta|baks|beu|tel|mund *m* (Ⓔ microstoma): *s.u. systemische Sklerodermie*
Ta|ba|ni|dae *pl* (Ⓔ Tabanidae): Bremsen
Ta|bar|dil|lo|fie|ber *nt* (Ⓔ tarbadillo): in Mittelamerika vorkommendes endemisches Fleckfieber*
Ta|ba|tière *f* (Ⓔ snuff box): ***Syn:*** *Fovea radialis*; Hautgrube zwischen den Sehnen des Musculus* extensor pollicis brevis [radial] und Musculus* extensor pollicis longus [ulnar] über dem 1. Mittelhandknochen; in der Tiefe der Fovea liegt die Arteria* radialis
TABC *Abk.*: Typhus, Paratyphus A, Paratyphus B, Paratyphus C
TABDT *Abk.*: Typhus, Paratyphus A, Paratyphus B, Diphtherie, Tetanus
Ta|bes *f* (Ⓔ tabes): Auszehrung, Schwindsucht
Tabes dorsalis (Ⓔ tabes dorsalis): ***Syn:*** *Rückenmarkschwindsucht, Duchenne-Syndrom, Rückenmarkdarre*; zur Neurosyphilis* gehörende Schädigung des Rückenmarks mit Degeneration der Hinterstränge; führt u.a. zu Pupillen-, Blasenstörungen [**Tabikerblase**], **tabischer Optikusatrophie** und schmerzhaften tabischen Krisen* innerer Organe; *s.a. Essay Syphilis S. 2077*
ta|be|ti|form *adj* (Ⓔ tabetiform): tabesartig, tabesähnlich
Ta|bi|ker|bla|se *f* (Ⓔ tabic bladder): *s.u. Tabes dorsalis*
ta|bisch *adj* (Ⓔ tabetic): Tabes (dorsalis) betreffend
Tabl. *Abk.*: Tablette
TABT *Abk.*: Typhus, Paratyphus A, Paratyphus B, Tetanus
TAC *Abk.*: *→Truncus arteriosus communis*
Tache *f* (Ⓔ tache): Fleck, Mal
Taches bleues (Ⓔ blue spots): *s.u. Pediculosis pubis*
Tacho-, tacho- *präf.*: Wortelement mit der Bedeutung „Geschwindigkeit“
Tachy-, tachy- *präf.*: Wortelement mit der Bedeutung „schnell/rasch“
Ta|chy|ar|rhyth|mia *f*: *→Tachyarrhythmie*
Tachyarrhythmia absoluta (Ⓔ absolute tachyarrhythmia): absolute Arrhythmie* mit einer Frequenz vom mehr als 100/min; i.d.R. bei Vorhofflimmern; kann zu kardiogener Synkope* führen
Ta|chy|ar|rhyth|mie *f* (Ⓔ tachyarrhythmia): ***Syn:*** *Tachyarrhythmia*; Tachykardie* mit Arrhythmie*
ta|chy|kard *adj* (Ⓔ tachycardiac): Tachykardie betreffend, von ihr betroffen oder gekennzeichnet, durch sie bedingt
Ta|chy|kar|die *f* (Ⓔ tachycardia): ***Syn:*** *Herzjagen*; Erhöhung der Herzfrequenz auf über 100/min in Ruhe; der Ursprungsort der Erregung kann in der Kammermuskulatur [ventrikuläre Tachykardie*], im AV-Knoten [AV-Knoten-Tachykardie*], dem Sinusknoten [Sinustachykardie*] und dem Vorhof [atriale Tachykardie*] liegen; nach dem Mechanismus unterscheidet man Tachykardien durch fokale Impulsbildung und sog. Kreiserregungen [Reentrytachykardie*]; das **klinische Bild** ist meist unspezifisch; oft ist der Verlauf asymptomatisch oder harmlos [Palpitationen], es kann aber auch zu Schwindel oder Synkopen* kommen; Ziel der **Therapie** ist es, jeweils die Ursache zu beseitigen, die Kammerfrequenz zu Normalisieren [z.B. mit β-Blockern*, Calciumantagonisten*] und Arrhythmien zu Verhindern oder zu Beseitigen [*s.a. Antiarrhythmikum*]; eine operative Therapie [Katheterablation] ist nur selten [v.a. bei WPW-Syndrom, therapieresistentem Vorhofflattern] nötig
antidrome Tachykardie (Ⓔ antidromic atrioventricular reciprocating tachycardia): *s.u. Reentrytachykardie*

Tab. T1. Ursachen von Herzrhythmusstörungen

Ursachen von Herzrhythmusstörungen
Koronare Herzkrankheit (v.a. akute Ischämie, Zustand nach Myokardinfarkt)
Kardiomyopathie
Dilatativ
Hypertroph
Restriktiv
Infiltrativ
Entzündliche Herzerkrankungen
Angeborene und erworbene Herzklappenfehler
Mitralklappenprolaps
Tumoren des Herzens
Thoraxtraumen
ZNS-Erkrankungen und Störungen der autonomen Innervation des Herzens
Degenerative Erkrankungen des Reizbildungs- und Erregungsleitungssystems
Neuromuskuläre Erkrankungen
Äthylalkohol
Pharmaka
Antiarrhythmika
Trizyklische Antidepressiva und Phenothiazine
Herzglykoside
Elektrolytstörungen des K-, Ca-, Na- und Mg-Stoffwechsels
Extrakardiale Erkrankungen
Lebererkrankungen
Nierenerkrankungen
Hyper- und Hypothyreose, Hyperparathyreoidismus
Phächromozytom, Akromegalie
Autoimmunerkrankungen
Herzschrittmacher
Psychische Ursachen

atriale Tachykardie (Ⓔ atrial tachycardia): ***Syn:*** *Vorhoftachykardie*; vom Vorhof ausgehende Tachykardie; kann idiopathisch oder bei kardialen Erkrankungen [v.a. akuter Myokardinfarkt*, Cor* pulmonale] auftreten; häufig aber auch bei Digitalisüberdosierung oder -intoxikation in Verbindung mit Hypokaliämie*; **Therapie**: bei Digitalisüberdosierung Absetzen der Glykoside und Kaliumsubstitution; ansonsten Normalisierung der Kammerfrequenz [z.B. mit β-Blockern*, Calciumantagonisten*] und Verhinderung oder Beseitigung von Arrhythmien mit Antiarrhythmika*

fetale Tachykardie (Ⓔ fetal tachycardia): *s.u. Essay Kardiotokographie S. 1089*

heterotope Tachykardie (Ⓔ ectopic tachycardia): Tachykardie mit Sitz der Erregungsbildung außerhalb des Sinusknotens

normotope Tachykardie (Ⓔ normotopic tachycardia): Tachykardie mit Sitz der Erregungsbildung im Sinusknoten; *s.a. Sinustachykardie*

orthodrome Tachykardie (Ⓔ orthodromic atrioventricular reciprocating tachycardia): *s.u. Reentrytachykardie*

paroxysmale Tachykardie: *→Bouveret-Syndrom*

supraventrikuläre Tachykardie (Ⓔ supraventricular tachycardia): Oberbegriff für Sinustachykardie*, AV-Knoten-Tachykardie* und atriale Tachykardie*; der größte Teil entsteht als Reentrytachykardie*; in diesen Fällen ist die Katheterablation heute die Methode der Wahl

ventrikuläre Tachykardie: *→Kammertachykardie*

Ta|chy|la|lie *f* (Ⓔ tachylalia): beschleunigtes/hastiges Sprechen

Ta|chy|me|ta|bo|lis|mus *m* (Ⓔ tachymetabolism): beschleunigter Stoffwechsel/Metabolismus, z.B. bei Hyperthyreose*

Ta|chy|pha|gie *f* (Ⓔ tachyphagia): hastiges/überstürztes Essen

T|achy|phe|mie *f*: *→Poltern*

Ta|chy|phy|la|xie *f* (Ⓔ **1.–2.** tachyphylaxis): **1.** Wirkungsabschwächung eines Medikaments bei wiederholter Gabe innerhalb kurzer Zeit **2.** vorübergehende Unempfindlichkeit für ein Allergen nach abgelaufener Immunreaktion

Ta|chy|pnoe *f, pl* **-o|en** (Ⓔ tachypnea): beschleunigte/schnelle Atmung

Ta|chy|ste|rin *nt* (Ⓔ tachysterol): ***Syn:*** *Tachysterol*; entsteht durch UV-Bestrahlung von Ergosterin*

Ta|chy|ste|rol *nt*: *→Tachysterin*

Ta|chy|zo|it *m* (Ⓔ tachyzoite): *s.u. Toxoplasma gondii*

Ta|crin *nt* (Ⓔ tacrine): reversibler Cholinesterasehemmer; **Anw.**: Alzheimer-Krankheit

Ta|cro|li|mus *nt* (Ⓔ tacrolimus): von **Streptomyces tsubaenses** gebildetes Makrolidantibiotikum mit immunsuppressiver Wirkung; **Anw.**: Prophylaxe und Therapie der Abstoßungsreaktion bei Leber- und Nierentransplantation; *s.a. Essay Chronisch entzündliche Darmerkrankungen S. 403*

Tac|tus *m* (Ⓔ tactile sense): Tastsinn

TAD *Abk.*: 6-Thioguanin, Ara-C, Daunorubicin

Ta|da|la|fil *nt* (Ⓔ tadalafil): Hemmer der cGMP-spezifischen Phosphodiesterase Typ 5 und Typ 6; führt indirekt zur Erhöhung der NO-Konzentration im Corpus cavernosum des Penis; **Anw.**: erektile Dysfunktion*; **Kontraind.**: gleichzeitige Einnahme organischer Nitrate oder NO-Donatoren

Tae|nia *f, pl* **-ni|ae** (Ⓔ **1.** tenia **2.** Taenia): **1.** (*anatom.*) ***Syn:*** *Tänie*; bandartige Formation **2.** (*mikrobiolog.*) Bandwurmgattung, die als Dünndarmparasit von Bedeutung ist; *s.a. Bandwürmer*

Taenia choroidea (Ⓔ choroidal tenia): Anheftungslinie des Plexus* choroideus des Seitenventrikels [Ventriculus* lateralis] am Thalamus*

Taeniae coli (Ⓔ colic teniae): ***Syn:*** *Kolontänien*; das Kolon* hat auf der Außenseite drei deutlich sichtbare Längsmuskelstreifen, die jeweils ca. 1 cm breit sind; die **Taenia libera** liegt am aufsteigenden und absteigenden Kolon vorne, am Querkolon unten; die beiden anderen Tänien liegen auf der Rückseite und sind am Querkolon mit dem Omentum* majus [**Taenia omentalis**] bzw. dem Mesocolon* [**Taenia mesocolica**] verbunden

Taenia echinococcus: *→Echinococcus granulosus*

Taenia fornicis (Ⓔ tenia of fornix): Anheftungslinie des Plexus* choroideus des Seitenventrikels [Ventriculus* lateralis] am Fornix* cerebri

Taenia libera (Ⓔ free tenia): ***Syn:*** *freie Tänie*; *s.u. Taeniae coli*

Taenia mesocolica (Ⓔ mesocolic tenia): ***Syn:*** *mesokolische Tänie*; *s.u. Taeniae coli*

Taenia omentalis (Ⓔ omental tenia): ***Syn:*** *omentale Tänie*; *s.u. Taeniae coli*

Taenia saginata (Ⓔ Taenia saginata): ***Syn:*** *Rinderfinnenbandwurm, Rinderbandwurm, Taeniarhynchus saginatus*; in Europa häufigster Bandwurm des Menschen, der eine Länge von bis zu 10 Metern erreichen kann; weltweit schätzt man die Anzahl der Erkrankten auf ca. 50 Millionen; der Kopf [Scolex] ist ca. 1 mm groß und hat 4 Saugnäpfe, aber keinen Hakenkranz; die Glieder [Proglottiden] sind ca. 2 cm lang und 1,2 cm breit; sie enthalten bis zu 30.000 Eier die Infektion erfolgt über die orale Aufnahme infektiöser Larven [Zystizerkus] in Rindfleisch [Zwischenwirt]; die Finne heftet sich an der Darmwand an und entwickelt sich in 3–4 Monaten zum geschlechtsreifen Wurm; **Klinik**: meist unauffällig, da der Wurm nur als Nahrungsparasit im Darm lebt; langfristig [der Wurm kann bis zu 25 Jahre alt werden] kommt es zu Gewichtsabnahme und in seltenen Fällen zur Entwicklung eines Ileus*; **Diagnose**: Nachweis von Proglottiden oder Eiern im Stuhl; **Therapie**: Praziquantel*, Niclosamid*

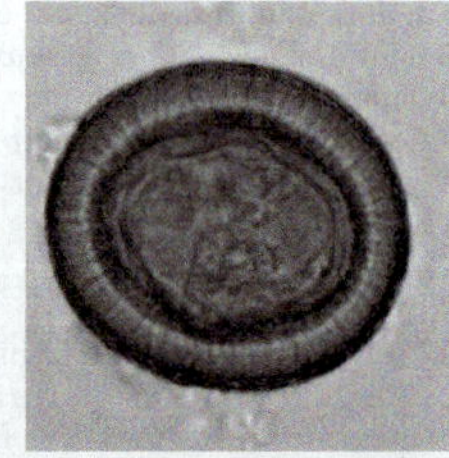

Abb. T2. Taenia solium. Ei im Stuhl

Taenia solium (Ⓔ Taenia solium): ***Syn:*** *Schweinefinnenbandwurm, Schweinebandwurm*; weltweit verbreiteter Bandwurm, der über rohes oder ungares Fleisch vom Schwein [Zwischenwirt] auf den Menschen [Endwirt] übertragen wird; aufgrund der strengen Lebensmittelkontrollen ist er in Europa selten geworden, spielt aber in unterentwickelten Ländern weiterhin eine große Rolle; meist nimmt der Patient Finnen auf, die sich dann mit den Saugnäpfen ihres Kopfes [**Skolex**] an der Dünndarmwand anheften und damit beginnen, Nahrungsstoffe durch direkte Diffusion aufzunehmen; im Gegensatz zum Rinderbandwurm [Taenia* saginata], kann der Schweinebandwurm den Menschen auch als Zwischenwirt nutzen, d.h., ein oral aufgenommenes Ei [auch als Autoinfektion] kann sich im Menschen zur **Finne** [Zystizerkus] entwickeln; die Finnen können durch die Dünndarmwand in die Blutbahn gelangen und in verschiedene Organe transportiert werden; meist erfolgt die Einnistung in Muskulatur, subkutanes Bindegewebe oder Gehirn; sie führen zu einer lokalen Entzündungsreaktion [**Zystizerkose**] und später zur Verkalkung; bei ZNS-Befall kann es zu Krampfanfällen kommen, bei Augenbeteiligung zu Erblindung; **diagnostisch** steht der Eiernachweis im Stuhl im Vordergrund, bei Zystizerkose können typische Antikörper gefunden werden [IF*, ELISA*] und meist finden sich verkalkte Zystizerken im Röntgenbild oder Computertomogramm; die **Therapie** besteht aus der Gabe von Niclosamid* oder Praziquantel*; verkalkte Finnen werden bei Bedarf chirurgisch ausgeräumt

Taenia thalami (Ⓔ thalamic tenia): Anheftungsstelle des Daches des III. Ventrikels [Ventriculus* tertius] am Thalamus*

Tae|ni|a|fu|gum *nt, pl* **-ga** (Ⓔ taeniafuge): bandwürmerabtreibendes Mittel, Bandwurmmittel

Tae|ni|a|rhyn|chus sa|gi|na|tus *m*: *→Taenia saginata*

Tae|ni|a|sis *f, pl* **-ses** (Ⓔ teniasis): ***Syn:*** *Taenienbefall; Bandwurmbefall*; durch Bandwürmer der Gattung **Taenia** hervorgerufene Wurmerkrankung; *s.a. Taenia saginata, Taenia solium*

Tae|ni|ci|dum *nt, pl* **-da**: *→Taenizid*

Tae|ni|en|be|fall *m*: *→Taeniasis*

Tae|ni|zid *nt* (Ⓔ teniacide): ***Syn:*** *Bandwurmmittel, Taenicidum*; taeniaabtötendes Mittel

tae|ni|zid *adj* (Ⓔ teniacide): Bandwümer abtötend, taeniaabtötend

TAF *Abk.*: **1.** thrombozytenagglutinierender Faktor **2.** Toxin-Antitoxin-Flocken **3.** Tuberkulin, albumosefrei **4.** Tumor-Angiogenese-Faktor **5.** Tumor-Antigen-Faktor

ta|fe|phob *adj*: *→ taphophob*

Ta|fe|pho|bie *f*: *→ Taphophobie*

TAG *Abk.*: **1.** Tennessee-Antigen **2.** tumorassoziiertes Glykoprotein

Tag|angst *f* (Ⓔ day terrors): ***Syn***: *Pavor diurnus*; tagsüber, z.B. während des Mittagsschlafes, auftretende Nachtangst*

Tag|blind|heit *f* (Ⓔ day blindness): ***Syn***: *Nykteralopie, Nyktalopie, Nachtsichtigkeit*; angeborene oder erworbene Störung des Sehens bei Tageslicht

Ta|ges|do|sis *f, pl* **-sen** (Ⓔ daily dose): pro Tag verabreichte Arzneimitteldosis

Ta|ges|pro|fil *nt* (Ⓔ diurnal profile): graphische Darstellung einer Kenngröße [z.B. Blutspiegel einer Substanz] über 24 Stunden

Ta|ges|rhyth|mus *m*: *→ zirkadianer Rhythmus*

Ta|ges|seh|stoff *m* (Ⓔ visual violet): ***Syn***: *Jodopsin, Iodopsin*; Sehfarbstoff in den Zapfenzellen der Netzhaut

T-Ag|glu|ti|na|ti|ons|phä|no|men *nt* (Ⓔ Thomsen phenomenon): ***Syn***: *Thomsen-Phänomen, Hübener-Thomsen-Friedenreich-Phänomen*; enzymatische Freilegung der T-Antigene* führt zu Agglutination der Erythrozyten durch im Serum vorhandene Antikörper

T-Agglutinine *pl* (Ⓔ T agglutinins): Antikörper gegen T-Antigene*

Tag|lar|ven|fi|la|rie *f* (Ⓔ eye worm): ***Syn***: *Augenwurm, Wanderfilarie, Filaria loa, Loa loa*; in Afrika vorkommender parasitärer Fadenwurm, der durch Bremsen [Chrysops] übertragen wird; Erreger der Loiasis*

Tag|sich|tig|keit *f* (Ⓔ night blindness): ***Syn***: *Nachtblindheit, Hemeralopie*; eingeschränktes Dämmerungssehen durch eine herabgesetzte Dunkelanpassung; kommt bei Erkrankungen der Netzhautperipherie [Retinitis* pigmentosa, Chorioretinitis*], Vitamin A-Mangel* und als vererbte Form vor

TAH *Abk.*: **1.** *→ Thrombozytenaggregationshemmer* **2.** totale abdominale Hysterektomie

TAI *Abk.*: Thrombozytenaggregationsinhibitor

Tai|ga|wur|zel *f* (Ⓔ Siberian ginseng root): ***Syn***: *Eleutherococci radix*; Wurzel von Eleutherococcus* senticosus

Takahara: Shigeo Takahara; zeitgenössischer japanischer HNO-Arzt (Okayama)

Takahara-Krankheit *f* (Ⓔ Takahara's disease): ***Syn***: *Akatalasie, Akatalasämie*; autosomal-dominante Enzymopathie* mit Fehlen von Katalase* in Blut und Geweben, die v.a. in Japan und Korea vorkommt; **Klinik**: rezidivierende Geschwüre und Nekrosen im Mund- und Rachenbereich, da das von vergrünenden Streptokokken der Mundhöhle gebildete Peroxid nicht gespalten wird; **Therapie**: Antibiotikaabdeckung, Ulkusbehandlung, Zahnextraktion

Takatsuti: **Takatsuti-Syndrom** *nt*: *→ POEMS-Komplex*

Takayasu: Michishige Takayasu; japanischer Augenarzt im 19./20. Jahrhundert

Takayasu-Syndrom *nt* (Ⓔ Takayasu's syndrome): ***Syn***: *Martorell-Krankheit, Martorell-Syndrom, Takayasu-Krankheit, Pulslos-Krankheit, Arteriitis brachiocephalica*; Entzündung des Truncus* brachiocephalicus am Abgang aus der Aorta*; die Erkrankung betrifft v.a. Frauen unter 40 Jahren und führt zu Fieber, Gewichtsverlust, Nachtschweiß, Gelenkschmerzen, Müdigkeit und Stenosierung von Aortenästen, was zu der Bezeichnung Pulslos-Krankheit geführt hat; am häufigsten betroffen sind Arteria subclavia [90 %], carotis communis [45 %], vertebralis [25 %]; **Therapie**: Corticosteroide, Cyclophosphamid, Antikoagulanzien, u.U. chirurgische Intervention [Endarteriektomie*]

tak|til *adj* (Ⓔ tactile): ***Syn***: *haptisch*; Tastsinn betreffend

TAL *Abk.*: *→ Triamcinolon*

Tal|al|gie *f* (Ⓔ talalgia): ***Syn***: *Fersenschmerz*; Schmerzen in der Ferse oder Fersenregion

ta|lar *adj* (Ⓔ talar): Sprungbein/Talus betreffend

Tal|cum *nt*: *→ Talkum*

Tal|fie|ber *f* (Ⓔ coccidioidomycosis): ***Syn***: *Wüstenfieber, Wüstenrheumatismus, Posadas-Mykose, kokzidioidales Granulom, Kokzidioidomykose, Coccidioidomycose, Granuloma coccidioides*; in den USA, Mittel- und Südamerika vorkommende, akut oder chronisch verlaufende systemische Mykose* durch Coccidioides* immitis; imponiert meist als grippeähnliche Erkrankung mit Fieber, Husten, Gelenkschmerzen und Erythema* nodosum oder multiforme; führt in ca. 1 % zu Lungenbefall und hämatogener Streuung in verschiedene Organe; verläuft v.a. bei abwehrgeschwächten Patienten fulminant mit schlechter Prognose; **Diagnose**: Intrakutantest mit Coccidioidin*; Pilzkultur; Serologie [KBR*, präzipitierende Antikörper]; **Therapie**: leichte Fälle erfordern keine Therapie; bei schweren Fällen Amphotericin* B systemisch

Talg *m* (Ⓔ sebum): ***Syn***: *Sebum, Hauttalg*; das Sekret der in der Haut liegenden Talgdrüsen*; macht Haut und Haare geschmeidig und ist am Aufbau des Säureschutzmantels* der Haut beteiligt

Talg|drü|se *f* (Ⓔ sebaceous gland): ***Syn***: *Glandula sebacea*; in der Haut liegende holokrine Drüse*, die ihr Sekret in die Haarbälge abgibt; da die Zelle bei der Sekretion zerfällt, werden fortlaufend neue Drüsenzellen [**Sebozyte**] gebildet; der Talg macht Haut und Haare geschmeidig und ist am Aufbau des Säureschutzmantels* der Haut beteiligt; Talgdrüsen, die ihr Sekret nicht in Haarbälge entleeren, werden als **freie Talgdrüsen** [Glandulae sebaceae liberae] bezeichnet; sie kommen u.a. im Lippenrot, auf den Augenlidern und an der Brustwarze vor

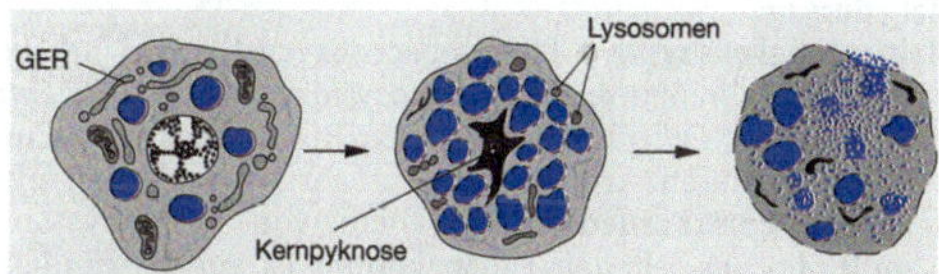

Abb. T3. Talgdrüse. Holokrine Sekretion

ektope Talgdrüsen (Ⓔ ectopic sebaceous glands): ***Syn***: *Fordyce-Zustand, Fordyce-Drüsen, freie Talgdrüsen*; vereinzelt oder multipel vorkommende Talgdrüsen, v.a. an der Mundschleimhaut

freie Talgdrüsen: *→ ektope Talgdrüsen*

Talg|drü|sen|kar|zi|nom *nt* (Ⓔ sebaceous cell carcinoma): seltenes Karzinom der Talgdrüsen der Lider, das von den Meibom-Drüsen [**Meibom-Karzinom**] oder Zeis-Drüsen [**Zeis-Karzinom**] ausgeht; wird meist als Chalazion* oder chronische Blepharitis* verkannt und erst spät diagnostiziert

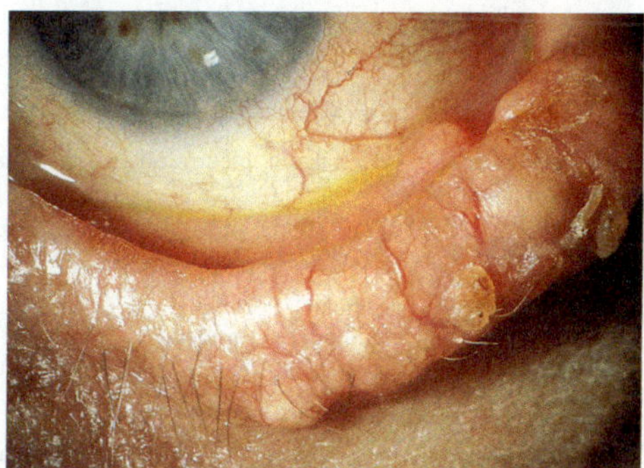

Abb. T4. Talgdrüsenkarzinom am Unterlid

Talg|drü|sen|nä|vus *m* (Ⓔ sebaceous nevus): ***Syn***: *Naevus sebaceus (Jadassohn), Naevus epitheliomatosus sebaceus, organoider Nävus*; relativ häufige Sonderform des epidermalen Nävus*; meist als solitäre Läsion an der behaarten

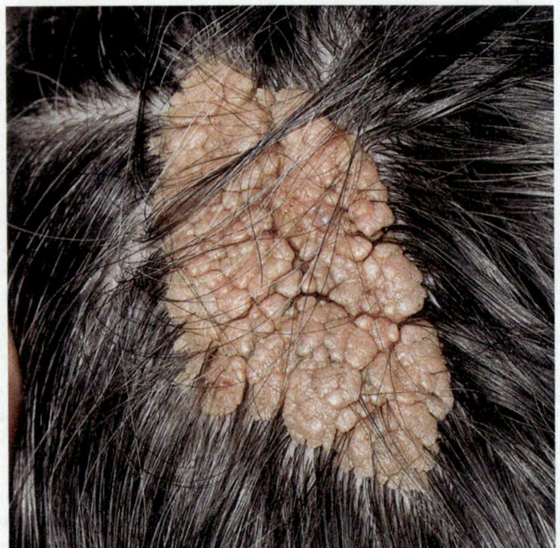

Abb. T5. Talgdrüsennävus

Kopfhaut; da es in ca. 30 % der Fälle zur Entwicklung eines Basilioms und seltener eines spinozellulären Karzinoms kommt, empfehlen manche Autoren eine prophylaktische Exzision

Talg|drü|sen|zys|te *f*: *→ Talgretentionszyste*

Talg|fluss *m*: *→ Seborrhoe*

Talg|re|ten|ti|ons|zys|te *f* (Ⓔ sebaceous cyst): ***Syn:*** *falsches Atherom, Ölretentionszyste, Sebozystom, Steatom, Retentionsatherom, Follikelretentionszyste*; Retentionszyste* einer Talgdrüse durch Verlegung des Ausführungsgangs; bei multiplem Vorkommen spricht man von **Steatocystoma multiplex**; in seltenen Fällen kommt es zur Entzündung und narbigen Abheilung von Zysten, v.a. im Bereich der Rücken- und Brustrinne [**Steatocystoma multiplex conglobatum**]; **Therapie**: Exzision bei kosmetischer Störung; bei Entzündung [Steatocystoma multiplex conglobatum] Eröffnung oder Exzision, Antibiotika lokal oder systemisch

Talg|zys|te *f*: *→ Talgretentionszyste*

Ta|li|no|lol *nt* (Ⓔ talinolol): β-Blocker*

Tal|ko|se *f* (Ⓔ talcosis): ***Syn:*** *Talkumlunge, Talkumpneumokoniose, Talkumstaublunge*; Pneumokoniose* durch Inhalation von Talkum-haltigem Staub; der Verlauf hängt von Verunreinigung durch Asbest- oder Quarzstaub ab

Tal|kum *nt, pl* **-ka** (Ⓔ talc): ***Syn:*** *Speckstein, Talcum*; gereinigtes und pulverisiertes Magnesiumsilikat; sehr feines, weiches Pulver, das sich fettig anfühlt; wird zur Herstellung von Pasten, Lotionen und Hand- und Fußpudern verwendet; wegen der Bildung von Fremdkörpergranulomen ist es für Wundpuder nicht geeignet

Tal|kum|gra|nu|lom *nt* (Ⓔ talc granuloma): durch Talkum* verursachtes Fremdkörpergranulom*

Tal|kum|lun|ge *f*: *→ Talkose*

Tal|kum|pleu|ro|de|se *f* (Ⓔ talcum pleurodesis): ***Syn:*** *Poudrage*; *s.u. Pleurodese*

Tal|kum|pneu|mo|ko|ni|o|se *f*: *→ Talkose*

Tal|kum|staub|lun|ge *f*: *→ Talkose*

T-ALL *Abk.*: *→ T-Linien-ALL*

ta|lo|fi|bu|lar *adj* (Ⓔ talofibular): Sprungbein/Talus und Wadenbein/Fibula betreffend oder verbindend

ta|lo|kal|ka|ne|al *adj* (Ⓔ talocalcaneal): Sprungbein/Talus und Fersenbein/Kalkaneus betreffend oder verbindend

Ta|lo|kal|ka|ne|al|ge|lenk *nt*: *→ Articulatio subtalaris*

Ta|lo|kal|ka|ne|o|na|vi|ku|lar|ge|lenk *nt* (Ⓔ talocalcaneonavicular joint): ***Syn:*** *Articulatio talocalcaneonavicularis*; Gelenk zwischen den Gelenkflächen von Talus, Kalkaneus und Kahnbein; bildet die **vordere Abteilung des unteren Sprunggelenks**; ist funktionell mit der Articulatio* subtalaris verbunden; zu den Bändern, die das Gelenk verstärken, gehören u.a. das **Ligamentum calcaneonaviculare plantare** [verhindert, dass der Talus nach medial-unten abgleitet; wichtige Stütze des Fußlängsgewölbes] und das **Ligamentum talonaviculare**, das die Kapsel dorsal verstärkt

ta|lo|kru|ral *adj* (Ⓔ talocrural): Sprungbein/Talus und Unterschenkel(knochen) betreffend oder verbindend

Ta|lo|kru|ral|ge|lenk *nt*: *→ oberes Sprunggelenk*

ta|lo|me|ta|tar|sal *adj* (Ⓔ talometatarsal): Sprungbein/Talus und Mittelfuß/Metatarsus betreffend oder verbindend

ta|lo|na|vi|ku|lar *adj* (Ⓔ talonavicular): Sprungbein/Talus und Kahnbein/Os naviculare betreffend oder verbindend

ta|lo|ti|bi|al *adj* (Ⓔ talotibial): Sprungbein/Talus und Schienbein/Tibia betreffend oder verbindend

Ta|lus *m, pl* **-li** (Ⓔ talus): ***Syn:*** *Sprungbein, Astragalus*; oberster Fußwurzelknochen, der mit den unteren Enden von Schienbein und Wadenbein das obere Sprunggelenk [Articulatio* talocruralis] bildet und am unteren Sprunggelenk beteiligt ist; man unterscheidet **1. Taluskörper** [Corpus tali]: hinterer Hauptteil des Sprungbeins, der oben die Trochlea* tali für das obere Sprunggelenk trägt und unten eine Gelenkfläche [**Facies articularis calcanea posterior**] für das Talokalkanealgelenk* hat; die **Facies malleolaris lateralis** und **Facies malleolaris medialis** sind Gelenkflächen für den Außen- und Innenknöchel **2. Taluskopf** [Caput tali]: am vorderen Ende liegender knaufförmiger Vorsprung, der mit der Facies* articularis navicularis tali mit dem Kahnbein* artikuliert **3. Talushals** [Collum tali]: kurzer Abschnitt zwischen Taluskörper und Taluskopf

Talus verticalis (Ⓔ vertical talus): Steilstellung des Talus bei Pes* planus congenitus

Ta|lus|frak|tur *f*: *→ Sprungbeinfraktur*

Ta|lus|hals *m* (Ⓔ neck of talus): ***Syn:*** *Collum tali*; Abschnitt des Sprungbeins zwischen Taluskörper [Corpus* tali] und dem Taluskopf [Caput* tali]

Ta|lus|kopf *m* (Ⓔ head of talus): ***Syn:*** *Sprungbeinkopf, Caput tali*; am vorderen Ende des Sprungbeins liegender knaufförmiger Vorsprung, der mit der Facies* articularis navicularis tali mit dem Kahnbein* artikuliert; wird hinten vom Talushals [Collum tali] begrenzt

Ta|lus|kör|per *m* (Ⓔ body of talus): ***Syn:*** *Corpus tali*; hinterer Hauptteil des Sprungbeins [Talus*], der oben die Trochlea* tali für das Talokruralgelenk* trägt und unten eine Gelenkfläche [**Facies articularis calcanea posterior**] für das Talokalkanealgelenk* hat; die **Facies malleolaris lateralis** und **Facies malleolaris medialis** sind Gelenkflächen für den Außen- und Innenknöchel

Ta|lus|rol|le *f* (Ⓔ trochlea of talus): ***Syn:*** *Trochlea tali*; gewölbte obere Gelenkfläche des Sprungbeins [Talus*], die mit Wadenbein [Fibula*] und Schienbein [Tibia*] das obere Sprunggelenk [Articulatio* talocruralis] bildet

Ta|lus|stüt|ze *f* (Ⓔ sustentaculum of talus): ***Syn:*** *Sustentaculum tali*; Knochenvorsprung auf der Medialseite des Fersenbeins [Calcaneus*]

TAM *Abk.*: **1.** Talkadsorptionsmethode **2.** Toxin-Antitoxin-Mischung

TAMCHA *Abk.*: trans-p-Aminomethylcyclohexancarbonsäure

TAME *Abk.*: p-Tosyl-L-argininmethylester

TAMI *Abk.*: transmuraler anteriorer Myokardinfarkt

Tamm: Igor Tamm; amerikanischer Virologe im 20. Jahrhundert

Tamm-Horsfall-Mukoprotein *nt* (Ⓔ Tamm-Horsfall mucoprotein): ***Syn:*** *Tamm-Horsfall-Glykoprotein*; im distalen Tubulus gebildetes Glykoprotein*; hemmt u.a. die Bildung von Calciumoxalatsteinen

Ta|mo|xi|fen *nt* (Ⓔ tamoxifen): synthetisches Antiöstrogen; wird zur Behandlung des Mammakarzinoms nach der Menopause eingesetzt

Tam|pon *m* (Ⓔ tampon): (Watte-)Bausch

Tam|po|na|de *f* (Ⓔ tamponade): Ausstopfung von Wunden oder Hohlräumen mit Tampons

Ta|na|ce|ti vul|ga|ris flos *m* (Ⓔ tansy flower): Blütenstände von Rainfarn*

Ta|na|ce|ti vul|ga|ris her|ba *f* (Ⓔ tansy): oberirdische Pflanzenteile von Rainfarn*

Ta|na|ce|tum vul|ga|re *nt*: *→ Rainfarn*

Tang *m* (Ⓔ seaweed): ***Syn:*** *Fucus*; Vegetationskörper [Thallus*] von **Blasentang** [Fucus vesiculosus] und **Knotentang**

[Ascophyllum nodosum], Algen aus der Familie der Fucaceae [Braunalgen]; enthalten v.a. Iod* [bis zu 0,1 %, 40–80 % organisch gebunden], Polysaccharide [v.a. Alginsäure*] und Sterole*; **Anw.**: traditionell bei Unterfunktion der Schilddrüsen [Hypothyreose*], v.a. mit Struma* und Myxödem*; seltener bei Adipositas*, Verdauungsstörungen und Arteriosklerose*; in der Homöopathie ebenfalls bei Adipositas, Arteriosklerose, Struma und Hyperthyreose

Tangier-Krankheit *f* (Ⓔ Tangier disease): ***Syn:*** *Analphalipoproteinämie, familiärer HDL-Mangel*; autosomal-rezessiv vererbtes Fehlen der Alpha$_1$-Lipoproteine; **Klinik**: Hepatomegalie*, Lymphadenopathie*, diffuse Korneatrübung, periphere Neuropathien, hyperplastische orange-gelbliche Tonsillen; **Therapie**: diätetische Fettreduktion

Tä|nie *f*: → *Taenia*

freie Tänie (Ⓔ free tenia): Taenia libera; *s.u. Taenia*

mesokolische Tänie (Ⓔ mesocolic tenia): Taenia mesocolica; *s.u. Taeniae coli*

omentale Tänie (Ⓔ omental tenia): Taenia omentalis; *s.u. Taeniae coli*

Tä|ni|en|be|fall *m* (Ⓔ teniasis): ***Syn:*** *Taeniasis; Bandwurmbefall*; durch Bandwürmer der Gattung **Taenia** hervorgerufene Wurmerkrankung; *s.a. Taenia saginata, Taenia solium*

Tan|nen|baum|rü|cken *m*: *s.u. Osteoporose*

Tan|nin *nt* (Ⓔ tannin): ***Syn:*** *Gerbsäure, Acidum tannicum*; aus Galläpfeln gewonnenes Estergemisch; wird als Gerb-, Beiz- und Imprägniermittel verwendet

Tan|nin|gerb|stof|fe *pl* (Ⓔ tannins): *s.u. Gerbstoffe*

T-An|ti|gen *nt* (Ⓔ **1.–2.** T antigen): **1.** ***Syn:*** *Tumorantigen*; auf Tumorzellen gefundenes Antigen; *s.a. Tumormarker* **2.** ***Syn:*** *Thomsen-Antigen, Thomsen-Friedenreich-Antigen*; durch Neuraminidase freilegbares Antigen auf der Erythrozytenoberfläche

TAO *Abk.*: **1.** → *Thrombangiitis obliterans* **2.** Triacetyloleandomycin

TAP *Abk.*: **1.** Thiamphenicol **2.** Triaminopyrimidin

TAPA *Abk.*: Tosyl-L-arginin-p-nitranilid

Ta|pe|tum *nt* (Ⓔ **1.** tapetum **2.** pigmented part of retina): **1.** dünnes Faserbündel in der Wand des Seitenventrikels* als Fortsetzung des Balkens [Corpus* callosum] **2.** Tapetum nigrum: veraltet für → *Stratum pigmentosum retinae*

Tape-Verband *m* (Ⓔ tape dressing): funktioneller Binden- oder Pflasterverband [tape *engl.* Pflaster] zur Prophylaxe oder Therapie von Verletzungen von Gelenken, Sehnen, Bändern oder Muskeln

Ta|pe|zier|na|gel|phä|no|men *nt* (Ⓔ tack phenomenon): ***Syn:*** *Reißnagelphänomen*; *s.u. chronisch-diskoider Lupus erythematodes*

ta|pho|phob *adj* (Ⓔ taphophobic): Taphophobie betreffend, durch sie gekennzeichnet

Ta|pho|pho|bie *f* (Ⓔ taphophobia): ***Syn:*** *Tafephobie*; krankhafte Angst davor, lebendig begraben zu werden

Tapia: Antonio Garcia Tapia; 1875–1950; spanischer HNO-Arzt (Madrid)

Tapia-Syndrom *nt* (Ⓔ Tapia's syndrome): seltenes Hirnstammsyndrom* mit Läsion im Bereich der lateralen Medulla* oblongata; imponiert durch eine ipsilaterale Parese von Gaumensegel, Pharynx, Larynx und Zungenmuskulatur sowie kontralateraler Hemiparese und Hemihypästhesie

TAPP-Technik *f* (Ⓔ TAPP technique): *s.u. Hernienplastik*

Ta|ra|xa|ci her|ba *f* (Ⓔ dandelion herb): oberirdische Pflanzenteile von Löwenzahn*

Ta|ra|xa|ci ra|dix *f* (Ⓔ dandelion root): Wurzel des Löwenzahns*

Ta|ra|xa|ci ra|dix cum her|ba *f* (Ⓔ dandelion root with herb): *s.u. Löwenzahn*

Ta|ra|xa|cum of|fi|ci|na|le *nt*: → *Löwenzahn*

Tardieu: Auguste Ambroise Tardieu; 1818–1879; französischer Gerichtsmediziner (Paris)

Tardieu-Flecken *pl* (Ⓔ Tardieu's ecchymoses): petechiale Blutungen in die Pleura von Lunge, Epikard, Thymus und Mediastinum bei Tod durch Ersticken

Tar|div|e|pi|de|mie *f* (Ⓔ tardive epidemic): *s.u. Epidemie*

Tar|get|zel|len *pl* (Ⓔ **1.–2.** target cells): **1.** ***Syn:*** *Schießscheibenzellen, Kokardenzellen*; dünne hypochrome Erythrozyten, die im Mikroskop einer Zielscheibe ähneln **2.** ***Syn:*** *Zielzellen*; Zellen, die durch eine bestimmte Eigenschaft ihrer Oberfläche zum Ziel von [humoralen oder zellulären] Abwehrprozessen werden

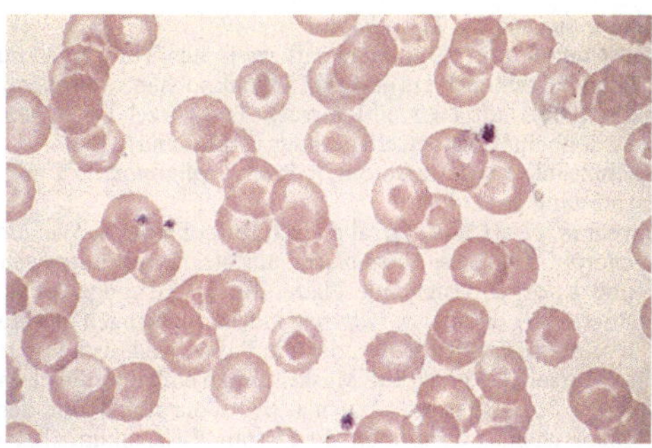

Abb. T6. Targetzellen

Tars-, tars- *präf.*: → *Tarso-*

Tars|a|de|ni|tis *f, pl* **-ti|den** (Ⓔ tarsadenitis): selten gebrauchte Bezeichnung für eine Entzündung des Lidrandes und der Meibom-Drüsen*

tar|sal *adj* (Ⓔ **1.–2.** tarsal): **1.** Fußwurzel(knochen) betreffend **2.** Lidknorpel betreffend

Tars|al|gie *f* (Ⓔ tarsalgia): Schmerzen in der Fußwurzel

Tar|sa|lia *pl*: → *Fußwurzelknochen*

Tar|sa|lis in|fe|ri|or *m*: → *Musculus tarsalis inferior*

Tar|sa|lis su|pe|ri|or *m*: → *Musculus tarsalis superior*

Tar|sal|ka|nal *m* (Ⓔ tarsal sinus): ***Syn:*** *Sinus tarsi*; Spaltraum zwischen Sprungbein [Talus*] und Fersenbein [Calcaneus*]

Tar|sal|kno|chen *pl*: → *Fußwurzelknochen*

Tar|sal|plat|te *f*: → *Tarsus 1.*

Tar|sal|tun|nel *m* (Ⓔ tarsal tunnel): Tunnel unter dem Retinaculum* musculorum flexorum pedis

Tar|sal|tun|nel|syn|drom *nt* (Ⓔ tarsal tunnel syndrome): Schädigung des Nervus* tibialis im Tarsaltunnel*; tritt v.a. nach Innenknöchelfrakturen und Verrenkungen im Sprunggelenk auf; es kommt zu brennenden Schmerzen im Versorgungsgebiet, insbesondere beim Laufen; später sensible Ausfälle und Muskelparesen; **Therapie**: Spaltung des Retinaculums

Tar|sek|to|mie *f* (Ⓔ **1.–2.** tarsectomy): **1.** operative (Teil-)Entfernung der Fußwurzel **2.** ***Syn:*** *Tarsusexzision*; operative Entfernung der Lidplatte

Tar|si|tis *f, pl* **-ti|den** (Ⓔ tarsitis): ***Syn:*** *Lidknorpelentzündung, Tarsusentzündung*; Entzündung des Lidknorpels; oft gleichgesetzt mit Blepharitis*

tar|si|tisch *adj* (Ⓔ tarsitic): Lidknorpelentzündung/Tarsitis betreffend, von ihr betroffen oder gekennzeichnet

Tarso-, tarso- *präf.*: Wortelement mit Bezug auf **1.** „Fußwurzel/Tarsus" **2.** „Lidknorpel/Tarsus"

Tar|so|me|gal|lie *f* (Ⓔ tarsomegaly): angeborene Vergrößerung des Fersenbeins

tar|so|me|ta|tar|sal *adj* (Ⓔ tarsometatarsal): Fußwurzel/Tarsus und Mittelfuß/Metatarsus betreffend oder verbindend

Tar|so|me|ta|tar|sal|ge|len|ke *pl* (Ⓔ tarsometatarsal joints): ***Syn:*** *Fußwurzel-Mittelfußgelenke, Articulationes tarsometatarsales, Lisfranc-Gelenklinie*; straffe Gelenke zwischen Fußwurzel- und Mittelfußknochen, die nur über eine geringe Beweglichkeit verfügen; werden durch die **Ligamenta tarsometatarsalia dorsalia** und **plantaria** sowie die **Ligamenta cuneometatarsalia interossea** verstärkt

tar|so|or|bi|tal *adj* (Ⓔ tarso-orbital): Lidknorpel/Tarsus und Augenhöhle/Orbita betreffend

tar|so|pha|lan|ge|al *adj* (Ⓔ tarsophalangeal): Fußwurzel/Tarsus und Phalangen betreffend oder verbindend

Tar|so|rha|phie *f* (Ⓔ tarsorrhaphy): ***Syn:*** *Blepharorhaphie, Blepharorrhaphie, Tarsorrhaphie*; Vernähung von Ober- und Unterlid, z.B. bei Ektropium* paralyticum bei Fazialisparese*

Tar|sor|rha|phie *f*: → *Tarsorhaphie*
tar|so|tar|sal *adj* (Ⓔ tarsotarsal): zwischen Fußwurzelknochen/Tarsalknochen (liegend), Tarsalknochen verbindend
tar|so|ti|bi|al *adj* (Ⓔ tibiotarsal): Fußwurzel/Tarsus und Schienbein/Tibia betreffend oder verbindend
Tar|so|to|mie *f* (Ⓔ tarsotomy): ***Syn:*** *Blepharotomie*; Durchtrennung der Lidplatte
Tar|sus *m, pl* **-si** (Ⓔ **1.** tarsal plate **2.** root of foot): **1.** ***Syn:*** *Lidknorpel, Lidplatte, Tarsalplatte*; aus straffem Bindegewebe und Knorpel bestehende Platte, die das Grundgerüst der Augenlider bildet; *s.a. Palpebra* **2.** ***Syn:*** *Fußwurzel*; der hintere Abschnitt des Fußes, der die Fußwurzelknochen [Ossa* tarsalia], Bänder und Muskelsehnen enthält; ist über das obere Sprunggelenk [Articulatio* talocruralis] mit dem Unterschenkel verbunden; die Lisfranc*-Gelenklinie [Articulationes tarsometatarsales] trennt Fußwurzel und Mittelfuß
Tarsus inferior (Ⓔ inferior tarsus): ***Syn:*** *Unterlidplatte*; Lidplatte des Unterlids; *s.u. Palpebra*
Tarsus superior (Ⓔ superior tarsus): ***Syn:*** *Oberlidplatte*; Lidplatte des Oberlids; *s.u. Palpebra*
Tar|sus|ent|zün|dung *f*: → *Tarsitis*
Tar|sus|ex|zi|si|on *f* (Ⓔ tarsectomy): ***Syn:*** *Tarsektomie*; operative Entfernung der Lidplatte
TAR-Syndrom *nt* (Ⓔ TAR syndrome): ***Syn:*** *Thrombozytopenie mit Radiusaplasie, Radiusaplasie-Thrombozytopenie-Syndrom*; autosomal-rezessive Kombination von Thrombozytopenie* und beidseitigem, vollständigem Fehlen der Radii; oft auch mit Herzfehlern, Hüftdysplasie, Fußdeformitäten oder Mikrognathie kombiniert; **Therapie**: Thrombozytensubstitution vor Eingriffen oder bei Blutungsneigung; die Thrombozytopenie bessert sich meist im Laufe des Lebens
Tart-Zellen *pl* (Ⓔ tart cells): bei Lupus* erythematodes im Knochenmark auftretende Makrophagen mit phagozytiertem Kernmaterial
Tarui: Seiichiro Tarui; japanischer Arzt im 20. Jahrhundert
Tarui-Krankheit *f* (Ⓔ Tarui disease): ***Syn:*** *Muskelphosphofruktokinaseinsuffizienz, Glykogenose Typ VII, Muskelphosphofructokinaseinsuffizienz*; autosomal-rezessiver Mangel an Phosphofructokinase in der Skelettmuskulatur mit Ablagerung von normalem Glykogen; klinisch stehen Muskelkrämpfe und rasche Muskelerschöpfung sowie eine Myoglobinurie* im Vordergrund
TaS *Abk.*: → *Tibialis-anterior-Syndrom*
Ta|schen|band *nt* (Ⓔ vestibular ligament): ***Syn:*** *falsches Stimmband, Ligamentum vestibulare*; Bindegewebszug zwischen Schildknorpel [Cartilago* thyroidea] und Aryknorpel [Cartilago* arytenoidea] am unteren Rand der Membrana* quadrangularis; liegt in der Plica* vestibularis oberhalb des Stimmbandes
Ta|schen|do|si|me|ter *nt* (Ⓔ pencil dosimeter): in oder an der Kleidung tragbares Dosimeter*, das direkt abgelesen werden kann; nur bedingt zuverlässig, kann aber ein Warnsignal bei Überschreiten der zulässigen Maximaldosis abgeben
Ta|schen|fal|te *f* (Ⓔ vestibular fold): ***Syn:*** *Plica vestibularis, Plica ventricularis*; durch das Taschenband [Ligamentum* vestibulare] hervorgerufene Falte oberhalb der Stimmlippe [Plica* vocalis], die die Rima* vestibuli begrenzt
Ta|schen|klap|pe *f* (Ⓔ semilunar cusp): ***Syn:*** *Semilunarklappe, Valvula semilunaris*; Bezeichnung für die halbmondförmigen Klappen, die zusammen die Aortenklappe [Valva* aortae] und Pulmonalklappe [Valva* trunci pulmonalis] bilden; die Klappen sind reich an kollagenen Fasern und werden auf der Ober- und Unterseite von Endothel überzogen; sie sitzen wie Schwalbennester an der Wand mit ihrem freien Rand nach oben; am Oberrand verlaufen halbmondförmige Verstärkungsstreifen [**Lunulae valvularum semilunarium**], die aus sichelförmig eingelagerten Kollagenfasern und knötchenförmigen Verdickungen in der Mitte [**Noduli valvularum semilunarium**] bestehen; während der Systole* legen sie sich flach an die Wand und lassen das Blut aus den Kammern ausströmen; am Anfang der Diastole* werden sie vom zurückströmenden Blut aufgespannt und verschließen die Öffnung
TAST *Abk.*: Test-Antigen-Sorbent-Test
Tast|bal|len *pl*: → *Toruli tactiles*
Tast|blind|heit *f*: → *Tastlähmung*
Tast|hal|lu|zi|na|ti|on *f* (Ⓔ haptic hallucination): ***Syn:*** *haptische Halluzination, taktile Halluzination*; v.a. bei Psychosen und Schizophrenie vorkommende Halluzination, bei der ein Berühren der Haut empfunden wird; eine klassische Form ist der Dermatozoenwahn*
Tast|kör|per|chen *pl* (Ⓔ tactile corpuscles): Tastrezeptoren der Haut, z.B. Meissner*-Tastkörperchen
Tast|läh|mung *f* (Ⓔ tactile hypoesthesia): ***Syn:*** *Astereognosie, taktile Agnosie, Stereoagnosie, Astereognosis, Tastblindheit*; Verlust der Fähigkeit, Formen durch Betasten zu Erkennen
Tast|leis|ten *pl* (Ⓔ epidermal ridges): ***Syn:*** *Hautleisten, Papillarleisten, Cristae cutis*; genetisch determiniertes Leistenmuster der Haut; entsteht durch die von der Lederhaut [Dermis*] in die Oberhaut [Epidermis*] zapfenförmig vordringenden Papillen [Papillae* dermis]
TAT *Abk.*: **1.** Tetanusantitoxin **2.** thematischer Apperzeptionstest **3.** 2-Thio-6-azathymin **4.** Thrombin-Antithrombin-Komplex **5.** Thrombozytenausbreitungstest **6.** Toxin-Antitoxin **7.** Tray-Agglutinationstest **8.** Tyrosinaminotransferase
TATA *Abk.*: tumorassoziiertes Transplantationsantigen
TATD *Abk.*: Thiamin-(3-ethylmercapto-7-methoxycarbonylheptyl)-disulfid
TÄTD *Abk.*: Tetraäthylthiuramdisulfid
Tä|tig|keits|um|satz *m* (Ⓔ active level of metabolism): *s.u. Energieumsatz*
TAT-Mangel *m*: → *Tyrosinaminotransferasemangel*
Tat|zen|hand *f* (Ⓔ Marinesco's succulent hand): ***Syn:*** *Chiromegalie, Cheiromegalie*; pathologische Vergrößerung der Hand, z.B. bei Akromegalie*
Tau|ben|ze|cke *f* (Ⓔ pigeon tick): ***Syn:*** *Argas reflexus*; *s.u. Taubenzeckendermatitis*
Tau|ben|ze|cken|der|ma|ti|tis *f, pl* **-ti|ti|den** (Ⓔ pigeon tick dermatitis): erysipelartiges Erythem*, Lymphangitis* und Lymphadenitis* nach Biss durch die Taubenzecke [Argas reflexus]
Tau|ben|züch|ter|lun|ge *f* (Ⓔ pigeon-breeder's lung): ***Syn:*** *Vogelhalterlunge, Vogelzüchterlunge, Geflügelzüchterlunge, Wellensittichhalterlunge*; exogen-allergische Alveolitis* durch Inhalation von Kot- oder Federstaub von Vögeln
Taub|heit *f* (Ⓔ deafness): ***Syn:*** *Gehörlosigkeit, Anakusis, Kophosis, Surditas*; angeborener oder erworbener Verlust des Gehörvermögens durch Schädigung des Innenohrs oder Hörnervs; angeborene Taubheit hat ein Fehlen der Sprachentwicklung zur Folge, d.h., die Patienten leiden später an **Taubstummheit**; **Therapie**: Hörgerät, Cochlea-Implantation, Hör-, Sprech- und Spracherziehung
angeborene Taubheit (Ⓔ congenital deafness): die häufigste Ursache ist die Rötelnembryopathie*, daneben gibt es auch noch rezessiv und dominant vererbte Formen, die zu Entwicklungsstörungen im Bereich der Schnecke führen
erworbene Taubheit (Ⓔ acquired deafness): man unterscheidet **prälinguale Taubheit** [Verlust des Gehörs vor dem 7. Lebensjahr; führt zum Verlust der bereits erlernten Sprache] und **postlinguale Taubheit** [nach dem 7. Lebensjahr; der bereits gelernte Sprachschatz bleibt erhalten]; als Ursache kommen v.a. konnatale Lues, Stoffwechselerkrankungen [Diabetes, Hypothyreose] der Mutter, Kernikterus, Geburtstraumen, Infektionskrankheiten [Mumps, Masern] und Labyrinthitis in Frage
Taub|nes|sel, wei|ße *f* (Ⓔ white dead nettle): ***Syn:*** *Lamium album*; Kraut aus der Familie der Lippenblütler [Lamiaceae]; verwendet werden die getrockneten Kronblätter mit anhaftenden Staubblättern [**Lamii albi flos**] und die während der Blüte gesammelten und getrockneten oberirdischen Pflanzenteile [**Lamii albi herba**]; sie enthalten Flavonoide*, Gerbstoffe*, Triterpensaponine* und Phenolcarbonsäuren* mit adstringierender und schleimlösender Wirkung; **Anw.**: traditionell bei Entzündungen der Mund- und Rachenschleimhaut und der oberen Atemwege; auch bei Diarrhö*, Obstipation*, klimakterischen Störungen, Menstruationsbeschwerden und zur Blutreinigung; in der Homöopathie

bei Entzündungen von Niere und ableitenden Harnwegen

Taub|stumm|heit *f* (Ⓔ deaf-muteness): *Syn: Mutisurditas, Surdomutitas*; Folge einer angeborenen Taubheit*

Tau|cher|krank|heit *f*: → *Caissonkrankheit*

Tauch|kropf *m* (Ⓔ diving goiter): Struma*, die bei der Einatmung (teilweise) hinter das Brustbein absinkt

Tauch|waa|ge *f* (Ⓔ areometer): *Syn: Senkwaage, Aräometer, Flüssigkeitswaage*; Messgerät zur Bestimmung der Flüssigkeitsdichte durch Messung der Eintauchtiefe

Tau|rin *nt* (Ⓔ taurine): *Syn: Äthanolaminsulfonsäure, Aminoäthylsulfonsäure, Aminoethylsulfonsäure*; Abbauprodukt von Cystein*; bildet zusammen mit Cholyl-CoA Taurocholsäure*; *s.a. Gallensäuren*

Tau|ro|che|no|des|o|xy|chol|säu|re *f* (Ⓔ taurochenodeoxycholic acid): Gallensäure*

Tau|ro|chol|at *nt* (Ⓔ taurocholate): Salz der Taurocholsäure*

Tau|ro|chol|säu|re *f* (Ⓔ taurocholic acid): mit Taurin* konjugierte Cholsäure*; *s.a. Gallensäuren*

Tau|send|gül|den|kraut *nt*: → *Centaurium erythraea*

Taussig: Helen Brooke Taussig; 1898–1988; amerikanische Kinderärztin und Kardiologin (Baltimore)

Taussig-Bing-Syndrom *nt* (Ⓔ Taussig-Bing syndrome): angeborene Angiokardiopathie* mit inkompletter Transposition* der großen Gefäße

TAVB *Abk.*: → *totaler AV-Block*

TAVM *Abk.*: Typ-A-Verhaltensmuster

Tawara: Sunao Tawara; 1873–1952; japanischer Pathologe (Tokio, Marburg)

Tawara-Knoten *m*: → *Atrioventrikularknoten*

Tawara-Schenkel *m* (Ⓔ right and left bundle branch): *Syn: Crus dextrum et sinistrum fasciculi atrioventricularis*; rechter und linker Schenkel des Erregungsleitungssystems* des Herzens; entstehen aus dem His*-Bündel und verlaufen subendokardial im Kammerseptum; verzweigen sich in **Rami subendocardiales**, die in Purkinje*-Fasern auslaufen

Ta|xis *f* (Ⓔ taxis): durch einen Reiz ausgelöste Bewegung

Ta|xol *nt*: → *Paclitaxel*

Ta|xo|no|mie *f* (Ⓔ taxonomy): systematische Beschreibung, Benennung [Nomenklatur] und Klassifizierung von Organismen

ta|xo|no|misch *adj* (Ⓔ taxonomic): Taxonomie betreffend

Tay: Warren Tay; 1843–1927; englischer Augenarzt (London)

Tay-Sachs-Syndrom *nt* (Ⓔ Tay-Sachs disease): *Syn: Tay-Sachs-Erkrankung, GM_2-Gangliosidose Typ I, infantile amaurotische Idiotie*; Hexosaminidase-A-Mangel mit geistiger Retardierung*, Krampfanfällen, Spastik und Hepatosplenomegalie*; auffällig oft findet man einen kirschroten Fleck [**cherry-red spot**] der Makula

Ta|zo|bac|tam *nt* (Ⓔ tazobactam): β-Lactamase-Hemmer*

TB *Abk.*: **1.** Tetraphenylborat **2.** Thymolblau **3.** Toluidinblau **4.** → *tracheobronchial* **5.** → *Tracheobronchitis* **6.** → *Tuberkelbazillus*

Tb *Abk.*: **1.** Terbium **2.** → *Tuberkulose*

TBA *Abk.*: **1.** tertiäres Butylacetat **2.** Testosteron-Bindungsaffinität **3.** thyroxinbindendes Albumin **4.** tracheobronchiales Aspirat **5.** transluminale Ballonangioplastie **6.** → *Tuberkelbazillus*

TBAH *Abk.*: Tetrabutylammoniumhydroxid

T-Bänderung *f* (Ⓔ T banding): *s.u. Bänderung*

T-Banding *nt* (Ⓔ T banding): *s.u. Bänderung*

TBB *Abk.*: transbronchiale Biopsie

TbB *Abk.*: → *Tuberkelbazillus*

TB-Bazillus *m*: → *Mycobacterium tuberculosis*

TBC *Abk.*: **1.** testosteronbindende Kapazität **2.** thyroxinbindende Kapazität

Tbc *Abk.*: **1.** → *Tuberculosis* **2.** → *Tuberkulose*

TBDF *Abk.*: Tetrabromdibenzofuran

TBE *Abk.*: Tuberkulin-Bazillen-Emulsion

TB-Erreger *m*: → *Mycobacterium tuberculosis*

TBG *Abk.*: → *Thyroxin-bindendes Globulin*

TBI *Abk.*: **1.** p-Aminobenzaldehydthiosemikarbazon **2.** Triiodthyronin-Bindungsindex

TBK *Abk.*: Thyroxin-Bindungskapazität

Tbk *Abk.*: → *Tuberkulose*

Tbl. *Abk.*: Tablette

TBM *Abk.*: → *tuberkulöse Meningitis*

TBP *Abk.*: **1.** TATA-Box-Bindungsprotein **2.** testosteronbindendes Protein **3.** Thio-bis(4,6-dichlorphenol) **4.** thyroxinbindendes Protein **5.** Tributylphosphat

TBP-1 *Abk.*: → *TNF-binding protein 1*

TBPA *Abk.*: thyroxinbindendes Präalbumin

TBR *Abk.*: Trockenblutreaktion

TBS *Abk.*: **1.** Tetraphenylbenzolsulfonat **2.** Tetrapropylenbenzolsulfonat **3.** Tribromsalicylanilid **4.** → *Tuberkulostatikum*

TBT *Abk.*: → *Tolbutamid*

TBV *Abk.*: totales Blutvolumen

TC *Abk.*: **1.** → *Taurocholsäure* **2.** → *Tetracyclin* **3.** Thiocarbanilid **4.** 6-Thioguanin, **5.** Cytarabin → *Thyreocalcitonin* **6.** → *Transcobalamin* **7.** Tuberkulin C **8.** Tumor cerebri

Tc *Abk.*: **1.** → *Technetium* **2.** zytotoxischer T-Lymphozyt

3TC *Abk.*: → *Lamivudin*

TCA *Abk.*: **1.** transluminale Koronarangioplastie **2.** Tricalciumaluminat **3.** Trichloracetat **4.** trizyklische Antidepressiva **5.** Tumorzellen-Antigen

TCAP *Abk.*: Trimethyl-cetylammoniumpentachlorphenat

TCC *Abk.*: **1.** Trichlorkarbanilid **2.** Triclocarbanum **3.** → *Truncus costocervicalis*

TCD *Abk.*: transkranielle Dopplersonographie

TCDC *Abk.*: → *Taurochenodesoxycholsäure*

TCDD *Abk.*: **1.** → *2,3,7,8-Tetrachlordibenzdioxin* **2.** tetrachlorierte Dibenzo-p-dioxine

TCDO *Abk.*: Tetrachlordekaoxid

TCE *Abk.*: **1.** Tetrachlordiphenylethan **2.** → *Trichloressigsäure* **3.** Trichlorethanol

TCFM *Abk.*: Trichlorfluormethan

TCGF *Abk.*: T-cell growth factor

TCHA *Abk.*: Tetracyclohexylammonium

TCL *Abk.*: → *Triamcinolon*

T-CLL *Abk.*: T-Linien-CLL

TCM *Abk.*: **1.** Tetracyclin-Mustard **2.** Toyocamycin **3.** → *Trichlormethan* **4.** Tumor-konditioniertes Medium

TCN *Abk.*: Ticrynafen

TCNB *Abk.*: Tetrachlornitrobenzol

TCNP *Abk.*: Tetracyanopropan

TCP *Abk.*: **1.** Tricalciumphosphat **2.** Trichlorphenol **3.** Trikresylphosphat

TCR *Abk.*: → *T-Zell-Rezeptor*

TCRE *Abk.*: transzervikale Resektion des Endometriums

Tcs *Abk.*: T-Contrasuppressorzelle

TCT *Abk.*: **1.** → *Thyreocalcitonin* **2.** Transmissions-Computertomographie

Tct. *Abk.*: → *Tinctura*

TCTNB *Abk.*: Tetrachlortrinitrobenzol

TCu *Abk.*: Kupfer-T

TD *Abk.*: **1.** → *Tabes dorsalis* **2.** → *Tagesdosis* **3.** Tetanus- und Diphtherietoxoid **4.** → *Tiefendosis* **5.** → *Torsionsdystonie* **6.** → *toxische Dosis* **7.** Typhusdysenterie

TDA *Abk.*: Tetrachlordiphenyläthan

TDF *Abk.*: Testes-determinierender Faktor

TDG *Abk.*: Temporalis-Dynamographie

TDI *Abk.*: Toluoldiisocyanat

TDNTG *Abk.*: transdermale Nitroglycerin

TDP *Abk.*: **1.** → *Thiamindiphosphat* **2.** Thymidindiphosphat

TdP *Abk.*: Torsades de pointes

T-Drain *m* (Ⓔ T tube drainage): von Hans Kehr [1862–1916] entwickelter T-förmiger Drain; wird temporär in den Gallengang eingelegt und dient zur Gallenableitung oder als Zugang, z.B. zur Extraktion von Residualkonkrementen

TDS *Abk.*: **1.** Thiamindisulfid **2.** transdermales System

TdT *Abk.*: → *terminale Desoxynucleotidyltransferase*

TDZ *Abk.*: Tritium-Durchmischungszeit

TE *Abk.*: **1.** Tauben-Einheit **2.** → *Tetanus* **3.** tierisches Eiweiß **4.** → *Tonsillektomie* **5.** → *Totalexstirpation* **6.** transurethrale Exzision **7.** Trübungseinheit **8.** Tuberkulineinheit

Te *Abk.*: **1.** → *Tellur* **2.** → *Tetanus*

TEA *Abk.*: **1.** → *Tetraethylammonium* **2.** thorakale epidurale Analgesie **3.** → *Thrombendarteriektomie* **4.** Triethanolamin

TEAB *Abk.*: Tetraethylammoniumbromid

TEAC *Abk.*: Tetraethylammoniumchlorid

TEAE *Abk.*: Triethylaminoethyl

TEBG *Abk.*: Testosteron-bindendes Globulin
TEBK *Abk.*: → *totale Eisenbindungskapazität*
TEC *Abk.*: Thiotepa, Etoposid, Carboplatin
TECAB-Technik *f* (Ⓔ TECAB): *s.u. aortokoronarer Bypass*
Tech|ne|ti|um *nt* (Ⓔ technetium): künstlich erzeugtes Metall der Mangangruppe mit einer biologischen Halbwertzeit von 30 Tagen; radioaktive Isotope [v.a. Tc-99m] werden in der Nuklearmedizin angewendet
Tech|ni|ken, brust|er|hal|ten|de *pl* (Ⓔ breast-preserving techniques): *Syn:* *brusterhaltende Operationen*; Bezeichnung für Operationsverfahren, die nur einen Teil der Brust entfernen, wie z.B. Lumpektomie* oder subkutane Mastektomie*; sie haben eine höhere Quote an Lokalrezidiven als die Brustentfernung, die Überlebensquote ist aber gleich groß
TECT *Abk.*: transversale Emissions-Computertomographie
Tec|tum *nt, pl* **-ta** (Ⓔ tectum): (*anatom.*) Dach
Tectum mesencephali (Ⓔ tectum of mesencephalon): *Syn:* *Mittelhirndach*; Bezeichnung für den dorsalen Teil des Mittelhirns [Mesencephalon*], der u.a. Lamina* tecti, Colliculus* inferior und superior und Nuclei* reticulares umfasst
TED *Abk.*: Theophyllin-Ethylendiamin
TEDD *Abk.*: totaler enddiastolischer Durchmesser
TEDP *Abk.*: Tetraethyldithiopyrophosphat
TEE *Abk.*: **1.** L-Tyrosinethylester **2.** → *transösophageale Echokardiographie* **3.** Tryptophanethylester
Tee|löf|fel *m* (Ⓔ tea spoon): *s.u. Löffel*
Teer|ak|ne *f* (Ⓔ tar acne): *Syn:* *Akne picea, Folliculitis picea*; durch Hautkontakt mit Teer ausgelöste Akne
Teer|kar|zi|nom *nt* (Ⓔ tar cancer): *Syn:* *Teerkrebs*; durch in Teer enthaltene aromatische Kohlenwasserstoffe ausgelöster Krebs von Blase, Lunge oder Haut
Teer|ke|ra|to|se *f* (Ⓔ tar keratosis): *Syn:* *Teerwarzen, Pechwarzen*; zu den Präkanzerosen* gerechnete Berufskrankheit nach jahrelanger Exposition; typisch sind keratotische Papeln und warzenartige Keratosen
Teer|krebs *m*: → *Teerkarzinom*
Teer|stuhl *m* (Ⓔ tarry stool): *Syn:* *Melaena*; *s.u. Blutstuhl*
Teer|war|zen *pl*: → *Teerkeratose*
Teer|zys|te *f* (Ⓔ tarry cyst): *Syn:* *Schokoladenzyste*; Eierstockzyste* mit eingedicktem Blut
Tee, schwar|zer *m* (Ⓔ tea): *Syn:* *Camellia sinensis, Thea sinensis*; Strauch aus der Familie der Theaceae; verwendet werden die fermentierten und getrockneten jüngeren Blätter und Blattknospen [**Theae folium**]; sie enthalten u.a. bis zu 4 % Coffein*, Theobromin*, Theophyllin*, Catechingerbstoffe* und Triterpensaponine*; besitzen eine zentral anregende, leicht diuretische und das Herz stärkende Wirkung; **Anw.:** Diuretikum*, v.a. aber als Genuss- und Anregungsmittel
Teevan: William Frederic Teevan; 1834–1887; englischer Chirurg (London)
Teevan-Fraktur *f* (Ⓔ Teevan's fracture): *Syn:* *Teevan-Schädelfraktur*; Schädeldachfraktur, bei der nur die Lamina* interna splittert und nach innen gedrückt ist
TEF *Abk.*: **1.** → *Tracheoösophagealfistel* **2.** Triethylenphosphoramid
T-Effektorzellen *pl* (Ⓔ T effector cells): *s.u. T-Lymphozyten*
TEG *Abk.*: **1.** Tetraethylenglykol **2.** → *Thrombelastogramm* **3.** → *Thrombelastographie* **4.** Triethylenglykol
Teg|men *nt* (Ⓔ tegmen): (*anatom.*) Decke, Dach
Tegmen tympani (Ⓔ tegmen of tympanic cavity): das Dach der Paukenhöhle [Cavitas* tympani] auf der Vorderseite des Felsenbeins [Pars* petrosa ossis temporalis]; auf der Innenseite der Paukenhöhle entspricht ihr die Paries tegmentalis cavi tympani; besteht aus einer dünnen Knochenlamelle, die bei eitrigen Prozessen in der Paukenhöhle leicht einschmelzen kann; dadurch besteht die Gefahr des Übergreifens von Mittelohrprozessen auf die Hirnhäute [otogene Meningitis*] oder die Hirnsubstanz [otogene Enzephalitis*]
Tegmen ventriculi quarti (Ⓔ roof of fourth ventricle): zeltartiges Dach des IV. Ventrikels [Ventriculus* quartus], das aus einer unteren und oberen Marklamelle [**Velum medullare inferius, superius**] besteht; im unteren Teil des Tegmens liegt die **Tela choroidea ventriculi** quarti, die den Plexus* choroideus des IV. Ventrikels trägt
teg|men|tal *adj* (Ⓔ tegmental): Tegmen oder Tegmentum betreffend
Teg|men|tum *nt, pl* **-ta** (Ⓔ tegmentum): (*anatom.*) Decke, Haube
Tegmentum mesencephali (Ⓔ mesencephalic tegmentum): *Syn:* *Mittelhirnhaube*; mittlere Etage des Mittelhirns [Mesencephalon*]; enthält weiße und graue Substanz [**Substantia alba tegmenti mesencephali, Substantia grisea tegmenti mesencephali**]; die weiße Substanz besteht u.a. aus Lemniscus* lateralis, medialis und spinalis sowie Decussatio* tegmentalis anterior und posterior; in der grauen Substanz liegen u.a. die Nuclei* raphes und reticulares, Nucleus* nervi oculomotorii, Nucleus* accessorius nervi oculomotorii, Nucleus* nervi trochlearis und Nucleus* ruber; der dorsale Teil des Tegmentum mesencephali wird als Tectum* mesencephali bezeichnet
Tegmentum pontis (Ⓔ pontine tegmentum): *Syn:* *Brückenhaube*; der hintere Teil der Brücke [Pons*] besteht sowohl aus weißer als auch grauer Substanz [**Substantia alba tegmenti pontis, Substantia grisea tegmenti pontis**] und umschließt den IV. Ventrikel [Ventriculus* quartus]; die weiße Substanz enthält Faserbahnen, wie z.B. Lemniscus* medialis, spinalis und trigeminalis; in der grauen Substanz finden sich die Endkerne des Nervus* cochlearis und des Nervus* vestibularis und Ursprungkerne des Nervus* trigeminus, abducens und facialis
Tei|cho|in|säu|ren *pl*: → *Teichonsäuren*
Tei|cho|my|cin *nt*: → *Teicoplanin*
Tei|chon|säu|ren *pl* (Ⓔ teichoic acids): *Syn:* *Teichoinsäuren*; als Polymer Bestandteil der Zellwand von Bakterien*
Teich|op|sie *f* (Ⓔ teichopsia): *Syn:* *Teichoskopie, Zackensehen*; Flimmerskotom* mit zackenförmigem Gesichtsfeldausfall
Tei|cho|sko|pie *f*: → *Teichopsie*
Tei|co|pla|nin *nt* (Ⓔ teicoplanin): *Syn:* *Teichomycin*; Glykopeptidantibiotikum aus **Actinoplanes teichomyceticus**; wirkt v.a. gegen grampositive Erreger; **NW:** allergische Reaktionen; Transaminasenanstieg
Teil|chen *nt* (Ⓔ particle): Elementarteilchen, Korpuskel, Partikel
α-Teilchen (Ⓔ α-particles): *Syn:* *Alphateilchen*; aus zwei Protonen und zwei Neutronen bestehende zweifach positive Teilchen; entsprechen dem Heliumkern
β-Teilchen (Ⓔ β-particles): *Syn:* *Betateilchen*; negativ oder positiv geladene Kernteilchen, die beim Kernzerfall emittiert werden
Teil|chen|strah|lung *f* (Ⓔ particulate radiation): *Syn:* *Partikelstrahlung, Korpuskelstrahlung*; aus geladenen oder ungeladenen Teilchen bestehende Strahlung
Teil|re|mis|si|on *f* (Ⓔ partial remission): *Syn:* *partielle Remission*; deutliche Besserung des Allgemeinbefindens ohne Normalisierung aller Parameter
Teil|si|mi|le *nt* (Ⓔ partial simile): homöopathisches Arzneimittel, dessen Arzneimittelbild* nur wenige, dem Zustand des Patienten ähnliche Symptome enthält; *s.a. Simillimum, Simile*
Tei|lung, mi|to|ti|sche *f*: → *Mitose*
tek|tal *adj* (Ⓔ tectal): Tectum betreffend
Tel-, tel- *präf.*: → *Tele-*
Te|la *f, pl* **-lae** (Ⓔ tela): Gewebeschicht; Gewebe
Tela choroidea (Ⓔ tela choroidea): von der weichen Hirnhaut [Pia* mater cranialis] ausgehende Bindegewebsschicht, die den Plexus* choroideus des III. und IV. Ventrikels [Tela choroidea ventriculi tertii/quarti] bildet
Tela choroidea ventriculi quarti (Ⓔ tela choroidea of fourth ventricle): *s.u. Tegmen ventriculi quarti*
Tela choroidea ventriculi tertii (Ⓔ tela choroidea of third ventricle): zwischen den beiden Striae medullares thalami ausgespannte Tela choroidea des III. Ventrikels
Tela subcutanea (Ⓔ subcutaneous fascia): *Syn:* *Unterhaut, Unterhautzellgewebe, Subkutis, Hypodermis*; unter der Lederhaut [Dermis*] liegende Schicht aus lockerem Bindegewebe [**Textus connectivus laxus**], das reichlich Fettgewebe [**Panniculus adiposus**] enthält; das Fettgewebe dient sowohl als Depotfett* [z.B. in der Bauchhaut] als auch Struk-

turfett* [Fußsohle]; Bindegewebsstränge [Retinacula cutis] ziehen von der Haut durch die Unterhaut zu darunter liegenden Strukturen [Faszien, Periost]; in der Subkutis verlaufen Gefäße und Nerven der Haut und die Hautdrüsen und Haarwurzeln

Tela subcutanea abdominis (Ⓔ subcutaneous tissue of abdominal wall): das Unterhautgewebe der Bauchwand enthält ein stark ausgeprägtes Unterhautfettgewebe [Panniculus adiposus], das vorwiegend als Speicherfett angelegt wird

Tela subcutanea penis (Ⓔ subcutaneous tissue of penis): lockere Bindegewebsschicht, die oft als **oberflächliche Penisfaszie** [Fascia penis superficialis] bezeichnet wird

Tela submucosa (Ⓔ submucous layer): ***Syn:*** *Submukosa*; lockere Bindegewebsschicht unter der Schleimhaut [Tunica* mucosa] des Verdauungstraktes, der Blase und der Bronchien; sie liegt zwischen Tunica* mucosa und Tunica* muscularis und führt Gefäße und Nerven; im Verdauungstrakt liegen hier die Meissner*-Plexus

Tela submucosa bronchi (Ⓔ submucous layer of bronchus): Tela submucosa der Bronchien*

Tela submucosa coli (Ⓔ submucous layer of colon): Tela submucosa des Kolons*

Tela submucosa gastricae (Ⓔ submucous layer of stomach): Tela submucosa des Magens*

Tela submucosa intestini crassi (Ⓔ submucous layer of large intestine): Tela submucosa des Dickdarms*

Tela submucosa intestini tenuis (Ⓔ submucous layer of small intestine): Tela submucosa des Dünndarms*

Tela submucosa oesophageae (Ⓔ submucous layer of esophagus): Tela submucosa der Speiseröhre*

Tela submucosa pharyngea (Ⓔ submucous layer of pharynx): Tela submucosa des Rachens*

Tela submucosa vesicae (Ⓔ submucous layer of bladder): Tela submucosa der Blase*

Tela subserosa (Ⓔ subserous layer): ***Syn:*** *Subserosa*; Bindegewebsschicht unter der Serosa [Tunica* serosa], die z.T. fest mit ihr verwachsen, z.T. aber nur locker an sie gebunden ist

Tela subserosa gastricae (Ⓔ subserous layer of stomach): Tela subserosa des Magens*

Tela subserosa hepatis (Ⓔ subserous layer of liver): Tela subserosa der Leber*

Tela subserosa intestini crassi (Ⓔ subserous layer of large intestine): Tela subserosa des Dickdarms*

Tela subserosa intestini tenuis (Ⓔ subserous layer of small intestine): Tela subserosa des Dünndarms*

Tela subserosa oesophageae (Ⓔ subserous layer of esophagus): Tela subserosa der Speiseröhre*

Tela subserosa pericardii (Ⓔ subserous layer of serous pericardium): Tela subserosa des Pericardium* serosum

Tela subserosa peritonei (Ⓔ subserous layer of peritoneum): *s.u. Peritoneum*

Tela subserosa pleurae parietalis (Ⓔ subserous layer of parietal pleura): Tela subserosa der Pleura* parietalis

Tela subserosa pleurae visceralis (Ⓔ subserous layer of visceral pleura): Tela subserosa der Pleura* visceralis

Tela subserosa testis (Ⓔ subserous layer of testis): Tela subserosa des Hodens*

Tela subserosa tubae uterinae (Ⓔ subserous layer of uterine tube): Tela subserosa des Eileiters [Tuba* uterina]

Tela subserosa uteri (Ⓔ subserous layer of uterus): Tela subserosa der Gebärmutter [Uterus*]

Tela subserosa vesicae (Ⓔ subserous layer of bladder): Tela subserosa der Harnblase*

Tela subserosa vesicae biliaris (Ⓔ subserous layer of gallbladder): Tela subserosa der Gallenblase*

Tel|an|gi|ec|ta|sia *f.*: *→ Teleangiektasie*

Tel|an|gi|ek|ta|sie *f.*: *→ Teleangiektasie*

Tele-, tele- *präf.*: Wortelement mit der Bedeutung **1.** „Ende/Ziel" **2.** „fern/in der Ferne"

Te|le|an|gi|ec|ta|sia *f.*: *→ Teleangiektasie*

Teleangiectasia follicularis anulata (Ⓔ Majocchi's purpura): ***Syn:*** *Purpura Majocchi, Majocchi-Krankheit, Purpura anularis teleangiectodes (atrophicans)*; chronisch verlaufende kleinfleckige Purpura* unbekannter Ätiologie, die v.a. Männer betrifft

Teleangiectasia hereditaria haemorrhagica (Ⓔ hereditary hemorrhagic telangiectasia): ***Syn:*** *hereditäre Teleangiektasie, Morbus Osler, Osler-Rendu-Weber-Syndrom, Rendu-Osler-Weber-Syndrom*; autosomal-dominante Erkrankung mit Bildung von Teleangiektasien in Haut und Schleimhaut, arteriovenösen Aneurysmen sowie rezidivierenden inneren Blutungen; **Therapie**: symptomatisch; Blutungsstillung, Laserkoagulation der Teleangiektasien und Aneurysmen; **Prognose**: 5 % der Patienten versterben an inneren Blutungen

Te|le|an|gi|ek|ta|sie *f* (Ⓔ telangiectasia): ***Syn:*** *Telangiektasie, Telangiectasia, Teleangiectasia*; permanente Erweiterung und Schlängelung von Endstrombahngefäßen [Kapillaren, Venolen], die durch die Epidermis durchscheinen

hereditäre Teleangiektasie: *→ Teleangiectasia hereditaria haemorrhagica*

zerebello-okulokutane Teleangiektasie: *→ Teleangiektasie-Ataxie-Syndrom*

Teleangiektasie-Ataxie-Syndrom *nt* (Ⓔ ataxia-teleangiectasia syndrome): ***Syn:*** *progressive zerebelläre Ataxie, Ataxia-Teleangiectasia, Louis-Bar-Syndrom, Ataxia teleangiectatica, zerebello-okulokutane Teleangiektasie*; autosomal-rezessive Erbkrankheit mit progredienten zerebellären und extrapyramidal motorischen Störungen [Ataxie*, Choreoathetose*, Störung der Augenmotorik, Demenz], Teleangiektasien und Störungen der Immunabwehr [IgG- und IgA-Mangel mit rezidivierenden bakteriellen Infekten]

te|le|an|gi|ek|ta|tisch *adj* (Ⓔ telangiectatic): Teleangiektasie betreffend, von ihr betroffen oder gekennzeichnet, durch sie bedingt

Te|le|cu|rie|the|ra|pie *f.*: *→ Telegammatherapie*

Te|le|di|a|gno|se *f* (Ⓔ telediagnosis): ***Syn:*** *Ferndiagnose*; Diagnose* einer Erkrankung ohne direkten Patientenkontakt auf der Basis übermittelter Daten und Informationen; hat in den letzten Jahren an Bedeutung zugenommen, weil es dem behandelnden Arzt erlaubt direkt [z.B. per Videokonferenz] mit dem Konsiliararzt und Facharzt zu kommunizieren und damit Wartezeiten und Kommunikationsprobleme vermieden oder minimiert werden können

Te|le|e|lek|tro|kar|di|o|gra|phie *f* (Ⓔ telelectrocardiography): ***Syn:*** *telemetrische Elektrokardiographie, Telekardiographie, Radioelektrokardiographie, Telekardiografie, Radioelektrokardiografie, Teleelektrokardiografie*; drahtlose Elektrokardiographie* mit Übermittlung der Messwerte durch einen Sender

Te|le|gam|ma|the|ra|pie *f* (Ⓔ telecurietherapy): ***Syn:*** *Telecurietherapie*; Strahlentherapie mit γ-Strahlen und einem großen Abstand zwischen Strahler und Haut; der Vorteil gegenüber konventioneller Röntgentherapie besteht in höherer, relativer Tiefendosis und einer Schonung der Haut

Te|le|gramm|stil *m* (Ⓔ telgraphic speech): bei neurologischen und psychotischen Erkrankungen vorkommende Veränderung der Sprache mit kurzen, trunkierten Sätzen

Te|le|kar|di|o|gra|phie *f.*: *→ Teleelektrokardiographie*

Te|le|me|trie *f* (Ⓔ telemetry): Fernübertragung von Messwerten

Te|len|ce|pha|lon *nt, pl* **-la**: *→ Telenzephalon*

te|len|ze|phal *adj* (Ⓔ telencephalic): Telenzephalon betreffend

Te|len|ze|pha|lon *nt, pl* **-la** (Ⓔ telencephalon): ***Syn:*** *Endhirn, Telencephalon, Cerebrum, Zerebrum*; aus den beiden Großhirnhälften [Hemispherium cerebri] und ihren Verbindungen [u.a. Corpus* callosum, Commissura* anterior und posterior] bestehender, größter Teil des Gehirns; die Oberfläche des Endhirns wird durch Windungen [Gyri* cerebri] und Furchen [Sulci* cerebri] auf ca. 1800 cm^2 vergrößert; es lassen sich 6 Lappen unterscheiden: **Stirnlappen** [Lobus* frontalis], **Scheitellappen** [Lobus* parietalis], **Hinterhauptslappen** [Lobus* occipitalis], **Schläfenlappen** [Lobus* temporalis], **Insel** [Lobus* insularis] und **limbischer Lappen** [Lobus* limbicus]

Te|le|o|mi|to|se *f* (Ⓔ teleomitosis): abgeschlossene Mitose*

Te|le|op|sie *f* (Ⓔ teleopsia): Sehstörung, bei der Objekte weit(er) entfernt erscheinen

Te|le|pa|thie *f* (Ⓔ telepathy): Gedankenlesen

te|le|pa|thisch *adj* (Ⓔ telepathic): Telepathie betreffend, mittels Telepathie

Te|le|ra|di|o|gra|phie *f*: → *Teleröntgengraphie*

Te|le|rönt|gen|gra|phie *f* (Ⓔ teleroentgenography): ***Syn:*** *Teleradiographie, Teleradiografie, Teleröntgengrafie*; Fernübertragung von Röntgenbildern

Te|le|rönt|gen|the|ra|pie *f* (Ⓔ teleroentgentherapy): ***Syn:*** *Teletherapie, Telestrahlentherapie*; Strahlentherapie mit großem Quelle-Haut-Abstand

Te|le|ste|tho|skop *nt* (Ⓔ telesthetoscope): Stethoskop* mit eingebautem Sender zur Datenübertragung

Te|le|strah|len|the|ra|pie *f*: → *Teleröntgentherapie*

Te|le|the|ra|pie *f*: → *Teleröntgentherapie*

Te|le|ther|mo|gra|phie *f* (Ⓔ telethermography): ***Syn:*** *Telethermografie*; Thermographie* mit Übermittlung der Messwerte durch einen Sender

Tel|lur *nt* (Ⓔ tellurium): Halbmetall der 6. Hauptgruppe des Periodensystems* der Elemente

tel|lu|rig *adj* (Ⓔ telluric): tellurhaltig, tellurisch

tel|lu|risch *adj* (Ⓔ **1.** earth **2.** telluric): **1.** Erde betreffend **2.** tellurhaltig, tellurig

Tel|lu|rit|plat|te *f*: → *Tellur-Nährboden*

Tellur-Nährboden *m* (Ⓔ tellurite medium): ***Syn:*** *Telluritplatte*; Spezialnährboden zur Züchtung von Corynebacterium* diphtheriae; *s.a. Kulturmedien*

Telo-, telo- *präf.*: Wortelement mit der Bedeutung „Ende/Ziel"

Te|lo|den|dri|on *nt* (Ⓔ telodendrion): ***Syn:*** *Endbäumchen, Telodendron*; feinste Endverzweigungen des Achsenzylinders, z.B. an der Muskelendplatte*

Te|lo|den|dron *nt*: → *Telodendrion*

te|lo|di|en|ze|phal *adj* (Ⓔ telodiencephalic): Endhirn/Telenzephalon und Zwischenhirn/Dienzephalon betreffend

Te|lo|gen|haar *nt* (Ⓔ telogen hair): *s.u. Haar*

Te|lo|gen|pha|se *f* (Ⓔ telogen): *s.u. Haar*

Te|lo|ly|so|som *nt* (Ⓔ telolysosome): Residualkörperchen; *s.u. Phagozytose*

Te|lo|mer *nt* (Ⓔ telomere): *s.u. Essay Virus und Tumor S. 2185*

Te|lo|me|ra|se *f* (Ⓔ telomerase): *s.u. Essay Virus und Tumor S. 2185*

Te|lo|pha|se *f* (Ⓔ telophase): Endphase der Kernteilung; *s.a. Mitose, Meiose*

Te|lo|phrag|ma *nt* (Ⓔ telophragma): ***Syn:*** *Z-Linie, Zwischenscheibe*; Z-Streifen; *s.u. Muskelfaser*

TEM *Abk.*: **1.** → *transanale endoskopische Mikrochirurgie* **2.** Transmissionselektronenmikroskop **3.** Triethylenmelamin

Te|ma|ze|pam *nt* (Ⓔ temazepam): Benzodiazepin*, HWZ 5,3 h; **Anw.:** Tranquilizer*, Sedativum*, Hypnotikum*

Te|mo|cil|lin *nt* (Ⓔ temocillin): halbsynthetisches Penicillin; wirkt v.a. gegen gramnegative Erreger

TEMP *Abk.*: Tamoxifen, Etoposid, Mitoxantron, Cisplatin (*engl.* platinol)

Tem|pe|ran|tia *pl* (Ⓔ temperantia): Beruhigungsmittel*

tem|pe|rent *adj* (Ⓔ temperate): gemäßigt, maßvoll

tem|po|ral *adj* (Ⓔ temporal): Schläfe oder Schläfenbein betreffend

Tem|po|ra|lis *m*: → *Musculus temporalis*

Tem|po|ral|lap|pen *m* (Ⓔ temporal lobe): ***Syn:*** *Schläfenlappen, Lobus temporalis*; in der mittleren Schädelgrube [Fossa* cranii media] liegender seitlicher Hirnlappen, der durch den Sulcus* lateralis cerebri vom Frontallappen [Lobus* frontalis] und dem unteren Teil des Scheitellappens [Lobus* parietalis] getrennt wird; enthält primäre und sekundäre Hörrinde* und das sensorische Sprachzentrum [Wernicke*-Zentrum]

Tem|po|ral|lap|pen|an|fall *m* (Ⓔ temporal lobe seizure): ***Syn:*** *komplex partieller Anfall, psychomotorischer Anfall*; *s.u. Essay Epilepsie S. 617*

Tem|po|ral|lap|pen|e|pi|lep|sie *f* (Ⓔ temporal lobe epilepsy): ***Syn:*** *Schläfenlappenepilepsie*; partielle Epilepsie* mit Herd im Temporallappen; *s.a. Essay Epilepsie S. 617*

Tem|po|ral|re|gi|on *f* (Ⓔ temporal region): ***Syn:*** *Schläfenregion, Regio temporalis*; Schädelregion über dem Schläfenbein [Os* temporale]

tem|po|rär *adj* (Ⓔ temporary): vorübergehend, vorläufig, zeitweilig

tem|po|ro|au|ri|ku|lär *adj* (Ⓔ temporoauricular): ***Syn:*** *aurikulotemporal*; Schläfenregion und Ohrmuschel/Auricula betreffend

tem|po|ro|fa|zi|al *adj* (Ⓔ temporofacial): Schläfe und Gesicht betreffend oder verbindend

tem|po|ro|fron|tal *adj* (Ⓔ temporofrontal): Schläfe und Stirn betreffend oder verbindend

tem|po|ro|man|di|bu|lar *adj* (Ⓔ temporomandibular): ***Syn:*** *mandibulotemporal*; Schläfenbein und Unterkiefer/Mandibula betreffend oder verbindend

Tem|po|ro|man|di|bu|lar|ge|lenk *nt*: → *Kiefergelenk*

tem|po|ro|ma|xil|lär *adj* (Ⓔ temporomaxillary): Schläfe und Oberkiefer/Maxilla betreffend oder verbindend

tem|po|ro|ok|zi|pi|tal *adj* (Ⓔ temporo-occipital): Schläfe und Hinterhaupt betreffend oder verbindend

tem|po|ro|pa|ri|e|tal *adj* (Ⓔ temporoparietal): ***Syn:*** *parietotemporal*; Schläfenbein und Scheitelbein/Os parietale betreffend oder verbindend

Tem|po|ro|pa|ri|e|ta|lis *m*: → *Musculus temporoparietalis*

tem|po|ro|pon|tin *adj* (Ⓔ temporopontine): Schläfenlappen und Brücke/Pons betreffend oder verbindend

tem|po|ro|sphe|no|i|dal *adj* (Ⓔ temporosphenoid): Schläfenbein/Os temporale und Keilbein/Os sphenoidale betreffend oder verbindend

TEN *Abk.*: → *toxische epidermale Nekrolyse*

Ten-, ten- *präf.*: Wortelement mit der Bedeutung „Sehne/Tendo"

Ten|al|gia *f*: → *Tendodynie*

Tenalgia crepitans (Ⓔ crepitant tenalgia): schmerzhaftes Sehnenreiben, v.a. bei Tendovaginitis* crepitans

Ten|al|gie *f*: → *Tendodynie*

Te|na|zi|tät *f* (Ⓔ **1.–2.** tenacity): **1.** (*psychol.*) Hartnäckigkeit, Zähigkeit, Durchhaltevermögen **2.** (*biolog.*) Widerstandsfähigkeit gegen Temperatur, Strahlen etc.

Tenckhoff: H. Tenckhoff; amerikanischer Nephrologe im 20. Jahrhundert

Tenckhoff-Katheter *m* (Ⓔ Tenckhoff catheter): Verweilkatheter aus gewebeverträglichem Kunststoff für die Peritonealdialyse*

Ten|denz|neu|ro|se *f* (Ⓔ pension neurosis): ***Syn:*** *Begehrungsneurose, Begehrensneurose*; sich im Anschluss an eine Schädigung, Verletzung oder Krankheit halbbewusst oder unbewusst entwickelndes, übertriebenes Begehren nach (finanzieller) Entschädigung; je schwerer die Verletzung, desto geringer die Tendenz eine Tendenzneurose zu entwickeln

Ten|di|ni|tis *f, pl* **-ti|den** (Ⓔ tendinitis): ***Syn:*** *Tendonitis*; Sehnenentzündung; meist als Entzündung des Sehnenansatzes [**Insertionstendinitis**] oder der Sehnenscheide [Tendovaginitis*]

ten|di|ni|tisch *adj* (Ⓔ tendinitic): ***Syn:*** *tendonitisch*; Sehnenentzündung/Tendinitis betreffend, von ihr betroffen oder gekennzeichnet

Ten|di|no|se *f*: → *Tendopathie*

Ten|do *m, pl* **-di|nes** (Ⓔ tendon): Sehne*

Tendo calcaneus (Ⓔ calcaneal tendon): ***Syn:*** *Achillessehne*; die am Tuber* calcanei ansetzende Sehne des Musculus* triceps surae

Tendo calcaneus Achilles: veraltet für → *Tendo calcaneus*

Tendo conjunctivus (Ⓔ conjoined tendon): ***Syn:*** *Leistensichel, Falx inguinalis*; dünne, sehnenartige Platte an der Hinterwand des Leistenkanals*; besteht aus bogenförmigen Fasern von der Rektusscheide* zur Fascia* transversalis

Tendo cricooesophageus (Ⓔ cricoesophageal tendon): Faser aus der Speiseröhrenwand, die auf der Rückseite des Ringknorpels [Cartilago* cricoidea] ansetzen

Tendo intermedius (Ⓔ intermediate tendon): ***Syn:*** *Zwischensehne*; Sehne zwischen zwei Muskelteilen, z.B. die Sehne zwischen dem Venter anterior und dem Venter posterior des Musculus* digastricus

Tendo-, tendo- *präf.*: Wortelement mit der Bedeutung „Sehne/Tendo"

Ten|do|dy|nie *f* (Ⓔ tenodynia): ***Syn:*** *Tenalgie, Tenalgia, Tenodynie, Sehnenschmerz*; Schmerzen in einer Sehne, z.B. bei Sehnenscheidenentzündung [Tendovaginitis*]

Ten|do|ly|se *f* (Ⓔ tendolysis): ***Syn:*** *Tenolyse*; operative Sehnenlösung

ten|do|my|o|gen *adj* (Ⓔ tendomyogenic): von der Muskelsehne ausgehend, durch sie bedingt

Ten|do|my|o|pa|thie *f* (Ⓔ tenomyopathy): Erkrankung eines Muskels und seiner Sehne; i.d.R. als Insertionstendopathie*

Ten|do|ni|tis *f, pl* **-ti|den**: *→ Tendinitis*

ten|do|ni|tisch *adj*: *→ tendinitisch*

Ten|do|pa|thie *f* (Ⓔ tendon disorder): ***Syn:*** *Tendinose*; degenerative Sehnenerkrankung; i.d.R. als Insertionstendopathie*; *s.a. Periarthropathia humeroscapularis*

Ten|do|plas|tik *f* (Ⓔ tendoplasty): ***Syn:*** *Tenoplastik, Sehnenplastik*; plastische Operation einer Sehne

Ten|do|syn|o|vi|tis *f, pl* **-ti|den**: *→ Tendovaginitis*

Tendosynovitis acuta purulenta: *→ Sehnenphlegmone*

Tendosynovitis nodosa: *→ pigmentierte villonoduläre Synovitis*

ten|do|syn|o|vi|tisch *adj* (Ⓔ tenosynovitic): ***Syn:*** *tendovaginitisch, tenosynovitisch, tenovaginitisch*; Sehnenscheidenentzündung/Tendosynovitis betreffend, von ihr betroffen oder gekennzeichnet

Ten|do|va|gi|ni|tis *f, pl* **-ti|den** (Ⓔ tendovaginitis): ***Syn:*** *Sehnenscheidenentzündung, Tenosynovitis, Tendosynovitis, Tenovaginitis*; akute oder chronische Entzündung der Sehnenscheide; tritt häufig bei Überbeanspruchung oder im Rahmen der rheumatischen Arthritis* auf; bei den chronischen Formen findet man auch Stoffwechselerkrankungen [Hyperurikämie, Lipoidgranulomatose, Xanthomatose] als Ursache; oft kommt es zu spontaner Sehnenruptur

akute eitrige Tendovaginitis: *→ Sehnenphlegmone*

Tendovaginitis crepitans (Ⓔ tenosynovitis crepitans): fibrinöse Sehnenscheidenentzündung mit Reibegeräusch

Tendovaginitis sclerosans (de Quervain): *→ Tendovaginitis stenosans (de Quervain)*

Tendovaginitis stenosans (de Quervain) (Ⓔ stenosing tenosynovitis): ***Syn:*** *Quervain-Krankheit, De Quervain-Krankheit, Tendovaginitis sclerosans (de Quervain)*; chronisch entzündliche Reizung der gemeinsam verlaufenden Sehnen von Musculus* abductor pollicis longus und Musculus* extensor pollicis brevis

ten|do|va|gi|ni|tisch *adj* (Ⓔ tendovaginitic): ***Syn:*** *tendosynovitisch, tenosynovitisch, tenovaginitisch*; Sehnenscheidenentzündung/Tendovaginitis betreffend, von ihr betroffen oder gekennzeichnet

Ten|do|va|gi|no|pa|thie *f* (Ⓔ tendovaginitis): Erkrankung der Sehnenscheide; meist als chronische Sehnenscheidenentzündung [Tendovaginitis*] bei rheumatischer Arthritis* oder Stoffwechselerkrankungen [Hyperurikämie, Lipoidgranulomatose, Xanthomatose]

Te|nes|mus *m* (Ⓔ tenesmus): schmerzhafter Stuhl- [**Tenesmus alvi/ani**] oder Harndrang [**Tenesmus vesicae**]

Te|ni|po|sid *nt* (Ⓔ teniposide): ***Syn:*** *VM-26*; semisynthetisches Derivat des Podophyllotoxins; Topoisomerase II-Hemmer; *s.u. Essay Chemotherapie S. 349*

Ten|nis|el|len|bo|gen *m* (Ⓔ tennis elbow): ***Syn:*** *Epicondylitis humeri radialis*; Entzündung des Epicondylus* lateralis humeri durch chronische Überanstrengung [Tennis spielen, Schreibmaschine schreiben]; **Therapie**: die Beschwerden verschwinden meist von selbst oder bei Schonung für 2–3 Wochen; ansonsten Ruhigstellung im Gipsverband, Infiltration mit Cortisonkristallsuspension oder Ultrasonophorese

Ten|nis|fer|se *f* (Ⓔ basketball heel): ***Syn:*** *Black heel, Basketballferse*; Blutergüsse über der Ferse bei wiederholter traumatischer Belastung

Ten|nis|schlä|ger|form *f* (Ⓔ tennis racket form): *s.u. Essay Bakterien S. 217*

Teno-, teno- *präf.*: Wortelement mit der Bedeutung „Sehne/Tendo"

Te|no|de|se *f* (Ⓔ tenodesis): Sehnenfixierung, Sehnenanheftung

Te|no|dy|nie *f*: *→ Tendodynie*

Te|no|fo|vir *nt* (Ⓔ tenofovir): Nukleosidanaloger reverse Transkriptase-Hemmer; *s.u. Essay AIDS S. 31*

Te|no|ly|se *f* (Ⓔ tenolysis): ***Syn:*** *Tendolyse*; operative Sehnenlösung

Te|no|my|o|plas|tik *f* (Ⓔ tenomyoplasty): kombinierte Sehnen-Muskel-Plastik

Te|no|my|o|to|mie *f* (Ⓔ tenomyotomy): Durchtrennung einer Sehne

Tenon: Jacques René Tenon; 1724–1816; französischer Augenarzt (Paris)

Tenon-Kapsel *f* (Ⓔ Tenon's capsule): ***Syn:*** *Augapfelscheide, Vagina bulbi*; bindegewebige Augenkapsel, die nur am Sehnerveneintritt und in der Nähe des Limbus* corneae mit dem Augapfel verwachsen ist; zwischen ihr und der Sclera* liegt ein Spaltraum [**Tenon-Raum, Spatium episclerale**], der von lockerem Bindegewebe ausgefüllt ist, und der die Bewegung des Augapfels ermöglicht; die Endsehnen der äußeren Augenmuskeln ziehen durch schlitzförmige Spalten der Vagina zum Augapfel

Te|non *m* (Ⓔ tendon): Sehne*

Te|no|nek|to|mie *f* (Ⓔ tenonectomy): ***Syn:*** *Sehnenexzision, Sehnenresektion*; operative (Teil-)Entfernung einer Sehne

Te|no|ni|tis *f, pl* **-ti|den** (Ⓔ tenonitis): Entzündung der Tenon*-Kapsel

te|no|ni|tisch *adj* (Ⓔ tenonitic): Tenonitis betreffend, von ihr betroffen oder gekennzeichnet

Te|no|plas|tik *f*: *→ Tendoplastik*

te|no|plas|tisch *adj* (Ⓔ tenoplastic): Tenoplastik betreffend, mittels Tenoplastik

Te|nor|rha|phie *f* (Ⓔ tenorrhaphy): ***Syn:*** *Sehnennaht*; Naht einer Sehne nach traumatischer oder operativer Durchtrennung, z.B. bei Achillessehnenruptur

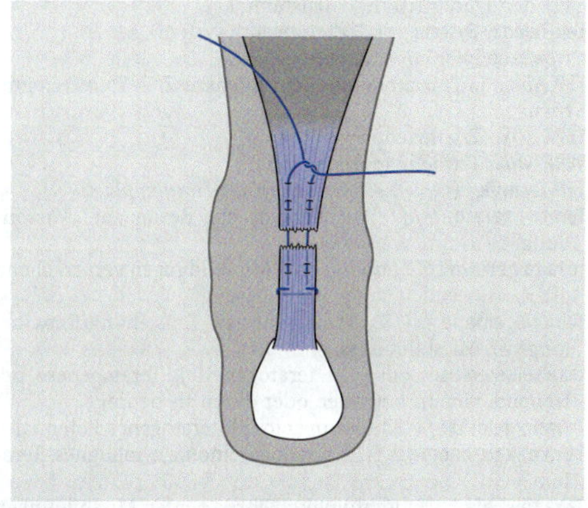

Abb. T7. End-zu-End-Naht bei Achillessehnenruptur

Te|no|syn|o|vek|to|mie *f* (Ⓔ tenosynovectomy): ***Syn:*** *Tenosynovialektomie, Sehnenscheidenexzision, Sehnenscheidenresektion*; operative Entfernung/Resektion der Vagina synovialis der Sehnenscheide

Te|no|syn|o|vi|a|lek|to|mie *f*: *→ Tenosynovektomie*

Te|no|syn|o|vi|tis *f, pl* **-ti|den**: *→ Tendovaginitis*

te|no|syn|o|vi|tisch *adj*: *→ tendosynovitisch*

Te|no|to|mie *f* (Ⓔ tenotomy): operative Durchtrennung einer Sehne

Te|no|va|gi|ni|tis *f, pl* **-ti|den**: *→ Tendovaginitis*

te|no|va|gi|ni|tisch *adj*: *→ tendovaginitisch*

Te|no|xi|cam *nt* (Ⓔ tenoxicam): Antirheumatikum*, nichtsteroidales Antiphlogistikum*

TENS *Abk.*: *→ transkutane elektrische Nervenstimulation*

Ten|sa *f* (Ⓔ pars tensa): Pars tensa membranae tympanicae; *s.u. Trommelfell*

Ten|sid *nt*: *→ Detergens*

Tensilon-Test *m* (Ⓔ tensilon test): Test bei Verdacht auf Myasthenia* gravis paralytica; Tensilon® [Edrophoniumhydrochlorid] wird i.v. injiziert; nach 30-60 Sekunden verbessert sich die Muskelfunktion und lässt nach ca. 10 Minuten wieder nach; ist am eindrucksvollsten an stark betroffenen Muskeln, wie z.B. Augenmuskeln

Ten|si|on *f* (Ⓔ tension): Spannung; (Muskel-)Anspannung

Ten|sor *m* (Ⓔ tensor): ***Syn:*** *Musculus tensor*; Spannmuskel, Spanner
Tensor fasciae latae: →*Musculus tensor fasciae latae*
Tensor tympani: →*Musculus tensor tympani*
Tensor veli palatini: →*Musculus tensor veli palatini*

Ten|ta|men *nt* (Ⓔ trial): Versuch, Probe
Tentamen suicidii (Ⓔ attempted suicide): Selbstmordversuch

ten|ta|tiv *adj* (Ⓔ tentative): versuchsweise, vorübergehend, probeweise

ten|to|ri|al *adj* (Ⓔ tentorial): ***Syn:*** *tentoriell*; Tentorium cerebelli betreffend

ten|to|ri|ell *adj:* →*tentorial*

Ten|to|ri|um *nt* (Ⓔ tentorium): (*anatom.*) Zelt, zeltartige Struktur; meist Kurzbezeichnung für →*Tentorium cerebelli*
Tentorium cerebelli (Ⓔ tentorium of cerebellum): ***Syn:*** *Kleinhirnzelt*; zwischen Kleinhirn [Cerebellum*] und Hinterhauptslappen [Lobus* occipitalis] liegende Duraplatte; setzt vorne am Processus clinoideus anterior des großen Keilbeinflügels [Ala* major ossis sphenoidalis] an, seitlich an der Oberkante des Felsenbeins [Pars* petrosa ossis temporalis] und hinten am Rand des Sulcus* sinus transversi; im vorderen Bereich liegt eine Öffnung [Incisura tentorii] für den Durchtritt des Hirnstamms

Ten|to|ri|um|riss *m* (Ⓔ tentorial laceration): Einriss des Tentorium* cerebelli unter der Geburt; tritt v.a. bei Frühgeborenen auf

Ten|to|ri|um|schlitz *m* (Ⓔ tentorial notch): ***Syn:*** *Incisura tentorii*; Öffnung des Kleinhirnzeltes [Tentorium cerebellei] für den Durchtritt des Hirnstamms

Ten-Twenty-System *nt* (Ⓔ ten-twenty system): *s.u. Essay Elektroenzephalogramm S. 563*

TEP *Abk.*: **1.** Thromboembolieprophylaxe **2.** →*Totalendoprothese*

TEPA *Abk.*: Triethylenphosphoramid

TEPP *Abk.*: Tetraethylpyrophosphat

TEP-Technik *f* (Ⓔ TEP technique): *s.u. Hernienplastik*

Terato-, terato- *präf.*: Wortelement mit Bezug auf „Missbildung"

te|ra|to|gen *adj* (Ⓔ teratogenic): Missbildungen verursachend oder auslösend

Te|ra|to|ge|ne|se *f* (Ⓔ teratogenesis): Entstehung/Entwicklung von Missbildungen

te|ra|to|ge|ne|tisch *adj* (Ⓔ teratogenetic): Teratogenese betreffend, von ihr betroffen oder durch sie bedingt

Te|ra|to|ge|ni|tät *f* (Ⓔ teratogenicity): teratogenes Potential

Te|ra|to|kar|zi|nom *nt* (Ⓔ teratocarcinoma): malignes Teratom*

Te|ra|to|lo|gie *f* (Ⓔ teratology): Lehre von den Missbildungen

te|ra|to|lo|gisch *adj* (Ⓔ teratologic): Teratologie betreffend

Te|ra|tom *nt* (Ⓔ teratoma): ***Syn:*** *teratoide/teratogene Geschwulst, Teratoma, Wundergeschwulst*; meist gutartige, angeborene Geschwulst mit Anteilen aller Keimblätter; oft gleichgesetzt mit zystischem Teratom*
embryonales Teratom (Ⓔ embryonal teratoma): ***Syn:*** *Dysembryom, Teratoma embryonale*; embryonales Gewebe enthaltendes Teratom*
zystisches Teratom (Ⓔ cystic teratoma): ***Syn:*** *Dermoid, Dermoidzyste*; zystischer Keimzelltumor des Eierstocks, der neben Hautanhangsgebilden auch andere Strukturen enthalten kann

Te|ra|to|ma *nt, pl* **-ma|ta:** →*Teratom*

te|ra|to|ma|tös *adj* (Ⓔ teratomatous): in der Art eines Teratoms, teratomartig

te|ra|to|phob *adj* (Ⓔ teratophobic): Teratophobie betreffend, durch sie gekennzeichnet

Te|ra|to|pho|bie *f* (Ⓔ teratophobia): krankhafte Angst davor, ein missgebildetes Kind zu gebären

Te|ra|to|sper|mie *f:* →*Teratozoospermie*

Te|ra|to|zo|o|sper|mie *f* (Ⓔ teratospermia): ***Syn:*** *Teratospermie*; weniger als 30 % normal geformte Spermien im Ejakulat

Te|ra|zo|sin *nt* (Ⓔ terazosin): peripherer α_1-Blocker; **Anw.**: arterielle Hypertonie

Ter|bin|a|fin *nt* (Ⓔ terbinafine): Antimykotikum*; wirkt fungizid gegen Dermatophyten und Schimmelpilze, fungizid oder fungistatisch gegen Candida*

Ter|bu|ta|lin *nt* (Ⓔ terbutaline): β_2-Sympathomimetikum*; **Anw.**: Bronchodilatator, Prophylaxe und Therapie obstruktiver Atemwegserkrankungen, Asthma-Anfall

Te|re|bin|thi|na *f:* →*Terpentin*
Terebinthina laricina (Ⓔ larch turpentine): *s.u. Lärche*
Terebinthina veneta (Ⓔ Venetian turpentine): *s.u. Lärche*

Te|re|bin|thi|nae ae|the|ro|le|um rec|ti|fi|ca|tum *nt* (Ⓔ purified turpentine oil): *s.u. Terpentin*

Te|re|bin|thi|nae re|si|na *f* (Ⓔ turpentine resin): ***Syn:*** *Colophonium*; *s.u. Terpentin*

Te|res ma|jor *m:* →*Musculus teres major*

Te|res mi|nor *m:* →*Musculus teres minor*

Ter|fe|na|din *nt* (Ⓔ terfenadine): H_1-Antihistaminikum*, Antiallergikum*; **Anw.**: Allergien, allergische Rhinitis, Juckreiz

Te|ri|zi|don *nt* (Ⓔ terizidone): Cycloserindetivat, aus dem im Körper Cycloserin freigesetzt wird; Antibiotikum*, Tuberkulostatikum* der 2. Wahl

Ter|li|pres|sin *nt* (Ⓔ terlipressin): Vasopressinanalogon, Hämostatikum*, Vasokonstriktor*; **Anw.**: Ösophagusvarizenblutung

ter|mi|nal *adj* (Ⓔ **1.–2.** terminal): **1.** endständig; abschließend, begrenzend **2.** unheilbar, im Endstadium, im Sterben

Ter|mi|nal|haar *nt* (Ⓔ terminal hair): Terminalhaare bedecken bei der Frau ca. ein Drittel der Körperoberfläche [Kopfhaar, Schamhaar] und ersetzen beim Mann das während der Fetalperiode gebildete Flaumhaar* vollständig; sie sind länger und dicker als Lanugohaare und enthalten Pigment; die Terminalhaare verschiedener Körperregionen unterscheiden sich in Länge, Durchmesser und äußerer Erscheinung; man unterscheidet **Capilli** [Kopfhaare], **Supercilia** [Augenbrauenhaare], **Cilia** [Augenwimpern], **Barba** [Barthaare], **Tragi** [Haare des äußeren Gehörganges], **Vibrissae** [Nasenhaare], **Hirci** [Haare der Achselhöhle] und **Pubes** [Schamhaare]; *s.a. Haar*

Ter|mi|nal|kör|per|chen *nt* (Ⓔ terminal nerve corpuscle): ***Syn:*** *sensible Endorgane, Nervenendkörperchen, Endkörperchen, Corpuscula nervosa terminalia*; in vielen Formen vorkommende Rezeptoren [meist Mechanorezeptoren], die aus einer Nervenendigung [Neurit*] und einem nicht neuronalen Anteil [Bindegewebe, Kapsel] bestehen; am häufigsten sind Merkel*-Zellen, Meissner*-Tastkörperchen, Vater*-Pacini-Lamellenkörperchen und Ruffini*-Körperchen

Ter|mi|na|ti|o|nes ner|vo|rum *pl* (Ⓔ free nerve endings): freie Nervenendigungen; *s.u. Dermis*

Ter|mi|na|ti|ons|fak|to|ren *pl* (Ⓔ termination factors): *s.u. Proteinsynthese*

Ter|mi|na|ti|ons|pha|se *f* (Ⓔ termination phase): *s.u. Proteinsynthese*

ter|när *adj* (Ⓔ ternary): (*chem.*) dreifach, dreigliedrig

Ter|pe|ne *pl* (Ⓔ terpenes): aus Isopren*-Einheiten aufgebaute Naturstoffe, zu denen z.B. die Steroide*, Carotinoide* und Kautschuk gehören

Ter|pen|tin *nt* (Ⓔ turpentine): ***Syn:*** *Terebinthina*; aus den Stämmen verschiedener Pinus-Arten gewonnener Balsam, aus dem ein ätherisches Öl [**Terebinthinae aetheroleum rectificatum**] und ein Harz [**Terebinthinae resina, Colophonium**] gewonnen werden; sie enthalten u.a. Pinen, Caren, Camphen und Limonen; haben eine hyperämisierende und antiseptische Wirkung und vermindern die Bronchialsekretion; **Anw.**: innerlich und äußerlich bei chronischer Atemwegserkrankung mit starker Sekretion; äußerlich bei rheumatischen und neuralgischen Beschwerden; das Harz traditionell in hautreizenden Salben, Pflastern und blutstillenden Mitteln; Zusatz zu Desinfektions- und Insektenvernichtungsmitteln; in der Homöopathie bei Bronchitis, Lungentuberkulose, Entzündungen von Niere und ableitenden Harnwegen, Nierensteinleiden und Gallenbeschwerden
venezianisches Terpentin (Ⓔ Venetian turpentine): ***Syn:*** *Lärchenterpentin, Terebinthina laricina, Terebinthina veneta*; *s.u. Lärche*

Terry: Theodore Lasater Terry; 1899–1946; amerikanischer Augenarzt

Terry-Syndrom *nt*: *→ Frühgeborenenretinopathie*
tert. *Abk.*: *→ tertiär*
Ter|ta|to|lol *nt* (Ⓔ tertatolol): β-Blocker*
ter|ti|an *adj* (Ⓔ tertian): jeden dritten Tag auftretend
Ter|ti|a|na *f* (Ⓔ tertian fever): ***Syn:*** *Dreitagefieber, Febris tertiana*; jeden dritten Tag auftretendes Fieber bei Malaria* tertiana
ter|ti|är *adj* (Ⓔ tertiary): dritten Grades, drittgradig, an dritter Stelle
Ter|ti|är|den|tin *nt* (Ⓔ tertiary dentin): *s.u. Dentin*
Ter|ti|är|fol|li|kel *pl* (Ⓔ tertiary ovarian follicles): *s.u. Follikelreifung*
Ter|ti|är|sta|di|um *nt* (Ⓔ tertiary syphilis): ***Syn:*** *Syphilis IV, Lues III, Neurosyphilis*; Jahre nach der Erstinfektion beginnendes Syphilisstadium mit Befall des Zentralnervensystems, der Knochen und innerer Organe; *s.a. Essay Syphilis S. 2077*
Ter|ti|är|struk|tur *f* (Ⓔ tertiary structure): *s.u. Eiweißstruktur*
TES *Abk.*: **1.** toxisch-epidemisches Syndrom **2.** transkutane Elektrostimulation
TESD *Abk.*: totaler endsystolischer Durchmesser
TESE *Abk.*: *→ testicular sperm extraction*
Test|e|ry|thro|zy|ten *pl* (Ⓔ test erythrocytes): gewaschene und konservierte Erythrozyten* für serologische oder immunologische Tests
testicular sperm extraction *nt*: *s.u. Essay Infertilität und Sterilität S. 1041*
Tes|ti|cu|lus *m, pl* **-li:** *→ Hoden*
Tes|ti|kel *m*: *→ Hoden*
tes|ti|ku|lär *adj* (Ⓔ testicular): Hoden/Testis betreffend, von den Hoden ausgehend
Tes|ti|ku|la|ris *f*: *→ Arteria testicularis*
Tes|tis *m, pl* **-tes:** *→ Hoden*
Testis mobilis (Ⓔ retractile testis): abnorm beweglicher Hoden; z.T. als Synonym für Gleithoden* oder Pendelhoden* verwendet
Tes|to|lac|ton *nt* (Ⓔ testolactone): Testosteronderivat; Androgen*; **Anw.**: Mammakarzinom nach der Menopause
Tes|to|ste|ron *nt* (Ⓔ testosterone): in den Leydig*-Zellen des Hodens gebildetes wichtigstes Sexualhormon des Mannes, das eine wichtige Rolle bei der Rückkopplungshemmung von Hypothalamus* und Hypophyse* spielt; im Blut ist Testosteron zu 98 % an das **Testosteron-Östrogen-bindende Protein** oder an Albumin gebunden, d.h., nur 2 % liegen in der biologisch aktiven freien Form vor; der normale Plasmaspiegel liegt bei 3–10 ng/ml; in der Peripherie wird es durch 5α-Reduktase zu 5α-Dihydrotestosteron reduziert, das die zweieinhalbfache biologische Aktivität besitzt; Testosteron fördert Wachstum und Differenzierung der männlichen Genitalorgane während der Embryogenese und nach der Geburt; später ist es von Bedeutung für die Ausbildung der sekundären Geschlechtsmerkmale sowie für Libido und Potenz; in Plazenta, Eierstock, Fettgewebe, Leydig*- und Sertoli*-Zellen dient es als Prohormon für die Synthese von Östradiol*

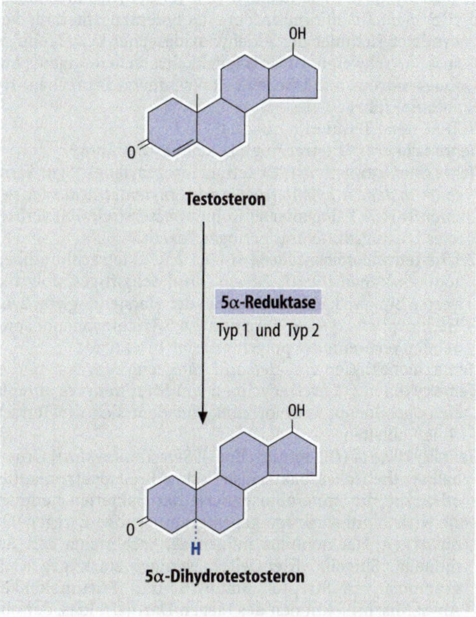

OH
O
Testosteron
5α-Reduktase
Typ 1 und Typ 2
OH
O
H
5α-Dihydrotestosteron

Abb. T8. Periphere Umwandlung von Testosteron in 5α-Dihydrotestosteron

Tes|to|ste|ron|re|sis|tenz *f* (Ⓔ androgen insensitivity): ***Syn:*** *Androgenresistenz*; X-chromosomal-rezessiv vererbte, fehlende oder abgeschwächte Wirkung von Androgenen durch einen Defekt der Androgenrezeptoren; häufigste Störung der Geschlechtsdifferenzierung; das klinische Bild reicht von isolierter Hypospadie* bei partieller Androgenresistenz, bis hin zum Vollbild des Pseudohermaphroditismus masculinus mit komplettem weiblichen Phänotyp bei kompletter Androgenresistenz; das innere Genitale ist aber immer männlich
Test|o|var *m*: *→ Ovotestis*
Tes|tu|do *m* (Ⓔ figure-of-eight bandage): ***Syn:*** *Schildkrötenverband*; dachziegelartiger Rollbindenverband für rechtwinklig gebeugte Gelenke [**Testudo cubiti** am Ellenbogen, **Testudo genus** am Knie]; beginnen die Bindentouren in der Gelenkmitte, handelt es sich um einen **Testudo reversa**; liegt der Anfang oberhalb oder unterhalb der Gelenkmitte, spricht man von **Testudo inversa**
TET *Abk.*: Triethylenmelamin
Te|ta|nia *f*: *→ Tetanie*
Tetania gastrica (Ⓔ gastric tetany): ***Syn:*** *Magentetanie*; i.d.R. duch starkes Erbrechen bedingte Tetanie*, die auf einer metabolischen Alkalose* mit Hypochlorämie* [**chloroprive Tetanie**] beruht
Te|ta|nie *f* (Ⓔ tetany): ***Syn:*** *Tetania*; neuromuskuläre Übererregbarkeit und Krampfbereitschaft der Muskulatur bei Ca^{2+}-Mangel [**hypokalzämische Tetanie**], aber auch normalem Ca^{2+}-Spiegel [**normokalzämische Tetanie**]; respiratorische oder metabolische Alkalosen sind die häufigste Ursache der normokalzämischen Tetanie; klinisch unterscheidet man zwischen **latenter Tetanie** [mit Leistungsstörungen, Antriebsstörungen, Parästhesien, rheumatoiden Symptomen] und **manifester Tetanie**, d.h. dem **tetanischen Anfall** mit schmerzhaften, tonischen Krämpfen der distalen Extremitätenmuskulatur und der Gesichtsmuskeln [Geburtshelferhand, Pfötchenstellung, Karpopedalspasmen, Lidkrampf, Fischmaul]; die Pupillen sind unverändert und das Bewusstsein ist, wenn überhaupt, nur leicht getrübt; **Therapie:** Calcium i.v. bei hypokalzämischer Tetanie, Ausgleich der Alkalose [z.B. durch Rückatmung oder Sedativa] bzw. Beseitigung der Ursache bei normokalzämischer Tetanie [*Tab. T9*]
chloroprive Tetanie (Ⓔ hypochloremic tetany): *s.u. Tetania gastrica*
te|ta|ni|form *adj* (Ⓔ tetaniform): ***Syn:*** *tetanoid*; tetanieartig, tetanusartig
te|ta|ni|gen *adj* (Ⓔ tetanigenous): Tetanus oder Tetanie hervorrufend
te|ta|nisch *adj* (Ⓔ **1.–2.** tetanic): **1.** Tetanus oder Tetanie betreffend oder auslösend **2.** Wundstarrkrampf/Tetanus betreffend
te|ta|no|id *adj*: *→ tetaniform*
Te|ta|no|ly|sin *nt* (Ⓔ tetanolysin): *s.u. Tetanusbazillus*
Te|ta|no|spas|min *nt* (Ⓔ tetanospasmin): *s.u. Tetanus, Tetanusbazillus*
Te|ta|nus *m* (Ⓔ **1.** tetany **2.** tetanus): **1.** tetanische Muskelkontraktion, Muskelkrampf **2.** ***Syn:*** *Wundstarrkrampf, Starrkrampf*; durch das toxinbildende Bakterium Clostridium* tetani hervorgerufene Krankheit, die durch eine Lähmung der Atemmuskulatur tödlich verlaufen kann; in Mitteleuropa spielt Tetanus Dank der Tetanusimpfung heute praktisch keine Rolle mehr; der Tetanusbazillus vermehrt sich nur lokal an der Eintrittspforte; das von ihm gebildete Neurotoxin **Tetanospasmin** gelangt retrograd über die Ner-

Tab. T9. Differentialdiagnose der Tetanien

Hypokalzämische Tetanien	
Hypoparathyreoidismus	Idiopathisch bei fehlender Organanlage, als Autoimmuninsuffizienz, nach Schild- bzw. Nebenschilddrüsenoperation, vorübergehend bei Neugeborenen mit Unreife oder mütterlichem primären Hyperparathyreoidismus
Pseudoidiopathischer Hypoparathyreoidismus	Produktion von unwirksamem PTH
Pseudohypoparathyreoidismus	Typ I: Defekt des Adenylatcyclasesystems Tap II: Defekt in Übertragung der cAMP-Botschaft
Nutrive Hypokalzämie	Kalziummangelernährung
Intestinale Hypokalzämie	Kalziummalabsorbtion, Maldigestion
Rachitis, Osteomalazie (kalzipenisch)	Vitamin-D-(Metaboliten-)Mangel
Niereninsuffizienz[a]	Hyperphosphatämie, Mangel an Vitamin-D-Hormon
Pankreatitis	Gewebsverkalkung, Glukagonwirkung
Oxalatvergiftung	Kalziumkomplexbildung
Zitratbluttransfusion	Kalziumkomplexbildung
Phosphatgabe	Kalziumkomplexbildung
Sulfatgabe	Kalziumkomplexbildung
Viomycintherapie	Kalziumsenkung durch Hyperphosphatämie
Leukämie	Kalziumsenkung durch Hyperphosphatämie
Normokalzämische Tetanien	
Hyperventilationstetanie	Respiratorische Alkalose
Magentetanie	Hyperemesis mit Salzsäureverlust
Akute Hyperkalzämie	Bei Therapie einer Hypokalämie
Magnesiummangeltetanie	Bei Alkoholismus u.a.
Intoxikationen	Mit Strychnin, Atropin, Blei, u.a.
Infektionskrämpfe	Ohne Elektrolytentgleisung
Zerebrale Tetanie	Bei hirnorganischen Erkrankungen

[a] In der Regel ohne Tetanie

venfasern oder hämatogen zum Rückenmark; in den Vorderhornzellen des Rückenmarks spaltet es Synaptobrevine, die an der Ausschüttung von Gammaaminobuttersäure [GABA] in den Synapsenspalt beteiligt sind; damit kommt es zu spastischer Lähmung mit tonisch-klonischen Krämpfen; beim **generalisierten Tetanus**, der häufigsten Form, kommt es zu Kieferklemme [Trismus] mit typischem Gesichtsausdruck [Risus sardonicus], sensorisch ausgelösten Muskelspasmen und Atemlähmung; liegt die Eintrittspforte im Kopfbereich, kommt es schnell zu Entwicklung eines **Kopftetanus**, der fast immer tödlich verläuft; **Therapie:** Tetanushyperimmunglobulin, Bettruhe, Abschirmung von äußeren Reizen, Sedativa, künstliche Beatmung; **Prognose:** lokaler Tetanus hat eine gute Prognose; generalisierter Tetanus und Kopftetanus haben weiterhin eine Mortalität von 20–40 %; *s.a. Tetanusprophylaxe*

Tetanus capitis (Ⓔ cephalic tetanus): Kopftetanus; *siehe oben*

neonataler Tetanus: → *Tetanus neonatorum*

Tetanus neonatorum (Ⓔ neonatal tetanus): ***Syn:*** *neonataler Tetanus*; durch eine Infektion der Nabelwunde ausgelöster Wundstarrkrampf; in den Entwicklungsländern weiterhin eine ernsthafte Bedrohung vieler Neugeborener, die fast immer tödlich verläuft

Tetanus uteri (Ⓔ uterine tetanus): ***Syn:*** *Wehensturm*; Dauerkontraktion der Gebärmutter bei Geburtshindernissen oder Überdosierung von Wehenmitteln

Te|ta|nus|ba|zil|lus *m, pl* **-li** (Ⓔ tetanus bacillus): ***Syn:*** *Tetanuserreger, Wundstarrkrampfbazillus, Wundstarrkrampferreger, Plectridium tetani, Clostridium tetani*; bewegliches Stäbchen mit typischer **Trommelschlegelform**; bildet zwei Toxine, das neurotoxische **Tetanospasmin** und das hämolytische **Tetanolysin**; die Sporen sind extrem widerstandsfähig [bis zu 100 °C feuchte Hitze]; *s.a. Tetanus*

Te|ta|nus|er|re|ger *m:* → *Tetanusbazillus*

Te|ta|nus|hy|per|im|mun|glo|bu|lin *nt* (Ⓔ tetanus immunoglobulin): *s.u. Tetanus*

Te|ta|nus|pro|phy|la|xe *f* (Ⓔ tetanus prophylaxis): die Impfung erfolgt mit inaktiviertem Tetanustoxin [Toxoid]; heute wird i.d.R. eine Dreifachimpfung [Diphtherie*, Pertussis*, Tetanus] im 3., 4., 5. und 12. Monat vorgenommen; die letzte Dosis wird im 6. Jahr verabreicht; danach kann jederzeit eine Boosterimpfung vorgenommen werden; ist der Impfstatus einer verletzten Person unklar, wird je nach Art der Wunde entweder nur mit Toxoid oder mit Toxoid und Immunglobulin geimpft; *s.a. Impfplan*

Tab. T10. Tetanusprophylaxe

Zahl der bisherigen aktiven Impfungen	Saubere, geringfügige Wunden[a]		Alle anderen Wunden	
	DT bzw. Td[b]	Tetanus-Immunglobulin	DT bzw. Td[b]	Tetanus-Immunglobulin
Unbekannt	Ja	Nein	Ja	Ja[d]
≤ 1	Ja	Nein	Ja	Ja[d]
2	Ja	Nein	Ja	Nein[f]
≥ 3	Nein[c]	Nein	Nein[e]	Nein

[a] Oberflächlich, nicht verschmutzt
[b] Diphtherie-Tetanustoxoid-Kombinationswirkstoff
[c] Vorausgesetzt, die letzte Immunisierung liegt < 10 Jahre zurück
[d] Simultan mit DT bzw. Td
[e] Vorausgesetzt, die letzte Immunisierung liegt < 5 Jahre zurück
[f] Vorausgesetzt, die Verletzung liegt < 24 h zurück

TETD *Abk.*: Tetraethylthiuramdisulfid

Tetr-, tetr- *präf.*: → *Tetra-*

Tetra-, tetra- *präf.*: Wortelement mit der Bedeutung „vier"

Te|tra|ä|thyl|am|mo|ni|um *nt:* → *Tetraethylammonium*

Te|tra|ä|thyl|thi|ur|a|mid|sul|fid *nt* (Ⓔ tetraethylthiuram disulfide): ***Syn:*** *Disulfiram*; in der Alkoholentzugstherapie verwendeter Hemmer der Aldehydoxidase, der bei Alkoholgenuss zu schweren Unverträglichkeitserscheinungen [**Antabussyndrom** mit Übelkeit, Kopfschmerz, Erbrechen, Hypotonie] führt

TETRAC *Abk.*: Tetraiodthyroacetat

Te|tra|ca|in *nt* (Ⓔ tetracaine): Lokalanästhetikum*

Te|tra|chlor|ä|thy|len *nt* (Ⓔ tetrachloroethylene): ***Syn:*** *Tetrachlorethylen, Äthylentetrachlorid, Ethylentetrachlorid, Perchloräthylen*; halogenierter Kohlenwasserstoff; weit verbreitetes Lösungsmittel mit geringer Toxizität

2,3,7,8-Tetrachlordibenzdioxin *nt* (Ⓔ 2,3,7,8-tetrachlorodibenzodioxin): ***Syn:*** *Dioxin, Seveso-Gift*; hochgiftiges, polychloriertes Biphenyl; entsteht u.a. bei der Herstellung von 2,4,5-Trichlorphenoxyessigsäure und 2,4,5-Trichlorphenol sowie bei der Verbrennung polychlorierter Insektizide

Te|tra|chlor|e|thy|len *nt:* → *Tetrachloräthylen*

Te|tra|cy|clin *nt* (Ⓔ tetracycline): von **Streptomyces aureofaciens** gebildetes Antibiotikum, von dem sich die Tetracycline* ableiten

Te|tra|cy|cli|ne *pl* (Ⓔ tetracyclines): ***Syn:*** *Tetrazykline*; Gruppe halbsynthetischer, bakteriostatischer Breitspektrumantibiotika, die die Proteinbiosynthese der Bakterien hemmen; sie wirken am stärksten gegen gramnegative Erreger [Gonokokken, Haemophilus influenzae, Escherichia coli, Salmonella, Shigella, Klebsiella], weniger stark gegen die grampositiven Strepto-, Staphylo- und Pneumokokken; **Anw.:** Mischinfektionen des Magen-Darm-Traktes, der oberen Luftwege und des Urogenitaltraktes; **NW:** Leberschäden, Allergien, Photosensibilisierung, gastrointestinale Symptome, Schädigung von Knochen, Nägeln und Zähnen bei Feten und Kleinkindern; **Kontraind.**: Schwangerschaft, Stillperiode, Kinder unter 8 Jahren, Leberschädigung, Niereninsuffizienz

te|tra|dak|tyl *adj* (Ⓔ tetradactylous): Tetradaktylie betreffend, von ihr betroffen oder gekennzeichnet, vierfingrig, vierzehig

Te|tra|dak|ty|lie *f* (Ⓔ tetradactyly): angeborene Vierfingrigkeit oder Vierzehigkeit

Te|tra|de *f*: → *Tetralogie*

Te|tra|e|thyl|am|mo|ni|um *nt* (Ⓔ tetraethylammonium): ***Syn:*** *Tetraäthylammonium*; quarternäre Ammoniumbase; Ganglienblocker*

Tet|ra|hy|dro|bi|op|te|rin *nt* (Ⓔ tetrahydrobiopterin): wichtiger H-Ionendonor bei der Biosynthese der Catecholamine*

Tetrahydrobiopterin-Mangel *m* (Ⓔ tetrahydrobiopterin deficiency): ***Syn:*** *Hyperphenylalaninämie durch Cofaktormangel*; Oberbegriff für eine Reihe von angeborenen [autosomal-rezessiven] Synthesedefekten von Tetrahydrobiopterin, das als Cofaktor der Phenylalaninhydroxylase* wirkt; bisher sind drei verschiedene Defekte bekannt [**GTP-Zyklohydrolase-1-Mangel, 6-Pyrovoyl-Tetrahydrobiopterinsynthase-Mangel** und **Pterin-4α-Carbinolamin-Dehydratase-Mangel**], die zusammen ca. 1–2 % aller Hyperphenylalaninämien ausmachen; **Klinik** und **Diagnose** *s.u. Phenylketonurie*; **Therapie**: phenylalaninarme Diät, Substitution von Tetrahydrobiopterin und L-Dopa

Te|tra|hy|dro|fo|lat *nt* (Ⓔ tetrahydrofolate): Salz der Tetrahydrofolsäure*

Te|tra|hy|dro|fol|säu|re *f* (Ⓔ tetrahydrofolic acid): biologisch aktive Form der Folsäure*

Te|tra|hy|dro|pyr|rol *nt* (Ⓔ pyrrolidine): ***Syn:*** *Pyrrolidin*; Grundkörper von Prolin* und Hydroxyprolin*

Te|tra|iod|thy|ro|nin *nt*: → *Thyroxin*

D-Te|tra|iod|thy|ro|nin *nt* (Ⓔ dextrothyroxine): ***Syn:*** *D-Thyroxin*; D-Isomer von Thyroxin*

Te|tra|jod|thy|ro|nin *nt*: → *Thyroxin*

Te|tra|lo|gie *f* (Ⓔ tetralogy): ***Syn:*** *Tetrade*; Erkrankung mit vier Hauptsymptomen

Te|tra|mas|tie *f* (Ⓔ tetramastia): Vorkommen von zwei überzähligen Brüsten

Te|tra|me|thy|len|di|a|min *nt* (Ⓔ tetramethylenediamine): ***Syn:*** *Putreszin, 1,4-Diaminobutan, Putrescin*; bei der Eiweißzersetzung entstehendes Leichengift

Te|tra|pa|ra|ly|se *f*: → *Tetraplegie*

Te|tra|pa|re|se *f*: → *Tetraplegie*

Te|tra|pho|ko|me|lie *f* (Ⓔ tetraphocomelia): alle vier Gliedmaßen betreffende Fehlbildung der langen Röhrenknochen mit flossenartigem Sitz der Hände an der Schulter bzw. der Füße an der Hüfte, z.B. beim Roberts*-Syndrom

Te|tra|ple|gie *f* (Ⓔ tetraplegia): ***Syn:*** *hohe Querschnittslähmung, Quadriplegie, Tetraparalyse, Tetraparese*; Lähmung von Beinen und Armen bei einer Halsmarkläsion; liegt die Schädigung oberhalb von C_4 sind die Arme bis zur proximalen Schultermuskulatur gelähmt und es besteht eine Phrenikuslähmung mit Zwerchfellhochstand und paradoxer Beweglichkeit des Zwerchfells; wegen der größeren Gefahr sekundärer Komplikationen [z.B. Harnwegsinfekte, Dekubitus, Sepsis, Pneumonie] ist die Langzeitprognose bei Tetraplegie i.d.R. schlechter als bei tiefer Querschnittslähmung

te|tra|ple|gisch *adj* (Ⓔ tetraplegic): ***Syn:*** *quadriplegisch*; Tetraplegie betreffend, von ihr betroffen oder gekennzeichnet, durch sie bedingt

te|tra|plo|id *adj* (Ⓔ tetraploid): Tetraploidie betreffend, von ihr betroffen oder gekennzeichnet, mit vier Chromosomensätzen

Te|tra|plo|i|die *f* (Ⓔ tetraploidy): Genom aus vier kompletten Chromosomensätzen

te|tra|som *adj* (Ⓔ tetrasomic): Tetrasomie betreffend, von ihr betroffen durch sie bedingt

Te|tra|so|mie *f* (Ⓔ tetrasomy): Vorkommen von zwei überzähligen Kopien eines Chromosoms; führt i.d.R. zu Frühabort [5 % aller Frühaborte]; bei den seltenen, autosomalen **Tetrasomien 8p, 9p** und **12p** handelt es sich jeweils um Mosaik-Tetrasomien; die Kinder sind geistig behindert, haben ausgeprägte Knochenanomalien und eine wesentlich verkürzte Lebenserwartung

te|tra|va|lent *adj* (Ⓔ tetravalent): vierwertig

Te|tra|ze|pam *nt* (Ⓔ tetrazepam): Benzodiazepin*; HWZ 18 h; **Anw.**: Muskelrelaxans*, Tranquilizer*

Te|tra|zy|kli|ne *pl*: → *Tetracycline*

Te|tro|do|to|xin *nt* (Ⓔ tetrodotoxin): Neurotoxin verschiedener Pufferfische und Molche; kann Ursache einer tödlichen Fischvergiftung sein

Te|tro|se *f* (Ⓔ tetrose): ***Syn:*** *C_4-Zucker*; Monosaccharid* mit 4 Kohlenstoffatomen

Te|tro|xo|prim *nt* (Ⓔ tetroxoprim): Chemotherapeutikum*; wird in Kombination mit Sulfonamiden eingesetzt

Te|try|zo|lin *nt* (Ⓔ tetryzoline): α-Sympathomimetikum*, Vasokonstriktor*; **Anw.**: Schnupfen, Heuschnupfen, Nasennebenhöhlenentzündung, allergische Konjunktivitis

Teu|fels|kral|le, süd|af|ri|ka|ni|sche *f* (Ⓔ grapple plant): ***Syn:*** *Harpagophytum procumbens*; Pflanze aus der Familie der Sesamgewächse [Pedaliaceae]; verwendet wird die sekundäre Speicherwurzel [**Harpagophyti radix**], die Harpagosid und andere Iridoidglykoside* enthält; **Anw.**: Appetitlosigkeit und Verdauungsbeschwerden; selten auch bei rheumatischen oder degenerativen Erkrankungen des Bewegungsapparates; in der Homöopathie Verwendung bei Gelenkerkrankungen, Gicht* und Rheuma

Teutschländer: Otto Teutschländer; 1874–1950; deutscher Pathologe (Heidelberg)

Teutschländer-Syndrom *nt* (Ⓔ calcinosis universalis): ***Syn:*** *Lipokalzinogranulomatose, Lipoidkalzinose, Lipocalcinosis progrediens, Calcinosis metabolica universalis, Calcinosis universalis interstitialis, Teutschländer-Krankheit*; familiär gehäuft auftretende, chronisch progrediente Lipidspeicherkrankheit mit Ablagerung von Calciumsalzen in Haut, Muskeln, Schleimbeuteln und Sehnenscheiden

TEV *Abk.*: **1.** Talipes equinovarus **2.** totales Ejektionsvolumen

Tex|tur *f* (Ⓔ texture): Gefüge, Anordnung; Gewebe

Tex|tus *nt* (Ⓔ tissue): ***Syn:*** *Textur*; Gewebe

Textus connectivus laxus (Ⓔ loose connective tissue): lockeres Bindegewebe; *s.u. Subkutis*

TF *Abk.*: **1.** taktiler Fremitus **2.** → *Thomsen-Friedenreich-Antigen* **3.** → *Thymusfaktor* **4.** Tonofilament **5.** Trachoma folliculare **6.** Transferfaktor **7.** Transkriptionsfaktor **8.** Tuberkulinfiltrat **9.** Tubulusflüssigkeit

Tf *Abk.*: → *Transferrin*

TFG *Abk.*: Thermofraktogramm

TFP *Abk.*: → *Trifluoperazin*

TFPZ *Abk.*: → *Trifluoperazin*

TFR *Abk.*: totale Fertilitätsrate

TFS *Abk.*: testikuläres Feminisierungssyndrom

Tf-System *nt* (Ⓔ Tf system): ***Syn:*** *Transferrin-System*; autosomal-kodominant vererbter Polymorphismus des Serumproteins Transferrin* mit mehr als 30 verschiedenen phänotypischen Molekülvarianten, die sich durch jeweils eine einzelne Aminosäure unterscheiden; wird v.a. für anthropologische Untersuchungen und Abstammungsgutachten verwendet

TFT *Abk.*: Tetracyclin-Fluoreszenz-Test

TG *Abk.*: **1.** Teilchengröße **2.** Tetraglycin **3.** Thermogravimetrie **4.** → *Thyreoglobulin* **5.** → *Tokogramm* **6.** → *Tokographie* **7.** Trockengewicht

6-TG *Abk.*: 6-Thioguanin

TGA *Abk.*: **1.** Tagesgesamtaktivität **2.** thermogravimetrische Analyse **3.** totale Gonadotropinaktivität **4.** → *transiente globale Amnesie* **5.** → *Transposition der großen Arterien*

TGE *Abk.*: Trypton-Glucose-Extrakt

T-Gedächtniszellen *pl* (Ⓔ T memory cells): ***Syn:*** *T memory cells*; *s.u. T-Lymphozyten*

TGF *Abk.*: transforming growth factor

TGG *Abk.*: → *Transposition der großen Gefäße*

TGL *Abk.*: **1.** → *Triglyceride* **2.** Triglyceridlipase

tgl. *Abk.*: täglich

T_4-Glykoprotein *nt* (Ⓔ T_4 glycoprotein): *s.u. T_3/T-Rezeptor*

T_8-Glykoprotein *nt* (Ⓔ T_8 glycoprotein): *s.u. T_3/T-Rezeptor*

TGRL *Abk.*: triglyceridreiche Lipoproteine
TGT *Abk.*: Thromboplastingenerationstest
TGTN *Abk.*: transdermales Glycerintrinitrat
TGV *Abk.*: thorakales Gasvolumen
TH *Abk.*: **1.** Tablettenhilfsstoff **2.** Tetrahydrokortisol **3.** *→ T-Helferzellen* **4.** Thyreoidahormon **5.** Tyrosinhydroxylase
Th *Abk.*: **1.** *→ Therapie* **2.** Thorakalsegment **3.** *→ Thorium*
Th. *Abk.*: *→ Therapie*
THA *Abk.*: **1.** Tetrahydroakridin **2.** Tetrahydroaldosteron **3.** Tetrahydroaminoakridin
Thalam-, thalam- *präf.*: *→ Thalamo-*
Tha|lam|en|ce|pha|lon *nt* (Ⓔ thalamencephalon): aus Thalamus, Epi-, Meta- und Subthalamus bestehender Teil des Zwischenhirns [Diencephalon]
tha|la|misch *adj* (Ⓔ thalamic): Thalamus betreffend
Thalamo-, thalamo- *präf.*: Wortelement mit der Bedeutung „Thalamus"
tha|la|mo|kor|ti|kal *adj* (Ⓔ thalamocortical): Thalamus und Hirnrinde/Kortex betreffend oder verbindend
tha|la|mo|ok|zi|pi|tal *adj* (Ⓔ occipitothalamic): ***Syn:*** *okzipitothalamisch*; Thalamus und Hinterhauptslappen/Lobus occipitalis betreffend oder verbindend
tha|la|mo|teg|men|tal *adj* (Ⓔ thalamotegmental): Thalamus und Tegmentum betreffend
Tha|la|mo|to|mie *f* (Ⓔ thalamotomy): stereotaktische Hirnoperation mit Zerstörung spezifischer Thalamusstrukturen, z.B. zur Therapie unstillbarer Schmerzen
Tha|la|mus *m, pl* **-mi** (Ⓔ thalamus): ***Syn:*** *Sehhügel*; größte Struktur des Zwischenhirns [Diencephalon*], die als Umschaltstation für optische und akustische Bahnen fungiert; die beiden eiförmigen Thalami grenzen medial an den III. Ventrikel und werden in diesem Bereich durch die **Adhesio interthalamica** verbunden; mit Ausnahme der Unterseite, wird der Thalamus von Endhirn [Telencephalon*] und Mittelhirn [Mesencephalon*] umgeben; basal grenzt er an Hypothalamus* und Subthalamus*; funktionell nimmt der Thalamus eine Schlüsselstellung für die Sensorik, Motorik und für die Aufrechterhaltung und Regulation des Wach- und Bewusstseins ein; er ist ein Integrations-, Koordinations- und Modulationszentrum für Impulse von der Peripherie zur Großhirnrinde und umgekehrt
die verschiedenen Kerngruppen des Thalamus [Nuclei* anteriores, dorsales, intralaminares, mediales, mediani, posteriores und ventrales thalami] werden durch zwei große intrathalamische Marklamellen [**Lamina medullaris medialis** und **lateralis thalami**] voneinander getrennt; das **Pulvinar thalami** ist ein Kerngebiet am hinteren Ende des Thalamus*, das unspezifische Kerngebiete enthält; an seinem unteren Ende liegen das Corpus* geniculatum laterale und mediale, die zusammen den Metathalamus* bilden

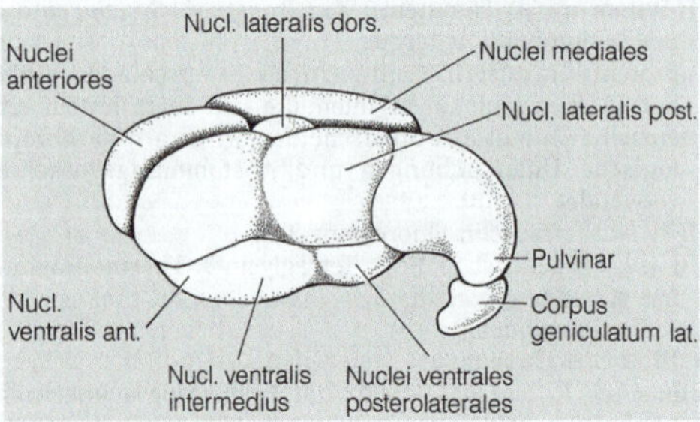

Abb. T11. Thalamus und wichtige Kerne

Tha|la|mus|ker|ne *pl* (Ⓔ thalamic nuclei): ***Syn:*** *Nuclei thalami*; die graue Substanz des Thalamus* [Substantia grisea thalami] besteht aus 7 Kerngruppen: Nuclei anteriores thalami, Nuclei dorsales thalami, Nuclei intralaminares thalami, Nuclei mediales thalami, Nuclei mediani thalami, Nuclei posteriores thalami, Nucleus reticularis thalami und Nuclei ventrales thalami
Tha|lass|ae|mia *f*: *→ Thalassämie*
Thalassaemia major (Ⓔ thalassemia major): ***Syn:*** *homozygote β-Thalassämie, Cooley-Anämie*; Form der Thalassämie* mit hohem Hämoglobin F-Gehalt bei Erwachsenen, Erythroblastose*, hämolytischem Ikterus*, Leber- und Milzvergrößerung, schon bei Säuglingen kommt es zur Ausbildung einer transfusionsbedürftigen Anämie und einer Ausweitung der Knochenmarkräume von Schädel [**Bürstenschädel**], Jochbeinen und Oberkiefer; **Therapie**: allogene Knochenmarktransplantation; bei Versagen lebenslang Transfusionstherapie; Chelatbildner [Deferoxamin*] zur Verhütung einer Eisenüberladung; **Prognose**: bei allogener Knochenmarktransplantation überwiegend gut; bei Transfusionstherapie versterben viele Patienten im 2. oder 3. Lebensjahrzehnt an den Folgen der Eisenüberladung
Thalassaemia minor (Ⓔ thalassemia minor): ***Syn:*** *(familiäre) Erythroblastenanämie, Rietti-Greppi-Micheli-Syndrom*; mild verlaufende heterozygote Form der β-Thalassämie* mit Überproduktion von Hb A_2
Tha|lass|ä|mie *f* (Ⓔ thalassemia): ***Syn:*** *Mittelmeeranämie, Thalassaemia*; autosomal-dominant vererbte Störung der Bildung von Unterketten des Hämoglobins, die zur Entwicklung einer hämolytischen Anämie* führt; kommt im Mittelmeerraum extrem häufig [bis zu 35 % der lokalen Bevölkerung] vor und ist insgesamt eine der häufigsten Erbkrankheiten des Menschen; *s.a. Thalassaemia major, Thalassaemia minor*
α-Thalassämie (Ⓔ α-thalassemia): ***Syn:*** *Alphathalassämie*; Thalassämie mit Störung der Bildung der α-Kette
β-Thalassämie (Ⓔ β-thalassemia): ***Syn:*** *Betathalassämie*; Thalassämie mit Störung der Bildung der β-Kette
heterozygote β-Thalassämie: *→ Thalassaemia minor*
homozygote β-Thalassämie: *→ Thalassaemia major*
tha|las|so|phob *adj* (Ⓔ thalassophobic): Thalassophobie betreffend, durch sie gekennzeichnet
Tha|las|so|pho|bie *f* (Ⓔ thalassophobia): krankhafte Angst vor dem Meer
Tha|las|so|the|ra|pie *f* (Ⓔ thalassotherapy): ***Syn:*** *Meeresheilkunde*; therapeutische Anwendung von Seebädern oder Seeklima
Tha|li|do|mid *nt* (Ⓔ thalidomide): *s.u. Thalidomidembryopathie*
Tha|li|do|mid|em|bry|o|pa|thie *f* (Ⓔ thalidomide embryopathy): ***Syn:*** *Beckwith-Syndrom, Contergan-Syndrom, Wiedemann-Dysmeliesyndrom, Wiedemann-Lenz-Syndrom*; durch Einnahme des Schlafmittels Thalidomid hervorgerufene Embryopathie* mit Extremitätenfehlbildungen oder Ohrmuschelfehlbildungen und Fazialisparese
Thal|li|um *nt* (Ⓔ thallium): hoch toxisches Schwermetall der Borgruppe; von den natürlichen radioaktiven Isotopen wird Tl-201 [HWZ 73 h] zur Myokardszintigraphie* verwendet
Thal|lus *m, pl* **-li** (Ⓔ thallus): ***Syn:*** *Vegetationskörper*, von Thallophyten [Rotalgen, Grünalgen, Braunalgen, Flechten, Pilze, Moose] gebildeter primitiver Fruchtkörper; *s.a. Essay Pilze S. 1697*
THAM *Abk.*: **1.** Tris-Hydroxymethyl-Aminomethan **2.** Trometamol
Thanato-, thanato- *präf.*: Wortelement mit der Bedeutung „Tod"
tha|na|to|gno|mo|nisch *adj* (Ⓔ thanatognomonic): ***Syn:*** *thanatognostisch*; auf den nahenden Tod hinweisend
tha|na|to|gnos|tisch *adj*: *→ thanatognomonisch*
Tha|na|to|lo|gie *f* (Ⓔ thanatology): Lehre vom Sterben und Tod
Tha|na|to|ma|nie *f* (Ⓔ thanatomania): ***Syn:*** *Todessehnsucht*; unwiderstehlicher Drang, Selbstmord zu begehen
tha|na|to|phob *adj* (Ⓔ thanatophobic): Thanatophobie betreffend, durch sie gekennzeichnet
Tha|na|to|pho|bie *f* (Ⓔ thanatophobia): krankhafte Angst vor dem Tod
tha|na|to|phor *adj* (Ⓔ thanatophoric): tödlich, letal
Thayer: William S. Thayer; 1864–1932; amerikanischer Arzt
Thayer-Martin-Agar *m/nt* (Ⓔ Thayer-Martin agar): Selektivnährboden mit Zusatz von Antibiotika zur Züchtung von Neisseria* gonorrhoeae und Neisseria* meningitidis; *s.a.*

Kulturmedien
THBP *Abk.*: Trihydroxybutyrophenon
THC *Abk.*: Tetrahydrocannabinol
THD *Abk.*: Tageshöchstdosis
Thd *Abk.*: → *Thymidin*
ThE *Abk.*: → *Thromboembolie*
The|ae fo|li|um *nt* ((E) tea leaf): *s.u. Tee, schwarzer*
The|a si|nen|sis *f*: → *Tee, schwarzer*
The|ba|in *nt* ((E) thebaine): ***Syn:*** *Paramorphin*; in Opium vorkommendes Krampfgift ohne medizinische Bedeutung
Thebesius: Adam Christian Thebesius; 1686–1732; deutscher Anatom (Hirschberg)
Thebesius-Klappe *f* ((E) thebesian valve): ***Syn:*** *Sinusklappe, Thebesius-Sinusklappe, Valvula sinus coronarii*; Falte an der Einmündung des Sinus* coronarius in den rechten Vorhof
Thebesius-Venen *pl* ((E) veins of Thebesius): ***Syn:*** *kleinste Herzvenen, Venae cordis minimae, Venae cardiacae minimae*; kleine Venen, die Blut aus beiden Vorhöfen [Venae* atriales dextrae und sinistrae] und Kammern [Venae* ventriculares dextrae und sinistrae] sammeln und zum Sinus* coronarius führen
The|ca *f* ((E) theca): ***Syn:*** *Theka*; Hülle, Kapsel
Theca externa ((E) external layer of theca folliculi): *s.u. Follikelreifung*
Theca folliculi ((E) theca of follicle): Bindegewebshülle des Sekundärfollikels; *s.u. Follikelreifung*
Theca interna ((E) internal layer of theca folliculi): *s.u. Follikelreifung*
Thei|le|ria *f* ((E) Theileria): durch Zecken übertragene intraerythrozytäre Parasiten; Erreger der Theileriose*
Thei|le|ri|a|in|fek|ti|on *f*: → *Theileriose*
Thei|le|ri|a|sis *f, pl* **-ses**: → *Theileriose*
Thei|le|ri|o|se *f* ((E) theileriasis): ***Syn:*** *Theileriainfektion, Theileriasis, Piroplasmose*; durch Theileria*-Species hervorgerufene Erkrankung von Säugetieren; nur selten auf den Menschen übertragen
bovine Theileriose ((E) bovine theileriasis): ***Syn:*** *East-Coast-Fieber, bovine Piroplasmose*; in Ostafrika vorkommende Piroplasmose* von Rindern durch Babesia* bovis oder divergens, die selten auf den Menschen übertragen wird
The|in *nt* ((E) theine): ***Syn:*** *Koffein, Coffein, 1,3,7-Trimethylxanthin, Methyltheobromin*; in verschiedenen Kaffee- und Teearten enthaltene Purinbase mit zentralstimulierender Wirkung; wegen seiner tonussteigernden Wirkung auf Meningealgefäße wird es alleine oder in Kombination mit Analgetika zur Migrainebehandlung verwendet
The|ka *f* ((E) theca): ***Syn:*** *Theca*; Hülle, Kapsel
the|kal *adj* ((E) thecal): Theka betreffend, von der Theka stammend
Theka-Luteinzellen *pl* ((E) theca-lutein cells): aus Thekazellen* entstandene Luteinzellen*
The|ka|zel|len *pl* ((E) theca cells): Bindegewebszellen der Theca* folliculi
The|ka|zel|len|hy|per|pla|sie *f* ((E) hyperthecosis): ***Syn:*** *Thekomatose, Hyperthekose, Hyperthecosis ovarii*; familiär auftretende Hyperplasie* der Thekazellen* des Eierstocks; die LH- und FSH-Konzentration liegt im unteren Normalbereich
The|ka|zell|tu|mor *m* ((E) theca cell tumor): ***Syn:*** *Thekom, Priesel-Tumor, Loeffler-Priesel-Tumor, Fibroma thecacellulare xanthomatodes*; von den Thekazellen* des Eierstocks ausgehendes Fibrom mit lipidhaltigen Zellen; gutartiger Tumor, der meist perimenopausal auftritt und Hormone produzieren kann
The|kom *nt*: → *Thekazelltumor*
The|ko|ma|to|se *f*: → *Thekazellenhyperplasie*
Thel-, thel- *präf.*: → *Thelo-*
The|l|al|gie *f* ((E) thelalgia): ***Syn:*** *Brustwarzenschmerz*; Schmerzen in der Brustwarze
The|l|ar|che *f* ((E) thelarche): die Reifung der Brust während der Pubertät beginnt ca. ab dem 8. Lebensjahr; im Stadium 1 ist nur die Brustwarze angehoben; im Stadium 2 sind Brust und Brustwarze leicht erhöht [**Knospenbrust**]; im Stadium 3 kommt es zur stärkeren Entwicklung von Brust, Brustwarze und Areola, die aber weiterhin fließend ineinander übergehen; Brustwarze und Areola setzen sich im Stadium 4 deutlich als zweite Erhebung von der Brust ab; bei der vollentwickelten Burst [Stadium 5] hebt sich die Areola dagegen nicht mehr von der Brust ab; bei vielen Mädchen geht Stadium 3 direkt in Stadium 5 über

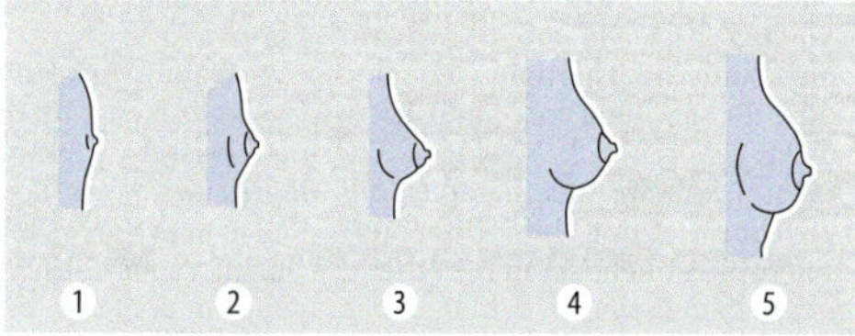

Abb. T12. Thelarche. Stadien der Brustentwicklung [siehe Text]

The|la|zi|a|in|fek|ti|on *f*: → *Thelaziasis*
The|la|zi|a|sis *f, pl* **-ses** ((E) thelaziasis): ***Syn:*** *Thelaziainfektion*; durch Augenwürmer [**Thelazia**] hervorgerufene Entzündung der Tränendrüsen
T-Helfer-Lymphozyten *pl*: → *T-Helferzellen*
T-Helferzellen *pl* ((E) T helper cells): ***Syn:*** *Helferzellen, Helfer-T-Zellen, T-Helfer-Lymphozyten*; *s.u. T-Lymphozyten*
T-Helfer 1-Zellen *pl* ((E) T helper subset 1 cells): T_H1-Zellen; *s.u. T-Lymphozyten*
T-Helfer 2-Zellen *pl* ((E) T helper subset 2 cells): T_H2-Zellen; *s.u. T-Lymphozyten*
The|li|tis *f, pl* **-ti|den** ((E) thelitis): ***Syn:*** *Brustwarzenentzündung, Mamillitis*; Entzündung der Brustwarze; tritt v.a. während der Stillphase auf und kann zu einer Mastitis* führen
the|li|tisch *adj* ((E) thelitic): Brustwarzenentzündung/Thelitis betreffend, von ihr betroffen oder gekennzeichnet
Thelo-, thelo- *präf.*: Wortelement mit der Bedeutung „Brust/Brustwarze"
The|lor|rha|gie *f* ((E) thelorrhagia): Blutung aus der Brustwarze; häufig Symptom bei (intraduktalem) Brustkrebs
ThEm *Abk.*: Thoriumemanation
The|nar *m* ((E) thenar): ***Syn:*** *Daumenballen, Eminentia thenaris*; von vier Muskeln [Musculus* abductor pollicis brevis, Musculus* flexor pollicis brevis, Musculus* opponens pollicis, Musculus* adductor pollicis] gebildeter Daumenballen
The|nar|at|ro|phie *f* ((E) thenar atrophy): ***Syn:*** *Daumenballenatrophie*; Atrophie des Daumenballens/der Daumenballenmuskulatur bei Schädigung der nervalen Versorgung, z.B. Medianuslähmung*, Karpaltunnelsyndrom*
The|o|bro|ma ca|ca|o *nt* ((E) cocoa): Kakaobaum; *s.u. Kakaosamen, Kakaobutter*
The|o|bro|min *nt* ((E) theobromine): dem Thein verwandtes Methylxanthin mit schwach diuretischer und muskelrelaxierender Wirkung
The|o|dre|na|lin *nt* ((E) theodrenaline): Antihypotonikum*
The|o|phyl|lin *nt* ((E) theophylline): Xanthinderivat mit positiv chronotroper und inotroper sowie zentralstimulierender Wirkung; Broncholytikum*; erweitert die Koronargefäße und periphere Gefäße; **Anw.**: Asthma bronchiale, Bronchospamus, Lungenödem, Koronarspasmen
Theophyllin-Natriumglycinat *nt* ((E) theophylline sodium glycinate): Gemisch von Theophyllin-Natrium und Glycin; **Anw.**: Bronchospasmolytikum*, mildes Muskelrelaxans
Ther. *Abk.*: → *Therapie*
the|ra|peu|tisch *adj* ((E) therapeutic): Therapie/Behandlung betreffend, der Heilung dienend, heilend, kurativ
The|ra|pie *f* ((E) therapy): ***Syn:*** *Therapia*; (Krankheits-)Behandlung; Heilverfahren
hochaktive antiretrovirale Therapie ((E) highly-active antiretroviral therapy): *s.u. Essay Gentransfer und Gentherapie S. 761*
kontrahormonale Therapie ((E) antihormone therapy): ***Syn:*** *paradoxe Hormontherapie*; Behandlung mit Sexualhormonen des anderen Geschlechtes bzw. mit Anithormo-

nen, d.h., Patientinnen erhalten männliche Sexualhormone [Androgene*] oder Antiöstrogene und Patienten weibliche Sexualhormone [Östrogene*, Gestagene*] oder Antiandrogene; z.B. zur Behandlung von hormonsensiblen malignen Tumoren oder zur chemischen Kastration*

neoadjuvante Therapie (Ⓔ neoadjuvant therapy): *s.u. Essay Chemotherapie S. 349*

palliative Therapie (Ⓔ palliative therapy): *s.u. Essay Chemotherapie S. 349*

physikalische Therapie (Ⓔ physical therapy): Anregung oder Behandlung mit natürlichen physikalischen Mitteln; dazu gehören z.B. Massage-, Thermo-, Wasser-, Elektro-, Licht- und Strahlentherapie; der Begriff wird oft noch gleichgesetzt mit Physiotherapie*

Therapie in Remission (Ⓔ therapy during remission): *s.u. akute Leukämie*

Remissions-induzierende Therapie (Ⓔ remission-inducing therapy): *s.u. Essay Chemotherapie S. 349*

supportive Therapie (Ⓔ supportive therapy): *s.u. akute Leukämie, Essay Chemotherapie S. 349*

The|ra|pie|ab|bruch *m* (Ⓔ passive euthanasia): ***Syn:*** *Sterbenlassen, passive Sterbehilfe, Therapieverzicht*; *s.u. Essay Euthanasie S. 649*

Therapie-Interruption, strukturierte *f* (Ⓔ structered therapy interruption): ***Syn:*** *Therapieunterbrechung*; *s.u. Essay AIDS S. 31*

the|ra|pie|re|frak|tär *adj* (Ⓔ refractory): nicht auf eine Therapie ansprechend

The|ra|pie|un|ter|bre|chung *f* (Ⓔ therapy interruption): ***Syn:*** *strukturierte Therapie-Interruption*; *s.u. Essay AIDS S. 31*

The|ra|pie|ver|fah|ren, hand|lungs|be|zo|ge|ne *pl* (Ⓔ action-oriented therapies): *s.u. Psychotherapie*

The|ra|pie|ver|fah|ren, kör|per|o|ri|en|tier|te *pl* (Ⓔ body-oriented therapies): *s.u. Psychotherapie*

The|ra|pie|ver|fah|ren, ver|ba|le *pl* (Ⓔ verbal therapies): *s.u. Psychotherapie*

The|ra|pie|ver|zicht *m* (Ⓔ passive euthanasia): ***Syn:*** *Sterbenlassen, passive Sterbehilfe, Therapieabbruch*; *s.u. Essay Euthanasie S. 649*

Therm-, therm- *präf.*: → *Thermo-*

ther|mal *adj* (Ⓔ thermal): ***Syn:*** *thermisch*; Wärme oder Hitze betreffend, warm, heiß

Therm|al|gie *f* (Ⓔ thermalgia): brennender Schmerz

Ther|mal|quel|le *f*: → *Therme*

Therm|an|al|ge|sie *f*: → *Thermoanästhesie*

Therm|an|äs|the|sie *f*: → *Thermoanästhesie*

Therm|äs|the|sie *f*: → *Thermoästhesie*

Ther|ma|to|lo|gie *f* (Ⓔ thermatology): Lehre von der therapeutischen Anwendung von Wärme

Ther|me *f* (Ⓔ thermal spring): ***Syn:*** *Thermalquelle*; natürliche Quelle mit einer konstanten Wassertemperatur von mehr als 20 °C

Therm|hyp|äs|the|sie *f*: → *Thermohypästhesie*

ther|misch *adj*: → *thermal*

Thermo-, thermo- *präf.*: Wortelement mit der Bedeutung „Wärme/Hitze"

Ther|mo|ak|ti|no|my|ze|ten *pl* (Ⓔ Thermoactinomyces): Aktinomyzeten*, die ein Wachstumsoptimum im Bereich von 45–60 °C haben

Ther|mo|an|al|ge|sie *f*: → *Thermoanästhesie*

Ther|mo|an|äs|the|sie *f* (Ⓔ thermoanesthesia): ***Syn:*** *Thermanalgesie, Thermoanalgesie, Thermanästhesie*; Verlust der Temperaturempfindung

Ther|mo|äs|the|sie *f* (Ⓔ thermoesthesia): ***Syn:*** *Thermästhesie*; Temperatursinn

Ther|mo|di|lu|ti|ons|me|tho|de *f* (Ⓔ thermodilution method): Variante der Indikatorverdünnungsmethode* zur Bestimmung von Kreislaufgrößen [z.B. Blutvolumen, Herzzeitvolumen] durch Injektion einer Kältelösung

ther|mo|gen *adj* (Ⓔ thermogenic): durch Wärme hervorgerufen

Ther|mo|ge|ne|se *f* (Ⓔ thermogenesis): Wärmebildung

ther|mo|ge|ne|tisch *adj* (Ⓔ thermogenetic): Thermogenese betreffend, wärmebildend

Ther|mo|gramm *nt* (Ⓔ thermogram): ***Syn:*** *Wärmebild*; bei der Thermographie erhaltenes Bild

Ther|mo|graph *m* (Ⓔ thermograph): ***Syn:*** *Thermograf*; Gerät zur Thermographie

Ther|mo|gra|phie *f* (Ⓔ thermography): ***Syn:*** *Thermografie, Infrarotthermografie, Infrarotthermographie*; Abbildung der Wärmestrahlung [Infrarotstrahlung] eines Objektes; spezielle Detektoren wandeln die Infrarotstrahlung in elektrische Signale oder ein Farbbild um; die Hauptvorteile liegen darin, dass keine ionisierenden Strahlen und Kontrastmittel benötigt werden; wird v.a. als Thermomammographie* eingesetzt

ther|mo|gra|phisch *adj* (Ⓔ thermographic): ***Syn:*** *thermografisch*; Thermographie betreffend, mittels Thermographie

Ther|mo|hyp|äs|the|sie *f* (Ⓔ thermohypesthesia): ***Syn:*** *Thermhypästhesie*; Verminderung der Temperaturempfindung

ther|mo|in|sen|si|tiv *adj* (Ⓔ thermoinsensitive): nicht auf Wärme ansprechend

Ther|mo|kau|ter *m* (Ⓔ hot wire): ***Syn:*** *Galvanokauter, Elektrokauter*; elektrisches Brenneisen zur Durchtrennung oder Verschorfung von Gewebe

ther|mo|la|bil *adj* (Ⓔ thermolabile): hitzeunbeständig, wärmeunbeständig, wärmeempfindlich

Ther|mo|la|bi|li|tät *f* (Ⓔ thermolability): Wärmeunbeständigkeit, Hitzeunbeständigkeit

Ther|mo|mam|mo|gra|phie *f* (Ⓔ thermomastography): ***Syn:*** *Thermomammografie*; Thermographie* der Brust

Ther|mo|me|ter *nt* (Ⓔ thermometer): Gerät zur Temperaturmessung; klassische Thermometer nutzen die Ausdehnung von Flüssigkeiten [Quecksilber, Alkohol] bei Erwärmung aus; heute werden aber mehr und mehr Thermometer verwendet, die elektrische Impulse generieren, die in eine Anzeige umgesetzt werden; je nach Einsatzbereich bzw. dem Land werden verschiedene Temperaturskalen verwendet [Celsius*-Skala, Fahrenheit*-Skala, Kelvin*-Skala]

Ther|mo|me|trie *f* (Ⓔ thermometry): Temperaturmessung

ther|mo|me|trisch *adj* (Ⓔ thermometric): Thermometer betreffend, mittels Thermometer

ther|mo|phil *adj* (Ⓔ thermophilic): (*biolog.*) wärmeliebend

Ther|mo|ple|gie *f*: → *Hitzschlag*

Ther|mo|prä|zi|pi|ta|ti|ons|test *m* (Ⓔ Ascoli's test): ***Syn:*** *Ascoli-Reaktion, Ascoli-Test*; Ringtest zum Nachweis von Milzbrandantigen; *s.a. Anthrax*

Ther|mo|re|gu|la|ti|on *f* (Ⓔ thermoregulation): Wärmeregelung, Temperaturregelung

ther|mo|re|gu|la|to|risch *adj* (Ⓔ thermoregulatory): Thermoregulation betreffend

ther|mo|re|sis|tent *adj* (Ⓔ thermoresistant): resistent gegen Wärme/Hitze

Ther|mo|re|sis|tenz *f* (Ⓔ thermoresistance): Widerstandsfähigkeit gegen Wärme/Hitze

ther|mo|re|spon|siv *adj* (Ⓔ thermoresponsive): auf Wärme ansprechend

Ther|mo|re|zep|ti|on *f* (Ⓔ thermal sense): Temperatursinn

Ther|mo|re|zep|to|ren *pl* (Ⓔ thermoreceptors): Rezeptoren für Wärme **[Wärmerezeptoren]** oder Kälte **[Kälterezeptoren]**

Ther|mo|sen|si|bi|li|tät *f* (Ⓔ thermosensitivity): Temperaturempfindlichkeit

ther|mo|sen|si|tiv *adj* (Ⓔ thermosensitive): temperaturempfindlich

Ther|mo|sen|sor *m* (Ⓔ thermosensor): temperaturempfindlicher Sensor

ther|mo|sta|bil *adj* (Ⓔ thermostable): wärmebeständig, hitzebeständig

Ther|mo|sta|bi|li|tät *f* (Ⓔ thermostability): Wärmebeständigkeit, Hitzebeständigkeit

Ther|mo|sta|se *f* (Ⓔ thermostasis): Aufrechterhaltung der Körpertemperatur

ther|mo|sta|tisch *adj* (Ⓔ thermostatic): Thermostase betreffend

ther|mo|tak|tisch *adj* (Ⓔ thermotactic): Thermotaxis betreffend, durch sie bedingt

Ther|mo|ta|xis *f* (Ⓔ thermotaxis): durch Temperaturreize hervorgerufene Bewegung

Ther|mo|the|ra|pie *f* (Ⓔ thermotherapy): Wärmebehandlung, Wärmetherapie, Wärmeanwendung

The|sau|ris|mo|se *f* (Ⓔ thesaurismosis): ***Syn:*** *Speicherkrankheit, Thesaurismosis, Thesaurose*; Oberbegriff für die Einlagerung von Stoffwechselprodukten bei Stoffwechselstörungen und die dadurch entstehenden Erkrankungen, wie z.B. Glykogenose*, Lipidose*, Mukopolysaccharidose*
hereditäre Thesaurismose Ruiter-Pompen-Weyers: *→ Ruiter-Pompen-Weyers-Syndrom*

The|sau|ris|mo|sis *f, pl* **-ses:** *→ Thesaurismose*
Thesaurismosis hereditaria lipoidica: *→ Ruiter-Pompen-Weyers-Syndrom*

The|sau|ro|se *f:* *→ Thesaurismose*

The|ta|wel|len *pl* (Ⓔ theta waves): *s.u. Essay Elektroenzephalogramm S. 563*

Thévenard: André Thévenard; französischer Arzt im 20. Jahrhundert
Thévenard-Syndrom *nt* (Ⓔ Thévenard syndrome): erbliche Neuropathie* mit trophischen Störungen von Händen und Füßen, Unterschenkelgeschwüren und Osteolysen der Zehen-, Unterschenkel- und Fingerknochen; nach dem Vererbungsmodus unterscheidet man **hereditäre sensible Neuropathie Typ I** [autosomal-dominant] und **hereditäre sensible Neuropathie Typ II** [autosomal-rezessiv]

The|ve|tin *nt* (Ⓔ thevetine): Herzglykosid* aus den Nüssen von **Thevetia neriifolia;** wird i.d.R. nur bei Digitalis- und Strophanthinunverträglichkeit verwendet

THF *Abk.:* **1.** assortierte antigenspezifische Helferfaktoren **2.** *→ Tetrahydrofolat* **3.** *→ Tetrahydrofolsäure* **4.** Tetrahydrofuran **5.** Thymus-Humoralfaktor

ThF *Abk.:* *→ Thrombozytenfaktor*

THFA *Abk.:* Tetrahydrofurfurylalkohol

THFF *Abk.:* Tetrahydrofolatformylase

THFS *Abk.:* *→ Tetrahydrofolsäure*

THG *Abk.:* *→ Thioguanin*

THHP *Abk.:* Tetrahydrohomopteroinsäure

THI *Abk.:* **1.** 2-Acetyl-4-tetrahydroxybutylimidazol **2.** Trihydroxyindol

Thi *Abk.:* *→ Thiamin*

Thi-, thi- *präf.:* *→ Thio-*

Thi|a|ben|da|zol *nt* (Ⓔ thiabendazole): ***Syn:*** *Tiabendazol*; Konservierungsmittel, Anthelmintikum*; **Anw.:** Nematodeninfektionen

Thi|a|bu|ta|zid *nt* (Ⓔ thiabutazide): ***Syn:*** *Isobutylhydrochlorothiazid, Butizid*; Saluretikum*; **Ind.:** Ödeme bei Herzinsuffizienz, Niereninsuffizienz; **NW:** Hypokaliämie*, Erhöhung von Blutzucker- und Harnsäurespiegel

Thi|a|ma|zol *nt* (Ⓔ thiamazole): ***Syn:*** *Methimazol*; Thioharnstoffderivat; Thyreostatikum*; **Anw.:** Hyperthyreose, Thyreotoxikose

Thi|a|min *nt:* *→ Vitamin B_1*

Thi|a|min|di|phos|phat *nt:* *→ Thiaminpyrophosphat*

Thi|a|min|hy|dro|chlo|rid *nt* (Ⓔ thiamine hydrochloride): Vitamin B_1-Derivat

Thi|a|min|hy|po|vi|ta|mi|no|se *f:* *→ Thiaminmangel*

Thi|a|min|man|gel *m* (Ⓔ thiamine deficiency): ***Syn:*** *Vitamin B_1-Mangel, Vitamin B_1-Mangelkrankheit, Thiaminmangelkrankheit, Thiaminhypovitaminose, Beriberi*; durch einen Mangel an Vitamin B_1 verursachte Krankheit mit Ödemen, neurologischen Störungen [Wernicke*-Enzephalopathie] und Herzinsuffizienz; in Entwicklungsländern, v.a. dort, wo polierter Reis das Hauptnahrungsmittel ist, spielt die Beriberi immer noch eine Rolle; in Europa findet man praktisch nur noch einen Thiaminmangel bei chronischem Alkoholismus [Wernicke-Syndrom] oder bei Schwangeren

Thi|a|min|man|gel|krank|heit *f:* *→ Thiaminmangel*

Thi|a|min|py|ro|phos|phat *nt* (Ⓔ thiamine pyrophosphate): ***Syn:*** *Cocarboxylase, Thiamindiphosphat*; in der Leber gebildete aktive Form von Thiamin*; fungiert als Coenzym bei der Decarboxylierung von α-Ketosäuren und im Hexosemonophosphatweg

Thi|a|min|te|tra|hy|dro|fur|fu|ryl|di|sul|fid *nt* (Ⓔ fursultiamine): ***Syn:*** *Fursultiamin*; Vitamin B_1-Derivat

Thi|a|zid|di|u|re|ti|ka *pl:* *→ Thiazide*

Thi|a|zi|de *pl* (Ⓔ thiazides): ***Syn:*** *Benzothiadiazine, Benzothiadiazin-Derivate, Thiaziddiuretika*; Saluretika*, die durch Hemmung der Rückresorption von Na^+ und Cl^- im distalen Tubulus zur Wasserausscheidung führen; bewirken eine vermehrte Ausscheidung von K^+, die zu Hypokalämie* führen kann, und eine Verminderung der Ca^{2+}-Ausscheidung

Thi|a|zin *nt* (Ⓔ thiazin): schwefelhaltiges Ringsystem, von dem sich Farbstoffe [z.B. Methylenblau*] ableiten

Thi|a|zol *nt* (Ⓔ thiazole): heterozyklische Verbindung mit Schwefel und Stickstoff im 5er-Ring; Muttersubstanz von Thiamin*

Thibièrge: Georges Thibièrge; 1856–1926; französischer Hautarzt (Paris)
Thibièrge-Weißenbach-Syndrom *nt* (Ⓔ Thibierge-Weissenbach syndrome): progressive systemische Sklerodermie* mit Calcinosis* metabolica

Thiemann: H. Thiemann; deutscher Chirurg im 20. Jahrhundert
Thiemann-Krankheit *f* (Ⓔ Thiemann's syndrome): im Wachstumsalter auftretende aseptische Osteonekrose* der Epiphysen von Fingern und Zehen

Thi|e|no|py|ri|din *nt:* *→ Clopidogrel*

Thiersch: Karl Thiersch; 1822–1895; deutscher Chirurg (Erlangen, Leipzig)
Thiersch-Transplantat *nt* (Ⓔ Thiersch's graft): ***Syn:*** *Thiersch-Lappen*; aus Epidermis und Dermis bestehender Vollhautlappen zur freien Transplantation; *s.a. Hautplastik*

Thi|e|thyl|per|a|zin *nt* (Ⓔ thiethylperazine): Antiemetikum*

Thigmo-, thigmo- *präf.:* Wortelement mit der Bedeutung „Berührung"

thin-cap fibroatheroma *nt:* *s.u. Essay Myokardinfarkt S. 1427*

Thio-, thio- *präf.:* Wortelement mit der Bedeutung „Schwefel"

Thi|o|al|ko|hol *m:* *→ Thiol*

Thi|o|bar|bi|tu|ra|te *pl* (Ⓔ thiobarbiturates): kurzwirksame Injektionsnarkotika*

Thi|o|carb|a|mid *nt:* *→ Thioharnstoff*

Thi|o|di|phe|nyl|a|min *nt:* *→ Phenothiazin*

Thi|o|glu|co|se *f:* *→ Thioglukose*

Thi|o|glu|ko|se *f* (Ⓔ thioglucose): ***Syn:*** *Thioglucose*; Glucosederivat mit Schwefel anstatt Sauerstoff in der Aldehydgruppe

Thi|o|gu|a|nin *nt* (Ⓔ thioguanine): ***Syn:*** *Tioguanin, 2-Aminopurin-6-thiol*; Antimetabolit*; **Anw.:** Zytostatikum* bei Leukämien

Thi|o|harn|stoff *m* (Ⓔ thiourea): ***Syn:*** *Sulfocarbamid, Thiocarbamid, Thiourea, Sulfoharnstoff, Schwefelharnstoff*; Thyreostatikum*; hemmt die Thyroxinbildung in der Schilddrüse

Thi|o|harn|stoff|de|ri|va|te *pl* (Ⓔ thiocarbamides): vom Thioharnstoff abgeleitete Hemmer der Thyroxinbildung in der Schilddrüse, die die Iodierung von Tyrosin und die Kopplung von Iodtyrosinen verhindern; **Anw.:** Thyreostatika*

Thi|ol *nt* (Ⓔ thiol): ***Syn:*** *Mercaptan, Merkaptan, Thioalkohol*; schwefelhaltige Analoga der Alkohole mit der allgemeinen Formel R-SH

Thi|o|nin *nt* (Ⓔ thionin): basischer Farbstoff und Indikator

Thi|o|oc|tan|säu|re *f* (Ⓔ thioctic acid): ***Syn:*** *Liponsäure*; Kofaktor bei der Pyruvatoxidation

Thiopental-Natrium *nt* (Ⓔ thiopental sodium): ***Syn:*** *Phenothiobarbital-Natrium*; Injektionsnarkotikum* für Kurz- und Kombinationsnarkosen

Thi|o|ri|da|zin *nt* (Ⓔ thioridazine): Phenothiazinderivat, Neuroleptikum*

Thi|o|te|pa *nt* (Ⓔ thiotepa): Zytostatikum*, Alkylans*; **Anw.:** Mamma-, Ovarialkarzinom, chronische Leukämie

Thi|o|ti|xen *nt:* *→ Tiotixen*

Thi|o|u|ra|cil *nt* (Ⓔ thiouracil): Thioharnstoffderivat, Thyreostatikum*; selten auch als Zytostatikum* verwendet

Thi|o|u|rea *nt:* *→ Thioharnstoff*

Thi|o|xan|then|de|ri|va|te *pl* (Ⓔ thioxanthenes): *s.u. Neuroleptikum*

Third space *nt:* *→ Transzellulärraum*

THK *Abk.:* **1.** Thiosemikarbazon **2.** Trypsin-Hemmkapazität

THM *Abk.:* Thienamycin

THO *Abk.:* tritiummarkiertes Wasser

Thoma: Richard Thoma; 1847–1923; deutscher Pathologe (Heidelberg, Dorpat, Magdeburg)
Thoma-Zeiss-Zählkammer *f* (Ⓔ Thoma-Zeiss counting cell): ***Syn:*** *Abbé-Zählkammer*; Zählkammer für Blutkörper-

chen

Thomas: Hugh Owen Thomas; 1834–1891; englischer Orthopäde

Thomas-Schiene *f* (Ⓔ Thomas' splint): Schienenschellenapparat mit Tubersitz zur Entlastung der Hüftkopfepiphyse, z.B. bei Morbus* Perthes

Thompson: Thompson-Test *m* (Ⓔ Thompson squeeze test): Test bei Verdacht auf Achillessehnenruptur*; kräftiges Zusammendrücken der Wadenmuskulatur des knieenden oder auf dem Bauch liegenden Patienten führt bei intakter Achillessehne zu einer Plantarflexion des Fußes; fehlt bei Ruptur der Sehne; heute durch Sonographie ersetzt

Thomsen: **1.** Asmus Julius Thomas Thomsen; 1815–1876; deutscher Arzt (Kappeln) **2.** Oluf Thomsen; 1878–1940; dänischer Bakteriologe (Kopenhagen) **3.** Wilhelm Thomsen; 1901–1974; deutscher Orthopäde (Frankfurt a. M.)

Thomsen-Antigen *nt* (Ⓔ T antigen): ***Syn:*** *Thomsen-Friedenreich-Antigen, T-Antigen*; durch Neuraminidase freilegbares Antigen auf der Erythrozytenoberfläche; *s.a. Thomsen-Phänomen*

Thomsen-Friedenreich-Antigen *nt*: *→ Thomsen-Antigen*

Thomsen-Phänomen *nt* (Ⓔ Thomsen phenomenon): ***Syn:*** *Hübener-Thomsen-Friedenreich-Phänomen, T-Agglutinationsphänomen, Friedenreich-Phänomen*; enzymatische Freilegung der Thomsen-Antigene* führt zu Agglutination der Erythrozyten durch im Serum vorhandene Antikörper

Thomsen-Schiene *f* (Ⓔ Thomsen splint): ***Syn:*** *Hallux-valgus-Nachtschiene*; gepolsterte Schiene zur Korrektur des Hallux* valgus bzw. zur Verhinderung einer weiteren Progression

Thomsen-Syndrom *nt*: *→ Myotonia congenita*

Thomsen-Zeichen *nt* (Ⓔ **1.–2.** Thomsen's sign): **1.** „Anzupfen" des Nervus* ischiadicus in der Kniekehle bei passiver Beugung des Beins verursacht bei Ischialgie* starke Schmerzen mit typischer Ausstrahlung **2.** passive Dorsalextension der Hand oder passive Palmarflexion der geschlossenen Faust gegen den Widerstand des Patienten führt bei Epicondylitis* humeri radialis zur Schmerzverstärkung

Thor. *Abk.*: *→ Thorax*

thor. *Abk.*: *→ thorakal*

Tho|ra|ci|ca *pl*: *→ Segmenta thoracica*

Tho|ra|ci|ca in|ter|na *f*: *→ Arteria thoracica interna*

Tho|ra|ci|ca la|te|ra|lis *f*: *→ Arteria thoracica lateralis*

Thoracic-outlet-Syndrom *nt* (Ⓔ thoracic outlet syndrome): ***Syn:*** *Thorax-Auslass-Syndrom*; Oberbegriff für klinische Symptome bei Kompression der Gefäß-Nervenbündel im Bereich des Thoraxausgangs; Plexus* brachialis und Arteria* subclavia können zwischen Musculus* scalenus anterior und medius, Schlüsselbein und 1. Rippe oder Halsrippe, Thorax und Musculus* pectoralis minor oder durch Prozesse im Bereich der Pleurakuppel von außen eingeengt werden; je nach dem Ausmaß der Kompression kommt es zu sensiblen und motorischen Ausfällen des Plexus* brachialis und Störungen der Durchblutung mit Pulsabschwächung, Zyanose oder Blasswerden der Finger bei bestimmten Bewegungen [v.a. Abduktion und Retroversion des Armes, Herabziehen der Schulter]

Tho|ra|del|phus *m*: *→ Thorakodelphus*

Thorak-, thorak- *präf.*: *→ Thorako-*

tho|ra|kal *adj* (Ⓔ thoracic): Brustkorb/Thorax oder Brustraum betreffend

Tho|ra|kal|at|mung *f* (Ⓔ thoracic respiration): ***Syn:*** *Brustatmung, Kostalatmung, kostaler Atmungstyp*; flacher Atmungstyp, bei dem nur die Brustmuskeln eingesetzt werden

Tho|rak|al|gie *f*: *→ Thorakodynie*

Tho|ra|kal|ner|ven *pl*: *→ Nervi thoracici*

Tho|ra|kal|seg|men|te *pl*: *→ Segmenta thoracica*

Tho|ra|kal|sko|li|o|se *f* (Ⓔ thoracic scoliosis): ***Syn:*** *thorakale Skoliose*; *s.u. Skoliose*

Tho|ra|kal|wir|bel *pl*: *→ Brustwirbel*

Thorako-, thorako- *präf.*: Wortelement mit der Bedeutung „Brust/Brustkorb/Thorax"

tho|ra|ko|ab|do|mi|nal *adj* (Ⓔ thoracoabdominal): ***Syn:*** *abdominothorakal*; Thorax und Bauch/Abdomen betreffend oder verbindend

tho|ra|ko|a|kro|mi|al *adj* (Ⓔ thoracoacromial): Thorax und Akromion betreffend oder verbindend

Tho|ra|ko|a|kro|mi|a|lis *f*: *→ Arteria thoracoacromialis*

Tho|ra|ko|del|phus *m* (Ⓔ thoracodelphus): ***Syn:*** *Thoradelphus*; über dem Nabel zusammengewachsene Doppelmissbildung mit einem Kopf und Oberkörper, aber zwei Becken und vier Beinen

Tho|ra|ko|di|dy|mus *m* (Ⓔ thoracodidymus): am Brustkorb zusammengewachsene Doppelmissbildung

Tho|ra|ko|dor|sa|lis *f*: *→ Arteria thoracodorsalis*

Tho|ra|ko|dy|nie *f* (Ⓔ thoracodynia): ***Syn:*** *Thorakalgie*; Schmerzen im Brustkorb

Tho|ra|ko|gas|tro|schi|sis *f* (Ⓔ thoracogastroschisis): Hemmungsfehlbildung mit kombinierter Brustkorb- und Bauchspalte

Tho|ra|ko|graph *m*: *→ Thorakopneumograph*

tho|ra|ko|hu|me|ral *adj* (Ⓔ thoracicohumeral): Thorax und Humerus betreffend oder verbindend

tho|ra|ko|kra|ni|al *adj* (Ⓔ cephalothoracic): ***Syn:*** *kephalothorakal, kraniothorakal*; Thorax und Kopf/Kranium betreffend

Tho|ra|ko|la|pa|ro|to|mie *f* (Ⓔ thoracolaparotomy): kombinierte Thorakotomie* und Laparotomie*

tho|ra|ko|lum|bal *adj* (Ⓔ thoracolumbar): ***Syn:*** *lumbothorakal*; Thorax und Lendenwirbelsäule betreffend

Tho|ra|ko|ly|se *f* (Ⓔ thoracolysis): operative Lösung von Brustwandverklebungen

Tho|ra|ko|me|lus *m* (Ⓔ thoracomelus): Fetus mit überzähliger Extremität, die am Brustkorb angewachsen ist

Tho|ra|ko|my|o|dy|nie *f* (Ⓔ thoracomyodynia): ***Syn:*** *Brustmuskelschmerzen*; Schmerzen in den Brustmuskeln

Tho|ra|ko|pa|gus *m* (Ⓔ thoracopagus): ***Syn:*** *Synthorax*; Doppelmissbildung mit Verwachsung am Brustkorb

Tho|ra|ko|pa|thie *f* (Ⓔ thoracopathy): Brustkorberkrankung

Tho|ra|ko|plas|tik *f* (Ⓔ thoracoplasty): ***Syn:*** *Brustkorbplastik, Thoraxplastik*; plastische Operation am Brustkorb

Tho|ra|ko|pneu|mo|graph *m* (Ⓔ thoracopneumograph): ***Syn:*** *Thorakograph, Thorakograf, Thorakopneumograf*; Gerät zur Aufzeichnung der Atembewegungen des Brustkorbs

Tho|ra|ko|schi|sis *f* (Ⓔ thoracoschisis): ***Syn:*** *Fissura thoracica*;

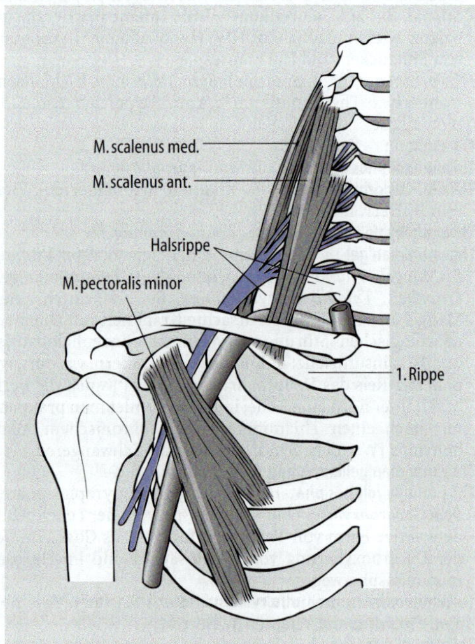

Abb. T13. Thoracic-outlet-Syndrome. Plexus brachialis und Arteria subclavia können durch Musculus scalenus medius und anterior, Halsrippen, 1. Rippe, Klavikula und Musculus pectoralis minor komprimiert werden

angeborene Brustkorbspalte

Tho|ra|ko|skop *nt* (Ⓔ thoracoscope): starres Endoskop* für die Thorakoskopie*

Tho|ra|ko|sko|pie *f* (Ⓔ thoracoscopy): endoskopische Untersuchung der Brusthöhle oder des Pleuraraums

Tho|ra|ko|sto|mie *f* (Ⓔ thoracostomy): Anlegen einer äußeren Thoraxfistel, z.B. zur Drainage von Flüssigkeit

Tho|ra|ko|to|mie *f* (Ⓔ thoracotomy): ***Syn:*** *Brustkorberöffnung*; operative Eröffnung des Brustkorbs; am häufigsten als Sternotomie*, **anterolaterale Thorakotomie** [im 5. Interkostalraum, evtl. mit Entfernung der 5. und 6. Rippe] oder **posterolaterale Thorakotomie**

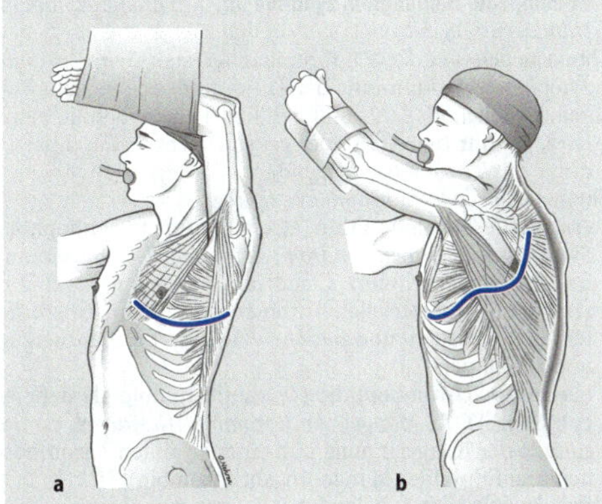

Abb. T14. Thorakotomie. Schnittführung bei **a** anterolateraler Thorakotomie, **b** posterolateraler Thorakotomie

explorative Thorakotomie (Ⓔ exploratory thoracotomy): ***Syn:*** *Probethorakotomie*; Brustkorberöffnung zur Diagnostik von Erkrankungen

Tho|ra|ko|zen|te|se *f* (Ⓔ thoracocentesis): ***Syn:*** *Pleurapunktion*; Punktion der Pleurahöhle* oder der Brusthöhle*

Tho|rax *m, pl* **Tho|ra|xe, Tho|ra|ces** (Ⓔ thorax): ***Syn:*** *Brustkorb*; der obere Teil des Rumpfes; wird meist gleichgesetzt mit Thoraxskelett* [Skeleton thoracis]; enthält die Brusthöhle [Cavitas* thoracis], in der die Brusteingeweide liegen

fassförmiger Thorax (Ⓔ barrel chest): ***Syn:*** *Fassthorax*; typische Thoraxform bei Lungenemphysem*

Tho|rax|a|per|tur, o|be|re *f*: → *Apertura thoracis superior*

Tho|rax|a|per|tur, un|te|re *f*: → *Apertura thoracis inferior*

Thorax-Auslass-Syndrom *nt*: → *Thoracic-outlet-Syndrom*

Tho|rax|com|pli|ance *f* (Ⓔ thoracic compliance): *s.u. pulmonale Compliance*

Thorax-Diademgipsverband *m* (Ⓔ thorax-halo plaster): Gipsverband von Kopf [mit Stirnring], Rumpf und Hals zur Kopfruhigstellung, v.a. nach Operationen im Halswirbelbereich

Tho|rax|drai|na|ge *f*: → *Bülau-Drainage*

Tho|rax|em|py|em *nt*: → *Pleuraempyem*

Tho|rax|höh|le *f*: → *Brusthöhle*

Tho|rax|lymph|kno|ten *pl* (Ⓔ thoracic lymph nodes): ***Syn:*** *Nodi lymphoidei thoracis*; Lymphknoten, die die Lymphe der äußeren und inneren Brustwand und der Thoraxeingeweide aufnehmen

Tho|rax|plas|tik *f* (Ⓔ thoracoplasty): Thorakoplastik*

Tho|rax|quet|schung *f* (Ⓔ bruised ribs): ***Syn:*** *Brustkorbquetschung, Brustkorbprellung, Contusio thoracis*; durch stumpfe Gewalteinwirkung [Verkehrsunfall] verursachte Prellung des knöchernen Thorax; kann von Rippenfrakturen und Schäden der Brustorgane begleitet sein

Tho|rax|ske|lett *nt* (Ⓔ thoracic skeleton): ***Syn:*** *Skeleton thoracis*; der knöcherne Brustkorb besteht aus den Rippen [Costae], den Brustwirbeln [Vertebrae thoracicae] und dem Brustbein [Sternum]

Tho|ri|um *nt* (Ⓔ thorium): radioaktives Element

Thorn: George Widmer Thorn; amerikanischer Arzt im 20. Jahrhundert

Thorn-Syndrom *nt*: → *Salzverlustnephritis*

THP *Abk.*: **1.** Tetrahydropapaverolin **2.** thrombohämorrhagisches Phänomen

THPP *Abk.*: **1.** → *Thiaminpyrophosphat* **2.** 2,4,6-Trihydroxy-1-propiophenon

tHPT *Abk.*: → *tertiärer Hyperparathyreoidismus*

THQ *Abk.*: Thoraxquerdurchmesser

Thr *Abk.*: → *Threonin*

Thre|o|nin *nt* (Ⓔ threonine): ***Syn:*** *α-Amino-β-hydroxybuttersäure*; essentielle, proteinogene Aminosäure*; Kinder haben einen wesentlich höheren Tagesbedarf [66 mg/kg Körpergewicht] als Erwachsene [6 mg/kg Körpergewicht]

Thre|o|se *f* (Ⓔ threose): natürlich vorkommende Aldose* mit vier Kohlenstoffatomen; epimer mit Erythrose*

THRF *Abk.*: → *Thyreotropin-releasing-Faktor*

-thrix *suf.*: Wortelement mit der Bedeutung „Haar"

Thromb-, thromb- *präf.*: → *Thrombo-*

Thromb|ag|glu|ti|na|ti|on *f* (Ⓔ thromboagglutination): ***Syn:*** *Thrombozytenagglutination*; Agglutination von Thrombozyten durch Thrombozytenantikörper

Thromb|an|gi|i|tis *f, pl* **-ti|den** (Ⓔ thromboangitis): ***Syn:*** *Gefäßwandentzündung; Thrombendangiitis, Thrombangitis, Thromboangiitis*; Entzündung der Gefäßwand einer Arterie [Thrombarteriitis*] oder Vene [Thrombophlebitis*]

Thrombangiitis cutaneaintestinalis disseminata: → *Degos-Delort-Tricot-Syndrom*

Thrombangiitis obliterans: → *Endangiitis obliterans*

thromb|an|gi|i|tisch *adj* (Ⓔ thromboangitic): ***Syn:*** *thromboangiitisch, thrombangitisch, thrombendangiitisch*; Gefäßwandentzündung/Thrombangiitis betreffend, von ihr betroffen oder gekennzeichnet

Thromb|an|gi|tis *f, pl* **-ti|den:** → *Thrombangiitis*

thromb|an|gi|tisch *adj*: → *thrombangiitisch*

Thromb|ar|te|ri|i|tis *f, pl* **-ti|den** (Ⓔ thromboarteritis): ***Syn:*** *Thromboarteriitis*; Entzündung der Arterienwand; *s.a. Arteriitis*

thromb|ar|te|ri|i|tisch *adj* (Ⓔ thromboarteritic): ***Syn:*** *thromboarteriitisch*; Thrombarteriitis betreffend, von ihr betroffen oder gekennzeichnet

Thromb|as|the|nie *f* (Ⓔ thrombasthenia): ***Syn:*** *Glanzmann-Naegeli-Syndrom, Purpura thrombasthenica*; autosomal-rezessiver Defekt des Fibrinogenrezeptors Glykoprotein IIb/IIIA der Thrombozyten; führt zu einer Störung der Thrombozytenadhäsion und -aggregation mit vermehrter Blutungsneigung [petechiale Blutungen von Haut und Schleimhaut]; **Diagnose**: Thrombelastographie, Blutungszeit; **Therapie**: Thrombozytenkonzentrat

Thromb|as|the|nin *nt* (Ⓔ platelet actomyosin): ***Syn:*** *Plättchenaktomyosin*; Glykoproteinkomplex der Thrombozytenmembran, der für die Kontraktion von Plättchengerinnseln von Bedeutung ist; fehlt oder ist vermindert bei Thrombasthenie*

Thromb|ek|to|mie *f* (Ⓔ thrombectomy): operative Thrombusentfernung; *s.a. Thrombendarteriektomie*

Thromb|e|las|to|gramm® *nt* (Ⓔ thrombelastogram®): bei der Thrombelastographie® erhaltene graphische Darstellung

Thromb|e|las|to|gra|phie® *f* (Ⓔ thrombelastography®): ***Syn:*** *Thrombelastografie®*; simultane Bestimmung und Aufzeichnung von Reaktionszeit bis zum Gerinnungseintritt, Gerinnungsbildungszeit und maximaler Elastizität des Thrombus

Thromb|em|bol|ek|to|mie *f* (Ⓔ thromboembolectomy): ***Syn:*** *Thromboembolektomie*; operative Embolusentfernung; wird v.a. bei peripherer arterieller Embolie oder [seltener] bei Embolie der Lungenarterien [**pulmonale Thrombembolektomie**] durchgeführt

Thromb|em|bo|lie *f*: → *Thromboembolie*

Thromb|end|an|gi|i|tis *f, pl* **-ti|den:** → *Thrombangiitis*

Thrombendangiitis obliterans: → *Endangiitis obliterans*

thromb|end|an|gi|i|tisch *adj*: → *thrombangiitisch*

Thromb|end|ar|te|ri|ek|to|mie *f* (Ⓔ thromboendarterectomy): ***Syn:*** *Ausschälplastik, Intimektomie, Thromboendarteriektomie, Endarteriektomie*; operative Entfernung eines arteriellen Thrombus mit Ausschälung der Gefäßinnenwand; wird bei mehr oberflächlichen Gefäßen als **offene** oder **direkte Thrombendarteriektomie**, meist aber als **halbgeschlossene** oder **indirekte Thrombendarteriektomie** durchgeführt, bei der ein Ringstripper* oder Ballonkatheter in die eröffnete Arterie eingeführt wird

Thromb|en|do|kar|di|tis *f, pl* **-ti|den** (Ⓔ thromboendocarditis): ***Syn:*** *Thromboendokarditis*; selten gebrauchte Bezeichnung für eine Endokarditis* mit Thrombusbildung

thromb|en|do|kar|di|tisch *adj* (Ⓔ thromboendocarditic): ***Syn:*** *thromboendokarditisch*; Thrombendokarditis betreffend, von ihr betroffen oder gekennzeichnet

Throm|bin *nt* (Ⓔ thrombin): ***Syn:*** *Faktor IIa*; proteolytischer Faktor der Blutgerinnung*, der die Umwandlung von Fibrinogen zu Fibrin bewirkt; wird aus Prothrombin* [Faktor II] gebildet

Throm|bin|in|hi|bi|to|ren *pl* (Ⓔ thrombin inhibitors): ***Syn:*** *Antithrombine*; Substanzen, die die Bildung oder Aktivität von Thrombin hemmen

Throm|bin|man|gel *m*: → *Hypothrombinämie*

Throm|bin|zeit *f* (Ⓔ thrombin time): ***Syn:*** *Antithrombinzeit, Plasmathrombinzeit*; Gerinnungstest zur Kontrolle der zweiten Phase der Blutgerinnung

Thrombo-, thrombo- *präf.*: Wortelement mit der Bedeutung „Blutpfropf/Thrombus"

Throm|bo|an|gi|i|tis *f, pl* **-ti|den**: → *Thrombangiitis*

throm|bo|an|gi|i|tisch *adj*: → *thrombangiitisch*

Throm|bo|ar|te|ri|i|tis *f, pl* **-ti|den**: → *Thrombarteriitis*

throm|bo|ar|te|ri|i|tisch *adj*: → *thrombarteriitisch*

Throm|bo|em|bo|lek|to|mie *f*: → *Thrombembolektomie*

Throm|bo|em|bo|lie *f* (Ⓔ thromboembolism): ***Syn:*** *Thrombembolie*; durch einen in den Kreislauf verschleppten Thrombus* ausgelöste Embolie*; am häufigsten als Lungenembolie*

arterielle Thromboembolie (Ⓔ arterial thromboembolism): das Herz [80–90 %; Herzwandaneurysma, Herzklappenprothesen, Mitral- und Aortenklappenfehler, bakterielle Endokarditis, Vorhofflimmern] und vorgeschaltete Gefäße [10–15 %; Aneurysmata, atheromatöse Plaques] dienen meist als Emboliequelle; sie betrifft v.a. die Becken- und Beinarterien [80 %] und tritt i.d.R. als akutes Ischämiesyndrom mit oft vitaler Gefährdung auf

venöse Thromboembolie (Ⓔ venous thromboembolism): die Thromben stammen meist aus den tiefen Bein- und Beckenvenen oder dem rechten Vorhof und verursachen eine Lungenembolie*

Throm|bo|end|ar|te|ri|ek|to|mie *f*: → *Thrombendarteriektomie*

Throm|bo|en|do|kar|di|tis *f, pl* **-ti|den**: → *Thrombendokarditis*

throm|bo|en|do|kar|di|tisch *adj*: → *thrombendokarditisch*

throm|bo|gen *adj* (Ⓔ thrombogenic): die Thrombusbildung fördernd

Throm|bo|ge|ne|se *f* (Ⓔ thrombogenesis): Thrombusbildung; *s.a. Thrombus, Hämostase*

β-Throm|bo|glo|bu|lin *nt* (Ⓔ β-thromboglobulin): in den α-Granula der Thrombozyten enthaltener Thrombozytenfaktor mit schwacher Heparinaffinität; erhöhte Plasmakonzentration bei Thrombosen und Embolien

throm|bo|id *adj* (Ⓔ thromboid): thrombusartig

Throm|bo|ki|na|se *f*: → *Thromboplastin*

Throm|bo|lymph|an|gi|tis *f, pl* **-ti|den** (Ⓔ thrombolymphangitis): Lymphgefäßentzündung mit Bildung eines Lymphgerinnsels

throm|bo|lymph|an|gi|tisch *adj* (Ⓔ thrombolymphangitic): Thrombolymphangitis betreffend, von ihr betroffen oder gekennzeichnet

Throm|bo|ly|se *f* (Ⓔ thrombolysis): Thrombusauflösung

Throm|bo|ly|ti|kum *nt, pl* **-ka** (Ⓔ thrombolytic): ***Syn:*** *Fibrinolytikum*; Substanz, die direkt oder über eine Aktivierung des körpereigenen Fibrinolysesystems intravasale Thromben auflöst

throm|bo|ly|tisch *adj* (Ⓔ thrombolytic): Thrombolyse betreffend oder fördernd, durch sie bedingt

Throm|bo|mo|du|lin *nt* (Ⓔ thrombomodulin): Rezeptor des Gefäßendothels, der Thrombin* bindet und inaktiviert; *s.a. Protein C*

Throm|bo|pa|thie *f* (Ⓔ thrombopathy): ***Syn:*** *Thrombozytopathie*; Störung der Thrombozytenfunktion

konstitutionelle Thrombopathie: → *von Willebrand-Jürgens-Syndrom*

makrothrombozytäre Thrombopathie (Ⓔ giant platelet syndrome): ***Syn:*** *Bernard-Soulier-Syndrom*; autosomal-rezessive Bildungsstörung von Thrombozyten mit Riesenthromboyzten und Purpura*; die Thrombozytenzahl ist normal oder leicht vermindert, die Blutungszeit deutlich verlängert

throm|bo|pa|thisch *adj* (Ⓔ thrombopathic): ***Syn:*** *thrombozytopathisch*; Thrombopathie betreffend, von ihr betroffen oder gekennzeichnet, durch sie bedingt

Throm|bo|pe|nie *f*: → *Thrombozytopenie*

Thrombopenie-Hämangiom-Syndrom *nt*: → *Thrombozytopenie-Hämangiom-Syndrom*

Throm|bo|phe|re|se *f* (Ⓔ thrombapheresis): ***Syn:*** *Thrombozytopherese*; Abtrennung der Thrombozyten aus dem Blut

throm|bo|phil *adj* (Ⓔ thrombophilic): Thrombophilie betreffend, von ihr betroffen oder gekennzeichnet, durch sie bedingt, zur Thrombose neigend

Throm|bo|phi|lie *f*: → *Thromboseneigung*

essentielle Thrombophilie (Ⓔ idiopathic thrombophilia): ***Syn:*** *Nygaard-Brown-Syndrom*; arterielle Verschlusskrankheit mit Wadenschmerz, Claudicatio* intermittens und rezidivierenden arteriellen Thrombosen in den Beinen, später auch in Bauch- und Beckengefäßen mit Kollapsneigung und Hämaturie

hereditäre Thrombophilie (Ⓔ antithrombin III deficiency): ***Syn:*** *AT III-Mangel, Antithrombin-III-Mangel*; zu Störungen der Blutgerinnung und einer erhöhten Thromboseneigung führender Mangel an Antithrombin* III

Throm|bo|phle|bi|tis *f, pl* **-ti|den** (Ⓔ thrombophlebitis): ***Syn:*** *blande nicht-eitrige Venenthrombose, oberflächliche Venenthrombose*; Entzündung der Venenwand (oberflächlicher Venen) mit Verschluss des Lumens; kann Krampfadern [**Varikothrombose**] oder unveränderte Venen betreffen; Verletzungen der Venenwand [v.a. iatrogen durch Injektionsnadeln oder Katheter] sind ebenfalls eine häufige Ursache; wichtig ist, dass bei 20–40 % der Fälle auch eine gleichzeitige Thrombose tiefer Venenabschnitte vorliegt; **Therapie**: Kompressionsverbände, evtl. Stichinzision und Expression des Koagulums zur akuten Schmerzmilderung; Thromboseprophylaxe*

Tab. T15. Therapie der Thrombophlebitis

Exakte Kompressionsverbände, Druckverstärkung durch Schaumgummipolster oder Tupfer im Bereich der entzündeten Stränge
Stichinzision und Expression von Koagula
Geh- und Bewegungstraining (Hospitalisierung nur selten erforderlich)
Analgetika bei Bedarf
Niedermolekulares Heparin bei ausgedehnten Fällen
Krossektomie (und Thrombektomie) bei Hineinragen des Thrombuskopfes in die V. femoralis
Evtl. Dauerantikoagulantien bei rezidivierenden Verläufen

Thrombophlebitis migrans (Ⓔ thrombophlebitis migrans): *s.u. Phlebitis saltans*

Thrombophlebitis umbilicalis: → *Omphalophlebitis*

throm|bo|phle|bi|tisch *adj* (Ⓔ thrombophlebitic): Thrombophlebitis betreffend, von ihr betroffen oder gekennzeichnet

Thrombophlebitis-Syndrome *pl* (Ⓔ thrombophlebitis syndromes): Oberbegriff für Erkrankungen mit rezidivierender Entzündung oberflächlicher Venen; dazu gehören u.a. Thrombophlebitis* migrans, Mondor*-Phlebitis und Periphlebitis* retinae

Throm|bo|plas|tin *nt* (Ⓔ thromboplastin): ***Syn:*** *Gewebethrombokinase, Prothrombinase, Faktor III, Thrombokinase, Prothrombinaktivator, Gewebethromboplastin, Plasmathromboplastin*; aus verschiedenen Komponenten [u.a. aktivierter Faktor V, Faktor X] bestehender Lipoproteinkomplex, der Prothrombin* [Faktor II] in Thrombin* umwandelt; ent-

T

steht sowohl bei der intravaskulären als auch der extravaskulären Aktivierung des Gerinnungssystem und stellt damit die gemeinsame Endstrecke der beiden Systeme dar; *s.a. Blutgerinnung*

Throm|bo|plas|tin|zeit *f* (Ⓔ thromboplastin time): ***Syn:*** *Prothrombinzeit, Quickwert, Quickzeit, Quick*; Gerinnungstest zur Diagnose von Störungen der Faktoren II, V, VII und X; misst die Thrombinbildung nach Aktivierung mit Gewebethromboplastin; der Normalbereich liegt bei 70–100 %

throm|bo|plas|tisch *adj* (Ⓔ thromboplastic): eine Thrombusbildung auslösend oder fördernd

Throm|bo|po|e|se *f* (Ⓔ thrombopoiesis): ***Syn:*** *Thrombozytopoese, Thrombozytenbildung*; Thrombozyten werden im Knochenmark von Megakaryozyten gebildet; *s.a. Blutbildung*

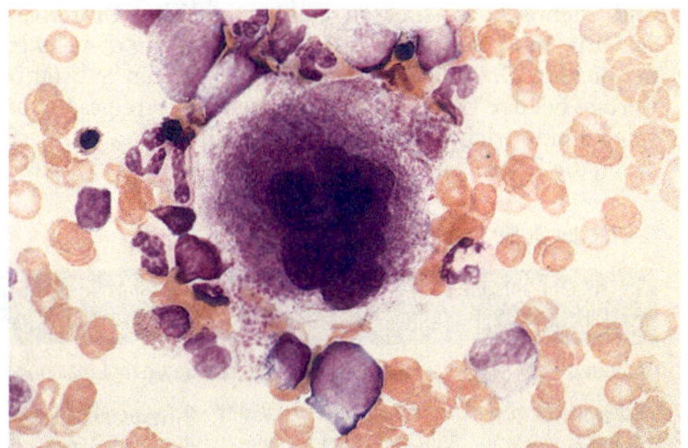

Abb. T16. Knochenmarksriesenzelle mit Thrombozytenbildung links unten und rechts oben

Throm|bo|po|e|tin *nt* (Ⓔ thrombopoietin): ***Syn:*** *Thrombopoietin, thrombozytopoesestimulierender Faktor*; von den Leber- und Nierenzellen gebildeter hämopoetischer Wachstumsfaktor, der die Thrombozytenbildung im Knochenmark anregt; *s.a. Blutbildung*

throm|bo|po|e|tisch *adj* (Ⓔ thrombocytopoietic): ***Syn:*** *thrombozytopoetisch*; Thrombopoese betreffend oder stimulierend

Throm|bo|po|i|e|tin *nt*: *→Thrombopoetin*

Throm|bo|se *f* (Ⓔ thrombosis): ***Syn:*** *Blutpfropfbildung, Thrombusbildung*; intravitale Blutpfropfbildung in Arterien oder Venen; der klinische Begriff umfasst auch die dadurch hervorgerufenen Symptome; die Thrombosebildung wird v.a. durch verlangsamte Blutströmung, Veränderungen der Blutzusammensetzung [v.a. Hyperviskosität] und des Gerinnungsverhaltens [Hyperkoagulabilität] sowie Schäden der Gefäßwand [Traumen, Operation, Ischämie, Entzündung, Neoplasmen, Arteriosklerose] gefördert; am häufigsten sind die tiefen Bein- und Beckenvenen betroffen; Thrombosen der oberen Extremitäten findet man nach iatrogener Schädigung [i.v.-Injektionen, Infusionen], bei Einengung der Gefäße oder Neoplasmen; wegen der fehlenden Symptome wird sie oft nicht diagnostiziert und erst beim Auftreten von Komplikationen [Lungenembolie*] erkannt; **Diagnose:** Anamnese, Untersuchung, Phlebographie, Duplexsonographie; **Therapie:** frische, d.h. bis zu einer Woche alte Thromben können durch lokale oder systemische Thrombolytika*, wie z.B. Streptokinase* oder Urokinase*, aufgelöst werden; ältere Thromben sind bereits in Organisation begriffen und das Therapieziel ist die Verhinderung eines postthrombotischen Syndroms; eine Thrombektomie ist nur in sehr seltenen Fällen indiziert [Phlegmasia coerulea dolens mit arterieller Ischämie]

Thrombose des ersten Ferientages: *→Economy-class-Syndrom*

Tab. T17. Thromboembolische Risikopatienten in der Chirurgie

Risikokategorie	Waden-Venen-thrombose	Proximale Venen-thrombose	Tödliche Lungen-embolie
Geringes Risiko: Unkomplizierte Chirurgie bei Patienten unter 40 Jahren ohne zusätzliche Risikofaktoren	< 10 %	< 1 %	< 0,01 %
Mittleres Risiko: Eingriffe bei Patienten über 40 J., die 30 min. oder länger dauern, und bei Frauen unter 40 J. unter oralen Kontrazeptiva	10–40 %	2–10 %	0,1–0,7 %
Hohes Risiko: Operationen bei Patienten über 40 J. mit Thrombose oder Lungenembolie in der Vorgeschichte, langdauernde Eingriffe im Beckenbereich, Malignome, Hüft- oder Kniegelenksersatz	40–80 %	10–30 %	1–5 %

Throm|bo|se|nei|gung *f* (Ⓔ thrombophilia): ***Syn:*** *Thrombophilie, thrombophile Diathese*; angeborene oder erworbene Neigung zur Thrombosebildung durch Störungen der Blutgerinnung oder Veränderungen der Blutzellen oder Gefäßwände

thrombose par l'effort *m* (Ⓔ effort thrombosis): *s.u. tiefe Beinvenenthrombose*

Throm|bo|se|pro|phy|la|xe *f* (Ⓔ thrombosis prophylaxis): zur Prophylaxe von Rezidiven werden meist Kumarinderivate oder Thrombozytenaggregationshemmer, wie z.B. Acetylsalicylsäure*, verwendet; die **postoperative** bzw. **posttraumatische Thromboseprophylaxe** besteht aus einer medikamentösen Prophylaxe [Low-dose-Heparin 2–3 × 5.000 IE subkutan, niedermolekulares Heparin einmal täglich] sowie Allgemeinmaßnahmen [physikalische Prophylaxe], wie z.B. Kompressionsstrümpfe, Krankengymnastik, Früh- oder Sofortmobilisation, Volumenauffüllung, Hochstellen des Bettendes, Hochlagerung der Beine usw.

throm|bo|siert *adj* (Ⓔ thrombosed): von Thrombose betroffen

Throm|bo|si|nu|si|tis *f, pl* **-ti|den:** *→Sinusthrombose*

throm|bo|si|nu|si|tisch *adj* (Ⓔ thrombosinusitic): Sinusthrombose/Thrombosinusitis betreffend, von ihr betroffen oder gekennzeichnet

Throm|bo|spon|din *nt* (Ⓔ thrombospondin): von Thrombozyten* gebildetes Nektin; in seiner Wirkung dem Fibronektin* vergleichbar; *s.a. Thrombozytenaggregation*

throm|bo|tisch *adj* (Ⓔ thrombotic): Thrombose betreffend, von ihr betroffen oder gekennzeichnet, durch sie bedingt

thrombotisch-thrombozytopenisch *adj* (Ⓔ thrombotic-thrombocytopenic): sowohl durch Thrombose* als auch Thrombozytopenie* gekennzeichnet

Throm|bo|xa|ne *pl* (Ⓔ thromboxanes): zu den Prostaglandinen* gehörende Substanzen, die die Thrombozytenaggregation fördern; sie werden v.a. in den Blutplättchen aus Prostaglandin H gebildet

Thromboxan A_2 (Ⓔ thromboxane A_2): bewirkt Bronchokonstriktion, Vasokonstriktion und Thrombozytenaggregation*; Rezeptoren für Thromboxan A_2 wurden in Thrombozyten, Thymus, Lunge, Nieren und Myokard gefunden

throm|bo|zy|tär *adj* (Ⓔ thrombocytic): Thrombozyten betreffend

Throm|bo|zy|ten *pl* (Ⓔ thrombocytes): ***Syn:*** *Blutplättchen, Plättchen*; kleine kernlose, scheibenförmige Blutkörperchen mit einem Durchmesser von 1–4 µm und einer Dicke von 0,5–0,75 µm; das Blut gesunder Probanden enthält ca. 150.000–450.000 Thrombozyten/µl; ihre Verweildauer im Blut beträgt 5–11 Tage, danach werden sie in Leber, Lunge und Milz abgebaut; die im Blut kreisenden Thrombozyten befinden sich in einem Ruhezustand; nach Kontakt mit der Oberfläche verletzter Gefäße oder mit verschiedenen Gerinnungsfaktoren werden sie aktiviert; Thrombozyten sind von wesentlicher Bedeutung für Blutgerinnung* und Hämostase* [*Abb. T18*]

Throm|bo|zy|ten|ad|hä|si|on *f* (Ⓔ thrombocyte adhesion): *s.u.*

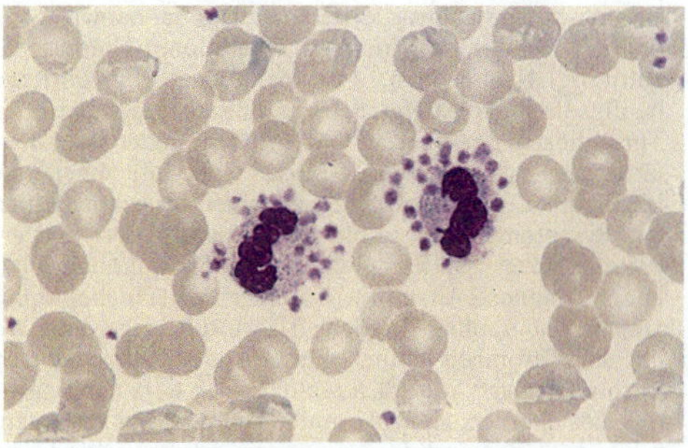

Abb. T18. Thrombozyten angelagert an neutrophile Granulozyten

Thrombozytenaggregation
Throm|bo|zy|ten|ag|glu|ti|na|ti|on *f*: → *Thrombagglutination*
Throm|bo|zy|ten|ag|gre|ga|ti|on *f* (Ⓔ thrombocyte aggregation): Zusammenballung der Thrombozyten im Rahmen der Hämostase*; Thrombozyten bleiben an Bindegewebsfasern der Wundränder hängen; unter dem Einfluss von von Willebrand-Faktor heften sich die Thrombozyten an die Gefäßwand an [**Thrombozytenadhäsion**] und es kommt zur **reversiblen Thrombozytenaggregation**, die von ADP und Adrenalin gefördert wird; die Entleerung der Thrombozytengranula setzt verschiedene Faktoren frei, von denen

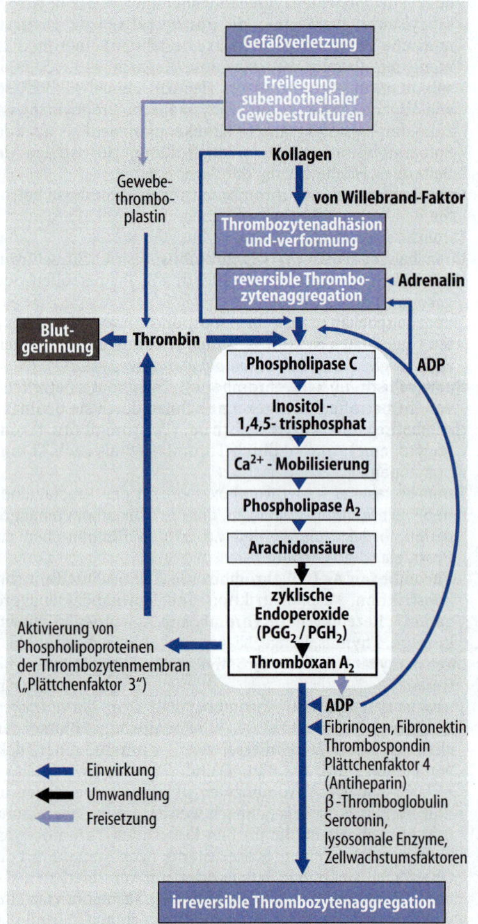

Abb. T19. Ablauf der Thrombozytenaggregation

v.a. das **Thrombospondin** der α-Granula den Übergang in eine **irreversible Thrombozytenaggregation** fördert
Throm|bo|zy|ten|ag|gre|ga|ti|ons|hem|mer *pl* (Ⓔ aggregation inhibitors): *Syn*: *Aggregationshemmer*; Substanzen, die die Zusammenballung von Blutplättchen [Thrombozyten] verhindern oder hemmen; v.a. Hemmer der Prostaglandinsynthese werden zur Verhütung von Thrombosen verwendet
Throm|bo|zy|ten|an|ti|ge|ne *pl* (Ⓔ platelet antigens): auf der Thrombozytenoberfläche sitzende Antigene, gegen die Antikörper gebildet werden können
Throm|bo|zy|ten|bil|dung *f*: → *Thrombopoese*
Throm|bo|zy|ten|fak|to|ren *pl* (Ⓔ platelet factors): *Syn*: *Plättchenfaktoren*; bei der Thrombozytenaggregation freigesetzte, gerinnungsaktive Substanzen
Throm|bo|zy|ten|gra|nu|la *pl* (Ⓔ thrombocyte granules): in aktivierten Thrombozyten kann man unter morphologischen und chemischen Aspekten **elektronendichte Granula, α-Granula** und **Lysosomen** unterscheiden; die in den elektronendichten Granula und α-Granula enthalten Substanzen werden bei der Thrombozytenaggregation* freigesetzt und spielen eine wichtige Rolle bei Blutstillung und Blutgerinnung; die Bedeutung der Lysosomen ist weiterhin unklar

Tab. T20. Inhalt der Thrombozytengranula

Elektronendichte Granula	α-Granula	Lysosomen
Anionen	**Plasma(gleiche)-Proteine**	**Saure Hydrolasen**
ATP, ADP, GTP, GDP, anorganische Phosphate	Gerinnungsfaktoren V und VIII, Fibrinogen, Fibronektin, Albumin, Kallikrein, α_2-Antiplasmin, Thrombospondin	β-Hexosaminidase β-Galaktosidase β-Glucuronidase β-Arabinosidase β-Glycerophosphatase Arylsulfatase
Kationen	**Plättchenspezifische Proteine**	
Kalzium, Serotonin	Plättchenfaktor 4 (Antiheparin), β-Thromboglobulin, Wachstumsfaktor (platelet derived growth factor)	

Throm|bo|zy|ten|kon|zen|trat *nt* (Ⓔ platelet concentrate): aus Frischblut gewonnenes, thrombozytenreiches Plasma
Throm|bo|zy|ten|throm|bus *m*, *pl* **-ben** (Ⓔ platelet thrombus): *Syn*: *Plättchenthrombus*; aus Thrombozyten bestehender heller Thrombus*
Throm|bo|zyt|hä|mie *f* (Ⓔ thrombocythemia): permanente Erhöhung der Thrombozytenzahl im Blut
essentielle Thrombozythämie (Ⓔ essential thrombocythemia): *Syn*: *Megakaryozytenleukämie, megakaryozytäre Myelose, hämorrhagische Thrombozythämie*; seltene Form der myeloischen Leukämie* mit klonaler Proliferation atypischer Megakaryozyten im Knochenmark; die Thrombozytenzahl ist i.d.R. erhöht
hämorrhagische Thrombozythämie: → *essentielle Thrombozythämie*
Throm|bo|zy|to|ly|se *f* (Ⓔ thrombocytolysis): Plättchenauflösung, Thrombozytenauflösung
Throm|bo|zy|to|pa|thie *f*: → *Thrombopathie*
throm|bo|zy|to|pa|thisch *adj*: → *thrombopathisch*
Throm|bo|zy|to|pe|nie *f* (Ⓔ thrombocytopenia): *Syn*: *Thrombopenie, Blutplättchenmangel, Plättchenmangel*; verminderte Thrombozytenzahl [< 100.000/μl]; entsteht durch verminderte Bildung, erhöhten Verbrauch, Verteilungsstörungen oder Blutverdünnung [Hämodilution]; führt zu verlängerter Blutungszeit und hämorrhagischer Diathese [Petechien, Nasenbluten, Gastrointestinal-, Urogenitalblutung, verlängerte und verstärkte Monatsblutung]
essentielle Thrombozytopenie: → *idiopathische thrombozytopenische Purpura*
HIV-assoziierte Thrombozytopenie (Ⓔ HIV-associated

Tab. T21. Ursachen der Thrombozytopenie

Erhöhter Verbrauch
Immunologische Mechanismen
Idiopathisch thrombozytopenische Purpura
Autoantikörper (SLE, Antiphospholid-Antikörper)
Alloantikörper (neonatale, posstransfusionelle, Alloimmunisierung)
Antikörpervermittelt (Medikamente, Malignom-assoziiert)
HIV-assoziierte ITP
Nicht-immunologische Mechanismen
Verbrauchskoagulopathie
Thrombotisch-thrombozytopenische Purpura, hämolytisch-urämisches Syndrom
Eklampsie/HELLP-Syndrom
Thrombozytopenie in der Spätschwangerschaft
Kardio-pulmonale Erkrankungen
Kardio-pulmonale Bypassoperationen
Bildungsstörungen
Verminderte Megakaryozytopoese
Angeborene Hypoplasie (aplastische Anämie, Fanconi-Anämie, amegakaryozytäre Anämie, Thrombozytopenie mit Radiusaplasie)
Erworbene Hypoplasie (Bestrahlung, Chemikalien, Medikamente)
Verdrängung (metastasierende Karzinome, Leukämie, Myelofibrose, Myelome, lymphoretikuläre Erkrankungen u.a.)
Ineffektive Thrompozytopoese
Angeborene Formen (Wiskott-Aldrich-Syndrom und Varianten, May-Hegglin-Anomalie, Alport-Syndrom u.a.)
Vitamin-B_{12}- und Folsäuremangel
Myelodysplastische Syndrome
Exzessiver Alkoholkonsum
Verteilungsstörungen
Splenomegalie
Hypothermie
Hämodilution

thrombocytopenia): *s.u. Essay AIDS S. 31*
idiopathische Thrombozytopenie: → *idiopathische thrombozytopenische Purpura*
Thrombozytopenie mit Radiusaplasie: → *TAR-Syndrom*

Thrombozytopenie-Hämangiom-Syndrom *nt* (Ⓔ hemangioma-thrombocytopenia syndrome): ***Syn:*** *Kasabach-Merritt-Syndrom, Thrombopenie-Hämangiom-Syndrom, Hämangiom-Thrombopenie-Syndrom*; bei Riesenhämangiomen kann es durch Thrombose* im Angiom zu Thrombopenie* und Verbrauchskoagulopathie* kommen; die Mortalität liegt bei 20–30 %; **Therapie:** Antikoagulation, Substitution von Thrombozyten und Faktoren, Röntgenbestrahlung des Riesenangioms

throm|bo|zy|to|pe|nisch *adj* (Ⓔ thrombocytopenic): ***Syn:*** *thrombopenisch*; Thrombozytopenie betreffend, von ihr betroffen oder gekennzeichnet, durch sie bedingt

Throm|bo|zy|to|phe|re|se *f*: → *Thrombopherese*

Throm|bo|zy|to|po|e|se *f*: → *Thrombopoese*

throm|bo|zy|to|po|e|tisch *adj*: → *thrombopoetisch*

Throm|bo|zy|to|se *f* (Ⓔ thrombocytosis): temporäre Erhöhung der Thrombozytenzahl im Blut

Throm|bus *m, pl* **-ben** (Ⓔ thrombus): ***Syn:*** *Blutpfropf*; in einem Blutgefäß entstandenes Blutgerinnsel; im ersten Schritt der Blutgerinnung kommt es zur Bildung eines weißen Abscheidungsthrombus; dieser wird durch einen roten Abscheidungsthrombus ersetzt, der sich im Rahmen der Nachgerinnung kontrahiert und verfestigt; *s.a. Hämostase*
gemischter Thrombus (Ⓔ mixed clot): ***Syn:*** *Kombinationsthrombus*; aus einem weißen Kopf und rotem Schwanz bestehender Kombinationsthrombus
grauer Thrombus: → *weißer Thrombus*
roter Thrombus (Ⓔ red thrombus): ***Syn:*** *Gerinnungsthrombus, Schwanzthrombus*; durch rasche Blutgerinnung entstehender Thrombus, der durch Erythrozyten rotgefärbt ist
weißer Thrombus (Ⓔ white thrombus): ***Syn:*** *Konglutinationsthrombus, grauer Thrombus, Abscheidungsthrombus*; an der geschädigten Gefäßwand entstehender Thrombus*, der außen von einer weiß-grauen Leukozytenschicht umgeben ist

Throm|bus|bil|dung *f*: → *Thrombose*

THS *Abk.*: Tetrahydro-11-desoxycorticosteron

THTH *Abk.*: → *thyreotropes Hormon*

ThTT *Abk.*: Thymoltrübungstest

Thu|jae oc|ci|den|ta|lis her|ba *f* (Ⓔ thuja buds): ***Syn:*** *Lebenskraut, Summitates Thujae, Lebensbaumspitzen*; *s.u. Thuja (occidentalis)*

Thu|ja (oc|ci|den|ta|lis) *f* (Ⓔ thuja): ***Syn:*** *abendländischer Lebensbaum*; Baum aus der Familie der Zypressengewächse [Cupressaceae]; verwendet werden die beblätterten Zweigspitzen [**Lebensbaumspitzen,** Lebenskraut, Thujae occidentalis herba, Summitates Thujae], die Thujon*, Quercetin* und Gerbstoffe* enthalten; **Anw.:** traditionell als Anthelmintikum*; äußerlich zu Einreibungen bei Rheuma und Gicht*; in der Homöopathie bei Haut- und Schleimhauterkrankungen, Rheuma und Verdauungsschwäche

Thu|jon *nt* (Ⓔ thujone): giftiges Monoterpen im ätherischen Öl von z.B. Beifuß*, Rainfarn*, Salbei*, Thuja* occidentalis; wirkt abortiv und hautreizend

THX *Abk.*: Thymusextrakt

Thx *Abk.*: → *Thyroxin*

Thy *Abk.*: → *Thymin*

Thym-, thym- *präf.*: → *Thymo-*

Thy|mek|to|mie *f* (Ⓔ thymectomy): ***Syn:*** *Thymusentfernung*; operative Entfernung des Thymus*

Thy|me|re|ti|kum *nt, pl* (Ⓔ thymoleptic): Antidepressivum* mit antriebssteigernder Wirkung

Thy|mi ae|the|ro|le|um *nt* (Ⓔ thyme oil): ***Syn:*** *Thymianöl*; ätherisches Öl von Thymian*

Thy|mi|an *nt* (Ⓔ thyme): ***Syn:*** *Thymus vulgaris*; Pflanze aus der Familie der Lippenblütler [Lamiaceae]; verwendet werden Laubblätter und Blüten [**Thymi herba**] und das daraus gewonnene ätherische **Thymianöl** [Thymi aetheroleum], das u.a. Thymol*, Carvacrol, Linalool, Menthen, Pinen*, Borneol* und Cineol* enthält; **Anw.:** traditionell bei chronischer Bronchitis*, Keuchhusten*, Asthma* bronchiale, Unterleibs- und Kopfschmerzen

Thy|mi|an|kamp|fer *f*: → *Thymol*

Thy|mi|an|öl *nt* (Ⓔ thyme oil): ***Syn:*** *Thymi aetheroleum*; *s.u. Thymian*

Thy|mi|an|säu|re *f*: → *Thymol*

Thy|mi|din *nt* (Ⓔ thymidine): in DNA vorkommendes Nucleosid* von Thymin*

Thy|mi|din|ki|na|se *f* (Ⓔ thymidine kinase): viruskodiertes Enzym, z.B. von Herpes simplex-Virus, das u.a. Aciclovir* und Ganciclovir* phosphoryliert und in das aktive Agens [Aciclovirtriphosphat bzw. Ganclovirtriphosphat] verwandelt, das über eine Hemmung der DNA-Polymerase* zum Zelltod führt; *s.a. Essay Gentransfer und Gentherapie S. 761*

Thy|mi her|ba *f* (Ⓔ thyme): *s.u. Thymian*

thy|mi|ko|lym|pha|tisch *adj* (Ⓔ thymicolymphatic): Thymus und lymphatisches System betreffend

Thy|min *nt* (Ⓔ **1.** thymine **2.** → *Thymopoietin*): **1.** ***Syn:*** *5-Methyluracil*; Pyrimidinbase*; Baustein der DNA* und in geringen Mengen auch der Transfer-RNA **2.** → *Thymopoietin* [*Abb. T22*]

Thy|mi|tis *f, pl* **-ti|den** (Ⓔ thymitis): ***Syn:*** *Thymusentzündung*; Entzündung des Thymus

thy|mi|tisch *adj* (Ⓔ thymic): Thymusentzündung/Thymitis betreffend, von ihr betroffen oder gekennzeichnet

Thymo-, thymo- *präf.*: Wortelement mit der Bedeutung **1.** „Gemüt/Seele" **2.** „Thymus"

thy|mo|gen *adj* (Ⓔ **1.–2.** thymogenic): **1.** ***Syn:*** *gefühlsmäßig, emotional*; durch Gemütsbewegungen entstanden **2.** vom

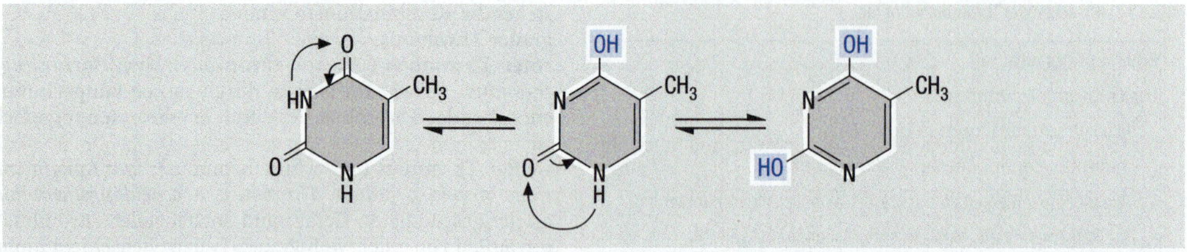

Abb. T22. Keto-Enol-Tautomerie von Thymin

Thymus ausgehend

thy|mo|ki|ne|tisch *adj* (Ⓔ thymokinetic): den Thymus anregend

Thy|mol *nt* (Ⓔ thymol): ***Syn:*** *Thymiankampfer, Thymiansäure, 2-Isopropyl-5-methyl-phenol*; Hauptbestandteil des ätherischen Öls von Thymian*; starkes Antiseptikum [wesentlich stärker als Phenol*]

Thy|mo|lep|ti|kum *nt, pl* **-ka** (Ⓔ thymoleptic): stimmungshebendes/thymoleptisches Mittel

thy|mo|lep|tisch *adj* (Ⓔ thymoleptic): (*Mittel*) stimmungshebend, stimmungsaufhellend

Thy|mom *nt* (Ⓔ thymoma): ***Syn:*** *Thymusgeschwulst, Thymustumor*; bei den insgesamt seltenen Thymustumoren unterscheidet man **epitheliale Thymome** [meist benigne großzellige oder spindelzellige Thymome, seltener maligne Thymome, Thymuskarzinome oder Thymuskarzinoide], **mesenchymale Thymome** [v.a. Thymuslipome*, seltener Thymoblastome] und maligne Lymphome mit Sitz im Thymus [T-lymphoblastische Lymphome]

Thy|mo|pa|thie *f* (Ⓔ thymopathy): Thymuserkrankung

Thy|mo|po|e|tin *nt*: *→ Thymopoietin*

Thy|mo|poi|e|tin *nt* (Ⓔ thymopoietin): ***Syn:*** *Thymopoetin*; Peptidhormon des Thymus*, das die Proliferation von Thymozyten zu T-Lymphozyten* anregt

thy|mo|priv *adj* (Ⓔ thymoprivous): durch Thymusatrophie oder Thymusresektion bedingt

Thy|mo|sin *nt* (Ⓔ thymosin): Peptidhormon des Thymus*, das die Proliferation von Thymozyten zu T-Lymphozyten* anregt

Thy|mo|sti|mu|lin *nt* (Ⓔ thymostimulin): aus dem Thymus von Säugetieren gewonnenes Polypeptid; wird als Immunstimulans und Umstimmungsmittel verwendet

thy|mo|troph *adj* (Ⓔ thymotrophic): den Thymus beeinflussend

Thy|mo|zyt *m* (Ⓔ thymocyte): pluripotente, lymphoide Stammzelle der T-Lymphozyten* im Thymus

Thy|mo|zy|ten *pl* (Ⓔ thymocytes): lymphoide Thymuszellen, die sich zu T-Lymphozyten* entwickeln

Thy|mus *m* (Ⓔ thymus): ***Syn:*** *Bries*; hinter dem Brustbein liegendes primäres lymphatisches Organ, das im Laufe der Kindheit an Größe und Gewicht zu nimmt und sich nach der Pubertät zurückbildet; während der Kindheit entstehen im Thymus unter dem Einfluss der sog. Thymusfaktoren* aus lymphoiden Vorläuferzellen [**Thymozyten**] die T-Lymphozyten*

der Thymus besteht aus zwei, nicht klar voneinander abgetrennten **Thymuslappen** [Lobus thymi], die von einer zarten Kapsel umgeben werden; jeder Lappen besteht aus kleineren **Thymusläppchen** [Lobuli thymi], die eine zellreiche Rinde und eine zellarmes Mark zeigen; gelegentlich kommen noch **akzessorische Thymusläppchen** [Lobuli thymici accessorii] vor; die **Thymusrinde** [Cortex thymi] enthält vorwiegend T-Lymphozyten und Vorläuferzellen; sie werden durch Retikulumzellen zu Gruppen zusammengefasst und vor zirkulierenden Antigenen geschützt; die Retikulumzellen bilden auch eine Scheide um die Blutgefäße der Rinde, die die **Blut-Thymus-Schranke** bildet; das **Thymusmark** [Medulla thymi] enthält weniger Zellen als die Rinde [vorwiegend Lymphoblasten und -zyten] und hat keine Blut-Thymus-Schranke; charakteristisch sind die **Hassall-Körperchen**, kugelige, azidophile Strukturen aus konzentrisch zusammengelagerten Epithelzellen; ihre Zahl nimmt bis zur Pubertät zu, danach ab

bei der Geburt wiegt der Thymus ca. 15 g; bis zur Pubertät nimmt er an Gewicht zu [ca. 40 g]; danach wird der größte Teil der Rinde und ein Teil des Marks durch Fettgewebe ersetzt

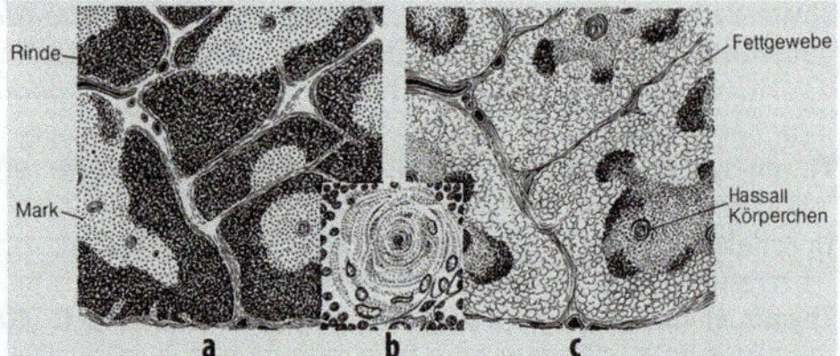

Abb. T23. Histologie des Thymus. **a** Neugeborenes **b** Hassall-Körperchen **c** Erwachsener

Thymus serpyllum: *→ Quendel*

Thymus vulgaris: *→ Thymian*

Thy|mus|a|ge|ne|sie *f*: *→ DiGeorge-Syndrom*

Thy|mus|a|pla|sie *f*: *→ DiGeorge-Syndrom*

Thy|mus|ent|fer|nung *f*: *→ Thymektomie*

Thy|mus|fak|to|ren *pl* (Ⓔ thymic factors): ***Syn:*** *Thymushormone*; im Thymus* gebildete Substanzen [z.B. Thymopoietin*, Thymosin*], die die Reifung der T-Lymphozyten aus lymphoiden Vorläuferzellen fördern

Thy|mus|hor|mo|ne *pl*: *→ Thymusfaktoren*

Thy|mus|hy|per|pla|sie *f* (Ⓔ thymus hyperplasia): Vergrößerung des Thymus im frühen Säuglingsalter

Thy|mus|kar|zi|no|i|de *pl* (Ⓔ thymus carcinoids): semimalignes epitheliales Thymom*; oft Teil einer multiplen endokrinen Neoplasie*

Thy|mus|kar|zi|nom *nt* (Ⓔ thymus carcinoma): malignes epitheliales Thymom*

Thy|mus|läpp|chen *pl* (Ⓔ lobules of thymus): Lobuli thymi; *s.u. Thymus*

akzessorische Thymusläppchen (Ⓔ accessory lobules of thymus): Lobuli thymici accessorii; *s.u. Thymus*

Thy|mus|lap|pen *m* (Ⓔ lobe of thymus): Lobus thymi; *s.u. Thymus*

Thy|mus|li|po|me *pl* (Ⓔ thymus lipomas): 2–9 % aller Thymome*; häufig mit aplastischer Anämie*, Hypogammaglobulinämie und Hyperthyreose* assoziiert

Thy|mus|lym|pho|zy|ten *pl* (Ⓔ thymus-dependent lymphocytes): selten verwendete Bezeichnung für T-Lymphozyten*

Thy|mus|mark *nt* (Ⓔ medulla of thymus): Medulla thymi; *s.u. Thymus*

Thy|mus|rin|de *f* (Ⓔ thymic cortex): ***Syn:*** *Cortex thymi*; Rindenschicht des Thymus*, in der im jugendlichen Thymus die Vermehrung der T-Lymphozyten* stattfindet; wird während der Thymusinvolution nach der Pubertät durch Fettgewebe ausgefüllt

Thy|mus|trans|plan|ta|ti|on *f* (Ⓔ thymus transplantation): Transplantation von embryonalem oder kindlichem Thymus, z.B. bei Thymusaplasie*

Thy|mus|tu|mor *m*: *→ Thymom*

Thy|mus|ve|nen *pl* (Ⓔ thymic veins): ***Syn:*** *Venae thymicae*; kurze Venen, die das Thymusblut zur Vena* brachiocephalica führen

Thyreo-, thyreo- *präf.*: Wortelement mit der Bedeutung

„Schilddrüse/Thyroidea“

Thy|re|o|a|pla|sia *f.*: →*Athyreose*

thy|re|o|a|ry|tä|no|id *adj* ((E) thyroarytenoid): Schilddrüse und Aryknorpel betreffend

Thy|re|o|cal|ci|to|nin *nt* ((E) thyrocalcitonin): ***Syn:*** *Calcitonin, Kalzitonin*; in parafollikulären C-Zellen der Schilddrüse gebildetes Proteohormon*, das den Calciumspiegel des Blutes senkt; am Knochen hemmt es die Calciumfreisetzung, d.h., es wirkt als direkter Antagonist des Parathormons*; Calcitonin verzögert die Calciumresorption im Darm durch eine Verminderung der Magen- und Pankreassekretion und Verzögerung der Darmmotilität; in der Niere fördert es die Calciumausscheidung

Thy|re|o|chon|dro|to|mie *f* ((E) thyrochondrotomy): ***Syn:*** *Thyreotomie, Schildknorpelspaltung*; Spaltung des Schildknorpels; erlaubt Zugang zu den Stimmlippen

thy|re|o|e|pi|glot|tisch *adj* ((E) thyroepiglottic): ***Syn:*** *thyroepiglottisch*; Schilddrüse und Kehldeckel betreffend

thy|re|o|gen *adj* ((E) thyrogenic): von der Schilddrüse ausgehend, durch Schilddrüsenhormone verursacht

Thy|re|o|glo|bu|lin *nt* ((E) thyroglobulin): in der Schilddrüse gebildetes Glykoprotein, an dem die Synthese der Schilddrüsenhormone abläuft; Hauptbestandteil des Schilddrüsenkolloids

Thy|re|o|glo|bu|lin|an|ti|kör|per *m* ((E) antithyroglobulin antibodies): ***Syn:*** *Antithyreoglobulinantikörper*; Antikörper* gegen Thyreoglobulin

thy|re|o|hy|o|id *adj* ((E) thyrohyoid): ***Syn:*** *thyrohyoid*; Schilddrüse oder Schildknorpel und Zungenbein betreffend

Thy|re|o|i|dea *f.*: →*Schilddrüse*

Thy|re|o|id|ek|to|mie *f* ((E) thyroidectomy): ***Syn:*** *Thyroidektomie, Schilddrüsenentfernung, Schilddrüsenresektion*; operative Entfernung der Schilddrüse; die **totale Thyreoidektomie** ist die Methode der Wahl bei Schilddrüsenkarzinomen; kalte Knoten können ausgeschält werden [**Enukleation**]; *s.a. Strumektomie*

Thy|re|o|i|di|tis *f, pl* **-ti|den** ((E) thyroiditis): ***Syn:*** *Thyroiditis, Schilddrüsenentzündung*; die **akute Thyreoiditis** ist meist eine Begleitentzündung bei anderen Infektionen oder tritt nach Bestrahlung auf; akute eitrige Thyreoiditiden als bakterielle Infektionen sind eher selten; bei den chronischen Thyreoiditiden handelt es sich meist um eine Immunthyreoiditis [z.B. Riedel*-Struma, Hashimoto*-Thyreoiditis]

chronische hypertrophische Thyreoiditis: →*Riedel-Struma*

granulomatöse Thyreoiditis ((E) granulomatous thyroiditis): ***Syn:*** *de Quervain-Thyreoiditis, Riesenzellthyreoiditis, Riesenzellthyroiditis, subakute nicht-eitrige Thyreoiditis*; vermutlich durch Viren [Coxsackievirus, Mumpsvirus] verursachte Entzündung der Schilddrüse, die histopathologisch von Riesenzellgranulomen gekennzeichnet ist; führt nur selten zu leichten Funktionsstörungen [Hyperthyreose*]; **Therapie**: meist Spontanheilung; in leichten Fällen Analgetika*, in schwereren Fällen Glucocorticoide*

hypertrophische Thyreoiditis: →*Riedel-Struma*

subakute nicht-eitrige Thyreoiditis: →*granulomatöse Thyreoiditis*

thy|re|o|i|di|tisch *adj* ((E) thyroiditic): ***Syn:*** *thyroiditisch*; Schilddrüsenentzündung/Thyreoiditis betreffend, von ihr betroffen oder gekennzeichnet

thy|re|o|kar|di|al *adj* ((E) thyrocardiac): Herz und Schilddrüse betreffend

Thy|re|o|kar|di|o|pa|thie *f* ((E) thyroid cardiomyopathy): durch eine unbehandelte Hyperthyreose* hervorgerufene Schädigung des Herzens

Thy|re|o|kri|ko|to|mie *f* ((E) thyrocricotomy): Spaltung von Schildknorpel und Ringknorpel

Thy|re|o|li|be|rin *nt*: →*Thyreotropin-releasing-Hormon*

thy|re|o|ly|tisch *adj* ((E) thyrolytic): Schilddrüsengewebe zerstörend

Thy|re|o|pa|rat|hy|re|o|id|ek|to|mie *f* ((E) thyroparathyroidectomy): ***Syn:*** *Thyroparathyroidektomie*; operative Entfernung von Schilddrüse und Nebenschilddrüsen

thy|re|o|pa|ra|thy|re|o|priv *adj* ((E) thyroparathyroprivic): durch ein Fehlen von Schilddrüse und Nebenschilddrüsen bedingt

Thy|re|o|pa|thie *f* ((E) thyropathy): Schilddrüsenerkrankung

Thy|re|o|per|o|xi|da|se *nt* ((E) iodide peroxidase): ***Syn:*** *Jodidperoxidase, Jodinase, Iodidperoxidase*; membranständiges Enym der Schilddrüse, das Iodid zu Iod oxidiert

Thy|re|o|plas|tik *f* ((E) thyroplasty): plastische Operation am Schildknorpel

thy|re|o|priv *adj* ((E) thyroprival): durch Schilddrüsenausfall oder -entfernung bedingt

Thy|re|o|pto|se *f* ((E) thyroptosis): ***Syn:*** *Thyroptose*; Schilddrüsensenkung

Thy|re|o|sta|ti|kum *nt, pl* **-ka** ((E) thyroid inhibitor): Substanz, die die Bildung und Freisetzung der Schilddrüsenhormone hemmt; anorganische Ionen vom Perchlorattyp hemmen kompetitiv die Iod-Aufnahme in die Schilddrüse und vermindern damit die Hormonproduktion; Thioharnstoffderivate [z.B. Methimazol, Carbimazol, Propylthiouracil] verhindern die Iodierung von Tyrosin und die Kopplung von Iodtyrosinen

Thy|re|o|to|mie *f.*: →*Thyreochondrotomie*

Thy|re|o|to|xi|ko|se *f* ((E) thyrotoxicosis): ***Syn:*** *Schilddrüsenüberfunktion*; Bezeichnung für eine Überfunktion der Schilddrüse unabhängig von der Ursache; oft gleichgesetzt mit Hyperthyreose*

thy|re|o|to|xisch *adj* ((E) thyrotoxic): durch eine Schilddrüsenüberfunktion bedingt

thy|re|o|trop *adj* ((E) thyrotropic): ***Syn:*** *thyrotrop*; die Schilddrüse(nfunktion) beeinflussend

Thy|re|o|tro|pin *nt* ((E) thyrotropin): ***Syn:*** *Thyrotropin, thyreotropes Hormon, Thyroidea-stimulierendes Hormon*; in den basophilen Zellen des Hypophysenvorderlappens* gebildetes Proteohormon, das die Schilddrüse stimuliert und ihr Wachstum reguliert; Thyreotropin reguliert alle Einzelschritte der Biosynthese von Thyroxin* und Triiodthyronin*; die Schilddrüsenhormone wiederum wirken hemmend auf die Thyreotropinbildung und -sekretion

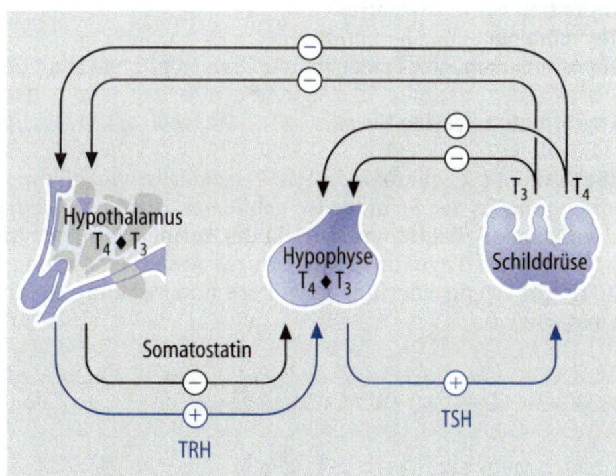

Abb. T24. Hemmung der TSH- und TRH-Sekretion durch Schilddrüsenhormone und Somatostatin

Thyreotropin-releasing-Faktor *m*: →*Thyreotropin-releasing-Hormon*

Thyreotropin-releasing-Hormon *nt* ((E) thyrotropin releasing hormone): ***Syn:*** *Thyreoliberin, Thyroliberin, Thyreotropin-releasing-Faktor, Thyrotropin-releasing-Faktor, Thyrotropin-releasing-Hormon*; im Hypothalamus* gebildetes Tripeptid, das die Freisetzung von Thyreotropin* aus dem Hypophysenvorderlappen* stimuliert; die Schilddrüsenhormone wiederum wirken hemmend auf die TRH-Sekretion [*Abb. T25*]

Thyro-, thyro- *präf.*: Wortelement mit der Bedeutung „Schilddrüse/Thyroidea“

Thy|ro|a|ry|tä|no|i|de|us *m*: →*Musculus thyroarytenoideus*

Thy|ro|e|pi|glot|ti|kus *m*: →*Musculus thyroepiglotticus*

thy|ro|e|pi|glot|tisch *adj*: →*thyreoepiglottisch*

Thy|ro|glos|sus|fis|tel *f* ((E) thyroglossal fistula): angeborene Fistel, die von den Resten des Ductus* thyroglossalis ausgeht

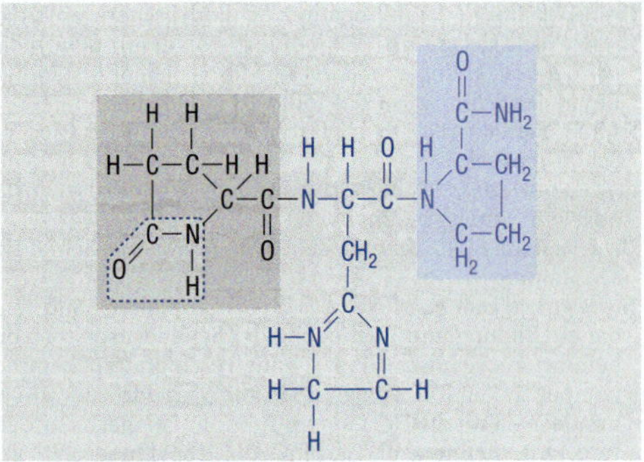

Abb. T25. Thyreotropin-releasing-Hormon

Thy|ro|glos|sus|zys|te *f* (Ⓔ thyroglossal cyst): ***Syn:*** *mediane Halszyste*; von den Resten des Ductus* thyroglossalis ausgehende Zyste in der Medianlinie des Halses; *s.a. Halsfistel*

thy|ro|hy|o|id *adj:* → *thyreohyoid*

Thy|ro|hy|o|i|de|us *m:* → *Musculus thyrohyoideus*

Thy|ro|i|dea *f:* → *Schilddrüse*

Thyroidea ima *f:* → *Arteria thyroidea ima*

Thyroidea inferior *f:* → *Arteria thyroidea inferior*

Thyroidea superior *f:* → *Arteria thyroidea superior*

Thy|ro|id|ek|to|mie *f:* → *Thyreoidektomie*

Thy|ro|i|di|tis *f, pl* **-ti|den:** → *Thyreoiditis*

thy|ro|i|di|tisch *adj:* → *thyreoiditisch*

Thy|ro|li|be|rin *nt:* → *Thyreotropin-releasing-Hormon*

Thy|ro|nin *nt* (Ⓔ thyronine): iodfreies Grundgerüst der Schilddrüsenhormone Thyroxin* und Triiodthyronin*

Thy|ro|pa|ra|thy|ro|id|ek|to|mie *f:* → *Thyreoparathyreoidektomie*

Thy|ro|pto|se *f:* → *Thyreoptose*

thy|ro|trop *adj:* → *thyreotrop*

Thy|ro|tro|pin *nt:* → *Thyreotropin*

Thyrotropin-releasing-Faktor *m:* → *Thyreotropin-releasing-Hormon*

Thyrotropin-releasing-Hormon *nt:* → *Thyreotropin-releasing-Hormon*

Thy|ro|xin *nt* (Ⓔ thyroxine): ***Syn:*** *Tetrajodthyronin, Tetraiodthyronin*; in der Schilddrüse gebildetes Hormon; weniger wirksam als Triiodthyronin*; in der Peripherie [Leber und Niere] wird Thyroxin deshalb durch Monodejodierung in Triiodthyronin überführt; Synthese und Wirkung *s.u. Triiodthyronin*

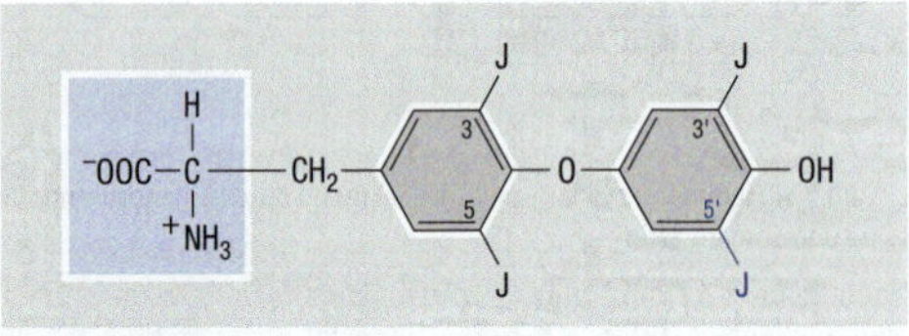

Abb. T26. Thyroxin

D-Thy|ro|xin *nt* (Ⓔ dextrothyroxine): ***Syn:*** *D-Tetraiodthyronin*; D-Isomer von Thyroxin*

Thy|ro|zel|e *f* (Ⓔ thyrocele): allgemeine Bezeichnung für eine Schilddrüsenvergrößerung unabhängig von der Genese

Thy|sa|no|thrix *f:* → *Trichostasis spinulosa*

Thz *Abk.:* → *Thrombozyten*

T_H-Zellen *pl* (Ⓔ Th cells): *s.u. T-Lymphozyten*

T_H0-Zellen *pl* (Ⓔ Th0 cells): *s.u. T-Lymphozyten*

T_H1-Zellen *pl* (Ⓔ T_H1 cells): ***Syn:*** *T-Helfer 1-Zellen*; *s.u. T-Lymphozyten*

T_H2-Zellen *pl* (Ⓔ T_H2 cells): ***Syn:*** *T-Helfer 2-Zellen*; *s.u. T-Lymphozyten*

TI *Abk.:* **1.** Inspirationszeit **2.** Inversionszeit **3.** Testimpuls **4.** → *therapeutischer Index* **5.** Transformationsindex **6.** → *Trikuspidalinsuffizienz* **7.** Trypsininhibitoren

Ti *Abk.:* Titan

TIA *Abk.:* **1.** → *transitorische ischämische Attacke* **2.** turbidimetrischer Immunoassay

Ti|a|ben|da|zol *nt:* → *Thiabendazol*

Ti|a|prid *nt* (Ⓔ tiapride): Benzamidderivat; Neuroleptikum*; **Anw.:** Dyskinesien

Ti|a|pro|fen|säu|re *f* (Ⓔ tiaprofenic acid): ***Syn:*** *Acidum tiaprofenicum*; nicht-steroidales Antiphlogistikum*, Antirheumatikum*

Ti|bia *f, pl* **Ti|bi|ae, Ti|bi|en** (Ⓔ tibia): ***Syn:*** *Schienbein*; das Schienbein ist der kräftigste Knochen des menschlichen Körpers; er artikuliert mit seinem oberen Teil mit dem Femur* im Kniegelenk [Articulatio* genus] und bildet zusammen mit dem Wadenbein [Fibula*] eine Gabel, die am oberen Sprunggelenk [Articulatio* talocruralis] beteiligt ist; der **Tibiakopf** [Caput tibiae] besteht aus den beiden **Tibiakondylen** [Condylus medialis und lateralis tibiae], die die **Facies articularis superior tibiae** tragen, die auch als **Tibiaplateau** bezeichnet wird; sie wird durch die Eminentia* intercondylaris sowie die Area* intercondylaris anterior und posterior in eine linke und rechte Teilfläche unterteilt

der **Tibiaschaft** [Corpus tibiae] ist im Querschnitt dreieckig und hat damit drei Kanten [**Margo anterior, medialis, interosseus**] und drei Flächen [**Facies medialis, lateralis, posterio**]; die kräftige vordere Kante [**Margo anterior tibiae**] verbreitert sich oben unter dem Tibiakopf [Caput* tibiae] zur **Tuberositas tibia**, an der das Kniescheibenband [Ligamentum* patellae] befestigt ist; auf der Rückseite liegt der Ansatz des Musculus* soleus [**Linea musculi solei**]; das untere mediale Ende des Schienbeins verbreitert sich zum **Innenknöchel** [Malleolus medialis]; auf der Innenseite liegen die Gelenkflächen für das Talokruralgelenk* [Facies articularis malleoli medialis, Facies articularis inferior tibiae]; auf der Rückseite des Knöchels liegt der **Sulcus malleolaris tibiae**, in dem die Sehne des Musculus* tibialis posterior verläuft

Ti|bi|a|di|a|phy|se *f:* → *Tibiaschaft*

Ti|bi|a|frak|tur *f* (Ⓔ tibial fracture): ***Syn:*** *Schienbeinbruch, Schienbeinfraktur*; bei den Tibiafrakturen unterscheidet man zwischen **Tibiakopffraktur, Tibiaschaftfraktur** und **distaler Tibiafraktur**; *s.a. Knöchelfraktur*

distale Tibiafraktur (Ⓔ distal tibial fracture): ***Syn:*** *distale Schienbeinfraktur*; distale Schienbeinfrakturen können extra- oder intraartikulär auftreten [Pilonfraktur*]; sie werden meist durch axiale Gewalteinwirkung verursacht [Stauchungstrauma, z.B. bei Verkehrsunfällen] und sind oft von anderen Verletzungen begleitet; **Therapie:** meist offene Reposition und Osteosynthese; *s.a. Knöchelfraktur*

Ti|bi|a|kon|dy|le, la|te|ra|le *f:* → *Condylus lateralis tibiae*

Ti|bi|a|kon|dy|le, me|di|a|le *f:* → *Condylus medialis tibiae*

Ti|bi|a|kopf *m* (Ⓔ tibial head): ***Syn:*** *Caput tibiae*; *s.u. Tibia*

Ti|bi|a|kopf|frak|tur *f* (Ⓔ tibial plateau fracture): ***Syn:*** *Schienbeinkopffraktur*; Frakturen des Schienbeinkopfes werden meist durch axiale Stauchungskräfte bewirkt; sie sind immer intraartikulär und können zur Luxation im Kniegelenk führen; die **Therapie** ist meist operativ, da schon geringe Veränderungen der Gelenkfläche zu sekundärer Arthrose führen; nur nicht-dislozierte Frakturen mit einem Spalt von < 1 mm können konservativ behandelt werden [*Abb. T29*]

ti|bi|al *adj* (Ⓔ tibial): Schienbein/Tibia betreffend

Ti|bi|a|lis *m:* → *Nervus tibialis*

Ti|bi|a|lis an|te|ri|or *f/m:* **1.** → *Arteria tibialis anterior* **2.** → *Musculus tibialis anterior*

Tibialis-anterior-Syndrom *nt* (Ⓔ anterior tibial compartment syndrome): Kompartmentsyndrom* der prätibialen Unterschenkelmuskulatur im Anschluss an Frakturen, Sportverletzungen oder Überbelastung; **Therapie:** Fasziensspaltung innerhalb der ersten 24 Stunden

Ti|bi|a|lis pos|te|ri|or *f/m:* **1.** → *Arteria tibialis posterior* **2.** → *Musculus tibialis posterior*

Tibialis-posterior-Reflex *m* (Ⓔ tibialis posterior reflex): Schlag auf die Sehne des Musculus* tibialis posterior oberhalb des Innenknöchels führt zu einer Zuckung des Muskels mit

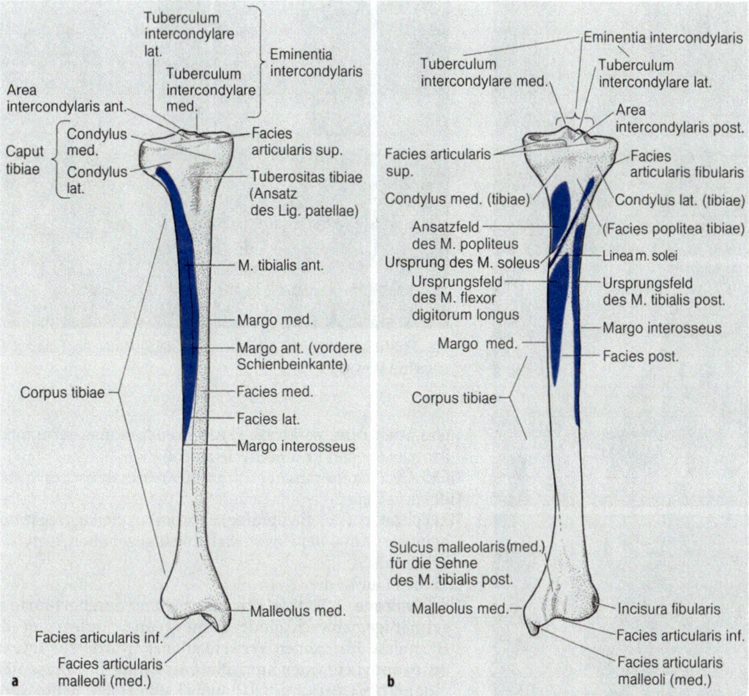

Abb. T27. Rechte Tibia. **a** von vorne, **b** von hinten; Blau = Ursprünge und Ansätze von Muskeln

sichtbarem Vorspringen der Sehne und Supination des Fußes

Ti|bi|a|pla|teau *nt* (Ⓔ tibial plateau): *s.u. Tibia*

Ti|bi|a|schaft *m* (Ⓔ shaft of tibia): ***Syn:*** *Schienbeinschaft, Tibiadiaphyse, Corpus tibiae*; im Querschnitt dreieckiger Schaft des Schienbeins [Tibia*]; die kräftige vordere Kante [**Margo anterior tibiae**] verbreitert sich oben unter dem Tibiakopf [Caput* tibiae] zur **Tuberositas tibia**, an der das Kniescheibenband [Ligamentum* patellae] befestigt ist; auf der Rückseite liegt der Ansatz des Musculus* soleus [Linea musculi solei]; am unteren Ende liegt der Malleolus* medialis

Ti|bi|a|schaft|frak|tur *f* (Ⓔ tibial shaft fracture): ***Syn:*** *Schienbeinschaftfraktur*; Frakturen des Schienbeinschaftes können durch direkte oder indirekte, horizontale oder vertikale Krafteinwirkung verursacht werden; häufig kommt es zu einer Begleitfraktur der Fibula [**Unterschenkelschaftfraktur**]; **Therapie**: Frakturen im Kindesalter und mit nur geringer Dislokation werden konservativ behandelt; instabile Frakturen oder Frakturen mit ausgedehntem Weichteilschaden müssen operiert werden; das Stabilisierungsverfahren richtet sich nach der Lage und Art der Fraktur; gelenknahe Frakturen werden i.d.R. mit einer Plattenosteosynthese oder einem Fixateur externe stabilisiert, Frakturen im Mittelteil mit einer Marknagelung [*Abb. T30*]

Tibio-, tibio- *präf.*: Wortelement mit der Bedeutung „Schienbein/Tibia"

ti|bi|o|fe|mo|ral *adj* (Ⓔ tibiofemoral): ***Syn:*** *femorotibial*; Schienbein/Tibia und Femur betreffend oder verbindend

ti|bi|o|fi|bu|lar *adj* (Ⓔ tibiofibular): ***Syn:*** *fibulotibial, peroneo-*

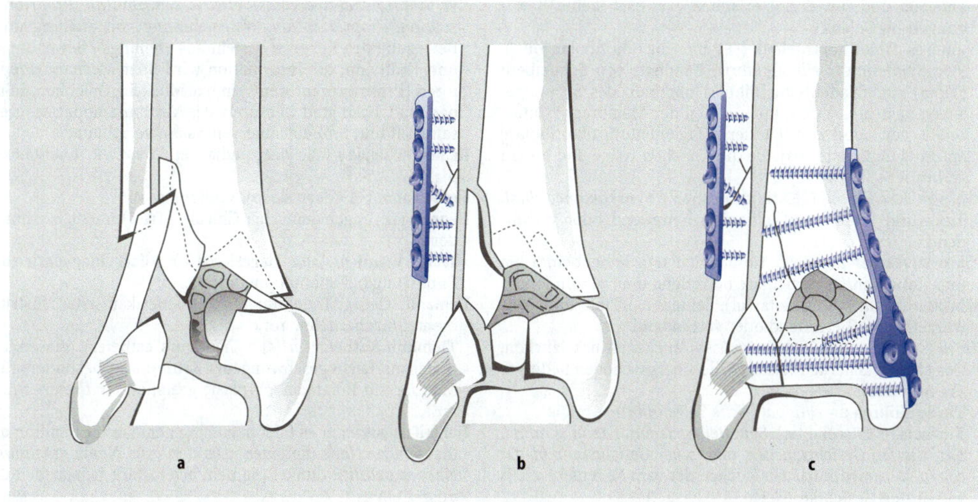

Abb. T28. Distale Tibiafraktur

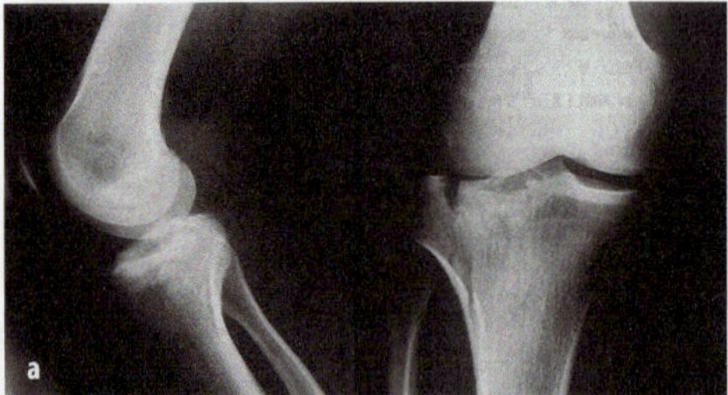

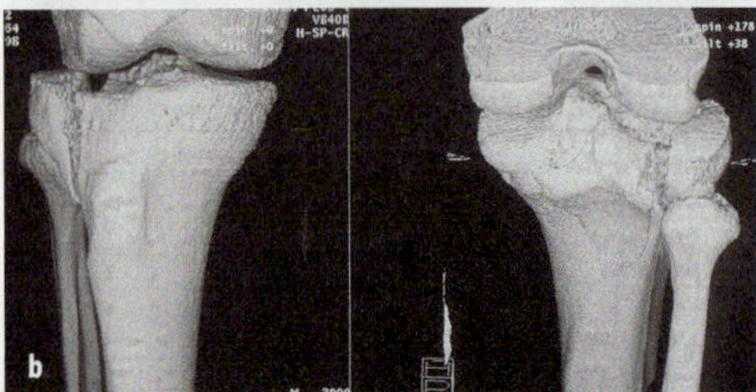

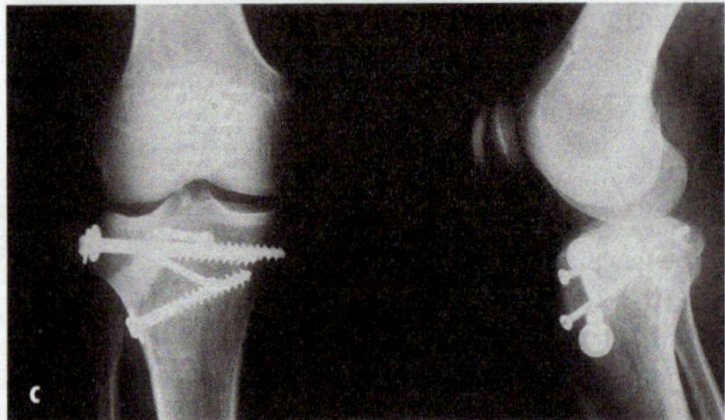

Abb. T29. Tibiakopffraktur. **a** Röntgenaufnahme, **b** 3-D-CT, **c** Kontrollaufnahme nach Schraubenosteosynthese

tibial; Schienbein/Tibia und Wadenbein/Fibula betreffend oder verbindend

Ti|bi|o|fi|bu|lar|ge|lenk *nt* (Ⓔ tibiofibular joint): Gelenk zwischen Schienbein [Tibia*] und Wadenbein [Fibula*]

oberes Tibiofibulargelenk (Ⓔ tibiofibular joint): ***Syn:*** *Schienbein-Wadenbein-Gelenk, Articulatio tibiofibularis*; straffes Gelenk [Amphiarthrose*] zwischen Wadenbein(köpfchen) und Schienbein/Tibia; die vom Wadenbeinköpfchen ausgehenden Bänder [**Ligamentum capitis fibulae anterius** und **posterius**] erlauben praktisch keine Bewegungen im Gelenk

unteres Tibiofibulargelenk (Ⓔ inferior tibiofibular joint): ***Syn:*** *Syndesmosis tibiofibularis*; Bandhaft von Schienbein [Tibia] und Wadenbein [Fibula] oberhalb des Sprunggelenks; besteht aus dem unteren Teil der Membrana* interossea cruris und zwei Bändern [Ligamentum tibiofibulare anterius und posterius], die die Knochen vorne und hinten verbinden

ti|bi|o|kal|ka|ne|ar *adj* (Ⓔ tibiocalcaneal): ***Syn:*** *kalkaneotibial*; Tibia und Fersenbein/Kalkaneus betreffend oder verbindend

ti|bi|o|na|vi|ku|lar *adj* (Ⓔ tibionavicular): Schienbein/Tibia und Kahnbein/Os naviculare betreffend oder verbindend

ti|bi|o|tar|sal *adj* (Ⓔ tibiotarsal): Schienbein/Tibia und Fußwurzel/Tarsus betreffend oder verbindend

Tic *m* (Ⓔ tic): ***Syn:*** *Tick*; (nervöses) Zucken; Muskelzucken, Gesichtszucken; die meisten Fälle sind psychogen bedingt

Tic convulsiv: *→ Tic facial*

Tic douloureux: *→ idiopathische Trigeminusneuralgie*

Tic facial (Ⓔ facial tic): ***Syn:*** *Bell-Spasmus, Fazialiskrampf, Fazialis-Tic, Gesichtszucken, mimischer Gesichtskrampf, Tic convulsiv*; unwillkürliches Zucken der vom Nervus* facialis versorgten Gesichtsmuskeln

Ti|car|cil|lin *nt* (Ⓔ ticarcillin): orales Penicillin* mit erweitertem Spektrum; wirkt v.a. gegen Pseudomonas aeruginosa, Proteus-Species und Escherichia coli

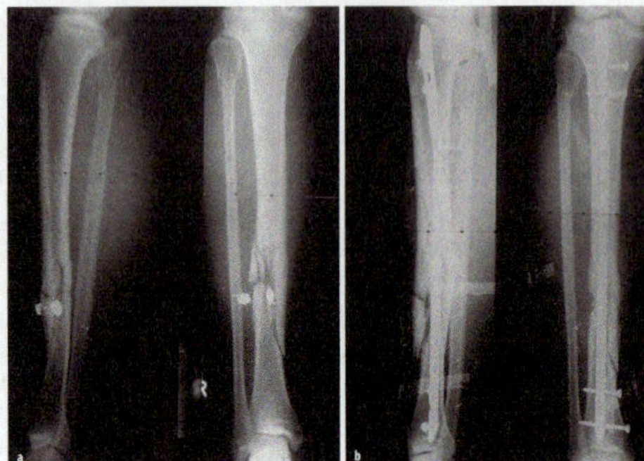

Abb. T30. Tibiaschaftfraktur. **a** präoperativ, **b** Stabilisierung der Tibia mit verriegeltem Marknagel

TICAS *Abk.*: taxonomisches intrazelluläres analytisches System

Tick *m*: *→ Tic*

Ti|clo|pi|din *nt* (Ⓔ ticlopidine): Thrombozytenaggregationshemmer; **Anw.**: bei Unverträglichkeit gegenüber Acetylsalicylsäure*

t.i.d. *Abk.*: ter in die

Tidal-Drainage *f* (Ⓔ tidal drainage): früher durchgeführte regelmäßige, abwechselnde Füllung und Entleerung der Harnblase über einen Verweilkatheter; wurde zur Infektionsprophylaxe oder zum Blasentraining bei Blasenlähmung* bei Querschnittslähmung* eingesetzt; heute durch intermittierende Einmalkatheterisierung ersetzt

TIE *Abk.*: Trypsin-Inhibitor-Einheit

Tie|fen|angst *f* (Ⓔ bathophobia): ***Syn:*** *Höhenangst, Höhenfurcht, Höhenschwindel, Bathophobie*; durch große Höhenunterschiede ausgelöster Angstzustand; kann beim Stehen auf Brücken, Türmen, am Rand von Abgründen usw. auftreten; beruht nicht auf Störungen des Gleichgewichtsorgans, sondern ist rein psychisch bedingt

Tie|fen|do|sis *f, pl* **-sen** (Ⓔ depth dose): Dosis einer ionisierenden Strahlung in einer bestimmten Tiefe des bestrahlten Objektes

Tie|fen|psy|cho|lo|gie *f* (Ⓔ depth psychology): Psychologie des Unbewussten; zusammenfassender Begriff für Psychoanalyse* und verwandte Lehren

Tie|fen|schmerz *m* (Ⓔ deep pain): *s.u. Schmerz*

Tie|fen|se|hen *nt*: *→ stereoskopisches Sehen*

Tie|fen|sen|si|bi|li|tät *f* (Ⓔ deep sensibility): ***Syn:*** *propriozeptive/propriorezeptive/kinästhetische Sensibilität, Propriorezeption, Propriozeption*; Wahrnehmung von Stellung und Bewegung des Körpers; besteht aus Stellungs-, Bewegungs- und Kraftsinn; die Information wird über Mechanorezeptoren [Propriorezeptoren*] in u.a. Muskeln, Gelenken, Sehnen und Haut und Sensoren des Vestibularapparates gesammelt und im Zentralnervensystem verarbeitet

Tie|fen|the|ra|pie *f* (Ⓔ deep radiation): *s.u. Elektronentherapie*

Tief|schlaf *m* (Ⓔ deep sleep): *s.u. Schlaf*

Tiegel: Max Tiegel; deutscher Chirurg (Trier) im 20. Jahrhundert

Tiegel-Ventil *nt* (Ⓔ Tiegel's valve): Rückschlagventil zur Entlastung bei Spontanpneumothorax*

Tiemann: Georg Tiemann; deutsch-amerikanischer Instrumentenmacher (New York)

Tiemann-Katheter *m* (Ⓔ Tiemann's catheter): Blasenkatheter mit leicht geschwungener Krümmung; besonders für Männer mit Prostatahyperplasie geeignet; *s.a. Ureterkatheter*

Tier|fell|nä|vus *m, pl* **-vi** (Ⓔ nevus pigmentosus et papillomatosus): ***Syn:*** *Naevus pigmentosus et pilosus, Naevus pellinus, Naevus pellitus*; dunkel pigmentierter, stark behaarter Nävuszellnävus*

Tier|pas|sa|ge *f* (Ⓔ animal passage): Verimpfung von Erregern von einem Tier zum nächsten; kann zur Veränderung der Virulenz [Attenuierung] führen

Tietze: Alexander Tietze; 1864–1927; deutscher Chirurg (Breslau)

Tietze-Syndrom *nt* (Ⓔ Tietze's syndrome): ***Syn:*** *Chondropathia tuberosa*; ätiologisch ungeklärte, schmerzhafte Anschwellung von Rippenknorpeln, v.a. am Sternalansatz der 2. und 3. Rippe; **Therapie:** Infiltration mit Lokalanästhetika; nicht-steroidale Antiphlogistika

TIF *Abk.*: tumorinduzierender Faktor

Tiffeneau: Robert Tiffeneau; französischer Arzt (Paris) im 20. Jahrhundert

Tiffeneau-Test *m* (Ⓔ Tiffeneau's test): ***Syn:*** *Sekundenkapazität, Atemstoßtest, Ein-Sekundenkapazität*; Bestimmung der Luftmenge, die nach tiefer Einatmung in einer Sekunde ausgeatmet werden kann

TIG *Abk.*: Tetanusimmunglobulin

Tilgerlaulge *nt* (Ⓔ tiger eye): *s.u. Hallervorden-Spatz-Erkrankung*

Tilgerlherz *nt* (Ⓔ tiger heart): Tigerung der Herzmuskels durch Fetteinlagerung

Tight junction *nt*: *→Zonula occludens*

tilgrolid *adj* (Ⓔ tigroid): gefleckt

Tilgrolidlschollen *pl* (Ⓔ tigroid bodies): ***Syn:*** *Nissl-Substanz, Nissl-Granula, Nissl-Körperchen, Nissl-Schollen*; das raue endoplasmatische Retikulum* der Nervenzellen*; liegt als schollenförmige, basophile Substanz in der Zelle; Ort der Synthese von Struktur- und Transportproteinen der Nervenzelle

Tilgrollylse *f* (Ⓔ tigrolysis): ***Syn:*** *Chromatolyse, Chromatinolyse*; Auflösung der Nissl*-Substanz von Nervenzellen

TIL *Abk.*: tumorinfiltrierende Lymphozyten

Tillia *f*: *→Linde*

Tillilae flos *m* (Ⓔ linden flower): Blütenstände der Linde*

Tillildin *nt* (Ⓔ tilidine): starkes Opioid; **Anw.**: Behandlung starker akuter oder chronischer Schmerzen

TIM *Abk.*: *→Triosephosphatisomerase*

Time-motion-Verfahren *nt* (Ⓔ time-motion): ***Syn:*** *M-Mode*; *s.u. Sonographie*

TIMI *Abk.*: transmuraler inferiorer Myokardinfarkt

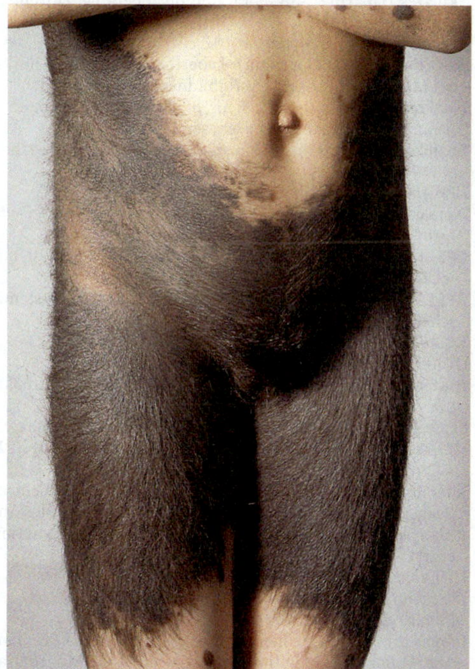

Abb. T31. Tierfellnävus

T-Immunoblasten *pl* (Ⓔ T immunoblasts): *s.u. Immunoblasten*

Tilmollol *nt* (Ⓔ timolol): β-Blocker; **Anw.**: Augentropfen zur Glaukombehandlung

TIMP *Abk.*: tissue inhibitor of metallproteinases

TIN *Abk.*: *→testikuläre intraepitheliale Neoplasie*

Tinct. *Abk.*: *→Tinctura*

Tinc|tu|ra *f, pl* **-rae** (Ⓔ tinctura): ***Syn:*** *Tinktur*; Auszug aus Drogen, der durch Mazeration oder Perkolation der getrockneten Pflanzen mit Ethanol [i.d.R. 70 %] hergestellt wird

Tinctura Iodi: *→Iodtinktur*

Tinctura opii: *→Opiumtinktur*

Tilnea *f* (Ⓔ tinea): ***Syn:*** *Trichophytie, Trichophytia*; durch Dermatophyten* verursachte oberflächliche Pilzerkrankung der Haut; der Begriff wird oft gleichgesetzt mit Epidermomykose* und auch auf tiefe Hautmykosen angewandt

Tinea amiantacea (Alibert) (Ⓔ tinea amiantacea): ***Syn:*** *Asbestgrind, Tinea asbestina, Pityriasis amiantacea, Keratosis follicularis amiantacea, Impetigo scabida*; meist im Rahmen anderer Erkrankungen [Seborrhoe*, endogenes Ekzem*] auftretende asbestartige, weiß-schimmernde Schuppen der Kopfhaut; der Begriff wird heute nur noch selten verwendet

Tinea asbestina: *→Tinea amiantacea (Alibert)*

Tinea barbae (Ⓔ tinea barbae): ***Syn:*** *Trichophytia profunda barbae, Trichophytia barbae, (tiefe) Bartflechte, Sycosis barbae parasitaria, Sycosis parasitaria, Bartpilzflechte, Barttrichophytie*; tiefe Hautpilzerkrankung im Bartbereich bei Männern; die Erreger [Trichophyton* mentagrophytes oder verrucosum, andere Mikroporum- oder Trichophyton-Arten] werden meist von infizierten Tieren [Rinder, Nagetiere] auf den Menschen übertragen; **Klinik:** scheibenförmige, schmerzhafte, hochentzündliche Herde mit Follikulitis und Eiterbildung; **Diagnose:** Pilznachweis an ausgezogenen Haaren, Kultur; **DD:** Folliculitis* simplex barbae, Folliculitis* barbae candidamycetica, bakterielle Follikulitis; **Therapie:** systemische Antimykotika [Itraconazol*, Fluconazol*], Antibiotika zur Verhinderung einer Sekundärinfektion; **Prognose:** unbehandelt Spontanabheilung mit Narben und Haarverlust nach Wochen bis Monaten

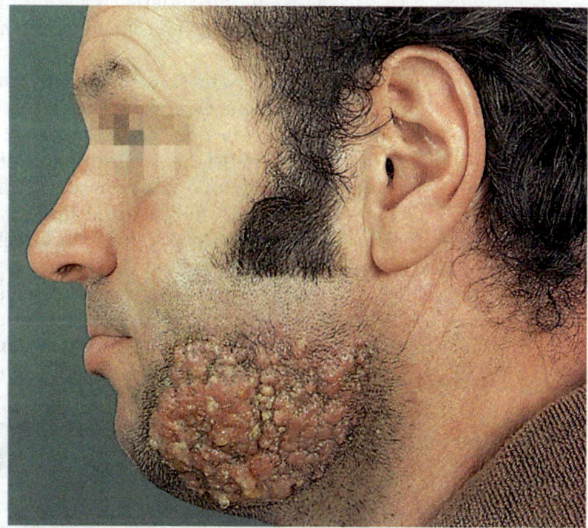

Abb. T32. Tinea barbae

Tinea capitis favosa: *→Favus*

Tinea capitis profunda: *→Trichophytia profunda capitis*

Tinea colli (Ⓔ tinea colli): *s.u. Tinea corporis*

Tinea corporis (Ⓔ tinea corporis): ***Syn:*** *Trichophytia corporis, Epidermophytia corporis, Epidermomycosis corporis*; oberflächliche Trichophytie* der unbehaarten Haut des Körpers; der Erreger [Trichophyton* rubrum oder mentagrophytes, Epidermophyton* floccosum] wird von Tieren [Rinder, Nagetiere] auf dem Menschen übertragen; **Klinik:** scheibenförmige, scharf begrenzte, juckende, gerötete, schuppende, anuläre oder zirzinäre Herde; das Zentrum ist leicht eingesunken, wodurch die Herde randbetont wirken;

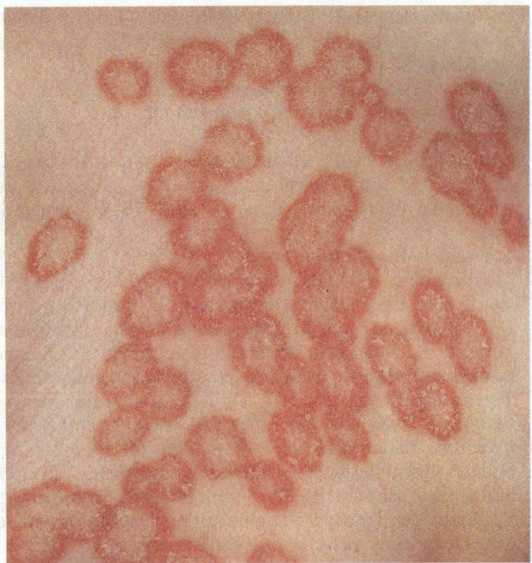

Abb. T33. Tinea corporis

je nach Lokalisation der Herde spricht man von **Tinea faciei** [Gesicht], **Tinea colli** [Hals], **Tinea inguinalis** [Inguinalbereich] usw.; **DD**: seborrhoisches Ekzem*, nummuläres Ekzem*, Erythrasma*, Psoriasis*; Erythema* anulare centrifugum; **Therapie**: Antimykotika [Itraconazol*, Fluconazol*, Terbinafin*] extern oder intern

Tinea faciei (Ⓔ tinea faciei): oberflächliche Tinea des Gesichtes; *s.u. Tinea corporis*

Tinea favosa: *→ Favus*

Tinea der Füße: *→ Fußpilz*

Tinea glutaealis (Ⓔ tinea glutealis): ***Syn:*** *Epidermophytia glutaealis*; Tinea* corporis der Glutealregion

Tinea imbricata (Ⓔ tinea imbricata): ***Syn:*** *orientalische/indische/chinesische Flechte, Tokelau, Trichophytia corporis superficialis*; v.a. in Afrika, Asien und Südamerika vorkommende Form der Tinea* corporis mit typischen kokardenförmigen Herden

Tinea manus (Ⓔ tinea manus): ***Syn:*** *Tinea manuum, Epidermophytia manus, palmare Epidermomykose*; meist durch Autoinokulation bei Tinea* pedis oder Onychomykose* entstehende Tinea der Hände; tritt i.d.R. einseitig auf; die häufigsten Erreger sind Trichophyton* rubrum oder mentagrophytes und Epidermophyton* floccosum; **Klinik**: typisch sind rundliche Schuppenkrausen [**Dyshidrosis lamellosa sicca**] und eine feine, weißlich-gelbe Zeichnung der Handfurchen; **DD**: Handekzem, Tylosis*, Psoriasis* inversa; **Therapie**: zuerst lokale Behandlung mit Undecylensäure- oder Oxychinolinderivaten, Tolnaftat oder Azolpräparaten; systemische Antimykotika [Itraconazol*, Fluconazol*, Terbinafin*] nur bei ausgedehnten oder refraktären Fällen

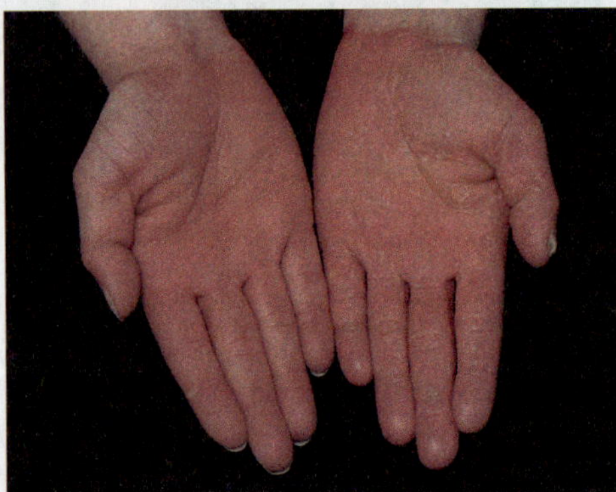

Abb. T34. Tinea manus

Tinea manuum: *→ Tinea manus*

Tinea nigra (Ⓔ tinea nigra): ***Syn:*** *Pityriasis nigra, Cladosporiosis epidemica*; in Europa seltene oberflächliche Mykose durch **Cladosporium werneckii**, die zu scharf begrenzten, schuppenden, braunschwarzen Herden führt; **Therapie**: Keratolytika

Tinea pedis/pedum: *→ Fußpilz*

Tinea unguium: *→ Onychomykose*

Tinea versicolor: *→ Pityriasis versicolor*

Tinel: Jules Tinel; 1879–1952; französischer Neurochirurg (Paris)

Tinel-Hoffmann-Klopfzeichen *nt* (Ⓔ Tinel's sign): ***Syn:*** *Hoffmann-Tinel-Klopfzeichen*; Perkussion der Weichteile bzw. des Hautareals über einem geschädigten oder durchtrennten peripheren Nerven wird als schmerzhaft empfunden; weist auf die beginnende Regeneration des Achsenzylinders hin

Tine-Test *m* (Ⓔ tine test): ***Syn:*** *Nadeltest, Stempeltest, Multipunkturtest*; Tuberkulintest*, bei dem das Tuberkulin mit einem speziellen Stempel mit vier Spitzen in die Haut eingedrückt wird

tin|gi|bel *adj* (Ⓔ tingible): (an-)färbbar

tin|gie|ren *v* (Ⓔ tinge): tönen, (leicht) färben, anfärben

Ti|ni|da|zol *nt* (Ⓔ tinidazole): Imidazol-Chemotherapeutikum; wirkt gegen Anaerobier [Fusobacterium, Bacteroides] und Protozoen [Trichomonas, Entamoeba]

Tink|tur *f*: *→ Tinctura*

Tinnevelly-Senna *f* (Ⓔ Tinnevelly senna): ***Syn:*** *Cassia angustifolia*; *s.u. Sennesblätter*

Tin|ni|tus (au|ri|um) *m* (Ⓔ tinnitus aurium): ***Syn:*** *Ohrenklingen, Ohrgeräusche, Ohrensausen*; durch verschiedene Ursachen verursachte Dauergeräusche im Ohr; **objektive Ohrgeräusche** finden sich bei vaskulären oder muskulären Prozessen [Karotisstenose, AV-Fisteln, Spasmen von Musculus* stapedius oder tensor tympani] oder als atemabhängige Geräusche bei klaffender Tube; **subjektive Ohrgeräusche** sind wesentlich häufiger und treten v.a. bei Mittelohrschwerhörigkeit, Otitis media oder Tubenkatarrh auf

Tin|ten|lö|scher|fuß *m*: *→ Pes planus congenitus*

Tinzaparin-Natrium *nt* (Ⓔ tinzaparin sodium): niedermolekulares Heparin*; **Anw.**: prä- und postoperative Thromboseprophylaxe

Ti|o|gu|a|nin *nt*: *→ Thioguanin*

Ti|o|pro|nin *nt* (Ⓔ tiopronin): Lebertherapeutikum; Antidot bei Metallvergiftungen; Cystinbildner bei Cystinurie

Ti|o|ti|xen *nt* (Ⓔ tiotixene): ***Syn:*** *Thiotixen*; Neuroleptikum*; **Anw.**: schizophrene Psychosen, senile Psychosen

Tip links *pl* (Ⓔ tip links): *s.u. Essay Hören/auditives System S. 939*

TIPP *Abk.*: Tetraisopropylpyrophosphat

Ti|pra|na|vir *nt* (Ⓔ tipranavir): HIV-Proteasehemmer; *s.u. Essay AIDS S. 31*

TIPS *Abk.*: *→ transjugulärer intrahepatischer portosystemischer Shunt*

TIPSS *Abk.*: transjugulärer intrahepatischer portosystemischer Stent-Shunt

TIQ *Abk.*: Tetrahydroisochinolin

TIS *Abk.*: **1.** Thoracic-inlet-Syndrom **2.** Tumor in situ

Tisch|ler|leim *m* (Ⓔ glue): *s.u. Pharyngitis chronica atrophicans*

tissue inhibitor of metalloproteinases *nt*: *s.u. Kollagenolyse*

TIT *Abk.*: **1.** *→ Treponema-Pallidum-Immobilisationstest* **2.** *→ Triiodthyronin*

Ti|ter *m* (Ⓔ **1.–2.** titer): **1.** Gehalt einer Maßlösung an einem Reagens **2.** letzte Verdünnungsstufe einer Antigen- oder Antikörperprobe, die gerade noch eine erkennbare Reaktion ergibt

TITH *Abk.*: *→ Triiodthyronin*

Ti|tra|ti|on *f* (Ⓔ titration): Bestimmung des Titers*

Ti|trier|a|na|ly|se *f*: *→ Titrimetrie*

Ti|tri|me|trie *f* (Ⓔ titrimetry): ***Syn:*** *Maßanalyse, Titrieranalyse, Volumetrie*; quantitative Bestimmung der Konzentration einer gelösten Substanz durch Titration mit einer Lösung, die ein Reagenz in einer bekannten Konzentration

T

enthält; über das Volumen der verbrauchten Titrierlösung lässt sich die Konzentration der zu bestimmenden Substanz berechnen

ti|tri|me|trisch *adj* (Ⓔ titrimetric): Titrimetrie betreffend, mittels Titrimetrie

Ti|za|ni|din *nt* (Ⓔ tizanidine): Imidazolderivat, Muskelrelaxans*; **Anw.**: neurogene Muskelspasmen, Spastizität, schmerzhaft bedingte Muskelverspannung

Tj^a *Abk.*: Jay-Faktor

TK *Abk.*: **1.** kritische Temperatur **2.** Techniker-Krankenkasse **3.** Tetrachlorkohlenstoff **4.** Thiokinase **5.** → *Thrombozytenkonzentrat* **6.** → *Thymidinkinase* **7.** totale Koloskopie **8.** → *Totalkapazität* **9.** → *Transketolase*

TKD *Abk.*: Tokodynamometer

TKG *Abk.*: Tokodynamograph

T-Killerzellen *pl* (Ⓔ T killer cells): ***Syn:*** *zytotoxische T-Lymphozyten*; *s.u. T-Lymphozyten*

TKJV *Abk.*: transtracheale Katheter-Jet-Ventilation

TKMS *Abk.*: transkranielle motorische Magnetstimulation

TKP *Abk.*: **1.** terminale Kontaktposition **2.** Trikresylphosphat

TKT *Abk.*: Tyrosinketoglutarattransaminase

Tkt. *Abk.*: → *Tinktur*

TKZ *Abk.*: Thrombinkoagulasezeit

TL *Abk.*: **1.** Thermolumineszenz **2.** Thymusleukämie **3.** Tubenligatur **4.** → *tuberkuloide Lepra*

Tl *Abk.*: → *Thallium*

TLA *Abk.*: **1.** → *therapeutische Lokalanästhesie* **2.** transluminale Angioplastie **3.** transluminale Aortographie

TL-Ag *Abk.*: Thymusleukämie-Antigene

TLB *Abk.*: totale Lymphknotenbestrahlung

TLC *Abk.*: → *totale Lungenkapazität*

TLCK *Abk.*: Tosyl-lysin-chlormethyl-keton

TLCL *Abk.*: T-zelluläre Lymphosarkomzellen-Leukämie

TLD *Abk.*: Thermolumineszenzdosimetrie

TLE *Abk.*: → *Temporallappenepilepsie*

T-Linien-ALL *f* (Ⓔ T-All): *s.u. akute lymphatische Leukämie*

TLK *Abk.*: → *totale Lungenkapazität*

TLR *Abk.*: tonischer Labyrinthreflex

TLV *Abk.*: totales Lungenvolumen

T-Lymphozyten *pl* (Ⓔ T-lymphocytes): ***Syn:*** *T-Zellen, thymusabhängige Lymphozyten, Thymuslymphozyten*; primär im Thymus [deshalb auch als thymusabhängige Lymphozyten oder Thymuslymphozyten bezeichnet] gebildete Lymphozyten, die für die zelluläre Immunabwehr zuständig sind; nach dem ersten Antigenkontakt differenzieren sie sich entweder zu **T-Effektorzellen** oder **T-Gedächtniszellen** [T memory cells]; die T-Gedächtniszellen kreisen oft jahrelang im Blut und lösen bei Zweitkontakt eine schnelle und verstärkte zelluläre Immunantwort* aus; bei den T-Effektorzellen unterscheidet man zwei Subpopulationen: **T_4-Lymphozyten** und **T_8-Lymphozyten**, wobei die Unterscheidung auf bestimmten Oberflächenrezeptoren beruht; ihre Aufgabe ist die Freisetzung von Zytokinen und die Zerstörung der Antigene

T_4-Lymphozyten differenzieren sich nach dem Kontakt mit antigenpräsentierenden Zellen in **T_H0-Zellen** [H für T-Helferzellen], aus denen dann T_H1- und T_H2-Zellen hervorgehen; T_H1-Zellen setzen Zytokine frei, die die zelluläre Immunreaktion stimulieren, T_H2-Zellen dagegen regen die B-Lymphozyten* und damit die humorale Immunreaktion an; die **T_8-Lymphozyten** sind dazu bestimmt, sich zu **T-Killerzellen** zu entwickeln; treffen sie auf eine infizierte Zelle, deren Antigen zu ihrem eigenen Antigenrezeptor [**T_3/T-Rezeptor**] passt, töten sie die Zelle ab; *s.a. Histokompatibilitätsantigene*, *Essay Immunität S. 1009*

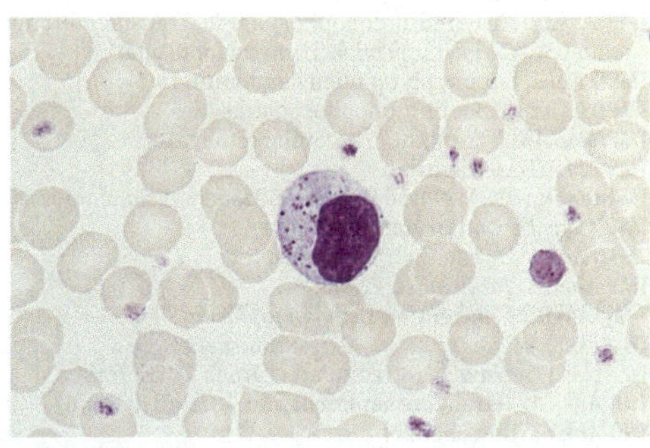

Abb. T36. T-Lymphozyt

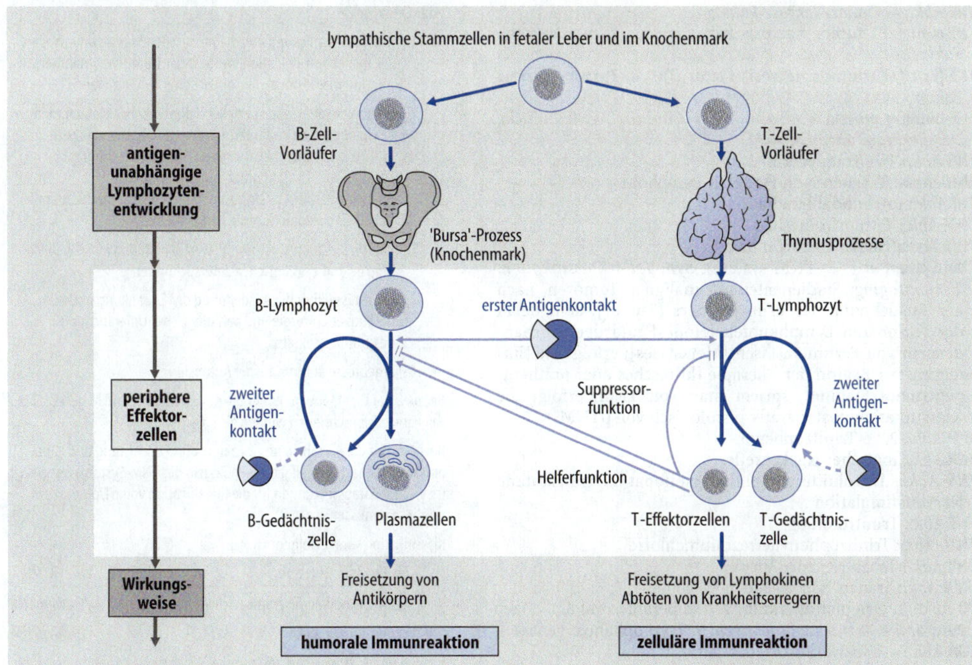

Abb. T35. Entwicklung von B- und T-Lymphozyten

tumorinfiltrierende T-Lymphozyten (Ⓔ tumor-infiltrating T-lymphocytes): *s.u. Essay Gentransfer und Gentherapie S. 761*

TM *Abk.*: **1.** thermodynamische Analyse **2.** Transportmechanismus **3.** transzendentale Meditation **4.** *→ Tropenmedizin*

Tm *Abk.*: **1.** Thulium **2.** Transportmaximum

T-M *Abk.*: Thayer-Martin-Medium

Tm_G *Abk.*: maximale tubuläre Rückresorptionsrate für Glucose

Tm_{PAH} *Abk.*: maximale tubuläre Ausscheidungskapazität für PAH

TMA *Abk.*: **1.** Tetramethylammonium **2.** thermomechanische Analyse **3.** Trimethoxyamphetamin **4.** *→ Trimethylamin*

TMAH *Abk.*: Tetramethylammoniumhydroxid

TMAI *Abk.*: Tetramethylammoniumiodid

TMAO *Abk.*: Trimethylaminoxid

TMB *Abk.*: **1.** Tetramethylbenzidin **2.** Trimethylbenzol

TMCS *Abk.*: Trimethylchlorsilan

TMD *Abk.*: Tagesmaximaldosis

TMED *Abk.*: Tetramethylethylendiamin

T memory cells *pl* (Ⓔ T memory cells): *s.u. T-Lymphozyten*

TMG *Abk.*: **1.** Tetramethylenglutarat **2.** Thrombozytenmetamorphogramm

TMHC *Abk.*: Trimethylhesperidinchalkon

T-MOP *Abk.*: 6-Thioguanin, Methotrexat, Vincristin (*engl.* oncovin), Prednison

TMP *Abk.*: **1.** Thymidinmonophosphat **2.** Transmembranpotential **3.** *→ Trimethoprim* **4.** Trimethylphosphat

TMPD *Abk.*: Tetramethyl-p-phenylendiamin

TMPDS *Abk.*: Thiaminmonophosphatdisulfid

TMP/SMZ *Abk.*: Trimethoprim/Sulfamethoxazol

TMS *Abk.*: Trimethylsilan

TM-Scan *m* (Ⓔ TM-mode): *Syn: M-Mode*; *s.u. Sonographie*

TMT *Abk.*: Thrombozytenmigrationstest

TMTD *Abk.*: Tetramethylthiuramdisulfid

TMV *Abk.*: *→ Tabakmosaikvirus*

T-Mykoplasma *nt*: veraltet für *→ Ureaplasma*

TN *Abk.*: **1.** *→ Tolnaftat* **2.** *→ Trigeminusneuralgie*

Tn *Abk.*: **1.** normaler intraokularer Druck **2.** Thoron

TNA *Abk.*: **1.** Tetrahydronaphthylamin **2.** Trinitroanilin

TNB *Abk.*: Trinitrobenzol

TNBS *Abk.*: Trinitrobenzolsulfonsäure

TNBT *Abk.*: Tetranitroblautetrazolium

TNF *Abk.*: *→ Tumor-Nekrose-Faktor*

TNF-α *nt* (Ⓔ tumor necrosis factor α): *s.u. Tumor-Nekrose-Faktor*

TNF-β *nt* (Ⓔ tumor necrosis factor β): *s.u. Tumor-Nekrose-Faktor*

TNF-binding protein 1 *nt*: *s.u. Essay Chronisch entzündliche Darmerkrankungen S. 403*

TNG *Abk.*: Trinitratglycerin

TNHL *Abk.*: T-Zellen-Non-Hodgkin-Lymphom

TNI *Abk.*: total nodal irradiation

TNM *Abk.*: Tetranitromethan

TNM-Klassifikation *f*: *→ TNM-System*

TNM-System *nt* (Ⓔ TNM system): *Syn: TNM-Klassifikation, Tumorstaging*; Stadienenteilung maligner Tumoren, nach der Ausdehnung des Primärtumors [Tumor], dem Befall der regionären Lymphknoten [Nodes] und dem Vorhandensein von Fernmetastasen [Metastases]; erfolgt die Einteilung vor Beginn der Therapie [klinisches oder prätherapeutisches Staging], spricht man von **TNM**, erfolgt die Klassifikation postoperativ-histologisch von **pTNM**

TNP *Abk.*: 2,4,6-Trinitrophenol

TNR *Abk.*: tonischer Nackenreflex

TNS *Abk.*: **1.** Toluidinylnaphthalinsulfonat **2.** transkutane Nervenstimulation

TNT *Abk.*: Trinitrotoluol

TNTC *Abk.*: Trinitrophenyltetrazoliumchlorid

TNV *Abk.*: Tabak-Nekrose-Virus

TNW *Abk.*: Tränen-Nasenwege

TO *Abk.*: **1.** Originaltuberkulin **2.** Temperatur, oral **3.** *→ Tinctura opii* **4.** *→ tracheoösophageal* **5.** Tryptophanoxygenase

TOA *Abk.*: *→ Tuberkulin-Original-Alt*

TOAP *Abk.*: 6-Thioguanin, Vincristin (*engl.* oncovin), Cytosinarabinosid

To|bra|my|cin *nt* (Ⓔ tobramycin): von **Streptomyces tenebrarius** gebildetes Aminoglykosid-Antibiotikum mit breitem Wirkungsspektrum gegen grampositive und gramnegative Keime [u.a. Bacillus, Listeria, Staphylokokken, Bordetella, Enterobacter, Escherichia coli, Mycoplasma, Pseudomonas]

To|ca|i|nid *nt* (Ⓔ tocainide): Antiarrhythmikum* vom Lidocaintyp

Toch|ter|ge|ne|ra|ti|on *f* (Ⓔ first filial generation): *Syn: Filialgeneration 1, F_1-Generation*; erste Generation von Nachkommen

Toch|ter|ge|schwulst *f* (Ⓔ metastasis): *Syn: Metastase, Metastasis*; Absiedelung von Tumorzellen

Toch|ter|zel|le *f* (Ⓔ daughter cell): durch Teilung aus einer Stammzelle [**Mutterzelle**] entstehende Zelle der nächsten Generation

Toco-, toco- *präf.*: *→ Toko-*

To|co|phe|rol|e *pl* (Ⓔ tocopherols): *Syn: Tokopherole, Vitamin E*; Gruppe fettlöslicher Vitamine, die im Körper als Antioxidanzien wirken

To|co|phe|rol|ni|co|ti|nat *nt* (Ⓔ tocopherol nicotinate): Toco-

Tab. T37. TNM-System

Die Klassifikation soll nur nach histologischer/zytologischer Sicherung des malignen Tumors vorgenommen werden

Beschreibung der Tumorausbreitung durch 3 Parameter:

Primärtumor/kontinuierliche und diskontinuierliche Ausbreitung im Entstehungsorgan bzw. Übergreifen auf Umgebung	T
Regionäre Lymphknoten/Lymphogene Metastasierung	N
Fernmetastasen	M

Dualsystem:

Klinische Klassifikation (prätherapeutisch)	TNM
Pathologische Klassifikation (postoperativ-histopathologisch)	pTNM

Befunde können nach Sicherheit beschrieben werden („certainty"- oder C-Faktor)

C_1	Ergebnisse aufgrund von diagnostischen Standardmethoden, z.B. Inspektion, Palpation und Standardröntgenaufnahmen, intraluminale Endoskopie bei bestimmten Organen
C_2	Ergebnisse aufgrund spezieller diagnostischer Maßnahmen, z.B. bildgebende Verfahren, Röntgenaufnahmen in speziellen Projektionen, Schichtaufnahmen, Computertomographie, Sonographie, Lymphographie, Angiographie, nuklearmedizinische Untersuchungen, Kernspintomographie (NMR), Endoskopie, Biopsie und Zytologie
C_3	Ergebnisse aufgrund chirurgischer Exploration einschließlich Biopsie und zytologischer Untersuchungen
C_4	Ergebnisse über die Ausdehnung der Erkrankung nach definitiver Chirurgie und pathologischer Untersuchung des Tumorresektates
C_5	Ergebnisse aufgrund einer Autopsie

Beispiel: Der C-Faktor wird hinter die Kategorien T, N und M gesetzt. Ein Fall kann z.B. beschrieben werden als T_3C_2, N_2C_1, M_0C_3

Bei pTNM ist die Angabe eines C-Faktors ohne Bedeutung und kann entfallen, da nach den allgemeinen Regeln des TNM-Systems festgelegt ist, welche Voraussetzungen für die Klassifikation von pT, pN und pM erfüllt sein müssen.

Klassifikation kann erfolgen:

Bei Erstmanifestation	TNM/pTNM
Bei multimodaler Therapie nach Vorbehandlung	yTNM/ypTNM
Bei Rezidivtumoren	rTNM/rpTNM

Aus T, N und M bzw. pT, pN und pM ergibt sich eine Stadiengruppierung (bei einzelnen Organtumoren unter Einbezug weiterer Parameter)

pherolderivat; **Anw.**: Hyperämikum*

TOCP *Abk.*: Triorthokresylphosphat

Tod *m* (Ⓔ death): Aufhören der lebenswichtigen Funktionen von Atem-, Herz-Kreislauf- und Zentralnervensystem

biologischer Tod (Ⓔ biological death): Tod aller Organsysteme

klinischer Tod (Ⓔ clinical death): Stillstand von Atmung und Herz-Kreislaufsystem; Patienten können durch eine kardiopulmonale Reanimation wiederbelebt werden

kortikaler Tod: → *zerebraler Tod*

zerebraler Tod (Ⓔ **1.–2.** cerebral death): **1.** ***Syn:*** *kortikaler Tod, Großhirntod*; Ausfall der Großhirnrinde und der kognitiven Funktionen; die Zentren im Hirnstamm arbeiten aber noch und die betroffenen Patienten können u.U. jahrelang im Koma liegen **2.** → *Hirntod*

To|des|sehn|sucht *f.*: → *Thanatomanie*

To|des|wurm *m* (Ⓔ American hookworm): ***Syn:*** *Necator americanus*; v.a. in den Tropen vorkommender Dünndarmparasit, der eine Ankylostomiasis* verursachen kann

To|des|zei|chen *pl* (Ⓔ death signs): als **unsichere Todeszeichen** werden Totenblässe, Leichenkälte, Atemstillstand, Fehlen von Herztönen und Pulsschlag, Areflexie, Weichwerden der Augäpfel, Trübung der Kornea [nach ca. 1 Stunde bei offenem Auge, nach ca. 24 Stunden bei geschlossenem Auge] und Abkühlung unbedeckter [nach ca. 1–2 h] und bedeckter Körperteile [nach ca. 4–5 h] bezeichnet; zu den **sicheren Todeszeichen** gehören Totenflecke*, Totenstarre* und Leichenzersetzung/Fäulnis; *s.a. Hirntod*

TOE *Abk.*: **1.** → *tracheoösophageal* **2.** → *transösophageale Echokardiographie*

ToE *Abk.*: → *Tonsillektomie*

TOF *Abk.*: Trioktylphosphat

To|ga|vi|ren *pl*: → *Togaviridae*

To|ga|vi|ri|dae *pl* (Ⓔ Togaviridae): ***Syn:*** *Togaviren*; RNA-Viren, die von einer Hülle [Envelope] umgeben sind; enthalten viele Arboviren und das Rötelnvirus*

To|ke|lau *nt*: → *Tinea imbricata*

Toko-, toko- *präf.*: Wortelement mit der Bedeutung „Geburt/Gebären/Wehen"

To|ko|gramm *nt* (Ⓔ tocodynagraph): ***Syn:*** *Wehenmesser*; Gerät zur Tokographie

To|ko|gra|phie *f* (Ⓔ tocography): ***Syn:*** *Wehenmessung, Tokografie*; Aufzeichnung der Wehentätigkeit; die **externe Tokographie** misst Änderungen der Wandspannung und -dicke mit auf der Bauchdecke liegenden Transducern; die Qualität dieser Methode hängt von der korrekten Platzierung des Transducers und der Dicke der maternalen Bauchdecke ab; bei der **internen Tokographie** wird ein Katheter in die Gebärmutterhöhle eingeführt, der die intrauterinen Druckänderungen während der Wehenphasen misst; wird heute kaum noch durchgeführt; *s.a. Essay Kardiotokographie S. 1089*

To|ko|lo|gie *f* (Ⓔ tocology): Lehre von Niederkunft und Geburt

To|ko|ly|se *f* (Ⓔ tocolysis): ***Syn:*** *Wehenhemmung*; Hemmung vorzeitiger oder übermäßig starker Wehen; man muss zwischen akuter oder kurzzeitiger Wehenhemmung [z.B. bei Geburtskomplikationen] und Langzeithemmung [v.a. bei drohender Frühgeburt] unterscheiden; da alle tokolytisch wirksamen Medikamente mit mehr oder minder starken Nebenwirkungen verbunden sind, muss die Indikation sorgfältig unter Beachtung der Kontraindikationen [akute kindliche Notsituation, Chorioamnionitis, Eklampsie, Präeklampsie, intrauteriner Fruchttod, verschiedene mütterliche Vorerkrankungen] gestellt werden; die wichtigsten **Tokolytika** sind β-Sympathomimetika [Fenoterol, Ritodrin, Hexoprenalin], Magnesium, Indometacin und Nifedipin [*s.a. Tab. T38*]; die Wertigkeit von Oxytocinantagonisten und NO-Donatoren [z.B. Nitroglycerin] ist noch nicht eindeutig geklärt

To|ko|ly|ti|kum *nt, pl* **-ka** (Ⓔ tocolytic): wehenhemmendes Mittel; *s.u. Tokolyse*

To|ko|phe|ro|le *pl*: → *Tocopherole*

to|ko|phob *adj* (Ⓔ tocophobic): ***Syn:*** *maieusiophob*; Tokophobie betreffend, durch sie gekennzeichnet

To|ko|pho|bie *f* (Ⓔ tocophobia): ***Syn:*** *Maieusiophobie*; krankhafte Angst vor Niederkunft und Geburt

To|la|zo|lin *nt* (Ⓔ tolazoline): ***Syn:*** *Benzazolin*; direktes α-Sympatholytikum*, Vasodilatator*; **Anw.**: periphere Durchblutungsstörungen, Durchblutungsstörungen am Auge

Tol|but|a|mid *nt* (Ⓔ tolbutamide): Sulfonylharnstoffderivat; orales Antidiabetikum*

Tol|ci|clat *nt* (Ⓔ tolciclate): lokales Antimykotikum*

To|le|ranz *f* (Ⓔ **1.–4.** tolerance): **1.** Widerstandsfähigkeit **2.** Verträglichkeit (eines Mittels, einer Therapie) **3.** ***Syn:*** *Immuntoleranz*; Ausbleiben der Immunreaktion gegen ein bestimmtes Antigen; die physiologische Immuntoleranz gegen körpereigene Antigene ist ein Schutzmechanismus, der bei Autoimmunerkrankungen gestört ist; eine Immuntoleranz gegen körperfremde Antigene wird als Immunparalyse* bezeichnet; *s.a. Essay Immunität S. 1009, Essay Autoimmunität S. 201* **4.** verminderte Ansprechbarkeit auf ein Medikament u.ä.

Tab. T38. Tokolyse. Dosierung tokolytischer Medikamente

Substanz	Kontinuierliche i.v.-Applikation	Orale Applikation	Andere
Fenoterol	Beginn: 2 µg/min Steigerung um 0,8 µg alle 20 min (4 µg/min maximal)	–	Bolustokolyse Beginn: 3–5 µg alle 3 min Bei nachlassenden Wehen: alle 6 min nach 24 h: alle 12 min nach 48 h: alle 24 min Bei nicht nachlassenden Wehen: alle 2 min danach Bolus bis 7 µg
Ritodrin	Beginn 50 µg/min Steigerung um 50 µg alle 20 min (350 µg/min maximal)	–	Intramuskulär; 5–10 mg alle 2–4 h
Hexoprenalin	Beginn: 0,1 µg/min Steigerung um 0,1 µg alle 10–20 min (0,5 µg/min maximal)	–	–
Magnesium	Beginn: 16–24 mmol in 20–30 min Erhaltung: 8–16 mmol/h (2–4 g $MgSO_4$)	–	Intramuskulär; 4–8 mmol alle 4 h (1–2 g $MgSO_4$)
Indometacin		Beginn: 50 mg Forts.: 25 mg alle 4–6 h	Rektal 100 mg
Nifedipin		Beginn: 30 mg Forts.: 20 mg alle 4–6 h	Sublingual Beginn: 10 mg Forts.: 10 mg alle 20 min (40 mg/h maximal)

T

To|le|ranz|do|sis *f, pl* **-sen** (Ⓔ toslerance dose): ***Syn:*** *Dosis tolerata*; maximal zulässige (Gesamt-)Dosis, die ohne Schädigung vertragen wird

To|le|ranz|ent|wick|lung *f* (Ⓔ habituation): ***Syn:*** *Gewöhnung, Habituation*; Anpassung des Körpers an immer höhere Mengen einer Substanz; erster Schritt der Suchtentwicklung; *s.a. Abhängigkeit*

To|le|ranz|in|duk|ti|on *f* (Ⓔ tolerogenesis): ***Syn:*** *Tolerogenese*; Ausbildung einer immunologischen Toleranz*

To|le|ro|gen *nt* (Ⓔ tolerogen): (*immunolog.*) toleranzinduzierende Substanz

to|le|ro|gen *adj* (Ⓔ tolerogenic): (*immunolog.*) toleranzinduzierend

To|le|ro|ge|ne|se *f* (Ⓔ tolerogenesis): ***Syn:*** *Toleranzinduktion*; Ausbildung einer immunologischen Toleranz*

Toll|kir|sche *f* (Ⓔ banewort): ***Syn:*** *Belladonna, Atropa belladonna*; zu den Nachtschattengewächsen gehörende Pflanze; enthält zahlreiche Alkaloide [z.B. Atropin*]; wird nur selten als Extrakt oder Tinktur bei Krämpfen und Koliken im Magen-Darm-Trakt verwendet; in der Homöopathie Verwendung als Konstitutionsmittel bei Fieber mit Hyperämie, trockenem Krampfhusten, Koliken usw.

Toll|kir|schen|ex|trakt *m*: *→ Extractum belladonnae*

Toll|kraut *nt*: *→ Glockenbilsenkraut*

Toll|wut *f* (Ⓔ rabies): ***Syn:*** *Rabies, Lyssa*; durch das Tollwutvirus* hervorgerufene Infektionskrankheit, die vorwiegend das Nervensystem befällt; auffällig sind die im Krankheitsverlauf auftretende extreme Wasserscheu [Hydrophobie] und die sich schnell entwickelnde Lähmung mit Tod innerhalb von 3–5 Tagen; man kann eine **urbane Tollwut**, die durch Haustiere [Rinder, Katzen, Schafe, Hunde] übertragen wird, und eine **sylvatische Tollwut** durch Wildtiere [Füchse, Rehe, Marder, Dachse, Waschbären, Skunks, Wölfe, Schakale] unterscheiden; bei beiden Formen wird das Virus durch infizierten Speichel übertragen, meist durch eine Bisswunde, z.T. auch Eindringen über Haut- oder Schleimhautwunden oder in seltenen Fällen durch Aerosolinhalation [Fledermaushöhlen]

das Virus vermehrt sich zuerst lokal, wandert dann entlang der Axone zum Zentralnervensystem, wo es sich vermehrt und zentrifugal zu den Speicheldrüsen, Pankreas, Haarbälgen usw. wandert; die Infektion des Zentralnervensystems führt zu ausgedehnter Zerstörung der weißen und grauen Substanz im Bereich von Hippokampus*, Medulla* oblongata und Kleinhirn, später auch von Kortex und Brücke [Pons]; typisch sind Einschlusskörperchen [**Negri-Körperchen**] in den befallenen Zellen; die Inkubationszeit beträgt 1–3 Monate [10 Tage – 10 Monate] und wird durch die übertragene Virusmenge und die Eintrittspforte bestimmt; bei Kopfverletzungen ist die Inkubationszeit kürzer als bei Extremitätenverletzungen; im Prodromalstadium besteht eine Hyperästhesie der Bisswunde mit lokalem Brennen und Jucken; es kommt zu Fieber mit Kopfschmerzen und Appetitlosigkeit; danach beginnt das **Exzitationsstadium** oder die **rasende Wut**; die Patienten bekommen Angstgefühle und werden motorisch unruhig; Schlucken löst Krämpfe der Schluckmuskulatur aus und die Patienten vermeiden das Schlucken; sie hören auf zu Trinken und der Speichel läuft aus dem Mund; typisch ist die Wasserscheu [Hydrophobie]: Sehen oder Hören von Wasser löst Unruhe und Krämpfe aus, die die gesamte Muskulatur betreffen können; das Endstadium wird als **Paralysestadium** oder **stille Wut** bezeichnet; die Krämpfe und Unruhezustände lassen nach; es kommt zu fortschreitenden Lähmungen und schließlich zum Tod

Therapie: bei Verdacht auf Kontakt mit einem tollwütigen Tier oder Biss durch ein Tier wird eine lokale und eine allgemeine Therapie begonnen; die Wunde wird exzidiert und mit Seifenlösung oder Detergenzien ausgespült und mit Anti-Tollwut-Hyperimmunglobulin umspritzt; zusätzlich wird Anti-Tollwut-Hyperimmunglobulin intramuskulär injiziert; am nächsten Tag wird mit einer aktiven Immunisierung mit Tollwutantigen begonnen; verdächtige Tiere werden eingefangen und mindestens 7 Tage in Isolation beobachtet; treten innerhalb dieser Zeit keine Tollwutsymptome auf, ist das Tier als gesund anzusehen und eine Exposition des Patienten unwahrscheinlich

Toll|wut|vi|rus *nt, pl* **-ren** (Ⓔ rabies virus): ***Syn:*** *Lyssavirus*; zu den Rhabdoviren* gehörendes RNA-Virus mit typischer geschossförmiger Gestalt; kommt weltweit vor und ist der Erreger einer Zoonose, die nur in Ausnahmefällen von infizierten Tieren auf den Menschen übertragen wird; hat ein extrem breites Erregerspektrum, das praktisch alle Warmblüter und sowohl Wildtiere [Füchse, Rehe, Marder, Dachse, Waschbären, Skunks, Wölfe, Schakale, Fledermäuse] als auch Haustiere [Rinder, Katzen, Schafe, Hunde] umfasst; die Übertragung erfolgt durch Kontakt mit virushaltigem Speichel, meist durch einen Biss durch ein infiziertes Tier oder auch Hautwunden; das Tollwutvirus ist neurotrop, d.h., es wandert entlang der Axone zum Gehirn und verursacht dort eine perniziöse Enzephalitis*, die immer tödlich verläuft [Ausnahme: Fledermaus]; aus dem Wildvirus oder **Straßenvirus** wurde von Pasteur* durch wiederholte Passagen in Kaninchen ein attenuierter **virus fixe** gewöhnen, der zur Impfung verwendet wurde; *s.a. Tollwut*

Tol|naf|tat *nt* (Ⓔ tolnaftate): lokales Antimykotikum*

Tolosa: Eduardo S. Tolosa; spanischer Neurochirurg (Barcelona) im 20. Jahrhundert

Tolosa-Hunt-Syndrom *nt* (Ⓔ Tolosa-Hunt syndrome): durch eine granulomatöse Entzündung im Retrobulbärbereich verursachte einseitige Schmerzen hinter dem Augapfel mit gleichzeitiger oder anschließender Parese der Hirnnerven III, IV und/oder IV sowie Gesichtsneuralgie im Bereich des ersten Trigeminusastes; **Therapie:** Glucocorticoide führen zur Rückbildung der Symptome innerhalb von Tagen; Rezidive sind möglich

Tolu|bal|sam *nt* (Ⓔ tolu balsam): ***Syn:*** *Balsamum tolutanum, Resina tolutana*; aus **Myroxylon balsamum** gewonnenes Harz, das früher als Expektorans* und Antitussivum* und zur Herstellung von Kaugummi verwendet wurde

Tolu|ol *nt* (Ⓔ toluol): ***Syn:*** *Methylbenzol*; klare, farblose Flüssigkeit; Derivat von Benzol; wird als Lösungsmittel und Ausgangssubstanz für organische Synthesen verwendet

-tom *suf.*: Wortelement mit Bezug auf „Schnitt/Schneideinstrument"

Tomes: Sir John Tomes; 1815–1895; englischer Zahnarzt (London)

Tomes-Fasern *pl* (Ⓔ Tomes's fibers): Fortsätze der Ameloblasten* im Dentin*; enthalten Sekretgranula, deren Inhalt im extrazellulären Raum die organische Schmelzmatrix bildet

-tomia *suf.*: *→ -tomie*

-tomie *suf.*: Wortelement mit der Bedeutung „Schneiden/Schnitt/Zerlegung"

Tomo-, tomo- *präf.*: Wortelement mit der Bedeutung „Schnitt/Abschnitt"

To|mo|gramm *nt* (Ⓔ tomogram): ***Syn:*** *Schichtbild*; bei der Tomographie erhaltene Aufnahme

To|mo|graph *m* (Ⓔ tomograph): ***Syn:*** *Tomograf*; Gerät zur Tomographie

To|mo|gra|phie *f* (Ⓔ tomography): ***Syn:*** *Schichtröntgen, Planigraphie, Stratigraphie, Planigrafie, Stratigrafie, Tomografie*; Anfertigung von Schichtröntgenaufnahmen; damit nur die in einer bestimmten Schicht liegenden Strukturen scharf abgebildet werden, werden die oberhalb und unterhalb dieser Schichtebene liegenden Strukturen durch gekoppelte Bewegungen von Film und Röhre verwischt; Computertomographie* und Kernspintomographie* haben die Tomographie heute weitgehend ersetzt

Ton-, ton- *präf.*: *→ Tono-*

-ton *suf.*: *→ -tonisch*

Ton|au|di|o|me|trie *f* (Ⓔ tone audiometry): Audiometrie* unter Verwendung reiner Töne; der Proband hört Töne im Frequenzbereich von ca. 62 Hz bis 8000 Hz; die Töne werden für jedes Ohr getrennt zuerst über Kopfhörer, zur Testung der Luftleitung, und dann mit einem Knochenleitungshörer, zur Testung der Knochenleitung, gegeben

-tonia *suf.*: *→ -tonie*

-tonie *suf.*: Wortelement mit der Bedeutung „Spannung/Tonus"

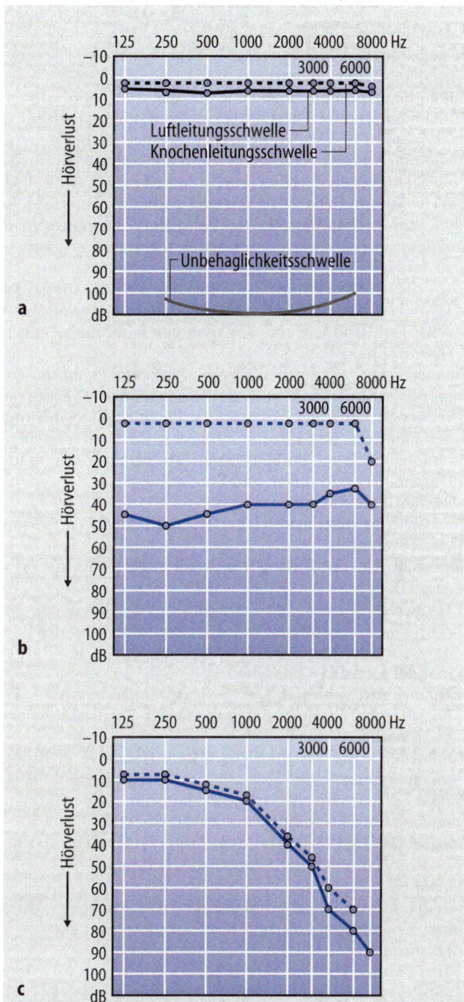

Abb. T39. Tonaudiometrie. **a** normales Gehör, **b** Schallleitungsschwerhörigkeit, **c** Schallempfindungsschwerhörigkeit

To|ni|kum *nt, pl* **-ka** (Ⓔ tonic): kräftigendes Mittel, Stärkungsmittel; bezieht sich auf Stoffe, die zur Kräftigung geschwächter Patienten oder in der Rekonvaleszenz gegeben werden, wie z.B. Vitamine, Spurenelemente, Appetitanreger

-tonisch *suf.*: in Adjektiven verwendetes Wortelement mit Bezug auf „Spannung/Tonus"

Ton|nen|kar|zi|nom *nt* (Ⓔ barrel cervix): Karzinom* der Zervixhöhle, das zu tonnenförmiger Auftreibung der Zervix führt

Tono-, tono- *präf.*: Wortelement mit der Bedeutung „Spannen/Spannung/Tonus"

To|no|graph *m* (Ⓔ tonograph): ***Syn:*** *Tonograf*; Gerät zur Tonographie

To|no|gra|phie *f* (Ⓔ tonography): ***Syn:*** *Tonografie*; fortlaufende Aufzeichnung des Augendrucks bei der Tonometrie*

To|no|me|ter *nt* (Ⓔ tonometer): ***Syn:*** *Ophthalmotonometer*; Gerät zur Messung des Augeninnendrucks

To|no|me|trie *f* (Ⓔ tonometry): ***Syn:*** *Augeninnendruckmessung, Ophthalmotonometrie*; Messung des Augeninnendrucks; meist mittels **Applanationstonometer** oder **Noncontact-Tonometer**, das mit einem Luftstoß die Hornhautoberfläche abplattet und diese Abplattung zur Messung nutzt; **Impressionstonometer** werden kaum noch verwendet; *s.a. Essay Glaukom S. 797*

Tonsill-, tonsill- *präf.*: → *Tonsillo-*

Ton|sil|la *f, pl* **-lae** (Ⓔ tonsil): ***Syn:*** *Mandel, Tonsille*; lymphoretikuläre Gewebe des Nasenrachenraums, die zusammen den lymphatischen Rachenring [Anulus lymphoideus pharyngis] bilden

Tonsilla adenoidea: veraltet für → *Tonsilla pharyngea*

Tonsilla cerebelli (Ⓔ cerebellar tonsil): ***Syn:*** *Kleinhirnmandel, Kleinhirntonsille, Paraflocculus ventralis*; mandelförmiger Lappen an der Unterseite der Kleinhirnhemisphären

Tonsilla lingualis (Ⓔ lingual tonsil): ***Syn:*** *Zungenmandel, Zungengrundmandel*; lymphoepitheliales Gewebe am Zungengrund, das ausgeprägte Krypten [Cryptae tonsillares] bildet; im Epithel dieser Krypten liegen zahlreiche Lymphfollikel* [Noduli lymphoidei]

Tonsilla palatina: → *Gaumenmandel*

Tonsilla pharyngea (Ⓔ pharyngeal tonsil): ***Syn:*** *Rachenmandel, Tonsilla pharyngealis*; von Flimmerepithel überzogene Tonsille am Rachendach [Fornix pharyngis]; die flachen **Mandelkrypten** [Cryptae tonsillaris] münden auf den **Fossulae tonsillares**; das Kryptenepithel enthält zahlreiche Lymphfollikel* [Noduli lymphoidei] mit Primär- und Sekundärfollikeln

Tonsilla pharyngealis: → *Tonsilla pharyngea*

Tonsilla tubaria (Ⓔ tubal tonsil): ***Syn:*** *Tubenmandel*; lymphatisches Gewebe an der Rachenmündung der Ohrtrompete [Tuba* auditiva]; die seitliche Fortsetzung an der Rachenwand wird als **Seitenstrang** bezeichnet

ton|sil|lar *adj*: → *tonsillär*

ton|sil|lär *adj* (Ⓔ tonsillary): ***Syn:*** *tonsillar*; Mandel/Tonsille betreffend, mandelförmig

Ton|sil|le *f*: → *Tonsilla*

Ton|sil|lek|to|mie *f* (Ⓔ tonsillectomy): ***Syn:*** *Tonsillenentfernung, Mandelausschälung, Mandelentfernung*; operative Entfernung/Ausschälung der Gaumenmandel*; die Mandel wird halbscharf von ihrer Unterlage unter Schonung der Musculi* palatoglossus und palatopharyngeus abpräpariert und am Zungengrund mit einer Schlinge abgeschnürt; blutende Gefäße müssen sorgfältig unterbunden werden

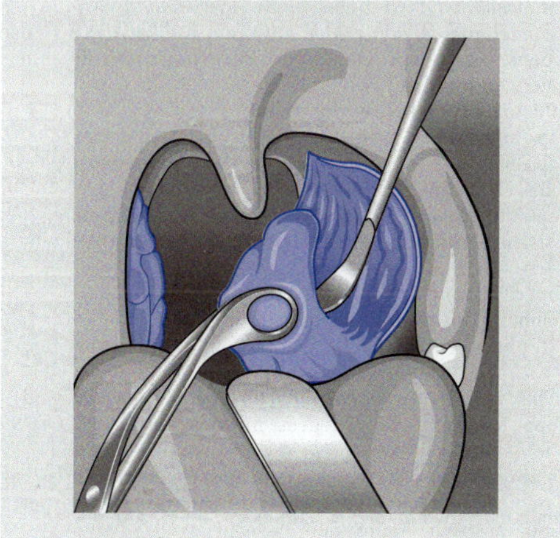

Abb. T40. Tonsillektomie

Ton|sil|len|ent|fer|nung *f*: → *Tonsillektomie*

Ton|sil|len|kryp|ten *pl* (Ⓔ tonsillar crypts): ***Syn:*** *Mandelkrypten, Cryptae tonsillares*; von den Fossulae* tonsillares ausgehende tiefe, verzweigte Krypten der Tonsillen*; im Epithel der Krypten liegen zahlreiche Primär- und Sekundärfollikel* [Noduli lymphoidei]

Ton|sil|len|my|ko|se *f* (Ⓔ tonsillomycosis): Pilzerkrankung der Rachenmandel; *s.a. Soor*

Ton|sil|li|tis *f, pl* **-ti|den** (Ⓔ tonsillitis): Mandelentzündung; meist gleichgesetzt mit der akuten Entzündung der Gau-

menmandel [Tonsillitis palatina]

Tonsillitis acuta (Ⓔ acute tonsillitis): ***Syn:*** *akute Tonsillitis, Angina tonsillaris*; akute, mit z.T. schwerem Krankheitsgefühl [Fieber, Schüttelfrost, Schluckbeschwerden] einhergehende Entzündung der Gaumenmandel und des lymphoepithelialen Gewebes der Rachenenge; unbehandelt klingen Fieber und Schluckbeschwerden nach 3–6 Tagen ab; **Therapie**: Bettruhe, Antibiotika [Penicillin oral oder parenteral], Antipyretika, Analgetika, warme Halswickel, Mundspülungen [z.B. mit Kamillentee]

Tonsillitis catarrhalis (Ⓔ catarrhal tonsillitis): ***Syn:*** *katarrhalische Tonsillitis, Angina catarrhalis*; katarrhalische Tonsillenentzündung

chronische Tonsillitis (Ⓔ chronic tonsillitis): länger als 3 Monate bestehende Tonsillitis oder chronisch rezidivierende Tonsillitis mit Abgeschlagenheit, Appetitlosigkeit und Erkältungsneigung; Schluckbeschwerden fehlen meist, häufig klagen die Patienten aber über Mundgeruch und schlechten Geschmack; **Therapie**: Tonsillektomie*

katarrhalische Tonsillitis: → *Tonsillitis catarrhalis*

Tonsillitis lacunaris: → *Angina lacunaris*

Tonsillitis palatina (Ⓔ palatine tonsillitis): Entzündung der Gaumenmandel; *s.a. Tonsillitis acuta*

ton|sil|li|tisch *adj* (Ⓔ tonsillitic): Mandelentzündung/Tonsillitis betreffend, von ihr betroffen oder gekennzeichnet

Tonsillo-, tonsillo- *präf.*: Wortelement mit der Bedeutung „Mandel/Tonsilla"

Ton|sil|lo|a|de|no|id|ek|to|mie *f* (Ⓔ tonsilloadenoidectomy): operative Entfernung von Gaumenmandel* und Adenoiden*

Ton|sil|lo|pa|thie *f* (Ⓔ tonsillopathy): Mandelerkrankung, Tonsillenerkrankung

Ton|sil|lo|to|mie *f* (Ⓔ tonsillotomy): Inzision einer Mandel/Tonsille; heute nicht mehr gebräuchliche (Teil-)Entfernung der Gaumenmandel* **[Mandelkappung]**

To|nus *m* (Ⓔ tone): Spannung, Spannungszustand, Spannkraft

basaler Tonus (Ⓔ basal tone): ***Syn:*** *Basistonus*; Grundspannung eines Gefäßes oder Hohlorgans

To|nus|ver|lust, af|fek|ti|ver *m*: → *Kataplexie*

To|nus|ver|lust|syn|drom *nt*: → *Kataplexie*

Ton, weißer *f* (Ⓔ bolus alba): ***Syn:*** *Kaolin, Argilla alba, Porzellanerde, Bolus alba*; Aluminiumsilikat, das als Adsorbens, Wund- und Hautpuder, Badezusatz und Pillenmasse verwendet wird

TOP *Abk.*: Triorthokresylphosphat

Top-, top- *präf.*: → *Topo-*

Top|a|gno|sie *f* (Ⓔ atopognosia): ***Syn:*** *Atopognosie*; Verlust des Ortssinns

Top|ek|to|mie *f* (Ⓔ topectomy): ***Syn:*** *Kortikektomie*; spezifische Entfernung oder Ausschaltung von Hirnrindenarealen

Top|f|cu|ra|re *nt* (Ⓔ tubocurarine): *s.u. Kurare*

To|phus *m, pl* **-phi** (Ⓔ tophus): Knoten

Tophus arthriticus (Ⓔ gout tophus): Gichtknoten; *s.u. Gicht*

to|pisch *adj* (Ⓔ topic): örtlich, lokal; äußerlich (wirkend)

Topo-, topo- *präf.*: Wortelement mit der Bedeutung „Ort/Stelle/Bezirk"

To|po|gra|phie *f* (Ⓔ topography): ***Syn:*** *Topografie*; Orts-/Lagebeschreibung von Organen und Strukturen im Körper; topographische Anatomie

to|po|gra|phisch *adj* (Ⓔ topographic): ***Syn:*** *topografisch*; Topographie betreffend, ortsbeschreibend, lagebeschreibend

Topoisomerase I-Hemmer *pl* (Ⓔ topoisomerase I inhibitors): *s.u. Essay Chemotherapie S. 349*

Topoisomerase II-Hemmer *pl* (Ⓔ topoisomerase II inhibitors): *s.u. Essay Chemotherapie S. 349*

to|po|phob *adj* (Ⓔ topophobic): Topophobie betreffend, durch sie gekennzeichnet

To|po|pho|bie *f* (Ⓔ topophobia): Oberbegriff für Situationsängste mit krankhafter Angst vor bestimmten Plätzen oder Orten [Agoraphobie*, Klaustrophobie*]

To|por *m* (Ⓔ sopor): ***Syn:*** *Sopor*; schlafähnliche, schwere Bewusstseinseintrübung; die Patienten können nur durch starke Stimuli [z.B. Schmerzreize] geweckt werden, reagieren dann aber kaum auf Anweisungen

To|po|te|can *nt* (Ⓔ topotecan): Topoisomerase I-Hemmer; *s.u. Essay Chemotherapie S. 349*

TOPV *Abk.*: trivalente orale Poliovakzine

TORCH-Komplex *m* (Ⓔ TORCH syndrome): Akronym für die wichtigsten pränatalen Krankheitserreger, die bei Infektion zu Embryo- oder Fetopathie* führen können; steht für: Toxoplasma*, Other agents [*engl.* andere Erreger, wie z.B. Masern-, Mumpsvirus*, Treponema* pallidum, Listeria*], Rötelnvirus*, Cytomegalievirus* und Herpes simplex-Virus*

Torkildsen: Arne Torkildsen; norwegischer Neurochirurg im 20. Jahrhundert

Torkildsen-Operation *f* (Ⓔ Torkildsen's operation): ***Syn:*** *Ventrikulozisternostomie*; operative Verbindung von Seitenventrikel* und Cisterna* magna zur Liquorableitung bei Hydrozephalus*

Tor|men|til|la *f* (Ⓔ tormentil): ***Syn:*** *Blutwurz, Potentilla erecta*; Pflanze aus der Familie der Rosengewächse [Rosaceae]; verwendet wird der Wurzelstock [**Tormentillae rhizoma**], der Catechin- und Ellagitanningerbstoffe* mit adstringierender Wirkung enthält; **Anw.**: traditionell bei akuten Durchfallerkrankungen und Entzündungen der Mund- und Rachenschleimhaut

Tor|men|til|lae rhi|zo|ma *nt* (Ⓔ tormentil root): Wurzelstock von Tormentilla*

Tornwaldt: Gustav Ludwig Tornwaldt; 1843–1910; deutscher Arzt (Danzig)

Tornwaldt-Bursa *f* (Ⓔ Tornwaldt's cyst): ***Syn:*** *Bursa pharyngealis*; inkonstant auftretender zystischer Rest der Chorda* dorsalis in der Rachenwand unterhalb der Rachenmandel [Tonsilla* pharyngea]

Tornwaldt-Krankheit *f* (Ⓔ Tornwaldt's bursitis): ***Syn:*** *Bursitis pharyngealis*; Entzündung der Tornwaldt*-Bursa, *s.u. Bursitis*

TORP *Abk.*: Total Ossicular chain Reconstructive Prosthesis; *s.u. Tympanoplastik*

tor|pid *adj* (Ⓔ torpid): träge, schlaff, ohne Aktivität, langsam, apathisch, stumpf, starr, erstarrt, betäubt

Tor|pi|di|tät *f* (Ⓔ torpidity): ***Syn:*** *Torpor*; Trägheit, Schlaffheit, Apathie, Stumpfheit, Erstarrung, Betäubung

Tor|por *m*: → *Torpidität*

Torr *nt* (Ⓔ torr): veraltete Maßeinheit des Druckes; *s.a. Pascal*

Torre: Douglas Paul Torre; amerikanischer Hautarzt im 20. Jahrhundert

Torre-Muir-Syndrom *nt* (Ⓔ Torre's syndrome): ***Syn:*** *Torre-Syndrom*; seltenes autosomal-dominantes oder sporadisches Tumorsyndrom mit multiplen benignen und malignen Talgdrüsentumoren, Keratoakanthomen* und Karzinomen innerer Organe [v.a. Gastrointestinaltrakt]; die Hautveränderungen beginnen i.d.R. in der späten Kindheit, die Tumoren treten etwa 10 Jahre später auf

Tor|si|on *f* (Ⓔ torsion): Drehung, Verdrehung

Tor|si|ons|bruch *m*: → *Drehbruch*

Tor|si|ons|dys|to|nie *f* (Ⓔ torsion dystonia): ***Syn:*** *Ziehen-Oppenheim-Syndrom, Ziehen-Oppenheim-Krankheit, Torsionsneurose, Dysbasia lordotica*; Erbkrankheit mit wechselndem Bild von Muskelhypotonie und Muskelhypertonie; führt zu tonisch-klonischen Drehbewegungen, die den ganzen Rumpf und proximale Extremitätenabschnitte betreffen, wobei die Rumpfabschnitte gegensinnig gedreht werden können; das Gesicht zeigt ein gequältes Grimassieren, das mit den Kontraktionswellen ansteigt und verschwindet; im Endstadium jenseits des 50. Lebensjahres ist die Wirbelsäule kyphoskoliotisch verkrümmt und die Extremitäten sind in bizarren Stellungen versteift; **Therapie**: Botulinustoxin, L-Dopa, Clonazepam, Trihexyphenidyl

Tor|si|ons|frak|tur *f*: → *Drehbruch*

Tor|si|ons|neu|ro|se *f*: → *Torsionsdystonie*

Tor|ti|col|lis *m*: → *Schiefhals*

Torticollis acusticus (Ⓔ otogenic torticollis): ***Syn:*** *otogener Schiefhals*; sich langsam entwickelnder Schiefhals bei einseitiger Schwerhörigkeit; aus der habituellen Fehlhaltung entwickelt sich langfristig eine fixierte Schiefhaltung

Torticollis acuta (Ⓔ acute torticollis): ***Syn:*** *akuter Schief-*

T

hals; Sonderform des lokalen Zervikalsyndroms, die von Fehlhaltung und Bewegungseinschränkung gekennzeichnet ist

Torticollis cutaneus (Ⓔ dermatogenic torticollis): ***Syn:*** *Narbenschiefhals*; Schiefhals durch Narben der Haut am Hals oder der Halsweichteile, z.B. nach Verbrennung oder neck* dissection

Torticollis muscularis: *→ muskulärer Schiefhals*

Torticollis ocularis (Ⓔ ocular torticollis): Kopfschiefhalten zum Ausgleich von Doppelbildern beim Lähmungsschielen*

Torticollis opticus (Ⓔ ocular torticollis): ***Syn:*** *okulärer Schiefhals*; Schiefhals bei Kompensation einer Parese des Musculus* obliquus superior bulbi

Torticollis osseus (Ⓔ osseous torticollis): ***Syn:*** *ossärer Schiefhals*; sich langsam entwickelnder Schiefhals bei angeborenen Fehlbildungen der Halswirbel oder nach traumatischer Schädigung

Torticollis spasmodicus: *→ Torticollis spasticus*

Torticollis spasticus (Ⓔ spasmodic torticollis): ***Syn:*** *spastischer Schiefhals, Torticollis spasmodicus*; Schiefhals bei spastischer Verkürzung von Halsmuskeln, insbesondere des Musculus* sternocleidomastoideus

Tor|tu|o|si|tas *f, pl* **-ta|tes** (Ⓔ tortuosity): Krümmung, Windung; Gewundenheit, Schlängelung

Tortuositas vasorum (Ⓔ tortuosity of retinal vessels): Schlängelung der Netzhautgefäße; i.d.R. harmlose kongenitale Anomalität; findet sich auch bei Hypertonie, Hyperviskosität oder Frühgeborenenretinopathie

To|ru|la ne|o|for|mans *f*: veraltet für *→ Cryptococcus neoformans*

To|ru|lop|si|do|se *f* (Ⓔ torulopsosis): ***Syn:*** *Torulopsosis*; früher verwendeter Begriff für Pilzinfektion durch **Torulopsis**-Species, die heute der Gattung **Candida** zugeordnet sind

To|ru|lop|sis *f, pl* **-ses** (Ⓔ Torulopsis): *s.u. Torulopsidose*

To|ru|lop|so|sis *f, pl* **-ses:** *→ Torulopsidose*

To|ru|lo|se *f*: *→ Kryptokokkose*

To|ru|lus *m, pl* **To|ru|li** (Ⓔ torulus): kleiner Wulst, kleine Erhebung

Toruli tactiles (Ⓔ tactile elevations): ***Syn:*** *Tastballen*; umschriebene Bezirke der Haut von Händen [v.a. Fingerbeeren] und Füßen, die reich an Mechanorezeptoren [Merkel*-Zellen, Meissner*-Tastkörperchen, Vater*-Pacini-Lamellenkörperchen, Ruffini*-Körperchen] sind

To|rus *m* (Ⓔ torus): Wulst, Erhebung

Torus levatorius (Ⓔ levator cushion): ***Syn:*** *Levatorwulst*; durch den Musculus* levator veli palatini hervorgerufener Wulst unter der Rachenmündung der Ohrtrompete [Tuba* auditiva]

Torus mandibularis (Ⓔ mandibular torus): inkonstanter, symmetrischer Knochenwulst auf der Innenseite des Unterkieferkörpers [Corpus* mandibulae] oberhalb der Linea* mylohyoidea; wird v.a. bei Eskimos und Lappen gefunden

Torus palatinus (Ⓔ palatine torus): ***Syn:*** *Gaumenwulst, Gaumenrippe*; beidseitiger Knochenwulst neben der Sutura* palatina mediana

Torus tubarius (Ⓔ tubal protuberance): ***Syn:*** *Tubenwulst*; durch den Tubenknorpel hervorgerufener Wulst am Hinterrand der Rachenmündung der Ohrtrompete [Tuba* auditiva]

TOS *Abk.*: *→ Thoracic-outlet-Syndrom*

Tossy: Tossy-Einteilung *f* (Ⓔ Tossy's classification): Einteilung der Verletzungen des Schultereckgelenkes in Abhängigkeit von der Läsion der Kapsel bzw. der korakoklavikulären Bänder

TÖT *Abk.*: *→ Trikuspidalöffnungston*

Total Care *nt* (Ⓔ total care): *s.u. Essay Euthanasie S. 649*

To|tal|en|do|pro|the|se *f*: *→ Totalprothese*

To|tal|ex|stir|pa|ti|on *f* (Ⓔ total extirpation): vollständige Organentfernung

To|tal|ka|pa|zi|tät *f* (Ⓔ total capacity): ***Syn:*** *totale Lungenkapazität*; in der Lunge vorhandenes Gasvolumen nach maximaler Einatmung; *s.a. Lungenvolumina*

Total Pain *nt* (Ⓔ total pain): *s.u. Essay Euthanasie S. 649*

To|tal|pro|the|se *f* (Ⓔ total joint replacement): ***Syn:*** *Totalendoprothese*; Prothese zum vollständigen Ersatz aller knöchernen Strukturen eines Gelenks; *s.a. Hüftendoprothese*

total sleep time *nt* (Ⓔ total sleep time): ***Syn:*** *Gesamtschlafzeit, Gesamtschlafdauer*; *s.u. Essay Schlaf und Schlafstörungen S. 1915*

To|tal|star *m* (Ⓔ total cataract): ***Syn:*** *kompletter/vollständiger Star, Cataracta totalis*; vollständig ausgeprägte Katarakt* mit Verlust der Sehkraft

To|ten|fle|cke *pl* (Ⓔ postmortem lividity): ***Syn:*** *Leichenflecke, Livores mortis*; nach dem Tod auftretende Hauteinblutungen, die anfangs noch weggedrückt werden können; beginnen ca. 1 Stunde post mortem [selten bereits während der agonalen Phase] als rötlich-zyanotische Flecken abhängiger Körperpartien [venöse Hypostase]; werden nach ca. 24 h durch eine Hämoglobinsättigung des Gewebes permanent; *s.a. Todeszeichen*

To|ten|star|re *f* (Ⓔ postmortem rigidity): ***Syn:*** *Leichenstarre, Rigor mortis*; langsam fortschreitende Muskelstarre, die sich später wieder in derselben Reihenfolge löst; beginnt am Kiefer [nach ca. 2 h] und breitet sich innerhalb von 8–10 h von kranial nach kaudal auf den gesamten Körper auf; wird sie innerhalb der ersten 8 h gelöst, tritt sie wieder auf; die spontane Lösung beginnt nach ca. 2 Tagen und schreitet ebenfalls von kranial nach kaudal fort; die Lösung ist nach 3–4 Tagen abgeschlossenen

da sowohl die Ausbildung als auch die Lösung der Totenstarre von vielen Faktoren beeinflusst wird, sollte die Bestimmung der Todeszeit anhand der Leichenstarre erfahrenen Rechtsmedizinern überlassen werden; *s.a. Todeszeichen*

Toti: Addeo Toti; 1861–1935; italienischer Augenarzt (Florenz)

Toti-Operation *f* (Ⓔ Toti's operation): ***Syn:*** *Dakryozystorhinostomie, Dakryorhinostomie*; operative Anastomosierung von Tränensack [Saccus lacrimalis] und mittlerem Nasengang bei Verschluss des Tränensacks; bei großem Tränensack kann die Operation auch endoskopisch von der Nasenhöhle her ausgeführt werden [**West-Operation**]

Tot|impf|stoff *m* (Ⓔ inactivated vaccine): ***Syn:*** *Totvakzine*; *s.u. Impfstoff*

to|ti|po|tent *adj* (Ⓔ totipotential): ***Syn:*** *omnipotent*; allmäch-

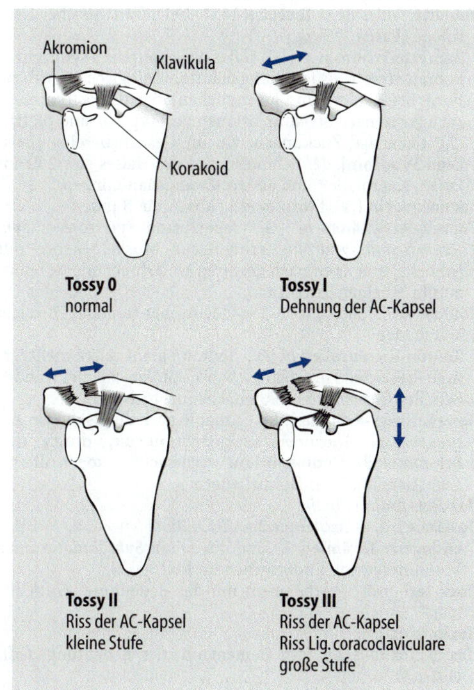

Abb. T41. Tossy-Einteilung

T

tig; (*Zelle, Gewebe*) über sämtliche Entwicklungsmöglichkeiten verfügend

To|ti|po|tenz *f* (Ⓔ totipotency): *s.u. Essay Klonierung von Menschen I S. 1135*

Tot|raum *m* (Ⓔ dead space): Teil der Atemwege, der nicht am Gasaustausch beteiligt ist

anatomischer Totraum (Ⓔ anatomical dead space): Volumen der zuführenden Atemwege bis zu den Alveolen; als Faustregel gilt: die Größe des anatomischen Totraums [in ml] entspricht dem doppelten Körpergewicht [in kg]; bei 75 kg liegt der Wert also im Bereich von 150 ml

funktioneller Totraum: *→physiologischer Totraum*

physiologischer Totraum (Ⓔ physiological dead space): ***Syn:*** *funktioneller Totraum*; alle Teile des Atmungstraktes, in denen kein Gasaustausch stattfindet, d.h., anatomischer Totraum plus die nicht oder nur schlecht belüfteten oder durchbluteten Alveolen; bei Lungenfunktionsstörungen und Störungen der Lungenperfusion kann der funktionelle Totraum wesentlich größer sein als der anatomische Totraum

Tot|raum|ven|ti|la|ti|on *f* (Ⓔ dead space ventilation): Teil der Gesamtventilation, die auf die Belüftung des Totraums entfällt

Tötung ohne Verlangen *f*: *s.u. Essay Euthanasie S. 649*

Tö|tungs|hem|mung, na|tür|liche *f*: *s.u. Essay Euthanasie S. 649*

Tot|vak|zi|ne *f* (Ⓔ killed vaccine): Totimpfstoff; *s.u. Impfstoff*

tou|chie|ren *v* (Ⓔ **1.** touch **2.** cauterize): **1.** berühren, angreifen, (be-)tasten **2.** mit einem Ätzstift ätzen

Touraine: Albert Touraine; 1883–1961; französischer Hautarzt (Paris)

Touraine-Solente-Golé-Syndrom *nt* (Ⓔ Touraine-Solente-Golé syndrome): ***Syn:*** *Pachydermoperiostose, familiäre/primäre Pachydermoperiostose, idiopathische hypertrophische Osteoarthropathie, Akropachydermie mit Pachydermoperiostose, Hyperostosis generalisata mit Pachydermie*; unregelmäßig autosomal-dominant vererbtes Syndrom mit Hyperostosen [Periost der langen Röhrenknochen], Pachydermie* [Gesicht, Arme, Beine], Trommelschlegelfingern* und Akrozyanose*; kann auch mit Malignomen [Bronchialkarzinom*] und anderen Lungenerkrankungen [Tuberkulose*, Bronchiektasie] assoziiert sein

Tourette: Gilles de la Tourette; 1857–1904; französischer Neurologe (Paris)

Tourette-Syndrom *nt* (Ⓔ Gilles de la Tourette's syndrome): kommt sowohl als familiär gehäufte, ätiologisch ungeklärte Form bei Kindern und Jugendlichen oder als posttraumatische Form nach Striatumläsionen vor; typisch sind plötzliche tickartige Zuckungen, v.a. im Gesichtsbereich [**Brissaud-Syndrom**], der Schultern und des Halses sowie Echolalie*, Koprolalie* und andere Zwangshandlungen

Tour|ni|quet *nt* (Ⓔ tourniquet): (Abschnür-)Binde

Tourniquet-Syndrom *nt* (Ⓔ reperfusion syndrome): ***Syn:*** *Reperfusionssyndrom*; ischämische Muskelnekrose mit Schocksymptomen nach längeren Unterbrechung der Blutzufuhr zu einer Extremität

Touton: Karl Touton; 1858–1934; deutscher Hautarzt (Breslau, Wiesbaden)

Touton-Riesenzellen *pl* (Ⓔ Touton's giant cells): mehrkernige Riesenzelle mit zahlreichen Vakuolen, z.B. bei Hand*-Schüller-Christian-Krankheit, Histiozytosis* X

Towey: **Towey-Krankheit** *f* (Ⓔ maple bark disease): ***Syn:*** *Koniosporose, Ahornrindenschälerkrankheit*; durch den Schimmelpilz **Coniosporium** verursachte exogen-allergische Alveolitis* bei Holzarbeitern

Tox-, tox- *präf.*: *→Toxi-*

Tox|ä|mie *f*: **1.** *→Toxikämie* **2.** *→Toxinämie*

endogene Toxämie (Ⓔ endotoxemia): ***Syn:*** *Endotoxämie*; Vorkommen von Endotoxinen im Blut

Toxi-, toxi- *präf.*: Wortelement mit der Bedeutung „Gift/Giftstoff"

Toxic-, toxic- *präf.*: *→Toxico-*

Toxico-, toxico- *präf.*: Wortelement mit der Bedeutung „Gift/Giftstoff"

To|xi|co|sis *f, pl* **-ses**: *→Toxikose*

to|xi|gen *adj* (Ⓔ toxigenic): ***Syn:*** *toxogen*; giftbildend, toxinbildend

Toxik-, toxik- *präf.*: *→Toxiko-*

To|xik|ä|mie *f* (Ⓔ toxicemia): ***Syn:*** *Blutvergiftung, Toxämie*; Schädigung der Blutzellen durch Toxine

to|xik|ä|misch *adj* (Ⓔ toxemic): Toxikämie betreffend, von ihr betroffen oder gekennzeichnet

Toxiko-, toxiko- *präf.*: Wortelement mit der Bedeutung „Gift/Giftstoff"

To|xi|ko|lo|ge *m* (Ⓔ toxicologist): Wissenschaftler auf dem Gebiet der Toxikologie*

To|xi|ko|lo|gie *f* (Ⓔ toxicology): ***Syn:*** *Giftkunde*; Wissenschaft von Giften und Vergiftungen

To|xi|ko|lo|gin *f* (Ⓔ toxicologist): Wissenschaftlerin auf dem Gebiet der Toxikologie*

to|xi|ko|lo|gisch *adj* (Ⓔ toxicologic): Toxikologie betreffend

To|xi|ko|ma|nie *f* (Ⓔ toxicomania): unspezifische Bezeichnung für alle Formen von Drogenabhängigkeit und -sucht

To|xi|ko|no|se *f*: *→Toxikose*

To|xi|ko|pa|thie *f* (Ⓔ toxicopathy): durch eine giftige Substanz hervorgerufene Schädigung; Vergiftung

to|xi|ko|pa|thisch *adj* (Ⓔ toxicopathic): Toxikopathie betreffend

to|xi|ko|phob *adj* (Ⓔ toxicophobic): Toxikophobie betreffend, durch sie gekennzeichnet

To|xi|ko|pho|bie *f* (Ⓔ toxicophobia): ***Syn:*** *Toxiphobie*; krankhafte Angst vor Giften und Vergiftung

To|xi|ko|se *f* (Ⓔ toxicosis): ***Syn:*** *Toxicosis, Toxinose, Toxikonose*; durch im Körper entstandene (endogene) oder von außen zugeführte (exogene) Gifte hervorgerufenes Krankheitsbild; Vergiftung

hyperpyretische Toxikose (Ⓔ hyperpyrexia syndrome): ***Syn:*** *Hyperpyrexiesyndrom*; bei Darminfekten vorkommende Störung der Temperaturregelung mit Fieber von 41 °C oder höher

To|xin *nt* (Ⓔ toxin): Gift, Giftstoff

Toxin A (Ⓔ toxin A): *s.u. Clostridium difficile*

Toxin B (Ⓔ toxin B): *s.u. Clostridium difficile*

erythrogenes Toxin (Ⓔ erythrogenic toxin): ***Syn:*** *streptococcal pyrogenic exotoxin, Scharlachtoxin*; werden β-hämolysierende Streptokokken* der Gruppe A von **Prophagen β** lysogeniert, bilden sie ein Toxin, das das typische Exanthem und Enanthem bei Scharlach* hervorruft; es gibt drei antigene Varianten [ET-A, ET-B, ET-C], die z.T. als Superantigen* wirken können

To|xin|ä|mie *f* (Ⓔ toxinemia): ***Syn:*** *Blutvergiftung, Toxämie*; Überschwemmung des Blutes mit Bakterientoxinen

To|xin|an|ti|kör|per *m* (Ⓔ antitoxin): ***Syn:*** *Anti-Toxinantikörper, Antitoxin*; gegen ein Toxin gerichteter Antikörper*; neutralisierender Antikörper

To|xi|no|se *f*: *→Toxikose*

To|xin|schock|syn|drom *nt*: *→Schocksyndrom, toxisches*

to|xi|phob *adj*: *→toxikophob*

To|xi|pho|bie *f*: *→Toxikophobie*

to|xisch *adj* (Ⓔ toxic): als Gift wirkend, Gift(e) enthaltend, giftig

toxisches-Schocksyndrom-Toxin-1 *nt* (Ⓔ toxic shock syndrome toxin-1): unter aeroben Bedingungen und Mg-Mangel können verschiedene Staphylococcus* aureus-Stämme ein Toxin bilden, das ein akutes und meist tödliches Schocksyndrom auslösen kann; *s.a. Schocksyndrom, toxisches*

To|xi|zi|tät *f* (Ⓔ toxicity): Giftigkeit, Schädlichkeit

Toxo-, toxo- *präf.*: Wortelement mit der Bedeutung „Gift/Giftstoff"

To|xo|ca|ra *f* (Ⓔ toxic): Spulwurmgattung mit zwei humanpathogenen Arten: Toxocara* canis [Hundespulwurm] und Toxocara* cati [Katzenspulwurm]; *s.a. Toxocariasis*

Toxocara canis (Ⓔ Toxocara canis): ***Syn:*** *Hundespulwurm*; selten auf den Menschen übertragener Erreger von Toxocariasis* und Larva* migrans

Toxocara cati (Ⓔ Toxocara cati): ***Syn:*** *Katzenspulwurm, Toxocara mystax*; *s.u. Toxocara, Toxocariasis*

Toxocara mystax: *→Toxocara cati*

To|xo|ca|ra|in|fek|ti|on *f*: *→Toxocariasis*

To|xo|ca|ri|a|sis *f, pl* **-ses** (Ⓔ toxocariasis): ***Syn:*** *Toxocarainfektion, Toxokarose*; durch Toxocara*-Species hervorgerufene

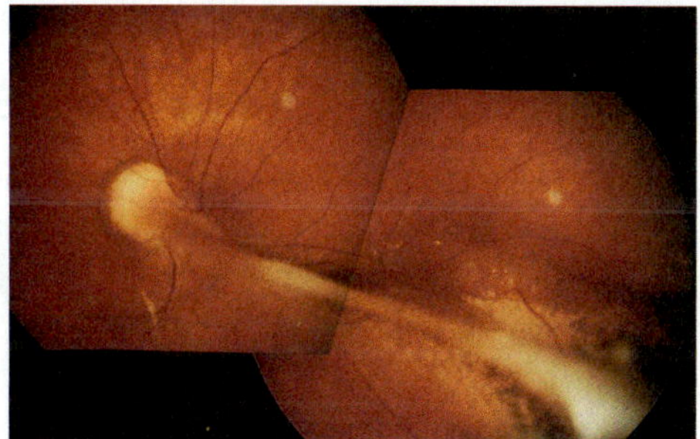

Abb. T42. Subretinales Granulom bei Toxocariasis

Wurmerkrankung; kann zu Fieber, Atemwegserkrankungen [Bronchitis*, Husten], Abdominalschmerzen, Hepatomegalie*, Urtikaria*, neurologischen Symptomen und Augenbefall führen; **Therapie**: Tiabendazol*, Albendazol*

to|xo|gen *adj*: *→ toxigen*

To|xo|id *nt* (Ⓔ toxoid): ***Syn:*** *Anatoxin, Formoltoxoid*; durch Formaldehyd* entgiftetes Toxin, das aber noch als Antigen* wirkt und deshalb zur aktiven Immunisierung verwendet werden kann

to|xo|id *adj* (Ⓔ toxicoid): giftartig, giftähnlich

To|xo|ka|ro|se *f*: *→ Toxocariasis*

to|xo|phor *adj* (Ⓔ toxophorous): gifttragend, gifthaltig

Toxoplasma-Enzephalomyelitis *f* (Ⓔ toxoplasmic encephalomyelitis): *s.u. Toxoplasmose*

To|xo|plas|ma gon|dii *f* (Ⓔ Toxoplasma gondii): weltweit verbreiteter, intrazellulärer, parasitärer Einzeller; kann über die Plazenta von der Mutter auf den Fetus übertragen werden; Erreger der Toxoplasmose*; Toxoplasma tritt in 3 Entwicklungsstadien auf: **1.** als sichelförmiger, intrazellulärer Parasit von Erythrozytengröße [**Tachyzoit, Trophozoit**] **2.** als runde, ca. 200 μm große Zysten, die mehrere Tausend Einzelparasiten [**Bradyzoiten, Zystozoiten**] enthalten **3.** als eiförmige [9x14 μm] Dauerformen [**Oozysten**] im Katzenkot; sie sporulieren nach einigen Tagen und enthalten dann zwei **Sporozysten** mit jeweils 4 **Sporozoiten**

Katzen sind Endwirte, während der Mensch und andere Säugetiere nur als Zwischenwirt dienen; Menschen infizieren sich durch orale Aufnahme von Zysten [z.B. in rohem Schweinefleisch] oder von Oozysten aus Katzenkot; die aufgenommenen Parasiten durchdringen die Darmwand, werden hämatogen und lymphogen gestreut und siedeln sich in retikulohistiozytären Zellen an; dort vermehren sie sich zuerst durch ungeschlechtliche Zweiteilung [Schizogonie] und bilden Tachyzoiten; durch die Abwehrreaktion des Körpers bedingt entstehen daraus Zysten, die Tausende Einzelparasiten enthalten können [siehe oben]; man findet sie v.a. in der Herz- und Skelettmuskulatur sowie im Gehirn und in der Retina, wo sie jahrelang überleben können; in der Katze [Endwirt] kann es auch zu geschlechtlicher Vermehrung und Ausbildung von Oozysten kommen

ein Toxoplasmabefall löst sowohl zelluläre als auch humorale Abwehrmechanismen aus, wobei die zelluläre Immunantwort von größerer Bedeutung ist; solange sie ausreichend stark ist, bleiben die Toxoplasmen im Zystenstadium; sobald die zelluläre Abwehr geschwächt wird [Chemotherapie, HIV-Infektion] kann es zur Infektion oder Reinfektion kommen, die oft schwer und tödlich verläuft; **Diagnose**: die Erreger können direkt oder indirekt nachgewiesen werden; am wichtigsten sind Tests auf spezifische IgG- oder IgM-Antikörper; **Therapie**: Sulfonamide* in Kombination mit Pyrimethamin* oder Clindamycin*; in der Schwangerschaft Spiramycin* bis zur 15. Woche, danach Sulfadiazin* in Kombination mit Pyrimethamin*; *s.a. Toxoplasmose*

To|xo|plas|ma|in|fek|ti|on *f*: *→ Toxoplasmose*

To|xo|plas|min *nt* (Ⓔ toxoplasmin): Toxoplasmaantigen, das zur Intrakutantestung auf Toxoplasmose [**Frenkel-Test**] verwendet wird

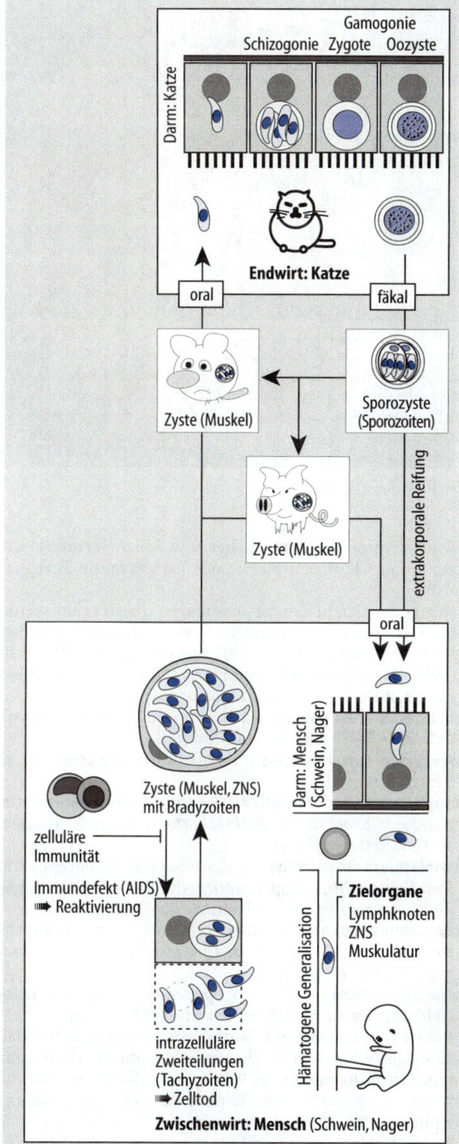

Abb. T43. Pathogenese der Toxoplasmose

To|xo|plas|mo|se *f* (Ⓔ toxoplasmosis): meldepflichtige Infektionskrankheit durch Toxoplasma* gondii; man unterscheidet: **1. postnatale Toxoplasmose:** nach einer Inkubationszeit von 1–3 Wochen kommt es zu leichtem Fieber, Abgeschlagenheit, Kopfschmerzen im Stirnbereich, Muskel- und Gelenkschmerzen, ZNS-Befall [**Toxoplasma-Enzephalomyelitis**] und Augenbefall [**Toxoplasmose-Retinochorioiditis, Retinochorioiditis juxtapapillaris Jensen**], der zur Erblindung führen kann **2. pränatale Toxoplasmose:** Toxoplasma gondii kann diaplazentar auf den Fetus übertragen werden, wobei das Übertragungsrisiko im Verlauf der Schwangerschaft zunimmt; die Schädigung des Fetus hängt von Zeitpunkt und Schwere der Infektion ab; es kann zu Abort, Totgeburt, Hydrozephalus*, intrazerebralen Verkalkungen und Toxoplasmose-Retinochorioiditis kommen; z.T. werden die infizierten Kinder klinisch gesund geboren und entwickeln erst nach Monaten oder Jahren Spätschä-

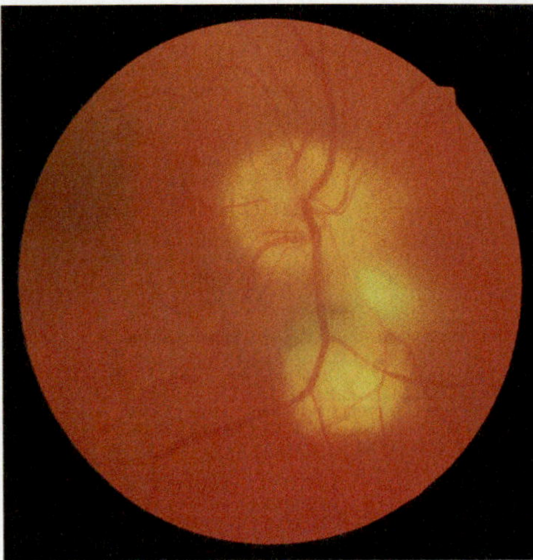

Abb. T44. Toxoplasmose

den [Vergrößerung von Leber und Milz, Herzmuskelentzündung, Chorioretinitis* und Toxoplasmose-Enzephalitis*]
wegen der Gefahr der diaplazentaren Übertragung werden bei Schwangeren serologische Toxoplasmosetests durchgeführt; v.a. nicht infizierte Schwangere sollten kein rohes (Schweine-)Fleisch essen und besonders vorsichtig im Umgang mit Katzen sein; *s.a. Toxoplasma gondii*
konnatale Toxoplasmose (Ⓔ congenital toxoplasmosis): pränatale Toxoplasmose; *s.u. Toxoplasmose*
zerebrale Toxoplasmose (Ⓔ cerebral toxoplasmosis): *s.u. Essay AIDS S. 31*

Toxoplasmose-Chorioretinitis *f* (Ⓔ toxoplasmic chorioretinitis): ***Syn:*** *Toxoplasmose-Retinochorioiditis*; *s.u. Toxoplasmose, HIV-Retinopathie*

Toxoplasmose-Enzephalitis *f* (Ⓔ toxoplasmic encephalitis): ***Syn:*** *Encephalitis toxoplasmatica*; durch Toxoplasma* gondii hervorgerufene Enzephalitis*; *s.a. Toxoplasmose*

Toxoplasmose-Retinochorioiditis *f* (Ⓔ toxoplasmic retinochorioiditis): ***Syn:*** *Toxoplasmose-Chorioretinitis*; *s.u. Toxoplasmose, HIV-Retinopathie*

to|xo|plas|mo|tisch *adj* (Ⓔ toxoplasmic): Toxoplasmose betreffend, von ihr betroffen oder durch sie bedingt

TP *Abk.*: **1.** *→Tagesprofil* **2.** Testosteronpropionat **3.** Testplatte **4.** *→Thrombopoetin* **5.** Thymuspolypeptid **6.** Thymusprotein **7.** transformierendes Prinzip **8.** *→Treponema pallidum* **9.** *→Triosephosphat* **10.** Triphosphat **11.** Tuberkulinpräzipitation **12.** *→Tumorprogression*

t.P. *Abk.*: totale Prothese

TP-5 *Abk.*: Thymopoetinpentapeptid

TPA *Abk.*: **1.** tissue polypeptide antigen **2.** Triethylenphosphoramid

t-PA *Abk.*: **1.** Plasminogen-Aktivator vom Gewebetyp **2.** tissue-type plasminogen activator

TPB *Abk.*: Tetrapropylenbenzol

TPBS *Abk.*: Tetrapropylenbenzolsulfonat

TPCD *Abk.*: transpapilläre Choledochusdrainage

TPCH *Abk.*: 6-Thioguanin, Procarbazin, CCNU, Hydroxyurea

TPCK *Abk.*: N-Tosyl-L-phenylalanylchlormethylketon

TPD *Abk.*: **1.** Thiaminpropyldisulfid **2.** transpapilläre Dränage

TPDCV *Abk.*: 6-Thioguanin, Procarbazin, DBC, CCNU, Vincristin

TPDH *Abk.*: Triosephosphatdehydrogenase

TPE *Abk.*: **1.** totale parenterale Ernährung **2.** Trypsinproteinesterase

TPE-Bakterien *pl*: *→Salmonella*

TPER *Abk.*: Typhus-Paratyphus-Enteritis-Ruhr-Gruppe

TPF *Abk.*: **1.** Thymuspermeabilitätsfaktor **2.** Triphenylformazan

Tpf. *Abk.*: Tropfen

TPG *Abk.*: Tryptophanpepton-Glucose-Agar

TPH *Abk.*: Tetrazol-Probe im Harn

5-TPH *Abk.*: 5-Tryptophanhydroxylase

TPHA *Abk.*: **1.** Treponema-pallidum-Hämagglutination **2.** *→Treponema-pallidum-Hämagglutinationstest*

TPHA-Index nach Luger *m* (Ⓔ TPHA index): *s.u. Essay Syphilis S. 2077*

TPHA-Test *m*: *→Treponema-pallidum-Hämagglutinationstest*

TPI *Abk.*: Treponema-pallidum-Immobilisierungstest

TPIA *Abk.*: Treponema-pallidum-Immunadhärenz

TPI-Test *m*: *→Treponema-Pallidum-Immobilisationstest*

T-PLL *Abk.*: *→T-Prolymphozytenleukämie*

TPM *Abk.*: Triphenylmethan

TPMB *Abk.*: Treponema-pallidum-Methylenblau

TPN *Abk.*: Triphosphopyridinnucleotid

TPND *Abk.*: TPN-Diaphorase

TPO *Abk.*: Tryptophanperoxidase

TPP *Abk.*: **1.** Testosteronphenylpropionat **2.** *→Thiaminpyrophosphat* **3.** Triphenylphosphat

T-P-Phänomen *nt* (Ⓔ T-P phenomenon): bei metabolischer oder respiratorischer Alkalose* auftretende EKG-Veränderung mit relativer Verlängerung der ST-Strecke bei Sinustachykardie*; damit tritt die P-Welle der nächsten Kontraktion unmittelbar nach der T-Welle der vorhergehenden Herzaktion auf

TPR *Abk.*: **1.** *→Tibialis-posterior-Reflex* **2.** totaler peripherer Widerstand **3.** Tryptophanperchlorsäure-Reaktion

T-Prolymphozytenleukämie *f* (Ⓔ T-cell prolymphocytic leukemia): *s.u. Prolymphozytenleukämie*

T_3-Proteine *pl* (Ⓔ T_3 proteins): *s.u. T_3/T-Rezeptor*

tps *Abk.*: Transmutationen pro Sekunde

TPT *Abk.*: Tetraphenyltetrazol

TPW *Abk.*: totaler peripherer Widerstand

TPZ *Abk.*: **1.** Thioproperazin **2.** *→Thromboplastinzeit*

TR *Abk.*: **1.** *→Teilremission* **2.** Temperatur, rektal **3.** therapeutische Radiologie **4.** *→Totraum* **5.** *→Trübungsreaktion* **6.** Trypanrot **7.** Tuberkulin R **8.** tubuläre Rückresorption

tr *Abk.*: Trichion

Tr. *Abk.*: **1.** *→Tinctura* **2.** *→Tractus* **3.** *→Tremor* **4.** Tropfen

TRA *Abk.*: **1.** Triäthanolamin **2.** Trolamin

TrA *Abk.*: *→Trikuspidalatresie*

Tra|ban|ten|chro|mo|so|men *pl* (Ⓔ satellite chromosomes): ***Syn:*** *Satellitenchromosomen*; Chromosomen mit abgetrennten Anhängseln [Satelliten]

Tra|be|cu|la *f, pl* **-lae** (Ⓔ trabecula): ***Syn:*** *Trabekel*; (*anatom.*) Bälkchen
Trabeculae arachnoideae (Ⓔ arachnoid trabeculae): ***Syn:*** *Arachnoidaltrabekel*; von der Arachnoidea* mater cranialis ausgehende Gewebebälkchen, die den Subduralraum [Spatium* subdurale] durchziehen
Trabeculae carneae cordis (Ⓔ fleshy trabeculae of heart): ***Syn:*** *Herztrabekel*; netzförmige Muskelbälkchen an der Innenfläche der rechten [**Trabeculae carneae ventriculi dextri**] und linken Herzkammer [**Trabeculae carneae ventriculi sinistri**]
Trabeculae carneae ventriculi dextri (Ⓔ fleshy trabeculae of right ventricle): *s.u. Trabeculae carneae cordis*
Trabeculae carneae ventriculi sinistri (Ⓔ fleshy trabeculae of left ventricle): *s.u. Trabeculae carneae cordis*
Trabeculae corporis spongiosi (Ⓔ trabeculae of spongy body): Trabekel des Harnröhrenschwellkörpers [Corpus spongiosum penis]; *s.a. Penis*
Trabeculae corporum cavernosum (Ⓔ trabeculae of cavernous bodies): ***Syn:*** *Schwellkörpertrabekel*; Bindegewebstrabekel der Penisschwellkörper; *s.a. Penis*
Trabeculae lienis (Ⓔ splenic trabeculae): Milzbalken, Milztrabekel; *s.u. Milz*
Trabeculae nodi lymphoidei (Ⓔ trabeculae of lymph node): Lymphknotentrabekel; *s.u. Nodus lymphoideus*
Trabecula septomarginalis (Ⓔ septomarginal trabecula): Muskelleiste am Boden des rechten Ventrikels vom Kammerseptum [Septum* interventriculare] zum Musculus* papillaris anterior
Trabeculae splenicae (Ⓔ splenic trabeculae): Milzbalken, Milztrabekel; *s.u. Milz*

Tra|be|kel *m*: → *Trabecula*
Tra|be|kel|ar|te|ri|en *pl* (Ⓔ trabecular arteries): Balkenarterien; *s.u. Milz*
Tra|be|kel|band *nt* (Ⓔ trabecular fiber): *s.u. Essay Glaukom S. 797*
Tra|be|kel|bla|se *f* (Ⓔ trabecular bladder): ***Syn:*** *Balkenblase*; stark erweiterte Blase mit Hypertrophie der Blasenwandmuskulatur und zwischen den Balken liegenden Pseudodivertikeln; Folge einer chronischen Harnabflussstörung [z.B. benigne Prostatahyperplasie]
Tra|be|kel|ve|nen *pl* (Ⓔ trabecular veins): Balkenvenen; *s.u. Milz*
tra|be|ku|lär *adj* (Ⓔ trabecular): Trabekel betreffend oder bildend
Tra|be|ku|lek|to|mie *f* (Ⓔ trabeculectomy): operative Teilentfernung von fehlgebildeten Trabekeln im Kammerwinkel bei verschiedenen Glaukomformen; *s.a. Essay Glaukom S. 797*
Tra|be|ku|lo|plas|tik *f* (Ⓔ trabeculoplasty): ***Syn:*** *Gonioplastik*; Plastik des Kammerwinkels zur Verbesserung des Kammerwasserabflusses; wird heute i.d.R. als **Laser-Trabekuloplastik** mit dem Argonlaser* durchgeführt; die thermische Koagulation schrumpft das Trabekelwerk und verbessert damit den Abfluss; der Augeninnendruck* wird um 5–10 mm Hg gesenkt; *s.a. Essay Glaukom S. 797*

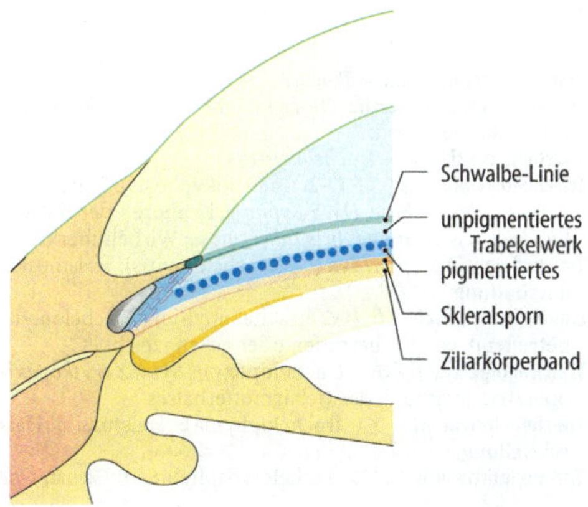

Abb. T45. Laser-Trabekuloplastik. Plazierung der Effekte im Trabekelwerk zwischen Schwalbe-Linie und Sklerasporn

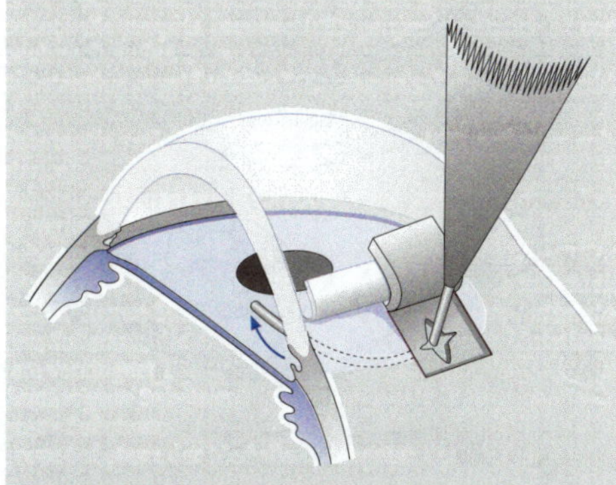

Abb. T46. Trabekulotomie nach Barkan

Tra|be|ku|lo|to|mie *f* (Ⓔ trabeculectomy): ***Syn:*** *Goniotomie, Goniotrabekulotomie*; Durchtrennung von fehlgebildeten Trabekeln im Kammerwinkel bei verschiedenen Glaukomformen; *s.a. Essay Glaukom S. 797*
Tra|ber|krank|heit *f*: → *Scrapie*
Tra|cer *m/nt* (Ⓔ tracer): radioaktiver Marker; i.d.R. kurzlebige Substanzen, die kaum eine Strahlenbelastung verursachen; werden z.B. für pharmakologische oder metabolische Studien verwendet
Trache-, trache- *präf.*: → *Tracheo-*
Tra|chea *f, pl* **-che|ae, -che|en** (Ⓔ trachea): ***Syn:*** *Luftröhre*; 10–12 cm langes, biegsames Rohr, das an der Unterseite des Ringknorpels [Cartilago* cricoidea] beginnt und sich in Höhe des 4. Brustwirbels in den rechten und linken Stammbronchus [Bronchus* principalis dexter und sinister] teilt; man unterscheidet einen **Halsabschnitt** [Pars cervicalis/colli], der an der Apertura* thoracis superior in den **Brustabschnitt** [Pars thoracica] übergeht; die Wand der Trachea besteht vorne aus hufeisenförmigen Knorpelspangen [**Cartilagines tracheales**], die hinten von einer membranösen Rückwand [**Paries membranaceus tracheae**] und glatter Muskulatur [**Musculus trachealis**] zu einem Rohr ergänzt werden; die einzelnen Knorpelspangen werden durch bindegewebige Bänder [**Ligamenta anularia tracheales**] verbunden; an der **Luftröhrengabelung** [Bifurcatio tracheae] springt ein Knorpelsporn [**Carina tracheae**] in das Lumen vor
die Schleimhaut [**Tunica mucosa**] trägt Flimmerepithel*, das von Becherzellen* und dem Schleim der Trachealdrüsen bedeckt wird; die Außenseite der Luftröhre ist von einer Tunica* adventitia überzogen, die die Verschiebung der Luftröhre beim Schlucken oder Husten ermöglicht

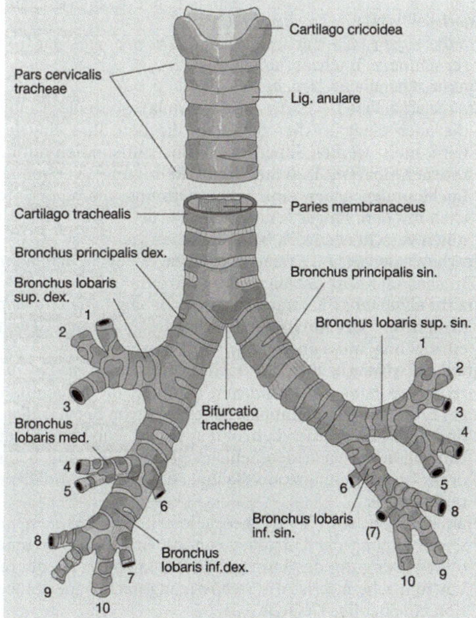

Abb. T47. Trachea und Bronchien

Tra|che|a|bi|fur|ka|ti|on *f*: → *Trachealbifurkation*
Tra|che|a|ent|zün|dung *f*: → *Tracheitis*
Tra|che|a|fis|tel *f* (Ⓔ tracheal fistula): ***Syn:*** *Trachealfistel, Luftröhrenfistel*; von der Luftröhre ausgehende Fistel, die in andere Organe mündet [**innere Tracheafistel**] oder nach außen führt [**äußere Tracheafistel**]
tra|che|al *adj* (Ⓔ tracheal): Luftröhre/Trachea betreffend
Tra|cheal|bi|fur|ka|ti|on *f* (Ⓔ bifurcation of trachea): ***Syn:*** *Luftröhrengabelung, Tracheabifurkation, Bifurcatio tracheae*; Aufgabelung der Luftröhre in die beiden Hauptbronchien [Bronchus* principalis dexter und sinister] in Höhe des 4. Brustwirbels
Tra|che|al|di|ver|ti|kel *nt*: → *Tracheozele*
Tra|che|al|drü|sen *pl* (Ⓔ tracheal glands): ***Syn:*** *Luftröhrendrüsen, Glandulae tracheales*; seromuköse Drüsen der Luftröhrenschleimhaut

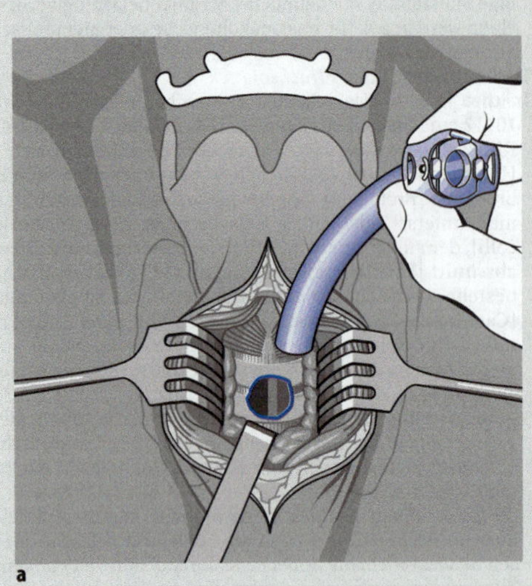

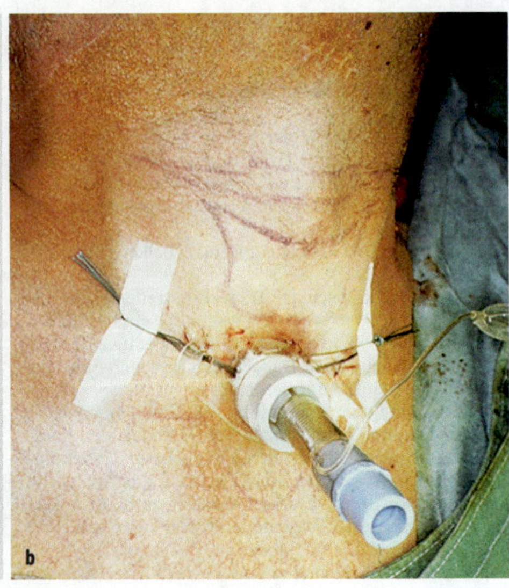

Abb. T48. Trachealkanüle. Einsetzen bei Tracheotomie [a] und Patient mit Trachealkanüle [b]

Tra|che|al|fis|tel *f*: → *Tracheafistel*

Tra|che|al|gie *f* (Ⓔ trachealgia): *Syn*: *Tracheodynie*; Luftröhrenschmerz, Tracheaschmerz

Tra|che|al|her|nie *f*: → *Tracheozele*

Tra|che|al|ka|nü|le *f* (Ⓔ tracheal cannula): spezielle Kanüle, die nach einer Tracheotomie* in die Luftröhre eingelegt wird; meist werden Silber- oder Kunststoffkanülen mit herausnehmbarem Innenteil [zur Reinigung] verwendet; **Lochkanülen** haben eine äußere Öffnung, die beim Sprechen mit dem Finger verschlossen werden kann; **Sprechkanülen** verschließen sich beim Sprechen von selbst

Tra|che|al|knor|pel *pl* (Ⓔ tracheal cartilages): *Syn*: *Cartilagines tracheales*; Knorpelspangen der Luftröhre*

Tra|che|al|rup|tur *f* (Ⓔ tracheal rupture): *Syn*: *Luftröhrenruptur*; Einriss oder Abriss der Trachea durch stumpfe Gewalteinwirkung; muss operativ versorgt werden

Tra|che|al|schleim|haut *f* (Ⓔ tracheal mucosa): *Syn*: *Luftröhrenschleimhaut, Tunica mucosa tracheae*; die Schleimhaut der Luftröhre trägt Flimmerepithel*, das von Becherzellen* und dem Schleim der Luftröhrendrüsen bedeckt wird; die Kinozilien verteilen den Schleim gleichmäßig und befördern ihn und anhaftende Staubpartikel und Fremdkörper rachenwärts

Tra|che|al|ste|no|se *f* (Ⓔ tracheostenosis): *Syn*: *Tracheostenose*; Einengung der Luftröhre von außen [Tumor, Struma] oder Verengung des Lumens [Fremdkörper]; im oberen Luftröhrenbereich ist die Stenosierung nach Dauerintubation eine häufige Ursache

Tra|che|al|tu|bus *m* (Ⓔ tracheal tube): *Syn*: *Endotrachealtubus*; Tubus zur Einführung in die Luftröhre, z.B. Magill-Tubus, Woodbridge-Tubus oder Oxford-Tubus

Tra|che|a|naht *f* (Ⓔ tracheorrhaphy): Tracheorrhaphie*

Tra|che|a|ne|kro|se *f* (Ⓔ tracheal necrosis): meist durch Druck [Intubation!] ausgelöste Nekrose der Luftröhrenwand

Tra|che|a|ve|nen *pl* (Ⓔ tracheal veins): *Syn*: *Luftröhrenvenen, Venae tracheales*; kleine Venen von der Luftröhre zur Vena* brachiocephalica

Tra|che|i|tis *f*, *pl* **-ti|den** (Ⓔ tracheitis): *Syn*: *Luftröhrenentzündung, Tracheaentzündung*; Entzündung der Luftröhrenschleimhaut; kommt selten isoliert, sondern meist zusammen mit Rhinitis*, Laryngitis* und/oder Bronchitis* vor; die **akute Tracheitis** wird i.d.R. durch Viren verursacht, während die **chronische Tracheitis** v.a. durch Schadstoffe in der Luft [Rauchen, Emissionen] ausgelöst wird

tra|che|i|tisch *adj* (Ⓔ tracheitic): Luftröhrenentzündung/Tracheitis betreffend, von ihr betroffen oder gekennzeichnet

Trachel-, trachel- *präf*.: → *Trachel-*

Trachelo-, trachelo- *präf*.: Wortelement mit der Bedeutung „Hals/Nacken/Zervix"

Tra|chel|o|cys|ti|tis *f*: → *Trachelozystitis*

Tra|chel|o|ky|pho|se *f* (Ⓔ **1.–2.** trachelokyphosis): **1.** *Syn*: *Halswirbelsäulenkyphose, HWS-Kyphose*; Kyphose* der Halswirbelsäule **2.** *Syn*: *Spondylitis tuberculosa*; Wirbeltuberkulose

Tra|chel|o|my|i|tis *f*, *pl* **-ti|den** (Ⓔ trachelomyitis): Halsmuskelentzündung

tra|chel|o|my|i|tisch *adj* (Ⓔ trachelomyitic): Trachelomyitis betreffend, von ihr betroffen oder gekennzeichnet

Tra|chel|o|pe|xie *f* (Ⓔ trachelopexy): *Syn*: *Zervikopexie*; operative Fixierung des Gebärmutterhalses

Tra|chel|o|phym *nt* (Ⓔ trachelophyma): Halstumor, Halsschwellung

Tra|chel|or|rha|phie *f* (Ⓔ trachelorrhaphy): *Syn*: *Emmet-Ope-*

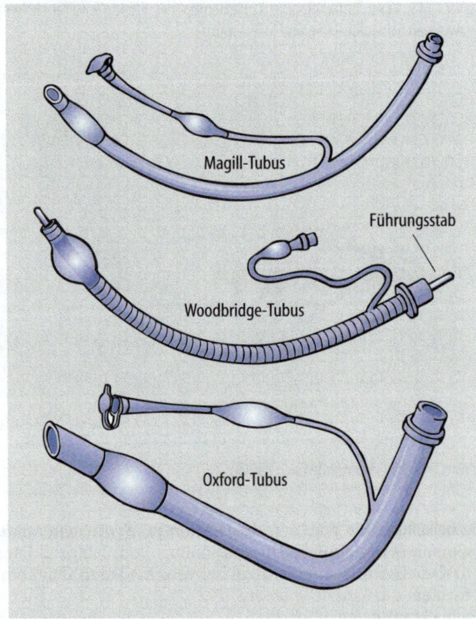

Abb. T49. Trachealtuben

ration, Zervikorrhaphie, Zervixnaht; operative Versorgung eines unter der Geburt erworbenen Risses des äußeren Muttermundes und der Zervix [**Emmet-Riss**]

Tra|chel|o|schi|sis *f*: → *Tracheoschisis*

Tra|chel|o|to|mie *f* (Ⓔ trachelotomy): ***Syn:*** *Zervikotomie, Zervixschnitt*; Inzision des Gebärmutterhalses [Zervix]

Tra|chel|o|zys|ti|tis *f* (Ⓔ trachelocystitis): ***Syn:*** *Blasenhalsentzündung, Cystitis colli, Trachelocystitis, Zystokollitis*; auf den Blasenhals beschränkte Entzündung; *s.a. Zystitis*

tra|chel|o|zys|ti|tisch *adj* (Ⓔ trachelocystitic): Blasenhalsentzündung/Trachelozystitis betreffend, von ihr betroffen oder gekennzeichnet

Tracheo-, tracheo- *präf.*: Wortelement mit der Bedeutung „Luftröhre/Trachea"

tra|che|o|bron|chi|al *adj* (Ⓔ tracheobronchial): ***Syn:*** *bronchotracheal*; Luftröhre und Bronchien betreffend oder verbindend

Tra|che|o|bron|chi|tis *f, pl* **-ti|den** (Ⓔ tracheobronchitis): Entzündung von Luftröhre und Bronchien; die **akute Tracheobronchitis** wird i.d.R. durch Viren verursacht und tritt zusammen mit Rhinitis*, Grippe* oder Sinusitis* auf; **chronische Tracheobronchitiden** werden v.a. durch Schadstoffe in der Luft [Rauchen, Emissionen] verursacht

tra|che|o|bron|chi|tisch *adj* (Ⓔ tracheobronchitic): Tracheobronchitis betreffend, von ihr betroffen oder gekennzeichnet

Tra|che|o|bron|cho|me|ga|lie *f* (Ⓔ tracheobronchomegaly): ***Syn:*** *Mounier-Kuhn-Syndrom*; angeborene Vergrößerung von Luftröhre und Bronchien

Tra|che|o|bron|cho|sko|pie *f* (Ⓔ tracheobronchoscopy): endoskopische Untersuchung von Luftröhre und Bronchien

Tra|che|o|dy|nie *f*: → *Trachealgie*

tra|che|o|gen *adj* (Ⓔ tracheogenic): aus der Luftröhre stammend

tra|che|o|la|ryn|ge|al *adj* (Ⓔ tracheolaryngeal): Luftröhre und Kehlkopf/Larynx betreffend

Tra|che|o|la|ryn|go|to|mie *f* (Ⓔ tracheolaryngotomy): ***Syn:*** *Laryngotracheotomie*; Eröffnung von Luftröhre [Trachea] und Kehlkopf [Larynx]

Tra|che|o|ma|la|zie *f* (Ⓔ tracheomalacia): ***Syn:*** *Luftröhrenerweichung*; angeborene oder erworbene Schwäche der Luftröhrenwand durch eine Erweichung der Trachealknorpel; entsteht meist durch eine Peri- oder Panchondritis der Knorpel bei Druckbelastung von innen [Dauerintubation] oder außen [Struma]; beim Einatmen kann es zu einem Kollaps der Trachealwand und einer funktionellen Stenose kommen

tra|che|o|ö|so|pha|ge|al *adj* (Ⓔ tracheoesophageal): ***Syn:*** *ösophagotracheal*; Luftröhre und Speiseröhre/Ösophagus betreffend oder verbindend

Tra|che|o|ö|so|pha|ge|al|fis|tel *f* (Ⓔ tracheoesophageal fistula): ***Syn:*** *Ösophagotrachealfistel, Ösophagus-Trachea-Fistel*; angeborene oder erworbene Fistel zwischen Speiseröhre und Luftröhre

Tra|che|o|pa|thie *f* (Ⓔ tracheopathy): Luftröhrenerkrankung, Tracheaerkrankung

tra|che|o|pha|ryn|ge|al *adj* (Ⓔ tracheopharyngeal): ***Syn:*** *pharyngotracheal*; Luftröhre und Rachen/Pharynx betreffend oder verbindend

Tra|che|o|plas|tik *f* (Ⓔ tracheoplasty): ***Syn:*** *Luftröhrenplastik*; plastische Operation der Luftröhre, z.B. bei Atresie oder Stenose

Tra|che|or|rha|gie *f* (Ⓔ tracheorrhagia): ***Syn:*** *Luftröhrenblutung, Trachealblutung*; meist durch Verletzung [Intubation!], Entzündungen oder Tumoren ausgelöste Blutung; *s.a. Hämoptyse*

Tra|che|or|rha|phie *f* (Ⓔ tracheorrhaphy): ***Syn:*** *Luftröhrennaht, Tracheanaht*; Naht der Luftröhre nach traumatischer oder operativer Eröffnung

Tra|che|o|schi|sis *f* (Ⓔ tracheoschisis): ***Syn:*** *Tracheloschisis*; kongenitale Halsspalte

Tra|che|o|skop *nt* (Ⓔ tracheoscope): Endoskop* für die Tracheoskopie*

Tra|che|o|sko|pie *f* (Ⓔ tracheoscopy): ***Syn:*** *Luftröhrenspiegelung*; endoskopische Untersuchung der Luftröhre

tra|che|o|sko|pisch *adj* (Ⓔ tracheoscopic): Tracheoskopie betreffend, mittels Tracheoskopie

Tra|che|o|ste|no|se *f* (Ⓔ tracheostenosis): ***Syn:*** *Trachealstenose*; Einengung der Luftröhre

Tra|che|o|sto|ma *nt* (Ⓔ tracheostoma): ***Syn:*** *Luftröhrenfistel*; durch operative Eröffnung der Luftröhre [Trachea] angelegte Öffnung, z.B. zur Einlegung einer Trachealkanüle bei Dauerbeatmung; meist wird die Halshaut in die Trachea eingenäht [**plastisches Tracheostoma**], womit ein epithelialisierter Kanal entsteht, der den Kanülenwechsel erleichtert

Tra|che|o|sto|mie *f* (Ⓔ tracheostomy): ***Syn:*** *Luftröhrenfistelung*; Anlage einer äußeren Luftröhrenfistel [Tracheostoma*]

tra|che|o|sto|mie|ren *v* (Ⓔ tracheostomize): eine Tracheostomie durchführen, ein Tracheostoma anlegen

Tra|che|o|to|mia *f*: → *Tracheotomie*

Tracheotomia inferior (Ⓔ inferior tracheotomy): ***Syn:*** *untere Tracheotomie*; Tracheotomie unterhalb des Schilddrüsenisthmus

Tracheotomia media (Ⓔ median tracheotomy): ***Syn:*** *transisthmische Tracheotomie*; Tracheotomie nach Spaltung des Schilddrüsenisthmus

Tracheotomia superior (Ⓔ superior tracheotomy): ***Syn:*** *obere Tracheotomie*; Tracheotomie oberhalb des Schilddrüsenisthmus

Tra|che|o|to|mie *f* (Ⓔ tracheotomy): ***Syn:*** *Tracheotomia, Luftröhrenschnitt*; operative Eröffnung der Luftröhre [Trachea], z.B. bei mechanischer Verlegung des Kehlkopfs oder der oberen Luftröhre oder zur Einlegung einer Trachealkanüle bei Dauerbeatmung

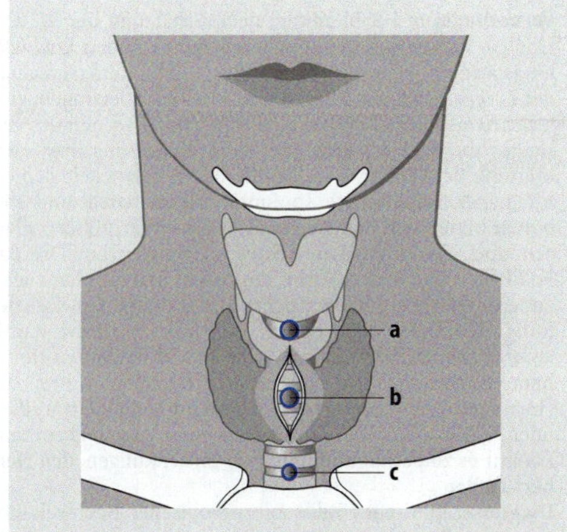

Abb. T50. Tracheotomie. **a** Koniotomie, **b** Tracheotomie, **c** Punktionstracheotomie

obere Tracheotomie (Ⓔ superior tracheotomy): ***Syn:*** *Tracheotomia superior*; Tracheotomie oberhalb des Schilddrüsenisthmus

transisthmische Tracheotomie (Ⓔ median tracheotomy): ***Syn:*** *Tracheotomia media*; Tracheotomie nach Spaltung des Schilddrüsenisthmus

untere Tracheotomie (Ⓔ inferior tracheotomy): ***Syn:*** *Tracheotomia inferior*; Tracheotomie unterhalb des Schilddrüsenisthmus

tra|che|o|to|mie|ren *v* (Ⓔ tracheotomize): eine Tracheotomie durchführen

Tra|che|o|ze|le *f* (Ⓔ tracheocele): ***Syn:*** *Luftröhrenbruch, Trachealhernie, Trachealdivertikel*; Ausstülpung der Luftröhrenschleimhaut durch eine angeborene Wandschwäche

Tra|chom *nt* (Ⓔ trachoma): ***Syn:*** *Trachoma, ägyptische Körnerkrankheit, trachomatöse Einschlusskonjunktivitis, Conjunctivitis (granulosa) trachomatosa*; in Deutschland meldepflichtige, durch Chlamydia* trachomatis Serotyp A-C hervorgerufene Bindehautentzündung mit Follikelbildung,

T

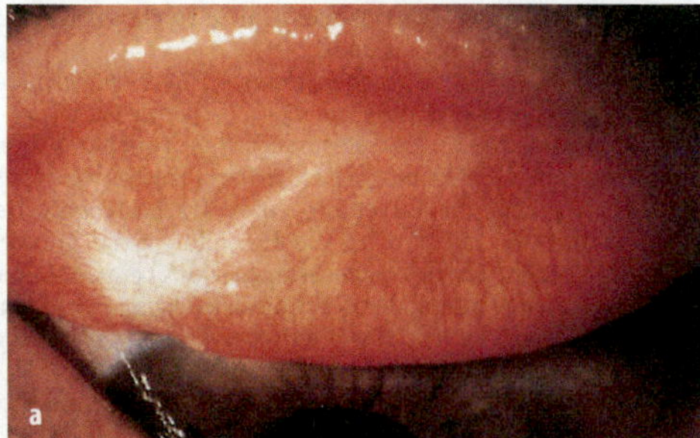

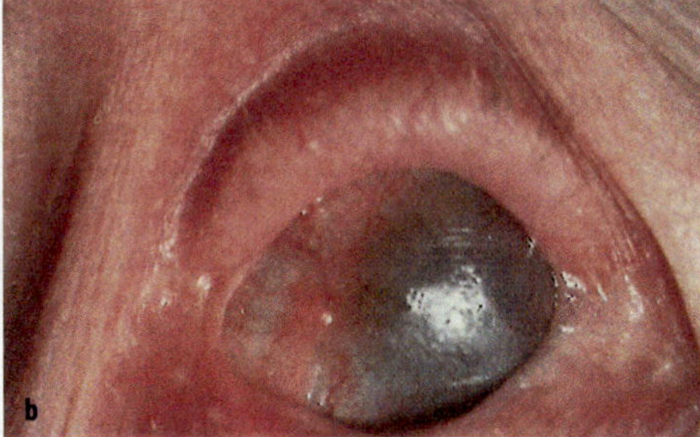

Abb.T51. Trachom

Vernarbung und Erblindung; nach Schätzung der WHO* sind ca. 500 Millionen Menschen befallen; in den Entwicklungsländern weiterhin die häufigste Erblindungsursache; der Erreger wird von Fliegen und Insekten übertragen; einfache hygienische Maßnahmen [tägliches Waschen des Gesichtes mit Wasser] verhindern die Ansiedlung bzw. Ausbreitung der Chlamydien; **Klinik:** initial entwickelt sich eine unspezifische seröse Konjunktivitis; subtarsal und epibulbär bilden sich Follikel, die sich massiv vergrößern, platzen und ein infektiösen Sekret absondern; am Ort des Follikels entsteht eine Narbe, die zusammen mit den vielen anderen Narben zu einer Schrumpfung und Einwärtsziehung des Lides [Entropium cictriceum] führt; damit kommt es auch zur Trichiasis*, die zu schmerzhaften Hornhautgeschwüren und Sekundärinfektionen führt; die Hornhautoberfläche vernarbt und wird von einem weißen oder gefäßhaltigen **Pannus** überzogen; am Limbus corneae kommt es zu pathognomonischen Einsenkungen, den **Herbert-Dellen**

Diagnose: klinisches Bild; mikroskopischer Nachweis der Erreger mittels Immunfluoreszenz und markierten Antikörpern; **Therapie:** im follikulären Stadium Tetracyclin- oder Erythromycin-Augensalbe 4 × tgl. über mindestens 6 Wochen; im Narbenstadium chirurgische Behandlung des Entropiums

T

Tra|cho|ma *nt, pl* **-malta:** *→ Trachom*

tra|cho|ma|tös *adj* (Ⓔ trachomatous): Trachom betreffend, trachomartig

Trac|tus *m, pl* **-tus** (Ⓔ tract): Strang, Bahn, Trakt

Tractus alimentarius (Ⓔ alimentary tract): ***Syn:*** *Verdauungskanal, Verdauungstrakt, Canalis digestivus*; aus Speiseröhre, Magen und Darm bestehender Teil des Verdauungsapparates

Tractus anterolaterales: *→ Lemniscus spinalis*

Tractus bulboreticulospinalis (Ⓔ bulboreticulospinal tract): im Funiculus* lateralis verlaufender Trakt vom Nucleus gigantocellularis der Medulla* oblongata zum Rückenmark [Medulla* spinalis]

Tractus bulbothalamicus (Ⓔ bulbothalamic tract): sensible Fasern von Nucleus* gracilis und Nucleus* cuneatus zum Thalamus*

Tractus caerulospinalis (Ⓔ cerulospinal tract): Fasern vom Nucleus* caeruleus zum Rückenmark [Medulla* spinalis]

Tractus corticonuclearis (Ⓔ corticonuclear tract): ***Syn:*** *kortikobulbäre Bahn*; Teil der Pyramidenbahn [Tractus* corticospinalis]; endet in den motorischen Hirnnervenkernen

Tractus corticopontinus (Ⓔ corticopontine tract): im Crus* cerebri verlaufender Trakt, der Fasern von der Großhirnrinde zur Brücke [Pons*] führt

Tractus corticospinalis (Ⓔ corticospinal tract): ***Syn:*** *Pyramidenbahn, Tractus pyramidalis*; in den motorischen Zellen der Großhirnrinde entspringende Leitungsbahn, deren Fasern in der Pyramidenbahnkreuzung* [Decussatio pyramidum] zum größten Teil zur anderen Seite kreuzen; die Pyramidenbahn koordiniert Großhirnrinde und Kleinhirn bei der Willkürbewegung von Muskeln

Tractus corticospinalis anterior (Ⓔ anterior corticospinal tract): ***Syn:*** *direkte/vordere Pyramidenbahn, Pyramidenvorderstrangbahn, Tractus pyramidalis anterior*; ungekreuzte Fasern der Pyramidenbahn [Tractus* pyramidalis]

Tractus corticospinalis lateralis (Ⓔ lateral corticospinal tract): ***Syn:*** *Pyramidenseitenstrangbahn, seitliche/gekreuzte Pyramidenbahn, Tractus pyramidalis lateralis*; gekreuzte Fasern der Pyramidenbahn [Tractus* pyramidalis]

Tractus dorsolateralis (Ⓔ dorsolateral tract): ***Syn:*** *Lissauer-Bündel, Lissauer-Randbündel*; Fasern zwischen der Hinterwurzel der Spinalnerven und dem Hinterhorn des Rückenmarks für Schmerz-, Tast- und Temperaturempfindung

Tractus frontopontinus: veraltet für *→ Fibrae frontopontinae*

Tractus habenulointerpeduncularis (Ⓔ habenulointerpeduncular tract): ***Syn:*** *Meynert-Bündel, Fasciculus retroflexus*; Faserbündel vom Nucleus habenulae zum Nucleus interpeduncularis; Teil der Riechbahn*

Tractus hypothalamohypophysialis (Ⓔ hypothalamohypophysial tract): ***Syn:*** *hypothalamo-hypophysäres System*; marklose Nervenfasern, die Neurosekrete vom Hypothalamus zur Hypophyse transportieren; *s.a. Hypothalamus*

Tractus iliopubicus (Ⓔ iliopubic tract): verdickter unterer Rand der Fascia* transversalis, der die Hinterwand des Leistenkanals [Canalis* inguinalis] verstärkt

Tractus iliotibialis (Ⓔ iliotibial tract): ***Syn:*** *Maissiat-Streifen, Maissiat-Band*; die Fascia* lata verstärkender Faserzug zwischen Crista* iliaca und Condylus* lateralis tibiae; oben strahlen Sehnenfasern des Musculus* gluteus maximus und des Musculus* tensor fasciae latae ein

Tractus mamillothalamicus (Ⓔ mamillothalamic tract): Faserbündel von den Corpora mammillaria zu den Nuclei* anteriores thalami

Tractus mesencephalicus nervi trigemini (Ⓔ mesencephalic tract of trigeminal nerve): Mittelhirnabschnitt des Nervus* trigeminus

Tractus olfactorius (Ⓔ olfactory tract): ***Syn:*** *Riechbahn*; Fasern zwischen Bulbus* olfactorius und Trigonum* olfactorium, *s.a. Essay Riechen/Geruchssinn S. 1863*

Tractus olivocerebellaris (Ⓔ olivocerebellar tract): ***Syn:*** *Oliven-Kleinhirn-Bahn*; im Pedunculus cerebellaris inferior verlaufende Fasern von der Olive* zum Kleinhirn [Cerebellum*]

Tractus olivocochlearis (Ⓔ olivocochlear tract): Fasern aus Kernen der Olive*, die mit dem Nervus* cochlearis zu den äußeren Haarzellen des Corti*-Organs im Innenohr ziehen

Tractus olivospinalis (Ⓔ olivospinal tract): ***Syn:*** *Helweg-Dreikantenbahn, Fibrae olivospinales*; an der Oberfläche des Seitenstranges* des Rückenmarks verlaufende Fasern aus den Nuclei* olivares inferiores

Tractus opticus (Ⓔ optic tract): Abschnitt der Sehbahn zwischen Chiasma* opticum und Corpus* geniculatum laterale; enthält gekreuzte Fasern von der nasalen Netzhauthälfte [**Radix medialis**] und ungekreuzte Fasern von der temporalen Netzhaut [**Radix lateralis**]

Tractus paraventriculohypophysialis (Ⓔ paraventriculohypophysial tract): Fasern vom Nucleus paraventricularis des Hypothalamus* zur Hypophyse*

Tractus pontoreticulospinalis (Ⓔ pontoreticulospinal tract): Fasern der Nuclei* reticulares der Brücke [Pons*]

zum Rückenmark [Medulla* spinalis]
Tractus pyramidalis (Ⓔ pyramidal tract): ***Syn:*** *Pyramidenbahn, Tractus corticospinalis*; in den motorischen Zellen der Großhirnrinde entspringende Leitungsbahn, deren Fasern in der Pyramidenbahnkreuzung* [Decussatio pyramidum] zum größten Teil zur anderen Seite kreuzen; die Pyramidenbahn koordiniert Großhirnrinde und Kleinhirn bei der Willkürbewegung von Muskeln
Tractus pyramidalis anterior (Ⓔ anterior pyramidal tract): ***Syn:*** *direkte/vordere Pyramidenbahn, Pyramidenvorderstrangbahn, Tractus corticospinalis anterior*; ungekreuzte Fasern der Pyramidenbahn [Tractus* pyramidalis]
Tractus pyramidalis lateralis (Ⓔ lateral pyramidal tract): ***Syn:*** *Pyramidenseitenstrangbahn, seitliche/gekreuzte Pyramidenbahn, Tractus corticospinalis lateralis*; gekreuzte Fasern der Pyramidenbahn [Tractus* pyramidalis]
Tractus reticulospinalis anterior (Ⓔ anterior reticulospinal tract): Faserbahn von der Formatio* reticularis der Brücke [Pons*] und der Medulla* oblongata zu den Vorderhornzellen des Rückenmarks [Medulla* spinalis]
Tractus rubrospinalis (Ⓔ rubrospinal tract): ***Syn:*** *Monakow-Bündel*; Fasern vom Nucleus* ruber zum Mittelhirn [Mesencephalon*], die in der Forel-Haubenkreuzung [Decussatio tegmentalis anterior] zur anderen Seite kreuzen
Tractus solitarius (Ⓔ solitary tract): ***Syn:*** *Solitärbündel*; zu den Nuclei* tractus solitarius am Boden der Rautengrube [Fossa* rhomboidea] ziehende Geschmacksfasern von Nervus* facialis, glossopharyngeus und vagus
Tractus spinalis nervi trigemini (Ⓔ spinal tract of trigeminal nerve): absteigende Fasern des Nervus* trigeminus, die Signale der Schmerz- und Temperaturempfindung zu den Zellen des Nucleus spinalis nervi trigemini führen
Tractus spinocerebellaris anterior (Ⓔ anterior spinocerebellar tract): ***Syn:*** *Gowers-Bündel*; die vordere Kleinhirn-Seitenstrang-Bahn führt gekreuzte und ungekreuzte Fasern von Nervenzellen des Hinterhorns zum Kleinhirn [Cerebellum*]
Tractus spinocerebellaris dorsalis: veraltet für *→ Tractus spinocerebellaris posterior*
Tractus spinocerebellaris posterior (Ⓔ posterior spinocerebellar tract): ***Syn:*** *Flechsig-Bündel*; die hintere Kleinhirn-Seitenstrang-Bahn enthält ungekreuzte Fasern aus dem Nucleus* thoracicus posterior; sie verlaufen im Pedunculus cerebellaris inferior
Tractus spinocerebellaris ventralis: veraltet für *→ Tractus spinocerebellaris anterior*
Tractus spinoolivaris (Ⓔ spino-olivary tract): aufsteigende Fasern vom Hinterhorn des Rückenmarks [Medulla* spinalis] zur Olive*
Tractus spinoreticularis (Ⓔ spinoreticular tract): aufsteigende Fasern vom Seitenstrang des Rückenmarks [Medulla* spinalis] zur Formatio* reticularis
Tractus spinotectalis (Ⓔ spinotectal tract): meist gekreuzte, aufsteigende Fasern vom Seitenstrang des Rückenmarks [Medulla* spinalis] zur Vierhügelplatte [Lamina* tecti]
Tractus spinothalamicus (Ⓔ spinothalamic tract): gekreuzte, aufsteigende Fasern vom Seitenstrang des Rückenmarks [Medulla* spinalis] zum Thalamus*; die vorderen Fasern [**Tractus spinothalamicus anterior**] führen Signale für Druck- und Berührungsempfindung, die seitlichen [**Tractus spinothalamicus lateralis**] Afferenzen für Schmerz- und Temperaturempfindung
Tractus spinothalamicus anterior (Ⓔ anterior spinothalamic tract): ***Syn:*** *Tractus spinothalamicus ventralis*; *s.u. Tractus spinothalamicus*
Tractus spinothalamicus lateralis (Ⓔ lateral spinothalamic tract): *s.u. Tractus spinothalamicus*
Tractus spinothalamicus ventralis: *→ Tractus spinothalamicus anterior*
Tractus spinovestibularis (Ⓔ spinovestibular tract): aufsteigende Rückenmarksfasern zu den Nuclei* vestibulares
Tractus spiralis foraminosus (Ⓔ spiral foraminous tract): kleiner Bezirk am Boden des inneren Gehörganges [Meatus acusticus internus], der zahlreiche kleinste Öffnungen enthält, durch die Äste des Nervus* vestibulocochlearis in den inneren Gehörgang ziehen
Tractus supraopticohypophysialis (Ⓔ supraopticohypophysial tract): Fasern vom Nucleus supraopticus des Hypothalamus* zur Hypophyse*
Tractus tectobulbaris (Ⓔ tectobulbar tract): Fasern vom Colliculus* superior zum mittleren Teil der Brücke [Pons*]
Tractus tectopontinus (Ⓔ tectopontine tract): Fasern vom Colliculus* superior zum vorderen Teil der Brücke [Pons*]
Tractus tectospinalis (Ⓔ tectospinal tract): ***Syn:*** *Löwenthal-Bahn*; Bahn vom Tectum* mesencephali zu den Motoneuronen des Rückenmarks [Medulla* spinalis]
Tractus tegmentalis centralis (Ⓔ central tegmental tract): ***Syn:*** *zentrale Haubenbahn*; Nucleus* ruber und Olive* verbindende Bahn
Tractus temporopontinus (Ⓔ temporopontine tract): ***Syn:*** *Türck-Bündel*; Fasern von den Schläfenwindungen [Gyri temporales] zu den Brückenkernen [Nuclei pontis]
Tractus trigeminospinalis (Ⓔ trigeminospinal tract): absteigende Fasern des Nervus* trigeminus zum Rückenmark [Medulla* spinalis]
Tractus trigeminothalamicus (Ⓔ trigeminothalamic tract): ***Syn:*** *Lemniscus trigeminalis*; wird vorwiegend von Fasern aus den Trigeminuskernen gebildet, die sich dann dem Lemniscus* medialis anlegen und gemeinsam zum Thalamus* ziehen; man unterscheidet eine vordere [**Tractus trigeminothalamicus anterior**] und eine hintere Bahn [**Tractus trigeminothalamicus posterior**]
Tractus trigeminothalamicus anterior (Ⓔ anterior trigeminothalamic tract): *s.u. Tractus trigeminothalamicus*
Tractus trigeminothalamicus posterior (Ⓔ posterior trigeminothalamic tract): *s.u. Tractus trigeminothalamicus*
Tractus tuberoinfundibularis (Ⓔ tuberoinfundibular tract): ***Syn:*** *tuberinfundibuläres System*; im Hypophysenstiel [Infundibulum*] verlaufende neurosekretorische Fasern aus dem Tuber* cinereum
Tractus uvealis: veraltet für *→ Uvea*
Tractus vestibulospinalis (Ⓔ vestibulospinal tract): ***Syn:*** *Held-Bündel*; Fasern des Nucleus vestibularis lateralis [Deiters-Kern], die im Vorderstrang des Rückenmarks [Medulla* spinalis] verlaufen
Tractus vestibulospinalis lateralis (Ⓔ lateral vestibulospinal tract): von den Vestibulariskernen im Rautenhirn ausgehende Fasern, die im Vorderseitenstrang nach unten ziehen; vermitteln Signale für Lage- und Gleichgewichtsreflexe
Tractus vestibulospinalis medialis (Ⓔ medial vestibulospinal tract): von den Vestibulariskernen im Rautenhirn ausgehende Fasern zu den Motoneuronen von Halsmark und oberem Brustmark

Trälgerlellekltrolpholrelse *f* (Ⓔ carrier electrophoresis): *s.u. Elektrophorese*

Tralgi *pl* (Ⓔ tragi): Haare des äußeren Gehörganges; *s.a. Terminalhaar, Haar*

Tralgus *m* (Ⓔ tragus): knorpeliger Vorsprung der Ohrmuschel [Auricula] vor dem äußeren Gehörgang

Trakt *m*: *→ Tractus*

Trakltilonslabllaltilo *f* (Ⓔ traction detachment): *s.u. Frühgeborenenretinopathie*

Trakltilonslallolpelzie *f* (Ⓔ traction alopecia): *s.u. Alopecia mechanica*

Trakltilonsldilverltilkel *nt* (Ⓔ traction diverticulum): durch Zug von außen entstandenes Divertikel*; *s.a. Ösophagusdivertikel*

Trakltoltolmie *f* (Ⓔ tractotomy): operative Traktusdurchtrennung, z.B. zur Schmerztherapie

TRAM *Abk.*: transverse rectus abdominis myocutaneous flap

Tralmaldol *nt* (Ⓔ tramadol): starkes Opioid*

Tralmalzollin *nt* (Ⓔ tramazoline): α-Sympathomimetikum*, lokaler Vasokonstriktor*

TRAMPCO *Abk.*: 6-Thioguanin, Rubidomycin, Alexan, Methotrexat, Prednisolon, Cyclophosphamid, Oncovin

TRAM-Plastik *f* (Ⓔ TRAM procedure): *s.u. Mastektomie*

Tranlce *f* (Ⓔ trance): hypnoseähnlicher Zustand mit Einengung des Bewusstseins

Trälnenlaplpalrat *m* (Ⓔ lacrimal apparatus): ***Syn:*** *Apparatus lacrimalis*; aus Tränendrüse* und den ableitenden Tränenwegen [Tränensee*, Tränenkanälchen*, Tränenpünktchen*, Tränensack*, Tränennasengang*] bestehendes System, das Hornhaut und Bindehaut des Auges feucht hält

Trälnenlbein *nt* (Ⓔ lacrimal bone): ***Syn:*** *Os lacrimale*; kleiner Knochen im inneren Augenwinkel; Teil der medialen Augenhöhlenwand und der lateralen Wand der Nasenhöhle

Trälnenldrülse *f* (Ⓔ lacrimal gland): ***Syn:*** *Glandula lacrimalis*; tubuloalveoläre Drüse, die ein dünnflüssiges eiweißarmes Sekret bildet; sie liegt in der Fossa* glandulae lacrimalis des Stirnbeins über dem äußeren Augenwinkel; die Aponeurose des Musculus* levator palpebrae superioris teilt sie in eine kleinere **Pars palpebralis** und eine größere **Pars orbitalis**

Trälnenldrülsenlentlferlnung *f* (Ⓔ dacryoadenectomy): ***Syn:*** *Dakryoadenektomie, Dakryadenektomie*; operative Entfernung der Tränendrüse [Glandula* lacrimalis]

Trälnenldrülsenlentlzünldung *f*: → *Dakryoadenitis*

Trälnenldrülsenlschmerz *m* (Ⓔ dacryoadenalgia): Dakryoadenalgie*

Trälnenldrülsenlvelne *f* (Ⓔ lacrimal vein): ***Syn:*** *Vena lacrimalis*; führt Blut aus der Tränendrüse zur Vena* ophthalmica superior

Trälnenlfluss *m* (Ⓔ lacrimation): vermehrte Absonderung von Tränenflüssigkeit, v.a. im Sinne von übermäßigem Tränenfluss*

blutiger Tränenfluss (Ⓔ dacryohemorrhea): Dakryohämorrhoe*

eitriger Tränenfluss (Ⓔ dacryopyorrhea): Dakryopyorrhoe*

übermäßiger Tränenfluss (Ⓔ dacryorrhea): ***Syn:*** *Tränenträufeln, Epiphora, Dakryorrhoe*; kann auf einer vermehrten Tränenbildung [Fremdkörper, Bindehautreizung] oder einer Abflussstörung [Tränenwegverschluss] beruhen

Trälnenlgang *m*: → *Tränenkanälchen*

Trälnenlgangslamlpulle *f* (Ⓔ ampulla of lacrimal duct): ***Syn:*** *Ampulla canaliculi lacrimalis*; Ausbuchtung des Tränenkanälchens

Trälnenlgangslerlöffnung *f*: → *Lakrimotomie*

Trälnenlgangslstelnolse *f* (Ⓔ dacryostenosis): ***Syn:*** *Dakryostenose*; zu Störung des Tränenabflusses führende Einengung des Tränenganges durch entzündliche Prozesse, Verwachsungen oder Fremdkörper; bei Neugeborenen liegt meist ein Verschluss der Hasner*-Klappe vor; **Therapie**: Entfernung des Fremdkörpers oder Aufdehnung bei Verwachsungen; in seltenen Fällen muss eine Dakryozystorhinostomie* durchgeführt werden

Trälnenlkalnal *m*: → *Tränenrinne*

Trälnenlkalnällchen *nt* (Ⓔ lacrimal canaliculus): ***Syn:*** *Canaliculus lacrimalis*; leitet die Tränenflüssigkeit vom Tränenpünktchen zum Tränensack

Trälnenlkalrunlkel *f*: → *Tränenwärzchen*

Trälnenlnalsenlgang *m* (Ⓔ nasolacrimal duct): ***Syn:*** *Ductus nasolacrimalis*; Abflussgang der Tränen aus dem Tränensack [Saccus lacrimalis]; verläuft im Canalis* nasolacrimalis zum unteren Nasengang [Meatus* nasi inferior]

Tränen-Nasenkanal *m* (Ⓔ nasolacrimal canal): ***Syn:*** *Canalis nasolacrimalis*; Kanal für den Tränennasengang [Ductus nasolacrimalis]

Trälnenlpalpille *f* (Ⓔ lacrimal papilla): ***Syn:*** *Papilla lacrimalis*; kegelförmige Erhebung im medialen Augenwinkel, an deren Spitze das Tränenpünktchen [Punctum* lacrimale] liegt; Teil der ableitenden Tränenwege*

Trälnenlpünktlchen *nt* (Ⓔ lacrimal point): ***Syn:*** *Punctum lacrimale*; grübchenförmiger Anfang des Tränenröhrchens* [Canaliculus lacrimalis] auf der Tränenpapille* [Papilla lacrimalis]; taucht in den Tränensee* [Lacus lacrimalis] und saugt die Tränenflüssigkeit in das Tränenröhrchen

Trälnenlrinlne *f* (Ⓔ Ferrein's canal): ***Syn:*** *Tränenkanal, Rivus lacrimalis*; Rinne zwischen dem Hinterrand der Augenlider und dem Augapfel, die bei geschlossenen Lidern die Tränenflüssigkeit zum Tränensee [Lacus lacrimalis] im medialen Augenwinkel führt

Trälnenlröhrlchen *nt*: → *Tränenkanälchen*

Trälnenlröhrlchenlentlzünldung *f* (Ⓔ dacryocanaliculitis): Dakryokanalikulitis*, Dakryosolenitis*

Trälnenlröhrlchenlinlzilsilon *f*: → *Dakryozystitomie*

Trälnenlröhrlchenlschnitt *m*: → *Dakryozystitomie*

Trälnenlsack *m* (Ⓔ tear sac): ***Syn:*** *Saccus lacrimalis*; kleines Säckchen in der Fossa* sacci lacrimalis, in die die Tränenkanälchen* [Canaliculus lacrimalis] von Ober- und Unterlid münden; die dünne Wand ist mit dem Periost der Orbita [Periorbita] und der Maxilla* verwachsen, wodurch sein Lumen ständig offen ist; mündet in den Tränennasengang* [Ductus nasolacrimalis]

Trälnenlsacklbruch *m* (Ⓔ dacryocele): ***Syn:*** *Dakryozystozele, Dakryozele*; bruchartige Vorwölbung des Tränensacks

Trälnenlsackldillaltaltilon *f*: → *Tränensackerweiterung*

Trälnenlsackleitelrung *f* (Ⓔ dacryocystoblennorrhea): ***Syn:*** *Dakryozystoblennorrhoe*; chronisch exsudative/eitrige Tränensackentzündung [Dakryozystitis*]

Trälnenlsacklentlferlnung *f*: → *Tränensackresektion*

Trälnenlsacklentlzünldung *f* (Ⓔ dacryocystitis): Dakryozystitis*

Trälnenlsacklerlöffnung *f*: → *Dakryozystotomie*

Trälnenlsacklerlweiltelrung *f* (Ⓔ dacryocystectasia): ***Syn:*** *Tränensackdilatation, Dakryozystektasie*; Erweiterung des Tränensacks durch eine angeborene oder erworbene Störung des Tränenabflusses; *s.a. Tränengangsstenose*

Trälnenlsacklfisltel *f*: → *Tränensackfistelung*

Trälnenlsacklfisltellung *f* (Ⓔ dacryocystostomy): ***Syn:*** *Tränensackfistel, Dakryozystostomie*; operative Fistelung des Tränensacks [Saccus lacrimalis]

Trälnenlsacklinlzilsilon *f*: → *Dakryozystotomie*

Trälnenlsacklkuplpel *f* (Ⓔ fornix of lacrimal sac): ***Syn:*** *Fornix sacci lacrimalis*; oberster Teil des Tränensacks [Saccus* lacrimalis]

Trälnenlsacklrelsekltilon *f* (Ⓔ dacryocystectomy): ***Syn:*** *Tränensackentfernung, Dakryozystektomie*; operative Entfernung des Tränensacks [Saccus lacrimalis]

Trälnenlsacklschmerz *m* (Ⓔ dacryocystalgia): Dakryozystalgie*

Trälnenlsacklsenlkung *f* (Ⓔ dacryocystoptosis): Dakryozystoptose*

Trälnenlsacklstelnolse *f* (Ⓔ dacryocystostenosis): ***Syn:*** *Dakryozystostenose*; meist durch eine Schrumpfung hervorgerufene Stenose des Tränensacks

Trälnenlsee *m* (Ⓔ lacrimal lake): ***Syn:*** *Lacus lacrimalis*; vom inneren Lidwinkel umfasster Raum, in dem sich die Tränen sammeln, bevor sie in das Tränenpünktchen [Punctum* lacrimale] gesaugt werden

Trälnenlstein *m* (Ⓔ lacrimal calculus): ***Syn:*** *Dakryolith*; Stein in den Tränenwegen; *s.a. Dakryolithiasis*

Trälnenlträulfeln *nt* (Ⓔ watery eye): ***Syn:*** *Epiphora, übermäßiger Tränenfluss, Dakryorrhoe*; Tränenträufeln kann auf einer vermehrten Tränenbildung [Fremdkörper, Bindehautreizung] oder einer Abflussstörung [Tränenwegverschluss] beruhen

Trälnenlwärzlchen *nt* (Ⓔ lacrimal caruncle): ***Syn:*** *Karunkel, Tränenkarunkel, Caruncula lacrimalis*; Schleimhauthöcker im inneren Augenwinkel

Trälnenlwelge *pl* (Ⓔ lacrimal passages): Gesamtheit der Abflusswege der Tränenflüssigkeit vom inneren Augenwinkel in die Nase; umfasst Tränenpünktchen*, Tränenkanälchen*, Tränensack* und Tränennasengang*

Tralnelxamlsäulre *f* (Ⓔ tranexamic acid): ***Syn:*** *Acidum tranexamicum, trans-4-Aminomethylcyclohexancarbonsäure*; Plasminogenaktivatorinhibitor; **Anw.**: Hämostatikum* bei Blutungen mit gesteigerter Fibrinolyse oder Fibrinogenolyse

Tranlquillilzer *m* (Ⓔ tranquilizer): ***Syn:*** *Beruhigungsmittel, Ataraktikum, Ataraxikum, Psychosedativum, Sedativum, minor tranquilizer*; Mittel mit vorwiegend dämpfender Wirkung auf die Psyche; heben Spannungs-, Erregungs- und Angstzustände auf und wirken auch auf dadurch bedingte Begleitsymptome [Schlaflosigkeit]; die wichtigste Gruppe sind die **Benzodiazepine**

Trans-, trans- *präf.*: Wortelement mit der Bedeutung „hindurch/hinüber/über"

translabldolminal *adj* (Ⓔ transabdominal): ***Syn:*** *transabdominell*; durch die Bauchwand

translabldolminell *adj*: → *transabdominal*

Translakltilonslanallylse *f* (Ⓔ transactional analysis): von der Psychoanalyse* abgeleitete psychotherapeutische Methode, die das Selbsterleben des Patienten und seine Wechselwirkung mit anderen Menschen analysiert

Trans|al|do|la|se *f* (Ⓔ transaldolase): Enzym des Pentosephosphatzyklus*

trans-AMCHA *Abk.*: trans-p-Aminomethylcyclohexancarbonsäure

Trans|a|mi|na|se *f* (Ⓔ transaminase): ***Syn:*** *Aminotransferase*; Enzym, das die Aminogruppe von einer Substanz auf eine andere überträgt

Trans|a|mi|nie|rung *f* (Ⓔ transamination): Übertragung einer Aminogruppe

trans-4-Aminomethylcyclohexancarbonsäure *f*: *→ Tranexamsäure*

trans-Anethol *nt* (Ⓔ trans-anethole): *s.u. Anisöl*

trans|a|or|tal *adj* (Ⓔ transaortic): durch die Aorta

trans|a|tri|al *adj* (Ⓔ transatrial): durch den Vorhof

trans|ba|sal *adj* (Ⓔ transbasal): durch die Basis

Trans|co|bal|a|min *nt* (Ⓔ transcobalamin): ***Syn:*** *Vitamin-B_{12}-bindendes Globulin*; Transportprotein für Vitamin B_{12} im Blut

Trans|cor|tin *nt* (Ⓔ transcortin): ***Syn:*** *Transkortin, Cortisol-bindendes Globulin, corticosteroid binding globulin*; α_1-Globulin; Transportprotein für Cortisol* im Blut

trans|der|mal *adj*: *→ transkutan*

Trans|dif|fe|ren|zie|rungs|po|ten|ti|al *nt* (Ⓔ transdifferential potential): *s.u. Essay Stammzellen – therapeutisches Klonieren S. 2021*

Trans|duk|ti|on *f* (Ⓔ **1.–2.** transduction): **1.** Übertragung von Genen durch Phagen; erfolgt i.d.R. akzidentell, d.h., beim Einpacken der Phagen-DNA in den Phagenkopf wird auch bakterielle DNA miteingepackt; infiziert der Phage eine andere Zelle, kann diese Bakterien-DNA in die DNA der Wirtszelle eingebaut werden und zur Ausbildung neuer Eigenschaften [z.B. Antibiotikaresistenz, Toxinbildung] führen **2.** *→ Transformation 5.*

trans|du|o|de|nal *adj* (Ⓔ transduodenal): durch das Duodenum

trans|du|ral *adj* (Ⓔ transdural): durch die Dura mater

trans|du|zier|bar *adj* (Ⓔ transducible): durch Transduktion übertragbar

trans|e|pi|der|mal *adj* (Ⓔ transepidermal): durch die Epidermis

trans|eth|mo|i|dal *adj* (Ⓔ transethmoidal): durch das Siebbein/Os ethmoidale

Trans|fer *m* (Ⓔ transfer): Übertragung, Verlagerung; *s.a. Transformation*

Trans|fe|ra|se *f* (Ⓔ transferase): Enzym*, das den Transfer einer Gruppe zwischen zwei Substraten katalysiert; enthält u.a. die Kinasen* und Transaminasen*

Trans|fer|rin *nt* (Ⓔ transferrin): ***Syn:*** *Siderophilin*; in der Leber gebildetes Glykoprotein, das in der β-Globulinfraktion wandert; bisher sind mehr als 20 genetische Varianten bekannt, die alle 2 Atome dreiwertiges Eisen binden und als Transportprotein für Eisen im Blut dienen; die Serumkonzentration liegt bei 2–3,6 g/l; *s.a. Eisenstoffwechsel, Eisenbindungskapazität*

Trans|fer|rin|man|gel *m* (Ⓔ atransferrinemia): ***Syn:*** *Atransferrinämie*; angeborener [autosomal-dominant] oder erworbener Mangel an Transferrin*; führt zu Eisenmangelanämie* sowie Siderose* innerer Organe [Leber, Milz, Pankreas, Niere, Herzmuskel]

Transferrin-System *nt*: *→ Tf-System*

Transfer-RNA *f* (Ⓔ transfer-RNA): ***Syn:*** *Transfer-RNS*; niedermolekulare Ribonucleinsäure*, die als Überträgerprotein für spezifische Aminosäuren bei der Proteinsynthese fungiert

Transfer-RNS *f*: *→ Transfer-RNA*

trans-Form *f* (Ⓔ trans configuration): *s.u. cis-trans Isomerie*

Trans|for|ma|ti|on *f* (Ⓔ **1.–5.** transformation): **1.** Umwandlung, Umbildung, Umgestaltung, Umformung **2.** Austausch freier DNA(-Bruchstücke) zwischen Bakterien; sog. kompetente Bakterien können DNA-Bruchstücke aus der Umgebung aufnehmen; die Aufnahme kann z.B. durch Anlage elektrischer Spannung induziert werden und wird in der molekularen Genetik zum Einführen spezifischer DNA-Abschnitte in Bakterien verwendet **3.** die Entartung von Geweben als

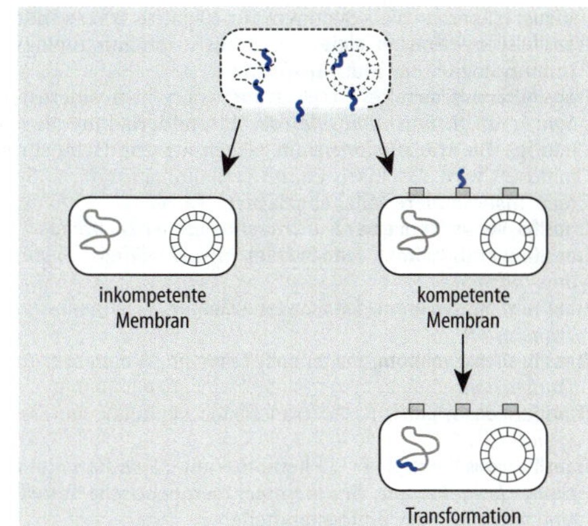

Abb. T52. Transformation

maligne Transformation bei der Tumorenstehung **4.** die Umwandlung des Endometriums* während der Transformationsphase* **5.** ***Syn:*** *Transduktion*; die Umwandlung einer Energieform in eine andere, z.B., die Umwandlung mechanischer Energie [Schallwellen] in elektrische Impulse im Innenohr

maligne Transformation (Ⓔ malignant transformation): *s.u. Tumorentstehung*

Trans|for|ma|ti|ons|pha|se *f* (Ⓔ gestagenic phase): ***Syn:*** *gestagene Phase, Lutealphase, Gelbkörperphase, Transformationsphase, Sekretionsphase*; zweite Phase des Menstruationszyklus; die Zeit vom Eisprung bis zur Monatsblutung [15.–28. Tag]; *s.u. Endometrium*

Trans|for|ma|ti|ons|pro|te|i|ne *f* (Ⓔ transformation proteins): *s.u. Essay Virus und Tumor S. 2185*

Trans|for|ma|ti|ons|zo|ne *f* (Ⓔ transformation zone): ***Syn:*** *Umwandlungszone*; Zone der Cervix* uteri, in der das mehrschichtige, unverhornte Plattenepithel der Portio in das Zylinderepithel der Zervix übergeht; bei Mädchen und postmenopausalen Frauen liegt diese Zone im Zervikalkanal, bei geschlechtsreifen Frauen im Bereich der Portio; die Transformationszone zeigt eine erhöhte Empfindlichkeit gegenüber Papillomaviren und hat ein erhöhtes Karzinomrisiko; bei älteren Patientinnen kommt es oft zur Bildung entzündlicher Erosionen [**Erosio vera**], aus denen es bluten kann

Trans|fu|si|on *f* (Ⓔ transfusion): ***Syn:*** *Blutübertragung, Bluttransfusion*; Übertragung von Blut oder Blutbestandteilen von einem Spender auf einen Empfänger; zur Vermeidung von Inkompatibilitätsreaktionen darf nur AB0- und Rh-D-gruppengleiches Blut transfundiert werden; zum Ausschluss von Verwechslungen, Fehlbestimmungen oder seltenen Unverträglichkeiten durch andere Blutgruppensysteme muss vor jeder Transfusion eine **Kreuprobe** durchgeführt werden; dabei testet die **Majorprobe** die Kompatibilität von Spendererythrozyten und Empfängerserum, die **Minorprobe** die Verträglichkeit von Empfängererythrozyten und Spenderserum

fetofetale Transfusion: *→ Zwillingstransfusionssyndrom*

fetomaternale Transfusion (Ⓔ fetomaternale transfusion): ***Syn:*** *fetomaternales Transfusionssyndrom*; intrauterine Übertragung von Blut des Feten auf die Mutter

maternofetale Transfusion (Ⓔ maternofetal transfusion): ***Syn:*** *maternofetales Transfusionssyndrom*; intrauterine Übertragung von Blut der Mutter auf den Feten

Trans|fu|si|ons|hä|mo|ly|se *f*: *→ hämolytischer Transfusionszwischenfall*

Trans|fu|si|ons|hä|mo|si|de|ro|se *f*: *→ Transfusionssiderose*

Trans|fu|si|ons|he|pa|ti|tis *f, pl* **-ti|ti|den** (Ⓔ transfusion hepatitis): ***Syn:*** *Posttransfusionshepatitis*; klinische Bezeichnung für eine im Anschluss an eine Transfusion auftretende, akute Hepatitis* durch das Hepatitis-B-Virus oder Hepatitis-C-

T

Virus; früher auch als Synonym für Hepatitis B verwendet

Trans|fu|si|ons|im|mu|no|lo|gie *f* (Ⓔ transfusion immunology): Immunologie* der Bluttransfusion

Trans|fu|si|ons|si|de|ro|se *f* (Ⓔ transfusion hemosiderosis): ***Syn:*** *Transfusionshämosiderose*; Eisenüberladung durch häufige Bluttransfusionen; im Gegensatz zur Hämochromatose* wird das Eisen v.a. im retikulohistiozytären System [insbesondere Milz] abgelagert

Trans|fu|si|ons|stö|run|gen *pl*: *→Transfusionszwischenfälle*

Trans|fu|si|ons|syn|drom, fe|to|fe|ta|les *nt*: *→Zwillingstransfusionssyndrom*

Trans|fu|si|ons|syn|drom, fe|to|ma|ter|na|les *nt*: *→fetomaternale Transfusion*

Trans|fu|si|ons|syn|drom, ma|ter|no|fe|ta|les *nt*: *→maternofetale Transfusion*

Trans|fu|si|ons|sy|phi|lis *f* (Ⓔ transfusion syphilis): *s.u. Essay Syphilis S. 2077*

Trans|fu|si|ons|the|ra|pie *f* (Ⓔ hemotherapy): ***Syn:*** *Hämatotherapie, Hämotherapie, Bluttherapie*; therapeutische Transfusion von Blut oder Blutbestandteilen

Trans|fu|si|ons|zwi|schen|fäl|le *pl* (Ⓔ transfusion reactions): ***Syn:*** *Transfusionsstörungen*; unerwünschte Nebenwirkungen bei der Übertragung von Blut oder Blutpräparaten; neben dem meist akut verlaufenden hämolytischen Transfusionszwischenfall* gibt es eine Reihe von **nicht-immunologischen Transfusionszwischenfällen**, die akut oder chronisch verlaufen können; dazu gehören v.a. Fieber und Schüttelfrost durch Pyrogene, Transfusionsazidose und Hyperkaliämie, Hypokalziämie durch das als Stabilisator verwendete Citrat, Hypokoagulabilität durch eine Verdünnung der Gerinnungsfaktoren, Thrombozytopenie, Infektionen [HIV, Hepatitis], Hypervolämie und Transfusionssiderose*

hämolytischer Transfusionszwischenfall (Ⓔ hemolytic transfusion reaction): ***Syn:*** *Transfusionshämolyse*; durch Antikörper gegen die Spendererythrozyten ausgelöste Hämolyse; bei korrekter Durchführung einer Kreuzprobe* vor der Transfusion praktisch ausgeschlossen; **Klinik:** noch während oder kurz nach der Transfusion kommt es zu Fieber, Schüttelfrost, Unwohlsein, Brustschmerzen und Atemnot; danach kann es zu Schock, akutem Nierenversagen* und Verbrauchskoagulopathie* kommen; neben dieser klassischen, akuten, hämolytischen **Sofortreaktion** gibt es auch seltene **Spätreaktionen**, die mit einer Latenzzeit von einigen Tagen bis zu drei Wochen auftreten können; sie werden meist durch Antigene der Kidd- oder Duffy-Blutgruppen ausgelöst und verlaufen relativ mild [Fieber, Hämoglobinabfall, leichter Ikterus]

immunologischer Transfusionszwischenfall (Ⓔ immunologic transfusion reaction): Transfusionszwischenfall durch Antikörper gegen Spendererythrozyten [hämolytischer Transfusionszwischenfall*] oder gegen Leukozyten, Thrombozyten oder sonstige Blutbestandteile des Spenders; selten auch als Graft-versus-Host-Reaktion bei immunsupprimierten Patienten

Trans|gen *nt* (Ⓔ transgene): *s.u. Essay Gentransfer und Gentherapie S. 761*

trans|he|pa|tisch *adj* (Ⓔ transhepatic): durch die Leber

trans|hi|a|tal *adj* (Ⓔ transhiatal): durch einen Hiatus

tran|si|ent *adj* (Ⓔ transient): ***Syn:*** *transitorisch*; vergänglich, flüchtig, kurz(dauernd), unbeständig, vorübergehend

trans|i|li|a|kal *adj* (Ⓔ transiliac): durch den Beckenkamm

Trans|il|lu|mi|na|ti|on *f* (Ⓔ transillumination): ***Syn:*** *Diaphanie, Diaphanoskopie*; Durchleuchten eines Körperteils oder Organs mit einer starken Lichtquelle

Tran|si|ti|on *f* (Ⓔ transition): Punktmutation* durch Austausch von Basen in der DNA

tran|si|to|risch *adj*: *→transient*

trans|ka|pil|lär *adj* (Ⓔ transcapillary): durch eine Kapillare

Trans|ke|to|la|se *nt* (Ⓔ transketolase): Enzym des Pentosephosphatzyklus*

trans|kon|dy|lär *adj* (Ⓔ transcondylar): durch die Kondylen

Trans|ko|ni|o|sko|pie *f* (Ⓔ transconioscopy): endoskopische Untersuchung des subglottischen Raumes nach Punktion des Conus* elasticus

trans|kor|ti|kal *adj* (Ⓔ transcortical): durch die Rinde

Trans|kor|tin *nt*: *→Transcortin*

Trans|krip|ta|se *f* (Ⓔ transcriptase): ***Syn:*** *DNA-abhängige RNA-Polymerase, DNS-abhängige RNS-Polymerase*; Enzym, das bei der Transkription* die RNA-Synthese katalysiert

reverse Transkriptase (Ⓔ reverse transcriptase): ***Syn:*** *RNS-abhängige DNS-Polymerase, RNA-abhängige DNA-Polymerase*; Enzym, das in RNA-Viren* die Transkription von RNA zu DNA katalysiert; *s.a. Retroviren, Essay AIDS S. 31*

Trans|krip|ti|on *f* (Ⓔ transcription): RNA-Synthese an einer DNA-Matrize durch RNA-Polymerase

reverse Transkription (Ⓔ reverse transcription): *s.u. Essay Viren S. 2273*

Transkription-Polymerasekettenreaktion, reverse *f* (Ⓔ reverse transcription-polymerase chain reaction): *s.u. Polymerasekettenreaktion*

Trans|krip|ti|ons|fak|to|ren, in|du|zier|ba|re *pl* (Ⓔ inducible transcription factors): *s.u. Essay AIDS S. 31*

Trans|krip|ti|ons|fak|to|ren, kon|sti|tu|ti|ve *pl* (Ⓔ constitutive transcription factors): *s.u. Essay AIDS S. 31*

trans|ku|tan *adj* (Ⓔ transcutaneous): ***Syn:*** *transdermal, perkutan*; durch die Haut hindurch (wirkend)

Trans|la|ti|on *f* (Ⓔ translation): Übersetzung des DNA-Kodes in einen RNA-Strang mit Hilfe der Transfer-RNA*

direkte Translation (Ⓔ direct translation): *s.u. Essay Viren S. 2273*

Trans|la|ti|ons|sym|me|trie *f* (Ⓔ translation symmetry): *s.u. Essay Viren S. 2273*

Trans|lo|ka|ti|on *f* (Ⓔ **1.** translocation **2.** transposition **3.** translocation): **1.** Verlagerung eines Chromosomenteils innerhalb eines Chromosoms oder auf ein anderes Chromosom; bei der **reziproken Translokation** werden zwei verschiedene Bruchstücke ausgetauscht, während bei der

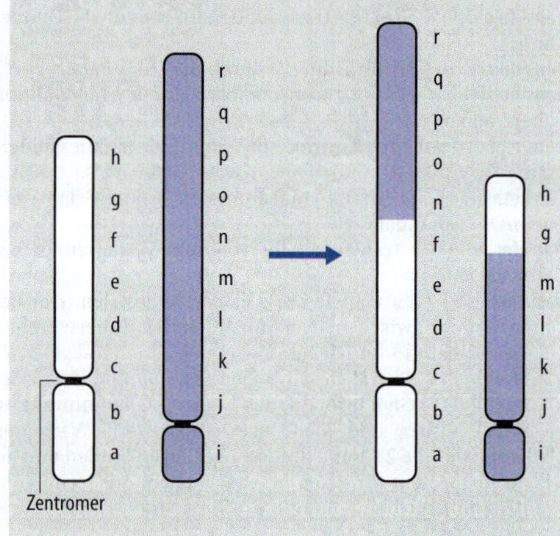

Abb. T53. Translokation. Entstehung einer reziproken Translokation

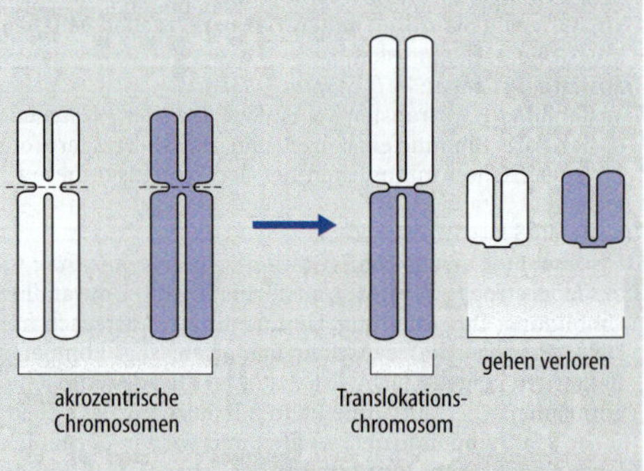

Abb. T54. Translokation. Entstehung einer zentrischen Fusion

nichtreziproken Translokation ein Chromosomenstück abbricht und auf eine anderes Chromosom übertragen wird; bei der **Robertson-Translokation** oder **zentrischen Fusion** brechen die kurzen Arme von zwei akrozentrischen Chromosomen ab; die langen Arme verschmelzen miteinander, während die beiden kurzen Arme verlorengehen, d.h., die Zelle hat nur noch 45 Chromosomen **2.** operative Verlagerung eines Sehnenansatzes **3.** *s.u. Essay Virus und Tumor S. 2185*

Translokation t(11;14) (Ⓔ translocation(11;14)): *s.u. Essay Non-Hodgkin-Lymphome S. 1517*

Translokation t(14;18) (Ⓔ translocation(14;18)): *s.u. Essay Non-Hodgkin-Lymphome S. 1517*

Transllolkaltilonsltrilsolmie *f* (Ⓔ translocation trisomy): Trisomie* durch Verschmelzung zweier Chromosomen oder Chromosomenabschnitte

Translokationstrisomie 21 (Ⓔ translocation Down syndrome): *s.u. Trisomie 21*

transllulmilnal *adj* (Ⓔ transluminal): durch das Gefäßlumen

transllulzent *adj* (Ⓔ translucent): ***Syn:*** *transluzent*; (licht-) durchlässig, durchscheinend, durchsichtig

Transllulzenz *f* (Ⓔ translucency): Lichtdurchlässigkeit, Durchsichtigkeit

transllulzid *adj*: *→transluzent*

translmalxillär *adj* (Ⓔ transmaxillary): durch den Oberkiefer/die Maxilla

translmemlbralnös *adj* (Ⓔ transmembrane): durch eine Membran

Translmemlbranlproltelin *nt* (Ⓔ transmembrane protein): *s.u. Rezeptorprotein*

Translmilgraltilon *f* (Ⓔ transmigration): Auswandern von Zellen aus den Blutgefäßen; *s.a. Diapedese*

Translmilnelrallilsaltilon *f* (Ⓔ transmineralization): *s.u. Postaggressionsstoffwechsel*

Translmislsilon *f* (Ⓔ **1.** transfer **2.** transmission): **1.** (Erreger-, Krankheits-)Übertragung **2.** (*Schall*) Weiterleitung, Fortpflanzung

Translmitlter *m* (Ⓔ transmitter): ***Syn:*** *Überträgersubstanz*; Substanz, die im Körper als Informations- oder Signalüberträger eingesetzt wird; *s.a. Neurotransmitter*

translmitltielrend *adj* (Ⓔ transmitting): übertragend

translmulral *adj* (Ⓔ transmural): durch die Organwand

translnalsal *adj* (Ⓔ transnasal): durch die Nase/Nasenhöhle

translorlbiltal *adj* (Ⓔ transorbital): durch die Augenhöhle/Orbita

translolvarilal *adj* (Ⓔ transovarian): durch den Eierstock

translpalpilllär *adj* (Ⓔ transvaterian): durch die Vater-Papille

translpalrent *adj* (Ⓔ transparent): (licht-)durchlässig, durchsichtig

Translpalrenz *f* (Ⓔ transparency): (Licht-)Durchlässigkeit, Durchsichtigkeit

translpelrilnelal *adj* (Ⓔ transperineal): durch den Damm

translpelriltolnelal *adj* (Ⓔ transperitoneal): durch das Bauchfell/Peritoneum

Translpilraltilon *f* (Ⓔ transpiration): Ausdünstung; Schwitzen

translplanltalbel *adj* (Ⓔ transplantable): transplantierbar

Translplanltat *nt* (Ⓔ transplant): transplantiertes Organ oder Gewebe

allogenes Transplantat (Ⓔ allogeneic graft): ***Syn:*** *homologes/allogenes/allogenetisches Transplantat, Homotransplantat, Allotransplantat*; Gewebe von einem genetisch unterschiedlichen Individuum der gleichen Spezies [z.B. Geschwister, Spender]

allogenetisches Transplantat: *→allogenes Transplantat*

autogenes Transplantat (Ⓔ autogenous graft): ***Syn:*** *autologes Transplantat, Autotransplantat*; vom eigenen Körper stammendes Transplantat

autologes Transplantat: *→autogenes Transplantat*

gemischtes Transplantat (Ⓔ composite graft): ***Syn:*** *Mehrorgantransplantat, composite graft*; aus zwei oder mehreren Organen bestehendes Transplantat, z.B. Herz-Lungen-Transplantat

heterogenes/heterologes Transplantat: *→xenogenes Transplantat*

homologes Transplantat: *→allogenes Transplantat*

isogenes/isogenetisches Transplantat: *→Isotransplantat*

syngenes/syngenetisches Transplantat: *→Isotransplantat*

xenogenes Transplantat (Ⓔ xenogeneic graft): ***Syn:*** *heterogenes/heterologes/xenogenes/xenogenetisches Transplantat, Xenotransplantat, Heterotransplantat*; von einer anderen Spezies stammendes Gewebe [z.B. Schweineherzklappen]

xenogenetisches Transplantat: *→xenogenes Transplantat*

Translplanltatlablstolßung *f* (Ⓔ transplant rejection): *s.u. Abstoßungsreaktion*

Translplanltaltilon *f* (Ⓔ transplantation): Übertragung von Zellen, Geweben oder Organen eines Spenders [Donor] auf einen Empfänger [Rezipient]; die Übertragung kann auf den gleichen [autogene Transplantation] oder auf einen anderen Organismus [heterogene Transplantation] erfolgen

allogene Transplantation (Ⓔ allogeneic transplantation): ***Syn:*** *homologe/allogenetische Transplantation, Homoplastik, Homotransplantation, Allotransplantation*; plastische Operation mit Übertragung von homologem Gewebe, d.h. Gewebe von einem genetisch unterschiedlichen Individuum der gleichen Spezies [z.B. Geschwister, Spender]

allogenetische Transplantation: *→allogene Transplantation*

autogene Transplantation (Ⓔ autologous transplantation): Transplantation von körpereigenem Gewebe

autologe Transplantation: *→autogene Transplantation*

heterogene Transplantation (Ⓔ heterologous transplantation): ***Syn:*** *heterologe/xenogene/xenogenetische Transplantation, Xenotransplantation, Heterotransplantation*; Übertragung von artfremdem Gewebe

heterologe Transplantation: *→heterogene Transplantation*

homologe Transplantation: *→allogene Transplantation*

isogene/isogenetische Transplantation: *→syngene Transplantation*

isologe Transplantation: *→syngene Transplantation*

syngene Transplantation (Ⓔ syngeneic transplantation): ***Syn:*** *isologe/isogene/isogenetische/syngene/syngenetische Transplantation, Isoplastik, Isotransplantation*; plastische Operation mit Übertragungen von artgleichem und genetisch identischem [isogenem] Gewebe

syngenetische Transplantation: *→syngene Transplantation*

xenogene/xenogenetische Transplantation: *→heterogene Transplantation*

Translplanltaltilonslanltilgelne *pl* (Ⓔ transplantation antigens): ***Syn:*** *HLA-Antigene, MHC-Antigene, Histokompatibilitätsantigene*; genetisch festgelegte Oberflächenantigene biologischer Membranen; *s.a. HLA-System*

Transplantat-Wirt-Reaktion *f* (Ⓔ graft-versus-host reaction): ***Syn:*** *GvH-Reaktion, Graft-versus-Host-Reaktion*; Abstoßungsreaktion, bei der das transplantierte Gewebe eine Immunreaktion gegen Wirtsgewebe zeigt; *s.a. Abstoßungsreaktion*

translplalzenltar *adj* (Ⓔ transplacental): ***Syn:*** *diaplazentar*; durch die Plazenta

translpleulral *adj* (Ⓔ transpleural): durch das Lungenfell/die Pleura

Translport, gelkoplpellter *m* (Ⓔ coupled transport): ***Syn:*** *Symport, Cotransport*; gleichzeitiger Transport zweier Substanzen durch die Zellmembran, wobei eine Substanz mit und die andere gegen ein Konzentrationsgefälle transportiert wird

Translportliklteltrus *m* (Ⓔ transport jaundice): hepatogener Ikterus* durch eine Transportstörung für Bilirubin*

Translportlmeldilen *pl* (Ⓔ transport media): Kulturmedien*, die gewährleisten, dass Erreger in der Probe für ca. 48 h am Absterben gehindert werden; damit ist genug Zeit gegeben, die Probe ins Labor zu transportieren, wo sie sachgemäß behandelt werden kann

Translportlproltelin *nt* (Ⓔ transport protein): Proteine dienen sowohl als Transportmedium [Carrier] für den Transport von Substanzen in Blut oder der Intrazellularflüssigkeit als auch für den gerichteten Transport durch Zellmembranen; meist handelt es sich um zusammengesetzte Proteine, z.B. Glyko- oder Lipoproteine [*Abb. T55*]

Translpolsiltilon *f* (Ⓔ **1.–2.** transposition): **1.** (Gewebe-, Organ-) Verlagerung **2.** ***Syn:*** *DNA-Transposition*; Umstellung von

T

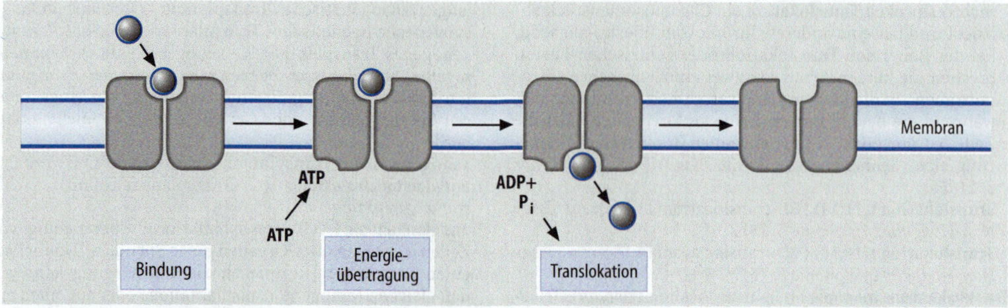

Abb. T55. Funktion von Transportproteinen

DNA innerhalb eines Chromosoms oder Übertragung auf ein anderes Chromosom; kann in seltenen Fälle zu genetisch bedingter Erkrankung führen [z.B. Hämophilie A oder B, Neurofibromatose Typ 1]

Transposition der großen Arterien: *→Transposition der großen Gefäße*

Transposition der großen Gefäße (Ⓔ transposition of the great vessels): in verschiedenen Formen vorkommende, angeborene Angiokardiopathie mit Ursprung der Aorta aus dem rechten Ventrikel und der Arteria pulmonalis aus dem linken Ventrikel; damit sind Lungen- und Körperkreislauf parallel geschaltet, d.h., venöses Blut fließt über den rechten Ventrikel direkt in die Aorta und zurück in den Körperkreislauf, während das sauerstoffreiche Blut des Lungenkreislaufs immer wieder zurück in die Lunge gepumpt wird; damit entsteht eine schwere Zyanose, die unbehandelt nicht überlebt werden kann; oft liegen aber Shuntverbindungen auf Vorhofebene [Vorhofseptumdefekt*], Kammerebene [Ventrikelseptumdefekt*] oder zwischen den großen Gefäßen [persistierender Ductus* arteriosus] vor, die zu einer Durchmischung von arteriellem und venösem Blut führen; **Therapie**: heute wird in den ersten beiden Lebenswochen eine anatomische Korrektur durch Umsetzen der großen Arterien [**Arterial-switch-Operation**] und der Koronararterien vorgenommen; die Operationsletalität liegt bei 5 %; die Ergebnisse sind ausgezeichnet, die Kinder erhalten eine fast normale körperliche Leistungsfähigkeit; es muss aber noch abgewartet werden, ob es im späteren Erwachsenenalter Probleme oder Komplikationen gibt

Trans|po|si|ti|ons|lap|pen *m* (Ⓔ transposition flap): *s.u. Lappenplastik*

Trans|po|son *nt* (Ⓔ transposon): DNA-Sequenz, die aus dem Chromosom herausgelöst und an anderer Stelle wieder eingefügt werden kann

trans|pu|bisch *adj* (Ⓔ transpubic): durch das Schambein

Trans|rek|tal|schnitt *m* (Ⓔ transrectus incision): Schnittführung durch den Musculus* rectus abdominis

trans|sa|kral *adj* (Ⓔ transsacral): durch das Kreuzbein

trans|sep|tal *adj* (Ⓔ transseptal): durch ein Septum

Trans|se|xu|a|lis|mus *m* (Ⓔ transsexualism): ***Syn:*** *Transsexualität*; meist mit dem Wunsch nach einer Geschlechtsumwandlung verbundene Identifikation mit dem anderen Geschlecht

Trans|se|xu|a|li|tät *f*: *→Transsexualismus*

trans|se|xu|ell *adj* (Ⓔ transsexual): Transsexualismus betreffend, von ihm betroffen

trans|skro|tal *adj* (Ⓔ transscrotal): durch den Hodensack/das Skrotum

trans|sphe|no|i|dal *adj* (Ⓔ transsphenoidal): durch das Keilbein/Os sphenoidale

trans|ster|nal *adj* (Ⓔ transsternal): durch das Brustbein/Sternum

Trans|su|dat *nt* (Ⓔ transudate): eiweißarmer, nicht-entzündlicher Erguss [spezifisches Gewicht < 1015]

trans|sy|nap|tisch *adj* (Ⓔ transsynaptic): über eine Synapse

trans|tho|ra|kal *adj* (Ⓔ transthoracic): durch den Brustkorb/Thorax oder die Brusthöhle

trans|tra|che|al *adj* (Ⓔ transtracheal): durch die Luftröhre/Trachea

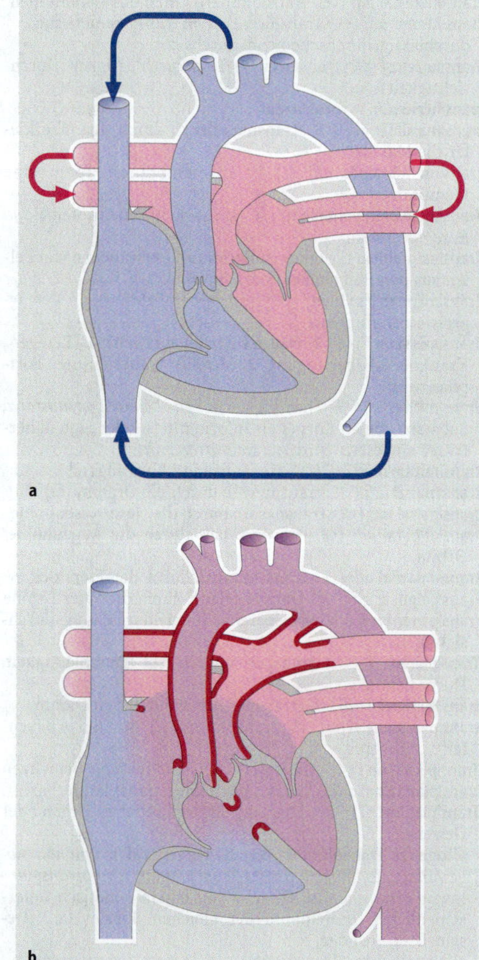

Abb. T56. Transposition der großen Gefäße. **a** Parallelschaltung der Kreisläufe, **b** Shuntmöglichkeiten

trans|tym|pa|nal *adj* (Ⓔ transtympanic): durch die Paukenhöhle

Trans|u|ra|ne *pl* (Ⓔ transuranic elements): *s.u. Element*

Trans|u|re|te|ro|ku|ta|ne|o|sto|mie *f* (Ⓔ transureterocutaneostomy): Form der Ureterokutaneostomie*, bei der ein Harnleiter End-zu-Seit mit dem anderen anastomosiert wird und

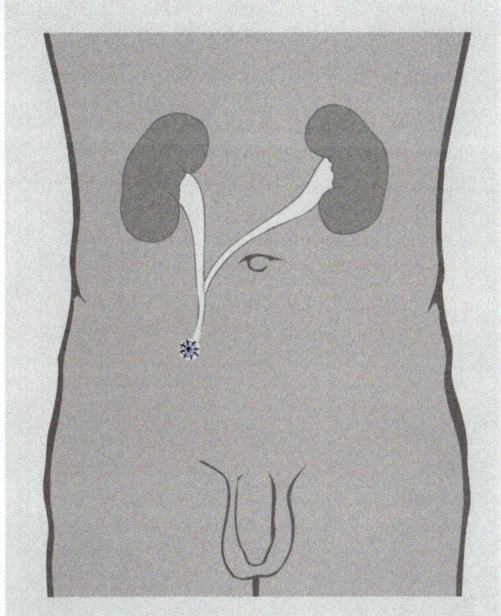

Abb. T57. Transureterokutaneostomie

dieser auf einem Nippelstoma mündet

trans|u|re|thral *adj* (Ⓔ transurethral): durch die Harnröhre/Urethra

trans|va|gi|nal *adj* (Ⓔ transvaginal): durch die Scheide/Vagina

trans|vent|ri|ku|lär *adj* (Ⓔ transventricular): durch die Kammer/den Ventrikel

Trans|ver|sa col|li *f*: →*Arteria transversa colli*

Trans|ver|sa fa|ci|ei *f*: →*Arteria transversa faciei*

trans|ver|sal *adj* (Ⓔ transverse): quer, quer(ver)laufend, querstehend, schräg, diagonal

Trans|ver|sal|e|be|ne *f* (Ⓔ transverse plane): ***Syn:*** *Planum transversale*; anatomische Bezeichnung horizontal liegender Schnittebenen

Trans|ver|sal|typ *m* (Ⓔ transverse type): *s.u. Psoriasisarthritis*

Trans|ver|sek|to|mie *f* (Ⓔ transversectomy): ***Syn:*** *Querfortsatzresektion*; operative Entfernung des Querfortsatzes eines Wirbels [Processus transversus vertebrae]

Trans|ver|si|on *f* (Ⓔ transversion): Punktmutation*, bei der Pyrimidinbasen gegen Purinbasen ausgetauscht werden oder umgekehrt

Trans|ver|so|ko|lo|sto|mie *f* (Ⓔ transverse colostomy): Anlegen einer äußeren Kolonfistel ins Querkolon [Colon transversum]

Trans|ver|so|sig|mo|i|de|o|sto|mie *f* (Ⓔ transverse-sigmoid colocolostomy): operative Verbindung von Querkolon [Colon* transversum] und Sigma [Colon sigmoideum]

Trans|ver|so|spi|nal|sys|tem *nt*: →*Musculi transversospinales*

Trans|ver|so|to|mie *f* (Ⓔ transversotomy): Durchtrennung des Querfortsatzes eines Wirbels [Processus transversus vertebrae]

Trans|ver|sum|re|sek|ti|on *f* (Ⓔ transverse colectomy): Resektion des Querkolons [Colon* transversum]

Trans|ver|sus: Transversus abdominis *m*: →*Musculus transversus abdominis*

Transversus auriculae *m*: →*Musculus transversus auriculae*

Transversus linguae *m*: →*Musculus transversus linguae*

Transversus menti *m*: →*Musculus transversus menti*

Transversus nuchae *m*: →*Musculus transversus nuchae*

Transversus perinei profundus *m*: →*Musculus transversus perinei profundus*

Transversus perinei superficialis *m*: →*Musculus transversus perinei superficialis*

Transversus thoracis *m*: →*Musculus transversus thoracis*

Trans|ver|sus|a|po|neu|ro|se *f* (Ⓔ aponeurosis of musculus transversus abdominis): Aponeurose des Musculus* transversus abdominis

Trans|ver|sus|schwä|che *f* (Ⓔ transversus arytenoideus palsy): Lähmung des Musculus* arytenoideus transversus; führt zum Offenbleiben eines hinteren dreieckigen Spaltes während der Phonation

trans|ve|si|kal *adj* (Ⓔ transvesical): durch die Harnblase

trans|zel|lu|lär *adj* (Ⓔ transcellular): durch die Zelle

Trans|zel|lu|lär|raum *m* (Ⓔ transcellular space): ***Syn:*** *transzellulärer Raum, Third space*; umfasst alle extrazellulären Räume, die durch eine Epithelschicht vom Interstitium* abgetrennt werden, d.h. Pleura-, Perikard- und Peritonealhöhle, Liquorraum, Augenkammern sowie die Lumina von Drüsen, Magen-Darm- und Urogenitaltrakt; beträgt normal ca. 2 % des Extrazellulärraums, kann aber unter pathologischen Bedingungen [z.B. Ileus*] um ein Mehrfaches ansteigen und zu Hypovolämie* und Hypotonie* führen

trans|zer|vi|kal *adj* (Ⓔ transcervical): durch die Zervix

Tra|nyl|cy|pro|min *nt* (Ⓔ tranylcypromine): MAO-Hemmer*, Antidepressivum*

TRAP *Abk.*: Triäthanolamin-Puffer

Tra|pe|zi|us *m*: →*Musculus trapezius*

Tra|pez|kör|per *m* (Ⓔ trapezoid body): ***Syn:*** *Corpus trapezoideum*; im Tegmentum* pontis liegende Hauptkeuzung der Hörbahn

tra|pe|zo|id *adj* (Ⓔ trapezoid): trapezförmig

Trap|ping *nt* (Ⓔ trapping): *s.u. intrakranielles Aneurysma*

Tras|tu|zu|mab *nt* (Ⓔ trastuzumab): monoklonaler Antikörper mit Aktivität bei HER2-positiven Mammakarzinomen; *s.a. Essay Chemotherapie S. 349*

Traube: Ludwig Traube; 1818–1876; deutscher Internist (Berlin)

Traube-Doppelton *m* (Ⓔ Traube's double tone): über den großen Gefäßen hörbarer systolischer Doppelton bei Aorteninsuffizienz*

Trau|ben|ei|che *f* (Ⓔ durmast oak): ***Syn:*** *Quercus petraea*; *s.u. Eichenrinde*

Trau|ben|kok|kus *m, pl* **-ken**: →*Staphylococcus*

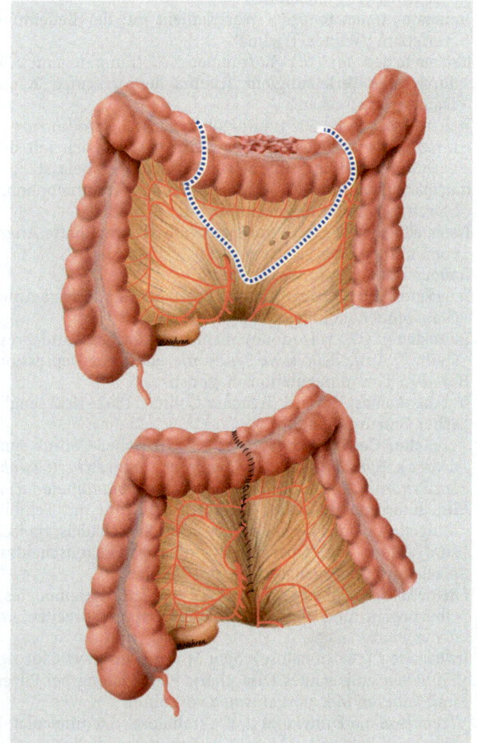

Abb. T58. Transversumresektion

T

Trau|ben|mo|le *f*: *→ Blasenmole*

Trau|ben|sil|ber|ker|ze *f* (Ⓔ black cohosh): ***Syn:*** *Wanzenkraut, Cimicifuga racemosa*; Pflanze aus der Familie der Hahnenfußgewächse [Ranunculaceae]; verwendet wird der Wurzelstock mit den Wurzeln [**Cimicifugae racemosae rhizoma**]; er enthält Triterpenglykoside* mit östrogenartiger Wirkung, die sich an Östrogenrezeptoren binden und die LH-Sekretion unterdrücken; **Anw.**: bei prämenstruellen, dysmenorrhoischen und klimakterischen Beschwerden; traditionell auch als Beruhigungsmittel [Sedativum*], Antipyretikum*, Antirheumatikum* und Antineuralgikum*; in der Homöopathie bei klimakterischen Beschwerden, Menstruationsstörungen, Muskel- und Gelenkschmerzen

Trau|ben|zel|le *f* (Ⓔ grape cell): Plasmazelle* mit zahlreichen Vakuolen, die den Kern an den Rand drängen

Trau|ben|zu|cker *m*: *→ Glucose*

Trau|ma *nt* (Ⓔ **1.–2.** trauma): **1.** (körperliche) Verletzung, Wunde; *s.a. traumatischer Schock, Traumareaktion, Postaggressionsstoffwechsel* **2.** seelische Erschütterung, Schock

Trau|ma|re|ak|ti|on *f* (Ⓔ trauma reaction): die Reaktion des Körpers auf eine schwere Verletzung kann in fünf Typen unterteilt werden: **Typ 1**: vasovagale Reaktion mit Blässe, starkem Schwitzen und Ohnmacht; die Patienten erholen sich ohne spezifische Behandlung innerhalb von Minuten bis Stunden **Typ 2**: heftige Allgemeinreaktion mit Blässe, starkem Schwitzen, extremer Schwäche, Durstgefühl, aber erhaltenem Bewusstsein; findet sich v.a. bei Traumen mit stärkerem Blutverlust; evtl. Übergang in einen hämorrhagischen Schock*; i.d.R. aber Erholung im Laufe von Tagen bis Wochen **Typ 3**: wie Typ 2; nach einer scheinbaren Erholung kommt es aber zu Multiorganversagen und Tod **Typ 4**: wie Typ 2; nach einer raschen Erholung kommt es aber nach 12–48 h zu Fettembolie mit evtl. tödlichem Ausgang **Typ 5**: Polytrauma mit sich langsam entwickelndem Multiorganversagen und protrahiert septischem Verlauf

Traumat-, traumat- *präf.*: *→ Traumato-*

trau|ma|tisch *adj* (Ⓔ traumatic): ***Syn:*** *posttraumatisch*; Trauma betreffend, durch ein Trauma hervorgerufen, durch Gewalteinwirkung entstanden

Traumato-, traumato- *präf.*: Wortelement mit der Bedeutung „Verletzung/Wunde/Trauma"

trau|ma|to|gen *adj* (Ⓔ **1.** traumatic **2.** traumatogenic): **1.** durch eine Verletzung/ein Trauma hervorgerufen **2.** ein Trauma verursachend

Trau|ma|to|lo|gie *f* (Ⓔ traumatology): ***Syn:*** *Unfallchirurgie, Unfallmedizin*; Teilgebiet der Chirurgie, das sich mit der Verhütung und Behandlung von Verletzungen befasst

trau|ma|to|phob *adj* (Ⓔ traumatophobic): Traumatophobie betreffend, durch sie gekennzeichnet

Trau|ma|to|pho|bie *f* (Ⓔ traumatophobia): krankhafte Angst vor Unfällen oder Verletzungen

Traum|schlaf *m*: *→ paradoxer Schlaf*

Tra|vo|prost *nt* (Ⓔ travoprost): Prostaglandinderivat; **Anw.**: Glaukombehandlung

Tra|zo|don *nt* (Ⓔ trazodone): nicht-trizyklisches Antidepressivum*; **Anw.**: depressive Syndrome, endogene Depression

TRD *Abk.*: Thermoregulationsdiagnostik

Treacher-Collins: Edward Treacher-Collins; 1862–1932; englischer Chirurg (London)

Treacher-Collins-Syndrom *nt* (Ⓔ Treacher-Collins syndrome): ***Syn:*** *Franceschetti-Syndrom, Franceschetti-Zwahlen-Syndrom, Berry-Syndrom, Dysostosis mandibulo-facialis*; autosomal-dominant vererbtes Syndrom mit Fehlbildungen des Unterkiefers und des Gesichtsschädels; typisch sind Unter- und Oberkieferhypoplasie, Ohrmuscheldysplasie und Gehörgangsatresie mit Taubheit

T-Re|gu|la|tor|lym|pho|zy|ten *pl* (Ⓔ T regulator lymphocytes): Oberbegriff für T-Helferzellen und T-Suppressorzellen; *s.a. T-Lymphozyten*

Tre|ha|lo|se *f* (Ⓔ trehalose): ***Syn:*** *Mykose*; aus zwei Glucose-Einheiten aufgebautes Disaccharid*, das häufig bei Pilzen und anderen Mikroorganismen vorkommt

Trehalose-6,6-Dimykolat (Ⓔ trehalose 6,6-dimycolate): ***Syn:*** *Cord-Faktor*; *s.u. Mycobacterium tuberculosis*

Treitz: Wenzel Treitz; 1819–1872; tschechischer Pathologe (Krakau, Prag)

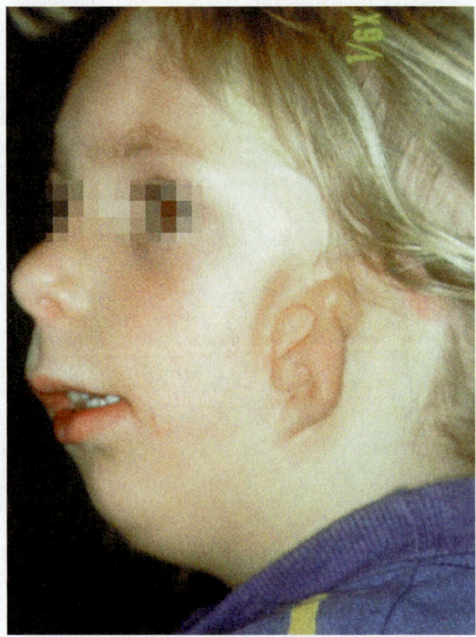

Abb. T59. Mikrotie bei Treacher-Collins-Syndrom

Treitz-Grube *f* (Ⓔ Treitz's fossa): ***Syn:*** *Recessus duodenalis superior*; obere Bauchfelltasche an der Flexura* duodenojejunalis; wird vorne von der Plica* duodenalis superior begrenzt; werden Dünndarmschlingen im Recessus eingeklemmt, kommt es zur Ausbildung einer Treitz*-Hernie

Treitz-Hernie *f* (Ⓔ Treitz's hernia): ***Syn:*** *Hernia duodenojejunalis, Hernia retroperitonealis*; innere Hernie* durch die Plica* duodenojejunalis

Treitz-Muskel *m* (Ⓔ Treitz's ligament): ***Syn:*** *Musculus suspensorius duodeni*; glatter Muskel an der Flexura* duodenojejunalis, der die Pars ascendens duodeni mit der Arteria mesenterica superior verbindet

Tre|ma *nt* (Ⓔ trema): Öffnung, Loch, Foramen

Tre|ma|to|da *pl* (Ⓔ Trematoda): ***Syn:*** *Trematoden, Trematodes, Saugwürmer*; mit zwei Saugnäpfen versehene Plattwürmer*, die als Darm-, Leber- und Lungenegel* des Menschen von Bedeutung sind

Tre|ma|to|den *pl*: *→ Trematoda*

Tre|mor *m* (Ⓔ tremor): (unwillkürliches) Zittern, tritt prinzipiell bei jeder willkürlichen und unwillkürlichen Bewegung auf; dieser **physiologische Tremor** ist aber kaum zu beobachten, außer er ist verstärkt, was v.a. bei emotionaler Belastung vorkommt; **pathologischer Tremor** findet sich sowohl als essentieller Tremor* als auch bei Kleinhirnerkrankungen [zerebellärer Tremor*] oder Morbus* Parkinson; Tremor wird i.d.R. nach der Frequenz [langsam, mittelschnell, schnell] und den Aktivierungsbedingungen [Ruheinnervation, Halteinnervation, Zielbewegung] eingeteilt

essentieller Tremor (Ⓔ essential tremor): ***Syn:*** *hereditärer Tremor*; ätiologische ungeklärte, vererbte Tremorform; meist ein schneller Haltetremor, z.T. auch ein Intentionstremor; spricht i.d.R. gut auf β-Blocker [Propranolol*] an

hereditärer Tremor: *→ essentieller Tremor*

Tremor mercurialis (Ⓔ tremor mercurialis): Tremor bei chronischer Quecksilbervergiftung*

orthostatischer Tremor (Ⓔ orthostatic tremor): Sonderform des essentieller Tremors, die im Stehen auftritt; einzige Tremorform, bei der überwiegend die Beine zittern

psychogener Tremor (Ⓔ psychogenic tremor): findet sich sowohl als gesteigerter physiologischer Tremor bei emotionaler Belastung als auch bei Simulation; der Tremor ist meist von wechselnder Stärke und setzt sich auch auf pro-

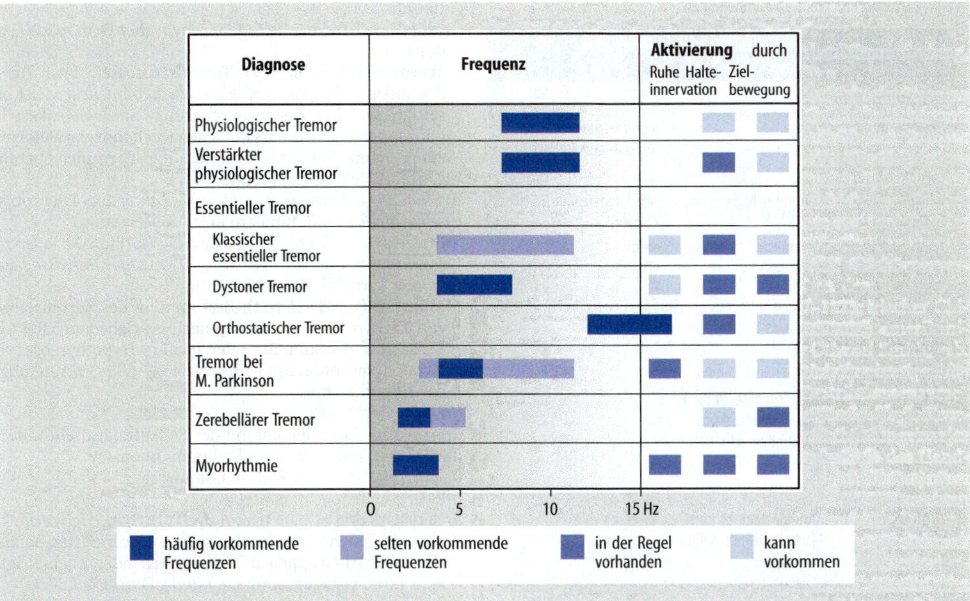

Abb. T60. Tremorformen

ximale Muskelgruppen fort; oft sistiert er, wenn die Aufmerksamkeit der Patienten abgelenkt wird

Tremor saturninus (Ⓔ lead tremor): *s.u. Bleienzephalopathie*

seniler Tremor (Ⓔ senile tremor): entweder ein spät einsetzender essentieller Tremor* oder ein verstärkter physiologischer Tremor durch den allgemeinen Abbau der zentralen Funktionen

toxischer Tremor (Ⓔ toxic tremor): am häufigsten ist der **Alkoholtremor** bei chronischem Alkoholismus

zerebellärer Tremor (Ⓔ cerebellar tremor): bei Kleinhirnschädigung auftretender Tremor, der v.a. als Intentionstremor* imponiert

Trénaunay: Paul Trénaunay; französischer Neurologe im 19./20. Jahrhundert

Trénaunay-Weber-Syndrom *nt*: *→Klippel-Trénaunay-Weber-Syndrom*

Trendelenburg: Friedrich Trendelenburg; 1844–1924; deutscher Chirurg (Rostock, Bonn, Leipzig)

Trendelenburg-Lagerung *f* (Ⓔ Trendelenburg's position): Kopftieflage während einer Operation

Trendelenburg-Operation *f* (Ⓔ **1.–2.** Trendelenburg's operation): **1.** ***Syn:*** *pulmonale Embolektomie*; eine operative Entfernung von Emboli der Lungenarterien wird heute nur noch bei einer Kontraindikation gegen eine Thrombolyse durchgeführt **2.** Resektion der Vena* saphena magna bei Krampfadern

Trendelenburg-Test *m* (Ⓔ Trendelenburg's test): Überprüfung der Klappensuffizienz der Vena* saphena magna bei Krampfadern; **Prinzip**: der Patient legt sich auf den Rücken und das Bein wird zur Entleerung der oberflächlichen Varizen stark angehoben; dann presst der Untersucher mit dem Finger stark auf die Mündung der Vena saphena magna in der Leiste; der Patient steht auf; zunächst bleiben die Krampfadern leer; der Untersucher entfernt seinen Finger und beobachtet die Füllung der Krampfadern; schießt das Blut von oben die Varizen ein [**blow-down**] ist der Trendelenburg-Test positiv, d.h. die Klappen sind insuffizient; füllen sich die Varizen langsam von distal her, sind die Klappen suffizient und der Trendelenburg-Test ist negativ

Trendelenburg-Versuch *m* (Ⓔ Trendelenburg's test): Stehen auf einem Bein zur Testung des Trendelenburg*-Zeichens

Trendelenburg-Zeichen *nt* (Ⓔ Trendelenburg's sign): bei Gluteus-medius-Parese [Lähmung des Nervus* gluteus superior] kann das Becken beim Stehen auf einem Bein nicht mehr fixiert werden, d.h. es sinkt zur gesunden Seite hin ab; bei doppelseitiger Lähmung kommt es zum doppelseitigen Trendelenburg-Zeichen und Watschelgang

Tre|o|sul|fan *nt* (Ⓔ treosulfan): ***Syn:*** *Dihydroxybusulfan*; Zytostatikum*, Alkylans*

Tre|pan *m* (Ⓔ trepan): (Schädel-)Bohrer

Tre|pa|na|ti|on *f* (Ⓔ **1.** trepanation **2.** dental trepanation): **1.** ***Syn:*** *Schädeltrepanation*; Schädeleröffnung mit einem Schädelbohrer [**Trepan**] **2.** Eröffnung der Pulpahöhle eines Zahns

Tre|po|ne|ma *nt* (Ⓔ Treponema): zu den Spirochaetaceae* gehörende Gattung gramnegativer, besonders dünner Schraubenbakterien; enthält zahlreiche humanpathogene Arten, von denen v.a. die nicht-kultivierbaren Species, insbesondere der Syphiliserreger Treponema pallidum subspecies pallidum, von großer medizinischer Bedeutung sind; die anaerob kultivierbaren Treponemen sind primär apathogen oder fakultativ pathogen [Treponema denticola, scoliodentum, vincentii] und werden oft als Teil der normalen Schleimhautflora gefunden [*Tab. T61*]

Treponema carateum (Ⓔ Treponema carateum): Erreger der Pinta*; empfindlich gegen Penicillin* G

Treponema endemicum (Ⓔ Treponema endemicum): ***Syn:*** *Treponema pallidum subspecies endemicum*; Erreger der endemischen Syphilis [Bejel*]

Treponema pallidum (Ⓔ Treponema pallidum): ***Syn:*** *Syphilisspirochäte, Spirochaeta pallida, Treponema pallidum subspecies pallidum*; 1905 von F. Schaudinn und E. Hoffmann entdeckter Erreger der Syphilis*; wurde wahrscheinlich 1493 von spanischen Seeleuten nach Europa mitgebracht und löste innerhalb weniger Jahre eine Pandemie aus, die heute noch anhält; Paracelsus* führte im 16. Jahrhundert Quecksilber in Kombination mit Schwitzkuren in die Therapie ein; vor der Entdeckung des Penicillins war das von P. Ehrlich* entwickelte arsenhaltige Salvarsan das wirksamste Mittel auf dem Markt

Treponema pallidum ist 6–15 µm lang und hat einen Durchmesser von 0,1–0,2 µm; es ist empfindlich gegenüber Trockenheit, Kälte, Hitze, pH-Schwankungen usw., und stirbt deshalb außerhalb der Körpers rasch ab; eine Infektion setzt damit eine unmittelbare Übertragung von einem Organismus auf den anderen voraus; diese Bedingungen

Tab. T61. Medizinisch relevante Treponemen

Spezies/ Subspezies	Krankheitsbild	Verbreitung
Nichtkultivierbare		
T. carateum	Pinta	semiaride Klimazonen Zentral- und Südamerikas
T. pallidum		
subsp. endemicum	endemische Syphilis	aride Klimazonen, Mittl. Ost, Afrika
subsp. pallidum	Syphilis	weltweit
subsp. pertenue	Frambösie	trop. Länder Afrikas und Südamerikas, Karibik, Indonesien
Anaerob kultivierbare		
T. denticola		
T. minutum	saprophytäres Vorkommen (Zahntaschen, Genitalbereich)	
T. refringens		
T. scoliodentum		
T. vincentii	Angina Plaut-Vincent (Mischinfektion T. vincentii und Fusobacterium ssp.)	
T. bryantii		
T. phagedenis		
T. succinifaciens		

sind bei direktem Schleimhautkontakt, v.a. beim Geschlechtsverkehr gegeben; daneben gibt es auch Fälle von extragenitaler Übertragung [Hebammen, Hautärzte]; Treponema pallidum kann diaplazentar auf den Fetus und durch Bluttransfusionen übertragen werden; **Therapie**: alle Treponema pallidum-Stämme sind empfindlich gegenüber Penicillin* G, Cephalosporinen*, Tetracyclinen* und Makrolidantibiotika*; *s.a. Essay Syphilis S. 2077*

Treponema pallidum subspecies endemicum: → *Treponema endemicum*

Treponema pallidum subspecies pallidum: → *Treponema pallidum*

Treponema pallidum subspecies pertenue: → *Treponema pertenue*

Treponema pertenue (Ⓔ Treponema pertenue): ***Syn:*** *Treponema pallidum subspecies pertenue*; nicht venerisch übertragener Erreger der Frambösie*

Treponema vincentii (Ⓔ Treponema vincentii): ***Syn:*** *Borrelia vincentii*; Bakterium des Rachenraums; Miterreger der Plaut*-Vincent-Angina

Tre|po|ne|ma|in|fek|ti|on *f*: → *Treponematose*

Treponema-Pallidum-Hämagglutinationstest *m* (Ⓔ Treponema pallidum hemagglutination assay): ***Syn:*** *TPHA-Test*; spezifischer Syphilistest mit Schaferythrozyten; *s.a. Essay Syphilis S. 2077*

Treponema-Pallidum-Immobilisationstest *m* (Ⓔ Treponema pallidum immobilization test): ***Syn:*** *TPI-Test, Nelson-Test*; Syphilistest, bei dem Syphiliserreger durch Antikörper im Testserum immobilisiert werden; *s.a. Essay Syphilis S. 2077*

Tre|po|ne|ma|to|se *f* (Ⓔ treponematosis): ***Syn:*** *Treponemainfektion*; durch Treponema*-Species hervorgerufene systemische Infektionskrankheit; oft gleichgesetzt mit Syphilis*; *s.a. Frambösie, Pinta, Bejel*

Tre|po|ne|ma|zid *nt* (Ⓔ treponemicide): ***Syn:*** *Treponemizid*; treponemenabtötendes Mittel

tre|po|ne|ma|zid *adj* (Ⓔ treponemicidal): ***Syn:*** *treponemizid*; treponemenabtötend

Tre|po|ne|mi|zid *nt*: → *Treponemazid*

tre|po|ne|mi|zid *adj*: → *treponemazid*

Tre|ti|no|in *nt* (Ⓔ tretinoin): ***Syn:*** *Retinsäure, Vitamin A_1-Säure*; zur Therapie der Akne* verwendetes Dermatotherapeutikum

Trevor: David Trevor; 1906–1988; englischer Orthopäde (London)

Trevor-Syndrom *nt* (Ⓔ Trevor's disease): ***Syn:*** *Trevor-Erkrankung, Dysplasia epiphysealis hemimelica*; meist einseitige Knochen-Knorpelwucherung eines Gelenkes; betrifft Jungen häufiger als Mädchen [3:1]; führt zu Deformierung, Schmerzen und Behinderung; **Therapie**: operative Korrektur, evtl. Gelenkersatz

TRF *Abk.*: **1.** → *Thyreotropin-releasing-Faktor* **2.** → *Thyrotropin-releasing-Faktor* **3.** tubuläre Rejektionsfraktion

TRH *Abk.*: **1.** → *Thyreotropin-releasing-Hormon* **2.** → *Thyreotropin-releasing-Hormon* **3.** → *Thyrotropin-releasing-Hormon* **4.** Tyrosinhydroxylase

TRH-Test *m* (Ⓔ TRH test): Bestimmung des Serumspiegels von TSH vor und 30 Minuten nach i.v.-Gabe von TRH* bei Verdacht auf sekundäre oder tertiäre Hypothyreose* bei Hypophysenvorderlappeninsuffizienz* oder Erkrankungen des Hypothalamus

Tri *nt*: → *Trichlorethylen*

Tri-, tri- *präf.*: Wortelement mit der Bedeutung „drei/dreifach"

T_3-RIA *Abk.*: Triiodthyronin-Radioimmunoassay

T_4-RIA *Abk.*: Thyroxin-Radioimmunoassay

TRIAC *Abk.*: Triiodthyreoacetat

Tri|a|cyl|gly|ce|rin *nt* (Ⓔ triacylglycerol): ***Syn:*** *Triglycerid, Triglyzerid, Triacylglyzerin, Neutralfett*; Glycerinester, bei dem alle drei OH-Gruppen mit gesättigten oder ungesättigten Fettsäuren verestert sind; *s.a. Lipide, Fettsäuren, Fett*

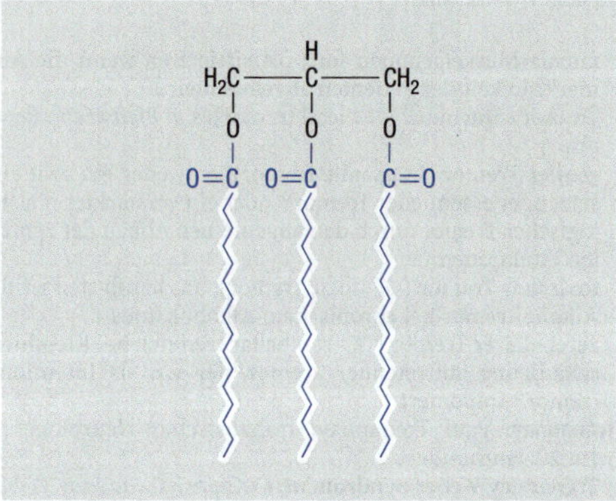

Abb. T62. Tripalmitoylglycerin

Tri|a|cyl|gly|ce|rin|li|pa|se *f* (Ⓔ triacylglycerol lipase): *s.u. Lipase*

Tri|a|cyl|gly|ze|rin *nt*: → *Triacylglycerin*

Tri|a|de *f*: → *Trilogie*

Triage *m* (Ⓔ triage): *s.u. Katastrophenmedizin*

Tri|am|ci|no|lon *nt* (Ⓔ triamcinolone): ***Syn:*** *9-Fluor-16α-hydroxyprednisolon*; fluorhaltiges Glucocorticoid* zur systemischen Corticoidbehandlung

Tri|am|te|ren *nt* (Ⓔ triamterene): kaliumsparendes Diuretikum*; **Anw.**: Hyperaldosteronismus* bei Leberzirrhose, Aszites*, kardiale, hepatische und nephrotische Ödeme

tri|an|gu|lär *adj* (Ⓔ triangular): dreieckig, dreiwink(e)lig, dreiseitig

Tri|an|gu|lum *nt* (Ⓔ triangle): ***Syn:*** *Dreieck, Trigonum*; dreieckige Struktur oder Fläche

Tri|as *f*: → *Trilogie*

Tri|a|to|ma me|gis|ta *f* (Ⓔ Triatoma megista): ***Syn:*** *brasilianische Schreitwanze, Panstrongylus megistus*; blutsaugende Raubwanze; Überträger von Trypanosoma* cruzi, dem Erreger der Chagas*-Krankheit

tri|a|to|mar *adj* (Ⓔ triatomic): dreiatomig, aus drei Atomen bestehend

Tri|a|zo|lam *nt* (Ⓔ triazolam): Benzodiazepin*; HWZ 2,3 h [4 h Metaboliten]; Hypnotikum*, Sedativum*

Tri|ba|die *f* (Ⓔ tribady): ***Syn:*** *lesbische Liebe, Lesbianismus, Sapphismus, weibliche Homosexualität*; sexuelle Beziehungen zwischen zwei oder mehreren Frauen

Tri|brom|me|than *nt* (Ⓔ bromoform): ***Syn:*** *Bromoform*; dem Chloroform* ähnliche, süßlich riechende toxische Flüssigkeit

Tri|bus *m* (Ⓔ tribe): (*biolog.*) Klasse; Stamm; nicht klar definierter Terminus, der nur selten verwendet wird

tric *Abk.*: trizentrisches Chromosom

Tri|car|bon|säu|re *f* (Ⓔ tricarboxylic acid): ***Syn:*** *Trikarbonsäure*; Carbonsäure* mit drei Carboxylgruppen, z.B. Citronensäure

Tri|car|bon|säu|re|zy|klus *m*: → *Citratzyklus*

Triceps-surae-Reflex *m*: → *Achillessehnenreflex*

TRIC-Gruppe *f*: → *Chlamydia trachomatis*

Trich-, trich- *präf.*: → *Tricho-*

-trich *suf.*: in Adjektiven verwendetes Wortelement mit der Bedeutung „-haarig"

Trich|al|gie *f* (Ⓔ trichalgia): schmerzhafte Berührungsempfindlichkeit der Haare

-trichia *suf.*: Wortelement mit der Bedeutung „Haar"

Tri|chi|a|sis *f, pl* **-ses** (Ⓔ trichiasis): Einwärtskehrung der Wimpern; führt zu mechanischer Reizung der Kornea und evtl. rezidivierenden Infektionen

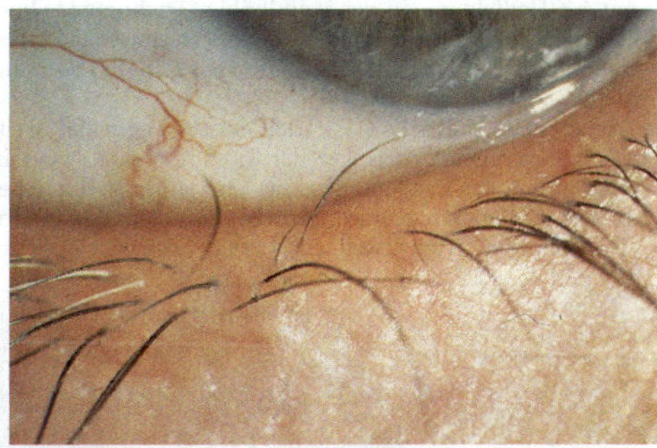

Abb. T63. Trichiasis

-trichie *suf.*: → *-trichia*

Tri|chi|lem|mal|zys|te *f* (Ⓔ trichilemmal cyst): ***Syn:*** *trichilemmale Zyste, Trichilemmzyste*; meist die Kopfhaut betreffende Zyste* eines Haarfollikels; enthält Hornzellmassen und Cholesterin: **Therapie:** Exzision

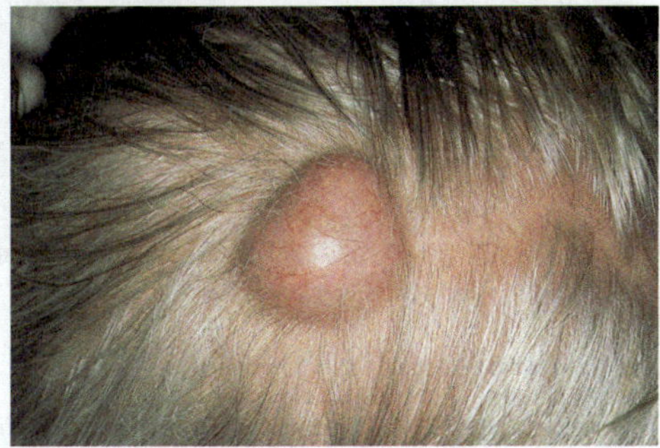

Abb. T64. Trichilemmalzyste

Tri|chi|lemm|zys|te *f*: → *Trichilemmalzyste*

Tri|chi|ne *f*: → *Trichinella spiralis*

Tri|chi|nel|la spi|ra|lis *f* (Ⓔ Trichinella spiralis): ***Syn:*** *Trichine, Darmtrichine*; zu den Nematoden* gehörender parasitärer Fadenwurm; kommt als Larve in der Muskulatur und als adulte Form im Dünndarm vor; Erreger der Trichinose*

Tri|chi|nel|li|a|sis *f, pl* **-ses**: → *Trichinose*

Tri|chi|nel|lo|se *f*: → *Trichinose*

Tri|chi|nen|be|fall *m*: → *Trichinose*

Tri|chi|nen|in|fek|ti|on *f*: → *Trichinose*

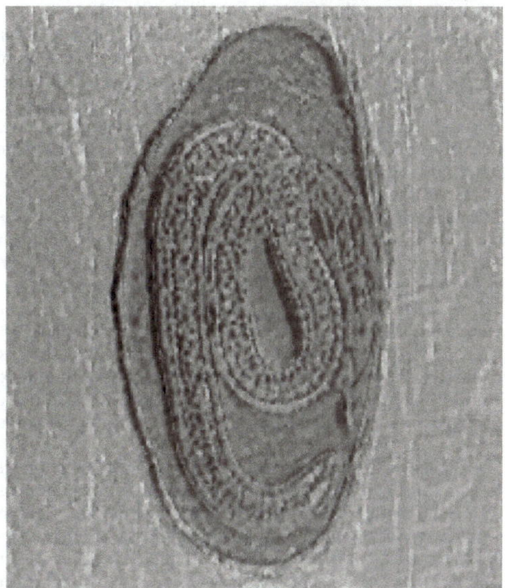

Abb. T65. Trichinella spiralis

tri|chi|no|phob *adj* (Ⓔ trichinophobic): Trichinophobie betreffend, durch sie gekennzeichnet

Tri|chi|no|pho|bie *f* (Ⓔ trichinophobia): krankhafte Angst vor einer Trichineninfektion

Tri|chi|no|se *f* (Ⓔ trichinosis): ***Syn:*** *Trichinenbefall, Trichineninfektion, Trichinose, Trichinellose, Trichinelliasis*; meldepflichtige Infektionskrankheit durch Aufnahme von Trichinen [**Trichinella spiralis**] mit der Nahrung [ungares Fleisch]; im Hauptstadium kommt es zum Befall der Muskulatur [**Muskeltrichinose**] mit evtl. lebensbedrohlicher Symptomatik; die **Klinik** ist durch Fieber, Ödeme, Muskelschmerzen, Durchfälle, Herzmuskelentzündung und rheuma-artige Beschwerden gekennzeichnet; **Diagnose**: direkter Nachweis der Larven im gequetschten Muskelpräparat; serologischer Nachweis spezifischer Antikörper [ELISA*, IFA*]

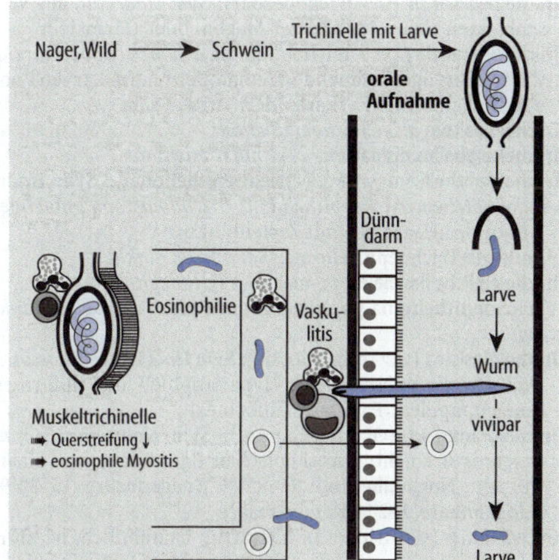

Abb. T66. Pathogenese der Trichinose

Tri|chi|tis *f, pl* **-ti|den** (Ⓔ trichitis): Haarbalgentzündung; meist nicht von Folliculitis* zu unterscheiden und deshalb mit ihr gleichgesetzt

tri|chi|tisch *adj* (Ⓔ trichitic): Haarbalgentzündung/Trichitis

T

betreffend, von ihr betroffen oder gekennzeichnet

Tri|chlor|a|cet|al|de|hyd *m* (Ⓔ trichloroacetaldehyde): ***Syn:*** *Chloral, Chloralanhydrat*; farblose Flüssigkeit; Grundstoff zur Herstellung von u.a. Trichloracetaldehydmonohydrat* und DDT*

Tri|chlor|a|cet|al|de|hyd|mo|no|hy|drat *nt* (Ⓔ chloral hydrate): ***Syn:*** *Chloralhydrat, Chloralum hydratum*; als Schlaf- und Beruhigungsmittel verwendetes Kristallpulver

Tri|chlor|ä|thy|len *nt*: → *Trichlorethylen*

Tri|chlor|es|sig|säu|re *f* (Ⓔ trichloroacetic acid): ***Syn:*** *Acidum trichloraceticum*; farblose, ätzende Kristalle mit leicht säuerlichem Geruch; leicht löslich in Wasser, Ethanol und Ether; **Anw.**: Ätzmittel bei Warzen; Keratolytikum*

2,2,2-Trichlor-1,1-ethandiol *nt*: → *Chloralhydrat*

Tri|chlor|e|thy|len *nt* (Ⓔ trichloroethylene): ***Syn:*** *Trichloräthylen, Tri, Ethylentrichlorid, Äthylentrichlorid*; klare, farblose Flüssigkeit; kaum löslisch in Wasser; mischbar mit Ethanol und Ether; wurde früher als Inhalationsanästhetikum verwendet; heute v.a. als Lösungsmittel in der Industrie eingesetzt

wird wegen seiner berauschenden Wirkung als Suchtmittel [*glue sniffing*] missbraucht; bei akuter Vergiftung kommt es zu rauschartiger Euphorie, Tremor, zunehmender Benommenheit, Narkose und schließlich Tod durch Atemstillstand

Tri|chlor|me|than *nt* (Ⓔ trichloromethane): ***Syn:*** *Chloroform*; Halogenwasserstoff mit narkotisierender Wirkung; klare, farblose Flüssigkeit mit süßlichem Geruch und Geschmack; **Anw.**: äußerlich zur Einreibung bei Rheuma oder Neuralgien; heute nicht mehr als Narkosemittel verwendet; weit verbreitet als Lösungsmittel in der Technik; **Toxizität**: bei chronischer Inhalation Blutdrucksenkung [Hypotonie], Herzmuskelschäden sowie Leberzellnekrose; bei akuter Vergiftung Atemlähmung, evtl. Kammerflimmern und Sekundentod

Tri|chlor|me|thi|a|zid *nt* (Ⓔ trichlormethiazide): orales Saluretikum* mit einer Halbwertzeit von 2–3 Stunden

1,1,1-Trichlor-2-methyl-2-propanol *nt*: → *Chlorobutanol*

Tri|chlor|ni|tro|me|than *nt* (Ⓔ trichlornitromethane): ***Syn:*** *Chlorpikrin*; ursprünglich chemischer Kampfstoff; heute zur Bekämpfung von Nematoden* eingesetzt

Tri|chlor|phen|o|xy|es|sig|säu|re *f* (Ⓔ trichlorophenoxyacetic acid): **Anw.**: Herbizid*, Entlaubungsmittel

Tricho-, tricho- *präf.*: Wortelement mit der Bedeutung „Haar"

Tri|cho|a|de|nom *nt*: → *Trichom*

Tri|cho|bac|te|ri|o|sis axil|la|ris *f*: → *Trichonocardiosis*

Tri|cho|be|zo|ar *m* (Ⓔ trichobezoar): ***Syn:*** *Haarball*; aus verschluckten Haaren gebildeter Magen- oder Darmstein

Tri|cho|bil|har|zia *f* (Ⓔ Trichobilharzia): ***Syn:*** *Pseudobilharzia*; v.a. Wasservögel befallende Trematoden*; ihre Larven können Ursache einer Zerkariendermatitis* sein

Tri|cho|blas|tom *nt*: → *Trichoepitheliom*

Tri|cho|ce|phal|us dis|par *m*: → *Trichuris trichiura*

Tri|cho|e|pi|the|li|om *nt* (Ⓔ trichoepithelioma): ***Syn:*** *Haarbalgknötchen, Trichoepithelioma, Trichoblastom*; gutartiger Tumor des Haarbalgs mit Zystenbildung

multiple Trichoepitheliome: → *Brooke-Krankheit*

Tri|cho|e|pi|the|li|o|ma *nt, pl* **-mata**: → *Trichoepitheliom*

Trichoepithelioma papulosum multiplex: → *Brooke-Krankheit*

Tri|cho|glos|sie *f* (Ⓔ trichoglossia): ***Syn:*** *Haarzunge, Glossotrichie, Lingua pilosa/villosa*; Hypertrophie* der filiformen Zungenpapillen [Papillae* filiformes]

Tri|cho|gramm *nt* (Ⓔ trichogram): ***Syn:*** *Haarwurzelstatus*; Ergebnis der lichtmikroskopischen Beurteilung von Haarwurzeln; **Normalbefund**: 75–85 % Anagenhaare, 15–20 % Telogenhaare, 1–2 % Katagenhaare

tri|cho|id *adj* (Ⓔ trichoid): haarartig, haarähnlich, haarförmig

Tri|cho|ki|ne|sis *f, pl* **-ses**: → *Trichotortosis*

Tri|cho|kla|sie *f* (Ⓔ trichoclasia): ***Syn:*** *Haarbruch*; Abbrechen der Haare durch mechanische oder chemische Schädigung; selten auch idiopathisch

Tri|cho|klas|tie *f*: → *Trichotillomanie*

Tri|chom *nt* (Ⓔ trichoma): ***Syn:*** *Trichoadenom*; gutartiger Tumor der Epithelzellen des Haarfollikels

Tri|cho|ma|la|zie *f* (Ⓔ trichomalacia): Haarschaftanomalie mit Aufweichung und Dissoziation der Haarschaftanteile, z.B. bei Trichotillomanie* oder als mechanisches Frisiertrauma

Tri|cho|ma|nie *f*: → *Trichotillomanie*

tri|cho|ma|tös *adj* (Ⓔ trichomatous): Trichom betreffend, trichomartig

Tri|cho|me|ga|lie *f* (Ⓔ trichomegaly): außergewöhnliche lange Augenwimpern

Trichomegalie-Syndrom *nt* (Ⓔ trichomegaly): ***Syn:*** *Syndrom der langen Wimpern, Oliver-McFarlane-Syndrom*; familiär gehäuft auftretendes Syndrom mit abnorm langen und kräftigen Wimpern, Pigmentmangel der Netzhaut [Retina], proportioniertem Minderwuchs und Wachstumsverzögerung

Tri|cho|mo|na|den|in|fek|ti|on *f*: → *Trichomoniasis*

Tri|cho|mo|na|den|kol|pi|tis *f, pl* **-ti|den** (Ⓔ vaginal trichomoniasis): *s.u. Trichomoniasis*

Tri|cho|mo|na|den|u|re|thri|tis *f, pl* **-ti|den** (Ⓔ trichomonal urethritis): *s.u. Trichomoniasis*

Tri|cho|mo|na|di|zid *nt*: → *Trichomonazid*

tri|cho|mo|na|di|zid *adj*: → *trichomonazid*

Tri|cho|mo|nas *f* (Ⓔ Trichomonas): parasitäre Flagellaten* mit 4–6 Geißeln, die in der Mundhöhle [**Trichomonas buccalis, Trichomonas tenax**], dem Darm [**Trichomonas intestinalis**] und der Scheide [**Trichomonas vaginalis**] vorkommen; *s.a. Trichomoniasis*

Trichomonas vaginalis (Ⓔ Trichomonas vaginalis): weltweit vorkommender Erreger der Trichomoniasis*, der in den Lumina des Urogenitaltraktes lebt; wird v.a. durch Sexualverkehr übertragen und kann bei Frauen und Männern eine Infektion [Trichomoniasis*] verursachen

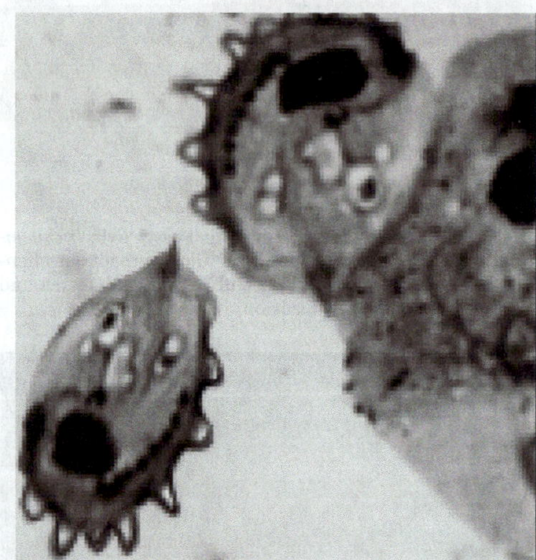

Abb. T67. Trichomonas vaginalis. Trophozoit im Vaginalsekret

Tri|cho|mo|nas|in|fek|ti|on *f*: → *Trichomoniasis*

Tri|cho|mo|na|sis *f*: → *Trichomoniasis*

Tri|cho|mo|na|zid *nt* (Ⓔ trichomonacide): ***Syn:*** *Trichomonadizid*; trichomonadenabtötendes Mittel

tri|cho|mo|na|zid *adj* (Ⓔ trichomonacidal): ***Syn:*** *trichomonadizid*; trichomonadenabtötend

Tri|cho|mo|ni|a|sis *f, pl* **-ses** (Ⓔ trichomoniasis): ***Syn:*** *Trichomonadeninfektion, Trichomonasinfektion, Trichomonasis*; weltweit verbreitete Entzündung des Urogenitaltraktes von Männern und Frauen durch Trichomonas* vaginalis; die WHO schätzt, dass jährlich 200 Millionen Infektionen auftreten; bei Änderung des normalen Scheidenmilieus [Hormone, Medikamente, Scheidenspülungen] kommt es zur Entwicklung einer **Trichomonadenkolpitis** mit typischem gelbgrünem Ausfluss aus der Scheide und quälendem Juckreiz; Männer werden beim Verkehr angesteckt und entwickeln meist eine Harnröhrenentzündung [**Trichomonadenurethritis**]; unbehandelt kommt es zu einer aufsteigenden Infektion, die sogar das Nierenbecken erreichen kann; **Therapie**: Imidazolpräparate [Metronidazol*, Tinidazol*, Ornidazol*] oral oder vaginal; Mitbehandlung des Partners!

Tri|cho|my|co|sis *f, pl* **-ses**: *→ Trichomykose*

Trichomycosis axillaris: *→ Trichonocardiosis*

Trichomycosis nodosa (Ⓔ Beigel's disease): ***Syn***: *weiße Piedra, Piedra alba, Beigel-Krankheit*; meist die Barthaare betreffende Pilzinfektion [Trichosporon* beigelii] der Haarbälge mit Knötchenbildung; **Klinik**: typische, weiße Haarknötchen; wenige Millimeter groß; perlschnurartig aufgereit; **Therapie**: Abschneiden bzw. Rasur der Haare

Trichomycosis palmellina: *→ Trichonocardiosis*

Tri|cho|my|ko|se *f* (Ⓔ trichomycosis): ***Syn***: *Trichomycosis*; Pilzerkrankung der Haare; kaum noch verwendeter Terminus

Tri|cho|no|car|di|o|sis *f, pl* **-ses** (Ⓔ trichonocardiosis): ***Syn***: *Trichonokardiose, Trichobacteriosis axillaris, Trichomycosis axillaris/palmellina*; durch mangelhafte Hygiene, Hyperhidrose* und feuchte Wärme erleichterte Besiedlung der Achselhaare mit normalen Korynebakterien [Corynebacterium tenuis] der Haut; es entstehen schwer abstreifbare Beläge, die gelb [Trichomycosis palmellina flava], rot [Trichomycosis palmellina rubra] oder schwarz [Trichomycosis palmellina nigra] sind; **Therapie**: Rasur, Körperpflege

Tri|cho|no|do|se *f* (Ⓔ trichonodosis): ***Syn***: *Trichonodose, Trichonodosis*; Verknotung der Haare ohne erkennbare Ursache oder als Folge eines chronisch-mechanischen Frisiertraumas

Tri|cho|no|do|sis *f, pl* **-ses**: *→ Trichonodose*

Tri|cho|no|kar|di|o|se *f*: *→ Trichonocardiosis*

Tri|cho|no|sis *f, pl* **-ses**: *→ Trichopathie*

Tri|cho|pa|thie *f* (Ⓔ trichopathy): ***Syn***: *Trichonosis, Trichose, Trichosis*; allgemeine Bezeichnung für Haarerkrankungen unabhängig von der Genese

Tri|cho|phy|tia *f*: *→ Trichophytie*

Trichophytia barbae: *→ Tinea barbae*

Trichophytia corporis: *→ Tinea corporis*

Trichophytia corporis superficialis: *→ Tinea imbricata*

Trichophytia profunda (Ⓔ Celsus' kerion): tiefe Hautpilzerkrankung durch Trichophyton* mentagrophytes oder verrucosum und andere Mikroporum- oder Trichophyton-Arten; *s.a. Trichophytia profunda barbae, Trichophytia profunda capitis*

Trichophytia profunda barbae: *→ Tinea barbae*

Trichophytia profunda capitis (Ⓔ Celsus' kerion): ***Syn***: *Tinea capitis profunda, Kerion Celsi*; v.a. Kinder befallende tiefe Hautpilzerkrankung im Kopfhaarbereich durch Trichophyton* mentagrophytes oder verrucosum und andere Mikroporum- oder Trichophyton-Arten; **Klinik**: typisch sind juckende, erhabene, gut abgegrenzte, purulente Herde; **Diagnose**: Pilznachweis an ausgezogenen Haaren, Kultur; **DD**: Furunkel*, Karbunkel*; **Therapie**: systemische Antimykotika [Itraconazol*, Fluconazol*], Antibiotika zur Verhinderung einer Sekundärinfektion; **Prognose**: unbehandelt Spontanabheilung mit Narben und Haarverlust nach Wochen bis Monaten

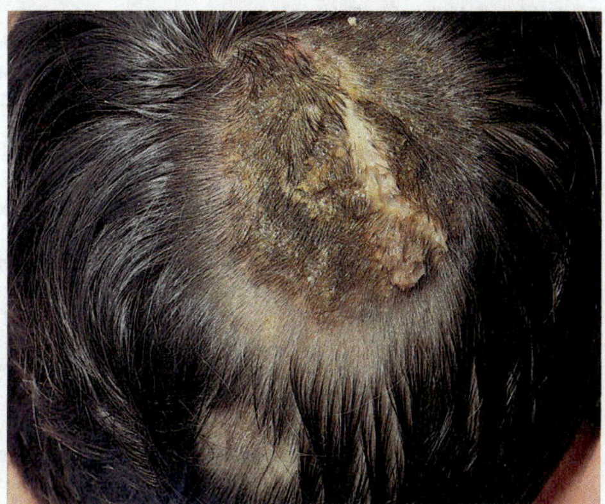

Abb. T68. Trichophytia profunda capitis

Tri|cho|phy|tid *nt* (Ⓔ trichophytid): allergische Hautreaktion [Mykid*] bei Trichophytie*

Tri|cho|phy|tie *f* (Ⓔ trichophytosis): ***Syn***: *Trichophytia, Trichophytose*; durch Trichophyton*-Species verursachte oberflächliche Hautpilzerkrankung, die auch Generalisieren kann; oft gleichgesetzt mit Tinea*

Tri|cho|phy|ton *nt* (Ⓔ Trichophyton): humanpathogene Pilze [Fungi* imperfecti], die Haut, Haare und Nägel befallen

Trichophyton concentricum (Ⓔ Trichophyton concentricum): Erreger der Tinea* imbricata

Trichophyton mentagrophytes (Ⓔ Trichophyton mentagrophytes): zusammen mit Trichophyton* rubrum häufigster Erreger von Dermatomykosen; befällt auch die behaarte Kopfhaut [Tinea* capitis]

Trichophyton rubrum (Ⓔ Trichophyton rubrum): nur beim Menschen vorkommender Dermatophyt; häufiger Erreger von Onychomykose* und Hautpilzerkrankungen [Tinea* pedis, Tinea* corporis]

Trichophyton schoenleinii (Ⓔ Trichophyton schoenleinii): v.a. im Mittelmeerraum und Afrika Erreger des Favus*

Trichophyton verrucosum (Ⓔ Trichophyton verrucosum): von Rindern oder Nagetieren auf den Menschen übertragener Erreger der Tinea* barbae oder Tinea* capitis

Tri|cho|phy|to|se *f*: *→ Trichophytie*

Tri|cho|po|li|o|dys|tro|phie *f* (Ⓔ steely hair syndrome): ***Syn***: *Menkes-Syndrom, Menkes-Stahlhaarkrankheit, Kraushaarsyndrom, kinky hair disease, Pili torti mit Kupfermangel*; seltene X-chromosomal-rezessive Störung der intestinalen Kupferresorption; führt zu allgemeinem Kupfermangel, Depigmentierung der Haut, follikulären Hyperkeratosen, Fehlen der Augenbrauen und Wimpern; charakteristisch sind brüchige, pigmentarme, um die eigene Achse gedrehte Haare [Pili torti]; dazu kommen Wachstumsstörungen und psychomotorische Retardierung; **Prognose**: meist Tod im 4. bis 5. Lebensjahr

Tri|cho|ptilo|se *f* (Ⓔ trichoptilosis): ***Syn***: *Haarspaltung, Trichoptilosis, Trichoschisis*; meist von der Spitze ausgehende Längsspaltung der Haare

Tri|cho|ptilo|sis *f*: *→ Trichoptilose*

Tri|chor|rhe|xis *f* (Ⓔ trichorrhexis): (abnorme) Brüchigkeit der Haare; kann angeboren oder erworben [mechanische/chemische Schädigung] sein

Trichorrhexis invaginata (Ⓔ trichorrhexis invaginata): ***Syn***: *Trichorrhexis-Syndrom, Bambushaare*; Verhornungsdefekt der Haare mit knotigen Auftreibungen; tritt isoliert oder als Teil des Netherton*-Syndroms auf; *s.a. Haarschaftanomalien*

Trichorrhexis nodosa (Ⓔ trichorrhexis nodosa): ***Syn***: *Haarknötchenkrankheit, Nodositas crinium*; Trichorrhexis mit knötchenförmiger Auftreibung und pinselförmiger Auffaserung der Haarenden; *s.a. Haarschaftanomalien*

Trichorrhexis-Syndrom *nt*: *→ Trichorrhexis invaginata*

Tri|cho|schi|sis *f, pl* **-ses**: *→ Trichoptilose*

Tri|cho|se *f*: **1.** *→ Trichopathie* **2.** *→ Trichiasis*

Tri|cho|sis *f, pl* **-ses**: **1.** *→ Trichopathie* **2.** *→ Trichiasis*

Tri|cho|sko|pie *f* (Ⓔ trichoscopy): Haaruntersuchung

Tri|cho|spo|rie *f* (Ⓔ tinea nodosa): ***Syn***: *Haarknötchenkrankheit, Piedra*; Pilzinfektion des Haarschaftes mit zahlreichen Knoten

Tri|cho|spo|ron *nt* (Ⓔ Trichosporon): ***Syn***: *Trichosporum, Proteomyces*; Gattung hefeartiger Sprosspilze; **Trichosporon asahii** und **Trichosporon mucoides** können systemische Infektionen, v.a. bei Leukämiepatienten verursachen; **Trichosporon hortai, cutaneum, inkin** und **ovoides** sind Erreger der Piedra* nigra

Trichosporon hortai (Ⓔ Piedraia hortai): ***Syn***: *Microsporon hortai, Piedraia hortai*; Erreger der Piedra* nigra

Tri|cho|spo|ron|in|fek|ti|on *f*: *→ Trichosporose*

Tri|cho|spo|ro|se *f* (Ⓔ trichosporosis): ***Syn***: *Trichosporoninfektion*; kutane oder systemische Mykose* durch Trichosporon*-Arten

T

Tri|cho|spo|rum *nt*: → *Trichosporon*

Tri|cho|sta|sis spi|nu|lo|sa *f* (Ⓔ trichostasis spinulosa): ***Syn:*** *Thysanothrix, Pinselhaare, Ichthyosis thysanotrichia, Lanogo-Comedonen, Trichostasis spinulosa*; v.a. im Alter vorkommende Retention von Haarbündeln in einem hyperkeratotischen Talgdrüsenfollikel; imponiert als dunkler Mitesser [Comedo]

Tri|cho|stron|gy|li|a|sis *f, pl* **-ses**: → *Trichostrongylose*

Tri|cho|stron|gy|lo|se *f* (Ⓔ trichostrongylosis): ***Syn:*** *Trichostrongylusinfektion, Trichostrongyliasis*; durch **Trichostrongylus** verursachte Wurmerkrankung des Menschen; in schweren Fällen kommt es zu Anämie und Auszehrung [Marasmus]

Tri|cho|stron|gy|lus *m* (Ⓔ Trichostrongylus): Nematodengattung, die häufig als Dünndarmparasit in Erscheinung tritt; die wichtigsten Vertreter sind **Trichostrongylus colubriformis** und **Trichostrongylus orientalis**; *s.a. Trichostrongylose*

Tri|cho|stron|gy|lus|in|fek|ti|on *f*: → *Trichostrongylose*

Tri|cho|til|lo|ma|nie *f* (Ⓔ trichotillomania): ***Syn:*** *Haarrupfsucht, Haarausreißen, Trichoklastie, Trichomanie*; zwanghaftes Ausrupfen der Haare

tri|cho|tom *adj* (Ⓔ trichotomous): dreigeteilt

Tri|cho|tor|to|sis *f, pl* **-ses** (Ⓔ twisted hairs): ***Syn:*** *Trichokinesis, Pili torti*; v.a. Mädchen betreffende, familiär gehäuft auftretende Verdrehung der Haare um die Längsachse

tri|chrom *adj* (Ⓔ trichromic): *(Farbensehen)* normalsichtig, euchrom

Tri|chro|ma|sie *f* (Ⓔ trichromatism): ***Syn:*** *Euchromasie*; normales Farbensehen, trichromatisches Sehen

anomale Trichromasie: → *Farbensinnstörung*

Trich|ter|be|cken *nt* (Ⓔ funnel-shaped pelvis): spitzzulaufendes Becken bei Kleinheit des Kreuzbeins

Trich|ter|brust *f* (Ⓔ funnel chest): ***Syn:*** *Pectus excavatum/infundibulum/recurvatum*; durch eine Einziehung und Eindellung des Brustbeins hervorgerufene Trichterform des Brustkorbs; kommt es zu Verdrängungserscheinungen des Herzen, muss das Brustbein operativ angehoben und mit Metallstäben fixiert werden

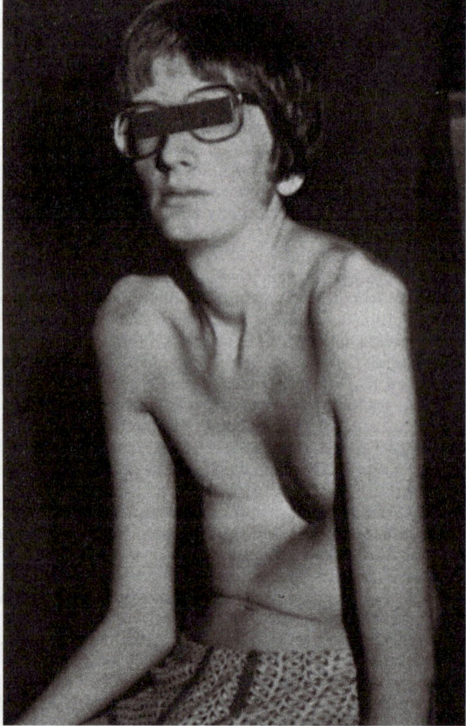

Abb. T69. Trichterbrust

Trich|ter|lap|pen *m* (Ⓔ infundibular part of adenohypophysis): ***Syn:*** *Pars tuberalis adenohypophysis, Pars infundibularis adenohypophysis*; Teil der Adenohypophyse*, der keine Hormone bildet

Tri|chu|ri|a|sis *f, pl* **-ses** (Ⓔ trichuriasis): ***Syn:*** *Peitschenwurmbefall, Peitschenwurminfektion, Trichurisbefall, Trichurisinfektion, Trichuriose*; durch den Peitschenwurm **Trichuris trichiura** verursachte, weltweit verbreitete Wurmkrankheit des Menschen; verläuft meist asymptomatisch oder als Durchfallerkrankung, die in schweren Fällen zu Anämie und Auszehrung [Marasmus] führt; **Diagnose:** Eiernachweis im Stuhl; **Therapie:** Mebendazol* für 3 Tage

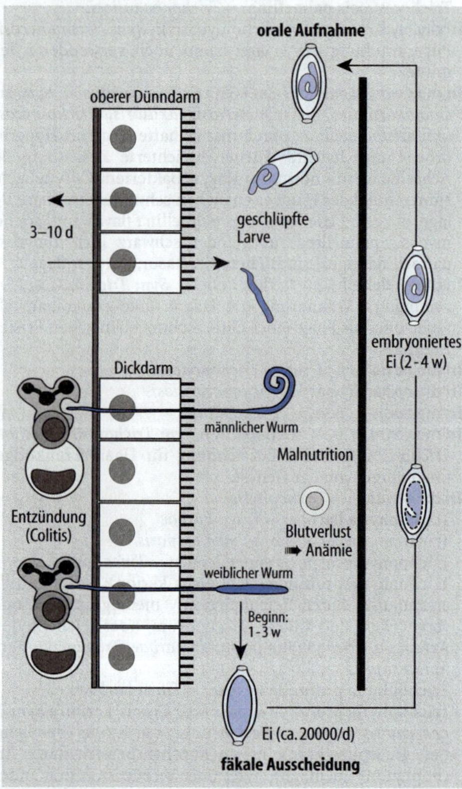

Abb. T70. Pathogenese der Trichuriasis

Tri|chu|ri|o|se *f*: → *Trichuriasis*

Tri|chu|ris|be|fall *m*: → *Trichuriasis*

Tri|chu|ris|in|fek|ti|on *f*: → *Trichuriasis*

Tri|chu|ris tri|chi|u|ra *f* (Ⓔ Trichuris trichiura): ***Syn:*** *Peitschenwurm, Trichocephalus dispar*; weltweit vorkommender parasitischer Rundwurm in Blinddarm und Wurmfortsatz; **Entwicklung:** *siehe Abb. T70*; Erreger der Trichuriasis*

Tri|cus|pi|da|lis *f*: → *Trikuspidalklappe*

tri|cy|clisch *adj*: → *trizyklisch*

tri|dak|tyl *adj* (Ⓔ tridactylous): Tridaktylie betreffend, von ihr betroffen oder gekennzeichnet, dreifingrig, dreizehig

Tri|dak|ty|lie *f* (Ⓔ tridactylism): ***Syn:*** *Dreifingrigkeit; Dreizehigkeit*; angeborene Fehlbildung mit nur drei Fingern oder Zehen

Trief|au|ge *nt*: → *Blepharitis marginalis*

Tri|flu|o|pe|ra|zin *nt* (Ⓔ trifluoperazine): Neuroleptikum*, Tranquilizer*, Antihistaminikum*

Tri|flu|or|me|thyl|pro|ma|zin *nt*: → *Triflupromazin*

Tri|flu|pe|ri|dol *nt* (Ⓔ trifluperidol): Butyrophenon; **Anw.:** Neuroleptikum*

Tri|flu|pro|ma|zin *nt* (Ⓔ triflupromazine): ***Syn:*** *Trifluormethylpromazin*; Phenothiazinderivat, Neuroleptikum* mit zen-

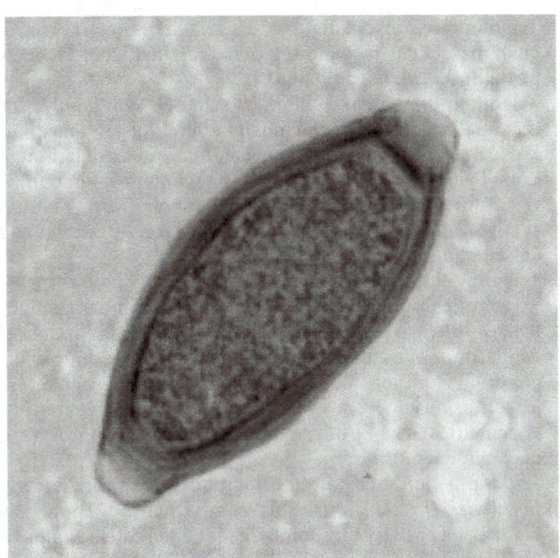

Abb. T71. Trichuris trichiura. Ei im Stuhl

tral dämpfender, anxiolytischer, antiemetischer, antipsychotischer und sedierender Wirkung; **Anw.**: Angst- und Erregungszustände, akute Psychosen, starkes Erbrechen, anhaltender Schluckauf, Neuroleptanalgesie*

Trilflulrildin *nt* (Ⓔ trifluridine): Virostatikum*; **Anw.**: Herpesinfektionen der Augenhornhaut

Trilfolkallglas *nt*: →*Trifokallinse*

Trilfolkallinlse *f* (Ⓔ trifocal lens): ***Syn:*** *Dreistärkenlinse, Dreistärkenglas, Trifokalglas*; Linse mit drei verschiedenen Zonen mit verschiedenen optischen Eigenschaften

Trilfurlkaltion *f* (Ⓔ popliteal trifurcation): *s.u. Arteria poplitea*

trilgelminal *adj* (Ⓔ trigeminal): dreifach; Nervus* trigeminus betreffend

Trilgelminie *f* (Ⓔ trigeminy): Herzrhythmusstörung mit zwei Extrasystolen nach jeder normalen Systole

Trilgelminus *m* (Ⓔ **1.** triplet **2.** trigeminal nerve): **1.** Drilling **2.** ***Syn:*** *Drillingsnerv, V. Hirnnerv, Nervus trigeminus*; gemischter Hirnnerv, dessen Kerne [Nucleus* principalis, spinalis, mesencephalicus und motorius nervi trigemini] sensibel die Gesichtshaut sowie die Binde- und Hornhaut des Auges, die Schleimhaut der Mund- und Nasenhöhle und die Zähne, motorisch die Kau- und Mundbodenmuskulatur und den Musculus tensor tympani versorgen; der Trigeminus verlässt das Gehirn seitlich der Brücke [Pons*] und zieht zum Ganglion* trigeminale im Cavum* trigeminale, wo er sich in seine drei Endäste, Nervus* ophthalmicus, maxillaris und mandibularis, aufteilt

Trilgelminuslast, dritlter *m*: →*Nervus mandibularis*

Trilgelminuslast, erslter *m*: →*Nervus ophthalmicus*

Trilgelminuslast, zweilter *m*: →*Nervus maxillaris*

Trilgelminuslkern, moltolrilscher *m* (Ⓔ motor nucleus of trigeminal nerve): ***Syn:*** *Nucleus motorius nervi trigemini*; ca. 4 mm langer Kern in der Brücke [Pons*], von dem die motorischen Fasern zu den Kaumuskeln, der Mundbodenmuskulatur und dem Musculus* tensor tympani ausgehen

Trilgelminuslkern, olbelrer *m* (Ⓔ mesencephalic nucleus of trigeminal nerve): ***Syn:*** *Nucleus mesencephalicus nervi trigeminalis*; Mittelhirnkern des Nervus* trigeminus; empfängt viszeroafferent Fasern aus den Muskelspindeln der Kaumuskulatur

Trilgelminuslkern, spilnaller *m* (Ⓔ spinal nucleus of trigeminal nerve): ***Syn:*** *Nucleus spinalis nervi trigemini, unterer Trigeminuskern*; langgesteckter somato- und viszeroafferenter Kern des Nervus* trigeminus für die Schmerz- und Temperaturempfindung der Gesichtsoberfläche; besteht aus der **Pars caudalis**, die drei Unterkerne [**Subnucleus zonalis, gelatinosus** und **magnocellularis**] enthält, und der **Pars interpolaris**

Trilgelminuslkern, unltelrer *m*: →*Trigeminuskern, spinaler*

Trilgelminuslneurlallgie *f* (Ⓔ trigeminal neuralgia): ***Syn:*** *Neuralgia trigeminalis*; fast immer einseitige, heftige Schmerzattacken im Versorgungsgebiet der Äste des Nervus* trigeminus; typisch sind das anfallsartige Auftreten, das Vorhandensein von **Triggerpunkten** oder **Triggerzonen**, deren Reizung die Schmerzattacke auslösen kann, und das Fehlen von Sensibilitätsstörungen im Intervall

essentielle Trigeminusneuralgie: →*idiopathische Trigeminusneuralgie*

idiopathische Trigeminusneuralgie (Ⓔ tic douloureux): ***Syn:*** *essentielle Trigeminusneuralgie, Tic douloureux*; die Schmerzattacke tritt blitzartig auf und der Schmerz ist heftig, brennend und auf das Versorgungsgebiet von einem oder zwei Trigeminusästen begrenzt; die mimischen Muskeln in diesem Versorgungsgebiet kontrahieren sich tonisch oder klonisch; direkt nach dem Schmerzanfall kommt es zur Rötung des entsprechenden Hautbezirkes und Sekretion der Drüsen; ist der **Nervus ophthalmicus** betroffen, strahlt der Schmerz in die Stirn, Scheitelregion und das Auge ein [*s.a. Nasoziliarneuralgie*]; beim **Nervus maxillaris** sind Oberlippe, Nasenflügel und -schleimhaut, Gaumen und Oberkieferzähne betroffen; Neuralgie des **Nervus mandibularis** betrifft Unterlippe, Zunge und Unterkiefer

Verlauf: Frauen sind doppelt so häufig betroffen wie Männer; die rechte Gesichtshälfte ist wesentlich häufiger betroffen als die linke; der Beginn liegt meist in der 2. Lebenshälfte; anfänglich treten die Attacken nur sporadisch und im Abstand von Wochen oder Monaten auf; die Häufigkeit nimmt langsam zu und kann bis zu mehrere Anfälle pro Tag betragen; nachts oder im Schlaf sind die Patienten meist verschont; anfangs treten die Anfälle spontan auf, später werden sie mehr und mehr durch äußere Reize [Kauen, Trinken, Sprechen, Luftzug, Waschen] ausgelöst und die Patienten machen deshalb einen ängstlich-angespannten oder resigniert-depressiven Eindruck; **Therapie**: zunächst medikamentös mit Carbamazepin*, Gabapentin*, Phenytoin* oder Clonazepam*; bei Versagen **neurovaskuläre Dekompression nach Janetta** bei vaskulärer Kompression der Trigeminuswurzel [Erfolgsrate bis zu 80 %] oder Thermokoagulation des Ganglion* trigeminale

symptomatische Trigeminusneuralgie (Ⓔ symptomatic trigeminal neuralgia): im Gegensatz zur typischen Trigeminusneuralgie sind die Schmerzen nicht auf das Versorgungsgebiet eines oder mehrerer Trigeminusäste beschränkt und die typische blitzartige Anfallssymptomatik fehlt ebenfalls; die Ursache liegt meist in Knochenprozessen im Bereich der Schädelbasis [Morbus* Paget; Epipharynxkarzinom]

Trilgelminuslpalrallylse *f* (Ⓔ trigeminal paralysis): Lähmung des Nervus* trigeminus

Trilgelminuslwurlzel, moltolrilsche *f* (Ⓔ motor root of trigeminal nerve): ***Syn:*** *Radix motoria nervi trigemini*; motorische Wurzel des Nervus* trigeminus, die mit ihren Ästen die Kau- und Mundbodenmuskulatur und den Musculus* tensor tympani versorgt

Trilgelminuslwurlzel, senlsiblle *f* (Ⓔ sensory root of trigeminal nerve): ***Syn:*** *Radix sensoria nervi trigemini*; die sensible Wurzel des Nervus* trigeminus versorgt die Gesichtshaut sowie die Binde- und Hornhaut des Auges, die Schleimhaut der Mund- und Nasenhöhle und die Zähne

Triglger *m* (Ⓔ trigger): Auslöser

Trigger-Finger *m*: →*schnellender Finger*

Triglgerlpunkt *m* (Ⓔ trigger point): Reizpunkt, der bei Berührung Schmerzen auslöst

Triglgerlzolne *f* (Ⓔ trigger zone): Gesichtsareal, das bei Druck eine Trigeminusneuralgie* auslösen kann

Trilglylcelrid *nt*: →*Triacylglycerin*

TRIGLYME *Abk.*: Triethylenglykoldimethylether

Trilglylzelrid *nt*: →*Triacylglycerin*

Trilglylzelridlälmie *f*: →*Hypertriglyzeridämie*

endogene/kohlenhydratinduzierte Triglyzeridämie: →*familiäre Hypertriglyzeridämie*

Trilgolnekltolmie *f* (Ⓔ trigonectomy): Ausschneidung des Blasendreiecks [Trigonum* vesicae]

Trigonella foenum-graecum *f*: →*Bockshornklee*

Trilgolniltis *f, pl* **-tilden** (Ⓔ trigonitis): Entzündung des Bla-

T

sendreiecks [Trigonum* vesicae]

tri|go|ni|tisch *adj* (Ⓔ trigonitic): Trigonitis betreffend, von ihr betroffen oder gekennzeichnet

tri|go|no|ze|phal *adj* (Ⓔ trigonocephalic): Trigonozephalie betreffend, von ihr betroffen oder gekennzeichnet

Tri|go|no|ze|pha|lie *f* (Ⓔ trigonocephaly): Schädelfehlbildung mit Ausbildung eines Dreieckschädels bei vorzeitiger Fusion des Stirnbeins

Tri|go|num *nt, pl* **-na** (Ⓔ trigone): Dreieck, dreieckige Struktur oder Fläche

Trigonum auscultationis (Ⓔ auscultatory triangle): vom Seitenrand des Musculus* trapezius, dem Innenrand des Musculus* rhomboideus major und dem Oberrand des Musculus* latissimus dorsi begrenztes Dreieck auf dem Rücken

Trigonum caroticum (Ⓔ carotid triangle): ***Syn:*** *Karotisdreieck*; muskulär begrenztes Dreieck [*kranial*: Venter posterior musculi digastrici; *dorsolateral*: Musculus sternocleidomastoideus; *ventromedial*: Venter superior musculi omohyoidei] am Hals; Teilungsort der Arteria* carotis communis in Arteria* carotis externa und interna; die Radix superior der Ansa* cervicalis zieht zwischen Arteria* carotis externa und interna durch das Karotisdreieck; Teil des vorderen Halsdreiecks [Trigonum* cervicale anterius]

Trigonum cervicale anterius (Ⓔ anterior cervical triangle): ***Syn:*** *vorderes Halsdreieck, Regio cervicalis anterior, Trigonum colli anterius*; dreieckiger Bezirk, dessen Spitze auf dem Manubrium* sterni steht und dessen Basis vom Unterkiefer [Mandibula*] gebildet wird; der Vorderrand des Musculus* sternocleidomastoideus bildet die Seiten des Dreiecks; wird in vier Teile unterteilt: Trigonum* submandibulare, caroticum, omotracheale und submentale

Trigonum cervicale posterius (Ⓔ posterior cervical triangle): ***Syn:*** *hinteres Halsdreieck, Trigonum colli posterius, Regio cervicalis lateralis, Trigonum colli laterale*; dreieckiger Bezirk, der vorne vom Hinterrand des Musculus* sternocleidomastoideus, hinten durch den Musculus* trapezius und unten durch den Venter anterior des Musculus* digastricus begrenzt wird; enthält die Fossa* supraclavicularis major und das Trigonum* omoclaviculare

Trigonum clavipectorale (Ⓔ clavipectoral triangle): ***Syn:*** *Trigonum deltopectorale*; dreieckige Grube unterhalb des äußeren Endes des Schlüsselbeins [Clavicula]; wird oben vom Schlüsselbein, seitlich vom Musculus* deltoideus und innen vom Musculus* pectoralis major begrenzt; enthält die Mohrenheim-Grube [Fossa infraclavicularis], in der die Vena* cephalica verläuft; in der Tiefe liegen Vena* und Arteria* axillaris sowie der Plexus* brachialis

Trigonum collaterale (Ⓔ collateral trigone of lateral ventricle): dreieckige Erhebung am Boden des Seitenventrikels [Ventriculus* lateralis]

Trigonum colli anterius: → *Trigonum cervicale anterius*

Trigonum colli laterale: → *Trigonum cervicale posterius*

Trigonum colli posterius: → *Trigonum cervicale posterius*

Trigonum deltopectorale: → *Trigonum clavipectorale*

Trigonum femorale (Ⓔ femoral triangle): ***Syn:*** *Schenkeldreieck, Scarpa-Dreieck*; dreiseitige Grube auf der oberen Innenseite des Oberschenkels; wird vom Leistenband [Ligamentum* inguinale] und den Musculi* sartorius und adductor longus begrenzt

Trigonum femoris (Ⓔ femoral trigone): der dreieckige Hautbezirk über dem Trigonum* femorale

Trigonum fibrosum dextrum (Ⓔ right fibrous trigone of heart): dreieckiger, aus Faserknorpel bestehender Teil des Herzskeletts zwischen rechtem Vorhof und rechter Kammer

Trigonum fibrosum sinistrum (Ⓔ left fibrous trigone of heart): dreieckiger, aus Faserknorpel bestehender Teil des Herzskeletts zwischen linkem Vorhof und linker Kammer

Trigonum habenulare (Ⓔ habenular trigone): paariger Seitenabschnitt der Habenula*; die Commissura* habenularum verbindet die beiden Trigona

Trigonum inguinale (Ⓔ inguinal triangle): dreieckiges Bauchfellfeld zwischen Leistenband [Ligamentum* inguinale], Plica* umbilicalis lateralis und lateralem Rand des Musculus* rectus abdominis

Trigonum lemnisci lateralis (Ⓔ trigone of lateral lemniscus): dreieckige Vorwölbung der seitlichen Oberfläche des Mittelhirns [Mesencephalon*]

Trigonum lumbale (Ⓔ lumbar triangle): ***Syn:*** *Lumbaldreieck, Petit-Dreieck*; vom Darmbeinkamm [Crista* iliaca] und Musculus* obliquus externus abdominis und latissimus dorsi begrenztes Dreieck; da die Bauchwand in diesem Bereich nur muskelschwach ist, kann es zur Hernienbildung [Petit*-Hernie] oder zum Durchbruch von Abszessen nach außen kommen

Trigonum lumbale inferius: → *Trigonum lumbale*

Trigonum lumbale superius (Ⓔ superior lumbar triangle): ***Syn:*** *Grynfeltt-Dreieck*; dreieckige Muskellücke zwischen 12. Rippe und Musculus* obliquus internus abdominis und quadratus lumborum; da die Bauchwand in diesem Bereich nur muskelschwach ist, kann es zur Hernienbildung [Grynfeltt*-Hernie] oder zum Durchbruch von Abszessen nach außen kommen

Trigonum lumbocostale (Ⓔ lombocostal triangle): ***Syn:*** *Bochdalek-Dreieck*; Muskellücke zwischen 12. Rippe und den Partes costalis und lumbalis des Zwerchfells; kann zur Hernienbildung [Bochdalek*-Hernie] führen

Trigonum musculare: → *Trigonum omoclaviculare*

Trigonum nervi hypoglossi (Ⓔ trigone of hypoglossal nerve): *s.u. Rautengrube*

Trigonum nervi vagi (Ⓔ trigone of vagus nerve): *s.u. Rautengrube*

Trigonum olfactorium (Ⓔ olfactory trigone): dreieckige Verbreiterung am Ende des Tractus* olfactorius, die von den beiden Striae* olfactoriae medialis und lateralis umfasst wird

Trigonum omoclaviculare (Ⓔ omoclavicular triangle): ***Syn:*** *Trigonum musculare*; Dreieck zwischen Schlüsselbein [unten], Rand des Musculus* sternocleidomastoideus [medial] und Venter* inferior musculi omohyoidei [laterokranial], das durch die **Fascia omoclavicularis** in zwei Etagen gegliedert wird; in der oberflächlichen Etage verlaufen die vorderen Äste der Nervi* supraclaviculares und die Vena* jugularis externa; in der tieferen Etage liegen Arteria* subclavia, Arteria* und Vena* cervicalis profunda, Truncus* subclavius, Nervus* phrenicus, Plexus* brachialis, Ductus* thoracicus und die Nodi* lymphoidei supraclaviculares

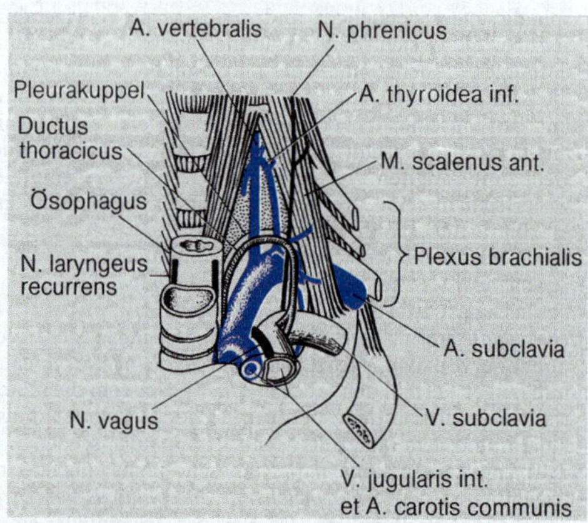

Abb. T72. Topographie des Trigonum omoclaviculare

Trigonum omotracheale (Ⓔ omotracheal triangle): ***Syn:*** *Trigonum musculare*; Dreieck auf der Halsvorderseite; wird inferolateral vom Vorderrand des Musculus* sternocleidomastoideus begrenzt und superolateral vom Venter superior des Musculus* omohyoideus; die Medianlinie des Halses bildet die mittlere Begrenzung; unter ihm liegen Kehlkopf und Schilddrüse; Teil des vorderen Halsdreiecks [Trigonum* cervicale anterius]

Trigonum retromolare (Ⓔ retromolar triangle): dreieckiger, poröser Knochenabschnitt hinter dem letzten Molaren des Unterkiefers

Trigonum sternocostale (Ⓔ sternocostal triangle): ***Syn:*** *Larrey-Spalte*; Muskellücke zwischen den Partes costalis und sternalis des Zwerchfells; kann zur Hernienbildung [Larrey*-Hernie] führen

Trigonum submandibulare (Ⓔ submandibular triangle): ***Syn:*** *Unterkieferdreieck*; vom Musculus* digastricus und der Mandibula gebildetes Dreieck, in dem die Unterzungendrüse [Glandula submandibulare] liegt; die Arteria* und Vena* facialis und der Nervus* mylohyoideus ziehen durch das Unterkieferdreieck; Teil des vorderen Halsdreiecks [Trigonum* cervicale anterius]

Trigonum submentale (Ⓔ submental triangle): über dem Musculus* mylohyoideus liegendes Dreieck, das vom Zungenbein [Os* hyoideum], dem Venter anterior des Musculus digastricus und der Medianlinie begrenzt wird; Teil des vorderen Halsdreiecks [Trigonum* cervicale anterius]

Trigonum vagale: → *Trigonum nervi vagi*

Trigonum vesicae (Ⓔ vesical triangle): ***Syn:*** *Harnblasendreieck, Blasendreieck, Lieutaud-Dreieck*; von den beiden Harnleitermündungen und dem Harnröhrenabgang gebildetes Dreieck am Boden der Harnblase* [Vesica urinaria]

Trigonum vesicae Lieutaudi: veraltet für → *Trigonum vesicae*

Tri|go|num|zys|ti|tis *f* (Ⓔ cystitis of urinary trigone): *s.u. Gonorrhoe*

Tri|he|xi|phe|ni|dyl *nt* (Ⓔ trihexyphenidyl): Anticholinergikum*; **Anw.**: Parkinson-Krankheit

Tri|he|xy|phe|ni|dyl *nt* (Ⓔ trihexyphenidyl): Parasympatholytikum*, Antiparkinsonmittel* mit vorwiegend zentraler anticholinerger Wirkung

2,6,8-Trihydroxypurin *nt*: → *Harnsäure*

Tri|iod|thy|ro|nin *nt* (Ⓔ triiodothyronine): ***Syn:*** *Trijodthyronin, Liothyronin*; iodhaltiges Schilddrüsenhormon, das durch Iodierung von Tyrosylresten an Thyreoglobulin* entsteht; Triiodthyronin ist biologisch dreifach aktiver als Thyroxin*, aus dem es auch in Leber und Niere gebildet wird; die Schilddrüsenhormone aktivieren den Stoffwechsel [z.B. Gluconeogenese, Glykogenolyse, Liponeogenese], fördern das Wachstum [Stimulation der Synthese von Wachstumshormon, direkte Wirkung am Knochen], verringern den peripheren Gefäßwiderstand, erhöhen die Kontraktilität der Herzmuskulatur und haben einen positiv chronotropen Effekt am Herzen; *s.a. Hypothyreose, Hyperthyreose*

inaktives Triiodthyronin: → *reverses Triiodthyronin*

reverses Triiodthyronin (Ⓔ reverse triiodothyronine): ***Syn:*** *inaktives Triiodthyronin*; biologisch inaktives 3,3',5'-Triiodthyronin; entsteht in der Peripherie aus Thyroxin*

Tri|jod|thy|ro|nin *nt*: → *Triiodthyronin*

Tri|kar|bon|säu|re *f*: → *Tricarbonsäure*

Tri|ke|to|hyd|rin|den|hyd|rat *nt*: → *Ninhydrin*

tri|kus|pi|dal *adj* (Ⓔ tricuspid): dreizipfelig; Trikuspidalklappe betreffend

Tri|kus|pi|dal|a|tre|sie *f* (Ⓔ tricuspid atresia): ***Syn:*** *Trikuspidalklappenatresie*; angeborenes Fehlen der Trikuspidalklappe* [ca. 3 % aller kongenitalen Herzfehler]; durch das Fehlen einer Verbindung zwischen rechtem Vorhof und rechter Kammer sind die Säuglinge nur lebensfähig, wenn ein Vorhofseptumdefekt* und ein Ventrikelseptumdefekt* oder ein persistierender Ductus* arteriosus vorliegt; die großen Gefäße können normal [**ventrikuloarterielle Konkordanz**] oder transponiert [**ventrikuloarterielle Diskordanz**] aus dem jeweiligen Ventrikel entspringen; oft ist auch die aus dem rechten Ventrikel entspringende Arterie eingeengt oder hypoplastisch [Pulmonalstenose oder hypoplastische Pulmonalarterien bzw. Aortenisthmusstenose oder hypoplastische Aorta]; die Größe des rechten Ventrikels hängt von der Größe des Ventrikelseptumdefektes ab; je kleiner der Defekt und damit das Shuntvolumen, desto kleiner ist der Ventrikel [hypoplastischer rechter Ventrikel]
Klinik: direkt nach der Geburt einsetzende Zyanose durch den Rechts-Links-Shunt auf Vorhofebene; **Diagnose**: Echokardiographie, Herzkatheter, Thoraxröntgen; **Therapie**: eine anatomische Korrektur ist nicht möglich; anfangs Schaffung eines aortopulmonales Shunts, der später durch einen cavopulmonalen Shunt [Glenn-Operation] ersetzt wird; dabei wird die Vena cava superior mit der rechten Pulmonalarterie verbunden; nach dem 2. Lebensjahr kann eine **Fontan-Operation** durchgeführt werden, bei der entweder der rechte Vorhof oder die beiden Venae cavae mit

Tab. T74. Plasmakonzentration der Schilddrüsenhormone

	Konzentration Gesamt	Frei
Thyroxin T_4	4,5–10 × 10^3 ng/dl (60–140 nmol/l)	0,8–2 ng/dl (10–25 pmol/l)
Triiodthyronin T_3	100–200 ng/dl (1,5–3,5 nmol/l)	0,25–0,6 ng/dl (4–9 pmol/l)

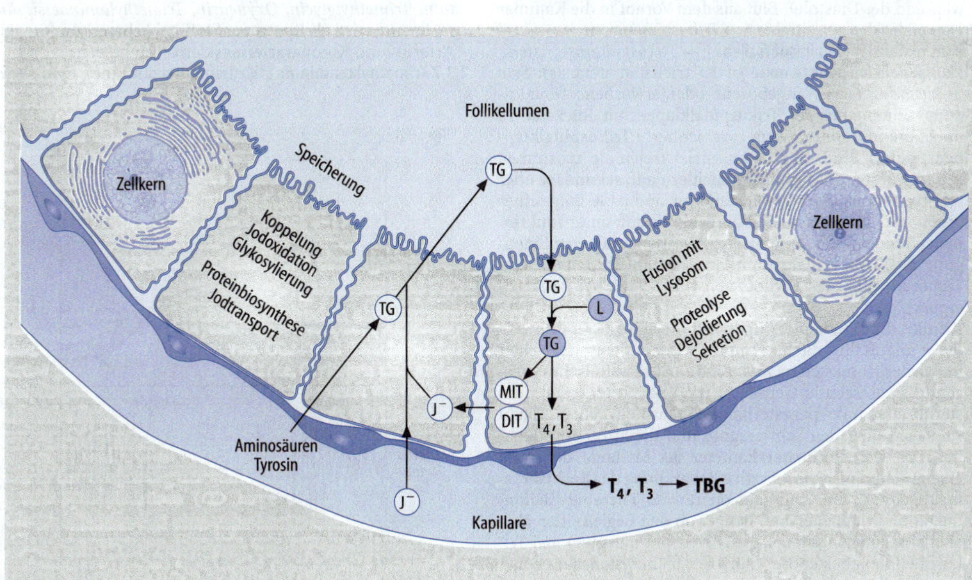

Abb. T73. Biosynthese der Schilddrüsenhormone

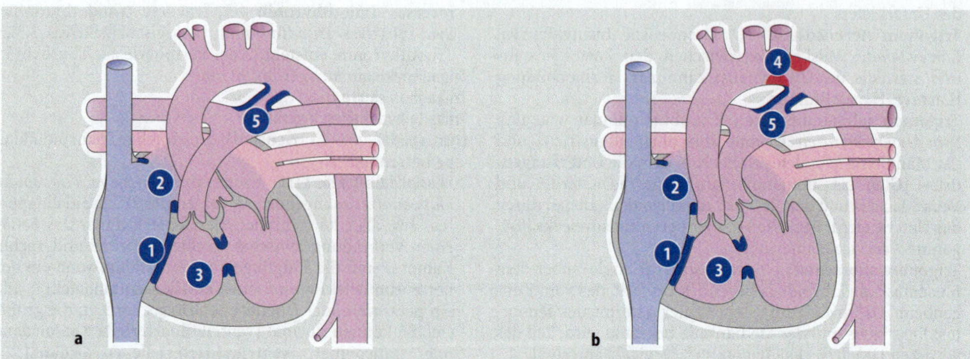

Abb. T75. Trikuspidalatresie. **a** normaler Ursprung der großen Gefäße, **b** Transposition der großen Gefäße

der Pulmonalarterie verbunden werden [auch als **Kreislauftrennung** oder **totale cavopulmonale Konnektion** bezeichnet]

Tri|kus|pi|dal|in|suf|fi|zi|enz *f* (Ⓔ tricuspid regurgitation): ***Syn:*** *Trikuspidalklappeninsuffizienz, Trikuspidalisinsuffizienz*; meist erworbene Schlussunfähigkeit der Trikuspidalklappe*, v.a. als funktionelle Trikuspidalinsuffizienz bei Dilatation des Klappenrings bei Rechtsherzvergrößerung bei pulmonaler Hypertonie; tritt selten isoliert auf, sondern ist fast immer mit Mitralklappenfehlern kombiniert; führt zu systolischem Rückstrom von Blut in den rechten Vorhof, venöser Einflussstauung und Hepatomegalie*; **Klinik:** Jugularvenenpuls, Lebervergrößerung mit systolischer Pulsation, Aszites* und periphere Ödeme; bei der Auskultation evtl. holosystolisches, bandförmiges, hochfrequentes Rückstromgeräusch mit Punctum maximum in Höhe der 6. Rippe am rechten Sternalrand; **Therapie:** chirurgische Korrektur durch Anulorhaphie* oder Klappenersatz

Tri|kus|pi|da|lis *f*: *→ Trikuspidalklappe*

Tri|kus|pi|da|lis|in|suf|fi|zi|enz *f*: *→ Trikuspidalinsuffizienz*

Tri|kus|pi|dal|klap|pe *f* (Ⓔ tricuspid valve): ***Syn:*** *Tricuspidalis, Trikuspidalis, Valva atrioventricularis dextra, Valva tricuspidalis*; aus drei Segelklappen [Cuspis* anterior, posterior und septalis] bestehende Herzklappe zwischen rechtem Vorhof und rechter Kammer; verhindert während der Systole* den Rückstrom von Blut in den Vorhof und lässt während der Diastole* Blut aus dem Vorhof in die Kammer

Tri|kus|pi|dal|klap|pen|a|tre|sie *f*: *→ Trikuspidalatresie*

Tri|kus|pi|dal|klap|pen|in|suf|fi|zi|enz *f*: *→ Trikuspidalinsuffizienz*

Tri|kus|pi|dal|klap|pen|ste|no|se *f* (Ⓔ tricuspid stenosis): ***Syn:*** *Trikuspidalstenose*; angeborene oder erworbene [Entzündung] Einengung der Trikuspidalklappe mit Rückstau in die obere und untere Vena cava; **isolierte Trikuspidalklappenstenosen** sind sehr selten, meist treten sie zusammen mit Mitral- und Aortenklappenfehlern auf; **sekundäre** oder **relative Trikuspidalklappenstenosen** sind i.d.R. Folge eines erhöhten Blutvolumens im Lungenkreislauf; unter **funktioneller Trikuspidalklappenstenose** versteht man eine Einengung des Trikuspidalostiums [z.B. durch Thromben oder Tumoren] oder des Vorhofs von außen [z.B. bei Perikarderguss]

Klinik: die Trikuspidalklappenstenose verläuft klinisch meist unauffällig, da die Symptome der anderen Herzfehler im Vordergrund stehen; **Auskultation:** präsystolisches Crescendo-Decrescendo-Geräusch im 4.–5. Interkostalraum sternal und links parasternal; **Echokardiographie:** erlaubt Aussagen über den Schweregrad und die Strömungsdynamik; hat den **Rechtsherzkatheter** als Methode der Wahl ersetzt; **Therapie:** konservative Behandlung der Rechtsherzinsuffizienz*; die Frage der operativen Therapie [Ballondilatation, Klappenersatz] hängt von den Begleitvitien ab

Tri|kus|pi|dal|öff|nungs|ton *m* (Ⓔ tricuspid murmur): bei Trikuspidalklappenstenose* hörbarer frühdiastolischer Ton

Tri|kus|pi|dal|ste|no|se *f*: *→ Trikuspidalklappenstenose*

tri|la|mi|när *adj* (Ⓔ trilaminar): dreischichtig, aus drei Schichten/Lagen bestehend

Tri|lo|gie *f* (Ⓔ trilogy): ***Syn:*** *Trias, Triade*; Erkrankung mit drei Hauptsymptomen

Tri|me|non *nt* (Ⓔ trimenon): ***Syn:*** *Trimester*; drei Monate

Tri|me|non|an|ä|mie *f* (Ⓔ physiological anemia): ***Syn:*** *physiologische Anämie, Drei-Monats-Anämie, Trimenonreduktion*; im dritten Monat nach der Geburt auftretende Anämie der Säuglinge, die ohne Behandlung wieder verschwindet

Tri|me|non|re|duk|ti|on *f*: *→ Trimenonanämie*

tri|men|su|al *adj* (Ⓔ trimensual): ***Syn:*** *trimensuell*; alle drei Monate auftretend

tri|men|su|ell *adj*: *→ trimensual*

tri|mer *adj* (Ⓔ trimeric): aus drei Einzelmolekülen bestehend

Tri|mes|ter *nt* (Ⓔ trimester): ***Syn:*** *Trimenon*; drei Monate

Tri|me|tho|prim *nt* (Ⓔ trimethoprim): bakteriostatisches Chemotherapeutikum, das den bakteriellen Folsäurestoffwechsel hemmt; wird praktisch nur in Kombination mit Sulfonamiden verwendet; *s.a. Cotrimoxazol*

Tri|me|thyl|a|min *nt* (Ⓔ trimethylamine): tertiäres Amin*, das früher bei rheumatischen Erkrankungen verwendet wurde; spielt heute nur noch in der Chemie eine Rolle

Tri|me|thyl|a|mi|no|es|sig|säu|re *f*: *→ Trimethylglykokoll*

3,3,5-Trimethylcyclohexylmandelat *nt*: *→ Cyclandelat*

Tri|me|thyl|gly|cin *nt*: *→ Trimethylglykokoll*

Tri|me|thyl|gly|ko|koll *nt* (Ⓔ glycyl betaine): ***Syn:*** *Glykokollbetain, Trimethylglycin, Oxyneurin, Trimethylaminoessigsäure, Betain*; wird als lipotroper Stoff bei Lebererkrankungen, Arterio- und Koronararteriensklerose eingesetzt

1,3,7-Trimethylxanthin *nt* (Ⓔ trimethylxanthine): ***Syn:*** *Koffe-*

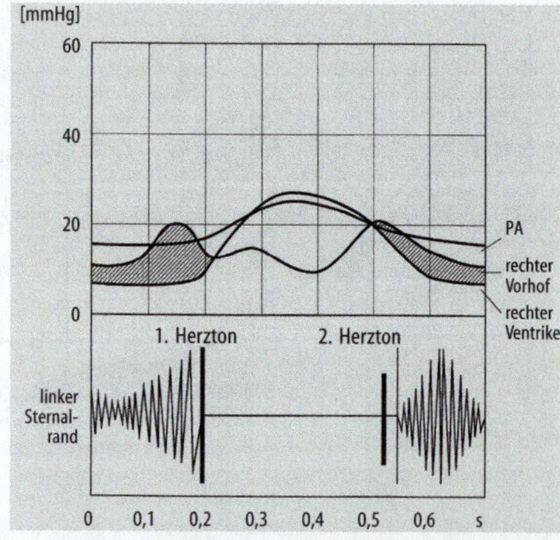

Abb. T76. Hämodynamische und auskultatorische Befunde bei Trikuspidalklappenstenose

in, Thein, Coffein, Methyltheobromin; in verschiedenen Kaffee- und Teearten enthaltene Purinbase mit zentralstimulierender Wirkung; wegen seiner tonussteigernden Wirkung auf Meningealgefäße wird es alleine oder in Kombination mit Analgetika* zur Migrainebehandlung verwendet

Trilmilpralmin *nt* (Ⓔ trimipramine): trizyklisches Antidepressivum* vom Amitriptylintyp; HWZ 23 h

Trilnaltrilumlphoslpholnolforlmilat *nt*: *→Foscarnet-Natrium*

Trinlken, prilmälres *nt* (Ⓔ primary drinking): *s.u. Durst*

Trinlken, selkunldälres *nt* (Ⓔ secondary drinking): *s.u. Durst*

Trilollelin *nt* (Ⓔ triolein): Triacylglycerin* mit Ölsäure*; Bestandteil praktisch aller Fette und Öle

Trilollelyllglylcelrin *nt*: *→Triolein*

Trilophlthallmos *m*: *→Triophthalmus*

Trilophlthallmus *m* (Ⓔ triophthalmos): ***Syn:*** *Triophthalmos*; Fetus mit drei Augen

Trilolpoldylmus *m* (Ⓔ triopodymus): ***Syn:*** *Triprosopus*; Fetus mit drei Gesichtern

Trilorlchildie *f* (Ⓔ triorchidism): ***Syn:*** *Triorchidismus, Triorchismus*; Vorkommen eines überzähligen Hodens

Trilorlchildislmus *m*: *→Triorchidie*

Trilorlchislmus *m*: *→Triorchidie*

Trilolse *f* (Ⓔ triose): ***Syn:*** *C_3-Zucker*; Monosaccharid* mit 3 Kohlenstoffatomen

Trilolselphoslphat *nt* (Ⓔ triosephosphate): durch Phosphorylierung* von Triosen entstehende Zwischenprodukte der Glykolyse*, Gluconeogenese* und des Pentosephosphatzyklus*, z.B. Glycerinaldehyd-3-phosphat, Dihydroxyacetonphosphat

Trilolselphoslphatlilsolmelralse *f* (Ⓔ triosephosphate isomerase): wichtiges Enzym von Glykolyse* und Gluconeogenese*; katalysiert die Umwandlung von Glycerinaldehyd-3-phosphat zu Dihydroxyacetonphosphat

Trilpallmiltin *nt* (Ⓔ tripalmitin): ***Syn:*** *Tripalmitoylglycerin*; Triacylglycerin* mit Palmitinsäure*; Bestandteil vieler tierischer und pflanzlicher Fette und Öle

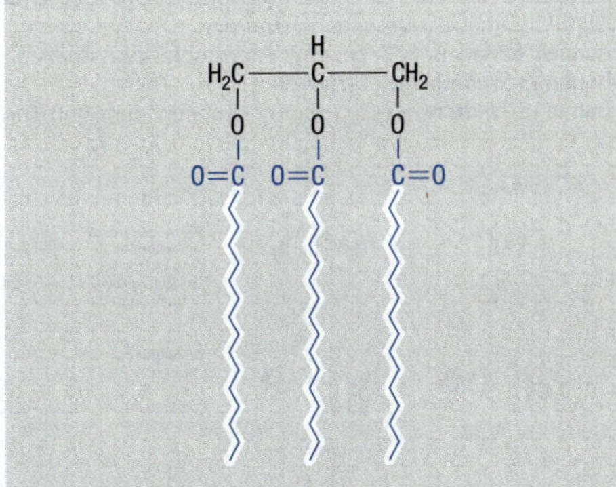

Abb. T77. Tripalmitin

Trilpallmiltolyllglylcelrin *nt*: *→Tripalmitin*

Trilpalrelse *f* (Ⓔ triparesis): ***Syn:*** *Triplegie*; Lähmung* von drei Extremitäten

Tripas *Abk.*: Trichrom-PAS-Färbung

Tripel-, tripel- *präf.*: Wortelement mit der Bedeutung „drei/dreifach"

Trilpellarlthroldelse *f* (Ⓔ triple arthrodesis): operative Versteifung von drei Gelenken, v.a. die Versteifung von Talonavikular-, Kalkaneokuboid- und Talokalkanealgelenk

Trilpellenlnalmin *nt* (Ⓔ tripelennamine): H_1-Antihistaminikum*

Trilpellimplfung *f* (Ⓔ triple vaccination): Dreifachimpfung, z.B. Mumps-Masern-Röteln; *s.a. Impfplan*

Trilpellskollilolse *f*: *→Trippelskoliose*

Trilpepltid *nt* (Ⓔ tripeptide): aus drei Aminosäuremolekülen aufgebautes Peptid*

trilphallanlgelal *adj* (Ⓔ triphalangeal): aus drei Gliedern/Phalangen aufgebaut, dreigliedrig

Trilphallanlgie *f* (Ⓔ triphalangism): Dreigliedrigkeit von Daumen oder Großzehe

Tripiform *Abk.*: Trichloressigsäure, Pikrinsäure, Formol

Trilplelgie *f* (Ⓔ triplegia): ***Syn:*** *Triparese*; Lähmung* von drei Extremitäten

Triple-Test *m* (Ⓔ triple test): Screeningtest für Down*-Syndrom; misst **Alphafetoprotein*** [AFP, vermindert bei Down-Syndrom], **humanes Choriongonadotropin*** [HCG, erhöht bei Down-Syndrom] und **unkonjugiertes Östriol** [uE_3, vermindert bei Down-Syndrom] im mütterlichen Serum in der 16. Schwangerschaftswoche

Tripllelthelralpie *f* (Ⓔ triple therapy): Kombinationen aus einem Proteasehemmer* und zwei Reverse-Transkriptase-Hemmern*; *s.a. Essay AIDS S. 31*

trilplolid *adj* (Ⓔ triploid): Triploidie betreffend, mit einem dreifachen Chromosomensatz

Trilplolildie *f* (Ⓔ triploidy): Genom mit einem dreifachen Chromosomensatz; bei ca. 15 % aller Spontanaborte findet man eine Triploidie; bisher wurden nur wenige Fälle von lebenden Neugeborenen mit Triploidie berichtet, meist handelte es sich um Mosaike mit normalen und triploiden Zelllinien

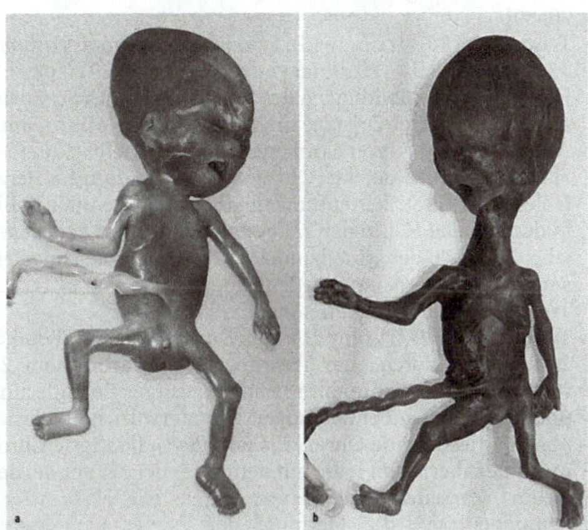

Abb. T78. Triploidie. Gynoider [**links**] und androider [**rechts**] Fetus [20. SSW]

Triplo-X-Syndrom *nt* (Ⓔ triple-X): ***Syn:*** *Drei-X-Syndrom, XXX-Syndrom*; Trisomie* mit drei X-Chromosomen; häufigste Chromosomenaberration bei Frauen [1:1000 neugeborene Mädchen]; klinisch meist unauffällig; teilweise Zyklusstörungen und frühe Menopause; ca. 25 % sind infertil

Triplpellskollilolse *f* (Ⓔ triple scoliosis): ***Syn:*** *Tripelskoliose*; Skoliose* mit einer Hauptkrümmung und je einer Nebenkrümmung darüber und darunter

Triplper *m*: *→Gonorrhoe*

Trilprollildin *nt* (Ⓔ triprolidine): H_1-Antihistaminikum*

Trilprolsolpus *m* (Ⓔ triprosopus): ***Syn:*** *Triopodymus*; Fetus mit drei Gesichtern

Tripltalne *pl* (Ⓔ triptans): spezifische Serotoninantagonisten für zerebrale $5HT_{1B/1D}$-Rezeptoren; **Anw.**: Akutbehandlung von Migräneattacken; **NW**: Müdigkeit, Hitzegefühl, Schweregefühl, Schwindel, subkutanes Brennen, Kältegefühl, Atemnot; **Kontraind.**: koronare Herzkrankheit, Zustand nach Myokardinfarkt, Prinzmetal Angina, Angina pectoris, Hypertonie, Morbus Raynaud, Schwangerschaft

Tripltolrellin *nt* (Ⓔ triptorelin): synthetisches Gonadoliberin*

Tris *Abk.*: TRIS-Puffer

Trilsaclchalrid *nt* (Ⓔ trisaccharide): Oligosaccharid* aus drei Zuckereinheiten

Trislmus *m* (Ⓔ trismus): ***Syn:*** *Kieferklemme*; Kaumuskelkrampf, z.B. bei Tetanus*, Tetanie*, Kälte oder reflektorisch bei Entzündungen im Bereich des Kiefergelenkes [Parotitis*]

trilsom *adj* (Ⓔ trisomic): Trisomie betreffend, von ihr betrof-

T

fen oder gekennzeichnet, durch sie bedingt

Tri|so|mie *f* (Ⓔ trisomy): Anomalie der Chromosomenzahl mit einem überzähligen Chromosom; meist handelt es sich um eine **freie Trisomie** mit einem vollständigen überzähligen Chromosom; bei **partieller Trisomie** liegt dagegen nur ein Teil eines Chromosoms zusätzlich vor; sie entsteht i.d.R. aus einer balancierten Translokation* eines Elternteiles; die klinische Symptomatik hängt dann davon ab, welche Abschnitte vorliegen; bei der **Translokationstrisomie** liegt eine Verschmelzung zweier Chromosomen oder von Chromosomenabschnitten vor; sie kann de novo entstehen oder vererbt werden; die häufigsten Trisomien sind autosomale Trisomien [Trisomie* 8, 13, 18 und 21]; daneben gibt es noch eine Reihe von seltenen partiellen autosomalen Trisomien wie z.B. **Trisomie 3q, 9p, 10p, 11q** und **12p**

Trisomie 8 (Ⓔ trisomy 8): Feten mit freier Trisomie 8 sterben i.d.R. ab; bei den Lebendgeborenen liegt meist ein **Trisomie-8-Mosaik** vor, d.h., es finden sich sowohl normale als auch trisome Zellen; **Klinik:** großer quadratischer Kopf mit prominenter Stirn, tiefliegende Augen, Hypertelorismus, breiter Nasenrücken, umgestülpte Lippen, Mikrogenie, große Ohren, schmale Schultern und Rumpf, Kryptorchismus und angeborene Leistenhernie, lange, schmale Finger; die Intelligenzentwicklung ist leicht retardiert [IQ 70–80]

Trisomie 13 (Ⓔ trisomy 13): ***Syn:*** *Pätau-Syndrom, Trisomie 13-Syndrom, D_1-Trisomiesyndrom*; häufige Trisomie* [1:5.000] mit Fehlbildungen des Skeletts, Gesichts, Schädels, Auges und innerer Organe; am häufigsten sind Mikro- oder Anophthalmie*, Hypotelorismus*, Lippen-Kiefer-Gaumen-Spalte*, Kopfhautdefekte, Ohrmuschelfehlbildungen, Herzfehler [meist Vetrikelseptumdefekt] und urogenitale Fehlbildungen; die Hälfte der Patienten verstirbt im 1. Lebensjahr; bei 80 % der Fälle handelt es sich um eine **freie Trisomie 13,** bei 20 % um eine Translokationstrisomie*

Trisomie 18: *→ Trisomie 18-Syndrom*

Trisomie 21 (Ⓔ trisomy 21): ***Syn:*** *Down-Syndrom, Trisomie 21-Syndrom*; durch eine Trisomie* von Chromosom 21 verursachtes Syndrom mit variabler geistiger Behinderung und körperlichen Fehlbildungen [Minderwuchs, Brachyzephalie*, tiefsitzende Ohren, Epikanthus*]; häufigste Chromosomenaberration*, die mit dem Alter der Mutter bei der Geburt korreliert; früher war die Amniozentese* die Methode der Wahl zur pränatalen Diagnostik; der sog. **Triple-Test** misst Alphafetoprotein* [AFP, vermindert bei Down-Syndrom], humanes Choriongonadotropin* [HCG, erhöht bei Down-Syndrom] und unkonjugiertes Östriol [uE_3, vermindert bei Down-Syndrom] im mütterlichen Serum in der 16. Schwangerschaftswoche

es gibt 5 verschiedene Ursachen der Trisomie 21, von denen die **freie Trisomie 21** mit ca. 95 % die mit Abstand häufigste Form ist; die **Translokationstrisomie 21** tritt vererbt [30 %] und als Neumutation [70 %] auf; es handelt sich um eine unbalancierte Translokation* [t(14q21q)]; sie betrifft ca. 4–5 % der Fälle; **Klinik:** das klinische Bild variiert stark; meist findet man Dysmorphien von Gesicht und Schädel [flaches Gesicht, Brachyzephalie, kleine Sattelnase, Epikanthus, kleine Ohrmuschel, Makroglossie, offener Mund], Hypotonie der Muskulatur [plumper Gang, gebückte Haltung, Hypermobilität der Gelenke], Nabel- und Leistenbrüche, plumpe Hände und Füße, Vierfingerfurche, Sandalenfurche; häufig sind auch kongenitale Herzerkrankungen, Augenerkrankungen

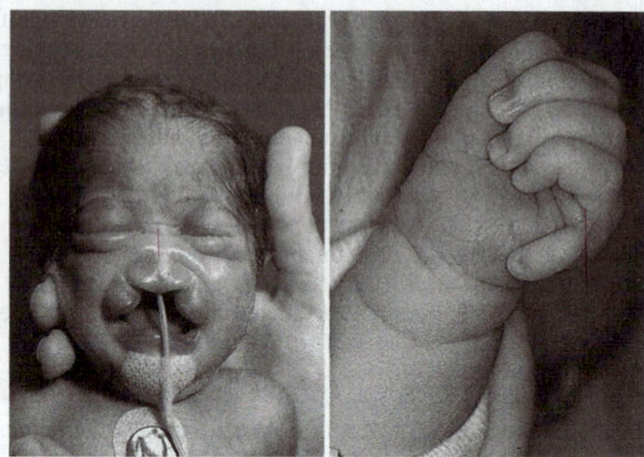

Abb. T79. Trisomie 13. Mediane Lippen-Kiefer-Gaumen-Spalte **[links]** und Hexadaktylie **[rechts]**

[Katarakt*, Strabismus*, Nystagmus*] und Anomalien des Magen-Darm-Traktes [ösophagotracheale Fisteln, Morbus* Hirschsprung, Duodenalatresie]; die intellektuelle Entwicklung verläuft individuell unterschiedlich; der IQ erreicht im Kindesalter ca. 50, fällt aber im Erwachsenenalter ab; die Lebenserwartung der Patienten ist verkürzt, v.a. beim Vorliegen angeborener Herzfehler; Kinder und Erwachsene mit Down-Syndrom sowie ihre Eltern und Geschwister benötigen lebenslange therapeutische und psychosoziale Betreuung; je besser die Fürsorge und Unterstützung, desto besser ist die Lebensqualität der Patienten, die sich i.d.R. gut in eine soziale Gemeinschaft eingliedern lassen

autosomale Trisomie (Ⓔ autosomal trisomy): Vorhandensein eines vollständigen überzähligen Autosoms; liegt nur ein Teil vor, spricht man von **partieller Trisomie** oder **autosomaler Duplikation**

gonosomale Trisomie (Ⓔ gonosomal trisomy): Vorliegen von drei Geschlechtschromosomen [XXX, XYY oder XXY]

partielle Trisomie (Ⓔ partial trisomy): ***Syn:*** *autosomale Duplikation; s.u. autosomale Trisomie*

Trisomie-8-Mosaik *nt* (Ⓔ trisomy 8 mosaic): *s.u. Trisomie 8*

Trisomie 13-Syndrom *nt*: *→ Trisomie 13*

Trisomie 18-Syndrom *nt* (Ⓔ trisomy 18 syndrome): ***Syn:*** *Triso-*

Diagnose	Vater	Mutter	Kind	Beratung
a freie Trisomie 21 (Neumutation)	21 normal	21 normal	21 trisom	Wiederholungsrisiko - theoretisch: 0 % - empirisch: - bei Müttern unter 35 Jahren: 1-2 % Pränatale Diagnostik empfohlen
b Translokations-trisomie 21 (Neumutation)	14 21 normal	14 21 normal	14 21 unbalancierte Translokation t (14q21q)	Wiederholungsrisiko - theoretisch: 0 % - empirisch: - bei Müttern unter 35 Jahren: 1-2 % Pränatale Diagnostik empfohlen
c Translokations-trisomie 21 (vererbt)	14 21 normal	14 21 balancierte Translokation t (21q21q)	14 21 unbalancierte Translokation t (14q21q)	Wiederholungsrisiko - theoretisch: 25 % - empirisch: - Vater Carrier: 1-2 % - Mutter Carrier: 10-15 % Pränatale Diagnostik empfohlen
d Translokations-trisomie 21 (vererbt)	21 normal	21 balancierte Translokation t (21q21q)	21 unbalancierte Translokation t (21q21q)	Wiederholungsrisiko - theoretisch: 25 % - empirisch:ca 50 % Da die übrigen 50 % der nachkommen eine Monosomie 21 haben werden, ist von Fortpflanzung des Carriers abzuraten.
e partielle Trisomie 21 (vererbt)	21 normal	21 balancierte perizentrische Inversion inv(21) (p11;q22)	21 unbalancierte Strukturaberration durch Crossing over in der Inversionsschleife	Wiederholungsrisiko theoretisch: 25 % empirisch: ? Pränatale Diagnostik empfohlen

Abb. T80. Trisomieformen bei Down-Syndrom

Tab. T81. Risikoscreening für Trisomie 21. Einfluss des Alters der Mutter

Mütterliches Alter (Jahre)	Wahrscheinlichkeit für positives Testergebnis (%)	Entdeckungsrate (%)
Unter 25	2,3	37
25–29	3,2	42
30–34	6,3	54
35–39	19,3	76
40–44	48,0	93
45 und mehr	85,0	> 99
Alle	5,1	59

mie 18, Edwards-Syndrom; durch eine Trisomie* von Chromosom 18 verursachtes Fehlbildungssyndrom mit Schädel- und Knochenfehlbildungen, Skoliose* und körperlicher und geistiger Unterentwicklung; **Häufigkeit:** ca. 1:5000 Lebendgeburten; **Prognose:** 90 % der Patienten versterben im 1. Lebensjahr

Trisomie 21-Syndrom *nt*: → *Trisomie 21*

Tri|ste|a|rin *nt* (Ⓔ tristearin): Triacylglycerin* mit Stearinsäure*; Bestandteil vieler tierischer und pflanzlicher Fette und Öle

Tri|ste|a|ryl|gly|ce|rin *nt*: → *Tristearin*

Tri|sti|chi|a|sis *f, pl* **-ses** (Ⓔ tristichia): Anomalie mit drei Wimpernreihen; führt zu mechanischer Irritation und Schädigung der Hornhaut

TRIT *Abk.*: → *Trijodthyronin*

Trit-, trit- *präf.*: Wortelement mit der Bedeutung „drei/dreifach"

tri|ta|no|mal *adj* (Ⓔ tritanomalous): Tritanomalie betreffend, von ihr betroffen

Tri|ta|no|ma|lie *f* (Ⓔ tritanomaly): ***Syn:*** *Blauschwäche, Blau-Gelb-Schwäche*; Farbsehschwäche für Blau

trit|an|op *adj* (Ⓔ tritanopic): ***Syn:*** *blaublind*; Blaublindheit betreffend, von ihr betroffen

Trit|an|o|pie *f* (Ⓔ tritanopia): ***Syn:*** *Tritanopsie, Blaublindheit, Blaugelbblindheit, Azyanoblepsie*; autosomal-dominant vererbte Farbenfehlsichtigkeit für Blau; kommt nur selten vor

Trit|an|op|sie *f*: → *Tritanopie*

Tri|ter|pe|ne *pl* (Ⓔ triterpenes): aus 6 Isopren*-Einheiten bestehende Terpene*; meist handelt es sich um tetra- oder pentazyklische hydroaromatische Verbindungen; dazu gehören z.B. die Steroidhormone*, Digitalisglykoside* und Vitamin* D

Tri|ter|pen|gly|ko|si|de *pl* (Ⓔ triterpene glycosides): zu den Triterpenen* gehörende Glykoside*, z.B. Digitalisglykoside*

Tri|ter|pen|sa|po|ni|ne *pl* (Ⓔ triterpene saponins): zu den Triterpenen* gehörende Saponine*

Tri|ti|um *nt* (Ⓔ tritium): radioaktives Wasserstoffisotop mit einer Halbwertzeit von 12,35 Jahren; wird in Studien als Marker in organische Verbindungen eingebaut

Tri|to|qua|lin *nt* (Ⓔ tritoqualine): Antihistaminikum*; hemmt die Histidindecarboxylase

tri|va|lent *adj* (Ⓔ trivalent): dreiwertig

tri|zel|lu|lar *adj*: → *trizellulär*

tri|zel|lu|lär *adj* (Ⓔ tricellular): ***Syn:*** *trizellular*; aus drei Zellen bestehend

Tri|zeps *m* (Ⓔ triceps muscle): ***Syn:*** *Musculus triceps*; dreiköpfiger Muskel

Trizeps brachii: → *Musculus triceps brachii*

Trizeps surae: → *Musculus triceps surae*

Tri|zeps|kopf, lan|ger *m* (Ⓔ long head of triceps brachii muscle): ***Syn:*** *Caput longum musculi tricipitis brachii*; entspringt vom Tuberculum* infraglenoidale

Tri|zeps|kopf, la|te|ra|ler *m* (Ⓔ lateral head of triceps brachii muscle): ***Syn:*** *Caput laterale musculi tricipitis brachii*; entspringt lateral vom langen Trizepskopf vom Tuberculum* infraglenoidale

Tri|zeps|kopf, me|di|a|ler *m* (Ⓔ medial head of triceps brachii muscle): ***Syn:*** *Caput mediale musculi tricipitis brachii, Caput profundum musculi tricipitis brachii*; entspringt auf der Rückfläche des Humerus distal und medial vom Sulcus* nervi radialis und vom Septum* intermusculare brachii mediale

Tri|zeps|seh|nen|re|flex *m* (Ⓔ triceps reflex): Beklopfen der Trizepssehne oberhalb des Olekranons bei gebeugtem Arm führt zur Unterarmstreckung

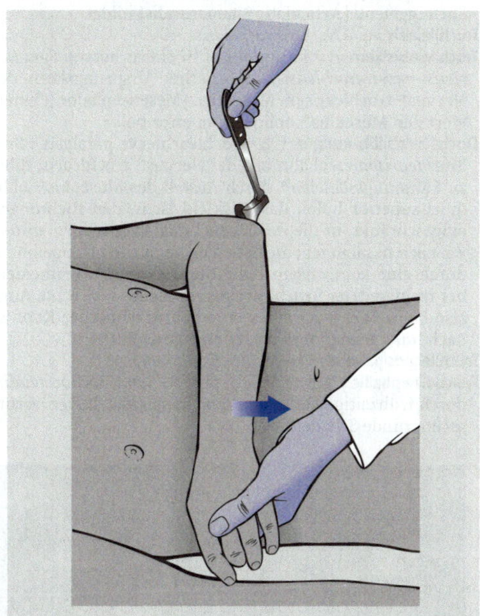

Abb. T82. Auslösen des Trizepssehnenreflexes

tri|zy|klisch *adj* (Ⓔ tricyclic): ***Syn:*** *tricyclisch*; (*chem.*) aus drei Ringen bestehend

Tri|zy|to|pe|nie *f* (Ⓔ tricytopenia): *s.u. Zytopenie*

TRK *Abk.*: technische Richt-Konzentration

tRNA *Abk.*: **1.** Träger-Ribonucleinsäure **2.** Transfer-Ribonucleinsäure **3.** → *Transfer-RNA*

tRNS *Abk.*: **1.** Träger-Ribonucleinsäure **2.** Transfer-Ribonucleinsäure **3.** → *Transfer-RNS*

Troch. *Abk.*: → *Trochanter*

tro|chan|tär *adj* (Ⓔ trochanteric): Trochanter betreffend

Tro|chan|ter *m* (Ⓔ trochanter): ***Syn:*** *Rollhügel*; Knochenvorsprung am oberen Oberschenkelknochen [Femur*]

Trochanter major (Ⓔ greater trochanter): äußerer, größerer Trochanter; Ansatzstelle der Musculi glutei medius und minimus, piriformis, obturatorius internus und gemelli

Trochanter minor (Ⓔ lesser trochanter): innerer, hinterer Trochanter; Ansatzstelle des Musculus iliopsoas

Trochanter tertius (Ⓔ third tochanter): *s.u. Femurschaft*

Troch|lea *f, pl* **-le|ae** (Ⓔ trochlea): Walze, Rolle; Gelenkwalze

Trochlea fibularis (Ⓔ fibular trochlea): ***Syn:*** *Trochlea peronealis*; Knochenvorsprung auf der Außenseite des Fersenbeins [Calcaneus*] zwischen den Sehnen der Musculi* peroneus longus und brevis

Trochlea humeri (Ⓔ trochlea of humerus): die Gelenkwalze des Humerus* sitzt am unteren, medialen Ende der **Humeruskondyle** [Condylus humeri]; sie artikuliert mit der Elle [Ulna*] im Humeroulnargelenk* [Articulatio humeroulnaris]

Trochlea muscularis (Ⓔ muscular trochlea): Faser- oder Bindegewebsschlinge, durch die die Sehne eines Muskels läuft und umgelenkt wird

Trochlea musculi obliqui superioris (Ⓔ trochlea of superior oblique muscle): rinnenförmiger Knorpel an der medialen Augenhöhlenwand, in der die Sehne des Musculus* obliquus superior bulbi verläuft

Trochlea peronealis: → *Trochlea fibularis*

Trochlea phalangis (Ⓔ trcohlea of phalanx): Rinne auf der Palmarseite der Fingerglieder [**Trochlea phalangis manus**] bzw. der Palmarseite der Zehenglieder [**Trochlea phalangis pedia**], in der die Sehne der langen Finger- und Zehenbeuger verläuft

Trochlea tali (Ⓔ trochlea of talus): ***Syn:*** *Talusrolle*; gewölbte obere Gelenkfläche des Sprungbeins [Talus*], die mit Wadenbein [Fibula*] und Schienbein [Tibia*] das obere Sprunggelenk [Articulatio* talocruralis] bildet

Troch|le|a|ris *m*: *→Nervus trochlearis*

Troch|le|a|ris|kern *m* (Ⓔ nucleus of trochlear nerve): ***Syn:*** *Nucleus nervi trochlearis*; motorischer Ursprungskern des Nervus* trochlearis im Mittelhirn [Mesencephalon]; innerviert den Musculus* obliquus superior bulbi

Troch|le|a|ris|läh|mung *m* (Ⓔ trochlear nerve paralysis): ***Syn:*** *Trochlearisparese*; Lähmung des Nervus* trochlearis; führt zu Lähmungsschielen* durch Ausfall des Musculus* obliquus superior bulbi; das Blickfeld ist in den Richtungen eingeschränkt, in die der Muskel das Auge ziehen würde, v.a. nach nasal unten; die Patienten versuchen Doppelbilder durch eine kompensatorische Kopfhaltung zu vermeiden; bei rechtsseitiger Trochlearisparese bleibt das rechte Auge also beim Blick nach links unten zurück und der Kopf ist nach links geneigt und nach unten gesenkt

Troch|le|a|ris|pa|re|se *f*: *→Trochlearislähmung*

Tro|cho|ke|pha|lie *f* (Ⓔ trochocephaly): ***Syn:*** *Trochozephalie*; durch frühzeitige Verknöcherung von Schädelfugen verursachte runde Schädelform

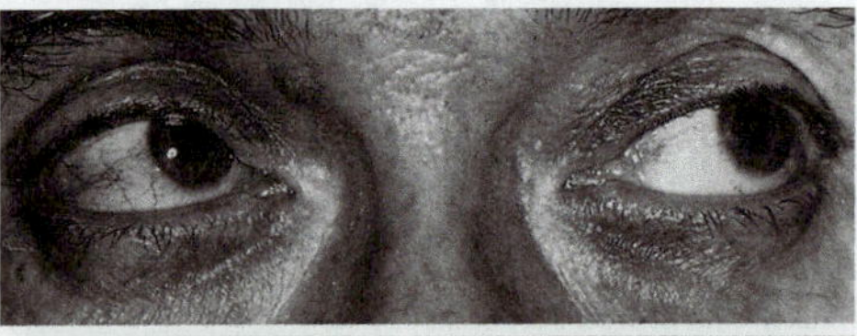

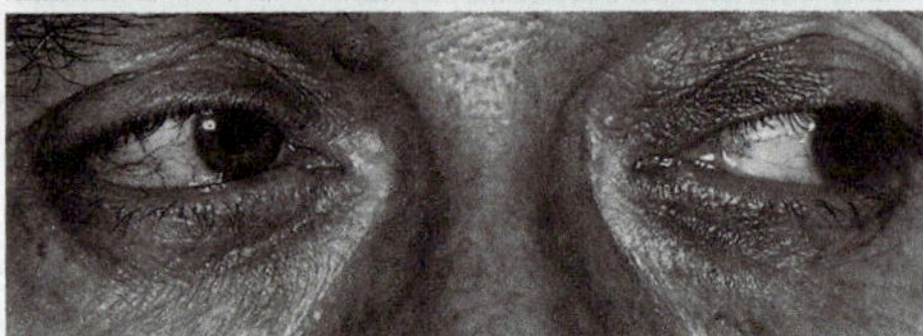

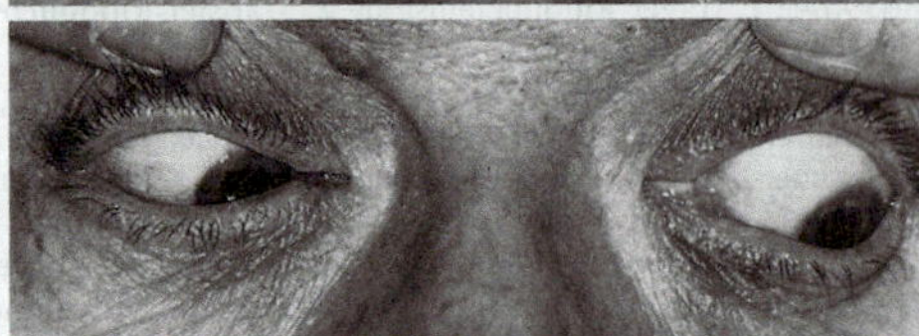

Abb. T83. Rechtsseitige Trochlearislähmung. Beim Blick nach links unten bleibt das rechte Auge zurück

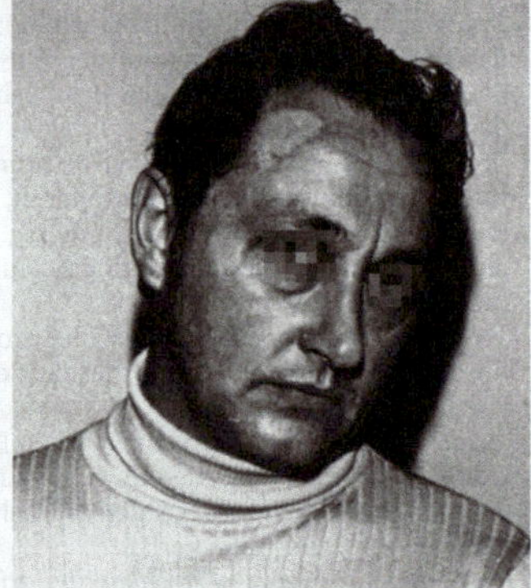

Abb. T84. Kompensatorische Zwangshaltung bei rechtsseitiger Trochlearislähmung

Tro|cho|ze|pha|lie *f*: *→Trochokephalie*

Tro|cken|eis *nt* (Ⓔ dry ice): ***Syn:*** *Kohlensäureschnee*; gefrorenes Kohlendioxid*

Troell: Nils Abraham Troell; 1881–1954; schwedischer Arzt (Stockholm)

Troell-Junet-Syndrom *nt* (Ⓔ Troell-Junet syndrome): Hyperthyreose* [Kolloid- oder Langhans-Struma*] mit Akromegalie*, Diabetes* mellitus Typ I und Schädelhyperostose

Tro|fos|fa|mid *nt* (Ⓔ trofosfamide): alkylierendes Zytostatikum*; **Anw.:** Erhaltungstherapie bei lymphoretikulären Tumoren

Tro|i|cart *m*: *→Trokar*

Tro|kar *m* (Ⓔ trocar): ***Syn:*** *Troicart*; Röhre, in der eine Nadel mit Griff und dreikantiger Spitze steckt; nach Einstechen in eine Körperhöhle wird die Nadel entfernt

Tro|man|ta|din *nt* (Ⓔ tromantadine): Virostatikum*; **Anw.:** Herpesinfektionen der Augenhornhaut

Trom|bi|cu|la *f* (Ⓔ Trombicula): zu den Laufmilben gehörende Milbengattung

Trombicula autumnalis (Ⓔ Trombicula autumnalis): ***Syn:*** *Erntemilbe*; Erreger der Erntekrätze [Trombidiose*]

Trom|bi|cu|li|dae *pl* (Ⓔ trombiculidae): ***Syn:*** *Laufmilben*; freilebende Milben, deren Larven als Ektoparasiten vorkommen

Trom|bi|di|o|se *f* (Ⓔ trombidiosis): ***Syn:*** *Erntekrätze, Heukrätze, Sendlinger Beiß, Giesinger Beiß, Herbstbeiße, Herbstkrätze, Gardnerbeiß, Gaadener Beiß, Trombidiosis, Trombikulose, Erythema autumnale*; durch Milben der Gattung Trombicula* verursachte, heftig juckende Dermatose* mit Quaddelbildung; **Klinik:** intensiv juckende, kleine Quaddeln, v.a. an Armen und Beinen, mit einem roten Pünktchen im Zentrum; Spontanheilung nach 1–2 Wochen

Trom|bi|di|o|sis *f, pl* **-ses**: *→Trombidiose*

Trom|bi|ku|lo|se *f*: *→Trombidiose*

Trom|mel|bauch *m* (Ⓔ tympanites): ***Syn:*** *Meteorismus, Tympania, Blähsucht*; übermäßige Gasansammlung im Bauchraum

Trom|mel|fell *nt* (Ⓔ eardrum): ***Syn:*** *Membrana tympanica*; äußeres Ohr [Auris externa] und Mittelohr [Auris media] trennende Membran mit einem Durchmesser von ca. 1 cm und einer Dicke von ca. 0,1 cm; sie wird durch einen fibrokartilaginären Randwulst [**Anulus fibrocartilagineus**] im Sulcus* tympanicus des Schläfenbeins [Os* temporale] verankert; man unterscheidet einen oberen lockeren Teil [**Pars flaccida**] und einen unteren gespannten Teil [**Pars tensa**]; an der Grenze zwischen Pars flaccida und tensa liegen auf der Rückseite des Trommelfells die beiden **Hammerfalten** [Plica mallearis anterior und posterior] zwischen denen die Chorda* tympani verläuft; die **Prominentia mallearis** wird vom **Processus lateralis mallei** verursacht; von ihm zieht die **Stria mallearis** nach unten; in ihr ist der **Hammergriff** [Manubrium mallei] fest in das Trommelfell eingewebt; ihr unteres Ende bildet den **Trommelfellnabel** [Umbo membranae tympanicae]

Trom|mel|fell|ent|fer|nung *f*: *→Myringektomie*

Trom|mel|fell|ent|zün|dung *f*: *→Tympanitis*

Trom|mel|fell|na|bel *m* (Ⓔ umbo of tympanic membrane): *s.u. Trommelfell*

Trom|mel|fell|plas|tik *f* (Ⓔ myringoplasty): ***Syn:*** *Myringoplastik, Trommelfellverschlussplastik*; plastische Operation zur Rekonstruktion des Trommelfells nach traumatischer Schädigung oder entzündlichem Defekt

Trom|mel|fell|punk|ti|on *f*: *→Myringotomie*

Trom|mel|fell|rup|tur *f* (Ⓔ myringorupture): traumatisch bedingte Trommelfellzerreißung, z.B. als Barotrauma* oder bei Schlag aufs Ohr [Ohrfeige!]; **Therapie:** sterile Abdeckung und Schienung mit Silikonfolie; Tympanoplastik*, wenn der Defekt sich nicht von alleine schließt

Trom|mel|fell|schnitt *m*: *→Myringotomie*

Trom|mel|fell|span|ner *m*: *→Musculus tensor tympani*

Trom|mel|fell|ta|schen *pl* (Ⓔ recesses of tympanic membrane): ***Syn:*** *Recessus membranae tympanicae*; auf der Rückseite des Trommelfells liegen drei Taschen, Recessus anterior, posterior und superior membranae tympanicae

hintere Trommelfelltasche (Ⓔ posterior recess of tympanic membrane): ***Syn:*** *Recessus posterior membranae tympanicae*; hintere Schleimhauttasche des Trommelfells; liegt zwischen Trommelfell und der Plica* mallearis posterior

obere Trommelfelltasche (Ⓔ superior recess of tympanic membrane): ***Syn:*** *Prussak-Raum, Recessus superior membranae tympanicae*; Fortsetzung des Recessus posterior membranae tympanicae nach oben; liegt hinter der Pars* flaccida

vordere Trommelfelltasche (Ⓔ anterior recess of tympanic membrane): ***Syn:*** *Recessus anterior membranae tympanicae*; vordere Schleimhauttasche des Trommelfells; wird vom Trommelfell und der Plica* mallearis anterior begrenzt

Trom|mel|fell|ver|schluss|plas|tik *f*: *→ Trommelfellplastik*

Trom|mel|schle|gel *m* (Ⓔ drumstick): ***Syn:*** *Drumstick*; trommelschlegelförmiger Chromatinanhang des Kerns von neutrophilen Granulozyten*; kommt bei Frauen [3 %] häufiger vor als bei Männern [0,5 %]

Trom|mel|schle|gel|fin|ger *pl* (Ⓔ drumstick fingers): ***Syn:*** *Digiti hippocratici*; bei verschiedenen Erkrankungen vorkommende rundliche Auftreibung der Endglieder der Finger; tritt oft zusammen mit Uhrglasnägeln* auf; häufiges Begleitsymptom von chronisch arterieller Hypoxämie* pulmonaler [Asthma* bronchiale] oder kardialer [zyanotische Herzfehler] Genese

Trom|mel|schle|gel|form *f* (Ⓔ drumstick form): *s.u. Tetanusbazillus, Essay Bakterien S. 217*

Trömner: Ernest L. Trömner; 1868–1949; deutscher Neurologe

Trömner-Reflex *m* (Ⓔ Trömner reflex): ***Syn:*** *Fingerbeugereflex*; schnellender Schlag mit den Fingerspitzen gegen die Fingerkuppen 2–5 führt zu Beugung aller Finger einschließlich Daumen

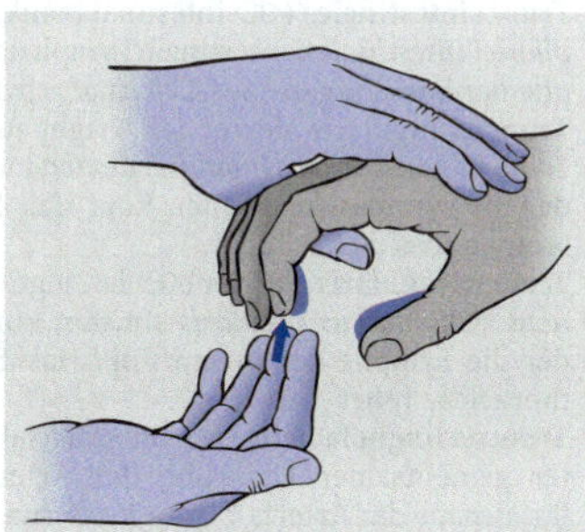

Abb. T85. Trömner-Reflex

Trom|pe|ter|mus|kel *m*: *→ Musculus buccinator*

-trop *suf.*: in Adjektiven verwendetes Wortelement mit der Bedeutung „zu etwas neigend"

Tro|pae|o|li her|ba *f* (Ⓔ nasturtium): oberirdische Pflanzenteile der Kapuzinerkresse*

Tro|pae|o|lum ma|jus *nt*: *→ Kapuzinerkresse*

Tro|pen|fie|ber *nt*: *→ Malaria tropica*

Tro|pen|krank|hei|ten *pl* (Ⓔ tropical diseases): Krankheiten, die typischerweise in den Tropen auftreten, weil die Erreger oder Überträger an die dort herrschenden Klimabedingungen angepasst sind

Tro|pen|me|di|zin *f* (Ⓔ tropical medicine): Teilgebiet der Medizin, das sich mit Diagnose und Behandlung von Tropenkrankheiten* beschäftigt

Tröpf|chen|in|fek|ti|on *f* (Ⓔ aerosol infection): Infektionsübertragung durch beim Sprechen, Husten oder Niesen abgegebene Sekrettröpfchen mit Erreger; *s.a. Essay Tuberkulose S. 2171*

Trop|fen|herz *nt* (Ⓔ pendulous heart): ***Syn:*** *Cor pendulum*; Tropfenform des Herzens bei Zwerchfelltiefstand

Troph-, troph- *präf.*: *→ Tropho-*

-troph *suf.*: in Adjektiven verwendetes Wortelement mit der Bedeutung „ernährend"

Troph|e|ry|ma whip|pe|lii *nt* (Ⓔ Tropheryma whippelii): kleines, grampositives Stäbchenbakterium; Erreger der Whipple*-Krankheit

-trophia *suf.*: *→ -trophie*

-trophie *suf.*: Wortelement mit der Bedeutung „Nahrung/Ernährung"

Tro|phik *f* (Ⓔ trophic status): Ernährungszustand eines Gewebes

tro|phisch *adj* (Ⓔ trophic): Nahrung/Ernährung betreffend

Tropho-, tropho- *präf.*: Wortelement mit der Bedeutung „Nahrung/Ernährung"

Tro|pho|blast *m* (Ⓔ trophoblast): äußere Wand des Keimbläschens [Blastozyste*]; nach der Implantation entwickelt er sich zum kindlichen Teil der Plazenta*; *s.a. Essay Stammzellen – therapeutisches Klonieren S. 2021*

Troph|ö|dem *nt* (Ⓔ trophedema): neurotrophisch bedingtes Lymphödem*

chronisch hereditäres Trophödem: *→ Nonne-Milroy-Meige-Syndrom*

Trophödem Typ Meige (Ⓔ Meige's disease): ***Syn:*** *Lymphödem Typ Meige*; Meige-Syndrom; *s.u. Nonne-Milroy-Meige-Syndrom*

Trophödem Typ Nonne-Milroy (Ⓔ Nonne-Milroy-Meige syndrome): ***Syn:*** *Lymphödem Typ Nonne-Milroy*; Nonne-Milroy-Syndrom; *s.u. Nonne-Milroy-Meige-Syndrom*

Tro|pho|der|ma|to|neu|ro|se *f* (Ⓔ trophodermatoneurosis): ***Syn:*** *Feer-Krankheit, Rosakrankheit, vegetative Neurose der Kleinkinder, Selter-Swift-Feer-Krankheit, Feer-Selter-Swift-Krankheit, Swift-Syndrom, Akrodynie, Acrodynia*; vermutlich durch eine Quecksilbervergiftung verursachte Schädigung des Stammhirns bei Kleinkindern; führt zu Haut- und Organsymptomen

Tro|pho|lo|gie *f* (Ⓔ trophology): Ernährungslehre

Tro|pho|neu|ro|se *f* (Ⓔ trophoneurosis): Sammelbegriff für trophische Störungen durch nervale Schädigung

tro|pho|neu|ro|tisch *adj* (Ⓔ trophoneurotic): Trophoneurose betreffend, von ihr betroffen oder gekennzeichnet, durch sie bedingt

Tro|pho|pa|thie *f* (Ⓔ trophopathy): Ernährungsfehler, Ernährungsmangel

tro|pho|trop *adj* (Ⓔ trophotropic): die Ernährung/Trophik betreffend, auf die Ernährung gerichtet

Tro|pho|zo|it *m* (Ⓔ trophozoite): bewegliches Stadium von Einzellern; *s.a. Entamoeba histolytica, Toxoplasma gondii*

Tro|pic|a|mid *nt* (Ⓔ tropicamide): kurzwirkendes parasympatholytisches Mydriatikum*

-tropie *suf.*: Wortelement mit der Bedeutung „Neigung/Wendung"

-tropisch *suf.*: *→ -trop*

Tro|pis|mus *m* (Ⓔ tropism): ***Syn:*** *tropistische Bewegung*; gezieltes Wachstum in Richtung auf einen Reiz hin

Tro|po|e|las|tin *nt* (Ⓔ tropoelastin): von Bindegewebszellen synthetisierte Vorstufe von Elastin*

Tro|po|kol|la|gen *nt* (Ⓔ tropocollagen): Kollagenvorstufe; *s.u. Kollagenbildung*

Tro|po|my|o|sin *nt* (Ⓔ tropomyosin): langgestrecktes Molekül, das in der Furche des F-Aktingerüstes der dünnen Fila-

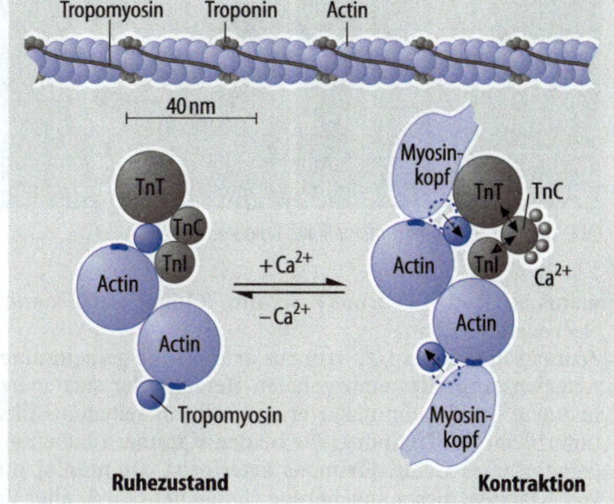

Abb. T86. Wechselwirkung von Actin, Tropomyosin und Troponin

mente der Muskelfaser* liegt; blockiert in Abwesenheit von Calciumionen die Wechselwirkung zwischen Aktin* und Myosin*; *s.a. Troponin*

Trolpolnin *nt* (Ⓔ troponin): Muskelprotein der dünnen Filamente der Muskelfaser*; bindet während der Muskelerregung freigesetzte Calciumionen und gibt durch eine dadurch ausgelöste Konformationsänderung die Myosinbindungsstellen frei, womit der Kontraktionsvorgang ausgelöst werden kann; besteht aus drei Untereinheiten [**Tropinin I, C, T**], von denen Troponin I und T eine Rolle bei der Diagnostik das akuten Myokardinfarktes spielen; *s.a. Essay Myokardinfarkt S. 1441*

Troslpilumlchlolrid *nt* (Ⓔ trospium chloride): Parasympatholytikum*; Spasmolytikum*; **Anw.**: Krämpfe im Magen-Darm-Trakt

Trousseau: Armand Trousseau; 1801–1867; französischer Internist (Paris)

Trousseau-Syndrom *nt* (Ⓔ Trousseau's syndrome): *s.u. Phlebitis saltans*

Trousseau-Zeichen *nt* (Ⓔ Trousseau's sign): Pfötchenstellung* der Hand bei Tetanie*

Trolxelrultin *nt* (Ⓔ troxerutin): Vasoprotektor; **Anw.**: Kapillar- und Venenschwäche, Netzhautschädigung

TRP *Abk.*: **1.** totale Refraktärphase **2.** tubuläre Rückresorption von Phosphat

Trp *Abk.*: *→Tryptophan*

TRPA *Abk.*: tryptophanreiches Präalbumin

TRPF *Abk.*: totaler renaler Plasma-Flow

TrS *Abk.*: Trockensubstanz

TRSB *Abk.*: terminaler Rechtsschenkelblock

TRT *Abk.*: Thrombozytenretentionstest

Trülbungslrelaktilon *f* (Ⓔ flocculation reaction): ***Syn:*** *Ballungsreaktion, Klärungsreaktion, Flockungsreaktion*; Reaktion, die zur Ausflockung der Probe führt

Truglerlinlnelrung *f*: *→Paramnesie*

Trümlmerlbruch *m*: *→Trümmerfraktur*

Trümlmerlfraktur *f* (Ⓔ comminuted fracture): ***Syn:*** *Komminutivfraktur, Trümmerbruch*; Knochenbruch mit Bildung mehrerer Fragmente; ist fast immer von erheblichen Weichteilverletzungen begleitet und muss operativ behandelt werden

Trümlmerlzyslte *f* (Ⓔ ganglionic cyst): ***Syn:*** *Geröllzyste, Detrituszyste*; gelenknahe Knochenzyste mit Knochenresten und proliferierendem Bindegewebe

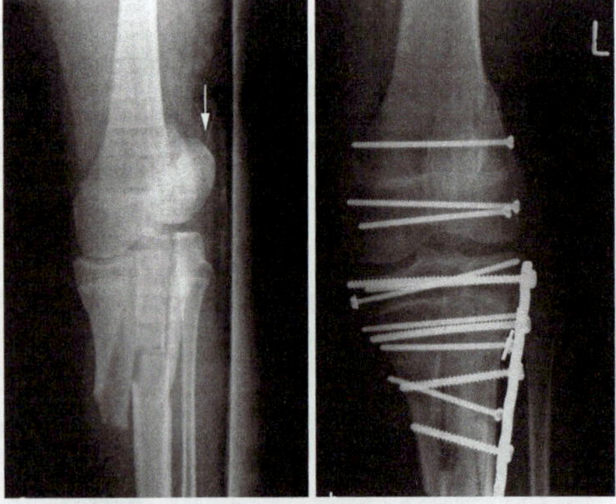

Abb. T87. Offene Trümmerfraktur linkes Kniegelenk

Trunlcus *m, pl* **-ci** (Ⓔ trunk): Stamm, Rumpf; Gefäßstamm, Nervenstamm

Truncus arteriosus (Ⓔ truncus arteriosus): gemeinsamer Arterienstamm des embryonalen Herzens, der sich später in Aorta* und Pulmonalarterien* teilt; in seltenen Fällen unterbleibt die Trennung; die beiden Kammern haben ein gemeinsames Gefäß [**Truncus arteriosus communis**] mit vier Klappen; dieser angeborene Herzfehler [< 1 % aller Vitien] ist mit einem hochsitzenden Ventrikelseptumdefekt* kombiniert; **klinisch** auffällig sind Zyanose*, Dyspnoe* und ein lautes pansystolisches Geräusch links über dem 3.–4. Interkostalraum; die **Therapie** besteht in einer operativen Korrektur des Defekts

Truncus brachiocephalicus (Ⓔ brachiocephalic trunk): aus dem Aortenbogen [Arcus* aortae] entspringender, ca. 3 cm langer Arterienstamm; teilt sich in rechte Arteria* subclavia und Arteria* carotis communis

Truncus bronchomediastinalis (Ⓔ bronchomediastinal trunk): ***Syn:*** *Truncus lymphaticus bronchomediastinalis*; Lymphstamm, der die Lymphe aus der Lunge und dem Mediastinum zum Ductus* thoracicus führt

Truncus cerebri (Ⓔ encephalic trunk): ***Syn:*** *Hirnstamm, Stammhirn, Truncus encephali*; verlängertes Mark [Medulla* oblongata], Brücke [Pons*] und Mittelhirn [Mesencephalon*] umfassender unterer Teil des Gehirns [Encephalon*]

Truncus coeliacus (Ⓔ celiac trunk): Arterienstamm der Bauchaorta [Aorta* abdominalis]; aus ihm gehen die Arteria* gastrica sinistra, hepatica communis und splenica hervor

Truncus corporis callosi (Ⓔ trunk of corpus callosum): Balkenstamm; *s.u. Balken*

Truncus costocervicalis (Ⓔ costocervical trunk): gemeinsamer Stamm der Arteriae* cervicalis profunda und intercostalis suprema aus der Arteria* subclavia; entspringt auf der Rückseite hinter dem Musculus* scalenus anterior

Truncus encephali: *→Truncus cerebri*

Truncus fasciculi atrioventricularis (Ⓔ trunk of atrioventricular bundle): Stamm des His*-Bündels [Fasciculus atrioventricularis]

Truncus inferior plexus brachialis (Ⓔ inferior trunk of brachial plexus): *s.u. Plexus brachialis*

Trunci intestinales (Ⓔ intestinal trunks): ***Syn:*** *Trunci lymphatici intestinales*; intestinale Lymphstämme, die die Lymphe der Bauchorgane zur Cisterna* chyli führen

Truncus jugularis dexter (Ⓔ right jugular trunk): ***Syn:*** *Truncus lymphaticus jugularis dexter*; kurzer Lymphstamm, der die Lymphe der rechten Kopf-Hals-Seite zum Ductus* lymphaticus dexter führt

Truncus jugularis sinister (Ⓔ left jugular trunk): ***Syn:*** *Truncus lymphaticus jugularis sinister*; kurzer Lymphstamm, der die Lymphe der linken Kopf-Hals-Seite zum Ductus* thoracicus führt

Truncus linguofacialis (Ⓔ linguofacial trunk): inkonstanter gemeinsamer Ursprung der Arteria* lingualis und facialis aus der Arteria* carotis externa

Truncus lumbalis (Ⓔ lumbar trunk): ***Syn:*** *Truncus lymphaticus lumbalis*; paariger Lymphstamm [**Truncus lumbalis dexter, sinister**], der die Lymphe aus den Beinen und dem Becken führt; vereinigen sich mit den Trunci* intestinales zur Cisterna* chyli

Truncus lumbosacralis (Ⓔ lumbosacral trunk): ***Syn:*** *Plexus lumbosacralis*; Sammelbezeichnung für Plexus* lumbalis und Plexus* sacralis

Trunci lymphatici (Ⓔ lymphatic trunks): ***Syn:*** *Lymphstämme, Hauptlymphgefäße*; Bezeichnung für die großen Lymphgefäße, die die Lymphe* aus den Organen und Extremitäten zum Herzen transportieren

Truncus lymphaticus bronchomediastinalis: *→Truncus bronchomediastinalis*

Trunci lymphatici intestinales: *→Trunci intestinales*

Truncus lymphaticus jugularis dexter: *→Truncus jugularis dexter*

Truncus lymphaticus jugularis sinister: *→Truncus jugularis sinister*

Truncus lymphaticus lumbalis: *→Truncus lumbalis*

Truncus lymphaticus subclavius dexter: *→Truncus subclavius dexter*

Truncus lymphaticus subclavius sinister: *→Truncus subclavius sinister*

Truncus medius plexus brachialis (Ⓔ middle trunk of brachial plexus): *s.u. Plexus brachialis*

Truncus nervi accessorii (Ⓔ trunk of accessory nerve): *s.u. Nervus accessorius*

Truncus nervi spinalis (Ⓔ trunk of spinal nerve): Spinalnervenstamm; *s.u. Nervi spinales*

Trunci plexus brachialis (Ⓔ trunks of brachial plexus): die drei Primärfaszikel [Truncus inferior, medius und posterior] des Plexus* brachialis

Truncus pulmonalis (Ⓔ pulmonary trunk): aus der rechten Herzkammer entspringender Stamm der Pulmonalarterie; teilt sich in rechte und linke Arteria* pulmonalis

Truncus subclavius dexter (Ⓔ right subclavian trunk): ***Syn:*** *Truncus lymphaticus subclavius dexter*; Lymphstamm für die Lymphe aus dem rechten Arm-Schulter-Bereich; mündet in den Ductus* lymphaticus dexter

Truncus subclavius sinister (Ⓔ left subclavian trunk): ***Syn:*** *Truncus lymphaticus subclavius sinister*; Lymphstamm für die Lymphe aus dem linken Arm-Schulter-Bereich; mündet in den Venenwinkel [Angulus* venosus]

Truncus superior plexus brachialis (Ⓔ superior trunk of brachial plexus): *s.u. Plexus brachialis*

Truncus sympathicus: *→ Grenzstrang*

Truncus thyrocervicalis (Ⓔ thyrocervical trunk): Arterienstamm aus der Arteria* subclavia; gibt die Arteriae thyroidea inferior, cervicalis ascendens, suprascapularis, cervicalis superficialis und dorsalis scapulae ab

Truncus vagalis anterior (Ⓔ anterior vagal trunk): vorderer Vagusstamm; *s.u. Vagus*

Truncus vagalis posterior (Ⓔ posterior vagal trunk): hinterer Vagusstamm; *s.u. Vagus*

Trunk|sucht *f.*: *→ Alkoholismus*

trun|ku|lär *adj* (Ⓔ truncal): Rumpf/Trunkus betreffend

Trun|kus|bi|fur|ka|ti|on *f* (Ⓔ bifurcation of pulmonary trunk): ***Syn:*** *Bifurcatio trunci pulmonalis*; Teilung des Truncus* pulmonalis in rechte und linke Arteria* pulmonalis

TRV *Abk.*: totales Regurgitationsvolumen

TrV *Abk.*: *→ Trikuspidalklappe*

TRVV *Abk.*: totales rechtsventrikuläres Volumen

Try *Abk.*: *→ Tryptophan*

Try|pa|no|ly|se *f* (Ⓔ trypanolysis): Auflösung von Trypanosomen, z.B. durch zytotoxische Antikörper

try|pa|no|ly|tisch *adj* (Ⓔ trypanolytic): trypanosomenauflösend

Try|pa|no|mi|a|sis *f, pl* **-ses**: *→ Trypanosomiasis*

Try|pa|no|so|ma *nt, pl* **-malta** (Ⓔ Trypanosoma): Gattung eingeißeliger Flagellatten, die von Insekten auf den Menschen übertragen werden; sie wechseln ihre Erscheinungsform während ihres Entwicklungszyklus [**Trypomastigot** zu **Epimastigot** und umgekehrt] und kommen begeißelt und/oder unbegeißelt [**Amastigote**] vor

Trypanosoma brucei gambiense (Ⓔ Trypanosoma brucei gambiense): Erreger der westafrikanischen Trypanosomiasis*; wird durch den Stich männlicher und weiblicher Tsetsefliegen [Glossina] übertragen; unterscheidet sich morphologisch nicht von Trypanosoma* brucei rhodesiense

Trypanosoma brucei rhodesiense (Ⓔ Trypanosoma brucei rhodesiense): Erreger der ostafrikanischen Trypanosomiasis*; wird durch den Stich männlicher und weiblicher Tsetsefliegen [Glossina] übertragen; unterscheidet sich morphologisch nicht von Trypanosoma* brucei gambiense

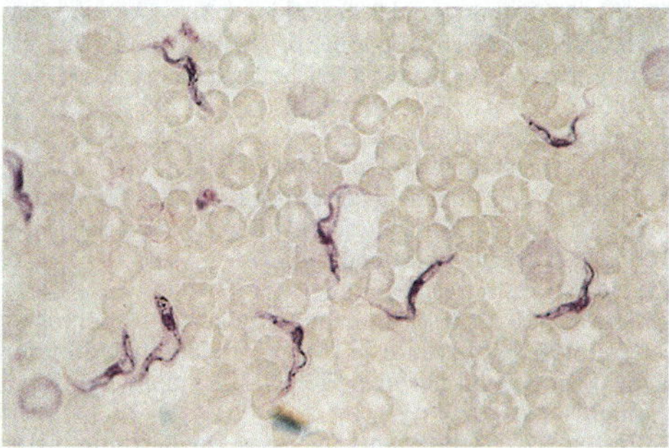

Abb. T88. Trypanosoma brucei rhodesiense

Trypanosoma cruzi (Ⓔ Trypanosoma cruzi): ***Syn:*** *Schizotrypanum cruzi*; Erreger der amerikanischen Trypanosomiasis*; wird von den Vektoren [Raubwanzen] mit dem Kot ausgeschieden und von den Patienten unbewusst in die Haut oder Schleimhaut eingerieben; Übertragung durch erregerhaltige Blutkonserven und pränatale Infektionen wurden beschrieben, spielen klinisch aber kaum eine Rolle

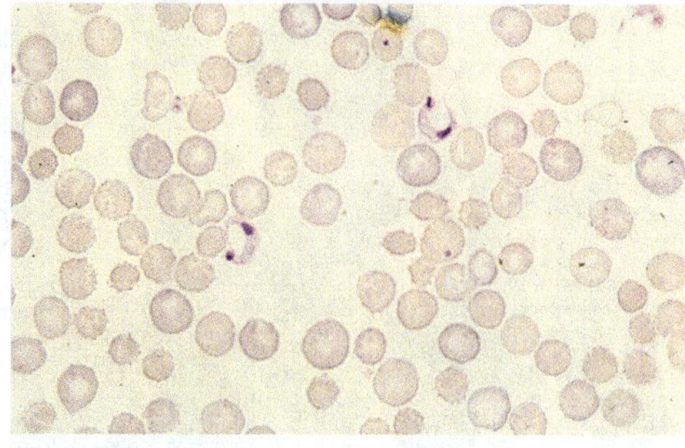

Abb. T89. Trypanosoma cruzi

Try|pa|no|so|ma|in|fek|ti|on *f.*: *→ Trypanosomiasis*

Try|pa|no|so|ma|ti|dae *pl* (Ⓔ Trypanosomatidae): Flagellatenfamilie mit charakteristischem Polymorphismus; je nach Ausbildung der Geißel unterscheidet man **amastigote Form** [Leishmania*], **promastigote Form** [Leptomonas], **epimastigote Form** [Crithidia-Form] und **trypomastigote Form** [Trypanosoma*]

Trypanosomen-Form *f* (Ⓔ trypomastigote): ***Syn:*** *trypomastigote Form, Trypomastigot*; im Blut auftretende infektiöse Form von Trypanosoma*

Try|pa|no|so|men|in|fek|ti|on *f.*: *→ Trypanosomiasis*

Trypanosomen-Schanker *m* (Ⓔ trypanosomal chancre): *s.u. afrikanische Trypanosomiasis*

Try|pa|no|so|mi|a|sis *f, pl* **-ses** (Ⓔ trypanosomiasis): ***Syn:*** *Trypanosomainfektion, Trypanosomeninfektion, Trypanomiasis*; durch Trypanosoma*-Arten hervorgerufene Tropenkrankheit; man unterscheidet zwischen den in Afrika auftretenden Formen der Schlafkrankheit und der in Südamerika vorkommenden Chagas*-Krankheit

afrikanische Trypanosomiasis (Ⓔ African trypanosomiasis): ***Syn:*** *afrikanische Schlafkrankheit*; durch Tsetsefliegen übertragene Infektionskrankheit, die unbehandelt zum Tode führt; die durch Trypanosoma* brucei rhodesiense verursachte **ostafrikanische Trypanosomiasis** verläuft akuter als die **westafrikanische Trypanosomiasis** durch Trypanosoma* brucei gambiense; **Klinik:** nach einer Inkubationszeit von 2–3 Wochen entsteht an der Stichstelle eine meist schmerzlose, ödematöse Schwellung [**Trypanosomen-Schanker**], die von einer Schwellung der regionären Lymphknoten begleitet ist; nach 2–4 Wochen beginnt die febril-glanduläre Phase der Generalisation mit Fieber, Milzschwellung, Lymphadenitis, Erythem*, Ödem, Hyperästhesie* und Tachykardie*; bei der westafrikanischen Form findet sich häufig eine Schwellung der Nackenlymphknoten [**Winterbottom-Zeichen**]

die meningoenzephalitische Phase mit anfänglichen Schlafstörungen, später Apathie, starkem Schlafbedürfnis, Narkolepsie*, Anorexie*, Kachexie* und tödlichem Ausgang beginnt bei der ostafrikanischen Trypanosomiasis nach einigen Wochen oder Monaten, bei der westafrikanischen Trypanosomiasis aber erst nach Monaten oder Jahren; **Diagnose:** Parasitennachweis in Schanker, Liquor, Lymphknoten oder Knochenmark; heute aber meist Antikörpernachweis im Serum [IF, EIA, HA]; **Therapie:** in der 1. Phase Suraminnatrium oder Pentamidin; in der 2. Phase Eflornithin, Melarsoprol oder Nitrofurazon; wichtig ist die **Prävention** durch Ausrottung des Erregers; z.T. wird eine Prophylaxe mit Pentamidin [für Trypanosoma* brucei gambiense] bzw. Suraminnatrium [Trypanosoma* brucei rhodesiense] durchgeführt [*Abb. T90, T91*]

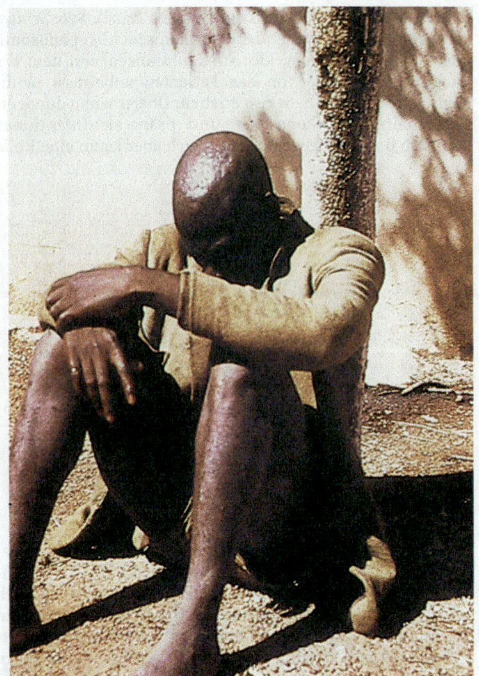

Abb. T90. Afrikanische Trypanosomiasis. Patient im liquorpositiven Stadium

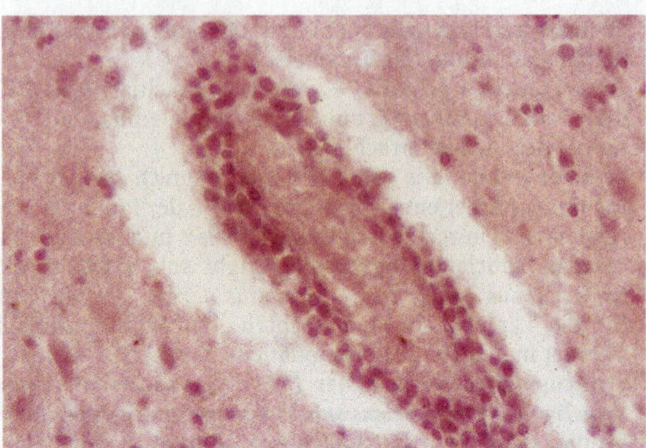

Abb. T91. Afrikanische Trypanosomiasis. Perivaskuläre Infiltrate im enzephalitischen Stadium

amerikanische/südamerikanische Trypanosomiasis: *→Chagas-Krankheit*

Try|pa|no|so|mi|zid *nt* (Ⓔ trypanosomicide): ***Syn:*** *Trypanozid*; trypanosomenabtötendes Mittel

try|pa|no|so|mi|zid *adj* (Ⓔ trypanosomicide): ***Syn:*** *trypanozid*; trypanosomenabtötend

Try|pa|no|zid *nt: →Trypanosomizid*

try|pa|no|zid *adj: →trypanosomizid*

Try|po|mas|ti|got *m* (Ⓔ trypomastigote): ***Syn:*** *trypomastigote Form*; im Blut auftretende infektiöse Form von Trypanosoma*

Tryp|sin *nt* (Ⓔ trypsin): Verdauungsenzym, das als inaktive Vorstufe [Trypsinogen*] in der Bauchspeicheldrüse gebildet wird, aus der es im Dünndarm durch ein spezifisches Glykoprotein freigesetzt wird; baut Proteine und Polypeptide zu Oligopeptiden ab; das Wirkungsoptimum liegt im Bereich von pH 7–8

Tryp|sin|hem|mer *m: →Antitrypsin*

Tryp|sin|in|hi|bi|tor *m: →Antitrypsin*

Tryp|si|no|gen *nt* (Ⓔ trypsinogen): inaktive Vorstufe von Trypsin*

T

Trypt|a|min *nt* (Ⓔ tryptamine): aus Tryptophan* entstehendes biogenes Amin*

tryp|tisch *adj* (Ⓔ tryptic): (tryptische) Verdauung betreffend

Tryp|to|phan *nt* (Ⓔ tryptophan): essentielle, proteinogene, heterozyklische Aminosäure*; bei Kindern liegt der tägliche Bedarf bei 19 mg/kg Körpergewicht, bei Erwachsenen bei 3 mg/kg Körpergewicht; Tryptophan reguliert die Proteinsynthese* in der Leber, ist Provitamin für die Synthese von Nicotinsäure* und Ausgangssubstanz der Bildung von Serotonin*, Melatonin* und Tryptamin*

Tryp|to|phan|u|rie *f* (Ⓔ tryptophanuria): Tryptophanausscheidung im Harn, z.B. bei Hartnup*-Syndrom

TS *Abk.*: **1.** *→Takayasu-Syndrom* **2.** Thymidylatsynthetase **3.** Tienilsäure **4.** toxische Substanz **5.** *→Trikuspidalstenose*

Ts *Abk.*: *→T-Suppressorzelle*

T/S *Abk.*: Thyreoidea/Serum-Iodverhältnis

TSA *Abk.*: **1.** thymus-spezifisches Antigen **2.** tumor-spezifisches Antigen

TSC *Abk.*: Thiosemicarbazon

TSCA *Abk.*: **1.** tumor-spezifische zelluläre Antigene **2.** tumorspezifische zytoplasmatische Antigene

Tse|tse|flie|ge *f* (Ⓔ tsetse fly): ***Syn:*** *Zungenfliege, Glossina*; in Afrika verbreitete Fliege; Überträger der Schlafkrankheit

TSF *Abk.*: **1.** antigen-spezifische T-Zellen-Suppressorfaktoren **2.** thrombose-stimulierender Faktor **3.** *→Trommelschlegelfinger*

TSG *Abk.*: **1.** Thrombozytensenkungsgeschwindigkeit **2.** Thyreoidea-stimulierendes Globulin

TSH *Abk.*: *→Thyreoidea-stimulierendes Hormon*

TSH-Rezeptor-Antikörper *m* (Ⓔ TSH receptor antibodies): Antikörper* gegen den TSH-Rezeptor der Schilddrüse; *s.a. Immunthyreoiditis*

TSH-RF *Abk.*: TSH-Releasing-Faktor

TSH-RH *Abk.*: TSH-Releasing-Hormon

TSH-RIA *Abk.*: Thyreotropin-Radioimmunoassay

TSI *Abk.*: Thyreoidea-stimulierendes Immunglobulin

TSIM *Abk.*: Trimethylsilylimidazol

TSN *Abk.*: Tryptonsulfid-Neomycin-Agar

TSP *Abk.*: **1.** totales Serumprotein **2.** tropische spastische Paraparese

TSR *Abk.*: **1.** Thyroidea-Sekretionsrate **2.** *→Trizepssehnenreflex*

TSS *Abk.*: **1.** *→Toxinschocksyndrom* **2.** *→toxisches Schocksyndrom*

TST *Abk.*: *→total sleep time*

TSTA *Abk.*: tumor-spezifische Transplantationsantigene

T-Stadium *nt* (Ⓔ tumor stage): ***Syn:*** *kutane Mycosis fungoides; s.u. Mycosis fungoides*

TSTAR *Abk.*: TSTA-Rezeptoren

T-Suppressorzellen *pl* (Ⓔ T suppressor cells): ***Syn:*** *Suppressor-Zellen*; T-Lymphozyten*, die die Immunantwort dämpfen

Tsutsugamushi-Fieber *nt* (Ⓔ tsutsugamushi fever): ***Syn:*** *japanisches Fleckfieber, Milbenfleckfieber, Scrub-Typhus, Buschfleckfieber*; von **Kadanimilben** übertragene hoch fieberhafte Infektionskrankheit durch Rickettsia* tsutsugamushi; die Mortalität beträgt bis zu 30 %

Tsyst *Abk.*: systolische Wandspannung

T-System *nt* (Ⓔ T system): ***Syn:*** *transversales System*; *s.u. Skelettmuskelzelle*

TT *Abk.*: **1.** Tetanustoxoid **2.** Tetrathionat **3.** *→Thrombinzeit* **4.** Thrombotest **5.** Thymindimer **6.** Thymoltrübung **7.** Tolbutamidtest **8.** Toleranztest **9.** Trichiasis trachomatosa

TT_3 *Abk.*: *→Gesamt-Triiodthyronin*

TT_4 *Abk.*: *→Gesamt-Thyroxin*

TTA *Abk.*: transtracheale Aspiration

TTC *Abk.*: **1.** 2,3,5-Triphenyltetrazolchlorid **2.** *→Tetracyclin* **3.** Triphenyltetrazoliumchlorid **4.** *→Truncus thyrocervicalis*

TTD *Abk.*: Tetraäthylthiuramdisulfid

TTE *Abk.*: transthorakales Echo

T3-Test *m* (Ⓔ T_3 test): Immunoassay zur Bestimmung von **Gesamt-Triiodthyronin** [TT3] und **freiem Triiodthyronin** [fT3] im Serum; normal: TT3 1,1–2,9 nmol/l, fT3 3,5–6,5 pmol/l

T4-Test *m* (Ⓔ T_4 test): Immunoassay zur Bestimmung von **Gesamt-Thyroxin** [TT4] und **freiem Thyroxin** [fT4] im Serum; normal: TT4 60–155 nmol/l, fT4 10–30 pmol/l

TTFA *Abk.*: Tenoyltrifluoraceton

TTFB *Abk.*: Tetrachlortrifluormethylbenzylimidazol

TTFD *Abk.*: *→Thiamintetrahydrofurfuryldisulfid*

TTGA *Abk.*: Tellurit-Taurocholat-Gelatineagar

TTH *Abk.*: *→thyreotropes Hormon*

TTP *Abk.*: **1.** *→thrombotisch-thrombozytopenische Purpura* **2.** Thymidintriphosphat **3.** Tritolylphosphat

TTPA *Abk.*: Triäthylenthiophosphoramid

TTPase *Abk.*: Thiamintriphosphatase

TTR *Abk.*: **1.** Tetrathionatreduktase **2.** Thymoltrübungsreaktion

T_3/T-Rezeptor *m* (Ⓔ T_3/T receptor): Antigenrezeptor an der Oberfläche von T-Lymphozyten*; besteht aus einem antigenspezifischen Glykoprotein [T_4- oder T_8-Glykoprotein] und drei antigenunspezifischen Proteinen [T_3-Proteine]

TTS *Abk.*: **1.** *→Tarsaltunnelsyndrom* **2.** transdermales therapeutisches System

TTT *Abk.*: **1.** Thymoltrübungstest **2.** Tuberkulin-Tine-Test

TT-Virus *nt* (Ⓔ TT virus): 1997 entdecktes Einzelstrang-DNA-Virus, das wahrscheinlich über Bluttransfusionen und fäkal-oral übertragen wird; bis jetzt ist aber nicht bekannt, ob es wirklich eine Hepatitis* verursachen kann; *s.a. Hepatitisviren*

TTX *Abk.*: *→Tetrodotoxin*

TU *Abk.*: Todesursache

Tu. *Abk.*: *→Tumor*

T_3U *Abk.*: Triiodthyronin-Aufnahme

Tu|a|mi|no|hep|tan *nt* (Ⓔ tuaminoheptane): ***Syn:*** *DL-2-Aminoheptan, Heptadrin, 1-Methylhexylamin*; Sympathomimetikum*; **Anw.**: lokaler Vasokonstriktor

Tu|ba *f, pl* **-bae** (Ⓔ tube): Röhre, Kanal, Tube

Tuba auditiva (Ⓔ auditory tube): ***Syn:*** *Ohrtrompete, Eustach-Kanal, Eustach-Röhre, Tube, Tuba auditoria*; Verbindung zwischen Paukenhöhle [Cavitas* tympani] und Rachen [Pharynx*]; ihre Aufgabe ist der Druckausgleich zwischen Paukenhöhle und Umgebung und die Belüftung der Paukenhöhle, die für die Schwingungsfähigkeit des Trommelfells von größter Bedeutung ist; sie ist ca. 36 mm lang und besteht aus einem kürzeren knöchernen Teil [**Pars ossea**] und dem längeren knorpeligen Abschnitt [**Pars cartilaginea**]; der Knorpel [**Cartilago tubae auditivae**] besteht aus zwei Knorpelplatten [**Lamina lateralis** und **medialis tubae auditivae**], die unten und an der Seite durch eine Bindegewebsplatte [**Lamina membranacea tubae auditivae**] verbunden werden; der **Tubenisthmus** [Isthmus tubae auditivae] ist die engste Stelle am Übergang vom knorpeligen zum knöchernen Abschnitt; die Rachenöffnung der Ohrtrompete [Ostium pharyngeum tubae auditivae] wird vom Torus* tubarius umgeben

Tuba auditoria: *→Tuba auditiva*

Tuba uterina: *→Eileiter*

tu|bal *adj* (Ⓔ tubal): ***Syn:*** *tubar, tubär*; Tuba (auditiva oder uterina) betreffend, in einer Tube liegend oder ablaufend

tu|bar *adj*: *→tubal*

Tu|bar|a|bort *m* (Ⓔ tubal abortion): ***Syn:*** *tubarer Abort*; Ausstoßung einer Tubenschwangerschaft* in die Bauchhöhle

Tu|bar|gra|vi|di|tät *f*: *→Tubenschwangerschaft*

Tu|bar|rup|tur *f* (Ⓔ tubal rupture): ***Syn:*** *Tubenruptur*; durch eine Tubenschwangerschaft* verursachtes Platzen des Eileiters

Tu|bar|schwan|ger|schaft *f*: *→Tubenschwangerschaft*

Tu|be *f*: **1.** *→Tuba auditiva* **2.** *→Eileiter*

Tu|ben|am|pul|le *f* (Ⓔ ampulla of (uterine) tube): ***Syn:*** *Eileiterampulle, Ampulla tubae uterinae*; 4–10 mm weiter Abschnitt des Eileiters zwischen Infundibulum und Isthmus

Tu|ben|buch|ten *pl* (Ⓔ tubal air cells): ***Syn:*** *Tubenzellen, Cellulae pneumaticae*; kleine lufthaltige Buchten im knöchernen Teil der Ohrtrompete [Tuba* auditiva]

Tu|ben|drü|sen *pl* (Ⓔ mucous glands of auditory tube): ***Syn:*** *Glandulae tubariae*; muköse Drüsen der Schleimhaut der Tuba* auditiva

Tu|ben|durch|bla|sung *f*: *→Tubenperflation*

Tu|ben|en|do|me|tri|o|se *f* (Ⓔ endosalpingosis): ***Syn:*** *Endometriosis tubae*; Endometriosis* genitalis interna mit Sitz im Eileiter

Tu|ben|en|ge *f* (Ⓔ **1.** isthmus of auditory tube **2.** isthmus of uterine tube): **1. *Syn:*** *Tubenisthmus, Isthmus tubae auditoriae/auditivae*; engste Stelle der Ohrtrompete [Tuba* auditiva] am Übergang vom knorpeligen zum knöchernen Abschnitt **2. *Syn:*** *Tubenisthmus, Isthmus tubae uterinae*; enger Abschnitt des Eileiters [Tuba* uterina] vor dem Eintritt in die Gebärmutter

Tu|ben|ent|zün|dung *f*: **1.** *→Salpingitis* **2.** *→Syringitis*

Tu|ben|fal|ten *pl* (Ⓔ tubal folds): ***Syn:*** *Plicae tubariae*; Schleimhautfalten des Eileiters [Tuba* uterina]

Tu|ben|fim|bri|en *pl* (Ⓔ fimbriae of uterine tube): ***Syn:*** *Eileiterfransen, Fimbriae tubae uterinae*; fransenförmige Fortsätze des trichterförmigen Endes des Eileiters* [Infundibulum* tubae uterinae]; die längste Tubenfimbrie [**Fimbria ovarica**] reicht bis zum Eierstock*, mit dem sie verwachsen ist

Tu|ben|in|fun|di|bu|lum *nt*: *→Tubentrichter*

Tu|ben|isth|mus *m*: *→Tubenenge*

Tu|ben|ka|tarrh *m* (Ⓔ eustachian salpingitis): ***Syn:*** *Tubenkatarr*; katarrhalische Entzündung der Ohrtrompete; *s.a. Tubenmittelohrkatarrh*

Tu|ben|knor|pel *m* (Ⓔ tubal cartilage): ***Syn:*** *Ohrtrompetenknorpel, Cartilago tubae auditivae/auditoriae*; Knorpel der Ohrtrompete*

Tu|ben|man|del *f* (Ⓔ tubal tonsil): ***Syn:*** *Tonsilla tubaria*; lymphatisches Gewebe an der Rachenmündung der Ohrtrompete [Tuba* auditiva]; die seitliche Fortsetzung an der Rachenwand wird als **Seitenstrang** bezeichnet

Tu|ben|man|del|kryp|ten *pl* (Ⓔ tonsillar crypts of tubal tonsil): ***Syn:*** *Cryptae tonsillares tonsillae tubariae*; Mandelkrypten* der Tubenmandel [Tonsilla tubaria]

Tu|ben|mit|tel|ohr|ka|tarrh *m* (Ⓔ inflammation of middle ear and auditory tube): ***Syn:*** *Tubenmittelohrkatarr*; i.d.R. akute Entzündung von Ohrtrompete [Tuba auditiva] und Mittelohr, die von einer akuten Rhinitis* ausgeht; die aufsteigende Entzündung führt zu einer entzündlichen Schwellung der Tubenschleimhaut und damit zu einer ungenügenden Belüftung des Mittelohrs; Druckwechsel [Fliegen, Tauchen] kann zu extrem starken Ohrenschmerzen und Barotrauma* führen; **Klinik**: Druck und Völlegefühl im Ohr, Rauschen, Schwerhörigkeit; **Therapie**: abschwellende Nasentropfen, evtl. Parazentese und Absaugung von Exsudat

chronischer Tubenmittelohrkatarrh: *→chronische seromuköse Otitis media*

Tu|ben|mu|ko|sa *f*: **1.** *→Tunica mucosa tubae auditivae* **2.** *→Eileiterschleimhaut*

Tu|ben|mün|dung *f* (Ⓔ uterine opening of uterine tube): ***Syn:*** *Ostium uterinum tubae uterinae*; Einmündung des Eileiters* [Tuba uterina] in den oberen Teil der Gebärmutter [Uterus*]

Tu|ben|naht *f* (Ⓔ salpingorrhaphy): ***Syn:*** *Eileiternaht, Salpingorrhaphie*; Naht eines oder beider Eileiter nach traumatischer oder operativer Durchtrennung oder Inzision

Tu|ben|öff|nung, ab|do|mi|nel|le *f* (Ⓔ abdominal ostium): ***Syn:*** *abdominelle Eileiteröffnung, Ostium abdominale tubae uterinae*; freie Öffnung des Eileiters zur Bauchhöhle hin; wird vom **Infundibulum tubae uterinae** gebildet, das am Rand mit den Eileiterfransen [Fimbriae* tubae uterinae] besetzt ist

Tu|ben|per|fla|ti|on *f* (Ⓔ pertubation): ***Syn:*** *Pertubation, Persufflation, Insufflation, Tubendurchblasung*; Durchblasen der Eileiter zur Überprüfung der Durchgängigkeit bei Sterilität

Tu|ben|plas|tik *f* (Ⓔ tuboplasty): ***Syn:*** *Eileiterplastik, Salpingoplastik*; plastische Operation des Eileiters, z.B. zur Wiederherstellung der Durchgängigkeit

Tu|ben|rup|tur *f*: *→Tubarruptur*

Tu|ben|schleim|haut *f*: **1.** *→Tunica mucosa tubae auditivae* **2.** *→Eileiterschleimhaut*

Tu|ben|schleim|haut|ent|zün|dung *f* (Ⓔ endosalpingitis): ***Syn:*** *Endosalpingitis*; Entzündung der Tubenschleimhaut; *s.a. Salpingitis*

Tu|ben|schwan|ger|schaft *f* (Ⓔ fallopian pregnancy): ***Syn:*** *Eileiterschwangerschaft, Tubarschwangerschaft, Tubargravidi-*

tät, Graviditas tubaria; häufigste Form der Extrauteringravidität* mit Einnistung der Frucht im Eileiter; meist liegt eine Störung der Eileiterdurchgängigkeit [Verklebungen] oder der Tubenperistaltik vor; das Ei kann sich im Anfangsteil des Eileiters [**ampulläre Tubenschwangerschaft**], im mittleren Eileiterabschnitt [**isthmische Tubenschwangerschaft**] oder im uterinen Eileiterabschnitt [**interstitielle Tubenschwangerschaft**] einnisten; **Klinik**: der Verlauf ist variabel; die meisten Eileiterschwangerschaften gehen aber frühzeitig zu Grunde und bleiben klinisch stumm; **ampulläre Tubenschwangerschaften** führen meist zu einem Tubarabort*; selten kommt es zum Wachstum des Trophoblasten über das Fimbrienende hinaus und damit zur Entwicklung einer sekundären Bauchhöhlenschwangerschaft*; bei **isthmischen** und **interstitiellen Tubenschwangerschaften** penetrieren die Plazentazotten zunehmend die Tubenwand, bis es in der 6.–8. Woche zur Ruptur kommt [Tubarruptur*]; die Ruptur führt zu einer starken intraabdominellen Blutung, Unterleibsschmerzen und der Entwicklung eines akuten Abdomens*
Diagnostik: Anamnese [Ausbleiben der normalen Monatsblutung; Schmierblutungen in der 2.–4. Woche], Schwangerschaftstest, Ultraschalluntersuchung, Laparoskopie*, Douglas*-Punktion; die **Therapie** hängt vom Entwicklungsstadium ab; in der Frühphase kann die Frucht laparoskopisch abgesaugt [ampulläre Tubenschwangerschaft] oder zusammen mit Teilen des Eileiters entfernt werden [Salpingektomie*]; bei fortgeschrittener Schwangerschaft ist meist eine Eröffnung der Bauchhöhle [Laparotomie*] indiziert

Tu|ben|ste|ri|li|sa|ti|on *f* (Ⓔ tubal sterilization): Unterbindung oder Unterbrechung der Eileiter; erfolgt meist als laparoskopische Elektrokoagulation im isthmischen Tubenbereich, evtl. mit Durchtrennung der Tube im Koagulationsbereich; z.T. werden auch Kunststoffclips gesetzt oder eine beidseitige Fimbriektomie vorgenommen

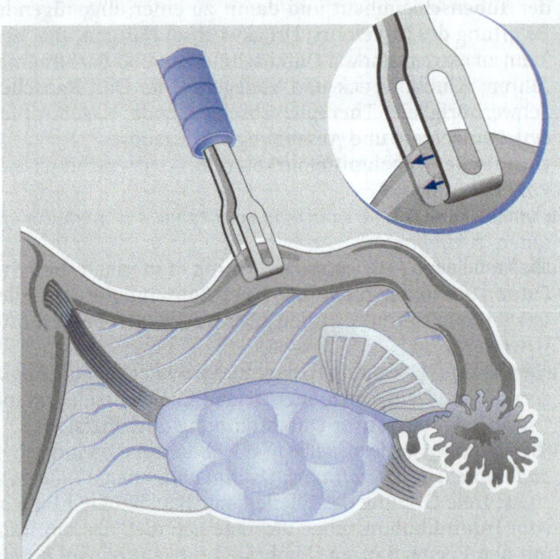

Abb. T92. Tubensterilisation. Elektrokoagulation mit bipolarer Koagulationszange

Tu|ben|trich|ter *m* (Ⓔ infundibulum of uterine tube): *Syn*: *Tubeninfundibulum, Infundibulum tubae uterinae*; trichterförmiger Anfangsteil des Eileiters [Tuba* uterina], der am Rand mit den Eileiterfransen [Fimbriae tubae uterinae] besetzt ist; fängt beim Eisprung* das Ei auf und leitet es in den Eileiter

Tu|ben|wand|en|do|me|tri|o|se *f* (Ⓔ salpingitis isthmica nodosa): *Syn*: *Salpingitis isthmica nodosa*; Sonderform der Endometriose* mit Knotenbildung am Tubenabgang; findet sich gehäuft nach Fehlgeburten oder Schwangerschaftsabbrüchen

Tu|ben|wulst *m*: → *Torus tubarius*

Tu|ben|zel|len *pl*: → *Tubenbuchten*

Tu|ber *nt* (Ⓔ tuber): Höcker, Wulst, Vorsprung

Tuber calcanei (Ⓔ calcaneal tuber): Fersenbeinhöcker; *s.u. Fersenbein*

Tuber cinereum (Ⓔ gray tuber): grauer Höcker an der Unterseite des Zwischenhirns [Diencephalon*]; bildet den Boden des III. Ventrikels im Bereich des Hypothalamus*

Tuber frontale (Ⓔ frontal tuber): *Syn*: *Stirnhöcker, Eminentia frontalis*; Höcker oberhalb des Augenbrauenbogens

Tuber ischiadicum (Ⓔ ischial tuberosity): *Syn*: *Sitzbeinhöcker*; verdickter, hinterer und unterer Rand des Sitzbeins [Ischium*], von dem die ischiokruralen Muskeln [Musculus* biceps femoris, semitendinosus, semimembranosus] entspringen

Tuber maxillae (Ⓔ maxillary tuber): *Syn*: *Eminentia maxillae*; dünnwandige Erhebung der hinteren Wand der Kieferhöhle [Sinus* frontalis], die die Foramina* alveolaria enthält

Tuber omentale hepatis (Ⓔ omental tuber of liver): kleiner Höcker auf der Facies visceralis des linken Leberlappens

Tuber omentale pancreatis (Ⓔ omental tuber of pancreas): nach vorne vorspringender Teil des Corpus* pancreatis, der die Hinterwand der Bursa* omentalis vorwölbt

Tuber parietale (Ⓔ parietal tuber): *Syn*: *Eminentia parietale*; kleiner Vorsprung oberhalb der Linea* temporalis superior

Tuber vermis (Ⓔ tuber of vermis): zwischen Folium und Pyramis liegender Teil des Kleinhirns [Cerebellum*]

Tu|ber|cu|lo|ma *nt, pl* **-mata**: → *Tuberkulom*

Tu|ber|cu|lo|sis *f, pl* **-ses** (Ⓔ tuberculosis): *Syn*: *Tuberkulose*; meldepflichtige Infektionskrankheit durch **Mycobacterium**-Arten, die durch die Bildung spezifischer Granulome gekennzeichnet ist; *s.a. Lungentuberkulose*, *Essay Tuberkulose S. 2171*

Tuberculosis acuta miliaris (Ⓔ acute miliary tuberculosis): akute Miliartuberkulose*

Tuberculosis cutis: → *Hauttuberkulose*

Tuberculosis cutis colliquativa (Ⓔ metastatic tuberculous abscess): *Syn*: *Skrofuloderm, Skrophuloderm, Scrophuloderma*; postprimäre subakute Hauttuberkulose mit Bildung subkutaner livider Knoten, die zu Ulzeration und Fistelbildung neigen; entsteht durch endogene Ausbreitung [meist von Lymphknoten ausgehend] und ist immer mit einer Organtuberkulose assoziiert; **Klinik**: derbe, knotige, anfangs frei bewegliche Infiltrate, die später mit der Umgebung verbacken und eine teigig weiche Konsistenz annehmen; nach Wochen bis Monaten kommt es zu Einschmelzung, Nekrose, Perforation oder Fistelung und schließlich Geschwürbildung; der Verlauf ist langwierig, am Ende kommt es aber zu spontaner, narbiger Abheilung; nicht selten ist auch eine Ausbreitung in die Dermis und Bildung eines Lupus* vulgaris [**Etagentuberkulose**]; **DD**: Gumma*, tuberkulöse Gumma*, Tularämie*, Katzenkratzkrankheit*; **Therapie**: *s.u. Tuberkulose*

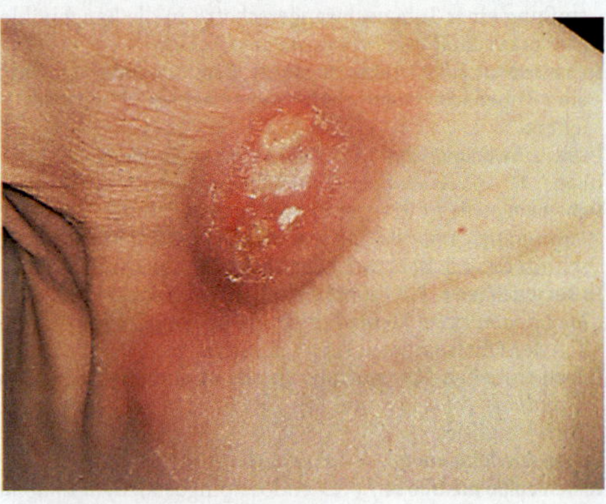

Abb. T93. Tuberculosis cutis colliquativa

Tuberculosis cutis indurativa: → *Erythema induratum*
Tuberculosis cutis lichenoides (Ⓔ tuberculosis cutis lichenoides): *Syn:* *lichenoide Tuberkulide, Lichen scrophulosorum*; seltenes Auftreten von lichenoiden Papeln als allergische Hautreaktion
Tuberculosis cutis luposa: → *Lupus vulgaris*
Tuberculosis cutis miliaris (Ⓔ tuberculosis cutis miliaris): seltene Miliartuberkulose* der Haut; tritt v.a bei immungeschwächten Säuglingen und Kleinkindern auf
Tuberculosis cutis orificialis (Ⓔ orificial tuberculosis): *Syn:* *tuberkulöse Schleimhautgeschwüre, ulzeröse Schleimhauttuberkulose, Tuberculosis miliaris ulcerosa mucosae et cutis*; v.a. Mundhöhle und Lippen, aber auch Anus und Harnröhrenöffnung betreffende schmerzhafte Schleimhautgeschwüre bei autogener Reinfektion; *s.a. Tuberkulose*
Tuberculosis cutis papulonecrotica (Ⓔ papulonecrotic tuberculosis): *Syn:* *papulonekrotisches Tuberkulid*; meist die Streckseiten von Armen und Beinen sowie die Gesäßregion betreffende chronisch-rezidivierende Papeln, die mit Narbenbildung verheilen
Tuberculosis cutis primaria (Ⓔ tuberculosis cutis primaria): primäre Hauttuberkulose; *s.u. Hauttuberkulose*
Tuberculosis cutis verrucosa (Ⓔ warty tuberculosis): *Syn:* *Wilk-Krankheit, warzige Tuberkulose der Haut, Leichentuberkel, Schlachtertuberkulose, Verruca necrogenica, Tuberculum anatomicum*; meist als Berufskrankheit auftretende postprimäre Tuberkulose* mit rundlichen, indolenten, verrukösen Papeln an Fingern, Händen, Ferse oder Füßen; **differentialdiagnostisch** kommen Verruca* vulgaris, Blastomykose*, Morbus* Bowen und Stachelzellkarzinom* infrage; **Therapie:** kleine Herde können exzidiert werden; ansonsten systemische Behandlung mit Antituberkulotika

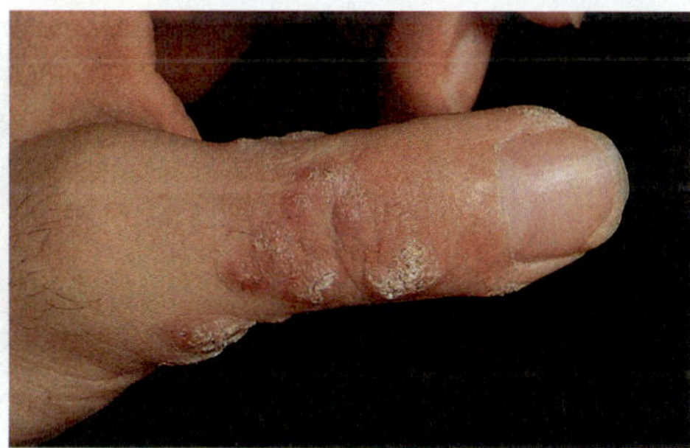
Abb. T94. Tuberculosis cutis verrucosa

Tuberculosis luposa cutis et mucosae: → *Lupus vulgaris*
Tuberculosis miliaris: → *Miliartuberkulose*
Tuberculosis miliaris ulcerosa mucosae et cutis: → *Tuberculosis cutis orificialis*
Tuberculosis urogenitalis: → *Urogenitaltuberkulose*
Tu|ber|cu|lum *nt, pl* **-la** (Ⓔ **1.** tubercle **2.** → *Tuberkel*): **1.** Höcker, Schwellung, Knoten, Knötchen **2.** → *Tuberkel*
Tuberculum adductorium femoris (Ⓔ adductor tubercle of femur): kleiner Knochenhöcker oberhalb des Epicondylus medialis des Femurs*, an dem die Sehne des Musculus* adductor magnus ansetzt
Tuberculum anatomicum: → *Tuberculosis cutis verrucosa*
Tuberculum anomale Carabelli: veraltet für → *Tuberculum anomale dentis*
Tuberculum anomale dentis (Ⓔ anomal tubercle): zusätzlicher Zahnhöcker; meist an den oberen Molaren
Tuberculum anterius atlantis (Ⓔ anterior tubercle of atlas): Höckerchen in der Mitte des vorderen Atlasbogens [Arcus anterior atlantis]
Tuberculum anterius thalami (Ⓔ anterior tubercle of thalamus): Vorwölbung der Vorderseite des Thalamus* durch die Nuclei* anteriores thalami
Tuberculum anterius vertebrae cervicalis (Ⓔ anterior tubercle of cervical vertebrae): Höckerchen an der Vorderseite des Querfortsatzes der Halswirbel 3–7, an dem Muskeln ansetzen; wird als Rippenrudiment betrachtet
Tubercula areolae (Ⓔ areolar tubercles): *Syn:* *Montgomery-Knötchen*; vor allem bei Kontraktion der glatten Muskulatur sichtbare Knötchen des Warzenhofs, die durch die Schweißdrüsen des Vorhofes [Glandulae* areolares] verursacht werden
Tuberculum articulare ossis temporalis (Ⓔ articular tubercle of temporal bone): Knochenwulst vor der Fossa* mandibularis der Schläfenbeinschuppe [Pars squamosa ossis temporalis]
Tuberculum auriculare (Ⓔ auricular tubercle): *Syn:* *Darwin-Höcker*; Höcker am Oberrand der Helix der Ohrmuschel [Auricula]
Tuberculum calcanei (Ⓔ calcaneal tubercle): Höcker an der Unterseite des Fersenbeins [Calcaneus*]
Tuberculum caroticum (Ⓔ carotid tubercle): Tuberculum* anterius des 6. Halswirbels, vor dem die Arteria* carotis communis nach oben zieht
Tuberculum conoideum (Ⓔ conoid tubercle): Höckerchen an der Unterseite des Schlüsselbeins [Clavicula*], an dem das Ligamentum* conoideum ansetzt
Tuberculum corniculatum (Ⓔ corniculate tubercle): unteres Schleimhauthöckerchen der Plica* aryepiglottica, das durch die Cartilago* corniculata hervorgerufen wird
Tuberculum coronae: → *Tuberculum dentis*
Tuberculum costae (Ⓔ tubercle of rib): Rippenhöcker; *s.u. Rippenkörper*
Tuberculum cuneatum (Ⓔ cuneate tubercle): Vorwölbung der Hinterseite der Medulla* oblongata durch den Nucleus* cuneatus
Tuberculum cuneiforme (Ⓔ cuneiform tubercle): *Syn:* *Wrisberg-Höckerchen, Wrisberg-Knötchen*; oberes Schleimhauthöckerchen der Plica* aryepiglottica; wird durch den Wrisberg-Knorpel [Cartilago cuneiformis] hervorgerufen
Tuberculum dentis (Ⓔ dental tubercle): *Syn:* *Tuberculum coronae*; Zahnhöcker auf der Zungenseite von Frontzähnen
Tuberculum dorsale (Ⓔ dorsal tubercle of radius): kleiner Vorsprung am unteren Radiusende, der als Trochlea* für die Sehne des Musculus* extensor pollicis longus wirkt
Tuberculum epiglotticum (Ⓔ epiglottic tubercle): *Syn:* *Epiglottishöckerchen*; Schleimhauthöckerchen über dem Epiglottisstiel im Vestibulum* laryngis; *s.a. Epiglottis*
Tuberculum gracile (Ⓔ gracile tubercle): Vorwölbung der Hinterseite der Medulla* oblongata durch den Nucleus* gracilis
Tuberculum iliacum (Ⓔ iliac tubercle): ca. 5 cm hinter der Spina iliaca anterior superior liegendes Höckerchen der äußeren Lippe [Labium externum] der Crista* iliaca
Tuberculum infraglenoidale (Ⓔ infraglenoid tubercle): Ursprung des Caput longum des Musculus* triceps brachii unterhalb der Gelenkpfanne [Cavitas glenoidalis] des Schultergelenks
Tuberculum intercondylare laterale (Ⓔ lateral intercondylar tubercle): *s.u. Eminentia intercondylaris*
Tuberculum intercondylare mediale (Ⓔ medial intercondylar tubercle): *s.u. Eminentia intercondylaris*
Tuberculum intervenosum (Ⓔ intervenous tubercle): kleine Vorwölbung der Wand des rechten Vorhofs [Atrium* cordis dextrum] zwischen den Öffnungen der beiden Hohlvenen [Ostium venae cavae inferioris und superioris]
Tuberculum jugulare (Ⓔ jugular tubercle): Höckerchen auf der Innenseite der Pars lateralis des Os* occipitale oberhalb des Canalis* nervi hypoglossi
Tuberculum laterale tali (Ⓔ lateral tubercle of posterior process of talus): Höckerchen auf dem Processus* posterior tali, das den Sulcus* tendinis musculi flexoris hallucis longi außen begrenzt
Tuberculum majus (Ⓔ greater tubercle): *s.u. Humerus*
Tuberculum marginale (Ⓔ marginal tubercle of zygomatic bone): inkonstanter Vorsprung an der Facies temporalis des Jochbeins [Os* zygomaticum]; Ansatzstelle für die Fascia* temporalis
Tuberculum mediale tali (Ⓔ medial tubercle of posterior process of talus): Höckerchen auf dem Processus* posterior tali, das den Sulcus* tendinis musculi flexoris hallucis

longi innen begrenzt
Tuberculum mentale (Ⓔ mental tubercle): paariger Vorsprung der Protuberantia mentalis auf der Außenseite des Unterkiefers [Mandibula*]
Tuberculum minus (Ⓔ lesser tubercle): *s.u. Humerus*
Tuberculum musculi scaleni anterioris (Ⓔ tubercle of anterior scalene muscle): Höckerchen der 1. Rippe, an dem der Musculus* scalenus anterior ansetzt
Tuberculum obturatorium anterius (Ⓔ anterior obturator tubercle): Höckerchen am Vorderrand des Sulcus* obturatorius des Schambeins [Os* pubis]
Tuberculum obturatorium posterius (Ⓔ posterior obturator tubercle): Höckerchen am Hinterrand des Sulcus* obturatorius des Schambeins [Os* pubis]
Tuberculum olfactorium (Ⓔ olfactory tubercle): kleiner, ovaler Bezirk im vorderen Bereich der Substantia perforata anterior; schaltet Signale aus der Stria olfactoria medialis, die umgeschaltet und zum Thalamus* und Hypothalamus* weitergeleitet werden
Tuberculum orbitale (Ⓔ orbital tubercle): kleiner Höcker auf der Facies orbitalis des Jochbeins [Os* zygomaticum]
Tuberculum ossis scaphoidei (Ⓔ scaphoid tubercle): Höckerchen auf der Palmarseite des Kahnbeins [Os* scaphoideum]; Ansatz des Retinaculum* musculorum flexorum manus
Tuberculum ossis trapezii (Ⓔ tubercle of trapezium): Höckerchen auf der Palmarseite des großen Vieleckbeins [Os* trapezoideum]; Ansatz des Retinaculum* musculorum flexorum manus
Tuberculum pharyngeum (Ⓔ pharyngeal tubercle): Knochenwulst auf der Außenfläche der Pars basilaris des Os* occipitale; Ansatzstelle der Raphe* pharyngis
Tuberculum posterius atlantis (Ⓔ posterior tubercle of atlas): Höcker in der Mitte des hinteren Atlasbogens [Arcus posterior atlantis]; entspricht einem rudimentären Processus* spinosus vertebrae
Tuberculum posterius vertebrae cervicalis (Ⓔ posterior tubercle of cervical vertebra): Höckerchen an der Rückseite des Querfortsatzes der Halswirbel 3–7
Tuberculum pubicum (Ⓔ pubic tubercle): Knochenhöckerchen am Ansatz des Leistenbandes [Ligamentum* inguinale] am oberen Schambeinrand
Tuberculum quadratum (Ⓔ quadrate tubercle of femur): Höckerchen oberhalb der Crista* intertrochanterica des Femurs*; Ansatzstelle des Musculus* quadratus femoris
Tuberculum sellae (Ⓔ tubercle of sella turcica): Knochenvorsprung, der die Vorderwand der Sella* turcica bildet
Tuberculum supraglenoidale (Ⓔ supraglenoid tubercle): Ursprung des Caput longum des Musculus* biceps brachii oberhalb der Gelenkpfanne [Cavitas glenoidalis] des Schultergelenks
Tuberculum thyroideum inferius (Ⓔ inferior thyroid tubercle): ***Syn:*** *unterer Schildknorpelhöcker*; Höckerchen im unteren Teil der Linea* obliqua cartilaginis thyroideae
Tuberculum thyroideum superius (Ⓔ superior thyroid tubercle): ***Syn:*** *oberer Schildknorpelhöcker*; Höckerchen im oberen Teil der Linea* obliqua cartilaginis thyroideae
Tuberculum trigeminale (Ⓔ trigeminal tubercle): länglicher Wulst auf der posterolateralen Oberfläche der Medulla* oblongata, der durch den Tractus* spinalis nervi trigemini verursacht wird

Tulberlkel *m* (Ⓔ tubercle): ***Syn:*** *Tuberkelknötchen, Tuberculum*; knötchenförmiges Granulom mit Epitheloidzellen und Langhans*-Riesenzellen bei Tuberkulose*; evtl. mit zentraler Nekrose [Verkäsung]; *s.a. Essay Tuberkulose S. 2171*

Tulberlkellbakltelrilum *nt, pl* **-rilen**: *→Mycobacterium tuberculosis*

Tulberlkellbalzillus *m, pl* **-li**: *→Mycobacterium tuberculosis*

Tulberlkellknötlchen *nt*: *→Tuberkel*

tulberlkullar *adj* (Ⓔ tubercular): Tuberkel betreffend, tuberkelähnlich

Tulberlkullid *nt* (Ⓔ tuberculid): allergische Hautreaktion auf Tuberkulosebakterien; viele der ursprünglich als Tuberkulide bezeichneten Hautveränderungen haben aber nichts mit Tuberkulose zu tun und der Begriff wird heute nur noch zögernd verwendet
lichenoide Tuberkulide (Ⓔ lichenoid tuberculids): ***Syn:*** *Lichen scrophulosorum, Tuberculosis cutis lichenoides*; seltenes Auftreten von lichenoiden Papeln als allergische Hautreaktion
nodöses Tuberkulid: *→Erythema induratum*
papulonekrotisches Tuberkulid (Ⓔ papulonecrotic tuberculid): ***Syn:*** *Tuberculosis cutis papulonecrotica*; meist die Streckseiten von Armen und Beinen sowie die Gesäßregion betreffende chronisch-rezidivierende Papeln, die mit Narbenbildung verheilen

Tulberlkullin *nt* (Ⓔ tuberculin): von Robert Koch* aus Kulturen von Tuberkulosebakterien gewonnenes Filtrat, das Stoffwechselprodukte und Zelltrümmer enthält [**Alttuberkulin**]; wirkt als Hapten* und kann damit eine zelluläre Antwort auslösen; die durch Behandlung des Alttuberkulins mit Ammoniumsulfat enthaltenen Proteine werden als **gereinigtes Tuberkulin** bezeichnet; sie werden im Tuberkulintest* verwendet

Tuberkulin-Original-Alt *nt* (Ⓔ Koch's tuberculin): Alttuberkulin; *s.u. Tuberkulin*

Tulberlkullinlrelakltilon *f* (Ⓔ tuberculin reaction): Reaktion von Tuberkulin mit zellgebundenen Antikörpern gegen Tuberkulosebakterien; nach ca. 24 Stunden kommt es zu einer T-zellvermittelten Überempfindlichkeitsreaktion [Tuberkulin-Typ*]

Tulberlkullinltest *m* (Ⓔ tuberculin test): auf der Tuberkulinreaktion* basierender Hauttest, der mit gereinigtem Tuberkulin [purified protein derivative, PPD] arbeitet; die WHO empfiehlt die Verwendung von intrakutaner Injektion [Mendel*-Mantoux-Probe] oder von Stempeltests [z.B. Tine-Test*]; *s.a. Essay Tuberkulose S. 2171*

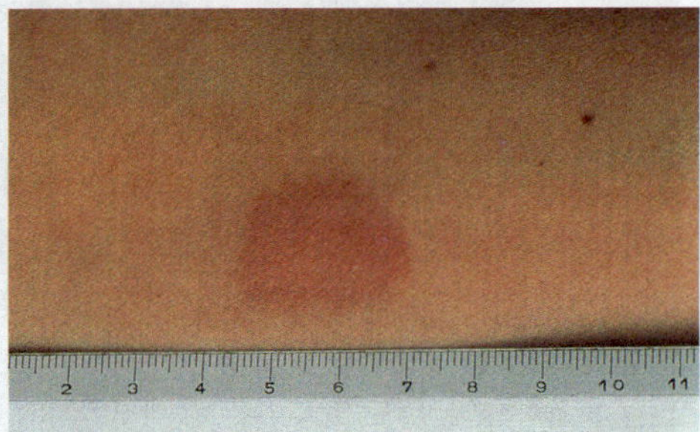

Abb. T95. Tuberkulintest

Tuberkulin-Typ *m*: *→Typ IV der Überempfindlichkeitsreaktion*

Tulberlkullitis *f, pl* **-tilden** (Ⓔ tuberculitis): Entzündung eines Knochenhöckers [Tuberculum*]

tulberlkullitisch *adj* (Ⓔ tuberculitic): Tuberkelentzündung/Tuberkulitis betreffend, von ihr betroffen oder gekennzeichnet

tulberlkullolid *adj* (Ⓔ **1.** tubercular **2.** tuberculoid): **1.** tuberkelähnlich, tuberkelartig **2.** tuberkuloseartig, tuberkuloseähnlich

Tulberlkullom *nt* (Ⓔ tuberculoma): ***Syn:*** *Tuberculoma*; tuberkulöser Rundherd mit zentraler Verkäsung und bindegewebiger Membran

tulberlkullös *adj* (Ⓔ tuberculous): Tuberkulose betreffend, von ihr betroffen oder gekennzeichnet, durch sie bedingt

Tulberlkullolse *f* (Ⓔ tuberculosis): ***Syn:*** *Tuberculosis*; meldepflichtige Infektionskrankheit durch Mycobacterium*-Arten, die durch die Bildung spezifischer Granulome gekennzeichnet ist; *s.a. Lungentuberkulose, Essay Tuberkulose S. 2171*
bakterienreiche Tuberkulose: *s.u. Essay Tuberkulose S. 2171*
disseminierte Tuberkulose (Ⓔ disseminated tuberculosis): Tuberkulose mit Befall mehrerer Organe; auch gleichgesetzt mit Miliartuberkulose*
exsudative Tuberkulose (Ⓔ exudative tuberculosis): ***Syn:*** *exsudative Lungentuberkulose*; exsudative Form/Phase der

Tuberkulose

Syn: Tuberculosis **Abk.** *TB, Tbk*

N. Konietzko

Prolog

Der **Erreger** der Tuberkulose, das **Mycobacterium tuberculosis** [1882 von Robert Koch entdeckt [Abb. 1] und 1998 von den britischen Forschern Bart Barrel und Stewart Cole genetisch entschlüsselt], ist etwa 20.000 Jahre alt, wesentlich jünger als der Mensch, der schon wenigstens 2 Mio. Jahre die Erde bevölkert. Das erste historisch eindeutig belegte Opfer der TB ist eine ägyptische Mumie aus West-Theben, um 1550 v. Chr. datiert, bei der mittels Gensonde der Erregernachweis aus einer Probe des rechten Lungenflügels gelang. Die infektiöse Natur der Tuberkulose ist seit Aristoteles bekannt. Zur Bedrohung für die ganze Menschheit entwickelte sich die sog. *„weiße Pest"* zur Zeit der Industrialisierung im 19. Jahrhundert. Jeder 4. Mensch starb damals an TB, besonders hart traf es jugendliche Erwachsene. Dank der großen Sozialreformen des 19. Jahrhunderts und der Fortschritte in der Medizin schien die TB im zu Ende gehenden 20. Jahrhundert endgültig besiegt. Welch ein Irrtum von Wissenschaft und Politik! Die Macht der TB ist in großen Teilen der Welt ungebrochen, in manchen sogar auf dem Vormarsch.

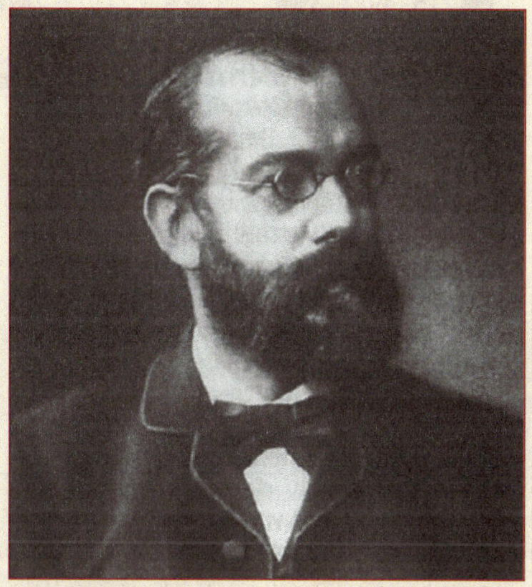

Abb. 1. Robert Koch

Definition und Einteilung

Die Tuberkulose ist eine Infektionskrankheit*, die hauptsächlich den Menschen befällt. Sie wird nahezu ausschließlich durch das **Mycobacterium tuberculosis** hervorgerufen, selten durch das **Mycobacterium* bovis**, früher als Verursacher der **Rindertuberkulose** gefürchtet, und das **Mycobacterium* africanum**, für seltene Formen der **Hauttuberkulose** verantwortlich.

Die TB befällt vorwiegend die Lunge [**Lungentuberkulose**], die auch die wichtigste Eintrittspforte für die Infektion ist. Im Prinzip kann die Infektion aber jedes Organ des Körpers befallen [**extrapulmonale Tuberkulose**].

Tritt die TB-Erkrankung in engem zeitlichen Zusammenhang mit der TB-Infektion auf, spricht man von **Primär-TB,** bei späterem Aufbrechen der Erkrankung, Jahre bis Jahrzehnte nach der Infektion, von **Postprimär-TB** oder **endogener Reaktivierung.**

Weil die Infektion zu einer typischen feingeweblichen Formation führt, dem sog. **Tuberkel** [s.a. Pathogenese], wird die Tuberkulose im klinischen Alltag oft als **spezifische Infektion** bezeichnet.

Tuberkuloseähnliche Erkrankungen können durch sog. **atypische Mykobakterien*** [z. B. Mycobacterium* avium oder Mycobacterium* kansasii] hervorgerufen werden. Diese Erkrankungen werden als **nicht-tuberkulöse Mykobakteriosen** bezeichnet und sind nicht Gegenstand des vorliegenden Artikels.

Epidemiologie

Fast 2 Milliarden Menschen sind weltweit mit Tuberkulose infiziert, also jeder 3. Bewohner der Erde. Die TB ist **heute weltweit die häufigste tödliche Infektionskrankheit** beim Erwachsenen. 3–3,5 Mio. Menschen sterben Jahr für Jahr an TB, mehr als an allen anderen Infektionskrankheiten zusammen.

Jährlich erkranken 8,7 Mio. Menschen neu an TB, mehr als jemals zuvor, und die Tendenz ist steigend. Die Brennpunkte der TB-Seuche liegen heute in Russland und Asien sowie in Afrika südlich der Sahelzone [Abb. 2]. Hier findet man auch die höchsten HIV-Infektionsraten. Tuberkulose ist in dieser Region die häufigste Todesursache von AIDS*. Die Gründe für diese besorgniserregende Entwicklung liegen zum einen in dem explosionsartigen Bevölkerungswachstum in vielen Drittländern, der damit einhergehenden Verarmung und

T

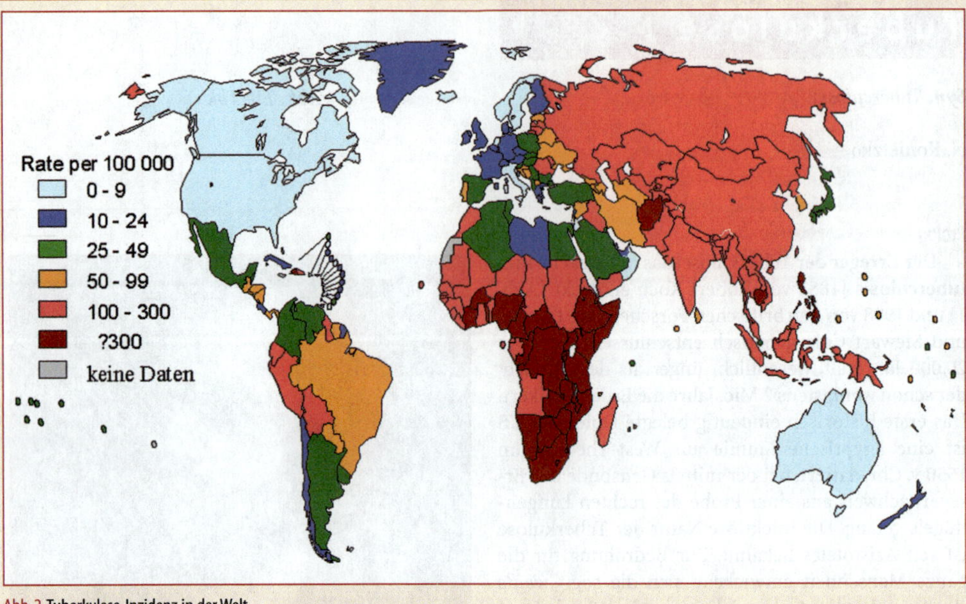

Abb. 2. Tuberkulose-Inzidenz in der Welt

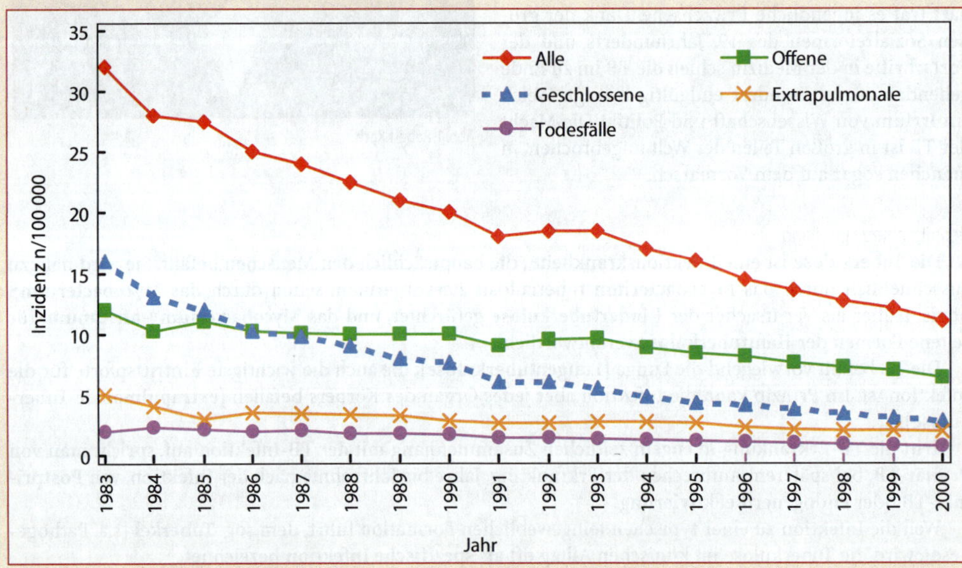

Abb. 3. Neuerkrankungen und Mortalität in Deutschland

mangelnden medizinischen Versorgung, in der weltweiten Migration und in den verheerenden Folgen der HIV-Epidemiologie [Tab. 1].

Die **Situation in Deutschland** ist – wie in fast allen Industrienationen- ungleich günstiger: Die **Zahl der Neuerkrankungen** ist über die letzten Jahrzehnte **unverändert rückläufig** – bis auf ein kurzzeitiges Plateau Anfang der 90er-Jahre des vorigen Jahrhunderts, als die Zahl der Asylanten und Aussiedler anschwoll [Abb. 3]. Im Jahr 2000 erkrankten 9.064 Personen neu an einer aktiven Tuberkulose, was einer

Tab. 1. Tuberkulose und HIV weltweit

	1990	1995	2000
Neuerkrankungen an Tuberkulose	7.537.000	8.768.000	10.222.000
davon HIV-assoziiert	4,2 %	8,4 %	13,8 %
Todesfälle	2.530.000	2.977.000	3.509.000

Inzidenz von 9,1:100.000 und Jahr entspricht. Damit liegt Deutschland im westeuropäischen Vergleich im Mittelfeld zwischen Island mit 4 als Spitzenreiter und Portugal mit 47 als Schlusslicht.

Der **Anteil der Ausländer** an TB-Neuerkrankungen lag im Jahr 2000 in Deutschland bei 33,6 %, also fast 5-mal höher als ihrem Bevölkerungsanteil von rund 8 % entspricht. Während bei der einheimischen Bevölkerung hauptsächlich die ältere Generation der über 65-Jährigen betroffen ist, erkranken in der ausländischen Bevölkerung vorwiegend junge Menschen zwischen 20–45 Jahren.

Trotz großer Fortschritte bei der Behandlung sterben auch heute noch Menschen an TB, 630 waren es im Jahr 2000. Die eine Hälfte erlag einer aktiven Tuberkulose, die andere den Spätfolgen der Krankheit.

Die **Resistenzlage** in Deutschland ist in den letzten Jahren [derzeit mit einer sog. MDR-Rate von 1,7 %] auf niedrigem Niveau konstant.

Da die Tuberkulose aber ein grenzüberschreitendes Problem ist, sind in Zeiten zunehmender Mobilität Auswirkungen auf Deutschland durch die TB-Situation in Ländern mit hoher Inzidenz und ungünstiger Resistenzlage zu befürchten. Dazu gehören die baltischen Staaten, die Länder Südost-Europas und die ehemaligen GUS-Staaten. Hier ist die TB noch bis zu 10-mal häufiger zu finden und die Resistenzlage bedrohlich; die sog. MDR-Raten liegen bis zu 10-mal höher als bei uns.

Pathogenese

Die Ansteckung mit Tuberkulose erfolgt so gut wie immer durch **Tröpfcheninfektion.** Dabei werden die Keime eines an Lungentuberkulose Erkrankten durch Husten, Niesen und/oder Sprechen in die Umgebung geschleudert. Insbesondere beim Husten entstehen kleinste, lungengängige Tröpfchen, 1–5 µm groß, angefüllt mit Erregern. Bis zu 3 Millionen Mykobakterien werden von einem Patienten mit offener Lungentuberkulose bei einem einzigen Hustenstoß abgehustet. Die Tröpfchen können stundenlang in der Luft schweben, was die Verbreitung der Infektion fördert [Abb. 4].

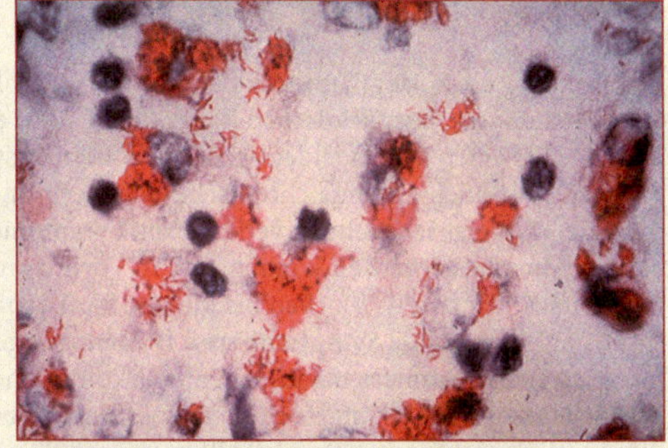

Abb. 4. Säurefeste Stäbchen [rot] im Sputum eines Tuberkulosekranken

Gelangen die Mykobakterien mit der Atmung in die Lunge einer nicht infizierten Person, so werden sie von den ortsansässigen Fresszellen, den **Alveolarmakrophagen**, vereinnahmt. Gelingt es den Alveolarmakrophagen nicht, die Keime abzutöten – eine Fähigkeit, die individuell unterschiedlich ausgeprägt und genetisch determiniert ist –, vermehren sich diese innerhalb der Zelle, bis sie zerplatzt und abstirbt. Der Zyklus wiederholt sich mit jeder neuen Generation von Alveolarmakrophagen. Die aus der geborstenen Zelle entweichenden Mykobakterien gelangen in dieser Phase auch in die Lymphgefäße und Lymphknoten* der Lunge, mitunter sogar in die Blutbahn.

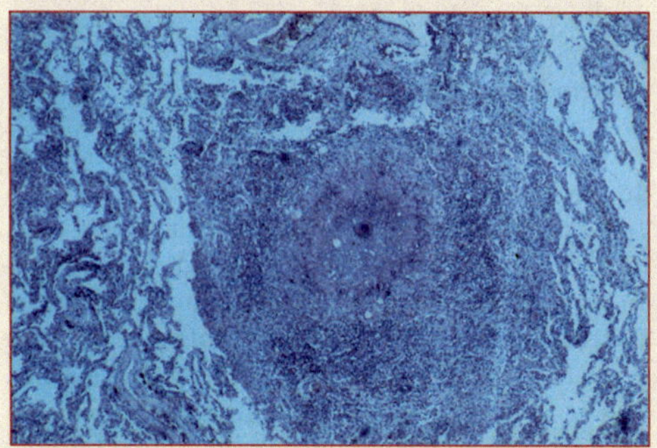

Abb. 5. Tuberkel

Der Prozess ist nach 2 bis 12 Wochen mit der sog. **spezifischen Immunisierung** beendet. Die spezifische Immunisierung ist ein komplexer, zellvermittelter Vorgang, an dem maßgeblich die **T-Helfer-Lymphozyten*** beteiligt sind. Morphologisch sichtbarer Ausdruck dieser Abwehrreaktion des Körpers ist das **Tuberkel**, eine strukturierte, knötchenförmige Anordnung von Zellen um ein amorphes Zentrum mit abgestorbenen Abwehrzellen und Mykobakterien [Abb. 5].

Die so erfolgte Infektion mit und Immunisierung gegen Mycobacterium tuberculosis zeigt sich dem Arzt durch Positivwerden des Tuberkulintests. Ein positiver **Tuberkulintest** zeigt also an, dass der Betreffende infiziert ist, sagt jedoch nichts darüber aus, ob er auch erkrankt ist. Immerhin sind weltweit gut 2 Milliarden Menschen, also ein Drittel der Menschheit, mit TB infiziert, aber „nur" 8 Mio. erkranken jährlich neu an Tuberkulose. Über das weitere Schicksal des Infizierten entscheidet letztlich sein Immunsystem. In den meisten Fällen, bei 90–95 % der Infizierten, gelingt es dem Organismus, der TB-Erreger Herr zu werden: Die Tuberkulose wird „abgekapselt", sie ruht über Jahre, oft ein Leben lang.

Bei geschwächtem Immunsystem sieht das anders aus: So ist bei HIV-Infizierten, bei denen die T-Helfer-Lymphozyten* funktionell und zahlenmäßig reduziert sind, das Risiko einer TB-Erkrankung nach der Infektion mit Mycobacterium tuberculosis 10-mal höher als bei HIV-negativen Personen. Andere, wenn auch nicht so gravierende Störungen, die die spezifischen Immunität schwächen und die zu einer erhöhten TB-Morbidität führen, sind Diabetes* mellitus, Alkoholismus*, Unterernährung, Silikose*, maligne Lymphome* und Einnahme bestimmter Medikamente wie Corticosteroide* und Zytostatika*.

Entsprechend dem **Verlauf der TB-Infektion** und der **Entwicklung der körpereigenen Immunität** unterscheidet man zwischen:

- **TB-Exposition,** wenn Kontakt zu Patienten mit offener Tuberkulose bestand, aber noch nicht klar ist, wie der Tuberkulintest ausfällt [ein Prozess, der 6-12 Wochen Zeit benötigt]
- **TB-Infektion,** wenn der Tuberkulintest positiv ist, aber keine Hinweise auf eine Erkrankung bestehen
- **TB-Erkrankung,** wenn der Tuberkulintest positiv ist und Erkrankungssymptome vorliegen
- **primärer TB-Erkrankung,** wenn die Tuberkulose in den ersten Monaten nach der Infektion ausbricht
- **postprimärer TB-Erkrankung,** wenn die Infektion zunächst abheilt, nach Jahren bis Jahrzehnten aber wieder aufbricht [„**endogene Reaktivierung**“].

Während in der „klassischen TB-Ära“ die Primärinfektion hauptsächlich Kinder und die Postprimär-TB vorwiegend jugendliche Erwachsene traf, ist die Tuberkulose heute bei der deutschen Bevölkerung eine Krankheit des alten Menschen.

Diagnose

Die Diagnose der Tuberkulose basiert auf klinischen, radiologischen und bakteriologischen Untersuchungen. Die **klinischen Symptome** sind einerseits – je nach befallenem Organ – vielfältig, andererseits aber auch vieldeutig: Husten beispielsweise kann Ausdruck einer Lungentuberkulose sein, genauso aber auch auf eine chronische Raucherbronchitis oder einen Lungenkrebs weisen. Hinzu kommt, dass die TB meist schleichend verläuft und Symptome oft fehlen oder bagatellisiert werden.

Allgemeinbeschwerden können sich in Form von Müdigkeit und Abgeschlagenheit, Nachtschweiß und Gewichtsverlust bereits Wochen bis Monate vor Krankheitsausbruch äußern.

Organhinweisende Symptome sind Husten, gelegentlich mit blutigem Auswurf bei der Lungentuberkulose, Bewegungsschmerz bei Knochentuberkulose und Blasenentzündungen bei der Nierentuberkulose.

Die üblichen **Laboruntersuchungen** wie Blutbild und Blutsenkung sind entweder unauffällig oder führen diagnostisch nicht weiter. Spezielle Bluttests auf TB gibt es nicht.

Die weitergehende Diagnostik ruht auf drei Säulen:

- der Tuberkulinhauttestung,
- dem Röntgenbild und
- dem Erregernachweis.

Bei der **Tuberkulintestung** wird nach der Methode von **Mendel-Mantoux** gereinigtes Tuberkulin [ein Tuberkelbakterienextrakt] in die Haut [intrakutan] injiziert. Im Fall einer erfolgten Infektion zeigt sich an der Injektionsstelle nach 72 Stunden eine im Durchmesser mindestens 5 mm große, entzündlich gerötete Schwellung [**positiver Tuberkulintest**, Abb. 6]. Die Reaktion zeigt die erfolgte Infektion an. Ob der „Tuberkulinpositive“ auch tuberkulosekrank ist und ob die Infektion erst kürzlich erfolgte oder schon Jahre zurückliegt, vermag der Test nicht zu klären. Umgekehrt schließt ein negativer Tuberkulintest eine aktive Tuberkulose aus – mit wenigen Ausnahmen, die dem Arzt bekannt sind.

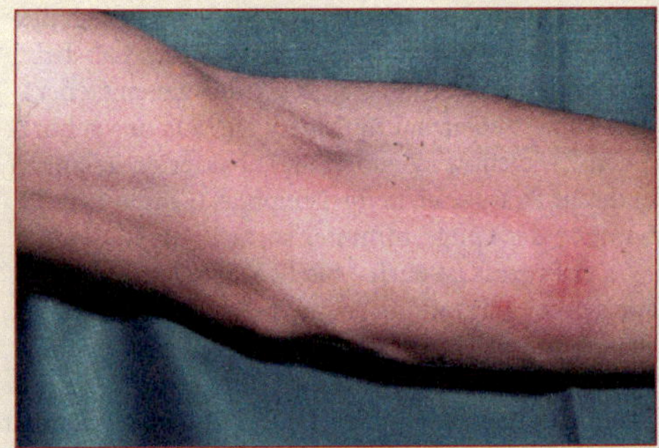

Abb. 6. Tuberkulintest

Das **Röntgenbild** ist nach wie vor – trotz neuerer und teurer bildgebender Verfahren wie Computertomographie*, Kernspintomographie* und Sonographie* – für die TB-Diagnostik unverzichtbar, insbesondere für die der Lungentuberkulose. Allerdings gibt das Röntgenbild nur Hinweise auf das Vorhandensein einer Erkrankung, beweisend für die TB-Erkrankung ist letztlich der Erregernachweis oder – wenn dieser nicht gelingt – der weitere Verlauf der Krankheit unter antituberkulotischer Behandlung.

Der **Erregernachweis** kann bei der Lungentuberkulose aus Sputum oder Bronchialsekret [über die Bronchofiberskopie* gewonnen] geführt werden. Bei großer Keimzahl [**bakterienreiche TB** = hoch infektiös] findet man bereits mikroskopisch säurefeste Stäbchen [Abb. 4], hochgradig verdächtig auf TB-Keime. Die Sicherung erfolgt durch den kulturellen Nachweis, der allerdings – in Abhängigkeit von der Keimzahl – Tage bis Wochen benötigt. Moderne molekularbiologische Verfahren [PCR, Gensonde] verkürzen den Ablauf. Bei

T

positiver Kultur lässt sich die Wirksamkeit der Antituberkulotika in vitro bestimmen [Resistenztestung]. In Ausnahmefällen muss der kulturelle Nachweis von Mycobacterium tuberculosis aus Gewebeproben [Lymphknotenbiopsie, Lungenresektat] oder aus organspezifischen Körpersäften [Liquor, Urin] geführt werden.

Krankheitsbilder

Lungentuberkulose

Das häufigste Symptom der Lungentuberkulose ist der Husten, anfangs trocken, später – oft nach vielen Wochen und Monaten – produktiv. Der Auswurf ist gelb-grau, gelegentlich mit fädigen Blutbeimengungen. Rein blutiger Auswurf kann einem Blutsturz, einer auch heute noch gefürchteten Komplikation der Tuberkulose, vorausgehen und muss zur sofortigen Krankenhauseinweisung führen. Allgemeinbeschwerden in Form von Müdigkeit, Nachtschweiß und Gewichtsverlust sind wechselnd häufig und fehlen oft in den Frühstadien.

Das Röntgenbild zeigt im typischen Fall ein einseitiges, inhomogenes Lungeninfiltrat mit Betonung der Oberlappen. Geht bei der Infektion Lungengewebe zu Grunde, kommt es zu *„Höhlenbildung"* [Kaverne] [Abb. 7]. Bei großen Kavernen und bakterienreicher Tuberkulose beobachtet man gehäuft Geschwüre an der Bronchialschleimhaut [**Bronchustuberkulose**] und an den Stimmbändern [**Kehlkopftuberkulose**, Abb. 8].

Pleuritis tuberculosa

Die **Rippenfelltuberkulose**, fast immer einseitig, geht regelhaft mit akuten Krankheitszeichen einher: Fieber, atemabhängige Brustschmerzen, Atemnot. Das Röntgenbild zeigt die einseitige Flüssigkeitsansammlung. Durch Pleurapunktion, Pleurablindbiopsie oder Thorakoskopie* ist die Diagnose meist feingeweblich, häufig auch bakteriologisch zu stellen. Die Aussichten auf komplette Ausheilung sind bei rechtzeitig einsetzender Behandlung sehr gut.

Lymphknotentuberkulose [LK-TB]

Am häufigsten wird die LK-TB am Hals beobachtet, die Schwellungen sind weich und nicht druckempfindlich. Die LK-Biopsie klärt in den meisten Fällen die Diagnose [Nachweis von Tuberkeln]. Die antituberkulotische Therapie reicht nicht immer aus und muss gelegentlich ergänzt werden um die operative LK-Entfernung [neck dissection*], wenn bei drohender LK-Perforation eine Fistelbildung vermieden werden soll.

Bei kindlicher Primär-TB der Lunge können die befallenen Lymphknoten in das Bronchiallumen einbrechen und nach Abheilung narbige Stenosen hinterlassen [Abb. 9].

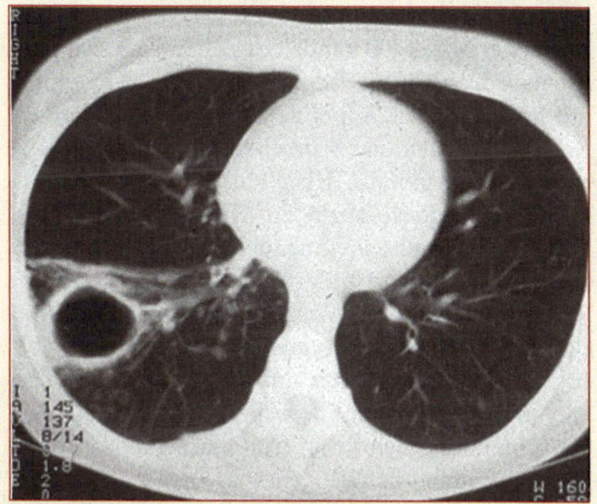

Abb. 7. Kaverne

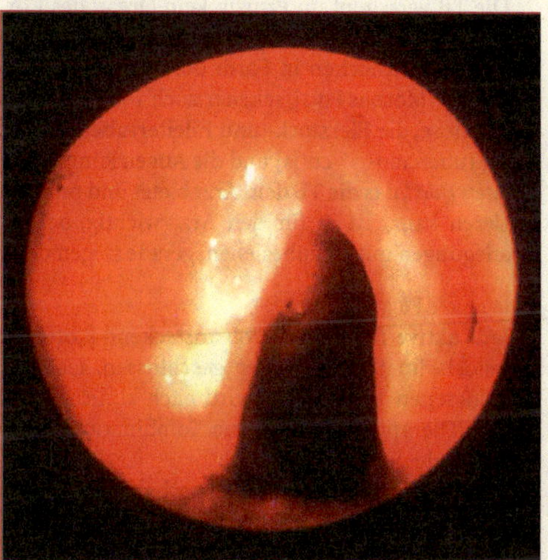

Abb. 8. Kehlkopf-Tuberkulose

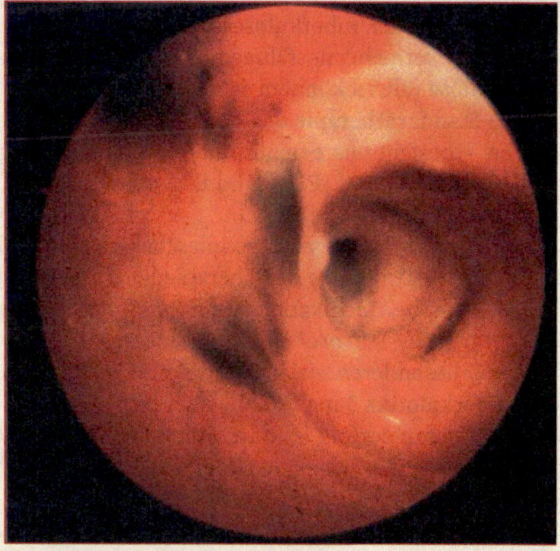

Abb. 9. Bronchus-Tuberkulose, narbig abgeheilt

Miliartuberkulose

Bei der **Miliar-TB** handelt es sich um ein schweres, lebensbedrohliches Krankheitsbild. Es geht einher mit hohem Fieber, Appetitlosigkeit, Kopfschmerzen, Nackensteifigkeit und Erbrechen. Der nahezu gesetzmäßige Mitbefall von Hirn und Hirnhaut [**Meningitis tuberculosa**] kann zu Hirnnervenlähmung, Schläfrigkeit und zunehmender Eintrübung führen. Die Diagnose kann aufgrund der Klinik und des Röntgenbildes mit dichter Streuung kleinster Knötchen über die gesamte Lunge vermutet werden [Abb. 10], der Erregernachweis aus Sputum, Bronchialsekret und/oder Hirnliquor sichert sie. Die Heilungsaussichten sind, selbst bei früh einsetzender Therapie, nicht immer befriedigend.

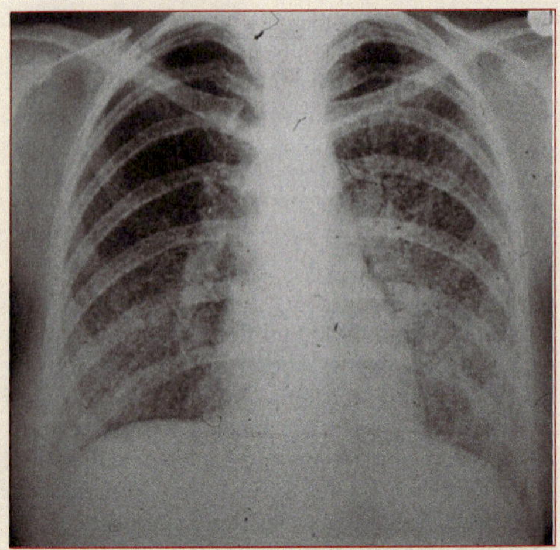

Abb. 10. Miliar-Tuberkulose

Extrapulmonale Tuberkulose

Die TB verschont im Prinzip kein Organ des Körpers, die bevorzugten extrapulmonalen Manifestationen sind der Knochen in Form der **Wirbelsäulentuberkulose** [Morbus Pott], seltener auch von Gelenken und Röhrenknochen, der Urogenitaltrakt mit der **Nierentuberkulose**, die **Eierstock- und Eileitertuberkulose** bei der Frau und die **Hodentuberkulose** beim Mann. Die Haut [Tuberculosis* cutis] und die Augen können in vielfältiger Weise beteiligt sein, wenn auch selten. Bei dem *„bunten Bild"*, das die TB dem Arzt bietet und mit dem sie fast jedes andere Krankheitsbild einschließlich Krebs imitieren kann, ist es für den Arzt wichtig, bei unklaren Prozessen immer die TB in die diagnostischen Überlegungen mit einzubeziehen, gerade wegen der bedeutsamen therapeutischen Konsequenzen.

Therapie und Prognose

Jede aktive Tuberkulose, ob ansteckend [**„offene Tuberkulose"**, d.h. mit Nachweis von Mycobacterium tuberculosis im Sputum] oder geschlossen, **ist medikamentös behandlungsbedürftig.** Die Aktivität einer geschlossenen Tuberkulose wird nach klinischen, laborchemischen und radiologischen Kriterien definiert. Die TB-Therapie ist immer eine Kombinationsbehandlung mit mehreren Medikamenten.

Die **Ziele der Therapie** sind:

- rasche **Keimreduktion** zur Ausschaltung von Infektionsquellen,
- **Verhinderung der Resistenzbildung** gegen die Medikamente,
- **Erregerelimination** in allen befallenen Organen.

Die komplette Erregerelimination ist vor allem bei jüngeren TB-Kranken bedeutsam. Gelingt die Bakterienbeseitigung, ist mit einer späteren Reaktivierung nicht mehr zu rechnen. Ein solcher Patient ist somit zeitlebens von der Tuberkulose geheilt. Er ist gegen erneute „Infektion von außen" immun geworden und hat auch keine vermehrungsfähigen Erreger mehr in seinem Organismus, die zu einem späteren Ausbruch der Tuberkulose führen könnten.

Die **Standardtherapie** der Tuberkulose – Lungentuberkulose und extrapulmonale Tuberkulose gleichermaßen – besteht aus einer **initialen**, 2 Monate langen **Vierfachtherapie mit Isoniazid [INH]**, **Rifampicin [RMP]**, **Pyrazinamid [PZA]** und **Ethambutol [EMB]**, **gefolgt von** einer 4 Monate dauernden **Zweifachtherapie mit INH** und **RMP** [Tab. 2].

Modifikationen dieses Therapieschemas können in Form von Medikamentenumstellungen, Dosisanpassung oder Verlängerung der Therapiedauer erforderlich werden, z. B. bei Nachweis resistenter Keime im Antibiogramm, bei Medikamentenunverträglichkeit oder bei komplizierenden Krankheiten wie AIDS*, Diabetes* mellitus, Silikose*, Leberzirrhose*, malignem Lymphom*, Immundefekt* oder Alkoholismus*.

Unter besonderen sozialen Bedingungen lässt sich eine sog. **intermittierende Therapie** mit **Einnahme von Antituberkulotika** 3 mal/Woche in erhöhter Dosis [Tab. 2] besser einhalten oder überwachen.

Der **Therapieerfolg** ist durch monatliche bakteriologische Untersuchungen und Röntgenaufnahmen zu kontrollieren, die etwaigen Nebenwirkungen der Tuberkulosemedikamente durch gezielte Nachuntersuchungen [Tab. 3].

Operative Maßnahmen, die vor der medikamentösen Therapieära häufig zur Anwendung kamen, wie die **Kollapstherapie** mittels **Pneumothorax** und die **Resektion von befallenen Lungenlappen**, kommen heute nur bei komplizierten Verläufen und nach Ausschöpfung der konservativen Therapie infrage.

Die **Prognose** der TB ist **heute sehr gut:** Bei konsequent durchgeführter antituberkulotischer Behandlung kommt es in über 97 % zur kompletten und dauerhaften Ausheilung der Erkrankung.

Tab. 2. Dosierungstabelle der Antituberkulotika bei Lungentuberkulose

Medikament	Tägliche Dosis Erwachsene und Kinder mg/kg KG	Erwachsene Gewicht	Erwachsene Dosis	Intermittierende Dosis Erwachsene und Kinder mg/kg KG	Erwachsene Gewicht	Erwachsene Dosis
Isoniazid	5	–	300 mg	15	–	–
Rifampicin	10	< 50 kg ≥ 50 kg	450 mg 600 mg	15	–	600–900 mg
Streptomycin	15–20	< 50 kg ≥ 50 kg	750 mg 1,0 g	15–20	< 50 kg ≥ 50 kg	750 mg 1,0 g
Pyrazinamid	35	< 50 kg ≥ 50 kg	1,5 g 2,0 g	50 3mal wöchentlich	< 50 kg ≥ 50 kg	2,0 g 2,5 g
				75 2mal wöchentlich	< 50 kg ≥ 50 kg	3,0 g 3,5 g
Ethambutol*	25 für 2 Monate, danach 15		–	30 3mal wöchentlich	–	–
				45 2mal wöchentlich	–	–

* Es ist wichtig, die Dosis sehr genau zu bestimmen, um eine effektive Wirkung zu erzielen und toxische Nebenwirkungen zu vermeiden

Tab. 3. Die wichtigsten unerwünschten Arzneimittelwirkungen [UAW] der Tuberkulosemedikamente

Wirkstoff	Häufig	Selten	Sehr selten
INH	Akne bei Jugendlichen	Aminotransferasenanstieg, Hepatitis, periphere Neuropathie, Allergie	Vertigo, Krämpfe, psychische UAW, hämolytische Anämie, Agranulozytose, lupoide Reaktionen, Arthralgien, Opticus-Neuritis, Gynakomastie
RMP		Aminotransferasenanstieg, Hepatitis, Allergie, thrombozytopenische Purpura, „flu-syndrome" [bei intermittierender oder unregelmäßiger Einnahme]	nur bei intermittierender oder unregelmäßiger Einnahme: akutes Nierenversagen, hämolytische Anämie, Schock
PZA	Hyperurikämie, Anorexie, Flush, Brechreiz	Aminotransferasenanstieg, Hepatitis [dosisabhängig], Erbrechen, Arthralgie, Allergie	sideroblastische Anämie, Photosensibilisierung
SM	Allergie [Haut], Schwindelgefühl, Tinnitus	Drehschwindel, Ataxie, Hörverlust	Nephropathie, aplastische Anämie, Agranulozytose
EMB		Retrobulär-Neuritis [dosisabhängig], Arthralgien	Allergie [Haut], Aminotransferasenanstieg, periphere Neuropathie
PTH	gastrointestinale Störungen	Aminotransferasenanstieg, Hepatitis	Allergie [Haut], Leukopenie, Einwirkung auf verschiedene endokrine Systeme

Prophylaxe

Am effektivsten lässt sich die **Weiterverbreitung der Tuberkulose** verhindern, wenn der offen Lungentuberkulöse, der ansteckend ist, möglichst bald entdeckt, isoliert und behandelt wird. Nach dem Infektionsschutzgesetz besteht für Arzt und Labor Meldepflicht gegenüber dem Gesundheitsamt. Dieses veranlasst die notwendigen „Umgebungsuntersuchungen", um evtl. weitere infizierte Personen frühzeitig zu erfassen.

Bestand oder besteht **Kontakt mit einem ansteckenden Tuberkulosekranken**, so ist für die betreffende Kontaktperson wichtig, zu wissen, ob sie bereits vorher mit Tuberkulose infiziert war oder nicht. Das lässt sich aus dem Ergebnis des Tuberkulin-Hauttests ersehen [s.u. Pathogenese]. Das praktische Vorgehen ist in der Abb. 11 gezeigt. Man wird dem Infizierten zu einer 6-monatigen **Prophylaxe mit Isoniacid** [INH] raten, wenn eine kürzlich erfolgte TB-Infektion wahrscheinlich ist.

Die Impfung mit abgeschwächten TB-Erregern, die sog. **BCG-Impfung** [Bacille Calmette-Guerrin], früher in der ersten Lebenswoche durchgeführt, hat sich als unwirksam erwiesen. Sie wird für Deutschland weder von der WHO noch von deutschen Experten [**DZK** = Deutsches Zentralkomitee zur Bekämpfung der Tuberkulose, **STIKO** = Ständige Impf-Kommission am Robert Koch-Institut] empfohlen.

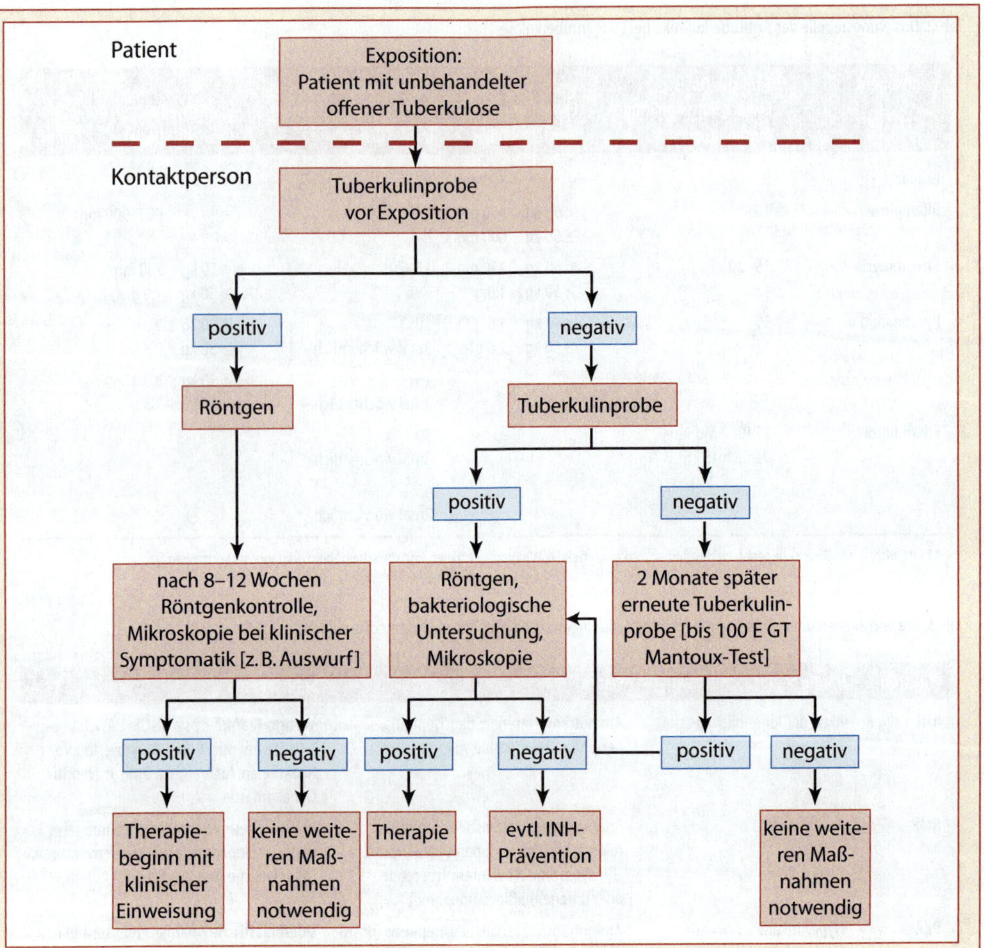

Patient

Exposition: Patient mit unbehandelter offener Tuberkulose

Kontaktperson

Tuberkulinprobe vor Exposition

- positiv → Röntgen → nach 8–12 Wochen Röntgenkontrolle, Mikroskopie bei klinischer Symptomatik [z. B. Auswurf]
  - positiv → Therapiebeginn mit klinischer Einweisung
  - negativ → keine weiteren Maßnahmen notwendig
- negativ → Tuberkulinprobe
  - positiv → Röntgen, bakteriologische Untersuchung, Mikroskopie
    - positiv → Therapie
    - negativ → evtl. INH-Prävention
  - negativ → 2 Monate später erneute Tuberkulinprobe [bis 100 E GT Mantoux-Test]
    - positiv → Röntgen, bakteriologische Untersuchung, Mikroskopie
    - negativ → keine weiteren Maßnahmen notwendig

Abb. 11. Praktisches Vorgehen bei Tuberkulose-Exposition

Epilog

Die Hauptursachen für die nach wie vor beängstigende Ausbreitung der Tuberkulose sind Armut und soziale Ungerechtigkeit. Ohne internationale Anstrengungen zur globalen Armutsbekämpfung wird auch die Tuberkulose weiter auf dem Vormarsch bleiben. In ihrer Resolution vom September 2000 hat sich die Völkergemeinschaft, repräsentiert durch die UN-Vollversammlung, verpflichtet, innerhalb der nächsten 10 Jahre die Mortalität an Tuberkulose und Malaria* zu halbieren und die Rate neuer HIV-Infektionen um 25 % zu senken.

Um die Tuberkulose weltweit unter Kontrolle zu bekommen, ist zunächst das globale Ziel, bis 2005 75 % aller Neuinfektionen zu erkennen und davon 85 % erfolgreich zu behandeln. Die WHO will sich in ihren Therapieprogrammen auf die kosteneffektive und wirkungsvolle **DOTS-Strategie** konzentrieren [directly observed therapy, short course chemotherapy].

Ein solches ehrgeiziges Projekt bedeutet Investitionen von Milliarden Dollar; Milliarden, die in die Volkswirtschaften der armen Länder zurückgeführt werden müssen. Vielleicht erlebt die Menschheit eines fernen Tages doch noch den endgültigen Sieg über die „weiße Pest"; bei der „schwarzen Pest" und der Kinderlähmung ist es ihr ja [fast] gelungen.

Quellenhinweise

Abb. 3: 27. Informationsbericht des DZK (2002) und Statistisches Bundesamt (2001)
Abb. 11: Deutsches Zentralkomitee zur Bekämpfung der Tuberkulose (1988)
Zeichnung Abb. 11: C. Puhlmann, Friedrichshafen

Lungentuberkulose; oft mit Kavernenbildung einhergehende akute oder chronische verkäsende Pneumonie*
extrapulmonale Tuberkulose (Ⓔ extrapulmonary tuberculosis): Oberbegriff für alle Organtuberkulosen außer Lungentuberkulose*
hämatogene postprimäre Tuberkulose (Ⓔ hematogenous tuberculosis): durch hämatogene Streuung entsehende postprimäre Tuberkulose*
inaktive Tuberkulose (Ⓔ inactive tuberculosis): ***Syn:*** *vernarbte Tuberkulose, verheilte Tuberkulose*; Bezeichnung für meist abgekapselte Tuberkuloseherde, die klinisch inaktiv sind, aber selbst nach Jahren aufbrechen und zu einer späten postprimären Tuberkulose* führen können
kavernöse Tuberkulose (Ⓔ cavitary tuberculosis): ***Syn:*** *kavernöse Lungentuberkulose*; Lungentuberkulose* mit z.T. Kavernenbildung
miliare Tuberkulose: →*Miliartuberkulose*
offene Tuberkulose (Ⓔ open tuberculosis): ***Syn:*** *offene Lungentuberkulose*; infektiöse Form der Lungentuberkulose* mit Ausscheidung von Erregern im Sputum; meist bei kavernöser Lungentuberkulose mit Anschluss an einen Ableitungsbronchus
postprimäre Tuberkulose (Ⓔ postprimary tuberculosis): Monate bis Jahre nach einer Primärtuberkulose* einsetzende Reinfektion durch Streuung von Tuberkelbakterien aus einem Primärkomplex [**Frühform**] oder inaktiven Primärherden [**Spätform, Erwachsenenform**]
synoviale Tuberkulose (Ⓔ synovial tuberculosis): Gelenktuberkulose mit Befall der Synovia
verheilte/vernarbte Tuberkulose: →*inaktive Tuberkulose*
warzige Tuberkulose der Haut: →*Tuberculosis cutis verrucosa*

Tu|ber|ku|lo|se|bak|te|ri|um *nt, pl* **-ri|en:** →*Mycobacterium tuberculosis*

Tu|ber|ku|lo|se|ba|zil|lus *m, pl* **-li:** →*Mycobacterium tuberculosis*

Tuberkulose-Lymphom *nt* (Ⓔ tuberculous lymphadenopathy): ***Syn:*** *Lymphadenitis tuberculosa, Lymphknotentuberkulose*; tuberkulöse Lymphknotenentzündung; obligater Teil des Primärkomplexes [z.B. Hilustuberkulose bei Lungentuberkulose*]; oft auch als postprimäre Tuberkulose bei lymphogener, aber auch hämatogener Streuung

Tu|ber|ku|lo|se|sep|sis *f* (Ⓔ tuberculous sepsis): ***Syn:*** *Landouzy-Sepsis, Landouzy-Typhobazillose, Sepsis tuberculosa acutissima*; meist tödlich verlaufende akut generalisierte Tuberkulose* bei Abwehrschwäche des Organismus; wird gelegentlich bei AIDS-Patienten beobachtet

Tu|ber|ku|lo|si|li|ko|se *f* (Ⓔ tuberculosilicosis): ***Syn:*** *Silikotuberkulose*; gleichzeitiges Auftreten von Silikose* und Lungentuberkulose*

Tu|ber|ku|lo|sta|ti|kum *nt, pl* **-ka** (Ⓔ tuberculostat): ***Syn:*** *Antituberkulotikum*; Arzneimittel mit Wirkung gegen Tuberkelbakterien, antituberkulöse Substanz; **Streptomycin** war das erste Tuberkulostatikum [1944], gefolgt von **p-Aminosalicylsäure** [1946], **Isoniacid** [1952] und **Ethambutol** [1961]; das Mittel mit der stärksten bakteriziden Wirkung ist **Rifampicin**, das 1964 gefunden wurde; *s.a. Tuberkulose*

tu|ber|ku|lo|sta|tisch *adj* (Ⓔ tuberculostatic): das Wachstum von Tuberkelbakterien hemmend; meist gleichgesetzt mit antituberkulös

tu|ber|ku|lo|zid *adj* (Ⓔ tuberculocidal): tuberkelbakterienabtötend

tu|be|rös *adj* (Ⓔ tuberous): knotig, in Knotenform

tu|be|ro|sa|kral *adj* (Ⓔ sacrotuberal): ***Syn:*** *sakrotuberal*; Tuber ischiadicum und Kreuzbein/Os sacrum betreffend

Tu|be|ro|si|tas *f, pl* **-taltes** (Ⓔ tuberosity): Vorsprung, Protuberanz
Tuberositas deltoidea (Ⓔ deltoid tuberosity of humerus): Rauigkeit auf der Facies anterolateralis des Humerus*, die dem Musculus* deltoideus als Ansatz dient
Tuberositas glutea (Ⓔ gluteal tuberosity of femur): *s.u. Femurschaft*
Tuberositas iliaca (Ⓔ iliac tuberosity): Rauigkeit der Facies sacropelvina des Darmbeins [Ilium*], an der das Ligamentum* sacroiliacum posterius ansetzt
Tuberositas ligamenti coracoclavicularis (Ⓔ tuberosity of coracoclavicular ligament): Rauigkeit an der Unterseite des Schlüsselbeins [Clavicula*], an der das Ligamentum* coracoclaviculare ansetzt
Tuberositas masseterica (Ⓔ masseteric tuberosity): Rauigkeit außen am Übergang von Unterkieferkörper* zu Unterkieferast*; Ansatz des Musculus* masseter
Tuberositas musculi serrati anterioris (Ⓔ tuberosity for anterior serratus muscle): Rauigkeit an der Oberseite der 2. Rippe, an der der Musculus* serratus anterior ansetzt
Tuberositas ossis cuboidei (Ⓔ tuberosity of cuboid bone): Knochenwulst an der Unterseite des Würfelbeins [Os* cuboideum]; trägt oft eine Gelenkfläche für ein Sesambein in der Sehne des Musculus* peroneus longus
Tuberositas ossis metatarsi primi (Ⓔ tuberosity of first metatarsal bone): Vorsprung an der Unterseite der Basis des 1. Mittelfußknochens, an der sich die Sehne des Musculus* peroneus longus befestigt
Tuberositas ossis metatarsi quinti (Ⓔ tuberosity of fifth metatarsal bone): Vorsprung an der Außenseite der Basis des 5. Mittelfußknochens dient der Sehne des Musculus* peroneus brevis als Ansatz
Tuberositas ossis navicularis (Ⓔ tuberosity of navicular bone): Vorsprung an der medialen Seite des Kahnbeins [Os* naviculare], an der der Musculus* tibialis posterior ansetzt
Tuberositas ossis sacri (Ⓔ tuberosity of sacral bone): Knochenvorsprung lateral von der Crista* sacralis lateralis; Ursprungsort von Verstärkungsbändern für das Iliosakralgelenk*
Tuberositas phalangis distalis (Ⓔ tuberosity of distal phalanx): Rauigkeit auf der Palmarseite der Phalanx* distalis der Hand [**Tuberositas phalangis distalis manus**] bzw. der Plantarseite der Phalanx* distalis der Zehen [**Tuberositas phalangis distalis pedis**]
Tuberositas pronatoria (Ⓔ pronator tuberosity): Rauigkeit auf der Außenseite des Radius*, an der der Musculus* pronator ansetzt
Tuberositas pterygoidea (Ⓔ pterygoid tuberosity): Rauigkeit innen am Übergang von Unterkieferkörper* zu Unterkieferast*; Ansatz des Musculus* pterygoideus medialis
Tuberositas radii (Ⓔ tuberosity of radius): *s.u. Corpus radii*
Tuberositas tibiae (Ⓔ tuberosity of tibia): Rauigkeit am Ansatz des Ligamentum* patellae am oberen Schienbein [Tibia*]
Tuberositas ulnae (Ⓔ tuberosity of ulna): Rauigkeit am Ansatz des Musculus* brachialis an der Elle [Ulna*]

Tubo-, tubo- *präf.*: Wortelement mit Bezug auf **1.** „Eileiter/Tube" **2.** „Ohrtrompete/Tube"

tu|bo|ab|do|mi|nal *adj* (Ⓔ tuboabdominal): ***Syn:*** *tuboabdominell*; Eileiter und Bauchhöhle/Abdomen betreffend oder verbindend

tu|bo|ab|do|mi|nell *adj*: →*tuboabdominal*

Tu|bo|cu|ra|re *nt* (Ⓔ tubocurarine): *s.u. Kurare*

Tu|bo|cu|ra|rin *nt* (Ⓔ tubocurarine): Alkaloid; Hauptwirkstoff von Curare*

Tu|bo|cu|ra|rin|chlo|rid *nt* (Ⓔ tubocurarine chloride): nichtdepolarisierendes, peripheres Muskelrelaxans*

Tu|bo|o|va|ri|al|abs|zess *m* (Ⓔ tubo-ovarian abscess): Abszess von Eierstock und Eileiter

Tu|bo|o|va|ri|al|zys|te *f* (Ⓔ tubo-ovarian cyst): durch Verschmelzung des Eileiters mit einer Eierstockzyste entstandener zystischer Hohlraum

tu|bo|pe|ri|to|ne|al *adj* (Ⓔ tuboperitoneal): Eileiter und Bauchfell/Peritoneum betreffend oder verbindend

Tu|bor|rhoe *f, pl* **-rho|en** (Ⓔ tuborrhea): Schleimausfluss aus der Ohrtrompete

Tu|bo|sko|pie *f* (Ⓔ salpingoscopy): ***Syn:*** *Salpingoskopie*; endoskopische Untersuchung der Eileiter

tu|bo|sko|pisch *adj* (Ⓔ salpingoscopic): ***Syn:*** *salpingoskopisch*; Tuboskopie betreffend, mittels Tuboskopie

tu|bo|tym|pa|nal *adj* (Ⓔ tubotympanic): Tuba auditiva und Paukenhöhle betreffend oder verbindend

tu|bo|u|te|rin *adj* (Ⓔ tubouterine): Eileiter und Gebärmutter/Uterus betreffend oder verbindend

T

tu|bo|va|gi|nal *adj* (Ⓔ tubovaginal): Eileiter und Scheide/Vagina betreffend oder verbindend

tu|bu|lär *adj* (Ⓔ tubular): ***Syn:*** *tubulös*; röhrenförmig

Tu|bu|lin *nt* (Ⓔ tubulin): aus zwei Monomeren [**α-Tubulin, β-Tubulin**] aufgebautes Dimer, das die Grundeinheit der Mikrotubuli* bildet

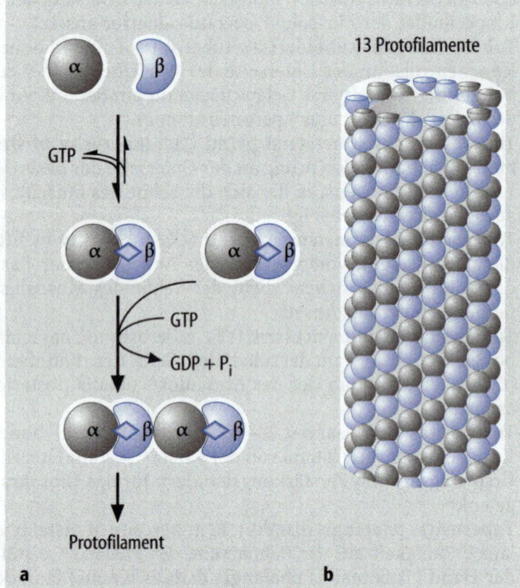

Abb. T96. Zusammenbau von Mikrotubuli aus Tubulindimeren

Tu|bu|lo|ne|phro|se *f* (Ⓔ tubular nephrosis): ***Syn:*** *Tubulusnephrose*; durch verschiedene Noxen hervorgerufene Schädigung des Epithels der Nierentubuli; *s.a. Tubulusnekrose*

Tu|bu|lo|pa|thie *f* (Ⓔ tubulopathy): Schädigung der Nierentubuli; *s.a. Tubulusnekrose*

tu|bu|lös *adj* (Ⓔ tubular): ***Syn:*** *tubulär*; röhrenförmig

Tu|bu|lus *m, pl* **-li** (Ⓔ tubule): Röhrchen, Kanälchen

Tubuli dentinales (Ⓔ dentinal tubules): ***Syn:*** *Dentinkanälchen, Canaliculi dentinales*; radiär von der Zahnpulpa zur Peripherie ziehende Kanälchen

distaler Tubulus (Ⓔ distal tubule): ***Syn:*** *Tubulus distalis*; *s.u. Nephron*

Tubulus distalis (Ⓔ distal tubule): ***Syn:*** *distaler Tubulus*; *s.u. Nephron*

intermediärer Tubulus (Ⓔ intermediate tubule): ***Syn:*** *Tubulus intermedius*; *s.u. Nephron*

Tubulus intermedius (Ⓔ intermediate tubule): ***Syn:*** *intermediärer Tubulus*; *s.u. Nephron*

Tubuli mitochondriales (Ⓔ mitochondrial tubules): *s.u. Mitochondrie*

proximaler Tubulus (Ⓔ proximal tubule): ***Syn:*** *Tubulus proximalis*; *s.u. Nephron*

Tubulus proximalis (Ⓔ proximal tubule): ***Syn:*** *proximaler Tubulus*; *s.u. Nephron*

Tubuli renales (Ⓔ renal tubules): ***Syn:*** *Nierenkanälchen, Nierentubuli*; *s.u. Nephron*

Tubuli renales contorti (Ⓔ convoluted renal tubules): ***Syn:*** *gewundene Nierentubuli*; *s.u. Nephron*

Tubuli renales recti (Ⓔ straight renal tubules): ***Syn:*** *gerade Abschnitte der Nierentubuli*; *s.u. Nephron*

Tubulus reuniens (Ⓔ connecting tubule): ***Syn:*** *Verbindungstubulus*; *s.u. Nephron*

Tubuli seminiferi (Ⓔ seminiferous tubules): ***Syn:*** *Hodenkanälchen*; *s.u. Hoden*

Tubuli seminiferi contorti (Ⓔ convoluted seminiferous tubules): gewundene Samenkanälchen/Hodenkanälchen; *s.u. Hoden*

Tubuli seminiferi recti (Ⓔ straight seminiferous tubules): gerade Samenkanälchen/Hodenkanälchen; *s.u. Hoden*

Tu|bu|lus|ne|kro|se *f* (Ⓔ tubular necrosis): zu Nierenversagen führende, meist toxische Schädigung der Nierentubuli

akute Tubulusnekrose (Ⓔ acute tubular necrosis): zu akutem Nierenversagen* führende Schädigung; am häufigsten durch Ischämie [akute ischämische Tubulusnekrose*] oder eine toxische Tubulusschädigung [akute toxische Tubulusnekrose*] bedingt

akute ischämische Tubulusnekrose (Ⓔ acute ischemic tubular necrosis): akute Tubulusnekrose bei Ischämie*

akute toxische Tubulusnekrose (Ⓔ acute toxic tubular necrosis): kann durch Antibiotika [v.a. Cephalosporine, Polymyxin B], Metalle [Quecksilber, Arsen, Platin, Wismut, Silber], organische Lösungsmittel [Tetrachlorkohlenstoff], iodierte Röntgenkontrastmittel, Ethylendiamintetraacetat [EDTA] usw. verursacht werden

Tu|bu|lus|ne|phro|se *f*: *→ Tubulonephrose*

Tu|bu|lus|typ *m* (Ⓔ tubulus type): Mitochondrien von Tubulustyp; *s.u. Mitochondrie*

Tu|bu|lus|zel|len *pl* (Ⓔ tubular cells): Epithelzellen der Nierentubuli*

Tu|bus *m, pl* **Tu|ben, Tu|bus|se** (Ⓔ **1.–2.** tube): **1.** Metall-, Gummi- oder Kunststoffrohr zum Einführen in die Luftröhre; *s.a. Trachealtubus* **2.** nicht-verstellbare, feste Blende des Röntgenapparates zur Einengung des Strahlenfeldes

Tu|bus|ent|fer|nung *f* (Ⓔ extubation): ***Syn:*** *Extubieren, Extubation*; Herausziehen eines [Endotracheal-]Tubus oder einer Tracheotomiekanüle

TUDC *Abk.*: Tauroursodesoxycholsäure

Tuff|stein|lun|ge *f* (Ⓔ pumice lung): ***Syn:*** *metastatische Lungenkalzinose, Pneumokalzinose, Lungenkalzinose, Bimssteinlunge*; metastatische Verkalkung des Lungengewebes bei Hyperkalzämie*

Tuft|sin *nt* (Ⓔ tuftsin): in der Milz gebildetes Tetrapeptid, das die Aktivität von Phagozyten anregt

Tula-Fieber *nt*: selten verwendete Bezeichnung für *→ hämorrhagisches Fieber mit renalem Syndrom*

Tu|la|rä|mie *f* (Ⓔ tularemia): ***Syn:*** *Hasenpest, Nagerpest, Lemming-Fieber, Ohara-Krankheit, Francis-Krankheit*; seltene, durch **Francisella tularensis** hervorgerufene meldepflichtige Infektionskrankheit, die von Bremsen und Zecken von Nagetieren auf den Menschen übertragen wird; von den verschiedenen Formen [**glanduläre, glandulopharyngeale, kutanoglanduläre, okuloglanduläre, oropharyngeale, ulzeroglanduläre Tularämie**], ist die ulzeroglanduläre Tularämie am häufigsten; **Therapie**: Streptomycin* oder Gentamicin*

Tu|mes|zenz *f* (Ⓔ tumescence): (diffuse) Anschwellung/Schwellung

Tu|mor *m* (Ⓔ **1.** swelling **2.** tumor): **1.** Schwellung, Anschwellung [klassisches Entzündungszeichen] **2.** ***Syn:*** *Geschwulst, Neubildung, Gewächs, Neoplasma*; irreversible Gewebeneubildung, die ein autonomes Wachstum zeigt, d.h. nicht oder nur eingeschränkt den normalen Hemmungsmechanismen unterliegt; nach dem biologischen Verhalten kann man die Dignität des Tumors bestimmen, wobei die Unterscheidung zwischen **benignen, malignen** und **semimalignen Tumoren** letztendlich nur histopathologisch erfolgen kann; in besonderen Fällen werden auch noch immunhistologische, molekularbiologische u.a. Methoden herangezogen; das wichtigste klinische und histologische Unterscheidungsmerkmal ist die Fähigkeit zur Metastasierung; benigne Tumoren metastasieren nie, während maligne Tumoren im-

Tab. T97. Vergleich benigner und maligner Tumoren

	Benigne	Maligne
Makroskopische Begrenzung	scharf	unscharf
Kapsel	meist vorhanden	fehlend
Wachstum	expansiv	infiltrativ-destruierend
Verschieblichkeit	vorhanden	fehlend
Wachstumsgeschwindigkeit	meist langsam	oft rasch
Metastasierung	nein	ja

mer Metastasen setzen; semimaligne Tumoren metastasieren nie oder nur selten, wachsen aber lokal infiltrativ und destruierend; Tumoren, die trotz aller diagnostischer Bemühungen weder als benigne noch als maligne eingestuft werden können, werden als **Tumoren mit fraglicher Dignität** bezeichnet; dazu gehören z.B. der Riesenzelltumor* des Knochens und die Karzinoide* des Magendarmtraktes; *s.a. Metastasierung, TNM-System, Essay Chemotherapie S. 349, Essay Virus und Tumor S. 2185, Essay Mechanismen der Entstehung genetisch bedingter Krebsformen S. 1561*

benigner Tumor (Ⓔ benign tumor): *s.u. Tumor 2.*

brauner Tumor (Ⓔ brown tumor): *s.u. Osteodystrophia fibrosa generalisata*

chromaffiner Tumor (Ⓔ chromaffin tumor): ***Syn:*** *Chromaffinom*; vom chromaffinen System ausgehender Tumor

dyskeratotischer Tumor (Ⓔ dyskeratoma): ***Syn:*** *warziges Dyskeratom, Dyskeratoma segregans, Dyskeratoma verrucosum, Dyskeratoma lymphadenoides, Dyskeratosis segregans, Dyskeratosis follicularis isolata*; meist isolierte Dyskeratose* des Kopfes oder Gesichts, seltener der Mundschleimhaut

fibroepithelialer Tumor (Pinkus) (Ⓔ premalignant fibroepithelial tumor): ***Syn:*** *Pinkus-Tumor, prämalignes Fibroepitheliom, Fibroepithelioma Pinkus*; semimaligner Hauttumor; nicht-invasive Form des oberflächlichen Basalioms*

hereditäre Tumoren (Ⓔ hereditary tumors): *s.u. Essay Mechanismen der Entstehung genetisch bedingter Krebsformen S. 1561*

maligner Tumor (Ⓔ malignant tumor): *s.u. Tumor 2.*

melanozytärer Tumor (Ⓔ melanocytic tumor): ***Syn:*** *Melanom*; von den Melanozyten ausgehender gutartiger oder bösartiger Tumor, z.B. Nävuszellnävus*, malignes Melanom*

Tumor mit fraglicher Dignität (Ⓔ tumor with uncertain status): *s.u. Tumor 2.*

semimaligner Tumor (Ⓔ semimalignant tumor): *s.u. Tumor 2.*

tu|mor|af|fin *adj* (Ⓔ tumoraffin): ***Syn:*** *onkotrop*; mit besonderer Affinität zu Tumoren

Tu|mor|an|ä|mie *f* (Ⓔ tumor-associated anemia): normo- oder hypochrome, leichte Anämie* als Begleitsymptom bei malignen Tumoren

Tu|mor|an|ti|gen *nt* (Ⓔ tumor antigen): ***Syn:*** *T-Antigen*; auf Tumorzellen gefundenes Antigen*; *s.a. Essay Virus und Tumor S. 2185*

Tu|mor|em|bo|li|sa|ti|on *f* (Ⓔ tumor embolization): *s.u. Embolisation*

Tu|mor|ent|ste|hung *f*: *→ Karzinogenese*

Tu|mor|ge|ne|se *f*: *→ Karzinogenese*

Tu|mor|hy|per|kal|zä|mie *f* (Ⓔ tumor-associated hypercalcemia): *s.u. Hyperkalzämie*

tu|mo|ri|gen *adj* (Ⓔ tumorigenic): die Tumorentstehung fördernd, einen Tumor bildend

Tu|mo|ri|ge|ne|se *f*: *→ Karzinogenese*

Tu|mor|im|mu|no|lo|gie *f* (Ⓔ tumor immunology): Immunologie* der Tumorentstehung und -ausbreitung; *s.a. Essay Virus und Tumor S. 2185, Essay Mechanismen der Entstehung genetisch bedingter Krebsformen S. 1561*

Tu|mor|i|ni|ti|a|tor *m* (Ⓔ tumor initiator): *s.u. Tumorentstehung*

Tu|mor|i|ni|ti|ie|rung *f* (Ⓔ tumor initiation): *s.u. Tumorentstehung*

tu|mo|ri|zid *adj* (Ⓔ tumoricidal): tumorzellenzerstörend, tumorzellenabtötend

Tu|mor|leh|re *f*: *→ Onkologie*

Tu|mor|ly|se|syn|drom *nt* (Ⓔ tumor lysis syndrome): *s.u. Essay Chemotherapie S. 349*

Tu|mor|mar|ker *pl* (Ⓔ tumor marker): Stoffe, deren Auftreten oder Konzentration in Körperflüssigkeiten oder Blut Hinweise auf das Vorhandensein und/oder die Aktivität eines Tumors geben kann; Tumormarker können eine Rolle bei der Früherkennung von Krebserkrankungen spielen [z.B. prostataspezifisches Antigen* bei Prostatakarzinom], i.d.R. liegt ihre Bedeutung aber in der Verlaufskontrolle während und nach der Therapie

Tumor-Nekrose-Faktor *m* (Ⓔ tumor necrosis factor): ***Syn:*** *Kachektin, Cachectin*; in zwei Formen [**TNF-α** und **TNF-β, Lymphotoxin**] vorkommendes Zytokin; Mediator der Entzündungs- und Immunreaktion; löst bei manchen Tumoren hämorrhagische Nekrosen aus; *s.a. Zytokine, Essay Chronisch entzündliche Darmerkrankungen S. 403*

Tu|mor|ne|phrek|to|mie *f* (Ⓔ cancer nephrectomy): Nierenentfernung [Nephrektomie*] wegen Tumorbefall; bei der **En-bloc-Tumornephrektomie** werden Niere, Nebenniere und die sie umgebende Kapsel [Capsula adiposa perirenalis] entfernt

tu|mo|rös *adj* (Ⓔ tumorous): tumorartig

Tu|mor|pro|gres|si|on *f* (Ⓔ tumor progression): *s.u. Essay Virus und Tumor S. 2185*

Tu|mor|pro|mo|ti|on *f* (Ⓔ tumor promotion): *s.u. Essay Virus und Tumor S. 2185*

Tu|mor|pro|mo|tor *m* (Ⓔ tumor promotor): *s.u. Tumorentstehung*

Tu|mor|sta|di|um *nt* (Ⓔ tumor stage): *s.u. Mycosis fungoides*

Tu|mor|sta|ging *nt*: *→ TNM-System*

Tu|mor|sup|pres|sor *m* (Ⓔ tumor suppressor): *s.u. Essay Virus und Tumor S. 2185*

Tu|mor|sup|pres|sor|ge|ne *pl* (Ⓔ tumor suppressor genes): *s.u. Essay Mechanismen der Entstehung genetisch bedingter Krebsformen S. 1561, Essay Virus und Tumor S. 2185, Essay Gentransfer und Gentherapie S. 761*

tumor surveillance system *nt*: *s.u. Essay Virus und Tumor S. 2185*

Tu|mor|syn|drom, he|re|di|tä|res *nt* (Ⓔ hereditary tumor syndrome): *s.u. Essay Mechanismen der Entstehung genetisch bedingter Krebsformen S. 1561*

Tu|mor|ver|dop|pe|lungs|zeit *f* (Ⓔ tumor doubling time): ***Syn:*** *Tumorvolumen-Verdoppelungszeit*; Zeitraum, innerhalb dessen sich das Volumen eines Tumors verdoppelt; langsam wachsende Tumoren, wie z.B. das Mammakarzinom, haben eine lange Tumorverdoppelungszeit, schnell wachsende eine kurze; damit wird verständlich, dass langsam wachsende Tumoren zum Zeitpunkt der Diagnose bereits Mikrometastasen gesetzt haben, die erst nach Jahren groß genug sind um klinisch manifest oder mit bildgebenden Verfahren entdeckt zu werden

Tu|mor|vi|ren *pl* (Ⓔ tumor viruses): ***Syn:*** *Onkoviren, onkogene Viren*; Viren, die einen gutartigen oder bösartigen Tumor auslösen können; **RNA-Tumorviren** steigern die Zellproliferation durch Aktivierung zellteilungsfördernder Gene,

Tab. T98. Tumormarker

Freigesetzte Substanz	Tumor	Nicht-maligne Erkrankung
Onkofetale Antigene		
Carcinoembryonales Antigen (CEA)	Karzinom (Kolon, Rektum, Pankreas, Gallenblase u.a.)	Gewebenekrose, starkes Rauchen, Darmerkrankungen
α-Fetoprotein	Hepatom, malignes Teratom	Leberzirrhose, Hepatitis
CA 19-9	Pankreaskarzinom	
CA 12-5	Ovarialkarzinom	
Enzyme		
Saure Phosphatase	Prostatakarzinom	Morbus Paget
Alkalische Phosphatase (Knochenisoenzym)	Osteosarkom, Knochenmetastasen (besonders Brust, Prostata, Schilddrüse)	Osteomalazie
Hormone		
Choriongonadotropin (HCG)	Choriokarzinom	
Calcitonin	Medulläres Schilddrüsenkarzinom	
(Pro-)ACTH	Lungentumoren	

während **DNA-Tumorviren** Suppressorgene der Zellteilung ausschalten; *s.a. Essay Virus und Tumor S. 2185*

Tumorvolumen-Verdoppelungszeit *f*: *→ Tumorverdoppelungszeit*

Tu|mor|zel|le *f* (Ⓔ tumor cell): Zellen gutartiger Tumoren unterscheiden sich oft nicht oder kaum von den normalen Zellen des betroffenen Gewebes oder Organs; Zellen bösartiger Tumoren zeigen meist zytologische Veränderungen, wie z.B. Kernpolymorphie [Anisokaryose] oder -atypie, Zellpolymorphie [Anisozytose] oder -atypie, erhöhte Kern-Plasma-Relation oder Veränderungen des Chromosomensatzes [Aneuploidie]; ihr Wachstum ist fast immer ungehemmt, infiltrierend und destruierend

manifeste Tumorzelle (Ⓔ manifest tumor cell): *s.u. Karzinogenese*

potentielle Tumorzelle (Ⓔ potential tumor cell): *s.u. Karzinogenese*

Tun|ga pe|ne|trans *f* (Ⓔ Tunga penetrans): ***Syn:*** *Sandfloh, Dermatophilus penetrans*; weltweit verbreiteter Floh; Befall verursacht Tungiasis*

Tun|gi|a|sis *f, pl* **-ses** (Ⓔ tungiasis): ***Syn:*** *Sandflohbefall*; v.a. in den Tropen auftretende entzündliche Hauterkrankung durch Befall mit Tunga* penetrans; das Weibchen bohrt sich in die Haut ein und lebt dort als permanenter Parasit; das bis zu erbsengroße Hinterende ragt über die Haut hinaus und dient sowohl der Atmung als auch der Eiablage; **Therapie:** Inzision und Entfernung

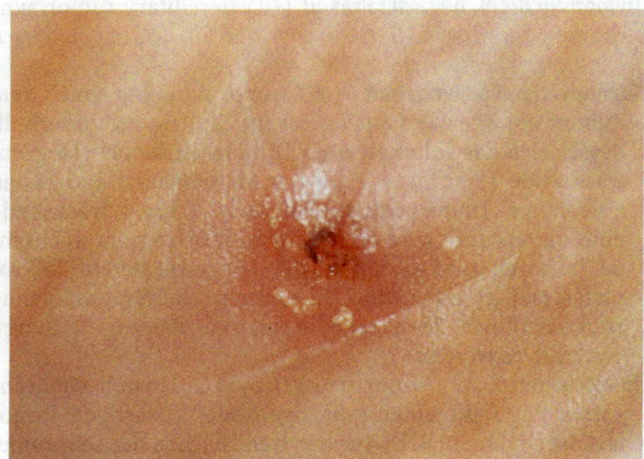

Abb. T99. Tungiasis

Tu|ni|ca *f, pl* **-cae** (Ⓔ tunic): Hüllschicht, Hülle, Haut, Häutchen

Tunica adventitia (Ⓔ adventitial coat): ***Syn:*** *Adventitia*; äußere Bindegewebsschicht von Gefäßen und Organen, z.B. des Samenleiters [**Tunica adventitia ductus deferentis**], der Bläschendrüse [**Tunica adventitia glandulae vesiculosae**], der Speiseröhre [**Tunica adventitia oesophageae**], des Nierenbeckens [**Tunica adventitia pelvis renalis**] oder der Harnleiter [**Tunica adventitia ureteris**]

Tunica albuginea corporis spongiosi (Ⓔ tunica albuginea of spongy body): Bindegewebshülle des Harnröhrenschwellkörpers [Corpus spongiosum]; *s.a. Penis*

Tunica albuginea corporum cavernosum (Ⓔ tunica albuginea of cavernous body): Bindegewebshülle der Penisschwellkörper [Corpora cavernosa]; *s.a. Penis*

Tunica albuginea ovarii (Ⓔ albuginea of ovary): ***Syn:*** *Eierstockkapsel*; unter dem Peritoneum* urogenitale liegende äußere Bindegewebsschicht des Ovars*

Tunica albuginea testis (Ⓔ albuginea): ***Syn:*** *Albuginea*; bindegewebige Hodenhülle; *s.u. Hoden*

Tunica chorioidea: veraltet für *→ Choroidea*

Tunica conjunctiva (Ⓔ conjunctiva): ***Syn:*** *Bindehaut, Konjunktiva, Conjunctiva*; die Bindehaut des Auges überzieht die Hinterfläche der Augenlider [**Tunica conjunctiva palpebrarum**] und den vorderen Teil des Augapfels [**Tunica conjunctiva bulbi**]; der Spaltraum zwischen der Bindhaut des Augapfels und der Bindehaut der Augenlider im Bereich der oberen und unteren Umschlagsfalte [**Fornix conjunctivae inferior/superior**] wird als Bindehautsack [**Saccus conjunctivalis**] bezeichnet; die Conjunctiva besteht aus zwei- oder mehrreihigem Epithel, das vereinzelt Becherzellen und Schleimdrüsen [Krause*-Drüsen] enthält

Tunica dartos (Ⓔ dartos fascia of scrotum): Muskelhaut des Hodensacks [Scrotum*]

Tunica elastica (Ⓔ elastic tunic): ***Syn:*** *Elastika, Elastica, Membrana elastica*; aus elastischen Fasern bestehende innere [Membrana elastica interna] oder äußere [Membrana elastica externa] Schicht der Wand von Arterien* vom muskulären Typ

Tunica externa (Ⓔ external coat): ***Syn:*** *Externa*; äußere Gefäßschicht; wird bei Arterien als Tunica* adventitia bezeichnet

Tunica externa thecae folliculi (Ⓔ external coat of theca folliculi): Theca externa; *s.u. Follikelreifung*

Tunica fibromusculocartilaginea (Ⓔ fibromusculocartilaginous layer): mittlere Schicht der Bronchienwand, die aus Knorpel, Muskel- und Kollagenfasern besteht

Tunica fibrosa (Ⓔ fibrous coat): faserig-bindegewebige Organhüllschicht/Organkapsel

Tunica fibrosa bulbi (Ⓔ fibrous coat of eyeball): ***Syn:*** *äußere Augenhaut*; die äußere Augenhaut besteht aus der weißen Sclera*, die den hinteren, größeren Teil des Augapfels überzieht, und der durchsichtigen Cornea*

Tunica fibrosa hepatis (Ⓔ fibrous coat of liver): Bindegewebskapsel der Leber* [Hepar]

Tunica fibrosa splenica (Ⓔ fibrous capsule of spleen): ***Syn:*** *Capsula splenica*; fibröse Milzkapsel; *s.a. Milz*

Tunica interna bulbi (Ⓔ internal nervous tunic of eye): ***Syn:*** *innere Augenhaut*; die innere Augenhaut umfasst die Netzhaut [Retina*], den Sehnerven [Nervus* opticus] und die Netzhautgefäße [Vasa* sanguinea retinae]

Tunica interna thecae folliculi (Ⓔ internal layer of theca folliculi): Theca interna; *s.u. Follikelreifung*

Tunica intima (Ⓔ intima): ***Syn:*** *Intima*; die aus dem Gefäßendothel und subendothelialem Bindegewebe bestehende innerste Schicht der Wand von Arterien und Venen; kontrolliert den Stoff- und Gasaustausch zwischen Blut und Gefäßwand und bildet verschiedene humorale Faktoren [z.B. Stickstoffmonoxid]; *s.a. Arterie, Vene*

Tunica media (Ⓔ media): ***Syn:*** *Media*; mittlere Gefäßschicht; besteht bei Arterien fast ausschließlich aus zirkulär und schraubenförmig angeordneten glatten Muskelfasern; die Media von Venen enthält glatte Muskelfasern und elastische Netze, die durch kollagenes Bindegewebe aufgelockert werden; *s.a. Arterie, Vene*

Tunica mucosa (Ⓔ mucous membrane): ***Syn:*** *Schleimhaut, Mukosa*; Auskleidung der Hohlorgane und des Magen-Darm-Traktes, die durch Becherzellen* und/oder muköse oder seromuköse Drüsen* feucht gehalten wird; die Schleimhaut der verschiedenen Organe zeigt spezifische Details, ungeachtet dieser Unterschiede findet man aber jeweils eine oberflächliche **Lamina epithelialis**, die das i.d.R. unverhornte Epithel trägt, und eine bindegewebige **Lamina propria mucosae**, unter der die variabel ausgebildete Muskelschicht der Schleimhaut [**Lamina muscularis mucosae**] liegt

Tunica mucosa bronchi (Ⓔ bronchial mucosa): ***Syn:*** *Bronchialschleimhaut*; die Schleimhaut der Bronchien trägt Flimmerepithel*, dessen Oberfläche von Schleim der Becherzellen* und Bronchialdrüsen [Glandulae bronchiales] bedeckt wird; die Schleimhaut haftet fest auf der Tunica* fibromusculocartilaginea an

Tunica mucosa cavitatis tympanicae (Ⓔ mucosa of tympanic cavity): ***Syn:*** *Paukenhöhlenschleimhaut*; besteht aus einschichtigem Plattenepithel, das im Bereich der Tubenmündung Kinozilien trägt

Tunica mucosa coli (Ⓔ colonic mucosa): ***Syn:*** *Kolonschleimhaut*; im Gegensatz zum Dünndarm ist die Schleimhaut zottenlos; auffällig sind die durch die **Dickdarmdrüsen** [Glandulae intestinales intestini crassi] gebildeten **Kolonkrypten**, die dicht nebeneinander stehen; sie sind reich an schleimbildenden Becherzellen*

Tunica mucosa gastricae (Ⓔ mucosa of stomach): ***Syn:*** *Magenschleimhaut*; die Oberfläche wird von einem ein-

T

schichtigen, hochprismatischen Epithel überzogen, das einen hochviskösen, neutralen Schleim sezerniert; er schützt die Magenwand vor mechanischer, thermischer und enzymatischer Schädigung; die Oberfläche der Magenschleimhaut wird durch die Areae*, Plicae* und Foveolae* gastricae vergrößert; in der Magenschleimhaut kommen drei verschiedene Drüsen vor: Fundusdrüsen [Glandulae* gastricae propriae], Kardiadrüsen [Glandulae* cardiacae] und Pylorusdrüsen [Glandulae* pyloricae]

Tunica mucosa intestini crassi: →*Dickdarmschleimhaut*

Tunica mucosa intestini tenuis (Ⓔ mucosa of small intestine): ***Syn:*** *Dünndarmschleimhaut*; das Dünndarmepithel besteht aus Saumzellen*, Becherzellen*, Paneth*-Körnerzellen und enterochromaffinen Zellen*; die Resorptionsfläche des Dünndarms wird durch Falten der Dünndarmschleimhaut [**Plicae circulares**], Dünndarmzotten [**Villi intestinales**] und **Mikrovilli** um ein Mehrfaches vergrößert; das Dünndarmepithel bildet Hormone [z.B. Serotonin*] und spielt eine Rolle bei der Abwehr von Schadstoffen [GALT*, Peyer*-Plaques]

Tunica mucosa laryngis (Ⓔ laryngeal mucosa): ***Syn:*** *Kehlkopfschleimhaut*; trägt ein mehrreihiges Flimmerepithel, das gut verschieblich ist; die **Glandulae laryngeales** sind gemischte Schleimdrüsen

Tunica mucosa linguae (Ⓔ lingual mucosa): ***Syn:*** *Periglottis, Zungenschleimhaut*; die Schleimhaut des Zungenrückens hat einen samtartigen Charakter, der durch die Zungenpapillen [Papillae linguales] bedingt wird; das Epithel der Unterseite ist glatt und wesentlich dünner

Tunica mucosa nasi (Ⓔ nasal mucosa): ***Syn:*** *Nasenschleimhaut*; die Schleimhaut der Nasenhöhle unterteilt sich in drei Teile: **1. Regio cutanea**: die Schleimhaut des Nasenvorhofs [Vestibulum nasi] ist ein verhorntes Plattenepithel, das die kräftigen Nasenhaare [Vibrissae] trägt **2. Regio respiratoria**: aus Flimmerepithel* bestehender größter Teil der Nasenschleimhaut; überzieht die untere und mittlere Nasenmuschel und die entsprechenden Teile des Nasenseptums **3. Regio olfactoria**: gelb-braun pigmentierter Teil der Nasenschleimhaut der oberen Nasenmuschel und des gegenüber liegenden Nasenseptums; enthält Sinneszellen, deren Axone als marklose Nervenfasern [**Fila olfactoria**] zum Bulbus* olfactorius ziehen; zusammen bilden sie den Riechnerv [Nervus* olfactorius]; unter der Riechschleimhaut liegen seröse Drüsen [**Glandulae olfactoriae**]; wahrscheinlich werden erst im Schleim dieser Drüsen gelöste Stoffe von den Sinneszellen wahrgenommen

Tunica mucosa oesophageae (Ⓔ esophageal mucosa): ***Syn:*** *Speiseröhrenschleimhaut, Ösophagusschleimhaut*; die Speiseröhrenschleimhaut ist von unverhorntem Plattenepithel überzogen; ihre Muskelschicht [**Lamina muscularis mucosae**] passt das Schleimhautrelief beim Schluckakt dem Inhalt der Speiseröhre an; die **Glandulae oesophageae** halten mit ihrem Schleim die Oberfläche der Speiseröhre gleitfähig

Tunica mucosa oris (Ⓔ oral mucosa): ***Syn:*** *Mundschleimhaut*; die Mundschleimhaut überzieht im Mundvorhof die Innenfläche der Wangen und Lippen und in der eigentlichen Mundhöhle Mundboden und Gaumen; das Zahnfleisch [Gingiva*] ist der Teil der Mundschleimhaut, der die Alveolarfortsätze von Unter- und Oberkiefer bedeckt

Tunica mucosa pharyngea (Ⓔ pharyngeal mucosa): ***Syn:*** *Rachenschleimhaut*; das Epithel der Rachenschleimhaut wechselt von Abschnitt zu Abschnitt; die **Pars nasalis** trägt ein mehrreihiges Flimmerepithel, das auch die Tonsilla* pharyngealis überzieht; die Schleimhaut im Bereich der Tubenöffnung enthält lymphoretikuläres Gewebe [Tonsilla tubaria]; das Epithel der **Pars oralis** und der **Pars laryngea** ist ein mehrschichtiges, unverhorntes Plattenepithel

Tunica mucosa recti (Ⓔ mucous membrane of rectum): ***Syn:*** *Rektumschleimhaut*; die Schleimhaut des Rektums besteht aus hochprismatischem Epithel, das im Analkanal graduell in Plattenepithel übergeht; *s.a. Rektum*

Tunica mucosa tracheae (Ⓔ tracheal mucosa): ***Syn:*** *Luftröhrenschleimhaut, Trachealschleimhaut*; die Schleimhaut der Luftröhre trägt Flimmerepithel*, das von Becherzellen* und dem Schleim der Luftröhrendrüsen bedeckt wird; die Kinozilien verteilen den Schleim gleichmäßig und befördern ihn und anhaftende Staubpartikel und Fremdkörper rachenwärts

Tunica mucosa tubae auditivae (Ⓔ mucosa of auditory tube): ***Syn:*** *Tubenschleimhaut*; die unverhornte Schleimhaut der Ohrtrompete [Tuba* auditiva]

Tunica mucosa tubae uterinae: →*Eileiterschleimhaut*

Tunica mucosa ureteris (Ⓔ mucosa of ureter): ***Syn:*** *Harnleiterschleimhaut, Ureterschleimhaut*; die Harnleiterschleimhaut trägt ein mehrreihiges Übergangsepithel [Urothel*]

Tunica mucosa urethrae (Ⓔ **1.–2.** urethral mucosa): **1.** die Schleimhaut der weiblichen Harnröhre trägt im Anfangsteil ein Übergangsepithel [Urothel*], im mittleren Abschnitt ein mehrreihiges Zylinderepithel* und im Endabschnitt ein mehrschichtiges, unverhorntes Plattenepithel **2.** die Schleimhaut der männlichen Harnröhre trägt im Bereich der Pars prostatica Urothel* [Tunica mucosa urethrae prostaticae]; die Partes intermedia und spongiosa [Tunica mucosa urethrae intermediae, spongiosae] werden von mehrschichtigem Zylinderepithel ausgekleidet, das in der Fossa navicularis in Plattenepithel übergeht

Tunica mucosa uteri: →*Endometrium*

Tunica mucosa vaginae (Ⓔ vaginal mucosa): ***Syn:*** *Scheidenschleimhaut, Vaginaschleimhaut*; die Scheide ist von einem mehrschichtigen, unverhornten Plattenepithel überzogen, das an der Portio* vaginalis cervicis in das Zervixepithel übergeht

Tunica mucosa vesicae biliaris/felleae: →*Gallenblasenschleimhaut*

Tunica mucosa vesicae urinariae (Ⓔ mucosa of bladder): ***Syn:*** *Blasenschleimhaut, Harnblasenschleimhaut*; das Urothel* der Blasenschleimhaut enthält **Deckzellen**, die im ungedehnten Zustand hochprismatisch und im gedehnten Zustand platt sind

Tunica muscularis (Ⓔ muscular layer): ***Syn:*** *Muskularis*; glattmuskuläre Wandschicht von Hohlorganen, die in der Mitte zwischen Tunica* mucosa und Tunica* serosa liegt; meist besteht sie aus einer inneren zirkulären Muskelschicht [**Stratum circulare**] und einer äußeren Längsmuskelschicht [**Stratum longitudinale**]

Tunica muscularis coli (Ⓔ muscular layer of colon): die Muskelschicht der Kolonwand hat eine gleichmäßig starke Ringmuskelschicht [Stratum circulare tunicae muscularis coli], die die Plicae* semilunares coli hervorruft; die Längsmuskelschicht [Stratum longitudinale tunicae muscularis coli] bildet die Taeniae* coli

Tunica muscularis gastricae (Ⓔ muscular layer of stomach): das Stratum circulare tunicae muscularis gastricae ist die dickste Schicht der Magenwand und bildet den Musculus* sphincter pylorus, der schräge Muskel(faser)züge [Fibrae obliquae] enthält; die Längsmuskelschicht [Stratum longitudinale tunicae muscularis gastricae] hängt mit der Längsmuskelschicht der Speiseröhre zusammen

Tunica muscularis intestini crassi (Ⓔ muscular layer of large intestine): im Bereich des Kolons hat der Dickdarm eine gleichmäßig starke Ringmuskelschicht [Stratum circulare tunicae muscularis coli], die die Plicae* semilunares coli hervorruft; die Längsmuskelschicht [Stratum longitudinale tunicae muscularis coli] bildet die Taeniae* coli; die Längsmuskulatur des Rektums* und Analkanals [Canalis* analis] wird distal stärker und bildet einen Teil des Musculus* sphincter ani internus

Tunica muscularis intestini tenuis (Ⓔ muscular layer of small intestine): die Tunica muscularis des Dünndarms besteht aus einer kräftigen, inneren Ringmuskelschicht [Stratum circulare tunicae muscularis] und einer schwächeren, äußeren Längsschicht [Stratum longitudinale tunicae muscularis]; zwischen den beiden Schichten liegt eine dünne Bindegewebsschicht, in der der Plexus* myentericus liegt

Tunica muscularis oesophageae (Ⓔ muscular coat of esophagus): Muskelschicht der Speiseröhrenwand; *s.a. Oesophagus*

Tunica muscularis pharyngis (Ⓔ muscular coat of pharynx): ***Syn:*** *Musculi pharyngis*; Muskelschicht der Rachenwand; besteht aus Musculus* constrictor pharyngis superior, medius und inferior, Musculus* stylopharyngeus, Musculus* salpingopharyngeus und Musculus* palatopharyngeus

Tunica muscularis tubae uterinae (Ⓔ muscular layer of fallopian tube): die Muskelschicht des Eileiters setzt sich aus einer tubeneigenen, inneren Ringmuskelschicht [Stratum circulare tunicae muscularis] und einer äußeren Längsmuskelschicht [Stratum longitudinale tunicae muscularis] zusammen

Tunica muscularis ureteris (Ⓔ muscular layer of ureter): die Muskelschicht des Harnleiters zeigt nur eine undeutliche Schichtengliederung; sie bildet eine glatte Muskelschicht, die schraubenförmig vom Harnleiteranfang zur Harnblasenmündung zieht und die den Harn mittels peristaltischer Wellen transportiert

Tunica muscularis urethrae (Ⓔ **1.–2.** muscular layer of urethra): **1.** die Muskelschicht der weiblichen Harnröhre besteht aus einer inneren Ringmuskelschicht [Stratum circulare], deren quergestreifte Muskelfasern den **Sphincter urethrae internus** bilden, und einer äußeren Längsmuskelschicht [Stratum longitudinale] **1.** die Muskelschicht der männlichen Harnröhre hat drei Abschnitte [**Tunica muscularis urethrae intermediae, prostaticae** und **spongiosae**], von denen nur die Tunica muscularis urethrae prostaticae eine Ringmuskelschicht [Stratum circulare] besitzt; sie bildet den Musculus* sphincter urethrae internus; alle drei Abschnitte haben eine unterschiedlich dicke Längsmuskelschicht [Stratum longitudinale]

Tunica muscularis urethrae intermediae (Ⓔ muscular layer of intermediate urethra): *s.u. Tunica muscularis urethrae*

Tunica muscularis urethrae prostaticae (Ⓔ muscular layer of prostatic urethra): *s.u. Tunica muscularis urethrae*

Tunica muscularis urethrae spongiosae (Ⓔ muscular layer of spongy urethra): *s.u. Tunica muscularis urethrae*

Tunica muscularis uteri: *→Myometrium*

Tunica muscularis vaginae (Ⓔ muscular layer of vagina): die Muskelschicht der Scheidenwand besteht aus glatter Muskulatur und Bindegewebe; sie geht direkt in die Muskulatur der Gebärmutter und des Dammes über

Tunica muscularis vesicae (Ⓔ muscular layer of bladder): die Muskelschicht der Harnblase besteht aus einer äußeren und inneren Längsmuskelschicht [Stratum longitudinale], zwischen denen eine zirkuläre Muskelschicht [Stratum circulare] liegt; die Fasern der drei Schichten gehen ineinander über und bilden zusammen den Musculus* detrusor vesicae; die glatte Muskulatur im Bereich des Blasendreiecks [Trigonum vesicae] wird als **Musculi trigoni vesicae** bezeichnet; sie besteht aus einer oberflächlichen [**Musculus trigoni vesicae superficialis**] und einer tiefen Schicht [**Musculus trigoni vesicae profundus**], die zusammen das Ostium* urethrae internum umschließen und das Eindringen von Ejakulat in die Harnblase bei der Ejakulation verhindern

Tunica muscularis vesicae biliaris/felleae (Ⓔ muscular layer of gallbladder): die Muskelschicht der Gallenblasenwand enthält glatte Muskelfasern, die scherengitterförmig angeordnet sind; sie werden durch Bindegewebe aufgelockert

Tunica serosa (Ⓔ serous coat): ***Syn:*** *Serosa*; spiegelglatte, seröse Haut, die die Oberfläche der Bauch- und Brustorgane überzieht; im Bauchbereich wird sie als Bauchfell [Peritoneum*] und im Brustbereich als Rippenfell [Pleura*] bezeichnet; sie bildet eine seröse Flüssigkeit, die ein reibungsloses Gleiten der Organe ermöglicht; besteht aus zwei Schichten, der **Lamina epithelialis**, die ein einschichtiges Epithel [Mesothel*] trägt, und der **Lamina propria**, die die Gefäße und Nerven enthält, und die sich von der Lamina epithelialis durch eine Basalmembran abgrenzt; sie ist oft mit der **Tela subserosa** verbunden

Tunica serosa gastrici (Ⓔ serous coat of stomach): der den Magen* überziehende Bauchfellüberzug [Peritoneum* viscerale]

Tunica serosa hepatis (Ⓔ serous coat of liver): der die Leber* überziehende Bauchfellüberzug [Peritoneum* viscerale]

Tunica serosa intestini crassi (Ⓔ serous coat of large intestine): der Bauchfellüberzug [Peritoneum* viscerale] des Dickdarms

Tunica serosa intestini tenuis (Ⓔ serous coat of small intestine): der Bauchfellüberzug [Peritoneum* viscerale] des Dünndarms

Tunica serosa oesophageae (Ⓔ serous coat of esophagus): der Bauchfellüberzug [Peritoneum* viscerale] der Speiseröhre*

Tunica serosa pericardii (Ⓔ serous coat of serous pericard): die Serosa des serösen Perikards [Pericardium* serosum] kleidet die mit seröser Flüssigkeit [**Liquor pericardii**] gefüllte **Herzbeutelhöhle** [Cavitas pericardiaca] aus

Tunica serosa peritonei (Ⓔ serous coat of peritonuem): *s.u. Peritoneum*

Tunica serosa splenica (Ⓔ serous capsule of spleen): der die Milz* überziehende Bauchfellüberzug [Peritoneum* viscerale]

Tunica serosa tubae uterina (Ⓔ serous coat of uterine tube): ***Syn:*** *Perisalpinx*; Bauchfellüberzug [Peritoneum* viscerale] der Eileiter*

Tunica serosa uteri (Ⓔ serous coat of uterus): ***Syn:*** *Perimetrium*; das die Gebärmutter [Uterus*] bedeckende Bauchfell [Peritoneum*]

Tunica serosa vesicae (Ⓔ serous coat of bladder): Bauchfellüberzug [Peritoneum* viscerale] der Harnblase

Tunica serosa vesicae biliaris/felleae (Ⓔ serous coat of gallbladder): Bauchfellüberzug [Peritoneum* viscerale] der Gallenblase

Tunica spongiosa urethrae (Ⓔ spongy layer of urethra): mittlere Schicht der weiblichen Harnröhre, die zahlreiche Venen enthält

Tunica spongiosa vaginae (Ⓔ spongy layer of vagina): unscharf definierte Bezeichnung für die Venengeflechte der Scheidenwand, die sowohl in der Schleimhaut [Tunica mucosa] als auch der Muskelschicht [Tunica muscularis] vorkommen

Tunica vaginalis testis (Ⓔ vaginal coat of testis): seröse Hodenhülle, Rest des Processus vaginalis peritonei; *s.u. Hoden*

Tunica vasculosa bulbi (Ⓔ vascular coat of eye): ***Syn:*** *mittlere Augenhaut, Uvea*; aus Choroidea*, Iris* und Corpus* ciliare bestehende mittlere Schicht des Auges

Tun|nel|an|ä|mie *f* (Ⓔ tunnel anemia): ***Syn:*** *Hakenwurmbefall, Hakenwurminfektion, Wurmkrankheit der Bergarbeiter, Ankylostomatosis, Ankylostomatidose, Ankylostomiasis*; meist durch Ancylostoma* duodenale oder Necator* americanus hervorgerufene Erkrankung mit Anämie*, Magen-Darm-Symptomen [Verdauungsstörungen, Unterernährung], Lungenerkrankungen [eosinophiles Lungeninfiltrat] und evtl. Herzinsuffizienz*; tritt v.a. in den Tropen und Subtropen auf; in gemäßigten Regionen auch bei Bergleuten und Tunnelarbeitern; **Therapie:** Imidazolderivate [Mebendazol*, Albendazol*]

Tun|nel, äu|ße|rer *m* (Ⓔ outer tunnel): *s.u. Corti-Organ*

Tun|nel, in|ne|rer *m* (Ⓔ inner tunnel): *s.u. Corti-Organ*

Tun|nel, mitt|le|rer *m* (Ⓔ middle tunnel): *s.u. Corti-Organ*

Tuohy: Tuohy-Nadel *f* (Ⓔ Tuohy needle): spezielle Nadel mit seitlicher Öffnung und leicht gebogener Spitze für die Periduralanästhesie*

Tüp|fel|nä|gel *pl* (Ⓔ pitted nails): ***Syn:*** *Grübchennägel*; grübchenförmige, kleine Nageldefekte, z.B. bei Psoriasis

T3-uptake-Test *m*: *→T3U-Test*

TUR *Abk.*: transurethrale Resektion

Tur|ban|tu|mor *m* (Ⓔ turban tumor): *s.u. Zylindrom*

Tur|bi|di|me|ter *nt* (Ⓔ turbidimeter): Gerät zur Trübungsmessung einer Flüssigkeit

Tur|bi|di|me|trie *f* (Ⓔ turbidimetry): Trübungsmessung einer Flüssigkeit zur Konzentrationsbestimmung

Tur|bin|ek|to|mie *f* (Ⓔ turbinectomy): ***Syn:*** *Nasenmuschelresektion, Muschelresektion, Konchotomie*; Teilentfernung einer Nasenmuschel

Tur|bi|no|to|mie *f* (Ⓔ turbinotomy): Durchtrennung einer Na-

T

Virus und Tumor – Grundbegriffe der Onkologie

D. Falke, K. Mölling, C. Dietrich

Einleitung

Bösartige Tumoren sind neben Kreislauferkrankungen die häufigste Todesursache des Menschen. In Deutschland sind etwa 25 % aller Todesfälle auf Tumorbildungen zurückzuführen. Die gedanklichen und experimentellen Modelle für die Tumorentstehung hat die virologische Forschung geliefert. Man schätzt, dass etwa 25 % aller Tumorformen durch Viren hervorgerufen werden oder Viren bei der Entstehung mitwirken [Abb. 1].

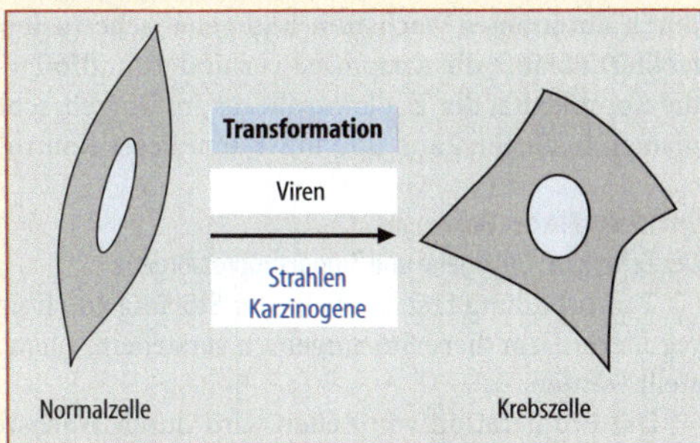

Abb. 1. Transformation von Zellen

Geschichtliche Einleitung

In Tierexperimenten konnte die Grundlage für die kausale Verursachung von bösartigen Tumoren durch Viren aufgeklärt werden. Ellermann und Bang zeigten 1908, dass die spontan auftretende Hühnerleukämie durch ein ultrafiltrierbares Agens auf gesunde Tiere übertragen werden kann. Drei Jahre später demonstrierte Rous die Übertragbarkeit des Hühnersarkoms durch zell- und bakterienfreie Filtrate aus Tumorgewebe [1911].

In Analogie zu den Versuchen von Rous konnte Shope aus Kaninchenpapillomen einen Extrakt gewinnen, der beim Normaltier zur Bildung der gleichen Tumoren führte. Aus den experimentell erzeugten Papillomen* entwickelten sich nach einiger Zeit Karzinome*. Daraus wurde gefolgert, dass Papillome* und Karzinome* zwei konsekutive Stufen des gesamten Malignisierungsprozesses darstellen. 1935 wies Bittner nach, dass gewisse Brustdrüsenkarzinome bei der Maus nur dann entstehen, wenn das betroffene Tier als Neugeborenes einen in der Muttermilch vorhandenen Essentialfaktor aufgenommen hat. Der „*Bittnersche Milchfaktor*" wurde als Virus angesehen. Schließlich hat Gross 1951 nachgewiesen, dass auch bei der Maus Leukämien* und Lymphome* durch zellfreie Tumorextrakte übertragen werden können.

Es war notwenig, die Tumorviren zu studieren, um zu verstehen, dass bei Mensch und Tier eine große Zahl von DNA-Abschnitten [Gene*] als normale Bestandteile des Zellgenoms existieren, deren Aktivierung oder Ausschaltung zur Tumorentstehung führt. Darüber hinaus ließ sich mithilfe der Retroviren der Mechanismus der Tumorentstehung auch dort analysieren, wo andere Ursachen maßgebend sind.

In der Folge haben sich die Kenntnisse, Tumoren im Tierexperiment zu erzeugen, vervielfacht:

- Bei Säugetieren führt die Übertragung von onkogenen Viren nur dann regelmäßig zur Tumorbildung, wenn immunologisch unreife, neugeborene Tiere verwendet werden, da sie sonst vom Immunsystem eliminiert werden.
- Die genetische Konstitution des Versuchstieres fördert oder hemmt die Tumorbildung.
- Die Bereitschaft, einen virusinduzierten Tumor zu bilden, kann durch Hormone gesteigert werden, da sie die Zellproliferation fördern.

Kontrollmechanismus der Zellteilung

Im Organismus unterliegt das Wachstum von Zellen einem komplizierten Regulationsmechanismus. Zellen sollen sich nur dann teilen, wenn es notwendig ist, z. B. bei der Organogenese* oder bei der Wundheilung*. Dabei unterliegt die Zellteilung zum einen einer zellinternen, zum anderen einer externen Kontrolle. Einen übergeordneten Kontrollmechanismus stellt schließlich das Immunsystem dar.

- Die zellinterne Kontrolle wird durch bestimmte Checkpunkte innerhalb des Zellzyklus gewährleistet, an denen die Ordnungsmäßigkeit der Teilungen überprüft wird. Im Falle eines Fehlers hat die Zelle dann die Möglichkeit, den Zellzyklus anzuhalten, um diesen Fehler, z. B. einen DNA-Schaden, zu reparieren oder den programmierten Zelltod, die Apoptose, zu wählen.

Hinweise: Abkürzungen siehe Ende des Essays; pRB steht für das Gen, pRb für das Protein

T

- Die externe Kontrolle erfolgt zum einen durch sezernierte Faktoren, die proliferationsfördernd [z. B. bestimmte Hormone und Wachstumsfaktoren] oder proliferationshemmend [z. B. Differenzierungsfaktoren wie Transforming Growth Factor β] sein können, zum anderen durch die direkte Umgebung, d.h. die extrazelluläre Matrix und Nachbarzellen. Das Phänomen, dass die Zellteilung durch Zell-Zell-Kontakte reguliert wird, wird als **Kontaktinhibition** bezeichnet.
- Das Immunsystem schließlich hat die Aufgabe, fehlgesteuerte Zellen, die diesen Kontrollmechanismen entkommen sind, zu erkennen und zu eliminieren.

In der bösartigen, entarteten Zelle ist dieses Regulationssystem gestört. Die **Krebszelle** zeichnet sich durch **autonomes Wachstum und genetische Instabilität** aus. Dies bedeutet, dass die Proliferation unkontrolliert abläuft, die Apoptose* verhindert und/oder die Differenzierung einer Zelle gestört ist. Bedenkt man die Komplexität der Zellkontrolle, ist im Umkehrschluss nahe liegend, dass sich die Krebszelle vieler Mechanismen bedienen kann und muss, um dieser Kontrolle zu entgehen.

Grundbegriffe der Onkologie

Der Zellzyklus: Onkogene und Tumorsuppressorgene

Tumorbildung resultiert aus der Störung von homöostatischen Mechanismen, die Zellteilung und Zelltod regulieren. Um diese Störungen zu verstehen, sollen kurz die Mechanismen der Zellteilungskontrolle dargestellt werden.

Die Proliferation von Zellen wird durch **Wachstumsfaktoren** reguliert. Diese werden mit der Blutbahn herantransportiert oder von benachbarten Zellen sezerniert und interagieren mit spezifischen, membranständigen Rezeptoren. Werden die entsprechenden **Wachstumsfaktor-Rezeptoren** [auch **Rezeptor-Tyrosin-Kinasen**] stimuliert, führt dies zur Aktivierung einer enzymatischen Kaskade von Phosphorylierungsreaktionen, die schließlich das wachstumsstimulierende Signal von der Zellmembran in den Kern weiterleitet. Dadurch werden u.a. die **immediate early response-Gene** c-myc, c-fos und c-jun aktiviert. Sie sind Transkriptionsfaktoren, die u.a. die Expression proliferationsfördernder Gene induzieren, wie z. B. der D-Cycline [Abb. 2].

Man kann sich den Ablauf des Zellzyklus wie eine Uhr vorstellen, dessen Uhrwerk dabei im Zellkern sitzt. Getrieben wird die Uhr des Zellzyklus von regulatorischen Proteinen, den Cyclinen. Die **Cycline** [D, E, A und

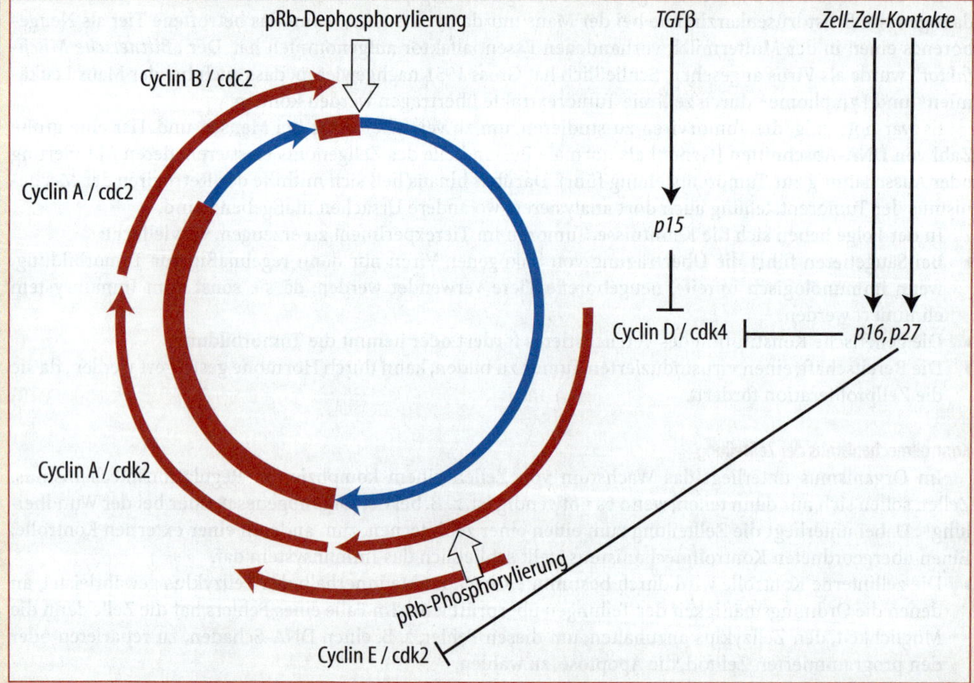

Abb. 2. Regulation des Zellzyklus. Interaktion von Cyclinen, Cyclin-abhängigen Kinasen [cdks] und cdk-Inhibitoren während des Zellzyklus. Cyclinabhängige Kinasen [cdks] werden durch Assoziation bestimmter Cycline aktiviert, die jeweils in Abhängigkeit vom Zellzyklus synthetisiert und wieder abgebaut werden. Proliferationshemmende externe Faktoren [Differenzierungsfaktoren, z. B. TGFβ, Zell-Zell-Kontakte] führen zur Akkumulation kleiner inhibitorischer Proteine [cdk-Inhibitoren], die die Cyclin-abhängigen Kinasen in ihrer Aktivität hemmen

B] werden zu bestimmten Zeitpunkten synthetisiert und aktivieren durch spezifische Assoziation die **Cyclin-abhängigen Kinasen** [**cyclin-dependent kinases, cdks**]. Diese phosphorylieren dann die zu diesem Zeitpunkt notwendigen Proteine. Die Zu- oder Abnahme der verschiedenen Cycline zu definierten Zeitpunkten gewährleistet damit den geordneten Ablauf des Zellzyklus.

Ein wichtiges Beispiel stellt die Phosphorylierung des **Retinoblastomproteins** [**pRb**] dar. Dieses bindet im hypophosphorylierten Zustand an die DNA und verhindert durch Assoziierung der HDAC [Histondeacetylase] die Transkription vieler Gene. Erst durch den Cyclin D-cdk4-Komplex und zeitlich verzögert den Cyclin E-cdk2-Komplex erfolgt die Phosphorylierung von pRb, wodurch dieses und damit auch die HDAC von der DNA abdissoziieren. Mit der vollständigen Phosphorylierung wird die S-Phase freigegeben. Somit stellt das pRb einen der wichtigsten Kontrollpunkte innerhalb des Zellzyklus dar.

Diese **proliferationsfördernden Proteine** können sich verselbstständigen und dadurch die „Mitose-Uhr" sozusagen überdrehen. Man bezeichnet proliferationsfördernde Gene als **Protoonkogene**, da sie durch Mutation oder Steigerung der Expression zu **Onkogenen** werden [Tab. 1]. So kann z. B. eine überschießende Produktion von PDGF die Zelle zu einer Dauerstimulation führen, oder aber ein Wachstumsfaktor-Rezeptor [durch Mutation] auch ohne Ligand dauerhaft aktiv sein. Ebenso können Mitglieder der intrazellulären Signalkaskade Dauerstimulation hervorrufen, wie z. B. Ras oder Scr. Häufige Onkogene stellen auch überexprimierte D-Cycline dar.

Das Gleichgewicht der Zellteilungsregulation kann jedoch nicht nur durch ein Überschießen proliferativ wirkender Signale, sondern auch durch eine **Hemmung inhibitorischer Signale** gestört werden. Die normale Zelle unterliegt in einem „sozialen Verband" vielen Kontrollen und wird u.a. von den Nachbarzellen in Schach gehalten [Kontaktinhibition] oder von sezernierten Faktoren [TGFβ]. Diese inhibitorischen Signale führen zur Synthese und Aktivierung von Proteinen [p15, p16 und p27], die die cdk4 bzw. cdk2 hemmen. Somit wird die Phosphorylierung des pRb unterbunden und die Zelle in der G_1-Phase angehalten. Solche inhibitorischen Proteine werden **Tumorsuppressoren**, die dafür kodierenden Gene **Tumorsuppressorgene** genannt. Neben dem p16 gehört auch das pRB zu den wichtigsten Tumorsuppressorgenen. Insgesamt kann man festhalten, dass in fast allen Lungen- und Ösophaguskarzinomen* Läsionen entweder des p16, Cyclin D1 oder pRB selbst auftreten. Bisher sind über 30 Suppressorgene bekannt.

Ein weiterer wichtiger Vertreter der Tumorsuppressoren stellt das **p53** dar, auch als *Wächter der Zelle* bezeichnet. p53 zieht erstens die Notbremse im Falle eines DNA-Schadens. Dann nämlich wird das Protein

Tab. 1. Onkogene und Suppressorgene: Lokalisation, Funktion und Karzinomentstehung

Zellgen	Chromosom	Onkoprotein Lokalisation	Onkoprotein Eigenschaft	Funktion	Vorkommen beim Menschen [Karzinom]
sis	22q13	Sekret	PDGF	Ligand	Astrozytome
erbA*	17q11	Zellmembran	Thyroxin-R	Rezeptor	Mamma-[selten]
fms	5q34		WF-Rezeptor		akute Leukämie
int-2	11q13				Mamma, sqamöse
met	7q31				[Kopf-] Kolon
src	20q13	Zellmembran	Tyrosin-Protein-Kinase	Signaltransduktion	Kolon-, Haut-,
abl	9q34	[innen]			Mamma-
fes	15q25				chron. myel. Leukämie Lunge u. a.
ras	1p13		GTPase	Signaltransduktion	Pankreas [95 %], sonst 10–15 %
bcl	18q21	Zytoplasma-membran	Hemmung der Apoptose		B-Zell-Lymphom [> 85 %]
mos	8q11	Zytoplasma	Ser/Threoninkinase		Adenome d. Speicheldrüsen,
raf					Kehlkopf, Magen, Lunge u. a.
fos	14q24	Kern	Transkriptionsfaktor	Transkription	Osteosarkome
jun	1p31				Lungen
myc	2p23	Kern	Transkriptionsfaktor		Burtkitt-Lymphom,Melanom,
myb	6q22				akute, chron. lymph./myel. Leukämie
p53	117p13	Kern	Zellteilung	Hemmung der Trans-	sehr viele Tumoren,
pRB	13q14			kription	Retinoblastom

R = Rezeptor, WF = Wachstumsfaktor, S = Sarkom, Src = Rous-Sarkom, * = und Transkriptionsfaktor

T

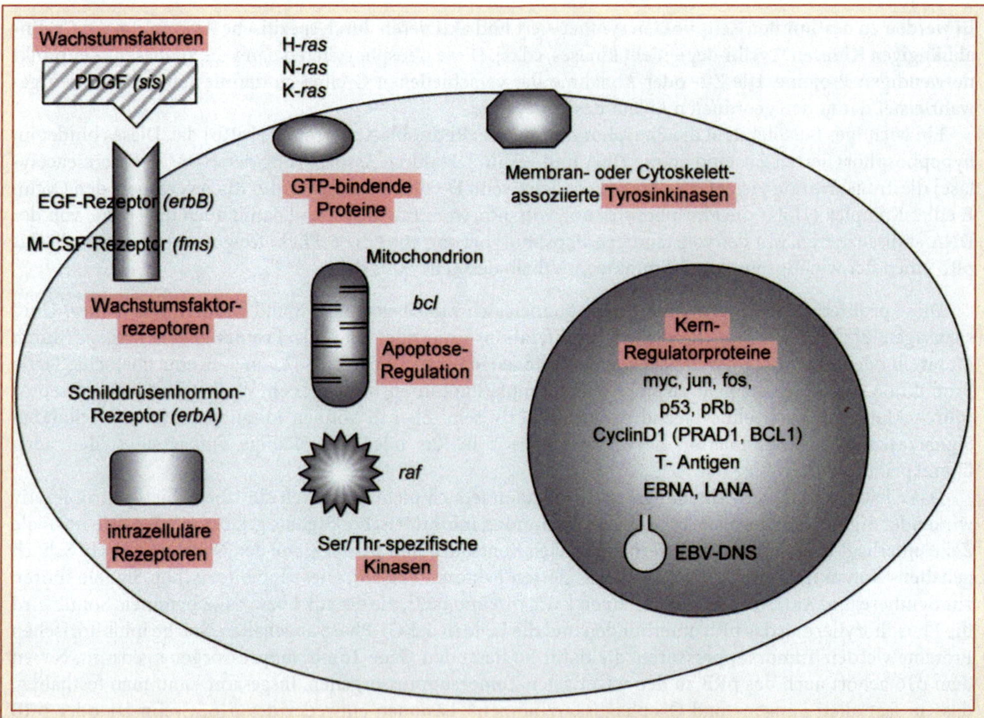

Abb. 3. Onkogene und Suppressorgene. Sie wirken als Wachstumsfaktoren oder deren Rezeptoren [sis-erbB], konstitutiv aktive Glieder von Signalketten [raf], GTP-bindende Proteine [k-ras], Tyrosinkinasen [src], Hormonrezeptoren [erbA], Kinasen [raf], Transkriptionsfaktoren [fos, mcy], Cycline [PRAD1], antiapoptotisch oder als Suppressorgene [p53, pRB]. Die Darstellung zeigt exemplarisch Gene bzw. Proteine, die in menschlichen Tumoren häufig mutiert sind. Schreibweise: bcl = Gen, Bcl = Protein. T-Antigen des SV40-Virus, EBNA und LANA sind Proteine des Epstein-Barr-Virus [= EBV] und des Kaposi-Sarkom-Virus. EBV als Episom

p53 stabilisiert, sodass es als Transkriptionsfaktor u.a. die Synthese von p21 induzieren kann. p21 blockiert wie p27 die Aktivität von cdk4 und cdk2, wodurch die Zelle in der G_1-Phase angehalten wird. Die Zelle hat nun Zeit, den DNA-Schaden zu reparieren. Zweitens steuert p53 den Mitose-Checkpoint bei der DNA-Synthese; nach seinem Ausfall beobachtet man Aneuploidie*. Eine dritte mögliche Folge der p53-Aktivität ist die Einleitung der Apoptose [geregelter Zelltod], um den Organismus vor einer stark geschädigten Zelle zu schützen. Ist das p53 noch aktiv, kann es in den Frühstadien der Krebskausalkette Apoptose und damit die Zerstörung von Frühstadien der Tumoren einleiten. Dies erklärt auch das häufige Verschwinden von Mikrotumoren.

Die Apoptose der Zelle selbst wird durch ein bcl-2 bezeichnetes Gen bzw. dessen Produkt in einem komplex regulierten System verhindert, das an der Mitochondrienmembran angreift. Zusammengefasst ist es nicht verwunderlich, dass p53 in der Hälfte aller entstehenden Tumoren mutiert ist. Dies hat gleichzeitig zur Folge, dass solche Tumoren häufig resistent gegenüber Chemotherapeutika* sind. Der Ausfall der p53-Wirkung hat nämlich folgende Konsequenzen: Alkylierende Tumorchemotherapeutika wirken DNA-schädigend – es wird deshalb bei aktivem p53 Apoptose ausgelöst und die Tumorzellen werden zerstört; das ist der erwünschte Effekt. Ist das p53 hingegen mutiert und damit ausgeschaltet, erscheinen die Tumorzellen „resistent" gegenüber dem Chemotherapeutikum, weil keine Apoptose mehr ausgelöst werden kann, der Tumor wächst ungehindert weiter.

Es sollte zusammengefasst werden, dass Onkogene und Suppressorgene als:

- Wachstumsfaktoren oder deren Rezeptoren,
- konstitutiv aktive Glieder von Signalketten,
- Transkriptionsfaktoren am Zellgenom,
- Wächter der Zellteilungen und der Apoptose wirken.

Reparaturmechanismen

Die normale Zelle versucht meist, auftretende DNA-Schäden zu reparieren. Die DNA-Schäden können dabei spontan durch fehlerhaftes Ablesen während der Replikation oder durch chemische Karzinogene sowie Strahlungen induziert werden. Ist ein Teil dieses hoch komplexen Reparatursystems durch Mutationen gestört, werden solche Mutationen unverändert an die Tochterzellen weitergegeben, wodurch die Wahrscheinlichkeit einer malignen Entartung steigt [siehe unten].

Zellalterung

Die menschliche Zelle besitzt noch einen weiteren Mechanismus, um die ungezügelte Vermehrung von Zellen zu hemmen: die Zellalterung. Die Ursachen für die Alterung [Seneszenz] sind noch weitgehend unklar. Alterung bedeutet, dass die Zellen irreversibel in der G_1-Phase angehalten werden und dann schließlich absterben. Offensichtlich ist die Alterung an ein intaktes p53 und pRb gebunden. Der G_1-Stopp wird durch die oben schon erwähnten cdk-Inhibitoren p16 und p21 ausgelöst, wodurch letzteres auch **SDI** [**senescence derived inhibitor**] genannt wird. Ein wichtiger Faktor ist auch das Fehlen der Telomerase in normalen, diploiden humanen Zellen. Mausfibroblasten dagegen exprimieren dieses Enzym. Dadurch können aus ihnen im Gegensatz zu humanen Fibroblasten leicht immortale Zelllinien entstehen. Auch sind Transkriptionsfaktoren an der Alterung beteiligt, wie z. B. Mortalitätsfaktor 4 [MORF4].

Man weiß indes, dass repetitive DNA-Abschnitte an den Chromosomenenden, die als **Telomere** bezeichnet werden, für die Zellalterung verantwortlich sind. Sie sitzen wie Schutzkappen auf den Chromosomen, um diese vor Schäden zu bewahren. Bei jeder Zellteilung verkürzen sich die Telomere, bis sie nach einer bestimmten Anzahl von Zellteilungen so kurz sind, dass es für die Teilungsfähigkeit der Zelle kritisch wird. Als Folge brechen die Chromosomen auseinander, die Zelle stirbt. Damit sich eine Krebszelle ungezügelt vermehren kann, muss sie auch diesen Prozess aufhalten. Dies gelingt ihr mit der Expression eines Enzyms, der **Telomerase**, das die Telomere nach jeder Zellteilung wieder verlängert [„maligner Jungbrunnen"].

Transformation in vitro

Mit Hilfe der Zellkultur wurde um 1960 bewiesen, dass normale, in der Kultur gehaltene Zellen durch die Infektion mit geeigneten Viren zu Tumorzellen werden, die in vivo zur Tumorentstehung fähig sind. Für diese Umwandlung wurde die Bezeichnung „Transformation" geprägt.

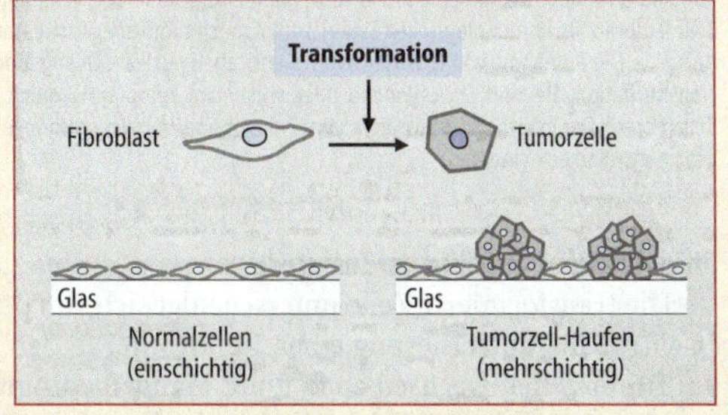

Abb. 4. Unterschiede zwischen Normalzelle und Tumorzelle

Immortalisierung

Werden Zellen aus einem Gewebe isoliert und in der Kulturschale kultiviert, erhält man eine so genannte **Primärkultur.** Aus dieser wird nach mehrmaligem Passagieren eine **Zelllinie.** Werden humane Fibroblasten aus dem Gewebe angezüchtet, so lassen sie sich nur über eine begrenzte Zahl von Generationen fortführen. Nach etwa 50 Zellverdoppelungen stirbt die Zelllinie unweigerlich ab. Dies liegt an der oben angesprochenen Zellalterung. Hingegen geraten humane Epithelzellen oder Zellen von Nagetieren [Maus, Goldhamster, Ratte] nach anfänglich stärkerer Replikation in eine kritische, teilungsarme Phase. Aus dieser „Krisis" gehen dann oft durch spontane Mutation **immortalisierte Zellen** hervor, die sich unbegrenzt fortzüchten lassen. Es sind kontinuierliche [auch: immortalisierte oder etablierte] Zelllinien entstanden.

Immortale Zellen können jedoch nicht nur spontan entstehen, sondern auch durch Transformation gebildet werden. Dabei können die Zellen entweder mit einem onkogenen Virus, wie z. B. dem Epstein-Barr-Virus*, infiziert oder aber – viel häufiger – mit den entsprechenden onkogenen cDNA-Sequenzen transformiert werden.

Transformation zur Tumorzelle

Immortalisierung bedeutet also die unbegrenzte Fähigkeit, in Passagen fortgeführt zu werden. Diese Eigenschaft bedeutet aber noch keine Tumorigenität, d.h. Tumorbildung in vivo. Dazu sind bei Mauszellen mindestens ein zweites, bei humanen Zellen mindestens noch zwei weitere Ereignisse notwendig. Werden z. B. Mausfibroblasten mit einem viralen v-ras transformiert, so sterben die Zellen nach anfänglich stärkerer Proliferation ab, da die Apoptose eingeleitet wird. Tumorigen werden sie erst, wenn ein zweites Onkogen transfiziert oder ein Tumorsuppressorgen ausgeschaltet wird. Erst kürzlich ist die erfolgreiche Transformation einer humanen Zelle mit definierten genetischen Elementen beschrieben worden. Der Arbeitsgruppe von R. Weinberg ist es gelungen, humane Epithelzellen und Fibroblasten durch kombinierte Transfektion mit der katalytischen Untereinheit der Telomerase, einem onkogenen H-ras-Allel und dem SV40-large T-Antigen zu einer Tumorzelle zu transformieren. Die Tatsache jedoch, dass viele Zellteilungen bis zur Manifestation der Transformation nötig sind, lässt die Frage aufkommen, ob nicht weitere Veränderungen notwendig sind.

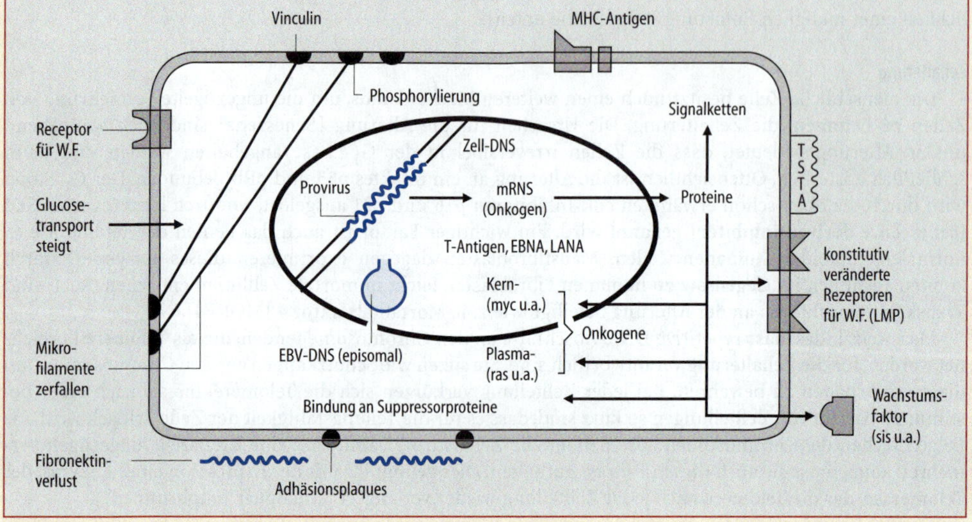

Abb. 5. Die transformierte Zelle. Nach der Transformation sind die Eigenschaften der Zelle in vielerlei Hinsicht verändert. Die Veränderung der Zellgestalt erfolgt durch Zerfall der Mikrofilamente, Verlust von Fibronektin und Adhäsionsplaques [„Zellfüßchen“, focal contacts] sowie von MHC-Molekülen. Der Verlust der Kontakthemmung der Mitose und der Bewegung erfolgt durch die Wirkung von Onkogenen und Ausfall von Suppressorgenprodukten. „Verfremdung“ der Zellmembran [im immunologischen Sinne] erfolgt durch tumorspezifische Transplantationsantigene [TSTA], Rezeptoren, andere viruskodierte und zellkodierte Antigene. Die Aufnahme von Glukose steigt. Es entstehen nukleäre Onkogenproteine für die Immortalisierung sowie zytoplasmatische für die morphologische Transformation. Sie sind DNA-bindend oder wirken im Zytoplasma durch second messengers. Sie wirken als Wachstumsfaktoren [W. F. = oder deren Rezeptoren]. Der Informationsfluss geht vom Provirus oder von der episomalen DNA des EBV aus. T-Antigen, EBNA und LANA sind Proteine von SV40, EBV oder des Kaposi-Sarkom-Virus

Phänotypisches Verhalten der Tumorzelle

Die transformierte Zelle unterscheidet sich von der Normalzelle in Funktion und Gestalt [Abb. 5]. Für die in-vitro-Charakterisierung einer Tumorzelle werden mehrere Kriterien gewählt:

- **Tumorzellen** wachsen auch unter **Mangelbedingungen**, da sie unabhängig von Wachstumsfaktoren sind [Serumunabhängigkeit]. Dies beruht darauf, dass sie oft selbst die Wachstumsfaktoren bilden [autokrine Schleife], oder dass die entsprechenden Wachstumsfaktoren bzw. Mitglieder der Signalkaskade mutiert und damit konstitutiv aktiv sind.
- **Tumorzellen** haben die Fähigkeit zur **Kontaktinhibition** verloren. Während normale Zellen in vitro nur in einem einschichtigen Zellrasen [Monolayer] wachsen, zeigen Tumorzellen ein mehrschichtiges Wachstum. Die Sättigungsdichte ist erhöht, die Zellen proliferieren ungeordnet [**criss-cross-Wachstum**] und bilden aus mehreren Schichten Häufchen [Foci].
- **Tumorzellen** haben die **Verankerungsabhängigkeit** verloren. Normale Zellen [außer denen des hämatopoetischen Systems] können nur wachsen, wenn sie sich an eine extrazelluläre Matrix anheften. Dafür sind Integrine und andere Proteine verantwortlich. Im Gegensatz dazu können Tumorzellen auch ohne feste Matrix, z. B. in einem halbfesten Agar, zu Klonen auswachsen.

- **Morphologische Transformation**: Die einzelne Tumorzelle zeigt eine charakteristische Veränderung ihrer Gestalt. Typisch ist z. B. die Umgestaltung der normalen Fibroblastenzelle durch ein Tumorvirus: Aus der z. B. länglichen Zelle wird ein polygonales oder abgerundetes Gebilde. Dies erfolgt durch einen Umbau des Zellskeletts. Transformierte Lymphozyten bilden in vitro Aggregate, weil auf der Oberfläche Antigene [CD-Antigene] exprimiert werden, die Aggregatbildung auslösen. In anderen Fällen ändern die Zellen ihren Membranaufbau, wenn das mikrofilamentöse Zellskelett infolge der Wirkung des Virus zerfallen ist. Dies wird immunhistologisch zur Diagnostizierung ausgenutzt. Zugleich zerfallen die Adhäsionsplaques [Zellfüßchen]. Das Fibronektin*, das der Zelle aufgelagert ist, und andere Zellmatrixsubstanzen [Icams, Integrine] gehen verloren oder ihre Expression ändert sich. Dies gilt in vitro und in vivo.
- **Transplantierbarkeit**: Als schärfstes Kriterium der Transformation gilt nach wie vor die Fähigkeit der behandelten Kulturzellen, nach Übertragung auf ein syngenes Tier dort zum Tumor auszuwachsen. Bei Versuchen dieser Art spielen nackte Mäuse [nu/nu] eine wichtige Rolle, die keine T-Zell-abhängige Immunität aufbauen können, aber eine intakte angeborene Immunität besitzen. Mit ihrer Hilfe lassen sich u.a. auch menschliche Lymphozyten auf Transplantierbarkeit testen. Die Infektion des Menschen mit dem Epstein-Barr-Virus* [EBV] liefert dafür ein Beispiel.

- Durch EBV **immortalisierte B-Zellen** wachsen in diesen Mäusen nicht zu einem Tumor aus, wohl aber Zellen aus den EBV-haltigen Burkitt-Lymphomen. Durch EBV immortalisierte B-Zellen sind also „unvollständig“ transformiert. Im lebenden Tier kommt die Transformation im Sinne der Fähigkeit zur **Tumorbildung in mehreren Stufen** zu Stande, d.h. durch **multigen** verursachte Ereignisse. Dies gilt ganz besonders für die zur Metastasenbildung befähigten Zellen.

Auftreten neuer Proteine

Eng verknüpft mit der Transformation oder ihrer Folge in vitro und in vivo ist das Auftreten neuer Antigene, d.h. von Proteinen auf der Zelloberfläche, im Zytoplasma oder im Kern, deren Oligopeptide auf MHC-Molekülen präsentiert werden. Diese **Tumorantigene** spielen bei der Charakterisierung von Geschwulstzellen und bei der Auslösung von Immunreaktionen eine wichtige Rolle. Man unterscheidet zellulär und viral kodierte Antigene. Die **Virustumor-** oder **Transformationsproteine** werden zu den **Frühproteinen** der Virusreplikation gerechnet.

Diese Antigene eignen sich möglicherweise auch für die prophylaktische oder therapeutische Immunisierung gegen bösartige Tumoren. Dabei sei betont, dass es weitere Proteine, Glykoproteine und Lipoproteine mit Antigeneigenschaften gibt, die zytotoxische T-Lymphozyten des Typs CD8 und CD4 sowie NK-Zellen aktivieren.

Als **transplantationsaktiv** werden solche Antigene bezeichnet, die eine zelluläre Immunreaktion [ZTL] induzieren, die der Transplantatabstoßungsreaktion analog ist. In Epithel- und Bindegewebszellen sowie Lymphozyten ist nach der Transformation die Expression der als Differenzierungsantigene [CD-Antigene] bezeichneten Zelloberflächenmarker gesteigert oder verringert. Auf Lymphozyten bilden sich z. B. nach der Infektion mit dem EBV bestimmte neue CD-Antigenmuster aus.

Tab. 2. Tumorantigene [Beispiele]

Transformationsproteine der Viren	
– E6 und 7	HPV [Zervixkarzinome]
– E1A und B	Adeno-Viren [experimentelle Tumoren]
– Tax	HTLV-1 [Leukämie]
– EBNA, LMP	EBV [Burkitt-Lymphom u. a.]
Onkogene der Zelle [mutiert]	
– Ras	Pankreas-Karzinom
– Bcr/Abl	chronisch myeloische Leukämie
Suppressorproteine [mutiert]	
– p53	viele Tumorarten
– Rb	Retinoblastum
Gewebespezifische Differenzierungsantigene	
– Tyrosinase	Melanom
– Melan A	Melanom
Differenzierungsproteine [nur in Tumorzellen]	
– CEA	karzinoembryonales Antigen
– MAGE-Familie [BAGE, GAGE]	Melanom, Brustkrebs
Proteine der Zellmembran [mutiert]	
– β-Catenin; Mum 1	

Malignität eines Tumors

Ein maligner Tumor zeichnet sich durch **infiltrierendes, destruktives, invasives** und damit **metastasierendes Wachstum** aus. Das bedeutet, dass er in umliegendes Gewebe einbricht, dieses zerstört und sich bis zu Lymph- und/oder Blutgefäßen oder Nervenfasern vorarbeitet [**lymphogene, hämatogene** oder **neurogene Metastasierung**].

Die **Fähigkeit zur Metastasierung** ist ein Hauptcharakteristikum eines bösartigen Tumors. Der krebskranke Mensch stirbt meist an der Metastasierung. Die Fähigkeit zur Metastasenbildung entsteht im Primärtumor durch eine komplexe Serie von aufeinander folgenden Schritten, d.h. Mutationen. Dabei werden die Eigenschaften der Tumorzellen und ihrer Sekretionsprodukte schrittweise verändert. Absiedlungstüchtige Zellen müssen mit Eigenschaften ausgerüstet sein, die es ihnen erlauben, in eine neue Umgebung vorzudringen, z. B. durch die Basalmembran eines Epithels in das darunter liegende Gewebe. Dieses Vermögen nennt man **Invasivität.** Eine Voraussetzung für die Metastasierung ist ein **Verlust der Zwischenzelladhäsion** infolge mangelhafter Expression von Adhäsionsfaktoren [siehe unten].

Die andere Voraussetzung ist die **Vaskularisierung.** Diese wird durch Faktoren ausgelöst, die der Tumor in das umliegende Gewebe abgibt [**Angiogenese-Faktoren**]. Auch kennt man Inhibitoren der Vaskularisierung. Aber nicht jeder vaskularisierte Tumor [Basaliom*] metastasiert: Die Adhäsion der Zellen geht nicht verloren. Insgesamt besteht ein Gleichgewicht zwischen angiostatischen und angiogenen Faktoren, die die Vaskularisierung steuern. Bei der Wundheilung oder bei der Differenzierung ist dieses Gleichgewicht zeitlich begrenzt, bei der Tumorbildung aber konstitutiv-dauerhaft verschoben. Ist z. B. der **Epidermal-Wachstumsfaktor** [EGF] mutiert oder ein Protein seiner Signalkette wie „Ras“, dann wird der **Vaskularisierungsfaktor** [VEGF] verstärkt gebildet und die Vaskularisierung steigt.

Metastasierungsfähige Tumorzellen müssen zusätzlich die Fähigkeit besitzen, sich in einer anderen Umgebung anzusiedeln. Sie sezernieren oder aktivieren verstärkt Matrix-Metallo-Proteasen, Kollagenasen, He-

T

paranasen, Elastase, Proteinglykanasen sowie Motilitätsfaktoren. Die Zellmatrix mit den Adhäsionsfaktoren ändert sich. Wichtig ist auch die veränderte Expression von Integrinen. Man hofft, z. B. durch Konstruktion von Inhibitoren für die Heparase, dieses besonders wichtige Enzym hemmen zu können. Eine besondere Bedeutung kommt schließlich der Fähigkeit zu, den **Einwirkungen des Immunsystems** zu entgehen [siehe weiter unten].

Molekulare Grundlagen der Tumorentstehung

Man kann die vielfältigen, vom Normalzustand abweichenden Eigenschaften der Tumorzelle erklären, wenn sie auf Änderungen der DNA-Sequenz infolge von Mutationen zurückgeführt werden. Dadurch können Tumorsuppressorgene und Reparatursysteme inaktiviert bzw. Onkogene aktiviert werden. Für einen Verlust der Tumorsuppressoraktivität müssen beide Allele eines Gens betroffen sein, während für die Verstärkung eines Onkogens die Mutation eines Allels ausreichend ist.

Ein häufig auftretendes Beispiel für **Punktmutation** stellt das **ras-Gen** dar. In etwa 50 % der Kolonkarzinome ist K-ras, meist im Codon 12, mutiert, sodass eine nicht mehr inaktivierbare Form entstanden ist, d.h., es liegt ein überaktives Protein in unveränderter Menge vor.

Durch wiederholtes Hintereinanderschalten eines Gens [**Amplifikation**] wird von einem Protein eine überhöhte Menge produziert. Ein Beispiel dafür liefert c-myc in Kolonkarzinomen.

Translokation kann ebenfalls die Expression eines Genes verändern, z. B. dann, wenn es hinter einem Enhancer eines stark transkribierten Gens sitzt, wo es eigentlich nicht hingehört oder mit einem stark transkribierten Gen fusioniert. Ein Beispiel für den ersten Fall liegt im **Burkitt-Lymphom** vor: Hier sitzt das c-myc-Gen hinter dem Enhancer der schweren Kette der Immunglobuline und wird entsprechend stark transkribiert. Bei der **chronisch myeloischen Leukämie** ist das abl-Gen, das für eine Kinase kodiert, hinter das bcr-Gen [breakpoint cluster region] transloziert. Von dem chimären Gen [**Philadelphia-Chromosom**] wird das BCR-Abl-Protein [= Proteinkinase] abgelesen, das stark proliferativ wirkt. Im Nebenschilddrüsenadenom entsteht durch Translokation des Gens für das Parathormon direkt vor das Cyclin D1-Gen ein stark transaktiviertes Fusionsprotein.

Durch **Deletionen** gehen Teile eines Chromosoms verloren, was häufig einen Funktionsverlust des Proteins zur Folge hat. In Gliomen* und Melanomen* z. B. ist meist der Tumorsuppressor p16 mutiert, sodass er nicht mehr an cdk4 binden kann. Die Ursache kann neben einer Punktmutation oder einem kompletten Genverlust eine Deletion im p16-Gen sein. Bei **Tumoren** der Zellen des **lymphatischen Systems** finden sich mehrheitlich Leukämie-typische Translokationen, bei denen des **Epithels** Deletionen sowie jeweils weitere Veränderungen des Genoms. Bei **Sarkomen** stehen Translokationen und schwere genetische Instabilität im Vordergrund.

Die Chromosomen der Tochtergeschwülste unterscheiden sich von denen der Normalzellen und des Primärtumors durch das Vorkommen von aneuploiden Chromosomensätzen, d.h. den **Verlust der Heterozygosität [loss of heterozygosity, LOH]**. Diese entsteht durch mutativ bedingte Genomveränderungen sowie durch Schäden am Spindelapparat in der Teilungsphase. Auch das p53 ist normalerweise an der Erhaltung der Diploidie* beteiligt; ist seine Funktion gestört, wirkt es bei der Entstehung von Chromosomenanomalien mit. Hierdurch kommt es zu weiteren, das Tumorwachstum fördernden Genveränderungen. Diese **Chromosomeninstabilität** ist ein Hauptcharakteristikum der Tumorbildung. Durch die Instabilität der Chromosomen wird auch deren Struktur verändert; z.T. entstehen quasi „Chromosomen-Monster". Pathohistologisch ergibt sich das altbekannte Bild der Chromosomenanomalien von Tumorzellen.

Transformierende Noxen

Chemische Karzinogene lagern sich in der Regel kovalent an die DNA an, wobei nach ihrer Exzision durch Reparatursysteme trotzdem oft eine Änderung der Basenfolge zu Stande kommt. Oft werden Karzinogene erst durch Biotransformation [Cytochrom P_{450}] zu reaktiven Metaboliten, weshalb solche Substanzen als **Prokarzinogene** bezeichnet werden. Ein Beispiel hierfür ist das **Benzpyren**. Zu den chemischen Karzinogenen zählen im weiteren Sinne auch andere physikalische Noxen, wie z. B. **Asbest**. Asbest bewirkt z. B. Chromosomenaberrationen und die Aktivierung eines Transkriptionsfaktors, des NFkB, was eine vermehrte Zellproliferation und Entzündungen zur Folge hat. Es gibt jedoch auch metabolischeWege, auf denen Karzinogene unschädlich gemacht werden können.

Strahlen sind z. B. UV- **und Röntgenstrahlen**. UV-Strahlen z. B. induzieren die Entstehung von Thymin-Dimeren. So führt UV-B-Strahlung in den Keratinozyten* der Haut zur Mutation im p53-Gen, wenn die Kapazität der Reparatursysteme nicht mehr ausreicht. Außerdem wird die Immunreaktion durch sezerniertes IL-10 und TNF-α unterdrückt. Immunsuppression erfolgt weiterhin durch die Zerstörung der Langerhans-Zellen*, die für die Antigenpräsentation wichtig sind.

Transformierende Viren

Bei der Aufklärung dieser Mechanismen im Tierexperiment haben Viren eine entscheidende Rolle gespielt. Während RNA-Viren überwiegend beim Tier Tumoren auslösen, ist der Nachweis des Virusgenoms von RNA-Viren bei menschlichen Tumoren nur für die Erwachsenen-Leukämie gelungen. Anders bei den DNA-Viren; sie sind an der Entstehung von vielen Tumorarten beim Menschen direkt beteiligt [Tab. 3]

Eine neue Betrachtungsebene wurde erschlossen, als die Lysogenisierung von Bakterienzellen entdeckt und die Integration der Phagen-DNA [Prophage] als Modell für einen besonderen Ablauf der Virusinfektion begriffen wurde. Der entscheidende Schritt ergab sich, als es gelang, das Rous-Sarkom-Virus zu mutagenisieren: Es stellte sich heraus, dass es Mutanten gibt, die wohl noch infektiös sind, aber nicht mehr transformieren können. Zwei weitere Entdeckungen haben diesen Vorstoß ergänzt. Einmal die Auffindung der **Reversen Transkriptase** und zum anderen der Nachweis, dass die tumorerzeugenden RNA-Viren ein DNA-Retroskript liefern, das in das Genom der befallenen Zelle als **Provirus** integriert wird. Mit ihrer Hilfe ließ sich der Mechanismus der Tumorentstehung auch dort analysieren, wo andere Ursachen maßgebend sind. Tumorviren „wollen" nicht primär Tumorbildung auslösen, sie bewirken vielmehr „lediglich" vermehrte Zellteilungen, weil sie sich in solchen Zellen besser replizieren können. Sie bringen aber zugleich nicht um, wie die vielen zytopathogenen Virusspezies. Die höhere Teilungsrate führt zu höherer Tumorrate. Die Tumorzelle entsteht sozusagen „nebenbei". Hierbei sind zwei prinzipiell verschiedene Situationen möglich:

- Einmal kommt es durch die Virusinfektion zu einer dauernden Vergrößerung des Informationsgehaltes im Zellgenom: Das Virusgenom wird ganz oder teilweise integriert und exprimiert, es kann jedoch auch episomal-aktiv vorliegen [EBV].
- Andererseits gibt es Fälle, in denen ein Tumorvirus seine transformierende Wirkung nur kurzzeitig ausübt und dann aus der Zelle verschwindet [„hit and run"-Mechanismus; HSV, ZMV].
- Weiterhin kann ein integriertes Virusgenom Nachbargene aktivieren [Insertionsmutagenese].

Beide Mechanismen sind experimentell bewiesen: Werden Wirtszellen durch hitzeempfindliche Mutanten [ts-Mutanten] des Rous-Sarkom-Virus [RSV] transformiert, so verhalten sie sich nur bei niedrigen Temperaturen wie Tumorzellen, bei höheren Temperaturen sind sie phänotypisch normal. In diesem Fall ist also die **dauernde Wirksamkeit des Virusgenoms für den malignen Status** unerlässlich [RSV].

Tab. 3. Tumorerzeugende Viren des Menschen [auch H. pylori, O. viverrini, S. hämatobium sind Epithelkrebs-auslösend; es gibt Hinweise für die Beteiligung eines Retrovirus an der Entstehung des Mammakarzinoms]

Nukleinsäure	Virus	Zielzelle	Tumortyp
DNA	Papillomvirus	Epithel	Warzen, Kondylome, Papillome, Karzinome
	Polyoma-JC	Epithel?	Kolon-Karzinome?
	Polyoma-BK		Meningeome?
	Herpes simplex		Transformation in vitro, Tumorbildung im Versuchstier
	Zytomegalie		Transformationsprotein bindet am p53
	Epstein-Barr	B-Zellen Epithel	Burkitt-Lymphom Nasopharynx-Karzinom
		B-Zellen Epithel	Hodgkin-Lymphom, Mund-Magen-Karzinom u.a.
	HHV8	Spindel-Zellen	Kaposi-Sarkom
		B-Zellen	Bauchhöhlen-Lymphom,
		B-Zellen	Castleman-disease
	Hepatitis B	Hepatozyten	Leberzell-Karzinom
	Adeno		Transformation in vitro, Tumorbildung im Versuchstier
	Molluscum contagiosum	Dellwarzen	
RNA	HTLVI und II	T-Zellen	Erwachsenenleukämie Haarzellleukämie
	Hepatitis C	Hepatozyten	Leberzell-Karzinom

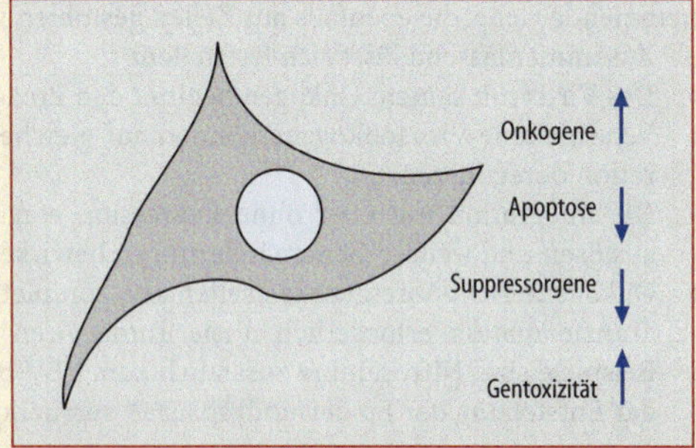

Abb. 6. Aktivierung von Onkogenen, Inaktivierung von Suppressorgenen, Hemmung der Apoptose und Auftreten von Genotoxizität in der transformierten Zelle

Das Genom des HSV oder HZMV wird hingegen nur kurzzeitig integriert. Während dieser Phase wirkt es mutagenisierend und DNA-amplifizierend auf das Zellgenom ein [Integrationsmutagenese der DNA- und RNA-haltigen Tumor-Viren mit Genominstabilität]. Bereits die Integration des Virusgenoms besitzt also

T

mutative Wirkungen. Um eine Gentherapie oder eine DNA-Immunisierung vornehmen zu können, wird es also erforderlich sein, die Folgen für die Genfunktionen genau zu kennen, also eine Transgentoxikologie zu betreiben. In diesem Sinne sind auch die Folgen eines **„Hit-and-Run"-Prozesses** zu sehen; kurz gesagt, es wird **Geninstabilität** ausgelöst. Neuere Befunde schreiben z. B. dem JC-Virus im Darmepithel eine solche Wirkung zu; über den Mechanismus ist jedoch kaum etwas bekannt.

Onkogene Viren sind nicht mit „Mördern" zu vergleichen, sondern vielmehr mit „Dieben" und „Diktatoren". Sie stehlen der Zelle Protoonkogene und bauen diese in ihr eigenes Genom ein. Durch Spleißen, Mutationen, Amplifikationen oder Deletionen wird die genetische Information jedoch derart verändert, dass aus den ursprünglich **zellulären Protoonkogenen** [z. B. c-src] das virale Onkogen [z. B. v-src] entsteht. Infiziert das onkogenhaltige Virus dann den Organismus, bewirkt das virale Onkogen eine vermehrte Zellproliferation. Die Zelle wird diktatorisch auf Dauerzellteilung geschaltet. Eine solche **Aktivierung von Onkogenen** tritt bei den onkogenhaltigen **Retroviren** auf. Beispiele hierfür sind in Tab. 2 dargestellt. Der Mechanismus ist aus Abb. 7 zu ersehen. In **a** exprimiert das integrierte Virusgenom das Onkogen [v-onc]. Beispiel **b** zeigt die Wirkung eines integrierten, aber defekten Retrovirus. In „cis" [also „downstream"] wird das Onkogen vom „long terminal repeat" [LTR] abgelesen, das v[iral] onc-Protein transformiert dann die Zelle, infektiöse Partikel entstehen jedoch nicht. In **c** kann vom 3' LTR aus ein Protoonkogen aktiviert werden [c-onc]. Beispiel sind Leukämien der Mäuse. In **d** ist die Wirkung des integrierten HTLV-I Genoms dargestellt. Das tax-Onkogen wirkt am 5' LTR transaktivierend [„trans"] auf die Virussynthese ein, kann aber auch Zellgene aktivieren [z. B. Interleukine]. Interessanterweise kann dieses Onkogen auch Genominstabilität auslösen.

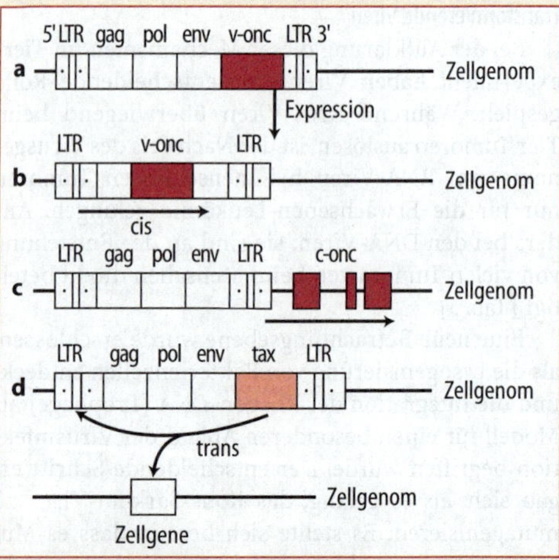

Abb. 7. Die Genanordnung transformierender Retro-Viren und ihre Wirkung. **a** Retro-Virus-Genom mit Transformationsgen, **b** Genom eines defekten Tumor-Virus, **c** das Genom eines Leukämie-Retro-Virus, **d** transaktivierendes HTLV-I-Genom mit tax-Gen

Transformierende DNA-Viren. Ein Beispiel für ein DNA-Virus stellt das Hepatitis-B-Virus dar. Teile des Virusgenoms können sich vor das Cyclin A-Gen setzen, wodurch ein chimäres Protein entsteht, dem die Information zur Degradation fehlt. Der erhöhte Gehalt an Cyclin A bewirkt dann eine verstärkte Proliferation der Zellen. Die meisten **DNA-Viren inaktivieren** allerdings **Tumorsuppressorgene.** In diesem Falle enthält das Virusgenom die Information für Proteine, die Tumorsuppressoren ausschalten. Ein Beispiel stellt das HPV-Virus dar. Zwei seiner Proteine, E6 und E7, inaktivieren p53 bzw. pRb. E6 stellt z. B. ein Protein dar, das den Abbau von p53 beschleunigt. Auch das Simian-Virus 40 [SV40] kann durch ein Protein, das große T-Antigen, die Wirkung von p53 und pRb durch Komplexierung aufheben. Die zur Herpesgruppe gehörigen Viren, nämlich das EBV und das HHV8 des Kaposi-Sarkoms*, haben weitere Wege „erfunden", um Tumorbildung anzuregen; sie besitzen außer den Transformationsgenen noch immunmodulatorische und Apoptose-hemmende Gene, die ebenfalls aus Zellen gestohlen wurden.

Zusammenfassend lässt sich feststellen:

- Das Virus mit seinem Onkogen beginnt den Prozess [= Initiation].
- Verschiedene Virusonkogene können auf gleichen oder unterschiedlichen Signalwegen die Zellproliferation deregulieren.
- Die Integration mit oder ohne Expression von Onkogenen kann Mutationen oder Genominstabilität auslösen und weitere Genomänderungen bewirken.
- Onkogene DNA-Viren wirken selten als „komplette Karzinogene", meist sind mehrere Ereignisse für die Transformation erforderlich. Viele Tumorviren benötigen exogene Faktoren für die Tumorbildung. Beispiele sind Nitrosamine zusätzlich zum EBV beim Nasopharynxkarzinom* oder UV-Einwirkung bei der Entstehung der Epidermodysplasia* verruciformis nach Infektion mit bestimmten Papillom-Viren.

Epigenetische Einflüsse

Auch epigenetische Einflüsse können zur Transformation bzw. Tumorbildung beitragen. Darunter werden **alle Faktoren** verstanden, **die die DNA-Funktionen ändern, jedoch keine Änderung der DNA-Sequenz hervorrufen.** Dazu gehören beispielsweise DNA-Methylierungen, z. B. vor allem von Promotoren, Methylierung von p16 [Melanom*] und von Reparaturgenen. Aber auch Umsteuerungen der Differenzierungs- und Wachstumsregulation durch äußere Einflüsse im weiteren Sinne, wie z. B. durch Wachstumshormone. Ein Beispiel für einen [seltenen] epigenetisch verursachten Tumor stellt das **Teratokarzinom** dar. Auch experimentell ein Tumor durch epigenetische Faktoren induziert werden: Implantiert man einem erwachsenen Tier Transplantate eines embryonalen Gewebes, wachsen die Zellen in der unphysiologischen Umgebung zu Tumoren aus.

Genetische Prädisposition

Wie aus experimentellen Arbeiten am Tier bekannt ist, kann die genetische Disposition des Menschen entscheidend für die Entwicklung eines Tumors sein. Fehlt z. B. erblich bedingt ein Allel eines Tumorsuppressors, ist die Wahrscheinlichkeit des zweiten Verlustes sehr hoch. Beispiele hierfür stellen das Li-Fraumeni-Syndrom* und das Retinoblastom* dar. Li-Fraumeni-Patienten besitzen erblich bedingt nur eine funktionsfähige Kopie des p53-Gens, sodass sich häufig schon in jungen Jahren Tumoren entwickeln. Patienten mit der erblichen Form des Retinoblastoms, einem Tumor, der sich aus den Nervenvorläuferzellen der unausgereiften Netzhaut entwickelt, fehlt ein Allel des Retinoblastomproteins. Der Tumor entsteht dann, wenn auch das zweite Allel verloren geht oder funktionsuntüchtig wird.

Ein Beispiel für eine erbliche Mutation in einem Tumorsuppressorgen liegt beim APC-Gen* vor. APC steht für adenomatöse Polyposis* coli. APC bindet β-Catenin und reguliert dessen Abbau. Wird die Bindungsfähigkeit von APC für β-Catenin gestört, wandert dieses in den Zellkern und induziert die Expression u.a. von c-myc und damit Zellteilungen. Außerdem wird die zytoskelettäre Verankerung von Zell-Zell-Verbindungen gestört. Auch Defekte in den Reparatursystemen begünstigen die Krebsentstehung. Bei Xeroderma* pigmentosum [Lichtschrumpfhaut] besteht ein genereller Defekt der Basen-Exzisions-Reparatur. Karzinome* entwickeln sich deshalb schon in den ersten Lebensjahren. Auch in einer vererbbaren Form des Kolonkarzinoms* [HNPCC = hereditary nonpolyposis colorectal cancer] ist die Reparatur von Basenfehlpaarungen gestört.

Auch das **HLA-System*** kann die Tumorentstehung positiv oder negativ beeinflussen. Das Vorliegen von HLA-A11 bewirkt z. B. eine Minderung des Risikos für die Entstehung von Hauttumoren, bestimmte HLA-Typen bewirken eine Steigerung der Empfänglichkeit für das Zervixkarzinom* infolge Infektion mit einem HPV. Vermutlich besteht die Funktion des HLA-Systems darin, dass Tumorantigene gut oder schlecht präsentiert werden, d.h., die Angreifbarkeit der Tumorzelle durch die Zellularimmunität wird gesteigert oder verringert.

Stufen der Karzinogenese

Karzinogene Noxen führen zu den ersten DNA-Veränderungen in der Zelle. Sie werden deshalb auch als **Initiatoren** bezeichnet. Ein Tumor entsteht aber nur dann, wenn sich die initiierte Zelle vermehrt. An den Vorgang der **Initiation** schließt sich also – oft nach einer Latenzphase von mehreren Jahren oder Jahrzehnten – die **Tumorpromotion** [klonale Expansion] und die weitere **Tumorprogression** an [Abb. 8]. Alle proliferationsfördernden Stimuli wirken deshalb als **Tumorpromotoren.** Zu den Tumorpromotoren gehören z. B. Phorbolester, Dioxine und u.U. Hormone. Auch **chronische Entzündungen** können wegen des permanenten Proliferationsstimulus tumorpromovierend wirken.

Der proinflammatorisch wirkende **Makrophagen-inhibiting-Faktor** [MIF], der im Verlauf von chronischen Entzündungen [Colitis* ulcerosa, Refluxösophagitis* u.a.] entsteht, besitzt die Eigenschaft, sich an p53 zu binden und bei Reparaturversuchen des Organismus im Verlauf chronischer Entzündungen normale Funktionen zu blockieren. Die chronische Dämpfung seines Effektes, nämlich der Blockade der Zellteilungen zwecks Reparatur, geht in eine Dauerproliferation der Zellen mit eventueller Tumorentstehung über.

Zwei Initiatoren können sich in ihrer Wirkung gegenseitig fördern, was als **Syn-Karzinogenese** bezeichnet wird. Ein Beispiel ist der Synergismus zwi-

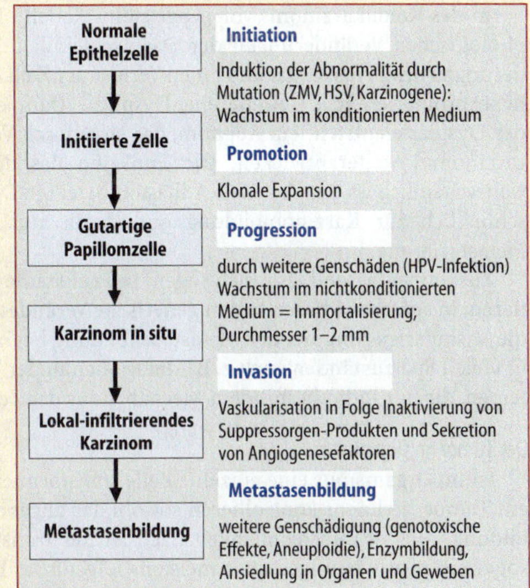

Abb. 8. Die Stadien der Tumorentstehung. Die Entstehung bösartiger Epithelzellen wird durch exogene oder endogene Faktoren in Gang gebracht. Sie beruht auf verschiedenen genetischen Elementen und komplexen biochemischen Prozessen. Die **Initiation** ist dosisabhängig und wird durch mutative Agenzien ausgelöst, z. B. durch HPV. Bis zur **Promotion** können mutierte Epithelzellen "latent" bleiben [Einflüsse normaler Zellen?]. Infolge **Progression** durch weitere Genschädigungen am p53 nimmt die autonome Vermehrung der Zellen zu, es entwickelt sich ein Karzinom in situ. Die **Invasion** erfolgt nach der Vaskulisierung. Die sich anschließende **Metastasenbildung** ist Folge vieler weiterer Mutationen

schen Aflatoxin B1 und dem HBV bei der Entstehung des Leberzellkarzinoms*. Tumoren entstehen dadurch häufiger als bei alleiniger Gabe der beiden Agenzien.

Die Wirkung eines Karzinogens kann allerdings auch durch eine per se nicht karzinogene Substanz gefördert werden. Eine solche **Ko-Karzinogenese** liegt z. B. bei Substanzen vor, die Monooxygenasen induzieren und damit die Biotransformation von sekundären Karzinogenen zu genotoxischen Metaboliten fördern oder aber die Entgiftungsreaktion, z. B. der Glutathiontransferasen, hemmen.

Malignität ist damit die Folge mehrerer genetischer Veränderungen der Zelle. Dabei ist jede Tumorart durch ein besonderes Muster von Onkogen- und Tumorsuppressorgen-Mutationen charakterisiert. Beim Zervixkarzinom* infolge Infektion mit dem HPV 16 oder 18 bildet das HPV mit seinen Proteinen den Initiator, dann folgen Mutationen im ras-, myc-, N-myc-, p53- und RB1-Gen. Man spricht deshalb von einer **Mehrstufentransformation**. So rechnet man z. B. bei der Entstehung des kleinzelligen Bronchialkarzinoms* mit 20–30 Mutationsschritten, bis zur Vaskularisierung werden 5–6 Mutationen geschätzt.

Die Tumorentstehung lässt sich also in eine **Früh- und eine Spätphase** [= Metastasierung] einteilen. Dabei werden nach jedem Mutationsschritt die am meisten malignen Zellen [d.h. diejenigen mit der höchsten Vermehrungsrate] selektioniert. Das Endergebnis ist dann **Monoklonalität** der Tumorzellen. Die meisten Tumoren entstehen **monozentrisch** und sind monoklonal, eine Ausnahme bildet das polyzentrische Kaposi-Sarkom*. Ob die Einzelfaktoren dabei in einer festgelegten Sequenz einwirken müssen, ist nicht bekannt. Möglicherweise gibt es additive Wirkungen, ohne dass eine bestimmte Reihenfolge eingehalten wird. Auch ist es denkbar, dass bei der Tumorentstehung tumorspezifisch nur bestimmte Mutanten selektioniert werden.

Nur in seltenen Fälllen werden **Einstufentransformationen** beobachtet, z. B. wenn das transformierende Agens sehr stark wirkt, wie z. B. beim Rous-Sarkom-Virus oder beim Polyomavirus der Maus. Da in diesem Fall das zur Transformation führende Ereignis häufig sein muss [d.h. das Virus viele Zellen infiziert], sind die daraus entstehenden Tumoren polyklonal. Ein weiteres Beispiel hierfür stellen lymphoproliferative Tumoren durch das EBV bei AIDS* dar, da hier der Selektionsdruck des Immunsystems fehlt.

Als Ausdruck der stufenweise sich entwickelnden Tumorzellen hat die Pathologie den Begriff **Präkanzerosen** geprägt. Hierunter werden Vorstufen von Tumoren verstanden, die erfahrungsgemäß statistisch gehäuft in Karzinome oder andere Malignome übergehen können. Sie kommen u.a. als zervikale, intraepitheliale Neoplasien* [CIN] und als Kolonpolypen verschiedener Stadien [I-II-III] vor. Als Präkanzerose gilt auch der Morbus* Bowen.

Das am besten untersuchte Beispiel der schrittweisen Entstehung eines Tumors liegt in einer vererbbaren Form des Kolonkarzinoms vor [Vogelstein-Modell]. Hier sind die einzelnen Mutationen eng mit den morphologischen Veränderungen der Darmschleimhaut verknüpft. Zuerst mutiert das APC-Gen, was Veränderungen des Zytoskeletts und einen Verlust der Zell-Zell-Adhäsion bewirkt. Aus dem normalen Epithel wird hyperproliferierendes Gewebe, eine Dysplasie. Dann erfolgt die mutative Aktivierung des ras-Onkogens; aus der Dysplasie entsteht ein Adenom, das sich durch Verlust des Tumorsuppressorgens dcc [deleted in colon carcinoma] weiterentwickelt. Die Funktion des dcc-Gens ist noch nicht genau geklärt, doch ist es wahrscheinlich an der Zell-Zell-Adhäsion beteiligt. Der zusätzliche Verlust des Tumorsuppressors p53 führt schließlich zur Karzinombildung und damit zur Malignität. Weitere Mutationen bewirken dann die Metastasierung.

Zusammenfassend lässt sich sagen: **In Frühstadien mutieren vorwiegend Gene, die die Zellteilung regulieren; in späteren Phasen treten genetische Veränderungen auch in anderen Genen auf**, z. B. in solchen, die die Vaskularisierung bei der Metastasenbildung beeinflussen. Die genetische Instabilität bewirkt allgemein in vielen Spätzuständen auch z. B. Mutationen in der Translationsmaschinerie u.v.a., also in Regulationssystemen, die nur indirekt mit dem Mechanismus der Zellteilungsmaschinerie verknüpft sind.

Der Tumor im Organismus

Ist im Organismus eine einzelne Zelle transformiert worden, so entsteht deshalb nicht notwendigerweise ein Tumor; vielmehr kontrollieren sowohl das angeborene als auch das adaptive Immunsystem die Tumorbildung. Aller Wahrscheinlichkeit nach ist die Transformation einzelner Zellen im lebenden Organismus sogar ein relativ häufiges, aber meistens folgenloses Ereignis. Die entgleisten Zellen werden nämlich durch die **Basisimmunität** und das **zelluläre Immunsystem** in der Regel als fremd, d.h. als nicht-konform erkannt und vernichtet. Dies gilt auch für die In-situ-Karzinome der Stadien CIN I-II-III der Zervix, die häufig folgenlos verschwinden [Apoptose!]. Auch die **Normalzellumgebung** der Tumorzellen zerstört andererseits diese durch Abgabe von Apoptose-induzierenden Zytokinen* [TNF-α, TGF-β].

Die Kontroll- und Eliminierungsfunktion des Immunsystems [**tumor surveillance system**] versagt andererseits dann, wenn sich abseits des immunologischen Zugriffbereiches [**immunologische Nische**] eine kritische Masse von Tumorzellen bildet, wenn das Humoralsystem durch die Bildung von Antikörpern gegen Tumorantigene die Tumorzellen vor den zellulären Abwehrelementen schützt [**enhancing effect**], oder wenn das Immunsystem durch einen virusbedingten Zellschaden [HIV-1 und -2] in seiner Aktivität blockiert wird.

Bei der Infektion von immunologisch unreifen Tieren besteht sogar die Möglichkeit, dass sich gegen die Tumorantigene eine **Toleranz** ausbildet. Dies ist vermutlich der Grund, warum die Tumorinduktion mit Viren bei neugeborenen Tieren leichter vonstatten geht als bei erwachsenen Individuen: Durch Toleranzinduktion unterläuft der Tumor die immunologische Überwachung.

Tumorzellen haben also eine Vielzahl **von Strategien entwickelt, um das Immunsystem zu unterlaufen:** ZTL können keine Tumorzellen erkennen, weil die Expression von MHC-Antigenen fehlt, oder sie werden nicht aktiviert, weil Ko-Signale abgeschaltet sind; im letzten Fall folgt eine Anergie*. Auch die Präsentation von Oligopeptiden ist gestört [„TAP off-Tumor on"]. Tumorzellen bilden Escape-Mutanten mit der Folge einer Unangreifbarkeit durch ZTL. Sie können aber auch Proteine bilden [Fas-Ligand], die sich an die Fas-Rezeptoren [APO-1, CD95] der ZTL anlagern und bei ihnen Apoptose auslösen, d.h. die Zellularimmunität lahmlegen.

Die **Behandlung der Tumoren** erfolgt auch heute noch durch **„Stahl und Strahl"**, d.h. chirurgisch und durch Röntgen- und Laserbestrahlung. Die **Chemotherapie** hat zusätzlich bei einzelnen Leukämieformen und Karzinomen sehr gute Erfolge gezeitigt. Es wird auch versucht, **immuntherapeutisch** gegen Tumoren vorzugehen. Nach einer möglichst frühzeitigen Erkennung des Tumors wird eine vollständige Entfernung des Primärtumors angestrebt. Hier wird eine Angriffsmöglichkeit für die Immuntherapie gesehen: Zu Beginn der Metastasierung beim Vorliegen von Mikrometastasen im Knochenmark bzw. sich im Blut befindlicher Zellaggregate versucht man, durch passive Gabe von humanisierten Antikörpern und die aktive Immunisierung gegen Tumorantigene oder deren Epitope die Tumorzellen zu zerstören. Da sich größere Metastasen auf diese Weise oft nicht zerstören lassen, wirkt bei ihnen manchmal nur eine Bestrahlung oder Chemotherapie. Man versucht, mit Tumorantigenen gegen Tumorzellen zu immunisieren, antigenpräsentierende Zellen zur Steigerung der Immunantwort mit Tumorantigenen zu beladen oder das adaptive Immunsystem durch geeignete Zytokine und die Basisimmunität durch CpG-Moleküle anzuregen. Es ist eine bekannte, jedoch bedauerliche Tatsache, dass z. B. nach vollständiger Entfernung eines Primärtumors sich noch nach 10 oder mehr Jahren einzelne metastatische Zellen z. B. im Knochenmark und anderen Orts [„Mikrometastasen"] halten können – in einer Art von „dormancy" [d.h. Gleichgewicht zwischen Proliferation und Apoptose], aus denen dann doch noch ein Tumor hervorgehen kann.

Abkürzungen

ZTL = zytotoxische Lymphozyten, HBV = Human Papilomvirus, ZMV = Zytomegalievirus, HHV 8 = Human Herpesvirus 8 [Kaposi-Sarkom-Virus], CPG = Cytosinphosphatguanosin, HTLV I = Human T-Zell-Leukämievirus I

Quellenhinweise

Zeichnung Abb. 1, 4–6, 8: O. Nehren, Mannheim
Zeichnung Abb. 2, 7: C. Puhlmann, Friedrichshafen

senmuschel

Türck: Ludwig Türck; 1810–1868; österreichischer HNO-Arzt und Neurologe (Wien)

Türck-Bündel *nt* (Ⓔ Türck's bundle): ***Syn:*** *Tractus temporopontinus*; Fasern von den Schläfenwindungen [Gyri temporales] zu den Brückenkernen [Nuclei pontis]

Turcot: Jacques Turcot; kanadischer Arzt im 20. Jahrhundert

Turcot-Syndrom *nt* (Ⓔ Turcot syndrome): seltene, autosomal-rezessive Polypose* des Kindesalters, die wahrscheinlich auf einer Mutation auf dem Chromosom 5q beruht; es kommt zu adenomatösen Kolonpolypen mit hoher Entartungstendenz sowie Ovarialtumoren, Hirntumoren [Medulloblastome, Glioblastome] und Leberzysten

Turlgeslzenz *f* (Ⓔ turgescence): (An-)Schwellung, Geschwulst

Turlgor *m* (Ⓔ turgor): Spannungs-/Quellungszustand von Zellen oder Geweben

Tulrislta *f*: *→Reisediarrhö*

Türk: Wilhelm Türk; 1871–1916; österreichischer Internist (Wien)

Türk-Reizformen *pl* (Ⓔ Türk's cells): morphologisch veränderte Lymphozyten bei Virusinfektionen; *s.a. Lymphoidzellen*

Türlkenlsatltel *m*: *→Sella turcica*

Turmlschäldel *m* (Ⓔ tower skull): ***Syn:*** *Spitzschädel, Akrozephalie, Akrocephalie, Oxyzephalie, Oxycephalie, Hypsizephalie, Hypsicephalie, Turrizephalie, Turricephalie*; anomale Schädelform mit turmartigem Wachstum; meist durch einen vorzeitigen Verschluss der Kranznaht* bedingt

turmlschäldelig *adj*: *→turrizephal*

Turner: **1.** George Grey Turner; 1877–1951; englischer Chirurg (London) **2.** Henry Hubert Turner; 1892–1970; amerikanischer Endokrinologe (Oklahoma City) **3.** John W. Turner; zeitgenössischer amerikanischer Arzt (Oklahoma City)

Turner-Syndrom *nt*: *→Ullrich-Turner-Syndrom*

Turner-Zeichen *nt* (Ⓔ Turner's sign): zyanotische Verfärbung im Flankenbereich bei hämorrhagisch-nekrotisierender Pankreatitis*

TURP *Abk.*: transurethrale Resektion der Prostata

turlrilcelphal *adj*: *→turrizephal*

Turlrilcelphallie *f*: *→Turrizephalie*

turlrilzelphal *adj* (Ⓔ turricephalic): ***Syn:*** *spitzschädelig, turmschädelig, akrozephal, oxyzephal, turricephal, hypsicephal, hypsizephal*; Turrizephalie betreffend, von ihr betroffen oder gekennzeichnet

Turlrilzelphallie *f* (Ⓔ turricephaly): ***Syn:*** *Spitzschädel, Turmschädel, Akrozephalie, Akrocephalie, Oxyzephalie, Oxycephalie, Hypsizephalie, Hypsicephalie, Turricephalie*; anomale Schädelform mit turmartigem Wachstum; meist durch einen vorzeitigen Verschluss der Kranznaht* bedingt

tus|si|gen *adj* (Ⓔ tussigenic): ***Syn:*** *tussipar*; hustenerregend

Tus|sil|a|go far|fa|ra *f*: → *Huflattich*

tus|si|par *adj*: → *tussigen*

Tus|sis *m* (Ⓔ cough): Husten

Tussis convulsiva: → *Pertussis*

T3U-Test *m* (Ⓔ T_3uptake test): ***Syn:*** *T3-uptake-Test*; Bestimmung der freien Thyroxinbindungskapazität von thyroxinbindendem Globulin* [TBG] im Blut, gemessen mit ^{125}I-Triiodthyronin* [T3]; nach Inkubation der Probe wird das nicht an TBG gebundene markierte T3 bestimmt

Tu|tor *m* (Ⓔ tutor): Hülsenverband aus Kunststoff oder Gips

TV *Abk.*: **1.** Tierversuch **2.** → *trunkuläre Vagotomie* **3.** Tuberkulin-Volutin

TVCV *Abk.*: transvenöse Kardioversion

TVE *Abk.*: Trübungsverminderungseinheit

TVF *Abk.*: thoriumvulnerabler Faktor

TVH *Abk.*: totale vaginale Hysterektomie

TVP *Abk.*: trunkuläre Vagotomie mit Pyloroplastik

TVR *Abk.*: tonischer Vibrationsreflex

TVS *Abk.*: transvaginale Sonographie

TVT *Abk.*: → *tiefe Venenthrombose*

TW *Abk.*: → *Tränenwege*

T-Welle *f* (Ⓔ T wave): ***Syn:*** *T-Zacke*; letzte Welle im EKG; ***s.a.*** *Essay Elektrokardiogramm S. 571*

twenty nail syndrome *nt*: *s.u. Onychodystrophie*

TWF *Abk.*: Trinkwasserfluorierung

Twiddler-Syndrom *nt* (Ⓔ twiddler's syndrome): ***Syn:*** *Pacemaker-Twiddler-Syndrom*; wiederholte Rotation eines Herzschrittmachers* führt zu Dislokation der Sonde und ineffektiver Impulsabgabe

Two-Digit-System *nt* (Ⓔ two-digit system): ***Syn:*** *FDI-System*; *s.u. Zahnschema*

Twort: Frederick Twort; 1877–1950; englischer Bakteriologe

Twort-d'Herelle-Phänomen *nt* (Ⓔ Twort-d'Herelle phenomenon): ***Syn:*** *d'Herelle-Phänomen, Bakteriophagie*; Zerstörung von Bakterien durch Bakteriophagen*

TX *Abk.*: → *Thromboxan*

TXA *Abk.*: → *Thromboxan*

Tygstrup: **Tygstrup-Syndrom** *nt* (Ⓔ Tygstrup syndrome): ***Syn:*** *Summerskill-Syndrom, Summerskill-Tygstrup-Syndrom, benigne rekurrierende intrahepatische Cholestase*; sehr seltene, angeborene, intermittierende Cholestase* mit Juckreiz

Tyl|ek|to|mie *f* (Ⓔ tylectomy): ***Syn:*** *Segmentresektion, Quadrantenresektion, Lumpektomie*; Form der brusterhaltenden Tumorentfernung bei Brustkrebs, bei der nur der Tumor und angrenzendes Gewebe entfernt werden

Ty|lo|ma *nt, pl* **-malta**: → *Tylosis*

Ty|lo|sis *f, pl* **-ses** (Ⓔ tyloma): ***Syn:*** *Tyloma, Tylositas, Callus, Callositas*; Schwielenbildung, Schwiele, Hornschwiele

Tylosis ciliaris (Ⓔ tylosis ciliaris): Lidrandverhärtung bei chronischer Entzündung

Ty|lo|si|tas *f, pl* **-taltes**: → *Tylosis*

Ty|lo|xa|pol *nt* (Ⓔ tyloxapol): pharmazeutischer Hilfsstoff [Emulgator, Netzmittel]; Expektorans

T

tymp. *Abk.*: → *tympanitisch*

Tympan-, tympan- *präf.*: → *Tympano-*

tym|pa|nal *adj* (Ⓔ tympanic): Trommelfell oder Paukenhöhle betreffend

Tym|pa|nek|to|mie *f* (Ⓔ tympanectomy): ***Syn:*** *Trommelfellentfernung, Myringektomie*; operative Entfernung des Trommelfells, z.B. bei Cholesteatom

Tym|pa|nia *f* (Ⓔ tympanites): ***Syn:*** *Trommelbauch, Meteorismus, Blähsucht*; übermäßige Gasansammlung im Bauchraum

Tympania uteri (Ⓔ uterine tympanites): ***Syn:*** *Physometra, Uterustympanie*; Gasansammlung in der Gebärmutter

tym|pa|nisch *adj* (Ⓔ tympanic): ***Syn:*** *tympanitisch*; *(Schall)* paukenartig

Tym|pa|ni|tis *f, pl* **-tilden** (Ⓔ myringitis): ***Syn:*** *Myringitis, Trommelfellentzündung*; Entzündung des Trommelfells; meist im Rahmen einer Otitis* externa diffusa

tym|pa|ni|tisch *adj*: → *tympanisch*

Tympano-, tympano- *präf.*: Wortelement mit der Bedeutung „Paukenhöhle"

tym|pa|no|gen *adj* (Ⓔ tympanogenic): aus der Paukenhöhle stammend

Tym|pa|no|gramm *nt* (Ⓔ tympanogram): bei der Tympanometrie erhaltene graphische Darstellung

tym|pa|no|mal|le|al *adj* (Ⓔ tympanomalleal): Paukenhöhle und Hammer/Malleus

Tym|pa|no|mas|to|i|di|tis *f, pl* **-tilden** (Ⓔ tympanomastoiditis): Entzündung von Paukenhöhle und Warzenfortsatzzellen [Cellulae mastoideae]; *s.a. akute Mastoiditis*

tym|pa|no|mas|to|i|di|tisch *adj* (Ⓔ tympanomastoiditic): Tympanomastoiditis betreffend, von ihr betroffen oder gekennzeichnet

Tym|pa|no|me|trie *f* (Ⓔ tympanometry): Messung des Mittelohrdruckes; der Druck im Gehörgang wird verändert und die druckabhängige Impedanzänderung aufgezeichnet

Tym|pa|non *nt*: → *Paukenhöhle*

Tym|pa|no|plas|tik *f* (Ⓔ tympanoplasty): ***Syn:*** *Paukenhöhlenplastik*; plastische Operation zur Wiederherstellung des Schallleitungsapparates und zur Verbesserung des Gehörs; nach **Wullstein** unterscheidet man fünf Typen: **Typ I:** Trommelfellplastik [Myringoplastik*] bei Trommelfelldefekt und funktionsfähiger Gehörknöchelchenkette **Typ II:** Ossikuloplastik*, d.h. Rekonstruktion der Gehörknöchelchenkette **Typ III:** direkte Übertragung des Schalldruckes vom Trommelfell oder Trommelfellersatz aufs Innenohr bei defekter Gehörknöchelchenkette; beim **klassischen Typ III** liegt das Trommelfell direkt auf dem Steigbügel auf; Varianten davon sind Partial Ossicular chain Reconstructive Prosthesis, bei der eine Prothese zwischen erhaltenem Steigbügel und Trommelfell eingesetzt wird, und Total Ossicular chain Reconstructive Prosthesis, bei der die Prothese Trommelfell und Steigbügelplatte verbindet [**Columellaeffekt**] **Typ IV:** Entfernung der Gehörknöchelchen und Schallschutz des runden Fensters zur Vermeidung von Schallinterferenzen **Typ V:** Fensterungsoperation an der Fußplatte oder dem horizontalen Bogengang, z.B. bei Missbildungen des ovalen Fensters

tym|pa|no|plas|tisch *adj* (Ⓔ tympanoplastic): Tympanoplastik betreffend, mittels Tympanoplastik

Tym|pa|no|skle|ro|se *f* (Ⓔ tympanosclerosis): ***Syn:*** *Paukensklerose, Paukenhöhlensklerose*; zu Verklebung und Sklerose von Trommelfell und Gehörknöchelchen führende Erkrankung mit Entwicklung einer Schwerhörigkeit; meist Folge einer chronisch seromukösen Otitis* media; **Therapie:** Tympanoplastik*

tym|pa|no|sta|pe|di|al *adj* (Ⓔ tympanostapedial): Paukenhöhle und Steigbügel/Stapes betreffend

Tym|pa|no|to|mie *f*: → *Myringotomie*

Tym|pa|num *nt*: → *Paukenhöhle*

TYMV *Abk.*: Turnip-Yellow-Mosaik-Virus

Tyndall: John Tyndall; 1820–1893; englischer Physiker (London)

Tyndall-Effekt *m* (Ⓔ Tyndall effect): Lichtstreuung durch kolloidal gelöste Teilchen

Tyn|dall|o|me|trie *f* (Ⓔ nephelometry): auf dem Tyndall*-Effekt beruhende photometrische Trübungsmessung

Typ *m* (Ⓔ type): **akinetischer Typ** (Ⓔ akinetic type): ***Syn:*** *akinetisches Parkinson-Syndrom*; *s.u. Essay Parkinson-Syndrome S. 1631*

akraler Typ (Ⓔ acral type of arterial occlusive disease): ***Syn:*** *digitaler*; *s.u. chronische arterielle Verschlusskrankheit*

akuter infantiler neuronopathischer Typ (Ⓔ acute neuronopathic type of Gaucher's disease): ***Syn:*** *Morbus Gaucher Typ II*; *s.u. Morbus Gaucher*

ampullärer Typ (Ⓔ ampullary type): ampullärer Typ des Nierenbeckens; *s.u. Pelvis renalis*

arterieller Typ (Ⓔ arterial type): *s.u. hämatogene Metastasierung*

chronischer nicht-neuronopathischer Typ (Ⓔ chronic non-neuronopathic type of Gaucher's disease): ***Syn:*** *Morbus Gaucher Typ I*; *s.u. Morbus Gaucher*

dendritischer Typ (Ⓔ branching type): dendritischer Typ des Nierenbeckens; *s.u. Pelvis renalis*

diffuser Typ (Ⓔ diffuse type): ***Syn:*** *endemischer Typ*; *s.u.*

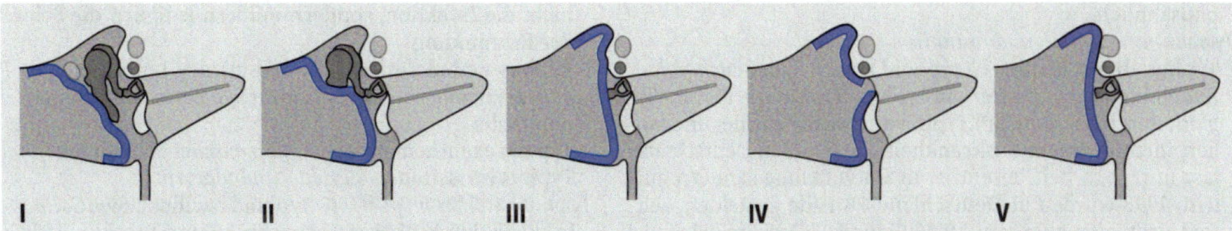

Abb. T100. Grundtypen der Tympanoplastik nach Wullstein

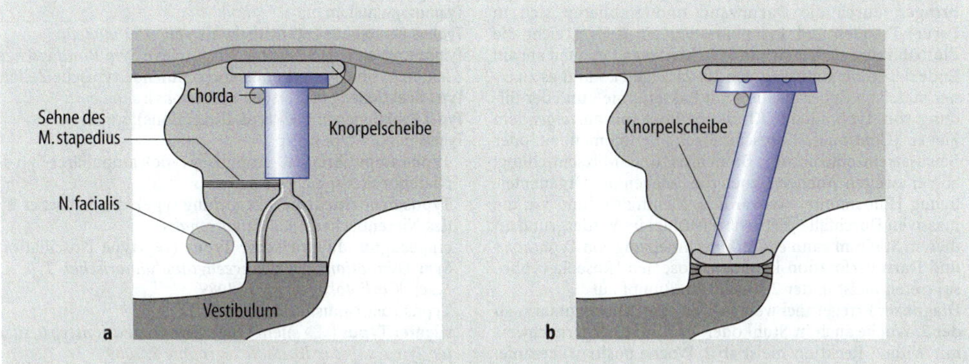

Abb. T101. Tympanoplastik. **a** PORP zwischen erhaltenem Steigbügel und Trommelfell, **b** TORP zwischen Trommelfell und Steigbügelplatte

Laurén-Klassifikation, Magenkarzinom
digitaler Typ (Ⓔ digital type of arterial occlusive disease): ***Syn:*** *akraler Typ*; *s.u. chronische arterielle Verschlusskrankheit*
eingeengt-undulatorischer Typ (Ⓔ type I oscillation): ***Syn:*** *Oszillationstyp I, eingeengt-undulatorischer Typus*; *s.u. Essay Kardiotokographie S. 1089*
endemischer Typ (Ⓔ endemic type): ***Syn:*** *diffuser Typ*; *s.u. Laurén-Klassifikation, Magenkarzinom*
epidemischer Typ (Ⓔ epidemic type): ***Syn:*** *intestinaler Typ*; *s.u. Laurén-Klassifikation, Magenkarzinom*
gemischter Typ der Lungenvenenfehleinmündung (Ⓔ mixed type): *s.u. Lungenvenenfehleinmündung*
infiltrativer Typ (Ⓔ infiltrative type): *s.u. Klassifikation nach Borrmann*
infrakardialer Typ der Lungenvenenfehleinmündung (Ⓔ infracardiac type): *s.u. Lungenvenenfehleinmündung*
intestinaler Typ (Ⓔ intestinal type): ***Syn:*** *epidemischer Typ*; *s.u. Laurén-Klassifikation, Magenkarzinom*
kardialer Typ der Lungenvenenfehleinmündung (Ⓔ cardiac type): *s.u. Lungenvenenfehleinmündung*
kardioinhibitorischer Typ (Ⓔ cardioinhibitory type): *s.u. Karotissinussyndrom*
lokalisierter Typ (Ⓔ localized type): *s.u. Klassifikation nach Borrmann*
saltatorischer Typ (Ⓔ saltatory type): ***Syn:*** *Oszillationstyp III, saltatorische Undulation*; *s.u. Essay Kardiotokographie S. 1089*
silenter Typ (Ⓔ silent type): ***Syn:*** *Oszillationstyp 0, silenter Typus*; *s.u. Essay Kardiotokographie S. 1089*
subakuter juveniler neuronopathischer Typ (Ⓔ subacute neuronopathic type of Gaucher's disease): ***Syn:*** *Morbus Gaucher Typ III*; *s.u. Morbus Gaucher*
suprakardialer Typ der Lungenvenenfehleinmündung (Ⓔ supracardiac type): *s.u. Lungenvenenfehleinmündung*
tremor-dominanter Typ (Ⓔ tremor-dominant type): ***Syn:*** *tremor-dominantes Parkinson-Syndrom*; *s.u. Essay Parkinson-Syndrome S. 1631*
undulatorischer Typ (Ⓔ undulatory type): ***Syn:*** *Oszillationstyp II, undulatorischer Typus*; *s.u. Essay Kardiotokographie S. 1089*
vasodepressorischer Typ (Ⓔ vasodepressor type): *s.u. Karotissinussyndrom*

Ty|pen|leh|re *f* (Ⓔ constitutional typology): Konstitutionslehre; *s.u. Konstitution*
Typhl-, typhl- *präf.*: → *Typhlo-*
Typh|lek|to|mie *f* (Ⓔ typhlectomy): ***Syn:*** *Zäkektomie, Blinddarmresektion, Zäkumresektion*; operative Entfernung des Blinddarms [Zäkum*]
Typh|li|tis *f, pl* **-ti|den** (Ⓔ typhlitis): ***Syn:*** *Zäkumentzündung, Blinddarmentzündung*; Entzündung des Blinddarms [Zäkums]; klinisch nicht von einer Appendizitis* zu unterscheiden
Typhlitis stercoralis (Ⓔ stercoral typhlitis): *s.u. Typhlolithiasis*
typh|li|tisch *adj* (Ⓔ typhlitic): Blinddarmentzündung/Typhlitis betreffend, von ihr betroffen oder gekennzeichnet
Typhlo-, typhlo- *präf.*: Wortelement mit der Bedeutung **1.** „blind" **2.** „Blinddarm/Zäkum/Typhlon"
Typh|lo|ko|li|tis *f, pl* **-ti|den** (Ⓔ typhlocolitis): Entzündung von Blinddarm [Zäkum] und Kolon; *s.a. Kolitis*
typh|lo|ko|li|tisch *adj* (Ⓔ typhlocolitic): Typhlokolitis betreffend, von ihr betroffen oder gekennzeichnet
Typh|lo|li|thi|a|sis *f, pl* **-ses** (Ⓔ typhlolithiasis): ***Syn:*** *Zäkolithiasis*; Vorkommen von Darmsteinen im Blinddarm [Zäkum]; i.d.R. asymptomatischer Zufallsbefund; in seltenen Fällen Ursache einer **Typhlitis stercoralis**
Typh|lo|me|ga|lie *f* (Ⓔ typhlomegaly): ***Syn:*** *Zäkomegalie*; Zäkumvergrößerung
Ty|ph|lon *nt, pl* **-la**: → *Zäkum*
Typh|lo|pe|xie *f* (Ⓔ typhlopexy): ***Syn:*** *Zäkopexie, Zäkumfixation, Zäkumanheftung*; operative Anheftung/Fixierung des Blinddarms [Zäkum*]
Typh|lo|pto|se *f* (Ⓔ typhloptosis): Zäkumsenkung; meist im Rahmen einer Enteroptose*
Typh|lo|sto|mie *f* (Ⓔ typhlostomy): ***Syn:*** *Zäkostomie, Zäkumfistelung*; Anlegen einer äußeren Zäkumfistel
Typh|lo|to|mie *f* (Ⓔ typhlotomy): ***Syn:*** *Zäkotomie*; operative Eröffnung des Blinddarms [Zäkum*]
Ty|pho|id *nt* (Ⓔ typhoid): typhusartige Erkrankung
Ty|phom *nt* (Ⓔ typhoid nodule): ***Syn:*** *Typhusgranulom*; bei Typhus* abdominalis auftretendes Granulom, v.a. in Leber, Milz und Lymphknoten
ty|phös *adj* (Ⓔ typhoid): Typhus betreffend, typhusartig, ty-

phusähnlich

Ty|phus *m*: → *Typhus abdominalis*

Typhus abdominalis (Ⓔ typhoid fever): ***Syn:*** *Bauchtyphus, Abdominaltyphus, Unterleibstyphus, typhoides Fieber, Typhus*; durch Salmonella* typhi verursachte melde- und isolierpflichtige Infektionskrankheit, die heute in Deutschland fast nur noch bei Reisenden in Entwicklungsländern auftritt, 1998 wurden in Deutschland 78 Fälle gemeldet; weltweit geht man aber von 10 Millionen Fällen pro Jahr aus; der Erreger wird über kontaminierte Nahrungsmittel oder Wasser aufgenommen und wird mit dem Stuhl [seltener auch Urin] ausgeschieden; die aufgenommenen Erreger dringen durch die Darmwand und etablieren sich in Peyer*-Plaques und Lymphknoten; ein Teil erreicht die Blutbahn und siedelt sich in verschiedenen Organen an; am Ende der Inkubationszeit von 10–21 Tagen kommt es zu einer massiven Generalisation mit Bakteriämie* und der Bildung von Typhomen*; **Klinik**: beginnt mit ansteigendem Fieber [Continua], Kopfschmerzen, Benommenheit oder Bewusstseinseintrübung, Bronchitis und Milzschwellung; ab der zweiten Wochen stehen die Zeichen der Organbeteiligung [Pneumonie, Myokarditis, Meningitis] und v.a. die massiven Durchfälle [Erbsenbreistühle] im Vordergrund; in diesem Stadium kann es zur Einschmelzung von Typhomen und Darmperforation kommen; Roseolen [Roseola typhosa] treten meist in der 2. Woche am Rumpf auf

Diagnose: Erregernachweis in Blut und Knochenmark, ab der 2. Woche auch in Stuhl oder Urin; Antikörpernachweis mit Widal*-Reaktion meist ab 2. Woche positiv; **Therapie**: Bilanzierung des Wasser- und Elektrolythaushaltes; Antibiotikatherapie mit Ciprofloxacin* oder Ofloxacin*; evtl. auch Breitspektrumcephalosporine [Cefotaxim*, Ceftriaxon*] bei Kindern, Jugendlichen und Schwangeren; genauso wichtig sind begleitende hygienische Maßnahmen zur Verhinderung einer Ansteckung anderer Personen sowie die Identifizierung und Sanierung von Dauerausscheidern mit Ciprofloxacin* [1 g oral über 4 Wochen]

Prophylaxe: es gibt 2 Impfstoffe: einen Lebendimpfstoff aus attenuiertem Stamm 21, der oral verabreicht wird und eine Schutzdauer von 1–3 Jahren hat, und eine Vakzine aus Kapselpolysaccharid zur parenteralen Applikation [i.m., s.c.], die 3 Jahre schützen soll; beide Impfstoffe verhindern aber nicht die Infektion, sondern mildern lediglich die Schwere der Erkrankung

Typhus ambulatorius (Ⓔ ambulatory typhoid): ***Syn:*** *Typhus levissimus*; leichte, grippeartige Form des Typhus* abdominalis

Typhus exanthematicus: → *epidemisches Fleckfieber*

Typhus levissimus: → *Typhus ambulatorius*

Ty|phus|ba|zil|lus *m, pl* **-li** (Ⓔ typhoid bacillus): ***Syn:*** *Salmonella typhi*; durch Wasser, Lebensmittel und Schmierinfektion übertragener Erreger des Typhus* abdominalis; meist empfindlich für Ampicillin*, Mezlocillin*, Ceftriaxon*, Chloramphenicol*, Cotrimoxazol*, Ciprofloxacin*

Ty|phus|gra|nu|lom *nt*: → *Typhom*

Typhus-Paratyphus-Enteritisbakterien *pl*: → *Salmonella*

Ty|phus|zel|len *pl* (Ⓔ typhic corpuscles): ***Syn:*** *Rindfleischzellen*; in Typhusgranulomen vorkommende typische Zellen

Typ-I-Reaktionen *pl* (Ⓔ type-I reactions): *s.u. Lepra*

Typ-II-Reaktionen *pl* (Ⓔ type-II reactions): *s.u. Lepra*

Ty|pus *m* (Ⓔ type): Typ

Typus ampullaris (Ⓔ ampullary type): ampullärer Typ des Nierenbeckens; *s.u. Pelvis renalis*

Typus dendriticus (Ⓔ branching type): dendritischer Typ des Nierenbeckens; *s.u. Pelvis renalis*

eingeengt-undulatorischer Typus (Ⓔ type I oscillation): ***Syn:*** *Oszillationstyp I, eingeengt-undulatorischer Typ*; *s.u. Essay Kardiotokographie S. 1089*

Typus rusticanus: → *Rubeosis faciei*

silenter Typus (Ⓔ silent type): ***Syn:*** *Oszillationstyp 0, silenter Typ*; *s.u. Essay Kardiotokographie S. 1089*

undulatorischer Typus (Ⓔ undulatory type): ***Syn:*** *Oszillationstyp II, undulatorischer Typ*; *s.u. Essay Kardiotokographie S. 1089*

Tyr *Abk.*: **1.** → *Tyrosin* **2.** → *Tyrothricin*

Tyr-, tyr- *präf.*: → *Tyro-*

TyrA *Abk.*: Tyramin A

Ty|ra|min *nt* (Ⓔ tyramine): ***Syn:*** *Tyrosamin*; von Darmbakterien aus Tyrosin* gebildetes biogenes Amin*; wird resorbiert und in der Leber durch die Monoaminoxidase entgiftet

Ty|ra|mi|na|se *f* (Ⓔ tyramine oxidase): ***Syn:*** *Monoaminooxidase, Monoaminoxidase, Tyraminoxidase, Adrenalinoxidase*; Enzym, das die Oxidation von primären, sekundären

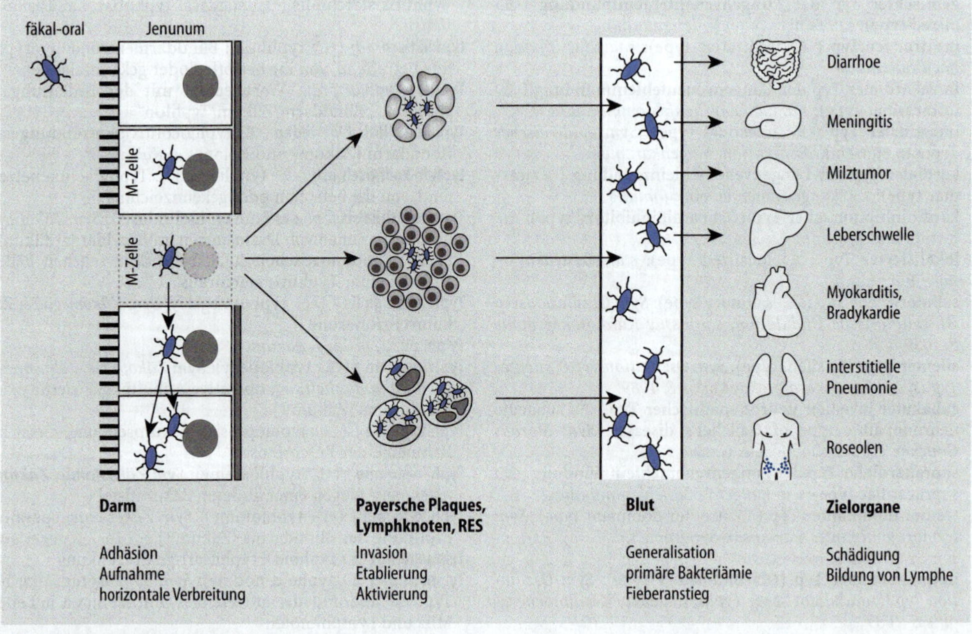

Abb. T102. Pathogenese des Typhus abdominalis

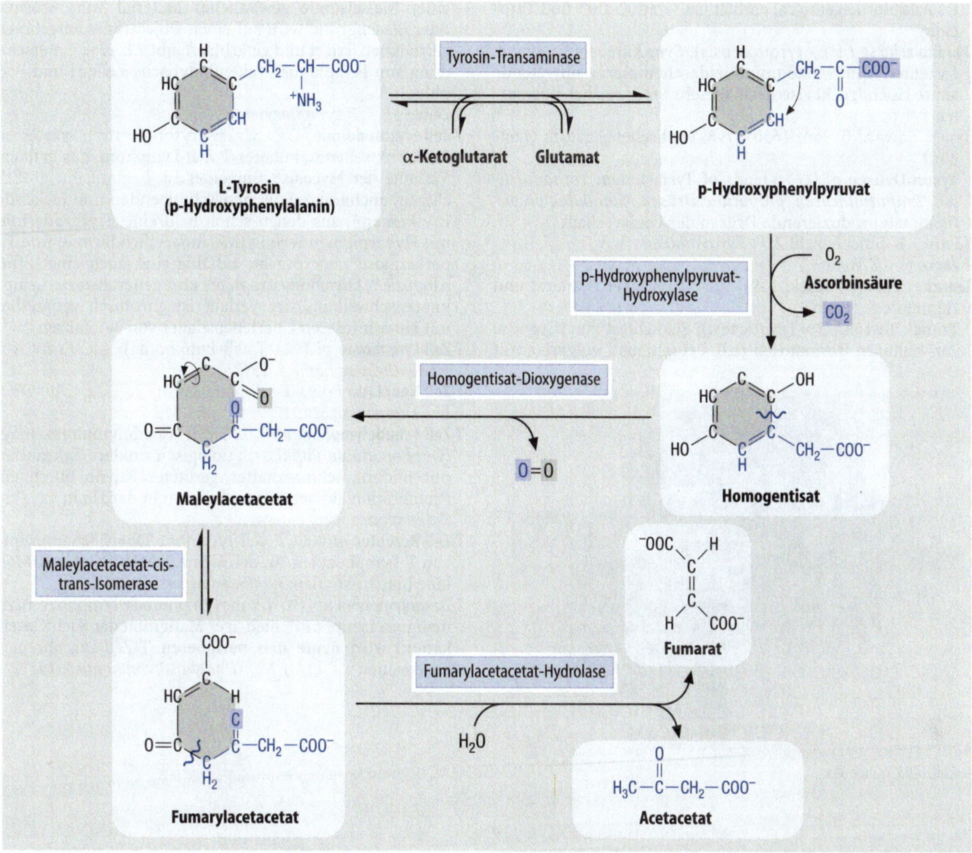

Tyrosin-Transaminase
L-Tyrosin (p-Hydroxyphenylalanin)
α-Ketoglutarat
Glutamat
p-Hydroxyphenylpyruvat
p-Hydroxyphenylpyruvat-Hydroxylase
O_2
Ascorbinsäure
CO_2
Homogentisat-Dioxygenase
Homogentisat
Maleylacetacetat
O=O
Maleylacetacetat-cis-trans-Isomerase
Fumarylacetacetat
Fumarylacetacetat-Hydrolase
H_2O
Fumarat
Acetacetat

Abb.T103. Abbau von Tyrosin

und tertiären Aminen katalysiert; spielt z.B. eine Rolle beim Abbau von Adrenalin*, Noradrenalin*, Tyramin* und Serotonin*

Ty|ra|min|oxi|da|se *f*: → *Tyraminase*

Tyro-, tyro- *präf.*: Wortelement mit der Bedeutung „Käse"

Ty|ro|ci|din *nt* (Ⓔ tyrocidine): von **Bacillus brevis** gebildetes Antibiotikum*

ty|ro|gen *adj* (Ⓔ tyrogenous): aus Käse stammend, durch Käse hervorgerufen

Ty|ro|sa|min *nt*: → *Tyramin*

Ty|ro|sin *nt* (Ⓔ tyrosine): ***Syn:*** *p-Hydroxyphenylalanin*; essentielle, proteinogene Aminosäure*; Ausgangssubstanz für die Synthese von Schilddrüsenhormonen* und Katecholaminen*; da der Abbau Vitamin C-abhängig ist, führt Vitamin C-Mangel zu einer erhöhten Tyrosinausscheidung im Harn; aus diesem Grund ist die Tyrosinausscheidung nach Belastung ein diagnostisches Hilfsmittel bei Verdacht auf Vitamin C-Mangel

Ty|ro|sin|ä|mie *f* (Ⓔ tyrosinemia): ***Syn:*** *Hypertyrosinämie*; erhöhter Tyrosingehalt des Blutes

hepatorenale Tyrosinämie (Ⓔ hepatorenal tyrosinemia): ***Syn:*** *hereditäre Tyrosinämie, Tyrosinose*; autosomal-rezessive Abbaustörung des Tyrosins mit Leber und Nierenschädigung

hereditäre Tyrosinämie: → *hepatorenale Tyrosinämie*

okulokutane Tyrosinämie: → *Tyrosinaminotransferasemangel*

Ty|ro|sin|a|mi|no|trans|fe|ra|se|man|gel *m* (Ⓔ tyrosine aminotransferase deficiency): ***Syn:*** *TAT-Mangel, okulokutane Tyrosinämie, Richner-Hanhart-Syndrom*; autosomal-rezessive Enzymopathie* mit herpetiformer Keratitis, Hornhautdystrophie, Keratose von Händen und Füßen und evtl. geistiger Retardierung; **Therapie:** eiweißarme Ernährung mit Einstellung des Tyrosinspiegels auf unter 600 µmol/l führt zum Verschwinden der Symptome innerhalb weniger Wochen

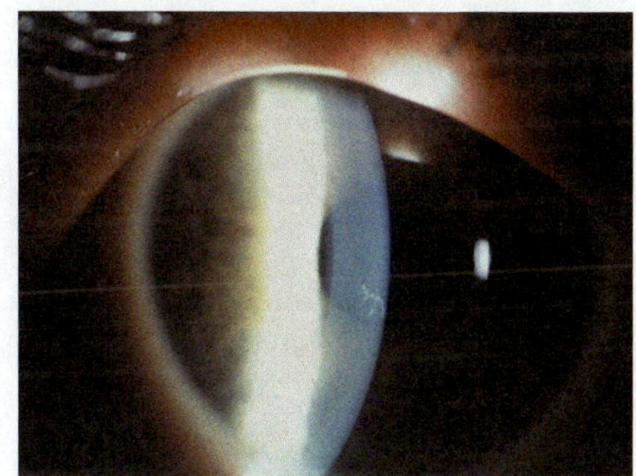

Abb.T104. Herpetiforme Keratitis bei Tyrosinaminotransferasemangel

Ty|ro|si|na|se *f* (Ⓔ tyrosinase): kupferhaltiges Enzym, das Melanin* aus Tyrosin bildet; *s.a. Albinismus*

Ty|ro|sin|ki|na|se|in|hi|bi|to|ren *pl* (Ⓔ tyrosine kinase inhibitors): *s.u. Essay Chemotherapie S. 349*

Ty|ro|si|no|se *f*: → *hepatorenale Tyrosinämie*

Ty|ro|sin|u|rie *f* (Ⓔ tyrosinuria): Tyrosinausscheidung im Harn

Ty|ro|sis *f, pl* **-ses** (Ⓔ tyrosis): Verkäsung von Gewebe, z.B. bei Tuberkulose*

Ty|ro|thri|cin *nt* (Ⓔ tyrothricin): von **Bacillus brevis** gebildetes Antibiotikagemisch; enthält u.a. Gramicidin* und Tyrocidin*

Ty|ro|to|xi|ko|se *f* (Ⓔ tyrotoxicosis): ***Syn:*** *Käsevergiftung*; bei Patienten mit Monoaminooxidasehemmern auftretende akute Hochdruckkrise nach Verzehr amin-reicher Käsesorten

Tyson: Edward Tyson; 1650–1798; englischer Anatom (London)

Tyson-Drüsen *pl* (Ⓔ glands of Tyson): ***Syn:*** *Vorhautdrüsen, Präputialdrüsen, präputiale Drüsen, Glandulae preputiales*; talgproduzierende Drüsen der Penisvorhaut

TZ *Abk.*: **1.** Teilchenzahl **2.** → *Thrombinzeit*

T-Zacke *f*: → *T-Welle*

Tzanck: Arnault Tzanck; 1886–1954; russischer Hautarzt und Hämatologe (Paris)

Tzanck-Test *m* (Ⓔ Tzanck test): Schnelltest zur Diagnose von bullösen Dermatosen [z.B. Pemphigus* vulgaris]; mit einer Meiselsonde gewonnenes Material vom Erosions- oder Blasengrund wird auf einen Objektträger aufgebracht, getrocknet, fixiert und gefärbt; erlaubt z.B. eine Unterscheidung von Pemphigus* [akantholytische Zellen] und Pemphigoid*

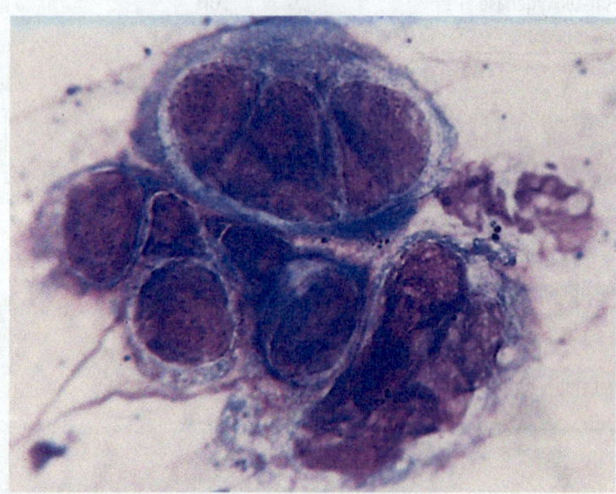

Abb. T105. Tzanck-Test

T-Zellen *pl*: → *T-Lymphozyten*

T-Zell-Erythrodermie *f* (Ⓔ Sézary erythroderma): ***Syn:*** *Sézary-Syndrom*; seltenes, kutanes T-Zell-Lymphom, das evtl. eine Variante der Mycosis* fungoides ist; beginnt mit großflächigen, uncharakteristischen, schuppenden und juckenden Erythemen*, aus denen schon bald eine Erythrodermie* mit Hyperpigmentierung [Melanoerythrodermie] und Hyperkeratose* hervorgeht; auffällig sind auch eine diffuse Alopezie*, Onychodystrophie* und generalisierte Lymphknotenschwellung; der Verlauf ist chronisch progredient mit einer mittleren Überlebensdauer von 3–5 Jahren

T-Zell-Lymphome *pl* (Ⓔ T-cell lymphoma): *s.u. Essay Non-Hodgkin-Lymphome S. 1517*

T-Zell-Neoplasie *f* (Ⓔ T-cell neoplasm): *s.u. Essay Non-Hodgkin-Lymphome S. 1517*

T-Zell-Pseudolymphom *nt* (Ⓔ T-cell pseudolymphoma): ***Syn:*** *lymphomatoide Papulose*; ätiologisch unklare Erkrankung mit Bildung schmerzhafter, geröteter Papeln durch eine Proliferation aktiver T-Lymphozyten in der Haut; *s.a. Pseudolymphom*

T-Zell-Rezeptor *m* (Ⓔ T cell receptor): Oberflächenrezeptor von T-Lymphozyten, an den sich z.B. MHC-Klasse-II-Moleküle binden können; *s.a. Essay Allergie S. 69*

T-Zonenlymphom *nt* (Ⓔ T-zone lymphoma): lymphozytisches malignes Lymphom* niedriger Malignität der Kiel-Klassifikation; wird heute den peripheren T-Zell-Lymphomen* zugeordnet; *s.a. Essay Non-Hodgkin-Lymphome S. 1517*

U

U *Abk.*: **1.** elektrische Spannung **2.** Kinderfrüherkennungsuntersuchungen **3.** Umdrehung **4.** Unit **5.** Untersuchung **6.** *→ Uracil* **7.** *→ Uran* **8.** *→ Urea* **9.** *→ Uridin* **10.** *→ Urtikaria*

UA *Abk.*: **1.** urämische Azidose **2.** Urinanalyse **3.** uterine Aspiration

u.a.f. *Abk.*: ut aliquid fiat

UAP *Abk.*: unstable Angina pectoris

UAT *Abk.*: Uranylacetat-Test

UAW *Abk.*: *→ unerwünschte Arzneimittelwirkung*

Ub *Abk.*: *→ Urobilin*

UBA *Abk.*: Umweltbundesamt (Berlin)

Ülberlbelfruchltung *f* (Ⓔ superfetation): ***Syn:*** *Superfetation, Superfetatio*; Befruchtung eines Eies, während schon eine Schwangerschaft besteht; kann zu Mehrlingsschwangerschaft führen

Ülberlbein *nt* (Ⓔ myxoid cyst): ***Syn:*** *Synovialzyste, Ganglion*; mukoide Zystenbildung einer Gelenkkapsel oder des Sehnengleitgewebes; wird v.a. an der Streckseite des Handgelenks und am Fußrücken gefunden; muss differentialdiagnostisch von bösartigen Tumoren der Gelenkkapsel oder Sehnenscheide abgegrenzt werden; die **Therapie** besteht in chirurgischer Abtragung; allerdings haben Überbeine eine hohe Rezidivrate

Ülberlbiss *m* (Ⓔ overbite): ***Syn:*** *Scherenbiss, Psalidodontie*; normale Bissform, bei der die oberen Schneidezähne über die unteren ragen

Ülberlbrülckungslplaslitik *f* (Ⓔ crossover graft): ***Syn:*** *Überbrückungstransplantation*; Plastik* zur Überbrückung eines Organ- oder Gefäßdefektes oder zur Überbrückung eines verschlossenen Abschnittes mit Hilfe eines Transplantats

Ülberlbrülckungslplatlte *f* (Ⓔ bridging plate): *s.u. Plattenosteosynthese*

Ülberlbrülckungsltranslplanltaltilon *f*: *→ Überbrückungsplastik*

Ülberldolsis *f, pl* **-sen** (Ⓔ overdose): über die zulässige oder empfohlene Dosis hinausgehende Arzneimittel- oder Strahlendosis

Ülberldrucklbelatlmung *f* (Ⓔ positive pressure ventilation): Standardform der Beatmung*, bei der während der Einatmung ein positiver Druck aufgebaut wird

Ülberldrucklkamlmer *f* (Ⓔ hyperbaric chamber): ***Syn:*** *Druckkammer*; Kammer zur Behandlung mit Luft oder Sauerstoff unter Überdruck; *s.a. Caissonkrankheit, Sauerstoffüberdrucktherapie*

Ülberlemplfindllichlkeit *f* (Ⓔ hypersensitivity): Reizüberempfindlichkeit, Hypersensitivität*; Allergie*; *s.a. Überempfindlichkeitsreaktion*

Überempfindlichkeit vom Sofforttyp: *→ Typ I der Überempfindlichkeitsreaktion*

Überempfindlichkeit vom verzögerten Reaktionstyp: *→ Typ IV der Überempfindlichkeitsreaktion*

zellvermittelte Überempfindlichkeit: *→ Typ IV der Überempfindlichkeitsreaktion*

Ülberlemplfindllichlkeitslrelaklitilon *f* (Ⓔ hypersensitivity reaction): nach **Gell und Coombs** (1969) werden vier Grundtypen unterschieden, von denen aber nur zwei Typen [Typ I und IV] klassische Allergien verursachen; *s.a. Essay Allergie S. 69*

Arthus-Typ der Überempfindlichkeitsreaktion: *→ Typ III der Überempfindlichkeitsreaktion*

Immunkomplex-Typ der Überempfindlichkeitsreaktion: *→ Typ III der Überempfindlichkeitsreaktion*

Imunkomplex-vermittelte der Überempfindlichkeitsreaktion: *→ Typ III der Überempfindlichkeitsreaktion*

Überempfindlichkeitsreaktion vom Soforttyp: *→ Typ I der Überempfindlichkeitsreaktion*

Spät-Typ der Überempfindlichkeitsreaktion: *→ Typ IV der Überempfindlichkeitsreaktion*

Typ I der Überempfindlichkeitsreaktion (Ⓔ type I hypersensitivity): ***Syn:*** *Überempfindlichkeitsreaktion vom Soforttyp, anaphylaktischer Reaktionstyp, Überempfindlichkeit vom Soforttyp*; durch IgE-Antikörper vermittelter Reaktionstyp; die IgE-Antikörper binden mit ihren Fc-Rezeptoren an hochaffine IgE-Rezeptoren von Mastzellen* und basophilen Granulozyten*; kommen diese so mit IgE-beladenen Zellen mit einem Allergen in Berührung, kommt es zu Quervernetzung von IgE-Antikörpern und zur Ausschüttung von Histamin*, Serotonin*, Heparin*, Prostaglandinen* und anderen Zytokinen aus den Granula der Zellen; die dadurch verursachte klinische Erkrankung wird als **Sofortallergie** bezeichnet; zu diesem Typ zählen u.a. Heuschnupfen, Asthma bronchiale, Nesselsucht, Nahrungsmittelallergie, Allergie gegen Insektenstiche

Typ II der Überempfindlichkeitsreaktion (Ⓔ type II hypersensitivity): ***Syn:*** *Überempfindlichkeitsreaktion vom zytotoxischen Typ, zytotoxischer Reaktionstyp*; wird durch IgM- oder IgG-Antikörper ausgelöst, die mit zellulären Antigenen* reagieren; durch Komplementaktivierung* kann es zur Auflösung der Zelle kommen; findet sich z.B. bei Autoimmunerkrankungen, hämolytischer Transfusionsreaktion und Überempfindlichkeit gegen Medikamente

Typ III der Überempfindlichkeitsreaktion (Ⓔ type III hypersensitivity): ***Syn:*** *Arthus-Typ der Überempfindlichkeitsreaktion, Imunkomplex-vermittelte der Überempfindlichkeitsreaktion, Immunkomplex-Typ der Überempfindlichkeitsreaktion*; lösliche Immunkomplexe lagern sich vorwiegend an der Basalmembran von Gefäßen ab und können über eine Komplementaktivierung zu Entzündung und Gewebezerstörung führen; klassische Beispiele sind die nekrotisierende Vaskulitis* und die Serumkrankheit*

Typ IV der Überempfindlichkeitsreaktion (Ⓔ type IV hypersensitivity): ***Syn:*** *T-zellvermittelte Überempfindlichkeitsreaktion, Spät-Typ der Überempfindlichkeitsreaktion, Tuberkulin-Typ, Spätreaktion, Überempfindlichkeit vom verzögerten Reaktionstyp, zellvermittelte Überempfindlichkeit*; zellvermittelte Immunreaktion, die ca. 24 Stunden nach Antigenkontakt auftritt und nach ca. 72 Stunden ihren Höhepunkt erreicht; die bekanntesten Beispiele sind die Tuberkulin-Reaktion und das allergische Kontaktekzem*; *s.a. Epikutantest*

T-zellvermittelte Überempfindlichkeitsreaktion: *→ Typ IV der Überempfindlichkeitsreaktion*

Überempfindlichkeitsreaktion vom zytotoxischen Typ: *→ Typ II der Überempfindlichkeitsreaktion*

Ülberlerlreglbarlkeit, nerlvölse *f*: *→ Neurasthenie*

Ülberlgangslelelmenlte *pl* (Ⓔ transitional elements): *s.u. Element*

Ülberlgangslelpilthel *nt* (Ⓔ transitional epithelium): ***Syn:*** *Urothel*; Epithel* der ableitenden Harnwege, das sowohl mehrschichtig als auch mehrreihig vorkommt; es enthält **Deckzellen**, die im ungedehnten Zustand hochprismatisch und im gedehnten Zustand platt sind

Ülberlgangslfraklitur *f* (Ⓔ transitional fracture): *s.u. Epiphysenfraktur*

Ülberlgangslnälvus *m, pl* **-vi**: *→ Junktionsnävus*

Ülberlgangslwirlbel *m* (Ⓔ transitional vertebra): ***Syn:*** *Assimilationswirbel*; erster oder letzter Wirbel einer Wirbelgruppe, der Merkmale der angrenzenden Wirbelgruppe aufweist

Ülberlgangslzellle *f* (Ⓔ transitional cell): Zelle des Übergangsepithels*

Ülberlhitlzung *f*: *→ Hyperthermie*

Über-Ich *nt* (Ⓔ superego): von Freud geprägter Begriff für die Gesamtheit der erworbenen Wertvorstellungen; hat als höchste intrapsychische Instanz die Rolle eines Zensors oder Richters gegenüber dem Ich und Es und lässt deren Wünsche in unveränderter oder abgewandelter Form zu oder verwirft sie

Ülberlimplfung *f* (Ⓔ inoculation): ***Syn:*** *Beimpfung, Inokulation, Impfung*; Einbringen eines Erregers in einen Nährboden oder Organismus

Über|lauf|in|kon|ti|nenz *f* (Ⓔ overflow incontinence): Inkontinenz* bei hoher Restharnmenge bei mechanischer Obstruktion der Blasenentleerung oder bei vermindert dehnbarer Blase [**low compliance bladder**] mit oder ohne Verschlussinsuffizienz der Harnröhre; in beiden Fällen überschreitet der intravesikale Druck zu einem bestimmten Zeitpunkt den intraurethtralen Druck und es kommt zum spontanen Harnabgang

Über|lauf|ö|dem *nt* (Ⓔ primary edema): ***Syn:*** *primäres Ödem*; *s.u. Ödem*

Über|lei|tungs|stück *nt* (Ⓔ thin limb of Henle's loop): *s.u. Nephron*

Über|rei|fe|syn|drom *nt*: *→ Übertragungssyndrom*

Über|schwän|ge|rung *f* (Ⓔ superfecundation): ***Syn:*** *Superfekundation, Superfecundatio*; Befruchtung von mehr als einem Ei während desselben Zyklus; führt zu Mehrlingsschwangerschaft

Über|sich|tig|keit *f*: *→ Hypermetropie*

Über|the|ra|pie *f* (Ⓔ overtreatment): Lebensverlängerung um jeden Preis; *s.a. Essay Euthanasie S. 649*

Über|trä|ger|stoff *m*: *→ Transmitter*

Über|trä|ger|sub|stanz *f*: *→ Transmitter*

Über|tra|gung *f* (Ⓔ **1.** over-term pregnancy **2.** transference): **1.** (*gynäkol.*) Überschreitung des errechneten Geburtstermins um mehr als eine Woche oder Tragzeit von mehr als 294 Tage [42 Schwangerschaftswochen]; *s.a. Übertragungssyndrom* **2.** (*psychol.*) während einer psychoanalytischen Behandlung auftretende Übertragung unbewusster Wünsche vom Patienten auf den Therapeuten; die Umkehrung wird als **Gegenübertragung** bezeichnet; werden feindselige Gefühle übertragen, spricht man von **negativer Übertragung**, bei freundlichen Gefühlen von **positiver Übertragung** **3.** *→ Übertragungsneurose*

Über|tra|gungs|neu|ro|se *f* (Ⓔ transference neurosis): ***Syn:*** *Übertragung*; während der psychoanalytischen Behandlung auftretende Neurose* durch Übertragung des Konfliktes auf den Therapeuten; sie gibt dem Patienten die Möglichkeit, unverarbeitete Konflikte neu zu durchleben und aufzuarbeiten

Über|tra|gungs|syn|drom *nt* (Ⓔ dysmaturity syndrome): ***Syn:*** *Dysmaturitätssyndrom, Überreifesyndrom, Clifford-Syndrom, Ballantyne-Runge-Syndrom*; durch eine Übertragung* des Säuglings hervorgerufene Störungen [reduziertes Fettpolster, Fehlen der Käseschmiere, Grünfärbung der Haut]

Über|ven|ti|la|ti|on *f*: *→ Hyperventilation*

Über|wan|de|rungs|e|lek|tro|pho|re|se *f* (Ⓔ counterimmunoelectrophoresis): ***Syn:*** *Gegenstromelektrophorese, Gegenstromimmunoelektrophorese*; Elektrophorese* mit entgegengesetzter Wanderungsrichtung von Antigen und Antikörper

Über|wär|mung *f*: *→ Hyperthermie*

Über|weib|chen *nt*: *→ Superfemale*

Ubg *Abk.*: *→ Urobilinogen*

Ubichinol-Cytochrom c-Reduktase *f* (Ⓔ ubiquinol-cytochrome c reductase): Multienzymkomplex [Komplex III] der Atmungskette*

U|bi|chi|non *nt* (Ⓔ ubiquinone): ***Syn:*** *Coenzym Q*; in den Mitochondrien vorkommender Elektronenüberträger der Atmungskette*

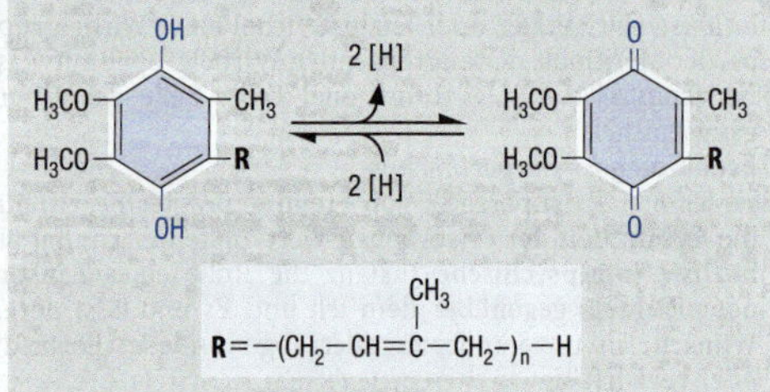

Abb. U1. Struktur von Ubichinon

UBIP *Abk.*: ubiquitäres immunopoetisches Polypeptid

u|bi|qui|tär *adj* (Ⓔ ubiquitous): überall vorkommend, allgegenwärtig

U|bi|qui|tie|rung *f*: *→ Ubiquitin*

U|bi|qui|tie|rungs|zy|klus *m*: *→ Ubiquitin*

U|bi|qui|tin *nt* (Ⓔ ubiquitin): aus 76 Aminosäuren bestehendes Protein*, das in eukaryoten Zellen an Protein gebunden wird [**Ubiquitierung**]; die markierten Proteine werden im **Proteasom** abgebaut und das Ubiquitin erneut an zum Abbau bestimmte Proteine gebunden [**Ubiquitierungszyklus**]

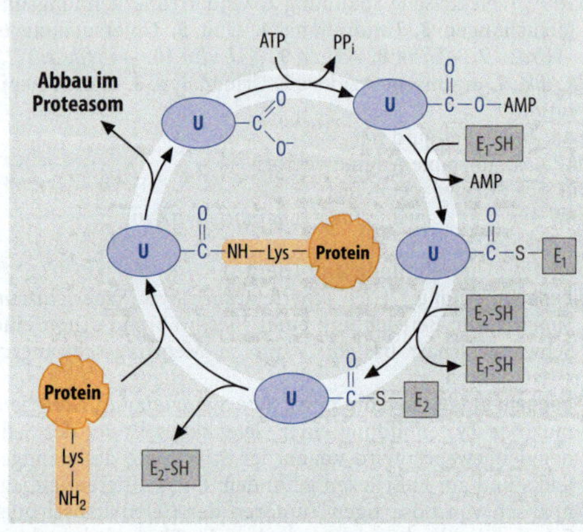

Abb. U2. Ubiquitierung von Proteinen. U = Ubiquitin

Ubn *Abk.*: *→ Urobilin*

UBU *Abk.*: Ultraschall-Basisuntersuchung

UCB *Abk.*: *→ unkonjugiertes Bilirubin*

UCG *Abk.*: **1.** *→ Urethrozystogramm* **2.** Urin-Choriongonadotropin

UCS *Abk.*: Urocansäure

UCT *Abk.*: Ultraschall-Computertomographie

UD *Abk.*: **1.** *→ Ulcus duodeni* **2.** ulnare Deviation **3.** *→ Uridindiphosphat*

U.d. *Abk.*: *→ Ulcus duodeni*

UDP *Abk.*: *→ Uridindiphosphat*

UDPAG *Abk.*: Uridindiphosphat-N-acetylglucosamin

UDPG *Abk.*: *→ Uridindiphosphatglucose*

UDP-Galaktose *f* (Ⓔ UDPgalactose): ***Syn:*** *Uridindiphosphat-D-Galaktose, aktive Galaktose*; an Uridindiphosphat* gebundene aktivierte Galaktose

UDP-Galaktose-4-Epimerase *f*: *→ UDP-Glucose-4-Epimerase*

UDPGDH *Abk.*: Uridindiphosphatglucosedehydrogenase

UDP-Glucose *f* (Ⓔ UDPglucose): ***Syn:*** *Uridindiphosphat-Glucose, UDP-Glukose, aktive Glucose*; an Uridindiphosphat* gebundene aktivierte Glukose; Ausgangssubstanz für die Glykogenbiosynthese

UDP-Glucose-4-Epimerase *f* (Ⓔ UDPglucose 4-epimerase): ***Syn:*** *Galaktowaldenase, UDP-Galaktose-4-Epimerase, UDP-Glukose-4-Epimerase*; die so genannte Walden-Umkehr [Epimerisierung von UDP-Galaktose zu UDP-Glucose] katalysierendes Enzym

UDP-Glucuronyltransferase *f* (Ⓔ UDP-glucuronosyltransferase): ***Syn:*** *UDP-Glukuronyltransferase*; in der Leber vorkommendes Enzym, das Glucuronsäure mit Bilirubin* und anderen Substanzen konjugiert; genetischer Defekt führt zu kongenitaler Hyperbilirubinämie* [z.B. Gilbert*-Meulengracht-Syndrom]

UDP-Glukose *f*: *→ UDP-Glucose*

UDP-Glukose-4-Epimerase *f*: *→ UDP-Glucose-4-Epimerase*

UDP-Glukuronyltransferase *f*: *→ UDP-Glucuronyltransferase*

UDP-Glykogen-Transglucosylase *f*: *→ Glykogensynthase*

UDPGS *Abk.*: Uridindiphosphatglucuronsäure

UDPGT *Abk.*: Uridindiphosphatglucuronyltransferase

UDPRP *Abk.*: Uridindiphosphatxylose

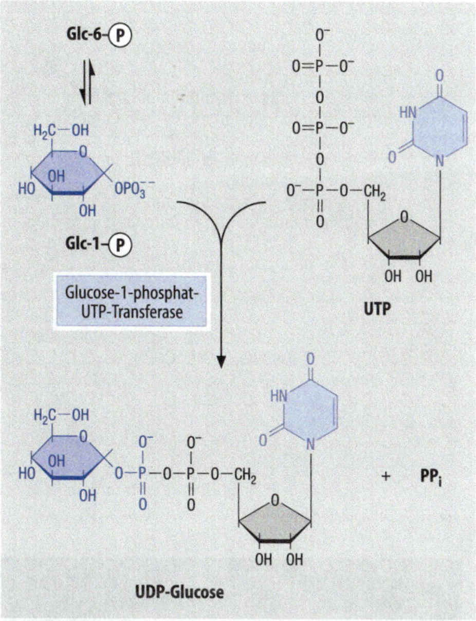

Abb. U3. Bildung von UDP-Glucose

UDRP *Abk.*: Uridindiribosephosphat
UDS *Abk.*: Ultraschall-Dopplersonographie
ÜE *Abk.*: → *Überwanderungselektrophorese*
uE_3 *Abk.*: unkonjugiertes Estriol
UEBK *Abk.*: ungesättigte Eisenbindungskapazität
UED *Abk.*: Ultrarot-Emissionsdiagnostik
UEG *Abk.*: Ultraschallechoenzephalographie
Uehlinger: Erwin Uehlinger; 1899–1980; schweizer Pathologe (Zürich)
Uehlinger-Syndrom *nt*: → *Pachydermoperiostose*
ÜEP *Abk.*: → *Überwanderungselektrophorese*
UET *Abk.*: → *Urinexkretionstest*
UET-Test *m*: → *Schilling-Test*
UF *Abk.*: **1.** Ultrafiltrationsrate **2.** Urea-Formaldehyd
ÜF *Abk.*: Übertragungsfunktion
Ulfer|zel|len *pl* (Ⓔ reticular cells): Retikulumzellen der Wand von Lymph- und Blutsinus
UFH *Abk.*: unfraktioniertes Heparin
UFR *Abk.*: Urinfiltrationsrate
UFS *Abk.*: → *unveresterte Fettsäure*
UG *Abk.*: → *Urogenital*
UGT *Abk.*: **1.** Uridylglucuronattransferase **2.** → *Urogenitaltrakt* **3.** → *Urogenitaltuberkulose*
UGTI *Abk.*: → *upper genital tract infection*
UHK *Abk.*: urämische Herzkrankheit
UHL *Abk.*: universelle Hypertrichosis lanuginosa
Uhl: Henry S. M. Uhl; amerikanischer Internist im 20. Jahrhundert
Uhl-Anomalie *f* (Ⓔ Uhl's anomaly): angeborener Herzfehler mit Unterentwicklung der Muskulatur der rechten Kammer
Uhr, bi|o|lo|gi|sche *f* (Ⓔ biological clock): ***Syn:*** *innere Uhr*; interner Zeitgeber, der den zirkadianen Rhythmus* des Körpers synchronisiert
Uhr|glas|na|gel *m* (Ⓔ watch-crystal nail): ***Syn:*** *hippokratischer Nagel, Unguis hippocraticus*; konvex gewölbter Nagel bei chronischem Sauerstoffmangel [pulmonale oder kardialbedingte Zyanose]; kommt auch als autosomal-dominante Form vor
Uhr|glas|ver|band *m* (Ⓔ protective glass): luftdichter Augenverband mit einer Kunststoffscheibe zum Durchschauen
Uhr, in|ne|re *f*: → *Uhr, biologische*
UHT *Abk.*: Ultra-High-Temperature-Verfahren
UHV *Abk.*: Ultrahochvakuum
UK *Abk.*: **1.** → *Unterkiefer* **2.** → *Ureterkatheter* **3.** → *Urokinase*
UKG *Abk.*: → *Ultraschallkardiographie*
UKS *Abk.*: Ultrakurzzeit-Spektroskopie
UKW *Abk.*: → *Ultrakurzwellen*
UL *Abk.*: → *Unterlappen*
U/l *Abk.*: Einheiten pro Liter
Ul-, ul- *präf.*: → *Ulo-*
Ulcer-, ulcer- *präf.*: → *Ulcero-*
Ulcero-, ulcero- *präf.*: Wortelement mit der Bedeutung „Geschwür/Ulkus"
Ul|cus *nt, pl* **Ul|ce|ra**: → *Ulkus*
Ulcus ad pylorum: → *Ulcus pyloricum*
Ulcus callosum (Ⓔ callus ulcer): chronisches Ulcus ventriculi oder Ulcus duodeni mit schwieligem Rand
Ulcus corneae (Ⓔ corneal ulcer): ***Syn:*** *Hornhautgeschwür ulzerative Keratitis*; bei Infektion der Hornhaut auftretendes Geschwür; wird meist durch Bakterien oder Viren [*s.a. Herpeskeratitis*], seltener durch Pilze verursacht; bei jüngeren Patienten sind sie oft durch verschmutzte oder zu lang getragene Kontaktlinsen verursacht, bei älteren Patienten findet man sie bei Abwehrschwäche und v.a. chronischem Alkoholismus; die häufigsten Erreger sind Staphylococcus* aureus, Pneumokokken*, Pseudomonas* aeruginosa und seltener Moraxella* lacunata, Escherichia* coli, Serratia* marescens oder Proteus*; **klinisch** auffällig sind Rötung der Bindehaut, Lichtscheu, Schmerzen, Lidkrampf; das Hornhautinfiltrat kann makroskopisch oder mit der Spaltlampe sichtbar sein
die Keime dringen durch Läsionen des Epithels in die Hornhaut ein und bilden ein graues Geschwür mit einem typischen Leukozytenring; durch ringförmige Ausbreitung entsteht ein **Ringulkus** und meist auch eine Eiteransammlung in der vorderen Augenkammer [Hypopyon]; die Entzündung verursacht i.d.R. auch ein Einsprossen von Gefäßen in die Hornhaut, wobei das Muster vom Sitz des Ulkus abhängt; **Komplikationen**: Perforation der Hornhaut oder eine Verdünnung mit Ausbildung einer Descemetozele*, Leukom*, Hornhautstaphylom*, Narbenbildung auf der Oberfläche; **Therapie**: Antibiotika lokal als Augentropfen, evtl. Ruhigstellung der Pupillen mit Atropintropfen; Abtragung von Narben mittels Laserchirurgie oder als partielle Hornhautplastik; bei Perforation und Amöbenkeratitis kann eine **akute Keratoplastik** [auch **Keratoplastik á chaud**] notwendig werden
Ulcus cruris (Ⓔ leg ulcer): ***Syn:*** *Unterschenkelgeschwür, Beingeschwür*; Geschwür der Unterschenkel- oder Fußhaut; meist als Folge einer chronischen Veneninsuffizienz* [**Ulcus cruris venosum**] oder einer arteriellen Verschlusskrankheit [**Ulcus cruris arteriosum**]; das typische venöse Unterschenkelgeschwür sitzt im Bereich des Innenknöchels

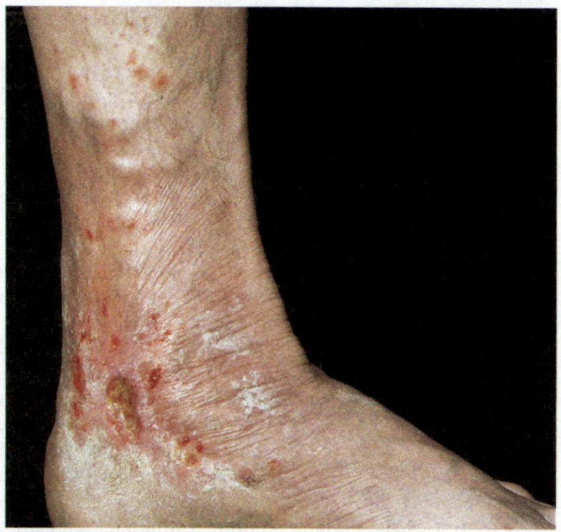
Abb. U4. Ulcus cruris

Tab. U5. Ätiologie des Ulcus cruris

Exogene Noxen (oft von zusätzlicher Bedeutung)	Mechanische Traumen Thermische Noxen Aktinische Noxen Chemische Noxen Iatrogene Noxen Mikrobielle Noxen
(Vorwiegend) **Vaskuläre Noxen**	Arterielle Ulzera Arterioläre Ulzera
	Ulzera durch Embolisation Vaskulitische Ulzera
	Bluterkrankung
	Venöse Ulzera
	Arteriovenöse Fisteln „Ulcus mixtum" Dermatologische Erkrankur
	Exulzerierte Tumoren
Neurotrophische Ulzera (immer an Druckstellen besonders der Sohlen, oft Knochenmitbeteiligung im Sinne einer Akroosteolyse, akrale bis sockenförmige Sensibilitätsstörungen)	Periphere Neuropathien
	Zentralnervöse Ursachen

und ist von veränderter Haut [induriert bis kallös, meist ekzematisiert] umgeben; es ist solitär, rund und nur mäßig schmerzhaft; meist führt eine sog. **Muttervarize** oder **Nährvene** vom Ulkus weg; die Geschwüre neigen zur Ausbreitung und zum Rezidiv, wobei die Rezidivulzera ausgedehnter, tiefer und therapieresistenter sind; die **Therapie** ist schwierig und meist langwierig; wichtig ist die Beseitigung der Stauung durch Kompression und Gehübungen tagsüber und Hochlagerung nachts; dazu kommt noch eine Wundpflege mit synthetischen Wundverbänden; eine chirurgische Deckung mit Meshgraft* ist nur in Einzelfällen sinnvoll und erfolgreich; von manchen Autoren wird eine Faszienentfernung und/oder eine großzügige Exzision der Geschwüre empfohlen

arterioläres Ulcus cruris: *→mikroangiopathisches Ulcus cruris*

Ulcus cruris arteriosum (Ⓔ arterial leg ulcer): *s.u. Ulcus cruris*

mikroangiopathisches Ulcus cruris (Ⓔ microangiopathic ulcer): ***Syn:*** *arterioläres Ulcus cruris*; Ulcus cruris bei Schädigung kleiner Arterien, z.B. bei Diabetes* mellitus oder rheumatoider Arthritis*

Ulcus cruris venosum (Ⓔ stasis ulcer): *s.u. Ulcus cruris*

Ulcus Dieulafoy (Ⓔ Dieulafoy's ulcer): auf die Schleimhaut beschränktes Ulcus ventriculi

Ulcus duodeni: *→Duodenalulkus*

Ulcus durum (Ⓔ hard ulcer): ***Syn:*** *harter Schanker, Hunter-Schanker, syphilitischer Primäraffekt*; primäres Hautgeschwür bei Syphilis*; *s.a. Essay Syphilis S. 2077*

Ulcus mixtum (Ⓔ mixed ulcer): *s.u. Essay Syphilis S. 2077*

Ulcus molle (Ⓔ soft chancre): ***Syn:*** *weicher Schanker, Chankroid*; v.a. in Afrika, Asien und Südamerika vorkommende, früher meldepflichtige Geschlechtskrankheit durch Haemophilus* ducreyi; befällt Männer wesentlich häufiger als Frauen, die wahrscheinlich als symptomlose Keimträger fungieren; nach einer Inkubationszeit von 1–5 [max. 30] Tagen kommt es zur Bildung mehrere schmerzhafter, genitaler Ulzera, die unbehandelt nach mehreren Wochen spontan abheilen; in ca. 50 % der Fälle kommt es nach Tagen bis Wochen zur Entwicklung einer i.d.R. einseitigen, massiven Schwellung von Lymphknoten [Bubo]; meist sind mehrere Lymphknoten betroffen, die mit einander verbacken; in der Hälfte der Fälle kommt es zu eitriger Einschmelzung und Abszessbildung; **Diagnose**: Abstrichpräparat aus den Ulzera und mikroskopischer Nachweis der Erreger; **Therapie**: einmalige Gabe von Ceftriaxon* i.m. oder Azithromycin* oral; *s.a. Essay Geschlechtskrankheiten – Genitale Kontaktinfektionen S. 781*

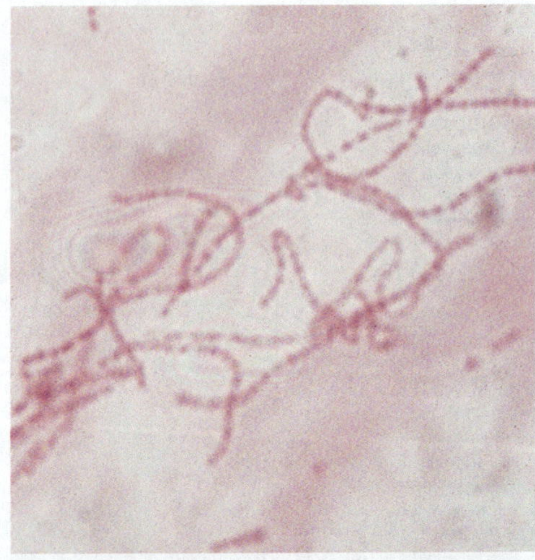

Abb. U6. Haemophilus ducreyi

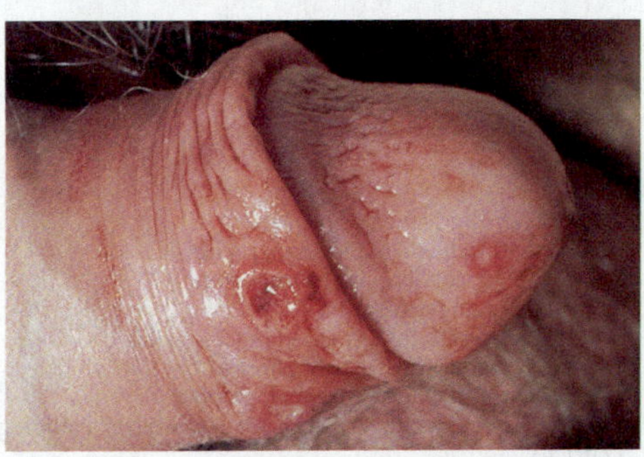

Abb. U7. Ulcus molle

Ulcus pepticum (Ⓔ peptic ulcer): ***Syn:*** *peptisches Ulkus*; durch Magensäure und Pepsin verursachtes Geschwür des Magen-Darm-Traktes

Ulcus perforans: *→Ulkusperforation*

phagedänische Ulzera: *→Meleney-Geschwür*

Ulcus pyloricum (Ⓔ pyloric ulcer): ***Syn:*** *Ulcus ad pylorum, pylorisches/präpylorisches Ulkus*; das pylorusnahe Ulcus ventriculi spricht nur schlecht auf Säurereduktion an und hat nach Vagotomie* eine hohe Rezidivrate; führt häufig zu erworbener Pylorusstenose

Ulcus rodens (Ⓔ rodent ulcer): *s.u. Basaliom*

Ulcus serpens (Ⓔ serpiginous ulcer): das **kriechende Hornhautgeschwür** ist die gefährlichste Form des Ulcus* corneae, weil es innerhalb von Stunden oder Tagen fortschreiten und zu einer Hornhautperforation mit drohendem Augenverlust führen kann; Komplikationen und Therapie *s.u. Ulcus corneae*

Ulcus simplex vesicae (Ⓔ elusive ulcer): *s.u. Ulcus vesicae*

Ulcus terebrans (Ⓔ ulcus terebrans): *s.u. Basaliom*

Ulcus trophoneuroticum: *→trophoneurotisches Ulkus*

Ulcus varicosum (Ⓔ varicose ulcer): Ulcus cruris bei ausgedehnter Varikose*

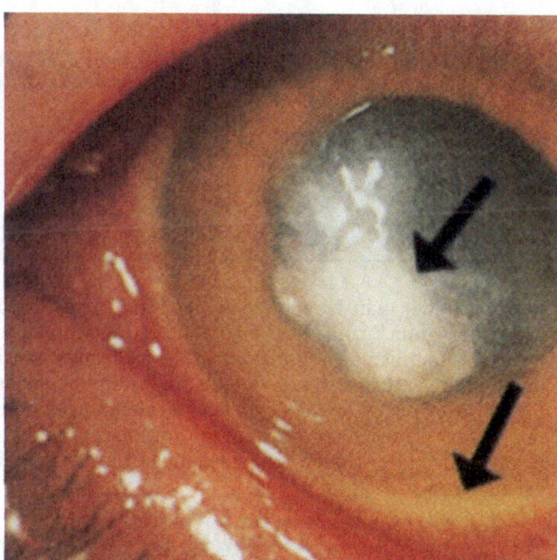

Abb. U8. Ulcus serpens [oberer Pfeil] mit Hypopyon [unterer Pfeil]

Ulcus ventriculi (Ⓔ gastric ulcer): ***Syn:*** *Magenulkus, Magenschleimhautgeschwür, Magengeschwür*; v.a. Männer befallendes Geschwür der Magenschleimhaut, das meist an der kleinen Magenkurvatur im Übergangsbereich von Antrum- und Korpusschleimhaut sitzt; wesentlich seltener als das Zwölffingerdarmgeschwür; das akute Magengeschwür kann durch Reflux von Darminhalt, Stress, Medikamente und Helicobacter* pylori verursacht werden; bei den chronischen Magengeschwüren liegt aber in 100 % der Fälle eine Helicobacter-pylori-Gastritis* vor [allerdings entwickeln nur 2 % aller Patienten mit Helicobacter* pylori ein Ulkus]; **Klinik**: nach dem Essen auftretende Oberbauchschmerzen, Völlegefühl, Druckschmerz links und oberhalb vom Nabel; **Diagnose**: Anamnese, Gastroskopie, Röntgen; das Magengeschwür heilt zum größten Teil spontan, wenn auch langsam, ab; allerdings kommt es in mehr als 60 % der Fälle zu Rezidiven; die **Therapie** der Wahl ist heute die Eradikationstherapie* von Helicobacter pylori, dazu kommt die Ausschaltung aggressiver Faktoren durch H_2-Antihistaminika, Protonenpumpenhemmer* und das Absetzen verursachender Medikamente sowie die Meidung scharfer Gewürze, Getränke und von Nicotin

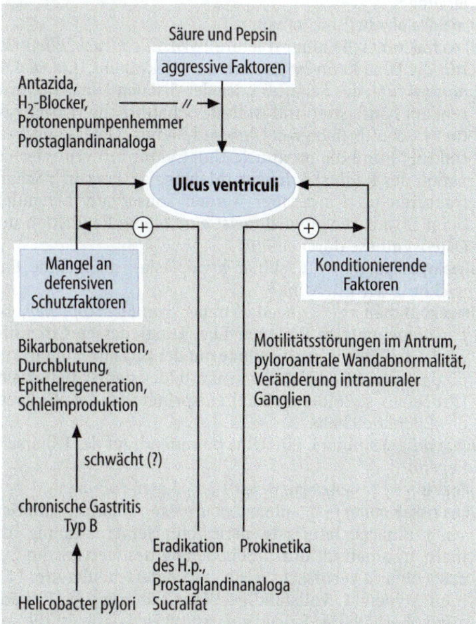

Abb. U9. Pathogenese des Ulcus ventriculi und Angriffspunkte der Therapie

Ulcus vesicae (Ⓔ bladder ulceration): ***Syn:*** *Harnblasengeschwür, Blasengeschwür*; Geschwür der Blasenschleimhaut; meist als kleines Geschwür bei Frauen [**Ulcus simplex vesicae**]

Ulcus vulvae acutum (Lipschütz) (Ⓔ Lipschütz's ulcer): Aphthosis* der Vulva als Begleiterscheinung bei schweren Allgemeinerkrankungen und Virusinfekten; die Aphthen sind extrem schmerzhaft und können bis zu 4 Wochen bestehen bleiben; **Therapie**: Sitzbäder, anästhesierende Salben

Ule-, ule- *präf.*: *→Ulo-*

Ulle|gy|rie *f* (Ⓔ ulegyria): Hirnrindenvernarbung

Ulle|ry|the|ma ophlry|o|ge|nes *nt*: *→Keratosis pilaris rubra atrophicans faciei*

Ulle|xin *nt*: *→Zytisin*

Ul|kus *nt, pl* **Ul|ze|ra** (Ⓔ ulcer): ***Syn:*** *Geschwür, Ulcus*; lokale Entzündung von Haut oder Schleimhaut mit in die Tiefe gehendem Substanzverlust; Sonderform einer nekrotisierenden Entzündung

peptisches Ulkus (Ⓔ peptic ulcer): ***Syn:*** *Ulcus pepticum*; durch Magensäure und Pepsin verursachtes Geschwür des Magen-Darm-Traktes

präpylorisches/pylorisches Ulkus: *→Ulcus pyloricum*

trophoneurotisches Ulkus (Ⓔ neurotrophic ulcer): ***Syn:*** *neurotrophische Ulzeration, Ulcus trophoneuroticum*; durch Nervenschädigung verursachte chronische, schmerzlose, nicht-entzündliche Hautgeschwüre, v.a. als Ulcus* cruris

Ul|kus|kar|zi|nom *nt* (Ⓔ ulcer carcinoma): aus einem chronischen Geschwür hervorgehendes Karzinom*

Ul|kus|krank|heit *f* (Ⓔ peptic ulcer disease): chronisch rezidivierendes Ulkus* von Magen oder Dünndarm; der größte Teil der Fälle wird durch Helicobacter* pylori oder die Einnahme von nicht-steroidalen Antiphlogistika* verursacht; das **klinische Bild** ist meist unspezifisch; klassische Zeichen [z.B. Nüchternschmerz bei Ulcus* duodeni oder postprandialer Schmerz bei Ulcus* ventriculi] fehlen und die **Diagnose** des Helicobacter-Ulkus beruht deshalb immer auf Gastroskopie und Untersuchung des gewonnenen Biopsiematerials [meist Schnelltest auf Urease]; **Therapie**: Absetzen der nicht-steroidalen Antiphlogistika bzw. Eradikationstherapie von Helicobacter* pylori; die empfohlene Standardtherapie besteht aus einer Kombination von Säurehemmung durch Protonenpumpenhemmer oder H_2-Antagonisten und zwei Antibiotika [meist Metronidazol, Clarithromycin, Amoxicillin] für die Dauer von mindestens 1 Woche; bei erfolgreicher Eradikationstherapie ist keine Rezidivprophylaxe erforderlich; *s.a. Ulcus duodeni, Ulcus ventriculi*

Ul|kus|per|fo|ra|ti|on *f* (Ⓔ perforated ulcer): ***Syn:*** *Ulcus perforans*; die Wand von Magen oder Dünndarm durchbrechendes Geschwür; tritt bei 3–5 % aller gastroduodenalen Ulzera auf; bei **gedeckter Perforation** liegt eine Verklebung mit Umgebungsgewebe [v.a. Omentum, Pankreas, Kolon, Gallenblase] vor und die Symptomatik ist unspezifisch und wenig dramatisch; die **freie Ulkusperforation** dagegen beginnt mit plötzlich einsetzenden heftigen Schmerzen und Zeichen eines Akuten* Abdomens; sie ist eine absolute Operationsindikation; die **Therapie** hängt von der Ulkusgröße ab; kleinere Ulzera können exzidiert und übernäht werden, bei ausgedehnten Geschwüren wird u.U. eine Gastrektomie* erforderlich; **Prognose**: bei operativer Versorgung innerhalb von 6 h liegt die Letalität bei ca. 1,5 %; erfolgt sie erst nach 12 h steigt die Letalität auf über 30 % an [*Abb. U10*]

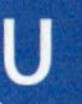

Ul|kus|plas|tik *f*: *→Helkoplastik*

Ul|kus|ver|sor|gung *f*: *→Helkoplastik*

Ullrich: Otto Ullrich; 1894–1957; deutscher Kinderarzt (Bonn)

Ullrich-Scheie-Krankheit *f* (Ⓔ Scheie's syndrome): ***Syn:*** *Scheie-Krankheit, Scheie-Syndrom, Ullrich-Scheie-Syndrom, Mukopolysaccharidose I-S, Mukopolysaccharidose V*; erst im Erwachsenenalter auftretende Mukopolysaccharidose* mit

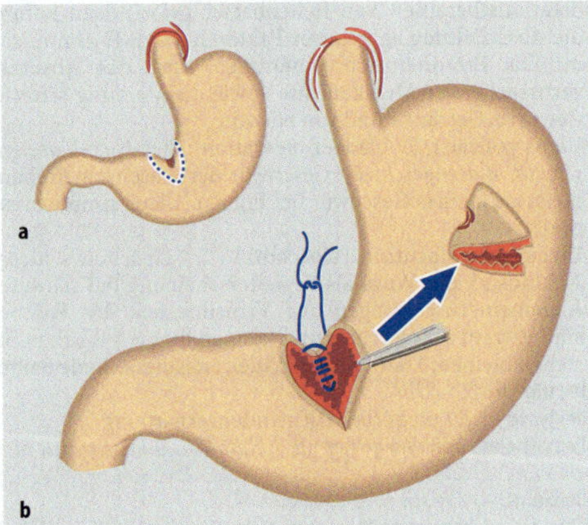

Abb. U10. Operative Versorgung einer Ulkusperforation

relativ leichten Symptomen [Skelettveränderungen, Herzklappenfehler, Hornhauttrübung], normaler Intelligenz und normaler Lebenserwartung

Ullrich-Turner-Syndrom *nt* (Ⓔ Turner's syndrome): ***Syn:*** *Turner-Syndrom*; Chromosomenanomalie, die zu Minderwuchs und Gonadendysgenesie der äußerlich weiblichen Patienten führt; meist handelt es sich um einen 45,X-Karyotyp [**Monosomie 45,X**], daneben findet man noch Mosaike [z.B. 45,X/46,XX] und strukturelle Anomalien, wie z.B. **Isochromosom X, Ringchromosom X** oder **Deletion X**; 98 % aller Feten mit Monosomie 45,X sterben intrauterin ab und jeder 10. Spontanabort im 1. Trimenon beruht auf dieser Anomalie; bei den lebendgeborenen Mädchen beträgt die Häufigkeit etwa 1:10.000

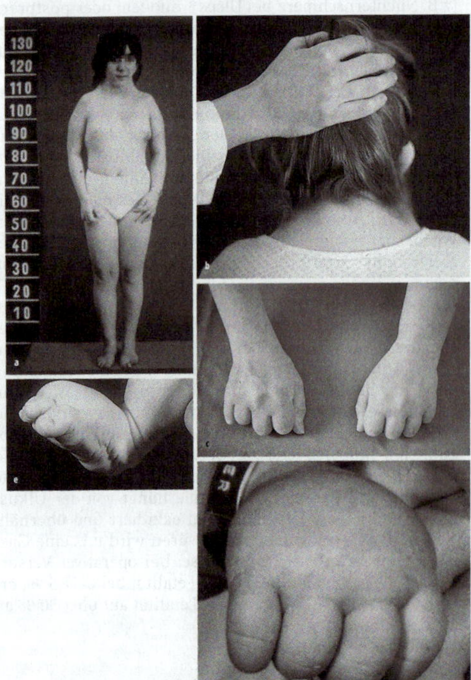

Abb. U11. Ullrich-Turner-Syndrom. **a** typischer Phänotyp mit Pterygium colli, **b** tiefer Haaransatz, **c** verkürzte Metakarpalknochen, **d** Handrückenödem, **e** Fußrückenödem

Tab. U12. Karyotypen bei Ullrich-Turner-Syndrom

Karyotyp	Häufigkeit in %
Monosomie 45,X	55
Mosaik z.B. 45,X/46,XX	10
Isochromosom X = 46,X,i(Xq)	20
Deletion X = 46,X,del(Xp)	5
Ring X = 46,X,r(X)	5
sonstige	5

klinisch findet man Lymphödeme der Hand- und Fußrücken, Pterygium* colli, Nackenfalte, tiefer Haaransatz, sexueller Infantilismus, Minderwuchs, Gonadendysgenesie mit primärer Amenorrhoe*, Cubitus valgus und hypoplastische Nägel; dazu kommen evtl. noch Fehlbildungen innerer Organe [Aortenisthmusstenose, Vorhofseptumdefekt, Fehlbildungen der Nieren und ableitenden Harnwege]; die geistige Entwicklung ist normal

Ulllna *f, pl* **-nae** (Ⓔ ulna): ***Syn:*** *Elle*; innen liegender Unterarmknochen, der mit seinem proximalen Ende mit dem Humerus* artikuliert und dessen distales Ende mit dem Radius* das distale Radioulnargelenk bildet; das **Olecranon** ist der hintere Fortsatz der Ulna, der den tastbaren Ellenbogen bildet; es dient dem Musculus* triceps brachii als Ansatz; auf der Vorderseite liegt die Incisura* trochlearis, eine konkave Gelenkfläche, die die Gelenkwalze des Humerus* [Trochlea humeri] wie eine Zange umgibt; die **Tuberositas ulnae** ist eine Rauigkeit am Ansatz des Musculus* brachialis; der spitze Fortsatz am vorderen Ende der Incisura* trochlearis wird als **Processus coronoideus ulnae** bezeichnet

der **Ulnaschaft** [Corpus ulnae] ist im Querschnitt dreieckig und hat damit drei Kanten [Margo anterior, posterior, interosseus] und drei Flächen [Facies anterior, posterior, medialis]; die innere Kante [**Margo interosseus ulnae**] dient der Membrana* interossea antebrachii als Ansatz; das untere Ende der Elle bildet das **Ulnaköpfchen** [Caput ulnae]; seine **Circumferentia articularis capitis ulnae** bildet mit der Incisura* ulnaris radii das untere Radioulnargelenk*; der **Griffelfortsatz** [Processus styloideus ulnae] entspringt von der Rückseite des Ellenköpfchens; *s.a. Unterarmknochen*

Ullnalaplaslsie *f* (Ⓔ ulnar aplasia): angeborenes Fehlen der Elle/Ulna*

Ullnaldilalphylse *f*: *→ Ulnaschaft*

Ullnalfraktur *f* (Ⓔ ulnar fracture): ***Syn:*** *Ellenbruch, Ellenfraktur*; die Ulna kann im Bereich des Olekranons [*s.u. Olekranonfraktur*], des Schaftes oder der distalen Ulna frakturieren; am häufigsten sind isolierte Schaftbrüche [Parierfraktur*], Schaftbrüche von Ulna und Radius [Unterarmschaftfraktur*] und die proximale Ulnafraktur mit ventraler Luxation des Radiusköpfchens [Monteggia*-Fraktur]; Schaftfrakturen im Kindesalter werden konservativ behandelt, beim Erwachsenen wird meist eine offene Reposition und Osteosynthese durchgeführt

Ullnalhylpolplalsie *f* (Ⓔ ulnar hypoplasia): mangelnde Entwicklung der Elle/Ulna*

Ullnalköpflchen *nt* (Ⓔ head of ulna): ***Syn:*** *Ellenköpfchen, Caput ulnae*; unteres Ende der Elle [Ulna], dessen **Circumferentia articularis capitis ulnae** mit der Incisura* ulnaris radii das untere Radioulnargelenk* bildet; der **Griffelfortsatz** [Processus styloideus ulnae] entspringt von der Rückseite des Ellenköpfchens

ullnar *adj* (Ⓔ ulnar): Elle/Ulna betreffend, auf der Ulnarseite liegend

Ullnalris *f/m*: **1.** *→ Arteria ulnaris* **2.** *→ Nervus ulnaris*

Ullnalrisllähmung *f* (Ⓔ ulnar nerve palsy): Lähmung des Nervus* ulnaris; häufigste periphere Nervenlähmung, die meist traumatisch durch Schädigung des Nervens im Sulcus* ulnaris verursacht wird; man unterscheidet drei Lähmungstypen: **1. vollständige Ulnarislähmung** bei Schädigung oberhalb des Sulcus ulnaris; typisch dafür ist die sog. **Krallenhand**, die durch den Ausfall der Musculi lumbricales verursacht wird **2. Sulcus-ulnaris-Syndrom** mit ausgepäg-

ter Atrophie des Kleinfingerballen und des Spatium interosseum I sowie Hakenstellung des 4. und 5. Fingers; die Daumenadduktion ist abgeschwächt [**Froment-Zeichen**] **3. Ulnarislogensyndrom** bei traumatischer Schädigung [**Radfahrerlähmung, Motorradfahrerlähmung**] oder Druckschädigung innerhalb der Ulnarisloge*; die Symptomatik hängt vom Ort der Schädigung ab; ist nur der Ramus profundus geschädigt, sind alle motorischen Funktionen betroffen; bei isolierter Schädigung des Ramus superficialis kommt es zu einer Sensibilitätsstörung am Hypothenar ohne motorische Störung
Therapie: bei Sulcus-ulnaris-Syndrom und Ulnarislogensyndrom operative Lösung und Verlagerung; selbst wenn die Symptome bereits 1–2 Jahre bestanden, kommt es bei 70–80 % zur Besserung und bei 50 % zur völligen Beschwerdefreiheit

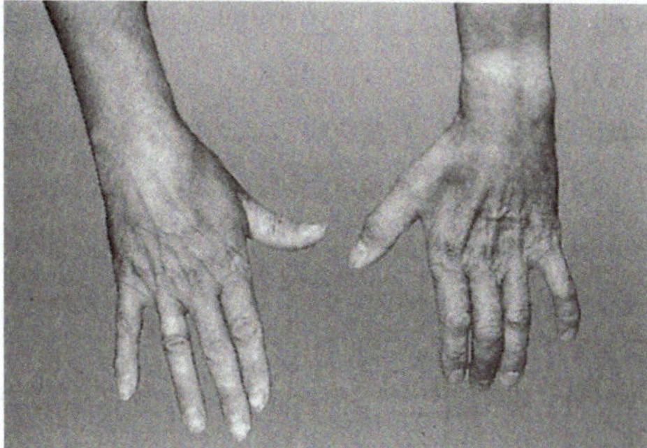

Abb. U13. Muskelatrophie bei Ulnarislähmung

Ul|na|ris|lo|ge *f* (Ⓔ Guyon's canal): ***Syn:*** *Guyon-Loge, Ulnarkanal*; Lücke über dem Retinaculum* musculorum flexorum manus auf der Kleinfingerballenseite, durch die der Nervus* ulnaris sowie die Arteria* ulnaris und ihre Begleitvenen ziehen

Ul|na|ris|lo|gen|syn|drom *nt* (Ⓔ ulnar nerve compression syndrome): *s.u. Ulnarislähmung*

Ul|na|ris|throm|bo|se *f* (Ⓔ ulnar artery thrombosis): Thrombose der Arteria* ulnaris

Ul|nar|ka|nal *m*: *→ Ulnarisloge*

Ul|na|schaft *m* (Ⓔ shaft of ulna): ***Syn:*** *Ulnadiaphyse, Ellenschaft, Corpus ulnae*; Mittelteil der Elle [Ulna*], die im Querschnitt dreieckig ist; die innere Kante [Margo interosseus ulnae] dient der Membrana* interossea antebrachii als Ansatz

Ulno-, ulno- *präf.*: Wortelement mit der Bedeutung „Elle/Ulna"

ul|no|kar|pal *adj* (Ⓔ ulnocarpal): ***Syn:*** *karpoulnar*; Elle/Ulna und Handwurzel/Karpus betreffend oder verbindend

ul|no|ra|di|al *adj* (Ⓔ ulnoradial): ***Syn:*** *radioulnar*; Elle/Ulna und Speiche/Radius betreffend oder verbindend

Ulo-, ulo- *präf.*: Wortelement mit der Bedeutung **1.** „Narbe/vernarbte Wunde" **2.** „Zahnfleisch"

ÜLR *Abk.*: Überlebensrate

ULT *Abk.*: ultrahoheTemperatur

Ultra-, ultra- *präf.*: Wortelement mit der Bedeutung „jenseits/darüber/äußerst"

Ul|tra|kurz|wel|len *pl* (Ⓔ ultrashort waves): elektromagnetische Wellen mit einer Wellenlänge von 1–10 m

Ul|tra|kurz|wel|len|the|ra|pie *f* (Ⓔ ultrashort wave therapy): *s.u. Diathermie*

Ul|tra|mi|kro|skop *nt* (Ⓔ ultramicroscope): spezielles Dunkelfeldmikroskop zur Darstellung submikroskopischer Teilchen

Ul|tra|mi|kro|sko|pie *f* (Ⓔ ultramicroscopy): Untersuchung mit einem Ultramikroskop*

ul|tra|mi|kro|sko|pisch *adj* (Ⓔ **1.–2.** ultramicroscopic): **1.** ***Syn:*** *ultravisibel, submikroskopisch*; nicht mit dem (Licht-)Mikroskop sichtbar **2.** Ultramikroskop oder Ultramikroskopie betreffend

Ul|tra|rot *nt* (Ⓔ ultrared): ***Syn:*** *Infrarotlicht, Ultrarotlicht, Infrarot, IR-Licht, UR-Licht*; jenseits des roten Lichts liegende elektromagnetischen Wärmestrahlung

Ul|tra|rot|licht *nt*: *→ Ultrarot*

Ul|tra|schall *m* (Ⓔ ultrasound): Schallwellen mit einer Frequenz von mehr als 20 kHz, d.h. jenseits der oberen Hörgrenze des Menschen; werden in Diagnose und Therapie eingesetzt

Ul|tra|schall|di|a|gnos|tik *f* (Ⓔ ultrasonography): bildgebende, nichtinvasive Verfahren, bei denen Ultraschall als Impuls [**Sonographie**] oder Dauerton [**Doppler-Methode**] ausgesendet wird

Ultraschall-Dopplertechnik *f*: *→ Doppler-Sonographie*

Ul|tra|schall|e|cho|kar|di|o|gramm *nt*: *→ Ultraschallkardiogramm*

Ul|tra|schall|e|cho|kar|di|o|gra|phie *f*: *→ Ultraschallkardiographie*

ul|tra|schall|e|cho|kar|di|o|gra|phisch *adj*: *→ ultraschallkardiographisch*

Ul|tra|schall|kar|di|o|gramm *nt* (Ⓔ echocardiogram): ***Syn:*** *Ultraschallechokardiogramm, Echokardiogramm*; bei der Ultraschallkardiographie gewonnene Aufnahme

Ul|tra|schall|kar|di|o|gra|phie *f* (Ⓔ ultrasonic cardiography): ***Syn:*** *Ultraschallechokardiographie, Echokardiographie, Ultraschallechokardiografie, Echokardiografie, Ultraschallkardiografie*; Ultraschalluntersuchung des Herzens; nicht-invasive Methode, bei der elektrische Energie in Schallwellen mit einer Frequenz von 2–10 Mhz umgesetzt wird; Absorption, Reflexion und Brechung der Ultraschallwellen im Gewebe erzeugen spezifische Bilder, die auf einem Bildschirm dargestellt werden; in der Klinik werden drei verschiedene Verfahren eingesetzt: M-Mode*, 2D-Echokardiographie [B-Bild*] und Doppler-Sonographie*; die Echokardiographie wird v.a. zur Beurteilung von Perikard*, Myokard*, Endokard* und der Herzklappen eingesetzt

ul|tra|schall|kar|di|o|gra|phisch *adj* (Ⓔ echocardiographic): ***Syn:*** *ultraschallechokardiographisch, echokardiographisch, echokardiografisch, ultraschallkardiografisch*; Ultraschallkardiographie betreffend, mittels Ultraschallkardiographie

Ul|tra|schall|mam|mo|gra|phie *f* (Ⓔ ultrasonic mammography): ***Syn:*** *Ultraschallmammografie*; Ultraschalluntersuchung [Sonographie*] der Brust

Ul|tra|schall|mi|kro|skop *nt* (Ⓔ ultrasonic microscope): Mikroskop* mit Ultraschallabtastung des Objektes

Ul|tra|schall|pho|no|kar|di|o|gra|phie *f* (Ⓔ echophonocardiography): ***Syn:*** *Ultraschallphonokardiografie*; kombinierte Ultraschall- und Phonokardiographie*

Ul|tra|schall|to|mo|gra|phie *f* (Ⓔ ultrasonic tomography): B-Bild; *s.u. Sonographie*

Ul|tra|vi|o|lett *nt* (Ⓔ ultraviolet): ***Syn:*** *Ultraviolettlicht, Ultraviolettstrahlung, UV-Licht, UV-Strahlung*; elektromagnetische Wellen, die jenseits des sichtbaren blauen Lichts liegen; je nach Wellenlänge in **Ultraviolett A** [UV-A, 315–400 nm], **Ultraviolett B** [UV-B, 280–315 nm] und **Ultraviolett C** [UV-C, 100–280 nm] eingeteilt; Ultraviolett A wird auch als **langwelliges Ultraviolett** bezeichnet und Ultraviolett C als **kurzwelliges Ultraviolett**; je kurzwelliger das Ultraviolettlicht, desto energiereicher und desto schädlicher ist es für lebende Organismen [Ultraviolett C wird zu Flächendesinfektion verwendet]; kurzwelliges Ultraviolett wird aber auch stärker absorbiert und UV-B und UV-C können nicht durch Fensterglas dringen; Ultraviolettlicht kann akute Hautschäden [Sonnenbrand*] verursachen, wichtiger sind aber die chronischen Hautschäden und die UV-induzierte Entstehung von Hautkrebs [v.a. Plattenepithelkarzinome] [*Abb. U14*]

Ul|tra|vi|o|lett|licht *nt*: *→ Ultraviolett*

Ul|tra|vi|o|lett|mi|kro|skop *nt* (Ⓔ ultraviolet microscope): ***Syn:*** *UV-Mikroskop*; Mikroskop* mit UV-Licht; ein Bildwandler ermöglicht die direkte Betrachtung des Objektes

Ul|tra|vi|o|lett|strah|lung *f*: *→ Ultraviolett*

ul|tra|vi|si|bel *adj* (Ⓔ ultravisible): ***Syn:*** *submikroskopisch, ultramikroskopisch*; nicht mit dem (Licht-)Mikroskop sichtbar

Ultzmann: Robert Ultzmann; 1842–1889; österreichischer Urologe (Wien)

Ultzmann-Katheter *m* (Ⓔ Ultzmann catheter): Blasenka-

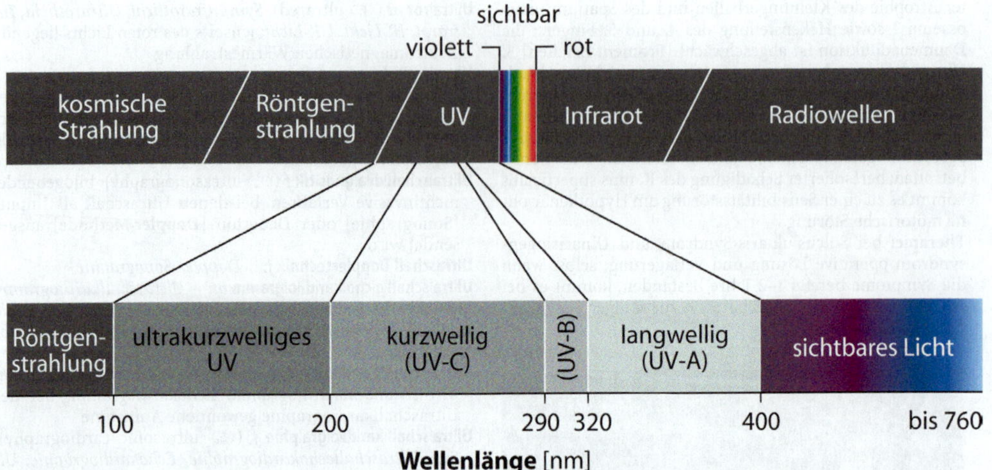

Abb. U14. Ultraviolett. Elektromagnetisches Spektrum mit gespreizter UV-Skala

theter mit vielen kleinen Löchern im Katheterschnabel für Harnröhrenspülungen

Ulzer-, ulzer- *präf.*: → *Ulzero-*

Ul|ze|ra|ti|on *f* (Ⓔ ulceration): Geschwür(sbildung); Ulkus*

neurotrophische Ulzeration: → *trophoneurotisches Ulkus*

perforierende Ulzeration (Ⓔ diabrosis): ***Syn:*** *Diabrose, Diabrosis*; Bezeichnung für eine Arrosion* von Gewebe durch einen ulzerativen Prozess

ul|ze|ra|tiv *adj* (Ⓔ ulcerative): ***Syn:*** *ulzerös*; Ulzeration betreffend, ein Geschwür bildend

Ulzero-, ulzero- *präf.*: Wortelement mit der Bedeutung „Geschwür/Ulkus"

ul|ze|ro|gen *adj* (Ⓔ ulcerogenic): Geschwüre hervorrufend

Ul|ze|ro|ge|ne|se *f* (Ⓔ ulcerogenesis): Ulkusentstehung, Ulkusbildung; *s.a. Ulcus duodeni, Ulcus ventriculi*

ul|ze|rös *adj*: → *ulzerativ*

Umami-Geschmack *m* (Ⓔ Umami taste): *s.u. Essay Schmecken/Geschmackssinn S. 1927*

Um|bau|gas|tri|tis *f, pl* **-ti|den** (Ⓔ transformation gastritis): durch eine Metaplasie* der Schleimhaut gekennzeichnete chronisch atrophische Gastritis*

Um|bi|li|cus *m* (Ⓔ umbilicus): ***Syn:*** *Nabel, Umbilikus, Omphalos, Umbo*; narbiger Rest des embryonalen Nabelschnuransatzes; sitzt über dem **Nabelring** [Anulus umbilicalis], der von der bindegewebigen **Nabelplatte** verschlossen ist; auf ihr sitzt die **Papilla umbilicalis**, ein Rest der verödeten Nabelschnurgefäße

um|bi|li|kal *adj* (Ⓔ umbilical): Nabel/Umbilikus betreffend, zum Nabel gehörend

Um|bi|li|kal|ar|te|rie *f*: → *Nabelarterie*

Um|bi|li|kal|her|nie *f* (Ⓔ umbilical hernia): ***Syn:*** *Nabelbruch, Nabelhernie, Exomphalozele, Hernia umbilicalis*; angeborener oder erworbener Bauchwandbruch durch den Nabelring [Anulus umbilicalis]; ist v.a. bei Frühgeborenen häufig [80 % bei einem Geburtsgewicht unter 1200 g, ca. 20 % bei mehr als 2500 g]; da sich die Hernien i.d.R. spontan verschließen, wird nur bei großen Hernien, Einklemmung oder nach dem 4. Lebensjahr operiert

Um|bi|li|kus *m*: → *Umbilicus*

Um|bo *m, pl* **-bo|nes** (Ⓔ umbo): nabelartige Struktur, Nabel

Umbo membranae tympanicae (Ⓔ umbo of tympanic membrane): Trommelfellnabel; *s.u. Trommelfell*

Um|for|mungs|zeit *f* (Ⓔ deformation phase): *s.u. Herzzyklus*

Um|ge|hungs|a|nas|to|mo|se *f*: → *Bypass*

Um|ge|hungs|plas|tik *f*: → *Bypass*

U/min *Abk.*: Umdrehungen pro Minute

Um|klam|me|rungs|re|ak|ti|on *f*: → *Moro-Reflex*

Um|klam|me|rungs|re|flex *m*: → *Moro-Reflex*

Um|lauf *m*: → *Paronychie*

Um|lauf|be|schleu|ni|ger *m* (Ⓔ ring betatron): *s.u. Elektronenbeschleuniger*

UMP *Abk.*: → *Uridinmonophosphat*

UMPK *Abk.*: Uridinmonophosphatkinase

Um|schlag|spunkt, o|be|rer *m* (Ⓔ upper reversal point): Beginn der endgültigen Negativbewegung im EKG, d.h. die Zeit vom Beginn der Q-Zacke bis zur Spitze der R-Zacke; *s.a. Essay Elektrokardiogramm S. 571*

Um|stel|lungs|os|te|o|to|mie *f* (Ⓔ displacement osteotomy): Osteotomie* zur Korrektur von Fehlstellungen oder Fehlbildungen

Um|wand|lungs|o|pe|ra|ti|on *f* (Ⓔ revision): Operation zur Umwandlung einer ungünstigen Operation in eine günstigere Technik, z.B. Umwandlung einer Magenresektion* nach Billroth I in eine nach Billroth II

Um|wand|lungs|zo|ne *f*: veraltet für → *Transformationszone*

Um|welt|me|di|zin *f* (Ⓔ environmental medicine): interdisziplinäres Gebiet der Medizin, das sich mit der Diagnose und Behandlung von Krankheiten beschäftigt, die durch Umwelteinflüsse verursacht werden; die Arbeitsmedizin* kann als Teilgebiet der Umweltmedizin angesehen werden

UNA *Abk.*: Urin-Noradrenalin

Un|ab|hän|gig|keits|ge|setz *nt* (Ⓔ law of independent assortement): ***Syn:*** *3. Mendel-Gesetz*; *s.u. Mendel-Gesetze*

un|be|wusst *adj* (Ⓔ unconscious): nicht vom Bewusstsein bestimmt, nicht bewusst, ohne es zu wissen, unwillkürlich

Unc-, unc- *präf.*: → *Unco-*

Un|ci|na|ria *f* (Ⓔ Uncinaria): Sammelbegriff für Ancylostoma* und Necator*

Un|ci|na|ri|a|sis *f, pl* **-ses** (Ⓔ uncinariasis): Hakenwurmerkrankung durch Uncinaria*-Species

Unco-, unco- *präf.*: Wortelement mit der Bedeutung „Haken"

un|coa|ting *nt*: *s.u. Essay Viren S. 2273*

Un|cus *m, pl* **Un|ci** (Ⓔ **1.** hook **2.** uncus): **1.** Haken, hakenförmiger Vorsprung **2.** hakenförmiges vorderes Ende des Gyrus* parahippocampalis

Uncus corporis vertebrae cervicales (Ⓔ uncus of body): ***Syn:*** *Processus uncinatus vertebrae cervicales*; wulstförmige Erhöhung des lateralen Oberrandes der Halswirbelkörper

Uncus corporis vertebrae thoracicae primae (Ⓔ uncinate process): ***Syn:*** *Processus uncinatus vertebrae thoracicae primae*; wulstförmige Erhöhung des lateralen Oberrandes des 1. Brustwirbels

10-Un|de|cen|säu|re *f*: → *Undecylensäure*

Un|de|cy|len|säu|re *f* (Ⓔ undecylenic acid): ***Syn:*** *Acidum undecylenicum, 10-Undecensäure*; lokales Antimykotikum*; Antihidrotikum*; Insektenschutzmittel

Underwood: Michael Underwood; 1737–1820; englischer Gynäkologe und Kinderarzt

Underwood-Krankheit *f* (Ⓔ Underwood's disease): ***Syn:*** *Sklerem, Fettdarre, Fettsklerem (der Neugeborenen), Sclerema adiposum neonatorum, Sclerema neonatorum*; heute extrem seltene, teigig-ödematöse Verhärtung der Haut bei Früh- und Neugeborenen; war früher mit Unterkühlung und schweren Erkrankungen [Sepsis, Dehydratation] assoziiert; es kommt zu generalisierter subkutaner Fettgewebsnekrose mit Stupor, Schock und einer Mortalität von 50–70 %

un|dif|fe|ren|ziert *adj* (Ⓔ undifferentiated): gleichartig, homogen

Undine-Syndrom *nt* (Ⓔ Ondine's curse): angeborene oder erworbene, ätiologisch ungeklärte Störung der zentralen Atemregulation mit periodischem Atemstillstand [Apnoe*]

Un|du|la|ti|on, sal|ta|to|ri|sche *f* (Ⓔ saltatory undulation): ***Syn:*** *Oszillationstyp III, saltatorischer Typ*; *s.u. Essay Kardiotokographie S. 1089*

un|du|lie|rend *adj* (Ⓔ undulating): wellig, wellenförmig (verlaufend), gewellt

Un|fall|chi|rur|gie *f* (Ⓔ traumatology): ***Syn:*** *Traumatologie, Unfallmedizin*; Teilgebiet der Chirurgie, das sich mit der Verhütung und Behandlung von Verletzungen befasst

Un|fall, e|lek|tri|scher *m*: *→ Elektrounfall*

Un|fall|me|di|zin *f*: *→ Unfallchirurgie*

Un|fall|neu|ro|se *f* (Ⓔ **1.** post-traumatic neurosis **2.** compensation neurosis): **1.** ***Syn:*** *posttraumatische Neurose, traumatische Neurose*; im Anschluss an eine plötzliche, starke seelische Belastung auftretende Neurose **2.** ***Syn:*** *Entschädigungsneurose, Rentenbegehren, Rentensucht, Rententendenz, tendenziöse Unfallreaktion*; Begehrensneurose* mit hartnäckigem Streben nach einer Rente als Entschädigung für eine Krankheit oder eine Verletzung nach einem Unfall; je schwerer die Verletzung, desto geringer die Tendenz eine Begehrensneurose zu entwickeln

Un|fall|re|ak|ti|on, ten|den|zi|ö|se *f*: *→ Unfallneurose 2.*

UNFB *Abk.*: ultraniederfrequente Ballistokardiographie

Un|frucht|bar|keit *f* (Ⓔ sterility): Sterilität; *s.a. Essay Infertilität und Sterilität S. 1041*

Ung *Abk.*: *→ Unguentum*

Un|ge|zie|fer|wahn *m* (Ⓔ dermatozoic delusion): ***Syn:*** *Dermatozoenwahn, chronisch taktile Halluzinose, taktile Wahnhalluzinose, Epidermozoophobie*; wahnhafte Vorstellung, an einer parasitären Hautkrankheit zu leiden; häufig bei senilen und präsenilen Patienten und bei chronischem Alkoholismus*

Un|gleich|er|big|keit *f*: *→ Heterozygotie*

Ungt. *Abk.*: *→ Unguentum*

Un|gu|en|tum *nt, pl* **-ta** (Ⓔ ointment): halbfeste, homogene Arzneizubereitung für topische Anwendungen

Un|gu|is *m*: *→ Nagel*

Unguis hippocraticus (Ⓔ hippocratic nail): ***Syn:*** *hippokratischer Nagel, Uhrglasnagel*; konvex gewölbter Nagel bei chronischem Sauerstoffmangel [pulmonale oder kardialbedingte Zyanose]; kommt auch als autosomal-dominante Form vor

Unguis incarnatus (Ⓔ ingrown nail): ***Syn:*** *Onychokryptosis, Onychocryptosis*; eingewachsener Nagel mit Gefahr der Infektion, Entzündung und überschießender Bildung von Granulationsgewebe; wird meist durch unsachgemäße Pediküre verursacht, d.h., die Therapie besteht in korrekter Nagelpflege; in Extremfällen ist eine Teilentfernung der Nägelränder [**Emmert-Keiloperation**] angebracht

unhappy triad *nt*: *s.u. mediale Seitenbandruptur*

Uni-, uni- *präf.*: Wortelement mit der Bedeutung „einmal/einzig"

u|ni|a|xi|al *adj*: *→ monaxial*

u|ni|di|rek|ti|o|nal *adj* (Ⓔ unidirectional): nur in eine Richtung (verlaufend)

u|ni|fak|to|ri|ell *adj* (Ⓔ monofactorial): ***Syn:*** *monofaktoriell*; nur durch einen Faktor bedingt

u|ni|fo|kal *adj* (Ⓔ unifocal): einen Fokus betreffend, von einem Herd ausgehend

u|ni|form *adj* (Ⓔ uniform): einheitlich; gleichförmig; gleichbleibend, konstant

U|ni|for|mi|täts|ge|setz *nt* (Ⓔ law of uniformity): ***Syn:*** *1. Mendel-Gesetz*; *s.u. Mendel-Gesetze*

u|ni|ka|me|ral *adj* (Ⓔ unicameral): ***Syn:*** *unilokulär, unilokular*; (*Zyste*) einkammerig

u|ni|la|te|ral *adj* (Ⓔ unilateral): nur eine Seite betreffend, einseitig, halbseitig

u|ni|lo|bar *adj* (Ⓔ unilobar): aus einem Lappen bestehend

u|ni|lo|ku|lar *adj*: *→ unikameral*

u|ni|o|ku|lär *adj* (Ⓔ uniocular): ***Syn:*** *monokular, monokulär*; nur ein Auge betreffend, nur für ein Auge, einäugig

u|ni|po|lar *adj* (Ⓔ unipolar): ***Syn:*** *monopolar*; (*Nervenzelle*) mit nur einem Pol versehen, einpolig

U|ni|port *m* (Ⓔ uniport): ***Syn:*** *Uniportsystem*; aktiver Transport einer Substanz durch eine Membran; werden zwei Substanzen gleichzeitig transportiert, handelt es sich um einen **Symport***; wird eine Substanz in eine Richtung transportiert und eine andere Substanz in der entgegengesetzten Richtung, spricht man von **Antiport***

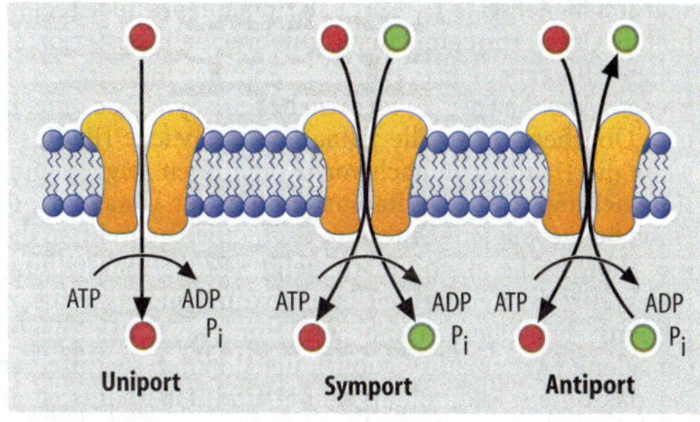

Abb. U15. Uniport, Symport und Antiport

U|ni|port|sys|tem *nt*: *→ Uniport*

univ. *Abk.*: universalis

u|ni|va|lent *adj* (Ⓔ univalent): ***Syn:*** *monovalent*; mit nur einer Valenz, einwertig

u|ni|ver|sal *adj* (Ⓔ universal): global, allumfassend, gesamt

U|ni|ver|sal|emp|fän|ger *pl* (Ⓔ universal recipients): Empfänger mit der Blutgruppe AB; sie haben keine Antikörper gegen A- oder B-Antigen; *s.a. ABNull-Blutgruppen*

U|ni|ver|sal|mit|tel *nt* (Ⓔ universal remedy): ***Syn:*** *Allheilmittel, Panacea*; Bezeichnung für ein Heilmittel mit einem sehr breiten Wirkungs- oder Indikationsspektrum

U|ni|ver|sal|spen|der *pl* (Ⓔ universal donors): Spender mit der Blutgruppe 0; die Empfänger haben keine Antikörper gegen die Erythrozyten; *s.a. ABNull-Blutgruppen*

u|ni|ver|sell *adj* (Ⓔ universal): generell, allgemein, allgemeingültig

u|ni|zel|lu|lär *adj* (Ⓔ unicellular): ***Syn:*** *monozellulär*; aus einer Zelle bestehend, einzellig

u|ni|zen|tral *adj* (Ⓔ unicentral): ***Syn:*** *monozentral, monozentrisch, unizentrisch*; nur ein Zentrum betreffend oder besitzend

u|ni|zen|trisch *adj*: *→ unizentral*

Unk-, unk- *präf.*: *→ Unko-*

Unk|ar|thro|se *f*: *→ Unkovertebralarthrose*

Unko-, unko- *präf.*: Wortelement mit der Bedeutung „Haken"

Un|ko|ver|te|bral|ar|thro|se *f* (Ⓔ uncovertebral spondylosis): ***Syn:*** *Unkarthrose, Spondylosis uncovertebralis, Spondylosis intervertebralis*; hauptsächlich die Halswirbelsäule betreffende degenerative Erkrankung mit Einengung der Zwischenwirbellöcher und evtl. Radikuloneuritis*

Unk|ti|on *f* (Ⓔ unction): Einreibung, (Ein-)Salbung

Unna: Paul Gerson Unna; 1850–1929; deutscher Hautarzt (Hamburg)

Unna-Krankheit *f*: *→ seborrhoisches Ekzem*

Unna-Politzer-Nackennävus *m* (Ⓔ Unna's nevus): ***Syn:*** *Storchenbiss, Nävus Unna-Politzer*; angeborener Naevus* flammeus am Nacken; bei ca. 1/3 aller Neugeborenen vorhandenes Muttermal

un|phy|si|o|lo|gisch *adj* (Ⓔ unphysiologic): nicht physiologisch; pathologisch

un|po|lar *adj* (Ⓔ nonpolar): nicht polar

Un|ru|he, mo|to|ri|sche *f* (Ⓔ restlessness): Bezeichnung für die

U

oft übermäßigen Spontanbewegungen bei psychischen Erkrankungen

un|spe|zi|fisch *adj* (Ⓔ unspecific): nicht charakteristisch, nicht kennzeichnend, nicht spezifisch

Un|ter|arm *m* (Ⓔ forearm): (*anatom.*) Antebrachium*

Un|ter|arm|fas|zie *f* (Ⓔ fascia of forearm): ***Syn:*** *Fascia antebrachii*; umhüllt die Unterarmmuskulatur; entspringt von den Humerusepikondylen und dem Olekranon*; sie dient den oberflächlichen Beugern und Streckern als zusätzlicher Ursprung

Un|ter|arm|flä|che *f*: *→ Unterarmregion*

Un|ter|arm|frak|tur *f* (Ⓔ forearm fracture): ***Syn:*** *Vorderarmfraktur*; Fraktur eines oder beider Unterarmknochen; *s.a. Radiusfraktur, Ulnafraktur, Unterarmschaftfraktur*

Un|ter|arm|hin|ter|flä|che *f* (Ⓔ posterior antebrachial region): hintere Unterarmregion, Regio antebrachialis posterior; *s.u. Unterarmregion*

Un|ter|arm|hin|ter|sei|te *f* (Ⓔ posterior antebrachial region): hintere Unterarmregion, Regio antebrachialis posterior; *s.u. Unterarmregion*

Un|ter|arm|kno|chen *pl* (Ⓔ forearm bones): ***Syn:*** *Ossa antebrachii*; Oberbegriff für Elle [Ulna*] und Speiche [Radius*]; wenn die Handfläche nach vorne oder oben zeigt [Supinationsstellung] liegt der Radius parallel zur Ulna; wird die Hand bei gebeugtem Unterarm nach innen gedreht, so dass die Handfläche nach unten zeigt [Pronationsstellung], überkreuzt der Radius die Ulna; proximal bilden sie zusammen mit dem Oberarmknochen [Humerus*] das Ellenbogengelenk [Articulatio* cubiti]; distal bilden sie miteinander das untere Radioulnargelenk* und der Radius ist am Radiokarpalgelenk [Articulatio* radiocarpalis] beteiligt

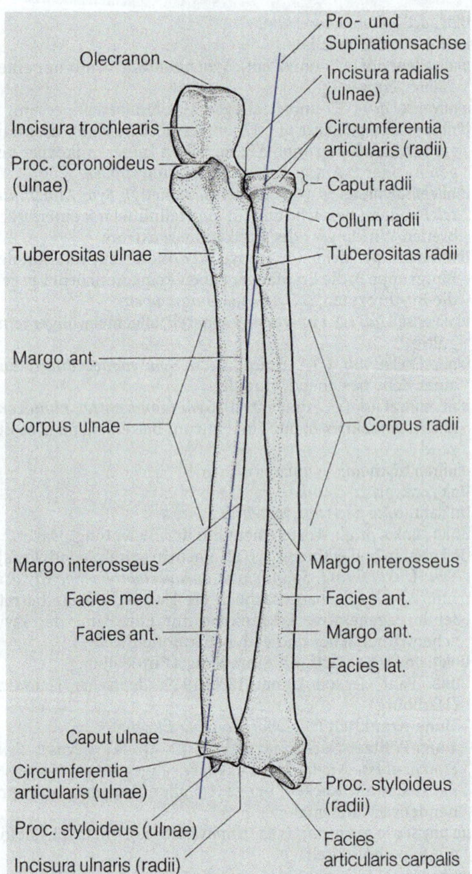

Abb. U16. Ulna und Radius linker Arm von ventral

Un|ter|arm|re|gi|on *f* (Ⓔ antebrachial region): ***Syn:*** *Unterarmfläche, Regio antebrachialis*; die Oberfläche des Unterarms zwischen Ellenbogen und Handwurzel; besteht aus einer **vorderen** und **hinteren Unterarmregion** [Regio antebrachialis anterior und posterior]; die Seitenränder werden als **Margo radialis/lateralis** bzw. **Margo ulnaris/medialis** bezeichnet

Un|ter|arm|schaft|frak|tur *f* (Ⓔ forearm fracture): ***Syn:*** *Vorderarmschaftfraktur*; Fraktur beider Unterarmknochen; absolute Indikation zur Osteosynthese beim Erwachsenen; bei Kindern meist konservative Behandlung, da es sich dann um eine Grünholzfraktur handelt

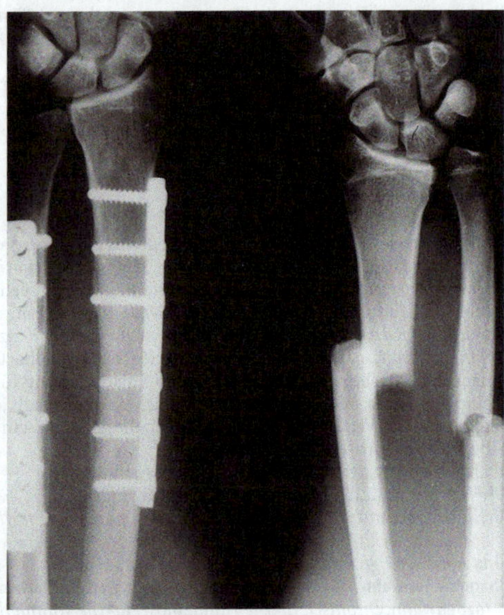

Abb. U17. Unterarmschaftfraktur

Un|ter|arm|typ *m* (Ⓔ lower arm type of arterial occlusive disease): *s.u. chronische arterielle Verschlusskrankheit*

Un|ter|arm|vor|der|flä|che *f* (Ⓔ anterior antebrachial region): vordere Unterarmregion, Regio antebrachialis anterior; *s.u. Unterarmregion*

Un|ter|arm|vor|der|sei|te *f* (Ⓔ anterior antebrachial region): vordere Unterarmregion, Regio antebrachialis anterior; *s.u. Unterarmregion*

Un|ter|bauch *m* (Ⓔ lower abdominal region): ***Syn:*** *Unterbauchgegend, Regio abdominalis inferior*; *s.u. Regiones abdominales*

Un|ter|bauch|ge|gend *f*: *→ Unterbauch*

Un|ter|be|wusst|sein *nt* (Ⓔ subconsciousness): die unterhalb der Schwelle des Bewusstseins ablaufenden seelisch-geistigen Vorgänge

Un|ter|er|näh|rungs|syn|drom, ma|lig|nes *nt*: *→ Kwashiorkor*

Un|ter|grä|ten|gru|be *f*: *→ Fossa infraspinata*

Un|ter|haut *f* (Ⓔ subcutaneous fascia): ***Syn:*** *Unterhautzellgewebe, Subkutis, Hypodermis, Tela subcutanea*; unter der Lederhaut [Dermis*] liegende Schicht aus lockerem Bindegewebe [**Textus connectivus laxus**], das reichlich Fettgewebe [**Panniculus adiposus**] enthält; das Fettgewebe dient sowohl als Depotfett* [z.B. in der Bauchhaut] als auch Strukturfett* [Fußsohle]; Bindegewebsstränge [Retinacula cutis] ziehen von der Haut durch die Unterhaut zu darunter liegenden Strukturen [Faszien, Periost]; in der Subkutis verlaufen Gefäße und Nerven der Haut und die Hautdrüsen und Haarwurzeln

Un|ter|haut|fett|ge|we|be *nt* (Ⓔ subcutaneous fat): ***Syn:*** *Panniculus adiposus*; das Fettgewebe der Unterhaut kann funktionelle Bedeutung als **Baufett** haben [z.B. an der Fußsohle] oder als reines **Speicherfett** angelegt werden [z.B. in der Bauchhaut]; die Verteilung des Speicherfettes wird hormonell gesteuert und zeigt geschlechtsspezifische Unterschiede; beim Mann erfolgt die Einlagerung vor allem in die Bauchwand, bei der Frau werden Hüfte, Gesäß und Oberschenkel bevorzugt

Unlterlhautlzelllgelwelbe *nt*: *→ Unterhaut*

Unlterlkielfer *m* (Ⓔ lower jaw): ***Syn:*** *Mandibel, Mandibula, Unterkieferknochen*; besteht aus dem **Unterkieferkörper** [Corpus mandibulae], der die Zahnreihe trägt, und dem **Unterkieferast** [Ramus mandibulae], der mit dem Schläfenbein [Os* temporale] das Unterkiefergelenk* [Articulatio temporomandibularis] bildet; der Winkel zwischen Corpus und Ramus mandibulae [**Angulus mandibulae**] beträgt beim Neugeborenen ca. 150°; beim Erwachsenen liegt der Wert im Bereich von 120°, nähert sich im Greisenalter aber wieder dem Wert des Neugeborenen; der **Unterkieferkörper** entsteht als paarige Belegknochen, die durch die **Symphysis mandibulae** verbunden sind; sie verknöchert am Ende des 1. Lebensjahres und bildet den **Kinnvorsprung** [Protuberantia mentalis]; der untere, kräftige Teil des Unterkieferkörpers wird als **Basis mandibulae** bezeichnet; auf ihm sitzt die **Pars alveolaris**, die die bogenförmig angeordneten Zahnfächer [Arcus alveolaris mandibulae] trägt; am Übergang von Corpus zu Ramus liegt außen die **Tuberositas masseterica** für den Ansatz des Musculus* masseter und innen die **Tuberositas pterygoidea** für den Ansatz des Musculus* pterygoideus medialis; ungefähr auf halber Höhe des Unterkieferastes liegt auf der Innenseite das Foramen* mandibulae, durch das Arteria* und Nervus* alveolaris inferior in den Canalis* mandibulae ziehen; am oberen Ende des Ramus liegen vorne der **Processus coronoideus**, der dem Musculus* temporalis als Ansatz dient, und hinten der **Processus condylaris**, der oben einen walzenförmigen Gelenkkopf [Caput* mandibulae] trägt

Unlterlkielferlast *m* (Ⓔ ramus of mandible): ***Syn:*** *Ramus mandibulae*; aufsteigender hinterer Teil des Unterkiefers [Mandibula], der mit dem Schläfenbein [Os* temporale] das Unterkiefergelenk* [Articulatio temporomandibularis] bildet; am Übergang von Unterkieferkörper* zu Unterkieferast liegt außen die **Tuberositas masseterica** für den Ansatz des Musculus* masseter und innen die **Tuberositas pterygoidea** für den Ansatz des Musculus* pterygoideus medialis; ungefähr auf halber Höhe des Unterkieferastes liegt auf der Innenseite das Foramen* mandibulae, durch das Arteria* und Nervus* alveolaris inferior in den Canalis* mandibulae ziehen; am oberen Ende des Ramus liegen vorne der **Processus coronoideus**, der dem Musculus* temporalis als Ansatz dient, und hinten der **Processus condylaris**, der oben einen walzenförmigen Gelenkkopf [Caput* mandibulae] trägt

Unlterlkielferldreileck *nt* (Ⓔ submandibular triangle): ***Syn:*** *Trigonum submandibulare*; vom Musculus* digastricus und der Mandibula gebildetes Dreieck, in dem die Unterzungendrüse [Glandula submandibulare] liegt; die Arteria* und Vena* facialis und der Nervus* mylohyoideus ziehen durch das Unterkieferdreieck; Teil des vorderen Halsdreiecks [Trigonum* cervicale anterius]

Unlterlkielferldrülse *f* (Ⓔ submandibular gland): ***Syn:*** *Glandula submandibularis*; seromuköse Speicheldrüse, die zwischen Unterkiefer [Mandibula*], Musculus* mylohyoideus und Musculus* hyoglossus liegt; ihr Ausführungsgang [Ductus submandibularis] mündet zusammen mit dem Ductus* sublingualis major auf der Caruncula* sublingualis

Unlterlkielferlentlferlnung *f*: *→ Mandibulektomie*

Unlterlkielferlfraklturf *f* (Ⓔ mandibular fracture): Unterkieferfrakturen sind meist Folge einer direkten Gewalteinwirkung; sie entstehen v.a. an anatomischen Schwachstellen [z.B. Gelenkfortsatz]; die **Therapie** hängt von der Art und Lage der Fraktur ab; Frakturen im Corpus- und Ramusbereich können geschlossen reponiert und mit einem Drahtschienenverband fixiert werden; Gelenkfortsatzfrakturen mit oder ohne Luxation erfordern eine offene Reposition und Osteosynthese

Unlterlkielferlgellenk *nt*: *→ Kiefergelenk*

Unlterlkielferlkalnal *m* (Ⓔ mandibular canal): ***Syn:*** *Canalis mandibulae*; Kanal im Unterkiefer für Arteria* und Nervus* alveolaris inferior; verläuft vom Foramen* mandibulae zum Foramen* mentale

Unlterlkielferlknolchen *m*: *→ Unterkiefer*

Unlterlkielferlköpflchen *nt* (Ⓔ condyle of mandible): ***Syn:*** *Caput mandibulae, Condylus mandibulae*; walzenförmiger Gelenkkopf des Unterkiefers, der auf dem Processus* condylaris mandibulae sitzt; bildet mit der Fossa* mandibularis des Oberkiefers das Unterkiefergelenk*

Unlterlkielferlkörlper *m* (Ⓔ mandibular body): ***Syn:*** *Corpus mandibulae*; aus der Basis* mandibulae und der Pars* alveolaris bestehender Körper des Unterkiefers, der hinten in den Ramus* mandibulae übergeht; *s.a. Unterkiefer*

Unlterlkielferllymphlknolten *m* (Ⓔ mandibular lymph node): ***Syn:*** *Nodus lymphoideus mandibularis*; Gesichtslymphknoten neben der Arteria* facialis am Unterkieferrand

Unlterlkielferlnerv *m* (Ⓔ inferior alveolar nerve): ***Syn:*** *Nervus alveolaris inferior*; Ast des Nervus* mandibularis, der Unterkieferzähne, Zahnfleisch und die Haut von Unterlippe und Kinn versorgt

Unlterlkielferlrelflex *m*: *→ Masseterreflex*

Unlterlkielferlrelsekltilon *f*: *→ Mandibulektomie*

Unlterlkielferlschlaglalder *f* (Ⓔ inferior alveolar artery): ***Syn:*** *Arteria alveolaris inferior*; Ast der Arteria* maxillaris zu Zähnen und Zahnfleisch des Unterkiefers; verläuft gemeinsam mit dem Nervus* alveolaris inferior im Canalis* mandibulae

Unlterlkielferlspeilchelldrülse *f*: *→ Unterkieferdrüse*

Unlterlkielferlsymlphylse *f* (Ⓔ mandibular symphysis): ***Syn:*** *Symphysis mandibulae*; inkonstante Symphyse zwischen den beiden Unterkieferhälften

Unlterlkielferlverlrenlkung *f*: *→ Luxatio mandibulae*

Unlterlkielferlwinlkel *m* (Ⓔ angle of mandible): ***Syn:*** *Kieferwinkel, Angulus mandibulae*; Winkel zwischen Corpus und Ramus mandibulae

Unlterlkielferlzahnlreilhe *f* (Ⓔ mandibular arch): ***Syn:*** *mandibulärer Zahnbogen, Arcus dentalis mandibularis, Arcus dentalis inferior*; Gesamtheit der Zähne des Unterkiefers, Zahnbogen des Unterkiefers

Unlterlkinnlschlaglalder *f*: *→ Arteria submentalis*

Unlterlkinnlvelne *f* (Ⓔ submental vein): ***Syn:*** *Vena submentalis*; Begleitvene der Arteria* submentalis; mündet in die Vena* facialis

Unlterlkühllung *f*: *→ Hypothermie*

Unlterllaplpen *m* (Ⓔ inferior lobe): Lobus inferior pulmonis; *s.u. Lunge*

Unlterlleibsltylphus *m*: *→ Typhus abdominalis*

Unlterllid *nt* (Ⓔ lower eyelid): Palpebra inferior; *s.u. Augenlid*

Unlterllidlfurlche *f* (Ⓔ infrapalpebral sulcus): Sulcus* infrapalpebralis

Unlterllidlplatlte *f* (Ⓔ inferior tarsus): ***Syn:*** *Tarsus inferior*; Lidplatte des Unterlids; *s.u. Palpebra*

Unlterllidlrelgilon *f* (Ⓔ inferior palpebral region): ***Syn:*** *Regio palpebralis inferior*; Teil der Regio* orbitalis über dem Unterlid

Unlterllidlvelnen *pl* (Ⓔ inferior palpebral veins): ***Syn:*** *Venae palpebrales inferiores*; münden in die Vena* facialis

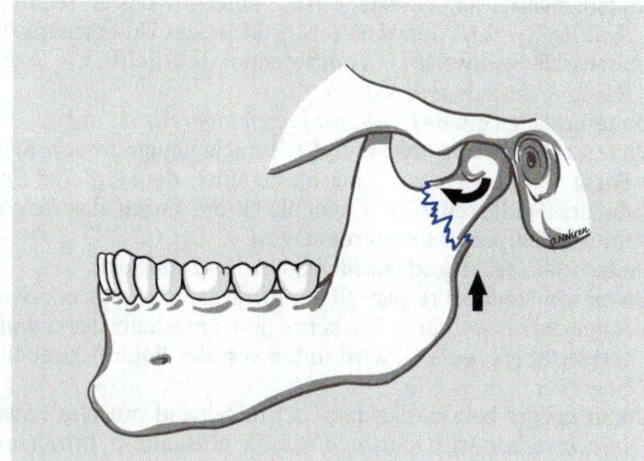

Abb. U18. Fraktur der Gelenkfortsatzbasis mit Dislokation

U

Un|ter|lip|pe *f* (Ⓔ lower lip): Labium inferius; *s.a. Lippen*

Un|ter|lip|pen|bänd|chen *nt* (Ⓔ frenulum of lower lip): ***Syn:*** *unteres Lippenbändchen, Frenulum labii inferioris*; mediane Schleimhautfalte von der Innenseite der Unterlippe zum Alveolarfortsatz des Unterkiefers

Un|ter|lip|pen|re|gi|on *f* (Ⓔ inferior labial region): ***Syn:*** *Regio labialis inferior*; Region über der Unterlippe; Teil der Regio* oralis

Un|ter|lip|pen|schlag|ader *f*: *→Arteria labialis inferior*

Un|ter|lip|pen|ve|nen *pl* (Ⓔ inferior labial veins): ***Syn:*** *Venae labiales inferiores*; münden in die Vena* facialis

Un|ter|rip|pen|mus|keln *pl*: *→Musculi subcostales*

Un|ter|schen|kel|fas|zie *f* (Ⓔ crural fascia): ***Syn:*** *Fascia cruris*; unter dem Unterhautfettgewebe verlaufende Faszie, die die gesamte Unterschenkelmuskulatur umhüllt; von ihr entspringen das Septum* intermusculare cruris anterius und posterius, die zusammen mit dem sog. **tiefen Blatt der Fascia cruris** die Muskellogen des Unterschenkels bilden

Un|ter|schen|kel|frak|tur *f* (Ⓔ leg fracture): Fraktur eines oder beider Unterschenkelknochen; *s.a. Unterschenkelschaftfraktur, Tibiafraktur, Fibulafraktur*

Un|ter|schen|kel|ge|schwür *nt*: *→Ulcus cruris*

Un|ter|schen|kel|re|gi|on *f* (Ⓔ crural region): ***Syn:*** *Regio cruris*; Körperregion zwischen Knie und Fuß

Un|ter|schen|kel|rück|sei|te *f* (Ⓔ posterior crural region): ***Syn:*** *Regio cruris posterior*; Hinterfläche des Unterschenkels; die Wadenregion [Regio* suralis] bildet einen Teil der Unterschenkelrückseite

Un|ter|schen|kel|schaft|frak|tur *f* (Ⓔ leg fracture): Fraktur beider Unterschenkelknochen; **Therapie:** meist operativ, nur in seltenen Fällen [Kinder, kaum dislozierte Fraktur] konservativ; meist wird nur die Tibia mittels Marknagelung stabilisiert, da die Fibula durch die Ruhigstellung von alleine heilen kann

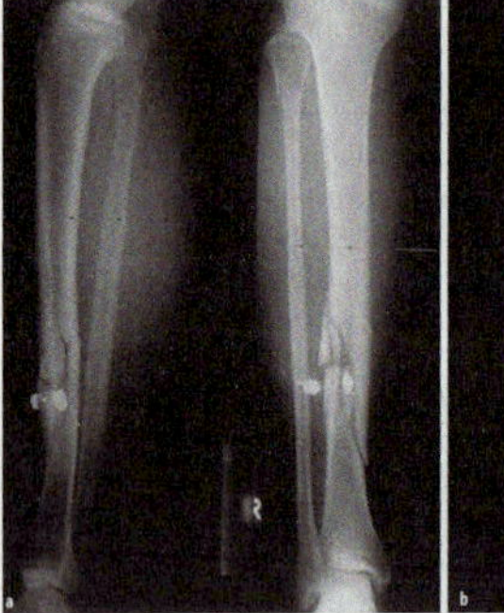
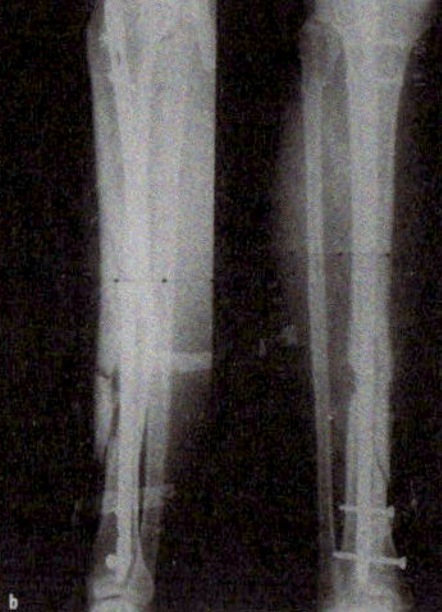

Abb. U19. Unterschenkelschaftfraktur. **Links** präoperativ, **rechts** Stabilisierung der Tibia mit verriegeltem Marknagel

Un|ter|schen|kel|typ *m* (Ⓔ lower leg type of arterial occlusive disease): *s.u. chronische arterielle Verschlusskrankheit*

Un|ter|schen|kel|vor|der|sei|te *f* (Ⓔ anterior crural region): ***Syn:*** *Regio cruris anterior*; Vorderfläche des Unterschenkels

Un|ter|schieds|schwel|le *f* (Ⓔ differential threshold): *s.u. Essay Riechen/Geruchssinn S. 1863*

Un|ter|schlä|fen|gru|be *f*: *→Fossa infratemporalis*

Un|ter|schlüs|sel|bein|gru|be *f* (Ⓔ infraclavicular fossa): ***Syn:*** *Fossa infraclavicularis*; Einsenkung unter dem äußeren Ende des Schlüsselbeins [Clavicula*], die durch das Trigonum* clavipectorale begrenzt wird

Un|ter|schlüs|sel|bein|schlag|ader *f*: *→Arteria subclavia*

Un|ter|schul|ter|blatt|re|gi|on *f* (Ⓔ infrascapular region): ***Syn:*** *Regio infrascapularis*; Rückenregion unterhalb des Schulterblattes [Scapula*]; wird unten von der Regio* lumbalis begrenzt

Un|ter|zun|gen|bein|mus|keln *m* (Ⓔ infrahyoid muscles): ***Syn:*** *infrahyoidale Muskulatur, infrahyale Muskulatur, Infrahyoidalmuskeln, Musculi infrahyoidei*; Oberbegriff für die vom Zungenbein nach unten ziehenden Muskeln [Musculus sternohyoideus, omohyoideus, sternothyroideus, thyrohyoideus, levator glandulae thyroideae]

Un|ter|zun|gen|drü|se *f* (Ⓔ sublingual gland): ***Syn:*** *Unterzungenspeicheldrüse, Glandula sublingualis*; auf dem Musculus* mylohyoideus liegende paarige, große Speicheldrüse, die ein seromuköses Sekret bildet; ihr Hauptausführungsgang [Ductus sublingualis major] mündet zusammen mit dem Ductus* submandibularis auf der Caruncula* sublingualis; daneben gibt es noch mehrere kleine Ausführungsgänge [Ductus sublinguales minores], die auf der Plica* sublingualis münden

Un|ter|zun|gen|schlag|ader *f*: *→Arteria sublingualis*

Un|ter|zun|gen|spei|chel|drü|se *f*: *→Unterzungendrüse*

Un|ter|zun|gen|ve|ne *f* (Ⓔ sublingual vein): ***Syn:*** *Vena sublingualis*; Begleitvene der Arteria* sublingualis; mündet in die Vena* lingualis

Unverricht: Heinrich Unverricht; 1853–1912; deutscher Internist (Jena)

Unverricht-Lundborg-Syndrom *nt*: *→Unverricht-Syndrom*

Unverricht-Syndrom *nt* (Ⓔ Unverricht's syndrome): ***Syn:*** *Lafora-Syndrom, myoklonische Epilepsie, Myoklonusepilepsie, Unverricht-Lundborg-Syndrom, Lundborg-Syndrom*; autosomal-rezessive Epilepsie* mit ausgeprägten Muskelzuckungen; *s.a. Essay Epilepsie S. 617*

un|will|kür|lich *adj* (Ⓔ involuntary): unbewusst, ohne Absicht, nicht absichtlich, wie von selbst

uÖS *Abk.*: unterer Ösophaqussphinkter

UP *Abk.*: **1.** Polyurethan **2.** Umschlagpunkt **3.** ungesättigte Polyesterharze

u-PA *Abk.*: Urokinase-like plasminogen activator

UPEC *Abk.*: uropathogene Escherichia coli

UPG *Abk.*: Uroporphyrinogen

UpM *Abk.*: Umdrehungen pro Minute

upper genital tract infection *nt*: aszendierende epitheliale Infektion der Hohlorgane des Urogenitaltrakts; *s.u. Essay Geschlechtskrankheiten – Genitale Kontaktinfektionen S. 781*

UPRA *Abk.*: umgekehrte passive Arthus-Reaktion

upside-down stomach *nt*: *s.u. Hiatushernie*

Up|take *nt* (Ⓔ uptake): Aufnahme und/oder Speicherung von Substanzen im Körper, in einem Gewebe oder einer Zelle

UPZ *Abk.*: unreife Plasmazelle

UQH_2 *Abk.*: Ubihydrochinon

UR *Abk.*: **1.** *→Ultrarot* **2.** Umsatzrate **3.** *→unbedingter Reflex*

Ur *Abk.*: *→Urin*

Ur-, ur- *präf.*: Wortelement mit der Bedeutung „Harn/Urin"

U|ra|chus *m* (Ⓔ urachus): embryonaler Harngang von der Blase zum Nabel

U|ra|chus|fal|te *f* (Ⓔ median umbilical fold): ***Syn:*** *Plica umbilicalis mediana*; Bauchfellfalte von der Blasenspitze zum Nabel; enthält das Ligamentum* umbilicale medianum

U|ra|chus|fis|tel *f* (Ⓔ urachal fistula): von nicht-verödeten Resten des Urachus* ausgehende Fistel, die meist auf dem Nabel mündet

U|ra|chus|strang *m* (Ⓔ median umbilical ligament): ***Syn:*** *Chorda urachi, Ligamentum umbilicale medianum*; bindegewebiger Rest des verödeten Urachus*; verläuft auf der Innenseite der vorderen Bauchwand vom Scheitel der Harnblase zum Nabel

U|ra|chus|zys|te *f* (Ⓔ urachal cyst): flüssigkeitsgefüllte Zyste bei unvollständiger Verödung des Urachus*

U|ra|cil *nt* (Ⓔ uracil): in RNA* vorkommende Pyrimidinbase*

U|rä|mie *f* (Ⓔ uremia): ***Syn:*** *Harnvergiftung*; bei akuter oder chronischer Niereninsuffizienz* auftretende Erhöhung des Harnstoffspiegels im Blut; führt zu Appetitlosigkeit, Erbrechen, Anämie, Verwirrtheit, Unruhe, Krampfneigung und evtl. Bewusstlosigkeit [**urämisches Koma**]; *s.a. hämolytisch-urämisches Syndrom*

u|rä|mi|gen *adj* (Ⓔ uremigenic): eine Urämie* auslösend

u|rä|misch *adj* (Ⓔ uremic): Urämie betreffend, von ihr betroffen oder gekennzeichnet, durch sie bedingt

U|ran *nt* (Ⓔ uranium): radioaktives Element, das in mehreren Isotopen vorkommt

U|ra|nis|mus *m* (Ⓔ male homosexuality): ***Syn:*** *männliche Ho-*

mosexualität; sexuelle Beziehungen zwischen zwei oder mehreren Männern

U|ra|ni|tis *f, pl* **-tiden** (Ⓔ uraniscositis): ***Syn:*** *Gaumenentzündung*; Entzündung der Gaumenschleimhaut

Uranitis granulomatosa (Ⓔ granulomatous palatitis): *s.u. Cheilitis granulomatosa*

u|ra|ni|tisch *adj* (Ⓔ urανiscοnitic): Gaumenentzündung/Uranitis betreffend, von ihr betroffen oder gekennzeichnet

Urano-, urano- *präf.*: Wortelement mit der Bedeutung „Gaumen"

U|ra|no|plas|tik *f* (Ⓔ uranoplasty): ***Syn:*** *Gaumenplastik, Palatoplastik*; plastische Operation zur Korrektur von Fehlbildungen [Gaumenspalte*] oder Verletzungen des Gaumens

U|ra|nor|rha|phie *f* (Ⓔ uranorrhaphy): ***Syn:*** *Gaumennaht*; Naht des Gaumens nach Trauma oder Inzision

U|ra|no|schi|sis *f* (Ⓔ uranoschisis): ***Syn:*** *Palatoschisis, Palatum fissum, Gaumenspalte*; angeborene Spaltbildung des Gaumens; tritt meist zusammen mit Spalten der Lippe und des Kiefers auf

U|ra|no|sta|phy|lo|plas|tik *f* (Ⓔ uranostaphyloplasty): ***Syn:*** *Gaumen-Zäpfchen-Plastik*; plastische Operation zur Korrektur von Fehlbildungen oder Verletzungen des Gaumens und des Zäpfchens

U|ra|no|sta|phy|lo|schi|sis *f* (Ⓔ uranostaphyloschisis): ***Syn:*** *Gaumen-Zäpfchen-Spalte*; angeborene Spaltbildung von Gaumen und Zäpfchen

U|ra|pi|dil *nt* (Ⓔ urapidil): α_1-Blocker, Antihypertensivum*; **Anw.:** Blutdruckkrise, hypertensiver Notfall

URAS *Abk.*: Ultrarotabsorptionsschreiber

U|rat *nt* (Ⓔ urate): Salz der Harnsäure*; *s.a. Uratstein*

U|rat|ä|mie *f* (Ⓔ uratemia): Vorkommen von Uraten im Blut

u|ra|tisch *adj* (Ⓔ uratic): Urat betreffend

U|rat|ne|phro|pa|thie *f* (Ⓔ urate nephropathy): ***Syn:*** *Gichtnephropathie, Gichtniere, Uratniere*; Nierenschädigung bei chronischer Gicht*

U|rat|nie|re *f*: → *Uratnephropathie*

U|ra|to|ly|se *f* (Ⓔ uratolysis): Uratauflösung

u|ra|to|ly|tisch *adj* (Ⓔ uratolytic): uratauflösend

U|ra|to|se *f* (Ⓔ uratosis): Ablagerung von Uratkristallen im Gewebe; *s.a. Gicht*

U|rat|o|xi|da|se *f* (Ⓔ urate oxidase): ***Syn:*** *Urikase, Uricase*; Enzym, das Harnsäure* in Allantoin* umwandelt

U|rat|stein *nt* (Ⓔ urate calculus): ***Syn:*** *Harnsäurestein*; 10–15 % aller Harnsteine*; treten sowohl bei primärer als auch sekundärer Hyperurikämie* auf, allerdings ist die Steinbildung stark vom pH-Wert abhängig

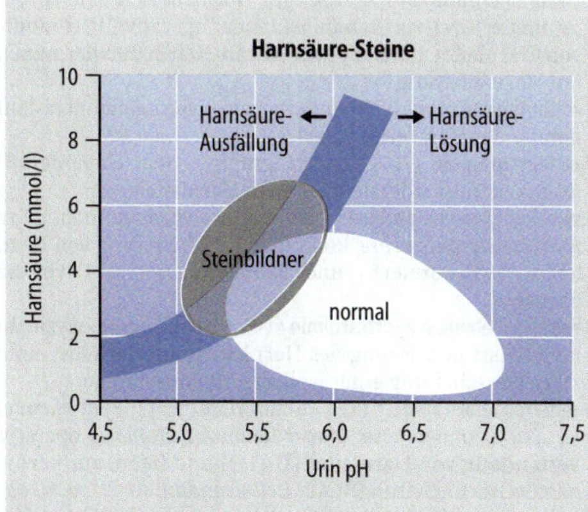

Abb. U20. Löslichkeitsdiagramm für Uratsteine

U|rat|u|rie *f* (Ⓔ uraturia): erhöhte Uratausscheidung im Harn

Urbach: Erich Urbach; 1893–1946; österreichischer Hautarzt (Wien, Philadelphia)

Urbach-Syndrom *nt*: → *Oppenheim-Urbach-Syndrom*

Urbach-Wiethe-Syndrom *nt*: → *Hyalinosis cutis et mucosae*

URCT *Abk.*: Ultraschall-Reflexions-Computertomographie

Urd *Abk.*: → *Uridin*

Ur|darm|öff|nung *f*: → *Urmund*

U|rea *nt* (Ⓔ urea): ***Syn:*** *Karbamid, Carbamid, Harnstoff, Kohlensäurediamid*; im Harn ausgeschiedenes, stickstoffhaltiges Endprodukt des Eiweißstoffwechsels; pro Tag werden im Harnstoffzyklus* ca. 30 g Harnstoff gebildet, bei eiweißreicher Ernährung kann die Harnstoffbildung aber auf das Zwei- bis Dreifache ansteigen; therapeutisch wird Harnstoff in Wundsalben und als Creme für Ichthyosis eingesetzt

U|re|a|plas|ma *nt* (Ⓔ Ureaplasma): harnstoffspaltende Bakteriengattung, die früher als **T-Mykoplasma** bezeichnet wurde

Ureaplasma urealyticum (Ⓔ Ureaplasma urealyticum): Erreger einer nicht-gonorrhoischen Urethritis* und anderer Harnwegsinfekte [v.a. Zervizitis*]; kann zu Chorioamnionitis* und Abort oder Frühgeburt führen; wird unter der Geburt auf den Fetus übertragen und verursacht dann u.U. Neugeborenenpneumonie, -meningitis oder -sepsis

U|re|a|se *f* (Ⓔ urease): bakterielles Enzym, das im Darm Harnstoff in Ammoniak und Kohlendioxid spaltet; der entstehende Ammoniak wird z.T. resorbiert und gelangt mit dem Pfortaderblut zu Leber, wo er erneut zur Harnstoffsynthese eingesetzt wird; *s.a. Hyperammonämie*

Urease-Test *m* (Ⓔ urease test): Test zum Nachweis von Helicobacter* pylori und anderen Urease-positiven Bakterien [z.B. Klebsiella*, Proteus*], die Harnstoff in Ammoniak und Kohlendioxid spalten; der entstehende Ammoniak färbt einen Indikator im Nährboden

Ur|ei *nt*: → *Oogonie*

5-U|re|i|do|hy|dan|to|in *nt*: → *Allantoin*

U|re|i|do|pe|ni|cil|li|ne *pl* (Ⓔ acyl amino penicillins): ***Syn:*** *Acylaminopenicilline*; Gruppe parenteraler Penicilline* mit breitem Wirkungsspektrum gegen grampositive und gramnegative Erreger; enthält Apalcillin, Azlocillin, Mezlocillin, Piperacillin

Ur|ei|zel|le *f*: → *Oogonie*

Ur|el|ko|sis *f, pl* **-ses** (Ⓔ **1.–2.** urelcosis): **1.** ***Syn:*** *Harnwegsgeschwür*; Geschwür der ableitenden Harnwege; *s.a. Ulcus vesicae* **2.** durch Harn verursachtes Geschwür

Ureo-, ureo- *präf.*: Wortelement mit der Bedeutung „Harnstoff/Urea"

U|re|o|ly|se *f* (Ⓔ ureolysis): Harnstoffspaltung

u|re|o|ly|tisch *adj* (Ⓔ ureolytic): Ureolyse betreffend, harnstoffspaltend

U|re|se *f* (Ⓔ uresis): Harnen, Wasserlassen, Miktion

U|re|ter *m* (Ⓔ ureter): ***Syn:*** *Harnleiter*; 25–30 cm langer Kanal vom Nierenbecken [Pelvis renalis] zur Harnblase [Vesica* urinaria]; die Wand besteht aus drei Schichten: **1. Harnleiterschleimhaut** [Tunica mucosa]: sie trägt ein mehrreihiges Übergangsepithel [Urothel*] **2. Muskelschicht** [Tunica muscularis]: zeigt nur eine undeutliche Schichtengliederung; sie bildet eine glatte Muskelschicht, die schraubenförmig vom Harnleiteranfang zur Harnblasenmündung zieht und die den Harn mittels peristaltischer Wellen transportiert **3. Adventitia** [Tunica adventitia]: äußere Bindegewebsschicht

man unterscheidet drei Harnleiterabschnitte: **1. Bauchabschnitt** [Pars abdominalis]: vom Anfang bis zur Grenze des kleinen Beckens; liegt retroperitoneal unter dem Peritoneum* parietale **2. Beckenabschnitt** [Pars pelvica]: der rechte Harnleiter überkreuzt die Arteria* iliaca externa, der linke die Gabelung der Arteria* iliaca communis; bei der Frau unterkreuzen die Harnleiter die Arteria* uterina, beim Mann den Samenleiter [Ductus* deferens] **3. Pars intramuralis**: Endabschnitt in der Harnblasenwand vor der Mündung im Ostium* ureteris

klinisch wichtig sind die sog. **Harnleiterengen**: **1.** am Ursprung vom Nierenbecken, **2.** an der Überkreuzung der Arteria* iliaca externa bzw. Arteria* iliaca communis und **3.** beim Durchtritt durch die Harnblasenwand

Ureter duplex (Ⓔ doubling of ureter): vollständige Doppelbildung des Harnleiters bei Doppelniere*

Ureter fissus (Ⓔ bifid ureter): unvollständige Doppelbildung des Harnleiters bei Doppelniere*

Ureter-, ureter- *präf.*: → *Uretero-*

U|re|ter|ab|gang|ste|no|se *f* (Ⓔ stenosis of ureteral opening):

U

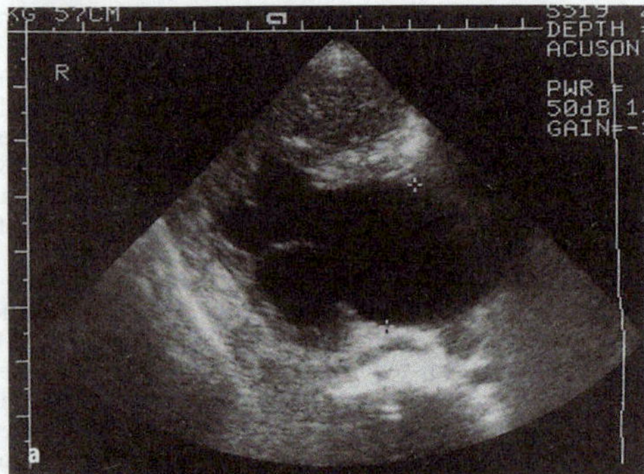

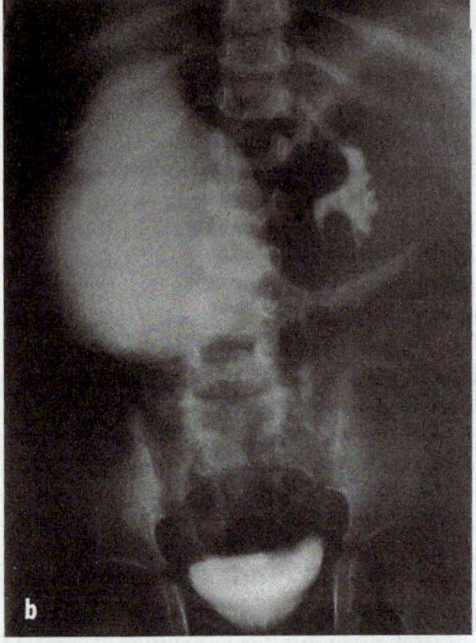

Abb. U21. Ureterabgangstenose rechts. **a** erweitertes Nierenbecken und plumpe Kelche im Sonogramm, **b** Infusionsurogramm mit massiv erweitertem Nierenbecken

angeborene Stenose des Harnleiterabgangs aus dem Nierenbecken; kommt bei 0,2–0,5 % aller Säuglinge vor; führt zur Bildung einer Hydronephrose*, die mittels Nierenbeckenplastik* behandelt wird

U|re|ter|al|gie *f* ((E) ureteralgia): ***Syn:*** *Harnleiterschmerz, Harnleiterneuralgie*; Schmerzen im Harnleiter oder entlang des Harnleiters

Ureter-Dünndarm-Anastomose *f*: *→ Ureteroenterostomie*

U|re|ter|ek|ta|sie *f*: *→ Megaureter*

U|re|ter|ek|to|mie *f* ((E) ureterectomy): ***Syn:*** *Harnleiterresektion*; operative Entfernung eines oder beider Harnleiter

U|re|ter|fis|tel *f* ((E) **1.** ureteral fistula **2.** ureterostoma): **1.** ***Syn:*** *Harnfistel, Fistula ureterica*; vom Harnleiter ausgehende Fistel, die in andere Organe mündet [**innere Harnfistel**] oder nach außen führt [**äußere Harnfistel**] **2.** ***Syn:*** *Harnfistel, Ureterostoma*; operativ angelegte äußere Harnleiterfistel

äußere Ureterfistel ((E) **1.** ureterocutaneous fistula **2.** ureterostoma): **1.** ***Syn:*** *ureterokutane Fistel, Fistula ureterocutanea*; auf der Haut mündende Harnleiterfistel **2.** ***Syn:*** *Harnfistel, Ureterostoma*; operativ angelegte äußere Harnleiterfistel

U|re|ter|fis|tel|ung *f*: *→ Ureterostomie*

Ureter-Haut-Fistel *f*: *→ Ureterokutaneostomie*

Ureter-Ileum-Anastomose *f*: *→ Ureteroileostomie*

U|re|ter|im|plan|ta|ti|on *f* ((E) ureteral implant): Einpflanzung der Harnleiter in Blase, Haut oder Darm; *s.a. Ureterokutaneostomie*

u|re|te|risch *adj* ((E) ureteric): Harnleiter/Ureter betreffend

U|re|te|ri|tis *f, pl* **-ti|den** ((E) ureteritis): ***Syn:*** *Harnleiterentzündung*; Entzündungen der Harnleiter entstehen entweder als aufsteigende Entzündung aus der Blase [z.B. bei Abflussstörungen] oder als absteigende Entzündung bei Nephritis* oder Pyelonephritis*; *s.a. Harnweginfektion*

Ureteritis cystica ((E) cystic ureteritis): ***Syn:*** *zystische Ureteritis*; durch die Bildung submuköser Zysten gekennzeichnete Harnleiterentzündung

Ureteritis follicularis ((E) follicular ureteritis): ***Syn:*** *follikuläre Ureteritis*; Ureteritis mit hirseartig gekörnter Schleimhaut durch Anschwellung von Lymphfollikeln

follikuläre Ureteritis: *→ Ureteritis follicularis*

zystische Ureteritis: *→ Ureteritis cystica*

u|re|te|ri|tisch *adj* ((E) ureteritic): Harnleiterentzündung/Ureteritis betreffend, von ihr betroffen oder gekennzeichnet

U|re|ter|ka|the|ter *m* ((E) ureteral catheter): ***Syn:*** *Harnleiterkatheter*; werden zur antegraden oder retrograden Harnleiterschienung bei Abflussstörungen eingeführt; bei Tumoren, die eine Ureterkompression verursachen, können sie evtl. dauerhaft platziert werden

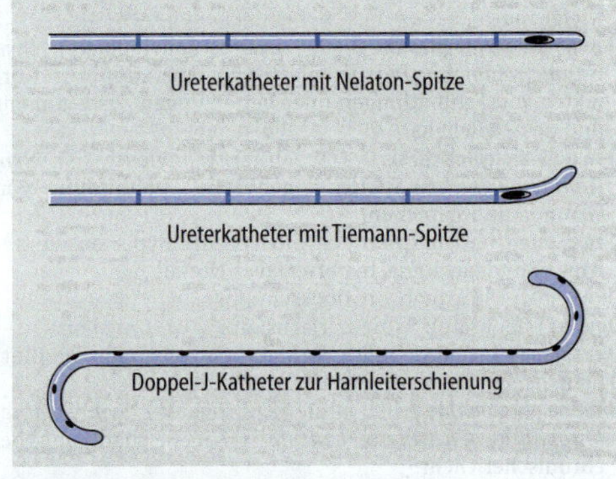

Abb. U22. Ureterkatheter

U|re|ter|knos|pe *f* ((E) ureteric bud): *s.u. Nierenanomalie*

Ureter-Kolon-Anastomose *f*: *→ Ureterokolostomie*

Uretero-, uretero- *präf.*: Wortelement mit der Bedeutung „Harnleiter/Ureter"

u|re|te|ro|duo|de|nal *adj* ((E) ureteroduodenal): Harnleiter/Ureter und Zwölffingerdarm/Duodenum betreffend oder verbindend

U|re|te|ro|en|te|ro|a|nas|to|mo|se *f*: *→ Ureteroenterostomie*

U|re|te|ro|en|te|ros|to|mie *f* ((E) ureteroenterostomy): ***Syn:*** *Ureter-Dünndarm-Anastomose, Harnleiter-Dünndarm-Anastomose, Ureteroenteroanastomose*; operative Verbindung von Harnleiter [Ureter] und (Dünn-)Darm zur permanenten Harnableitung*

U|re|te|ro|gramm *nt* ((E) ureterogram): Röntgenkontrastaufnahme der Harnleiter

U|re|te|ro|gra|phie *f* ((E) ureterography): ***Syn:*** *Ureterografie*; Röntgenkontrastdarstellung* der Harnleiter

U|re|te|ro|hy|dro|ne|phro|se *f* ((E) ureterohydronephrosis): ***Syn:*** *Hydroureteronephrose*; kombinierte Erweiterung von Harnleiter [Hydroureter*] und Nierenhohlsystem [Hydronephrose*]

U|re|te|ro|i|le|o|ne|o|zys|to|sto|mie *f* ((E) ureteroileoneocystostomy): Anastomosierung des Harnleiters mit der Blase unter Zwischenschaltung einer isolierten Ileumschlinge

U|re|te|ro|i|le|o|sto|mie *f* ((E) ureteroileostomy): ***Syn:*** *Harnleiter-Ileum-Anastomose, Ureter-Ileum-Anastomose*; operative Verbindung von Harnleiter [Ureter] und Ileum zur permanenten Harnableitung*; *s.a. Ileumconduit*

u|re|te|ro|in|tes|ti|nal *adj* ((E) ureterointestinal): Harnleiter/Ureter und Darm/Intestinum betreffend oder verbindend

u|re|te|ro|ko|lisch *adj* ((E) ureterocolic): Harnleiter/Ureter und Kolon betreffend oder verbindend

U|re|te|ro|ko|lo|sto|mie *f* ((E) ureterocolostomy): ***Syn:*** *Harnleiter-Kolon-Anastomose, Ureter-Kolon-Anastomose*; operative Verbindung von Harnleiter [Ureter] und Kolon zur permanenten Harnableitung*; *s.a. Kolon-Conduit*

u|re|te|ro|ku|tan *adj* ((E) ureterocutaneous): Harnleiter/Ureter und Haut betreffend oder verbindend

U|re|te|ro|ku|ta|ne|o|sto|mie *f* (Ⓔ ureterocutaneostomy): *Syn*: *Harnleiter-Haut-Fistel, Ureter-Haut-Fistel*; operative Verlagerung der Harnleitermündung in die Haut; wird praktisch nur als Palliativmaßnahme bei sehr alten oder multimorbiden Patienten [z.B. Colitis* ulcerosa, Morbus* Crohn] angelegt; die Ureteraustrittsstelle wird als **Nippelstoma** bezeichnet

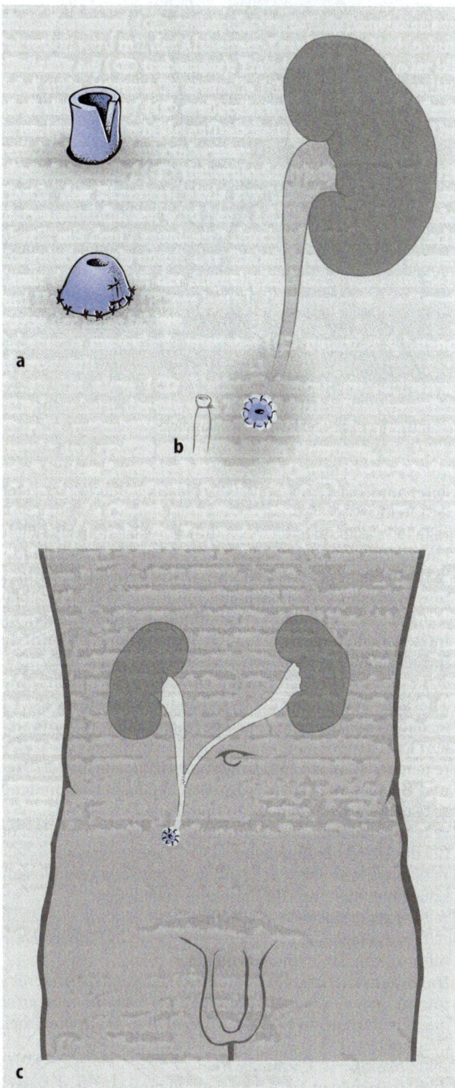

Abb. U23. Ureterokutaneostomie. **a** Nippelbildung, **b** einfache Ureterokutaneostomie, **c** Transureterokutaneostomie

U|re|te|ro|li|thi|a|sis *f, pl* **-ses** (Ⓔ ureterolithiasis): Vorkommen von Harnleitersteinen; **Klinik** und **Therapie** *s.u. Urolithiasis, Nephrolithiasis*

U|re|te|ro|li|tho|to|mie *f* (Ⓔ ureterolithotomy): operative Entfernung von Harnleitersteinen; wird meist als ureteroskopische Steinextraktion durchgeführt

U|re|te|ro|ly|se *f* (Ⓔ ureterolysis): operative Harnleiterlösung

U|re|te|ro|me|a|to|to|mie *f* (Ⓔ ureteromeatotomy): Inzision/Schlitzung der Harnleitermündung in die Blase

U|re|te|ro|ne|o|py|e|lo|sto|mie *f* (Ⓔ ureteroneopyelostomy): *Syn*: *Ureteropyeloneostomie, Ureteropyelostomie*; End-zu-End-Neueinpflanzun des Harnleiters in das Nierenbecken nach Resektion des Harnleiterursprungs

U|re|te|ro|ne|o|zys|to|sto|mie *f* (Ⓔ ureteroneocystostomy): *Syn*: *Ureterozystoneostomie, Ureterozystostomie*; Neueinpflanzung des/der Harnleiter(s) in die Blase

U|re|te|ro|ne|phrek|to|mie *f* (Ⓔ ureteronephrectomy): *Syn*: *Nephroureterektomie*; operative Entfernung von Niere und Harnleiter

U|re|te|ro|pa|thie *f* (Ⓔ ureteropathy): Harnleitererkrankung, Uretererkrankung

u|re|te|ro|pel|vin *adj* (Ⓔ ureteropelvic): Harnleiter/Ureter und Nierenbecken betreffend oder verbindend

U|re|te|ro|plas|tik *f* (Ⓔ ureteroplasty): *Syn*: *Harnleiterplastik, Ureterplastik*; plastische Operation am Harnleiter, z.B. bei Fehlbildungen [Doppelbildung] oder Stenose

U|re|te|ro|prok|to|sto|mie *f* (Ⓔ ureteroproctostomy): *Syn*: *Ureterorektostomie, Ureterorektoneostomie*; operative Verbindung von Harnleiter [Ureter] und Rektum zur Harnableitung*

U|re|te|ro|py|e|li|tis *f, pl* **-ti|den** (Ⓔ ureteropyelitis): *Syn*: *Ureteropyelonephritis*; Entzündung von Harnleiter und Nierenbecken; deszendierende Pyelonephritis*

u|re|te|ro|py|e|li|tisch *adj* (Ⓔ ureteropyelitic): *Syn*: *ureteropyelonephritisch*; Ureteropyelitis betreffend, von ihr betroffen oder gekennzeichnet

U|re|te|ro|py|e|lo|gra|phie *f* (Ⓔ ureteropyelography): *Syn*: *Ureteropyelografie*; Röntgenkontrastdarstellung* von Nierenbecken und Harnleitern

U|re|te|ro|py|e|lo|ne|o|sto|mie *f*: → *Ureteroneopyelostomie*

U|re|te|ro|py|e|lo|ne|phri|tis *f, pl* **-ti|den**: → *Ureteropyelitis*

u|re|te|ro|py|e|lo|ne|phri|tisch *adj*: → *ureteropyelitisch*

U|re|te|ro|py|e|lo|ne|phro|sto|mie *f* (Ⓔ ureteropyelonephrostomy): operative Verbindung von Harnleiter [Ureter] und Nierenbecken

U|re|te|ro|py|e|lo|sto|mie *f*: → *Ureteroneopyelostomie*

u|re|te|ro|rek|tal *adj* (Ⓔ ureterorectal): Harnleiter/Ureter und Enddarm/Rektum betreffend oder verbindend

U|re|te|ro|rek|to|ne|o|sto|mie *f*: → *Ureteroproktostomie*

U|re|te|ro|rek|to|sto|mie *f*: → *Ureteroproktostomie*

U|re|te|ro|re|no|skop *nt* (Ⓔ ureterorenoscope): starres oder flexibles Endoskop zur Ureterorenoskopie*

U|re|te|ro|re|no|sko|pie *f* (Ⓔ ureterorenoscopy): endoskopische Untersuchung von Harnleiter [Ureter*] und Nierenhohlsystem mit einem starren oder flexiblen Ureterorenoskop [*Abb. U24*]

u|re|te|ro|re|no|sko|pisch *adj* (Ⓔ ureterorenoscopic): Ureterorenoskopie oder Ureterorenoskop betreffend, mittels Ureterorenoskopie oder Ureterorenoskop

U|re|te|ror|rha|gie *f* (Ⓔ ureterorrhagia): *Syn*: *Harnleiterblutung*; meist durch Steinabgang oder Tumoren verursachte Blutung

U|re|te|ror|rha|phie *f* (Ⓔ ureterorrhaphy): *Syn*: *Harnleiternaht*; Naht des Harnleiters nach traumatischer oder operativer Eröffnung oder Durchtrennung

U|re|te|ro|sig|mo|i|de|o|sto|mie *f*: → *Ureterosigmoidostomie*

U|re|te|ro|sig|mo|i|do|sto|mie *f* (Ⓔ ureterosigmoidostomy): *Syn*: *Harnleiter-Sigma-Fistel, Ureter-Sigma-Fistel, Ureterosigmoideostomie*; operative Verbindung von Harnleiter [Ureter] und Sigma zur Harnableitung*; *s.a. Kolon-Conduit* [*Abb. U25*]

U|re|te|ro|ste|no|se *f* (Ⓔ ureterostenosis): *Syn*: *Harnleiterstenose, Harnleiterverengung, Ureterstenose*; angeborene [Harnleiterklappe, Ureterozele*] oder erworbene [Entzündung, Tumor, retroperitoneale Fibrose*] Einengung des Harnleiterlumens; die **Therapie** besteht in einer retrograden oder antegraden Ballondilatation

U|re|te|ro|sto|ma *nt, pl* **-ma|ta** (Ⓔ ureterostoma): *Syn*: *Harnleiterfistel, Ureterfistel*; operativ angelegte äußere Harnleiterfistel; *s.a. Ureterokutaneostomie*

U|re|te|ro|sto|mie *f* (Ⓔ ureterostomy): *Syn*: *Harnleiterfistelung, Ureterfistelung*; Anlegen einer äußeren Harnleiterfistel zur temporären oder permanenten Harnableitung*; *s.a. Ureterokutaneostomie*

U|re|te|ro|to|mie *f* (Ⓔ ureterotomy): *Syn*: *Harnleiterschnitt,*

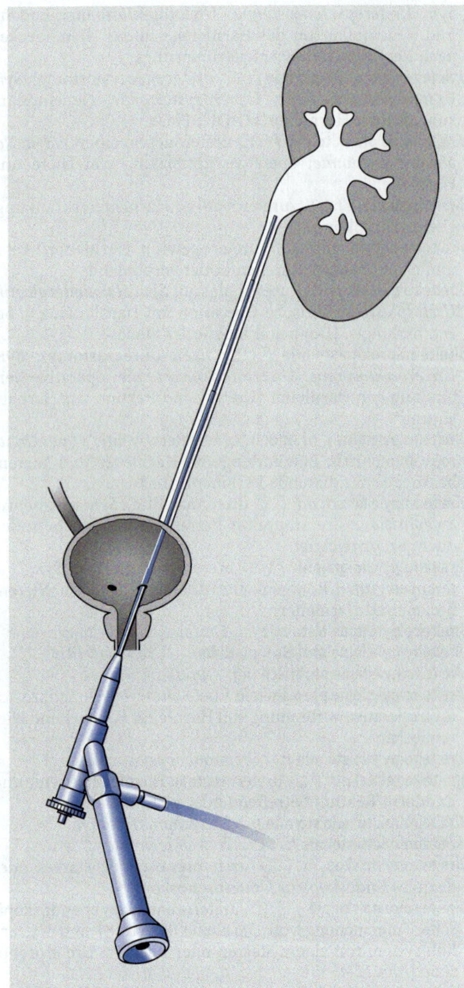

Abb. U24. Ureterorenoskopie

Ureterschnitt; operative Harnleitereröffnung

transvaginale Ureterotomie (Ⓔ vaginal ureterotomy): Eröffnung des Harnleiters durch die Scheide [Vagina*]

U|re|te|ro|tri|go|no|en|te|ro|sto|mie *f* (Ⓔ ureterotrigonoenterostomy): Einpflanzung von Harnleiter(n) und Blasendreieck in die Darmwand zur permanenten Harnableitung*

U|re|te|ro|tri|go|no|sig|mo|i|de|o|sto|mie *f* (Ⓔ ureterotrigonosigmoidostomy): *Syn*: *Ureterotrigonosigmoidostomie*; Einpflanzung von Harnleiter(n) und Blasendreieck in die Sigmawand zur permanenten Harnableitung*

U|re|te|ro|tri|go|no|sig|mo|i|do|sto|mie *f*: → *Ureterotrigonosigmoideostomie*

u|re|te|ro|u|re|te|ral *adj* (Ⓔ ureteroureteral): zwei Harnleiterabschnitte verbindend

U|re|te|ro|u|re|te|ro|sto|mie *f* (Ⓔ ureteroureterostomy): *Syn*: *Ureter-Ureter-Anastomose*; operative Verbindung von zwei Harnleiterabschnitten oder den beiden Harnleitern

u|re|te|ro|u|te|rin *adj* (Ⓔ ureterouterine): Harnleiter/Ureter und Gebärmutter/Uterus betreffend oder verbindend

u|re|te|ro|va|gi|nal *adj* (Ⓔ ureterovaginal): Harnleiter/Ureter und Scheide/Vagina betreffend oder verbindend

u|re|te|ro|ve|si|kal *adj* (Ⓔ ureterovesical): Harnleiter/Ureter und Harnblase betreffend oder verbindend

U|re|te|ro|ve|si|ko|plas|tik *f* (Ⓔ ureterovesicoplasty): *Syn*: *Harnleiter-Blasen-Plastik*; plastische Operation von Harnleiter und Blase, z.B. Antirefluxplastik* bei vesikoureteralem Reflux*

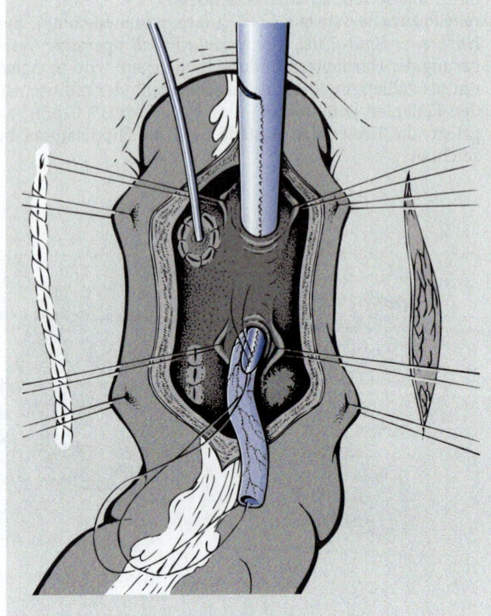

Abb. U25. Transkolische Ureterosigmoidostomie

U|re|te|ro|ve|si|ko|sto|mie *f* (Ⓔ ureterovesicostomy): Wiedereinpflanzung der Harnleiter [Ureter] in die Blasenwand

U|re|te|ro|ze|le *f* (Ⓔ ureterocele): *Syn*: *Ureterzyste*; ballonartige Auftreibung der Harnleitermündung in die Harnblase; je nach der Lage der Uretermündung unterscheidet man **intravesikale** [am normalen Ort] und **ektope Ureterozelen**; intravesikale Ureterozelen sind klinisch meist unauffällig, während ektope Ureterozelen zu Abflussstörungen führen; **Therapie**: Fensterung der Zyste bei intravesikaler Lage, Ureterneueinpflanzung bei ektoper Lage oder vesikoureteralem Reflux

u|re|te|ro|zer|vi|kal *adj* (Ⓔ ureterocervical): Harnleiter/Ureter und Gebärmutterhals/Zervix betreffend oder verbindend

U|re|te|ro|zys|to|ne|o|sto|mie *f*: → *Ureteroneozystostomie*

U|re|te|ro|zys|to|skop *nt* (Ⓔ ureterocystoscope): Endoskop* für die Ureterozystoskopie*

U|re|te|ro|zys|to|sko|pie *f* (Ⓔ ureterocystoscopy): endoskopische Untersuchung von Blase und Harnleiter

U|re|te|ro|zys|to|sto|mie *f*: → *Ureteroneozystostomie*

U|re|te|ro|zys|to|to|mie *f* (Ⓔ ureterocystotomy): operative Eröffnung von Blase und Harnleiter

transvaginale Ureterozystotomie (Ⓔ vaginal ureterocystotomy): *Syn*: *Kolpozystoureterotomie, Kolpoureterozystotomie*; Eröffnung von Blase und Harnleiter durch die Scheide [Vagina*]

U|re|ter|plas|tik *f*: → *Ureteroplastik*

U|re|ter|schleim|haut *f* (Ⓔ mucosa of ureter): *Syn*: *Harnleiterschleimhaut, Tunica mucosa ureteris*; die Harnleiterschleimhaut trägt ein mehrreihiges Übergangsepithel [Urothel*]

U|re|ter|schnitt *m*: → *Ureterotomie*

Ureter-Sigma-Fistel *f*: → *Ureterosigmoidostomie*

U|re|ter|stein *m*: → *Harnleiterstein*

U|re|ter|ste|no|se *f*: → *Ureterostenose*

Ureter-Ureter-Anastomose *f*: → *Ureteroureterostomie*

U|re|ter|zys|te *f*: → *Ureterozele*

Urethr-, urethr- *präf.*: → *Urethro-*

U|re|thra *f, pl* **-rae** (Ⓔ urethra): *Syn*: *Harnröhre*; zu den äußeren Geschlechtsorganen gehörende Röhre, die den Harn von der Harnblase an führt; männliche und weibliche Harnröhre unterscheiden sich sehr stark, da die männliche Harn-

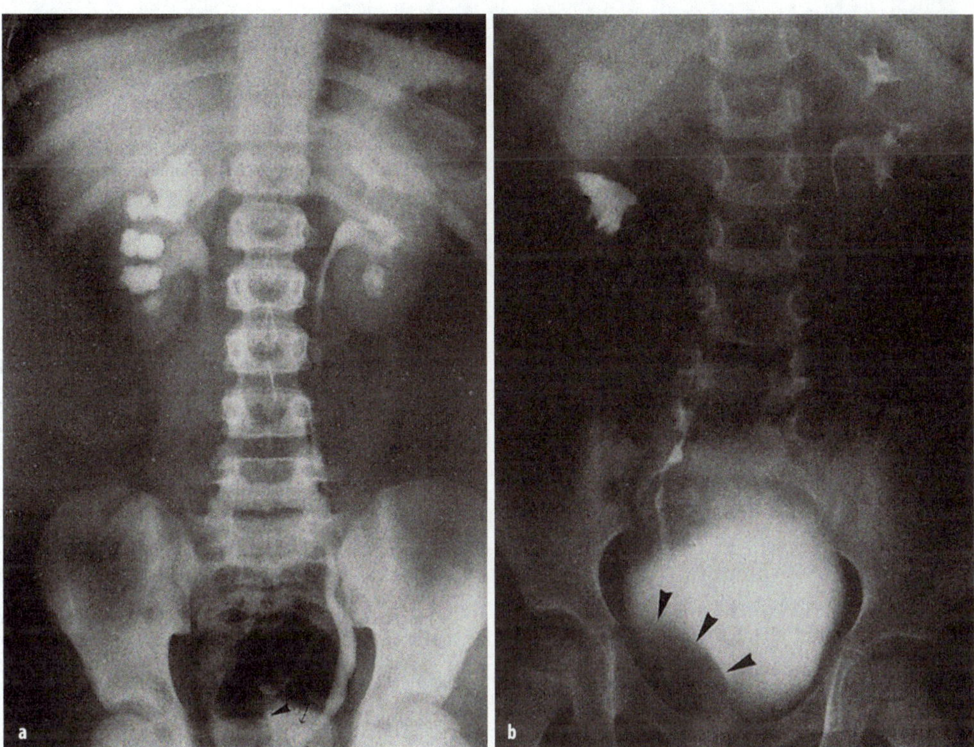

Abb. U26. Ureterozele. **a** beidseitige Ureterozelen, **b** ektope Ureterozele der oberen Anlage einer rechten Doppelniere

röhre auch als Samenröhre dient

Urethra feminina (Ⓔ female urethra): ***Syn:*** *weibliche Harnröhre*; die Harnröhre der Frau ist ca. 3–5 cm lang; sie beginnt an der inneren Harnröhrenöffnung [**Ostium urethrae internum**] in der Blasenwand im Bereich des Blasendreiecks [Trigonum* vesicae] und mündet im **Ostium urethrae externum** oberhalb des Scheideneingangs [Ostium* vaginae]; der Abschnitt in der Blasenwand wird als **Pars intramuralis** bezeichnet; die Schleimhaut [**Tunica mucosa urethrae**] trägt im Anfangsteil ein Übergangsepithel [Urothel*], im mittleren Abschnitt ein mehrreihiges Zylinderepithel* und im Endabschnitt ein mehrschichtiges, unverhorntes Plattenepithel; die Muskelschicht [**Tunica muscularis**] besteht aus einer inneren Ringmuskelschicht [Stratum circulare], deren quergestreifte Muskelfasern den **Sphincter urethrae internus** bilden, und einer äußeren Längsmuskelschicht [Stratum longitudinale]

Urethra masculina (Ⓔ male urethra): ***Syn:*** *männliche Harnröhre, Harnsamenröhre*; die Harnröhre des Mannes dient sowohl als Harn- als auch als Samenweg: sie ist ca. 20 cm lang und reicht von der inneren Harnröhrenöffnung [**Ostium urethrae internum**] in der Blasenwand im Bereich des Blasendreiecks [Trigonum* vesicae] bis zur Mündung auf der Eichel des Penis* [**Ostium urethrae internum**]; man unterscheidet: **1. Pars intramuralis** oder **Pars preprostatica** in der Harnblasenwand **2. Pars prostatica** ca. 3,5 cm langer Abschnitt innerhalb der Prostata*; wird in einen hinteren [**Pars proximalis**] und vorderen Abschnitt [**Pars distalis**] unterteilt; an ihrer Hinterwand liegt eine Schleimhautfalte [Crista urethralis], die den **Samenhügel** mit den Mündungen von rechtem und linkem Ductus* ejaculatorius [Colliculus seminalis] trägt **3. Pars membranacea** oder **Pars intermedia** 1–2 cm langer Teil, der im Levatorspalt* durch das Diaphragma* urogenitale tritt **4. Pars spongiosa** ca. 15 cm langer im Corpus* spongiosum des Penis* verlaufender Abschnitt, in den die Glandulae* urethrales münden; ihr Anfangsteil wird als **Ampulla urethrae** bezeichnet,

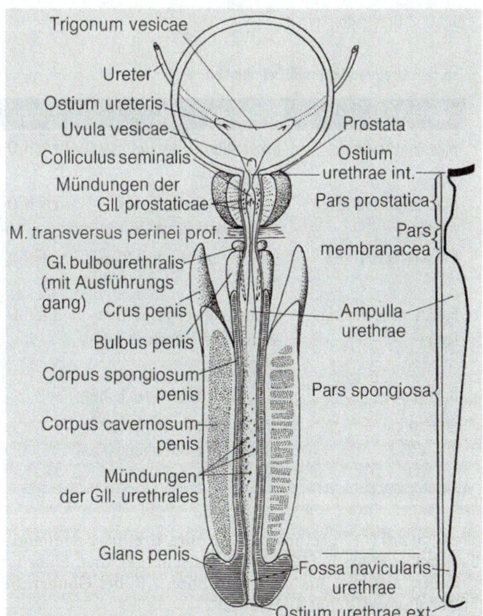

Abb. U27. Urethra masculina

ihr kahnförmiger Endabschnitt als **Fossa navicularis** die Schleimhaut [**Tunica mucosa urethrae**] trägt im Bereich der Pars prostatica Urothel* [Tunica mucosa urethrae prostaticae]; die Partes intermedia und spongiosa [Tunica mucosa urethrae intermediae, spongiosae] werden von mehrschichtigem Zylinderepithel ausgekleidet, das in der Fossa navicularis in Plattenepithel übergeht; die Muskelschicht [Tunica muscularis urethrae] hat drei Abschnitte: [**Tunica muscularis urethrae intermediae, prostaticae** und **spongiosae**], von denen nur die Tunica muscularis urethrae prostaticae eine Ringmuskelschicht [Stratum circulare] besitzt; sie bildet den Musculus* sphincter urethrae internus; alle drei Abschnitte haben eine unterschiedlich dicke Längsmuskelschicht [Stratum longitudinale]

U|re|thra|a|tre|sie *f* ((E) urethratresia): ***Syn:*** *Harnröhrenatresie, Atreturethrie*; angeborener Verschluss der Harnröhre; nur 10 % der kindlichen Harnröhrenstenosen, der Rest ist zum größten Teil iatrogen bedingt; **Therapie**: Urethrotomia* interna; bei Rezidivverschluss oder längerer Atresie End-zu-End-Anastomose

U|re|thra|druck|pro|fil *nt* ((E) urethral pressure profile): simultane Messung von Blasen- und Harnröhrendruck zur Beurteilung der Verschlussfähigkeit der Harnröhre in Ruhe und unter Stressbedingungen

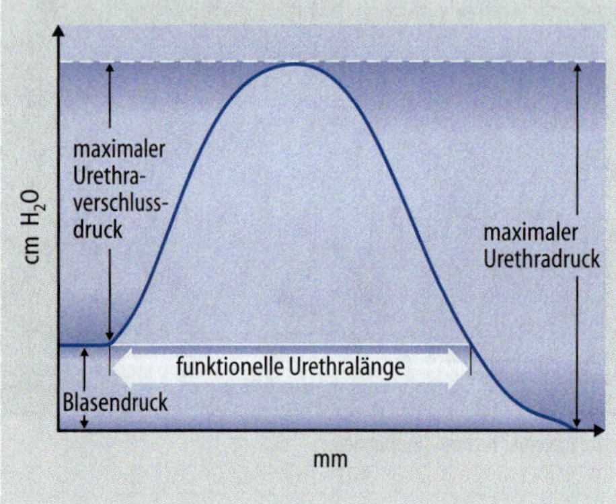

Abb. U28. Urethradruckprofil

Tab. U29. Urethradruckprofil. Definitionen

Parameter	Bedeutung	Einheit
Max. Urethradruck	Maximaldruck des Urethradruckprofils	cm H_2O
Max. Urethraverschlussdruck	Maximaler Urethradruck minus Blasendruck	cm H_2O
Intravesikaler Druck	Simultan gemessener Blasendruck	cm H_2O
Funktionelle Urethralänge	Strecke, auf der der Urethradruck den Blasendruck übersteigt	cm H_2O
Ruheprofil	Druckprofilmessung in Ruhe	–
Stressprofil	Druckprofilmessung bei abdomineller Druckerhöhung (Husten, Pressen)	–

u|re|thral *adj* ((E) urethral): Harnröhre/Urethra betreffend

U|re|thral|aus|fluss *m* ((E) urethral discharge): ***Syn:*** *Fluor urethralis*; Ausfluss aus der Harnröhre, z.B. bei Gonorrhoe* oder unspezifischer Urethritis*

U|re|thral|buch|ten *pl*: *→Urethrallakunen*

U|re|thral|drü|sen *pl* ((E) urethral glands of male urethra): ***Syn:*** *Littré-Drüsen, Glandulae urethrales urethrae masculinae*; muköse Drüsen der Schleimhaut der männlichen Harnröhre

U|re|thral|fie|ber *nt* ((E) urethral fever): ***Syn:*** *Katheterfieber, Harnfieber, Febris urethralis*; akutes Fieber bei Keimverschleppung beim Katheterisieren oder Eingriffen an der Harnröhre

U|re|thral|gie *f* ((E) urethralgia): ***Syn:*** *Urethrodynie, Harnröhrenschmerz*; Schmerzen in der Harnröhre

U|re|thra|lis *f*: *→Arteria urethralis*

U|re|thral|la|ku|nen *pl* ((E) urethral lacunae): ***Syn:*** *Urethralbuchten, Lacunae urethrales*; Buchten der Harnröhrenschleimhaut mit den Mündungen der Harnröhrendrüsen

U|re|thral|po|lyp *m* ((E) urethral polyp): ***Syn:*** *Harnröhrenpolyp*; fibroepithelialer Polyp der Harnröhrenschleimhaut; findet sich v.a. bei Frauen nach der Menopause; kann zu Abflussstörungen, Inkontinenz oder Hämaturie führen; **Therapie**: endoskopische Abtragung

U|re|thral|sphink|ter *m*: *→Musculus sphincter urethrae*

U|re|thral|syn|drom *nt*: *→Reizblase*

U|re|thra|naht *f*: *→Urethrorrhaphie*

U|re|thra|plas|tik *f*: *→Urethroplastik*

U|re|thra|sphink|ter *m*: *→Musculus sphincter urethrae*

U|re|thra|ste|no|se *f* ((E) urethrostenosis): ***Syn:*** *Harnröhrenverengung, Harnröhrenstenose*; angeborene [Harnröhrenklappe] oder häufiger erworbene [Entzündung, Tumor, Prostatahypertrophie, Verletzung (Katheterismus!)] Einengung des Harnröhrenlumens; **Therapie**: retrograde Ballondilatation oder Bougierung

U|re|thri|tis *f, pl* **-ti|den** ((E) urethritis): ***Syn:*** *Harnröhrenentzündung*; Entzündung der Harnröhrenschleimhaut; verläuft meist als akute infektiöse Entzündung durch Gonokokken*, Chlamydia*, Ureaplasma* urealyticum, Mycoplasma*, Trichomonas* usw.; bei Frauen kommt es wegen der kurzen Harnröhre meist auch zur Blasenentzündung [Urethrozystitis]; **Klinik**: Brennen in der Harnröhre, Schmerzen beim Wasserlassen, evtl. Ausfluss [eitrig bei Gonokokken, Chlamydia und Trichomonas; glasig bei Mycoplasma]; **Therapie**: Antibiotika [Tetracycline]; *s.a. Harnweginfektion*

Tab. U30. Ätiologie der Urethritis

Ätiologie
Infektiöse Urethritis
Gonorrhoische Urethritis
Urethritis durch Chlamydia trachomatis
Urethritis durch Ureaplasma urealyticum
Andere Erreger (Mycoplasma hominis, Trichomonas vaginalis, Corynebakterien …)
Mechanische Urethritis
Allergische Urethritis
Urethritis bei Allgemeinerkrankungen

Urethritis anterior ((E) anterior urethritis): Entzündung des vorderen Harnröhrenabschnitts

chronische Urethritis ((E) chronic urethritis): bei Frauen eines der häufigsten urologischen Probleme; die Infektion tritt oft nach dem Geschlechtsverkehr auf und wird v.a. durch Escherichia* coli, Streptococcus* faecalis und Ureaplasma* urealyticum verursacht; bei Frauen nach der Menopause [**senile Urethritis**], handelt es sich oft um eine sterile Entzündung, die durch die Austrocknung durch den Östrogenmangel bedingt ist

Urethritis gonorrhoica ((E) gonococcal urethritis): ***Syn:*** *gonorrhoische Urethritis*; i.d.R. Primärform der Gonorrhoe* mit Brennen beim Wasserlassen und gelb-grünem, eitrigem Ausfluss

gonorrhoische Urethritis: *→Urethritis gonorrhoica*

nicht-gonorrhoische Urethritis ((E) nongonococcal urethritis): ***Syn:*** *unspezifische Urethritis, Urethritis simplex, Urethritis nongonorrhoica*; Oberbegriff für alle nicht durch Neisseria* gonorrhoeae verursachten Harnröhrenentzündungen, unabhängig von der Ätiologie [bakteriell, pilzbedingt, traumatisch, allergisch]

Urethritis nongonorrhoica: *→nicht-gonorrhoische Urethritis*

Urethritis posterior ((E) posterior urethritis): Entzündung des hinteren Harnröhrenabschnitts

postgonorrhoische Urethritis ((E) postgonococcal urethritis): nach abgeheilter Gonorrhoe* persistierende, meist durch Chlamydia* hervorgerufene Harnröhrenentzündung

senile Urethritis: *→chronische Urethritis*

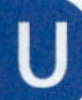

Urethritis simplex: → *nicht-gonorrhoische Urethritis*
unspezifische Urethritis: → *nicht-gonorrhoische Urethritis*
u|re|thri|tisch *adj* (Ⓔ urethritic): Harnröhrenentzündung/Urethritis betreffend, von ihr betroffen oder gekennzeichnet
Urethro-, urethro- *präf.*: Wortelement mit der Bedeutung „Harnröhre/Urethra"
U|re|thro|blen|nor|rhoe *f, pl* **-rho|en** (Ⓔ urethroblennorrhea): Schleimausfluss aus der Harnröhre
u|re|thro|bul|bär *adj* (Ⓔ urethrobulbar): ***Syn:*** *bulbourethral*; Harnröhre und Bulbus penis betreffend
U|re|thro|dy|nie *f*: → *Urethralgie*
U|re|thro|gra|phie *f* (Ⓔ urethrography): ***Syn:*** *Urethrografie*; Röntgenkontrastdarstellung* der Harnröhre
U|re|thro|me|trie *f* (Ⓔ urethrometry): Messung des Druckprofils in der Harnröhre mit einem Kathetermanometer
u|re|thro|pe|ri|ne|al *adj* (Ⓔ urethroperineal): Harnröhre/Urethra und Damm/Perineum betreffend oder verbindend
u|re|thro|pe|ri|ne|o|skro|tal *adj* (Ⓔ urethroperineoscrotal): Harnröhre/Urethra, Damm/Perineum und Hodensack/Skrotum betreffend oder verbindend
U|re|thro|plas|tik *f* (Ⓔ urethroplasty): ***Syn:*** *Harnröhrenplastik, Urethraplastik*; plastische Operation der Harnröhre, z.B. bei Stenose oder Hypospadie*
u|re|thro|pro|sta|tisch *adj* (Ⓔ urethroprostatic): Harnröhre/Urethra und Vorsteherdrüse/Prostata betreffend oder verbindend
u|re|thro|rek|tal *adj* (Ⓔ urethrorectal): Harnröhre/Urethra und Enddarm/Rektum betreffend oder verbindend
U|re|thror|rha|gie *f* (Ⓔ urethrorrhagia): ***Syn:*** *Harnröhrenblutung*; die häufigsten Ursachen sind iatrogen [Katheter!] oder Verletzungen [Koitus]; aus der Harnröhre austretendes Blut kann aber aus der Harnröhre, der Prostata, der Blase oder den Harnleitern stammen
U|re|thror|rha|phie *f* (Ⓔ urethrorrhaphy): ***Syn:*** *Harnröhrennaht, Urethranaht*; Naht der Harnröhre nach Verletzung oder Operation
U|re|thror|rhoe *f, pl* **-rho|en** (Ⓔ urethrorrhea): ***Syn:*** *Harnröhrenausfluss*; Ausfluss aus der Harnröhre
U|re|thro|skop *nt* (Ⓔ urethroscope): Endoskop* für die Urethroskopie*
U|re|thro|sko|pie *f* (Ⓔ urethroscopy): ***Syn:*** *Harnröhrenspiegelung*; endoskopische Untersuchung der Harnröhre [Urethra]
u|re|thro|sko|pisch *adj* (Ⓔ urethroscopic): Urethroskopie betreffend, mittels Urethroskopie
u|re|thro|skro|tal *adj* (Ⓔ urethroscrotal): Harnröhre/Urethra und Hodensack/Skrotum betreffend oder verbindend
U|re|thro|sto|mie *f* (Ⓔ urethrostomy): ***Syn:*** *Harnröhren-Damm-Fistel*; Anlegen einer äußeren Harnröhrenfistel zum Damm
U|re|thro|to|mia *f*: → *Urethrotomie*
U|re|thro|to|mie *f* (Ⓔ urethrotomy): ***Syn:*** *Urethrotomia, Harnröhrenschlitzung, Harnröhrenschnitt*; Inzision der Harnröhre; wird meist zur Therapie von Harnröhrenstrikturen* durchgeführt; die Schlitzung erfolgt entweder von der Lichtung aus [**endourethrale Urethrotomie, Urethrotomia interna**] oder nach Eröffnung der Harnröhre von außen; kürzere Strikturen können blind [z.B. Otis-Urethrotomie] oder als Sichturethrotomie [z.B. Sachse-Urethrotomie] vorgenommen werden; langstreckige Strikturen oder Rezidive bedürfen der offenen Harnröhrenplastik

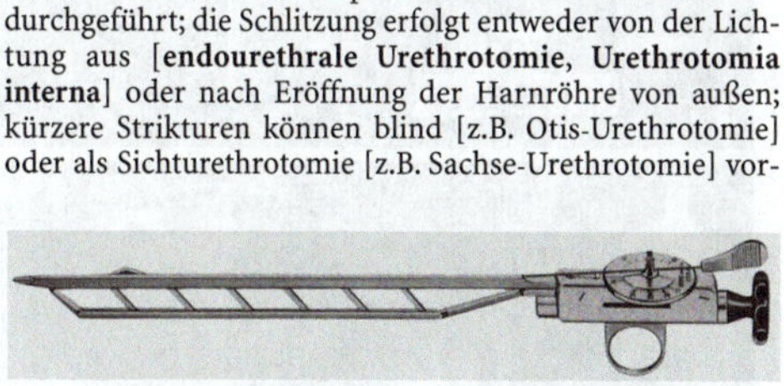

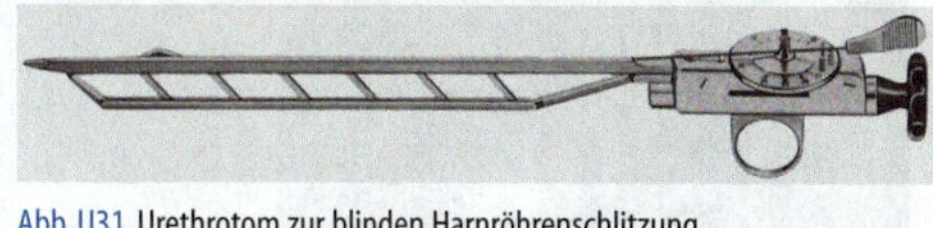

Abb. U31. Urethrotom zur blinden Harnröhrenschlitzung

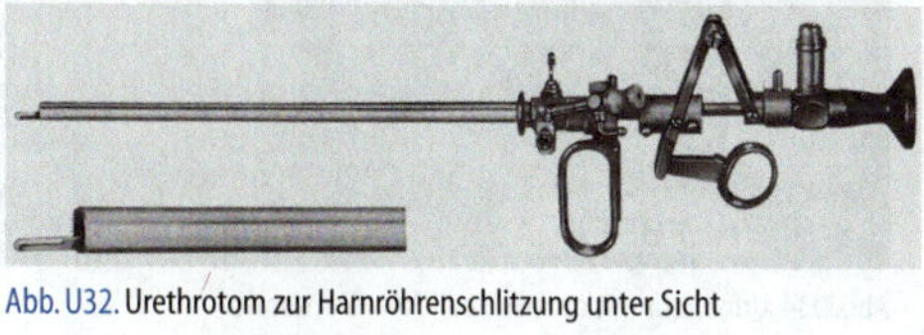

Abb. U32. Urethrotom zur Harnröhrenschlitzung unter Sicht

u|re|thro|va|gi|nal *adj* (Ⓔ urethrovaginal): Harnröhre/Urethra und Scheide/Vagina betreffend oder verbindend
u|re|thro|ve|si|kal *adj* (Ⓔ urethrovesical): Harnröhre/Urethra und Harnblase betreffend
U|re|thro|ze|le *f* (Ⓔ **1.–2.** urethrocele): **1.** ***Syn:*** *Harnröhrendivertikel*; echte Divertikel durch Aussackung der Harnröhre; sind oft nur mit einem kleinen Fistelgang mit der Harnröhre verbunden und haben eine Tendenz zur eitrigen Entzündung; **Therapie:** operative Abtragung **2.** ***Syn:*** *Harnröhrenprolaps*; Vorwölbung der Harnröhre in die Scheide [Vagina]; ist meist durch ein Divertikel [siehe oben] oder eine Bindegewebsschwäche bedingt; **Therapie:** Abtragung des Divertikels von der Scheide her; bei Bindegewebsschwäche Kolporrhaphie*
U|re|thro|zys|ti|tis *f, pl* **-ti|ti|den** (Ⓔ urethrocystitis): Entzündung von Harnröhre und Harnblase; *s.a. Urethritis*
u|re|thro|zys|ti|tisch *adj* (Ⓔ urethrocystitic): Urethrozystitis betreffend, von ihr betroffen oder gekennzeichnet
U|re|thro|zys|to|gramm *nt* (Ⓔ urethrocystogram): ***Syn:*** *Zystourethrogramm*; Röntgenkontrastaufnahme von Harnblase und Harnröhre
U|re|thro|zys|to|gra|phie *f* (Ⓔ urethrocystography): ***Syn:*** *Zystourethrographie, Zystourethrografie, Urethrozystografie*; Röntgenkontrastdarstellung* von Harnblase und Harnröhre
u|re|thro|zys|to|gra|phisch *adj* (Ⓔ urethrocystographic): ***Syn:*** *zystourethrographisch, zystourethrografisch, urethrozystografisch*; Urethrozystographie betreffend, mittels Urethrozystographie
U|re|thro|zys|to|skop *nt* (Ⓔ cystourethroscope): ***Syn:*** *Zystourethroskop*; Endoskop* für die Harnröhren- und Harnblasenspiegelung
U|re|thro|zys|to|sko|pie *f* (Ⓔ cystourethroscopy): ***Syn:*** *Zystourethroskopie*; kombinierte Harnröhren- und Harnblasenspiegelung
u|re|thro|zys|to|sko|pisch *adj* (Ⓔ cystourethroscopic): ***Syn:*** *zystourethroskopisch*; Urethrozystoskopie betreffend, mittels Urethrozystoskopie
URF *Abk.*: Uterus-Relaxationsfaktor
Ur|ge|in|kon|ti|nenz *f* (Ⓔ urge incontinence): ***Syn:*** *imperative Miktion, imperativer Harndrang, Dranginkontinenz*; zwanghafter, nicht-unterdrückbarer Harndrang, der zu unwillkürlichem Harnabgang führt; die Ätiologie ist noch nicht vollständig abgeklärt; sicher ist aber, dass es sich um ein Missverhältnis von afferenten Impulsen und Blasenfüllung handelt; damit kommt es schon bei geringer Blasenfüllung zu einem starken Harndrang; das ausgeschiedene Harnvolumen ist klein und die funktionelle Blasenkapazität ist erniedrigt; **Therapie:** soweit eine Ursache gefunden werden kann [z.B. interstitielle Zystitis], Behandlung der Ursache; versucht werden cholinerge und adrenerge Rezeptorblocker, Calciumkanalblocker, Blasentraining, Reizstrom, Biofeedback usw.; die Erfolge sind aber oft nicht befriedigend und eine operative Blasenaugmentation oder Zystektomie mit Harnableitung ist indiziert
Urgency-frequency-Syndrom *nt*: → *Reizblase*
Ur|gi|ne|a ma|ri|ti|ma *f*: → *Meerzwiebel*
Ur|hi|dro|sis *f, pl* **-ses** (Ⓔ urhidrosis): ***Syn:*** *Uridrosis, Sudor urinosus, urämischer Frost*; Ausscheidung von Harnstoff und Harnsäure im Schweiß bei Urämie*
Uric-, uric- *präf.*: → *Urico-*
U|ri|ca|se *f* (Ⓔ uricase): ***Syn:*** *Urikase, Uratoxidase*; Enzym, das Harnsäure* in Allantoin* umwandelt
Urico-, urico- *präf.*: Wortelement mit Bezug auf „Harnsäure"
U|ri|din *nt* (Ⓔ uridine): Nucleosid* aus Uracil* und Ribose*
U|ri|din|di|phos|phat *nt* (Ⓔ uridine diphosphate): ***Syn:*** *Uridin-5'-diphosphat*; von Uridin* abgeleitetes Diphosphat, das ein wichtiger Aktivator von Monosacchariden im Stoffwechsel ist
Uridin-5'-diphosphat *nt*: → *Uridindiphosphat*
Uridindiphosphat-D-Galaktose *f*: → *UDP-Galaktose*
Uridindiphosphat-Glucose *f*: → *UDP-Glucose*
U|ri|din|mo|no|phos|phat *nt* (Ⓔ uridine monophosphate): ***Syn:*** *Uridylsäure*; Phosphorsäureester des Uridins*; Zwischen-

produkt der Pyrimidinsynthese

U|ri|din|tri|phos|phat *nt* (Ⓔ uridine triphosphate): ***Syn:*** *Uridin-5'-triphosphat*; von Uridin* abgeleitetes energiereiches Phosphat*

Uridin-5'-triphosphat *nt*: *→Uridintriphosphat*

U|ri|dro|sis *f, pl* **-ses:** *→Urhidrosis*

U|ri|dyl|säu|re *f*: *→Uridinmonophosphat*

-urie *suf.*: Wortelement mit der Bedeutung „Harnen/(Ausscheidung mit dem) Harn"

Urik-, urik- *präf.*: *→Uriko-*

U|ri|ka|se *f* (Ⓔ uricase): ***Syn:*** *Uratoxidase, Uricase*; Enzym, das Harnsäure* in Allantoin* umwandelt

Uriko-, uriko- *präf.*: Wortelement mit Bezug auf „Harnsäure"

U|ri|ko|cho|lie *f* (Ⓔ uricocholia): Vorkommen von Harnsäure in der Galle

U|ri|ko|ly|se *f* (Ⓔ uricolysis): Harnsäurespaltung, Uratspaltung

u|ri|ko|ly|tisch *adj* (Ⓔ uricolytic): Urikolyse betreffend oder fördernd

U|ri|ko|po|e|se *f*: *→Harnsäurebildung*

U|ri|ko|po|i|e|se *f*: *→Harnsäurebildung*

U|ri|ko|sta|ti|kum *nt, pl* **-ka** (Ⓔ uricostatic): in der Therapie der chronischen Gicht verwendetes Mittel, das die Bildung von Harnsäure* hemmt

U|ri|ko|su|rie *f* (Ⓔ uricosuria): ***Syn:*** *Harnsäureausscheidung*; Harnsäureausscheidung; meist gleichgesetzt mit Hyperurikosurie*

U|ri|ko|su|ri|kum *nt, pl* **-ka** (Ⓔ uricosuric): die Harnsäureausscheidung förderndes Mittel

u|ri|ko|su|risch *adj* (Ⓔ uricosuric): die Harnsäureausscheidung betreffend, die Harnsäureausscheidung fördernd

U|ri|kult *nt* (Ⓔ Uricult): *s.u. Urinkultur*

U|rin *m* (Ⓔ urine): ***Syn:*** *Harn, Urina*; in der Niere gebildete Flüssigkeit zur Ausscheidung harnpflichtiger Stoffwechselprodukte; die täglich ausgeschiedene Urinmenge wird u.a. durch Flüssigkeits- und Nahrungszufuhr, Umwelt [Klima], Atmung und Stuhl [Diarrhoe] bestimmt; sie ist auch alters- und geschlechtsabhängig; beim gesunden Erwachsenen liegt der Wert zwischen 500 ml und 2 l; werden weniger als 400 ml [16 ml/h] ausgeschieden, spricht man von **Oligurie**, bei weniger als 100 ml/24 h von **Anurie**; bei **Polyurie** beträgt die Ausscheidung dagegen mehr als 4 l Urin innerhalb von 24 h

das **spezifische Gewicht** schwankt zwischen 1,016 und 1,025; die gesunde Niere kann aber den Harn bis auf 1,005 verdünnen oder auf 1,040 konzentrieren; bei normaler Kost und Funktion der Niere ist der Urin stroh-bernsteingelb, hat einen leicht aromatischen Geruch und einen pH-Wert von ca. 6,0 [5,6–7,0]; die chemische Zusammensetzung hängt von der Nahrung sowie dem Alter und Geschlecht ab;

Tab. U33. Organische Bestandteile des Urins

Tägliche Ausscheidung	
Harnstoff (abhängig von der Aminosäurezufuhr)	0,33–0,58 mol
Harnsäure (abhängig von der Nahrungszufuhr)	350–2000 mg
Kreatinin Frauen: 99–222 µmol/kg KG Männer: 160–280 µmol/kg KG	8–17 mmol
Kreatin	54–135 µmol
Aminosäuren	1–3 g
Glucose	Bis 1,1 mmol
Ketonkörper	30–150 mmol
δ-Aminolävulinat	< 45 µmol
Porphobilinogen	< 2,4 mg
Koproporphyrine	< 280 µg
Uroporphyrine	< 20 µg
Proteine	3–40 mg
α-Amylase (Diastase)	100–2000 U/l

da die Konzentration der im Urin gelösten Stoffe im Laufe des Tages erheblich schwankt, erfolgt die quantitative Bestimmung aus Durchschnittsproben eines 24 h-Urins; die Menge der anorganischen Bestandteile [Natrium, Kalium, Calcium, Magnesium, Chlorid] hängt v.a. von der Zufuhr mit der Nahrung ab, während die organischen Bestandteile eher auf den Stoffwechsel bzw. Störungen im Stoffwechsel hinweisen; da viele Erkrankungen zu einer Veränderung der Urinmenge oder Urinzusammensetzung führen, ist die Urinanalyse [Urinschnelltests, Mikroskopie, Urinkultur] ein wichtiger Teil der klinischen Diagnostik

chylöser Urin (Ⓔ chylous urine): *s.u. Chylurie*

U|ri|na *f*: *→Urin*

U|ri|nal *nt* (Ⓔ urinal): Urinflasche, Harnglas

U|rin|ex|kre|ti|ons|test *m*: *→Schilling-Test*

u|ri|ni|fer *adj* (Ⓔ uriniferous): Harn transportierend oder ableitend, harnführend

U|rin|kul|tur *f* (Ⓔ urine culture): in der Praxis werden heute meist vorgefertigte **Dipslides** [Urikult] verwendet; auf der einen Seite befindet sich Sojaagar auf dem grampositive und -negative Keime wachsen, auf der anderen Seite Eosin-Methylenblauagar oder MacConkey-Schwefel-Agar für gramnegative Keime; kommt es im Inkubator zum Wachstum, kann das Röhrchen zur weiteren Diagnose ins Labor geschickt werden

u|ri|no|gen *adj* (Ⓔ urinogenous): aus dem Harn stammend,

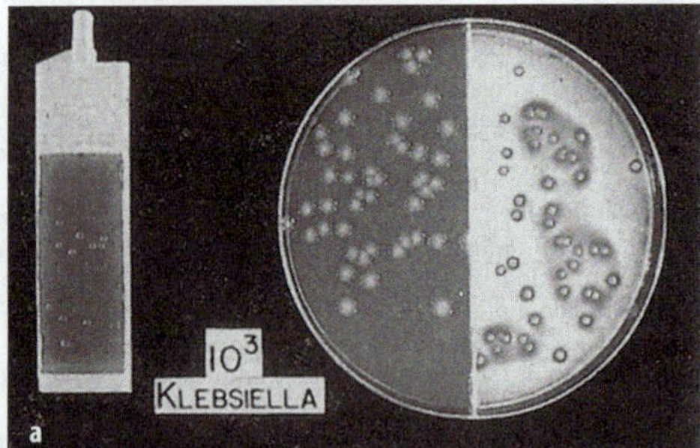

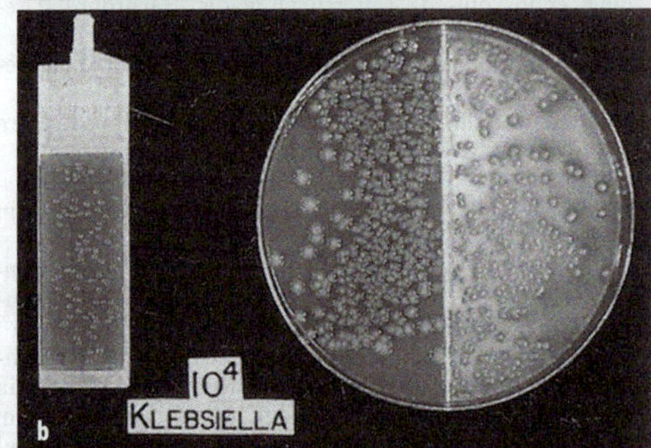

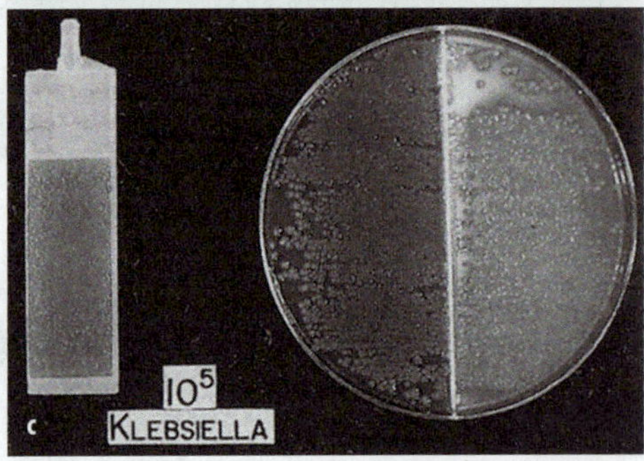

Abb. U34. Urinkultur mit unterschiedlichen Keimzahlen

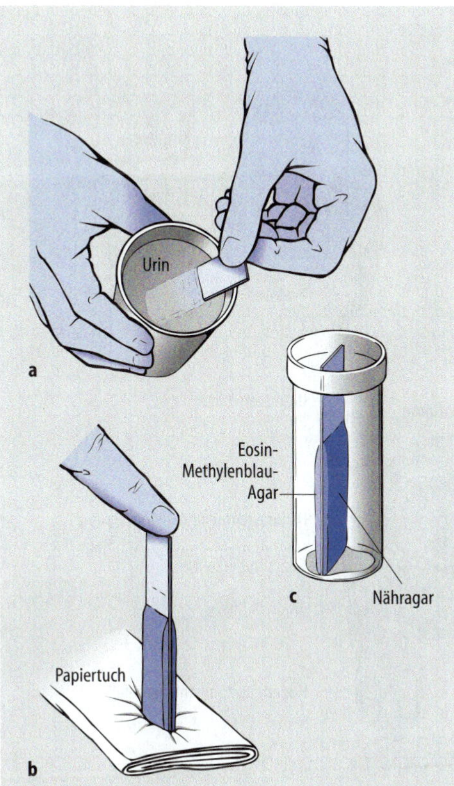

Abb. U35. Technik der Urinkultur

vom Harn ausgehend

u|ri|no|phil *adj* (Ⓔ urinophilous): (*biolog.*) mit besonderer Affinität zu Harn

u|ri|nös *adj* (Ⓔ urinous): Urin betreffend, harnartig

U|rin|se|di|ment *nt*: *→ Harnsediment*

-urisch *suf.*: in Adjektiven verwendetes Wortelement mit der Bedeutung „(mit dem Harn) ausscheidend"

Ur|keim|zel|le *f* (Ⓔ primordial germ cell): Oberbegriff für Ureizelle [Oogonie*] und Ursamenzelle [Spermatogonie*]

UR-Licht *nt*: *→ Ultrarot*

Ur|mund *m* (Ⓔ Rusconi's anus): ***Syn:*** *Urdarmöffnung, Blastoporus*; äußere Öffnung des Urdarms

Ur|nie|re *f* (Ⓔ middle kidney): ***Syn:*** *Mesonephros*; *s.u. Nierenanomalie*

Ur|nie|ren|gang *m*: *→ Wolff-Gang*

Urnieren-Leistenband *nt* (Ⓔ genito-inguinal ligament): ***Syn:*** *Ligamentum genito-inguinale*; während der Embryonalperiode Verbindungsstrang zwischea Urniere und Gonadenanlage; bildet beim Mann das Gubernaculum* testis, bei der Frau Ligamentum* teres uteri und Ligamentum* ovarii proprium

Uro-, uro- *präf.*: Wortelement mit der Bedeutung „Harn/Urin"

U|ro|bi|lin *nt* (Ⓔ urobilin): Abbauprodukt von Bilirubin*; wird über die Niere im Harn ausgeschieden [maximal 4 mg/24 h]; eine erhöhte Ausscheidung ist ein Hinweis auf eine Leberfunktionsstörung

U|ro|bi|lin|ä|mie *f* (Ⓔ urobilinemia): Vorkommen von Urobilin im Blut

U|ro|bi|li|no|gen *nt* (Ⓔ urobilinogen): von Bakterien im Darm gebildetes farbloses Abbauprodukt von Bilirubin*; wird z.T. resorbiert und zusammen mit Urobilin* im Harn ausgeschieden

U|ro|bi|li|no|gen|ä|mie *f* (Ⓔ urobilinogenemia): Vorkommen von Urobilinogen im Blut

U|ro|bi|li|no|gen|u|rie *f* (Ⓔ urobilinogenuria): (vermehrte) Urobilinogenausscheidung im Harn

u|ro|bi|li|no|id *adj* (Ⓔ urobilinoid): urobilinartig

U|ro|bi|lin|u|rie *f* (Ⓔ urobilinuria): vermehrte Urobilinausscheidung im Harn

U|ro|chro|me *pl* (Ⓔ urochromes): stickstoff-haltige Harnfarbstoffe, die im Rahmen des Hämoglobinabbaus entstehen; **Urochrom A** trägt zu ca. 25 % zur Harnfarbe bei, **Urochrom B** zu ca. 70 % und **Uroerythrin** zu ca. 4 %

U|ro|dy|nie *f* (Ⓔ urodynia): schmerzhaftes Wasserlassen, Schmerzen beim Wasserlassen

U|ro|e|ry|thrin *nt* (Ⓔ uroerythrin): beim Hämoglobinabbau anfallender Farbstoff [Urochrom*]; wird bei hämolytischem Ikterus vermehrt ausgeschieden

U|ro|flow|me|trie *f* (Ⓔ uroflowmetry): Messung des Harnflusses, d.h. der pro Zeiteinheit ausgeschiedenen Harnmenge

U|ro|fol|li|tro|pin *nt* (Ⓔ urofollitropin): im Urin vorhandenes follikelstimulierendes Hormon*

u|ro|gen *adj* (Ⓔ urogenous): harnbildend, urinbildend

u|ro|ge|ni|tal *adj* (Ⓔ urogenital): Harn- und Geschlechtsorgane betreffend

U|ro|ge|ni|tal|bil|har|zi|o|se *f*: *→ Urogenitalschistosomiasis*

U|ro|ge|ni|tal|di|a|phrag|ma *nt* (Ⓔ urogenital diaphragm): ***Syn:*** *Diaphragma urogenitale*; vorderer Teil des Beckenbodens, durch den Harnröhre und Scheide ziehen; wird von Musculus* transversus perinei profundus und superficialis, Membrana* perinei und Fascia* perinei gebildet

U|ro|ge|ni|tal|fis|tel *f* (Ⓔ genitourinary fistula): Harn- und Genitalorgane verbindende Fistel*, z.B. vesikovaginale Fistel

U|ro|ge|ni|tal|ge|gend *f*: *→ Urogenitalregion*

U|ro|ge|ni|tal|re|gi|on *f* (Ⓔ genitourinary region): ***Syn:*** *Urogenitalgegend, Regio urogenitalis*; vorderer Teil der Regio* perinealis zwischen Beckensymphyse und einer Querlinie durch die beiden Sitzbeinhöcker; enthält die äußeren Geschlechtsorgane

U|ro|ge|ni|tal|schis|to|so|mi|a|sis *f, pl* **-ses** (Ⓔ genitourinary schistosomiasis): ***Syn:*** *Blasenbilharziose, Harnblasenbilharziose, Urogenitalbilharziose, ägyptische Hämaturie/Bilharziose, urogenitale Schistosomiasis, Schistosomiasis urogenitalis*; durch Blasenpärchenegel [Schistosoma* haematobium] hervorgerufene chronische Infektion der Blase und anderer Beckenorgane; die chronische Reizung der Blasenschleimhaut führt oft zu Blasenkrebs; typisch ist auch eine Hämaturie, die in Endemiegebieten schon bei Kindern auftritt; **Diagnose**: Eiernachweis im Harnsediment; Antikörpernachweis im Serum [EIA, IF, HA]; **Therapie**: einmalige Gabe von Praziquantel* oral; *s.a. Schistosomiasis*

U|ro|ge|ni|tal|sys|tem *nt*: *→ Urogenitaltrakt*

U|ro|ge|ni|tal|trakt *m* (Ⓔ genitourinary tract): ***Syn:*** *Urogenitalsystem, Apparatus urogenitalis, Systema urogenitale*; Gesamtheit der Harn- und Geschlechtsorgane

U|ro|ge|ni|tal|tu|ber|ku|lo|se *f* (Ⓔ genitourinary tuberculosis): ***Syn:*** *Tuberculosis urogenitalis, Urophthise*; i.d.R. chronische Tuberkulose* der Urogenitalorgane; kann sowohl bei einer miliaren Frühstreuung als auch als postprimäre Organtuberkulose auftreten; die **Urotuberkulose** betrifft meist die Niere, die **Genitaltuberkulose** beim Mann meist die Prostata, bei der Frau Adnexe oder Endometrium; nach der Lungentuberkulose die häufigste Form der Organtuberkulose; **Klinik**: verläuft meist mit unspezifischen Symptomen [Abgeschlagenheit, Inappetenz, Leistungsschwäche, Nachtschweiß, subfebrile Temperaturen]; Dysurie*, Hämaturie*, Algurie*, Rückenschmerzen usw. können aber auf die Diagnose hinweisen; **Diagnose**: wegen der relativen Seltenheit wird die Erkrankung oft lange Zeit nicht korrekt diagnostiziert; eine positive Urin- oder Ejakulatkultur ist beweisend; **Therapie**: primär konservativ [*s.u. Tuberkulose*]; chirurgisch wird nur eingegriffen, wenn es zu einer fortgeschrittenen Organschädigung [Stadium III nach Elke und Rutishauser] gekommen ist, die eine Wiederherstellung der Funktion ausschließt und/oder die tuberkulostatische Therapie nicht anschlägt [*Abb. U36, U37*]

U|ro|go|na|do|tro|phin *nt*: *→ Urogonadotropin*

U|ro|go|na|do|tro|pin *nt* (Ⓔ menotropin): ***Syn:*** *Menopausengo-*

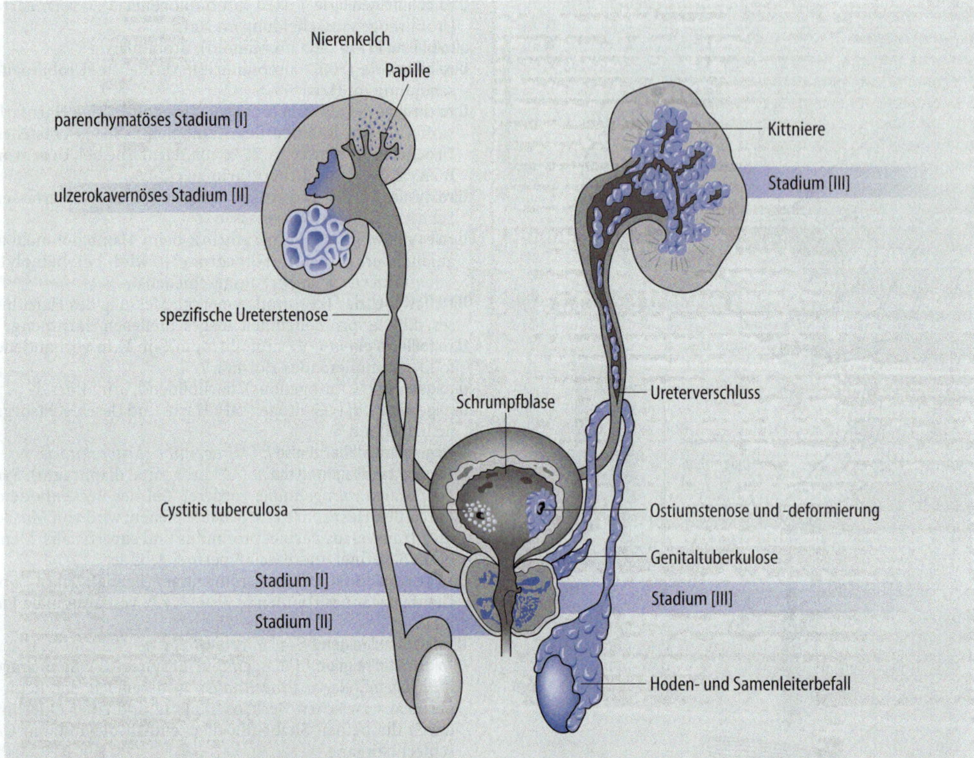

Abb. U36. Lokalisation und Stadien der Urogenitaltuberkulose

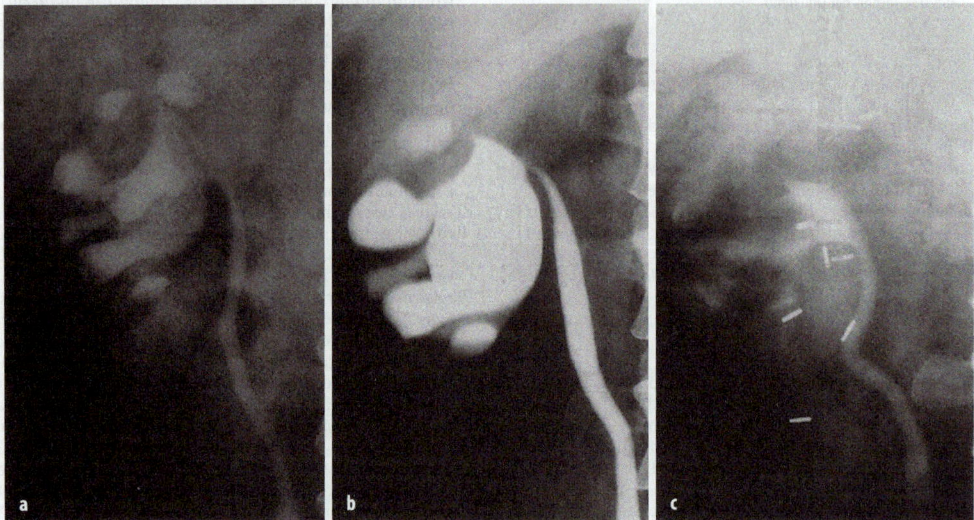

Abb. U37. Urogenitaltuberkulose. i.v.-Urogramm vor, während und nach antituberkulotischer Therapie

nadotropin, humanes Menopausengonadotropin, Urogonadotrophin; im Urin von postmenopausalen Frauen vorkommendes Gonadotropin*, das von der Wirkung her dem follikelstimulierenden Hormon* entspricht; wird z.B. zur Infertilitätsbehandlung verwendet

U|ro|gramm *nt* (Ⓔ urogram): Röntgenkontrastaufnahme der ableitenden Harnwege

U|ro|gra|phie *f* (Ⓔ urography): *Syn:* *Urografie, intravenöse Ausscheidungsurographie*; Röntgenkontrastdarstellung der ableitenden Harnwege nach intravenöser Injektion eines Positivkontrastmittels*

antegrade Urographie (Ⓔ antegrade urography): Urographie mit direkter Injektion des Kontrastmittels in das Nierenbecken

retrograde Urographie (Ⓔ retrograde urography): Urographie mit Injektion des Kontrastmittels über einen Harnleiterkatheter

U|ro|hä|ma|to|ne|phro|se *f* (Ⓔ urohematonephrosis): Blut- und

Urinansammlung im Nierenbecken; *s.a. Ureterohydronephrose*

U|ro|ki|na|se *f* (Ⓔ urokinase): in der Niere gebildetes Enzym, das Plasminogen* in Plasmin* umwandelt; **Anw.**: Fibrinolytikum*; Lungenembolie*, arterielle und venöse Thrombosen*

U|ro|lith *m*: *→Harnstein*

U|ro|li|thi|a|sis *f, pl* **-ses** (Ⓔ urolithiasis): *Syn*: *Harnsteinleiden*; durch multiple Harnsteine ausgelöstes klinisches Krankheitsbild; ca. 4 % der Bevölkerung erkrankt während ihres Lebens mindestens einmal; Männer sind 2- bis 4-mal häufiger betroffen als Frauen, mit einem Häufigkeitsgipfel im 35. Lebensjahr; Harnsteine bilden sich meist, wenn es zu einer Übersättigung des Harns an einer steinbildenden [lithogenen] Substanz [z.B. Harnsäure] kommt; die Übersättigung kann genetisch bedingt sein [z.B. Cystinurie*] oder durch prärenale Risikofaktoren und Risikofaktoren im Harn herbeigeführt oder augmentiert werden; auffällig ist auch, dass die Häufigkeit der Urolithiasis mit steigendem Wohlstand zunimmt [höhere tägliche Zufuhr an tierischem Eiweiß] und es ein Maximum im Sommer und ein Minimum im Herbst und Winter gibt

Klinik: das dominierende Symptom ist die Kolik bei Steinabgang durch den Harnleiter oder die Harnröhre; die Schmerzprojektion hängt von der Lage und Größe des Steines ab; je kleiner der Stein, desto größer die Schmerzen, die entlang des Harnleiters bis in die Genitalregion oder den Oberschenkel ausstrahlen können; hinzu kommen oft noch Hämaturie*, Pyurie* und Steinabgang; die **Diagnostik** umfasst drei Schritte: **1.** Diagnose des Steinleidens [Anamnese und klinischer Befund; Urinuntersuchung; Sonographie*, Urographie* mit und ohne Kontrastmittel] **2.** Analyse des

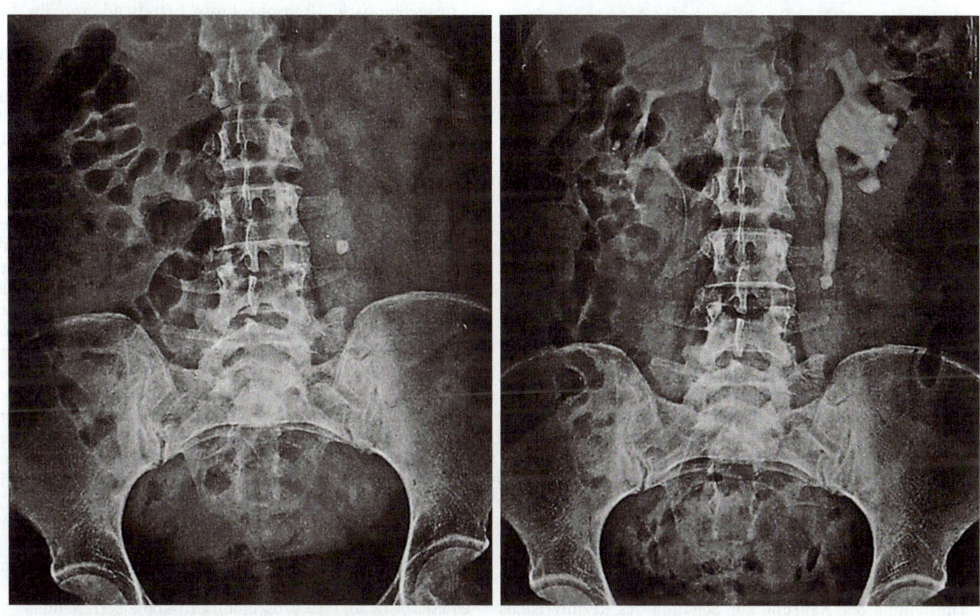

Abb. U38. Urolithiasis. Röntgenpositiver Harnleiterstein. Leeraufnahme [**a**] und Kontrastmittelstop vor dem Stein [**b**]

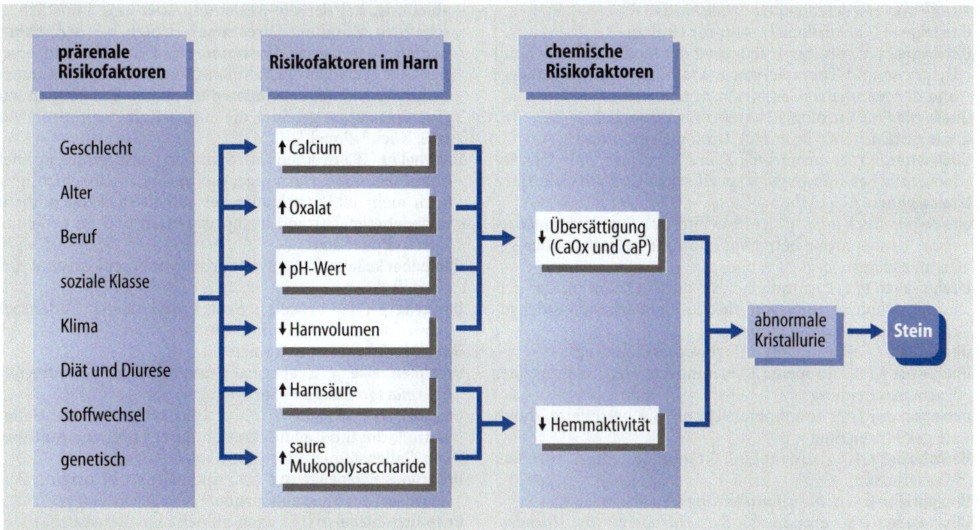

Abb. U39. Urolithiasis. Risikofaktoren für Calciumoxalatsteine

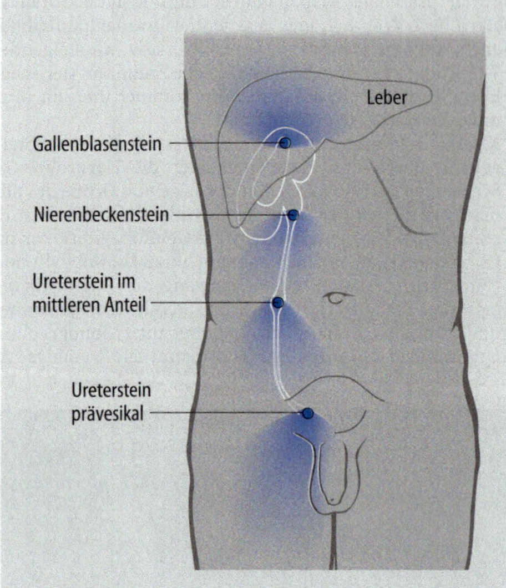

Abb. U40. Urolithiasis. Schmerzprojektion bei Harnsteinen

Steins nach Abgang oder Entfernung **3.** Erkennung des Grundleidens bzw. der auslösenden Ursache; **DD:** Gallensteinleiden*, stielgedrehte Eierstockzyste, Tubenschwangerschaft*, akute Appendizitis*, Akutes* Abdomen, Herpes* zoster der Bauchwand, andere Nierenerkrankungen [z.B. Pyelonephritis*]; **Therapie:** akute Behandlung der Nierenkolik mit Spasmolytika* und u.U. perkutaner Nierenbeckenpunktion zur Entlastung der Niere; 90 % aller Steine können spontan abgehen und rechtfertigen eine abwartende Haltung; versagt die konservative Therapie ist heute die extrakorporale Stoßwellenlithotripsie* die Methode der Wahl; eine transurethrale oder perkutane Steinentfernung ist nur selten notwendig; eine medikamentöse Auflösung von Harnsteinen [Urolitholyse] wird nur selten durchgeführt; wichtig ist, dass in Abhängigkeit von der Ursache der Steinbildung eine medikamentöse Therapie oder Umstellung der Nahrung zur Senkung des Rezidivrisikos eingeleitet wird

U|ro|li|tho|ly|se *f* (Ⓔ urolitholysis): medikamentöse Auflösung von Harnsteinen; *s.a. Urolithiasis*

U|ro|lo|ge *m* (Ⓔ urologist): Arzt für Urologie*

U|ro|lo|gie *f* (Ⓔ urology): Teilgebiet der Medizin, das sich mit Diagnose und Therapie von Erkrankungen der Harnwege und der mänlichen Geschlechtsorgane befasst

U|ro|lo|gin *f* (Ⓔ urologist): Ärztin für Urologie*

u|ro|lo|gisch *adj* (Ⓔ urologic): Urologie betreffend

U|ro|me|ter *m* (Ⓔ urometer): ***Syn:*** *Harnwaage*; Spindelaräometer zur Bestimmung des spezifischen Gewichts von Harn

U|ro|ne|phro|se *f*: *→ Hydronephrose*

u|ro|ne|phro|tisch *adj* (Ⓔ hydronephrotic): ***Syn:*** *hydronephrotisch*; Uronephrose betreffend, von ihr betroffen oder gekennzeichnet

U|ron|säu|ren *pl* (Ⓔ uronic acids): durch Oxidation der primären Alkoholgruppe von Aldosen* entstehende Aldehydcarbonsäuren; *s.a. Glucuronsäure*

U|ro|pa|thie *f* (Ⓔ uropathy): Harnwegserkrankung

U|ro|pe|nie *f* (Ⓔ uropenia): verminderte Harnbildung oder Harnausscheidung

u|ro|phob *adj* (Ⓔ urophobic): Urophobie betreffend, durch sie gekennzeichnet

U|ro|pho|bie *f* (Ⓔ urophobia): krankhafte Angst vor dem Wasserlassen

U|ro|phthi|se *f*: *→ Urogenitaltuberkulose*

U|ro|po|e|se *f* (Ⓔ uropoiesis): ***Syn:*** *Harnbereitung, Harnproduktion, Harnbildung*; die Harnbildung findet in der Niere statt; pro Tag werden ca. 150 l Flüssigkeit von den Nierenkörperchen abfiltriert, von denen 99 % im Tubulussystem wieder resorbiert werden, so dass am Ende nur ca. 1.5 l Harn pro Tag ausgeschieden werden; während dieser Harnkonzentrierung werden auch 90 % der im Filtrat gelösten Substanzen resorbiert, während andere [Wasserstoffionen, Basen, organische Säuren] aktiv sezerniert werden; in Abhängigkeit vom Wasserhaushalt des Körpers, kann der Harn stark konzentriert [bis zu 1200 mmol/l] oder extrem verdünnt sein [bis zu 50 mmol/l]

u|ro|po|e|tisch *adj* (Ⓔ uropoietic): Harnbildung/Uropoese betreffend, harnbildend

U|ro|por|phy|rin *nt* (Ⓔ uroporphyrin): im Urin ausgeschiedenes Zwischenprodukt der Porphyrinsynthese; *s.a. Porphyrie, Porphyrinurie*

U|ro|py|o|ne|phro|se *f* (Ⓔ uropyonephrosis): eitrige Uronephrose*

u|ro|py|o|ne|phro|tisch *adj* (Ⓔ uropyonephrotic): ***Syn:*** *hydropyonephrotisch*; Uropyonephrose betreffend, von ihr betroffen oder gekennzeichnet

u|ro|rek|tal *adj* (Ⓔ urorectal): Harnwege und Rektum betreffend oder verbindend

U|ro|ro|se|in *nt* (Ⓔ urorosein): bei verschiedenen Erkrankungen [Typhus, Nephritis] im Harn auftretendes Indolderivat, das nach Zusatz von konzentrierter Salzsäure eine kräftig rote Farbe annimmt

Ur|os|che|o|ze|le *f*: *→ Urozele*

U|ro|sep|sis *f* (Ⓔ urosepsis): ***Syn:*** *Harnsepsis, septisches Harnfieber, uroseptischer Schock*; von den Harnwegen ausgehende Sepsis* bzw. septischer Schock, der v.a. von Escherichia* coli, Proteus* mirabilis, Klebsiella* und Pseudomonas* aeruginosa verursacht wird; tritt gehäuft nach Operationen sowie bei Urolithiasis* mit Harnstauung auf; besonders gefährdet sind ältere oder abwehrgeschwächte Patienten sowie Patienten mit Diabetes* mellitus oder Leberinsuffizienz; **Klinik:** in der Frühphase Fieber mit septischen Temperaturen, Schüttelfrost, Ruhelosigkeit der Patienten, Blutdruckabfall und Tachykardie; später kommt es zu Bewusstseinseintrübung und metabolischer Azidose; **Therapie:** Beseitigung des Sepsisherdes; intensivmedizinische Betreuung, Breitbandantibiotika i.v.; **Prognose:** ca. 15 % der Patienten versterben am septischen Schock

u|ro|sep|tisch *adj* (Ⓔ uroseptic): Urosepsis betreffend, von ihr betroffen oder gekennzeichnet, durch sie bedingt

U|ro|sko|pie *f* (Ⓔ uroscopy): diagnostische Harnuntersuchung

u|ro|sko|pisch *adj* (Ⓔ uroscopic): Uroskopie betreffend

U|ro|sto|ma *nt, pl* **-ma|ta** (Ⓔ urostoma): *s.u. Urostomie*

U|ro|sto|mie *f* (Ⓔ urostomy): Technik der permanenten Harnableitung, bei der die Ausleitung über eine künstlich geschaffene Mündung [**Urostoma**] erfolgt; bei der **inkontinenten** oder **nassen Urostomie** wird der Harn in einem Beutel aufgefangen [z.B. Kolon-Conduit*, Ureterokutaneostomie*]; bei den **kontinenten trockenen Urostomien** wird eine Ersatzblase gebildet, die mittels Katheter entleert wird [z.B. Kock*-Pouch]

U|ro|thel *nt* (Ⓔ urothelium): ***Syn:*** *Übergangsepithel*; Epithel* der ableitenden Harnwege, das sowohl mehrschichtig als auch mehrreihig vorkommt; es enthält **Deckzellen**, die im ungedehnten Zustand hochprismatisch und im gedehnten Zustand platt sind

U|ro|tu|ber|ku|lo|se *f* (Ⓔ genitourinary tuberculosis): *s.u. Urogenitaltuberkulose*

U|ro|ze|le *f* (Ⓔ urocele): ***Syn:*** *Uroscheozele*; Hodensackschwellung durch Harninfiltration

URS *Abk.*: Ultrarotspektrometer

Ur|sa|men|zel|le *f* (Ⓔ spermatogonium): ***Syn:*** *Spermatogonie, Spermatogonium*; *s.u. Spermatogenese*

Ur|so|de|o|xy|chol|säu|re *f* (Ⓔ ursodeoxycholic acid): Gallensäure*, die die Gallensekretion anregt und zur Auflösung von Gallensteinen führt; *s.a. Cholelitholyse*

Ur|sprungs|a|po|neu|ro|se *f* (Ⓔ aponeurosis of origin): Aponeurose* am Muskelursprung

Ur|sprungs|hü|gel *m* (Ⓔ axon hillock): *s.u. Nervenzelle*

Ur|sprungs|kern *m* (Ⓔ nucleus of origin): ***Syn:*** *Nucleus originis*; Hirnnervenkern, von dem efferente Fasern ausgehen

Ur|sprungs|seh|ne *f* (Ⓔ tendon of origin): *s.u. Sehne*

Ur|ti|ca *f, pl* **-cae** (Ⓔ hive): **1.** ***Syn:*** *Quaddel, Urtika*; durch ein Ödem bedingte weiße [**Urtica alba**] oder rote [**Urtica rubra**] juckende Hautverdickung; Primäreffloreszenz*, die durch eine Ausschüttung von Histamin aus Mastzellgranula in die Haut verursacht wird **2.** *s.u. Brennessel*

Urtica dioica (Ⓔ stinging nettle): ***Syn:*** *große Brennessel*; *s.u. Brennessel*

Urtica erythematosa (Ⓔ urtica erythematosa): Urtica rubra; *s.u. Urtica*

Urtica porcellanea (Ⓔ urtica porcellanea): Urtica alba; *s.u. Urtica*

Urtica urens (Ⓔ smaller nettle): ***Syn:*** *kleine Brennessel*; *s.u. Brennessel*

Ur|ti|cae fo|li|um *nt* (Ⓔ nettle leaf): ***Syn:*** *Brennesselblätter*; *s.u. Brennessel*

Ur|ti|cae her|ba *f* (Ⓔ nettle herb): ***Syn:*** *Brennesselkraut*; *s.u. Brennessel*

Ur|ti|cae ra|dix *f* (Ⓔ nettle root): ***Syn:*** *Brennesselwurzel*; Wurzel der Brennessel*

Ur|ti|ca|ria *f*: → *Urtikaria*

Urticaria acuta (Ⓔ acute urticaria): akute Urtikaria*

Urticaria anularis (Ⓔ annular urticaria): ringförmige Urtikaria* bei zentraler Rückbildung

Urticaria aquagenica (Ⓔ aquagenic urticaria): ***Syn:*** *aquagene Urtikaria*; seltene Form der physikalischen Urtikaria* durch Wasser [unabhängig von der Wassertemperatur]

Urticaria bullosa (Ⓔ bullous urticaria): ***Syn:*** *bullöse Urtikaria*; Urtikaria* mit Blasenbildung

Urticaria cimicina: → *Cimicosis*

Urticaria circinata (Ⓔ gyrate urticaria): ***Syn:*** *Urticaria configurata, Urticaria gyrata, zirzinäre Urtikaria*; Urtikaria* mit polyzyklich begrenzten Herden

Urticaria configurata: → *Urticaria circinata*

Urticaria e calore (Ⓔ heat urticaria): ***Syn:*** *Wärmeurtikaria*; durch Hitzeeinwirkung hervorgerufene physikalische Urtikaria*; man unterscheidet lokalisierte Formen [**Wärmekontakturtikaria**] und systemische Formen [**generalisierte Wärmeurtikaria**], die auch als Reflexformen bezeichnet werden

Urticaria e cimicibus: → *Cimicosis*

Urticaria e frigore: → *Kälteurtikaria*

Urticaria factitia: → *dermographische Urtikaria*

Urticaria gigantea: → *Angioödem*

Urticaria gyrata: → *Urticaria circinata*

Urticaria chronica (Ⓔ chronic urticaria): chronische Urtikaria*

Urticaria mechanica (Ⓔ pressure urticaria): ***Syn:*** *Druckurtikaria*; durch Druck ausgelöste physikalische Urtikaria*; betrifft v.a. junge Männer, die manuelle Arbeit verrichten

Urticaria papulosa chronica: → *Prurigo simplex subacuta*

Urticaria photogenica: → *Lichturtikaria*

Urticaria pigmentosa: → *Nettleship-Syndrom*

Urticaria profunda: → *Angioödem*

Urticaria solaris: → *Lichturtikaria*

Ur|tier|chen *pl* (Ⓔ Protozoa): Protozoa*

Ur|ti|ka *f, pl* **-kä:** → *Urtica*

Ur|ti|ka|ria *f* (Ⓔ urticaria): ***Syn:*** *Nesselausschlag, Nesselfieber, Nesselsucht, Urticaria*; akute oder chronische, durch eine temporäre Quaddelbildung gekennzeichnete Hauterkrankung unterschiedlicher Genese; sie ist eine der häufigsten dermatologischen Erkrankungen und tritt weltweit in allen Altersgruppen auf; wichtig ist die Unterscheidung von Erkrankungen mit urtikariellen Läsionen, die aber im Unterschied zur Quaddel bei Urtikaria länger bestehen bleiben; Urtikariaformen können nach der Ursache oder dem klinischen Bild klassifiziert werden, wobei die zweite Einteilung gebräuchlicher ist; die flüchtige Quaddel [Urtica*] ist die Primäreffloreszenz der Nesselsucht; sie breiten sich peripherwärts aus und bilden sich innerhalb von 4–6 Stunden [maximal 24 Stunden] wieder zurück; dabei entstehen vielfältige Muster [Urticaria* circinata, Urticaria* anularis]; häufig finden sich auch z.T. massive Angioödeme, die bei lockerer Haut [Mundschleimhaut, Skrotum] als teigige Ödeme imponieren; **Ätiologie:** Freisetzung von Mediatoren [z.B. Histamin, Heparin, Proteasen] aus Mastzellen und Basophilen, die zu Hautrötung und durch eine Erhöhung der Gefäßpermeabilität zu Ödembildung führen; die meisten Urtikariaformen verlaufen ohne Allgemeinsymptome; bei den immunmediierten Formen kommt es zu Zeichen der Anaphylaxie oder sogar zum anaphylaktischen Schock; der Verlauf ist schubartig, wobei die Dauer des Schubes Stunden bis Wochen betragen kann; von **akuter Urtikaria** spricht man bei einer Krankheitsdauer von weniger als 6 Wochen, länger bestehende Erkrankungen werden als **chronische**

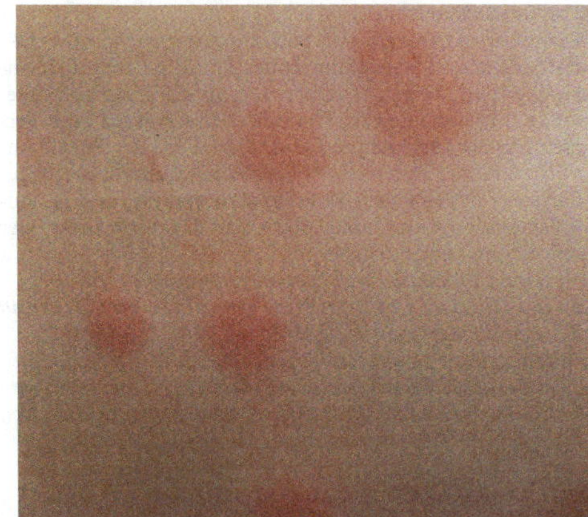

Abb. U41. Urtikaria

Tab. U42. Klassifizierung der Urtikaria nach der Genese

I. Immundediierte Urtikaria
Typ-I-Urtikaria (IgE-mediiert)
Typ-III-Urtikaria (Komplement-mediiert)
Mastzellen-Autoimmunkrankheit
II. Angioödem bei Defizienz des Komplementsystems
C1-INH-Mangel: hereditär oder erworben
III. Physikalische Urtikaria
Dermographische Urtikaria
Druckurtikaria, Vibrationsangioödem
Kälte-, Hitzekontakturtikaria
Kälte-, Hitzerefluxurtikaria, exercise induced anaphylaxis
Lichturtikaria
IV. Chemische Kontakturtikaria
V. Nicht-immunologisch bedingte Urtikaria
Urtikaria durch direkte Mastzelldegranulation
Urtikaria durch Störung des Arachidonsäuremetabolismus
VI. Idiopathische Urtikaria

Tab. U43. Klinische Klassifizierung der Urtikaria

Kontakturtikaria (auf Ort und Entwicklung beschränkt)
1. Chemische Kontakturtikaria
2. Physikalische Kontakturtikaria
Urtikarieller Dermographismus
Druckurtikaria
Kältekontakturtikaria
Hitzekontakturtikaria
Lichturtikaria
Kontakturtikaria mit Generalisation
1. Chemische Kontakturtikaria (z.B. Latexallergie)
2. Physikalische Reflexurtikaria
Hitzereflexurtikaria (cholinergische Urtikaria)
Systemische Kälteurtikaria
Generalisierte Urtikaria (hämatogenes Agens)
Akute Urtikaria
Chronisch rezidivierende Urtikaria

Urtikarien bezeichnet
Diagnose: Anamnese, körperliche Untersuchung, Pricktest*, Provokationstest [nur in der Klinik!]; **Labor:** Blutsenkung erhöht, RAST*, Komplement oft erniedrigt, zirkulierende Immunkomplexe; **Therapie:** Ausschaltung oder Vermeidung der auslösenden Ursache steht an erster Stelle; Antihistaminika [Terfenadin*, Loratadin*] intern; bei ungenügender Wirksamkeit Kombination von H_1- und H_2-Antihistaminika; Corticoide intern zur Unterdrückung oder Abkürzung akuter Schübe
aquagene Urtikaria: → *Urticaria aquagenica*
bullöse Urtikaria (Ⓔ bullous urticaria): ***Syn:*** *Urticaria bullosa*; Urtikaria mit Blasenbildung
cholinergische Urtikaria: → *generalisierte Wärmeurtikaria*
dermographische Urtikaria (Ⓔ factitious urticaria): ***Syn:*** *Urticaria factitia, urtikarieller Dermographismus*; durch mechanische Reizung der Haut ausgelöste Urtikaria*

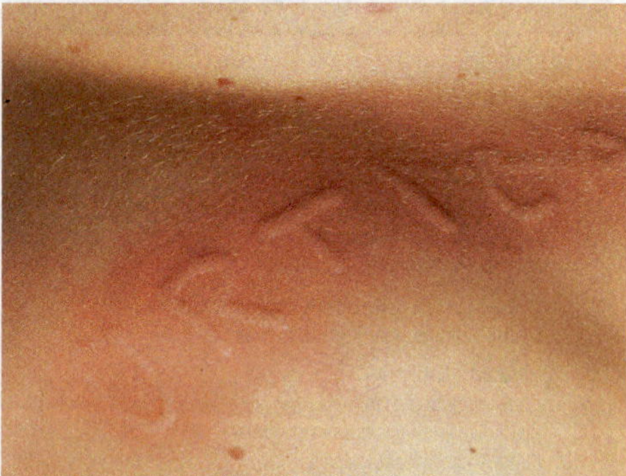

Abb. U44. Dermographische Urtikaria

photoallergische Urtikaria: → *Lichturtikaria*
physikalische Urtikaria (Ⓔ physical urticaria): häufigste Form der Urtikaria; tritt meist als erworbene Form plötzlich auf und verschwindet spontan nach Monaten bis Jahren wieder; man unterscheidet **Kontakttyp** [die Läsion bleibt auf den Ort der Reizung beschränkt, z.B. Kältekontakturtikaria*] und **Reflextyp**, bei dem die Läsionen auch fern vom Einwirkungsort auftreten [z.B. cholinergische Urtikaria*]; **Diagnose:** Belastungstests, Wärmetest, Kältetest, Drucktest etc.; **Therapie:** *s.u. Urtikaria*

Tab. U45. Häufigkeit physikalischer Urtikariaformen

Dermographische Urtikaria	50 %
Cholinergische Urtikaria	30 %
Kälteurtikaria	15 %
Druckurtikaria	2 %
Lichturtikaria	2 %
Andere	~ 1 %

zirzinäre Urtikaria: → *Urticaria circinata*
Ur|ti|ka|ri|a|vas|ku|li|tis *f, pl* **-ti|den:** → *urtikarielle Vaskulitis*
ur|ti|ka|ri|ell *adj* (Ⓔ urticarial): Urtikaria betreffend, von ihr betroffen oder gekennzeichnet
Ur|zeu|gung *f* (Ⓔ spontaneous generation): ***Syn:*** *Abiogenesis, Abiogenese*; (*biolog.*) Entstehung von Leben aus toter Materie
US *Abk.*: **1.** → *Ultraschall* **2.** unconditioned stimulus **3.** Unterschenkel
U/s *Abk.*: Umdrehungen pro Sekunde
USCG *Abk.*: → *Ultraschallkardiographie*
USD *Abk.*: Ultraschall-Doppler
USDF *Abk.*: Ultraschall-Doppler-Flowmeter
USG *Abk.*: **1.** Ultraschallgerät **2.** unteres Sprunggelenk

Usher: Charles Howard Usher; 1865–1942; britischer Augenarzt
Usher-Syndrom *nt* (Ⓔ Usher's syndrome): autosomal-rezessive Form der Retinitis* pigmentosa mit rasch progredienter Innenohrschwerhörigkeit*; damit sind die frühzeitig erblindeten Patienten allein auf eine taktile Kommunikation mit ihrer Umwelt angewiesen
USI-Box *Abk.*: Unfall-Schock-Infarkt-Box
ÜSIH *Abk.*: überlagerte schwangerschaftsinduzierte Hypertonie
USL *Abk.*: uterine Sondenlänge
UST *Abk.*: → *Ultraschalltomographie*
Ulsur *f* (Ⓔ usure): durch mechanische Belastung verursachter Knochen- oder Knorpelschwund
USW *Abk.*: Ultraschallwelle
UT *Abk.*: Umgebungstemperatur
UTCT *Abk.*: Ultraschall-Transmissions-Computertomographie
Uter-, uter- *präf.*: → *Utero-*
u|te|rin *adj* (Ⓔ uterine): Gebärmutter/Uterus betreffend
U|te|ri|na *f*: → *Arteria uterina*
Utero-, utero- *präf.*: Wortelement mit der Bedeutung „Gebärmutter/Uterus"
u|te|ro|ab|do|mi|nal *adj* (Ⓔ uteroabdominal): ***Syn:*** *uteroabdominell*; Gebärmutter/Uterus und Bauchhöhle/Abdomen betreffend oder verbindend
u|te|ro|ab|do|mi|nell *adj*: → *uteroabdominal*
u|te|ro|gen *adj* (Ⓔ uterogenic): in der Gebärmutter gebildet, aus der Gebärmutter stammend
U|te|ro|gra|phie *f* (Ⓔ uterography): ***Syn:*** *Hysterographie, Hysterografie, Uterografie*; Röntgenkontrastdarstellung* der Gebärmutterhöhle
U|te|ro|pa|thie *f* (Ⓔ hysteropathy): ***Syn:*** *Hysteropathie, Metropathie*; Gebärmuttererkrankung, Uteruserkrankung
u|te|ro|pe|ri|to|ne|al *adj* (Ⓔ uteroperitoneal): Gebärmutter und Bauchfell/Peritoneum betreffend oder verbindend
U|te|ro|pe|xie *f* (Ⓔ uteropexy): ***Syn:*** *Gebärmutterfixierung, Gebärmutteranheftung, Hysteropexie*; operative Anheftung/Fixierung der Gebärmutter an die vordere Bauchwand oder Blase zur Lagekorrektur
u|te|ro|pla|zen|tar *adj* (Ⓔ uteroplacental): ***Syn:*** *uteroplazentär*; Gebärmutter/Uterus und Mutterkuchen/Plazenta betreffend oder verbindend
u|te|ro|pla|zen|tär *adj*: → *uteroplazentar*
u|te|ro|rek|tal *adj* (Ⓔ uterorectal): ***Syn:*** *rektouterin*; Gebärmutter und Enddarm/Rektum betreffend oder verbindend
u|te|ro|sa|kral *adj* (Ⓔ uterosacral): ***Syn:*** *sakrouterin*; Gebärmutter und Kreuzbein/Os sacrum betreffend oder verbindend
U|te|ro|sal|pin|go|gra|phie *f* (Ⓔ uterosalpingography): ***Syn:*** *Uterotubographie, Metrotubographie, Hysterotubographie, Metrosalpingographie, Hysterosalpingographie*; Röntgenkontrastdarstellung* von Gebärmutterhöhle und Eileitern
U|te|ro|to|mie *f* (Ⓔ uterotomy): selten verwendete Bezeichnung für → *Hysterotomie*
u|te|ro|trop *adj* (Ⓔ uterotropic): mit besonderer Affinität zur Gebärmutter
u|te|ro|tu|bal *adj* (Ⓔ uterotubal): Gebärmutter/Uterus und Eileiter/Tuba betreffend
U|te|ro|tu|bo|gra|phie *f*: → *Uterosalpingographie*
u|te|ro|va|gi|nal *adj* (Ⓔ uterovaginal): Gebärmutter/Uterus und Scheide/Vagina betreffend oder verbindend
u|te|ro|ve|si|kal *adj* (Ⓔ uterovesical): Gebärmutter/Uterus und Harnblase betreffend oder verbindend
U|te|ro|ve|si|kal|fis|tel *f* (Ⓔ vesicouterine fistula): ***Syn:*** *Gebärmutter-Blasen-Fistel, uterovesikale Fistel*; Fistel zwischen Gebärmutter [Uterus] und Harnblase
u|te|ro|zer|vi|kal *adj* (Ⓔ uterocervical): Gebärmutter/Uterus und Gebärmutterhals/Cervix uteri betreffend oder verbindend
U|te|rus *m, pl* **-ri** (Ⓔ uterus): ***Syn:*** *Gebärmutter, Metra*; 7–8 cm langes, abgeplattetes, birnenförmiges Organ, das der Harnblase hinten und oben aufliegt; die oberen zwei Drittel werden als **Gebärmutterkörper** [Corpus uteri] bezeichnet; innerhalb des Korpus liegt die **Gebärmutterhöhle** [Cavitas* uteri], in die oben im **Gebärmutterzipfel** [Cornu uteri] die

Eileiter* einmünden; oberhalb der Eileitermündung liegt der **Gebärmutterfundus** [Fundus uteri]; der auf den Körper folgende enge Abschnitt ist der **Gebärmutteristhmus** [Isthmus uteri], auf den der **Gebärmutterhals** [Cervix uteri] folgt; man unterscheidet einen oberhalb der Scheide liegenden Abschnitt [**Portio supravaginalis cervicis**] und einen in die Scheide hineinragenden Teil [**Portio vaginalis cervicis**] mit dem äußeren Muttermund* [Ostium uteri]; innerhalb der Zervix liegt der spindelförmige Zervikalkanal [Canalis* cervicis uteri]; das **Ostium anatomicum uteri internum** [früher Orificium internum canalis cervicis] ist der Anfang des Zervikalkanals
die Längsachse des Uterus ist, im Vergleich zur Scheidenachse, nach vorne gebeugt [**Anteversio uteri**] und der Korpus ist gegen die Zervix nach vorne abgeknickt [**Anteflexia uteri**]; die Gebärmutter wird außen von Bauchfell [Peritoneum*] überzogen [**Tunica serosa uteri, Perimetrium**]; das sie umgebende verdichtete Bindegewebe heißt **Parametrium**; die Uteruswand besteht aus einer kräftigen Muskelschicht [**Myometrium**] und einer Schleimhautauskleidung [**Endometrium**]

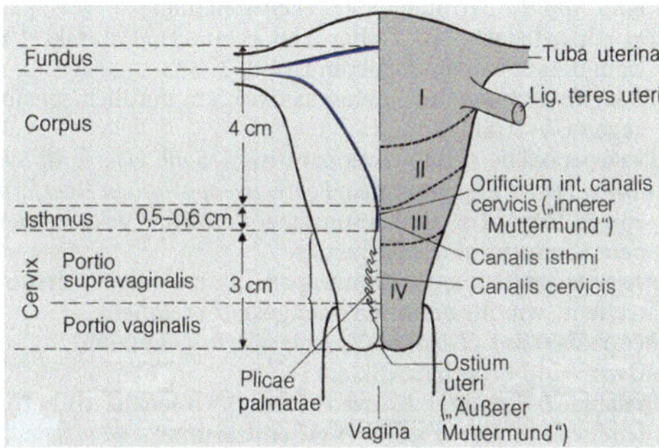

Abb. U46. Uterus. I = Peritoneum nicht abtrennbar, II = Peritoneum mit dem Messer abtrennbar, III = Peritoneum zurückschiebbar, IV = kein Peritonealüberzug

Uterus myomatosus: → *Myoma uteri*

U|te|rus|a|pla|sie *f* (Ⓔ uterine aplasia): *Syn:* *Gebärmutteraplasie*; unvollständige Gebärmutterentwicklung

U|te|rus|a|po|ple|xie *f* (Ⓔ uterine apoplexy): *Syn:* *uteroplazentare Apoplexie, Apoplexia uteroplacentaris, Couvelaire-Uterus, Couvelaire-Syndrom*; schwere Form der vorzeitigen Plazentalösung* mit Blutung in die Uteruswand und u.U. Schockentwicklung

U|te|rus|a|to|nie *f* (Ⓔ metratonia): *Syn:* *Atonia uteri*; eine postpartale Atonie der Gebärmutter ist die häufigste Ursache von schwerwiegenden Blutverlusten [**atonische Nachblutung**] nach oder während der Plazentalösung*; die häufigsten Ursachen sind Uterusüberdehnung [Mehrlingsschwangerschaft, Hydramnion, makrosomer Fetus], hohe Parität, operative Entbindung [Sectio, Forceps, Vakuum], überstürzte Geburt, Plazentaanomalien, Myome und Uterusfehlbildungen sowie die Applikation von halogenierten Anästhetika unter der Geburt; **Therapie**: Oxytocin* i.v. und Methylergometrin* i.m. oder i.v., wenn die Plazenta vollständig gelöst ist; ansonsten manuelle Plazentalösung und dann Oxytocin und Methylergometrin; kann die Blutung damit nicht gestoppt werden, müssen Prostaglandine* [Dinoproston oder das PGE_2-Derivat Sulproston] als Tropfinfusion gegeben werden; bei Versagen der medikamentösen Behandlung bleibt i.d.R. nur eine totale abdominale Hysterektomie* als Ultima ratio

U|te|rus|a|tre|sie *f* (Ⓔ hysteratresia): *Syn:* *Gebärmutteratresie, Atresia uteri, Atretometrie*; angeborener Verschluss der Gebärmutterhöhle; *s.a.* *Gynatresie*

U|te|rus|a|tro|phie *f* (Ⓔ metratrophia): Rückbildung der Gebärmutter im Alter [**Altersinvolution**] oder während der Stillphase [**postpartale Uterusinvolution**]

U|te|rus|band, brei|tes *nt*: → *Mutterband, breites*

U|te|rus|band, run|des *nt*: → *Mutterband, rundes*

U|te|rus|drü|sen *pl* (Ⓔ uterine glands): *Syn:* *Gebärmutterdrüsen, Glandulae uterinae*; tubulöse Drüsen der Gebärmutterschleimhaut, die Zyklusveränderungen unterliegen; *s.a.* *Endometrium*

U|te|rus|ent|fer|nung *f*: → *Hysterektomie*

U|te|rus|ent|zün|dung *f*: → *Metritis*

U|te|rus|ex|stir|pa|tion *f*: → *Hysterektomie*

U|te|rus|fun|dus *m* (Ⓔ fundus of uterus): *Syn:* *Gebärmutterfundus, Fundus uteri*; oberster Teil der Gebärmutter [Uterus*]

U|te|rus|hals *m*: → *Gebärmutterhals*

U|te|rus|höh|le *f* (Ⓔ uterine cavity): *Syn:* *Gebärmutterhöhle, Cavitas uteri*; Höhle des Gebärmutterkörpers, die am inneren Muttermund* in den Zervikalkanal* übergeht

U|te|rus|hy|po|pla|sie *f* (Ⓔ uterine hypoplasia): *Syn:* *Gebärmutterhypoplasie*; angeborene Kleinheit der Gebärmutter

U|te|rus|in|vo|lu|ti|on, post|par|ta|le *f* (Ⓔ postpartum involution of uterus): *Syn:* *Involutio uteri*; Rückbildung der Gebärmutter nach der Geburt

U|te|rus|isth|mus *m* (Ⓔ isthmus of uterus): *Syn:* *Gebärmutteristhmus, Isthmus uteri*; zwischen Gebärmutterhals [Cervix* uteri] und -körper [Corpus* uteri] liegender enger Abschnitt von ca. 0,5–1 cm Länge; *s.a.* *Uterus*

U|te|rus|kar|zi|nom *nt* (Ⓔ uterine carcinoma): *Syn:* *Gebärmutterkrebs*; von der Gebärmutter ausgehender bösartiger Tumor; je nach der Lage unterscheidet man Zervixkarzinom* und Korpuskarzinom*

U|te|rus|kör|per *m* (Ⓔ body of uterus): *Syn:* *Gebärmutterkörper, Korpus, Corpus uteri*; die oberen 2/3 der Gebärmutter*, die durch den Isthmus* uteri von der Zervix getrennt werden; oberhalb der Einmündung der Eileiter* liegt der Fundus* uteri; innerhalb des Korpus liegt die Gebärmutterhöhle [Cavitas* uteri], in die oben im Gebärmutterzipfel die Eileiter einmünden; *s.a.* *Myometrium, Endometrium*

U|te|rus|mus|ku|la|tur *f*: → *Myometrium*

U|te|rus|my|om *nt*: → *Myoma uteri*

U|te|rus|naht *f* (Ⓔ hysterorrhaphy): *Syn:* *Gebärmutternaht, Hysterorrhaphie*; Naht der Gebärmutter nach traumatischer oder operativer Eröffnung oder Inzision

U|te|rus|plas|tik *f* (Ⓔ uteroplasty): *Syn:* *Gebärmutterplastik, Metroplastik*; plastische Chirurgie zur Behebung von Fehlbildungen oder zur Rekonstruktion nach Tumorentfernung

U|te|rus|po|lyp *m*: → *Korpuspolyp*

U|te|rus|pro|laps *m* (Ⓔ prolapse of the uterus): *Syn:* *Gebärmuttervorfall, Uterusvorfall, Prolapsus uteri*; Vorfall der Gebärmutter durch die Scheide; wird die Portio vor dem

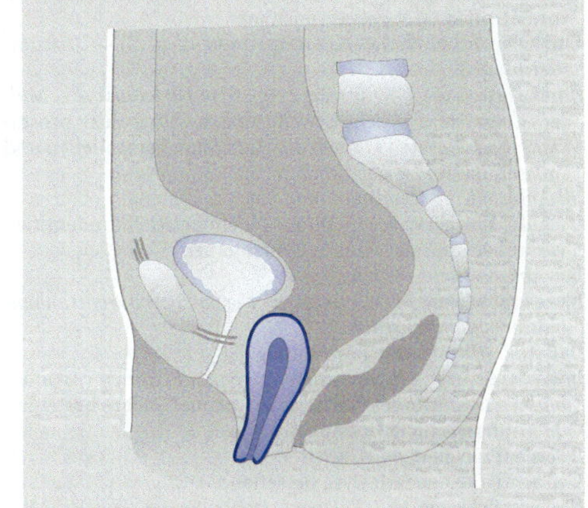

Abb. U47. Uterusprolaps

Scheideneingang sichtbar, spricht man von **Partialprolaps**; bei vollständiger Umstülpung der Scheide und Vorfall des Uterus in toto handelt es sich um einen **Totalprolaps**

U|te|rus|riss *m*: → *Uterusruptur*

U|te|rus|rup|tur *f* (Ⓔ rupture of uterus): ***Syn:*** *Gebärmutterruptur, Gebärmutterriss, Uterusriss, Metrorrhexis, Hysterorrhexis*; die Uterusruptur ist eine der schwersten Komplikationen der Schwangerschaft, die eine hohe Mortalität von Mutter und Kind aufweist; die Häufigkeit wird mit etwa 1:3.000 Schwangerschaften angegeben; die **Ursachen** sind Narbenruptur nach vorausgegangener Operation oder Verletzung, traumatische Ruptur [Amnioskopie!] und Spontanruptur bei Überdehnung [Mehrlingsschwangerschaft] oder Wehensturm; bleibt der Peritonealüberzug intakt, spricht man von **stiller** oder **gedeckter Uterusruptur**; bei der **offenen Uterusruptur** besteht dagegen eine offene Verbindung zur Bauchhöhle
die **Diagnose** wird heute meist mittels Ultraschall gestellt; klinisch gibt es keine typischen Symptome; **Therapie**: bei Verdacht auf eine Uterusruptur muss eine sofortige Laparotomie* durchgeführt werden; die Frucht wird entbunden und der Uterus vernäht oder bei nicht beherrschbarer Blutung entfernt; **Prognose**: die Mortalität von Mutter und Kind ist hoch; bei offener Ruptur liegt sie für den Fetus im Bereich von 50–75 %

U|te|rus|sar|kom *nt* (Ⓔ uterine sarcoma): von der Gebärmuttermuskulatur ausgehender bösartiger Tumor; fast immer ein Leiomyosarkom*

U|te|rus|schleim|haut *f*: → *Endometrium*

U|te|rus|tym|pa|nie *f* (Ⓔ uterine tympanites): ***Syn:*** *Physometra, Tympania uteri*; Gasansammlung in der Gebärmutter

U|te|rus|ve|nen *pl* (Ⓔ uterine veins): ***Syn:*** *Gebärmuttervenen, Venae uterinae*; leiten das Blut aus dem Plexus* venosus uterinus zur Vena* iliaca interna

U|te|rus|vor|fall *m*: → *Uterusprolaps*

UTG *Abk.*: → *Ultraschalltomographie*

UTN *Abk.*: unreamed tibia nail

UTP *Abk.*: → *Uridintriphosphat*

U|tri|cu|li|tis *f, pl* **-ti|den**: → *Utrikulitis*

U|tri|cu|lus *m, pl* **-li** (Ⓔ utricle): kleiner/kurzer Schlauch
Utriculus prostaticus (Ⓔ prostatic utricle): ***Syn:*** *Prostatablindsack, Utrikulus*; kurzer, blinder Schlauch zwischen den Einmündungen der Ductus* ejaculatorii in der Pars prostatica der männlichen Harnröhre [Urethra* masculina]
Utriculus vestibularis (Ⓔ vestibular utricle): ***Syn:*** *Vorhofbläschen, Utrikulus*; schlauchförmiges Bläschen im Labyrinthvorhof [Vestibulum* labyrinthi], aus dem die drei Bogengänge abgehen

U|tri|cu|lus|zys|te *f*: → *Utrikuluszyste*

U|tri|ku|li|tis *f, pl* **-ti|den** (Ⓔ utriculitis): ***Syn:*** *Utriculitis*; Entzündung des Utriculus* prostaticus; *s.a. Prostatitis*

u|tri|ku|li|tisch *adj* (Ⓔ utriculitic): Utrikulitis betreffend, von ihr betroffen oder gekennzeichnet

U|tri|ku|lus *m, pl* **-li**: **1.** → *Utriculus prostaticus* **2.** → *Utriculus vestibularis*

U|tri|ku|lus|zys|te *f* (Ⓔ utricle cyst): ***Syn:*** *Utriculuszyste, Müller-Gangzyste*; zystische Erweiterung des Utriculus* prostaticus; große Zysten können die Harnröhre verschließen und müssen dann reseziert werden

UU *Abk.*: → *Urobilinogen*

UV *Abk.*: **1.** → *Ulcus ventriculi* **2.** → *Ultraviolett* **3.** unidentified variant **4.** Uppsala-Virus **5.** Urinvolumen

U.v. *Abk.*: → *Ulcus ventriculi*

U|vae ur|si fo|li|um *nt* (Ⓔ bearberry leaf): ***Syn:*** *Bärentraubenblätter; s.u. Bärentraube*

UVB *Abk.*: Ultraviolett-Bestrahlung

U|vea *f* (Ⓔ uvea): ***Syn:*** *mittlere Augenhaut, Tunica vasculosa bulbi*; aus Choroidea*, Iris* und Corpus* ciliare bestehende mittlere Schicht des Auges

U|vea|ent|zün|dung *f*: → *Uveitis*

u|ve|al *adj* (Ⓔ uveal): Uvea betreffend

U|ve|al|sta|phy|lom *nt* (Ⓔ uveal staphyloma): ***Syn:*** *Uveastaphylom*; Staphylom* der gesamten Uvea*

U|vea|sta|phy|lom *nt*: → *Uvealstaphylom*

U|ve|i|tis *f, pl* **-ti|den** (Ⓔ uveitis): ***Syn:*** *Uveaentzündung*; Entzündung der mittleren Augenhaut [Uvea*]; unterteilt in Uveitis* anterior, Uveitis* posterior und intermediäre Uveitis*
Uveitis anterior (Ⓔ anterior uveitis): vordere Uveitis; entspricht der Entzündung von Regenbogenhaut/Iris und Ziliarkörper [Iridozyklitis*]
hintere Uveitis: → *Uveitis posterior*
intermediäre Uveitis (Ⓔ intermediary uveitis): ***Syn:*** *Pars-planitis*; Entzündung der Pars plana des Ziliarkörpers*; i.d.R. beidseitige Entzündung bei jungen Erwachsenen [**jugendliche Uveitis**]; verläuft meist schmerzlos und ohne Rötung über Jahre und führt zu hinterer Schalentrübung der Linse
jugendliche Uveitis (Ⓔ juvenile uveitis): *s.u. intermediäre Uveitis*
phakoantigene Uveitis (Ⓔ phacoantigenic uveitis): ***Syn:*** *phakogene Uveitis*; durch Linsenantigene hervorgerufene allergische Uveitis nach extrakapsulärer Kataraktextraktion
phakogene Uveitis: → *phakoantigene Uveitis*
Uveitis posterior (Ⓔ posterior uveitis): hintere Uveitis; entspricht der Entzündung von Aderhaut/Choroidea [Chorioiditis*] und meist auch Netzhaut/Retina [Chorioretinitis*]
vordere Uveitis: → *Uveitis anterior*

u|ve|i|tisch *adj* (Ⓔ uveitic): Uveaentzündung/Uveitis betreffend, von ihr betroffen oder gekennzeichnet

U|ve|i|tis|ka|ta|rakt *f* (Ⓔ choroidal cataract): Katarakt* als Komplikation einer vorderen Uveitis*

UV-empfindlich *adj* (Ⓔ uviosensitive): empfindlich/sensibel gegen UV-Strahlen

U|ve|o|pa|ro|ti|tis *f* (Ⓔ uveoparotitis): ***Syn:*** *Heerfordt-Syndrom, Febris uveoparotidea, Febris uveoparotidea Heerfordt*; von Iridozyklitis* und chronischer Parotitis* gekennzeichnete Sonderform der Sarkoidose*

u|ve|o|pa|ro|ti|tisch *adj* (Ⓔ uveoparotitic): Uveoparotitis betreffend, von ihr betroffen oder gekennzeichnet

U|ve|o|skle|ri|tis *f, pl* **-ti|den** (Ⓔ uveoscleritis): Entzündung von Uvea* und Lederhaut [Sklera*]

u|ve|o|skle|ri|tisch *adj* (Ⓔ uveoscleritic): Uveoskleritis betreffend, von ihr betroffen oder gekennzeichnet

UV-Erythem *nt*: → *Sonnenbrand*

UVFS *Abk.*: → *unveresterte Fettsäuren*

UV-Licht *nt*: → *Ultraviolett*

UVM *Abk.*: ubiquitär vorkommende Mykobakterien

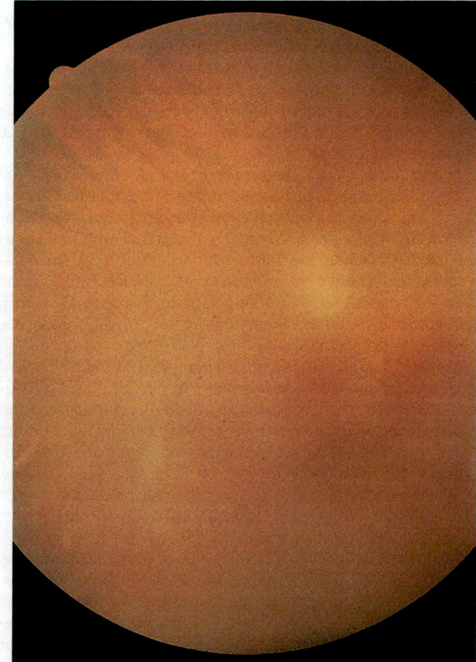

Abb. U48. Glaskörpertrübung bei Uveitis

U

UV-Mikroskop *nt*: → *Ultraviolettmikroskop*
UVNG *Abk.*: Unfallversicherungsneuregelungsgesetz
UVP *Abk.*: Umweltverträglichkeitsprüfung
UV-resistent *adj* (Ⓔ uvioresistant): widerstandsfähig gegen UV-Strahlen
UVS *Abk.*: Ultraviolett-Schiff-Reaktion
UV-Strahlung *f*: → *Ultraviolett*
Uvul-, uvula- *präf.*: → *Uvulo-*
U|vu|la *f, pl* **-lae** (Ⓔ uvula): Zäpfchen, zapfenförmige Struktur
Uvula bifida (Ⓔ bifid uvula): ***Syn:*** *Zäpfchenspalte, Uvulaspalte*; angeborene Längsspalte des Gaumenzäpfchens durch eine fehlende Verschmelzung der paarigen Anlage [Hemmungsfehlbildung]; muss meist operativ korrigiert werden; *s.a. Gaumenspalte*
Uvula cerebelli: veraltet für → *Uvula vermis*
Uvula palatina (Ⓔ palatine uvula): ***Syn:*** *Gaumenzäpfchen, Zäpfchen*; hinteres Ende des Gaumensegels [Velum* palatinum], in das der Musculus* uvulae einstrahlt; ist außen von mehrschichtigem, unverhorntem Plattenepithel überzogen, das seromuköse Drüsen enthält
Uvula vermis (Ⓔ uvula of cerebellum): ***Syn:*** *Kleinhirnzäpfchen*; zum Paleocerebellum gehörender Abschnitt zwischen den beiden Kleinhirnmandeln auf der Kleinhirnunterseite
Uvula vesicae (Ⓔ uvula of bladder): ***Syn:*** *Blasenzäpfchen*; Schleimhautwulst an der Spitze des Blasendreiecks [Trigonum vesicae] hinter der inneren Harnröhrenmündung [Ostium urethrae internum]; wird durch den Mittellappen der Prostata* hervorgerufen
u|vu|lär *adj* (Ⓔ uvular): Zäpfchen/Uvula betreffend, zum Zäpfchen/zur Uvula gehörend
U|vu|la|re|sek|ti|on *f*: → *Uvulektomie*
U|vu|la|spal|te *f*: → *Uvula bifida*
U|vu|lek|to|mie *f* (Ⓔ uvulectomy): ***Syn:*** *Uvularesektion, Zäpfchenentfernung*; operative Entfernung des Gaumenzäpfchens [Uvula palatina]
U|vu|li|tis *f, pl* **-ti|den** (Ⓔ uvulitis): ***Syn:*** *Zäpfchenentzündung, Staphylitis, Kionitis, Cionitis*; Entzündung des Gaumenzäpfchens; selten isoliert, meist Teil einer Rachenentzündung [Pharyngitis*]
u|vu|li|tisch *adj* (Ⓔ uvulitic): ***Syn:*** *staphylitisch*; Zäpfchenentzündung/Uvulitis betreffend, von ihr betroffen oder gekennzeichnet
Uvulo-, uvulo- *präf.*: Wortelement mit der Bedeutung **1.** „Traube/traubenförmig" **2.** „Zäpfchen/Gaumenzäpfchen/Uvula"
U|vu|lo|pto|se *f* (Ⓔ uvuloptosis): ***Syn:*** *Zäpfchensenkung, Zäpfchentiefstand, Staphyloptose*; Zäpfchensenkung oder Zäpfchentiefstand, z.B. bei Lähmung des Gaumensegels
U|vu|lor|rha|phie *f* (Ⓔ staphylorrhaphy): ***Syn:*** *Zäpfchennaht, Staphylorrhaphie*; Naht des Gaumenzäpfchens nach traumatischer oder operativer Läsion oder bei angeborenem Defekt
U|vu|lo|tom *nt* (Ⓔ uvulotome): Zäpfchenmesser
U|vu|lo|to|mie *f* (Ⓔ uvulotomy): ***Syn:*** *Staphylotomie*; Durchtrennung/Inzision des Gaumenzäpfchens
UVV *Abk.*: Unfallverhütungsvorschriften
U-Welle *f* (Ⓔ U wave): *s.u. Essay Elektrokardiogramm S. 571*
UWM *Abk.*: Unterwassermassage
UWZ *Abk.*: → *Umwandlungszone*
UZ *Abk.*: **1.** Ultrazentrifuge **2.** → *Umformungszeit* **3.** Urinzucker
U|za|ra *f* (Ⓔ uzara): ***Syn:*** *Xysmalobium undulatum*; Pflanze aus der Familie der Schwalbenwurzgewächse [Asclepiadaceae]; verwendet werden die unterirdischen Pflanzenteile [**Uzarae radix**], die Cardenolidglykoside* [z.B. Uzarin, Urezin, Xysmalorin] enthalten; **Anw.**: traditionell bei akuten Durchfallerkrankungen, Dysmenorrhoe* und Enuresis*
U|za|rae ra|dix *f* (Ⓔ uzara root): *s.u. Uzara*

V

V *Abk.*: **1.** →*Atemvolumen* **2.** →*Sehschärfe* **3.** →*Vanadium* **4.** Variabilitätskoeffizient **5.** →*Ventilation* **6.** →*Vibrio* **7.** →*Virulenz* **8.** →*Virus* **9.** →*Visus* **10.** →*Volt* **11.** →*Vomitus* **12.** →*Vox*

v *Abk.*: →*ventrikulär*

V. *Abk.*: **1.** →*Vena* **2.** →*Vibrio*

V_A *Abk.*: →*alveoläre Ventilation*

V_{CF} *Abk.*: zirkumferentielle Faserverkürzungsgeschwindigkeit

V_{max} *Abk.*: maximale Geschwindigkeit

VA *Abk.*: **1.** Vakuumaspiration **2.** Varianzanalyse **3.** vasoregulatorische Asthenie **4.** →*ventrikuloatrial* **5.** →*Vesikuläratmen* **6.** Vincristin, Adriamycin **7.** Voltampere

Vaal: O. M. de Vaal; holländischer Kinderarzt (Amsterdam) im 20. Jahrhundert

Vaal-Seynhaeve-Syndrom *nt* (Ⓔ reticular dysgenesis): *Syn*: *retikuläre Dysgenesie*; seltene autosomal-rezessive Variante des schweren kombinierten Immundefektes*

VAAP *Abk.*: Vincristin, Asparaginase, Adriamycin, Prednison

VAB *Abk.*: **1.** Vinblastin, Actinomycin, Bleomycin **2.** Vinblastin, Actinomycin D, Bleomycin

VAB-I *Abk.*: Vinblastin, Actinomycin D, Bleomycin

VAB-II *Abk.*: Vinblastin, Actinomycin D, Bleomycin, Cisplatin

VAB-III *Abk.*: Vinblastin, Actinomycin D, Bleomycin, Cisplatin, Chlorambucil, Cyclophosphamid

VAB-V *Abk.*: Vinblastin, Actinomycin D, Bleomycin, Cisplatin, Cyclophosphamid

VAB-VI *Abk.*: Cyclophosphamid, Dactinomycin, Vinblastin, Bleomycin, Cisplatin

VABCD *Abk.*: Vinblastin, Adriamycin, Bleomycin, CCNU, DTIC

VAC *Abk.*: **1.** Vincristin, Adriamycin, Cyclophosphamid **2.** visueller Assoziationskortex

VACA *Abk.*: Vincristin, Actinomycin D, Cyclophosphamid, Adriamycin

VACAD *Abk.*: Vincristin, Adriamycin, Cyclophosphamid, Actinomycin D, Dacarbazin

Vac|ci|ni|a|vi|rus *nt, pl* **-ren** (Ⓔ vaccinia virus): *Syn*: *Vakzinevirus*; früher zur Pockenschutzimpfung verwendetes Virus*; *s.a. Essay Gentransfer und Gentherapie S. 761*

Vac|ci|ni|um myr|til|lus *nt*: →*Heidelbeere*

vac|ci|no|id *adj* (Ⓔ vaccinoid): vacciniaähnlich, vacciniaartig

VACTERL-Assoziation *f* (Ⓔ VACTERL complex): *s.u. VATER-Assoziation*

VACTERL-Assoziation plus *f* (Ⓔ VACTERL complex plus): *s.u. VATER-Assoziation*

VAD *Abk.*: Vincristin, Adriamycin, Dexamethason

VäD *Abk.*: Vertrauensärztlicher Dienst

VAD/V *Abk.*: Vincristin, Adriamycin, Dexamethason, Verapamil

VAEL *Abk.*: ventrikuloatriale Erregungsleitung

VAFAC *Abk.*: Vincristin, Amethopterin, 5-Fluorouracil, Adriamycin, Cyclophosphamid

VAG *Abk.*: →*Vertebralisangiographie*

Vag *Abk.*: virales Antigen

vag. *Abk.*: →*Vaginalis*

Va|ga|bun|den|haut *f* (Ⓔ vagabond's disease): *Syn*: *Vagantenhaut, Cutis vagantium*; schmutzig-braune Haut mit Ekzematisation und Impetiginisation bei mangelnder Hygiene

va|gal *adj* (Ⓔ vagal): Vagusnerv/Nervus vagus betreffend

Va|gan|ten|haut *f*: →*Vagabundenhaut*

Vag|ek|to|mie *f* (Ⓔ vagectomy): *Syn*: *Vagusresektion*; operative Teilentfernung des Nervus* vagus

Vagin-, vagin- *präf.*: →*Vagino-*

Va|gi|na *f, pl* **-nae, -nen** (Ⓔ **1.** sheath **2.** vagina): **1.** Scheide, Hülle, Umscheidung **2.** *Syn*: *Kolpos, Scheide*; die weibliche Scheide ist ein 6–8 cm langes und 2–3 cm breites Hohlorgan mit einer muskulär-bindegewebigen Wand; Vorderwand [**Paries anterior**] und Hinterwand [**Paries posterior**] liegen unmittelbar aufeinander und verengen somit das Lumen zu einem H-förmigen Spalt; die Wand der Scheide ist sehr dehnbar und passt sich dem Glied beim Geschlechtsverkehr und dem kindlichen Kopf bei der Geburt an
das obere Ende der Scheide, das über die Einmündung der Cervix* uteri hinaus ins Becken ragt, wird als **Scheidengewölbe** [Fornix vaginae] bezeichnet; es besteht aus drei Abschnitten: **Pars anterior** [vorderes Scheidengewölbe], **Pars posterior** [hinteres Scheidengewölbe] und **Pars lateralis** [Seitengewölbe der Scheide]; der **Scheideneingang** [Ostium vaginae] wird vom **Jungfernhäutchen** [Hymen] verschlossen, das von alleine oder beim ersten Geschlechtsverkehr [Entjungferung] reißen kann; die Reste des Hymens am Scheideneingang werden als **Fleischwärzchen** [Carunculae hymenales] bezeichnet; die Scheidenschleimhaut [**Tunica mucosa vaginae**] wird von unverhorntem Plattenepithel überzogen; sie bildet Querfalten [**Rugae vaginales**] und Längswülste [**Columnae rugarum**]; die Muskelschicht der Scheidenwand [**Tunica muscularis vaginae**] besteht aus glatter Muskulatur und Bindegewebe; sie geht direkt in die Muskulatur der Gebärmutter und des Dammes über

Vagina bulbi (Ⓔ vagina of bulb): *Syn*: *Tenon-Kapsel, Augapfelscheide*; bindegewebige Augenkapsel, die nur am Sehnerveneintritt und in der Nähe des Limbus* corneae mit dem Augapfel verwachsen ist; zwischen ihr und der Sclera* liegt ein Spaltraum [Spatium episclerale], der von lockerem Bindegewebe ausgefüllt ist, und der die Bewegung des Augapfels ermöglicht; die Endsehnen der äußeren Augenmuskeln ziehen durch schlitzförmige Spalten der Vagina zum Augapfel

Vagina carotica (Ⓔ carotid sheath): *Syn*: *Karotisscheide*; bindegewebige Scheide um die Halsgefäße [Arteria* carotis communis, Vena* jugularis interna] und -nerven [Nervus* vagus]

Vagina communis tendinum musculorum fibularium: →*Vagina communis tendinum musculorum peroneorum*

Vagina communis tendinum musculorum flexorum (Ⓔ common tendinous sheath of flexor muscles): gemeinsame Sehnenscheide der tiefen und oberflächlichen Fingerbeuger im Karpaltunnel [Canalis* carpi]

Vagina communis tendinum musculorum peroneorum (Ⓔ common tendinous sheath of peroneal muscles): *Syn*: *Vagina communis tendinum musculorum fibularium*; gemeinsame Sehnenscheide der Musculi* peroneus longus und brevis hinter dem Außenknöchel

Vagina externa nervi optici (Ⓔ external sheath of optic nerve): äußere Durahülle des Nervus* opticus

Vagina fibrosa (Ⓔ fibrous tendon sheath): *Syn*: *Stratum fibrosum vagina tendinis*; die äußere, fibröse Schicht der Sehnenscheide [Vagina* tendinis]

Vaginae fibrosae digitorum manus (Ⓔ fibrous tendon sheaths of hand): an den Fingerknochen [Phalangen] befestigte Führungsröhren für die Sehnen der oberflächlichen und tiefen Fingerbeuger

Vaginae fibrosae digitorum pedis (Ⓔ fibrous tendon sheaths of foot): an den Zehenknochen [Phalangen] befestigte Führungsröhren für die Sehnen der langen und kurzen Zehenbeuger

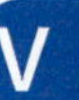

Vagina interna nervi optici (Ⓔ inner sheath of optic nerve): innere Meningealscheide des Nervus* opticus

Vagina musculi recti abdominis (Ⓔ rectus sheath): *Syn*: *Rektusscheide*; von den Aponeurosen der Bauchmuskeln [Musculus* obliquus externus und internus abdominis, Musculus* transversus abdominis] und der Fascia* transversalis gebildete Scheide des Musculus* rectus abdominis; man unterscheidet ein vorderes Blatt [**Lamina anterior**] und ein hinteres Blatt [**Lamina posterior**], das in der bogenförmigen **Linea arcuata** endet

Vagina plantaris tendinis musculi fibularis longi: →*Vagina plantaris tendinis musculi peronei longi*

Vagina plantaris tendinis musculi peronei longi (Ⓔ plantar tendinous sheath of peroneus longus muscle): ***Syn:*** *Vagina plantaris tendinis musculi fibularis longi*; Sehnenscheide des Musculus* peroneus longus an der Fußsohle

Vaginae synoviales digitorum manus (Ⓔ synovial sheaths of hand): Sehnenscheiden der Beugersehnen der Hand

Vaginae synoviales digitorum pedis (Ⓔ synovial sheaths of foot): Sehnenscheiden der Beugersehnen der Zehen

Vagina synovialis (Ⓔ synovial sheath): ***Syn:*** *Stratum synoviale vagina tendinis*; innere Schicht der Sehnenscheide [Vagina* tendinis]; besteht aus zwei Blättern, die durch einen Spalt getrennt sind, der Synovia* enthält; das innere Blatt ist fest mit der Sehne verbunden und gleitet auf dem äußeren Blatt, das mit der Vagina* fibrosa verwachsen ist

Vagina tendinis (Ⓔ tendon sheath): ***Syn:*** *Sehnenscheide*; Sehnenscheiden dienen der Reibungsminderung und kommen an Stellen vor, an den Sehnen durch Knochenvorsprünge [Trochlea*] oder Bänder umgelenkt oder an Knochen entlang geführt werden; das ist vor allem bei den langen Sehnen der Hand- und Fußmuskeln der Fall; sie bestehen aus der außen liegenden Vagina* fibrosa und der inneren Vagina* synovialis

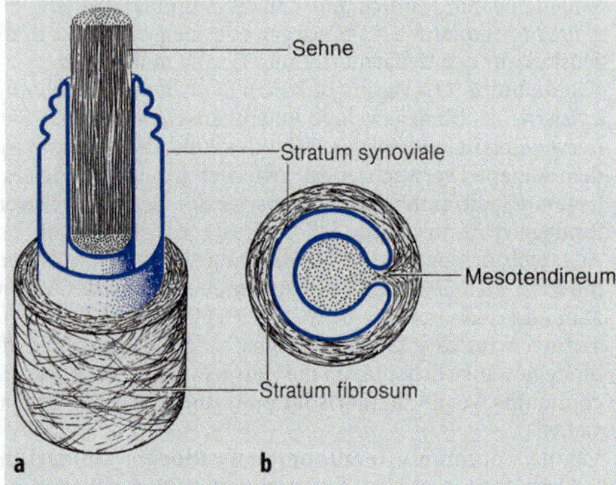

Abb. V1. Schema einer Sehnenscheide

Vagina tendinis intertubercularis (Ⓔ synovial sheath of intertubercular groove): Sehnenscheide des langen Kopfes des Musculus* biceps brachii, die im Sulcus intertubercularis des Humerus* verläuft

Vagina tendinis musculi extensoris carpi ulnaris (Ⓔ tendinous sheath of extensor carpi ulnaris muscle): *s.u. Vaginae tendinum carpales dorsales*

Vagina tendinis musculi extensoris digiti minimi brevis (Ⓔ tendinous sheath of extensor digiti minimi brevis muscle): *s.u. Vaginae tendinum carpales dorsales*

Vagina tendinis musculi extensoris digitorum longi (Ⓔ tendinous sheath of extensor digitorum longus muscle): *s.u. Vaginae tendinum tarsales anteriores*

Vagina tendinis musculi extensoris hallucis longi (Ⓔ tendinous sheath of extensor hallucis longus muscle): *s.u. Vaginae tendinum tarsales anteriores*

Vagina tendinis musculi extensoris pollicis longi (Ⓔ tendinous sheath of extensor pollicis longus muscle): *s.u. Vaginae tendinum carpales dorsales*

Vagina tendinis musculi flexoris carpi radialis (Ⓔ tendinous sheath of flexor carpi radialis muscle): *s.u. Vaginae tendinum carpales palmares*

Vagina tendinis musculi flexoris digitorum longi (Ⓔ tendinous sheath of flexor digitorum longus muscle): *s.u. Vaginae tendinum tarsales tibiales*

Vagina tendinis musculi flexoris hallucis longi (Ⓔ tendinous sheath of flexor hallucis longus muscle): *s.u. Vaginae tendinum tarsales tibiales*

Vagina tendinis musculi flexoris pollicis longi (Ⓔ tendinous sheath of flexor pollicis longus muscle): *s.u. Vaginae tendinum carpales palmares*

Vagina tendinis musculi tibialis anterioris (Ⓔ tendinous sheath of tibialis anterior muscle): *s.u. Vaginae tendinum tarsales anteriores*

Vagina tendinis musculi tibialis posterioris (Ⓔ tendinous sheath of tibialis posterior muscle): *s.u. Vaginae tendinum tarsales tibiales*

Vaginae tendinum carpales (Ⓔ carpal tendinous sheaths): Sehnenscheiden der Handwurzelregion; Oberbegriff für Vaginae* tendinum carpales palmares und Vaginae* tendinum carpales dorsales

Vaginae tendinum carpales dorsales (Ⓔ dorsal carpal tendinous sheaths): die Sehnenscheiden der Rückseite der Handwurzel schützen die Sehnen der Hand- und Fingerstrecker im Retinaculum* musculorum extensorum; dazu gehören Vagina tendinum musculorum abductoris longi et extensoris pollicis brevis, Vagina tendinum musculorum extensorum carpi radialium, Vagina tendinis musculi extensoris pollicis longi, Vagina tendinum musculorum extensoris digitorum et extensoris indicis, Vagina tendinis musculi extensoris digiti minimi brevis und Vagina tendinis musculi extensoris carpi ulnaris

Vaginae tendinum carpales palmares (Ⓔ palmar carpal tendinous sheaths): die Sehnenscheiden der Palmarseite der Handwurzel schützen die Sehnen der Flexoren im Retinaculum* musculorum flexorum manus; dazu gehören Vagina tendinis musculi flexoris pollicis longi, Vagina tendinis musculi flexoris carpi radialis und Vagina communis tendinum musculorum flexorum

Vaginae tendinum digitorum pedis (Ⓔ tendinous sheaths of tendons of toes): Sehnenscheiden der Zehen

Vagina tendinum musculorum abductoris longi et extensoris pollicis brevis (Ⓔ tendinous sheath of abductor longus and extensor pollicis brevis muscl): *s.u. Vaginae tendinum carpales dorsales*

Vagina tendinum musculorum extensoris digitorum et extensoris indicis (Ⓔ tendinous sheath of extensor digitorum and extensor indicis muscle): *s.u. Vaginae tendinum carpales dorsales*

Vagina tendinum musculorum extensorum carpi radialium (Ⓔ tendinous sheath of extensor carpi radialis muscle): *s.u. Vaginae tendinum carpales dorsales*

Vaginae tendinum tarsales anteriores (Ⓔ anterior tarsal tendinous sheaths): die Sehnenscheiden auf der Vorderseite der Fußwurzel, die die Streckersehnen unter dem Retinaculum* musculorum extensorum inferius und Retinaculum* musculorum extensorum superius schützen; dazu gehören Vagina tendinis musculi tibialis anterioris, Vagina tendinis musculi extensoris hallucis longi und Vagina tendinis musculi extensoris digitorum longi

Vaginae tendinum tarsales fibulares (Ⓔ fibular tarsal tendinous sheaths): die hinter dem Außenknöchel liegenden Sehnenscheiden für Musculus* peroneus longus und brevis

Vaginae tendinum tarsales tibiales (Ⓔ tibial tarsal tendinous sheaths): Sehnenscheiden, die die Sehnen der Plantarflexoren unter dem Retinaculum* musculorum flexorum pedis schützen; dazu gehören Vagina tendinis musculi flexoris digitorum longi, Vagina tendinis musculi tibialis posterioris und Vagina tendinis musculi flexoris hallucis longi

va|gi|nal *adj* (Ⓔ vaginal): Scheide/Vagina betreffend

Va|gi|nal|ab|strich *m*: *→ Vaginalsmear*

Va|gi|nal|a|tre|sie *f* (Ⓔ vaginal atresia): ***Syn:*** *Scheidenatresie, Atresia vaginalis*; angeborener oder erworbener Verschluss der Scheidenlichtung; führt zu Abflussbehinderung nach der Menarche* mit Ausbildung von Hämatokolpos*, Hämatometra*, Hämatosalpinx* und in schweren Fällen eines Akuten* Abdomens; **Therapie:** operative Aufdehnung der Scheide; postoperative Einlage eines Ballonkatheters oder Tampons zum Offenhalten

Va|gi|nal|fluor *m*: *→ Fluor vaginalis*

Va|gi|na|lis *f*: *→ Arteria vaginalis*

Va|gi|na|li|tis *f, pl* **-ti|den** (Ⓔ vaginalitis): ***Syn:*** *Peridiymisentzündung, Perididymitis; Hodenhüllenentzündung, Hodenscheidenentzündung*; Entzündung der Tunica* vaginalis testis; oft gleichgesetzt mit Periorchitis*

va|gi|na|li|tisch *adj* (Ⓔ vaginalitic): Vaginalitis betreffend, von ihr betroffen oder gekennzeichnet

Va|gi|nal|kan|di|do|se *f* (Ⓔ vaginal candidiasis): Kandidose* der Vaginaschleimhaut; meist als Vulvovaginitis* candidamycetica

Va|gi|nal|kar|zi|nom *nt* (Ⓔ vaginal carcinoma): ***Syn:*** *Scheidenkarzinom*; vom Plattenepithel der Scheide ausgehende bösartige Geschwulst [90 %]; der Rest sind Adenokarzinome u.ä.; relativ selten [ca. 2,5 % aller Genitalkarzinome]

primäres Vaginalkarzinom (Ⓔ primary vaginal carcinoma): ***Syn:*** *primäres Scheidenkarzinom*; sitzt meist an der Hinterwand im oberen Drittel der Scheide; wird bei der Scheidenspiegelung leicht übersehen und oft erst spät erkannt; **Klinik**: schmerzlose, unregelmäßige, vaginale Blutungen, v.a. nach dem Geschlechtsverkehr; **Therapie**: radikale Entfernung bei Carcinoma in situ, Mikrokarzinom, portio- und introitusnahem Karzinom; bei größeren Karzinomen z.B. eine **Radikaloperation nach Wertheim-Meigs** und/oder Strahlentherapie [Afterloading]; da die Diagnose meist erst spät erfolgt, ist die **Prognose** eher schlecht; die 5-Jahresüberlebensrate liegt unter 40 %

sekundäres Vaginalkarzinom (Ⓔ secondary vaginal carcinoma): ***Syn:*** *sekundäres Scheidenkarzinom*; ca. 60 % aller Vaginalkarzinome entstehen sekundär durch direktes Einwachsen [Zervixkarzinom*, Vulvakarzinom*] und/oder Metastasierung [Korpuskarzinom*, Chorionkarzinom*]; **Therapie**: wegen des meist ausgedehnten Wachstums ist eine operative Behandlung nur selten möglich; die Prognose ist schlecht

Va|gi|nal|mi|li|eu *nt* (Ⓔ vaginal environment): ***Syn:*** *Scheidenmilieu*; das Vaginalmilieu der geschlechtsreifen Frau ist sauer [pH 3,8–4,5] und die Scheidenflora enthält v.a. Lactobazillen [Döderlein*-Stäbchen]; damit werden viele prinzipiell pathogene aerobe [Escherichia coli, Enterobakterien, Staphylokokken, Streptokokken] und anaerobe Erreger [Peptokokken, Bacteroides, Clostridien] sowie Chlamydien und Mycoplasma an der Ausbreitung gehindert; deshalb sind Scheideninfektionen relativ selten und entstehen meist durch Pilze, da sie im Bereich von pH 3–9 optimal wachsen können; andererseits führen alle Veränderungen des Milieus zu einer Herabsetzung der physiologischen Schutzfunktion und evtl. zu Kolpitis*

da das saure Vaginalmilieu v.a. von der Anwesenheit von Östrogenen abhängt, ist das Vaginalmilieu vor der Pubertät und nach der Menopause alkalisch und die Frequenz von bakteriellen Infektionen ist wesentlich höher

Va|gi|nal|my|ko|se *f* (Ⓔ colpomycosis): ***Syn:*** *Scheidenmykose, Vaginomykose, Kolpomykose*; Pilzerkrankung der Scheide; am häufigsten durch Candida* albicans [Vaginalsoor*]

Va|gi|nal|naht *f* (Ⓔ colporrhaphy): ***Syn:*** *Scheidennaht, Kolporrhaphie*; Naht der Scheide(nwand) nach traumatischer oder operativer Durchtrennung

Va|gi|nal|plas|tik *f*: → *Vaginoplastik*

Va|gi|nal|pro|laps *m* (Ⓔ colpoptosis): ***Syn:*** *Scheidenvorfall, Prolapsus vaginae, Scheidenprolaps, Kolpoptose*; schwerste Form der Scheidensenkung*, bei der die Scheidenwand in Form einer Rektozele* oder Zystozele* vor der Vulva* sichtbar wird; oft gleichgesetzt mit Kolpozele*; **Therapie**: Beckenbodengymnastik; Kolpopexie*

Va|gi|nal|schnitt *m*: → *Vaginotomie*

Va|gi|nal|smear *nt* (Ⓔ vaginal smear): ***Syn:*** *Scheidenabstrich, Vaginalabstrich*; Abstrich der weiblichen Scheide zur Materialgewinnung; *s.a. Papanicolaou-Test*

Va|gi|nal|soor *m*: → *Vulvovaginitis candidamycetica*

Va|gi|nal|spü|lung *f* (Ⓔ vaginal irrigation): Scheidenspülung

Va|gi|nal|zys|te *f* (Ⓔ vaginal cyst): die meisten Zysten entstehen aus Resten der Wolff*-Gänge [im seitlichen oberen Drittel der Vagina] oder Müller*-Gänge [in der oberen Vaginahälfte]; Einschlusszysten und Zystenbildung bei vaginaler Endometriose* sind selten; die Zysten bleiben i.d.R. symptomlos und benötigen keine Therapie; kommt es zu Spannungsschmerzen, v.a. beim Verkehr, werden sie operativ entfernt

Va|gi|nal|zy|to|lo|gie *f* (Ⓔ colpocytology): ***Syn:*** *Kolpozytologie*; Beurteilung von Epithelabstrichen der Scheidenschleimhaut

Va|gi|na|schleim|haut *f* (Ⓔ vaginal mucosa): ***Syn:*** *Scheidenschleimhaut, Tunica mucosa vaginae*; die Scheide ist von einem mehrschichtigen, unverhornten Plattenepithel überzogen, das an der Portio* vaginalis cervicis in das Zervixepithel übergeht

Va|gi|nis|mus *m* (Ⓔ vaginism): ***Syn:*** *Scheidenkrampf*; meist psychogen bedingter Krampf der Scheide bei Eindringen des Penis

Va|gi|ni|tis *f, pl* **-ti|den** (Ⓔ vaginitis): ***Syn:*** *Scheidenentzündung, Kolpitis, Colpitis*; Entzündungen der Scheide [Vagina*] werden praktisch immer durch eine Störung des sauren Scheidenmilieus verursacht; da das Scheidenmilieu sich erst im Laufe der Pubertät einstellt und nach der Menopause sich durch den Abfall der Östrogenbildung wieder verändert, findet man Scheidenentzündungen häufig bei jungen Mädchen und postmenopausalen Frauen

die häufigsten Erreger sind Gardnerella* vaginalis [bakterielle Vaginose*], Candida*-Species [vaginaler Soor*], Mycoplasma*-Species, Trichomonas* vaginalis [Trichomoniasis*] und Chlamydia* trachomatis; bei jungen Mädchen, postmenopausalen Frauen und Schwangeren werden oft β-hämolysierende Streptokokken* gefunden; das es oft zu Mitbeteiligung der Vulva* kommt, ist meist die Bezeichnung **Vulvovaginitis** angebracht; werden keine Leukozyten im Ausfluss gefunden, spricht man von **Vaginose**; bei fast allen Entzündungen kommt es zu vermehrtem Ausfluss, der je nach der Ursache gefärbt, dick- oder dünnflüssig sein kann, manchmal kommt es zu Reizung und Rötung der Vulvahaut oder zu fischartigem Geruch

bakterielle Vaginitis (Ⓔ bacterial vaginosis): ***Syn:*** *bakterielle Vaginose, bakterielle Kolpitis, Aminkolpitis*; Besiedlung der Scheide mit **Gardnerella vaginalis** und anderen Bakterien [Staphylokokken, Streptokokken, Escherichia coli], die zu grau-weißem Ausfluss mit fischähnlichem Geruch führt

Vaginitis testis: → *Vaginalitis*

va|gi|ni|tisch *adj* (Ⓔ vaginitic): ***Syn:*** *kolpitisch*; Scheidenentzündung/Vaginitis betreffend, von ihr betroffen oder gekennzeichnet

Vagino-, vagino- *präf.*: Wortelement mit der Bedeutung „Scheide/Vagina"

va|gi|no|ab|do|mi|nal *adj* (Ⓔ vaginoabdominal): Scheide/Vagina und Bauchhöhle/Abdomen betreffend oder verbindend

Va|gi|no|dy|nie *f* (Ⓔ vaginodynia): ***Syn:*** *Scheidenschmerz, Kolpalgie*; Schmerzen in der Scheide [Vagina]

Va|gi|no|gramm *nt* (Ⓔ vaginogram): Röntgenkontrastaufnahme der Scheide

Va|gi|no|gra|phie *f* (Ⓔ vaginography): ***Syn:*** *Vaginografie*; Röntgenkontrastdarstellung* der Scheide

va|gi|no|ku|tan *adj* (Ⓔ vaginocutaneous): Scheide/Vagina und Haut betreffend oder verbindend

va|gi|no|la|bi|al *adj* (Ⓔ vaginolabial): Scheide/Vagina und Schamlippen betreffend

Va|gi|no|my|ko|se *f*: → *Vaginalmykose*

Va|gi|no|pa|thie *f* (Ⓔ vaginopathy): ***Syn:*** *Kolpopathie*; Scheidenerkrankung, Vaginalerkrankung

va|gi|no|pe|ri|ne|al *adj* (Ⓔ vaginoperineal): ***Syn:*** *perineovaginal*; Scheide und Damm/Perineum betreffend oder verbindend

Va|gi|no|pe|ri|ne|o|plas|tik *f* (Ⓔ vaginoperineoplasty): ***Syn:*** *Scheidendammplastik, Kolpoperineoplastik*; plastische Operation von Scheide und Damm, z.B. nach Scheidendammriss; *s.a. hintere Kolpoperineorrhaphie*

Va|gi|no|pe|ri|ne|or|rha|phie *f* (Ⓔ vaginoperineorrhaphy): ***Syn:*** *Scheidendammnaht, Kolpoperineorrhaphie*; Naht von Scheide und Damm, z.B. nach Scheidendammriss; *s.a. hintere Kolpoperineorrhaphie*

va|gi|no|pe|ri|to|ne|al *adj* (Ⓔ vaginoperitoneal): Scheide/Vagina und Bauchfell/Peritoneum betreffend

Va|gi|no|pe|xie *f* (Ⓔ vaginopexy): ***Syn:*** *Scheidenanheftung, Kolpopexie*; operative Anheftung der Scheide, z.B. bei Scheidenvorfall*

Va|gi|no|plas|tik *f* (Ⓔ vaginoplasty): ***Syn:*** *Scheidenplastik, Vaginalplastik, Kolpoplastik*; plastische Operation der Scheide, z.B. Kolpoperineorrhaphie; auch Bezeichnung für die Schaffung einer künstlichen Scheide [**Neovagina**] bei Fehlbildungen oder Atresie der Vagina

Va|gi|no|se *f* (Ⓔ vaginosis): ***Syn:*** *Kolpopathie*; Scheidenerkrankung, Vaginaerkrankung; *s.a. Vaginitis*

bakterielle Vaginose (Ⓔ bacterial vaginosis): ***Syn:*** *Aminkolpitis, bakterielle Kolpitis*; Besiedlung der Scheide mit **Gardnerella vaginalis** und anderen Bakterien [Staphylokokken, Streptokokken, Escherichia coli], die zu grau-weißem Ausfluss mit fischähnlichem Geruch führt

Va|gi|no|skop *nt* (Ⓔ **1.** vaginal speculum **2.** colposcope): **1.** Scheidenspekulum **2.** Kolposkop*

Va|gi|no|sko|pie *f* (Ⓔ **1.** vaginoscopy **2.** colposcopy): **1.** Scheidenuntersuchung **2.** *→Kolposkopie*

Va|gi|no|to|mie *f* (Ⓔ vaginotomy): ***Syn:*** *Kolpotomie, Scheidenschnitt, Vaginalschnitt*; Durchtrennung/Inzision der Scheidenwand

va|gi|no|ve|si|kal *adj* (Ⓔ vaginovesical): Scheide/Vagina und Harnblase betreffend oder verbindend

Va|gi|no|ve|si|kal|fis|tel *f* (Ⓔ vaginovesical fistula): ***Syn:*** *Scheiden-Blasen-Fistel, vaginovesikale Fistel*; Scheide und Blase verbindende Fistel

va|gi|no|zer|vi|kal *adj* (Ⓔ cervicovaginal): Scheide/Vagina und Gebärmutterhals/Cervix uteri betreffend oder verbindend

Va|gi|tus u|te|ri|nus *m* (Ⓔ vagitus uterinus): Schrei des Fetus in der Gebärmutter

Vago-, vago- *präf.*: Wortelement mit Bezug auf „Vagus/Nervus vagus"

Va|go|gramm *nt* (Ⓔ vagogram): ***Syn:*** *Elektrovagogramm*; Aufzeichnung der Aktivität des Nervus* vagus

Va|go|ly|se *f* (Ⓔ vagolysis): Neurolyse* des Nervus* vagus

Va|go|ly|ti|kum *nt, pl* **-ka** (Ⓔ vagolytic): selten verwendetes Synonym für *→Parasympatholytikum*

va|go|ly|tisch *adj* (Ⓔ vagolytic): ***Syn:*** *parasympatholytisch, anticholinerg*; die Wirkung von Acetylcholin hemmend; das parasympathische System hemmend

Va|go|mi|me|ti|kum *nt, pl* **-ka** (Ⓔ vagomimetic): ***Syn:*** *Cholinergikum, Parasympathomimetikum, Parasympathikomimetikum*; Arzneimittel mit aktivierender Wirkung auf das parasympathische Nervensystem; **direkte Parasympathomimetika** wirken wie Acetylcholin* direkt am Rezeptor [Muskarin, Carbachol], **indirekte Parasympathomimetika** hemmen den enzymatischen Abbau von Acetylcholin, das sich damit am Rezeptor anreichert [Neostigmin, Physostigmin]; **Anw.:** Glaukom, Ileus, Blasenatonie, Myasthenia gravis, Atropin- oder Curarevergiftung

va|go|mi|me|tisch *adj* (Ⓔ vagomimetic): ***Syn:*** *parasympathomimetisch*; mit aktivierender Wirkung auf das parasympathische Nervensystem

Va|go|to|mie *f* (Ⓔ vagotomy): ***Syn:*** *Vagusdurchtrennung, Vagusschnitt*; Durchtrennung des Nervus* vagus; v.a. Bezeichnung für die Durchtrennung der präganglionären parasympathischen Fasern, die die Säureproduktion des Magens regulieren

proximal gastrische Vagotomie (Ⓔ proximal gastric vagotomy): ***Syn:*** *Parietalzellvagotomie, superselektive Vagotomie, selektiv proximale Vagotomie*; bevorzugte Vagotomie, die selektiv die säurebildenden Zellen in den proximalen 2/3 des Magens denerviert

selektive totale Vagotomie: *→selektiv gastrale Vagotomie*

selektiv gastrale Vagotomie (Ⓔ selective vagotomy): ***Syn:*** *selektive totale Vagotomie*; selektive Durchtrennung der Magenäste, die zu einer totalen Denervierung führt; wird oft in Kombination mit einer Pyloroplastik* durchgeführt

selektiv proximale Vagotomie: *→proximal gastrische Vagotomie*

superselektive Vagotomie: *→proximal gastrische Vagotomie*

thorakale trunkuläre Vagotomie: *→trunkuläre Vagotomie*

trunkuläre Vagotomie (Ⓔ truncal vagotomy): ***Syn:*** *thorakale trunkuläre Vagotomie, Dragstedt-Operation*; nur noch selten durchgeführte Durchtrennung des vorderen und hinteren Vagusstamms im Bereich der unteren Speiseröhre, die zu einer vollständigen vagalen Denervierung des Magen-Darm-Traktes führt; wird heute fast nur noch zur Behand-

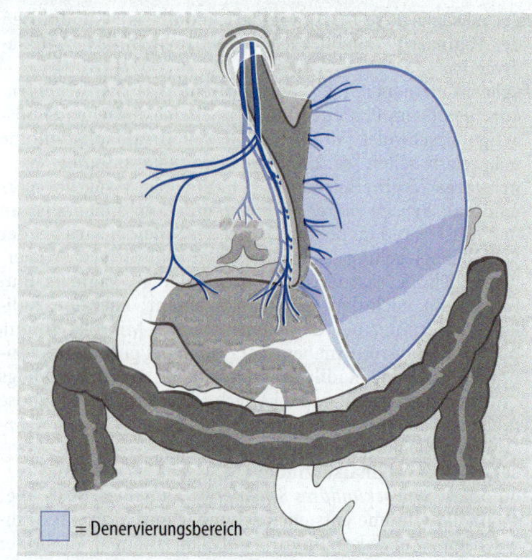

Abb. V2. Proximal gastrische Vagotomie

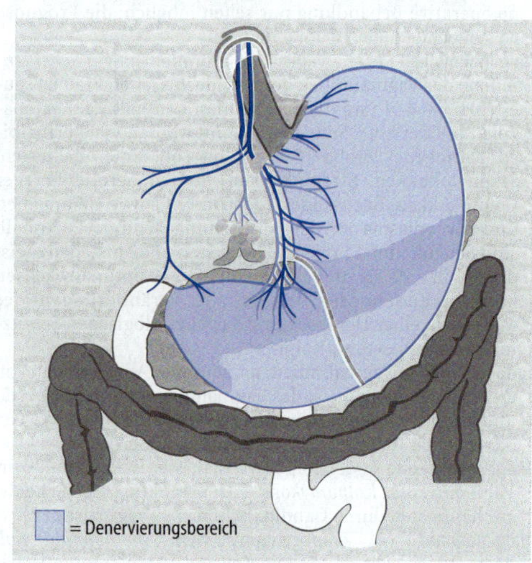

Abb. V3. Selektiv gastrale Vagotomie

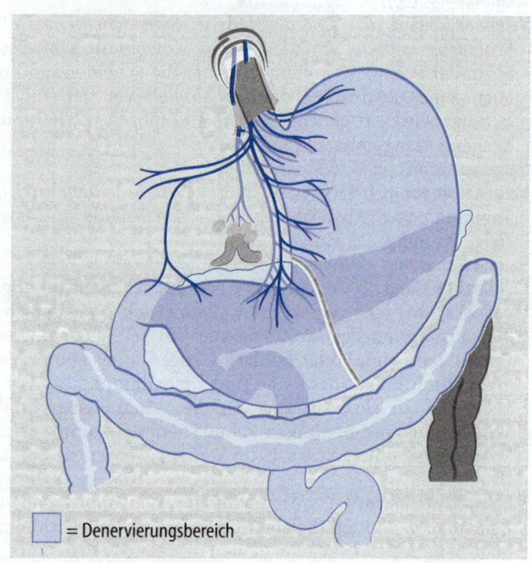

Abb. V4. Trunkuläre Vagotomie

lung des Ulcus* pepticum jejuni nach Magenresektion ausgeführt

va|go|ton *adj* (Ⓔ vagotonic): Vagotonie betreffend, von ihr betroffen oder gekennzeichnet, durch sie bedingt

Va|go|to|nie *f* (Ⓔ vagotony): ***Syn:*** *Parasympathikotonie*; erhöhte Erregbarkeit oder Überwiegen des parasympathischen Nervensystems, z.B. bei konstitutioneller, vegetativer Labilität; führt u.a. zu Hypotonie*, Bradykardie*, Bronchialspasmen*, Miosis* und Beschleunigung der Magan-Darm-Motorik

va|go|trop *adj* (Ⓔ vagotropic): auf den Nervus* vagus einwirkend

Va|gus *m* (Ⓔ vagus nerve): ***Syn:*** *X. Hirnnerv, Nervus vagus*; gemischter Hirnnerv mit motorischen, sensiblen und parasympathischen Fasern; innerviert u.a. die Muskulatur von Gaumen, Rachen, oberer Speiseröhre und Kehlkopf; versorgt sensibel Teile des Rachens, Kehlkopf, Luftröhre, Speiseröhre, Brust- und Bauchorgane

verlässt das Mittelhirn [Mesencephalon*] im Sulcus* posterolateralis und die hintere Schädelgrube durch das Foramen* jugulare; innerhalb des Foramens bildet er ein oberes Ganglion [**Ganglion superius**], unterhalb das untere Vagusganglion [**Ganglion inferius**]; danach verläuft er zwischen Arteria* carotis interna und Vena* jugularis interna nach unten durch den Brustkorbeingang; der **linke Vagus** verläuft vor dem Aortenbogen [Arcus* aortae] und hinter dem Bronchus* principalis sinister zur Vorderfläche der Speiseröhre, wo er zusammen mit dem rechten Vagus den Plexus* oesophageus bildet und durch das Zwerchfell zieht; unterhalb des Zwerchfells gelangt er als **Truncus vagalis anterior** auf die Vorderseite des Magens, zu dem er sensible, motorische und sekretorische Fasern [**Rami gastrici anteriores**] abgibt

der **rechte Vagus** zieht über die Arteria* subclavia dextra, zwischen Vena* brachiocephalica dextra und Truncus* brachiocephalicus und hinter dem Bronchus* principalis dexter zur Rückfläche der Speiseröhre; seine Fasern beteiligen sich am Plexus* oesophageus und ziehen als **Truncus vagalis posterior** zur Rückfläche des Magens; sie geben Fasern zum Magen [**Rami gastrici posteriores**], zur Leber [**Rami hepatici**] und zum Plexus* coeliacus [**Rami coeliaci**] ab, die den Darm bis zum Cannon*-Böhm-Punkt versorgen

die Äste des Vagus sind: **Ramus meningeus** [rückläufig zur Dura* mater der hinteren Schädelgrube], **Ramus auricularis** [zu Trommelfell und äußerem Gehörgang], **Rami pharyngei** [sensible, motorische und sekretorische Fasern zum Rachen, die den Plexus* pharyngeus bilden], Nervus* laryngeus superior, **Rami cardiaci cervicales superiores** und **inferiores** [parasympathische Fasern zum Plexus* cardiacus], Nervus* laryngeus recurrens und die **Rami bronchiales** [sensible, motorische und sekretorische Fasern zu den Bronchien]

Va|gus|durch|tren|nung *f*: → *Vagotomie*

Va|gus|gan|gli|on, o|be|res *nt* (Ⓔ superior ganglion of vagus nerve): ***Syn:*** *Ganglion superius nervi vagi*; im Foramen* jugulare liegendes oberes Ganglion des Nervus* vagus

Va|gus|gan|gli|on, un|te|res *nt* (Ⓔ inferior ganglion of vagus nerve): ***Syn:*** *Ganglion inferius nervi vagi*; unmittelbar unterhalb des Foramen* jugulare liegendes Ganglion des Nervus* vagus

Va|gus|kern, hin|te|rer *m* (Ⓔ dorsal nucleus of vagus nerve): ***Syn:*** *Nucleus posterior nervi vagi, Nucleus dorsalis nervi vagi*; hinterer Kern des Nervus* vagus am Boden der Rautengrube [Fossa* rhomboidea]; parasympathischer Kern, von dem efferente Fasern zu den Brusteingeweiden, den Oberbauchorganen und dem Darmtrakt bis zum Cannon-Böhm-Punkt ausgehen

Va|gus|re|sek|ti|on *f*: → *Vagektomie*

Va|gus|schnitt *m*: → *Vagotomie*

VAH *Abk.*: virilisierende adrenale Hyperplasie

VAI *Abk.*: Vincristin, Actinomycin D, Ifosfamid

VAIE *Abk.*: Vincristin, Adriamycin, Ifosfamid, Etoposid

VAIN *Abk.*: vaginale intraepitheliale Neoplasie

va|ku|o|lär *adj* (Ⓔ vacuolar): vakuolenartig; vakuolenhaltig

Va|ku|o|le *f* (Ⓔ vacuole): lichtmikroskopisch sichtbarer, flüssigkeitsgefüllter Hohlraum im Zytoplasma oder Zellkern; kleine Vakuolen, die erst elektronenmikroskopisch erkennbar sind, werden als Vesikel bezeichnet

autophagische Vakuole (Ⓔ autophagic vesicle): ***Syn:*** *Autophagosom*; intrazelluläre Vakuole, in der Autophagie abläuft

Va|ku|um *nt* (Ⓔ vacuum): luftleerer oder luftverdünnter Raum, d.h. Raum mit Unterdruck

Va|ku|um|ent|bin|dung *f*: → *Vakuumextraktion*

Va|ku|um|ex|trak|ti|on *f* (Ⓔ vacuum extraction): ***Syn:*** *Vakuumentbindung*; Entbindung mit Hilfe einer **Saugglocke**; ist indiziert, wenn die Entbindung beschleunigt werden soll, aber keine akute Notfallsituation vorliegt; der Hauptvorteil gegenüber der Zangenentbindung liegt in der leichteren Platzierbarkeit und der geringeren Traumatisierung der mütterlichen Gewebe; Frühgeburten und Gesichtslagen stellen eine Kontraindikation dar

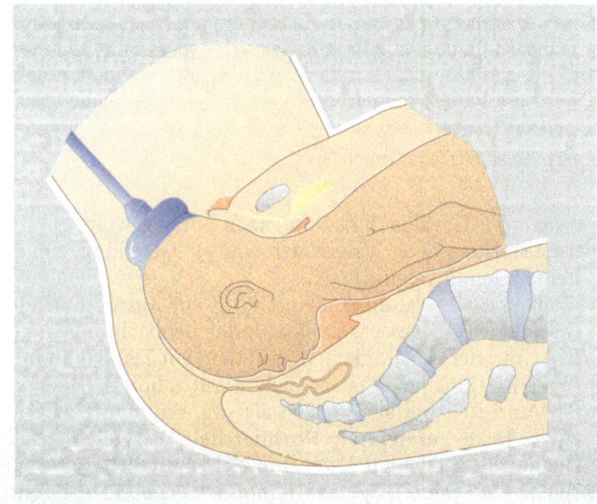

Abb. V5. Vakuumextraktion. Führen des Kopfes um die Symphyse durch Zug in Richtung der Führungsachse

Va|ku|um|ex|trak|tor *m* (Ⓔ vacuum extractor): Saugglocke; *s.u. Vakuumextraktion*

Va|ku|um|kü|ret|ta|ge *f* (Ⓔ vacuum curettage): ***Syn:*** *Saugkürettage*; Gebärmutterausschabung mit Absaugung

Va|ku|um|ver|band *m* (Ⓔ suction bandage): *s.u. Wundnaht*

Vak|zin *nt*: → *Vakzine*

vak|zi|nal *adj* (Ⓔ vaccinal): Impfung/Vakzination oder Impfstoff/Vakzine betreffend

Vak|zi|na|ti|on *f* (Ⓔ vaccination): Impfung*, Schutzimpfung

Vak|zi|na|ti|ons|en|ze|pha|li|tis *f, pl* **-tiden** (Ⓔ postvaccinal encephalitis): ***Syn:*** *Impfenzephalitis, Impfenzephalomyelitis, Impfenzephalopathie, Encephalomyelitis postvaccinalis*; nach einer Impfung [Masern, Röteln] auftretende akute oder subakute Entzündung, die auf einer Immunreaktion beruht; ist heute extrem selten

Vak|zi|ne *f* (Ⓔ vaccine): ***Syn:*** *Impfstoff, Vakzin*; aus abgetöteten [**Totimpfstoff**] oder lebenden [**Lebendimpfstoff**] Erregern, Teilen oder Stoffwechselprodukten von Krankheitserregern hergestellter Stoff zur aktiven Immunisierung gegen den Erreger

azelluläre Vakzine (Ⓔ acellular vaccine): ***Syn:*** *aP-Vakzine*; *s.u. Pertussisimpfung*

Vak|zi|ne|vi|rus *nt, pl* **-ren**: → *Vacciniavirus*

vak|zi|no|phob *adj* (Ⓔ vaccinophobic): Vakzinophobie betreffend, durch sie gekennzeichnet

Vak|zi|no|pho|bie *f* (Ⓔ vaccinophobia): krankhafte Angst vor einer Impfung

Val *Abk.*: **1.** Grammäquivalent **2.** → *Valin*

Va|la|ci|clo|vir *nt* (Ⓔ valacyclovir): Virostatikum*; Prodrug von Aciclovir*; **Anw.**: Infektion mit Varicella-Zoster-Virus, Herpes-Virus, Zytomegalievirus; **NW**: Kopfschmerz, Übelkeit, Magen-Darm-Störungen

Va|lenz *f* (Ⓔ valency): Wertigkeit, z.B. die Wertigkeit eines Ions oder die Anzahl an Bindungsstellen eines Antikörpers

Va|le|ri|a|nae ra|dix *f* (Ⓔ valerian root): Wurzel von Baldrian*
Va|le|ri|a|na of|fi|ci|na|lis *f*: *→ Baldrian*
Val|gi|sie|rung *f*: *→ Valgisierungsosteotomie*
Val|gi|sie|rungs|os|te|o|to|mie *f* (Ⓔ valgus osteotomy): ***Syn:*** *Valgisierung*; Korrekturosteotomie* zur Behandlung einer Varusstellung [z.B. Coxa* vara]

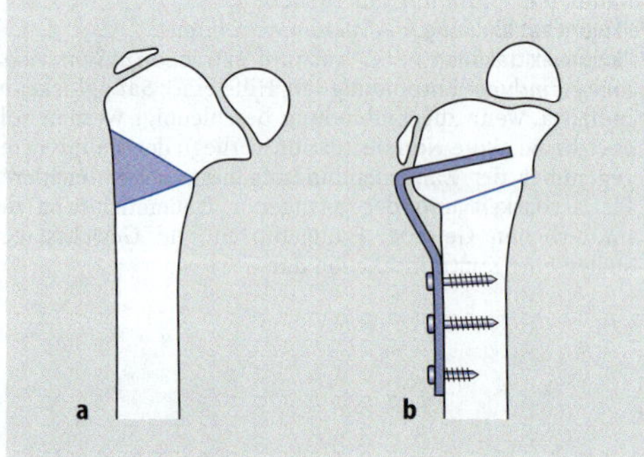

Abb. V6. Valgisierungsosteotomie

val|gus *adj* (Ⓔ valgus): krumm, nach innen gewölbt
Val|gus|stel|lung *f* (Ⓔ valgus deformity): X-Stellung, z.B. der Beine [Genu* valgum]
Va|li|di|tät *f* (Ⓔ validity): ***Syn:*** *Gültigkeit, Aussagefähigkeit*; Gültigkeit von Messergebnissen oder Beobachtungen; gibt den Grad der Genauigkeit an, mit dem ein Test das zu messende Merkmal auch tatsächlich misst; Validität, Objektivität* und Reliabilität* werden als sog. **Hauptgütekriterien** eines Tests bezeichnet; Normiertheit, Vergleichbarkeit, Ökonomie und Nützlichkeit sind **Nebengütekriterien**
Va|lin *nt* (Ⓔ valine): ***Syn:*** *α-Aminoisovaleriansäure*; essentielle, proteinogene Aminosäure* mit apolarer Seitenkette; wird zu Succinyl-CoA abgebaut; der tägliche Bedarf beträgt 95 mg/kg Körpergewicht für Kinder und 13 mg/kg Körpergewicht für Erwachsene; *s.a. Ahornsirup-Krankheit*
Va|lin|ä|mie *f* (Ⓔ valinemia): ***Syn:*** *Hypervalinämie*; erhöhter Valingehalt des Blutes
Valin-Leucin-Isoleucinurie *f*: *→ Ahornsirup-Syndrom*
Val|le|cu|la *f* (Ⓔ vallecula): kleine Ritze, Spalte, Furche
Vallecula cerebelli (Ⓔ vallecula cerebelli): mediane Furche auf der Unterseite des Kleinhirns [Cerebellum*], in der die Medulla* oblongata liegt
Vallecula epiglottica (Ⓔ epiglottic vallecula): Einsenkung der Schleimhaut zwischen Zungengrund und Epiglottis*; sie wird seitlich von der Plica* glossoepiglottica lateralis begrenzt und von der Plica* glossoepiglottica mediana in zwei Hälften unterteilt
Valleix: François Louis Isidore Valleix; 1807–1855; französischer Kinderarzt (Paris)
Valleix-Punkte *pl* (Ⓔ Valleix's points): Druckpunkte im Verlauf des Nervus* ischiadicus; man unterscheidet Lumbal-, Iliosakral-, Gluteal-, Popliteal-, Peroneal- und Malleolarpunkt

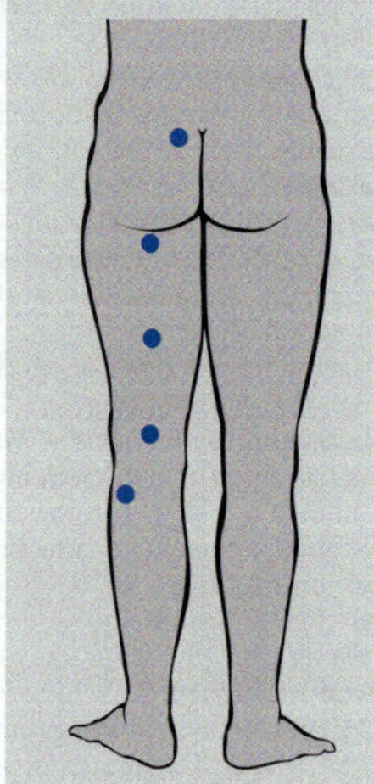

Abb. V7. Valleix-Punkte

Val|lum *m* (Ⓔ wall): *(anatom.)* Wall
Vallum unguis (Ⓔ nail wall): ***Syn:*** *Nagelwall*; *s.u. Nagel*
Val|pro|at *nt* (Ⓔ valproate): Salz der Valproinsäure*
Val|pro|in|säu|re *f* (Ⓔ valproic acid): ***Syn:*** *Dipropylessigsäure*; Antiepileptikum*
Valsalva: Antonio Maria Valsalva; 1666–1723; italienischer Anatom und Chirurg (Bologna)
Valsalva-Pressdruckversuch *m*: *→ Valsalva-Versuch 1.*
Valsalva-Sinus *m* (Ⓔ Valsalva's sinus): ***Syn:*** *Aortensinus, Sinus aortae*; taschenförmige Buchten zwischen den Semilunarklappen und der Aortenwand; Abgangsstelle der Arteria* coronaria dextra [im Sinus aortae dexter] und der Arteria* coronaria sinistra [im Sinus aortae sinister]
Valsalva-Versuch *m* (Ⓔ **1.–2.** Valsalva's maneuver): **1.** ***Syn:*** *Valsalva-Pressdruckversuch, Pressdruckversuch*; Pressen bei geschlossener Stimmritze führt zu Drucksteigerung im Brustkorb und zur Veränderung von Blutdruck und Puls **2.** Pressen bei geschlossenem Mund und geschlossener Nase führt zur Belüftung des Mittelohrs
Val|sar|tan *nt* (Ⓔ valsartan): Angiotensin-II-Blocker, Antihypertensivum*
Val|va *f, pl* **-vae** (Ⓔ valve): Klappe, klappenähnliche Struktur
Valva aortae (Ⓔ aortic valve): ***Syn:*** *Aortenklappe*; aus drei kräftigen Taschenklappen [Valvula* semilunaris] bestehende Klappe in der Aortenöffnung [Ostium aortae] der linken Herzkammer; sie öffnet sich während der Systole* und schließt sich am Beginn der Diastole*; der Schluss verursacht den auskultatorisch hörbaren 2. Herzton*
Valva atrioventricularis (Ⓔ atrioventricular valve): ***Syn:*** *Atrioventrikularklappe, Vorhof-Kammerklappe*; Herzklappe zwischen rechtem Vorhof und rechter Kammer [Valva atrioventricularis dextra] oder linkem Vorhof und linker Kammer [Valva atrioventricularis dextra]
Valva atrioventricularis dextra: *→ Valva tricuspidalis*
Valva atrioventricularis sinistra: *→ Valva mitralis*
Valva bicuspidalis: *→ Valva mitralis*
Valvae cordis (Ⓔ cardiac valves): ***Syn:*** *Herzklappen*; Oberbegriff für die Klappen zwischen rechtem Vorhof und rechter Kammer [Valva* tricuspidalis] oder linkem Vorhof und linker Kammer [Valva* mitralis] sowie die Klappen zwischen rechtem Ventrikel und Truncus* pulmonalis [Valva* trunci pulmonalis] und linkem Ventrikel und Aorta* [Valva* aortae]
Valva ilealis (Ⓔ ileocecal valve): Bauhin-Klappe; *s.u. Ostium ileale*
Valva ileocaecalis (Ⓔ ileocecal valve): Bauhin-Klappe; *s.u. Ostium ileale*
Valva mitralis (Ⓔ mitral valve): ***Syn:*** *Mitralklappe, Mitralis, Bicuspidalis, Valva atrioventricularis sinistra, Valva bicuspidalis*; aus zwei Segelklappen [Cuspis* anterior und posterior] bestehendes Ventilsystem zwischen linkem Herzvorhof und linker Kammer; verhindert während der Systole* den Rückstrom von Blut in den Vorhof und lässt während der Diastole* Blut aus dem Vorhof in die Kammer
Valva tricuspidalis (Ⓔ tricuspid valve): ***Syn:*** *Trikuspidalklappe, Tricuspidalis, Valva atrioventricularis dextra*; aus drei Segelklappen [Cuspis* anterior, posterior und septalis] bestehende Herzklappe zwischen rechtem Vorhof und rechter Kammer; verhindert während der Systole* den Rückstrom von Blut in den Vorhof und lässt während der Diastole* Blut aus dem Vorhof in die Kammer
Valva trunci pulmonalis (Ⓔ pulmonary valve): ***Syn:*** *Pulmonalklappe, Pulmonalisklappe*; aus drei Taschenklappen [Valvula* semilunaris] bestehende Herzklappe am Ausgang der linken Kammer in den Truncus* pulmonalis; öffnet sich während der Systole* und schließt sich am Beginn der Diastole*; der Schluss verursacht den auskultatorisch hörbaren 2. Herzton*
Val|vo|plas|tik *f*: *→ Valvuloplastik*
Val|vo|to|mie *f* (Ⓔ valvotomy): ***Syn:*** *Valvulotomie, Herzklappenspaltung, Klappenspaltung, Kardiovalvulotomie*; operative Spaltung einer stenotischen Herzklappe
Val|vu|la *f, pl* **-lae** (Ⓔ valvule): kleine Klappe
Valvulae anales (Ⓔ anal valves): kleine Querfalten am unteren Ende der Analkrypten [Sinus* anales]
Valvula coronaria dextra: *→ Valvula semilunaris dextra valvae aortae*
Valvula coronaria sinistra: *→ Valvula semilunaris sinistra*

valvae aortae

Valvula foraminis ovalis (Ⓔ valve of foramen ovale): Rest des embryonalen Septum primum am Vorhofseptum im linken Vorhof

Valvula fossae navicularis (Ⓔ valve of navicular fossa): Schleimhautfalte in der Fossa navicularis der männlichen Harnröhre*

Valvula lymphatica (Ⓔ lymphatic valve): ***Syn:*** *Lymphgefäßklappe, Lymphklappe*; *s.u. Vas lymphaticum*

Valvula non coronaria: *→ Valvula semilunaris posterior valvae aortae*

Valvula semilunaris (Ⓔ semilunar valve): ***Syn:*** *Taschenklappe, Semilunarklappe*; Bezeichnung für die halbmondförmigen Klappen, die zusammen die Aortenklappe [Valva* aortae] und Pulmonalklappe [Valva* trunci pulmonalis] bilden; die Klappen sind reich an kollagenen Fasern und werden auf der Ober- und Unterseite von Endothel überzogen; sie sitzen wie Schwalbennester an der Wand mit ihrem freien Rand nach oben; am Oberrand verlaufen halbmondförmige Verstärkungsstreifen [**Lunulae valvularum semilunarium**], die aus sichelförmig eingelagerten Kollagenfasern und knötchenförmigen Verdickungen in der Mitte [**Noduli valvularum semilunarium**] bestehen; während der Systole* legen sie sich flach an die Wand und lassen das Blut aus den Kammern ausströmen; am Anfang der Diastole* werden sie vom zurückströmenden Blut aufgespannt und verschließen die Öffnung

Valvula semilunaris anterior (Ⓔ anterior semilunar valve): vordere Taschenklappe der Pulmonalklappe [Valva* trunci pulmonalis]

Valvula semilunaris dextra valvae aortae (Ⓔ right semilunar valve of aortic valve): ***Syn:*** *Valvula coronaria dextra*; rechte Taschenklappe der Aortenklappe [Valva* aortae]

Valvula semilunaris dextra valvae trunci pulmonalis (Ⓔ right semilunar valve of pulmonary valve): rechte Taschenklappe der Pulmonalklappe [Valva* trunci pulmonalis]

Valvula semilunaris posterior valvae aortae (Ⓔ posterior semilunar valve): ***Syn:*** *Valvula non coronaria*; hintere Taschenklappe der Aortenklappe [Valva* aortae]

Valvula semilunaris sinistra valvae aortae (Ⓔ left semilunar valve of aortic valve): ***Syn:*** *Valvula coronaria sinistra*; linke Taschenklappe der Aortenklappe [Valva* aortae]

Valvula semilunaris sinistra valvae trunci pulmonalis (Ⓔ left semilunar valve of pulmonary valve): linke Taschenklappe der Pulmonalklappe [Valva* trunci pulmonalis]

Valvula sinus coronarii (Ⓔ coronary valve): ***Syn:*** *Sinusklappe, Thebesius-Klappe, Thebesius-Sinusklappe*; Falte an der Einmündung des Sinus* coronarius in den rechten Vorhof

Valvula Thebesii: veraltet für *→ Valvula sinus coronarii*

Valvula venae cavae inferioris (Ⓔ valve of inferior vena cava): ***Syn:*** *Eustachio-Klappe, Sylvius-Klappe*; Falte an der Einmündung der unteren Hohlvene [Vena* cava inferior] in den rechten Vorhof

Valvula venosa (Ⓔ valve of veins): ***Syn:*** *Venenklappe*; *s.u. Vene*

vallvullär *adj* (Ⓔ valvular): Klappe(n) betreffend, mit Klappen versehen, klappenförmig

Vallvulliltis *f, pl* **-tilden** (Ⓔ **1.–2.** valvulitis): **1.** Klappenentzündung **2.** Herzklappenentzündung, Endocarditis* valvularis

vallvullitisch *adj* (Ⓔ valvulitic): Klappenentzündung/Valvulitis betreffend, von ihr betroffen oder gekennzeichnet

Vallvullolplasltik *f* (Ⓔ valvuloplasty): ***Syn:*** *Valvoplastik, Herzklappenplastik, Klappenplastik*; plastische Operation einer Herzklappe zur Wiederherstellung der Funktion, z.B. bei Stenose oder Insuffizienz

Vallvulloltolmie *f*: *→ Valvotomie*

VAM *Abk.*: VP-16, Adriamycin, Methotrexat

VAMP *Abk.*: Vincristin, Amethopterin, 6-Mercaptopurin, Prednison

Valnaldin *nt*: *→ Vanadium*

Valnaldislmus *m* (Ⓔ vanadiumism): chronische Vanadiumvergiftung durch Einatmung oder perorale Aufnahme von Vanadium; imponiert i.d.R. als Bronchitis* oder Bronchopneumonie*; anerkannte Berufskrankheit

Valnaldilum *nt* (Ⓔ vanadium): ***Syn:*** *Vanadin*; giftiges Schwermetall; wahrscheinlich essentielles Spurenelement*

van Bogaert: Ludo van Bogaert; belgischer Neuropathologe im 20. Jahrhundert

van Bogaert-Bertrand-Syndrom *nt* (Ⓔ Canavan-van Bogaert-Bertrand disease): ***Syn:*** *Canavan-van Bogaert-Bertrand-Syndrom, Canavan-Syndrom, frühinfantile spongiöse Dystrophie*; autosomal-rezessive Degeneration des ZNS, die bereits bei Säuglingen [2.–6. Monat] einsetzt und zu Entwicklungsverzögerung, Störung des Muskeltonus [zuerst hyperton, später hypoton und am Ende aton], Erblindung, zerebralen Krampfanfällen und schließlich Enthirnungsstarre führt

subakute sklerosierende Leukenzephalitis van Bogaert *f* (Ⓔ van Bogaert's sclerosing leukoencephalitis): ***Syn:*** *subakute sklerosierende Panenzephalitis, Einschlusskörperenzephalitis Dawson*; chronisch-progrediente, alle Hirnteile [Panenzephalitis*] betreffende Slow-virus-Infektion*, die mehrere (bis zu 30) Jahre nach einer akuter Maserninfektion auftritt

van Buchem: Francis Steven Peter van Buchem; holländischer Arzt im 20. Jahrhundert

van Buchem-Syndrom *nt* (Ⓔ van Buchem's syndrome): ***Syn:*** *Hyperostosis corticalis generalisata*; autosomal-rezessive, meist nach der Pubertät auftretende Hyperostose* mit Vergrößerung von zunächst Kinn und Schlüsselbein; später progrediente Generalisierung [Wirbelsäule, Becken, Schädel]

Vanlcolmylcin *nt* (Ⓔ vancomycin): von **Streptomyces orientalis** gebildetes bakterizides Antibiotikum*; wirkt v.a. gegen grampositive Keime [Staphylokokken, Streptokokken, Corynebacterium, Enterokokken, Pneumokokken, Clostridien, Listeria]; **Anw.**: Alternativpräparat bei resistenten Keimen, pseudomembranöse Enterokolitis* durch Clostridium-Species

van Creveld: Simon van Creveld; 1894–1971; holländischer Kinderarzt (Amsterdam)

van Creveld-von Gierke-Krankheit *f*: *→ Glykogenose Typ I*

van Gieson: Ira van Gieson; 1866–1913; amerikanischer Neuropathologe (New York)

van Gieson-Elastin *nt* (Ⓔ van Gieson-elastin): *s.u. van Gieson-Färbung*

van Gieson-Färbung *f* (Ⓔ van Gieson's stain): ***Syn:*** *Gieson-Färbung*; histologische Färbung mit Hämatoxylin-Pikrinsäure-Säurefuchsin; färbt Kerne dunkelbraun-grau, Zytoplasma gelb und Kollagenfasern rot; oft mit **Elastinfärbung nach Weigert** kombiniert [**van Gieson-Elastin**]

Valnilllinlmanldellsäulre *f* (Ⓔ vanillylmandelic acid): ***Syn:*** *3-Methoxy-4-Hydroxymandelsäure*; im Harn ausgeschiedenes Abbauprodukt der Katecholamine*

N-Valnilllyllnonlalmid *nt* (Ⓔ nonivamide): ***Syn:*** *Nonivamid*; Hyperämikum*

van Neck: **van Neck-Krankheit** *f*: *→ van Neck-Odelberg-Syndrom*

van Neck-Odelberg-Syndrom *nt* (Ⓔ van Neck's disease): ***Syn:*** *van Neck-Krankheit, Neck-Odelberg-Syndrom, Osteochondrosis ischiopubica*; aseptische Nekrose* der Verbindung von Schambein und Sitzbein

Vanzetti: Tito Vanzetti; 1809–1888; italienischer Chirurg (Padua, Charkow)

Vanzetti-Zeichen *nt* (Ⓔ Vanzetti's sign): gebeugte Haltung [Skoliose*] bei Ischialgie*

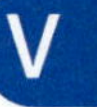

VAP *Abk.*: **1.** Vincristin, Adriamycin, Procarbazin **2.** Vincristin, Asparaginase, Prednison

VAP-II *Abk.*: Vinblastin, Actinomycin D, Cisplatin (*engl.* platinol)

Valpor *m* (Ⓔ vapor): Dampf, Dunst, Nebel

Valpolrilzer *m* (Ⓔ vaporizer): Zerstäuber; Verdampfer, Verdampfungsgerät

VAPP *Abk.*: *→ vakzineassoziierte paralytische Poliomyelitis*

Vaquez: Louis-Henry Vaquez; 1860–1936; französischer Internist (Paris)

Vaquez-Osler-Syndrom *nt*: *→ Polycythaemia vera*

VAR *Abk.*: verzögerte akustische Rückkoppelung

Var. *Abk.*: **1.** *→ Variable* **2.** *→ Variante*

var. *Abk.*: → *Varietas*
Var|de|na|fil *nt* (Ⓔ vardenafil): selektiver Hemmer der cGMP-spezifischen Phosphodiesterase Typ 5; führt indirekt zur Erhöhung der NO-Konzentration im Corpus cavernosum des Penis; **Anw.**: erektile Dysfunktion*; **Kontraind.**: gleichzeitige Einnahme organischer Nitrate oder NO-Donatoren
Va|ri|a|bi|li|tät *f* (Ⓔ variability): Veränderlichkeit; Unbeständigkeit, Wechselhaftigkeit, Variationsfähigkeit
Va|ri|a|ble *f* (Ⓔ variable): variable Größe, Veränderliche
Variant-Angina *f* (Ⓔ variant angina): *Syn:* *Prinzmetal-Angina, vasospastische Angina*; *s.u. Angina pectoris*
Va|ri|an|te *f* (Ⓔ variety): Abart, Spielart, Spielform
Va|ri|anz *f* (Ⓔ variance): Streuungsmaß einer Verteilung
Va|ri|a|ti|on *f* (Ⓔ variation): Veränderung, Abwandlung, Wechsel, Abweichung
sprunghafte Variation (Ⓔ saltatory variation): *Syn:* *Halmatogenese, Halmatogenesis*; sprunghafte Veränderung von einer Generation zur nächsten
Va|ri|cel|la *f.*: → *Windpocken*
Varicella syphilitica (Ⓔ varicella syphilitica): *s.u. Essay Syphilis S. 2077*
Varicella-Zoster-Immunglobulin *nt* (Ⓔ varicella-zoster immune globulin): zur passiven Immunisierung gegen das Varicella-Zoster-Virus* verwendetes Immunglobulin*
Varicella-Zoster-Virus *nt* (Ⓔ varicella-zoster virus): *Syn:* *Zoster-Virus, Herpesvirus varicellae, Herpes-zoster-Virus*; DNA-Virus, das dem Herpes-simplex-Virus* gleicht; Erreger der Windpocken* [Varicella] und der Gürtelrose [Zoster*]; wie bei Herpes simplex kommt es bei Primärinfektion entweder zu einem subklinischen Verlauf oder zur Ausbildung von Windpocken; das Virus aszendiert entlang sensibler Hautnerven zu Dorsalganglien oder Hirnnervenganglien [Trigeminusganglion], wo es lebenslang verbleiben kann;

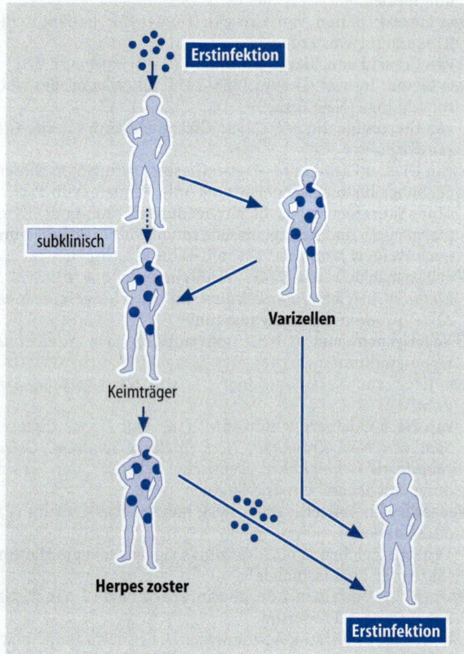

Abb. V8. Infektionskette bei Varicella-Zoster-Virus

durch Triggerfaktoren kann dann eine Gürtelrose [Zoster*] ausgelöst werden; im Unterschied zum Herpes-simplex-Virus hinterlassen die Windpocken aber i.d.R. eine lebenslange Immunität
va|ri|cel|li|form *adj* (Ⓔ varicelliform): windpockenähnlich, an Windpocken erinnernd

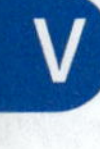

Varico-, varico- *präf.*: Wortelement mit Bezug auf „Krampfader/Varize/Varix"
Va|ric|om|pha|lus *m* (Ⓔ varicomphalus): *Syn:* *Medusenhaupt, Cirsomphalus, Caput medusae*; Erweiterung und Schlängelung der Bauchdeckenvenen bei Abflussstörung im Pfortaderbereich, z.B. bei Leberzirrhose* oder Thrombose*
Va|ri|co|sis *f, pl* **-ses**: → *Varikose*
Varicosis spinalis: → *spinale Varikose*
Va|ri|e|tas *f, pl* **-ta|tes** (Ⓔ variety): Varietät, Typ; Stamm, Rasse, Variante, Spielart
Va|ri|kek|to|mie *f* (Ⓔ varicose vein resection): *Syn:* *Varizenentfernung, Krampfaderentfernung, Krampfaderoperation*; operative Entfernung/Exstirpation von Krampfadern [Varizen*]; das heute gebräuchlichste Verfahren zur Exstirpation von primären Varizen der Stammvenen ist die **Babcock-Methode**: das Mündungssegment der Vena* saphena magna in die Vena* femoralis wird entfernt [Krossektomie*]; die Krampfader wird distal eröffnet, eine Venensonde [**Babcock-Sonde**] eingeführt und bis in die Leiste vorgeschoben; durch Zurückziehen der Sonde erfolgt das sog. **Venenstripping**; insuffiziente Perforansvenen* müssen aufgesucht und subfaszial ligiert werden
Variko-, variko- *präf.*: Wortelement mit Bezug auf „Krampfader/Varize/Varix"
Va|ri|ko|gra|phie *f* (Ⓔ varicography): *Syn:* *Varikografie*; Röntgenkontrastdarstellung* von Krampfadern/Varizen
Va|ri|ko|phle|bi|tis *f, pl* **-ti|den** (Ⓔ varicophlebitis): *Syn:* *Krampfaderentzündung, Varizenentzündung*; Entzündung einer (oberflächlichen) Krampfader [Varize*]; *s.a. Thrombophlebitis*
va|ri|ko|phle|bi|tisch *adj* (Ⓔ varicophlebitic): Krampfaderentzündung/Varikophlebitis betreffend, von ihr betroffen oder gekennzeichnet
va|ri|kös *adj* (Ⓔ varicose): Varize oder Varikose betreffend, varizenähnlich
Va|ri|ko|se *f* (Ⓔ varicosis): *Syn:* *Varicosis*; ausgedehnte Krampfaderbildung; *s.u. Varize*
primäre Varikose (Ⓔ primary varicosis): *Syn:* *primäre Varizen*; *s.u. Varize*
sekundäre Varikose (Ⓔ secondary varicosis): *Syn:* *sekundäre Varizen*; *s.u. Varize*
spinale Varikose (Ⓔ spinal thrombophlebitis): *Syn:* *Foix-Alajouanine-Syndrom, subakute nekrotisierende Myelitis, angiodysplastische Myelomalazie, Varicosis spinalis, Myelitis necroticans*; durch (extra-/intra-)medulläre Gefäßmissbildungen [venöses Angioma racemosum] verursachte Rückenmarksschädigung, die i.d.R. zu einer Querschnittslähmung führt; klinisch nicht von einer **Myelitis transversa** bei viraler oder postinfektiöser Myelitis* zu unterscheiden
Va|ri|ko|si|tät *f* (Ⓔ **1.–2.** varicosity): **1.** → *Varize* **2.** *s.u. Vasomotorik*
Va|ri|ko|to|mie *f* (Ⓔ varicotomy): *Syn:* *Krampfaderschnitt, Varizeneröffnung*; Inzision einer Krampfader [Varix]
Va|ri|ko|zel|e *f* (Ⓔ varicocele): *Syn:* *Krampfaderbruch, Cirsozele, Cirsocele, Hernia varicosa*; hochgradige Erweiterung und Schlängelung der Venen des Plexus* pampiniformis; die **primäre Varikozele** tritt i.d.R. linksseitig auf und beruht auf einer Klappeninsuffizienz der Vena* testicularis; die **sekundäre** oder **symptomatische Varikozele** beruht auf einer venösen Einflussstauung, z.B. bei retroperitonealer Raumforderung oder Thrombose des Plexus pampiniformis, und tritt auf beiden Seiten gleich häufig auf
klinisch imponieren Schweregefühl im Skrotum und zunehmende Schwellung im Stehen; die Übererwärmung der Hoden kann zu einer Infertilität führen, die bei Kinderwunsch eine Operationsindikation darstellt; die **Diagnose** stützt sich auf eine Inspektion und Palpation zuerst im Stehen und unter abdomineller Druckerhöhung [**Valsalva-Versuch**] und anschließend im Liegen; die primäre linksseitige Varikozele entleert sich im Liegen, die symptomatische Varikozele bleibt gefüllt
als **Therapieverfahren** bieten sich u.a. die hohe retroperitoneale [**Benardi-Ivanissevich**] oder inguinale Ligatur [**Palamo**], Venenresektion oder anterograde Sklerosierung [**Tauber**] an

Va|ri|o|la *f* (Ⓔ variola): durch das Pockenvirus **Orthopoxvirus variola** verursachte Infektionskrankheit; ihre Hauptform ist die Variola major

Variola major (Ⓔ variola): *Syn: Pocken, Blattern, Variola vera*; durch das Pockenvirus **Orthopoxvirus variola** verursachte Infektionskrankheit, die seit 1977 ausgerottet ist; bis Ende des 19. Jahrhunderts waren die Pocken als endemische Erkrankung eine der gefürchtetsten Krankheiten; sie waren mitverantwortlich für das Aussterben oder beinahe Aussterben vieler Ureinwohner Amerikas und des pazifischen Raumes, die vor dem Kontakt mit europäischen Entdeckern und Eroberern noch nie mit dem Virus in Kontakt gekommen waren; in Europa war die Mortalität durch Pocken einer der Hauptgründe dafür, dass die Bevölkerungszahl trotz der hohen Geburtenraten nach dem Ende des dreißigjährigen Krieges nur langsam wieder anstieg; Virusstämme werden heute nur noch in speziellen Labors gehalten, es gibt aber Befürchtungen, dass das Pockenvirus im Rahmen eines Bioterrorismus eingesetzt werden könnte; v.a. seit dem Anthraxanschlag in Amerika im September/Oktober 2001 werden deshalb in den meisten Ländern Vakzinen produziert und gelagert und es wird verstärkt nach Chemotherapeutika gesucht

Variola minor (Ⓔ variola minor): *Syn: weiße Pocken, Alastrim*; heute nicht mehr auftretende, meldepflichtige Pockenkrankheit durch das **Alastrimvirus**; der Verlauf ist mild und ohne Narbenbildung

Variola vera: → *Variola major*

Va|ri|o|la|ti|on *f* (Ⓔ variolation): Pockenimpfung mit Pockenmaterial, z.B. die von Edward Jenner 1796 eingeführte Impfung mit für den Menschen harmlosen Kuhpocken*

Va|ri|o|la|vi|rus *nt, pl* **-ren** (Ⓔ viriola virus): *Syn: Orthopoxvirus variola*; Pockenvirus; *s.u. Variola major*

va|ri|o|li|form *adj* (Ⓔ varioliform): pockenähnlich, pockenartig

Va|ri|sie|rung *f*: → *Varisierungsosteotomie*

Va|ri|sie|rungs|os|te|o|to|mie *f* (Ⓔ varus osteotomy): *Syn: Varisierung*; Korrekturosteotomie* zur Behandlung einer Valgusstellung [z.B. Coxa* valga]

Va|rix *f, pl* **-ri|ces:** → *Varize*

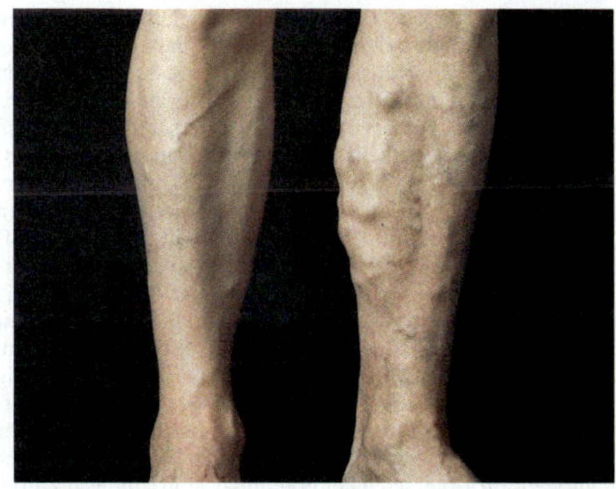

Abb. V9. Varizen

Va|rix|kno|ten *m*: → *Varize*

Va|ri|ze *f* (Ⓔ varicose vein): *Syn: Krampfader, Varix, Varixknoten, Krampfaderknoten, Varikosität*; unregelmäßig erweiterte und geschlängelte oberflächliche Vene; die Venenklappen sind entweder insuffizient, zerstört oder fehlen vollständig; damit kommt es zu einer Umkehr der Strömungsrichtung in den Varizen, d.h., die Muskelpumpe des Beines pumpt das Blut nicht zum Herzen, sondern das Blut fließt in den Varizen nach distal, also retrograd; beim ruhigen entspannten Stehen steht das Blut in den Varizen still oder fließt nur sehr langsam; der insgesamt ungenügende venöse Abtranport aus den Hautbezirken des Beines führt zu chronischer Veneninsuffizienz* und den damit verbundenen Komplikationen

liegt der Varizenbildung eine allgemeine Bindegewebsschwäche zugrunde, spricht man von **primären Varizen** bzw. **primärer Varikose**; die Patienten zeigen oft auch andere, durch die Bindegewebsschwäche bedingte Krankheitszeichen, wie z.B. Senkfuß, Leistenbruch oder Band-

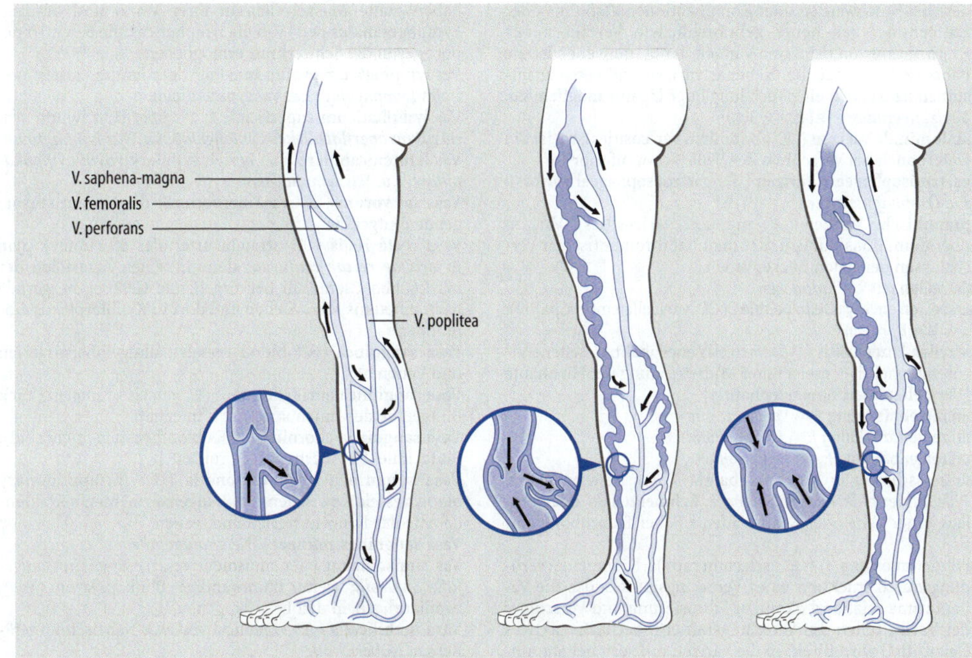

Abb. V10. Varize. Oberflächliche und tiefe Venen und Blutfluss bei Saphena-Varikose

scheibenvorfall; bei den erworbenen **sekundären Varizen** [**sekundäre Varikose**], liegt i.d.R. ein Kollateralkreislauf bei chronischem Verschluss oder Insuffizienz der tiefen Venen vor; klinisch kann oft nicht oder nur schwer zwischen primärer und sekundärer Varikose unterschieden werden; nach der Art und Lokalisation unterscheidet man: **1. Besenreiservarizen**: intradermal liegende, feine Krampfadern; kleine Besenreiser [ca. 0,1 mm Durchmesser] erscheinen rot, größere [ca. 1 mm Durchmesser] blau; sie werden oft von Nährvenen [retikuläre Varizen] gespeist; Besenreiservarizen kollabieren nicht bei Hochlagerung des Beines; sie sind nur von kosmetischer Bedeutung und können z.B. mit Laserbehandlung beseitigt werden **2. retikuläre Varizen**: gitterartige Varizen an der Korium-Subkutis-Grenze; häufig Nährvenen von Besenreiservarizen **3. Stammvarizen**: entstehen durch eine Insuffizienz der Mündungsklappe der Vena* saphena magna bzw. parva; auch wenn klinisch nur Varizen am Unterschenkel erkennbar sind, findet man bei der Doppler*-Sonographie aber auch eine Schlängelung des proximalen Stammes und die Klappeninsuffizienz **4. Nebenastvarizen** [auch Seitenastvarizen]: betreffen Venen, die in die Stammvenen einmünden **5. Perforansinsuffizienz**: Insuffizienz der Klappen der Perforansvenen führt zu einer Umkehr der Strömungsrichtung und kann Ursache einer Varikose sein

primäre Varizen finden sich nur beim Menschen, was die Bedeutung des aufrechten Gehens und Stehens für die Pathophysiologie unterstreicht; Frauen haben etwas häufiger Krampfadern als Männer, dafür treten sehr ausgeprägte Formen aber häufiger bei Männern auf; wegen der ästhetischen Bedeutung von Krampfadern, suchen aber wesentlich mehr Frauen den Arzt auf als Männer; **Klinik**: typisch sind Schwere-, Schwellungs- und Müdigkeitsgefühl der Beine, v.a. abends, nach längerem Stehen und Sitzen sowie im warmen Klima; bei längerbestehender Varikose führt die chronische venöse Abflussstörung im Bereich der Beine zu Hautschäden [z.B. Ulcus* cruris]; **Diagnose**: Anamnese, Untersuchung, Perthes*-Test, Trendelenburg*-Test, Doppler*-Sonographie, Phlebographie*; **Therapie**: unkomplizierte Varizen können konservativ [Bewegungsübungen, v.a. der Waden, Schwimmen, kalte Duschen, Kompressionsstrümpfe, Vermeidung von Übergewicht] behandelt werden; bei Beschwerden oder Komplikationen Verödung oder Entfernung; das heute gebräuchlichste Verfahren zur Exstirpation von primären Varizen der Stammvenen ist die Babcock*-Methode; bei Nebenastvarizen und Perforansinsuffizienz ist auch eine Verödung oder Ligatur möglich; *s.a. Varizenverödung* [*Abb. V9, V10*]

abdominale Varizen (Ⓔ abdominal varicosities): meist am Unterbauch bei Verschluss der Vena* cava inferior

gastroösophageale Varizen (Ⓔ gastroesophageal varices): *s.u. Ösophagusvarizen*

präpubische Varizen (Ⓔ prepubic varicosities): Varizen über dem Mons pubis findet man bei thrombotischen Verschlüssen der tiefen Beckenvenen

Va|ri|zel|len *pl*: *→ Windpocken*

Va|ri|zel|len|em|bry|o|fe|to|pa|thie *f* (Ⓔ varicella embryopathy): *s.u. Windpocken*

Varizellen-Enzephalitis *f* (Ⓔ varicella encephalitis): seltene Virusenzephalitis*, meist unter Mitbeteiligung der Hirnhäute [**Varizellen-Meningoenzephalitis**]

Va|ri|zen|ent|fer|nung *f*: *→ Varikektomie*

Va|ri|zen|ent|zün|dung *f*: *→ Varikophlebitis*

Va|ri|zen|er|öff|nung *f*: *→ Varikotomie*

Va|ri|zen|schmerz *m* (Ⓔ phlebalgia): ***Syn*:** *Venenschmerz, Phlebalgie; phlebogener Schmerz*; Schmerzen in oder entlang einer Vene oder Krampfader, z.B. bei Thrombophlebitis*

Va|ri|zen|ver|ö|dung *f* (Ⓔ sclerotherapy): Krampfaderverödung durch Injektion eines Verödungsmittels, das die Venenintima reizt und damit zu Fibrosierung und Verschluss der Varize führt; das Verödungsmittel [oberflächenaktives Netzmittel] wird direkt in die Varizen injiziert; bei Stammvarizen der Beine wird dann sofort ein fester Kompressionsverband angelegt; falls nötig, kann nach ca. 1 Woche eine Stichinzision vorgenommen und der entstandene Thrombus entfernt werden; **Kontraind.**: Zustand nach frischer Thrombose, Schäden der tiefen Venen, arterielle Verschlusskrankheit Stadium III oder IV, Bettlägrigkeit, bestehende Infekte

Va|rus|stel|lung *f* (Ⓔ varus deformity): O-Stellung, z.B. O-Beine

Vas *nt, pl* **Va|sa** (Ⓔ vessel): Gefäß; Blutgefäß

Vas afferens (Ⓔ afferent vessel): zuführendes Gefäß

Vas afferens glomeruli: *→ Arteriola glomerularis afferens*

Vas afferens nodi lymphatici (Ⓔ afferent vessel of lymph node): Lymphgefäß, das Lymphe zu einem Lymphknoten* führt

Vas anastomoticum (Ⓔ anastomotic vessel): Gefäß, das andere Gefäße [Arterien, Venen, Lymphgefäße] miteinander verbindet

Vas capillare (Ⓔ capillary vessel): ***Syn*:** *Haargefäß, Blutkapillare, Kapillare*; kleinste Blutgefäße, die zwischen arteriellem und venösem Schenkel des Kreislaufs liegen; sie dienen dem Stoff- und Gasaustausch zwischen Blut und Gewebe bzw. Blut und Atemluft; der Aufbau der Kapillaren ist organspezifisch, alle sind aber im Prinzip muskelfreie Endothelröhrchen, deren Wand durch eine Basalmembran* und Perizyten* verstärkt wird; das Endothel besteht aus flachen Zellen, zwischen denen z.T. Lücken bestehen, die als **Poren** bezeichnet werden; **Fenestrationen** sind Bezirke, in denen der Zellleib kaum noch Plasma enthält und damit nur noch aus Plasmamembran besteht; Poren und Fenestrationen erleichtern den Stoffaustausch mit der Umgebung

Vas collaterale: *→ Kollateralgefäß*

Vas deferens: veraltet für *→ Ductus deferens*

Vas efferens (Ⓔ efferent vessel): abführendes Gefäß

Vas efferens glomeruli: *→ Arteriola glomerularis efferens*

Vas efferens nodi lymphatici (Ⓔ efferent vessel of lymph node): Lymphgefäß, das die im Lymphknotenhilum austretende Lymphe abführt; *s.a. Lymphknoten*

Vas lymphaticum (Ⓔ lymph vessel): ***Syn*:** *Lymphgefäß*; Lymphgefäße sind dünnwandig und weitlumig; sie nehmen die Lymphe aus den Lymphkapillaren [Vas lymphocapillare] auf und leiten sie zu größeren Lymphgefäßen weiter, in die in gewissen Abständen Lymphknoten* [Nodi lymphoidei] eingeschaltet sind; die größeren Lymphgefäße haben glatte Muskelzellen in ihrer Wand und besitzen **Lymphgefäßklappen** [Valvula lymphatica], die einen Transport gegen die Schwerkraft ermöglichen

Vas lymphaticum profundum (Ⓔ deep lymph vessel): ***Syn*:** *tiefes Lymphgefäß*; *s.a. Vas lymphaticum*

Vas lymphaticum superficiale (Ⓔ superficial lymph vessel): ***Syn*:** *oberflächliches Lymphgefäß*; *s.a. Vas lymphaticum*

Vas lymphocapillare (Ⓔ lymph capillary): ***Syn*:** *Lymphkapillare*; *s.u. Vas lymphaticum*

Vasa nervorum (Ⓔ vasa nervorum): die Nerven versorgende Blutgefäße

Vasa recta renis (Ⓔ straight arterioles of kidney): ***Syn*:** *Arteriolae rectae renis*; aus den efferenten Arteriolen der marknahen Glomeruli hervorgehende Gefäße, die gerade nach unten ins Mark ziehen und dort in Kapillarplexus einmünden

Vasa sanguinea (Ⓔ blood vessels): Blutgefäße; Arterien und Venen

Vasa sanguinea auris internae (Ⓔ vessels of internal ear): Blutgefäße des Innenohrs [Auris interna]

Vasa sanguinea choroideae (Ⓔ blood vessels of choroid): Blutgefäße der Aderhaut [Choroidea*]

Vasa sanguinea intrapulmonalia (Ⓔ intrapulmonary blood vessels): zwischen den Lungensegmenten verlaufende Äste der Lungenarterien und -venen

Vasa sanguinea retinae: *→ Netzhautgefäße*

Vas sinusoideum (Ⓔ sinusoidal vessel): ***Syn*:** *Sinusoidgefäß, Sinusoid*; weite, dünnwandige Blutkapillaren [Vas* capillare], z.B. in den Leberläppchen

Vasa umbilicalia (Ⓔ umbilical vessels): Nabelschnurgefäße; *s.u. Nabelschnur*

Vasa vasorum (Ⓔ vessels of vessels): kleinste Blutgefäße, die die Wand großer Arterien und Venen versorgen

Vas-, vas- *präf.*: → *Vaso-*
Vas|al|gie *f* (Ⓔ vasalgia): ***Syn:*** *Vasodynie, Gefäßschmerz*; Schmerzen in einem Gefäß oder entlang eines Gefäßes
vascular endothelial growth factor *nt*: vaskulärer Wachstumsfaktor; *s.u. Essay Glaukom S. 797*
Vas|cu|li|tis *f* (Ⓔ vasculitis): ***Syn:*** *Gefäßwandentzündung, Gefäßentzündung, Vaskulitis, Angiitis*; Entzündung der (gesamten) Gefäßwand
Vasculitis allergica: → *Immunkomplexvaskulitis 1.*
Vasculitis hyperergica cutis: → *Immunkomplexvaskulitis 1.*
Vasculitis nodularis (Ⓔ nodular vasculitis): ***Syn:*** *noduläre Vaskulitis, Phlebitis nodularis, Hypodermitis nodularis subacuta saltans (O'Leary)*; bei Hypertonikern auftretende, an den Beugeseiten der Unterschenkel lokalisierte schmerzhafte Knoten
Va|sek|to|mie *f* (Ⓔ vasectomy): ***Syn:*** *Vasoresektion, Deferentektomie*; (Teil-)Entfernung oder Unterbrechung des Samenleiters [Ductus* deferens]; sowohl die konventionelle Methode, bei der der Samenleiter durch zwei kleine Inzisionen im Bereich der Skrotumwurzel freigelegt wird, als auch die sog. **Non-Scalpel-Technik**, bei der die Skrotalhaut mit einer speziellen Klemme punktförmig eröffnet wird, haben bei regelrechter Durchführung eine 100 %ige Erfolgsquote; die Patienten müssen aber darauf hingewiesen werden, dass bis zu 6 Monate postoperativ eine Fertilität bestehen kann; erst der mehrmalige Nachweis einer Azoospermie* bestätigt eine erfolgreiche Vasektomie; **spontane Rekanalisation** ist sehr selten, kann aber auch noch nach Jahren [**Spätrekanalisation**] auftreten und dann Ursache unerwünschter Schwangerschaften sein
immer wieder berichtete Nebenwirkung, wie z.B. Verlust der Libido* oder der Orgasmusfähigkeit, konnten wissenschaftlich nicht belegt werden; das Gleiche gilt für ein erhöhtes Risiko für Prostata- oder Hodenkarzinom

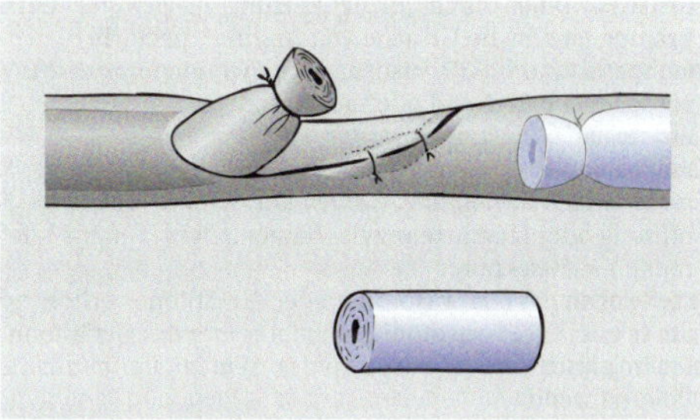

Abb. V11. Prinzip der Vasektomie

Va|se|li|ne *f* (Ⓔ petroleum jelly): ***Syn:*** *Vaselinum*; aus Petroleum gewonnenes Fett, das v.a. als Salbengrundlage verwendet wird
Va|se|li|no|derm *nt* (Ⓔ petrolatum dermatosis): Dunkelfärbung und Verhärtung der Haut bei langfristiger Vaselineapplikation
Va|se|li|num *nt*: → *Vaseline*
va|si|form *adj* (Ⓔ vasiform): gefäßförmig, gefäßartig
Vaskul-, vaskul- *präf.*: → *Vaskulo-*
vas|ku|lär *adj* (Ⓔ vascular): ***Syn:*** *vaskular*; Gefäß(e) betreffend
Vas|ku|la|ri|sa|ti|on *f* (Ⓔ vascularization): Gefäßversorgung, Gefäßbildung
Vas|ku|la|ri|sie|rungs|fak|tor *m* (Ⓔ vascularization factor): *s.u. Essay Virus und Tumor S. 2185*
Vas|ku|li|tis *f* (Ⓔ vasculitis): ***Syn:*** *Gefäßwandentzündung, Gefäßentzündung, Angiitis, Vasculitis*; Entzündung der (gesamten) Gefäßwand
hyperergische Vaskulitis: → *Immunkomplexvaskulitis 1.*
hypokomplementämische Vaskulitis: → *urtikarielle Vaskulitis*
kutane nekrotisierende Vaskulitis: → *Immunkomplexvaskulitis*
leukozytoklastische Vaskulitis: → *Immunkomplexvaskulitis 1.*
noduläre Vaskulitis: → *Vasculitis nodularis*
urtikarielle Vaskulitis (Ⓔ hypocomplementemic vasculitis): ***Syn:*** *hypokomplementämische Vaskulitis, Urtikariavaskulitis*; seltene Form der Immunkomplexvaskulitis*, die durch einen chronisch-undulierenden [Jahre-Jahrzehnte] milden Verlauf gekennzeichnet ist; **Therapie**: Indometacin*, in Ausnahmefällen Cyclophosphamid

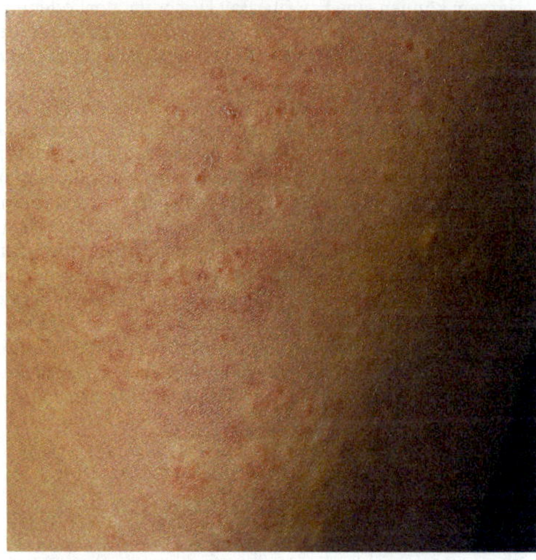

Abb. V12. Urtikarielle Vaskulitis

vas|ku|li|tisch *adj* (Ⓔ vasculitic): ***Syn:*** *angiitisch*; Gefäßentzündung/Vaskulitis betreffend, von ihr betroffen oder gekennzeichnet
Vaskulo-, vaskulo- *präf.*: Wortelement mit der Bedeutung „kleines Gefäß"
Vas|ku|lo|ge|ne|se *f* (Ⓔ vasculogenesis): Entwicklung des Gefäßsystems
Vas|ku|lo|pa|thie *f* (Ⓔ vasculopathy): Gefäßerkrankung
vas|ku|lo|to|xisch *adj* (Ⓔ vasculotoxic): Blutgefäße schädigend
Vaso-, vaso- *präf.*: Wortelement mit der Bedeutung „Gefäß/ Blutgefäß"
va|so|ak|tiv *adj* (Ⓔ vasoactive): den Gefäßtonus beeinflussend
Va|so|de|pres|si|on *f* (Ⓔ vasodepression): Reduktion des Gefäßwiderstandes
va|so|de|pres|siv *adj* (Ⓔ vasodepressor): ***Syn:*** *vasodepressorisch*; den Gefäßwiderstand senkend
va|so|de|pres|so|risch *adj*: → *vasodepressiv*
Va|so|di|la|tans *nt, pl* **-tan|zi|en, -tan|ti|en** (Ⓔ vasodilator): ***Syn:*** *Vasodilatator*; gefäßerweiternde Substanz; wird zur Verbesserung der peripheren, zentralen und zerebralen Durchblutung verwendet; die wichtigsten Vasodilatanzien sind α-Blocker*, Calciumantagonisten*, Prostaglandine*, ACE-Hemmer* und organische Nitrate*
Va|so|di|la|ta|ti|on *f* (Ⓔ vasodilation): Gefäßerweiterung; als **aktive Vasodilatation** bei Erschlaffung der Gefäßwandmuskulatur und als **passive Vasodilatation** bei Überfüllung
Va|so|di|la|ta|tor *m* (Ⓔ **1.–2.** vasodilator): **1.** → *Vasodilatans* **2.** *s.u. Vasomotoren*
va|so|di|la|ta|to|risch *adj* (Ⓔ vasodilative): Vasodilatation betreffend oder hervorrufend, gefäßerweiternd
Va|so|dy|nie *f*: → *Vasalgie*
Va|so|e|pi|di|dy|mo|sto|mie *f* (Ⓔ vasoepididymostomy): operative Verbindung von Samenleiter [Ductus* deferens] und Nebenhoden*
va|so|gen *adj* (Ⓔ vasogenic): von einem Gefäß ausgehend
Va|so|gra|phie *f*: **1.** → *Angiographie* **2.** → *Vasovesikulographie*
Va|so|kon|strik|ti|on *f* (Ⓔ vasoconstriction): Engstellung von Blutgefäßen
Va|so|kon|strik|tor *m* (Ⓔ **1.–2.** vasoconstrictor): ***Syn:*** *Vasokon-*

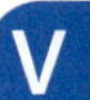

stringens; **1.** gefäßverengende/vasokonstriktorische Substanz, z.B. Sympathomimetikum* **2.** *s.u. Vasomotoren*

va|so|kon|strik|to|risch *adj* (Ⓔ vasoconstrictor): Vasokonstriktion bewirkend, Gefäße engstellend

Va|so|kon|strin|gens *nt, pl* **-en|zi|en, en|ti|en:** *→ Vasokonstriktor*

Va|so|li|ga|tur *f* (Ⓔ **1.–2.** vasoligation): **1.** Unterbindung eines Gefäßes **2.** Unterbindung des Samenleiters

Va|so|mo|to|ren *pl* (Ⓔ vasomotor nerves): vasomotorische Nerven; können eine Erweiterung [Vasodilatator] oder eine Verengung [Vasokonstriktor] bewirken; wichtiger Teil der zentralen und peripheren Durchblutungssteuerung; *s.a. Vasomotorik*

Va|so|mo|to|rik *f* (Ⓔ vasomotoricity): Kontrolle von Weitstellung [Dilatation] und Engstellung [Konstriktion] von Gefäßen; die vasomotorische Steuerung erfolgt v.a. durch vasokonstriktorische sympathische Neurone, die den Basistonus der Gefäße modifizieren und damit die Durchblutung steuern; die sympathischen Nervengeflechte verlaufen zum größten Teil in den arteriellen Gefäßen zwischen Adventitia und Media; der venöse Schenkel der Endstrombahn hat nur wenig sympathische Fasern; diese postganglionären marklosen Fasern weisen zahlreiche **Varikositäten** auf, in denen synaptische Bläschen mit Transmitter vorhanden sind; in der subsynaptischen Membran der glatten Muskelzelle der Gefäßwand sitzen spezifische Rezeptoren für diese Transmitter

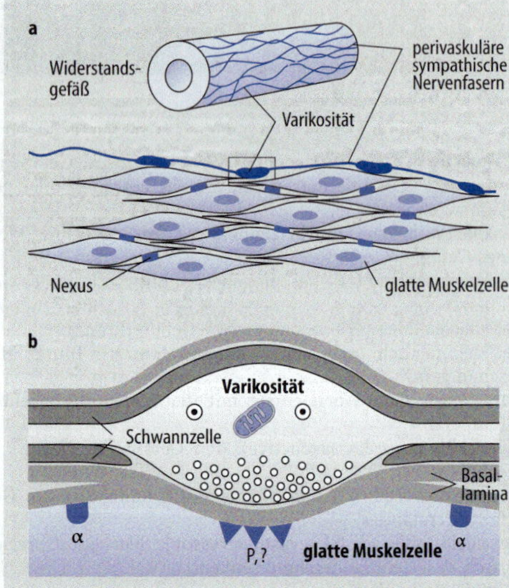

Abb. V13. Neurovaskuläre Übertragung an kleinen Arterien

va|so|mo|to|risch *adj* (Ⓔ vasomotor): Vasomotorik betreffend

Va|so|neu|ro|pa|thie *f* (Ⓔ vasoneuropathy): Gefäßerkrankung durch einen Ausfall der nervalen Versorgung

Va|so|neu|ro|se *f* (Ⓔ vasoneurosis): ***Syn:*** *Gefäßneurose, Angioneurose*; selten gebrauchte Bezeichnung für Störungen der vegetativen Gefäßregulation mit Durchblutungsstörungen, z.B. Raynaud*-Syndrom

va|so|neu|ro|tisch *adj* (Ⓔ vasoneurotic): Vasoneurose betreffend, durch sie bedingt

Va|so|or|chi|do|sto|mie *f* (Ⓔ vaso-orchidostomy): operative Verbindung von Samenleiter [Ductus* deferens] und Hoden*

Va|so|pa|ra|ly|se *f* (Ⓔ vasoparalysis): ***Syn:*** *vasomotorische Lähmung, Vasoparese*; Gefäßlähmung durch Störung der nervalen Versorgung

Va|so|pa|re|se *f*: *→ Vasoparalyse*

Va|so|pa|thie *f* (Ⓔ angiopathy): ***Syn:*** *Angiopathie, Angiopathia*; Gefäßerkrankung; je nach der Größe der betroffenen Gefäße unterscheidet man **Mikroangiopathie** [z.B. Kapillaren, Netzhautgefäße] und **Makroangiopathie** [z.B. Arterien, Aorta]

Va|so|pres|sin *nt* (Ⓔ vasopressin): ***Syn:*** *antidiuretisches Hormon, Adiuretin*; im Hypothalamus* gebildetes Hormon*, das die Rückresorption von Wasser in der Niere reguliert; wird zur Behandlung von Diabetes* insipidus verwendet

va|so|pres|so|risch *adj* (Ⓔ vasopressor): den Gefäßtonus oder Gefäßdruck steigernd

Va|so|punk|tur *f* (Ⓔ vasopuncture): Punktion des Samenleiters

Va|so|re|la|xa|ti|on *f* (Ⓔ vasorelaxation): Abnahme der Gefäßspannung

Va|so|re|sek|ti|on *f*: *→ Vasektomie*

Va|sor|rha|phie *f* (Ⓔ vasorrhaphy): ***Syn:*** *Samenleiternaht*; Naht des Samenleiters

Va|so|spas|mus *m* (Ⓔ vasospasm): ***Syn:*** *Angiospasmus*; reflektorischer oder durch lokale Reizung ausgelöster Gefäßkrampf; ist z.B. die Ursache von Angina* pectoris

va|so|spas|tisch *adj* (Ⓔ vasospastic): ***Syn:*** *angiospastisch*; Vasospasmus betreffend oder auslösend

Va|so|sto|mie *f*: *→ Vasovasostomie*

Va|so|to|mie *f* (Ⓔ vasotomy): ***Syn:*** *Samenleitereröffnung, Samenleiterdurchtrennung, Samenleiterschnitt*; operative Eröffnung oder Durchtrenng des Samenleiters [Ductus* deferens]; *s.a. Vasektomie*

va|so|to|nisch *adj* (Ⓔ vasotonic): den Gefäßtonus erhöhend

Va|so|to|nus *m* (Ⓔ vasotonia): ***Syn:*** *Angiotonus*; Gefäßtonus

va|so|tro|phisch *adj* (Ⓔ vasotrophic): ***Syn:*** *angiotrophisch*; gefäßernährend

Va|so|va|so|sto|mie *f* (Ⓔ vasovasostomy): ***Syn:*** *Vasostomie*; operative Anastomosierung von zwei Abschnitten des Samenleiters; meist zur Refertilisation nach Vasektomie*

Va|so|ve|si|ku|lek|to|mie *f* (Ⓔ vasovesiculectomy): operative Entfernung von Samenleiter und Samenbläschen

Va|so|ve|si|ku|li|tis *f, pl* **-ti|den** (Ⓔ vasovesiculitis): Entzündung

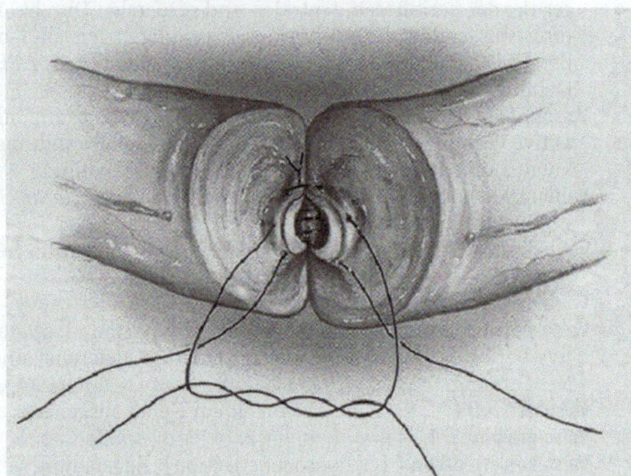
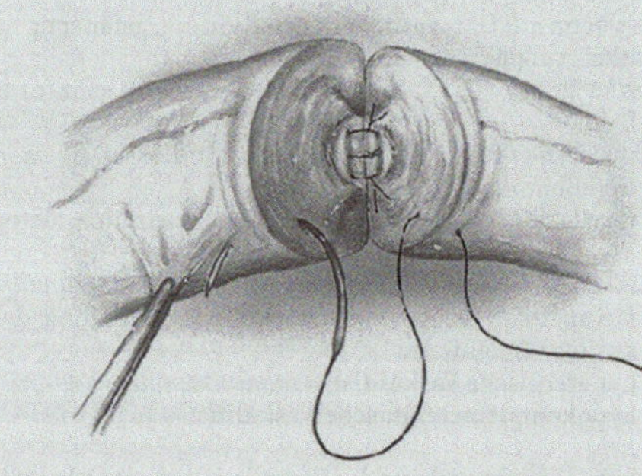

Abb. V14. Zweischichtige Vasovasostomie

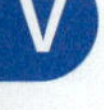

von Samenleiter* und Samenbläschen*

va|so|ve|si|ku|li|tisch *adj* (Ⓔ vasovesiculitic): Vasovesikulitis betreffend, von ihr betroffen oder gekennzeichnet

Va|so|ve|si|ku|lo|gra|phie *f* (Ⓔ vasography): *Syn:* *Vasographie, Vasografie, Vasovesikulografie*; Röntgenkontrastdarstellung* der ableitenden Samenwege [Samenleiter*, Samenblase*, Ductus* ejaculatorius]

Vas|tus in|ter|me|di|us *m:* → *Musculus vastus intermedius*

Vas|tus la|te|ra|lis *m:* → *Musculus vastus lateralis*

Vas|tus me|di|a|lis *m:* → *Musculus vastus medialis*

VAT *Abk.*: **1.** Vinblastin, Adriamycin, Thiotepa **2.** Vincristin, Ara-A, 6-Thioguanin

VATD *Abk.*: Vincristin, Ara-C, 6-Thioguanin, Daunorubicin

VATER *Abk.*: Vertebraldefekte, Analatresie, Tracheoösophagealfistel, renale Radiusdysplasie

Vater: Abraham Vater; 1684–1751; deutscher Anatom (Wittenberg)

Vater-Ampulle *f* (Ⓔ Vater's ampulla): *Syn:* *Ampulla biliaropancreatica, Ampulla hepatopancreatica*; kolbenförmig erweitertes Endstück des Ductus* choledochus vor der Mündung in den Zwölffingerdarm

Vater-Pacini-Körperchen *pl:* → *Vater-Pacini-Lamellenkörperchen*

Vater-Pacini-Lamellenkörperchen *pl* (Ⓔ Vater-Pacini corpuscles): *Syn:* *Vater-Pacini-Körperchen, Pacini-Körperchen, Lamellenkörperchen, Corpuscula lamellosa*; Hautrezeptoren für Vibrationen; birnenförmige, bis zu 4 mm lange Gebilde, die aus zwiebelschalenförmig angeordneten Schichten und einem zentralen Innenkolben bestehen, der von einer Nervenendigung gebildet wird; werden v.a. in der Subkutis* von Handteller und Fußsohle gefunden, aber auch in Blutgefäßen, Faszien, Sehnen und Periost

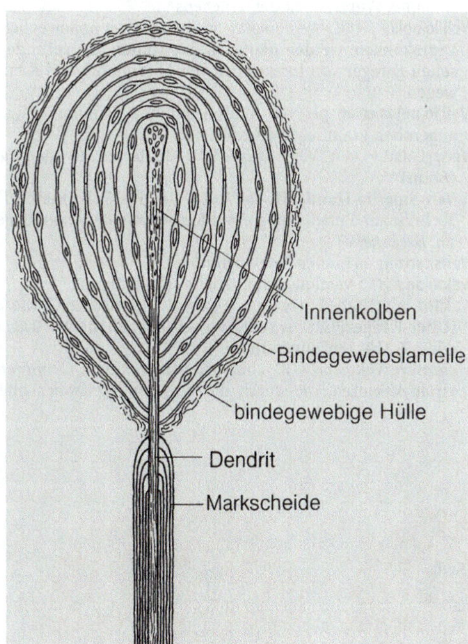

Abb. V15. Vater-Pacini-Lamellenkörperchen

Vater-Papille *f* (Ⓔ Vater's papilla): *Syn:* *Papilla Vateri, große Duodenalpapille, Papilla duodeni major*; Schleimhautpapille an der gemeinsamen Mündung von Ductus* choledochus und Ductus* pancreaticus in den Zwölffingerdarm [Duodenum*], liegt auf der Medialseite des absteigenden Duodenums [Pars descendens duodeni]

VATER-Assoziation *f* (Ⓔ VATER complex): komplexes schweres Fehlbildungssyndrom mit Wirbelsäulendefekten [*engl.* Vertebral defects], Analatresie, Tracheoösophagealfistel mit Ösophagusatresie [*engl.* Esophageal atresia] sowie Dysplasie von Niere [Ren] und Radius; liegen auch noch Fehlbildungen von Herz [Cor] und Extremitäten [*engl.* Limb] vor, spricht man von **VACTERL-Assoziation**; bei der sog. **VACTERL-Assoziation plus** besteht auch noch ein Hydrozephalus*

VATH *Abk.*: Vinblastin, Adriamycin, Thiotepa, Hydroxydaunorubicin

VAV *Abk.*: VP-16, Adriamycin, Vincristin

VB *Abk.*: **1.** Valenzbindung **2.** ventrikuläre Bradykardie **3.** Vertrauensbereich **4.** → *Vinblastin* **5.** Vinblastin, Bleomycin

VBA *Abk.*: Vincristin, BCNU, Adriamycin

VBAP *Abk.*: Vincristin, BCNU, Adriamycin, Prednison

VBC *Abk.*: Vinblastin, Bleomycin, Cisplatin

VBD *Abk.*: Vinblastin, Bleomycin, DDP

VBI *Abk.*: vertebrobasiläre Insuffizienz

VBL *Abk.*: → *Vinblastin*

VBM *Abk.*: Vincristin, Bleomycin, Methotrexat

VBMCP *Abk.*: Vincristin, BCNU, Melphalan, Cyclophosphamid, Prednison

VBMF *Abk.*: Vincristin, Bleomycin, Methotrexat, 5-Fluorouracil

VBP *Abk.*: Vinblastin, Bleomycin, Cisplatin (*engl.* platinol)

VC *Abk.*: **1.** Variationskoeffizient **2.** venöse Compliance **3.** → *Vernix caseosa* **4.** Vertimycin **5.** → *Vinylchlorid* **6.** → *visueller Kortex* **7.** → *Vitalkapazität* **8.** VP-16, Carboplatin

VCA *Abk.*: virales Capsidantigen

VCAP *Abk.*: Vincristin, Cyclophosphamid, Adriamycin, Prednison

VCAP-III *Abk.*: VP-16, Cyclophosphamid, Adriamycin, Cisplatin (*engl.* platinol)

VCF *Abk.*: Vincristin, Cyclophosphamid, 5-Fluorouracil

VCG *Abk.*: → *Vektorkardiogramm*

VCI *Abk.*: → *Vena cava inferior*

VCM *Abk.*: **1.** → *Vancomycin* **2.** Vinylchloridmonomer

VCMP *Abk.*: Vincristin, Cyclophosphamid, Melphalan, Prednison

VCN *Abk.*: **1.** Vancomycin, Colistinmethansulfonatnatrium, Nystatin **2.** Vibrio-cholerae-Neuramidase

VCP *Abk.*: Vincristin, Cyclophosphamid, Prednison

VCP-1 *Abk.*: VP-16, Cyclophosphamid, Cisplatin (*engl.* platinol)

VCR *Abk.*: → *Vincristin*

VCS *Abk.*: **1.** vasokonstriktorische Substanz **2.** → *Vena cava superior*

VD *Abk.*: **1.** vegetative Dystonie **2.** Venendränage **3.** → *Verdachtsdiagnose* **4.** Virusdiarrhoe **5.** Volldigitalisierung **6.** → *vorläufige Diagnose*

VDA *Abk.*: Vanillyldiäthylamid

VDBP *Abk.*: Vitamin-D-bindendes Protein

VDC *Abk.*: **1.** Vasodilatatorenzentrum **2.** Vinylidenchlorid

VDEM *Abk.*: vasodepressorisches Material

VDM *Abk.*: vasodepressorisches Material

VDP *Abk.*: **1.** Vinblastin, Dacarbazin, Cisplatin (*engl.* platinol) **2.** Vincristin, Daunomycin, Prednison **3.** Vincristin, Daunorubicin, Prednison

VDRL *Abk.*: → *Venereal Disease Research Laboratory Test*

VDS *Abk.*: **1.** vasodilatatorische Substanz **2.** ventrale Derotationsspondylodese

VDV *Abk.*: ventrikuläres diastolisches Volumen

VE *Abk.*: **1.** → *Vakuumextraktion* **2.** ventrikuläre Ejektion **3.** vesikuläres Exanthem

Veau: Victor Veau; 1871–1949; französischer Chirurg

Veau-Axhausen-Plastik *f* (Ⓔ Veau-Axhausen operation): *Syn:* *Veau -Plastik*; Technik zum ein- oder zweischichtigen Verschluss einer Kieferspalte* [*Abb. V16*]

Veau-Plastik *f:* **1.** → *Veau-Rosenthal-Plastik* **2.** → *Veau-Axhausen-Plastik*

Veau-Rosenthal-Plastik *f* (Ⓔ Veau's operation): *Syn:* *Veau-Plastik*; Technik zum Verschluss einer doppelseitigen Lippenspalte* in einer Sitzung [*Abb. V17*]

VECP *Abk.*: visuell evozierte kortikale Potentiale

Ve|cu|ro|ni|um|bro|mid *nt* (Ⓔ vecuronium bromide): nicht-depolarisierendes, peripheres Muskelrelaxans*

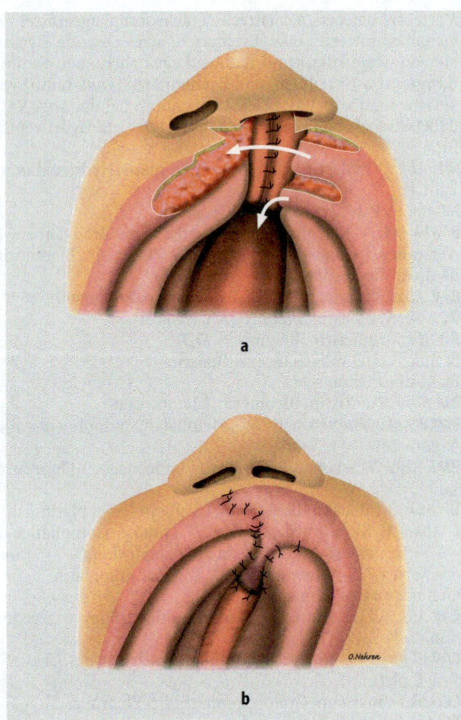

Abb. V16. Veau-Axhausen-Plastik

VED *Abk.*: **1.** vegetative Erschöpfungsdepression **2.** ventrikuläre ektopische Depolarisation

VEE *Abk.*: **1.** *→ Venezuelan-Equine-Enzephalitis* **2.** *→ Venezuelan-Equine-Enzephalomyelitis*

VEE-Virus *nt*: *→ Venezuelan-Equine-Enzephalitis-Virus*

Ve|ga|ner *m* (Ⓔ vegan): Vertreter des Veganismus*; *s.u. Vegetarismus*

Ve|ga|nis|mus *m* (Ⓔ veganism): streng vegetarische Lebensweise; *s.u. Vegetarismus*

ve|ge|ta|bil *adj* (Ⓔ vegetable): ***Syn:*** *vegetabilisch*; Pflanzen betreffend, von Pflanzen stammen, pflanzlich

ve|ge|ta|bi|lisch *adj*: *→ vegetabil*

Ve|ge|ta|ri|a|nis|mus *m*: *→ Vegetarismus*

Ve|ge|ta|ri|er *m* (Ⓔ vegetarian): Vertreter des Vegetarismus*

ve|ge|ta|risch *adj* (Ⓔ vegetarian): Vegetarismus betreffend

Ve|ge|ta|ris|mus *m* (Ⓔ vegetarianism): ***Syn:*** *Vegetarianismus*; vegetarische Lebensweise, d.h. Ernährung durch vegetabile Lebensmittel; **Ovo-lakto-Vegetarier** essen auch Eier, Milch und Milchprodukte, und **Lakto-Vegetarier** auch Milch und Milchprodukte; Veganer dagegen vermeiden jedes von Tieren stammende Produkt, d.h. auch Honig, Eier, Milchprodukte

Ve|ge|ta|ti|on *f* (Ⓔ vegetation): Wucherung, Gewächs
adenoide Vegetationen: *→ Adenoide*

Ve|ge|ta|ti|ons|kör|per *m*: *→ Thallus*

ve|ge|ta|tiv *adj* (Ⓔ **1.–3.** vegetative): **1.** Pflanzenwachstum/Vegetation betreffend **2.** (*Fortpflanzung*) ungeschlechtlich **3.** (*physiolog.*) unwillkürlich, autonom; das autonome/vegetative Nervensystem betreffend

Ve|ge|ta|ti|vum *nt, pl* **-va** (Ⓔ vegetative nervous system): vegetatives Nervensystem*

VEGF *Abk.*: *→ vascular endothelial growth factor*

Ve|hi|cu|lum *nt, pl* **-la**: *→ Vehikel*

Ve|hi|kel *nt* (Ⓔ vehicle): ***Syn:*** *Trägersubstanz, Vehiculum*; wirkungsloser Stoff, in dem die wirksame(n) Substanz(en) verteilt oder gelöst sind

Veil|chen *nt* (Ⓔ violet): ***Syn:*** *Viola odorata*; Pflanze aus der Familie der Veilchengewächse [Violaceae]; verwendet werden Blüten [**Violae odoratae flos**], Wurzelstock [**echte Veilchenwurzel**, Violae odoratae rhizoma], oberirdische Teile [**Violae odoratae herba**] und Blätter [**Violae odoratae folium**]; sie enthalten Saponine*, Alkaloide* und Flavonoide*; **Anw.:** traditionell als Expektorans*, Emetikum*, Purgativum*, leichtes Abführmittel*, Sedativum* und Antiseptikum*; in der Homöopathie bei Atemwegsentzündungen

Veil|chen|wur|zel *f* (Ⓔ iris root): ***Syn:*** *Iridis rhizoma, Schwertlilienwurzelstock, Iriswurzel*; *s.u. Schwertlilie*
echte Veilchenwurzel (Ⓔ violet root): ***Syn:*** *Violae odoratae rhizoma*; Wurzelstock des Veilchens*

Veil|lo|nel|la *f* (Ⓔ Veillonella): gramnegative, unbewegliche Diplokokken; werden häufig in der Mundhöhle gefunden; selten Erreger von Infektionen von Mundhöhle und Atemwegen

Veil|lo|nel|la|ce|ae *pl* (Ⓔ Veillonellaceae): Familie obligat anaerober, gramnegativer Kokken

Veit: Gustav von Veit; 1824–1903; deutscher Gynäkologe (Bonn)
Veit-Smellie-Handgriff *m* (Ⓔ Smellie-Veit method): Technik zur Entwicklung eines Kindes aus Beckenendlage; *s.a. Beckenendlage*

Veits|tanz *m*: *→ Chorea Huntington*

Vek|ti|on *f* (Ⓔ vection): (Krankheits-)Übertragung

Vek|tor *m* (Ⓔ **1.–2.** vector): **1.** (*physik.*) gerichtete Größe **2.** (Über-)Träger; Carrier; wird v.a. auf Krankheitsüberträger, wie z.B. Mücken, angewandt
chimäre Vektoren (Ⓔ chimeric vectors): ***Syn:*** *Chimären*; virale Vektoren, die durch die Verwendung zweier oder

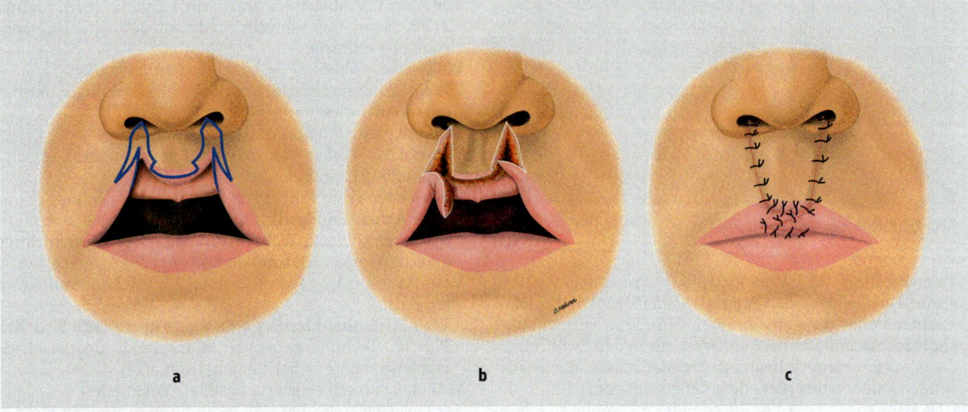

Abb. V17. Veau-Rosenthal-Plastik

Tab. V18. Wichtige Vektoren

Vektor	Erreger	Krankheit
Zecken	Borrelia burgdorferi Borrelien FSME-Virus Rickettsia rickettsii	Lyme-Borreliose Rückfallfieber FSME Fleckfieber
Milben	Rickettsien	Fleckfieber
Läuse	Borrelia recurrentis Rickkettsia prowazekii	Rückfallfieber Fleckfieber
Mücken (Anopheles)	Plasmodien	Malaria
Sandmücken (Phlebotomen)	Leishmanien	Leishmaniose
Kriebelmücken (Simulium)	Onchocerca	Onchozerkose
Stechmücken (Aedes)	Wuchereria, Brugia Gelbfiebervirus Dengue-Virus	Filariose Gelbfieber Denguefieber
Fliegen (Chysops)	Loa loa	Filariose
Fliegen (Glossinen: Tse-Tse)	Trypanosoma brucei	Schlafkrankheit
Raubwanzen (z.B. Triatoma)	Trypanosoma cruzi	Chagas-Krankheit
Flöhe (Rattenfloh)	Yersinia pestis	Pest

mehrerer Viren konstruiert werden; *s.a. Essay Gentransfer und Gentherapie S. 761*

gutless adenovirale Vektoren: *→Helfer-abhängige adenovirale Vektoren*

Helfer-abhängige adenovirale Vektoren (Ⓔ helper-dependent adenoviral vectors): ***Syn:*** *gutless adenovirale Vektoren, minimale adenovirale Vektoren; s.u. Essay Gentransfer und Gentherapie S. 761*

minimale adenovirale Vektoren: *→Helfer-abhängige adenovirale Vektoren*

virale Vektoren (Ⓔ viral vectors): *s.u. Essay Gentransfer und Gentherapie S. 761*

Vek|tor|kar|di|o|gramm *nt* (Ⓔ vectorcardiogram): bei der Vektorkardiographie erhaltene graphische Darstellung

Vek|tor|kar|di|o|graph *m* (Ⓔ vectorcardiograph): ***Syn:*** *Vektorkardiograf*; Gerät zur Vektorkardiographie

Vek|tor|kar|di|o|gra|phie *f* (Ⓔ vectorcardiography): ***Syn:*** *Vektorkardiografie*; kontinuierliche Darstellung des Integralvektors der Herzaktionsströme in drei Ebenen

Vek|tor|tar|ge|ting *nt* (Ⓔ vector targeting): *s.u. Essay Gentransfer und Gentherapie S. 761*

Vel|a|men|tum *nt* (Ⓔ velamentum): Hülle, Umhüllung

Vel|lus|haar *nt* (Ⓔ vellus): Flaumhaar; *s.u. Lanugo*

vel|o|pha|ryn|ge|al *adj* (Ⓔ velopharyngeal): weichen Gaumen und Pharynx betreffend

Velpeau: Alfred Armand Louis Marie Velpeau; 1795–1867; französischer Chirurg (Paris)

Velpeau-Verband *m* (Ⓔ Velpeau's bandage): Schulterverband zur Ruhigstellung des Schultergürtels bei z.B. Schulterluxation oder Skapulafraktur

Vel|lum *nt, pl* **-la** (Ⓔ velum): Segel, segelähnliche Struktur

Velum fissum (Ⓔ soft palate cleft): ***Syn:*** *Velumspalte, Gaumensegelspalte; s.u. Gaumenspalte*

Velum medullare anterius: veraltet für *→Velum medullare superius*

Velum medullare caudale: veraltet für *→Velum medullare inferius*

Velum medullare cranialis: veraltet für *→Velum medullare superius*

Velum medullare inferius (Ⓔ inferior medullary velum): ***Syn:*** *unteres Marksegel; s.u. Tegmen ventriculi quarti*

Velum medullare posterius: veraltet für *→Velum medullare inferius*

Velum medullare rostralis: veraltet für *→Velum medullare superius*

Velum medullare superius (Ⓔ superior medullary velum): ***Syn:*** *oberes Marksegel; s.u. Tegmen ventriculi quarti*

Velum palatinum (Ⓔ soft palate): ***Syn:*** *weicher Gaumen, Palatum molle, Gaumensegel*; der hintere bewegliche Teil des Gaumens wird von der **Gaumenaponeurose** [Aponeurosis palatina] und den Sehnen der in sie einstrahlenden Muskeln [Musculus* levator veli palatini, tensor veli palatini, uvulae, palatoglossus und palatopharyngeus] gebildet; da dieser weiche Teil beim Schluckakt nach oben gezogen wird und den Rachen von der Nasenhöhle abgrenzt, wird er auch als **Gaumensegel** bezeichnet; die Schleimhaut des weichen Gaumens besteht auf der Mundseite aus unverhorntem Plattenepithel, auf der Rachenseite aus mehrreihigem Flimmerepithel

Ve|lum|spal|te *f* (Ⓔ soft palate cleft): ***Syn:*** *Gaumensegelspalte, Velum fissum; s.u. Gaumenspalte*

VEM *Abk.*: vasoexzitatorisches Material

Ven-, ven- *präf.*: *→Veno-*

Ve|na *f, pl* **-nae** (Ⓔ vein): ***Syn:*** *Vene*; Gefäß, das Blut zum Herzen führt; alle Venen, außer den Lungenvenen [Venae* pulmonales], enthalten sauerstoffarmes Blut; *s.a. Vene*

Vena anastomotica inferior (Ⓔ inferior anastomotic vein): untere Verbindungsvene zwischen Vena* media superficialis cerebri und Sinus* transversus

Vena anastomotica superior (Ⓔ superior anastomotic vein): obere Verbindungsvene zwischen Vena* media superficialis cerebri und Sinus* transversus

Vena angularis (Ⓔ angular vein): ***Syn:*** *Augenwinkelvene*; Anfang der Gesichtsvene [Vena* facialis] im Augenwinkel

Venae anteriores cerebri (Ⓔ anterior cerebral veins): Begleitvenen der Arteria* cerebri anterior; münden in die Vena* basalis

Vena anterior lobi superioris (Ⓔ anterior vein of superior lobe): *s.u. Vena pulmonalis dextra superior, Vena pulmonalis sinistra superior*

Vena anterior septi pellucidi (Ⓔ anterior vein of septum pellucidum): Vene, die das Blut aus dem vorderen Teil des Septum* pellucidum zur Vena* thalamostriata superior führt

Vena apicalis (Ⓔ apical vein): *s.u. Vena pulmonalis dextra superior*

Vena apicoposterior (Ⓔ apicoposterior vein): *s.u. Vena pulmonalis sinistra superior*

Vena appendicularis (Ⓔ appendicular vein): ***Syn:*** *Appendixvene*; Vene von der Appendix* vermiformis; mündet in die Vena* ileocolica

Vena aqueductus cochleae (Ⓔ vein of aqueduct of cochlea): kleine Vene, die den unteren Teil der Cochlea* versorgt; mündet in den Bulbus* superior der Vena* jugularis interna

Vena aqueductus vestibuli (Ⓔ vein of aqueduct of vestibule): kleine Vene neben dem Ductus* endolymphaticus; mündet in den Sinus* petrosus inferior

Venae arcuatae renis (Ⓔ arcuate veins of kidney): ***Syn:*** *Bogenvenen der Niere; s.u. Venae intrarenales*

Venae articulares (Ⓔ temporomandibular articular veins): Venen des Kiefergelenks; münden in den Plexus* venosus pterygoideus

Venae atriales (Ⓔ atrial veins): ***Syn:*** *Vorhofvenen*; Venenäste der rechten [**Venae atriales dextrae**] und linken Vorhofwand [**Venae atriales sinistrae**]; münden in die Venae* cardiacae minimae

Venae atrioventriculares (Ⓔ atrioventricular veins): ***Syn:*** *Atrioventrikularvenen*; Venen an der Vorhof-Kammer-Grenze

Venae auriculares anteriores (Ⓔ anterior auricular veins): vordere Ohrvenen; münden in den Plexus* venosus pterygoideus

Vena auricularis posterior (Ⓔ posterior auricular vein): hintere Ohrvene; mündet in die Vena* jugularis externa

Vena axillaris (Ⓔ axillary vein): ***Syn:*** *Achselvene*; aus den Oberarmvenen [Venae* brachiales, Vena* basilica] entstehende kräftige Vene; geht am Außenrand der 1. Rippe in die Vena* subclavia über

Vena azygos (Ⓔ azygos vein): ***Syn:*** *Azygos*; große Vene, die auf der rechten Seite der Wirbelkörper zur oberen Hohlvene [Vena* cava inferior] zieht; geht aus der rechten Vena* lumbalis ascendens hervor; nach dem Durchtritt durch das Zwerchfell liegt sie der Wirbelsäule direkt an; sie biegt dann nach vorne und zieht bogenförmig [Arcus venae azygos] über den rechten Stammbronchus [Bronchus* principalis dexter] zur Hohlvene; nimmt u.a. die Vena* hemiazygos und hemiazygos accessoria sowie die Venae* oesophageales, bronchiales, pericardiacae und mediastinales auf

Vena basalis (Ⓔ basal vein): ***Syn:*** *Rosenthal-Vene*; in die Vena* magna cerebri einmündende Vene an der Basalfläche des Gehirns; nimmt Blut aus frontalen und insulären Teilen des Großhirns, dem Temporalpol des Schläfenlappens, dem Hippokampus und von Teilen des Zwischen- und Mittelhirns auf

Vena basalis anterior (Ⓔ anterior basal vein): *s.u. Vena pulmonalis dextra inferior, Vena pulmonalis sinistra inferior*

Vena basalis communis (Ⓔ common basal vein): *s.u. Vena pulmonalis dextra inferior, Vena pulmonalis sinistra inferior*

Vena basalis inferior (Ⓔ inferior basal vein): *s.u. Vena pulmonalis dextra inferior, Vena pulmonalis sinistra inferior*

Vena basalis superior (Ⓔ superior basal vein): *s.u. Vena pulmonalis sinistra inferior*

Vena basilica (Ⓔ basilic vein): ***Syn:*** *Basilika*; Hautvene auf der Ulnarseite des Unterarms [**Vena basilica antebrachii**] und des Oberarms; mündet in die Vena* axillaris

Vena basilica antebrachii (Ⓔ basilic vein of forearm): *s.u. Vena basilica*

Venae basivertebrales (Ⓔ basivertebral veins): ***Syn:*** *Wirbelkörpervenen*; Venen in der Spongiosa* der Wirbelkörper; münden in den Plexus venosus vertebralis internus anterior; *s.a. Venae columnae vertebralis*

Venae brachiales (Ⓔ brachial veins): ***Syn:*** *Oberarmvenen*; Begleitvenen der Arteria* brachialis, die zusammen mit der Vena* basilica die Vena* axillaris bilden

Vena brachiocephalica (Ⓔ brachiocephalic vein): gemeinsamer Venenstamm der Vena* jugularis interna und Vena* subclavia; der Winkel zwischen Vena jugularis interna und Vena subclavia wird als **Venenwinkel** [Angulus venosus] bezeichnet; auf der linken Seite ist er der Mündungsort des Ductus* thoracicus; Vena brachiocephalica dextra und sinistra vereinigen sich hinter dem Knorpel der rechten 1. Rippe zur Vena* cava superior

Venae Breschet: veraltet für *→ Venae diploicae*

Venae bronchiales (Ⓔ bronchial veins): ***Syn:*** *Bronchialvenen*; nehmen das Blut des peribronchialen Bindegewebes auf und leiten es rechts in die Vena* azygos, links zur Vena* hemiazygos; es bestehen auch kleinere Anastomosen zu den Lungenvenen

Vena bulbi penis (Ⓔ vein of bulb of penis): führt Blut vom Bulbus* penis zur Vena* iliaca interna

Vena bulbi vestibuli (Ⓔ vein of bulb of vestibule): führt Blut vom Bulbus* vestibuli zur Vena* iliaca interna

Vena canalis pterygoidei (Ⓔ vein of pterygoid canal): Begleitvene der Arteria* canalis pterygoidei; mündet in den Plexus* venosus pterygoideus

Venae capsulares (Ⓔ capsular veins of kidney): Venen aus der Nierenkapsel; münden in die Venae* renales

Venae cardiacae (Ⓔ cardiac veins): ***Syn:*** *Herzvenen, Venae cordis*; die Venen der Herzwand; münden in den Sinus* coronarius, der das Blut in den rechten Vorhof führt

Venae cardiacae anteriores (Ⓔ anterior cardiac veins): ***Syn:*** *vordere Herzvenen, Venae cordis anteriores, Venae ventriculi dextri anteriores*; in der Vorderwand der rechten Kammer verlaufende Herzvenen, die in die Vena* cardiaca parva münden

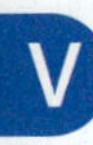

Venae cardiacae minimae (Ⓔ smallest cardiac veins): ***Syn:*** *kleinste Herzvenen, Thebesius-Venen, Venae cordis minimae*; kleine Herzvenen, die Blut aus beiden Vorhöfen [Venae* atriales dextrae und sinistrae] und Kammern [Venae* ventriculares dextrae und sinistrae] sammeln und zum Sinus* coronarius führen

Vena cardiaca magna (Ⓔ great cardiac vein): ***Syn:*** *große Herzvene, Vena cordis magna*; im Sulcus* interventricularis anterior verlaufende Vene, die zusammen mit der Vena* obliqua atrii sinistri den Sinus* coronarius bildet

Vena cardiaca media (Ⓔ middle cardiac vein): ***Syn:*** *mittlere Herzvene, Vena cordis media, Vena interventricularis posterior*; im Sulcus* interventricularis posterior verlaufende Vene, die in den Sinus* coronarius mündet

Vena cardiaca parva (Ⓔ small cardiac vein): ***Syn:*** *kleine Herzvene, Vena cordis parva*; Sammelvene für die Venae* cardiacae anteriores und die Vena* marginalis dextra; mündet in den Sinus* coronarius

Vena cava inferior (Ⓔ inferior vena cava): ***Syn:*** *untere Hohlvene, Kava inferior*; in den rechten Vorhof [Atrium dextrum] einmündende große Vene, die das Blut der unteren Extremitäten und der Organe der Bauch- und Beckenhöhle sammelt; entsteht durch Vereinigung der beiden Venae iliacae communes in Höhe des 4.–5. Lendenwirbels; sie verläuft rechts von der Aorta* abdominalis an der hinteren Bauchwand nach oben und durch das Foramen venae cavae des Zwerchfells* in das mittlere Mediastinum, wo sie von unten in den rechten Vorhof einmündet

Vena cava superior (Ⓔ superior vena cava): ***Syn:*** *obere Hohlvene, Kava superior*; unpaare, kurze Sammelvene des Blutes der oberen Körperhälfte; entsteht durch Vereinigung der Vena* brachiocephalica dextra und sinistra hinter dem Knorpel der rechten 1. Rippe; sie nimmt auf ihrem kurzen Verlauf [4–5 cm] hinter dem rechten Sternalrand die Vena* azygos auf und mündet dann im Ostium venae cavae superioris in den rechten Herzvorhof

Venae cavernosae (Ⓔ cavernous veins): Abflussvenen der Schwellkörper des Penis*

Venae centrales hepatis (Ⓔ central veins of liver): ***Syn:*** *Zentralvenen der Leber*; im Zentrum der Leberläppchen liegende Venen, die Blut aus den Sinusoiden aufnehmen und über Sammelvenen zu den Venae* hepaticae führen

Vena centralis glandulae suprarenalis (Ⓔ central vein of suprarenal gland): Zentralvene der Nebenniere*; mündet auf der rechten Seite in die Vena cava inferior, auf der linken in die Vena renalis

Vena centralis retinae (Ⓔ central vein of retina): ***Syn:*** *Zentralvene der Netzhaut*; Begleitvene der Arteria* centralis retinae, die im Nervus* opticus verläuft; der im Augapfel liegende Abschnitt [**Pars intraocularis**] nimmt das Blut aus den Netzhaut- und Makulavenolen auf; die **Pars extraocularis** mündet in die Vena* ophthalmica superior

Vena cephalica (Ⓔ cephalic vein): Hautvene auf der Radialseite des Unterarms [**Vena cephalica antebrachii**]und Oberarms; mündet in den oberen Teil der Vena* axillaris

Vena cephalica accessoria (Ⓔ accessory cephalic vein): Hautvene auf der Radialseite des Unterarms, die meist in der Nähe des Ellenbogengelenks in die Vena* cephalica mündet

Vena cephalica antebrachii (Ⓔ cephalic vein of forearm): *s.u. Vena cephalica*

Venae cerebelli (Ⓔ cerebellar veins): ***Syn:*** *Kleinhirnvenen*; das Kleinhirn* hat sechs Venengruppen: Venae* inferiores cerebelli, Venae* superiores cerebelli, Vena* superior vermis, Vena* inferior vermis, Vena* precentralis cerebelli, Vena* petrosa

Venae cerebri (Ⓔ cerebral veins): ***Syn:*** *Großhirnvenen*; bei den Großhirnvenen unterscheidet man oberflächliche [**Venae superficiales cerebri**] und tiefe Venen [**Venae profundae cerebri**]; die oberflächlichen Großhirnvenen umfassen Venae* superiores cerebri, Vena* media superficialis cerebri und Venae* inferiores cerebri; als tiefe Großhirnvenen werden die Vena* basalis und Vena* magna cerebri bezeichnet

Vena cervicalis profunda (Ⓔ deep cervical vein): ***Syn:*** *tiefe Halsvene, Vena colli profunda*; Begleitvene der Arteria* cervicalis profunda; mündet in die Vena* brachiocephalica oder Vena* vertebralis

Venae choroideae oculi: veraltet für *→ Venae vorticosae*

Vena choroidea inferior (Ⓔ inferior choroid vein): kleine Vene, die Blut aus dem unteren Teil des Plexus* choroideus des Seitenventrikels zur Vena* basalis führt

Vena choroidea superior (Ⓔ superior choroid vein): kleine Vene, die Blut aus dem oberen Teil des Plexus* choroideus des Seitenventrikels zu den Venae* internae cerebri führt

Venae ciliares (Ⓔ ciliary veins): ***Syn:*** *Ziliarvenen*; Venen der mittleren und äußeren Augenhaut; führt Blut aus Ziliarkörper [Corpus* ciliare], Sclera* und Conjunctiva* zur Vena* ophthalmica superior
Venae ciliares anteriores (Ⓔ anterior ciliary veins): ***Syn:*** *vordere Ziliarvenen*; kleine Venen, die Blut von der Sclera* zu den Venae* ciliares leiten
Venae circumflexae femoris laterales (Ⓔ lateral circumflex femoral veins): Begleitvenen der Arteria* circumflexa femoris lateralis; münden in die Vena* profunda femoris
Venae circumflexae femoris mediales (Ⓔ medial circumflex femoral veins): Begleitvenen der Arteria* circumflexa femoris medialis; münden in die Vena* profunda femoris
Vena circumflexa humeri anterior (Ⓔ anterior circumflex vein of humerus): Begleitvene der Arteria* circumflexa humeri anterior; mündet in die Vena* circumflexa scapulae
Vena circumflexa humeri posterior (Ⓔ posterior circumflex vein of humerus): Begleitvene der Arteria* circumflexa humeri posterior; mündet in die Vena* circumflexa scapulae
Vena circumflexa ilium profunda (Ⓔ deep circumflex iliac vein): Begleitvene der Arteria* circumflexa ilium profunda; mündet in die Vena* iliaca externa
Vena circumflexa ilium superficialis (Ⓔ superficial circumflex iliac vein): Begleitvene der Arteria* circumflexa ilium superficialis; mündet in die Vena* saphena magna
Vena circumflexa scapulae (Ⓔ circumflex vein of scapula): Begleitvene der Arteria* circumflexa scapulae; nimmt die Vena circumflexa humeri anterior, Vena circumflexa humeri posterior und Vena* thoracodorsalis auf; mündet in die Vena* subscapularis
Vena colica dextra (Ⓔ right colic vein): ***Syn:*** *rechte Kolonvene*; Begleitvene der Arteria* colica dextra, die Blut vom aufsteigenden Kolon* und der rechten Kolonflexur* zur Vena* mesenterica superior führt
Venae colicae (Ⓔ colic veins): ***Syn:*** *Kolonvenen*; das Blut aus dem Kolon wird von drei Venen abgeleitet; die rechte Kolonvene [**Vena colica dextra**] führt Blut vom aufsteigenden Kolon* und der rechten Kolonflexur* zur Vena* mesenterica superior, die mittlere Kolonvene [**Vena colica media**] vom aufsteigenden Kolon* und der rechten Kolonflexur* zur Vena* mesenterica superior und die linke Kolonvene [**Vena colica sinistra**] vom absteigenden Kolon* zur Vena* mesenterica inferior
Vena colica media (Ⓔ middle colic vein): ***Syn:*** *mittlere Kolonvene*; Begleitvene der Arteria* colica media; führt Blut vom Querkolon* zur Vena* mesenterica superior
Vena colica sinistra (Ⓔ left colic vein): ***Syn:*** *linke Kolonvene*; Begleitvene der Arteria* colica sinistra, die Blut vom absteigenden Kolon* zur Vena* mesenterica inferior führt
Vena colli profunda: → *Vena cervicalis profunda*
Venae columnae vertebralis (Ⓔ veins of vertebral column): ***Syn:*** *Wirbelsäulenvenen*; die Venen der Wirbelsäule bilden Venengeflechte, die vor und hinter der Wirbelsäule [Plexus venosus vertebralis externus anterior und posterior] und vorne und hinten im Wirbelkanal verlaufen [Plexus venosus vertebralis internus anterior und posterior]; sie stehen miteinander in Verbindung und nehmen die Venae* basivertebrales, medullae spinalis, spinales anteriores und spinales posteriores auf
Vena comitans (Ⓔ accompanying vein): ***Syn:*** *Begleitvene*; Vene, die eine – meist gleichnamige – Arterie begleitet
Vena comitans nervi hypoglossi (Ⓔ accompanying vein of hypoglossal nerve): Vene, die neben dem Nervus* hypoglossus verläuft; mündet in die Vena* lingualis
Venae conjunctivales (Ⓔ conjunctival veins): ***Syn:*** *Bindehautvenen*; leiten das Blut der Bindehaut zur Vena* ophthalmica superior
Venae cordis: → *Venae cardiacae*
Venae cordis anteriores: → *Venae cardiacae anteriores*
Vena cordis magna: → *Vena cardiaca magna*
Vena cordis media: → *Vena cardiaca media*
Venae cordis minimae: → *Venae cardiacae minimae*
Vena cordis parva: → *Vena cardiaca parva*
Venae corticales radiatae (Ⓔ radiate cortical veins): ***Syn:*** *Venae interlobulares renis*; *s.u. Venae intrarenales*
Vena cutanea (Ⓔ cutaneous vein): ***Syn:*** *Hautvene*; oberflächliche Vene, die unabhängig von einer Arterie verläuft; mündet meist in eine tiefe Vene; am Bein häufiger als am Arm
Vena cystica (Ⓔ cystic vein): ***Syn:*** *Gallenblasenvene*; Begleitvene der Arteria* cystica, die das Blut von Gallenblase*, Gallenblasengang* und Choledochus* zur Pfortader [Vena* portae hepatis] führt
Venae digitales dorsales pedis (Ⓔ dorsal digital veins of foot): Venen des Zehenrückens; münden im Arcus* venosus dorsalis pedis
Venae digitales palmares (Ⓔ palmar digital veins): ***Syn:*** *palmare Fingervenen*; Begleitvenen der Fingerarterien, die in den Arcus* venosus palmaris superficialis münden
Venae digitales plantares (Ⓔ plantar digital veins): Venen der Zehenbeugeseite; münden in den Arcus* venosus plantaris
Venae diploicae (Ⓔ diploic veins): ***Syn:*** *Diploëvenen, Breschet-Venen*; vier in der Diploë* des Schädeldaches verlaufende Venen [**Vena diploica frontalis, occipitalis, temporalis anterior, temporalis posterior**], die über die Venae emissariae mit den venösen Hirnsinus [Sinus* durae matris] und den oberflächlichen Schädelvenen in Verbindung stehen
Vena diploica frontalis (Ⓔ frontal diploic vein): *s.u. Venae diploicae*
Vena diploica occipitalis (Ⓔ occipital diploic vein): *s.u. Venae diploicae*
Vena diploica temporalis anterior (Ⓔ anterior temporal diploic vein): *s.u. Venae diploicae*
Vena diploica temporalis posterior (Ⓔ posterior temporal diploic vein): *s.u. Venae diploicae*
Venae directae laterales (Ⓔ lateral direct veins): Venen von der medialen Wand des Seitenventrikels zur Vena* magna cerebri
Venae dorsales linguae (Ⓔ dorsal lingual veins): ***Syn:*** *Zungenrückenvenen*; leiten das Blut vom Zungenrücken zur Vena* lingualis
Venae dorsales superficiales clitoridis (Ⓔ superficial dorsal veins of clitoris): ***Syn:*** *oberflächliche hintere Klitorisvenen*; führen das Blut der Haut über der Klitoris* zur Vena* saphena magna oder den Venae* pudendae externae
Venae dorsales superficiales penis (Ⓔ superficial dorsal veins of penis): ***Syn:*** *oberflächliche Penisrückenvenen*; oberflächliche Venen auf dem Penisrücken; münden in die Venae* pudendae externae
Vena dorsalis corporis callosi (Ⓔ dorsal vein of corpus callosum): ***Syn:*** *Vena posterior corporis callosi*; auf der Oberseite des Balkens [Corpus* callosum] verlaufende Vene, die in die Vena* magna cerebri mündet
Vena dorsalis profunda clitoridis (Ⓔ deep dorsal vein of clitoris): ***Syn:*** *tiefe hintere Klitorisvene*; Vene am Klitorisrücken, die zum Plexus* venosus vesicalis führt
Vena dorsalis profunda penis (Ⓔ deep dorsal vein of penis): ***Syn:*** *Penisrückenvene*; Vene unter der **tiefen Penisfaszie** [Fascia penis profunda]; mündet in den Plexus* venosus prostaticus
Venae ductuum semicircularium (Ⓔ veins of semicircular ducts): kleine Venen, die das Blut der Bogengänge zur Vena* aqueductus vestibuli leiten
Vena emissaria (Ⓔ emissary vein): ***Syn:*** *Emissarium*; die Hirnsinus [Sinus* durae matris], Diploëvenen [Venae* diploicae] und äußere Schädelvenen verbindende Vene

Vena emissaria condylaris (Ⓔ condylar emissary): im Canalis* condylaris verlaufende Vene, die Sinus* sigmoideus und Plexus* venosus vertebralis externus posterior verbindet
Vena emissaria mastoidea (Ⓔ mastoid emissary): durch das Foramen* mastoideum verlaufendes Emissarium, das Sinus* sigmoideus und Vena* occipitalis verbindet
Vena emissaria occipitalis (Ⓔ occipital emissary): inkonstantes Emissarium, das Vena* occipitalis und Confluens* sinuum verbindet
Vena emissaria parietalis (Ⓔ parietal emissary): verbindet Sinus* sagittalis superior mit den Venae* temporales su-

perficiales

Venae epigastricae superiores (Ⓔ superior epigastric veins): ***Syn:*** *obere Bauchwandvenen*; Begleitvenen der Arteria* epigastrica superior; führen Blut von Bauchwand, Zwerchfell und Musculus* rectus abdominis zu den Venae* thoracicae internae

Vena epigastrica inferior (Ⓔ inferior epigastric vein): ***Syn:*** *untere Bauchwandvene*; Begleitvene der Arteria* epigastrica inferior; mündet in die Vena* iliaca externa

Vena epigastrica superficialis (Ⓔ superficial epigastric vein): ***Syn:*** *oberflächliche Bauchwandvene*; Begleitvene der Arteria* epigastrica superficialis; leitet Blut des unteren Teils der vorderen Bauchwand zur Vena* saphena magna

Venae episclerales (Ⓔ episcleral veins): ***Syn:*** *Episkleralvenen*; Venen an der Oberfläche der Sclera*; münden in die Vena* ophthalmica superior oder inferior

Venae ethmoidales (Ⓔ ethmoidal veins): ***Syn:*** *Siebbeinvenen, Ethmoidalvenen*; Begleitvenen der Arteriae* ethmoidales anteriores und posteriores; münden in die Vena* ophthalmica superior

Vena facialis (Ⓔ facial vein): ***Syn:*** *Gesichtsvene*; Fortsetzung der Vena* angularis, die vom medialen Augenwinkel schräg nach unten vorne zur Unterkieferkante zieht und dort die Vena* retromandibularis aufnimmt; verläuft dann unter der Glandula* submandibularis zur Vena* jugularis interna

Vena femoralis (Ⓔ femoral vein): ***Syn:*** *Oberschenkelvene*; Fortsetzung der Vena* poplitea, die mit der Arteria* femoralis im Canalis* femoralis nach oben zieht; geht unter dem Leistenband in die Vena* iliaca externa über

Venae fibulares (Ⓔ fibular veins): ***Syn:*** *Wadenbeinvenen, Venae peroneales*; Begleitvenen der Arteria* fibularis; münden in die Venae* tibiales posteriores

Venae frontales (Ⓔ frontal veins): ***Syn:*** *Stirnlappenvenen, Frontallappenvenen*; führen Blut aus dem oberflächlichen Bereich des Stirnlappens [Lobus* frontalis] zu den Venae* superiores cerebri

Vena Galeni: veraltet für *→ Vena magna cerebri*

Vena gastrica dextra (Ⓔ right gastric vein): ***Syn:*** *rechte Magenkranzvene*; Begleitvene der Arteria* gastrica dextra entlang der kleinen Magenkurvatur; mündet direkt in die Pfortader [Vena* portae hepatis]

Venae gastricae breves (Ⓔ short gastric veins): ***Syn:*** *kurze Magenvenen*; kurze Venen, die Blut von der linken Seite des Magens zur Vena* lienalis führen

Vena gastrica sinistra (Ⓔ left gastric vein): ***Syn:*** *linke Magenkranzvene*; Begleitvene der Arteria* gastrica sinistra im Omentum* minus; mündet direkt in die Pfortader [Vena* portae hepatis]

Vena gastroepiploica dextra: *→ Vena gastroomentalis dextra*

Vena gastroepiploica sinistra: *→ Vena gastroomentalis sinistra*

Vena gastroomentalis dextra (Ⓔ right gastroomental vein): ***Syn:*** *Vena gastroepiploica dextra*; Begleitvene der Arteria* gastroomentalis dextra zur Vena* mesenterica inferior

Vena gastroomentalis sinistra (Ⓔ left gastroomental vein): ***Syn:*** *Vena gastroepiploica sinistra*; Begleitvene der Arteria* gastroomentalis sinistra; mündet in die Vena* lienalis

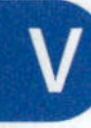

Venae geniculares (Ⓔ genicular veins): ***Syn:*** *Knievenen, Kniegelenksvenen*; die Venen aus dem Kniegelenk münden in die Vena* poplitea

Venae gluteae inferiores (Ⓔ inferior gluteal veins): Begleitvenen der Arteria* glutea inferior zur Vena* iliaca interna

Venae gluteae superiores (Ⓔ superior gluteal veins): Begleitvenen der Arteria* glutea superior zur Vena* iliaca interna

Vena gyri olfactorii (Ⓔ vein of olfactory gyrus): Vene vom Gyrus olfactorius zur Vena* basalis

Venae haemorrhoidales: veraltet für *→ Venae rectales*

Vena hemiazygos (Ⓔ hemiazygos vein): ***Syn:*** *Hemiazygos*; parallel zur Vena* azygos verlaufende Vene, die links von der Wirbelsäule nach oben verläuft und in Höhe des 8. Brustwirbels hinter Aorta* thoracica, Ductus* thoracicus und Speiseröhre nach rechts zur Vena* azygos zieht

Vena hemiazygos accessoria (Ⓔ accessory hemiazygos vein): Fortsetzung des Stammes der Vena* hemiazygos nach oben; zieht nach rechts und mündet oberhalb der Vena hemiazygos in die Vena* azygos

Vena hepatica dextra (Ⓔ right hepatic vein): Vene aus dem rechten Leberlappen; *s.u. Venae hepaticae*

Venae hepaticae (Ⓔ hepatic veins): ***Syn:*** *Leberbinnenvenen, Lebervenen*; drei Venen [**Vena hepatica dextra, intermedia, sinistra**], die das Blut der Zentralvenen [Venae* centrales hepatis] sammeln; münden noch unterhalb des Zwerchfells in die Vena* cava inferior

Vena hepatica intermedia (Ⓔ intermediate hepatic vein): Vene aus dem Lobus caudatus; *s.u. Venae hepaticae*

Vena hepatica sinistra (Ⓔ left hepatic vein): Vene aus dem linken Leberlappen; *s.u. Venae hepaticae*

Vena hypogastrica: veraltet für *→ Vena iliaca interna*

Venae ileales (Ⓔ ileal veins): ***Syn:*** *Ileumvenen*; führen Blut aus dem Ileum* zur Vena* mesenterica superior

Vena ileocolica (Ⓔ ileocolic vein): ***Syn:*** *Ileozäkalvene*; Begleitvene der Arteria* ileocolica, die Blut von Appendix vermiformis, Zäkum und terminalem Ileum* zur Vena* mesenterica superior führt

Vena iliaca communis (Ⓔ common iliac vein): ***Syn:*** *gemeinsame Hüftvene*; entsteht durch Vereinigung von Vena* iliaca interna und externa; rechte und linke Vena iliaca communis vereinigen sich in Höhe des 4.–5. Lendenwirbels zur Vena* cava inferior

Vena iliaca externa (Ⓔ external iliac vein): ***Syn:*** *äußere Hüftvene*; Fortsetzung der Vena* femoralis vom Leistenband bis zur Vereinigung mit der Vena* iliaca interna

Vena iliaca interna (Ⓔ internal iliac vein): ***Syn:*** *innere Hüftvene*; kurzer Venenstamm, der Blut aus dem Becken- und Gesäßbereich führt; vereinigt sich mit der Vena* iliaca externa zur Vena* iliaca communis

Vena iliolumbalis (Ⓔ iliolumbar vein): Begleitvene der Arteria* iliolumbalis; mündet in die Vena* iliaca communis

Venae inferiores cerebelli (Ⓔ inferior cerebellar veins): ***Syn:*** *untere Kleinhirnvenen*; Venen an der Unterseite des Kleinhirns, die in die Vena* petrosa münden

Venae inferiores cerebri (Ⓔ inferior cerebral veins): ***Syn:*** *Hirnbasisvenen*; oberflächliche Großhirnvenen an der Hirnbasis, die in Sinus* transversus oder cavernosus münden

Vena inferior vermis (Ⓔ inferior vein of vermis): ***Syn:*** *untere Kleinhirnwurmvene*; Kleinhirnvene auf der Unterfläche der Vermis cerebri; mündet im Sinus* rectus

Vena infraorbitalis (Ⓔ infraorbital vein): Begleitvene der Arteria* infraorbitalis

Venae insulares (Ⓔ insular veins): ***Syn:*** *Inselvenen*; Anfangsäste der Vena* media profunda cerebri aus dem Lobus* insularis

Venae intercapitulares manus (Ⓔ intercapitular veins of hand): kurze Verbingungsäste zwischen den palmaren Venen und den Handrückenvenen

Venae intercapitulares pedis (Ⓔ intercapitular veins of foot): kurze Verbingungsäste zwischen den plantaren Venen und den Fußrückenvenen

Venae intercostales (Ⓔ intercostal veins): ***Syn:*** *Zwischenrippenvenen, Interkostalvenen*; im Interkostalraum liegende Venen

Venae intercostales anteriores (Ⓔ anterior intercostal veins): ***Syn:*** *vordere Interkostalvenen*; führen das Blut aus dem vorderen Teil der Interkostalräume zu den Venae* thoracicae internae

Venae intercostales posteriores (Ⓔ posterior intercostal veins): ***Syn:*** *hintere Interkostalvenen*; nehmen Blut aus dem hinteren Teil der Interkostalräume, dem Rückenmark und der Wirbelsäule auf; münden rechts in die Vena* azygos, links in die Vena* hemiazygos, hemiazygos accessoria oder brachiocephalica

Vena intercostalis superior dextra (Ⓔ right superior intercostal vein): ***Syn:*** *rechte obere Interkostalvene*; Sammelvene, die die 2., 3. und 4. rechte hintere Interkostalvene aufnimmt; mündet in die Vena* azygos

Vena intercostalis superior sinistra (Ⓔ left superior intercostal vein): ***Syn:*** *linke obere Interkostalvene*; Sammelvene, die die 2., 3. und 4. linke hintere Interkostalvene aufnimmt; mündet in die Vena* brachiocephalica sinistra

Vena intercostalis suprema (Ⓔ highest intercostal vein): ***Syn:*** *oberste Interkostalvene*; Vene des 1. Interkostalraums, die in die Vena* vertebralis oder brachiocephalica mündet

Venae interlobares renis (Ⓔ interlobar veins of kidney): ***Syn:*** *Interlobarvenen der Niere*; *s.u. Venae intrarenales*

Venae interlobulares hepatis (Ⓔ interlobular veins of liver): ***Syn:*** *Interlobularvenen der Leber*; Endäste der Pfortader [Vena* portae hepatis]; verlaufen an der Läppchengrenze und geben ihr Blut in die Sinusoide ab; *s.a. Leber*

Venae interlobulares renis (Ⓔ interlobular veins of kidney): ***Syn:*** *Interlobularvenen der Niere*; *s.u. Venae intrarenales*

Vena intermedia antebrachii: veraltet für *→ Vena mediana antebrachii*

Vena intermedia cubiti: veraltet für *→ Vena mediana cubiti*

Venae internae cerebri (Ⓔ internal cerebral veins): paarige Venen, die Blut aus Stirnhirn, Scheitellappen, Basalganglien und Plexus choroideus des Seitenventrikels führen; vereinigen sich zur Vena* magna cerebri

Venae interosseae anteriores (Ⓔ anterior interosseous veins): auf der Vorderseite der Membrana* interossea antebrachii verlaufende Vene; mündet in die Venae* brachiales

Venae interosseae posteriores (Ⓔ posterior interosseous veins): auf der Rückseite der Membrana* interossea antebrachii verlaufende Vene; mündet in die Venae* brachiales

Vena interventricularis anterior (Ⓔ anterior interventricular vein): Vene im Sulcus* interventricularis anterior; mündet in die Vena* cardiaca magna

Vena interventricularis posterior: *→ Vena cardiaca media*

Vena intervertebralis (Ⓔ intervertebral vein): ***Syn:*** *Intervertebralvene*; Vene aus dem Plexus* venosus vertebralis internus anterior, die durch die Foramina intervertebralia zu den Venae* intercostales posteriores zieht

Venae intrarenales (Ⓔ intrarenal veins): ***Syn:*** *Binnenvenen den Niere*; im Rindenbereich der Niere fließt das Blut aus den Glomeruli in die **Venae interlobulares** [Venae corticales radiatae], die es zu den Bogenvenen [**Venae arcuatae**] an der Rinden-Mark-Grenze leiten; aus dem Mark steigt das Blut in den **Venulae rectae** nach oben und gelangt ebenfalls zu den Venae arcuatae; die Bogenvenen vereinigen sich zu Interlobärvenen [**Venae interlobares**], die entlang der gleichnamigen Arterien zum Nierenhilum verlaufen, wo sie die Venae* renales bilden; *s.a. Niere*

Venae jejunales (Ⓔ jejunal veins): ***Syn:*** *Jejunumvenen*; führen Blut aus dem Jejunum* zur Vena* mesenterica superior

Vena jugularis anterior (Ⓔ anterior jugular vein): ***Syn:*** *vordere Drosselvene, Jugularis anterior*; sammelt das Blut von Kinn und Hals; mündet in die Vena* jugularis externa oder Vena* subclavia

Vena jugularis externa (Ⓔ external jugular vein): ***Syn:*** *äußere Drosselvene, Jugularis externa*; sammelt das Blut von Hinterkopf, Hals und Schultergegend; mündet in die Vena* subclavia oder Vena* jugularis interna

Vena jugularis interna (Ⓔ internal jugular vein): ***Syn:*** *innere Drosselvene, Jugularis interna*; das Blut von Gehirn, Zunge, Rachen und Kehlkopf sammelnde Vene; bildet zusammen mit der Vena* subclavia die Vena* brachiocephalica; hat zwei Bulbi: **Bulbus superior venae jugularis** in der Fossa* jugularis und **Bulbus inferior venae jugularis** vor der Vereinigung mit der Vena* subclavia

Venae labiales anteriores (Ⓔ anterior labial veins): ***Syn:*** *vordere Schamlippenvenen*; sammeln Blut vom vorderen Teil der Schamlippen und münden in die Venae* pudendae externae

Venae labiales inferiores (Ⓔ inferior labial veins): ***Syn:*** *Unterlippenvenen*; münden in die Vena* facialis

Venae labiales posteriores (Ⓔ posterior labial veins): ***Syn:*** *hintere Schamlippenvenen*; kleine Venen, die in den Plexus* venosus vesicalis münden

Vena labialis superior (Ⓔ superior labial vein): ***Syn:*** *Oberlippenvene*; mündet in die Vena* facialis

Venae labyrinthi (Ⓔ labyrinthine veins): ***Syn:*** *Labyrinthvenen*; kleine Venen, die durch den Meatus* acusticus internus zum Sinus* petrosus inferior oder Sinus* transversus ziehen

Vena lacrimalis (Ⓔ lacrimal vein): ***Syn:*** *Tränendrüsenvene*; führt Blut aus der Tränendrüse zur Vena* ophthalmica superior

Vena laryngea inferior (Ⓔ inferior laryngeal vein): ***Syn:*** *untere Kehlkopfvene*; leitet Blut aus dem unteren Teil des Kehlkopfes zur Vena* thyroidea inferior

Vena laryngea superior (Ⓔ superior laryngeal vein): ***Syn:*** *obere Kehlkopfvene*; leitet Blut aus dem oberen Teil des Kehlkopfes zur Vena* thyroidea superior

Vena lateralis atrii: veraltet für *→ Vena lateralis ventriculi lateralis*

Vena lateralis ventriculi lateralis (Ⓔ lateral atrial vein): Vene, die durch die Seitenwand des Seitenventrikels zur Vena* thalamostriata superior zieht

Vena lienalis (Ⓔ lienal vein): ***Syn:*** *Milzvene, Lienalis, Vena splenica*; aus der Milz* kommende Vene; verläuft hinter der Bauchspeicheldrüse und vereinigt sich hinter dem Pankreaskopf mit der Vena* mesenterica superior zur Pfortader [Vena* portae hepatis]; führt Blut u.a. aus Milz, Magen, Pankreas, Omentum majus, Colon descendens

Vena lingualis (Ⓔ lingual vein): ***Syn:*** *Zungenvene*; kräftige Vene, die Blut aus der Zunge und dem Bereich unter der Zunge zur Vena* jugularis interna führt

Vena lingularis (Ⓔ lingular vein): *s.u. Vena pulmonalis sinistra superior*

Vena lobi medii (Ⓔ vein of middle lobe): *s.u. Vena pulmonalis dextra superior*

Venae lumbales (Ⓔ lumbar veins): ***Syn:*** *Lumbalvenen, Lendenvenen*; führen Blut aus dem Lendenbereich zur Vena* lumbalis ascendens oder zur Vena* cava inferior

Vena lumbalis ascendens (Ⓔ ascending lumbar vein): ***Syn:*** *aufsteigende Lendenvene*; nimmt die Venae* lumbales auf und zieht nach oben, wo sie sich in Höhe des 1. Lendenwirbel mit der Vena* subcostalis zur Vena* azygos [rechts] bzw. Vena* hemiazygos [links] vereinigt

Vena magna cerebri (Ⓔ great cerebral vein): ***Syn:*** *Galen-Vene*; in den Sinus* rectus mündende größte Hirnvene; entsteht durch Vereinigung der Venae* internae cerebri; zieht um das Splenium des Corpus callosum nach hinten zum Sinus* rectus

Vena marginalis dextra (Ⓔ right marginal vein): Vene am rechten Herzrand; mündet in die Vena* cardiaca parva

Vena marginalis lateralis (Ⓔ lateral marginal vein): Vene am Fußaußenrand; mündet in die Vena* saphena parva

Vena marginalis medialis (Ⓔ medial marginal vein): Vene am Fußinnenrand; mündet in die Vena* saphena parva

Vena marginalis sinistra (Ⓔ left marginal vein): Vene am linken Herzrand; mündet in die Vena* cardiaca magna

Venae maxillares (Ⓔ maxillary veins): ***Syn:*** *Oberkiefervenen*; aus dem Plexus* pterygoideus stammende Venen, die zur Vena* retromandibularis ziehen

Vena medialis atrii: veraltet für *→ Vena medialis ventriculi lateralis*

Vena medialis ventriculi lateralis (Ⓔ medial atrial vein): zieht durch die mediale Wand des Seitenventrikels zur Vena* thalamostriata superior

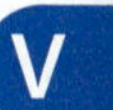

Vena mediana antebrachii (Ⓔ intermedian antebrachial vein): mittlere Hautvene des Unterarms; zieht zwischen Vena* basilica und Vena* cephalica zur Ellenbeuge; mündet entweder in die Vena* basilica oder Vena* cephalica oder teilt sich und mündet in beide

Vena mediana cubiti (Ⓔ intermedian cubital vein): Verbindung zwischen Vena* basilica und Vena* cephalica in der Ellenbeuge

Vena media profunda cerebri (Ⓔ deep middle cerebral vein): Begleitvene der Arteria* cerebri media; mündet in die Vena* basalis

Venae mediastinales (Ⓔ mediastinal veins): ***Syn:*** *Mediastinumvenen*; mehrere kleine Venen, die Blut aus dem vorderen Mediastinum* zur Vena* brachiocephalica, azygos oder cava superior führen

Vena media superficialis cerebri (Ⓔ superficial middle cerebral vein): oberflächliche Hirnvene, die Blut von der Seitenfläche des Großhirns zum Sinus* cavernosus führt

Venae medullae oblongatae (Ⓔ veins of medulla oblongata): mehrere Venen [Venae medullaris anteromediana, medullaris anterolateralis, medullares transversae, medullares dorsales, medullaris posteromediana], die Blut aus der Medulla* oblongata zu den Hirnsinus oder dem Bulbus superior der Vena* jugularis interna führen

Venae medullae spinalis (Ⓔ veins of spinal cord): ***Syn:*** *Rückenmarksvenen*; Venen aus dem Rückenmark zum Plexus* venosus vertebralis internus anterior

Venae medullares dorsales (Ⓔ dorsal medullary veins): *s.u. Venae medullae oblongatae*

Venae medullares transversae (Ⓔ transverse medullary veins): *s.u. Venae medullae oblongatae*

Vena medullaris anterolateralis (Ⓔ anterolateral medullary vein): *s.u. Venae medullae oblongatae*

Vena medullaris anteromediana (Ⓔ anteromedian medullary vein): *s.u. Venae medullae oblongatae*

Vena medullaris posteromediana (Ⓔ posteromedian medullary vein): *s.u. Venae medullae oblongatae*

Venae membri inferioris (Ⓔ veins of inferior limbs): Venen der unteren Extremität

Venae membri superioris (Ⓔ veins of superior limbs): Venen der oberen Extremität

Venae meningeae (Ⓔ meningeal veins): ***Syn:*** *Hirnhautvenen, Duravenen*; Begleitvenen der Meningealarterien, die in die Hirnsinus [Sinus* durae matris] oder die Vena* jugularis interna münden

Venae meningeae mediae (Ⓔ middle meningeal veins): ***Syn:*** *mittlere Duravenen*; Begleitvenen der Arteria* meningea media; münden in den Plexus* pterygoideus

Vena mesenterica inferior (Ⓔ inferior mesenteric vein): ***Syn:*** *untere Mesenterialvene*; Begleitvene der Arteria* mesenterica inferior; führt Blut von Rektum, Sigmoid und Colon descendens; mündet in die Vena* lienalis oder seltener in die Vena* portae hepatis

Vena mesenterica superior (Ⓔ superior mesenteric vein): ***Syn:*** *obere Mesenterialvene*; Begleitvene der Arteria* mesenterica superior; vereinigt sich mit der Vena* lienalis zur Pfortader [Vena* portae hepatis]; führt Blut von Dünndarm, Kolon, Pankreas und Magen

Venae metacarpales dorsales (Ⓔ dorsal metacarpal veins): ***Syn:*** *dorsale Mittelhandvenen*; oberflächliche Venen des Mittelhandrückens; münden in das Rete* venosum dorsale manus

Venae metacarpales palmares (Ⓔ palmar metacarpal veins): ***Syn:*** *palmare Mittelhandvenen*; tiefe Venen der Hohlhand; münden in den Arcus* venosus palmaris profundus

Venae metatarsales dorsales (Ⓔ dorsal metatarsal veins): ***Syn:*** *dorsale Mittelfußvenen*; oberflächliche Venen des Fußrückens; münden in den Arcus* venosus dorsalis pedis

Venae metatarsales plantares (Ⓔ plantar metatarsal veins): ***Syn:*** *plantare Mittelfußvenen*; tiefe Venen der Fußsohle; münden in den Arcus* venosus plantaris

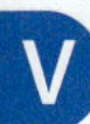

Venae musculophrenicae (Ⓔ musculophrenic veins): Begleitvenen der Arteria* musculophrenica, die Blut vom Zwerchfell und der Bauch- und Brustwand zu den Venae* thoracicae internae führen

Venae nasales externae (Ⓔ external nasal veins): ***Syn:*** *äußere Nasenvenen*; kleine Venen, die Blut zur Vena* angularis oder facialis führen

Vena nasofrontalis (Ⓔ nasofrontal vein): zieht von der Incisura* frontalis durch die Orbita* zur Vena* ophthalmica superior

Venae nuclei caudati (Ⓔ veins of caudate nucleus): Venen vom Nucleus* caudatus zur Vena* thalamostriata superior

Vena obliqua atrii sinistri (Ⓔ oblique vein of left atrium): ***Syn:*** *Marshall-Vene*; kleine Vene an der Rückwand des linken Vorhofs

Vena obturatoria accessoria: *→ Vena pubica*

Venae obturatoriae (Ⓔ obturator veins): führen Blut aus der Hüftgegend durch den Canalis* obturatorius zur Vena* iliaca interna

Venae occipitales (Ⓔ occipital veins): oberflächliche Venen des Hinterhauptslappens; münden in die Venae* superiores cerebri

Vena occipitalis (Ⓔ occipital vein): ***Syn:*** *Hinterhauptsvene*; führt Blut der Kopfhaut und der Muskeln zur Vena* vertebralis

Venae oesophageales (Ⓔ esophageal veins): ***Syn:*** *Speiseröhrenvenen, Ösophagusvenen*; kleine Venen, die in die Vena* azygos oder hemiazygos münden

Vena ophthalmica inferior (Ⓔ inferior ophthalmic vein): ***Syn:*** *untere Augenhöhlenvene*; Vene am seitlichen Orbitaboden; mündet in die Vena* ophthalmica superior oder den Sinus* cavernosus

Vena ophthalmica superior (Ⓔ superior ophthalmic vein): ***Syn:*** *obere Augenhöhlenvene*; Sammelvene am medialen Orbitadach; zieht durch die Fissura* orbitalis superior zum Sinus* cavernosus

Venae orbitae (Ⓔ orbital veins): Augenhöhlenvenen; Oberbegriff für Vena* ophthalmica inferior und superior

Vena ovarica dextra (Ⓔ right ovarian vein): ***Syn:*** *rechte Eierstockvene*; mündet in die untere Hohlvene [Vena* cava inferior]

Vena ovarica sinistra (Ⓔ left ovarian vein): ***Syn:*** *linke Eierstockvene*; mündet in die Nierenvene [Vena renalis]

Vena palatina externa (Ⓔ external palatine vein): ***Syn:*** *Gaumenvene*; führt Blut aus den Tonsillen und dem weichen Gaumen zur Vena* facialis

Venae palpebrales inferiores (Ⓔ inferior palpebral veins): ***Syn:*** *Unterlidvenen*; münden in die Vena* facialis

Venae palpebrales superiores (Ⓔ superior palpebral veins): ***Syn:*** *Oberlidvenen*; münden in die Vena* angularis

Venae pancreaticae (Ⓔ pancreatic veins): ***Syn:*** *Bauchspeicheldrüsenvenen, Pankreasvenen*; zahlreiche Venen, die in die Vena* lienalis oder mesenterica superior münden

Venae pancreaticoduodenales (Ⓔ pancreaticoduodenal veins): führen Blut von Pankreas und Duodenum zur Vena* mesenterica superior

Vena pancreaticoduodenalis superior posterior (Ⓔ superior posterior pancreaticoduodenal vein): führt Blut von Pankreas und Duodenum zur Vena* portae hepatis

Venae paraumbilicales (Ⓔ paraumbilical veins): ***Syn:*** *Sappey-Venen*; kleine Bauchwandvenen um den Nabel; münden in die Vena* epigastrica inferior oder superior und haben Verbindungen zur Pfortader [Vena* portae hepatis]

Venae parietales (Ⓔ parietal veins): ***Syn:*** *Scheitellappenvenen*; oberflächliche Hirnvenen, die Blut des Lobus* parietalis zu den Venae* superiores cerebri führen

Venae parotideae (Ⓔ parotid veins): ***Syn:*** *Parotisvenen*; Venen der Ohrspeicheldrüse; münden in die Vena* facialis oder den Plexus* pterygoideus

Venae pectorales (Ⓔ pectoral veins): führen Blut der Brustregion zur Vena* subclavia

Venae pedunculares (Ⓔ peduncular veins): führen Blut aus dem Hirnschenkel zur Vena* basalis

Venae perforantes (Ⓔ perforating veins): ***Syn:*** *Perforansvenen*; Verbindungsvenen zwischen tiefen und oberflächlichen Venen der Extremitäten; Insuffizienz führt zur Bildung von Krampfadern [Varizen*]

Venae pericardiacae (Ⓔ pericardiac veins): ***Syn:*** *Perikardvenen*; leiten Blut des Perikards zur Vena* azygos oder brachiocephalica

Venae pericardicophrenicae (Ⓔ pericardicophrenic veins): Begleitvenen der Arteria* pericardiacophrenica; führen Blut von Perikard und Zwerchfell zur Vena* brachiocephalica

Venae peroneales: *→ Venae fibulares*

Vena petrosa (Ⓔ petrosal vein): ***Syn:*** *Felsenbeinvene*; kurzer, kräftiger Venenstamm, der Kleinhirn- und Brückenvenen aufnimmt; mündet in den Sinus* petrosus superior

Venae pharyngeae (Ⓔ pharyngeal veins): ***Syn:*** *Rachenvenen, Pharynxvenen*; kurze Venen aus dem Plexus* pharyn-

geus zur Vena* jugularis interna
Venae pharyngeales: veraltet für *→ Venae pharyngeae*
Venae phrenicae inferiores (Ⓔ inferior phrenic veins): ***Syn:*** *untere Zwerchfellvenen*; Venen an der Unterseite des Zwerchfells; münden in die Vena* cava inferior, Vena* suprarenalis sinistra oder dextra
Venae phrenicae superiores (Ⓔ superior phrenic veins): ***Syn:*** *obere Zwerchfellvenen*; Venen auf der Oberseite des Zwerchfells; münden in die Vena* azygos oder hemiazygos
Venae pontis (Ⓔ pontine veins): ***Syn:*** *Brückenvenen*; mehrere Venen [Venae pontis anteromediana, pontis anterolateralis, pontis lateralis, pontis transversae], die das Blut der Brücke [Pons*] zur Vena* basalis oder petrosa bzw. zu den Hirnsinus [Sinus* durae matris] leiten
Vena pontis anterolateralis (Ⓔ anterolateral pontine vein): *s.u. Venae pontis*
Vena pontis anteromediana (Ⓔ anterolateral pontine vein): *s.u. Venae pontis*
Vena pontis lateralis (Ⓔ lateral pontine vein): *s.u. Venae pontis*
Venae pontis transversae (Ⓔ transverse pontine veins): *s.u. Venae pontis*
Vena pontomesencephalica (Ⓔ pontomesencephalic vein): Vene an der Vorderseite der Brücke [Pons*]; mündet in die Vena* basalis
Vena poplitea (Ⓔ popliteal vein): ***Syn:*** *Kniekehlenvene*; aus den Venae* tibiales anteriores und posteriores entstehende Vene, die in die Vena* femoralis übergeht
Vena portae hepatis: *→ Pfortader*
Venae portales hypophysiales (Ⓔ veins of hypophyseoportal circulation): Portalsystem der Hypophyse; *s.u. Hypothalamus*
Vena posterior corporis callosi: *→ Vena dorsalis corporis callosi*
Vena posterior lobi superioris (Ⓔ posterior vein of superior lobe): *s.u. Vena pulmonalis dextra superior*
Vena posterior septi pellucidi (Ⓔ posterior vein of septum pellucidum): führt Blut vom hinteren Teil des Septum* pellucidum zur Vena* thalamostriata superior
Vena precentralis cerebelli (Ⓔ precentral vein): ***Syn:*** *Präzentralvene*; Vene von der Fissura precentralis cerebelli zur Vena* magna cerebri
Venae prefrontales (Ⓔ prefrontal veins): ***Syn:*** *Stirnpolvenen*; oberflächliche Hirnvenen, die Blut aus dem Stirnhirn zu den Venae* superiores cerebri führen
Vena prepylorica (Ⓔ prepyloric vein): ***Syn:*** *Pylorusvene*; Vene aus dem Pylorusbereich des Magens zur Vena* gastrica dextra
Vena profunda (Ⓔ deep vein): ***Syn:*** *tiefe Vene*; Bezeichnung für tiefe, unter der Unterhautfaszie liegende Venen
Venae profundae cerebri (Ⓔ deep cerebral veins): ***Syn:*** *tiefe Großhirnvenen*; *s.u. Venae cerebri*
Venae profundae clitoridis (Ⓔ deep veins of clitoris): ***Syn:*** *tiefe Klitorisvenen*; kleine Venen unter der Klitoris*, die in die Vena* pudenda interna münden
Venae profundae membri inferioris (Ⓔ deep veins of inferior limbs): tiefe Beinvenen
Venae profundae membri superioris (Ⓔ deep veins of superior limbs): tiefe Armvenen
Venae profundae penis (Ⓔ deep veins of penis): ***Syn:*** *tiefe Penisvenen*; Venen am Penisrücken [Dorsum penis] unter der tiefen Faszie; münden in die Vena* pudenda interna
Vena profunda faciei (Ⓔ deep facial vein): ***Syn:*** *tiefe Gesichtsvene*; Vene vom Plexus* pterygoideus zur Vena* facialis
Vena profunda femoris (Ⓔ deep femoral vein): ***Syn:*** *tiefe Oberschenkelvene*; Begleitvene der Arteria* profunda femoris; mündet in die Vena* femoralis
Vena profunda linguae (Ⓔ deep lingual vein): ***Syn:*** *tiefe Zungenvene*; Begleitvene der Arteria* profunda linguae; bildet mit der Vena* sublingualis die Vena* comitans nervi hypoglossi
Vena pubica (Ⓔ pubic vein): ***Syn:*** *Ramus pubicus venae epigastricae inferioris, Vena obturatoria accessoria*; Ast der Vena* epigastrica inferior, der Blut aus dem Schambereich führt
Venae pudendae externae (Ⓔ external pudendal veins): ***Syn:*** *äußere Schamvenen*; Begleitvenen der Arteria* pudenda externa profunda und superficialis; münden in die Vena* saphena magna
Vena pudenda interna (Ⓔ internal pudendal vein): ***Syn:*** *innere Schamvene*; Begleitvene der Arteria* pudenda interna; mündet in die Vena* iliaca interna
Venae pulmonales (Ⓔ pulmonary veins): ***Syn:*** *Lungenvenen*; die Lungenvenen führen sauerstoffreiches Blut von der Lunge zum linken Vorhof; jede Lunge hat eine obere [Vena pulmonalis dextra superior, Vena pulmonalis sinistra superior] und eine untere Lungenvene [Vena pulmonalis dextra inferior, Vena pulmonalis sinistra inferior]
Vena pulmonalis dextra inferior (Ⓔ inferior right pulmonary vein): ***Syn:*** *untere rechte Lungenvene*; führt Blut aus dem Unterlappen [Lobus inferior] der rechten Lunge; Sammelvene für Vena superior lobi inferioris, Vena basalis communis, Vena basalis anterior und Vena basalis inferior
Vena pulmonalis dextra superior (Ⓔ superior right pulmonary vein): ***Syn:*** *obere rechte Lungenvene*; führt Blut aus dem Ober- [Lobus superior] und Mittellappen [Lobus medius] der rechten Lunge; gemeinsame Endstrecke von Vena apicalis, Vena anterior lobi superioris, Vena posterior lobi superioris und Vena lobi medii
Vena pulmonalis sinistra inferior (Ⓔ inferior left pulmonary vein): ***Syn:*** *untere linke Lungenvene*; führt Blut aus dem Unterlappen [Lobus inferior] der linken Lunge; gemeinsame Endstrecke von Vena superior lobi inferioris, Vena basalis communis, Vena basalis superior, Vena basalis anterior und Vena basalis inferior
Vena pulmonalis sinistra superior (Ⓔ superior left pulmonary vein): ***Syn:*** *obere linke Lungenvene*; führt Blut aus dem Oberlappen [Lobus superior] der linken Lunge; Sammelvene für Vena apicoposterior, Vena anterior lobi superioris und Vena lingularis
Venae radiales (Ⓔ radial veins): Begleitvenen der Arteria* radialis; münden in die Venae* brachiales
Vena recessus lateralis ventriculi quarti (Ⓔ vein of lateral recess of fourth ventricle): kleine Vene, die durch den Recessus* lateralis ventriculi quarti zur Vena* petrosa zieht
Venae rectales (Ⓔ rectal veins): ***Syn:*** *Rektumvenen*; Venen vom Plexus* venosus rectalis zur Vena* pudenda interna [**Venae rectales inferiores**]; Vena* iliaca interna [**Venae rectales mediae**] und Vena* mesenterica inferior [**Vena rectalis superior**]; bilden Anastomosen untereinander und verbinden Pfortadersystem und Vena* cava inferior
Venae renales (Ⓔ renal veins): ***Syn:*** *Nierenvenen*; große Sammelvenen, die vom Nierenhilum horizontal zur Vena* cava inferior ziehen; nehmen die Binnenvenen der Niere [Venae* intrarenales], die Kapselvenen [Venae* capsulares], die Vena* suprarenalis sinistra sowie die Vena* testicularis sinistra bzw. ovarica sinistra auf
Vena retromandibularis (Ⓔ retromandibular vein): entsteht durch Vereinigung der Venae* maxillares und temporales superficiales am oberen, hinteren Teil der Parotis; zieht durch die Drüse nach unten und vereinigt sich mit der Vena* auricularis posterior zur Vena* jugularis externa
Venae sacrales laterales (Ⓔ lateral sacral veins): Begleitvenen der Arteriae* sacrales laterales; münden in die Vena* iliaca interna
Vena sacralis mediana (Ⓔ middle sacral vein): Begleitvene der Arteria* sacralis mediana; mündet in die Vena* iliaca communis

Vena saphena accessoria (Ⓔ accessory saphenous vein): Vene auf der Innenseite des Oberschenkels; mündet in die Vena* saphena magna
Vena saphena magna (Ⓔ great saphenous vein): ***Syn:*** *Magna, Saphena magna*; längste Vene der Körpers; verläuft an der Innenseite von Fuß, Unter- und Oberschenkel bis zum Hiatus* saphenus, wo sie in die Vena* femoralis mündet
Vena saphena parva (Ⓔ small saphenous vein): ***Syn:*** *Parva, Saphena parva*; vom äußeren Fußrand in die Kniekehle ziehende Vene; mündet in die Vena* poplitea
Vena scapularis dorsalis (Ⓔ dorsal scapular vein): Begleit-

vene der Arteria* dorsalis scapulae; mündet in die Vena* subclavia

Venae sclerales (Ⓔ scleral veins): ***Syn:*** *Skleravenen*; führen Blut der Sclera* zu den Venae* ciliares anteriores

Venae scrotales anteriores (Ⓔ anterior scrotal veins): ***Syn:*** *vordere Skrotalvenen*; führen Blut vom vorderen Teil des Skrotums zu den Venae* pudendae externae

Venae scrotales posteriores (Ⓔ posterior scrotal veins): ***Syn:*** *hintere Skrotalvenen*; führen Blut vom hinteren Teil des Skrotums zum Plexus* venosus vesicalis

Venae sectio (Ⓔ **1.–2.** venesection): **1.** ***Syn:*** *Veneneröffnung, Phlebotomie*; operative Freilegung und Eröffnung einer Vene **2.** ***Syn:*** *Venenschnitt, Phlebotomie*; Inzision einer Vene

Venae sigmoideae (Ⓔ sigmoid veins): ***Syn:*** *Sigmavenen*; führen Blut vom Sigmoid zur Vena* mesenterica inferior

Venae spinales anteriores (Ⓔ anterior spinal veins): ***Syn:*** *vordere Rückenmarksvenen*; Venen auf der Vorderseite des Rückenmarks, die zum Plexus* venosus vertebralis internus anterior ziehen

Venae spinales posteriores (Ⓔ posterior spinal veins): ***Syn:*** *hintere Rückenmarksvenen*; Venen auf der Rückseite des Rückenmarks, die zum Plexus* venosus vertebralis internus posterior ziehen

Vena spinalis (Ⓔ spinal vein): Vene vom Rückenmark, die in die Venae* intercostales posteriores mündet

Vena splenica: → *Vena lienalis*

Venae stellatae renis (Ⓔ stellate veins): ***Syn:*** *Stellatavenen*; kleine Venen an der Oberfläche der Nierenrinde; münden in die Interlobularvenen [Venae interlobulares renis]; *s.a. Venae intrarenales*

Vena sternocleidomastoidea (Ⓔ sternocleidomastoid vein): Begleitvene der Rami sternocleidomastoidei; mündet in die Vena* jugularis interna

Vena stylomastoidea (Ⓔ stylomastoid vein): leitet Blut zum Plexus* pterygoideus

Vena subclavia (Ⓔ subclavian vein): Fortsetzung der Vena* axillaris; vereinigt sich mit der Vena* jugularis interna zur Vena* brachiocephalica

Vena subcostalis (Ⓔ subcostal vein): Begleitvene der Arteria* subcostalis; vereinigt sich mit der Vena* lumbalis ascendens zur Vena* azygos [rechts] bzw. Vena* hemiazygos [links]

Venae subcutaneae abdominis (Ⓔ subcutaneous abdominal veins): subkutane Bauchdeckenvenen; münden in die Venae* thoracicae internae

Vena sublingualis (Ⓔ sublingual vein): ***Syn:*** *Unterzungenvene*; Begleitvene der Arteria* sublingualis; mündet in die Vena* lingualis

Vena submentalis (Ⓔ submental vein): ***Syn:*** *Unterkinnvene*; Begleitvene der Arteria* submentalis; mündet in die Vena* facialis

Vena subscapularis (Ⓔ subscapular vein): Begleitvene der Arteria* subscapularis; mündet in die Vena* axillaris

Venae superficiales cerebri (Ⓔ superficial cerebral veins): ***Syn:*** *oberflächliche Großhirnvenen*; die oberflächlichen Großhirnvenen umfassen Venae* superiores cerebri, Vena* media superficialis cerebri und Venae* inferiores cerebri

Venae superficiales membri inferioris (Ⓔ superficial veins of inferior limbs): oberflächliche Beinvenen

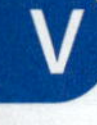

Venae superficiales membri superioris (Ⓔ superficial veins of superior limbs): oberflächliche Armvenen

Vena superficialis (Ⓔ superficial vein): oberflächliche Vene

Venae superiores cerebelli (Ⓔ superior cerebellar veins): ***Syn:*** *obere Kleinhirnvenen*; leiten das Blut des oberen Teils der Kleinhirnhemisphären zur Vena* petrosa oder zum Sinus* petrosus superior

Venae superiores cerebri (Ⓔ superior cerebral veins): ***Syn:*** *Hirnmantelvenen*; oberflächliche Großhirnvenen, die das Blut des oberen Teils des Hirnmantels aufnehmen; münden in den Sinus* sagittalis superior

Vena superior lobi inferioris (Ⓔ superior vein of inferior lobe): *s.u. Vena pulmonalis dextra inferior, Vena pulmonalis sinistra inferior*

Vena superior vermis (Ⓔ superior vein of vermis): Vene auf dem oberen Teil der Vermis* cerebelli; mündet in den Sinus* rectus oder die Vena* magna cerebri

Vena supraorbitalis (Ⓔ supraorbital vein): ***Syn:*** *Supraorbitalvene*; Vene von der medialen Stirn zur Vena* angularis

Vena suprarenalis dextra (Ⓔ right suprarenal vein): ***Syn:*** *rechte Nebennierenvene*; mündet in die Vena* cava inferior

Vena suprarenalis sinistra (Ⓔ left suprarenal vein): ***Syn:*** *linke Nebennierenvene*; mündet in die Venae* renales sinistrae

Vena suprascapularis (Ⓔ suprascapular vein): Begleitvene der Arteria* suprascapularis; mündet in die Vena* jugularis externa oder Vena* subclavia

Venae supratrochleares (Ⓔ supratrochlear veins): von der Stirn kommende Venen, die zusammen mit der Vena* supraorbitalis den Anfang der Vena* angularis bilden

Venae surales (Ⓔ sural veins): führen das Blut der Wade zur Vena* poplitea

Venae temporales profundae (Ⓔ deep temporal veins): ***Syn:*** *tiefe Schläfenvenen*; führen Blut aus dem tiefen Teil des Musculus* temporalis zum Plexus* pterygoideus

Venae temporales superficiales (Ⓔ superficial temporal veins): ***Syn:*** *oberflächliche Schläfenvenen*; führen Blut aus dem vorderen Teil der Kopfhaut; vereinigen sich mit den Venae* maxillares zur Vena* retromandibularis

Vena temporalis media (Ⓔ middle temporal vein): ***Syn:*** *mittlere Schläfenvene*; führt Blut vom Musculus* temporalis zur den Venae temporales superficiales

Vena terminalis: → *Vena thalamostriata superior*

Vena testicularis dextra (Ⓔ right testicular vein): ***Syn:*** *rechte Hodenvene*; zieht vom Plexus* pampiniformis des rechten Samenstrangs zur Vena* cava inferior

Vena testicularis sinistra (Ⓔ left testicular vein): ***Syn:*** *linke Hodenvene*; zieht vom Plexus* pampiniformis des linken Samenstrangs zu den Venae* renales sinistrae

Venae thalamostriatae inferiores (Ⓔ inferior thalamostriate veins): tiefe Hirnvenen, die Blut von Thalamus*, Nucleus* caudatus und Nucleus* lentiformis zur Vena* basalis führen

Vena thalamostriata superior (Ⓔ superior thalamostriate vein): ***Syn:*** *Vena terminalis*; tiefe Hirnvene, die Blut vom Stirn- und Scheitellappen zur Vena* magna cerebri führt

Venae Thebesii: veraltet für → *Venae cardiacae minimae*

Venae thoracicae internae (Ⓔ internal thoracic veins): ***Syn:*** *innere Brustwandvenen*; Begleitvenen der Arteria* thoracica interna, die nach oben zur Vena* brachiocephalica ziehen

Vena thoracica lateralis (Ⓔ lateral thoracic vein): Begleitvene der Arteria* thoracica lateralis; mündet in die Vena* axillaris

Vena thoracoacromialis (Ⓔ thoracoacromial vein): Begleitvene der Arteria* thoracoacromialis; mündet in die Vena* subclavia

Vena thoracodorsalis (Ⓔ thoracodorsal vein): Begleitvene der Arteria* thoracodorsalis; mündet in die Vena* circumflexa scapulae

Venae thoracoepigastricae (Ⓔ thoracoepigastric veins): ***Syn:*** *seitliche Rumpfwandvenen*; lange, oberflächliche Venen der Rumpfwand, die oben in die Vena* thoracica lateralis und unten in die Vena* femoralis münden

Venae thymicae (Ⓔ thymic veins): ***Syn:*** *Thymusvenen*; kurze Venen, die das Thymusblut zur Vena* brachiocephalica führt

Venae thyroideae mediae (Ⓔ middle thyroid veins): ***Syn:*** *mittlere Schilddrüsenvenen*; führen Blut aus dem mittleren Teil der Schilddrüse zur Vena* jugularis interna

Vena thyroidea inferior (Ⓔ inferior thyroid vein): ***Syn:*** *untere Schilddrüsenvene*; führt Blut aus dem unteren Teil der Schilddrüse zur Vena* brachiocephalica

Vena thyroidea superior (Ⓔ superior thyroid vein): ***Syn:*** *obere Schilddrüsenvene*; führt Blut aus dem oberen Teil der Schilddrüse zur Vena* jugularis interna

Venae tibiales anteriores (Ⓔ anterior tibial veins): ***Syn:*** *vordere Schienbeinvenen*; Begleitvenen der Arteria* tibialis anterior; vereinigen sich mit den Venae* tibiales posteriores zur Vena* poplitea

Venae tibiales posteriores (Ⓔ posterior tibial veins): ***Syn:*** *hintere Schienbeinvenen*; Begleitvenen der Arteria* tibialis posterior; vereinigen sich mit den Venae* tibiales anteriores zur Vena* poplitea

Venae tracheales (Ⓔ tracheal veins): ***Syn:*** *Luftröhrenvenen, Tracheavenen*; kleine Venen von der Luftröhre zur Vena* brachiocephalica

Venae transversae cervicis (Ⓔ transverse cervical veins): ***Syn:*** *Venae transversae colli*; Begleitvenen der Arteria* transversa colli; münden in die Vena* subclavia

Venae transversae colli: → *Venae transversae cervicis*

Vena transversa faciei (Ⓔ transverse facial vein): ***Syn:*** *quere Gesichtsvene*; Begleitvene der Arteria* transversa faciei; mündet in die Vena* retromandibularis

Venae trunci encephali (Ⓔ veins of encephalic trunk): ***Syn:*** *Hirnstammvenen*; führen Blut aus dem Stammhirn [Truncus* encephali] zu Vena* basalis und magna cerebri

Venae tympanicae (Ⓔ tympanic veins): ***Syn:*** *Paukenhöhlenvenen*; kleine Venen aus der Paukenhöhle zum Plexus* pterygoideus

Venae ulnares (Ⓔ ulnar veins): Begleitvenen der Arteria* ulnaris; münden in die Venae* brachiales

Vena umbilicalis (Ⓔ vein of umbilicus): ***Syn:*** *Nabelschnurvene*; führt sauerstoff- und nährstoffreiches Blut von der Plazenta* zum Fötus

Vena uncalis (Ⓔ vein of uncus): führt Blut vom Uncus* zu den Venae* inferiores cerebri

Vena unci: veraltet für → *Vena uncalis*

Venae uterinae (Ⓔ uterine veins): ***Syn:*** *Gebärmuttervenen, Uterusvenen*; leiten das Blut aus dem Plexus* venosus uterinus zur Vena* iliaca interna

Venae ventriculares dextrae (Ⓔ right ventricular veins): Venen aus dem rechten Ventrikel; münden in die Venae* cardiacae minimae

Venae ventriculares sinistrae (Ⓔ left ventricular veins): Venen aus dem linken Ventrikel; münden in die Venae* cardiacae minimae

Vena ventricularis inferior (Ⓔ inferior ventricular vein): führt Blut aus dem Schläfenlappen zur Vena* basalis

Venae ventriculi dextri anteriores: → *Venae cardiacae anteriores*

Vena ventriculi sinistri posterior (Ⓔ posterior vein of left ventricle): Vene von der Hinterwand des linken Ventrikels; mündet in den Sinus* coronarius

Vena vertebralis (Ⓔ vertebral vein): Begleitvene der Arteria* vertebralis; mündet in die Vena* brachiocephalica

Vena vertebralis accessoria (Ⓔ accessory vertebral vein): inkonstante Vene vom Plexus* venosus suboccipitalis zur Vena* brachiocephalica

Vena vertebralis anterior (Ⓔ anterior vertebral vein): kleine Begleitvene der Arteria* cervicalis ascendens; mündet in die Vena* vertebralis

Venae vesicales (Ⓔ vesical veins): ***Syn:*** *Blasenvenen, Harnblasenvenen*; Venen vom Plexus* venosus vesicalis zur Vena* iliaca interna

Venae vestibulares (Ⓔ vestibular veins): ***Syn:*** *Bogengangsvenen*; vordere [**Vena vestibularis anterior**] und hintere [**Vena vestibularis posterior**] Vene vom Vestibulum* labyrinthi zu den Venae* labyrinthi

Venae vorticosae (Ⓔ vorticose veins): ***Syn:*** *hintere Ziliarvenen*; Venen von der Choroidea* zur Vena* ophthalmica superior

Vena-cava-Blockade *f* (Ⓔ vena caval block): ***Syn:*** *Kavasperroperation*; zur Embolieprophylaxe durchgeführte Blockierung der Vena* cava inferior von außen [**Vena-cava-Clip**] oder innen [**Vena-cava-Filter**]

Vena-cava-Clip *m* (Ⓔ vena caval clip): ***Syn:*** *Kavaklip*; *s.u. Vena-cava-Blockade*

Vena-cava-Filter *m* (Ⓔ vena caval umbrella filter): ***Syn:*** *Kavafilter*; *s.u. Vena-cava-Blockade*

Vena-cava-inferior-Syndrom *nt:* → *Vena-cava-Kompressionssyndrom*

Vena-cava-Kompressionssyndrom *nt* (Ⓔ inferior vena cava syndrome): ***Syn:*** *Vena-cava-inferior-Syndrom*; bei Rückenlage der Hochschwangeren kann der Uterus durch Druck auf die Vena* cava inferior zu einer vorübergehenden Minderdurchblutung der Plazenta* führen; es kommt damit zu einer Hypoxie* des Feten, die sich im CTG als Dezeleration darstellt; *s.a. Essay Kardiotokographie S. 1089*

Vena-cava-superior-Syndrom *nt* (Ⓔ superior vena cava syndrome): Einengung des Lumens der Vena cava superior von außen [Bronchial-, Mediastinaltumoren, Lymphknotenvergrößerung, Aortenaneurysma] oder innen [Thrombose, selten] führt zu einer oberen Einflussstauung mit Stokes*-Kragen, Zyanose*, Armödem, Schwindel, Kopf-, Brustschmerzen und Atemnot; **Diagnose**: Röntgen, CT, Sonographie; die **Therapie** hängt von der Ursache ab

Ve|ne *f* (Ⓔ vein): ***Syn:*** *Vena*; Gefäß, das Blut zum Herzen führt; alle Venen, außer den Lungenvenen [Venae* pulmonales], enthalten sauerstoffarmes Blut; der Aufbau der Venenwand schwankt je nach Kaliber und Körperregion; allgemein kann aber gesagt werden, dass Venen dünnwandiger und weitlumiger sind als die entsprechenden Arterien; die Wand besteht aus drei Schichten; die innen liegende **Intima** [Tunica intima] besteht aus Gefäßendothel und subendothelialem Bindegewebe; nur in großen Venen wird sie durch die aus elastischen Fasern bestehende **Membrana elastica interna** deutlich von der **Media** [Tunica media] abgetrennt; diese besteht aus zirkulären, schraubenförmig angeordneten, glatten Muskelfasern, elastischen Netzen und kollagenem Bindegewebe; sie wird nur unscharf von der **Adventitia** [Tunica adventitia] abgetrennt

oberflächliche Vene (Ⓔ superficial vein): Vena* superficialis

tiefe Vene (Ⓔ deep vein): Vena* profunda

Ven|ek|ta|sie *f* (Ⓔ venectasia): ***Syn:*** *Phlebektasie, Phlebectasia, Venenerweiterung*; gleichmäßige Erweiterung oder Weitstellung einer Vene; im Gegensatz zu Varizen* ist die Wand unverändert, und es fehlt die typische Schlängelung

Ven|ek|to|mie *f* (Ⓔ venectomy): ***Syn:*** *Phlebektomie, Venenresektion*; operative Entfernung einer Vene

Ve|nen|an|äs|the|sie *f* (Ⓔ intravenous anesthesia): ***Syn:*** *intravenöse Regionalanästhesie (nach Bier)*; bei Eingriffen in Blutleere an Hand, Arm, Unterschenkel und Fuß angewandte Lokalanästhesie; die Extremität wird mit einer Esmarch*-Binde ausgewickelt und eine Manschette angelegt, die den arteriellen Zufluss unterbindet; das Lokalanästhetikum wird in eine Vene injiziert und diffundiert von hier aus in die Umgebung; die Blutleere darf erst nach 30–45 Minuten geöffnet werden, da sonst kardiovaskuläre oder zerebrale Nebenwirkungen auftreten können

Ve|nen|ast|ver|schlüs|se *pl* (Ⓔ branch retinal vein occlusions): *s.u. Zentralvenenverschluss*

Ve|nen|by|pass *m* (Ⓔ venous bypass): Bypass* unter Verwendung eines Stückes einer Vene

Ve|nen|druck *m* (Ⓔ venous pressure): Druck im venösen Schenkel des Kreislaufs

zentraler Venendruck (Ⓔ central venous pressure): ***Syn:*** *zentralvenöser Druck*; mittlerer Druck im rechten Vorhof

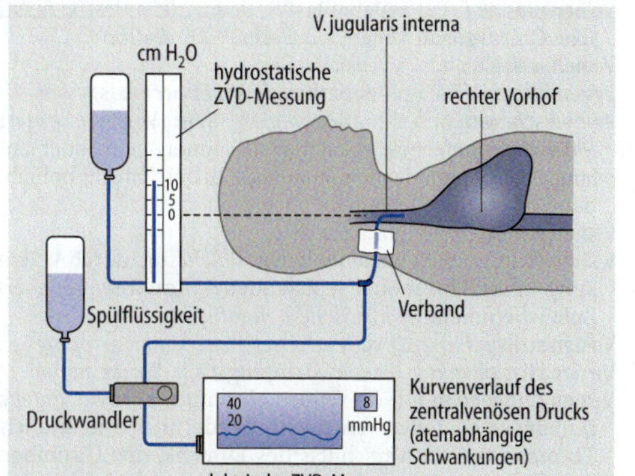

Abb. V19. Messung des zentralen Venendrucks

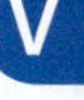

oder der oberen Hohlvene; die Messung erfolgt über einen zentralen Venenkatheter* mit einem Kathetermanometer oder einem Steigrohr; der Normalwert liegt bei 4–12 cm H_2O

Ve|nen|ent|zün|dung *f*: → *Phlebitis*

Ve|nen|er|öff|nung *f*: → *Venae sectio 1.*

Ve|nen|er|wei|te|rung *f*: → *Venektasie*

Ve|nen|ex|ai|re|se *f*: → *Venenexhairese*

Ve|nen|ex|hai|re|se *f* (Ⓔ phlebexairesis): ***Syn:*** *Phlebexairese, Phlebexhairese, Venenexhärese, Venenexairese*; Exhairese* von varikös veränderten Venen; *s.a. Varikektomie*

Ve|nen|ex|hä|re|se *f*: → *Venenexhairese*

Ve|nen|ge|flecht *nt* (Ⓔ venous plexus): ***Syn:*** *venöser Plexus, Plexus venosus; Rete venosum*; aus Venen aufgebautes Netzwerk

Ve|nen|in|suf|fi|zi|enz, chro|ni|sche *f* (Ⓔ chronic venous insufficiency): ***Syn:*** *chronisch venöse Insuffizienz*; durch eine chronische venöse Abflussstörung im Beinbereich verursachter Symptomenkomplex mit Ödemen, subfaszialer Stauung und Hautveränderungen; nach L. Widmer unterscheidet man drei Stadien: **Stadium I:** prä- und subfasziales Ödem, Dilatation kleiner Venen unterhalb des Innenknöchels [**Corona phlebectatica**] **Stadium II:** Induration der Haut, Stauungsekzem, Dermatosklerose, Hyperpigmentierung **Stadium III:** venöses Unterschenkelgeschwür [Ulcus* cruris] bzw. Zustand nach Ulcus cruris

als **Ursache** findet man meist eine ausgeprägte Varikose mit Insuffizienz tiefer Venen und Perforansvenen, Störungen der Muskelpumpe [nach Frakturen, bei Lähmungen] oder einen Zustand nach tiefer Beinvenenthrombose [postthrombotisches Syndrom*]; **Diagnose:** Anamnese, klinischer Befund, Doppler*-Sonographie, Plethysmographie; **Therapie:** Kompressionsstrümpfe bzw. Kurzzugverbände, die nur einen niedrigen Ruhedruck besitzen und deshalb auch nachts belassen werden können, Behandlung bestehender Geschwüre; *s.a. Kompressionstherapie*

Ve|nen|ka|the|ter *m* (Ⓔ venous catheter): Katheter zur Einführung in eine Vene

zentraler Venenkatheter (Ⓔ central venous catheter): ***Syn:*** *Kavakatheter, Cavakatheter*; meist über Arm- oder Jugularvenen eingeführter Katheter, der in der oberen oder unteren Hohlvene platziert wird; erlaubt die Messung des zentralen Venendrucks*, Infusion hyperosmolarer Lösungen [z.B. hochkalorische Infusionen], i.v.-Gabe von Medikamenten, die zur Schädigung peripherer Venen führen können [z.B. Zytostatika], Injektion von herzwirksamen Medikamenten und die Entnahme von zentralem Venenblut

Ve|nen|klap|pe *f* (Ⓔ venous valve): ***Syn:*** *Valvula venosa*; *s.u. Vene*

Ve|nen|naht *f* (Ⓔ venisuture): ***Syn:*** *Phleborrhaphie*; Naht einer Vene nach traumatischer oder operativer Durchtrennung oder Inzision

Ve|nen|netz *nt* (Ⓔ venous rete mirabile): Rete* venosum

ve|ne|nös *adj* (Ⓔ venenous): giftig

Ve|nen|patch *m/nt* (Ⓔ vein patch): *s.u. Patch-Plastik*

Ve|nen|plas|tik *f* (Ⓔ phleboplasty): ***Syn:*** *Phleboplastik*; plastische Chirurgie an Venen, z.B. Palma*-Operation

Ve|nen|re|sek|ti|on *f*: → *Venektomie*

Ve|nen|rup|tur *f* (Ⓔ phleborrhexis): Phleborrhexis*

Ve|nen|schmerz *m* (Ⓔ phlebalgia): ***Syn:*** *Varizenschmerz, Phlebalgie; phlebogener Schmerz*; Schmerzen in oder entlang einer Vene oder Krampfader, z.B. bei Thrombophlebitis*

Ve|nen|schnitt *m*: → *Venae sectio 2.*

Ve|nen|stein *m* (Ⓔ vein stone): ***Syn:*** *Phlebolith*; durch Verkalkung eines Thrombus* entstandenes Konkrement; meist Zufallsbefund ohne klinische Bedeutung

Ve|nen|strip|per *m* (Ⓔ vein stripper): *s.u. Venenstripping*

Ve|nen|strip|ping *nt* (Ⓔ vein stripping): *s.u. Varikektomie*

Ve|nen|throm|bo|se *f* (Ⓔ venous thrombosis): ***Syn:*** *Phlebothrombose*; die tiefen Venen betreffende, nicht-entzündliche Thrombose* mit Verschluss des Lumens; die Thrombose oberflächlicher Venen wird als Thrombophlebitis* bezeichnet; *s.a. tiefe Beinvenenthrombose*

blande nicht-eitrige Venenthrombose: → *Thrombophlebitis*

oberflächliche Venenthrombose: → *Thrombophlebitis*

tiefe Venenthrombose (Ⓔ deep vein thrombosis): meist die großen Bein- und Beckenvenen betreffende Thrombose*; wegen der fehlenden Symptome wird sie oft nicht diagnostiziert und erst beim Auftreten von Komplikationen [Lungenembolie] erkannt; meist handelt es sich um eine symptomatische Thrombose, die durch eine bekannte Ursache ausgelöst wurde, seltener um eine idiopathische Erkrankung; *s.a. tiefe Beinvenenthrombose*

Ve|ne|num *nt, pl* **-na** (Ⓔ venenum): Gift

Venen-Venen-Anastomose *f*: → *Venovenostomie*

Ve|nen|ver|öl|dung *f* (Ⓔ sclerotherapy): durch Injektion einer endothelschädigenden Substanz verursachte Sklerosierung der Venenwand, die zu Verschluss [Verödung] der Lichtung führt; *s.a. Varizenverödung*

Ve|nen|ver|schluss|ple|thys|mo|gra|phie *f* (Ⓔ venous occlusion plethysmography): ***Syn:*** *Venenverschlussplethysmografie*; Messung der Volumenzunahme einer Extremität bei Blockade des venösen Abflusses

Ve|nen|win|kel *m* (Ⓔ venous angle): ***Syn:*** *Angulus venosus*; Winkel zwischen Vena jugularis interna und Vena subclavia; auf der linken Seite Mündungsort des Ductus* thoracicus

Ve|ne|rea *pl*: → *Geschlechtskrankheiten*

Venereal Disease Research Laboratory Test *nt/m* (Ⓔ VDRL test): *s.u. Essay Syphilis S. 2077*

ve|ne|risch *adj* (Ⓔ venereal): durch Geschlechtsverkehr übertragen, Geschlechtskrankheiten betreffend

Ve|ne|ro|lo|ge *m* (Ⓔ venereologist): Arzt für Venerologie*

Ve|ne|ro|lo|gie *f* (Ⓔ venereology): Lehre von den Geschlechtskrankheiten; *s.u. Essay Geschlechtskrankheiten – Genitale*

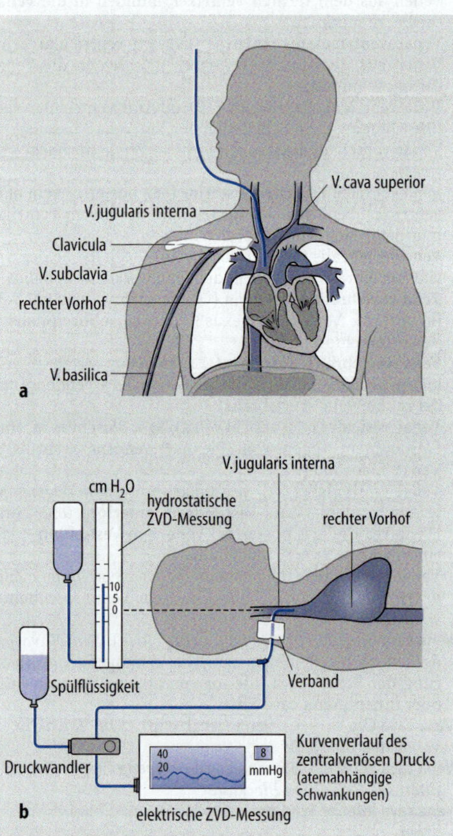

Abb. V20. Zentraler Venenkatheter. **a** Punktionsstellen für zentralvenöse Zugänge, **b** Messung des zentralvenösen Druckes

Kontaktinfektionen S. 781

Ve|ne|ro|lo|gin *f* (Ⓔ venereologist): Ärztin für Venerologie*

Venezuelan-Equine-Enzephalitis *f*: → *Venezuelan-Equine-Enzephalomyelitis*

Venezuelan-Equine-Enzephalitis-Virus *nt* (Ⓔ Venezuelan equine encephalitis virus): **Syn:** *VEE-Virus*; durch Moskitos übertragener Erreger der Venezuelan-Equine-Enzephalomyelitis*

Venezuelan-Equine-Enzephalomyelitis *f* (Ⓔ Venezuelan equine encephalomyelitis): **Syn:** *venezuelanische Pferdeenzephalitis, Venezuelan-Equine-Enzephalitis*; in Mittel- und Südamerika auftretende, durch das Venezuelan-equine-Enzephalitis-Virus hervorgerufene leicht verlaufende Encephalomyelitis*

Veno-, veno- *präf.*: Wortelement mit der Bedeutung „Blutader/Vene"

ve|no|a|tri|al *adj* (Ⓔ venoatrial): Vena* cava und rechten Vorhof betreffend

Ve|no|gra|phie *f* (Ⓔ venography): **Syn:** *Phlebographie, Phlebografie, Venografie*; Röntgenkontrastdarstellung* von Venen nach direkter [i.v.-Injektion, Venenkatheter] oder indirekter [Injektion in eine vorgeschaltete Arterie] Kontrastmittelapplikation; der Haupteinsatzbereich liegt in der Diagnose von Thrombosen, Embolien, postthrombotischem Syndrom und Veneninsuffizienz

Ve|no|le *f*: → *Venula*

Ve|no|pe|ri|to|ne|o|sto|mie *f* (Ⓔ venoperitoneostomy): operative Verbindung von Vena* saphena magna und Peritonealhöhle zur Aszitesdrainage

ve|nös *adj* (Ⓔ venous): Venen oder venöses System betreffend

ve|no|ve|nös *adj* (Ⓔ venovenous): zwei Venen verbindend

Ve|no|ve|no|sto|mie *f* (Ⓔ venovenostomy): **Syn:** *Venen-Venen-Anastomose, Phlebophlebostomie*; operative Verbindung von zwei Venen oder von zwei Abschnitten einer Vene

Ven|ter *m* (Ⓔ belly): Bauch; Muskelbauch

Venter anterior musculi digastrici (Ⓔ anterior belly of digastric muscle): **Syn:** *vorderer Digastrikusbauch*; vorderer Bauch des Musculus* digastricus

Venter frontalis musculi occipitofrontalis (Ⓔ frontal belly of occipitalis muscle): **Syn:** *Musculus frontalis*; *s.u. Musculus occipitofrontalis*

Venter inferior musculi omohyoidei (Ⓔ inferior belly of omohyoid muscle): unterer Bauch des Musculus* omohyoideus

Venter occipitalis musculi occipitofrontalis (Ⓔ occipital belly of occipitalis muscle): **Syn:** *Musculus occipitalis*; *s.u. Musculus occipitofrontalis*

Venter posterior musculi digastrici (Ⓔ posterior belly of digastric muscle): **Syn:** *hinterer Digastrikusbauch*; hinterer Bauch des Musculus* digastricus

Venter superior musculi omohyoidei (Ⓔ superior belly of omohyoid muscle): oberer Bauch des Musculus* omohyoideus

Ven|ti|la|ti|on *f* (Ⓔ ventilation): Lungenbelüftung; *s.a. Atmung, Lungenvolumina*

alveoläre Ventilation (Ⓔ alveolar ventilation): der Anteil des Atemzeitvolumens, der die Alveolen belüftet; bei einer Gesamtventilation von 7l/min in Ruhe, entfallen ca. 5l/min auf die alveoläre Ventilation und ca. 2l/min auf die Totraumventilation

spezifische Ventilation: → *Ventilationsäquivalent*

transtracheale Ventilation (Ⓔ transtracheal ventilation): *s.u. Essay Verfahren zur Sicherung der Atemwege S. 1533*

Ven|ti|la|ti|ons|ä|qui|va|lent *nt* (Ⓔ ventilation equivalent): **Syn:** *spezifische Ventilation, Atemäquivalent*; Verhältnis von Atemminutenvolumen zu Sauerstoffaufnahme; liegt im Bereich von 23–33 l/min; ist erhöht bei Hyperventilation oder erhöhter Totraumbelüftung [z.B. bei Lungenemphysem]

Ven|ti|la|ti|ons|stö|rung *f* (Ⓔ ventilation disorder): Störung der Lungenbelüftung

obstruktive Ventilationsstörung (Ⓔ obstructive ventilation disorder): Behinderung der Ventilation durch eine Erhöhung des Atemwegswiderstandes, z.B. durch Einengung der Atemwege; klassisch bei Asthma* bronchiale und chronischer Bronchitis

restriktive Ventilationsstörung (Ⓔ restrictive ventilation disorder): Ventilationsstörung bei Einschränkung der Dehnfähigkeit der Lunge oder des Thorax, z.B. bei Lungenfibrose, Pleuraschwarten

Ven|ti|la|ti|ons|szin|ti|gra|phie *f* (Ⓔ ventilation lung scan): **Syn:** *Ventilationsszintigrafie*; Lungenventilationsszintigraphie; *s.u. Lungenszintigraphie*

Ven|til|pneu|mo|tho|rax *m* (Ⓔ valvular pneumothorax): offener Pneumothorax, bei dem durch eine Ventilwirkung ein Spannungspneumothorax entsteht; *s.u. Pneumothorax*

Ven|til|ste|no|se *f* (Ⓔ ventilatory stenosis): Stenose des Tracheobronchialbaums, die sich bei Einatmung öffnet und bei Ausatmung schließt; damit kommt es zur Überblähung der Lunge; die häufigste Ursache sind Tumoren oder Fremdkörper

respiratorische Ventilstenose (Ⓔ respiratory tracheobronchial stenosis): meist bei Exspiration in Erscheinung tretende Einengung des Tracheobronchiallumens mit Behinderung des Luftstroms; führt zu obstruktiver Ventilationsstörung*

ventr. *Abk.*: ventralis

ven|tral *adj* (Ⓔ ventral): Bauch oder Vorderseite betreffend, bauchwärts (liegend oder gerichtet)

Ventri-, ventri- *präf.*: Wortelement mit der Bedeutung „Bauch"

Ven|tri|cu|lus *m, pl* **-li** (Ⓔ **1.** chamber **2.** stomach): **1.** Kammer, Ventrikel **2.** Magen*

Ventriculus cerebri (Ⓔ ventricle of brain): **Syn:** *Hirnventrikel, Hirnkammer, Ventrikel*; mit Liquor* cerebrospinalis gefüllter physiologischer Hohlraum des Gehirns; man unterscheidet **Seitenventrikel** [Ventriculus* lateralis], **III. Ventrikel** [Ventriculus* tertius] und **IV. Ventrikel** [Ventriculus* quartus], die alle miteinander und mit den äußeren Liquorräumen und dem Rückenmarkskanal in Verbindung stehen; das Ependym* der Plexus choroidei der Ventrikel bildet den Liquor* cerebrospinalis

Ventriculus cordis dexter (Ⓔ right ventricle): **Syn:** *rechte Herzkammer, rechter Ventrikel, Ventriculus dexter*; vorne liegende Herzkammer, die sauerstoffarmes Blut aus dem Körperkreislauf über die Pulmonalarterien [Arteriae* pulmonales] in den Lungenkreislauf pumpt; die Wand des rechten Ventrikels ist wesentlich schwächer als die der linken Seite; auf der Innenseite hat sie netzförmige **Muskelbälkchen** [Trabeculae carneae ventriculi dextri] und 3 **Papillarmuskeln** [Musculus papillaris anterior, posterior, septalis], von denen Sehnenfäden [Chordae tendineae cordis] zu den drei Segelklappen der Pulmunalklappe [Valva* trunci pulmonalis] ziehen

Blut fließt während der Diastole* durch die Trikuspidalklappe [Valva* tricuspidalis] in die rechte Kammer und wird während der Systole* durch die Pulmunalklappe [Valva* trunci pulmonalis] in die Pulmonalarterien [Arteriae* pulmonales] gepumpt; die **Trabecula septomarginalis** am Boden des rechten Ventrikels trennt Einfluss- und Ausflussbahn; *s.a. Herz*

Ventriculus cordis sinister (Ⓔ left ventricle): **Syn:** *linke Herzkammer, Ventrikel, Ventriculus sinister*; hinten liegende, muskelstarke Herzkammer, die sauerstoffreiches Blut in den Körperkreislauf pumpt; auf der Innenseite liegen ausgeprägte Muskelleisten [**Trabeculae carneae ventriculi sinistri**] und 2 Papillarmuskeln [Musculus papillaris anterior, posterior], von denen Sehnenfäden [Chordae tendineae cordis] zu den beiden Segelklappen der Aortenklappe [Valva* aortae] ziehen

das Blut strömt während der Diastole* durch die Mitralklappe [Valva* mitralis] in die linke Kammer und wird während der Systole* durch die Aortenklappe [Valva* aortae] in die Aorta* gepumpt; *s.a. Herz*

Ventriculus dexter: → *Ventriculus cordis dexter*

Ventriculus laryngis (Ⓔ laryngeal ventricle): **Syn:** *Morgagni-Ventrikel, Morgagni-Tasche, Galen-Ventrikel, Galen-Tasche, Kehlkopftasche*; seitliche Ausbuchtung der Glottis* zwischen Taschen- und Stimmfalte; von ihr geht ein kleiner, nach oben gerichteter Blindsack aus, der als **Kehlkopfblindsack** [Sacculus laryngis] bezeichnet wird; *s.a. Larynx*

V

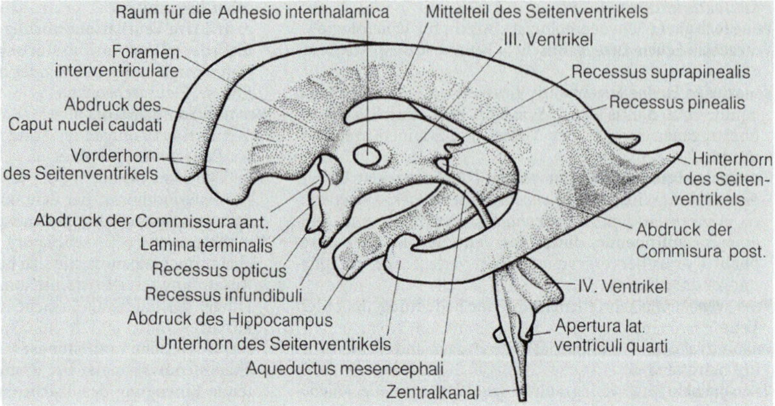

Abb. V21. Hirnventrikel

Ventriculus lateralis (Ⓔ lateral ventricle): ***Syn:*** *Seitenventrikel*; die paarigen Seitenventrikel liegen lateral vom III. Ventrikel [Ventriculus* tertius], mit dem sie über das **Foramen interventriculare** verbunden sind; jeder Seitenventrikel hat die Form eines Widderhorns, an dem sich **Vorderhorn** [Cornu frontale/anterius], **Hinterhorn** [Cornu occipitale/posterius] und **Unterhorn** [Cornu temporale/inferius] unterscheiden lassen; das Vorderhorn liegt im Stirnlappen [Lobus* frontalis], das Hinterhorn im Hinterhauptslappen [Lobus* occipitalis] und das Unterhorn im Schläfenlappen [Lobus* temporalis]; der im Scheitellappen [Lobus* parietalis] liegende Mittelteil [**Pars centralis**] wird vom Thalamus* eingeengt [**Thalamustaille**]; hier liegt die **Taenia choroidea**, die Anheftungslinie des Plexus* choroideus

Ventriculus quartus (Ⓔ fourth ventricle): ***Syn:*** *IV. Ventrikel*; Ventrikel liegt zwischen Brücke [Pons*] und Kleinhirn [Cerebellum*]; der Boden wird von der Rautengrube [Fossa* rhomboidea] gebildet; das zeltartige Dach [**Tegmen ventriculi quarti**] besteht aus einer unteren und oberen Marklamelle [**Velum medullare inferius, superius**]; im unteren Teil des Tegmens liegt die **Tela choroidea ventriculi quarti**, die den Plexus* choroideus trägt; der paarige **Recessus lateralis** ist eine seitliche Ausstülpung, an deren Ende das **Luschka-Foramen** [Apertura lateralis] liegt; ein Teil des Plexus* choroideus ragt durch die Apertura lateralis in das Spatium subarachnoideum und wird wegen seiner Form als **Bochdalek-Blumenkörbchen** bezeichnet; die **Apertura mediana** [Magendie-Foramen] ist die Öffnung des IV. Ventrikels in die Cisterna* cerebellomedullaris

Ventriculus sinister: *→ Ventriculus cordis sinister*

Ventriculus terminalis (Ⓔ terminal ventricle of spinal cord): sackförmige Auftreibung des Spinalkanals [Canalis* centralis medullae spinalis] im Conus* medullaris

Ventriculus tertius (Ⓔ third ventricle): ***Syn:*** *III. Ventrikel*; spaltförmiger Hirnventrikel, der i.d.R. durch die Adhesio* interthalamica durchzogen wird; seine Seitenwände werden von oben nach unten von Epithalamus*, Thalamus* und Hypothalamus* gebildet; die **Lamina terminalis** bildet die Vorderwand des III. Ventrikels; unterhalb von ihr liegen der Recessus* opticus und der Recessus* infundibularis, der trichterförmig in den Hypophysenstiel [Infundibulum* hypophysis] vorragt; am oberen vorderen Ende liegt das **Foramen interventriculare**, die Verbindung zu den beiden Seitenventrikeln; am hinteren Ende des III. Ventrikels befindet sich die Öffnung in den Aqueductus* cerebri [Apertura aqueductus cerebri], der zum IV. Ventrikel führt; oberhalb der Öffnung liegen die Recessus* pinealis und suprapinealis; *s.a. Abbildung unter Ventriculus lateralis*

V

Ven|tri|kel *m* (Ⓔ **1.** chamber **2.–3.** ventricle): **1.** Kammer, Ventriculus **2.** Hirnventrikel, Ventriculus* cerebri **3.** Herzkammer, Ventriculus* cordis dextri/sinistri

III. Ventrikel: *→ Ventriculus tertius*

IV. Ventrikel: *→ Ventriculus quartus*

hypoplastischer linker Ventrikel: *→ Linksherzsyndrom, hypoplastisches*

linker Ventrikel: *→ Ventriculus cordis sinister*

rechter Ventrikel: *→ Ventriculus cordis dexter*

Ven|tri|kel|blu|tung *f* (Ⓔ intraventricular hemorrhage): ***Syn:*** *intraventrikuläre Blutung*; Einblutung in einen Hirnventrikel; findet sich v.a. bei juvenilem Diabetes* mellitus, Koagulopathien und Gefäßmissbildungen; *s.a. Hirnblutung*

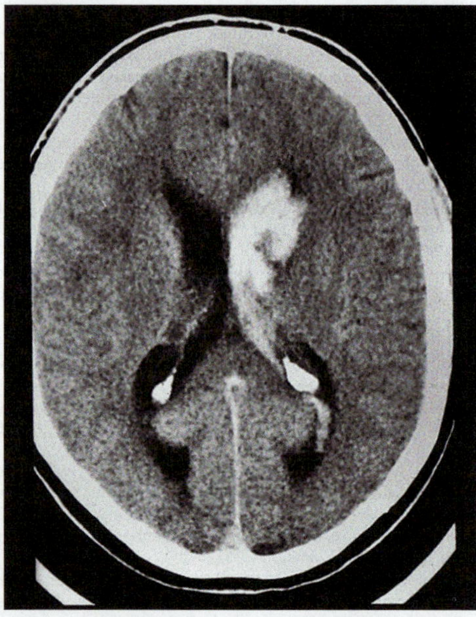

Abb. V22. Ventrikelblutung im CT

Ven|tri|kel|drai|na|ge *f* (Ⓔ ventricular drainage): Ableitung von Hirnflüssigkeit, z.B. bei Hydrozephalus*; *s.a. Ventrikulovenostomie*

Ven|tri|kel|druck *m* (Ⓔ intraventricular pressure): Druck in einer Herzkammer

Ven|tri|kel|ga|lopp *m* (Ⓔ protodiastolic gallop): ***Syn:*** *protodiastolischer Galopp, diastolischer Galopp, 3. Herztongalopp, Dritter-Ton-Galopp*; Galopprhythmus mit kräftigem 3. Herzton am Anfang der Diastole*, findet sich v.a. bei Myokarditis*, Mitralstenose* oder -insuffizienz* und Vorhofseptumdefekt

Ven|tri|kel|hy|per|tro|phie *f* (Ⓔ ventricular hypertrophy): Hypertrophie* einer Herzkammer; *s.a. Linksherzhypertrophie, Rechtsherzhypertrophie*

Ven|tri|kel|punk|ti|on *f* (Ⓔ ventriculopuncture): Punktion eines Hirnventrikels, meist eines Seitenventrikels

Ven|tri|kel|sep|tum *nt* (Ⓔ interventricular septum): *Syn:* *Kammerseptum, Interventrikularseptum, Septum interventriculare*; Scheidewand zwischen rechter und linker Herzkammer [Ventriculus* cordis dexter und sinister]; der untere Teil ist muskulös [**Pars muscularis**], der obere membranös [**Pars membranacea**]

Ven|tri|kel|sep|tum|de|fekt *m* (Ⓔ ventricular septal defect): *Syn:* *Kammerseptumdefekt*; angeborener oder erworbener Defekt des Ventrikelseptums*; angeborene Ventrikelseptumdefekte finden sich alleine oder in Kombination mit anderen Anomalien bei ca. 30 % aller angeborenen Herzfehler; nach der Lage im Septum unterscheidet man: **perimembranöse Ventrikelseptumdefekte** [unmittelbar unterhalb der Aortenklappe bzw. dem septalen Trikuspidalsegel; ca. 70 %], **muskuläre Ventrikelseptumdefekte** [im muskulären Teil des Septums, ca. 10 %], **Einlass-Defekte** [im Einflusstrakt zwischen oder unterhalb der AV-Klappen, ca. 10 %] und **Auslass-Defekte** [im rechtsventrikulären Ausflusstrakt]; muskuläre Defekt können multipel auftreten und das Bild eines **Schweizer Käse-Defektes** hervorrufen
wichtig für Prognose und Therapie ist die Größe des Defektes und der Einfluss auf die Hämodynamik; bei kleinen Defekten bleibt postnatal ein Druckunterschied zwischen den beiden Herzkammern bestehen [**drucktrennender Defekt**], während es bei großen Defekten zum Druckausgleich zwischen den Kammern und damit zum Links-Rechts-Shunt* kommt [**nicht-drucktrennender** oder **druckangleichender Defekt**]; der Links-Rechts-Shunt führt zu pulmonaler Rezirkulation, linksventrikulärer Volumenbelastung und entsprechender Symptomatik [siehe unten]; beim drucktrennenden Defekt kommt es ebenfalls zu einem Links-Rechts-Shunt, allerdings ist er hämodynamisch meist nur unbedeutend

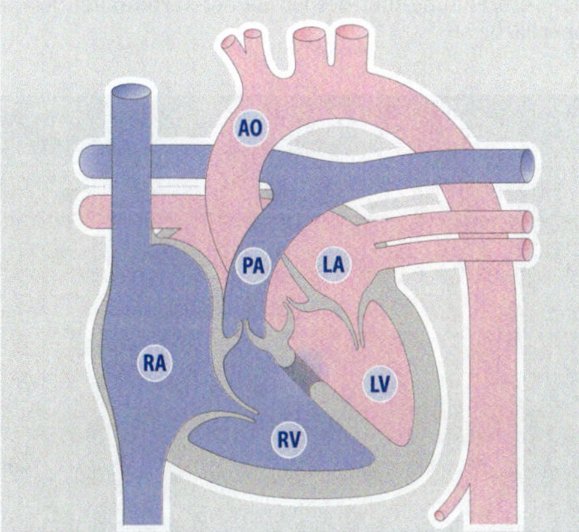

Abb. V23. Ventrikelseptumdefekt. *RA* = rechtes Atrium, *RV* = rechter Ventrikel, *LV* = linker Ventrikel, *LA* = linkes Atrium, *PA* = Pulmonalarterie, *AO* = Aorta

Klinik: kleine Defekte sind hämodynamisch unbedeutend und verlaufen asymptomatisch; bei der Auskultation hört man aber ein lautes [2/6–4/6], scharfes Systolikum im 3.–4. Interkostalraum links parasternal; dieser als Morbus* Roger bezeichnete Defekt sitzt meist im muskulären Septum und schließt sich in 90 % der Fälle von alleine; bei großen Defekten kommt es zu Dyspnoe, Schwitzen, Gedeihstillstand, rezidivierenden Atemwegsinfekten und ausgeprägter Trinkschwäche; bei der Auskultation findet sich ein holosystolisches, spindelförmiges Geräusch im 3.–4. Interkostalraum links parasternal, das oft weit ausstrahlt; **Diagnose:** Anamnese, Untersuchung, EKG, Echokardiographie, Herzkatheter; **Therapie:** 70–80 % der Defekte schließen sich spontan innerhalb der ersten 6 Monate; bleibt der Schluss aus, muss operativ verschlossen werden [z.B. transatriale/transventrikuläre/transarterielle Vernähung mit einem Kunststoff- oder Perikardflicken]

hochsitzender Ventrikelseptumdefekt (Ⓔ high ventricular septal defect): perimembranöser Ventrikelseptumdefekt; *siehe oben*

tiefsitzender Ventrikelseptumdefekt (Ⓔ muscular ventricular septal defect): muskulärer Ventrikelseptumdefekt; *siehe oben*

Ventrikel-Vorhof-Shunt *m:* → *Ventrikuloaurikulostomie*

Ventrikul-, ventrikul- *präf.:* → *Ventrikulo-*

ven|tri|ku|lär *adj* (Ⓔ ventricular): *Syn:* *ventrikular*; Kammer/Ventrikel betreffend

Ven|tri|ku|li|tis *f, pl* **-ti|den** (Ⓔ ventriculitis): *Syn:* *Ventrikelentzündung*; Entzündung eines Hirnventrikels

ven|tri|ku|li|tisch *adj* (Ⓔ ventriculitic): Ventrikelentzündung/Ventrikulitis betreffend, von ihr betroffen oder gekennzeichnet

Ventrikulo-, ventrikulo- *präf.:* Wortelement mit der Bedeutung **1.** „Bauch/Magen/Ventrikel" **2.** „Kammer/Ventrikel"

ven|tri|ku|lo|a|tri|al *adj* (Ⓔ ventriculoatrial): *Syn:* *atrioventrikular, ventrikuloaurikulär*; Kammer/Ventrikel und Vorhof/Atrium betreffend

ven|tri|ku|lo|au|ri|ku|lär *adj:* → *ventrikuloatrial*

Ven|tri|ku|lo|au|ri|ku|lo|sto|mie *f* (Ⓔ ventriculoatriostomy): *Syn:* *Ventrikel-Vorhof-Shunt*; operative Verbindung von Hirnventrikel und Herzvorhof zur Liquorableitung bei Hy-

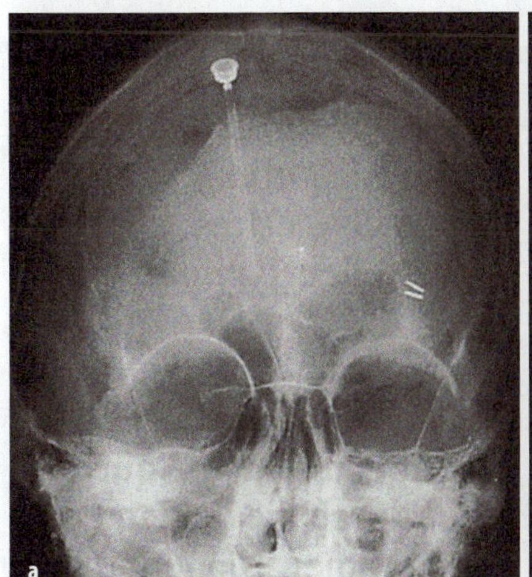

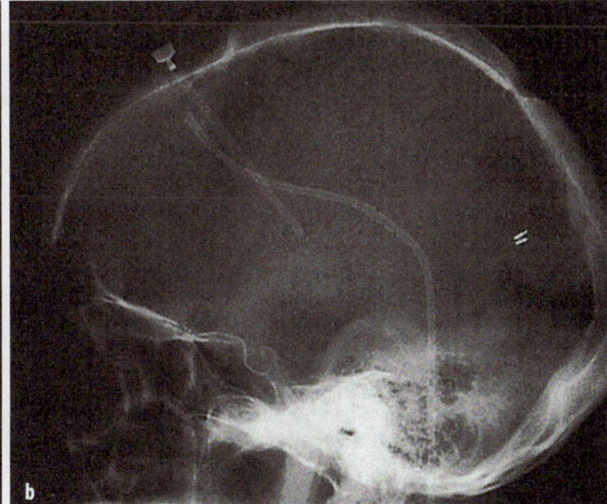

Abb. V24. Ventrikuloaurikulostomie bei Hydrocephalus occlusus [Nativaufnahme]

drozephalus*

Ven|tri|ku|lo|gramm *nt* (Ⓔ ventriculogram): bei der Ventrikulographie erhaltene Aufnahme

Ven|tri|ku|lo|gra|phie *f* (Ⓔ **1.–2.** ventriculography): ***Syn:*** *Ventrikulografie*; **1.** Röntgendarstellung der Herzkammern mit Kontrastmittel oder Radionukliden* **2.** kaum noch durchgeführte Röntgenkontrastdarstellung* der Hirnventrikel

Ven|tri|ku|lo|my|o|to|mie *f* (Ⓔ ventriculomyotomy): Inzision der Herzkammermuskulatur

Ven|tri|ku|lo|skop *nt* (Ⓔ ventriculoscope): flexibles Endoskop* für die Ventrikuloskopie*

Ven|tri|ku|lo|sko|pie *f* (Ⓔ ventriculoscopy): endoskopische Untersuchung der Hirnventrikel

Ven|tri|ku|lo|sto|mie *f* (Ⓔ ventriculostomy): operative Eröffnung eines Hirnventrikels

Ven|tri|ku|lo|to|mie *f* (Ⓔ ventriculotomy): Inzision eines Hirnventrikels oder einer Herzkammer

Ven|tri|ku|lo|ve|no|sto|mie *f* (Ⓔ ventriculovenostomy): ***Syn:*** *ventrikulovenöser Shunt*; operative Verbindung von Seitenventrikel* und Vena* jugularis interna zur Liquorableitung bei Hydrozephalus*

Ven|tri|ku|lo|zis|ter|no|sto|mie *f* (Ⓔ ventriculocisternostomy): ***Syn:*** *Torkildsen-Operation*; operative Verbindung von Seitenventrikel* und Cisterna* magna zur Liquorableitung bei Hydrozephalus*

Ventro-, ventro- *präf.*: Wortelement mit der Bedeutung „Bauch"

Ve|nu|la *f, pl* **-lae** (Ⓔ venule): ***Syn:*** *Venole, Venule*; kleine Vene

Venula macularis inferior (Ⓔ inferior macular venule): ***Syn:*** *untere Makulavene*; *s.u. Netzhautgefäße*

Venula macularis media (Ⓔ middle macular venule): ***Syn:*** *mittlere Makulavene*; *s.u. Netzhautgefäße*

Venula macularis superior (Ⓔ superior macular venule): ***Syn:*** *obere Makulavene*; *s.u. Netzhautgefäße*

Venula medialis retinae (Ⓔ medial venule of retina): ***Syn:*** *mediale Netzhautvene, Venula retinae medialis*; *s.u. Netzhautgefäße*

Venula nasalis retinae inferior (Ⓔ inferior nasal venule of retina): ***Syn:*** *untere mediale/nasale Netzhautvene*; *s.u. Netzhautgefäße*

Venula nasalis retinae superior (Ⓔ superior nasal venule of retina): ***Syn:*** *obere mediale/nasale Netzhautvene*; *s.u. Netzhautgefäße*

Venulae rectae (Ⓔ straight venules of kidney): gestreckte Venen der Marksubstanz der Niere; *s.u. Venae intrarenales*

Venula retinae medialis: *→ Venula medialis retinae*

Venulae stellatae: veraltet für *→ Venae stellatae renis*

Venula temporalis retinae inferior (Ⓔ inferior temporal venule of retina): ***Syn:*** *untere temporale Netzhautvene*; *s.u. Netzhautgefäße*

Venula temporalis retinae superior (Ⓔ superior temporal venule of retina): ***Syn:*** *obere temporale Netzhautvene*; *s.u. Netzhautgefäße*

Ve|nu|le *f*: *→ Venula*

Ve|nus|hü|gel *m*: *→ Schamhügel*

VEP *Abk.*: *→ visuell evoziertes Potential*

Ve|pe|sid *nt* (Ⓔ vepesid): *s.u. Essay Non-Hodgkin-Lymphome S. 1517*

VER *Abk.*: visuell evozierte Reaktion

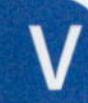

Ve|ra|pa|mil *nt* (Ⓔ verapamil): ***Syn:*** *Iproveratril*; Antiarrhythmikum* der Klasse IV; Calciumantagonist*, der den Sauerstoffbedarf des Herzmuskels senkt, die Erregbarkeit des Myokards verringert und die AV-Überleitung verlängert; **Anw.:** paroxysmale supraventrikuläre Tachykardie, Extrasystolen, ventrikuläre Tachykardie bei Kammerflimmern oder -flattern, Vorhoftachykardie, koronare Herzkrankheit, arterielle Hypertonie

Ver|at|mungs|py|e|lo|gramm *nt* (Ⓔ respiration pyelogram): bei der Veratmungspyelographie erhaltene Aufnahme

Ver|at|mungs|py|e|lo|gra|phie *f* (Ⓔ respiration pyelography): ***Syn:*** *Veratmungspyelografie*; Pyelographie* mit Doppelbelichtung in Inspiration und Exspiration zur Beurteilung der Beweglichkeit der Nieren

Ver|ät|zung *f* (Ⓔ corrosive injury): Gewebezerstörung durch ätzende Substanzen

ver|bal *adj* (Ⓔ verbal): mit Worten, wörtlich; mündlich

Ver|bal|hal|lu|zi|no|se *f* (Ⓔ acoustic hallucinosis): ***Syn:*** *akustische Halluzinose*; Halluzinose*, bei der Worte oder Sätze halluziniert werden

Ver|bas|ci flos *m* (Ⓔ mullein flower): ***Syn:*** *Wollblumen*; *s.u. Königskerze*

Ver|bas|cum den|si|flo|rum *nt*: *→ Königskerze*

Ver|bas|cum phlo|mo|i|des *nt*: *→ Königskerze*

Ver|be|nae her|ba *f* (Ⓔ vervain herb): *s.u. Eisenkraut*

Ver|be|na of|fi|ci|na|lis *f*: *→ Eisenkraut*

Ver|bi|ge|ra|ti|on *f* (Ⓔ verbigeration): ständiges Wiederholen von Sätzen, Wörtern oder Lauten; kommt z.B. bei Schizophrenie* vor

Ver|bin|dung *f* (Ⓔ compound): aus zwei oder mehreren Elementen bestehendes Molekül

Ver|bin|dungs|stück *nt* (Ⓔ connecting part): *s.u. Nephron*

Ver|bin|dungs|tu|bu|lus *m* (Ⓔ connecting tubule): ***Syn:*** *Tubulus reuniens*; *s.u. Nephron*

Ver|blu|tung *f* (Ⓔ exsanguination): ***Syn:*** *Exsanguinatio*; Tod durch massiven Blutverlust nach innen oder außen

Ver|brauchs|ko|a|gu|lo|pa|thie *f*: *→ disseminierte intravasale Gerinnung*

Ver|bren|nung *f* (Ⓔ **1.** combustion **2.** burn): **1.** (*chem.*) unter Abgabe von Energie verlaufende Vereinigung von Stoffen mit Sauerstoff; Oxidation* **2.** ***Syn:*** *Brandwunde, Combustio*; (*patholog.*) Gewebeschädigung durch externe oder interne Hitzeeinwirkung; Verlauf und Prognose hängen vom Grad der Verbrennung und der Größe der verbrannten Körperoberfläche ab

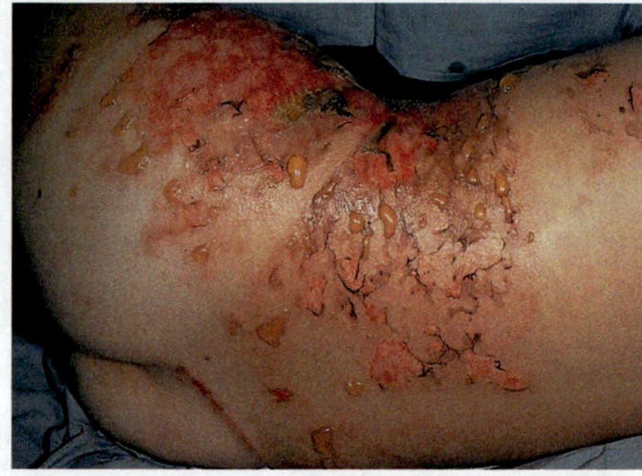

Abb. V25. Verbrennung I.-III. Grades durch Verbrühung

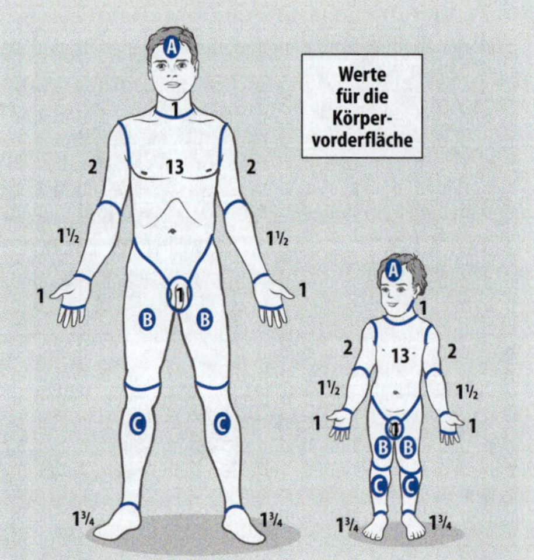

Abb. V26. Bestimmung der Ausdehnung der Verbrennung bei Erwachsenen und Kindern

Tab. V27. Mortalitätsrate in Abhängigkeit vom Patientenalter und dem Ausmaß der Verbrennung

	Alter in Jahren													
Verbrannte Körperoberfläche in %	0 bis 4	5 bis 9	10 bis 14	15 bis 19	20 bis 24	25 bis 29	30 bis 34	35 bis 39	40 bis 44	45 bis 49	50 bis 54	55 bis 59	60 bis 64	65 +
68 oder mehr	1	1	1	1	1	1	1	1	1	1	1	1	1	1
63–67	1	1	1	0,7	0,9	0,9	0,9	1	1	1	1	1	1	1
58–62	1	1	0,9	0,8	0,8	0,8	0,8	0,9	1	1	1	1	1	1
53–57	0,9	0,9	0,8	0,8	0,7	0,7	0,7	0,8	0,8	0,9	1	1	1	1
48–52	0,8	0,8	0,7	0,7	0,6	0,6	0,6	0,7	0,8	0,8	0,9	1	1	1
43–47	0,7	0,7	0,6	0,5	0,5	0,5	0,5	0,6	0,7	0,7	0,8	0,9	1	1
38–42	0,6	0,5	0,5	0,4	0,4	0,4	0,4	0,5	0,5	0,6	0,7	0,8	0,9	1
33–37	0,5	0,4	0,3	0,3	0,3	0,3	0,3	0,4	0,4	0,5	0,6	0,7	0,9	1
28–32	0,4	0,3	0,2	0,2	0,2	0,2	0,2	0,3	0,3	0,4	0,5	0,6	0,7	0,9
23-27	0,2	0,2	0,1	0,1	0,1	0,1	0,1	0,2	0,2	0,3	0,3	0,5	0,6	0,8
18–22	0,1	0,1	0	0	0	0	0,1	0,1	0,1	0,2	0,2	0,3	0,5	0,7
13–17	0	0	0	0	0	0	0	0	0	0,1	0,1	0,2	0,3	0,5
8–12	0	0	0	0	0	0	0	0		0	0	0,1	0,2	0,3
3–7	0	0	0	0	0	0	0	0	0	0	0	0	0,1	0,2
0–2	0	0	0	0	0	0	0	0	0	0	0	0	0	0,1

Verbrennung 1. Grades (Ⓔ first degree burn): thermische Schädigung der Epidermis* mit Rötung und Schwellung durch das reaktive Ödem; heilt ohne Narbenbildung ab

Verbrennung Grad 2a (Ⓔ second degree burn type a): Abheben der Epidermis* und Blasenbildung; narbenlose Abheilung

Verbrennung Grad 2b (Ⓔ second degree burn type b): partielle Epithelzerstörung, die mit oder ohne Narbenbildung abheilt; die Narben sind oft hypertroph

Verbrennung 3. Grades (Ⓔ third degree burn): totale Zerstörung der Haut samt Anhangsgebilden; kann auch tiefere, unter der Haut liegende Strukturen betreffen; narbige Abheilung mit möglicher Keloidbildung und Kontrakturen

Verbrennung 4. Grades (Ⓔ fourth degree burn): Verkohlung der Haut und der unter der Haut liegenden Strukturen

Ver|bren|nungs|ka|lo|ri|meter *nt* (Ⓔ bomb calorimeter): Kalorimeter* zur Messung der bei der Verbrennung einer Substanz frei werdenden Wärme; dient der Bestimmung des Brennwertes

Ver|bren|nungs|schock *m* (Ⓔ burn shock): hypovolämischer Schock* bei großflächiger Verbrennung* mit starkem Plasmaverlust; *s.a. Essay Schock S. 1937*

Ver|brü|hung *f* (Ⓔ scald): Verbrennung* durch eine heiße Flüssigkeit oder durch heißen Dampf

Ver|bund|os|te|o|syn|the|se *f* (Ⓔ combination osteosynthesis): Osteosynthese*, bei der fehlende Knochensubstanz [z.B. bei Osteoporose*] durch Knochenzement* ersetzt wird

Ver|dachts|di|a|gno|se *f* (Ⓔ presumption diagnosis): *s.u. Diagnose*

Ver|dau|ung *f* (Ⓔ digestion): ***Syn:*** *Digestion*; Gesamtheit von mechanischer und enzymatischer Zerkleinerung der Nahrung im Magen-Darm-Trakt und der Resorption durch die Darmschleimhaut [*Abb. V28*]

peptische Verdauung (Ⓔ peptic digestion): ***Syn:*** *Magenverdauung, gastrale Phase*; erste Phase der Verdauung, bei der die Nahrung durch Pepsin u.a. Enzyme des Magens angedaut wird; dauert je nach Zusammensetzung der Nahrung 1–4 Stunden; Flüssigkeiten passieren den Magen schneller als feste Nahrungsbestandteile, kleine Partikel schneller als große

Ver|dau|ungs|ap|pa|rat *m* (Ⓔ digestive apparatus): ***Syn:*** *Digestionssystem, Systema digestorium, Systema alimentarium, Apparatus digestorius*; aus Mundhöhle, Speiseröhre, Magen, Darm und Anhangsdrüsen bestehender Komplex, der die Nahrung aufnimmt und verdaut

Ver|dau|ungs|ka|nal *m*: *→ Verdauungstrakt*

Ver|dau|ungs|leu|ko|zy|to|se *f* (Ⓔ digestive leukocytosis): ***Syn:*** *postprandiale Leukozytose*; physiologische Leukozytose* in der postprandialen Verdauungsphase

Ver|dau|ungs|trakt *m* (Ⓔ alimentary tract): ***Syn:*** *Verdauungskanal, Canalis alimentarius, Canalis digestivus, Tractus alimentarius*; aus Speiseröhre, Magen und Darm bestehender Teil des Verdauungsapparates

Ver|din|ik|te|rus *m* (Ⓔ biliverdin icterus): grünlicher Ikterus* durch Umwandlung von Bilirubin* in grünes Biliverdin*

Ver|do|glo|bin *nt*: *→ Verdohämoglobin*

Ver|do|hä|mo|glo|bin *nt* (Ⓔ verdohemoglobin): ***Syn:*** *Choleglobin, Verdoglobin*; im ersten Schritt des Hämoglobinabbaus entstehendes grünes Pigment

Ver|dop|pe|lungs|zeit *f* (Ⓔ doubling time): *s.u. Essay Bakterien S. 217*

Ver|dopp|lungs|do|sis *f, pl* **-sen** (Ⓔ doubling dose): Strahlendosis, die zu einer Verdopplung der natürlich vorhandenen Mutationsrate führt

Ver|drän|gung *f* (Ⓔ repression): Abwehrmechanismus, der unerwünschte Erinnerungen oder Triebe aus dem Bewusstsein verdrängt und danach an der Bewusstwerdung hindert; missglückt die Verdrängung, kann es zur Neurosenentstehung kommen, während geglückte Verdrängung sich i.d.R. dem Erkennen entzieht

Ver|dün|nungs|a|na|ly|se *f* (Ⓔ dilution analysis): Analysenmethode, die auf der Verdünnung der Konzentration einer Substanz bei Mischung mit einer anderen Substanz beruht; wird z.B. eine Farbstofflösung in den Blutkreislauf injiziert und anschließend die Konzentration des Farbstoffs im Blut gemessen, kann damit auf das Gesamtblutvolumen geschlossen werden

Ver|dün|nungs|a|nä|mie *f* (Ⓔ dilution anemia): durch Vermehrung des Plasmas bzw. der Blutflüssigkeit verursachte Anämie*

Ver|dün|nungs|hy|po|na|trä|mie *f* (Ⓔ dilutional hyponatremia): ***Syn:*** *Verdünnungshyponatriämie*; durch Vermehrung des Plasmas bzw. der Blutflüssigkeit verursachte Hyponaträmie*

Ver|dün|nungs|hy|po|na|tri|ä|mie *f*: *→ Verdünnungshyponaträmie*

Ver|dün|nungs|ko|a|gu|lo|pa|thie *f* (Ⓔ dilution coagulopathy): erhöhte Blutungsneigung durch eine Vermehrung des Flüssigkeitsgehaltes des Blutes

Ver|duns|tungs|mes|ser *m* (Ⓔ evaporimeter): ***Syn:*** *Atmidometer, Atmometer*; Gerät zur Messung der Verdampfung einer Flüssigkeit

Ver|ei|sung *f*: *→ Kälteanästhesie*

Ver|er|bung *f* (Ⓔ inheritance): Übertragung von Merkmalen oder Eigenschaften auf die Nachkommen; die Übertragung kann über Autosomen* [**autosomale Vererbung**] oder Go-

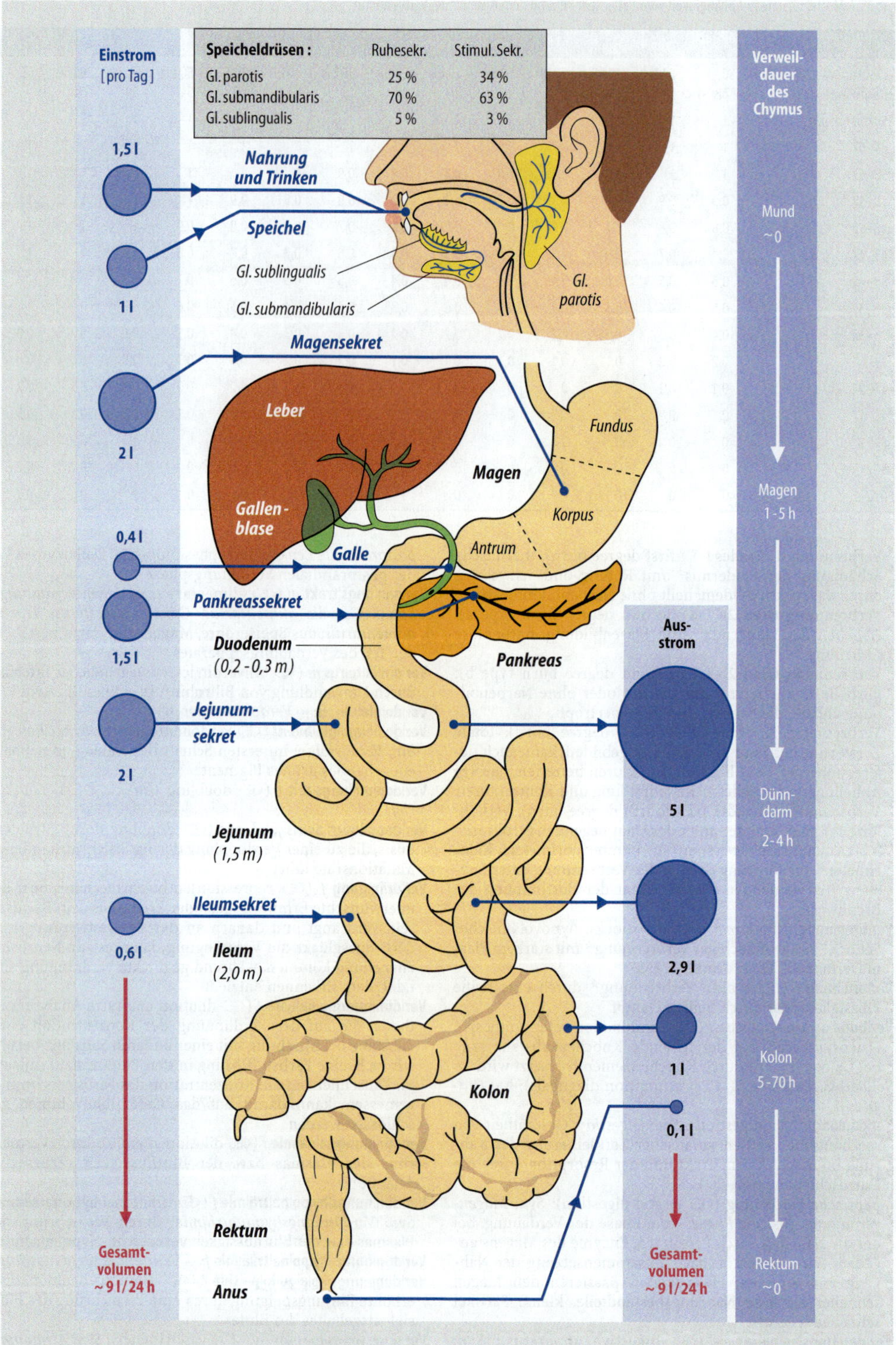

Speicheldrüsen :	Ruhesekr.	Stimul. Sekr.
Gl. parotis	25 %	34 %
Gl. submandibularis	70 %	63 %
Gl. sublingualis	5 %	3 %

Einstrom [pro Tag]
1,5 l Nahrung und Trinken
1 l Speichel
Gl. sublingualis
Gl. submandibularis
Gl. parotis
2 l Magensekret
Leber
Gallenblase
Fundus
Magen
Korpus
Antrum
0,4 l Galle
1,5 l Pankreassekret
Pankreas
Duodenum (0,2 - 0,3 m)
2 l Jejunumsekret
Jejunum (1,5 m)
0,6 l Ileumsekret
Ileum (2,0 m)
Kolon
Rektum
Anus
Gesamtvolumen ~9 l/24 h
Ausstrom
5 l
2,9 l
1 l
0,1 l
Gesamtvolumen ~9 l/24 h
Verweildauer des Chymus
Mund ~0
Magen 1-5 h
Dünndarm 2-4 h
Kolon 5-70 h
Rektum ~0

Abb. V28. Übersicht über die Verdauung

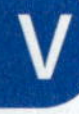

nosomen* [**gonosomale/geschlechtsgebundene Vererbung**] erfolgen; je nach dem, ob das Gen auf beiden Chromosomen vorhanden sein muss oder nur auf einem, spricht man von **rezessiver** [auf beiden Genen] oder **dominanter Vererbung** [nur auf einem Gen]

autosomale Vererbung (Ⓔ autosomal inheritance): man

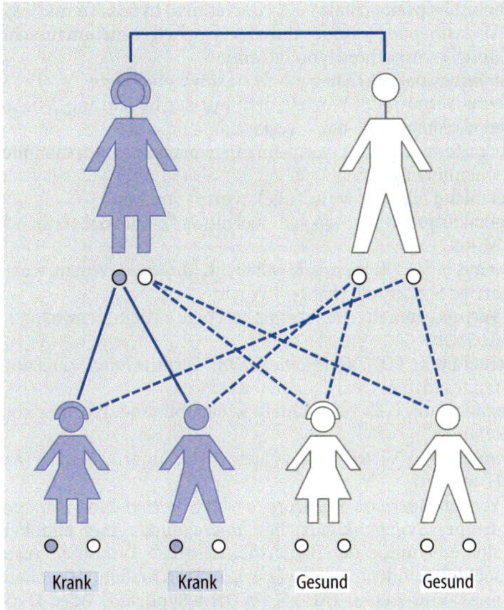

Abb. V29. Autosomal-dominante Vererbung

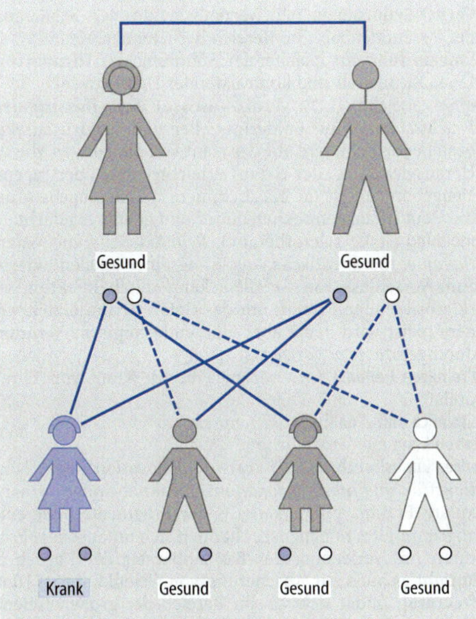

Abb. V30. Autosomal-rezessive Vererbung

unterscheidet **autosomal-rezessive Vererbung** [zur Ausprägung muss das Gen auf beiden Chromosomen vorhanden sein] und **autosomal-dominante Vererbung**, bei der das Gen nur auf einem Chromosom vorhanden ist

kodominante Vererbung (Ⓔ codominant inheritance): gleichmäßige Ausprägung zweier heterozygoter Merkmale, z.B. bei der Blutgruppe AB

mitochondriale Vererbung (Ⓔ mitochondrial inheritance): die mitochondriale DNA wird unabhängig von der Kern-DNA vererbt, wobei die Vererbung ausschließlich durch die Eizelle erfolgt; bei der Zellteilung werden die Mitochondrien verdoppelt, ihre Verteilung auf die Tochterzellen ist aber rein zufällig; dieses Phänomen wird als **Heteroplasmie** bezeichnet

multifaktorielle Vererbung: →*polygene Vererbung*

polygene Vererbung (Ⓔ polygenic inheritance): ***Syn:*** *multifaktorielle Vererbung*; Vererbung durch ein Zusammenspiel mehrerer Gene, wobei die einzelnen Gene aber nach den Gesetzen der Mendel-Genetik vererbt werden, d.h., sie können dominant, rezessiv, autosomal oder geschlechtsgebunden sein

X-chromosomale Vererbung (Ⓔ X-linked inheritance): geschlechtsgebundene Vererbung, bei der das Gen auf dem X-Chromosom liegt; man unterscheidet **X-chromosomal-rezessive Vererbung** [zur Ausprägung muss das Gen auf beiden X-Chromosomen vorhanden sein] und **X-chromosomal-dominante Vererbung**, bei der das Gen nur auf einem X-Chromosom vorhanden ist

Tab. V31. X-chromosomale Vererbung

Die Übertragung erfolgt nur über alle gesunden Töchter kranker Väter und über die Hälfte der gesunden Schwestern kranker Männer (Konduktorinnen)
Besonders bei seltenen Leiden erkranken fast nur Männer
Söhne von Merkmalsträgern können das kranke Gen nicht von ihrem Vater erben
Bei Konduktorinnen erkranken 50 % der Söhne, 50 % der Töchter sind Konduktorinnen
Alle Krankheiten zusammen haben eine Gesamthäufigkeit von 0,8 auf 1000 männliche lebende Neugeborene

Ver|er|bungs|leh|re *f* (Ⓔ genetics): ***Syn:*** *Genetik*; Lehre von der Vererbung und ihrer Bedeutung für die Übertragung von Krankheiten; sollte besser als Humangenetik bezeichnet werden; durch die Fortschritte in der Molekularbiologie und v.a. das Humangenomprojekt* hat sich die Genetik in den letzten Jahren zu einer Schlüsseldisziplin entwickelt, die immer mehr Bedeutung für die Diagnose und Therapie von Krankheiten gewinnt; *s.a. Essay Gentransfer und Gentherapie S. 761*

Ver|es|te|rung *f* (Ⓔ esterification): Esterbildung aus Alkohol/Phenol und Säure unter Wasserabspaltung

Ver|fah|ren, bild|ge|ben|de *pl* (Ⓔ imaging methods): Oberbegriff für Verfahren, mit denen Strukturen und Organe sowie ihre morphologischen und/oder funktionellen Veränderungen sichtbar gemacht werden können; man unterscheidet Röntgentechniken [Röntgenfilmtechnik, Computertomographie*], Ultraschalltechniken [Sonographie*], nuklearmedizinische Verfahren [Szintigraphie*], Magnetresonanztechniken [Kernspintomographie*] und Thermographie*

Ver|fet|tung *f* (Ⓔ adiposis): (übermäßige) Fetteinlagerung in Zellen oder Gewebe; manchmal gleichgesetzt mit Adipositas*

degenerative Verfettung: →*fettige Degeneration*

Ver|fol|gungs|wahn *m* (Ⓔ persecutional mania): krankhafte Überzeugung verfolgt zu werden; häufigste Wahnform; *s.a. Schizophrenie*

Ver|füg|bar|keit, bi|o|lo|gi|sche *f* (Ⓔ bioavailability): ***Syn:*** *Bioverfügbarkeit*; Geschwindigkeit und Ausmaß, mit der der therapeutisch wirksame Anteil eines Medikamentes freigesetzt, resorbiert und am Wirkort zur Verfügung gestellt wird

Ver|gäl|len *nt* (Ⓔ denaturation): ***Syn:*** *Denaturieren*; durch schlecht schmeckende oder riechende Zusätze ungenießbar machen

ver|gällt *adj* (Ⓔ denatured): ***Syn:*** *denaturiert*; durch Zusätze ungenießbar gemacht

Ver|gif|tung *f* (Ⓔ poisoning): ***Syn:*** *Intoxikation*; Erkrankung durch Einnahme einer giftigen Substanz [**exogene Intoxikation**] oder Bildung eines Toxins im Körper [**Autointoxikation**]; **Klinik** und **Therapie** hängen von der Art der Vergiftung ab; im Vordergrund steht aber immer die Sicherung der Vitalfunktionen [Atmung, Kreislauf] und die Verhinderung einer weiteren Giftzufuhr [z.B. bei Gasen]; wichtig ist ein möglichst früher Beginn der Dekontamination, im

Zweifelsfall kann damit aber bis zur Aufnahme in die Klinik gewartet werden; eine falsche Maßnahme [z.B. provoziertes Erbrechen bei Laugen- oder Säureverätzung] kann die bereits eingetretenen Schäden noch verstärken oder erst eine lebensbedrohliche Situation hervorrufen

Ver|gleichs|mi|kro|skop *nt* (Ⓔ comparoscope): Mikroskop* zum gleichzeitigen Betrachten zweier Objekte

Ver|hal|tens|ge|dächt|nis *nt* (Ⓔ behavioral memory): *s.u. nicht-deklaratives Gedächtnis*

Ver|hal|tens|me|di|zin *f* (Ⓔ behavioral medicine): interdisziplinärer Ansatz, der Erkenntnisse der Verhaltenspsychologie zur Erklärung von Krankheitsentstehung und -symptomen verwendet

Verhaltensmuster, repetitiv-wiederkehrende *pl* (Ⓔ repetitive behavioral patterns): *s.u. Essay Kardiotokographie S. 1089*

Ver|hal|tens|the|ra|pie *f* (Ⓔ behavior therapy): psychotherapeutische Behandlung von auffälligem oder unerwünschtem Verhalten; im Gegensatz zur Psychoanalyse wird damit aber nur das Symptom behandelt, während die Ursache u.U. weiterhin bestehen bleibt

Ver|hal|tens|zu|stän|de, fe|tale *pl* (Ⓔ fetal behavioral states): ***Syn:*** *fetal behavioral states*; *s.u. Essay Kardiotokographie S. 1089*

Ver|hor|nungs|schicht *f* (Ⓔ keratinizing layer of epidermis): *s.u. Epidermis*

Ver|hü|tung *f* (Ⓔ prophylaxis): Prävention*, Prophylaxe*; Empfängnisverhütung; *s.u. Verhütungsmittel*

Ver|hü|tungs|mit|tel *nt* (Ⓔ contraceptive): ***Syn:*** *Antikonzeptivum, Verhütungsmittel, empfängnisverhütendes/antikonzeptionelles Mittel, Kontrazeptivum*; bei den empfängnisverhütenden Mitteln unterscheidet man **1. mechanische Verhütungsmittel**, z.B. Kondom, Scheidendiaphragma **2.** lokal wirkende **chemische Verhütungsmittel**, z.B. spermizide Stoffe, die als Schaum oder Creme in die Scheide eingebracht werden **3. Intrauterinpessare**, die entweder nur die Einnistung verhindern oder auch Progesteron abgeben **4. hormonelle Verhütungsmittel**, z.B. Antibabypille, Dreimonatsspritze **5. morning after pill**, die die Einnistung verhindert, und **6. Pille für den Mann**, die bisher noch nicht weit verbreitet ist

Ve|ri|fi|ka|ti|on *f* (Ⓔ verification): (Nach-, Über-)Prüfung

Ver|kal|kung *f* (Ⓔ **1.–2.** calcification): **1.** Kalkeinlagerung in die Knochengrundsubstanz; *s.a. Ossifikation* **2.** Kalkeinlagerung in Gewebe

metastatische Verkalkung: *→ Calcinosis metastatica*

Ver|kä|sung *f* (Ⓔ caseous degeneration): ***Syn:*** *verkäsende Degeneration, verkäsende Nekrose*; Koagulationsnekrose* mit Bildung käseartiger Massen von zäher, gelblicher Konsistenz; häufig bei Tuberkulose*

Ver|knö|che|rung *f* (Ⓔ ossification): Ossifikation*

Ver|knö|che|rungs|kern *m* (Ⓔ ossification nucleus): ***Syn:*** *Ossifikationskern, Knochenkern, Centrum ossificationis*; Ossifikationszentrum im Knorpel, von dem die Verknöcherung ausgeht; *s.a. Ossifikation*

Ver|knö|che|rungs|zo|ne *f* (Ⓔ ossification zone): *s.u. Wachstumsfuge*

Ver|koh|lung *f* (Ⓔ carbonization): Zerstörung des Gewebes bei Verbrennung 4. Grades

Ver|lauf, ste|ro|id|ab|hän|gi|ger *m* (Ⓔ steroid-dependent Crohn's disease): *s.u. Essay Chronisch entzündliche Darmerkrankungen S. 403*

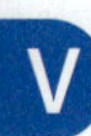

Ver|lauf, ste|ro|id|re|frak|tä|rer *m* (Ⓔ steroid-refractory Crohn's disease): *s.u. Essay Chronisch entzündliche Darmerkrankungen S. 403*

Ver|lau|sung *f*: *→ Pediculosis*

Ver|let|zungs|my|ko|se *f* (Ⓔ inoculation mycosis): *s.u. Sporotrichose, Essay Mykosen S. 1427*

Ver|let|zungs|pha|se *f* (Ⓔ injury phase): *s.u. Postaggressionsstoffwechsel*

Ver|leug|nen *nt*: *→ Verleugnung*

Ver|leug|nung *f* (Ⓔ denial): ***Syn:*** *Verleugnen*; Abwehrmechanismus, bei dem unerwünschte äußere Reize vom Bewusstsein ausgeschlossen werden

Verlust der Heterozygosität *m* (Ⓔ loss of herozygosity): *s.u. Essay Virus und Tumor S. 2185*

Ver|lust|hy|po|nat|rä|mie *f* (Ⓔ depletional hyponatremia): ***Syn:*** *Verlusthyponatriämie*; durch vermehrte Natriumausscheidung verursachte Hyponaträmie*

Ver|lust|hy|po|na|tri|ä|mie *f*: *→ Verlusthyponaträmie*

Vermi-, vermi- *präf.*: Wortelement mit der Bedeutung „Wurm"

Ver|mi|ci|dum *nt, pl* **-da**: *→ Vermizid*

ver|mi|form *adj* (Ⓔ vermiform): wurmartig, wurmähnlich, wurmförmig

ver|mi|fug *adj* (Ⓔ vermifuge): wurmabtreibend

Ver|mi|fu|gum *nt, pl* **-ga** (Ⓔ vermifuge): wurmabtreibendes Mittel

Ver|mis *m* (Ⓔ **1.** vermis **2.** worm): **1.** (*anatom.*) Wurm, wurmartige Struktur **2.** (*biolog.*) Wurm

Vermis cerebelli (Ⓔ vermis cerebelli): Kleinhirnwurm; *s.u. Kleinhirn*

Ver|mi|zid *nt* (Ⓔ vermicide): ***Syn:*** *Vermicidum*; wurmabtötendes Mittel

ver|mi|zid *adj* (Ⓔ vermicidal): wurmabtötend, Würmer abtötend

Verner: John Victor Verner; geb. 1927; amerikanischer Arzt (Durham)

Verner-Morrison-Syndrom *nt* (Ⓔ Verner-Morrison syndrome): ***Syn:*** *pankreatische Cholera*; durch einen endokrinaktiven Tumor der Bauchspeicheldrüse [Vipom*] verursachtes Syndrom mit wässrigen **Durchfällen, Hypokaliämie*** und **Achlorhydrie*** [**WDHA-Syndrom**] oder **Hypochlorhydrie** [**WDHH-Syndrom**]; **Therapie**: operative Entfernung des Tumors

Vernet: Maurice Vernet, französischer Neurologe (Paris) im 20. Jahrhundert

Vernet-Syndrom *nt* (Ⓔ Vernet's syndrome): Schädigung der Pyramidenbahn im Bereich der lateralen Medulla* oblongata führt zu ipsilateraler Lähmung der Hirnnerven* IX, X, XI und XII und kontralateraler Hemiparese*

Ver|nix ca|se|o|sa *f* (Ⓔ vernix caseosa): ***Syn:*** *Käseschmiere, Fruchtschmiere*; aus Epidermiszellen und Talgdrüsensekret bestehende Schmiere auf der Haut von Säuglingen, die das Herausgleiten bei der Geburt erleichtert; bei übertragenen Neugeborenen ist die Käseschmiere bereits abgebaut und die Haut ist ausgetrocknet, dünnt und grünlich gefärbt

Ver|ö|dung *f* (Ⓔ sclerotherapy): ***Syn:*** *Sklerosierung, Sklerotherapie*; therapeutische Auslösung einer lokalen Sklerose zum Verschluss von Gefäßen; kann durch Injektion von sklerosierenden Mitteln um das Gefäß herum erzielt werden; meist wird heute aber eine **endoskopische Verödung** durchgeführt; *s.a. Varizenverödung*

Ve|ro|ni|cae her|ba *f* (Ⓔ veronica herb): Kraut von Ehrenpreis*

Ve|ro|ni|ca of|fi|ci|na|lis *f*: *→ Ehrenpreis*

Ver|ren|kung *f*: *→ Verstauchung*

Ver|ren|kungs|bruch *m* (Ⓔ fracture-dislocation): ***Syn:*** *Luxationsfraktur, Frakturdislokation*; gelenknahe oder intraartikuläre Fraktur mit Luxation* der Fragmente oder eines angrenzenden Knochens; es handelt sich um instabile Frakturen mit Verletzung des Bandapparates der Kapsel; oft kommt es auch zur Abscherung von Gelenkknorpel [**flake fracture**]; findet sich v.a. im Bereich der großen Gelenke [Sprunggelenk, Hüftgelenk, Ellenbogengelenk]

Ver|rie|ge|lungs|na|gel *m* (Ⓔ interlocking nail): *s.u. Marknagelung*

Ver|ru|ca *f, pl* **-cae** (Ⓔ wart): ***Syn:*** *Warze*; benigne Epithelhyperplasie der Haut durch eine Infektion mit humanen Papillomaviren*; zur Gruppe gehören: Verrucae* plantares, vulgares und planae juvenilis, Condylomata* acuminata und plana, Verrucosis* generalisata (Lewandowsky-Lutz) und Schleimhautwarzen

Verrucae dorsi manus et pedis: *→ Stukkokeratose*

Verrucae filiformes (Ⓔ filiform warts): ***Syn:*** *Pinselwarzen, filiforme Warzen*; fadenförmige Verrucae* vulgares

Verruca necrogenica: *→ Tuberculosis cutis verrucosa*

Verruca peruana (Ⓔ Peruvian wart): ***Syn:*** *Peruwarze, Verruga peruana*; warzenähnliche Hauteffloreszenz bei Bartonellose*

Verrucae planae juveniles (Ⓔ flat warts): bei Kindern und Jugendlichen vorkommende Warzen, die selbst nach Jahren

Tab. V32. Verruca. Erreger verschiedener Warzenformen

Warzentyp	HPV-Typ (Haupterreger)
Verrucae plantares	1, 2, 4
Verrucae vulgares	1, 2, 3, 4
Fleischhauerwarzen	7
Verrucae planae juvenilis	3, 10
Epidermodysplasia verruciformis	5, 8 (intermediate risk) + diverse der E. v. Gruppe
Condylomata acuminata, Larynxpapillome	6, 11
Condylomata plana	6, 11 (low risk) 16, 18, 31 (high risk)
Bowenoide Papulose	16
Morbus Heck	13, 32

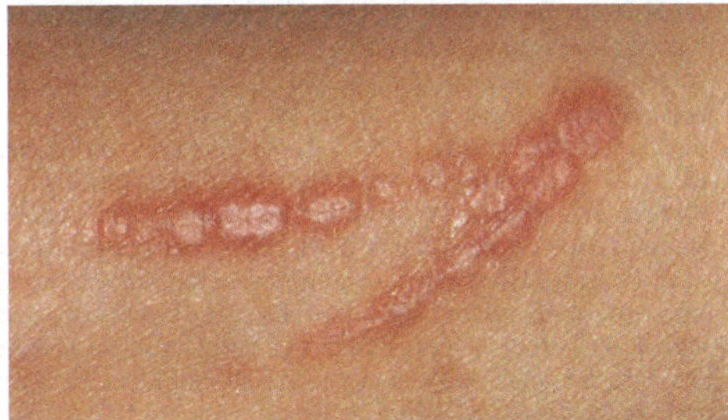

Abb. V33. Verrucae planae juveniles

noch narbenlos abheilen; **Klinik**: multiple, flach erhabene, kaum tastbare Läsionen, v.a. an Stirn, Wangen, Hand- und Fingerrücken; **Therapie**: meist Spontaninvolution nach Monaten bis Jahren; Keratolytika lokal

Verruca plantaris: → *Dornwarze*

Verruca seborrhoica/senilis: → *Alterswarze*

Verrucae subunguales (Ⓔ subungual warts): ***Syn***: *subunguale Warzen*; schwer zu therapierende gewöhnliche Warzen unter dem Nagel; können zur Nagelzerstörung führen

Verrucae vulgares (Ⓔ common warts): ***Syn***: *vulgäre/gewöhnliche Warzen*; häufigste Form der Hautwarze, die v.a. die Finger- und Handrücken befällt; **Klinik**: hautfarbene,

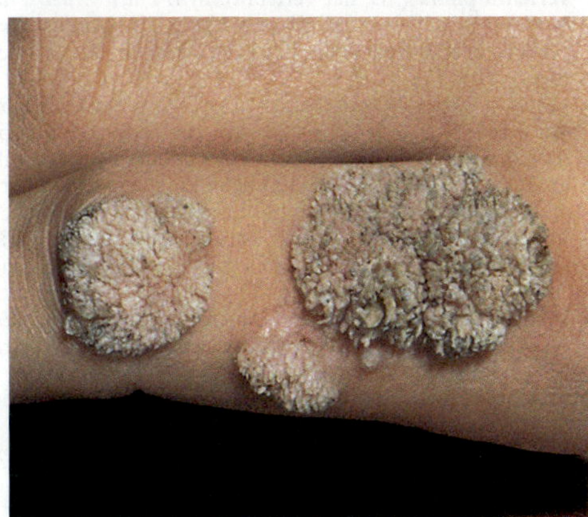

Abb. V34. Verrucae vulgares

halbkugelige, hyperkeratotische Knoten mit zerklüfteter Oberfläche; initial nur vereinzelte Läsionen, die aber zu größeren Beeten [**Mosaikwarzen**] konfluieren können; **Therapie**: Keratolytika lokal; selten Exzision

Ver|ru|co|sis *f, pl* **-ses** (Ⓔ verrucosis): Vorkommen multipler Warzen

Verrucosis generalisata (Lewandowsky-Lutz) (Ⓔ Lewandowsky-Lutz disease): ***Syn***: *Lewandowsky-Lutz-Krankheit, Lewandowsky-Lutz-Syndrom, Epidermodysplasia verruciformis*; meist schon im Säuglings- oder Kindesalter beginnende, z.T. durch Viren [**HP-Viren**] hervorgerufene, z.T. familiär gehäuft auftretende generalisierte Warzenerkrankung mit hoher Wahrscheinlichkeit einer malignen Entartung; die verrukösen oder papulösen Papillome treten isoliert oder beetartig auf; man findet sie v.a. an lichtexponierten Arealen sowie palmoplantar; **Therapie**: evtl. Exzision; **Prognose**: hängt vom verursachenden Virus ab; bei HP-Viren Typ 5, 8 und 14 besteht eine hohe Tendenz zur malignen Entartung

Ver|ru|ga p|eru|a|na *f* (Ⓔ Peruvian wart): ***Syn***: *Peruwarze, Verruca peruana*; warzenähnliche Hauteffloreszenz bei Bartonellose*

ver|ru|kös *adj* (Ⓔ verrucous): Verruca betreffend, warzenartig, warzig

Ver|schie|be|lap|pen *m* (Ⓔ advancement flap): ***Syn***: *Verschiebelappenplastik*; *s.u. Lappenplastik*

Ver|schie|be|lap|pen|plas|tik *f*: → *Verschiebelappen*

Ver|schluss|a|zo|o|sper|mie *f* (Ⓔ occlusive azoospermia): Azoospermie* bei Verschluss der ableitenden Samenwege vor der Einmündung des Ductus* ejaculatorius in die Harnröhre

Ver|schluss|ik|te|rus *m* (Ⓔ obstructive jaundice): posthepatischer Ikterus* durch eine Obstruktion der Gallenwege

Ver|schluss|kon|takt *m*: → *Zonula occludens*

Ver|schluss|krank|hei|ten *pl* (Ⓔ arterial occlusive diseases): ***Syn***: *arterielle Verschlusskrankheiten, arterielle Durchblutungsstörungen*; Oberbegriff für Zustände, deren klinisches Bild durch eine Behinderung oder Verminderung der arteriellen Durchblutung hervorgerufen wird; i.d.R. spricht man deshalb von **arteriellen Verschlusskrankheiten** oder **arteriellen Durchblutungsstörungen**; die meisten Autoren engen den Begriff ein und verwenden ihn nur für **chronische arterielle Durchblutungsstörungen** und betrachten den **akuten peripheren Arterienverschluss*** als eine eigene Entität; andere Formen der arteriellen Verschlusskrankheit sind z.B. die zerebrovaskuläre Insuffizienz*, Basilarisinsuffizienz*, koronare Herzkrankheit* und Viszeralarterieninsuffizienz*

chronische arterielle Verschlusskrankheit (Ⓔ chronic arterial occlusive disease): ***Syn***: *chronische arterielle Durchblutungsstörung*; gehört zu den häufigsten Erkankungen in den industrialisierten Ländern und ist für ca. 50 % aller Todesfälle [v.a. durch die koronare Herzkrankheit*] verantwortlich; allen Formen gemein ist, dass sich die Durchblutungsstörung langsam entwickelt, d.h. es liegt i.d.R. eine ausreichende Kollateralenbildung vor, die unter Normalbelastung eine ausreichende Sauerstoffversorgung gewährleistet; die mit Abstand häufigste **Ursache** ist die Arteriosklerose* als Folge von endogenen oder exogenen Fett- und Kohlenhydratstoffwechselstörungen, Hypertonie*, Übergewicht und Bewegungsmangel; Alkohol- und Nikotinkonsum spielen ebenfalls eine Rolle in der Pathophysiologie; chronisch entzündliche Arterienerkrankungen [Endangiitis* obliterans] sind die zweithäufigste Ursache

nicht alle Arterien oder Arterienabschnitte erkranken an Stenosen oder Verschlüssen, sondern es gibt einen bevorzugten Befall von Gefäßgabelungen und -krümmungen sowie dem Abgangsbereich kleinerer Arterien aus größeren Gefäßen; nach der Lokalisation kann man zerebrovaskuläre Insuffizienz*, koronare Herzkrankheit* und Viszeralarterieninsuffizienz* von der **peripheren arteriellen Verschlusskrankheit** [PAVK] unterscheiden; diese wiederum kann man im Bereich der oberen Körperhälfte in **Schultergürteltyp** [Aortenbogensyndrom*, Subclavian-steal-Syndrom*], **Oberarmtyp, Unterarmtyp** und **digitaler** oder **akraler Typ** unterteilen, die aber außer dem Schultergürteltyp eher selten sind; im Bereich der unteren Körperhälfte, die wesentlich häufiger von Durchblutungsstörungen betroffen ist, findet man dementsprechend einen **Be-**

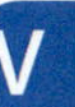

ckentyp [Aorta-Iliaca-Abschnitt], **Oberschenkeltyp** [Femoralis-Poplitea-Abschnitt], **Unterschenkeltyp** [popliteo-kruraler Abschnitt] und **digitalen** oder **akralen Typ** [Fuß- und digitaler Abschnitt]; selbstverständlich gibt es Kombinationen dieser Typen
die **Klinik** hängt von Lokalisation und Grad des Verschlusses ab; erst eine Einschränkung des Lumen um mehr als 60 % wird hämodynamisch wirksam; typisch ist, dass es in den Anfangsstadien nur bei Belastung zu Symptomen kommt; bewährt hat sich die Einteilung in **Fontaine-Stadien** in Abhängigkeit vom klinischen Bild: **Stadium I:** nachweisbare Stenosen oder Verschlüsse, ohne dass aber Symptome in Ruhe oder bei Belastung auftreten; **Stadium II:** Beschwerden bei Belastung [Claudicatio* intermittens]; werden die Beschwerden vom Patienten toleriert, liegt ein **Stadium IIa** vor, führen sie zu einer Einschränkung im privaten oder beruflichen Bereich ein **Stadium IIb**; **Stadium III:** ischämische Ruheschmerzen; **Stadium IV:** spontane Gewebeläsionen [Nekrose*, Gangrän*, Ulkus*]
Diagnose: Anamnese und körperlicher Befund, Belastungstest, Angiographie*; **Therapie:** im Stadium I Aufklärung und Kontrolle der Risikofaktoren, Lebensumstellung, evtl. medikamentöse Progressionsprophylaxe [z.B. mit Thrombozytenaggregationshemmern* oder Statinen*]; Stadium IIa wie Stadium I plus systematisches Gefäßtraining [AVK-Gruppe]; ab Stadium IIb wird die Stenose aufgeweitet [z.B. perkutane transluminale Angioplastie*], eine Thrombektomie* vorgenommen oder ein Bypass angelegt; die Durchblutung kann auch nicht-operativ durch z.B. Thrombolyse*, Hämodilution*, vasoakive Substanzen [z.B. Prostaglandine, Naftidrofuryl, Pentoxyphyllin, Buflomedil] oder Antikoagulation verbessert werden; im Stadium IV ist eine Amputation oft die einzige Maßnahme den Patienten von Dauerschmerzen und lebensbedrohender Sepsis zu retten

periphere arterielle Verschlusskrankheit (Ⓔ peripheral occlusive disease): *s.u. chronische arterielle Verschlusskrankheit*

Ver|schluss|pro|the|se *f*: → *Obturator*

Ver|schmel|zungs|nie|re *f* (Ⓔ fused kidney): ***Syn:*** *Fusionsniere*; angeborene Verschmelzung der beiden Nieren; meist als Hufeisenniere*

Ver|schüt|tungs|syn|drom *nt*: → *Crush-Niere*

Ver|sio *f* (Ⓔ version): ***Syn:*** *Version*; Drehung, Wendung

Versio spontanea (Ⓔ spontaneous version): ***Syn:*** *Selbstwendung*; spontane Umwandlung einer Querlage* in eine Längslage*

Versio uteri (Ⓔ version): Gebärmutterneigung nach vorne [Anteversio] oder hinten [Retroversio]

Ver|si|on *f* (Ⓔ **1.–4.** version): **1.** ***Syn:*** *Versio*; Drehung, Wendung **2.** → *Wendung* **3.** → *Versio uteri* **4.** → *Versio spontanea*

Ver|stau|chung *f* (Ⓔ sprain): ***Syn:*** *Distorsion, Gelenkverstauchung, Verrenkung, Distorsio*; die Gelenkverstauchung ist meist Folge einer Luxation oder Subluxation mit Spontanreposition; die Überdehnung oder Verletzung der Bänder und Weichteilstrukturen führt zu Schwellung, Schmerzen, Funktionseinschränkung und evtl. Bluterguss in das Gelenk; **Diagnose:** Röntgen, CT; wichtig ist der Ausschluss von behandlungsbedürftigen Knochen- oder Bandverletzungen; **Therapie:** vorübergehende Ruhigstellung; evtl. Krankengymnastik

Ver|stop|fung *f*: → *Obstipation*

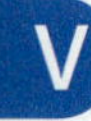

Ver|stop|fungs|durch|fall *m* (Ⓔ stercoral diarrhea): ***Syn:*** *uneigentlicher Durchfall, Diarrhoea stercoralis, Pseudodiarrhoe, Diarrhoea paradoxa*; Entleerung von festem und dünnflüssigem Stuhl

Ver|te|bra *f, pl* **-brae** (Ⓔ vertebra): ***Syn:*** *Wirbel*; die i.d.R. 33 Wirbel der Wirbelsäule [7 Halswirbel,12 Brustwirbel, 5 Lendenwirbel, 5 Kreuzwirbel, 4 Steißwirbel] haben alle eine gemeinsamen Bauplan, von dem es funktions- und belastungsbedingte Abwandlungen gibt; jeder Wirbel besitzt **1. Wirbelkörper** [Corpus vertebrae]: die obere und untere Fläche [**Facies intervertebralis**] wird als **Grundplatte** bzw. **Deckplatte** bezeichnet; die verdickten Ränder der Platten [**Epiphysis anularis**] bilden die **Randleisten**; Grund- und Deckplatte bestehen aus Substantia* corticalis, die Binnensubstanz der Wirbelkörper wird von der Substantia* spongiosa gebildet; damit die weiche Spongiosa die Druckbelastungen durch das Körpergewicht und die Zugbelastungen bei Bewegungen aushalten kann, wird der Wirbelkörper von einem System von Spongiosabälkchen durchzogen, die von vorne nach hinten und von rechts nach links verlaufen **2. Wirbelbogen** [Arcus vertebrae]: entspringt links und rechts mit der Bogenwurzel [Pediculus* arcus vertebrae] vom Wirbelkörper; geht in die Lamina* arcus vertebrae über; Wirbelbogen und -körper umschließen das Wirbelloch [Foramen* vertebrale] **3. Processus vertebrae:** die vom Wirbelbogen ausgehenden Fortsätze dienen als Ansatzstelle für Muskeln; der **Processus spinosus** ist ein dornförmiger Fortsatz, der am Ende des Wirbelbogens auf der Lamina* arcus vertebrae sitzt; die Hals- und Brustwirbel haben einen seitlich vom Wirbelbogen [Arcus* vertebrae] abgehenden **Processus transversus**; die **Processus articularis inferior** und **superior** sind die Gelenkfortsätze des Wirbels; sie tragen eine Gelenkfläche [Facies articularis inferior, superior], die mit der Gelenkfläche des nächst oberen/unteren Wirbels in den Intervertebralgelenken [Articulationes* zygapophysiales] artikuliert

Vertebrae cervicales: → *Halswirbel*

Vertebrae coccygeae (Ⓔ coccygeal vertebrae): ***Syn:*** *Steißwirbel, Steißbeinwirbel*; die 4–5, meist miteinander verschmolzenen Wirbel des Steißbeins* [Os coccygis]

Vertebrae lumbales (Ⓔ lumbar vertebrae): ***Syn:*** *Lendenwirbel, Lumbalwirbel*; die 5 Wirbel der Lendenwirbelsäule sind die kräftigsten Wirbel; von oben betrachtet haben sie einen nierenförmigen Wirbelkörper; der **Processus accessorius** ist ein dem Querfortsatz der Brust- und Halswirbel [Processus transversus] entsprechender seitlicher Fortsatz; der **Processus costalis**, der als Rippenrudiment anzusehen ist, liegt seitlich davon; der obere Gelenkfortsatz [Processus articularis superior] wird durch den **Processus mammillaris** verstärkt; die Dornfortsätze der Lendenwirbel sind kurz und fast horizontal

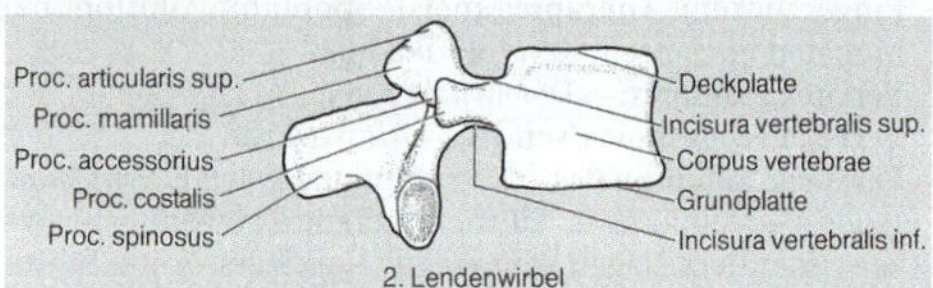

Abb. V35. Lendenwirbel von der rechten Seite

Vertebra plana (Ⓔ flat vertebra): ***Syn:*** *Flachwirbel, Platyspondylie*; angeborene oder erworbene Abflachung eines oder mehrerer Wirbel; die häufigste Ursache ist Osteoporose*

Vertebra plana osteonecrotica (Ⓔ Calvé's disease): ***Syn:*** *Calvé-Syndrom, Calvé-Wirbel*; Plattwirbelbildung bei aseptischer Knochennekrose* oder eosinophilem Granulom* im Jugendalter; im Röntgenbild sieht findet man einen oder mehrere abgeplattete Wirbel bei normaler Bandscheibe; die **Therapie** besteht in einer Korsettbehandlung; beide Grundleiden haben eine gute Prognose und eine Neigung zur Selbstheilung

Vertebra prominens (Ⓔ prominent vertebra): ***Syn:*** *VII. Halswirbel, Prominens*; unterster Halswirbel, der einen stark vorspringenden Dornfortsatz hat; *s.a. Halswirbel*

Vertebrae sacrales (Ⓔ sacral vertebrae): Sakralwirbel; *s.u. Os sacrum*

Vertebrae spuriae (Ⓔ false vertebrae): die unbeweglichen Wirbel des Kreuz- und Steißbeines

Vertebrae thoracicae: → *Brustwirbel*

Vertebrae verae (Ⓔ true vertebrae): die beweglichen Wirbel der Hals-, Brust- und Lendenwirbelsäule

Vertebra-, vertebra- *präf.*: → *Vertebro-*

ver|te|bral *adj* (Ⓔ vertebral): Wirbel(säule) betreffend

Ver|te|bra|lis *f*: → *Arteria vertebralis*

Ver|te|bra|lis|an|gi|o|gra|phie *f* (Ⓔ vertebral angiography): ***Syn:*** *Vertebralisangiografie*; selektive Röntgenkontrastdarstellung* der Arteria* vertebralis

Ver|te|bra|lis|in|suf|fi|zi|enz *f* (Ⓔ vertebrobasilar insufficiency): *Syn:* *Arteria-vertebralis-Insuffizienz*; einseitige Einengung bleibt i.d.R. symptomlos, erst beidseitige hochgradige Stenosierung kann zu vorübergehenden neurologischen Symptomen [TIA*, Schwindel, Nystagmus*, Doppelbilder, Tonusverlust] führen

Ver|te|bral|ka|nal *m* (Ⓔ vertebral canal): *Syn:* *Wirbelkanal, Wirbelsäulenkanal, Spinalkanal, Canalis vertebralis*; von den Wirbelkörpern und -bögen gebildeter Kanal, in dem das Rückenmark mit seinen Hüllen und Venenplexus in Fettgewebe eingebettet liegt; beginnt am Foramen* magnum und endet am Hiatus* sacralis

Ver|te|bral|re|gi|on *f*: → *Wirbelsäulenregion*

Ver|te|bral|syn|drom, lum|ba|les *nt* (Ⓔ lumbar spine syndrome): *Syn:* *Putti-Syndrom*; Ischialgie* bei Arthrose* oder Arthritis* der Lendenwirbelsäule mit Einengung der Intervertebralforamina

Vertebro-, vertebro- *präf.*: Wortelement mit der Bedeutung „Wirbel/Vertebra"

ver|te|bro|chon|dral *adj* (Ⓔ vertebrochondral): Wirbel und Rippenknorpel betreffend

ver|te|bro|i|li|a|kal *adj* (Ⓔ vertebroiliac): Wirbel und Darmbein/Os ilium betreffend

ver|te|bro|kos|tal *adj* (Ⓔ vertebrocostal): *Syn:* *kostovertebral, kostozentral*; Wirbel und Rippe(n)/Costa(e) betreffend oder verbindend

ver|te|bro|sa|kral *adj* (Ⓔ vertebrosacral): *Syn:* *sakrovertebral*; Wirbel und Kreuzbein/Os sacrum betreffend oder verbindend

ver|te|bro|ster|nal *adj* (Ⓔ vertebrosternal): *Syn:* *sternovertebral*; Wirbel und Brustbein/Sternum betreffend oder verbindend

Ver|tei|lung *f*: → *Distribution*

Ver|tei|lungs|chro|ma|to|gra|phie *f* (Ⓔ partition chromatography): *Syn:* *Verteilungschromatografie, Flüssigkeits-Flüssigkeitschromatographie, Flüssigkeits-Flüssigkeitschromatografie*; Chromatographie*, bei der mobile und stationäre Phase von zwei nicht miteinander mischbaren Flüssigkeiten [z.B. Wasser und Öl] gebildet werden; die Verteilung der zu trennenden Substanzen hängt von ihrem Verteilungskoeffizienten* ab

Ver|tei|lungs|ko|ef|fi|zi|ent *m* (Ⓔ distribution coefficient): *Syn:* *Verteilungsquotient, Partitionskoeffizient*; das Verhältnis der Konzentration einer Substanz in zwei nicht miteinander mischbaren Phasen [z.B. Öl/Wasser, Blut/Gas]; spielt als **Blut-Gas-Verteilungskoeffizient** bzw. **Öl-Gas-Verteilungskoeffizient** eine wichtige Rolle bei der Beurteilung von Inhalationsanästhetika*; Gase mit niedrigem Blut-Gas-Verteilungskoeffizienten fluten schnell an, während ein niedriger Öl-Gas-Verteilungskoeffizient auf eine geringe narkotische Wirksamkeit hinweist

Ver|tei|lungs|quo|ti|ent *m*: → *Verteilungskoeffizient*

Ver|tex *m, pl* **-ti|ces** (Ⓔ vertex): Scheitel; der höchste Punkt des Schädels

Vertex corneae (Ⓔ corneal vertex): der zentrale, dünnere Teil der Augenhornhaut [Cornea*]

Ver|tex|wel|len, steile *pl* (Ⓔ sharp vertex waves): *s.u. Essay Elektroenzephalogramm S. 563*

ver|ti|gi|nös *adj* (Ⓔ vertiginous): schwind(e)lig

Ver|ti|go *f* (Ⓔ vertigo): *Syn:* *Schwindel*; subjektive Gleichgewichtsstörung; wird i.d.R. von Übelkeit, Schweißausbruch und anderen vegetativen Symptomen begleitet

Vertigo auralis (Ⓔ aural vertigo): Vertigo durch eine Erkrankung des Mittelohrs

Vertigo ocularis (Ⓔ ocular vertigo): *Syn:* *Gesichtsschwindel, Augenschwindel*; durch eine Augenmuskellähmung* hervorgerufenes Schwindelgefühl

Vertigo rotatoria (Ⓔ rotatory vertigo): *Syn:* *Drehschwindel*; Schwindelgefühl, bei dem sich alles zu drehen scheint

ver|ti|kal *adj* (Ⓔ vertical): senkrecht

Ver|wand|ten|spen|de *f*: → *Verwandtentransplantation*

Ver|wand|ten|trans|plan|ta|ti|on *f* (Ⓔ related transplantation): *Syn:* *Verwandtenspende*; Übertragung eines Transplantats zwischen engeren Blutsverwandten; bei eineiigen Zwillingen eine isologe Transplantation*, sonst eine allogene Transplantation*

Ver|weil|ka|the|ter *m* (Ⓔ indwelling catheter): *Syn:* *Dauerkatheter*; über längere Zeit belassener Blasen- oder Nierenkatheter bei Harnabflussstörung; Dauerkatheter sind wegen der hohen Gefahr von Harnwegsinfektionen obsolet und nur noch in Ausnahmesituationen als Übergangslösung akzeptabel

Ver|wirrt|heits|psy|cho|se, erregt-gehemmte *f* (Ⓔ confusion psychosis): *s.u. zykloide Psychosen*

Verzweigtkettendecarboxylase-Mangel *m*: → *Ahornsirup-Syndrom*

Ver|zweigt|ket|ten|krank|heit *f*: → *Ahornsirup-Syndrom*

Ver|zwei|gungs|block *m*: → *Arborisationsblock*

VES *Abk.*: **1.** vegetativ-endokrines Syndrom **2.** → *ventrikuläre Extrasystole*

Ves. *Abk.*: → *Vesica*

Ve|si|ca *f, pl* **-cae** (Ⓔ bladder): Blase

Vesica biliaris/fellea: → *Gallenblase*

Vesica urinaria (Ⓔ urinary bladder): *Syn:* *Blase, Harnblase*; muskuläres Hohlorgan, dessen Form und Größe vom Füllungszustand abhängt; sie sammelt den aus den Nieren kommenden Harn und hält ihn bis zur willkürlichen Harnentleerung; sie kann maximal 1500 ml fassen, bei 250–500 ml tritt aber bereits ein starker Harndrang auf

man unterscheidet an der Harnblase **Apex vesicae** [Blasenspitze], **Corpus vesicae** [Blasenkörper] und **Collum vesicae** [Blasenhals] am Übergang in die Harnröhre*; der untere, breite Teil der Blasenwand mit den Einmündungen der Harnleiter [Ostium ureteris] und dem Blasendreieck [Trigonum* vesicae] wird als **Fundus vesicae** [Blasengrund] bezeichnet

die **Blasenschleimhaut** [Tunica mucosa] trägt Urothel*, das **Deckzellen** enthält, die im ungedehnten Zustand hochprismatisch und im gedehnten Zustand platt sind; die Muskelschicht [**Tunica muscularis**] unter der Schleimhaut besteht aus einer äußeren und inneren Längsmuskelschicht [Stratum longitudinale], zwischen denen eine zirkuläre Muskelschicht [Stratum circulare] liegt; die Fasern der drei Schichten gehen ineinander über und bilden zusammen den Musculus* detrusor vesicae; die glatte Muskulatur im Bereich des Blasendreiecks [Trigonum vesicae] wird als **Musculi trigoni vesicae** bezeichnet; sie besteht aus einer oberflächlichen [**Musculus trigoni vesicae superficialis**] und einer tiefen Schicht [**Musculus trigoni vesicae profundus**], die zusammen das Ostium* urethrae internum umschließen und das Eindringen von Ejakulat in die Harnblase bei der Ejakulation verhindern; der Bauchfellüberzug [Peritoneum* viscerale] der Harnblase bildet die außen liegende **Tunica serosa**

Ve|si|cu|la *f, pl* **-lae** (Ⓔ vesicula): *Syn:* *Vesikel*; kleine Blase, Bläschen

Vesicula cutanea (Ⓔ blister): kleines Hautbläschen

Ve|si|cu|li|tis *f, pl* **-ti|den:** → *Vesikulitis*

Ve|si|cu|lum *nt, pl* **-la** (Ⓔ vesicle): Bläschen

Vesicula seminalis (Ⓔ seminal vesicle): *Syn:* *Bläschendrüse, Samenblase, Samenbläschen, Gonecystis, Spermatozystis*; zwischen Blasengrund [Fundus vesicae] und Rektum liegende blind endende Aussackung; bildet ein alkalisches, fructosereiches Sekret, das über den Ductus* excretorius in den Ductus* ejaculatorius des Samenleiters [Ductus* deferens] abgegeben wird

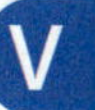

Vesik-, vesik- *präf.*: → *Vesiko-*

ve|si|kal *adj* (Ⓔ vesical): Blase/Vesica betreffend, die Harnblase betreffend

Ve|si|kel *f* (Ⓔ **1.–2.** vesicle): **1.** *Syn:* *Vesicula*; kleine Blase, Bläschen **2.** erst elektronenmikroskopisch erkennbare Vakuole

Vesiko-, vesiko- *präf.*: Wortelement mit der Bedeutung **1.** „Blase" **2.** „Harnblase"

ve|si|ko|ab|do|mi|nal *adj* (Ⓔ vesicoabdominal): *Syn:* *abdominovesikal*; Harnblase und Bauch/Abdomen betreffend oder verbindend

ve|si|ko|in|tes|ti|nal *adj* (Ⓔ vesicointestinal): Harnblase und Darm/Intestinum betreffend oder verbindend

ve|si|ko|ko|lisch *adj* (Ⓔ vesicocolic): Harnblase und Kolon betreffend oder verbindend
ve|si|ko|ku|tan *adj* (Ⓔ vesicocutaneous): Harnblase und Haut betreffend oder verbindend
ve|si|ko|pe|ri|ne|al *adj* (Ⓔ vesicoperineal): Harnblase und Damm/Perineum betreffend oder verbindend
ve|si|ko|pro|sta|tisch *adj* (Ⓔ vesicoprostatic): Harnblase und Vorsteherdrüse/Prostata betreffend oder verbindend
ve|si|ko|pu|bisch *adj* (Ⓔ vesicopubic): Harnblase und Scham(gegend)/Pubes betreffend oder verbindend
ve|si|ko|rek|tal *adj* (Ⓔ vesicorectal): ***Syn:*** *rektovesikal*; Harnblase und Enddarm/Rektum betreffend oder verbindend
Ve|si|ko|rek|tal|fis|tel *f* (Ⓔ vesicorectal fistula): ***Syn:*** *Harnblasen-Rektum-Fistel, Blasen-Rektum-Fistel, vesikorektale Fistel, Fistula vesicorectalis*; innere Blasenfistel* mit Mündung in das Rektum
Ve|si|ko|rek|to|sto|mie *f* (Ⓔ vesicorectostomy): ***Syn:*** *Blasen-Enddarm-Fistel, Blasen-Rektum-Fistel, Zystorektostomie*; operative Verbindung von Blase und Rektum*
ve|si|ko|re|nal *adj* (Ⓔ vesicorenal): Harnblase und Niere/Ren betreffend oder verbindend
ve|si|ko|sig|mo|id *adj* (Ⓔ vesicosigmoid): ***Syn:*** *sigmoidovesikal, sigmoideovesikal*; Harnblase und Sigmoid/Colon sigmoideum betreffend oder verbindend
Ve|si|ko|sig|mo|i|de|o|sto|mie *f* (Ⓔ vesicosigmoidostomy): ***Syn:*** *Blasen-Sigma-Fistel, Vesikosigmoidostomie*; operative Verbindung von Blase und Sigmoid zur Harnableitung*
Ve|si|ko|sig|mo|i|do|sto|mie *f*: → *Vesikosigmoideostomie*
ve|si|ko|spi|nal *adj* (Ⓔ vesicospinal): Harnblase und Wirbelsäule oder Rückenmark betreffend
Ve|si|ko|sto|mie *f* (Ⓔ vesicostomy): ***Syn:*** *Zystostomie, (künstliche) Blasenfistel, Blasenfistelung*; operativ angelegte äußere Blasenfistel zur temporären oder permanenten Harnableitung*
ve|si|ko|um|bi|li|kal *adj* (Ⓔ vesicoumbilical): Harnblase und Nabel betreffend oder verbindend
Ve|si|ko|um|bi|li|kal|fis|tel *f* (Ⓔ vesicoumbilical fistula): ***Syn:*** *Harnblasen-Nabel-Fistel, Blasen-Nabel-Fistel, vesikoumbilikale Fistel, Fistula vesicoumbilicalis*; äußere Blasenfistel* mit Mündung am Nabel
ve|si|ko|u|re|te|risch *adj* (Ⓔ vesicoureteric): Harnblase und Harnleiter/Ureter betreffend oder verbindend
ve|si|ko|u|re|thral *adj* (Ⓔ vesicourethral): Harnblase und Harnröhre/Urethra betreffend oder verbindend
ve|si|ko|u|te|rin *adj* (Ⓔ vesicouterine): Harnblase und Gebärmutter/Uterus betreffend oder verbindend
ve|si|ko|u|te|ro|va|gi|nal *adj* (Ⓔ vesicouterovaginal): Harnblase, Gebärmutter/Uterus und Scheide/Vagina betreffend oder verbindend
ve|si|ko|va|gi|nal *adj* (Ⓔ vesicovaginal): Harnblase und Scheide/Vagina betreffend oder verbindend
Ve|si|ko|va|gi|nal|fis|tel *f* (Ⓔ vesicovaginal fistula): ***Syn:*** *Harnblasen-Scheiden-Fistel, Blasen-Scheiden-Fistel, vesikovaginale Fistel, Fistula vesicovaginalis*; innere Blasenfistel* mit Mündung in der Scheide
ve|si|ko|va|gi|no|rek|tal *adj* (Ⓔ vesicovaginorectal): Harnblase, Scheide/Vagina und Enddarm/Rektum betreffend oder verbindend
ve|si|ko|zer|vi|kal *adj* (Ⓔ vesicocervical): Harnblase und Gebärmutterhals/Cervix uteri betreffend oder verbindend
ve|si|ku|lär *adj* (Ⓔ vesicular): (Haut-)Bläschen/Vesicula betreffend, aus Bläschen bestehend, blasig, bläschenförmig, bläschenartig

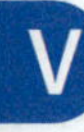

Ve|si|ku|lär|at|men *nt* (Ⓔ vesicular breathing): ***Syn:*** *Bläschenatmen, vesikuläres Atemgeräusch, vesikuläres Atmen*; normales Atemgeräusch über den peripheren Lungenabschnitten, das durch Turbulenzen des Luftstroms in den kleinen Luftwegen entsteht; es ist leise, niederfrequent und kann während der Inspiration und am Anfang der Exspiration über der gesamten Lunge gehört werden; am reinsten hört man es über den Lungenunterlappen
Ve|si|ku|lar|trans|port *m* (Ⓔ cytopempsis): ***Syn:*** *Zytopempsis*; aktiver transzellulärer Transport von Substanzen durch Verpacken in Transportvesikel auf der Aufnahmeseite und Entleerung der Vesikel auf der Abgabeseite
Ve|si|ku|lek|to|mie *f* (Ⓔ vesiculectomy): ***Syn:*** *Samenblasenresektion, Samenblasenentfernung, Samenblasenexstirpation, Spermatozystektomie*; operative Entfernung der Samenblase; meist zusammen mit der Prostata*
Ve|si|ku|li|tis *f, pl* **-ti|den** (Ⓔ vesiculitis): ***Syn:*** *Samenblasenentzündung, Spermatocystitis, Spermatozystitis, Vesiculitis*; Entzündung der Samenblase*; ist immer von einer Entzündung der Prostata begleitet [**Prostatovesikulitis**]; i.d.R. besteht auch eine Beteiligung der hinteren Harnröhre [**Prostatourethrovesikulitis**]; *s.a. Prostatitis*
ve|si|ku|li|tisch *adj* (Ⓔ vesiculitic): Samenblasenentzündung/Vesikulitis betreffend, von ihr betroffen oder gekennzeichnet
Vesikulo-, vesikulo- *präf.*: Wortelement mit der Bedeutung „Bläschen/Vesicula"
Ve|si|ku|lo|gramm *nt* (Ⓔ vesiculogram): Röntgenkontrastaufnahme des Samenbläschens
Ve|si|ku|lo|gra|phie *f* (Ⓔ vesiculography): ***Syn:*** *Vesikulografie*; Röntgenkontrastdarstellung* des Samenbläschens
Ve|si|ku|lo|to|mie *f* (Ⓔ vesiculotomy): ***Syn:*** *Samenblasenschnitt, Spermatozystotomie*; Inzision der Samenblase
Ves|ti|bu|lar|ap|pa|rat *m* (Ⓔ vestibular apparatus): das Gleichgewichtsorgan im Innenohr; besteht aus Sacculus, Utriculus und den drei Bogengängen [Ductus* semicirculares]; jeder Bogengang hat vor der Einmündung in den Utriculus* vestibularis eine ampulläre Aufweitung [Ampulla* membranacea], in der das Sinnesepithel lokalisiert ist; die beiden Sinnesfelder des Gleichgewichtsorgans [Maculae] liegen im Sacculus [Macula sacculi] bzw. Utriculus [Macula utriculi] im Vestibulum* labyrinthi; sie sind jeweils ca. 2–3 mm^2 groß und bestehen aus Stützzellen und Sinneszellen [Haarzellen]; die Zilien der Haarzellen ragen nach oben in die gallertartige Deckmembran [**Membrana statoconiorum**], in der winzige Kalkkonkremente [**Statoconien**] liegen; bei Bewegungen des Kopfes wird die Endolymphe in Sacculus und Utriculus beschleunigt und damit die Membrana statoconiorum leicht verschoben; die Verschiebung der Membran führt zu einer Bewegung der Statoconien, die wiederum die Zilien der Haarzellen abbiegen; die Haarzellen registrieren auch die Lage des Kopfes im Schwerefeld der Erde; *s.a. Essay Gleichgewichtssinn S. 817*
Ves|ti|bu|la|ris *m*: → *Nervus vestibularis*
Ves|ti|bu|la|ris|aus|fall, akuter u|ni|la|te|ra|ler *m*: → *Vestibularisneuronitis*
Ves|ti|bu|la|ris|ker|ne *pl* (Ⓔ vestibular nuclei): ***Syn:*** *Nuclei vestibulares*; die vier Endkerne des Nervus* vestibularis **Nucleus vestibularis inferior** [Roller-Kern], **Nucleus vestibularis lateralis** [Deiters-Kern], **Nucleus vestibularis medialis** [Schwalbe-Kern] und **Nucleus vestibularis superior** [Bechterew-Kern], die im Boden der Rautengrube [Fossa* rhomboidea] liegen
Ves|ti|bu|la|ris|neu|ro|ni|tis *f, pl* **-ti|den** (Ⓔ vestibular neuronitis): ***Syn:*** *Neurolabyrinthitis, akuter unilateraler Vestibularisausfall, Neuritis vestibularis, Neuronitis vestibularis*; isolierte Entzündung des Nervus vestibularis mit plötzlich einsetzendem Drehschwindel, Übelkeit, Erbrechen und Nystagmus*; meist handelt es sich um eine para- oder postinfektiöse Neuritis bei einem Virusinfekt; **DD:** Morbus* Ménière; **Therapie:** symptomatisch; **Prognose:** die Symptome klingen im Laufe von Tagen bis Wochen langsam ab
Vestibulo-, vestibulo- *präf.*: Wortelement mit der Bedeutung „Vorhof/Vestibulum"
Ves|ti|bu|lo|ce|re|bel|lum *nt* (Ⓔ vestibulocerebellum): ***Syn:*** *Vestibulozerebellum*; entwicklungsgeschichtlich alte Teile des Kleinhirns [Paleocerebellum], die vorwiegend Afferenzen aus den Nuclei* vestibulares erhalten
ves|ti|bu|lo|koch|le|är *adj* (Ⓔ **1.–2.** vestibulocochlear): **1.** ***Syn:*** *statoakustisch*; Gleichgewichtssinn und Gehör betreffend **2.** (*Ohr*) Vestibulum auris und Gehörgangsschnecke/Kochlea betreffend
Ves|ti|bu|lo|koch|le|a|ris *m*: → *Nervus vestibulocochlearis*
Ves|ti|bu|lo|rek|tal|fis|tel *f* (Ⓔ vestibulorectal fistula): ***Syn:*** *Mastdarm-Scheidenvorhof-Fistel, Rektovestibulärfistel, Fistula rectovestibularis*; äußere Mastdarmfistel* mit Mündung in den Scheidenvorhof

Ves|ti|bu|lo|to|mie *f* (Ⓔ vestibulotomy): operative Eröffnung des Innenohrvorhofs

ves|ti|bu|lo|u|re|thral *adj* (Ⓔ vestibulourethral): Scheidenvorhof/Vestibulum vaginae und Harnröhre/Urethra betreffend oder verbindend

Ves|ti|bu|lo|ze|re|bel|lum *nt*: *→ Vestibulocerebellum*

Ves|ti|bu|lum *nt, pl* **-la** (Ⓔ vestibule): Vorhof, Eingang

Vestibulum aortae (Ⓔ aortic vestibule): der Bereich des linken Ventrikels unterhalb des Ostium* aortae

Vestibulum auris: veraltet für *→ Vestibulum labyrinthi*

Vestibulum bursae omentalis (Ⓔ vestibulum of omental bursa): *s.u. Bursa omentalis*

Vestibulum labyrinthi (Ⓔ vestibule of ear): ***Syn:*** *Innenohrvorhof*; ovaler Raum im knöchernen Labyrinth [Labyrinthus* osseus]; steht vorne dem Mittelohr [Auris media] und der Cochlea* in Verbindung und hinten mit den Bogengängen [Canales* semicirculares]

Vestibulum laryngis (Ⓔ laryngeal vestibule): ***Syn:*** *Kehlkopfvorhof*; oberer Abschnitt der Cavitas* laryngis zwischen Kehlkopfeingang [Aditus* laryngis] und Taschenfalte [Plica* vestibularis]

Vestibulum nasi (Ⓔ nasal vestibule): ***Syn:*** *Nasenvorhof, Naseneingang*; von Plattenepithel überzogener Eingang zur Nasenhöhle unterhalb des Limen* nasi; trägt die Nasenhaare [**Vibrissae**]

Vestibulum oris (Ⓔ oral vestibule): ***Syn:*** *Mundvorhof*; der Raum zwischen Lippen und Wangen auf der Außenseite und den Zahnbögen von Ober- und Unterkiefer auf der Innenseite

Vestibulum vaginae (Ⓔ vestibule of vagina): ***Syn:*** *Scheidenvorhof*; von den kleinen Schamlippen [Labia* minora] umrahmter Vorhof, in den Scheide [Vagina*] und Harnröhre [Urethra*] münden

Ves|ti|gi|um *nt, pl* **-gia** (Ⓔ vestige): Rest, Rudiment; Überbleibsel, Überrest

Vestigium processus vaginalis (Ⓔ vestige of vaginal process): inkonstanter Überrest des Processus* vaginalis peritonei im Bereich des Samenstrangs [Funiculus* spermaticus]

Ve|te|ra|nen|krank|heit *f*: *→ Legionellose 2.*

ve|te|ri|när *adj* (Ⓔ veterinary): ***Syn:*** *veterinärmedizinisch*; Tiermedizin betreffend

Ve|te|ri|när|me|di|zin *f* (Ⓔ veterinary medicine): Tiermedizin, Tierheilkunde

ve|te|ri|när|me|di|zi|nisch *adj*: *→ veterinär*

Ve|tra|bu|tin *nt* (Ⓔ vetrabutin): ***Syn:*** *Refatrin*; Spasmolytikum*, Uterusrelaxans

VF *Abk.*: **1.** Verkürzungsfraktion **2.** *→ Vorhofflattern*

VFC *Abk.*: ventrikuläre Funktionskurve

VFF *Abk.*: *→ Vierfingerfurche*

VFM *Abk.*: Volumen-Flowmeter

VFRP *Abk.*: ventrikuläre funktionelle Refraktärphase

VFS *Abk.*: veresterte Fettsäure

VG *Abk.*: **1.** *→ Ventrikulographie* **2.** Virusgehalt

vGTT *Abk.*: venöser Glukosetoleranztest

VH *Abk.*: *→ Virushepatitis*

VHKSt *Abk.*: vegetative Herz- und Kreislaufstörungen

VHL *Abk.*: Vorderhauptslage

VHR *Abk.*: Vorderherzraum

VHS *Abk.*: **1.** Verhaltensstörung **2.** *→ virus-host-shut-off*

VI *Abk.*: **1.** variable Intervalle **2.** Ventilationsindex **3.** Virgo intacta **4.** Vitalitätsindex **5.** Volumenindex **6.** Vorzeitigkeitsindex

VIA *Abk.*: **1.** Vielkanal-Impulshöhen-Analysator **2.** Virus-inaktivierendes Agens **3.** vorübergehende ischämische Attacke

Vi-Ag *Abk.*: Virulenz-Antigen

VIB *Abk.*: *→ vertikale-infraklavikulare Blockade*

Vi|bex *m, pl* **-bi|ces** (Ⓔ vibex): streifenförmiger Bluterguss, Striemen, Strieme

Vi|brio *m* (Ⓔ vibrio): Gattung gramnegativer, beweglicher Stäbchenbakterien; enthält u.a. den Choleraerreger Vibrio* cholerae

Vibrio cholerae (Ⓔ Vibrio cholerae): ***Syn:*** *Komma-Bazillus, Vibrio comma, Choleravibrionen*; in mehr als 70 Serovarianten auftretender Erreger der klassischen Cholera*; wird in die Biovare **Vibrio cholerae Biovar El-Tor** und **Vibrio cholerae Biovar cholerae** unterteilt; beide Biovare können jeweils als **Ogawavariante, Inabavariante** und **Hikojimavariante** auftreten

Tab. V36. Vibrio. Species und Krankheiten

Arten	Krankheiten
Vibrio cholerae	Cholera
Vibrio El Tor	
NAG-Vibrionen	selten Gastroenteritis
Vibrio parahaemolyticus	Gastroenteritis
Vibrio vulnificus	Wundinfektionen Sepsis

Vibrio cholerae 0:1 (Ⓔ Vibrio cholerae (subgroup) 01): durch Antiserum gegen das 0-1-Gruppenantigen agglutinierbares Vibrio; Choleraerreger

Vibrio cholerae Biovar proteus (Ⓔ Vibrio cholerae biotype proteus): Erreger einer Cholera* nostras

Vibrio cholerae non-01 (Ⓔ Vibrio cholerae (serogroup) non-01): ***Syn:*** *nicht-agglutinable Vibrionen, NAG-Vibrionen*; nicht durch Antiserum gegen das 0-1-Gruppenantigen agglutinierbare Vibrionen; nur selten Erreger choleraartiger Durchfallerkrankungen

Vibrio comma: *→ Vibrio cholerae*

Vibrio El-Tor (Ⓔ El Tor vibrio): ***Syn:*** *Vibrio cholerae Biovar El-Tor*; *s.u. Vibrio cholerae*

Vibrio fetus: veraltet für *→ Campylobacter fetus*

Vibrio jejuni: *→ Campylobacter jejuni*

Vibrio metschnikovii: veraltet für *→ Vibrio cholerae Biovar proteus*

nicht-agglutinable Vibrionen: *→ Vibrio cholerae non-01*

Vibrio parahaemolyticus (Ⓔ Vibrio parahaemolyticus): außerhalb Japans seltener Erreger einer akuten Gastroenteritis*

Vibrio vulnificus (Ⓔ Vibrio vulnificus): befällt meist abwehrgeschwächte Patienten mit offenen Wunden; kann eine schwere Sepsis verursachen

vi|bri|o|zid *adj* (Ⓔ vibriocidal): vibrionenabtötend, vibrioabtötend

Vi|bris|sae *pl* (Ⓔ vibrissae): Nasenhaare, Vibrissen; *s.a. Terminalhaar, Haar*

Vi|bris|sen *pl* (Ⓔ vibrissae): Nasenhaare, Vibrissae; *s.a. Terminalhaar, Haar*

Vi|bur|ni o|pu|li cor|tex *m* (Ⓔ snowball bark): getrocknete Rinde von Stamm und Zweigen des gemeinen Schneeballs*

Vi|bur|ni pru|ni|fo|li|i cor|tex *m* (Ⓔ American snowball bark): getrocknete Rinde von Stamm und Zweigen des amerikanischen Schneeballs*

Vi|bur|num o|pu|lus *nt*: *→ Schneeball, gemeiner*

Vi|bur|num pru|ni|fo|li|um *nt*: *→ Schneeball, amerikanischer*

VIC *Abk.*: **1.** vasoinhibitorisches Zentrum **2.** Vinblastin, Ifosfamid, CCNU

Vicq d'Azyr: Félix Vicq d'Azyr; 1748–1794; französischer Anatom (Paris)

Vicq d'Azyr-Bündel *nt* (Ⓔ bundle of Vicq d'Azyr): ***Syn:*** *Fasciculus mammillothalamicus*; Faserbündel der weißen Hypothalamussubstanz, das den Hypothalamus* mit der Mittelhirnhaube [Tegmentum* mesencephali] und der Formatio* reticularis des Hirnstamms verbindet

Vidal: Emile Vidal; 1825–1893; französischer Internist und Hautarzt (Paris)

Vidal I-, II-, III-Fraktur *f* (Ⓔ Vidal I fracture): *s.u. Fersenbeinfraktur*

Vidal-Krankheit *f* (Ⓔ Vidal's disease): ***Syn:*** *Lichen simplex chronicus (Vidal), Lichen chronicus (Vidal), Neurodermitis circumscripta, Lichen Vidal*; chronische, in Schüben verlaufende, juckende Hauterkrankung mit Lichenifikation*, die eine enge Verwandschaft zu den Ekzemen hat [manche Autoren sehen sie als Minusvariante des endogenen Ekzems* an]; **Klinik:** chronisches Scheuern und Kratzen [auch ohne Juckreiz] führt zu Hyperplasie der Epidermis mit grauen oder braunrötlichen Papeln, die unscharf begrenzte Herde bilden; meist besteht ein starker Juckreiz; die Läsionen können überall am Körper auftreten, am häufigsten sind sie am Nacken, den Streckseiten von Unterarm und Unterschenkel, der Innenseite der Oberschenkel und Genitalregion, am Ellenbogen und über dem Steißbein; **DD**: endogenes Ekzem*, Lichen* ruber planus, Lichen* amyloidosus; **Therapie**: Aufklärung, Antihistaminika, Corticoide extern; **Prognose**: chronischer Verlauf

Vid|a|ra|bin *nt* (Ⓔ vidarabine): ***Syn:*** *Adenin-Arabinosid, Ara-A*; gegen Herpesviren und Varicella-Zoster-Virus wirksames topisches Virostatikum*

Vi|de|o|dop|pel|bild|auf|zeich|nung *f* (Ⓔ video/EEG monitoring): *s.u. Essay Epilepsie S. 617*

Vi|de|o|ky|mo|gra|phie *f* (Ⓔ video kymography): ***Syn:*** *Fernsehkymografie, Fernsehkymographie, Videokymografie*; Kymographie*, bei der die Bewegungen des Herzens auf einem Durchleuchtungsschirm sichtbar gemacht werden

Vi|de|o|sub|trak|ti|on *f* (Ⓔ video subtraction): *s.u. Subtraktionsverfahren*

VIE *Abk.*: Vincristin, Ifosfamid, Etoposid

Vie|leck|bein, gro|ßes *nt* (Ⓔ trapezium bone): ***Syn:*** *Os trapezium*; großer unregelmäßiger Handwurzelknochen; *s.u. Ossa carpi*

Vie|leck|bein, klei|nes *nt* (Ⓔ trapezoid bone): ***Syn:*** *Os trapezoideum*; kleiner unregelmäßiger Handwurzelknochen; *s.u. Ossa carpi*

Viel|glied|rig|keit *f* (Ⓔ polyphalangism): ***Syn:*** *Polyphalangie, Hyperphalangie*; Vorkommen überzähliger Finger- oder Zehenglieder

Vier|fin|ger|fur|che *f* (Ⓔ simian crease): durchgehende Querfurche der Handinnenfläche als Fusion von Linea mensalis und Linea cephalica; findet sich bei 4–5 % der Normalbevölkerung einseitig und bei ca. 1 % beidseitig; auffällig häufig [bis zu 40 %] bei Trisomie* 21

Vier|fing|rig|keit *f* (Ⓔ tetradactyly): Tetradaktylie*

Vier|hü|gel|plat|te *f* (Ⓔ quadrigeminal plate): ***Syn:*** *Lamina quadrigemina, Lamina tecti*; dorsaler Abschnitt des Mittelhirns, der vier Vorwölbungen hat; die oberen Hügel [Colliculi superiores] sind höher und breiter als die unteren Hügel [Colliculi inferiores]; sie sind Zentren für Augenbewegungen und Rumpfbewegungen bei plötzlichen Lichtsignalen; die unteren Hügel dienen der Umschaltung von akustischen Signalen zum Neokortex

Vier-Kammer-Ebene *f* (Ⓔ four-chamber section): Begriff aus der 2D-Echokardiographie*; beschreibt eine Bildebene, in der beide Kammern und Vorhöfe dargestellt werden; der Patient befindet sich in linker Seitenlage und der Schallkopf wird auf die Herzspitze aufgesetzt

Vier|ta|ge|fie|ber *nt* (Ⓔ quartan fever): ***Syn:*** *Febris quartana*; jeden vierten Tag auftretendes Fieber bei Malaria* quartana; auch gleichgesetzt mit Malaria* quartana

Vier|ze|hig|keit *f* (Ⓔ tetradactyly): Tetradaktylie*

VIG *Abk.*: Vaccinia-Immunglobulin

Vi|ga|ba|trin *nt* (Ⓔ vigabatrin): irreversibler GABA-Transaminasehemmer, Antiepileptikum*; **Anw.**: Kombinationsbehandlung einfacher und komplexer fokaler Epilepsien, West-Syndrom

vi|gi|lant *adj* (Ⓔ vigilant): aufmerksam, wachsam

Vi|gi|lanz *f* (Ⓔ vigilance): ***Syn:*** *Vigilität*; Aufmerksamkeit, Reaktionsbereitschaft

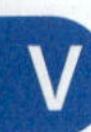

Vi|gi|li|tät *f*: *→ Vigilanz*

vi|ka|ri|ie|rend *adj* (Ⓔ vicarious): stellvertretend, ersatzweise

Vil|li|ki|nin *nt* (Ⓔ villikinin): gastrointestinales Hormon, das die Bewegung der Darmzotten fördert

vil|lös *adj* (Ⓔ vi): mit Zotten/Villi besetzt, zottig, zottenförmig

Vil|lo|si|tis *f, pl* **-ti|den** (Ⓔ villositis): ***Syn:*** *Zottenentzündung*; Entzündung der Plazentazotten

vil|lo|si|tisch *adj* (Ⓔ villositic): Villositis betreffend, von ihr betroffen oder gekennzeichnet

Vil|lus *m, pl* **-li** (Ⓔ villus): Zotte, zottenförmige Struktur

Villi articulares: *→ Villi synoviales*

Villi intestinales (Ⓔ intestinal villi): ***Syn:*** *Darmzotten, Dünndarmzotten*; fingerförmige, ca. 0,5–1,5 mm hohe Ausstülpungen der Dünndarmschleimhaut [Tunica mucosa intestini tenuis], die die Resorptionsfläche um das 5-Fache vergrößern

Villi synoviales (Ⓔ synovial villi): ***Syn:*** *Villi articulares*; *s.u. echtes Gelenk*

Vil|lo|xa|zin *nt* (Ⓔ viloxazine): Antidepressivum* vom Imipramintyp

VIM *Abk.*: ventraler Intermediärkern

VIN *Abk.*: **1.** *→ Vincamin* **2.** *→ vulväre intraepitheliale Neoplasie*

Vin|blas|tin *nt* (Ⓔ vinblastine): ***Syn:*** *Vincaleukoblastin*; zu den Vinca-Alkaloiden* gehörendes Zytostatikum*; **Anw.**: Morbus Hodgkin, Kaposi-Sarkom, Hodenkarzinom

Vinca-Alkaloide *pl* (Ⓔ vinca alkaloids): in **Vinca rosea** [Madagaskar Immergrün] und anderen Vinca- und Catharanthus-Species vorkommende Alkaloide, die in der Medizin z.T. als Zytostatika* eingesetzt werden; *s.a. Essay Chemotherapie S. 349*

Vin|cae mi|no|ris her|ba *f* (Ⓔ periwinkle): oberirdische Pflanzenteile von Immergrün*

Vin|ca|leu|ko|blas|tin *nt*: *→ Vinblastin*

Vin|ca|min *nt* (Ⓔ vincamine): ***Syn:*** *Vincaminsäuremethylester*; Alkaloid aus Vinca minor; **Anw.**: Förderung der Gehirndurchblutung und Glucoseaufnahme des Gehirns

Vin|ca mi|nor *f*: *→ Immergrün*

Vin|ca|min|säu|re|me|thy|les|ter *m*: *→ Vincamin*

Vin|ca ro|sea *f* (Ⓔ periwinkle): *s.u. Vinca-Alkaloide*

Vincent: Jean Hyacinthe Vincent; 1862–1950; französischer Bakteriologe (Paris)

Vincent-Angina *f*: *→ Plaut-Vincent-Angina*

Vincent-Symptom *nt* (Ⓔ Vincent's symptom): Anästhesie im Unterlippenbereich durch eine Lähmung des Nervus* alveolaris inferior bei Osteomyelitis* des Unterkiefers

Vin|cris|tin *nt* (Ⓔ vincristine): zu den Vinca-Alkaloiden* gehörendes Zytostatikum*; **Anw.**: Leukämie, Morbus Hodgkin, Bronchialkarzinom; *s.a. Essay Non-Hodgkin-Lymphome S. 1517*

Vin|cu|lum *nt, pl* **-la** (Ⓔ vinculum): Band, Fessel

Vinculum breve (Ⓔ short vinculum): fächerförmige Bindegewebszüge, die die Sehne der kurzen Fingerbeuger an den Fingerknochen befestigen

Vinculum longum (Ⓔ long vinculum): fächerförmige Bindegewebszüge, die die Sehne der langen Fingerbeuger an den Fingerknochen befestigen

Vincula tendinum digitorum manus (Ⓔ vincula of tendons of fingers): Oberbegriff für Vinculum* breve und Vinculum* longum

Vincula tendinum digitorum pedis (Ⓔ vincula of tendons of toes): fächerförmige Bindegewebszüge, die die Sehnen der Zehenbeuger an den Zehenknochen befestigen

Vin|de|sin *nt* (Ⓔ vindesine): zu den Vinca-Alkaloiden* gehörendes Zytostatikum*; **Anw.**: lymphatische Leukämie, maligne Lymphome, malignes Melanom

Vi|no|rel|bin *nt* (Ⓔ vinorelbine): Vinca-Alkaloid*; *s.u. Essay Chemotherapie S. 349*

Vi|nyl|car|bon|säu|re *f* (Ⓔ acrylic acid): ***Syn:*** *Akrylsäure, Acrylsäure, Propensäure*; ungesättigte Monocarbonsäure; Ausgangsstoff von Kunststoffen [Acrylharze]

Vi|nyl|chlo|rid *nt* (Ⓔ vinyl chloride): ***Syn:*** *Monochloräthylen*; kanzerogenes Gas; Ausgangsstoff für Polyvinylchlorid [PVC]; Exposition kann bei genetischer Disposition [HLA-DR3, -DR5, -B8] zu **Vinylchlorid-Krankheit** führen, deren Symptome [Raynaud*-Phänomen, Akroosteolysen, Vitiligo, Hautveränderungen] an eine systemische Sklerodermie* erinnern

Vi|nyl|ni|tril *nt* (Ⓔ acrylonitrile): ***Syn:*** *Acrylsäurenitril, Acrylnitril*; zur Kunststoffherstellung verwendete, stechend riechende Flüssigkeit; wirkt als Atemgift und Karzinogen

Vio *Abk.*: Viomycin

Vi|o|lae o|do|ra|tae rhi|zo|ma *f* (Ⓔ violet root): ***Syn:*** *echte Veilchenwurzel*; Wurzelstock des Veilchens*

Vi|o|lae o|do|ra|tae flos *m* (Ⓔ violet flower): Blüten des Veilchens*

Vi|o|lae o|do|ra|tae fo|li|um *nt* (Ⓔ violet leaf): Blätter des Veilchens*

Vi|o|lae o|do|ra|tae her|ba *f* ((E) violet herb): oberirdische Teile des Veilchens*

Vi|o|lae tri|co|lo|ris her|ba *f* ((E) pansy): Pflanzenteile des Stiefmütterchens*

Vi|o|la o|do|ra|ta *f*: → *Veilchen*

Vi|o|la tri|co|lor *f*: → *Stiefmütterchen*

VIP *Abk.*: **1.** vasoaktives intestinales Peptid **2.** vasoaktives intestinales Polypeptid **3.** vasoinhibitorisches Peptid

VIP-B *Abk.*: VP-16, Ifosfamid, Cisplatin (*engl.* platinol), Bleomycin

Vi|pom *nt* ((E) vipoma): ***Syn:*** *VIPom, VIP-produzierendes Inselzelladenom, D_1-Tumor*; gutartiger Tumor der Bauchspeicheldrüse, der vasoaktive intestinale Peptide bildet; Ursache eines Verner*-Morrison-Syndrom

Vi|qui|dil *nt* ((E) viquidil): ***Syn:*** *Chinotoxin*; zerebraler Vasodilatator

Vir-, vir- *präf.*: → *Viro-*

vi|ral *adj* ((E) viral): Virus/Viren betreffend, durch Viren verursacht

Vi|rä|mie *f* ((E) viremia): Vorkommen von Viren im Blut

Virchow: Rudolf Virchow; 1821–1902; deutscher Pathologe (Würzburg, Berlin); studierte Medizin an der Berliner Militärärzte-Akademie, wo er ab 1846 auch als Prosektor in der Pathologie tätig war; nahm 1849 einen Ruf auf den ersten Lehrstuhl für pathologische Anatomie an der Universität Würzburg an; 1856 wechselte er nach Berlin zum neugegründeten pathologischen Institut der Universität, das er 46 Jahre lang leitete
seine wichtigsten Arbeiten waren die **Zellenlehre** [Jede Zelle entsteht aus einer Zelle, „omnis cellula e cellula"] und die Entwicklung der **Zellularpathologie** [Die Ursache von Krankheit oder Gesundheit liegt in der Reaktion der Zelle auf externe Stimuli], die im krassen Gegensatz zur klassischen Humoralpathologie* steht

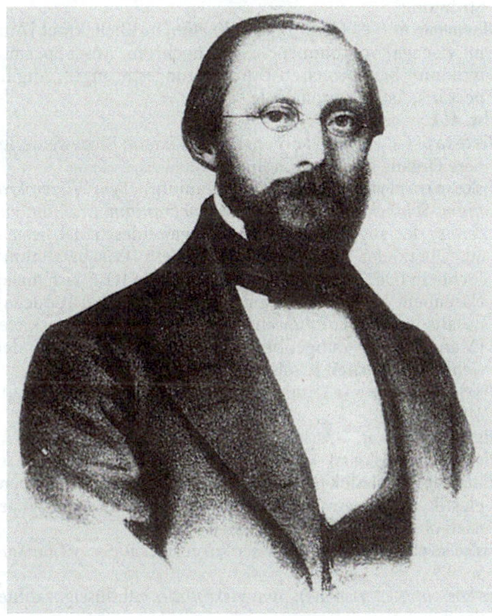

Abb. V37. Rudolf Virchow [1821–1902]

Virchow-Drüse *f* ((E) Virchow's gland): ***Syn:*** *Klavikulardrüse, Virchow-Knötchen, Virchow-Knoten*; tastbare Lymphknotenmetastase über dem linken Schlüsselbein bei bösartigen Tumoren im Bauchraum

Virchow-Hassall-Körperchen *nt* ((E) Hassall's corpuscles): Hassall-Körperchen; *s.u. Thymus*

Virchow-Knoten *m*: → *Virchow-Drüse*

Virchow-Robin-Raum *m* ((E) Virchow-Robin's space): ***Syn:*** *Spatium perivasculare*; der perivaskuläre, mit Liquor gefüllte Spaltraum um die Blutgefäße [außer Kapillaren] des Zentralnervensystems; Teil der Blut-Hirn-Schranke*; steht mit dem Subarachnoidalraum* in Verbindung

Virchow-Trias *f* ((E) Virchow's triad): Bezeichnung für die die Thrombosebildung fördernden Faktoren verlangsamte Blutströmung, Schäden der Gefäßwand und Veränderungen des Gerinnungsverhaltens [Hyperkoagulabilität]

Vi|ren *pl*: → *Virus*

Vir|gi|ni|tät *f* ((E) virginity): Unschuld; Jungfräulichkeit, Jungfernschaft

Vir|go *f* ((E) virgin): Jungfrau

Viridans-Endokarditis *f* ((E) viridans endocarditis): durch Streptococcus* viridans hervorgerufene subakute Endokardentzündung [Endocarditis* lenta]

Viridans-Streptokokken *pl*: → *α-hämolysierende Streptokokken*

vi|ril *adj* ((E) virile): männlich, maskulin

Vi|ri|li|sie|rung *f* ((E) virilization): ***Syn:*** *Maskulinisierung, Maskulinisierung*; Vermännlichung von Frauen [Hirsutismus*, männlicher Habitus, Klitorisvergrößerung, tiefere Stimme, Amenorrhoe*, Mammaatrophie, Libidoverlust], z.B. bei adrenogenitalem Syndrom*, hormonproduzierenden Tumoren, Androgentherapie

Vi|ri|on *nt* ((E) virion): ***Syn:*** *Viruspartikel*; reifes, infektiöses Virus; *s.a. Essay Viren S. 2273*

Viro-, viro- *präf.*: Wortelement mit Bezug auf „Virus"

vi|ro|gen *adj* ((E) virogenetic): durch Viren verursacht, von Viren abstammend

Vi|ro|id *nt* ((E) viroid): ***Syn:*** *nacktes Minivirus*; nur aus Ribonucleinsäure bestehendes infektiöses Agens, z.B. Hepatitis D-Virus; *s.a. Essay Viren S. 2273*

Vi|ro|lo|gie *f* ((E) virology): Lehre von den Viren und den Viruskrankheiten; Teilgebiet der (medizinischen) Mikrobiologie

vi|ro|lo|gisch *adj* ((E) virological): Virologie betreffend

Vi|ro|pe|xis *nt* ((E) viropexis): Aufnahme des Virus in die Wirtszelle

Vi|ro|se *f* ((E) virosis): ***Syn:*** *Viruskrankheit, Viruserkrankung, Virusinfektion*; durch Viren verursachte Infektionskrankheit*

Vi|ro|sta|ti|kum *nt, pl* **-ka** ((E) virostatic): ***Syn:*** *Virustatikum, virostatisches Mittel*; Antibiotikum*, das die Vermehrung von Viren hemmt

vi|ro|sta|tisch *adj* ((E) virostatic): ***Syn:*** *virustatisch*; das Viruswachstum hemmend

Vi|ro|zy|ten *pl*: → *Pfeiffer-Drüsenfieber-Zellen*

vir|tu|al *adj* ((E) virtual): ***Syn:*** *virtuell*; scheinbar

vir|tu|ell *adj* ((E) virtual): ***Syn:*** *virtual*; scheinbar

Vi|ru|ko|prie *f* ((E) virucopria): Virusausscheidung im Stuhl

vi|ru|lent *adj* ((E) virulent): Virulenz betreffend, infektionsfähig

Vi|ru|lenz *f* ((E) virulence): Infektionskraft eines Erregers; besser als Ausprägungsgrad der pathogenen Potenz eines Erregers definiert; beruht i.d.R. auf sog. Virulenzfaktoren, wie z.B. Exotoxinen; fehlen sie, wird der Erreger als avirulent bezeichnet, sind sie vorhanden, als virulent; *s.a. Essay Infektion S. 1027*

Vir|u|rie *f* ((E) viruria): Virusausscheidung im Harn

Vi|rus *nt, pl* **Vi|ren** ((E) virus): kleinste Mikroorganismen ohne eigenen Zellstoffwechsel, die sich nur in lebenden Zellen vermehren können; nach der Art der Nucleinsäure unterscheidet man **DNA-Viren** und **RNA-Viren**; *s.a. Essay Viren S. 2273*

adeno-assoziiertes Virus ((E) adeno-assocoated virus): *s.u. Essay Gentransfer und Gentherapie S. 761*

bakterienpathogenes Virus: → *Phage*

CA virus ((E) CA virus): ***Syn:*** *croup-associated virus*; *s.u. Parainfluenzaviren*

Corona-ähnliche Viren ((E) Corona-like viruses): *s.u. Essay SARS S. 1893*

Lymphadenopathie-assoziiertes Virus: veraltet für → *HIV-Virus*

onkogene Viren ((E) tumor viruses): ***Syn:*** *Tumorviren, Onkoviren*; Viren, die einen gutartigen oder bösartigen Tumor auslösen können; **RNA-Tumorviren** steigern die Zellproliferation durch Aktivierung zellteilungsfördernder Gene, während **DNA-Tumorviren** Suppressorgene der Zellteilung ausschalten; *s.a. Essay Virus und Tumor S. 2185*

SARS-like virus (Ⓔ SARS-like virus): *s.u. Essay SARS S. 1893*

transformierende Viren (Ⓔ transforming viruses): *s.u. Essay Virus und Tumor S. 2185*

Vi|rus|en|ze|pha|li|tis *f, pl* **-ti|den** (Ⓔ viral encephalitis): ***Syn:*** *virale Enzephalitis*; durch eine Reihe von Viren [Arboviren*, Coxsackievirus*, Grippeviren*, Mumpsvirus, Herpes-simplex-Virus*] hervorgerufene Entzündung des Gehirns, meist unter Beteiligung der Hirnhäute [**Virusenzephalomyelitis**]; die **klinische Symptomatik** hängt primär von Lokalisation und Ausmaß der Entzündung ab; die meisten Fälle beginnen aber akut aus voller Gesundheit heraus; im Anfangsstadium dominiert oft das Bild einer exogenen Psychose; die Patienten sind erregt, aggressiv, motorisch unruhig, verwirrt und desorientiert; die Mehrzahl ist bewusstseinseingetrübt oder komatös; Nackensteifigkeit, Fieber, Leukozytose und BSG-Beschleunigung können fehlen; je nach befallener Hirnregion kommt es zu EEG-Veränderungen, fokalen oder generalisierten Anfällen und neurologischen Herdsymptomen; **Diagnose:** Liquorstatus [Zellen, Gesamteiweiß, Zucker, Lactat], EEG, CT und MRT [anfangs meist unauffällig]

Vi|rus|en|ze|pha|lo|my|e|li|tis *f, pl* **-ti|den** (Ⓔ viral encephalomyelitis): klinisch kaum von einer Virusenzephalitis* zu unterscheidende Entzündung von Gehirn und Hirnhäuten, die durch die gleichen Viren hervorgerufen wird

Vi|rus|fins|ter|nis *f* (Ⓔ eclipse): ***Syn:*** *Eklipse*; Phase der Virusreplikation*, während der keine Viren in der infizierten Zelle nachgewiesen werden können

virus fixe *m* (Ⓔ fixed virus): *franz. s.u. Tollwutvirus*

Vi|rus|grip|pe *f*: *→ Influenza*

Vi|rus|he|pa|ti|tis *f, pl* **-ti|ti|den** (Ⓔ viral hepatitis): durch Viren hervorgerufene akute oder chronische Entzündung des Leberparenchyms; *s.a. Hepatitis, Hepatitisviren*

Virushepatitis A: *→ Hepatitis A*

akute Virushepatitis (Ⓔ acute viral hepatitis): akut verlaufende virale Leberentzündung, die durch Ikterus*, gastrointestinale Symptome und einen Anstieg der Serumtransaminasen gekennzeichnet ist

Virushepatitis B: *→ Hepatitis B*

Virushepatitis C: *→ Hepatitis C*

chronische Virushepatitis (Ⓔ chronic viral hepatitis): Sammelbezeichnung für chronisch verlaufende [mindestens 6 Monate] Virushepatitiden

Virushepatitis D: *→ Hepatitis D*

Virushepatitis E: *→ Hepatitis E*

Virushepatitis G: *→ Hepatitis G*

virus-host-shut-off *nt*: *s.u. Essay Viren S. 2273*

Vi|rus|in|fek|ti|on *f* (Ⓔ viral infection): ***Syn:*** *Viruskrankheit, Viruserkrankung, Virose*; durch Viren verursachte Infektionskrankheit*

Vi|rus|in|ter|fe|renz *f* (Ⓔ virus interference): ***Syn:*** *Interferenz*; gegenseitige Vermehrungshemmung von Viren

Vi|rus|ke|ra|ti|tis *f, pl* **-ti|den** (Ⓔ viral keratoconjunctivitis): am häufigsten verursacht durch Herpes* simplex virus, Varicella-Zoster-Virus* oder Adenoviren; *s.a. Keratoconjunctivitis epidemica, Herpes-simplex-Keratitis*

Vi|rus|me|nin|gi|tis *f, pl* **-ti|den** (Ⓔ viral meningitis): ***Syn:*** *virale Meningitis*; durch eine Vielzahl von Viren hervorgerufene akute lymphozytäre Meningitis*; häufigste Entzündung des Nervensystems; die Erreger können in primär neurotrope Viren [Varicella-Zoster-Virus*, Arboviren*, LCM-Virus*] und nicht-primär neurotrope Viren [Echoviren*, Coxsackievirus*, Mumpsvirus*, Herpesviren*, Adenoviren*] unterteilt werden; **Klinik:** akut einsetzende Symptomatik [Kopfschmerzen, Nackensteifigkeit, Fieber], die milder verläuft als bei der bakteriellen Meningitis*, und nach einigen Tagen wieder abklingt; je nach Virus gibt es noch typische Symptome [z.B. Herpangina* bei Coxsackivirus A oder Pleurodynie* bei Coxsackivirus B]; **Diagnose:** Liquorpunktion [klar oder leicht getrübt, nie eitrig, Pleozytose mit selten mehr als 1500 Zellen, v.a. Lymphozyten; Eiweiß und Zucker normal]; Serologie; **Therapie:** symptomatische Behandlung; **Prognose:** wesentlich besser als bei der bakteriellen Meningitis; i.d.R. Ausheilung; z.T. für Wochen oder Monate allgemeine Beschwerden [Konzentrationsschwäche, Reizbarkeit, Schwindel]

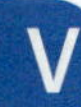

Vi|rus|my|o|kar|di|tis *f, pl* **-ti|den** (Ⓔ viral myocarditis): ***Syn:*** *virale Myokarditis*; häufigste Form der infektiösen Myokarditis*; wird meist durch Enteroviren* oder Coxsackieviren* verursacht; andere Viren, die als Erreger gefunden werden, sind Mumpsvirus, Influenza-A oder B-Virus, Adenoviren, Zytomegalievirus, Varicella-Zoster-Virus, Flaviviren, Masernvirus, Poliovirus, Togaviren

Vi|ru|so|id *nt* (Ⓔ virusoid): *s.u. Essay Viren S. 2273*

Vi|rus|par|ti|kel *nt*: *→ Virion*

Vi|rus|pneu|mo|nie *f* (Ⓔ viral pneumonia): durch Viren verursachte atypische Pneumonie*; Viruspneumonien sind beim Erwachsenen außerhalb von Epidemien [z.B. Grippepneumonie] selten

Vi|rus|re|pli|ka|ti|on *f* (Ⓔ virus replication): *s.u. Essay Viren S. 2273*

Vi|rus|schnup|fen *m* (Ⓔ coryza): *s.u. Rhinitis*

Vi|ru|sta|ti|kum *nt, pl* **-ka** (Ⓔ virostatic): ***Syn:*** *Virostatikum, virostatisches Mittel*; Antibiotikum*, das die Vermehrung von Viren hemmt

vi|ru|sta|tisch *adj* (Ⓔ virustatic): ***Syn:*** *virostatisch*; das Viruswachstum hemmend

Vi|rus|tu|mor|pro|te|i|ne *pl* (Ⓔ viral tumor proteins): *s.u. Essay Virus und Tumor S. 2185*

Vi|ru|zid *nt* (Ⓔ virucide): virenabtötendes Mittel

vi|ru|zid *adj* (Ⓔ virucidal): virenabtötend, vireninaktivierend

Vis *f* (Ⓔ force, energy): Kraft; Energie

Vis a fronte (Ⓔ vis a fronte): das Herz und der Druckwechsel im Thorax während des Atemrhythmus üben einen Saugeffekt aus, der venöses Blut aus den unteren Körperteilen zum Herzen zieht

Vis a tergo (Ⓔ vis a tergo): der Druck aus dem arteriellen Schenkel des Kapillarsystems unterhält in Ruhe die venöse Strömung

Vi|sam|min *nt* (Ⓔ khellin): ***Syn:*** *Khellin*; in Khellakraut [Ammi visnaga] vorkommendes Furanochrom; **Anw.:** Spasmolytikum* bei koronaren Durchblutungsstörungen, Angina pectoris, Asthma bronchiale

visc. *Abk.*: visceralis

Vis|ce|ra *pl* (Ⓔ internal organs): ***Syn:*** *Viszera*; Eingeweide, innere Organe der Körperhöhlen

Vis|ce|ro|cra|ni|um *nt* (Ⓔ viscerocranium): ***Syn:*** *Viszerokranium, Splanchnokranium, Splanchnocranium, Cranium viscerale*; der sog. **Gesichts- und Eingeweideschädel** besteht aus Oberkiefer [Maxilla*], Gaumenbein [Os* palatinum], Jochbein [Os* zygomaticum], Tränenbein [Os* lacrimale], Nasenbein [Os* nasale], unterer Nasenmuschel [Concha* nasalis inferior], Pflugscharbein [Vomer*], Unterkiefer [Mandibula*] Zungenbein [Os* hyoideum] und den Gehörknöchelchen [Ossicula* auditoria]

Vis|ci al|bi her|ba *f* (Ⓔ mistletoe herb): ***Syn:*** *Mistelkraut*; *s.u. Mistel*

Vis|cum al|bum *nt*: *→ Mistel*

Vis|cus *nt, pl* **Vis|ce|ra**: *→ Viscera*

Vi|sier|lap|pen|plas|tik *f* (Ⓔ visor flap operation): Nahlappenplastik, bei der ein doppeltgestielter Lappen wie ein Visier nach oben oder unten geschoben wird

Vis|ko|ka|na|lo|sto|mie *f* (Ⓔ visco surgery): *s.u. Essay Glaukom S. 797*

vis|kös *adj* (Ⓔ viscous): ***Syn:*** *viskos*; zäh, zähflüssig, zähfließend

Vis|ko|si|me|ter *nt* (Ⓔ viscosimeter): Gerät zur Viskosimetrie

Vis|ko|si|me|trie *f* (Ⓔ viscosimetry): Viskositätsmessung

vis|ko|si|me|trisch *adj* (Ⓔ viscosimetric): Viskosimetrie betreffend, mittels Viskosimetrie

Vis|ko|si|tät *f* (Ⓔ viscosity): ***Syn:*** *innere Reibung*; Zähigkeit einer Flüssigkeit; wird in Ns/m^2 oder Poise angeben

vi|su|ell *adj* (Ⓔ visual): das Sehen betreffend, mit den Augen; optisch

Vi|sus *m* (Ⓔ visual acuity): ***Syn:*** *Sehschärfe*; Fähigkeit der Netzhaut, zwei Punkte gerade noch als getrennt zu erkennen; per definitionem liegt eine normale Sehschärfe [1,0] vor, wenn der Patient Sehzeichen* richtig erkennen kann,

Viren

D. Falke, J. Podlech

Virusbegriff

Viren sind Komplexe aus Nucleinsäure* [RNA oder DNA], Proteinen* und Lipiden* in definierter Partikelform. Sie können Erkrankungen bei Menschen, Tieren und Pflanzen hervorrufen. Viren setzen sich mit bestimmten Oberflächenstrukturen an Zellen fest [Adhäsion] und werden dann von der Zelle aktiv aufgenommen. Bei behüllten Viren verschmilzt in der Regel die Hülle des Virus mit der Zellmembran und entlässt das Nukleokapsid in das Zytoplasma. Bei unbehüllten Viren findet meist eine Aufnahme des angehefteten Virus in Form eines endosomalen Vesikels statt. Gelangt schließlich die virale Erbinformation aus dem Viruskapsid in das Zytoplasma* oder den Kern der infizierten Zelle, so beginnt dort unter Einbeziehung des gesamten zellulären Stoffwechselapparates die Vermehrungsphase. Das Viruspartikel liefert der Zelle dabei das vollständige Syntheseprogramm für die zukünftigen Tochterviren.

Der **Vorgang der Virusvermehrung** [Replikation] kann die Zelle derart schwächen, dass sie zu Grunde geht. Einige Virenarten können nur bestimmte Zellen einzelner Organe infizieren [z. B. Hepatitisviren* die Leberzellen]. Andere Virusspezies dagegen sind in der Lage, eine Vielzahl unterschiedlichster Körperregionen und Gewebe zu befallen [z. B. Zytomegalievirus* bei Immunsupprimierten]. So können teilweise massive Zellzerstörungen [z. B. Darmepithelien bei Virusenteritis] resultieren. „Krankheit" ist schließlich die Kombination der Virus-bedingten Zellzerstörungen- und der Immunantwort des Organismus [z. B. Fieber bei Mensch und Tier].

Viren können in vier Zustandsformen vorliegen:

- **dynamisch** bei der Replikation in der Zelle,
- **statisch** als extrazelluläres Partikel,
- **integriert** in das Virusgenom als Provirus,
- **episomal** im Kern, meist zirkulär in der Latenz.

Virusmerkmale

- Viren sind filtrierbare Partikel. Ihre Größe liegt zwischen 22 nm [Parvovirus* B19] und 300 nm [Pockenviren*]. Der Ausdruck *„filtrierbar"* bedeutet, dass Viren bakteriendichte Filter passieren können [*„Ultrafiltrat"*].
- Viren sind einfach aufgebaut. Sie enthalten zwar Nucleinsäure*, Proteine* und Lipide*, aber kein einziges der komplexen Organellen, die für den Aufbau der Zelle typisch sind, wie Kern*, Mitochondrien*, Ribosomen* u.a.
- Viren enthalten DNA* oder RNA*, nicht aber beide Nucleinsäuretypen. Einige Viren sind mit Enzymen ausgestattet.

Viruspartikel [Virion]

Das vollständig [komplett] aufgebaute, reife Viruspartikel wird als Virion bezeichnet. Inkomplette, d.h. „unreife" Partikel sind als Vorstufe des ausgereiften Virions oder als Überschussmaterial [z. B. HBsAg*] in bestimmten Phasen der Virussynthese intrazellulär oder extrazellulär nachweisbar. Im Gegensatz zu den infektionstüchtigen, kompletten Partikeln sind die inkompletten Partikel nicht infektiös. Sie können nur elektronenoptisch, biochemisch [durch Enzyme*] oder serologisch [z. B. HBsAg*], nicht aber durch den klassischen Infektionsversuch mit Plaquebildung nachgewiesen werden. Sie sind jedoch von großer Bedeutung für chronische Infektionsverläufe.

Virusbestandteile

Von den drei Bauelementen der Viruspartikel sind zwei stets vorhanden; ein drittes ist nicht bei allen Virusspezies zu finden. Die Bestandteile sind:

- Die **Nucleinsäure** [entweder **DNA** oder **RNA**] als Träger der genetischen Information. RNA oder DNA ist stets vorhanden. Die DNA ist linear oder ringförmig und meist doppelsträngig. Die RNA ist meist einzelsträngig und linear, bei einigen Viren ist die RNA segmentiert.
- Das **Kapsid** ist Schutzmantel der Nucleinsäure. Der Komplex aus Nucleinsäure und Kapsid wird als **Nukleokapsid** bezeichnet. Bausteine des Kapsids sind die **Kapsomeren.** Diese bestehen aus Protein und wirken als Antigene*.

- Eine **Hülle** [*envelope*] kommt nur bei einigen Virusarten vor und umgibt das Kapsid von außen. Das Hüllmaterial besteht in der Regel aus Proteinen*, Glykoproteinen* und Lipiden*; es wirkt ebenfalls antigen. Die Glykoproteine der Hülle werden als „*Spikes*" bezeichnet.

Strukturprinzipien

Die Struktur der Viren wird mit dem Elektronenmikroskop [EM] und der Röntgenstrukturanalyse untersucht. Man unterscheidet **einfach-symmetrisch** und **komplex-symmetrisch** aufgebaute **Viruspartikel.**

Von den **einfach-symmetrischen Viruspartikeln** werden vier Grundformen als Modell betrachtet:

- **Tabakmosaikvirus** [TMV] [Abb. 1]: Dieses ist stäbchenförmig [20x300 nm] und besteht aus einer (+)-Strang-RNA im zylindrischen Kapsid, das man mit einem Maiskolben vergleichen kann. Die den Maiskörnern vergleichbaren Untereinheiten entsprechen den Kapsomeren. Die RNA verläuft innerhalb des aus Kapsomeren bestehenden Kapsidzylinders wie in einer Wendeltreppe.
- **Ortho- und Paramyxoviren** [Abb. 2]: Sie sind kugelig [80–150 nm Durchmesser] und bestehen im inneren Teil aus einem aufgeknäuelten, helikalen Nukleokapsid, das die RNA enthält [siehe TMV]. Das Nukleokapsid-Knäuel ist seinerseits von einer Hülle umgeben. Unter der Hülle befindet sich eine Matrix [**M-Protein**]. In der Hülle befinden sich Spikes. Bei den Orthomyxoviren liegt das RNA-Genom segmentiert vor.
- **Adenovirus** [Abb. 3]: Dieses ist kugelig [80 nm Durchmesser] und besteht aus einem kugeligen DNA-Kern [**Innenkörper,** „*core*"], der von einem Kapsid umgeben wird. Im Unterschied zum Influenzavirus ist beim Adenovirus lediglich die DNA verknäuelt. Das Kapsid ist in die Verknäuelung nicht einbezogen; es umschließt die DNA wie eine Schale. Aus dem Kapsid ragen 12 feine Stäbchen antennenartig heraus. Die Kapsomeren sind so angeordnet, dass die Kapsidoberfläche aus 20 Dreiecken zusammengesetzt erscheint [Ikosaeder, 20-Flächner].
- **Herpesviren** [Abb. 4]: Diese sind kugelig [Durchmesser 180 nm] und bestehen aus einem Kern von DNA, die auf ein Trägerprotein aufgewickelt ist. Dieser Kern wird von einem schalenförmigen Kapsid [Ikosaeder, s.o.] in der gleichen Art umschlossen wie bei den Adenoviren. Dagegen ist jedoch das Kapsid außen noch von einer Hülle [**envelope**] umgeben. Die DNA der Herpesviren ist somit von zwei übereinander liegenden Schutzschichten eingehüllt. Zwischen Kapsid und Hülle liegt das Tegument; die Hülle trägt Spikes.

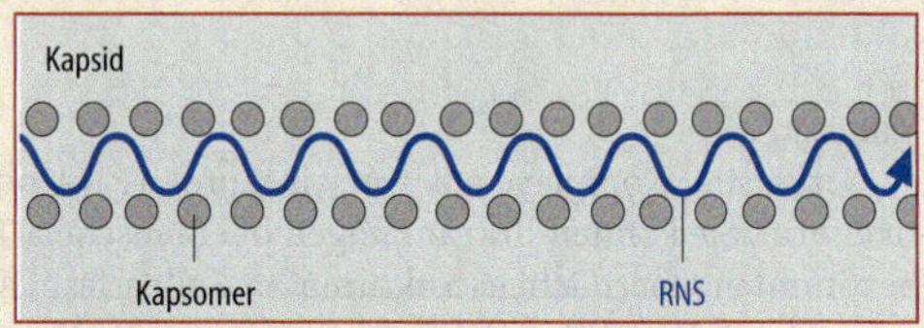

Abb. 1. Fadenförmiges Kapsid wie beim Tabakmosaikvirus

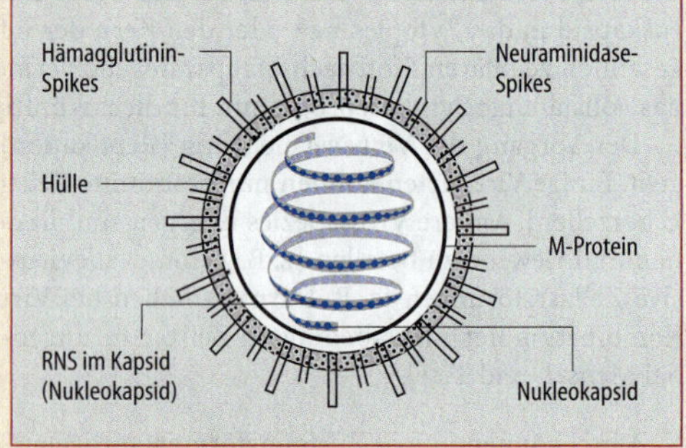

Abb. 2. Ortho- und Paramyxoviren

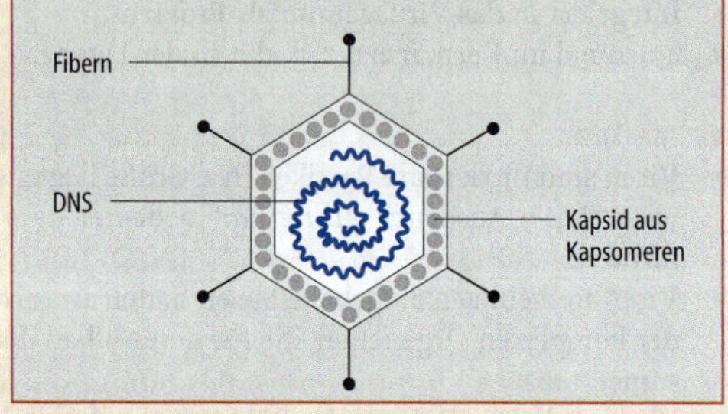

Abb. 3. Adenovirus

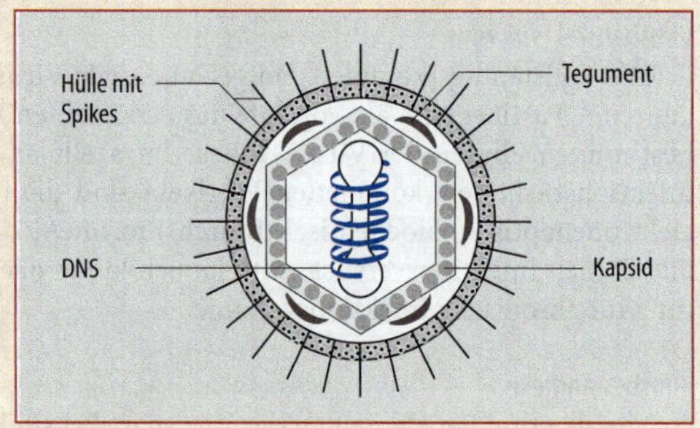

Abb. 4. Herpesvirus

V

Symmetrieformen

Die Symmetrieverhältnisse der Virusteilchen entsprechen – vereinfacht gesehen – zwei Grundformen, wobei sich die Angaben über die Symmetrie stets auf das Nukleokapsid beziehen.

Einfache Symmetrie: Die Spiegelbildlichkeit ist hierbei in allen Achsen vorhanden.

- **Translationssymmetrie**: Eine Achse des Kapsids ist länger als die andere. Diese Form der Symmetrie wird mit der Bezeichnung helixförmig [helikal] versehen. Die Kapside sind polar aufgebaut, ihre Montage erfolgt von einem bestimmten Ende aus. Beispiel: Tabakmosaikvirus.
- **Rotationssymmetrie**: Alle drei Achsen der Ikosaeder sind etwa gleich lang. Das Nukleokapsid nähert sich der kugeligen Form. Beispiel: Adeno- und Herpesvirus.

Komplexe Symmetrie: Die Achsen sind entweder alle ungleich lang oder es existiert innerhalb einer oder mehrerer Achsen keine Spiegelbildlichkeit. Beispiel: Pockenvirus.

Einteilung der Viren

Der Informationsfluss der lebenden Materie geht nach F. Crick von DNA über RNA zu Protein [Molekularbiologisches Dogma]. Auf ihm baut das „Baltimore-Schema" auf; die Erbsubstanz besteht demnach aus DNA oder RNA. Eine (+)-Strang-RNA ist per definitionem eine direkt translatierbare mRNA*. Eine grobe Einteilung der Viren ist die in pflanzenpathogene Viren [z. B. Tabakmosaikvirus], in menschen- und tierpathogene Viren [„animale Viren"] sowie in Bakteriophagen.

Einteilungskriterien

Folgende Einteilungskriterien [Tab. 1] liegen der heute üblichen Virussystematik zu Grunde:

- **Typ der Nucleinsäure**: Es werden **DNA-Viren** und **RNA-Viren** unterschieden, dabei können Moleküle als Doppelstrang oder Einzelstrang vorliegen. Meist ist die RNA der Viren einsträngig. Dagegen ist die DNA bei Viren überwiegend doppelsträngig. Man bezeichnet eine zur Translation befähigte RNA als Plus-(+)-Strang-RNA. (+)-RNA kann direkt als mRNA [messenger-RNA, Boten-RNA*] dienen, (+)-RNA der Retroviren muss jedoch zunächst in Doppelstrang-DNA* umgewandelt werden, ehe sie integriert und dann zu mRNA translatiert werden kann.
  Eine zur Translation unfähige RNA wird als Negativ-(–)-Strang-RNA bezeichnet. (–)-Strang-RNA [Paramyxoviren] muss zunächst in (+)-RNA umgewandelt werden. Doppelstrang-Moleküle [Rota-, Herpesviren] werden direkt transkribiert.
- **Symmetrie des Nucleinsäure-Kapsid-Komplexes**: z. B. stäbchenförmig oder kugelig bzw. helikal oder ikosaedrisch.
- **Vorhandensein oder Fehlen einer Hülle**: korreliert mit der Ätherempfindlichkeit; Viren mit einer Hülle werden durch Äther in Untereinheiten zerlegt.
- **Serologische Eigenschaften des Kapsids und der Glykoproteine der Hülle [Spikes]**: Mit diesem Kriterium werden Differenzierungen vorgenommen. Eine verfeinerte Einteilung lässt sich erreichen, wenn man mit monoklonalen Antikörpern* einzelne Antigendeterminanten* nachweist.
- **Vorhandensein von Enzymen**: wie Neuraminidase*, Polymerase*, reverse Transkriptase*.

Tab. 1. Einteilung der Viren

Nukleinsäure	Kapsid	Hülle	Enzym*	Virus
(+)-ss RNA	⬡	–	–	Polio, Coxsackie, Calici, HEV, HAV, Echo, Entero, Rhino
(+)-ss RNA	⬡	+	–	Röteln, HCV, FSME
(–)-ss RNA	▭	+	+	Influenza (8), RS, Parainfluenza, Masern, Mumps
(+)-ss RNA	▭	+	-	Corona
(–)-ss RNA	▭	+	+	Arena (2), Lassa, Bunya (3), Hanta
(–)-ss RNA	▭	+	+	Rhabdo, Filo, Borna
(+)-ss RNA 2 Moleküle	⬡ ▭	+	+	HIV, HTLV
(–)-ss RNA	⬡	+ (HBV)	–	HDV
ds RNA	⏣	–	+	Rota
(+)/(–)-ss DNA	⬡	–	–	Parvo B19
ds DNA	⬡°	–	–	Adeno, Papova (ohne Fibern)
ds DNA	⬡	+	–	Herpesgruppe
ds DNA	⬡	+	+	HBV
ds DNA	▭	++	+	Vaccinia, Kuhpocken

ss = Einzelstrang, **ds** = Doppelstrang, **–** = keine, **+** = 1 Hülle, **(8)** = 8 Segmente, * im Viruspartikel

Aufgrund der geschilderten Kriterien kann man für die beiden großen Gruppen der **RNA-Viren** und der **DNA-Viren** charakteristische Strukturprototypen aufstellen. Diese werden jeweils durch ein besonders charakteristisches Virus [„Prototyp"] repräsentiert. Obwohl veraltet, dienen Wirtsspezifität und der Organotropismus in klinischen Lehrbüchern auch heute noch als Einteilungskriterien. Diese Eigenschaften besitzen für die Laborpraxis noch immer Bedeutung.

Bakteriophagen

Bakteriophagen sind Viren, die ausschließlich Bakterien befallen. Sie gehören überwiegend zu den DNA-Viren; es gibt aber auch RNA-Phagen. Die Wirtsspezifität ist für Bakteriophagen besonders eng: Sie sind in der Regel nur für eine einzige Bakterien-Subspezies infektiös. Nach Befall durch einen virulenten Bakteriophagen zerfällt die Bakterienzelle innerhalb von 15 min [Lyse] und gibt die Nachkommenschaft des Bakteriophagen frei.

Züchtung: Sprüht man Bakteriophagen als dünne Suspension auf einen geeigneten Bakterienrasen, so entstehen überall dort, wo geeignete Bakterienzellen durch Phagen infiziert worden sind, lochartige Aussparungen des Rasens. Der Phage erzeugt in der Wirtszelle etwa 200 Nachkommen; diese infizieren die benachbarten Zellen im Rasen. Die Infektion und damit der Lyseprozess schreiten somit von der Stelle der primären Infektion zentrifugal fort [Infektionsausbreitung per continuitatem].

Grundformen der Phagen: Die Bakteriophagen unterscheidet man wie die übrigen Viren nach ihrem Aufbau. Man kennt drei morphologische Typen:

- **Stäbchenförmige Phagen:** Sie sind 750 nm lang und 7 nm breit. Beispiel: fd-Phage; enthält eine Doppelstrang-DNA, seine Struktur ähnelt der des TMV.
- **Kugelförmige Phagen:** Ihr Durchmesser beträgt ca. 25 nm. Im Elektronenmikroskop sehen sie wie eine Maulbeere [Ikosaeder] aus. Beispiel: Der Phage ϕx174 enthält eine Einzelstrang-DNA.
- **Phagen mit komplexer Symmetrie:** Sie besitzen einen kugeligen Kopfteil [80x125 nm] und einen Schwanzteil [100 nm] mit Grundplatte. Das bekannteste Beispiel liefern die T-Phagen. Im Kopfteil der T-Phagen liegt die von einem Eiweißmantel umschlossene DNA. Der Schwanzteil ist als Röhre ausgebildet. Er trägt an seinem Ende eine Platte mit Strukturen, die sich zu dem Zellwandrezeptor des Wirtes komplementär verhalten.

Infektionsmodus der Phagen: Trifft die Grundplatte mit dem homologen Rezeptor der Wirtszelle zusammen, so wird der Phage spezifisch gebunden. Es kommt dadurch zu zwei nacheinander ablaufenden Vorgängen: Zuerst entsteht durch Enzymwirkung unter der Endplatte ein Loch in der Zellwand; anschließend kontrahiert sich die Eiweißhülle und injiziert die Phagen-DNA durch den röhrenförmigen Schwanzteil in das Zytoplasma der befallenen Bakterienzelle.

Im Unterschied zu den übrigen Viren erfolgt bei den T-Phagen das Uncoating bereits außerhalb der Wirtszelle. Das Zellplasma nimmt also nicht das gesamte Phagenpartikel auf, sondern nur dessen DNA. Beim Studium der Bakteriophagen wurden viele Eigenschaften und Vorgänge entdeckt, z. B. das Uncoating, Früh- und Spätproteine, Integration als Prophage und Prophagenentstehung [„Lysogenie“], die als Modell für die gesamte Virologie gelten.

Viroide, Virusoide und Prionen

In den letzten zwei Jahrzehnten hat sich die Existenz von virusähnlichen Partikeln beweisen lassen, die mit einem Minimum an genetischer Ausstattung Krankheiten erzeugen. Die Mitglieder dieser Erregerklassen werden als Viroide, Virusoide und Prionen [„subviral partides“] bezeichnet.

Viroide erzeugen nur bei Pflanzen Krankheiten. Sie enthalten ausschließlich RNA ohne einen schützenden Proteinmantel. Normalerweise kommen in der Natur Virusnucleinsäuren in freier Form nicht vor. Die weit verbreiteten Enzyme RNase* bzw. DNase* würden sie sofort zerstören. Überraschend war daher die Entdeckung der Viroide und ihres einfachen Aufbaus. Der Grund der außergewöhnlichen Umweltstabilität der Viroide liegt in der Ringform der RNA, die durch die meisten Enzyme nicht angreifbar ist.

Tab. 2. Größe oder Kb-Gehalt von intrazellulären Parasiten und Bakterien

Parasit	Dimension	Beispiele
Viren	20–300 nm 4 Kb – 375 Kbp	Parvo, Vacciniavirus
Virusoide (Satelliten)	etwa 1000 Nukleoside	für die Replikation benötigen sie Helferviren Hepatitis D-Virus (HDV; 1,7 Kb)
Viroide	200–400 Nukleoside	stäbchenförmige RNA-Moleküle als Krankheitserreger bei Pflanzen
Prionen	Protein etwa 25 kD	Kuru, Scrapie, Creutzfeld-Jakob-Krankheit
Bakterien	500 nm – 10 µm	

Viroide sind die Erreger der Exocortis-Krankheit von Zitrusbäumen, von Erkrankungen der Kartoffeln, der Tabakpflanzen u.a. Ihr Informationsgehalt ist mit 200–400 Basen nur sehr gering. Die ringförmige RNA ist zu einer Kleeblatt-ähnlichen Struktur zusammengefaltet. Eine Wirtszellpolymerase repliziert die RNA. Viroide sind sehr stabil gegenüber Erhitzung und organischen Lösungsmitteln, lassen sich aber durch einige Ribonukleasen zerstören.

Virusoide enthalten ebenfalls nur RNA, aber zusätzlich zu den oben beschriebenen Viroiden noch 1–2 Proteine. Es gibt in dieser Gruppe nicht nur pflanzenpathogene Erreger, sondern auch solche, die Tiere und Menschen befallen. Ein Beispiel für ein Virusoid ist das humanpathogene Hepatitis-D-Virus* [HDV].

Prionen [kurz für *proteinaceous infectious particles*] bestehen nur aus Protein [ohne Nucleinsäure] und sind das infektiöse Agens der übertragbaren spongiformen Enzephalopathien* wie Scrapie* von Schafen und Ziegen sowie des Kuru und der Creutzfeldt*-Jakob-Krankheit des Menschen sowie des Rinderwahnsinns* [BSE]. Das Protein hat ein MG von 27–30 kDa und wird auch bei gesunden Personen, insbesondere im Gehirn gefunden, jedoch in geringerer Menge und anderer Sekundärstruktur. Man geht derzeit davon aus, dass der Unterschied zwischen gesundem und krankem Prionprotein in einer veränderten Faltung des Proteins liegt, wobei das krankhaft veränderte Protein in der Lage zu sein scheint, das normale gesunde Prionprotein nach seinem eigenen Muster zu verändern. So häuft sich krankhaft verändertes Prionprotein an und erzeugt die für die spongiformen Enzephalopathien typischen Veränderungen, insbesondere im Gehirn des betroffenen Tieres oder Menschen. Es aggregiert und verhält sich im Gewebe ähnlich wie Amyloid*.

Virusreplikation

Die Replikation von Viren in einer Zelle beruht prinzipiell auf den gleichen Mechanismen, die auch die Zelle für ihre eigenen Stoffwechselleistungen, wie z. B. Zellteilung, Herstellung von Proteinen etc., verwendet. Die einzelnen Virusspezies nutzen dabei ganz unterschiedliche Wege in der zellulären Maschinerie, wie z. B. zelluläre Enzyme, um das Ziel der eigenen Vermehrung zu erreichen. Jede Virusspezies hat sich in einem langen evolutionären Prozess optimal in den Zellstoffwechsel eingepasst, um möglichst effektiv vermehrt zu werden, ohne den Wirt zu stark zu schädigen. Dabei werden die nicht für die Virusreplikation notwendigen zellulären Stoffwechselleistungen überwiegend abgeschaltet.

DNA und RNA als Informationsträger

Die Erbinformation der Viren ist, wie die Erbinformation aller Lebewesen der Erde, in Form von Nucleinsäure* festgehalten, wobei zwischen Ribonucleinsäure* [RNA] und Desoxyribonucleinsäure* [DNA] unterschieden werden kann. Während die bei Tieren und Pflanzen den Nachkommen mitgegebene genetische Information stets DNA ist, so ist bei Viren sowohl DNA als auch RNA als alleiniger Informationsträger möglich. Beide Nucleinsäuren können weiterhin in Form eines Einzelstranges oder als Doppelstrang vorkommen. So existieren Einzelstrang- und Doppelstrang-DNA-Viren als auch Einzelstrang- und Doppelstrang-RNA-Viren. Es gilt zur Zeit immer noch als ein Dogma, dass kein Virus beide Nucleinsäure-Arten im Viruspartikel besitzt, obwohl mit neuesten Methoden in einigen Fällen der Nachweis von DNA und RNA in einem Virus gelungen zu sein scheint. Die Erbinformation eines Virus ist deutlich kleiner als die aller anderen Lebewesen. So bestehen virale Genome aus durchschnittlich nur wenigen bis zu maximal etwa 100 Genen, während die genetische Information des Menschen auf mehrere 10.000 Gene geschätzt wird.

Replikationszyklus von Viren

Mit der Infektion durch ein Virus wird in der Zelle eine Vielzahl von Prozessen in Gang gesetzt. Sie enden schließlich mit der Entstehung von neuen Viruspartikeln. Die Phasen des Replikationszyklus werden wie folgt benannt:

- **Adsorption**
- **Penetration**
- **Eklipse**: Uncoating und Synthesephase:
  - Synthese von Sofort- und Frühproteinen
  - Replikation der Virusnucleinsäure
  - Synthese der Spätproteine [Kapsid- und Hüllproteine]
- **Montage** der Virusbausteine
- **Ausschleusung** [Freigabe].

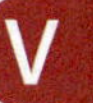

Bei der **Adsorption** [Anheftung] interagiert ein außen liegendes Strukturelement der Viruspartikel [Kapsid oder Hüllglykoprotein] als Ligand mit einem oder mehreren Rezeptoren auf der Zellmembran. Dadurch wird das Viruspartikel an die Zelle gebunden. Während der Adsorptionsphase liegt das Virus noch angreifbar frei auf der Zelloberfläche und kann durch Antikörper neutralisiert werden.

Die **Penetration** des adsorbierten Virus in die Zelle erfolgt jeweils nach Virusart und Wirtsspezies über verschiedene Mechanismen:

- **Endozytose**: Durch Rezeptor-vermittelte Endozytose wird das Virus nach der Adsorption durch Einstülpung und Abschnürung der Membran in das Innere der Zelle befördert. Es befindet sich dann eingeschlossen in einem Endosom im Zytoplasma. Auf diesem Wege werden sowohl behüllte als auch unbehüll-

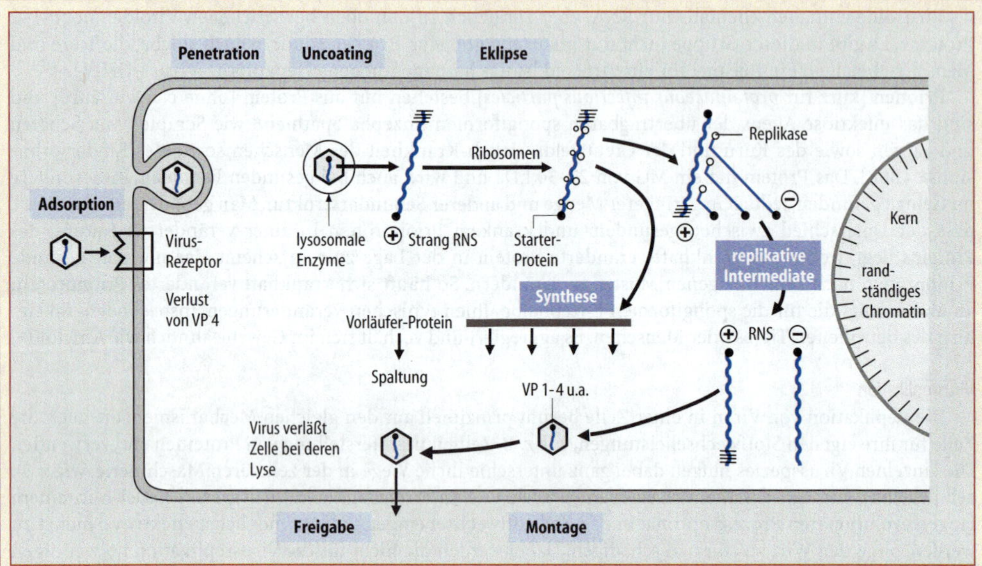

Abb. 5. Die Replikation des Poliovirus. Nach der Adsorption des Poliovirus an die entsprechenden Rezeptoren [Moleküle der Immunoglobulin-Superfamilie] erfolgt die Aufnahme [Penetration] in die Zellen durch Endozytose und das Uncoating bei saurem pH in den Endosomen. In der Eklipse verbindet sich (+)-Strang-RNA in der nicht-kodierenden Region mit Ribosomen, um zunächst die Replikase zu bilden. Es erfolgt dann von einem kovalent gebundenen Starterprotein [VPg] am 5'-Ende aus die Synthese über „replikative Intermediate", das zur Translation abgespalten wird. Die mRNA wird zunächst zu einem Vorläuferprotein translatiert, dieses wird dann durch eine eigene Protease gespalten [VP 1–4 u.a.]. Die Montage der Strukturproteine zum Kapsid erfolgt in mehreren Zwischenstufen. Die Virionen werden beim Zerfall der Zellen freigesetzt [Freigabe]. Die mRNA ist am 3'-Ende polyadenyliert [≡]

te Virusspezies aufgenommen. Die Einstülpung der Zellmembran erfolgt auf ein Signal vom Rezeptor aus, das durch die Adsorption ausgelöst wird. Während der Penetrationsphase kann das Virus durch Antikörper so lange neutralisiert werden, wie es vom äußeren Milieu her erreichbar ist.

- **Fusion der Virushülle mit der Zellmembran**: Bei einigen behüllten Virusspezies kann der Eintritt in die Zelle auch auf einem anderen Wege erfolgen. Während bei der normal ablaufenden Virussynthese die Hülle aus der Matrix der Zell- oder Kernmembran entsteht, wird hier der Prozess der Hüllbildung umgekehrt. Es kommt bei der Viruspartikelaufnahme durch die befallene Zelle zu einer Fusion der Virushülle mit der Zellmembran, wobei das Kapsid ins Zytoplasma eingeschleust wird. Die Zellmembran wird dadurch heterogen [durch die Virushülle verfremdet]. Sie enthält jetzt neben den eigenen Bauelementen auch Material der Virushülle mit deren Glykoproteinen.

Die **Eklipse** [εκ-λειπειν, *gr.* verschwinden] umfasst diejenigen Stadien der Virusvermehrung, während derer innerhalb der befallenen Zelle keine infektionstüchtigen Partikel nachweisbar sind. Die in die Zelle eingedrungenen, ursprünglich infektionstüchtigen Partikel verlieren diese Fähigkeit bei Beginn der Eklipse. Erst dann, wenn die voll ausgereiften Nachkommen der infizierenden Partikel auftauchen, ist es wieder möglich, infektionstüchtiges Virus in der Zelle nachzuweisen. Während der Eklipse enthält die Zelle lediglich die nicht durch Kapsid bzw. Hülle geschützte Nucleinsäure des infizierenden Virus bzw. unreife, nichtinfektiöse Viruspartikel, ferner neu gebildete Enzyme und die noch nicht zusammengefügten Proteinbausteine der Tochterviren. Eine solche „nackte" Nucleinsäure ist im Prinzip zwar infektiös, jedoch gegenüber Umwelteinflüssen weniger resistent. Die Nucleinsäure der Viren ist im Virion mit Histonen oder Proteinen komplexiert.

Um die Information der Virusnucleinsäure freizusetzen und zu nutzen, muss zunächst die „Verpackung" [Kapsid und gegebenenfalls Hülle] aufgelöst werden. Dies geschieht bei den Viren, die von der Zelle durch Endozytose aufgenommen werden, durch enzymatischen Abbau. Der gesamte Prozess wird als **Uncoating** [Entkleidung] der Virusnucleinsäure bezeichnet. Bei Picorna- und Adenoviren sinkt der pH-Wert in den Endosomen auf ca. 5,0 ab, sodass die Kapside zerfallen bzw. enzymatisch abgebaut werden können. Die Kapside der sich im Kern replizierenden DNA-Viren werden z.T. entlang der Mikrotubuli zu den Kernporen transportiert und dort zerlegt.

Frühphase bei DNA-Viren: Nach Beendigung des Uncoating beginnt die freigelegte Virusnucleinsäure mit der für die Synthese notwendigen Informationsabgabe [Abb. 6]. Bei Herpesviren wird ein transaktivie-

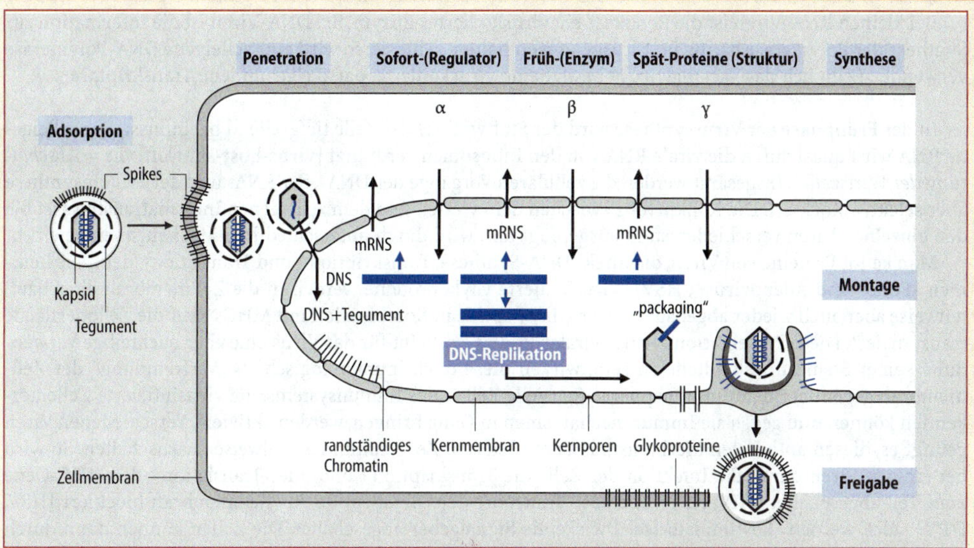

Abb. 6. Die Replikation des Herpes-simplex-Virus. Nach der Adsoprtion und Penetration erfolgt im Zytoplasma der Abbau des Kapsids. Die DNA tritt durch die Kernporen [zugleich mit dem Transaktivatorprotein] in den Kern ein. Dort beginnt die in drei Kaskaden erfolgende Transkription [α-, β- und γ-Proteine]; die Proteine werden im Zytoplasma synthetisiert und in den Kern zurück transportiert. Die Montage der Virionen erfolgt in zwei Stufen: zuerst bilden sich Kapside, von denen die DNA aufgenommen wird. In die innere Lamelle der Kernmembran werden – ebenso wie in die Zellmembran [„Verfremdung"] – herpeskodierte Glykoproteine eingebaut. Durch Bildung von Einstülpungen und Abschnürung der Partikel erfolgt die Endmontage unter Einschluss des transaktivierenden Proteins. Die Freigabe des Virus erfolgt durch das endoplasmatische Retikulum und beim Zerfall der Zelle

rendes Protein aus dem Virion frei, das die Transkription* der Sofortproteine und damit die Virussynthese einleitet. Die **Sofortproteine** spielen bei der Virusreplikation eine wichtige Rolle, da sie die Transkriptionsvorgänge der Herpesviren steigern. Der Informationsfluss geht in dieser frühen Phase von der viralen Eltern-DNA aus: Es beginnt die Transkription* und Translation* der sog. **Frühproteine**. Zu dieser Kategorie rechnet man diejenigen Enzyme, die zur Replikation [Vermehrung] der Virus-DNA unentbehrlich sind. Zu den Frühproteinen werden v.a. die Polymerasen gezählt, aber auch andere Enzyme, wie z. B. die Thymidinkinase und die Ribonucleotidreduktase. Da es sich bei den Frühproteinen um viruskodierte Enzyme handelt, bietet sich hier ein wichtiger Ansatzpunkt für die Entwicklung von antiviralen Chemotherapeutika.

Frühphase bei RNA-Viren: Auch bei RNA-Viren wird die Synthese der Frühproteine [Replikasen, s.u.] sogleich nach dem Abschluss des Uncoating in Gang gesetzt. In vielen Fällen wird die Information vom Virusgenom direkt den Ribosomen* übermittelt [**direkte Translation**]. Man bezeichnet eine zur Translation befähigte RNA als Positiv (+)-Strang-RNA. Bei (+)-Strang-RNA-Viren dient die Virus-RNA direkt als mRNA [messenger-RNA, Boten-RNA]. Das Poliovirus* und das Rötelnvirus* gehören zu dieser Gruppe.

In anderen Fällen ist die Virus-RNA zur Translation unfähig. Eine RNA dieses Typs wird als Negativ (–)-Strang-RNA bezeichnet. Es muss in diesen Fällen zuerst eine Transkription der (–)-Strang-RNA in eine (+)-Strang-RNA erfolgen. Erst diese ist translationsfähig. Der Vorgang wird durch eine im Viruspartikel bereits vorhandene Polymerase katalysiert. Die Viren dieser Gruppe werden als (–)-Strang-RNA-Viren bezeichnet. Beispiele sind Myxoviren* und das Tollwutvirus*.

Bausteine der Nucleinsäuresynthese: Mit der Bereitstellung der Sofort- und der Frühproteine sind wichtige Voraussetzungen für die Replikation* der Virusnucleinsäure gegeben. Für die Synthese neuer Virusnucleinsäure müssen folgende Elemente zur Verfügung stehen:

Energiereiche Nucleotide werden von der Zelle, z.T. unter Mithilfe viruskodierter Enzyme [Thymidinkinase], geliefert.

Als **Virusbauplan** [Matrix] für den Bau der Tochterviren wird die vom Viruspartikel mitgebrachte Nucleinsäure genutzt. Sie dient sowohl als Bauplan für die Kapsid- und Hüllproteine als auch als Vorlage für den Zusammenbau der Nucleinsäure, also der genetischen Information der neuen Tochterviren.

Enzyme: Hierzu gehören

- die Polymerase für die DNA-Synthese,
- die Replikase für die RNA-Synthese und
- die Reverse Transkriptase bei den Retroviren.

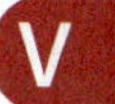

Bei kleinen RNA-Viren ist die Replikase ein viruskodiertes Enzym. Bei DNA-Viren ist die Information zur Synthese der Polymerase häufig im Virusgenom enthalten. Fehlt sie, so wird eine zelleigene DNA-Polymerase verwendet. Lediglich das Vacciniavirus* besitzt eine viruskodierte, partikelgebundene Transkriptase*.

In der **Frühphase der Virussynthese** wird der Stoffwechsel der Zelle tiefgreifend beeinflusst. Die zelleigene RNA wird quasi durch die virale RNA von den Ribosomen verdrängt [**virus-host-shut-off, vhs** = *Abschaltung der Wirtszelle*]. Insgesamt werden die zellulären Vorgänge der DNA-, der RNA- und der Proteinsynthese aber selektiv blockiert. Die Konkurrenz zwischen dem viralen und dem zelleigenen Informationsfluss ist bei den einzelnen Viren verschieden stark ausgeprägt und wird durch unterschiedliche Mechanismen bewirkt.

Man kennt Proteine von Viren, die direkt DNA-Synthese, Transkription* und Translation* der Zelle hemmen [Polio- und Adenovirus*, HSV]. Viruskodierte Glykoproteine werden in die Zellmembran eingebaut, teilweise aber auch wieder abgebaut und als Oligopeptide in Kombination mit MHCs* auf die Zelloberfläche transportiert. Diese Präsentation kleiner viraler Proteine scheint für das Virus eine eher nachteilige Verwendung seiner Strukturbestandteile zu sein, wirken diese doch immunologisch als „Verfremdung" der Zellmembran gegenüber dem Immunapparat. Spezielle Zellen des Immunsystems, die virusinfizierte Zellen erkennen können und gegen sie Immunmechanismen in Gang bringen, werden aktiviert. Verschiedenen Viren gelingt es, diesen antiviralen Mechanismus der infizierten Zelle zumindest teilweise auszuschalten. So wird bei einigen Viren durch die Infektion der Zelle die Transkription* und/oder Translation* der MHC-Gene zum Teil abgeschaltet [HIV, HSV] oder der Transport der Oligopeptide zur Zellmembran blockiert [HSV, HPV], auch werden „kostimulatorisch" wirkende Signalgeber abgeschaltet. Die Zellen können dann durch antiviral aktive Zellen wie z. B. zytotoxische Lymphozyten* [ZTL] nicht mehr erkannt werden.

Mit dem Beginn der Nucleinsäuresynthese ist die Frühphase des Vermehrungszyklus abgeschlossen. Es folgt die **Synthese-** bzw. **Spätphase der Virussynthese.** Diese Abschnitte sind dadurch gekennzeichnet, dass Nucleinsäuren und Strukturproteine gebildet werden, und dass der Informationsfluss nicht mehr ausschließlich vom Virus-Elterngenom, sondern auch von den Tochternucleinsäuren ausgeht. Die Replikation* der Nucleinsäure erfolgt durch unterschiedliche Mechanismen.

(+)-Strang-RNA-Viren: dringen in die Zelle ein; ihre RNA wird freigesetzt und verbindet sich als mRNA mit den Ribosomen* in der nicht-kodierenden Region. Diese Komplexe synthetisieren zuerst eine Replikase*, die dann ihrerseits mit der Synthese von (–)-Strang-RNA vom Starterprotein aus beginnt. An den neu gebildeten (–)-Strängen werden (+)- Stränge synthetisiert. Die Komplexe, die sich aus (+)- bzw. (–)-Strängen, ferner aus Replikasemolekülen und schließlich aus unterschiedlich langen Strängen der neu gebildeten RNA zusammensetzen, werden als **replicative intermediates** bezeichnet. Als Nebenprodukt fallen Doppelstrang-RNA-Moleküle an, die als Interferon-Induktoren wirken. Das Zahlenverhältnis zwischen (+)- und (–)-Strang-RNA-Molekülen ist auf den Verbrauch abgestimmt; es gibt mehr (+)- als (–)-Stränge, weil die (+)-Stränge in neue Virionen eingebaut werden müssen und zugleich als mRNA-Moleküle benötigt werden [Abb. 7].

Die Virus-RNA unterscheidet sich in ihrer Grundstruktur nicht von der zellulären RNA. Sie besitzt jedoch im Gegensatz zur Zell-RNA die Fähigkeit zur Autoreduplikation*, während die zelluläre RNA von der Zell-DNA abgelesen werden muss. Die Abschaltung der Transkription* der Zell-mRNA nach der Infektion erfolgt auf sehr unterschiedliche, aber selektive Weise [s.o.].

(–)-Strang-RNA-Viren enthalten eine Replikase*. Die Synthese der (+)-Strang-RNA wird durch dieses Enzym am Molekül der Virus-RNA vorgenommen. Anschließend verläuft die RNA-Synthese wie bei den (+)-Strangviren. Es gibt aber einen quantitativen Unterschied: Bei den (–)- Strangviren wird relativ mehr (–)-Strang-RNA gebildet als bei den (+)-Strang-Viren, weil die (–)-Stränge in das Virion eingebaut werden.

DNA-Viren: Der **Rolling-circle-Weg** der DNA-Replikation wird bei den Herpesviren* beschritten. An einem „rotierenden" DNA-Ring von (–)-Polarität wird laufend neue (+)-DNA als Einzelstrang nachgebildet. Die neu gebildete DNA drängt ihrerseits das 5'-Ende des neuen Stranges vom Mutterstrang ab.

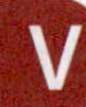

Der freie Einzelstrang wird durch den sog. **Okazaki-Mechanismus** zum Doppelstrang: Zuerst wird ein RNA-Starter [Primer] synthetisiert. An diesem Ausgangspunkt beginnt die Synthese des Komplementärstranges in 5'→3'-Richtung. Nach dem Abbau des Primers durch eine Ribonuclease* wird die Lücke zum nächsten Okazaki-Fragment durch eine Ligase ausgefüllt. Die DNA wird anschließend in Stücke mit Einheitslänge für den Einbau in die Virionen zerschnitten [Abb. 8].

Reverse Transkription: Die Umschreibung der Retrovirus-RNA in DNA erfolgt durch die reverse Transkriptase* in mehreren Schritten [Abb. 9]. Zuerst wird ein (–)-DNA-Strang gebildet, der mit dem (+)-Strang der Virus-RNA ein Hybrid-Molekül [RNA/DNA] bildet. Die RNA wird dann abgebaut und der zweite DNA-Strang angefertigt. Die jetzt vorliegende DNA-Doppelhelix wird zu einem Ringmolekül umgeformt; dieses eignet sich besonders gut für die Integration in das Zellgenom.

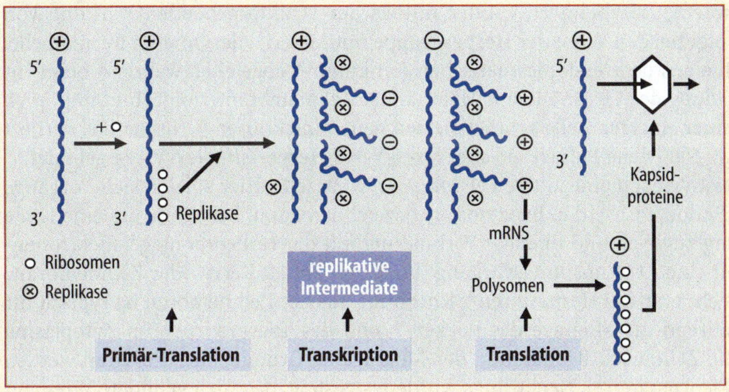

Abb. 7. (+)-Strang-RNA-Viren. Nach dem Eindringen in die Zelle kann sich die freigesetzte (+)-Strang-RNA direkt mit den Ribosomen verbinden, sodass neue Replikase-Moleküle entstehen können. Am (+)-Strang bilden sich (−)-Strang-Moleküle und umgekehrt. Die Proteinsynthese erfolgt an den (+)-Strängen, die auch in neue Virionen eingebaut werden. Die Komplexe aus (+)- und (−)-RNA-Strängen werden als replikative Intermediärformen bezeichnet [Poliovirus]. Am 5′-Ende der RNA ist das Starterprotein nicht gezeigt. Die Replikation der neuen Moleküle erfolgt immer in 5′–3′-Richtung

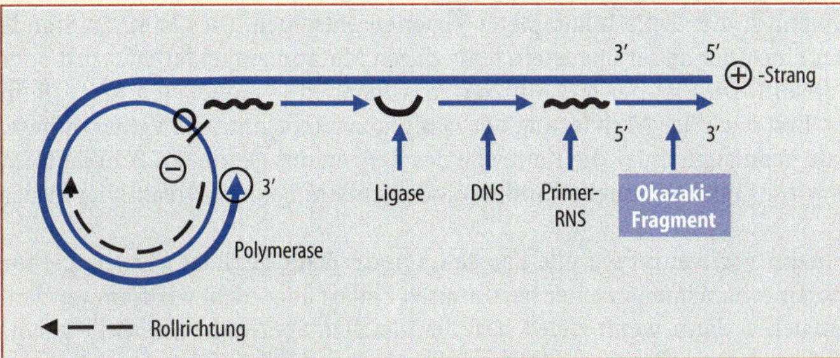

Abb. 8. Der „rolling circle". Zunächst wird der inkomplette (+)-DNA-Strang vervollständigt. Der (−)-Strang „dreht" sich dann sozusagen weiter: Am 3′-Ende synthetisiert die DNA-Polymerase (+)-Strang-DNA, während am 5′-Ende der gleiche Strang gleichsam abgerollt wird. Die Synthese des (+)-Strangs erfolgt dann durch Bildung von Okazaki-Fragmenten und Ligierung der Lücken. Als Starter [Primer] dienen kurze RNA-Sequenzen

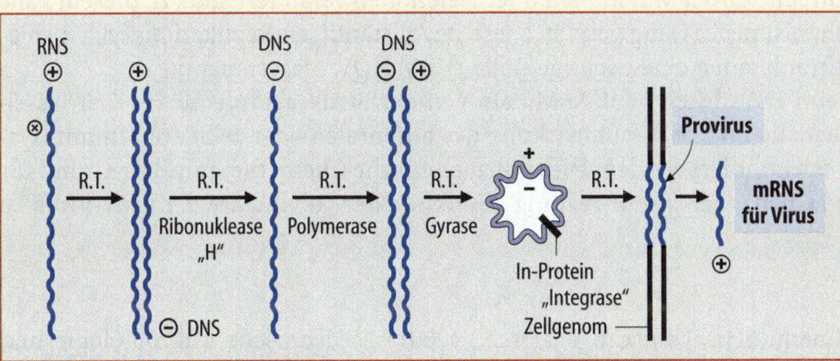

Abb. 9. Die Replikation der RNA der Retroviren. Nach dem Uncoating der RNA wird mittels der reversen Transkriptase [R.T., ⊗] ein (−)-DNA-Strang gebildet. Der RNA-Strang wird abgebaut [Ribonuklease H], der (+)-DNA-Strang synthetisiert und mittels der R.T. in eine Pseudoringform [durch das „In"-Protein zusammengehalten] umgewandelt, die schließlich durch das gleiche Enzym integriert wird, sodass das Provirus entsteht. Als Starter dient eine Transfer-RNA. Neue Viruspartikel entstehen durch Transkription des Provirus

Die Replikation des Virus beginnt erst dann, wenn das reverse DNA-Transkript in das Zellgenom integriert worden ist. Dies gilt für alle Retroviren*. Das integrierte DNA-Transkript wird als **Provirus** bezeichnet, von ihm wird die mRNA abgelesen.

Das **Hepatitis-B-Virus*** enthält ebenso eine Polymerase mit den Eigenschaften einer reversen Transkriptase*. Sie synthetisiert aus dem Prägenom (+)-Strang-RNA eine (−)-Strang-DNA. Die Integration in das Zellgenom als Provirus erfolgt offenbar schon während der Replikation durch die Polymerase. Im Gegensatz zu den Retroviren ist diese Integration jedoch nicht Voraussetzung für die Replikation*. Man kann sie als „zytogenetischen Unglücksfall" bezeichnen.

Die **Replikation der Herpes-simplex-Virus-DNA** erfolgt nach dem Rolling-circle-Modell in einem komplizierten Prozess. Die Transkription erfolgt in drei Schritten. Zuerst werden die **Sofortproteine** gebildet, die die weitere Transkription steuern. In einem zweiten Transkriptionsschritt wird die mRNA für **Frühproteine** synthetisiert. Zuletzt entstehen die **Spätproteine** in einem dritten Transkriptionsschritt als Bausteine des Virions; hierzu gehört auch das in die Virionen eingebaute transaktivierende Protein.

Die **Synthese von Kapsid- und Hüllmaterial** erfolgt aufgrund der im Virusgenom enthaltenen Information. Sie beginnt erst dann, wenn die Synthese von Frühproteinen abgeschlossen und die Synthese der Virusnucleinsäure in Gang gekommen ist. Auch hier gilt, dass DNA-Viren ihr Kapsid- bzw. Hüllmaterial über eine mRNA synthetisieren lassen, während die RNA-Viren ihre eigenen Nucleinsäure-Kopien [Tochter-RNA] oder entsprechende Teile davon als mRNA benutzen. Die Synthese der Proteine erfolgt an Polysomen*.

Der **Zusammenbau der Viren** [**Montage**] der Viren erfolgt in der Zelle entweder im Kern* oder im Zytoplasma* oder aber im Kern und im Zytoplasma. Die Montage beginnt an bestimmten Erkennungsstellen von Nucleinsäure und Kapsidprotein, z. B. beim HSV, oder mittels der strukturgebenden Wirkung von **Chaperonen.** Die Hüllbildung erfolgt bei den Viren der Herpesgruppe mit Material der inneren Kernlamelle, beim Tollwutvirus* wird die Hülle aus dem endoplasmatischen Retikulum* abgeleitet, während beim Influenzavirus* und bei HIV die Bildung der Virushülle mit Material der Zellmembran erfolgt [**budding**, *engl.* Knospung]. Die Anzahl der von einer einzigen Zelle synthetisierten neuen infektiösen Viruspartikel variiert beträchtlich. Pro Zelle werden z. B. 1000 neue Polioviren, aber nur 50–100 Herpes-simplex-Viren gebildet.

Die **Ausschleusung** des Virus ist vielfach eine aktive Leistung der Wirtszelle. Hier spielen sich Vorgänge ab, die man als Umkehrung der Endozytose* [d.h. Exozytose*] bezeichnen kann. Bei Viren, die eine Hülle besitzen, erfolgt die Ausschleusung zugleich und in enger Verbindung mit der Hüllenmontage. Elektronenmikroskopisch sieht man dann oft eine Art Knospungsvorgang [**budding**] an der Kern- oder Zellmembran.

Knospung aus dem Zellkern sieht man bei Herpesviren*. Knospung aus der Zellmembran ist typisch für die Myxo-* und Retroviren*, während die Montage des Pocken-* und des Tollwutvirus* im Zytoplasma erfolgt. In anderen Fällen geht die Zelle nach Beendigung der Montage zu Grunde, und die Viren werden passiv durch Zelllyse entlassen [Picornaviren*]. Neuerdings wurde festgestellt, dass neu gebildete Viren auf in exozytotische Bläschen aus dem Zytoplasma verpackt frei gegeben werden.

Ein **abortiver Zyklus** liegt vor, wenn in der Zelle inkomplette Virionen entstehen. Dies kann zu Stande kommen, wenn bei der Montage der eine oder andere Baustein fehlt, durch Mutationen fehlerhaft wird oder die Replikation nicht vollständig abläuft. Dies ist bei HIV-infizierten, ruhenden Lymphozyten der Fall, in denen z.T. das Genom integriert ist. Erst nach der Aktivierung der Lymphozyten beginnt die Virussynthese.

Die Regulation der Virussynthese kann auch unter die Kontrolle des Zellgenoms geraten, z. B. beim HSV, das dann in den Neuronen latent wird. Erst hormonelle Einflüsse oder andere Faktoren reaktivieren das Genom des HSV.

Ein abortiver Zyklus liegt auch dann vor, wenn zwar alle Bausteine in der Zelle gebildet werden, die für die Montage erforderlichen Transportmechanismen in einer bestimmten Zellart aber nicht wirksam werden. Defekte, interferierende Partikel entstehen dann, wenn viele Viren der gleichen Spezies in eine Zelle gelangen, die Replikation zwar beginnt, aber wegen „Überlastung" der Zelle nicht zu Ende geführt werden kann, oder wenn Regulator- oder Strukturgene durch Mutationen oder Deletionen verändert sind. In diesem Falle wird trotzdem ein Interferenzmechanismus in Gang gesetzt. Diese unvollständigen Replikationszyklen spielen bei der Pathogenese von Viruskrankheiten eine wichtige Rolle [HBV, HDV, Masern u.a.].

Quasispezies entstehen z. B. beim HIV durch häufige Mutationen der Strukturproteine. Hierher lassen sich Immunescape-Varianten zählen, die infolge der Einwirkung des humoralen oder zellulären Immunsystems aus dem Mutantenspektrum selektioniert werden. Dies gilt auch für die Chemotherapie. Der Grund für diese hohen Mutationsraten ist im Fehlen einer „proof-reading"-Funktion der Polymerase der RNA-Viren zu suchen.

Quellenhinweise

Abb. 1–9: Hahn H, Falke D, Kaufmann SHE, Ullmann U (Hrsg.) (2001) Medizinische Mikrobiologie und Infektiologie, 4. Aufl. Springer-Verlag, Berlin Heidelberg New York

Zeichnung Abb. 1–9: O. Nehren, Mannheim

Tab. 1: Falke D (1998) Virologie am Krankenbett. Springer-Verlag, Berlin Heidelberg New York

bei denen die Zwischenräume zwischen den Balken der E-Haken unter einem Gesichtswinkel von 1 min erscheinen; es gibt Personen mit einer Sehschärfe von größer als 1,0; für den Alltag reicht meist eine Sehschärfe von 0,5–0,6 aus; die Sehschärfe ist am größten im Bereich der Macula, weil dort die Zapfen die größte Dichte haben; zur Peripherie hin sinkt sie rasch ab, weil die Zapfendichte abnimmt; deshalb führen bereits kleine Schäden im Makulagebiet zu starker

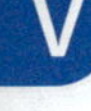

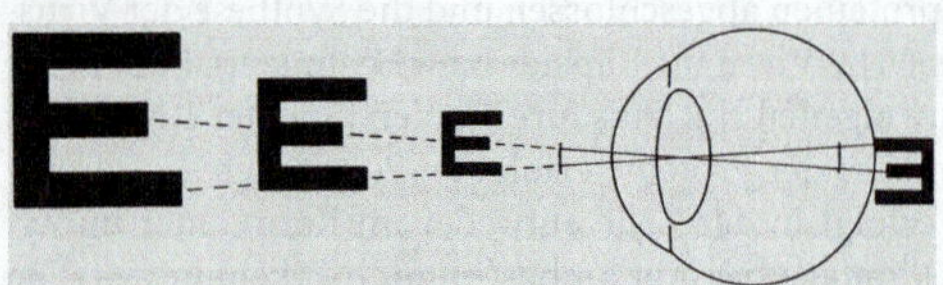

Abb. V38. E-Haken nach Pflügler zur Bestimmung des Visus

Herabsetzung der Sehschärfe

Visus cum correctione (Ⓔ corrected visual acuity): Sehschärfe mit Korrektur durch Brillengäser oder Kontaktlinsen

Visus naturalis: *→ Visus sine correctione*

Visus sine correctione (Ⓔ unaided visual acuity): ***Syn:*** *Sehleistung, Visus naturalis*; natürliche Sehschärfe, d.h. ohne Sehhilfe [Brille, Kontaktlinse]

ViSV *Abk.*: Viper-Sarkom-Virus

Viszer-, viszer- *präf.*: *→ Viszero-*

Vis|ze|ra *pl* (Ⓔ internal organs): ***Syn:*** *Viscera*; Eingeweide, innere Organe der Körperhöhlen

vis|ze|ral *adj* (Ⓔ visceral): Eingeweide/Viscera betreffend

Vis|ze|ral|ar|te|ri|en|in|suf|fi|zi|enz *f* (Ⓔ visceral occlusive disease): chronische Verschlusskrankheit* viszeraler Arterien; am häufigsten sind die Arteria* renalis [*s.a. Nierenarterienstenose*] und der Truncus* coeliacus oder seine Äste betroffen; *s.a. Mesenterialgefäßverschluss*

Vis|ze|ral|bö|gen *pl*: → *Branchialbögen*
Vis|ze|ral|gie *f* (Ⓔ visceralgia): ***Syn:*** *Viszeralneuralgie, Eingeweideschmerz*; Schmerzen in inneren Organen/Eingeweiden; von inneren Organen/Eingeweiden ausgehende Schmerzen
Vis|ze|ral|nerv *m* (Ⓔ visceral nerve): ***Syn:*** *Eingeweidenerv, Viszeralnerv, Nervus visceralis, Nervus autonomicus*; sympathischer oder parasympathischer Nerv, der Eingeweide versorgt
Vis|ze|ral|neur|al|gie *f*: → *Viszeralgie*
Vis|ze|ral|pleu|ra *f*: → *Pleura pulmonalis*
Vis|ze|ral|spal|ten *pl* (Ⓔ branchial clefts): ***Syn:*** *Kiemengänge, Schlundtaschen, Branchialspalten, Kiemenspalten*; während der Embryonalentwicklung auftretende seitliche Ausbuchtungen am Vorderdarm des Embryos; *s.a. Kiemenbögen*
Vis|ze|rek|to|mie *f* (Ⓔ splanchnicectomy): operative Entfernung von Eingeweiden; nur selten verwendeter Begriff
pelvine Viszerektomie (Ⓔ pelvectomy): ***Syn:*** *Pelviektomie*; En-bloc-Resektion der Beckeneingeweide, z.B. bei Blasen- oder Gebärmutterkarzinom
Viszero-, viszero- *präf.*: Wortelement mit der Bedeutung „Eingeweide“
vis|ze|ro|gen *adj* (Ⓔ viscerogenic): von den Eingeweiden abstammend
vis|ze|ro|kar|di|al *adj* (Ⓔ viscerocardiac): Eingeweide/Viscera und Herz betreffend
Vis|ze|ro|kra|ni|um *nt*: → *Viscerocranium*
Vis|ze|ro|me|ga|lie *f* (Ⓔ visceromegaly): ***Syn:*** *Splanchnomegalie*; angeborene oder erworbene Eingeweidevergrößerung, z.B. bei Akromegalie*
vis|ze|ro|pa|ri|e|tal *adj* (Ⓔ visceroparietal): Eingeweide/Viscera und Bauchwand betreffend
vis|ze|ro|pe|ri|to|ne|al *adj* (Ⓔ visceroperitoneal): Eingeweide/Viscera und Bauchfell/Peritoneum betreffend
vis|ze|ro|pleu|ral *adj* (Ⓔ visceropleural): ***Syn:*** *pleuroviszeral*; Eingeweide/Viscera und Brustfell/Pleura betreffend
Vis|ze|ro|pto|se *f* (Ⓔ visceroptosis): ***Syn:*** *Darmsenkung, Enteroptose, Splanchnoptose, Eingeweidesenkung*; angeborene oder erworbene Senkung der Baucheingeweide; klinisch auffällig sind eine chronische Obstipation* und Rücken- oder Kreuzschmerzen beim Stehen
vis|ze|ro|sen|so|risch *adj* (Ⓔ viscerosensory): die Eingeweidesensibilität betreffend
vis|ze|ro|so|ma|tisch *adj* (Ⓔ viscerosomatic): ***Syn:*** *splanchnosomatisch*; Eingeweide/Viszera und Körper betreffend
vis|ze|ro|trop *adj* (Ⓔ viscerotropic): ***Syn:*** *splanchnotrop*; mit besonderer Affinität zu den Eingeweiden/Viszera
Vit. *Abk.*: → *Vitamin*
Vi|ta *f* (Ⓔ life): Leben, Lebensdauer
vi|tal *adj* (Ⓔ **1.–2.** vital): **1.** (lebens-)wichtig (to für); wesentlich, grundlegend **2.** voller Leben, lebendig; kraftvoll, leistungsfähig; lebensbejahend
Vi|tal|fär|bung *f* (Ⓔ vital staining): Färbung lebender Zellen oder Gewebe
Vi|ta|li|tät *f* (Ⓔ vitality): Lebenskraft, Lebendigkeit
Vi|tal|ka|pa|zi|tät *f* (Ⓔ vital capacity): das nach maximaler Ausatmung maximal einatembare Luftvolumen; Fassungsvermögen der Lunge; *s.a. Lungenvolumina*
Vi|tal|mi|kros|ko|pie *f* (Ⓔ capillaroscopy): mikroskopische Betrachtung lebender Zellen oder Gewebe
Vit|a|min *nt* (Ⓔ vitamin): essentielle organische Verbindung, deren Fehlen eine Mangelerscheinung [Hypovitaminose*, Avitaminose*] auslöst; Vitamine können nicht vom Körper gebildet werden [Ausnahme: Vitamin K], sondern müssen mit der Nahrung aufgenommen werden; Vitamine werden in **wasserlösliche Vitamine** [B, C] und **fettlösliche Vitamine** [A, D, E, F, K] unterteilt; der tägliche Vitaminbedarf hängt sehr stark von individuellen Faktoren [Alter, Geschlecht, Schwangerschaft, Energieverbrauch] ab; mangelhafte oder übermäßige Versorgung mit einem Vitamin oder Störungen des Vitaminstoffwechsels führen zur Ausbildung eines spezifischen Krankheitsbildes [z.B. Rachitis, Skorbut], dessen Symptome Rückschlüsse auf die Funktion des Vitamins erlauben
Vitamin A (Ⓔ vitamin A): Bezeichnung für Retinol [**Vitamin A1**] und 3-Dehydroretinol [**Vitamin A2**], die eine wichtige Funktion beim Sehvorgang, bei der Genexpression und bei der Stabilisierung von Zellmembranen haben
antirachitisches Vitamin: → *Vitamin D*
Vitamin B_1 (Ⓔ vitamin B_1): ***Syn:*** *Thiamin, Aneurin*; zur Vitamin B-Gruppe gehörendes Pyrimidinderivat; findet sich in fast allen pflanzlichen und tierischen Nahrungsstoffen, v.a. aber in ungemahlenem Getreide, Leber, Herz, Nieren und magerem Schweinefleisch; resorbiertes Thiamin wird in der Leber in seine aktive Form, Thiaminpyrophosphat, umgewandelt; *s.a. Vitamin B_1-Mangel*

Tab. V39. Fett- und wasserlösliche Vitamine

Fettlösliche Vitamine		Biologisch aktive Form
A	Retinol	Retinol bzw. Retinal
D	Cholecalciferol	1,25-Dihydroxycholecalciferol
E	Tocopherol	Tocochinon (?)
K	Phyllochinon	Difarnesylnaphthochinon
Wasserlösliche Vitamine		**Biologisch aktive Form**
C	Ascorbinsäure	Ascorbinsäure
B_1	Thiamin	Thiaminpyrophosphat
B_2	Riboflavin	FMN, FAD
B_6	Pyridoxin	Pyridoxalphosphat
	Panthotensäure	CoA-SH, Phosphopantethein
	Biotin	Biocytin
	Folsäure	Tetrahydrofolsäure
B_{12}	Cobalamin	5'-Desoxyadenosylcobalamin Methylcobalamin

Tab. V40. Empfohlene Vitaminzufuhr für Erwachsene

Fettlösliche Vitamine	μmol	mg
Retinol	5,2	1,5
Cholecalciferol	0,026	0,01
Tocopherol	26–78	10–30 DL-α-Tocopherylacetat
Phyllochinone	2,2	1
Wasserlösliche Vitamine		
Thiamin	5,6	1,7
Riboflavin	4,8	1,8
Niacin	160	20
Pyridoxin	9–12	1,5–2,0
Pantothensäure	46	10
Biotin	1,2	0,3
Folsäuregruppe	0,1	0,05
Cobalamin	0,022–0,037	0,03–0,05
Ascorbinsäure	426	75

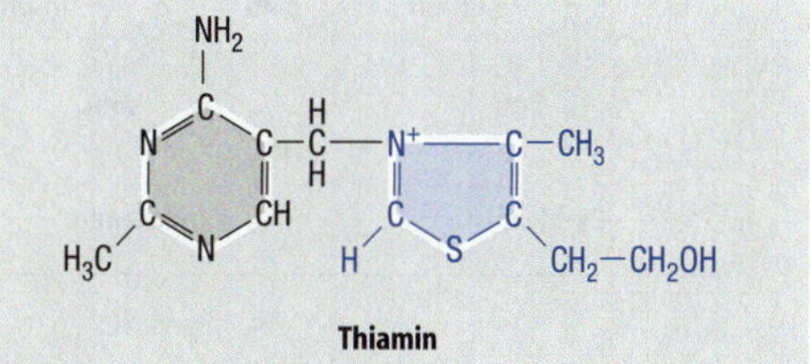

Abb. V41. Vitamin B_1

Vitamin B_2 (Ⓔ vitamin B_2): ***Syn:*** *Riboflavin, Laktoflavin, Lactoflavin*; in Milch und Milchprodukten, Leber und Hülsenfrüchten vorkommendes wasserlösliches Vitamin, das ein wichtiger Bestandteil von Enzymen [FMN, FAD] ist; bei Mangel kommt es langfristig zu Haut-, Hornhaut- und Nervenentzündungen

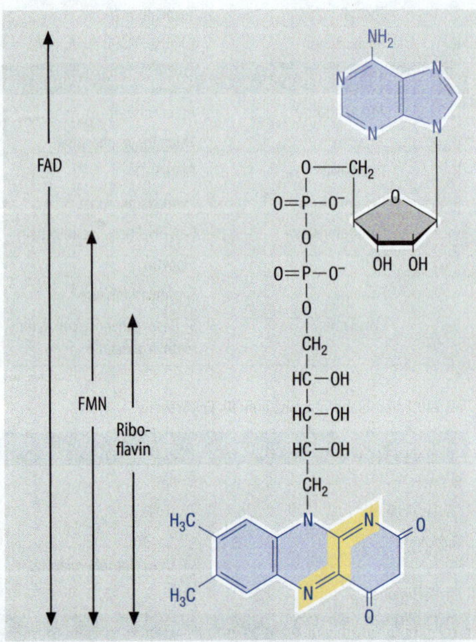

Abb. V42. Vitamin B_2 [Riboflavin] und Derivate

Vitamin B_3 (Ⓔ vitamin B_3): ***Syn:*** *Pantothensäure*; zur Vitamin B-Gruppe gehörender Bestandteil von Coenzym* A; ist in fast allen tierischen und pflanzlichen Nahrungsmitteln enthalten; der tägliche Bedarf wird auf 46 µmol [10 mg] geschätzt; da Pantothensäure aber ubiquitär vorkommt, sind bisher keine Mangelzustände beschrieben worden

Vitamin B_6 (Ⓔ vitamin B_6): aus **Pyridoxin** und seinen Derivaten [**Pyridoxol, Pyrodoxamin, Pyridoxal, Pyridoxalphosphat**] bestehende Vitamingruppe, die als Coenzyme von Bedeutung sind; bei Mangel kommt es u.a. zu Pigmentstörungen, Hautveränderungen und Anämie

Vitamin B_5: veraltet für *→Niacin*

Vitamin B_7: veraltet für *→Biotin*

Vitamin B_9: veraltet für *→Folsäure*

Vitamin B_{12} (Ⓔ vitamin B_{12}): ***Syn:*** *Kobalamin, Cobalamin*; Cobalt-haltiges, in der Leber gespeichertes wasserlösliches Vitamin; kommt im Körper in zwei Formen vor [**Methylcobalamin, Cyanocobalamin**], die beide als Coenzym bei der Umlagerung von Alkylresten und der Methylierung von Homocystein wirken; der tägliche Bedarf liegt bei 1,5 bis 2,2 nmol [2–3 µg]; ein Mangel führt langfristig zur Entwicklung einer megaloblastären Anämie*; allerdings dauert es Jahre, bis die Cobalaminspeicher der Leber erschöpft sind und Symptome auftreten

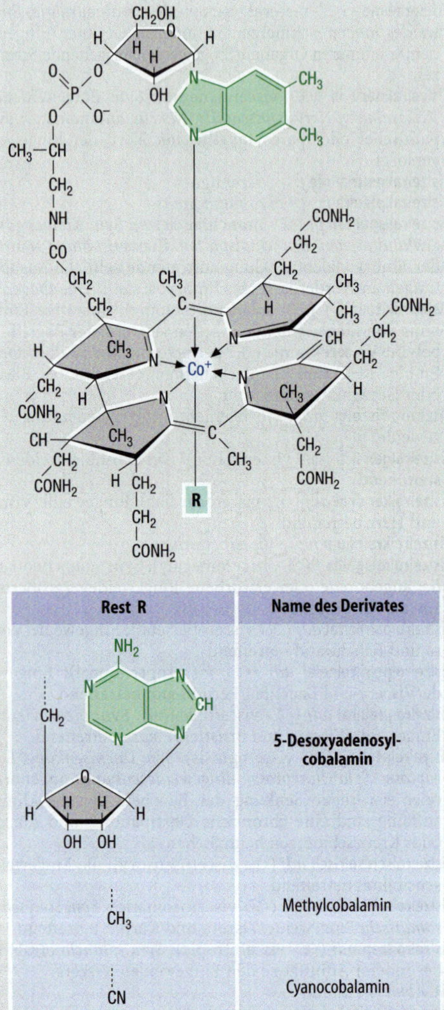

Rest R	Name des Derivates
CH_2 (Desoxyadenosyl)	5-Desoxyadenosyl-cobalamin
CH_3	Methylcobalamin
CN	Cyanocobalamin

Abb. V44. Vitamin B_{12}

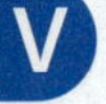

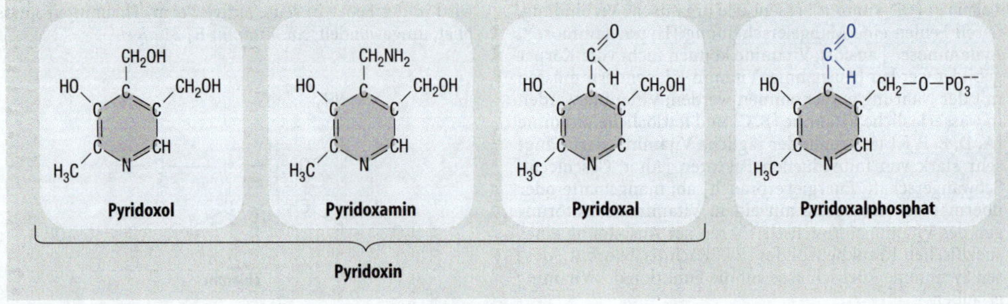

Abb. V43. Vitamin B_6 und Derivate

Vitamin B_{12b} (Ⓔ vitamin B_{12b}): ***Syn:*** *Hydroxocobalamin, Aquocobalamin*; Hydroxyderivat von Cobalamin [Vitamin* B_{12}]

Vitamin B_c: *→Folsäure*

Vitamin C (Ⓔ vitamin C): ***Syn:*** *Askorbinsäure, Ascorbinsäure, Antiskorbutvitamin*; wasserlösliches, leicht oxidierbares Vitamin, das in vielen Früchten und Gemüsen vorkommt; Vitamin C-Mangel betrifft v.a. Knochen, Knorpel und Zähne

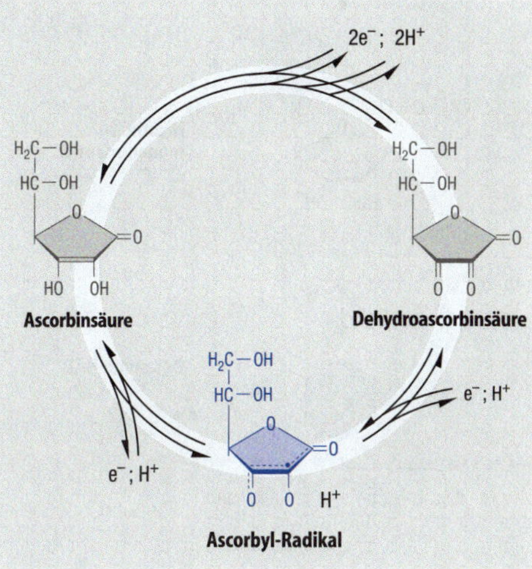

Abb. V45. Vitamin C als Redoxsystem

Vitamin D (Ⓔ vitamin D): ***Syn:*** *Calciferol, antirachitisches Vitamin*; Oberbegriff für eine Gruppe fettlöslicher Vitamine, die für die Regulation des Calciumspiegels bedeutend sind

Vitamin D_2 (Ⓔ vitamin D_2): ***Syn:*** *Ergocalciferol*; durch UV-Lichteinwirkung aus 7-Dehydrocholesterin in der Haut entstehendes aktives Vitamin D; wird in der Leber zu 25-Hydoxycholecalciferol hydoxyliert und anschließend in der Niere in 1,25-Dihydroxycholecalciferol, der biologisch wirksamsten Form von Vitamin D, umgewandelt

Vitamin D_3 (Ⓔ vitamin D_3): ***Syn:*** *Cholekalziferol, Colecalciferol, Cholecalciferol*; entsteht durch UV-Bestrahlung in der Haut aus **Provitamin D_3** [7-Dehydrocholesterin], das mit der Nahrung [Butter, Milch, Eier, Fischöle] aufgenommen wird oder in der Leber aus Squalen synthetisiert werden kann; Cholecalciferol wird in Leber und Niere zu 1,25-Dihydrocholecalciferol hydroxyliert, das die eigentliche aktive Form von Vitamin D darstellt; *s.a. Vitamin D*

Vitamin D_4 (Ⓔ vitamin D_4): ***Syn:*** *Dihydrocalciferol*; zur Vitamin D-Gruppe gehörende Verbindung

Vitamin E (Ⓔ vitamin E): ***Syn:*** *Tokopherole, Tocopherole*; Gruppe fettlöslicher Vitamine, die im Körper als Antioxidanzien wirken

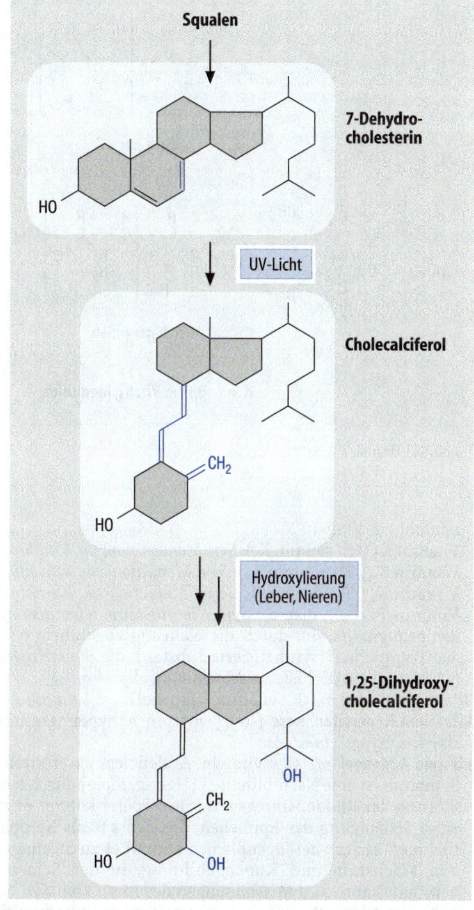

Abb. V47. Biosynthese von 1,25-Dihydroxycholecalciferol

Vitamin F (Ⓔ essential fatty acids): ***Syn:*** *essentielle Fettsäuren*; Fettsäuren mit zwei oder mehr Doppelbindungen, die nicht im Körper synthetisiert werden können, z.B. Linolsäure, Linolensäure

Vitamin H: *→Biotin*

Vitamin K (Ⓔ vitamin K): ***Syn:*** *Phyllochinone*; Gruppe fettlöslicher Vitamine, die für die Synthese von Gerinnungsfaktoren in der Leber von Bedeutung sind [*Abb. V48*]

Vitamin K_1 (Ⓔ vitamin K_1): ***Syn:*** *Phytomenadion, Phyto-*

Tab. V46. Durch Vitamin C beeinflusste Reaktionen

	Reaktion	Name	Metallion	Cosubstrat
Kollagenbiosynthese	Prolinhydroxylierung	Prolyl-4-Hydroxylase	Fe^{2+}	α-Ketoglutarat, O_2
	Prolinhydroxylierung	Prolyl-3-Hydroxylase	Fe^{2+}	α-Ketoglutarat, O_2
	Prolinhydroxylierung	Lysyl-Hydroxylase	Fe^{2+}	α-Ketoglutarat, O_2
Carnitinbiosynthese	Hydroxylierung von Trimethyllysin	Trimethyllysin-Hydroxylase	Fe^{2+}	α-Ketoglutarat, O_2
Noradrenalinbiosynthese	β-Hydroxylierung von Dopamin	Dopamin-β-Monoxigenase	Cu^{2+}	O_2
Tyrosinabbau	Bildung von Homogenisat aus 4-Hydroxyphenylpyruvat	4-Hydroxyphenylpyruvat-Hydroxylase	Fe^{2+}	O_2
Herstellung von Peptidhormonen aus Präkursoren	Amidierung eines Peptids mit C-terminalem Glycin	Peptidglycin-amidierende Monooxigenase	Fe^{2+}	O_2

Abb. V48. Vitamin K

nadion; *s.u. Vitamin K*

Vitamin K_2 (Ⓔ vitamin K_2): ***Syn:*** *Menachinon*; *s.u. Vitamin K*

Vitamin K_3 (Ⓔ vitamin K_3): ***Syn:*** *Menadion*; *s.u. Vitamin K*

Vitamin K_4 (Ⓔ vitamin K_4): ***Syn:*** *Menadiol*; *s.u. Vitamin K*

Vitamin PP (Ⓔ niacin): ***Syn:*** *Nikotinsäure, Nicotinsäure, Antipellagravitamin*; durch die Nahrung zugeführte oder aus Tryptophan* synthetisierte Substanz, die Baustein von NAD* und NADP* ist; *s.a. Niacinmangelsyndrom*

Vitamin-A-Alkohol *m* (Ⓔ vitamin A alcohol): *s.u. Vitamin A*

Vitamin-A-Hypervitaminose *f* (Ⓔ vitamin A hypervitaminosis): *s.u. Hypervitaminose*

Vitamin-A-Mangel *m* (Ⓔ vitamin A deficiency): frühestes Symptom ist eine Nachtblindheit [Hemeralopie] durch eine Störung der Rhodopsinregenerierung; später kommt es zu einer Schädigung der Epithelien, die sich z.B. als Xerophthalmie* äußert; bei Jugendlichen kommt es zu Störungen von Wachstum und Knochenbildung, in der Schwangerschaft kann es zu Missbildungen des Feten kommen

Vit|amin|an|ta|go|nist *m* (Ⓔ vitagonist): ***Syn:*** *Antivitamin*; die Wirkung eines Vitamins aufhebende Substanz; meist eine strukturanaloge Substanz ohne Vitaminwirkung; werden therapeutisch z.B. als Antikoagulationen [Vitamin K-Antagonist*] oder Zytostatika [Folsäureantagonisten*] eingesetzt

Vitamin A_1-Säure *f* (Ⓔ vitamin A acid): ***Syn:*** *Retinsäure, Tretinoin*; zur Therapie der Akne* verwendetes Dermatotherapeutikum

Vitamin B_1-Mangel *m* (Ⓔ vitamin B $_1$ deficiency): ***Syn:*** *Vitamin B_1-Mangelkrankheit, Thiaminmangel, Thiaminmangelkrankheit, Thiaminhypovitaminose, Beriberi*; durch einen Mangel an Vitamin B_1 verursachte Krankheit mit Ödemen, neurologischen Störungen [Wernicke*-Enzephalopathie] und Herzinsuffizienz; in Entwicklungsländern, v.a. dort, wo polierter Reis das Hauptnahrungsmittel ist, spielt die Beriberi immer noch eine Rolle; in Europa findet man praktisch nur noch einen Thiaminmangel bei chronischem Alkoholismus [Wernicke-Syndrom] oder bei Schwangeren

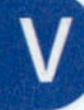

Vitamin-B_2-Mangel *m* (Ⓔ hyporiboflavinosis): ***Syn:*** *Riboflavinmangel, Ariboflavinosesyndrom, Ariboflavinose*; durch chronische Unterversorgung mit Vitamin-B_2 auftretende Avitaminose* mit ekzematösen Hautveränderungen, Mundwinkelrhagaden, Rissigkeit der Lippen und evtl. Sehstörungen

Vitamin B_6-Mangelanämie *f* (Ⓔ vitamin B_6 deficiency anemia): normochrome oder hypochrome Anämie bei Mangel an Vitamin B_6

Vitamin B_{12}-Mangelanämie *f*: *→ perniziöse Anämie*

Vitamin B_1-Mangelkrankheit *f*: *→ Vitamin B_1-Mangel*

Vitamin B_2-Mangelsyndrom *nt* (Ⓔ pellagra): ***Syn:*** *Pellagra, Niacinmangelsyndrom*; durch Diarrhoe, Dermatitis und

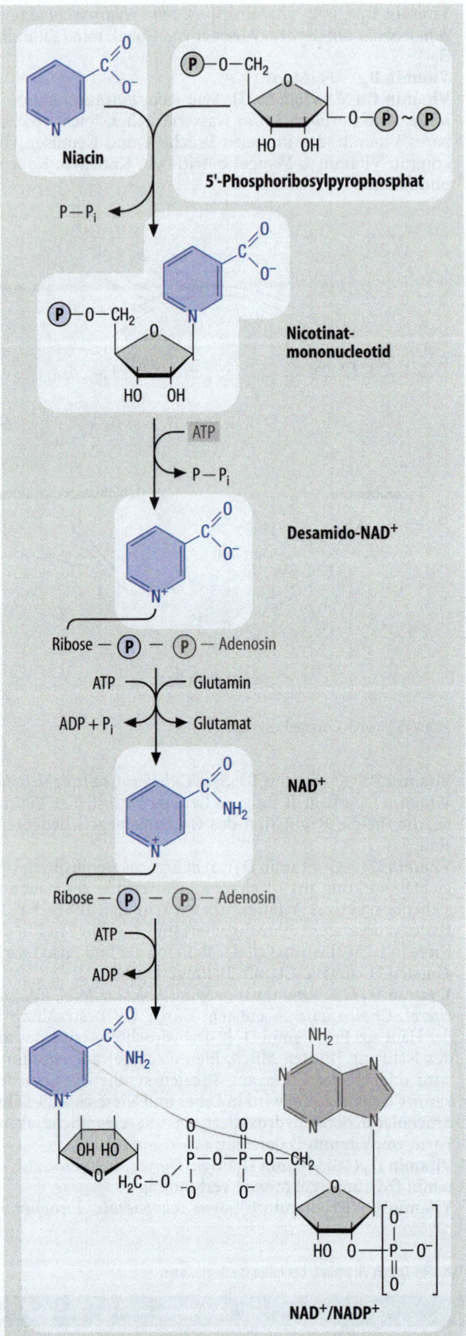

Abb. V49. Vitamin PP. Biosynthese von NAD^+ und $NADP^+$ aus Niacin

Demenz [**3-D-Krankheit**] charakterisierte Vitamin B_2-Mangelkrankheit, die v.a. in Ländern auftritt, in denen Mais ein Hauptbestandteil der Nahrung ist [Italien, Spanien, Indien, China, Japan]

Vitamin B_{12}-Resorptionstest *m* (Ⓔ vitamin B_{12} absorption test): ***Syn:*** *Schilling-Test*; **Prinzip:** der Patient nimmt radioaktiv markiertes Vitamin B_{12} [^{57}Co- oder ^{58}Co-Vitamin B_{12}] oral auf; die Ausscheidung im 24 h-Sammelurin gibt Hinweis auf eine normale oder gestörte Absorption; bei verminderter Absorption wird der Test unter Zugabe von Intrinsic-Faktor* wiederholt; ist die Resorption weiterhin vermindert, liegt eine intestinale Vitamin B_{12}-Malabsorption vor

Vitamin-C-Mangel *m* (Ⓔ vitamin C deficiency): *s.u. Skorbut*

Vitamin-D-Hypervitaminose *f* (Ⓔ vitamin D hypervitaminosis): *s.u. Hypervitaminose*

Vitamin-D-Mangel-Rachitis *f* (Ⓔ vitamin D deficiency rickets): ***Syn:*** *Glisson-Krankheit, Englische Krankheit*; die Vitamin-D-Mangel-Rachitis ist weiterhin die häufigste Form der kalzipenischen Rachitis*; sie tritt v.a. bei unzureichender Vitamin D-Zufuhr [streng vegetarische Lebensweise, fehlende Vitamin-D-Prophylaxe, Malabsorptionssyndrome], seltener auch bei Synthese- oder Rezeptorstörungen für Vitamin D oder Niereninsuffizienz auf; im Vordergrund der **Klinik** stehen markante Skelettveränderungen [Kraniotabes, rachitischer Rosenkranz, Glockenthorax, O-Beine, X-Beine], Muskelhypotonie [**Froschbauch**], Tetanie, Krampfleiden und Störungen der Zahnentwicklung; **Diagnose**: körperlicher Befund, Röntgen, Labor [alkalische Phosphatase, Parathormon, Calcium, Phosphat, Vitamin D-Metabolite]; **Therapie**: erhöhte Vitamin D-Dosen für 3–6 Wochen; erfolgt meist stationär, weil der initiale Abfall des Calciumspiegels zu Herzrhythmusstörungen führen kann; danach Fortsetzung der Vitamin-D-Prophylaxe bis zum Ende des 1. Lebensjahres

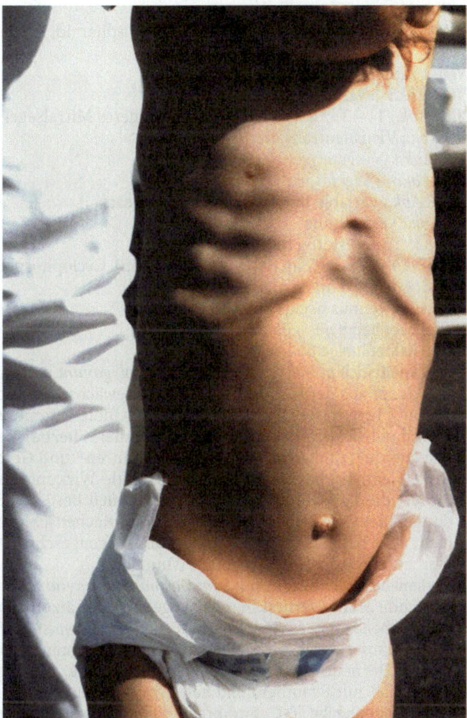

Abb. V50. Vitamin-D-Mangel-Rachitis. 1½-jähriges Mädchen mit rachitischem Rosenkranz

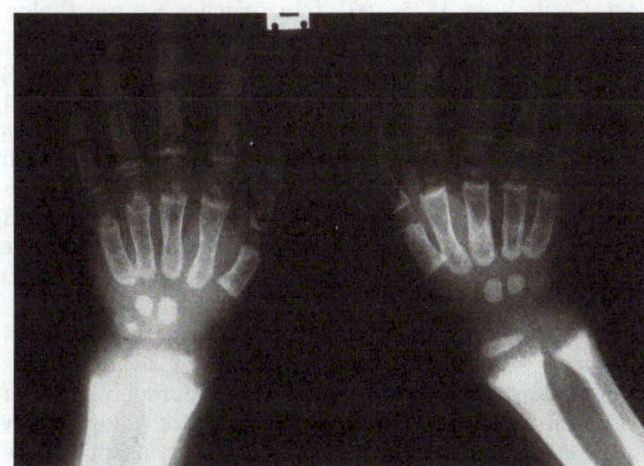

Abb. V51. Vitamin-D-Mangel-Rachitis. Auftreibung von distaler Ulna und distalem Radius im Röntgenbild

Vitamin-D-Prophylaxe *f* (Ⓔ vitamin D prophylaxis): in den 30er Jahren des letzten Jahrhunderts eingeführte orale Vitamin D-Gabe [meist 500 IE Vitamin D_3/Tag]; die Vitamin-D-Prophylaxe im 1. Lebensjahr ist die wichtigste Maßnahme zur Vermeidung der Vitamin-D-Mangel-Rachitis*

Vitamin-K-Antagonisten *pl* (Ⓔ vitamin K antagonists): Substanzen, die indirekt über eine kompetitive Verdrängung von Vitamin K die Synthese von Gerinnungsfaktor II, VII, IX und X sowie von Protein C und S in der Leber hemmen; sie können also nicht in vitro wirken, sondern werden erst nach i.d.R. 2–3 Tagen durch eine Senkung der Faktorenspiegel wirksam; *s.a. Cumarinderivate, Antikoagulans*

Vit|a|min|man|gel *m* (Ⓔ **1.** vitamin deficiency **2.** → *Vitaminmangelkrankheit*): **1.** unzureichende Zufuhr eines oder mehrerer Vitamine **2.** → *Vitaminmangelkrankheit*

Vit|a|min|man|gel|krank|heit *f* (Ⓔ vitamin-deficiency disease): ***Syn:*** *Vitaminmangel*; durch einen Vitaminmangel hervorgerufene Erkrankung; Oberbegriff für Hypovitaminose* und Avitaminose*

vit|a|mi|no|gen *adj* (Ⓔ vitaminogenic): durch ein Vitamin hervorgerufen, durch Vitamine verursacht

vi|tel|lin *adj* (Ⓔ vitelline): Eidotter betreffend

Vi|tel|lus *m, pl* **-li** (Ⓔ vitellus): ***Syn:*** *Eigelb, Dotter, Eidotter*; Nährsubstanz der Eizelle für den Embryo

Vi|tex ag|nus cas|tus *f*: → *Mönchspfeffer*

vi|ti|li|gi|nös *adj* (Ⓔ vitiliginous): Vitiligo betreffend, von ihr betroffen oder gekennzeichnet, in der Art einer Vitiligo

Vi|ti|li|go *f* (Ⓔ vitiligo): ***Syn:*** *Weißfleckenkrankheit, Scheckhaut*; ätiologisch ungeklärter Pigmentmangel der Haut, der zur Bildung umschriebener oder generalisierter weißer Flecken führt; relativ häufig [0,5–4 % der Bevölkerung] mit familiärer Häufung [ca. 30 % der Fälle]; eine autosomal-dominante oder polygene Vererbung wird diskutiert; **Klinik**: die Herde können fokal [einzelne Herde], regional [meist auf ein oder mehrere Dermatome* begrenzt] oder generalisiert [häufigste Form] auftreten; sie sind meist rund und von einem dunkleren Halo umgeben; während der Ausbreitungsphase sind die Herde nach außen konvex, während sie in der Rückbildungsphase konkav sind; der **Verlauf** ist variabel und nicht vorhersagbar; meist findet man eine [sehr langsame] schubartige Progredienz; die Vitiligo kommt nach Jahren zum Stillstand und hinterlässt einige oder zahlreiche depigmentierte Herde, oder schreitet bis zum totalen Pigmentverlust fort [progressive Verlaufsform]; eine spontane Rückbildung ist sehr selten; **Therapie**: bisher unbefriedigend; Photochemotherapie mit Tripsoralen, 5-Methoxypsoralen oder Khellin kann nach Monaten zu einer unvollständigen Repigmentierung der Herde füh-

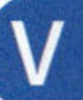

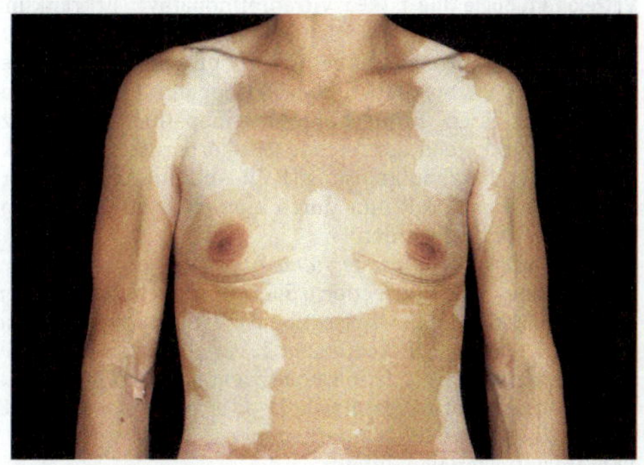

Abb. V52. Vitiligo

ren; die Autotransplantation von Melanozyten ist noch im Versuchsstadium

Vitiligo circumnaevalis: →*Sutton-Nävus*

perinaevische Vitiligo: →*Sutton-Nävus*

Vi|ti|um *nt, pl* **-tia** (Ⓔ **1.** defect **2.** heart defect): **1.** Fehler **2.** →*Herzfehler*

Vitium cordis: →*Herzfehler*

Vitre-, vitre- *präf.:* →*Vitreo-*

Vit|rek|to|mie *f* (Ⓔ vitrectomy): ***Syn:*** *Glaskörperresektion, Glaskörperentfernung;* operative Entfernung des Glaskörpers; wird heute i.d.R. als sog. **Pars-plana-Vitrektomie** durchgeführt, bei der die Instrumente durch Inzisionen in der Pars plana des Ziliarkörpers [Corpus ciliare] eingeführt werden

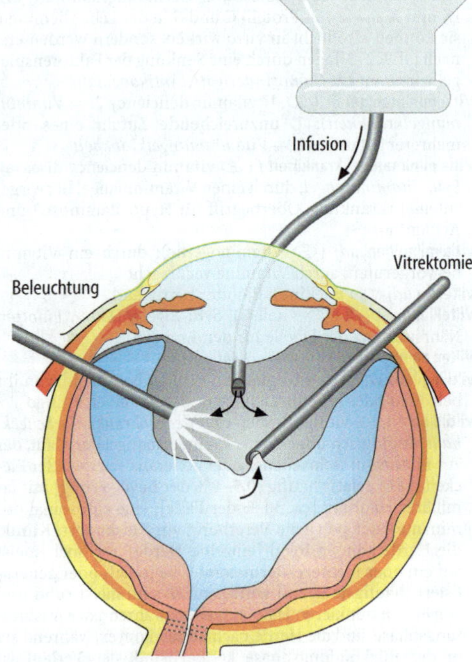

Abb. V53. Vitrektomie, schematische Darstellung

Vitreo-, vitreo- *präf.:* Wortelement mit der Bedeutung „Glas/gläsern"

Vi|tre|o|kap|su|li|tis *f, pl* **-ti|den** (Ⓔ vitreocapsulitis): Entzündung der Glaskörperkapsel

vi|tre|o|kap|su|li|tisch *adj* (Ⓔ vitreocapsulitic): Vitreokapsulitis betreffend, von ihr betroffen oder gekennzeichnet

vi|tre|o|re|ti|nal *adj* (Ⓔ vitreoretinal): Glaskörper und Netzhaut/Retina betreffend

Vi|tre|o|re|ti|no|pa|thie *f* (Ⓔ vitreoretinopathy): Erkrankung von Glaskörper* und Netzhaut [Retina]*

proliferative Vitreoretinopathie (Ⓔ proliferative vitreoretinopathy): v.a. bei diabetischer Retinopathie*, Netzhautvenenverschlüssen, Frühgeborenenretinopathie* und Netzhautentzündungen auftretende Glaskörper-Netzhaut-Reaktion, die zu Netzhautablösung [**PVR-Ablatio**] führt; eine Erblindung kann i.d.R. nur durch eine frühzeitige Vitrektomie* verhindert werden

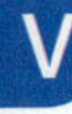
V

Vivax-Malaria *f:* →*Malaria tertiana*

Vi|vi|sek|ti|on *f* (Ⓔ vivisection): Sektion von lebenden Tieren

vi|vi|sek|to|risch *adj* (Ⓔ vivisectional): Vivisektion betreffend

VK *Abk.:* **1.** Variabilitätskoeffizient **2.** Varianzkoeffizient **3.** Venenkapazität **4.** Ventilationskoeffizient **5.** →*Verbrauchskoagulopathie* **6.** Verlaufskontrolle **7.** →*Verteilungskoeffizient* **8.** →*Vitalkapazität* **9.** →*Vorderkammer*

VKA *Abk.:* Vielkanalanalysator

VKG *Abk.:* **1.** →*Vektorkardiogramm* **2.** →*Vektorkardiographie*

VKP *Abk.:* →*Verbrauchskoagulopathie*

VKZ *Abk.:* vaginale Kontrazeptiva

VL *Abk.:* **1.** interventrikuläre Leitungsstörung **2.** vorzeitige Lösung **3.** →*vorzeitige Plazentalösung*

VLB *Abk.:* →*Vincaleukoblastin*

VLDL *Abk.:* →*very low-density lipoprotein*

VLK *Abk.:* Ventilationsleistungskoeffizient

VLKP *Abk.:* Verlustkoagulopathie

VLM *Abk.:* ventrolaterale Medulla oblongata

VLP *Abk.:* Vincristin, L-Asparaginase, Prednison

VLQ *Abk.:* Ventilationsleistungsquotient

VLR *Abk.:* Vinleurosin

VM *Abk.:* **1.** maximale Ventilation **2.** →*vasomotorisch* **3.** Vestibularmembran **4.** Viomycin **5.** →*Voltmeter*

VM-26 *Abk.:* →*Teniposid*

VMA *Abk.:* →*Vanillinmandelsäure*

VMAD *Abk.:* Vincristin, Methotrexat, Adriamycin, Actinomycin D

VMC *Abk.:* **1.** Vasomotorenzentrum **2.** VP-16, Methotrexat, Citrovorum-Faktor

VMCP *Abk.:* Vincristin, Melphalan, Cyclophosphamid, Prednison

VMML *Abk.:* vordere Muttermundslippe

VMR *Abk.:* →*vasomotorische Rhinitis*

VMS *Abk.:* **1.** →*Vanillinmandelsäure* **2.** vorderes Mitralsegel

VN *Abk.:* Virusneutralisation

V.N. *Abk.:* →*vegetatives Nervensystem*

VNS *Abk.:* →*vegetatives Nervensystem*

VNTR *Abk.:* variable number of tandem repeats

VO *Abk.:* Verordnung

VO_2 *Abk.:* Sauerstoffverbrauch

VOCAP *Abk.:* VP-16, Vincristin (*engl.* oncovin), Cyclophosphamid, Adriamycin, Cisplatin (*engl.* platinol)

VOD *Abk.:* venous occlusive disease

Vo|gel|beer|baum *m:* →*Eberesche*

Vo|gel|hal|ter|lun|ge *f:* →*Vogelzüchterlunge*

Vo|gel|knö|te|rich *m* (Ⓔ knotgrass): ***Syn:*** *Polygonum aviculare;* Pflanze aus der Familie der Knöterichgewächse [Polygonaceae]; verwendet wird das während der Blüte gesammelte und getrocknete Kraut [**Polygoni avicularis herba**], das Flavonoide*, Cumarine*, Phenolcarbonsäuren* und Gerbstoffe* enthält; besitzt eine adstringierende Wirkung und fördert die Expektoration*; **Anw.:** traditionell bei Entzündungen der Atemwege und der Mund- und Rachenschleimhaut; auch bei Blasen- und Nierenleiden, Magengeschwür*, Durchfall und schlecht heilenden Wunden

Vo|gel|mil|be *f* (Ⓔ bird mite): ***Syn:*** *Dermanyssus avium;* blutsaugende Milbe; Verursacher der Vogelmilbenkrätze*

Vo|gel|mil|ben|krät|ze *f* (Ⓔ gamasoidosis): ***Syn:*** *Gamasidiosis, Gamasidiose;* durch blutsaugende Milben [Dermanyssus* avium, Dermanyssus* gallinae] hervorgerufene, flüchtige Urtikaria* mit Exanthem und heftigem Juckreiz

Vo|gel|züch|ter|lun|ge *f* (Ⓔ bird-breeder's lung): ***Syn:*** *Vogelhalterlunge, Geflügelzüchterlunge, Taubenzüchterlunge, Wellensittichhalterlunge;* exogen-allergische Alveolitis* durch Inhalation von Kot- oder Federstaub von Vögeln

Vogt: Cécile Vogt; 1875–1962; französischer Neuropathologe (Neustadt)

Vogt-Koyanagi-Harada-Syndrom *nt* (Ⓔ Vogt-Koyanagi syndrome): ***Syn:*** *Koyanagi-Krankheit, Vogt-Koyanagi-Syndrom, Harada-Syndrom, uveomeningoenzephales Syndrom;* ätiologisch ungeklärte hintere Uveitis* mit wolkigen, leicht erhabenen Herden in Aderhaut und Pigmentepithel; i.d.R. kombiniert mit Meningitis*, Enzephalitis*, Hirnnervenausfällen sowie Haut- und Haarveränderungen; tritt v.a. bei Angehörigen der mongolischen Rasse, aber auch Farbigen und Europäern auf

Vogt-Koyanagi-Syndrom *nt:* →*Vogt-Koyanagi-Harada-Syndrom*

Vogt-Waardenburg-Syndrom *nt* (Ⓔ Waardenburg's syndrome): ***Syn:*** *Waardenburg-Syndrom, Dyszephalosyndaktylie;* Fehlbildungssyndrom mit Beteiligung von Schädel, Gesicht, Skelett und inneren Organen

Vohwinkel: Karl Hermann Vohwinkel; zeitgenössischer Hautarzt (Köln)

Vohwinkel-Syndrom *nt* (Ⓔ Vohwinkel's syndrome): ***Syn:*** *Keratoma hereditarium mutilans, Keratosis palmoplantaris mutilans, mutilierendes palmoplantares Keratoderm, Pseudoainhum-artige Dermatose*; vermutlich autosomal-dominant vererbte, polysymptomatische Erkrankung mit Hyperkeratose* der Handfläche und Fußsohle, Kontrakturen*, ringförmigen Schnürfurchen und Spontanamputation von Fingern und Zehen

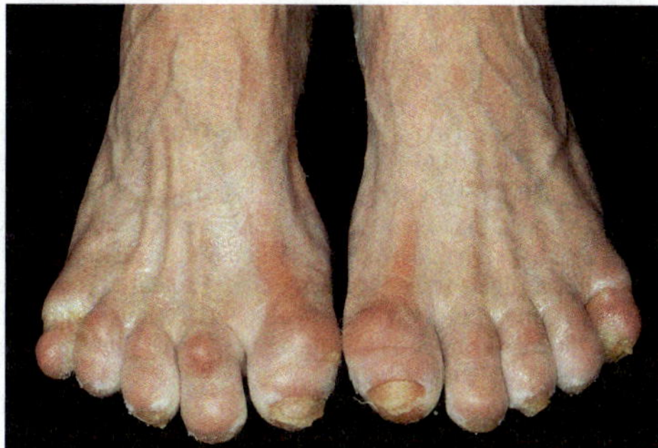

Abb. V54. Vohwinkel-Syndrom

Vojta: Václav Vojta; tschechischer Kinderneurologe (Prag, München) im 20. Jahrhundert

Vojta-Methode *f* (Ⓔ Vojta's method): neurophysiologische Methode der Krankengymnastik, die v.a. bei infantiler Zerebralparese angewandt wird

vo|kal *adj* (Ⓔ vocal): Stimme betreffend, stimmlich; Vokale betreffend

Vo|ka|lis *m*: → *Musculus vocalis*

Vol. *Abk.*: → *Volumen*

Vol.-% *Abk.*: Volumenprozent

Vo|la *f* (Ⓔ palm): ***Syn:*** *Regio palmaris, Palma*; Handteller, Hohlhand

Vol|ä|mie *f* (Ⓔ volemia): das aktuelle Blutvolumen bezogen auf das Körpergewicht [normal ca. 75 ml/kg KG oder ca. 7.5 % des KGs]; wird vom Körper möglichst konstant gehalten [Normovolämie]

vo|lar *adj* (Ⓔ volar): ***Syn:*** *palmar*; Handinnenfläche/Hohlhand betreffend, auf der Hohlhandseite (liegend), zur Hohlhand gehörend

Vo|lar|fle|xi|on *f* (Ⓔ volar flexion): ***Syn:*** *Palmarflexion*; Handbeugung

vo|la|til *adj* (Ⓔ volatile): (leicht) flüchtig, verdunstend, verdampfend, ätherisch

volfr. *Abk.*: Volumenfraktion

Volkmann: **1.** Alfred Wilhelm Volkmann; 1800–1877; deutscher Physiologe (Halle) **2.** Richard von Volkmann; 1830–1889; deutscher Chirurg (Halle, Greifswald)

Volkmann-Cheilitis *f* (Ⓔ Volkmann's cheilitis): ***Syn:*** *Volkmann-Krankheit, Cheilitis glandularis apostematosa*; seltene, durch Bakterien [Staphylokokken] ausgelöste Lippenentzündung mit Ausbildung hyperplastischer Schleimdrüsen; meist an der Berührungsfläche der Unterlippe mit der Oberlippe; auf Druck Entleerung eines eitrig-schleimigen Sekretes, Ulzeration und Verkrustung der Lippen; **Therapie:** systemische Antibiotika [z.B. Oxacillin*]

Volkmann-Dreieck *nt* (Ⓔ Volkmann's triangle): Bezeichnung für das keilförmige Knochenfragment bei Abbruch oder Ausriss der hinteren [**hinteres Volkmann-Dreieck**] oder vorderen unteren Tibiakante [**vorderes Volkmann-Dreieck**] als Begleitverletzung bei Knöchelfrakturen

Volkmann ischämische Kontraktur *f*: → *Volkmann-Kontraktur*

Volkmann-Kanälchen *pl*: → *Volkmann-Kanäle*

Volkmann-Kanäle *pl* (Ⓔ Volkmann's canals): ***Syn:*** *Volkmann-Kanälchen, Canales perforantes*; Gefäßkanälchen im Knochen, die die Havers*-Kanäle miteinander verbinden; *s.u. Knochen*

Volkmann-Kontraktur *f* (Ⓔ Volkmann's ischemic contracture): ***Syn:*** *Volkmann ischämische Kontraktur, Volkmann-Lähmung, ischämische Muskelkontraktur*; ischämische Muskelatrophie und Kontraktur der Unterarm- oder Handmuskeln, z.B. durch zu enge Verbände; tritt v.a. nach suprakondylären Humerusfrakturen im Kindesalter auf; **Therapie:** Krankengymnastik

Volkmann-Krankheit *f*: → *Volkmann-Cheilitis*

Volkmann-Lähmung *f*: → *Volkmann-Kontraktur*

Volkmann-Schiene *f* (Ⓔ Volkmann's splint): starre Lagerungsschiene für das Bein mit aufrechtem Blatt für den Fuß zur Lagerung bei gestrecktem Kniegelenk

Voll|an|ti|gen *nt* (Ⓔ complete antigen): ***Syn:*** *komplettes Antigen*; Antigen, das zu Immunisierung führen kann

Voll|blut|kon|ser|ve *f* (Ⓔ whole blood): *s.u. Blutkonserve*

Voll|e|lek|tro|lyt|lö|sung *f* (Ⓔ physiologic electrolyte solution): Infusionslösung, deren Elektrolytkonzentration der des Extrazellularraums entspricht [isotone Lösung]

Voll|fin|ne *f* (Ⓔ plerocercoid): ***Syn:*** *Plerozerkoid*; zweites Larvenstadium von z.B. Diphyllobothrius [Fischbandwurm]

Voll|haut|lap|pen *m* (Ⓔ full thickness flap): *s.u. Hauttransplantation*

Voll|he|pa|ri|ni|sie|rung *f* (Ⓔ i.v. heparinization): *s.u. Heparin*

Voll|nar|ko|se *f*: → *Allgemeinanästhesie*

Voll|re|mis|si|on *f* (Ⓔ complete remission): ***Syn:*** *komplette Remission*; vorübergehendes Verschwinden aller Symptome und Krankheitszeichen eines malignen Tumors unter Therapie

Voll|wirk|do|sis *f* (Ⓔ effective dose): Menge eines Arzneimittels, die zur Erreichung eines optimalen therapeutischen Effektes nötig ist

Volt *nt* (Ⓔ volt): abgeleitete SI-Einheit* der elektrischen Spannung; Symbol: V; 1 Volt ist die Spannung zwischen zwei Punkten eines elektrischen Leiters, in der bei einer Stromstärke von 1 Ampere [1 A] eine Arbeit von 1 Watt [1W] umgesetzt wird

Volt|am|pere|me|ter *nt* (Ⓔ voltammeter): Gerät zur Messung der elektrischen Arbeit

Volt|me|ter *nt* (Ⓔ voltmeter): Maßeinheit für die elektrische Arbeit; Symbol: VA; 1 VA = 1 Watt

Vo|lu|men *nt* (Ⓔ volume): (Raum-)Inhalt, Gesamtmenge

mittleres zelluläres Volumen (Ⓔ mean corpuscular volume): ***Syn:*** *mittleres Erythrozytenvolumen, Erythrozyteneinzelvolumen*; ergibt sich aus dem Hämatokrit* geteilt durch die Erythrozytenzahl pro Liter; der Normalbereich liegt bei 80–98 μm^3

Vo|lu|men|do|sis *f, pl* **-sen** (Ⓔ volume dose): ***Syn:*** *Raumdosis, Integraldosis*; die gesamte, auf das Volumen des Zielbereichs übertragene Energiedosis* bei einer Bestrahlung; wird in Gy × cm^3 angegeben

Vo|lu|men|kon|stanz *f*: → *Isovolämie*

Vo|lu|men|man|gel|schock *m* (Ⓔ hypovolemic shock): ***Syn:*** *hypovolämischer Schock*; Schock bei Blutverlust nach außen oder innen [hämorrhagischer Schock*], Plasmaverlust [v.a. Verbrennungen, ausgedehnte intraabdominelle Wunden] oder Wasser- und Elektrolytverlusten [z.B. Ileus*, Erbrechen, Aszites*, Enteritis* mit Diarrhoe, Diabetes* mellitus oder insipidus]

Vo|lu|men|puls *m* (Ⓔ volume pulse): ***Syn:*** *Querschnittspuls*; *s.u. Puls*

Vo|lu|me|trie *f*: → *Titrimetrie*

Vo|lu|tin|gra|nu|la *pl* (Ⓔ metachromatic granules): ***Syn:*** *metachromatische Granula, Volutinkörnchen, Babès-Ernst-Granula, Babès-Ernst-Körperchen*; intrazelluläre Polkörperchen bei verschiedenen Bakterien, die einen Polyphosphatspeicher darstellen; sie sind typisch für Diphtheriebakterien

Vo|lu|tin|körn|chen *pl*: → *Volutingranula*

Vol|vu|lus *m, pl* **-li** (Ⓔ volvulus): Stiel-/Achsendrehung eines Organs

Volvulus intestini (Ⓔ intestinal volvulus): ***Syn:*** *Darmverschlingung*; v.a. Säuglinge betreffende Verdrehung und Verschlingung von Darmteilen; meist ist das Zäkum* betroffen, bei Erwachsenen eher das Sigma, seltener Dünndarmteile; kann zur Ausbildung eines mechanischen Ileus* führen

Volvulus ventriculi: → *Magenvolvulus*

VOM *Abk.*: Vinylchloridmonomer

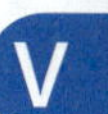

Vo|mer *m* (Ⓔ vomer): ***Syn:*** *Pflugscharbein, Pflugschar*; Schädelknochen, der den größten Teil der unteren Nasenscheidewand bildet

Vo|me|ro|na|sal|or|gan *nt* (Ⓔ vomeronasal organ): ***Syn:*** *Jacobson-Organ, Organum vomeronasale*; inkonstantes Rudiment eines älteren Riechorgans

Vo|mi|ti|vum *nt, pl* **-va**: *→Emetikum*

Vo|mi|tus *m*: *→Erbrechen*

Vomitus biliosus (Ⓔ bilious vomiting): ***Syn:*** *Cholemesis*; Galleerbrechen

Vomitus cruentus (Ⓔ blood vomiting): ***Syn:*** *Bluterbrechen, Hämatemesis*; Erbrechen von hellem oder dunkelbraunem [**Kaffeesatzerbrechen**] Blut; *s.a. Magen-Darm-Blutung*

Vomitus gravidarum (Ⓔ vomiting of pregnancy): ***Syn:*** *Schwangerschaftserbrechen, Emesis gravidarum*; meist frühmorgens auftretendes Erbrechen in der Frühphase der Schwangerschaft; tritt bei ca. 80 % aller Schwangeren auf; beginnt in der 4.–8. SSW und endet in der 16. SSW; *s.a. Hyperemesis gravidarum*

von Bischoff: **von Bischoff-Korona** *f* (Ⓔ corona radiata): ***Syn:*** *Corona radiata folliculi ovarici*; *s.u. Tertiärfollikel*

von Ebner: Victor von Ebner; 1842–1925; österreichischer Anatom und Histologe (Graz, Wien)

von Ebner-Drüsen *pl*: *→von Ebner-Spüldrüsen*

von Ebner-Halbmond *m* (Ⓔ crescent of Giannuzzi): ***Syn:*** *Ebner-Halbmond, Giannuzzi-Halbmond, Heidenhain-Halbmond, seröser Halbmond*; halbmondförmiges Endstück der seromukösen Drüsen*

von Ebner-Spüldrüsen *pl* (Ⓔ Ebner's glands): ***Syn:*** *von Ebner-Drüsen, Ebner-Spüldrüsen, Ebner-Drüsen, Glandulae gustatoriae*; seröse Drüsen der Wallpapillen [Papillae* vallatae] der Zunge

von Economo: Constantin von Economo; 1876–1931; österreichischer Neurologe (Wien)

von Economo-Enzephalitis *f* (Ⓔ von Economo's encephalitis): ***Syn:*** *Economo-Krankheit, Economo-Enzephalitis, europäische Schlafkrankheit, Encephalitis epidemica/lethargica*; epidemische Enzephalitis* vermutlich viraler Genese, die primär zwischen 1915 und 1925 in Europa auftrat

von Euler: *s.u. Euler*

von Gierke: Edgar Otto Konrad von Gierke; 1877–1945; deutscher Pathologe (Karlsruhe)

von Gierke-Krankheit *f*: *→Glykogenose Typ I*

von Hippel: Eugen von Hippel; 1867–1939; deutscher Augenarzt (Göttingen)

von Hippel-Lindau-Gen *nt* (Ⓔ von Hippel-Lindau gene): bei Patienten mit von Hippel-Lindau-Syndrom gefundenes Gen, dass auch für eine erhöhte Inzidenz von Nierenzellkarzinomen* verantwortlich ist

von Hippel-Lindau-Syndrom *nt* (Ⓔ von Hippel-Lindau disease): ***Syn:*** *Netzhautangiomatose, Hippel-Lindau-Syndrom, retino-zerebelläres Hämangioblastom, Angiomatosis cerebelli et retinae, Angiomatosis retinae cystica*; zu den Phakomatosen* gehörige, wahrscheinlich dominant vererbte Systemerkrankung mit Naevus* flammeus sowie retinaler und zerebellarer Angiomatose

von Kupffer: Karl W. von Kupffer; 1829–1902; deutscher Anatom (Kiel, München)

von Kupffer-Sternzellen *pl* (Ⓔ von Kupffer's cells): ***Syn:*** *Kupffer-Zellen, von Kupffer-Zellen, Kupffer-Sternzellen*; Endothelzellen der Lebersinusoide, die Stoffe aus dem Blut aufnehmen

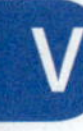

von Meyenburg: Hans von Meyenburg; schweizer Pathologe (Zürich) im 20. Jahrhundert

von Meyenburg-Altherr-Uehlinger-Syndrom *nt* (Ⓔ Meyenburg-Altherr-Uehlinger syndrome): ***Syn:*** *rezidivierende Polychondritis, Polychondritis chronica atrophicans, Meyenburg-Altherr-Uehlinger-Syndrom, systematisierte Chondromalazie, Polychondritis recidivans et atrophicans*; ätiologisch ungeklärte, seltene Entzündung von knorpeligen Teilen der Nase [Sattelnase*], des Ohrs [Blumenkohlohr], der oberen Luftwege und der Augen

von Pfaundler: *s.u. Pfaundler*

von Recklinghausen: Friedrich Daniel von Recklinghausen; 1833–1910; deutscher Pathologe (Königsberg, Straßburg)

von Recklinghausen-Appelbaum-Krankheit *f* (Ⓔ von Recklinghausen-Applebaum disease): ***Syn:*** *Recklinghausen-Appelbaum-Krankheit, idiopathische Hämochromatose*; autosomal-rezessiv vererbte Eisenspeicherkrankheit*, die erst relativ spät in Erscheinung tritt [Männer nach dem 30. Jahr, Frauen nach der Menopause]; *s.a. Hämochromatose*

von Recklinghausen-Krankheit *f*: *→Neurofibromatosis generalisata*

halbseitige von Recklinghausen-Krankheit *f*: *→Osteofibrosis deformans juvenilis*

von Willebrand: Erik Adolf von Willebrand; 1870–1949; finnischer Arzt (Helsingfors)

von Willebrand-Faktor *m* (Ⓔ von Willebrand factor): ***Syn:*** *Faktor VIII-assoziiertes Antigen, Willebrand-Faktor*; oligomeres Glykoprotein, das subendothelial und in Thrombozyten vorkommt; vermittelt die Adhäsion von Thrombozyten an das verletzte Gefäßendothel und schützt Faktor* VIII der Blutgerinnung vor vorzeitiger Proteolyse; schwerer Mangel führt damit zu einem Faktor VIII-Mangel und Störung der sekundären Hämostase*; *s.a. von Willebrand-Jürgens-Syndrom, Blutgerinnung*

von Willebrand-Jürgens-Syndrom *nt* (Ⓔ von Willebrand's disease): ***Syn:*** *konstitutionelle Thrombopathie, hereditäre/vaskuläre Pseudohämophilie, vaskuläre Hämophilie, Angiohämophilie*; autosomal-dominanter Mangel an von Willebrand-Faktor* mit Blutungsneigung, die besonders im Frühjahr und Herbst zu Hämorrhagien führen; **Klinik**: rezidivierende Haut- und Schleimhautblutungen, Hyper- und Polymenorrhoe; seltener Gelenkeinblutungen; bei Verletzung oder Operation kann es zu schwer stillbaren Blutungen kommen; **labor.**: Blutungszeit verlängert, Faktor VIII unter 25 %; Verminderung des Ristocetin-Kofaktors; **DD**: idiopathische thrompozytopenische Purpura*, Thrombozytopenie*; **Therapie**: Frischplasma, Kryopräzipitat; **Prognose**: gut; meist kommt es nach dem 20. Lebensjahr zur Verminderung der Blutungsneigung

Voorhoeve: N. Voorhoeve; 1879–1927; holländischer Radiologe

Voorhoeve-Erkrankung *f* (Ⓔ Voorhoeve's disease): ***Syn:*** *Osteopathia striata*; autosomal-dominante Sonderform der Osteopoikilie* mit symmetrischen, längsgerichteten, streifenförmigen Verdichtungen des Knochens

VOP *Abk.*: **1.** ventrikuläres Overdrive-Pacing **2.** *→Volumenpuls*

VOR *Abk.*: *→vestibulo-okulärer Reflex*

Vor|bei|re|den *nt* (Ⓔ heterolalia): ***Syn:*** *Heterolalie*; Ersetzen von vergessenen Worten mit anderen, nicht sinngemäßen Begriffen

Vor|be|strah|lung *f* (Ⓔ preoperative radiation): ***Syn:*** *präoperative Bestrahlung*; Bestrahlung eines Tumors vor einer Operation, z.B. zur Verkleinerung oder Auslösung einer Fibrosierung

Vor|blu|tung *f*: *→prämenstruelle Blutung*

Vor|der|arm *m* (Ⓔ forearm): ***Syn:*** *Antebrachium*; Unterarm

Vor|der|arm|frak|tur *f* (Ⓔ forearm fracture): ***Syn:*** *Unterarmfraktur*; Fraktur eines oder beider Unterarmknochen; *s.a. Radiusfraktur, Ulnafraktur, Unterarmschaftfraktur*

Vor|der|arm|schaft|frak|tur *f*: *→Unterarmschaftfraktur*

Vor|der|damm *m* (Ⓔ anterior perineum): vorderen Teil der Dammregion; *s.u. Damm*

Vor|der|haupt|ein|stel|lung *f*: *→Vorderhauptlage*

Vor|der|haupt|la|ge *f* (Ⓔ brow presentation): ***Syn:*** *Vorderhaupteinstellung*; Deflexionslage*, bei der die Stirnfontanelle führt

Vor|der|hirn *nt* (Ⓔ forebrain): ***Syn:*** *Prosenzephalon, Prosencephalon*; Oberbegriff für die oberhalb des Mittelhirns [Mesencephalon*] liegenden Teile des Gehirns, d.h. Dienzephalon* und Telenzephalon*

Vor|der|hirn|bün|del, me|di|a|les *nt* (Ⓔ medial forebrain bundle): ***Syn:*** *Fasciculus medialis telencephali*; in der weißen Substanz des Hypothalamus* verlaufende Fasern u.a. aus den Basalganglien* und dem Mandelkörper [Corpus* amygdaloideum], die zum Hirnstamm ziehen

Vor|der|horn des Rückenmarks *nt* (Ⓔ anterior horn of spinal cord): ***Syn:*** *Cornu anterius medullae spinalis*; aus den **Laminae spinales VII-IX** aufgebauter vorderer Teil der grauen

Rückenmarkssubstanz [Substantia* grisea medullae spinalis]; enthält motorische Vorderhornzellen [α-Motoneurone, γ-Motoneurone], die eine Reihe von Kerngebieten bilden

Vor|der|horn des Seitenventrikels *nt* (Ⓔ anterior horn of lateral ventricle): Cornu anterius ventriculi lateralis; *s.u. Seitenventrikel*

Vor|der|horn|zel|len *pl* (Ⓔ anterior horn cell): die Motoneurone* des Vorderhorns* des Rückenmarks

Vor|der|kam|mer *f* (Ⓔ anterior chamber of eye): ***Syn:*** *vordere Augenkammer, Camera anterior bulbi oculi*; Raum zwischen Hornhaut [Cornea*] und Regenbogenhaut [Iris*]; am Übergang von Hornhaut und Regenbogenhaut liegt der Iridokornealwinkel*, in dem das Kammerwasser durch Fontana*-Räume in den Schlemm*-Kanal geleitet wird; *s.a. Augapfel*

Vor|der|kam|mer|blu|tung *f* (Ⓔ hyphema): ***Syn:*** *Hyphäma, Hyphaema*; Bluterguss in die vordere Augenkammer; am häufigsten nach stumpfem Trauma [Contusio]

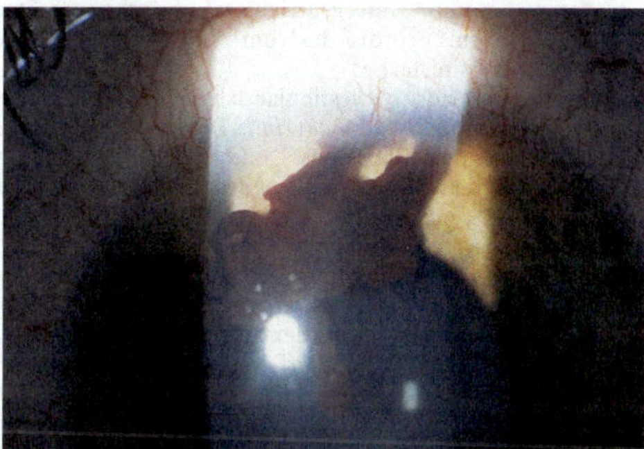

Abb. V55. Vorderkammerblutung nach Contusio* bulbi

Vor|der|säu|le *f* (Ⓔ anterior column of spinal cord): ***Syn:*** *Columna anterior*; im Rückenmarksquerschnitt als **Vorderhorn** [Cornu anterius] imponierender, zipfelförmiger Teil der grauen Rückenmarkssubstanz*; enthält **motorische Vorderhornzellen** [α-Motoneurone*, γ-Motoneurone*], die über Neuriten in den vorderen Spinalnervenwurzeln die quergestreifte Muskulatur und ihre Muskelspindeln versorgen

Vor|der|seg|ment *nt* (Ⓔ anterior segment of lung): ***Syn:*** *Segmentum anterius pulmonis*; vorderes Segment des Oberlappens der rechten [**Segmentum anterius pulmonis dextri**] oder linken [**Segmentum anterius pulmonis sinistri**] Lunge*; *s.a. Lungensegmente*

Vor|der|sei|ten|strang *m* (Ⓔ anterolateral funiculus): *s.u. Seitenstrang des Rückenmarks*

Vor|der|strang (des Rückenmarks) *m* (Ⓔ anterior funiculus of spinal cord): ***Syn:*** *Funiculus anterior medullae spinalis*; nicht immer klar vom Seitenstrang [Funiculus* lateralis medullae spinalis] abgrenzbarer vorderer Strang der weißen Rückenmarkssubstanz [Substantia* alba medullae spinalis]; enthält u.a. Tractus* corticospinalis anterior, Tractus* vestibulospinalis lateralis und medialis und Tractus* tectospinalis; rechter und linker Vorderstrang sind durch die Commissura* alba anterior medullae spinalis verbunden

Vor|der|wand|in|farkt *m* (Ⓔ anterior myocardial infarction): die Herzvorderwand betreffender Myokardinfarkt*

Vor|der|wand|spit|zen|in|farkt *m* (Ⓔ anteroinferior myocardial infarction): Herzvorderwand und Herzspitze betreffender Myokardinfarkt*

Vor|der|wur|zel *f* (Ⓔ anterior root): ***Syn:*** *Radix anterior, Radix motoria nervi spinalis*; vordere, motorische Spinalnervenwurzel; vereinigt sich noch im Spinalkanal mit der hinteren, sensiblen Spinalnervenwurzel zum Spinalnervenstamm [Truncus nervi spinalis]; *s.a. Nervi spinales*

Vor|ent|wick|lung *f*: *→Progenese*

Vor|ex|an|them *nt* (Ⓔ rash): ***Syn:*** *Rash*; flüchtiger Ausschlag

Vor|fin|ne *f* (Ⓔ procercoid): ***Syn:*** *Prozerkoid*; erste Finnenstufe, z.B. von Diphyllobothrium*

vor|ge|burt|lich *adj*: *→präpartal*

Vor|harn *m* (Ⓔ primary urine): *s.u. Glomerulusfiltrat*

Vor|haut *f*: *→Preputium*

Vor|haut|a|pla|sie *f* (Ⓔ aposthia): angeborenes Fehlen der Vorhaut

Vor|haut|bänd|chen *nt* (Ⓔ frenulum of prepuce of penis): ***Syn:*** *Frenulum preputii*; Hautbändchen an der Unterseite des Penis*, das Eichel* und Vorhaut* verbindet und ein zu starkes Zurückweichen der Vorhaut verhindert

Vor|haut|drü|sen *pl* (Ⓔ preputial glands): ***Syn:*** *Präputialdrüsen, Tyson-Drüsen, präputiale Drüsen, Glandulae preputiales*; talgproduzierende Drüsen der Penisvorhaut

Vor|haut|ent|zün|dung *f*: *→Posthitis*

Vor|haut|talg *m* (Ⓔ smegma): ***Syn:*** *Smegma (praeputii)*; von den Vorhautdrüsen gebildeter Talg gemischt mit Zelldetritus des Eichelepithels und Bakterien

Vor|hof *m* (Ⓔ atrium): Atrium; meist gleichgesetzt mit Herzvorhof

linker Vorhof (Ⓔ left atrium): ***Syn:*** *Atrium cordis sinistrum*; nimmt das aus den Lungenvenen* kommende sauerstoffreiche Blut auf und pumpt es während der Diastole* durch die Mitralklappe* in die linke Herzkammer; die Wand ist relativ dünn und glattwandig, nur das auf der Rückseite liegende linke Herzohr [Auricula* atrii sinistra] enthält Muskelbälkchen [Musculi* pectinati]

rechter Vorhof (Ⓔ right atrium): ***Syn:*** *Atrium cordis dextrum*; nimmt das aus dem Körperkreislauf kommende venöse Blut auf und pumpt es während der Diastole* durch die Trikuspidalklappe* in die rechte Herzkammer*; der Bereich zwischen den Mündungen der Vena* cava inferior und Vena* cava superior, in dem sich das Blut aus den beiden Hohlvenen mischt, wird als **Sinus venarum cavarum** bezeichnet; die Herzvenen münden im Ostium* sinus coronarii; an der Crista* terminalis beginnt die Herzmuskelwand, die durch kammförmige Muskelbälkchen [Musculi* pectinati] gekennzeichnet ist; die Scheidewand zwischen den beiden Vorhöfen [Septum* interatriale] enthält die Fossa* ovalis, die vom Limbus* fossae ovalis umrandet wird; an der Vorderfläche des Vorhof befindet sich ein Blindsack, das rechte Herzohr [Auricula* atrii dextra]

Vorhof des Seitenventrikels (Ⓔ atrium of lateral ventricle): ***Syn:*** *Atrium ventriculi lateralis*; Ausbuchtung des Seitenventrikels an der Mündung von Vorder- und Hinterhorn

Vor|hof|bläs|chen *nt* (Ⓔ utricle): ***Syn:*** *Utriculus vestibularis, Utrikulus*; schlauchförmiges Bläschen im Labyrinthvorhof [Vestibulum* labyrinthi], aus dem die drei Bogengänge abgehen

Vor|hof|di|la|ta|ti|on *f* (Ⓔ atriomegaly): ***Syn:*** *Atriomegalie*; Vergrößerung des rechten oder linken Herzvorhofes

Vor|hof|ex|tra|sys|to|le *f* (Ⓔ premature atrial contraction): ***Syn:*** *atriale Extrasystole*; von einem Reizbildungszentrum im Vorhof ausgehende supraventrikuläre Extrasystole*; tritt häufig mit oder ohne kardiale Grunderkrankung auf; körperliche und emotionale Belastung, Kaffee-, Nicotin- und Alkoholgenuss können auch beim Gesunden Vorhofextrasystolen auslösen

Vor|hof|fens|ter *nt* (Ⓔ vestibular window): ***Syn:*** *ovales Fenster, Fenestra vestibuli*; durch die Steigbügelplatte* verschlossene Öffnung zwischen Mittelohr* und Innenohr*; Ort der Schwingungsübertragung auf die Innenohrschnecke*

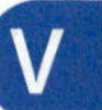

Vor|hof|flat|tern *nt* (Ⓔ atrial flutter): Herzrhythmusstörung, bei der der Vorhof mit einer Frequenz von 220–350 Schlägen pro Minute schlägt; wegen der Gefahr einer 1:1-Überleitung potentiell lebensbedrohliche Rhythmusstörung; die **Klinik** wird von der Kammerfrequenz bestimmt; bei 3:1- oder 4:1-Überleitung sind die Patienten symptomfrei; höhere Kammerfrequenz kann aber zu Hypotonie*, Angina* pectoris, Linksherzinsuffizienz* oder kardiogenem Schock* führen; **Therapie**: Herzglykoside oder Verapamil* i.v. zur Akutbehandlung; Dauertherapie mit β-Blockern* oder Calciumantagonisten* [*Abb. V56*]

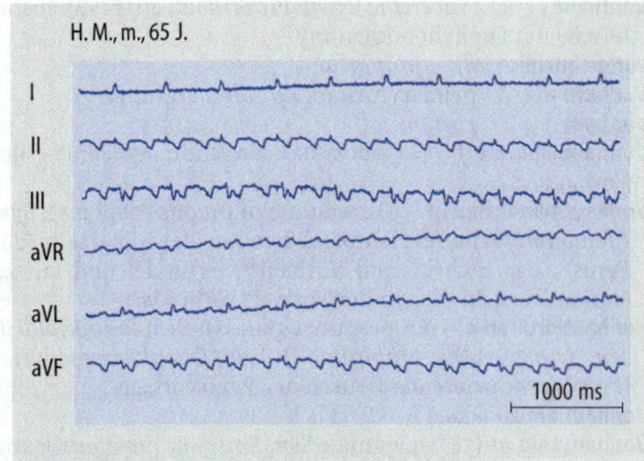

Abb. V56. Oberflächen-EKG bei Vorhofflattern

Vor|hof|flim|mern *nt* (Ⓔ atrial fibrillation): Herzrhythmusstörung, bei der die Vorhöfe ungeordnet flimmern; findet sich häufig bei Herzinsuffizienz*, Mitralklappenfehler*, arterieller Hypertonie*, koronarer Herzkrankheit* und Hyperthyreose*; nimmt mit steigendem Alter an Häufigkeit zu, 3–5 % aller über 65-Jährigen haben ein Vorhofflimmern; durch das Vorhofflimmern geht die Pumpfunktion des Vorhofs verloren und es kommt zu einer unregelmäßigen Überleitung auf die Kammer und zu absoluter Arrhythmie*; **klinisch** auffällig sind Palpitationen und Zeichen einer Herzinsuffizienz; je nach Kammerfrequenz findet sich eine Brady- oder Tachykardie; die **Therapie** hängt von der Art des Vorhofflimmerns ab; **paroxysmales Vorhofflimmern** [hört spontan innerhalb von Stunden oder Tagen wieder auf] spricht i.d.R. gut auf β-Blocker*, Propafenon*, Flecainid* oder Amiodaron* an; bei **persistierendem Vorhofflimmern** [zeigt keine Tendenz zur spontanen Sistierung] wird eine medikamentöse oder elektrische Kardioversion versucht; am schwierigsten ist die Therapie von **permanentem Vorhofflimmern**, das nicht in einen Sinusrhthmus zurückgeführt werden kann; hier wird oft eine Schrittmacherimplantation oder eine Katheterablation des AV-Knotens nötig

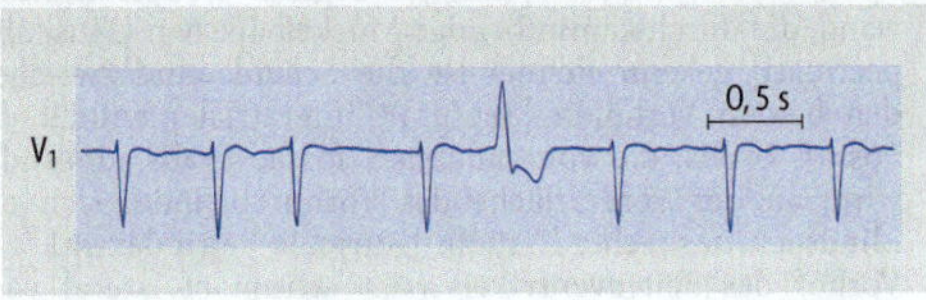

Abb. V57. Vorhofflimmern in Ableitung V_1

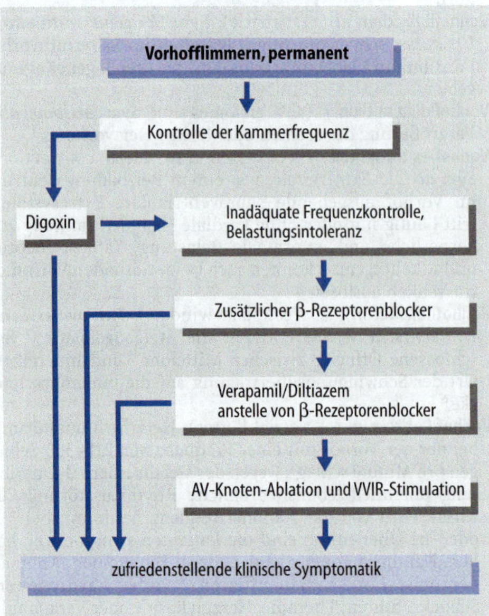

Abb. V58. Therapie von permanentem Vorhofflimmern

Vor|hof|ga|lopp *m* (Ⓔ atrial gallop): ***Syn:*** *Aurikulargalopp, präsystolischer Galopp, Atrialgalopp*; Galopprhythmus mit dumpfem Vorhofton [4. Herzton], z.B. bei Linkshypertrophie und in der Akutphase des Myokardinfarktes

Vorhof-Kammerklappe *f* (Ⓔ atrioventricular valve): ***Syn:*** *Atrioventrikularklappe, Valva atrioventricularis*; Herzklappe zwischen rechtem Vorhof und rechter Kammer [Valva* atrioventricularis dextra] oder linkem Vorhof und linker Kammer [Valva* atrioventricularis dextra]

Vor|hof|kam|mer|sep|tum *nt* (Ⓔ atrioventricular septum): ***Syn:*** *Septum atrioventriculare*; muskelfreier Teil des Kammerseptums [Septum* interventriculare] zwischen rechtem Vorhof [Atrium* cordis dextrum] und linker Kammer [Ventriculus* sinister]

Vor|hof|la|by|rinth *nt* (Ⓔ vestibular labyrinth): ***Syn:*** *Bogengangsapparat, kinetisches Labyrinth, Labyrinthus vestibularis*; aus Sacculus*, Utriculus* und den 3 Bogengängen [Ductus* semicirculares] bestehendes Gleichgewichtsorgan im Innenohr*; *s.a. Essay Gleichgewichtssinn S. 817*

Vor|hof|schei|de|wand|de|fekt *m*: *→ Vorhofseptumdefekt*

Vor|hof|sep|tum *nt* (Ⓔ interatrial septum): ***Syn:*** *Septum interatriale*; Scheidewand zwischen rechtem und linkem Herzvorhof [Atrium* cordis dextrum und sinistrum]

Vor|hof|sep|tum|de|fekt *m* (Ⓔ atrial septal defect): ***Syn:*** *Atriumseptumdefekt, Vorhofscheidewanddefekt*; angeborener Herzfehler mit Lückenbildung in der Scheidewand zwischen den beiden Vorhöfen; ca. 11 % aller angeborenen Herzfehler; tritt oft bei Trisomie* 21 auf; nach der Lage unterscheidet man: **1. superiorer** oder **oberer Sinus-venosus-Defekt**: im oberen Teil des Septums im Bereich der Einmündung von oberen Lungenvenen und Vena cava superior **2. Vorhofseptumdefekt vom Sekundumtyp** [ASD II]: im zentralen Bereich der Fossa ovalis **3. Vorhofseptumdefekt vom Primumtyp** [ASD I]: im unteren Teil, nahe der Trikuspidalklappe **4. Sinus-coronarius-Defekt** oder **Koronarsinus-Defekt**: im Bereich des Sinus coronarius und **5. inferiorer** oder **unterer Sinus-venosus-Defekt**: tief unten im Septum im Bereich der Einmündung von unteren Lungenvenen und Vena cava inferior

unabhängig von der Lage führt jeder Vorhofseptumdefekt zu einem Links-Rechts-Shunt* auf Vorhofebene und damit zu einer Volumenbelastung des rechten Ventrikels; eine pulmonale Hypertonie* mit Shunt-Umkehr und Zyanose entwickelt sich aber erst nach Jahrzehnten; **Klinik:** im Kindes-

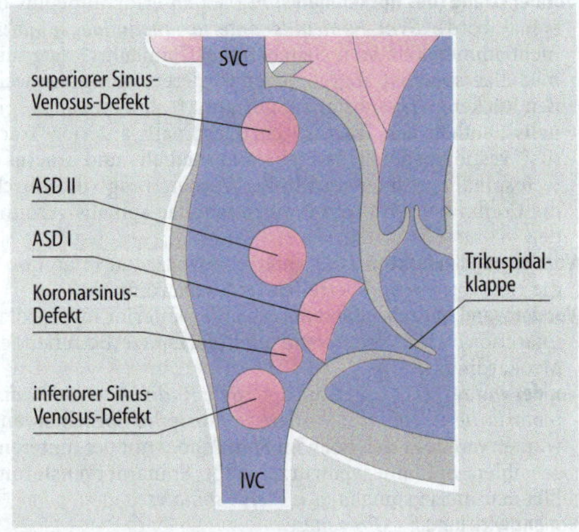

Abb. V59. Vorhofseptumdefekte

alter kaum Symptome [nur beim Primumtyp], höchstens erhöhte Infektanfälligkeit; später kommt es zu verminderter Belastbarkeit und supraventrikulären Rhythmusstörungen [Vorhofflattern, -flimmern]; **Diagnose**: weite und fixierte Spaltung des 2. Herztons bei der **Auskultation**; funktionelles Strömungsgeräusch an der Pulmonalklappe [Systolikum, 2.–3. ICR links] und der Trikuspidalklappe [dumpfes Diastolikum]; im **EKG** Zeichen der Rechtshypertrophie und rechtsventrikulären Erregungsausbreitungsstörung; das **Röntgenbild** ist unauffällig; im **Echokardiogramm** wird der Defekt und die Vergrößerung des rechten Ventrikels sichtbar; eine **Herzkatheteruntersuchung** ist nur noch bei Verdacht auf eine Fehleinmündung von Lungenvenen indiziert; **Therapie**: operativer Verschluss durch interventionellen Verschluss [z.B. Amplatzer-System], direktes Vernähen oder Aufnähen eines Patches

hochsitzender Vorhofseptumdefekt (Ⓔ ostium secundum defect): ***Syn:*** *Ostium-secundum-Defekt*; Vorhofseptumdefekt vom Sekundumtyp; *siehe oben*

Vor|hof|sep|tum|plas|tik *f* (Ⓔ atrioseptoplasty): plastische Operation zum Verschluss eines Vorhofseptumdefekts

Vor|hof|spal|te *f* (Ⓔ fissure of vestibule): ***Syn:*** *Rima vestibuli*; Spalt zwischen den Taschenfalten [Plica* vestibularis] des Kehlkopfes

Vor|hof|ta|chy|kar|die *f* (Ⓔ atrial tachycardia): ***Syn:*** *atriale Tachykardie*; vom Vorhof ausgehende Tachykardie*; kann idiopathisch oder bei kardialen Erkrankungen [v.a. akuter Myokardinfarkt*, Cor* pulmonale] auftreten; häufig aber auch bei Digitalisüberdosierung oder -intoxikation in Verbindung mit Hypokaliämie*; **Therapie**: bei Digitalisüberdosierung Absetzen der Glykoside und Kaliumsubstitution; ansonsten Normalisierung der Kammerfrequenz [z.B. mit β-Blockern*, Calciumantagonisten*] und Verhinderung oder Beseitigung von Arrhythmien mit Antiarrhythmika*

Vor|hof|throm|bus *m, pl* **-ben** (Ⓔ atrial thrombus): Blutgerinnsel im linken Vorhof; als Ursache findet sich meist ein Vorhofflimmern* oder eine Mitralstenose*; kann zu Hirninfarkt oder arterieller Embolie* führen

Vor|hof|ton *m* (Ⓔ atrial sound): ***Syn:*** *4. Herzton*; durch eine vermehrte Anspannung und Kontraktion des Vorhofs bei z.B. Linksherzhypertrophie* und in der Akutphase des Myokardinfarktes verursachter Extraton; häufig zusammen mit 3. Herzton als **Summationsgalopp**

Vor|hof|trep|pe *f* (Ⓔ vestibular scala): ***Syn:*** *Scala vestibuli*; Gang der Innenohrschnecke [Cochlea*] oberhalb der Lamina* spiralis ossea

Vor|hof|ve|nen *pl* (Ⓔ atrial veins): ***Syn:*** *Venae atriales*; Venenäste der rechten [**Venae atriales dextrae**] und linken Vorhofwand [**Venae atriales sinistrae**]; münden in die Venae* cardiacae minimae

Vor|last *f*: *→ Preload*

Vor|läu|fer *f*: *→ Vorläuferzelle*

Vorläufer-B-Zell-Neoplasie *f* (Ⓔ precursor B-cell neoplasm): *s.u. Essay Non-Hodgkin-Lymphome S. 1517*

Vorläufer-T-Zell-Neoplasie *f* (Ⓔ precursor T-cell neoplasm): *s.u. Essay Non-Hodgkin-Lymphome S. 1517*

Vor|läu|fer|zel|le *f* (Ⓔ precursor cell): ***Syn:*** *Vorläufer*; *s.u. Blutbildung*

Vor|mau|er *f*: *→ Claustrum*

Vor|milch *f*: *→ Kolostrum*

Vor|nie|re *f* (Ⓔ forekidney): ***Syn:*** *Pronephros*; *s.u. Nierenanomalie*

Vor|sor|ge|me|di|zin *f* (Ⓔ preventive medicine): ***Syn:*** *Präventivmedizin, prophylaktische Medizin*; Teilgebiet der Medizin, das sich mit der Verhütung von Krankheiten befasst

Vor|sor|ge|voll|macht *f* (Ⓔ advance directive): *s.u. Essay Euthanasie S. 649*

Vor|spo|re *f* (Ⓔ prespore): *s.u. Essay Bakterien S. 217*

Vor|ste|her|drü|se *f*: *→ Prostata*

Vor|test *m* (Ⓔ screening test): ***Syn:*** *Suchtest, Siebtest, Screeningtest*; grober Test, der symptomlose Träger einer Erkrankung oder potentielle Träger/Überträger identifiziert

Vor|tex *m, pl* **-ti|ces** (Ⓔ vortex): Wirbel

Vortex cordis (Ⓔ vortex of heart): ***Syn:*** *Herzwirbel*; wirbelförmige Anordnung der Herzmuskelfasern über der Herzspitze [Apex cordis]

Vortices pilorum (Ⓔ hair vortices): ***Syn:*** *Haarwirbel*; die Wirbel der Kopf- und Achselhaare; werden durch den Verlauf der Hautleisten bedingt

Vor|wärts|hem|mung *f* (Ⓔ feed-forward inhibition): *s.u. Interneuron*

Vor|was|ser *nt* (Ⓔ forewaters): Fruchtwasser*, das vor dem Kopf liegt und beim Blasensprung abfließt

Vor|we|hen *pl* (Ⓔ false pains): meist schmerzlose Wehen am Ende der Schwangerschaft [ab der 38. SSW], die den Muttermund nicht eröffnen; sie tragen aber zur Verkürzung und Auflockerung der Zervix bei; bei Mehrgebärenden stärker ausgeprägt als bei Erstgebärenden

Vox *f* (Ⓔ voice): Stimme

Vo|yeu|ris|mus *m* (Ⓔ voyeurism): ***Syn:*** *Skoptophilie, Schaulust, Skopophilie, Voyeurtum*; sexuelle Lustempfindung durch heimliches oder verbotenes Beobachten, z.B. von Nackten, anderen Paaren

Vo|yeur|tum *nt*: *→ Voyeurismus*

VP *Abk.*: **1.** *→ Ventrikelpunktion* **2.** Versuchsperson **3.** Vestibularisprüfung **4.** Vincristin, Prednison

V.p. *Abk.*: Vena pulmonalis

V/P *Abk.*: Ventilations-Perfusions-Verhältnis

VP-16 *Abk.*: *→ Etoposid*

VPA *Abk.*: Volumenpulsamplitude

VPB *Abk.*: Vinblastin, Cisplatin (*engl.* platinol), Bleomycin

VPBCPr *Abk.*: Vincristin, Prednison, Vinblastin, Chlorambucil, Procarbazin

VPC *Abk.*: Venenpulskurve

VPCA *Abk.*: Vincristin, Prednison, Cyclophosphamid, Ara-C

VPCMF *Abk.*: Vincristin, Prednison, Cyclophosphamid, Methotrexat, 5-Fluorouracil

V-Phlegmone *f* (Ⓔ V-shaped phlegmon): akute eitrige Tendovaginitis* der Beugesehnenscheiden von Daumen und Kleinfinger; **Therapie**: Eröffnung und Drainage vom distalen und proximalen Ende her; Spülung mit Kochsalzlösung; frühzeitige postoperative Mobilisierung zur Verhinderung von Verwachsungen

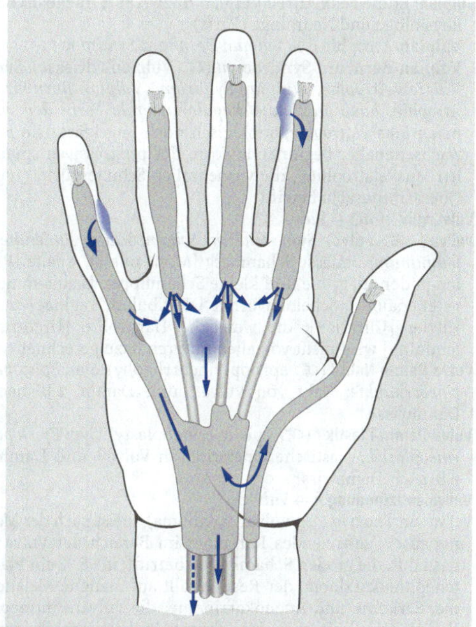

Abb. V60. V-Phlegmone

VPK *Abk.*: Venenpulskurve

VP-16-P *Abk.*: VP-16, Cisplatin (*engl.* platinol)

VPR *Abk.*: Voges-Proskauer-Reaktion

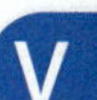

VPT *Abk.*: Voges-Proskauer-Test

VPVCP *Abk.*: Vincristin, Prednison, Vinblastin, Chlorambucil, Procarbazin

VQ *Abk.*: Ventilationsquotient

VR *Abk.*: **1.** venöser Rückstrom **2.** Ventilationsrate **3.** ventrikuläre Rhythmusstörungen **4.** *→ Vollremission*

VRAM *Abk.*: vertical rectus abdominis myocutaneous flap

VRE *Abk.*: viskositätsreduzierende Einheit

V-Region *f* (Ⓔ V region): variable Region der Immunglobuline*

VRG *Abk.*: Verschlussrheographie

VRI *Abk.*: valvulärer Regurgitationsindex

Vrolik: Wilhelm Vrolik; 1801–1863; holländischer Anatom (Groningen)

Vrolik-Krankheit *f* (Ⓔ Vrolik's disease): ***Syn:*** *Osteogenesis imperfecta congenita, Vrolik-Typ der Osteogenesis imperfecta, Osteogenesis imperfecta Typ Vrolik*; schwerste Form der Osteogenesis* imperfecta mit intrauterinen Frakturen und tödlichem Verlauf in den ersten Lebensmonaten

VRV *Abk.*: ventrikuläres Residualvolumen

VS *Abk.*: **1.** Vanillinsäure **2.** *→ Venae sectio* **3.** *→ Ventrikelseptum*

Vs *Abk.*: Voltsekunde

VSD *Abk.*: **1.** *→ Ventrikelseptumdefekt* **2.** Vollsättigungsdosis **3.** *→ Vorhofseptumdefekt*

VSM *Abk.*: *→ Vena saphena magna*

VSP *Abk.*: **1.** *→ Vena saphena parva* **2.** ventrikuläre Spätpotentiale

VT *Abk.*: **1.** *→ Vagotomie* **2.** Vakuumtuberkulin **3.** Vasotonin **4.** *→ ventrikuläre Tachykardie* **5.** *→ Verhaltenstherapie* **6.** Versuchstier **7.** vorangehender Kindsteil

VT_{max} *Abk.*: maximales Atemvolumen

VTA *Abk.*: ventrikuläre Tachyarrhythmie

VTH *Abk.*: vaginale totale Hysterektomie

vul|ne|ra|bel *adj* (Ⓔ vulnerable): verwundbar, verletzbar, verletzlich, anfällig

Vul|ne|ra|bi|li|tät *f* (Ⓔ vulnerability): Verwundbarkeit, Verletzbarkeit; Anfälligkeit

Vul|nus *m, pl* **Vul|ne|a** (Ⓔ wound): Wunde

Vulpian: Edme Felix Alfred Vulpian; 1826–1887; französischer Physiologe und Neurologe (Paris)

Vulpian-Atrophie *f*: *→ Vulpian-Bernhard-Syndrom*

Vulpian-Bernhard-Syndrom *nt* (Ⓔ Vulpian's disease): ***Syn:*** *Vulpian-Atrophie, Vulpian-Syndrom, Vulpian-Bernhard-Atrophie, adult-proximale/skapulohumerale Form der spinalen Muskelatrophie*; ätiologisch noch ungeklärte, im Erwachsenenalter beginnende Form der progressiven spinalen Muskelatrophie*, die vornehmlich Schultergürtel- und Oberarmmuskeln betrifft

Vulv-, vulv- *präf.*: *→ Vulvo-*

Vul|va *f* (Ⓔ vulva): ***Syn:*** *weibliche Scham, Scham, Pudendum femininum*; umfasst Schamberg [Mons pubis], -spalte [Rima pudendi], große und kleine Schamlippen [Labia minora et majora], Scheidenvorhof [Vestibulum vaginae] und Kitzler [Clitoris*]; die weibliche Harnröhre [Urethra* feminina] wird nicht von allen Autoren dazu gerechnet

Vulva-Damm-Naht *f* (Ⓔ episioperineorrhaphy): ***Syn:*** *Episioperineorrhaphie*; Naht von Vulva* und Damm, z.B. nach Dammriss*

Vulva-Damm-Plastik *f* (Ⓔ episioperineoplasty): ***Syn:*** *Episioperineoplastik*; plastische Operation an Vulva* und Damm, z.B. nach Dammriss*

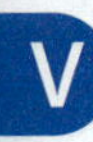

Vul|va|ent|zün|dung *f*: *→ Vulvitis*

Vul|va|kar|zi|nom *nt* (Ⓔ vulvar carcinoma): meist nach der Menopause* auftretendes Karzinom im Bereich der Vulva*, das i.d.R. die großen Schamlippen betrifft; in 95 % ein Plattenepithelkarzinom, der Rest entfällt auf maligne Melanome, Sarkome und Adenokarzinome; die vulväre intraepitheliale Neoplasie* gilt als wichtigste Präkanzerose; kommt überdurchschnittlich häufig bei Patientinnen mit Diabetes* mellitus, Hypertonie* und Adipositas* vor; Vulvakarzinome können sich per continuitatem auf angrenzende Strukturen [Vagina, Urethra, Anus, Blase, Rektum] ausdehnen, lymphogen metastasieren [inguinale/femorale/pelvine ipsilaterale und kontralaterale Lymphknoten] und selten auch hämatogene Metastasen [Leber, Lunge, Knochen] setzen; das **klinische Bild** ist variabel und reicht von Leukoplakie über warzenartige Veränderungen bis hin zu ulzerierenden Tumoren; deshalb muss jede unklare Veränderung biopsiert und histologisch abgeklärt werden; **Therapie:** radikale Vulvektomie* mit bilateraler Ausräumung der Leistenlymphknoten ist die Standardtherapie bei invasivem Karzinom; bei kleineren Tumoren kann auf die kontralaterale Lymphknotenentfernung verzichtet werden; Strahlen- und Chemotherapie spielen praktisch keine Rolle; die **Prognose** hängt vom Stadium und der Tumorart ab; beim Plattenepithelkarzinom liegt die 5-Jahresüberlebensrate bei ca. 70 %, bei malignem Melanom aber nur bei 30–40 %

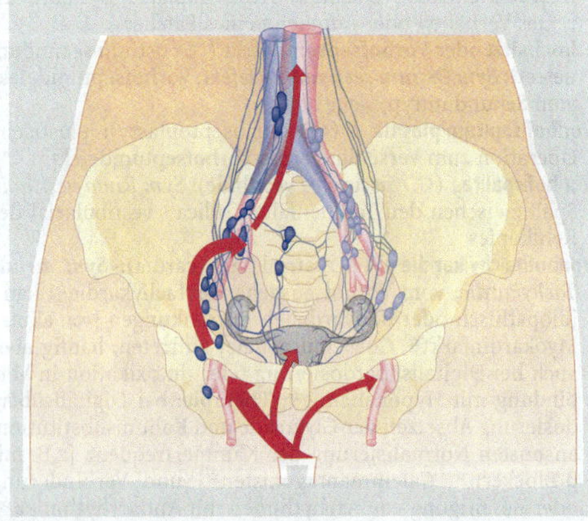

Abb. V61. Vulvakarzinom. Schema der lymphogenen Streuung

Vul|va|plas|tik *f* (Ⓔ episioplasty): ***Syn:*** *Episioplastik*; plastische Operation an der Vulva*

Vulva-Rektum-Fistel *f* (Ⓔ vulvorectal fistula): ***Syn:*** *vulvorektale Fistel*; Vulva und Rektum verbindende Fistel

Vul|vek|to|mie *f* (Ⓔ vulvectomy): operative (Teil-)Entfernung der Vulva*, z.B. bei Vulvakarzinom

Vul|vi|tis *f, pl* **-ti|den** (Ⓔ vulvitis): ***Syn:*** *Vulvaentzündung*; Entzündung der Vulva* und des Introitus, die oft auch die Vagina mitbetrifft [Vulvovaginitis*]; Vulvaentzündungen können primär die Vulva betreffen [primäre akute Vulvitis*] oder als sekundäre Infektion Folge einer höher gelegenen Entzündung [Kolpitis*] oder von Allgemeinerkrankungen [z.B. Vulvovaginitis* diabetica] sein

Vulvitis chronica plasmacellularis: *→ Vulvitis circumscripta chronica plasmacellularis (Zoon)*

Vulvitis circumscripta chronica plasmacellularis (Zoon) (Ⓔ plasma cell vulvitis): ***Syn:*** *Vulvitis chronica plasmacellularis*; chronisch entzündliche Vulvaentzündung mit braun-roten Läsionen

Vulvitis diabetica: *→ Vulvovaginitis diabetica*

leukoplakische Vulvitis (Ⓔ leukoplakic vulvitis): meist solitäre Leukoplakie* im Vulvabereich

primäre akute Vulvitis (Ⓔ primary acute vulvitis): meist handelt es sich um eine allergische Reaktion auf äußere Noxen [Seife, Waschmittel, Intimsprays, antiseptische Lösungen, Arzneimittel, synthetische Stoffe, eng sitzende Kleidung]; bei den infektiösen Vulvitiden stehen Virusinfektionen [Herpes genitalis, Papillomaviren] im Vordergrund; die Entzündung kann aber auch Ausdruck einer gestörten Partnerbeziehung sein; **Klinik:** ödematös geschwollene, gerötete Vulva, heftiger Juckreiz; **Therapie:** Elimination der Noxe, lokale Behandlung von Sekundärinfektionen, evtl. Cortison lokal

vul|vi|tisch *adj* (Ⓔ vulvitic): Vulvaentzündung/Vulvitis betreffend, von ihr betroffen oder gekennzeichnet

Vulvo-, vulvo- *präf.*: Wortelement mit der Bedeutung „Scham/Schamgegend/Vulva"

vul|vo|kru|ral *adj* (Ⓔ vulvocrural): Scham/Vulva und Ober-

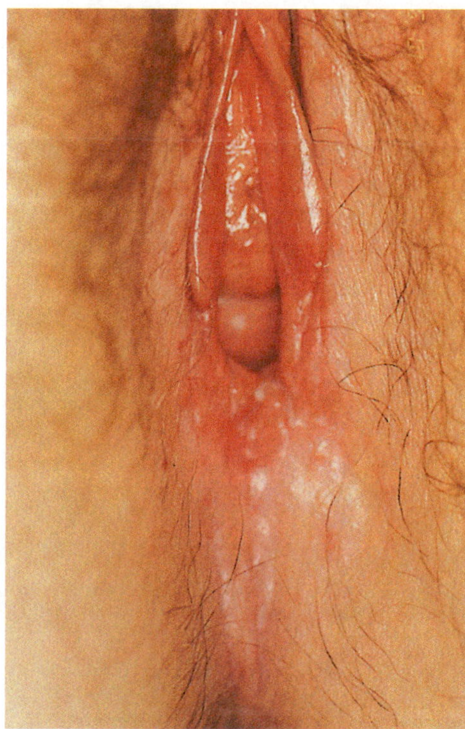

Abb. V62. Primäre akute Vulvitis

schenkel betreffend

Vul|vo|pa|thie *f* (Ⓔ vulvopathy): Vulvaerkrankung

vul|vo|rek|tal *adj* (Ⓔ vulvorectal): ***Syn:*** *rektovulvär*; Scham(gegend)/Vulva und Enddarm/Rektum betreffend oder verbindend

vul|vo|u|te|rin *adj* (Ⓔ vulvouterine): Scham/Vulva und Gebärmutter/Uterus betreffend

vul|vo|va|gi|nal *adj* (Ⓔ vulvovaginal): Scham/Vulva und Scheide/Vagina betreffend

Vul|vo|va|gi|ni|tis *f, pl* **-ti|den** (Ⓔ vulvovaginitis): akute oder chronische Entzündung von Vulva und Scheide [Vagina]

Vulvovaginitis candidamycetica (Ⓔ candidal vulvovaginitis): ***Syn:*** *vulvovaginale Candidose, Candidavulvitis, Candidakolpitis, Soorkolpitis, Vaginalsoor, vaginaler Soor, Candidavulvovaginitis*; Vulvovaginitis* durch Candida* albicans; betrifft v.a. junge Frauen, Patientinnen mit Diabetes* mellitus und Schwangere im letzten Trimenon; orale Kontrazeptiva begünstigen die Entwicklung; **Klinik**: weißlicher, krümeliger Ausfluss, Brennen, Juckreiz, Schwellung und Rötung der Vulva; **Therapie**: antimykotische Cremes, Lotions oder Ovula

Vulvovaginitis diabetica (Ⓔ diabetic vulvitis): ***Syn:*** *diabetische Vulvitis, diabetische Vulvovaginitis, Vulvitis diabetica*; meist durch Pilze [Candida*] oder Bakterien hervorgerufene chronische Entzündung bei Diabetikerinnen; *s.a. Vulvovaginitis candidamycetica*

Vulvovaginitis gonorrhoica (Ⓔ gonoccocal vulvovaginitis): meist bei älteren Frauen, in der Schwangerschaft und bei Kindern auftretende Entzündung durch Gonokokken*; *s.a. Gonorrhoe*

Vulvovaginitis herpetica (Ⓔ herpetic vulvovaginitis): ***Syn:*** *herpetische Vulvovaginitis*; Herpesinfektion von Schamlippen und Scheide; *s.a. Herpes sexualis*

vul|vo|va|gi|ni|tisch *adj* (Ⓔ vulvovaginitic): Vulvovaginitis betreffend, von ihr betroffen oder gekennzeichnet

VUR *Abk.*: → *vesikoureteraler Reflux*

VV *Abk.*: **1.** → *Vorsorgevollmacht* **2.** → *vulvovaginal*

Vv. *Abk.*: Venae

v/v *Abk.*: Volumenprozent

VVG *Abk.*: → *Vasovesikulographie*

VVI *Abk.*: ventrikelstimulierend-ventrikelinhibierend

VVI-Stimulation *f* (Ⓔ VVI stimulation): *s.u. Herzschrittmacher*

VVK *Abk.*: Volumenverteilungskurve

VVP *Abk.*: → *Venenverschlussplethysmographie*

VVRG *Abk.*: Venenverschlussrheogramm

VVS *Abk.*: vibrationsbedingtes vasospastisches Syndrom

VVT *Abk.*: ventrikelstimulierend-ventrikelgetriggert

VW *Abk.*: **1.** Verbandwechsel **2.** Vorderwand

VWD *Abk.*: → *Vollwirkdosis*

vWF *Abk.*: → *von Willebrand-Faktor*

VWI *Abk.*: → *Vorderwandinfarkt*

vWJS *Abk.*: → *von Willebrand-Jürgens-Syndrom*

VWSI *Abk.*: Vorderwandseptuminfarkt

Vx *Abk.*: → *Vertex*

V-Y-Plastik *f* (Ⓔ V-Y plasty): Lappenplastik*, mit V-förmiger Inzision und Y-förmiger Naht des Verschiebelappens*

VZ *Abk.*: **1.** Verdünnungszeit **2.** Verschmelzungszone **3.** Verseifungszahl **4.** Verzögerungszeit

VZI *Abk.*: Vorzeitigkeitsindex

VZIG *Abk.*: → *Varicella-Zoster-Immunglobulin*

VZV *Abk.*: → *Varicella-Zoster-Virus*

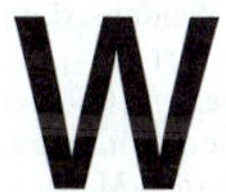

W *Abk.*: **1.** Wasser **2.** → *Watt* **3.** → *Wolfram*
w. *Abk.*: weiblich
Ω *Abk.*: → *Ohm*
ω *Abk.*: omega
WA *Abk.*: Warnarrhythmien
WAA *Abk.*: **1.** Warmeautoantikörper **2.** Wiederaufbereitungsanlage
Waaler: Erik Waaler; zeitgenössischer norwegischer Bakteriologe (Oslo)
Waaler-Rose-Test *m* (Ⓔ Waaler-Rose test): ***Syn:*** *Rose-Waaler-Test*; indirekter Hämagglutinationshemmtest* zum Nachweis von Rheumafaktoren*; dabei werden mit Kaninchenantikörpern beladene Schafserythrozyten durch Rheumafaktoren agglutiniert
Waardenburg: Petrus Johannes Waardenburg; 1886–1979; holländischer Augenarzt (Arnheim)
Waardenburg-Klein-Syndrom *nt* (Ⓔ Waardenburg's syndrome): ***Syn:*** *Klein-Syndrom, Klein-Waardenburg-Syndrom*; autosomal-dominante Kombination von Piebaldismus*, Innenohrtaubheit*, Blepharophimose* und Extremitätenfehlbildungen
Waardenburg-Syndrom *nt* (Ⓔ Waardenburg's syndrome): ***Syn:*** *Vogt-Waardenburg-Syndrom, Dyszephalosyndaktylie*; Fehlbildungssyndrom mit Beteiligung von Schädel, Gesicht, Skelett und inneren Organen
Walbenllunlge *f*: → *Zystenlunge*
Wachlheitsltest *m* (Ⓔ maintenance of wakefulness test): ***Syn:*** *maintenance of wakefulness test*; *s.u. Essay Schlaf und Schlafstörungen S. 1915*
Walchollder *m* (Ⓔ juniper): ***Syn:*** *Juniperus communis*; immergrüner Strauch aus der Familie der Zypressengewächse [Cupressaceae]; verwendet werden die **Wacholderbeeren** [Juniperi fructus] und das aus ihnen gewonnene ätherische **Wacholderöl** [Juniperi aetheroleum], das u.a. α- und β-Pinen*, Terpinenol, Flavonglykoside* und Gerbstoffe* enthält; **Anw.**: traditionell innerlich als Aquaretikum [v.a. bei Zystitis*, Pyelitis*] und Karminativum*; auch bei Gicht* und Rheuma; **Wacholderbeermus** als Roborans und zur Blutreinigung; äußerlich in durchblutungsfördernden Einreibungen [**Spiritus Juniperi**]; in der Homöopathie bei Verdauungsbeschwerden und Harnleiden
Walchollderlbeelren *pl* (Ⓔ juniper berry): ***Syn:*** *Juniperi fructus*; *s.u. Wacholder*
Walchollderlbeelrenlöl *nt* (Ⓔ juniper oil): ***Syn:*** *Juniperi aetheroleum*; Wacholderöl; *s.u. Wacholder*
Walchollderlbeerlmus *nt* (Ⓔ mashed juniper berries): *s.u. Wacholder*
Walchollderlöl *nt* (Ⓔ juniper oil): ***Syn:*** *Wacholderbeerenöl, Juniperi aetheroleum*; *s.u. Wacholder*
Wachlse *pl* (Ⓔ waxes): ***Syn:*** *Cera*; an Bienenwachs erinnernde Lipide, die aus Estern langkettiger Fettsäuren mit höheren Alkoholen bestehen
Wachs D (Ⓔ D wax): *s.u. Mycobacterium tuberculosis*
Wachslhüllle *f* (Ⓔ wax layer): *s.u. Essay Bakterien S. 217*
Wachlstaldilum *nt* (Ⓔ wake stage): *s.u. Essay Schlaf und Schlafstörungen S. 1915*
Wachsltum, exlpolnenltilellles *nt* (Ⓔ exponential growth): *s.u. Essay Bakterien S. 217*
Wachsltumslfakltor *m* (Ⓔ **1.–2.** growth factor): **1.** körpereigene Substanz, die das Wachstum von Zellen, Geweben und Organen stimuliert, z.B. Wachstumshormon **2.** Substanz, die das Wachstum von Mikroorganismen in der Kultur fördert oder ermöglicht
Wachstumsfaktoren der Blutbildung (Ⓔ growth factors of hemopoiesis): *s.u. Blutbildung*
epidermaler Wachstumsfaktor (Ⓔ epidermal growth factor): ***Syn:*** *epidermal growth factor, Epidermiswachstumsfaktor, Epidermal-Wachstumsfaktor*; Faktor, der zu einer Proliferation von epithelialen und epidermalen Zellen führt
Wachstumsfaktor-Rezeptoren *pl* (Ⓔ growth factor receptors): *s.u. Essay Virus und Tumor S. 2185*
Wachsltumslfuge *f* (Ⓔ growth disk): ***Syn:*** *epiphysäre Wachstumszone, Epiphysenfuge, Lamina epiphysialis, Epiphysenplatte*; zwischen Epiphyse* und Diaphyse* langer Knochen liegende Knorpelzone, die für das Längenwachstum verantwortlich ist; man kann vier Zonen unterscheiden **1. Reservezone**: aus hyalinem Knorpel bestehende Zone direkt unter der Epiphyse; **2. Proliferationszone**: enthält vorwiegend sich rasch teilende Knorpelzellen, die säulenförmig angeordnet sind [**Säulenknorpel**]; **3. Resorptionszone**: in Richtung zur Diaphyse vergrößern sich die Knorpelzellen und -höhlen und bilden **Blasenknorpel**; die Interzellularsubstanz besteht aus schmalen Septen mit Kalkeinlagerungen; **4. Verknöcherungszone** oder **Eröffnungszone**: die Knorpelzellen gehen zu Grunde oder werden durch Osteoklasten* abgebaut; die Grundsubstanz verknöchert und die Knorpelspangen werden zu Knochenbälkchen
Wachsltumslhorlmon *nt*: → *Somatotropin*
Wachsltumsllilnilen *pl*: → *Retzius-Streifung*
Wachsltumslschmerlzen *pl* (Ⓔ growing pains): v.a. in der Pubertät auftretende ziehende Schmerzen, die mit dem Wachstum der Stütz- und Bindegewebe in Zusammenhang gebracht werden
Wachsltumslzolne, epiphysäre *f*: → *Wachstumsfuge*
Wachslzyllinlder *pl* (Ⓔ waxy casts): gelblich-wächserne Harnzylinder*
Walckellgellenk *nt* (Ⓔ amphiarthrodial joint): ***Syn:*** *Amphiarthrose, straffes Gelenk, Amphiarthrosis*; von straffen Bändern zusammengehaltenes Gelenk mit nur geringer Beweglichkeit [z.B. Iliosakralgelenk*]
Walde *f* (Ⓔ calf): ***Syn:*** *Sura*; Rückseite des Unterschenkels
Waldenlarltelrilen *pl*: → *Arteriae surales*
Waldenlbein *nt* (Ⓔ calf bone): ***Syn:*** *Fibula*; aus Wadenbeinköpfchen* [Caput fibulae], Wadenbeinhals* [Collum fibulae], Wadenbeinschaft* [Corpus fibulae] und Außenknöchel [Malleolus* lateralis] bestehender äußerer Unterschenkelknochen; der Kopf hat eine Gelenkfläche [**Facies articularis capitis fibulae**], die mit dem Schienbein [Tibia*] die Articulatio* tibiofibularis bildet; an der Oberseite des Kopfes sitzt der Apex* capitis fibulae, der dem seitlichen Kollateralband des Kniegelenks als Ansatz dient; auf den kurzen Hals folgt der dreiflächige Schaft, der sich unten zum Außenköchel verbreitert; seine Gelenkfläche [**Facies articularis malleoli**] ist Teil des oberen Sprunggelenks*
Waldenlbeinlbruch *m*: → *Wadenbeinfraktur*
Waldenlbeinlfraklturf *f* (Ⓔ fibula fracture): ***Syn:*** *Wadenbeinbruch, Fibulafraktur*; Wadenbeinfrakturen können isoliert, zusammen mit Schienbeinfrakturen [Unterschenkelschaftfraktur*] oder als Fraktur des Außenknöchels [distale Fibula] vorkommen; sie werden i.d.R. konservativ behandelt, außer die Stabilität des oberen Sprunggelenks ist betroffen, oder es liegt eine Dislokation im Gelenk vor
Waldenlbeinlhals *m* (Ⓔ neck of fibula): ***Syn:*** *Collum fibulae*; kurzer Wadenbeinabschnitt zwischen Wadenbeinköpfchen* und Wadenbeinschaft*
Waldenlbeinlköpflchen *nt* (Ⓔ head of fibula): ***Syn:*** *Fibulaköpfchen, Caput fibulae*; oberes Ende des Wadenbeins, das mit dem Schienbein [Tibia] durch das straffe Tibiofibulargelenk verbunden ist
Waldenlbeinlschaft *m* (Ⓔ shaft of fibula): ***Syn:*** *Fibulaschaft, Corpus fibulae*; im Querschnitt viereckiger Schaft des Wadenbeins, der drei Flächen [**Facies lateralis, medialis, posterior fibulae**] und drei Kanten [**Margo anterior, posterior, interosseus fibulae**] hat; die Facies lateralis fibulae dient als Ursprungsfläche für die Wadenmuskeln; die mittlere Fibulafläche [Facies medialis fibulae] reicht von der Vorderkante [Margo anterior fibulae] bis zum Margo interosseus fibulae, an dem die Membrana* interossea cruris ansetzt;

die hintere Fibulafläche [Facies posterior fibulae] wird von der **Crista medialis fibulae** in ein Ursprungsfeld für den Musculus* tibialis posterior und den Musculus* flexor hallucis longus unterteilt

Waldenlbeinlschlaglalder *f*: *→Arteria fibularis*

Waldenlbeinlvelnen *pl* (Ⓔ fibular veins): ***Syn:*** *Venae peroneales, Venae fibulares*; Begleitvenen der Arteria* fibularis; münden in die Venae* tibiales posteriores

Waldenlglatlze *f* (Ⓔ bald calves): *s.u. Alopecia mechanica*

Waldenlrelgilon *f* (Ⓔ sural region): ***Syn:*** *Regio surae*; Region über den Wadenmuskeln

Wagner: 1. Ernst Ludwig Wagner; 1829–1888; deutscher Pathologe (Leipzig) **2.** Hans Wilhelm Wagner; 1905–1989: schweizer Augenarzt (Zürich)

Wagner-Krankheit *f* (Ⓔ Wagner's dystrophy): ***Syn:*** *vitreoretinale Degeneration*; dominant vererbte Degeneration von Glaskörper und Netzhaut, die durch eine fädige Glaskörperdestruktion, präretinale Membranbildung und Netzhautablösung gekennzeichnet ist

Wagner-Unverricht-Syndrom *nt*: *→Dermatomyositis*

WAGR-Syndrom *nt* (Ⓔ WAGR syndrome): durch eine Mutation am kurzen Arm des Chromosoms 11 [11p13] verursachte Kombination von Wilms*-Tumor, Aniridie*, Gonadoblastom* und mentaler Retardierung

Wahl: Eduard von Wahl; 1833–1890; deutscher Chirurg (Dorpat)

Wahl-Gesetz *nt* (Ⓔ Wahl's rule): über einem arteriellen Aneurysma* hört man nur ein systolisches Geräusch, über einem arteriovenösen Aneurysma* ein kontinuierliches Geräusch mit systolischer Verstärkung

Wahl-Zeichen *nt* (Ⓔ Wahl's sign): Meteorismus* und sichtbare Darmsteifung oberhalb der Obstruktion als Zeichen eines mechanischen Ileus*

Wahlleinlgriff *m* (Ⓔ elective procedure): ***Syn:*** *Elektivoperation*; Operation zu einem von Chirurg und Patient festgelegten Zeitpunkt; der Eingriff ist notwendig, kann aber zu einem für Chirurg und Patienten optimalen Zeitpunkt durchgeführt werden

Wahn *m* (Ⓔ delusion): ***Syn:*** *Wahngedanke, Wahnidee*; objektiv falsche Überzeugung, die gegen alle vernünftigen Einwände aufrechterhalten wird; es gibt keine allgemein anerkannte Definition, die meisten Autoren stimmen aber darin überein, dass folgende Kriterien erfüllt sein müssen: **1.** der Wahn wird mit einer über das normale Maß hinausgehenden Gewissheit erlebt **2.** er wird nicht durch Erfahrung oder Logik beeinflusst und die Patienten halten an ihm fest, auch wenn ihnen die Falschheit demonstriert wird **3.** er wird von niemandem geteilt, sondern von der Umgebung als falsch beurteilt **4.** während der Erkrankung ist der Wahn absolut unkorrigierbar; später kann eine Distanzierung eintreten

expansiver Wahn (Ⓔ expansive delusion): ***Syn:*** *Größenwahn, Megalomanie, Makromanie*; bei verschiedenen Erkrankungen [Schizophrenie*, Manie*] vorkommender Wahn, der durch eine Selbsterhöhung und Selbstüberschätzung gekennzeichnet ist

hypochondrischer Wahn (Ⓔ hypochondriacal delusion): ***Syn:*** *Krankheitswahn*; wahnhafte Überzeugung, an einer unheilbaren Erkrankung zu leiden

persekutorischer Wahn: *→Verfolgungswahn*

systematisierter Wahn (Ⓔ systematized delusion): aus einzelnen Wahnideen* bestehender, zusammenhängender und in sich logischer Wahn; erscheint Außenstehenden oft überzeugend und kann deshalb als induzierter Wahn von anderen übernommen werden; findet sich oft bei paranoider Schizophrenie*

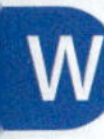

Wahnlgeldanlke *m*: **1.** *→Wahn* **2.** *→Wahnidee*

Wahnlhallulzilnolse, taktlille *f* (Ⓔ chronic tactile hallucination): ***Syn:*** *Dermatozoenwahn, Ungezieferwahn, chronisch taktile Halluzinose, Epidermozoophobie*; wahnhafte Vorstellung, an einer parasitären Hautkrankheit zu leiden; häufig bei senilen und präsenilen Patienten und bei chronischem Alkoholismus*

Wahnlildee *f* (Ⓔ **1.** delusion **2.** delusional idea): **1.** *→Wahn* **2.** ***Syn:*** *Wahngedanke*; kleinste Einheit eines Wahns; *s.a. systematisierter Wahn*

Wahrlnehlmungslschwellle *f* (Ⓔ detection threshold): *s.u. Essay Riechen/Geruchssinn S. 1863*

WAK *Abk.*: Wärmeausdehnungskoeffizient

Waldenström: Jan Gosta Waldenström; schwedischer Internist (Lund) im 20. Jahrhundert

Waldenström-Krankheit *f* (Ⓔ **1.** Waldenström's macroglobulinemia **2.** Waldenström's purpura): **1.** ***Syn:*** *Makroglobulinämie Waldenström, Morbus Waldenström*; malignes Lymphom* der B-Lymphozyten mit Bildung von monoklonalem Immunglobulin [IgM], das v.a. jenseits des 50. Lebensjahres auftritt; **Klinik**: Müdigkeit, Leistungsabfall, Infektanfälligkeit, Blutungsneigung, Lymphknotenschwellung, Hepatosplenomegalie, Makroglossie; **labor.**: Anämie, Lymphozytose, Erhöhung der BKS, M-Gradient* bei der Immunelektrophorese; bei frühzeitiger **Therapie** [Bestrahlung, Chemotherapie] beträgt die mittlere Überlebenszeit ca. 15 Jahre **2.** ***Syn:*** *Purpura hyperglobulinaemica*; seltene, schubweise Purpura bei polyklonaler Hypergammaglobulinämie*; oft Initialsymptom des Sjögren*-Syndroms

Waldeyer: Heinrich Wilhelm Gottfried von Waldeyer; 1836–1921; deutscher Anatom (Breslau, Berlin)

Waldeyer-Band *nt* (Ⓔ Carcassonne's perineal ligament): ***Syn:*** *Carcassone-Band, Ligamentum transversum perinei*; querverlaufende Faszienverdickung unterhalb des Ligamentum* pubicum inferius im Levatorspalt*

Waldeyer-Rachenring *m* (Ⓔ Waldeyer's tonsillar ring): ***Syn:*** *lymphatischer Rachenring, Anulus lymphoideus pharyngis*; Gesamtheit der lymphatischen Gewebe im Bereich der Pars oralis pharyngis; umfasst das lymphoretikuläre Gewebe der Schleimhaut und die Tonsillen [Tonsilla lingualis, palatina, pharyngea, tubaria]

Waldlmeislter *m* (Ⓔ sweet woodruff): ***Syn:*** *Galium odoratum*; Staude aus der Familie der Rötegewächse [Rubiaceae]; verwendet werden die kurz vor oder während der Blüte gesammelten oberirdischen Pflanzenteile [**Galii odorati herba**]; sie enthalten Cumarin*, Iridoide* und Phenolcarbonsäuren*; **Anw.**: traditionell bei Erkrankungen von Leber und Gallenblase, Niere und ableitenden Harnwegen, sowie Atemwegs- und Magen-Darm-Beschwerden und Durchblutungsstörungen

Waldlnachtlschatlten *m* (Ⓔ bittersweet nightshade): ***Syn:*** *Bittersüß, Solanum dulcamara*; *s.u. Solanum*

Walk-through-Phänomen *nt* (Ⓔ walk-through phenomenon): ***Syn:*** *Durchgeh-Phänomen*; bei peripherer arterieller Verschlusskrankheit mit Claudicatio* intermittens [Fontaine-Stadium II] kommt es bei Belastung initial zu Schmerzen, die beim Weitergehen aber wieder verschwinden, d.h. die Patienten können durch den Schmerz „hindurchgehen" [*engl.* walk through]

Wallenberg: Adolf Wallenberg; 1862–1949; deutscher Internist (Danzig)

Wallenberg-Syndrom *nt* (Ⓔ Wallenberg's syndrome): klassisches Apoplexiesyndrom bei Läsion im Bereich des dorsolateralen Teils der Medulla* oblongata; imponiert durch ipsilaterales Horner*-Syndrom, dissozierte Sensibilitätsstörungen im Gesicht, Parese der Hirnnerven* IX und X und Hemiataxie*; dazu kommt eine kontralaterale dissoziierte Sensibilitätsstörung für Temperatur und Schmerz und fakultativ auch Nystagmus*, Schwindel, Dysarthrie* und Diplopie*

Waller: Augustus Volney Waller; 1816–1870; englischer Physiologe (Birmingham)

Waller-Degeneration *f* (Ⓔ wallerian degeneration): ***Syn:*** *orthograde/sekundäre Degeneration*; absteigende Degeneration nach Durchtrennung einer Nervenfaser

Walllpalpilllen *pl* (Ⓔ vallate papillae): Papillae vallatae; *s.u. Zungenpapillen*

Walllunlgen *pl* (Ⓔ hot flushes): in den Wechseljahren auftretende Hitzewallungen

Walllnusslblätlter *pl* (Ⓔ walnut leaf): ***Syn:*** *Juglandis folium*; *s.u. Walnuss, echte*

Walllnuss, echlte *f* (Ⓔ English walnut): ***Syn:*** *Juglans regia*; Baum aus der Familie der Walnussgewächse [Juglandaceae]; verwendet werden die **Walnussblätter** [Juglandis folium], die Gerbstoffe* und Juglon [5-Hydroxy-1,4-naphthochinon] enthalten; **Anw.**: traditionell äußerlich bei leichten Entzündungen der Haut und Hyperhidrose*; innerlich als Anthelmintikum* und Blutreinigungsmittel; in der Homöopathie Verwendung der frischen **Walnussschalen** [Juglandis regiae cortex] und Blätter bei Akne* und nässenden Ekzemen*

Wallnusslschallen *pl* (Ⓔ walnut shells): ***Syn:*** *Juglandis regiae cortex*; *s.u. Walnuss, echte*

Wallrat *m* (Ⓔ spermaceti): ***Syn:*** *Cetaceum*; aus der Kopfhöhle des Pottwals gewonnene Salbengrundlage; heute durch synthetischen Walrat ersetzt

Walthard: Max Walthard; 1867–1933; schweizer Gynäkologe (Frankfurt, Zürich)

Walthard-Zellinseln *pl* (Ⓔ Walthard's cell rests): versprengte Epithelnester unter der Eierstockrinde oder der Tubenserosa; bestehen aus Becher-, Granulosa-, Flimmerepithel- und Pflasterzellen; wahrscheinlich Ausgangspunkt des Brenner*-Tumors

Wamlmen *pl*: → *Lappenelephantiasis*

Wanlderlfillalrie *f* (Ⓔ eye worm): ***Syn:*** *Augenwurm, Taglarvenfilarie, Filaria loa, Loa loa*; in Afrika vorkommender parasitärer Fadenwurm, der durch Bremsen [Chrysops] übertragen wird; Erreger der Loiasis*

Wanlderlherz *nt* (Ⓔ drop heart): ***Syn:*** *Herzsenkung, Kardioptose, Bathykardie*; Herztiefstand, meist in Verbindung mit einer Enteroptose*

Wanlderlholden *m* (Ⓔ retractile testis): ***Syn:*** *Pendelhoden, Pseudokryptorchismus*; Hoden mit normaler Position im Skrotum, der bei Kremasteranspannung in den Leistenkanal hochgezogen wird

Wanlderllaplpen *m* (Ⓔ jump flap): *s.u. Wanderlappenplastik*

Wanlderllaplpenlplasltik *f* (Ⓔ jump flap): Lappenplastik*, bei der das Transplantat [**Wanderlappen**] in mehreren Schritten an den Zielort verpflanzt wird, z.B. im ersten Schritt Transfer von der Leiste zum Unterarm und im zweiten Schritt vom Unterarm auf den Schädel

Wanlderlleber *f* (Ⓔ wandering liver): ***Syn:*** *Lebersenkung, Hepatoptose, Hepar migrans/mobile*; Tiefstand der Leber; meist im Rahmen einer Enteroptose*

Wanlderlmilz *f* (Ⓔ wandering spleen): ***Syn:*** *Lien migrans/mobilis*; abnorm bewegliche Milz durch eine angeborene [Enteroptose*] oder erworbene Laxheit der Milzbänder; kann u.U. zu Stieldrehung und damit akuter Milznekrose führen, bleibt aber meist klinisch unauffällig

Wanlderlnielre *f* (Ⓔ floating kidney): ***Syn:*** *Ren mobilis, Ren migrans*; abnorm bewegliche Niere

Wanlderlphlykltälne *f* (Ⓔ fascicular keratitis): *s.u. Keratitis fascicularis*

Wanlderlplaques *pl*: → *Lingua geographica*

Wanlderlrölte *f*: → *Erythema chronicum migrans*

Wanlderlwellle *f* (Ⓔ traveling wave): *s.u. Essay Hören/auditives System S. 939*

Wanlderlzelllen *pl* (Ⓔ migratory cells): amöboide bewegliche Zellen, z.B. Leukozyten

Wanlge *f* (Ⓔ cheek): Bucca; Regio buccalis

Wanlgenlbrand *m*: → *Noma*

Wanlgenlfettlpfropf *m* (Ⓔ buccal fat pad): ***Syn:*** *Bichat-Fettpropf, Bichat-Wangenfettpfropf, Corpus adiposum buccae*; Fettkörper in der Wange von Säuglingen, der das Einfallen der Wangen beim Saugen verhindert

Wanlgenlgelgend *f* (Ⓔ cheek region): ***Syn:*** *Wangenregion, Regio buccalis*; die Region über dem Musculus* buccinator; Teil der Gesichtsregion [Regio* facialis]

Wanlgenllymphlknolten *m* (Ⓔ malar lymph node): ***Syn:*** *Nodus lymphoideus malaris*; Gesichtslymphknoten auf der Wange über dem Musculus* zygomaticus minor

Wanlgenlmuslkel *m*: → *Musculus buccinator*

Wanlgenlplasltik *f* (Ⓔ meloplasty): ***Syn:*** *Melonoplastik, Meloplastik*; plastische Chirurgie an der Wange, z.B. bei Wangenspalte

Wanlgenlrelgilon *f*: → *Wangengegend*

Wanlgenlschlaglalder *f*: → *Arteria buccalis*

Wanlgenlspallte *f* (Ⓔ meloschisis): Meloschisis*

Wanlgenlzyslte *f* (Ⓔ buccal cyst): *s.u. Schleimgranulom*

Wanner: Friedrich Wanner; 1870–1944; deutscher HNO-Arzt (München)

Wanner-Symptom *nt* (Ⓔ Wanner's symptom): Verkürzung der Knochenleitung* ohne Labyrintherkrankung; Hinweis auf einen intrakraniellen Prozess oder eine Veränderung der Schädeldecke

Wanlzen *pl* (Ⓔ bugs): ***Syn:*** *Heteroptera*; mit stechenden und saugenden Mundwerkzeugen ausgestattete Insekten, die als Parasiten und Krankheitsüberträger wichtig sind; *s.a. Vektor*

Wanlzenlkraut *nt*: → *Traubensilberkerze*

WaR *Abk.*: → *Wassermann-Reaktion*

Wa.R. *Abk.*: → *Wassermann-Reaktion*

Warburg: Otto H. Warburg; 1883–1970; deutscher Biochemiker (Berlin); Nobelpreisträger für Medizin 1931

Warburg-Atmungsferment *nt*: → *Cytochrom c-oxidase*

Warburg-Dickens-Horecker-Zyklus *m*: → *Pentosephosphatzyklus*

Warlfalrin *nt* (Ⓔ warfarin): synthetisches Kumarinderivat, das als Antikoagulans* eingesetzt wird

Warfarin-Embryopathie *f* (Ⓔ warfarin embryopathy): ***Syn:*** *Cumarin-Embryopathie, Kumarin-Embryopathie*; Schädigung des Embryos bei Warfarin*-Therapie während der Schwangerschaft

Waring: Waring-Blendor-Syndrom *nt* (Ⓔ Waring-Blendor syndrome): Bezeichnung für die verkürzte Lebensdauer von Erythrozyten* und die gesteigerte Fragmentozytenbildung als Ausdruck einer mechanische Schädigung der Erythrozyten an Kunststoffenimplantaten nach operativer Korrektur von Herzseptumdefekten

Wärlmelaglglultilnaltilon *f* (Ⓔ warm agglutination): ***Syn:*** *Wärmehämagglutination*; Hämagglutination* durch Wärmeantikörper*

Wärlmelaglglultilnilne *pl*: → *Wärmeantikörper*

Wärlmelanltilkörlper *pl* (Ⓔ warm antibody): ***Syn:*** *Wärmeagglutinine*; Antikörper* mit einem Wirkungsoptimum bei Temperaturen von mehr als 10 °C

Wärlmelbild *nt* (Ⓔ thermogram): ***Syn:*** *Thermogramm*; bei der Thermographie* erhaltenes Bild

Wärlmelhämlaglglultilnaltilon *f*: → *Wärmeagglutination*

Wärlmelhauslhalt *m*: → *Wärmeregulation*

Wärlmelkonltaktlurltilkalria *f* (Ⓔ heat contact urticaria): ***Syn:*** *Hitzekontakturtikaria*; seltene Form der Wärmeurtikaria*, bei der es nur am Ort der Hitzeinwirkung zur Quaddelbildung kommt

Wärlmelmeslsung *f*: → *Kalorimetrie*

Wärlmelrelgullaltilon *f* (Ⓔ temperature control): ***Syn:*** *Wärmehaushalt*; Konstanthaltung bzw. Aufrechterhaltung der Körpertemperatur*; Ziel der Wärmeregulation ist es, die Körperkerntemperatur in einem Bereich von 36,5–37 °C zu halten; die als **Homoiothermie** bezeichnete Fähigkeit zur autonomen Temperaturregelung umfasst Mechanismen zur Steuerung der Wärmeabgabe [v.a. Schweißverdunstung] und Wärmebildung durch Aktivierung metabolischer Prozesse

Wärlmelstar *m*: → *Infrarotkatarakt*

Wärlmelstau *m* (Ⓔ hyperthermia): ***Syn:*** *Wärmestauung*; Erhöhung der Körpertemperatur bei ungenügender Wärmeabgabe oder übermäßiger interner oder externer Wärmezufuhr; *s.a. Hyperthermie, Hitzschlag*

Wärlmelstaulung *f*: → *Wärmestau*

Wärlmelurltilkalria *f* (Ⓔ heat urticaria): ***Syn:*** *Urticaria e calore*; durch Hitzeeinwirkung hervorgerufene physikalische Urtikaria*; man unterscheidet lokalisierte Formen [**Wärmekontakturtikaria**] und systemische Formen [**generalisierte Wärmeurtikaria**], die auch als Reflexformen bezeichnet werden

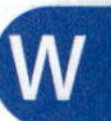

generalisierte Wärmeurtikaria (Ⓔ cholinergic urticaria): ***Syn:*** *cholinergische Urtikaria, Schwitzurtikaria, Anstrengungsurtikaria*; sehr häufige [15 % der jungen Erwachsenen], physikalische Urtikaria* durch endogene [Sport, Arbeit, Alkohol, Gewürze, Erregung] oder exogene Überwärmung [heiße Bäder]; **Klinik:** kleine [1–3 mm], weißliche, heftig juckende Quaddeln, die meist von einem Reflexerythem umgeben sind; Allgemeinsymptome wie Kopfschmerzen, Übelkeit, Niesen, Bauchkrämpfe und im Extremfall

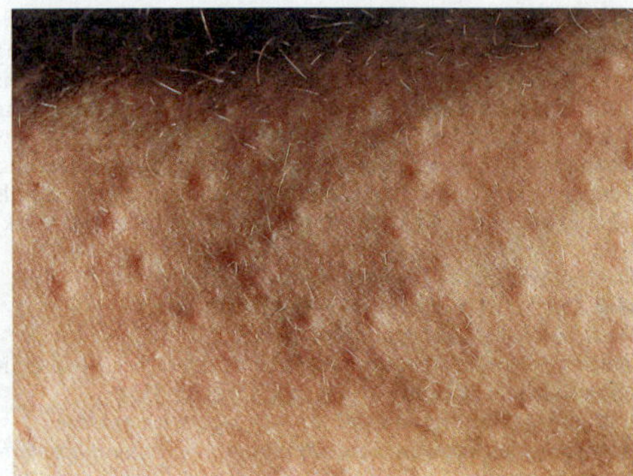

Abb. W1. Generalisierte Wärmeurtikaria

Anaphylaxie sind Ausdruck der Histaminfreisetzung; **Diagnose**: Belastungstest [Treppen steigen, Rad fahren], Wärmetest mit warmem Wasser oder warmen Gegenständen; **Therapie**: *s.u. Urtikaria*

Warren: Dean Warren; geb. 1924; amerikanischer Chirurg

Warren-Shunt *m* (Ⓔ Warren shunt): ***Syn***: *distale splenorenale Anastomose, distaler splenorenaler Shunt*; *s.u. portokavaler Shunt*

Wartegg: Erich Wartegg; deutscher Psychologe (Dresden, Berlin) im 20. Jahrhundert

Wartegg-Zeichentest *m* (Ⓔ Wartegg's drawing test): häufig verwendeter projektiver Test, bei dem die Probanden 8 angefangene Zeichnungen ergänzen oder fertigstellen; die Auswertung erfolgt nach einem vorgegeben Schema

Wartenberg: Robert Wartenberg; 1887–1956; amerikanischer Neurologe (San Francisco)

Wartenberg-Syndrom *nt* (Ⓔ Wartenberg's symptom): ***Syn***: *idiopathische Akroparästhesie, Brachialgia statica paraesthetica*; meist bei älteren Frauen auftretende nächtliche Akroparästhesie* unbekannter Genese

Wartenberg-Zeichen *nt* (Ⓔ Wartenberg's symptom): beugt man die Finger 2–5 gegen einen Widerstand [Fingerhäkeln], kommt es bei einer Pyramidenbahnschädigung zur einer pathologischen Mitbewegung des Daumens

Warthin: Alfred Scott Warthin; 1866–1931; amerikanischer Pathologe (Ann Arbor)

Warthin-Albrecht-Arzt-Tumor *m*: *→ Warthin-Tumor*

Warthin-Tumor *m* (Ⓔ Warthin's tumor): ***Syn***: *Warthin-Albrecht-Arzt-Tumor, Adenolymphom, Cystadenoma lymphomatosum, Cystadenolymphoma papilliferum*; Mischtumor der Ohrspeicheldrüse aus drüsigem und lymphatischem Gewebe; kann beidseitig auftreten; es handelt sich um zystisch-papilläre, gutartige, abgekapselte Tumoren, die v.a. ältere Männer betreffen

Warlze *f*: *→ Verruca*

filiforme Warzen (Ⓔ filiform warts): ***Syn***: *Pinselwarzen, Verrucae filiformes*; fadenförmige Verrucae* vulgares

gewöhnliche Warzen: *→ Verrucae vulgares*

paronychiale Warzen (Ⓔ paronychial warts): gewöhnliche Warzen* im paronychialen Bereich; bei der Behandlung muss eine Verletzung der Nagelmatrix vermieden werden

seborrhoische Warze: *→ Alterswarze*

subunguale Warzen (Ⓔ subungual warts): ***Syn***: *Verrucae subunguales*; schwer zu therapierende gewöhnliche Warzen unter dem Nagel; können zur Nagelzerstörung führen

vulgäre Warzen: *→ Verrucae vulgares*

Warlzenlfonltalnellle *f* (Ⓔ mastoid fontanelle): ***Syn***: *hintere Seitenfontanelle, Fonticulus posterolateralis/mastoideus*; Fontanelle hinter dem Warzenfortsatz, die von Scheitel-, Schläfen- und Hinterhauptsbein begrenzt wird

Warlzenlfortlsatz *m* (Ⓔ mastoid process): ***Syn***: *Processus mastoideus*; Teil des Felsenbeins [Pars* petrosa ossis temporalis] hinter dem äußeren Gehörgang; enthält zahlreiche schleimhautausgekleidete, lufthaltige Zellen [**Cellulae mastoideae**], die über das Antrum* mastoideum mit der Paukenhöhle* verbunden sind

Warlzenlfortlsatzlentlzündung *f*: *→ Mastoiditis*

Warlzenlfortlsatzlhöhlle *f* (Ⓔ mastoid cavity): ***Syn***: *Antrum mastoideum*; größter Hohlraum des Warzenfortsatzes zwischen den Cellulae* mastoideae und der Paukenhöhle [Cavitas tympani]

Warlzenlfortlsatzlzelllen *pl* (Ⓔ mastoid cells): ***Syn***: *Cellulae mastoideae*; schleimhautausgekleidete, lufthaltige Zellen des Warzenfortsatzes [Processus mastoideus], die über das Antrum* mastoideum mit der Paukenhöhle* verbunden sind

Warlzenlhof *m* (Ⓔ areola of nipple): ***Syn***: *Areola mammae*; der stark pigmentierte Vorhof der Brustwarze; auf ihm münden Schweißdrüsen [Glandulae* areolares], die evtl. als kleine Knötchen [Montgomery-Knötchen, Tubercula areolae] imponieren können

Warlzenlvilrus *nt, pl* **-ren**: *→ Papillomavirus*

Warlzenlvorlhofldrülsen *pl* (Ⓔ areolar glands): ***Syn***: *Montgomery-Drüsen, Glandulae areolares*; apokrine Schweißdrüsen im Warzenvorhof der Brust

Warlzenlvorlhoflentlzündung *f* (Ⓔ areolitis): ***Syn***: *Areolitis*; Entzündung des Warzenvorhofs; selten alleine, meist Begleitentzündung bei Mastitis*

WAS *Abk.*: **1.** waschaktive Substanzen **2.** *→ Wiskott-Aldrich-Syndrom*

Waschlphalse *f*: *s.u. Händedesinfektion*

Waslserlablgalbe, exltralglanldullälre *f* (Ⓔ extraglandular water loss): ***Syn***: *Perspiratio insensibilis*; unmerklicher Wasserverlust durch die Haut und Schleimhaut

Waslserlablgalbe, glanldullälre *f* (Ⓔ glandular water loss): ***Syn***: *Perspiratio sensibilis*; Wasserverlust durch Schwitzen

Waslserlanldorn *m* (Ⓔ European gipsywort): ***Syn***: *gemeiner Woffstrapp, Lycopus europaeus*; *s.u. Wolfstrapp*

Waslserlbinldung *f* (Ⓔ hydropexis): Hydropexie*

Waslserlbruch *m* (Ⓔ **1.–2.** hydrocele): **1.** ***Syn***: *Hydrozele, Hydrocele*; Wasser-/Exsudatansammlung in einer serösen Höhle **2.** *→ Hydrocele testis*

Waslserldilulrelse *f* (Ⓔ water diuresis): vermehrte Wasserausscheidung bei übermäßiger Wasseraufnahme oder Hypoosmolarität des Blutes

Waslserleinllalgelrung *f* (Ⓔ hydropexis): Hydropexie*

Waslserlfielber *nt*: *→ Weil-Krankheit*

Waslserlfilxielrung *f* (Ⓔ hydropexis): Hydropexie*

Waslserlgelschwulst *f*: *→ Hygrom*

Waslserlharnlruhr *f*: *→ Diabetes insipidus*

Waslserlhaut *f* (Ⓔ amnion): Amnion*

Waslserlheillkunlde *f*: *→ Hydrotherapie*

Waslserlkopf *m*: *→ Hydrocephalus*

Waslserlkrebs *m*: *→ Noma*

Waslserlkreslse *f*: *→ Brunnenkresse*

Wassermann: August Paul von Wassermann; 1866–1925; deutscher Bakteriologe (Berlin)

Wassermann-Reaktion *f* (Ⓔ Wassermann reaction): ***Syn***: *Komplementbindungsreaktion nach Wassermann, Wassermann-Test*; unspezifische Komplementbindungsreaktion zum Nachweis bestimmter Reagine im Serum bei Syphilis*

Waslserlpolcken *pl*: *→ Windpocken*

Waslserlsacklnielre *f*: *→ Hydronephrose*

Waslserlscheu *f* (Ⓔ hydrophobia): ***Syn***: *Hydrophobie*; krankhafte Abneigung gegen Wasser; charakteristisches Zeichen bei Tollwut*

waslserlscheu *adj* (Ⓔ hydrophobic): ***Syn***: *hydrophob*; mit einer krankhaften Abneigung gegen Wasser

Waslserlschierlling *m* (Ⓔ European water hemlock): ***Syn***: *Cicuta virosa*; *s.u. Cicutin*

Waslser, schwelres *nt* (Ⓔ heavy water): ***Syn***: *Deuteriumoxid*; natürlich vorkommendes Wassermolekül, das Deuterium* anstatt Wasserstoff im Molekül hat

Waslserlspeilerlgelsicht *nt* (Ⓔ hurloid facies): ***Syn***: *Gargoylismus*; typische Gesichtsveränderung, z.B. beim Pfaundler-Hurler-Syndrom

Waslserlstoff *m* (Ⓔ hydrogen): ***Syn***: *Hydrogenium*; einfachstes chemisches Element, das nicht nur in Wasser, sondern fast allen organischen Verbindungen vorkommt; der Transfer von Wasserstoff(ionen) von einer Verbindung ist Teil von Redoxreaktionen und der Atmungskette*, ohne die kein (aerobes) Leben möglich wäre

schwerer Wasserstoff (Ⓔ heavy hydrogen): ***Syn:*** *Deutohydrogen, Deuterium*; natürlich vorkommendes Wasserstoffisotop, das ein Deuteron* anstatt eines Protons im Kern hat

Was|ser|stoff|i|o|nen|kon|zen|tra|ti|on *f* (Ⓔ hydrogen ion concentration): ***Syn:*** *Hydrogenium peroxydatum*; Konzentration von Wasserstoffionen in wässriger Lösung; *s.a. pH*

Was|ser|stoff|per|o|xid *nt* (Ⓔ hydrogen peroxide): ***Syn:*** *Wasserstoffsuperoxid*; starkes Oxidationsmittel, das bei der Oxidation von Fettsäuren und Aminosäuren in den Peroxisomen der Zellen anfällt; wird von Katalase* abgebaut; spielt bei der Zerstörung von Bakterien durch Granulozyten eine wichtige Rolle

Was|ser|stoff|su|per|o|xid *nt*: *→ Wasserstoffperoxid*

Was|ser|sucht *f*: *→ Hydrops*

wasting syndrome *nt*: *s.u. Essay AIDS S. 31*

Waterhouse: Rupert Waterhouse 1873–1958; englischer Arzt (Bath)

Waterhouse-Friderichsen-Syndrom *nt* (Ⓔ Waterhouse-Friderichsen syndrome): ***Syn:*** *akute Meningokokkenmeningitis*; perakute Sepsis* bei Meningokokkenbefall mit massiven Blutungen in Haut, Schleimhaut und inneren Organen, Kreislaufschock, Verbrauchskoagulopathie*, akuter Nebenniereninsuffizienz*, akuter interstitieller Myokarditis* oder Perikarditis* mit Herzbeuteltamponade; tritt bei 15 % aller Patienten mit Meningokokkensepsis* auf und verläuft in mehr als 85 % der Fälle tödlich

Waterston: David J. Waterston; britischer Chirurg im 20. Jahrhundert

Waterston-Anastomose *f* (Ⓔ Waterston shunt): ***Syn:*** *Waterston-Cooley-Anastomose*; operative Verbindung von Aorta* und Arteria* pulmonalis bei angeborenen zyanotischen Herzfehlern

Waterston-Cooley-Anastomose *f*: *→ Waterston-Anastomose*

Wat|schel|gang *m* (Ⓔ waddle): ***Syn:*** *Entengang*; typischer Gang bei doppelseitiger Lähmung des Musculus* gluteus medius

Watson: **1.** Cecil James Watson; amerikanischer Arzt (Minneapolis) im 20. Jahrhundert **2.** James Dewey Watson; geb. 1928; amerikanischer Biochemiker (Cambridge); Nobelpreisträger für Medizin 1962 zusammen mit F. Crick und M. Wilkins für die Aufklärung der Molekülstruktur von Nucleinsäuren und ihrer Bedeutung für die Übertragung der Erbinformation

Watson-Crick-Modell *nt* (Ⓔ Watson-Crick model): die Doppelhelixstruktur der Desoxyribonucleinsäure* [DNA]

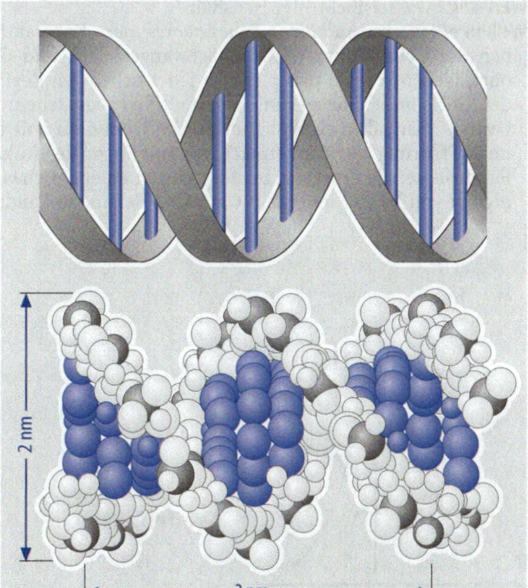

Abb. W2. Struktur der DNA-Doppelhelix Typ B

Watson-Schwartz-Test *m* (Ⓔ Watson-Schwartz test): Nachweis von Porphobilinogen* im Harn durch Zugabe eines Aldehydreagens; enthält die Probe Porphobilinogen, kommt es zu einer intensiven Rotfärbung

Watt *nt* (Ⓔ watt): Maßeinheit der (elektrischen) Leistung; Symbol: W; 1 W = 1VA

Watt|me|ter *nt* (Ⓔ wattmeter): Gerät zur Messung der (elektrischen) Leistung

Watt|se|kun|de *f* (Ⓔ watt-second): Maßeinheit für elektrische Arbeit und Energie; Symbol: Ws; 1 Ws = 1 J

WAZ *Abk.*: Wiederaufsättigungszeit

WB *Abk.*: **1.** Warmblut **2.** Wechsler-Bellevue-Intelligenz-Skala **3.** Western Blot **4.** Wirkungsbereich

WBE *Abk.*: Weißbroteinheit

WBO *Abk.*: Weiterbildungsordnung

WBS *Abk.*: *→ Wirbelsäule*

WBZ *Abk.*: *→ weiße Blutzellen*

WChS *Abk.*: *→ Weber-Christian-Syndrom*

WCL *Abk.*: Wenckebach-Zykluslänge

WD *Abk.*: **1.** *→ Waller-Degeneration* **2.** Wanddicke **3.** wässrige Diarrhoe **4.** *→ Wirkdosis* **5.** Wirkungsdosis

WD_{50} *Abk.*: *→ mittlere wirksame Dosis*

WDB *Abk.*: **1.** *→ Wechseldruckbeatmung* **2.** Wehrdienstbeschädigung

WDHA-Syndrom *nt* (Ⓔ WDHA syndrome): *s.u. Verner-Morrison-Syndrom*

WDHH-Syndrom *nt* (Ⓔ WDHH syndrome): *s.u. Verner-Morrison-Syndrom*

WDLL *Abk.*: well-differentiated lymphocytic lymphoma

WE *Abk.*: **1.** Waksman-Einheit **2.** Wärmeeinheit **3.** Wohlgemuth-Einheit **4.** Wroblewski-Einheit **5.** Wurmeier

Weber: **1.** Ernst Heinrich Weber; 1795–1878; deutscher Anatom und Physiologe (Leipzig) **2.** Sir Hermann David Weber, 1823–1918; deutsch-englischer Arzt (London) **3.** Frederick Parkes Weber; 1863–1962; englischer Arzt (London) **4.** Wilhelm Weber; 1872–1925; deutscher Chirurg

Weber-Christian-Syndrom *nt*: *→ Pfeifer-Weber-Christian-Syndrom*

Einteilung der Knöchelfrakturen nach Weber *f* (Ⓔ Weber's classification): *s.u. Knöchelfraktur*

Weber-Ramstedt-Operation *f* (Ⓔ Weber-Ramstedt operation): ***Syn:*** *Pyloromyotomie, Pylorotomie, Ramstedt-Operation*; Längsspaltung der verdickten Pylorusmuskulatur bei Pylorushypertrophie*

Weber-Versuch *m* (Ⓔ Weber's test): Prüfung der Knochenleitung* mit einer a^1-Stimmgabel [Frequenz: 435 Hz]; die Stimmgabel wird auf die Schädelmitte aufgesetzt; normalhörige oder seitengleich schwerhörige Patienten hören den Ton in beiden Ohren bzw. der Kopfmitte; bei einseitiger Schallleitungsschwerhörigkeit wird der Ton zum erkrankten Ohr hin lateralisiert, bei Schallempfindungsstörung zur anderen Seite; *s.a. Rinne-Versuch* [*Abb. W3*]

Wech|sel|druck|be|at|mung *f* (Ⓔ positive-negative pressure breathing): ***Syn:*** *positive-negative Druckbeatmung*; Druckbeatmung, bei der die Einatmung durch einen Überdruck und die Ausatmung durch einen Sog erleichtert wird; heute obsolet

Wech|sel|fie|ber *nt*: *→ Malaria*

Wech|sel|ge|biss *nt* (Ⓔ transitional dentition): das Übergangsgebiss zwischen Milchgebiss* und Dauergebiss*

Wech|sel|jah|re *pl*: *→ Klimakterium*

Wechseljahre der Frau: *→ Klimakterium*

Wechseljahre des Mannes: *→ Klimakterium virile*

Wech|sel|schnitt *m* (Ⓔ gridiron incision): chirurgische Schnittführung, bei der die verschiedenen Schichten in unterschiedlicher Richtung durchtrennt werden, z.B. Haut quer, Faszien und Muskel parallel zur Längsachse

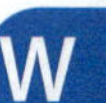

Wech|sel|tier|chen *pl*: *→ Amöben*

Wech|sel|zahl *f* (Ⓔ molar activity): Zahl der umgesetzten Mole Substrat pro Mol Enzym; Maß für die Enzymaktivität

Weck|a|mine *pl* (Ⓔ amphetamines): Bezeichnung für Substanzen [Amphetamine*], die den Antrieb steigern und die Psyche anregen; führen zu verminderter Müdigkeit, Erhöhung der Leistungsfähigkeit, Schlaflosigkeit, Euphorie, Anregung des Atemzentrums und Hemmung des Appetitzen-

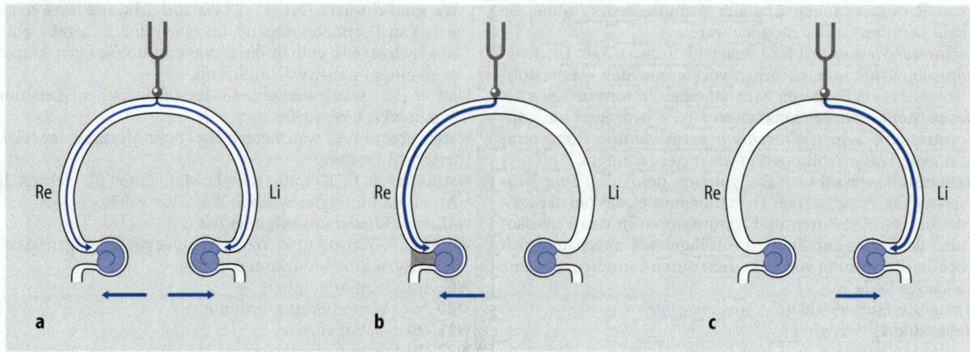

Abb. W3. Weber-Versuch. **a** seitengleiches Hören **b** Schallleitungsschwerhörigkeit rechts **c** Schallempfindungsschwerhörigkeit rechts

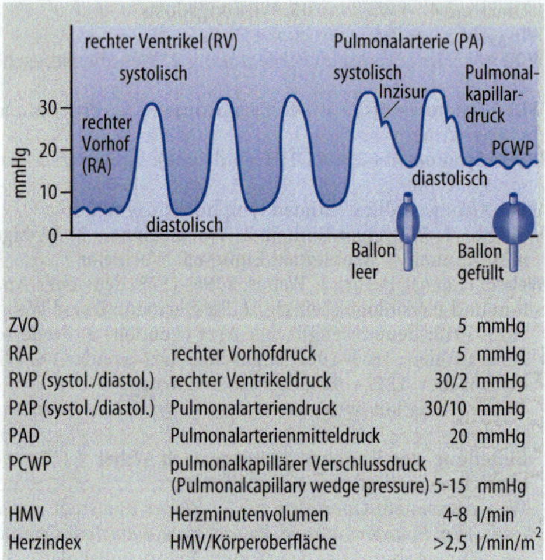

ZVO		5 mmHg
RAP	rechter Vorhofdruck	5 mmHg
RVP (systol./diastol.)	rechter Ventrikeldruck	30/2 mmHg
PAP (systol./diastol.)	Pulmonalarteriendruck	30/10 mmHg
PAD	Pulmonalarterienmitteldruck	20 mmHg
PCWP	pulmonalkapillärer Verschlussdruck (Pulmonalcapillary wedge pressure)	5-15 mmHg
HMV	Herzminutenvolumen	4-8 l/min
Herzindex	HMV/Körperoberfläche	>2,5 l/min/m^2

Abb. W4. Wedge-Druck. Einschwemmkurve eines Pulmonaliskatheter

trums; wegen der hohen Suchtgefahr ist ihre Verwendung auf wenige Indikationen [v.a. Narkolepsie*] beschränkt

Wedge-Druck *m* (Ⓔ pulmonary capillary wedge pressure): *Syn*: *Lungenkapillaren-Verschlussdruck*; der mit einem Pulmonaliskatheter* gemessene Druck in den Lungenkapillaren; liegt normal zwischen 5 und 15 mm Hg

WEE *Abk*.: **1.** *→ Western-Equine-Enzephalitis* **2.** *→ Western-Equine-Enzephalomyelitis*

Weeks: John Elmer Weeks; 1853–1949; amerikanischer Augenarzt (New York)

Weeks-Bazillus *m*: *→ Koch-Weeks-Bazillus*

WEE-Virus *nt*: *→ Western-Equine-Enzephalitis-Virus*

Wegener: Friedrich Wegener; 1907–1990; deutscher Pathologe (Berlin, Lübeck)

Wegener-Granulomatose *f* (Ⓔ Wegener's granulomatosis): *Syn*: *Wegener-Klinger-Granulomatose, rhinogene Granulomatose, maligne granulomatöse Angiitis*; ätiologisch ungeklärte, systemische Erkrankung mit Nekrose* der Blutgefäße und Bildung von Granulomen im Nasen-, Mund- und Rachenraum; **Therapie**: Prednison* in Kombination mit Cyclophosphamid*; operative Abtragung der Granulome und plastische Rekonstruktion der zerstörten Strukturen

Wegener-Klinger-Granulomatose *f*: *→ Wegener-Granulomatose*

Wegner: Friedrich Rudolph Georg Wegner; 1843–1917; deutscher (Pathologe (Berlin)

Wegner-Krankheit *f* (Ⓔ Wegner's disease): *Syn*: *kongenitale Knochensyphilis, Osteochondritis syphilitica*; meist schon im Säuglingsalter auftretende, zu Epiphysenlösung führende Manifestation der angeborenen Syphilis*

Weg|war|te *f* (Ⓔ chicory): *Syn*: *Zichorie, Cichorium intybus var. intybus*; Pflanze aus der Familie der Korbblütler [Asteraceae]; verwendet werden die oberirdischen Pflanzenteile [**Cichorii herba**] und die getrockneten Wurzeln [**Cichorii radix**]; sie enthalten Sesquiterpenlactone* und Flavonoide*; **Anw.**: Stomachikum*, Cholagogum* und Blutreinigungsmittel; traditionell bei Appetitlosigkeit, Verdauungsbeschwerden, Gelbsucht und als mildes Abführmittel; Kaffee-Ersatz

WEH *Abk*.: Wasser-Elektrolyt-Haushalt

We|hen *pl* (Ⓔ contractions): *Syn*: *Labores uteri*; Kontraktionen der Gebärmutter während Schwangerschaft und Geburt; Wehen können prinzipiell von jeder beliebigen Region der Gebärmutter ausgehen oder multifokal entstehen; es besteht aber i.d.R. eine physiologische Dominanz mit einem Ursprung des Schrittmacherpotentials in der linken Fundusecke; die Erregung breitet sich mit einer Geschwindigkeit von 2 cm/s innerhalb von ca. 15 Sekunden kaudal-

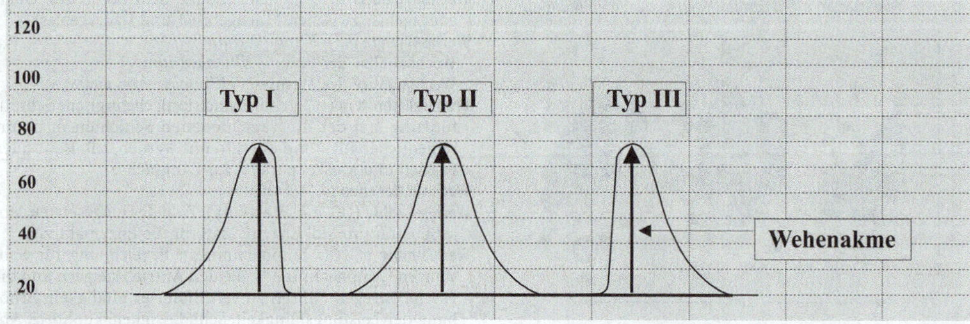

Abb. W5. Wehentypen

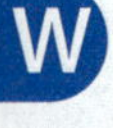

wärts über den gesamten Uterus aus; während der folgenden Wehenpause sinkt der Druck innerhalb der Gebärmutterwand auf den Ausgangswert ab [ca. 10 mm Hg], womit die Durchblutung der Plazenta gewährleistet wird
vom Ablauf her unterscheidet man bei der einzelnen Kontraktion Anstieg [**Crescente**], Gipfel [**Wehenakme**] und Erschlaffungsphase [**Decrescente**]; je nach dem Verlauf der Phasen kann man drei **Wehentypen** unterscheiden: **Wehentyp I**: langsamer Anstieg und steiler Abfall nach dem Gipfel; findet sich v.a. am Anfang der Eröffnungsphase [80 %], später sinkt der Anteil auf ca. 10 % ab **Wehentyp II**: gleichmäßiger Anstieg und Abfall; bildet ca. 30 % der Wehen von Eröffnungs- und Austreibungsphase; **Wehentyp III**: steiler Anstieg, gefolgt von einer langsamen Erschlaffungsphase; Hauptwehenform der Austreibungsphase [90 %]; *s.a. Schwangerschaftswehen, Geburtswehen, Essay Kardiotokographie S. 1089*

Welhenlaklme *f* (Ⓔ acme): *s.u. Wehen*

Welhenlhemlmung *f*: *→ Tokolyse*

Welhenlmeslser *m*: *→ Tokogramm*

Welhenlmeslsung *f*: *→ Tokographie*

Welhenlrelaklti|onsltylpen *pl* (Ⓔ deceleration types): *s.u. Essay Kardiotokographie S. 1089*

Welhenlschwälche *f* (Ⓔ uterine inertia): ***Syn:*** *Inertia uteri, Bradytokie*; allgemeine Bezeichnung für eine nicht-ausreichende Wehentätigkeit
primäre Wehenschwäche (Ⓔ primary uterine inertia): kann u.a. auf einer Uterusfehlbildung, Gebärmutterüberdehnung bei Mehrlingsschwangerschaft, Makrosomie des Kindes oder Polyhydramnion beruhen; wird im Gegensatz zur sekundären Wehenschwäche meist schon während der Eröffnungsphase oder der frühen Austreibungsphase erkennbar und spricht i.d.R. gut auf Oxytocin* i.v. an
sekundäre Wehenschwäche (Ⓔ secondary uterine inertia): ***Syn:*** *Ermüdungswehen*; hypotone Dysfunktion des Uterus mit zu schwachen oder zu kurzen Kontraktionen, z.B. bei protrahiertem Geburtsverlauf

Welhenlsturm *m* (Ⓔ prolonged uterine contractions): ***Syn:*** *Tetanus uteri*; Dauerkontraktion der Gebärmutter bei Geburtshindernissen oder Überdosierung von Wehenmitteln

Welhenltylpen *pl* (Ⓔ contraction types): *s.u. Wehen*

Weilberlscheu *f* (Ⓔ gynephobia): ***Syn:*** *Gynäkophobie, Gynäphobie*; krankhafte Angst vor oder Abneigung gegen Frauen

Weichlsellzopf *m* (Ⓔ encrustation of the hair): ***Syn:*** *Plica polonica*; *s.u. Pediculosis capitis*

Weichlstrahlltechlnik *f*: *→ Weichteiltechnik*

Weichlteille *pl* (Ⓔ soft tissue): Bezeichnung für die nicht-knöchernen Gewebe und Organe

Weichlteillrheulmaltislmus *m* (Ⓔ soft tissue rheumatism): ***Syn:*** *Muskelrheumatismus, Fibrositis, Fibromyalgie, fibromyalgisches Syndrom, Fibrositis-Syndrom*; Oberbegriff für chronische, nicht-rheumatische Erkrankungen mit typischen extraartikulären Schmerzen [Muskulatur, Skelettweichteile], Morgensteifigkeit, allgemeiner Abgeschlagenheit [eine Beziehung zum chronischen Erschöpfungssyndrom* wird diskutiert], Schlafstörungen usw.; klinisch besteht kein Unterschied zwischen der primären Form ohne bekannte Ätiologie und der sekundären Form, die zusammen mit anderen Erkrankungen [rheumatische Erkrankungen, Colitis* ulcerosa] vorkommt

Weichlteillltechlnik *f* (Ⓔ low-kilovoltage technique): ***Syn:*** *Weichstrahltechnik*; unscharfe Bezeichnung für die Verwendung niedriger Spannungen [20–40 kV] zur besseren Darstellung der Weichteile, z.B. bei der Mammographie* oder Lungenaufnahmen

Weilde *f* (Ⓔ willow): ***Syn:*** *Salix*; Bezeichnung für **Silberweide** [Salix alba], **Purpurweide** [Salix purpurea], **Kopfweide** [Salix fragilis] und andere Holzpflanzen aus der Familie der Weidengewächse [Salicaceae]; verwendet wird die Rinde der Zweige [**Weidenrinde**, Salicis cortex], die Salicin und acetylierte Derivate [Salicortin] enthält, die im Körper zu Salicylsäure* verstoffwechselt werden; besitzt eine antipyretische, antiphlogistische und analgetische Wirkung; **Anw.**: bei Fieber, Kopfschmerzen, rheumatischen Erkrankungen und Gicht*

Weildenlrinlde *f* (Ⓔ willow bark): ***Syn:*** *Salicis cortex*; *s.u. Weide*

Weildenlröslchen *nt* (Ⓔ willowherb): ***Syn:*** *Epilobium*; Bezeichnung für **kleinblütiges Weidenröschen** [Epilobium parviflorum], **Bergweidenröschen** [Epilobium montanum], **rosarotes Weidenröschen** [Epilobium roseum], **Hügelweidenröschen** [Epilobium collinum] und andere Stauden aus der Familie der Nachtkerzengewächse [Oenotheraceae]; verwendet werden kurz vor oder während der Blüte gesammelte und getrocknete oberirdische Pflanzenteile [**Epilobii herba**], die Flavonoide*, Sterole* und β-Sitosterol enthalten; **Anw.**: traditionell bei benigner Prostatahyperplasie*

Weigert: Carl Weigert; 1845–1904; deutscher Histologe und Pathologe (Leipzig, Frankfurt a.M.)
Weigert-Färbung *f* (Ⓔ **1.** Weigert's fibrin stain **2.** Weigert's stain for myelin **3.** Weigert's stain for elastin): **1.** Methode zur Färbung von Fibrin [blau], Bindegewebe [rot] und Bakterien [violett] **2.** Markscheidenfärbung; färbt Markscheiden blauschwarz und den Hintergrund hellgelb **3.** Resorcin-Fuchsin-Färbung zur Darstellung von elastischen Fasern

Weilherlhiplpel *m* (Ⓔ swimmer's itch): ***Syn:*** *Badekrätze, Badedermatitis, Schwimmbadkrätze, Schistosomendermatitis, Zerkariendermatitis*; durch Zerkarien* hervorgerufene Dermatitis* mit Juckreiz und Quaddelbildung, die nach ein paar Tagen von alleine wieder verschwindet; **Therapie**: topisch mit Antipruriginosa

Weil: **1.** Edmund Weil; 1880–1922; österreichischer Bakteriologe (Prag, Wien) **2.** Adolf Weil; 1884–1916; deutscher Internist (Dorpat, Wiesbaden)
Weil-Felix-Reaktion *f* (Ⓔ Weil-Felix reaction): ***Syn:*** *Weil-Felix-Test*; serologischer Test zur Diagnose von Rickettsieninfektionen [Fleckfieber*]; beruht auf der Agglutination von Proteus-Serovar OX19 und OX2 durch kreuzreagierende Antikörper
Weil-Krankheit *f* (Ⓔ Weil's disease): ***Syn:*** *Morbus Weil, Leptospirosis icterohaemorrhagica, Wasserfieber*; meldepflichtige, akute Infektionskrankheit durch Leptospira interrogans-Subspecies; in der ersten Phase kommt es zu starken Kopf- und Muskelschmerzen, Konjunktivitis*, Exanthemen* und evtl. Meningismus*; in der zweiten Phase dominieren Ikterus*, Anämie*, Nephritis* und Meningitis* das klinische Bild; **Diagnose**: Antikörpernachweis im Serum; Erregeranzucht aus Blut, Liquor [in der 1. Krankheitswoche] und Urin [ab der 2. Woche]; **Therapie**: leichte Formen Doxycyclin* oral, schwere Formen Penicillin* G i.v.
indonesische Weil-Krankheit *f* (Ⓔ rice-field fever): ***Syn:*** *Reisfeldfieber, Reisfeldleptospirose, Bataviafieber, Leptospirosis bataviae*; akut fieberhafte Leptospirose mit oder ohne Ikterus durch Leptospira* bataviae; tritt hauptsächlich in Südostasien auf
Weil-Leptospire *f* (Ⓔ Leptospira icterohaemorrhagiae): ***Syn:*** *Weil-Spirochaete, Leptospira interrogans serovar icterohaemorrhagiae*; Serovar von Leptospira* interrogans; Erreger der Weil-Krankheit*
Weil-Spirochaete *f*: *→ Weil-Leptospire*

Weill: Georges Weill; 1866–1952; französischer Augenarzt (Straßburg)
Weill-Marchesani-Syndrom *nt* (Ⓔ Weill-Marchesani syndrome): ***Syn:*** *Marchesani-Syndrom*; i.d.R. autosomal-dominant vererbtes Syndrom mit Kugellinse*, Irisschlottern* bei Linsenektopie* und sekundärem Glaukom* bei homozygoten Trägern sowie Minderwuchs, Brachydaktylie*, Brachyzephalie* und Herzfehlbildungen bei heterozygoten Trägern

Weinlfleck *m*: *→ Naevus flammeus*

Weinlgeist *m*: *→ Ethanol*

Weinlraulte *f*: *→ Raute*

Weir-Mitchell: *s.u. Mitchell*
Weir-Mitchell-Krankheit *f*: *→ Mitchell-Gerhardt-Syndrom*

Weislheitslzahn *m* (Ⓔ wisdom tooth): ***Syn:*** *dritter Molar, Dens serotinus; Dens sapientiae, Dens molaris tertius*; meist zwischen dem 16. und 35. Lebensjahr durchbrechender letzter Backenzahn, der oft nicht angelegt ist oder Komplikationen beim Durchbruch verursacht; der obere Weisheitszahn hat meist 3 oder 4 Höcker, der untere 4 oder 5; beide

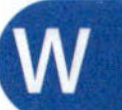

zeichnen sich durch eine hohe Formvariabilität aus

Weiß|dorn, ge|mei|ner *m* (Ⓔ hawthorn): ***Syn***: *Crataegus oxyacantha, Crataegus laevigata*; Strauch aus der Familie der Rosengewächse [Rosaceae]; verwendet werden Blätter, Blüten und Früchte [**Crataegi folium cum flore**], die u.a. Catechine*, Gerbstoffe* und Glykoside* [v.a. Quercetin*] enthalten; verbessern die Koronar- und Myokarddurchblutung und besitzen eine positiv inotrope, chronotrope und dromotrope sowie eine negativ bathmotrope Wirkung; **Anw.**: beginnende Herzinsuffizienz*, leichte bradykarde Herzrhythmusstörungen; traditionell auch bei Nieren- und Blasenbeschwerden; in der Homöopathie bei Hypotonie* und Herzbeschwerden

Weissenbacher: G. Weissenbacher; österreichischer Kinderarzt (Wien) im 20. Jahrhundert

Weissenbacher-Zweymüller-Phänotyp *m* (Ⓔ Weissenbacher-Zweymüller type): ***Syn***: *oto-spondylo-megaepiphysäre Dysplasie*; i.d.R. autosomal-rezessiv vererbte Kombination von Innenohrschwerhörigkeit*, angeborenen Skelettveränderungen mit Verkürzung der langen Röhrenknochen und Robin*-Syndrom

Weiß|fle|cken|krank|heit *f*: →*Lichen sclerosus et atrophicus*

Weiß|fluss *m* (Ⓔ leukorrhea): ***Syn***: *Fluor albus, Leukorrhoe*; weißlicher Ausfluss aus der Scheide

Weiß|haa|rig|keit *f*: **1.** →*Canities* **2.** →*Leukotrichosis*

Weiß|kör|per *m* (Ⓔ white body of ovary): ***Syn***: *Corpus albicans, Corpus fibrosum*; weißliche Bindegewebsnarbe im Eierstock* als Rest eines Gelbkörpers [Corpus* luteum]

Weiß|schecken|krank|heit *f*: →*Albinismus circumscriptus*

Weiß|schwie|len *pl* (Ⓔ leukoplakia): *s.u. Leukoplakie*

Weiß|schwie|len|krank|heit *f*: →*Leukoplakie*

Weiß|sucht *f*: →*Albinismus*

Weit|sich|tig|keit *f*: →*Hypermetropie*

Weit|win|kel|glau|kom *nt* (Ⓔ wide-angle glaucoma): ***Syn***: *Simplexglaukom, Offenwinkelglaukom, Glaucoma simplex*; primäres Glaukom durch Abflussbehinderung im Schlemm*-Kanal ohne Einengung des Kammerwinkels*; *s.a. Essay Glaukom S. 797*

Wei|zen|knor|pel *m* (Ⓔ triticeal cartilage): ***Syn***: *Cartilago triticea*; im Ligamentum* thyrohyoideum laterale liegender kleiner Knorpel

Welch: William Henry Welch; 1850–1934; amerikanischer Pathologe (Baltimore)

Welch-Fränkel-Gasbrandbazillus *m* (Ⓔ Welch's bacillus): ***Syn***: *Welch-Fränkel-Bazillus, Fraenkel-Gasbazillus, Clostridium perfringens*; unbewegliches Stäbchen, das thermoresistente Sporen bildet; häufigster Gasbrand*-Erreger; die verschiedenen Stämme [Clostridium perfringens Typ A-E] bilden unterschiedliche Mengen der verschiedenen Toxine [α-, β-, ε-, λ-Toxin], die von Bedeutung für die Pathogenese der Infektion sind

Wel|len *pl* (Ⓔ waves): periodische Ausbreitungsform von Energie

α-Wellen, β-Wellen, δ-Wellen, steile Wellen: *s.u. Essay Elektroenzephalogramm S. 563*

Wel|len|sit|tich|hal|ter|lun|ge *f* (Ⓔ bird-fancier's lung): ***Syn***: *Vogelhalterlunge, Vogelzüchterlunge, Geflügelzüchterlunge, Taubenzüchterlunge*; exogen-allergische Alveolitis* durch Inhalation von Kot- oder Federstaub von Vögeln

Wenckebach: Karel Frederik Wenckebach; 1864–1940; holländischer Internist (Groningen, Wien)

Wenckebach-Periodik *f* (Ⓔ Wenckebach period): ***Syn***: *Wenckebach-Block*; AV-Block II. Grades Typ 1; *s.u. AV-Block II. Grades*

Wen|de|pha|se *f* (Ⓔ turning point): *s.u. Postaggressionsstoffwechsel*

Wendl: Wendl-Tubus *m* (Ⓔ Wendl's tube): *s.u. Nasotrachealtubus*

Wen|dung *f* (Ⓔ version): ***Syn***: *Versio*; künstliche Änderung der Lage des Fetus in der Gebärmutter zur Geburtserleichterung; wird v.a. bei Quer-, Schräg- und Beckendlage versucht; kann durch Manipulation von außen [**äußere Wendung**] oder als kombinierte Manipulation mit einer Hand in der Uterushöhle [**innere Wendung**] versucht werden; die äußere Wendung hat eine Erfolgsquote von 60–70 % [maximal 85 %]; die innere Wendung gilt heute als überholt und wird praktisch nur noch bei Mehrlingsschwangerschaften von erfahrenen Geburtshelfern durchgeführt

WEP *Abk.*: Wasserblau, Eosin, Phloxin

Werdnig: Guido Werdnig; 1844–1919; österreichischer Neurologe (Graz)

Werdnig-Hoffmann-Krankheit *f* (Ⓔ Werdnig-Hoffmann spinal muscular atrophy): ***Syn***: *infantile spinale Muskelatrophie (Werdnig-Hoffmann), Werdnig-Hoffmann-Syndrom, Hoffmann-Krankheit*; bereits im ersten Lebensjahr einsetzende autosomal-rezessive Form der spinalen Muskelatrophie*, die innerhalb von 2–3 Jahren zum Tode führt; beginnt mit Trinkschwäche, beidseitiger Fazialisparese und Stillstand der motorischen Entwicklung; typisch ist auch die sog. **Schaukelatmung**: bei Inspiration wölbt sich der

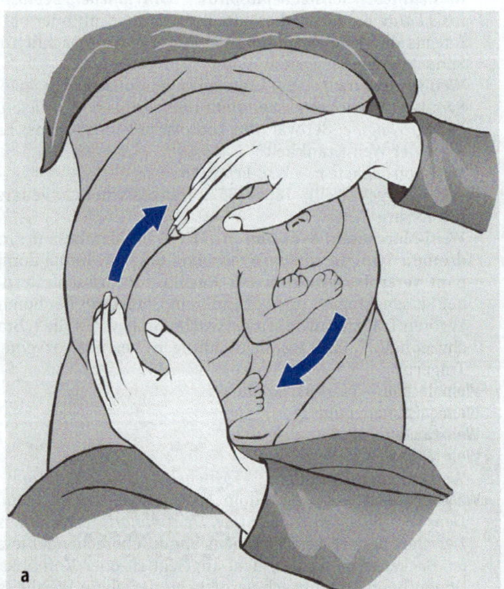

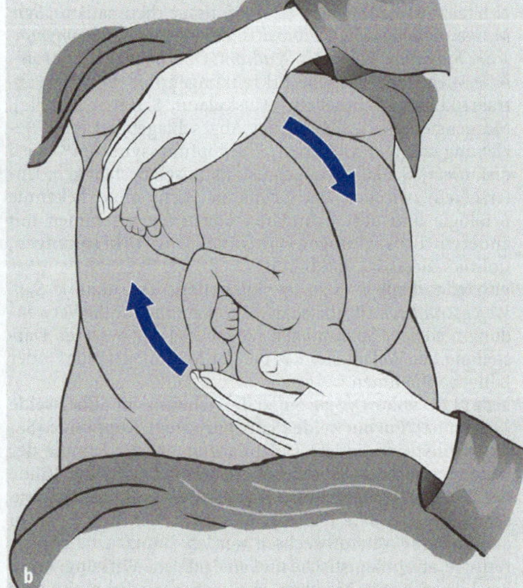

Abb. W6. Äußere Wendung bei Beckenendlage

Bauch vor und der Thorax sinkt ein, bei Exspiration ist es umgekehrt; die Lähmung der Interkostalmuskeln führt zu rezidivierenden Pneumonien, die i.d.R. die Todesursache sind

Werlhof: Paul Gottlieb Werlhof; 1699–1767; deutscher Arzt (Hannover)

Werlhof-Krankheit *f*: → *idiopathische thrombozytopenische Purpura*

Wermer: Paul Wermer; 1898–1975; amerikanischer Internist

Wermer-Syndrom *nt* (Ⓔ Wermer's syndrome): ***Syn***: *multiple endokrine Neoplasie Typ 1*; multiple endokrine Neoplasie* mit Hyperplasie der Hauptzellen der Nebenschilddrüsen, Mikroadenome des Pankreas, Hypophysenadenome, Karzinoide in Magen und Darm, evtl. Lipome, Schwannome oder gastrale Polypen

Werlmut *m*: → *Artemisia absinthium*

Wernekinck: **Wernekinck-Kreuzung** *f* (Ⓔ decussation of superior cerebellar peduncles): ***Syn***: *große Haubenkreuzung, Decussatio pedunculorum cerebellarium superiorum*; Kreuzung der oberen Kleinhirnstiele in Höhe der Vierhügelplatte [Lamina* tecti]

Werner: **1.** Heinrich Werner; 1874–1947; deutscher Internist (Berlin) **2.** C. W. Otto Werner; 1879–1936; deutscher Arzt (Kiel)

Werner-His-Krankheit *f*: → *Wolhyn-Fieber*

Werner-Syndrom *nt* (Ⓔ Werner syndrome): ***Syn***: *Progeria adultorum*; seltene, im 3. Lebensjahrzehnt einsetzende, autosomal-rezessive Form der Progerie*, die zu vorzeitiger Vergreißung und Einschränkung der Lebenserwartung führt

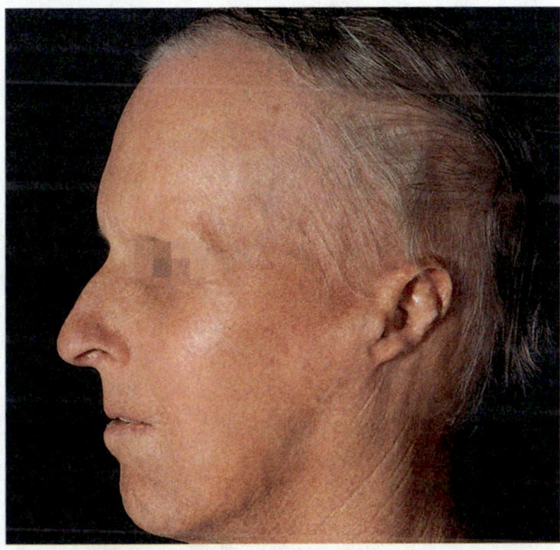

Abb. W7. Werner-Syndrom

Wernicke: Karl Wernicke; 1848–1905; deutscher Neurologe (Berlin, Halle)

Wernicke-Aphasie *f* (Ⓔ Wernicke's aphasia): ***Syn***: *sensorische Aphasie*; Aphasie* durch Ausfall des Sprachverständnisses; die Patienten zeigen einen normalen Sprachfluss und eine überschießende Sprachproduktion mit Störung des Satzbaus [Paragrammatismus], [semantischen und phonematischen] Paraphrasien und Neologismen; im Extremfall ist das Sprechen durch die Paraphrasien und Neologismen völlig unverständlich [**Jargon-Aphasie**]

Wernicke-Enzephalopathie *f* (Ⓔ Wernicke's syndrome): ***Syn***: *Polioencephalitis haemorrhagica superior (Wernicke), Encephalopathia haemorrhagica superior (Wernicke)*; Oberbegriff für akute Enzephalopathien mit den Leitsymptomen Augenmuskel- und Blickparese, [Rumpf-, Gang-, Stand-]
Ataxie, Nystagmus und psychischen Störungen [Halluzinationen, Erregungszustände oder Apathie, Antriebsstörungen, evtl. Korsakow*-Psychose]; als Ursache findet sich i.d.R. ein Vitamin B_1-Mangel bei chronischem Alkoholismus [**Wernicke-Syndrom**]; kommt aber auch bei Magenkarzinom oder chronischem Magengeschwür, Leberzirrhose, Dysenterie, chronischer Mangelernährung, schweren Infektionskrankheiten, Hyperemesis* gravidarum und perniziöser Anämie vor; der Verlauf ist akut und führt unbehandelt innerhalb von wenigen Tagen zum Tode; bei rechtzeitiger parenteraler Behandlung mit Vitamin B_1 sinkt die Letalität auf 10–20 %

Wernicke-Mann-Prädilektionstyp *m*: → *Wernicke-Prädilektionsparese*

Wernicke-Prädilektionsparese *f* (Ⓔ Wernicke-Mann hemiplegia): ***Syn***: *Wernicke-Mann-Prädilektionstyp, Hemiplegie Typ Wernicke-Mann*; spastische Halbseitenlähmung mit Beugestellung des Arms und Streckstellung von Bein und Fuß [Spitzfußstellung]; führt zum typischen Gangbild mit Kreisbewegung [Zirkumduktion] des betroffenen Beins; in leichten Fällen wird das Bein nur nachgezogen und die Mitbewegung des paretischen Arms ist vermindert

Wernicke-Syndrom *nt* (Ⓔ Wernicke's syndrome): Vitamin B_1-Mangel bei chronischem Alkoholismus; *s.a. Wernicke-Enzephalopathie*

Wernicke-Zentrum *nt* (Ⓔ Wernicke's speech area): sensorisches Sprachzentrum im Schläfenlappen der sprachdominanten Hemisphäre

Wertheim: Ernst Wertheim; 1864–1920; österreichischer Gynäkologe (Wien)

Wertheim-Meigs-Operation *f* (Ⓔ Wertheim's operation): ***Syn***: *Wertheim-Operation*; abdominale Hysterektomie* bei Zervixkarzinom* mit Entfernung von Parametrium, oberem Scheidendrittel, paravaginalem Bindegewebe und Beckenlymphknoten

Wertheim-Operation *f*: → *Wertheim-Meigs-Operation*

Wert, kallolrilscher *m*: → *Brennwert*

Weslpenlbein *nt*: → *Os sphenoidale*

West: **1.** Charles West; 1816–1898; englischer Arzt **2.** John M. West; amerikanischer HNO-Arzt im 20. Jahrhundert **3.** W. J. West; zeitgenössischer amerikanischer Kinderarzt

West-Operation *f* (Ⓔ internal dacryocystorhinostomy): *s.u. Toti-Operation*

West-Syndrom *nt* (Ⓔ West's syndrome): ***Syn***: *Blitz-Nick-Salaam-Krämpfe, BNS-Krämpfe, infantile Spasmen, Propulsiv-petit-mal*; bereits im 1. Lebensjahr [2.–8. Lebensmonat] beginnende Form der Epilepsie*; beruht i.d.R. auf einer intrauterinen oder postpartalen Enzephalopathie*; betrifft Jungen wesentlich häufiger als Mädchen; die Anfälle imponieren durch brüske Vorwärtsbewegungen von Kopf und Rumpf, die von einem Anheben der Beine oder Einschlagen der Arme begleitet sind [deshalb Blitz-Nick-Salaam-Krämpfe]; die Anfälle dauern nur Sekunden, können aber in Serien von bis zu 50 Anfällen auftreten und in Grand-mal-Anfälle* übergehen; im EEG* findet sich das charakteristische Bild von Hypsarrhythmie oder diffusen, gemischten Krampfpotentialen
die **Prognose** ist unbehandelt schlecht; es kommt zu schwerer psychomotorischer Entwicklungshemmung und später Demenz; ab dem 5. Jahr verschwinden die BNS-Krämpfe, oft entwickeln sich später aber fokale oder generalisierte Krämpfe; *s.a. Essay Epilepsie S. 617*

Westergren: Alf Westergren; schwedischer Internist (Stockholm) im 20. Jahrhundert

Westergren-Methode *f* (Ⓔ Westergren method): *s.u. Blutkörperchensenkungsgeschwindigkeit*

Westergren-Röhrchen *nt* (Ⓔ Westergren tube): *s.u. Blutkörperchensenkungsgeschwindigkeit*

Western-Blotting-Methode *f* (Ⓔ Western blot technique): Variante des Southern* Blot zum Nachweis von Proteinen; nach elektrophoretischer Auftrennung werden die Proteine auf Membranen transferiert und mittels spezifischem Immunoassay identifiziert

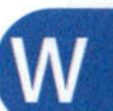

Western-Equine-Enzephalitis *f*: → *Western-Equine-Enzephalomyelitis*

Western-Equine-Enzephalitis-Virus *nt* (Ⓔ Western equine encephalitis virus): ***Syn***: *WEE-Virus*; durch Moskitos übertragener Erreger der Western-Equine-Enzephalomyelitis*

Western-Equine-Enzephalomyelitis *f* (Ⓔ Western equine encephalomyelitis): ***Syn:*** *westliche Pferdeenzephalitis, Western-Equine-Enzephalitis*; in den USA und Canada auftretende, durch das **Western-Equine-Enzephalitis-Virus** hervorgerufene, leicht verlaufende Enzephalomyelitis*

West-Nil-Enzephalitis *f* (Ⓔ West Nile encephalitis): *s.u. West-Nil-Fieber*

West-Nil-Fieber *nt* (Ⓔ West Nile fever): durch ein Flavivirus* [West-Nil-Fieber-Virus] verursachte Arboviruskrankheit, die früher v.a. in Nordafrika auftrat, mittlerweile aber auch in Europa und Nordamerika endemisch ist; verläuft meist mild [leichtes Fieber, Muskel- und Kopfschmerzen, evtl. makulopapulöses Exanthem], kann aber eine **West-Nil-Enzephalitis** auslösen, die in ca. 15 % tödlich verläuft

West-Nil-Fieber-Virus *nt* (Ⓔ West Nile fever virus): durch Fliegen [Culex*] übertragenes Flavivirus*; Erreger des West-Nil-Fiebers*

Westphal: 1. Carl Friedrich Otto Westphal; 1833–1890; deutscher Neurologe und Psychiater (Berlin) **2.** Alexander Karl Otto Westphal; 1863–1941; deutscher Neurologe (Greifswald, Bonn) **3.** Karl Westphal; zeitgenössischer deutscher Internist (Hannover)

Westphal-Pilcz-Zeichen *nt* (Ⓔ Westphal-Piltz sign): ***Syn:*** *Lidschlussreaktion, Lidschlussreflex*; reflektorischer Lidschluss bei Berührung der Hornhaut, der Haut um das Auge oder plötzlicher Blendung

Westphal-Strümpell-Pseudosklerose *f* (Ⓔ Westphal-Strümpell pseudosclerosis): ***Syn:*** *Westphal-Strümpell-Syndrom, Pseudosklerose Westphal-Strümpell*; Spätform der hepatolentikulären Degeneration* mit Manifestation im Erwachsenenalter und langsam progredienten Verlauf

Westphal-Syndrom *nt* (Ⓔ hypokalemic periodic paralysis): ***Syn:*** *periodische hypokaliämische Lähmung*; autosomal-rezessive Erkrankung mit periodischer Hypokaliämie* und schlaffer Lähmung; befällt bevorzugt Männer und beginnt meist um das 20. Lebensjahr; die Schwere und Frequenz der Lähmungen nimmt bis zur Lebensmitte zu und dann langsam ab; beginnt oft nachts oder am frühen Morgen im Schlaf, kann aber auch durch körperliche Anstrengung mit nachfolgender Ruhe und kohlenhydratreiche Kost provoziert werden; selten kommt es im akuten Anfall zu Atemlähmung oder Herzversagen; **Therapie:** Kalium oral oder i.v.

Westphal-Zeichen *nt* (Ⓔ Westphal-Erb sign): ***Syn:*** *Erb-Westphal-Zeichen*; Fehlen oder Abschwächung des Patellarsehnenreflexes, v.a. bei Tabes* dorsalis

Weyers: Helmut Weyers; 1920–1986; deutscher Kinderarzt (Stade)

Weyers-Syndrom *nt* (Ⓔ acrofacial dysostosis): ***Syn:*** *Nager-Syndrom, akrofaziale Dysostose, Dysostosis acrofacialis*; seltenes, autosomal-dominant vererbtes Syndrom mit Fehlbildungen der Akren [Polydaktylie*, Synostose* der Mittelhandknochen] und des Ober- und Unterkiefers [Unterkieferspalte, Diastema*, Mikrogenie]

Weyl: Weyl-Wickham-Streifen *pl*: *→ Wickham-Streifen*

WEZ *Abk.*: Wiedererwärmungszeit

WFR *Abk.*: *→ Weil-Felix-Reaktion*

WFS *Abk.*: *→ Waterhouse-Friderichsen-Syndrom*

WG *Abk.*: **1.** *→ Wegener-Granulomatose* **2.** Wirkungsgrad

Wg. *Abk.*: *→ Weingeist*

WGO *Abk.*: Weltgesundheitsorganisation

WH *Abk.*: **1.** *→ Wachstumshormon* **2.** Wärmehämolysine

Wh *Abk.*: Wattstunde

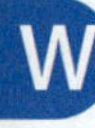

Whartin: Whartin-Tumor *m* (Ⓔ Whartin's tumor): ***Syn:*** *Zystadenolymphom, Kystadenolymphom*; v.a. bei älteren Männern auftretendes Speicheldrüsenadenom, das vom Epithel der Drüsengänge ausgeht; findet sich fast immer in der Ohrspeicheldrüse; bildet langsam wachsende, gut abgekapselte Tumoren, die bei unvollständiger Resektion rezidivieren

Wharton: Thomas Wharton; 1614–1673; englischer Anatom und Arzt (London)

Wharton-Gang *m* (Ⓔ Wharton's duct): ***Syn:*** *Ductus submandibularis*; Ausführungsgang der Unterkieferdrüse [Glandula* submandibularis]; mündet zusammen mit dem Ductus* sublingualis major auf der Caruncula* sublingualis

Wharton-Sulze *f* (Ⓔ Wharton's jelly): gallertartiges Bindegewebe der Nabelschnur*

WHHL *Abk.*: Watanabe hereditäre Hyperlipidämie

whiplash injury *nt*: *→ HWS-Schleudertrauma*

Whiplash-Syndrom *nt*: *→ HWS-Schleudertrauma*

Whipple: 1. George Hoyt Whipple; 1878–1976; amerikanischer Pathologe (Rochester); Nobelpreis für Medizin [1934] zusammen mit George R. Minot und William P. Murphy für ihre Arbeiten zur Therapie der perniziösen Anämie* **2.** Allen O. Whipple; 1881–1963; amerikanischer Chirurg (New York)

Whipple-Krankheit *f* (Ⓔ Whipple's disease): ***Syn:*** *Morbus Whipple, lipophage Intestinalgranulomatose, intestinale Lipodystrophie, Lipodystrophia intestinalis*; bakterielle Darmerkrankung [**Tropheryma whippelii**] mit Fettresorptions- und Verdauungsstörung; **Klinik:** intermittierende Gelenkschmerzen gefolgt von Diarrhoen, Gewichtsverlust, abdominellen Beschwerden, Lymphknotenvergrößerung und Hyperpigmentierung der Haut; seltener auch zentralnervöse Störungen [Ataxie, Parese, Demenz, Hör- und Sehstörungen]; **Therapie:** Cotrimoxazol* für ein Jahr; alternativ Penicillin* V, Chloramphenicol* oder Ceftriaxon*

Whipple-Operation *f* (Ⓔ Whipple's operation): ***Syn:*** *partielle Duodenopankreatektomie*; operative Entfernung von Duodenum [Duodenum*], Teilen des Magens und des Pankreaskopfes bei Tumoren des Duodenums* oder der Bauchspeicheldrüse [Pankreas*]

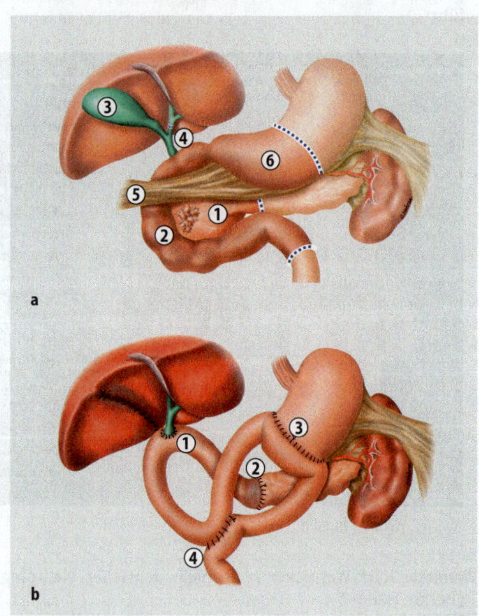

Abb. W8. Whipple-Operation

Whipple-Trias *f* (Ⓔ Whipple's triad): bei Insulinom* führt Glucosegabe zur sofortigen Besserung morgendlicher Magen-Darm-Beschwerden und hypoglykämischer Krisen

whistling face *nt*: *s.u. Freeman-Sheldon-Syndrom*

White: White-Tubus *m* (Ⓔ White's tube): Doppellumentubus zur endobronchialen Intubation; nur noch selten verwendet

white-grain mycetoma *nt*: *s.u. Essay Mykosen S. 1427*

white sponge nevus *nt*: *→ Naevus spongiosus albus mucosae*

White-Spot-Disease *nt*: *→ Lichen sclerosus et atrophicus*

Whitmore: Alfred Whitmore; 1876–1946; englischer Militärpathologe in Burma

Whitmore-Krankheit *f* (Ⓔ Whitmore's fever): ***Syn:*** *Pseudomalleus, Pseudorotz, Malleoidose, Melioidose, Melioidosis, Malleoidose*; in Asien und Australien auftretende, durch Pseudomonas* pseudomallei hervorgerufene Infektions-

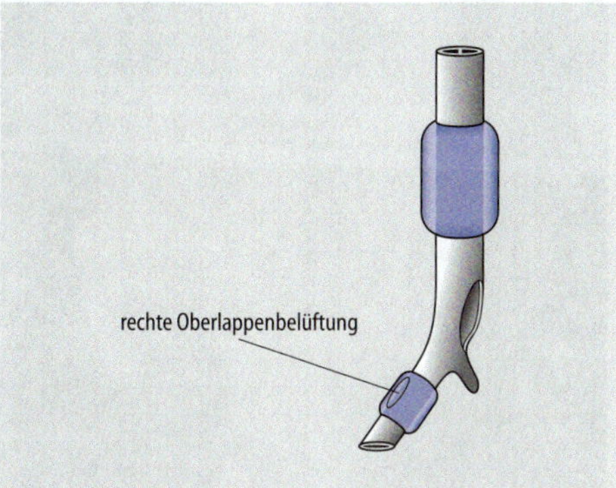

Abb. W9. White-Tubus

krankheit von Ratten, Schweinen und Katzen, die selten auf den Menschen übertragen wird; es kommt zu granulomatösen oder abszessartigen Läsionen in Haut, Weichteilen, Knochen, Leber, Milz, Lunge und Lymphknoten; kann symptomarm oder asymptomatisch verlaufen, selten aber auch als fulminante Sepsis mit hoher Letalität [90 %]; **Diagnose**: Erregernachweis im Präparat; **Therapie**: Kombination von Ceftazidim* und Cotrimoxazol* für 2 Wochen

WHO *Abk.*: World Health Organization

WHRC *Abk.*: World Health Research Center

Wiberg: Gunnar Wiberg; zeitgenössischer schwedischer Orthopäde (Stockholm)

Wiberg-Winkel *m* (Ⓔ CE angle): ***Syn:*** *CE-Winkel, Centrum-Ecken-Winkel*; Winkel zwischen einer Senkrechten durch das Centrum des Hüftkopfes und einer Geraden von Hüftkopfmittelpunkt zum äußeren Pfannendachrand; wird zur Beurteilung der Pfannendachentwicklung bei kongenitaler Hüftdysplasie* bzw. Hüftgelenkluxation* verwendet; liegt bei Jugendlichen unter 13 Jahren zwischen 15 und 20°; Werte unter 15° werden als pathologisch angesehen

Wickham: Louis-Frédéric Wickham; 1861–1919; französischer Hautarzt (Paris)

Wickham-Phänomen *nt*: → *Wickham-Streifen*

Wickham-Streifen *pl* (Ⓔ Wickham's striae): ***Syn:*** *Wickham-Phänomen, Weyl-Wickham-Streifen*; weißliche Netzzeichnung auf den Papeln bei Lichen* ruber planus; besonders deutlich sind sie an der Mund- und Genitalschleimhaut

Widal: Georges Fernand Isodore Widal; 1862–1929; französischer Internist und Pathologe (Paris)

Widal-Abrami-Ikterus *m*: → *Widal-Anämie*

Widal-Anämie *f* (Ⓔ Widal's syndrome): ***Syn:*** *Widal-Abrami-Anämie, Anämie Typ Widal, Widal-Ikterus, Widal-Abrami-Ikterus*; idiopathische autoimmunhämolytische Anämie* durch Wärmeantikörper*

Widal-Ikterus *m*: → *Widal-Anämie*

Widal-Reaktion *f* (Ⓔ Widal's reaction): ***Syn:*** *Gruber-Widal-Reaktion, Gruber-Widal-Test, Widal-Test*; Agglutination von Bakterien mit Antiseren; wird v.a. zur Unterscheidung von Bakterienstämmen verwendet

Wilder|stands|hoch|druck *m* (Ⓔ resistance hypertension): ***Syn:*** *Widerstandshypertonie*; arterielle Hypertonie* durch eine Erhöhung des peripheren Widerstandes

Wilder|stands|hy|per|to|nie *f*: → *Widerstandshochdruck*

Wiedemann: Hans-Rudolph Wiedemann; deutscher Kinderarzt (Kiel) im 20. Jahrhundert

Wiedemann-Beckwith-Syndrom *nt*: → *Beckwith-Wiedemann-Syndrom*

Wiedemann-Dysmeliesyndrom *nt*: → *Thalidomidembryopathie*

Wiedemann-Lenz-Syndrom *nt*: → *Thalidomidembryopathie*

Wiedemann-Rautenstrauch-Syndrom *nt* (Ⓔ Wiedemann-Rautenstrauch syndrome): ***Syn:*** *neonatales pseudohydrozephales Syndrom*; angeborener Pseudohydrocephalus [offene Schädelnähte, verzögerter Fontanellenschluss] kombiniert mit Minderwuchs, bei der Geburt vorhandenen Schneidezähnen und vorzeitiger Vergreisung

Wiedemann-Spranger-Syndrom *nt* (Ⓔ Wiedemann-Spranger syndrome): autosomal-rezessive Form der spondyloepiphysären Dysplasie*

Wie|der|be|le|bung *f*: → *Reanimation*

Wie|der|be|le|bungs|zeit *f* (Ⓔ resuscitation limit): Zeitspanne, innerhalb der die Wiederbelebung zu einer vollständigen Erholung führt; Herz und Gehirn haben eine besonders kurze Wiederbelebungszeit von ca. 4 Minuten [Herz] und ca. 8–10 Minuten [Gehirn] bei normaler Körpertemperatur; allerdings beträgt die Wiederbelebungszeit des ruhenden, d.h. nicht-schlagenden Herzens mehrere Stunden und deshalb kann ein Herz aus einem verstorbenen Patienten entnommen und einem Empfänger eingepflanzt werden; für Leber und Nieren liegt die Wiederbelebungszeit bei ca. 3–4 Stunden

Wie|sen|gras|der|ma|ti|tis *f, pl* **-ti|ti|den**: → *Gräserdermatitis*

Wie|sen|grä|ser|der|ma|ti|tis *f, pl* **-ti|ti|den**: → *Gräserdermatitis*

Wie|sen|kü|chen|schel|le *f* (Ⓔ meadow pasqueflower): ***Syn:*** *Pulsatilla pratensis, Anemone pratensis*; *s.u. Küchenschelle*

Wigand: Justus Heinrich Wigand; 1766–1817; deutscher Frauenarzt (Mannheim)

Wigand-Martin-Winckel-Handgriff *m* (Ⓔ Wigand's maneuver): ***Syn:*** *Dreimännerhandgriff*; heute kaum noch verwendeter Handgriff zur assistierten Entbindung bei Beckenendlage* und Nichteintreten des Kopfes in das Becken

Wild|typ *m* (Ⓔ wild type): natürlich vorkommende Ausprägung eines Gens

Wildtyp-Allel *nt* (Ⓔ wildtype allele): *s.u. Allel*

Wild|was|ser *nt* (Ⓔ spring water): Quellwasser, das nicht als Heilwasser* anerkannt ist, das aber eine bekannte Heilwirkung besitzt; dazu gehören z.B. Thermalquellen

Wilk: **Wilk-Krankheit** *f*: → *Tuberculosis cutis verrucosa*

Wilkie: David P. D. Wilkie; 1882–1938; schottischer Chirurg

Wilkie-Syndrom *nt* (Ⓔ Wilkie's syndrome): ***Syn:*** *Arteria-mesenterica-superior-Kompressionssyndrom, arteriomesenteriale Duodenalkompression, oberes Mesenterialarterien-Syndrom, Duodenalverschluss*; Kompression des horizontalen Teils des Duodenums durch die Arteria* mesenterica superior; kann zu zeitweiliger Passagebehinderung und evtl. Ileus* führen

Willan: **Willan-Krankheit** *f*: → *Pityriasis versicolor*

Willebrand: Erik Adolf von Willebrand; 1870–1949; finnischer Arzt (Helsingfors)

Willebrand-Faktor *m* (Ⓔ von Willebrand factor): ***Syn:*** *von Willebrand-Faktor, Faktor VIII-assoziertes Antigen*; oligomeres Glykoprotein, das subendothelial und in Thrombozyten vorkommt; vermittelt die Adhäsion von Thrombozyten an das verletzte Gefäßendothel und schützt Faktor* VIII der Blutgerinnung vor vorzeitiger Proteolyse; schwerer Mangel führt damit zu einem Faktor VIII-Mangel und Störung der sekundären Hämostase*; *s.a. Willebrand-Jürgens-Syndrom, Blutgerinnung*

Willebrand-Jürgens-Syndrom *nt* (Ⓔ von Willebrand's syndrome): ***Syn:*** *von Willebrand-Jürgens-Syndrom, Angiohämophilie, hereditäre/vaskuläre Pseudohämophilie, konstitutionelle Thrombopathie*; autosomal-dominanter Mangel an Willebrand-Faktor* mit Blutungsneigung, die besonders im Frühjahr und Herbst zu Hämorrhagien führt; **Klinik**: rezidivierende Haut- und Schleimhautblutungen, Hyper- und Polymenorrhoe; seltener Gelenkeinblutungen; bei Verletzung oder Operation kann es zu schwer stillbaren Blutungen kommen; **labor.**: Blutungszeit verlängert, Faktor VIII unter 25 %; Verminderung des Ristocetin-Kofaktors; **DD**: Thrombozytopenie*, idiopathische thrompozytopenische Purpura*; **Therapie**: Frischplasma, Kryopräzipitat; **Prognose**: gut; meist kommt es nach dem 20. Lebensjahr zu einer Abnahme der Blutungsneigung

Williams: **1.** J. C. P. Williams; neuseeländischer Kardiologe im 20. Jahrhundert **2.** Howard Williams; australischer Arzt im 20. Jahrhundert

Williams-Beuren-Syndrom *nt* (Ⓔ Williams' syndrome): ***Syn:*** *infantile idiopathische Hyperkalzämie, idiopathische infantile Hyperkalzämie*; Mikrodeletionssyndrom* mit einer Häufigkeit von 1:10.000 Lebendgeburten; führt zu Stö-

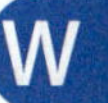

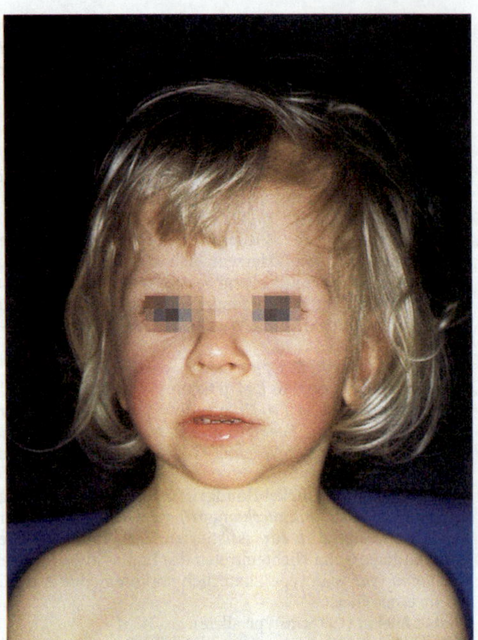

Abb. W10. Williams-Beuren-Syndrom

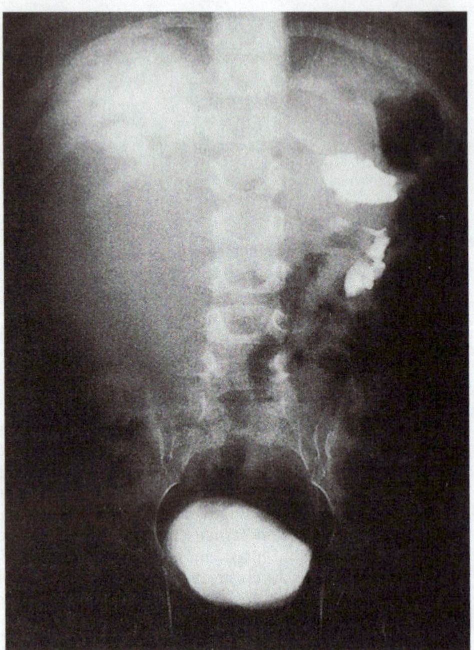

Abb. W11. Bilateraler Wilms-Tumor

rungen des Kalzium- und Vitamin D-Stoffwechsels, Elfengesicht, Hypertelorismus*, kurzer Nase, wulstigen Lippen, Zahnanomalien, Kleinwuchs, Herzfehler [supravalvuläre Aortenstenose, Pulmonalstenose, Ventrikelseptumdefekt] sowie mittelgradiger geistiger Retardierung

Williams-Campbell-Syndrom *nt* (Ⓔ Williams-Campbell syndrome): sporadisch oder familiär gehäuft auftretende Dysplasie der Knorpelspangen, v.a. der mittelgroßen Bonchien mit peripheren Bronchiektasen*; führt zu rezidivierender, z.T. schwerer Bronchitis*; **Therapie**: β_2-Mimetika, Antibiotika, Physiotherapie; evtl. Lungentransplantation im Erwachsenenalter

Willis: Thomas Willis; 1621–1675; englischer Arzt

Willis-Anastomosenkranz *m* (Ⓔ arterial circle of Willis): ***Syn***: *Circulus arteriosus cerebri*; an der Gehirnbasis liegende Anastomose* von Arteria* basilaris und Arteria* carotis interna

Wilms: Max Wilms; 1867–1918; deutscher Chirurg (Leipzig, Heidelberg)

Wilms-Tumor *m* (Ⓔ Wilms' tumor): ***Syn***: *Nephroblastom, Adenomyorhabdosarkom der Niere, embryonales Adenosarkom/Adenomyosarkom/Rhabdomyosarkom*; bösartiger Tumor der Nieren, der drüsige und sarkomatöse Anteile enthält; tritt oft schon im Kindesalter [85 % unter 6 Jahren] und in ca. 5 % der Fälle beidseitig auf; **Klinik**: der Tumor verläuft relativ symptomlos; Schmerzen führen nur in 25 % der Fälle zur Diagnose, Hämaturie* in 18 %; bei mehr als der Hälfte der Patienten ist ein palpierbarer Tumor im Abdomen das Hauptsymptom; **Therapie**: in Stadium I-II Nierenentfernung und anschließende Chemotherapie; bei den Stadien III-V präoperative Vorbehandlung mit Zytostatika oder Bestrahlung zur Verkleinerung der Tumormasse [**Debulking** oder **Downsizing**] und postoperative Chemotherapie; **Prognose**: die 5-Jahres-Überlebensrate beträgt heute 97 % für Stadium I, 94 % für Stadium II, 88 % für Stadium III und 47 % für Stadium IV; bei bilaterem Befall [Stadium V] liegt die Rate bei 75 %

Tab. W12. Stadieneinteilung der Wilms-Tumoren

I	Auf eine Niere beschränkt und komplett entfernt
II	Ausdehnung über die Nierenkapsel hinaus, aber komplett entfernbar a) ohne paraaortalen Lymphknotenbefall b) mit paraaortalen Lymphknotenbefall
III	Nicht-hämatogener Residualtumor im Abdomen (Tumorruptur, peritoneale Implantate, Lymphknotenbefall über die paraaortale Gruppe hinausgehend, inkomplette Resektion)
IV	Hämatogene Metastasen (Lunge, Leber, Knochen, Gehirn)
V	Bilaterale Tumoren (synchron/metachrom)

Wilson: **1.** Sir William J. E. Wilson; 1809–1884; englischer Hautarzt (London) **2.** Samuel Alexander Kinnier Wilson; 1877–1937; englischer Neurologe (London) **3.** Frank N. W. Wilson; 1890–1952; amerikanischer Kardiologe (New York) **4.** Miriam Wilson; geb. 1922; amerikanische Kinderärztin (Los Angeles)

Wilson-Ableitungen *pl* (Ⓔ Wilson's precordial leads): unipolare EKG-Ableitungen von der Brustwand; i.d.R. werden 6 Elektroden [V_1-V_6] angelegt; zusätzlich zu diesen Standardableitungen gibt es noch linkspräkordiale [V_7-V_9] und rechtspräkordiale [V_{3R}-V_{5R}] Ableitungen; *s.a. Essay Elektrokardiogramm S. 571*

Wilson-Block *m* (Ⓔ Wilson's block): häufigste Form des Rechtsschenkelblocks*

Wilson-Gen *nt* (Ⓔ Wilson gene): *s.u. hepatolentikuläre Degeneration*

Wilson-Krankheit *f*: *→hepatolentikuläre Degeneration*

Wilson-Mikity-Syndrom *nt* (Ⓔ Wilson-Mikity syndrome): ***Syn***: *bronchopulmonale Dysplasie, Mikity-Wilson-Syndrom*; v.a. bei Frühgeborenen auftretendes Syndrom mit Verdickung der Alveolarsepten, Emphysembildung und Atelektasen; um den 10.–14. Tag nach der Geburt kommt es zu einer progredienten Atemnot mit Tachypnoe und erhöhtem Sauerstoffbedarf; die Dyspnoe kann monatelang bestehen bleiben; von manchen Autoren wird der Begriff Wilson-Mikity-Syndrom nur auf idiopathische Formen angewandt; **Therapie**: Sauerstofftherapie, Bronchodilatatoren, Corticosteroide

Wilson-Syndrom *nt*: *→hepatolentikuläre Degeneration*

Wim|per|lar|ve *f* (Ⓔ **1.** coracidium **2.** miracidium): **1.** ***Syn***: *Flimmerlarve, Korazidium, Coracidium*; bewimpertes erstes Larvenstadium verschiedener Bandwürmer **2.** ***Syn***: *Mira-*

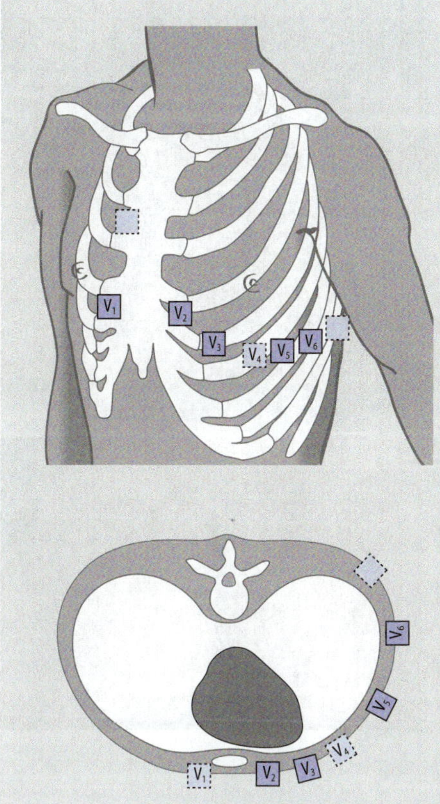

Abb. W13. Position der Elektroden bei Wilson-Ableitung

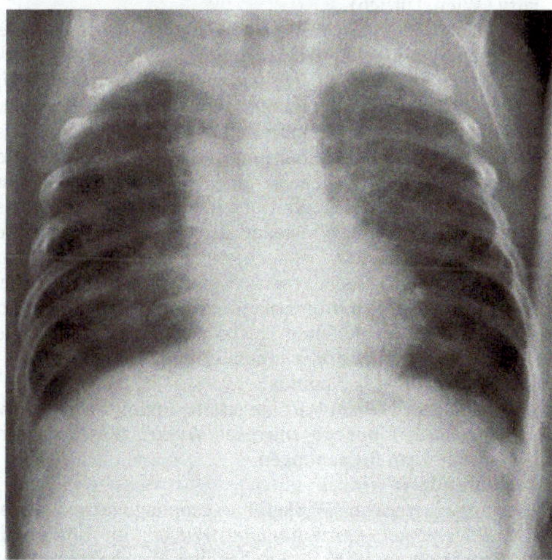
Abb. W14. Wilson-Mikity-Syndrom

zidium, Miracidium; bewimpertes erstes Larvenstadium von Saugwürmern, z.B. Schistosoma*

Wim|pern *pl* (Ⓔ eyelashes): Augenwimpern, Cilia, Zilien; *s.a. Terminalhaar, Haar*

Wim|pern|drü|sen *pl* (Ⓔ Moll's glands): ***Syn:*** *Moll-Drüsen, Glandulae ciliares*; apokrine Schweißdrüsen* am Lidrand

Wim|per|tier|chen *pl* (Ⓔ Ciliata): ***Syn:*** *Ziliaten, Ciliata, Ciliophora*; teilweise oder vollständig bewimperte Einzeller, die in Süß- und Salzwasser vorkommen; z.T. Parasiten oder Krankheitserreger des Menschen [z.B. Balantidium* coli]

Wind|ei *nt* (Ⓔ blighted ovum): ***Syn:*** *Molenei, Abortivei*; Ei, das keine Keimanlage enthält oder sich nur für wenige Wochen weiterentwickelt; *s.a. Abort*

Win|del|der|ma|ti|tis *f, pl* **-ti|ti|den** (Ⓔ diaper rash): ***Syn:*** *Dermatitis ammoniacalis, Dermatitis pseudosyphilitica papulosa, Dermatitis glutaealis infantum, Erythema papulosum posterosivum, Erythema glutaeale, posterosives Syphiloid*; flächenhafte irritative Hautentzündung im Windelbereich, die ca. 2/3 aller Säuglinge ein- oder mehrmals betrifft; atopisches und seborrhoisches Ekzem sowie Psoriasis fördern die Entstehung; **Therapie**: häufiger Windelwechsel, Zinksalbe, bei schweren Fällen Hydrocortisonsalbe; **Komplikationen**: Sekundärinfektion mit Candida* albicans, Granuloma glutaeale infantum [wahrscheinlich durch Candidaantigene verursacht], Hautatrophie bei langfristiger Corticoidbehandlung [*Abb. W15*]

Windenblüten-Ablatio *f*: veraltet für *→PVR-Ablatio*

Wind|kes|sel|funk|ti|on *f* (Ⓔ pressure reservoir function): Bezeichnung für die Umwandlung des diskontinuierlichen Blutstroms aus dem Herzen in einen kontinuierlichen Blutstrom; beruht auf der Elastizität der Wand der großen Arterien, die sich während der Systole ausdehnen und damit Blut speichern, das dann während der Diastole vorwärts getrieben wird

Wind|po|cken *pl* (Ⓔ chickenpox): ***Syn:*** *Wasserpocken, Schafblattern, Spitzpocken, Varizellen, Varicella*; durch das Varicella-Zoster-Virus* hervorgerufene Infektionskrankheit, die durch einen stark juckenden Ausschlag mit Papeln und Bläschen charakterisiert ist; die Windpocken treten vorwiegend in der Kindheit auf [bis zum 14. Lebensjahr sind mehr als 90 % immun] und zeigen einen Häufigkeitsgipfel im späten Winter und Frühjahr; die Infektion erfolgt meist durch direkten Kontakt, kann aber auch aerogen [deshalb „Windpocken"] erfolgen; die infizierten Patienten sind bereits 1–2 Tage vor Auftreten des Erythems infektiös; die Inkubationszeit beträgt ca. 14 Tage [10–28 Tage]; **Klinik**: beginnt mit uncharakteristischen Symptomen und leichtem Fieber; das Exanthem erscheint als einzelne Roseolen, die sich innerhalb von weniger als 24 Stunden über Papeln zu typischen Bläschen mit einem roten Hof entwickeln; die frischen Bläschen sind stark juckend und enthalten eine klare, virushaltige Flüssigkeit; sie trocknen aber rasch ein und bilden meist Krusten; die ersten Effloreszenzen treten zunächst v.a. im Gesicht, am behaarten Kopf und am Stamm auf, eine zentrifugale Ausbreitung auf die Extremitäten ist relativ selten; charakteristisch für die Windpocken ist ein schubweises Auftreten der Bläschen, das zu einem Nebeneinander von alten, eingetrockneten und frischen Bläschen unterschiedlicher Größe führt [**Heubner-Sternenkarte**]; die Bläschen finden sich auch auf der Schleimhaut von Mund und Genitalbereich und der Konjunktiva

Verlauf: bei gesunden, d.h. immunkompetenten Patienten kommt es nach 8–20 Tagen zu narbenloser Abheilung; durch Kratzen kann es aber zu Exkoriation und Narbenbildung kommen; Windpocken hinterlassen i.d.R. eine lebenslange Immunität; bei 1–2 % kommt es aber zu einer Zweiterkrankung; die häufigsten **Komplikationen** sind bakterielle Superinfektion der Effloreszenzen durch v.a. Staphylococcus* aureus oder Streptococcus* pyogenes, Zerebellitis [Häufigkeit ca. 1:5.000; benigner Verlauf] und Enzephalitis [Häufigkeit ca. 1:40.000; meist schlechte Prognose mit Krampfanfällen, Bewusstlosigkeit und Exitus letalis oder Defektheilung]; thrombozytopenische Purpura, Begleitarthritis, Myokarditis und Nephritis sind seltenere Komplikationen; in der Schwangerschaft [1. oder 2. Trimenon] können Varizellen zu Gliedmaßenfehlbildungen, Dystrophie, Katarakt und ZNS-Schäden des Feten führen [**Varizellenembryofetopathie**]

Therapie: symptomatische Behandlung des Juckreizes mit Lotio alba oder Antihistaminika; in seltenen Fällen [Infektion von Frühgeborenen, konnatale Varizellen, abwehrgeschwächte Patienten] Aciclovir oral oder i.v.; **Prophylaxe**: Gabe von VZV-Immunglobulin innerhalb von 24–72 h nach Exposition kann eine Infektion verhindern oder den Ver-

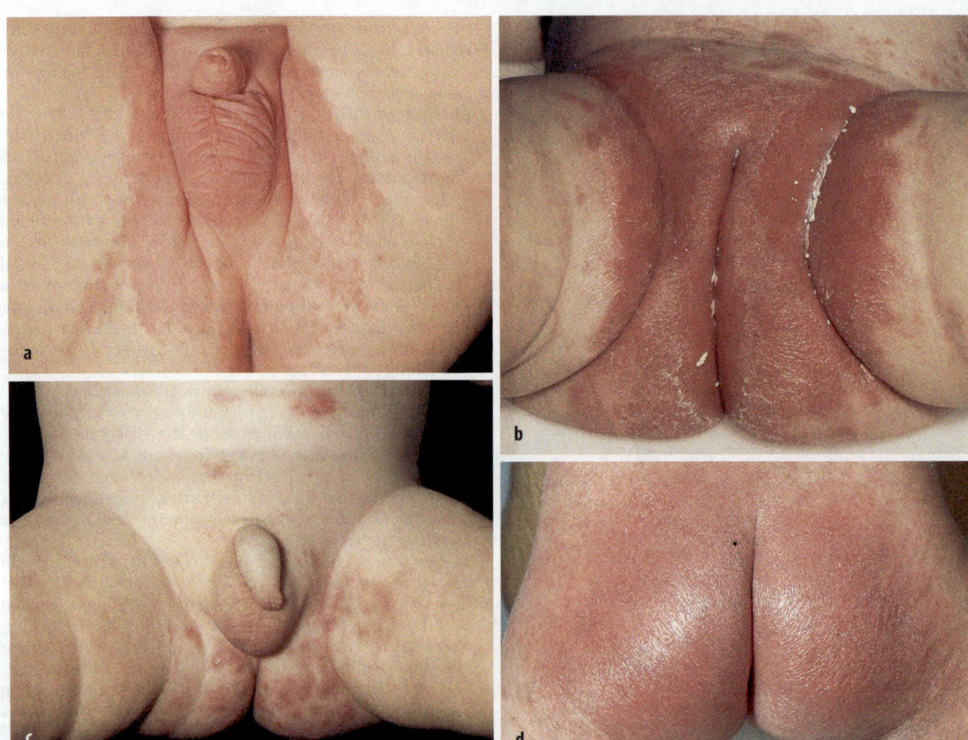

Abb. W15. Windeldermatitis

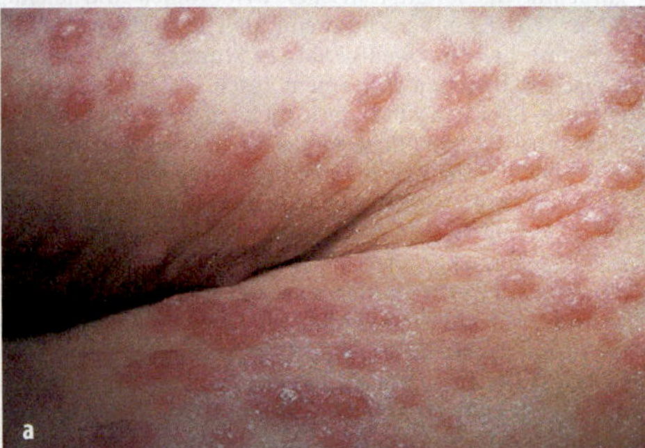

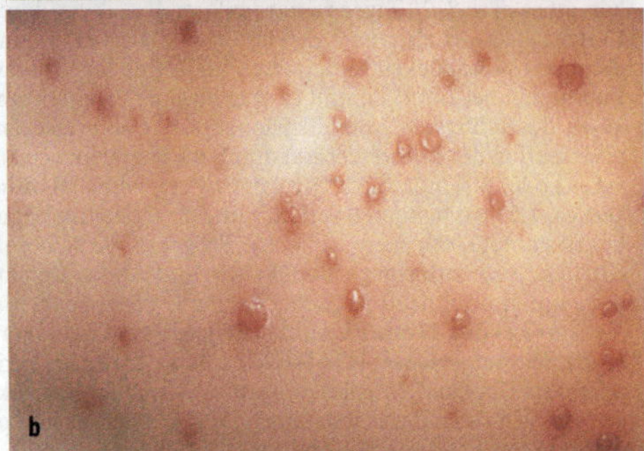

Abb. W16. Windpocken

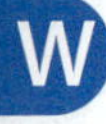

lauf abschwächen; eine Impfung mit attenuierten Viren wird für abwehrgeschwächte Patienten [v.a. Leukämien] empfohlen; unter 13 Jahren genügt eine Dosis, darüber sollten zwei Dosen im Abstand von 6 Wochen verabreicht werden

Winiwarter: Felix von Winiwarter; 1848–1917; deutscher Chirurg (Wien, Lüttich)

Winiwarter-Buerger-Krankheit *f* (Ⓔ Winiwarter-Buerger disease): ***Syn***: *Morbus Winiwarter-Buerger, Buerger-Krankheit, Buerger-Syndrom, Thrombangiitis/Thrombendangiitis/Endarteritis/Endangiitis obliterans*; meist bei Rauchern [Männer, 20–40 Jahre] auftretende arterielle Verschlusskrankheit mit Befall kleiner und mittelgroßer Arterien der Extremitäten; oft mit begleitender Phlebitis* oder Thrombophlebitis*; führt langfristig zu arterieller Verschlusskrankheit; **Therapie**: Einstellen des Rauchens ist die Behandlung der Wahl und ist auch von entscheidender Bedeutung für die Prognose; Prostazyklin i.v. über 3–4 Wochen verbessert die Symptomatik; nicht-steroidale Antiphlogistika für die begleitende Phlebitis* oder Thrombophlebitis*; evtl. thorakale oder lumbale Sympathektomie*

Win|kel *m* (Ⓔ angle): Angulus*

epigastrischer Winkel (Ⓔ epigastric angle): ***Syn***: *Angulus infrasternalis, Rippenbogenwinkel*; Winkel zwischen rechtem und linkem Rippenbogen

kardiofundaler Winkel: → *ösophagogastrischer Winkel*

ösophagogastrischer Winkel (Ⓔ esophagogastric angle): ***Syn***: *His-Winkel, kardiofundaler Winkel*; im Röntgenbild sichtbarer spitzer Winkel zwischen dem Bauchabschnitt der Speiseröhre und dem Magenfundus; bei Brachyösophagus* oder Hiatushernie* öffnet sich der Winkel und bildet einen Trichter

Win|kel|block|glau|kom *nt*: Glaukomanfall*; *s.u. Essay Glaukom S. 797*

Win|kel|blo|ckung *f*: Glaukomanfall*; *s.u. Essay Glaukom S. 797*

Winkelmann: Karl Winkelmann; 1863–1925; deutscher Chirurg (Barmen)

Winkelmann-Operation *f* (Ⓔ Jaboulay-Winkelmann operation): ***Syn***: *Jaboulay-Winkelmann-Operation, Jaboulay-Operation*; operative Therapie der Hydrozele*, bei der die

Tunica* vaginalis testis eröffnet und nach hinten geschlagen wird

Winkler: **1.** Ferdinand Winkler; 1870–1935; österreichischer Hautarzt und Hämatologe (Wien) **2.** Max Winkler; 1875–1952; schweizer Arzt

Winkler-Krankheit *f* (Ⓔ Winkler's disease): ***Syn:*** *Chondrodermatitis nodularis helicis, schmerzhaftes Ohrknötchen*; kleine, sehr druckschmerzhafte Knötchen am freien Ohrmuschelrand; wächst rasch und hat eine Tendenz zur Geschwürsbildung; **Therapie**: Exzision

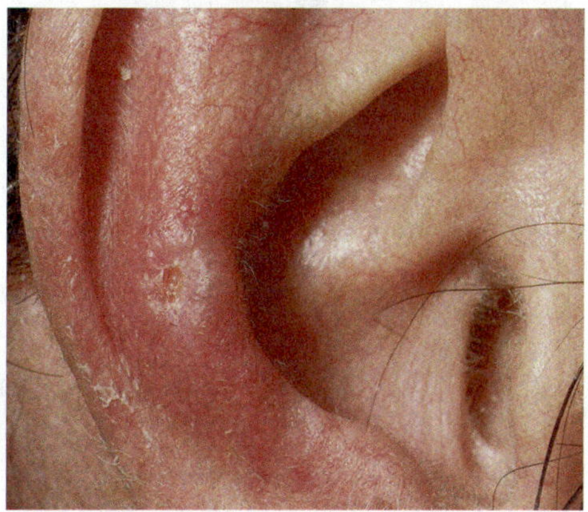

Abb. W17. Winkler-Krankheit

Winslow: Jacob Benignus Winslow; 1669–1760; dänischer Anatom (Paris)

Winslow-Band *nt* (Ⓔ Winslow's ligament): ***Syn:*** *Ligamentum popliteum obliquum*; Sehnenzug von der äußeren Femurepikondyle [Condylus lateralis femoris] zur inneren Tibiakondyle [Condylus medialis tibiae]

Winslow-Foramen *nt* (Ⓔ Winslow's foramen): ***Syn:*** *Winslow-Loch, Foramen epiploicum, Foramen omentale*; Eingang in den Netzbeutel*

Winterbottom: Thomas Masterman Winterbottom; 1765–1859; englischer Arzt

Winterbottom-Zeichen *nt* (Ⓔ Winterbottom's sign): *s.u. afrikanische Trypanosomiasis*

Win|ter|lin|de *f* (Ⓔ European lime): ***Syn:*** *Tilia cordata*; *s.u. Linde*

Wintrich: Anton Wintrich; 1812–1882; deutscher Internist (Erlangen)

Wintrich-Schallwechsel *m* (Ⓔ Wintrich's sign): Öffnen und Schließen des Mundes führt zu einem Wechsel der Höhe des Perkussionsschalls über Lungenkavernen

Wintrobe: Maxwell Myer Wintrobe; 1901–1986; amerikanischer Hämatologe

Wintrobe-Hämatokritbestimmung *f* (Ⓔ Wintrobe method): *s.u. Hämatokrit*

Wir|bel *m* (Ⓔ vertebra): ***Syn:*** *Vertebra*; die i.d.R. 33 Wirbel der Wirbelsäule [7 Halswirbel, 12 Brustwirbel, 5 Lendenwirbel, 5 Kreuzwirbel, 4 Steißwirbel] haben alle eine gemeinsamen Bauplan, von dem es funktions- und belastungsbedingte Abwandlungen gibt; jeder Wirbel besitzt **1. Wirbelkörper** [Corpus vertebrae]: die obere und untere Fläche [**Facies intervertebralis**] wird als **Grundplatte** bzw. **Deckplatte** bezeichnet; die verdickten Ränder der Platten [**Epiphysis anularis**] bilden die **Randleisten**; Grund- und Deckplatte bestehen aus Substantia* corticalis, die Binnensubstanz der Wirbelkörper wird von der Substantia* spongiosa gebildet; damit die weiche Spongiosa die Druckbelastungen durch das Körpergewicht und die Zugbelastungen bei Bewegungen aushalten kann, wird der Wirbelkörper von einem System von Spongiosabälkchen durchzogen, die von vorne nach hinten und von rechts nach links verlaufen **2. Wirbelbogen** [Arcus vertebrae]: entspringt links und rechts mit der Bogenwurzel [Pediculus* arcus vertebrae] vom Wirbelkörper; geht in die Lamina* arcus vertebrae über; Wirbelbogen und -körper umschließen das Wirbelloch [Foramen vertebrale] **3. Processus vertebrae**: die vom Wirbelbogen ausgehenden Fortsätze dienen als Ansatzstelle für Muskeln; der **Processus spinosus vertebrae** ist ein dornförmiger Fortsatz, der am Ende des Wirbelbogens auf der Lamina* arcus vertebrae sitzt; die Hals- und Brustwirbel haben einen seitlich vom Wirbelbogen [Arcus vertebrae] abgehenden **Processus transversus**; die **Processus articularis inferior** und **superior** sind die Gelenkfortsätze des Wirbels; sie tragen eine Gelenkfläche [Facies articularis inferior, superior], die mit der Gelenkfläche des nächst oberen/unteren Wirbels in den Intervertebralgelenken [Articulationes* zygapophysiales] artikuliert

Wir|bel|ar|te|rie *f*: *→Arteria vertebralis*

Wir|bel|bo|gen *m* (Ⓔ vertebral arch): ***Syn:*** *Arcus vertebrae*; entspringt links und rechts mit der Bogenwurzel [Pediculus* arcus vertebrae] vom Wirbelkörper; geht in die Lamina* arcus vertebrae über, auf der der Dornfortsatz [Processus* spinosus vertebrae] sitzt; Wirbelbogen und -körper umschließen das Wirbelloch [Foramen vertebrale]

Wir|bel|bo|gen|durch|tren|nung *f*: *→Laminotomie*

Wir|bel|bo|gen|frak|tur *f* (Ⓔ vertebral arch fracture): *s.u. Wirbelsäulenfraktur*

Wir|bel|bo|gen|ge|len|ke *pl* (Ⓔ facet joints): ***Syn:*** *Intervertebralgelenke, kleine Wirbelgelenke, Articulationes zygapophysiales*; Gelenke zwischen dem oberen und unteren Gelenkfortsatz benachbarter Wirbel; im Halsbereich erlauben sie Beugung nach vorne [Ventralflexion] und hinten [Dorsalflexion], Drehbewegung [Rotation] und in geringem Umfang auch Seitwärtsneigung [Lateralflexion]; im Bereich der Brustwirbelsäule sind Ventral- und Dorsalflexion stark eingeschränkt, Drehbewegungen aber weiterhin möglich; im Lendenbereich erlauben die Wirbelbogengelenke wieder mehr Dorsalflexion

Wir|bel|bo|gen|plat|te *f*: *→Wirbelplatte*

Wir|bel|bo|gen|re|sek|ti|on *f*: *→Laminektomie*

Wir|bel|bo|gen|spal|te *f* (Ⓔ posterior rachischisis): ***Syn:*** *Rachischisis posterior, Spondyloschisis*; *s.u. Rachischisis*

Wir|bel|dre|her *pl* (Ⓔ rotator muscles of spine): ***Syn:*** *Musculi rotatores*; tiefste Schicht der Musculi transversospinales, die vor allem im Brustbereich ausgebildet ist; ihre Hauptaufgabe ist die Verspannung der Wirbelsäule und Drehbewegungen, die aber im Brustbereich stark eingeschränkt sind

lumbale Wirbeldreher: *→Musculi rotatores lumborum*

thorakale Wirbeldreher: *→Musculi rotatores thoracis*

zervikale Wirbeldreher: *→Musculi rotatores cervicis*

Wir|bel|ent|zün|dung *f*: *→Spondylitis*

Wir|bel|ge|len|ke, klei|ne *pl*: *→Wirbelbogengelenke*

Wir|bel|gleit|be|cken *nt* (Ⓔ spondylolisthetic pelvis): ***Syn:*** *Spondylolisthesebecken, spondylolisthetisches Becken*; gerad-verengtes Becken* bei Spondylolisthese*

Wir|bel|glei|ten *nt* (Ⓔ slipping of vertebrae): Abgleiten eines Wirbelkörpers vom nächsten Wirbel nach vorne [**Spondylolisthese**] oder hinten [**Retrospondylolisthese**]

Wir|bel|ka|nal *m* (Ⓔ vertebral canal): ***Syn:*** *Wirbelsäulenkanal, Spinalkanal, Vertebralkanal, Canalis vertebralis*; von den Wirbelkörpern und -bögen gebildeter Kanal, in dem das Rückenmark mit seinen Hüllen und Venenplexus in Fettgewebe eingebettet liegt; beginnt am Foramen* magnum und endet am Hiatus* sacralis

Wir|bel|ka|ries *f*: *→Wirbeltuberkulose*

Wir|bel|kör|per *m* (Ⓔ vertebral body): ***Syn:*** *Corpus vertebrae*; kräftiger Hauptteil der Wirbel, an den sich hinten der Wirbelbogen [Arcus* vertebrae] anschließt; die obere und untere Fläche des Wirbelkörpers [**Facies intervertebralis**] wird als **Grundplatte** bzw. **Deckplatte** bezeichnet; die verdickten Ränder der Platten [**Epiphysis anularis**] bilden die **Randleisten**; Grund- und Deckplatte bestehen aus Substantia* corticalis, die Binnensubstanz der Wirbelkörper wird von der Substantia* spongiosa gebildet; damit die weiche Spongiosa die Druckbelastungen durch das Körpergewicht und die Zugbelastungen bei Bewegungen aushalten kann, wird der Wirbelkörper von einem System von Spongiosabälkchen durchzogen, die von vorne nach hinten und von

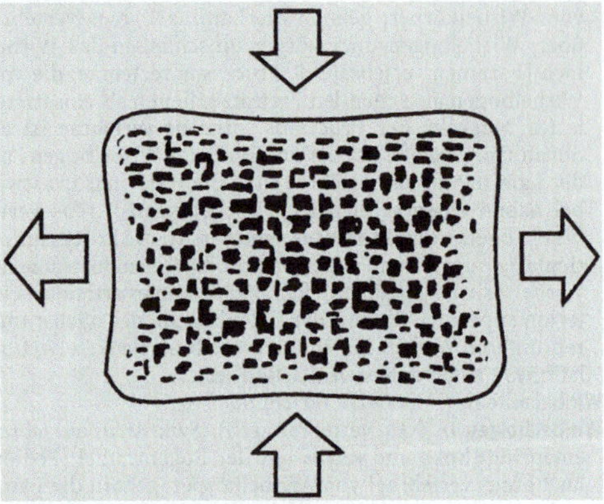

Abb. W18. Spongiosaarchitektur des Wirbelkörpers

rechts nach links verlaufen

Wir|bel|kör|per|frak|tur *f* (Ⓔ vertebral fracture): *s.u. Wirbelsäulenfraktur*

Wir|bel|kör|per|kom|pres|si|ons|frak|tur *f* (Ⓔ crush fracture): *s.u. Wirbelsäulenfraktur*

Wir|bel|kör|per|spal|te *f* (Ⓔ anterior rachischisis): ***Syn:*** *Rachischisis anterior*; *s.u. Rachischisis*

Wir|bel|kör|per|ve|nen *pl* (Ⓔ basivertebral veins): ***Syn:*** *Venae basivertebrales*; Venen in der Spongiosa* der Wirbelkörper; münden in den Plexus venosus vertebralis internus anterior; *s.a. Venae columnae vertebralis*

Wir|bel|loch *nt* (Ⓔ vertebral foramen): ***Syn:*** *Foramen vertebrale*; von Wirbelkörper [Corpus* vertebrae] und Wirbelbogen [Arcus* vertebrae] umschlossenes Loch für das Rückenmark und seine Häute; im Halsbereich ist es weit und annähernd dreieckig, im Brustbereich fast rund und im Lendenbereich wieder dreieckig und weit; im Kreuzbein [Os* sacrum] bildet es den Canalis* sacralis

Wir|bel|plat|te *f* (Ⓔ lamina of vertebra): ***Syn:*** *Wirbelbogenplatte, Lamina arcus vertebrae*; Endstück des Wirbelbogens [Arcus* vertebrae] mit dem Dornfortsatz [Processus* spinosus vertebrae]

Wir|bel|säu|le *f* (Ⓔ spine): ***Syn:*** *Rückgrat, Columna vertebralis*; das aus Wirbeln*, Bandscheiben* [Discus intervertebralis] und Bändern bestehende bewegliche Achsenskelett des Körpers; die Wirbelsäule trägt die Last von Kopf, oberen Extremitäten und Rumpf und bildet auf ihrer Rückseite den Wirbelkanal* [Canalis vertebralis], in dem das Rückenmark liegt; die meist 33 Wirbel der Wirbelsäule verteilen sich auf 7 Halswirbel [Vertebrae* vercicales], 12 Brustwirbel [Vertebrae* thoracicae], 5 Lendenwirbel [Vertebrae* lumbales], 5 Kreuzwirbel [Vertebrae* sacrales], die zum Kreuzbein [Os* sacrum] verschmolzen sind, und 4 Steißwirbel [Vertebrae* coccygeae], die das Steißbein [Os* coccygis] bilden; die Gesamtlänge der Wirbelsäule beträgt ca. 1/3 der Körpergröße; sie hat eine doppelte S-Form, die durch die natürlich vorhandenen primären und sekundären Krümmungen in der Sagittalachse [**Curvatura primaria** und **Curvaturae secundariae**] hervorgerufen werden; im Brust- und Sakralbereich ist sie ventral konkav gebogen [**Brustkyphose, Sakral-** und **Kokzygealkyphose**], im Hals- und Lendenbereich ventral konvex [**Halslordose, Lendenlordose**]; seitliche Verbiegungen der Wirbelsäule werden als Skoliose* bezeichnet

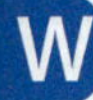

Wir|bel|säu|len|frak|tur *f* (Ⓔ spinal fracture): im Gegensatz zur früher gebräuchlichen Einteilung in Wirbelkörperfraktur, Wirbelbogenfraktur usw., verwendet man heute das **3-Säulenmodell nach Denis**: die **vordere Säule** umfasst die vorderen 2/3 des Wirbelkörpers und der Bandscheibe sowie das vordere Längsband; die **mittlere Säule** besteht aus dem hinteren Drittel des Wirbelkörpers und der Bandscheibe sowie dem hinteren Längsband; die **hintere Säule** beinhaltet die restlichen Strukturen [Wirbelbogen, Gelenkfortsätze, Dornfortsätze etc.]

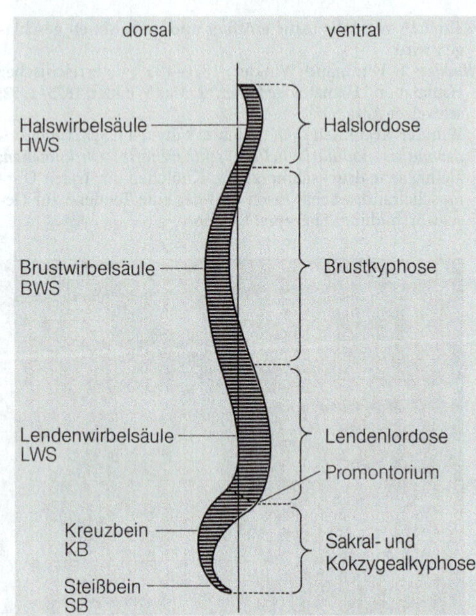

Abb. W19. Abschnitte und Krümmungen der Wirbelsäule

je nach der Art der einwirkenden Gewalt unterscheidet man **Kompressionsbrüche** [axiale Stauchung], **Distraktionsbrüche** [bei Flexion oder Hyperextension] und **Rotationsbrüche; pathologische Frakturen** sind relativ häufig, wobei Osteoporose* und Tumormetastasen die wichtigste Ursachen sind

Therapie: Kompressionsverletzungen und osteoporotische Frakturen werden meist konservativ behandelt [Korsett]; Distraktions- und Rotationsverletzungen erfordern eher eine operative Versorgung, entweder als Osteosynthese* oder Spondylodese*

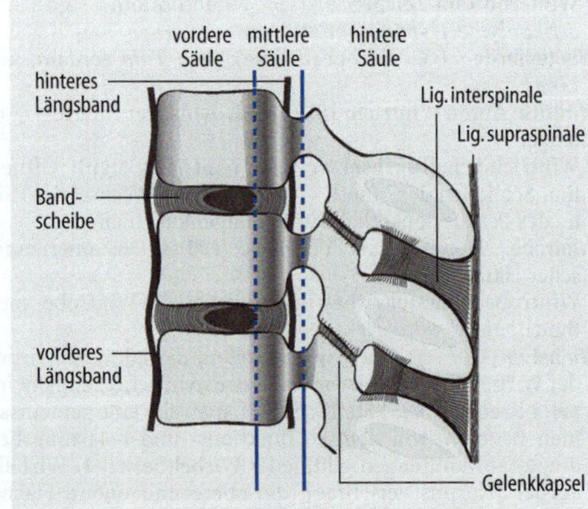

Abb. W20. 3-Säulenmodell der Wirbelsäule

Wir|bel|säu|len|ge|gend *f*: *→ Wirbelsäulenregion*

Wir|bel|säu|len|ka|nal *m*: *→ Wirbelkanal*

Wir|bel|säu|len|re|gi|on *f* (Ⓔ vertebral region): ***Syn:*** *Wirbelsäulengegend, Vertebralregion, Regio vertebralis*; mittlere Rückenregion über der Wirbelsäule; setzt sich nach unten in die Regio* sacralis fort

Wir|bel|säu|len|spal|te *f*: *→ Rachischisis*

Wir|bel|säu|len|tu|ber|ku|lo|se *f*: *→ Wirbeltuberkulose*

Wir|bel|säu|len|ve|nen *pl* (Ⓔ veins of vertebral column): ***Syn:***

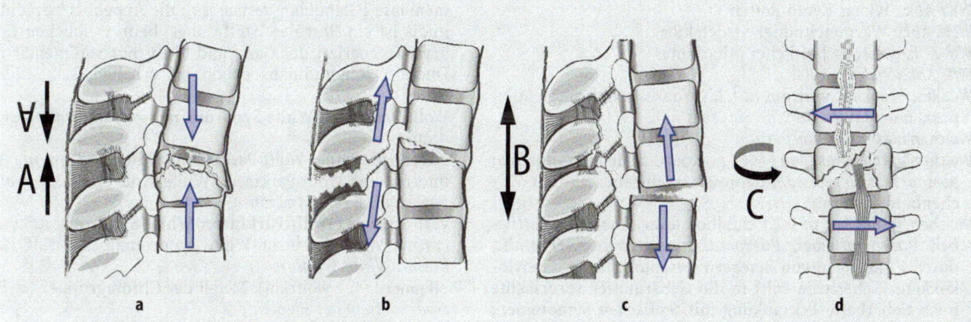

Abb. W21. Wirbelsäulenfrakturen. **a** Typ A: Kompressionverletzung der vorderen und mittleren Säule, **b** und **c** Typ B: 3-Säulenverletzung mit querer Zerreißung, **d** Typ C: 3-Säulenverletzung mit Rotation

Venae columnae vertebralis; die Venen der Wirbelsäule bilden Venengeflechte, die vor und hinter der Wirbelsäule [Plexus venosus vertebralis externus anterior und posterior] und vorne und hinten im Wirbelkanal verlaufen [Plexus venosus vertebralis internus anterior und posterior]; sie stehen miteinander in Verbindung und nehmen die Venae* basivertebrales, medullae spinalis, spinales anteriores und spinales posteriores auf

Wir|bel|säu|len|ver|stei|fung *f* (Ⓔ vertebral ankylosis): durch chronisch degenerative oder entzündliche Prozesse [hyperostotische Spondylose*, Bandscheibenlockerung usw.] verursachte Versteifung, die mehr oder minder große Abschnitte der Wirbelsäule betreffen kann

Wir|bel|tu|ber|ku|lo|se *f* (Ⓔ tuberculous spondylitis): ***Syn:*** *Spondylitis tuberculosa, Wirbelsäulentuberkulose, Wirbelkaries*; klinisch unauffällig verlaufende häufigste Form der Knochentuberkulose*; durch die Zerstörung der Wirbel kommt es zu vielfältigen Veränderungen [Keil-, Blockwirbel*, Gibbus*] und zur Bildung kalter Abszesse* [Senkungsabszess*]; *s.a. Tuberkulose, Tuberkulostatikum*

Wir|bel|ve|nen|typ *m* (Ⓔ vertebral veins type): *s.u. hämatogene Metastasierung*

Wirk|do|sis *f, pl* **-sen** (Ⓔ effective dose): ***Syn:*** *Dosis effectiva, Dosis efficax, Effektivdosis*; Bezeichnung für die effektiv wirksame Arzneimittelmenge

Wirk|leit|wert *m* (Ⓔ conductance): ***Syn:*** *Konduktanz*; elektrische Leitfähigkeit; Kehrwert des elektrischen Widerstandes

Wirk|stoff *m* (Ⓔ active principle): Substanz, die im Körper eine erwünschte oder unerwünschte biologische Wirkung hervorruft; wird i.d.R. nur auf körperfremde Substanzen, d.h. Arzneimittel*, angewandt

Wir|kung, dro|mo|tro|pe *f*: *→ Dromotropie*

Wirsung: Johann Georg Wirsung; 1600–1643; deutscher Anatom (Augsburg, Padua)

Wirsung-Gang *m* (Ⓔ Wirsung's canal): ***Syn:*** *Wirsung-Kanal, Pankreasgang, Ductus pancreaticus*; Ausführungsgang der Bauchspeicheldrüse [Pankreas*], der zusammen mit dem Ductus* choledochus auf der Papilla* duodeni major in den Zwölffingerdarm mündet

Wirt *m* (Ⓔ host): *s.u. Essay Infektion S. 1027*

Wirt-anti-Transplantat-Reaktion *f* (Ⓔ host-versus-graft reaction): ***Syn:*** *Host-versus-Graft-Reaktion*; Abstoßungsreaktion*, bei der das Immunsystem des Empfängers gegen das transplantierte Organ oder Gewebe reagiert

wirts|spe|zi|fisch *adj* (Ⓔ host-specific): (*Parasit*) nur einen Wirt befallend

Wirts|wech|sel *m* (Ⓔ host alternation): für die Entwicklung mehrwirtiger Parasiten typischer Wechsel von Zwischenwirt und Endwirt

Wiskott: Alfred Wiskott; 1898–1978; deutscher Kinderarzt (Marburg, München)

Wiskott-Aldrich-Syndrom *nt* (Ⓔ Wiskott-Aldrich syndrome): ***Syn:*** *Aldrich-Syndrom*; seltenes, X-chromosomal-rezessives Immundefektsyndrom mit einem Mangel an IgM und erhöhten IgA- und IgE-Spiegeln; führt zu thrombozytopenischen Blutungen, ekzematoider Dermatitis und hoher Infektanfälligkeit; hat eine hohe Inzidenz für Leukämien und Lymphome

Wis|mut *nt* (Ⓔ bismuth): ***Syn:*** *Bismutum*; giftiges Halbmetall der Stickstoffgruppe; Wismutsalze wurden früher als Antiseptika und innerlich bei Entzündungen und Geschwüren im Magen-Darm-Trakt verwendet, heute sind sie aber obsolet

Wis|mut|saum *m* (Ⓔ bismuth line): *s.u. Wismutstomatitis*

Wis|mut|sto|ma|ti|tis *f, pl* **-ti|ti|den** (Ⓔ bismuth stomatitis): ***Syn:*** *Stomatitis bismutica*; Stomatitis* mit blau-schwarzem **Wismutsaum** und Ulzerationen bei Wismutvergiftung

Wis|mut|ver|gif|tung *f* (Ⓔ bismuthism): ***Syn:*** *Bismutismus, Bismutose*; durch chronische Wismutaufnahme hervorgerufene Intoxikation, die meist das Zahnfleisch [Wismutstomatitis*] oder die Nieren [**Wismutnephropathie**] betrifft

Wis|sens|ge|dächt|nis *nt* (Ⓔ knowledge memory): *s.u. deklaratives Gedächtnis*

Wissler: Hans Wissler; 1906–1983; schweizer Kinderarzt (Zürich)

Wissler-Fanconi-Syndrom *nt* (Ⓔ Wissler's syndrome): ***Syn:*** *Subsepsis hyperergica, Subsepsis allergica Wissler*; kaum noch verwendete Bezeichnung für eine [frühe] Sonderform des Still*-Syndroms ohne manifeste Arthritis*; klinisch auffällig sind rezidivierende polymorphe Exantheme und unklares Fieber, das wenige Stunden bis Wochen anhalten kann; die Prognose ist gut, solange keine Arthritis auftritt; ca. 50 % der Fälle geht in ein Still-Syndrom über

WIT *Abk.*: Wilde-Intelligenztest

Wittmaack: Theodor Wittmaack; deutscher Arzt im 20. Jahrhundert

Wittmaack-Ekbom-Syndrom *nt* (Ⓔ Ekbom syndrome): ***Syn:*** *Restless-legs-Syndrom, Syndrom der unruhigen Beine*; ätiologisch ungeklärte Erkrankung, deren Leitsymptom nächtliche, unangenehme, als ziehend-reißend beschriebene Dysästhesien der Beine sind, die von einem nicht unterdrückbaren Drang, die Beine zu bewegen, begleitet werden; die Bewegung schafft aber nur kurzzeitige Linderung, bevor der Drang erneut einsetzt; tritt autosomal-dominant, essentiell und symptomatisch [Schwangerschaft, Niereninsuffizienz] auf; das gute Ansprechen der meisten Patienten auf L-Dopa vor dem Schlafengehen deutet auf eine Störung im Dopaminstoffwechsel hin

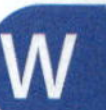

Witzel: Friedrich Oskar Witzel; 1856–1925; deutscher Chirurg (Düsseldorf)

Witzel-Fistel *f* (Ⓔ Witzel's gastrostomy): ***Syn:*** *Witzel-Gastrostomie*; operativ angelegte Magenfistel zwischen Magenwand und Bauchdecke, bei der ein Katheter in die Magenwand eingenäht wird; dient v.a. der Nahrungszufuhr bei Speiseröhrenkrebs

Wit|zel|sucht *f* (Ⓔ witzelsucht): ***Syn:*** *Moria*; v.a. bei Schädigung des Frontalhirns auftretender Zwang zu ständigem Witzeln mit Wortwitzen, -spielen und Klangassoziationen

WK *Abk.*: *→Wirbelkörper*

WKY *Abk.*: Wistar-Kyoto-Ratten

WLM *Abk.*: Wärmeleitfähigkeitsdetektor

WM *Abk.*: wissenschaftlicher Mitarbeiter

W/O *Abk.*: Wasser-in-Öl

Woakes: **Woakes-Syndrom** *nt* (Ⓔ Woakes' syndrome): Polyposis nasi; *s.u. chronische Sinusitis*

Wolchenlbett *nt*: *→Puerperium*

Wolchenlbettldelpresˈsilon *f* (Ⓔ postpartum depression): ***Syn:*** *postpartale Depression*; depressives Zustandsbild bei Wochenbettpsychose*

Wolchenlbettlfielber *nt* (Ⓔ childbed fever): ***Syn:*** *Kindbettfieber, Puerperalfieber, Puerperalsepsis, Febris puerperalis*; durch Eindringen von Erregern [Streptokokken, Staphylokokken, Escherichia coli] in die Gebärmutter verursachte hoch fieberhafte Erkrankung mit septischen Symptomen; **DD**: Lochienstau, Wundinfektion [z.B. nach manueller Plazentalösung], Harnwegsinfekt, Thrombophlebitis; **Therapie**: Breitbandantibiotika; später Antibiotika entsprechend dem Erreger

Wolchenlbettlpsylchose *f* (Ⓔ postpartum psychosis): ***Syn:*** *Puerperalpsychose*; innerhalb von 60 Tagen nach der Entbindung auftretende endogene oder symptomatische Psychose; am häufigsten als Wochenbettdepression*

Wolchenlbettlwelhen *pl* (Ⓔ afterpains): ***Syn:*** *Stillwehen, Nachwehen*; Wehen in den ersten 2–3 Tagen nach der Geburt; durch Stillen verstärkt

Wolchenlfluss *m*: *→Lochia*

W/O-E *Abk.*: Wasser-in-Öl-Emulsion

Wohllfahrltia *pl* (Ⓔ Wohlfahrtia): Schmeißfliegen

Wolf *m* (Ⓔ intertrigo): ***Syn:*** *Wundsein, Hautwolf, Intertrigo, Dermatitis intertriginosa*; rote, meist juckende Hautveränderung der Körperfalten; findet sich häufig bei adipösen, leicht schwitzenden Patienten; die Sekundärinfektion mit Bakterien und v.a. Candida* albicans ist eine häufige Komplikation; **Therapie**: Trockenlegen, Hautpflege

Wolf: Ulrich Wolf; geb. 1933; deutscher Arzt (Freiburg)

Wolf-Hirschhorn-Syndrom *nt* (Ⓔ Wolf-Hirschhorn syndrome): ***Syn:*** *Chromosom-4p-Syndrom, Wolf-Syndrom*; partielle Monosomie* von Chromosom 4 mit Wachstumsretardierung, Mikrozephalie*, fazialen Dysmorphien [Hypertelorismus*, Exophthalmus*, Epikanthus*, Lippen-, Lippen-Gaumen-Spalte] und Missbildungen innerer Organe [Nieren, Herz] und Genitalien

Wolf-Syndrom *nt*: *→Wolf-Hirschhorn-Syndrom*

Wolfe: John Reissberg Wolfe; 1824–1904; schottischer Augenarzt (Glasgow)

Wolfe-Krause-Lappen *m* (Ⓔ Wolfe-Krause graft): ***Syn:*** *Krause-Wolfe-Lappen*; Vollhautlappen; *s.u. Hauttransplantation*

Wolff: **1.** Kaspar Friedrich Wolff; 1733–1794; deutscher Anatom (Berlin, St. Petersburg) **2.** Louis Wolff; 1898–1972; amerikanischer Kardiologe (Boston)

Wolff-Gang *m* (Ⓔ Wolff's duct): ***Syn:*** *Urnierengang, Ductus mesonephricus*; Ausführungsgang der Urniere während der Embryonalperiode; beim männlichen Embryo bildet er Nebenhoden [Epididymis*], Samenleiter [Ductus* deferens], Ausspritzungsgang [Ductus* ejaculatorius] und Samenblase [Glandula* vesiculosa]; die Appendix* epididymidis ist ein Rest des Wolff-Gangs; beim weiblichen Embryo degeneriert der Gang und bleibt nur rudimentär als Ductus* longitudinalis epoophori erhalten; *s.a. Müller-Gang*

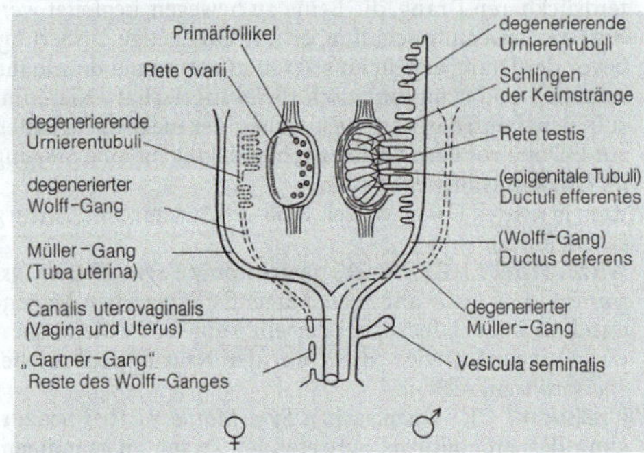

Abb. W22. Wolff-Gang und Müller-Gang

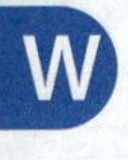

Wolff-Parkinson-White-Syndrom *nt*: *→Präexzitationssyndrom*

intermittierendes Wolff-Parkinson-White-Syndrom *nt* (Ⓔ intermittend Wolff-Parkinson-White syndrome): *s.u. Wolff-Parkinson-White-Syndrom*

verborgenes Wolff-Parkinson-White-Syndrom *nt* (Ⓔ cryptic Wolff-Parkinson-White syndrome): *s.u. Wolff-Parkinson-White-Syndrom*

Wolflram *nt* (Ⓔ wolfram): Metall der Chromgruppe; *s.a. Periodensystem der Elemente*

Wolfram: D. J. Wolfram; amerikanischer Arzt im 20. Jahrhundert

Wolfram-Syndrom *nt* (Ⓔ Wolfram's syndrome): ***Syn:*** *DIDMOAD-Syndrom*; autosomal-rezessive neurodegenerative Erkrankung, die wahrscheinlich auf einem Gendefekt auf dem Chromosom 4 beruht; tritt bereits in der Kindheit mit Diabetes* insipidus, Diabetes* mellitus, Optikusatrophie* und Schwerhörigkeit* [*engl.* deafness] in Erscheinung

Wolfslfuß, virlgilnilscher *m* (Ⓔ Virginia bugleweed): *s.u. Wolfstrapp*

Wolfslralchen *m*: *→Lippen-Kiefer-Gaumen-Spalte*

Wolfsltrapp *m* (Ⓔ gipsywort): Bezeichnung für **gemeiner Wolfstrapp** [Lycopus europaeus] und **virginischer Wolfsfuß** [Lycopus virginicus], Stauden aus der Familie der Lippenblütler [Lamiaceae]; verwendet werden die oberirdischen Pflanzenteile [**Wolfstrappkraut**, Lycopi herba], die Phenolcarbonsäuren [Hydroxyzimt-, Kaffee-, Chlorogensäure*], Flavonoide* und Gerbstoffe* enthalten; **Anw.**: Hyperthyreose*, prämenstruelles Syndrom*, Mastodynie*; in der Homöopathie bei Hyperthyreose* und Morbus* Basedow

Wolfsltrapplkraut *nt* (Ⓔ bugleweed): ***Syn:*** *Lycopi herba*; *s.u. Wolfstrapp*

Wolhyn-Fieber *nt* (Ⓔ Wolhynia fever): ***Syn:*** *Fünftagefieber, Werner-His-Krankheit, Ikwafieber, Wolhynienfieber, Febris quintana*; heute seltenes Fieber durch **Bartonella quintana**, das v.a. während des 1. und 2. Weltkrieges als sog. **Schützengrabenfieber** auftrat; der Erreger wird unter unhygienischen Bedingungen von der Kleiderlaus* von Mensch zu Mensch übertragen

Wolhylnilenlfielber *nt*: *→Wolhyn-Fieber*

Wolllblulmen *pl* (Ⓔ mullein flowers): ***Syn:*** *Verbasci flos*; *s.u. Königskerze*

Wolllhaar *nt* (Ⓔ down): *s.u. Lanugo*

Wolllhaarlkleid *nt*: *→Wollhaar*

Wolllsorltielrerlkranklheit *f*: *→Lungenmilzbrand*

Wolman: Moshe Wolman; israelischer Neuropathologe im 20. Jahrhundert

Wolman-Krankheit *f* (Ⓔ Wolman's disease): autosomal-rezessiver Mangel an lysosomaler Lipase*; der Defekt liegt auf dem Chromosom 10 [10q23]; es kommt schon im Alter von 2–7 Wochen zu Erbrechen, Durchfall, Heptosplenomegalie* und Nebennierenverkalkung; charakteristisch sind vakuolisierte Lymphozyten im Blutbild und Schaumzellen im Knochenmark, die Cholesterinester und Triglyceride enthalten; die Prognose ist schlecht, die Patienten versterben i.d.R. im 1. Lebensjahr

Wood: Robert Williams Wood; 1868–1955; amerikanischer Physiker (Baltimore)

Wood-Licht *nt* (Ⓔ Wood's light): durch Nickeloxid-Filter gefiltertes ultraviolettes Licht [365 nm] einer Quecksilberhochdrucklampe; wird zur Fluoreszenzuntersuchung von z.B. Erythrasma* [rot], Mikrosporie* [schwach grün], Favus* [giftgrün], Pityriasis* versicolor [ockergelb] verwendet

Woodbridge: Philipp Woodbridge; amerikanischer Anästhesist (Boston) im 20. Jahrhundert

Woodbridge-Tubus *m* (Ⓔ Woodbridge tube): Tubus zur endotrachealen Intubation; *s.u. Endotrachealtubus*

Woringer: Frédéric Woringer; 1903–1964; französischer Hautarzt (Straßburg)
Woringer-Kolopp-Krankheit *f*: *→pagetoide Retikulose*
Woringer-Krankheit *f*: *→pagetoide Retikulose*
Wort|neu|bil|dung *nt* (Ⓔ neologism): *Syn*: *Neologismus*; Bildung neuer Wörter, meist durch Zusammenziehung bestehender Begriffe; kann zu **Wortsalat** und absoluter Unverständlichkeit der Sprache führen; häufiges Symptom bei Psychosen, insbesondere Schizophrenie*
Wort|sal|lat *m* (Ⓔ word salad): *s.u. Wortneubildung*
Wort|taub|heit *f* (Ⓔ word deafness): *Syn*: *auditive/akustische Agnosie, Seelentaubheit, Aphasia auditoria/acustica*; Nichterkennen von gehörten Tönen oder Geräuschen
Wort|ver|ges|sen|heit *f* (Ⓔ amnesic aphasia): *Syn*: *amnestische Aphasie*; Wortfindungsstörung mit normalem Sprachverständnis und intakter Spontansprache; die Patienten entwickeln Ersatzstrategien und die Kommunikationsfähigkeit ist gut erhalten
W-Plastik *f* (Ⓔ W-plasty): mehrfache Z-Plastik*
WPO *Abk.*: *→Wasserstoffperoxid*
WPW *Abk.*: *→Wolff-Parkinson-White-Syndrom*
WPW-Syndrom *nt*: *→Präexzitationssyndrom*
WR *Abk.*: **1.** *→Wassermann-Reaktion* **2.** Weckreaktion **3.** *→Widal-Reaktion* **4.** *→Wright-Blutgruppen*
Wrap|ping *nt* (Ⓔ wrapping): *s.u. intrakranielles Aneurysma*
Wright: **Wright-Blutgruppen** *pl* (Ⓔ Wright blood groups): seltenes, seit 1953 bekanntes Blutgruppensystem, dessen Antigene Wr^a und Wr^b autosomal-kodominant vererbt werden; kann selten Transfusionszwischenfälle oder einen Morbus* haemolyticus neonatorum verursachen; *s.a. Blutgruppe*
Wrisberg: Heinrich August Wrisberg; 1739–1808; deutscher Anatom (Göttingen)
Wrisberg-Ganglien *pl* (Ⓔ Wrisberg's ganglia): *Syn*: *Ganglia cardiaca*; Ganglien des Herzgeflechtes [Plexus* cardiacus], in denen Fasern des Nervus* vagus umgeschaltet werden
Wrisberg-Höckerchen *nt* (Ⓔ Wrisberg's tubercle): *Syn*: *Wrisberg-Knötchen, Tuberculum cuneiforme*; oberes Schleimhauthöckerchen der Plica* aryepiglottica; wird durch den **Wrisberg-Knorpel** [Cartilago cuneiformis] hervorgerufen
Wrisberg-Knorpel *m* (Ⓔ Wrisberg's cartilage): *Syn*: *Cartilago cuneiformis*; neben der Cartilago* corniculata liegender elastischer Knorpel
Wrisberg-Knötchen *nt*: *→Wrisberg-Höckerchen*
WRT *Abk.*: *→Waaler-Rose-Test*
WS *Abk.*: Wassersäule
Ws *Abk.*: *→Wattsekunde*
WSR *Abk.*: *→Wurzelspitzenresektion*
Wt *Abk.*: *→Wildtyp*
WTG *Abk.*: Weichteilgewebe
WU *Abk.*: Wiederholungsuntersuchung
Wu|che|re|ria ban|crof|ti *f* (Ⓔ Wuchereria bancrofti): *Syn*: *Bancroft-Filarie, Filaria bancrofti*; durch Mücken übertragener parasitärer Fadenwurm; Erreger von Wuchereriasis* bancrofti
Wuchereria bancrofti-Filariose *f*: *→Wuchereriasis bancrofti*
Wuchereria-Infektion *f*: *→Wuchereriasis*
Wu|che|re|ria ma|layi *f* (Ⓔ Wuchereria malayi): *Syn*: *Malayenfilarie, Brugia malayi, Filaria malayi*; zu den Fadenwürmern gehörender Parasit des Menschen, der im Lymphgefäßsystem lebt und zu Elephantiasis* und Brugiose* führt
Wu|che|re|ri|a|sis *f, pl* **-ses** (Ⓔ wuchereriasis): *Syn*: *Wuchereria-Infektion, Wuchereriose*; durch **Wuchereria**-Species hervorgerufene bakterielle Infektionskrankheit
Wuchereriasis bancrofti (Ⓔ Bancroft's filariasis): *Syn*: *Bancroftose, Wuchereria bancrofti-Filariose, Filariasis bancrofti*; zu den Filariosen* gehörende Erkrankung durch Wuchereria* bancrofti; die von Mücken [Aedes, Culex] übertragene Larve siedelt sich in den Lymphgefäßen an und führt im akuten Stadium zu Fieber, mononukleärer eosinophiler Lymphangitis und Schwellung von Haut und Extremitäten; unbehandelt kommt es zur Ausbildung einer Elephantiasis*; **Diagnose**: Nachweis der nachts im Blut gefundenen Mikrofilarien [Larven] im Blutausstrich [Giemsa-Färbung]; **Therapie**: Ivermectin*, Suraminnatrium* systemisch

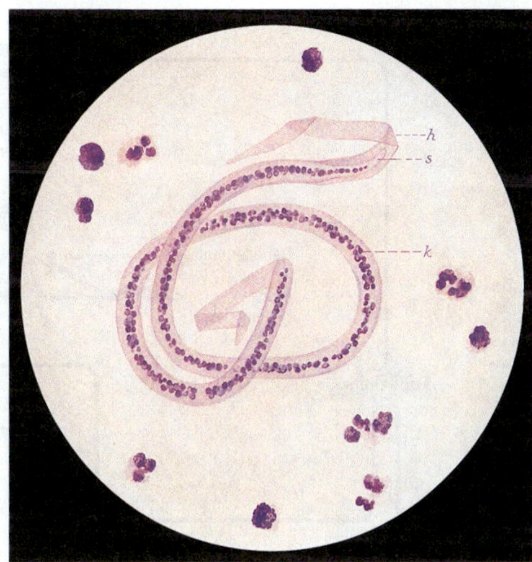

Abb. W23. Wuchereria bancrofti

Wu|che|re|ri|o|se *f*: *→Wuchereriasis*
Wuchs|ge|schwin|dig|keit *f* (Ⓔ growth rate): *s.u. Essay Bakterien S. 217*
Wuchs|stoff *m* (Ⓔ growth factor): *s.u. Essay Bakterien S. 217*
Wulst|nar|be *f* (Ⓔ hypertrophic scar): hypertrophe Narbe; *s.u. Keloid*
Wund|aus|schnei|dung *f*: *→Wundexzision*
Wund|bal|sam *nt*: *→Perubalsam*
Wund|ben|zin *nt*: *→Benzinum medicinale*
Wund|ek|zem *nt* (Ⓔ traumatic eczema): *Syn*: *Ekzema paratraumaticum*; im Bereich von Hautwunden oder Fistelgängen entstehendes Ekzem, das wahrscheinlich durch Bakterien verursacht wird
Wun|der|ge|schwulst *f*: *→Teratom*
Wun|der|netz *nt* (Ⓔ rete mirabile): *Syn*: *Rete mirabile*; aus kleinsten Arterien oder Kapillaren bestehendes Gefäßknäuel
Wund|ex|zi|si|on *f* (Ⓔ surgical debridement): Wundausschneidung zur Auffrischung der Wundränder

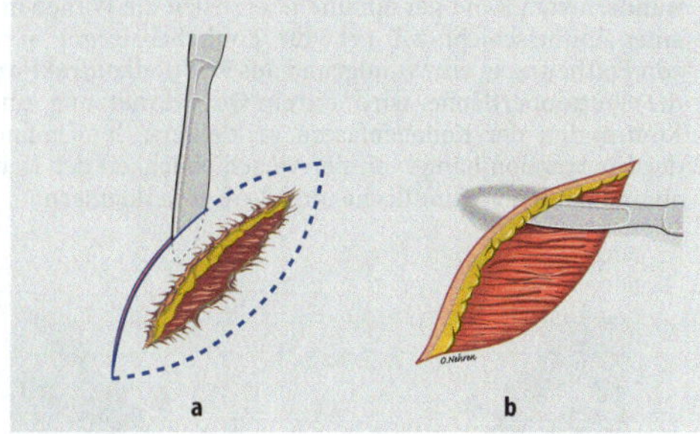

Abb. W24. Wundexzision. **a** Exzision des traumatisierten Wundrandes, **b** Mobilisation des Wundrandes zur Verminderung der Zugspannung

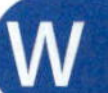

Wund|fie|ber *nt* (Ⓔ wound fever): *Syn*: *zentrales Fieber, Febris traumatica*; bei Infektion von Verletzungen auftretendes Fieber
Wund|frak|tur *f* (Ⓔ compound fracture): Knochenbruch mit Weichteilverletzung und evtl. offener Verbindung zur Körperoberfläche; *s.a. geschlossene Fraktur, offene Fraktur*
Wund|heil|ung *f* (Ⓔ wound healing): die Wundheilung hängt von der Art der Wunde ab; grundsätzlich kann man zwischen **primärer** und **sekundärer Wundheilung** unterschei-

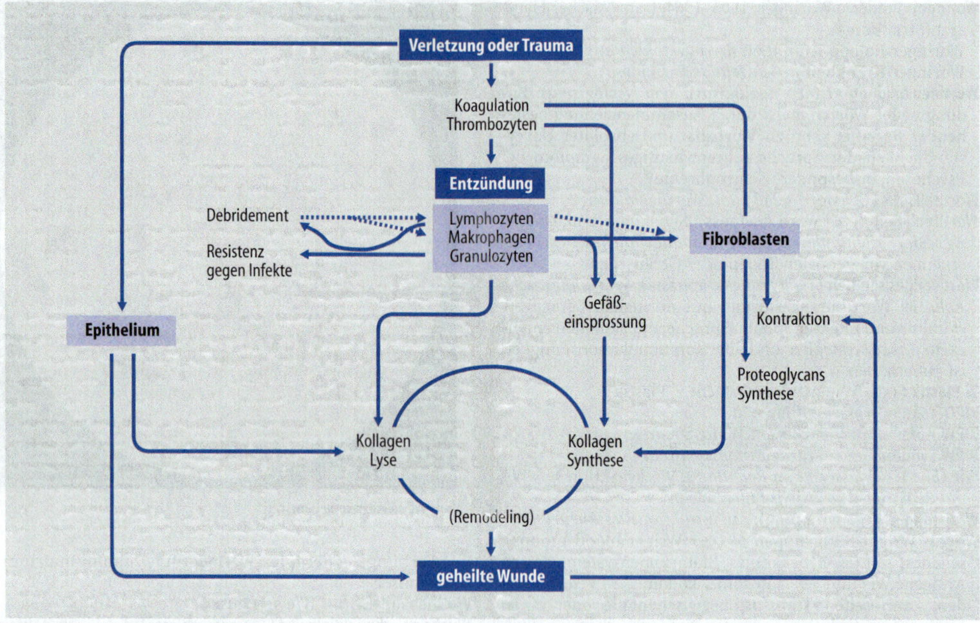

Abb. W25. Schema der normalen Wundheilung

den; *s.a. Wundversorgung*

primäre Wundheilung (Ⓔ primary wound healing): ***Syn:*** *Primärheilung, p.p.-Heilung, Heilung per primam intentionem*; direkte Wundheilung durch Verkleben der Wundränder und Ausfüllung des Defektes mit Bindegewebe

sekundäre Wundheilung (Ⓔ secondary wound healing): ***Syn:*** *Sekundärheilung, p.s.-Heilung, Heilung per secundam intentionem*; verzögerte Wundheilung mit Granulationsgewebe und Narbenbildung bei Wunden mit Gewebedefekt; der Wundverschluss erfolgt über drei Mechanismen: **1. Granulation**: Granulationsgewebe ist ein kapillarreiches, hellrotes Gewebe, das die Wunde im Verlauf der ersten Tage zunehmend ausfüllt; Granulationsgewebe bildet eine Barriere gegen Keime und enthält Fibroblasten, die nach einigen Tagen Kollagenfasern bilden und dem Gewebe eine größere Festigkeit verleihen **2. Epithelialisierung**: Keratinozyten wandern vom Rand her ein und überziehen die Wunde mit einer Epithelschicht; z.T. geht die Epithelialisierung auch von Epithelinseln am Wundgrund aus **3. Wundkontraktion**: die Wundoberfläche wird durch Quervernetzung und Kontraktion der Kollagenfasern verkleinert; der Umfang der Kontraktion hängt von der Verschieblichkeit der Haut ab und kann die Wundfläche um 50–90 % verkleinern

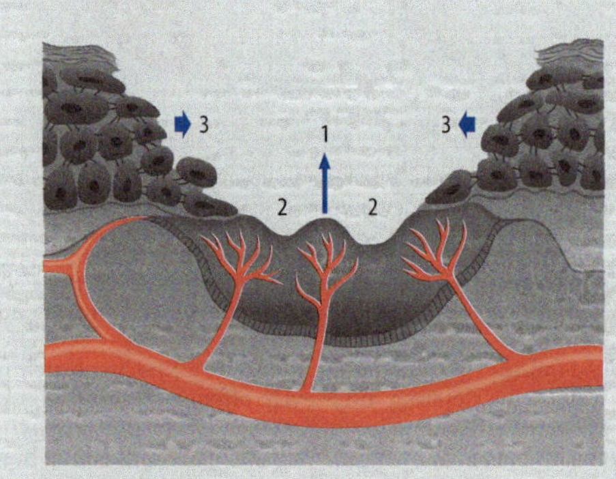

Abb. W26. Sekundäre Wundheilung

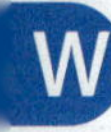

vom Ablauf her kann man vier Phasen unterscheiden: **frühe exsudative Phase** [erste Stunden]: primäre und sekundäre Hämostase* und Bildung eines Blutgerinnsels in der Wunde **späte resorptive Entzündungsphase** [1.–10. Tag]: Einwanderung von Entzündungszellen; neutrophile Granulozyten beginnen mit der Phagozytose von Zelltrümmern, Fremdkörpern und Bakterien; Monozyten wandern ein und modifizieren sich zu Makrophagen; durch eine zunehmende Dilatation und Permeabilität der Gefäße kommt es zu Schwellung und Rötung des Wundbereiches **proliferative Phase** [3.–24. Tag]: Ausbildung von Granulationsgewebe und Epithelialisierung der Wunde **reparative Phase** [24. Tag – 1 Jahr]: Kontraktion der Wunde und Ausbildung der Narbe

Wund|in|fek|ti|on *f* (Ⓔ wound infection): der häufigste Erreger von Wundinfektionen ist Staphylococcus* aureus, der besonders als Erreger postoperativer Wundinfektionen gefürchtet ist; andere häufige Erreger sind Streptokokken*, Enterobakterien*, Pseudomonas* aeruginosa und Clostridien*; Brandwunden werden häufig von Pseudomonas* aeruginosa befallen; in Hundebissen finden sich oft Streptokokken*, Neisserien* oder Cypnocytophaga carnivorus

Wund|lie|gen *nt*: *→ Dekubitus*

Wund|ma|den|fraß *m* (Ⓔ wound myiasis): ***Syn:*** *Wundmyiasis*; Madenbefall von offenen Wunden; *s.a. Myiasis*

Wund|my|i|a|sis *f, pl* **-ses** (Ⓔ wound myiasis): ***Syn:*** *Wundmadenfraß*; Madenbefall von offenen Wunden; *s.a. Myiasis*

Wund|naht *f* (Ⓔ wound closure): ***Syn:*** *Wundverschluss*; man unterscheidet: **primäre Wundnaht [primärer Wundverschluss]**: mehr oder minder unmittelbar nach dem Trauma; die Wunde wird inspiziert, gereinigt und desinfiziert; evtl. Auffrischung der Wundränder; **verzögerte primäre Wundnaht [verzögerter primärer Wundverschluss]**: ca. 12 h nach primärer Wundversorgung

sekundäre Wundnaht [auch **sekundärer Wundverschluss**]: kontaminierte Wunden, Wunden, die durch einen kontaminierten Gegenstand verursacht wurden, und Bisswunden dürfen nie primär verschlossen werden; die Wunde wird inspiziert, gereinigt und desinfiziert; evtl. Auffrischung der Wundränder; danach Abdeckung mit einer sterilen Kompresse [mit NaCl-getränkt] und Fettgaze zur Verhinderung einer Austrockung; die Wunde wird regelmäßig inspiziert und kann sekundär verschlossen werden, sobald eine Granulation vorliegt und die Wunde makroskopisch sauber ist; die Verwendung von sog. **Vakuumverbänden** [die Wunde wird mit Schaumstoff und luftdichter Folie abgedeckt und über eine Schlauchsystem ein Vakuum angelegt] ist noch umstritten

Wund|ro|se *f*: → *Erysipel*

Wund|sein *nt*: → *Wolf*

Wund|star *m* (Ⓔ traumatic cataract): ***Syn:*** *post-traumatischer Star, traumatischer Star, Cataracta traumatica*; Katarakt* im Anschluss an eine Augenverletzung

Wund|starr|krampf *m*: → *Tetanus 2.*

Wund|starr|krampf|ba|zil|lus *m, pl* **-li** (Ⓔ tetanus bacillus): ***Syn:*** *Tetanusbazillus, Tetanuserreger, Wundstarrkrampferreger, Plectridium tetani, Clostridium tetani*; bewegliches Stäbchen mit typischer **Trommelschlegelform**; bildet zwei Toxine, das neurotoxische **Tetanospasmin** und das hämolytische **Tetanolysin**; die Sporen sind extrem widerstandsfähig [bis zu 100 °C feuchte Hitze]; *s.a. Tetanus*

Wund|starr|krampf|er|reger *m*: → *Wundstarrkrampfbazillus*

Wund|ver|schluss *m*: → *Wundnaht*

Wund|ver|sor|gung *f* (Ⓔ wound care): Ziel der chirurgischen Wundversorgung ist die Verhinderung einer Wundinfektion*, die Wiederherstellung anatomischer Verhältnisse und die Förderung der Wundheilung; saubere Wunden, die nicht älter als 8 Stunden sind, können primär durch Naht verschlossen werden [**Acht-Stunden-Regel**]; kontaminierte Wunden, Wunden, die durch einen kontaminierten Gegenstand verursacht wurden, und Bisswunden dürfen nie primär verschlossen werden; die Wunde wird inspiziert, gereinigt und desinfiziert; evtl. Auffrischung der Wundränder; danach Abdeckung mit einer sterilen Kompresse [mit NaCl-getränkt] und Fettgaze zur Verhinderung einer Austrockung; die Wunde wird regelmäßig inspiziert und kann sekundär verschlossen werden, sobald eine Granulation vorliegt und die Wunde makroskopisch sauber ist

Wür|fel|bein *nt*: → *Os cuboideum*

Wurm|be|fall *m*: → *Wurminfektion*

Wür|mer *pl*: → *Helminthen*

Wurm|er|kran|kung *f*: → *Wurminfektion*

Wurm|farn *m* (Ⓔ male fern): ***Syn:*** *Dryopteris filix-mas, Aspidium filix-mas*; Pflanze aus der Familie der Schildfarngewächse [Aspidiaceae]; verwendet werden die Blätter [**Filicis maris folium**], die oberirdischen Pflanzenteile [**Filicis maris herba**] und der Wurzelstock [**Filicis maris rhizoma**]; sie enthalten Butanonphloroglucide [Aspidinol, monomer; Albaspidin, dimer; Filixsäure, trimer] und Filixgerbsäure; **Anw.**: traditionell als Extrakt [**Extractum Filicis maris**] oder **Filmaronöl** [Aspidinol filicinum oleo solutum] innerlich als Bandwurm- und Plattwurmmittel; äußerlich bei Rheuma, Ischialgie*, [Muskel-, Nerven-, Ohren- und Zahn-]Schmerzen und Krampfadern

Wurm|fort|satz *m*: → *Appendix vermiformis*

Wurm|fort|satz|ent|zün|dung *f*: → *Appendicitis*

Wurm|fort|satz|öff|nung *f*: → *Ostium appendicis vermiformis*

Wurm|in|fek|ti|on *f* (Ⓔ helminthiasis): ***Syn:*** *Wurmerkrankung, Wurmbefall, Wurmkrankheit, Helminthiasis, Helminthose, Helminthiase*; Oberbegriff für alle durch Befall und Infektion mit parasitierenden Würmern [Nematoden*, Zestoden*, Trematoden*] hervorgerufene Erkrankungen

Wurm|krank|heit *f*: → *Wurminfektion*

Wurmkrankheit der Bergarbeiter: → *Hakenwurmbefall*

Wurm|kraut *nt* (Ⓔ wormwood): ***Syn:*** *Artemilia cina*; *s.u. Zitwerblüten*

Wurm|mit|tel *nt*: → *Anthelmintikum*

Wurm|sa|men *pl*: → *Zitwerblüten*

Wurst|fin|ger *pl* (Ⓔ sausage fingers): *s.u. Psoriasisarthritis*

Wurst|ver|gif|tung *f* (Ⓔ sausage poisoning): ***Syn:*** *Allantiasis*; Lebensmittelvergiftung durch in Fleisch- oder Wurstwaren enthaltene Botulinustoxine*

Wur|zel *f*: **1.** → *Radix* **2.** → *Zahnwurzel*

Wur|zel|am|pu|ta|ti|on *f*: → *Wurzelspitzenresektion*

Wur|zel|den|tin *nt* (Ⓔ radicular dentin): *s.u. Dentin*

Wur|zel|fa|sern *pl*: → *Fila radicularia*

Wur|zel|füß|ler *pl*: → *Rhizopoda*

Wur|zel|haut *f* (Ⓔ desmodontium): ***Syn:*** *Desmodontium, Desmodont, Parodontalligament, Ligamentum parodontale*; vom Periodontium* insertionis ausgehender Bandapparat zwischen Zahnwurzel und Alveolenwand, der der Verankerung des Zahns im Zahnfach dient; wird oft mit Periodontium gleichgesetzt

Wur|zel|haut|ent|zün|dung *f* (Ⓔ periodontitis): ***Syn:*** *Periodontitis; Parodontitis apicalis*; Entzündung der Zahnwurzelhaut

Wur|zel|ka|nal *m* (Ⓔ root canal): ***Syn:*** *Zahnwurzelkanal, Canalis radicis dentis*; von der Zahnpulpa* ausgefüllter Raum der Zahnwurzel*

Wur|zel|kom|pres|sions|syn|drom *nt* (Ⓔ root compression syndrome): ***Syn:*** *Wurzelsyndrom*; durch mechanischen Druck [v.a. Bandscheibenprolaps] ausgelöste Wurzelreizung oder -schädigung

Wur|zel|kopf|schim|mel *m*: → *Rhizopus*

Wur|zel|neu|ri|tis *f, pl* **-ti|den**: → *Radikulitis*

Wur|zel|pul|pa *f* (Ⓔ radicular pulp): ***Syn:*** *Pulpa radicularis*; im Wurzelkanal [Canalis radicis] liegender Teil der Zahnpulpa [Pulpa* dentis]

Wur|zel|re|sek|ti|on *f*: → *Radikulektomie*

Wur|zel|schei|de *f* (Ⓔ root sheath): *s.u. Haar*

Wur|zel|spit|zen|öff|nung *f* (Ⓔ apical foramen): ***Syn:*** *Foramen apicis dentis*; Öffnung des Wurzelkanals* an der Zahnwurzelspitze für den Durchtritt von Nerven und Gefäßen

Wur|zel|spit|zen|re|sek|ti|on *f* (Ⓔ root resection): ***Syn:*** *Apikoektomie, Apikotomie*; Entfernung/Resektion* der Zahnwurzelspitze

Wur|zel|syn|drom *nt*: → *Wurzelkompressionssyndrom*

lumbales Wurzelsyndrom: → *Ischialgie*

zervikales Wurzelsyndrom: → *Zervikobrachialsyndrom*

Wur|zel|ze|ment *nt* (Ⓔ root cementum): ***Syn:*** *Zahnzement, Zement, Cementum, Substantia ossea dentis*; knochenähnliche Substanz des Zahnes, die die Zahnwurzel bedeckt und der Verankerung des Parodontalligaments dient

Wur|zel|zys|te *f* (Ⓔ radicular cyst): ***Syn:*** *radikuläre Zyste*; odontogene Kieferzyste*, die aus Malassez*-Epithelnestern in der Umgebung der Zahnwurzelspitze hervorgeht; neigt zur Infektion; **Therapie**: Exzision

Wüs|ten|fie|ber *nt* (Ⓔ desert fever): ***Syn:*** *Wüstenrheumatismus, Talfieber, Posadas-Mykose, kokzidioidales Granulom, Kokzidioidomykose, Coccidioidomycose, Granuloma coccidioides*; in den USA, Mittel- und Südamerika vorkommende, akut oder chronisch verlaufende, systemische Mykose* durch Coccidioides* immitis; imponiert meist als grippeähnliche Erkrankung mit Fieber, Husten, Gelenkschmerzen und Erythema* nodosum oder multiforme; führt in ca. 1 % zu Lungenbefall und hämatogener Streuung in verschiedene Organe; verläuft v.a. bei abwehrgeschwächten Patienten fulminant mit schlechter Prognose; **Diagnose**: Intrakutantest mit Coccidioidin*; Pilzkultur; Serologie [KBR*, präzipitierende Antikörper]; **Therapie**: leichte Fälle erfordern keine Therapie; bei schweren Fällen Amphotericin* B systemisch

Wüs|ten|rheu|ma|tis|mus *m*: → *Wüstenfieber*

Wut *f*: → *Tollwut*

Wut|knöt|chen *pl* (Ⓔ Babès' nodes): ***Syn:*** *Babès-Knötchen*; bei Tollwut* vorkommende lymphozytäre Knötchen in Gehirn und Rückenmark

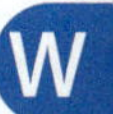

WW *Abk.*: Wechselwirkungen

WZ *Abk.*: **1.** Wachzustand **2.** Wartezeit **3.** Wasserzahl

WZT *Abk.*: → *Wartegg-Zeichentest*

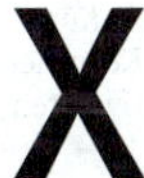

X *Abk.*: **1.** →*Xanthin* **2.** →*Xanthosin* **3.** Xenopsylla

XO-Syndrom *nt* (Ⓔ XO syndrome): ***Syn:*** *Monosomie 45,X*; häufigster Karyotyp bei Ullrich*-Turner-Syndrom

Xa *Abk.*: →*Chiasma*

Xan *Abk.*: **1.** →*Xanthin* **2.** Xanthinolnicotinat

Xanth. *Abk.*: →*Xanthomatose*

Xanth-, xanth- *präf.*: →*Xantho-*

Xan|the|las|ma *nt, pl* **-men** (Ⓔ xanthelasma): weiß-gelbe, flache Plaques durch Cholesterineinlagerung in Speicherzellen der Haut

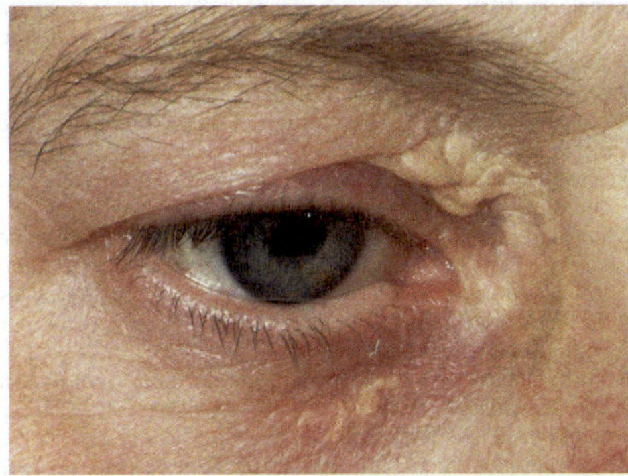

Abb. X1. Xanthelasmen

Xanthelasma palpebrarum (Ⓔ xanthelasma): ***Syn:*** *Lidxanthelasma*; Xanthelasma* im Bereich der Lider; häufiger bei Frauen als bei Männern; **Therapie**: Ausschneidung und Laserentfernung; häufig kommt es aber zu Rezidiven

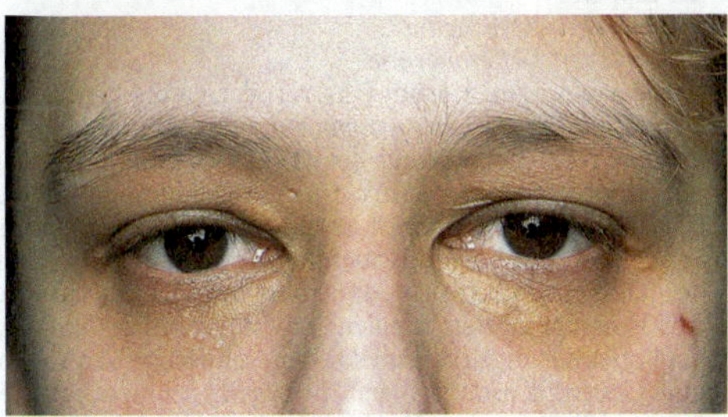

Abb. X2. Xanthelasma palpebrarum

Xan|thin *nt* (Ⓔ xanthine): ***Syn:*** *2,6-Dihydroxypurin*; Purinbase*; entsteht durch Desaminierung von Guanin*; wichtige Xanthinderivate sind Coffein* und Theophyllin

Xan|thin|o|xi|da|se *f* (Ⓔ xanthine oxidase): ***Syn:*** *Schardinger-Enzym*; Eisen und Molybdän enthaltendes Enzym, das im Purinabbau Xanthin* und Hypoxanthin* zu Harnsäure* oxidiert

Xan|thin|o|xi|da|se|hem|mer *m* (Ⓔ xanthine oxidase inhibitor): Substanz, die über eine Hemmung der Xanthinoxidase den Abbau von Xanthin* und Hypoxanthin* zu Harnsäure* verhindert; **Anw.** Urikosurikum* zur Therapie der chronischen Gicht*

Xan|thin|stein *m* (Ⓔ xanthic stone): xanthinhaltiger Harnstein*; seltener Stein, der z.B. bei einem angeborenen Xanthinoxidasemangel oder unter Allopurinolbehandlung auftritt

Xan|thin|u|rie *f* (Ⓔ xanthinuria): Xanthinausscheidung im Harn [normal 0,1 g/24 h]; erhöht bei Xanthinoxidase-Mangel oder Therapie mit Xanthinoxidasehemmern [Allopurinol*]

xan|thin|u|risch *adj* (Ⓔ xanthinuric): Xanthinurie betreffend, von ihr betroffen oder gekennzeichnet

Xantho-, xantho- *präf.*: Wortelement mit der Bedeutung „gelb/gelblich"

xan|tho|chrom *adj* (Ⓔ xanthochromic): gelb

Xan|tho|chro|mie *f* (Ⓔ xanthochromia): ***Syn:*** *Liquorxanthochromie*; Gelbfärbung des Liquor* cerebrospinalis durch starke Eiweißvermehrung, Hämoglobinspuren nach Blutung oder bei Ikterus*

Xan|tho|der|mie *f* (Ⓔ xanthoderma): ***Syn:*** *Karotinikterus, Karotingelbsucht, Carotinosis, Carotingelbsucht, Carotinikterus, Karotinodermie, Carotinodermia, Carotinodermie, Aurantiasis cutis*; durch eine Erhöhung der Carotine* hervorgerufene Gelbfärbung der Haut; relativ häufig bei Säuglingen durch Karotten verursacht

Xan|tho|gra|nu|lom *nt* (Ⓔ xanthogranuloma): selbstlimitierende, benigne Histiozytenproliferation; manche Formen werden zu den normolipidämischen Xanthomen* gerechnet

adultes Xanthogranulom (Ⓔ adult xanthogranuloma): meist am Kopf lokalisierte, gelblich-rote, knotige Histiozytenproliferationen; treten meist solitär bei Patienten im mittleren Lebensalter auf

juveniles Xanthogranulom (Ⓔ juvenile xanthogranuloma): meist in der Neugeborenen- oder Säuglingsperiode beginnendes Xanthogranulom; die Herde wachsen schnell bis zu einer Größe von ca. 1 cm und bleiben Monate bis Jahre bestehen; sie bilden sich langsam wieder zurück, hinterlassen aber hyperpigmentierte, leicht atrophische Bezirke

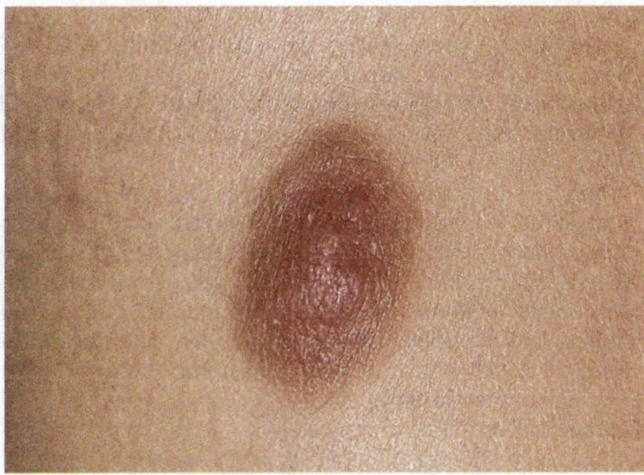

Abb. X3. Juveniles Xanthogranulom

Xan|thom *nt* (Ⓔ xanthoma): ***Syn:*** *Xanthoma*; gutartiger Hauttumor, der typische gelbe Lipidspeicherzellen [**Xanthomzellen**] enthält; Xanthome treten v.a. bei Störungen des Lipidstoffwechsels [Hyperlipoproteinämie*, Hypercholesterinämie*] auf [**hyperlipidämische Xanthome**], finden sich aber auch bei normalen Lipidwerten [**normolipidämische Xanthome**]; es besteht eine gewisse Korrelation zwischen klinischen Erscheinungsformen [**eruptive, tuberöse, intertriginöse Xanthome, Sehnenscheiden-, Handlinienxanthome**], trotzdem kann man sie nicht als spezifisch für eine bestimmte Lipoproteinämie bezeichnen [*Abb. X4, Tab. X5*]

Xan|tho|ma *nt, pl* **-malta**: →*Xanthom*

Xanthoma disseminatum (Ⓔ disseminated xanthoma): sehr seltene normolipidämische Xanthomatose mit multiplen disseminierten Papeln an den Beugeseiten der Extremitäten und am Hals; befällt auch innere Organe [Auge,

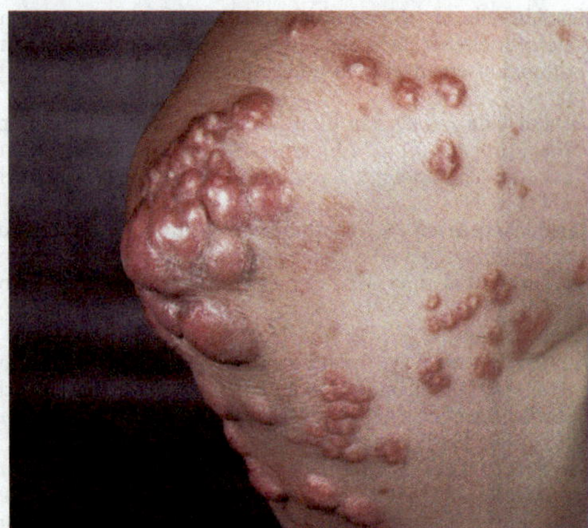

Abb. X4. Tuberöse Xanthome

Tab. X5. Xanthome bei hereditären Fettstoffwechselstörungen

Xanthome	Genetische Erkrankungen
Eruptive	Familiärer LPL-Mangel, familiärer Apo-CII-Mangel Familiäre Hypertriglyzeridämie Dysbetalipoproteinämie
Tuberöse	Dysbetalipoproteinämie Familiäre Dysbetalipoproteinämie
Sehnenscheiden-	Familiäre Dysbetalipoproteinämie
Handlinien-	Dysbetalipoproteinämie
Intertriginöse	Familiäre Hypercholesterinämie
Xanthelasmen	Familiäre Hypercholesterinämie
Arcus lipoides corneae	Familiäre Hypercholesterinämie

Leber, Niere, Knochenmark, Herz, Lymphknoten]; bei 40 % liegt ein Diabetes* insipidus vor

xan|tho|ma|tös *adj* (Ⓔ xanthomatous): Xanthom betreffend

Xan|tho|ma|to|se *f* (Ⓔ xanthomatosis): Erkrankung mit Bildung multipler Xanthome*

familiäre idiopathische hypercholesterinämische Xanthomatose (Ⓔ familial hypercholesteremic xanthomatosis): ***Syn:*** *Hyperlipoproteinämie Typ IIa, essentielle/familiäre Hypercholesterinämie, LDL-Rezeptordefekt, primäre Hyperbetalipoproteinämie*; Hyperlipoproteinämie* mit extrem hohen Cholesterinwerten und sehr hohem Arterioskleroserisiko; typisch sind tuberöse Xanthome*, Xanthelasmen und ein Arcus* lipoides corneae

Xan|thom|zel|len *pl* (Ⓔ foam cells): *s.u. Xanthom*

Xan|tho|pie *f* (Ⓔ xanthopia): ***Syn:*** *Gelbsehen, Xanthopsie*; Chromatopsie* mit Gelbfärbung aller Farben

Xan|thop|sie *f.*: *→Xanthopie*

Xan|tho|pte|rin *nt* (Ⓔ xanthopterin): Folsäurederivat; tritt im Urin als Uropterin auf

Xan|tho|se *f* (Ⓔ xanthosis): ***Syn:*** *Xanthosis*; Gelbfärbung von Geweben oder Organen; meist gleichgesetzt mit Xanthochromie*

Xan|tho|sin *nt* (Ⓔ xanthosine): aus Xanthin* und Ribose* bestehendes Purinribosid

Xan|tho|sin|mo|no|phos|phat *nt* (Ⓔ xanthosine monophosphate): ***Syn:*** *Xanthylsäure*; Mononucleotid von Xanthin*; Zwischenprodukt der Synthese von Inosinmonophosphat* und Guanosinmonophosphat*

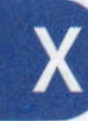

Xan|tho|sis *f, pl* **-ses**: *→Xanthose*

Xan|thu|ren|a|zid|u|rie *f* (Ⓔ xanthurenic aciduria): vermehrte Ausscheidung von Xanthurensäure im Harn bei Pyridoxinmangel

Xan|thyl|säu|re *f.*: *→Xanthosinmonophosphat*

Xan|ti|nol|ni|co|ti|nat *nt* (Ⓔ xanthinol niacinate): Lipidsenker*; Vasodilatator*

Xao *Abk.*: *→Xanthosin*

X-Bein *nt*: *→Genu valgum*

X-Chromatin *nt* (Ⓔ X chromatin): ***Syn:*** *Sexchromatin, Geschlechtschromatin, Barr-Körper, Barr-Körperchen*; bei Frauen in der Nähe der Kernmembran liegender Chromatinkörper, der vom inaktivierten X-Chromosom* gebildet wird; *s.a. Drumstick*

X-Chromosom *nt* (Ⓔ X chromosome): Geschlechtschromosom; Frauen haben zwei X-Chromosomen, Männer ein X- und ein Y-Chromosom; *s.a. Chromosom*

X-chromosomal *adj* (Ⓔ X-linked): ***Syn:*** *X-gebunden*; an das X-Chromosom gebunden, mit dem X-Chromosom vererbt

XD *Abk.*: Xanthindehydrogenase

XDH *Abk.*: Xanthindehydrogenase

Xe *Abk.*: *→Xenon*

Xen-, xen- *präf.*: *→Xeno-*

Xeno-, xeno- *präf.*: Wortelement mit der Bedeutung „fremd"

Xe|no|an|ti|kör|per *m* (Ⓔ xenoantibody): ***Syn:*** *Heteroantikörper, heterogener/xenogener Antikörper*; Antikörper gegen ein artfremdes Antigen*

xe|no|gen *adj* (Ⓔ **1.–2.** xenogeneic): **1.** durch einen Fremdkörper hervorgerufen, von außen stammend; exogen **2.** *→xenogenetisch*

xe|no|ge|ne|tisch *adj* (Ⓔ xenogeneic): ***Syn:*** *heterogenetisch, heterogen, xenogen*; von verschiedener Herkunft, von einer anderen Art (stammend)

Xe|non *nt* (Ⓔ xenon): farb- und geruchloses Edelgas

xe|no|phob *adj* (Ⓔ xenophobic): Xenophobie betreffend, durch sie gekennzeichnet

Xe|no|pho|bie *f* (Ⓔ xenophobia): krankhafte Angst vor Fremden oder allem Fremdartigen

Xe|no|plas|tik *f* (Ⓔ xenotransplantation): ***Syn:*** *heterogene/heterologe/xenogene/xenogenetische Transplantation, Xenotransplantation, Heterotransplantation, Heteroplastik*; plastische Operation mit Übertragung von artfremdem Gewebe [z.B. Schweineherzklappen]

Xe|no|psyl|la che|o|pis *f* (Ⓔ Xenopsylla cheopis): ***Syn:*** *Rattenfloh, Pestfloh, Pulex cheopsis*; Ektoparasit bei Ratten; Überträger des Pestbakteriums Yersinia* pestis; *s.a. Pest*

Xe|no|trans|plan|tat *nt* (Ⓔ xenograft): ***Syn:*** *heterogenes/heterologes/xenogenes/xenogenetisches Transplantat, Heterotransplantat*; von einer anderen Spezies stammendes Gewebe [z.B. Schweineherzklappen]

Xe|no|trans|plan|ta|ti|on *f.*: *→Xenoplastik*

Xer-, xer- *präf.*: *→Xero-*

Xero-, xero- *präf.*: Wortelement mit der Bedeutung „trocken"

Xe|ro|chei|lie *f* (Ⓔ xerochilia): ***Syn:*** *Xerochilie*; Trockenheit der Lippen

Xe|ro|chi|lie *f.*: *→Xerocheilie*

Xe|ro|der|ma *nt*: *→Xerodermie*

Xeroderma pigmentosum (Ⓔ xeroderma pigmentosum): ***Syn:*** *Lichtschrumpfhaut, Atrophia pigmentosa (Crocker)*; autosomal-rezessive Störung der DNA-Reparatur mit Lichtüberempfindlichkeit; führt zur Entwicklung bösartiger Hauttumoren; schon im Kindesalter kommt es zu schweren Sonnenbränden bei minimaler Sonnenexposition; im Laufe der Jahre entwickelt sich dann ein chronischer Schaden an den lichtexponierten Arealen: scheckige Hyper- und Hypopigmentierung, Teleangiektasien, schwielige Verdickung und Lichenifikation, später Schrumpfung; hinzu kommen Augen- [Photophobie, Konjunktivitis, Keratitis] und ZNS-Beschwerden [Hyporeflexie, Ataxie, Athetose, Epilepsie]; auch die Schleimhaut und inneren Organe haben eine erhöhte Karzinomrate; **Therapie**: strengster, lebenslanger Lichtschutz; evtl. Umkehr des Tag-Nacht-Rhythmus; Vermeidung aller Karzinogene; **Prognose**: die Lebenserwartung ist durch die Karzinomentwicklung vermindert; *s.a. Essay Virus und Tumor S. 2185*

Xe|ro|der|mie *f* (Ⓔ xeroderma): ***Syn:*** *Xerodermia, Xeroderma*; trockene und meist schuppende Haut; auch als milde Form der Ichthyosis* simplex angesehen

Xe|ro|gra|phie *f.*: *→Xeroradiographie*

Xe|ro|mam|mo|gra|phie *f* (Ⓔ xeromammography): ***Syn:*** *Xeromammografie*; Xeroradiographie* der Brust/Mamma

Xer|oph|thal|mie *f* (Ⓔ xerophthalmia): Austrocknung von

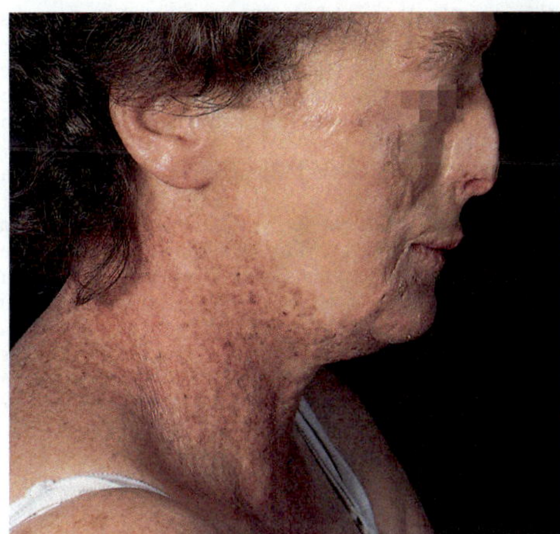

Abb. X6. Xeroderma pigmentosum

Horn- und Bindehaut [**Xerosis conjunctivae**] bei Vitamin A-Mangel* oder Störung der Tränensekretion; in den Entwicklungsländern ist die Xerophthalmie ein weit verbreitetes Problem; alleine in Asien sind jährlich 5–10 Millionen Kinder davon betroffen; 5–10 % entwickeln eine Hornhautbeteiligung mit Auflösung des Kollagens und der Keratozyten; unbehandelt kann es zur Erblindung kommen; **Therapie**: orale oder intramuskuläre Vitamin A-Gabe führt schnell zur Besserung

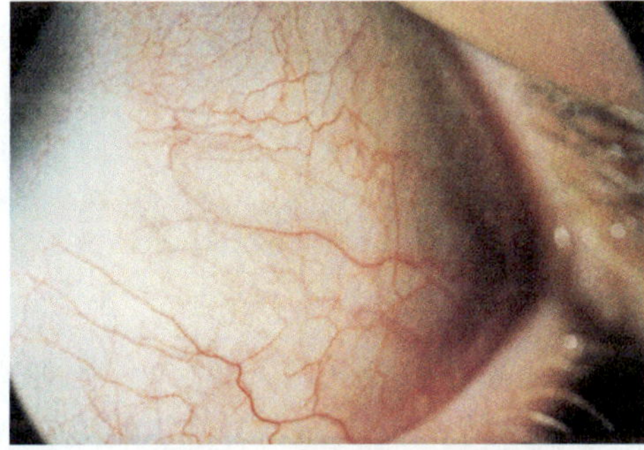

Abb. X7. Xerophthalmie bei Vitamin A-Mangel

Xe|ro|ra|di|o|gra|phie *f* (Ⓔ xeroradiography): ***Syn:*** *Xerographie, Xerografie, Xeroradiografie, Radioxerografie, Radioxerographie*; Verfahren zur Erzeugung von Röntgenbildern unter Verwendung von mit einem Halbleiter [Selen] beschichteten Metallplatten

Xe|ro|se *f* (Ⓔ xerosis): ***Syn:*** *Xerosis*; pathologische Trockenheit der Haut oder Schleimhaut

Xe|ro|sis *f, pl* **-ses** (Ⓔ **1.** xerosis **2.** xerotic eczema): **1.** ***Syn:*** *Xerose*; pathologische Trockenheit der Haut oder Schleimhaut **2.** ***Syn:*** *Exsikkationsdermatitis, Exsikkationsekzem, xerotisches Ekzem, asteatotisches Ekzem, Austrocknungsekzem, Exsikkationsekzematid, Asteatosis cutis*; durch extrem trockene Haut hervorgerufenes chronisches Ekzem* durch Sebostase* bei älteren Menschen [**seniles/geriatrisches Ekzem**], bei übermäßiger Reinigung und Entfettung der Haut [**angewaschenes Ekzem**] oder durch Wettereinflüsse [Wind, Kälte]; **Therapie**: Verwendung ölhaltiger Badezusätze und rückfettender Salben; Harnstoffpräparate

Xerosis conjunctivae (Ⓔ conjunctival xerosis): *s.u. Xerophthalmie*

Xe|ro|sto|mie *f* (Ⓔ xerostomia): ***Syn:*** *Asialie, Aptyalismus*; Mundtrockenheit bei fehlender Speichelsekretion, z.B beim Sicca-Syndrom

xe|ro|tisch *adj* (Ⓔ xerotic): Xerose betreffend, von ihr betroffen oder gekennzeichnet, durch sie bedingt

XF *Abk.*: Xylol-Formaldehyd

Xg-Blutgruppe *f* (Ⓔ Xg blood group): Blutgruppe, die X-chromosomal vererbt wird; hat keine klinische Bedeutung; wird für Vaterschaftsgutachten und genetische Untersuchungen verwendet

X-gebunden *adj* (Ⓔ X-linked): X-chromosomal*

X-Großzehe *f*: *→Hallux valgus*

Xip|a|mid *nt* (Ⓔ xipamide): Saluretikum*, Antihypertensivum*

Xiph|al|gie *f* (Ⓔ xiphoidalgia): ***Syn:*** *Xiphoidalgie*; Schmerzen im Schwertfortsatz des Brustbeins

Xi|pho|id|al|gie *f*: *→Xiphalgie*

Xi|pho|i|di|tis *f, pl* **-ti|den** (Ⓔ xiphoiditis): Entzündung des Schwertfortsatzes [Processus xiphoideus]

xi|pho|kos|tal *adj* (Ⓔ xiphocostal): Schwertfortsatz/Processus xiphoideus und Rippen betreffend oder verbindend

xi|pho|ster|nal *adj* (Ⓔ xiphosternal): Schwertfortsatz/Processus xiphoideus und Corpus sterni betreffend

XLD *Abk.*: Xylose-Lysin-Desoxycholat-Agar

XLP *Abk.*: *→X-gekoppelte lymphoproliferative Erkrankung*

XMP *Abk.*: *→Xanthosinmonophosphat*

XO *Abk.*: *→Xanthinoxidase*

XOD *Abk.*: *→Xanthinoxidase*

XOX *Abk.*: *→Xanthinoxidase*

XP *Abk.*: *→Xeroderma pigmentosum*

X-Protein *nt* (Ⓔ lipoprotein X): ***Syn:*** *Lipoprotein X*; aus Phospholipiden, Cholesterin und Proteinen aufgebauter Komplex, der bei angeborenem LCAT-Mangel und Cholestase im Blut auftritt

XR *Abk.*: *→Xeroradiographie*

XS *Abk.*: Xanthurensäure

XSCID *Abk.*: *→Bruton-Typ der Agammaglobulinämie*

XSE *Abk.*: Xylanschwefelsäureester

X-Strahlen *pl* (Ⓔ x-rays): von Röntgen verwendete Bezeichnung für Röntgenstrahlen*

5-X-Syndrom *nt* (Ⓔ pentasomy): ***Syn:*** *Penta-X-Syndrom, Pentasomie*; Chromosomenaberration* mit fünf X-Chromosomen; unterscheidet sich vom XXX-Syndrom* durch eine stärkere Ausprägung der mentalen Retardierung

XT *Abk.*: *→Exotropie*

XTP *Abk.*: Xanthosintriphosphat

Xu *Abk.*: *→Xylulose*

Xul *Abk.*: *→Xylulose*

Xu-5-P *Abk.*: Xylulose-5-phosphat

XX-Mann *m* (Ⓔ XX man): äußerlich männliches Individuum mit weiblichem Chromosomensatz [46,XX]; betrifft ca. 1:20.000 phänotypisch männliche Neugeborene; führt zu hypergonadotropem Hypogonadismus und Infertilität; die Diagnose wird i.d.R. erst nach der Pubertät gestellt [*Abb. X8*]

XX-Turner-Phänotypus *m*: *→Noonan-Syndrom*

XXX-Syndrom *nt* (Ⓔ triple-X syndrome): ***Syn:*** *Triplo-X-Syndrom, Drei-X-Syndrom*; Trisomie* mit drei X-Chromosomen; häufigste Chromosomenaberration bei Frauen [1:1000 neugeborene Mädchen]; klinisch meist unauffällig; teilweise Zyklusstörungen und frühe Menopause; ca. 25 % sind infertil

XXY-Syndrom *nt* (Ⓔ XXY syndrome): häufigste Form des Klinefelter*-Syndroms

XY-Gonadendysgenesie *f* (Ⓔ XY gonadal dysgenesis): ***Syn:*** *Swyer-Syndrom*; Form der reinen Gonadendysgenesie* mit Streak-Gonaden*; die karyotypisch männlichen Patienten [46,XY] sind äußerlich weiblich, während der Pubertät fällt dann aber die fehlende Sexualentwicklung [genitaler Infantilismus, primäre Amenorrhoe] auf; **Therapie**: chirurgische Entfernung der Streak-Gonaden und Östrogentherapie

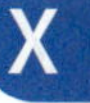

Xyl *Abk.*: *→D-Xylose*

Xyl-, xyl- *präf.*: *→Xylo-*

Xy|lit *nt* (Ⓔ xylitol): ***Syn:*** *Xylitol*; als Zuckerersatz bei Diabetes* mellitus verwendetes Pentosederivat

Xy|li|tol *nt*: *→Xylit*

Xylo-, xylo- *präf.*: Wortelement mit der Bedeutung „Holz“

Xy|lol *nt* (Ⓔ xylol): ***Syn:*** *Dimethylbenzol*; aus drei Isomeren

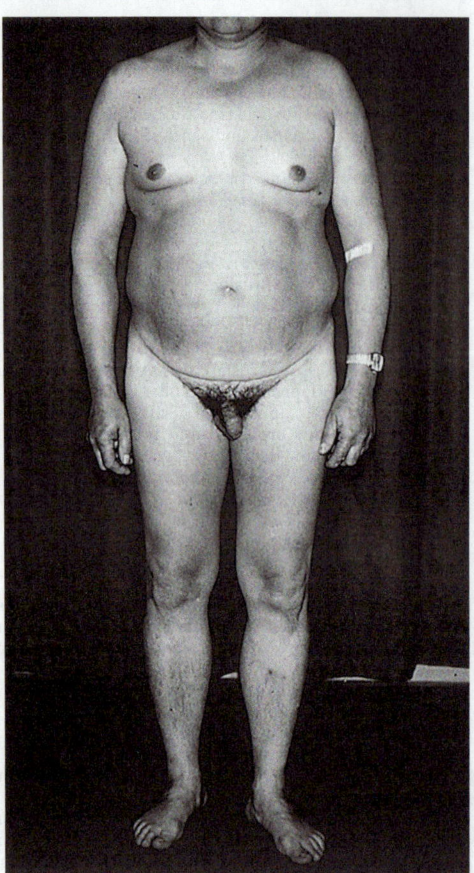

Abb. X8. XX-Mann

[o-, m-, p-Xylol] bestehendes Gemisch; wird als Lösungsmittel und in der Insektenbekämpfung eingesetzt

Xy|lo|me|ta|zo|lin *nt* (Ⓔ xylometazoline): α_1-Sympathomimetikum*, lokaler Vasokonstriktor*; **Anw.**: Schleimhautabschwellung bei Schnupfen, Heuschnupfen, Sinusitis, Konjunktivitis

D-Xylose *f* (Ⓔ xylose): ***Syn:*** *Holzzucker*; in Pflanzen vorkommende Aldopentose*

D-Xyloseabsorptionstest *m* (Ⓔ D-xylose absorption test): ***Syn:*** *D-Xylosetoleranztest, D-Xylose-Test*; klinischer Test zur Beurteilung der Kohlenhydratabsorptionsfähigkeit des Dünndarms; 25 g D-Xylose werden oral aufgenommen und Urin wird über 5 h gesammelt; venöses Blut wird nach 15, 60 und 120 min entnommen; der Blutspiegel und die im Urin ausgeschiedene Menge sind ein Maß für die Resorptionsfähigkeit des Dünndarms; bei Resorptionsstörungen, z.B. bei Zöliakie*, finden sich erniedrigte Werte in Blut und Urin

D-Xylose-Test *m*: *→D-Xyloseabsorptionstest*

D-Xylosetoleranztest *m*: *→D-Xyloseabsorptionstest*

Xy|los|u|rie *f* (Ⓔ xylosuria): Xyloseausscheidung im Harn

Xy|lu|lo|se *f* (Ⓔ xylulose): Ketopentose* mit Bedeutung für die pflanzliche Photosynthese; tritt manchmal bei Pentosurie* im Harn auf

Xy|lu|los|u|rie *f* (Ⓔ L-xylulosuria): Xyluloseausscheidung im Harn

Xys|ma|lo|bi|um un|du|la|tum *nt*: *→Uzara*

XY-Turner-Phänotypus *m*: *→Noonan-Syndrom*

XYY-Syndrom *nt* (Ⓔ XYY syndrome): Chromosomenaberration mit doppeltem Y-Chromosom; führt zu Hochwuchs, Hypogonadismus, Verhaltensstörungen und Intelligenzminderung [ca. 10 % unter dem gesunder Geschwister]; die Häufigkeit liegt bei 1:1000 männliche Neugeborene; die Patienten sind fertil und ihre Nachkommen haben einen normalen Chromosomensatz

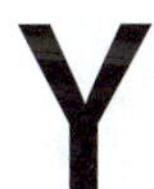

Y *Abk.*: Yttrium
Y. *Abk.*: → *Yersinia*
YAC *Abk.*: yeast artificial chromosome
YAG-Laser *m* (Ⓔ YAG laser): ***Syn:*** *Yttrium-Aluminium-Granat-Laser*; kann sowohl als gepulster oder als kontinuierlicher Laser eingesetzt werden; wird v.a. in der Augenheilkunde und der Dermatologie [Entfernung von Tätowierungen] verwendet
Y-Anastomose *f*: → *Roux-Y-Anastomose*
Yangste-Fieber *nt* (Ⓔ Katayama syndrome): ***Syn:*** *Katayama-Krankheit, Katayama-Syndrom, Katayama-Fieber*; akutes, fieberhaftes Stadium der Schistosomiasis* japonica
Yaws *f*: → *Frambösie*
Yb *Abk.*: Ytterbium
Y-Band *nt*: → *Retinaculum musculorum extensorum inferius*
Y-Chromatin *nt* (Ⓔ Y chromatin): im Ruhekern nachweisbares Chromatin des Y-Chromosoms
Y-Chromosom *nt* (Ⓔ Y chromosome): nur beim männlichen Geschlecht vorhandenes Geschlechtschromosom; *s.a. Chromosom*
Yer|si|nia *f* (Ⓔ Yersinia): Gattung gramnegativer, sporenloser Stäbchenbakterien
Yersinia enterocolitica (Ⓔ Yersinia enterocolitica): Erreger akuter, fieberhafter Darmentzündungen, der ein hitzestabiles Enterotoxin bildet; wird meist oral mit kontaminierter Nahrung aufgenommen; es kommt zu geschwüriger Entzündung der Schleimhaut und der Peyer*-Plaques sowie zur Vergrößerung der mesenterialen Lymphknoten; **klinisch** imponiert die Infektion als akute Enteritis* oder Enterokolitis*, in seltenen Fällen auch als Pseudoappendizitis* mit akuter terminaler Ileitis und mesenterialer Lymphadenitis*; bei immungeschwächten Patienten kann es zu Sepsis kommen; **Diagnose**: Erregernachweis in der Kultur, Antikörpernachweis im Serum; **Therapie**: symptomatische Therapie bei leichten Formen; in schwereren Fällen Aminoglykoside*, Tetracycline*, Ciprofloxacin* oder Cotrimoxazol*; **Prognose**: bei Patienten mit HLA-B27 kann es zu Nachkrankheiten [Arthralgie, Arthritis, Myokarditis, Erythema nodosum, Morbus Reiter] kommen
Yersinia pestis (Ⓔ Yersinia pestis): ***Syn:*** *Pestbakterium*; in mehreren Biovaren [antigua, medivalis, orientalis] vorkommender Erreger der Pest*
Yersinia pseudotuberculosis (Ⓔ Yersinia pseudotuberculosis): Erreger der Nagertuberkulose, selten auch der Pseudotuberkulose* des Menschen; spielt als Erreger von enteralen Yersiniosen eine weniger bedeutende Rolle als Yersinia* enterocolitica, kann aber auch Nachkrankheiten verursachen
Yersinia-Arthritis *f* (Ⓔ Yersinia arthritis): im Anschluss an eine enterale Yersiniose* auftretende reaktive Gelenkentzündung
Yersinia-Infektion *f*: → *Yersiniose*
Yer|si|ni|o|se *f* (Ⓔ yersiniosis): ***Syn:*** *Yersinia-Infektion*; durch Yersinia*-Species hervorgerufene bakterielle Infektionskrankheit; Yersinia* enterocolitica und pseudotuberculosis verursachen Dünndarmerkrankungen [**enterale Yersiniosen**], Yersinia* pestis die Pest*
Yo|him|be *f* (Ⓔ yohimbé): ***Syn:*** *Pausinystalia yohimbe, Corynanthe yohimbe*; Baum aus der Familie der Rötegewächse [Rubiaceae]; verwendet wird die Rinde von Stamm und Zweigen [**Potenzrinde, Yohimbehe cortex**], die Indolalkaloide* [Yohimbin*] und Gerbstoffe* enthält; **Anw.**: traditionell als Aphrodisiakum* sowie als Antihypertensivum*
Yo|him|be|he cor|tex *m* (Ⓔ yohimbé bark): ***Syn:*** *Potenzrinde*; *s.u. Yohimbe*
Yo|him|bin *nt* (Ⓔ yohimbine): ***Syn:*** *Johimbin, Aphrodin*; Alkaloid aus der Yohimberinde; α-Sympatholytikum*, Adrenolytikum*, Antihypertensivum*, Menagogum*, Aphrodisiakum*
Young: Thomas Young; 1773–1829; englischer Arzt und Physiker (London)
Young-Helmholtz-Dreifarbentheorie *f* (Ⓔ Young-Helmholtz theory): ***Syn:*** *Dreifarbentheorie*; Theorie des Farbensehens, die annimmt, dass die Netzhaut Rezeptoren für drei Farben [Rot, Grün und Blau] hat, und dass Mischfarben durch Reizung von zwei oder drei Rezeptoren gesehen werden
Youssef: Abdel Fatah Youssef; ägyptischer Gynäkologe (Kairo) im 20. Jahrhundert
Youssef-Syndrom *nt* (Ⓔ Youssef's syndrome): menstruelle Hämaturie* bei einer vesikouterinen Fistel im Anschluss an eine Schnittentbindung
Y-Roux-Anastomose *f*: → *Roux-Y-Anastomose*
Y-Roux-Schlinge *f*: → *Roux-Y-Anastomose*
Y-Schlinge *f*: → *Roux-Y-Anastomose*
Y|sop *m* (Ⓔ hyssop): ***Syn:*** *Hyssopus officinalis*; Halbstrauch aus der Familie der Lippenblütler [Lamiaceae]; verwendet werden die oberirdischen Pflanzenteile [**Ysopkraut, Hyssopi herba**] und das durch Wasserdampfdestillation aus ihnen gewonnene ätherische **Ysopöl** [Hyssopi aetheroleum]; beide enthalten α-Pinen*, Gerbstoffe* und Flavonoide*; **Anw.**: traditionell in Gurgel- und Augenwässern, innerlich bei Verdauungsstörungen, Bronchitis*, Asthma* bronchiale und Husten
Y|sop|kraut *nt* (Ⓔ hyssop): ***Syn:*** *Ispenkraut, Josefskraut, Hyssopi herba*; *s.u. Ysop*
Y|sop|öl *nt* (Ⓔ hyssop oil): ***Syn:*** *Hyssopi aetheroleum*; *s.u. Ysop*
Yttrium-Aluminium-Granat-Laser *m*: → *YAG-Laser*
Yvin: **Yvin-Syndrom** *nt* (Ⓔ Yvin's syndrome): Kombination von Platyspondylie* und isolierter Osteopoikilie* des Femurs
Y-V-Plastik *f* (Ⓔ Y-V plasty): Hautplastik* mit Y-förmiger Inzision und V-förmiger Naht des Verschiebelappens

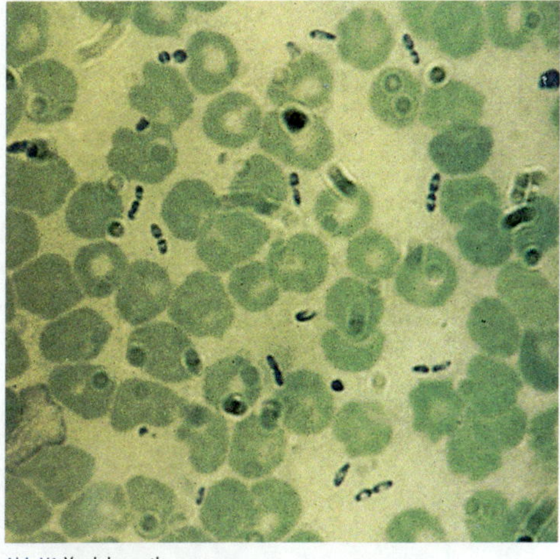

Abb. Y1. Yersinia pestis

Z

Z *Abk.*: **1.** Impedanz **2.** *→Kernladungszahl* **3.** *→Ordnungszahl* **4.** Standardwert **5.** *→Zahn* **6.** Zuckung
Z. *Abk.*: *→Zona*
$\mathbf{Z_E}$ *Abk.*: *→Erythrozytenzahl*
ZA *Abk.*: **1.** Zahnarzt **2.** Zahnärztin
ZAC *Abk.*: Zinkdimethyldithiokarbamatcyclohexamin
Za|cken|naht *f* (Ⓔ serrate suture): *Syn:* *Sutura serrata*; Knochennaht mit unregelmäßigen Flächen; *s.u. Sutura*
Za|cken|se|hen *nt*: *→Teichopsie*
ZAE *Abk.*: *→Zentralarterienembolie*
Zae|ru|lo|plas|min *nt*: *→Caeruloplasmin*
ZAF *Abk.*: Zelluloseacetatfolie
ZAH *Abk.*: Zahnarzthelferin
Zä|hig|keit *f* (Ⓔ viscosity): Viskosität*
Zähl|zwang *m* (Ⓔ arithmomania): *Syn:* *Arithmomanie*; zwanghaftes Zählen oder Rechnen bei Zwangsneurose*
Zahn *m* (Ⓔ tooth): Dens*
bleibende Zähne (Ⓔ permanent teeth): *Syn:* *zweite Zähne, Dauergebiss, Dentes permanentes*; die 32 Zähne des bleibenden Gebisses; bestehen aus 4 oberen und 4 unteren Schneidezähnen [Dentes incisivi], je 2 oberen und unteren Eckzähnen [Dentes canini], 4 oberen und 4 unteren Prämolaren [Dentes premolares] und jeweils 6 oberen und unteren Molaren [Dentes molares]
Zahn des II. Halswirbels: *→Dens axis*
zweite Zähne: *→bleibende Zähne*
Zahn: Friedrich Wilhelm Zahn; 1845–1904; deutscher Pathologe (Genf)
Zahn-Infarkt *m* (Ⓔ Zahn's infarct): keilförmiger, dunkelbrauner Leberbezirk, der sich scharf vom normalen Lebergewebe abgrenzt; ist kein Infarktareal, sondern entsteht durch einen venösen Rückfluss und Hyperämie des Lebergewebes bei intrahepatischer Pfortaderthrombose*
Zahn-Linien *pl* (Ⓔ Zahn's lines): zarte Querriffelung der Oberfläche von intravital gebildeten Thromben; wichtig zur Abgrenzung von Leichengerinnseln* mit glatter Oberfläche
Zahn-Tasche *f* (Ⓔ Zahn's pocket): taschenförmige Aussackung des parietalen Endokards der Wand des linken Ventrikels unterhalb der Aortenklappe*; entsteht durch die Druckerhöhung bei Aortenstenose* bzw. den Blutrückstrom bei Aortenklappeninsuffizienz*
Zahn|al|ve|o|len *pl*: *→Zahnfächer*
Zahn|bein *nt*: *→Dentin*
Zahn|bein|bild|ner *m* (Ⓔ odontoblast): *Syn:* *Odontoblast, Dentinoblast*; das Dentin bildende zylindrische Zelle des Pulparaums
Zahn|bein|bil|dung *f* (Ⓔ dentinogenesis): *Syn:* *Dentinogenesis, Dentinogenese, Dentinbildung*; in drei Phasen ablaufende Bildung des Dentis: **1.** Bildung von Prädentin **2.** Prädentinreifung **3.** Mineralisation
Zahn|be|lag *m* (Ⓔ dental plaque): *Syn:* *Plaque, dentale Plaque*; eiweiß-, kohlenhydrat- und bakterienhaltiger, weicher Belag auf der Zahnoberfläche; meist hell- bis dunkelgelb und deshalb in dünner Schicht nur schwer erkennbar; die Plaquebildung wird durch zuckerhaltige Nahrung [v.a. Süßigkeiten und gesüßte Getränke] gefördert; bildet einen idealen Nährboden für Aerobier und Anaerobier, und ist damit die Ursache der Karies
Zahn|bett *nt* (Ⓔ parodontium): *Syn:* *Zahnhalteapparat, Periodontium, Parodontium*; der den Zahn in der Alveole befestigende Apparat; besteht aus Zahnfleisch [Gingiva*], Periodontium* insertionis und Periodontium* protectoris
Zahn|bil|dung *f* (Ⓔ odontogenesis): Odontogenese*
Zahn|bo|gen *m* (Ⓔ dental arch): *Syn:* *Arcus dentalis*; Gesamtheit der Zähne des Ober- oder Unterkiefers
mandibulärer Zahnbogen (Ⓔ mandibular dental arcade): *Syn:* *Unterkieferzahnreihe, Arcus dentalis inferior, Arcus dentalis mandibularis*; Zahnbogen des Unterkiefers
maxillärer Zahnbogen (Ⓔ maxillary dental arcade): *Syn:* *Oberkieferzahnreihe, Arcus dentalis inferior, Arcus dentalis maxillaris*; Zahnbogen des Oberkiefers
Zahn|durch|bruch *m* (Ⓔ teething): *Syn:* *Zahnen, Dentitio, Dentition, Zahnung*; der **1. Zahndurchbruch** [Milchzahndurchbruch] beginnt meist in der zweiten Hälfte des 1. Lebensjahres [6.–8. Monat] mit den Schneidezähnen, gefolgt von 1. Milchmolar, Eckzahn und 2. Milchmolar; der **2. Zahndurchbruch** [auch **Zahnwechsel**] beginnt etwa ab dem 5. Lebensjahr in der Reihenfolge 1. Molar, Schneidezähne, 1. Prämolar, Eckzahn, 2. Prämolar, 2.–3. Molar

Tab. Z1. Zahndurchbruch und Zahnwechsel

Zahn	Milchgebiss (Monate)	Definitives Gebiss (Jahre)
Dens incisivus 1	6–8	7–8
Dens incisivus 2	8–12	8–9
Dens caninus	16–20	11–13
Dens premolaris 1	12–16	9–11
Dens premolaris 2	20–24	11–13
Dens molaris 1	–	6–7
Dens molaris 2	–	12–14
Dens molaris 3	–	17–40

Zah|nen *nt*: *→Zahndurchbruch*
Zahn|er|satz|kun|de *f* (Ⓔ dental prosthetics): Zahntechnik, zahnärztliche Prothetik
Zahn|fä|cher *pl* (Ⓔ tooth sockets): *Syn:* *Zahnalveolen, Alveoli dentales*; Vertiefung der Alveolarfortsätze von Unter- und Oberkiefer, in denen die Zahnwurzeln verankert sind
Zahn|fäu|le *f*: *→Karies*
Zahn|fäul|nis *f*: *→Karies*
Zahn|fie|ber *nt* (Ⓔ dentition fever): Temperaturerhöhung als Begleiterscheinung des Durchbruchs der Milchzähne
Zahn|fleisch *nt* (Ⓔ gum): *Syn:* *Gingiva*; die Alveolarfortsätze von Oberkiefer und Unterkiefer [**Gingiva alveolaris**] und den Zahnhals [**Margo gingivalis**] überziehende Fortsetzung der Mundschleimhaut; das **Gingivaepithel** ist ein schwach verhorntes Plattenepithel*, das durch seine Tüpfelung ein orangenschalenähnliches Aussehen erhält; das Zahnfleich besitzt ein Fasersystem, das es am Zahn befestigt; die zwischen den Zähnen liegende Gingiva wird als **Interdentalpapille** [Papilla gingivalis/interdentalis] bezeichnet; an der Grenze von Zahnfleich und Zahnhals schlägt sich das Epithel nach innen um und bildet dabei die **Zahnfleischfurche** [Sulcus gingivalis]
Zahn|fleisch|ab|tra|gung *f*: *→Gingivektomie*
Zahn|fleisch|ent|zün|dung *f*: *→Gingivitis*
Zahn|fleisch|fur|che *f* (Ⓔ gingival sulcus): *s.u. Zahnfleisch*
Zahn|fleisch|hy|per|pla|sie *f* (Ⓔ gingival hyperplasia): *Syn:* *Gingivahyperplasie, Gingiva hyperplastica, Fibromatosis gingivae*; sowohl hereditäre als auch durch exogene Faktoren [Hydantoin*] hervorgerufene bindegewebige Wucherung des Zahnfleisches; **Therapie**: Absetzen oder Vermeiden des auslösenden Agens; Zahnfleischexzision; Zahnsteinentfernung, tägliche Zahnfleischmassage
Zahn|fleisch|hy|per|tro|phie *f* (Ⓔ gum hypertrophy): generalisierte oder umschriebene Zahnfleischwucherung; *s.a. Zahnfleischhyperplasie*
Zahn|fleisch|plas|tik *f* (Ⓔ gingivoplasty): *Syn:* *Gingivoplastik*; operative Wiederherstellung einer normalen Zahnfleischstruktur, z.B. bei Zahnfleischhyperplasie*
Zahn|fleisch|saum *m* (Ⓔ gingival margin): *Syn:* *Margo gingivalis*; *s.u. Zahnfleisch*
Zahn|flu|o|ro|se *f* (Ⓔ fluorosis): *Syn:* *Dentalfluorose, Schmelz-*

fleckenkrankheit; durch eine langfristig erhöhte Fluorzufuhr hervorgerufene fleckige Störung der Zahnschmelzbildung; ist nur während der Zahnentwicklung in den ersten 8–10 Jahren möglich

Zahn|for|mel *f* (Ⓔ dental formula): ***Syn:*** *Gebissformel*; schematische Darstellung des Gebisses; die Zahngruppen werden mit den Buchstaben I [Incisivi], C [Canini], P [Prämolaren] und M [Molaren] bezeichnet, wobei für Milchzähne* kleine Buchstaben verwendet werden; obere und untere Zahnreihe werden in Bruchform dargestellt, wobei eine senkrechte Linie für die Mittellinie steht; *s.a. Zahnschema*

Zahn|hals *m* (Ⓔ neck of tooth): ***Syn:*** *Cervix dentis, Collum dentis*; Zahnabschnitt zwischen Krone und Wurzel

Zahn|hal|te|ap|pa|rat *m*: *→Zahnbett*

Zahn|heil|kun|de *f* (Ⓔ odontology): ***Syn:*** *Odontologie, Zahnkunde, Zahnmedizin, Dentologie*; Lehre von den Zähnen und ihren Erkrankungen

Zahn|hö|cker *m* (Ⓔ dental cusp): ***Syn:*** *Cuspis dentis*; kleines Höckerchen auf der Kaufläche von Zähnen; Prämolaren [Dentes* premolares] haben eine **Cuspis lingualis** und **Cuspis vestibularis**, bei Molaren [Dentes* molares] unterscheidet man **Cuspis distalis, Cuspis distolingualis, Cuspis distovestibularis, Cuspis mesiolingualis** und **Cuspis mesiovestibularis**

Zahn|höh|le *f* (Ⓔ cavity of tooth): ***Syn:*** *Pulpahöhle, Cavitas pulparis, Cavitas dentis*; im Inneren eines Zahns liegender Raum, der die Zahnpulpa* enthält; wird unterteilt in **Kronenabschnitt** [Cavitas coronae] und **Wurzelkanal** [Canalis radicis]

Zahn|höh|len *pl*: *→Zahnfächer*

Zahn|ka|ri|es *f*: *→Karies*

Zahn|keim *m* (Ⓔ tooth bud): noch nicht durchgebrochener Zahn

Zahn|kro|ne, a|na|to|mi|sche *f* (Ⓔ anatomical crown): ***Syn:*** *Corona dentis, Corona dentis anatomica*; der vom Zahnschmelz* bedeckte Teil des Zahnes

Zahn|kro|ne, kli|ni|sche *f* (Ⓔ clinical crown): ***Syn:*** *Corona clinica dentis*; der über das Zahnfleisch* hervorragende Teil des Zahnes

Zahn|kun|de *f*: *→Zahnheilkunde*

Zahn|mark *nt*: *→Zahnpulpa*

Zahn|mark|ent|zün|dung *f*: *→Pulpitis*

Zahn|me|di|zin *f*: *→Zahnheilkunde*

Zahn|pa|pil|le *f* (Ⓔ dental papilla): ***Syn:*** *Papilla dentis*; Vorstufe der Zahnpulpa während der Zahnbildung

Zahn|pul|pa *f* (Ⓔ tooth pulp): ***Syn:*** *Pulpa, Zahnmark, Pulpa dentis*; die Pulpahöhle [Cavitas dentis/pulparis] und den Wurzelkanal [Canalis radicis] des Zahnes ausfüllendes Gewebe; die periphere Schicht wird von Odontoblasten gebildet

Zahn|rad|phä|no|men *nt* (Ⓔ cogwheel phenomenon): ***Syn:*** *Negro-Zeichen*; bei Rigor* gibt die Muskelspannung bei einer passiven Bewegung nicht gleichmäßig, sondern ruckartig nach; damit erscheint die Bewegung wie durch ein Zahnrad gesteuert; beruht darauf, dass die Antagonisten wegen der Störung der reziproken Innervation ihre Spannung nur ungleichmäßig lockern

Zahn|rei|hen|schluss *m* (Ⓔ occlusion): ***Syn:*** *Okklusion, Occlusio dentium*; die Stellung der oberen und unteren Zahnreihe beim Zahnschluss; auch jeder Kontakt der oberen Zahnreihe mit der unteren Zahnreihe

Zahn|re|plan|ta|ti|on *f* (Ⓔ tooth reimplantation): Wiedereinpflanzung eines Zahns

Zahn|sche|ma *nt* (Ⓔ dentition diagram): ***Syn:*** *Gebissschema*; System zur schriftlichen Darstellung eines individuellen, aktuellen Gebisszustandes; von den verschiedenen Systemen wird heute meist das sog. **FDI-System** [Fédération Dentaire International; auch **Two-Digit-System**] verwendet; dabei wird den vier Quadranten jeweils eine Kennziffer von 1–4 zugeordnet [1 = oberer rechter Quadrant, 2 = oberer linker Quadrant, 3 = unterer linker Quadrant, 4 = unterer rechter Quadrant]; die Zähne werden von 1–8 durchnumeriert, wobei die Numerierung von der Mittellinie aus nach dorsal erfolgt; Beispiel: der obere rechte mittlere Schneidezahn erhält die Kennziffer 11, wobei die Ziffern getrennt gelesen werden, d.h. eins-eins
beim Milchgebiss werden die Quadranten mit den Ziffern 5–8 benannt, wobei der rechte obere Quadrant die Ziffer 5 erhält und dann im Uhrzeigersinn weiter numeriert wird; *s.a. Zahnformel*

Zahn|schmelz *m* (Ⓔ enamel): ***Syn:*** *Adamantin, Schmelz, Enamelum, Substantia adamantina*; emailleartige, transparente äußere Zahnschicht; härteste Substanz des menschlichen Körpers; die Anordnung der primär aus Apatitkristallen bestehenden **Schmelzprismen** ist für die mikroskopisch sichtbare Retzius*-Streifung und die Schreger*-Hunter-Linien verantwortlich

Zahn|schmelz|bild|ner *m* (Ⓔ enamel cell): ***Syn:*** *Adamantoblast, Ameloblast, Ganoblast*; den Zahnschmelz bildende Zelle

Zahn|schmelz|bil|dung *f* (Ⓔ amelogenesis): Amelogenese*

Zahn|sta|tus *m* (Ⓔ dental status): Beschreibung des gegenwärtigen Zustandes [Status praesens] des Gebisses mit Angabe von Füllungen, fehlenden Zähnen, Kronen, Stiftzähnen, Brücken, Zahnstein, Karies, Zahnlockerung etc.; *s.a. DMF-Index*

Zahn|stein *m* (Ⓔ tartar): ***Syn:*** *Calculus dentalis/dentis*; harte Ablagerung [Kalksalze] auf der Zahnoberfläche; enthält auch organische Gewebsreste und Mikroorganismen [**mineralisierte Plaques**]

Zahn|sto|cher|am|mei *nt*: *→Ammei*

Zah|nung *f*: *→Zahndurchbruch*

Zahn|wech|sel *m* (Ⓔ diphyodontia): *s.u. Zahndurchbruch*

Zahn|wur|zel *f* (Ⓔ dental root): ***Syn:*** *Wurzel, Radix dentis*; der unterhalb des Zahnhalses [Cervix dentis] liegende Teil des Zahnes; enthält innen den **Wurzelkanal** [Canalis radices dentis], der mit dem **Foramen apicis dentis** auf der **Wurzelspitze** [Apex radicis dentis] mündet; die Anzahl und Form der Zahnwurzel ist variabel; Schneidezähne, Eckzähne und kleine Backenzähne sind einwurzlig, die unteren großen Backenzähne zweiwurzlig und die oberen großen Backenzähne dreiwurzlig; die Wurzeln werden je nach ihrer topografischen Lage als **Radix buccalis, palatinalis, mesialis, lingualis, distalis, mesiobuccalis** oder **mesiolingualis** bezeichnet; zusätzlich auftretende Wurzeln heißen **Radix accessoria**; *s.a. Zahn*

klinische Zahnwurzel (Ⓔ clinical root): ***Syn:*** *Radix clinica dentis*; der von Zahnfleisch [Gingiva*] bedeckte Teil der Zahnwurzel [Radix dentis]

Zahn|wur|zel|ka|nal *m* (Ⓔ root canal): ***Syn:*** *Wurzelkanal, Canalis radicis dentis*; von der Zahnpulpa* ausgefüllter Raum der Zahnwurzel*

Zahn|ze|ment *nt* (Ⓔ tooth cement): ***Syn:*** *Zement, Wurzelzement, Cementum, Substantia ossea dentis*; knochenähnliche Substanz des Zahnes, die die Zahnwurzel bedeckt und der Verankerung des Parodontalligaments dient

Zahorsky: John Zahorsky; 1871–1963; ungarisch-amerikanischer Kinderarzt

Zahorsky-Syndrom *nt* (Ⓔ Zahorsky's disease): ***Syn:*** *Angina herpetica, Herpangina*; durch Coxsackievirus* A verursachte fieberhafte Entzündung des Rachens mit Bläschenbildung, hohem Fieber und Lymphknotenschwellung

zä|kal *adj* (Ⓔ cecal): ***Syn:*** *zökal*; Zäkum betreffend, zum Zäkum gehörend

Zä|ke|kto|mie *f* (Ⓔ cecectomy): ***Syn:*** *Blinddarmresektion, Zäkumresektion, Typhlektomie*; operative Entfernung des Blinddarms [Zäkum]

Zäko-, zäko- *präf.*: Wortelement mit der Bedeutung **1.** „blind" **2.** „Blinddarm/Zäkum/Typhlon"

Zä|ko|i|le|o|sto|mie *f* (Ⓔ cecoileostomy): operative Anastomose von Ileum und Zäkum

zä|ko|ko|lisch *adj* (Ⓔ cecocolic): Zäkum und Kolon betreffend

Zä|ko|ko|lo|pe|xie *f* (Ⓔ cecocolopexy): operative Anheftung von Zäkum und aufsteigendem Kolon an die innere Bauchwand

Zä|ko|ko|lo|sto|mie *f* (Ⓔ cecocolostomy): ***Syn:*** *Zäkum-Kolon-Fistel, Kolon-Zäkum-Fistel, Kolozäkostomie*; operative Anastomose von Kolon und Zäkum

Zä|ko|li|thi|a|sis *f, pl* **-ses** (Ⓔ typhlolithiasis): ***Syn:*** *Typhlolithi-*

Z

asis; Vorkommen von Darmsteinen im Blinddarm [Zäkum]; i.d.R. asymptomatischer Zufallsbefund; in seltenen Fällen Ursache einer **Typhlitis stercoralis**

Zälkolmelgallie *f* (Ⓔ typhlomegaly): ***Syn:*** *Typhlomegalie*; Zäkumvergrößerung

Zälkolpelxie *f* (Ⓔ cecopexy): ***Syn:*** *Typhlopexie, Zäkumfixation, Zäkumanheftung*; operative Anheftung/Fixierung des Zäkums

Zälkolrekltolstolmie *f* (Ⓔ cecorectostomy): ***Syn:*** *Zäkum-Rektum-Fistel*; operative Anastomose von Zäkum und Rektum

Zälkorlrhalphie *f* (Ⓔ cecorrhaphy): ***Syn:*** *Zäkumnaht*; Naht des Zäkums nach traumatischer oder operativer Eröffnung

Zälkolsiglmolildolstolmie *f* (Ⓔ cecosigmoidostomy): ***Syn:*** *Zäkum-Sigma-Fistel*; operative Anastomose von Zäkum und Sigma

Zälkolstolmie *f* (Ⓔ cecostomy): ***Syn:*** *Typhlostomie, Zäkumfistelung*; Anlegen einer äußeren Zäkumfistel

Zälkoltolmie *f* (Ⓔ cecotomy): ***Syn:*** *Typhlotomie*; operative Eröffnung des Blinddarms [Zäkum]

Zälkolzelle *f* (Ⓔ cecocele): Hernie* mit Blinddarm [Zäkum] im Bruchsack

Zälkum *nt* (Ⓔ cecum): ***Syn:*** *Blinddarm, Zökum, Caecum, Intestinum caecum, Typhlon*; sackförmiger Anfangsteil des Dickdarms im rechten Unterbauch; am blinden Ende liegt der Wurmfortsatz [Appendix* vermiformis]; *s.a. Kolon*

Zälkumlanlhefltung *f*: →*Zäkopexie*

Zälkumlentlzünldung *f*: →*Typhlitis*

Zälkumlfislel *f*: →*Zäkostomie*

Zälkumlfisltellung *f*: →*Zäkostomie*

Zälkumlfilxaltilon *f*: →*Zäkopexie*

Zäkum-Ileum-Fistel *f*: →*Zäkoileostomie*

Zäkum-Kolon-Fistel *f*: →*Zäkokolostomie*

Zälkumlnaht *f*: →*Zäkorrhaphie*

Zäkum-Rektum-Fistel *f*: →*Zäkorektostomie*

Zälkumlrelsekltilon *f*: →*Zäkektomie*

Zäkum-Sigma-Fistel *f*: →*Zäkosigmoidostomie*

Zallciltalbin *nt* (Ⓔ zalcitabine): ***Syn:*** *Dideoxycytidin*; nukleosidanaloger Reverse-Transkriptase-Hemmer; *s.u. Essay AIDS S. 31*

zAMP *Abk.*: →*Zyklisches Adenosinmonophosphat*

Zangemeister: Wilhelm Zangemeister; 1871–1930; deutscher Gynäkologe (Königsberg, Marburg)

Zangemeister-Handgriff *m* (Ⓔ Zangemeister maneuver): oft als **5. Leopold-Handgriff** bezeichnet; wird v.a. unter der Geburt verwendet, da er erst nach Einsetzen der Wehentätigkeit Aussagefähigkeit hat; eine Hand wird auf den fest im Beckeneingang stehenden Kopf gelegt, die andere auf die Symphyse; steht der Kopf hinter der Symphyse, liegt wahrscheinlich kein Missverhältnis vor

Zanlgenlbiss *m* (Ⓔ edge-to-edge bite): ***Syn:*** *Kantenbiss, gerader Biss, Orthogenie, Labidodontie, Kopfbiss*; Bissform, bei der in Okklusionsstellung die Schneidekanten der Frontzähne aufeinanderbeißen; führt zu verstärkter Abnutzung

Zanlgenlentlbinldung *f* (Ⓔ forceps delivery): ***Syn:*** *Zangengeburt, Zangenextraktion*; Entbindung mit Hilfe einer Geburtszange

Zanlgenlexltrakltilon *f*: →*Zangenentbindung*

Zanlgenlgelburt *f*: →*Zangenentbindung*

ZAP *Abk.*: **1.** zero airway pressure **2.** zymosanaktiviertes Plasmakomplement

Zäpflchen *nt* (Ⓔ **1.** palatine uvula **2.** →*Suppositorium*): **1. *Syn:*** *Uvula*; (*anatom.*) zapfenförmige Struktur, insbesondere das Gaumenzäpfchen [Uvula* palatina] **2.** →*Suppositorium*

Zäpflchenlentlferlnung *f*: →*Uvulektomie*

Zäpflchenlentlzünldung *f* (Ⓔ staphylitis): ***Syn:*** *Uvulitis, Staphylitis, Kionitis, Cionitis*; Entzündung des Gaumenzäpfchens; selten isoliert, meist Teil einer Rachenentzündung [Pharyngitis*]

Zäpflchenlmuslkel *m*: →*Musculus uvulae*

Zäpflchenlnaht *f* (Ⓔ staphylorrhaphy): ***Syn:*** *Uvulorrhaphie, Staphylorrhaphie*; Naht des Gaumenzäpfchens nach traumatischer oder operativer Läsion oder bei angeborenem Defekt

Zäpflchenlplasltik *f* (Ⓔ staphyloplasty): ***Syn:*** *Staphyloplastik*; plastische Operation am Gaumenzäpfchen, z.B. bei Zäpfchenspalte

Zäpflchenlsenlkung *f* (Ⓔ staphyloptosis): ***Syn:*** *Uvuloptose, Staphyloptose, Zäpfchentiefstand*; findet man z.B. bei Lähmung des Gaumensegels

Zäpflchenlspallte *f* (Ⓔ split uvula): ***Syn:*** *Uvulaspalte, Uvula bifida, Staphyloschisis*; angeborene Längsspalte des Gaumenzäpfchens durch eine fehlende Verschmelzung der paarigen Anlage [Hemmungsfehlbildung]; muss meist operativ korrigiert werden; *s.a. Gaumenspalte*

Zäpflchenltieflstand *m*: →*Zäpfchensenkung*

Zaplfen *pl*: →*Zapfenzellen*

Zaplfenlaldapltaltion *f* (Ⓔ cone adaptation): Anpassung der Zapfenzellen an unterschiedliche Helligkeitsgrade

Zaplfenlblindlheit *f* (Ⓔ cone achromatopsy): ***Syn:*** *Zapfenfarbenblindheit*; durch Ausfall der Zapfenzellen der Netzhaut verursachte Farbenblindheit

Zaplfenlfarlbenlblindlheit *f*: →*Zapfenblindheit*

Zaplfenlgellenk *nt* (Ⓔ pivot joint): ***Syn:*** *Drehgelenk, Radgelenk, Articulatio trochoidea*; sich um eine Längsachse drehendes Gelenk

Zaplfenlselhen *nt* (Ⓔ cone vision): ***Syn:*** *photopisches Sehen*; durch Absorption von Rot, Grün und Violett erzeugtes Farbensehen durch photosensible Substanzen der Zapfenzellen der Netzhaut

Zaplfenlzahn *m* (Ⓔ peg tooth): ***Syn:*** *Griffelzahn, Kegelzahn, Dens emboliformis*; ätiologisch ungeklärte, meist die oberen seitlichen Schneidezähne betreffende Zahnverkümmerung

Zaplfenlzelllen *pl* (Ⓔ retinal cones): ***Syn:*** *Zapfen*; für das scharfe Helligkeitssehen und das Farbensehen zuständige zapfenförmige Zellen der Netzhaut; das konische **Außenglied** enthält Scheibchen, deren Membran die drei Pigmente für das Farbensehen trägt [*Abb. Z3*]

Zälrullolplaslmin *nt*: →*Caeruloplasmin*

Zaulberlnuss, virlgilnilsche *nt*: →*Hamamelis*

Zaunlrülbe *f* (Ⓔ bryony): ***Syn:*** *Bryonia*; Bezeichnung für **weiße Zaunrübe** [Bryonia alba] und **rotbeerige Zaunrübe** [Bryonia cretica ssp. dioica], Pflanzen aus der Familie der

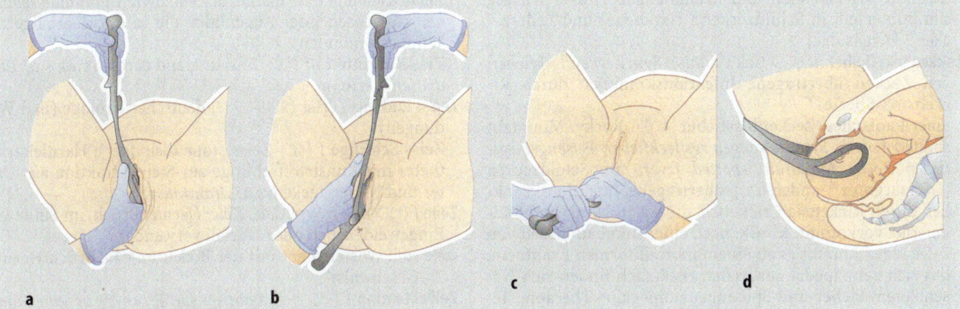

Abb. Z2. Technik der Zangenentbindung: **a** Einführung des linken Löffels, **b** Einführung des rechten Löffels, **c** Fassen der Zange mit beiden Händen und Zug in Richtung der Geburtsachse, **d** Anheben der Zangengriffe, sobald die Nackenhaargrenze den unteren Symphysenrand erreicht hat

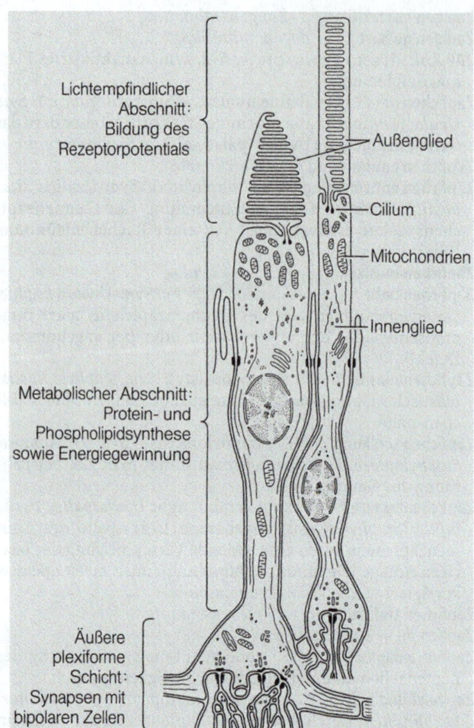

Abb. Z3. Zapfen- und Stäbchenzellen. Zapfenzellen links, Stäbchenzellen rechts

Kürbisgewächse [Cucurbitaceae]; verwendet werden die getrockneten Pfahlwurzeln [**Bryoniae radix**], die Cucurbitacine, Bryoresin, Bryonin, Bryonicin und Anthrachinone* enthalten; **Anw.**: traditionell als starkes Abführmittel*, Emetikum* und Diuretikum*; auch bei Gicht*, Rheuma, Leberleiden sowie akuten und chronischen Atemwegsinfekten; in der Homöopathie bei Pharyngolaryngitis*, Bronchitis*, Pleuritis*, Pneumonie*, Leberleiden und Verstopfung

ZAV *Abk.*: *→Zentralarterienverschluss*

ZBV *Abk.*: **1.** zahnärztlicher Bezirksverband **2.** zentrales Blutvolumen

ZE *Abk.*: **1.** Zahnersatz **2.** *→Zeckenenzephalitis* **3.** *→Zollinger-Ellison-Syndrom*

Zela|xan|thin *nt* (Ⓔ zeaxanthin): gelber Farbstoff in z.B. Eidotter und Mais

Ze|bo|ze|pha|lie *f* (Ⓔ cebocephaly): ***Syn:** Affenkopf, Kebozephalie, Cebozephalie*; Entwicklungsanomalie mit affenähnlichem Schädel

Ze|cken *pl* (Ⓔ ticks): ***Syn:** Ixodides*; blutsaugende Spinnentiere, die als Parasiten und Krankheitsüberträger wichtig sind; unterteilt in Schildzecken* [Ixodidae] und Lederzecken* [Argasidae]

Ze|cken|biss|fie|ber *nt* (Ⓔ tick typhus): ***Syn:** Zeckenfleckfieber*; von Zecken übertragene Infektionskrankheit durch Rickettsia*-Species

amerikanisches Zeckenbissfieber (Ⓔ Rocky Mountain spotted fever): ***Syn:** Felsengebirgsfleckfieber, Felsengebirgsfieber, Rocky Mountain spotted fever*; von Schildzecken [Dermacentor* andersoni] übertragene Infektionskrankheit durch Rickettsia* rickettsii, die v.a. in Nord- und Südamerika vorkommt; **Klinik**: nach einer Inkubationszeit von 2–24 Tagen kommt es zu einem morbilliformen Exanthem, das sich zentripedal ausbreitet; zusätzlich finden sich Nasenbluten, Fieber und Splenohepatomegalie; **Therapie**: Tetracyclin

Ze|cken|bor|re|li|o|se *f*: *→Lyme-Disease*

Ze|cken|en|ze|pha|li|tis *f, pl* **-ti|den** (Ⓔ tick-borne encephalitis): durch Zecken übertragene Arbovirus-Enzephalitis*

russische Zeckenenzephalitis (Ⓔ Russian spring-summer encephalitis): ***Syn:** russische Frühjahr-Sommer-Enzephalitis, russische Frühsommer-Enzephalitis*; durch Zecken übertragene Virusenzephalitis* mit endemischen Herden in Mittel- und Osteuropa; *s.a. Frühsommer-Meningoenzephalitis*

zentraleuropäische Zeckenenzephalitis: *→Frühsommer-Meningoenzephalitis*

Ze|cken|fleck|fie|ber *nt*: *→Zeckenbissfieber*

Ze|cken|rück|fall|fie|ber *nt* (Ⓔ tick-borne relapsing fever): ***Syn:** endemisches Rückfallfieber*; in Zentral- und Südafrika vorkommendes Rückfallfieber durch Borrelia* duttoniii; entspricht vom klinischen Bild dem Läuserückfallfieber*

Ze|do|a|ri|ae rhi|zo|ma *nt* (Ⓔ Zedoariae rhizoma): ***Syn:** Zitwerwurzel*; *s.u. Zitwer*

ZEE *Abk.*: zentraleuropäische Enzephalitis

ZEEP *Abk.*: zero end-expiratory pressure

Ze|hen|ar|te|ri|en, dor|sa|le *pl* (Ⓔ dorsal digital arteries of foot): ***Syn:** Arteriae digitales dorsales pedis*; Endäste der Arteriae* metatarsales dorsales zur Rückseite der Zehen

Ze|hen|beu|ger, kur|zer *m*: *→Musculus flexor digitorum brevis*

Ze|hen|beu|ger, lan|ger *m*: *→Musculus flexor digitorum longus*

Ze|hen|ent|zün|dung *f* (Ⓔ dactylitis): Daktylitis*

Ze|hen|glie|der *pl* (Ⓔ phalanges): ***Syn:** Zehenknochen, Ossa digitorum pedis, Phalangen, Phalanges*; die 2.–5. Zehe haben jeweils drei Glieder: **Grundglied** [Phalanx proximalis], **Mittelglied** [Phalanx media] und **Endglied** [Phalanx distalis]; bei der Großzehe [Hallux] fehlt das Mittelglied; jedes Glied hat eine Basis [**Basis phalangis**], einen Körper [**Corpus phalangis**] und einen Kopf [**Caput phalangis**]; an der Unterseite der Endglieder liegt die **Tuberositas phalangis distalis**, an der sich straffe Bindegewebszüge der Haut befestigen, die eine zu starke Verschiebung der Weichteile beim Laufen verhindern

Ze|hen|grund|ge|len|ke *pl* (Ⓔ metatarsophalangeal joints): ***Syn:** Metatarsophalangealgelenke, MT-Gelenke, Articulationes metatarsophalangeae*; Gelenke zwischen Mittelfuß und Zehen; Kugelgelenke, deren Beweglichkeit durch straffe Bänder [Ligamenta collateralia und plantaria, Ligamentum metatarsale transversum profundum] eingeschränkt wird

Ze|hen|kno|chen *pl*: *→Zehenglieder*

Ze|hen|krampf *m* (Ⓔ dactylospasm): Daktylospasmus*

Ze|hen|rü|cken|ar|te|ri|en *pl*: *→Arteriae digitales dorsales pedis*

Ze|hen|stre|cker, kur|zer *m*: *→Musculus extensor digitorum brevis*

Ze|hen|stre|cker, lan|ger *m*: *→Musculus extensor digitorum longus*

Ze|hen|ver|krüm|mung *f* (Ⓔ dactylogryposis): Daktylogrypose*

Zei|chen *nt* (Ⓔ sign): **ε-Zeichen** (Ⓔ Frostberg's sign): ***Syn:** Frostberg-Zeichen, umgekehrte Drei-Zeichen*; ε-förmige Deformierung des absteigenden Abschnittes des Duodenums bei Pankreaskopfkarzinom oder Pankreatitis

Zeichen der untergehenden Sonne (Ⓔ setting-sun sign): *s.u. Hydrocephalus*

Zei|ge|fin|ger *m* (Ⓔ index): (*anatom.*) Index

Zei|ge|fin|ger|stre|cker *m*: *→Musculus extensor indicis*

Zeis: Eduard Zeis; 1807–1868; deutscher Chirurg (Dresden, Marburg)

Zeis-Drüsen *pl* (Ⓔ glands of Zeis): ***Syn:** Glandulae sebaceae*; Talgdrüsen* der Augenlider, die in die Haarbälge der Wimpern münden

Zeis-Karzinom *nt* (Ⓔ zeisian gland carcinoma): *s.u. Talgdrüsenkarzinom*

Zeiss: Ludwig Zeiss; 1900–1958; deutscher Urologe (Bad Wildungen)

Zeiss-Schlinge *f* (Ⓔ Zeiss stone dislodger): Harnleiterkatheter mit Kunststoffschlinge zur Steinextraktion aus Ureter und Nierenbecken; *s.a. Urolithiasis*

Zele *f* (Ⓔ cele): ***Syn:** Cele, Kele; Hernie*; Bruch, im Sinne von Eingeweidebruch oder -vorfall verwendet

-zele *suf.*: Wortelement mit der Bedeutung **1.** „Bruch/Hernie" **2.** „Geschwulst"

Zell|al|te|rung *f* (Ⓔ cell ageing): *s.u. Essay Virus und Tumor S. 2185*

Zell|at|mung *f* (Ⓔ cell respiration): ***Syn:** innere Atmung, Gewebeatmung*; Gasaustausch der Zellen mit der Umgebung und biologische Oxidation von Brennstoffen zur Energiegewinnung; *s.a. Atmungskette*

Zell|bi|o|lo|gie *f* (Ⓔ cell biology): ***Syn:*** *Zytobiologie*; Biologie* der Zelle

Zell|di|a|gnos|tik *f*: *→Zytodiagnostik*

Zel|le *f* (Ⓔ cell): ***Syn:*** *Cellula*; kleinste, selbstständig lebensfähige Einheit von Pflanzen oder Tieren; alle Zellen haben einen Zellkern*, Zellplasma*, Zellorganellen* [Mitochondrien, Golgi-Apparat etc.] und eine Zellmembran*

antigenpräsentierende Zellen (Ⓔ antigen-presenting cells): *s.u. Essay Immunität S. 1009*

α-Zellen (Ⓔ **1.–2.** alpha cells): **1.** ***Syn:*** *A-Zellen, Alphazellen*; das Hormon Glucagon bildende Zellen der Langerhans-Inseln der Bauchspeicheldrüse **2.** ***Syn:*** *azidophile Zellen, Alphazellen*; azidophile Zellen des Hypophysenvorderlappens, in denen Wachstumshormon gebildet wird

aerobe Zelle (Ⓔ aerobe): Zelle mit aerobem Stoffwechsel

amakrine Zelle (Ⓔ amacrine cell): spezielle Nervenzellen der Netzhaut [Retina*]

amphochromatophile Zelle (Ⓔ amphophilic cell): ***Syn:*** *amphophile Zelle, Amphozyt*; mit sauren und basischen Farbstoffen färbende Zelle

amphophile Zelle: *→amphochromatophile Zelle*

aneuploide Zelle (Ⓔ aneuploid cell): Zelle mit abnormaler Chromosomenzahl

apokrine Zelle (Ⓔ apocrine cell): Zelle mit apokriner Sekretion, d.h. mit Ausscheidung des apikalen Teils der Zelle

argentaffine Zellen: *→enterochromaffine Zellen*

argyrophile Zelle (Ⓔ argyrophilic cell): Zelle mit besonderer Affinität zu Silber oder Silberverbindungen

azidophile Zelle (Ⓔ acidophilic cell): ***Syn:*** *oxyphile Zelle*; mit sauren Farbstoffen anfärbbare Zelle, z.B. in der Adenohypophyse*

azurophile Zelle (Ⓔ azurophile): durch Azurfarbstoffe anfärbbare Zelle

β-Zellen (Ⓔ **1.–2.** beta cells): **1.** ***Syn:*** *Betazellen, B-Zellen*; insulinbildende Zellen der Langerhans*-Inseln der Bauchspeicheldrüse **2.** ***Syn:*** *basophile Zellen, Betazellen*; in der Adenohypophyse* vorkommende Zellen, die TSH bilden

basophile Zelle (Ⓔ basophilic cell): mit basischen Farbstoffen anfärbbare Zelle, z.B. in der Adenohypophyse*

chromophile Zelle (Ⓔ chromophile): leicht färbbare Zelle

chromophobe Zelle (Ⓔ chromophobe): schwer färbbare Zelle, z.B. die chromophoben Zellen der Adenohypophyse*

δ-Zelle (Ⓔ delta cell): ***Syn:*** *D-Zelle, Delta-Zelle*; Somatostatin*-bildende Zelle der Langerhans*-Inseln der Bauchspeicheldrüse

dendritische Zelle (Ⓔ dendritic cell): ***Syn:*** *dendritische Retikulumzelle*; kommt hauptsächlich in den Keimzentren und Primärfollikeln, gelegentlich auch der Follikelaußenzone der Lymphknoten vor; *s.a. Essay Immunität S. 1009*

diploide Zelle (Ⓔ diploid cell): Zelle mit diploidem Chromosomensatz

einkernige Zelle (Ⓔ mononuclear cell): Zelle mit nur

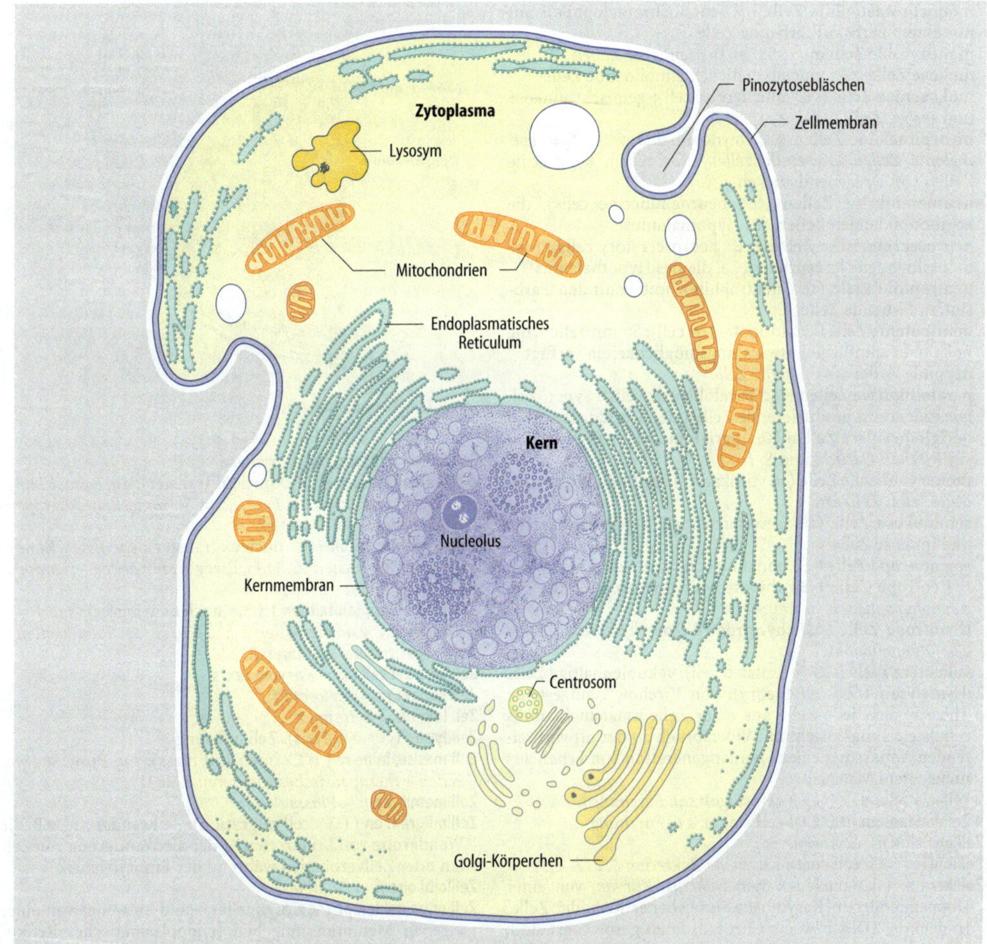

Abb. Z4. Schematischer Aufbau einer eukaryoten Zelle

Z

einem Kern
enterochromaffine Zellen (Ⓔ enterochromaffin cells): ***Syn:*** *argentaffine/gelbe/enteroendokrine Zellen, Kultschitzky-Zellen, EC-Zellen*; u.a. Serotonin* enthaltende, basalgekörnte Zellen des Magen-Darm-Traktes, die sich mit Silber anfärben
enteroendokrine Zellen: *→enterochromaffine Zellen*
eosinophile Zelle (Ⓔ eosinophile): mit Eosin färbende Zelle
epitheloide Zellen (Ⓔ epithelioid cells): ***Syn:*** *Epitheloidzellen*; epithelartige Zellen
eukaryontische Zelle (Ⓔ eukaryotic cell): Zelle mit echtem Zellkern und Zellorganellen
fuchsinophile Zelle (Ⓔ fuchsinophil cell): mit Fuchsin färbende Zelle
γ-Zellen (Ⓔ chromophobic cells): die chromophoben Zellen der Adenohypophyse*
gelbe Zellen: *→enterochromaffine Zellen*
gonadotrope Zelle (Ⓔ gonadotroph cell): *s.u. Adenohypophyse*
immortalisierte Zellen (Ⓔ immortalized cells): *s.u. Essay Virus und Tumor S. 2185*
immunkompetente Zelle (Ⓔ immunocyte): ***Syn:*** *Immunozyt, Immunzelle*; Zelle, die eine spezifische Funktion im Immunsystem wahrnimmt; *s.a. B-Lymphozyten, T-Lymphozyten*
kortikotrope Zelle (Ⓔ corticotroph): *s.u. Adenohypophyse*
mammotrope Zelle (Ⓔ mammotroph): *s.u. Adenohypophyse*
monochromatophile Zelle (Ⓔ monochromatophile): mit nur einem Farbstoff färbende Zelle
monozytoide Zellen: *→Pfeiffer-Drüsenfieber-Zellen*
muköse Zelle (Ⓔ mucous cell): schleimbildende Zelle
mukoseröse Zelle (Ⓔ muciferous cell): gemischt muköse und seröse Zelle
myoepitheloide Zellen (Ⓔ myoepithelial cells): ***Syn:*** *epitheloide Zellen, Myoepithelzellen, Korbzellen*; kontraktile Zellen von Drüsenendstücken
neuroendokrine Zellen (Ⓔ neuroendocrine cells): die hormonbildenden Zellen des Hypothalamus*
neurosekretorische Zellen (Ⓔ neurosecretory cells): hormonbildenden Nervenzellen, v.a. die des Hypothalamus*
neutrophile Zelle (Ⓔ neutrophile): mit neutralen Farbstoffen färbende Zelle
omnipotente Zelle (Ⓔ totipotential cell): Stammzelle*, die noch über sämtliche Entwicklungsmöglichkeiten verfügt
oxyphile Zelle: *→azidophile Zelle*
parafollikuläre Zellen (Ⓔ parafollicular cells): ***Syn:*** *C-Zellen*; Calcitonin-produzierende Zellen der Schilddrüse
periglomeruläre Zellen (Ⓔ periglomerular cells): *s.u. Essay Riechen/Geruchssinn S. 1863*
prokaryontische Zelle (Ⓔ prokaryotic cell): Zelle ohne abgegrenzten Zellkern
seromuköse Zelle (Ⓔ seromucous cell): gemischt seröse und muköse Zelle
somatotrope Zelle (Ⓔ somatotroph): *s.u. Adenohypophyse*
thyreotrope Zelle (Ⓔ thyrotroph): thyrotrope Zelle; *s.u. Adenohypophyse*
thyrotrope Zelle (Ⓔ thyrotroph): ***Syn:*** *thyreotrope Zelle*; *s.u. Adenohypophyse*
vakuoläre Zelle (Ⓔ vacuolated cell): vakuolenhaltige Zelle

Zel|len|leh|re *f* (Ⓔ cell theory): von Virchow* aufgestellte Theorie, dass jede Zelle aus einer Zelle entsteht [„omnis cellula e cellula"]; steht im Widerspruch zu der oft verbreitenden Auffassung einer Spontangeneration von Leben aus unbelebtem Material

2-Zellen-Stadium *nt* (Ⓔ 2-cell stage): *s.u. Furchung*

4-Zellen-Stadium *nt* (Ⓔ 4-cell stage): *s.u. Furchung*

Zell|ge|ne|tik *f*: *→Zytogenetik*

Zell|hül|le *f* (Ⓔ cell coat): *s.u. Essay Bakterien S. 217*

Zell|kern *m* (Ⓔ nucleus): ***Syn:*** *Nukleus, Karyon*; von einer Doppelmembran [Karyotheka] umgebener Kern der Zelle, in dem die DNA bzw. die Chromosomen gespeichert sind; jede Zelle besitzt zumindest einen Kern, manche zwei [Leberepithelzellen] oder mehr [z.B. Osteoklasten]; der Kern ist meist rund, kann aber alle möglichen Formen annehmen [z.B. segmentiert]; während der Interphase besteht der Kern aus **Chromatin**, das im Wesentlichen aus DNA*, Protein [Histone*, Nichthistone] und RNA* besteht; in der Teilungsphase entstehen aus ihm die sichtbaren Chromosomen*; Chromatin besteht aus Euchromatin* und Heterochromatin*, wobei das Verhältnis von Euchromatin zu Heterochromatin von Zelltyp zu Zelltyp verschieden ist; dazu kommen die lichtmikroskopisch sichtbaren **Kernkörperchen** [Nukleolen], die einen Durchmesser von 2–5 µm haben; elektromikroskopisch lassen sich granuläre Abschnitte [**Pars granulosa**] und fibrilläre Teile [**Pars filamentosa**] unterscheiden; die Kernkörperchen sind der Ort der Bildung der ribosomalen RNA, deshalb enthalten Zellen mit einem hohen Eiweißumsatz auffallend große oder viele Kernkörperchen
die **Kernhülle** besteht aus zwei Membranen, zwischen denen der 20–50 nm breite **perinukleäre Raum** liegt; sie wird von zahlreichen **Kernporen** durchsetzt, die einen Durchmesser von ca. 50 nm haben; die Kernporen sind der Ort des Stoffaustauschs zwischen Kern und Zytoplasma*

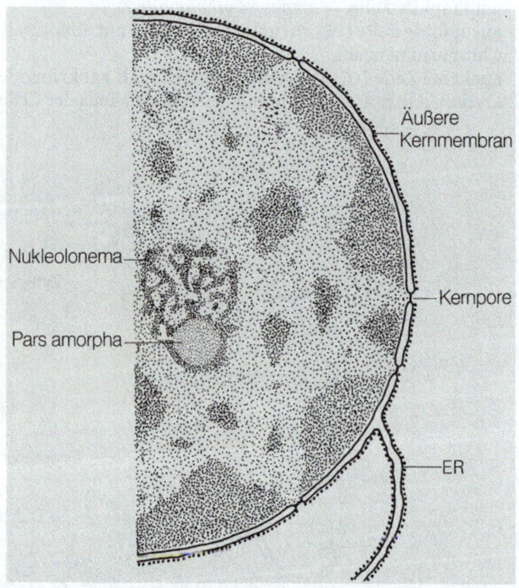

Abb. Z5. Schema des Zellkerns

Zell|kern|auf|lösung *f*: *→Karyolyse*

Zell|kern|aus|tausch *m* (Ⓔ nucleus transfer): *s.u. Essay Klonierung von Menschen I S. 1135, Essay Stammzellen – therapeutisches Klonieren S. 2021*

Zell|kern|trans|fer *m* (Ⓔ nucleus transfer): *s.u. Essay Klonierung von Menschen I S. 1135, Essay Stammzellen – therapeutisches Klonieren S. 2021*

Zell|kern|trans|plan|ta|ti|on *f* (Ⓔ nucleus transfer): *s.u. Essay Klonierung von Menschen I S. 1135, Essay Stammzellen – therapeutisches Klonieren S. 2021*

Zell|kern|zer|fall *m*: *→Karyorrhexis*

Zell|kör|per *m*: *→Zytosoma*

Zell|leib *m*: *→Zytosoma*

Zell|ly|se *f* (Ⓔ cytolysis): Zellaufösung

Zell|mas|se, in|ne|re *f* (Ⓔ inner cell mass): *s.u. Essay Stammzellen – therapeutisches Klonieren S. 2021*

Zell|mem|bran *f*: *→Plasmalemm*

Zell|mi|gra|ti|on *f* (Ⓔ cell migration): Zellwanderung, z.B. die Wanderung von Leukozyten* oder die Wanderung von Zellen oder Zellverbänden während der Embryogenese

Zell|o|bi|o|se *f*: *→Cellobiose*

Zell|or|ga|nel|len *pl* (Ⓔ organelles): sind entweder von einer eigenen Membran umgeben [endoplasmatisches Retikulum*, Golgi*-Apparat, Lysosomen*, Peroxisomen*, Mitochondrien*] oder liegen frei im Plasma [Ribosomen*, Zentriolen*]

Zell|lo|se *f*: →*Cellobiose*

Zell|pa|tho|lo|gie *f* (Ⓔ cytopathology): ***Syn:*** *Zytopathologie*; Pathologie* der Zelle

Zell|phy|si|o|lo|gie *f* (Ⓔ cell physiology): ***Syn:*** *Zytophysiologie*; Physiologie* der Zelle

Zell|plas|ma *nt*: →*Zytoplasma*

Zell|ske|lett *nt*: →*Zytoskelett*

Zell|tei|lung *f* (Ⓔ cell division): Bildung von zwei Tochterzellen aus einer Mutterzelle; *s.a. Mitose, Meiose, Zytokinese*

amitotische Zellteilung (Ⓔ direct cell division): ***Syn:*** *direkte Zellteilung, Amitose*; ohne Ausbildung einer Teilungsspindel verlaufende Zellteilung, d.h., Zellkern und Zellleib werden durchschnürt, ohne dass Chromosomen sichtbar werden; beim Menschen nicht nachweisbar

binäre Zellteilung (Ⓔ binary fission): *s.u. Essay Bakterien S. 217*

direkte Zellteilung: →*amitotische Zellteilung*

meiotische Zellteilung: →*Meiose*

mitotische Zellteilung: →*Mitose*

Zell|tei|lungs|gif|te *pl* (Ⓔ mitotic poisons): *s.u. Mitosehemmer*

Zell|tei|lungs|in|dex *m* (Ⓔ mitotic index): ***Syn:*** *Mitoseindex*; relativer Anteil an Zellen, die sich zum Beobachtungszeitraum in der Mitose befinden

Zell|tei|lungs|ra|te *f* (Ⓔ mitotic rate): ***Syn:*** *Zellvermehrungsrate, Mitoserate*; prozentuale Zellteilung und -vermehrung eines Gewebes pro Zeiteinheit

Zell|tod, pro|gram|mier|ter *m* (Ⓔ apoptosis): Apoptosis*

zel|lu|lär *adj* (Ⓔ cellular): ***Syn:*** *zellular*; Zelle(n) betreffend, aus Zellen bestehend, zellig

Zel|lu|lar|pa|tho|lo|gie *f* (Ⓔ cellular pathology): von Virchow* entwickelte Lehre, die besagt, dass die Ursache von Krankheit oder Gesundheit in der Reaktion der Zelle auf externe Stimuli liegt; steht im krassen Gegensatz zur klassischen Humoralpathologie*

Zel|lu|la|sen *pl* (Ⓔ cellulases): Enzyme, die Zellulose* zu Zellobiose* abbauen

Zel|lu|li|tis *f, pl* **-ti|den** (Ⓔ **1.** cellulitis **2.** cellulite): **1.** ***Syn:*** *Cellulitis*; Entzündung des Unterhautbindegewebes; meist durch A-Streptokokken*, Staphylococcus* aureus oder Escherichia* coli; häufig postoperativ mit lokalen Entzündungszeichen; der Begriff wird v.a. im angloamerikanischen Raum verwendet; im deutschsprachigen Raum wird die Entzündung je nach dem klinischen Bild als Erysipel* oder Phlegmone* bezeichnet **2.** ***Syn:*** *Cellulitis, Dermopanniculosis deformans, Cellulite*; konstitutionell bedingte, nicht-entzündliche Veränderung des subkutanen Fettgewebes im Oberschenkel- und Gesäßbereich bei Frauen; die Hautoberfläche erinnert an die Oberfläche einer Apfelsine [**Orangenhaut, Apfelsinenhaut**]; **Therapie**: Gewichtsreduktion, Bein- und Gesäßgymnastik

zel|lu|li|tisch *adj* (Ⓔ cellulitic): Zellulitis betreffend, von ihr betroffen oder gekennzeichnet

Zel|lu|lo|se *f*: →*Cellulose*

Zel|lu|lo|se|di|ni|trat *nt* (Ⓔ cellulose dinitrate): *s.u. Collodium*

Zell|ver|meh|rungs|ra|te *f*: →*Zellteilungsrate*

Zell|wand *f* (Ⓔ **1.** cell membrane **2.** cell wall): **1.** →*Plasmalemm* **2.** die Wand der Bakterienzelle unterscheidet sich in ihrem Aufbau wesentlich von der Zellwand des Menschen; diese Unterschiede werden bei der Antibiotikatherapie ausgenutzt; *s.a. Essay Bakterien S. 217*

Zellweger: Hans Ulrich Zellweger; 1909–1990; amerikanischer Kinderarzt (Zürich, Iowa City)

Zellweger-Syndrom *nt* (Ⓔ Zellweger syndrome): ***Syn:*** *zerebro-hepato-renales Syndrom*; autosomal-rezessiv vererbte Entwicklungsstörung von Peroxisomen der Gruppe 1 [PEX 1]; **klinisch** auffällig sind eine typische Fazies mit flacher hoher Stirn, tiefer Nasenwurzel, Hypertelorismus*, Epikanthus*, leicht mongoloider Lidachse, Mikrognathie* und dysplastischen Ohrmuscheln; die Kinder versterben i.d.R. in den ersten Lebensmonaten; als **Pseudozellweger-Syndrom** oder **atypisches Zellweger-Syndrom** bezeichnet man Erkrankungen mit schwächerer Ausprägung der Symptome und einer Überlebensdauer von mehreren Jahren

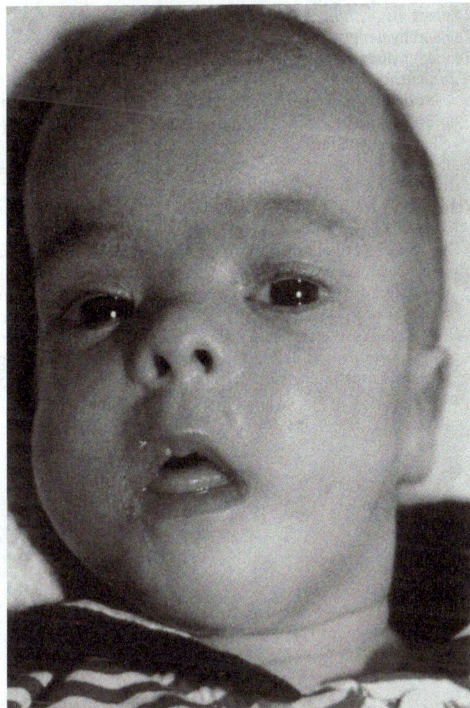

Abb. Z6. Zellweger-Syndrom. Sechs Monate alter Junge

Zell|zy|klus *m* (Ⓔ cell cycle): Lebenszyklus einer Zelle; besteht aus einer ersten Ruhephase [**postmitotische Ruhephase, G_1-Phase**], einer Synthesephase [**S-Phase**], in der die DNA verdoppelt wird, der zweiten Ruhephase [**prämitotische Ruhephase, G_2-Phase**] und der Teilungsphase [**M-Phase, Mitosephase**]; die Dauer der ersten Ruhephase ist unterschiedlich bei verschiedenen Zellarten; die Synthesephase dauert ca. 8 Stunden und die zweite Ruhephase 1–3 Stunden; Zellen, die nicht mehr proliferieren [z.B. Nervenzellen], verbleiben dauerhaft in einem besonderen Zustand, der als **G_0-Phase** bezeichnet wird

Ze|lo|schi|sis *f* (Ⓔ celoschisis): selten verwendete Bezeichnung für Bauchwandspalte [Laparoschisis]

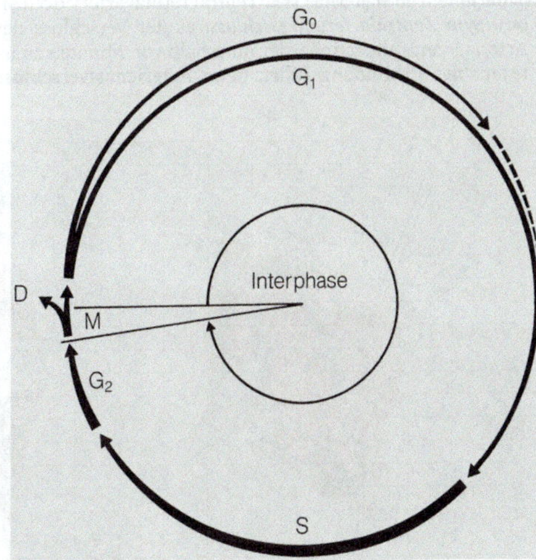

Abb. Z7. Zellzyklus

Ze|ment *nt*: →*Zahnzement*

Ze|ment|hy|per|pla|sie *f*: →*Zementhypertrophie*

Ze|ment|hy|per|tro|phie *f* (Ⓔ cementum hyperplasia): ***Syn:*** *Zementhyperplasie, Hyperzementose, Hypercementose*; diffuse oder umschriebene Verdickung des Zahnwurzelzements als Folge von lokaler Entzündung, Überbelastung oder genereller Osteopathie

Ze|men|to|ge|ne|se *f* (Ⓔ cementogenesis): Zahnzementbildung, Zementbildung

Zenker: Friedrich A. von Zenker; 1825–1898; deutscher Pathologe (Erlangen, Dresden)

Zenker-Divertikel *nt* (Ⓔ Zenker's diverticulum): ***Syn:*** *pharyngoösophageales Divertikel, Hypopharynxdivertikel*; Pulsionsdivertikel am Übergang von Rachen [Pharynx*] und Speiseröhre [Ösophagus*]; sitzt an der Hinterwand des Pharynx im Bereich der **Killian-Muskellücke**; **Klinik**: Dysphagie, Globusgefühl, Regurgitation unverdauter Nahrung; **Therapie**: meist zervikale Myotomie* und Divertikulektomie*

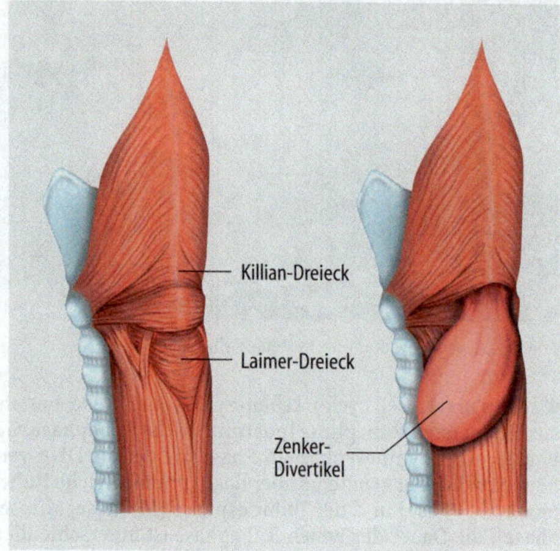

Abb. Z8. Zenker-Divertikel

Zent-, Zent- *präf.*: →*Zenti-*

Zenti-, zenti- *präf.*: Wortelement mit der Bedeutung „hundertster Teil/Hundert"

Zentr-, zentr- *präf.*: →*Zentro-*

Zent|ral|ar|te|ri|en *pl* (Ⓔ central arteries of spleen): *s.u. Milz*

Zen|tral|ar|te|ri|en|em|bo|lie *f* (Ⓔ central retinal artery occlusion): ***Syn:*** *Zentralarterienverschluss*; akuter Verschluss der Arteria* centralis retinae, der innerhalb von Minuten zu irreversibler Erblindung führt; beim **Arterienastverschluss**

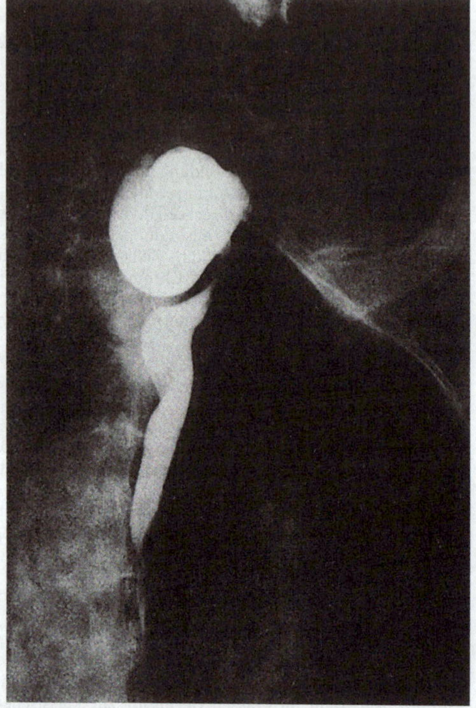

Abb. Z9. Zenker-Divertikel. Kontrastmittelaufnahme im seitlichen Strahlengang

ist nur ein Teil der Netzhaut von der Ischämie betroffen und die zentrale Sehschärfe bleibt erhalten

Zen|tral|ar|te|ri|en|throm|bo|se *f* (Ⓔ apoplectic retinitis): ***Syn:*** *Apoplexia retinae*; schlagartiger Verschluss der Arteria* centralis retinae mit irreversibler Erblindung; kommt es zu Verschlüssen von Ästen der Zentralarterie, betrifft der Sehausfall nur Teile der Netzhaut; die häufigsten Ursachen sind eine Embolie bei Wandthrombose der Karotisgabel, der Aorten- oder Mitralklappe oder eine Arteriitis* temporalis

Zen|tral|ar|te|ri|en|ver|schluss *m*: →*Zentralarterienembolie*

Zen|tral|ar|te|ri|o|len *pl* (Ⓔ central arterioles of spleen): *s.u. Milz*

Zen|tral|fur|che *f* (Ⓔ central sulcus): Sulcus* centralis cerebri; Sulcus* centralis insulae

Zen|tra|li|sa|ti|on *f* (Ⓔ peripheral hypoperfusion): ***Syn:*** *Kreislaufzentralisation*; Drosselung der Durchblutung der Kör-

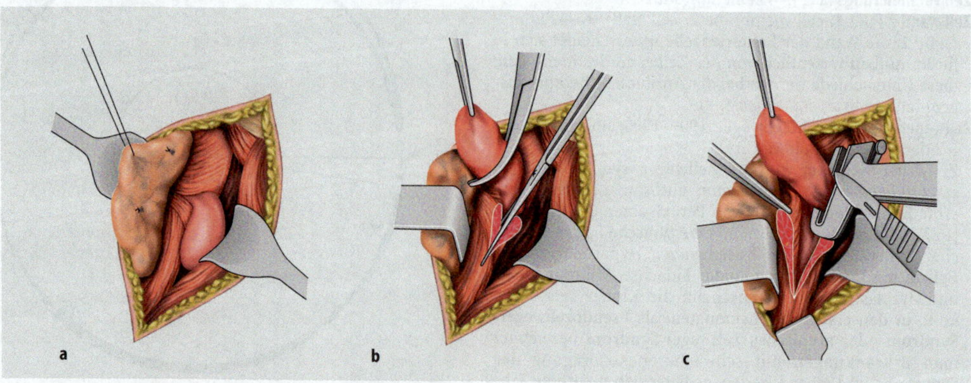

Abb. Z10. Zenker-Divertikel. Zervikale Myotomie und Divertikelabtragung

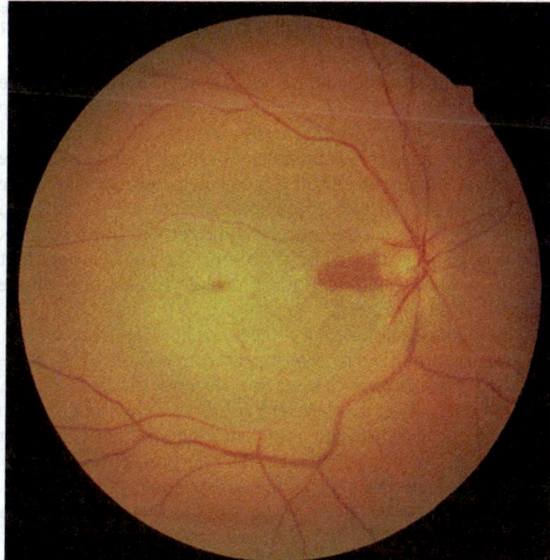
Abb. Z11. Zentralarterienthrombose

perperipherie bei verschiedenen Schockzuständen; *s.a. Schock*

Zen|tral|ka|nal *m* (Ⓔ central canal of spinal cord): Canalis* centralis medullae spinalis

Zent|ral|kör|per|chen *nt*: *→ Zentriol*

Zent|ral|ner|ven|sys|tem *nt* (Ⓔ central nervous system): *Syn*: *Gehirn und Rückenmark, Systema nervosum centrale, Pars centralis systemae nervosi*; der Begriff Zentralnervensystem umfasst Gehirn [Encephalon*], Rückenmark [Medulla spinalis] und die sie bedeckenden Häute [Meninges*]; alle davon ausgehenden Nerven, d.h. auch die Hirnnerven, sind Teil des peripheren Nervensystems [Pars* peripherica]; sowohl Gehirn als auch Rückenmark bestehen aus **grauer Substanz** [Substantia* grisea], die Kerngebiete [Nucleus*] enthält, und **weißer Substanz** [Substantia* alba], die von den Leitungsbahnen [Funiculus, Tractus, Fasciculus] gebildet wird; Gehirn und Rückenmark sind eine untrennbare anatomische und funktionelle Einheit, unabhängig von den Unterschieden in Größe, Lage und Komplexität

Zen|tral|sko|tom *nt* (Ⓔ central scotoma): zentrales Skotom*, z.B. bei retrobulbärer Neuritis*

Zen|tral|spin|del *f* (Ⓔ central spindle): besteht aus den beiden Zentriolen*, die während der Zellteilung die Chromosomen bzw. Chromatiden zu den beiden Polen ziehen; *s.a. Meiose, Mitose*

Zen|tral|star *m* (Ⓔ central cataract): *Syn*: *Kernstar, Cataracta centralis, Cataracta nuclearis*; Katarakt* des Linsenkerns

Zen|tral|vene *f* (Ⓔ central vein): **Zentralvene der Nebenniere:** *→ Vena centralis glandulae suprarenalis*
Zentralvene der Netzhaut: *→ Vena centralis retinae*
Zentralvenen der Leber: *→ Venae centrales hepatis*

Zentralvenen-Leberläppchen *pl* (Ⓔ central vein-liver lobules): *Syn*: *Leberläppchen, Lobuli hepatis*; *s.u. Leber*

Zen|tral|ve|nen|ver|schluss *m* (Ⓔ central retinal vein occlusion): der Venenverschluss führt zu einem hämorrhagischen Infarkt der betroffenen Netzhautgebiete und Erblindung; als Ursache findet man meist eine lokale Wandveränderung bei arterieller Hypertonie oder ein Offenwinkelglaukom; sind nur Äste der Zentralvene betroffen, spricht man von **Venenastverschlüssen**; sie können zu Einschränkung des Sehvermögens führen, das sich aber meist wieder normalisiert

Zentri-, zentri- *präf.*: *→ Zentro-*

zen|tri|fu|gal *adj* (Ⓔ **1.** centrifugal **2.** efferent): **1.** vom Zentrum wegstrebend, vom Zentrum wegleitend oder weggerichtet **2.** vom ZNS wegführend, ableitend, efferent

Zen|tri|fu|ge *f* (Ⓔ centrifuge): *Syn*: *Trennschleuder*; Gerät, das sich um eine Mittelachse dreht und Stoffe verschiedener Dichte voneinander trennt

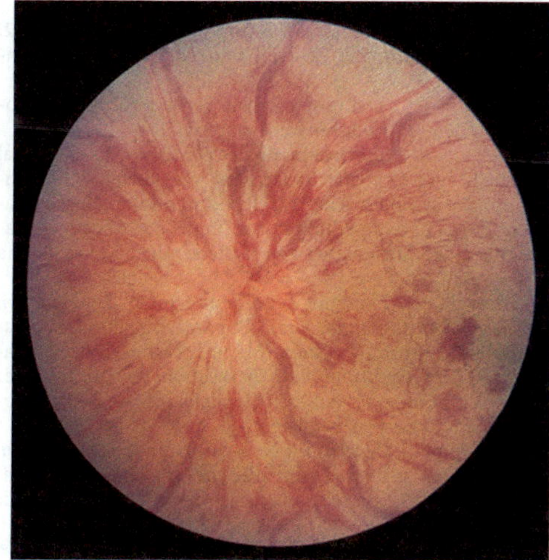
Abb. Z12. Zentralvenenverschluss

Zen|tri|ol *nt* (Ⓔ centriole): *Syn*: *Zentrosom, Zentralkörperchen*; aus 9 Dreiergruppen von Mikrotubuli aufgebaute Zellorganelle, die u.a. die Spindel bei der Zellteilung organisiert und die Motorik der Spermageißel und der Zytoplasmaströmung steuert

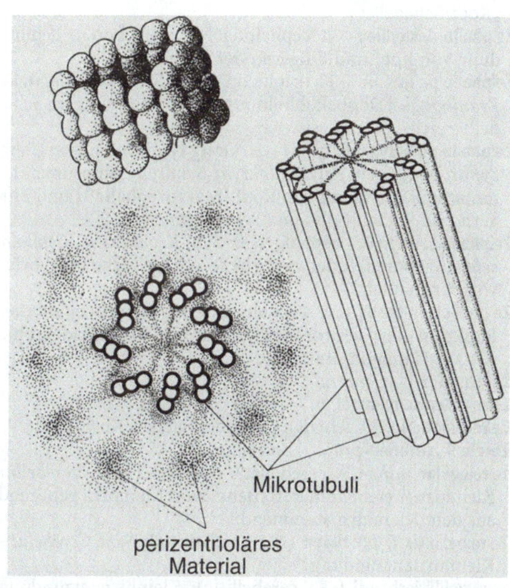

Abb. Z13. Zentriol

zen|tri|pe|tal *adj* (Ⓔ **1.** centripetal **2.** afferent): **1.** zum Zentrum hinstrebend **2.** zum ZNS hinführend, afferent

zen|trisch *adj* (Ⓔ centric): zum Zentrum gehörend, im Zentrum/Mittelpunkt befindlich, zentral

Zentro-, zentro- *präf.*: Wortelement mit der Bedeutung „Mittelpunkt/Zentrum"

Zen|tro|blast *m* (Ⓔ centroblast): *Syn*: *Germinoblast*; unreife Vorstufe der B-Lymphozyten* in den Keimzentren der Lymphknoten [*Abb. Z14*]

Zen|tro|blas|tom *nt* (Ⓔ centroblastic lymphoma): zentroblastisch-zentrozytisches Lymphom* mit Überwiegen der Zentroblasten; *s.a. Non-Hodgkin-Lymphome*

Zen|tro|mer *nt* (Ⓔ centromere): *Syn*: *Kinetochor*; Einschnürung des Chromosoms*; Ansatzstelle der Spindelfasern während der Mitose*; die Einteilung von Chromosomen in

Gruppen basiert z.T. auf der Lage des Zentromers

Zen|tro|som *nt* (Ⓔ **1.** centriole **2.** centrosome): **1.** *→Zentriol* **2.** Bezeichnung für das Zentriol und das umgebende Zentroplasma

Zen|tro|zyt *m* (Ⓔ centrocyte): ***Syn:*** *Germinozyt*; B-Lymphozyt* in den Keimzentren der Lymphknoten

Zen|trum *nt* (Ⓔ center): **anospinales Zentrum** (Ⓔ anospinal center): ***Syn:*** *Centrum anospinale*; vegetatives Reflexzentrum, das sympathische [L_{1-2}] und parasympathische Fasern [S_{1-2}] enthält; reguliert den Tonus der Anusmuskulatur und der Muskulatur von absteigendem Kolon, Sigma und Rektum

genitospinales Zentrum (Ⓔ genitospinal center): ***Syn:*** *Centrum genitospinale*; gemischt parasympathisch-sympathisches Zentrum, das beim Mann Erektion und Ejakulation bewirkt [Erektions- bzw. Ejakulationszentrum], bei der Frau Blutfüllung der äußeren Genitale und die Kontraktionen beim Orgasmus reguliert

vesikospinales Zentrum (Ⓔ vesicospinal center): ***Syn:*** *Centrum vesicospinale*; sympathisches [L_{1-2}] und parasympathisches [S_{1-2}] Zentrum, das die Blasenmuskulatur hemmt oder anregt

ziliospinales Zentrum (Ⓔ ciliospinal center): ***Syn:*** *Budge-Zentrum, Centrum ciliospinale*; sympathisches Nervenzentrum an der Grenze zwischen Hals- und Brustmark; beeinflusst Pupillenweite, Öffnung der Lidspalte und Lage des Augapfels in der Orbita*

Ze|o|da|ri|ae o|le|um *nt* (Ⓔ Zeodariae oleum): ***Syn:*** *Zitwerwurzelöl*; *s.u. Zitwer*

Zephal-, zephal- *präf.*: *→Zephalo-*

Zeph|al|gie *f* (Ⓔ cephalgia): Kopfschmerzen*, Kopfweh

Zephalo-, zephalo- *präf.*: Wortelement mit der Bedeutung „Kopf/Schädel"

Ze|pha|lo|dak|ty|lie *f* (Ⓔ cephalodactyly): angeborene Fehlbildung von Kopf und Fingern oder Zehen

Ze|pha|lo|pa|gus *m* (Ⓔ cephalopagus): ***Syn:*** *Kephalopagus, Kraniopagus*; Doppelfehlbildung mit Verwachsung im Schädelbereich

Ze|pha|lo|po|ly|syn|dak|ty|lie *f* (Ⓔ Greig syndrome): ***Syn:*** *Greig-Syndrom I, Greig-Polysyndaktylie-Syndrom*; autosomal-dominante Fehlbildung von Kopf [Makrozephalie*] und Fingern und Zehen [Poly- und Syndaktylie*]

Ze|pha|lo|ze|le *f* (Ⓔ cephalocele): ***Syn:*** *Kephalozele, Cephalocele*; angeborene oder erworbene Schädellücke mit Vorfall von Hirnhäuten

Ze|pha|lo|zen|te|se *f* (Ⓔ cephalocentesis): ***Syn:*** *Hirnpunktion*; Punktion des Gehirns nach Eröffnung der Schädelhöhle, z.B. zur Hämatomdrainage

Ze|ra|mid *nt*: *→Ceramid*

Ze|ra|mi|da|se|man|gel *m*: *→Farber-Krankheit*

Ze|re|a|li|en *pl* (Ⓔ cereals): Getreidepflanzen, Kornfrucht

Zerebell-, zerebell- *präf.*: *→Zerebello-*

ze|re|bel|lar *adj* (Ⓔ cerebellar): ***Syn:*** *cerebellar, zerebellär*; Kleinhirn/Zerebellum betreffend, zum Kleinhirn gehörend, aus dem Kleinhirn stammend

Ze|re|bel|li|tis *f, pl* **-ti|den** (Ⓔ cerebellitis): ***Syn:*** *Cerebellitis*; Kleinhirnentzündung

ze|re|bel|li|tisch *adj* (Ⓔ cerebellitic): Kleinhirnentzündung/Zerebellitis betreffend, von ihr betroffen oder gekennzeichnet

Zerebello-, zerebello- *präf.*: Wortelement mit der Bedeutung „Kleinhirn/Zerebellum"

ze|re|bel|lo|fu|gal *adj* (Ⓔ cerebellofugal): vom Kleinhirn wegführend

zerebello-olivär *adj* (Ⓔ cerebello-olivary): Kleinhirn und Olive betreffend oder verbindend

ze|re|bel|lo|pe|tal *adj* (Ⓔ cerebellopetal): zum Kleinhirn hinführend

ze|re|bel|lo|pon|tin *adj* (Ⓔ cerebellopontile): Kleinhirn und Brücke/Pons betreffend oder verbindend

ze|re|bel|lo|spi|nal *adj* (Ⓔ cerebellospinal): Kleinhirn/Zerebellum und Rückenmark/Medulla spinalis betreffend oder verbindend

Ze|re|bel|lum *nt, pl* **-la**: *→Kleinhirn*

Zerebr-, zerebr- *präf.*: *→Zerebro-*

ze|re|bral *adj* (Ⓔ cerebral): ***Syn:*** *cerebral*; Großhirn/Zerebrum betreffend, zum Großhirn gehörend, aus dem Großhirn stammend

Ze|re|bral|an|gi|o|gra|phie *f* (Ⓔ cerebral angiography): ***Syn:*** *Zerebralarteriographie, Zerebralarteriografie, Zerebralangiografie, zerebrale Angiographie*; Röntgenkontrastdarstellung* der Hirngefäße, d.h. selektive Angiographie der Arteriae* carotis interna und externa sowie der Arteria* vertebralis mit ihren Aufzweigungen; die Kontrastmittelinjektion erfolgt über transfemoral [Seldinger*-Judkins-Technik] oder transbrachial [Seldinger*-Sones-Technik] eingeführte Katheter oder [seltener] durch direkte Punktion der Arteria* carotis communis

Ze|re|bral|ar|te|ri|en|skle|ro|se *f* (Ⓔ cerebral arteriosclerosis): ***Syn:*** *zerebrale Arteriensklerose, zerebrale Gefäßsklerose, zerebrale Gefäßwandsklerose*; vorwiegend die Hirnarterien betreffende Arteriosklerose*; führt zu Schwindel, (geistiger) Leistungsminderung und evtl. Demenz*; mit einem erhöhten Risiko eines Schlaganfalls* verbunden

Ze|re|bral|ar|te|ri|o|gra|phie *f*: *→Zerebralangiographie*

Ze|re|bral|pa|re|se *f* (Ⓔ cerebral palsy): ***Syn:*** *infantile Zerebralparese*; Oberbegriff für Bewegungsstörungen, die durch eine pränatale, perinatale oder postnatale frühkindliche Hirnschädigung hervorgerufen werden; allen Krankheitsbildern ist gemein, dass es zu einer Störung der motorischen Funktionen kommt, die Schädigung nicht progredient ist, und häufig assoziierte Störungen, wie z.B. mentale Retardierung, Lern- und Sehstörung sowie Epilepsie* auftreten; die **Prävalenz** liegt bei 2–2,5/1000 Lebendgeborene, wobei Frühgeborene und untergewichtige Säuglinge eine wesentlich höhere Prävalenz haben [50–65/1000 Lebendgeborene bei einem Geburtsgewicht von < 1500 g]; Art und Umfang der Schädigung und damit des klinischen Bildes hängen v.a. vom Zeitpunkt der Schädigung ab

nach dem klinischen Bild unterscheidet man heute in der **Klassifikation nach Hagberg** zwischen spastischen, dyskinetischen und ataktischen Formen: **1. spastische Zerebralparese**: zeichnet sich durch einen abnorm erhöhten Muskeltonus und gesteigerte Muskelreflexe sowie positive Pyramidenbahnzeichen aus; typisch sind abnorme Bewegungs- und Haltungsmuster [z.B. Spitzfußstellung, Adduktion und Innenrotation in der Hüfte, Beugung und Pronation des Unterarms] **2. spastische Hemiparese**: typische Zerebralparese von Reifgeborenen oder sehr kleinen Frühgeborenen mit intraventrikulären Blutungen; die motorische Behinderung ist eher leicht, nur 10 % der Kinder sind schwer gehbehindert; auch kognitive Störungen und Sehstörungen sind seltener und schwächer ausgeprägt, dafür finden sich oft [30 %] Epilepsien **3. bilaterale spastische Zerebralparese**: typische Form der ehemaligen Frühgeborenen [2/3 aller Fälle]; bei den diplegischen Fällen handelt es sich i.d.R. um beinbetonte Paresen [**Little-Krankheit**], selten um armbetonte Fälle; die motorische Behinderung sowie die kognitive und die Sehstörung sind stärker ausgeprägt als bei der spastischen Hemiparese; bei den spastischen Tetraparesen ist die Klinik noch schwerer, fast alle Patienten sind geistig behindert und 50 % haben schwere Sehstörungen bis hin zur Erblindung **4. dyskinetische Zerebralparese**: man unterscheidet zwischen vorwiegend dystonen Formen [entsprechen von der Klinik der bilateralen spastischen Zerebralparese] und vorwiegend athetoiden Formen; die geistige Entwicklung ist relativ gut; allerdings sind die Kinder durch die Dyskinesie, die auch die Gesichtsmuskeln betrifft, sehr stark behindert **5. ataktische Zerebralparese**: das klinische Bild ist sehr formenreich; ca. 10 % sind schwer gehbehindert, mehr als 50 % geistig behindert oder haben eine Sehstörung, 20–30 % entwickeln eine Epilepsie

die **Diagnose** beruht auf dem klinischen Bild und der Anamnese; dazu kommen noch EEG, psychologische Tests, Augen- und Hörprüfung; die **Therapie** besteht neben einer intensiven Krankengymnastik aus unterstützenden Maßnahmen [z.B. Rollstuhl, Orthesen], Heilpädagogik, Maßnahmen zur Beseitigung oder Verhinderung von Kontrakturen und anderen Folgeschäden und einer medikamentösen Beeinflussung der Spastik, z.B. mit Baclofen oder Memantin

Ze|re|bral|skle|ro|se *f* (Ⓔ cerebrosclerosis): ***Syn:*** *Hirnsklerose, Enzephalosklerose, Sclerencephalia, Sklerenzephalie, Sclerosis cerebralis*; Sklerose* der Hirngefäße, v.a. der Arterien [Zerebralarteriensklerose*]

diffuse Zerebralsklerose Schilder (Ⓔ diffuse inflammatory sclerosis of Schilder): ***Syn:*** *Schilder-Krankheit, Encephalitis periaxialis diffusa*; im Kindes- oder Jugendalter auftretende chronisch-progrediente Enzephalitis mit Demyelinisation* und Sklerose*

Ze|re|bri|tis *f, pl* **-ti|den** (Ⓔ cerebritis): ***Syn:*** *Cerebritis*; Großhirnentzündung

ze|re|bri|tisch *adj* (Ⓔ cerebritic): Großhirnentzündung/Zerebritis betreffend, von ihr betroffen oder gekennzeichnet

Zerebro-, zerebro- *präf.*: Wortelement mit der Bedeutung „Hirn/Gehirn/Großhirn/Zerebrum"

ze|re|bro|id *adj* (Ⓔ cerebroid): an Hirnsubstanz erinnernd, hirnsubstanzähnlich

ze|re|bro|kar|di|al *adj* (Ⓔ cerebrocardiac): Großhirn/Zerebrum und Herz betreffend

ze|re|bro|me|nin|ge|al *adj* (Ⓔ cerebromeningeal): ***Syn:*** *meningozerebral*; Hirnhäute und Gehirn/Zerebrum betreffend oder verbindend

Ze|re|bro|pa|thie *f* (Ⓔ cerebropathy): ***Syn:*** *Enzephalopathie, Cerebropathia, Encephalopathia*; allgemeine Bezeichnung für jede nicht-entzündliche Gehirnerkrankung oder Schädigung der Gehirnsubstanz mit neurologischen und/oder psychiatrischen Symptomen

ze|re|bro|pon|tin *adj* (Ⓔ cerebropontile): Großhirn/Zerebrum und Brücke/Pons betreffend oder verbindend

Ze|re|bro|se *f*: → *Galaktose*

Ze|re|bro|sid *nt*: → *Cerebrosid*

Ze|re|bro|sid|li|pi|do|se *f*: → *Morbus Gaucher*

Ze|re|bro|si|do|se *f*: **1.** → *Cerebrosidose* **2.** → *Morbus Gaucher*

Ze|re|bro|sid|spei|cher|krank|heit *f*: → *Zerebrosidose*

ze|re|bro|spi|nal *adj* (Ⓔ cerebrospinal): ***Syn:*** *cerebrospinal, spinozerebral, enzephalospinal*; Gehirn und Rückenmark/Medulla spinalis betreffend oder verbindend

Ze|re|bro|to|mie *f* (Ⓔ cerebrotomy): ***Syn:*** *Hirnschnitt*; Inzision in das Hirngewebe

ze|re|bro|vas|ku|lär *adj* (Ⓔ cerebrovascular): Hirngefäße betreffend

ze|re|bro|ze|re|bel|lär *adj* (Ⓔ cerebrocerebellar): ***Syn:*** *zerebrozerebellar*; Großhirn/Zerebrum und Kleinhirn/Zerebellum betreffend oder verbindend

Ze|re|brum *nt, pl* **-bra** (Ⓔ cerebrum): ***Syn:*** *Großhirn, Cerebrum*; der aus den Großhirnhemisphären, Fornix* cerebri und Kommissuren bestehende Teil des Gehirns; meist gleichgesetzt mit Gehirn [Encephalon*] oder Endhirn [Telencephalon*]

Ze|re|sin *nt* (Ⓔ ceresin): hartes Paraffin; *s.u. Paraffin*

α-Zer|fall *m* (Ⓔ alpha decay): ***Syn:*** *Alphazerfall*; radioaktiver Zerfall, bei dem Alphateilchen* frei werden

β-Zer|fall *m* (Ⓔ beta decay): ***Syn:*** *Beta-Zerfall*; radioaktiver Zerfall mit Emission von Betateilchen, d.h. energiereichen Elektronen aus dem Kern

Zer|ka|rie *f* (Ⓔ cercaria): ***Syn:*** *Gabelschwanzlarve, Schwanzlarve, Cercaria*; infektiöses Entwicklungsstadium [1. Larvenstadium] von Trematoden, z.B. Schistosoma*

Zer|ka|ri|en|der|ma|ti|tis *f, pl* **-ti|ti|den** (Ⓔ cercarial dermatitis): ***Syn:*** *Badekrätze, Badedermatitis, Schwimmbadkrätze, Weiherhippel, Schistosomendermatitis*; durch Zerkarien* hervorgerufene Dermatitis* mit Juckreiz und Quaddelbildung, die nach ein paar Tagen von alleine wieder verschwindet; **Therapie**: topisch mit Antipruriginosa

zer|ka|ri|zid *adj* (Ⓔ cercaricidal): zerkarienabtötend

Zer|kla|ge *f* (Ⓔ cerclage): ***Syn:*** *Cerclage*; Kreisnaht, Umschlingung [z.B. des Muttermundes bei Zervixinsuffizienz]

Ze|ro|id *nt* (Ⓔ ceroid): ***Syn:*** *Ceroid*; braune, wachsähnliche Substanz in Körpergeweben

Ze|ro|id|li|po|fus|zi|no|se *f* (Ⓔ ceroid lipofuscinosis): ***Syn:*** *neuronale Ceroidlipofuscinose, neuronale Zeroidlipofuszinose*; zu den Lipidspeicherkrankheiten* zählende Erkrankung mit Einlagerung von Ceroid-Lipofuszin-Granula innerhalb und außerhalb des Zentralnervensystems; früher wurden 4 Formen unterschieden [**infantile**, spätinfantile, **juvenile** und **adulte Ceroidlipofuscinose**], von denen die spätinfantile und juvenile Form in Mitteleuropa am häufigsten auftreten; mittlerweile kennt man 7 verschiedene primäre Gendefekte, deren pathophysiologische Bedeutung aber noch unklar ist

adulte Zeroidlipofuszinose (Ⓔ adult type of cerebral sphingolipidosis): ***Syn:*** *Morbus Kufs, Morbus Parry, Kufs-Syndrom, Kufs-Hallervorden-Krankheit, Erwachsenenform der amaurotischen Idiotie, adulte Ceroidlipofuscinose*; erst im Erwachsenenalter beginnende Form der Gangliosidose* mit progredientem geistigen Verfall, epileptischen Anfällen und motorischen Störungen

infantile Zeroidlipofuszinose (Ⓔ infantile type of cerebral sphingolipidosis): ***Syn:*** *infantile Ceroidlipofuscinose, Morbus Santavuori-Haltia*; in Europa seltene Form der Zeroidlipofuszinose durch einen Defekt der Palmitoyl-Protein-Thioesterase; führt zu psychomotorischer Retardierung mit Spastik und Myoklonien

juvenile Zeroidlipofuszinose (Ⓔ neuronal ceroid lipofuscinosis): ***Syn:*** *juvenile Form der amaurotischen Idiotie, juvenile Ceroidlipofuscinose, Stock-Vogt-Spielmeyer-Syndrom, Batten-Spielmeyer-Vogt-Syndrom*; primär durch eine progrediente Visusabnahme mit Erblindung und der Entwicklung einer Demenz* gekennzeichnete Form der Zeroidlipofuszinose

spätinfantile Zeroidlipofuszinose (Ⓔ early juvenile type of cerebral sphingolipidosis): ***Syn:*** *Jansky-Bielschowsky-Krankheit, Bielschowsky-Syndrom, Bielschowsky-Dollinger-Krankheit, spätinfantile Form der amaurotischen Idiotie, spätinfantile Ceroidlipofuscinose*; langsam progredient verlaufende rezessiv vererbte Gangliosidose*, die zu Erblindung und Abbau bereits erlernter Fähigkeiten [Lesen, Sprechen] führt; beginnt meist nach dem 4. Lebensjahr und führt zu Exitus letalis vor Erreichen des Erwachsenenalters

Zer|rei|ßungs|blu|tung *f* (Ⓔ hemorrhage per rhexin): ***Syn:*** *Rhexisblutung, Haemorrhagia per rhexin*; Blutung nach Riss der Gefäßwand

Zer|rung *f*: → *Distorsion*

Zer|streu|ungs|lin|se *f* (Ⓔ diverging lens): ***Syn:*** *konkave Linse, Konkavlinse, Streuungslinse*; nach innen gewölbte Linse, die Lichtstrahlen streut

Ze|ru|men *nt* (Ⓔ cerumen): ***Syn:*** *Cerumen, Ohrenschmalz*; aus abgestorbenen Zellen, Schmutzpartikeln und Talg bestehende gelblich-braune Masse mit bakterizider Wirkung

Ze|ru|mi|nal|drü|sen *pl* (Ⓔ ceruminous glands): ***Syn:*** *Ohrenschmalzdrüsen, Glandulae ceruminosae*; apokrine Drüsen* des äußeren Gehörganges, die ein pigmenthaltiges, fettreiches Sekret bilden

Ze|ru|mi|nal|pfropf *m* (Ⓔ ceruminal impaction): ***Syn:*** *Cerumen obturans*; Ohrenschmalzpfropf im äußeren Gehörgang; führt zu einem dumpfen Gefühl; **Therapie**: Ohrspülung bei intaktem Trommelfell, evtl. vorherige Aufweichung mit Glycerintropfen; bei Trommelfellschädigung Entfernung mit einer Kürette

Ze|ru|mi|no|ly|se *f* (Ⓔ ceruminolysis): Auflösung von eingedicktem Ohrenschmalz/Zerumen

ze|ru|mi|no|ly|tisch *adj* (Ⓔ ceruminolytic): ohrenschmalzauflösend, zerumenauflösend

zer|vi|kal *adj* (Ⓔ **1.–2.** cervical): **1.** Hals/Cervix betreffend **2.** Gebärmutterhals/Cervix uteri betreffend

Zer|vi|kal|gan|gli|en *pl* (Ⓔ cervical ganglia): die Ganglien des Halsgrenzstranges [Ganglion* cervicale superius, medium, inferioris, Ganglion* cervicothoracicum]

Zer|vi|kal|gra|vi|di|tät *f*: → *zervikale Gravidität*

Zer|vi|kal|ka|nal *m* (Ⓔ cervical canal): ***Syn:*** *Gebärmutterhalskanal, Canalis cervicis uteri, Endozervix*; Kanal durch den Gebärmutterhals; mündet auf dem äußeren Muttermund [Ostium* uteri] im Bereich der Portio* vaginalis cervicis

Zer|vi|kal|lymph|kno|ten *pl*: → *Halslymphknoten*

Zer|vi|kal|mark *nt*: → *Zervikalsegmente*

Zer|vi|kal|ner|ven *pl* (Ⓔ cervical nerves): ***Syn:*** *Halsnerven, Nervi cervicales*; die acht Spinalnerven des Halsmarks; jeder Zervikalnerv hat einen vorderen [**Ramus anterior**] und einen hinteren Ast [**Ramus posterior**]; die vorderen Äste

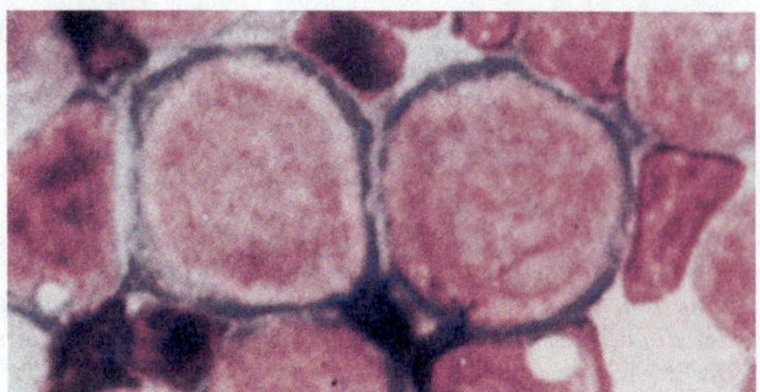

Abb. Z14. Zentroblasten

bilden den Plexus* cervicalis und Teile des Plexus* brachialis; die hinteren Äste teilen sich jeweils in einen medialen Ast [**Ramus medialis**] und einen lateralen Ast [**Ramus lateralis**] auf, die motorisch die Muskeln des Nacken versorgen; der Hautast [**Ramus cutaneus posterior**] entspringt aus dem Ramus lateralis

Zer|vi|kal|seg|men|te *pl* (Ⓔ cervical segments of spinal cord): *Syn:* *Halssegmente, Zervikalmark, Halsmark, Cervicalia, Segmenta cervicalia, Pars cervicalis medullae spinalis*; der Halsabschnitt des Rückenmarks besteht aus acht Zervikalsegmenten [C_{1-8}]; aus ihnen gehen die acht Spinalnerven des Halsmarks, die Zervikalnerven* [Nervi cervicales], hervor

Zer|vi|kal|syn|drom *nt* (Ⓔ cervical syndrome): Oberbegriff für [chronische] Schmerzzustände durch Reizung von zervikalen Spinalnervenwurzeln durch degenerative Veränderungen [auch zervikaler Bandscheibenprolaps]; das **posttraumatische Zervikalsyndrom** wird i.d.R. durch ein Schleudertrauma der Halswirbelsäule [*s.a. HWS-Schleudertrauma*] verursacht

bleiben die Beschwerden auf den Halsbereich begrenzt, spricht man von **lokalem Zervikalsyndrom**; kommt es zur Ausstrahlung in die obere Extremität, handelt es sich um ein Zervikobrachialsyndrom*; beim **zervikozephalen Syndrom** bestehen Kopfschmerzen [**Migraine cervicale**], Schwindel [**zervikaler Schwindel**] und manchmal auch Hör-, Seh- und Schluckstörungen; kommt es bei zervikalem Bandscheibenprolaps zu einer Rückenmarkkompression, entsteht ein **zervikomedulläres Syndrom**; **Therapie**: im akuten Stadium Halskrawatte, Analgetika, evtl. Sedativa, Wärmetherapie; im chronischen Stadium Krankengymnastik; bei zervikalem Bandscheibenprolaps operative Behandlung mit Fusion der Wirbel

Zerviko-, zerviko- *präf.*: Wortelement mit der Bedeutung „Nacken/Hals/Zervix"

zer|vi|ko|a|xil|lär *adj* (Ⓔ cervicoaxillary): Hals/Zervix und Axilla betreffend

zer|vi|ko|bra|chi|al *adj* (Ⓔ cervicobrachial): Hals/Zervix und Arm/Brachium betreffend

Zer|vi|ko|bra|chi|al|gie *f* (Ⓔ cervicobrachialgia): *Syn:* *zervikobrachiale Neuralgie*; neuralgische Schmerzen im Hals-Schulter-Arm-Bereich bei Reizung des Plexus* cervicobrachialis oder seiner Äste

Zer|vi|ko|bra|chi|al|syn|drom *nt* (Ⓔ cervicobrachial syndrome): *Syn:* *Schulter-Hand-Syndrom, zervikobrachiales Syndrom, zervikales Wurzelsyndrom*; Oberbegriff für chronische Schmerzzustände, Parästhesien und evtl. neurologische Ausfälle mit Muskelatrophie im Schulter-Arm-Hand-Bereich; wird meist durch knöcherne Konstriktion, seltener durch einen Bandscheibenprolaps im Halsbereich ausgelöst; typisch ist ein chronisch rezidivierender Verlauf, wobei akute Phasen durch Traumen [Schleudertrauma] oder unphysiologische Belastung ausgelöst werden können; z.T. ist die Symptomatik eher diffus, meist strahlt der Schmerz aber nur in ein Wurzelsegment ein; deshalb kann man zwischen **C5-Syndrom, C6-Syndrom, C7-Syndrom** und **C8-Syndrom** unterscheiden [*s.a. Tab. Z15*]; **Therapie**: im akuten Stadium Halskrawatte, Analgetika, evtl. Sedativa, Wärmetherapie; im chronischen Stadium Krankengymnastik; bei zervikalem Bandscheibenprolaps operative Behandlung mit Fusion der Wirbel; *s.a. Zervikalsyndrom*

Tab. Z15. Zervikobrachialsyndrome

Nervenwurzel	Bandscheibe	Peripheres Dermatom	Kennmuskel	Reflexabschwächung
C5	(C4/C5)		Deltoideus	Bizeps
C6	(C5/C6)	Daumen, Teil Zeigefinger	Bizeps Brachioradialis	Bizeps Radiusperiost
C7	(C6/C7)	Zeige- und Mittelfinger, Teil Ringfinger	Daumenballen Trizeps Pronator teres	Trizeps
C8	(C7/Th1)	Kleinfinger, Teil Ringfinger	Kleinfingerballen Fingerbeuger Interossei	(Trizeps)

zer|vi|ko|dor|sal *adj* (Ⓔ cervicodorsal): Hals/Zervix und Rücken/Dorsum betreffend

Zer|vi|ko|dy|nie *f* (Ⓔ cervicodynia): *Syn:* *Nackenschmerzen*; Schmerzen im Nackenbereich

zer|vi|ko|fa|zi|al *adj* (Ⓔ cervicofacial): Hals/Zervix und Gesicht betreffend

Zer|vi|ko|kol|pi|tis *f, pl* **-ti|den** (Ⓔ cervicocolpitis): Entzündung von Zervix und Scheide [Vagina]; *s.a. Zervizitis, Vaginitis*

zer|vi|ko|kol|pi|tisch *adj* (Ⓔ cervicocolpitic): *Syn:* *zervikovaginitisch*; Zervikokolpitis betreffend, von ihr betroffen

zerviko-okzipital *adj* (Ⓔ cervico-occipital): Hals/Zervix und Hinterhaupt/Okziput betreffend

Zer|vi|ko|pe|xie *f* (Ⓔ cervicopexy): *Syn:* *Trachelopexie*; operative Fixierung des Gebärmutterhalses

Zer|vi|kor|rha|phie *f* (Ⓔ trachelorrhaphy): *Syn:* *Emmet-Operation, Trachelorrhaphie, Zervixnaht*; operative Versorgung eines unter der Geburt erworbenen Risses des äußeren Muttermundes und der Zervix [**Emmet-Riss**]

zer|vi|ko|ska|pu|lar *adj* (Ⓔ cervicoscapular): Hals/Zervix und Schulterblatt/Scapula betreffend

Zer|vi|ko|to|mie *f* (Ⓔ cervicotomy): *Syn:* *Zervixschnitt, Trachelotomie*; Inzision des Gebärmutterhalses [Zervix]

zer|vi|ko|va|gi|nal *adj* (Ⓔ cervicovaginal): Gebärmutterhals/Zervix und Scheide/Vagina betreffend oder verbindend

Zer|vi|ko|va|gi|ni|tis *f, pl* **-ti|den**: *→Zervikokolpitis*

zer|vi|ko|va|gi|ni|tisch *adj*: *→zervikokolpitisch*

zer|vi|ko|ve|si|kal *adj* (Ⓔ cervicovesical): Gebärmutterhals/Zervix und Harnblase betreffend oder verbindend

Zer|vix *f, pl* **-vi|ces** (Ⓔ **1.** neck **2.** cervix uteri): **1.** *Syn:* *Kollum, Collum, Cervix*; Hals, halsförmige Struktur **2.** *Syn:* *Uterushals, Gebärmutterhals, Collum, Kollum, Cervix uteri*; die Zervix umfasst das untere Drittel der Gebärmutter* [unteres Uterinsegment]; man unterscheidet einen oberhalb der Scheide liegenden Abschnitt [Portio* supravaginalis cervicis] und einen in die Scheide hineinragenden Teil [Portio* vaginalis cervicis] mit dem äußeren Muttermund* [Ostium uteri]; innerhalb der Zervix liegt der spindelförmige Zervikalkanal [Canalis* cervicis uteri]

Zer|vix|drü|sen *pl* (Ⓔ cervical glands): *Syn:* *Glandulae cervicales*; den glasklaren Zervixschleim bildende Drüsen des Gebärmutterhalses [Cervix* uteri]; der Zervixschleim, der normalerweise eine undurchdringliche Barriere gegen Keime darstellt, verändert seine Konsistenz im Verlauf des Sexualzyklus; unter dem Einfluss von Östrogenen nimmt die Viskosität des Schleims während der Proliferationsphase* ab, d.h., zum Zeitpunkt des Eisprungs um den 14. Tag des Zyklus herum ist der Zervixschleim am dünnflüssigsten und erlaubt den Spermien damit den Durchtritt in die Gebärmutterhöhle; *s.a. Farnkrautphänomen*

Zer|vix|dys|to|kie *f* (Ⓔ cervical dystocia): *Syn:* *zervikale Dystokie*; Bezeichnung für einen gestörten Geburtsablauf durch eine fehlende oder stark verzögerte Eröffnung des Muttermundes; eine Zervixretraktionsstörung durch eine rigide Zervix oder eine Verklebung des äußeren Muttermundes durch straffe Fasern [**Conglutinatio orificii externi uteri**] ist sehr selten; häufiger sind Adhäsionen nach Konisation, Cerclage oder forcierter Dilatation; diese Hindernisse können digital während der Wehe gelöst werden; funktionelle Zervixdystokien treten bei Wehenschwäche auf; sie reagieren gut auf Analgetika und Anxiolytika

Zer|vix|ent|zün|dung *fs*: *→ Zervizitis*

Zer|vix|höh|len|kar|zi|nom *nt* (Ⓔ endocervical carcinoma): im Zervikalkanal sitzendes Zervixkarzinom*; der Muttermund ist klinisch unauffällig

Zer|vix|in|suf|fi|zi|enz *f* (Ⓔ cervical incompetence): frühzeitige Eröffnung des Muttermundes mit Gefahr eines Blasensprungs und von Frühgeburt bzw. Spätabort im 2. Trimester; die Ursache liegt in einer Bindegewebsschwäche, die zu einer asymptomatischen, progressiven Zervixdilatation führt; damit werden auch aszendierende Infektionen des unteren Eipols begünstigt; **Therapie**: Cerclage, evtl. totaler Muttermundverschluss

Zer|vix|kar|zi|nom *nt* (Ⓔ cervical carcinoma): ***Syn:*** *Gebärmutterhalskrebs, Gebärmutterhalskarzinom, Kollumkarzinom, Carcinoma cervicis uteri*; früher häufigstes Karzinom des Genitalbereichs, heute ebenso häufig wie das Korpuskarzinom* [15:100.00 Frauen/Jahr]; wegen der intensiven Vorsorgeuntersuchungen [Abstrich, Kolposkopie] wird ein Großteil der Tumoren schon in der Frühphase [epitheliale Dysplasie, Carcinoma in situ] entdeckt und das durchschnittliche Alter bei Diagnosestellung [53 Jahre] hat sich nach hinten verschoben

Ätiologie: exogene Faktoren, die beim Geschlechtsverkehr übertragen werden, spielen eine wichtige Rolle; je früher Frauen mit dem Sexualverkehr beginnen, desto größer ist das Krebsrisiko; häufig wechselnde Sexualpartner, venerische Erkrankungen, zervikale intraepitheliale Neoplasie* sowie ein niedriger sozioökonomischer Status sind ebenfalls Risikofaktoren; am wichtigsten ist aber wohl die Infektion mit humanen Papillomaviren [HPV], wobei insbesondere die Subtypen HPV 16, 18, 31, 33, 35, 51, 52 und 58 als Karzinogene anzusehen sind; in ca. 90 % aller Zervixkarzinome sind HPV-Viren nachweisbar und **HPV-positive Zervixkarzinome** wachsen aggressiver als **HPV-negative Zervixkarzinome**

histologisch handelt es sich meist um verhornende oder nichtverhornende Plattenepithelkarzinome [85 %]; der Rest sind Adenokarzinome, adenosquamöse Karzinome, Klarzellkarzinome und gemischte Tumoren; **Klinik**: die frühen Entwicklungsstadien [CIN III und Carcinoma in situ] verlaufen klinisch stumm und werden nur im Rahmen einer kolposkopischen Untersuchung entdeckt; invasive Zervixkarzinome können Blutungen [v.a. nach dem Geschlechtsverkehr] oder einen gelblich-bräunlichen, manchmal auch fötiden Ausfluss verursachen; weitere lokale Ausbreitung kann zu Stauung der Harnleiter und Hydronephrose* führen; bei Einbruch in die Harnblase oder das Rektum Fistel- oder Kloakenbildung; in späten Stadien Rückenschmerzen und Stauungserscheinungen der Beine; als Todesursache findet sich häufig eine septische Pyelonephritis* oder Urämie*; **Diagnose**: Kolposkopie* mit Biopsie; bimanuelle Palpation und rektale Untersuchung, Röntgen,

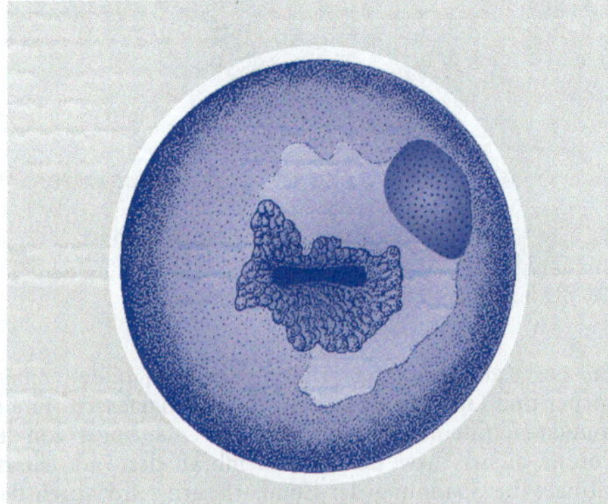

Abb. Z16. Zervixkarzinom. Verdächtiger Befund bei der Kolposkopie: leukoplakischer Bezirk zwischen 12 und 6 h

Tab. Z17. Kontraindikationen von Intrauterinpessaren

TNM	Cervix unteri	FIGO
Tis	Carcinoma in situ	0
T1	Begrenzt auf Uterus	I
T1a	Diagnose nur durch Mikroskopie	Ia
T1a1	Tiefe ≤ 3 mm, horizontale Ausbreitung ≤ 7 mm	Ia1
T1b	Klinisch sichtbar/nur mikroskopisch diagnostiziert/ größer als T1a2	Ib
T1b1	≤ 4 cm	Ib1
T1b2	≥ 4 cm	Ib2
T2	Ausdehnung jenseits Uterus, aber nicht zur Beckenwand und nicht zu unterem Vaginaldrittel	II
T2a	Parametrium frei	IIa
T2b	Parametrium befallen	IIb
T3	Ausdehnung zu unterem Vaginaldrittel/Beckenwand/ Hydronephrose	III
T3a	Unteres Vaginaldrittel	IIIa
T3b	Beckenwand/Hydronephrose	IIIb
T4	Schleimhaut von Harnblase/Rektum jenseits des kleinen Beckens	IVb

Tab. Z18. 5-Jahresüberlebensrate bei Zervixkarzinom in Abhängigkeit vom Tumorstadium

FIGO-Stadium	5-Jahresüberlebensrate
0	100 %
I	80–85 %
II	65–85 %
III	20–20 %
IV	7–12 %

CT, MRT, Lymphographie, Tumormarker [SCC, CEA]; die **Therapie** hängt vom Stadium der Erkrankung ab; beim Carcinoma in situ ist eine Konisation ausreichend, evtl. kommt auch eine Hysterektomie* in Frage; bei invasivem Karzinom wird i.d.R. eine **Radikaloperation nach Wertheim-Meigs** durchgeführt; ab Stadium III wird die Operation mit einer Strahlentherapie [Afterloading] kombiniert; Chemotherapie spielt bisher noch keine große Rolle; die **Prognose** hängt vom FIGO-Stadium ab und ist für die Stadien 0-II gut bis sehr gut; *s.a. Essay Virus und Tumor S. 2185*

Zer|vix|ko|ni|sa|ti|on *f* (Ⓔ cervix conization): ***Syn:*** *Portiokonisation, Konisation*; konusförmige Gewebeausschneidung aus der Portio* vaginalis cervicis zur Biopsieentnahme [**Konusbiopsie**] oder Therapie

Zer|vix|naht *f*: *→ Zervikorrhaphie*

Zer|vix|plas|tik *f* (Ⓔ cervicoplasty): ***Syn:*** *Hysterotracheloplastik*; plastische Operation des Gebärmutterhalses

Zer|vix|pol|yp *m* (Ⓔ cervical polyp): Polyp der Zervixschleimhaut; häufige Ursache von Zusatzblutungen, die meisten Polypen bleiben aber asymptomatisch; eine maligne Entartung ist extrem selten; **Therapie**: Abdrehen mit einer Kornzange oder Abtragung mit einer elektrischen Schlinge

Zer|vix|riss *m* (Ⓔ cervical tear): Riss der Zervix unter der Geburt; wird durch Narben oder Pressen vor der vollständigen Muttermundseröffnung begünstigt; die Wunde muss sorgfältig inspiziert und vernäht werden

Zer|vix|schleim *m* (Ⓔ cervical mucus): *s.u. Zervixdrüsen*

Zer|vix|schleim|haut *f* (Ⓔ cervical mucosa): Schleimhaut der Cervix* uteri; *s.u. Endometrium*

Zer|vix|schleim|me|tho|de *f* (Ⓔ Billing's method): ***Syn:*** *Billings-Ovulationsmethode*; unzuverlässige natürliche Methode der Empfängnisverhütung durch Bestimmung der fruchtbaren Tage; um den Ovulationszeitpunkt herum wird mehr Zervixschleim produziert, der auch weniger viskös und transparenter ist; er wird glasklar und lässt sich zwischen Daumen und Zeigefinger mehrere Zentimeter lang spinnen; die postovulatorische unfruchtbare Phase tritt 3 Tage nach der maximalen Spinnbarkeit ein; da die Konsistenz des Zervixschleims von vielen Faktoren abhängt, hat die Methode eine Versagerquote von 15–32 % und sollte deshalb nicht als ausschließliche Empfängnisverhütungsmethode verwendet werden; ihre Bedeutung liegt heute mehr in der Bestimmung der fruchtbaren Tage bei der Infertilitätsbehandlung

Zer|vix|schnitt *m*: *→Zervikotomie*

Zer|vix|se|kret *nt*: *→Zervixschleim*

Zer|vi|zi|tis *f, pl* **-ti|den** (Ⓔ cervicitis): ***Syn:*** *Zervixentzündung, Cervicitis, Endometritis cervicis uteri*; die Zervixschleimhaut ist anfällig für Infektionen mit Bakterien [v.a. Gonokokken, Chlamydien] oder Viren [v.a. Papilloma-, Herpesviren]: **Klinik:** symptomarm; vermehrt gelblicher Ausfluss, Kontaktblutungen [Geschlechtsverkehr], Blutungsstörungen; *s.a. Chlamydienzervizitis, Gonokokkenzervizitis*

zer|vi|zi|tisch *adj* (Ⓔ cervicitic): Zervixentzündung/Zervizitis betreffend, von ihr betroffen oder gekennzeichnet

ZES *Abk.*: *→Zollinger-Ellison-Syndrom*

Zes|to|den *pl* (Ⓔ Cestoda): ***Syn:*** *Bandwürmer, Cestoda, Cestodes*; aus dem Kopfteil [**Scolex**] und einer aus einzelnen Gliedern [**Proglottiden**] bestehenden Körperkette [**Strobila**] aufgebaute, bis zu 15 m lange, ubiqitär verbreitete Parasiten von Tier und Mensch; Bandwürmer haben keinen Darm, sondern nehmen Nahrung mittels Osmose* auf; medizinisch wichtige Gattungen sind u.a. Taenia*, Echinococcus*, Diphyllobothrium*

Zes|to|zid *nt* (Ⓔ cestocide): ***Syn:*** *Cestocid, Bandwurmmittel*; Bandwürmer abtötendes Mittel

zes|to|zid *adj* (Ⓔ cestocidal): ***Syn:*** *cestocid*; gegen Bandwürmer wirkend, zestoden(ab)tötend

Zeu|gungs|fä|hig|keit *f* (Ⓔ potentia generandi): ***Syn:*** *Potentia generandi*; *s.u. Fertilität*

Zeu|gungs|un|fä|hig|keit *f* (Ⓔ inability to reproduce): Impotentia* generandi; *s.a. Essay Infertilität und Sterilität S. 1041*

ZF *Abk.*: **1.** Zeitfaktor **2.** *→Zwischenferment*

ZG *Abk.*: Zymogengranula

ZH *Abk.*: **1.** Zahnarzthelferin **2.** *→Zwischenhirn*

ZHG *Abk.*: Zahnheilkundegesetz

Zhk. *Abk.*: *→Zahnheilkunde*

Zhlk. *Abk.*: *→Zahnheilkunde*

Zhlkd. *Abk.*: *→Zahnheilkunde*

ZI *Abk.*: *→Zona incerta*

ZIA *Abk.*: Zonenimmunoassay

Zi|bo|pho|bie *f* (Ⓔ cibophobia): ***Syn:*** *Sitophobie, Sitiophobie, Cibophobie*; krankhafte Abneigung gegen Nahrung oder Nahrungsmittel

Zi|cho|rie *f.*: *→ Wegwarte*

-zid *suf.*: Wortelement mit der Bedeutung „(ab)tötend"

Zi|do|vu|din *nt* (Ⓔ zidovudine): ***Syn:*** *Azidothymidin*; vom Thymidin* abgeleitete antivirale Substanz; nukleosidanaloger Reverse-Transkriptase-Hemmer; *s.u. Essay AIDS S. 31*

ZIE *Abk.*: zweidimensionale Immunelektrophorese

Zie|gen|milch|an|ä|mie *f* (Ⓔ goat's milk anemia): megaloblastäre Anämie* von Säuglingen durch Folsäure- und Vitamin B_{12}-Mangel bei alleiniger Ernährung mit Ziegenmilch

Zie|gen|pe|ter *m*: *→Mumps*

Ziehen: Georg Theodor Ziehen; 1862–1950; deutscher Neurologe und Psychiater (Halle)

Ziehen-Oppenheim-Syndrom *nt* (Ⓔ Ziehen-Oppenheim disease): ***Syn:*** *Ziehen-Oppenheim-Krankheit, Torsionsneurose, Torsionsdystonie, Dysbasia lordotica*; Erbkrankheit mit wechselndem Bild von Muskelhypotonie und Muskelhypertonie; führt zu tonisch-klonischen Drehbewegungen, die den ganzen Rumpf und proximale Extremitätenabschnitte betreffen, wobei die Rumpfabschnitte gegensinnig gedreht werden können; das Gesicht zeigt ein gequältes Grimassieren, das mit den Kontraktionswellen ansteigt und verschwindet; im Endstadium jenseits des 50. Lebensjahres ist die Wirbelsäule kyphoskoliotisch verkrümmt und die Extremitäten sind in bizarren Stellungen versteift; **Therapie:** Botulinustoxin, L-Dopa, Clonazepam, Trihexyphenidyl

Ziehl: Franz Ziehl; 1857–1926; deutscher Neurologe (Lübeck)

Ziehl-Neelsen-Färbung *f* (Ⓔ Ziehl-Neelsen stain): komplexe Spezialfärbung für alkohol- und säurefeste Bakterien; die Bakterien werden mit heißer Phenol-Fuchsinlösung behandelt; das Phenol-Fuchsin wird damit so fest an Mykolsäuren der Bakterienwand verankert, dass es nicht mit Salzsäure-Alkohol [Ethanol 96 %, HCL 3 %] entfernt werden kann; zur Verbesserung der Kontraste wird am Ende noch mit alkalischer Methylenblaulösung gegengefärbt

Ziel|zel|le *f* (Ⓔ target cell): ***Syn:*** *Targetzelle*; Zelle, die durch eine bestimmte Eigenschaft ihrer Oberfläche zum Ziel von [humoralen oder zellulären] Abwehrprozessen wird

Zieve: Leslie Zieve; amerikanische Ärztin im 20. Jahrhundert

Zieve-Syndrom *nt* (Ⓔ Zieve syndrome): ätiologisch ungeklärte Trias von Alkoholhepatitis*, hämolytischer Anämie* und Hypertriglyzeridämie*

ZIG *Abk.*: *→Zosterimmunglobulin*

zi|ka|tri|zi|ell *adj* (Ⓔ cicatricial): Narbe betreffend, narbig, vernarbend

zi|li|ar *adj* (Ⓔ ciliary): ***Syn:*** *ciliar*; Wimpernhaare/Zilien oder Ziliarkörper betreffend

Zi|li|ar|ap|pa|rat *m*: *→Ziliarkörper*

Zi|li|ar|ar|te|ri|en, kur|ze hin|te|re *pl*: *→Arteriae ciliares posteriores breves*

Zi|li|ar|ar|te|ri|en, lan|ge hin|te|re *pl*: *→Arteriae ciliares posteriores longae*

Zi|li|ar|ar|te|ri|en, vor|de|re *pl*: *→Arteriae ciliares anteriores*

Zi|li|ar|fort|sät|ze *pl* (Ⓔ ciliary processes): ***Syn:*** *Processus ciliares*; 70–80 Fortsätze des Ziliarkörpers [Corpus* ciliare], die die Corona* ciliare bilden

Zi|li|ar|gan|gli|on *nt* (Ⓔ ciliary ganglion): ***Syn:*** *Schacher-Ganglion, Ganglion ciliare*; parasympathisches Ganglion hinter dem Augapfel; enthält Fasern für Ziliarmuskel und Pupillensphinkter

Zi|li|a|ris *m*: *→Ziliarmuskel*

Zi|li|ar|kör|per *m* (Ⓔ ciliary body): ***Syn:*** *Strahlenkörper, Strahlenapparat, Ziliarapparat, Corpus ciliare*; Abschnitt der mittleren Augenhaut [Tunica* vasculosa bulbi], der von der Ora* serrata retinae bis zur Irisbasis reicht; man unterscheidet einen irisnahen Teil [**Corona* ciliaris**] und einen irisfernen Teil [**Orbiculus ciliaris, Pars plana**], der feine Meridionalfalten [**Plicae ciliares**] enthält; der Ziliarkörper wird außen von Epithel [**Pars ciliaris retinae**] überzogen,

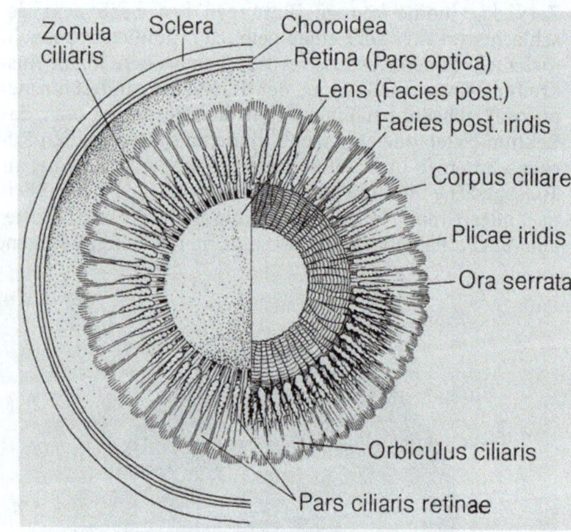

Abb. Z19. Iris und Ziliarkörper. **a** mit Linse, **b** ohne Linse

das das **Kammerwasser** [Humor aquosus] bildet; Ziliarkörper und Linse werden durch die **Zonularfasern** [Fibrae zonulares] miteinander verbunden; sie entspringen von der Corona ciliaris bzw. der Basalmembran der Pars ciliaris retinae; die Spannung der Zonularfasern wird durch den Musculus* ciliaris reguliert

Zi|li|ar|kör|per|band *nt* (Ⓔ ciliary body band): *s.u. Essay Glaukom S. 797*

Zi|li|ar|kör|per|durch|tren|nung *f*: *→Ziliarotomie*
Zi|li|ar|kör|per|ent|zün|dung *f*: *→Zyklitis*
Zi|li|ar|kör|per|me|la|nom *nt* (Ⓔ ciliary melanoma): *s.u. Iristumoren*
Zi|li|ar|mus|kel *m* (Ⓔ ciliary muscle): ***Syn:*** *Ziliaris, Musculus ciliaris*; glatter Muskel im Ziliarkörper* [Corpus ciliare], dessen Fasern in vier unterschiedlichen Richtungen verlaufen [**Fibrae meridionales, Fibrae longitudinales, Fibrae radiales, Fibrae circulares**]; regelt die Linsenwölbung über die Spannung der Zonularfasern [Fibrae zonulares]
Zi|li|ar|mus|kel|durch|tren|nung *f*: *→Zyklotomie*
Zi|li|ar|mus|kel|krampf *m*: *→Akkommodationskrampf*
Zi|li|ar|ner|ven|durch|tren|nung *f*: *→Ziliotomie*
Zi|li|ar|ner|ven, kur|ze *pl*: *→Nervi ciliares breves*
Zi|li|ar|ner|ven, lan|ge *pl*: *→Nervi ciliares longi*
Zi|li|ar|neur|al|gie *f* (Ⓔ ciliary neuralgia): Neuralgie* der Ziliarnerven, z.B. bei Nasoziliarneuralgie* oder Zoster* oticus
Zi|li|a|ro|to|mie *f* (Ⓔ ciliarotomy): ***Syn:*** *Ziliarkörperdurchtrennung*; operative Durchtrennung des Ziliarkörpers, z.B. der Pars plana bei Vitrektomie*
Zi|li|ar|ve|nen *pl* (Ⓔ ciliary veins): ***Syn:*** *Ziliarvenen*; Venen der mittleren und äußeren Augenhaut; führen Blut aus Ziliarkörper* [Corpus ciliare], Sclera* und Conjunctiva* zur Vena* ophthalmica superior
hintere Ziliarvenen (Ⓔ posterior ciliary veins): ***Syn:*** *Venae vorticosae*; Venen von der Choroidea* zur Vena* ophthalmica superior
vordere Ziliarvenen (Ⓔ anterior ciliary veins): ***Syn:*** *Venae ciliares anteriores*; kleine Venen, die Blut von der Sklera* zu den Ziliarvenen leiten
Zi|li|a|ten *pl* (Ⓔ Ciliata): ***Syn:*** *Wimpertierchen, Ciliata, Ciliophora*; teilweise oder vollständig bewimperte Einzeller, die in Süß- und Salzwasser vorkommen; z.T. Parasiten oder Krankheitserreger des Menschen [z.B. Balantidium* coli]
Zi|lie *f*: *→Zilien*
Zi|li|ek|to|mie *f* (Ⓔ **1.** ciliectomy **2.** ciliectomy): **1.** ***Syn:*** *Zyklektomie*; operative (Teil-)Entfernung des Ziliarkörpers **2.** ***Syn:*** *Lidrandresektion*; operative Entfernung des Lidrandes und der Zilien
Zi|li|en *pl* (Ⓔ **1.–4.** cilia): **1.** *→Flimmerhaare* **2.** ***Syn:*** *Cilien, Flimmerhärchen*; feinste Haare des Flimmerepithels* **3.** Flimmerhaare der Wimperntierchen/Ciliophora* **4.** Augenwimpern, Wimpern, Cilien
Zi|li|en|abs|zess *m*: *→Hordeolum*
Zilio-, zilio- *präf.*: Wortelement mit der Bedeutung „Wimper/Zilie/Cilium"
zi|li|o|re|ti|nal *adj* (Ⓔ cilioretinal): Ziliarkörper/Corpus ciliare und Netzhaut/Retina betreffend
zi|li|o|skle|ral *adj* (Ⓔ cilioscleral): Ziliarkörper/Corpus ciliare und Lederhaut/Sklera betreffend
zi|li|o|spi|nal *adj* (Ⓔ ciliospinal): Ziliarkörper/Corpus ciliare und Rückenmark betreffend
Zi|li|o|to|mie *f* (Ⓔ ciliotomy): ***Syn:*** *Ziliarnervendurchtrennung*; operative Durchtrennung der Nervi ciliares breves oder longi
Zimt *m* (Ⓔ **1.–2.** cinnamon): **1.** *→Ceylon-Zimt* **2.** *→chinesischer Zimt*
chinesischer Zimt (Ⓔ cassia): ***Syn:*** *Cinnamomum aromaticum, Cinnamomum cassia*; Baum aus der Familie der Lorbeergewächse [Lauraceae]; verwendet werden die getrockneten **Zimtblüten** [Kassiablüten, Cassiae flos], die getrocknete Rinde dünner Zweige [**chinesische Zimtrinde**, Kassiarinde, Cinnamomi chinensis cortex], getrocknete junge Zweige [**Cinnamomi ramulus**] und das aus Blättern und jungen Zweigen gewonnene ätherische **Kassiaöl** [chinesisches Zimtöl, Cinnamomi cassiae aetheroleum]; das ätherische Öl enthält v.a. Zimtaldehyd, die anderen Pflanzenteile auch noch Diterpene*, Gerbstoffe* und Phenolcarbonsäuren*; **Anw.:** bei Appetitlosigkeit, Verdauungsbeschwerden, Völlegefühl und Blähungen
Zimt|blü|ten *pl* (Ⓔ cassia flower): ***Syn:*** *Kassiablüten, Cassiae flos*; *s.u. chinesischer Zimt*
Zimt|öl *nt* (Ⓔ cinnamon oil): ***Syn:*** *Cinnamomi aetheroleum*; *s.u. Ceylon-Zimt*
chinesisches Zimtöl (Ⓔ cassia oil): ***Syn:*** *Kassiaöl, Cinnamomi cassiae aetheroleum*; *s.u. chinesischer Zimt*
Zimt|rin|de *f* (Ⓔ cinnamon bark): ***Syn:*** *Cinnamomi cortex*; *s.u. Ceylon-Zimt*
chinesische Zimtrinde (Ⓔ cassia bark): ***Syn:*** *Kassiarinde, Cinnamomi chinensis cortex*; *s.u. chinesischer Zimt*
Zin|ci pas|ta *nt*: *→Zinkpaste*
Zi|ne|ol *nt* (Ⓔ cineol): ***Syn:*** *Eukalyptol, Eucalyptol, Cineol*; als Sekretolytikum* verwendetes ätherisches Öl; Hauptbestandteil des Eukalyptusöls und anderer ätherischer Öle
Zin|gi|be|ris rhi|zo|ma *nt* (Ⓔ ginger root): Wurzelstock von Ingwer*
Zin|gi|ber of|fi|ci|na|le *nt*: *→Ingwer*
Zin|gu|lek|to|mie *f* (Ⓔ cingulectomy): operative Teilentfernung des Gyrus* cinguli
Zin|gu|lo|to|mie *f* (Ⓔ cingulotomy): operative Durchtrennung des Gyrus* cinguli
Zink *nt* (Ⓔ zinc): essentielles Spurenelement*, das Bestandteil und Cofaktor von mehr als 300 Enzymen [z.B. Alkoholdehydrogenase*, Glutamatdehydrogenase*, Lactatdehydrogenase*, alkalische Phosphatase*] ist; der Gesamtbestand des Körpers beträgt ca. 2–3 g und der Plasmaspiegel liegt bei 15–20 µmol/l [100–140 µg/100 ml]; der tägliche Bedarf von 10–15 mg wird bei normaler Ernährung gedeckt; *s.a. Zinkmangeldermatose*
Zink|fie|ber *nt* (Ⓔ zinc fume fever): ***Syn:*** *Metalldampffieber, Gießfieber, Gießerfieber*; durch Zinkdämpfe hervorgerufenes, vorübergehendes Fieber mit Muskelschmerzen und Abgeschlagenheit
Zink|man|gel|der|ma|ti|tis *f, pl* **-ti|ti|den**: *→Zinkmangeldermatose*
Zink|man|gel|der|ma|to|se *f* (Ⓔ zinc deficiency dermatosis): ***Syn:*** *Zinkmangeldermatitis*; angeborene oder erworbene Zinkmangelsyndrome führen zu ekzematöser oder psoriasisartiger Dermatitis, die v.a. die Akren und den Bereich um die Körperöffnungen befällt; dazu kommen noch diffuser Haarausfall, Schwäche, Infektanfälligkeit, Anorexie, Reizbarkeit, Photophobie und gastrointestinale Störungen; **Therapie**: orale oder intravenöse Zinkzufuhr; *s.a. Zinkmangelsyndrom, hereditäres*

Tab. Z20. Ursachen eines erworbenen Zinkmangels

Mangelhafte Resorption	Malabsorptionssyndrome
	Chronische Leber- und Pankreaserkrankungen
	Krankheiten des Gastrointestinaltraktes
	Alkoholismus
	Diätetisch
	Parenterale Ernährung ohne Zinksubstitution
Verstärkte Ausscheidung	Leberzirrhose
	Tubuläre Nierenkrankheiten
	Diabetes mellitus
	Dialyse
Erhöhter Verbrauch	Maligne Tumoren
	Chronische Infekte
	Trauma, Verbrennungen
Spätstadium von AIDS	Chemotherapie bei Kindern mit Leukämie
Hypalbuminämie	Nephrotisches Syndrom
	Leberzirrhose

Zink|man|gel|syn|drom, he|re|di|tä|res *nt* (Ⓔ enteropathic acrodermatitis): ***Syn:*** *Danbolt-Closs-Syndrom, Brandt-Syndrom, Acrodermatitis enteropathica*; seltene, autosomal-rezessiv vererbte Störung der Zinkabsorption mit Ekzemen an den Akren, Nageldystrophie, Erythemen, Haarausfall; **Therapie**: orale Zinksubstitution; *s.a. Zinkmangeldermatose*
Zink|o|xid|pas|te *f*: *→Zinkpaste*
Zink|pas|te *f* (Ⓔ zinc oxid paste): ***Syn:*** *Zinci pasta, Zinkoxidpaste, Pasta Zinci*; Salbe mit 25 % Zinkoxid; kühlende, schmerzlindernde, austrocknende Verbandspaste, die die Wundheilung fördert
Zinn *nt* (Ⓔ tin): ***Syn:*** *Stannum*; silberweißes Metall der Kohlenstoffgruppe; essentielles Spurenelement* für Ratten und wahrscheinlich auch den Menschen; über die Funktion ist

noch nichts bekannt

Zinn: Johann Gottfried Zinn; 1727–1759; deutscher Anatom und Botaniker (Göttingen)

Zinn-Gefäßkranz *m* (Ⓔ Zinn's corona): ***Syn:*** *Haller-Gefäßkranz, Circulus vasculosus nervi optici*; Arterienkranz an der Eintrittsstelle des Sehnervs in die Sklera*, aus dem die Netzhautarteriolen entspringen

Zinn-Sehnenring *m* (Ⓔ Zinn's ring): ***Syn:*** *Anulus tendineus communis*; bindegewebiger Ring am Augenhöhlenausgang des Canalis* opticus; Ursprungsort aller Augenmuskeln [Ausnahme: Musculus* obliquus inferior bulbi] und des Musculus* levator palpebrae superioris

Zinn-Strahlenzone *f*: *→Zinn-Zone*

Zinn-Zone *f* (Ⓔ Zinn's tendon): ***Syn:*** *Zinn-Strahlenzone, Zonula ciliaris*; der von den Zonularfasern gebildete Aufhängeapparat der Augenlinse; *s.a. Ziliarkörper*

Zinn|o|xid|pneu|mo|ko|ni|o|se *f* (Ⓔ stannosis): ***Syn:*** *Stannose*; seltene Pneumokoniose* durch Inhalation von zinnoxidhaltigem Staub

Zinsser: Ferdinand Zinsser; 1865–1952; deutscher Hautarzt (Leipzig, Köln)

Zinsser-Cole-Engman-Syndrom *nt*: *→Dyskeratosis congenita*

ZIP *Abk.*: Zosterimmunplasma

ZIR *Abk.*: zellgebundene Immunitätsreaktion

Zir|bel|drü|se *f* (Ⓔ pineal gland): ***Syn:*** *Pinealdrüse, Pinea, Glandula pinealis, Epiphyse, Epiphysis cerebri, Corpus pineale*; ca. 1 cm große endokrine Drüse an der Hinterwand des III. Ventrikels*; bildet Melatonin* und spielt eine Rolle bei der Steuerung des Tag-Nachtrhythmus des Körpers

Zir|bel|drü|sen|stiel *m*: *→Habenula*

zir|ka|di|an *adj* (Ⓔ circadian): ***Syn:*** *circadian*; über den ganzen Tag (verteilt), ungefähr 24 Stunden dauernd oder umfassend, tagesrhythmisch

zir|ku|lar *adj*: *→zirkulär*

zir|ku|lär *adj* (Ⓔ circular): ***Syn:*** *zirkular*; rund, ringförmig, kreisförmig

Zir|ku|lär|fa|ser|schicht *f* (Ⓔ circular layer): Stratum circulare; *s.u. Musculus detrusor vesicae*

Zir|ku|la|ti|on, ex|tra|kor|po|ra|le *f* (Ⓔ extracorporeal circulation): ***Syn:*** *extrakorporaler Kreislauf*; Blutumleitung, z.B. bei Eingriffen am offenen Herzen; *s.a. kardiopulmonaler Bypass*

zir|ku|la|to|risch *adj* (Ⓔ circulatory): (Blut-)Kreislauf betreffend

Zirkum-, zirkum- *präf.*: Wortelement mit der Bedeutung „um...herum"

zir|kum|a|nal *adj* (Ⓔ circumanal): ***Syn:*** *perianal*; in der Umgebung des Afters/Anus (liegend), um den After herum (liegend)

zir|kum|ar|ti|ku|lär *adj* (Ⓔ circumarticular): ***Syn:*** *periartikulär*; um ein Gelenk herum (liegend), in der Umgebung eines Gelenkes

zir|kum|a|xil|lär *adj* (Ⓔ circumaxillary): ***Syn:*** *periaxillär*; in der Umgebung der Achselhöhle/Axilla (liegend)

zir|kum|bul|bär *adj* (Ⓔ circumbulbar): ***Syn:*** *peribulbär*; um einen Bulbus herum (liegend), insbesondere den Augapfel/Bulbus oculi

zir|kum|gem|mal *adj* (Ⓔ circumgemmal): ***Syn:*** *perigemmal*; in der Umgebung einer Knospe, insbesondere einer Geschmacksknospe/Gemma gustatoria

zir|kum|in|tes|ti|nal *adj* (Ⓔ circumintestinal): ***Syn:*** *perienteral, periintestinal*; um den Darm/das Intestinum herum (liegend)

zir|kum|kor|ne|al *adj* (Ⓔ circumcorneal): ***Syn:*** *perikorneal*; *(Auge)* um die Hornhaut/Kornea herum (liegend)

zir|kum|len|tal *adj* (Ⓔ circumlental): ***Syn:*** *perilental, perilentikulär, zirkumlentikulär*; um die Linse/Lens cristallina herum (liegend)

zir|kum|len|ti|ku|lär *adj*: *→zirkumlental*

zir|kum|nu|kle|är *adj* (Ⓔ circumnuclear): ***Syn:*** *perinukleär*; um einen Kern/Nukleus herum (liegend), insbesondere den Zellkern

zir|kum|o|ku|lär *adj* (Ⓔ circumocular): ***Syn:*** *periokular, periokulär, periophthalmisch*; um das Auge/den Oculus herum (liegend)

zir|kum|o|ral *adj* (Ⓔ circumoral): ***Syn:*** *perioral*; um den Mund/Os herum (liegend), in der Umgebung der Mundöffnung

zir|kum|or|bi|tal *adj* (Ⓔ circumorbital): ***Syn:*** *periorbital*; um die Augenhöhle/Orbita herum (liegend)

zir|kum|re|nal *adj* (Ⓔ circumrenal): ***Syn:*** *perirenal*; um die Niere/Ren herum (liegend)

zir|kum|skript *adj* (Ⓔ circumscribed): auf einen Bereich beschränkt, umschrieben, begrenzt

zir|kum|vas|ku|lär *adj* (Ⓔ circumvascular): ***Syn:*** *perivasal, perivaskulär*; um ein Gefäß herum (liegend)

zir|kum|vent|ri|ku|lär *adj* (Ⓔ circumventricular): um einen Ventrikel herum (liegend)

Zir|kum|zi|si|on *f* (Ⓔ circumcision): ***Syn:*** *Beschneidung*; operative Kürzung der Vorhaut durch Umschneidung der beiden Vorhautblätter in Höhe des Sulcus* coronarius; die Indikation zur Beschneidung besteht bei persistierender Phimose* nach dem 2. Lebensjahr sowie zur Prävention oder Therapie von rezidivierenden Balanoposthitiden*, Paraphimose* und Harnwegsobstruktion; weltweit am häufigsten ist aber die **rituelle Zirkumzision** aus religiösen, kulturellen und traditionellen Gründen

zir|rho|gen *adj* (Ⓔ cirrhogenous): die Zirrhoseentstehung fördernd oder auslösend

zir|rhös *adj* (Ⓔ cirrhotic): ***Syn:*** *zirrhotisch*; Zirrhose betreffend, von ihr betroffen oder gekennzeichnet, durch sie bedingt

Zir|rho|se *f* (Ⓔ cirrhosis): ***Syn:*** *Cirrhosis*; chronisch-entzündliche, evtl. von Nekrose* begleitete Organerkrankung mit fortschreitender Verhärtung und Schrumpfung des Gewebes; in der Praxis meist gleichgesetzt mit Leberzirrhose*

biliäre Zirrhose (Ⓔ biliary cirrhosis): ***Syn:*** *biliäre Leberzirrhose, Cirrhosis biliaris*; von den Gallengängen ausgehende Zirrhose; man unterscheidet zwischen primär biliärer Zirrhose und sekundär bilärer Zirrhose

kryptogene Zirrhose (Ⓔ cryptogenic cirrhosis): Zirrhose unbekannter Ursache

primär biliäre Zirrhose: *→primär biliäre Leberzirrhose*

sekundär biliäre Zirrhose (Ⓔ secondary biliary cirrhosis): ***Syn:*** *sekundär biliäre Leberzirrhose*; durch eine chronische Cholangitis*, extrahepatische Cholestase* etc. ausgelöste kleinknotige Leberzirrhose*

zir|rho|tisch *adj*: *→zirrhös*

Zis|ter|ne *f* (Ⓔ cistern): ***Syn:*** *Cisterna*; Flüssigkeitsreservoir; im Zentralnervensystem eine lokale Erweiterung des Subarachnoidalraums*, die mit Liquor* cerebrospinalis gefüllt ist

perinukleäre Zisterne (Ⓔ perinuclear space): ***Syn:*** *perinukleärer Spaltraum, Cisterna caryothecae, Cisterna nucleolemmae*; zwischen der inneren und der äußeren Kernmembran liegender Flüssigkeitsraum um den Zellkern; *s.a. Zelle*

Zis|ter|nen|punk|ti|on *f* (Ⓔ cisternal puncture): ***Syn:*** *Subokzipitalpunktion, Hirnzisternenpunktion*; Punktion der Cisterna* cerebellomedullaris zur Entnahme von Liquor* cerebrospinalis oder Applikation von Chemotherapeutika

Zis|ter|no|gra|phie *f* (Ⓔ cisternography): ***Syn:*** *Zisternografie*; Röntgenkontrastdarstellung* der Hirnzisternen

zis|ter|no|gra|phisch *adj* (Ⓔ cisternographic): ***Syn:*** *zisternografisch*; Zisternographie betreffend, mittels Zisternographie

Zitr-, zitr- *präf.*: *→Zitro-*

Zi|trat *nt*: *→Citrat*

Zitrat-Pyruvat-Zyklus *m*: *→Citrat-Pyruvat-Zyklus*

Zi|trat|al|do|la|se *f*: *→Citratlyase*

Zi|trat|blut *nt*: *→Citratblut*

Zi|trat|ly|a|se *f*: *→Citratlyase*

Zi|trat|plas|ma *nt*: *→Citratplasma*

Zi|trat|syn|tha|se *f*: *→Citratsynthase*

Zi|trat|zy|klus *m*: *→Citratzyklus*

Zitro-, Zitro- *präf.*: Wortelement mit der Bedeutung „Zitrone"

Zi|tro|nen|gras *nt*: *→Lemongras*

Zi|tro|nen|me|lis|se *f*: *→Melisse*

Zi|tro|nen|öl *nt* (Ⓔ lemon oil): ***Syn:*** *Citri aetheroleum, Citronenöl, Limonis aetheroleum*; aus der Fruchtschale der Zitrone [Fructus citri] gewonnenes ätherisches Öl; enthält u.a.

Limonen, Citral, Neral, Geranylacetat und Cumarine*; **Anw.**: als Aromatikum* und Geschmackskorrigens; Gewürz

Zi|tro|nen|säu|re *f*: *→Citronensäure*

Zi|tro|nen|säu|re|zy|klus *m*: *→Citratzyklus*

Zi|trul|lin *nt*: *→Citrullin*

Zi|trul|lin|ä|mie *f*: *→Citrullinämie*

Zi|trul|lin|u|rie *f*: *→Citrullinurie*

Zit|wer *m* (Ⓔ Curcuma zedoaria): ***Syn***: *Curcuma zedoaria*; Pflanze aus der Familie der Ingwergewächse [Zingiberaceae]; verwendet werden die getrockneten knolligen Teile des Wurzelstocks [**Zitwerwurzel**, Zedoariae rhizoma], die ätherisches Öl [**Zitwerwurzelöl**, Zeodariae oleum] mit Sesquiterpenalkoholen und Sesquiterpenen* [Zingiberen, α-Pinen*, Campfer*, Cineol*, Borneol*], Curcuminoide, Stärke und Zucker enthalten; **Anw.**: Stomachikum* [v.a. bei Verdauungsschwäche, Koliken, Krämpfen], Choleretikum* und Aromatikum*; traditionell auch bei Asthma* bronchiale und Bronchitis*

Zit|wer|blü|ten *pl* (Ⓔ Levant wormseed): ***Syn***: *Wurmsamen, Cinae flos*; Blüten von **Wurmkraut** [Artemilia cina], einer Pflanze aus der Familie der Korbblütler [Asteraceae]; **Anw.**: früher als Wurmmittel gegen Spulwürmer

Zit|wer|wur|zel *f* (Ⓔ zedoary rhizome): ***Syn***: *Zedoariae rhizoma*; *s.u. Zitwer*

Zit|wer|wur|zel|öl *nt* (Ⓔ zedoary oil): ***Syn***: *Zeodariae oleum*; *s.u. Zitwer*

ZK *Abk.*: **1.** Zahnärztekammer **2.** *→Zellkern* **3.** Zwischenkiefer

ZKM *Abk.*: Zellkernmembran

ZKS *Abk.*: zentrale Koordinationsstörung

Z-Linie *f* (Ⓔ Z line): ***Syn***: *Zwischenscheibe, Telophragma*; Z-Streifen; *s.u. Muskelfaser*

ZM *Abk.*: Zellmasse

ZMF *Abk.*: **1.** zahnmedizinische Fachhelferin **2.** zahntechnisch-medizinische Fachkraft

ZMK *Abk.*: Zahn-Mund-Kieferbereich

ZMK-Hk. *Abk.*: Zahn-Mund-Kiefer-Heilkunde

ZMS *Abk.*: Zinkmangelsyndrom

ZMV *Abk.*: *→Zytomegalievirus*

Zn *Abk.*: *→Zink*

ZNAV *Abk.*: zentraler Netzhautarterienverschluss

ZNS *Abk.*: **1.** zentrales Nervensystem **2.** *→Zentralnervensystem*

ZNV *Abk.*: zentrale Niedervoltage

ZOE *Abk.*: Zinkoxid-Eugenol

Zohlen: Zohlen-Zeichen *nt* (Ⓔ Zohlen's sign): Verschiebeschmerz der Patella* bei Patellaluxation* oder Chondropathia* patellae

zö|kal *adj*: *→zäkal*

Zöko-, zöko- *präf.*: Wortelement mit der Bedeutung **1.** „blind" **2.** „Blinddarm/Zäkum/Typhlon"

Zö|kum *nt*: *→Zäkum*

Zö|li|a|kie *f* (Ⓔ celiac disease): ***Syn***: *Herter-Heubner-Syndrom, Gee-Herter-Heubner-Syndrom, glutenbedingte Enteropathie, Heubner-Herter-Krankheit*; angeborene Unverträglichkeit von Gliadin*, die in den entwickelten Ländern die häufigste Ursache von Malabsorptionssyndromen ist; z.T. liegt die Inzidenz bei 1:300; die häufigste HLA-Konstellation von Zöliakiepatienten ist entweder HLA-DR3 oder HLA-DQ2; die Pathogenese der Erkrankung ist multifaktoriell und neben der genetischen Disposition werden auch noch andere Auslöser [z.B. Adenoviren] diskutiert; bei allen Patienten finden sich aber **Endomysium-Antikörper** gegen Transglutaminase, die für die Diagnose und das Screening von Bedeutung sind

die Gliadinunverträglichkeit führt zu einer Schädigung der Dünndarmschleimhaut mit Atrophie der Zotten und Einschränkung der Resorptionsfähigkeit; Gliadin wird sowohl in Weizen als auch Roggen, Gerste und Hafer gefunden; **Klinik**: schon im Kleinkindalter kommt es zu Verdauungsinsuffizienz mit Durchfall, Erbrechen, ausladendem Abdomen, Bauchschmerzen, Gewichtsabnahme, Gedeihstörung, Muskelschwäche, Müdigkeit, Appetitlosigkeit und psychomotorischer Retardierung; z.T. kommt es zu einem unauffälligen Verlauf [**monosymptomatische** oder **silente Zöliakie**] und die Diagnose wird nur Dank der verbesserten Serologie gestellt; die Fehlernährung führt zu eine Reihe von Symptomen, die aber nicht obligat sind und die auch isoliert auftreten können; bei Beginn der Erkrankung im Schulkindalter sind Kleinwuchs, Eisenmangelanämie und rezidivierende Bauchschmerzen die Leitsymptome **Diagnose**: Anamnese, körperlicher Befund, Bestimmung der Gliadin- und Endomysiumantikörper, Duodenalbiopsie, Glutenbelastung; **DD**: Kuhmilchallergie, prolongierte infektiöse Enteritis, Morbus Crohn, Colitis ulcerosa; **Therapie**: lebenslange und strikte glutenfreie Ernährung; Patienten, die sich daran halten, haben kein erhöhtes Krebsrisiko; bei den anderen Patienten besteht ab dem 40. Lebensjahr ein erhöhtes Risiko für Malignome, v.a. Lymphome

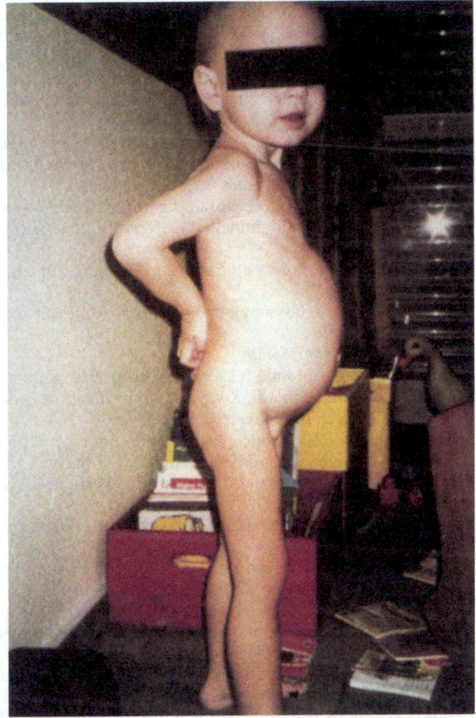

Abb. Z21. Zöliakie

Tab. Z22. Typische Symptome bei Zöliakie

Gastrointestinale Störungen	Durchfall, Erbrechen, Appetitlosigkeit, Bauchschmerzen, ausladendes Abdomen
Psychomotorische Symptome	Müdigkeit, Misslaunigkeit, Entwicklungsretardierung, muskuläre Hypotonie
Somatische Entwicklung	Wachstumsretardierung, Kleinwuchs, Gewichtsstillstand, -abnahme, Gedeihstörung
Mangelzustände mit Infektanfälligkeit	Eisen, Folsäure, Vitamin K und D, Kalzium, Phosphat, Eiweiß, Zink, Magnesium
Dermatologische Symptome	Neurodermitische Herde

Zö|li|a|ko|gra|phie *f* (Ⓔ celiac angiography): ***Syn***: *Zöliakografie, Coeliakographie, Coeliakografie*; selektive Angiographie* des Truncus* coeliacus und seiner Äste

Zölio-, zölio- *präf.*: Wortelement mit der Bedeutung „Bauch/Bauchhöhle/Unterleib"

Zö|li|o|gas|tro|sto|mie *f* (Ⓔ celiogastrostomy): ***Syn***: *Laparogastrostomie*; Anlegen einer äußeren Magenfistel in der Bauchwand

Zö|li|o|gas|tro|to|mie *f* (Ⓔ celiogastrotomy): ***Syn***: *Laparogastrotomie*; Laparotomie* mit Eröffnung des Magens

Zöllilolhyslte|rolto|mie *f* (Ⓔ celiohysterotomy): ***Syn:*** *Laparohysterotomie, transabdominelle Hysterotomie*; Gebärmuttereröffnung [Hysterotomie*] durch den Bauchraum
Zöllilorlrhalphie *f* (Ⓔ celiorrhaphy): ***Syn:*** *Bauchwandnaht, Laparorrhaphie*; Naht der Bauchwand nach traumatischer oder operativer Eröffnung oder Inzision
Zöllilolsallpinlgeklto|mie *f* (Ⓔ celiosalpingectomy): ***Syn:*** *Laparosalpingektomie, transabdominelle Salpingektomie*; transabdominelle Entfernung eines oder beider Eileiter
Zöllilolsallpinlgolto|mie *f* (Ⓔ celiosalpingotomy): ***Syn:*** *Laparosalpingotomie*; transabdominelle Eileitereröffnung [Salpingotomie*]
Zöllilolskop *nt* (Ⓔ celioscope): Endoskop* für die Zölioskopie*
Zöllilolskolpie *f* (Ⓔ celioscopy): endoskopische Untersuchung einer Körperhöhle
Zöllilolto|mie *f*: *→Laparotomie*
transvaginale Zöliotomie (Ⓔ vaginal celiosalpingotomy): ***Syn:*** *Coeliotomia vaginalis, Kolpozöliotomie*; Eröffnung der Bauchhöhle durch die Scheide [Vagina*]
Zöllilolzenltelse *f* (Ⓔ celiocentesis): ***Syn:*** *Bauchpunktion, Bauchhöhlenpunktion, Abdominozentese*; Punktion der Bauchhöhle, z.B. zur Aszitesdrainage oder Peritoneallavage*
Zollinger: Robert Milton Zollinger; 1903–1992; amerikanischer Chirurg
Zollinger-Ellison-Syndrom *nt* (Ⓔ Zollinger-Ellison syndrome): ***Syn:*** *Ellison-Syndrom*; gastrin-bildender Tumor [Gastrinom] der Inselzellen der Bauchspeicheldrüse; es kann sich um einen Solitärtumor handeln, meist liegen aber mehrere Tumoren oder Metastasen vor; führt zu exzessiver Magensäuresekretion mit therapieresistenden Magen- und Zwölffingerdarmgeschwüren sowie starker Diarrhoe*; **Diagnose:** Gastrinbestimmung [Immunoassay], CT, Ultraschall, Szintigraphie; **Therapie:** bei solitären Tumoren partielle Pankreatektomie*; sonst Hemmung der Säuresekretion mit Protonenpumpenhemmern*
Zollmiltripltan *nt* (Ⓔ zolmitriptan): *s.u. Triptane*
Zöllom *nt* (Ⓔ celoma): ***Syn:*** *Zölomhöhle, Coeloma, Coelom*; primäre Leibeshöhle des Embryos
Zöllomlhöhlle *f*: *→Zölom*
Zollpildem *nt* (Ⓔ zolpidem): Hypnotikum* mit gleichem Wirkungsprinzip wie Benzodiazepinderivate*; **Anw.:** symptomatische Behandlung von Schlafstörungen
Zolna *f, pl* **-nae** (Ⓔ zone): Zone, Region
Zona columnaris (Ⓔ columnar zone): ***Syn:*** *Zona transitionalis analis*; *s.u. Rektum*
Zona cutanea (Ⓔ cutaneous zone): unterhalb der Linea* anocutanea liegender Teil des Analkanals [Canalis* analis]; ist von verhorntem Plattenepithel überzogen, das Schweißdrüsen enthält; *s.a. Rektum*
Zona externa medullae renalis (Ⓔ outer zone of renal medulla): *s.u. Nierenmark*
Zona fasciculata (Ⓔ fascicular zone): *s.u. Nebenniere*
Zona glandularum periurethralium (Ⓔ peri-urethral gland zone): periurethrale Mantelzone; *s.u. Prostata*
Zona glomerulosa (Ⓔ glomerular zone): *s.u. Nebenniere*
Zona haemorrhoidalis (Ⓔ hemorrhoidal zone): veraltet für Zona columnaris; *s.u. Rektum*
Zona hemorrhoidalis (Ⓔ hemorrhoidal zone): veraltet für Zona columnaris; *s.u. Rektum*
Zona incerta (Ⓔ zona incerta): dünner Streifen grauer Substanz im Subthalamus*
Zona intermedia: veraltet für *→Pecten analis*
Zona interna medullae renalis (Ⓔ inner zone of renal medulla): *s.u. Nierenmark*
Zona orbicularis (Ⓔ orbicular zone of hip joint): Verstärkungsband der Kapsel des Hüftgelenkes [Articulatio* coxae], das sich ringförmig um den Oberschenkelhals legt
Zona pellucida (Ⓔ pellucid zone): ***Syn:*** *Eihülle, Oolemma, Membrana pellucida*; von den Follikelzellen gebildete Umhüllung der Eizelle; *s.a. Follikelreifung*
Zona reticularis (Ⓔ reticular zone): *s.u. Nebenniere*
Zona terminalis medullae spinalis (Ⓔ Lissauer's zone): ***Syn:*** *Lissauer-Zone*; weiße Substanz des Rückenmarks, die die graue Substanz zwischen Hinter- und Vorderseitenstrang umhüllt; gehört zum Eigenapparat des Rückenmarks
Zona transitionalis analis (Ⓔ transitional zone of anus): ***Syn:*** *Zona columnaris*; *s.u. Rektum*
Zonläslthelsie *f* (Ⓔ zonesthesia): ***Syn:*** *Gürtelgefühl*; Gefühl, als ob ein fester Gürtel den Rumpf umgibt, z.B. bei Myelitis*, multipler Sklerose*
zonläsltheltisch *adj* (Ⓔ cenesthesic): Zonästhesie betreffend
Zolne *f* (Ⓔ zone): *(anatom.)* Zona
Zone des Antigenüberschusses (Ⓔ zone of antigen excess): *s.u. Äquivalenzzone*
Zone des Antikörperüberschusses (Ⓔ zone of antibody excess): *s.u. Äquivalenzzone*
helle Zone (Ⓔ H zone): ***Syn:*** *H-Bande, H-Streifen, Hensen-Zone*; H-Zone; *s.u. Muskelfaser*
laterale parvozelluäre Zone (Ⓔ lateral parvocellular zone): *s.u. Formatio reticularis*
mediale magnozelluläre Zone (Ⓔ medial magnocellular zone): *s.u. Formatio reticularis*
mediane Zone (Ⓔ median zone): *s.u. Formatio reticularis*
parakortikale Zone (Ⓔ paracortical zone): ***Syn:*** *Parakortikalzone, thymusabhängige Zone*; *s.u. Lymphknoten*
thymusabhängige Zone: *→parakortikale Zone*
Zolnolgralphie *f* (Ⓔ zonography): ***Syn:*** *Zonografie*; Tomographie* mit relativ großer Schichtdicke; wird z.B. zur Lokalisation von Nierensteinen oder bei Kleinkindern eingesetzt
Zolnulla *f, pl* **-lae** (Ⓔ zonule): kleiner Gürtel oder Bezirk, kleine Zone
Zonula adhaerens (Ⓔ zonula adherens): ***Syn:*** *Haftzone*; Form der Zellverbindung, bei der das Plasma entlang der Membran verdichtet ist; *s.a. Desmosom*
Zonula ciliaris (Ⓔ ciliary zonule): ***Syn:*** *Zinn-Zone, Zinn-Strahlenzone*; der von den Zonularfasern gebildete Aufhängeapparat der Augenlinse; *s.a. Ziliarkörper*
Zonula occludens (Ⓔ zonula occludens): ***Syn:*** *Verschlusskontakt, Tight junction*; Form der Zellverbindung, bei der die äußeren Schichten der Zellmembranen verschmelzen

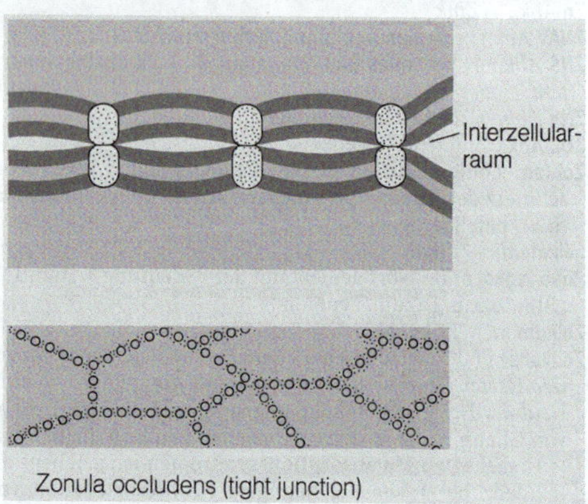

Abb. Z23. Zonula occludens

Zolnullarlfalsern *pl* (Ⓔ zonular fibers): Fibrae zonulares; *s.u. Ziliarkörper*
Zolnulliltis *f, pl* **-tilden** (Ⓔ zonulitis): Entzündung der Strahlenzone [Zonula ciliaris]
zolnulliltisch *adj* (Ⓔ zonulitic): Zonulitis betreffend, von ihr betroffen oder gekennzeichnet
Zolnullollylse *f* (Ⓔ zonulolysis): enzymatische Auflösung/Andauung der Zonula-ciliaris-Fasern
Zolnulloltolmie *f* (Ⓔ zonulotomy): operative Durchtrennung von Fasern der Zonula* ciliaris
Zoo-, zoo- *präf.*: Wortelement mit der Bedeutung „Tier/Lebewesen"
Zolo|anthlrolpolnolse *f* (Ⓔ zooanthroponosis): ***Syn:*** *Anthropozoonose*; bei Menschen und Tieren vorkommende Erkran-

kung; kann von Tieren auf Menschen übertragen werden und umgekehrt

Zolole|ras|tie *f* (Ⓔ zooerastia): ***Syn:*** *Sodomie*; sexuelle Handlungen an oder mit Tieren

Zolollolgie *f* (Ⓔ zoology): Tierkunde; Teilgebiet der Biologie*

Zolo|ma|nie *f* (Ⓔ zoomania): ***Syn:*** *Zoophilie*; krankhafte Tierliebe

Zoon: Johannes Jacobus Zoon; holländischer Hautarzt im 20. Jahrhundert

Zoon-Balanitis *f* (Ⓔ Zoon's erythroplasia): ***Syn:*** *Balanoposthitis chronica circumscripta benigna plasmacellularis, Balanoposthitis circumscripta benigna plasmacellularis, Balanitis plasmacellularis, Balanitis chronica circumscripta benigna plasmacellularis (Zoon)*; umschriebene, chronisch-verlaufende Entzündung von Eichel und Vorhaut, die i.d.R. erst nach dem 50. Lebensjahr beginnt und bis ins hohe Alter fortschreitet; an Eichel und Vorhaut finden sich scharf begrenzte, lackfarbene Läsionen mit frischen und älteren punktförmigen Einblutungen; histologisch finden sich reichlich Plasmazellen im Entzündungsbereich; **Therapie**: lokale Antisepsis, austrocknende Mittel; bei starken Beschwerden Zirkumzision

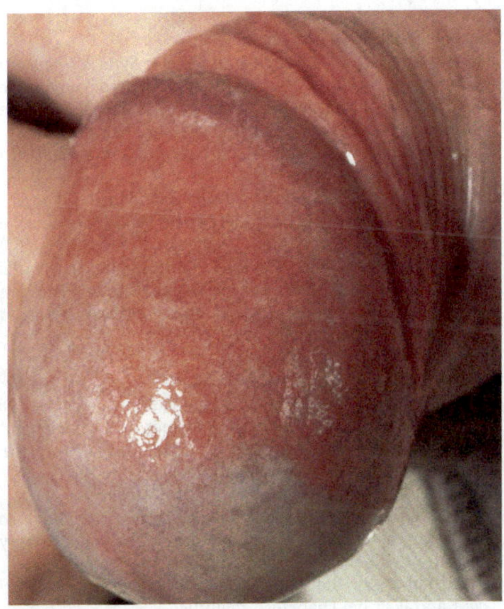

Abb. Z24. Zoon-Balanitis

Zolo|no|se *f* (Ⓔ zoonosis): bei Tieren und Menschen vorkommende Erkrankung; kann von Tieren auf Menschen übertragen werden und umgekehrt

Zolo|pa|ra|sit *m* (Ⓔ zooparasite): tierischer Parasit; *s.u. Parasit*

zolo|phil *adj* (Ⓔ zoophilic): Zoophilie betreffend, von ihr betroffen oder gekennzeichnet

Zoophilia erotica *f*: *→Zoophilie 2.*

Zolo|phi|lie *f* (Ⓔ **1.–2.** zoophilia): **1.** ***Syn:*** *Zoomanie*; krankhaft übertriebene Tierliebe **2.** ***Syn:*** *Zoophilia erotica*; geschlechtliche Zuneigung zu Tieren

zolo|phob *adj* (Ⓔ zoophobic): Zoophobie betreffend, durch sie gekennzeichnet

Zolo|pho|bie *f* (Ⓔ zoophobia): krankhafte Angst vor bestimmten Tieren

Zolo|ste|ri|ne *pl* (Ⓔ zoosterols): *s.u. Sterine*

Zolo|to|xi|ne *pl* (Ⓔ zootoxins): von Tieren gebildete Gifte

Zö|rullolplas|min *nt*: *→Caeruloplasmin*

Zos|ter *m* (Ⓔ zoster): ***Syn:*** *Gürtelrose, Zona, Herpes zoster*; akute, schmerzhafte Erkrankung durch ein Rezidiv einer vorausgegangenen Infektion [Windpocken*] mit dem Varicella-Zoster-Virus*; meist gürtelförmige Ausbreitung im Versorgungsgebiet eines Spinalnervens; **Klinik**: beginnt mit Allgemeinerscheinungen [Abgeschlagenheit, Kopf- und Gliederschmerzen, leichter Temperaturerhöhung] und dumpfen oder ziehenden Schmerzen im Versorgungsgebiet des betroffenen Ganglions; am 3.–5. Tag kommt es zur typischen Hauteruption mit entzündlicher Rötung und Bläschenbildung; meist sind das Gesicht [30 % im Trigeminusbereich] oder der Rumpf betroffen [typische Gürtelrose]; selten sind zwei getrennte Segmente gleichzeitig betroffen [**Zoster duplex**] oder der Befall ist seitensymmetrisch [**Zoster bilateralis**]; bei unkompliziertem Verlauf kommt es zu Eintrübung, Eintrocknung, Verkrustung und Abschuppung der Bläschen in 2–3 Wochen; bei schwerem Verlauf kann es aber zu Nekrose [**Zoster gangraenosus**] und Hämorrhagie [**Zoster haemorrhagicus**] kommen; die Hyperästhesie im Bereich des Nervens kann oft monatelang bestehen bleiben; **Komplikationen**: pyogene Sekundärinfektion, Konjunktivitis*, Keratitis*, Ulcus* corneae, Sekundärglaukom*, Chorioretinitis*, Entzündung des Nervus opticus, Zoster* oticus, Dissemination in innere Organe bei Abwehrschwäche, Guillain*-Barré-Syndrom; **Therapie**: systemische Behandlung mit Aciclovir, Famciclovir, Valaciclovir; lokale Behandlung [Puder-Watte-Verbände, antibiotische Salbenverbände zur Verhinderung von Sekundärinfektionen], Schmerztherapie

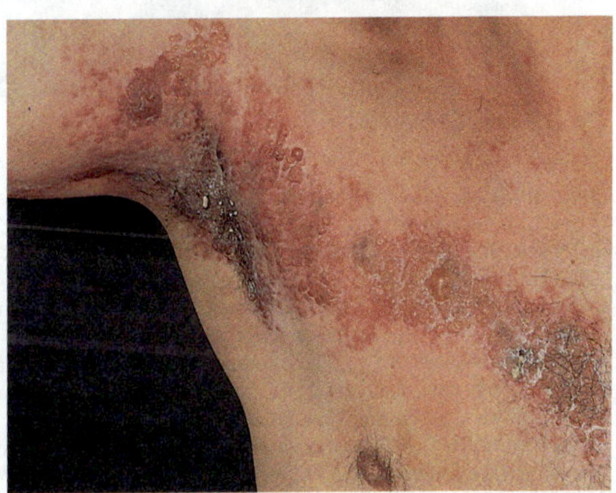

Abb. Z25. Zoster

Zoster generalisatus (Ⓔ generalized herpes zoster): bei Immunschwäche auftretende Generalisation mit Ausbreitung auf den ganzen Körper

Zoster ophthalmicus (Ⓔ ophthalmic zoster): ***Syn:*** *Herpes zoster ophthalmicus*; Herpes zoster des Nervus* ophthalmicus mit halbseitigen Kopfschmerzen, Lidödem und evtl. Hornhautbeteiligung [Herpeskeratitis*, Herpeskeratokonjunktivitis*]; **Therapie**: Aciclovir*, Valaciclovir*, Famciclovir* systemisch [*Abb. Z26*]

Zoster oticus (Ⓔ herpes zoster oticus): ***Syn:*** *Ramsay Hunt-Syndrom, Neuralgia geniculata, Herpes zoster oticus, Genikulatumneuralgie*; schmerzhafte Gürtelrose* mit besonderer Beteiligung der Ohrmuschel, des äußeren Gehörgangs und des Innenohrs; kann zu Schwerhörigkeit oder Ertaubung führen; **Klinik**: der Schmerz ist initial auf das Ohr, das seitliche Gesicht und den Nacken lokalisiert; schmerzhafte Bläschen sitzen auf der Ohrmuschel, im äußeren Gehörgang und auf dem Trommelfell, z.T. aber auch auf der Zunge und am Gaumen; in der 1. oder 2. Krankheitswoche kommt es meist zur Fazialislähmung* mit halbseitiger Geschmackslähmung und Beeinträchtigung der Speichelsekretion; dazu kommen u.U. Schwindel und Nystagmus*, Trigeminusneuralgie*, Schluckbeschwerden und Schluckauf; **Therapie**: antivirale Therapie mit Aciclovir*, Valaciclovir* oder Famciclovir*; Antibiotika zur Verhütung einer bakteriellen Sekundärinfektion; Schmerzmittel

Zoster symptomaticus (Ⓔ symptomatic herpes zoster): Zoster bei Schwächung der Immunabwehr durch HIV-Infektion, Karzinom, Strahlentherapie, etc.

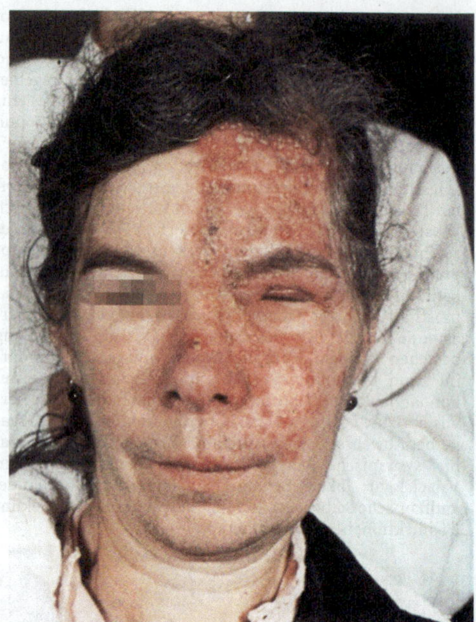

Abb. Z26. Zoster ophthalmicus

zos|ter|ar|tig *adj* (Ⓔ zosteriform): in der Art eines Herper zoster, zosterähnlich
Zoster-Enzephalitis *f* (Ⓔ zoster encephalitis): Enzephalitis* als Komplikation eines Zosters*
Zoster-Enzephalomyelitis *f* (Ⓔ zoster encephalomyelitis): Enzephalomyelitis* im Rahmen eines Zosters*
Zos|ter|im|mun|glo|bu|lin *nt* (Ⓔ zoster immune globulin): v.a. bei Kindern zur passiven Immunisierung eingesetztes Immunglobulin gegen das Varicella-Zoster-Virus*
Zoster-Meningitis *f* (Ⓔ zoster meningitis): auf die Hirnhaut beschränkte Entzündung als Komplikation eines Zosters*
Zoster-Virus *nt*: →*Varicella-Zoster-Virus*
Zo|te|pin *nt* (Ⓔ zotepine): trizyklisches Neuroleptikum*
Zot|ten *pl* (Ⓔ villi): ***Syn:*** *Villi*; fingerförmige Ausstülpungen zur Vergrößerung der Oberfläche des Darm oder der Plazenta
Zot|ten|glat|ze *f* (Ⓔ smooth chorion): Chorion laeve; *s.u. Chorion 1.*
Zot|ten|haut *f*: →*Chorion 1.*
Zot|ten|herz *nt* (Ⓔ hairy heart): ***Syn:*** *Cor villosum*; bei Fibrinablagerung im Herzbeutel [Pericarditis* fibrinosa] entstehende raue Herzoberfläche
Zot|ten|krebs, fe|ta|ler *m*: →*Chorionkarzinom*
Zot|ten|me|la|no|se *f* (Ⓔ melanosis of the colon): ***Syn:*** *Dickdarmmelanose, braunes Kolon, Melanosis coli*; meist durch Laxanzienabusus hervorgerufene Braunfärbung der Dickdarmschleimhaut
ZO-Z *Abk.*: Zulassungsordnung Zahnärzte
ZPE *Abk.*: zytopathogener Effekt
ZPI *Abk.*: Zink-Protamin-Insulin
Z-Plastik *f* (Ⓔ Z-plasty): Transpositionsplastik, bei der Dreieckslappen gegeneinander ausgetauscht werden; wird v.a. zur Narbenkorrektur verwendet; eine mehrfache Z-Plastik wird als W-Plastik bezeichnet
ZPLF *Abk.*: zystische Pankreas- und Lungenfibrose
ZPW *Abk.*: zentrale Pulswellenzeit
ZR *Abk.*: Zählrohr
Zr *Abk.*: Zirkonium
ZS *Abk.*: **1.** Zentralstrahl **2.** →*Zieve-Syndrom* **3.** Zykloserin
Z-Streifen *m* (Ⓔ Z line): ***Syn:*** *Z-Linie, Zwischenscheibe, Telophragma*; *s.u. Muskelfaser*
ZSZ *Abk.*: →*Zitronensäurezyklus*
ZT *Abk.*: **1.** Zimmertemperatur **2.** Zyklustag
ZTA *Abk.*: zytologisch-technische Assistentin
ZTL *Abk.*: **1.** →*zytolytische T-Lymphozyten* **2.** →*zytotoxische T-Lymphozyten*
Zu|cker *pl*: →*Kohlenhydrate*
Zu|cker|bil|dung *f*: →*Glucogenese*
Zu|cker|guss|le|ber *f* (Ⓔ zuckergussleber): ***Syn:*** *Perihepatitis chronica hyperplastica*; zu typischen Veränderungen der Leberkapsel führende Entzündung; ist i.d.R. Folge einer chronischen Leberstauung bei Rechtsherzinsuffizienz
Zu|cker|guss|milz *f* (Ⓔ sugar-icing spleen): *s.u. Perisplenitis cartilaginea*
Zu|cker|harn|ruhr *f*: veraltet für →*Diabetes mellitus*
Zuckerkandl: Otto Zuckerkandl; 1849–1910; österreichischer Anatom und Chirurg (Wien)
Zuckerkandl-Organ *nt* (Ⓔ Zuckerkandl's gland): ***Syn:*** *Paraganglion aorticum abdominale*; sympathisches Paraganglion* am Abgang der Arteria* mesenterica inferior aus der Aorta* abdominalis
zu|cker|krank *adj*: →*diabetisch*
Zu|cker|krank|heit *f*: →*Diabetes mellitus*
Zu|cker|plan|ta|gen|lep|to|spi|ro|se *f* (Ⓔ cane-field fever): ***Syn:*** *Zuckerrohrfieber, cane-field fever*; primär in Australien auftretende, mild verlaufende Leptospirose* durch **Leptospira pyrogenes** oder **Leptospira australis**
Zu|cker|rohr|fie|ber *nt*: →*Zuckerplantagenleptospirose*
Zu|cker|rohr|lun|ge *f* (Ⓔ bagassosis): ***Syn:*** *Bagassose, Bagassosis*; exogen-allergische Alveolitis* durch **Thermoactinomyces saccharii** bei Zuckerrohrarbeitern
Zu|cker|star *m* (Ⓔ diabetic cataract): ***Syn:*** *Cataracta diabetica*; Katarakt* bei Diabetes* mellitus
Zu|clo|pen|thi|xol *nt* (Ⓔ zuclopenthixol): Neuroleptikum*
Zug *m*: →*Extension*
Zü|gel *m*: →*Habenula*
Zug|gur|tung *f* (Ⓔ tension band wiring): ***Syn:*** *Zuggurtungsosteosynthese*; das Prinzip besteht darin, dass die Draht-

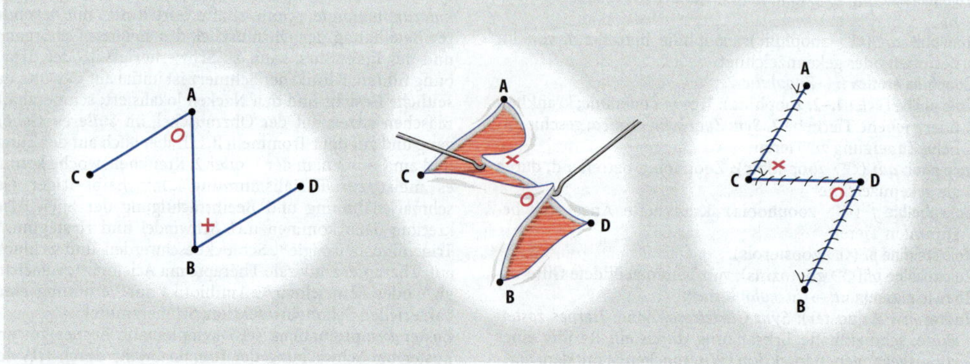

Abb. Z27. Z-Plastik

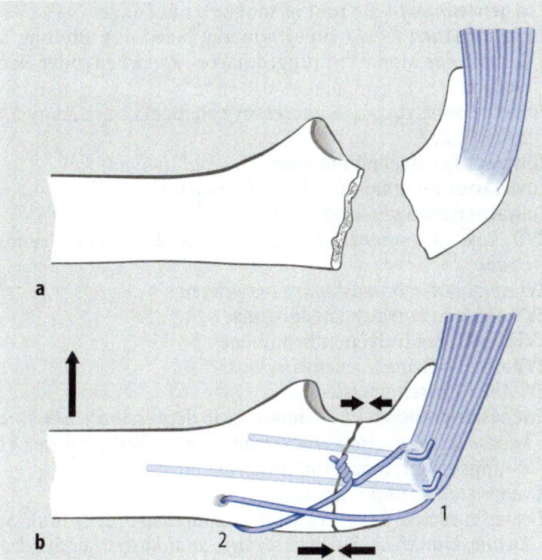

Abb. Z28. Zuggurtung mit Drahtumschlingung bei Olekranonfraktur

schlinge [seltener Platte] Zugkräfte, die die Fragmente auseinanderziehen wollen, aufnimmt und in Druckkräfte umwandelt; sie wird v.a. bei Kniescheiben- und Olekranonfrakturen eingesetzt

Zug|gur|tungs|os|te|o|syn|the|se *f*: *→Zuggurtung*

Zug|schrau|be *f* (Ⓔ compression screw): *s.u. Schraubenosteosynthese*

Zun|ge *f* (Ⓔ tongue): ***Syn:*** *Glossa, Lingua*; mit Schleimhaut überzogener Muskelkörper, der in drei Abschnitte unterteilt wird: **Zungenwurzel** [Radix linguae], **Zungenkörper** [Corpus linguae] und **Zungenspitze** [Apex linguae]; der **Zungenrücken** [Dorsum linguae] wird durch den V-förmigen **Sulcus terminalis** in einen vorderen [**Pars presulcalis**] und einen hinteren Teil [**Pars postsulcalis**] unterteilt; an der Spitze des Sulcus terminalis liegt eine Vertiefung [**Foramen caecum linguae**], die ein Rest des embryonalen Ductus* thyroglossalis ist; am **Zungenrand** [Margo linguae] geht der Rücken in die **Zungenunterseite** [Facies inferior linguae] über, in deren Mitte das **Zungenbändchen** [Frenulum linguae] verläuft; die **Zungenmuskeln** [Musculi linguae] können in **Außenmuskulatur** [Musculus* genioglossus, hyoglossus, styloglossus, palatoglossus] und **Binnenmuskulatur** [Musculus* longitudinalis superior und inferior, verticalis linguae, transversus linguae] unterteilt werden; beide Muskelgruppen werden vom Nervus* hypoglossus versorgt, deshalb weicht die Zunge bei einseitiger Hypoglossuslähmung beim Herausstrecken zur gelähmten Seite ab; die unter der Schleimhaut des Zungenrückens liegende derbe **Zungenaponeurose** [Aponeurosis linguae] dient der Zungenmuskulatur als Ansatz; das **Zungenseptum** [Septum linguae] verläuft vertikal in der Zungenmitte und unterteilt sie unvollständig in zwei Hälften; in der Schleimhaut von Zungenrücken und -rand liegen vier verschiedene **Zungenpapillen** [Papillae linguales] und das aus **Geschmacksknospen** [Caliculi gustatorii] und freien Nervenendigungen bestehende **Geschmacksorgan** [Organum gustus]

Zun|gen|am|pu|ta|ti|on *f* (Ⓔ lingulectomy): Glossektomie*

Zun|gen|a|po|neu|ro|se *f* (Ⓔ lingual aponeurosis): Aponeurosis linguae; *s.u. Zunge*

Zun|gen|bänd|chen *nt* (Ⓔ lingual frenulum): ***Syn:*** *Frenulum linguae*; mediale Schleimhautfalte an der Unterseite der Zunge*

Zun|gen|bänd|chen|durch|tren|nung *f* (Ⓔ lingual frenotomy): ***Syn:*** *Frenulotomie, Frenotomie, Ankylotomie*; Durchtrennung eines angewachsenen Zungenbändchens

Zun|gen|bänd|chen|plas|tik *f* (Ⓔ frenoplasty): Frenoplastik*, Frenuloplastik

Zun|gen|bein *nt* (Ⓔ tongue bone): ***Syn:*** *Hyoid, Os hyoideum*; hufeisenförmiger Knochen, der zwischen Unterkiefer und Kehlkopf liegt; vom vorne liegenden **Zungenbeinkörper** [Corpus ossis hyoidei] entspringt auf jeder Seite ein nach hinten gerichtetes **großes Zungenbeinhorn** [Cornu majus ossis hyoidei]; zwischen Corpus und Cornu majus ragt jeweils ein **kleines Zungenbeinhorn** [Cornu minus ossis hyoidei] nach hinten oben

Zun|gen|bein|horn, gro|ßes *nt* (Ⓔ greater horn of hyoid bone): *s.u. Zungenbein*

Zun|gen|bein|horn, klei|nes *nt* (Ⓔ lesser horn of hyoid bone): *s.u. Zungenbein*

Zun|gen|bein|kör|per *m* (Ⓔ body of hyoid bone): Corpus ossis hyoidei; *s.u. Zungenbein*

Zun|gen|bein|mus|keln, o|be|re *pl* (Ⓔ suprahyoid muscles): ***Syn:*** *suprahyoidale Muskulatur, suprahyale Muskulatur, Suprahyoidalmuskeln, Musculi suprahyoidei*; vom Zungenbein nach oben ziehende Muskeln

Zun|gen|bein|mus|keln, un|te|re *pl* (Ⓔ infrahyoid muscles): ***Syn:*** *infrahyoidale Muskulatur, infrahyale Muskulatur, Unterzungenbeinmuskeln, Infrahyoidalmuskeln, Musculi infrahyoidei*; Oberbegriff für die vom Zungenbein nach unten ziehenden Muskeln [Musculus sternohyoideus, omohyoideus, sternothyroideus, thyrohyoideus, levator glandulae thyroideae]

Zungenbein-Zungenmuskel *m*: *→Musculus hyoglossus*

Zun|gen|bren|nen *nt* (Ⓔ burning tongue): ***Syn:*** *Glossalgie, Glossodynia, Glossodynie, Zungenschmerz(en)*; brennende Zungenschmerzen sind ein Begleitsymptom u.a. bei perniziöser Anämie*, Plummer-Vinson-Syndrom und Diabetes* mellitus

Zun|gen|de|li|ri|um *nt* (Ⓔ logorrhea): ***Syn:*** *Redesucht, Logorrhö, Polyphrasie*; bei verschiedenen Psychosen* auftretender ungehemmter Redefluss

Zun|gen|drü|sen *pl* (Ⓔ lingual glands): ***Syn:*** *Zungenspeicheldrüsen, Glandulae linguales*; zu den kleinen Speicheldrüsen [Glandulae* salivariae minores] gehörende Drüsen der Zunge; man unterscheidet Glandula* lingualis anterior, Glandulae* gustatoriae und Glandulae* radicis linguae

Zun|gen|ent|zün|dung *f*: *→Glossitis*

Zun|gen|flie|ge *f* (Ⓔ Glossina): ***Syn:*** *Tsetsefliege, Glossina*; in Afrika verbreitete Fliege; Überträger der Schlafkrankheit

Zun|gen|grund|an|gi|na *f* (Ⓔ lingual tonsillitis): ***Syn:*** *Angina lingualis*; *s.u. Angina lacunaris*

Zun|gen|grund|man|del *f*: *→Zungenmandel*

Zun|gen|kör|per *m* (Ⓔ body of tongue): ***Syn:*** *Corpus linguae*; vorderer Hauptteil der Zunge, der durch den Sulcus* terminalis linguae von der Wurzel getrennt wird

Zun|gen|krampf *m* (Ⓔ glossospasm): ***Syn:*** *Glossospasmus*; tonischer oder klonischer Krampf der Zungenmuskulatur, z.B. bei Epilepsie*

Zun|gen|man|del *f* (Ⓔ lingual tonsil): ***Syn:*** *Zungengrundmandel, Tonsilla lingualis*; lymphoepitheliales Gewebe am Zungengrund, das ausgeprägte Krypten [Cryptae tonsillares] bildet; im Epithel dieser Krypten liegen zahlreiche Lymphfollikel* [Noduli lymphoidei]

Zun|gen|mus|keln *pl* (Ⓔ muscles of tongue): *s.u. Zunge*

Zun|gen|mus|ku|la|tur *f* (Ⓔ muscles of tongue): *s.u. Zunge*

Zun|gen|pa|pil|len *pl* (Ⓔ lingual papillae): ***Syn:*** *Papillae linguales*; auf der Schleimhaut des Zungenrückens und des Zungenrandes sitzen vier verschiedene Papillenarten, die mechanische und taktile Aufgaben haben; **1. Papillae filiformes** [**fadenförmige Papillen, Fadenpapillen**]: häufigste Papillenform, die den ganzen Zungenrücken bedeckt; sie bestehen aus von der Lamina propria ausgehenden **Primärpapillen**, auch **Papillenstock** genannt, die sich in **Sekundärpapillen** aufteilen; das Epithel der Papillen zeigt z.T. Hornschuppen, die zum Rachen hin geneigt sind; sie haben sowohl mechanische als auch taktile Funktionen **2. Papillae fungiformes** [**pilzförmige Papillen, Pilzpapillen**]: finden sich vermehrt an der Zungenspitze und am Rand; da ihre Oberfläche breiter ist als die Basis, erscheinen sie pilzförmig; bei Kindern und Jugendlichen finden sich in ihrem Plattenepithel Geschmacksknospen*, die aber bei Erwachsenen langsam verschwinden **3. Papillae foliatae** [**blattförmige Papillen, Blätterpapillen**]: relativ selten und finden sich meist am hinteren Zungenrand; sie enthalten zahlreiche Geschmacksknospen* in ihrer Seitenwand; in die Gräben zwischen den Papillen münden seröse Spüldrüsen **4.** die 1–3 mm großen 6–12 **Papillae vallatae** oder **Wallpapillen** liegen direkt vor dem Sulcus* terminalis linguae; sie besitzen zahlreiche Geschmacksknospen und Ebner*-Spüldrüsen; *s.a. Essay Schmecken/Geschmackssinn S. 1927*

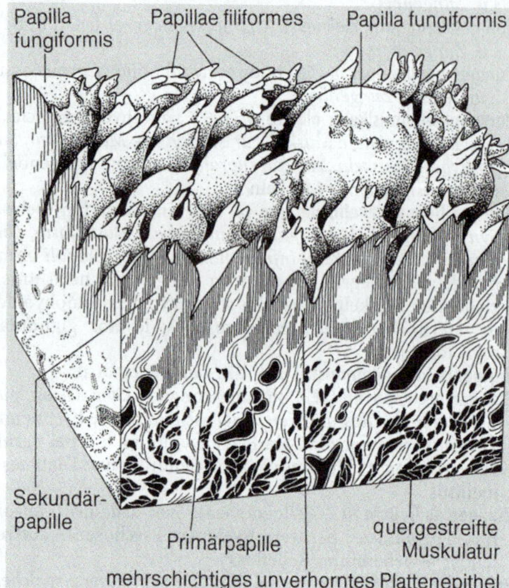

Abb. Z29. Zungenpapillen

Zun|gen|plas|tik *f* (Ⓔ glossoplasty): ***Syn:*** *Glossoplastik*; plastische Operation an der Zunge, z.B. bei Zungenkarzinom

Zun|gen|rand *m* (Ⓔ lingual margin): *s.u. Zunge*

Zun|gen|rü|cken|ar|te|ri|en *pl* (Ⓔ dorsal lingual arteries): ***Syn:*** *Rami dorsales linguae arteriae lingualis*; Äste der Arteria* lingualis zum Zungenrücken

Zun|gen|rü|cken|ve|nen *pl* (Ⓔ dorsal lingual veins): ***Syn:*** *Venae dorsales linguae*; leiten das Blut vom Zungenrücken zur Vena* lingualis

Zun|gen|schlag|ader *f*: *→Arteria lingualis*

Zun|gen|schleim|haut *f* (Ⓔ lingual mucosa): ***Syn:*** *Periglottis, Tunica mucosa linguae*; die Schleimhaut des Zungenrückens hat einen samtartigen Charakter, der durch die Zungenpapillen [Papillae linguales] bedingt wird; das Epithel der Unterseite ist glatt und wesentlich dünner

Zun|gen|schleim|haut|ent|zün|dung *f*: *→Glossitis*

Zun|gen|schnitt *m* (Ⓔ glossotomy): Glossotomie*

Zun|gen|sep|tum *nt* (Ⓔ lingual septum): *s.u. Zunge*

Zun|gen|spal|te *f* (Ⓔ schistoglossia): ***Syn:*** *Spaltzunge, Lingua bifida, Glossoschisis, Schistoglossia*; angeborene Längsspaltung der Zunge

Zun|gen|spei|chel|drü|sen *pl*: *→Zungendrüsen*

Zun|gen|spit|zen|drü|se *f* (Ⓔ apical gland of tongue): ***Syn:*** *Blandin-Drüse, Nuhn-Drüse, Glandula lingualis anterior*; seromuköse Speicheldrüse der Zungenspitze, deren Ausführungsgänge im Bereich des Zungenbändchens* münden

Zun|gen|ve|ne *f* (Ⓔ lingual vein): ***Syn:*** *Vena lingualis*; kräftige Vene, die Blut aus der Zunge und dem Bereich unter der Zunge zur Vena* jugularis interna führt

tiefe Zungenvene (Ⓔ deep lingual vein): ***Syn:*** *Vena profunda linguae*; Begleitvene der Arteria* profunda linguae; bildet mit der Vena* sublingualis die Vena* comitans nervi hypoglossi

Zun|gen|wurm *m* (Ⓔ tongue worm): ***Syn:*** *Linguatula*; beim Menschen seltener Parasit der Atemwege

Zun|gen|wurm|be|fall *m*: *→Pentastomiasis*

Zun|gen|wür|mer *pl* (Ⓔ tongue worms): ***Syn:*** *Pentastomida, Linguatulida, Pentastomiden*; wurmähnliche Endoparasiten von Mensch und Wirbeltieren

Zun|gen|wur|zel *f* (Ⓔ root of tongue): *s.u. Zunge*

Zu|satz|blu|tung *f* (Ⓔ supernumeray bleeding): Blutung außerhalb der Monatsblutung, d.h. Vor-, Zwischen- oder Nachblutung*

Zu|satz|e|le|men|te *pl* (Ⓔ accessory elements): *s.u. Essay Bakterien S. 217*

Zu|stand, de|ef|fe|ren|tier|ter *m*: *→Locked-in-Syndrom*

Zuviel-Haut-Syndrom *nt*: *→Cutis-laxa-Syndrom*

Zu|wachs|li|ni|en *pl*: *→Retzius-Streifung*

ZVD *Abk.*: **1.** *→zentraler Venendruck* **2.** *→zentralvenöser Druck*

ZVI *Abk.*: *→zerebrovaskuläre Insuffizienz*

ZVK *Abk.*: *→zentraler Venenkatheter*

ZVTh *Abk.*: Zentralvenenthrombose

ZVV *Abk.*: *→Zentralvenenverschluss*

ZW *Abk.*: Zwischenwelle

Zwangs|de|pres|si|on *f* (Ⓔ anancastic depression): ***Syn:*** *anankastische Depression*; endogene Depression*, bei der eine Zwangssymptomatik im Vordergrund steht

Zwangs|krank|heit *f*: *→Zwangsneurose*

Zwangs|neu|ro|se *f* (Ⓔ obsessive-compulsive neurosis): ***Syn:*** *Zwangskrankheit, Zwangsstörung, anankastisches Syndrom, obsessiv-kompulsive Reaktion, Anankasmus*; Neurose*, die von Zwangserscheinungen [Zwangsgedanken, -handlungen, -impulsen] beherrscht wird, die im Extremfall eine Berufsausübung unmöglich machen können; tritt oft schon in der späten Kindheit auf und verschwindet bei ca. 15 % der Patienten von alleine [oft bleibt aber ein zwangsneurotischer Charakter* erhalten]; 45 % bessern sich unter Psychotherapie, 40 % sind therapierefraktär

zwangs|neu|ro|tisch *adj* (Ⓔ obsessive-compulsive): Zwangsneurose betreffend, von ihr betroffen oder gekennzeichnet

Zwangs|po|ly|u|rie *f* (Ⓔ forced polyuria): zwanghafte Polyurie*, z.B. bei Isosthenurie* bei präterminaler Niereninsuffizienz oder in der polyurischen Phase der Schockniere

Zwangs|stö|rung *f*: *→Zwangsneurose*

Zweck|psy|cho|se *f* (Ⓔ Ganser's syndrome): ***Syn:*** *Pseudodemenz, Scheinblödsinn, pseudodementes Syndrom, Ganser-Syndrom*; schwer von Simulation zu unterscheidendes Vorkommen von Vorbeireden, Vorbeihandeln und Nichtwissenwollen; wurde ursprünglich bei Häftlingen beschrieben [Gefängnispsychose], die als geisteskrank entlassen werden wollten, kann aber auch organische Ursachen haben

zwei|ei|ig *adj* (Ⓔ dizygotic): (*Zwillinge*) dizygot

Zwei|fach|by|pass *m* (Ⓔ double bypass): *s.u. aortokoronarer Bypass*

Zwei|fach|zu|cker *m* (Ⓔ disaccharide): Disaccharid*

Zwei|far|ben|se|hen *nt* (Ⓔ dichromasy): ***Syn:*** *Dichromasie, Bichromasie, Dichromatopsie*; Farbenfehlsichtigkeit mit Ausfall einer Farbe, d.h., es werden nur noch zwei Farben gesehen, anstatt von drei [z.B. Blau und Gelb bei Grünblindheit]

Zweifel: Paul Zweifel; 1848–1927; deutscher Gynäkologe (Leipzig, Erlangen) **2.** Erwin Zweifel; deutscher Frauenarzt (München) im 20. Jahrhundert

Zweifel-Handgriff *m* (Ⓔ Zweifel's maneuver): beidhändiges Zusammen- und Gegeneinanderdrücken von Gebärmutterkörper [von außen durch die Bauchdecke] und Gebärmutterhals [von innen durch die Scheide] zur Stillung einer atonischen Nachblutung; *s.a. Uterusatonie*

Zwei|flüg|ler *pl* (Ⓔ Diptera): ***Syn:*** *Diptera*; Ordnung der Insekten, zu der u.a. Fliegen und Mücken gehören

Zwei|ge|fäß|me|tho|de *f*: *s.u. Austauschtransfusion*

Zwei|pha|sen|prä|pa|ra|te *pl* (Ⓔ sequential oral contraceptives): Sequenzpräparate; *s.u. Ovulationshemmer*

Zwei|stär|ken|glä|ser *pl*: *→Bifokalgläser*

Zwei|stu|fen|prä|pa|rat *nt* (Ⓔ two-stage oral contraceptive): *s.u. Ovulationshemmer*

Zwei|stu|fen|test *m*: *→Master-Test*

Zweit|er|kran|kung *f* (Ⓔ secondary disease): ***Syn:*** *Sekundärerkrankung, Zweitkrankheit, Sekundärkrankheit*; zu einer bestehenden Krankheit hinzukommende Erkrankung

Zweit|krank|heit *f*: *→Zweiterkrankung*

Zwei Treffer-Modell von Knudson *nt* (Ⓔ Knudson two hit hypothesis): *s.u. Essay Mechanismen der Entstehung genetisch bedingter Krebsformen S. 1561*

Zwerch|fell *nt* (Ⓔ diaphragm): ***Syn:*** *Diaphragma*; vom Nervus* phrenicus innervierte, 3–5 mm dicke Muskelplatte, die kuppelförmig zwischen Bauch- und Brustraum ausgespannt ist; das Zwerchfell ist der wichtigste Atemmuskel; es gliedert sich in drei Abschnitte [Pars sternalis, costalis und lumbalis], die in der Mitte von einer Sehnenplatte [Centrum tendineum] verbunden werden; die Muskelfasern der **Pars sternalis** setzten am Brustbein [Sternum*] an, die der **Pars costalis** an den unteren 6 Rippen; die **Pars lumbalis** besteht aus einem rechten Schenkel [**Crus dextrum**] und einem linken Schenkel [**Crus sinistrum**]; jeder Schenkel besteht wiederum aus einem **Crus laterale**, dessen Fasern vom Ligamentum arcuatum laterale [**Quadratusarkade**] oder Ligamentum arcuatum mediale [**Psoasarkade**] entspringen, und einem **Crus mediale**, dessen Fasern im Bereich des **Hiatus aorticus** vom Ligamentum arcuatum medianum [**Aortenarkade**] entspringen; kranioventral vom Hiatus aorticus liegt der **Hiatus oesophageus** für den Durchtritt von Speiseröhre [Oesophagus*] und Truncus* vagalis anterior und posterior; als **Trigonum lumbocostale** [Bochdalek-Dreieck] wird eine Muskellücke zwischen 12. Rippe und den Partes costalis und lumbalis bezeichnet; sie kann zur Hernienbildung [Bochdalek*-Hernie] führen; die **Larrey-Spalte** [Trigonum sternocostale] ist eine Muskellücke zwischen den Partes costalis und sternalis; sie kann ebenfalls zur Hernienbildung [Larrey*-Hernie] führen

die kleeblatt- oder herzförmige Zentralfläche des Zwerchfells [Centrum tendineum] ist oben mit dem Perikard*, unten mit der Area* nuda der Leber verwachsen; sie enthält das **Foramen venae cavae**, eine Öffnung für den Durchtritt der unteren Hohlvene [Vena* cava inferior]; das Zwerchfell wird auf der Oberseite von der Pleura* diaphragmatica und auf der Unterseite vom Peritoneum* parietale überzogen

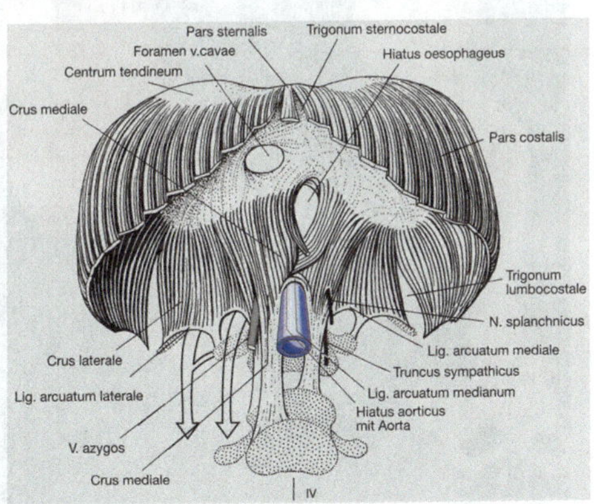

Abb. Z30. Zwerchfell von vorne unten

Zwerch|fell|at|mung *f* (Ⓔ diaphragmatic breathing): ***Syn:*** *Bauchatmung, abdomineller Atmungstyp, Abdominalatmung*; Atmungstyp, bei dem die Einatmung durch Anspannung des Zwerchfells erfolgt und die Ausatmung durch Anspannung der Bauchwandmuskeln [Bauchpresse] unterstützt wird

Zwerch|fell|ent|zün|dung *f* (Ⓔ diaphragmitis): Diaphragmatitis*, Diaphragmitis

Zwerch|fell|her|nie *f* (Ⓔ diaphragmatic hernia): ***Syn:*** *Hernia diaphragmatica*; Hernie* durch eine (anatomische) Lücke im Zwerchfell; man unterscheidet Hernien im Bereich des Hiatus* oesophageus [Hiatushernie*] und **extrahiatale Hernien** [Morgagni*-Hernie, Bochdalek*-Hernie]

parasternale Zwerchfellhernie (Ⓔ parasternal diaphragmatic hernia): ***Syn:*** *Morgagni-Hernie, Parasternalhernie*; Zwerchfellhernie durch das Trigonum* sternocostale

Zwerch|fell|hoch|stand *m* (Ⓔ diaphragmatic eventration): Hochstand einer Zwerchfellhälfte bei u.a. halbseitiger Zwerchfelllähmung*, Pneumonie*, Lungeninfarkt*, Lungenatelektase* oder Pleuritis*; doppelseitiger Hochstand bei doppelseitiger Zwerchfelllähmung, Adipositas* oder Schwangerschaft; führt zu Einschränkung der Bauchatmung mit Dyspnoe* sowie Aortenkonfiguration* des Herzens

Zwerch|fell|kri|se *f* (Ⓔ phrenic crisis): *s.u. tabische Krise*

Zwerch|fell|läh|mung *f* (Ⓔ diaphragmatic paralysis): ***Syn:*** *Zwerchfellparalyse*; durch einen Ausfall des Nervus* phrenicus hervorgerufene vollständige oder partielle Lähmung; manifestiert sich als Zwerchfellhochstand*; akute doppelseitige Phrenikuslähmung führt zu schwerer Ateminsuffizienz

Zwerch|fell|lymph|kno|ten, o|be|re *pl* (Ⓔ superior phrenic lymph nodes): ***Syn:*** *Nodi lymphoidei phrenici superiores*; Lymphknoten* entlang der Vasa phrenicae superiores

Zwerch|fell|lymph|kno|ten, un|te|re *pl* (Ⓔ inferior phrenic lymph nodes): ***Syn:*** *Nodi lymphoidei phrenici inferiores*; Lymphknoten* entlang der Vasa phrenicae inferiores

Zwerch|fell|pa|ra|ly|se *f*: → *Zwerchfelllähmung*

Zwerch|fell|pleu|ra *f* (Ⓔ diaphragmatic pleura): ***Syn:*** *Pleura diaphragmatica, Pars diaphragmatica pleurae parietalis*; über dem Zwerchfell* [Diaphragma] liegender Abschnitt der Pleura* parietalis

Zwerch|fell|re|sek|ti|on *f* (Ⓔ phrenectomy): ***Syn:*** *Phrenektomie*; operative (Teil-)Entfernung des Zwerchfells

Zwerch|fell|rup|tur *f* (Ⓔ rupture of diaphragm): Riss des Zwerchfells bei stumpfem Thoraxtrauma [2 % aller Fälle]; führt zum Vorfall von Baucheingeweiden in die Brusthöhle

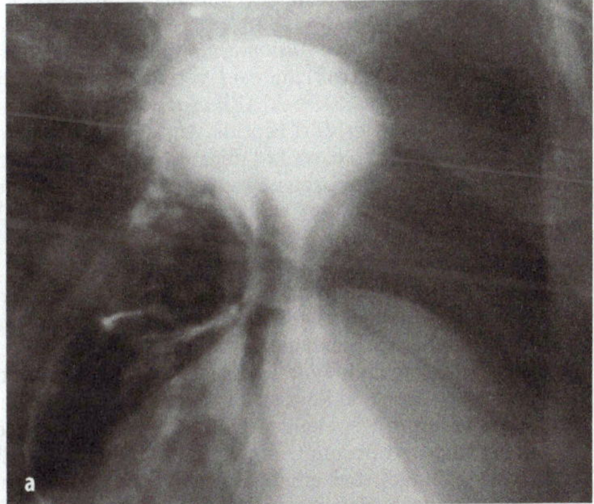

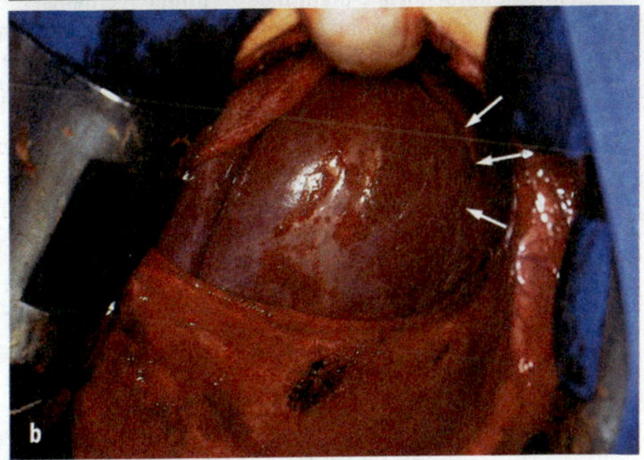

Abb. Z31. Zwerchfellruptur. **a** linksseitige Zwerchfellruptur mit Durchtritt des Magenfundus im Röntgenbild, **b** rechtsseitige Zwerchfellruptur mit Leberruptur

Zwerch|fell|schen|kel *m* (Ⓔ diaphragmatic crus): ***Syn:*** *Crus dextrum et sinistrum diaphragmatis*; rechter und linker Schenkel der Pars* lumbalis des Zwerchfells

Zwerch|fell|tief|stand *m* (Ⓔ phrenoptosia): ein- oder beidseitiges Tiefertreten des Zwerchfells, z.B. bei Pneumothorax* oder Lungenemphysem*

Zwerch|fell|ve|nen, o|be|re *pl* (Ⓔ superior phrenic veins): ***Syn:***

Venae phrenicae superiores; Venen auf der Oberseite der Zwerchfells; münden in die Vena* azygos oder hemiazygos

Zwerch|fell|ve|nen, un|te|re *pl* (Ⓔ inferior phrenic veins): ***Syn:*** *Venae phrenicae inferiores*; Venen an der Unterseite der Zwerchfells; münden in die Vena* cava inferior, suprarenalis sinistra oder dextra

Zwerg|band|wurm *m* (Ⓔ dwarf tapeworm): ***Syn:*** *Hymenolepis nana*; Dünndarmparasit von Nagetieren und Menschen [End- und Zwischenwirt]; verursacht die Zwergbandwurminfektion*

Zwerg|band|wurm|in|fek|ti|on *f* (Ⓔ hymenolepiasis): ***Syn:*** *Hymenolepiasis*; Befall und Infektion mit dem Zwergbandwurm* [Hymenolepis nana]; führt v.a. bei Kindern zu Leibschmerzen, Durchfall und Pruritus* ani; **Diagnose**: Wurm oder Proglottidennachweis im Stuhl; **Therapie**: Niclosamid*, Praziquantel* intern

Zwerg|be|cken *nt* (Ⓔ dwarf pelvis): *s.u. allgemein verengtes Becken*

Zwerg|darm|e|gel *m* (Ⓔ small intestinal fluke): ***Syn:*** *kleiner Darmegel, Heterophyes heterophyes*; in Afrika und Asien vorkommender Dünndarmparasit; Befall verursacht Heterophyiasis*

Zwerg|fa|den|wurm *m*: *→Strongyloides stercoralis*

Zwergflechte Baerensprung *f*: *→Erythrasma*

Zwerg|nie|re *f*: *→Nierenhypoplasie*

Zwerg|sä|ge|pal|me *f*: *→Sabal serrulata*

Zwerg|schan|ker *m* (Ⓔ dwarf chancre): *s.u. Essay Syphilis S. 2077*

Zwerg|wuchs *m* (Ⓔ dwarfism): Extremform der Mikrosomie*

greisenhafter Zwergwuchs: *→Progerie*

Zwie|bel *f* (Ⓔ onion): ***Syn:*** *Allium cepa*; Pflanze aus der Familie der Liliengewächse [Liliaceae]; verwendet werden die Blattscheiden und die Zwiebel [**Allii cepae bulbus**]; sie enthalten Alliin* und Derivate, Peptide, Amine und Flavonoide*; wirkt antibakteriell, senkt Lipidspiegel und Blutdruck und hemmt die Thrombozytenaggregation; **Anw.:** bei Appetitlosigkeit, als Diuretikum* und Antidiabetikum*; traditionell zur Blutreinigung

Zwie|bel|schal|len|pe|ri|os|ti|tis *f, pl* **-ti|ti|den** (Ⓔ onion-skin periostitis): durch eine Reihe von Faktoren [meist Tumoren] ausgelöste, entzündliche Knochenveränderung, die radiologisch als **Zwiebelschalenstruktur** imponiert

Zwil|lin|ge *pl* (Ⓔ twins): ***Syn:*** *Gemini, Gemelli*; zwei gleichzeitig ausgetragene und kurz nacheinander geborene Feten [ca. 1:85 Geburten]; zweieiige Zwillinge* haben i.d.R. jeweils ein eigenes Chorion* und Amnion* [**dichoriale-diamniale Zwillinge**]; bei eineiigen Zwillingen findet man auch noch **monochoriale-diamniale Zwillinge** [gemeinsames Chorion, getrenntes Amnion] und **monochoriale-monoamniale Zwillinge**, die sich ein Chorion und ein Amnion teilen

binovuläre/dissimiläre/dizygote Zwillinge: *→zweieiige Zwillinge*

eineiige Zwillinge (Ⓔ monozygotic twins): ***Syn:*** *erbgleiche/identische/monozygote/monovuläre Zwillinge*; aus einer befruchteten Eizelle entstandene Zwillinge, die sich genotypisch und phänotypisch extrem ähnlich sind

erbgleiche Zwillinge: *→eineiige Zwillinge*

erbungleiche/heteroovuläre Zwillinge: *→zweieiige Zwillinge*

identische/monovuläre/monozygote Zwillinge: *→eineiige Zwillinge*

zweieiige Zwillinge (Ⓔ dizygotic twins): ***Syn:*** *binovuläre/dissimiläre/dizygote/erbungleiche/heteroovuläre Zwillinge*; durch unabhängige Befruchtung von zwei Eizellen entstandene Zwillinge, die gleich- oder verschiedengeschlechtlich [**Pärchenzwillinge**] sind

Zwil|lings|mus|kel, o|be|rer *m*: *→Musculus gemellus superior*

Zwil|lings|mus|kel, un|te|rer *m*: *→Musculus gemellus inferior*

Zwil|lings|trans|fu|sions|syn|drom *nt* (Ⓔ twin transfusion syndrome): ***Syn:*** *fetofetale Transfusion, fetofetales Transfusionssyndrom, Zwillings-Zwillings-Transfusionssyndrom*; intrauterine Übertragung von Blut eines Zwillings auf den anderen; findet sich meist bei monochorialen eineiigen Zwillingen; milde Formen findet man bei 5–15 % aller Zwillingsschwangerschaften, schwere Formen bei etwa 1 %; der spendende Zwilling ist anämisch, hypovolämisch und wachstumsretardiert; der andere Zwilling polyzythämisch,

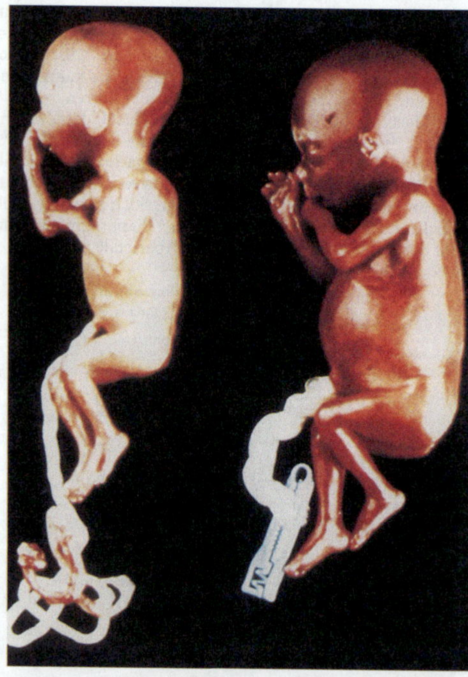

Abb. Z33. Zwillingstransfusionssyndrom. Zwillinge nach intrauterinem Fruchttod. Der kleinere "Spender" [links] zeigt Zeichen der Anämie, der größere "Empfänger" [rechts] Zeichen der Polyzythämie

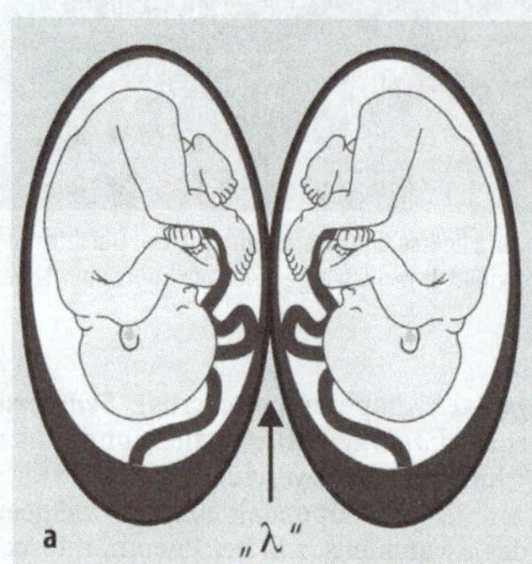

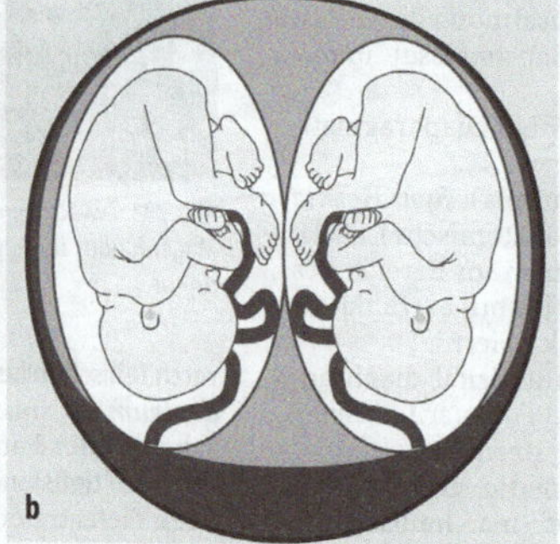

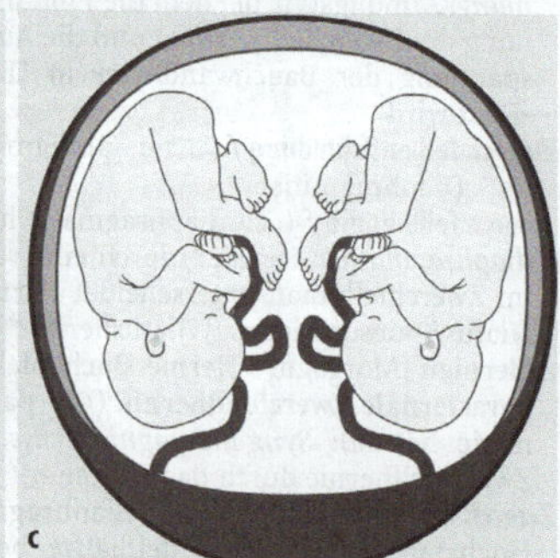

Abb. Z32. Zwillingstypen

hypervolämisch und polyurisch; oft kommt es zu einem nicht-immunologischen Hydrops fetalis mit Aszites und Hydrothorax; die Mortalität liegt bei 75–90 %; bisher gibt es keine adäquate Therapie; Versuche einer Laserkoagulation der anastomosierenden Gefäße sind noch im Anfangsstadium

Zwillings|wa|den|mus|kel *m*: → *Musculus gastrocnemius*

Zwillings|zel|len *pl* (Ⓔ twin cells): ***Syn:*** *Doppelzellen, Hybridzellen*; durch Kreuzung von genetisch unterschiedlichen Zellen erhaltene Zellen

Zwillings-Zwillings-Transfusionssyndrom *nt*: → *Zwillingstransfusionssyndrom*

Zwi|schen|blu|tung *m* (Ⓔ intermenstrual bleeding): Zusatzblutung* zwischen zwei Regelblutungen; meist gleichgesetzt mit Mittelblutung*

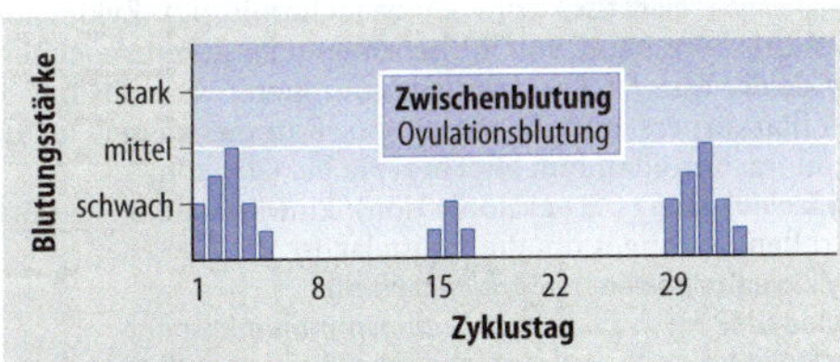

Abb. Z34. Zwischenblutung

Zwi|schen|fer|ment *nt*: → *Glucose-6-phosphatdehydrogenase*

Zwi|schen|ge|schlecht|lich|keit *f*: → *Intersexualität*

Zwi|schen|hirn *nt* (Ⓔ interbrain): ***Syn:*** *Dienzephalon, Diencephalon*; zwischen Endhirn* und Mittelhirn* liegender Abschnitt der Gehirns, umfasst u.a. Thalamus*, Hypothalamus* und III. Ventrikel*

Zwi|schen|kie|fer|kno|chen *m* (Ⓔ incisive bone): ***Syn:*** *Intermaxillarknochen, Goethe-Knochen, Premaxilla, Prämaxilla, Os incisivum*; unpaariger Knochen, der beim Säugling vorhanden ist, später aber mit dem Gaumenfortsatz des Oberkiefers [Processus palatinus maxillae] verschmilzt

Zwi|schen|kie|fer|naht *f* (Ⓔ incisive suture): ***Syn:*** *Sutura incisiva*; beim Kind noch deutlich sichtbare Naht; zieht von den Foramina* incisiva seitlich nach vorne; markiert die Verschmelzungslinie von Maxilla und Prämaxilla

Zwi|schen|kno|chen|mus|keln *pl*: → *Musculi interossei*

Zwi|schen|neu|ron *nt*: → *Interneuron*

Zwi|schen|rip|pen|mus|keln *pl*: → *Interkostalmuskeln*

Zwi|schen|rip|pen|ner|ven *pl*: → *Interkostalnerven*

Zwi|schen|rip|pen|raum *m*: → *Interkostalraum*

Zwi|schen|rip|pen|ve|nen *pl*: → *Venae intercostales*

Zwi|schen|schei|be *f* (Ⓔ Z disk): ***Syn:*** *Z-Linie, Telophragma*; Z-Streifen; *s.u. Muskelfaser*

Zwi|schen|seh|ne *f* (Ⓔ intermediate tendon): ***Syn:*** *Tendo intermedius*; Sehne zwischen zwei Muskelteilen, z.B. die Sehne zwischen dem Venter anterior und dem Venter posterior des Musculus* digastricus

Zwi|schen|stoff|wech|sel *m* (Ⓔ intermediary metabolism): ***Syn:*** *primärer Stoffwechsel, Intermediärstoffwechsel*; der Teil des Zellstoffwechsels, in dem Saccharide, Lipide, Aminosäuren und ihre Derivate umgesetzt werden; die wichtigsten Stoffwechselwege des Intermediärstoffwechsels sind Glykolyse*, Citratzyklus*, Lipolyse*, Harnstoffzyklus*

Zwi|schen|wir|bel|loch *nt* (Ⓔ intervertebral foramen): ***Syn:*** *Foramen intervertebrale*; Öffnung zwischen zwei übereinander liegenden Wirbeln; Austrittsstelle der Spinalnerven* aus dem Spinalkanal*; im Halsbereich sind die Foramina intervertebralia am engsten, im Lendenbereich am größten

Zwi|schen|wir|bel|schei|be *f*: → *Bandscheibe*

Zwi|schen|wirt *m* (Ⓔ intermediate host): ***Syn:*** *Intermediärwirt*; Parasitenwirt, in dem ein Teil der Entwicklungsstadien des Parasiten ablaufen

Zwi|schen|zel|len *pl* (Ⓔ interstitial cells): *s.u. Follikelreifung*

Zwi|schen|zell|sub|stanz *f* (Ⓔ interstitial substance): ***Syn:*** *Grundsubstanz, Kittsubstanz, Interzellulärsubstanz, Interzellularsubstanz*; aus geformten [Fasern] und ungeformten [Proteinen, Sacchariden] Elementen und Flüssigkeit bestehende Substanz zwischen den Zellen des Binde- und Stützgewebes

Zwit|ter *m*: → *Hermaphrodit*

Zwit|ter|tum *nt*: → *Hermaphroditismus*

Zwitt|rig|keit *f*: → *Hermaphroditismus*

Zwölf|fin|ger|darm *m*: → *Duodenum*

Zwölf|fin|ger|darm|ent|fer|nung *f*: → *Duodenektomie*

Zwölf|fin|ger|darm|er|öff|nung *f*: → *Duodenotomie*

Zwölf|fin|ger|darm|ge|schwür *nt*: → *Duodenalulkus*

Zwölf|jahr|mo|lar *m* (Ⓔ twelfth-year molar): *s.u. Molar*

Zyan-, zyan- *präf.*: → *Zyano-*

Zy|an|a|mid *nt* (Ⓔ cyanamide): ***Syn:*** *Cyanamid*; in der Papierherstellung und Lackindustrie verwendetes Amid der Blausäure; stark haut- und schleimhautreizend; Einatmung führt zu Kopfschmerzen, Schwindel, Tachypnoe, Tachykardie und Hypotension

Zy|an|hä|mo|glo|bin|me|tho|de *f* (Ⓔ cyanmethemoglobin method): ***Syn:*** *Cyanhämoglobinmethode, Methämoglobincyanidmethode*; photometrische Bestimmung der Hämoglobinkonzentration nach Umwandlung in **Zyanmethämoglobin**

Zy|an|hi|dro|se *f* (Ⓔ cyanhidrosis): ***Syn:*** *Cyanhidrosis*; Blaufärbung des Schweißes

zy|an|hi|dro|tisch *adj* (Ⓔ cyanhidrotic): Zyanhidrose betreffend, von ihr betroffen oder gekennzeichnet

Zy|a|nid *nt* (Ⓔ cyanide): ***Syn:*** *Cyanid*; Salz der Zyanwasserstoffsäure*; *s.a. Zyanidvergiftung*

Zy|a|nid|ver|gif|tung *f* (Ⓔ cyanide poisoning): ***Syn:*** *Blausäurevergiftung, Cyanidvergiftung*; durch rosiges Aussehen, Bittermandelgeruch des Atems und Atemnot gekennzeichnete Vergiftung; evtl. Erstickung durch Hemmung der intrazellulären Atemenzyme; **Therapie**: Natriumthiosulfat i.v., Sauerstoffbeatmung

Zy|an|ka|li *nt*: → *Zyankalium*

Zy|an|ka|li|um *nt* (Ⓔ potassium cyanide): ***Syn:*** *Cyankalium, Kaliumzyanid, Zyankali, Kaliumcyanid*; Kaliumsalz der Blausäure

Zy|an|met|hä|mo|glo|bin *nt* (Ⓔ cyanmethemoglobin): *s.u. Zyanhämoglobinmethode*

Zyano-, zyano- *präf.*: Wortelement mit der Bedeutung „blau/schwarzblau/blau gefärbt“

Zy|a|no|co|bal|a|min *nt* (Ⓔ cyanocobalamin): ***Syn:*** *Cyanocobalamin*; eine Zyano-Gruppe enthaltende Form des Cobalamins [Vitamin* B_{12}]

Zy|an|o|pie *f*: → *Zyanopsie*

Zy|an|op|sie *f* (Ⓔ cyanopsia): ***Syn:*** *Blausehen, Zyanopie*; erworbene Störung des Farbensehens mit Blautönung aller Farben

Zy|a|no|se *f* (Ⓔ cyanosis): ***Syn:*** *Blausucht, Cyanosis*; durch eine Abnahme der Sauerstoffsättigung des Blutes hervorgerufene bläulich-livide Verfärbung von Haut und Schleimhaut; bei der **zentralen Zyanose** kommt es zu Zyanose der Mundschleimhaut, Zunge und Augenbindehaut; sie beruht auf einem kardialen oder pulmonalen Rechts-Links-Shunt*; die **periphere Zyanose** tritt bei verminderter Perfusion bei Herzinsuffizienz oder peripheren Vasospasmen auf und betrifft Nase, Lippen, Ohrläppchen und Fingerspitzen; *s.a. Akrozyanose*

autotoxische Zyanose (Ⓔ autotoxic cyanosis): ***Syn:*** *Stokvis-Talma-Syndrom*; chronische Methämoglobinämie* mit Zyanose*, Durchfall und herabgesetztem Allgemeinbefinden

falsche Zyanose (Ⓔ false cyanosis): ***Syn:*** *Pseudozyanose*; bläuliche Hautverfärbung durch Pigmenteinlagerung; auch Bezeichnung für die dunkelrote Haut- und Schleimhautfärbung bei Polycythaemia* vera

pulmonale Zyanose (Ⓔ pulmonary cyanosis): Zyanose durch Behinderung/Verminderung des alveolären Gasaustauschs in der Lunge bei Lungenerkrankung oder Hypoventilation*

zy|a|no|tisch *adj* (Ⓔ cyanotic): Zyanose betreffend, von ihr betroffen oder gekennzeichnet, durch sie bedingt

Zy|an|u|rie *f* (Ⓔ cyanuria): Blaufärbung des Urins

Zy|an|was|ser|stoff *m* (Ⓔ hydrogen cyanide): ***Syn:*** *Cyanwasserstoff*; farblose Flüssigkeit mit niedrigem Siedepunkt

Zy|an|was|ser|stoff|säu|re *f* (Ⓔ hydrocyanic acid): ***Syn:*** *Cyanwasserstoffsäure, Blausäure*; extrem giftige, wässrige Lösung von Zyanwasserstoff

Zyg-, zyg- *präf.*: *→Zygo-*

Zyg|a|po|phy|sis in|fe|ri|or *f* (Ⓔ inferior zygapophysis): ***Syn:*** *Processus articularis inferior vertebrae*; unterer Gelenkfortsatz des Wirbels [Vertebra*]; trägt eine Gelenkfläche [Facies articularis inferior], die mit der Gelenkfläche des nächst unteren Wirbels in den Intervertebralgelenken [Articulationes* zygapophysiales] artikuliert

Zyg|a|po|phy|sis su|pe|ri|or *f* (Ⓔ superior zygapophysis): ***Syn:*** *Processus articularis superior vertebrae*; oberer Gelenkfortsatz des Wirbels [Vertebra*]; trägt eine Gelenkfläche [Facies articularis superior], die mit der Gelenkfläche des nächst oberen Wirbels in den Intervertebralgelenken [Articulationes* zygapophysiales] artikuliert

Zygo-, zygo- *präf.*: Wortelement mit der Bedeutung „Joch"

Zy|go|ma *nt*: *→Arcus zygomaticus*

zy|go|ma|ti|ko|fa|zi|al *adj* (Ⓔ zygomaticofacial): Jochbein/Os zygomaticum und Gesicht betreffend

zy|go|ma|ti|ko|fron|tal *adj* (Ⓔ zygomaticofrontal): Jochbein/Os zygomaticum und Stirnbein/Os frontale betreffend

zy|go|ma|ti|ko|ma|xil|lär *adj* (Ⓔ zygomaticomaxillary): Jochbein/Os zygomaticum und Oberkiefer/Maxilla betreffend

zy|go|ma|ti|ko|or|bi|tal *adj* (Ⓔ zygomatico-orbital): Jochbein/Os zygomaticum und Augenhöhle/Orbita betreffend

zy|go|ma|ti|ko|sphe|no|i|dal *adj* (Ⓔ zygomaticosphenoid): Jochbein/Os zygomaticum und Keilbein/Os sphenoidale betreffend

zy|go|ma|ti|ko|tem|po|ral *adj* (Ⓔ zygomaticotemporal): Jochbein/Os zygomaticum und Schläfenbein/Os temporale betreffend

zy|go|ma|tisch *adj* (Ⓔ zygomatic): Jochbogen/Arcus zygomaticus betreffend, zum Jochbogen gehörend

Zy|go|ma|ti|tis *f, pl* **-ti|ti|den:** *→Zygomatizitis*

Zy|go|ma|ti|zi|tis *f, pl* **-ti|den** (Ⓔ zygomatic osteomyelitis): ***Syn:*** *Zygomatitis*; Entzündung des Jochbogens; meist als Osteomyelitis* des Jochbogenansatzes als Komplikation einer Mastoiditis*; es kommt zu Schwellung und Druckschmerz vor dem Ohr, Kieferklemme und Lidödem

Zy|go|my|ce|ta|les *pl*: *→Zygomycetes*

Zy|go|my|ce|tes *pl* (Ⓔ Zygomycetes): ***Syn:*** *Zygomyzeten, Zygomycetales, Jochpilze*; Unterklasse der Phycomycetes*; enthält u.a. Mucor, Rhizopus und Rhizomucor, die alle Mucormykosen* verursachen können

Zy|go|my|ko|se *f* (Ⓔ zygomycosis): ***Syn:*** *Zygomyzeteninfektion*; durch Zygomycetes* verursachte tiefe Mykose*; betrifft meist Patienten mit Diabetes* mellitus oder eingeschränkter Abwehrfunktion [AIDS, Tumoren, Verbrennungen]; am häufigsten ist der Befall der Nasennebenhöhlen mit Absiedlung ins Gehirn [**rhinozerebrale Zygomykose**]; **Therapie**: chirurgische Entfernung befallener Gewebe; Amphotericin* B systemisch

Zy|go|my|ze|ten *pl*: *→Zygomycetes*

Zy|go|my|ze|ten|in|fek|ti|on *f*: *→Zygomykose*

Zy|go|se *f* (Ⓔ zygosis): ***Syn:*** *Zygosis*; *(biolog.)* sexuelle Vereinigung zweier Einzeller

Zy|go|sis *f, pl* **-ses**: *→Zygose*

Zy|go|spo|ren *pl* (Ⓔ zygospores): *s.u. Essay Pilze S. 1697*

Zy|go|tän *nt* (Ⓔ zygotene): *s.u. Meiose*

Zy|go|tän|sta|di|um *nt* (Ⓔ zygotene): Zygotän; *s.u. Meiose*

Zy|go|te *f* (Ⓔ zygote): die befruchtete Eizelle

zy|go|tisch *adj* (Ⓔ zygotic): Zygote betreffend

Zykl-, zykl- *präf.*: *→Zyklo-*

Zy|kla|mat *nt* (Ⓔ cyclamate): ***Syn:*** *Cyclamat*; als Ersatz für Kohlenhydrate verwendeter kalorienfreier Süßstoff

Zy|klek|to|mie *f* (Ⓔ cyclectomy): ***Syn:*** *Ziliektomie*; operative (Teil-)Entfernung des Ziliarkörpers

Zy|klen|ze|pha|lie *f* (Ⓔ cyclencephaly): ***Syn:*** *Zykloenzephalie*; angeborene Verschmelzung der beiden Großhirnhälften; die Seitenventrikel und der III. Ventrikel bilden einen gemeinsamen Liquorraum

zy|klisch *adj* (Ⓔ **1.–2.** cyclic): **1.** ***Syn:*** *periodisch*; Kreislauf/Zyklus betreffend, regelmäßig (wiederkehrend) **2.** ringförmige Verbindung betreffend, ringförmig

Zy|kli|sie|rung *f* (Ⓔ cyclization): *(chem.)* Ringschluss, Ringbildung

Zy|kli|tis *f, pl* **-ti|den** (Ⓔ cyclitis): ***Syn:*** *Ziliarkörperentzündung, Cyclitis*; Entzündung des Ziliarkörpers; meist kombiniert mit einer Entzündung der Regenbogenhaut [Iris*]; *s.a. Iridozyklitis*

heterochrome Zyklitis: *→Heterochromiezyklitis Fuchs*

zy|kli|tisch *adj* (Ⓔ cyclitic): Ziliarkörperentzündung/Zyklitis betreffend, von ihr betroffen oder gekennzeichnet

Zyklo-, zyklo- *präf.*: Wortelement mit der Bedeutung „Ring/Kreis/Zyklus"

Zyklo-AMP *nt*: *→Cyclo-AMP*

Zy|klo|cho|ri|o|i|di|tis *f, pl* **-ti|den** (Ⓔ cyclochoroiditis): ***Syn:*** *Chorioidozyklitis, Choroidozyklitis, Choroidocyclitis, Chorioidocyclitis*; Entzündung von Ziliarkörper [Corpus* ciliare] und Aderhaut [Choroidea*]

zy|klo|cho|ri|o|i|di|tisch *adj* (Ⓔ cyclochoroiditic): Zyklochorioiditis betreffend, von ihr betroffen oder gekennzeichnet

Zy|klo|di|a|ly|se *f* (Ⓔ cyclodialysis): operative Ablösung des Ziliarkörpers und Ableitung des Kammerwassers in den Suprachoroidalraum als Therapie bei Glaukom*

Zy|klo|duk|ti|on *f* (Ⓔ cycloduction): Einwärts- oder Auswärtsrollen des Auges um die Sagittalachse

Zy|klo|en|ze|pha|lie *f*: *→Zyklenzephalie*

Zyklo-GMP *nt*: *→zyklisches Guanosinmonophosphat*

zy|klo|id *adj* (Ⓔ cycloid): abwechselnd manisch und depressiv

Zy|klo|ke|ra|ti|tis *f, pl* **-ti|ti|den** (Ⓔ cyclokeratitis): Entzündung von Ziliarkörper und Hornhaut/Kornea

zy|klo|ke|ra|ti|tisch *adj* (Ⓔ cyclokeratitic): Zyklokeratitis betreffend, von ihr betroffen oder gekennzeichnet

Zy|klo|kry|o|the|ra|pie *f* (Ⓔ cyclocryotherapy): *s.u. Essay Glaukom S. 797*

Zy|klo|o|xi|ge|na|se *f* (Ⓔ cyclooxygenase): ***Syn:*** *Cyclooxigenase*; in zwei Isoformen [Zyklooxigenase I und II] vorkommendes Schlüsselenzym der Prostaglandin- und Prostazyklinsynthese, das von Acetylsalicylsäure gehemmt wird; katalysiert die Umwandlung von Arachidonsäure in Prostaglandin H_2, der Muttersubstanz von Prostaglandin I_2, E_2 und F_2 sowie von Thromboxan A_2

Zy|klop *m* (Ⓔ cyclops): ***Syn:*** *Zyklozephalus, Synophthalmus*; Patient mit Zyklopie*

Zy|klo|pho|rie *f* (Ⓔ cyclophoria): latentes Schielen [Heterophorie*] mit Rotation um die Sehachse

Zy|klo|pho|to|ko|a|gu|la|ti|on *f* (Ⓔ cyclophotocoagulation): *s.u. Essay Glaukom S. 797*

Zy|klo|pie *f* (Ⓔ cyclopia): ***Syn:*** *Zyklozephalie*; Fehlbildungssyndrom mit nur einem, meist über der Nasenwurzel liegenden Auge

Zy|klo|ple|gie *f* (Ⓔ cycloplegia): ***Syn:*** *Akkommodationslähmung*; Lähmung des Ziliarmuskels; am häufigsten als frühes Zeichen bei einer Botulinusintoxikation, bei Diphtherie* [zusammen mit Gaumensegellähmung], Okulomotoriusparese* [die Pupille ist ebenfalls gelähmt] oder Atropinvergiftung

zy|klo|ple|gisch *adj* (Ⓔ cycloplegic): Zykloplegie betreffend oder verursachend

Zy|klo|sis *f, pl* **-ses** (Ⓔ cyclosis): Plasmazirkulation in der Zelle

Zy|klo|spas|mus *m*: *→Akkommodationskrampf*

zy|klo|thym *adj* (Ⓔ cyclothymic): Zyklothymie betreffend, mit Symptomen der Zyklothymie

Zy|klo|thy|mie *f* (Ⓔ cyclothymia): ***Syn:*** *zyklothymes Temperament, zyklothyme Persönlichkeit*; durch eine Schwankung der Stimmung von heiter zu traurig charakterisierte Persönlichkeitsstruktur, die oft bei Pyknikern gefunden wird

Zy|klo|thy|mi|en *pl*: *→affektive Psychosen*

Zy|klo|to|mie *f* (Ⓔ cyclotomy): ***Syn:*** *Ziliarmuskeldurchtrennung*; Durchtrennung des Ziliarmuskels [Musculus ciliaris]

Zy|klo|tro|pie *f* (Ⓔ cyclotropia): ***Syn:*** *Strabismus rotatorius*; Schielstellung des Auges mit Verrollung um die Sagittalachse

Zy|klo|ze|pha|lie *f*: *→Zyklopie*

Zy|klo|ze|pha|lus *m* (Ⓔ cyclocephalus): ***Syn:*** *Zyklop, Synophthalmus*; Patient mit Zyklopie*

Zy|klus *m* (Ⓔ cycle): ***Syn:*** *Cyclus*; wiederholender Ablauf von Vorgängen; Kreislauf

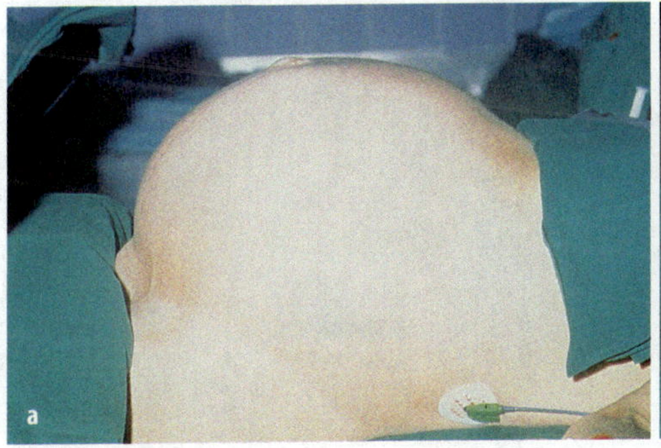
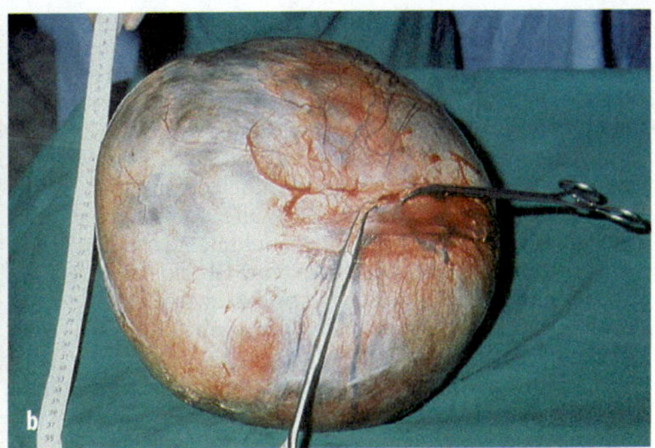

Abb. Z35. Zystadenom. **a** aufgetriebenes Abdomen der Patientin vor der Operation, **b** 12,5 kg schweres, seröses Zystadenom nach Entfernung

abortiver Zyklus (Ⓔ abortive cycle): *s.u. Essay Viren S. 2273*
anovulatorischer Zyklus (Ⓔ anovulatory cycle): Menstruationszyklus* ohne Eisprung
biologischer Zyklus (Ⓔ biocycle): ***Syn:*** *Biozyklus*; der sich wiederholende Ablauf von Vorgängen im Körper, z.B. Menstrualzyklus
ovulatorischer Zyklus (Ⓔ ovulatory cycle): Menstruationszyklus* mit Eisprung

Zy|klus|pha|sen *pl* (Ⓔ phases of menstrual cycle): *s.u. Endometrium*

Zy|klus|stö|run|gen *pl* (Ⓔ menstruation irregularities): ***Syn:*** *Menstruationsstörungen*; Abweichungen von der normalen Menstruation oder dem normalen Menstruationszyklus; kommt es zu einer Veränderung des Blutungsintervalls, spricht man von **Regeltempostörungen** [z.B. Oligomenorrhoe*, Polymenorrhoe*]; ändert sich das Blutungsmuster, spricht man von **Regeltypusstörungen** [z.B. Hypermenorrhoe*, Hypermenorrhoe*]; dazu kommen noch azyklische Dauerblutungen [Metrorrhagie*], Zusatzblutungen [z.B. Zwischenblutung*] und schmerzhafte Regelblutung [Dysmenorrhoe*]; *s.a. Menstruationszyklus*

Zy|lin|der *pl* (Ⓔ casts): ***Syn:*** *Harnzylinder*; im Harn vorkommende Tubulusabgüsse aus Eiweiß, Zellaggregaten u.ä., z.B. Erythrozyten-, Leukozyten- oder Lipidzylinder; **hyaline Zylinder** bestehen v.a. aus Eiweiß und sind häufig ohne pathologische Bedeutung; **granulierte Zylinder** finden sich dagegen im Rahmen schwerer Allgemeinerkrankungen und bei akuter und chronischer Nephritis*

Zy|lin|der|e|pi|thel *nt* (Ⓔ columnar epithelium): ***Syn:*** *zylindrisches Epithel, hochprismatisches Epithel*; aus zylindrischen Zellen aufgebautes Epithel*, das u.a. den Verdauungskanal, die Gallenblase und die Eileiter auskleidet

Zy|lin|der|glas *nt* (Ⓔ cylindrical lens): zylindrisches Brillenglas zur Korrektur eines Astigmatismus*

zy|lind|risch *adj* (Ⓔ cylindric): walzenförmig, zylinderförmig

Zy|lind|ro|id *nt* (Ⓔ cylindroid): ***Syn:*** *Pseudozylinder*; Schleimzylinder oder zylinderartige Leukozytenanhäufung im Harn, die einen echten Harnzylinder vortäuscht

zy|lind|ro|id *adj* (Ⓔ cylindroid): zylinderähnlich, zylinderartig, zylinderförmig

Zy|lind|rom *nt*: *→Spiegler-Tumor*

Zy|lind|ru|rie *f* (Ⓔ cylindruria): Ausscheidung von Harnzylindern, z.B. Erythrozyten-, Leukozyten- oder Lipidzylinder

Zym-, zym- *präf.*: *→Zymo-*

zym|bo|ze|phal *adj* (Ⓔ cymbocephalic): ***Syn:*** *skaphozephal, skaphokephal*; Zymbozephalie betreffend, von ihr betroffen oder gekennzeichnet

Zym|bo|ze|pha|lie *f* (Ⓔ cymbocephaly): ***Syn:*** *Kahnschädel, Leistenschädel, Skaphokephalie, Skaphozephalie*; bei vorzeitigem Verschluss der Schädelnähte [Kraniostenose*] entstehende schmale Kopfform mit kielförmiger Verjüngung des Schädeldaches

Zymo-, zymo- *präf.*: Wortelement mit der Bedeutung „Enzym"

Zy|mo|gen *nt* (Ⓔ zymogenic): ***Syn:*** *Proenzym*; Enzymvorstufe, aus der das aktive Enzym freigesetzt wird

zy|mo|gen *adj* (Ⓔ zymogenic): Gärung betreffend oder auslösend

Zy|mo|gramm *nt* (Ⓔ zymogram): Enzymprofil einer Gewebeprobe

zy|mo|id *adj* (Ⓔ zymoid): enzymartig

Zy|mo|ste|rin *nt* (Ⓔ zymosterol): Zwischenprodukt bei der Synthese von Cholesterin*

Zyst-, zyst- *präf.*: Wortelement mit der Bedeutung „Blase/Harnblase/Zyste"

Zyst|a|de|no|fi|brom *nt* (Ⓔ cystadenofibroma): ***Syn:*** *Cystadenofibrom, Kystadenofibrom*; Adenofibrom* mit Zystenbildung

Zyst|a|de|no|kar|zi|nom *nt* (Ⓔ cystadenocarcinoma): ***Syn:*** *Cystadenokarzinom, Kystadenokarzinom, Cystadenocarcinoma*; Adenokarzinom* mit Zystenbildung; häufiger Tumor des Eierstocks; *s.a. Ovarialkarzinom*

Zyst|a|de|no|lym|phom *nt* (Ⓔ cystadenoma lymphomatosum): ***Syn:*** *Kystadenolymphom, Whartin-Tumor*; v.a. bei älteren Männern auftretendes Speicheldrüsenadenom, das vom Epithel der Drüsengänge ausgeht; findet sich fast immer in der Ohrspeicheldrüse; bildet langsam wachsende, gut abgekapselte Tumoren, die bei unvollständiger Resektion rezidivieren

Zyst|a|de|nom *nt* (Ⓔ cystadenoma): ***Syn:*** *Cystadenom, Kystadenom, Adenokystom, zystisches Adenom*; Adenom* mit zystischer Erweiterung der Drüsenlichtungen

Zyst|a|de|no|sar|kom *nt* (Ⓔ cystadenosarcoma): ***Syn:*** *Cystadenosarkom, Kystadenosarkom*; Adenosarkom* mit Zystenbildung

Zyst|al|gie *f* (Ⓔ cystalgia): ***Syn:*** *Blasenschmerz, Blasenneuralgie, Harnblasenschmerz, Harnblasenneuralgie*; allgemeine Bezeichnung für Schmerzen in der Harnblase unabhängig von der Ursache

Zys|ta|thi|o|nin *nt*: *→Cystathionin*

Zys|ta|thi|o|nin|u|rie *f*: *→Cystathioninurie*

Zyst|a|tro|phie *f* (Ⓔ cystatrophia): ***Syn:*** *Harnblasenatrophie, Blasenatrophie*; Atrophie* der Blasenmuskulatur bei chronischer Überdehnung

Zyst|du|o|de|no|sto|mie *f*: *→Zystoduodenostomie*

Zys|te *f* (Ⓔ **1.–3.** cyst): **1.** ***Syn:*** *Cyste, Kyste, Kystom*; sackartige Geschwulst mit Kapsel und flüssigkeitsgefülltem, ein- oder mehrkammerigem Hohlraum; echte Zysten sind mit Epithel ausgekleidet; je nach dem Entstehungsmodus oder dem Inhalt unterscheidet man z.B. Retentionszyste*, Hydrozele*; Zysten können angeboren [z.B. enterogene Zyste*] oder erworben sein [parasitäre Zyste*] **2.** durch Gewebeerweichung oder -einschmelzung entstandener Hohlraum **3.** *→parasitäre Zyste*
branchiogene Zyste (Ⓔ branchiogenous cyst): ***Syn:*** *laterale Halszyste, Kiemengangszyste*; bei teilweisem oder vollständigem Verschluss einer lateralen Halsfistel* entstehende Stauungszyste
dermale Zysten: *→kutane Zysten*
echte Zyste (Ⓔ true cyst): mit Epithel ausgekleidete Zyste
enterogene Zyste (Ⓔ enterogenous cyst): ***Syn:*** *Dottergangszyste, Enterozyste, Enterozystom, Enterokystom*; angeborene Zyste als Rest des Dottergangs [Ductus omphalo-

enotericus]
ependymale Zyste (Ⓔ ependymal cyst): ***Syn:*** *Ependymzyste*; vom Ependym der Hirnventrikel gebildete Zyste
falsche Zyste (Ⓔ false cyst): nicht mit Epithel ausgekleidete Zyste, z.B. Erweichungszyste* oder parasitäre Zyste*
follikuläre Zyste (Ⓔ follicular cyst): ***Syn:*** *Follikularzyste*; odontogene Kieferzyste* am Schmelzorgan noch nichtdurchgebrochener Zähne; ca. 10 % aller Kieferzysten
globulomaxilläre Zyste (Ⓔ globulomaxillary cyst): von Plattenepithel ausgekleidete seltene Oberkieferzyste zwischen seitlichem Schneidezahn und Eckzahn
hämorrhagische Zyste (Ⓔ hemorrhagic cyst): ***Syn:*** *Blutzyste*; blutgefüllte Zyste
intraepitheliale Zyste (Ⓔ intraepithelial cyst): im Epithel liegende Einschlusszyste
kutane Zysten (Ⓔ cutaneous cysts): ***Syn:*** *dermale Zysten, Hautzysten*; echte, mit ektodermalen Anteilen ausgekleidete Zysten, die u.a. von der Epidermis, den Talgdrüsen oder den Schweißdrüsen ausgehen; dazu gehören z.B. Hornzysten*, Dermoidzysten* und Trichilemmalzysten*
nasopalatinale Zyste (Ⓔ nasopalatine duct cyst): ***Syn:*** *Duktuszyste, Inzisivuszyste, Nasopalatinusgangzyste*; von Epithelresten des embryonalen Ductus nasopalatinus ausgehende Zyste in der Mittellinie des Gaumens hinter den Wurzeln der ersten Schneidezähne
paranephritische Zyste: →*pararenale Zyste*
pararenale Zyste (Ⓔ pseudohydronephrosis): ***Syn:*** *Pseudohydronephrose*; durch eine Zyste vorgetäuschte Wassersackniere [Hydronephrose*]
parasitäre Zyste (Ⓔ parasitic cyst): ***Syn:*** *Parasitenzyste*; von verschiedenen Parasiten [Echinokokken, Amöben] im Körper gebildete zystenähnliche Struktur
radikuläre Zyste (Ⓔ radicular cyst): ***Syn:*** *Wurzelzyste*; odontogene Kieferzyste*, die aus Malassez*-Epithelnestern in der Umgebung der Zahnwurzelspitze hervorgeht; neigt zur Infektion; **Therapie**: Exzision
seröse Zyste (Ⓔ serous cyst): ***Syn:*** *seröse Retentionszyste, Hydrozyste*; durch Flüssigkeitsansammlung entstandene Zyste
trichilemmale Zyste: →*Trichilemmalzyste*

Zys|te|in *nt*: →*Cystein*

Zyst|ek|ta|sie *f* (Ⓔ cystectasy): ***Syn:*** *Blasenerweiterung, Blasendilatation, Harnblasenerweiterung*; die häufigste Ursache einer Erweiterung der Harnblase ist eine funktionelle oder mechanische Obstruktion

Zyst|ek|to|mie *f* (Ⓔ **1.–2.** cystectomy): **1.** ***Syn:*** *Blasenentfernung, Harnblasenentfernung*; operative Entfernung der Harnblase oder von Teilen der Blase; die vollständige Blasenentfernung bedingt die Schaffung einer Neoblase* oder eines Conduits [Ileumconduit*, Kolonconduit*] **2.** ***Syn:*** *Zystenausschneidung, Zystenentfernung*; operative Entfernung oder Ausschneidung einer Zyste

Zys|ten|aus|schnei|dung *f* (Ⓔ cystectomy): Zystektomie*

Zys|ten|ent|fer|nung *f* (Ⓔ cystectomy): Zystektomie*

Zys|ten|er|öff|nung *f*: →*Zystotomie*

Zys|ten|hy|grom *nt* (Ⓔ cystic hygroma): ***Syn:*** *Hygroma colli cysticum, Hygroma cysticum*; teigig weiche, fluktuierende Schwellung im Halsbereich mit Ausdehnung auf die Schulter und den oberen Brustbereich; selten auch in der Kniekehle oder Achselhöhle; angeborene Variante des Lymphangioma* cavernosum subcutaneum; **Therapie**: lokale Injektion von Cortison führt in ca. 15 % der Fälle zur Schrumpfung; die operative Entfernung erfolgt meist in mehreren Sitzungen; hohe Rezidivrate

Zys|ten|le|ber *f* (Ⓔ polycystic disease of the liver): ***Syn:*** *kongenitale Leberzysten*; angeborene Fehlbildung der Gallengänge mit Ausbildung multipler Zysten; oft zusammen mit Zystenniere*; *s.a. Leberzyste*

Zys|ten|lun|ge *f* (Ⓔ cystic disease of the lung): ***Syn:*** *Wabenlunge*; angeborene oder erworbene kleinzystische Veränderung des Lungengewebes

Zys|ten|mam|ma *f*: →*fibrös-zystische Mastopathie*

Zys|ten|nie|re *f* (Ⓔ cystic kidney): ***Syn:*** *Zystonephrose*; familiär gehäuft vorkommende, meist doppelseitige Zystenbildung mit Verdrängung und Zerstörung des Nierenparen-

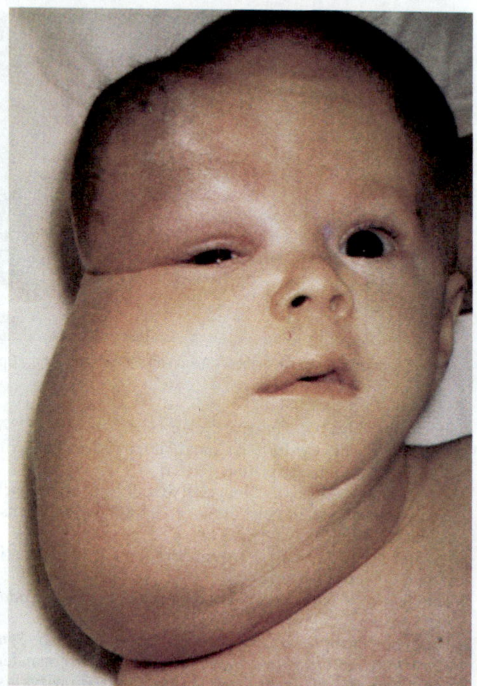

Abb. Z36. Zystenhygrom

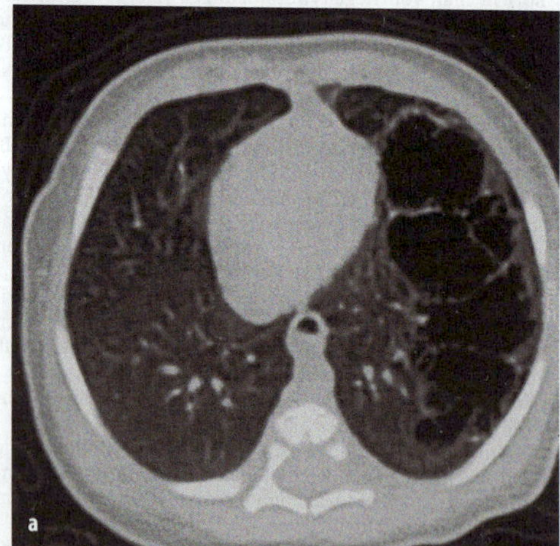

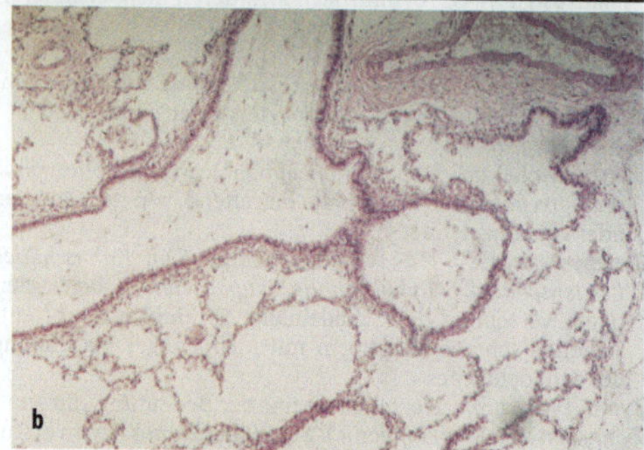

Abb. Z37. Zystenlunge. **a** im CT, **b** histologisches Bild

chyms; evtl. Kombination mit Zystenbildung in anderen Organen [Leber, Pankreas]

Zys|ten|pan|kre|as *nt* (Ⓔ cystic pancreas): angeborene Zystenbildung mit Verdrängung und Zerstörung des Parenchyms; häufig kombiniert mit Leber- und Nierenzysten; *s.a. Mukoviszidose*

Zyst|gas|tro|sto|mie *f*: → *Zystogastrostomie*

Zysti-, zysti- *präf.*: → *Zysto-*

Zys|ti|ka *f*: → *Arteria cystica*

Zys|ti|ko|li|th|ek|to|mie *f* (Ⓔ cysticolithectomy): *Syn: Zystikussteinentfernung*; operative Eröffnung des Ductus* cysticus und Entfernung von Zystikussteinen

Zys|ti|ko|li|tho|trip|sie *f* (Ⓔ cysticolithotripsy): Zertrümmerung eines Zystikussteins*

Zys|ti|kor|rha|phie *f* (Ⓔ cysticorrhaphy): *Syn: Zystikusnaht*; Naht des Ductus cysticus nach traumatischer oder operativer Eröffnung oder Durchtrennung

Zys|ti|ko|to|mie *f* (Ⓔ cysticotomy): *Syn: Zystikuseröffnung*; operative Eröffnung des Ductus* cysticus

Zys|ti|kus *m* (Ⓔ cystic duct): *Syn: Gallenblasengang, Cysticus, Ductus cysticus*; Ausführungsgang der Gallenblase*; vereinigt sich mit dem Ductus* hepaticus communis zum Ductus* choledochus; die Schleimhaut bildet eine spiralige Falte [**Heister-Klappe, Plica spiralis**], die eine Entleerung bei Druckanstieg im Bauchraum verhindert

Zys|ti|kus|er|öff|nung *f*: → *Zystikotomie*

Zys|ti|kus|kar|zi|nom *nt* (Ⓔ carcinoma of cystic duct): Karzinom* des Ductus* cysticus

Zys|ti|kus|naht *f*: → *Zystikorrhaphie*

Zys|ti|kus|stein *m* (Ⓔ cystic duct stone): Gallenstein* im Ductus* cysticus

Zys|ti|kus|stein|ent|fer|nung *f*: → *Zystikolithektomie*

Zys|tin *nt*: → *Cystin*

Zys|tin|ä|mie *f*: → *Cystinämie*

Zys|ti|no|se *f*: → *Cystinose*

Zys|tin|spei|cher|krank|heit *f*: → *Cystinose*

Zys|tin|stein *m* (Ⓔ cystine stone): *Syn: Cystinstein*; *s.u. Cystinurie*

Zys|tin|u|rie *f*: → *Cystinurie*

zys|tin|u|risch *adj*: → *cystinurisch*

zys|tisch *adj* (Ⓔ cystic): Zyste betreffend, zystenartig, blasenartig

Zys|ti|tis *f, pl* **-ti|ti|den** (Ⓔ cystitis): *Syn: Harnblasenentzündung, Blasenentzündung, Cystitis*; Entzündung der Harnblase, die auf die Schleimhaut beschränkt sein kann oder auch tiefere Wandschichten befällt; kann asymptomatisch verlaufen, meist finden sich aber erhebliche Blasensymptome, wie z.B. Pollakisurie [häufiges Wasserlassen], Algurie [Schmerzen beim Wasserlassen], Dysurie [erschwertes Wasserlassen], Strangurie [schmerzhafter Harndrang], Urgeinkontinenz* oder Hämaturie*; Fieber und Flankenschmerz treten nur selten auf; **Therapie**: Antibiotika für 3–5 Tage in Abhängigkeit vom Antibiogramm

akute katarrhalische Zystitis (Ⓔ acute catarrhal cystitis): akuter Blasenkatarrh*

chronisch interstitielle Zystitis: → *interstitielle Zystitis*

fibrinöse Zystitis (Ⓔ fibrinous cystitis): *Syn: Cystitis fibrinosa*; Blasenentzündung mit membranähnlichen Fibrinauflagerungen

gangränöse Zystitis (Ⓔ gangrenous cystitis): *Syn: Cystitis gangraenosa*; gangränöse Blasenentzündung mit Ablösung nekrotischer Schleimhautbezirke

hämorrhagische Zystitis (Ⓔ hemorrhagic cystitis): *Syn: Cystitis haemorrhagica*; hämorrhagische Blasenentzündung; bei Frauen wesentlich häufiger als bei Männern; häufig auch Folge einer zytostatischen Therapie [**Chemozystitis**] mit z.B. Cyclophosphamid*

interstitielle Zystitis (Ⓔ interstitial cystitis): *Syn: Hunner-Zystitis, Cystitis interstitialis, Cystitis intermuralis, chronisch interstitielle Zystitis*; chronisch interstitielle Entzündung mit Infiltration der Blasenwand, die v.a. Frauen befällt [Prävalenz: 0,52–0,67 %] und in Nordamerika wesentlich häufiger ist als in Europa; häufig ist eine Assoziation mit Allergien, Autoimmunerkrankungen, Fibromyalgie, rheumatischen Erkrankungen und Reizkolon; **Klinik**: Pollakisurie, Nykturie, Harndrang und Urgeinkontinenz; verläuft oft über Jahre und führt im Endstadium zu einer Schrumpfblase; **Diagnose**: Blasenspiegelung: typisch sind petechiale Blutungen in der Frühphase, seltener ausgeprägte Schleimhautgeschwüre [**Hunner-Ulzera**]; **Therapie**: bisher gibt es keine Standardtherapie; versucht werden z.B. Hydroxyzin*, Ciclosporin*, L-Arginin, Lidocain*, Dexamethason* und Capsaicin*; am Ende bleibt meist nur eine Blasenaugmentation oder Zystektomie* mit Harnableitung

mechanische Zystitis (Ⓔ mechanical cystitis): durch mechanische Reizung [v.a. Blasenkatheter] verursachte Blasenentzündung

nekrotisierende Zystitis (Ⓔ necrotizing cystitis): *Syn: Cystitis necroticans*; Zystitis mit Nekrose der Blasenwand

radiogene Zystitis (Ⓔ radiocystitis): *Syn: Strahlenzystitis, Radiozystitis*; meist durch therapeutische Bestrahlung, v.a. gynäkologischer Tumoren, hervorgerufene Harnblasenentzündung

zystische Zystitis (Ⓔ cystic cystitis): *Syn: Cystitis cystica*; chronische Blasenentzündung mit Zystenbildung der Schleimhaut

zys|ti|tisch *adj* (Ⓔ cystitic): Blasenentzündung/Zystitis betreffend, von ihr betroffen oder gekennzeichnet

Zys|ti|tom *nt* (Ⓔ cystitome): *Syn: Kapselfliete*; Instrument zur Eröffnung der Linsenkapsel

Zys|ti|to|mie *f* (Ⓔ cystitomy): *Syn: Kapselinzision*; Eröffnung der Linsenkapsel

Zys|ti|zer|ko|se *f* (Ⓔ cysticercosis): *Syn: Finnenkrankheit, Cysticercose*; durch Finnen* des Schweinebandwurms* und evtl. auch des Rinderbandwurms* hervorgerufene Erkrankung mit Befall verschiedener Organe; die Finnen setzen sich v.a. in Muskeln, Leber, Gehirn und Auge fest, sterben ab und verursachen eine starke entzündliche Reaktion, die zu Krampfanfällen [**Neurozystizerkose**] oder Erblindung [**Augenzystizerkose**] führen kann; später kommt es zu Verkalkung; **Therapie**: Albendazol* oder Praziquantel*

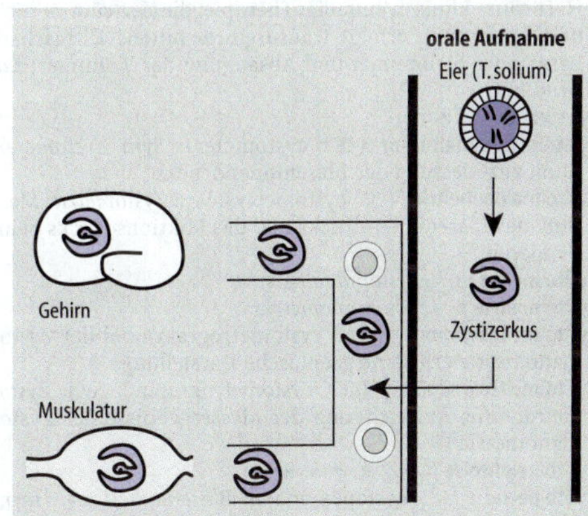

Abb. Z38. Pathogenese der Zystizerkose

Zys|ti|zer|kus *m* (Ⓔ cysticercus): *Syn: Cysticercus, Bandwurmfinne, Blasenwurm*; infektiöse Larve der Bandwürmer, aus der im Endwirt der Bandwurm* entsteht; besteht aus einer Blase mit Kopfteil [Scolex] und Halszone

Zysto-, zysto- *präf.*: Wortelement mit der Bedeutung „Blase/Harnblase/Zyste"

Zys|to|du|o|de|no|sto|mie *f* (Ⓔ cystoduodenostomy): *Syn: Zystduodenostomie*; Drainage einer Pankreaszyste* ins Duodenum

Zys|to|dy|nie *f* (Ⓔ cystodynia): Harnblasenschmerz, Blasenschmerz

zys|to|en|te|risch *adj* (Ⓔ cystoenteric): Harnblase und Darm betreffend oder verbindend

Zys|to|en|te|ro|sto|mie *f* (Ⓔ cystoenterostomy): Drainage einer Pankreaszyste* in den Dünndarm

Zys|to|en|te|ro|ze|le *f* (Ⓔ cystoenterocele): Hernie* mit Darm und Blasenwand im Bruchsack

Zys|to|e|pi|plo|ze|le *f* (Ⓔ cystoepiplocele): Hernie* mit Darmnetz und Blasenwand im Bruchsack

Zys|to|e|pi|the|li|om *nt* (Ⓔ cystoepithelioma): ***Syn:*** *Cystoepithelioma*; Epitheliom* mit Zystenbildung

Zys|to|fi|brom *nt* (Ⓔ cystofibroma): ***Syn:*** *Cystofibroma*; Fibrom* mit Zystenbildung

Zys|to|gas|tro|sto|mie *f* (Ⓔ cystogastrostomy): ***Syn:*** *Zystgastrostomie*; Drainage einer Pankreaszyste* in den Magen

Zys|to|gramm *nt* (Ⓔ cystogram): Röntgenkontrastbild der Harnblase

Zys|to|gra|phie *f* (Ⓔ cystography): ***Syn:*** *Zystoradiographie, Zystoradiografie, Zystografie*; Röntgenkontrastdarstellung* der Harnblase

zys|to|gra|phisch *adj* (Ⓔ cystographic): ***Syn:*** *zystografisch*; Zystographie betreffend, mittels Zystographie

zys|to|id *adj* (Ⓔ cystoid): zystenähnlich, zystenartig

Zys|to|je|ju|no|sto|mie *f* (Ⓔ cystojejunostomy): Drainage einer Pankreaszyste* ins Jejunum

Zys|to|kar|zi|nom *nt* (Ⓔ cystocarcinoma): ***Syn:*** *Cystocarcinoma*; Karzinom* mit Zystenbildung

Zys|to|kol|li|tis *f, pl* **-ti|den** (Ⓔ cystauchenitis): ***Syn:*** *Blasenhalsentzündung, Cystitis colli, Trachelozystitis, Trachelocystitis*; auf den Blasenhals beschränkte Entzündung; *s.a. Zystitis*

zys|to|kol|li|tisch *adj* (Ⓔ cystauchenitic): Blasenhalsentzündung/Zystokollitis betreffend, von ihr betroffen oder gekennzeichnet

Zys|to|ko|lo|sto|mie *f* (Ⓔ cystocolostomy): ***Syn:*** *Blasen-Kolon-Fistel*; operative Verbindung von Blase und Kolon zur Harnableitung*

Zys|to|lith *m*: →*Blasenstein*

Zys|to|li|th|ek|to|mie *f*: →*Lithozystotomie*

Zys|to|li|thi|a|sis *f, pl* **-ses** (Ⓔ cystolithiasis): ***Syn:*** *Blasensteinleiden*; Blasensteine machen weniger als 3 % aller Harnsteine* aus; sie sind meist symptomlos oder symptomarm und werden erst beim [meist schmerzhaften] Abgang durch die Harnröhre klinisch auffällig; **Therapie**: die Zertrümmerung und Entfernung erfolgt transurethral mittels Ultraschall, Laser oder Steinpunch und Absaugung der Trümmer; *s.a. Urolithiasis*

Zys|tom *nt*: →*Kystom*

Zys|to|ma|no|me|ter *nt* (Ⓔ cystometer): ***Syn:*** *Zystometer*; Gerät zur Messung des Blaseninnendrucks

Zys|to|ma|no|me|trie *f* (Ⓔ cystometry): ***Syn:*** *Zystometrie*; Messung des Blaseninnendrucks und des Miktionsdrucks beim Urinieren

Zys|to|me|ter *nt*: →*Zystomanometer*

Zys|to|me|trie *f*: →*Zystomanometrie*

Zys|to|me|tro|gramm *nt* (Ⓔ cystometrogram): bei der Zystomanometrie erhaltene graphische Darstellung

Zys|to|me|tro|gra|phie *f* (Ⓔ cystometrography): ***Syn:*** *Zystometrografie*; Aufzeichnung der Messergebnisse der Zystomanometrie*

Zys|to|ne|phro|se *f*: →*Zystenniere*

Zys|to|pe|xie *f* (Ⓔ cystopexy): ***Syn:*** *Blasenanheftung, Harnblasenanheftung*; operative Anheftung/Fixierung der Blase, z.B. bei Blasensenkung; *s.a. Kolposuspension*

Zys|to|plas|tik *f* (Ⓔ cystoplasty): ***Syn:*** *Harnblasenplastik, Blasenplastik*; plastische Operation der Harnblase zur Rekonstruktion und/oder Verbesserung der Funktion; *s.a. Harnableitung*

Zys|to|ple|gie *f*: →*Blasenlähmung*

Zys|to|py|e|li|tis *f, pl* **-ti|den** (Ⓔ cystopyelitis): ***Syn:*** *Pyelozystitis*; Entzündung von Nierenbecken und Harnblase; i.d.R. eine Kombination von Zystitis* und davon ausgehender aszendierender Pyelonephritis*

zys|to|py|e|li|tisch *adj* (Ⓔ cystopyelitic): Zystopyelitis betreffend, von ihr betroffen oder gekennzeichnet

Zys|to|py|e|lo|gra|phie *f* (Ⓔ cystopyelography): ***Syn:*** *Zystopyelografie*; Röntgenkontrastdarstellung* von Harnblase und Nierenbecken

Zys|to|py|e|lo|ne|phri|tis *f, pl* **-ti|den** (Ⓔ cystopyelonephritis): Entzündung von Harnblase und Nierenbecken mit Beteiligung des interstitiellen Nierenparenchyms; i.d.R. eine Kombination von Zystitis* und davon ausgehender aszendierender Pyelonephritis*

zys|to|py|e|lo|ne|phri|tisch *adj* (Ⓔ cystopyelonephritic): Zystopyelonephritis betreffend, von ihr betroffen oder gekennzeichnet

Zys|to|ra|di|o|gra|phie *f*: →*Zystographie*

Zys|to|rek|to|sto|mie *f* (Ⓔ cystoproctostomy): ***Syn:*** *Blasen-Enddarm-Fistel, Blasen-Rektum-Fistel, Vesikorektostomie*; operative Verbindung von Blase und Rektum

Zys|tor|rha|gie *f* (Ⓔ cystorrhagia): ***Syn:*** *Blasenblutung*; Blutung aus der Harnblase; die häufgsten Ursachen sind Tumoren und Entzündungen; *s.a. Hämaturie*

Zys|tor|rha|phie *f* (Ⓔ cystorrhaphy): ***Syn:*** *Harnblasennaht, Blasennaht*; Naht der Harnblase nach traumatischer oder operativer Eröffnung oder Inzision

Zys|to|schi|sis *f* (Ⓔ cystoschisis): ***Syn:*** *Blasenspalte*; Entwicklungsstörung der Blase mit Spaltbildung; *s.a. Blasenekstrophie*

Zys|to|skop *nt* (Ⓔ cystoscope): ***Syn:*** *Blasenspiegel*; Endoskop* für die Zystoskopie*

Zys|to|sko|pie *f* (Ⓔ cystoscopy): ***Syn:*** *Harnblasenspiegelung, Blasenspiegelung*; endoskopische Untersuchung der Harnblase

zys|to|sko|pisch *adj* (Ⓔ cystoscopic): Zystoskopie betreffend, mittels Zystoskopie

Zys|to|spas|mus *m* (Ⓔ cystospasm): ***Syn:*** *Blasenkrampf, Harnblasenkrampf*; Blasenkrämpfe finden sich v.a. bei akuter Blasenentzündung [Zystitis*]

Zys|to|sto|ma *nt, pl* **-ma|ta** (Ⓔ cystostomy): künstliche Blasenfistel; *s.a. Harnableitung*

Zys|to|sto|mie *f* (Ⓔ cystostomy): ***Syn:*** *Vesikostomie, Blasenfistel, Blasenfistelung*; operativ angelegte äußere Blasenfistel zur temporären oder permanenten Harnableitung*

Zys|to|tom *nt* (Ⓔ cystotome): ***Syn:*** *Blasenmesser*; Skalpell zum Blasenschnitt

Zys|to|to|mie *f* (Ⓔ **1.** cystotomy **2.** cystotomy): **1.** ***Syn:*** *Harnblasenschnitt, Blasenschnitt*; operative Eröffnung/Inzision der Harnblase **2.** ***Syn:*** *Zysteneröffnung*; operative Eröffnung/Inzision einer Zyste

suprapubische Zystotomie (Ⓔ suprapubic cystotomy): ***Syn:*** *Epizystotomie, suprapubischer Blasenschnitt*; suprapubische Eröffnung/Inzision der Blase

transvaginale Zystotomie (Ⓔ colpocystotomy): ***Syn:*** *Kolpozystotomie, Scheiden-Blasen-Schnitt, transvaginaler Blasenschnitt*; Eröffnung der Blase durch die Scheide [Vagina*]

Zys|to|to|no|me|trie *f* (Ⓔ cystometrography): ***Syn:*** *Blasendruckmessung*; Messung des Blaseninnendruckes mit einem Zystomanometer

Zys|to|u|re|te|ri|tis *f, pl* **-ti|den** (Ⓔ cystoureteritis): Entzündung von Harnblase und Harnleiter

zys|to|u|re|te|ri|tisch *adj* (Ⓔ cystoureteritic): Zystoureteritis betreffend, von ihr betroffen oder gekennzeichnet

Zys|to|u|re|te|ro|gramm *nt* (Ⓔ cystoureterogram): Röntgenkontrastaufnahme von Harnleiter und Harnblase

Zys|to|u|re|te|ro|gra|phie *f* (Ⓔ cystoureterography): ***Syn:*** *Zystoureterografie*; Röntgenkontrastdarstellung* von Harnleiter und Harnblase

zys|to|u|re|te|ro|gra|phisch *adj* (Ⓔ cystoureterographic): ***Syn:*** *zystoureterografisch*; Zystoureterographie betreffend, mittels Zystoureterographie

Zys|to|u|re|te|ro|py|e|li|tis *f, pl* **-ti|den** (Ⓔ cystoureteropyelitis): Entzündung von Harnblase, Harnleiter und Nierenbecken

zys|to|u|re|te|ro|py|e|li|tisch *adj* (Ⓔ cystoureteropyelitic): Zystoureteropyelitis betreffend, von ihr betroffen oder gekennzeichnet

Zys|to|u|re|te|ro|py|e|lo|ne|phri|tis *f, pl* **-ti|den** (Ⓔ cystoureteropyelonephritis): Zystoureteropyelitis* mit Beteiligung des interstitiellen Nierengewebes; i.d.R. eine Kombination von Zystitis* und davon ausgehender aszendierender Pyelonephritis*

zys|to|u|re|te|ro|py|e|lo|ne|phri|tisch *adj* (Ⓔ cystoureteropyelonephritic): Zystoureteropyelonephritis betreffend, von ihr betroffen oder gekennzeichnet

Zys|to|u|re|te|ro|zys|to|to|mie, trans|va|gi|na|le *f* (Ⓔ vaginal cystoureterocystotomy): ***Syn:*** *Kolpozystoureterozystotomie*;

Freilegung der Harnleitermündungen durch Eröffnung von Scheide und Blase

Zys|to|u|re|thri|tis *f, pl* **-ti|den** (Ⓔ cystourethritis): Entzündung von Harnblase und Harnröhre; *s.a. Urethritis, Zystitis*

zys|to|u|re|thri|tisch *adj* (Ⓔ cystourethritic): Zystourethritis betreffend, von ihr betroffen oder gekennzeichnet

Zys|to|u|re|thro|gramm *nt* (Ⓔ cystourethrogram): ***Syn:*** *Urethrozystogramm*; Röntgenkontrastaufnahme von Harnblase und Harnröhre

Zys|to|u|re|thro|gra|phie *f* (Ⓔ cystourethrography): ***Syn:*** *Urethrozystographie, Urethrozystografie, Zystourethrografie*; Röntgenkontrastdarstellung* von Harnblase und Harnröhre

zys|to|u|re|thro|gra|phisch *adj* (Ⓔ cystourethrographic): ***Syn:*** *urethrozystographisch, urethrozystografisch, zystourethrografisch*; Zystourethrographie betreffend, mittels Zystourethrographie

Zys|to|u|re|thro|skop *nt* (Ⓔ cystourethroscope): ***Syn:*** *Urethrozystoskop*; Endoskop* für die Harnröhren- und Harnblasenspiegelung

Zys|to|u|re|thro|sko|pie *f* (Ⓔ cystourethroscopy): ***Syn:*** *Urethrozystoskopie*; kombinierte Harnröhren- und Harnblasenspiegelung

zys|to|u|re|thro|sko|pisch *adj* (Ⓔ cystourethroscopic): ***Syn:*** *urethrozystoskopisch*; Zystourethroskopie betreffend, mittels Zystourethroskopie

Zys|to|u|re|thro|zel|e *f* (Ⓔ cystourethrocele): Vorfall von Blase und Harnröhre in die Scheide

Zys|to|zel|le *f* (Ⓔ **1.–2.** cystocele): **1.** ***Syn:*** *Blasenhernie, Blasenbruch, Blasenvorfall, Cystocele*; Vorfall der Harnblasenwand durch eine Bruchpforte; v.a. bei direkter Leistenhernie [bei Männern] und Schenkelhernie [bei Frauen] **2.** ***Syn:*** *Cystocele, Blasenvorfall*; Vorfall der Harnblase in die Scheide bei Scheiden- oder Uterussenkung; verläuft **klinisch** meist asymptomatisch; wenn Blasenbeschwerden auftreten, handelt es sich meist um Restharnbildung, Harnverhalt und Harnwegsinfekte; **therapeutisch** sind i.d.R. konservative Methoden [Beckenbodengymnastik, Pessartherapie] erfolgreich; operativ kommen u.a. Kolposuspension* und vordere Kolporrhaphie* infrage

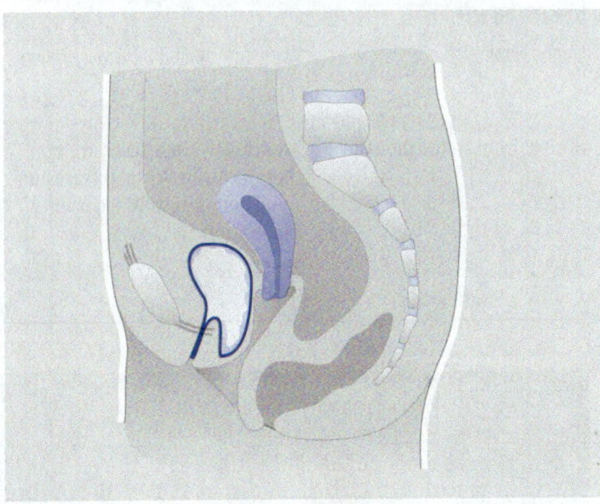

Abb. Z39. Zystozele

Zys|to|zo|it *m* (Ⓔ cystozoid): *s.u. Toxoplasma gondii*

Zyt-, zyt- *präf.*: *→ Zyto-*

-zyt *suf.*: Wortelement mit der Bedeutung „Zelle"

Zy|ti|din *nt* (Ⓔ cytidine): ***Syn:*** *Cytidin*; Ribonucleosid* aus Cytosin* und Ribose*; bildet mit Phosphorsäure Nucleotide [**Zytidinmonophosphat, Zytidindiphosphat, Zytidintriphosphat**], die für Biosynthese von Phosphatiden* von Bedeutung sind

Zytidin-5'-diphosphat *nt* (Ⓔ cytidine 5'-diphosphate): Zytidindiphosphat; *s.u. Zytidin*

Zy|ti|din|di|phos|phat|cho|lin *nt*: *→ Cytidindiphosphatcholin*

Zytidin-5'-triphosphat *nt* (Ⓔ cytidine 5'-triphosphate): Zytidintriphosphat; *s.u. Zytidin*

Zy|ti|dyl|säu|re *f* (Ⓔ cytidylic acid): Zytidinmonophosphat; *s.u. Zytidin*

Zy|ti|sin *nt* (Ⓔ cytisine): ***Syn:*** *Cytisin, Sophorin, Baptotoxin, Ulexin*; giftiges Alkaloid im **Goldregen** [Laburnum anagyroides]; Vergiftungsursache bei Kindern

Zy|ti|sis|mus *m* (Ⓔ cytisism): Vergiftung durch Goldregen, Zytisinvergiftung

Zyto-, zyto- *präf.*: Wortelement mit der Bedeutung „Zelle"

Zy|to|bi|o|lo|gie *f* (Ⓔ cytobiology): ***Syn:*** *Zellbiologie*; Biologie* der Zelle

Zy|to|blast *m*: **1.** *→ Zellkern* **2.** *→ Zytotrophoblast*

Zy|to|blas|tom *nt* (Ⓔ meristoma): ***Syn:*** *Meristom*; bösartiger Tumor ohne Differenzierung der Zellen

Zy|to|chro|me *pl*: *→ Cytochrome*

Zy|to|di|a|gnos|tik *f* (Ⓔ cytodiagnosis): ***Syn:*** *Zelldiagnostik, zytologische Diagnostik*; mikroskopische Untersuchung von Zellen im Ausstrich zur Beurteilung krankhafter Veränderungen

exfoliative Zytodiagnostik (Ⓔ exfoliative cytodiagnosis): ***Syn:*** *Exfoliativzytologie*; Entnahme und Untersuchung oberflächlicher Zellen

zy|to|di|a|gnos|tisch *nt* (Ⓔ cytodiagnostic): Zytodiagnostik betreffend, mittels Zytodiagnostik

Zy|to|flu|o|ro|me|trie *f* (Ⓔ cytofluorometry): Messung der Fluoreszenz von Zellen oder Zellbestandtteilen

Zy|to|fo|to|me|ter *nt*: *→ Zytophotometer*

Zy|to|fo|to|me|trie *f*: *→ Zytophotometrie*

zy|to|fo|to|me|trisch *adj*: *→ zytophotometrisch*

zy|to|gen *adj* (Ⓔ **1.–2.** cytogenic): **1.** Zytogenese betreffend, zellbildend **2.** *→ zytogenetisch*

Zy|to|ge|ne|se *f* (Ⓔ cytogenesis): Zellbildung/Zellentwicklung während der Organ- und Gewebsentstehung

Zy|to|ge|ne|tik *f* (Ⓔ cytogenetics): ***Syn:*** *Zellgenetik*; sich mit der Veränderung von Erbmaterial und der Auswirkung auf die Zelle befassender Zweig der Genetik

zy|to|ge|ne|tisch *adj* (Ⓔ cytogenetic): ***Syn:*** *zytogen*; Zytogenetik betreffend, mittels Zytogenetik

Zy|to|gramm *nt* (Ⓔ cytogram): graphische Darstellung der unterschiedlichen Zellarten in einer Untersuchungsprobe [z.B. Leukogramm]

Zy|to|his|to|lo|gie *f* (Ⓔ cytohistology): ***Syn:*** *zytohistologische Diagnostik*; Untersuchung von Zellen mit histologischen Methoden

zy|to|his|to|lo|gisch *adj* (Ⓔ cytohistologic): Zytohistologie betreffend

Zy|to|ki|ne *pl* (Ⓔ cytokines): von Zellen gebildete Substanzen, die als Mediatoren die Aktivität anderer Zellen beeinflussen; dazu gehören z.B. Wachstumsfaktoren [growth factors], Interferone* und Interleukine*; *s.a. Essay Virus und Tumor S. 2185* [*Tab. Z40*]

antiinflammatorische Zytokine (Ⓔ antiinflammatory cytokines): Bezeichnung für Zytokine, die die Entzündungsreaktion hemmen; dazu gehören z.B. die Interleukine* 4 und 10

proinflammatorische Zytokine (Ⓔ proinflammatory cytokines): ***Syn:*** *Alarmzytokine*; Bezeichnung für Zytokine, die die Entzündungsreaktion fördern; dazu gehören z.B. die Interleukine* 1, 6 und 8

Zy|to|ki|ne|se *f* (Ⓔ cytokinesis): ***Syn:*** *Zellteilung*; Teilung des Zellleibs am Äquator nach Abschluss der Kernteilung; bleibt die Zytokinese aus, kommt es zu Bildung eines **Plasmodiums**, ist sie unvollständig, entsteht ein **Symplasma**, bei dem die beiden Tochterzellen durch eine Zytoplasmabrücke verbunden sind; *s.a. Mitose*

Zy|to|kla|sis *f* (Ⓔ cytoclasis): Zellfragmentierung

zy|to|kla|stisch *adj* (Ⓔ cytoclastic): Zytoklasis betreffend, von ihr betroffen oder durch sie bedingt

Zy|to|lo|ge *m* (Ⓔ cytologist): Wissenschaftler auf dem Gebiet der Zytologie*

Zy|to|lo|gie *f* (Ⓔ cytology): Zellenlehre, Zellenforschung

Zy|to|lo|gin *f* (Ⓔ cytologist): Wissenschaftlerin auf dem Gebiet der Zytologie*

zy|to|lo|gisch *adj* (Ⓔ cytologic): Zytologie betreffend

Zy|to|ly|se *f* (Ⓔ cytolysis): Zellauflösung, Zellzerfall

Zy|to|ly|sin *nt* (Ⓔ cytolysin): ***Syn:*** *zytolytischer/zytotoxischer*

Tab. Z40. Zytokine

Bezeichnung	Aufbau und Molekulargewicht	Produziert von	Rezeptorfamilie	Wirkung
aFGF (acidic fibroblast growth factor)	Monomeres Protein, ~ 16 kD	Mesodermale und neuroektodermale Zellen	Tyrosinkinase-Rezeptor, identisch mit bFGF-Rezeptor	Mitogen für viele Zellarten, Modulator der Zelldifferenzierung
bFGF (basic fibroblast growth factor)	Monomeres Protein, ~ 16 kD	Mesodermale und neuroektodermale Zellen, Endothelien	Tyrosinkinase-Rezeptor	Mitogen für viele Zellarten, Modulator der Zelldifferenzierung
EGF (epidermal growth Factor, Urogastron)	Monomeres Protein, 6,4 kD	Hirn, Nieren, Speicheldrüse, Magen; Vorkommen in vielen Körperflüssigkeiten	Tyrosinkinase-Rezeptor, Verwandtschaft mit dem erbB-Protoonkogen	Mitogen für viele Zellarten
EPO (Erythropoietin)	Monomeres Glykoprotein, ~ 34–37 kD	Nieren, Hepatozyten	GH, PRL, Zytokin-Rezeptorfamilie	Stimulierung der Erythropoiese
G-CSF (granulocyte colony stimulating factor)	Monomeres Glykoprotein ~ 19,6 kD	Aktivierte Monozyten und Makrophagen, Fibroblasten, Endothelzellen	GH, PRL, Zytokin-Rezeptorfamilie	Proliferation und Differenzierung von neutrophilen granulozytären Vorläufern
GM-CSF (granulocyte-macrophage colony stimulating factor)	Monomeres Glykoprotein, je nach Glyko-sylierung ~ 14–35 kD	T-Zellen und Makrophagen	GH, PRL, Zytokin-Rezeptorfamilie	Proliferation und Differenzierung von Stammzellen für Granulozyten, Erythrozyten, Monozyten und Makrophagen
IFN (Interferone)	IFN, α, β, γ mit vielen Subtypen, z.T. glykosyliert	α: Monozyten, Makrophagen β: Fibroblasten γ: T-Zellen	GH, PRL, Zytokin-Rezeptorfamilie	Antivirale und antiproliferative Wirkung, immunmodulierende Wirkung
IL (Interleukine; IL 1 bis IL 5)	Proteine mit unterschiedlichem Aufbau	Verschiedene Klassen von Leukozyten	GH, PRL, Zytokin-Rezeptorfamilie	Mitogene und differenzierende Wirkung auf Lymphozyten, Makrophagen und andere Zellen
IGF (insuline like growth factor, IGF-I und IGF-II)	Monomere Proteine, ~7 kD	Leber, Fibroblasten, viele Zellen	Tyrosinkinase-Rezeptorfamilie	Mitogene und Differenzierungswirkung für viele Zellen
PDGF (platelet derived growth factor)	Dimeres Protein aus verwandten Peptidketten: AA, AB, BB, verwandt mit dem sis-Protoonkogen	Megakaryozyten, Makrophagen, Endothelzellen, Gliazellen	Tyrosinkinase-Rezeptorfamilie; entspricht c erbB-Genprodukt bzw. EGF-Rezeptor	Mitogene Wirkung für mesenchymale Zellen, chemotaktische Wirkung
TGF-α (transformig growth factor α)	Monomeres Protein ~ 6 kD	Thrombozyten, Hepatozyten, Makrophagen	Tyrosinkinase-Rezeptorfamilie; entspricht c erbB-Genprodukt bzw. EGF-Rezeptor	Wie EGF
TGF-β (transforming growth factor β)	Homodimeres Protein, ~ 28–30 kD, viele Isoformen	Megakaryozyten, Makrophagen, Lymphozyten, Chondrozyten	Eigene Familie	Wachstumsinhibitor für viele Zellen, chemotaktische Wirkung
TNF-α (tumor necrosis factor α)	Monomeres Protein, ~17 kD	Makrophagen, T-Zellen, Fibroblasten, glatte Muskulatur	GH, PRL, Zytokin-Rezeptorfamilie	Zytolyse von Tumorzellen in vitro; chemotaktische Wirkung; Wachstum von Endotheizellen; Mitogen für Fibroblasten
TNF-β (tumor necrosis factor β)	Monomeres Glykoprotein; ~ 117 kD	T-Lymphozyten, Leukozyten	Wie TNF-α	Wie TNF-α

Antikörper; Antikörper*, der über eine Aktivierung des Komplementsystems zur Auflösung der Zelle führt

zy|to|ly|tisch *adj* (Ⓔ cytolytic): Zytolyse betreffend, von ihr betroffen oder durch sie bedingt, Zytolyse auslösend

Zy|to|me|ga|lie *f* (Ⓔ cytomegalic inclusion disease): *Syn: Zytomegalie-Syndrom, Zytomegalievirusinfektion, zytomegale Einschlusskörperkrankheit*; durch das Zytomegalievirus* hervorgerufene Infektionskrankheit; bei Patienten mit normaler Immunabwehr ist der Verlauf asymptomatisch oder subklinisch, selten [1:1.000 Infektionen] kommt es zu einem an Mononukleose* erinnernden Krankheitsbild mit atypischen Lymphozyten; das Virus persistiert aber lebenslang in Blutzellen [Makrophagen, Monozyten] und infizierten Organen [Niere, Speicheldrüse] und kann bei Immunsuppression [Organtransplantation, Chemotherapie, HIV-Infektion] reaktiviert werden; es kommt dann zu schweren Infektionen, wie z.B. Chorioretinitis*, Enzephalitis*, interstitieller Pneumonie*, Hepatitis*, Kolitis* und Ösophagitis*; eine Primärinfektion mit Zytomegalievirus während der Schwangerschaft führt bei ca. 7–10 % der Feten zu konnataler Zytomegalie*; Zweitinfektion oder Reaktivierung einer vorausgegangenen Infektion führt dagegen nur sehr selten zu Infektion des Feten

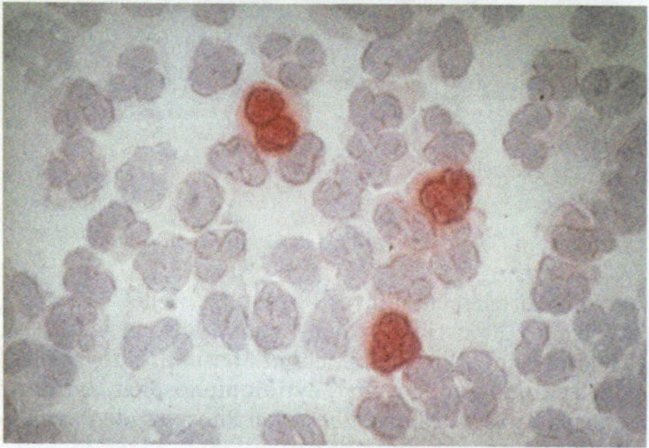

Abb. Z41. Nachweis von CMV-Antigen pp65 in Granulozyten

Diagnose: Virusnachweis mittels Immunfluoreszenz in

Urin, Speichel etc., quantitativer Nachweis von **CMV-Antigen pp65** im peripheren Blut, quantitativer Nachweis von CMV-Genom mit der Polymerasekettenreaktion*, serologischer Antikörpernachweis; **Therapie**: Virostatika [Ganciclovir*, Foscarnet-Natrium*, Cidofovir*] wirken bei ca. der Hälfte der Patienten; die Prognose von Enzephalitis und Pneumonie ist aber weiterhin schlecht
konnatale Zytomegalie (Ⓔ congenital cytomegalic inclusion disease): ***Syn:*** *pränatale Zytomegalie*; häufigste konnatale Infektion, die ca. 1 % aller Neugeborenen betrifft; ca. 90 % dieser Säuglinge sind asymptomatisch, allerdings können 7–15 % von ihnen später eine bleibende Hörstörung entwickeln; die klinisch manifeste konnatale Zytomegalie ist eine i.d.R. schwer verlaufende Erkrankung mit hoher Letalität [bis zu 30 %]; es kommt zu intrauteriner Wachstumsretardierung, Ikterus*, Hepatosplenomegalie, Thrombozytopenie, Petechien, Pneumonie, Chorioretinitis*, ZNS-Schädigung, Mikrozephalie*, intrazerebralen Verkalkungen und später auch Taubheit, Erblindung und geistiger Behinderung; am schlechtesten ist die Prognose, wenn die Infektion im 1. Trimester beginnt; **Diagnose** und **Therapie** *s.u. Zytomegalie*
perinatale Zytomegalie (Ⓔ perinatal cytomegalic inclusion disease): durch Zervikal- und Vaginalsekret bzw. die Muttermilch übertragene Infektion; bei reifgeborenen und immunkompetenten Neugeborenen kommt es zu einem subklinischen oder milden Verlauf; bei kleinen Frühgeborenen kann es zu schwerer interstitieller Pneumonie*, Hepatosplenomegalie und septischem Krankheitsbild mit hoher Letalität [ca. 25 %] kommen
pränatale Zytomegalie: *→konnatale Zytomegalie*

Zy|to|me|ga|lie|re|ti|ni|tis *f* (Ⓔ cytomegalovirus retinitis): *s.u. HIV-Retinopathie*

Zytomegalie-Syndrom *nt*: *→Zytomegalie*

Zy|to|me|ga|lie|vi|rus *nt, pl* **-ren** (Ⓔ cytomegalovirus): ***Syn:*** *Cytomegalievirus*; weltweit verbreitetes DNA-Virus, das zu den Betaherpesviren gehört; wird durch Tröpfchen- und Schmierinfektion [horizontale Übertragung], aber auch diaplazentar übertragen [vertikale Übertragung]; Erreger der Zytomegalie*; das Virus repliziert sich in den Epithelzellen von v.a. Speicheldrüsen und Niere, u.U. auch Leber, Lunge und Genitaltrakt; es kommt zur Bildung intranukleärer Einschlüsse, die den Zellen ein typisches Aussehen verleihen [**Eulenaugenzellen**] und zur Zellvergrößerung führen [Zytomegalie]; nach der Primärinfektion persistiert das Virus lebenslang in Blutzellen [Makrophagen, Monozyten] und infizierten Organen [Niere, Speicheldrüse] und kann bei Immunsuppression [Organtransplantation, Chemotherapie, HIV-Infektion] reaktiviert werden

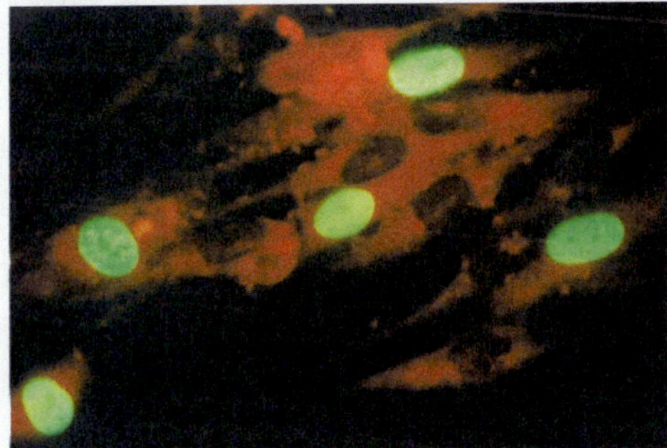

Abb. Z42. Nachweis von Zytomegalievirus durch Immunfluoreszenz

Zy|to|me|ga|lie|vi|rus|he|pa|ti|tis *f, pl* **-ti|ti|den** (Ⓔ cytomegalovirus hepatitis): meist leicht verlaufende Entzündung des Leberparenchyms im Rahmen einer Zytomegalie*

Zy|to|me|ga|lie|vi|rus|in|fek|ti|on *f*: *→Zytomegalie*

Zy|to|me|ga|lie|vi|rus|mo|no|nu|kle|o|se *f* (Ⓔ cytomegalovirus mononucleosis): ***Syn:*** *Paul-Bunnel-negative infektiöse Mononukleose, CMV-Mononukleose*; zur Zytomegalie* gehörende Speicheldrüsenentzündung, die nur schwer von der klassischen infektiösen Mononukleose* abgrenzbar ist

Zy|to|mem|bran *f*: *→Plasmalemm*

Zy|to|me|trie *f* (Ⓔ cytometry): Zellmessung

Zy|to|my|ko|se, re|ti|ku|lo|en|do|the|li|a|le *f*: *→Histoplasmose*

Zy|to|ne|kro|se *f* (Ⓔ cytonecrosis): Zelltod, Zelluntergang, Zellnekrose

zy|to|ne|kro|tisch *adj* (Ⓔ cytonecrotic): Zytonekrose betreffend, von ihr betroffen oder durch sie bedingt

zy|to|pa|thisch *adj* (Ⓔ cytopathic): ***Syn:*** *zytopathogen*; zellschädigend

zy|to|pa|tho|gen *adj*: *→zytopathisch*

Zy|to|pa|tho|lo|gie *f* (Ⓔ cytopathology): ***Syn:*** *Zellpathologie*; Pathologie* der Zelle

zy|to|pa|tho|lo|gisch *adj* (Ⓔ cytopathologic): Zytopathologie betreffend

Zy|to|pemp|sis *f* (Ⓔ cytopempsis): ***Syn:*** *Vesikulartransport*; aktiver transzellulärer Transport von Substanzen durch Verpacken in Transportvesikel auf der Aufnahmeseite und Entleerung der Vesikel auf der Abgabeseite

Zy|to|pe|nie *f* (Ⓔ cytopenia): Verminderung einer Zellart im Blut; sind zwei Zellreihen betroffen, spricht man von **Bizytopenie**, bei drei Zellreihen von **Trizytopenie**

zy|to|phag *adj* (Ⓔ cytophagous): zellfressend

Zy|to|pha|gie *f* (Ⓔ cytophagy): Phagozytose* ganzer Zellen

zy|to|phil *adj* (Ⓔ cytophilic): mit besonderer Affinität zu Zellen, z.B. zytophiler Antikörper

Zy|to|pho|to|me|ter *nt* (Ⓔ cytophotometer): ***Syn:*** *Zytofotometer*; Spezialphotometer für die Zytophotometrie*

Zy|to|pho|to|me|trie *f* (Ⓔ cytophotometry): ***Syn:*** *Mikrospektrophotometrie, Mikrospektrofotometrie, Zytofotometrie*; quantitative Messung von Zellen oder Zellinhalt durch eine Kombination von Mikroskopie* und Photometrie*

zy|to|pho|to|me|trisch *adj* (Ⓔ cytophotometric): Zytophotometrie betreffend, mittels Zytophotometrie

Zy|to|phy|sik *f* (Ⓔ cytophysics): ***Syn:*** *Zellphysik*; Physik der Zelle

Zy|to|phy|si|o|lo|gie *f* (Ⓔ cytophysiology): ***Syn:*** *Zellphysiologie*; Physiologie* der Zelle

Zy|to|pig|ment *nt* (Ⓔ cytopigment): Zellpigment

Zy|to|plas|ma *nt* (Ⓔ cytoplasm): ***Syn:*** *Zellplasma*; das von der Zellmembran umschlossene Plasma der Zelle; enthält Zellorganellen, die entweder von einer eigenen Membran umgeben sind [endoplasmatisches Retikulum, Golgi-Apparat, Lysosomen, Peroxisomen, Mitochondrien] oder frei im Plasma liegen [Ribosomen, Zentriolen]; der flüssige Teil des Zytoplasmas, in dem u.a. die Enzyme des Intermediärstoffwechsels liegen, wird als **Zytosol** bezeichnet

Zytoplasma-DNA-Konzentrat *nt* (Ⓔ cytoplasm-DNA concentrate): *s.u. Essay Bakterien S. 217*

Zy|to|plas|ma|mem|bran *f* (Ⓔ cytoplasmic membrane): *s.u. Essay Bakterien S. 217*

zy|to|plas|ma|tisch *adj* (Ⓔ cytoplasmic): Zytoplasma betreffend, aus Zytoplasma bestehend, im Zytoplasma ablaufend

Zy|to|po|e|se *f* (Ⓔ cytopoiesis): Bildung einzelner Zellen, z.B. die Blutbildung*

zy|to|po|e|tisch *adj* (Ⓔ cytopoietic): Zytopoese betreffend, zellenbildend

Zy|to|py|ge *nt* (Ⓔ cytopyge): (*biolog.*) Zellafter

Zy|tor|rhe|xis *f* (Ⓔ cytorrhexis): Zellzerfall

Zy|to|sin *nt*: *→Cytosin*

Zy|to|sin|a|ra|bi|no|sid *nt*: *→Cytarabin*

Zy|to|ske|lett *nt* (Ⓔ cytoskeleton): ***Syn:*** *Zellskelett, Cytoskeleton*; intrazelluläre Eiweißstrukturen, die die Zellform aufrechterhalten; dazu gehören Mikrotubuli, Mikrofilamente und intermediäre Filamente

Zy|to|sol *nt* (Ⓔ cytosol): flüssiger Teil des Zytoplasmas*

Zy|to|so|ma *nt, pl* **-ma|ta** (Ⓔ cytosome): ***Syn:*** *Zellkörper, Zellleib*; alle von der Zellmembran umschlossenen Strukturen, außer dem Kern und den Zellfortsätzen; wird bei der Nervenzelle als Perikaryon bezeichnet

Zy|to|sta|ti|ka *pl* (Ⓔ cytostatics): das Zellwachstum hemmende Substanzen, die besonders starke Wirkung auf schnell wachsende Zellen [Tumorzellen, Zellen des blutbildenden Systems und des Immunsystems, Schleimhautzellen, Haar]

haben; auf Grund des Wirkungsmechanismus werden Antimetaboliten, Alkylanzien, zytostatische Antibiotika und Mitosehemmer unterschieden; *s.a. Essay Chemotherapie S. 349*
zy|to|sta|tisch *adj* (Ⓔ cytostatic): das Zellwachstum hemmend
Zy|to|stom *nt* (Ⓔ cytostome): (*biolog.*) Zellmund
zy|to|tak|tisch *adj* (Ⓔ cytotactic): Zytotaxis betreffend
Zy|to|ta|xis *f* (Ⓔ cytotaxis): durch einen Stimulus hervorgerufene Zellbewegung
Zy|to|to|xin *nt* (Ⓔ cytotoxin): *Syn:* *Zellgift*; allgemeine Bezeichnung für Substanzen, die Zellen schädigen
zy|to|to|xisch *adj* (Ⓔ cytotoxic): zellschädigend, zellvergiftend
Zy|to|to|xi|zi|tät *f* (Ⓔ cytotoxicity): Schädlichkeit/Giftigkeit für Zellen
antikörper-abhängige zellvermittelte Zytotoxizität (Ⓔ antibody-dependent cell-mediated cytotoxicity): *s.u. Essay Immunität S. 1009*
zy|to|trop *adj* (Ⓔ cytotropic): auf Zellen gerichtet
Zy|to|tro|pho|blast *m* (Ⓔ cytotrophoblast): *Syn:* *Langhans-Zellschicht, Zytoblast*; teilungsaktive Zellschicht des Trophoblasten*
Zy|to|tro|pis|mus *m* (Ⓔ cytotropism): besondere Affinität zu lebenden Zellen
zy|to|zid *adj* (Ⓔ cytocidal): zellenzerstörend, zellenabtötend
Zyt|u|rie *f* (Ⓔ cyturia): Zellausscheidung im Harn
ZZ *Abk.*: **1.** Zellzahl **2.** →*zweieiige Zwillinge*
ZZR *Abk.*: Zehenzwischenräume

Z

Anhang

Kurzbiographien der Essayautoren

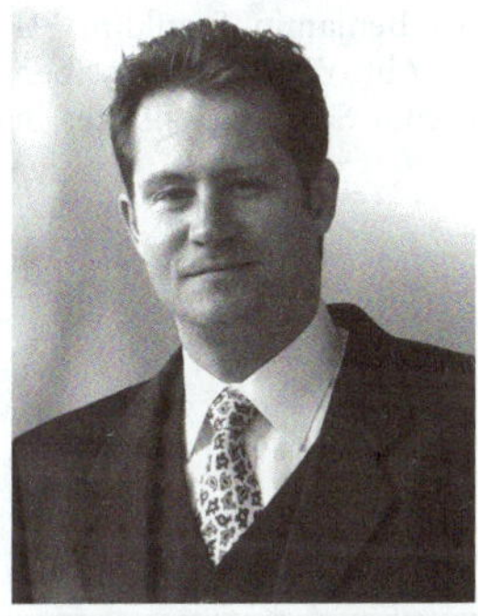

Priv.-Doz. Dr. Karsten Brand

Privatdozent Molekulare Zellbiologie, Humboldt Universität Berlin, Max-Delbrück-Centrum (MDC) für Molekulare Medizin, Berlin

Geboren 1963; Ausbildung zum Reserveoffizier in der Sanitätstruppe (1983/84); Studium der Humanmedizin in Marburg und Berlin (1985–91); Arzt in der Onkologie, FU-Berlin, mehrere Forschungsaufenthalte in USA (1991–93); Promotion in der Psychophysiologie (1992); wissenschaftlicher Mitarbeiter am MPI und Institut für Biologie (HU-Berlin) und am MDC, Berlin (1994-2001); Gründer und geschäftsführender Gesellschafter von CUSTOS Biotechnologie GmbH (2002); Habilitation an der HU-Berlin und Privatdozentur im Fach Molekulare Zellbiologie (2002); Hauptinteresse: Biologie und Gentherapie von Krebs mit Schwerpunkt auf Lebermetastasierung

Priv.-Doz. Dr. Cornelia Dietrich

Wissenschaftliche Mitarbeiterin, Institut für Toxikologie, Johannes Gutenberg-Universität, Mainz

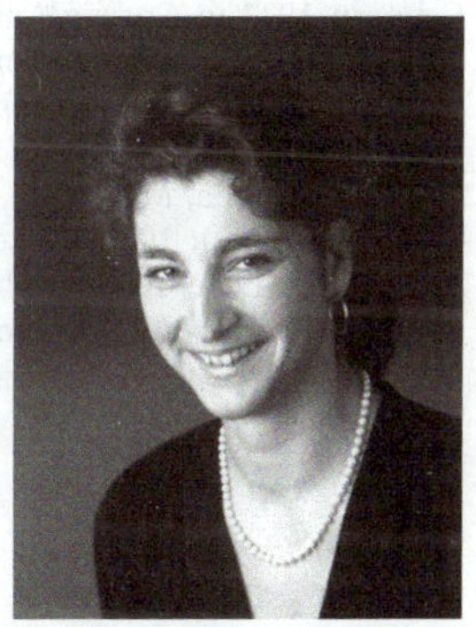

Geboren 1964 in Trier; Studium der Pharmazie in Frankfurt am Main; seit 1989 Johannes Gutenberg-Universität; nach der Promotion in Pharmakologie war sie am Institut für Toxikologie; 1996 Forschungsaufenthalt Universität Leicester; 2003 Habilitation im Fach Pharmakologie und Toxikologie; Ernennung zur Fachpharmakologin DGPT; wissenschaftliche Arbeitsgebiete: Kontaktinhibition, Zellzykluskontrolle, Tumorigenese

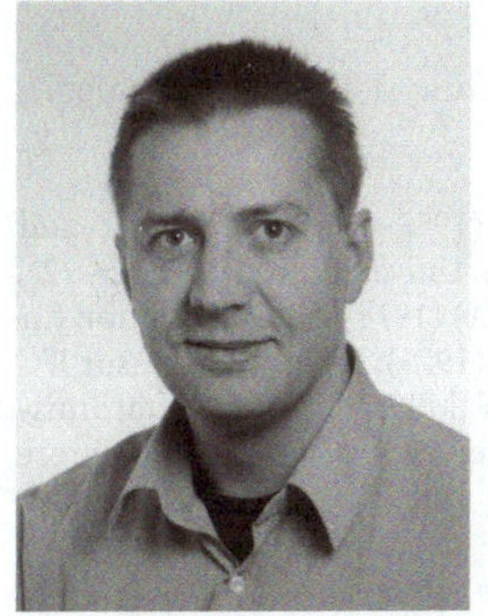

Dr. Gerhard Eger

Medizinische Klinik III mit Poliklinik der Friedrich-Alexander-Universität Erlangen-Nürnberg

Geboren 1961; Studium der Humanmedizin in Erlangen, Paris und Montpellier; medizinisches Staatsexamen 1989; Promotion am Institut für Biochemie an der Universität Erlangen 1993; seither mit Schwerpunkt Immunologie und internistische Allergologie an der Medizinischen Klinik III der Universität Erlangen

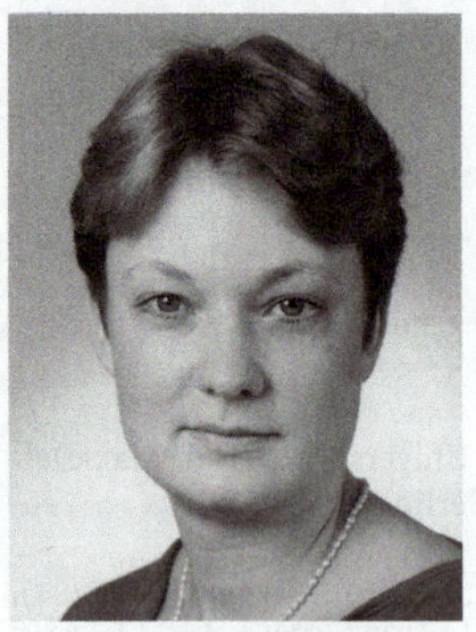

Dr. Elisabeth Engelmann

Oberärztin am Institut für Infektionsmedizin, Universitätsklinikum Benjamin Franklin, Berlin

Geboren 1960 in Berlin; Studium der Medizin an der Freien Universität Berlin; 1987 Staatsexamen, 1989 Promotion in Berlin; 1997 Fachärztin für Mikrobiologie und Infektionsepidemiologie; Ausbildung am Institut für Infektionsmedizin, Abt. Mikobiologie des Universitätsklinikums Benjamin Franklin, FU Berlin; seit 1998 Oberärztin der Diagnostik in der Abt. Virologie desselben Instituts; 1995 Mykologie-Kurs am Centraalbureau voor Schimmelcultures in Utrecht, Niederlande

Prof. Dr. Dietrich Falke

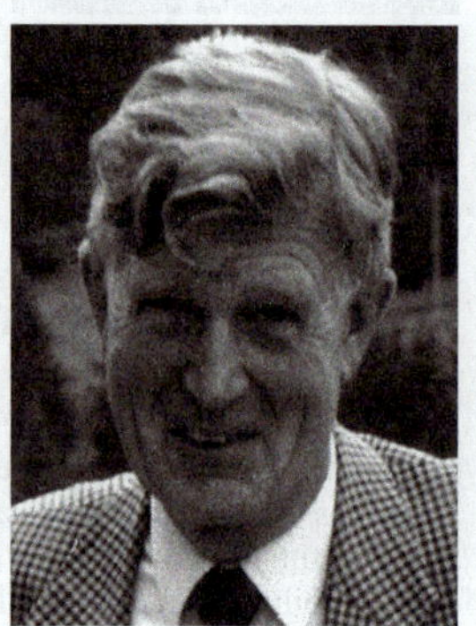

Institut für Virologie, Johannes Gutenberg-Universität, Mainz

Geboren 1927 in Coswig/Anhalt; Studium der Medizin in Kiel, Freiburg und Tübingen; nach der Promotion von 1955–57 Bundesforschungsanstalt für Viruserkrankungen der Tiere, Tübingen; Habilitation in Marburg (1964) für das Fach Medizinische Mikrobiologie; Stipendienaufenthalt an den National Institutes of Health, Bethesda, MD, USA; ab 1965 Universität Mainz; Ernennung zum apl. Professor (1969); 1972–94 Leiter der Abteilung für experimentelle Virologie; wissenschaftliche Arbeitsgebiete: Tollwut, Herpes-B-Virus, Herpex-simplex-Virus (Zellpathologie, Chemotherapie und Pathogenese)

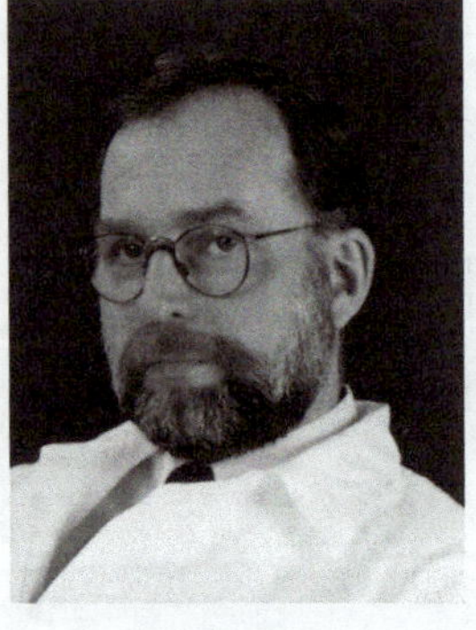

Prof. Dr. Peter Fritsch

Ordinarius und Vorstand der Univ.-Klinik für Dermatologie und Venerologie, Innsbruck

Studium der Medizin an der Universität Wien (1958–65); Gegenfächer und Fachausbildung in Dermatologie und Venerologie, Universität Wien (1965–72), Research Fellow an der Yale University, Conn. (USA) (1974–75); Habilitation für Dermatologie und Venerologie, Universität Wien (1975); Visiting Professor UC San Francisco (1979); Dekan der Medizinischen Fakultät der Universität Innsbruck (1994–98); ca. 400 Publikationen in Peer-reviewten Journalen; mehrere Fach- und Lehrbücher, darunter „Dermatologie und Venerologie", Springer-Verlag (1998)

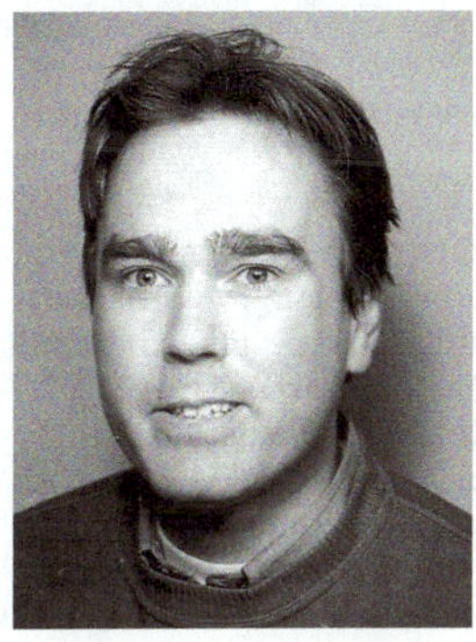

Dr. Bert Gordijn

Universitätsdozent für Medizinethik der katholischen Universität Nijmegen, Niederlande

Studium der Philosophie und Geschichte in den Niederlanden, Frankreich und Deutschland; Promotion in Philosophie (1995); Universitätsdozent für Medizinethik (seit 1996); klinischer Ethiker und Mitglied der Ethikkommission an der Universitätsklinik in Nijmegen (Niederlande); Promotion an der medizinischen Fakultät (2003); Sekretär der European Society for Philosophy of Medicine and Healthcare (seit 2003)

Prof. Dr. Dr. h.c. Franz Grehn

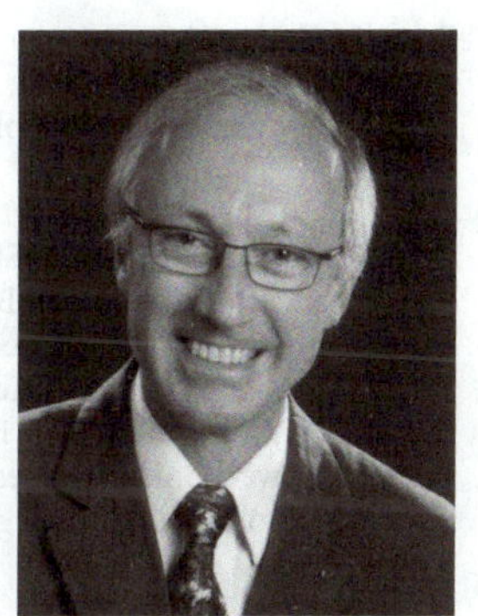

Direktor der Universitäts-Augenklinik, Würzburg

Geboren 1948; Studium der Humanmedizin in Würzburg und Freiburg; nach wissenschaftlicher Tätigkeit am Physiologischen Institut der Freien Universität Berlin, der Facharztweiterbildung für Augenheilkunde und den Jahren als Oberarzt an der Universitäts-Augenklinik in Freiburg war er Direktor der Universitäts-Augenklinik in Mainz; seit 1995 Direktor der Universitäts-Augenklinik in Würzburg; Mitglied zahlreicher nationaler und internationaler Fachgesellschaften und der Akademie der Wissenschaften und Literatur in Mainz, Ehrendoktor der Universität Iasi, Rumänien

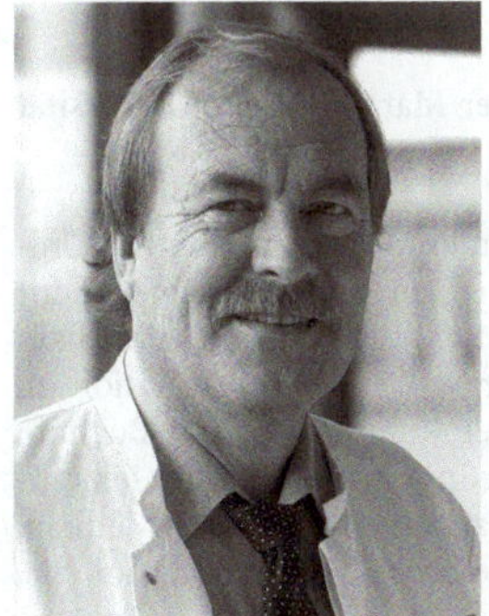

Prof. Dr. Werner Hacke

Direktor der Neurologischen Universitätsklinik, Heidelberg

Studium der Psychologie und Medizin an der Technischen Universität RWTH Aachen (1968–74); Visiting Professor, Scripps Clinic and Research Foundation, La Jolla, CA, USA (1986–87); seit 1987 Professor und Direktor der Neurologischen Klinik der Ruprecht-Karls-Universität Heidelberg; Mitglied zahlreicher wissenschaftlicher Gesellschaften, so z. B. Präsident der German Society of Clinical Neurosciences (2000), Präsident der Deutschen Neurologischen Gesellschaft (2001); Forschungsschwerpunkte: neurologische Intensivversorgung, interventionelle Schlaganfalltherapie, Schlaganfallprävention; Herausgeber und Mitglied im Editorial Board mehrerer Fachzeitschriften (z. B. Nervenarzt, Stroke, Neurology, European J. Neurology); über 260 wissenschaftliche Publikationen und Buchbeiträge

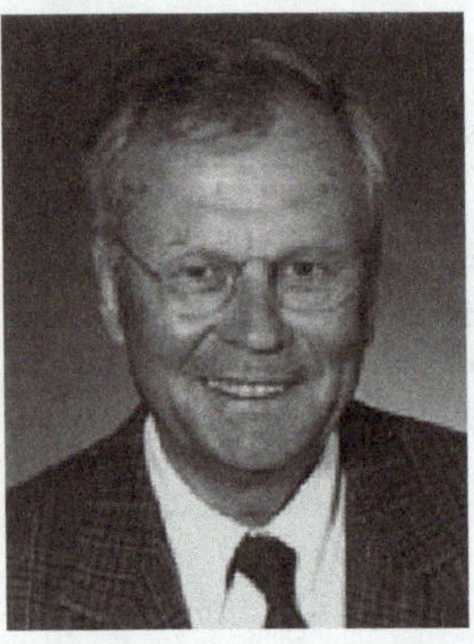

Prof. Dr. Helmut Hahn

Direktor des Instituts für Infektionsmedizin, Universitätsklinikum Benjamin Franklin, Berlin

Geboren 1937 in Köln; Studium der Medizin an den Universitäten Freiburg, Wien und Düsseldorf; Staatsexamen und Promotion in Freiburg; wissenschaftliche Ausbildung in Mikrobiologie und Infektionsimmunologie: Johns Hopkins University, Baltimore, USA (1964–69), Trudeau-Institut Saranac Lake, USA (1969–71); Habilitation in Mainz (1974); seit 1977 Lehrstuhlinhaber für Medizinische Mikrobiologie FU Berlin; Mitglied in der International Academy of Science of Nature & Society, Moskau; Arbeitsgebiete: Infektionsimmunologie, bakteriologische und serologische Diagnostik von Infektionen, Chemotherapie

Prof. Dr. Dr. Dr. Hanns Hatt

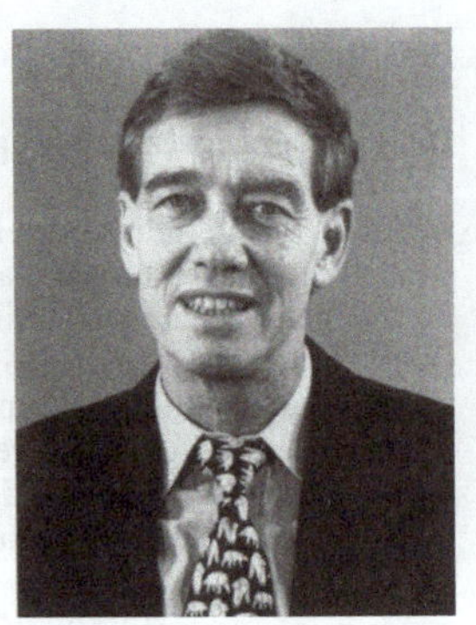

Dekan der Fakultät für Biologie, Lehrstuhl für Zellphysiologie, Universität Bochum

Geboren 1947 in Illertissen; Studium der Biologie und Chemie an der Universität München; Promotion in Biologie; Studium der Humanmedizin mit Approbation und Promotion in Medizin; 1991 Ruf auf eine Professur in Physiologie am Klinikum r.d. Isar/München; Lehrstuhlinhaber für Zellphysiologie der Ruhr-Universität Bochum (1992); Dekan der Fakultät für Biologie (seit 2000); Forschungsschwerpunkte: Sinnes- und Neurophysiologie unter Verwendung von molekularbiologischen und gentechnologischen sowie elektrophysiologischen Verfahren

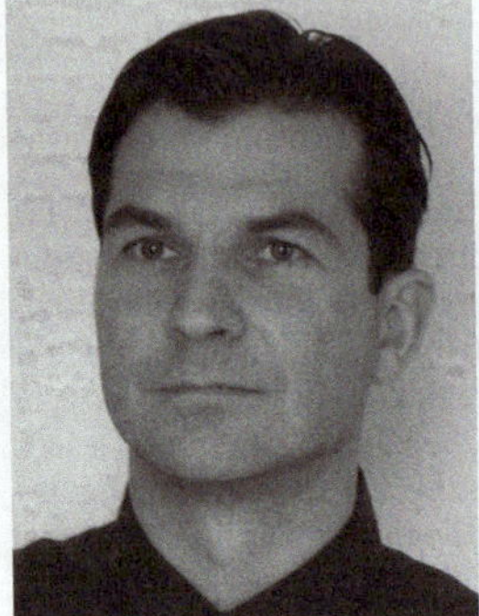

Dr. Konstantin M. Heinroth

Assistenzarzt an der Klinik für Innere Medizin der Martin-Luther-Universität Halle-Wittenberg

Geboren 1969 in Magdeburg; Studium der Medizin an der Martin-Luther-Universität in Halle-Wittenberg und Guest Researcher am National Institute for Occupational Safety and Health Cincinnati, USA (1992); Klinik Innere Medizin III der Martin-Luther-Universität Halle-Wittenberg (1995–98); Hospitation im Marienhospital Herne, Medizinische Klinik II der Ruhr-Universität Bochum (1998–99); seit 1999 Assistenzarzt in der Klinik für Innere Medizin der Martin-Luther-Universität Halle-Wittenberg; seit 2003 Facharzt für Innere Medizin; klinische Schwerpunkte: interventionelle Kardiologie, Elektrophysiologie, Schrittmacher- und Defibrillatortherapie

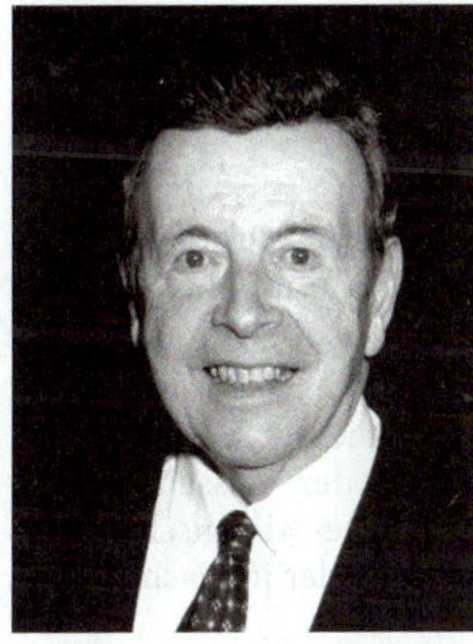

Prof. Dr. Dr. Wildor Hollmann

Institut für Kreislaufforschung und Sportmedizin, Deutsche Sporthochschule Köln

Geboren 1925 in Menden/Sauerland; Habilitation an der Universität zu Köln für Innere Medizin (1961); Rektor der Deutschen Sporthochschule Köln (1969–71); Mitglied diverser Organisationen, so z. B. des wissenschaftlichen Beirats der Bundesärztekammer; Präsident des Deutschen Sportärztebundes (1984–98); Präsident des Weltverbandes für Sportmedizin (1986–94); Präsident der Deutschen Olympischen Gesellschaft (1994–97); u.a. Arzt der deutschen Fußball-Nationalmannschaft (1958–78) und der deutschen Hockey-Nationalmannschaft (1964–71); Chefredakteur der „Deutschen Zeitschrift für Sportmedizin" (1960–98); zahlreiche Auszeichnungen und Ehrungen

Prof. Dr. Dieter Huhn

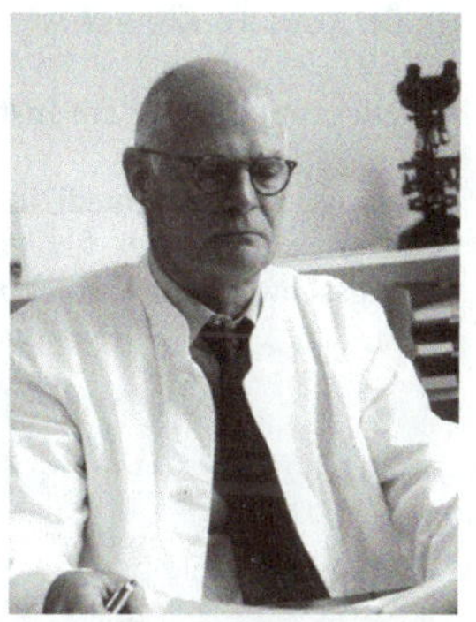

Facharzt für Innere Medizin – Hämatologie und Internistische Onkologie, Berlin

Studium der Medizin in Freiburg, Kiel und Innsbruck; Promotion über experimentelle Nierenveränderungen; Research Fellow am Banting Institut der Universität Toronto; weitere Ausbildung zum Internisten, Hämatologen und Onkologen an der Universitätsklinik in München; Forschungsschwerpunkte waren: Feinstruktur und immunologische Merkmale von Knochenmark, Blut und lymphatischem Gewebe sowie klinische Diagnostik und Behandlung von Leukämien und lymphatischen Systemerkrankungen; seit 1978 Professor an der Universitätsklinik in München; 1983 Ruf auf den Lehrstuhl für Innere Medizin mit Schwerpunkt Hämatologie und Onkologie an der Freien Universität Berlin, später Humboldt-Universität Berlin; Mitglied der jeweiligen Fachgesellschaften für Hämatologie und für Onkologie in Deutschland und in den USA

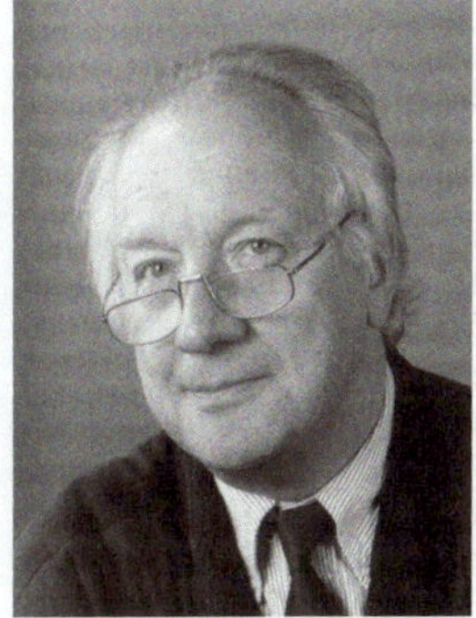

Prof. Dr. Dr. h.c. Joachim Robert Kalden

Direktor der Medizinischen Klinik III mit Poliklinik und Institut für Klinische Immunologie der Friedrich-Alexander-Universität (FAU) Erlangen-Nürnberg

Geboren 1937 in Marburg; Studium der Medizin in Freiburg, Marburg und Tübingen (1959–65); Dept. of Therapeutics, Univ. of Edinburgh and the Medical Research Council's Clinical Endocrinology Unit, Edinburgh (1967–69); Assistent und Oberarzt in der Abt. für Innere Medizin, Medizinische Hochschule Hannover; seit 1988 Direktor der Med. Klinik III; Mitglied in zahlreichen Kommissionen und Gesellschaften, so z. B. Präsident der Deutschen Gesellschaft für Rheumatologie (1993–94), Präsident von EULAR; (Mit-)Herausgeber und Editorial Board diverser wissenschaftlicher Zeitschriften, z. B. Rheumatology International; mehr als 300 Originalarbeiten und Lehrbuchbeiträge

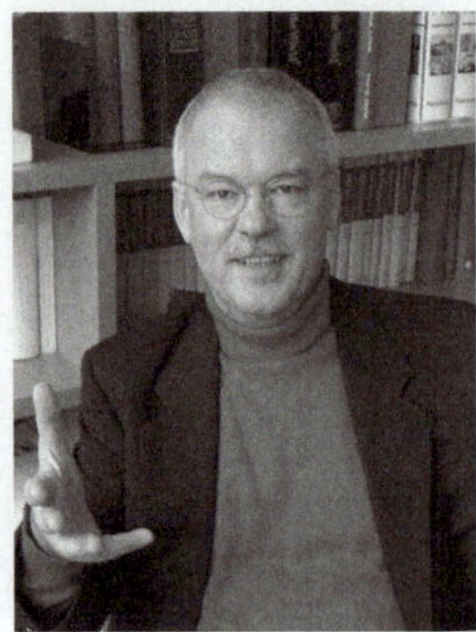

Prof. Dr. Stefan H. E. Kaufmann

Direktor des Max-Planck-Instituts für Infektionsbiologie, Abteilung Immunologie, Berlin

Geboren 1948 in Ludwigshafen; Studium der Biologie in Mainz; Habilitation in den Fächern Immunologie und Mikrobiologie; seit 1993 Gründungsdirektor und wissenschaftliches Mitglied, Max-Planck-Institut für Infektionsbiologie Berlin; mehr als 500 wissenschaftliche Arbeiten und Übersichtsartikel zur Infektionsimmunologie; Mitglied der Deutschen Akademie der Naturforscher Leopoldina und Berlin-Brandenburgischen Akademie der Wissenschaften sowie zahlreicher wissenschaftlicher Gremien; zahlreiche wissenschaftliche Auszeichnungen; einer der 100 meist zitierten Wissenschaftler im Fach Immunologie im Zeitraum 1981–1999

Dr. Dr. Konrad Kölble

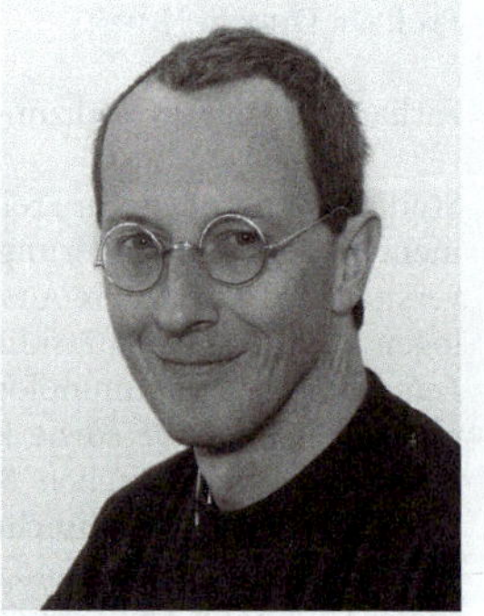

Arbeitsgruppenleiter am Institut für Pathologie der Charité, Berlin

Studium der Humanmedizin und Biochemie in Bonn und Oxford; Arbeitsgruppenleiter am Institut für Pathologie, Campus Mitte der Charite, mit Forschungsschwerpunkt Molekulare Pathologie hereditärer Tumoren

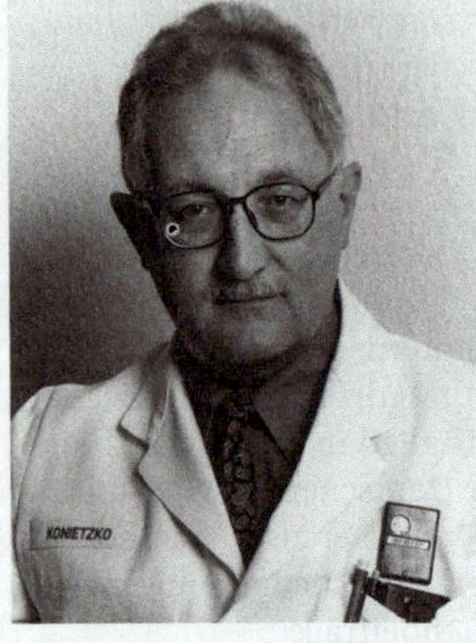

Prof. Dr. Nikolaus Konietzko

Direktor des Zentrums für Pneumologie und Thoraxchirurgie, Abteilung Pneumologie, Universität Essen

Geboren 1938 in Kieferstädtel/Schlesien; Studium der Medizin in München; 1963–67 diverse Kliniken, darunter die Med. Poliklinik der Univ. Gießen; 1967–68 Research and Educational Hospital, University of Illinois (Chicago); 1968–76 Zentrum für Innere Medizin und Kinderheilkunde, Ulm; 1976 Leiter der Abt. für Innere Medizin, Ruhrlandklinik Essen-Heidhausen; 1985 Med. Director der Ruhrlandklinik; seit 1990 Direktor der Abt. für Pneumologie der Universität Essen; Mitglied u.a. der Deutschen Gesellschaft für Pneumologie (1995/96 Präsident), des Deutschen Zentralkommittees zur Bekämpfung der Tuberkulose (1995/96 Präsident); wissenschaftliche Interessen u.a.: mukociliäre Clearance, ciliäre Aktivität, Alpha 1-Antitrypsin-Defizienz, schlafbezogene Atemerkrankungen

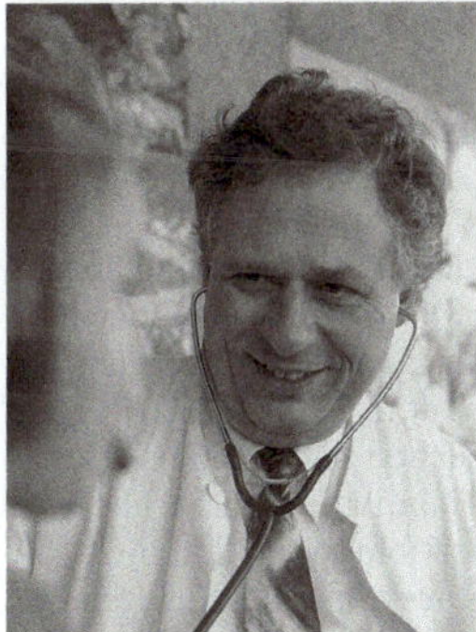

Prof. Dr. Franz-Josef Kretz

Ärztlicher Direktor der Klinik für Anästhesiologie und Operative Intensivmedizin, Klinikum Stuttgart

Studium der Humanmedizin in Heidelberg, Mannheim und Würzburg; Approbation und Promotion 1978; langjährige klinische Tätigkeit am Universitätsklinikum Berlin-Steglitz; seit 1991 Ärztlicher Direktor der Klinik für Anästhesiologie und Operative Intensivmedizin des Olgahospitals Stuttgart; Habilitation 1992; Schwerpunkt: Kinderanästhesie

Prof. Dr. Dr. Claus R. O. Kroegel

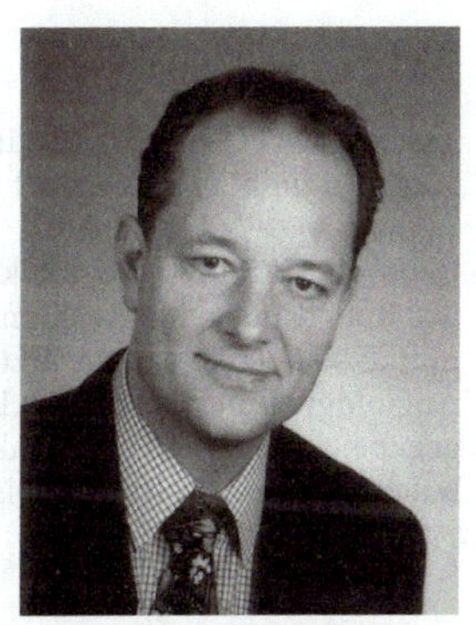

Leiter der Pneumologie, Medizinische Klinik IV, Friedrich-Schiller-Universität, Jena

Geboren 1955 in Hanau; Studium der Medizin, Biologie und Psychologie in Mainz und Bochum; nach Ausbildung zum Internisten an der Universität Mainz mehrere Jahre am National Heart & Lung Institute der University of London, dann John-Hopkins-University in Baltimore, USA; 1991–96 an der Abteilung Pneumologie der Medizinischen Kliniken der Universität Freiburg; seit 1996 Leiter der Pneumologie, Klinik für Innere Medizin IV, Jena; Mitherausgeber der „Pneumologie"; Präsident der Mitteldeutschen Gesellschaft für Pneumologie; zahlreiche Preise und Ehrungen sowie diverse Lehr- und Fachbücher

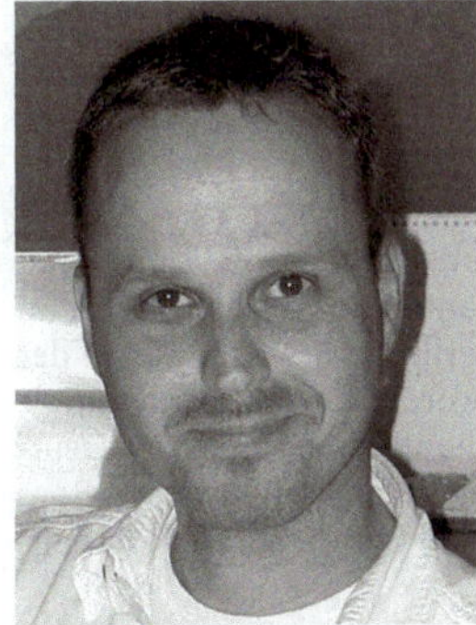

Priv.-Doz. Dr. Michael Ludwig

Zentrum für Hormon- und Stoffwechselerkrankungen, Gynäkologische Endokrinologie und Reproduktionsmedizin, Endokrinologikum Hamburg

Studium der Medizin an der Medizinischen Universität Lübeck, Facharzt für Frauenheilkunde und Geburtshilfe; Leiter des Bereichs Reproduktionsmedizin und gynäkologische Endokrinologie an der Universitätsfrauenklinik Lübeck; Autor von über 100 Artikeln und Buchkapiteln zur ungewollten Kinderlosigkeit und Sterilitätstherapie

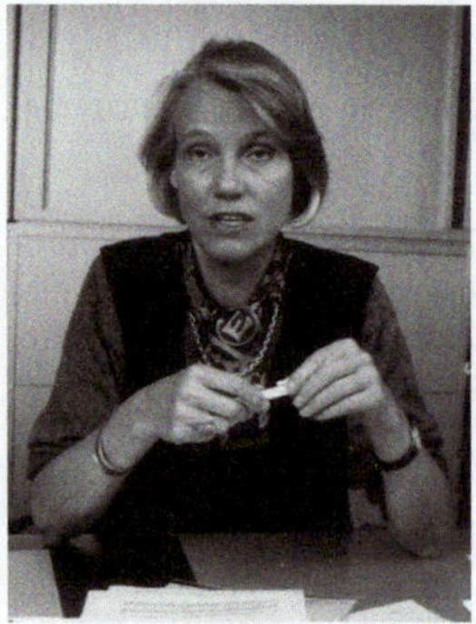

Prof. Dr. Karin Mölling

Direktorin des Instituts für Medizinische Virologie, Nationales Zentrum für Retroviren, Universität Zürich

Geboren 1943 in Meldorf/Dithmarschen; Studium der Physik und Mathematik in Kiel und Göttingen, Diplom in Kernphysik (1968); Studium der Biochemie und Molekularbiologie an der University of California, Berkeley, USA (1968–69); wissenschaftliche Tätigkeiten am Robert-Koch-Institut in Berlin (1972–75), am Institut für Virologie der Justus-Liebig-Universität Gießen und am Max-Planck-Institut für Molekulare Genetik, Berlin (1976–93); Habilitation im Fachbereich Biophysik (1977); Director of Cellular and Molecular Biology, Apollon Inc., USA (1992–94); seit 1993 Ordinaria für Virologie und Direktorin des Instituts für Medizinische Virologie, Zürich; u. a. Mitglied der Heisenberg Kommission der DFG, der Europäischen Molekularbiologischen Organisation (EMBO) und des Editorial Boards von „Archives of Virology"; zahlreiche Auszeichnungen und Ehrungen für ihre Arbeiten

Dr. Theodoros Moysidis

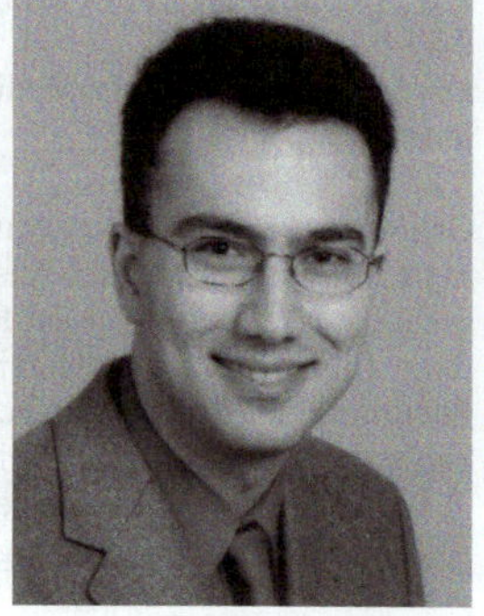

Assistenzarzt in der Klinik für Kardiologie, Pneumologie und Angiologie, Universitätsklinikum Düsseldorf

Geboren 1975 in Thessaloniki/Griechenland; Studium der Humanmedizin an der Ruhr-Universität Bochum; Promotion an der Urologischen Klinik in Dortmund; seit 2001 Assistenzarzt in der Klinik für Kardiologie, Pneumologie und Angiologie unter Prof. Dr. B.E. Strauer; Schwerpunkte: Multimediaanwendungen bei koronarer Herzkrankheit, Ultraschalldiagnostik, stationäre und ambulante Betreuung kardiologischer Patienten

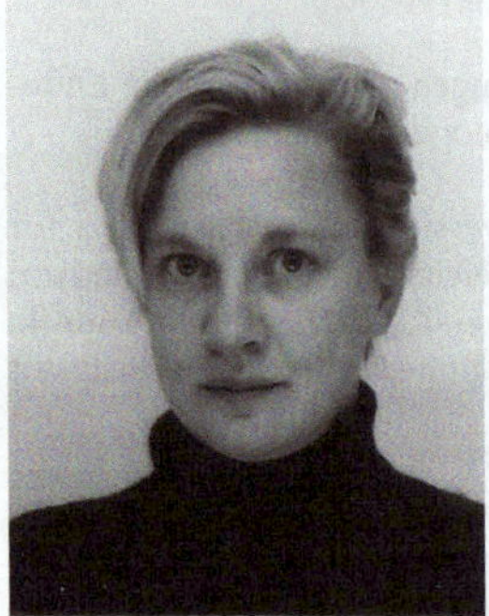

Dr. Susanna Nikolaus

Assistenzärztin der I. Medizinische Klinik, Klinikum der Christian-Albrechts-Universität zu Kiel

Geboren 1962 in Karlsruhe; Studium der Humanmedizin an der Universität Hamburg (1986–93); Allgemeines Krankenhaus Wandsbek; Assistenzärztin an der 4. Med. Klinik, Universitätsklinikum Charité, Berlin; Assistenzärztin an der I. Med. Klinik der Universitätsklinik Kiel mit Schwerpunkt Gastroenterologie (seit 1997); Facharzt Innere Medizin (2002); Forschungsstipendium der Deutschen Morbus Crohn/Colitis ulcerosa-Vereinigung (DCCV e.V.), Ismar Boas Preis der Deutschen Gesellschaft für Verdauungs- und Stoffwechselerkrankungen (DGVS)

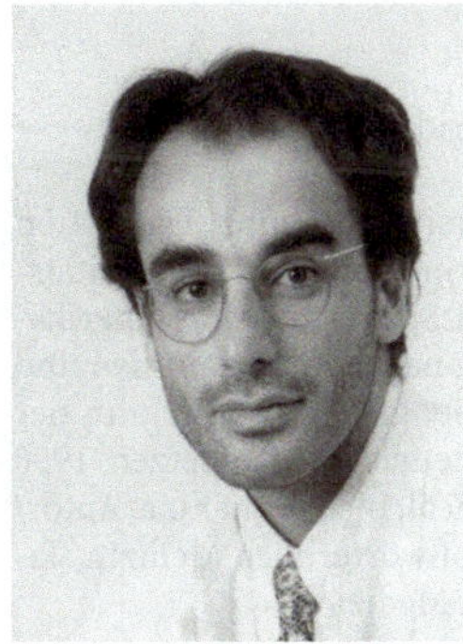

Dr. Fuat S. Oduncu

Medizinethiker, Medizinische Klinik – Innenstadt, Klinikum der Universität München

Geboren 1970 in der Türkei; Studium der Medizin; European Master in Bioethics E.M.B. (Nijmegen, Madrid, Leiven, Padova); Arzt und Medizinethiker am Klinikum der LMU-München; zahlreiche Veröffentlichungen in der Onkologie sowie Medizin- und Bioethik, z. B. Hirntod und Organtransplantation (V&R 1998), Stammzellforschung und therapeutisches Klonen (Medizin-Ethik-Recht Bd. 1, V&R 2002), Transplantation – Organgewinnung und -allokation (Medizin-Ethik-Recht Bd. 2, V&R 2003)

Dr. Jürgen Podlech

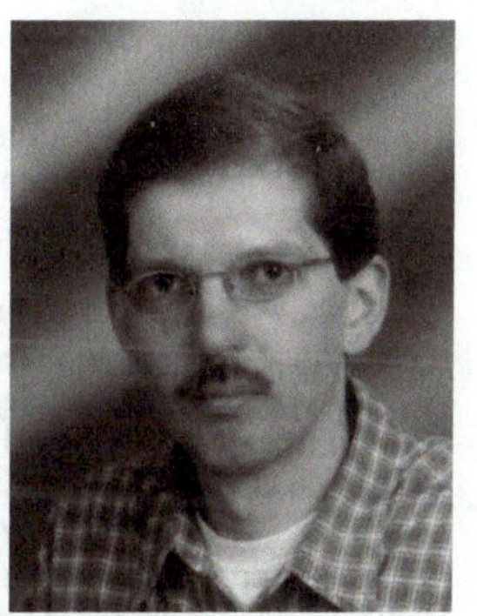

Wissenschaftlicher Mitarbeiter am Institut für Virologie, Johannes Gutenberg-Universität, Mainz

Studium der Humanmedizin an der Universität Mainz; Promotion in der Virologie bei Prof. Falke; AiP und Assistent in der Mainzer Kinderpathologie; Stipendium als Gastwissenschaftler im Institute of Virology in Glasgow; seit 1993 Assistent bei Prof. Reddehase in der Mainzer Virologie mit Interessensschwerpunkten virologische Diagnostik, histologischer Virusnachweis und murines Cytomegalovirus

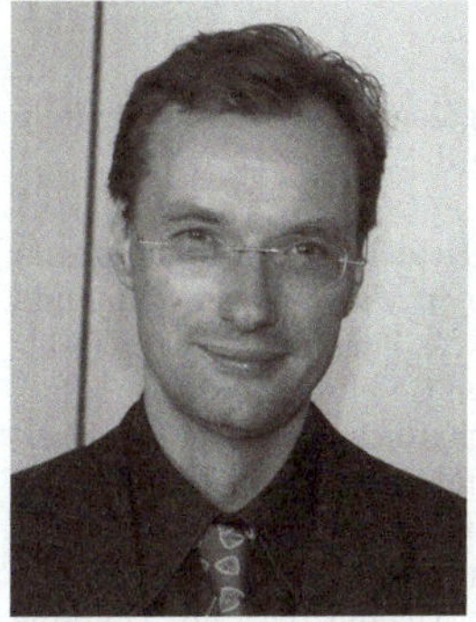

Prof. Dr. Harald Renz

Direktor der Abteilung Klinische Chemie und Molekulare Diagnostik – Zentrallaboratorium – des Klinikums der Philipps-Universität Marburg

Studium der Humanmedizin an der Universität Marburg; Promotion an der Neurologischen Universitätsklinik, Marburg (1986); Facharzt für Laboratoriumsmedizin und Zusatzbezeichnung Allergologie (1994); Habilitation für Laboratoriumsmedizin und Immunpathologie (1995); National Jewish Center for Immunology and Respiratory Medicine, Denver (1989–1993); Universitätsklinikum Charité, Medizinische Fakultät der Humboldt-Universität Berlin (1993–1999); Gutachter diverser nationaler und internationaler Organisationen der Forschungsförderung

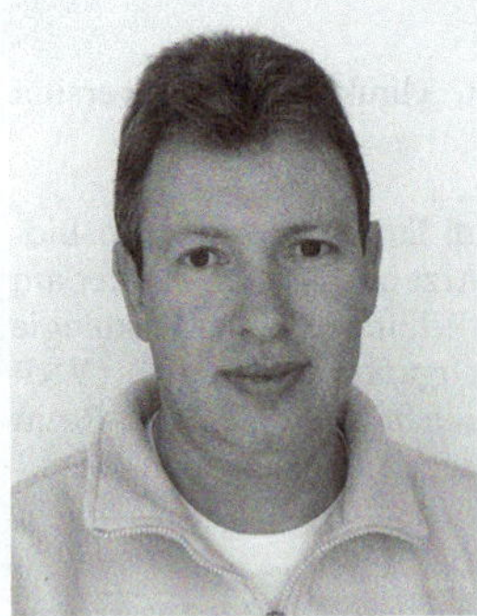

Dr. Peter Reuter

Arzt und Wörterbuchautor, Reuter medical, Inc., Florida

Medizinstudium an der Johannes Gutenberg-Universität in Mainz; Promotion in der Abteilung für Klinische Chemie und Labormedizin der Universitätskliniken; Sprachkurse in Englisch, Französisch und Spanisch sowie amerikanisches Examen für ausländische Ärzte; 1988 Umzug nach Großbritannien und Assistenzarzt in der Orthopädie und Unfallchirurgie; gleichzeitig Beginn der Tätigkeit als Wörterbuchautor, Herausgeber, Redakteur und Übersetzer; 1998 Umzug nach Florida und Gründung von Reuter medical, Inc.; seither u.a. Autor/Herausgeber von Springer Wörterbuch Medizin, Großwörterbuch Medizin, Taschenwörterbuch Medizin und Kompaktwörterbuch Medizin

Prof. Dr. Franz Rinninger

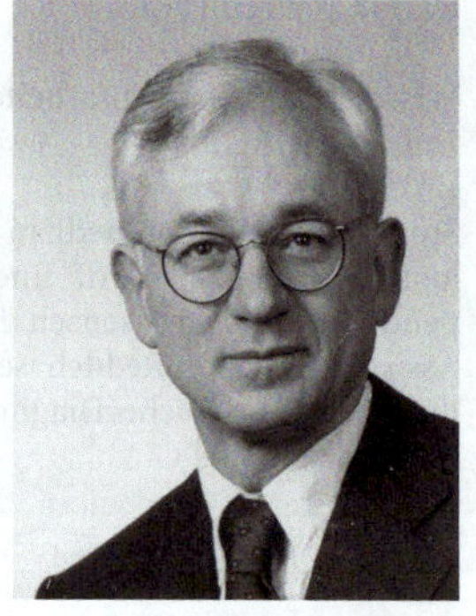

Klinischer Oberarzt für Innere Medizin, Medizinische Klinik I, Universitätsklinikum Hamburg-Eppendorf

Studium der Humanmedizin an der Ludwig-Maximilians-Universität München (1973–80); wissenschaftlicher Mitarbeiter der Forschergruppe Diabetes, München-Schwabing, und Assistenzarzt für Innere Medizin, 3. Medizinische Klinik (Schwerpunkt: Diabetologie, Stoffwechsel und Endokrinologie), München-Schwabing (1980–85); Forschungsaufenthalte an der University of California, San Diego, USA (1985–88) und am College of Physicians and Surgeons of Columbia University, New York, USA (1997); seit 1988 Universitätsklinikum Hamburg-Eppendorf, Zentrum für Innere Medizin; Habilitation im Fach Innere Medizin (1995); wissenschaftlicher Schwerpunkt: HDL-Lipoprotein-Stoffwechsel und der Cholesterin-Rücktransport zur Leber in vivo und in vitro

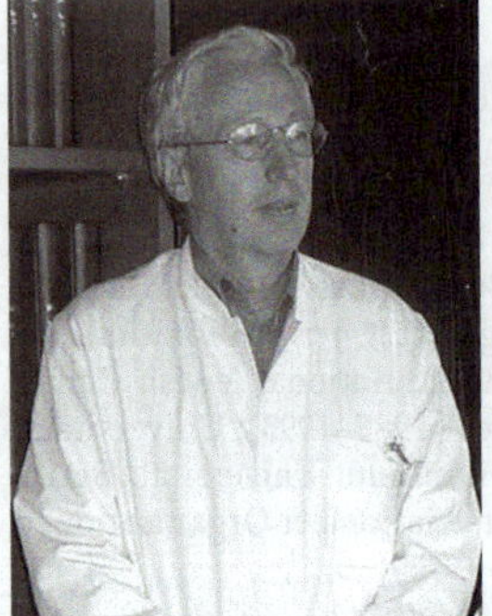

Prof. Dr. Karl-Heinz Rühle

Ärztlicher Leiter der Klinik für Pneumologie, Allergologie und Schlafmedizin in der Klinik Ambrock, Hagen/Universität Witten-Herdecke

Studium der Medizin in Tübingen, Frankfurt und Heidelberg; Ausbildung zum Internisten, Pneumologen und Somnologen an den Universitäten Ulm und Freiburg; Mitglied der Europäischen Gesellschaft für Pneumologie, der Deutschen Gesellschaft für Pneumologie, der Deutschen Gesellschaft für Schlafforschung und Schlafmedizin (DGSM), des wissenschaftlichen Beirats der Rheinisch-Westfälischen Vereinigung für Lungen- und Bronchialheilkunde und Sprecher der Arbeitsgruppe Apnoe der Deutschen Gesellschaft für Schlafforschung und Schlafmedizin; Autor zahlreicher Originalarbeiten und Lehrbücher; wissenschaftliches Interesse: Schlafmedizin, u.a. Diagnostik und Therapie schlafbezogener Atmungsstörungen, insbesondere Schlafapnoe-Syndrome; einer seiner Schwerpunkte: Verbesserung der Patientenakzeptanz verschiedener Therapieformen, insbesondere Entwicklung automatischer CPAP-Geräte

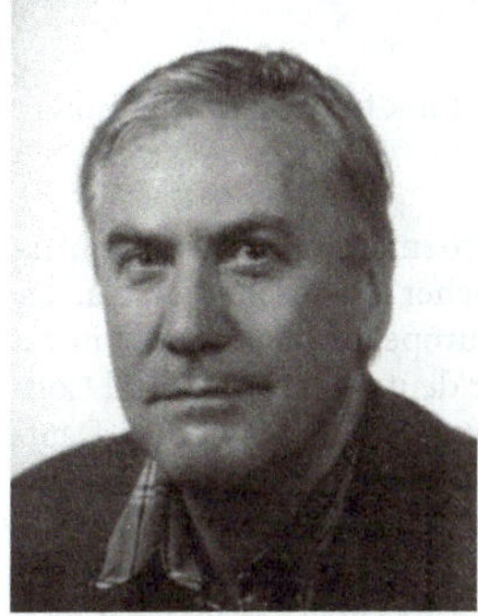

Prof. Dr. Siegfried Scherneck

Arbeitsgruppenleiter am Max-Delbrück-Centrum für Molekulare Medizin (MDC), Berlin

Studium der Molekularbiologie an der Friedrich-Schiller-Universität Jena; wissenschaftlicher Assistent an der Universität Rostock; Promotion mit einem Thema zur Wechselwirkung von Bakteriophagen und Bakterien; Arbeitsgruppenleiter am Zentralinstitut für Molekularbiologie der AdW Berlin-Buch; Habilitation mit einem Thema über die Beteiligung von Tumorviren an der Entstehung menschlicher Tumoren; seit 1992 am Max-Delbrück-Centrum für Molekulare Medizin (MDC) Berlin-Buch; Berufung zum Leiter der Arbeitsgruppe Tumorgenetik; aktuelle Tätigkeit: Untersuchungen über genetische Grundlagen der Tumorentstehung, insbesondere des Mamma-Karzinoms

Prof. Dr. Hans-Joachim Schmoll

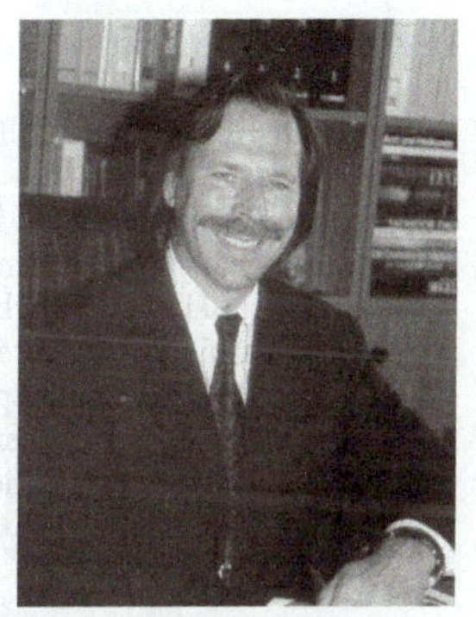

Direktor der Klinik und Poliklinik für Innere Medizin IV mit dem Schwerpunkt Hämatologie/Onkologie, Martin-Luther-Universität Halle

Geboren 1946 in Hannover; Studium der Medizin in Hannover und an der Cornell University Medical College, New York; Assistent am Institut für Epidemiologie und Sozialmedizin und in der Abt. Strahlentherapie und spezielle Onkologie (Hannover); 1975-81 internistische Fachausbildung in der Abt. Hämatologie/Onkologie (Hannover); 1981 Arzt für Innere Medizin; 1995 Arzt für Hämatologie und Onkologie; 1984-95 Universitätsprofessor für Innere Medizin, Internistische Onkologie und Hämatologie mit Leitung des „Arbeitsbereiches Onkologie" in der Abt. Hämatologie/Onkologie (Hannover); seit 1995 Direktor der Klinik und Poliklinik für Innere Medizin IV; seit 2000 Vorsitzender des Landesverbandes Sachsen-Anhalt der Deutschen Krebsgesellschaft; seit 2001 Vorsitzender der Arbeitsgemeinschaft Internistische Onkologie der Deutschen Krebsgesellschaft

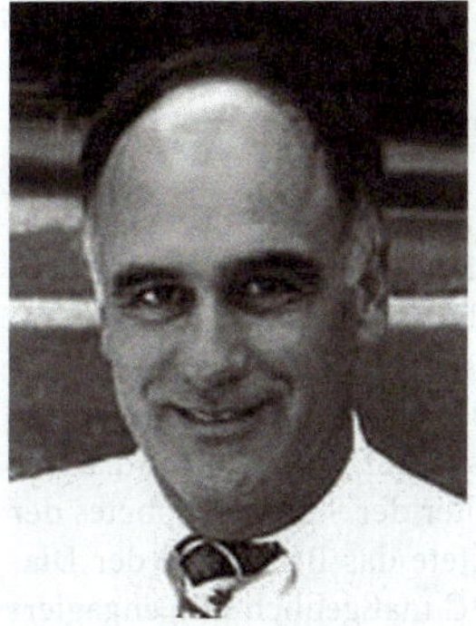

Prof. Dr. Karl-Theo Maria Schneider

Leiter der Abteilung Perinatalmedizin und perinatale Physiologie, Frauenklinik und Poliklinik, Klinikum r. d. Isar, München

Geboren 1950; Studium der Medizin in Würzburg; 1977–83 Chirugie am Hospital Oberstdorf/Allgäu, Chirurgie/Innere Medizin am Rhönklinikum Bad Neustadt/Saale, Patholog. Institut an der Jul.-Max.-Universität, Würzburg, Geburtshilfe und Gynäkologie am Hospital Waldfriede, Berlin und an der Univ. Zürich, CH; 1986 Facharzt für Geburtshilfe und Gynäkologie; Oberarzt, Technische Universität, r. d. Isar, München; 1990 Extraordinarius, Frauenklinik r. d. Isar; seit 1997 Abteilungsleiter „Perinatalmedizin und perinatale Physiologie" und stellvertr. Klinikdirektor, München; Hauptforschungsinteressen: Validierung von Überwachungsmethoden während der Schwangerschaft und der Geburt, Optimierung des Entbindungszeitpunktes bei intrauterin gefährdeten Feten, Vermeidung der Frühgeburtlichkeit und von Cerebralschäden im Bereich der extremen Frühgeburtlichkeit; ca. 200 Publikationen

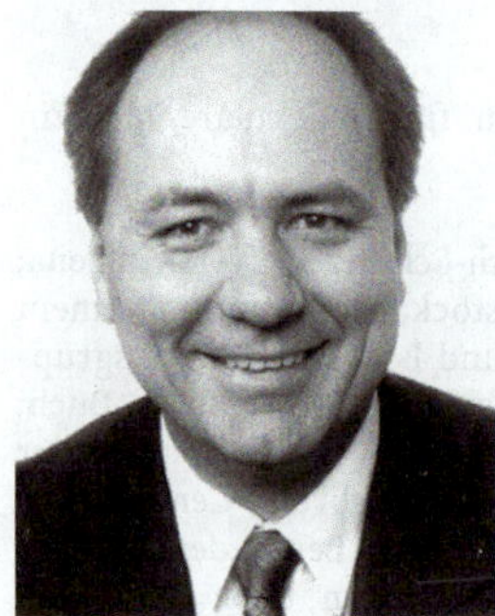

Prof. Dr. Stefan Schreiber

Leiter der Mucosal Immunology Research Group, Klinik für Allgemeine Innere Medizin, Kiel

Frederik-Paulsen-Professor für Medizin und Gastroenterologie an der Christian-Albrechts-Universität in Kiel; Mitglied zahlreicher Gesellschaften, u.a. der American Gastroenterological Association, der European Society of Clinical Investigation, des Wissenschaftlichen Komitees der deutschen Crohn und Colitis-Stiftung, der Deutschen Gesellschaft für Innere Medizin sowie der Deutschen Gesellschaft für Verdauungs- und Stoffwechselkrankheiten; zahlreiche Vorträge und Organisator nationaler und internationaler Kongresse; so z. B. der Deutschen Gesellschaft für Verdauungs- und Stoffwechselkrankheiten, der American Gastroenterological Association; u. a. Herausgeber des International Journal of Colorectal Disease, Section Editor der Inflammatory Bowel Disease; Träger des Martin-Guelzow-Preises; über 130 Originalarbeiten

Dr. Günther Schumann

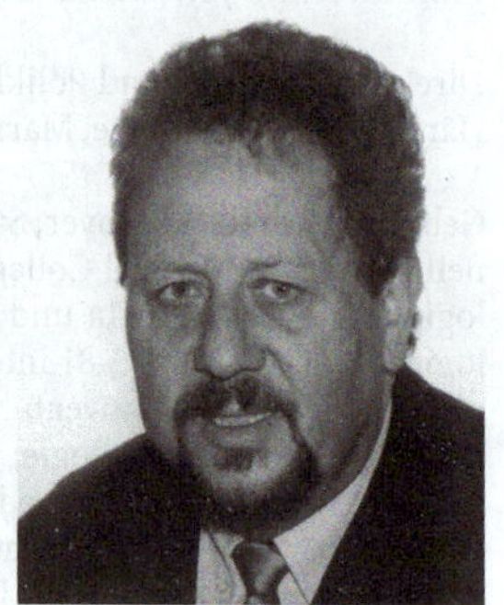

Facharzt für Neurologie und Psychiatrie, Psychotherapie, Bochum

Studium der Humanmedizin in Leipzig (1966–72); internistische Abteilung des Kreiskrankenhauses Liechtenstein; Nervenklinik der Friedrich-Schiller-Universität in Jena (1973); Bezirksnervenklinik in Rodewisch (Vogtland); Universitätsnervenklinik der Charité in Berlin-Ost (Humboldt-Universität) (1976–89); Oberarzt an der Klinik für Epileptologie der Friedrich-Wilhelm-Universität in Bonn; seit 1991 niedergelassen in einer neurologisch-psychiatrischen Praxis in Bochum; zahlreiche Publikationen und Vorträge

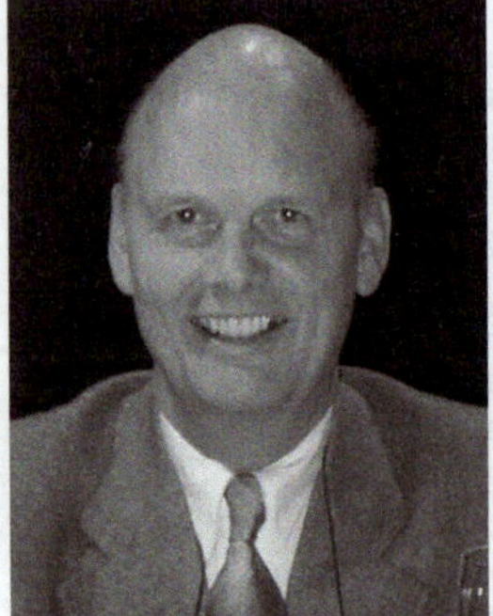

Prof. Dr. Eberhard Standl

Chefarzt des Städt. Krankenhaus München-Schwabing

Geboren 1942; Ausbildung an der Joslin-Klinik (Harvard, Boston, USA), in Dänemark, in der Schweiz und am Krankenhaus München-Schwabing; Internist, Endokrinologe und Angiologe sowie Diabetologe DDG; Spezialgebiet: Diabetes und Gefäßkomplikationen; Präsident der Deutschen Diabetes-Union (seit 2003), Vizepräsident der Internationalen Diabetes-Federation (IDF) sowie der Europäischen Association of the Study of Diabetes (EASD) (seit 2003); u.a. Alt-Präsident der Deutschen Diabetes Gesellschaft, Leiter der Sektion Diabetes der Deutschen Gesellschaft für Angiologie etc.; gestaltete das Berufsbild der DiabetesberaterInnen DDG und des Diabetologen DDG maßgeblich mit; engagiert sich seit Jahrzehnten in der Patientenschulung und -information

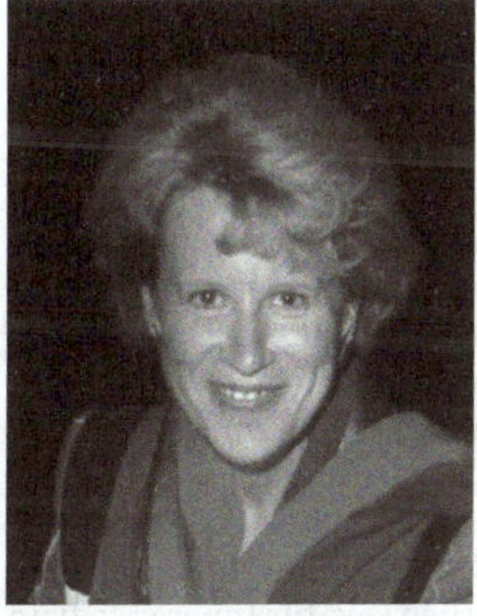

Univ. Doz. Dr. Angelika Stary

Ärztliche Leiterin am Ambulatorium für Pilzinfektionen und andere infektiöse venerodermatologische Erkrankungen, Wien

Medizinstudium an der Universität Wien; Ausbildung zur Fachärztin für Dermatologie und Venerologie am Ludwig Boltzmann Institut zur Erforschung infektiöser venero-dermatologischer Erkrankungen; erlangte internationales Ansehen insbesondere auf dem Gebiet der genitalen Chlamydieninfektionen; zahlreiche Publikationen auf dem Gebiet der infektiösen Venerodermatologie; Einladungen zu Vorträgen und Organisation nationaler und internationaler Kongresse; Leiterin der Arbeitsgruppe für STD und dermatologische Mikrobiologie der Österreichischen Gesellschaft für Dermatologie und Venerologie und European Director of the International Union against Sexually Transmitted Infections

Prof. Dr. Bodo-Eckehard Strauer

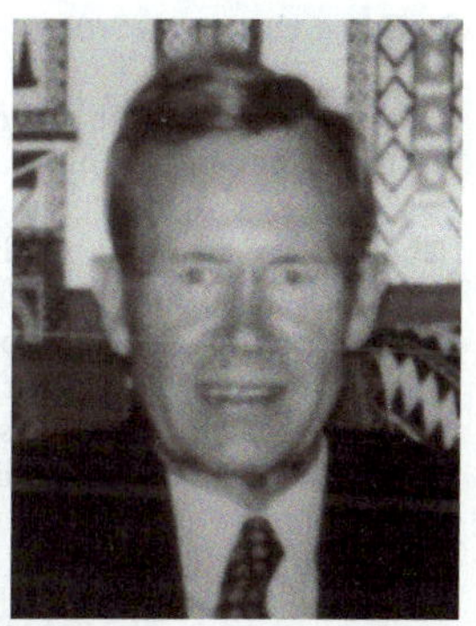

Direktor der Medizinischen Universitätsklinik und Poliklinik B, Düsseldorf

Geboren 1943 in Babelsberg; nach der ärztlichen Prüfung und Promotion war er wiss. Assistent an der Med. Klink in Göttingen, dort auch Habilitation und Facharztanerkennung für Innere Medizin; 1974–84 Oberarzt an der Med. Klinik I, Klinikum Großhadern, München; seit 1987 Direktor der Klinik für Kardiologie, Pneumologie und Angiologie der Heinrich-Heine-Universität Düsseldorf; Gründung und Leitung der Arbeitsgruppe „Hochdruck und Herz“ der Dt. Ges. für Herz- und Kreislaufforschung (1980–90) sowie der Working Group „Hypertension and the Heart“ (Europ. Soc. of Cardiology, 1984–90); 1990–98 Geschäftsführender Direktor des Zentrums für Innere Medizin und Neurologie der Univ. Düsseldorf; seit 1995 stellvertretender Ärztlicher Direktor der Med. Einrichtungen der Univ. Düsseldorf; Mitglied diverser Gremien, u.a. des Ausschusses Medizin des Wissenschaftsrates, des Kuratoriums der Eberhard-Igler-Stiftung, des Wissenschaftlichen Beirats der Dt. Ges. für Anästhesiologie und Intensivmedizin; zahlreiche Preise und Ehrungen

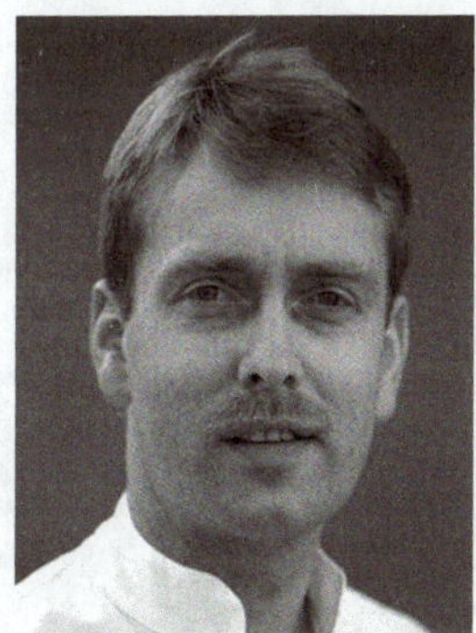

Dr. Andreas R. Thierbach

Oberarzt der Klinik für Anästhesiologie, Johannes Gutenberg-Universität Mainz

Geboren 1962 in Berlin; Facharzt für Anästhesiologie, Zusatzbezeichnung Spezielle Anästhesiologische Intensivmedizin, Zusatzbezeichnung Notfallmedizin; leitender Notarzt
Wissenschaftliche Arbeitsgebiete:

- Management der Atemwege
- Qualitätsmanagement in der Notfall- und Katastrophenmedizin
- Versorgung traumatisierter Patienten
- Reanimation

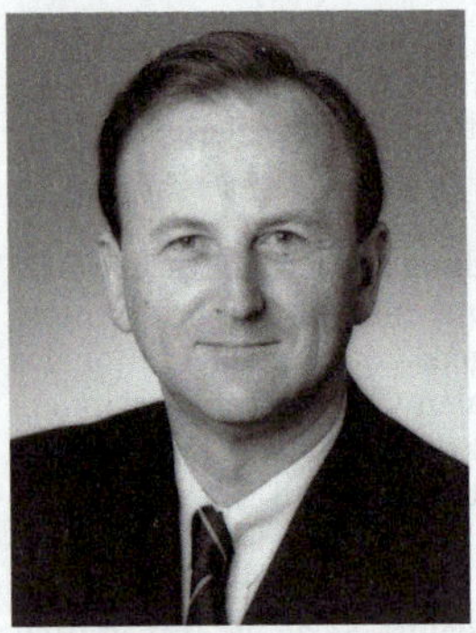

Prof. Dr. Karl Werdan

Direktor der Klinik und Poliklinik für Innere Medizin III, Halle

Geboren 1947 in Langerringen/Augsburg; Studium der Humanmedizin in München; wissenschaftlicher Angestellter, Assistent und Oberarzt an der Med. Klinik I, Klinikum Großhadern, München; Facharztanerkennung für Innere Medizin; Gastprofessor und dann kommissarischer Leiter (ab 1995) des Lehrstuhls für Kardiologische Intensivmedizin an der Martin-Luther-Universität Halle-Wittenberg; seit 1999 Direktor der Klinik und Poliklinik für Innere Medizin III, Halle-Wittenberg; 1999 Aufnahme in die Deutsche Akademie der Naturforscher Leopoldina; Mitglied zahlreicher Gesellschaften und Kommissionen (z. B. der Deutschen Ges. für Internistische Intensiv- und Notfallmedizin (auch Vorstandsmitglied und Präsident), der Deutschen Ges. für Innere Medizin (auch Vorstandsmitglied und Schatzmeister) und der Editorial Boards diverser Zeitschriften (z. B. Der Internist, Deutsche Medizinische Wochenschrift); Kongresspräsident der Jahrestagung der Deutschen Gesellschaft für Kardiologie – Herz- und Kreislaufforschung in Mannheim (2005)

Dr. Hans-Heinrich Wolf

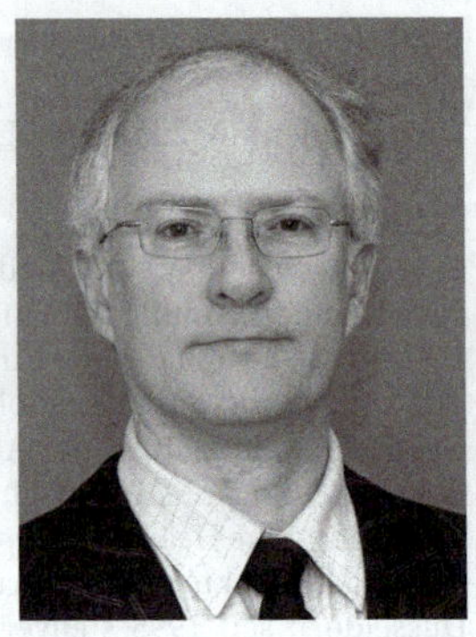

Oberarzt der Klinik für Innere Medizin IV, Abteilung Hämatologie/Onkologie, Martin-Luther-Universität Halle-Wittenberg

Geboren 1958 in Bonn; Studium der Medizin an der Universität Bonn; Facharztausbildung Universitätskliniken Bonn und Düsseldorf; 1992 Facharzt für Innere Medizin; 1994 Teilgebietsanerkennung Hämatologie und Internistische Onkologie; seit 1997 Oberarzt der Klinik für Innere Medizin IV Universität Halle-Wittenberg; Tätigkeitsschwerpunkt: maligne Hämoblastosen, hämatopoetische Blutstammzelltransplantation, Hämostaseologie

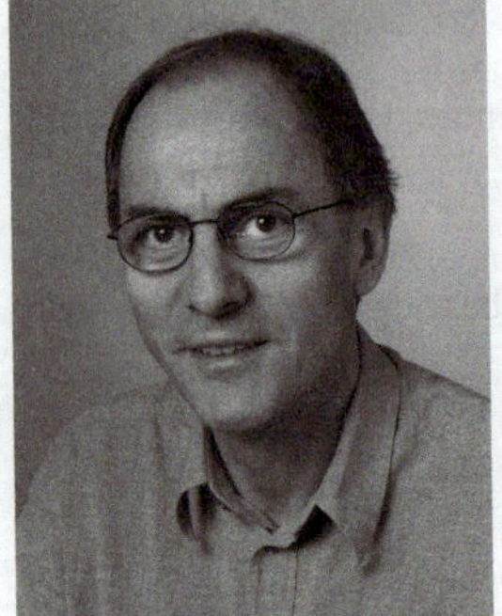

Prof. Dr. Robert Zangerle

Stellvertretender Vorstand der Univ.-Klinik für Dermatologie und Venerologie Innsbruck

Geboren 1951 in Schruns, Vorarlberg; Studium der Medizin in Innsbruck; Assistent am Institut für Pharmakologie; Ausbildung zum Facharzt an der Klinik für Dermatologie und Venerologie; Universitätsdozent für Dermatologie und Venerologie (1992); Universitätsprofessor für Infektionskrankheiten an der Universitätsklinik für Dermatologie und Venerologie; Leiter der HIV-Station und -Ambulanz (seit 1988); Stellvertreter des Klinikvorstands (seit 1995)

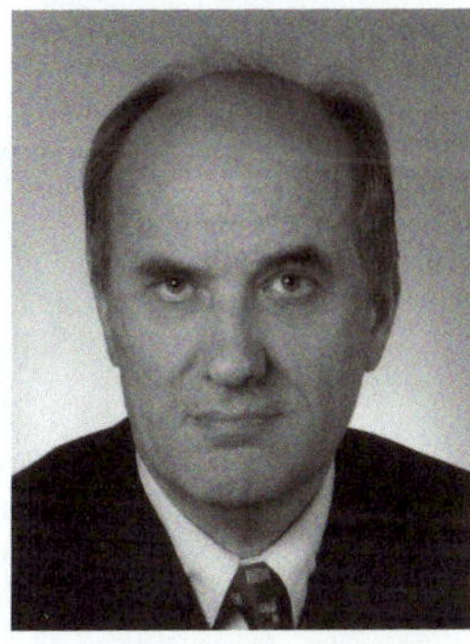

Prof. Dr. Hans-Peter Zenner

Direktor der Universitäts-HNO-Klinik Tübingen

Studium der Medizin und Kunstgeschichte an den Universitäten Würzburg und Mainz mit Studienaufenthalt in Paris (1967–72); Promotion über Sarkome im Kopf-Hals-Bereich Universität Mainz (1974); wissenschaftlicher Assistent, Dozent und Oberarzt an der Universitätsklinik und Poliklinik für Hals-Nasen-Ohrenkranke der Universität Würzburg (1976-84); Senior Scientist an der University of Michigan, Ann Arbor, USA (1985); Mitglied u.a. in der Deutschen Gesellschaft für HNO-Heilkunde, Kopf-Hals-Chirurgie (seit 1998 Generalsekretär, 2002 Präsident); Wissenschaftl. Beirat Bundesärztekammer, seit 1997 Vorstandsmitglied; Vorsitzender der Ärztl. Landesdirektorenkonferenz Baden-Württemberg (seit 1988); zahlreiche nationale und internationale Auszeichnungen und Ehrungen; (Mit-)Herausgeber diverser wissenschaftlicher Zeitschriften, u.a. der „HNO“ des Springer-Verlags, und mehrerer Fachbücher

Quellenverzeichnis der Abbildungen und Tabellen, Teil 1

Die Redaktion hat sich bemüht, sämtliche Quellen der Abbildungen und Tabellen zu identifizieren und korrekt anzugeben. Sollte das im Einzelfall nicht geschehen sein, bittet der Verlag um Verständnis.

Aus folgenden Quellen wurden nachstehende Abbildungen und Tabellen übernommen:

Adler G, Beglinger C, Manns MP, Müller-Lissner S, Schmiegel W (Hrsg.) (2000) Klinische Gastroenterologie und Stoffwechsel. Springer-Verlag, Berlin Heidelberg New York

B93, B106, D38, D39, D41, D42, D44, D57, D68, E40, G12, K98, K105, M8, M9, M12, M27, M28, O31, O33, O39, O40, P129, R22, S25, Z9.

Altmeyer P, Bacharach-Buhles M (2002) Springer Enzyklopädie Dermatologie, Allergologie, Umweltmedizin. Springer-Verlag, Berlin Heidelberg New York

A39, B4, B86, B129, C18, E3, E10, E11, E12, E13, E84, G31, G83, G85, H5, H53, K114, K117, L10, L63, L122, L124, M64, M123, P3, P131, S24, S59, S114, S165, T64.

Boenninghaus H-G, Lenarz T (2001) Hals-Nasen-Ohrenheilkunde, 11. Auflage. Springer-Verlag, Berlin Heidelberg New York

A18, A96, C28, C29, C34, E61, G95, H21, H40, H190, K32, K33, K35, K142, L11, L12, L13, L15, L18, N17, O56, O57, O58, O59, O60, O63, O69, P26, P44, P119, P137, R31, R32, R53, R54, R55, R56, S7, S52, S74, S80, S89, S161, S171, T48.

Buselmaier W, Tariverdian G (1999) Humangenetik, 2. Auflage. Springer-Verlag, Berlin Heidelberg New York

A95, B9, C51, C52, C56, D15, F47, G21, G22, G36, K71, P139, P169, R73, T78, T79, U11, U12, V31, X8.

Darai G, Handermann M, Hinz E, Sonntag H-G (Hrsg.) (1998) Lexikon der Infektionskrankheiten des Menschen. Springer-Verlag, Berlin Heidelberg New York

A62, B130, L45, R64, T61.

Diedrich K (Hrsg.) (2000) Gynäkologie und Geburtshilfe. Springer-Verlag, Berlin Heidelberg New York

A19, A79, A124, A175, B15, B57, B58, C27, C48, C49, C50, F18, G30, G92, H159, I27, I37, K70, K73, K126, K127, K128, L31, L95, M43, N55, O67, P27, R21, S2, S3, T81, V62, Z17, Z18, Z33, Z35.

Dilling H, Reimer C, Arolt V (2001) Basiswissen Psychiatrie und Psychotherapie, 4. Auflage. Springer-Verlag, Berlin Heidelberg New York

S41.

Dössel O (2000) Bildgebende Verfahren in der Medizin. Springer-Verlag, Berlin Heidelberg New York
C78.

Eckart WU , Gradmann C (Hrsg.) (2001) Ärztelexikon, 2. Auflage. Springer-Verlag, Berlin Heidelberg New York

B42, H13, K92, P24, V37.

Erdmann E (Hrsg.) (2000) Klinische Kardiologie, 5. Auflage. Springer-Verlag, Berlin Heidelberg New York
A114, A115, A117, A118, A120, A121, B51, D66, E22, E23, E24, E26, E111, H90, H93, H128, K16, K64, K121, K122, K123, L96, M99, M100, M101, M102, P194, P197, R7, R14, T76.

Feichter G, Dalquen P (2000) Pathologie, Bd. 8, Zytopathologie, 2. Auflage. Springer-Verlag, Berlin Heidelberg New York

A150, A189, B114, C10, F19, G47, G93, H49, M53, M125, S5, S124.

Fölsch UR, Kochsiek K, Schmidt RF (2000) Pathophysiologie. Springer-Verlag, Berlin Heidelberg New York

F2, K25, K26.

Fritsch P (1998) Dermatologie und Venerologie. Springer-Verlag, Berlin Heidelberg New York

A8, A16, A17, A37, A38, A51, A52, A59, A60, A61, A63, A66, A81, A98, A99, A100, A101, A126, A136, A148, A149, B5, B18, B29, B37, B68, B100, B110, B123, B133, C2, C3, C61, C79, C80, C86, C94, C103, D10, D11, D12, D13, D16, D17, D18, D19, D20, D22, D23, D24, D25, D61, D80, E14, E15, E57, E58, E59, E62, E63, E80, E81, E82, E83, E85, E87, E88, E89, E90, E94, F8, F10, F40, F42, F55, F67, F68, G27, G28, G34, G38, G78, G79, G80, G84, G91, G101, H8, H9, H14, H15, H50, H51, H54, H56, H57, H80, H103, H110, H111, H116, H158, H186, H188, I1, I14, I17, I18, I20, J3, K6, K7, K8, K13, K14, K36, K45, K46, K54, K55, K56, K61, K65, K72, K103, K110, K115, K134, L5, L34, L38, L39, L41, L42, L47, L55, L56, L64, L65, L66, L67, L68, L69, L71, L74, L75, L83, L84, L85, L90, L110, L111, L112, L113, L114, L115, L116, L117, L118, L119, L120, L121, L123, L125, M3, M46, M63, M65, M66, M67, M68, M69, M71, M74, M88, M90, M91, M106, M112, M113, M120, M124, M129, M143, M146, M147, M148, M149, M159, M169, N3, N4, N5, N6, N7, N8, N9, N10, N11, N20, N21, N22, N23, N24, N25, N51, N57, N59, N79, O13, O14, O15, O18, P1, P2, P17, P22, P28, P29, P31, P33, P52, P59, P76, P77, P81, P82, P83, P84, P85, P86, P116, P130, P132, P133, P134, P142, P171, P173, P174, P175, P176, P179, P181, P182, P183, P184, P186, Q2, Q3, R3, R8, R23, R66, R67, R75, S1, S6, S14, S16, S17, S23, S60, S70, S78, S94, S102, S103, S104, S105, S117, S118, S119, S128, S133, S138, S169, S183, S191, S192, T5, T31, T32, T33, T34, T68, T93, T94, T99, T105, U4, U5, U6, U7, U14, U41, U42, U43, U44, U45, V9, V12, V25, V32, V33, V34, V52, V54, W1, W7, W15, W17, X1, X3, X4, X5, X6, Z20, Z24, Z25.

Grehn F (1998) Augenheilkunde, 27. Auflage. Springer-Verlag, Berlin Heidelberg New York

A1, A2, A3, A23, A32, A65, A132, B31, B32, B45, B67, B101, B131, C14, C15, C26, C44, C45, C62, C68, C83, C90, C93, D27, D53, E33, E46, E47, E69, E107, F5, F59, F60, F62, F65, G29, G44, G74, G77, H12, H82, H96, H130, H133, H134, H135, H136, H137, H138, H198, I40, I42, I43, I46, I47, I48, I51, K22, K30, K39, K48, K50, K51, K52, K53, K57, K58, K113, L79, L80, L81, M1, M23, M24, M52, M165, N30, N31, N56, O6, O7, O19, O21, O22, P68, P69, P143, P187, P189, R41, R42, R43, R44, R45, R46, R47, R49, R69, R74, R78, S26, S38, S100, S101, S112, S122, S136, S156, S157, S176, S193, T4, T44, T45, T51, T83, T84, U8, V38, V53, X2, X7, Z11, Z12, Z26.

Hahn H, Falke D, Kaufmann SHE, Ullmann U (Hrsg.) (2001) Medizinische Mikrobiologie und Infektiologie, 4. Auflage. Springer-Verlag, Berlin Heidelberg New York

A104, A151, A153, A182, B3, B16, B96, B97, C8, C17, C24, C25, C67, C91, D29, E2, E18, E39, E42, E43, E45, E49, E73, F33, F34, G32, H10, H64, H67, H72, I23, K146, L30, L32, L129, M109, M160, N28, P107, P108, S40, S153, S154, S162, S177, S178, S179, S181, T2, T65, T67, T71, T90, T91, V18, V36, Y1.

Harten U (2002) Physik für Mediziner; 10. Auflage. Springer-Verlag, Berlin Heidelberg New York

K109, L70.

Hautmann RE, Huland H (Hrsg.) (2001) Urologie, 2. Auflage. Springer-Verlag, Berlin Heidelberg New York

A105, A110, A111, B7, B54, B56, B59, B60, B108, C107, D59, D60, D78, D79, E70, H27, H42, H45, H46, H48, H122, H123, H124, H140, H163, H164, K75, L92, M39, M58, N34, N39, N40, N71, N75, N76, N77, N78, P36, P160, P205, R15, S50, S69, S113, S127, U21, U26, U29, U30, U31, U32, U34, U37, U38, V14, W11, W12.

Krämer J, Grifka J (2002) Orthopädie, 6. Auflage. Springer-Verlag, Berlin Heidelberg New York

A146, B8, B25, B38, C41, F16, F35, H58, H143, H146, H151, K1, K76, K87, K96, K97, K118, K130, L98, M80, O44, O45, O48, O49, O50, O52, O54, P42, P61, P120, P121, P122, P172, R57, S27, S30, S31, S32, S45, S54, S108, S110, S141, S146, S197, T69, Z15.

Kretz FJ, Schäffer J (2001) Anästhesie.Intensivmedizin.Notfallmedizin.Schmerztherapie, 3. Auflage. Springer-Verlag, Berlin Heidelberg New York

A134, S46, S47.

Krieglstein GK, Jonescu-Cuypers CP, Severin M (1999) Atlas der Augenheilkunde. Springer-Verlag, Berlin Heidelberg New York

A133, A176, A179, B36, B46, B50, B65, B66, B109, C13, C43, C82, D1, D2, D3, D4, D7, D81, E8, E9, F61, G18, G42, H197, I41, K29, K31, K40, K41, K42, K43, K44, K47, K49, K112, P32, P124, R48, T42, T63, U48, V55.

Lentze MJ, Schaub J, Schulte FJ, Spranger J (Hrsg.) (2001) Pädiatrie. Grundlagen und Praxis. Springer-Verlag, Berlin Heidelberg New York

A31, A40, A41, A55, D82, D83, E48, M36, M50, M119, M126, M127, P148, T104, W14, Z6.

Löffler G, Petrides PE (1997) Biochemie und Pathobiochemie, 5. Auflage. Springer-Verlag, Berlin Heidelberg New York

A45, A56, A75, A76, A127, A173, B47, B64, B81, B107, C71, E16, E104, F21, G35, G62, G63, G67, H35, H97, H101, H114, H195, I30, K2, K100, M17, M114, M150, N19, N62, N82, P37, P92, P93, P156, P164, P167, P168, P200, R12, R60, R63, R72, S148, S167, S168, T74, T98, U33, V39, V40, V46, Z40.

Löffler H, Rastetter J, Haferlach T (1999) Atlas der klinischen Hämatologie, 5. Auflage. Springer-Verlag, Berlin Heidelberg New York

A34, A53, A84, A86, A87, A88, A89, A177, B17, B21, B61, B63, B72, B90, B98, B132, C12, D49, E20, E53, E54, E72, E91, E92, E93, E95, E96, E98, E99, E100, F48, G82, G86, G87, G88, G89, G90, G102, H4, H59, H112, H113, H125, I15, I16, I24, J2, K5, K84, K85, K86, K144, L49, L50, L51, L53, L54, L59, L60, L61, L77, L86, L94, L128, L130, M20, M22, M25, M34, M47, M48, M54, M55, M56, M57, M110, M121, M145, M153, M154, M156, M157, M158, N65, N80, O51, P15, P30, P65, P94, P95, P96, P97, P98, P117, P123, P147, P149, P150, P151, P152, P153, P154, R35, R37, R38, R65, R68, R82, S77, S82, S85, S163, S164, T6, T16, T18, T36, T88, T89, W23, Z14.

Paumgartner G (Hrsg.) (1999) Therapie innerer Krankheiten, 9. Auflage. Springer-Verlag, Berlin Heidelberg New York

A26, A69, A97, A159, A160, B20, B113, B118, C32, E25, F29, F30, G7, G25, G48, H36, H88, H89, H166, H169, H171, H173, H174, H175, H176, H179, H181, H182, H184, H187, H189, H191, H196, H203, K11, K12, K15, K17, K18, K19, K140, L25, L52, L102, L103, L105, M167, N27, N33, P43, P47, P48, P53, P109, P110, P111, P112, P113, P202, S71, S72, S91, S201, T1, T9, T15, T21.

Poek K, Hacke W (2001) Neurologie, 11. Auflage. Springer-Verlag, Berlin Heidelberg New York

A7, A44, A70, A125, A131, A161, A162, B2, B11, B12, B99, C19, C76, D34, E50, E51, E55, E79, F9, F57, G41, G46, H26, H106, H109, H162, I32, K24, K107, K119, L97, M75, M76, M77, M78, M122, M134, M144, N58, N60, O9, O20, P79, P80, P127, P128, R2, S92, S107, S139, S184, S185, S186, S203, U13, V22, V24.

Schiebler TH, Schmidt W, Zilles K (Hrsg.) (1999) Anatomie, 8. Auflage. Springer-Verlag, Berlin Heidelberg New York

A28, A67, A138, A139, A140, A141, A142, A143, A144, A147, A156, A168, A178, A180, A186, B19, B24, B43, B44, B62, B103, B104, B121, B125, B126, B127, B128, C40, C46, C69, C75, C81, C87, C99, D21, D30, D45, D52, D55, D65, D67, E4, E5, E29, E34, E56, E71, F7, F11, F12, F24, F38, F39, F41, F45, F66, G3, G4, G9, G13, G14, G39, G40, G75, G94, G103, H1, H2, H20, H22, H24, H41, H83, H84, H108, H120, H139, H141, H144, H145, H152, H194, I9, I33, I44, I50, K59, K69, K74, K78, K81, K82, K83, K88, K89, K99, K101, K139, L17, L22, L23, L24, L28, L99, L100, L106, L126, M4, M5, M6, M51, M59, M60, M72, M84, M92, M93, M94, M96, M98, M128, M131, M132, M135, M136, M137, M138, M139, M140, M151, M155, M162, N16, N26, N37, N38, N42, N43, N44, N45, N46, N47, N48, N49, N50, N52, N66, N67, N68, N73, O1, O5, O10, O25, O26, O27, O42, O43, P4, P5, P23, P35, P66, P70, P101, P102, P104, P105, P157, R9, R18, R19, R26, R27, R36, R39, R40, R79, R80, R81, S18, S19, S20, S21, S33, S34, S58, S64, S98, S99, S123, S126, S129, S135, S149, S187, S188, S194, S196, T3, T11, T23, T27, T47, T72, U16, U27, U46, V1, V15, V21, V35, W18, W19, W22, Z1, Z3, Z5, Z7, Z13, Z19, Z23, Z29, Z30.

Schmidt RF, Thews G, Lang F (Hrsg.) (2000) Physiologie des Menschen, 28. Auflage. Springer-Verlag, Berlin Heidelberg New York

A4, A25, A33, A68, B82, B84, B85, E37, E76, E97, G96, L58, M108, S9, S86, S87, S88, S144, T20.

Schneider H, Husslein P, Schneider KTM (Hrsg.) (2000) Geburtshilfe. Springer-Verlag, Berlin Heidelberg New York

G16, L73, P62, S56, S159, S160, T38, W5, W6, Z32.

Scriba PC, Pforte A (Hrsg.) (2000) Taschenbuch der medizinisch-klinschen Diagnostik, 73. Auflage. Springer-Verlag, Berlin Heidelberg New York

A103, C33.

Siewert JR (2001) Chirurgie, 7. Auflage. Springer-Verlag, Berlin Heidelberg New York

A10, A12, A49, A92, A113, A122, A169, A183, B23, B28, B120, B122, B135, B136, C22, C23, C37, C74, D62, D63, D72, D75, F13, F14, F15, F36, F50, G5, H91, H105, H147, H149, H154, H156, I6, I7, J1, K20, K28, K90, K91, K111, K137, K138, L37, L89, L101, L104, L109, M37, M38, M61, M95, M105, M111, M116, N13, O3, O8, O16, O17, P6, P7, P9, P10, P12, P99, P103, P114, P115, P135, P136, R4, R5, R30, R71, S22, S35, S48, S95, S96, S147, S189, T17, T29, T30, T37, T87, T97, U17, U19, V27, Z31, Z36, Z37.

Speer CP, Gahr M (2001) Pädiatrie. Springer-Verlag, Berlin Heidelberg New York

A165, A167, B22, B30, B76, B115, B116, C20, C39, C85, C101, D47, E105, E106, F4, F28, F31, G64, G70, G71, H37, H73, H119, H167, H168, H192, I19, K60, K120, L127, M35, M41, M42, M73, M86, M87, M117, M141, O34, O46, O47, P64, P72, P73, P178, P188, P190, P191, P193, P206, R1, S93, S198, S199, T10, T59, T95, V50, V51, W10, W16, Z21, Z22, Z41, Z42.

Quellenverzeichnis der Abbildungen und Tabellen, Teil 2

Nachstehende Grafiker haben am Springer Lexikon Medizin mitgewirkt:

Bitmap
Kartografie & Infografik GmbH
Quadrat S2, 3
68161 Mannheim

A. R. Gattung, R. Gattung-Petith
Wissenschaftliche Illustration
Brückenstraße 12
68535 Edingen-Neckarhausen

O. Nehren
Wissenschaftliche Illustrationen
Quadrat S4, 1
68161 Mannheim

Bitmap

A11, A20, A21, A22, A27, A30, A35, A36, A42, A46, A50, A58, A71, A72, A73, A74, A78, A85, A102, A106, A119, A135, A145, A155, A158, A164, A172, A174, B10, B26, B40, B41, B48, B73, B74, B80, B83, B87, B88, B89, B94, B102, B105, B117, B124, C1, C4, C5, C6, C9, C16, C30, C35, C38, C47, C59, C60, C63, C64, C65, C72, C77, C88, C89, C95, C97, C98, C102, C105, C108, C109, D5, D6, D9, D31, D32, D33, D35, D36, D40, D46, D48, D50, D51, D54, D56, D84, E7, E17, E21, E27, E28, E30, E52, E68, E77, E86, E103, F1, F3, F6, F20, F23, F25, F27, F37, F43, F44, F58, G1, G2, G6, G8, G11, G17, G43, G49, G51, G52, G54, G55, G56, G57, G58, G59, G60, G65, G66, G68, G69, G72, G73, G76, G99, H3, H6, H25, H31, H32, H33, H34, H43, H44, H47, H52, H81, H87, H98, H99, H107, H117, H161, H165, H170, H172, H177, H178, H180, H183, H185, H200, H201, H202, I10, I11, I12, I13, I28, I29, I31, I34, I36, I39, I45, I53, K3, K4, K27, K38, K63, K95, K102, K106, K116, K129, K133, K136, K147, L2, L4, L21, L29, L40, L43, L48, L57, L76, L78, L82, L87, L107, M7, M29, M62, M70, M81, M82, M83, M103, M107, M115, M130, M142, M152, M161, M164, M166, N1, N2, N15, N35, N53, N64, N83, O4, O11, O12, O41, O64, O65, O66, P11, P13, P14, P18, P19, P20, P21, P34, P38, P39, P40, P46, P49, P50, P54, P71, P74, P75, P87, P88, P89, P90, P91, P125, P126, P140, P155, P165, P166, P170, P180, P185, P192, P199, P201, P207, P208, P209, P210, Q1, R16, R24, R25, R34, R50, R52, R58, R61, R62, S12, S15, S36, S37, S57, S61, S62, S63, S66, S68, S75, S83, S84, S106, S120, S125, S130, S131, S132, S166, S174, S190, S200, S202, T8, T12, T22, T24, T25, T26, T46, T55, T56, T60, T62, T73, T75, T77, T80, T86, T92, T96, T103, U1, U2, U3, U9, U15, U47, V5, V8, V23, V41, V42, V43, V44, V45, V47, V48, V49, V59, V61, W2, Z2, Z4, Z16, Z34, Z39.

A. R. Gattung, R. Gattung-Petith

A14, A15, A57, A64, A91, A107, A108, A109, A116, A123, A137, A166, A181, A184, A185, A190, B1, B34, B49, B53, B55, B69, B70, B79, C7, C11, C21, C42, C53, C54, C55, C57, C58, C70, C73, C84, C92, C106, D26, D28, D58, D76, E6, E32, E38, E67, E74, E75, E102, E109, E110, E112, F32, F46, G15, G19, G20, G23, G24, G33, G50, G100, H7, H16, H17, H18, H19, H23, H28, H29, H30, H85, H86, H92, H94, H100, H104, H121, H127, H142, H157, H160, H199, I5, I25, I35, I38, I52, K9, K10, K23, K34, K37, K62, K77, K94, K104, K131, K132, K141, L1, L9, L14, L16, L19, L46, L62, L88, M2, M18, M19, M21, M30, M45, M79, M104, M163, M168, N18, N29, N32, N36, N41, N63, N69, N70, N72, O24, O53, O55, O61, O62, P16, P41, P45, P55, P56, P57, P58, P60, P63, P106, P118, P141, P145, P158, P159, P161, P162, P163, P195, P196, P203, P204, R6, R10, R11, R20, R33, R70, R76, S4, S11, S51, S53, S55, S67, S73, S76, S81, S90, S109, S111, S121, S134, S140, S142, S145, S150, S151, S152, S170, S172, S173, S175, S180, T7, T13, T39, T40, T41, T49, T50, T53, T54, T57, T82, T85, T100, T101, U20, U22, U23, U24, U25, U28, U35, U36, U39, U40, V6, V7, V11, V19, V20, V29, V30, V56, V57, V58, W3, W4, W9, W13.

O. Nehren

A5, A6, A9, A13, A24, A29, A43, A47, A48, A54, A77, A80, A82, A83, A90, A93, A94, A112, A128, A129, A130, A152, A154, A157, A163, A170, A171, A187, A188, B6, B13, B14, B27, B33, B35, B39, B52, B71, B75, B77, B78, B91, B92, B95, B111, B112, B119, B134, B137, C31, C36, C66, C96, C100, C104, D8, D14, D37, D43, D64, D69, D70, D71, D73, D74, D77, E1, E19, E31, E35, E36, E41, E44, E60, E64, E65, E66, E78, E101, E108, F17, F22, F26, F49, F51, F52, F53, F54, F56, F63, F64, G10, G26, G37, G45, G53, G61, G81, G97, G98, H11, H38, H39, H55, H60, H61, H62, H63, H65, H66, H68, H69, H70, H71, H74, H75, H76, H77, H78, H79, H95, H102, H115, H118, H126, H129, H131, H132, H148, H150, H153, H155, H193, I2, I3, I4, I8, I21, I22, I26, I49, K21, K66, K67, K68, K79, K80, K93, K108, K124, K125, K135, K143, K145, L3, L6, L7, L8, L20, L26, L27, L33, L35, L35, L36, L44, L72, L91, L93, L108, M10, M11, M13, M14, M15, M16, M26, M33, M40, M44, M49, M85, M89, M97, M118, M133, N12, N14, N54, N61, N74, O2, O23, O28, O29, O30, O32, O35, O36, O37, O38, O68, P8, P25, P67, P78, P100, P138, P144, P146, P177, P198, R13, R17, R28, R29, R51, R59, R77, S8, S10, S13, S28, S29, S39, S42, S43, S44, S49, S65, S79, S97, S115, S116, S137, S143, S155, S158, S182, S195, T14, T19, T28, T35, T43, T52, T58, T66, T70, T102, U10, U18, V2, V3, V4, V10, V13, V16, V17, V26, V28, V60, W8, W20, W21, W24, W25, W26, Z8, Z10, Z27, Z28, Z38.

Druck: Appl, Wemding
Bindung: Appl, Wemding